TRATADO DE
ANESTESIOLOGIA
SAESP

Diretoria da Sociedade de Anestesiologia do Estado de São Paulo
SAESP 2016 - 2017

Presidente	Marcelo Luis Abramides Torres
Vice-Presidente	Carlos Othon Bastos
1º Secretário	Victório dos Santos Júnior
2º Secretário	Felipe Souza Thyrso de Lara
1º Tesoureiro	Rita de Cassia Rodrigues
2º Tesoureiro	Eduardo Helfenstein
Diretor Científico	Maria José Carvalho Carmona
Vice-Diretor Científico	Luiz Fernando dos Reis Falcão
Diretor de Eventos	Marcelo Vaz Perez
Vice-Diretor de Eventos	Marcio Matsumoto
Diretora de Relações Internacionais	Claudia Marquez Simões
Vice-Diretor de Relações Internacionais	Ricardo Vieira Carlos
Diretor de Defesa Profissional	Lauro Yoiti Marubayashi
Vice-Diretor Defesa Profissional	Alexandre Maitto Caputo
Diretor de Pesquisa Científica	Raffael Pereira Cezar Zamper
Vice-Diretora de Pesquisa Científica	Lais Helena Navarro e Lima

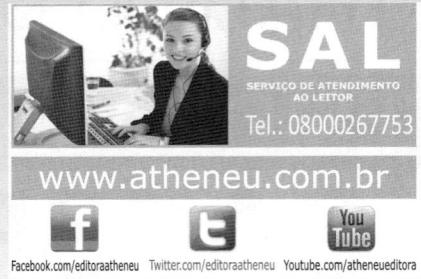

TRATADO DE ANESTESIOLOGIA SAESP

8ª edição

Publicação Oficial da
Sociedade de Anestesiologia
do Estado de São Paulo

Editores

Luiz Marciano Cangiani

Maria José Carvalho Carmona

Marcelo Luis Abramides Torres

Carlos Othon Bastos

David Ferez

Enis Donizetti Silva

Leonardo Teixeira Domingues Duarte

Maria Angela Tardelli

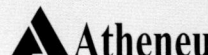

EDITORA ATHENEU

São Paulo — Rua Jesuino Pascoal, 30
Tel.: (11) 2858-8750
Fax: (11) 2858-8766
E-mail: atheneu@atheneu.com.br

Rio de Janeiro — Rua Bambina, 74
Tel.: (21)3094-1295
Fax: (21)3094-1284
E-mail: atheneu@atheneu.com.br

Belo Horizonte — Rua Domingos Vieira, 319 — conj. 1.104

CAPA: Equipe Atheneu
PLANEJAMENTO GRÁFICO/DIAGRAMAÇÃO: Triall Composição Editorial Ltda.
PRODUÇÃO EDITORIAL: Equipe Atheneu

SINDICATO NACIONAL DOS EDITORES DE LIVROS, RJ

T698
8. ed.

Tratado de anestesiologia SAESP / Luiz Marciano Cangiani ... [et. al.] -- 8. ed. -- Rio de Janeiro : Atheneu, 2017.
    4.000 p. : il. ; 28 cm.

ISBN: 9788538807728

1. Anestesia - Manuais, guias, etc. 2. Anestesiologia - Manuais, guias, etc. I. Cangiani, Luiz Marciano. II. Título.

17-40533   CDD: 617.96
                                   CDU: 616-089.5

21/03/2017   21/03/2017   **2088**

CANGIANI, L.M; CARMONA, M.J.C; TORRES, M.L.A; BASTOS, C.O; FEREZ, D; SILVA, ENIS DONIZATTI; DUARTE, L. T. D.; TARDELLI, M. A.
Tratado de Anestesiologia ▪ SAESP – 8ª Edição

© EDITORA ATHENEU
São Paulo, Rio de Janeiro, Belo Horizonte, 2017

Sobre os Editores

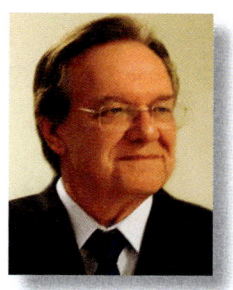

LUIZ MARCIANO CANGIANI

Corresponsável pelo Centro de Ensino e Treinamento do Centro Médico de Campinas. Editor-associado da Revista Brasileira de Anestesiologia. Editor-Chefe da Revista Brasileira de Anestesiologia no período de 1995 a 2003. Anestesiologista da Fundação Centro Médico de Campinas e Hospital Santa Sofia – Campinas-SP.

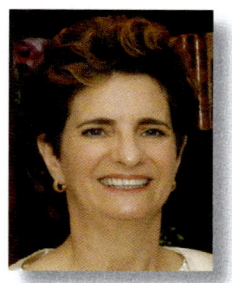

MARIA JOSÉ CARVALHO CARMONA

Professora-associada da Disciplina de Anestesiologia da Faculdade de Medicina da Universidade de São Paulo (FMUSP). Diretora da Divisão de Anestesia do Instituto Central do Hospital das Clínicas da FMUSP.

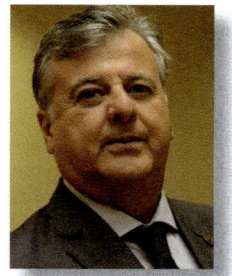

MARCELO LUIS ABRAMIDES TORRES

Professor da Disciplina de Anestesiologia da Faculdade de Medicina da Universidade de São Paulo (FMUSP). Responsável pelo Centro de Ensino e Treinamento em Anestesiologia do Hospital das Clínicas da FMUSP. Presidente da Sociedade de Anestesiologia do Estado de São Paulo (SAESP). Anestesiologista da Maternidade Pró-Matre Paulista.

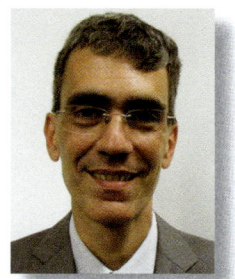

CARLOS OTHON BASTOS

Vice-presidente da Sociedade de Anestesiologia do Estado de São Paulo (SAESP). Corresponsável do Centro de Ensino e Treinamento em Anestesiologia Integrado de Campinas. Professor da Disciplina de Anestesiologia da Faculdade São Leopoldo Mandic, Campinas-SP.

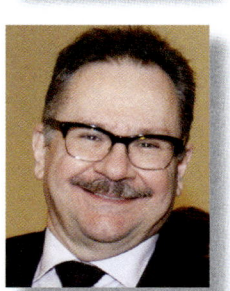

DAVID FEREZ

Professor Adjunto e Chefe da Disciplina de Anestesiologia, Dor e Medicina Intensiva da Escola Paulista de Medicina da Universidade Federal de São Paulo (EPM/UNIFESP). Doutor pela EPM/UNIFESP. Coordenador do Núcleo de Ventilação Mecânica da Sociedade de Anestesiologia do Estado de São Paulo (SAESP), biênio 2016-17. Coordenador do Núcleo SLBA Vida. Ex-presidente da Sociedade de Anestesiologia do Estado de São Paulo (SAESP).

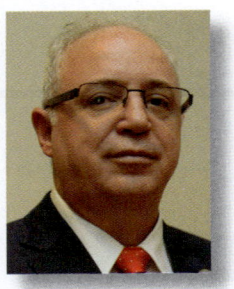

ENIS DONIZETTI SILVA

Coordenador da Residência Médica e Presidente da Comissão Ética do Hospital Sírio-Libanês. Diretor de Defesa Profissional da Sociedade Brasileira de Anestesiologia. Vice-presidente da Fundação para Segurança do Paciente. Ex-Presidente da Sociedade de Anestesiologia do Estado de São Paulo (SAESP).

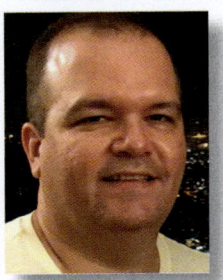

LEONARDO TEIXEIRA DOMINGUES DUARTE

Anestesiologista da São Paulo Serviços Médicos de Anestesia (SMA). Corresponsável Centro de Ensino e Treinamento em Anestesiologia-SBA SMA/Hospital Sírio-Libanês.

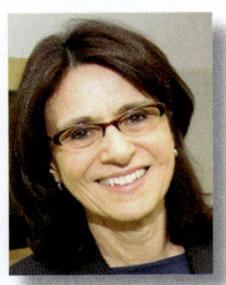

MARIA ANGELA TARDELLI

Professora-associada da Disciplina de Anestesiologia, Dor e Medicina Intensiva da Escola Paulista de Medicina da Universidade Federal de São Paulo (EPM/UNIFESP). Editor-Chefe da Revista Brasileira de Anestesiologia. Ex-Presidente da Sociedade de Anestesiologia do Estado de São Paulo (SAESP).

Sobre os Colaboradores

Ademir Bonassa
Corresponsável pelo Centro de Ensino e Treinamento em Anestesiologia do Hospital do Campo Limpo – São Paulo-SP

Adilson Hamaji
Doutor em Ciências pela Faculdade de Medicina da Universidade de São Paulo (FMUSP). Supervisor de Anestesiologia e Analgesia Pós-operatória do Instituto de Ortopedia e Traumatologia do Hospital das Clínicas da Faculdade de Medicina da Universidade de São Paulo (HC-FMUSP). Corresponsável pelo Centro de Ensino e Treinamento em Anestesiologia do Hospital das Clínicas da Faculdade de Medicina da Universidade de São Paulo (HC-FMUSP)

Adilson Toro Feitosa
Membro da Sociedade Brasileira de Cirurgia Vascular (SBACV)

Adriana Erica Yamamoto Rabelo
Anestesiologista – Disciplina de Anestesiologia da Faculdade de Medicina de São José do Rio Preto (FAMERP). Anestesiologista do Grupo de Transplante de Fígado do Hospital de Base de São José do Rio Preto (FUNFARME)

Adriel Franco de Mattos
Instrutor do Centro de Ensino e Treinamento em Anestesiologia Centro Médico de Campinas. Anestesiologista da Fundação Centro Médico de Campinas e do Hospital Santa Sofia – Campinas-SP

Airton Bagatini
Corresponsável pelo Centro de Ensino e Treinamento em Anestesiologia Sane, Porto Alegre-RS. Membro do Conselho Superior da Sociedade Brasileira de Anestesiologia (SBA). Gestor do Centro Cirúrgico do Hospital Ernesto Dornelles, Porto Alegre-RS

Alex Madeira Vieira
Intensivista Pediátrico e Anestesiologista. Médico Titular do Departamento de Anestesiologia do A.C. Camargo Câncer Center

Alexandra Rezende Assad
Professora-adjunta de Anestesiologia da Faculdade de Medicina da Universidade Federal Fluminense (UFF). Anestesiologista do Hospital Universitário Clementino Fraga Filho da Universidade Federal do Rio de Janeiro (UFRJ)

Alexandre Fabricio Martucci
Mestrado e Doutorado em Anestesiologia pela Faculdade de Medicina da Universidade Estadual Paulista "Júlio de Mesquita Filho" (UNESP) – Campus de Botucatu

Alexandre Peroni Borges
Chefe do Serviço de Radiologia da Proton Serviços de Diagnósticos por Imagem da Fundação Centro Médico de Campinas. Membro do Colégio Brasileiro de Radiologia

Alexandre Slullitel
Mestre em Ciências pela Faculdade Medicina da Universidade de São Paulo de Ribeirão Preto (FMRPUSP). Instrutor Responsável pelo Centro de Ensino e Treinamento em Anestesiologia do Hospital do Campo Limpo – São Paulo-SP

Aline Yuri Chibana
Responsável pelo Departamento de Qualidade de Anestesiologia do Hospital A.C. Camargo Cancer Center. MBA em Gestão em Saúde – INSPER. Presidente da Fundação para Segurança do Paciente

Ana Carla Giosa Fujita

Anestesiologista do Instituto da Criança – Hospital de Clínicas da Faculdade de Medicina da Universidade de São Paulo (HCFMUSP). Corresponsável pelo Centro de Ensino e Treinamento em Anestesiologia do HCFMUSP. Membro do Comitê de Anestesiologia Pediátrica da Sociedade Brasileira de Anestesiologia (2014/2016)

Ana Cíntia Carneiro Leão

Médica Anestesiologista do Instituto do Coração de Pernambuco. Corresponsável pelo Centro de Ensino e Treinamento em Anestesiologia do Instituto de Medicina Integral Professor Fernando Figueira (IMIP)

Ana Cristina Aliman Arashiro

Mestrado pela Faculdade de Medicina da Universidade de São Paulo (FMUSP). Doutoranda pela FMUSP. Título de Unidade Intensiva pela Associação de Medicina Intensiva Brasileira (AMIB)

Ana Luft

Anestesiologista. Mestre em Ciências da Saúde pela Universidade Federal de Ciências da Saúde de Porto Alegre (UFCSPA)

Ana Maria Malik

Professora Titular da Fundação Getulio Vargas – Escola de Administração de Empresas de São Paulo. Coordenadora do GVsaúde

Ana Maria Menezes Caetano

Doutora em Anestesiologia pela Universidade Estadual Paulista (UNESP). Professora da Disciplina de Anestesiologia da Universidade Federal de Pernambuco (UFPE). Gerente de Atenção à Saúde do Hospital das Clínicas – Empresa Brasileira de Serviços Hospitalares (EBSERH) da UFPE

André de Moraes Porto

Corresponsável pelo Centro de Ensino e Treinamento em Anestesiologia Centro Médico de Campinas. Anestesiologista da Fundação Centro Médico de Campinas e do Hospital Santa Sofia – Campinas-SP

André Luiz Nunes Gobatto

Médico Intensivista titulado pela Associação de Medicina Intensiva Brasileira (AMIB). Médico Intensivista e Assistente, UTI Geral e Departamento de Clínica Médica do Hospital São Rafael – Salvador-BA. Professor do Departamento de Medicina Interna da Universidade Federal da Bahia. Professor do Departamento de Clínica Médica, Universidade Salvador, Salvador-BA

André Marques Mansano

Médico Intervencionista da Dor na Clínica Singular/Campinas e no Hospital Israelita Albert Einstein. Anestesiologista. Área de Atuação em Dor – Associação Médica Brasileira (AMB). Doutor em Anestesiologia pela Faculdade de Medicina da Universidade Estadual Paulista "Júlio Mesquita Filho" (UNESP) – Campus de Botucatu. *Fellow of Interventional Pain Practice* – World Institute of Pain. Membro do Comitê de Educação do World Institute of Pain

André Prato Schmidt

Membro do Departamento de Anestesia e Medicina Perioperatória do Hospital de Clínicas de Porto Alegre (HCPA). Membro do Departamento de Bioquímica, Universidade Federal do Rio Grande do Sul (UFRGS). Especialista em Anestesiologia pela Universidade de São Paulo (USP). Doutorado em Bioquímica pela UFRGS. Pós-doutorado em Anestesiologia pela USP

André Roberto Bussmann

Doutor em Anestesiologia – Programa de Pós-graduação em Anestesiologia pela Faculdade de Medicina da Universidade Estadual Paulista "Júlio de Mesquita Filho" (UNESP) – Campus de Botucatu. Preceptor da Residência de Anestesiologia do Hospital Regional de São José Dr. Homero de Miranda Gomes. Tesoureiro da Sociedade de Anestesiologia do Estado de Santa Catarina (2016/2017)

Angela Maria Sousa

Mestre e Doutora em Ciências pela Universidade de São Paulo (USP). Professora Colaboradora da Disciplina de Anestesiologia da Faculdade de Medicina da Universidade de São Paulo (FMUSP). Chefe de Equipe de Dor do Instituto do Câncer do Estado de São Paulo (ICESP), da USP

Angélica de Fátima de Assunção Braga

Professora-associada do Departamento de Anestesiologia da Faculdade de Ciências Médicas da Universidade Estadual de Campinas (UNICAMP). Corresponsável pelo Centro de Ensino e Treinamento em Anestesiologia do Departamento de Anestesiologia da Faculdade de Ciências Médicas da UNICAMP

Antonio Carlos Aguiar Brandão

Mestre e Doutor em Anestesiologia pela Faculdade de Medicina da Universidade Estadual Paulista "Júlio de Mesquita Filho" (UNESP) – Campus de Botucatu. Diretor e Professor da Faculdade de Medicina da Universidade do Vale do Sapucaí (UNIVÁS) – Pouso Alegre-MG. Membro da Comissão da Comissão de Ensino e Treinamento em Anestesiologia da Sociedade Brasileira de Anestesiologia. Diretor Científico da Sociedade de Anestesiologia do Estado de Minas Gerais. Especialista em Terapia Intensiva pela Associação de Medicina Intensiva Brasileira (AMIB). Instrutor do Curso de Vias Aéreas e SAVA da Sociedade Brasileira de Anestesiologia (SBA)

Antonio Carlos Seguro

Professor Livre-docente do Hospital das Clínicas da Faculdade de Medicina da Universidade de São Paulo (FMUSP). Responsável pelo Laboratório de Investigação Médica – LIM 12 (Fisiologia Renal) – FMUSP

Antonio Jarbas Ferreira Junior

Médico Anestesiologista

Antonio Jorge Barretto Pereira

Anestesiologista do Hospital São Rafael – Salvador-BA. Especialista em Medicina Intensiva pela Associação de Medicina Intensiva Brasileira

Antônio Márcio de Sanfim Arantes Pereira

Corresponsável pelo Centro de Ensino e Treinamento em Anestesiologia Centro Médico Campinas. Anestesiologista da Fundação Centro Médico de Campinas e do Hospital Santa Sofia – Campinas-SP. Membro do Conselho Editorial da *Revista Brasileira de Anestesiologia*

Antonio Roberto Carraretto

Professor de Anestesiologia da Universidade Federal do Espírito Santo (UFEES). Responsável pelo Centro de Ensino e Treinamento em Anestesiologia do Hospital Universitário Cassiano Antonio de Moraes (HUCAM-UFEES). Mestre e Doutor em Anestesiologia pela Faculdade de Medicina da Universidade Estadual Paulista "Júlio Mesquita Filho" (UNESP) – Campus de Botucatu

Antônio Tonete Bafi

Médico da UTI da Disciplina de Anestesiologia, Dor e Terapia Intensiva da Universidade Federal de São Paulo (UNIFESP). Coordenador da UTI do Hospital do Rim e Hipertensão. Doutorado pelo Programa de Pós-graduação em Medicina Translacional da UNIFESP

Antonio Vanderlei Ortenzi

Professor Colaborador e Corresponsável pelo Centro de Ensino e Treinamento e Anestesiologia do Departamento de Anestesiologia da Faculdade de Ciências Médicas da Universidade Estadual de Campinas (UNICAMP). Certificado de Atuação na Área de Tratamento da Dor pela Sociedade Brasileira de Anestesiologia (SBA) – Associação Médica Brasileira (AMB). Título de Especialista em Acupuntura pela AMB – Colégio Médico de Acupuntura. Membro da Comissão Científica da Sociedade de Anestesiologia do Estado de São Paulo (SAESP) (2014-2015). Coordenador do Curso Controle da Via Aérea da SBA

Arthur Vitor Rosenti Segurado

Pós-graduação em Administração Hospitalar e Gestão da Atenção à Saúde pela Fundação Dom Cabral – Hospital Sírio-Libanês (HSL). Mestre em Medicina pela Faculdade de Ciências Médicas da Santa Casa de São Paulo (FCMSCSP). Tutor da pós graduação de Anestesia Regional IEP HSL. Anestesiologista do SMA – Hospital Sírio-Libanês

Atsuko Nakagami Cetl
Anestesiologia pela Disciplina de Anestesiologia, Dor e Medicina Intensiva/Departamento de Cirurgia da Universidade Federal de São Paulo (UNIFESP)

Beatriz Lemos da Silva Mandim
Corresponsável pelo Centro de Ensino e Treinamento em Anestesiologia da Universidade Federal de Uberlândia (UFU). Doutora em Ciências da Saúde pela UFU

Breno José Santiago Bezerra de Lima
Mestre e Doutor em Ciências Médicas pela Faculdade de Medicina de Ribeirão Preto da Universidade de São Paulo (FMRPUSP)

Bruno Adler Maccagnan Pinheiro Besen
Médico Intensivista titulado pela Associação de Medicina Intensiva Brasileir (AMIB). Médico Assistente da UTI da Disciplina de Emergências Clínicas do Hospital das Clínicas da Faculdade de Medicina da Universidade de São Paulo (HC-FMUSP). Médico Diarista da UTI Adulto do Hospital NEXT Vila Mariana, São Paulo-SP

Bruno Emanuel Oliva Gatto
Corresponsável pelo Centro de Ensino e Treinamento em Anestesiologia da Faculdade de Medicina do ABC (FMABC)

Bruno Erick Sinedino de Araújo
Médico Assistente do Departamento de Anestesiologia do Hospital das Clínicas da Faculdade de Medicina da Universidade de São Paulo (HC-FMUSP)

Bruno Francisco de Freitas Tonelotto
Anestesiologista da São Paulo Serviços Médicos de Anestesia (SPSMA)

Bruno Melo Nóbrega de Lucena
Médico Plantonista da UTI da Anestesiologia do Hospital das Clínicas da Faculdade de Medicina da Universidade de São Paulo (HC-FMUSP)

Bruno Tourinho
Membro do Serviço de Anestesiologia do Hospital Universitário Cassiano Antonio de Morais (HUCAM). Universidade Federal do Espírito Santo e do Centro Médico Hospitalar Vila Velha (CMHVV). Médico Plantonista da UTI do Hospital Santa Rita de Cássia (HSRC)

Caio Funck Colucci
Instrutor do Centro de Ensino e Treinamento em Anestesiologia do Centro Médico de Campinas. Anestesiologista da Fundação Centro Médico de Campinas e Hospital Santa Sofia – Campinas-SP

Carlos André Cagnolati
Corresponsável pelo Centro de Ensino e Treinamento em Anestesiologia da Clínica de Anestesiologia de Ribeirão Preto (CARP). Chefe do Serviço de Anestesia da Santa Casa de Ribeirão Preto

Carlos Eduardo Esqueapatti Sandrin
Preceptor dos Médicos em Especialização do Centro de Ensino e Treinamento em Anestesiologia Centro Médico de Campinas. Anestesiologista do Hospital da Fundação Centro Médico de Campinas e do Hospital Santa Sofia – Campinas-SP

Carlos Rogério Degrandi Oliveira
Mestre em Clínica Médica pela Fundação Lusíada, Santos-SP. Membro da European Society of Anaesthesiology (ESA). Membro da European Association of Cardiothoracic Anaesthesiology (EACTA)

Carolina Baeta Neves Duarte Ferreira
Anestesiologista do Hospital Universitário da Universidade Federal de São Paulo (UNIFESP). Preceptora da Residência Médica de Anestesiologia, Ddor e Terapia Intensiva da UNIFESP. Mestre em Ciências Médicas pela UNIFESP. Membro da Comissão Examinadora do Título Superior em Anestesiologia da Sociedade Brasileira de Anestesiologia

Cássio Campello de Menezes
Anestesiologista da São Paulo Serviços Médicos de Anestesia (SPSMA). Coordenador para o Centro Cirúrgico do Hospital Alemão Oswaldo Cruz. Corresponsável pelo Centro de Ensino e Treinamento da Sociedade Brasileira de Anestesiologia (CET-SBA) da São Paulo Serviços Médicos de Anestesia (SPSMA) – Hospital Sírio-Libanês

Célio Gomes de Amorim
Professor-associado das Disciplinas de Anestesiologia e Farmacologia da Universidade Federal de Uberlândia (UFU). Doutor em Ciências pela Universidade de São Paulo (USP)

Celso Augusto Martins Parra
Especialista em Anestesiologia pelo Hospital das Clínicas da Faculdade de Medicina da Universidade de São Paulo (HC-FMUSP). Coordenador do Serviço de Anestesia do Hospital 9 de Julho

Celso Schmalfuss Nogueira
Professor Titular da Disciplina de Anestesiologia da Faculdade de Medicina da Universidade Metropolitana de Santos (UNIMES). Corresponsável pelo Centro de Ensino e Treinamento em Anestesiologia da Santa Casa de Misericórdia de Santos. Presidente da Sociedade de Anestesiologia do Estado de São Paulo (SAESP) (Biênio 2006-2007)

César de Araujo Miranda
Corresponsável pelo Centro de Ensino e Treinamento em Anestesiologia da Disciplina de Anestesiologia da Faculdade de Medicina de Jundiaí (FMJ). Professor Voluntário da Disciplina de Anestesiologia da FMJ. Membro da Comissão Científica da Sociedade de Anestesiologia do Estado de São Paulo (SAESP). Membro do Comitê de Medicina Perioperatória da Sociedade Brasileira de Anestesiologia (SBA)

César Romão Martins
Médico Anestesiologista e Diretor Secretário da SAMMEDI. Corresponsável pelo Centro de Ensino e Treinamento em Anestesiologia de Campo Limpo/ Prefeitura Municipal de São Paulo

Charles Amaral de Oliveira
Médico Intervencionista da Dor na Clínica Singular/Campinas. Anestesiologista. Área de Atuação em Dor – AMB. *Fellow of Interventional Pain Practice* do World Institute of Pain

Chiara Scaglioni Tessmer Gatto
Anestesiologista do Instituto do Coração do Hospital de Clínicas da Faculdade de Medicina da Universidade de São Paulo (HCFMUSP)

Christiane Pellegrino Rosa
Anestesiologista da Divisão de Neurocirurgia Funcional do Hospital das Clínicas da Faculdade de Medicina da Universidade de São Paulo (HCFMUSP). Anestesiologista e Membro do Grupo de Dor dos Serviços Médicos de Anestesia (SMA) do Hospital Sírio-Libanês. Mestrado pela Faculdade de Medicina da Universidade de São Paulo/ Ribeirão Preto (FMUSPRP). Doutorado em Ciências Médicas pela Faculdade de Medicina da Universidade de São Paulo (FMUSP). Certificado de Atuação em Dor pela Associação Médica Brasileira (AMB)/Sociedade Brasileira de Anestesiologia (SBA)

Cintia Yuri Matsumura
Professora-assistente Doutora do Departamento de Anatomia, Instituto de Biociências de Botucatu da Universidade Estadual Paulista "Júlio de Mesquita Filho". Doutora e Mestre em Biologia Celular e Estrutural, área de concentração Anatomia, pela Universidade Estadual de Campinas (UNICAMP)

Claudia Carneiro de Araújo Palmeira
Doutora em Ciências pela Faculdade de Medicina da Universidade de São Paulo (FMUSP). Médica da Equipe de Controle da Dor da Divisão de Anestesia do Instituto Central do Hospital das Clínicas da FMUSP

Cláudia Lütke
Mestre em Cirurgia Vascular, Cardíaca, Torácica e Anestesiologia pela Escola Paulista de Medicina (EPM-UNIFESP). Corresponsável pelo Centro de Ensino e Treinamento em Anestesiologia da Disciplina de Anestesiologia, Dor e Terapia Intensiva – EPM-UNIFESP. Coordenadora do VAS – Via Aérea Segura. Grupo de Ensino e Pesquisa em Vias Aéreas da Disciplina de Anestesiologia, Dor e Terapia Intensiva – EPM-UNIFESP

Claudia Marquez Simões
Doutora em Ciências pela Faculdade de Medicina da Universidade de São Paulo (FMUSP). Médica Supervisora do Serviço de Anestesia do Instituto do Câncer do Estado de São Paulo

Claudia Regina Fernandes
Anestesiologista do Hospital Universitário Walter Cantídio – Universidade Federal do Ceará (UFC). Professora Adjunta da Faculdade de Medicina da UFC

Clovis Tadeu Bueno da Costa
Corresponsável pelo Centro de Ensino e Treinamento em Anestesiologia da Santa Casa de Misericórdia de Ribeirão Preto

Cristiane Gurgel Lopes
Presidente do Comitê de Anestesia em Neurocirurgia e Neurociências da Sociedade Brasileira de Anestesiologia. Coordenadora do GAN - Grupo de Estudos em Anestesia e Neurociências. Corresponsável pelo Centro de Ensino e Treinamento em Anestesiologia do Hospital Geral de Fortaleza – CE

Cristiano Faria Pisani
Cardiologista/Eletrofisiologista. Médico Assistente do Serviço de Eletrofisiologia da Divisão de Cardiologia Clínica do Instituto do Coração (InCor) do Hospital das Clínicas da Faculdade de Medicina da Universidade de São Paulo (HC-FMUSP)

Daiane da Silva Oliveira
Especialista em Medicina Preventiva e Social pela Universidade de São Paulo (USP)

Daniel Bruno Gilio
Anestesiologista pela Universidade Estadual Paulista "Júlio Mesquita Filho" (UNESP). Corresponsável pelo Departamento de Qualidade do Serviço de Anestesiologia do A.C. Camargo Cancer Center. Coordenador Dia do Departamento de Anestesiologia do A.C. Camargo Cancer Center

Daniel Carlos Cagnolati
Corresponsável pelo Centro de Ensino e Treinamento em Anestesiologia da Clínica de Anestesiologia de Ribeirão Preto – CARP. Membro Comitê de Hipertermia Maligna da Sociedade Brasileira de Anestesiologia – SBA

Daniel Correa Helfer
Preceptor do Centro de Ensino e Treinamento em Anestesiologia da Universidade Federal de São Paulo (UNIFESP)

Daniel de Carli
Corresponsável pelo Centro de Ensino e Treinamento em Anestesiologia da Disciplina de Anestesiologia da Faculdade de Medicina de Jundiaí (FMJ), Mestre em Ciências da Saúde pela FMJ

Daniel Ibanhes Nunes
Médico Anestesiologista do Instituto Central do Hospital das Clínicas da Faculdade de Medicina da Universidade de São Paulo (HC-FMUSP). Médico Supervisor da Equipe de Anestesia em Trauma e Emergências do HC-FMUSP. Anestesiologista do Hospital Pequeno Príncipe, Curitiba-PR

Daniela Bianchi Garcia
Anestesiologista do Hospital Pequeno Príncipe, Curitiba

Daniela Oliveira de Melo
Doutora em Ciências Farmacêuticas pela Universidade de São Paulo. Especialista em Avaliação de Tecnologias em Saúde pelo Instituto de Avaliação de Tecnologias em Saúde e Universidade Federal do Rio Grande do Sul (UFRGS). Professor Adjunto do Instituto de Ciências Ambientais, Químicas e Farmacêuticas do Departamento de Ciências Biológicas da Universidade Federal de São Paulo (UNIFESP – Campus de Diadema)

Daniere Yurie Vieira Tomotani

Preceptora da Residência Médica de Terapia Intensiva da Disciplina de Anestesiologia, Dor e Terapia Intensiva da da Universidade Federal de São Paulo (UNIFESP). Mestrado pelo Programa de Pós-graduação em Medicina Translacional da UNIFESP

Débora de Oliveira Cumino

Mestre em Pesquisa em Cirurgia pela Faculdade de Ciências Médicas da Santa Casa de São Paulo. Coordenadora do Serviço de Anestesiologia Pediátrica – SAPE/Hospital Infantil de Sabará. Membro da Comissão de Ensino e Treinamento da Sociedade Brasileira de Anestesiologia (SBA)

Deise Martins Rosa

Membro do Comitê de Anestesia em Neurocirurgia e Neurociências da Sociedade Brasileira de Anestesiologia (SBA). Corresponsável pelo Centro de Ensino e Treinamento em Anestesiologia do Instituto Nacional do Câncer (INCA), Rio de Janeiro-RJ. Chefe do Serviço de Anestesia do INCA HC II

Demiam Gui

Anestesiologista do Serviços Médicos de Anestesia do Hospital Sírio-Libanês, Hospital Menino Jesus. Anestesista do Hospital de Transplantes do Estado de São Paulo Euryclides de Jesus Zerbini. Sócio Diretor da Clínica Médica de Anestesia e Medicina Perioperatória (CMAMP). Anestesista do Hospital Infantil Sabará (2010-11). Anestesista do Grupo de Apoio ao Adolescente e à Criança com Câncer (GRAACC) (2003-09)

Derli Conceição Munhoz

Professora Doutora do Departamento de Anestesiologia da Faculdade de Ciências Médicas da Universidade de Campinas (UNICAMP)

Diogo Bruggemann da Conceição

Instrutor Corresponsável pelo Centro de Ensino e Treinamento em Anestesiologia Integrado da SES – SC. Membro do Comitê Científico da Latin America Society of Regional Anesthesia (LASRA) – Brasil. Membro do Núcleo de Ensino e Pesquisa em Anestesia Regional (NEPAR). Anestesiologista do Hospital Governador Celso Ramos, Florianópolis

Durval Campos Kraychete

Professor-associado de Anestesiologia da Universidade Federal da Bahia. Coordenador do Ambulatório de Dor. Editor da Revista *Dor – Pesquisa e Terapêutica*, da Sociedade Brasileira para Estudo da Dor

Eduardo Helfenstein

Corresponsável pelo Centro de Ensino e Treinamento em Anestesiologia da Santa Casa de Misericórdia de Ribeirão Preto. 2º Tesoureiro da SAESP. Membro Comissão Ensino e Treinamento da SBA

Eduardo Henrique Giroud Joaquim

Diretor do Departamento de Anestesiologia A.C. Camargo Cancer Center. Docente da Disciplina de Anestesiologia pela Escola Paulista de Medicina da Universidade Federal de São Paulo (EPM-Unifesp). Mestre em Medicina pela Unifesp. Título de Especialista em Terapia Intensiva

Eduardo Motoyama de Almeida

Médico Assistente do Hospital das Clínicas da Faculdade de Medicina da Universisdade de São Paulo (HC-FMUSP). Equipe de Anestesiologia para Transplante de Órgãos do Aparelho Digestivo do HC-FMUSP

Eduardo Ren Nakashima

Corresponsável pelo Centro de Ensino e Treinamento em Anestesiologia do Centro Médico de Campinas. Anestesiologista do Hospital da Fundação Centro Médico de Campinas e do Hospital Santa Sofia – Campinas-SP

Eduardo Tadeu Moraes Santos

Corresponsável pelo Centro de Ensino e Treinamento em Anestesiologia Centro Médico Campinas. Anestesiologista da Fundação Centro Médico de Campinas e do Hospital Santa Sofia – Campinas-SP

Elaine Aparecida Felix

Professora-associada do Departamento de Cirurgia da Universidade Federal do Rio Grande do Sul (UFRGS). Corresponsável pelo Centro de Ensino e Treinamento em Anestesiologia do Serviço de Anestesia e Medicina Perioperatória (SAMPE) do Hospital das Clínicas de Porto Alegre (HCPA)

Eliana Marisa Ganem
Professora Titular do Departamento de Anestesiologia da Faculdade de Medicina de Botucatu. Membro do Serviço de Anestesiologia do Hospital das Clínicas da Faculdade de Medicina de Botucatu

Eliane Cristina de Souza Soares
Anestesiologista do Hospital Mater Dei. Professora-assistente do Departamento de Cirurgia da Universidade de Minas Gerai (UFMG). Membro do Comitê de Anestesia Obstétrica – Confederação Latino-americana de Sociedades de Anestesiologia (CLASA)

Elio Ferreira de Oliveira Júnior
Instrutor do Centro de Ensino e Treinamento em Anestesiologia do Hospital Geral Roberto Santos. Médico Anestesiologista do Hospital EMEC, da Santa Casa de Misericórdia de Feira de Santana

Eloisa Bonetti Espada
Certificado de Atuação na área de Dor pela Associação Médica Brasileira. Doutora em Ciências pela Universidade de São Paulo (USP). Médica Assistente do Instituto Central do Hospital das Clínicas da Faculdade de Medicina da Universidade de São Paulo (HC-FMUSP)

Émerson Carlos
Membro do Serviço Anestesia e Analgesia de Araraquara (SAARA). Mestre em Anestesiologia pela Universidade Estadual Paulista "Júlio de Mesquita Filho" da Universidade Estadual Paulista (UNESP) – Campus de Botucatu. Professor-assistente I do Centro Universitário de Araraquara (UNIARA). Pós-graduação *lato sensu* em Gestão em Clínicas de Saúde pelo Hospital Sírio-Libanês

Erasmo Augusto de Souza Júnior
Anestesiologista do Serviço de Anestesiologia de Joinville

Ernesto A. Pretto
Professor e Chefe da Divisão de Anestesia para Transplante de Órgãos Sólidos e Anestesia Vascular da University of Miami, Miller School of Medicine, Jackson Memorial Hospital, Miami Transplant Institute, EUA

Estela Regina Ramos Figueira
Médica Supervisora do Serviço de Cirurgia de Vias Bilares e Pâncreas do Hospital das Clínicas da Faculdade de Medicina da Universidade de São Paulo (HC-FMUSP). Professora Livre-docente de Cirurgia da FMUSP

Estevão Bassi
Médico Intensivista Diarista da UTI das Emergências Cirúrgicas do Hospital das Clínicas da Faculdade de Medicina da Universidade de São Paulo (HC-FMUSP). Médico Intensivista da UTI do Hospital Alemão Oswaldo Cruz/SP. Especialista em Medicina Intensiva pela Associação de Medicina Intensiva Brasileira (AMIB)

Eunice Sizue Hirata
Professora Doutora da Faculdade de Ciências Médicas da Universidade Estadual de Campinas (UNICAMP)

Evelinda Trindade
Médica, Doutora em Avaliação de Tecnologias da Saúde/Medicina Preventiva pela Faculdade de Medicina de Universidade de São Paulo (FMUSP). Mestre em Microbiologia e Imunologia pela Faculdade de Medicina da Université de Montréal e Especialista em Avaliação de Tecnologias em Saúde pela International Society for Technology – Assessment in Health Care (ISHTAC). Presidente do Núcleo de Avaliação de Tecnologias da Saúde do Hospital das Clínicas da FMUSP. Coordenadora do Núcleo de Avaliação de Tecnologias da Saúde da Coordenadoria de Ciência, Tecnologia e Insumos Estratégicos de Saúde da Secretaria de Saúde do Estado de São Paulo

Fabiana Ajnhorn
Medica Anestesiologista com Formação pelo Hospital Clínicas de Porto Alegre (HCPA). Médica Pediatra com Formação pelo HCPA. Mestre em Pediatria pela Universidade Federal do Rio Grande do Sul (UFRGS)

Fabiana Mara Scarpelli de Lima Alvarenga Caldeira

Professora de Anestesiologia da Universidade de Taubaté (UNITAU). Instrutora Adjunta do Centro de Ensino e Treinamento em Anestesiologia do Hospital Municipal de São José dos Campos/SP

Fábio Augusto Schiavuzzo

Anestesiologista, Sócio e Diretor Executivo da Takaoka Anestesia

Fabio Luis Ferreira Regatieri

Anestesiologista. Médico Intensivista, Certificado pela Associação de Medicina Intensiva Brasileira (AMIB). Responsável pelo Centro de Ensino e Treinamento em Anestesiologia (CET) do Hospital Geral de Itapevi/Hospital São Camilo da Pompéia/Ipar.

Fabíola Prior Caltabeloti

Doutora em Ciências pelo Programa de Pós-graduação em Anestesiologia da Faculdade de Medicina da Universidade de São Paulo (FMUSP). Título em Terapia Intensiva pela Associação de Medicina Intensiva Brasileira (AMIB). Médica Diarista da UTI da Anestesiologia do Hospital das Clínicas da Faculdade da FMUSP. Médica Plantonista da UTI do Hospital Sírio-Libanês

Fabrício Dias Assis

Médico Intervencionista da Dor na Clínica Singular/Campinas e no Hospital Israelita Albert Einstein. Anestesiologista. Área de Atuação em Dor – Associação Médica Brasileira (AMB). *Fellow of Interventional Pain Practice* do World Institute of Pain. Membro do Board of Examination – World Institute of Pain. Presidente do Capítulo Brasileiro do World Institute of Pain

Felipe Chiodini Machado

Doutorando em Ciências pela Universidade de São Paulo (USP) com linha de pesquisa em Dor. Especialista em Acupuntura pela AMB. Coordenador do Grupo de Dor do Hospital Beneficência Portuguesa. Médico Assistente do Grupo de Dor do Hospital das Clínicas da Faculdade de Medicina da Universidade de São Paulo (HC-FMUSP)

Felipe Henning Gaia Duarte

Doutor e Mestre em Anestesiologista pela Faculdade de Medicina da Universidade de São Paulo (FMUSP)

Felipe Pinn de Castro

Anestesiologista da SMA – Serviços Médicos de Anestesia. Hospital Sírio-Libanês/Oswaldo Cruz/Samaritano

Felipe Ribeiro da Silva Camargo

Coordenador do Serviço de Anestesiologia da Rede Mater Dei de Saúde – Belo Horizonte-MG

Felipe Souza Thyrso de Lara

Mestrado em Clínica Médica. Responsável Centro de Ensino e Treinamento em Anestesiologia da Santa Casa de Santos. Coordenador de Residência Médica em Anestesiologia da Santa Casa de Santos

Fernanda Bono Fukushima

Professora-assistente Doutora do Departamento de Anestesiologia da Faculdade de Medicina de Botucatu (UNESP) da Disciplina Terapia Antálgica e Cuidados Paliativos. Especialista em Dor e Cuidados Paliativos pela AMB

Fernando Antonio Nogueira da Cruz Martins

Doutor em Ciências pela Faculdade Medicina da Universidade de São Paulo (FMUSP). Instrutor Corresponsável pelo Centro de Ensino e Treinamento em Anestesiologia do Hospital do Campo Limpo – São Paulo-SP

Fernando Augusto Tavares Canhisares

Especialista em Medicina Preventiva e Social com foco em Administração Hospitalar e de Sistemas de Saúde

Fernando Bliacheriene

Doutor em Ciências pela Faculdade de Medicina da Universidade de São Paulo (FMUSP). Supervisor da Anestesia Obstétrica do Hospital das Clínicas da FMUSP

Fernando Cássio do Prado Silva
Anestesiologista Responsável pelo Centro de Ensino e Treinamento em Anestesiologia do Hospital Santa Genoveva – Uberlândia-MG. Doutor pelo Programa de Pós-graduação em Anestesiologia da Faculdade de Medicina da Universidade de São Paulo (FMUSP)

Fernando Souza Nani
Médico Assistente do Hospital das Clínicas da Faculdade de Medicina da Universidade de São Paulo (HC-FMUSP). Membro Equipe de Anestesiologia para Transplante de Órgãos do Aparelho Digestivo do HC-FMUSP. Médico Anestesiologista do Hospital Pro Matre Paulista

Fernando Tatsumi Okano
Médico Asssistente do Instituto de Ortopedia e Traumatologia do Hospital das Clínicas da Faculdade de Medicina da Universidade de São Paulo (HC-FMUSP)

Filomena Regina Barbosa Gomes Galas
Título de Especialista em Terapia Intensiva pela Associação de Medicina Intensiva Brasileira (AMIB). Livre-docente em Medicina na Área de Anestesiologia pela Faculdade de Medicina da Universidade de São Paulo (FMUSP). Professora-associada do Departamento de Cirurgia – Disciplina de Anestesiologia. Supervisora da Unidade de Terapia Intensiva Cirúrgica e do Serviço de Anestesiologia do Instituto do Coração – InCor – do Hospital das Clínicas da FMUSP. Coordenadora da UTI Cardiológica e Unidade Avançada de Insuficiência Cardíaca do Hospital Sírio-Libânes. Coordenadora da UTI Geral do Instituto do Câncer (ICESP) da FMUSP. Coordenadora da Liga de Anestesiologia, Dor e Terapia Intensiva da FMUSP

Flávio Francisco Vitale Neto
Instrutor Associado do Centro de Ensino e Treinamento em Anestesiologia Integrado de Campinas. Anestesiologista da Maternidade de Campinas

Flávio Geraldo Rezende Freitas
Médico da UTI da Disciplina de Anestesiologia, Dor e Terapia Intensiva da Universidade Federal de São Paulo (UNIFESP). Coordenador da UTI do Hospital do Rim e Hipertensão. Doutorado pelo Programa de Pós-graduação em Medicina Translacional da UNIFESP

Flavio Takaoka
Doutor em Anestesia pela Faculdade de Medicina da Universidade de São Paulo (FMUSP). Coordenador da Residência em Anestesia do Centro de Ensino e Treinamento em Anestesiologia do Hospital Israelita Albert Einstein. Sócio-diretor da Takaoka Anestesia

Florentino Fernandes Mendes
Professor Adjunto-Doutor de Anestesiologia do Departamento de Clínica Cirúrgica da Universidade Federal de Ciências da Saúde de Porto Alegre (UFSCPA). Mestre em Farmacologia pela UFCSPA. Responsável pelo Centro de Ensino e Treinamento em Anestesiologia da UFCSPA

Francisco Ricardo Marques Lobo
Professor Adjunto da Disciplina de Anestesiologia da Faculdade Medicina de São José do Rio Preto (FAMERP). Responsável pelo Serviço de Anestesiologia do Hospital de Base de São José do Rio Preto. Responsável pelo Serviço de Anestesia em Cirurgias de Grande Porte e Transplante de Fígado do Hospital de Base de São José do Rio Preto. Responsável pelo Centro de Ensino e Treinamento em Anestesiologia da Fundação Faculdade Regional de Medicina (FUNFARME) – Hospital de Base de Ribeirão Preto (HB). Membro da Comissão Científica da Sociedade de Anestesiologia do Estado de São Paulo (SAESP). Mestrado em Ciências da Saúde pela FAMERP. Doutorado em Ciências da Saúde pela FAMERP

Franklin Sarmento da Silva Braga
Professor Doutor do Departamento de Anestesiologia da Faculdade de Ciências Médicas da Universidade Estadual de Campinas (UNICAMP)

Franz Schubert Cavalcanti
Anestesiologista da Maternidade de Campinas. Corresponsável do Centro de Ensino Integrado de Campinas. Doutor em Medicina pela Universidade Estadual de Campinas (UNICAMP). Professor Responsável pela Disciplina de Anestesiologia da Faculdade de Medicina São Leopoldo Mandic – Campinas-SP

Gabriel Costa Osanan

Professor do Departamento de Ginecologia e Obstetrícia da Universidade Federal de Minas Gerais (UFMG). Doutor em Obstetrícia pela UFMG. Membro da Comissão Nacional Especializada de Emergências Obstétricas da Federação Brasileira das Associações de Ginecologia e Obstetrícia (FEBRASGO)

Gastão Fernandes Duval Neto

Professor Doutor do Departamento de Cirurgia Geral, Faculdade de Medicina da Universidade Federal de Pelotas (UFPel). *Chair* do Professional Wellbeing Committee of World Federation of Society Anesthesiologists (PWC/WFSA). Presidente do Comitê de Saúde Ocupacional da Sociedade Brasileira de Anestesiologia (SBA)

Gentil Alves Filho

Professor Doutor da Disciplina de Nefrologia da Universidade Estadual de Campinas (UNICAMP)

George Miguel Góes Freire

Certificado de Atuação na área de Dor pela Associação Médica Brasileira (AMB). Médico Assistente do Instituto Central do Hospital das Clínicas da Faculdade de Medicina da Universidade de São Paulo (HC-FMUSP)

Getúlio Rodrigues de Oliveira Filho

Professor Doutor de Anestesiologia do Departamento de Cirurgia Universidade Federal de Santa Catarina (UFSC)

Giane Nakamura

Doutora em Anestesiologia pela Faculdade de Medicina da Universidade Estadual Paulista "Júlio de Mesquita Filho" (UNESP) – Campus de Botucatu. Médica Titular do Departamento de Anestesiologia do A.C. Camargo Cancer Center

Giorgio Pretto

Doutor em Anestesiologia pela Faculdade de Medicina da Universidade de São Paulo (FMUSP). Anestesiologista no Serviço de Anestesiologia de Joinville

Giovanne Santana de Oliveira

Doutorando da Disciplina de Anestesiologia da Faculdade de Medicina da Universidade de São Paulo (FMUSP). Médico Assistente da Divisão de Anestesiologia do Instituto do Coração do Hospital das Clínicas da Faculdade de Medicina da Universidade de São Paulo (InCor-HC-FMUSP). Coordenador da Residência Médica em Anestesiologia do Hospital São Luiz – Unidade Jabaquara – SP

Glória Maria Braga Potério

Professora Livre-docente do Departamento de Anestesiologia da Faculdade de Ciências Médicas da Universidade Estadual de Campinas (UNICAMP)

Guilherme Antonio Moreira de Barros

Professor-assistente Doutor do Departamento de Anestesiologia da Faculdade de Medicina da Universidade Estadual Paulista "Júlio de Mesquita Filho" (UNESP) – Campus de Botucatu. Responsável pelo Serviço de Terapia Antálgica e Cuidados Paliativos do Hospital das Clínicas da Faculdade de Medicina de Botucatu. Mestre e Doutor em Anestesiologia pela UNESP – Campus de Botucatu. Áreas de Atuação AMB em Dor e Medicina Paliativa

Guilherme Oliveira Campos

Mestrando em Anestesiologia pela Faculdade de Medicina da Universidade Estadual Paulista "Júlio de Mesquita Filho" (UNESP) – Campus de Botucatu. Corresponsável pelo Centro de Ensino e Treinamento em Anestesiologia do Hospital São Rafael – Salvador-BA. Médico Anestesiologista do Hospital Cárdio Pulmonar – Salvador-BA

Guinther Giroldo Badessa

Diretor-Geral do Grupo de Anestesiologistas Associados Paulista (GAAP). Professor Adjunto da Faculdade de Medicina do Centro Universitário São Camilo. Doutorando de Anestesiologia da FMUSP. Coordenador do Núcleo de Reanimação Cardiorrespiratória da Sociedade de Anestesiologia do Estado de São Paulo (SAESP), biênio 2016-17. Instrutor do Curso de Suporte Avançado de Vida em Anestesia (SAVA) da Sociedade Brasileira de Anestesiologia (SBA). Delegado do Conselho Regional de Medicina do Estado de São Paulo

Gustavo Felloni Tsuha

Corresponsável pelo Centro de Ensino e Treinamento em Anestesiologia da Clínica de Anestesiologia de Ribeirão Preto – CARP. Membro do Serviço de Anestesia e Analgesia de Araraquara (SAARA). Especialização em Neurocirurgia e Neurointensivismo pelo Centre Hospitalier Universitaire de Grenoble (CHUG) – França. Membro da Comissão Científica da Sociedade de Anestesiologia do Estado de São Paulo (SAESP). Certificação de Atuação na Área de Dor – Associação Médica Brasileira (AMB)

Gustavo Machado Colli

Instrutor do Centro de Ensino e Treinamento em Anestesiologia do Hospital das Clínicas da Faculdade de Medicina de Ribeirão Preto da Universidade de São Paulo (HC-FMRPUSP)

Gustavo Meurer

Instrutor do Centro de Ensino e Treinamento em Anestesiologia Integrado da Secretaria de Estado da Saúde de Santa Catarina (SES-SC)

Gustavo Tadeu Olivetti

Anestesiologista da São Paulo Serviços Médicos de Anestesia (SPSMA). Corresponsável do Centro de Ensino e Treinamento da Sociedade Brasileira de Anestesiologia (CET-SBA) e da SMA do Hospital Sírio-Libanês, Hospital Alemão Oswaldo Cruz e Samaritano

Hazem Adel Ashmawi

Mestre e Doutor em Ciências pela Faculdade de Medicina da Universidade de São Paulo (FMUSP). Professor Livre-docente da Disciplina de Anestesiologia da FMUSP

Heleno de Paiva Oliveira

Anestesiologista do Hospital das Clínicas da Faculdade de Medicina da Universidade de São Paulo (HC-FMUSP)

Helga Cristina Almeida da Silva

Professora Afiliada e Médica Neurologista da Disciplina de Anestesiologia, Dor e Terapia Intensiva da Universidade Federal de São Paulo (UNIFESP). Coordenadora do Centro de Estudo, Diagnóstico e Investigação de Hipertermia Maligna – CEDHIMA – da UNIFESP. Membro do Grupo Europeu de Hipertermia Maligna

Heliantho de Siqueira Lima Filho

Radiologista do Serviço de Radiologia Proton da Fundação Centro Médico de Campinas

Henrique Tadashi Katayama

Médico Anestesiologista do Hospital do Servidor Publico Estadual de São Paulo (HSP/IAMSPE)

Igor Lopes da Silva

Instrutor do Centro de Treinamento em Vias Aéreas (CTVA)

Irimar de Paula Posso

Professor Adjunto aposentado do Hospital das Clínicas da Faculdade de Medicina da Universidade de São Paulo (HC-FMUSP). Professor Titular aposentado da Faculdade de Medicina de Taubaté (FMT). Presidente da Sociedade Brasileira para o Estudo da Dor (SBED). Instrutor Corresponsável do Centro de Ensino e Treinamento em Anestesiologia da Faculdade de Medicina do ABC (FMABC)

Isabela Alarcão Maxta

Especialização em Endocrinologia e Metabologia pela Santa Casa de Misericórdia de São Paulo. Médica Assistente da Endocrinologia da Santa Casa de Misericórdia de Santos

Ivani Rodrigues Glass

Mestre em Biologia Parasitária. Doutoranda em Ciências da Saúde. Presidente do Comitê de Anestesia Venosa da Sociedade Brasileira de Anestesiologia (SBA) (2015)

Izabel Cristina Rios

Doutora em Ciências e Médica, ambos pela Faculdade de Medicina da Universidade de São Paulo (FMUSP)

Jean Carlo Tibes Hachmann

Nefrologista Chefe do Serviço Especializado de Nefrologia do Hospital Centro Médico de Campinas, Campinas-SP. Nefrologista do Centro Avançado de Estudos e Pesquisas (CAEP). Especialista em Nefrologia pela Sociedade Brasileira de Nefrologia (SBN). Responsável Técnico e Fundador da Clínica do Rim e Hipertensão de Campinas

Joana Lily Dwan

Anestesiologista da Divisão de Neurocirurgia Funcional Hospital das Clínicas da Faculdade de Medicina da Universidade de São Paulo (HC-FMUSP)

João Manoel Silva Junior

Doutor e Mestre em Ciências Médicas Faculdade de Medicina da Universidade de São Paulo (FMUSP). Diretor do Departamento de Anestesiologia do Hospital do Servidor Público Estadual SP/IAMSPE. Médico Intensivista da Divisão de Anestesiologia do Instituto do Coração do Hospital das Clínicas da Faculdade de Medicina da Universidade de São Paulo (HC-FMUSP) e do Hospital Israelita Albert Einstein

João Valverde Filho

Anestesiologista e Membro do Grupo de Dor dos Serviços Médicos de Anestesia (SMA) do Hospital Sírio-Libanês. Corresponsável pelo Centro de Ensino e Treinamento dos Serviços Médicos de Anestesiologia (CET/SMA) do Hospital Sírio-Libanês. Doutorado em Ciências Médicas pela Faculdade de Medicina da Universidade de São Paulo (FMUSP). Certificado de Atuação em Dor pela Associação Médica Brasileira (AMB)/Sociedade Brasileira de Anestesiologia (SBA)

João Victor Barelli

Residência Médica em Anestesiologia pelo Hospital das Clínicas da Faculdade de Medicina da Universidade de São Paulo (HC-FMUSP)

Joaquim Edson Vieira

Professor-associado do Departamento de Cirurgia da Faculdade de Medicina da Universidade de São Paulo (FMUSP)

Joel Avancini Rocha Filho

Médico Supervisor da Anestesia para Transplante de Órgãos Abdominais do Hospital das Clínicas da Faculdade de Medicina da Universidade de São Paulo (HC-FMUSP). Doutor em Ciências Médicas pela FMUSP

João Gianelli Paschoal Filho

Médico Anestesiologista da São Paulo Serviços Médicos de Anestesia (SPSMA). Coordenador do Serviço de Anestesiologia Hospital Vitoria Santos

José Américo Sartori

Membro do Serviço Anestesia e Analgesia de Araraquara (SAARA). Instrutor do Centro de Treinamento da Fundação Faculdade Regional de Medicina (FUNFARME) – Hospital de Base de São José do Rio Preto

José Carlos Canga

Responsável pelo Centro de Ensino e Treinamento em Anestesiologia Integrado da Faculdade de Medicina do ABC (FMABC)

José de Oliveira Siqueira

Professor Doutor do Departamento de Psicologia Experimental do Instituto de Psicologia da Universidade de São Paulo (USP)

José Eduardo Bagnara Oroz

Mestre e Doutor em Anestesiologia pela Faculdade de Medicina da Universidade Estadual Paulista "Júlio de Mesquita Filho (UNESP) – Campus de Botucatu. Presidente do Comitê de Anestesia Venosa da Sociedade Brasileira de Anestesiologia (SBA). Corresponsável pelo Centro de Ensino e Treinamento em Anestesiologia da Pontifícia Universidade Católica de Campinas (PUC-Campinas)

José Fernando do Amaral Melleti

Responsável pelo CET da Disciplina de Anestesiologia da Faculdade de Medicina de Jundiaí (FMJ). Professor Titular da Disciplina de Anestesiologia da FMJ

José Luiz Gomes do Amaral
Professor Titular da Disciplina de Anestesiologia, Dor e Medicina Intensiva da Escola Paulista de Medicina da Universidade Federal de São Paulo (EPM-UNIFESP). Superintendente de Educação da Sociedade Paulista para Desenvolvimento da Medicina (SPDM). Responsável pelo Centro de Ensino e Treinamento em Anestesiologia da EPM-UNIFESP

José Maria Leal Gomes
Corresponsável pelo Centro de Ensino e Treinamento em Anestesiologia do Hospital de São José dos Campos – SP (CET)

José Mariano Soares de Moraes
Responsável Centro de Ensino e Treinamento em Anestesiologia da Universidade Federal de Juiz de Fora (UFJF). Chefe do Serviço de Anestesiologia do Hospital Monte Sinai, Juiz de Fora, MG. Professor Adjunto de Anestesiologia da Faculdade de Medicina da UFJF

José Norberto Ayres de Freitas
Professor de Farmacologia e Cardiologia da Faculdade de Ciências Médicas de Santos

José Otávio Costa Auler Júnior
Professor Titular da Disciplina de Anestesiologia da Faculdade de Medicina da Universidade de São Paulo (FMUSP). Diretor da Faculdade de Medicina da Universidade de São Paulo (2014-2018)

José Petrônio Rezende Sanches
Professor de Cardiologia da Faculdade de Medicina da Universidade do Grande Rio (UNIGRANRIO) – Campus de Itaperuna. Membro da Sociedade Brasileira de Cardiologia (SBC)

José Reinaldo Cerqueira Braz
Professor Titular do Centro de Ensino e Treinamento em Anestesiologia do Departamento de Anestesiologia da Faculdade de Medicina da Universidade Estadual Paulista "Júlio de Mesquita Filho" (UNESP) – Campus de Botucatu

José Ricardo Brizzi Chiani
Membro da Sociedade Brasileira de Angiologia e de Cirurgia Vascular (SBACV)

José Ricardo Pinotti Pedro
Médico Anestesiologista do Hospital Israelita Albert Einstein

José Roberto Nociti
Corresponsável pelo Centro Ensino e Treinamento em Anestesiologia do Hospital São Francisco/Instituto Santa Lydia de Ribeirão Preto-SP. Membro do Conselho Editorial da *Revista Brasileira de Anestesiologia*. Presidente da Sociedade Brasileira de Anestesiologia (SBA) (1990)

José Tocantins Viana
Anestesiologista do Centro Médico de Sousas, Campinas-SP

Josué de Paula Posso
Médico Assistente do Hospital das Clínicas da Faculdade de Medicina da Universidade de São Paulo (HC-FMUSP)

Judymara Lauzi Gozzani
Editor-Chefe da *Revista Brasileira de Anestesiologia* (2004-2009). Mestrado em Biologia Molecular pela Universidade Federal de São Paulo (UNIFESP). Doutorado em Medicina pela UNIFESP.

Juliano Pinheiro de Almeida
Médico da Unidade de Terapia Intensiva do Instituto do Câncer do Estado de São Paulo. Especialista em Anestesiologia com Pós-graduação *Senso Lato*. Doutor em Ciências pelo Programa de Pós-graduação *stricto sensu* da Disciplina de Anestesiologia da Faculdade de Medicina da Universidade de São Paulo (FMUSP). Especialização em Terapia Intensiva pela Associação de Medicina Intensiva Brasileira (AMIB)

Julio Cesar Mercador de Freitas
Corresponsável pelo Centro de Ensino e Treinamento em Anestesiologia do Serviço de Anestesia e Medicina Perioperatória (SAMPE) do Hospital das Clínicas de Porto Alegre (HCPA)

Jurandir Coan Turazzi

Anestesiologista no Serviço de Anestesiologia de Joinville. Presidente da Sociedade Brasileira de Anestesiologia (SBA) (2008)

Jyrson Guilherme Klamt

Livre-docente da Disciplina de Anestesiologia da Faculdade de Medicina de Ribeirão Preto da Universidade de São Paulo (FMRPUSP). Professor Adjunto da Disciplina de Anestesiologia da FMRPUSP. Corresponsável pelo Centro de Ensino e Treinamento em Anestesiologia do Hospital de Clínicas de Ribeirão Preto – FMUSP. TSA-SBA

Karina Gordon

Médica Anestesiologista do Hospital A.C. Camargo Cancer Center

Klaus Gorlinger

Anestesiologista Consultor do Hospital Universitário de Hessen, Alemanha. Diretor Médico Global da TEM International GmbH, Munique, Alemanha

Lais Helena Navarro e Lima

Professora-assistente Doutora do Departamento de Anestesiologia da Faculdade de Medicina de Botucatu

Leandro Fellet Miranda Chaves

Corresponsável pelo Centro Ensino e Treinamento em Anestesiologia do Hospital Universitário da Faculdade de Medicina da Universidade Federal de Juiz de Fora (FMJF). Professor da Disciplina de Anestesiologia da FMJF. Médico Anestesiologista do Hospital Albert Sabin – Juiz de Fora-MG. Médico Anestesiologista do Hospital e Maternidade Therezinha de Jesus – Juiz de Fora-MG

Leandro Gobbo Braz

Professor-assistente Doutor do Centro de Ensino e Treinamento em Anestesiologia do Departamento de Anestesiologia da Faculdade de Medicina da Universidade Estadual Paulista Júlio de Mesquita Filho" (UNESP) – Campus de Botucatu

Leonardo de Andrade Reis

Instrutor Associado do Centro Ensino e Treinamento em Anestesiologia da Casa de Saúde Campinas

Leonardo Figueiredo Camargo

Especialista em Nefrologia pela Sociedade Brasileira de Nefrologia (SBN). Mestrando de Nefrologia pela Faculdade de Ciências Médicas da Universidade Estadual de Campinas (UNICAMP). Médico Assistente do Serviço de Transplante Renal do Hospital de Clínicas da Universidade Estadual de Campinas (UNICAMP)

Leopoldo Muniz da Silva

Professor Doutor em Anestesiologia pela Faculdade de Medicina de Botucatu – Departamento de Anestesiologia Coordenador Científico/Qualidade Científica dos Hospitais São Luiz e Rede D´Or/CMA

Leticia Alarcão Maxta

Médica Plantonista do Pronto-socorro de Clínica Médica do Casa de Saúde Santa Marcelina

Letícia Lopes Vieira

Corresponsável pelo Centro de Ensino e Treinamento do Hospital Celso Pierro da Faculdade de Medicina da Pontifícia Universidade Católica de Campinas (PUC-Campinas)

Ligia Andrade da Silva Telles Mathias

Mestre em Farmacologia no Instituto de Ciências Biomédicas da Universidade de São Paulo (USP). Doutora na Faculdade de Medicina da Universidade de São Paulo (FMUSP). Coordenadora da Disciplina de Anestesia e Professora Adjunta na Faculdade de Ciências Médicas da Santa Casa de São Paulo. Diretora da Disciplina de Anestesia do Hospital Central da Irmandade da Santa Casa de Misericórdia de São Paulo. Membro do Conselho Editorial da *Revista Brasileira de Anestesiologia*

Liliane Cury Prates
Nefropediatra. Mestre em Saúde da Criança e do Adolescente pela Universidade Estadual de Campinas (UNICAMP). Responsável pelo Ambulatório de Transplante Renal Pediátrico do Hospital das Clínicas da UNICAMP – Departamento de Pediatria

Lino Lemonica
Professor-assistente Doutor do Departamento de Anestesiologia da Faculdade de Medicina da Universidade Estadual Paulista "Júlio de Mesquita Filho" (UNESP) – Campus de Botucatu. Responsável pelo Serviço de Terapia Antálgica e Cuidados Paliativos do Hospital das Clínicas da UNESP – Campus de Botucatu. Certificado de Atuação na Área de Tratamento de Dor – Sociedade Brasileira de Anestesiologia (SBA)

Lívia Stocco Sanches Valentin
Neuropsicóloga. Doutora em Ciências pela Faculdade de Medicina da Universidade de São Paulo (FMUSP)

Loraíne de Oliveira Fernandes
Médica do Serviço Medicina Intensiva da Faculdade de Medicina de São José do Rio Preto e Hospital de Base de São José do Rio Preto

Lucas Siqueira de Lucena
Especialista em Anestesiologia pelo Centro de Ensino e Treinamento em Anestesiologia do Hospital de Clínicas da Faculdade de Medicina da Universidade de São Paulo (HC-FMUSP). Doutorando em Anestesiologia pela FMUSP. Assistente do Pronto-socorro do HC-FMUSP

Luciana Cavalcanti Lima
Doutora em Anestesiologia pela Faculdade de Medicina da Universidade Estadual Paulista "Júlio de Mesquita Filho" (UNESP) – Campus de Botucatu. Professora da Faculdade Pernambucana de Saúde. Anestesiologista do Instituto de Medicina Integral Professor Fernando Figueira (IMIP)

Luciana Paula Cadore Stefani
Professora Adjunta do Departamento de Cirurgia da Universidade Federal do Rio Grande do Su (UFRS). Chefe do Serviço de Anestesia e Medicina Perioperatória (SAMPE) do Hospital de Clínicas de Porto Alegre (HCPA). Corresponsável pelo Centro de Ensino e Treinamento em Anestesiologia do SAMPE-HCPA

Luciano Cesar Pontes Azevedo
Médico Intensivista Titulado pela Associação de Medicina Intensiva Brasileira (AMIB). Professor Livre-docente da Disciplina de Emergências Clínicas do Hospital das Clínicas da Faculdade de Medicina da Universidade de São Paulo (HCFMUSP). Supervisor da UTI da Disciplina de Emergências Clínicas do HCFMUSP. Médico Intensivista e Pesquisador do Instituto Sírio-Libanês de Ensino e Pesquisa. Coordenador da Pós-graduação *lato sensu* em Medicina Intensiva do Instituto Sírio-Libanês de Ensino e Pesquisa. Presidente do Instituto Latino-americano de Sepse (2016-19)

Luciano de Andrade Silva
Corresponsável pelo Centro de Ensino e Treinamento em Anestesiologia Centro Médico de Campinas. Anestesiologista do Hospital da Fundação Centro Médico de Campinas e do Hospital Santa Sofia – Campinas-SP

Lucila Muniz Barreto Volasco
Anestesiologista do São Paulo Serviços Médicos de Anestesia (SPSMA) do Hospital Sírio-Libanês. Médica Assistente do Serviço de Terapia de Dor do SMA do Hospital Sírio-Libanês. Anestesiologista do Hospital Municipal Infantil Menino Jesus

Ludhmila Abrahão Hajjar
Professora Doutora – MS3 Disciplina de Cardiologia – Área de Cardiologia Crítica da Faculdade de Medicina da Universidade de São Paulo (FMUSP). Doutora em Ciências pelo Programa de Pós-graduação em Anestesiologia da FMUSP. Título de Especialista em Cardiologia pela Sociedade Brasileira de Cardiologia (SBC). Título de Especialista em Medicina Intensiva pela AMIB. Graduada pela Universidade de Brasília (UnB). Diretora do Departamento de Pacientes Críticos. Coordenadora da UTI Cirúrgica do Instituto do Coração do Hospital das Clínicas da FMUSP. Coordenadora da UTI Cardiológica do Hospital Sírio-Libanês. Coordenadora da UTI Geral do Instituto do Câncer da FMUSP

Luis Alfonso Moreno Cuartas

Médico Anestesiologista. Hospital Clinic i Provincial de Barcelona – Universitat de Barcelona, Barcelona, Espanha

Luís Eduardo Silveira Martins

Preceptor do Centro de Ensino e Treinamento em Anestesiologia da Universidade Federal de São Paulo (UNIFESP)

Luis Fernando Affini Borsoi

Anestesiologista do Hospital das Clínicas da Universidade Estadual de Campinas (UNICAMP). Instrutor Associado do Centro de Ensino e Treinamento em Anestesiologia da Casa de Saúde Campinas

Luis Fernando Lima Castro

Responsável pelo Centro de Ensino e Treinamento em Anestesiologia Integrado de Campinas. Membro do Comitê de Anestesia em Obstetrícia da Sociedade Brasileira de Anestesiologia (SBA). Membro da Comissão Científica da Sociedade de Anestesiologia do Estado de São Paulo (SAESP)

Luis Henrique Cangiani

Responsável pelo Centro de Ensino e Treinamento em Anestesiologia do Centro Médico de Campinas. Pós-graduando do Departamento de Anestesiologia da Faculdade de Medicina da Universidade Estadual Paulista "Júlio de Mesquita Filho" (Unesp) – Campus de Botucatu. Anestesiologista do Hospital da Fundação Centro Médico de Campinas e Hospital Santa Sofia – Campinas-SP

Luís Otávio Esteves

Corresponsável pelo Centro de Ensino e Treinamento em Anestesiologia do Centro Médico de Campinas. Pós-graduando do Departamento de Anestesiologia da Faculdade de Medicina da Universidade Estadual Paulista Júlio de Mesquita Filho (Unesp), Campus de Botucatu. Anestesiologista do Hospital da Fundação Centro Médico de Campinas e do Hospital Santa Sofia – Campinas-SP

Luis Vicente Garcia

Livre-docente da Disciplina de Anestesiologia da Faculdade de Medicina de Ribeirão Preto da Universidade de São Paulo (FMRPUSP) de Ribeirão. Professor Adjunto da Disciplina de Anestesiologia da FMRPUSP. Responsável pelo Centro de Ensino e Treinamento em Anestesiologia do Hospital de Clínicas de Ribeirão Preto – USP

Luiz Alberto Vicente Teixeira

MBA em Gestão em Saúde pela Fundação Getulio Vargas. Chefe do Serviço de Anestesiologia Professor Valdir Medrado. Corresponsável pelo Centro de Ensino e Treinamento em Anestesiologia do Hospital São Rafael – Salvador-BA. Médico Anestesiologista do Hospital Cárdio Pulmonar – Salvador-BA

Luiz Antonio da Costa Sardinha

Chefe da Equipe de Transplante de Órgãos da Universidade Estadual de Campinas (UNICAMP). Neurologista da UNICAMP e da Fundação Centro Médico de Campinas

Luiz Antonio Mondadori

Mestre em Oncologia – Fundação Antonio Prudente. Médico Titular do Departamento de Anestesiologia do A.C. Camargo Cancer Center

Luiz Antonio Vane

Professor Titular da Universidade Estadual Paulista do Departamento de Anestesiologia da Faculdade de Medicina da Universidade Estadual Paulista "Júlio de Mesquita Filho" (Unesp) – Campus de Botucatu

Luiz Bonfim Pereira da Cunha

Presidente da Sociedade de Anestesiologia do Estado do Rio de Janeiro (SAERJ) (2011-2012). Ex-membro do Comitê de Hipertermia Maligna da Sociedade Brasileira de Anestesiologia (SBA). Corresponsável pelo Centro de Ensino e Treinamento em Anestesiologia Professor Bento Gonçalves, Rio de Janeiro

Luiz Daniel Marques Neves Cetl

Preceptor do Grupo de Tumores da Disciplina de Neurocirurgia da Universidade Federal de São Paulo (UNIFESP). Presidente do Departamento Científico de Neurocirurgia da Associação Paulista de Medicina (APM)

Luiz Eduardo de Paula Gomes Miziara

Corresponsável pelo Centro de Ensino e Treinamento em Anestesiologia do Centro Médico de Campinas. Pós-graduando do Departamento de Anestesiologia da Faculdade de Medicina da Universidade Estadual Paulista "Júlio de Mesquita Filho" (Unesp) – Campus de Botucatu. Anestesiologista do Hospital da Fundação Centro Médico de Campinas e Hospital Santa Sofia – Campinas-SP

Luiz Fernando Alencar Vanetti

Corresponsável pelo Centro de Ensino e Treinamento em Anestesiologia do Centro Médico de Campinas. Chefe do Departamento de Anestesiologia da Fundação Centro Médico de Campinas e Hospital Santa Sofia, Campinas-SP. Anestesiologista da Fundação Centro Médico de Campinas

Luiz Fernando dos Reis Falcão

Professor Adjunto e Chefe do Serviço de Anestesia da Disciplina de Anestesiologia, Dor e Medicina Intensiva da Universidade Federal de São Paulo (UNIFESP), Escola Paulista de Medicina (EPM). Sócio-Diretor Científico do Grupo de Anestesiologistas Associados Paulista (GAAP). Doutorado pela UNIFESP, EPM e Pós-doutorado pela Universidade de Harvard, Massachusetts General Hospital. Vice-diretor Científico da Sociedade de Anestesiologia do Estado de São Paulo (SAESP) (2016-2017). Responsável pelo CET GAAP/Hospital São Camilo

Luiz Guilherme Villares da Costa

Doutor em Ciências pela Faculdade de Medicina da Universidade de São Paulo (FMUSP)

Luiz Marcelo Sá Malbouisson

Médico Coordenador das UTI das Emergências Cirúrgicas, UTI do Departamento de Gastroenterologia e da Divisão de Anestesia do Hospital das Clínicas da Faculdade de Medicina da Universidade de São Paulo (HC-FMUSP). Doutor em Ciências pela FMUSP. Professor Livre-docente da Disciplina de Anestesiologia da FMUSP. Especialista em Medicina Intensiva pela Associação de Medicina Intensiva (AMIB)

Luiz Piccinini Filho

Doutor em Medicina pela Faculdade de Ciências Médicas da Santa Casa de Misericórdia de São Paulo. Professor-assistente de Anestesiologia da Faculdade de Ciências Médicas da Santa Casa de Misericórdia de São Paulo

Luiza Helena Degani Costa Falcão

Médica Pneumologista pela Escola Paulista de Medicina da Universidade Federal de São Paulo (EPM-UNIFESP). Pós-graduanda (Doutorado) da EPM/UNIFESP. *Research Fellow* pela University of Harvard, Massachusetts General Hospital. Preceptora da Residência Médica de Clínica Médica do Hospital Israelita Albert Einstein

Macius Pontes Cerqueira

Corresponsável pelo Centro de Ensino e Treinamento em Anestesiologia do Hospital São Rafael – Salvador-BA. Médico Anestesiologista do Hospital Cárdio Pulmonar – Salvador-BA

Maíra Soliani Del Negro

Médica Assistente Doutora do Serviço de Anestesiologia do Instituto Central do Hospital das Clínicas da Universidade de São Paulo (IC-HC-FMUSP). Membro da Equipe de Coordenação do Serviço de Urgência e Emergência (2013-2016) do IC-HC-FMUSP

Manoel Rodrigues Medeiros Neto

Médico Anestesiologista do Hospital Português pela Clínica de Anestesia de Salvador/BA. Mestre em Neuroimunologia – Fundação Osvaldo Cruz (FIOCRUZ) – Salvador/BA. Membro da Comissão Examinadora do Título Superior em Anestesiologia (2010-2012) e da Comissão Nacional de Normas Técnicas e Segurança em Anestesia da Sociedade Brasileira de Anestesiologia (2003-2005)

Marcella Marino Malavazzi

Especialista em Anestesia Pediátrica pelo The Hospital for Sick Children – Toronto – Canadá. Anestesiologista do Hospital Sírio-Libanês e do Hospital Municipal Infantil Menino Jesus. Coordenadora do Curso de Aperfeiçoamento em Anestesia e Terapia Intensiva Pediátrica do IEP/Hospital Sírio-Libanês

Marcello Oliveira D'Ottaviano
Médico Assistente da Anestesia para Transplante de Órgãos Abdominais do Hospital das Clínicas da Faculdade de Medicina da Universidade de São Paulo (HC-FMUSP)

Marcelo Negrão Lutti
Corresponsável pelo Centro de Ensino e Treinamento em Anestesiologia do Centro Médico de Campinas. Anestesiologista do Hospital da Fundação Centro Médico de Campinas e Hospital Santa Sofia – Campinas-SP

Marcelo Souza Xavier
Doutorando em Ciências da Saúde pela Faculdade de Medicina da Universidade de São Paulo. Anestesiologista do Hospital A.C. Camargo Cancer Center e Hospital Beneficência Portuguesa de São Paulo

Marcelo Wajchenberg
Professor Afiliado e Membro do Grupo de Coluna Vertebral do Departamento de Ortopedia e Traumatologia da Universidade Federal de São Paulo (UNIFESP)

Marcelo Waldir Mian Hamaji
Médico Assistente do Instituto de Ortopedia e Traumatologia Hospital das Clínicas da Faculdade de Medicina da Universidade de São Paulo (HC-FMUSP)

Márcio Augusto Lacerda
Médico Anestesiologista em Clínica Privada – Rio de Janeiro/RJ

Márcio de Pinho Martins
Presidente da Sociedade de Anestesiologia do Estado do Rio de Janeiro (SAERJ) (2015-2016). Ex-coordenador do Núcleo SBA Vida. Responsável pelo Centro de Ensino e Treinamento em Anestesiologia do Hospital Central da Polícia Militar do Estado do Rio de Janeiro – HCPM

Marcio Matsumoto
Anestesiologista e Membro do Grupo de Dor da São Paulo Serviços Médicos de Anestesia (SPSMA) do Hospital Sírio-Libanês. Título Superior em Anestesiologia (TSA)/Sociedade Brasileira de Anestesiologia (SBA). Corresponsável pelo Centro de Ensino e treinamento (CET)/SMA do Hospital Sírio-Libanês (HSL). Mestrado em Ciências Médicas pela Faculdade de Medicina da Universidade de São Paulo/Ribeirão Preto (FMUSRP). Doutorando pelo Instituto de Ensino e Pesquisa do HSL. Certificado de Atuação em Dor pela Associação Médica Brasileira (AMB)/Sociedade Brasileira de Anestesiologia (SBA)

Marcio Natter
Anestesiologista no Serviço de Anestesiologia de Joinville

Marcos Antonio Costa de Albuquerque
Mestre e Doutorando em Ciências da Saúde. Responsável pelo Centro de Ensino e Treinamento em Anestesiologia do Hospital Universitário da Universidade Federal de Sergipe. Presidente da Comissão de Educação Continuada da Sociedade Brasileira de Anestesiologia (2015)

Marcos Francisco Vidal Melo
Professor-associado, Department of Anesthesia, Critical Care and Pain Medicine, Massachusetts General Hospital, Boston, MA, EUA

Marcos Rodrigues Furtado de Mendonça
Título de Especialista em Dor. Médico Assistente do Serviço de Anestesia do Hospital Israelita Albert Einstein. Médico Assistente do Serviço de Anestesia do Hospital Dante Pazzanese. Título de Especialista em Acupuntura. Pós-graduado em Medicina Integrativa pelo Hospital Israelita Albert Einstein

Maria Fernanda Branco de Almeida
Professora-associada da Disciplina de Pediatria Neonatal do Departamento de Pediatria da Escola Paulista de Medicina da Universidade Federal de São Paulo (EPM-UNIFESP). Coordenadora do Programa de Reanimação Neonatal da Sociedade Brasileira de Pediatria. Membro do International Liaison Group on Resuscitation (ILCOR) – Neonatal Delegation

Maria José Pedreira Ramalho
Doutora em Ciências Fisiológicas pela Faculdade de Medicina de Ribeirão Preto da Universidade de São Paulo (FMRPUSP). Preto. Professora-associada IV do Departamento de Fisiologia da Universidade Federal da Bahia (UFBA). Médica Anestesiologista Corresponsável pelo Centro de Ensino e Treinamento em Anestesiologia do Hospital São Rafael – Salvador-BA

Maria Paula Martin Ferro
Anestesiologista pela Sociedade Brasileira de Anestesiologia (SBA). Medicina Intensiva pela Associação de Medicina Intensiva Brasileira (AMIB). Médica Assistente do Hospital do Coração

Mariana Cecília Ramirez Zamorano
Doutora em Anestesiologia pela Faculdade de Medicina da Universidade Estadual Paulista "Júlio de Mesquita Filho" (UNESP) – Campus de Botucatu. Médica Titular do Departamento de Anestesiologia do A.C. Camargo Cancer Center

Mariana Gobbo Braz
Pesquisadora do Departamento de Anestesiologia da Faculdade de Medicina da Universidade Estadual Paulista "Júlio de Mesquita Filho" (UNESP) – Campus de Botucatu

Marilde de Albuquerque Piccioni
Doutorado pela Faculdade de Medicina da Universidade de São Paulo (FMUSP). Professora Colaboradora Médica da FMUSP

Mario José da Conceição
Professor Doutor em Técnicas Cirúrgicas e Anestésicas. Fundação Universidade Regional de Blumenau. Editor-Chefe da *Revista Brasileira de Anestesiologia* (2010 a 2015)

Martin Affonso Ferreira
Instrutor do Centro de Ensino e Treinamento em Anestesiologia do Centro Médico de Campinas. Anestesiologista do Hospital Santa Sofia – Campinas-SP e do Centro Médico de Campinas. Presidente da Comissão de Ética do Hospital da Fundação Centro Médico de Campinas

Masashi Munechika
Professor Adjunto da Disciplina de Anestesiologia, Dor e Terapia Intensiva Cirúrgica do Departamento de Cirurgia da Escola Paulista de Medicina da Universidade Federal de São Paulo (EPM-UNIFESP)

Matheus Fachini Vane
Assistente da Divisão de Anestesia do Instituto Central do Hospital das Clínicas da Faculdade de Medicina da Universidade da São Paulo (HC-FMUSP). Pós-graduando do Curso de Doutorado da Disciplina de Anestesiologia da FMUSP

Mauricio do Amaral Neto
Médico Anestesiologia do Serviço e Disciplina de Anestesiologia da Santa Casa de São Paulo. Líder de Treinamento em Vias Aéreas do Centro de Estudos e Treinamento em Vias Aéreas da University of Chicago, EUA

Maurício Marsaioli Serafim
Anestesiologia. Corresponsável pelo Centro de Ensino e Treinamento Integrado de Campinas

Mauro Prado da Silva
Mestre Doutor em Medicina pela Faculdade de Ciências Médicas da Santa Casa de São Paulo

Miguel Rogério de Melo Gurgel Segundo
Médico Anestesiologista do Hospital do Servidor Público Estadual – São Paulo-SP – Instituto de Assistência Médica ao Servidor Público Estadual (IAMSPE)

Milton Gotardo
Médico Anestesiologista do Instituto Central do Hospital das Clínicas da Faculdade de Medicina da Universidade de São Paulo (HC-FMUSP). Médico Supervisor da Equipe de Anestesia em Trauma e Emergências do HC-FMUSP

Miriam Cristina Belini Gazi

Anestesiologista com habilitação em Dor. Preceptora do setor de Dor da UNIFESP. Titulo de especialista em Acupuntura. Mestre pela UNIFESP

Mirian Gomes Barcelos

Instrutora do Centro de Ensino e Treinamento em Anestesiologia Instituto de Assistência Médica ao Servidor Público Estadual de São Paulo. Diretora Secretária da SAMMEDI – Serviço de Anestesiologia, Medicina Perioperatória, Dor e Terapia Intensiva e do Instituto de Assistência Médica ao Servidor Público Estadual – IAMSPE-SP. Médica Titular do Departamento de Anestesiologia do Hospital A.C. Camargo Cancer Center

Mônica Braga da Cunha Gobbo

Responsável pelo Centro de Ensino e Treinamento do Hospital Celso Pierro da Faculdade de Medicina da Pontifícia Universidade Católica de Campinas (PUC-Campinas)

Monica Maria Siaulys

Mestre e Doutora em Anestesia pela Faculdade de Medicina da Universidade de São Paulo (FMUSP). Responsável pelo Serviço de Anestesia Obstétrica da Santa Casa de Misericórdia de São Paulo. Responsável pelo Serviço de Anestesia do Hospital e Maternidade Santa Joana

Múcio Paranhos de Abreu

Corresponsável pelo Centro de Ensino e Treinamento em Anestesiologia Centro Médico Campinas. Anestesiologista da Fundação Centro Médico de Campinas e do Hospital Santa Sofia, Campinas-SP

Muhieddine Omar Chokr

Especialista em Cardiologia Clínica pela Sociedade Brasileira de Cardiologia (SBC). Especialista em Eletrofisiologia Invasiva e Arritmia Clínica pela Sociedade Brasileira de Arritmias Cardíacas (SOBRAC). Colaborador do Laboratório de Eletrofisiologia Divisão de Cardiologia Clínica do Instituto do Coração (InCor) do Hospital das Clínicas da Faculdade de Medicina da Universidade de São Paulo (HC-FMUSP)

Murillo Santucci Cesar de Assunção

Médico Intensivista do Centro de Terapia Intensiva Adulto do Hospital Israelita Albert Einstein. Coordenador do Grupo de Suporte em Hemodinâmica do Centro de Terapia Intensiva Adulto do Hospital Israelita Albert Einstein. Coordenador do Protocolo Gerenciado de Sepse do Hospital Israelita Albert Einstein. Coordenador da Unidade de Terapia Intensiva do Hospital Moriah. Titulo de Especialista em Medicina Intensiva pela Associação de Medicina Intensiva Brasileira (AMIB)

Nádia Maria da Conceição Duarte

Professora da Disciplina de Anestesiologia da Universidade Federal de Pernambuco (UFPE). Corresponsável pelo Centro de Ensino e Treinamento em Anestesiologia (CET-SBA) do Hospital das Clínicas da UFPE. Presidente da Sociedade Brasileira de Anestesiologia (SBA) (2011)

Nelson Mizumoto

Doutor em Anestesiologia pela Faculdade de Medicina da Universidade de São Paulo (FMUSP). Mestre em Farmacologia pelo instituto de Ciências Biomédicas da FMUSP. Médico Supervisor do Serviço de Anestesia do Instituto de Psiquiatria do Hospital de Clínicas da FMUSP

Nilza Mieko Iwata

Anestesiologista do Hospital Professor Edmundo Vasconcelos e do Hospital Nipo-Brasileiro

Norma Sueli Pinheiro Módolo

Professora Titular do Departamento de Anestesiologia da Faculdade de Medicina de Botucatu, Unesp

Oscar César Pires

Doutor em Ciências/Mestre em Farmacologia. Professor de Farmacologia da Universidade de Taubaté. Responsável pelo Centro de Ensino e Treinamento em Anestesiologia do Hospital Municipal de São José dos Campos/SP

Pablo Escovedo Heylael
Corresponsável pelo Centro de Ensino e Treinamento em Anestesiologia Integrado da Secretaria de Estado da Saúde de Santa Catarina (SES-SC). Membro do Núcleo de Ensino e Pesquisa em Anestesia Regional

Patricia Gonçalves Caparroz Busca
Anestesiologista do Hospital de Clínicas da Faculdade de Ciências Médicas da Universidade Estadual de Campinas (UNICAMP) e do Hospital Municipal Mario Gatti, Campinas

Patrícia Wajnberg Gamermann
Chefe da Unidade de Residência Médica e Pesquisa do Serviço de Anestesia e Medicina Perioperatória (SAMPE) do Hospital de Clínicas de Porto Alegre (HCPA). Responsável pelo Centro de Ensino e Treinamento em Anestesiologia do SAMPE do HCPA – Área de atuação em Dor, Acupuntura. Pós-graduação em Cuidados do Paciente com Dor pelo Instituto Sírio-Libanês de Ensino e Pesquisa

Paulo Alípio Germano Filho
Mestrado em Ciências Cirúrgicas pela Universidade Federal do Rio de Janeiro (2014). Membro da Comissão Examinadora do Título Superior em Anestesiologia da Sociedade Brasileira de Anestesiologia

Paulo Armado Ribas Júnior
Coordenador do Serviço de Anestesiologia do Hospital Vita Curitiba. Corresponsável pelo Centro de Ensino e Treinamento em Anestesiologia do Hospital de Clínicas da Universidade do Paraná

Paulo Belmonte de Abreu
Professor Titular e Chefe do Departamento de Psiquiatria e Medicina Legal da Universidade Federal do Rio Grande do Sul (UFRGS). Presidente da Associação Brasileira de Estimulação Cerebral (ABECER)

Paulo Carvalho Pimenta Figueiredo
Anestesiologista da Rede Mater Dei de Saúde BH/MG. Mestre pela Universidade Federal de Minas Gerais (UFMG)

Paulo de Oliveira Vasconcelos Filho
Professor do Núcleo de Anestesia e Reanimação da Faculdade de Ciências Médicas de Santos. Médico Assistente da Divisão de Anestesiologia do Instituto do Coração do Hospital das Clínicas da Faculdade de Medicina da Universidade de São Paulo

Paulo do Nascimento Junior
Professor Adjunto do Departamento de Anestesiologia da Faculdade de Medicina de Botucatu, Universidade Estadual Paulista (UNESP)

Paulo Sergio Mateus Marcelino Serzedo
Corresponsável Centro de Ensino e Treinamento em Anestesiologia da Santa Casa de Misericórdia de Ribeirão Preto

Paulo Sergio Panse Silveira
Professor-associado do Departamento de Patologia da Faculdade de Medicina da Universidade de São Paulo (FMUSP)

Pedro Henrique França Gois
Especialista em Nefrologia pela Sociedade Brasileira de Nefrologia (SBN). Doutor em Nefrologia pela Faculdade de Medicina da Universidade de São Paulo (FMUSP). Pós-doutorando em Nefrologia no Laboratório de Investigação Médica – LIM 12 (Fisiologia Renal) – FMUSP

Pedro Paulo Kimachi
Médico da São Paulo Serviços Médicos de Anestesia (SPSMA). Coordenador do Curso de Aperfeiçoamento em Anestesia Regional do Instituto de Ensino e Pesquisa (CET) do Sírio-Libanês. Coordenador do Curso de Ultrassom POC do Centro de Ensino e Treinamento em Anestesiologia do Hospital Sírio-Libanês

Pedro Paulo Tanaka
Professor e Corresponsável pela residência medica do Departamento de Anestesiologia, Dor e Medicina Perioperatória da University of Stanford. *Fellowship Director*: *"Advanced Training in Medical Education"*. Mestrado e Doutorado em Clínica Cirúrgica pela Universidade Federal do Paraná (UFPR). Mestrado em Educação Médica – University of South Carolina – EUA

Pedro Rotava
Médico Anestesiologista do Instituto Nacional de Câncer (InCa)/MS – Rio de Janeiro/RJ. Mestre em Ciências Cirúrgicas pela Universidade Federal do Rio de Janeiro (UFRJ)

Pedro Thadeu Galvão Vianna
Professor Titular Emérito do Departamento de Anestesiologia da Faculdade de Medicina da Universidade Estadual Paulista "Júlio de Mesquita Filho" (UNESP) – Campus de Botucatu. Responsável pelo Centro de Ensino e Treinamento em Anestesiologia do Departamento de Anestesiologia da UNESP – Campus de Botucatu

Priscila de Arruda Trindade
Doutora em Doenças Infecciosas e Parasitárias pela Universidade de São Paulo. Revisão em Métodos Aplicados e Avaliação de Tecnologias em Saúde Professor Adjunto do Departamento de Análises Clínicas e Toxicológicas da Universidade Federal de Santa Maria (UFSM)

Railton César Gonçalves de Abrantes
Anestesiologista do Hospital Universitário Lauro Wanderley da Universidade Federal da Paraíba (UFPB). Professor de Anestesiologia da Universidade Federal de Campina Grande (UFCG)

Raimundo Rebuglio
Ex-presidente da Sociedade de Anestesiologia do Estado de São Paulo e da Sociedade Brasileira de Anestesiologia. Corresponsável do Centro de Ensino e Treinamento em Anestesiologia Integrado da Beneficência Portuguesa de São Paulo. Anestesiologista do Hospital Santa Rita de São Paulo

Raphael Augusto Gomes de Oliveira
Médico Intensivista Diarista da UTI das Emergências Cirúrgicas do Hospital das Clínicas da Faculdade de Medicina da Universidade de São Paulo (HC-FMUSP). Médico Intensivista da UTI do Hospital Sírio-Libanês. Especialista em Medicina Intensiva pela Associação de Medicina Intensiva Brasileira (AMIB)

Raphael Matheus de Souza Makiyama Lopes
Médico Anestesiologista no Serviço de Anestesia em Itajaí (Sanit Serviços de Anestesia) – Santa Catarina; Residência Médica em Anestesiologia pelo Hospital das Clínicas da Faculdade de Medicina da Universidade de São Paulo (HC-FMUSP). Graduação em Medicina pela FMUSP

Raphael Ribeiro de Aquino Freitas
Preceptor do Centro de Ensino e Treinamento em Anestesiologia da UNIFESP

Raquel Pei Chen Chan
Doutora em Ciências Médicas pela Faculdade de Medicina da Universidade de São Paulo (FMUSP). Anestesiologista do Instituto do Coração do Hospital das Clínicas (InCor-HC) da FMUSP. Corresponsável pelo Centro de Ensino e Treinamento em Anestesiologia do InCor-HC da FMUSP

Regina Paolucci El Dib
Professora-assistente do Departamento de Anestesiologia, Unidade de Medicina Baseada em Evidências, da Faculdade de Ciências Médicas de Botucatu da Universidade Estadual Paulista (UNESP)

Reinaldo Vargas Bastos Miranda
Corresponsável pelo Centro de Ensino e Treinamento em Anestesiologia da Disciplina de Anestesiologia da Faculdade de Medicina de Jundiaí (FMJ). Professor-assistente da Disciplina de Anestesiologia da FMJ. Mestre em Ciências da Saúde pela FMJ

Renato Mestriner Stocche
Doutor em Medicina pela Faculdade de Medicina de Ribeirão Preto da Universidade de São Paulo (FMRPUSP). Corresponsável pelo Centro de Ensino e Treinamento em Anestesiologia do Hospital de Clínicas da FMRPUSP

Ricardo Antonio Guimarães Barbosa
Médico Supervisor da Anestesia do Instituto de Radiologia do Hospital das Clínicas da Faculdade de Medicina da Universidade de São Paulo, Mestre e Doutor em Ciências pela Faculdade de Medicina da Universidade de São Paulo. Professor Doutor da Faculdade de Medicina do Centro Universitário Lusíadas (UNILUS) – Santos

Ricardo Caio Gracco de Bernardis
Mestrado e Doutorado em Hipotermia pela Santa Casa de Misericórdia de São Paulo

Ricardo Francisco Simoni
Corresponsável pelo Centro de Ensino e Treinamento em Anestesiologia do Centro Médico de Campinas. Mestrado pelo Departamento de Anestesiologia da Faculdade de Medicina da Universidade Estadual Paulista Júlio de Mesquita Filho (Unesp), Campus de Botucatu. Anestesiologista do Hospital da Fundação Centro Médico de Campinas e do Hospital Santa Sofia – Campinas-SP

Ricardo Vieira Carlos
Médico Assistente do Instituto da Criança do Hospital das Clínicas da Faculdade de Medicina da Universidade de São Paulo (HC-FMUSP). Médico do Corpo Clínico da Maternidade Pro-Matre Paulista

Rioko Kimiko Sakata
Professora-associada, Coordenadora do Setor de Dor da Disciplina de Anestesiologia, Dor e Terapia Intensiva da Universidade Federal de São Paulo (UNIFESP)

Rita de Cássia Calil Campos Rossini
Corresponsável pelo Centro de Ensino e Treinamento em Anestesiologia do Hospital das Clínicas da Faculdade de Medicina da Universidade de São Paulo (HC-FMUSP)

Rita de Cássia Rodrigues
Professora Adjunta da Disciplina de Anestesia, Dor e Terapia Intensiva da Escola Paulista de Medicina da Universidade Federal de São Paulo (UNIFESP)

Roberto Henrique Benedetti
Mestrando em Ciências da Saúde pela Universidade do Sul de Santa Catarina (Unisul). Coordenador do Programa de Residência Médica em Anestesiologia do Centro de Ensino e Treinamento em Anestesiologia da Sociedade Brasileira de Anestesiologia (SBA)

Roberto Monclùs Romanek
Instrutor Corresponsável do Centro de Ensino e Treinamento em Anestesiologia da Faculdade de Medicina do ABC (FMABC)

Roberto Rabello Filho
Médico Intensivista do Centro de Terapia Intensiva Adulto do Hospital Israelita Albert Einstein. Preceptor do Programa de Residência Médica em Terapia Intensiva pelo Hospital Israelita Albert Einstein

Rodrigo Brandão Pinheiro
Médico pela Universidade Federal do Ceará (UFC). Anestesiologista pelo Hospital das Clínicas da Faculdade de Medicina da Universidade de São Paulo (HC-FMUSP). Anestesista do Hospital 9 de Julho e Hospital do Servidor Público Estadual de São Paulo

Rodrigo Camillo da Cunha
Especialização pela Universidade Federal de São Paulo (UNIFESP) (2014). Médico do Hospital e Maternidade SEPACO

Rodrigo Leal Alves
Mestre e Doutor em Anestesiologia pela Faculdade de Medicina da Universidade Estadual Paulista "Júlio de Mesquita Filho" (UNESP) – Campus de Botucatu. Responsável pelo Centro de Ensino e Treinamento em Anestesiologia do Hospital São Rafael – Salvador-BA. Especialista em Medicina Intensiva pela Associação de Medicina Intensiva Brasileira (AMIB)

Rodrigo Moreira e Lima
Doutor em Anestesiologia pela Faculdade de Medicina da Universidade Estadual Paulista "Júlio de Mesquita Filho" (UNESP) — Campus de Botucatu. Médico Anestesiologista da Clínica de Anestesia e Analgesia de Botucatu. Membro do Serviço de Anestesiologia do Hospital das Clínicas da UNESP – Campus de Botucatu

Rodrigo Penha de Almeida
Cardiologista. Membro Titular da Sociedade Brasileira de Cardiologia (SBC). Membro Titular da Sociedade Brasileira de Hemodinâmica e Cardiologia Intervencionista (SBHCI). Mestrando do Programa de Bioengenharia da Universidade Federal de Uberlândia (UFU)

Rodrigo Tavares Correa
Pós-graduado em Anestesia Regional pelo Instituto Sírio-Libanês de Ensino e Pesquisa

Rogean Rodrigues Nunes
Professor de Medicina do Centro Universitário UNICHRISTUS – Fortaleza-CE. Mestre e Doutor em Medicina pela Universidade Federal do Ceará (UFC). Coordenador do Comitê de Ética em Pesquisa do Hospital São Carlos – Fortaleza-CE. Corresponsável pelo Centro de Ensino e Treinamento em Anestesiologia do Hospital Geral de Fortaleza (HGF). Pós-graduado em Engenharia Clínica pela Fundação Edson Queiroz – Universidade de Fortaleza (UNIFOR). Diretor do Departamento Científico da Sociedade Brasileira de Anestesiologia (SBA)

Rogério Luiz da Rocha Videira
Professor Adjunto da Universidade Federal Fluminense (UFF)

Ronaldo Contreiras de Oliveira Vinagre
Doutor em Anestesiologia pela Faculdade de Medicina da Universidade Estadual Paulista "Júlio de Mesquita Filho" (UNESP) – Campus de Botucatu. Mestre em Saúde Coletiva pela Faculdade de Medicina da Universidade Federal do Rio de Janeiro (UFRJ). Corresponsável pelo CET/SBA do Centro de Ensino e Treinamento Prof. Bento Gonçalves do Hospital Universitário Clementino Fraga Filho da UFRJ

Roseny dos Reis Rodrigues
Anestesiologista e Intensivista. Doutorado pela Faculdade de Medicina da Universidade de São Paulo (FMUSP). Pós-doutorado pelo King's College – Inglaterra

Ruth Guinsburg
Professora Titular da Disciplina de Pediatria Neonatal do Departamento de Pediatria da Escola Paulista de Medicina da Universidade Federal de São Paulo (EPM-UNIFESP). Coordenadora do Programa de Reanimação Neonatal da Sociedade Brasileira de Pediatria. Membro do International Liaison Group on Resuscitation (ILCOR) – Neonatal Delegation

Samir Lisak
Primeiro Tenente Médico Anestesiologista da Polícia Militar do Estado de São Paulo. Médico do Grupo de Resgate e Atendimento a Urgências e Emergências da Secretaria de Estado da Saúde – Corpo de Bombeiros – Grupamento de Radiopatrulha Aérea da Polícia Militar do Estado de São Paulo (GRAU-RESGATE 193)

Sang Ken Kim
Médico Assistente do Departamento de Neurocirurgia Funcional do Instituto de Psiquiatria do Hospital das Clínicas da Faculdade de Medicina da Universidade de São Paulo (HC-FMUSP) sang.kim@hc.fm.usp.br 2661-6402

Sergio Bernardo Tenório
Coordenador da Disciplina de Anestesiologia da Universidade Federal do Paraná (UFPR). Anestesiologista do Hospital Pequeno Príncipe, Curitiba-PR

Silvia Corrêa Soares
Médica Assistente da Urologia do Hospital das Clínicas da Faculdade de Medicina da Universidade de São Paulo (HC-FMUSP) e Anestesiologista do Hospital Albert Einstein

Sílvia Maria Machado Tahamtani
Certificado de Atuação na área de Dor pela Associação Médica Brasileira (AMB). Médica Assistente do Instituto do Câncer do Estado de São Paulo (ICESP), da Universidade de São Paulo (USP)

Silvia Minhye Kim
Anestesiologista do Instituto do Câncer do Estado de São Paulo (ICESP) Octávio Frias de Oliveira. Doutora em Ciências pela Faculdade de Medicina da Universidade de São Paulo (FMUSP)

Simone Maria D'Angelo Vanni
Doutora em Anestesiologia pelo Programa de Pós-graduação da Faculdade de Medicina da Universidade Estadual Paulista "Júlio de Mesquita Filho" (UNESP) – Campus de Botucatu

Susana Barbosa de Miranda Teruya
Anestesiologista do Instituto da Criança no Hospital das Cínicas da Faculdade de Medicina da Universidade de São Paulo (HC-FMUSP). Coordenadora do Serviço de Anestesia no Instituto de Oncologia Pediátrica

Suzana Margareth Lobo
Professora Livre-docente da Faculdade de Medicina de São José do Rio Preto e Coordenadora do Serviço de Terapia Intensiva e Residência Médica em Medicina Intensiva do Hospital de Base de São José do Rio Preto

Tailur Alberto Grando
Responsável pelo Centro de Ensino e Treinamento em Anestesiologia do Serviço de Anestesia e Medicina Perioperatória (SAMPE) de Porto Alegre. Anestesiologista do Instituto de Cardiologia do Rio Grande do Sul – Fundação Universitária de Cardiologia

Talitha Gonçalez Lelis
Médica Anestesiologista do Hospital Sírio-Libanês, Menino Jesus, Hospital Moriah e Hospital e Maternidade Santa Joana

Thaína Alessandra Brandão
Médica Anestesiologista do Hospital Ministro Costa Cavalcanti e do Hospital Municipal de Foz do Iguaçu

Thais Khouri Vanetti
Anestesiologista do Departamento de Anestesiologia e Terapêutica da Dor da Fundação Centro Médico de Campinas. Título de Especialista em Dor pela Associação Médica Brasileira. *Fellow of Interventional Pain Practice* (FIPP) pelo World Institute of Pain (WIP). Médica da Clínica da Dor do Hospital 22 de Outubro – Mogi-Mirim-SP. Médica Assistente do Singular – Centro de Tratamento da Dor – Campinas-SP

Thiago de Freitas Gomes
Corresponsável pelo Centro de Ensino e Treinamento em Anestesiologia da Clínica de Anestesiologia de Ribeirão Preto (CARP). Certificação de Atuação na Área de Dor da Associação Médica Brasileira (AMB)

Thiago Nouer Frederico
Instrutor do Curso de Aperfeiçoamento em Anestesia Regional do Instituto Sírio-Libanês de Ensino e Pesquisa do Hospital das Clínicas da Faculdade de Medicina da Universidade de São Paulo (HCFMUSP)

Thiago Soares Mendes Moreira de Moraes
Anestesiologista do Hospital Monte Sinai, Juiz de Fora-MG. Professor-associado da Faculdade de Ciências Médicas e da Saúde Juiz de Fora SUPREMA. Diretor Médico da Organização Social de Saúde Hospital Maternidade Therezinha de Jesus (HMTJ)

Thiana Yamaguti
Médica Assistente do Serviço de Anestesiologia e Terapia Intensiva do Instituto do Coração (InCor) do Hospital das Clínicas da Faculdade de Medicina da Universidade de São Paulo (HC-FMUSP). Doutora em Ciências pela FMUSP

Tolomeu Artur Assunção Casali
Doutor em Ciências Biológicas pela Universidade Federal de Minas Gerais (UFMG). Corresponsável pelo Centro de Ensino e Treinamento em Anestesiologia do Hospital CRER – Goiânia-GO

Tulio Antonio Martarello Gonçalves
Corresponsável pelo Centro de Ensino e Treinamento em Anestesiologia do Centro Médico Campinas. Membro da Comissão Científica da Latin American Society of Regional Anesthesia (LASRA). Anestesiologista do Hospital da Fundação Centro Médico de Campinas e Hospital Santa Sofia – Campinas-SP

Vanessa Chiarot Marum Pfuetzenreiter
Anestesiologista da equipe do SMA, Hospital Sírio-Libanês, Hospital Municipal Infantil Menino Jesus. *Fellowship* em Anestesia Pediátrica no Hospital Infantil Pequeno Príncipe

Vanessa Henriques Carvalho
Professora Doutora do Departamento de Anestesiologia da Faculdade de Ciências Médicas da Universidade Estadual de Campinas (UNICAMP)

Venâncio Pereira Dantas Filho
Doutor em Neurocirurgia pela Faculdade de Ciências Médicas da Universidade Estadual de Campinas (UNICAMP)

Vinicius Fernando da Luz
Médico-assistente da Maternidade Escola Januário Cicco da Universidade Federal do Rio Grande do Norte (UFRN)

Vinícius Pereira de Souza
Coordenador do Serviço de Anestesiologia da Rede Mater Dei de Saúde – Belo Horizonte-MG. Mestre em Ciências pela Escola Paulista de Medicina da Universidade Federal de São Paulo (UNIFESP). MBA pela Fundação Dom Cabral

Viviane França Martins
Coresponsável pelo Centro de Ensino e Treinamento em Anestesiologia da Sociedade Brasileira de Anestesiologia do Hospital São Francisco – Ribeirão Preto-SP

Waldir Cunha Junior
Médico Assistente do Hospital de Clínicas e do Instituto de Ortopedia e Traumatologia da Faculdade de Medicina da Universidade de São Paulo (FMUSP). Membro do Comitê de Bloqueios Regionais da Sociedade de Anestesiologia do Estado de São Paulo (SAESP)

Wild Penteado Neto
Anestesiologista do Hospital Regional de Santa Maria – Distrito Federal-DF

Wilson Andrade Carvalho Junior
Pós-graduando em Biotecnologia em Saúde e Medicina Investigativa. Pesquisador do Centro de Biotecnologia e Terapia Celular (CBTC) do Hospital São Rafael – Salvador-BA

Wilson Andrade de Carvalho
Professor Titular de Farmacologia da Universidade Estadual de Santa Cruz (UESC). Professor Adjunto de Farmacologia da Universidade Federal da Bahia (UFBA). Professor Adjunto de Farmacologia da Escola Bahiana de Medicina e Saúde Pública. Professor-associado IV de Toxicologia da Universidade Federal da UFBA. Doutor em Anestesiologia. Pesquisador da UFBA

Yara Marcondes Machado Castiglia
Professora Titular do Departamento de Anestesiologia da Faculdade de Medicina da Universidade Estadual Paulista "Júlio de Mesquita Filho" (UNESP) – Campus de Botucatu. Supervisora da Residência Médica do Centro de Ensino e Treinamento em Anestesiologia do Departamento de Anestesiologia da UNESP – Campus de Botucatu

Prefácio da 8ª edição

Bases para a medicina perioperatória

A 8ª edição do *Tratado de Anestesiologia SAESP* apresenta nova estruturação em relação às edições anteriores e um acréscimo de 55 capítulos em relação à 7ª edição.

A edição, em dois volumes, está composta de 237 capítulos distribuídos em 33 partes, procurando abranger a matéria de interesse para o anestesiologista na prática da medicina perioperatória.

Os assuntos foram selecionados pelo Corpo Editorial baseando-se nas listas de pontos para obtenção do Título Superior em Anestesiologia e no programa de Ensino e Treinamento para Médicos em Especialização em Anestesiologia, ambas adotadas pela Sociedade Brasileira de Anestesiologia (SBA). Consoante com as próprias finalidades da SBA, cumpre, assim, a sua Regional SAESP, com uma delas, que é a divulgação científica, procurando proporcionar pelo menos a base atualizada para a prática da Anestesiologia.

A edição do *Tratado* é fruto do trabalho da Diretoria da SAESP, do Corpo Editorial e principalmente dos autores e coautores, que com dedicação e competência escreveram os capítulos. Entre autores e coautores, foram 350 especialistas, aos quais aqui registramos os nossos mais profundos agradecimentos.

Luiz Marciano Cangiani
Editor

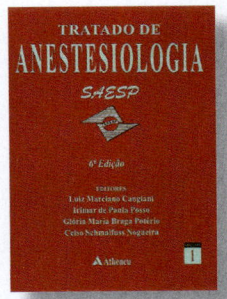
6ª edição

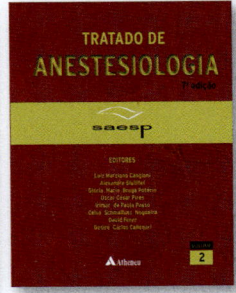
7ª edição

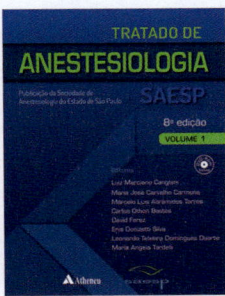
8ª edição

Prefácio da 7ª edição

Uma homenagem aos pioneiros

A 7ª edição do *Tratado de Anestesiologia – SAESP* é composta de 32 partes com 182 capítulos, sendo 33 capítulos novos. A obra passou por extensa revisão objetivando a atualização da matéria e focalizando conceitos que, através dos tempos, se consolidaram ou sofreram modificações, acompanhando a evolução da ciência médica, fruto da observação e da experimentação.

O que se pretende com um livro-texto é ser a base dos diversos assuntos de interesse para o anestesiologista, propiciando o entendimento de muitas publicações pertinentes que hoje se processam em grande velocidade. Assim, a matéria deverá passar por sucessivas revisões pelo menos a cada três anos.

O conteúdo foi baseado na lista de pontos das provas para a obtenção do Título Superior em Anestesiologia (TSA) e no programa de ensino para médicos em especialização em Centros de Ensino e Treinamento em Anestesiologia da Sociedade Brasileira de Anestesiologia (SBA). Os capítulos foram agrupados em partes, de acordo com a relação existente entre os mesmos.

Como já está registrado no prefácio da 6ª edição, a primeira publicação do *Anestesiologia – SAESP*, em 1990, teve como objetivo apresentar um roteiro para as aulas ministradas no Curso de Atualização, promovido pela Sociedade de Anestesiologia do Estado de São Paulo (SAESP), visando as provas para obtenção do TSA da SBA. A 1ª edição foi o resultado de um compromisso asssumido pelos então Presidente e Diretora Científica da SAESP, Dr. Raimundo Rebúglio e Dra. Judymara Lauzi Gozzani, respectivamente. Assim, ao resgatar a história do livro, fica aqui registrada esta homenagem aos seus pioneiros que, com altruísmo, competência e visão do futuro, plantaram a semente, motivando seus sucessores a ampliá-lo, fazendo-o chegar até aqui. Com o propósito de registrar historicamente as edições do livro, as figuras abaixo mostram as capas das seis edições anteriores.

A 7ª edição do *Tratado* é fruto do trabalho da Diretoria da SAESP, do Corpo Editorial e, principalmente, dos colaboradores que escreveram os capítulos, aos quais deixamos registrados o nosso profundo agradecimento e apreço.

Luiz Marciano Cangiani
Editor

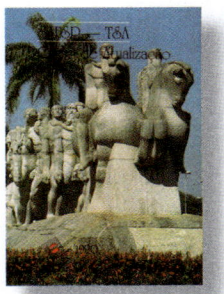 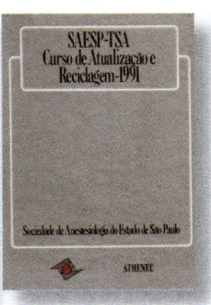 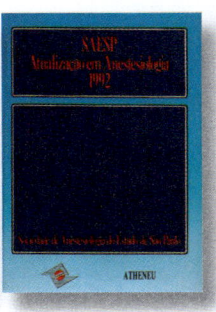 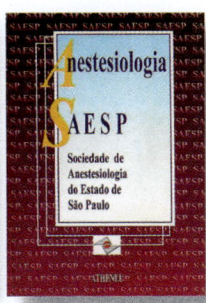 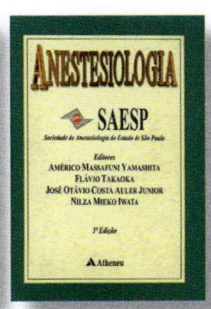 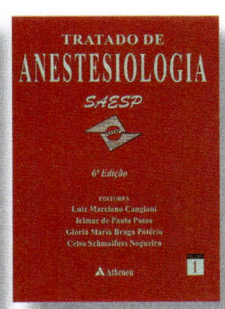

Sumário

Volume 1

PARTE 1 ▪ A Especialidade Anestesiologia — 1

Considerações sobre o Desenvolvimento da Anestesiologia 3
José Luiz Gomes do Amaral

1. Anestesiologia. Aspectos Históricos 9
   José Tocantins Viana

2. A Sociedade Brasileira de Anestesiologia. Estrutura e Relações Institucionais 21
   Nádia Maria da Conceição Duarte
   Gastão Fernandes Duval Neto
   Ana Maria Menezes Caetano

3. Legislação para a Prática da Anestesiologia 31
   Irimar de Paula Posso
   José Carlos Canga

4. Anestesia e Bioética 43
   Joaquim Edson Vieira
   Izabel Cristina Rios
   Flávio Takaoka

5. Risco Profissional do Anestesiologista 51
   José Reinaldo Cerqueira Braz
   Luiz Antonio Vane
   Mariana Gobbo Braz

6. Organização e Gestão do Serviço de Anestesia 63
   Airton Bagatini

7. Ensino e Avaliação em Anestesiologia 75
   Getúlio Rodrigues de Oliveira Filho

8. Pesquisa em Anestesiologia 91
   Maria José Carvalho Carmona
   Marcos Francisco Vidal Melo

PARTE 2 ▪ Segurança e Qualidade — 105

9. Gestão do Risco e Desfechos em Anestesia 107
   Claudia Marquez Simões
   Daiane da Silva Oliveira
   José Otávio Costa Auler Júnior

10. Segurança do Paciente na Prática da Anestesia 117
    Elaine Aparecida Felix
    Luciana Paula Cadore Stefani
    Patrícia Wajnberg Gamermann
    Fabiana Ajnhorn

11 Anestesia e os Programas de Acreditação Hospitalar 145
José Mariano Soares de Moraes
Thiago Soares Mendes Moreira de Moraes
Airton Bagatini

12 Qualidade na Prática da Anestesia 155
Flávio Takaoka
Celso Augusto Martins Parra
Fábio Augusto Schiavuzzo

13 Anestesia e Infecção 163
Florentino Fernandes Mendes
Ana Luft

14 Farmacoeconomia em Anestesia 191
Daniela Oliveira de Melo
Priscila de Arruda Trindade
Evelinda Trindade

PARTE 3 ▪ Anatomia e Fisiologia — 211

Seção 1 Sistema Nervoso 211

15 Anatomia do Sistema Nervoso Central 213
Eduardo Tadeu Moraes Santos
Heliantho de Siqueira Lima Filho

16 Bioeletrogênese da Membrana. Transmissão Sináptica 227
Oscar César Pires
Fabiana Mara Scarpelli de Lima Alvarenga Caldeira

17 Fisiologia do Sistema Nervoso Central 237
Sang Ken Kim

18 Fisiologia do Sono e da Vigília 249
Cristiane Gurgel Lopes
Deise Martins Rosa
Rogean Rodrigues Nunes

19 Atividade Somestésica e Vias de Condução 261
Luis Henrique Cangiani

20 Atividade Motora e Vias de Condução 285
Marcos Rodrigues Furtado de Mendonça

21 Anatomia e Fisiologia do Sistema Nervoso Autônomo 293
Gustavo Felloni Tsuha
José Américo Sartori
Émerson Carlos

Seção 2 Sistema Músculo-Esquelético 307

22 Fisiologia da Transmissão Neuromuscular 309
Glória Maria Braga Potério
Angélica de Fátima de Assunção Braga
Franklin Sarmento da Silva Braga

23 Fatores que Interferem na Transmissão Neuromuscular 327
Maria Angela Tardelli
Paulo Alípio Germano Filho

Seção 3   Sistema Respiratório 333

24   Anatomia do Sistema Respiratório 335
Mônica Braga da Cunha Gobbo
Letícia Lopes Vieira

25   Mecânica Respiratória e Controle da Respiração 349
Fabíola Prior Caltabeloti
Bruno Melo Nóbrega de Lucena
João Victor Barelli

26   Difusão e Transporte de Gases 361
João Manoel Silva Junior

27   Fisiologia da Circulação Pulmonar 371
André Prato Schmidt

28   Fisiologia Respiratória em Ambientes Especiais 381
Luiz Guilherme Villares da Costa

Seção 4   Sistema Cardiovascular 389

29   Anatomia do Sistema Cardiovascular 391
Tolomeu Artur Assunção Casali

30   Bioeletrogênese, Eletrofisiologia e Ciclo Cardíaco 401
Paulo de Oliveira Vasconcelos Filho
José Norberto Ayres de Freitas
Muhieddine Omar Chokr

31   Determinantes e Controles da Função Cardiovascular 411
Chiara Scaglioni Tessmer Gatto
Bruno Emanuel Oliva Gatto

32   Fisiologia da Circulação Coronariana 419
Carolina Baeta Neves Duarte Ferreira

33   Fisiologia da Microcirculação 427
Roberto Rabello Filho
Murillo Santucci Cesar de Assunção

Seção 5   Sistema Hematológico e Coagulação 435

34   Hemorreologia 437
Antonio Carlos Aguiar Brandão
Elio Ferreira de Oliveira Júnior
Thaína Alessandra Brandão

35   Fisiologia da Coagulação 443
Francisco Ricardo Marques Lobo
Adriana Erica Yamamoto Rabelo

Seção 6   Sistema Renal e Urogenital 455

36   Rins e Vias Urinárias. Aspectos Anatômicos 457
Cintia Yuri Matsumura
Pedro Thadeu Galvão Vianna

37   Fisiologia Renal 469
Pedro Henrique França Gois
Antonio Carlos Seguro
Jean Carlo Tibes Hachmann

Seção 7 Sistema Digestório 481

38 Anatomia e Fisiologia Gastrintestinal. Gênese da Náusea e Vômito 483
Múcio Paranhos de Abreu
Adriel Franco de Mattos

39 Anatomia e Fisiologia Hepática 491
Daniel Carlos Cagnolati
Gustavo Felloni Tsuha
Carlos André Cagnolati
Thiago de Freitas Gomes

Seção 8 Sistema Endócrino 505

40 As Glândulas Endócrinas. Fisiologia Hormonal e Implicações Perioperatórias 507
Leticia Alarcão Maxta
Isabela Alarcão Maxta
Rodrigo Camillo da Cunha
Felipe Henning Gaia Duarte

41 Resposta Neuroendócrina, Imunológica e Metabólica ao Trauma Cirúrgico 521
Renato Mestriner Stocche
Luis Vicente Garcia
Jyrson Guilherme Klamt
Gustavo Machado Colli

PARTE 4 ▪ Farmacologia 531

42 Conceitos Farmacocinéticos e Farmacodinâmicos 533
Oscar César Pires
Fabiana Mara Scarpelli de Lima Alvarenga Caldeira

43 Farmacogenética e Anestesia 543
Luiz Marciano Cangiani
Eduardo Tadeu Moraes Santos

44 Anestésicos Inalatórios 553
Eduardo Helfenstein
Paulo Sergio Mateus Marcelino Serzedo
Clovis Tadeu Bueno da Costa
Thiago de Freitas Gomes

45 Anestésicos Locais 579
Gastão Fernandes Duval Neto

46 Benzodiazepínicos 595
Eduardo Tadeu Moraes Santos

47 Barbitúricos 609
Joana Lily Dwan

48 Propofol 613
Marcos Antonio Costa de Albuquerque
Airton Bagatini
Ivani Rodrigues Glass

49	**Etomidato**	623
	Thiana Yamaguti	
50	**Cetamina**	631
	Carlos Rogério Degrandi Oliveira	
51	**Fármacos α_2-agonistas**	639
	Carlos Rogério Degrandi Oliveira	
52	**Antidepressivos e Anticonvulsivantes**	653
	Rioko Kimiko Sakata	
	Miriam Cristina Belini Gazi	
53	**Encefalinas e Endorfinas**	663
	Hazem Adel Ashmawi	
	Claudia Carneiro de Araújo Palmeira	
54	**Agonistas e Antagonistas Opioides**	667
	Angela Maria Sousa	
	Alexandre Slullitel	
	Hazem Adel Ashmawi	
	Sílvia Maria Machado Tahamtani	
	Thais Khouri Vanetti	
55	**Analgésicos Não Opioides**	695
	Luiz Eduardo de Paula Gomes Miziara	
56	**Anti-inflamatórios Não Hormonais**	711
	Judymara Lauzi Gozzani	
57	**Vasopressores e Inotrópicos**	727
	Alexandre Slullitel	
	Fernando Antonio Nogueira da Cruz Martins	
	Paulo Armado Ribas Júnior	
58	**Antagonistas Adrenérgicos**	753
	Vinicius Fernando da Luz	
59	**Anti-hipertensivos e Vasodilatadores**	761
	Célio Gomes de Amorim	
	Beatriz Lemos da Silva Mandim	
	Maria José Carvalho Carmona	
60	**Arritmias Cardíacas e Antiarrítmicos**	785
	David Ferez	
61	**Agonistas e Antagonistas Colinérgicos**	841
	Carlos Rogério Degrandi Oliveira	
62	**Bloqueadores Neuromusculares e Antagonistas**	851
	Angélica de Fátima de Assunção Braga	
	Glória Maria Braga Potério	
	Franklin Sarmento da Silva Braga	
	Derli Conceição Munhoz	
	Vanessa Henriques Carvalho	
63	**Farmacologia Respiratória**	885
	João Manoel Silva Junior	
64	**Farmacologia Renal. Diuréticos**	897
	Eunice Sizue Hirata	
	Gentil Alves Filho	

| 65 | Farmacologia dos Antieméticos, Procinéticos e Protetores da Mucosa Gastrintestinal | 907 |

Múcio Paranhos de Abreu
Caio Funck Colucci

| 66 | Anticoagulantes e Antiagregantes | 923 |

Heleno de Paiva Oliveira
Lucas Siqueira de Lucena
Milton Gotardo
Roseny dos Reis Rodrigues

| 67 | Serotonina, Histamina e Antagonistas | 935 |

Felipe Souza Thyrso de Lara
Celso Schmalfuss Nogueira

PARTE 5 ▪ Equipamentos — 951

| 68 | Princípios Físico-químicos Aplicados à Anestesiologia | 953 |

Marcelo Luis Abramides Torres
Ricardo Vieira Carlos

| 69 | Componentes dos Aparelhos de Anestesia | 961 |

Marcelo Luis Abramides Torres
Ricardo Vieira Carlos

| 70 | Vaporizadores e Fluxômetros | 975 |

Masashi Munechika

| 71 | Sistemas de Infusão | 1001 |

Luís Otávio Esteves
Luiz Eduardo de Paula Gomes Miziara
Ricardo Francisco Simoni

| 72 | Bases Ultrassonográficas | 1011 |

Pablo Escovedo Helayel
Gustavo Meurer

| 73 | Equipamentos Eletromédicos na Sala de Cirurgia | 1019 |

Marcelo Luis Abramides Torres
Ricardo Vieira Carlos

| 74 | Inovação, Avaliação e Incorporação Tecnológica | 1039 |

Fernando Augusto Tavares Canhisares
Ana Maria Malik
Matheus Fachini Vane
Maria José Carvalho Carmona

PARTE 6 ▪ Assistência Ventilatória — 1049

| 75 | Avaliação da Via Aérea | 1051 |

Antonio Vanderlei Ortenzi
Pedro Paulo Tanaka

| 76 | Controle da Via Aérea | 1059 |

Cláudia Lütke
Gustavo Felloni Tsuha
Raimundo Rebuglio

| 77 | Ventilação Não Invasiva | 1109 |

João Manoel Silva Junior
Miguel Rogério de Melo Gurgel Segundo
Henrique Tadashi Katayama
Luiz Marcelo Sá Malbouisson

78 Ventilação Artificial.. 1121
Marcos Rodrigues Furtado de Mendonça

79 Estratégias Protetoras de Ventilação Mecânica Intraoperatória... 1139
Raphael Augusto Gomes de Oliveira
Estevão Bassi
Luiz Marcelo Sá Malbouisson

PARTE 7 ▪ Avaliação e Preparo Pré-operatório — 1145

80 Avaliação Pré-anestésica. Visão Geral.. 1147
Ligia Andrade da Silva Telles Mathias
Ricardo Caio Gracco de Bernardis
Mauro Prado da Silva

81 Avaliação do Sistema Nervoso... 1165
Atsuko Nakagami Cetl
Luiz Daniel Marques Neves Cetl

82 Avaliação do Sistema Respiratório.. 1171
Luiz Fernando dos Reis Falcão
Luiza Helena Degani Costa Falcão

83 Avaliação Cardiovascular... 1187
Célio Gomes de Amorim
Beatriz Lemos da Silva Mandim
Rodrigo Penha de Almeida

84 Avaliação do Sistema Renal... 1213
Leonardo Figueiredo Camargo
Pedro Henrique França Gois
Jean Carlo Tibes Hachmann

85 Avaliação do Sistema Digestório.. 1225
Rita de Cássia Calil Campos Rossini

86 Avaliação do Sistema Endócrino.. 1227
Silvia Corrêa Soares
Nelson Mizumoto
Rita de Cássia Calil Campos Rossini

87 Avaliação do Sistema Hematológico.. 1243
César de Araujo Miranda
Reinaldo Vargas Bastos Miranda
José Fernando do Amaral Melleti
Daniel de Carli

88 Avaliação das Doenças do Tecido Conectivo e Musculoesqueléticas.. 1251
Helga Cristina Almeida da Silva
Marcelo Wajchenberg

89 Jejum Pré-anestésico.. 1261
Susana Barbosa de Miranda Teruya

90 Profilaxia das Náuseas e Vômitos. Grupos de Risco... 1267
Múcio Paranhos de Abreu

91 Prevenção do Tromboembolismo Venoso... 1285
Milton Gotardo
Daniel Ibanhes Nunes

PARTE 8 ▪ Monitorização — 1303

92 Princípios da Monitorização e Instrumentação Intraoperatória 1305
Antonio Roberto Carraretto

93 Monitorização do Sistema Nervoso 1331
Rogean Rodrigues Nunes
Cristiane Gurgel Lopes

94 Monitorização da Função Respiratória 1345
Fernando Antonio Nogueira da Cruz Martins
Alexandre Slullitel
César Romão Martins
Ademir Bonassa

95 Monitorização Cardiovascular 1355
Raphael Matheus de Souza Makiyama Lopes
Matheus Fachini Vane
Luiz Marcelo Sá Malbouisson
Maria José Carvalho Carmona

96 Ecocardiografia em Anestesia 1371
Carolina Baeta Neves Duarte Ferreira

97 Monitorização do Sistema Renal 1403
Norma Sueli Pinheiro Módolo
André Roberto Bussmann

98 Monitorização do Sistema Endócrino 1411
Raquel Pei Chen Chan

99 Monitorização do Sistema Hematológico 1435
Joel Avancini Rocha Filho
Klaus Gorlinger
Estela Regina Ramos Figueira

100 Monitorização Neuromuscular 1447
Maria Angela Tardelli
Rita de Cássia Rodrigues

101 Hipotermia Intraoperatória. Monitorização e Controle 1465
José Reinaldo Cerqueira Braz
Simone Maria D'Angelo Vanni
Leandro Gobbo Braz

102 Equilíbrio Ácido-base e Hidroeletrolítico 1477
Antonio Carlos Aguiar Brandão
Thaína Alessandra Brandão
Viviane França Martins

PARTE 9 ▪ Reposição Volêmica e Transfusão Sanguínea — 1499

103 Composição Corporal e Princípios da Reposição Volêmica 1501
Matheus Fachini Vane
Paulo do Nascimento Junior
Luiz Antonio Vane

104 Sangue e Soluções Carreadoras de Oxigênio 1515
Matheus Fachini Vane
Glória Maria Braga Potério
Leandro Gobbo Braz
Luiz Antonio Vane

105 Soluções Cristaloides 1537
David Ferez

106 Técnicas para Minimização de Transfusão Sanguínea 1545
Juliano Pinheiro de Almeida
Filomena Regina Barbosa Gomes Galas
Ludhmila Abrahão Hajjar

107 Indicações de Hemocomponentes e Hemoderivados 1553
Juliano Pinheiro de Almeida
Filomena Regina Barbosa Gomes Galas
Ludhmila Abrahão Hajjar

PARTE 10 ▪ Técnicas de Anestesia Geral e Sedação — 1561

108 Medicação Pré-anestésica 1563
Antonio Vanderlei Ortenzi

109 Técnicas de Sedação 1573
José Roberto Nociti

110 Anestesia Venosa Total 1579
Ricardo Francisco Simoni
Luiz Eduardo de Paula Gomes Miziara
José Eduardo Bagnara Oroz

111 Anestesia Inalatória 1611
Gastão Fernandes Duval Neto

PARTE 11 ▪ Anestesia Regional — 1629

112 Elementos de Anatomia. Tomografia Computadorizada e Ressonância Nuclear Magnética 1631
Luciano de Andrade Silva
Carlos Eduardo Esqueapatti Sandrin
Alexandre Peroni Borges

113 Ultrassonografia e os Bloqueios Anestésicos 1645
Pedro Paulo Kimachi
Arthur Vitor Rosenti Segurado
Cássio Campello de Menezes
Thiago Nouer Frederico
Bruno Francisco de Freitas Tonelotto

114 Anestesia Subaracnóidea 1687
Luiz Marciano Cangiani
Luis Henrique Cangiani
Marcelo Negrão Lutti
Luís Otávio Esteves

115 Anestesia Peridural 1725
Bruno Erick Sinedino de Araújo

116 Bloqueios dos Nervos do Crânio e da Face 1745
Tulio Antonio Martarello Gonçalves

117 Bloqueio do Plexo Cervical e dos Nervos Intercostais 1783
Luiz Marciano Cangiani
Luiz Eduardo de Paula Gomes Miziara

118 Bloqueios Paravertebrais Cervical e Torácico 1801
Thiago Nouer Frederico
Pedro Paulo Kimachi
Arthur Vitor Rosenti Segurado

119 **Bloqueios Periféricos do Abdome e Genitália** 1825
 Eduardo Ren Nakashima
 Luís Otávio Esteves

120 **Bloqueio dos Membros Superiores** 1837
 Diogo Bruggemann da Conceição

121 **Bloqueios Periféricos dos Membros Inferiores** 1857
 Adilson Hamaji
 Waldir Cunha Junior
 Marcelo Waldir Mian Hamaji

122 **Anestesia Regional Intravenosa** 1913
 Leonardo de Andrade Reis
 Luis Fernando Affini Borsoi

123 **Eventos Adversos Relacionados aos Bloqueios Regionais** 1923
 Eliana Marisa Ganem
 Rodrigo Moreira e Lima

Volume 2

PARTE 12 ▪ Dor — 1947

124 **Anatomia e Fisiopatologia da Dor** 1949
 Wilson Andrade de Carvalho
 Lino Lemonica
 Wilson Andrade Carvalho Junior

125 **Princípios do Tratamento da Dor Aguda** 2031
 Durval Campos Kraychete
 Christiane Pellegrino Rosa
 Lucila Muniz Barretto Volasco

126 **Analgesia Controlada pelo Paciente** 2037
 João Valverde Filho
 Marcio Matsumoto
 Christiane Pellegrino Rosa
 Lucila Muniz Barretto Volasco

127 **Analgesia Pós-operatória Ambulatorial** 2051
 Roberto Monclùs Romanek
 Irimar de Paula Posso
 Bruno Emanuel Oliva Gatto

128 **Síndromes Dolorosas Crônicas** 2073
 Rioko Kimiko Sakata

129 **Tratamento da Dor no Paciente com Câncer** 2085
 Angela Maria Sousa
 Alexandre Slullitel
 Sílvia Maria Machado Tahamtani
 George Miguel Góes Freire
 Eloisa Bonetti Espada

130 **Tratamento Intervencionista da Dor** 2105
 Fabrício Dias Assis
 Charles Amaral de Oliveira
 Luis Alfonso Moreno Cuartas
 André Marques Mansano

131 Métodos Complementares no Tratamento da Dor 2165
Felipe Chiodini Machado
Hazem Adel Ashmawi

132 Terminalidade e Cuidados Paliativos 2171
Guilherme Antonio Moreira de Barros
Fernanda Bono Fukushima

PARTE 13 ▪ Recuperação Pós-anestésica — 2185

133 Recuperação Pós-anestésica 2187
Luiz Fernando dos Reis Falcão
José Luiz Gomes do Amaral

134 Estágios da Recuperação da Anestesia. Aspectos Clínicos e Critérios de Alta 2197
André de Moraes Porto

135 Eventos Adversos na Recuperação Pós-anestésica 2205
Claudia Regina Fernandes

PARTE 14 ▪ Anestesia em Obstetrícia e Ginecologia — 2221

136 Alterações Fisiológicas da Gravidez 2223
Franz Schubert Cavalcanti

137 Analgesia para o Trabalho de Parto 2261
Marcelo Luis Abramides Torres
Eliane Cristina de Souza Soares
Rodrigo Brandão Pinheiro

138 Anestesia para Cesariana 2281
Carlos Othon Bastos
Luis Fernando Lima Castro

139 Anestesia para Gestante com Pré-eclâmpsia e Eclâmpsia 2305
Monica Maria Siaulys

140 Anestesia nas Síndromes Hemorrágicas da Gestação 2313
Eliane Cristina de Souza Soares
Gabriel Costa Osanan
Carlos Othon Bastos

141 Anestesia na Gestante Cardiopata 2333
Fernando Bliacheriene

142 Anestesia na Gestante Obesa 2349
Vinícius Pereira de Souza
Paulo Carvalho Pimenta Figueiredo
Felipe Ribeiro da Silva Camargo

143 Parto Prematuro e Monitorização Fetal 2355
Maurício Marsaioli Serafim
Carlos Othon Bastos
Flávio Francisco Vitale Neto
Wild Penteado Neto

144 Anestesia para Cirurgia Durante a Gravidez 2377
Luis Fernando Lima Castro

145	Anestesia para Cirurgia Fetal	2393

Daniel Correa Helfer
César Romão Martins
Luís Eduardo Silveira Martins
Raphael Ribeiro de Aquino Freitas

146	Anestesia para Procedimentos Ginecológicos	2411

Marcelo Negrão Lutti
Luciano de Andrade Silva
Carlos Eduardo Esqueapatti Sandrin

PARTE 15 ▪ Anestesia Pediatria — 2419

147	Características Morfofisiológicas do Recém-nascido e da Criança	2421

Ana Carla Giosa Fujita

148	Medicação Pré-anestésica e Indução da Anestesia na Criança	2441

Mario José da Conceição

149	Sistemas Ventilatórios Pediátricos e Ventilação Mecânica em Crianças	2449

Ana Cíntia Carneiro Leão
Débora de Oliveira Cumino

150	Técnicas de Anestesia Geral em Pediatria	2463

Marcella Marino Malavazzi
Demiam Gui
Talitha Gonçalez Lelis
Vanessa Chiarot Marum Pfuetzenreiter

151	Bloqueios Anestésicos em Pediatria	2475

Débora de Oliveira Cumino
Luciana Cavalcanti Lima

152	Anestesia para Correção de Malformações Congênitas no Recém-nascido	2499

Norma Sueli Pinheiro Módolo
Lais Helena Navarro e Lima
Rodrigo Moreira e Lima

153	Anestesia no Recém-nascido Prematuro	2517

Daniela Bianchi Garcia
Sergio Bernardo Tenório

154	Anestesia para Videocirurgia Pediátrica	2527

Nilza Mieko Iwata

PARTE 16 ▪ Anestesia e o Paciente Idoso — 2543

155	Alterações Morfofisiológicas no Paciente Idoso e os Fármacos Anestésicos	2545

Leopoldo Muniz da Silva
Alexandre Fabricio Martucci
Yara Marcondes Machado Castiglia

156	Avaliação do Risco no Paciente Idoso	2557

Gustavo Tadeu Olivetti

157	Particularidades da Anestesia no Idoso	2563

Luiz Antonio Mondadori
Giane Nakamura
Mariana Cecília Ramirez Zamorano
Alex Madeira Vieira

158 *Delirium* e Disfunção Cognitiva Pós-operatória 2581
Marcelo Souza Xavier
Lívia Stocco Sanches Valentin
Maria José Carvalho Carmona

PARTE 17 • Anestesia para Cirurgia e Procedimentos Torácicos — 2591

159 **Ventilação Monopulmonar** 2593
David Ferez

160 **Anestesia para Procedimentos Diagnósticos Torácicos** 2607
Patricia Gonçalves Caparroz Busca
Mauricio do Amaral Neto

161 **Anestesia para Ressecção Pulmonar e Traqueal** 2613
David Ferez

162 **Anestesia para Cirurgia de Tumores do Mediastino** 2635
Rita de Cássia Calil Campos Rossini

PARTE 18 • Anestesia para Cirurgia Cardíaca e Vascular — 2639

163 **Circulação Extracorpórea** 2641
Raquel Pei Chen Chan

164 **Anestesia para Revascularização do Miocárdio** 2681
Thiana Yamaguti

165 **Anestesia para Cirurgia Valvar** 2701
Chiara Scaglioni Tessmer Gatto
Filomena Regina Barbosa Gomes Galas
Maria Paula Martin Ferro
Marilde de Albuquerque Piccioni

166 **Anestesia para Cirurgias da Aorta Abdominal** 2731
Matheus Fachini Vane

167 **Anestesia para Correção de Cardiopatias Congênitas** 2741
Fabio Luis Ferreira Regatieri
Ana Cristina Aliman Arashiro

168 **Anestesia para Cirurgia Vascular Periférica** 2769
Alexandra Rezende Assad
José Petrônio Rezende Sanches
José Ricardo Brizzi Chiani
Adilson Toro Feitosa

PARTE 19 • Anestesia para Cirurgias Abdominais — 2781

169 **Anestesia para Cirurgia Hepática** 2783
Cássio Campello de Menezes

170 **Anestesia Para Cirurgias Gastrintestinais**
Felipe Pinn de Castro

171 **Anestesia para Cirurgia Videolaparoscópica** 2791
Luis Henrique Cangiani

172 **Anestesia para Adrenalectomia** 2813
Silvia Corrêa Soares
Matheus Fachini Vane

PARTE 20 ▪ Anestesia e o Paciente Obeso — 2837

173 Obesidade. Aspectos Fisiológicos, Fisiopatológicos e Farmacológicos 2847
Luiz Eduardo de Paula Gomes Miziara
Ricardo Francisco Simoni

174 Anestesia para Cirurgia Bariátrica 2849
Ricardo Francisco Simoni

PARTE 21 ▪ Anestesia para Procedimetos Urológicos — 2859

175 Anestesia para Litotripsia Extracorpórea por Ondas de Choque 2879
Tulio Antonio Martarello Gonçalves

176 Anestesia para Cirurgia dos Rins e das Vias Urinárias 2887
Marcelo Negrão Lutti
Tulio Antonio Martarello Gonçalves
Carlos Eduardo Esqueapatti Sandrin

177 Anestesia para Cirurgias da Próstata 2907
Silvia Minhye Kim

PARTE 22 ▪ Anestesia para Cirurgias Ortopédicas — 2915

178 Anestesia para Cirurgias Ortopédicas de Membros Superiores 2917
Roberto Monclùs Romanek
Irimar de Paula Posso
Bruno Emanuel Oliva Gatto
José Ricardo Pinotti Pedro

179 Anestesia para Cirurgias Ortopédicas de Membros Inferiores 2929
Adilson Hamaji
Marcelo Waldir Mian Hamaji
Fernando Tatsumi Okano

180 Anestesia para Cirurgias da Coluna 2935
Leonardo Teixeira Domingues Duarte
Joel Gianelli Paschoal Filho

PARTE 23 ▪ Anestesia para Neurocirurgia — 2975

181 Fatores Determinantes da Pressão Intracraniana e da Pressão de Perfusão Cerebral 2977
Ronaldo Contreiras de Oliveira Vinagre

182 Anestesia para Tumor Cerebral 2985
Nelson Mizumoto

183 Anestesia para Neurocirurgia Vascular 3007
Joana Lily Dwan

184 Anestesia para Neurocirurgia na Criança 3015
Nelson Mizumoto

185 Anestesia no Trauma Cranioencefálico 3041
Ronaldo Contreiras de Oliveira Vinagre

186 Proteção Cerebral em Neuroanestesia 3059
Manoel Rodrigues Medeiros Neto
Maria José Predeira Ramalho

PARTE 24 ▪ Anestesia para Cirugia Plástica e Bucomaxilofacial — 3069

187 Anestesia para Cirurgia Bucomaxilofacial 3071
Tailur Alberto Grando

188 Anestesia para Cirurgia Plástica Estética 3013
Jurandir Coan Turazzi
Erasmo Augusto de Souza Júnior
Giorgio Pretto
Marcio Natter

189 Anestesia para Lipoaspiração 3097
Roberto Henrique Benedetti
Breno José Santiago Bezerra de Lima

190 Anestesia para Cirurgia Plástica Reparadora 3107
Daniel Ibanhes Nunes
Milton Gotardo

PARTE 25 ▪ Anestesia para Oftalmologia — 3115

191 Anestesia em Oftalmologia. Fisiologia Ocular, Interações e Técnicas Anestésicas 3117
Luiz Fernando Alencar Vanetti

192 Bloqueios Oculares. Técnicas, Indicações, e Eventos Adversos 3131
Luiz Fernando Alencar Vanetti
Thais Khouri Vanetti

PARTE 26 ▪ Anestesia para Otorrinolarigologia — 3151

193 Anestesia para Cirurgias Orais, Nasais, Seios da Face e Ouvidos 3153
Martin Affonso Ferreira

194 Anestesia para Microcirurgia da Laringe 3167
Eduardo Ren Nakashima

PARTE 27 ▪ Anestesia Ambulatorial e Anestesias Fora do Centro Cirúrgico — 3177

195 Anestesia Ambulatorial 3179
Luiz Marciano Cangiani
Luis Henrique Cangiani

196 Anestesia para Radiodiagnóstico – Imagens 3215
Antônio Márcio de Sanfim Arantes Pereira

197 Anestesia para Radiologia Intervencionista 3241
Ricardo Antonio Guimarães Barbosa

198 Anestesia para Endoscopia Digestiva 3253
Fernando Cássio do Prado Silva
Josué de Paula Posso

199 Anestesia para Radioterapia 3263
Márcio Augusto Lacerda
Pedro Rotava

200 Anestesia para Eletroconvulsoterapia 3275
Julio Cesar Mercador de Freitas
Paulo Belmonte de Abreu
Elaine Aparecida Felix

201 Anestesia para Procedimentos Diagnósticos e Terapêuticos em Cardiologia 3289
 Paulo de Oliveira Vasconcelos Filho
 Giovanne Santana de Oliveira
 Cristiano Faria Pisani

PARTE 28 • Anestesia para Transplantes de Órgãos — 3309

202 Diagnóstico de Morte Encefálica 3311
 Luiz Antonio da Costa Sardinha
 Venâncio Pereira Dantas Filho

203 Cuidados Perioperatórios com o Doador de Órgãos 3325
 Aline Yuri Chibana
 Eduardo Henrique Giroud Joaquim
 Mirian Gomes Barcelos
 Daniel Bruno Gilio

204 Anestesia para Transplante Renal 3347
 Eunice Sizue Hirata
 Gentil Alves Filho
 Liliane Cury Prates

205 Anestesia para Transplante Hepático 3363
 Karina Gordon
 Joel Avancini Rocha Filho

206 Anestesia para Transplante Pulmonar 3377
 André Prato Schmidt

207 Anestesia para Transplante de Pâncreas 3389
 Eduardo Motoyama de Almeida
 Fernando Souza Nani
 Joel Avancini Rocha Filho

208 Anestesia para Transplante de Intestino Delgado e Multivisceral 3399
 Joel Avancini Rocha Filho
 Ernesto A. Pretto
 Marcello Oliveira D'Ottaviano

PARTE 29 • Reanimação Cardiorrespiratória e Cerebral — 3407

209 Reanimação Cardiorrespiratória no Adulto 3409
 David Ferez
 Luiz Fernando dos Reis Falcão
 Guinther Giroldo Badessa

210 Reanimação Cardiorrespiratória no Recém-Nascido 3447
 Ruth Guinsburg
 Maria Fernanda Branco de Almeida

211 Reanimação Cardiorrespiratória na Criança 3459
 Railton César Gonçalves de Abrantes

212 Reanimação Cardiorrespiratória na Gestante 3481
 Márcio de Pinho Martins
 David Ferez

213 Proteção Cerebral Pós-Reanimação Cardiopulmonar 3497
 Antonio Carlos Aguiar Brandão
 Leandro Fellet Miranda Chaves
 Thaína Alessandra Brandão

PARTE 30 ▪ Terapia Intensiva — 3509

214 Transporte Intra-Hospitalar do Paciente Crítico 3511
Macius Pontes Cerqueira
Guilherme Oliveira Campos
Luiz Alberto Vicente Teixeira

215 Indicações de Permanência na Unidade de Terapia Intensiva no Pós-operatório 3519
Suzana Margareth Lobo
Loraíne de Oliveira Fernandes
Francisco Ricardo Marques Lobo

216 Estratégias Protetoras Orgânicas no Perioperatório 3533
Estevão Bassi
Raphael Augusto Gomes de Oliveira
Luiz Marcelo Sá Malbouisson

217 Insuficiência Respiratória Aguda 3539
Daniere Yurie Vieira Tomotani
Antônio Tonete Bafi
Flávio Geraldo Rezende Freitas

218 Fisiopatologia do Choque 3549
Murillo Santucci Cesar de Assunção
Bruno Tourinho

219 Tratamento do Choque Circulatório 3561
Bruno Adler Maccagnan Pinheiro Besen
André Luiz Nunes Gobatto
Luciano Cesar Pontes Azevedo

220 Fisiopatologia da Doença Crítica 3585
Rodrigo Leal Alves
Macius Pontes Cerqueira
Antonio Jorge Barretto Pereira

221 Cuidados Perioperatórios no Paciente Séptico 3601
Bruno Francisco de Freitas Tonelotto

222 Sedação, Analgesia e Bloqueio Neuromuscular na Terapia Intensiva 3615
David Ferez

PARTE 31 ▪ Anestesia na Urgência — 3625

223 Epidemiologia, Avaliação e Abordagem do Paciente Politraumatizado 3627
Samir Lisak

224 Anestesia no Paciente em Estado de Choque 3649
Cássio Campello de Menezes

225 Anestesia em Trauma da Face e do Pescoço 3661
Maíra Soliani Del Negro
Roseny dos Reis Rodrigues

226 Anestesia e Trauma Torácico 3675
David Ferez

227 Anestesia no Paciente Queimado 3687
Rogério Luiz da Rocha Videira

PARTE 32 ▪ Eventos Adversos — 3701

228 Reações Anafiláticas e Anafilactoides em Anestesia 3703
Ligia Andrade da Silva Telles Mathias
Ricardo Caio Gracco de Bernardis
Luiz Piccinini Filho

229 Hipertermia Maligna 2723
Claudia Marquez Simões
Luiz Bonfim Pereira da Cunha
Daniel Carlos Cagnolati

230 Complicações Respiratórias 3735
Oscar César Pires
José Maria Leal Gomes
Fabiana Mara Scarpelli de Lima Alvarenga Caldeira

231 Complicações Cardiocirculatórias 3753
Célio Gomes de Amorim
Beatriz Lemos da Silva Mandim
Maria José Carvalho Carmona

232 Complicações Renais 3797
Pedro Thadeu Galvão Vianna

233 Problemas Decorrentes do Posicionamento do Paciente na Mesa Operatória 3809
Antonio Jarbas Ferreira Junior
Igor Lopes da Silva
Rodrigo Tavares Correa

PARTE 33 ▪ Pesquisa Científica e Estatística — 3825

234 Filosofia do Método Científico 3827
Luiz Marciano Cangiani
Regina Paolucci El Dib

235 Os Tipos e o Planejamento das Pesquisas 3853
José Reinaldo Cerqueira Braz

236 Os Testes Estatísticos 3863
Joaquim Edson Vieira
Paulo Sergio Panse Silveira
José de Oliveira Siqueira

237 Revisão Narrativa, Revisão Sistemática e Metanálise 3879
Luiz Marciano Cangiani
Regina Paolucci El Dib

Índice Remissivo i-1

1 parte

A Especialidade Anestesiologia

Considerações sobre o Desenvolvimento da Anestesiologia

José Luiz Gomes do Amaral

Anestesia expressa extinção ou diminuição da sensibilidade, vocábulo frequentemente aplicado para indicar abolição da sensibilidade dolorosa por meio da aplicação de anestésicos. Derivado do grego antigo "*anaisthesia*" ou insensibilidade, formado por "αν-", *an-*, que significa "falta ou ausência" e α"ῖσθησις", *aisthēsis*, ou seja "sensação".

Johann Bernard Quistorp (1692-1761), farmacêutico, médico, professor e reitor da Univesidade de Rostock, faz alusão à anestesia, em 1718, no texto *De Anaesthesia ...denegatio sensationis per totum corporis...*". Em 1843, o inglês John Elliotson (1791-1868), professor da Universidade de Edinburgh, introdutor do estetoscópio e considerado mestre do diagnóstico, refere-se a "*Anaesthesia*" como "*perfect loss of the sense of touch*". Cabe, entretanto, a Oliver Wendell Holmes (1809-1894), médico, notável professor e reformador da Medicina, bem como um dos melhores escritores do seu tempo, firmar a expressão "anaesthesia". Fê-lo em carta endereçada a William T. Morton, em 21 de novembro de 1986.

Já o termo "anestesiologista", com objetivo de designar o estudioso da anestesia, é cunhado em 1902 por M.J. Seifert, professor da Universidade de Illinois, diferenciando-o do "anestesista", técnico nesta atividade.

Ao longo dos anos, sem que se perdesse o escopo inicial dos que se dedicam a este campo de atividade médica, o controle da dor, alargou-se sobremaneira o escopo da "Anestesiologia". As considerações que seguem buscam lembrar personagens-chave e ilustrar alguns aspectos do desenvolvimento histórico da Anestesiologia.

O CONTEXTO

Tem-se na Bíblia, Antigo Testamento, as primeiras referências a anestesia e intervenção cirúrgica: a descrição da criação da mulher, quando, ainda no Paraíso, Deus promove em Adão insensibilidade e, com uma de suas costelas, constrói Eva...

De fato, lê-se em Gênesis II:21: "E o Senhor fez Adão cair em sono profundo e ele dormiu. Ele tomou uma de suas costelas e cobriu a carne..."

Desconhecia-se a dor.

Entretanto, a efêmera passagem pelo Paraíso, como referido em Gênesis 3:16-19, seguiu-se da condenação ao sofrimento e à morte... : à mulher, Ele declarou: "Multiplicarei grandemente o seu sofrimento na gravidez; com sofrimento você dará à luz filhos..."; E disse ao homem: "Visto que você deu ouvidos à sua mulher e comeu do fruto da árvore da qual eu lhe ordenara que não comesse, maldita é a terra por sua causa; com sofrimento você se alimentará dela todos os dias da sua vida. Ela lhe dará espinhos e ervas daninhas, e você terá que alimentar-se das plantas do campo. Com o suor do seu rosto você comerá o seu pão, até que volte à terra, visto que dela foi tirado; porque você é pó e ao pó voltará".

Jamais o homem conformou-se com a sentença divina. É incessante na História da Humanidade a busca pelo alívio do sofrimento e prolongamento da vida.

Tem-se nesse movimento a essência da própria Medicina.

Ao longo da História há abundantes referências a substâncias anódinas. São elas mencionadas em textos Ayurvédicos, como o **Susruta Samhuta** (600 a.C.), que menciona "henbane" e "hemp" para produzir insensibilidade à dor. Nas tentativas de controlar as inúmeras afecções associadas às periódicas enchentes do Nilo, os antigos egípcios testaram o potencial terapêutico de imensa variedade de plantas que, do distante interior do continente africano, chegavam-lhes às margens daquele rio. Ali incluíam-se substâncias capazes de modificar a percepção sensorial.

Hua T'o (c. 110-20), médico de transcendência na cultura chinesa, comparável à Hipócrates no Ocidente, entre outros feitos, fez-se conhecer por usar, em suas operações, fórmulas (*mafeisan*) de ervas anestésicas, baseadas no cozimento de *cannabis* em vinho. Séculos depois, em 1804, o cirurgião japonês **Hanaoka Seishu** (1760-1835) realiza mastectomia parcial com auxílio de poção, que denominou *tsusensan* (ou *mafutsu-san*), contendo várias das substâncias usadas no *mafeisan* de Hua-to.

Atribuem-lhe, ao longo da carreira médica, várias outras intervenções sob anestesia geral, longa lista que inclui mais de 150 cirurgias para câncer de mama.

À mandrágora foram atribuídas propriedades tóxicas, afrodisíacas, alucinógenas, analgésicas e narcóticas, o que valeu sua recorrente inclusão em poções voltadas à anestesia. De tantas plantas, porém, é a papoula (*Papaver soníferum*) encontrada amiúde, particularmente nos textos árabes, prescrita com esta finalidade.

Nos séculos X a XII d.C, ao lado de **Hipócrates** (460-377 a.C.) e **Galeno** (Cláudio Galeno, 129-217), os textos árabes eram extensamente estudados nas grandes universidades, como de Salerno, Montpellier, Paris, Pádua e Bolonha. Destacam-se, entre elas, as obras de **Avicena** (Ibn Sina ou Abu Ali al-Hussein Ibn Abd Allah Ibn al-Hassan Ibn Ali Ibn Sina, 980-1037), o "*Canon*" de **Al Rhazi** (Abu Bakr MuhammadaIbn Zakariya Al Razi, 864-930), o "Continente"; **Albitar** (Ibn al-Baytär al–Malaqi, Diya, Al Din Abu Muhammad Abdallah Ibn Ahmad, 1197-1248), "Compêndio sobre medicamentos e alimentos simples" ou "Simples"; e **Zahravius** (Abulcasis ou Abul Kassim Al-zahrawi, 936-1013), o "al-Tasri".

Em vários desses textos descrevia-se as propriedades farmacológicas da papoula, que se acrescentava a misturas com mandrágora, cicuta, fava-de-porco, mirra, ciclame, estramônio, fumário, joio, meliloto, etc. Avicena, ... descrevia com detalhe suas indicações, posologia, farmacocinética e farmacodinâmica (Canon): (xarope de mandrágora) "Aquele que o bebe, na dose de um mithqal dorme; seu sono persistirá 3 a 4 horas; ele não sentirá nada e não se lembrará de nada". Ainda, para a amputação de um membro: "...uma mistura de xarope de joio, fumária, ópio e fava-de-porco, 1/2 dirham".

Se, na virada do primeiro milênio, tanta informação havia sobre anestesia, as circunstâncias do mundo ocidental afastam-na da prática médica. Além dos conflitos constantes entre os mundos cristão e islâmico, na Europa, a aplicação do conhecimento médico foi, ao longo de séculos, dissociada da cirurgia. Com efeito, em 1163, o Concílio de Tours, interdita ao clero práticas que envolvessem sangramento: *"Ecclesia abhorret a sanguine"*. Tem-se daí um longo período quando Cirurgia e Medicina evoluíram separadamente.

As obras de Hipócrates, Galeno e Avicena, base estrutural da ciência médica na Idade Média eram do domínio médico. A esses, no entanto, não se permitia que praticassem cirurgia e as intervenções cirúrgicas passaram a ser relegadas a gente iletrada, carrascos, açougueiros, charlatães e barbeiros, incapazes de ler grego ou latim, idiomas que veiculavam os conceitos médicos.

Intervenções cirúrgicas, toscas e rápidas, faziam-se com restrição, por meio de intervenções inconsistentes e arriscadas, como a intoxicação alcoólica, por exemplo. Tal estado de coisas persiste ao longo de séculos, até que **Henrique VIII** (1941-1547) reúne, em 1540, cirurgiões e barbeiros.

Ainda na medicina daqueles tempos medievos, na gênese das doenças prevaleciam os conceitos galênicos, que atribuíam ao desequilíbrio dos temperamentos (ou humores) sanguíneo, flegmático, colérico e melancólico, a causa das afecções. Não haveria, por consequência, razão para operar, visto que tratar doenças restringia-se ao reequilíbrio dos humores... Cirurgiões apartados da Medicina e médicos sem interesse por Cirurgia, eram a realidade da época.

Na metade do primeiro milênio, o "Renascimento" ilumina o pensamento humano e afasta conceitos prevalentes na Idade Média. Tem-se a descoberta da beleza das coisas terrenas e renovado o interesse no ser humano, exaltado por gênios como Michelangelo Buonarroti (1475-1564). Questiona-se definições havia séculos aceitas sem contestação. A figura de Galileu Galilei (1564-1642) personifica este comportamento.

Surge o estudo da anatomia e se passa a conhecer em detalhe a estrutura do corpo humano. **Andreas Vesalius** (1514-1564), em sua obra lapidar *De humanis corporis fabrica*, em 1543, define as bases da anatomia humana, tal como é conhecida na atualidade. **Giovanni Baptista Morgagni** (1682-1771), em 1761, em seu trabalho monumental *De sedibus et causis morborum per anatomen indagatis* vincula alterações da estrutura anatômica e doenças. Se as bases da anatomia eram estabelecidas, também as correlações anátomo-clínicas, associando alterações da morfologia normal com as doenças, dirigiram o pensamento para a correção cirúrgica das distorções encontradas.

Torna o interesse da Medicina à Cirurgia, mas formidáveis obstáculos tinham de ser transpostos antes que operações pudessem ter êxito: foram eles o sangramento, a infecção e a dor.

Foi **Ambroise Paré** (1510-1590) considerado o "pai" da cirurgia quem, trocando o cautério pela ligadura dos vasos, veio garantir hemostasia cirúrgica. Antonie van Leeuwenhoek (1632-1723), constrói o microscópio, ponto de partida para a exploração do mundo dos microrganismos, combatidos eficazmente por Ignaz Semmelweis (1518-1565) ao introduzir, em 1857, a antissepsia. Nas décadas seguintes consolida-se o controle da infecção: Louis Pasteur (1822-1895) estabelece as bases da microbiologia e Sir Alexander Fleming (1881-1955) descobre a penicilina.

Resta dominar a dor, para dar pleno espaço ao desenvolvimento da cirurgia.

A ANESTESIA INALATÓRIA

Cabe ao escritor, filósofo, poeta, teólogo (e beato) catalão **Ramón Lull** (1235-1315), o "Doctor Illuminatus" descrever o "vitríolo doce". Theophrast Bombast von Hohenheim, mais conhecido como **Paracelso** (1493-1541), constata que o "vitríolo doce" adormecia as aves. **Valerius Cordus** (1515-1544), em 1540, sintetiza o vitríolo (*De Artificiosis Extractionibus*, Strasbourg, 1561) e **Johanes Augustus Sigmundus Frobenius** (-1741) denomina, em 1730, o "spiritus aethereus", "aeter sulfuricus" (1730).

O século XVIII assiste a descoberta dos "gases". **Joseph Pristley** (1733-1804) identifica, em 1771, o oxigênio, o nitrogênio e, em 1772, o óxido nitroso, cujos efeitos analgésicos são assinalados em 1798 por **Humphry Davy** (1778-1829) (*"As nitrous oxide in its extensive operation appears capable of destroying pain, it may probably be used with advantage during surgical operations in which no great effusion of blood takes place"*). Seu aluno, **Michael Faraday** (1791-1867), publica, no Journal of Science and the Arts, em 1818, relato sobre alívio da dor por meio do éter (*"When the vapour of ether mixed with common air is inhaled, it produces effects very similar to those occasioned by nitrous oxide"....; "By the imprudent inspiration of ether, a gentleman was thrown into a very lethargic sate, wich continued with occasional periods of remission for more than 30 hours..."*).

Henry Hill Hinckman (1800-1830) realiza, em animais, operações sem dor sob o efeito da narcose pelo gás carbônico (1824), porém seus resultados não tiveram a repercussão que ele esperava.

Em janeiro de 1842, **William Clarke** administra éter para que o dentista Elijah Pope extraísse um dente de uma jovem chamada Miss Hobbie. No mesmo ano, **Crawford Williamson Long** (1815-1878) remove tumor cervical de um de seus amigos, James M. Venable, aos 30 de março, porém publica sua intervenção apenas em dezembro de 1849, no Southern Medical and Surgical Journal.

Tanto Clarke, como Long e Venable haviam participado de eventos de cunho social que incluíam a inalação de éter e óxido nitroso. De fato, na primeira metade do século XIX, óxido nitroso e éter são amiúde empregados em atividades recreativas. **Gardner Quincy Colton** (1814-1898) deixa os estudos de Medicina para dedicar-se a palestras e conduzir demonstrações com o óxido nitroso. Em dezembro de 1844, durante uma destas exibições, um dos voluntários da audiência fere a perna, porém nada sente, graças à ação do óxido nitroso. Este fato é presenciado pelo dentista **Horace Wells** (1815-1848), que tem ideia de administrar o gás na prática clínica.

Pede a seu colega que lhe extraia um dente enquanto inala N_2O e constata os efeitos analgésicos desse agente. Após outras bem sucedidas experiências logra a oportunidade de uma demonstração pública de anestesia no Massachussetts General Hospital, em Boston. À instrumentação cirúrgica o paciente reage. O fracasso leva Wells ao descrédito. Ele abandona o projeto e, a seguir, a profissão. Termina seus dias em circunstâncias trágicas, suicidando-se.

William Thomas Green Morton (1819-1868) fora colega de classe (na faculdade, em Rochester) de William Clarke, trabalhara com Horace Wells e interessando-se vivamente pela anestesia, seguiu-lhe a trajetória, mas usando o éter. No mesmo Massachussetts General Hospital, aos 16 de outubro de 1846, em demonstração, esta muito bem sucedida, anestesia John Abbott, para que **John Collins Warren** (1778-1856) lhe extirpasse um tumor cervical. É possível resumir o episódio e suas repercussões em quatro frases definitivamente gravadas na História:

"Well, sir, your patient is ready" ("Bem, senhor, seu paciente está pronto"), de William T. G. Morton, ao entregar Abbott a Warren; *"Gentleman, this is no humbug"* ("Senhores, isso não é um embuste"); de John Collins Warren, ao constatar a realidade da anestesia; *"If America had contributed nothing more to the stock of human happiness than anesthetics, the world owe her an everlasting debt of gratitude"* ("Ainda que a América não houvesse feito qualquer outra contribuição para a felicidade humana, o mundo dever-lhe-ia eterna gratidão"), de **Samuel D. Gross** (1805-1884), ao reconhecer a imensa importância da anestesia; e *"It will go around the world"* (Isso vai se espalhar pelo mundo"), de **Henry J. Bigelow** (1818-1890), proeminente professor de cirurgia da Universidade de Harvard, ao profetizar a imediata popularização da descoberta. Seu artigo *"Insensibility during surgical operations produced by inhalation"* (Boston Med. Surg. J. 1846 35:309-317), foi considerado, em 2012, o mais importante artigo científico publicado na história do New England Journal of Medicine. em 1846.

O obstetra escocês **James *Young* Simpson** (1811-1870), em 1847, foi o primeiro a administrar anestesia com clorofórmio, agente sintetizado independentemente por **Eugène Souberain** (1797-1858), **Samuel Guthrie** (1782-1848) e **Justus von Liebig** (1803–1873), em 1831.

John Snow (1813-1858), notabilizou-se por lançar os fundamentos da epidemiologia (é considerado o "pai" do método epidemiológico), ao definir o mecanismo de transmissão da cólera, mas também por consagrar a anestesiologia obstétrica, ao ministrar clorofórmio à Rainha Vitória durante o parto de seus filhos, Leopold (1853) e Beatrice (1857).

Seja com éter, seja com clorofórmio, cumprindo o vaticínio de Bigelow, a anestesia dissemina-se rapidamente por todas as partes do mundo.

A novidade não demorou a chegar no Brasil. Já em fevereiro de 1847, discute-se em sessão da Academia Imperial de Medicina (hoje Academia Nacional de

Medicina o "Novo meio de tornar as operações cirúrgicas não dolorosas". No mês seguinte, em edição dos Anais de Medicina Brasiliense (An. Med. Bras. 1847 2(9):232-233), o tema volta à baila sob o título "O éter sulfúrico".

Logo aos 20 de maio de 1847, no Hospital Militar do Rio de Janeiro, **Roberto Jorge Haddock Lobo** (1817-1869) realiza a primeira anestesia, administrando éter a um estudante de Medicina, Francisco d'Assis Paes Leme. Alguns dias depois, **Domingos Marinho de Azevedo Americano** (1813-1851), agora no Hospital Militar, opera sob anestesia com éter. Na oportunidade, ministra anestesia o médico **Leslie Castro** que recentemente chegara da Europa, trazendo o anestésico e o aparelho para "eterização". No ano seguinte vem a lume, no Rio de Janeiro, a primeira tese brasileira sobre anestesia, de **Francisco Manuel da Conceição**.

ANESTESIA INTRAVENOSA

As bases da anestesia venosa podem ser traçadas desde **William Harvey** (1578-1657), que descreve a circulação, e **Cristopher Wren** (1632-1723), que realiza experiências em cães consistindo de injeções intravenosas de diversas substâncias, incluindo ópio. O escocês **Alexander Wood** (1817-1884), em 1853 e, independentemente, o irlandês **Francis Rynd** (1801-1861), inventam a agulha oca para injeções. Rynd a utiliza em 1844, adaptando-a à seringa idealizada por **Charles Gabriel Pravaz** (1791-1853).

O caminho está então pavimentado para a anestesia intravenosa, papel que cabe a **Pierre Cyprien Oré** (1828-1890) que, para tanto, administra cloral, fármaco usado em anestesia até a segunda metade do século XX. Em 1902, **Emil Fischer** (1852-1919), prêmio Nobel de Química, sintetiza os primeiros barbitúricos. Cabe a **John Silas Lundy** (1894-1973) introduzir o pentotal como anestésico intravenoso.

ANESTESIA LOCAL

Temos nas civilizações pré-colombianas as primeiras evidências da anestesia local. Sacerdotes incas realizavam trepanações enquanto mascavam mistura de folhas de coca, cinza e guano, fazendo verter sobre a ferida operatória a saliva e assim produzindo insensibilidade. Debruçaram-se os europeus sobre o estudo da coca.

Entre os notáveis de então, destacou-se **Sigmund Freud** (1856-1939) que publica sua tese "Über Coca", relato de suas pesquisas sobre o tema. O oftalmologista **Karl Köller** (1857-1944), que com ele trabalhara e houvera experimentado em si a cocaína, atenta ao fato de que este agente lhe produzia anestesia da cavidade oral. Experimenta-a com êxito na mucosa conjuntival. A partir deste sucesso passa a usar a cocaína em anestesia ocular. Descreve-o e vê reconhecida sua descoberta. Já em 1885, **James Leonard Corning** (1855-1923), acredita que o método poderá substituir a eterização em outras áreas da cirurgia.

Inspirado em **Heinrich Irenaeus Quincke** (1842-1922), que realizava punções subaracnóideas com finalidades terapêuticas e diagnósticas, o professor e cirurgião alemão **August Karl Gustav Bier** (1861-1949), em 1898, introduz a "cocainização" do espaço subaracnóideo. No mesmo ano, **Paes Leme**, também aplica a raquianestesia na Santa Casa de Misericórdia do Rio de Janeiro. As bases desta técnica, estabelecem-nas, a seguir, **Thomas Jonnesco** (1860-1926) e **Achille Mario Dogliotti** (1897-1966).

Alfred Einhorn (1856-1917) sintetiza a procaína que, menos tóxica, passa a substituir a cocaína na anestesia local. Nas décadas subsequentes, diversos outros agentes passam ao uso clínico: dibucaína (1930), tetracaína (1932), lidocaína (1947), clorprocaína (1952), mepivacaína (1957), prolocaína (1960), bupivacaína (1963), etidocaína (1972), ropivacaína (1998).

Em 1910, **George W. Crile** (1864-1943) propõe a "anoci-associação", combinando anestesia regional e geral.

ENSINO E ESPECIALIZAÇÃO

A estrutura do ensino da anestesia toma forma em 1923, com **Ralph Milton Waters** (1883-1979) em Madison, Wisconsin, criador de escola berço da anestesia americana. Em 1937 estrutura-se o American Board of Anesthesiology, que inicia a certificação de profissionais na área e, em 1940, **John Silas Lundy** (1894-1973) vê coroados seus esforços com o reconhecimento da Anestesiologia como especialidade pela Associação Médica Americana.

Rapidamente se expande a Anestesiologia, dando ensejo ao desenvolvimento de subespecialidades e mesmo novas áreas da Medicina. Tem-se a Anestesia Obstétrica, Anestesia Pediátrica, Anestesia Cardiovascular, Anestesia Torácica e outras; **Bjorn Aage Ibsen** (1915-2007), **Peter Safar** (1924-2003) e **Virgínia Apgar** (1909-1974) são alguns anestesiologistas pioneiros, que vêm abrir espaço para a Medicina Intensiva, Ressuscitação e para a Neonatologia, respectivamente.

Dos fins do século XIX às primeiras décadas do século XX, **Daniel de Oliveira Barros d'Almeida** (1858-1919), justamente considerado o Patrono da Anestesiologia no Brasil, estabelece as bases da anestesia no país. É na Santa Casa de Misericórdia do Rio de Janeiro, que se tem a primeira ficha de anestesia e a organização do primeiro Serviço de Anestesia brasileiro.

Por iniciativa de **Antonio Patury de Souza** (1920-1994) e **Oscar Vasconcelos Ribeiro**, em 1948, sob a presidência de **Mário Castro D'Almeida Filho** (1906-1978), é fundada a Sociedade Brasileira de Anestesiologia (SBA). Em 1951, edita-se a Revista Brasileira de Anestesiologia, sendo seu primeiro redator **Oscar Vasconcelos Ribeiro** e, em 1957, tem lugar, em Porto Alegre, junto ao IV Congresso Brasileiro de Anestesiologia, o primeiro concurso ao Título de Especialista em Anestesiologia.

No Brasil, a Anestesiologia alcança o ambiente acadêmico, com a federalização da Escola Paulista de Medicina (EPM). Obra dos Professores **Alípio Corrêa Neto** (1898-1988) e **Caio Pinheiro** (1915-2009), cria-se, no Departamento de Cirurgia daquela instituição, a Disciplina de Anestesiologia, inserindo a Anestesia na grade curricular. Em 1976, é realizado o primeiro concurso para Professor Titular desta especialidade, dele sai aprovado o Professor **Pedro Geretto** (1922-2012), dando arcabouço acadêmico à nova especialidade.

PERSPECTIVAS

Progressivamente a anestesia deixa de ser administrada por técnicos beneficiando-se do concurso de médicos cada vez mais qualificados. Torna-se especialidade segura, que já longe de representar risco intrínseco, passa a constituir-se fator de proteção ao paciente operado.

Considerado no passado, o técnico do fazer dormir e despertar, o anestesiologista de nossos dias é o médico do "perioperatório" e da urgência. Cabe-lhe antecipar e prevenir todas as possíveis intercorrências do futuro operado, desde o período anterior à hospitalização ao retorno às atividades habituais.

Do objetivo inicial que foi prover insensibilidade em intervenções cirúrgicas, a Anestesiologia passa à monitorização e restauração da homeostasia pré-, intra e pós-operatória; ao suporte de doentes graves ou traumatizados; ao diagnóstico e tratamento de síndromes dolorosas, a avaliação e terapêutica respiratória, à Medicina Intensiva, ao ensino, pesquisa e gestão.

Anestesiologia. Aspectos Históricos

José Tocantins Viana

'Talvez não exista nenhum avanço no conhecimento da medicina que tenha aliviado mais o sofrimento humano que a descoberta da anestesia. Este grande presente para a humanidade foi dado por três norte-americanos: Crawford Williamson Long, Horace Wells e William Thomas Green Morton. Esta revisão é um resumo da história de suas vidas.[1-59]"

O dentista William Thomas Green Morton mudou a medicina para sempre às 10h15 de uma sexta-feira, 16.10.1846, com a realização da primeira cirurgia sem dor. A dor, empecilho maior que até então limitara inexoravelmente por milênios o campo de ação da cirurgia, acabava de ser vencida. Abriram-se as portas de uma nova era, com possibilidades que as gerações passadas jamais poderiam imaginar. Poucas invenções em toda a história da humanidade são tão valorizadas, individualmente falando, como a anestesia, e poucas marcaram diferença tão profunda na condição humana. Antes, as cirurgias eram impiedosas, desumanas, e casos de sofrimento como aquele vivido por Jane Todd Crawford (1762-1840), 47 anos, ocasionado pelo Dr. Ephraim McDowell (1771-1830) (Figura 1.1),[1-4] 38 anos, em 24.12.1809, passaram a pertencer a uma triste parte da história da cirurgia. A cirurgia foi realizada na casa do Dr. McDowell, em Danville, no Kentucky, e durou 25 minutos.[3] Jane Todd, que viveu mais 31 anos após a cirurgia sem anestesia, personificou o sofrimento humano daquele tempo. Eram cenas simplesmente apavorantes e muitos preferiam morrer a sofrer os horrores da dor de uma cirurgia sem anestesia.

Também ficou registrado o relato da romancista inglesa Fanny Burney, de 1812, sobre a extirpação, sem anestesia, de sua mama com câncer em 1811. Segundo ela: "o trabalho cirúrgico envolvido era de uma brutalidade inconcebível".[5,6]

"Aquele lindo sonho tornou-se realidade: agora é possível realizar operações sem dor", disse o eminente

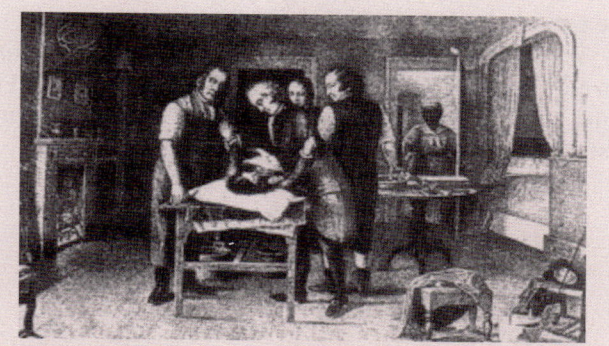

Figura 1.1 — *Cirurgia sem anestesia realizada pelo Dr. Ephraim McDowell (à esquerda) em Jane Todd Crawford, em 1809.*

cirurgião plástico alemão Johann Friendrich Dieffenbach (1795-1843)[1,4,7] ao ver seu primeiro paciente anestesiado.

Uma nova era teve início na medicina entre 1842 e 1846, com a participação, principalmente, dos médicos Crawford Williamson Long, Horace Wells e William Thomas Green Morton.

O campo da cirurgia era tão estreito nessa época que o Hospital Geral de Massachusetts (HGM), em Boston, maior hospital norte-americano, registrou apenas 333 cirurgias em 25 anos, entre 1821 e 1846. Isso representava pouco mais de uma cirurgia por mês.

Porém, passados mais de 150 anos, continuam as controvérsias sobre a quem devemos dar crédito pelo uso inicial da anestesia. Diferentes países e associações médicas e odontológicas creditam a um ou a outro essa honraria. Nos Estados Unidos, o dia de todas as especialidades médicas (*Doctor's Day*)[8,9] é 30 de março (30.03.1842), em homenagem a Crawford Williamson Long (o 1º *Doctors Day* aconteceu em 1933). No Brasil, a Anestesiologia comemora seu dia em 16 de outubro (16.10.1846), em homenagem a William Thomas Green

Morton. As sociedades de odontologia de vários países comemoram em 11 de dezembro (11.12.1844), em homenagem a Horace Wells.

O principal crédito pela introdução da anestesia, em cirurgia, é dado a Morton, pois quando o Dr. Long reportou seus casos, em 1849, a fama de Morton como introdutor do uso da anestesia já estava bem estabelecida. Horace Wells falhou em sua demonstração pública da anestesia, em janeiro de 1845. Em ciências, o reconhecimento de uma nova descoberta pertence à pessoa que a publicou e não a quem teve a ideia inicial. Como Morton fez uma demonstração pública, colocando sua reputação em jogo, recebeu as maiores glórias.

O nome "anestesia" foi sugerido por Oliver Wendel Holmes (1809-1894),[3,7,10-13] professor de Anatomia e Fisiologia da Escola Médica de Harvard, em uma carta endereçada a Morton em 21.11.1846. O termo mais usado, no início, foi "eterização", e perdurou por alguns anos antes de ser substituído por "anestesia" (Figura 1.2).

A primeira pessoa a usar a anestesia com propósitos cirúrgicos foi o médico Crawford Williamson Long (Figura 1.3), no dia 30.03.1842, na cidade de Jefferson, no estado norte-americano da Geórgia.

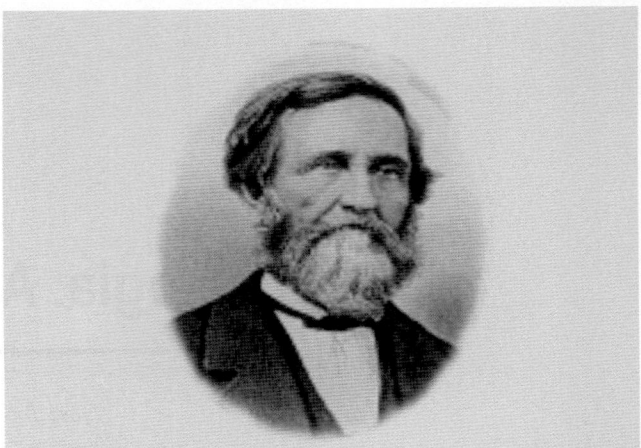

Figura 1.3 — *Dr. Crawford Williamson Long, que anestesiou, em 30.03.1842, James Venable. O dia 30 de março é o dia em que se comemora todas as especialidades médicas nos Estados Unidos (Doctor's Day).*

O Dr. Long nasceu em Danielsville, Georgia, no dia 01.02.1815. Em 1839, aos 24 anos, formou-se médico na Universidade da Pensilvânia, na Filadélfia, considerada na época a melhor escola médica do país. Após especialização em cirurgia em Nova Iorque, o Dr. Long estabeleceu-se, em 1841, em Jefferson. Em 1842, aos 27 anos, casou-se com Caroline Swain Long, com quem teve 12 filhos. Na mesma época, o Dr. Long fez uma observação de grande importância para a medicina. Encontrando-se sob a influência do éter, feriu-se e não sentiu nenhuma dor. Em 30.3.1842 anestesiou, com uma toalha embebida com éter, um de seus pacientes, James Venable, e removeu um cisto cervical sem que ele tenha se queixado de dor. Cobrou dois dólares pela anestesia e 25 centavos pelo éter. O Dr. Long continuou anestesiando e operando seus pacientes, e, em 3.7.1842, anestesiou e amputou o hálux de uma criança de 8 anos;[14,15] e em 27.12.1845 anestesiou, com éter, sua esposa, Caroline Swain Long (Figura 1.4),[16,17]

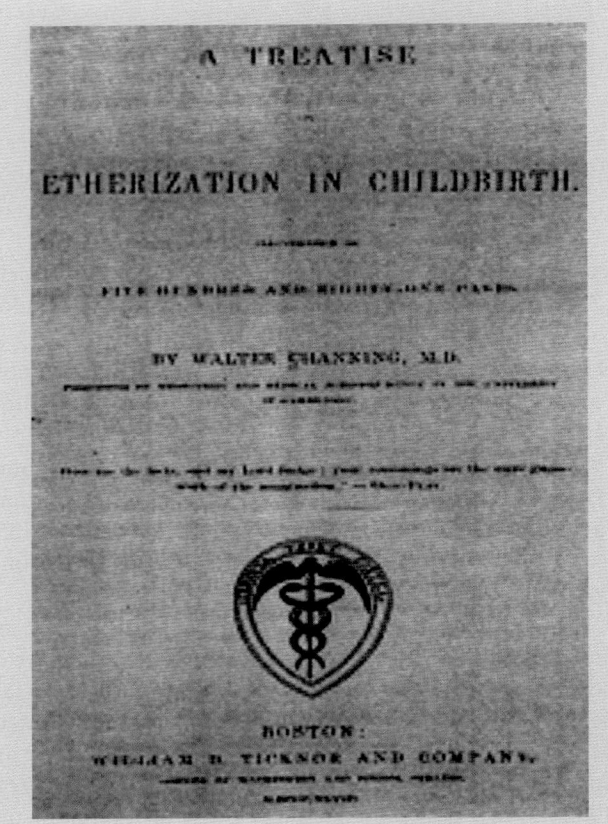

Figura 1.2 — *Este "Tratado de Eterização no Parto", do Dr. Walter Channing, é de 1848, e a palavra usada é eterização e não anestesia.*

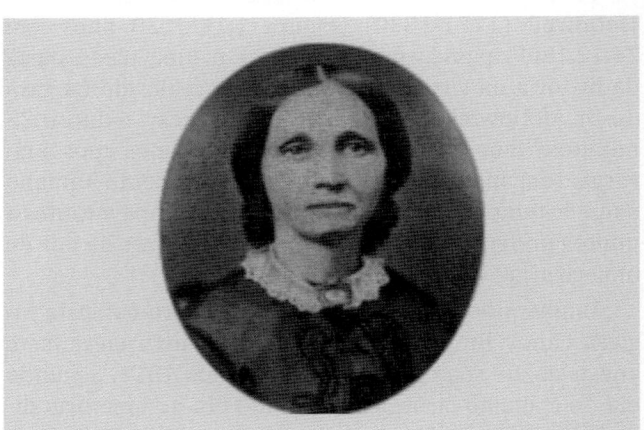

Figura 1.4 — *Caroline Swain Long foi anestesiada, com éter, por seu esposo, o Dr. Crawford Long, em 27 de dezembro de 1845, quando do nascimento de sua filha Frances Long Taylor.*

quando do nascimento de sua filha, Frances Long Taylor. Assim, o Dr. Long tornou-se, aos 26 anos, a primeira pessoa na história da Medicina a usar anestesia com finalidade cirúrgica, e aos 29 anos o primeiro anestesiologista pediátrico e obstétrico.

No caso da anestesia obstétrica, a história registra que o Dr. James Young Simpson (1811-1870) (Figura 1.5),[1,4,18-22] 36 anos, em 19.1.1847, em Edimburgo, Escócia, anestesiou, com éter,[23] uma paciente em trabalho de parto, sendo, portanto, conhecido como o pai da anestesia obstétrica.

A consagração do Dr. Simpson se deu em 7.4.1853, numa quinta-feira, ao realizar o parto da Rainha Vitória (1819-1901) (Figura 1.6), na época com 34 anos. Nascia seu oitavo filho, o Príncipe Leopoldo (Leopoldo George Duncan Albert) (1853-1884), mais tarde Duque de Albany. A Rainha permaneceu anestesiada durante 53 minutos com clorofórmio por John Snow (1813-1858) (Figura 1.7), que foi o primeiro médico anestesiologista especializado em todo o mundo.[13,16,21,24,25] A Rainha permaneceu consciente durante todo o parto, mas não referiu dor. No dia seguinte, os jornais alardearam, para o mundo, o fantástico acontecimento (*The Times*, 8 abril 1853, p. 5). "Abençoado clorofórmio, doce calmante e delicioso ao extremo", disse a Rainha Vitória, endossando o uso de anestesia na obstetrícia.[21] "Os médicos do sexo masculino talvez se oponham, durante algum tempo, à aplicação de anestesia no parto", disse o Dr. Simpson, sensatamente, em 1847, "mas será uma oposição inútil; pois certamente nossas pacientes nos obrigarão a usá-la na profissão. É só questão de tempo".[24] O *Lancet* de 14.5.1853 criticou o uso de anestesia em partos, mas após o nascimento do nono rebento da Rainha Vitória, a Princesa Beatrice, em 14.4.1857, segunda-feira, fez um discreto elogio à anestesia com clorofórmio, feita por John Snow.

Voltando ao Dr. Long, ele permaneceu em Jefferson até 1849, passou o ano de 1850 em Atlanta e, em 1851, mudou-se para Athens, onde passou o resto da vida trabalhando ao lado do irmão, Robert Long, que também era médico (Figura 1.8). As três cidades, Jefferson, Atlanta e Athens, ficam no estado da Geórgia.

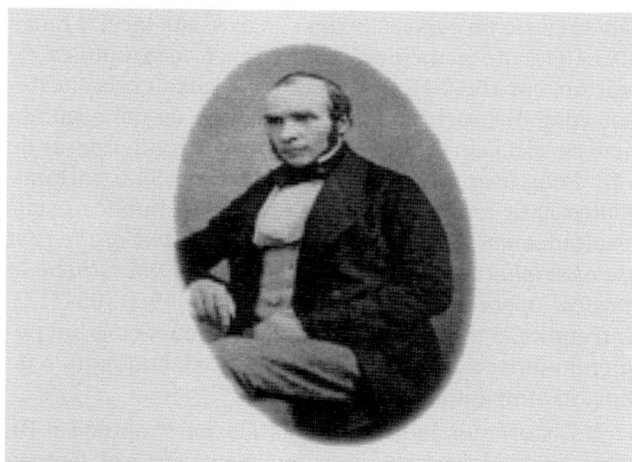

Figura 1.6 — *O Dr. John Snow foi o primeiro médico anestesiologista especializado de todo o mundo. Anestesiou a Rainha Vitória da Grã-Bretanha em 7.4.1853.*

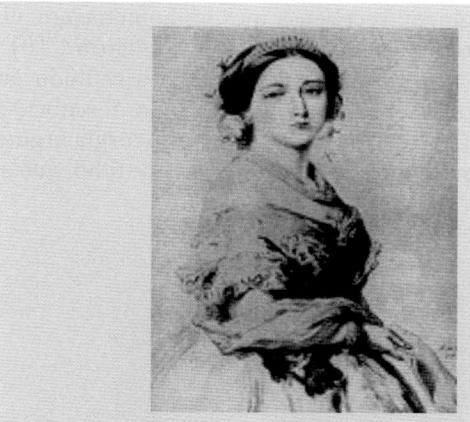

Figura 1.7 — *A Rainha Vitória da Grã-Bretanha foi anestesiada com clorofórmio pelo Dr. John Snow, em 7.4.1853, quando do nascimento de seu oitavo filho (Príncipe Leopoldo).*

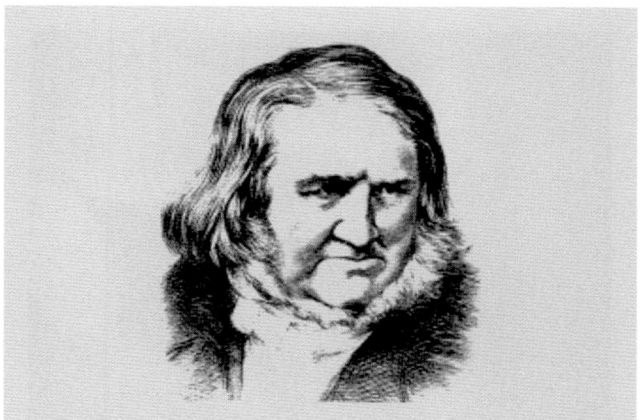

Figura 1.5 — *O Dr. James Young Simpson, que em 19.1.1847 anestesiou com éter uma paciente em trabalho de parto, é conhecido como o pai da anestesia obstétrica.*

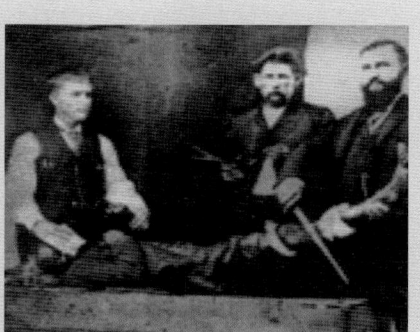

Figura 1.8 — *Esta foto de 1854 mostra o Dr. Crawford Long (à direita), com 39 anos, amputando a perna de um paciente enquanto seu irmão, o Dr. Robert Long (também médico), fez anestesia com éter.*

O Dr. Long praticou anestesia e cirurgia até 16.6.1878 quando, aos 63 anos de idade, em Athens, faleceu subitamente de uma hemorragia cerebral durante a realização do parto da esposa de um congressista local.[16] Entre 30.3.1842 até a memorável demonstração pública de Morton, em 16.10.1846, o Dr. Long realizou seis anestesias com éter, inclusive para a extração de um segundo cisto cervical em James Venable, em 6.6.1842. Apesar de o Dr. Long usar éter em cirurgias desde 1842, portanto quatro anos antes de Morton (1846), só publicou seus resultados em 1849 (Long C. W. *An Account of the first use of sulphuric ether by inhalation as an anaesthetic in surgical operation. South Med Surg J.*,1849;5:705-713). Entretanto, o trabalho do Dr. Long só beneficiou um pequeno número de pacientes (seis casos), enquanto o de Morton atingiu toda a humanidade.

O historiador James Thomas Flexner[26] apoiou o Dr. Long como descobridor da anestesia em um famoso artigo intitulado "A morte da dor", publicado em 1868. Em 1940, o Serviço Postal dos Estados Unidos emitiu um selo de dois centavos em homenagem ao feito do Dr. Long (Figura 1.9). Somente outra anestesiologista, Dra. Virginia Apgar, recebeu a mesma homenagem, em 24.10.1994, com um selo de 20 centavos (Figura 1.10).[27] O Colégio Norte-americano de Cirurgiões reunido em Atlanta elegeu, em 1921, o Dr. Long como descobridor da anestesia. Em 30.3.1926, o estado da Geórgia ergueu uma estátua em homenagem ao seu ilustre filho, que se encontra atualmente no *Statuary Hall* do Capitólio, em Washington (Figura 1.11).[8,28] Em Jefferson, foi construído um museu, em 1957, no local onde o Dr. Long fez a primeira anestesia, em 30.3.1842, em James Venable. Em um pitoresco acontecimento, em 1994, na Flórida, em um concurso escolar para descobrir alguém importante na família, uma garota de 11 anos, Sarah Cullen (Figura 1.12), descobriu que descendia do Dr. Long (sétima geração).[29] Foi homenageada pela *American Society of Anethesiology (ASA)* e pelo Museu da Anestesia *(Wood Library-Museum of Anesthesiology)*. O Dr. Long era contemporâneo e muito amigo do Dr. James Marion Sims (1813-1883), que descreveu a posição cirúrgica que leva o seu nome (Posição de Sims).

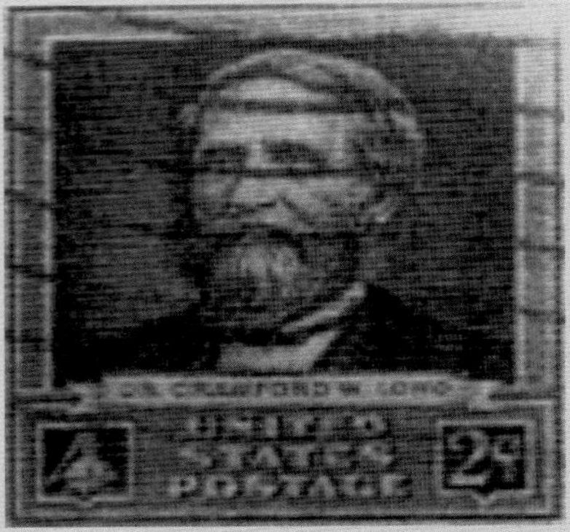

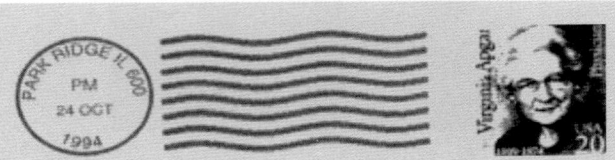

Figura 1.9 — *Selo de dois centavos emitido em 1940 pelos Correios dos Estados Unidos, em homenagem ao Dr. Crawford Long.*

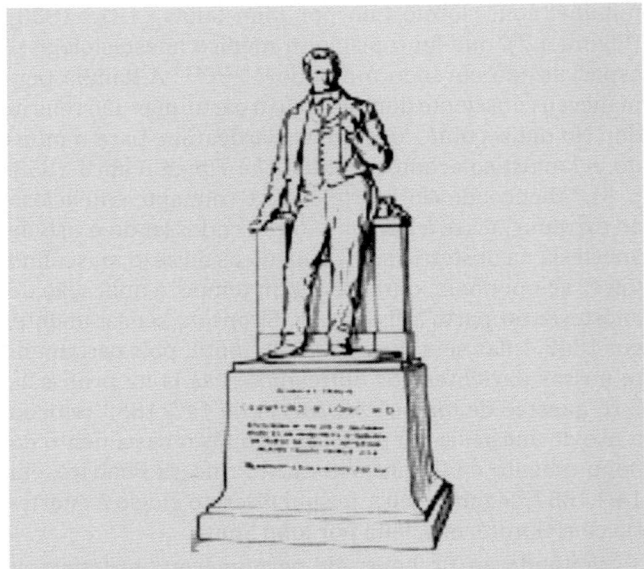

Figura 1.11 — *Estátua do Dr. Crawford W. Long erguida pelo Estado da Geórgia, em 30.3.1926, e que se encontra no Statuary Hall do Capitólio, em Washington.*

Figura 1.10 — *Selo de 20 centavos emitido em 24.10.1994 pelo Serviço Postal dos Estados Unidos, em homenagem à Dra. Virginia Apgar.*

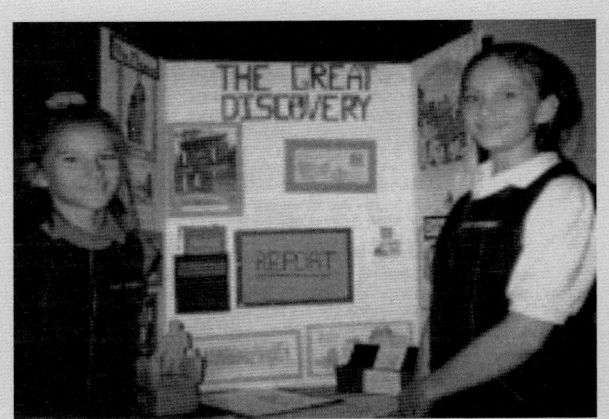

Figura 1.12 — *Sarah Cullen, de 11 anos (à direita), em 1994, é descendente (sétima geração) do Dr. Crawford W. Long.*

Horace Wells (Figura 1.13) nasceu em 21.1.1815 na pequena cidade de Hartford, perto de White River Junction, no estado norte-americano de Vermont.[16,30,31] Formou-se na Escola Odontológica de Harvard, em 1834, aos 19 anos. De 1834 a 1842 trabalhou como dentista em Hartford no estado de Connecticut[30,31] (as cidades onde nasceu e trabalhou têm o mesmo nome, Hartford, mas ficam em estados diferentes, Vermont e Connecticut).[18,31] Entre 1842 e 1843, em Boston, se associou a outro dentista, William Thomas Green Morton, e trabalharam juntos numa dentadura sem empenamentos. O empreendimento foi obstruído pela exigência de que, para inserir a dentadura, todas as raízes dos dentes originais dos pacientes tinham de ser extraídas. Como era um procedimento extremamente doloroso e eles não tinham uma solução para o problema, Wells desistiu da sociedade com Morton, ao final de 1843, e voltou para Hartford-Connecticut.

As substâncias químicas que seriam usadas como anestésicos estavam disponíveis há muito tempo. O éter dietílico (éter sulfúrico) foi sintetizado pela primeira vez pelo botânico alemão Valerius Cordus (1515-1544),[24] em 1540, e, em 1819, suas propriedades químicas foram descritas por John Dalton (1766-1844).[26] O óxido nitroso foi criado por Joseph Priestley (1733-1804),[7,26] em 1772, e Humprey Davis (1778-1824)[7,45] reconheceu seu potencial para cirurgia em 1799. Embora essas substâncias não fossem empregadas na medicina, o óxido nitroso e o éter tornaram-se essenciais em espetáculos itinerantes para entretenimentos nos Estados Unidos. Os espetáculos proporcionaram uma oportunidade crucial para a descoberta da anestesia.

Na manhã de terça-feira de 10.12.1844, em Hartford-Cunnecticut, Horace Wells leu no *Hartford Curant*, pequeno jornal da cidade, uma notícia sensacional: "Hoje, terça-feira à noite, 10.12.1844, realiza-se no 'Salão União' uma grande demonstração dos fenômenos provocados pela inalação do gás hilariante, ou gás da alegria. Os efeitos do gás são os seguintes: os que o aspiram põem-se a cantar, a rir, a dançar, discursam ou brigam, dependendo do seu temperamento. Preço da entrada: 25 centavos".

À noite, Horace Wells, acompanhado de sua esposa, Elizabeth Wells, compareceu ao espetáculo itinerante de inalação de óxido nitroso[16] oferecido por Gardner Quincy Colton (1814-1898), de 30 anos (Figura 1.14). Sentou-se ao lado de um empregado de farmácia, Samuel Cooley,[9,18] que inalou óxido nitroso, machucou seriamente a perna e não referiu dor. Logo, Wells percebeu que o óxido nitroso poderia servir como anestésico em extrações dentárias. Seria a solução para os seus problemas. O próprio Wells, então com 29 anos, tinha um dente cariado e, no dia seguinte, quarta-feira, 11.12.1844, pediu a Colton que o anestesiasse com óxido nitroso, enquanto o dentista John Monkey Riggs (1810-1885), 34 anos, extraía-lhe o dente. Ao se recuperar da anestesia, Wells gritou afirmando que essa era a maior descoberta, pois não tinha sentido qualquer dor. Foi um grande sucesso e, em janeiro de 1845, mudou-se para Boston para tentar ganhar muito dinheiro.

Ao saber da descoberta de Wells sobre o poder anestésico do óxido nitroso, Morton ficou tremendamente entusiasmado. Como estudante de Medicina do primeiro ano em Harvard, providenciou para que Wells fizesse uma demonstração de sua descoberta para uma classe de médicos. O Dr. John Collins Warren, médico mundialmente famoso e diretor do hospital, logo aprovou a demonstração. Essa histórica demonstração foi marcada para a segunda quinzena de janeiro de 1845, no anfiteatro cirúrgico do Hospital Geral de Massachusetts (HGM), em Boston.[16] O aparelho que Wells usava para administrar o óxido nitroso era composto de um tubo de madeira com um registro ligado a uma bexiga com capacidade de apenas dois litros de gás.[9,16] O paciente era um menino aterrorizado por causa de um dente cariado, porém, não foi devidamente anestesiado e gritou durante a extração. Wells ficou arrasado, com uma profunda depressão, embora o menino tivesse reportado, ao se recuperar,

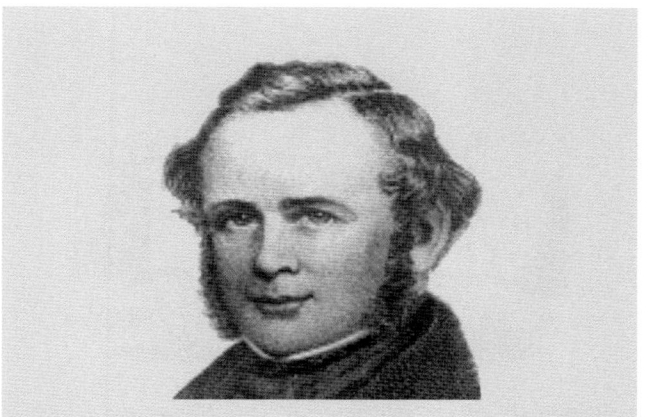

Figura 1.13 — *O dentista Horace Wells, de 29 anos, que fez uma frustrada demonstração de uma anestesia com óxido nitroso, em janeiro de 1845, no HGM.*

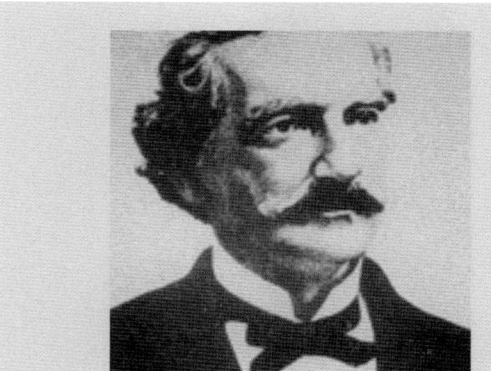

Figura 1.14 — *Gardner Quincy Colton, 30 anos, responsável por espetáculos itinerantes de inalação do gás do riso (óxido nitroso) e que anestesiou Horace Wells, em 11.12.1844, para extração de um dente.*

que não se lembrava de ter sentido dor. O desastroso incidente foi o início dos problemas de Wells. Humilhado, vendeu a sua clínica e procurou outros meios de ganhar dinheiro, como vender obras de arte e fabricar banheiros e fogões portáteis.[15]

O fim de Horace Wells foi trágico.[9,13] Com o nome de John Smith, foi preso em Nova Iorque sob a acusação de que teria atirado ácido sulfúrico em prostitutas. Viciado em clorofórmio, suicidou-se na prisão de Tombs, em 28.1.1848, aos 33 anos, cortando a artéria femoral.[9,16] Doze dias depois, 14.2.1848, chegava uma carta endereçada a ele, da França, dizendo que a Sociedade Médica de Paris o reconhecia como descobridor da anestesia.[13] Seu busto encontra-se na praça dos Estados Unidos, próxima ao Arco do Triunfo, em Paris, com a seguinte inscrição na placa: "Ao dentista americano, Horace Wells, inovador da anestesia cirúrgica".[24] Horace Wells, sua esposa, Elizabeth Wells, e seu filho, Charles Wells, estão enterrados no Cemitério Cedar Hill, em Hartford-Vermont.

William Thomas Green Morton nasceu em Charlton, distrito de Worcester, no estado norte-americano de Massachusetts, em 9.8.1819 (Figuras 1.15 e 1.16), e formou-se em Odontologia no Colégio de Cirurgia Dental de Baltimore, no estado de Maryland. Estabeleceu-se na prática odontológica em Farmington, Connecticut, até 1842, quando, então, associou-se a Horace Wells, entre 1842 e 1843. Em 6.11.1844, já separado de Wells, matriculou-se na Escola Médica de Harvard e, como estudante de Medicina do primeiro ano, foi o responsável pelo convite e esteve presente quando Wells fez a demonstração da anestesia com óxido nitroso, na segunda quinzena de janeiro de 1845. Morton também esteve presente em Jefferson, com o Dr. Long, colhendo informações sobre a anestesia com éter. Assim, entre 1842 e 1846, Morton acumulou experiência com o uso do éter e do óxido nitroso. O médico, Charles Thomas Jackson, que era professor de Harvard e tinha bom conhecimento da farmacologia do éter, foi fundamental na formação de Morton, oferecendo conselhos e orientações.

Após várias experiências com éter, em 30.9.1846, quarta-feira à tarde, na rua Tremont Row, 19, em Boston, e na presença dos médicos do HGM, Henry Jacob Bigelow e Charles Frederick Heywood, Morton anestesiou e extraiu o dente de um comerciante, Eben Frost. No dia seguinte, 01.10.1846, quarta-feira, o *Boston Daily Journal* publicou o acontecimento num artigo do repórter Albert Tenney,[31] que também testemunhou o caso. O Dr. Bigelow, que já tinha presenciado 37 "eterizações" de Morton, levou o assunto ao conhecimento do cirurgião-chefe do HGM, Dr. John Collins Warren. Warren pediu ao Dr. Heywood que enviasse uma carta convidando formalmente Morton para fazer uma demonstração no HGM (essa carta é conservada até hoje na Sociedade Histórica de Massachusetts, em Boston). A carta foi enviada no dia 14.10.1846, quarta-feira, e pedia uma demonstração, em 16.10.1846, sexta-feira, às 10 horas, no Anfiteatro Bulfinch do HGM (Figura 1.17). O paciente, Edward Gilbert Abbott, tipógrafo de 21 anos, já tinha sido avaliado e internado em 25.9.1846, sexta-feira, com um tumor de glândula submandibular do lado esquerdo. Às 10h15 de sexta-feira, 16.10.1846, foi anestesiado por Morton, que utilizou um recipiente de vidro contendo uma esponja embebida com éter. O recipiente continha duas membranas de couro que funcionaram como válvulas inspiratória e expiratória.[9,32] As válvulas foram colocadas por sugestão do Dr. Augustus Addison Gould (Figura 1.18). A cirurgia durou apenas 25 minutos, mas E. G. Abbott ficou internado até 7.12.1846, segunda-feira. O pós-operatório de 52 dias (16.10 a 7.12.1846) deveu-se a uma infecção hospitalar (hospitalismo, como era conhecido na época).

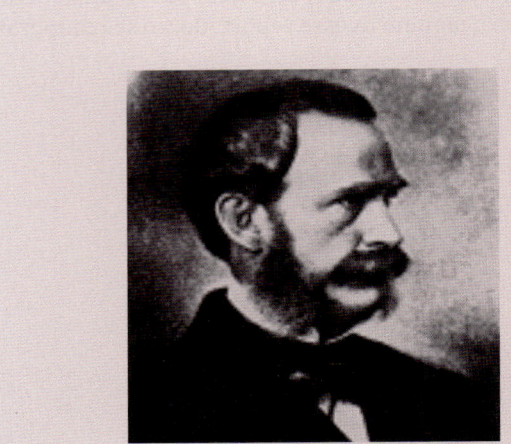

Figura 1.15 — *O dentista e estudante de medicina, William Thomas Green Morton, fez, com sucesso, a primeira demonstração pública de uma anestesia em 16.10.1846, no HGM.*

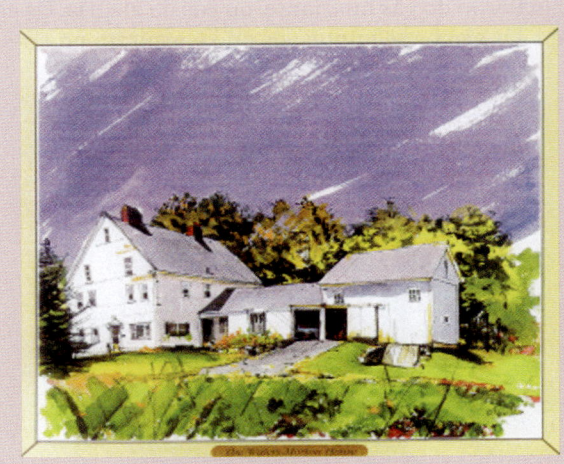

Figura 1.16 — *Casa onde nasceu W. T. G. Morton, em 9.8.1819, em Charlton, distrito de Worcester-Massachusetts. Foi comprada por James Morton (pai de Morton), em 1827, de Israel Waters. É hoje um monumento nacional.*

A anestesia foi um grande sucesso e, no dia seguinte, sábado, 17.10.1846, foi realizada a segunda anestesia para exérese de um tumor no braço (Figura 1.19). Ainda em 1846, H. J. Bigelow notificou, no *Boston Medical and Surgical Journal* (antecessor do *New England Journal of Medicine*), o grande acontecimento médico (Bigelow HJ. *Insensibility during surgical operation produced by inalation. Boston Medical and Surgical Journal,* 1846;35:309-17)[29] e em 3.11.1846, terça-feira, comunicou à Academia Americana de Artes e Ciências o grande feito. Morton publicou, em 1847, um pequeno livro com várias recomendações, inclusive a necessidade da purificação do éter para anestesia (Morton WTG. *Remarks on the proper mode of administering sulphuric ether by inalation. Boston: Duthon and Wentworth, Printers,* 1847:44).[29]

Morton conseguiu a patente nº 4.848 para o éter com o nome *Letheon* em 12.11.1846 (Figura 1.20).

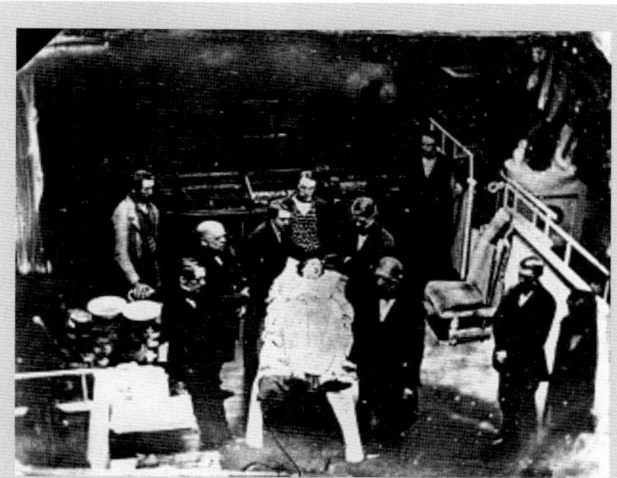

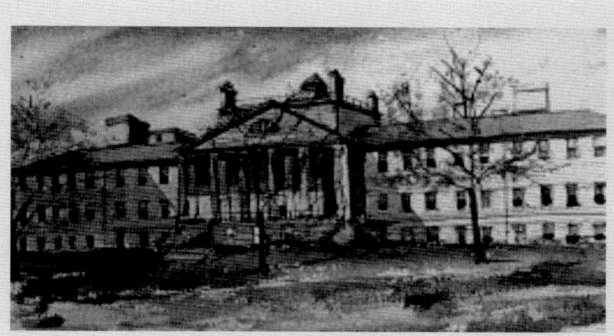

Figura 1.19 — *Segunda anestesia feita por Morton (de blusa xadrez), em 17.10.1846, sábado, para exérese de um tumor de braço. Cadeira usada por Gilbert Abbott no dia anterior (à direita).*

Figura 1.17 — *Anfiteatro Bulfinch (Cúpula do Éter) do HGM, onde ocorreu a primeira anestesia realizada por Morton, em 16.10.1846.*

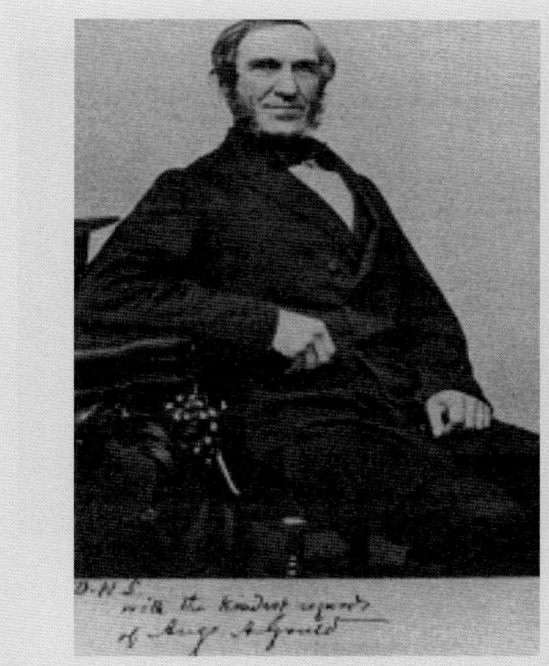

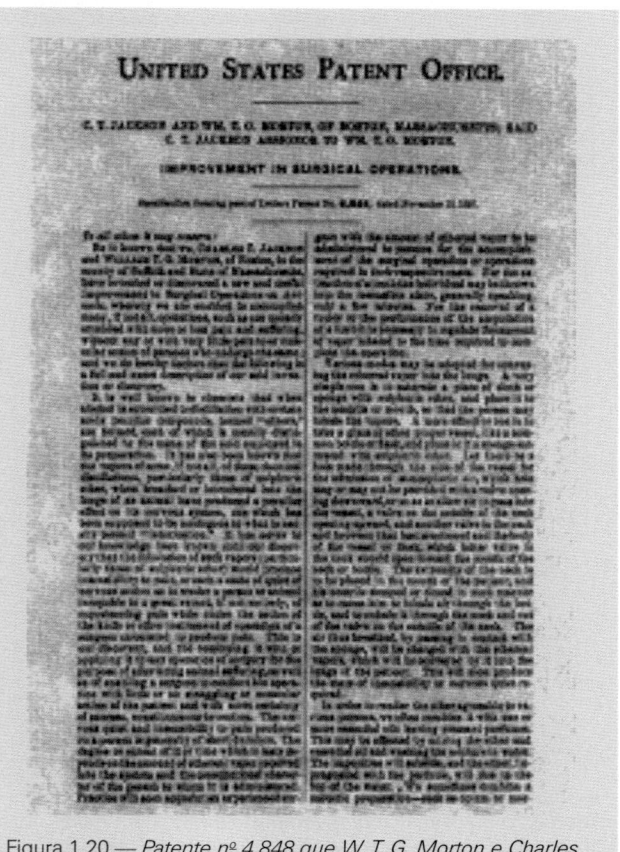

Figura 1.18 — *Dr. Augustus Addison Gould, que sugeriu a Morton a colocação de duas membranas de couro para servirem como válvulas inspiratória e expiratória no aparelho usado em 16.10.1846. Cunhou o termo Letheon.*

Figura 1.20 — *Patente nº 4.848 que W. T. G. Morton e Charles Thomas Jackson conseguiram, em 12.11.1846, para o Letheon.*

O aparelho usado por Morton na anestesia de Gilbert Abbott era de vidro (Figura 1.21), mas, no mesmo ano, patenteou um de metal (Figura 1.22), que se encontra atualmente no *National Museum of American History*, *Smithsonian Institution*, Washington.

A notícia do grande feito de Morton logo se espalhou. O barco Acádia, com destino a Liverpool, na Inglaterra, partiu de Boston no dia 1.12.1846, terça-feira, levando éter e uma carta com a descrição dos acontecimentos, em Boston, do Dr. H. J. Bigelow para o Dr. Francis Boott. O Acádia ancorou em Liverpool em 16.12.1846, quarta-feira, e a primeira cirurgia com anestesia realizada fora dos Estados Unidos foi feita em Londres em 19.12.1846, sábado, por James Robinson (1813-1862). Robinson, atuando como dentista e anestesista, extraiu um dente molar de Miss Lonsdale, sobrinha de Francis Boott. Boott persuadiu, então, o renomado professor de cirurgia da Universidade de Londres, Dr. Robert Liston (1794-1847), 52 anos, a experimentar o "novo fármaco", e, em 21.12.1846, segunda-feira à tarde, no *North London Hospital*, amputou a perna de Frederick Churchill, 36 anos, tendo como anestesista o estudante de Medicina William Squire, de 21 anos. Das pessoas que testemunharam essa anestesia, duas se tornariam famosas. Uma delas era um jovem estudante de Medicina, de 19 anos, chamado Joseph Lister (1827-1912), que viria a introduzir, em 12.08.1865, a técnica antisséptica em cirurgia e se tornaria o primeiro médico *Lord* (*Lord* Joseph Lister). O segundo, Joseph Thomas Clover (1825-1882), 21 anos, viria a se tornar um renomado anestesiologista inglês.

O mais significativo evento da história médica norte-americana ocorrido em 16.10.1846 no HGM pode ser mais bem observado no quadro pintado por Roberto Hinckley (1853-1941) (Figura 1.23).

O quadro, com as dimensões de 249 × 292 cm, foi doado à Biblioteca Médica de Boston, em 1903.

1. Josiah Haines – Fotógrafo de um jornal de Boston.
2. John Call Dalton – Estudante de medicina do segundo ano, 21 anos. Estudou com Claude Bernard, em Paris, e tornou-se um renomado fisiologista norte-americano.
3. William Williamson Wellington – Cirurgião formado em Harvard, em 1838.
4. Abel Laurence Peirson (1794-1853) – Cirurgião, 52 anos. Faleceu num acidente de trem em 6.5.1853,

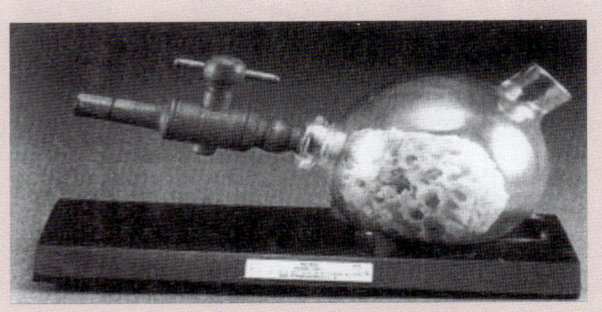

Figura 1.21 — *Aparelho de vidro usado por Morton em Edward Gilbert Abbott, em 16.10.1846. Por sugestão do Dr. Augustus Addison Gould, continha duas membranas de couro, que funcionaram como válvulas inspiratória e expiratória.*

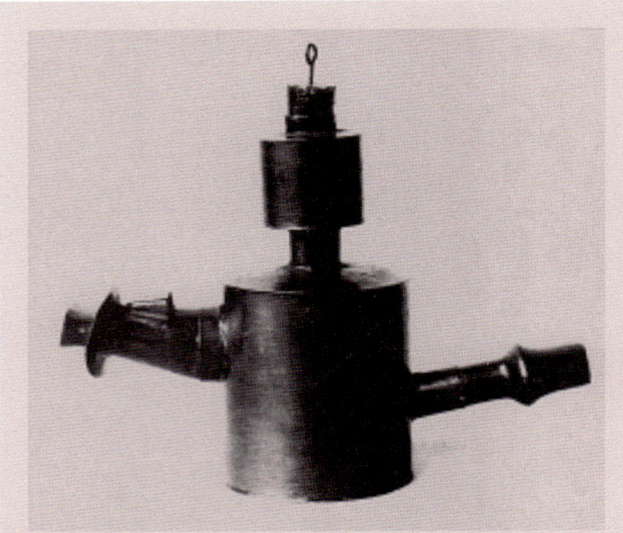

Figura 1.22 — *Este aparelho de metal, patenteado por Morton, em 1846, foi o primeiro posto à venda em todo o mundo. Encontra-se no National Museum of American History Smithsoniam Institution, Washington.*

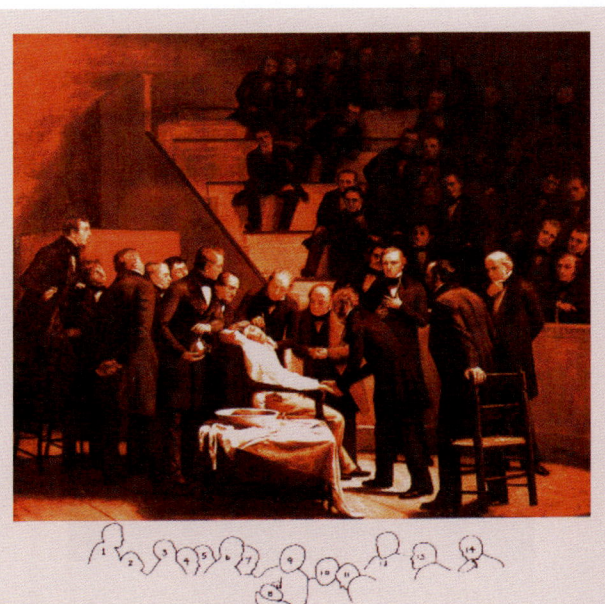

Figura 1.23 — *Quadro pintado por Robert Hinckley (1853-1941) retratando os presentes, em 16.10.1846, no Anfiteatro Bulfinch (Cúpula do Éter) do HGM. Foi doado à Biblioteca Médica de Boston, em 1903. Estão numerados de 1 a 14 para melhor identificação.*

aos 59 anos, em Norwalk, Connecticut, quando voltava do Congresso da Associação Médica Americana.
5. Charles Hosea Hildret – Estudante de medicina do segundo ano, 21 anos.
6. William Thomas Green Morton – Dentista, estudante de medicina do segundo ano, 27 anos. Foi o responsável pelo mais significativo evento da história médica norte-americana, com a realização da primeira anestesia, em 16.10.1846, no Anfiteatro Bulfinch, no HGM, em Boston. Nasceu em Charleston, distrito de Worcester, do estado norte-americano de Massachusetts, em 9.8.1819, e faleceu no Hospital Saint Lukes, em Nova Iorque, em 16.7.1868, aos 49 anos, após hemorragia cerebral que o acometeu quando estava no *Central Park*. Em Nova Iorque, se hospedara no Hotel Riverside. Está enterrado no Cemitério Mount Auburn, em Boston. Era casado com Elizabeth Whitman Morton e não concluiu o curso médico, mas recebeu o diploma honorário de médico em 1852. Seu filho, William James Morton, formou-se médico em 1872. Patenteou o éter, junto com o Dr. Charles Thomas Jackson, com o nome de *Letheon*, em 12.11.1846 (patente nº 4.848).
7. Jonathan Mason Warren – cirurgião plástico e filho do Dr. John Collins Warren, cirurgião-chefe do HMG.
8. Edward Gilbert Abbott (1825-1855) – Tipógrafo, 21 anos. Paciente com tumor de glândula submandibular esquerda. Internou-se no HGM, em 25.9.1846, sexta-feira, para uma cirurgia que se realizou em 16.10. Teve alta em 7.12.1846, segunda-feira, ficando 73 dias internado. A cirurgia demorou apenas 25 minutos, mas em decorrência de uma infecção, teve um pós-operatório que durou 52 dias. Faleceu ainda jovem, 30 anos.
9. John Collins Warren (1788-1856) – Cirurgião-chefe do HGM, 68 anos. Fundou o *Boston Medical and Surgical Journal* (atual *New England Journal of Medicine*) em 1812, e o HGM em 1821.
10. Eben Frost – Comerciante que no dia 30.9.1846, quarta-feira, na rua Tremont Row, 19, em Boston, teve um dente extraído por Morton sob os efeitos do éter. Estavam presentes os médicos Charles Frederick Heywood e Henry Jacob Bigelow, além do repórter Albert Tenney, que no dia seguinte, 1.10.1846, quarta-feira, publicou o acontecimento no *Boston Daily Journal*.
11. Charles Frederick Heywood (1823-1893) – Cirurgião de 23 anos do HGM. Nasceu em Boston em 14.11.1823 e faleceu em 14.2.1893, aos 70 anos. Foi quem, em 14.10.1846, quarta-feira, escreveu a carta a Morton convidando-o para fazer anestesia em 16.10.1846, sexta-feira, às 10 horas no HGM. Em 14.10.1853, escreveu uma extensa carta ao Congresso Americano solicitando o reconhecimento de Morton como descobridor da anestesia. Morton faleceu sem que isso tivesse ocorrido e jamais recebeu os $100 mil dólares prometidos. Estava presente no Hospital Saint Lukes, em Nova Iorque, quando, em 15.7.1868, quarta-feira, viu Morton ser internado em estado de coma, vindo a falecer no dia seguinte, 16.7.1868, quinta-feira. O *New York Tribune* noticiou o triste acontecimento na edição do dia seguinte, 17.7.1868, sexta-feira.
12. Henry Jacob Bigelow (1818-1890) – Cirurgião de 28 anos, especializado no trato geniturinário e ortopedista. Foi o grande organizador deste evento e, em 3.11.1846, terça-feira, comunicou o fato à Academia Americana de Artes e Ciências. Testemunhou a anestesia feita por Morton em Eben Frost e idealizou a construção do Cemitério Mount Auburn, onde Morton está enterrado.
13. Augustus Addison Gould – Cirurgião do HGM. A família Morton (Morton, a esposa, Elizabeth Whitman, e o filho, William James) morava com o Dr. Charles Thomas Jackson, mas após se desentender com este, foi morar com Gould. Foi Gould que sugeriu a Morton a colocação de válvulas inspiratória e expiratória[9,31] no aparelho usado em Edward Gilbert Abbott e quem cunhou o nome *Letheon*.
14. Solomon Davis Townsend – Cirurgião graduado em Harvard, em 1815, que substituiu o Dr. John Collins Warren no HGM. Era muito amigo de Francis Arthur Bainbridge, que descreveu o reflexo que leva o seu nome (reflexo de Bainbridge).

Um grande momento da história médica mundial foi a comemoração do centenário do grande feito de Morton. Nos Estados Unidos, onde acabavam de sair da Segunda Guerra Mundial, as comemorações se estenderam por três dias, 15, 16 e 17.10.1946, com conferências realizadas no Hotel Sheraton de Boston (Figura 1.24),

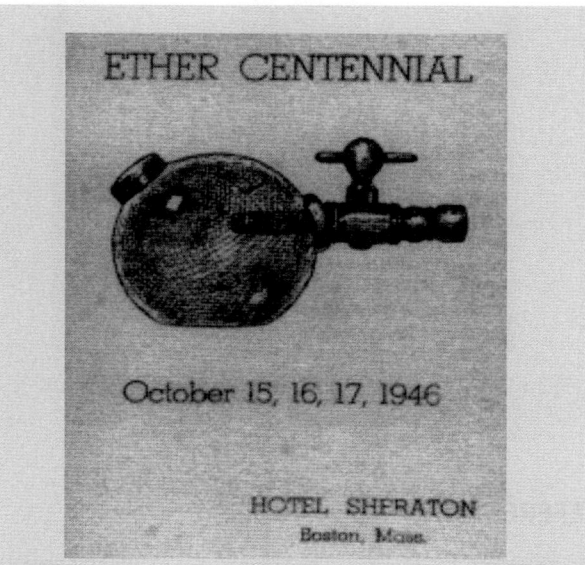

Figura 1.24 — *Convite para as festividades, no Hotel Sheraton de Boston, do centenário do grande feito de Morton, em 16.10.1846.*

tendo como participantes renomados anestesiologistas, como John Silas Lundy, Ralph Milton Water, entre outros. Grandes festividades ocorreram no HGM, com acesso para médicos e também para o público em geral (Figura 1.25). O último número do *Jornal da História da Medicina* de 1946 publicou um longo artigo sobre a história da Anestesiologia (Rosen G. *Journal of the History of Medicine and Allied Sciences*, 1946;1:505-710). Para apreciar o que o mundo deve a Crawford Long, Wellls e Morton, basta imaginar o estado mental de um paciente antes de enfrentar uma cirurgia sem anestesia. Em 1841, o Dr. Alfred Armand Louis Marie Velpeau (1795-1867), o melhor cirurgião da França, na época, proclamava: "Escapar à dor das operações cirúrgicas é uma quimera que não nos é permitido contemplar em nossos dias. Em uma operação, o instrumento cortante e a dor são duas ideias que nunca se apresentam de maneira separada na mente do enfermo e é necessário que os cirurgiões admitam sua associação". Graças a Long, Wells e Morton, somente alguns anos mais tarde os enfermos não estavam mais, segundo as palavras do Dr. William Wordsworth, "condenados a seguir acompanhados pela dor, pelo medo e pelo sangue".

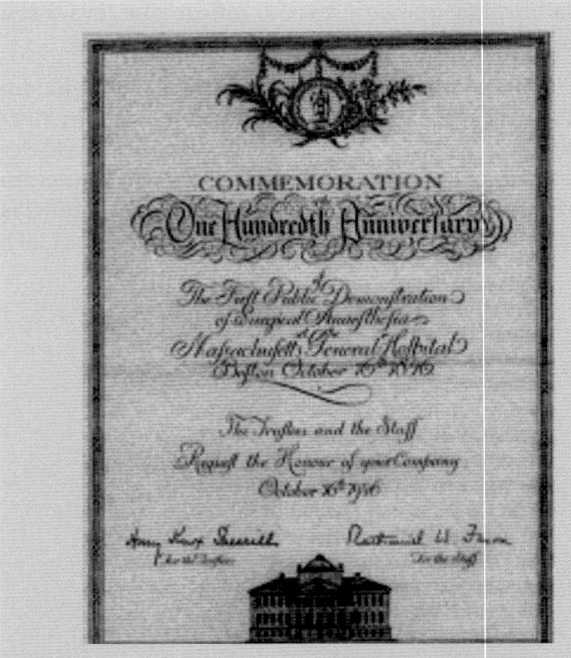

Figura 1.25 — *Convite para as celebrações, no HGM, do centenário do grande feito de Morton, em 16.10.1846.*

REFERÊNCIAS

1. Atkinson RS, Boulton TB. The history of anaesthesia, London: The Parthenon Publishing Group, 1987.
2. Bause GS. Spreading the news of anesthesia: from WTG Morton to the World Wide Web. Newsletter, 1996; 60:9:14-5.
3. Brockman J. As maiores invenções dos últimos 2000 anos. Rio de Janeiro: Objetiva, 2000; 80-3.
4. Vandam LD. The waters – Morton house. Newsletter, 1993; 57:9:8.
5. Melo JMS. A Medicina e sua História. 1. ed. Rio de Janeiro: EPUC, 1989; 183-5.
6. Margotta R. História ilustrada da Medicina. 1. ed. São Paulo: Manole, 1998; 144-9.
7. Bacon DR. The ether centennial of 1949: A celebration of Morton achievement. Newsletter, 1996; 60:9:20-2.
8. Dodge TL. Doctors Day 1994 learning from the past, planning for our future. Newsletter, 1994; 58:2:5-7.
9. Giesecke AH. The most significant event in american medical history. Newsletter, 1996; 60:9:5-7.
10. Albin MS, Ray J, Smith S. Finding the real crawford long (1815-1878): The discovery of an historical photograph. In: Atkinson RS, Boulton TB. London: The Parthenon Publishing Group, 1987; 495-8.
11. Aldrete JA, Marron GM, Wright AJ. The first administration of anesthesia in military surgery on occasion of the mexican-american war. Anesthesiology, 1984; 61:585-8.
12. Calmes SH. Stamp honoraring Dr. Apgar to debut in october. Newsletter, 1994; 58(4):20.
13. Steward DJ. History of pediatric anesthesia. In: Gregory GA. Pediatric Anesthesia. 2. ed. Churchill Livingtone, New York, 1983:1-14.
14. Gordon R. A assustadora história de pacientes famosos e difíceis. 1. ed. Rio de Janeiro: Record, 1997;90-3.
15. Scliar M. Cenas médicas. Uma introdução à história da medicina. 1. ed. Porto Alegre: Artes e Ofícios Editora, 2002; 73.
16. Alves R. O médico. 3. ed. Campinas: Papirus, 2002; 31-7.
17. Lear E. Doctors Day 1994. Caroline Swain's Husband. Newsletter, 1994; 58(2):8-9.
18. Anestesiologia na História. Jornal do Cremesp. 203, 2004;16.
19. Caton D. Obstetric anesthesia: The first ten years. Anesthesiology, 1970; 33(1):102-9.
20. Sim PP. The discovery of anaesthesia. Newsletter, 1993; 57(2):7-8.
21. Spielman FJ. The art of anesthesiology: Dr. Crawford W. Long. Newsletter, 1995; 59(9):8-10.
22. Vandam LD. Charles Frederick Heywood. House surgeon at the ether demonstration. Anesthesiology, 1995; 82:772-8.
23. Vandam LD. Robert Hinkley's "The first operation with eter". Anesthesiology, 1980; 52(1):62-70.
24. Albin MS. William Thomas Green Morton as a military anesthesist during the Civil War. Bulletin of Anesthesia History, 1996; 14(1):1-4.
25. Thorwald J. O século dos cirurgiões. São Paulo: Hermes, 2000; 97-158.
26. Scliar M. A paixão transformada. História da medicina na literatura. 3. ed. São Paulo: Sezwarez, 2001;192-4.

27. Wrigth AJ. Early use of the cushing – Codman anaesthesia record. Anesthesiology, 1987;66:92.
28. Caton D. Obstetric anesthesia and concepts of placental transport: A historical review of the nineteenth century. Anesthesiology 1977;46;132-7.
29. Simmons JG. Médicos & descobridores. Vidas que criaram a medicina de hoje. Rio de Janeiro: Record, 2004;198-202.
30. Barreto CRA. Primórdios da monitorização em anestesia. Rev. Bras. Anestesiol, 1985;35(5):391-7.
31. Friedman M, Friedland GW. As dez maiores descobertas da medicina. São Paulo: Schwacz, 1999; 141-69.
32. Lima DR. História da medicina. Rio de Janeiro: MEDSI Editora Médica e Científica, 2003; 159-60.
33. Conlay LA. Monument to a momentous event. Newsletter, 1996; 60(9):18-9.
34. Bacon DR. The anaesthesia world between the wars: The creation of infrastructure. Newsletter, 1995; 59(10): 19-21.
35. Calmes SH, Virginia Apgar MD. Inducted into national women's hall of fame. Newsletter, 1995; 59(12):25-6.
36. Calverly RK. Landmarks and events of the Horace Wells sesquicentennial. Newsletter, 1994; 58(11):24-6.
37. Conner EH, William TG. Morton and the U S Congress. Newsletter, 1996; 60(9):16-7.
38. Cope DK – October 16, 1846: A day in history. Newsletter, 1996; 60(9):11-3.
39. Cope DK. A day in the life: 1905. Newsletter Special Commemorative, 2005;4.
40. Desfalque RJ, Wright AJ. Robert Mortimer Glover and the first chloroform anesthesia. Anesthesiology, 1984;70:1033-4.
41. Ellis RH. Roberts Liston's letter to Dr Francis Booth. Its reaperance after 135 years. Anesthesiology, 1985;62:331-5.
42. Giesecke AH. The most significant event in american medical history. Newsletter, 1996; 60(9):5-7.
43. Hart MH. As 100 maiores personalidades da história. 4. ed. Rio de Janeiro: Bertrand Brasil, 2001; 244-9.
44. Lee JA, Atkinson RS. A synopsis of anaesthesia. 7. ed. Great Britain: John Wright & Sons, 1975; 1-25.
45. Lear E. Doctors Day 1994 – To make a long story. Newsletter, 1994; 58(2):10-2.
46. Lear E. Doctors Day Will Mark 150 – year – old Anesthesia Milestone. Newsletter, 1991; 55(11):20-1.
47. Lyons AS, Petrucelli RJ. Medicine on illustrated history. New York: Abradale Press, 1987; 527-33.
48. Maia RJF, Fernandes CR. O alvorecer da anestesia inalatória: Uma perspectiva histórica. Rev. Bras. Anestesiol, 2002; 52(6):774-82.
49. Pasloe CP. Não existia cirurgia sem dor. Jornal do Cremesp 203; 2004:16.
50. Porter R. Blood & Guts – A short history of medicine. London: Penguin Books, 2002; 109-34.
51. Porter R. Medicina. A história da cura. China: Livros e Livros, 2002; 128-31.
52. Porter R. Das tripas coração. Uma breve história da medicina. 1. ed. Rio de Janeiro: Record, 2004; 137-63.
53. Porter R. História ilustrada da medicina. Rio de Janeiro: Livraria e Editora Reventes, 2001; 202-45.
54. Pratila MG. Doctors Day 1998: A look of pediatric anaesthesia. Newsletter, 1998; 62(2):4-8.
55. Rushman GB, Davies NJH, Atkinson RS. A short history of anaesthesia. 1. ed. Oxford: Butterworth Heinemann, 1996.
56. Shepard DA. Harvey cushing and anaesthesia. Can Anaes Sac J., 1965;12(5):431-42.
57. Thorwald J. O século dos cirurgiões. São Paulo: Hermes, 2000; 97-158.
58. Vandam LD. Abel Lawrence Peirson: Early proponent of etherization. Anesthesiology, 1990; 77:375-8.
59. Wolman H. Why Crawford W Long, MD didn't publish for seven years. Newsletter, 1994; 58:10:24.

A Sociedade Brasileira de Anestesiologia
Estrutura e Relações Institucionais

Nádia Maria da Conceição Duarte
Gastão Fernandes Duval Neto
Ana Maria Menezes Caetano

ESTRUTURA DA SBA

Em 16 de outubro de 1846, no Hospital Geral de Massachussets, na *Harvard Medical School*, o dentista William Thomas Green Morton administrou éter como agente anestésico a um paciente, permitindo-lhe ser submetido a um procedimento cirúrgico sem sofrer as agruras do ato operatório. Apesar de não ter sido o pioneiro na utilização do fármaco para esse fim, foi o primeiro que o fez com sucesso e deu publicidade ao fato – demonstração pública. Por isso, apesar das controvérsias, é dado a Morton o crédito pela introdução da anestesia. Nasceu assim a bem-sucedida história da Anestesiologia mundial.[1]

No Brasil, sete meses após esse fato, em 25 de maio de 1847, o Dr. Roberto Haddock Lobo, no Rio de Janeiro, reproduziu esse feito e também com éter anestesiou um estudante de Medicina, que se voluntariou para a experiência.

No ano de 1848, na Inglaterra, surgiram as primeiras anestesias com uso de clorofórmio. Mais uma vez, a prática foi replicada no Brasil apenas quatro meses depois pelo Dr. Manoel Feliciano Pereira de Carvalho, que realizou uma amputação de membro com o uso desse novo agente.

No século XX, proliferaram novos fármacos, equipamentos e técnicas anestésicas. Os bloqueios regionais ganharam adeptos. A anestesia local e a raquianestesia foram aplicadas com proficiência. Porém, em razão da falta de profissionais habilitados, essas práticas eram muitas vezes realizadas pelos cirurgiões; e estes, como se ocupavam em seguida do procedimento cirúrgico, abandonavam seus pacientes a cuidados de terceiros, em geral uma irmã de caridade, sem a capacitação devida ou mesmo dedicação exclusiva ao ente que estava sendo operado; isso resultava, frequentemente, em complicações e desfechos infelizes.

Com o número crescente de médicos e estudantes interessados em anestesia, as clínicas e os hospitais foram, paulatinamente, organizando os seus serviços de anestesia.

O retorno da Força Expedicionária Brasileira da Segunda Guerra Mundial trouxe, principalmente para o Rio de Janeiro e São Paulo, um contingente de médicos, cujos serviços prestados nos hospitais de campanha foram exercidos, exatamente, na assistência anestésica. A chegada desses doutores com novas experiências fez aflorar mais ainda o interesse pela especialidade. As reuniões para discussões clínicas tornaram-se frequentes e organizadas.

Em um desses encontros, no Auditório do Hospital dos Servidores do Estado do Rio de Janeiro, na rua Sacadura Cabral, nº 158, no dia 25 de fevereiro de 1948, por sugestão dos doutores Antônio Patury Souza e Oscar Vasconcelos Ribeiro, os profissionais da Anestesiologia tomaram uma iniciativa importante: criar uma sociedade. Aprovada em plenário, com ata registrada e assinada pelos seus fundadores, nascia a Sociedade Brasileira de Anestesiologia (SBA).[2]

Primeira diretoria eleita da SBA (1948):

- Presidente: Mário Castro D´Almeida Filho
- Vice-presidente: Antônio Patury Souza
- Secretário: José Luiz Guimarães Santos
- Tesoureiro: Paulo Drolshagem
- Bibliotecário: Breno Cruz Mascarenhas
- Diretor da revista: Oscar Vasconcelos Ribeiro

Novas diretorias da SBA foram eleitas e empossadas ao longo do tempo, sendo realizadas reuniões administrativas e científicas em que eram discutidas e deliberadas ações importantes, que estruturavam passo a passo o funcionamento dessa jovem instituição.

Já no ano seguinte à fundação da SBA, a sua sede foi instalada, em sala situada na Praça Floriano Peixoto – no centro da cidade do Rio de Janeiro (RJ).

Identificou-se a necessidade de criação das suas regionais, nos respectivos estados da Federação. Pela mobilização intensa e pelo empenho dos profissionais que atuavam àquela época, nasceram as regionais da SBA, iniciando-se por São Paulo, em 1950.[3]

Com a expansão das atividades regulares da SBA e de seus associados, em 1952 foi criada a *Revista Brasileira de Anestesiologia* (*RBA*), com a missão de difundir o conhecimento científico acumulado. Hoje, a *RBA* é um periódico trilíngue, indexado ao MedLine, entre vários outros grandes bancos de dados de periódicos científicos, com visibilidade e disponibilidade para toda a comunidade científica mundial por via eletrônica. É cadastrada para análise bibliométrica de impacto pela Thomson Reuters – ISI, que avalia o desempenho da sua produção científica quanto aos pesquisadores, aos artigos e ao periódico como um todo.

O *Anestesia Revista*, um boletim sem cunho científico, foi criado logo após a *RBA* como instrumento de comunicação da Diretoria sobre as suas ações, deliberações emanadas de Assembleias e divulgação de informações referentes ao ensino da especialidade.

A formação em anestesia passou a ser regulamentada e controlada pela SBA em 1953, com divulgação dos Serviços para Treinamento em Anestesiologia e elaboração dos "Requisitos Essenciais para o Treinamento em Anestesiologia". Surgiram com essas medidas os Centros de Ensino e Treinamento da SBA.

Com relação à titulação dos especialistas, a SBA foi pioneira no Brasil, criando em 1957 o Título de Especialista em Anestesiologia (TEA-SBA). Somente 20 anos depois o presidente da República General Ernesto Geisel sancionou a criação da Residência Médica, através do Decreto nº 80.281, de 5 de setembro de 1977, definindo-a como uma modalidade de ensino de pós-graduação destinada a médicos, sob a forma de curso de especialização, estando esta nos dias de hoje sob a coordenação da Comissão Nacional de Residência Médica (CNRM). A Resolução do Conselho Federal de Medicina nº 1634/2002 estabeleceu o convênio entre o Conselho Federal de Medicina (CFM), a Associação Médica Brasileira (AMB) e a CNRM, para o reconhecimento das especialidades médicas. A Resolução estabelece que as Residências Médicas reconhecidas pela CNRM e os Programas de Ensino das Sociedades de Especialidades, reconhecidos pela AMB, são os órgãos formadores acreditados para formação de especialistas.

A partir de 1983, a SBA passou a conferir também, por meio de concurso, o Título Superior em Anestesiologia (TSA), que é a maior certificação da especialidade auferida pela SBA. Para se inscrever no concurso para obtenção do TSA, é necessário que o candidato seja especialista em Anestesiologia pela Sociedade Brasileira de Anestesiologia. Ser portador do TSA é pré-requisito essencial para um membro da SBA fazer parte de sua Diretoria, comissões e comitês de assessoramento técnico-científico, do corpo editorial da *RBA* e do quadro de instrutores responsáveis e corresponsáveis dos Centros de Ensino e Treinamento.

A história dos eventos científicos no Brasil inicia-se nas próprias reuniões informais que determinaram a criação da SBA. Da informalidade, esses encontros científicos se organizaram, resultando no 1º Simpósio Brasileiro de Anestesiologia, realizado em Recife (PE), em 1951, presidido pelo Dr. Nelson Falcão. Esse simpósio foi o embrião dos atuais Congressos Brasileiros, que teve a sua primeira versão em São Paulo, em 1954.

As Jornadas Regionais inicialmente se organizaram no sul do país. Em Porto Alegre, em 1962, realizou-se a primeira Josulbra. Rio de Janeiro, São Paulo e Minas Gerais realizaram uma Jornada intitulada Rio-São Paulo-Minas de 1966 a 1979. A partir de então, o Espírito Santo foi adicionado ao bloco e desde 1980 o evento passou a se realizar e ser denominado Jasb (Jornada de Anestesiologia do Sudeste Brasileiro). A Jornada do Brasil Central ocorre desde o ano de 1969, tendo diferentes composições de estados, como Uberaba e Uberlândia (MG), que participaram como sede algumas vezes. Nas regiões Norte e Nordeste, desde 1977, se realiza a Jonna (Jornada Norte Nordeste de Anestesiologia).[3]

A SBA DE HOJE

De acordo com o Artigo 1º do seu atual Estatuto, "a Sociedade Brasileira de Anestesiologia (SBA) é uma associação civil, sem fins econômicos, fundada em 25 de fevereiro de 1948, por tempo indeterminado, constituindo-se em uma Federação de Associações Regionais, com sede e foro na cidade do Rio de Janeiro, situada à Rua Professor Alfredo Gomes, 36, Botafogo, Rio de Janeiro – RJ, CEP 22251-080, que não remunera, por qualquer forma, os cargos de sua diretoria, conselhos fiscais, deliberativos ou consultivos, e que não distribui lucros, bonificações ou vantagens a dirigentes, mantenedores ou associados, sob nenhuma

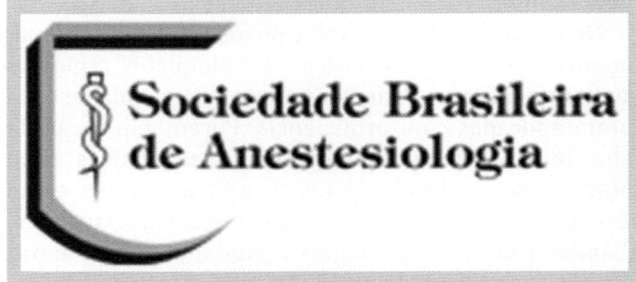

Figura 2.1 — *Logomarca da Sociedade Brasileira de Anestesiologia.*

forma ou pretexto, a qual se regerá pelo presente Estatuto e pelas leis que regulam a matéria".[4] (Figura 2.1)

Desde a sua fundação, a SBA tem buscado, de forma incessante, estar atualizada e alinhada a importantes instituições, na busca de indicadores e evidências de boas práticas, orientando seus associados para a obtenção dos melhores desfechos das suas atividades médicas. Promove e divulga ações que possam resultar na melhoria contínua da qualidade e da segurança nos processos de atendimento ao paciente no período perioperatório, por meio de gestão eficiente de riscos, conhecimento, pesquisa, ética e responsabilidade social.[5]

De forma mais contundente, a partir de 2007, a SBA começou a discutir sobre a importância e a necessidade de utilizar ferramentas mais eficazes e modernas de gestão. Em 2008, implantou o programa 5S de qualidade, e nesse mesmo ano, com uma assessoria especializada, estruturou e implantou um Sistema de Gestão de Qualidade e o seu Planejamento Estratégico, que desde então auxilia o gerenciamento dos processos internos e externos e descreve de forma clara a sua política de qualidade, missão, visão, valores e competência.

Em 2009, a SBA submeteu-se ao processo de avaliação do Sistema de Gestão da Qualidade pela Certificadora DNV GL, que resultou na obtenção da certificação ISO-9001:2008, selo criado pela International Organization for Standardization, cujo objetivo é reconhecer práticas de gestão que se coadunem com as exigências internacionais de sistemas de gerenciamento da qualidade. Foi a primeira Sociedade de Especialidade Médica brasileira a obter essa certificação. Desde então, tem sido submetida anualmente às auditorias de manutenção, sendo recertificada a cada ciclo de três anos. Esta é, sem dúvida, uma evidência de que seu Sistema de Gerenciamento de Qualidade é aprovado e certificado com um padrão de melhores práticas.[4]

Política da Qualidade

Comprometimento contínuo com práticas de gestão e melhorias organizacionais, visando à geração de ganhos para os anestesiologistas associados e demais partes interessadas.

Missão

Promover o desenvolvimento, o bem-estar e o aprimoramento científico dos anestesiologistas e garantir a qualidade e a segurança da medicina perioperatória para a sociedade em geral.

Visão para 2015-2020

Significar para a comunidade em geral uma entidade exemplar no campo do ensino, atualização científica, defesa profissional, qualidade e segurança da Anestesiologia, com reconhecimento internacional.

Valores

Qualidade

- Programas de ensino, atualização científica e segurança profissional, atendendo às expectativas de seus associados e clientes e superando-as.
- História e tradição.
- Armazenamento, organização e divulgação da história da SBA, gerando reconhecimento e identificação das suas tradições.
- Empreendedorismo.
- Busca continuada de melhorias dos processos, com implementação de novas práticas e projetos, buscando ganhos para seus associados e clientes.
- Imagem.
- Percepção positiva da SBA pelas demais entidades médicas e sociedade em geral.
- União.
- Ações de melhorias organizacionais que buscam o comprometimento, a satisfação e a valorização de todos os seus associados e colaboradores.
- Ética.
- Valores da organização, dos indivíduos e da sociedade.
- Relacionamento.
- Desenvolvimento, com seus pares, fornecedores e clientes, de parcerias baseadas na confiança mútua e ganhos compartilhados.
- Organização.
- Desenvolvimento contínuo de ferramentas que permitam a capacitação dos associados, melhorando continuamente seu perfil científico e profissional.

Competência

Para cumprir a sua Missão Institucional, a SBA executa os seguintes serviços:

- Promove o desenvolvimento das ciências da saúde nas áreas de educação, pesquisa e apoio técnico, com a formação e a capacitação de recursos humanos na área de Anestesiologia, buscando a melhoria contínua da qualidade dos serviços anestesiológicos oferecidos à população, sem nenhuma forma de discriminação de raça, sexo, cor, religião ou classe social.
- Reúne os médicos interessados em fomentar o progresso, o aperfeiçoamento e a difusão da Anestesiologia, da Terapia Intensiva, do Tratamento da Dor, dos Cuidados Paliativos e da Reanimação.
- Estabelece normas para o treinamento na especialidade.
- Faz cumprir o Código de Ética Médica, o Código Profissional e Econômico da SBA.
- Defende os interesses profissionais de seus membros.

- Patrocina congressos da especialidade de âmbito nacional e internacional.
- Confere o Título Superior em Anestesiologia (TSA).
- Confere o Título de Especialista em Anestesiologia (TEA).
- Confere o Certificado de Área de Atuação em Dor.
- Confere o Certificado de Área de Atuação em Cuidados Paliativos.
- Publica a *Revista Brasileira de Anestesiologia* e o boletim *Anestesia em Revista*.
- Confere prêmios, conforme regulamentos próprios.
- Realiza convênios de intercâmbio cultural e científico com entidades internacionais, visando ao aprimoramento técnico-científico de profissionais anestesiologistas.

O número possível de membros associados da SBA é ilimitado, e as suas categorias são:

I. Fundadores.
II. Honorários.
III. Beneméritos.
IV. Estrangeiros.
V. Ativos.
VI. Aspirantes.
VII. Adjuntos.
VIII. Aspirantes-adjuntos.
IX. Remidos.
X. Especiais.

O organograma da SBA é composto dos seguintes órgãos:

I. Assembleia Geral (AG).
II. Assembleia de Representantes (AR).
III. Conselho Superior.
IV. Conselho Fiscal.
V. Diretoria.
VI. Conselho de Defesa Profissional.
VII. Departamentos.

Assembleia Geral

A Assembleia Geral é o órgão máximo da SBA, realizada pela reunião de seus membros ativos com os seguintes objetivos: liquidação da SBA; eleger a Diretoria e o Conselho Fiscal; destituir a Diretoria e/ou o Conselho Fiscal; aprovar as contas; alterar o Estatuto; deliberar sobre assuntos de especial importância para a SBA.

Assembleia de Representantes

A Assembleia de Representantes é constituída por representantes das regionais, pelo presidente do Conselho Superior e pela Diretoria da SBA. Delibera sobre assuntos de interesse da SBA e realiza a eleição para os seus cargos, exceto Diretoria e Conselho Fiscal.

Conselho Superior

O Conselho Superior é constituído pelos três últimos presidentes da SBA e pelos presidentes das regionais. São suas atribuições: eleger seu presidente, que tomará parte nas reuniões de Diretoria sem direito a voto; participar da Assembleia de Representantes, por meio de seu presidente; examinar as contas da SBA e recomendá-las à aprovação ou não pela Assembleia Geral, após conhecer o relatório do Conselho Fiscal; indicar, por solicitação da Diretoria, substitutos para cargos vagos nos períodos entre eleições; recomendar à Assembleia de Representantes nomes para eleição aos cargos eletivos, exceto da Diretoria e do Conselho Fiscal; opinar, em qualquer época, sobre determinado assunto, por solicitação da Diretoria; apreciar as denúncias em grau de recurso.

Conselho Fiscal

O Conselho Fiscal é composto de três membros efetivos e três suplentes, todos membros ativos da SBA, eleitos pela Assembleia Geral, tendo como funções verificar, comprovar e opinar, trimestralmente, sobre a administração financeira da SBA, enviando relatório ao Conselho Superior para apreciação.

Diretoria

A Diretoria é o órgão executivo da SBA, composta de um presidente, um vice-presidente, um secretário-geral, um tesoureiro, um diretor do Departamento Administrativo, um diretor do Departamento Científico e um diretor do Departamento de Defesa Profissional, todos eleitos pela Assembleia Geral, sendo deles exigida a qualificação de TSA. Compete à Diretoria, coletivamente: executar e fazer executar as resoluções das Assembleias; cumprir e fazer cumprir o Estatuto; designar comissões, com mandato máximo de três meses; apresentar à Assembleia de Representantes um relatório completo de suas atividades; contratar o pessoal necessário para o funcionamento da SBA; reunir-se, pelo menos uma vez por ano, com os presidentes das comissões permanentes e o editor-chefe da *Revista Brasileira de Anestesiologia*; aprovar e recomendar à Assembleia de Representantes as cidades com condições de sediar os Congressos Brasileiros de Anestesiologia; deliberar sobre o credenciamento e descredenciamento dos Centros de Ensino e Treinamento, baseada nos relatórios da Comissão Ensino e Treinamento; deliberar sobre os casos omissos no Estatuto da SBA.

Conselho de Defesa Profissional

O Conselho de Defesa Profissional é constituído pelo presidente e pelo secretário do Conselho de Defesa Profissional, pelos presidentes das regionais ou seus substitutos credenciados, pelo último presidente da SBA, pelo presidente da SBA em exercício e pelo presidente em exercício da Federação Brasileira das Cooperativas dos Anestesiologistas (Febracan). Tem como finalidade tratar das relações e das condições de trabalho dos associados da SBA.

Departamentos

Os Departamentos da SBA são órgãos cujas responsabilidade e supervisão competem aos respectivos diretores: Administrativo, Científico e de Defesa Profissional.

Departamento Administrativo

É de responsabilidade do diretor do Departamento Administrativo e integrado por:

- Comissão de Estatuto, Regulamentos e Regimentos.
- Equipe de Planejamento dos CBA (EPCBA).
- Biblioteca, videoteca e museu.

Departamento Científico

É de responsabilidade do diretor do Departamento Científico e integrado por comissões permanentes, comitês e pela *Revista Brasileira de Anestesiologia*.

A *Revista Brasileira de Anestesiologia* é trimestral e destina-se, primordialmente, a publicações científicas sob a responsabilidade do editor-chefe e do coeditor, portadores do Título Superior em Anestesiologia, eleitos pela AR com mandato de três anos. Os editores são auxiliados por um Corpo Editorial Associado de três membros e por um Corpo de Conselheiros, selecionados entre membros ativos, portadores do Título Superior em Anestesiologia, com referendo da Diretoria da SBA.

Comissões do Departamento Científico:

- Comissão de Ensino e Treinamento.
- Comissão de Normas Técnicas.
- Comissão Examinadora do Título Superior em Anestesiologia.
- Comissão de Educação Continuada.
- Comissão de Treinamento e Terapêutica da Dor.

Comitês do Departamento Científico:

- Anestesia Ambulatorial.
- Anestesia em Cirurgia Cardiovascular e Torácica.
- Anestesia em Obstetrícia.
- Anestesia em Pediatria.
- Anestesia Locorregional.
- Anestesia Venosa.
- Hipertermia Maligna.
- Reanimação e Atendimento ao Politraumatizado.
- Via Aérea Difícil.
- Medicina Perioperatória.
- Distúrbios do Sono.
- Anestesia em Transplantes de Órgãos.

Departamento de Defesa Profissional

É de responsabilidade do diretor do Departamento de Defesa Profissional, que também é o presidente do Conselho de Defesa Profissional. Ele é integrado pelas seguintes comissões:

- Comissão de Honorários Médicos.
- Comissão de Sindicância de Processo Administrativo.
- Comissão de Saúde Ocupacional.
- Comissão de Qualidade e Segurança em Anestesiologia.

Como instituição formadora e certificadora dos especialistas brasileiros em Anestesiologia e suas áreas de atuação, a SBA conta, atualmente, com 108 Centros de Ensino e Treinamento (CET), distribuídos por todas as regiões do país. Há 1.992 médicos em especialização sendo talhados para a vida profissional por 781 instrutores com credenciais válidas, além de um número talvez ainda maior de outros anestesiologistas voluntários e não cadastrados para a função, mas que se dedicam da mesma forma ao ensino da especialidade nos diversos hospitais de ensino da SBA. Os programas para o ensino da especialidade, bem como serviços, seções, departamentos e disciplinas, com propósitos de ensino pós-graduado da Anestesiologia, sob credencial oficial da SBA, e seus Centros de Ensino e Treinamento são de responsabilidade da Comissão de Ensino e Treinamento. É exigido do médico em especialização um período mínimo de treinamento de três anos em regime de dedicação exclusiva. Findo esse período, com a aprovação nas provas anuais e cumprimento dos demais deveres regulamentares, o egresso do CET recebe o seu Título de Especialista em Anestesiologia (SBA/AMB).

A SBA expede, em convênio com a Associação Médica Brasileira (AMB), o Título de Especialista em Anestesiologia (TEA) para médicos que pratiquem a Anestesiologia, não membros ou membros adjuntos da SBA, aprovados em concurso para obtenção desse título. O concurso é realizado anualmente sob a supervisão da Comissão de Ensino e Treinamento.

Juntamente com a Defesa Profissional, a Educação Continuada é um dos principais pilares da SBA. A instituição oferece aos seus associados e à população em geral um grande leque de instrumentos, como: edição anual de livros e periódicos; aulas, cursos, seminários e fóruns presenciais e a distância; atualizações e informações para especialistas e leigos em seu *website*; o Núcleo SBA Vida, que abriga cursos práticos para o aprimoramento técnico-

-científico: Suporte Avançado de Vida em Anestesiologia (Sava), Reanimação Cardíaca, Controle da Via Aérea, Máscara Laríngea, Ecocardiografia Transesofágica e Recomendações da SBA. Como ação social, em 2011, foi inserido no Núcleo o curso Salve uma Vida, destinado ao público não médico, que leva noções básicas de primeiros socorros, desobstrução de vias aéreas e reanimação cardíaca.[6]

Atualmente, a SBA possui 24 regionais distribuídas nos seguintes estados: Acre, Amapá, Amazonas, Pará, Maranhão, Piauí, Ceará, Rio Grande do Norte, Paraíba, Pernambuco, Alagoas, Sergipe, Bahia, Tocantins, Mato Grosso, Mato Grosso do Sul, Goiás, Minas Gerais, Espírito Santo, Rio de Janeiro, São Paulo, Paraná, Santa Catarina e Rio Grande do Sul e uma no Distrito Federal.

RELAÇÕES INSTITUCIONAIS DA SBA

Federação Mundial de Sociedades de Anestesiologia (WFSA)

Internacionalmente, a SBA é filiada à *World Federation of Societies of Anaesthesiologists* (WFSA), entidade com sede em Londres (Inglaterra), que congrega sociedades de Anestesiologia de várias partes do mundo. Por seu porte e número de associados, há vários anos a SBA encontra-se como a segunda ou terceira maior sociedade da WFSA. E possui assento, com direito à voz e ao voto, na Assembleia de Delegados da WFSA, que acontece a cada quatro anos por ocasião do *World Congresso of Anaesthesiologists* (WCA), compondo uma das maiores delegações de representantes, proporcional ao número de associados declarado anualmente.

WFSA – "Uma Instituição que une anestesiologistas visando incrementar os cuidados com o paciente cirúrgico, e possibilitando o acesso à anestesia clínica segura no mundo".

Essa instituição enfatiza que a Anestesiologia é a prática da Medicina dedicada ao cuidado do paciente no período pré, intra e pós-operatório, além de ser praticada por *experts* em ressuscitação, manejo da dor e terapia intensiva.

A relação direta entre a WFSA e a SBA data da fundação da primeira. A World Federation of Societies of Anaesthesiologists (WFSA) foi fundada oficialmente em 9 de setembro de 1955, em histórica assembleia realizada em Scheveningen, Holanda, durante o 1º Congresso Mundial de Anestesiologistas, na qual tomaram parte 26 sociedades nacionais de Anestesiologia, entre elas a SBA.

Missão da WFSA

É a visão fundamental da WFSA (*The patients comes first*) que executa sua missão por meio de programas implementados com a participação de suas sociedades membros, bem como outras organizações, por exemplo, a Organização Mundial da Saúde (OMS), governos que trabalhem com os mesmos princípios, organizações não governamentais (ONGs), universidades e hospitais, suportando a tese da Cirurgia Segura e reconhecendo que a Anestesia Segura é fator componente essencial para alcançar esse tipo de pleito *(Safety Surgery)*.

Hoje, a WFSA possui mais de 120 sociedades membros, com um número superior a 130 mil anestesiologistas envolvidos na estrutura, provenientes de 140 países.

WFSA – estrutura

É composta dos seguintes setores funcionais: Conselho Executivo, Comitês Permanentes, Comitês de Subespecialidades, Secretaria Geral.

Conselho Executivo (CE)

É o setor em que representantes de todas as federadas (sociedades membros, regiões geográficas), os Comitês Permanentes (Finanças, Educação, Segurança e Qualidade, Publicações, Constituição, Controle Científico, Bem-estar Ocupacional) e o *chair* do *World Congress of Anaesthesiology* (WCA) reúnem-se para discutir a federação como um todo.

O CE avalia situações específicas, liberando recomendações e diretrizes relacionadas aos interesses comuns à federação.

Corpo Executivo

É a estrutura responsável pelo manejo da WFSA em decisões, relacionando as recomendações do CE à Assembleia Geral. O *board* é eleito por escolha dos membros do CE. Essa estrutura reúne-se mensalmente por meio de teleconferência e pessoalmente duas vezes por ano. Na prática, graças ao avanço da tecnologia da comunicação, o contato entre os membros é diário.

Comitês Permanentes

Os Comitês Permanentes promovem suporte, inteligência e *standard* para os programas e as atividades desenvolvidos na WFSA. Eles são essenciais para manter milhares de voluntários trabalhando durante o tempo todo em prol dessas causas e objetivos.

Os membros desses Comitês devem ser *experts* na área para a qual vão atuar e permanecem nessa posição por dois mandatos consecutivos (quatro anos – período entre duas Assembleias Gerais nos congressos mundiais de Anestesiologia). Em situações especiais, um dos membros pode servir ao Comitê como *chair* em um terceiro mandato.

Comitê de Educação

Missão – incrementar os cuidados aos pacientes cirúrgicos no mundo por meio de um trabalho colaborativo com as entidades associadas, criando e desenvolvendo núcleos de educação e treinamento em Anestesiologia. Entre as atividades estão *fellowships,* bolsas de estudos, cursos de curta duração, reuniões educacionais, consultorias e outras. Os métodos para obtenção desses objetivos incluem parcerias para financiamento, consultorias financeiras, sociedades nacionais da especialidade, organizações não governamentais, além de participações individuais.

O Comitê Educacional é dos mais trabalhosos, sendo o mais correlato com os objetivos básicos da WFSA – geração e difusão das informações científicas. Por isso, é o que recebe o maior orçamento anual, aprovado pelo CE e pela Assembleia Geral.

Comitê de Finanças

É composto de cinco delegados oriundos de cinco sociedades membros, sendo dois desses membros de CE. Esse grupo estabelece a sistematização para o controle de recolhimento das contribuições anuais das sociedades membros. Também prepara e administra o orçamento, antecipando despesas para o posterior ano fiscal até a sua apresentação durante a Assembleia Geral.

Comitê de Publicações

A função dele é promover diretrizes de segurança e qualidade em Anestesiologia no mundo, para isso envolve muitos projetos e estabelece relações com outros grupos (notadamente a OMS).

Comitê de Segurança e Qualidade

Sua função é promover diretrizes de alta qualidade em segurança para Anestesia Clínica em nível internacional. Para tanto, está envolvido com projetos e estabelece convênios com entidades correlatas nessa atividade, notoriamente a IAPSF.

Comitê de Constituição

É composto de um *chair* e cinco delegados representantes de cada uma das regiões geográficas da WFSA. Essa estrutura recomenda ao Conselho Executivo emendas à Constituição consideradas facilitadoras da dinâmica de trabalho e eficiência da WFSA.

Comitê de Controle Científico

Este novo comitê tem como função facilitar o estabelecimento de programas de cooperação mútua entre centros de avançado desenvolvimento tecnológico e científico e as sociedades membros da WFSA em desenvolvimento ou subdesenvolvidas, por meio de programas específicos (pesquisa e/ou assistenciais).

Comitê de Saúde Ocupacional

É o mais novo dos comitês da WFSA, proposto por membros da Sociedade Brasileira de Anestesiologia e aprovado pela Assembleia Geral durante o Congresso Mundial de Anestesiologia de 2000, na Cidade do Cabo (África do Sul).

O *e-book Bem-estar Ocupacional em Anestesiologia* foi editado pelo professor Gastão F. Duval Neto, *chair* do Professional Wellbeing Committee, e publicado com total suporte financiado pela SBA. Esse *e-book* é oferecido aos anestesiologistas e residentes em Anestesiologia de todo o mundo de maneira *free download* diretamente da página eletrônica da SBA e da WFSA. Essa publicação visa, principalmente, estimular o desenvolvimento do entendimento e de efetivas ações em relação às situações patológicas do Bem-estar Ocupacional de anestesiologistas, tal como fadiga, síndrome de Burnout, dependência química, entre outras. É apresentado nos idiomas português, inglês e espanhol (futuramente em mandarim).

O *e-book Bem-estar Ocupacional do Anestesiologia* foi lançado oficialmente no Congresso Brasileiro de Anestesiologia de 2013, em Aracaju (SE) (Figura 2.2).

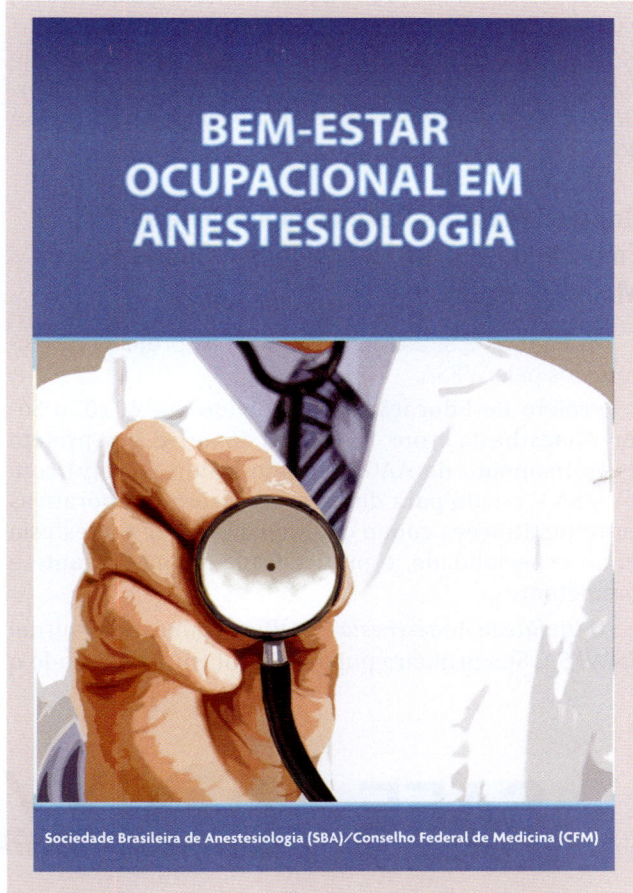

Figura 2.2 — *E-book Bem-estar Ocupacional em Anestesiologia.*

Comitês de Subespecialidades

Podem ser criados pela solicitação do presidente da WFSA ao Conselho Executivo da instituição. Os membros participantes desses Comitês cumprem um mandato de quatro anos, sendo indicados pelas sociedades membros da WFSA.

O objetivo deles é prover suporte, treinamento e educação para anestesiologistas práticos (médicos e não médicos), principalmente em países com poucos recursos sociais e em três áreas principais:

- Anestesia obstétrica.
- Anestesia pediátrica.
- Dor.

Membros da Sociedade Brasileira de Anestesiologia com Participação Diretiva na WFSA

Em 1964, a SBA acolheu o 3º World Congress of Anaesthesiologists, em São Paulo, sendo nessa ocasião eleito o Dr. Luiz Fernando Rodrigues Alves como membro do Comitê Executivo da WFSA. Outros anestesiologistas brasileiros, membros da SBA, também foram eleitos para a mesma posição em diferentes ocasiões, entre os quais os doutores Carlos Parsloe (1972), José Carlos Ferraro Maia (1980), José Roberto Nociti (1996) e Gastão Fernandes Duval Neto (2000).

Em 1984, durante o 7º World Congress of Anaesthesiologists, em Manila (Filipinas), o Dr. Carlos Pereira Parsloe foi eleito presidente da WFSA, permanecendo nessa posição até 1988.

Grandes Projetos Desenvolvidos pela WFSA Envolvendo Outras Instituições e Sociedade Membros

As Figuras 2.3, 2.4 e 2.5 ilustram os projetos desenvolvidos pela WFSA.

Projeto de Educação desenvolvido em 2010, o Safer Anaesthesia from Education (Safe) é um projeto de treinamento da AAGBI (Reino Unido Society) com a WFSA – criado para desenvolver ações colaborativas entre instituições com o objetivo de tornar a anestesia como especialidade, e praticada de forma vigilante e competente.

O *Update in Anaesthesia* é o Official Education Journal da WFSA. Sua primeira publicação foi em 1992, sendo o

Figura 2.3 — *The Lancet Global Health*.

seu principal objetivo o de prover, por meio de artigos científico-clínicos claros, concisos e clinicamente relevantes, o suporte necessário aos anestesiologistas que trabalham com limitados recursos.

A Figura 2.6 mostra a logomarca comemorativa dos 60 anos da WFSA.

CONFEDERAÇÃO LATINO-AMERICANA DE SOCIEDADES DE ANESTESIOLOGIA (CLASA)

Na América, a SBA é uma das sociedades que compõem a Confederación Latinoamericana de Sociedades de Anestesiologia (Clasa), bloco formado pelas sociedades latino-americanas, inclusive o México. Na Clasa, a SBA participa das decisões políticas relacionadas à orientação quanto à formação e atividade profissional, ao intercâmbio de especialistas entre os diversos países, à construção de instrumentos de educação continuada,

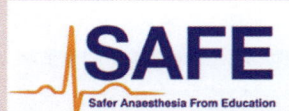 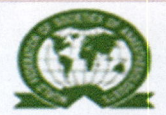 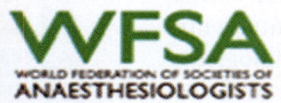 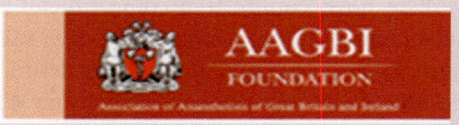

Figura 2.4 — *Safer Anaesthesia from Education (Safe)*.

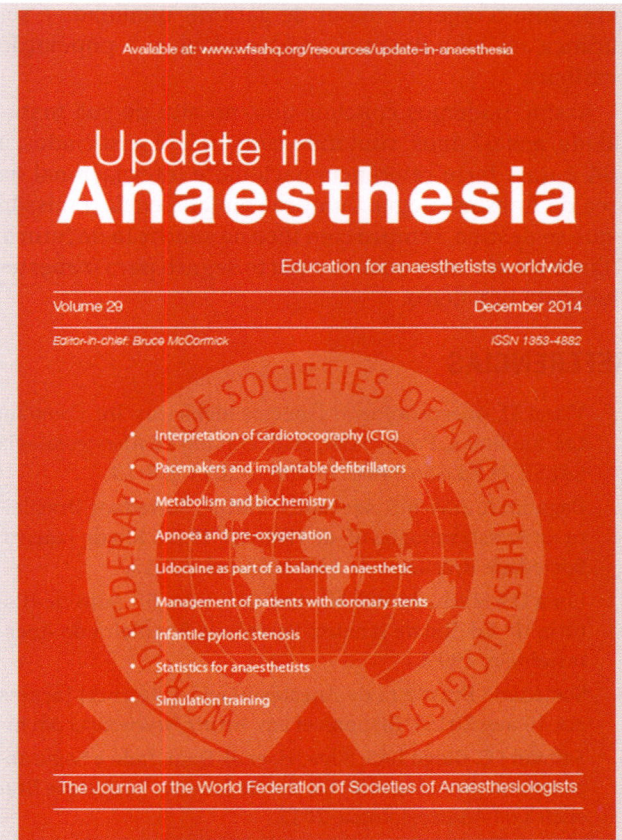

Figura 2.5 — *Update in Anaesthesia, periódico de educação oficial da WFSA.*

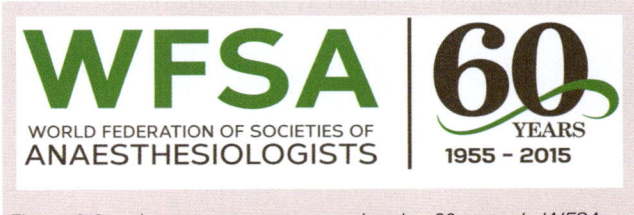

Figura 2.6 — *Logomarca comemorativa dos 60 anos da WFSA.*

como os projetos Becas (estágios para treinamento) e Talleres (treinamentos teórico-práticos) e o Congresso Clasa, que ocorre a cada dois anos em sistema de rodízio pelos países afiliados.

Desde 2009, em parceria com a Clasa e a WFSA, a SBA dispõe de Centros de Treinamento para anestesiologistas estrangeiros. Eles estão localizados no CET José Frota em Fortaleza (CE), para treinamento em Anestesia Regional, e no CET da Unesp em Botucatu (SP), para treinamento em Dor e Cuidados Paliativos. Esse é um projeto educacional SBA/Clasa/WFSA, cujo objetivo é o reforço na qualificação dos especialistas latino-americanos, com duração de três a seis meses. Nesses centros, os profissionais estrangeiros recebem suporte técnico-científico e acompanham a realização dos procedimentos. A WFSA provém o suporte político e os recursos financeiros e a Clasa faz a seleção e o encaminhamento dos candidatos, sendo a ponte entre a WFSA e a SBA.

SOCIEDADE EUROPEIA DE ANESTESIOLOGIA (ESA)

Em junho de 2011, durante o Congresso Europeu de Anestesiologia em Amsterdã (Holanda), organizado pela *European Society of Anaesthesiology* (ESA), a SBA tornou-se uma das primeiras sociedades não europeias a se tornar signatária da Declaração de Helsinki, após a assinatura pela sua presidente, Dra. Nádia Maria da Conceição Duarte, do acordo de cooperação para aumento da segurança do ato anestésico. A Declaração de Helsinki representa uma visão europeia compartilhada sobre o que é importante, necessário e executável para melhorar as condições de segurança em anestesiologia.[7] O documento emanado do projeto descreve uma sequência de pontos a serem seguidos pelas entidades participantes, com o compromisso de reduzir os índices de morbimortalidade relacionados ao ato anestésico, por meio do desenvolvimento, da divulgação e da implementação de medidas padrão dirigidas à obtenção de melhores resultados no exercício profissional nas áreas de Anestesiologia, Cuidados Intensivos, Medicina de Emergência e Dor. Inclui todos os processos perioperatórios e as situações dentro ou fora das unidades hospitalares, que devem reverter em maior qualidade e segurança para o paciente sob os cuidados da equipe anestésica.

ASOCIAÇÃO MÉDICA BRASILEIRA

Em âmbito nacional, a SBA é uma das 57 sociedades de especialidades médicas vinculadas à Associação Médica Brasileira (AMB). Junto com as demais sociedades, forma o Conselho Científico da AMB, que discute assuntos da esfera científica, porém sem poder deliberativo. Participante também do Conselho Deliberativo da AMB, historicamente a SBA vem sendo reeleita para essa função pelas sociedades que compõem o Conselho Científico, em virtude de seu histórico de trabalho em favor não só da Anestesiologia, como também da Medicina brasileira. O Conselho Deliberativo é o órgão que discute e delibera sobre questões referentes às atividades científicas e de defesa profissional, tanto da própria AMB quanto de todas as sociedades de especialidades médicas que a compõem. A SBA colabora ativamente com a construção de Diretrizes Médicas emanadas pela AMB. As Diretrizes são elaboradas em conjunto com as sociedades de especialidades médicas que possuem interface com um tema. São orientações diagnósticas, terapêuticas e preventivas baseadas em evidências científicas, conciliando informações da área médica a fim de padronizar condutas que auxiliem o raciocínio e a tomada de decisão do médico – uma clara contribuição da Medicina brasileira para a questão da qualidade e segurança.

CONSELHO FEDERAL DE MEDICINA

Pelo Conselho Federal de Medicina (CFM), a SBA é reconhecida como o Departamento de Anestesiologia no que concerne à emissão do Título de Especialista em Anestesiologia, conforme Convênio AMB/CFM.

COOPERATIVAS DE ANESTESIOLOGIA

A SBA reconhece e possui relações institucionais com as Cooperativas Médicas de Anestesiologia (Coopanests) e com a Federação Brasileira de Cooperativas de Anestesiologia (Febracan), entidade que congrega as Coopanests do país.

INSTITUIÇÕES GOVERNAMENTAIS

Reconhecida como Sociedade de Especialidade Médica, a SBA é uma das instituições que têm assento na Associação Brasileira de Normas Técnicas (ABNT), contribuindo para a criação, tradução e atualização de Normas Técnicas que regulamentam o desenho e o funcionamento de equipamentos e instrumentos que possuem interface com a prática anestésica.

Quando demandada, presta assessoria a diversos setores ligados ao governo brasileiro, sendo colaboradora regular da Anvisa, com emissão de pareceres técnicos sobre novos fármacos, equipamentos e estruturas físicas de serviços de saúde na área da anestesiologia.

Junto aos Ministérios da Educação e da Saúde, é parceira em todas as situações que envolvem a especialidade, como formação, educação continuada, normatização e orientação do anestesiologista e da comunidade em geral, com o objetivo maior de garantir qualidade e segurança no atendimento anestesiológico à população brasileira.

Assim, podemos concluir que, no alto de sua maturidade, aos 67 anos, contando com 10.771 associados, a SBA é uma forte referência nacional e internacional na área da Anestesiologia. Cumpre com eficiência a missão a que se destina, sempre com foco na sua visão de futuro. É tanto a nave-mãe quanto o porto seguro para o anestesiologista brasileiro.

REFERÊNCIAS

1. Viana TJ. Anestesiologia: aspectos históricos. In: Cangiani LM, Slullitel A, Potério GM, et al. Tratado de Anestesiologia SAESP. 7ª Ed. São Paulo: Atheneu, 2011. p.3-13.
2. Bagatini A, Silva MS, Azevedo MLMGM. Sociedade Brasileira de Anestesiologia: 65 de História. 1ª Ed. Rio de Janeiro: Sociedade Brasileira de Anestesiologia, 2013.
3. Lima OS, Machado WS, Martins CAS. SBA: 50 Anos de História. 1ª Ed. Rio de Janeiro: Sociedade Brasileira de Anestesiologia, 1999.
4. Sociedade Brasileira de Anestesiologia. [Internet] [acesso em 16 aug 2015]. Disponível em: http://www.sba.com.br
5. Salman FC, Diego LAS, Silva JH, et al. Qualidade e Segurança em Anestesiologia. 1ª Ed. Rio de Janeiro: Sociedade Brasileira de Anestesiologia, 2012.
6. Duarte NMC, Martins MP, Pires OC. Suporte Avançado de Vida em Anestesia. 1ª Ed. Rio de Janeiro: Sociedade Brasileira de Anestesiologia, 2011.
7. Mellin-Olsen J, Staender S, Whitaker DK, et al. The helsinki declaration on patient safety in anaesthesiology. Eur J Anaesthesiol. 2010;27:592-7.

Legislação para a Prática da Anestesiologia

Irimar de Paula Posso
José Carlos Canga

INTRODUÇÃO

Na esfera cível e penal, a Anestesiologia não é tratada de modo diferente das demais especialidades médicas, mas na esfera ética nenhuma especialidade médica tem tantas resoluções dispondo sobre a sua prática.

Por Que Será?

Dois são os motivos que podem explicar o porquê:

1. A anestesia permeia com todas as especialidades e com pacientes de todas as idades, com todos os tipos de doenças e fazendo uso de todos os fármacos lícitos e ilícitos.
2. Muitos fármacos e técnicas anestésicas induzem alterações respiratórias e hemodinâmicas que exigem vigilância contínua, pois podem ser causa de sequelas permanentes ou mesmo de óbito do paciente.

Como qualquer médico, o anestesiologista está sujeito às leis que regulam a vida em sociedade, tendo responsabilidades quando do exercício de sua especialidade. Para que possa exercê-la com propriedade, é importante que atue de modo perito, competente, prudente, cauteloso, cuidadoso, diligente, zeloso e aplicado, e que conheça aspectos da legislação geral e especial que regulam a atividade médica em geral e a atividade como anestesiologista em particular.

RESPONSABILIDADE E OBRIGAÇÃO

O médico é livre para poder escolher, mas é também responsável por suas ações e pelas consequências delas, ou seja, é sempre responsável por algum prejuízo ou dano que tenha causado. Juridicamente, a responsabilidade pode ser enfrentada pelo não cumprimento de uma obrigação decorrente de lei ou de contrato.

O termo responsabilidade é utilizado em qualquer situação na qual alguma pessoa, natural ou jurídica, deva arcar com as consequências de um ato, fato, ou negócio danoso. Sob essa noção, toda a atividade humana, portanto, pode acarretar o dever de indenizar, ou seja, a responsabilidade é a obrigação de reparar um dano, seja por decorrer de uma culpa ou de uma circunstância legal que a justifique, como a culpa presumida, ou por uma circunstância meramente objetiva.[1,2]

Portanto, a responsabilidade civil é a aplicação de medidas que obriguem uma pessoa a reparar um dano moral ou patrimonial causado a terceiros em razão de ato por ela mesma praticado, por pessoa por quem ela responde, por alguma coisa a ela pertencente ou de simples imposição legal.[3]

O contrato é tecnicamente um acordo de vontades, habitualmente relacionado a um evento econômico, que produz obrigações para com as pessoas nele envolvidas, embora existam contratos nos quais a obrigação envolve apenas uma das partes. Existem, no entanto, obrigações que não dependem de acordo de vontades, pois emergem estritamente a partir da lei.

A obrigação reduz-se em fazer determinado ato, dar alguma coisa ou deixar de fazer algo adrede estabelecido ou combinado. Se a pessoa deixa de cumprir a sua obrigação, surge como reação do direito lesado uma nova obrigação, que é a responsabilidade.

A obrigação pode ser de meio ou de resultado. A obrigação de meio é aquela na qual o contratado se obriga a utilizar com diligência, perícia e prudência todo o seu conhecimento, o seu discernimento, a sua experiência, para cumprir o objetivo do contrato, porém não se obriga a um resultado que favoreça aquele que o contratou.

Na obrigação de resultado, o contratado se obriga a produzir determinado resultado, que, se não for obtido, responsabilizará o contratado pelos danos ou prejuízos para com aquele que o contratou.

A responsabilidade do médico anestesiologista é sempre uma obrigação de meio e não de resultado, pois as variações biológicas, as alterações induzidas pelo passar do tempo, os atuais avanços da tecnologia e dos conhecimentos, em hipótese alguma, permitem garantir o resultado favorável. O anestesiologista deve usar seu preparo técnico, estar sempre atualizado, atuar com diligência, perícia e prudência e aplicar seus esforços, no sentido de obter o melhor resultado para o seu doente.[4-6]

A responsabilidade do anestesiologista pelo mau resultado somente poderá decorrer quando se caracterizar a culpa pela imperícia, imprudência ou negligência, ou então pelo dolo, caracterizado pela ação ou pela omissão voluntária de uma obrigação que lhe competia executar.[7]

Existem, no entanto, alguns juristas que pretendem ser a obrigação do anestesiologista, uma obrigação de resultado. Porém, a jurisprudência tem aceitado que a obrigação do anestesiologista é obrigação de meio, posição que entendemos ser correta, pois o médico não é e jamais será senhor da vida e da morte.

O entendimento jurisprudencial é o de que, ao anestesiar um paciente, estabelece-se entre o paciente e o anestesiologista um contrato de responsabilidade médica, no qual o anestesiologista se compromete a agir de acordo com as regras e os métodos de sua especialidade.[4,6]

Embora a atividade médica possa ser considerada como contratual, não existe culpa presumida do médico, pelo fato de estar diante de um contrato.

O médico está sujeito às prescrições do direito comum, como qualquer outro cidadão, mas existem aspectos pertinentes ao que se convencionou chamar direito médico, que é o conjunto de normas, necessário numa sociedade organizada, referentes à pessoa e à atividade médica, e impostas coativamente pelo Poder Público, disciplinando não apenas a profissão, mas também tudo aquilo a que estão obrigadas as pessoas ante a medicina.[8]

Os médicos têm sua profissão regida pelo Código de Ética Médica, no qual as obrigações são de escopo moral, muitas vezes vagas, permitindo interpretações diferentes, muitas vezes distanciadas da realidade concreta do exercício da profissão. Porém, o Código Penal e o Código Civil apresentam algumas disposições que podem ser aplicadas ao exercício da medicina em geral, e subsidiariamente ao exercício da anestesia.

A RESPONSABILIDADE MÉDICA DO ANESTESIOLOGISTA

De modo fácil e objetivo, a responsabilidade do médico anestesiologista pode ser dividida em responsabilidade administrativa e responsabilidade judicial (Figura 3.1).

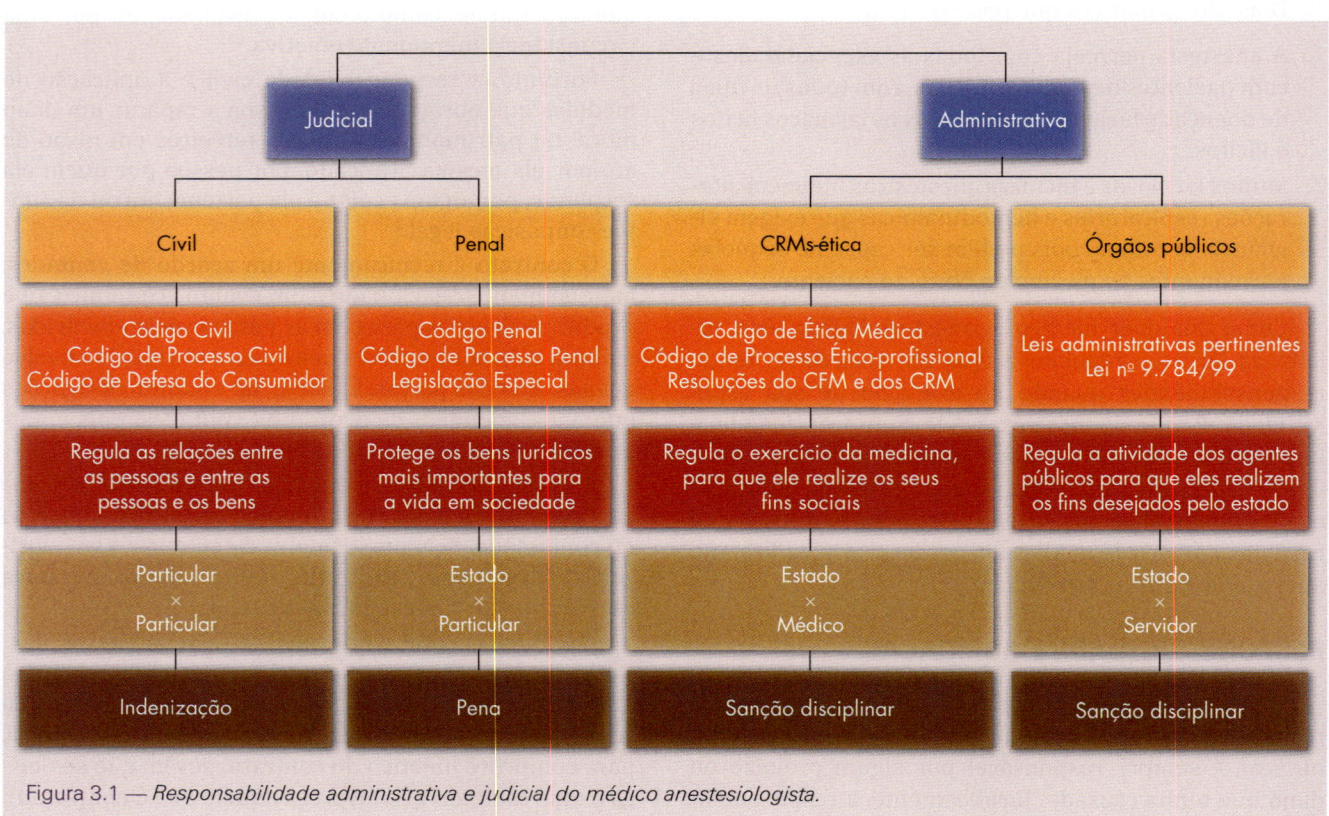

Figura 3.1 — *Responsabilidade administrativa e judicial do médico anestesiologista.*

A responsabilidade administrativa do médico anestesiologista abrange a responsabilidade dele nos órgãos públicos se ele, como médico, for funcionário de uma instituição pública, ou a responsabilidade diante das normas regimentais em hospitais privados nos quais trabalha, ou mesmo da responsabilidade frente às regras das sociedades médicas a que pertence, como a Associação Médica Brasileira, a Sociedade Brasileira de Anestesiologia e a Sociedade de Anestesiologia do Estado de São Paulo.

A responsabilidade administrativa do médico anestesiologista nos órgãos públicos em que trabalha está capitulada nas Leis Administrativas pertinentes, como a Lei 9.784/1.999,[9] que regula o processo administrativo no âmbito da Administração Pública Federal e as Leis Complementares que regulam processo administrativo no âmbito da Administração Pública Estadual. A legislação pertinente regula a atividade do médico anestesiologista com agente público para que ele realize os fins para os quais foi pelo Estado contratado. No caso de infringência das leis, a sanção é disciplinar.

A responsabilidade administrativa do médico anestesiologista diante das normas regimentais em hospitais privados nos quais trabalha, ou mesmo da responsabilidade frente às regras das sociedades médicas a que pertence, é regulada pelos Regimentos dos hospitais ou pelos Estatutos das Associações Médicas. No caso de infringência dessas normas, a sanção é disciplinar.

A responsabilidade administrativa do médico anestesiologista em sua atividade como médico é regulada pelos Conselhos Federal e Regionais de Medicina, sendo norteada pelo Código de Ética Médica,[10] pelo Código do Processo Ético Profissional,[11] pelas Resoluções elaboradas pelo Conselho Federal e Conselhos Estaduais de Medicina e pelos Pareceres elaborados pelo Conselho Federal e Conselhos Estaduais de Medicina. O Código de Ética Médica, as Resoluções e os Pareceres regulam o exercício ético da medicina para que sejam atingidos seus fins sociais, protegendo o paciente de eventual ação antiética do anestesiologista. No caso de infringência das normas éticas, a sanção é disciplinar.

A responsabilidade judicial pode ser desmembrada em responsabilidade cível e responsabilidade penal.

A responsabilidade cível do médico anestesiologista é regulada pelos Códigos Civil,[12] de Processo Civil[13] e de Defesa do Consumidor,[14] que regulam as relações entre o médico anestesiologista e seus pacientes. No caso de infringência dessas leis, a sanção é a indenização, desde que seja provada a culpa.

A responsabilidade penal no caso de infringência das normas éticas é regulada pelos Códigos Penal,[15] de Processo Penal[16] e pela Legislação Especial, que protegem os bens jurídicos mais importantes para a vida em sociedade, como a incolumidade física, incluindo a vida. No caso de infringência dessas leis, a sanção é a pena privativa da liberdade ou restritiva de direito, desde que seja provada a culpa.

RESPONSABILIDADE ÉTICA DO ANESTESIOLOGISTA

A ética profissional do anestesiologista está condicionada ao Código de Ética Médica, às Resoluções elaboradas pelo Conselho Federal e Conselhos Estaduais de Medicina e aos Pareceres elaborados pelo Conselho Federal e Conselhos Estaduais de Medicina, que impõem normas a serem cumpridas pelo anestesiologista no exercício de sua especialidade.

O anestesiologista, como médico que é, tem sua profissão submetida ao Código de Ética Médica, que, embora formalmente não seja uma lei pelo fato de não ter sido elaborada pelo Poder Legislativo, tem força de lei, uma vez que sua aplicação é obrigatória. Para os anestesiologistas que descumprem suas prescrições existem penas estabelecidas no artigo 22 da Lei 3.268 de 30.9.1957,[17] que criou os Conselhos de Medicina, que são as seguintes:

a) advertência confidencial em aviso reservado;
b) censura confidencial em aviso reservado;
c) censura pública em publicação oficial;
d) suspensão do exercício profissional até 30 (trinta) dias;
e) cassação do exercício profissional, *ad referendum* do Conselho Federal.

Código de Ética Médica[10]

O Código de Ética Médica, dos Conselhos de Medicina do Brasil, foi elaborado pelo Conselho Federal de Medicina e aprovado pela Resolução CFM Nº 1.931/2009. Em seus vários capítulos, o Código trata de princípios éticos gerais e de aspectos específicos ao exercício da profissão. Entretanto, alguns artigos vedam ao médico uma série de ações, sendo destacados devido à sua relevância e pertinência às peculiaridades da anestesia.

No capítulo "responsabilidade profissional", merece especial destaque o artigo 1º, que trata da ação ou omissão, caracterizável como imperícia, imprudência ou negligência. Esse artigo é de relevância, pois a imperícia, a imprudência e a negligência são tratadas com destaque nos Códigos Civil e Penal.

Muitos são os conceitos para a imperícia, imprudência e negligência médica. "A imperícia médica, entendem alguns, é a falta de observação às normas técnicas, por despreparo prático ou por insuficiência de conhecimentos. Ou, ainda, a incapacidade ou a inabilitação para exercer a profissão. Outros não admitem que o médico habilitado, legal e profissionalmente, possa ser considerado imperito, estando ele autorizado a exercer a profissão, uma vez que o Estado lhe outorgou a competência deste mandato. De fato, o erro médico, de causa pessoal, é sempre por imprudência ou negligência, jamais por imperícia."[18]

"Por imprudência médica registram-se os casos em que o profissional agiu sem a devida cautela, conduzindo seu ato pela inconsideração, leviandade, irreflexão e inoportunidade, tendo sempre seu caráter comissivo. A imprudência anda sempre com a negligência, como faces de uma mesma moeda: uma repousando sobre a outra."[18]

"Por negligência médica, entende-se o ato lesivo ao paciente, consignado pela indolência, inércia e passividade do profissional que o assiste. Pode estar configurada em várias situações, entre elas o abandono do doente sem justa causa e sem acordo prévio; a omissão de tratamento necessário e imprescindível; a letra indecifrável no prontuário ou no receituário, capaz de criar condições que prejudiquem o paciente; o esquecimento de corpo estranho em cirurgias, quando isso constitui prova de descaso ou desatenção, e não uma consequência face ao tumulto e ao desespero de uma operação; a negligência do médico pelo fato das coisas, quando por descuido deixa de certificar-se das condições dos seus instrumentais de trabalho, tendo em conta a teoria objetiva da guarda da coisa inanimada; deixar de comparecer a plantão em horário preestabelecido, salvo por motivo desculpável."[18]

Esse mesmo capítulo veda ao médico delegar a outros profissionais atos ou atribuições exclusivos da profissão médica; deixar de assumir responsabilidade sobre procedimento médico que indicou ou do qual participou, mesmo quando vários médicos tenham assistido o paciente ou de qualquer ato profissional que tenha praticado ou indicado, ainda que solicitado ou consentido pelo paciente ou por seu representante legal; ou ainda de assumir responsabilidade por ato médico que não praticou ou do qual não participou.

Outros artigos do mesmo capítulo vedam ao médico atribuir seus insucessos a terceiros e a circunstâncias ocasionais, exceto nos casos em que isso possa ser devidamente comprovado; deixar de atender em setores de urgência e emergência, quando for de sua obrigação fazê-lo, expondo a risco a vida de pacientes, mesmo respaldado por decisão majoritária da categoria; afastar-se de suas atividades profissionais, mesmo temporariamente, sem deixar outro médico encarregado do atendimento de seus pacientes; deixar de comparecer a plantão em horário preestabelecido ou abandoná-lo sem a presença de substituto, salvo por justo impedimento; e acumpliciar-se com os que exercem ilegalmente a Medicina ou com profissionais ou instituições médicas nas quais se pratiquem atos ilícitos.

O capítulo "responsabilidade profissional" também veda ao médico praticar ou indicar atos médicos desnecessários ou proibidos pela legislação vigente, bem como descumprir legislação específica nos casos de transplantes de órgãos ou de tecidos, esterilização, fecundação artificial, abortamento, manipulação ou terapia genética; deixar de cumprir, salvo por motivo justo, as normas emanadas dos Conselhos Federal e Regionais de Medicina e de atender às suas requisições administrativas, intimações ou notificações no prazo determinado; desobedecer aos acórdãos e às resoluções dos Conselhos Federal e Regionais de Medicina ou desrespeitá-los e deixar de assegurar, quando investido em cargo ou função de direção, os direitos dos médicos e as demais condições adequadas para o desempenho ético-profissional da Medicina.

O capítulo dos direitos humanos deixa claro que é vedado ao médico deixar de obter consentimento do paciente ou de seu representante legal após esclarecê-lo sobre o procedimento a ser realizado, salvo em caso de risco iminente de morte. O capítulo "relação com pacientes e familiares" veda ao médico desrespeitar o direito do paciente ou de seu representante legal de decidir livremente sobre a execução de práticas diagnósticas ou terapêuticas, salvo em caso de iminente risco de morte; deixar de usar todos os meios disponíveis de diagnóstico e tratamento, cientificamente reconhecidos e a seu alcance, em favor do paciente; abandonar paciente sob seus cuidados; e abreviar a vida do paciente, ainda que a pedido deste ou de seu representante legal.

O capítulo "relação entre médicos" veda ao médico assumir emprego, cargo ou função para suceder médico demitido ou afastado em represália à atitude de defesa de movimentos legítimos da categoria; assumir condutas contrárias a movimentos legítimos da categoria médica com a finalidade de obter vantagens; acobertar erro ou conduta antiética de médico ou praticar concorrência desleal com outro médico.

O capítulo "remuneração profissional" veda ao médico que permita a inclusão de nomes de profissionais que não participaram do ato médico para efeito de cobrança de honorários, que subordine seus honorários ao resultado do tratamento ou à cura do paciente; que deixe de apresentar separadamente seus honorários quando outros profissionais participarem do atendimento ao paciente; que explore o trabalho de outro médico, isoladamente ou em equipe, na condição de proprietário, sócio, dirigente ou gestor de empresas ou instituições prestadoras de serviços médicos; que exerça sua profissão com interação ou dependência de farmácia, indústria farmacêutica.

No capítulo "documentos médicos" é vedado ao médico usar formulários de instituições públicas para prescrever ou atestar fatos verificados na clínica privada; atestar óbito quando não o tenha verificado pessoalmente, ou quando não tenha prestado assistência ao paciente; deixar de elaborar prontuário legível para cada paciente e negar, ao paciente, acesso a seu prontuário, deixar de lhe fornecer cópia quando solicitada, bem como deixar de lhe dar explicações necessárias à sua compreensão, salvo quando ocasionarem riscos ao próprio paciente ou a terceiros.

O capítulo "ensino e pesquisa médica" veda ao médico deixar de obter aprovação de protocolo para a realização de pesquisa em seres humanos, de acordo com a legislação vigente; deixar de obter do paciente ou de seu representante legal o termo de consentimento livre e esclarecido para a realização de pesquisa envolvendo seres humanos, após as devidas explicações sobre a natureza e as consequências da pesquisa e de publicar em seu nome trabalho científico do qual não tenha participado; atribuir-se autoria exclusiva de trabalho realizado por seus subordinados ou outros profissionais, mesmo quando executados sob sua orientação, bem como omitir do artigo científico o nome de quem dele tenha participado.

Finalmente, no capítulo "publicidade médica" é vedado ao médico permitir que sua participação na divulgação de assuntos médicos, em qualquer meio de comunicação de massa, deixe de ter caráter exclusivamente de esclarecimento e educação da sociedade e divulgar informação sobre assunto médico de forma sensacionalista, promocional ou de conteúdo inverídico.

O Código de Ética Médica apresenta as normas que consubstanciam o processo ético-disciplinar, que apura a responsabilidade ética do médico. A apuração é feita sob a égide do Código de Processo Ético-profissional para os Conselhos de Medicina, ratificado pela Resolução CFM Nº 1.897/2009.[11]

Ao apurar a responsabilidade ética do médico, o processo ético-disciplinar está protegido por relativo sigilo, pois só tem acesso a ele as partes interessadas, seus procuradores legalmente constituídos e peritos indicados pelas partes, e pode ser requisitado por autoridade competente para integrar os autos do processo civil ou criminal. Se condenado em processo ético-disciplinar, o médico poderá recorrer ao Conselho Federal ou à Justiça Comum.

Devido às peculiaridades de sua profissão, os anestesiologistas estão também sujeitos a normas específicas editadas pelo Conselho Federal de Medicina em resoluções e pareceres. É fundamental que o anestesiologista conheça e obedeça as normas estatuídas nas resoluções e pareceres, pois o Código de Ética Médica, em seu artigo 18, deixa claro que é vedado ao médico desobedecer aos acórdãos e às resoluções dos Conselhos Federal e Regionais de Medicina ou desrespeitá-los.

Resolução CFM Nº 1.802/2006 – Prática do Ato Anestésico[19]

De especial importância para a prática da anestesia é a Resolução CFM Nº 1.802/2006, que dispõe sobre a prática do ato anestésico, que foi elaborada com o objetivo precípuo de melhorar a segurança do paciente quando submetido à anestesia.

Muitas das normas exaradas nessa Resolução, embora de cumprimento obrigatório, têm sido habitualmente descumpridas por absoluta falta de condições estruturais na maioria das instituições onde se faz anestesia para procedimentos dos mais variados, porque faltam fármacos e equipamentos, especialmente oxímetro, capnógrafo e desfibrilador, além da sala de recuperação anestésica.[17]

Em seu artigo 1º, a resolução determina aos médicos anestesiologistas que, antes da realização de qualquer anestesia, exceto nas situações de urgência, é indispensável conhecer, com a devida antecedência, as condições clínicas do paciente, cabendo ao médico anestesiologista decidir da conveniência ou não da prática do ato anestésico, de modo soberano e intransferível. Para conduzir as anestesias gerais ou regionais com segurança, deve o médico anestesiologista manter vigilância permanente a seu paciente; a documentação mínima dos procedimentos anestésicos deverá incluir, obrigatoriamente, informações relativas à avaliação e à prescrição pré-anestésicas, à evolução clínica e ao tratamento intra e pós-anestésico. É ato atentatório à ética médica a realização simultânea de anestesias em pacientes distintos, pelo mesmo profissional. Por fim, para a prática da anestesia, deve o médico anestesiologista avaliar previamente as condições de segurança do ambiente, somente praticando o ato anestésico quando asseguradas as condições mínimas para a sua realização.

Em seus artigos 2º e 3º, estabelece a responsabilidade do diretor técnico da instituição em assegurar as condições mínimas para a realização da anestesia com segurança, que o obriga a disponibilizar equipamentos para a monitoração da circulação, incluindo a determinação da pressão arterial e dos batimentos cardíacos, e determinação contínua do ritmo cardíaco, incluindo cardioscopia; monitoração contínua da oxigenação do sangue arterial, incluindo a oximetria de pulso e da ventilação, incluindo os teores de gás carbônico exalados nas seguintes situações: anestesia sob via aérea artificial e/ou ventilação artificial e/ou exposição a agentes capazes de desencadear hipertermia maligna.

Em seu artigo 4º, a resolução ainda dispõe que, após a anestesia, o paciente deve ser removido para a sala de recuperação pós-anestésica ou para a unidade de terapia intensiva e que o paciente, enquanto aguarda a remoção, deverá permanecer no local onde foi realizado o procedimento anestésico, sob a atenção do médico anestesiologista, que deverá acompanhar o transporte do paciente para a sala de recuperação pós-anestésica ou para a unidade de terapia intensiva; que na sala de recuperação pós-anestésica, desde a admissão até o momento da alta, os pacientes permanecerão monitorados quanto à circulação, incluindo aferição da pressão arterial e dos batimentos cardíacos e determinação contínua do ritmo cardíaco, por meio da cardioscopia; à respiração, incluindo determinação contínua da oxigenação do sangue arterial e oximetria de pulso; ao estado de consciência e à intensidade da dor, e que a alta da sala de recuperação pós-anestésica é de responsabilidade exclusiva do médico anestesiologista.

A resolução apresenta anexas listas de equipamentos, de instrumental e de materiais e de fármacos que permitem a realização de qualquer ato anestésico com segurança, bem como a realização de procedimentos de recuperação cardiorrespiratória.

Resolução CFM Nº 1.886/2008 – Anestesias Realizadas Fora de Ambiente Hospitalar[20]

As anestesias realizadas fora de ambiente hospitalar estão regulamentadas pela Resolução CFM Nº 1.886/2008, que dispõe sobre as normas mínimas para o funcionamento de consultórios médicos e dos complexos cirúrgicos para procedimentos com internação de curta permanência.

Essa resolução, além de englobar preceitos estatuídos na Resolução CFM Nº 1.802/2006, introduz ainda uma série de exigências que também devem ser cumpridas pelo anestesiologista, como aquelas que discriminam os critérios para a seleção e alta do paciente.

A resolução define como anestesias para cirurgias com internação de curta permanência todos os procedimentos anestésicos que permitem pronta ou rápida recuperação do paciente, sem necessidade de pernoite, exceto em casos eventuais. Os tipos de anestesia que permitem rápida recuperação do paciente são: anestesia locorregional, com ou sem sedação, e anestesia geral com fármacos anestésicos de eliminação rápida.

A resolução classifica os estabelecimentos de saúde que realizam procedimentos clínico-cirúrgicos de curta permanência, com ou sem internação, em quatro tipos de unidades, sendo que em unidade tipo II somente são realizados procedimentos de pequeno e médio porte, sob anestesia locorregional, com exceção dos bloqueios subaracnóideo e peridural, com ou sem sedação.

Nas unidades tipo III ou IV, são realizadas cirurgias de pequeno e médio porte, sob anestesia locorregional, com ou sem sedação, e anestesia geral com agentes anestésicos de eliminação rápida, não estando prevista a internação do paciente por mais de 24 horas; se a internação for necessária, ocorrerá no hospital e somente na presença de complicações.

Somente poderão ser atendidos pacientes com estado físico ASA-I e ASA-II nas unidades tipo II, III e IV, e o paciente deverá estar acompanhado de pessoa adulta, lúcida e responsável. A cirurgia/procedimento deverá ser suspensa se o paciente se apresentar ao serviço sem a companhia de uma pessoa que se responsabilize por acompanhá-lo durante todo o tempo da intervenção cirúrgica e no retorno ao lar.

A indicação da cirurgia/procedimento com internação de curta permanência no estabelecimento apontado é de inteira responsabilidade do médico executante, e a avaliação pré-operatória dos pacientes a serem selecionados para a cirurgia/procedimento de curta permanência exige no mínimo história clínica, exame físico e exames complementares. O paciente ou o seu acompanhante deve ser orientado por escrito quanto aos cuidados pré e pós-operatório/procedimento necessários e quanto às possíveis complicações, bem como a determinação da Unidade para atendimento das eventuais ocorrências.

Após a realização da cirurgia, o médico anestesiologista é o responsável pela liberação do paciente da sala de cirurgia e da sala de recuperação pós-anestésica. A alta do serviço será dada por um dos membros da equipe médica responsável.

As condições de alta do paciente exigem orientação no tempo e espaço; estabilidade dos sinais vitais há pelo menos sessenta minutos; ausência de náusea e vômitos; ausência de dificuldade respiratória; capacidade de ingerir líquidos; capacidade de locomoção como antes, se a cirurgia o permitir; sangramento ausente ou mínimo; ausência de dor importante e ausência de retenção urinária.

A resolução especifica também o material mínimo e os recursos humanos necessários para cada unidade e a obrigatoriedade de garantir condições para efetuar a remoção de pacientes que necessitem de internação, sem agravar suas condições clínicas.

Resolução CFM Nº 1.670/2003 – Sedação Moderada e Profunda[21]

De especial importância para a prática da anestesia, essa resolução dispõe que a sedação profunda só pode ser realizada por médicos qualificados e em ambientes que ofereçam condições seguras, ficando os cuidados do paciente a cargo do médico que não esteja realizando o procedimento que exige sedação.

Muitas das normas exaradas nessa resolução, embora de cumprimento obrigatório, têm sido habitualmente descumpridas por absoluta falta de condições estruturais na maioria das instituições onde se faz a sedação para variados procedimentos.

Em seu artigo 1º, a resolução determina que devem estar disponíveis equipamentos adequados para a manutenção da via aérea permeável, bem como a administração de oxigênio em concentração superior à da atmosfera; medicamentos para tratamento de intercorrências e eventos adversos sobre os sistemas cardiovascular e respiratório, documentação completa do procedimento, devendo ficar registrado o uso das medicações, suas doses e efeitos e documentação com critérios de alta do paciente.

Em seu artigo 2º, determina que o médico que realiza o procedimento não pode encarregar-se simultaneamente da administração de sedação profunda/analgesia, devendo isto ficar a cargo de outro médico. Já em seu artigo 3º, determina que, nas unidades em que forem realizados procedimentos sob sedação profunda, devem estar garantidos os meios de transporte e hospitais que disponham de recursos para atender a intercorrências graves que porventura possam acontecer.

A resolução apresenta no anexo I a definição e os níveis de sedação, e no anexo II a lista de equipamentos de emergência e reanimação.

Resolução CFM Nº 1.950/2010 – Anestesia para Cirurgiões-dentistas[22]

As normas para a anestesia em pacientes que serão operados por cirurgiões-dentistas estão na Resolução CFM Nº 1.950/2010, pela qual o Conselho Federal de Medicina e o Conselho Federal de Odontologia estabelecem, conjuntamente, critérios para a realização de cirurgias das áreas de buco-maxilo-facial e crânio-maxilo-facial.

A resolução especifica que nos procedimentos eletivos a serem realizados conjuntamente por médico e odontólogo, visando à adequada segurança, a responsabilidade assistencial ao paciente é do profissional que indicou o procedimento.

A resolução determina que os médicos anestesiologistas só poderão atender solicitações para realização de anestesia geral em pacientes a serem submetidos à cirurgia por cirurgião-dentista quando ela for realizada em hospital que disponha das indispensáveis condições de segurança comuns a ambientes cirúrgicos, conforme disposto na Resolução CFM nº 1.802/2006, e em complexo cirúrgico para procedimentos com internação de curta permanência que disponha das indispensáveis condições de segurança, conforme disposto na Resolução CFM nº 1.886/2008.

Também dispõe que, ocorrendo o óbito do paciente submetido à cirurgia, realizada exclusivamente por cirurgião-dentista, o atestado de óbito será fornecido pelo serviço de patologia, de verificação de óbito ou pelo Instituto Médico-Legal, de acordo com a organização institucional local e em atendimento aos dispositivos legais.

Resolução CFM Nº 1.720/2004 – Anestesia em Pacientes Queimados[23]

A resolução CFM Nº 1.720/2004 que estabelece os critérios para a realização de debridamentos e curativos cirúrgicos, sob anestesia geral ou sedação, em pacientes queimados, dispõe que os debridamentos e curativos cirúrgicos em pacientes queimados são atos médicos e serão realizados pelo médico assistente.

Também determina que é obrigatória e imprescindível a presença do anestesiologista, quando houver necessidade de anestesia geral ou sedação, no tratamento do queimado.

Resolução CFM Nº 1.718/2004 – Ensino de Atos Médicos Privativos[24]

A resolução CFM Nº 1.720/2004 estabelece que é vedado o ensino de atos médicos privativos, sob qualquer forma de transmissão de conhecimentos, a profissionais não médicos, inclusive àqueles pertinentes ao suporte avançado de vida, exceto o atendimento de emergência a distância, até que sejam alcançados os recursos ideais, e que os procedimentos médicos ensinados em cursos de suporte avançado de vida são atos médicos privativos, devendo ser ensinados somente a médicos e estudantes de Medicina.

Resolução CFM Nº 2.057/2013 – Anestesia para Eletroconvulsoterapia[25]

A Resolução CFM Nº 2.057/2013, que consolida as diversas resoluções da área da Psiquiatria, trata, em seu capítulo IX, sobre a eletroconvulsoterapia, dispondo que a eletroconvulsoterapia é um ato médico; portanto, sua indicação, realização e acompanhamento são de responsabilidade dos médicos que dela participarem; que deve ser realizada em ambiente com infraestrutura adequada de suporte à vida e a procedimentos anestésicos e de recuperação, e que a eletroconvulsoterapia só pode ser realizada com anestesia.

Resolução CFM Nº 1.355/1992 – Usinas Concentradoras de Oxigênio[26]

A resolução CFM Nº 1.355/1992 aprova os padrões mínimos para a instalação e funcionamento das usinas concentradoras de oxigênio, estabelecendo como parâmetro mínimo de segurança a concentração de oxigênio igual ou maior que 92% para a utilização hospitalar; que os aparelhos de anestesia sejam providos de analisadores de oxigênio com oxímetro de linha, quando utilizarem mistura com outros gases, e que não podem ser efetuadas anestesias em circuito fechado, utilizando a mistura de gases produzida pela usina.

Resolução CFM Nº 1.638/2002 – Prontuário Médico[27]

A Resolução CFM No 1.638/2002 define prontuário médico como o documento único constituído de um conjunto de informações, sinais e imagens registradas, geradas a partir de fatos, acontecimentos e situações sobre a saúde do paciente e a assistência a ele prestada, de caráter legal, sigiloso e científico, que possibilita a comunicação entre membros da equipe multiprofissional e a continuidade da assistência prestada ao indivíduo e determina que a responsabilidade pelo prontuário médico cabe ao médico assistente e aos demais profissionais que compartilham do atendimento.

No capítulo "documentos médicos", o Código de Ética Médica trata do prontuário médico, vedando ao médico expedir documento sem ter praticado ato profissional que o justifique, que seja tendencioso ou que não corresponda à verdade; usar formulários de instituições públicas para prescrever ou atestar fatos verificados na clínica privada; deixar de elaborar prontuário legível para cada paciente; negar ao paciente acesso a seu prontuário e liberar cópias do prontuário sob sua guarda, salvo quando autorizado, por escrito, pelo paciente, para atender ordem judicial ou para a sua própria defesa.

Em relação ao uso de prontuário eletrônico, a Resolução CFM Nº 1.821-2007 apresenta as normas técnicas concernentes à digitalização e uso dos sistemas informatizados para a guarda e manuseio dos documentos dos prontuários dos pacientes, autorizando a eliminação do papel e a troca de informação identificada em saúde.[28]

Ainda em relação ao prontuário médico do anestesiologista, o Anexo I da Resolução CFM Nº 1.802/2006, que dispõe sobre a prática do ato anestésico, especifica que a documentação da anestesia é constituída pela ficha de avaliação pré-anestésica, pelo consentimento informado específico para a anestesia, pela ficha de anestesia e pela ficha de recuperação pós-anestésica, especificando os itens que cada um desses documentos deve contemplar.

Resolução CFM Nº 1.490/1998 – Composição da Equipe Cirúrgica[28]

A resolução CFM Nº 1.490/1998 sobre a composição da equipe cirúrgica dispõe que ela é da responsabilidade direta do cirurgião titular e deve ser composta exclusivamente por profissionais de saúde devidamente qualificados, que é imprescindível que o cirurgião titular disponha de recursos humanos e técnicos mínimos satisfatórios para a segurança e eficácia do ato, que é lícito o concurso de acadêmico de medicina na qualidade de auxiliar e de instrumentador cirúrgico em unidades devidamente credenciadas pelo seu aparelho formador e de profissional de enfermagem regularmente inscrito no Conselho de origem, na condição de instrumentador, podendo esse concurso ser estendido também aos estudantes de enfermagem, e que deve ser observada a qualificação de um auxiliar médico, pelo cirurgião titular, visando ao eventual impedimento do titular durante o ato cirúrgico.

Resolução CFM Nº 1.834/2008 – Disponibilidades de Médicos em Sobreaviso[29]

A Resolução CFM Nº 1.834/2008 dispõe sobre a disponibilidade de médicos em sobreaviso, que é a atividade do médico que permanece à disposição da instituição de saúde, de forma não presencial, cumprindo jornada de trabalho preestabelecida, para ser requisitado, quando necessário, por qualquer meio ágil de comunicação, devendo ter condições de atendimento presencial quando solicitado em tempo hábil, determinando que a disponibilidade médica em sobreaviso deve ser remunerada de forma justa, sem prejuízo do recebimento dos honorários devidos ao médico pelos procedimentos praticados; que o médico de sobreaviso deverá ser acionado pelo médico plantonista ou por membro da equipe médica da instituição, que informará a gravidade do caso, bem como a urgência e/ou emergência do atendimento, e anotará a data e hora desse comunicado no prontuário do paciente, que em caso de urgência e/ou emergência.

O médico que acionar o plantonista de sobreaviso deverá, obrigatoriamente, permanecer como responsável pelo atendimento do paciente que ensejou a chamada até a chegada do médico de sobreaviso, quando ambos decidirão a quem competirá a responsabilidade pela continuidade da assistência; que será facultado aos médicos do Corpo Clínico das instituições de saúde decidir livremente pela participação na escala de disponibilidade em sobreaviso, nas suas respectivas especialidades e áreas de atuação, e finalmente que compete ao diretor técnico e ao Corpo Clínico decidir as especialidades necessárias para disponibilidade em sobreaviso, de acordo com a legislação vigente.

Resolução CFM Nº 1.021/1980 – Testemunha de Jeová[30]

A resolução CFM Nº 1.021/1980 dispõe que, em caso de haver recusa em permitir a transfusão de sangue, o médico, obedecendo a seu Código de Ética Médica, deverá observar a seguinte conduta: se não houver iminente perigo de vida, o médico respeitará a vontade do paciente ou de seus responsáveis, porém se houver iminente perigo para a vida, o médico praticará a transfusão de sangue, independentemente de consentimento do paciente ou de seus responsáveis.

Resolução CFM Nº 1.451/1995 – Equipe Médica do Pronto-socorro[31]

A resolução CFM Nº 1.451/1995 dispõe que a equipe médica do Pronto Socorro deverá, em regime de plantão no local, ser constituída, no mínimo, por profissionais das áreas de Anestesiologia, Clínica Médica, Pediatria, Cirurgia Geral e Ortopedia.

Resolução CFM Nº 1.974/2011 – Propaganda em Medicina[32]

A resolução CFM Nº 1.974/2011 e as alterações nela introduzidas pelas Resoluções CFM Nº 2126-2015[34] e

CFM Nº 2133-2015[35] estabelecem os critérios norteadores da propaganda em Medicina, conceituando os anúncios, o conteúdo obrigatório, as proibições referentes ao sensacionalismo e a autopromoção. Contudo, o médico pode, utilizando qualquer meio de divulgação leiga, prestar informações, dar entrevistas e publicar artigos versando sobre assuntos médicos com objetivos estritamente educativos.

Resolução CFM Nº 1.582/1999 – Introdução de Cateter Intravascular Arterial e Venoso Profundo[33]

A resolução CFM Nº 1.582/1999 estabelece que o procedimento de introdução de cateter intravascular arterial e venoso profundo é privativo de médico e não pode ser delegado a outros profissionais.

Resolução CFM Nº 1.634/2002 – Registro de Especialidade Médica no Conselho Regional de Medicina[34]

A Resolução CFM Nº 1.634/2002 dispõe que o médico só pode declarar vinculação com especialidade ou área de atuação quando for possuidor do título ou certificado a ele correspondente, devidamente registrado no Conselho Regional de Medicina.

Parecer CFM Nº 56/1999 – Avaliação Pré-anestésica[35]

O parecer CFM Nº 56/1999 dispõe que a avaliação pré-anestésica é direito do paciente e dever do médico anestesiologista, e determina que as consultas anestesiológicas realizadas em consultórios e/ou ambulatórios devem ser remuneradas, mantendo tratamento isonômico com os demais médicos.

Parecer CFM Nº 43/2003 – Analgesias Obstétricas Simultâneas[38]

O parecer CFM Nº 43/2003 dispõe que o anestesiologista não deve realizar analgesias obstétricas simultâneas pelo risco a que pode expor as pacientes de que cuida.

Parecer CFM Nº 65/1999 – Analgesia de Parto Normal Conduzido por Enfermeiro[39]

O Parecer CFM Nº 65/1999 determina que o anestesiologista tem responsabilidade pelo procedimento anestésico, e que a indicação da analgesia de parto é prerrogativa do médico, baseada em critérios técnico-científicos e após a obtenção do consentimento da paciente.

É importante destacar que existem resoluções e pareceres editados pelos Conselhos Regionais de Medicina a respeito da prática da anestesia, sendo dever dos anestesiologistas ter conhecimento do conteúdo das resoluções e pareceres emanados pelo Conselho Regional de Medicina do estado em que exerce sua atividade médica.

As resoluções e pareceres foram editados para proteger o paciente e assegurar melhor condição de trabalho para o anestesiologista, e têm gradualmente atingido o seu objetivo, porém têm criado uma série de dificuldades, pois estão distantes da realidade sócio, econômica e cultural do país.

As exigências, embora necessárias, são tantas, que não são todos os hospitais, ambulatórios e clínicas que têm condições de atendê-las na íntegra, porém o número de instituições que estão se adequando a essas normas tem aumentado progressivamente.

RESPONSABILIDADE CIVIL DO ANESTESIOLOGISTA

Atualmente os pacientes, mesmo que provenientes de camadas sociais menos afortunadas, têm pleno conhecimento de que têm direitos. Houve acentuada mudança no comportamento dos enfermos e seus familiares em relação aos médicos, que, embora vistos como benfeitores, não são mais acatados e reverenciados como outrora foram. Por esse motivo, os doentes têm cada vez mais procurado exercer o que entendem ser seu direito quando acham que houve descumprimento da relação contratual por parte do médico.[5,18]

A responsabilidade civil tem como objeto principal fazer com que os atos, fatos, negócios que causam dano a outrem, tanto morais quanto patrimoniais, sejam efetivamente ressarcidos à pessoa, física ou jurídica, prejudicada.

A responsabilidade civil do médico está fundamentada no Código Civil, mais especificamente nos artigos 186 e 188, que definem o chamado ato ilícito. No artigo 927, que dispõe que se o ato ilícito causar dano a outrem, o autor do ato ilícito fica obrigado a repará-lo, e os artigos 944, 945, 949, 950 e 951, que tratam da indenização eventualmente devida pelo autor do ato ilícito à vítima.

Os atos ilícitos são os que promanam direta ou indiretamente da vontade e ocasionam efeitos jurídicos, mas contrários ao ordenamento, traduzindo-se em um comportamento voluntário que transgride um dever, vigorando a regra geral de que o dever de ressarcir pela prática de um ato ilícito decorre de culpa, ou seja, da reprovabilidade ou censurabilidade da conduta do agente, e o comportamento será reprovado quando, ante as circunstâncias concretas do caso, o agente poderia ou deveria ter agido de forma diversa.[40,41]

Existem situações na prática da anestesia que, apesar de causarem danos aos direitos do paciente, não acarretam o dever de indenizar, porque a própria norma jurídica lhe retira a qualificação de ilícito, portanto não são ilícitos a legítima defesa, o exercício regular de um direito e o estado de necessidade.[42]

Na responsabilidade subjetiva, o dever de indenizar vai repousar justamente no exame da transgressão ao dever de conduta que constitui o ato ilícito. Para sua caracterização, é necessário que haja uma ação ou omissão voluntária que viole norma jurídica protetora de interesses alheios ou um direito subjetivo individual, e que o infrator tenha conhecimento da ilicitude de seu ato, agindo com culpa, se consciente dos prejuízos que advêm do seu ato, assume o risco de provocar o evento danoso.[43]

A medida da indenização é feita a partir da avaliação dos danos, sejam eles materiais ou morais. A indenização do dano moral como o sofrimento físico ou moral do paciente, o dano estético e também a morte de menor que não exerça atividade econômica, tem constituído objeto de responsabilidade civil do médico.[44]

Incontáveis ações reivindicando indenização por dano ou morte tramitam na justiça comum. Não seria motivo de surpresa se ação proposta fosse para reparar sofrimento devido à dor desnecessária sentida por paciente durante tratamento clínico ou cirúrgico.

Finalmente deve-se ter em mente que, no sistema Jurídico Brasileiro, a culpa não é presumida, cabendo ao cliente, ao pleitear qualquer indenização, o ônus de provar a culpa do médico. Nem mesmo o Código de Defesa do Consumidor,[14] que consagra a teoria da responsabilidade sem culpa, fugiu à regra ao enfocar o tema no § 4º do artigo 14, ao determinar que a responsabilidade pessoal dos profissionais liberais seja apurada mediante a verificação da culpa.

A culpa caracteriza-se pela violação ou inobservância de uma regra, que produz dano aos direitos de outros, por imperícia, imprudência ou negligência, ou seja, pela falta de cuidado objetivo, sendo, assim, um erro não proposital, pois o agente não possui a intenção de prejudicar o outro, ou produzir o resultado, ou seja, houve má-fé.

RESPONSABILIDADE PENAL DO ANESTESIOLOGISTA

Assim como o anestesiologista pode ser responsabilizado civilmente, ele também está sujeito a responder criminalmente pelos seus atos. A responsabilidade criminal ou penal está fundamentada nos artigos 18, que define o crime culposo, 61, que trata das circunstâncias que sempre agravam a pena, quando não constituem ou qualificam o crime, 121, que trata do crime de homicídio, 129, que trata do crime da ofensa à integridade corporal, 133, que trata do crime de abandono de pessoa que está sob seu cuidado, guarda, vigilância ou autoridade, e, por qualquer motivo, incapaz de defender-se dos riscos resultantes do abandono, e 135, que trata do crime de deixar de prestar assistência, quando é possível fazê-lo sem risco pessoal, à criança abandonada ou extraviada, ou à pessoa inválida ou ferida, ao desamparo ou em grave e eminente perigo, e nos artigos 43, 44, 47 e 56, que tratam das penas restritivas de direitos, todos do Código Penal.[15]

O ato profissional do anestesiologista será tipificado como um delito culposo, visto que a própria atividade desse profissional tem como objetivo maior a vida ou a busca dela, e não o inverso: a morte. Há, outrossim, a necessidade de essa culpa ser provada, pois vigora em nosso direito a máxima do direito romano "in dubio, pro reo".[45,46]

O delito culposo se dá quando o agente age sem o zelo devido ou não dispensa a atenção ou diligência devida, agindo sem a cautela necessária, e não percebe o resultado que poderia prever, ou por levianamente que esse resultado não se concretizaria ou que poderia evitá-lo.[44-46]

As penas aplicáveis ao anestesiologista em caso de crime culposo podem ser privativas da liberdade ou restritivas de direito. A aplicação pelo juiz, ao anestesiologista culpado da morte de seu paciente, de pena restritiva de direito, com a proibição do exercício de sua profissão, o impediria de exercê-la, pois, ao ser flagrado desrespeitando a proibição, a pena poderia ser convertida em privativa de liberdade.

REFERÊNCIAS

1. Venosa SS. Direito Civil: Responsabilidade Civil. São Paulo: Atlas, 2007. p.1.
2. Lopes S. Curso de direito Civil, v. 5. 2ª ed. In: Freitas Bastos, 1962. p.188-9.
3. Diniz MH. Direito Civil Brasileiro: Responsabilidade Civil, v. 7. 16ª ed. São Paulo: Saraiva. p. 33.
4. Kfoury Neto M. Responsabilidade civil do médico. 2ª ed. São Paulo: Revista dos Tribunais, 1996. p.580.
5. Panasco WL. A Responsabilidade civil, penal e ética dos médicos. 2ª ed. Rio de Janeiro: Forense, 1984.
6. Posso IP. Responsabilidade Ética e Legal do Anestesiologista. In: Yamashita AM, et al. 5ª ed. São Paulo: Editora Atheneu, 2001. p.15-30.
7. Bloise WA. Responsabilidade civil e o dano médico. Legislação, jurisprudência, seguros e o dano médico. Rio de Janeiro: Forense, 1987.
8. França GV. Direito médico. 3ª ed. São Paulo: Fundo Editorial Byk Procienx, 1982.
9. Lei 9784, de 29/01/1999, que regula o processo administrativo no âmbito da Administração Pública Federal.
10. Conselho Federal de Medicina – Código de Ética Médica. Brasília, 1988.
11. Conselho Federal de Medicina – Código do Processo Ético Profissional. Brasília, 1988.
12. Brasil. Novo Código Civil. Lei Nº 10.403, de 10 de janeiro de 2002. Aprova o novo Código Civil Brasileiro. Brasília. DF. 2002.

13. Brasil. Novo Código de Processo Civil. Lei Nº 13.105, de 16 de março de 2015. Aprova o novo Código de Processo Civil. Brasília. DF. 2015.
14. Brasil. Código de Defesa do Consumidor. Lei Nº 8.087, de 11 de setembro de 1990. Dispõe sobre a proteção do consumidor e dá outras providências. Brasília. DF. 1990.
15. BRASIL. Decreto Lei Nº 2.848, de 07 de dezembro de 1940.
16. Brasil. Código de Processo Penal. Lei Nº 8.087, de 3 de outubro de 1941. Aprova o Código de Processo Penal. 1941.
17. Lei Nº 3.268, de 30/09/1957, que dispõe sobre os Conselhos de Medicina e dá outras providências.
18. França GV. Comentários ao Código de Ética Médica. Rio de Janeiro: Ed. Guanabara Koogan. 1994
19. Conselho Federal de Medicina – Resolução CFM Nº 1.802, de 01/11/2006, Brasília, 2006.
20. Conselho Federal de Medicina – Resolução CFM Nº 1.886, de 21/11/2008, Brasília, 2008.
21. Conselho Federal de Medicina – Resolução CFM Nº 1.670/2003, de 14/07/2003, Brasília, 2003.
22. Conselho Federal de Medicina – Resolução CFM Nº 1.950, de 07/07/2010, Brasília, 2010.
23. Conselho Federal de Medicina – Resolução CFM Nº 1.720, de 18/05/2004, Brasília, 2004.
24. Conselho Federal de Medicina – Resolução CFM Nº 1.718, de 03/05/2004, Brasília, 2004.
25. Conselho Federal de Medicina – Resolução CFM Nº 2.057, de 12/11/2013, Brasília, 2013.
26. Conselho Federal de Medicina – Resolução CFM Nº 1.355, de 11/09/1992, Brasília, 1992.
27. Conselho Federal de Medicina – Resolução CFM Nº 1.638, de 10/07/2002, Brasília, 2002.
28. Conselho Federal de Medicina – Resolução CFM Nº 1.821, de 23/11/2007, Brasília, 2007.
29. Conselho Federal de Medicina – Resolução CFM Nº 1.490, de 29/04/1998, Brasília, 1998.
30. Conselho Federal de Medicina – Resolução CFM Nº 1.834, de 14/03/2008, Brasília, 2008.
31. Conselho Federal de Medicina – Resolução CFM Nº 1.021, de 22/10/1980, Brasília, 2008.
32. Conselho Federal de Medicina – Resolução CFM Nº 1.451, de 17/03/1995, Brasília, 1995.
33. Conselho Federal de Medicina – Resolução CFM Nº 1.974, de 19/08/2011, Brasília, 2011.
34. Conselho Federal de Medicina – Resolução CFM Nº 2.126, de 01/10/2015, Brasília, 2015.
35. Conselho Federal de Medicina – Resolução CFM Nº 2.133, de 15/12/2015, Brasília, 2015.
36. Conselho Federal de Medicina – Resolução CFM Nº 1.582, de 30/09/1999, Brasília, 1999.
37. Conselho Federal de Medicina – Parecer CFM Nº 56, de 20/09/1999, Brasília, 1999.
38. Conselho Federal de Medicina – Parecer CFM Nº 43, de 26/01/2003, Brasília, 2003.
39. Conselho Federal de Medicina – Parecer CFM Nº 65, de 29/09/1999, Brasília, 1999.
40. Diniz MH. Direito Civil Brasileiro: Responsabilidade Civil, v. 7. 16ª ed. São Paulo: Saraiva. p. 38.
41. Venosa SS. Direito Civil: Responsabilidade Civil. São Paulo: Atlas, 2007. p.4.
42. Silva MBT. Código Civil Comentado. 7ª ed. São Paulo: Saraiva, 2007.
43. Diniz MH. Direito Civil Brasileiro: Responsabilidade Civil, v. 7. 16ª ed. São Paulo: Saraiva. p.39.
44. França RL. Enciclopédia Saraiva do Direito. São Paulo: Ed. Saraiva, 1977.
45. Mirabete J F. Manual de Direito Penal. V.1. Parte Geral, Arts. 1º a 120, São Paulo: Ed. Atlas, 1984.
46. Jesus DE. Código Penal Anotado. 2ª ed., São Paulo: Ed. Saraiva, 1991.

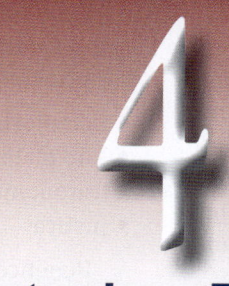

Anestesia e Bioética

Joaquim Edson Vieira
Izabel Cristina Rios
Flávio Takaoka

"Não há nada de novo debaixo do sol..."
Eclesiastes 1, 10.

INTRODUÇÃO

As profundas transformações sociais, científicas e tecnológicas das sociedades moderna e pós-moderna, bem como seus impasses ambientais e culturais, parecem contradizer o Livro Eclesiastes (*Cohelet* – reunir, convocar; pensamentos). No entanto, sua sabedoria se mantém, ou se renova, nos tempos atuais em que esses mesmos avanços, em outros termos, reproduzem e reforçam questões sobre as mais antigas vulnerabilidades do ser humano, desde a concepção até sua terminalidade.

Este capítulo pretende brevemente recuperar algumas dessas questões que hoje fazem parte da essência da Bioética, campo de conhecimento interdisciplinar que traz para a medicina uma compreensão mais profícua das situações práticas quando acrescidas de contribuições de outras áreas e pela diversidade de interpretações.

A documentação científica em Bioética tem crescido consistentemente. Ao longo do tempo podem-se observar variações na ênfase sobre seus temas, apontando para a atualidade histórica que acompanha as constantes mudanças científicas e tecnológicas que demandam constantes reavaliações da ética em questão. Nesse movimento de remodelagem teórico-prática, a Bioética constrói e sistematiza seu campo de conhecimento.[1] Seria imprudente e até presunçoso tentar abordar todos os temas bioéticos em um único capítulo, mas três temas axiais serão apresentados: sobre o consentimento informado, doação e transplante de órgãos e da ordem de não ressuscitar, com ênfase para a Anestesiologia.

BIOÉTICA

O termo "Bioética" aparece com mais frequência a partir dos anos de 1970, como um neologismo determinado pelas palavras de origem grega *bios* (vida) e *ethike* (ética). Seu nascedouro parece ser um pouco anterior, durante os anos de 1960, com os avanços biomédicos – transplantes, contracepção, terapia intensiva. Movimentos culturais e sociais, também emergentes ou ampliados, parecem ter alavancado esses acontecimentos – notadamente os direitos civis. A bioética, ainda que palavra nova, se posiciona como uma ponte entre duas culturas que ainda pouco dialogam, as ciências e as humanidades.[2]

Embora nasça em ambiente científico e com um sentido mais amplo de proteger a qualidade da vida humana, bem como o meio ambiente, a bioética não pode ser vista como disciplina constituída de pressupostos. Logo em seus primórdios e por transitar entre fatos e valores, ficou evidente a necessidade de traçar os limites entre ciência – explicações e previsões testáveis que constroem conhecimentos – e valores – qualidades que orientam julgamentos socialmente válidos.[3]

Para Segre, Bioética é parte da Ética (linha de pensamento da Filosofia que estuda a ação humana segundo valores morais), tendo como objeto de estudo questões referentes à vida humana.[4] Adota a conotação da ética como elaboração subjetiva de vivências, mediante confronto interno de fatos, saberes, valores coletivos e pessoais, deveres e sentimentos. O agir eticamente orientado seria o resultado do julgamento realizado pelo indivíduo, de forma reflexiva, frente a todos esses determinantes de sua ação. Nesse sentido, a Bioética elimina a hipotética linha divisória imaginária entre fatos e valores, razão e sentimento, haja vista que são dimensões que, na prática, estão sempre entrelaçadas. Bioética é um dos tantos campos do conhecimento humano criados pela cultura para lidar com a complexa combinação de uma revolução científica e da crise de valores advinda das transformações sociais profundas.[5]

Em decorrência, coloca-se como desafio para quem quer que seja, bem treinado para a ciência ou para a medicina, a competência de tomar ("boas") decisões tanto morais quanto médicas.[6]

Para tanto, além do estudo das questões da vida humana que se projetam para dentro do campo da Saúde, a Bioética cria métodos de abordagem, compreensão e tomada de decisão sobre essas questões. Vários métodos têm sido propostos e, ainda que com ressalvas e variações, organizam-se em torno da força da argumentação, que ao final deve chegar a uma deliberação eticamente sustentável.[7]

A argumentação parte de premissas (fatos, princípios, valores, conhecimentos, sentimentos, deveres) e prossegue com o exame cuidadoso de cada aspecto a favor e cada aspecto contra uma determinada afirmação em exame bioético. O debate entre diferentes pontos de vista se dá em torno da força ou fraqueza dos argumentos de cada lado até se chegar a uma conclusão ou deliberação.

A tomada de decisão eticamente construída é um procedimento da Bioética que busca conciliar direitos e responsabilidades quando, em situações concretas, ocorre um conflito moral decorrente do choque entre proposições contraditórias igualmente relevantes.

Zoboli (2012)[8] defende a racionalidade prática do método deliberativo de Diego Gracia como um modelo dentro das linhas bioéticas que se apoiam na argumentação. Nesse modelo, as etapas do procedimento deliberativo são:

1. Análise dos fatos: estudo do caso e esclarecimento de todos os eventos associados;
2. Identificação dos valores: elucidação dos valores morais do caso, indicação do problema moral fundamental e observação dos valores em conflito;
3. Verificação dos deveres: identificação dos cursos de ação técnica possíveis e indicados;
4. Exame das responsabilidades: direitos, normas éticas e legalidades.

A autora ressalta que a boa decisão a que se chega ao final desse processo depende da acurácia com que se realiza cada etapa, tendo como princípio fundamental para a ação a prudência: "Ser moral exige reflexão precisa e escolhas sábias, prudentes".[8]

Historicamente mais antigo, porém não menos importante para a prática médica, é o chamado principialismo em Bioética. Em 1970, a Comissão Nacional para Proteção dos Seres Humanos e Sujeitos de Investigação Biomédica e do Comportamento (Estados Unidos) publi-cou o *Relatório Belmont*. Esse relatório identificava quatro princípios éticos norteadores das ações em saúde:

♦ Beneficência
♦ Não maleficência
♦ Autonomia
♦ Justiça

Beneficência e não maleficência são princípios hipocráticos, antigos na Medicina. Na beneficência espera-se fazer o bem. Na não maleficência espera-se não fazer o mal ou evitar potenciais ações que impliquem em danos. Entretanto, nem um nem outro princípio diz o que é e como distribuir o bem e o mal. Só dizem do dever de se promover o primeiro e evitar o segundo. Durante muitos anos, a definição do bem e do mal partiu dos próprios saberes, modelos e valores do médico. Atualmente, questiona-se muito a validade da atitude paternalista derivada desses princípios. Cada vez mais, preconiza-se que a definição do bem para cada situação de saúde-doença seja resultado de uma ação intersubjetiva na qual médico e paciente, em ação comunicativa, cheguem juntos à decisão sobre o melhor proceder.

Autonomia é um princípio mais recente na história e diz que cabe ao paciente a decisão final ou a mais importante em relação à sua saúde, vida ou morte. A autonomia do paciente ressignifica os dois princípios anteriores, pois será a partir da relação médico-paciente, considerando a vontade do paciente e os recursos médicos possíveis, que será definido o bem e o mal, por meio do diálogo. A autonomia é, portanto, o princípio que confere à pessoa autônoma o direito de escolha. Considera-se autônoma uma pessoa em pleno gozo de suas capacidades psíquicas e sociais, suficientemente esclarecida pelo médico sobre seu estado e livre de qualquer tipo de coação.[4] Respeitar a autonomia do paciente é reconhecê-lo como sujeito de direitos, a começar pelo direito à liberdade, e assim valorizar e considerar seus pontos de vista sobre sua vida e saúde. Nesse sentido, faz parte da responsabilidade médica ajudar o paciente e familiares a pensar sobre suas opiniões e escolhas, evitando obstruir suas ações, exceto quando ficar plenamente estabelecido que suas ações possam acarretar danos a terceiros.

Justiça é um princípio que na área da Saúde se apresenta fortemente associado ao conceito de equidade segundo o qual a cada um deve ser ofertado bens de acordo com suas necessidades, ou seja, a oferta de bens sociais deve ser igual considerando-se as diferenças e desigualdades entre as pessoas. O princípio da justiça é a expressão da distribuição dos bens e direitos sociais de forma justa, equitativa e apropriada na sociedade, de acordo com normas que estruturam os termos da cooperação social.[9] O princípio da Justiça se expressa em ações contra as iniquidades sociais, amparadas na Declaração Universal dos Direitos Humanos, em favor do viver digno para todos os seres humanos.[10]

Pelo breve exposto acima, pode-se perceber que o principialismo constitui marco histórico na construção do campo da Bioética, mas desde sua publicação é também objeto de debates e ressignificações. No centro destes, considera-se que o "bem-estar" pode ser aceito pelo "bom senso", mas sua medida pode ser melhor apreciada pelos conceitos de capacidades, proposto por Sen (2000)[11]: econômica, de liberdade política, de oportunidade social e de receber informação transparente. Essa perspectiva muda o paradigma da renda (monetária) para o das capacidades. Muda também o paradigma dos princípios, descritos acima e tidos como individuais, para aquele dos direitos humanos e os conflitos éticos que emergem das relações sociais e das necessidades de saúde. Essa abordagem tem sido denominada de bioética de intervenção (social).[12] A bioética de intervenção deverá garantir três níveis de direitos: a condição do indivíduo como titular dos próprios direitos; a condição de existência social e para tanto os direitos econômicos e sociais; e finalmente a condição de vida e para tal a necessidade de preservação ambiental (www.bioetica.catedraunesco.unb.br).

Finalmente, dois institutos devem ser citados, se não pelo pioneirismo, certamente pelas investigações promovidas: Instituto Kennedy (Universidade de Georgetown) e Centro Hastings (Nova Iorque). A partir dessas iniciativas, outras se somaram, incluindo a de implantar e integrar a Bioética à educação médica.[13] De acordo com Callahan (1995),[6] a Bioética deve assumir uma posição central entre duas situações: pela medicina, em que natureza e ambiente podem se chocar, e pela sociedade, em que as ciências promovem o bem-estar. Ainda assim, não seria uma posição inerte e sim de balanço entre as necessidades dos indivíduos e das sociedades onde vivem.

O CONSENTIMENTO INFORMADO

A obtenção de um consentimento informado do paciente representa a mudança de uma perspectiva paternalista, que a ele confere pouca participação no processo de decisão, para uma abordagem centrada na pessoa do paciente. Essa mudança de paradigma ocorre ao longo do século XX, embasada em decisões de cortes judiciais dos EUA e da Inglaterra. Um médico pode acreditar que determinada medida terapêutica seja mais desejável ou necessária que outra, mas o entendimento da Lei não permite substituir o seu próprio julgamento pelo do paciente – "Um homem é o mestre de seu próprio corpo...".[14]

A obtenção do consentimento informado se constitui em norma prescrita pelo Conselho Federal de Medicina – Resolução CFM Nº 1802/2006.[15] Até recentemente, outras legislações nacionais e internacionais não previam a necessidade do termo de consentimento específico para a anestesia. Entre as motivações para não se adotar termo de consentimento, destacar-se-iam dificuldades, tais como: a quantidade de informações a serem apresentadas ao paciente e seu detalhamento, a eventual dificuldade de apresentar todos os riscos e mesmo as incertezas das incidências.[16] O debate sobre a utilização de termos específicos ou termos únicos e gerais para o consentimento informado[17] tende ao consenso em torno dos termos específicos quando se trata de procedimentos que potencialmente podem oferecer mais riscos ao paciente. Um documento "guarda-chuva" não deve ser considerado válido para quaisquer procedimentos, devendo, portanto, ser específico e bem descrito para eventos em particular.[18] Essa diretriz ganha força também ao se considerar, ao lado da dimensão ética que representa, as dimensões de segurança do paciente e qualidade da assistência. Organizações externas de avaliação afirmam a necessidade da implantação do termo de consentimento informado para o ato anestésico no desenvolvimento dos processos de qualidade na gestão hospitalar.[19]

Parece inegável ser o consentimento informado um instrumento legal tanto para a proteção da autonomia do paciente quanto para as necessidades de atuações profissionais distintas. A autorização para uma cirurgia não significa a extensão para procedimentos do anestesiologista, que deve oferecer informações próprias e obter um termo em separado.[20]

Entretanto, não basta obter uma assinatura em um pedaço de papel, que na verdade é a última etapa de um processo comunicacional bem mais complexo, cuja legitimidade se dá na construção de um vínculo de confiança entre médico e paciente.

O consentimento será considerado eficaz para o gerenciamento de riscos – inclusive os pertinentes aos questionamentos jurídicos[21] – quando se estabelecer mediante esse processo devidamente registrado em prontuário. A relação médico-paciente pode ser vista como uma das mais complexas formas de relacionamento social e com potencial assimetria de informação. Médicos e pacientes falam de forma diferente sobre o corpo e seus problemas, o que pode acarretar inconformidades em informações importantes, quando a comunicação não for bem estabelecida.[22] Outro aspecto que pode levar a essas inconformidades se deve ao fato de que o acesso à informação técnico-científica, aliado ao aumento do nível educacional das pessoas e consciência de seus direitos como cidadãos, tem feito surgir um paciente que busca e questiona informações sobre sua doença, sintomas, medicamentos, custo de internação e tratamento: *o paciente expert*. Ainda que esse não seja um fenômeno completamente novo, pois o movimento de busca de informações fora do consultório ou do hospital, com vizinhos, parentes ou amigos, sempre existiu,[23] ganha contornos diferentes, uma vez que representa uma mudança de atitude do paciente frente ao médico na busca de maior protagonismo.

Nesse sentido, a satisfação do paciente com os resultados da prática profissional do anestesiologista resulta do equilíbrio técnico e ético, enquanto se promove o respeito à autonomia de ambos. Ao mesmo tempo, é mister lembrar a vulnerabilidade do paciente em estado de anestesia e a correlata responsabilidade do médico, quando se faz imperioso ao anestesiologista monitorar, além de seus pacientes, as suas ações e de seus colegas.[24]

A *informação* deve ser livre e de qualidade. As Sociedades de Especialidades têm muito a contribuir nessa construção e evitar censuras, de qualquer tipo, ao oferecer informações qualificadas e de fácil compreensão. Mas, como podem, por outro lado, garantir o bom uso dessas mesmas informações? Em nosso ver, aliando-se aos meios que divulgam informações e contribuindo para que estas sejam bem-vindas quando disseminadas após terem sido avaliadas e validadas – ou seja, informando a sociedade sobre a diferença entre informação e *conhecimento*. Conhecimento deve ser exercido por pessoas competentes e certificadas, que interpretam a *evidência* com recursos advindos da *competência* profissional. A tecnologia em saúde poderá oferecer às pessoas os meios de acesso para obtenção de dados e informações de qualidade sobre funções de órgãos e estados químicos corporais que permitam ao paciente monitorar sua própria saúde. Esse desenvolvimento tem o potencial de revolucionar a prática da medicina retornando informações (e o poder que elas trazem) para as mãos dos pacientes[25] do ponto de vista técnico. O desafio bioético relativo a essa mudança é ainda tema que requer reflexão.

DOAÇÃO E TRANSPLANTES

O Brasil tem realizado um número crescente de transplantes de órgãos. Entre 2005 e 2015, o número se elevou de 4.700 para 7.900 procedimentos, em números aproximados. É o segundo maior programa de transplantes de rim e fígado do mundo (ABTO – Associação Brasileira de Transplantes de Órgãos 2015).[26] Desta maneira, é importante que o anestesiologista conheça os aspectos éticos relacionados à doação e transplantes, visto que na prática clínica poderá se defrontar com o doador falecido de múltiplos órgãos, o doador de órgãos vivo, ou o paciente com insuficiência orgânica terminal submetido ao transplante.

Lei dos Transplantes

Os critérios de Doação e Transplantes foram estabelecidos por Decreto Lei em 1997 (Lei nº 9.434), com a criação do Sistema Nacional de Transplantes (SNT), os Órgãos Estaduais e as Centrais de Notificação, Captação e Distribuição de Órgãos.[27] Em 2001, extinguiu-se a doação presumida e a doação com doador falecido só ocorre com autorização familiar, independente do desejo em vida do potencial doador. Várias Portarias e Resoluções atualizam a Legislação sobre o Sistema Nacional de Transplantes.[28-30]

Diagnóstico de Morte Encefálica

Em 1997, o Conselho Federal de Medicina emitiu Resolução que definiu os Critérios para o Diagnóstico de Morte Encefálica (Resolução CFM Nº 1.480/97).[30] Estabeleceu que a parada total e irreversível das funções encefálicas equivale à morte e que duas avaliações clínicas com um intervalo estabelecido, conforme a faixa etária, são necessárias para caracterização da morte encefálica. Os exames complementares para constatação da morte encefálica devem demonstrar: ausência de atividade elétrica cerebral, ou ausência de atividade metabólica cerebral, ou ausência de perfusão sanguínea cerebral.

Doador Vivo

A doação de órgão ou tecido de um doador vivo é regulamentada por lei que define que parentes até quarto grau ou cônjuges podem ser doadores. Doadores não aparentados somente podem doar com autorização judicial.

Distribuição de órgãos

Dois aspectos determinam a contínua necessidade de revisão dos critérios para a distribuição de órgãos e tecidos:

1. A crescente desproporção entre a oferta de órgãos de doadores falecidos, muito menor do que a necessária, e o número de pacientes que aguardam o transplante;
2. O avanço contínuo no conhecimento científico nessa área, obrigando a revisões periódicas nesses critérios.

No Brasil, os critérios são discutidos dentro de Câmaras Técnicas, de caráter consultivo ao SNT, específicas a cada órgão ou tecido. Em relação ao transplante hepático, em 2005, o critério de distribuição do órgão deixou de ser o cronológico, isto é, por ordem na inscrição na lista de espera, passando a ser empregado o critério da gravidade clínica. Desta maneira, os pacientes mais graves recebem o transplante antes do que os menos graves (Art. 43, Portaria nº 2.600).[28] Esse critério foi escolhido após quatro anos de emprego bem-sucedido nos Estados Unidos.

O uso de orgãos de doadores vivos não relacionados tem sido proposto como uma alternativa eticamente justificável para as nações desenvolvidas como meio de minimizar as listas de espera para transplante de órgãos. No entanto, segundo alguns autores, essa abordagem pode desestimular a doação de órgãos de cadáver e, pior ainda, estimular o comércio de órgãos nos países em desenvolvimento. A otimização do volume de doadores cadáveres ainda é uma meta a ser alcançada em alguns países, antes de se estimular a doação intervivos.[31]

Provavelmente o tema mais polêmico no campo da Bioética tenha se colocado em torno da "regra do doador morto", segundo a qual o paciente deve ser declarado morto antes da remoção de qualquer órgão vital útil para um transplante. Ainda que pareça óbvia, tal regra trouxe como questão a definição de morte, inlusive em termos científicos. Pode-se dizer que ainda há debates em torno do tema. Será que a capacidade de alguns pacientes em morte cerebral manterem sua homeostase com ajuda de suporte de vida artificial os caracteriza como organismos vivos e pessoa humana? Ou será que um corpo em morte cerebral mantido por suporte de vida é um mero conjunto de células, órgãos e tecidos coordenados entre si e sem uma expressão de vida humana?[32]

A morte humana pode ser determinada de duas maneiras: pela cessação irreversível de todas as funções cerebrais clinicamente documentada, ou pela cessação definitiva das funções circulatórias e respiratórias. Ao longo dos últimos 40 anos, a determinação da morte humana por meio de testes neurológicos ("morte cerebral") tornou-se uma prática aceita em todo o mundo, mas tem permanecido controversa dentro dos círculos acadêmicos. A morte cerebral tem uma base biofilosófica rigorosa e define a morte como a perda irreversível das funções críticas do organismo como um todo. O melhor critério para essa definição é a cessação irreversível de todas as funções clínicas do cérebro. A área de maior controvérsia na determinação de morte, e mais atual, é o uso de testes circulatório-respiratório, testes estes válidos apenas porque produzem, no limite da observação, a destruição de todo o cérebro, que é critério de morte. O debate tem se mantido por decorrência da necessidade de distinção entre a cessação permanente e irreversível de funções circulatórias e respiratórias como essencial para a compreensão do uso desses testes.[33]

Há argumentos de que a retirada de órgãos de doadores após a definição de tais mortes, cerebral ou cardíaca, é que efetivamente provocam a morte desses "potenciais" doadores.[34] O consentimento assumido em vida, por exemplo no chamado "testamento vital" ou "diretivas antecipadas" (Living Will), em que a pessoa expressa sua vontade em relação aos cuidados e decisões frente à terminalidade, pode sustentar eticamente a decisão pela retirada de órgãos de pacientes que morrem sem o suporte de vida artificial, quando associado a uma condição de lesão neurológica irreversível.[35-37] Interessante questionar que tais procedimentos de retirada de órgãos devam ser garantidos pelo cuidado de um anestesiologista em providenciar adequada anestesia.

A ORDEM DE NÃO RESSUSCITAR

A importância da comunicação com pacientes ou familiares a respeito do prognóstico de vida e a documentação escrita no registro desses pacientes pode ser fator associado à discussão de formas de suporte de vida e mesmo sobre a adequação de ONR.[38] Pacientes idosos com diagnóstico de câncer terminal dão preferência por assistência de repouso, domiciliar ou institucional, na perspectiva de morte dentro de um período de seis meses.[39]

Aparentemente, o julgamento clínico não necessariamente é o melhor para predizer o tempo de vida em pacientes em iminente risco de morte.[40] O mais importante aspecto no lidar com esse complexo momento é a comunicação, possibilitando que todas as pessoas envolvidas possam expressar sua interpretação e esperança do que seja viver. Para o médico, essa atitude se ampara na Declaração Universal sobre Bioética e Direitos Humanos.[41,42]

A diretiva de se evitar a ressuscitação cardiocirculatória, ou *ordem de não ressuscitar* (ONR), foi primeiramente apresentado em 1974 pela Associação Médica Americana com a prerrogativa de que tal manobra poderia representar uma violação dos direitos individuais para uma "morte digna".[43]

A prática de anestesiologia frequentemente se depara com pacientes em condições clínicas graves e alguns desses pacientes podem ter expressado o desejo pela ONR. No entanto, a literatura sugere que os anestesiologistas nem sempre seguem tal ordem e há necessidade de estabelecer clara comunicação com o paciente ou seus familiares sobre tal decisão.[44] Mais recentemente, em um levantamento sobre o assunto entre anestesistas pediátricos do Reino Unido, até 57% dos respondentes acreditavam em poder alterar a ONR.[45] Em ambos estudos, intervalados por meia década, a necessidade de diretrizes é apontada.

Embasados na bioética, tanto na sua vertente principialista quanto na que se articula aos Direitos Humanos, a primeira medida a ser tomada é a informação sobre diagnóstico e procedimentos propostos, em processo dialógico no qual paciente e familiares tenham acesso e abertura para quaisquer questionamentos. Outra medida fundamental é assegurar quem detém a legalidade sobre decisões, o que entretanto não exime a equipe de saúde e nela o anestesiologista de estabelecer comunicação efetiva com todos os envolvidos no caso de acordo com suas necessidades. Finalmente, o anestesiologista deve ter assegurado que pacientes e familiares, ou representantes legais, têm pleno domínio do significado da ONR.[46]

CONCLUSÕES

O diálogo permite que o paciente tenha a oportunidade de manifestar-se sobre a natureza da ação médica, dos possíveis riscos e de sua imprevisibilidade. Médicos e pacientes assumem tais riscos pelo princípio da autonomia e em conformidade com as informações recebidas. As relações sociais se traduzem por relações de confiança. Estas, por sua vez, podem se traduzir como atos de incorporação de riscos. Maior o interesse, maior a intenção de assumir riscos. Embora a imprevisibilidade perdure, a qualidade e a quantidade de informações é que podem determinar maior confiança mútua e o agir eticamente sustentável.

REFERÊNCIAS

1. Cohen C, Vianna JAR, Battistella LR, et al. Time variation of some selected topics in bioethical publications. J Med Ethics. 2008;34(2):81-94.
2. Van Rensselaer P. Bioethics: Bridge to the Future. New Jersey: Englewood Cliffs, 1971.
3. Coleman JS. Systems of Social Exchange. In: Coleman JS. Foundations of Social Theory. Cambridge: The Belknap Press of Harvard University Press, 1994.
4. Segre M, Cohen C. Bioética. São Paulo: EDUSP, 2008.
5. Cohen C. Por que pensar a bioética? Rev Assoc Med Bras. 2008;54(6):473-4
6. Callahan D. Bioethics. In: Reich WT. Encyclopedia of Bioethics. New York: The Free Press, Simon & Schuster MacMillan, 1995.
7. Boonin D, Oddie G. What's Wrong? New York: Oxford University Press, 2010.
8. Zoboli E. Bioética clínica na diversidade: a contribuição da proposta deliberativa de Diego Gracia. Rev Bioethikos. 2012;6(1):49-57.
9. Schramm RF, Rego S, Braz M, et al. Bioética – Riscos e Proteção. Rio de Janeiro: Editora UFRJ/Fiocruz, 2005.
10. Vanderplaat M. Direitos Humanos: uma perspectiva para a saúde pública. Saúde e Direitos Humanos. 2004;1(1).
11. Sen A. Desenvolvimento como liberdade. São Paulo: Ed. Schwarcz Ltda, 2000.
12. Garrafa V, Porto D. Intervention bioethics: a proposal for peripheral countries in a context of power and injustice. Bioethics. 2003;17(5-6):399-416.
13. Drane JF. Preparacion de un Programa de Bioetica: Consideraciones Basicas para el Programa Regional de Bioetica de la OPS. Bioetica. 1995;3:7-18.
14. Murray PM. The History of Informed Consent. Iowa Orthopaedic J. 1990;10:104-9.
15. Resolução CFM nº 1.802/2006. [Internet] [Acesso em 15 dec 2016]. Disponível em: http://www.portalmedico.org.br/resolucoes/cfm/2006/1802_2006.htm
16. White SM, Baldwin TJ. Consent for Anaesthesia. Anaesthesia. 2003;58:760-74.
17. Cohen C, Garcia M. Questões de Bioética Clínica. São Paulo: Elsevier Ed Ltda, 2007.
18. Satyanarayana Rao KH. Informed Consent: An Ethical Obligation or Legal Compulsion? J Cutan Aesthet Surg. 2008;1(1):33-5.
19. Organização Nacional de Acreditação (ONA). Manual Brasileiro de Acreditação: Organizações Prestadoras de Serviços de Saúde. São Paulo, 2014.
20. White SM. Consent for Anesthesia. J Med Ethics. 2004;30:286-90.
21. Ferraz OLM. Questionamentos judiciais e a proteção contra o paciente: um sofisma a ser corrigido pelo gerenciamento de riscos. Bioetica. 1997;5:7-12.
22. Vieira JE. Definição de necessidades sociais para o ensino médico. Rev Bras Educ Med. 2003;27:153-7.
23. Garbin HBR, Pereira Neto AF, Guilam MCR. A internet, o paciente expert e a prática médica: uma análise bibliográfica. Interface – Comunicação. Saúde, Educação. 2008;12:579-88.
24. Alves Neto O, Garrafa V. Anestesia e Bioética. Rev Bras Anestesiol. 2000;50:178-88.
25. Topol EJ. The patient will see you now: the future of medicine is in your hands. New York: Basic Books, 2015.
26. ABTO – Associação Brasileira de Transplantes de Órgãos. Rev Bras Transpl. 2015;XXI(4):1-100. [Internet] [Acesso em 15 dec 2016]. In: http://www.abto.org.br/abtov03/Upload/file/RBT/2015/anual-n-associado.pdf
27. Lei no 9.434, de 04 de fevereiro de 1997. [Internet] [Acesso em 15 dec 2016]. Disponível em: http://www.planalto.gov.br/ccivil_03/leis/L9434.htm
28. Portaria nº 2.600, de 21 de outubro de 2009. [Internet]. Acesso em 15 dec 2016]. Disponível em: http://bvsms.saude.gov.br/bvs/saudelegis/gm/2009/prt2600_21_10_2009.html
29. Resolução 466, de 12 de dezembro de 2012. [Internet] [Acesso em 15 dec 2016]. Disponível em: http://bvsms.saude.gov.br/bvs/saudelegis/cns/2013/res0466_12_12_2012.html
30. Resolução CFM nº 1.480/97. [Internet] [Acesso em 15 dec 2016]. Disponível em: http://www.portalmedico.org.br/resolucoes/cfm/1997/1480_1997.htm
31. Abbud-Filho M, Garcia VD, Campos HH, Pestana JO (2004). Do We need living unrelated organ donation in Brazil? Transplant Proc. 2004;36(4):805-7.
32. Moschella M. Brain Death and Human Organismal Integration: A Symposium on the Definition of Death. J Med Philos. 2016;41(3):229-36.
33. Bernat JL. Contemporary controversies in the definition of death. Prog Brain Res. 2009;177:21-31.
34. Antommaria AH. Dying but not killing: donation after cardiac death donors and the recovery of vital organs. J Clin Ethics. 2010;21(3):229-31.
35. Wegener R. Living Testaments and Medical Decisions. Forensic Sci Int. 2000;113(1-3):487-9.

36. Truog RD, Miller FG. The Dead Donor Rule and Organ Transplantation. N Engl J Med. 2008;359(7):674-5.
37. Campbell CS. Harvesting the living?: separating "brain death" and organ transplantantion. Kennedy Inst Ethics J. 2004;14(3):301-18.
38. Bradley EH, Hallemeier AG, Fried TR, et al. Documentation of discussions about prognosis with terminally ill patients. Am J Med. 2001;111(3):218-23.
39. Somogyi-Zalud E, Zhong Z, Lynn J, et al. Elderly persons' last six months of life: findings from the Hospitalized Elderly Longitudinal Project. J Am Geriatr Soc. 2000;48(suppl 5):S131-S139.
40. Chow E, Harth T, Hruby G, et al. How accurate are physicians' clinical predictions of survival and the available prognostic tools in estimating survival time in terminally ill cancer patients? A systematic review. Clin Oncol (Royal College of Radiology). 2001;13:209-18.
41. UNESCO. Universal Declaration on Bioethics and Human Rights. Paris: Unesco, 2005.
42. Organização das Nações Unidas para a Educação, a Ciência e a Cultura. [Internet] [Acesso em 15 dec 2016]. Disponível em: www.bioetica.catedraunesco.unb.br
43. Standards for cardiopulmonary resuscitation (CPR) and emergency cardiac care (ECC). V. Medicolegal considerations and recommendations. JAMA. 1974;227(7): 864-8.
44. Stack CG, Perring J. Pediatric DNAR orders in the perioperative period. Pediatr Anesth. 2009;19(10):964-71.
45. Boudreaux AM. Ethics in Anesthesia Practice. ASA Refresher Courses Anesthesiol. 2003;31:13-20.
46. Henig NR, Faul JL, Raffin TA. Biomedical Ethics and the Withdrawal of Advanced Life Support. Annu Rev Med. 2001;52:79-92.

5
Risco Profissional do Anestesiologista

José Reinaldo Cerqueira Braz
Luiz Antonio Vane
Mariana Gobbo Braz

INTRODUÇÃO

Os médicos, assim como a maioria dos profissionais, podem correr riscos inerentes à natureza de seu trabalho e ao ambiente onde ele é desenvolvido. O anestesiologista não foge à regra e fica exposto ao ambiente insalubre da sala de operação (SO) e de recuperação pós-anestésica (SRPA). À medida que a presença do anestesiologista é exigida em diversos ambientes, inclusive fora da SO, aumenta também a exposição aos equipamentos que emitem radiações ionizantes e não ionizantes (*laser*) ou forças eletromagnéticas.

A aquisição tecnológica, aliada à necessidade econômica de maiores ganhos, exige do profissional maior atenção, aumento de carga horária de trabalho e, por conseguinte, redução das horas de descanso, o que provoca significante impacto no bem-estar do anestesiologista. Ao cuidar dos pacientes, o anestesiologista muitas vezes negligencia as medidas mais elementares de autoproteção, o que pode trazer repercussões imediatas ou tardias para a sua saúde.

Durante a década de 1970 e início de 1980, a prevalência dos trabalhos de pesquisa na literatura internacional envolvendo as doenças ocupacionais esteve relacionada à poluição da SO. Já a partir da década de 1980, a maioria dos estudos se refere aos problemas infecciosos, envolvendo principalmente a síndrome da imunodeficiência adquirida (Aids) e a hepatite.[1] Atualmente, outras preocupações também surgiram, como as agressões psicológicas e as dependências psíquica e física.

A prevenção é a melhor maneira de diminuir os riscos profissionais para o anestesiologista. Por isso, toda instituição deve ter programas educacionais sobre riscos profissionais, bem como desenvolver técnicas apropriadas de prevenção às eventuais exposições.

Entre as causas que aumentam o risco profissional para o anestesiologista, temos os ruídos, as radiações, os acidentes elétricos, as infecções, a poluição anestésica, as agressões psicológicas e as dependências psíquica e física.

RUÍDOS

A SO, que deveria ser um local calmo e silencioso, normalmente não o é, com grande variedade de ruídos que provocam poluição sonora. Normalmente, esses ruídos atingem entre 60 e 70 decibéis (db) (som moderadamente alto), como os decorrentes de conversas ou do funcionamento de aparelhos como cardioscópio, oxímetro de pulso e da estação de anestesia e seus alarmes.

A legislação federal não permite mais de 90 db no ambiente de trabalho, em jornada de 8 horas, variando de 35 a 45 db os limites aceitáveis para o ambiente hospitalar.[2] No entanto, os ruídos podem ultrapassar esses níveis, atingindo 100 db ou mais (som desconfortável), como ocorre durante o funcionamento de aparelhos de ar-condicionado, respiradores, aspiradores ou durante uma discussão entre membros das equipes. Há que se considerar que as paredes das modernas SOs são impermeáveis à água e funcionam como superfície refletora do som, aumentando muito o nível de ruídos.

Os ruídos determinam perda da atenção, irritabilidade, fadiga, aumento da liberação de catecolaminas, elevação das frequências cardíaca e respiratória e da pressão arterial, vasoconstrição periférica, aumento da secreção e da motilidade gástrica, além de contração muscular, tanto no pessoal da SO como no paciente consciente.[3,4]

Por outro lado, a utilização de música, definida como forma de ruído de maneira organizada, com ritmo suave, harmônico e melódico, pode induzir relaxamento e respostas positivas no ambiente hospitalar, tanto em pacientes quanto na equipe profissional.[5,6]

RADIAÇÕES

O emprego de radiação com finalidade diagnóstica ou terapêutica está aumentando devido ao grande avanço tecnológico e, em muitos desses procedimentos, há a participação de anestesiologistas.

As radiações eletromagnéticas podem ser ionizantes e não ionizantes. As radiações ionizantes são emitidas primariamente por raios X e ocasionalmente por isótopos radioativos que liberam raios gama e partículas alfa e beta. As radiações não ionizantes são representadas pelo *laser*.

Na radiação ionizante há liberação de energia, que pode causar, nos tecidos atingidos, a formação de radicais livres e moléculas ionizadas, destruição celular, além da possibilidade de alterações cromossômicas, com o crescimento maligno de tecidos. Já na radiação não ionizante, há movimentação dos elétrons, mas com permanência na molécula, e por isso as alterações que ocorrem são devidas apenas ao calor produzido pela absorção da radiação.[1,7]

A Tabela 5.1 traz, em resumo, as grandezas mais importantes da física das radiações, juntamente com as unidades introduzidas inicialmente e as novas do Sistema Internacional.

TABELA 5.1
ALGUMAS GRANDEZAS E UNIDADES DE FÍSICA DAS RADIAÇÕES E SUAS RELAÇÕES.

Grandeza	Unidade antiga	Unidade nova no sistema internacional
Exposição	Roentgen (R)	Coulomb/quilograma ($C \cdot kg^{-1}$) IR = $2,58 \cdot 10^{-4}\ C \cdot kg^{-1}$
Dose absorvida	Rad	gray (Gy) 1 rad = 0,01 Gy = 0,01 $J \cdot kg^{-1}$
Dose equivalente	Rem	Sievert (Sv) 1 rem = 0,01 Sv = 0,01 $J \cdot kg^{-1}$
Atividade	Curie (Ci)	Becquerel (Bq) 1 Ci = $3,7 \cdot 10^{10}$ Bq = $3,7 \cdot 10^{10}\ s^{-1}$

A dose máxima de radiação permitida pela Comissão Internacional de Proteção Radiológica, expressa em unidades rem (*roentgen equivalent man*), corresponde a 100 mrem/semana e 5 rem/ano. As doses recebidas de radiação são indicadas por dosímetro, de uso individual, em unidades Gray. No entanto, o anestesiologista não está incluído na equipe de risco e normalmente não o possui.

Para se ter ideia da intensidade das radiações a que está exposto o anestesiologista e o paciente, deve-se considerar que uma radiografia de tórax produz radiação equivalente a 25 mrem. Procedimentos que requerem radiografias múltiplas podem envolver mais do que 1 rem.[1,8] Deve-se considerar que os raios X podem ser refletidos pelas superfícies nas quais incidem, aumentando a exposição ocupacional à radiação, e que seus efeitos são cumulativos no corpo humano.

Modernamente, as radiações ionizantes estão sendo cada vez mais utilizadas em procedimentos diagnósticos e terapêuticos através da técnica fluoroscópica, que consiste na produção de imagens contínuas e instantâneas, úteis em procedimentos ortopédicos, vasculares, cardíacos e neurológicos. Consequentemente, a exposição radiológica da equipe médica aumenta consideravelmente. Nessas situações, o fator tempo é fundamental para a diminuição da exposição do anestesiologista, que geralmente se encontra dentro da sala em posição restrita e desconfortável.[9,10] Quando esse profissional executa procedimentos minimamente invasivos guiados por fluoroscopia, o nível de radiação é maior do que o medido em outros profissionais, devido à proximidade da fonte geradora dos raios.[9,11]

A exposição exagerada à radiação pode determinar, entre outros malefícios, leucemia e câncer de tireoide, formação de catarata e, nas mulheres, alterações genéticas no embrião e no feto, aumentando a possibilidade de malformações. Como recomendação para proteção contra a radiação, é fundamental a obediência às normas técnicas, como o uso de aventais apropriados, que são pesados e desconfortáveis, a blindagem adequada dos aparelhos, o abrigo das radiações primárias e secundárias e o maior afastamento possível da fonte geradora dos raios, pois a intensidade da radiação é inversamente proporcional ao quadrado da distância por ela percorrida. Mesmo com essas recomendações, temos a exposição da pele e dos olhos, os quais não são protegidos adequadamente.[9,10]

Durante as cirurgias realizadas com raios *laser* (*light amplification by stimulated emission of radiation*), há produção de luz infravermelha, visível ou ultravioleta. Embora a radiação produzida seja não ionizante, é potencialmente perigosa por sua intensidade e por causa do material liberado pelos tecidos durante o tratamento (corte ou destruição tecidual). Os *lasers* são classificados de acordo com a sua emissão óptica, em classes de 1 a 4, sendo essa última potencialmente a mais perigosa. A maioria dos *lasers* utilizados na SO é da classe 4.

As lesões do globo ocular, por exposição direta à luz ou por radiação refletida, são as que ocorrem com maior frequência no pessoal que trabalha com *laser*, por exemplo: queimaduras da córnea e da retina, lesão do nervo óptico e catarata. Por isso, deve-se sempre utilizar protetores oculares com filtros especiais e adequados para a radiação produzida pelo *laser*.

Diferentemente da radiação ionizante, na não ionizante, a distância não diminui significativamente a intensidade da radiação.[12] Embora a pele humana seja menos vulnerável às lesões do que os olhos, exposições às radiações de altas intensidades podem produzir queimaduras, além de serem potencialmente mutagênicas.

A "névoa" ou "fumaça" que se forma durante a cirurgia é resultante da vaporização tecidual ao contato com o *laser*. Habitualmente, é malcheirosa e pode conter partículas infecciosas como DNA de vírus,[13,14] além de ser mutagênica, semelhante à fumaça do cigarro. Por isso, é importante a evacuação e a renovação contínua do ar da SO.

ELETROCUSSÃO

O risco de acidentes elétricos na SO aumentou consideravelmente nos últimos anos por causa do aumento do uso de equipamentos elétricos e eletrônicos e da expansão do uso da eletrocirurgia.[15] A maior parte desses acidentes é causada por correntes mal vedadas e por descargas elétricas estáticas. Em geral, o paciente é o grande prejudicado, mas o anestesiologista poderá, eventualmente, fazer parte do circuito e sofrer descargas elétricas.

Macrochoques se referem às alterações das funções neurais ou musculares, ou de ambas, causadas pela passagem de elevada corrente elétrica através da pele intacta. Uma corrente de 100 *miliampères* pode determinar fibrilação ventricular quando passa no sentido de um braço para o outro ou do braço para a perna. Já os microchoques ocorrem quando pequenas quantidades de corrente elétrica são aplicadas diretamente no miocárdio através de cateter intracardíaco, por exemplo. Nessas situações, uma pequena corrente de 75 *microampères* poderá provocar fibrilação ventricular.[16]

Além da parada cardíaca (fibrilação ventricular), a passagem de corrente elétrica pelo organismo pode gerar sensação de choque, queimaduras, lesões de tecidos nervoso ou muscular e disritmias cardíacas. Também existe a possibilidade de incêndios e explosões, pois materiais pouco inflamáveis, como a borracha e o plástico, em atmosfera com gases inflamáveis como o oxigênio e o óxido nitroso podem entrar em combustão provocada por faíscas elétricas.

A SO deve ser planejada de modo a se evitar a eletricidade estática, o que pode ser conseguido com a manutenção de umidade relativa do ar superior a 60% e instalação de piso com boa condução.

A segurança no uso de equipamentos elétricos envolve:[17] serviço de manutenção com revisão periódica dos aparelhos, cabos intactos com três fios, conexão ao fio terra, evitar o uso de cabos de extensão e adaptadores múltiplos ("benjamins"), a não retirada do terceiro pino (terra) para permitir a sua conexão à tomada da SO e a existência de tomadas em altura adequada, em número suficiente e de boa qualidade.

No Brasil, houve mudança nas tomadas e nos plugues elétricos. A partir de agosto de 2007, foi adotada nacionalmente a norma NBR 14136, determinando que os contatos elétricos das tomadas fiquem recuados em relação à face externa do plugue, incluindo um rebaixamento da tomada, além de implantar a obrigatoriedade do terceiro pino, realizando o aterramento da instalação.[18] Esse detalhe aumenta a segurança contra acidentes elétricos.

Muita atenção deve ser dada à placa do bisturi elétrico, que deve ter contato amplo com a pele do paciente e situar-se o mais próximo possível do campo cirúrgico e o mais longe possível dos fios de marca-passos e das placas de ECG. Deve-se evitar o acúmulo de soluções antissépticas inflamáveis, por exemplo, o éter, quando o bisturi for utilizado.[19] Quando o paciente tiver marca-passo cardíaco implantado, deve-se empregar bisturi elétrico bipolar.

INFECÇÕES

A transmissão de infecção para o anestesiologista pode ocorrer durante o contato com sangue, secreções e líquidos corporais dos pacientes. Na SO e SRPA não são infrequentes os acidentes com agulhas de injeção ou cirúrgicas, seringas, bisturi e intermediários. As lesões ocorrem mais frequentemente na face palmar dos dedos, principalmente no dedo indicador esquerdo.[20] Esses fatos, associados à possibilidade de as pessoas apresentarem pequenos ferimentos nas mãos, aumenta o risco de adquirir herpes, hepatite e o vírus da imunodeficiência adquirida (HIV).

Herpes-vírus

O vírus varicela-zoster, o vírus do herpes simples, o citomegalovírus e o vírus Epstein-Barr são os mais comuns da família herpes. Após a infecção primária, a doença se torna latente, podendo-se reativar em momentos subsequentes. Até a meia-idade, a maioria das pessoas já foi infectada pelos herpes-vírus, e por isso a transmissão nosocomial é incomum, exceto na população pediátrica e nos imunodeprimidos. As anestesiologistas devem se precaver com relação ao citomegalovírus, por causa de seus efeitos teratogênicos.[1]

Há relatos de infecções herpéticas na mão e no rosto de anestesiologistas que tiveram contato com pacientes na fase ativa da doença, seja oral (tipo I) ou genital (tipo II). A principal recomendação em relação à proteção é que o anestesiologista utilize luvas quando em contato com secreções oral ou genital de pacientes.

Os anestesiologistas com paroníquia herpética ativa podem infectar pacientes suscetíveis e, por isso, não devem participar na assistência direta aos pacientes até que todas as lesões tenham secado e formado crosta.

Hepatite B

As principais características dos vários tipos de hepatite são encontradas na Tabela 5.2.

O vírus da hepatite B (VHB) é o principal agente responsável pela transmissão da infecção aos profissionais

TABELA 5.2
PRINCIPAIS CARACTERÍSTICAS DAS HEPATITES VIRAIS.

Característica	Hepatite A	Hepatite B	Hepatite C
Período de incubação (dias)	15-45	40-180	15
Epidemiologia	Fecal-oral	Parenteral / Perinatal / Sexual	Parenteral / Fecal-oral / Perinatal
Transfusional	Rara	5%-10%	90%-95%
Estado carreador	Não	Adultos 5%-10% / Recém-nascidos: 70%-90%	> 50%
Hepatite crônica	Não	5%-10%	5%-50%
Falência hepática fulminante	Rara	< 1%	< 5%
Associação com câncer hepatocelular	Não	Sim	Sim

Segundo *Berry* (1989).[21]

da saúde, os quais, na década de 1980, apresentavam prevalência sorológica entre 10% a 30%, contra uma prevalência na população em geral de 3% a 5%, antes da vacinação obrigatória com a vacina da hepatite B, e de 0,2% a 0,9% na frequência de carreadores, de acordo com os testes sorológicos. Nos que trabalhavam em serviços de urgência, a prevalência sorológica era ainda maior: 19% a 49%.[22] A introdução de vacina efetiva para o VHB diminuiu enormemente a incidência, morbidade e mortalidade da doença.

O diagnóstico da infecção por VHB é feito por testes sorológicos. O antígeno de superfície da hepatite B (HbsAg) pode ser detectado no plasma, três a quatro semanas após a infecção; nesse período, o portador é assintomático, mas já é capaz de provocar infecção pelo vírus. Com a resolução do quadro clínico agudo da hepatite B, o HbsAg desaparece do plasma, mas é seguido pelo aparecimento de anticorpo ao antígeno de superfície (anti-Hbs), o qual confere imunidade duradoura contra infecções subsequentes do VHB. Durante o período no qual o HbsAg não é mais detectável no plasma e o anti-Hbs ainda não é mensurável (janela imunológica), deve-se fazer a dosagem de anticorpo ao antígeno central (anti-Hbc), que nessa fase já é detectável. Com a resolução da infecção, somente anti-Hbc e anti-Hbs persistem.

Ao contrário do vírus da aids (HIV), o VHB é altamente resistente à esterilização por métodos de autoclavagem ou por meio do uso de desinfetantes contendo fenol ou clorina, permanecendo viável por período de até 14 dias em agulhas, luvas etc.[23]

A frequência da transmissão do VHB é alta, variando de 20% a 40% após contato percutâneo com material HbsAg positivo,[23,24] sendo o anestesiologista que não possui anticorpos contra HBV considerado de alto risco em contrair hepatite B.[20] A principal estratégia na prevenção dessa infecção, além da proteção pessoal adequada, é a vacinação contra hepatite B, produzida por engenharia genética, que cria anticorpos protetores em 95% dos adultos. Devem ser aplicadas três doses da vacina por via IM (preferencialmente na região deltoide do braço), aplicadas nos tempos zero, um e seis meses. Não há necessidade de reforço, desde que haja boa resposta, ou seja, produção no indivíduo de anticorpo Hbs. A vacina pode ser empregada com segurança em gestantes. Por isso, a vacinação deve ser sempre aplicada e o seu uso, estimulado.[25]

A profilaxia após exposição percutânea ou de mucosa ao VHB depende do estado imunológico prévio do anestesiologista[26,27] (Tabela 5.3). A imunoglobulina da hepatite B (HBIG) deve ser administrada, quando recomendada, até 48 horas após a exposição a pacientes HbsAg+ ou de alto risco (homossexuais, prisioneiros, renais crônicos e usuários de fármacos). Com essa medida, o risco de desenvolvimento de infeção sintomática diminui de 67% para até 2%.[27] No entanto, considerando-se que todo anestesiologista deve receber a vacina para hepatite B, a necessidade do uso da HBIG nesse grupo está se tornando cada vez menor. Os que foram não responsivos à vacinação, que são Hb_sAg-, permanecem com risco de desenvolverem hepatite B e necessitam de profilaxia após a exposição.

Hepatite C

A maioria (90%) dos casos de hepatite pós-transfusional é atribuída ao vírus da hepatite C (VHC).[24] Felizmente, a incidência de VHC em sangue estocado tem diminuído drasticamente. A frequência de infecção por VHC em anestesiologistas é de 0,45%,[28] menor do que a incidência de 0,9% relatada em cirurgiões-gerais e ortopedistas. A prevalência maior é nos otorrinolaringologistas, que apresentam incidência de 2% para o VHC e de 21,2% para o VHB.

TABELA 5.3
RECOMENDAÇÕES PARA PROFILAXIA APÓS EXPOSIÇÃO PERCUTÂNEA OU DE MUCOSA PELO VHB.[26]

Indivíduo exposto	Paciente		
	Hb$_s$Ag+	Hb$_s$Ag-	Não testado ou desconhecido
Não vacinado	HBIG (x1)-0,06 mL.kg^{-1} - IM Iniciar vacinação VHB	Iniciar vacinação VHB	Iniciar vacinação VHB
Previamente vacinado e responsivo	Testar anti-Hbs: ♦ Se adequado: nenhum tratamento; ♦ Se inadequado: vacinação de reforço (x 1)	Nenhum tratamento	Nenhum tratamento
Previamente vacinado e não responsivo	HBIG (x 2) e/ou HBIG (x 1) + vacinação de reforço (x 1)	Nenhum tratamento	Se paciente de alto risco, tratar como se o paciente fosse Hb$_s$Ag+
Resposta não conhecida	Testar exposto para anti-Hb$_s$	Nenhum tratamento	Testar paciente para anti-Hb$_s$: ♦ Se inadequado: dose reforço da vacina; ♦ Se adequado: nenhum tratamento

Níveis adequados de anti-Hb$_s$ > 10 mUI.mL^{-1}

VHB: vírus da hepatite B; Hb$_s$ Ag+: presença de antígeno de superfície da hepatite B; Hb$_s$ Ag –: ausência de antígeno de superfície da hepatite B; HBIG: imunoglobina da hepatite B; anti-Hb$_s$: anticorpo ao antígeno de superfície.

Adaptada de Fedson, 1993.

A infecção pelo VHC determina hepatite crônica em até 50% dos casos e, em muitos pacientes, ocorre câncer hepatocelular. A transmissão na SO ou na SRPA ocorre com maior possibilidade após punções acidentais com agulhas contaminadas, com prevalência menor de 4%, portanto, muito menor do que a da hepatite B.

Ainda não existe vacina para prevenção da hepatite C. Também não existe, até o presente, tratamento após exposição ao VHC. O tratamento com imunoglobulina hiperimune ou interferon não é recomendado. A profilaxia pós-exposição com sangue VHC positivo inclui o acompanhamento do profissional de saúde, com a realização de testes para VHC e provas de função hepática por um período de seis meses. Devido ao perigo de superinfecção com vírus da hepatite A, a vacinação é recomendada.[25]

HIV e Aids

A aids é uma epidemia mundial com dezenas de milhões de pessoas infectadas. A infecção inicial pelo HIV ocorre de duas a dez semanas após a inoculação em processo progressivo, com uma fase assintomática (infecção latente) e uma fase de instalação da síndrome. No processo de transmissão da doença, os pacientes com infecção aguda podem carrear o vírus e, ainda, apresentar testes negativos por algumas semanas. Dentro desse prazo, após a infecção, um anticorpo pode ser detectado por método de imunoensaio enzimático (ELIZA), ou por teste rápido de detecção de anticorpo HIV. Porém, esses testes podem dar resultados falso-positivos. Assim, o resultado positivo necessita ser confirmado por testes mais específicos, como *Western Blot* ou imunofluorescência. Dados obtidos entre homens homossexuais indicam a média de oito anos para mudança de infecção HIV até o estabelecimento dos sintomas da aids.

Os pacientes de alto risco para o HIV são usuários de fármacos injetáveis, homossexuais masculinos, bissexuais masculinos, presidiários, prostitutas e hemofílicos. Atenção especial deve ser dada aos pacientes atendidos com trauma, pois a incidência de HIV nesses pacientes é bem maior do que na população em geral: 13% a 16%. A incidência do HIV nos pacientes cirúrgicos submetidos à cirurgia de urgência também é alta: 3,6%.[27,29] A maior incidência de positividade do HIV ocorre nos pacientes de 20 a 35 anos de idade.[29] Cuidado especial também deve ser tomado na presença de grandes sangramentos (trauma, procedimentos obstétricos) e quando há necessidade da realização de procedimentos invasivos múltiplos. O contato com sangue é o principal meio de transmissão ocupacional de HIV.

Embora o HIV tenha sido isolado em vários líquidos e secreções corporais, somente o sangue e o sêmen têm sido implicados diretamente na transmissão viral. Os estudos prospectivos em relação à possibilidade de infecção por HIV no médico em contato com sangue ou líquidos corporais de pacientes HIV-positivos mostram que ela é maior após exposição percutânea, embora seja considerada baixa, com 0,3% dos casos.[30] Isso significa que a possibilidade do contágio do anestesiologista pelo vírus da hepatite B é 100 vezes maior (30%) e pelo vírus da hepatite C é 10 vezes maior (3%) do que pelo HIV.[28]

Os fatores principais para o baixo risco de contaminação pelo HIV para os profissionais da saúde após a exposição percutânea são: a baixa resistência do HIV aos métodos de esterilização, a necessidade de inoculação de pequeno volume de sangue contaminado, conjuntamente com a exposição percutânea à agulha e a pequena "pressão epidemiológica" do HIV, com necessidade de exposição contínua e repetida ao HIV para que ocorra contaminação.

No entanto, pelas características devastadoras da doença e ausência de vacina específica, a aids foi o fator que desencadeou a revisão de todos os riscos que envolvem os cuidados médicos. A conduta para proteção do profissional de saúde tem sido objeto de revisão periódica pelos Centers for Disease Control (CDC), em Atlanta, Estados Unidos,[31] e no Brasil, pelo Ministério da Saúde.[32]

As principais precauções são:

- Usar luvas (duplas); ao removê-las, as mãos devem ser lavadas.
- Usar máscaras, óculos, aventais e botas.
- Não reinserir agulhas em suas capas. Após o uso, colocá-las em recipientes adequados.
- Utilizar dispositivos de segurança contra ferimentos com perfuro-cortantes.
- Reesterilização de todo o equipamento de anestesia em óxido de etileno ou hiperóxido de hidrogênio.
- Evitar ressuscitação boca a boca, utilizando AMBU.
- Profissionais com lesões exsudativas ou dermatite descamativa não devem ter contato direto com o paciente ou com o equipamento utilizado.
- Transportar todo o material com sangue em recipiente adequado e que não permita vazamento.
- Isolar substâncias corpóreas, usando-se barreiras para evitar possíveis contatos.
- Fazer indicação precisa de transfusão de sangue e de derivados, preferindo, sempre que possível, sangue autólogo.

Quando houver ocorrido exposição percutânea ou de mucosa ao HIV, algumas medidas são necessárias:

- Lavar vigorosamente o local com água e sabão; usar também soluções desinfetantes.
- Enxaguar a conjuntiva ocular com água, soro fisiológico e soluções apropriadas para os olhos.
- Relato à Comissão de Infecção local.
- Realizar teste sorológico no paciente e no profissional para HIV, VHC e VHB.
- Realizar teste sorológico semestralmente no profissional durante dois anos.

Caso o paciente seja HIV positivo, o profissional necessita ser retestado para anticorpos HIV no período de 6 a 12 semanas e após seis meses da exposição, pois a soroconversão é esperada para ocorrer em um período de 6 a 12 semanas.

As evidências de que o tratamento pós-exposição com zidovudina (AZT) diminui o risco de infecção ocupacional em 80% fizeram com que seja recomendado o seu uso, agora associado a outros medicamentos. O esquema atual inclui o uso de AZT, 200 mg três vezes ao dia, lamivudina, 150 mg duas vezes ao dia, e possivelmente nelfinavir, 750 mg três vezes ao dia, junto com a alimentação, ou indinavir, 800 mg três vezes ao dia antes das refeições. Os dois últimos medicamentos são inibidores da protease e podem ser úteis nas situações em que a carga viral do paciente for muito grande.[25,33] Para ser efetivo, o tratamento pós-exposição necessita ser iniciado o mais rápido possível (< 24 horas) e mantido por quatro semanas.

No programa de controle de infecções, toda instituição deve fazer uso das precauções universais e oferecer programas de educação e treinamento, na tentativa de modificar o comportamento dos profissionais da saúde, principalmente durante os procedimentos de alto risco.

Tuberculose

A tuberculose é uma epidemia mundial fora de controle. No Brasil, são registrados 129 mil novos casos de tuberculose por ano. Os pacientes com HIV têm de 7% a 10% de risco por ano de se infectar pelo *mycobacterium tuberculosis*.[34]

Em relação aos profissionais de saúde, deve-se evitar o contato com sangue, líquidos corporais, secreções e tecidos dos pacientes contaminados por meio das precauções universais e de barreiras apropriadas, como o uso de luvas, máscaras e gorros. O vírus pode ser transmitido a grandes distâncias pela tosse e espirros. Maior possibilidade de contaminação de profissionais da saúde ocorre durante a realização de broncoscopia e intubação traqueal.

Nos pacientes com tubérculos deve-se empregar, nos sistemas de ventilação, o permutador de calor e umidade com filtro ("nariz artificial"), que funciona como barreira e impede a contaminação do equipamento e do meio ambiente pelo bacilo.[35] O permutador de calor e umidade também parece ser barreira efetiva em relação aos vírus da hepatite A, B e C e do HIV.

Em nosso país, a vacinação com BCG é recomendada, mas em outros países, como os Estados Unidos, não o é. Nesses países, o controle da infecção é feito pelo aparecimento da infecção primária no pulmão.

EXPOSIÇÃO OCUPACIONAL AOS ANESTÉSICOS

A exposição ocupacional aos anestésicos halogenados e ao óxido nitroso em profissionais atuantes no centro cirúrgico (anestesiologistas, cirurgiões, médicos residentes, enfermeiros, auxiliares e técnicos) pode resultar em efeitos adversos à saúde. Embora esses profissionais estejam expostos a concentrações anestésicas muito menores do que os pacientes, essa exposição pode se estender por muitos anos. Os gases anestésicos podem ocasionar alterações hematopoiéticas,[36] hepáticas e renais,[37,38] alterações neurocomportamentais,[39] além de irritabilidade, fadiga e cefaleia.[40] A exposição crônica a altas concentrações de óxido nitroso também é considerada fator de risco ao processo reprodutivo, com aumento na incidência de abortos,[40,41] da redução da fertilidade[42] e de defeitos congênitos.[43]

Entretanto, o risco à saúde associado à exposição ocupacional aos gases anestésicos é ainda controverso. Deve ser destacado que a maioria dos estudos foi realizada há duas ou três décadas, em salas de operação sem adequada renovação de ar, utilizando-se anestésicos inalatórios antigos, hoje pouco ou não mais usados por apresentarem farmacocinética e farmacodinâmica inferiores aos mais recentes, que determinavam efeitos indesejáveis nos pacientes e profissionais atuantes no centro cirúrgico.

Assim, a exposição ocupacional aos anestésicos depende dos métodos e organização do ambiente de trabalho, como: utilização ou não de gases anestésicos e das concentrações empregadas; tipo de sistema respiratório empregado (fechado, semifechado ou aberto); menores ($\leq$ 1L.min^{-1}) ou maiores fluxos de gases frescos que propiciam, respectivamente, menor ou maior escape de gases anestésicos; sistema ativo de *scavenging* do ambiente; presença direta do profissional junto ao paciente e/ou ao circuito respiratório;[44] uso de máscaras faciais mal adaptadas, tubos traqueais sem balonetes e máscara laríngea; realização de *flushing* do circuito respiratório; adequado enchimento dos vaporizadores com os anestésicos halogenados; uso frequente de sistemas respiratórios pediátricos; amostragem *sidestream* dos analisadores de gases; e escape de gases no circuito respiratório de baixa pressão, como reservatório de absorvedores de CO_2, dos anéis de vedação e das mangueiras.[45] Para as salas de operação é recomendado o mínimo de 15 trocas de ar por hora e para a recuperação anestésica o mínimo de 6 trocas de ar por hora.

Mesmo com a utilização de sistemas de *scavenging* ativos nos hospitais mais modernos, os profissionais que atuam em centros cirúrgicos ainda são expostos às concentrações residuais de óxido nitroso e de anestésicos halogenados, particularmente durante as anestesias pediátricas.[46]

A ventilação inadequada dos centros cirúrgicos também está associada com a "síndrome do edifício doente",[47] em que as pessoas que trabalham em ambientes pouco ventilados podem apresentar vários sintomas, como irritação nos olhos, nariz ou garganta, cefaleia, tontura, náusea, fadiga e falta de concentração. Esses sintomas geralmente ocorrem por causa dos níveis aumentados de dióxido de carbono, que muitas vezes excedem 1.000 partes por milhão (ppm), para um limite de 800 ppm.

Para minimizar os riscos à saúde, as autoridades públicas recomendam valores limites aos resíduos de gases e anestésicos inalatórios. Os limites de exposição recomendados desde 1977 pelo *National Institute of Occupational Safety and Health* (NIOSH), dos Estados Unidos, para a exposição média durante a administração do anestésico inalatório são de 25 ppm para o óxido nitroso e de 2 ppm para os anestésicos halogenados halotano e isoflurano. O valor limite para esses anestésicos halogenados é reduzido para 0,5 ppm com o emprego concomitante de óxido nitroso.[48] Entretanto, o NIOSH não estabeleceu os valores limites para os anestésicos halogenados mais recentes, como sevoflurano e desflurano. Em 1989, a *American Conference of Governmental Industrial Hygienists Incorporation*, dos Estados Unidos, sugeriu o limite de 50 ppm para o óxido nitroso e halotano, 75 ppm para o enflurano e 2 ppm para o isoflurano, todos como exposição média em período de trabalho diário de 8 horas. Em 2012, o *National Institutes of Health* (NIH), dos Estados Unidos, recomendou para o sevoflurano o limite de 2 ppm para a exposição ocupacional média durante a duração do procedimento, seguindo os limites de exposição aos halogenados propostos pelo NIOSH duas décadas antes.[49] Por outro lado, os limites recomendados para os anestésicos inalatórios na Europa são consideravelmente maiores, de 2 a 10 ppm para os halogenados halotano, enflurano e isoflurano, e de 100 ppm para o óxido nitroso, na média diária de trabalho de 8 horas.[50]

A associação entre a exposição aos resíduos de gases anestésicos e a incidência de alterações no genoma tem sido estudada. Várias pesquisas têm identificado aumento de danos genéticos como quebras na molécula do DNA (teste do cometa)[51-53] e frequência de aberrações cromossômicas[54,55] em profissionais que trabalham em centros cirúrgicos e, portanto, estão expostos aos resíduos anestésicos.

Por outro lado, não se observou aumento significativo na frequência de danos genéticos, como os micronúcleos (MN), em profissionais expostos aos resíduos de gases anestésicos com baixos valores de exposição ao óxido nitroso (12 ppm) e aos anestésicos inalatórios isoflurano, sevoflurano e desflurano (< 0,5 ppm). Porém, observou-se aumento na frequência de MN em valores elevados de exposição ao óxido nitroso (170 ppm) e aos anestésicos inalatórios (4 ppm).[44] No entanto, verificou-se que a exposição dentro dos limites recomendados pelo NIOSH (11,8 ppm de óxido nitroso e de 0,5 ppm de isoflurano), durante média de 8 horas diárias, aumentou os danos no material genético de anestesiologistas, quando avaliados pelo teste de troca entre cromátides irmãs (TCI).[56]

Observou-se aumento significativo na frequência de TCI em anestesiologistas que trabalhavam em SO com valores acima do limite de exposição recomendado de óxido nitroso e sevoflurano, em relação aos profissionais não expostos.[57] Esses mesmos autores observaram também que, após dois meses de afastamento do centro cirúrgico, os níveis de TCI voltaram aos níveis normais nos anestesiologistas.

Também foi demonstrado que existe correlação positiva entre valores de concentração de óxido nitroso acima do limite recomendado no ambiente de trabalho e danos no DNA em enfermeiras ocupacionalmente expostas.[58] Esses mesmos autores também detectaram aumento de marcadores de estresse oxidativo nas enfermeiras expostas quando comparadas ao grupo controle. De forma semelhante, aumento de danos no material genético e de alterações de enzimas antioxidantes foi observado em médicos residentes da Anestesiologia e Cirurgia expostos à mistura de resíduos anestésicos.[59]

Ressalta-se também que enfermeiras atuantes em centro cirúrgico expostas às altas concentrações de óxido nitroso têm diminuição significativa de cobalamina (vitamina B12) e aumento das concentrações plasmáticas de homocisteína.[60]

AGRESSÕES PSICOLÓGICAS (ESTRESSE)

O anestesiologista, assim como os demais profissionais, está submetido a constantes agressões de ordem psicológica, que são causas importantes de estresse. Algumas são próprias da especialidade, como as condições materiais insuficientes, os ruídos, a programação desordenada com sobrecarga de plantões ou jornadas maiores do que 8 horas diárias, a privação do sono, a poluição ambiental, as pressões por parte do paciente, o qual geralmente apresenta maior temor à anestesia do que à cirurgia, gerando intranquilidade, ansiedade e sobrecarga de responsabilidade ao anestesiologista. A imagem que o público em geral tem do anestesiologista é frequentemente inferior à dos médicos de outras especialidades, e alguns não sabem que os anestesiologistas necessitam de qualificações médicas.[61]

Cabe destacar uma causa frequente de estresse, que é o conflito dentro da sala de operação, em especial a divergência entre o cirurgião e o anestesiologista. Devido à peculiaridade de assistência conjunta e a responsabilidade simultânea sobre o mesmo paciente, a comunicação precária entre os médicos pode comprometer a segurança do paciente. Para resolução desses conflitos, é necessário o respeito mútuo entre os profissionais, o reconhecimento das diferenças, a aderência aos protocolos, a devida atenção ao outro médico e o conhecimento dos aspectos emocionais da discordância.[62]

Estudos demonstram que a fadiga provocada pela privação de sono pode reduzir o desempenho profissional.[63,64] A redução da vigilância e o tempo prolongado de reação aos estímulos aumentam o risco de acidentes e erros médicos, principalmente entre 3 e 7 horas, devido à diminuição do ritmo circadiano. Para efeito de comparação, uma pessoa plenamente acordada após 24 horas tem a mesma redução da função psicomotora que um indivíduo alcoolizado com concentração sanguínea de 0,1 g/dL,[65] nível considerado acima do permitido pela legislação para motoristas.

Com o avançar da idade do anestesiologista, pode haver aumento da suscetibilidade física, intelectual e emocional aos efeitos de sobrecarga de plantões e privação do sono.[66] Entre anestesiologistas aposentados recentemente, o aspecto considerado mais estressante da prática anestesiológica foi a solicitação noturna, considerada o maior motivo para a aposentadoria.[63] Esses aspectos podem se somar ao ganho pecuniário insuficiente e à sensação de culpa, nos casos de eventuais complicações, fazendo com que o profissional esteja sempre sob estresse e necessitando de grande autocontrole.

Entre as principais consequências do estresse no anestesiologista, estão: diminuição da vigilância, indução ao erro médico, instalação de quadros de ansiedade ou de depressão, levando o profissional à dependência do álcool e dos fármacos e ao suicídio, em número maior do que em outras especialidades médicas,[67] quadro denominado síndrome de *burnout*,[68] cada vez mais reconhecido entre os anestesiologistas.[69,70]

A relação entre as agressões psicológicas e o desempenho profissional parece sofrer influência da experiência profissional, sendo muito maior nos residentes e durante os primeiros anos da atividade profissional.

Entre as medidas recomendadas para minorar o estresse, estão: planejamento do trabalho, com horários definidos e não superiores a 8 horas/dia, períodos de descanso durante a jornada de trabalho, plantões que não ultrapassem 24 horas, além de um dia de descanso por semana.[71]

DEPENDÊNCIA E ABUSO DE FÁRMACOS

Depender física ou psicologicamente de um fármaco implica não ter controle no seu uso. O abuso de fármacos ou de álcool refere-se ao uso dessas substâncias de maneira inadequada, mas não em proporção do dependente.[72] Na fase de abuso de fármacos ou de álcool, o usuário ainda pode deixar de usá-los por si só, sem ajuda; no entanto, na fase de dependência, isso não é mais possível.

As principais causas de dependência de fármacos entre anestesistas são: facilidade de obtenção; estresse ocupacional; desejo de experimentação aliado ao sentimento de invencibilidade; situações de dor física ou emocional; baixa autoestima; predisposição genética e uso de fármacos que levam rapidamente do abuso à dependência, como os opioides fentanil e sufentanil.[73]

Os estudos retrospectivos indicam a prevalência de 1% a 2% de dependência de fármacos entre os anestesiologistas.[74] No Brasil, uma pesquisa retrospectiva constatou que a prevalência de anestesiologistas dependentes é em torno de 12,5%, muito superior em relação ao restante da população médica (3%).[75] Os fármacos de escolha na dependência são álcool, opioides (fentanil, meperidina, morfina e sufentanil), cocaína, maconha e benzodiazepínicos.

Ainda é controverso se os anestesiologistas estão sujeitos a maior mortalidade prematura, em relação a outras especialidades médicas.[76,77] Pesquisas têm mostrado que o suicídio e mortes relacionadas ao uso de fármacos são importantes causas de mortalidade entre os anestesiologistas. A maior taxa de mortes relacionadas com a dependência química ocorre dentro dos primeiros cinco anos após a graduação.[78]

Em situação de dependência de fármaco, o anestesiologista deve ser afastado totalmente das atividades anestesiológicas e há a necessidade de muito apoio por parte dos colegas e dos familiares e de imediata integração aos programas de apoio e de tratamento. O retorno do tratamento é sempre muito difícil, assim como a integração ao serviço, que deve ser lenta, gradual e acompanhada por especialistas.[1]

REFERÊNCIAS

1. Nicholau TK, Choukalas CG. Environmental safety and chemical dependency. In: Miller RD. Miller's Anesthesia. 8th Ed. Philadelphia: Elsevier Saunders, 2015. p.3231-46.
2. Associação Brasileira de Norma Técnicas – ABNT – Norma NBR10152. Níveis de ruído para conforto acústico – 1990.
3. Falk SA, Woods NF. Hospital noise - levels and potential health hazards. N Engl J Med. 1973;289:774-77.
4. Murthy VSSN, Malhotra SH, Bala I, et al. Detrimental effects of noise on anaesthetists. Can J Anaesth. 1995;42:608-11.
5. Allen K, Blascovich J. Effects of music on cardiovascular reactivity among surgeons. JAMA. 1994;272:882-4.
6. Nilsson U, Unosson M, Rawal N. A comparison of intra – operative or postoperative exposure to music – a controlled trial of the effects on postoperative pain. Anaesthesia. 2003;58:699-703.
7. Milam DF. Physical principles of laser energy. In: Smith Jr JA, Stein BS, Benson RC. Laser in Urological Surgery. 3th Ed. St Louis: Mosby-Year Book, 1994. p.1-9.
8. Kivinütty K, Lahti, R, Lahade S, et al. Radiation doses from x-ray units used outside radiology departments. Health Phys. 1980;38:419-21.
9. Dagal A. Radiation safe for anesthesiologists. Curr Opin Anaesthesiol. 2011;24:445-50.
10. Katz JD. Radiation exposure to anesthesia personnel: the impact of an electrophysiology laboratory. Anesth Analg. 2005;101:1725-6.
11. Anastasian Z, Strozyk D, Gaudet J, et al. Anesthesiologists at risk for significant radiation exposure during neurointerventional procedures. J Neurointervent Surg. 2009;1:78-9.
12. Pashayan AG. Lasers and laser safety. In: Kirby RR, Gravenstein N. Clinical anesthesia practice. Philadelphia: WB Saunders, 1994. p.1370-1379.
13. Baggish MS, Poisz B J, Joret D, et al. Presence of human immunodeficiency virus DNA in laser smoke. Lasers Surg Med. 1991;11:197-203.
14. Halmmo P, Naess O. Laryngeal papillomatosis with human papillomavirus DNA contracted by a laser surgeon. Eur Arch Otorhinolaryngol. 1991;248:425-7.
15. Litt L. Electrical safety in the operating room. In: Miller RD. Miller's anesthesia. 8th Ed. Philadelphia: Elsevier Saunders, 2015. p.3218-30.
16. Boumphrey S, Langtom JA. Eletrical safety in the operating theatre. Br J Anaesth/CEPD Reviews. 2003;3:10-4.
17. Torres MLA, Mathias RS. Complicações com o uso de monitorização. Segurança no uso do equipamento eletro-médico. Rev Bras Anestesiol. 1992;42:91-101.
18. Associação Brasileira de Norma Técnicas – ABNT- Norma NBR14136. Plugues e tomadas para uso doméstico e análogo até 20A/250V em corrente alternada – Padronização – 2002: Versão corrigida 2008.
19. Ehrenwerth J, Seifert HA. Eletrical and fire safety. In: Barash PG, Cullen BF, Stoelting RK. Clinical Anesthesia. 5th Ed. Philadelphia: Lippincott Williams & Wilkins, 2006. p.149-74.
20. Greene ES, Berry AJ, Arnold III WP, et al. Percutaneous injuries in anesthesia personnel. Anesth Analg. 1996;83:273-8.
21. Berry AJ. Viral hepatitis. Anesthesiol Clin North Am. 1989;7:771-94.
22. Berry AJ, Isaacson IJ, Kane MA, et al. A multicenter study of the epidemiology of hepatitis B in anesthesia residents. Anesth Analg. 1985;64:672-7.
23. Kennedy I, Williams S. Occupational exposure to HIVB and post-exposure prophylaxis in health care workers. Occup Med. 2000;50:387-91.
24. Gerberding L. Management of occupational exposures to blood-borne viruses. N Engl J Med. 1995;332:444-51.
25. Centers for Disease Control and Prevention – Immunization of health-care workers. Morb Mort Wkely Rep. 1997;46:22-34.
26. Fedson DS. Immunizations of health - care workers and patients in hospitals. In: Wenzel RP. Preventions and control of nosocomial infection. 2nd Ed. Baltimore: Williams & Wilkins, 1993. p.42-52.
27. Fauci A. The AIDS epidemic: Considerations for the 21st century. N Engl J Med. 1999;341:1046-50.
28. Greene ES, Berry AJ, Jegger J et al. A multicenter study of contaminated percutaneous injuries in anesthesia personnel. Anesthesiology. 1998;89:1362-72.
29. Kelen GD, Fritz S, Quaquish B, et al. Unrecognized human immunodeficiency virus infection in emergency department patients. N Engl J Med. 1988;318:1645-50.
30. Henderson DK. HIV and health - care worker. Refresher Courses in Anesthesiology. 1993;21:235-40.
31. Panlilio AL, Cardo DM, Grohskopf LA, et al. Updated U.S. Public Health Service guidelines for the management of occupational exposures to HIV and recommendations for postexposure prophylaxis. Morb Mortal Wkely Rep Recomm Rep. 2005;54(RR-9):1-17.
32. Destra AS, Angelieri DB, Bakowski E, et al. Risco ocupacional e medidas de precauções e isolamento. [Internet] [Acesso em 25 set 2015]. Disponível em: http://www.saude.mt.gov.br/portal/controleinfeccoes/documento/doc/mod_5risco_ocup.e_med_de_precaucao_e_isolamento.Pdf
33. Hughes SC. Occupational exposure to HIV: chemoprophylaxis reconsidered. ASA Newsletter. 1996;60:19-22.

34. National Tuberculosis Controllers Association; Centers for Disease Control and Prevention (CDC). Guidelines for the investigation of contacts of persons with infectious tuberculosis. Recommendations from the National Tuberculosis Controllers Association and CDC. MMWR Recomm Rep. 2005;54(RR-15):1-47.
35. Hughes SC. Human immunodeficiency virus and other occupational exposures: risk management. Refresher Courses in Anesthesiology. 2001;29:147-57.
36. Sweeney B, Bingham RM, Amos RJ, et al. Toxicity of bone marrow in dentists exposed to nitrous oxide. Br Med J. 1985;29:567-9.
37. Green CJ. Anaesthetic gases and health risks to laboratory personnel: a review. Lab Anim. 1981;15(4):397-403.
38. Franco G, Marraccini P, Santagostino G, et al. Behaviour of urinary D-glucaric acid excretion in surgical patients and anaesthesiology staff acutely exposed to isoflurane and nitrous oxide. Med Lav. 1991;82:527-32.
39. Lucchini R, Placidi D, Toffoletto F, et al. Neurotoxicity in operating room personnel working with gaseous and nongaseous anesthesia. Int Arch Occup Environ Health. 1996;68:188-92.
40. ISSA International Section on the Prevention of Occupational Risks in Health Services (2002) Safety in the use of anesthetic gases ISSA Prevention Series nº 2042 (E). Consensus paper from the basic German and French documentation working document for occupational safety and health specialists.
41. Boivin JF. Risk of spontaneous abortion in women occupationally exposed to anaesthetic gases: a meta-analysis. Occup Environ Med. 1997;54:541-8.
42. Rowland AS, Baird DD, Shore DL, et al. Nitrous oxide and spontaneous abortion in female dental assistants. Am J Epidemiol. 1995;141:531-8.
43. Guirguis SS, Pelmear PL, Roy ML, et al. Health effects associated with exposure to anaesthetic gases in Ontario hospital personnel. Br J Ind Med. 1990;47:490-7.
44. Wiesner G, Hoerauf K, Schroegendorfer K, Lindner R, et al. High-level, but not low-level, occupational exposure to inhaled anesthetics is associated with genotoxicity in the micronucleus assay. Anesth Analg. 2001;92:118-22.
45. ASA (American Society of Anesthesiologists) Committee on Occupational Health of Operating Room Personnel – Waste Anesthetic Gases. Information for management in anesthetizing areas and the Postanesthesia Care Unit, 2004.
46. Chang WP, Kau CW, Hseu SS. Exposure of anesthesiologists to nitrous oxide during pediatric anesthesia. Ind Health. 1997;35:112-8.
47. Godish T. Sick Buildings. Definition, diagnoses and mitigation. Boca Raton: Lewis Publishers, 1995.
48. National Institute for Occupational Safety and Health. Criteria for a recommended standard: occupational exposure to waste anesthetic gases and vapors. Washington, DC, U.S. Department of Health, Education, and Welfare, 1977.
49. National Institutes of Health. Waste Anesthetic Gas (WAG) Surveillance Program. [Internet] [Acesso em 25 set 2015]. Disponível em: http://www.ors.od.nih.gov/sr/dohs/Documents/Waste%20Anesthetic%20Gas%20%28WAG%29%20Surveillance%20Program.Pdf
50. Hoerauf KH, Koller C, Jakob W, et al. Isoflurane waste gas exposure during general anaesthesia: the laryngeal mask compared with tracheal intubation. Br J Anaesth. 1996;77:189-93.
51. Sardaş S, Aygün N, Gamli M, et al. Use of alkaline comet assay (single cell gel electrophoresis technique) to detect DNA damages in lymphocytes of operating room personnel occupationally exposed to anaesthetic gases. Mutat Res. 1998;418:93-100.
52. Sardas S, Izdes S, Ozcagli E, et al. The role of antioxidant supplementation in occupational exposure to waste anaesthetic gases. Int Arch Occup Environ Health. 2006;80:154-9.
53. El-Ebiary AA, Abuelfadl AA, Sarhan NI, et al. Assessment of genotoxicity risk in operation room personnel by the alkaline comet assay. Hum Exp Toxicol. 2013;32:563-70.
54. Chandrasekhar M, Rekhadevi PV, Sailaja N, et al. Evaluation of genetic damage in operating room personnel exposed to anaesthetic gases. Mutagenesis. 2006;21:249-54.
55. Chinelato AR, Froes NDTC. Genotoxic effects on professionals exposed to inhalation anesthetics. Rev Bras Anestesiol. 2002;52:79-85.
56. Hoerauf KH, Wiesner G, Schroegendorfer KF, et al. Waste anaesthetic gases induce sister chromatid exchanges in lymphocytes of operating room personnel. Br J Anaesth. 1999;82:764-6.
57. Eroglu A, Celep F, Erciyes N. A comparison of sister chromatid exchanges in lymphocytes of anesthesiologists to nonanesthesiologists in the same hospital. Anesth Analg. 2006;102:1573-7.
58. Wrońska-Nofer T, Nofer JR, Jajte J, et al. Oxidative DNA damage and oxidative stress in subjects occupationally exposed to nitrous oxide (N2O). Mutat Res. 2012;731:58-63.
59. Costa Paes ER, Braz MG, Lima JT, et al. DNA damage and antioxidant status in medical residents occupationally exposed to waste anesthetic gases. Acta Cir Bras. 2014;29:280-6.
60. Krajewski W, Kucharska M, Pilacik B, et al. Impaired vitamin B12 metabolic status in healthcare workers occupationally exposed to nitrous oxide. Br J Anaesth. 2007;99:812-8.
61. Lopes CA, Machado PRD, Castiglia YMM. O que pensa o paciente sobre o binômio Anestesiologista - Anestesia. Rev Bras Anestesiol. 1993;43:341-4.
62. Katz JD. Conflict and its resolution in the operating room. J Clin Anesth. 2007;19:152-8.
63. Howard SK, Rosekind MR, Katz JD, et al. Fatigue in anesthesia. Anesthesiology. 2002;97:1281-94.
64. Howard SK, Gaba DM, Smith BE, et al. Simulation study of rested versus sleep-deprived anesthesiologists. Anesthesiology. 2003;98:1345-55.
65. Dawson D, Reid K. Fatigue, alcohol and performance impairment. Nature. 1997;388:235.
66. Jackson SH. The role of stress in anaesthetics health and well-being. Acta Anaesthesiol Scand. 1999;43:583-602.

67. Burm AG. Occupational hazards of inhalational anaesthetics. Ballière's Clin Anaesthesiol. 2003;17:147-61.
68. Freudenberger HJ. Staff burnout. J Social Issues. 1974;90:159-65.
69. Nyssen AS, Hansez I, Baele P, et al. Occupational stress and burnout in anaesthesia. Br J Anaesth. 2003;90: 333-7.
70. Lindfors PM, Nurmi KE, Meretoja OA, et al. On-call stress among Finnish anaesthetists. Anaesthesia. 2006;61: 856-66.
71. Roll M, Gaba DM, Howard SK. Human performance and patient safety: sleep depravation and fatigue. In: Miller RD. Miller's Anesthesia. 6th Ed. Philadelphia: Elsevier Churchill Livingstone, 2005. p.3055-72.
72. Rinaldi RC, Steindler EM, Wilford BB, et al. Clarification and standardization of substance abuse terminology. JAMA. 1988;259:555-7.
73. Silverstein JH, Silva DA, Iberti TJ. Opioid addtion in Anesthesiology. Anesthesiology. 1993;79:354-75.
74. Menk EJ, Baumgarten RK, Kingsley CP, et al. Success of reentry into anesthesiology training programs of residents with a history of substance abuse. JAMA. 1990;263:3060-2.
75. Ives HNP, Surjan JC, Nogueira-Martins LA, et al. Perfil clínico e demográfico de médicos com dependência química. Rev Assoc Med. 2005;51:139-43.
76. Katz JD. Do anesthesiologists die at a younger age than other physicians? Age-adjusted death rates. Anesth Analg. 2004;98:1111-3.
77. Alexander BH, Checkoway H, Nagahama SI, et al. Cause-specific mortality risks of anesthesiologists. Anesthesiology. 2000;93:922-30.
78. Berry AJ, Fleisher LA. Cause-specific risks of anesthesiologists: new evidence for the existence of old problems. Anesthesiology. 2000;93:919-21.

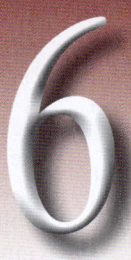

Organização e Gestão do Serviço de Anestesia

Airton Bagatini

De tudo, ficaram três coisas:
a certeza de que estamos sempre começando;
a certeza de que é preciso continuar
e a certeza de que podemos ser interrompidos antes de terminar.
Vamos fazer da interrupção um caminho novo!

Fernando Sabino

INTRODUÇÃO

Sociedade, comunidade, serviço e família são instituições conservadoras que procuram manter a estabilidade e evitar, ou pelo menos desacelerar, as mudanças. Mas a organização moderna é desestabilizadora e precisa ser organizada para a inovação, e a inovação, como disse o grande economista austro-americano Joseph Schumpeter,[1] é "destruição criativa", é o abandono sistemático de tudo aquilo que é estabelecido, costumeiro e confortável, quer se trate de um produto, serviço prestado ou processo, quer se trate de um conjunto de aptidões, relações humanas e sociais ou a própria organização.

A função da organização é colocar o conhecimento para trabalhar, por meio de ferramentas, produtos e processos, na concepção do trabalho, no próprio conhecimento, que por natureza muda rapidamente, e as certezas de hoje sempre se tornam os absurdos de amanhã.[2]

Até 1930, os hospitais eram frequentemente dirigidos por enfermeiras, religiosos ou empresários aposentados, pessoas bem-intencionadas que administravam as instituições guiadas pelo bom senso e pela intuição. Nessa época, surgiram, nos Estados Unidos, os primeiros cursos universitários de administração hospitalar e, a partir da Segunda Guerra Mundial, não mais se admitiu, naquele país, que hospitais fossem administrados por pessoas que não tivessem formação específica na área.[3]

O modo de entender um serviço de anestesia (SA) é vê-lo como uma organização de características próprias e diferenciadas, mas que não se dissociam de outras especialidades médicas. O SA deve ter um líder, uma organização, um planejamento, uma divisão de trabalho especializado, ou seja, uma identidade, mas nem por isso deve ser um eremita dentro da instituição maior, o hospital. O SA deve ter um relacionamento e estar subordinado a uma administração, além de reconhecer os recursos humanos, os recursos estruturais e financeiros do local onde presta seus serviços. Recomenda-se, também, a sua interação com as outras especialidades, e não somente com o departamento de cirurgia. Fundamentalmente, deve entender que outros profissionais de outras áreas da saúde, como enfermagem, fisioterapia, nutrologia, fonoaudiologia, psicologia e assistência social, também colaboram na engrenagem de recuperação mais efetiva dos pacientes.

O SA deve ser entendido como uma unidade de negócios, o elemento capaz de tornar mais simplificados a avaliação e o desenvolvimento de ações para o mercado. Como uma empresa de grande porte que possui diversos departamentos e setores, de modo que cada um destes possa ser considerado uma unidade de negócios ou, como é de preferência terminológica para alguns, centro de resultados.

Compreende-se que, a princípio, alguns processos podem se apresentar somente como um gasto extra para a organização, porém, se for administrado de maneira adequada, a utilização de material, equipamento e recursos gerará uma economia que favorecerá o cenário econômico do serviço como um todo. Por esse motivo é importante que, periodicamente, cada um dos processos seja avaliado, bem como os serviços, os produtos, as despesas e as receitas gerados. Ao finalizar cada etapa, é possível, então, traçar um comparativo do desempenho do setor e analisar ainda se houve melhora, estagnação ou queda dos indicadores.

Adaptando o conceito sobre organização de Peter Drucker,[2] cada SA deve se dedicar à criação do novo. Em termos específicos, sua direção tem de adotar três práticas sistemáticas. A primeira é o aperfeiçoamento contínuo de tudo aquilo que o SA realiza, o processo que os japoneses denominam *kaizen*, com o objetivo de aperfeiçoar um produto ou serviço de forma que, em dois ou três anos, ele se transforme num produto ou serviço realmente diferente.

Em segundo lugar, cada SA deve aprender a explorar seus conhecimentos, isto é, desenvolver a próxima geração de aplicações a partir dos próprios sucessos.

Finalmente, cada SA deve aprender a inovar – e agora a inovação pode e deve ser organizada – um processo sistemático. E, então, é claro, volta-se ao abandono e o processo recomeça. A menos que isso seja feito, o SA baseado no conhecimento em pouco tempo estará obsoleto, perdendo capacidade de desempenho e, com isso, a aptidão para atrair e reter pessoas qualificadas e dotadas de capacidade, das quais depende sua eficiência.

Um serviço de anestesia geralmente é uma unidade organizacional que tem (ou deveria ter) uma estratégia definida e um gestor responsável pelo cumprimento de sua missão e visão, obviamente alinhado com os interesses do hospital onde desempenha seu trabalho.

Os SAs podem ter definidos muitos processos, incluindo a linha operacional de anestesias, o ensino, a gestão, a educação continuada, a ética e o relacionamento interpessoal e com a instituição. Com esse cenário em mente, desenha-se como objetivo central deste capítulo apresentar alguns aspectos que se encontram relacionados à organização e à gestão de um SA, contando com o enfoque da gestão hospitalar para lidar com tais fatores e elementos administrativos.

É premente a necessidade do entendimento de novos princípios norteadores da prática médica. Para que a anestesia se fortaleça como ciência, profissão e prática social, é imprescindível a utilização de todos os métodos gerenciais conhecidos para liderar médicos anestesistas. O paradigma é entendido como um padrão a ser seguido e inclui o conjunto de crenças, valores, técnicas e teorias partilhadas, sendo influenciado por fatores culturais, políticos, econômicos e sociais vigentes.[3]

Neste capítulo objetiva-se a reflexão sobre o gerenciamento atual de uma equipe de anestesia, apresentando a visão panorâmica do desenvolvimento da medicina nas seguintes áreas: planejamento estratégico; *balanced scorecard*; liderança; alta direção; qualidade assistencial; segurança; indicadores; multidisciplinaridade; gestão de novas gerações do mercado de trabalho; construção de um time e administração atual.

PLANEJAMENTO ESTRATÉGICO

Ainda que a utilização do planejamento estratégico venha das épocas mais antigas na história da humanidade, em que era utilizado na economia agrária, na produção, no armazenamento e no transporte dos produtos da colheita, os estudos mais relevantes sobre o assunto originam-se nos meios militares. Por causa da necessidade de mover e alojar tropas com seus suprimentos, como alimentação, remédios e armamento, as estratégias militares passaram a ser admiradas e copiadas.

Tanto no estudo de rotas para o abastecimento de alojamentos quanto para encontrar as melhores posições de ataque aos inimigos, o planejamento estratégico e organizacional e a logística estão presentes na história dos campos de guerra. Nos anos 1950, a estratégia de logística militar, tão admirada, foi transportada para as salas de aula das instituições de ensino e, posteriormente, adaptada aos moldes empresariais. A arte de prever e prover recursos na quantidade necessária e nos locais primordiais em tempo adequado revelou que os sistemas logísticos atribuem vantagem à competição quando integrados com a estratégia e as táticas.[4]

Em 1945, o planejamento estratégico foi concebido como uma maneira despretensiosa de apurar dados. Na época, o método cumpriu bem com seu papel, já que não houve modificação notável ou importante no ambiente mercadológico. No cenário do mercado atual, é necessário que os serviços possuam a atitude e a visão para criar um planejamento, algo que sirva de diretriz e que tenha como base a tomada de decisão em relação a metas, objetivos e resultados a serem alcançados e o caminho que se tomará até lá.[5]

O planejamento estratégico tem como objetivo organizar o SA, abarcando todos os setores e níveis existentes dentro dele, alinhar seus pensamentos, ações e modo de operação aos propostos pela instituição hospitalar, a fim de aumentar a produtividade, aperfeiçoar os processos de operação e garantir que os caminhos que levarão aos resultados almejados sejam mais curtos e facilitados.

Segundo Kotler,[6] planejamento estratégico é o processo pelo qual se desenvolve e se mantém um ajuste viável entre os objetivos, as experiências e os recursos da organização e suas oportunidades mutantes de mercado. O propósito do planejamento estratégico é moldar e remoldar os negócios e produtos da empresa, objetivando crescimento e lucro.

O planejamento estratégico ganhou caráter de auxiliador no que diz respeito à tomada de decisão e ajuda gestores a descobrirem oportunidades de crescimento no mercado e a aumentar sua visibilidade e resultados.

Para que o plano seja mais competitivo perante o mercado e possua realmente valor e aplicabilidade dentro da organização, é necessário que seja elaborado de maneira clara, com objetivos e metas bem delineados. O planejamento estratégico consiste na conciliação entre as oportunidades (desafios) do ambiente externo e os recursos tangíveis ou intangíveis da empresa, tendo em vista seu desenvolvimento sem traumas.[7]

O primeiro passo para elaborar um planejamento estratégico eficiente é assegurar que se cumpra o escopo pretendido, é construir, antes de tudo, um pensamento estratégico. Uma vez que esse pensamento esteja enraizado nas diretrizes do serviço, todas as ações tomadas estarão de acordo com ele, e todos os planejamentos seguirão seus preceitos. Dessa forma, a missão da empresa ficará clara nas menores e mais rotineiras atitudes e estará naturalmente introjetada em todos os colaboradores, que agirão da maneira que se espera.[5]

Antes de implantar um planejamento estratégico, porém, o SA necessita definir sua missão, visão, valores, como a implantação do plano (estratégia) poderá impactar suas rotinas e influenciar sua equipe e definir aonde o SA quer chegar (objetivos).

- **Missão:** é o objetivo fundamental de uma organização, pois traduz a finalidade última da empresa e consiste na definição de seus fins estratégicos gerais. É o enunciado dos propósitos gerais que expressam as intenções fundamentais da gestão global. Basicamente, trata-se do ponto de partida para a definição dos objetivos, sendo formalmente expressa e servindo de guia para os colaboradores da empresa.[8]
- **Visão:** é algo responsável por nortear a organização. É um acumulado de convicções que direcionam sua trajetória. O professor de empreendedorismo Louis Jacques Filion[9] define visão como "uma imagem, projetada no futuro, do lugar que se quer ver ocupado pelos seus produtos no mercado, assim como a imagem projetada do tipo de organização necessária para consegui-lo".
- **Valores:** são o conjunto de sentimentos que estruturam, ou pretendem estruturar, a cultura organizacional e a prática de uma empresa. Comumente, os valores surgem agregados à missão como uma simples relação ou de forma mais elaborada, como crenças ou políticas organizacionais. Os valores representam um conjunto de princípios que informam como as pessoas devem reger seu comportamento na empresa.[8]
- **Objetivos:** traduzem os resultados essenciais a serem atingidos pela organização no cumprimento de sua missão, seguindo de acordo com a forma pela qual sua visão se comunica. Eles são o resultado qualitativo ou quantitativo que a empresa pretende alcançar em determinado período.[8]
- **Estratégia:** é descrita com base na análise do ambiente levantada após o agrupamento por temas e da priorização dos principais objetivos. A estratégia precisa estar voltada para o futuro da empresa, como também estar de acordo com as etapas anteriores (missão, visão e valores).[8]

Até que o serviço comece a conceber uma cultura organizacional para, a partir de então, começar a construir seu pensamento estratégico, ele necessita que sejam feitos alguns ajustes em suas operações administrativas que possibilitem à gestão identificar, de maneira clara e eficaz, as situações que gerarão impacto negativo para que ela aja com rapidez para solucionar tais ocorrências.

Na opinião de Vygotsky,[10] o aspecto humano tem muita influência sobre as transformações da cultura; sua disposição para encarar a necessidade de mudanças com a mente aberta garante vantagem competitiva para o SA, além da melhor implementação e aceitação dessa nova cultura.

Porém, o sucesso ou o fracasso de um serviço de anestesiologia não depende apenas da estratégia e da cultura. Um planejamento estratégico bem desenvolvido pode auxiliar no cumprimento de metas e trazer bons resultados. As ações a serem tomadas internamente, como a definição de líderes motivadores e a construção de um ambiente de trabalho e programas de incentivo para os membros, também podem ser fatores determinantes.

O desenvolvimento de uma estratégia deve englobar fatores como a realização de uma análise objetiva dos processos mercadológicos e a incorporação da criatividade administrativa, da tomada de decisões e da elaboração de cenários.

De acordo com a literatura[11] existente sobre o assunto, é possível observar algumas classificações estratégicas:

- **Estratégia de sobrevivência:** nesse caso, a empresa apresenta e admite suas falhas internas e ameaças externas e opta por congelar investimentos e reduzir, de maneira drástica, os custos;
- **Estratégia de manutenção:** a empresa se identifica com a prevalência de ameaças ao meio ambiente, mas tem muitos pontos fortes, o que permite alcançar sua posição atual;
- **Estratégia de crescimento:** a empresa tem alguns pontos fracos, mas a área circundante oferece condições favoráveis; as possibilidades são usufruídas pela sociedade, que pode se transformar. Nessa situação, geralmente há lançamentos de produtos;
- **Desenvolvimento da estratégia:** já nessa situação a companhia ressalta seus pontos positivos, dominância e oportunidades mercadológicas. Nesse cenário buscam-se clientes, a descoberta de novas tecnologias e investimentos.

Segundo Porter,[11] em termos de competitividade, as estratégias podem ser classificadas em:

- **Estratégia de liderança de custo:** aqui o importante é ressaltar o baixo custo em relação à concorrência, porém sem deixar de lado a qualidade oferecida;
- **Estratégia de diversificação:** nesse caso o foco é oferecer serviços diferenciados; produtos únicos no mercado;

♦ **Foco estratégico:** centralizar esforços em determinado segmento, como produtos, clientes ou mercado. Aqui o serviço se reafirma como uma opção melhorada e diferenciada para o mercado como um todo.

Sendo assim, implantar um plano estratégico tem por objetivo analisar as necessidades empresariais para viabilizar a ação estratégica, estudar o ambiente onde esse plano será posto em ação e ajudar a atingir o desempenho almejado para determinado período. A administração tem por objetivo fazer funcionar esse plano estratégico e implantar soluções para adaptar sua execução. Quanto mais efetivos os ajustes feitos pelo serviço, mais eficazes serão a aplicação e os resultados.[5]

BALANCED SCORECARD

As mudanças ocorridas no mundo geram preocupação com o desenvolvimento de sistemas de informações contábeis e gerenciais. A contabilidade gerencial, inserida nesse ambiente altamente competitivo, precisa acompanhar a evolução da economia mundial e adaptar-se às mudanças, auxiliando os gestores no processo de planejamento, execução e controle. O grande desafio dos sistemas de informação gerencial está em fornecer informações oportunas para que os gestores possam tomar decisões acertadas.

Dentro desse contexto, surge a ferramenta gerencial *Balanced Scorecard* (BSC), que auxilia na gestão das organizações. Na aplicação dessa abordagem, baseada em atividades e processos inter-relacionados funcionalmente na empresa, os contadores serão capazes de transmitir à administração informações qualificadas sobre o desempenho dos processos comerciais da organização, que possibilitarão identificar os pontos-chave nesses processos, que influenciam direta ou indiretamente os objetivos e as metas da empresa, bem como dirigir esforços para aprimorá-los e, consequentemente, melhorar seus resultados.

Ao buscar ferramentas que auxiliem nesse direcionamento, a contabilidade gerencial é auxiliada pela ferramenta BSC, criada por Kaplan e Norton,[12] que traduz as estratégias com o uso de indicadores financeiros e não financeiros. Considerada pelos autores um sistema gerencial, eles afirmam que "o *Balanced Scorecard* é mais do que um sistema de medidas táticas e operacionais. Empresas inovadoras estão utilizando o *Scorecard* como um sistema de gestão estratégica para administrar a estratégia a longo prazo".

A disseminação da informação promove a integração entre as pessoas e os sistemas, além de auxiliar na convergência de objetivos. Nesse ponto, a ferramenta gerencial BSC é fundamental, e seu principal objeto é o alinhamento das metas e da comunicação a todos os funcionários e às estratégias da empresa, um novo instrumento que integra medidas de estratégia, sem menosprezar outras já adotadas atualmente ou no passado. Auxilia na relação das ações de hoje com as metas de longo prazo e promove a sinergia da empresa para atingir os objetivos em observância à missão estabelecida, dando suporte necessário para que empresas que se encontram em crescimento possam orientar a tomada de decisão.

É um método que ajuda os executivos a medirem o desempenho de seu SA, verificando, assim, se a estratégia será alcançada. O BSC surgiu com base em um estudo promovido pelo Instituto Nolan Norton, denominado *Measuring Performance in the Organization of the Future* (Medição do Desempenho na Organização do Futuro), que durou um ano. Esse estudo foi realizado porque os métodos existentes na época para a avaliação de desempenho, baseados em indicadores contábeis e financeiros, eram insuficientes. Depois de vários estudos, o BSC foi criado e tem como base quatro perspectivas: a financeira, a do cliente, a de processos internos da empresa e a do aprendizado e crescimento.[12]

Durante a Era Industrial, a utilização apenas de indicadores financeiros era suficiente para medir se a empresa estava atingindo suas metas. Os empresários levavam em consideração somente o lucro.

Em uma economia globalizada, as empresas concorrem com o menor tempo de entrega, a qualidade do produto, a satisfação e a lealdade do cliente. Esses indicadores não são utilizados nos processos de avaliação de desempenho tradicionais.

Outro problema muito grave e que leva as empresas a fracassarem é que, no desespero de aumentar o lucro e reduzir custos em curto prazo, elas reduzem o quadro de pessoal e/ou alteram a estrutura organizacional de seus colaboradores, sem levar em consideração os objetivos em médio e longo prazos. Isso leva a perdas, pois, quando os executivos percebem que não estão conseguindo atingir seus objetivos dentro daqueles prazos por causa da falta de recursos e de controle e por causa da perda de capital intelectual, eles descobrem que, muitas vezes, após alguns meses, é necessário contratar novamente os recursos humanos e investir em treinamento.

É inútil afirmar, como Milton Friedman,[13] economista americano laureado com o prêmio Nobel, que uma empresa tem somente uma responsabilidade: desempenho econômico. Essa é sua primeira responsabilidade. De fato, um serviço que não dê lucro pelo menos igual ao seu custo de capital é irresponsável. O desempenho econômico é a base sem a qual nenhuma empresa pode cumprir com outra responsabilidade.

Pode-se dizer que o principal objetivo do BSC é alcançar o alinhamento do planejamento estratégico da empresa com as atividades operacionais que ela exerce. O BSC traduz a missão e a estratégia em objetivos e medidas, organizados por meio de indicadores que vão informar aos funcionários sobre os vetores do sucesso atual e futuro. Ao articularem os resultados desejados pela empresa, espera-se canalizar a energia, a habilidade e o conhecimento de todos os colaboradores da organização, para alcançar os objetivos de longo prazo. Para conseguir o alinhamento desejado, é preciso realizar algumas ações, dentre as quais podemos citar:

- **Esclarecer e traduzir a visão e a estratégia:** a tradução da missão estratégica deve ser feita por todos os gestores, por meio de um conjunto de objetivos e indicadores (Mapa Estratégico) que contribui para a criação de um consenso entre gestores, colaboradores e as atividades do SA;
- **Planejar, estabelecer metas e alinhar as iniciativas estratégicas:** a alta direção deve identificar e estabelecer metas para seus colaboradores, definir processos, planejar o desempenho financeiro e também o ritmo de crescimento do SA;
- **Melhorar o *feedback* do aprendizado estratégico:** o *feedback* e o processo de revisão avaliam o desempenho das metas e da estratégia adotadas pelo SA. Essa ação permite melhorar o monitoramento da organização sob a ótica de quatro perspectivas[13] (aprendizado e crescimento, processos internos, clientes e financeira), e não somente a financeira.

O BSC vai além de medidas de curto prazo, revelando os vetores para um desempenho financeiro competitivo e de longo prazo. A ideia principal é fornecer uma visão de desempenho integrada, que engloba suas perspectivas (Figura 6.1).

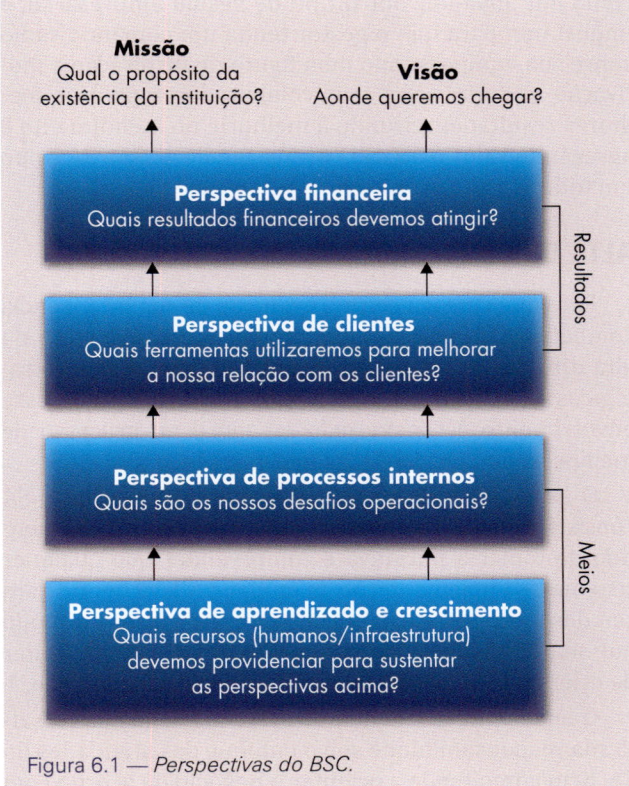

Figura 6.1 — *Perspectivas do BSC.*

- **Perspectiva de aprendizado e crescimento:** essa perspectiva está relacionada com o desenvolvimento de objetivos e medidas para orientar o aprendizado e o crescimento organizacional. É o ponto no qual a empresa deve identificar qual estrutura deverá ser adotada, para poder crescer e se desenvolver em longo prazo. A capacitação do SA se dará por meio do investimento em novos equipamentos, desenvolvimento de novos produtos e sistemas e nos recursos humanos.[13]
- **Perspectiva dos processos internos:** nessa perspectiva, as organizações identificam os processos críticos para a realização dos objetivos das duas perspectivas posteriores. Os processos devem criar condições para que a organização forneça as propostas de valor ao cliente e que seja capaz de atraí-lo e retê-lo em seus segmentos de atuação e, ao mesmo tempo, criar valor para os acionistas. Essa perspectiva do BSC cria uma visão de processo por meio de uma análise sequencial, o que permite aos gestores identificar novos caminhos para melhorar a *performance* da empresa diante dos clientes e acionistas.[13]
- **Perspectiva dos clientes:** essa perspectiva pressupõe definições sobre o mercado e o segmento nos quais a organização deseja competir. Sua proposta é monitorar a maneira pela qual a empresa entrega o real valor ao cliente, definindo indicadores de satisfação e resultados relacionados com ele. O enquadramento dos desejos dos clientes tende a ser feito em quatro categorias: prazo, qualidade, desempenho e serviços e custo.[13]
- **Perspectiva financeira:** nessa perspectiva, as medidas financeiras (receita e produtividade) são valiosas e ajudam a demonstrar as consequências econômicas de ações já realizadas. Com a elaboração do BSC, os objetivos financeiros devem estar vinculados à estratégia do SA, mostrando se sua implementação e execução estão contribuindo para a melhoria do resultado.[13]

Com o entendimento e a aplicação das quatro perspectivas anteriormente citadas, é possível mensurar os incentivos na promoção do melhor cuidado para nossos pacientes? Não. Entende-se que, em um ambiente hospitalar, essas perspectivas são insuficientes, que o ideal é que se tenha uma perspectiva com foco na assistência do paciente, e por isso acredita-se que haja a necessidade de uma quinta perspectiva: a assistencial, que estaria no ápice da pirâmide do BSC (Figura 6.2).

Primeiro trabalha-se no aprendizado e no crescimento de nossos colaboradores (Perspectiva de Aprendizado e Crescimento); depois, melhoram-se os processos internos (Perspectiva dos Processos Internos); com o desenvolvimento correto dessas perspectivas, acolhem-se melhor os pacientes (Perspectiva dos Clientes), fazendo com que se tenha o retorno financeiro (Perspectiva Financeira) esperado. Para quê? Para desenvolver a sistematização da assistência, o ensino, a pesquisa e a educação continuada de nossos anestesistas (Perspectiva Assistencial).

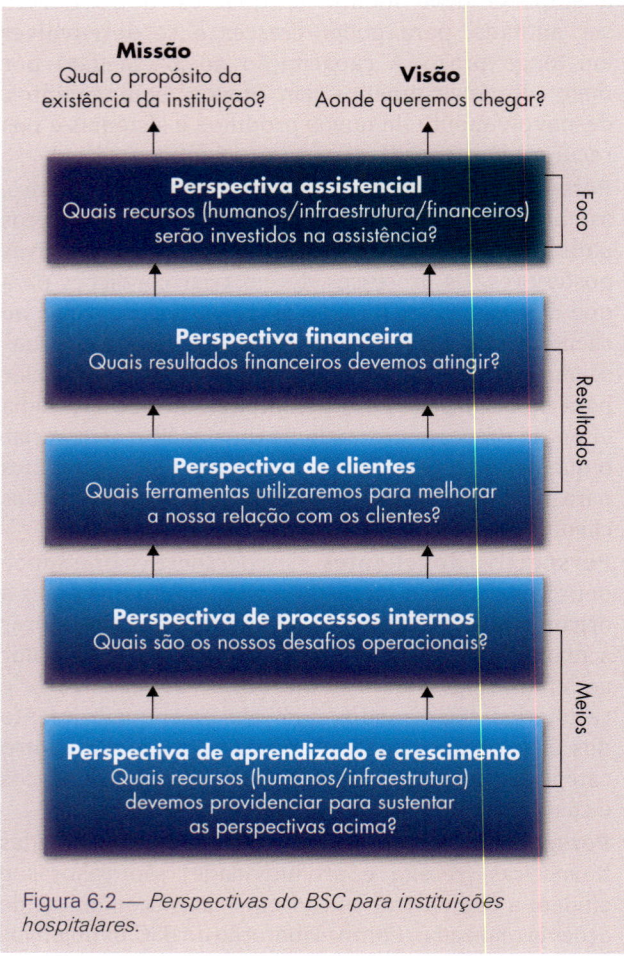

Figura 6.2 — *Perspectivas do BSC para instituições hospitalares.*

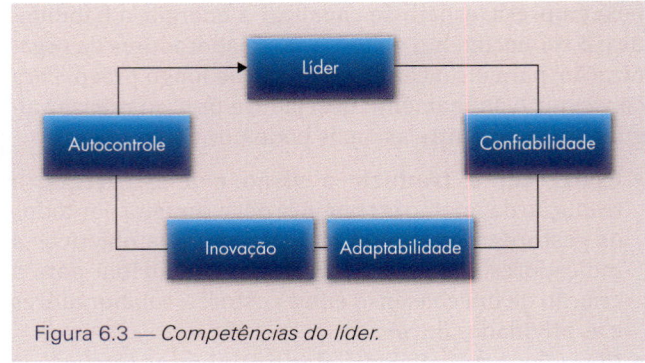

Figura 6.3 — *Competências do líder.*

LIDERANÇA

A liderança é a influência interpessoal exercida numa situação dirigida por meio do processo de comunicação humana à consecução de um ou diversos objetivos específicos.[14] Hunter,[15] por sua vez, conceitua liderança como a "habilidade de influenciar pessoas para trabalharem entusiasticamente, visando atingir os objetivos identificados como sendo para o bem comum".

Além de conhecer a emoção dos liderados, o líder deverá ter autocontrole, capacidade e confiança. Ele destaca algumas competências emocionais como autocontrole, confiabilidade, adaptabilidade e inovação, que contribuem para o estilo de liderança adotado (Figura 6.3). Líderes disciplinados, determinados, coerentes e persistentes para expandir esse "saber fazer" costumam ser sempre bem-sucedidos.[16]

Sem a capacidade de estabelecer uma visão compartilhada, instaurar valores ou influenciar na construção de uma cultura organizacional sólida, a liderança pode se limitar ao simples exercício da gerência, desempenhando as funções de planejar, organizar e controlar, que são importantes na condução de um SA, mas insuficientes para caracterizar, de forma legítima, uma liderança atuante.

Atualmente, a própria gerência não mais se caracteriza pela emissão pura e simples de ordens e regras e pela centralização. Esse estilo, gradativamente, está sendo substituído por um processo de delegação que envolve aspectos como conhecimento, orientação, participação, acompanhamento e avaliação, ou seja, mesmo as pessoas que preferem somente gerenciar, e não liderar, procuram instigar os profissionais à criatividade, concedendo-lhes poderes para realizarem a tarefa, sem abdicar de sua responsabilidade sobre ela.

A liderança para a administração hospitalar, assim como em qualquer outro tipo de gestão empresarial, é importante para que o gestor tenha um comando sadio sobre sua equipe, sendo uma figura de inspiração e motivação que direciona seus colaboradores para os melhores resultados, visando à melhoria no atendimento e agregando valor para cada profissional e para o SA como um todo.

ALTA DIREÇÃO

Para que consiga gerar a evolução de sua inteligência competitiva, é preciso atentar para o envolvimento da alta direção da instituição hospitalar nos planos estratégicos do SA. Ao longo dos anos verificou-se que esse envolvimento é considerado essencial no processo de melhorias dos serviços.[17]

O aspecto de maior importância para o êxito no SA consiste no subsídio prestado pela alta direção, no sentido de tomar a iniciativa e compreender que qualquer sistema de implementação de mudanças leva tempo para ser desenvolvido e completamente agregado, de modo que sua função deixa de ser apenas *staff* e toma o caráter de orientador para as demandas vindas da alta direção.[18]

O envolvimento da alta direção nos negócios ressalta sua responsabilidade sob o enfoque das atividades do SA, bem como tende a orientar o negócio de acordo com o fluxo do mercado, incluindo a geração e a difusão de inteligência, informação e comunicação no âmbito hospitalar.[19]

QUALIDADE ASSISTENCIAL

O esforço para organizar e melhorar a assistência ao paciente foi despertado, em meados de 1918, nos Estados Unidos da América, a partir da elaboração do Programa de Padronização Hospitalar,[20] realizada pelo Colégio Americano de Cirurgiões. Na enfermagem, Florence Nightingale revolucionou o atendimento a pacientes em hospitais, incorporando práticas de higienização, visita noturna e alimentação adequada, entre outras melhorias, assegurando a qualidade do atendimento e salvando muitas vidas.[21]

No Brasil, desde 1970, o Ministério da Saúde vem desenvolvendo os temas Qualidade, Avaliação e Segurança Hospitalar. Partiu da publicação de normas e portarias, a fim de regulamentar essa atividade, além de utilizar legislações referentes ao controle da infecção hospitalar, ações de monitoria da vigilância sanitária, avaliação por meio de programas de acreditação hospitalar e iniciativas independentes de conselhos profissionais, sociedades de especialidades e hospitais, entre outros.

Gestão significa gerenciamento, administração, em que existe algo a ser gerido ou administrado, como uma instituição, uma empresa, um serviço ou uma entidade social de pessoas.

A gestão surgiu quando, após a Revolução Industrial, os profissionais decidiram buscar soluções para novos problemas que estavam surgindo, usando vários métodos de ciências para administrar os negócios da época, o que deu início à ciência da administração, pois são necessários o conhecimento e a aplicação de modelos e técnicas administrativas.

Avedis Donabedian[22] qualificou-se como médico na Universidade Americana de Beirute, no Líbano. Ele desenvolveu estudos e trabalhos na área de qualidade na prestação de saúde e de saúde pública. Estudou epidemiologia e administração de serviços de saúde em Harvard e, posteriormente, foi recrutado pela Escola de Saúde Pública da Universidade de Michigan. Ele apresentou a trilogia da qualidade em saúde (Figura 6.4) – estrutura, processo e resultado –, que tinha como base sete pilares: eficácia, efetividade, eficiência, aceitabilidade, legitimidade, otimização e equidade.

- **Estrutura:** condições físicas, humanas e organizacionais em que o cuidado se dá.
- **Processo:** inter-relação entre o prestador e o receptor dos cuidados.
- **Resultado:** produto final da assistência prestada; satisfação de padrões e expectativas.
- **Eficácia:** é o resultado do cuidado obtido na melhor situação possível.
- **Efetividade:** é o resultado do cuidado obtido na situação real.
- **Eficiência:** inclui o conceito de custo. Se duas medidas são igualmente eficazes e efetivas, a mais eficiente é a de menor custo.
- **Aceitabilidade:** é o quanto o cuidado se adapta aos desejos, expectativas e valores dos pacientes.
- **Legitimidade:** é a aceitabilidade do ponto de vista da sociedade ou comunidade.
- **Otimização:** é o cuidado relativo quanto ao custo do ponto de vista do paciente.
- **Equidade:** é o que é justo ou razoável na distribuição dos cuidados e de seus benefícios.

A questão da qualidade total torna-se uma alternativa viável para a implementação da melhoria contínua na gestão do SA. O Programa 5S é um serviço de qualidade total que visa organizar e disciplinar as ações, as posturas e as atitudes dos funcionários de um SA, relacionadas à limpeza, ao asseio, à autodisciplina etc., já que toda a questão da melhoria que o SA pretende implementar se inicia justamente com seus colaboradores.[23] O referencial de Avedis Donabedian[22] é utilizado para a mensuração da gestão de qualidade, uma vez que ele foi o precursor dos estudos sobre qualidade, desenvolvendo um quadro conceitual fundamental para a avaliação dessa temática, sobretudo quando se trata do setor da saúde.

A figura da administração hospitalar surge no intuito de coordenar, de maneira correta, eficiente e responsável, o atendimento da assistência médico-sanitária dos pacientes. O trabalho desse profissional, por sua vez, será doutrinado pelas políticas, objetivos e valores da instituição hospital. A maior aspiração do gestor do SA deve ser o desenvolvimento de um sistema eficaz, com todos os seus componentes funcionando como uma equipe para atender, primeiramente, às necessidades do paciente, em seguida, às da instituição, às do SA e, só então, às necessidades individuais de sócios, empregados, médicos e dele próprio.[24]

A introdução de um programa ou iniciativa de qualidade não é garantia de sucesso assistencial ou de melhores resultados financeiros. Observa-se, porém, que os programas costumam ser acompanhados de planejamentos com visões de longo prazo, reduzindo pro-

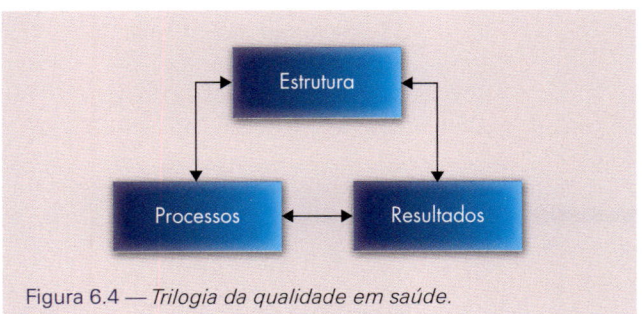

Figura 6.4 — Trilogia da qualidade em saúde.

blemas identificados como evitáveis e aumentando o conhecimento, técnico e organizacional, dos profissionais envolvidos.[25]

SEGURANÇA

No final de 1999, o Institute of Medicine (IOM) publicou *To Err is Human: Building a Safer Health Care System* (Errar é humano: construindo um sistema de saúde seguro). Embora o IOM tenha publicado mais de 600 relatórios de estudos desde *To Err*, nenhum deles foi tão influente. E a razão disso é que, a partir da extrapolação de dados do *Harvard Medical Practice Study*, realizada uma década antes, os autores estimaram que entre 44 mil e 98 mil norte-americanos morrem a cada ano em razão de erros associados aos cuidados em saúde.[26]

Embora Hipócrates tenha proposto, há mais de 2 mil anos, "antes de tudo, não causar dano aos pacientes", grande parte dos hospitais ainda promovem conferências para discutir erros associados aos cuidados em saúde. Até recentemente esses erros eram considerados um subproduto inevitável da medicina moderna ou resquícios indesejáveis de maus provedores de cuidados.

O entendimento do conceito de segurança do paciente é importante para o dimensionamento do problema e a compreensão dos diversos fatores envolvidos. Em 2010, a Organização Mundial de Saúde (OMS) definiu segurança do paciente como sendo a redução do risco de danos desnecessários associados à assistência em saúde até um mínimo aceitável. O mínimo aceitável refere-se àquilo que é viável diante do conhecimento atual, dos recursos disponíveis e do contexto em que a assistência foi realizada, diante do risco de não tratar ou escolher outro tratamento.[27]

Os SA precisam promover uma cultura de segurança, um componente estrutural básico das organizações que reflete uma consciência coletiva relacionada com valores, atitudes, competências e comportamentos que determinam o comprometimento com a gestão da saúde e da segurança. Além disso, significa olhar os incidentes de segurança não simplesmente como problema, evitando culpar aqueles profissionais que cometem erros não intencionais, mas tratar o assunto como uma oportunidade de aprendizado destinada a melhorar a assistência à saúde.

Criar uma cultura de segurança significa vencer as barreiras e desenvolver um ambiente de trabalho colaborativo, no qual os membros da equipe assistencial – executivos, administradores, enfermeiros, médicos, fisioterapeutas, pacientes e seus familiares – interajam com o mesmo comprometimento com a meta em bons desfechos, independentemente da função de trabalho ou título. A equipe que se comporta como um time conquista o respeito mútuo e a confiança de cada membro, com o objetivo comum de garantir a segurança do paciente e a qualidade da assistência.

O conceito é simples, mas sua implementação pode não ser. Mudanças na filosofia, na atitude e no comportamento podem ser necessárias. Planejamento e ações em todos os níveis do SA, incluindo um forte comprometimento da liderança, são condições imprescindíveis para criar a cultura de segurança.

Buscar uma cultura organizacional geradora,[28] na qual gerenciar riscos é parte de tudo o que fazemos, é um dos objetivos do SA atual, mas, antes de qualquer atitude, deve ter a humildade de reconhecer em qual estágio o seu SA se encontra (Figura 6.5).

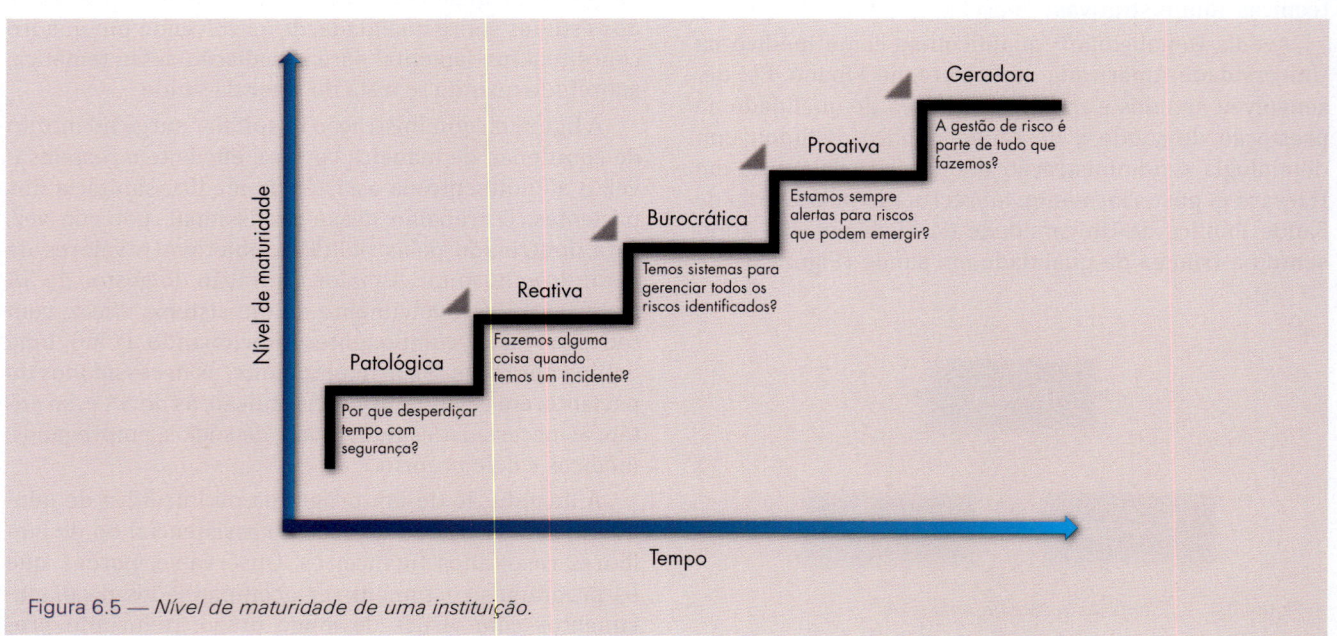

Figura 6.5 — *Nível de maturidade de uma instituição.*

INDICADORES

Um sistema de gestão em que as pessoas são consideradas elementos importantes para o sucesso da empresa, buscando, acima de tudo, a satisfação de seus clientes, através de uma parceria com seus colaboradores e fornecedores, é denominado qualidade total.[29]

O princípio básico dos programas de qualidade é a satisfação de todos: colaboradores, fornecedores e clientes.[30] Adotar um programa de qualidade total significa também buscar melhoria contínua no atendimento, redução de custos, diminuição de prazos e de desperdícios e, consequentemente, eliminação de erros. A avaliação da qualidade médico-assistencial é feita por meio da vigilância epidemiológica hospitalar, mediante levantamento de indicadores, e a qualidade do atendimento é avaliada pela pesquisa de opinião do paciente.[31]

Vigilância epidemiológica é a aplicação do método científico para a observação e análise das múltiplas causas de um problema e a proposição de ações para sua solução. É a observação para a ação. Foi introduzida em hospitais americanos para controlar doenças diarreicas na década de 1940 e infecções estafilocócicas na década de 1950 e, a partir da década de 1970, foi adotada nos hospitais brasileiros.[31]

Um dos primeiros passos para o entendimento da gestão de processos é o estudo do modelo de Fleming.[32] Pode-se observar que os resultados dependem de processos que, inevitavelmente, estão sujeitos à estrutura e ao meio ambiente. A estrutura é definida pelos insumos, como área física, recursos materiais (equipamento, ferramenta, instrumental, financiamento, utensílio, tecido, gás, órtese e prótese), recursos humanos e instrumentos de gestão, incluindo a estrutura organizacional e os modelos teóricos aplicados na administração da instituição.

Quanto aos processos, eles podem ser definidos como toda tecnologia envolvida no cuidado ao paciente. É um conjunto de atividades com uma ou mais espécies de entrada e que cria uma saída de valor para o cliente.[32] Também podem ser caracterizados como o conjunto de atividades de trabalho inter-relacionadas que requer certos insumos e tarefas particulares que implicam um valor agregado com vistas a obter resultados.[33]

Estrutura e processo caracterizam o meio interno da instituição. O meio ambiente, ou o meio externo, demonstra os inúmeros fatores com suas variáveis que interferem no processo de produção de programas e serviços.[34]

Os processos, por meio dos programas e serviços, necessitam ser avaliados e controlados quanto a sua efetividade, eficácia, eficiência, produção, produtividade, qualidade, prevenção e redução da morbimortalidade, além da imagem que representam para usuários e clientes, por meio de indicadores que medem aspectos qualitativos e/ou quantitativos relativos ao meio ambiente, à estrutura, aos processos e aos resultados.[35]

- **Indicadores de ambiente ou meio externo:** são aqueles relacionados com as condições de saúde de determinada população e os fatores demográficos, geográficos, educacionais, socioculturais, econômicos, políticos, legais e tecnológicos, na existência ou não de uma instituição de saúde.
- **Indicadores de estrutura:** são os que se referem à parte física de uma instituição: seus funcionários, instrumental, equipamentos, móveis e aspectos relativos à organização, entre outros. Como exemplos, temos: presença de oxímetro de pulso, capnógrafo, sala de recuperação e bombas de infusão.
- **Indicadores de processos:** são os que se referem às atividades de cuidado realizadas em um paciente, frequentemente ligadas a um resultado, assim como as atividades ligadas à infraestrutura para prover meios para atividades fim, como ambulatório, emergência, serviços complementares de diagnóstico e terapêutica e internação clínico-cirúrgica. São técnicas operacionais. Cancelamento, adesão a protocolos, antibioticoterapia profilática, cuidado com acessos venosos centrais, normotermia no perioperatório, documentação adequada ou completitude, número de pacientes com queixas, entre outros itens, podem ser citados como exemplos.
- **Indicadores de resultados:** são as demonstrações dos efeitos consequentes da combinação de fatores do meio ambiente, da estrutura e de processos ocorridos com o paciente depois que algo foi feito (ou não) a ele ou os efeitos de operações técnicas e administrativas entre as áreas e subáreas de uma instituição. Como exemplos temos o número de paradas cardíacas transoperatórias e a taxa de cefaleia após a realização de uma raquianestesia.
- **Outros:** existem outros tipos de indicador que podem ser específicos, como os de negócio (casos, tipos de serviço, tipos de anestesia, estado físico, local, número de anestesistas, horas, duração média de uma cirurgia), os indicadores de satisfação (satisfação geral, por serviço, percentual de náuseas e vômitos, manejo da dor adequado no pós-operatório), os indicadores de eventos adversos (relatos de eventos em sistemas organizados) e os indicadores de performance do anestesista (avaliação de *burnout*).

É necessário enfatizar a importância da utilização de indicadores nos SA que meçam a qualidade e a quantidade do que é realizado em termos de programas e serviços de saúde e que cubram todos os seus componentes, como a estrutura, os processos e os resultados, não esquecendo o meio ambiente, que ora sofre influência das instituições de saúde, ora as influencia.[36]

A tarefa básica de um indicador de qualidade é expressar, da forma mais simples possível, determinada situação que se deseja avaliar. O resultado de um indicador é uma fotografia de dado momento e demonstra, sob uma base de medida, aquilo que está sendo feito ou o que se projeta para ser feito. Assim, os indicadores são medidores de uma atividade, expressam um número que indica que ela pode ser medida e, se pode ser medida, pode ser comparada e administrada.

MULTIDISCIPLINARIDADE

No âmbito da gestão em saúde é fundamental a participação de uma atuação multidisciplinar, uma vez que é preciso estabelecer uma relação inovadora entre os profissionais da área assistencial. Desse modo, é preciso possibilitar uma diversidade maior de ação e uma busca constante pelo consenso. Essa relação deve ter como base a interdisciplinaridade, demandando, assim, uma abordagem de questionamento das certezas profissionais, estimulando uma comunicação horizontal e permanente entre os membros de uma mesma equipe.[37]

A necessidade de desenvolvimento institucional para a ciência sempre teve como base o estabelecimento de estratégias de controle, estímulo e intensificação sobre a criação de novas teorias e descobertas de caráter científico. Desse modo, um conjunto de regras são formuladas e estipuladas constantemente, que, paralelamente, se apresentam como morais e técnicas, para regular e orientar o relacionamento dos colegas entre si e a relação dessa comunidade com o mundo. Esse cenário demanda a concepção de estratégias para firmar e expor essa relação.[38]

Entre as principais estratégias, podemos destacar a interdisciplinaridade, a transdisciplinaridade e a multidisciplinaridade. Mais precisamente, a constatação de que sem disciplinaridade não existe inter, trans e multidisciplinaridade, que a disciplinaridade por si só não é suficiente para confrontar problemas complexos e que a inovação científica e tecnológica surge sempre nos pontos de intersecção de várias disciplinas.

O conjunto de disciplinas que simultaneamente trata de dada questão, problema ou assunto, sem que os profissionais implicados estabeleçam entre si efetivas relações no campo técnico ou científico, é um sistema que funciona através da justaposição de disciplinas em um único nível, estando ausente uma cooperação sistemática entre os diversos campos disciplinares. A coordenação, quando existe, é de ordem administrativa, na maioria das vezes externa ao campo técnico-científico.[39]

A coordenação é um elemento decisivo para uma abordagem multidisciplinar em qualquer âmbito.[38] Isso porque, dentro dos SAs contemporâneos, é possível notar o surgimento de um comportamento com capacidade multidisciplinar ou ainda interdisciplinar. Porém, por mais que esse cenário seja difícil de ser implementado, os novos entrantes (anestesistas) passam a se apresentar com uma cultura inédita, capaz de lidar com a necessidade de recentes abordagens multidisciplinares no campo profissional, sobretudo na área da saúde.

GESTÃO DAS NOVAS GERAÇÕES DO MERCADO DE TRABALHO

Engelmann[40] explica que, embora haja variações nas datas expostas por diversos autores, é possível considerar que a geração *baby boomer* engloba indivíduos que nasceram entre 1948 e 1963; a geração X abarca os indivíduos nascidos entre 1964 e 1977; e a geração Y corresponde às pessoas nascidas entre 1978 e 1994.

Lombardia[41] define, por último, a geração Y como aquela que está se inserindo no mercado, pessoas vindas de um período de economia mundial próspera. O autor a retrata como a geração dos resultados, de modo que esses indivíduos são filhos dos indivíduos da geração X.

Oliveira[42] finaliza dizendo que essa geração nasceu em meio às inovações tecnológicas, com a internet em ascensão, a segurança excessiva e a estimulação constante por parte dos pais. Assim, a geração Y é motivada especialmente por meio de desafios e do interesse que possui pela ascensão profissional rápida, sendo esses os principais indivíduos que buscam rotatividade nas organizações.

Esses são os novos membros dos SAs. E criar rótulos não ajudará a mantê-los nas equipes, há que entender sua geração e motivá-los ao rompimento de paradigmas. A mudança deve ocorrer com os mais experientes e, só assim, o SA expandirá seus horizontes.

CONSTRUÇÃO DE UM TIME

A formação de um "time" de anestesiologistas paira sobre o desenvolvimento, que, por sua vez, pode ser conceituado de maneira mais abrangente, uma vez que concerne às ações organizacionais que visam oferecer um estímulo para o crescimento pessoal e profissional de seus colaboradores.[43]

Por esse motivo também existe a necessidade de produzir conhecimento, além de novas tecnologias que sejam capazes de oferecer suporte a esse setor. Devem-se criar processos de trabalho que tenham potencial motivador que direcione os colegas para o trabalho em equipe, mantendo-os incentivados e dispostos a oferecer cada vez melhor desempenho, padronização de tarefas e resultados mais satisfatórios.

Assim, é importante que toda a equipe esteja alinhada com os objetivos e as metas organizacionais, bem como pessoais, visando, desse modo, a agregar valor de uma a outra. Isso porque o envolvimento de apenas alguns não é o bastante para otimizar os resultados. Para isso, todos devem estar engajados em um mesmo propósito.[43]

Desse modo, a qualificação e a capacitação de anestesistas assegurarão que esses profissionais estejam aptos a alcançar resultados melhores, o que significa que a empresa como um todo estará habilitada a elevar sua competitividade.

ADMINISTRAÇÃO ATUAL

A unidade de negócio, ou um SA, pode ser determinada como uma unidade de planejamento de necessidades e oportunidades estratégicas encontradas em certos meios. Acredita-se que a essa unidade se atribuem as implicações decorrentes, bem como a autonomia da gestão operacional e a estratégia das operações direcionadas, entre outras. Sendo assim, as unidades de negócios são relativamente independentes, possuem características próprias de negociação e de aproveitamento de oportunidades do mercado.[44]

O hospital contemporâneo se ajusta a um novo modelo, atribuindo-se de metas, para, além de tratar e curar enfermidades, proporcionar conforto a seus pacientes, mais recentemente contando com um modelo verdadeiramente hoteleiro de gestão.[45] A gestão de unidades de negócios hospitalares na contemporaneidade demanda um gestor competente, com capacidade para lidar com pessoas, dinheiro, tecnologia e tantos processos e recursos quanto forem necessários.[46]

CONSIDERAÇÕES FINAIS

Por meio das pesquisas empreendidas, foi possível notar que a gestão de um SA exige cuidado específico com a sistematização das atividades em suas unidades de negócios, promovendo, assim, a fundamentação de um plano estratégico para cada uma dessas unidades, atuando como um elemento que norteia cada ação de melhoria delas. Assim, foi possível compreender ainda a importância de manter o foco no paciente e na humanização do atendimento, de modo que todos os resultados sejam monitorados e geridos por meio de indicadores pré-estipulados.

Na contemporaneidade, o SA precisa competir em seu mercado e, para tanto, deve ser administrado tal qual uma empresa de grande porte, porém com o diferencial de voltar suas atividades para a assistência ao ser humano, atuando como um organismo social que valoriza a importância da gestão eficiente para a geração de recursos financeiros, humanos e tecnológicos. Sendo assim, é possível concluir que o êxito de um SA se encontra intrinsecamente relacionado com o potencial humano, uma vez que este é o principal responsável pela criação de condições de atuação para uma empresa, bem como pelo atendimento de necessidades e demandas de respostas aos desafios cotidianos que lhes são apresentados.

Os SAs atuais não são administrados por religiosos, mas por médicos com formação acadêmica e geralmente com destaque na prática da anestesia, mas ainda sem formação em gestão. Não querendo cometer injustiças, mas a regra é que os "chefes" sejam profissionais altamente especializados no aspecto particular do currículo médico, tenham um longo tempo de serviço e influência política, mas apresentem muitas dificuldades em entender a complexidade de uma floresta, por ter muitas árvores na frente. Não conseguem entender que fazem parte de um sistema maior, que são apenas um dos elos da engrenagem, e sua relação com o ecossistema em que trabalham não se resume ao paciente e/ou cirurgião que os circundam, o espectro é muito maior e de uma dimensão que ainda não conseguimos mensurar, mas, se não buscarmos o entendimento do processo assistencial, alguém o fará, com ferramentas de gestão modernas e medições sistemáticas, fazendo com que a administração arcaica fique sem argumentos e acabe sendo coordenada por administradores competentes, mesmo sem preocupação com a assistência anestésica.

REFERÊNCIAS

1. Schumpeter JA. Capitalism, socialism and democracy. London: Routledge, 2011.
2. Drucker P. Administrando em tempos de grandes mudanças. São Paulo: Publifolha, 1999.
3. Gonçalves EL. Gestão hospitalar – administrando o hospital moderno. São Paulo: Saraiva, 2006.
4. Buller LS. Logística empresarial. Curitiba: IESDE Brasil, 2012.
5. Chiavenato I. Gestão de pessoas: o novo papel dos recursos humanos nas organizações. Rio de Janeiro: Campus, 1999.
6. Kotler P. Administração de marketing: análise, planejamento, implementação e controle. 5ª Ed. São Paulo: Atlas, 1998.
7. Gracioso F. Planejamento estratégico voltado para o mercado. São Paulo: Ed Atlas, 1996.
8. Bezerra F. Portal Administração. [Internet] [acesso em 17 aug 2015]. Disponível em: http://www.portal-administracao.com/2014/06/planejamento-gestao-estrategica-o-que-e.html.
9. Dolabela F. Oficina do empreendedor. 6ª Ed. São Paulo: Editora de Cultura, 1999.
10. Vygotsky LS. Pensamento e linguagem. São Paulo: Martins Fontes, 1993.
11. Porter ME. Vantagem competitiva – criando e sustentando um desempenho superior. Rio de Janeiro: Editora Campus, 1989.
12. Kaplan RS, Norton DP. A estratégia em ação. Rio de Janeiro: Campus, 1997.
13. Doherty B. Best of both worlds reason. [Internet] [acesso em 17 aug 2015]. Disponível em: http://reason.com/archives/1995/06/01/best-of-both-worlds/
14. Hesselbein F, et al. O líder do futuro. São Paulo: Futura, 2000.
15. Hunter JC. O monge e o executivo. 10ª Ed. Rio de Janeiro: Sextante, 2004.
16. Charan R. Liderança na era da turbulência econômica. Rio de Janeiro: Campus, 2009.

17. Guerra JLM. Inteligencia competitiva: bases teóricas y revisión de literatura. Seminario de Doctorado. Ensayo Doctorado en Creación, Gestión y Estrategias de Empresas. Universitat Autònoma de Barcelona, 2005.
18. Langton AM. The role of information management in environmental scanning and competitive intelligence - an integrated process model. A dissertation presented to the University of Johannesburg, 2005.
19. Giacomello CP. Relação entre inteligência estratégica e orientação para o mercado e seus impactos no desempenho das organizações. Tese de Doutorado. 161 f. Tese (Doutorado em Administração). Programa de Pós-Graduação em Administração. Escola de Administração. Porto Alegre: Universidade Federal do Rio Grande do Sul, 2010.
20. A crise de paradigmas na ciência e as novas perspectivas para a enfermagem. Esc Anna Nery. 2011;15(4):833-7.
21. Alves VLS, Feldman LB. Gestores da saúde no âmbito da qualidade. São Paulo: Martinari, 2011.
22. Donabedian A. The role of outcomes in quality assessment and assurance. QRB Qual Rev Bul. 1992;18(11):356-60.
23. Britto MFP, Rotta CSG. A implantação do Programa 5S num hospital geral privado do interior do Estado de São Paulo como ferramenta para a melhoria da qualidade. São Paulo: RAS, 2001. p.11, p.9-13.
24. Zoboli ELCP. Ética e administração hospitalar. 2ª ed. São Paulo: Loyola/Editora do Centro Universitário São Camilo, 2004.
25. Schiesari LMC, Malik AM. Instrumentos utilizados na prática diária da gestão da qualidade. In: Gonçalves EL. Gestão hospitalar – administrando o hospital moderno. 1ª Ed. São Paulo: Saraiva, 2006. p.128-44.
26. Institute of Medicine (IOM). To err is human-Building a Safer Health System. Washington: The National Academies Press, 2000.
27. Silva LD. Segurança do paciente no contexto hospitalar. Rev Enfer Uerg Rio de Janeiro. 2012;20(3)291-2.
28. Hudson P. Applying the lessons of high risk industries to health care. Quality & Safety In Health Care. 2003;12:7-12.
29. Bagatini A, Silva JH. Importância dos indicadores da qualidade em anestesia. In: Salman FC, Diego LAS, Silva JH, et al. Qualidade e segurança em anestesia. 1ª Ed. Rio de Janeiro: Sociedade Brasileira de Anestesiologia/Editora SBA, 2012. p.23-33.
30. Tajra SF. Gestão estratégica na saúde: reflexões e práticas para uma administração voltada para a excelência. 2ª Ed. São Paulo: Iátria, 2006.
31. Zanon U. Qualidade da assistência médico-hospitalar: conceito, avaliação e discussão dos indicadores de qualidade. 1ª Ed. Belo Horizonte: Medsi, 2001.
32. Fleming GV. Hospital structure and consumer satisfaction. Health Serv Res. 1981;16:43-63.
33. Hammer M, Champy J. Reengenharia revolucionando a empresa em função dos clientes, da concorrência e das grandes mudanças da gerência. 22ª Ed. Rio de Janeiro: Campus, 1994.
34. Conselho Regional de Medicina do Estado de São Paulo. CQH: Controle da qualidade do atendimento médico-hospitalar no estado de São Paulo: manual de orientação aos hospitais participantes. 2ª Ed. São Paulo: Atheneu, 1998.
35. Bittar OJNV. Hospital - Qualidade e Produtividade. Sao Paulo: Sarvier, 1997.
36. Bittar OJNV. Indicadores de qualidade e quantidade em saúde. Rev Adm Saúde. 2001;3:21-8.
37. Costa Neto MM. A implantação da Unidade de Saúde da Família. Brasília: Ministério da Saúde, Secretaria de Políticas da Saúde, Departamento de Atenção Básica, 2000.
38. Mattedi MA, Rocha MM. O papel da multidisciplinaridade no estudo dos impactos dos desastres sobre a atividade turística em Santa Catarina, na região turística costa verde e mar. In: Simpósio internacional sobre interdisciplinaridade no ensino, na pesquisa e na extensão – Região Sul, s/d. [Internet] [acesso em 17 aug 2015]. Disponível em: <http://www.siiepe.ufsc.br/wp-content/uploads/2013/10/C-Mattedi.pdf>
39. Fazenda ICA. Integração e interdisciplinaridade no ensino brasileiro: efetividade ou ideologia. 6ª Ed. São Paulo: Loyola, 2011.
40. Engelmann DC. O futuro da gestão de pessoas: como lidaremos com a geração Y? [Internet] [acesso em 17 aug 2015]. Disponível em: http://www.rh.com.br/Portal/Mudanca/Artigo/4696/o-futuro-da-gestao-de-pessoas--como-lidaremos-com-a-geracao-y.html
41. Lombardia PG. Quem é a Geração Y? HSM Management. 2008;70:1-70.
42. Oliveira S. Geração Y: era das conexões, tempo de relacionamentos. São Paulo: Clube de Autores, 2009.
43. Chiavenato I. Empreendedorismo: Dando asas ao espírito empreendedor. São Paulo: Saraiva, 2006.
44. Slack N, Chambers S, Johnston R. Administração da Produção. São Paulo: Atlas, 2009.
45. Galvão J. O segmento de saúde para o desenvolvimento regional no município de Blumenau, SC: a participação do Hospital Santa Isabel. Dissertação (Mestrado em Desenvolvimento Regional). Blumenau: Universidade Regional de Blumenau, 2003.
46. Lino KMS, Gonçalves MF, Feitosa SL. A administração hospitalar por competência: o administrador como gestor hospitalar. 2008. 28f. Projeto de pesquisa (graduação). Escola Superior da Amazônia (ESAMAZ). Belém – PA.

Ensino e Avaliação em Anestesiologia

Getúlio Rodrigues de Oliveira Filho

INTRODUÇÃO

A Anestesiologia é uma especialidade médica. Somente médicos que cursem residência médica e/ou cursos de especialização credenciados pela Sociedade Brasileira de Anestesiologia e pela Associação Médica Brasileira estão habilitados para obter o Registro de Qualificação de Especialista emitido pelo Conselho Federal de Medicina, que lhes aufere o direito de divulgação de sua especialidade – a Anestesiologia.[1]

O treinamento de médicos durante a residência médica e nos cursos de especialização credenciados pela SBA/AMB é feito por meio da modalidade de treinamento em serviço, no qual 80% a 90% da carga horária é destinada ao aprendizado em ambientes clínicos – centro cirúrgico, sala de recuperação pós-anestésica, ambulatórios e laboratórios – e 10% a 20% são obrigatoriamente destinados a atividades de formação teóricas estruturadas, com conteúdos educacionais estipulados pela Sociedade Brasileira de Anestesiologia e adotados pela Comissão Nacional de Residência Médica.[2]

A verificação da eficácia dos processos de ensino utilizados na formação dos novos especialistas demanda diversas formas e técnicas de avaliação, uma vez que são múltiplas as habilidades a serem adquiridas dentro dos principais domínios do conhecimento: cognitivo (conhecimento), psicomotor (habilidades técnicas) e comportamental (atitudes).

Este capítulo está organizado em duas partes: na parte I os conceitos básicos associados ao ensino e aprendizado da especialidade são resumidos. A parte II aborda os processos de avaliação.

RESIDÊNCIA MÉDICA E APRENDIZADO DE ADULTOS

Um aspecto relevante para o gerenciamento do aprendizado durante a residência médica é o reconhecimento de que o aprendizado de médicos residentes obedece aos princípios de aprendizagem de adultos.

Adultos são motivados a aprender o que percebem como relevante e aplicável a situações práticas. É a necessidade de resolver problemas concretos que desencadeia os episódios de aprendizado. O processo de aprendizado de adultos é baseado em experiências prévias, é focado em problemas, permite que tomem a iniciativa do aprendizado e compreende ciclos de ação e de reflexão.[3]

O respeito a esses princípios exige que docentes e instrutores de programas de residência médica adaptem suas táticas de ensino a fim de dar sentido e aplicabilidade ao conteúdo programático e, dessa forma, mostrar a relevância e a necessidade da aquisição de conhecimentos específicos.

Diferentes estilos de aprendizagem dos médicos residentes também implicam o uso diversificado de técnicas de ensino.

Competência Médica

Define-se competência profissional como "o uso judicioso e habitual de comunicação, conhecimento, habilidades técnicas, raciocínio clínico, emoções, valores e reflexão na prática diária em benefício do indivíduo e da comunidade".[4]

A competência profissional é o desfecho final do treinamento do especialista e o indicador mais relevante da qualidade do programa de treinamento. Para servir como indicador de qualidade, a competência profissional precisa ser verificada e quantificada por processos de avaliação.[5]

O *Acreditation Council for Graduate Medical Education* (ACGME), órgão responsável pelo credenciamento de Programas de Residência Médica nos Estados Unidos, definiu seis áreas de competência para o treinamento durante a residência médica em seu Outcomes Project.[5] De acordo com o projeto, os médicos residentes devem demonstrar objetivamente a aquisição dessas competências, para que o programa de treinamento seja considerado satisfatório. No contexto do projeto, "competências são conhecimentos, habilidades e atitudes que devem ser adquiridas pelos médicos residentes no decorrer do período de treinamento". As seis áreas de competência definidas pelo ACGME são:[5,6]

a) Assistência ao paciente, que deve ser compassiva, efetiva e apropriada para o tratamento de doenças e promoção da saúde.
b) Conhecimento médico e sua aplicação na assistência aos pacientes.
c) Aprendizagem baseada na prática, que envolve a investigação e a avaliação da assistência prestada pelo médico residente, a avaliação e a assimilação de evidências científicas e de melhorias constantes no tratamento dos pacientes.
d) Habilidades de comunicação e relacionamentos interpessoais, que resultem em comunicação efetiva com pacientes, familiares e outros membros da equipe de assistência.
e) Profissionalismo, manifestado pelo comprometimento com suas responsabilidades profissionais, aderência aos princípios éticos e sensibilidade às características das diferentes populações de pacientes.
f) Prática baseada nos sistemas de assistência à saúde, manifestada pelo conhecimento dos sistemas de saúde e o uso desse conhecimento para proporcionar aos pacientes o melhor tratamento disponível.

Uma vez que o *Outcomes Project* prevê que os programas devem prover evidências da aquisição das competências pelos médicos residentes, o ACGME e o *American Board of Medical Specialties* (ABMS) desenvolveram uma "caixa de ferramentas" contendo métodos de avaliação adequados às competências.[7]

O *Royal College of Physicians and Surgeons of Canada* (RCPSC) desenvolveu uma estrutura conceitual de competência médica, as CanMEDS, que definem papéis ou funções a serem desempenhados pelos médicos:[8]

a) Especialista (*expert*) em Medicina é o papel central do médico, por meio do qual ele integra todos os demais papéis, aplicando conhecimento médico, habilidades clínicas e atitudes profissionais à assistência centralizada no paciente.
b) Comunicador, por meio do qual o médico facilita seu relacionamento com o paciente.
c) Colaborador, papel em que o médico trabalha efetivamente dentro da equipe de assistência para otimizar os cuidados prestados ao paciente.
d) Gerente, papel em que o médico é participante integral da organização onde atua, buscando práticas sustentáveis, tomando decisões sobre a alocação de recursos e contribuindo para a efetividade do sistema de saúde.
e) Defensor da saúde, papel em que o médico utiliza sua perícia e influência para melhorar a saúde e o bem-estar de pacientes, comunidades e populações.
f) Estudioso, papel em que o médico demonstra comprometimento com o aprendizado reflexivo e com a criação, a disseminação, a aplicação e a tradução do conhecimento médico para a prática clínica.

Supervisão Clínica

A modalidade de treinamento em serviço implica a obrigatoriedade de supervisão dos médicos residentes durante suas atividades clínicas. A supervisão em Anestesiologia é um conceito unidimensional e caracteriza-se por nove atitudes e comportamentos identificáveis nos instrutores que podem ser quantificados para produzir um escore altamente confiável e reproduzível.[9] Esses atributos são:

1. **Feedback**: o instrutor fornece *feedback* oportuno e construtivo sobre o desempenho do residente, que inclui os pontos fortes e fracos e maneiras de aprimoramento do desempenho.
2. **Disponibilidade**: o instrutor está prontamente disponível e presente para prestar ajuda e aconselhamento sobre como resolver problemas e obter sucesso em procedimentos.
3. **Estímulo ao aprendizado baseado no paciente**: o instrutor estimula a utilização de situações clínicas reais vivenciadas pelo residente para aprimorar os conhecimentos, as técnicas e o raciocínio clínico.
4. **Profissionalismo**: o instrutor demonstra conhecimento, proficiência em procedimentos, comportamento ético, interesse, compaixão e respeito pelo paciente.
5. **Presença**: o instrutor está presente durante os momentos críticos da anestesia: indução, emergência, realização de procedimentos e manuseio de complicações.
6. **Planejamento perianestésico**: o instrutor discute previamente o manuseio da anestesia, propõe um plano de cuidados perianestésicos e acata sugestões corretas do médico residente.
7. **Segurança**: o instrutor ensina e exige a adoção de medidas de segurança para o paciente e a equipe durante o período perioperatório.
8. **Habilidades interpessoais**: o instrutor possui habilidades para manter o ambiente positivo, centrado no paciente, respeitoso e cordial.
9. **Oportunidade/autonomia**: o instrutor estimula a independência progressiva do médico residente e proporciona oportunidades para a execução de procedimentos e técnicas.

Técnicas de Ensino Teórico

A forma de administração do conteúdo programático durante a residência médica deve atender aos estilos de aprendizado de adultos.

A aula expositiva tem sido utilizada desde tempos medievais e é considerada uma forma eficiente e econômica de ensinar grandes audiências. Entretanto, por ter o professor como protagonista, demanda preparação cuidadosa e técnica de exposição para garantir a atenção dos alunos que a assistem em posição passiva. A escolha do conteúdo, dos tópicos, as ferramentas audiovisuais e as habilidades de comunicação do professor são elementos essenciais para a eficácia de uma aula expositiva. A programação de uma aula expositiva provê tempo para comentários e perguntas dos alunos. Revisar o que foi administrado em cada segmento antes de prosseguir para o tópico seguinte é também técnica recomendada para manter a atenção dos alunos.[10]

Técnicas de aprendizado protagonizadas pelo aluno têm sido utilizadas como alternativa às aulas expositivas. O aprendizado centrado no aluno pressupõe que ele possui habilidades de aprendizado autodirigido: toma a iniciativa e a responsabilidade pelo próprio aprendizado, diagnostica suas necessidades de aprendizado, formula metas, identifica fontes de aquisição de conhecimento, implementa atividades e estratégias apropriadas para a aquisição do conhecimento e avalia os resultados. Nesse cenário, o professor cumpre o papel de facilitador do aprendizado, colaborando para o sucesso das iniciativas dos alunos. O aprendizado baseado em problemas, o aprendizado por descoberta, o aprendizado experiencial e o ensino baseado em perguntas são métodos que utilizam a premissa de ensino centrado no estudante.[3]

Apesar das diferenças conceituais da abordagem, as técnicas de aprendizado ativo não têm se mostrado mais eficientes do que as técnicas com protagonismo do professor quanto à aquisição de conhecimentos, mas têm sido associadas com maior grau de satisfação e tempo de uso de fontes de consulta pelos alunos.[11] A mínima orientação prevista nas técnicas de aprendizado ativo centradas no estudante pode ocasionar sobrecarga cognitiva e ineficiência do aprendizado.[12] Por isso, a orientação do aluno durante todas as fases do processo de definição de objetivos de aprendizado, identificação de problemas, definição de estratégias e fontes de aprendizado e construção de soluções eficazes para os problemas propostos deve ser intensiva e adequada à quantidade e qualidade de conhecimentos prévios do aluno sobre os objetos de aprendizado. Independentemente da abordagem ao ensino, foram identificados três fatores preditivos de sucesso acadêmico em Anestesiologia: a motivação do residente para o aprendizado, a capacidade de identificar as ideias principais em fontes de consulta e os baixos níveis de ansiedade relacionados a testes.[13]

Prática Deliberada e Excelência Profissional

Níveis elevados de desempenho profissional podem ser obtidos por meio do exercício de habilidades cognitivas, psicomotoras e comportamentais de forma repetida, focada em metas e objetivos predefinidos e com *feedback* externo, ou seja de um treinador. A isso chama-se prática deliberada. Muitos anos de prática deliberada são necessários para que se atinja a excelência em Medicina, uma vez que se estimam 10 mil horas de treinamento, o tempo necessário para que se atinja o platô máximo de desempenho. Isso significa que durante os três anos de residência o médico terá pouca probabilidade de atingir a excelência.[14]

Entretanto, o período de treinamento no ambiente acadêmico da residência médica é uma oportunidade para que os residentes se engajem e sigam uma trajetória rumo à excelência profissional por meio da prática deliberada de habilidades.

Diversas formas de buscar o aprimoramento cognitivo, psicomotor e comportamental já foram descritas. A simulação é uma forma eficaz para a prática deliberada visando ao aprimoramento de habilidades técnicas e não técnicas, como o gerenciamento de crises. Discussões sistemáticas com instrutores sobre o manuseio de situações clínicas comuns, como da hipotensão arterial, do acesso às vias aéreas, da reposição volêmica, do manuseio da pressão intracraniana, são táticas de prática deliberada visando à excelência no manuseio da anestesia. O importante é que haja um residente disposto a buscar ativamente a excelência profissional e instrutores dispostos a ensinar e criticar construtivamente o desempenho do residente.[15]

Nesse contexto, o *feedback* é uma ferramenta essencial. O *feedback* educacional caracteriza-se por: (a) ser dirigido a objetivos comuns estabelecidos previamente pelo instrutor e pelo residente, o que o torna esperado e oportuno; (b) baseado em dados do desempenho observado e parâmetros específicos definidos previamente; (c) limitado a comportamentos remediáveis. Acima de tudo, o *feedback* educacional deve incluir apenas a descrição do aspecto observado (comportamentos, minúcias técnicas, decisões e ações) de forma construtiva e não ameaçadora. O erro mais frequente cometido por instrutores é incluir julgamentos e rótulos no *feedback* educacional.[16,17]

AVALIAÇÃO E MEDIDAS DE DESEMPENHO

Avaliação é o processo de documentação, usualmente em termos mensuráveis, de conhecimentos, habilidades, atitudes e crenças. O processo de avaliação consiste em: (a) estratégias de coleta de dados (aferição ou verificação), por meio de instrumentos ou ferramentas de medida; (b) análise das medidas obtidas; (c) informação e interpretação dos resultados. Uma medida de desempenho é uma grandeza numérica correspondente a um ponto localizado ao longo de uma variável linear que representa dada habilidade.[18,19] É obtida por um instrumento de medida (teste, por exemplo) aplicado em determinado momento do período de formação (ocasião de medida). Medida e avaliação têm significados diferentes: a medida indica quanto o examinado possui de determinada habilidade; a avaliação informa sobre o valor da habilidade medida, por meio da adição de julgamento de valor, baseado em dados qualitativos e análises quantitativas.[20] Assim, um processo de avaliação inclui o julgamento de critérios e instrumentos usados para medir o desempenho (por exemplo, a robustez psicométrica de um teste) e o mérito da medida aferida como indicadora da efetividade do currículo ou programa de treinamento.[20,21]

Objetivos do Processo de Avaliação

A avaliação durante o treinamento tem por objetivos principais: (1) certificar a competência dos futuros especialistas; (2) discriminar entre candidatos para treinamento avançado; (3) motivar e direcionar a aprendizagem e o ensino; (4) julgar a adequação do programa de residência.[4,21,22]

Conteúdo da Avaliação

Pela diversidade e multiplicidade de objetivos educacionais, fica claro que o processo de avaliação do médico residente não pode basear-se em apenas uma modalidade de instrumento de verificação de habilidade. Por essa razão, há necessidade de criação de ferramentas de avaliação específicas para cada uma das áreas de competência, que produzam medidas confiáveis do desempenho dos médicos residentes na respectiva área ou função.

Dada a necessidade de avaliação dos médicos residentes em relação aos papéis estabelecidos nas CanMEDS, o RCPSC publicou um manual de ferramentas de avaliação.[23]

No Brasil, atualmente, a Comissão Nacional de Residência Médica avalia os Programas de Residência Médica pela análise das seguintes dimensões: infraestrutura, projeto pedagógico, corpo docente, corpo discente e contribuição para o desenvolvimento do sistema local de saúde, com a seguinte ponderação: conteúdo do programa e infraestrutura = 40%, corpo docente = 30% e desempenho dos residentes = 30%.[24] Ao contrário dos exemplos do ACGME e do RCPSC, a ênfase da avaliação não é colocada no produto final da residência, ou seja, o médico especialista comprovadamente competente, mas a estrutura, a qualificação do docente e o conteúdo programático do programa de residência médica.

A Sociedade Brasileira de Anestesiologia (SBA) credencia cursos de especialização em Centros de Ensino e Treinamento (CET). Estes seguem um Regulamento próprio, que inclui, entre outras disposições, os programas teórico e prático do curso de especialização.[25] O regulamento prevê que os médicos em especialização (ME) devem ser avaliados segundo os seguintes critérios:

I. Avaliações teóricas:
   a) Provas trimestrais realizadas no CET, abrangendo a matéria abordada no trimestre;
   b) Prova anual escrita (testes de escolha múltipla) elaborada pela Comissão de Ensino e Treinamento da SBA e aplicada a todos os médicos em especialização.

II. Avaliações subjetivas de:
   a) Hábitos de trabalho, pontualidade, organização, cortesia, aparência pessoal e cuidados com o instrumental de trabalho, relacionamento com auxiliares, colegas, docentes e pacientes;
   b) Habilidades psicomotoras demonstradas durante as atividades no desenrolar da especialização;
   c) Interesse pelos conhecimentos adquiridos, demonstrado por meio de novas atitudes assumidas, de sua atuação ou desempenho.

III. Preparo e apresentação de trabalho de revisão ou de pesquisa (clínica ou experimental) durante o terceiro ano de especialização.

Como se pode concluir da leitura do regulamento, na avaliação do médico em especialização é enfatizada a formação teórica. Entretanto, a avaliação dos Centros de Ensino e Treinamento realizada anualmente pela SBA inclui a infraestrutura da instituição, a qualificação dos instrutores, a presença do responsável (chefe) do CET nas reuniões regionais e nacionais regulamentares, o cumprimento de carga horária prática e teórica pelos médicos em especialização e o desempenho dos ME nas provas nacionais. Com base nesses dados, os CETs são classificados em quartis. Essa classificação é divulgada ao público interessado, como indicadora do desempenho do Centro de Ensino e Treinamento e orienta ações administrativas da sociedade em relação aos CETs de pior desempenho.[25]

Tipos de Avaliação Quanto à Forma

As avaliações podem ser classificadas segundo diferentes parâmetros:

1. **Objetivos da avaliação:**
   a) Avaliação formativa ou avaliação para a aprendizagem define-se como a procura e interpretação de evidências para que aprendizes e professores decidam: (a) a posição do aprendiz na curva de aprendizado; (b) o que faltou aprender; (c) estabelecer a melhor forma de atingir os objetivos de aprendizagem. A avaliação formativa se baseia em aferições periódicas das habilidades relacio-

nadas aos objetivos de aprendizagem utilizando instrumentos de medida robustos e confiáveis;[26]

b) Avaliação somativa ou avaliação do aprendizado consiste na aferição de habilidades por meio de instrumentos de medida ao fim do período de treinamento, com o objetivo de determinar se o indivíduo preenche os critérios para permanecer no nível atual ou pode ser promovido para um próximo nível de treinamento. A avaliação somativa tem como consequência a aprovação ou a reprovação do aprendiz. Para minimizar a chance de erro em tais decisões, os instrumentos de medida precisam ter propriedades psicométricas robustas.[27]

2. **Tipo de teste:**
   a) A avaliação objetiva é feita por testes que admitem como resposta correta apenas os itens constantes da chave de respostas. São, portanto, de fácil correção. Exemplos são questões de escolha múltipla, questões do tipo falso/verdadeiro ou provas orais estruturadas. A avaliação objetiva possui maior robustez psicométrica. As provas orais estruturadas possuem propriedades psicométricas robustas, alta concordância entre examinadores e resultam em avaliações confiáveis e reproduzíveis, podendo ser utilizadas para decisões de aprovação/reprovação;[28,29]
   b) A avaliação subjetiva é feita pela análise qualitativa de respostas discursivas ou por provas orais não estruturadas. A correção de questões subjetivas demanda a aplicação de técnicas elaboradas de análise qualitativa. A concordância entre examinadores é normalmente baixa, de tal forma que a confiabilidade ou reprodutibilidade da avaliação é baixa, tornando seus resultados pouco úteis para decisões de aprovação/reprovação. Esta última fraqueza do método pode ser minimizada pelo treinamento intensivo de examinadores e pelo teste prévio dos itens da prova.[30,31]

3. **Base de comparação dos resultados (referências):**
   a) Avaliação referenciada por critério é aquela em que o candidato precisa demonstrar habilidades previamente estabelecidas em critérios absolutos de proficiência, ou seja, independentes do desempenho de outros indivíduos. Normalmente baseia-se em listas de verificação de comportamentos ou atitudes (critérios) que os examinadores detectam ou não durante o desempenho de determinada tarefa. Por serem escores absolutos não supõe variância nas medidas obtidas;[20]
   b) Avaliação normativa tem por referência o desempenho do indivíduo em relação a um grupo de referência, classificado ao longo de uma variável que exprime quantitativamente o desempenho individual. A suposição básica é que a distribuição dos escores na população siga uma distribuição normal. Como a ênfase está na colocação das medidas individuais em uma curva normal, espera-se variância nos escores obtidos;[20]
   c) Avaliação ipsativa consiste em comparações do desempenho do indivíduo em relação a si próprio ao longo do período de treinamento.[32-34]

4. **Formalidade do processo:**
   a) Avaliação formal é a que gera um documento e notas que podem ser utilizadas para decisões de aprovação-reprovação ou promoção.[27,35]
   b) Avaliação informal (*feedback* formativo), de caráter formativo, é feita por técnicas como discussão de desempenho observado, autoavaliação e avaliação por pares. Normalmente é individualizada, baseada em observação de desempenho prático, feita imediatamente após a observação, de caráter não punitivo ou intimidador e não gera notas.[36,37]

Ferramentas de Avaliação

Nenhuma ferramenta de aferição é destituída de problemas e limitações. Por essa razão, nenhum método de avaliação, usado isoladamente, é capaz de produzir medidas fidedignas das habilidades cognitivas, psicomotoras ou comportamentais.[38] A aplicação de múltiplos instrumentos em diversas ocasiões aumenta a confiabilidade dos processos de avaliação.[39] A escolha do método ou do instrumento de aferição depende de cinco critérios: confiabilidade, validade, possível impacto sobre o aprendizado e a prática, aceitabilidade pelos examinandos e professores e custos para as partes interessadas.[40]

Em qualquer um dos domínios de competência pode-se avaliar os alunos em quatro níveis diferentes, de acordo com o modelo da pirâmide conceituado por Miller.[41] Esses níveis, em ordem crescente de complexidade, são: **nível 1 – "sabe"** (conhecimento factual): os alunos são capazes de lembrar fatos básicos, princípios e teorias; **nível 2 – "sabe como"** (conhecimento aplicado), os alunos demonstram capacidade de resolver problemas, tomar decisões e descrevem os procedimentos; **nível 3 – "mostra como"** (desempenho), os alunos são capazes de demonstrar habilidades em um ambiente controlado; **nível 4 – "faz"** (atuação clínica), que corresponde ao comportamento na prática real. Nos dois primeiros níveis da pirâmide, a ênfase é na cognição, enquanto nos dois níveis superiores a ênfase é no desempenho.

Nesta seção, são descritos os principais instrumentos e métodos de aferição de habilidades, com suas respectivas indicações, vantagens e limitações, distribuídos nas categorias: avaliações escritas, orais, por observação de desempenho e ipsativas.

Avaliações Escritas

1. **Prova escrita com resposta construída em formato curto**
   a) **Descrição:** as questões de resposta curta consistem em uma pergunta breve, dirigida a um único tópico. Podem ser precedidas da descrição de um caso clínico e exigem uma resposta curta.
   b) **Vantagens e aplicações:**
      i) Testa a amplitude e a profundidade de conhecimentos factuais, aplicação clínica de conhecimentos e raciocínio diagnóstico e habilidades em resolver problemas (nível 2 da pirâmide de Miller);
      ii) Altos índices de discriminação;
      iii) Coeficientes de confiabilidade moderados a altos;
      iv) Validade de face alta, comparada a outros testes escritos;
      v) Pode ser corrigida por critérios objetivos constantes de uma chave de resposta;
      vi) Administração simples.
   c) **Desvantagens e limitações:**
      i) Não é adequada para testar habilidades comportamentais, como colaboração, profissionalismo e comunicação;
      ii) A legibilidade pode ser prejudicada pela escrita do examinado;
      iii) Uma chave de respostas é essencial para diminuir a variabilidade entre examinadores;
      iv) Não pode ser corrigida eletronicamente.

2. **Prova escrita com resposta construída em formato longo (ensaio)**
   a) **Descrição:** ensaios colocam questões que requerem que os examinados utilizem seu conhecimento para construir respostas em níveis mais avançados de desempenho cognitivo, como avaliação, análise e síntese. Podem ser livres (resposta aberta) ou limitados (resposta restrita) a um esquema fornecido pelo examinador.
   b) **Vantagens e aplicações:**
      i) Testa níveis hierarquicamente mais complexos de conhecimento (nível 2 da pirâmide de Miller);
      ii) Pode testar múltiplos objetivos de aprendizado, incluindo habilidades comportamentais (profissionalismo, ética aplicada e comunicação escrita) e perícia médica (conhecimentos e atitudes);
   c) **Desvantagens e limitações:**
      i) Correção difícil. Pode ser prejudicada pela caligrafia do candidato e por erros gramaticais;
      ii) Não testa habilidades psicomotoras ou comportamentos práticos.

3. **Prova escrita em formato de respostas selecionáveis**[23,29,42,43]
   a) **Descrição:** consiste de uma pergunta seguida de uma lista de opções entre as quais o candidato deve reconhecer a resposta correta. A pergunta pode ser ou não precedida de uma vinheta clínica. São as mais utilizadas em testes objetivos, podendo ser apresentadas em diferentes formatos:
      i) **Escolha simples entre múltiplas opções:** consiste de um enunciado que solicita ao candidato que escolha a resposta correta de uma lista que inclui dois a cinco distratores errados, mas plausíveis;
      ii) **Associação:** consiste de duas listas de itens, sendo os da primeira lista numerados e os da segunda precedidos de parênteses vazios. O examinado deve encontrar os itens correspondentes; o formato da questão pode criar confusão;
      iii) **Associação estendida:** o examinado recebe uma lista de 10 a 20 itens e é solicitado a associá-los a uma série de respostas correspondentes. Cada item pode ser relacionado a mais de uma resposta. São as que mais se associam com habilidades clínicas medidas por outros instrumentos;
      iv) **Escolha múltipla entre múltiplas opções:** consiste de um enunciado propondo um problema e uma lista extensa de itens, da qual o examinado deverá escolher todas as respostas corretas;
      v) **Verdadeiro/falso:** os examinados devem marcar uma série de afirmações como verdadeiras ou falsas. Se não houver uma opção neutra – "não sei" –, a chance de acerto por adivinhação ("chute") é de 50%. Por essa característica, não devem ser utilizadas em avaliações de caráter somativo;
      vi) **Tipo K, também chamadas tipo M:** solicitam ao examinado que escolha uma combinação de afirmações como corretas. Assim, o examinado deverá marcar A, se as opções 1, 2 e 3 forem corretas; B, se as opções 1 e 3 forem corretas; C, se as opções 2 e 4 forem corretas; D, se somente a opção 4 for correta; ou E, se todas as opções forem corretas. Não devem ser utilizadas porque testam mais as habilidades lógicas do candidato do que o seu conhecimento.[7,42,44]
   b) **Vantagens e aplicações:**[7,42,44]
      i) Permite avaliar muitos objetivos de ensino em um só teste, por meio de questões idênticas para todos os examinados;
      ii) Administração simples, mesmo para grande número de examinados;

iii) Pode ser armazenada em bancos de questões e reutilizadas;
iv) Escores numéricos;
v) Avalia o conhecimento e sua aplicação, incluindo raciocínio clínico (níveis 1 e 2 da pirâmide de Miller).

c) **Desvantagens e limitações:**[7,42,44]
i) Permite acertos por acaso e dedução;
ii) Construção difícil e demorada;
iii) Validade de face baixa;
iv) Não testa níveis cognitivos mais elaborados de conhecimento, como síntese, avaliação e crítica;
v) Não testa objetivos comportamentais.

Os testes de respostas selecionáveis, especialmente os de escolha única a partir de múltiplas opções, necessitam seguir algumas normas durante a fase de construção dos itens, para garantir sua validade. A seguir, são apresentadas as normas mais relevantes:[7,20-22,42,43,45]

a) Cada **questão** deve abordar um único objetivo educacional relevante. Conhecimentos ultraespecíficos incluídos nos itens diminuem a capacidade de discriminação do teste, por aumentar excessivamente o nível de dificuldade das questões. Cada questão deve ter apenas uma resposta correta. As questões devem ser independentes, de tal forma que a incapacidade do examinado em responder a uma questão ou uma resposta errada não o impeça de responder às demais nem o leve a responder incorretamente outras questões. As questões não devem incluir expressão de opiniões.

b) O **enunciado** deve ser preferencialmente um problema ou uma situação a ser analisada; deve conter o máximo de informação, de tal forma que o examinado compreenda claramente o que estiver sendo perguntado e possa responder à questão sem ter que ler as opções. As orientações no enunciado devem ser claras e o texto deve permitir que o examinado compreenda exatamente o que está sendo perguntado. O enunciado deve ser formulado positivamente: "não", "exceto", "incorreto", "falso" e outras expressões negativas devem ser evitados. O enunciado não deve ser confundido com instruções para responder à questão: estas devem constar da folha de face do teste. Não se devem, portanto, utilizar expressões como: "assinale/indique/aponte a alternativa correta", "é verdadeiro em relação a...". É válida a utilização de enunciados em forma de pergunta.

c) As **opções** devem ser breves e plausíveis para manter a objetividade da questão. Devem possuir aproximadamente o mesmo número de caracteres. Os distratores devem ter a aparência de resposta correta, sendo inquestionavelmente incorretos. As opções devem ser posicionadas em ordem numérica ou lógica. Devem ser independentes e sem sobreposições de faixas numéricas. Devem ser construídas como afirmações ("não", "exceto", "incorreto", "falso" e outras expressões negativas devem ser evitadas). As opções não devem fornecer pistas quanto à resposta correta (por exemplo, distratores ilógicos, absurdos ou autoexcludentes). Opções como "todas as acima" ou "nenhuma das acima", superlativos absolutos ("sempre", "nunca", "todas") e termos vagos e indefinidos (como "usualmente", "frequentemente", "mais aceito", "mais usado" etc.) devem ser evitados. As opções devem concordar gramaticalmente com o enunciado.

Avaliações Orais

4. **Prova oral não estruturada:**[31,43]
a) **Descrição:** consiste na arguição do residente sobre tópicos programáticos, tanto sob forma de perguntas sobre conhecimentos factuais quanto aplicados a casos clínicos.

b) **Vantagens e aplicações:**
i) Pode ser utilizada para medir conhecimento médico, habilidades em resolver problemas, habilidades interpessoais, avaliação de situações clínicas, escolha de tratamento, razões para escolha de técnicas, capacidade de lidar com situações emergenciais, capacidade de tomada de decisões, habilidades de comunicação e de atuação como especialista;[30,31]
ii) Testa os níveis 1 e 2 da pirâmide de Miller;
iii) Com examinadores treinados e experientes, pode atingir níveis aceitáveis de confiabilidade e discriminação.[46]

c) **Desvantagens e limitações:**
i) É influenciada por opiniões subjetivas dos examinadores, sobre a aparência, os modos, a personalidade, a confiança, a honestidade e a autocrítica do examinado;
ii) É pouco precisa, em termos de confiabilidade e concordância entre examinadores;[31,47,48]
iii) Influenciável pelo nível de ansiedade do examinado;
iv) Os escores resultantes correlacionam-se fracamente com conhecimento medido por meio de testes objetivos;
v) Cara e logisticamente complexa;
vi) Necessita de examinadores muito treinados.

5. **Prova oral estruturada**[28,49,50]
a) **Descrição:** consiste na aplicação de uma série de casos padronizados, sob a forma de vinhetas clínicas, com questões definidas *a priori*, baseadas na amplitude e na profundidade dos conhecimentos a serem medidos. Cada pergunta possui uma lista de respostas esperadas, que são valorizadas previamente e marcadas durante o exame pelos examinadores. A soma dos

pontos obtidos nas questões referentes a cada vinheta corresponde ao escore da vinheta. Somados os escores de vinheta, obtém-se a pontuação final.[28]

b) **Vantagens e aplicações:**
   i) Testa a aplicação de conhecimento a situações clínicas (nível 2 da pirâmide de Miller);
   ii) Em avaliações formativas, pode seguir-se de *feedback* imediato;
   iii) Possui alta validade de face;
   iv) Dada sua elevada consistência interna e concordância de escores entre examinadores, pode ser utilizada para avaliação somativa e em provas de certificação profissional;[28,50]
   v) Testa conhecimento médico, habilidades interpessoais, gerenciamento, prática baseada nos sistemas de saúde, aplicação de Medicina baseada em evidências e profissionalismo.

c) **Desvantagens e limitações:**
   i) Influenciável pelo nível de ansiedade do examinado;
   ii) Construção difícil;
   iii) Necessita treinamento dos examinadores;[50]
   iv) A apresentação das vinhetas pode não ser uniforme para todos os examinados;
   v) Consome tempo;
   vi) Necessita de logística elaborada e cara;
   vii) Não é adequada para testar as habilidades em trabalho de equipe e em procedimentos;
   viii) Dependendo do número de casos, o conteúdo pode não ser suficientemente abrangente.

Avaliações por Observação de Desempenho

6. **Observação direta**
   a) **Descrição:** consiste na observação, por um supervisor, do médico residente em ação no ambiente de trabalho.[23] A avaliação por observação direta tem sempre caráter formativo e pode ser relatada informalmente ou formalmente em formulário específico (por exemplo, listas de verificação,[34] instrumentos como o Miniexercício de Avaliação Clínica – mini-CEX[51,52] – ou escalas de avaliação global).[53]
   b) **Vantagens e aplicações:**
      i) Permite a avaliação em tempo real do desempenho do médico residente em qualquer área de competência;
      ii) Permite a avaliação de habilidades técnicas;
      iii) Possibilita *feedback* imediato, sendo um instrumento importante de avaliação formativa;
      iv) Alta validade de face;
      v) Alta confiabilidade e concordância entre examinadores em avaliações de desempenho estruturadas;[34]
      vi) extremos de comportamento (mau ou bom) são facilmente detectados;
      vii) Ideal para avaliar comportamentos elaborados;[34,54]
      viii) Testa os níveis 3 e 4 da pirâmide de Miller.
   c) **Desvantagens e limitações:**
      i) Validade e confiabilidade baixas em observações não padronizadas e não estruturadas;
      ii) O treinamento não aumenta as taxas de concordância entre examinadores;[55]
      iii) Influenciado pelo relacionamento entre supervisor e residente, pelo humor do examinador e por efeito halo (alta correlação entre as diversas facetas da avaliação);
      iv) Necessidade do examinador *in loco*;
      v) Para produzir resultados confiáveis, são necessárias diversas observações, normalmente mais de dez por residente em cada período letivo.[34,56]

7. **Avaliação clínica objetiva estruturada (OSCE – *Objective Structured Clinical Examinations*)[57] e Avaliação de desempenho estruturado (OSPRE – *Objective Structured Performance-Related Examinations*):**
   a) **Descrição:** são processos de avaliação nos quais os examinados circulam por diversas estações que representam situações clínicas (OSCE) ou não (OSPRE). Cada estação demanda a execução de uma tarefa, como um procedimento, uma parte de um exame clínico simulado em um paciente padronizado ou a resposta a uma pergunta relacionada ao material apresentado. Um ou mais examinadores avaliam o desempenho por meio de listas de verificação.[23]
   b) **Vantagens e aplicações:**
      i) Permitem observação direta do desempenho;
      ii) Testam o nível 3 da pirâmide de Miller;
      iii) Focam em áreas específicas de competência;
      iv) Padronizáveis;
      v) Alta validade de face;
      vi) Úteis para avaliar habilidades em coleta de história, exame clínico, interações médico-paciente, comunicação e conhecimento.
   c) **Desvantagens:**
      i) Desenvolvimento difícil;
      ii) Logística complexa e cara;
      iii) Demandam examinadores treinados;
      iv) Ambiente artificial;
      v) Uso limitado para avaliação na pós-graduação, especialmente em Anestesiologia, porque os procedimentos que podem ser testados são muito simples, como intubação traqueal, venóclise, punção lombar ou consulta pré-anes-

tésica. Aplicam-se mais apropriadamente aos estudantes de graduação.[58,59] Apesar da falta de evidências para o seu uso isolado em processos de certificação de competência profissional, alguns organismos certificadores já incorporaram avaliações clínicas objetivas estruturadas aos seus processos de certificação profissional.[60]

8. **Simulação**
a) **Descrição:** criação de um ambiente ou circunstância clínica com o propósito de permitir que o médico residente desempenhe determinada tarefa em um ambiente controlado, sem risco para os pacientes. A simulação em si não é uma ferramenta de avaliação. A avaliação é feita por meio de instrumentos capazes de medir o desempenho do indivíduo no ambiente de simulação. Observação direta ou análise de filmes são utilizadas para o preenchimento dos instrumentos de avaliação[61] e, tipicamente, uma sessão de *feedback* formativo ocorre logo após a execução da tarefa, em que o examinador discute os pontos fortes e os fracos do desempenho do médico residente.[62] Apesar de útil como ferramenta de treinamento e avaliação formativa, não há evidências suficientes que suportem o uso da simulação para decisões somativas do tipo aprovação/reprovação ou em processos de certificação de competência profissional em Medicina.[63-66] Apesar da falta de evidências para o uso isolado da simulação nesses processos, alguns organismos certificadores já incorporaram a simulação aos seus processos de certificação profissional.[64]
b) **Vantagens e aplicações:**
   i) Permite avaliação do desempenho durante todo o procedimento;
   ii) Testa o nível 3 da pirâmide de Miller;
   iii) Avaliação de habilidades não técnicas do anestesiologista: gerenciamento de tarefas, capacidade de trabalhar em equipe, percepção situacional e tomada de decisões;[67]
   iv) Evita danos a pacientes;
   v) Permite avaliar indivíduos ou grupos;
   vii) Pode avaliar diversas competências, como perícia médica, comunicação, colaboração, gerenciamento e profissionalismo.
c) **Desvantagens e limitações:**
   i) Custo elevado (tanto maior quanto maior a fidelidade do ambiente de simulação);[68]
   ii) Necessidade de pessoal dedicado e especializado.

Métodos Ipsativos

9. **Teste de progresso[69]**
a) **Descrição:** testes de progresso foram introduzidos em instituições que adotam o Aprendizado Baseado em Problemas durante o curso de graduação em Medicina.[69,70] Um teste de progresso contém questões que abordam os objetivos finais da aprendizagem. Os testes são aplicados a intervalos regulares, durante todo o curso. As questões geralmente são do tipo verdadeiro/falso, com uma opção neutra ("não sei"), que visa minimizar tentativas de acerto por sorte e colabora para a consistência interna do teste. Testes de progresso contendo questões construídas, do tipo respostas curtas, foram relatados e demonstraram altos coeficientes de confiabilidade.[71] Os residentes são orientados a não estudar para os testes, numa tentativa de medir os efeitos globais do ambiente de aprendizado da instituição sobre a aquisição de conhecimentos.[32] Os resultados dos testes sucessivos são utilizados para medir o progresso dos alunos quanto ao ganho de conhecimento.[13,32]
b) **Vantagens e aplicações:**
   i) Mede a evolução do ganho de conhecimento ao longo do tempo, permitindo comparações com desempenhos anteriores e a formulação de metas para desempenhos futuros;[72]
   ii) Pode ser utilizado para fins de pesquisa educacional;[73]
   iii) É ferramenta útil para avaliação formativa;
   iv) Mede memorização e aplicação de conhecimentos (níveis 1 e 2 da pirâmide de Miller);
   v) Não exige preparação específica do aluno para o teste;
   vi) Permite análise estatística sequencial do desempenho cognitivo do indivíduo ou de um grupo de indivíduos.[72,73]
c) **Desvantagens e limitações:**
   i) Longo e cansativo para o examinado;
   ii) Demanda logística de correção eletrônica;
   iii) É de difícil preparação, pois depende de uma matriz interdisciplinar acordada previamente pela equipe de construção dos testes;
   iv) Não se presta para avaliações somativas ou como ferramenta para certificação de competência profissional.

10. **Curvas de aprendizado para procedimentos**
a) **Descrição:** podem ser construídas pelos médicos residentes durante o período de treinamento, como instrumento de autoavaliação formativa. Além desse propósito, a análise das curvas de aprendizado pode fornecer dados aos instrutores sobre a posição de cada médico residente no processo de aquisição de proficiência em procedimentos. Uma curva de aprendizado consiste na representação gráfica do desempenho em cada tipo de procedimento ao longo do tempo.[74] O desempenho pode ser medido por uma variável binária (sucesso ou falha)[33,75] ou uma variável numérica (escore).[34] O desempenho é medido em

relação a um padrão preestabelecido (taxas aceitáveis e inaceitáveis de falhas, no caso de variáveis binárias, ou escore mínimo aceitável, no caso de variável numérica). Juntamente com as magnitudes permitidas de erros estatísticos tipo I e II, essas informações são utilizadas para estabelecer linhas de controle no gráfico, que definem três zonas: proficiência, indecisão e improficiência. A posição da curva de aprendizado em relação a essas zonas dá subsídios para o diagnóstico das necessidades de treinamento do médico residente no procedimento em tela. Métodos estatísticos sequenciais, como a soma cumulativa (Cusum)[33,75] e a média móvel exponencialmente ponderada (EWMA),[34] são utilizados para inferência estatística sobre as curvas.

b) **Vantagens e aplicações:**
   i) De fácil construção, baseadas em cálculos relativamente simples;
   ii) Testam os níveis 3 e 4 da pirâmide de Miller;
   iii) A coleta de dados pode ser feita eletronicamente, em tempo real;
   iv) Permitem a autoavaliação;
   v) Ideais para o acompanhamento do treinamento em habilidades psicomotoras;
   vi) Sua análise, por métodos estatísticos sequenciais, permite intervenção após poucos casos de desempenho insatisfatório;
   vii) Uma vez que as taxas aceitáveis de falhas apresentadas pelos médicos residentes não sejam estatisticamente diferentes das taxas aceitáveis estabelecidas para dado procedimento, o nível de supervisão pode ser reduzido e o aprendizado, direcionado para procedimentos mais avançados.

c) **Desvantagens e limitações:**
   i) Dependem da honestidade do médico residente em relação ao autorrelato do desempenho;
   ii) Os critérios de sucesso/falha, os escores de desempenho e as taxas aceitáveis e inaceitáveis de falhas devem ser criados para cada procedimento, preferencialmente baseados em dados históricos da instituição[76] ou em consenso entre especialistas.[33,77]

Independentemente do tipo de teste, sua construção deve obedecer à **matriz do teste**, que especifica os objetivos educacionais a serem testados, os respectivos níveis de conhecimento (memorização, compreensão, aplicação, análise, síntese ou avaliação[78]) e a importância relativa de cada objetivo educacional testado (percentual do total de itens).[79]

Propriedades Psicométricas dos Instrumentos de Aferição de Habilidades

A aferição de habilidades é feita por meio de métodos, instrumentos, ferramentas ou técnicas, termos estes intercambiáveis no contexto deste capítulo e construídos com a finalidade de produzir uma medida fidedigna da habilidade em questão.

Para que atinja seu objetivo nos processos de aferição e avaliação de habilidades, o método deve possuir as seguintes propriedades:[80-82]

a) **Credibilidade, também chamada de validade de face:** constitui-se em um julgamento não numérico sobre o grau em que o instrumento parece medir o atributo de interesse.
b) **Amplitude, também chamada de validade de conteúdo:** indica qualitativamente a extensão em que o instrumento aborda os objetivos educacionais de interesse.
c) **Precisão, também chamada de confiabilidade ou consistência interna:** é uma expressão quantitativa da reprodutibilidade das medidas obtidas pelo instrumento em diferentes situações, aplicado por diferentes examinadores ou aplicado a diferentes populações.
d) **Validade concorrente, também chamada de validade relacionada a um critério:** é uma medida quantitativa que indica a associação estatística das medidas geradas pelo instrumento com outra medida, preferencialmente com um padrão-ouro já existente.
e) **Validade preditiva ou prognóstica:** é uma medida quantitativa da associação entre as medidas geradas por um instrumento e um desfecho relevante futuro.
f) **Validade do conceito:** é a demonstração de diferenças hipotéticas ou teoricamente esperadas por meio das medidas obtidas pelo instrumento.
g) **Viabilidade, também chamada de aplicabilidade ou aceitabilidade:** constitui-se em considerações sobre custos, logística de desenvolvimento e aplicação do método ou instrumento.

Medidas da Confiabilidade de Instrumentos de Aferição de Habilidades — Análise de Itens

A **análise de itens** é um processo que examina as respostas de estudantes a questões de um teste a fim de avaliar a qualidade das questões examinadas e do teste como um todo. A análise de itens visa à construção de testes que sirvam como medidas válidas e confiáveis dos objetivos cognitivos do teste ou, em outras palavras, **medidas válidas, confiáveis, previsíveis e replicáveis** das habilidades cognitivas dos examinados em determinada área de conhecimento.[83] No jargão da análise de itens, **itens** são as questões, **teste** é o conjunto de itens, **pessoas** são os examinados ou examinandos; **habilidade** é o nível de desempenho cognitivo ou psicomotor das pessoas.[84]

Essa análise permite **diagnosticar** problemas, como itens com opções confusas ou itens que, respondidos, não discriminam entre pessoas com maior e menor habilidade cognitiva.

O grau de sofisticação da análise de itens é variável, dependendo dos objetivos da análise. Basicamente, uma análise de itens pode se basear em duas sistemáticas, ou métodos:

1. Teoria clássica dos testes;
2. Teoria de resposta a itens.

Embora ambas as teorias tenham objetivos semelhantes, em um nível muito genérico de comparação, a teoria de resposta a itens difere da teoria clássica por basear-se em modelos matemáticos mais sofisticados.

Análise Segundo a Teoria Clássica de Resposta a Itens

Os **indicadores** mais frequentemente utilizados pela **teoria clássica** são:

1. **Coeficiente de confiabilidade de Cronbach (α)**: é uma medida da consistência interna do teste.[85] Valores abaixo de 0,7 significam que o teste não é confiável como medida da habilidade cognitiva dos examinados.
2. **Índice de dificuldade (p)**:[86] o percentual de acertos de cada item varia de 0 a 1. Quanto maior, mais fácil o item (mais pessoas o responderam corretamente). Valores de p devem ficar entre 0,20 e 0,80, uma vez que valores abaixo de 0,20 referem-se a itens muito difíceis, com poucas chances de serem respondidos corretamente, mesmo pelos examinandos com as maiores habilidades cognitivas. Por outro lado, itens com valores de p > 0,80 têm grandes probabilidades de serem respondidos corretamente por todos os examinandos, independentemente dos níveis de habilidade cognitiva, o que os torna poucos discriminativos.
3. **Índice de discriminação (D)**:[86] avalia a intensidade com que um determinado item respondido corretamente discrimina entre os indivíduos mais e menos capacitados. Para o cálculo desse índice, separam-se as pessoas em dois grupos: grupo H (*high*), com notas acima do 73º percentil do teste, e grupo L (*low*), com notas abaixo do 27º percentil do teste. Calcula-se, então, a proporção de acertos do item em cada grupo (P_H e P_L) e a diferença entre os percentuais de acerto ($D = P_H - P_L$). O índice de discriminação abaixo de 0,3 indica que o item não é capaz de discriminar entre os examinandos mais e menos preparados (ou com maiores e menores habilidades), o que torna o item pouco útil, como instrumento para medida da habilidade.
4. **Coeficiente de correlação bisserial (r)**:[87] também mede a capacidade discriminativa do item. Coeficientes negativos indicam que a percentagem de indivíduos menos preparados que responderam corretamente ao item foi maior do que a percentagem de indivíduos mais preparados que o responderam corretamente. Um item com correlação bisserial negativa deve ser descartado da computação dos escores finais do teste. Coeficientes abaixo de 0,3 indicam itens problemáticos, que devem ser revistos, porque podem ter problemas de redação, respostas duplas ou ambos.
5. **Análise das opções**:[42] num teste de múltipla escolha, oferecem-se ao examinando um **tronco** ou **enunciado** e uma lista de **opções** com os **distratores**, ou opções incorretas, e a **opção correta**. A redação do enunciado e das opções influencia a resposta do examinando. A análise de frequências e percentuais de escolha das opções oferecidas para cada item do teste permite a identificação de **padrões associados a itens problemáticos**. A análise das opções pode incluir todos os examinados ou subgrupos de interesse. Os padrões mais comuns são os seguintes:

   a) **Gabarito incorreto**: um percentual maior de examinandos escolhe uma opção diferente da considerada correta no gabarito. Isso ocorre quando o gabarito está errado.
   b) **Respostas ambíguas**: quando os percentuais de resposta a duas ou mais opções são semelhantes. Isso ocorre porque o item tem duas ou mais respostas defensáveis ou corretas. É a fonte mais comum de recursos e resulta de redação confusa, errada ou, mais frequentemente, de ambas.
   c) **Adivinhação ("chute")**: itens com múltiplas escolhas estão sujeitos a "chutes", que podem resultar em acerto, dependendo do número de opções. Entretanto, quando um item é **muito difícil**, a tendência dos examinandos é tentar obter acerto por chance ou adivinhação. O padrão típico é a ocorrência de percentuais similares de escolha de **todas** as opções do item.
   d) **Opções não funcionais**: quando uma ou mais opções não são escolhidas por nenhum dos examinandos, é porque elas não são plausíveis. Isso ocorre quando os construtores do teste utilizam opções inventadas ou fora do contexto do enunciado. É melhor reduzir o número de opções, neste caso, em vez de utilizar distratores absurdos.
   e) **Distratores muito atraentes**: nenhuma das opções deve ser mais atrativa do que a resposta correta. Nenhum distrator deve ser respondido por mais de 50% dos examinandos. Quando um dos distratores obtém maior percentual de escolha do que a opção correta, a causa do problema pode ser a redação (o mais longo ou o mais bem escrito, por exemplo).

Opções problemáticas caracterizam itens problemáticos. Estes aumentam artificialmente o nível de dificuldade do teste, ou seja, em vez de testar o conhecimento do examinando em tópicos mais avançados, os itens problemáticos obrigam o examinando a um dispêndio de energia improdutiva, enquanto tenta descobrir o que está sendo perguntado e/ou o que é mais conveniente responder. Itens problemáticos devem ser revistos, anulados durante a correção do teste ou descartados do banco de questões.

Análise Segundo a Teoria de Resposta a Itens

Essa análise implica o ajustamento das respostas a determinado modelo matemático da teoria de resposta a itens (TRI).[88] A TRI se baseia em dois postulados básicos:

a) **O desempenho** do examinado em um teste pode ser **previsto ou explicado** por uma série de fatores ou **habilidades**, **traços** ou **traços latentes**;

b) **A relação** entre o desempenho do examinado no item do teste e o conjunto de fatores que explicam seu desempenho (habilidades ou traços) pode ser descrita por uma função monotônica (uma função matemática que preserva determinada ordem) crescente chamada de **curva característica do item**. Segundo essa função, à medida que o nível de habilidade aumenta, aumenta também a probabilidade de acerto de determinado item.

Os modelos matemáticos da TRI especificam que a probabilidade de um examinando responder corretamente a um item depende da sua habilidade e das características do item. Os modelos matemáticos da TRI incluem alguns postulados sobre os dados aos quais os modelos são aplicados. Os dois postulados principais são a **unidimensionalidade** do teste e a **independência local** dos itens.

Unidimensionalidade[84] significa que o teste mede apenas uma habilidade, traço ou conceito. Entretanto, esse postulado não pode ser tomado estritamente em um teste de desempenho cognitivo amplo. Uma vez que diversos fatores podem afetar o desempenho, como o nível de motivação, a ansiedade relacionada ao teste, a capacidade do examinando de trabalhar rapidamente os itens do teste, a tendência individual de tentar adivinhar a resposta quando em dúvida e outras habilidades cognitivas adicionais à habilidade-alvo do teste. Apesar disso, um modelo de TRI demanda a presença de um componente dominante na estrutura do teste para que o postulado da unidimensionalidade seja satisfeito. Para testar a unidimensionalidade do teste, utiliza-se a análise fatorial pelo método dos componentes principais.

O segundo postulado é a da independência local.[84] Segundo ele, quando as habilidades que influenciam o desempenho no teste são mantidas constantes, as respostas dos examinandos a cada par de itens são estatisticamente independentes. Em outras palavras, quando se tomam as habilidades dos examinandos em consideração, não há relação entre as suas respostas aos diferentes itens do teste. A independência local significa que os diversos níveis de habilidades dos examinandos incorporadas no modelo matemático são os únicos fatores que influenciam as respostas individuais aos itens do teste. Esse conjunto de habilidades cognitivas define o espaço latente completo, de forma que, quando o postulado da unidimensionalidade do teste é satisfeito, o espaço latente completo consiste de uma só habilidade e a independência local é obtida, o que torna os dois postulados equivalentes.

A noção de independência local pode não ser imediatamente intuitiva. Como podem ser independentes as respostas de um examinando a diferentes itens que medem uma mesma habilidade cognitiva? Isso se explica assim: quando duas variáveis são correlacionadas, elas têm alguns traços em comum. Entretanto, quando esses traços são controlados, distribuídos ou mantidos constantes, as variáveis se tornam não correlacionadas. Esse é o princípio subjacente à análise fatorial. Da mesma forma, na TRI as correlações entre as respostas de diferentes examinandos aos itens do teste são devidas a habilidades comuns que influenciam o resultado do teste. Os cálculos incluem estratégias para controlar ou condicionar as habilidades comuns, de tal maneira que, após o processo, as respostas dos examinandos sejam independentes entre os itens (itens não correlacionados). Por causa dessa característica, o postulado da independência local também é chamado de independência condicional.[84]

Uma **função ou curva característica do item (CCI)**[18] é uma expressão matemática ou gráfica que relaciona a probabilidade de resposta correta à habilidade cognitiva medida pelo teste e às características do item. Os modelos matemáticos subjacentes a essas curvas são baseados em **parâmetros**. Os modelos diferem basicamente pelo número de parâmetros incluídos. Ajustar as respostas de um teste a um modelo matemático que inclua informações tanto dos itens quanto das pessoas que os respondem é o que se chama de **calibração dos itens do teste**.[19]

Diversos parâmetros fornecem informações sobre:

a) O sucesso com que o modelo define uma linha discernível de intensidade crescente;

b) Quão razoável é a posição do item ao longo da variável;

c) Se os itens cooperam para definir uma única variável;

d) O sucesso do modelo em separar as pessoas ao longo da variável, segundo seus diferentes níveis de habilidade cognitiva;

e) Quão razoável é o posicionamento das pessoas ao longo da variável;

f) Quão válidas são as medidas de habilidade cognitiva das pessoas.

A calibração de questões segundo a TRI também permite a construção de bancos de questões, de forma a facilitar o processo de construção de testes, tanto convencionais[89] como computadorizados adaptativos[90]. Para ambos utilizam-se informações sobre o nível de dificuldade dos itens, a amplitude dos níveis de habilidade exigidos e o erro de mensuração,[19] que determina o comprimento do teste.

Todos os procedimentos de análise de itens descritos até aqui são feitos após a aplicação do teste, demandando que a equipe de construção e análise de testes obtenha os indicadores, identifique os itens problemáticos, decida sobre sua manutenção ou eliminação do teste e recalcule os pontos de corte do teste antes de calcular os escores finais dos examinandos.[91] Quando não se dispõe de um banco de questões, com itens previamente testados e calibrados segundo a teoria de resposta a itens, a alternativa para estabelecer o nível de dificuldade e os pontos de corte que limitam as faixas de desempenho em um teste é o método de Angoff.[92] Nessa técnica, um conjunto de especialistas é reunido para julgar o nível de dificuldade dos itens que compõem determinado teste e para estimar quais são os percentuais de acerto que delimitam faixas de desempenho como proficiência e não proficiência. O método Angoff requer que os juízes imaginem alunos hipotéticos minimamente proficientes e estimem o percentual dos que responderiam corretamente aos itens da prova.[93] O ponto de corte que separa os estudantes "proficientes" dos "não proficientes" é calculado pela média ou mediana dos percentuais de acertos estimados para todos os itens por todos os juízes. O critério de aprovação/reprovação fornecido pelo método de Angoff deve ser utilizado com cautela em avaliações somativas, já que as estimativas sofrem a influência da capacidade dos juízes em resolver as questões do teste e da severidade ou leniência com que descrevem um "aluno minimamente proficiente".[94]

Barreiras para a Qualidade das Avaliações

O desenvolvimento de um sistema de avaliação confiável em um programa de residência médica demanda planejamento, organização, execução e avaliação.[21] É durante as fases de planejamento e organização que se tomam decisões sobre: (a) o conteúdo programático que deve ser avaliado; (b) o tipo de conhecimento a ser testado, segundo a taxonomia de aprendizado[78] e a pirâmide de Miller;[95] (c) os instrumentos mais apropriados para cada competência avaliada; (d) os detalhes logísticos da avaliação. Após a aplicação do teste (execução), avalia-se o desempenho dos residentes paralelamente à avaliação do teste, por meio das análises de itens descritas neste capítulo. A falha em seguir essas etapas pode comprometer a validade e a confiabilidade da avaliação.

As avaliações que envolvem interação direta entre examinando e examinadores estão sujeitas ao **efeito halo**,[75,96,97] definido como a tendência em atribuir escores a um candidato de acordo com percepções pessoais dos examinadores sobre o seu desempenho em outras dimensões. A **leniência** ou **severidade** dos examinadores em relação aos critérios do teste podem comprometer a validade das observações e acentuar discordâncias entre os examinadores em provas orais ou de observação de desempenho.[98] Provas não estruturadas, ou seja, sem grades de respostas definidas durante a construção do teste, costumam ser prejudicadas pelas interações entre examinandos e examinadores, que diminuem a consistência interna e afetam a credibilidade dos resultados.[50] Por essas razões, os processos de avaliação devem ser feitos por examinadores treinados e experientes, reunidos em comitês especialmente designados para gerenciar os processos de avaliação dos médicos residentes da instituição.

REFERÊNCIAS

1. Conselho Federal de Medicina. Resolução CFM nº 1.970/2011.
2. Sociedade Brasileira de Anestesiologia. Regulamento dos centros de ensino e treinamento. [acesso em 16 aug 2015]. Disponível em: http://www.sba.com.br/arquivos/estatuto/sba/2015/REGULAMENTO-DOS-CENTROS-DE-ENSINO-E-TREINAMENTO.pdf.
3. Oliveira Filho GR. [Theoretical basis for the implementation of problem-oriented learning in anesthesiology residency programs.]. Rev Bras Anestesiol. 2003;53(2):286-99.
4. Epstein RM, Hundert EM. Defining and assessing professional competence. JAMA. 2002;287(2):226-35.
5. Accreditation Council for Graduate Medical Education (ACGME). Outcome Project: Accreditation Council for Graduate Medical Education (ACGME); 2001 [Internet] [acesso em 16 aug 2015]. Disponível em: https://www.acgme.org/acgmeweb/
6. Brasel KJ, Bragg D, Simpson DE, et al. Meeting the Accreditation Council for Graduate Medical Education competencies using established residency training program assessment tools. Am J Surg. 2004;188(1):9-12.
7. Accreditation Council for Graduate Medical Education (ACGME). Toolbox of assessment methods: Accreditation Council for Graduate Medical Education; 2001 [Internet] [acesso em 16 aug 2015]. Disponível em: https://www.acgme.org/acgmeweb/
8. Frank JR. Better standards. Better physicians. Better care. The CanMEDS physician competency framework. Ottawa: The Royal College of Physicians and Surgeons (Canada), 2005.
9. de Oliveira Filho GR, Dal Mago AJ, Garcia JH, et al. An instrument designed for faculty supervision evaluation by anesthesia residents and its psychometric properties. Anesth Analg. 2008;107(4):1316-22.
10. Gil AC. Didática do ensino superior. 5ª ed. São Paulo: Editora Atlas, 2010.

11. Colliver JA. Effectiveness of problem-based learning curricula: research and theory. Acad Med. 2000;75(3):259-66.
12. Kirschner PA, Sweller J, Clark RE. Why minimal guidance during instruction does not work: an ana;ysis of the failure of constructivist, discovery, problem-based, experential, and inquiry-based learning. Educ Psychol. 2006;41(2):75-8.
13. de Oliveira Filho GR, Vieira JE. The relationship of learning environment, quality of life, and study strategies measures to anesthesiology resident academic performance. Anesth Analg. 2007;104(6):1467-72.
14. Gifford KA, Fall LH. Doctor coach: a deliberate practice approach to teaching and learning clinical skills. Acad Med. 2014;89(2):272-6.
15. Hastings RH, Rickard TC. Deliberate practice for achieving and maintaining expertise in anesthesiology. Anesth Analg. 2015;120(2):449-59.
16. Trehan A, Barnett-Vanes A, Carty MJ, et al. The impact of feedback of intraoperative technical performance in surgery: a systematic review. BMJ Open. 2015;5(6):e006759.
17. Jensen AR, Wright AS, Kim S, et al. Educational feedback in the operating room: a gap between resident and faculty perceptions. Am J Surg. 2012;204(2):248-55.
18. Wright BD, Masters GN. Rating scale analysis. Chicago: Mesa Press, 1982.
19. Wright BD, Stone MH. Best test design. Chicago: Mesa Press, 1979.
20. Depresbiteris L. O desafio da avaliação da aprendizagem: dos fundamentos a uma proposta inovadora. São Paulo: Editora Pedagógica e Universitária, 1989.
21. Morrison J. ABC of learning and teaching in medicine: Evaluation. BMJ. 2003;326(7385):385-7.
22. Gil AC. Como avaliar a aprendizagem dos estudantes. In: Gil AC. Didática do ensino superior. São Paulo: Editora Atlas, 2009. p.239-65.
23. Bandiera G, Sherbino J, Frank JR. The CanMEDS assessment tools handbook. An introductory guide to assessment methods for the CanMEDS competencies. Ottawa: The Royal College of Physicians and Surgeons of Canada, 2006.
24. Comissão Nacional de Residência Médica. Resolução CNRM n. 6 de 05 de setembro de 2006. D.O.U; 2006. p.17.
25. Sociedade Brasileira de Anestesiologia. Regulamento dos Centros de Ensino e Treinamento: Sociedade Brasileira de Anestesiologia; 2001 [Internet] [acesso em 16 aug 2015]. Disponível em: https://www.sba.com.br
26. Loyd GE, Koenig HM. Assessment for learning: formative evaluations. Int Anesthesiol Clin. 2008;46(4):85-96.
27. Loyd GE, Koenig HM. Assessment of learning outcomes: summative evaluations. Int Anesthesiol Clin. 2008;46(4):97-111.
28. Anastakis DJ, Cohen R, Reznick RK. The structured oral examination as a method for assessing surgical residents. Am J Surg. 1991;162(1):67-70.
29. McCoubrie P. Improving the fairness of multiple-choice questions: a literature review. Med Teach. 2004;26(8):709-12.
30. Eagle CJ, Martineau R, Hamilton K. The oral examination in anaesthetic resident evaluation. Can J Anaesth. 1993;40(10):947-53.
31. Muzzin LJ, Hart L. Oral examinations. In: Neufield VR, Norman GR. Assessing clinical competence. Springer Series on Medical Education. New York: Springer Publishing Company, 1985. p.71-93.
32. Boshuizen HP, van der Vleuten CP, Schmidt HG, et al. Measuring knowledge and clinical reasoning skills in a problem-based curriculum. Med Educ. 1997;31(2):115-21.
33. de Oliveira Filho GR. The construction of learning curves for basic skills in anesthetic procedures: an application for the cumulative sum method. Anesth Analg. 2002;95(2):411-6.
34. de Oliveira Filho GR, Schonhorst L. The development and application of an instrument for assessing resident competence during preanesthesia consultation. Anesth Analg. 2004;99(1):62-9.
35. Tetzlaff JE. Assessment of competency in anesthesiology. Anesthesiology. 2007;106(4):812-25.
36. Bienstock JL, Katz NT, Cox SM, et al. To the point: medical education reviews--providing feedback. Am J Obstet Gynecol. 2007;196(6):508-13.
37. Katz PO. Providing feedback. Gastrointest Endosc Clin N Am. 1995;5(2):347-55.
38. Epstein RM. Assessment in medical education. N Engl J Med. 2007;356(4):387-96.
39. Wass V, Van der Vleuten C, Shatzer J, et al. Assessment of clinical competence. Lancet. 2001;357(9260):945-9.
40. van der Vleuten CPM. The assessment of professional competence: developments, research and practical implications. Adv Health Sci Educ. 1996;1:41-67.
41. Miller GE. The assessment of clinical skills/competence/performance. Acad Med. 1990;65(9 Suppl):S63-S7.
42. Case S, DB S. Constructing written test questions for the basic and clinical sciences. 3th ed. Philadelphia: National Board of Medical Examiners, 2001.
43. Fujimura I. Avaliação do aluno. In: Marcondes E, Gonçalves EL. Educação Médica. São Paulo: Sarvier, 1998. p.248-61.
44. Albanese MA. Type K and other complex multiple-choice items: an analysis of research and item properties. Educational Measurement: Issues and Practice. 1993;12(1):28-33.
45. Instituto Nacional de Estudos e Pesquisa Educacional. Provão: manual para elaboração de provas. O Instituto. 2002. p.28-9.
46. Schubert A, Tetzlaff JE, Tan M, et al. Consistency, inter--rater reliability, and validity of 441 consecutive mock oral examinations in anesthesiology: implications for use as a tool for assessment of residents. Anesthesiology. 1999;91(1):288-98.
47. Jacobsohn E, Klock PA, Avidan M. Poor inter-rater reliability on mock anesthesia oral examinations. Can J Anaesth. 2006;53(7):659-68.
48. Wass V, van der Vleuten C. The long case. Med Educ. 2004;38(11):1176-80.

49. Wiggins MN, Harper RA. Implementing a structured oral examination into a residency program: a follow-up report. Ophthalmic Surg Lasers Imaging. 2009;40(5):524.

50. Yang JC, Laube DW. Improvement of reliability of an oral examination by a structured evaluation instrument. J Med Educ. 1983;58(11):864-72.

51. Norcini JJ, Blank LL, Arnold GK, et al. The mini-CEX (clinical evaluation exercise): a preliminary investigation. Ann Intern Med. 1995;123(10):795-9.

52. Norcini JJ, Blank LL, Duffy FD, et al. The mini-CEX: a method for assessing clinical skills. Ann Intern Med. 2003;138(6):476-81.

53. Streiner DL. Global rating scales. In: Neufield VR, Norman GR. Assessing clinical competence. Springer Series on Medical Education. New York: Springer Publishing Company, 1985. p.119-41.

54. Torre DM, Simpson DE, Elnicki DM, et al. Feasibility, reliability and user satisfaction with a PDA-based mini-CEX to evaluate the clinical skills of third-year medical students. Teach Learn Med. 2007;19(3):271-7.

55. Cook DA, Dupras DM, Beckman TJ, et al. Effect of rater training on reliability and accuracy of mini-CEX scores: a randomized, controlled trial. J Gen Intern Med. 2009;24(1):74-9.

56. Alves de Lima A, Barrero C, Baratta S, et al. Validity, reliability, feasibility and satisfaction of the Mini-Clinical Evaluation Exercise (Mini-CEX) for cardiology residency training. Med Teach. 2007;29(8):785-90.

57. Jefferies A, Simmons B, Tabak D, et al. Using an objective structured clinical examination (OSCE) to assess multiple physician competencies in postgraduate training. Med Teach. 2007;29(2-3):183-91.

58. Rogers PL, Jacob H, Thomas EA, et al. Medical students can learn the basic application, analytic, evaluative, and psychomotor skills of critical care medicine. Crit Care Med. 2000;28(2):550-4.

59. Beckers SK, Timmermann A, Muller MP, et al. Undergraduate medical education in emergency medical care: a nationwide survey at German medical schools. BMC Emerg Med. 2009;9:7.

60. Berkenstadt H, Ziv A, Gafni N, et al. Incorporating simulation-based objective structured clinical examination into the Israeli National Board Examination in Anesthesiology. Anesth Analg. 2006;102(3):853-8.

61. Fletcher G, Flin R, McGeorge P, et al. Anaesthetists' Non-Technical Skills (ANTS): evaluation of a behavioural marker system. Br J Anaesth. 2003;90(5):580-8.

62. Dreifuerst KT. The essentials of debriefing in simulation learning: a concept analysis. Nurs Educ Perspect. 2009;30(2):109-14.

63. Holzman RS, Cooper JB, Gaba DM, et al. Anesthesia crisis resource management: real-life simulation training in operating room crises. J Clin Anesth. 1995;7(8):675-87.

64. Hatala R, Kassen BO, Nishikawa J, et al. Incorporating simulation technology in a canadian internal medicine specialty examination: a descriptive report. Acad Med. 2005;80(6):554-6.

65. McGaghie WC, Issenberg SB, Petrusa ER, et al. A critical review of simulation-based medical education research: 2003-2009. Med Educ. 2010;44(1):50-63.

66. Scalese RJ, Obeso VT, Issenberg SB. Simulation technology for skills training and competency assessment in medical education. J Gen Intern Med. 2008;23 Suppl 1:46-9.

67. Yee B, Naik VN, Joo HS, et al. Nontechnical skills in anesthesia crisis management with repeated exposure to simulation-based education. Anesthesiology. 2005;103(2):241-8.

68. Smith NT. Simulation in anesthesia: the merits of large simulators versus small simulators. Curr Opin Anaesthesiol. 2000;13(6):659-65.

69. Albano MG, Cavallo F, Hoogenboom R, et al. An international comparison of knowledge levels of medical students: the Maastricht Progress Test. Med Educ. 1996;30(4):239-45.

70. Blake JM, Norman GR, Keane DR, et al. Introducing progress testing in McMaster University's problem-based medical curriculum: psychometric properties and effect on learning. Acad Med. 1996;71(9):1002-7.

71. Rademakers J, Ten Cate TJ, Bar PR. Progress testing with short answer questions. Med Teach. 2005;27(7):578-82.

72. Muijtjens AM, Schuwirth LW, Cohen-Schotanus J, et al. Differences in knowledge development exposed by multi-curricular progress test data. Adv Health Sci Educ Theory Pract. 2008;13(5):593-605.

73. Muijtjens AM, Schuwirth LW, Cohen-Schotanus J, et al. Benchmarking by cross-institutional comparison of student achievement in a progress test. Med Educ. 2008;42(1):82-8.

74. Kestin IG. A statistical approach to measuring the competence of anaesthetic trainees at practical procedures. Br J Anaesth. 1995;75(6):805-9.

75. de Oliveira Filho GR, Helayel PE, da Conceicao DB, et al. Learning curves and mathematical models for interventional ultrasound basic skills. Anesth Analg. 2008;106(2):568-73.

76. Schuepfer G, Johr M. Psoas compartment block (PCB) in children: Part II--generation of an institutional learning curve with a new technique. Paediatr Anaesth. 2005;15(6):465-9.

77. Bolsin S, Colson M. The use of the Cusum technique in the assessment of trainee competence in new procedures. Int J Qual Health Care. 2000;12(5):433-8.

78. Davidson M. The taxonomy of learning. Int Anesthesiol Clin. 2008;46(4):1-15.

79. Farley JK. The multiple--choice test: developing the test blueprint. Nurse Educ. 1989;14(5):3-5.

80. DeVellis DF. Scale development: theory and applications. In: Bickman L, Rog D. Thousand Oaks: Sage Publications, 2003.

81. Neufield VR. An introduction to measurement properties. In: Neufield VR, Norman GR. Assessing clinical competence. Springer Series on Medical Education. New York: Springer Publishing Company, 1985. p.39-50.

82. Trochim WMK. The theory of measurement. In: Trochim WMK. The research methods knowledge base. Cincinnati: Atomic Dog Publishing, 2001. p.63-105.
83. Wilson M, Allen DD, Li JC. Improving measurement in health education and health behavior research using item response modeling: comparison with the classical test theory approach. Health Educ Res. 2006;21 Suppl 1:i19-32.
84. Hambleton RK, Swaminathan H, Rogers HJ. Fundamentals of item response theory. In: Jaeger R. Newbury Park: Sage Publications, 1991.
85. Bland JM, Altman DG. Cronbach's alpha. BMJ. 1997;314(7080):572.
86. Schumacher CF. Scoring analysis. In: Hubbard JP, editor. Measuring medical education. 2nd ed. Philadelphia: Lea & Fibeger, 1978. p.48-71.
87. Cernovsky ZZ. A frequent misunderstanding associated with point biserial and phi coefficients. Psychol Rep. 2002;90(1):65-6.
88. Streiner DL. Measure for measure: new developments in measurement and item response theory. Can J Psychiatry. 2010;55(3):180-6.
89. Wolfe EW. Equating and item banking with the Rasch model. J Appl Meas. 2000;1(4):409-34.
90. Bjorner JB, Chang CH, Thissen D, et al. Developing tailored instruments: item banking and computerized adaptive assessment. Qual Life Res. 2007;16 Suppl 1:95-108.
91. De Champlain AF. A primer on classical test theory and item response theory for assessments in medical education. Med Educ. 2010;44(1):109-17.
92. Angoff WH. Scales, norms and equivalent scores. In: Thorndike RL. Educational measurement. 2 ed. Washington: American Council on Education, 1971. p.508-600.
93. Verhoeven BH, van der Steeg AF, Scherpbier AJ, et al. Reliability and credibility of an angoff standard setting procedure in progress testing using recent graduates as judges. Med Educ. 1999;33(11):832-7.
94. Verheggen MM, Muijtjens AM, Van Os J, et al. Is an Angoff standard an indication of minimal competence of examinees or of judges? Adv Health Sci Educ Theory Pract. 2008;13(2):203-11.
95. Durante E. Algunos métodos de evaluación de las competencias: escalando la pirámide de Miller. Rev Hosp Ital B Aires. 2004;26(2):55-61.
96. Thorndike EL. A constant error in psychological ratings. J Appl Psychol. 1920;4:25-9.
97. Tetzlaff JE. Assessment of competence in anesthesiology. Curr Opin Anaesthesiol. 2009;22(6):809-13.
98. Hoyt WT. Rater bias in psychological research: when is it a problem and what can we do about it? Psychol Methods. 2000;5(1):64-86.

Pesquisa em Anestesiologia

Maria José Carvalho Carmona
Marcos Francisco Vidal Melo

INTRODUÇÃO

A pesquisa básica, a pesquisa clínica e a investigação translacional em Anestesiologia e medicina perioperatória têm contribuído para o desenvolvimento contínuo da especialidade. Desde o início da moderna anestesia, a pesquisa tem contoribuído cada vez mais para que hoje sejam operados pacientes em extremos de idade, submetidos a procedimentos de maior complexidade e com melhores resultados. A pesquisa e a compreensão dos mecanismos da doença do paciente devem contribuir para o desenvolvimento de tratamentos novos e mais eficazes e para o avanço da prática clínica da anestesia.[1-3]

A capacidade de criar e divulgar conhecimento relevante em uma determinada área da prática médica é um aspecto essencial na definição dessa área como especialidade. A investigação científica é a essência da criação de tal conhecimento e, portanto, a essência da caracterização da Anestesiologia como especialidade. O estabelecimento de profissionais e instituições especificamente dedicadas à pesquisa é um aspecto fundamental para real avanço nesse campo. Em nível nacional e internacional, a produção científica em Anestesiologia vem tendo ao longo dos anos um resultado variado, com grandes sucessos ocasionais, mas com produtividade média claramente aquém das necessidades clínicas da prática perioperatória anestésica. Parte desse desempenho ainda insuficiente decorre do posicionamento da especialidade em várias situações como uma *prestadora de serviço clínico* e não como uma *disciplina acadêmica em medicina*, resultando na priorização de recursos financeiros e humanos de forma correspondente.[4,5] Tal posicionamento resulta na formação de especialistas com limitada capacidade de avançar a reais níveis de contribuição científica e na limitação de recursos para aqueles que chegam a tais níveis. A criação de instituições da especialidade voltadas a gerar condições para que jovens especialistas com vocação para investigação científica tenham apoio nas etapas críticas iniciais de suas carreiras é uma forma de suplantar esse desafio. Isso é feito, por exemplo, pela *Foundation for Anesthesia Education and Research* (FAER), uma organização sem fins lucrativos da *American Society of Anesthesiologists* (ASA), e também por meio de financiamento de projetos científicos internacionais pela *International Anesthesia Research Society*. O suporte financeiro para essas instituições é baseado predominantemente em recursos privados provenientes de contribuições dos especialistas em adição à participação da indústria. Tais iniciativas têm permitido o avanço de profissionais com qualificação adequada em investigação científica, anestesiologistas-cientistas capazes de utilizar metodologia científica apropriada para avançar de maneira independente na resposta de questões relevantes.[6] Considerando a globalização do conhecimento, o intercâmbio entre diferentes instituições ao redor do mundo deve contribuir para alavancar e integrar o conhecimento, potencializando as possibilidades de sua aplicação prática.[7]

No Brasil, embora o número de especialistas em Anestesiologia seja um dos maiores do mundo, a contribuição para a pesquisa é pequena e deve ser incentivada. Além da disseminação do conhecimento, os eventos de educação continuada, como congressos, oficinas e simpósios, deveriam ser fóruns para disseminação do interesse pela pesquisa. Não apenas as universidades, mas também os centros de ensino e treinamento em Anestesiologia devem incentivar o desenvolvimento da pesquisa como um caminho para a melhoria da qualidade e segurança da assistência prestada ao paciente e também como fonte para a geração de conhecimento capaz de alavancar o desenvolvimento científico tecnológico relacionado ao perioperatório.

Além da investigação de novos fármacos, o desenvolvimento da Anestesiologia envolve: a pesquisa da fisiopatologia do período perioperatório e do risco anestésico cirúrgico em diferentes estados clínicos; o desenvolvimento de equipamentos; a análise dos desfechos pós-operatórios; e o estudo detalhado dos processos que possam garantir a maior segurança ao paciente anestesiado. Adicionalmente, a pesquisa clínica e experimental relacionada ao tratamento da dor e aos cuidados pós-operatórios ao paciente crítico tem contribuído para a melhoria da qualidade prestada ao paciente cirúrgico.

A pesquisa translacional é um novo paradigma da pesquisa biomédica e se concentra no *feedback* interativo entre os domínios da investigação básica e clínica, com a formação de um ciclo virtuoso que acelera a produção de conhecimento pela interface entre os conhecimentos da bancada do laboratório e a prática clínica diária. Por outro lado, a Anestesiologia é uma especialidade interdisciplinar por excelência. Além da atividade conjunta com as diferentes especialidades cirúrgicas e clínicas, a interface faz-se também com a engenharia, a tecnologia da informação, dentre outras.

A investigação médica em seres humanos deve seguir estritamente os códigos de ética em pesquisa como orientado pela Declaração de Helsinki e outras convenções internacionais e locais. Da mesma forma, a pesquisa experimental deve seguir a legislação e preceitos éticos sobre o adequado uso de animais de experimentação. Casos recentes de conflitos de interesse interferindo na qualidade, segurança e confiabilidade de estudos clínicos e experimentais enfatizam a necessidade de atenção a esses fatores para que se implemente a melhor qualidade de investigação.

A pesquisa em Anestesiologia deve focar nas questões enfrentadas por anestesiologistas e pacientes em um sentido amplo. As investigações nos níveis molecular, celular, animal, translacional, clínico, epidemiológico, político, econômico e ético são esperadas e devem buscar apoio nacional e colaborações interdisciplinares para a formação de recursos humanos qualificados para melhoria contínua da qualidade e segurança do cuidado prestado ao paciente.

Para o adequado cuidado ao paciente, a boa ciência e o cuidado humanitário devem estar integrados. O desafio da associação entre arte e ciência poderá minimizar as complicações intraoperatórias e aumentar a sobrevida com boa qualidade de vida no pós-operatório tardio.

O PROJETO DE PESQUISA CIENTÍFICA

A pesquisa científica pressupõe a elaboração de uma hipótese a partir do conhecimento prévio registrado em publicações específicas e da experiência pessoal. A pergunta que surge a partir da hipótese formulada direcionará a elaboração do projeto de pesquisa, que deve sempre ser aprovado pelo Comitê de Ética em Pesquisa institucional.

A elaboração do projeto de pesquisa é uma etapa importante da produção científica e deve especificar, além da hipótese e da questão do estudo, toda a metodologia a ser utilizada, com detalhamento do cálculo amostral e da análise estatística. O modelo do termo de consentimento livre e esclarecido a ser aplicado ao indivíduo participante da pesquisa ou ao seu responsável legal é parte importante do projeto a ser submetido à comissão de ética institucional. Projetos com utilização de animais de experimentação devem seguir as normas éticas e a legislação específica sobre pesquisa com uso de animais. O projeto de pesquisa também deve detalhar a proposta de financiamento do estudo, o cronograma e a forma de abordagem de quaisquer potenciais conflitos de interesses a ele relacionados, além da proposta de divulgação do estudo.

A FORMAÇÃO DO PESQUISADOR EM ANESTESIOLOGIA E MEDICINA PERIOPERATÓRIA[2,3]

Durante a graduação médica, o contato com os princípios básicos da Anestesiologia é geralmente pequeno, e poucos estudantes se dedicam a projetos de iniciação científica nessa área. O incentivo a um currículo básico relacionado à Anestesiologia e medicina perioperatória para a graduação e o incentivo à iniciação científica para os graduandos pode contribuir para o aumento do interesse pela pesquisa nessa área desde a formação básica do médico.[8,9]

Durante a residência médica em Anestesiologia, o *curriculum* deve criar oportunidades para que o residente tenha contato com a pesquisa científica, participando de projetos de pesquisa em andamento ou em fase de elaboração, e deve permitir também a formulação de novas hipóteses baseadas no método científico e o desenvolvimento de senso crítico sobre as evidências científicas publicadas na literatura.[10] Idealmente, a inserção em um tópico de pesquisa deve ser realizada nos primeiros meses da residência médica e sob supervisão de grupo de pesquisa qualificado. O acompanhamento da progressão da pesquisa deve ocorrer em conjunto com a especialização e deve ser monitorado por tutor capacitado para a orientação científica do residente. É importante que a função de tutor não se limite ao ensinamento prático da anestesia, mas que seja sempre realizada a análise crítica de todos os processos envolvidos no cuidado ao paciente e o encorajamento à formulação de novas hipóteses a partir da prática clínica, sendo esta a base dos estudos translacionais em Anestesiologia. Se o residente está desenvolvendo projeto de pesquisa próprio e não consegue finalizá-lo durante o período de residência médica, o tutor deve encarregar-se da continuidade do estudo, preferencialmente com a participação de outro residente, visando à finalização e divulgação da pesquisa.

Na formação de médicos residentes em algumas subespecialidades médicas, mas não ainda em Anestesiologia, designa-se ao menos um ano exclusivo de formação em pesquisa. Além do treinamento específico como pesquisador, tal currículo permite a formação de melhores médicos. Como regra, espera-se que a dedicação à pesquisa após o término da especialização em Anestesiologia ocorra apenas para uma pequena parcela dos profissionais. Entretanto, a exposição do profissional em formação (estudante de medicina ou residente) a projetos de pesquisa incluem vantagens que vão além daquelas relacionadas exclusivamente à educação em investigação médica. Isso porque a aquisição de conhecimento sobre como a informação médica é gerada em termos de conceptualização de projetos – e sua implementação e análise estatística – fornece ao profissional uma visão mais crítica quanto aos trabalhos científicos. Portanto, permite que o anestesiologista utilize com maior propriedade e senso crítico novas informações no contexto de sua prática clínica, em lugar de funcionar puramente como um implementador acrítico.

Os profissionais que pretendem dedicação exclusiva ou semiexclusiva à pesquisa devem buscar qualificação contínua, que geralmente se inicia com estágios específicos de pesquisa, *fellowship* em pesquisa clínica ou experimental e realização de pós-graduação senso estrito com desenvolvimento orientado de projetos em linhas de investigação específica, visando à formação ampla do pesquisador. Enquanto a pós-graduação senso estrito visa à formação do pesquisador, os programas de pós-doutorado (*postdoc*) têm foco específico na geração de pesquisa, visando responder perguntas mais complexas e amplas que aquelas do pós-graduando, gerando publicações de alto impacto ou inovações tecnológicas. Espera-se também que o *postdoc* esteja qualificado para atuar como investigador principal em estudos de grande impacto científico e que seja capaz de buscar o financiamento necessário para o desenvolvimento da pesquisa.

Os recursos humanos necessários para o desenvolvimento de projetos de pesquisa são diretamente proporcionais à complexidade e tamanho do estudo. O investigador principal deve coordenar a participação de diferentes profissionais nas diversas fases da pesquisa. Além do anestesiologista como investigador principal (P.I.), as diferentes fases da pesquisa podem requerer uma ampla equipe de profissionais, como estatísticos, enfermeiros de pesquisa, biologistas, veterinários, monitores de pesquisa e administradores de projetos.

O processo de progressão desejada de um médico-cientista na área de anestesiologia no sistema estadunidense se inicia na residência médica, onde residentes podem realizar períodos de até 6 meses de treinamento com mentores experimentados em projetos de investigação básica ou clínica. Tais períodos ocorrem principalmente no quarto e último ano da residência. Durante o período de *fellowship*, o agora anestesiologista avança na investigação com possibilidades de candidatar-se a um processo extremamente competitivo de apoio financeiro departamental, privado ou público. Nesse período, que pode ter duração de 3 anos, o profissional dedica-se ao seu avanço na formação científica com dedicação exclusiva à investigação por pelo menos 75% de seu tempo de trabalho semanal. A esse, segue-se o período de transição, no qual a obtenção de apoio financeiro é fundamental; esse período é ainda mais competitivo por meio de projetos especificamente voltados à formação de investigadores concedidos por vias privadas (fundações) ou governamentais. Também durante esse período, com duração de até 5 anos, o profissional estará predominantemente dedicado à sua formação em pesquisa e ao avanço do seu projeto, com 80% de seu tempo dedicado a esses fins e os restantes 20% dedicados à prática clínica. O papel dos mentores adequados é fundamental em todo o processo e determinante no sucesso do profissional em treinamento. Finalmente, o profissional torna-se um investigador independente (Investigador Principal), capaz de obter projetos especificamente voltados a grandes questões científicas. Os processos de remuneração desses pesquisadores são complexos, nem sempre relacionados à performance, além de apresentar importante interface com a demanda assistencial, que pode interferir nos resultados finais da produção científica da área.[11-14]

A parceria de pesquisadores de diferentes centros de pesquisa do Brasil com pesquisadores das melhores universidades do mundo reforçam a investigação translacional, ligando nossos programas de pesquisa básica e clínica para entregar novas terapias e dispositivos para uso clínico. O ambiente de pesquisa deve permitir a formação de recursos humanos críticos e fomentar o desenvolvimento bem-sucedido de novos pesquisadores.[15]

FINANCIAMENTO DA PESQUISA EM ANESTESIOLOGIA

A investigação em Anestesiologia é geralmente financiada por órgãos públicos de fomento à pesquisa, por fundações privadas e por empresas envolvidas na produção de dispositivos ou fármacos relacionados ao período perioperatório. Além da estruturação das instituições e do desempenho dos pesquisadores, a quantidade de recursos financeiros disponíveis para a pesquisa interfere nos resultados observados.[16,17] No Brasil, os principais órgãos que financiam a pesquisa são o CNPq, a CAPES e a FAPESP, sendo que nos últimos anos têm ocorrido aumento lento do financiamento por FAPs de outros estados da federação, com destaque para a FAPERGS, a FAPERJ e a FAPEMIG. A organização de laboratórios de investigação básica ou de pesquisa translacional reflete o interesse focado do departamento em áreas complexas de anestesia cirúrgica, na dor crônica e aguda ou em outras questões médicas nem sempre relacionadas diretamente à anestesia.

Muitos projetos de investigação bem-sucedidos resultaram de colaborações entre a indústria e investigadores, tanto em nível básico (na bancada do laboratório) como na sala de cirurgia. Tais colaborações trazem recursos adicionais à pesquisa e facilitam a pesquisa translacional no desenvolvimento de novos fármacos e equipamentos.

Entretanto, como regra, a pesquisa em Anestesiologia ainda é pobre na maioria dos centros formadores brasileiros e do exterior. A quantidade limitada de pesquisa realizada na maioria dos departamentos de Anestesiologia das universidades americanas é menor que a da maioria das demais especialidades, incluindo as especialidades cirúrgicas.[4] Por outro lado, o sucesso de muitos centros de pesquisa foi alcançado pela formação de uma massa crítica de pesquisadores que retroalimenta as atividades de pesquisa. É necessário que os departamentos de Anestesiologia deem enfoque especial à atividade de pesquisa – esta capaz de incrementar o ensino e a qualidade assistencial –, assim como reduzir a morbimortalidade cirúrgica. O apoio institucional a indivíduos que se mostrem particularmente aptos ao desempenho de pesquisa clínica ou experimental, com incentivo ao aprimoramento contínuo e a atribuição de tempo exclusivo para atividades de pesquisa, pode contribuir para o desenvolvimento científico e de centros de pesquisa dedicados à especialidade.

DESTAQUES DA PESQUISA EM ANESTESIOLOGIA

A Anestesiologia mundial tem se destacado pela liderança e inovação, incluindo a criação, disseminação e aplicação clínica de várias descobertas.[18]

Tradicionalmente, a pesquisa em Anestesiologia tem focado em uma abordagem de biologia de sistemas, consistente com o papel clínico da anestesia no monitoramento de sistemas críticos ao ato anestésico-cirúrgico e na garantia da sobrevivência de pacientes sadios ou com doenças de diferentes gravidades. A diversidade de áreas de investigação reflete a interdisciplinaridade e permite o desenvolvimento de novas dimensões relevantes para o atendimento ao paciente e a contínua evolução do estado da arte da especialidade. É mundialmente reconhecido que a anestesia revolucionou a cirurgia e a medicina. Muitas pesquisas embasam o contínuo desenvolvimento da especialidade. Além dos fármacos anestésicos e coadjuvantes, as pesquisas relacionadas à monitorização, ao acesso à via aérea, à ventilação mecânica, à fisiopatologia de diferentes doenças e à resposta orgânica ao trauma anestésico-cirúrgico, dentre outras, têm contribuído para a melhoria do desfecho e diminuição da morbimortalidade do paciente cirúrgico. A integração entre as diversas áreas da pesquisa, com busca de resultados que possam abrir novos caminhos, poderá continuar inovando a Anestesiologia e a medicina.

Estudos observacionais e experimentais, de pesquisa clínica ou em animais de experimentação, além daqueles relacionados ao desenvolvimento de novos equipamentos, fazem parte da produção científica da Anestesiologia de 1876 até os dias atuais. Os estudos observacionais são importantes para a formulação de hipóteses, robustas por si só – ou que servirão de base para perguntas a serem desenvolvidas em futuros estudos randomizados. Grandes estudos observacionais podem fornecer evidências tão robustas quanto os estudos randomizados. Relatos de caso, série de casos, análise transversal, estudos caso-controle e coortes podem requerer logística mais simples, menor número de recursos humanos, menor custo financeiro e serem mais exequíveis que os estudos randomizados. Alguns tópicos, especialmente aqueles relacionados com eventos raros, são estudados preferencialmente por estudos observacionais, como as múltiplas e os estudos caso-controle relacionados com a análise da parada cardíaca intraoperatória. O recente aumento significativo de sistemas automatizados de aquisição de dados intraoperatórios, particularmente quando combinados a dados pré e pós-operatórios, tem gerado um aumento dramático na realização de estudos observacionais. Isso porque tais sistemas permitem a criação de bancos de dados clínicos de grande número de pacientes e de maneira mais rápida, acurada e facilmente utilizável em análises por diferentes *softwares* estatísticos.

Por outro lado, os estudos randomizados e duplamente encobertos constituem o *gold-standard* da pesquisa científica: sempre que possível, este desenho deve ser utilizado para o teste das hipóteses desenvolvidas na Anestesiologia e medicina perioperatória. O estudo clínico randomizado é uma poderosa ferramenta na busca de evidências para os cuidados anestésicos. A comparação randômica e controlada de duas ou mais intervenções deve ser realizada de forma a garantir validade interna e externa dos dados.

A revisão sistemática de tópicos específicos deve idealmente ocorrer de forma mandatória antes da proposição de novos projetos de pesquisa. A revisão sistemática, com elaboração de pergunta específica, análise sistematizada da literatura seguida de avaliação e síntese, se possível com metanálise estatística, tem fornecido importantes evidências em medicina perioperatória. Com o aumento do número de evidências produzidas em Anestesiologia e medicina perioperatória, o número de revisões sistemáticas e metanálises deverá ter aumento proporcional nos próximos anos.

A pesquisa em Anestesiologia no Brasil encontra-se direta ou indiretamente vinculada aos programas de pós-graduação senso estrito. Além da produção de conhecimento, tal associação visa à formação de recursos humanos qualificados para atuarem como pesquisadores, docentes do ensino superior e instrutores qualificados para a formação de novos profissionais da Anestesiologia. A otimização dos processos de formação de recursos humanos qualificados para a execução da pesquisa de alto impacto, com adequada gestão dos projetos e busca qualificada de fomentos junto às agências financiadoras, é mandatória para a melhoria e aumento do número de centros de pesquisa em Anestesiologia no Brasil. O Brasil possui apenas dois Programas de Pós-graduação em Anestesiologia (Universidade de São Paulo – USP e Universidade Estadual Paulista – UNESP), com papel importante de alavancar a pesquisa em Anestesiologia no país, ambos respondendo atualmente por grande parte das publicações brasileiras relacionadas à Anestesiologia. Além desses, são também importantes do ponto de vista da pesquisa científica os departamentos ou disciplinas de Anestesiologia da UFRJ, UFF, UFRGS, UFMG, UNICAMP, UNIFESP, Faculdade de Medicina da Santa Casa de São Paulo, dentre outros.

ÉTICA DA INVESTIGAÇÃO EM ANESTESIOLOGIA

A confiabilidade dos resultados da investigação depende essencialmente da excelência de sua implementação e do rigor e qualidade dos métodos experimentais e estatísticos. Infelizmente, tem-se observado de maneira crescente a existência de fraude científica. Desvios éticos ocorrem na Anestesiologia de forma similar ao que acontece em outras áreas de pesquisa e devem sempre ser coibidos e denunciados. Recentes casos de fraudes perpretradas por médicos da especialidade em áreas como o manuseio multimodal da dor perioperatória e reposição volêmica enfatizam a necessidade de educar os profissionais em formação sobre a importância de uma conduta confiável e da manutenção de um alto grau de vigilância respeitosa quanto aos estudos científicos.

PUBLICAÇÕES CIENTÍFICAS DA ÁREA DE ANESTESIOLOGIA

Se as publicações de livros e anais de congressos refletem o estado da arte e as evidências mais robustas do conhecimento na área de Anestesiologia, é nos periódicos que são publicados os primeiros resultados das pesquisas científicas. Em 1891, na cidade de Pittsburgh, nos Estados Unidos, foi publicado o *The Dental and Surgical Microcosm*, considerado o primeiro periódico dedicado principalmente à Anestesiologia.[19] O primeiro volume do *Anesthesiology*, periódico de maior impacto da especialidade, foi publicado em julho de 1940.[20] No Brasil, a revista específica da área é a RBA – *Revista Brasileira de Anestesiologia* (BJAN – *Brazilian Journal of Anesthesiology*), editada desde 1951 pela Sociedade Brasileira de Anestesiologia e atualmente vinculada à editora Elsevier. A BJAN está indexada no PUBMED, Scielo e ISI-SJR, e apresenta fator de impacto lentamente ascendente.

O fator de impacto (FI) mede o número médio de citações dos artigos científicos publicados em determinado periódico e é empregado para avaliar a importância de um dado periódico em sua área, sendo a importância do periódico proporcional ao seu FI. Criado por Eugene Garfield, o fundador do *Institute for Scientific Information* (ISI) da *Thomson Reuters Corporation*, o FI é calculado desde 1972 para os periódicos indexados ao ISI e publicado no *Journal of Citation Reports* (JCR). Em um dado ano, o FI de um periódico é calculado como o número médio de citações dos artigos que foram publicados durante o biênio anterior. Como exemplo, para o cálculo do FI de um dado periódico em 2016 tem-se:

♦ **Sendo X**: o número de vezes em que os artigos publicados em 2014 e 2015 foram citados por periódicos indexados durante o ano de 2016;
♦ **Sendo Y:** o número total de publicações citáveis (artigos, revisões, resumos de congressos ou notas, não sendo computados editoriais ou cartas ao editor) publicados em 2014 e 2015;
♦ Então, o **fator de impacto** de 2016 = X/Y

Aplique-se a equação descrita à *Revista Brasileira de Anestesiologia*: foram publicados 157 artigos científicos no biênio 2012-2013, e no ano 2014 essas publicações receberam 80 citações. Então, o FI em 2014 é de 80/157 = 0,51.

Os FI de um determinado ano são publicados no ano seguinte e, dessa forma, não podem ser calculados até que todas as publicações do ano em questão tenham sido recebidas pela agência ISI-*Web of Science*. Assim, os periódicos novos ou recentemente indexados recebem seu respectivo FI apenas após dois anos de indexação.

Embora haja várias críticas ao seu uso, o fator de impacto é usado para comparar diferentes periódicos de uma dada área. Dentre as críticas, cita-se a interferência das autocitações no cálculo do FI e também o fato de que periódicos que publicam apenas artigos originais tendem a ter FI diferente daqueles que publicam artigos originais e revisões. Discute-se também a interferência da área de conhecimento, do número de periódicos por área de conhecimento e o número de referências por artigo em cada área sobre o FI das revistas da área. Por exemplo, os periódicos da área de Anestesiologia e Otorrinolaringologia tendem a ter FI inferior àqueles da área de clínica médica. Dessa forma, a análise do FI deve ser cuidadosa, especialmente quando este é utilizado para avaliação de cientistas e instituições.

O ISI-*Web of Science*, publicado no JCR (*Journal Citation Reports*), da editora Thomson Reuters, inclui anais de congressos, além das citações em periódicos.

Já o *SCImago Journal & Country Rank* é o portal da editora Elsevier que avalia periódicos e publicações científicas dos países contidos no banco de dados Scopus e usa apenas citações de periódicos. O SciVal, da mesma editora, compara instituições em relação à sua produção científica. O *Google Scholar* ou Google Acadêmico inclui todas as citações da internet (revistas, anais, livros etc.).

A partir das citações das publicações se calculam índices de produtividade científica dos pesquisadores, grupos de pesquisa, instituições e até países. O mais utilizado atualmente é o índice *h*, que se refere ao número de artigos com citações maiores ou iguais a esse número. Por exemplo, um pesquisador com índice *h* de 10 significa que ele tem 10 artigos que receberam 10 ou mais citações. Um grupo de pesquisa com índice *h* de 25 significa que o conjunto dos pesquisadores daquele grupo tem 25 publicações com 25 ou mais citações. O índice *h* pode ser calculado diretamente a partir da relação de citações publicadas no ISI-*Web of Science*, *SCImago* ou *Google Scholar*. Algumas plataformas da internet mostram esses cálculos: o *Publish or Perish* faz o cálculo a partir dos dados do *Google Scholar*, e o *ResearchGate* utiliza uma combinação de índices.

Nas Tabelas 8.1 e 8.2 encontram-se as principais publicações da área de Anestesiologia com os seus respectivos indexadores de impacto.

TABELA 8.1
FATOR DE IMPACTO DAS PRINCIPAIS REVISTAS DA ÁREA DE ANESTESIOLOGIA (ANO-REFERÊNCIA 2014).

Título abreviado da publicação	Citações totais (2014)	Fator de impacto	Índice de repercussão	Artigos (2014)	Meia-vida das citações	Pontuação Eigenfactor®	Pontuação *article influence*®
ANESTHESIOLOGY	23.780	5,879	1,447	235	9,7	0,03804	1,888
PAIN	31.705	5,213	1,239	284	9,6	0,05060	2,160
BRIT J ANAESTH	14.259	4,853	1,288	229	7,8	0,02509	1,359
PAIN PHYSICIAN	2.590	3,542	0,770	100	4,3	0,00690	0,917
ANESTH ANALG	21.632	3,472	1,244	279	8,9	0,03084	1,014
ANAESTHESIA	6.644	3,382	1,993	140	8,5	0,00918	0,754
REGION ANESTH PAIN M	2.984	3,089	0,450	80	6,9	0,00590	0,870
J NEUROSURG ANESTH	1.186	2,990	0,512	43	6,6	0,00198	0,539
EUR J ANAESTH	2.849	2,942	0,944	72	6,1	0,00600	0,690
EUR J PAIN	5.015	2,928	0,720	150	5,7	0,01440	1,237
CAN J ANESTH	4.222	2,527	0,536	110	>10,0	0,00624	0,798
CLIN J PAIN	4.984	2,527	0,554	130	7,7	0,00985	1,028
PAIN PRACT	1.276	2,361	0,641	103	4,4	0,00374	0,726
ACTA ANAESTH SCAND	5.761	2,322	0,470	149	8,8	0,01054	0,799
MINERVA ANESTESIOL	1.821	2,134	0,722	108	4,0	0,00510	0,507
J CLIN MONIT COMPUT	821	1,985	0,389	72	5,9	0,00165	0,362
CURR OPIN ANESTHESIO	1.856	1,979	0,284	95	5,1	0,00585	0,709
PEDIATR ANESTH	3.616	1,850	0,602	171	6,2	0,00674	0,547
INT J OBSTET ANESTH	905	1,598	0,472	53	5,9	0,00191	0,393
J CARDIOTHOR VASC AN	2.912	1,463	0,271	258	5,9	0,00614	0,429
BMC ANESTHESIOL	266	1,375	0,105	124	3,2	0,00096	
ANAESTH INTENS CARE	2.150	1,296	0,341	88	7,2	0,00451	0,452
J CLIN ANESTH	1.949	1,194	0,112	89	>10,0	0,00270	0,391
J ANESTH	1.265	1,176	0,310	142	4,2	0,00357	0,296
ANASTH INTENSIVMED	276	1,090	0,647	34	4,6	0,00038	0,083

(*Continua*)

(Continuação)

TABELA 8.1
FATOR DE IMPACTO DAS PRINCIPAIS REVISTAS DA ÁREA DE ANESTESIOLOGIA (ANO-REFERÊNCIA 2014).

Título abreviado da publicação	Citações totais (2014)	Fator de impacto	Índice de repercussão	Artigos (2014)	Meia-vida das citações	Pontuação Eigenfactor®	Pontuação article influence®
SCHMERZ	599	1,017	0,273	55	6,0	0,00102	0,211
ANN FR ANESTH	1.139	0,841	0,542	107	6,1	0,00141	0,133
ANAESTHESIST	1.088	0,757	0,293	99	7,6	0,00111	0,128
REV BRAS ANESTESIOL	360	0,510	0,069	72	5,6	0,00081	
ANASTH INTENSIV NOTF	337	0,438	0,043	69	5,7	0,00044	0,066

Fonte: JCR Thomson Reuters.

TABELA 8.2
ÍNDICE *H* E NÚMERO DE CITAÇÕES DE PUBLICAÇÕES (*CITES PER DOC*) DAS PRINCIPAIS REVISTAS DA ÁREA DE ANESTESIOLOGIA E DOR (ANO-REFERÊNCIA 2014).

Título	Índice *h*	Total de publicações (2014)	Total de publicações (3 anos)	Total de referências	Total de citações (3 anos)	Documentos citáveis (3 anos)	Citações por documento (2 anos)	Referências por publicação	País
Pain	195	411	1.237	16.392	5.921	930	5,64	39,88	Países Baixos
Anesthesiology	170	605	1.696	11.045	4.816	875	5,52	18,26	Estados Unidos
British Journal of Anaesthesia	122	455	1.284	10.016	4.217	785	5,2	22,01	Reino Unido
Regional Anesthesia and Pain Medicine	78	112	434	1.947	1.029	260	4,23	17,38	Estados Unidos
Journal of Pain	78	154	484	7.505	1.857	449	4,13	48,73	Reino Unido
Anesthesia and Analgesia	151	481	1.636	12.505	4.174	1.122	3,43	26	Estados Unidos
Palliative Medicine	74	102	309	3.445	880	255	3,21	33,77	Reino Unido
Journal of Pain and Symptom Management	104	278	664	8.457	1.608	532	2,81	30,42	Estados Unidos
European Journal of Pain	75	192	541	7.591	1.395	441	2,88	39,54	Reino Unido
Acta Anaesthesiologica Scandinavica	83	200	646	4.982	1.403	485	2,73	24,91	Dinamarca
Clinical Journal of Pain	95	186	395	5.988	1.006	374	2,47	32,19	Estados Unidos
Anaesthesia	84	374	1.203	6.747	1.603	488	3,18	18,04	Reino Unido
European Journal of Anaesthesiology	55	162	537	3.245	809	279	2,74	20,03	Estados Unidos
Pain Medicine	62	311	788	9.220	1.516	596	2,29	29,65	Reino Unido
Journal of Palliative Medicine	57	248	905	4.462	1.253	652	1,69	17,99	Estados Unidos
Minerva Anestesiologica	36	160	676	4.732	939	408	2,43	29,58	Itália
Journal of Pain Research	14	66	183	3.378	467	179	2,75	51,18	Nova Zelândia
Paediatric Anaesthesia	57	270	756	5.861	1.195	517	2,14	21,71	Reino Unido
Canadian Journal of Anaesthesia	74	216	654	4.722	929	359	2,6	21,86	Estados Unidos
Best Practice and Research in Clinical Anaesthesiology	41	57	143	2.786	341	129	2,21	48,88	Reino Unido
Journal of Neurosurgical Anesthesiology	45	155	249	1.882	425	140	3,41	12,14	Estados Unidos
Current Opinion in Anaesthesiology	43	98	342	4.536	818	317	2,28	46,29	Estados Unidos
Pain Practice	33	142	267	4.426	515	202	2,31	31,17	Reino Unido
Neuromodulation	35	312	691	5.753	584	215	2,91	18,44	Reino Unido

(Continua)

(Continuação)

TABELA 8.2
ÍNDICE *H* E NÚMERO DE CITAÇÕES DE PUBLICAÇÕES (*CITES PER DOC*) DAS PRINCIPAIS REVISTAS DA ÁREA DE ANESTESIOLOGIA E DOR (ANO-REFERÊNCIA 2014).

Título	Índice *h*	Total de publicações (2014)	Total de publicações (3 anos)	Total de referências	Total de citações (3 anos)	Documentos citáveis (3 anos)	Citações por documento (2 anos)	Referências por publicação	País
International Journal of Obstetric Anesthesia	35	102	305	1.786	356	169	1,96	17,51	Estados Unidos
Pain Research and Management	36	61	145	2.599	244	126	1,77	42,61	Canadá
Journal of Cardiothoracic and Vascular Anesthesia	63	351	888	9.602	1.094	635	1,62	27,36	Reino Unido
Journal of Clinical Monitoring and Computing	36	152	210	2.892	351	183	2,14	19,03	Países Baixos
Anesthesiology Clinics	37	63	166	3.334	217	139	1,14	52,92	Reino Unido
Anaesthesia and Intensive Care	45	166	649	2.299	554	357	1,35	13,85	Austrália
BMC Anesthesiology	20	111	108	2.979	189	104	1,7	26,84	Reino Unido
Anesthesiology Research and Practice	8	12	84	356	128	81	1,75	29,67	Egito
Journal of Anesthesia	28	285	620	5.030	707	463	1,42	17,65	Japão
Journal of Clinical Anesthesia	52	189	541	2.638	474	324	1,45	13,96	Estados Unidos
Scandinavian Journal of Pain	8	58	156	1.627	106	75	1,22	28,05	Países Baixos
Korean Journal of Anesthesiology	11	315	656	4.055	496	491	0,98	12,87	Coreia do Sul
Journal of Pain and Palliative Care Pharmacotherapy	25	103	227	1.389	181	189	0,89	13,49	Reino Unido
Seminars in Cardiothoracic and Vascular Anesthesia	24	42	86	2.183	77	64	1,35	51,98	Estados Unidos
Patient Safety in Surgery	8	39	96	900	98	86	1,04	23,08	Reino Unido
Anesthesia Progress	20	31	69	440	70	59	1,26	14,19	Estados Unidos
Indian Journal of Anaesthesia	11	231	520	2.986	334	304	0,88	12,93	Índia
European Journal of Pain Supplements	7	0	27	0	26	26	0	0	Reino Unido
Open Pain Journal	5	0	29	0	24	27	1	0	Países Baixos
International Anesthesiology Clinics	24	37	150	1.970	90	136	0,66	53,24	Estados Unidos
Revista Brasileira de Anestesiologia	15	142	287	1.782	170	236	0,7	12,55	Brasil
AANA Journal	22	64	219	1.064	152	183	0,65	16,63	Reino Unido
Annales Françaises d'Anesthesie et de Reanimation	27	215	800	4.517	436	533	0,74	21,01	França
Revista Española de Anestesiologia y Reanimación	15	193	485	2.698	158	305	0,53	13,98	Espanha

Fonte: SJR – Scimago.

A cientometria (ou cienciometria) procura estudar os aspectos quantitativos da produção científica e tem sido amplamente utilizada também na área de Anestesiologia. Seu uso para avaliação e comparação da qualidade de periódicos, instituições e cientistas é cada vez mais comum, embora sujeito a questionamentos e críticas aos métodos empregados. Os principais indicadores cientométricos são:

♦ **Número de trabalhos.** Quantidade de artigos, capítulos de livros, livros e anais de congressos publicados pelo pesquisador, instituição, região, país ou área de conhecimento.

♦ **Número de citações.** Número de vezes que um trabalho específico foi mencionado em outros trabalhos. É uma medida indireta da relevância do trabalho, embora sujeito a vieses como, por exemplo, a autocitação

e a tendência de que trabalhos com retratação sejam citados por esse motivo e não pela sua qualidade.
- **Número de patentes.** Quantidade de patentes registradas ou depositadas, sendo uma medida indireta do potencial de inovação tecnológica do cientista, grupo de pesquisa ou instituição.
- **Número de citações de patentes.** Número de vezes que uma patente é mencionada no pedido de novas patentes.

O Brasil apresentou aumento expressivo do número de publicações na área médica ao longo das últimas décadas. De acordo com o *ranking* de países da Scopus (2014, SCImago), o Brasil ocupa a 13ª posição em número total de publicações da área de medicina no mundo (Tabela 8.3). Entretanto, em relação ao número de citações das publicações, o Brasil está na 141ª posição. Tal dado, por si só, faz inferir o baixo impacto médio da produção científica brasileira e a necessidade de medidas para melhoria da qualidade das publicações.

Em relação à área de Anestesiologia e Dor (Tabelas 8.4 e 8.5), o Brasil ocupa a 26ª posição em número de publicações e a 79ª posição no *ranking* mundial de citações dos artigos publicados. Portanto, pode-se concluir que a Anestesiologia brasileira produz menor número de estudos, mas com maior impacto que a média geral das publicações científicas do país. Esses dados deixam clara a necessidade de incentivo à pesquisa em Anestesiologia no Brasil e de melhoria na sua qualidade e impacto.

TABELA 8.3
RANKING DOS PAÍSES EM RELAÇÃO AO NÚMERO DE PUBLICAÇÕES NA ÁREA DE MEDICINA EM GERAL (ANO-REFERÊNCIA 2014).

Posição	País	Publicações	Publicações citáveis	Citações	Autocitações	Citações por publicação	Índice h
1	Estados Unidos	2.767.046	2.458.698	66.409.325	32.347.323	26,78	1.135
2	Reino Unido	793.821	667.928	17.130.073	3.877.256	23,62	749
3	Alemanha	662.080	596.487	11.791.467	2.776.132	19,25	616
4	Japão	592.855	560.351	8.370.575	2.132.118	14,72	458
5	França	458.043	412.281	8.036.466	1.507.041	18,79	598
6	China	429.329	414.989	2.763.711	1.074.409	9,83	274
7	Itália	422.848	375.604	7.562.833	1.489.914	19,89	559
8	Canadá	365.083	328.361	8.650.940	1.433.040	27,95	628
9	Espanha	303.933	260.223	4.013.232	822.135	14,91	438
10	Austrália	276.773	242.263	5.340.897	992.594	23,46	486
11	Países Baixos	263.863	238.757	6.523.463	1.046.219	28,54	552
12	Índia	207.909	177.989	1.414.608	425.001	9,19	216
13	Brasil	171.981	160.024	1.680.619	495.024	12,88	280
14	Suíça	169.269	153.372	3.995.562	454.166	27,11	497
15	Turquia	166.385	149.598	1.114.316	217.894	8,48	181
16	Suécia	160.237	148.940	4.020.665	573.540	27,69	466
17	Coreia do Sul	148.340	139.629	1.632.995	291.728	16,33	237
18	Bélgica	125.508	114.225	2.877.770	330.756	25,52	439
19	Taiwan	106.727	99.594	1.277.467	234.513	14,39	233
20	Polônia	104.962	99.984	954.883	167.713	10,39	263
21	Dinamarca	97.682	89.146	2.350.810	319.739	28,23	397
22	Áustria	91.154	82.134	1.772.578	196.053	21,14	329
23	Israel	86.595	79.156	1.743.391	191.670	21,27	323
24	Grécia	74.650	66.371	1.054.922	136.021	16,01	247
25	Noruega	67.440	60.080	1.410.161	178.587	24,51	323
26	Finlândia	66.937	63.199	1.884.894	224.903	30,08	355
27	Irã	59.581	55.056	298.167	98.803	10,07	113
28	República Tcheca	51.689	49.105	497.617	78.567	10,53	213

(*Continua*)

(Continuação)

TABELA 8.3
RANKING DOS PAÍSES EM RELAÇÃO AO NÚMERO DE PUBLICAÇÕES NA ÁREA DE MEDICINA EM GERAL (ANO-REFERÊNCIA 2014).

Posição	País	Publicações	Publicações citáveis	Citações	Autocitações	Citações por publicação	Índice *h*
29	México	48.229	44.806	520.600	82.216	12,8	198
30	Nova Zelândia	45.857	40.177	891.876	95.383	23,36	269
31	Hong Kong	44.315	40.089	819.130	101.176	20,37	244
32	Federação Russa	43.190	42.227	426.571	71.190	11,22	189
33	África do Sul	41.666	36.306	620.810	113.982	17,69	216
34	Irlanda	40.954	35.930	745.781	61.728	22,43	248
35	Argentina	37.725	34.632	503.722	67.876	15,04	204
36	Portugal	37.422	34.281	486.334	65.317	17,69	205
37	Singapura	36.133	32.697	579.127	61.769	19,5	206
38	Tailândia	32.638	30.251	402.476	60.987	14,99	170
39	Hungria	32.294	30.366	483.596	57.052	16,4	206
40	Egito	26.144	24.802	204.060	23.720	12,22	116
41	Arábia Saudita	25.944	23.844	192.960	26.304	9,27	116
42	Paquistão	23.933	21.950	130.160	29.513	7,38	101
43	Chile	22.055	20.621	243.766	34.894	14,46	156
44	Malásia	22.040	20.578	141.265	26.260	9,89	103
45	Croácia	21.599	20.296	142.089	25.024	7,39	112
46	Nigéria	17.513	16.587	107.378	23.933	9,12	92
47	Colômbia	14.565	13.555	138.659	17.095	14,85	127
48	Romênia	14.539	13.738	108.641	10.884	10,28	111
49	Tunísia	14.490	13.022	83.279	12.207	7,21	79
50	Cuba	13.832	13.064	54.141	13.214	4,47	77

Fonte: SJR – Scimago.

TABELA 8.4
RANKING DOS PAÍSES EM RELAÇÃO AO NÚMERO DE PUBLICAÇÕES NA ÁREA DE ANESTESIOLOGIA E DOR (ANO-REFERÊNCIA 2014).

Posição	País	Publicações	Publicações citáveis	Citações	Autocitações	Citações por publicação	Índice *h*
1	Estados Unidos	47.480	37.099	833.672	394.040	19,05	221
2	Reino Unido	20.727	13.652	282.471	62.443	13,76	162
3	Alemanha	17.130	14.744	222.794	61.792	12,99	141
4	Canadá	8.523	6.657	161.122	26.718	21,52	139
5	França	12.142	9.725	132.663	29.487	11,34	124
6	Japão	13.492	12.196	101.787	20.520	7,47	93
7	Austrália	5.955	4.724	93.894	14.319	17,86	110
8	Países Baixos	4.190	3.545	91.767	15.346	24,97	115
9	Itália	5.691	4.409	91.514	18.174	18,31	109
10	Suécia	3.057	2.667	72.891	10.146	24,38	106
11	Dinamarca	2.382	2.024	66.100	10.903	32,42	111
12	Suíça	3.223	2.683	60.698	6.383	20,42	101

(Continua)

(Continuação)

TABELA 8.4
RANKING DOS PAÍSES EM RELAÇÃO AO NÚMERO DE PUBLICAÇÕES NA ÁREA DE ANESTESIOLOGIA E DOR (ANO-REFERÊNCIA 2014).

Posição	País	Publicações	Publicações citáveis	Citações	Autocitações	Citações por publicação	Índice h
13	Bélgica	3.046	2.589	51.964	6.190	18,19	95
14	Áustria	2.517	2.197	51.588	5.479	20,52	95
15	Espanha	5.264	4.191	47.802	8.663	9,87	87
16	Finlândia	1.487	1.311	34.492	3.385	22,26	79
17	Israel	1.544	1.256	31.855	3.037	20,53	83
18	Noruega	1.335	1.088	27.568	3.714	25,18	72
19	Turquia	5.410	4.863	24.421	4.975	4,73	52
20	China	2.073	1.660	21.603	6.492	18,84	57
21	Taiwan	1.653	1.472	19.733	2.703	12,6	58
22	Coreia do Sul	2.964	2.443	18.582	3.466	16	50
23	Índia	6.015	3.715	16.239	3.150	4,72	42
24	Nova Zelândia	1.131	887	15.071	1.716	15,23	57
25	Irlanda	975	721	14.443	963	16,26	53
26	Brasil	1.952	1.760	14.325	3.297	7,97	50
27	Hong Kong	711	565	12.172	1.048	17,35	51
28	Grécia	784	559	11.812	1.231	16,81	49
29	Polônia	672	579	7.696	1.208	14,77	44
30	África do Sul	627	509	7.497	643	16,35	47
31	Singapura	605	466	7.178	480	12,69	40
32	Portugal	307	257	6.413	418	37,17	33
33	República Tcheca	1.338	1.183	5.934	934	6,58	37
34	Líbano	425	301	5.265	317	14,68	34
35	Arábia Saudita	536	448	3.615	173	10,7	32
36	Egito	985	962	3.602	220	8,95	32
37	Hungria	222	198	3.288	348	16,87	30
38	Irã	610	520	2.761	717	7,01	21
39	México	1.318	1.066	2.673	524	2,9	26
40	Chile	421	345	2.613	181	13,61	28
41	Argentina	227	184	2.508	210	13,58	22
42	Colômbia	440	389	2.251	240	20,62	24
43	Islândia	67	54	1.927	101	44,13	22
44	Tailândia	166	135	1.846	95	12,27	24
45	Croácia	111	85	1.319	141	19,24	20
46	Federação Russa	105	90	1.156	58	13,13	16
47	Indonésia	21	17	909	10	87,72	6
48	Nigéria	83	71	872	64	14,41	11
49	Marrocos	354	209	785	141	2,31	11
50	Malásia	132	110	780	49	7,07	14

Fonte: SJR – Scimago.

TABELA 8.5
RANKING DOS PAÍSES EM RELAÇÃO AO NÚMERO DE CITAÇÕES DE PUBLICAÇÕES (*CITES PER DOC*) NA ÁREA DE ANESTESIOLOGIA E DOR (ANO-REFERÊNCIA 2014).

Posição	País	Publicações	Publicações citáveis	Citações	Autocitações	Citações por publicação	Índice *h*
1	Indonésia	21	17	909	10	87,72	6
2	Islândia	67	54	1.927	101	44,13	22
3	Ilhas Faroé	2	2	78	0	39	2
4	Bermudas	3	1	79	0	37,75	2
5	Portugal	307	257	6.413	418	37,17	33
6	Dinamarca	2.382	2.024	66.100	10.903	32,42	111
7	Bósnia e Herzegovina	11	9	235	4	32,17	4
8	Porto Rico	17	12	385	16	31,88	8
9	São Cristóvão e Névis	1	1	28	0	28	1
10	Noruega	1.335	1.088	27.568	3.714	25,18	72
11	Coreia do Norte	5	5	148	0	25,17	4
12	Países Baixos	4.190	3.545	91.767	15.346	24,97	115
13	Suécia	3.057	2.667	72.891	10.146	24,38	106
14	Finlândia	1.487	1.311	34.492	3.385	22,26	79
15	Canadá	8.523	6.657	161.122	26.718	21,52	139
16	Colômbia	440	389	2.251	240	20,62	24
17	Israel	1.544	1.256	31.855	3.037	20,53	83
18	Áustria	2.517	2.197	51.588	5.479	20,52	95
19	Suíça	3.223	2.683	60.698	6.383	20,42	101
20	Croácia	111	85	1.319	141	19,24	20
21	Estados Unidos	47.480	37.099	833.672	394.040	19,05	221
22	China	2.073	1.660	21.603	6.492	18,84	57
23	Itália	5.691	4.409	91.514	18.174	18,31	109
24	Bélgica	3.046	2.589	51.964	6.190	18,19	95
25	Granada	3	3	54	1	18	2
26	Austrália	5.955	4.724	93.894	14.319	17,86	110
27	Hong Kong	711	565	12.172	1.048	17,35	51
28	Hungria	222	198	3.288	348	16,87	30
29	Grécia	784	559	11.812	1.231	16,81	49
30	África do Sul	627	509	7.497	643	16,35	47
31	Irlanda	975	721	14.443	963	16,26	53
32	Coreia do Sul	2.964	2.443	18.582	3.466	16	50
33	Moçambique	3	3	46	0	15,33	1
34	Nova Zelândia	1.131	887	15.071	1.716	15,23	57
35	Lesoto	1	1	15	0	15	1
36	Polônia	672	579	7.696	1.208	14,77	44
37	Líbano	425	301	5.265	317	14,68	34
38	Nigéria	83	71	872	64	14,41	11
39	Luxemburgo	41	34	663	37	13,98	13
40	Estônia	30	25	359	18	13,95	12
41	Reino Unido	20.727	13.652	282.471	62.443	13,76	162
42	Chile	421	345	2.613	181	13,61	28

(*Continua*)

(*Continuação*)

TABELA 8.5
RANKING DOS PAÍSES EM RELAÇÃO AO NÚMERO DE CITAÇÕES DE PUBLICAÇÕES (CITES PER DOC) NA ÁREA DE ANESTESIOLOGIA E DOR (ANO-REFERÊNCIA 2014).

Posição	País	Publicações	Publicações citáveis	Citações	Autocitações	Citações por publicação	Índice h
43	Argentina	227	184	2.508	210	13,58	22
44	Federação Russa	105	90	1.156	58	13,13	16
45	Alemanha	17.130	14.744	222.794	61.792	12,99	141
46	Peru	9	9	99	2	12,89	5
47	Singapura	605	466	7.178	480	12,69	40
48	Taiwan	1.653	1.472	19.733	2.703	12,6	58
49	Tailândia	166	135	1.846	95	12,27	24
50	Barbados	9	8	100	12	12,25	6
51	França	12.142	9.725	132.663	29.487	11,34	124
52	Filipinas	17	15	198	6	11,32	6
53	Jordânia	49	44	377	38	11,27	11
54	Romênia	121	106	646	35	11,13	14
55	Lituânia	16	13	158	7	11,03	8
56	Costa Rica	20	17	170	13	10,96	5
57	Arábia Saudita	536	448	3.615	173	10,7	32
58	Kuwait	41	36	357	6	10,23	11
59	Venezuela	56	46	572	42	10,07	14
60	Uganda	53	46	539	178	10	13
61	Uruguai	42	40	444	16	9,87	12
62	Espanha	5.264	4.191	47.802	8.663	9,87	87
63	Emirados Árabes Unidos	88	68	524	35	9,71	13
64	República Centro-africana	2	2	19	0	9,5	2
65	Sri Lanka	79	59	232	13	9,25	7
66	Mali	5	5	50	1	9,13	3
67	Honduras	3	2	27	1	9	2
68	Egito	985	962	3.602	220	8,95	32
69	Letônia	9	8	91	11	8,89	6
70	Panamá	13	12	65	1	8,86	3
71	Eslovênia	71	63	597	84	8,69	14
72	República Dominicana	3	2	26	0	8,67	1
73	Suazilândia	3	2	26	0	8,67	2
74	Eslováquia	80	77	575	32	8,61	9
75	Guiné	2	2	17	0	8,5	1
76	San Marino	3	3	25	4	8,33	2
77	Botswana	2	2	16	1	8	1
78	Zâmbia	12	9	102	13	8	5
79	Brasil	1.952	1.760	14.325	3.297	7,97	50
80	Zimbábue	10	6	79	2	7,9	3

Fonte: SJR – Scimago.

A PESQUISA EM ANESTESIOLOGIA COMO BASE PARA O DESENVOLVIMENTO TECNOLÓGICO

A pesquisa deve fomentar o desenvolvimento de novos conhecimentos e ideias, que podem ser transformados em novos produtos, processos, tecnologias e práticas inovadoras que irão continuar alavancando o desenvolvimento da especialidade.

A inovação tecnológica é também ferramenta importante para o crescimento econômico, para os ganhos de eficiência e de competitividade no mundo. No Brasil, há ainda grandes desafios a enfrentar para o desenvolvimento do complexo industrial da saúde. Em nosso meio existe uma distorção no sistema de pesquisa e desenvolvimento, caracterizada pelo número ainda insuficiente de cientistas e engenheiros envolvidos na atividade de inovação nas próprias empresas. Por outro lado, a universidade e os institutos de pesquisa não podem substituir sistematicamente as empresas na tarefa de gerar novos produtos e processos, ainda que possam contribuir decisivamente para isso, principalmente com recursos humanos de nível internacional e com resultados de pesquisa acadêmica executada com foco no mercado.

REFERÊNCIAS

1. Warner MA, Hall SC. Research training in anesthesiology: expand it now! Anesthesiology. 2006;105(3):446-8.
2. Schwinn DA, Balser JR. Anesthesiology physician scientists in academic medicine: a wake-up call. Anesthesiology. 2006;104(1):170-8.
3. Knight PR, Warltier DC. Anesthesiology residency programs for physician scientists. Anesthesiology. 2006;104(1):1-4.
4. Reves JG. We are what we make: transforming research in anesthesiology: the 45th Rovenstine Lecture. Anesthesiology. 2007;106(4):826-35.
5. Tremper KK, Shanks A, Morris M. Trends in the financial status of United States anesthesiology training programs: 2000 to 2004. Anesth Analg. 2006;102(2):517-23.
6. Gelman S. Anesthesiologist scientist: endangered species. Anesthesiology. 2006;105(3):624-5; author reply 8, 9-30.
7. Andreae MH. Integrate our international anesthesia research potential. Anesthesiology. 2006;105(3):624; author reply 8, 9-30.
8. Fleisher LA, Eckenhoff RG. Image not living up to goal. Anesthesiology. 2006;105(3):626-7; author reply 8, 9-30.
9. Campagna JA. Academic anesthesia and M.D.-Ph.D.s. Anesthesiology. 2006;105(3):627-8; author reply 8, 9-30.
10. Toledo P, McLean S, Duce L, et al. Evaluation of the Foundation for Anesthesia Education and Research Medical Student Anesthesia Research Fellowship Program Participants' Scholarly Activity and Career Choices. Anesthesiology. 2016;124(5):1168-73.
11. Miller RD, Cohen NH. The impact of productivity-based incentives on faculty salary-based compensation. Anesth Analg. 2005;101(1):195-9.
12. Miller RD. Academic anesthesia faculty salaries: incentives, availability, and productivity. Anesth Analg. 2005;100(2):487-9.
13. Lubarsky DA. Incentivize everything, incentivize nothing. Anesth Analg. 2005;100(2):490-2.
14. Abouleish AE, Apfelbaum JL, Prough DS, et al. The prevalence and characteristics of incentive plans for clinical productivity among academic anesthesiology programs. Anesth Analg. 2005;100(2):493-501.
15. Warters RD, Katz J, Szmuk P, et al. Development criteria for academic leadership in anesthesiology: have they changed? Anesth Analg. 2002;95(4):1019-23.
16. Jackson RG, Stamford JA, Strunin L. The canary is dead. Anaesthesia. 2003;58(9):911-2.
17. Pagel PS, Hudetz JA. Scholarly productivity and national institutes of health funding of foundation for anesthesia education and research grant recipients: insights from a bibliometric analysis. Anesthesiology. 2015;123(3):683-91.
18. Finster M, Wood M. The Apgar score has survived the test of time. Anesthesiology. 2005;102(4):855-7.
19. Harrah S. Medical Milestones: Discovery of Anesthesia & Timeline. New York: Anesthesiology News, 2015.
20. Cullen SC. An Account of the History of the Journal Anesthesiology. Anesthesiology. 1964;25:416-27.

2 parte

Segurança e Qualidade

Gestão do Risco e Desfechos em Anestesia

Claudia Marquez Simões
Daiane da Silva Oliveira
José Otávio Costa Auler Júnior

INTRODUÇÃO

O Erro Médico é definido como uma falha na execução de uma ação planejada ou a utilização de um plano equivocado para atingir um objetivo. As maiores ocorrências de erros médicos se dão em unidades de terapia intensiva, salas cirúrgicas e unidades de emergência.[1]

Um dos primeiros estudos realizados para avaliar os aspectos processuais do erro médico, suas causas, circunstâncias e as possíveis associações com procedimentos ou dispositivos médicos foi publicado em 1978. Já existia a metodologia de análise de incidente crítico para avaliar a etiologia do erro, mas ainda não era aplicada à prática anestésica. Nesse estudo, que avaliou 359 causas evitáveis de incidente crítico, 82% foram atribuídas a erro humano e 14% foram atribuídas à falha de equipamento. Em 4% dos casos, não foi possível determinar a etiologia.[2]

Em um outro estudo de base populacional que ocorreu em Nova Iorque, 4% dos pacientes hospitalizados sofreram algum tipo de evento adverso. Durante as análises dos eventos adversos, 66% dos eventos foram atribuídos a erros no manejo clínico do paciente, sendo a principal causa caracterizada como negligência.[1]

Além da perda da confiança em relação aos serviços de saúde, os erros médicos também trazem impactos financeiros, seja pelos custos assistenciais relacionados à reparação do erro, seja por custos sociais como dias perdidos de trabalho, disfunções permanentes e até a própria morte do paciente.[1]

A maioria das ocorrências de eventos evitáveis se deve à complexidade da medicina atual que se encontra fragmentada e entre as diversas áreas de atuação, gerando uma informação igualmente fragmentada sobre os processos assistenciais e levando à maior probabilidade de erro.[1]

Em 1999, *the Quality of Health Care in America Committee of the Institute of Medicine*, criou o primeiro relatório *To err is Human: Building a Safer Health System*, com o objetivo de reduzir erros médicos preveníveis. A principal conclusão do relatório é que na maioria das vezes o erro médico não reside na imprudência do indivíduo que está realizando a assistência e sim em falhas de sistemas e de processos assistenciais que propiciam aos profissionais maior chance de cometerem erros ou de falharem na prevenção destes.[1]

Dentre as estratégias sugeridas pelo relatório para melhoria da gestão dos riscos em medicina, constam a criação de uma agência governamental dedicada ao tema segurança do paciente, com pesquisas e metas nacionais; o desenvolvimento de um sistema nacional de notificação compulsória de eventos adversos médicos; a melhoria dos padrões mínimos de segurança do paciente e dos serviços assistenciais prestados por meio de mecanismos de regulação, certificações e acreditações; e, por fim, promover o desenvolvimento da cultura da segurança nas organizações de saúde por meio da implantação de sistemas, funções, processos e equipamentos que promovam o monitoramento da assistência e torne mais difícil que o erro humano ocorra.[1]

SISTEMAS DE ACREDITAÇÃO E APRIMORAMENTO DE PROCESSOS

O relatório *To err is Human: Building a Safer Health System* revolucionou a abordagem dos erros médicos e estimulou a promoção de práticas assistenciais mais seguras. Grande parte das melhorias se deve à ênfase dada para a transparência e esclarecimento dos eventos adversos, incluindo a comunicação de erros médicos para os pacientes e seus familiares. O sistema de acreditação *The Joint Commission International* passou a requerer em 2001 que os pacientes fossem informados sobre todos os desfechos assistenciais, incluindo eventos adversos. A partir de então, outras diretrizes passaram também a incluir a comunicação com os pacientes e familiares sobre os eventos adversos tanto por erro quanto por falha no sistema.[3]

Em 2008 foi lançada uma campanha global da Organização Mundial da Saúde denominada Cirurgia Segura Salva Vidas (*Safe Surgery Saves Lives*) com um *checklist* de cirurgia segura e uma classificação internacional de segurança do paciente cujo objetivo era uniformizar conceitos que permitissem a criação de estudos para melhoria da segurança na cirurgia.[4-6] (Figura 9.1)

Também em 2008, a Sociedade Americana de Anestesiologia ASA introduziu um *checklist* pré-anestésico que abordava as condições dos aparelhos de anestesiologia e a disposição da sala cirúrgica.[6]

Dentre os tópicos de segurança que merecem avaliação durante o período perioperatório, certamente temos a avaliação das vias aéreas. Complicações de vias aéreas, incluindo intubação orotraqueal difícil são a causa mais comum de eventos adversos relacionados ao procedimento anestésico desde 1990.[4] A adequada gestão desse risco vai desde o treinamento para vias aéreas difíceis, a boa avaliação pré-operatória do acesso às vias aéreas até a pronta disponibilidade de dispositivos para facilitar o acesso às vias aéreas, incluindo vídeo e fibra óptica.[7]

BASES DE DADOS E ANÁLISES

A área da saúde, e especificamente a Anestesiologia hoje exige mais do que nunca dos médicos e hospitais custo-efetividade, eficiência e segurança. Ao mesmo tempo, os hospitais enfrentam escassez de pessoal e pressões financeiras, tentando fazer mais com menos. Um programa de melhoria de qualidade cirúrgica pode ser tão eficaz que a cada ano um hospital nos Estados Unidos, em média, tem a oportunidade de prevenir de 250 a 500 complicações, salvar de 12 a 36 vidas e ainda reduzir os custos em milhões. No entanto, para que todas essas melhorias se façam possíveis, é necessário

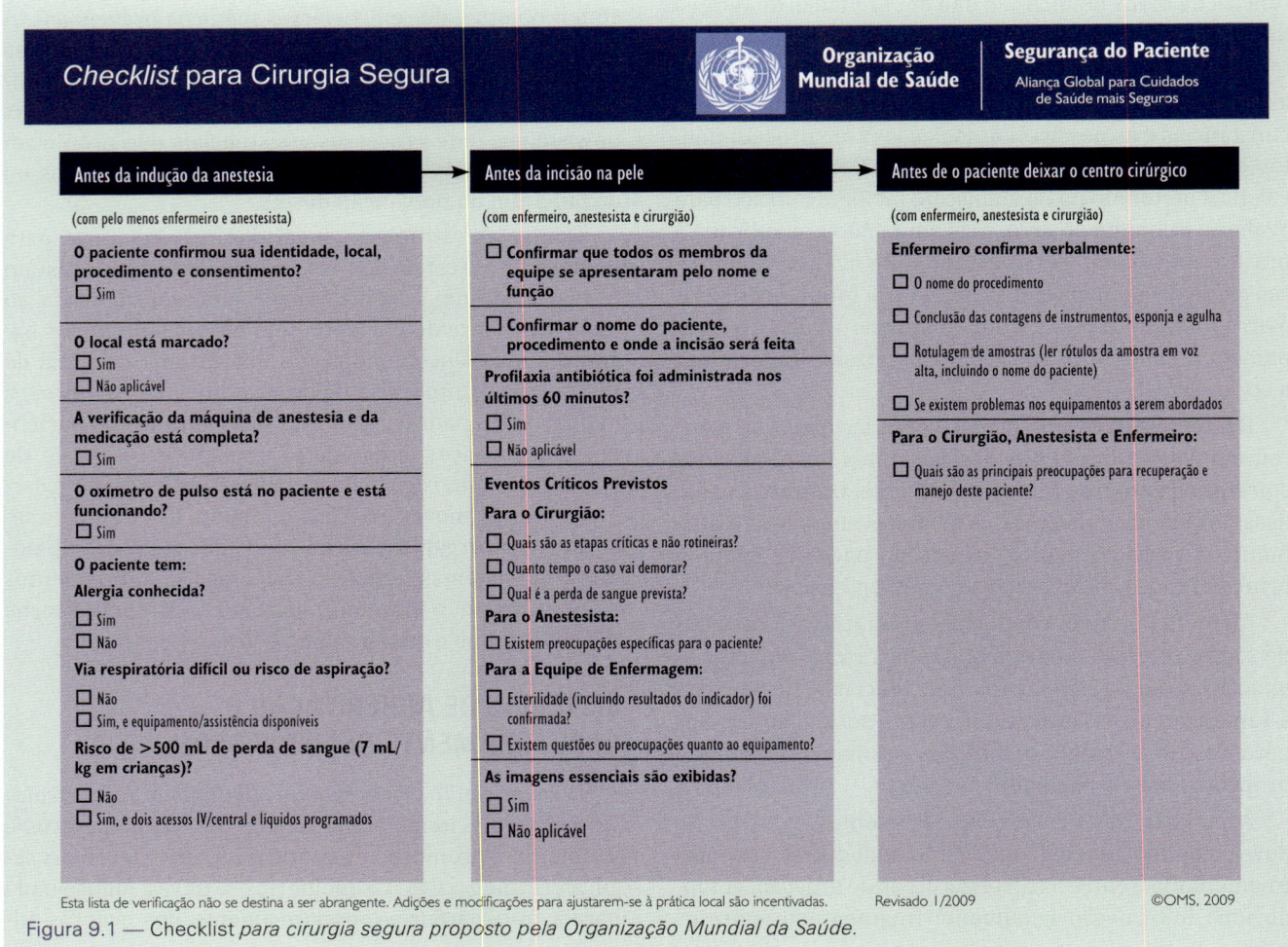

Figura 9.1 — Checklist *para cirurgia segura proposto pela Organização Mundial da Saúde.*

conhecer os eventos adversos que ocorrem, analisá-los e encontrar oportunidades de melhoria.

Baseado nessa premissa, foi criado o Programa Nacional de Melhoria da Qualidade Cirúrgica do Colégio Americano de Cirurgiões (ACS NSQIP®).[8] Esse programa é baseado em resultados, validado nacionalmente e ajustado ao risco para medir e melhorar a qualidade dos cuidados cirúrgicos no setor privado. É interessante ressaltar que essa é uma extensa base de dados que envolve dados importantes desde a avaliação pré-operatória até o tempo de internação e desfechos dos pacientes. A análise dos fatores de risco do banco de dados da NSQIP conseguiu validar que a classificação do estado físico da Sociedade Americana de Anestesiologistas apresenta forte correlação com a predição de risco global, mas alguns fatores de risco podem aprimorar ainda mais essa predição.[9]

No Reino Unido, uma iniciativa diferente foi iniciada há alguns anos. Também com o objetivo de melhoria da qualidade e conhecimento da casuística nacional, o Colégio Real de Anestesiologistas criou o programa de auditoria nacional (NAP: *National Audit Projects*). Esses projetos geralmente escolhem estudar um importante tópico relacionado à anestesia ou ainda um evento adverso de baixa incidência. Existem até o momento 6 projetos, descritos na Tabela 9.1.

Um dos projetos de auditoria nacional do Reino Unido resultou nos maiores estudos sobre os temas abordados na literatura médica, resultando em diversos artigos e permitindo o conhecimento da incidência e principais fatores de risco relacionados.

Na mesma linha, a Sociedade Americana de Anestesiologistas também buscou há algumas décadas começar a entender os principais eventos adversos que resultaram em processos, para a partir desses dados traçar planos de melhoria e diretrizes para orientação de condutas, bem como recomendações nacionais. Esse projeto nos Estados Unidos foi chamado ASA *Closed Claims* e teve início na década de 1970, sendo mantido até os dias atuais e tendo relatos por décadas, permitindo assim não somente a avaliação temporal a cada 10 anos, mas também a observação dos padrões de eventos adversos ao longo das últimas décadas, permitindo inclusive inferências de como determinadas tecnologias como a oximetria de pulso e a capnografia reduziram brutalmente algumas complicações. Em um dos trabalhos resultantes das análises do banco de dados do projeto, podemos notar que o advento do uso da oximetria de pulso e da capnografia foi essencial para a redução do número de paradas cardiorrespiratórias e de eventos neurológicos secundários a complicações respiratórias como mostra a figura 9.2.[10]

Desde 2008, a Sociedade Americana de Anestesiologia montou o Instituto para qualidade em Anestesiologia, com a visão de "... ser a fonte primária de informação para a melhoria da qualidade na prática clínica de anestesiologia. Através da educação e qualidade do *feedback*, o Instituto de Qualidade em Anestesiologia vai ajudar a melhorar a qualidade de cuidados de pacientes, reduzir a mortalidade e morbidade associada à anestesia".[11]

A Sociedade de Anestesiologia do Estado de São Paulo e a Sociedade Brasileira de Anestesiologia começaram em 2015 uma iniciativa semelhante. Não temos ainda hoje dados nacionais disponíveis à semelhança dos bancos de dados acima relatados. Portanto, fomos buscar auxílio juntamente a esses órgão que já possuem experiência na formatação e implantação de sistemas para coleta de dados nacionais e criamos o Sistema de Relato de Incidentes em Anestesia (SRIA).

O SRIA é fruto da parceria entre a *Anesthesia Quality Institute* (AQI) e a SAESP/SBA. A AQI, idealizadora do sistema de relato de incidente (AIRS), cedeu o sistema integral, sem ônus, além de compartilhar conhecimento tecnológico e a experiência adquirida com o AIRS.

As informações submetidas no SRIA são transmitidas para um servidor de forma segura, criptografadas

TABELA 9.1
DESCRIÇÃO DOS PROJETOS DE AUDITORIA NACIONAL DO REINO UNIDO.

Projeto de auditoria nacional do Reino Unido	Tema
NAP1: Papel da supervisão do anestesiologista	Este projeto buscou entender todas as funções desempenhadas por anestesiologistas, além da atividade clínica.
NAP2: Papel do anestesiologista nas reuniões de morbimortalidade	Este projeto teve foco na participação do anestesiologista nas reuniões de morbimortalidade e como seria possível colaborar mais para essas discussões, de maneira interdisciplinar, com foco no desfecho do paciente cirúrgico.
NAP3: Complicações graves do bloqueio do neuroeixo no Reino Unido	Descrever a incidência, bem como a etiologia das principais complicações graves relacionadas ao bloqueio do neuroeixo no Reino Unido.
NAP4: Complicações relacionadas ao manuseio da via aérea no Reino Unido	Descrever a incidência e etiologia das principais complicações relacionadas ao manuseio da via aérea. Foi o maior estudo relacionado ao tema já realizado.
NAP5: Despertar incidental intraoperatório no Reino Unido e Irlanda	Descrever e compreender os fatores de risco e casos que houve despertar incidental para que as associações voltadas para a segurança do paciente e para a sociedade de anestesiologia possam ter melhores condições para oferecer melhorias na assistência com objetivo de redução da complicação.
NAP6: Anafilaxia perioperatória	Descrever as complicações suspeitas relacionadas à anafilaxia perioperatória. Esse projeto está em andamento.

Adaptada de: https://niaa.org.uk/

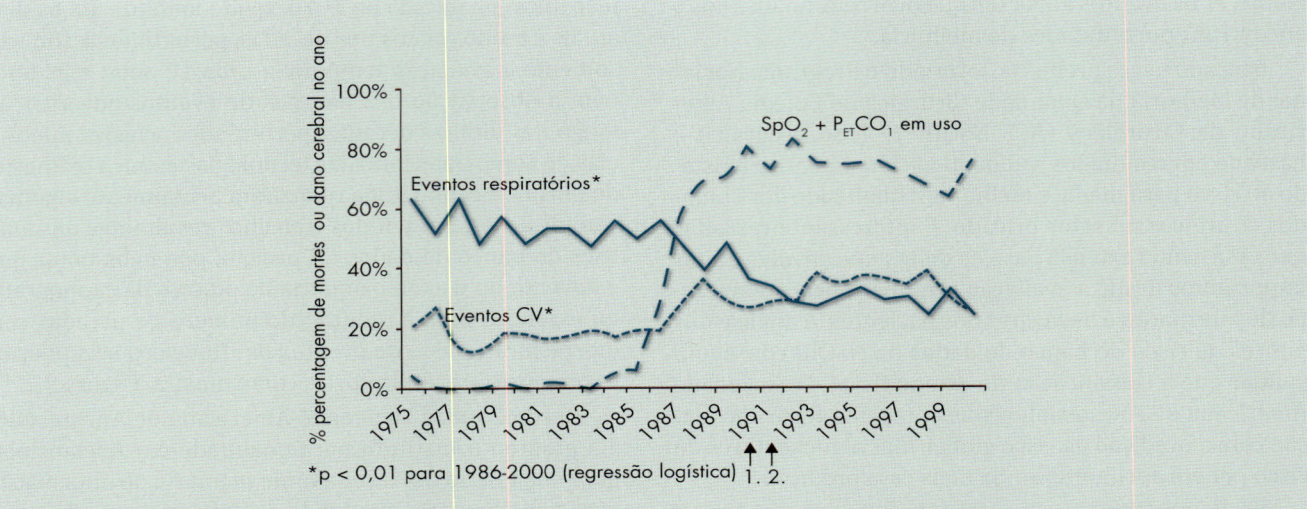

Figura 9.2 — *Incidência de eventos cardiovasculares e respiratórios. Observa-se que, com o advento do uso do oxímetro de pulso (1) e da capnografia (2) como monitorização recomendada pela Sociedade Americana de Anestesiologistas, o número de incidentes foi muito reduzido.*

e mantidas sob proteção de acesso externo, garantindo, desta maneira, a confidencialidade das informações.

Nos relatos submetidos sob a forma confidencial, um membro do Comitê de Segurança do Paciente da SAESP poderá contatar o autor da notificação para solicitar informações adicionais e dar seguimento na análise, para então fornecer orientações e esclarecimentos. Esperamos que daqui a alguns anos possamos justamente ter uma visão mais global da incidência de eventos adversos com a criação dessa base de dados podendo trabalhar nacionalmente em diretrizes para melhoria dos desfechos relacionados à anestesia.

ANÁLISE DE CAUSA RAIZ E OPORTUNIDADES DE MELHORIA NA ANESTESIA

A análise de causa raiz tem sido solicitada por agências acreditadoras desde 1997, trazendo uma metodologia estruturada para avaliação passo a passo de todos eventos que ocorreram e podem ter contribuído para resultar em um evento adverso final. Ao realizar essa análise, diversas falhas no sistema são muitas vezes identificadas, demonstrando assim a chamada teoria do queijo suíço, em que diversas falhas, ao se sobrepor, acabam resultando em um evento adverso grave[12]. O foco da análise de causa raiz não é o indivíduo e sim o sistema e os processos envolvidos. A análise justamente por ter esse foco deve ser multidisciplinar e integrada, para que mais fatores possam ser apontados quando da discussão conjunta do caso.

Devemos sempre ter em mente três perguntas para a análise de causa raiz:

1. O que aconteceu?
2. Por que aconteceu?
3. O que podemos fazer para que isso não volte a acontecer novamente?

A princípio pode parecer um método muito simples e que há a falsa impressão que já é aplicada rotineiramente. No entanto, o que observamos é que perdemos muito pouco tempo para analisar de maneira pormenorizada situações que podem ser simples, mas ao fazer isso com pressa, de maneira desatenta ou sem a concentração necessária, podemos tornar uma tarefa simples em algo bem mais complexo, como podemos constatar ao realizar o teste palavra-cor de *Stroop* (Figura 9.3).[13,14]

Fale em voz alta a cor de cada retângulo:

Agora nomeie as cores o mais rápido que puder:

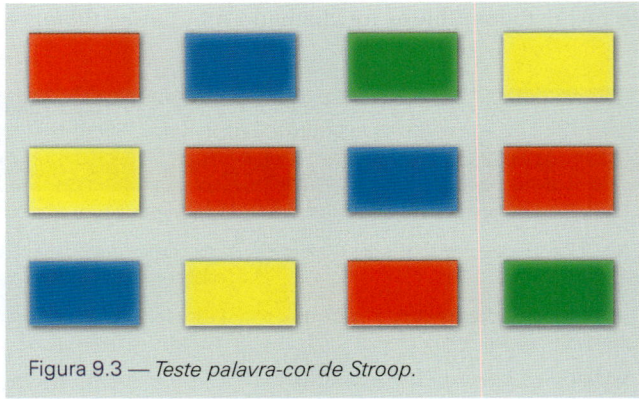

Figura 9.3 — *Teste palavra-cor de Stroop.*

Vermelho	Azul	Verde	Amarelo
Amarelo	Vermelho	Azul	Vermelho
Azul	Amarelo	Vermelho	Verde

Novamente, nomeie as cores o mais rápido que puder:

Vermelho	Azul	Verde	Amarelo
Amarelo	Vermelho	Azul	Vermelho
Azul	Amarelo	Vermelho	Verde

O Teste de *Stroop* fornece a percepção dos efeitos cognitivos que são experimentadas como resultado da fadiga de atenção. O efeito foi observado pela primeira vez por John Ridley Stroop em sua tese de doutorado publicada em 1935. O teste enfatiza a interferência que o processamento automático pode ter sobre nossas análises, reforçando que mesmo para análises de eventos simples devemos estar focados para evitar perder detalhes que podem ser cruciais na prevenção de novos casos.

Diversos pontos críticos relacionados ao processo da anestesia podem apresentar falhas e para tornar o texto mais ilustrativo vamos trabalhar com casos fictícios para ilustrar alguns pontos para análise. (Figura 9.4)

Caso hipotético

Houve a troca de medicações e metaraminol foi administrado ao invés de neostigmina no término de uma cirurgia que teve início às 7h30 e término às 20h30.

O que aconteceu?

- Troca de medicações para uso endovenoso ao término da anestesia no momento da reversão do bloqueio neuromuscular.

Por quê?

- O anestesiologista trocou os frascos que eram semelhantes visualmente.
- Os frascos ficam próximos dentro do carro de medicações.
- Apesar da solicitação para modificar a disposição das medicações, a farmácia alega não ter mais divisórias para reacomodar as medicações.

O que fazer para evitar que não ocorra novamente?

- Implementar sinalização de medicações de alto risco, incluindo vasopressores.
- Evitar ampolas parecidas para medicações diferentes ("*look-alike*").
- Envolver o anestesiologista na organização das medicações da sala cirúrgica.
- Evitar turnos de trabalho longos para reduzir cansaço e desatenção.
- Alertar a todos os colegas da possibilidade de troca das ampolas parecidas ("*look-alike*").

As ideias podem ser organizadas utilizando o diagrama de Ishikawa, também conhecido como diagrama de causa-efeito ou de espinha de peixe. Foi desenvolvido e utilizado inicialmente para produção industrial e atualmente é adaptado e frequentemente utilizado para a área da saúde.

Utilizando o exemplo acima e o diagrama de Ishikawa, conseguimos separar os pontos críticos em áreas específicas que podem demandar ações separadas para melhoria de todo o processo, resultando em redução dos incidentes.[15]

A partir da análise de causa raiz pode-se traçar planos de ação com propostas para melhoria, respondendo a terceira questão proposta dentro da análise: como evitar que este evento volte a acontecer?[16]

PARALELO AVIAÇÃO E ANESTESIA (*CRISIS RESOURCE MANAGEMENT*)

A anestesiologia é um campo de atuação que assim como a aviação oferece altos riscos. Como forma de minimizar os riscos, a aviação utiliza o *Crisis Resource Management* ou CRM, um método utilizado para melhorar a performance dos seus profissionais por meio do denominado *Simulation-Based Training* ou SBT.[17]

Esse conceito de CRM foi apresentado pela primeira vez em 1979 pela *National Aeronautics and Space Administration* – NASA. Na aviação comercial, o primeiro programa formal de CRM foi introduzido em 1981 e se tornou um elemento fundamental na formação da tripulação[18]. O paradigma CRM pode ser resumido como a articulação do comportamento do indivíduo e da tripulação frente a situações normais e de crise, e o foco no desenvolvimento de habilidades relacionadas à tomada de decisão, ao relacionamento interpessoal e à gestão de equipes.[19] Trazendo para a área da Anestesiologia, a tripulação é a equipe de profissionais da saúde envolvida na assistência perioperatória.

O CRM passou a ser utilizado na medicina no final da década de 1980, sendo introduzido pelo Prof. Gaba e cols. na Universidade de Stanford. Eles foram os primeiros a introduzir o conceito de CRM na prática em anestesia.[18,19] Esse modelo enfatiza o trabalho em equipe e o processo de tomada de decisão, sendo projetado para melhorar a forma como os profissionais de saúde pensam e agem na rotina de manejo dos pacientes e em momentos de crise, melhorando a comunicação e o trabalho em equipe.[17,18] A base para o treinamento é a simulação da situação de crise em diversos cenários que são visualizados e analisados pelos facilitadores do treinamento e pelos participantes em uma sessão de esclarecimento abrangente, o chamado *debriefing*.[17]

Os programas de treinamento de CRM, para serem efetivos, devem necessariamente trabalhar as questões nas seguintes áreas: comunicação, coordenação, liderança e os fatores humanos que levam ao erro.[18]

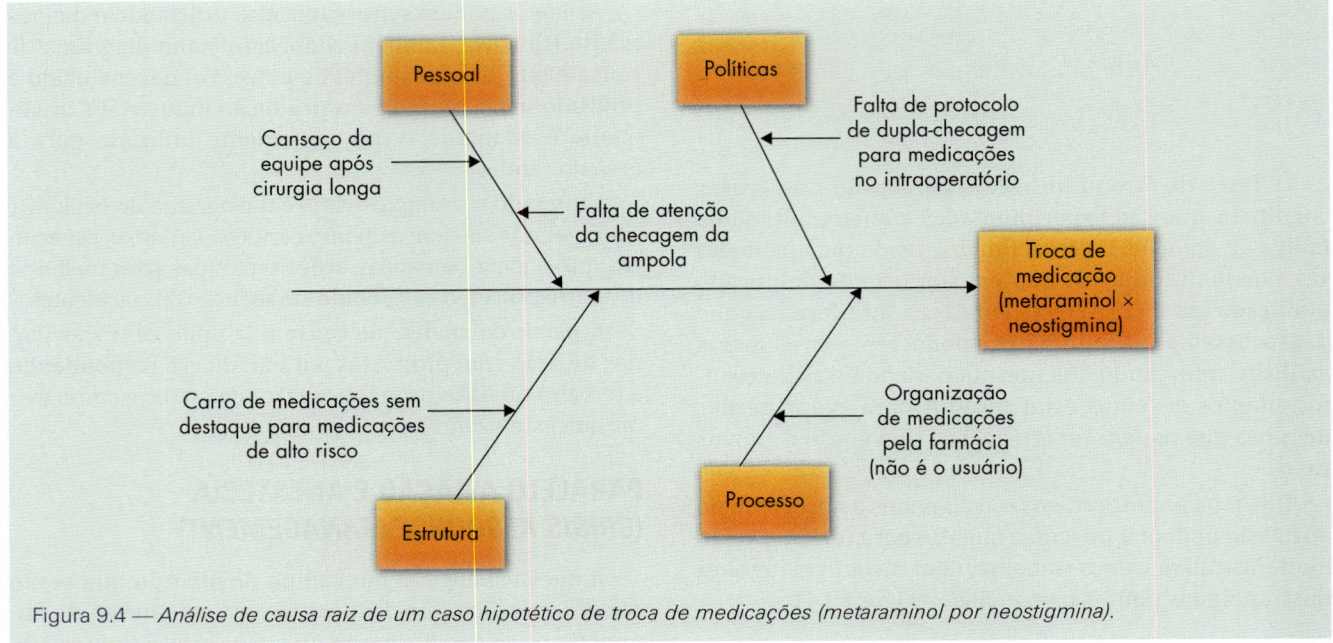

Figura 9.4 — *Análise de causa raiz de um caso hipotético de troca de medicações (metaraminol por neostigmina).*

Esse método adaptado para a anestesiologia é caracterizado pelo *feedback,* repetição, aumento gradativo dos graus de dificuldade, uso de ambiente controlado e pelo uso de indicadores de desfecho para monitorar a qualidade do aprendizado. Ele substitui o paciente real com modelos artificiais, utilizando atores treinados ou realidade virtual, proporcionando ao aluno a mudança de abordagem imediatamente após o *feedback* e a retenção da informação por meio da prática da repetição. Idealmente, o treinamento baseado em simulação deve ser realizado abrangendo equipes multidisciplinares, tais como anestesiologistas, enfermeiras e cirurgiões. Esse treinamento multidisciplinar pressupõe rotatividade dos participantes entre os diversos papéis desempenhados durante as simulações como forma de permitir a cada profissional a compreensão da perspectiva de cada membro do time assistencial na situação do treinamento. O fator crucial para o sucesso do treinamento é a oportunidade do *feedback* imediato e adequado, onde os alunos podem aprender com os erros e acertos. Na prática anestésica, a simulação pode também abordar questões específicas de treinamento como *checklist* de avaliação pré-anestésica e o manejo de emergências durante o período operatório.[8]

Os benefícios da simulação incluem o aprendizado seguro sem oferecer riscos aos pacientes, a oportunidade de criação de equipes cirúrgicas de alta performance, a melhoria e desenvolvimento das habilidades não técnicas dos participantes e a adoção de indicadores de desfechos clínicos mensuráveis. Dentre as limitações, temos um alto custo de implantação com equipamentos, sala de simulação com sistemas de áudio e vídeo, treinamento adequado da equipe de facilitadores e a resistência inicial dos alunos em relação ao novo método.[20]

MORBIDADE E MORTALIDADE EM ANESTESIA

Na prática do anestesiologista, a morbidade relacionada ao procedimento anestésico ainda é significativamente alta, o que contrasta com os avanços na segurança do paciente. A morbidade em anestesiologia pode estar relacionada a um eventual erro médico ou eventos adversos decorrentes do procedimento.

A maior parte dos erros de medicação são classificados como "quase erro"[21], quando o erro não chega a atingir ou prejudicar o paciente, e "erros menores", quando o erro causa um prejuízo pequeno e não permanente ao paciente. Erros de morbidade maior são aqueles que causam danos significativos ou sequelas permanentes aos pacientes e ocorrem com uma frequência muito menor.[22]

Erros relacionados à medicação são mais difíceis de quantificar e a maioria dos estudos publicados são com base em relatórios de notificações espontâneas. Estudos apontam uma incidência de erro de medicação que vai de 1 a cada 13.311 a 1 a cada 27.412. No entanto, uma outra pesquisa mostra que 85% dos anestesiologistas relatam já ter se envolvido em algum erro de medicação na sua trajetória profissional.[17]

Os eventos adversos que ocorrem em decorrência do procedimento anestésico são classificados como de morbidade menor, quando o evento não causa danos permanentes e nem alteram o período de permanência hospitalar do paciente, tais como náusea e vômitos pós--operatório; morbidade intermediária, quando o dano ocasiona aumento de permanência hospitalar, porém sem ocasionar sequela permanente, tais como danos dentais; morbidade maior, quando o dano ocasionado gera uma disfunção permanente ou sequela, como por exemplo lesão da medula espinhal.[18]

A incidência de eventos adversos com morbidade intermediária ou menor é bastante elevada. Estima-se que 20% dos pacientes terão um evento adverso de morbidade menor. A rouquidão pós-intubação orotraqueal, por até 24 horas pós o procedimento, foi relatada em 14% a 50% dos pacientes. Já a lesão traumática de laringe ou hipofaringe acometeu 6,7% desses pacientes. Estimativas de lesão ao dente que demanda intervenção odontológica variam entre 1 a cada 1.000 e 1 a cada 2.073 pacientes.[18] A perfuração acidental da dura-máter durante a anestesia peridural ocorre em 0,5% a 0,6% dos procedimentos anestésicos em obstetrícia. As náuseas e vômitos durante o pós-operatório são o evento adverso mais frequente.[18]

Em relação aos eventos adversos de morbidade maior, a prevalência atual de paradas cardíacas relacionadas com o procedimento anestésico varia entre 0,8 e 3,3 a cada 10.000 pacientes, e a prevalência de lesões cerebrais relacionadas com a anestesia varia entre 0,15 e 0,9 a cada 10.000 pacientes.[18] A paraplegia secundária ao procedimento anestésico peridural ocorre entre 0,6 e 0,9 a cada 100.000 pacientes. Já a neuropatia periférica, após bloqueio, está presente em cerca de 3% dos pacientes, sendo que a maioria apresenta uma recuperação dos sintomas após algumas semanas ou meses.[18]

Após anestesia e cirurgia em posições de litotomia, neuropatias de membros inferiores podem ocorrer em 1,5% dos pacientes, sendo que a maioria dos pacientes melhoram dos sintomas em um intervalo de seis meses.[18,23]

Existem controvérsias a respeito da definição de mortalidade relacionada à anestesia, mas, no geral, é definida como a morte do paciente decorrente do procedimento anestésico ocorrida durante ou logo após o procedimento.[9,13] Um estudo mostrou que o erro ocasionado pelo anestesiologista foi responsável por 2,6% das mortes ocorridas no período perioperatório de um hospital universitário. A taxa de mortalidade relacionada à anestesia nesse mesmo estudo foi de 0,75 a cada 10.000 procedimentos anestésicos em hospitais urbanos, sendo diretamente proporcional à classificação ASA do paciente.[17]

Outros estudos mostram que a taxa de mortalidade que pode ser exclusivamente atribuída à anestesia varia de 1 para cada 100.000 a 1 para cada 500.000 pacientes anestesiados. Entre as mortes que podem ser parcialmente atribuídas ao procedimento anestésico, essa taxa aumenta entre 1 para cada 7.000 e 1 para cada 70.000.[3] Fatores organizacionais e de gestão também contribuem para os óbitos no período perioperatório. Um estudo mostrou que infraestrutura inadequada para as necessidades dos pacientes ocasionam 38% das mortes; programação cirúrgica inadequada 31% e pressão de produção 20%. Isso sugere que os esforços para melhorar a segurança dos pacientes durante a anestesia não devem ser apenas direcionados para a melhoria da competência individual, mas também abordar de forma sistêmica as próprias organizações.[18]

Atualmente o foco de discussão na gestão de risco e desfecho em anestesia é a comunicação aos pacientes e familiares sobre os eventos adversos e erros médicos ocorridos durante a assistência.[3] Do ponto de vista ético, o esclarecimento sobre os acontecimentos demonstra o respeito à autonomia do paciente e significa uma continuidade do Termo de Consentimento Livre e Esclarecido sobre os riscos e benefícios do procedimento. A comunicação desses eventos também é, eticamente, uma obrigação profissional de ser verdadeiro com os pacientes, mesmo quando as informações sobre o resultado são adversas. Além disso, a comunicação apoia o princípio da justiça, permitindo aos pacientes buscarem compensações quando um erro médico lhe causa um dano.[3]

Pacientes apoiam a comunicação de eventos adversos, especialmente quando estão relacionados a erros médicos. Os pacientes querem saber sobre os erros, mesmo quando o dano se trata de um evento adverso de morbidade menor. Eles ensejam por uma explicação completa sobre a ocorrência, suas implicações e um pedido de desculpas. Eles buscam reconhecimento de sua dor e sofrimento e garantias de que atitudes serão tomadas para evitar que o erro volte a acontecer. No entanto, pouco se sabe a respeito das preferências dos doentes a respeito da comunicação de eventos de quase erro.[3]

Para a maioria dos médicos esse tipo de comunicação é pouco frequente e geralmente a habilidade de comunicar sobre eventos adversos aos pacientes é pouco desenvolvida. Organizações de saúde nos EUA desenvolveram a figura do "*disclosure coaches*", que atua como consultor que auxilia os médicos a desenvolverem os recursos de comunicação no momento em que precisam ir comunicar o evento adverso ao paciente e familiares.[3]

Os fatores humanos são considerados a principal causa de eventos adversos, com uma taxa de 70% a 80% dos casos.[6,24]

Ao realizar a comunicação do evento adverso ao paciente, a maioria das diretrizes recomendam tomar uma abordagem centrada no paciente.[3,6] Uma linguagem que seja adequada e adaptada às necessidades da família e do paciente, verificando frequentemente a compreensão destes durante a conversa. Os pacientes e familiares ensejam saber como o médico gerenciará as consequências do erro e que atitudes serão tomadas para que esse erro não volte a acontecer. O paciente e sua família precisam ter certeza de que eles não sofrerão financeiramente por causa do erro. A comunicação eficaz também inclui um pedido de desculpas pelo que aconteceu, demonstrando empatia.[3]

A relação médico-paciente que o anestesiologista cria com seus pacientes durante a discussão pré-operatória desempenha um papel vital no desenvolvimento de relacionamento e confiança do paciente, tornando conversas posteriores sobre um evento adverso mais fáceis de iniciar e mais propensas a terem sucesso.[3]

O treino para adequada comunicação dos erros médicos para pacientes e familiares é fundamental. Embora seja um tópico cada vez mais abordado teoricamente durante a graduação, ele deve ser principalmente abordado durante a residência médica, por meio de informações sobre o processo de esclarecimento e idealmente com a abordagem prática, incluindo simulação com atores treinados.[3]

CULTURA DE SEGURANÇA

Conceito

A cultura da segurança é definida como o produto de valores individuais e coletivos e de suas atitudes, percepções, competências e padrões de comportamento que determinam o seu comprometimento na gestão da segurança nas organizações.[25] Uma definição mais controversa, mas talvez mais realística seria que a cultura é "o que acontece quando ninguém está olhando", pois reforça que a cultura deve acontecer de forma inata no comportamento dos indivíduos da organização.[26]

Indústrias de alto risco, tais como energia nuclear, aviação e controle de tráfego aéreo mostram como é possível melhorar a segurança, na medida em que elas possuem abordagens sistemáticas para o gerenciamento de segurança e a consciência da contribuição do fator humano para a diminuição da segurança.[20,26]

Na indústria, um acidente, além de ser considerado normal, é, inclusive, esperado. Sistemas de interação complexa, tais como os processos que envolvam alta tecnologia e seres humanos, a indústria considera o erro humano como parte inevitável do sistema. Os sistemas devem ser desenhados não apenas de forma a antecipar situações de risco, antes que ocorra o acidente, mas também de forma a responder apropriadamente quando os acidentes de fato ocorrerem. Essa visão da gestão de risco nas indústrias contrasta com a visão que prevalece nos sistemas de saúde que se baseiam numa performance de erro zero.[20]

O Sistema de Saúde como um todo possui grande complexidade. Diferentes disciplinas trabalhando em conjunto e de forma interdependente para atingir um objetivo comum. O sistema dinamicamente continua a crescer em complexidade na medida em que a tecnologia se torna cada vez mais sofisticada e novos fármacos surgem, tornando mais difícil se manter atualizado em relação aos novos conhecimentos e, consequentemente, mais difícil manter a segurança. As organizações de saúde ainda diferem das indústrias de alto risco devido ao fato de existir em sua rotina imprevistos e, em algumas áreas, incertezas.[26]

Embora sejam complementares, não devemos confundir os conceitos de qualidade da saúde e de segurança do paciente. Iniciativas de qualidade são tipicamente focadas na melhoria da confiabilidade e eficiência dos processos, diminuindo a variabilidade e visando alcançar resultados consistentes pela padronização das rotinas. Em contraste, a segurança do paciente está focada em compreender quais ameaças aos pacientes que podem ser evitáveis ocorrem devido a falhas individuais ou de sistema para, assim, criar ou aperfeiçoar sistemas que responderão de forma resiliente em condições de exceção, ou seja, não rotineiras.[26,27]

As condições que podem predispor aos acidentes no sistema de assistência à saúde são cargas extenuantes de trabalho, supervisão inadequada, treinamento insuficiente, ambiente estressante e sistemas inadequados de comunicação. São fatores importantes para a criação da cultura da segurança:[26]

♦ Comunicação fundamentada na confiança e franqueza;
♦ Fluxos de informação e processos de qualidade;
♦ A percepção da importância da segurança do paciente ser compartilhada por todos;
♦ Reconhecer que o erro é inevitável;
♦ Identificação das ameaças latentes à segurança do paciente de forma proativa;
♦ Aprendizado organizacional;
♦ Liderança institucional comprometida com os objetivos;
♦ Abordagem não punitiva ou acusatória dos relatos e análises dos incidentes ocorridos.

Aplicação na Anestesiologia

Anestesiologistas são os líderes naturais nas estratégias de segurança do paciente, e as ferramentas que inicialmente foram originadas na aviação receberam adaptação para o ambiente cirúrgico. A segurança do paciente engloba todo o período perioperatório desde as consultas de avaliação pré-anestésica, o período intraoperatório até o manejo do paciente no pós-operatório.[26]

A ideia fundamental é a de que uma parte substancial dos eventos adversos são evitáveis desde que os fatores de risco possam ser detectados e eliminados.[6] A morbimortalidade dos pacientes decorrente de um procedimento anestésico frequentemente está associada a uma avaliação pré-operatória ou cuidado pós-operatório insatisfatórios.[18]

Nesse contexto, o desenvolvimento de escores clínicos de avaliação pré-operatória podem auxiliar na identificação dos pacientes que apresentam maior risco intraoperatório e maior chance de complicações pós-operatórias, permitindo o desenvolvimento de estratégias de tratamento e monitoramento individualizadas, de forma a aumentar a segurança do paciente em anestesiologia. A cultura da segurança pode ser aplicada de forma prática na anestesiologia por meio da adoção de protocolos, *checklists*, notificações, discussão e aprendizado dos eventos adversos e quase erro.[6,18,26] Do ponto de vista organizacional, outras estratégias devem ser adotadas como a melhoria de equipamentos, procedimentos específicos para minimizar os erros humanos, como por exemplo a rotulagem de seringas para evitar trocas, a melhoria dos processos de comunicação e a oferta de treinamentos com simulação realística.[6]

No entanto, persistem algumas barreiras nos relatos dos eventos adversos. A culpa, vergonha, medo de processos judiciais e a descrença na eficiência dos sistemas de notificação contribuem para a subnotificação dos eventos adversos.[3,28] Especificamente para os anestesiologistas, esse desafio pode ser ainda maior pelo relativamente pouco tempo de interação com o paciente e familiares.[3]

Altas taxas de notificação estão relacionadas com instituições que possuem a cultura da segurança institucionalizada, que não culpam ou punem o indivíduo que notifica, que tratam de forma justa a equipe envolvida em erros ou incidentes. Estratégias para melhorar as notificações incluem uma liderança institucional que incentiva, encoraja e oferece suporte às notificações de eventos adversos e quase erros, líderes de equipe em anestesia que discutem seus próprios erros com os médicos recém-contratados e ativamente apoiam a notificação, treinamento das equipes assistenciais para reconhecerem o que são os eventos adversos e quase erros notificáveis e sistemas de notificação que sejam de fácil acesso e manuseio. Para ser bem-sucedido, o sistema de notificação deve permitir a confidencialidade, a não punição pelo erro e que o foco das análises seja para a melhoria nos processos, sistemas ou produtos, sendo feitas por *experts* no assunto que forneçam um rápido *feedback* em casos de eventos adversos importantes.[27,28]

Como benefícios dessa cultura, temos a melhoria do aprendizado profissional, melhores desfechos clínicos e alta qualidade assistencial pela melhor compreensão das causas do erro e desenvolvimento de estratégias de prevenção, melhoria da relação médico-paciente por proporcionar ao paciente uma maior clareza em relação às limitações da medicina e diminuição de processos judiciais.[3,28]

A Sociedade Americana de Anestesiologia – ASA – criou um Sistema de Notificação de Incidente em Anestesia como forma de criar um banco de dados sobre desfechos em anestesiologia que poderia ser analisado de forma a criar padrões de segurança que mitigassem os riscos durante o procedimento anestesiológico[4,11].

Onde estamos no Brasil?

Os dados e iniciativas nacionais ainda são escassos, mas temos alguns dados interessantes que merecem ser apresentados e discutidos. Mendes e col. desreveram alguns dados sobre os eventos adversos de maneira global no Brasil em uma publicação internacional, utilizando a literatura mundial como *benchmarking* para as incidências encontradas.[29] A incidência de eventos adversos globais foi de 7,6%, no entanto, o dado que mais chama atenção é que, desses eventos, a grande parte é classificada como passível de prevenção (66,7%). Um outro dado importante descrito nesse estudo e que apresenta intensa correlação com a anestesiologia foi que os eventos mais frequentes foram os cirúrgicos (35,2%). Portanto, com uma análise global, o Brasil possui incidência de eventos adversos semelhantes a estudos internacionais, no entanto, ainda há muito espaço para melhoria desses números, com aumento de segurança e qualidade do atendimento, principalmente em pacientes cirúrgicos.[29]

Naturalmente a variação desses dados é ampla nas diferentes instituições e precisamos incentivar os relatos e publicações com resultados de morbimortalidade, principalmente com o enfoque e avaliando fatores correlatos com o procedimento anestésico.

REFERÊNCIAS

1. Kohn LT CJ, Donaldson MS. Committee on Quality of Health Care in America: To err is human: building a safer health system. Washington: Institute of Medicine National Academy Press, 2000.
2. Cooper JB, Newbower RS, Long CD, et al. Preventable anesthesia mishaps: a study of human factors. Anesthesiology. 1978;49:399-406.
3. Souter KJ, Gallagher TH. The disclosure of unanticipated outcomes of care and medical errors: what does this mean for anesthesiologists? Anesth Analg. 2012;114:615-21.
4. Eichhorn JH. Review article: practical current issues in perioperative patient safety. Can J Anaesth. 2013;60:111-8.
5. Gaba DM. Perioperative cognitive aids in anesthesia: what, who, how, and why bother? Anesth Analg. 2013;117:1033-6.
6. Cabrini L, Levati A. Risk management in anesthesia. Minerva Anestesiol. 2009;75:638-43.
7. Apfelbaum JL, Hagberg CA, Caplan RA, et al. Practice guidelines for management of the difficult airway: an updated report by the American Society of Anesthesiologists Task Force on Management of the Difficult Airway. Anesthesiology. 2013;118:251-70.
8. Ingraham AM, Richards KE, Hall BL, et al. Quality improvement in surgery: the American College of Surgeons National Surgical Quality Improvement Program approach. Adv Surg. 2010;44:251-67.
9. Davenport DL, Bowe EA, Henderson WG, et al. National Surgical Quality Improvement Program (NSQIP) risk factors can be used to validate American Society of Anesthesiologists Physical Status Classification (ASA PS) levels. Ann Surg. 2006;243:636-41; discussion 41-4.

10. Cheney FW, Posner KL, Lee LA, et al. Trends in anesthesia-related death and brain damage: A closed claims analysis. Anesthesiology. 2006;105:1081-6.
11. Dutton RP, Dukatz A. Quality improvement using automated data sources: the anesthesia quality institute. Anesthesiol Clin. 2011;29:439-54.
12. Perneger TV. The Swiss cheese model of safety incidents: are there holes in the metaphor? BMC Health Serv Res. 2005;5:71.
13. Uttl B, Graf P. Color-Word Stroop test performance across the adult life span. J Clin Exp Neuropsychol. 1997;19:405-20.
14. Stroop test. [Internet] [Acesso em 15 dec 2016]. Disponível em: http://patientsafetyed.duhs.duke.edu/module_e/stroop_test.html
15. Wong KC. Using an Ishikawa diagram as a tool to assist memory and retrieval of relevant medical cases from the medical literature. J Med Case Rep. 2011;5:120.
16. Tjia I, Rampersad S, Varughese A, et al. Wake Up Safe and root cause analysis: quality improvement in pediatric anesthesia. Anesth Analg. 2014;119:122-36.
17. Bilotta FF, Werner SM, Bergese SD, Rosa G. Impact and implementation of simulation-based training for safety. Scientific World J. 2013;2013:652956.
18. Haller G, Laroche T, Clergue F. Morbidity in anaesthesia: today and tomorrow. Best Pract Res Clin Anaesthesiol. 2011;25:123-32.
19. Gaba DM. Crisis resource management and teamwork training in anaesthesia. Br J Anaesth. 2010;105:3-6.
20. Toff NJ. Human factors in anaesthesia: lessons from aviation. Br J Anaesth. 2010;105:21-5.
21. Guffey P, Szolnoki J, Caldwell J, et al. Design and implementation of a near-miss reporting system at a large, academic pediatric anesthesia department. Paediatr Anaesth. 2011;21:810-4.
22. Kawashima Y, Takahashi S, Suzuki M, et al. Anesthesia-related mortality and morbidity over a 5-year period in 2,363,038 patients in Japan. Acta Anaesthesiol Scand. 2003;47:809-17.
23. Practice advisory for the prevention of perioperative peripheral neuropathies: an updated report by the American Society of Anesthesiologists Task Force on prevention of perioperative peripheral neuropathies. Anesthesiology. 2011;114:741-54.
24. Marcus R. Human factors in pediatric anesthesia incidents. Paediatr Anaesth. 2006;16:242-50.
25. Flin R, Burns C, Mearns K, et al. Measuring safety climate in health care. Qual Saf Health Care. 2006;15:109-15.
26. Arfanis K, Fioratou E, Smith A. Safety culture in anaesthesiology: basic concepts and practical application. Best Pract Res Clin Anaesthesiol. 2011;25:229-38.
27. Weinger MB, Slagle J. Human factors research in anesthesia patient safety. Proc AMIA Symp. 2001:756-60.
28. Heard GC, Sanderson PM, Thomas RD. Barriers to adverse event and error reporting in anesthesia. Anesth Analg. 2012;114:604-14.
29. Mendes W, Martins M, Rozenfeld S, et al. The assessment of adverse events in hospitals in Brazil. Int J Qual Health Care. 2009;21:279-84.

10
Segurança do Paciente na Prática da Anestesia

Elaine Aparecida Felix
Luciana Paula Cadore Stefani
Patrícia Wajnberg Gamermann
Fabiana Ajnhorn

INTRODUÇÃO

Nas últimas décadas, a segurança do paciente no ambiente cirúrgico melhorou significativamente.[1] Embora sejam inúmeros os avanços conquistados, eles não foram capazes de eliminar todos os riscos relacionados ao ambiente cirúrgico e muito menos de impedir a falha ou o erro humano.

A Anestesiologia, pioneira na preocupação com a segurança do paciente na sua prática assistencial, contribuiu com seu exemplo ímpar por incorporar, desde os anos 70, conhecimentos provenientes da área da aviação, sendo exemplo de padronização de rotinas e procedimentos e de avanços significativos que mudaram os resultados obtidos no paciente no perioperatório.[2]

Quatro práticas fundamentais contribuem para que o anestésico cirúrgico se torne mais seguro:

1. a aplicação sustentada dos princípios da normalização;
2. a implementação de listas de verificação;
3. as atuais e progressivas mudanças na grade curricular e no treinamento da formação do anestesiologista, tanto em conteúdos mais abrangentes como também incluindo assuntos, habilidades não técnicas e a incorporação definitiva da simulação realística;
4. a expansão no ambiente hospitalar das ferramentas de gestão hospitalar, com foco na qualidade e na segurança do paciente, com a implementação do ciclo de gerenciamento de risco, que resulta em um modelo robusto de gerar aprendizado com os erros.[1]

Neste capítulo, objetiva-se escrever sobre os aspectos da segurança do paciente complementares às abordagens de outros capítulos que se integram a esse assunto, com relação aos componentes relevantes para compor a segurança do paciente no perioperatório como: Ensino em Anestesiologia (Capítulo 7); Qualidade Aplicada à Prática da Anestesia (Capítulo 12); Organização e Gestão do Serviço de Anestesia (Capítulo 5); Anestesia e os Programas de Acreditação Hospitalar (Capítulo 11); Gestão do Risco e Desfechos em Anestesiologia (Capítulo 9).

PANORAMA ATUAL DA SEGURANÇA DO PACIENTE NA ANESTESIA

A interação de cinco grandes componentes, presentes durante a realização dos cuidados em saúde, direcionam a atenção para os processos e práticas de segurança e qualidade, determinam os desfechos nos paciente, afetam os profissionais que atuam no ambiente anestésico-cirúrgico e a organização hospitalar como um todo. São eles: Pessoas – o desempenho pessoal assim como a realização de trabalho em equipe; Tarefas – a competência técnica e *expertise* médica para a realização de tarefas e procedimentos no exercício da especialidade; Ferramentas e Tecnologias que envolvem desde documentos, padrões e protocolos até medicamentos e equipamentos de pequeno ao grande porte; o ambiente físico e a estrutura geral da organização. Esse modelo está ancorado na engenharia de fatores humanos que afirma que quando um desses componentes do sistema de cuidados é alterado, ele pode ter um efeito positivo ou negativo sobre os demais componentes, processos e também nos resultados do sistema.[1]

Existem diferenças básicas entre o foco da atenção ao trabalhar com qualidade ou com foco na segurança. A Qualidade tem seus pilares assentados numa abrangência e dimensões múltiplas, pois a maior meta é a realização de práticas atualizadas e excelentes para o nível atual de conhecimento. Segurança, uma das dimensões da qualidade, tem o foco de não promover danos, não lesar o paciente. Essa simplificação facilita o entendimento das diferenças entre qualidade e segurança. J Reason (2005) afirma que segurança é um infinito absoluto, isto é, qualquer processo complexo como de anestesia pode ser infinitamente mais seguro.[3]

A melhoria da qualidade é a aplicação de recursos finitos (pessoas e tempo) para um problema infinito. Gestão da qualidade começa com a coleta de dados e análise comparativa para identificar oportunidades de melhoria e, em seguida, aborda essas oportunidades em sequência desde a mais para a menos significativa. O programa de gestão da qualidade ideal melhora continuamente a segurança do paciente por meio da coleta de dados, identificando variações na prática, a introdução de mudanças e nova medição. Esse ciclo de melhoria contínua da qualidade leva ao avanço gradual no desempenho.

A Tabela 10.1 expõe algumas definições de segurança, dentro da sua aplicabilidade e no contexto da área da saúde.

TABELA 10.1
DEFINIÇÕES PARA O TERMO SEGURANÇA

Aplicação de medidas para minimizar riscos e danos durante a prestação da assistência ao paciente.

Controle dos perigos identificados para alcançar um nível aceitável de risco.[4]

Redução, a um mínimo aceitável, do risco de dano desnecessário associado à atenção à saúde.[5]

Infinito absoluto – pode ser cada vez melhor.[3]

A ciência da segurança está fundamentada no entendimento de que as equipes tomem decisões mais sábias quando há entrada diversificada e independente de informações. Isto significa que a entrada de todos os membros da equipe deve ser considerada, incluindo pacientes, pais e todos os médicos envolvidos no cuidado do paciente. Os pacientes e suas famílias adicionam conhecimento experimental, enquanto os clínicos oferecerem conhecimentos específicos da disciplina que exercem.[1]

Nesses últimos anos, alavancados por esse relatório do Instituto de Medicina Americano (IOM), muitas organizações no mundo se mobilizaram e a abordagem do assunto Segurança do Paciente ganhou uma visibilidade ímpar e contínuo crescimento, no contexto das organizações de saúde.

Em 1998, o Instituto de Medicina Americano (IOM) foi escolhido para iniciar o Projeto Americano de Qualidade no Cuidado em Saúde, com o objetivo de desenvolver estratégias que resultariam em um patamar de melhoria em termos de qualidade para os 10 anos subsequentes. Com esse objetivo, o projeto publicou uma série de relatórios sobre a qualidade dos cuidados de saúde nos Estados Unidos. O primeiro da série foi intitulada Errar é humano: Construindo um Sistema de Saúde mais seguro.[6,7] Esse relatório do paciente abordou o erro humano como um problema grave que afeta a qualidade da saúde.[8]

A Tabela 10.2 apresenta as estratégias definidas pelo IOM para reduzir os erros assistências durante o cuidado em saúde.

TABELA 10.2
ESTRATÉGIAS RECOMENDADAS PELO IOM PARA REDUZIR OS ERROS ASSISTENCIAIS DURANTE O CUIDADO EM SAÚDE, SINTETIZADAS EM 4 ITENS

1. Estabelecer um foco nacional para criar liderança, pesquisa, ferramentas e protocolos para melhorar a base de conhecimento da nação sobre a segurança.

2. Identificar e aprender com os erros por meio de esforços imediatos para gerar notificações obrigatórias, assim como incentivo os esforços voluntários, tanto com o objetivo de garantir que o sistema torna-se mais seguro para pacientes

3. Elevar os padrões e expectativas para melhorias na segurança por meio de ações de fiscalizar organizações, o grupo de compradores e grupos profissionais.

4. Criar sistemas de segurança dentro das organizações de cuidados de saúde por meio da implementação de práticas seguras no nível de entrega de serviços.

Embora a maioria dos profissionais que prestam cuidados em saúde são bem formados técnica e eticamente, executem suas funções utilizando o melhor do seu conhecimento, aplicando suas habilidades, atuando com boas atitudes, para obter o melhor do seu desempenho, o fato de ser humano, por si, estabelece que fazer ou tentar fazer o certo não elimina a chance de falhar ou errar. Errar faz parte da natureza humana e, embora a taxa de sucesso na prática assistencial durante o processo de cuidado do paciente seja superior a 90%, existe a chance real de errar e causar um incidente que pode variar de 0,1% a 10%, destes até 1% pode ser um incidente com dano, isto é, um evento adverso.[9-12]

A constatação que a maioria dos erros são cometidos por pessoas boas, trabalhadoras, tentando fazer a coisa certa, enfraquece o foco tradicional de identificação de quem é a culpa. É muito mais produtivo para identificar situações e ambientes propensos a erros para implementar sistemas que impedem cuidadores de cometer erros, detectar erros antes que eles causem danos ou atenuar os riscos de errar antes que eles cheguem aos pacientes.[1,13]

A forma atual de trabalhar com essas informações e com incidentes que geram dano é de considerar que errar é humano, uma verdade magna e impossível de eliminá-la e, a partir daí, deve-se buscar as causas raízes mais profundas que facilitam ou podem dificultar a ocorrência de falha humana dentro da organização. Encontrar causas sistêmicas, desviando o foco de culpabilidade e punição do ser humano. Vários fatores presentes no complexo ambiente hospitalar contribuem para ocorrência de erros humanos e, após análise de risco, as causas identificadas são classificadas em: causas raízes, proximais ou causas contribuintes. (ver Capítulo 9)

A literatura contém muitas definições de erro. As definições são baseadas no processos cognitivos envolvidos na gênese das falhas no desempenho humano e são úteis para explicar o erro médico e fornecer *insights* sobre medidas que funcionem como que podem ou não serem eficazes.

Um erro é "o uso não intencional de um plano errado para alcançar um objetivo, ou a incapacidade de realizar uma ação planejada como pretendido". Em linguagem mais simples, "um erro é quando alguém está tentando fazer a coisa certa, mas realmente faz a coisa errada". A violação, por outro lado, envolve o desvio deliberado pelo indivíduo de tais práticas exigidas por regulamentos, necessárias ou convenientes para atingir um objetivo apropriado, mantendo a segurança e a operação contínua de um sistema. Assim, violações envolvem escolha, enquanto os erros não. Nota-se que essas definições se concentram no processo e intenção, ao invés de resultado. O Sistema de Modelagem de erro genérico, descrito por Reason, distingue falhas na tomada de decisão (erros) de falhas na implementação de decisões (falhas de ação). Ação, muitas vezes feita inconscientemente, são denominadas de deslizes ou lapsos.[3,14]

Outra classificação define cinco tipos de erros responsáveis pelas causas mais frequentes de Eventos Adversos Preveníveis que ocorrem em hospitais. Esses erros são relacionados na Tabela 10.3.[15]

TABELA 10.3
AS CINCO CATEGORIAS DE ERRO RESPONSÁVEIS PELAS CAUSAS DE EVENTOS ADVERSOS PREVENÍVEIS (EAP)[15]

- **Erro de comissão:** ocorre quando uma ação equivocada prejudica um paciente ou porque ele fez uma ação errada ou realizou de forma inadequada uma ação correta.
- **Erro de omissão:** quando uma ação óbvia era necessária para curar o paciente, no entanto, não foi realizada em plenitude. São difíceis de detectar, pois proveem de falhas no cumprimento de diretrizes, rotinas, padrões, protocolos, em parte porque existem muitas orientações complexas e também porque as consequências podem aparecer depois da alta hospitalar do paciente.
- **Erros de comunicação:** podem ocorrer entre duas ou mais profissionais ou entre profissionais e paciente.
- **Erros contextuais:** ocorre quando um médico não leva em conta as restrições individuais e específicas de um paciente, erros que poderiam interferir no sucesso do tratamento após alta hospitalar.
- **Erros de diagnóstico:** resultam em tratamento tardio, tratamento errado ou nenhum tratamento eficaz.

O Instituto de Medicina Americano (IOM) cita no seu relatório de 1999 a Anestesiologia como uma área que realizou melhorias impressionantes na segurança com impacto nos desfechos dos pacientes: "À medida que mais e mais atenção tem sido focada na compreensão dos fatores que contribuem para erro e sobre a concepção de sistemas mais seguros, os acidentes evitáveis diminuíram".

O envolvimento da Anestesiologia em vários países ocorreu bem mais precocemente do que esse interesse mundial pelo assunto.[16-18] Em 1984, em Boston, foi codificado pela primeira vez o conceito de "segurança do paciente" e criada a Comissão Internacional sobre Mortalidade e Morbidade evitáveis em Anestesia. Em 1985, nos EUA foi fundada a primeira organização focada na segurança do paciente em anestesia, a *Patient Safety Foundation Anesthesia* (APSF), por membros da Sociedade Americana de Anestesiologia (ASA). Ela foi criada para ajudar a evitar desfechos clínicos adversos evitáveis, especialmente aqueles relacionados a erro humano, equipamentos e medicamentos. A declaração de missão APSF é "que nenhum paciente deve ser prejudicado pela anestesia". Desde então, essas organizações americanas atuam em prol da melhoria da segurança do paciente na anestesiologia por meio de publicação de casos clínicos, acidentes com equipamentos, respostas de fabricantes, avanços da tecnologia, manejo de complicações em anestesia, estabelecem diretrizes e são agentes importantes na educação de anestesiologistas do mundo, que sabem da relevância desse assunto para a qualidade de sua prática anestésica (http://www.apsf.org).

Os padrões de monitoramento para cuidados intraoperatórios de anestesia, desenvolvidos em Harvard, foram os primeiros padrões médicos de prática formalmente publicados. Eles estimularam a Sociedade Americana de Anestesiologia a adotar esses padrões como "Normas para a Monitorização Intraoperatória Básica", em 1986. Essa iniciativa incentivou uma cascata de normas, diretrizes e protocolos por grupos de anestesiologistas profissionais e sociedades em todo o mundo.

Em 1989, a Força Tarefa Internacional sobre Segurança em Anestesia foi estabelecida, incluindo líderes em segurança do paciente em anestesia de nove países. Depois de dois anos de trabalho intenso, eles publicaram os primeiros padrões internacionais para uma prática segura da anestesia.[16-18]

Em 1992, A Federação Mundial de Sociedades de Anestesiologistas (WFSA) aprovou formalmente essas normas internacionais e recomendou-lhes todas as suas sociedades membros. Em 2008, padrões internacionais foram atualizados e passaram a incluir a exigência de oximetria de pulso como componente essencial da monitorização do paciente. Para países desenvolvidos, a capnografia também se tornou obrigatória. O peso esmagador de evidência é que essas técnicas combinadas melhoram a segurança.[19,20]

Entre 2007 e 2008, A Organização Mundial de Saúde (OMS) empreendeu uma série de iniciativas globais e regionais para abordar a segurança cirúrgica. O segundo desafio global de segurança do paciente foi a "Cirurgia Segura Salva Vidas", criado para melhorar a segurança da assistência cirúrgica, definindo um conjunto de normas de segurança que poderiam ser aplicadas no mundo. As Diretrizes da OMS sobre Cirurgia Segura publicadas em 2009 buscam a criação de uma cultura de segurança, promover padrões de práticas que reduzem as lesões e salvar vidas. Os problemas citados são: como as complicações de cuidados cirúrgicos tornaram-se uma das principais causas de morte e incapacidade em todo o mundo; a falta de uma base de dados sólidos, como número de partos, cesáreas, número de cirurgias realizadas no mundo; existem práticas de segurança que não estão sendo utilizadas de forma confiável em diversos países, como medidas de prevenção de infecção de sítio cirúrgico. O quarto problema subjacente na melhoria da segurança cirúrgica é a sua complexidade. Relata que os recursos mais críticos das equipes operacionais são o conhecimento e experiência dos seus membros – os cirurgiões, anestesistas, enfermeiros e outros. A equipe que trabalha eficazmente para usar seus conhecimentos e habilidades em nome do paciente cirúrgico pode evitar uma proporção considerável de complicações com risco de vida.

Em 2010, o Conselho Europeu de Anestesiologia (EBA), em cooperação com a Sociedade Europeia de Anestesiologia (ESA), produziu um modelo para a segurança do paciente em anestesiologia. A Declaração de Helsinki sobre a Segurança dos Pacientes em Anestesiologia foi endossada por esses dois órgãos junto com a Organização Mundial de Saúde (OMS) e com a Federação Mundial das Sociedades de Anestesiologia (WFSA – *World Federation of Societies of Anesthesiologists*). Essa Declaração enfatiza o papel fundamental da Anestesiologia na promoção da assistência perioperatória segura.[12,21]

Em 2011, a Sociedade Brasileira de Anestesiologia tornou-se uma das primeiras sociedades não europeias a se tornar signatária da mesma, assinando o acordo de cooperação para aumento da segurança. Federação dos Pacientes Europeus (EPF – *European Patients' Federation*).[22] A Tabela 10.4 apresenta os três componentes da segurança do paciente de acordo com a Declaração de Helsinki.[12]

A maioria dos componentes dessa lista está no escopo das ferramentas e métodos de trabalho do gerenciamento de riscos (GR) assistenciais, conforme descrito no capítulo sobre o assunto (ver Capítulo 9).

O corpo de conhecimentos é em grande parte proveniente de outras organizações em que a segurança é crítica, as organização de alta confiabilidade, denominadas em inglês *High Reliability Organization* (HRO). A HRO é uma organização que conseguiu evitar catástrofes em ambiente onde os acidentes são esperados devido à presença de múltiplos fatores de risco e pela alta complexidade. São HROs o sistema de controle de tráfego aéreo, porta-aviões navais e operações nucleares.

TABELA 10.4
OS TRÊS COMPONENTES DA SEGURANÇA DO PACIENTE DE ACORDO COM A DECLARAÇÃO DE HELSINKI.

1. Conjunto de princípios:
- A tendência para que as coisas deem errado é natural e normal, em vez de ser uma oportunidade de encontrar alguém para culpar;
- A segurança pode ser melhorada por meio da análise de erros e incidentes críticos, em vez de fingir que eles não ocorrem;
- O sistema é formado por humanos, máquinas e equipamentos e elas se interagem para tornar o sistema seguro ou inseguro.

2. Corpo de conhecimentos:
- Compreensão de como os acidentes surgem;
- Como eles podem ser evitados.

3. Coleção de ferramentas:
- Relatórios de incidentes críticos;
- Listas de verificação;
- Projetos do sistema de segurança;
- Protocolos de comunicação;
- Análise sistemática dos riscos.

O erro humano é inevitável. Embora não possamos eliminar o erro humano, podemos medir melhor o problema para projetar sistemas mais seguros, mitigar a sua frequência, visibilidade e suas consequências. Estratégias para reduzir a morte durante os cuidados em saúde devem incluir três etapas: tornar os erros mais visíveis quando eles ocorrem, para que seus efeitos possam ser interceptados; tendo antídotos à mão para resgatar os pacientes e tornar os erros menos frequentes por seguir os princípios que levam as limitações humanas em conta. A Figura 10.1 demonstra um modelo para reduzir dano ao paciente decorrente de erros individuais ou da organização, ou seja, do sistema como um todo, durante o cuidado em saúde.[23]

MORTALIDADE NO PACIENTE CIRÚRGICO

Em 1999, no primeiro relatório do IOM, começou por citar 2 grandes estudos norte-americanos, um conduzido no Colorado e Utah e outro em Nova York, que constatou que os eventos adversos ocorreram em 2,9% e 3,7% das internações, respectivamente. Nos hospitais de Colorado e Utah, 8,8% de eventos adversos levaram à morte, em comparação com 13,6% em hospitais de Nova York. Em ambos os estudos, mais de metade desses eventos adversos resultaram de erros médicos e poderiam ter sido evitados. Quando extrapolados para os mais de 33,6 milhões de internações hospitalares nos Estados Unidos em 1997, os resultados desses estudos implicavam que 44.000 a 98.000 americanos morrem evitável cada ano como resultado de erros médicos. Mesmo quando se utiliza a estimativa mais baixa, a morte causada por erros clínicos/assistenciais, muitas vezes erroneamente traduzidos para o português como erros médicos, tor-

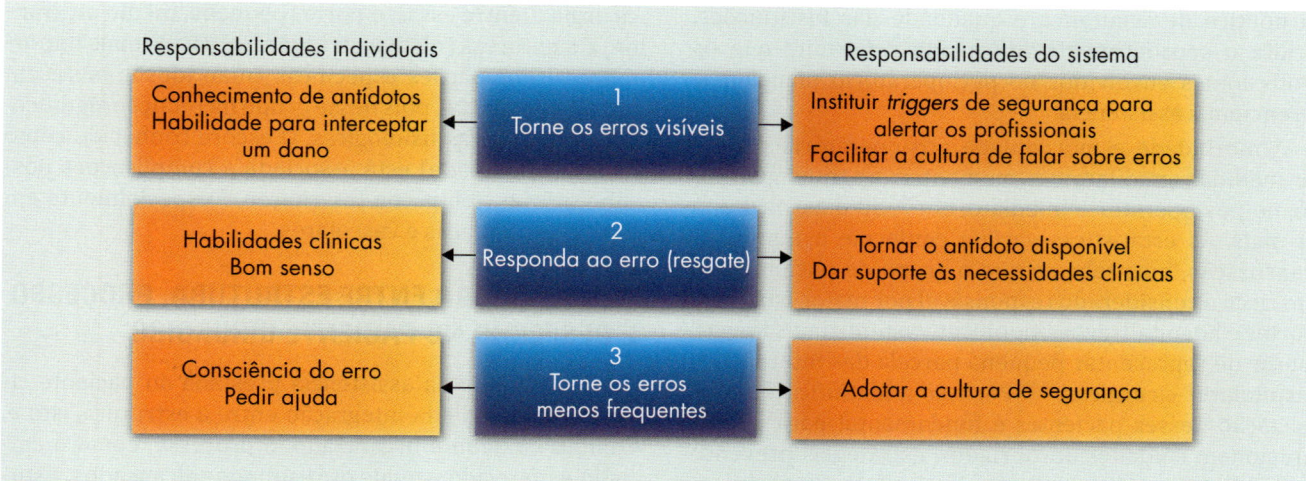

Figura 10.1 — Demonstra um modelo para reduzir dano ao paciente decorrente de erros individuais ou da organização, ou seja, do sistema como um todo, durante o cuidado em saúde.

nava-se a oitava principal causa de morte nos Estados Unidos. Estimou-se ainda os custos de eventos evitáveis adversos, incluindo perda de rendimento familiar, incapacidade e custos de cuidados de saúde, que mostrou cifras entre 17 e 29 bilhões de dólares por ano, sendo que mais de metade desses custos estava relacionada às despesas de saúde.[8] Publicação recente aponta que os erros assistenciais durante a permanência dos pacientes em hospitais representam a terceira causa de morte nos EUA. Classen e col. descreveram uma taxa de 1,13%. Se essa taxa é aplicada a todas as admissões hospitalares dos Estados Unidos registrados entre 2013 a 2015, se traduz em mais de 400.000 mortes por ano, mais de quatro vezes a estimativa divulgada em 1999 pelo Instituto de Medicina Americano (IOM).[6,23,24]

Os estudos relacionados à morbidade anestésica mostram que as complicações anestésicas continuam a ser uma causa importante de morte durante a cirurgia em nível mundial, apesar de normas de segurança e de controle que reduziram o número de mortes e incapacidades desnecessárias em países industrializados. Três décadas atrás, um paciente saudável submetido à anestesia geral tinha um valor estimado de 1 em 5.000 chances de morrer de complicações de anestesia. Com um melhor conhecimento dos padrões básicos de cuidados, a mortalidade por complicações de anestesia é de cerca de 1 morte a cada 200.000 a 300.000 anestésicos administrados, em países desenvolvidos, melhoria de 40 vezes.[6] Infelizmente, a taxa de mortalidade evitável associada à anestesia nos países em desenvolvimento é 100 a 1.000 vezes essa taxa, demonstrando uma grave desigualdade da prática da anestesia segura.[16-18] A morte é um desfecho duro importante e as mortes no perioperatório ocorrem com alguma regularidade. Entretanto, as mortes atribuídas à anestesia são muito mais raras e assim grandes estudos observacionais deveriam ser realizados para o estabelecimento de conclusões estatisticamente significativas.

Estudos recentes indicam que, quando a morte está relacionada à anestesia, ela é definida como morte perioperatória para a qual o erro humano, por parte do anestesista, contribuiu. Após a revisão por pares, a mortalidade relacionada à anestesia foi estimada em cerca de 1 morte por 13.000 anestésicos.[25]

No Brasil, uma estudo recente avalia a incidência de parada cardíaca intraoperatória em centros terciários no Brasil, com o objetivo de pesquisar e avaliar na literatura as publicações que relacionam a incidência de PCI no Brasil e analisar a tendência na incidência de PCI. Quatro artigos atenderam aos critérios de inclusão, que resultaram em 204.072 pacientes submetidos à anestesia regional ou geral em dois hospitais terciários e acadêmicos e 627 casos de PCI. A média de incidência de PCI para o período de 25 anos foi de 30,72:10.000 anestesias. Houve uma diminuição de 39:10.000 anestesias para 13:10.000 anestesias no período analisado, com letalidade relacionada de 48,3% para 30,8%. Houve uma clara redução na incidência de PCI nos últimos 25 anos que pode ser o resultado de vários fatores, incluindo novas leis que regulam medicamentos no Brasil, incorporação de tecnologias, melhor nível de desenvolvimento humano do país e melhor assistência ao paciente.[26]

SEGURANÇA E RISCO GLOBAL DO PERIOPERATÓRIO

O risco global do perioperatório é multifatorial. Depende da interação entre a anestesia, condições clínicas do paciente e aspectos específicos da cirurgia.[27] Entende-se que a estratificação de risco é um princípio fundamental do atendimento ao paciente, insere-se dentro da política de segurança e qualidade das instituições, facilita o consentimento informado e permite que os profissionais envolvidos no perioperatório planejem e gerenciem a assistência.

A morbidade e mortalidade pós-operatória podem ser medidas em diferentes momentos: no transoperatório, no pós-operatório imediato, em 7, 30 dias, ou 1 ano ou mais. As estatísticas variam conforme o tempo de mensuração, mas sabe-se que o grupo de pacientes de alto risco é considerado responsável por maior parte das mortes e hospitalizações significativamente mais longas, apesar de representar pequena parcela das internações hospitalares cirúrgicas.[28,29] Por isso a identificação e sinalização desses pacientes é fundamental para que se direcionem cuidados apropriados, estratégias preventivas de complicações e adequada alocação de recursos. Isso somente é possível quando o risco se torna visível e é utilizado como ferramenta de comunicação entre os profissionais para o planejamento de cuidados multidisciplinares.

Variáveis Indicativas de Maior Risco Cirúrgico

Inúmeros estudos recentes buscam identificar quais são os pacientes com maior risco no perioperatório. O *Royal College of Surgeons of England Working Group* define como paciente de alto risco aquele com mortalidade estimada > 5%, e altíssimo risco quando a mortalidade estimada é > 10%.[2] Existem vários escores e modelos para estratificação do risco no perioperatório[30] (Tabela 10.5), sendo que os mais adequados são aqueles que consideram as características clínicas do paciente e as da cirurgia. Dentre essas, o porte (pequeno, médio ou grande) e a natureza (eletiva ou urgência) são as mais importantes.[31] Populações específicas como idosos merecem um olhar especial, pois nesse grupo há redução significativa das reservas fisiológicas. O escore conhecido como *frailty* (fragilidade) está associado a complicações pós-operatórias, tempo de internação,[32] especialmente em cirurgias cardíacas e vasculares.

A INTEGRAÇÃO ENTRE ESTRUTURA, PROCESSO E DESFECHO NO PACIENTE CIRÚRGICO

A qualidade da assistência prestada ao paciente cirúrgico depende da integração entre a estrutura, isto é, como o cuidado é organizado, o processo, como o cuidado é oferecido e quais os resultados alcançados. Estudos evidenciam que a experiência associada ao volume cirúrgico e a manutenção da linha de cuidado após a alta da sala de recuperação ou da unidade de tratamento intensivo influenciam diretamente os desfechos no pós-operatório.[35-37] Embora o conhecimento do risco seja fundamental, é a manutenção da linha de cuidado durante todo perioperatório que impacta em melhoria nos desfechos. Esse período tem inúmeros momentos de transferências de cuidados, os quais podem ser deletérios quando as informações não são adequadamente transmitidas.[38]

Apesar da redução da morbimortalidade associada à anestesia, a mortalidade cirúrgica em geral ainda é alta, estimada em 5% no primeiro ano após a cirurgia, chegando a 10% em pacientes > 65 anos.[10] Os pacientes com maior mortalidade são aqueles que apresentam

TABELA 10.5
COMPARAÇÃO ENTRE MODELOS DE RISCO.

Modelo	Descrição	Vantagens	Desvantagens
ASA (Sociedade Americana de Anestesiologia)	Escala numérica (1 a 5), baseada na severidade de comorbidades.	Simples, fácil aplicação, bem conhecida.	Subjetiva, baixa sensibilidade e especificidade, não individualizada ou por procedimento específico.
Índice de comorbidade de Charlson[12]	Atribui pontuações baseadas em doenças.	Simples, melhor preditor que o ASA. Estima risco populacional.	Não leva em conta o procedimento. Usado principalmente para pesquisa.
Índice cardíaco revisado[6]	Baseado na presença de cinco comorbidades maiores e a severidade da cirurgia.	Simples, validado e bom preditor de risco cardíaco.	Limitado a um órgão específico. Avaliação da severidade da cirurgia é subjetiva.
POSSUM[11] *Physiological and Operative Severity Score for the Enumeration of Mortality and Morbidity*	São 12 variáveis fisiológicas e 6 cirúrgicas que compõem duas equações matemáticas para predizer morbimortalidade.	Melhor validado e conhecido escore para predição pré-operatória.	Pode sobrestimar ou subestimar morbimortalidade em determinadas populações.
Modelo de Probabilidade de Mortalidade Cirúrgica (S-MPM)[14] (33)	Atribui pontuações a três fatores de risco para predizer mortalidade em 30 dias: ASA, porte do procedimento e natureza (urgência ou não).	Simples, boa acurácia com poucas variáveis.	Não validado em estudo prospectivo ou em diferentes populações. Exige modelo matemático para o cálculo.
Frailty Score[17] (34)	Possui 5 domínios: perda de peso, fraqueza, exaustão, redução da atividade física e da velocidade de caminhada.	Quantifica aspectos do declínio da reserva funcional que implicam no risco perioperatório.	Não leva em conta aspectos relacionados ao tipo da cirurgia.

complicações no pós-operatório. Ressalta-se, portanto, a importância do reconhecimento precoce e do tratamento das complicações para aumentar a sobrevida nesse período.[39,40]

E, por isso, a visão de que a atuação do anestesiologista restringe-se ao transoperatório remonta ao surgimento da especialidade e precisa ser modificada. Inserida nesse pensamento, a Sociedade Americana de Anestesiologia atualmente desenvolve um programa denominado *Perioperative Surgical Home (PSH)*.[41] Essa ideia vai além do conceito de medicina perioperatória e engloba a implementação de linhas de cuidado e assistência multidisciplinar pré, trans e pós-operatória, incluindo manejo pós-alta hospitalar. A individualização de desfechos por procedimentos,[42] assim como a implementação do comanejo[39,40] entre especialidades são caminhos que reforçam a segurança global da experiência cirúrgica individual e de todos os processos envolvidos no perioperatório.

EVENTOS ADVERSOS E COMPLICAÇÕES MAIS COMUNS NO PERIOPERATÓRIO

A Anestesiologia é uma especialidade crítica em relação aos riscos à segurança do paciente. Somente anestesiologistas regularmente colocam pacientes mais perto da morte, ainda que de forma temporária. A velocidade com que os eventos podem dar errado e as consequências de tais ações podem provocar incapacidade grave ou morte.[43]

A Anestesiologia é única na frequência com que os profissionais atuam em suprimir reflexos protetores, interferir com mecanismos homeostáticos normais e de interromper processos fisiológicos.

Não é de surpreender que os anestesiologistas têm olhado para outras organizações consideradas de alta confiabilidade (HRO), onde existem ocorrências similares de pressões de tempo, consequências adversas graves de falhas ou erros, tomada de decisões, mesmo quando as informações são incompletas ou inadequadas, em situações de crise e emergências, circunstâncias dinâmicas que se alteram rapidamente[43].

Existem razões para explicar a dificuldade em medir corretamente a incidência dos eventos adversos (EA) relacionados à anestesia. Primeiramente é difícil determinar se a causa do desfecho ruim é devido à doença subjacente, ao procedimento cirúrgico ou ao manejo anestésico. Em alguns casos, os três fatores atuam em conjunto. Eventos adversos, clinicamente relevantes, são relativamente raros após a anestesia.

Existem avanços e mudança no tipo de eventos comuns mais comuns na prática da anestesia. Há duas décadas, hipoxemia e hipoventilação foram controladas por avanços da tecnologia de monitoração pelo uso da oximetria de pulso e da capnografia. Trocas de gases foram minimizadas pela rígida normatização das redes canalizadas, identificação e diferenciação de cilindros de gases que impedem com medidas fortes a administração de mistura hipóxia.[1]

Muitos estudos tentaram estabelecer a incidência das complicações relacionadas à anestesia, mas, infelizmente, os estudos variaram nos critérios de definição dos EA e são limitados por serem retrospectivos.[44]

Estudo recente demonstrou que os EA não sofreram declínio nos pacientes submetidos à cirurgia entre os anos de 2005 a 2011, enquanto uma leve redução foi observada para o infarto miocárdico e a insuficiência cardíaca. Embora o papel do anestesiologista seja de extrema importância na redução de risco, sabe-se que as comorbidades relacionadas aos pacientes são os preditores mais importantes para os EA e a mortalidade em um ano de pós-operatório.[44]

A taxa de complicação geral perioperatória varia entre 3% a 16% em países desenvolvidos. Praticamente metade desses eventos seriam possíveis de prevenção. Alguns estudos bem conduzidos relatam uma incidência geral de complicações menores relacionadas à anestesia, em torno de 0,45% a 1,4%, e complicações com dano permanente na taxa de 0,2% a 0,6%. Os eventos cardíacos apresentam uma incidência de 1% a 2% na cirurgia não cardíaca. As lesões nervosas periféricas ocorrem na taxa de 29,4 casos a cada 100.000 anestesias. As complicações perioperatórias com dano permanente apresentam incidência de 1 a cada 170-500 pacientes, enquanto as mortes relacionadas à anestesia ocorrem em uma taxa menor que 1 para cada 100.000 pacientes. Isso reflete uma alta taxa de complicações graves em comparação com uma baixa taxa de mortalidade.[45]

Desde 1984, a Sociedade Americana de Anestesiologia (ASA) instituiu de forma pioneira a coleta sistemática e análise dos processos encerrados relacionadas à má prática anestésica, em um projeto chamado de ASA *Closed Claims*. Esse projeto é uma referência para avaliar desfechos em anestesiologia que resultaram de processos litigiosos (ou reivindicações) contra os anestesiologistas.

A análise de dados provenientes dessa ação tem vantagens e limitações distintas e que diferem de outras pesquisas de desfechos. Um dos pontos fortes é a capacidade de estudar uma grande coleção de eventos relativamente raros. Estudando os processos encerrados pelas companhias de seguros, faz-se uma abordagem de baixo custo para esse tipo de investigação, uma vez que esses arquivos contêm dados extensivos sobre as lesões que ocorreram em muitas instituições diferentes e foram reunidos e centralizados em um local. Esses processos podem ser vistos como uma grande coleção de eventos sentinelas revelando causas relativamente raras, mas importantes no potencial de causar danos ao paciente. O banco de dados de projeto contém informações clínicas detalhadas de um grande número de intubação difícil, aspirações pulmonares, complicações de cateter venoso centrais, erros de medicação e outras relativamente complicações incomuns. A captação desse tipo de informação seria difícil e cara para obter por meio de notificações médicas ou por investigações clínicas multi-institucionais. A maior crítica é a limitação imposta devido à ausência dos dados numerador em relação ao número total de eventos adversos e os dados do denominador, falta o número de procedimentos anestésicos realizados que originaram os processos. Como consequência, a incidência e o risco de maus desfechos relacionados à anestesia são desconhecidos. Entretanto, as tendências vistas nos processos encerrados parecem se repetir na prática anestésica. Em 1990, havia 5.230 reivindicações, atualmente conta com 8.954 reivindicações.[46] O padrão de processos mudou consideravelmente ao longo das décadas. Na década de 1980, por exemplo, anestesia cirúrgica representava mais de 80% de todas as reivindicações, quando estas estavam associadas à dor aguda e cuidados de dor crônica, que eram relativamente raras. Esse perfil de reivindicações mudou na década de 1990, com um declínio de 72% de reivindicações de anestesia e os processos de dor crônica (11%) se tornaram tão comum como os da anestesia obstétrica (12%). A gestão da dor crônica continuou a aumentar e representou 18% de todas as reivindicações no período de 2000 a 2007. Desde 2000, as reivindicações envolvendo dor aguda aumentaram, representando 9%, similar ao percentual de processos de anestesia obstétrica (8%). Houve também aumento de processos envolvendo anestesia local com sedação consciente, denominado *Monitored Anesthesia Care* (MAC). O MAC é definido como um procedimento planejado durante o qual o paciente é submetido à anestesia local juntamente com sedação e analgesia, sendo a primeira escolha em 10% a 30% de todos os procedimentos cirúrgicos. Os 3 elementos fundamentais e propósitos de uma sedação consciente durante uma MAC são: a sedação segura, o controle da ansiedade do paciente e o controle da dor. Os pacientes submetidos à sedação consciente devem ser capazes de responder aos pedidos de forma adequada e proteger as vias aéreas. Houve um aumento de 10% para o MAC e de 19% para as reinvindicações de anestesia regionais. No período de 1990 a 2007, as complicações mais comuns foram a morte (26%), a lesão do nervo (22%) e lesão cerebral permanente (9%). A morte foi o resultado mais comum nas reivindicações associadas à MAC, que representa 38% das reivindicações. O dano cerebral permanente representa 8% a 10% das reivindicações, independentemente da técnica anestésica. A lesão permanente do nervo está comumente associada à anestesia regional (15%) e em 5% das vezes à anestesia geral. Cerca de 17% dos processos registrados de 1990 a 2007 estiveram relacionados a eventos respiratórios, 13% a eventos cardiovasculares,

10% a equipamentos, 11% a condições do paciente ou à cirurgia, 8% a medicamentos, 9% a outra causa. Lesão nervosa tanto por mau posicionamento como após bloqueios regionais representou a primeira causa mais comum de processos, representando 20% do total. Em 10% não ocorreu nenhum evento e em 3% o evento não foi conhecido.[45] Na Tabela 10.6 estão listados os Eventos Adversos mais comuns relacionados à anestesia.

TABELA 10.6
EVENTOS ADVERSOS MAIS COMUNS RELACIONADOS À ANESTESIA.[44]

- Lesão de via aérea: rouquidão, disfagia, trauma dentário
- Lesões nervosas periféricas: neuropatia ulnar é a mais frequente
- Memória transoperatória: maior incidência em procedimentos cardíacos e em cesariana sob anestesia geral
- Lesão ocular: abrasão de córnea é a mais frequente
- Reações alérgicas: medicamentos mais implicados são os relaxantes musculares
- Laringoespasmo, broncoespasmo, obstrução da via aérea
- Edema pulmonar por pressão negativa
- Hipotermia

Outra preocupação importante em anestesia são os erros de medicação, os quais representam uma das contribuições mais prevalentes de lesão iatrogênica.

Um erro de medicação pode ser definido como um erro na prescrição, distribuição, ou na administração de um fármaco que resulta no não recebimento do medicamento correto ou a dose adequada pelo paciente. Na anestesia, a prescrição refere-se à decisão de qual medicamento será administrado; a dispensação refere-se à seleção do fármaco juntamente com a sua preparação, pois os medicamentos são muitas vezes transferidos do frasco para a seringa; e a administração é a entrega de uma fármaco a um paciente.

A Anestesiologia envolve a administração de vários medicamentos potentes, muitas vezes dados numa sucessão rápida durante situações de urgência. A especialidade é única, uma vez que é responsável pela direta preparação, dosagem e entrega de medicamentos aos pacientes. Em uma pesquisa com 687 anestesistas canadenses, 85% relataram um erro de fármaco ou quase acidente em prática clínica. Num estudo na Nova Zelândia, 12,5% dos profissionais pesquisados relataram que promoveram danos a pacientes por causa de um erro de administração de medicamento.[47]

Em 2003, dados provenientes do *ASA Closed Claim Project Report* registraram 205 ações por erros de medicamentos, representando 4% de todas os processos encerrados, 31% dos casos foram devido à dose incorreta; 24% eram de substituição e 17% eram casos de inserção. Outros casos foram responsáveis por 24%.

A semelhança dos nomes de medicamentos, de frascos, da cor do rótulo e a documentação frequentemente ilegível foram as causas responsáveis pelas ocorrências de erro. Além disso, a preparação de fármacos e a necessidade de cálculos específicos sob restrições de tempo podem promover ainda mais os erros de medicação.

Estudo publicado em 2016 cita que a estimativa é de um erro de medicação para cada 133 administrações de medicamentos na sala de cirurgia, incluindo doses incorretas (36,5%), substituições (25,0%) e omissões (19,2%). Essa taxa pode chegar a 1:20,7. Além disso, o desperdício, os custos desnecessários e a desorganização do fluxo de trabalho estão contribuindo para as preocupações dos processo de gestão de medicamentos no perioperatório.[48]

Alguns autores afirmam que a melhoria da segurança da administração de anestesia é evidente e pode ser atribuída a melhores medicamentos, equipamentos e ferramentas de monitoramento e outras tecnologias.[1]

A proporção de pacientes que morrem após uma complicação maior dividida pelo número de todos os pacientes que apresentam complicações maiores representa um indicador da qualidade do cuidado perioperatório.[44]

FATORES HUMANOS E A MUDANÇA DE PARADIGMA NA FORMAÇÃO DO ANESTESIOLOGISTA

A análise dos fatores humanos que atuam em sistemas de segurança do paciente é um passo essencial para prevenir ocorrências, devido ao equipamento, realização de procedimentos, de tarefas e decorrentes do ambiente de trabalho. A chave na prática anestésica é captar e assimilar a informação de uma variedade de fontes para construir e manter um modelo mental preciso do que está acontecendo com o paciente, um modelo que irá influenciar as decisões subsequentes feitas pelo anestesista como parte de uma equipe maior. O desempenho eficaz desse papel exige um conjunto de funções mentais que colocam grandes exigências sobre a fisiologia e a psicologia dos anestesistas, funções que são vulneráveis a uma ampla gama de fatores, incluindo as que afetam o desempenho da equipe e os que afetam o próprio anestesiologista. O número de tarefas, a sua complexidade, as exigências físicas e mentais do trabalho, a saúde e o bem-estar do anestesista, o ambiente e o contexto em que a equipe tenta para atender às demandas colocadas sobre ela irão influenciar o resultado no cuidado do paciente.[6,43]

De acordo com as estatísticas da *Joint Commission*, as causas mais comuns de eventos sentinelas são relacionadas aos fatores humanos, liderança e comunicação. Outras causa comuns são relacionadas à gestão de conflitos, queda do nível de vigilância, falhas em seguir protocolos ou diretrizes, atraso de diagnósticos, tratamento de situações críticas ou de emergência aquém do desejado, ou uma combinação desses fatores.

Anestesiologistas, no contexto dos cuidados perioperatórios, exercem o seu papel como médicos por diagnosticar e avaliar o impacto de condições médicas coexistentes e de qualquer terapia medicamentosa concomitante na fisiologia normal do paciente. Avaliam o impacto potencial de fatores de estresse cirúrgico no paciente e se engajam em diálogo com o paciente e cirurgião sobre o melhor caminho para promover o cuidado perioperatório ideal.

Uma cultura de trabalho em equipe e comunicação pode levar a melhores resultados para os pacientes. Incluem-se na equipe operacional da sala de cirurgia: cirurgiões, anestesistas, enfermeiros e outros técnicos envolvidos no cuidado perioperatório de pacientes cirúrgicos. A equipe deve efetivamente se comunicar e trocar informações críticas para a condução segura da cirurgia, pois dificuldades de comunicação exercem efeitos deletérios sobre a segurança do paciente. Um ponto de partida essencial para a comunicação da equipe eficaz é uma discussão interdisciplinar para assegurar o planejamento adequado e preparação para cada caso cirúrgico. A cultura de equipe construtiva cria um ambiente que permita e favoreça tais discussões.

Três elementos contribuem para a cultura de uma equipe: a estrutura da equipe, a percepção de funções da equipe e as atitudes dos membros da equipe para problemas de segurança. A estrutura da equipe é a sua composição, grau de hierarquia entre seus membros e a distribuição e coordenação do trabalho entre os indivíduos e os grupos profissionais.

Pessoas podem trabalhar juntas como uma equipe, mas há pouca interação em alguns ambientes devido às diferenças entre os diversos mundos da cirurgia, enfermagem e anestesia. Essa segregação reflete padrões de prática que funcionam independentemente (e geralmente em paralelo), no mesmo espaço físico, com algumas funções que se sobrepõem, promovem expectativas e valores distintos.

A hierarquia existente na maioria das salas de cirurgia afeta o funcionamento eficaz das equipes. Os fatores que afastam as pessoas estão relacionados à área profissional, à percepção dos papéis, às diferenças de gênero e à antiguidade do profissional, limitando a interação e o questionamento interdisciplinar. Seus membros relutam em se comunicar entre níveis hierárquicos diferentes. Enquanto tarefas lineares simples, como a verificação do equipamento, podem ser também realizadas em uma estrutura hierárquica, tarefas complexas, tais como a tomada de decisão compartilhada, podem ser inibidas e exigem um abordagem mais colaborativa para o trabalho em equipe.

As avaliações das outras organizações altamente confiáveis (HFO) como a aviação revelam que estratégias como o uso de listas de verificação (*checklists*), protocolos operacionais padrão (POPs) e intervenções diretas na comunicação, tais como *briefings* e *debriefings* da equipe, ajudam na conclusão da tarefa e a promover uma cultura de comunicação aberta. Em sistemas complexos, em que muitas pessoas e técnicas avançadas estão envolvidas, são necessários procedimentos adequados para evitar erros. A vulnerabilidade dos pacientes aumenta a sua exposição a eventos adversos graves decorrentes de padrões de comportamento desorganizados.[16,49] The World Health Assembly (WHA) *Briefings* são sessões de troca de informações no pré-operatório, sendo uma forma de transferência de informação adequada entre os membros da equipe. *Debriefing* são sessões de troca de informações no pós-procedimento, que consiste em um intercâmbio de informações no final da cirurgia que dá à equipe a oportunidade de rever o que foi feito, se aconteceram eventos críticos e desenvolver planos de gestão para a recuperação. Evidências recentes indicam que a omissão de *debriefings* pós-operatório aumenta o risco de complicações e a combinação de *briefings* e *debriefings* da equipe aumenta significativamente a percepção de colaboração interpessoal na sala de cirurgia. Mesmo que alguns reclamem da interrupção, parece que os benefícios compensariam a inconveniência.[50-52]

A manutenção de registros precisos é essencial para a prestação de cuidados de alta qualidade e sua importância para a manutenção adequada de comunicações na prática profissional. Boa manutenção de registros é considerado como um sinal de um profissional seguro e organizado. Registros assistenciais existem para o benefício do paciente e para ser uma referência para os futuros prestadores de cuidados de saúde, além disso, garantem que a informação que afeta o cuidado está prontamente disponível. Os registros também permitem ao profissional planejar a continuação do tratamento ou intervenções com base em uma informação completa sobre a história clínica e eventos.

Atualmente, com a expansão progressiva da complexidade da área cirúrgica e o crescimento do número e da multidisciplinaridade de pessoas envolvidas no cuidado da paciente, o foco da prática segura da anestesia tem se expandido para além do exercício competente da administração de uma técnica anestésica ao paciente. O trabalho sinérgico entre anestesiologistas, cirurgiões e enfermeiros promove melhorias significativas na segurança da sala de cirurgia; a educação sobre direito e deveres e o engajamento do paciente no seu cuidado promovem a sua participação ativa em decisões que podem prevenir erros, falhas e danos. Nos pilares de atenção em saúde segura, a comunicação efetiva e nas suas mais diversas formas, a presença de uma liderança atuante e o trabalho colaborativo em equipe com foco no mesmo fim podem garantir um aumento sustentado da segurança do paciente dentro de cada organização de saúde.

A fim de melhorar o trabalho em equipe, todos os membros de uma equipe operacional devem comunicar-se antes, durante e depois de um procedimento. A preparação para um caso complexo deve idealmente começar antes do dia da cirurgia com o intuito de assegurar a preparação da equipe para qualquer evento crítico. O uso consciente de uma lista de verificação (*checklist* da cirurgia segura) antes da indução facilita a comunicação e envolve toda a equipe nos passos críticos que irão prevenir danos e melhorar a segurança.[16]

O anestesiologista como exemplo de profissional que atua em prol da segurança do paciente necessita de uma formação diferenciada na especialidade e de realizar treinamentos direcionados ao seu desempenho como indivíduo no contexto integral do ambiente corporativo hospitalar. Para isso, existe uma mudança curricular sendo implementada em diversos países que complementa a formação técnica com a inclusão de temas que abordam intrinsecamente os fatores humanos relacionados ao exercício da especialidade. Esses fatores humanos referem-se aos fatores ambientais, organizacionais e de trabalho que, somados às características humanas individuais, influenciam diretamente o comportamento no exercício do trabalho de forma que podem afetar a saúde e segurança dos pacientes.[43,53]

Portanto, o conteúdo curricular está mudando, assim como as pesquisas sobre os fatores humanos em anestesiologia que evidenciam os comportamentos necessários que devem estar presentes nos modelos educacionais. A pós-graduação em educação médica tem reconhecido a importância da reflexão sobre suas ações como uma maneira de identificar áreas que precisam de mudança. A natureza mutável do conteúdo do currículo em anestesiologia provocada pelos fatores humanos tem contribuído para o processo reflexivo, fornecendo novos e úteis modelos de educação. Por exemplo, o uso de sistemas com marcadores comportamentais está exercendo uma forte influência sobre o desenvolvimento de ferramentas de avaliação no contexto de trabalho.[43,54]

A Tabela 10.7 apresenta as sete funções (I a VII) relacionadas à educação médica e ilustra algumas competências-chaves estabelecidas pelo *Royal College of Physicians and Surgeons of Canadá no CanMEDS*.[43]

O CanMEDS é um quadro, desenvolvido na década de 1990, que estabelece diretrizes básicas para melhorar a assistência ao paciente por meio das melhorias na formação médica. Seu principal objetivo é definir as competências necessárias para todas as áreas de prática médica e fornecer uma base abrangente para a educação médica e sua prática no Canadá. Desde a sua adoção formal, em 1996, o CanMEDS tornou-se o quadro de competências médica mais amplamente aceito e aplicado no mundo (Tabela 10.7). Ele foi atualizado por duas vezes desde que foi desenvolvido, em 2005 e novamente em 2015. O conteúdo integral pode ser acessado na página http://www.royalcollege.ca/rcsite/canmeds/about-canmeds-e (acessado em julho de 2016).

TABELA 10.7
APRESENTA AS SETE FUNÇÕES (I A VII) RELACIONADAS À EDUCAÇÃO MÉDICA E ILUSTRA ALGUMAS COMPETÊNCIAS-CHAVE ESTABELECIDAS PELO *ROYAL COLLEGE OF PHYSICIANS AND SURGEONS OF CANADA* NO CanMEDS.

I – *Expertise* médica
1. Realizar uma avaliação completa e adequada do paciente.

II – Comunicador
1. Com precisão, obter e sintetizar informações e perspectivas relevantes dos pacientes e familiares, colegas e de outros profissionais;
2. Precisão para transmitir informações e explicações relevantes aos pacientes e seus familiares, colegas e outros profissionais;
3. Desenvolver um entendimento comum das questões, problemas e planos com pacientes e familiares, colegas e outros profissionais para desenvolver um plano de cuidado compartilhado.

III – Colaborador
1. Participar efetivamente e de forma adequada em uma equipe de saúde interprofissional;
2. Trabalhar de forma eficaz com outros profissionais de saúde para prevenir, negociar e resolver conflitos interprofissionais.

IV – Líder
1. Participar de atividades que contribuem para a eficácia das suas organizações e sistemas de cuidados de saúde;
2. Gerenciar sua prática e sua carreira de forma eficaz.

V – Advogado da saúde
1. Responder às necessidades de saúde e questões individuais do paciente, como parte da assistência ao paciente;
2. Responder às necessidades de saúde das comunidades a que servem.

VI – *Scholar* – (estudioso, sábio)
1. Manter e melhorar as atividades profissionais por meio da aprendizagem contínua;
2. Facilitar a aprendizagem de pacientes, famílias, estudantes, residentes, outros profissionais de saúde, o público e outros conforme for apropriado;
3. Contribuir para a criação, divulgação, aplicação e tradução de novos conhecimentos e práticas médicas.

VII – Profissional
1. Demonstrar um compromisso com os seus pacientes, profissão e com a sociedade por meio da prática ética;
2. Demonstrar um compromisso com a saúde e práticas sustentáveis.

No Brasil, as Diretrizes Curriculares Nacionais do Curso de Graduação em Medicina, a serem observadas na organização, desenvolvimento e avaliação do Curso de Medicina, no âmbito dos sistemas de ensino superior do país, foram atualizadas em 2014 e preveem avanços importantes para a formação geral, humanista, crítica, reflexiva e ética do médico. Além disso, abordam a necessidade de articulação entre conhecimentos, habilidades e atitudes para o futuro exercício profissional do médico nas áreas de Atenção à Saúde; Gestão em Saúde e Educação em Saúde.[55]

Em 2006, o Conselho Federal de Medicina publicou a Resolução nº 1802/06, que regulamenta a atividade do médico anestesiologista, representa um marco importante de segurança para os anestesiologistas brasileiros. Ela define as condições mínimas de monitoração e da execução, procedimento anestésico e seu seguimento em unidades específicas de recuperação com acompanhamento médico em tempo integral.

A Sociedade Brasileira de Anestesiologia (SBA) e suas associações estaduais, com destaque para a SAESP (Sociedade Paulista de Anestesiologia), têm investido na promoção de eventos e publicações que oportunizam educação em Gestão Hospitalar, Gestão de Risco aplicada à segurança do paciente, cursos de liderança, trabalho em equipe e gerenciamento de conflitos, dentre outros. A Tabela 10.8 sintetiza as ações realizadas pela SBA que promovem a qualidade e a segurança no período perioperatório. Como ação, destaca-se a Criação de Comissão de Qualidade e Segurança, em 2011.[22]

A SAESP desenvolveu em parceria com o Instituto de Qualidade em Anestesia Americano (AQI – *Anesthesia Quality Institute*) um Sistema de Relato de Incidentes em Anestesia (SRIA) com o objetivo de reforçar as iniciativas de promoção da Segurança do Paciente. A SBA endossa esse aplicativo como o sistema nacional de relato em Anestesia no país que permitirá um "mapa diagnóstico" para fomentar os investimentos educacionais em anestesia e formatar as sugestões de melhores práticas em anestesia. Disponível no site da SBA, em www.sba.com.br/comunicacao/anestesia_revista.asp.

Atualmente, em 2016, a SBA inicia um nova forma de abordagem dos eventos adversos. Na sua publicação bimensal *on-line*, denominada Anestesia em Revista (www.sba.com.br/comunicacao/anestesia_revista.aspef), publicará os casos mais prevalentes entre os submetidos ao sistema de relatos *on-line*, serão descritos, a partir daí, as melhorias e a literatura de apoio que padroniza condutas, guias e protocolos, como forma educativa e eficiente de aprender com erros. www.sba.com.br/comunicacao/anestesia_revista.asp

Nacionalmente, três publicações recentes, voltadas para segurança do paciente no contexto da anestesiologia, se destacam. São dois *e-books* publicados pela SBA que apresentam uma abordagem ampla do assunto: 1- Qualidade e Segurança em Anestesiologia, em 2012.[57] 2- Segurança do Paciente e Prática Médica,[58] acesso pelo link: https://www.sba.com.br/conhecimento/ebooks.asp. A terceira publicação é um livro publicado em 2016 pela Fundação para Segurança do Paciente, com o título Risco e Segurança do Paciente – reflexões para a sociedade avançar nesse tema.[59]

Alguns tópicos relacionados à Segurança do paciente e abordagem de habilidades não técnicas constam no programa dos Centros de Ensino e Treinamento da SBA (CETs/SBA) para a Especialização em Anestesiologia no seu terceiro ano: Qualidade e Segurança em Anestesia e Gerenciamento em Centro Cirúrgico. (ver Capítulo 3 – Ensino em Anestesiologia).

Recentemente, dois artigos relatam o movimento em prol da segurança para os próximos 15 anos, envolven-

TABELA 10.8
AÇÕES REALIZADAS PELA SOCIEDADE BRASILEIRA DE ANESTESIOLOGIA QUE PROMOVEM A QUALIDADE E A SEGURANÇA NO PERÍODO PERIOPERATÓRIO.

1. **Criação de comissão de qualidade e segurança:** estimula ações que resultem na melhoria contínua da qualidade e da segurança nos processos de atendimento ao paciente no período perioperatório.
2. **Publicação de tutoriais semanais eletrônicos:** apoia a formação de anestesiologistas.
3. **Publicação de recomendações:** elabora e divulga recomendações baseadas em evidências científicas sobre itens específicos.
4. **Implantação de sistema de relatos de eventos adversos:** registra complicações anestésicas por meio de um sistema de gerenciamento de anestesias dos médicos residentes (*Logbook*).
5. **Editoração de livros:** publica temas de qualidade, segurança e saúde ocupacional do anestesiologista.
6. **Responsabilidade social:** capacita a população leiga para as medidas iniciais frente à parada cardiorrespiratória.
7. **Disseminação do conhecimento:** presença dos temas sobre qualidade e segurança em anestesia em todas as jornadas oficiais da SBA.
8. **Desenvolvimento da plataforma *Moodle*:** sistema de cursos de educação continuada à distância incluindo qualidade e segurança.
9. **Criação do núcleo SBA vida:** divulga cursos para situações críticas em anestesia.
10. **Disponibilização de videoaulas:** aulas disponíveis para todos os centros de treinamento.
11. **Elaboração de diretrizes médicas:** parceria com outras sociedades de especialidades médicas, um projeto coordenado pela Associação Médica Brasileira (AMB).
12. **Cooperação com outras áreas assistenciais:** parcerias para ações conjuntas relacionadas à prevenção de erros relacionados a medicamentos em anestesia.
13. **Revisão, tradução e criação de normas técnicas:** referentes à segurança do ato anestésico.
14. **Realização de *workshops* sobre segurança:** atividades de simulação das campanhas: "Cirurgia Segura e Lista de Verificação de Segurança".
15. **Tradução, publicação e divulgação dos protocolos da Cirurgia Segura Salva Vidas e da Declaração de Helsinki.**
16. **Apresentação de relatório:** relatório com todas as realizações da SBA sobre segurança para a ESA e para a Federação Mundial das Sociedades de Anestesiologia.
17. **Desenvolvimento do Sistema de Relato de Incidentes em Anestesia (SRIA) – 2016.**

do a ONU, organizações de saúde da Inglaterra, e existe um conjunto de ferramentas que destaca seis áreas, com alto potencial para melhorar a segurança do paciente ao longo dos próximos 15 anos. A Liderança em todos os níveis, inclusive de pacientes, é necessária para reforçar a segurança nos sistemas de saúde e promover uma cultura de segurança. A Educação e formação, em particular o conhecimento traduzido em prática, é essencial para administradores e prestadores de cuidados de saúde. Para também ser incluída nessa caixa de ferramentas, há uma avaliação rigorosa da efetividade das Soluções digitais em saúde, vistas com cautela. O uso quase onipresente de *smartphones* e ferramentas de redes sociais tem um enorme potencial para a medição de dados de segurança e identificação de fontes inesperadas de aumento de risco do paciente. É importante ressaltar que a mudança de comportamento é reconhecida como fundamental para melhorar a segurança.[60,61]

O DESEMPENHO DO ANESTESIOLOGISTA E AVALIAÇÃO DE COMPETÊNCIA

Embora a obtenção de licenciamento para praticar a medicina é geralmente aceita como garantia adequada de competência inicial, os processos em vigor para a avaliação da competência continuam levantando preocupação crescente entre os profissionais médicos, autoridades de licenciamento e outras partes interessadas, incluindo o público em geral. No Brasil, essa abordagem é ainda incipiente, sendo principalmente cobrada em hospitais que são acreditados por alguma organização de acreditação internacional.

O ser humano anestesiologista, seu desempenho pessoal e sua forma de atuar e exercer sua especialidade merecem atenção, fatores ligados à sua formação, sua personalidade, seu comportamento, habilidades técnicas e cognitivas, sua atitude perante situações de crises e emergenciais na anestesia definem uma das barreiras mais importante ao erro.

A competência técnica do anestesista deve ser avaliada e a concessão de privilégios para realizar tarefas ou procedimentos deve estar de acordo com a sua formação e treinamento.

Pesquisas mostram que as falhas humanas causam de 80% a 90% dos erros. Entretanto, o conceito de usar as taxas de erro humano para julgar a competência clínica não é viável. Lagasse e Pollak,[25] em estudo recente de 323.879 atos anestésicos administrados num hospital universitário, usando uma revisão por pares estruturada de eventos adversos, mostraram que 104 desses eventos adversos foram atribuídos a erro humano, resultando em 3,2 por 10.000 anestésicos. Os professores dessa universidade foram convidados a definir a taxa de erro humano por anestesista, que indicaria a necessidade de reforços de conhecimento e uma outra para sugerir incompetência. Eles sugeriram de 10 a 12,5 por 10.000 anestésicos, respectivamente, para atualização de conhecimentos e incompetência. Seriam necessários 21.600 atos anestésicos por anestesista para comprovar essa hipótese. Dessa forma, os professores afirmam que, mesmo considerando níveis inaceitavelmente altos de erro alfa e beta para se obter uma amostra adequada, levaria mais de 20 anos para coletar esses dados.[25]

Esse artigo também lança um olhar crítico sobre a capacidade de existir registros de bancos de dados nacionais para julgar a competência clínica e ainda aborda as áreas que geram mais tabu em relação a julgar a competência clínica para o anestesiologista, como o envelhecimento, os que regressaram ao trabalho após a recuperação de transtornos de abuso de substâncias, além de destacar a necessidade de avaliar a competência de residentes de anestesistas.[25]

Ações de negligência encerradas (*Closed Claims*) não têm validade para ser o único indicador de competência clínica, faltam os dados do denominador, necessários para determinar as taxas de erro do profissional individualmente. Mesmo que os dados estivessem disponíveis, essas reclamações também são suscetíveis de falta do poder estatístico necessário para ser uma medida viável da competência clínica. Mais importante ainda, pode não haver nenhuma relação entre ações de litígio por má prática e erros humanos pelos anestesiologistas.[25]

Em 1992, a *Joint Commission* (JC) propôs e testou 13 indicadores clínicos de anestesia, buscando medir competência do anestesista. Em 1993, os 13 indicadores foram reduzidos para 5 indicadores de desempenho perioperatórios em um esforço para torná-los aplicáveis a uma ampla gama de instituições e para enfatizar que esses resultados adversos não são específicos de erros nos cuidados de anestesia (Tabela 10.9).

A Tabela 10.10 destaca os 5 indicadores de desempenho perioperatório validados pela *Joint Commission* e uma compilação geral de outras medidas propostas para avaliar desempenho pertinente à Anestesiologia e cuidados críticos.

Tetzlaff (2007) descreve as competências gerais para a formação do médico residente e foca no desafio de aplicabilidade para os anestesiologistas, propondo uma avaliação ao usar o portfólio que mostra o desafio de definir as competências e identificar quais são os indicadores que as comprovam[62] (Tabela 10.11).

TABELA 10.9
OS DOZE PRIMEIROS INDICADORES TESTADOS PELA *JOINT COMMISSION* PARA MEDIR COMPETÊNCIA DO ANESTESIOLOGISTA.

1. Complicação do sistema nervoso central durante ou dentro de 2 dias depois do procedimento.
2. *Deficits* neurológicos periféricos durante ou dentro de 2 dias depois do procedimento.
3. Infarto agudo do miocárdio durante ou dentro de 2 dias depois do procedimento. Parada cardíaca durante ou dentro de 1 dia após o procedimento.
4. Parada respiratória não planejada durante ou dentro de 1 dia após o procedimento.
5. Morte de pacientes durante ou dentro de 2 dias depois do procedimento.
6. Admissão involuntária de pacientes para o hospital dentro de 1 dia após o procedimento.
7. Admissão involuntária de pacientes na unidade de terapia intensiva dentro de 1 dia após o procedimento.
8. Edema pulmonar fulminante desenvolvido durante ou dentro de 1 dia após o procedimento.
9. Pneumonia de aspiração ocorrendo durante ou dentro de 2 dias depois do procedimento.
10. Dor de cabeça postural dentro de 4 dias depois do procedimento após a anestesia subaracnóidea ou peridural.
11. Lesão dental durante o procedimento que envolve cuidados de anestesia.
12. Lesão ocular durante o procedimento que envolve cuidados de anestesia.

TABELA 10.10
COMPILAÇÃO DE POSSÍVEIS MEDIDAS QUE PODEM SER USADAS PARA MEDIR DESEMPENHO PERTINENTES À ANESTESIOLOGIA E EM CUIDADOS CRÍTICOS.

Cinco principais – JCI

1. Reduzir a infecção de sítio cirúrgico por meio da administração adequada de antibióticos profiláticos.
2. Prevenção de infecções de corrente sanguínea relacionadas a cateteres por meio da adesão a um protocolo de inserção do cateter.
3. Melhorar a gestão de temperatura perioperatória usando dispositivos de aquecimento ativo.
4. Reduzir a doença ulcerosa de estresse por meio de profilaxia em pacientes ventilados mecanicamente.
5. Prevenção de pneumonia associada à ventilação mecânica por meio de elevação da cabeça e outros.
   ♦ Outras que podem ser avaliadas
6. Avaliação perioperatória de risco cardíaco (história e sintomas atuais).
7. Prevenção do uso excessivo de Eletrocardiograma (ECG) para pacientes submetidos a procedimentos cirúrgicos de baixo risco.
8. Continuação do uso de betabloqueadores no perioperatório.
9. Uso de agulhas ponta de lápis de ponto para redução da cefaleia pós punção subaracnóidea.
10. Gestão da hipotermia no pós-operatório.
11. Educação de pacientes para receber analgesia pós-operatória.
12. Jejum no pré-operatório.
13. Tratamento de tremor no pós-operatório.

TABELA 10.11
COMPETÊNCIAS GERAIS PARA FORMAÇÃO DE MÉDICOS RESIDENTES.
♦ Cuidado ao paciente
♦ Conhecimento médico
♦ Aprendizagem e aperfeiçoamento baseados na prática
♦ Habilidades interpessoais e de comunicação
♦ Profissionalismo
♦ Prática baseada em sistemas

Uma revisão sistemática recente de Haller e col.[63] identificou 108 indicadores clínicos relacionados aos cuidados de anestesia, e quase a metade dessas medidas foram afetadas por algum cuidado na enfermaria cirúrgica ou áreas de cuidado pós-operatório. Usando as definições de Donabedian, 42% desses indicadores foram medidas de processo, 57% eram medidas de resultado e 1% em relação à estrutura. As duas dimensões da qualidade do cuidado anestésico mais frequentemente abordadas foram segurança dos pacientes (83%) e a eficiência (68%), geralmente indicadores de resultados. Todos foram avaliados para checar a validade, mas em 60% das vezes a avaliação de validade baseou-se unicamente na opinião de especialistas. Talvez mais desconcertante, os pesquisadores descobriram que apenas 38% das medidas do processo foram baseadas em estudos controlados grandes ou revisões sistemáticas. A tabela dos 108 indicadores dessa publicação ainda é, nos dias atuais, a principal referência quando se fala de indicadores em anestesia.[63] Não existe avaliação da aplicabilidade da maior parte deles como sendo exequíveis para avaliação de competência em anestesia.

Lagasse e Pollak[25] aprofundam no problema da avaliação de competência do anestesista e discutem a pergunta que frequentemente surge quando abordam esse assunto: Poderia os próprios médicos determinar se são ou não competentes? A resposta é definitivamente não. Os seres humanos não são capazes de avaliar os seus próprios conhecimentos. É difícil, imprudente e perigoso depender de autoavaliação como forma de salvaguardar os pacientes de profissionais não qualificados. O problema é conhecido como o efeito Kruger-Dunning. Dois psicólogos estudaram a competência em muitas áreas e descobriram que, em praticamente todas as áreas: 1. Indivíduos incompetentes superestimam seu próprio nível de habilidade; 2. Indivíduos incompetentes não reconhecem a habilidade genuína em outros; 3. As pessoas incompetentes não reconhecem a sua inadequação.

Dois líderes do movimento internacional em prol da segurança do paciente, Wachter e Pronovost[64] abordaram nesta publicação de 2009 os dilemas do que aconteceu na prática clínica após os 10 anos da publicação[6]. Fazem uma avaliação contundente da falha de hospitais e médicos para policiar seus colegas para a falta de responsabilidade individual sobre medidas básicas como a higienização das mãos. Praticamente todo o foco da moderna literatura de segurança do paciente tem se concentrado em falhas do sistema, que são importantes, mas tem havido pouca atenção às consequências do médico que falha. Em muitos casos, os colegas sabem que um médico com desempenho abaixo da média é um *outlier*, e ainda assim não conseguem intervir. Essa situação acontece em muitos casos, porque há pouco apoio institucional ou departamental para que os médicos sejam realmente responsáveis. Consideram inaceitável a não aderência de médicos ao protocolo básico de lavar as mãos. Afirmam ainda que, na primeira década do movimento, o foco na segurança do paciente era sobre questões de sistemas e soluções de engenharia (p. ex. entrada informatizada de pedidos e listas de verificação). Contudo, a identificação de problemas de segurança de todo o sistema é prejudicada quando os funcionários não conseguem relatar falhas (*near miss*) ou erros. Criar uma cultura de segurança para os trabalhadores do hospital para notificar quando veem sinais de um ambiente inseguro foi confundido com um cultura de não responsabilidade. "Nenhuma culpa" é uma tática para nos ajudar a alcançar os resultados (seguros e cuidados de elevada qualidade) para os quais iremos, muito apropriadamente, ser responsabilizados. Encontrar esse equilíbrio será um desafio. Reconhecemos que as pessoas se diferem em muitos detalhes e que cada organização pode precisar de abordagens personalizadas. Pronovost conclui que sem autorregulamentação vamos enfrentar a regulação pública, isto é, o usar a política de não punição pode ser vista como corporativismo médico, utilizando suas autoproteções para evitar o duro confronto da realidade.[25] Aos médicos são concedidos uma grande quantidade de autonomia e autogovernança como uma profissão confiável, voltada exclusivamente para proteger seus pacientes, conforme o juramento de Hipócrates para "não fazer mal". Essa prática contrasta com uma norma, ou ausência dela, que permite que os médicos completamente se autodeterminam se eles são competentes para cuidar de pacientes.

Anestesiologistas não são obrigados a esperar por uma morte ou deficiência grave antes de limitar um colega de praticar anestesia. Deve haver um ponto em que a perda de competências e a obsolescência do conhecimento obrigam-nos a prevenir um anestesista de continuar a tratar os pacientes. Idealmente, isso deveria acontecer antes que a a segurança do paciente fosse comprometida. Essa meta não começa com uma cultura de culpa e vergonha, mas também não resulta de uma atitude relativista que qualquer médico licenciado é igualmente bom como qualquer outro. No devido tempo, por meio do processo de envelhecimento normal, todos perdem as habilidades necessárias para a prática de segurança, assim como para os pilotos de aeronaves. Para os pilotos comerciais, os organismos reguladores independentes exigem que eles se submetam a avaliações rigorosas em simuladores duas vezes por ano, e eles são proibidos de trabalhar após a idade de 65 anos. Em anestesiologia, temos de exigir uma avaliação independente de competência.

Embora no Brasil não tenhamos uma década de trabalho com ênfase nessas medidas gerais e sistêmicas claras de proteção do paciente, o assunto discutido acima demonstra que deve-se atentar a esse tipo de problema e abordá-lo de frente para que se ganhe tempo, queimando etapas já evidenciadas por aqueles que iniciaram antes.

Alguns exemplos de não cumprimento de metas e protocolos não são mais aceitáveis como a prática de lavar as mãos, seguir os protocolos e rotinas em fazer *sign out*, realizar *time out* antes da cirurgia, marcar o local da cirurgia para evitar cirurgia no lado errado e usar *checklist* quando for realizar inserção de cateter venoso central.[64,65]

Anestesiologia, como profissão, deve abraçar a ciência da medição de desempenho e superar as barreiras para julgar a competência clínica. Se a Anestesiologia vai permanecer na vanguarda do movimento de segurança do paciente para avaliar competência clínica será necessário exigir melhores métricas de qualidade com melhor poder estatístico e ajustamento adequado dos riscos, avaliação entre pares genuína, uso de indicadores válido, exames escritos frequentes e avaliações em ambientes de simulação clínica.

A INSERÇÃO DO ANESTESIOLOGISTA NO CONTEXTO MUNDIAL E NACIONAL SOBRE A RELEVÂNCIA DO ASSUNTO SEGURANÇA DO PACIENTE NOS CUIDADOS EM SAÚDE

Estar atualizado sobre o movimento em prol e da segurança do paciente no mundo e no Brasil é uma obrigação ética e uma diferenciação profissional desejável. Demonstra interesse em aprender continuamente para melhorar a qualidade de sua prática e torná-la mais segura. É sair da comodidade dos seus bons resultados na realização de anestesias e ampliar a visão para perceber que, como profissional isoladamente, sem equipe, sem ambiente e estrutura adequada, pouco se realiza, além de prejudicar a qualidade dos resultados alcançados no paciente. O site da Organização Mundial da Saúde (http://www.who.int/gpsc/en/) dá visibilidade de todas as suas ações mundiais para a segurança do paciente e as campanhas lançadas gradualmente para priorizar os riscos que comprometem os pacientes.

As metas internacionais de segurança do paciente, definidas pela OMS em 2004, são exemplos da ação conjunta da Organização Mundial da Saúde com suas campanhas de segurança, das orientações do *Institute of Healthcare Improvement* (IHI) e das agências acreditadoras ou certificadoras, como a JCI (*Joint Commission International*), que adotam como um dos focos de suas avaliação (Tabela 10.12).

TABELA 10.12
AS METAS INTERNACIONAIS/NACIONAIS DE SEGURANÇA E OS SEUS DESDOBRAMENTOS PARA A PRÁTICA ANESTÉSICA SEGURA.

Meta 1 – identificação do paciente: essencial em todas as etapas do perioperatório.

Tarefas – A identificação precisa do paciente, do sítio cirúrgico ao processo. Nos casos em que a anestesia precede a intervenção cirúrgica, a identificação do local da cirurgia e procedimento deve ser feita tanto pela equipe de anestesia quanto pela equipe cirúrgica.

Pessoal: "Dupla checagem" ou dois profissionais diferentes (normalmente uma enfermeira e médico) deve confirmar de forma independente se o paciente, o local e o procedimento estão corretos.

Ferramentas e tecnologias: Hospitais costumam usar ferramentas técnicas, como pulseiras de plástico ou selos para identificar pacientes, mas estes podem ser acidentalmente removidos ou perdidos. O método comum de identificar o local correto da cirurgia é para marcá-la com um marcador indelével. Se o sítio não está marcado, no momento de pintar o paciente (fazer a antissepsia do local cirúrgico), usando o processo de verificação independente para garantir o site correto é marcado.

Ambiente físico: Às vezes, o ambiente físico obscurece a pulseira (por exemplo, braços dobrados). Nesse cenário, uma segunda pulseira poderia ser colocada sobre uma parte mais visível do corpo.

Organização: Uma cultura organizacional que estabelece verificações independentes irá reduzir erros. O procedimento correto é confirmado na entrada do paciente na sala de cirurgia ou na etapa de "*time out*" do *checklist* da cirurgia segura.

Meta 2 – Comunicação efetiva: abordada nos fatores humanos.

Meta 3 – Medicações de alta vigilância.

Meta 4 – *Checklist* **de segurança cirúrgica:** Lista de verificação na prática cirúrgica e anestésica. Acredita-se que, verificando regularmente questões comuns de segurança e pela prática de uma melhor e mais dinâmica comunicação da equipe, a morbidade e a mortalidade perioperatória podem ser melhorada.

Meta 5 – Prevenção do risco de infecções: Há um risco significativo de infecção do sítio cirúrgico e de infecções associadas ao cateter central. Em média, uma infecção duplica o custo dos cuidados de saúde de um paciente, principalmente por meio do aumento do tempo da internação do paciente. Várias intervenções são também de responsabilidade do anestesista. Como a profilaxia com antibióticos feita com o medicamento correto, no tempo correto, esta tarefa envolve administrar a primeira dose, pelo menos a 60 minutos, antes da incisão para obter os níveis nos tecidos adequados de antibiótico. a correta lavagem de mãos e a manutenção da normotermia no perioperatório. A termorregulação prejudicada pode afetar o metabolismo de medicamentos e prejudicar a função plaquetária. Aquecer o paciente a 36°C, de preferência antes de ser admitido na sala de recuperação pós-anestésica (SRPA). Acidentes com agulhas e lesões de outros objetos pontiagudos são comuns em todo o ambiente hospitalar e são um risco constante na sala de operações para os anestesistas que ficam expostos à infecções transmissíveis pelo sangue.

A anestesia segura para pacientes e profissionais faz da lavagem de mãos uma barreira simples e eficaz na prevenção de eventos adversos. Lavar as mãos antes de qualquer procedimento invasivo e na realização de técnicas de anestesia locorregionais.

Meta 6 – Prevenção do risco de quedas: Todo paciente cirúrgico tem risco de queda. Atenção do anestesiologista deve ser total em todas as etapas de cuidado com o paciente: desde o transporte da sala de preparo, passagem de paciente para mesa cirúrgica, quando da realização de procedimentos invasivos, técnicas de anestesia regional, momentos do posicionamento, durante anestesia geral, transferência novamente para maca no final da cirurgia e o seu transporte até a sala de recuperação pós-anestésica.

Essas metas priorizaram medidas e cuidados que impactam diretamente o resultado do paciente, independente de área ou especialidade que executa o cuidado. Na área cirúrgica, em especial na anestesiologia, é fácil identificar a relevância da aplicação das seis metas no dia a dia da especialidade.

O conceito de usar uma lista de verificação na prática cirúrgica e anestésica foi ponderado pela publicação da Lista de Verificação de Segurança Cirúrgica da OMS em 2008.[16,18]

A magnitude da melhoria demonstrada pelos estudos-piloto foi surpreendente. Esses resultados iniciais foram confirmados por alguns trabalhos que demonstram que *checklists* cirúrgicos, quando devidamente implementados, podem fazer uma diferença substancial para a segurança do paciente. Ressalta-se que nenhum outro progresso foi tão impactante na elevação do nível de cuidado e segurança da prática anestesiológica e da cirurgia segura como a implementação dessa meta[65]. No entanto, a introdução das listas de verificação cirúrgicas não é tão simples como parece, e requer liderança, flexibilidade e trabalho em equipe de uma forma diferente da que é praticada atualmente.[66-69]

No Brasil, a formalização do Programa Nacional de Segurança do Paciente (PNSP), pela Portaria MS nº 529, de 1º de abril de 2013, demonstra comprometimento governamental e desencadeia o ciclo de qualificação do cuidado ao paciente em todos os estabelecimentos de saúde do território nacional. Em sequência, a Agência Nacional de Vigilância Sanitária (ANVISA) publicou a Resolução da Diretoria Colegiada – RDC nº 36, de 25 de julho de 2013[5], que determinou a obrigatoriedade de implantação dos Núcleos de Segurança do Paciente e do Plano de Segurança do Paciente (PSP), em serviços de saúde, sejam eles públicos, privados, filantrópicos, civis ou militares, incluindo aqueles que exercem ações de ensino e pesquisa. A RDC nº 36 abrange: hospitais de pequeno, médio e grande porte, além de clínicas e serviços especializados em diagnóstico e terapêutico e clínicas de diálise.

A responsabilidade de fazer acontecer essas diretrizes, no imenso território brasileiro, está sob a responsabilidade do Comitê de Implementação do Programa Nacional de Segurança do Paciente (CIPNSP), que deve estabelecer as competências para facilitar a implementação pelos serviços de saúde. Na Tabela 10.13 está relacionado às competências que dizem respeito à segurança do paciente em diferentes áreas. A importância dessa legislação assegura aos anestesiologistas a possibilidade de exigir condições de segurança para a prática de anestesia nos seus ambientes de trabalho de qualquer magnitude, conforme define a legislação.

ENGAJAMENTO DO ANESTESIOLOGISTA DENTRO DA ORGANIZAÇÃO DE SAÚDE QUE EXERCE SUA PRÁTICA ANESTÉSICA

É uma necessidade essencial para a prática segura da anestesia que os anestesiologistas sejam atentos, participativos, treinados e comprometidos com as políticas e planos do serviço de saúde ou dos serviços nos quais ele atua. A motivação é individual para aquele que sempre busca fazer o melhor, com qualidade. Sem essa decisão, o engajamento não encontra espaço na apertada agenda do dia a dia. Faz parte da história do exercício da anestesia o cuidado anestésico restrito à sala de cirurgia, quando acordar o paciente bem era um desfecho razoável. Hoje, o anestesista competente deve ser atualizado e atuante no cuidado seguro perioperatório.

Conhecer e cumprir as documentações e registros essenciais à sua prática, as ferramentas tecnológicas locais, suas rotinas e protocolos; os elementos de mensuração de qualidade, definidos pelas agências de acreditação; os formulários, os procedimentos operacionais padrões (POPs) que estruturam o cumprimento das metas internacionais e todos para que possam contribuir para a prática segura da anestesia e para a segurança do paciente. A Tabela 10.14 sugere algumas perguntas para facilitar o engajamento do anestesiologista nas ações de qualidade e segurança.

TABELA 10.13
DESCREVE AS COMPETÊNCIAS RELACIONADAS À SEGURANÇA DO PACIENTE EM DIFERENTES ÁREAS, O COMITÊ DE IMPLEMENTAÇÃO DO PROGRAMA NACIONAL DE SEGURANÇA DO PACIENTE (CIPNSP) DEVE PROPOR E VALIDAR PROTOCOLOS, GUIAS E MANUAIS RELACIONADOS AOS MAIORES RISCOS DETECTADOS.

- Infecções relacionadas à assistência à saúde
- Procedimentos cirúrgicos e de anestesiologia
- Prescrição, transcrição, dispensação e administração de medicamentos, sangue e hemoderivados
- Processos de identificação de pacientes
- Comunicação no ambiente dos serviços de saúde
- Prevenção de quedas
- Úlceras por pressão
- Transferência de pacientes entre pontos de cuidado
- Uso seguro de equipamentos e materiais

TABELA 10.14
VINTE PERGUNTAS SUGERIDAS PARA QUE O ANESTESIOLOGISTA POSSA CONHECER MELHOR A ORGANIZAÇÃO DE SAÚDE ONDE ATUA E SE ENGAJAR NO INCREMENTO DA QUALIDADE E SEGURANÇA NO CUIDADO AO PACIENTE.

1. A Instituição deu início a medidas em prol da segurança do paciente? Existe um planejamento estratégico da organização.
2. O seu hospital faz parte da rede sentinela da ANVISA? Recebe visitas da vigilância sanitária municipal ou estadual?
3. A comissão de controle de infecção hospitalar (CCIH) é atuante? Você conhece as medidas implementadas por ela? Como está a sua lavagem de mãos?
4. Existe uma comissão ou serviço de farmácia responsável pela segurança no uso de medicamentos? Você visualiza melhorias no uso de medicamentos?
5. O banco de sangue tem um processo seguro, da coleta até a administração de hemocomponentes? Existem barreiras para evitar trocas de bolsas e transfusões incompatíveis?
6. Como está a estrutura do ambiente? Existem medidas de cuidado com descartes, lixo? A limpeza está adequada?
7. Existe ouvidoria para receber as reclamações dos pacientes e familiares? Você já esteve envolvido em alguma queixa?
8. Você se sente confiante de notificar alguma coisa que está inadequada? Se sim, sabe pra quem e como receberá retorno?
9. A instituição é acreditada por algum órgão nacional?
10. A instituição é acreditada por algum órgão internacional?
11. A instituição está inserida no Programa Nacional de Segurança do Paciente?
12. Tem implantado o Núcleo de Segurança do Paciente (NSP)? Como é a estrutura? Quem são os líderes?
13. Como a instituição trabalha com as metas internacionais?
14. Quais são as outras medidas prioritárias que estão sendo trabalhadas?
15. Como são feitos os registros em prontuário? Se existe prontuário eletrônico, você sabe usufruir de todas as suas facilidades? Você preenche de forma legível e clara aquilo que faz?
16. Como a instituição trabalha com os incidentes e os eventos adversos? Existe um sistema para receber as notificações de incidentes? Tem uma comissão de segurança do paciente ou de gerenciamento de risco? Na ocorrência de um evento grave, ocorre análise dos eventos e são implementadas melhorias? Você percebe as barreiras para evitar que um evento se repita?
17. Você sabe acessar políticas, planos, documentos, POPs, protocolos assistenciais, institucionais, setoriais na instituição? Quais são as documentações disponíveis on-line? Quando você acha necessário?
18. A comunicação dentro da instituição é transparente, promove divulgação de material educativo nesta área? Você lê e experimenta aplicá-las na sua prática?
19. Você percebe mudanças positivas na cultura de segurança da instituição? O que você consegue perceber de melhoria nos últimos 10 anos? Existe um ambiente de cultura justa em que a cultura da culpa, a punição direta sem análise do que aconteceu, ainda existe?
20. Percebe o avanço em seus processos de trabalho? Como você aplica no seu dia a dia? Sabe a quem se reportar para sugerir melhorias, queixas, sugestões?

Essa autoavaliação simples pode contribuir para que você faça suas escolhas para ser incluído e fazer o seu melhor. Se existe dúvidas sobre a relevância do assunto e não entende ou aceita para que serve toda essa regulamentação e movimentação, procure abordar o assunto com as lideranças institucionais para buscar um consenso equilibrado de como não promover dano ao paciente e nem à organização que avança para melhorar processos, buscando oferecer para todos um ambiente mais seguro.

É importante avaliar a cultura de segurança. O ideal é que ela permita que todas as pessoas se sintam confortáveis e incentivadas a expressar as suas preocupações sem medo de represálias ou críticas, independentemente da sua posição na equipe.[1,70,71] Se o serviço de saúde, na sua avaliação, está atrasado ou com dificuldade de iniciar essa caminhada, assuma a liderança, questione as lideranças e se comprometa com a sua participação ativa.

SEQUÊNCIA DE TAREFAS E PROCEDIMENTOS PARA REALIZAÇÃO DO ATO ANESTÉSICO

Conforme apresentado acima, as metas internacionais devem ser aplicadas durante todo o tempo em que ela ou elas são indicadas, como a lavagem de mão e outras medidas de profilaxia de infecções.

A sequência descrita abaixo pode se alterar de acordo com a situação particular, podendo exigir adaptações, como, por exemplo, se o paciente foi visto em consultório de avaliação pré-anestésica, se o planejamento da anestesia foi feito com antecedência, o que pode facilitar a montagem da sala. Na situação de avaliar o paciente no dia da cirurgia, momentos antes de levar pra sala, a avaliação pré-anestésica poderá exigir modificações na sala previamente preparada, de acordo com as eventuais especificidades que surgem após o diálogo com o paciente.

Preparo da Sala Cirúrgica para o Procedimento Anestésico

O anestesiologista deve realizar com antecedência o preparo do material anestésico na sala de cirurgia antes de admitir o paciente. Realizar checagem geral de todos os materiais, equipamentos e medicamentos que pretende utilizar, verificando sua disponibilidade, funcionamento adequado. A preparação cuidadosa é facilitada por uma abordagem sistemática padronizada do sistema de anestesia (Tabela 10.15).[16]

TABELA 10.15
O SISTEMA DE ANESTESIA INCLUI.

- Aparelhos de anestesia: máquina que fornece gases, vapores, locais, agentes de anestesia ou anestesia venosa para induzir e manter a anestesia; é uma parte vital do sistema, mas não pode funcionar com segurança por conta própria, é necessário um anestesista treinado e dispositivos de monitorização dos pacientes, pois são obrigatórios para a prestação segura de cuidados.
- Equipamento necessário para assegurar a via aérea.
- Dispositivos de monitorização necessários para a manutenção contínua.
- Avaliação do próprio paciente, identificado corretamente, avaliados e orientados no pré-operatório.

TABELA 10.16
PONTOS PRÁTICOS A SEREM SEGUIDOS PARA O USO SEGURO DE MEDICAMENTOS.

1. O uso adequado de rótulos apropriados.
2. Todos os medicamentos retirados de sua embalagem original devem ser identificáveis.
3. Qualquer seringa (ou outro recipiente) que contém um medicamento e deixa as mãos da pessoa deve ser rotulado.
4. O medicamento deve ser colocado em seringas (ou colocado em outros recipientes) e o anestesiologista deve rotular a seringa (ou o outro recipiente), checando a medicação e a seringa ao mesmo tempo.
5. Na verificação das etiquetas de seringas (ou outros recipientes), deve-se incluir o passo de verificar o nome do medicamento escrito na etiqueta com o nome que consta na ampola ou no frasco.
6. Qualquer medicamento ou fluido que não pode ser identificado, deve ser considerado inseguro e descartado.

- **Equipamentos:** A realização do *checklist* do aparelho de anestesia e monitores ou da estação de trabalho de anestesia (*workstation*), que habitualmente executa uma checagem automatizada, não invalida a participação do anestesista nos itens que exigem uma inspeção cuidadosa e a montagem de traqueias, filtros, além de outros acessórios que possam estar indicados, como bombas de infusão, monitores extras, mantas de aquecimento etc.
- **Medicamentos**: O preparo da mesa de medicamentos deve seguir os critérios de segurança adotados pela instituição. No momento da escolha e definição dos anestésicos e adjuvantes, é importante verificar a disponibilidade, identificar os rótulos, na aspiração de medicamentos.

Há um movimento contínuo, de várias sociedades de anestesia, para promover uma administração segura de medicamentos e para padronizar práticas de rotulagem em anestesia. Os rótulos incompletos ou incorretos podem levar a erros de administração e falhas na comunicação durante transferência de cuidados. Para o anestesiologista rotular e identificar são processos curtos e simples que devem estar incorporados na sua rotina diária, mesmo em situações de alta pressão de tempo.[47,72]

Erros de medicação em período perioperatório demonstram o papel crucial dos anestesistas no desenvolvimento de estratégias de administração segura de medicamentos. A padronização de medicamentos em conjunto com a implementação de soluções tecnológicas, como a apresentação de seringas pré-preenchidas, são barreiras para otimizar a segurança do paciente. A Tabela 10.16 relaciona os pontos práticos a serem seguidos para o uso seguro de medicamentos.[14,47]

No momento, o aspecto mais preocupante da prescrição e administração de medicamentos em anestesia é a compreensão dos fatores que influenciam a disposição dos anestesistas para adotar as práticas seguras.

- **Abastecimentos de gases**: O oxigênio é essencial e deve estar prontamente disponível durante a indução, manutenção e recuperação. Muitos pacientes necessitam de oxigênio suplementar no pós-operatório. O oxigênio pode ser fornecido por redes canalizadas de gases ou em cilindros, em situações de baixo consumo. Deve haver suma fonte de *back-up* de oxigênio, tal como o cilindro de reserva do aparelho de anestesia. Antes de iniciar a anestesia, deve ser verificado se os suprimentos são adequados.[16]
- **Materiais diversos**: material de via aérea, laringoscópio, lâminas, tubos endotraqueais, cateteres venosos periféricos, equipos, soluções de reposição (cristaloides), extensores, perfusores, torneiras de três vias (dânulas), coxins para posicionamento etc.

A Tabela 10.17 relaciona os pontos práticos a serem seguidos para a preparação para a anestesia e as Tabelas 10.18 e 10.19 mostram as ações e recomendações altamente relevantes para a prática segura da anestesia.[16]

Avaliação Pré-anestésica

A Tabela 10.20 relaciona os pontos práticos a serem seguidos para a avaliação pré-anestésica.[16]

Termos de Consentimento Informado (TCI) e o preenchimento de outros documentos necessários

Uma série de novos documentos tem sido incorporados à pratica diária, dentre estes, um de extrema relevância: o consentimento informado. Esse documento revela-se como oportunidade ímpar de discutir de forma clara e simples junto ao paciente os riscos de complicações, prováveis resultados, reações adversas e outras questões relativas ao ato anestésico e cirúrgico. A relevância também se relaciona ao estabelecimento de uma relação interativa e participativa, podendo o paciente aceitar ou recusar conscientemente alguma possibilidade de tratamento ou procedimento sem que haja constrangimento por ambos os envolvidos, visto ser esse instrumento uma expressão de vontade.[1]

A tarefa de garantir um consentimento informado do paciente deve ser feita antes de iniciar qualquer procedimento invasivo ou a administração de hemocomponentes. Em algumas instituições, o termo de consentimento para transfusão é um documentado à parte.

Revisão do consentimento cirúrgico antes da cirurgia é uma parte crítica do *briefing* pré-operatório, pois implica reidentificação da identidade do paciente, a confirmação da cirurgia ou procedimento que será realizado, a lateralidade do procedimento planejado.

TABELA 10.17
PONTOS PRÁTICOS PARA A PREPARAÇÃO PARA A ANESTESIA.

- O sistema de anestesia deve ser verificado antes de cada anestésico, antes do início da primeira cirurgia do dia e depois de qualquer reparação ou manutenção de equipamento ou introdução de novos equipamentos.
- Se os itens da lista de verificação da sua instituição estão disponíveis e funcionando corretamente antes de cada ato anestésico, muitos incidentes podem ser prevenidos e vidas serão salvas.
- Deve existir na instituição um programa de manutenção para equipamentos anestésicos e acessórios, que devem ser inspecionados regularmente por pessoal qualificado e deve ser mantido um registro de manutenção.
- Deve haver armazenamento adequado e seguro para proteger medicamentos, em especial os opioides e os materiais e equipamentos de anestesia.
- São necessárias medidas de controle da infecção para garantir que os materiais potencialmente infecciosos ou agentes não sejam transferidos entre os pacientes ou profissionais. Estes devem incluir filtros descartáveis para proteger pacientes e circuitos. Prática estéril deve ser seguida para procedimentos clínicos, como na inserção de cateteres venosos centrais.
- Seringas, bomba de infusão e seus equipos e acessórios devem estar disponíveis.
- Soluções de reposição volêmica devem ser preferencialmente aquecidas.
- Verificar reserva de hemoderivados.
- Onde quer que a anestesia obstétrica seja realizada, deve existir uma área específica para avaliação e reanimação de recém-nascidos, incluindo oxigênio, aparelho de aspiração, tomadas elétricas, uma fonte de calor radiante e equipamentos para manejo das vias aéreas neonatal e reanimação.
- Políticas sobre o fluxo nas salas de cirurgias devem ser organizadas. Estas devem incluir detalhes sobre a composição e organização dos horários de funcionamento.
- Um sistema de registro (em papel ou eletrônico) é essencial para anestesia e cirurgia.

TABELA 10.18
AÇÕES E RECOMENDAÇÕES ALTAMENTE RELEVANTES PARA A PRÁTICA SEGURA DA ANESTESIA.[16]

- O primeiro e mais importante componente do cuidado anestésico é a presença contínua de um profissional vigilante e bem treinado.
- O oxigênio suplementar deve ser fornecido para todos os pacientes submetidos à anestesia geral. A oxigenação dos tecidos e a perfusão devem ser monitorizados continuamente por meio de um oxímetro de pulso.
- A adequação das vias aéreas e da ventilação deve ser monitorada continuamente por observação e ausculta. Sempre que a ventilação mecânica é utilizada, o alarme de desconexão deve estar ativado.
- A circulação deve ser monitorada continuamente por ausculta ou palpação da frequência cardíaca ou por acompanhamento do ritmo cardíaco em um monitor de cardíaco ou um oxímetro de pulso.
- A pressão arterial deve ser determinada pelo menos a cada 5 minutos e mais frequentemente, se indicado pelas circunstâncias clínicas.
- A temperatura corporal deve estar disponível e ser medida frequentemente quando houver indicação clínica (p. ex., anestesia prolongada ou complexa e nas crianças).
- A profundidade da anestesia (grau de inconsciência) deve ser avaliada regularmente por observação clínica.

TABELA 10.19
AÇÕES E RECOMENDAÇÕES ALTAMENTE RELEVANTES PARA A PRÁTICA SEGURA DA ANESTESIA.[16]

- A concentração de oxigênio inspirado deve ser monitorada ao longo de anestesia, com alarme ativado de baixa concentração de oxigênio. Além disso, um dispositivo de segurança para impedir administração de mistura hipóxia, deve ser usado alarme de falha de alimentação de gases.
- Uso da capnometria e capnografia, exibição contínua da fração de dióxido de carbono expirado ($P_{ET}CO_2$) e da forma de onda para confirmar o posicionamento correto de um tubo endotraqueal e também a adequação da ventilação.
- As concentrações de agentes voláteis (analisador de gases anestésicos) devem ser medidas de forma contínua, nos volumes de gás inspiratório e expiratório.
- Um eletrocardiógrafo deve ser utilizado para monitorizar a frequência e ritmos cardíacos.
- Um desfibrilador cardíaco deve estar disponível.
- A temperatura corporal deve ser avaliada de forma contínua por termômetro eletrônico.
- Um monitor de transmissão neuromuscular deve ser utilizado para avaliar o estado de relaxamento muscular e sua reversão quando são utilizados bloqueadores neuromusculares.

TABELA 10.20
PONTOS PRÁTICOS A SEREM SEGUIDOS PARA A AVALIAÇÃO PRÉ-ANESTÉSICA.[16]

- Revisar documentação do prontuário do paciente.
- Registrar peso, altura, IMC.
- Revisar e analisar exames laboratoriais e de imagem.
- Entrevistar o paciente.
- Identificar corretamente o paciente, por exemplo, pelo nome completo, prontuário, uso de pulseira de identificação, de acordo com os identificadores escolhidos pela instituição, confirmar a cirurgia e o local.
- Questionar sobre todas as questões de avaliação clínica, história pregressa, cirurgias anteriores, experiências prévias no pós-operatório, demais quesitos que existem no formulário de avaliação pré-anestésica da instituição.
- Verificar se o tempo de jejum está adequado.
- Risco de sangramento.
- Risco de broncoaspiração.
- Fatores de risco para náuseas e vômitos no pós-operatório.
- Documentar alergias.
- Realizar exame físico – em especial cardiovascular, respiratório, doenças infecciosas, lesões de pele.
- Avaliação da via aérea.
- Classificar o estado físico do paciente (ASA).
- Planejar a anestesia – trans e pós-operatório, incluindo o tipo de analgesia que será utilizado, onde ele vai se recuperar, tempo de alta previsto.
- Explicar para o paciente e esclarecer dúvidas.

O ambiente pode afetar negativamente nesse processo. Às vezes o TCI é realizado imediatamente antes da cirurgia, em uma área pública em que as distrações circundantes podem coagir o paciente de consentir sem compreender totalmente as informações descritas. Infelizmente, o TCI do anestesista muitas vezes acontece pouco antes de ir para a sala de cirurgia. Idealmente, ele poderia ser aplicado no consultório de avaliação pré-anestésica.[1]

Transporte do paciente e sua admissão na sala de cirurgia

A maca deve ser conduzida por duas pessoas, com calma e segurança, garantindo a integridade do paciente em passagem de corredores e portas.

Ao admitir o paciente, o anestesista deve estar atento ao risco de queda na transferência da maca para a cama cirúrgica.

Deve-se acolher o paciente e se preocupar em instalar a monitoração básica, ECG, oximetria de pulso e pressão arterial na invasiva (PANI).

Em seguida, realizar a(s) punção(ões) venosa(s), garantir acessos venosos adequados ao porte cirúrgico e previsão de sangramento.

Realizar outros procedimentos de acordo com a necessidade individual do paciente e da cirurgia, por exemplo, monitoração invasiva de PAM e débito cardíaco.

Aplicação da lista de verificação na cirurgia e anestesia – checklist da cirurgia segura

O responsável pela aplicação do *checklist* da cirurgia deve dar início às perguntas que compõem o primeiro dos 3 estágios de boa prática (ver Tabela 10.21).

Todo *checklist* será descrito neste item, mas com o entendimento de que o segundo estágio será realizado antes da incisão cirúrgica e o terceiro estágio antes do paciente sair da sala de cirurgia.

Os elementos-chave do *checklist* não são uma surpresa para os anestesiologistas e cirurgiões, pois englobam informação que devem ser rotineiramente checada na prática diária. Entretanto, a diferença do seu uso é que a informação passa a ser compartilhada com todos os membros da equipe (*time* cirúrgico). Além disso, o *checklist* fornece uma oportunidade para que a equipe explicite elementos de preocupação do paciente de forma rotineira.

A evidência mais convincente do sucesso da implementação do *checklist* da OMS na melhora da segurança dos pacientes cirúrgicos foi publicada em 2009 no *New England Journal of Medicine*.[65] Esse estudo verificou que a implementação de um *checklist* de 19 itens em 8 hospitais com objetivo de melhorar a comunicação entre o *time* cirúrgico e melhorar a consistência do cuidado operatório reduziu a mortalidade de 1,5% para 0,8% e as complicações graves de 11% para 7%. Outros estudos comprovam que a implementação do *checklist* reduz a morbidade e a mortalidade mesmo em países em desenvolvimento. Apesar da evidência de que o *checklist* reduz a morbimortalidade e das políticas para estimular a sua implementação a sua adoção, apresenta barreiras e desafios listados na Tabela 10.22.[18]

Várias versões e adaptações estão disponíveis por meio de organizações mundiais ou de cada especialidade. As listas específicas, por especialidade ou por procedimento, permitem conferir, além das questões de condições clínicas do paciente, sua identificação, aspectos de preparação e segurança do ambiente de trabalho, condições das tecnologias de saúde, medicamentos, equipamentos de anestesia, ventiladores, monitores, dispositivos de punção venosa, dentre outros; além de itens específicos e relevantes para algumas especificidades como obstetrícia, oftalmologia e pediatria. Atenção especial deve ser dada para que as devidas adaptações sejam barreiras efetivas para adaptar o *checklist* para procedimentos curtos, sedação por não anestesiologista, procedimentos de repetição (eletroconvulsoterapias),

TABELA 10.21
OS TRÊS ESTÁGIOS DE BOA PRÁTICA PARA A SEGURANÇA DO PACIENTE NO TRANSOPERATÓRIO – *CHECKLIST* DA CIRURGIA SEGURA.[18,73]

Identificação ou *Sign in*: (antes da indução anestésica): Momento em que se verifica verbalmente a identidade do paciente, o procedimento e o local da cirurgia e se o consentimento livre e esclarecido para o procedimento foi assinado. O coordenador da execução do *checklist* observa se o lado correto da cirurgia foi sinalizado. Deve rever verbalmente, com a equipe de anestesia, se o paciente possui dificuldade de acesso de via aérea, risco de perda sanguínea ou de reação alérgica, de modo a garantir a segurança durante o procedimento anestésico.

Pausa Cirúrgica ou *Time out*: Conferência imediatamente antes da incisão cirúrgica (antes da incisão na pele – pausa cirúrgica): Momento em que todos os profissionais presentes na sala de cirurgia e que irão participar ativamente do procedimento se apresentam (nome e função); faz-se a conferência, em voz alta, da identidade do paciente, do procedimento e da parte do corpo que será operada. Em seguida, verbalmente, revisa-se os pontos críticos para a cirurgia, confirma o uso profilático de antibióticos; certifica-se da disponibilidade dos exames de imagem.

Conferência final ou *Sign out*: Conferência ao final do procedimento (antes do paciente sair da sala cirúrgica): Realizado em conjunto com toda a equipe, o coordenador analisa o procedimento, contam-se as compressas e os instrumentos, rotulam-se as peças anatômicas ou outras amostras obtidas, checam-se informações sobre quaisquer danos nos equipamentos, assim como outros problemas a serem resolvidos; finalizam traçando os planos de cuidados em relação ao pós-operatório, antes do encaminhamento do paciente à sala de recuperação anestésica ou área de cuidados intensivos.

TABELA 10.22
BARREIRAS À IMPLEMENTAÇÃO DO *CHECKLIST*.

Ansiedade e falta de familiaridade: O contato íntimo entre os componentes do time cirúrgico pode ser desafiador e causar constrangimento até que a equipe acostume-se com a rotina.

Hierarquia da equipe: A hierarquia presente dentro da sala de cirurgia pode dificultar a realização, e estudos mostram que o *checklist* tem maior chance de ser realizado quando o cirurgião e o anestesiologista apoiam sua realização.

Logística e tempo: Membros da equipe podem estar ausentes no momento da realização.

Redundância na coleta de informações: Embora os diversos componentes do time cirúrgico já tenham realizados as mesmas perguntas em outros momentos, parecendo uma atividade repetitiva, esse é o único momento que toda a equipe encontra-se junta.

Relevância do conteúdo do *checklist*: O *checklist* da OMS é genérico e deve ser modificado de acordo com as circunstâncias locais, pois alguns itens podem não ser relevantes a um tipo particular de procedimento e de acordo com as necessidades da instituição.

exames de imagem, dentre outros. A falta dos gestores em não identificar essas situações especiais dentro do contexto da instituição coloca os pacientes clínicos e cirúrgicos em risco, perante a realização de procedimentos invasivos.

A implementação do *checklist* é de baixo custo. Estima-se que seja necessário o tempo médio de três minutos para a aplicação de três fases do processo de verificação e orienta-se um único profissional que participa do processo a ser o responsável por essa aplicação, sendo chamado de coordenador.[73]

A implementação do *checklist* com sucesso é central para a obtenção dos benefícios. E medidas adaptativas devem ser tomadas para superar os grandes desafios culturais da sua implementação. A equipe efetivamente deve se comunicar e trocar informações críticas para a condução segura da cirurgia.[16,18,74]

Realização da anestesia e início da analgesia pós-operatória

A Tabela 10.23 mostra as recomendações para condução de uma anestesia segura.

Transporte para a sala de recuperação pós-anestésica (SRPA)

Os pacientes devem ser transferidos da sala de cirurgia para a SRPA com cuidado extremo e atenção, pois as fragilidades decorrentes da recente recuperação da anestesia ainda estão presentes e podem se alterar abruptamente.[75] O anestesiologista deve se posicionar na cabeceira do paciente para exercer maior controle das vias aéreas, estado de consciência e promover segurança e tranquilidade ao paciente.

Os cuidados necessários para o transporte dependem da condição clínica geral do paciente, estabilidade hemodinâmica e grau de consciência. Em pacientes que necessitarão de cuidados críticos pode haver necessidade do uso de administração de oxigênio suplementar, uso de monitores básicos com o oxímetro de pulso e de ventilação artificial. O anestesista normalmente assume a responsabilidade do cuidado até a admissão na UTI.[35,76]

TABELA 10.23
RECOMENDAÇÕES PARA CONDUÇÃO DE UMA ANESTESIA SEGURA.

- Realização da técnica anestésica planejada, inclusive a técnica de analgesia de neuroeixo, quando indicada.
- Monitoramento adequado usando monitores, de acordo com a complexidade do caso.
- Manter vigilância presencial constante.
- Monitorar o débito urinário e sangramento quando presente.
- Reposição de jejum.
- Reposição volêmica – manutenção transoperatória.
- Aquecimento do paciente, manter temperatura acima de 35,5°C.
- Manter atenção plena a mudanças de condição clínica do paciente e as alterações desencadeadas pelo procedimento cirúrgico.
- Identificar precocemente incidentes e tratá-los. Na ocorrência de eventos adversos graves ou complicações, inicie o manejo de acordo com o protocolos pertinentes e não hesite em pedir ajuda.
- Ao final do procedimento, o anestesista deve estar atento à aplicação da última etapa do *checklist*, que deve impedir a retenção inadvertida de instrumentos e esponjas em feridas cirúrgicas.

Cuidado adicional para posicionamento de suportes adequados e fixação à maca para evitar acidentes. O risco de queda do paciente permanece presente e aumentado.

Antes de transferir o paciente, o anestesista deve assegurar-se que a SRPA esteja preparada para assumir a responsabilidade sobre o paciente.[38]

Período pós-operatório = da admissão à alta da sala de recuperação pós-anestésica (SRPA)

Após a realização de qualquer técnica de anestesia e sedação, o paciente deverá ser admitido numa sala de recuperação pós-anestésica (SRPA).

Manter a linha de cuidado sem descontinuidades da assistência é um dos objetivos da permanência do paciente na SRPA até que obtenha condições de alta satisfatórias.

Segurança do Paciente na Prática da Anestesia

Desde a admissão até o momento da alta, os pacientes devem permanecer monitorados quanto à circulação, à respiração, ao estado de consciência e à intensidade da dor.[56] Um médico, de preferência anestesiologista, deve ser responsável pelos cuidados da sala de recuperação.[77]

A transferência de cuidado do anestesiologista para o médico da SRPA deve obedecer uma rotina padronizada, sugere-se que seja adotado *checklist* de passagem de cuidados (*handover*). As seguintes informações devem ser comunicadas: identificação do paciente com nome, idade, presença de pulseira, ASA, comorbidades e alergias prévias, resumo da história clínica do paciente, cirurgia realizada, descrição da técnica de anestesia, principais fármacos utilizados, inclusive opioide no neuroeixo, analgesia iniciada ou realizada por técnicas no neuroeixo, a presença de cateter peridural, linhas venosas periféricas e central, presença de cateter arterial e outras sondas e ou drenos; monitores utilizados, inclusive monitor da transmissão neuromuscular, balanço hídrico; reversão do bloqueio neuromuscular, profilaxia de náuseas e vômitos, duração do procedimento, relato de intercorrências e complicações, necessidades especiais de cuidados.[75,78] O uso de oxigênio suplementar pode ser reservado aos pacientes de maior risco ou aos que apresentam dessaturação. A suplementação de oxigênio pode mascarar uma hipoventilação e não é garantia que a hipoxemia não irá se desenvolver.[79-81]

Deve haver registros de admissão e evolução, que devem ser feitos no formulário próprio ou no prontuário eletrônico. Planejamento pós-operatório: drenos, sondas, analgesia, monitores especiais, necessidade de assistência ventilatória, controle hemodinâmico ou metabólico. É recomendado que instituições que realizam procedimentos de maior complexidade tenham uma rotina estabelecida para acompanhamento dos pacientes no pós-operatório com analgesia no neuroeixo ou possuir um serviço de dor aguda.

Habitualmente, na primeira hora de permanência na SRPA exige maior atenção da equipe assistencial, devido aos riscos aumentados de instabilidade respiratória e hemodinâmica (Tabela 10.24).

A decisão para a alta ou transferência para outras áreas depende dos critérios de alta da SRPA da instituição, mas os princípios gerais para os diversos escores de alta são a manutenção de cuidados até que haja retorno das condições basais como estabilidade respiratória e hemodinâmica.

SEGURANÇA NA PRÁTICA DA ANESTESIA PEDIÁTRICA – PECULIARIDADES E AVANÇOS

É responsabilidade profissional do anestesiologista pediátrico oferecer cuidados com o melhor de sua capacidade no perioperatório. É fundamental discutir como melhorar o processo de cuidado e os desfechos em recém-nascidos, lactentes e crianças, abordando suas necessidades específicas. Utilizar e adaptar modelos utilizados em pacientes adultos é extremamente válido no desenvolvimento do processo, mas incluir e modificar os pontos específicos pertinentes a essa população melhora a qualidade do atendimento prestado. Revisando a história da organização e da formação das sociedades de anestesia pediátrica, o próprio desenvolvimento e missão destas está fundamentado na busca em otimizar a segurança e qualidade no atendimento da criança. Nas últimas décadas, o avanço na prática de anestesia pediátrica procura eliminar adaptações de equipamentos, materiais de adultos para uso em pediatria. Engloba mudanças importantes em aparelhos de anestesia adequados, agulhas para bloqueio regional, dispositivos para controle da via aérea.[84]

A abordagem do tema segurança em anestesia pediátrica nos remete a uma série de desafios complexos que motivam a criação de estratégias ajustáveis à ampla diversidade dos pacientes, tanto do ponto de vista anatomo-fisiológico como patológico. Somando-se a isso, tem-se um paciente em que a relação médico-paciente, por si só, já é modificada, muitas vezes pela dificuldade de comunicação, dificultando a avaliação dos sintomas. Erros que existem no dia a dia são analisados na busca de estabelecer novas barreiras para a diminuição de sua incidência. O grande problema em pediatria é que pequenos erros acabam repercutindo de forma amplificada nessa população, o que torna a margem de segurança muito mais estreita.[84]

Embora em nosso meio ainda não exista uma determinação sobre a obrigatoriedade de uma subespecialização, tanto no que se refere ao profissional quanto aos requisitos mínimos no estabelecimento que atende o paciente pediátrico, a literatura mundial é clara em apontar que a ausência da especialização ou experiência em anestesia pediátrica é um fator de risco para aumento da incidência de eventos adversos em pediatria. Isso ocorre principalmente em crianças menores de 1 ano, cirurgias de urgência e crianças ASA > 3, como citado por diversos artigos.[85,86]

TABELA 10.24 INTERCORRÊNCIAS FREQUENTES NA SRPA.[75,78,82,83]
♦ Hipotermia
♦ Dor aguda
♦ Hipoxemia
♦ Hipoventilação
♦ Presença de bloqueio neuromuscular residual
♦ Retardo do despertar
♦ Desorientação extrema
♦ Tremores
♦ Agitação
♦ Perda de visão no pós-operatório
♦ Náuseas
♦ Vômitos

Dois anestesiologistas qualificados são exigidos para a indução e o despertar da anestesia pediátrica em alguns países da Europa. Na França, crianças menores de 3 anos devem ser anestesiadas por especialistas em anestesia pediátrica.[87]

As complicações na anestesia pediátrica estão diretamente relacionadas à inexperiência do anestesiologista. Por exemplo, um anestesista não experiente em crianças pode optar pelo uso de soluções hipotônicas, como o soro glicosado a 5%, muitas vezes somente detectado nos casos mais graves devido à ocorrência de convulsão, lesão cerebral ou morte.

A manutenção do equilíbrio da temperatura, volemia e glicemia e o planejamento de uma analgesia adequada são fundamentais para a redução da morbidade.[87]

No Brasil, os poucos centros de ensino disponíveis para a especialização em pediatria possuem poucas vagas proporcionalmente à demanda da população. Infelizmente, por questões políticas e de mercado, alguns centros anteriormente voltados a esse ensino foram extintos e hoje o número de vagas nessa especialização é pequeno.

A segurança de crianças submetidas à anestesia geral melhorou significativamente desde a década de 1970, observada pela diminuição da mortalidade, apesar dos procedimentos cirúrgicos tornarem-se mais complexos e em crianças mais doentes. Mesmo assim, as crianças submetidas à anestesia tem um risco de mortalidade perioperatória maior comparado aos adultos. Dentro da população pediátrica, a mortalidade perioperatária é maior em recém-nascidos e lactentes comparado a crianças maiores. A mortalidade perioperatória na faixa pediátrica em países desenvolvidos foi 0,4 a 6,8 :10.000, e no Brasil 9,8 :10.000.[85,88] Em 2015, outra revisão sistemática mostrou uma incidência aumentada de morbimortalidade perioperatória no primeiro ano de idade, quando comparada à incidência em crianças mais velhas. Cirurgias em neonatos mostraram um risco ainda maior, podendo chegar a 165:10.000 anestesias.[89]

Há muitos anos existe a preocupação com o registro de paradas cardíacas perioperatórias e suas causas. Nos Estados Unidos, em 1994, foi criado um sistema de notificação voluntária pela Universidade de Washington, para estimar a incidência de parada cardíaca e eventos adversos, denominado de *Pediatric Perioperative Cardiac Arrest (POCA)*. O projeto durou de 1994 a 2004 e teve a participação de uma média de 70 instituições americanas e canadenses por ano. A segunda fase desse estudo, de 1998 a 2004, mostrou um declínio significativo de 37% para 12% de parada cardíaca causada por medicamentos. Esse resultado foi associado à diminuição do uso do halotano que, gradualmente, estava sendo substituído pelo sevofluorano.[85]

Diversos hospitais têm participado no desenvolvimento de indicadores padronizados de desfechos e de eventos adversos mais frequentes e temidos.

Nos últimos anos, do ponto de vista tecnológico, foi alcançado um grau de excelência notável e será por meio da melhoria do desempenho profissional e de gestão dos recursos disponíveis que melhoraremos a confiabilidade e segurança na anestesia pediátrica.[84]

A Sociedade Americana de Anestesia Pediátrica (PSA) e o seu Comitê de Qualidade e Segurança iniciaram um projeto com implementação de medidas, tais como a padronização de condutas, lista de verificação de eventos críticos e uma planilha de transferência de cuidado intraoperatório e pós-operatório, ambos disponíveis no site do SPA. (http://www.pedsanesthesia.org/).

Em 2008, foi criado um grupo multi-institucional para análise de eventos adversos denominado de Despertar Seguro (*Wake up Safe*), com o objetivo de reduzir em 10% os eventos adversos graves até o ano de 2017. Todo evento adverso grave notificado é submetido à análise da causa raiz, realizado por três anestesistas sem envolvimento com o caso e, ao final, são propostas ações de melhoria na área da educação e da utilização de processos de alta confiabilidade, tais como a padronização de listas de verificação, normalização, tecnologia da informação e automação.

A Tabela 10.25 mostra algumas sugestões práticas propostas pela PSA após a revisão de casos notificados de procedimentos cirúrgicos realizados no lado errado.

TABELA 10.25
SUGESTÕES PRÁTICAS PROPOSTAS PELA SOCIEDADE DE PEDIATRIA AMERICANA (PSA) APÓS A REVISÃO DE CASOS NOTIFICADOS DE PROCEDIMENTOS CIRÚRGICOS REALIZADOS NO LADO ERRADO.

1. Procedimentos no lado errado podem e ocorrem em hospitais pediátricos.
2. É necessário formalizar o *time out* antes da realização da anestesia regional.
3. Ter um protocolo universal para procedimentos não é suficiente, o protocolo deve ser seguido.
4. Uma equipe de trabalho composta de enfermeiros, anestesiologista e cirurgião é importante na prevenção de procedimentos no lado errado.

O aprendizado tem sido contínuo e constantemente tem-se divulgado por meio do próprio site da sociedade sugestões para melhoria (http://www.pedsanesthesia.org/).

Os dados obtidos traçam um panorama dos eventos adversos que ocorrem em anestesia pediátrica. Desde a coleta de dados, iniciados em julho de 2010, uma média de 1,4 evento adverso grave por 1.000 anestesias tem sido relatados.

Eventos respiratórios foram os eventos adversos graves mais comuns e muitas vezes surgiram da obstrução das vias aéreas completa, tratados com sucesso antes de progredir para parada cardíaca. Os próximos eventos mais comuns em ordem decrescente foram a parada cardíaca, necessidades de cuidados adicionais e crescentes e eventos cardiovasculares. Eventos que exigem cuidados adicionais foram decorrentes de erros de medicação (65%), mau funcionamento de equipamentos (24%), reações transfusionais (9%), hipertermia maligna (1%), e fogo na sala de cirurgia (1%)[90,91] the Quality and Safety Committee of the Society for Pediatric Anesthesia initiated a quality improvement project for the specialty of pediatric anesthesiology that ultimately resulted in the development of Wake Up Safe (WUS). A Tabela 10.26 relaciona os eventos adversos graves que levaram ao *Wake up Safe* publicar alertas contendo orientações para os anestesistas pediátricos.

TABELA 10.26
EVENTOS ADVERSOS GRAVES QUE LEVARAM AO *WAKE UP SAFE* PUBLICAR ALERTAS CONTENDO ORIENTAÇÕES PARA OS ANESTESIOLOGISTA PEDIÁTRICOS.

1. Parada cardíaca hipercalêmica, publicado após 4 casos de alterações cardiovasculares significativas após transfusão sanguínea em grande volume no intraoperatório.
2. Prevenção de erros de lateralidade em procedimentos invasivos, publicado após 5 casos notificados.
3. Redução do risco de erros de medicamento intravenoso, publicado depois de 23 eventos adversos, incluindo a administração do medicamento errada, dose errada, via errada, omissão de medicamento ou que resultou em uma reação adversa.

Em 2015, o Comitê de Qualidade e Segurança publicou cartões de eventos críticos com mais de 15 situações de crise. Cada cartão incluiu os principais achados e condutas imediatas a serem consideradas. O site disponibiliza a versão em português em http://www.pedsanesthesia.org/wp-content/uploads/2016/03/ChecklistsPortuguese.pdf.

Um aplicativo gratuito foi desenvolvido para dispositivos móveis. São ferramentas simples, mas que servem de suporte numa situação de estresse em que facilmente podemos trocar ou omitir alguma conduta. Web site *Wake up Sfe* (http://wakeupsafe.org/findings.iphtml).

Atualmente, o foco da segurança do paciente pediátrico está na execução de estudos sobre medicamentos anestésicos e suas implicações no desenvolvimento infantil. O chamado SmartTots é uma Parceria Público-Privada (PPP) entre o *Food and Drug Administration (FDA)* americano, a *International Anesthesia Research Society (IARS)* e outras sociedades que estão trabalhando para tornar a anestesia mais segura para lactentes e crianças. (www.smarttots.org).

Essa preocupação surgiu a partir de estudos em animais e estudos pré-clínicos que sugeriram que a exposição a alguns anestésicos poderiam ser deletérios. O tipo de medicamento, a dose e o número de exposições a esses agentes estão sendo avaliados para determinar se existe algum prejuízo a essa exposição. Vários estudos estão em andamento abordando questões anestésicas e o neurodesenvolvimento, a memória, aquisição de linguagem, bem como os riscos de exposições múltiplas. Até o momento não existe informação suficiente que justifique a mudança na prática da anestesia pediátrica. O FDA tem liderado alguns estudos para identificar quais e como os anestésicos podem afetar o desenvolvimento humano, somente assim poderão adotar estratégias para diminuir e manejar esses riscos. Após o acompanhamento de dois anos de crianças submetidas à anestesia, dados preliminares que comparam anestesia geral com sevofluorano (< 1 hora) com a anestesia espinhal não mostraram evidências de aumento de eventos adversos em relação aos desfechos no neurodesenvolvimento.[92]

Em 2014, a Sociedade Europeia de Anestesiologia criou um grupo denominado *Safe Anesthesia for Every Tot* (www.safetots.org), isto é, anestesia para crianças pequenas, menores de 4 anos, para abordar o tema de neurotoxicidade e a incidência de eventos adversos graves durante a anestesia. O grupo foi criado com o objetivo de definir "quem", "quando", "onde" e "como" conduzir uma anestesia em pediatria de forma mais segura. A lesão cerebral grave e morte cerebral podem representar apenas uma parte da morbidade neurológica decorrente de um evento adverso.

Foi proposta a introdução de dez critérios de qualidade para a realização dos cuidados anestésicos em pediatria, denominados os 10 N da anestesia. Esses padrões devem ser alcançados nas anestesia para evitar que eles possam contribuir ou potencializar o aparecimento de *deficits* cognitivos.[87] A Tabela 10.27 relaciona os 10 N da qualidade na condução da anestesia pediátrica.

TABELA 10.27
OS 10 N DA QUALIDADE NA CONDUÇÃO DA ANESTESIA PEDIÁTRICA.

1. Não medo
2. Normovolemia
3. Normotensão
4. Normocardia – débito cardíaco normal
5. Normoxemia
6. Normocarbia
7. Normal eletrólitos
8. Normoglicemia
9. Normotermia
10. Não dor

No Brasil, a importância e a adoção do *checklist* da cirurgia segura na anestesia pediátrica seguiu o mesmo caminho que o descrito para pacientes em geral. Em 2011, foi publicado na Revista Brasileira Cirurgia Cardiovascular um artigo que apresentava uma adaptação do *checklist* para cirurgia cardíaca pediátrica.[93] Esse *checklist* resultou de uma parceria entre o *Children's Hospital Boston*, da Universidade de Harvard, Boston, Massachutest, EUA, e o Serviço de Cirurgia Cardiovascular

Pediátrica do Hospital de Base da Faculdade de Medicina de São José do Rio Preto, São Paulo, Brasil. Esse *checklist* pretende melhorar a qualidade no atendimento às crianças com cardiopatia congênita e adquiridas, e é um grande exemplo no nosso meio. Ações como essas devem ser incentivadas, pois podem melhorar a comunicação na dinâmica do trabalho de equipe e os resultados em pacientes pediátricos. Globalmente, ele se assemelha ao padrão, mas em cada etapa são incluídos itens que nesse grupo podem implicar em diferenças importantes. Antes da indução, foi incluída a verificação do plano de aquecimento do paciente. Antes da incisão da pele, o perfusionista é solicitado a confirmar alguns itens específicos. O anestesiologista deve confirmar o posicionamento das pás de desfibrilação, deixando-as ligadas, conferir as bombas de infusão, além dos demais itens padrões. A passagem do caso para a UTI também é incluída nesse *checklist*.[93]

No estágio atual, é importante conhecer as novas propostas internacionais e locais para aumentar a segurança do paciente pediátrico. Assim poderemos avançar na educação e treinamento específicos, como também contribuir para ações institucionais, criando barreiras para garantir maior segurança, pois, do neonato até as crianças maiores, todas exigem atenção multiplicada para atendimento de suas necessidades e de seus familiares. O hospital como instituição tem a missão de gerenciar seus recursos humanos e tecnológicos, buscando a excelência no cuidado com o paciente. Cabe ao hospital desenvolver a cultura da colaboração, pois essa é fundamental para a segurança. A criança pode ser vista como o símbolo dessa nova cultura. Toda criança precisa de colaboração para crescer saudável. Cabe ao médico se ajustar a esse contexto multidisciplinar, em que a antiga autonomia é substituída pelo trabalho em equipe.

CONCLUSÃO

A segurança da prática da anestesia aumentou significativamente, o sistema como um todo tem facilitado esse processo à medida que institui barreiras que dificultam o erro humano. Estruturar os sistemas de saúde e os ambientes para minimizar a incidência e o impacto dos erros humanos é essencial e alcançável. Melhorias na segurança do paciente só podem ser instituídas quando a cultura da comunicação de eventos evolui da culpa à compreensão e para o aprendizado com os erros.[61]

As tecnologias em saúde seguem avançando, o que contribui enormemente para a prática da anestesia, que se caracteriza pela dependência de equipamentos singulares e sofisticados adequados para a especialidade. Monitores que abrangem variáveis fisiológicas essenciais para o manejo do paciente. Medicamentos diversificados e mais seguros, com farmocinética adequada para contribuir com bons resultados.

Uma vasta quantidade de trabalho ainda tem que ser feita. Diversas áreas que demonstram a ampliação dos domínios dos anestesiologistas para além da sala de cirurgia exigem seu envolvimento efetivo para trabalhar com sistemas complexos de cuidado.[94]

Exige-se mais do anestesiologista como indivíduo. Ele deve atuar de maneira comprometida com os padrões de segurança das organizações e de suas instituições acreditadoras. Ele deve se dispor a realizar treinamentos e formações complementares, tais como gestão de processos, gestão em saúde, liderança, comunicação assertiva, resolução de conflitos, trabalho em equipe eficaz em ambientes dinâmicos e lidar com as demandas sociais dos locais de trabalho. Reformular o currículo de anestesiologia para a sua formação integral é uma demanda urgente que exige planejamento, investimentos em recursos e estrutura, monitoramento de resultados e avaliação permanente para que as melhorias se deem continuamente a fim de resultar em anestesiologistas competentes e preparados para o futuro.

Além disso, o movimento mundial em segurança em saúde aponta para uma direção prioritária, o cuidado centrado no paciente, realizado em colaboração com os pacientes e suas famílias, levando em conta as circunstâncias, suas necessidades e preferências.[61]

Dessa forma, a anestesiologia seguirá o seu caminho de excelência, como especialidade modelo no avanço no cuidado seguro aos pacientes, e o anestesiologista continuará a fazer sua prática clínica eficiente, atualizada, compatível com os recursos disponíveis, humanista e ética.

REFERÊNCIAS

1. Winters BD, Pronovost PJ, Gurses AP, et al. Operating room safety Operating room safety. 2014;1-23.
2. Cooper JB, Newbower RS, Long CD, et al. Preventable anesthesia mishaps: a study of human factors. Anesthesiology. 1978 Dec;49(6):399-406.
3. Reason J. Safety in the operating theatre - Part 2: Human error and organisation failure. Curr Anaesth Crit Care. 2005;14:56-61.
4. Ball D, Frerk C. A new view of safety: Safety 2. Br J Anaesth. 2015;115(5):645-7.
5. ANVISA /MS Agência Nacional da Vigilância Sanitária. Resolução no 36 de 25 de julho de 2013.
6. Kohn LT, Corrigan JM, Donaldson MS. To err is human: building a safer health system. Washington: Annales francaises d'anesthesie et de reanimation, 2000. p.453-4.
7. Kohn LT, Corrigan JM, Molla S. To Err Is Human. Medicine (Baltimore). 1999;126(November):312.
8. Hogan AM, Sanders RD. To err is human…: can the methods of cognitive neuroscience contribute to our understanding of errors in anaesthesia? Br J Anaesth. 2014;112(6):960-4.
9. Story DA. Postoperative mortality and complications. Best Pract Res Clin Anaesthesiol. 2011;25(3):319-27.

10. Monk TG, Saini V, Weldon BC, et al. Anesthetic management and one-year mortality after noncardiac surgery. Anesth Analg. 2005 Jan;100(1):4-10.
11. Haller G, Laroche T, Clergue F. Morbidity in anaesthesia: Today and tomorrow. Best Pract Res Clin Anaesthesiol. 2011;25(2):123-32.
12. Mellin-Olsen J, Staender S, Whitaker DK, et al. The Helsinki Declaration on Patient Safety in Anaesthesiology. Eur J Anaesthesiol. 2010;27(7):592-7.
13. Shekelle PG, Wachter RM, Pronovost PJ, et al. Making Health Care Safer II: An Updated Critical Analysis of the Evidence For Patient Safety Practices. Evid Rep Technol Assess. 2013;(211):1-945.
14. Merry AF, Shipp DH, Lowinger JS. The contribution of labelling to safe medication administration in anaesthetic practice. Best Pract Res Clin Anaesthesiol. 2011;25(2):145-59.
15. James JT. A New, Evidence-based Estimate of Patient Harms Associated with Hospital Care. J Patient Saf. 2013;9(3):122-8.
16. World Health Organization. WHO Guidelines for Safe Surgery 2009 [Internet]. WHO Guidelines for Safe Surgery. Geneva, 2009. [Internet] [Acesso em 29 oct 2016]. Disponível em: http://whqlibdoc.who.int/publications/2009/9789241598552_eng.pdf
17. Organização Pan-Americana da Saúde, Ministério da Saúde, Agência Nacional de Vigilância Sanitária. Segundo desafio global para a segurança do paciente: Cirurgias seguras salvam vidas. Oms. 2009. p.211. [Internet] [Acesso em 29 oct 2016]. Disponível em: http://bvsms.saude.gov.br/bvs/publicacoes/seguranca_paciente_cirurgia_salva_manual.pdf
18. Mahajan RP. The WHO surgical checklist. Best Pract Res Clin Anaesthesiol. 2011;25(2):161-8.
19. WHO Guidelines on Hand Hygiene in Health Care First Global Patient Safety Challenge Clean Care is Safer Care. World Health. 2009;30(1):270.
20. World Alliance for Patient Safety. Safe Surgery Saves Lives. PACEsetterS. 2008;5(3):21. [Internet] [Acesso em 30 oct 2016]. Disponível em: http://www.who.int/patientsafety/safesurgery/knowledge_base/SSSL_Brochure_final-Jun08.pdf
21. Schleppers A, Prien T, Van Aken H. Helsinki Declaration on patient safety in anaesthesiology: Putting words into practice - Experience in Germany. Best Pract Res Clin Anaesthesiol. 2011;25(2):291-304.
22. Declaração de Helsinki. FAMERP: Faculdade de Medicina de São José do Rio Preto. [Internet] [Acesso em 30 oct 2016]. Disponível em: http://www.famerp.br/novoportal/index.php/declaracoes-e-resolucoes/declaracao-de-helsinki#.WBaPmvkrK00
23. Makary MA, Daniel M. Medical error — the third leading cause of death in the US. BMJ. 2016;353(2139):1-5.
24. Institute of Medicine & Committee on Quality of Health Care in America. Crossing the Quality Chasm: A New Health System for the 21st Century. Vol. 323. Washington: National Academies Press, 2001. p.1192.
25. Lagasse RS, Pollak E. Measuring the clinical competence of anesthesiologists. Adv Anesth. 2010;28(1):35-57.
26. Vane MF, do Prado Nuzzi RX, Aranha GF, et al. Parada cardíaca perioperatória: uma análise evolutiva da incidência de parada cardíaca intraoperatória em centros terciários no Brasil. Rev Bras Anestesiol. 2016;66(2):176-82.
27. Neuman MD, Fleisher LA. Risk of Anesthesia. In: Miller's Anesthesia. 8.ed. Philadelphia: Elsevier Health Sciences, 2015. p.1056-84.
28. Shah N, Hamilton M. Clinical review: Can we predict which patients are at risk of complications following surgery? Crit Care. 2013;17(3):226.
29. Moonesinghe SR, Mythen MG, Grocott MPW. High-risk surgery: epidemiology and outcomes. Anesth Analg. 2011 Apr;112(4):891-901.
30. Moonesinghe SR, Mythen MG, Das P, et al. Risk stratification tools for predicting morbidity and mortality in adult patients undergoing major surgery: qualitative systematic review. Anesthesiology. 2013 Oct;119(4):959-81.
31. Lee TH, Marcantonio ER, Mangione CM, et al. Derivation and Prospective Validation of a Simple Index for Prediction of Cardiac Risk of Major Noncardiac Surgery. Circulation. 1999 Sep;100(10):1043-9.
32. Makary MA, Segev DL, Pronovost PJ, et al. Frailty as a predictor of surgical outcomes in older patients. J Am Coll Surg. 2010 Jun;210(6):901-8.
33. Glance LG, Lustik SJ, Hannan EL, et al. The Surgical Mortality Probability Model: derivation and validation of a simple risk prediction rule for noncardiac surgery. Ann Surg. 2012 Apr;255(4):696-702.
34. Makary MA, Segev DL, Pronovost PJ, et al. Frailty as a predictor of surgical outcomes in older patients. J Am Coll Surg. 2010 Jun 1;210(6):901-8.
35. Goldfrad C, Rowan K. Consequences of discharges from intensive care at night. Lancet. 2016 Aug 9;355(9210):1138-42.
36. Zare MM, Itani KMF, Schifftner TL, et al. Mortality after nonemergent major surgery performed on Friday versus Monday through Wednesday. Ann Surg. 2007 Nov;246(5):866-74.
37. Khuri SF, Henderson WG. The Case Against Volume as a Measure of Quality of Surgical Care. World J Surg. 2005;29(10):1222-9.
38. Saager L, Hesler BD, You J, et al. Intraoperative Transitions of Anesthesia Care and Postoperative Adverse Outcomes. Anesthesiology. 2014;121(4):695-706.
39. Ghaferi AA, Birkmeyer JD, Dimick JB. Variation in Hospital Mortality Associated with Inpatient Surgery. N Engl J Med. 2009 Oct 1;361(14):1368-75.
40. Khuri SF, Henderson WG, DePalma RG, et al. Determinants of Long-Term Survival After Major Surgery and the Adverse Effect of Postoperative Complications. Ann Surg. 2005 Sep;242(3):326-43.
41. Garson LM, Vakharia SB, Kain ZN. Change Management and the Perioperative Surgical Home. ASA Monit. 2015 Sep 1;79(9):30-2.

42. Garson L, Schwarzkopf R, Vakharia S, et al. Implementation of a total joint replacement-focused perioperative surgical home: a management case report. Anesth Analg. 2014 May;118(5):1081-9.
43. Glavin R, Flin R. Review article: The influence of psychology and human factors on education in anesthesiology. Can J Anesth. 2012;59(2):151-8.
44. Boehm O, Baumgarten G, Hoeft A. Epidemiology of the high-risk population. Curr Opin Crit Care. 2015;21(4):322-7.
45. Staender SEA, Mahajan RP. Anesthesia and patient safety: have we reached our limits? Curr Opin Anaesthesiol. 2011 Jun;24(3):349-53.
46. Metzner J, Posner KL, Lam MS, et al. Closed claims' analysis. Best Pract Res Clin Anaesthesiol. 2011;25(2):263-76.
47. Hanna GM, Levine WC. Medication Safety in the Perioperative Setting. Anesthesiol Clin. 2011;29(1):135-44.
48. Yang Y, Rivera AJ, Fortier CR, et al. A Human Factors Engineering Study of the Medication Delivery Process during an Anesthetic: Self-filled Syringes versus Prefilled Syringes. Anesthesiology. 2016;124(4):795-803.
49. Sutcliffe KM. High reliability organizations (HROs). Best Pract Res Clin Anaesthesiol. 2011;25(2):133-44.
50. Makary MA, Mukherjee A, Sexton JB, et al. Operating room briefings and wrong-site surgery. J Am Coll Surg. 2007 Feb;204(2):236-43.
51. Makary MA, Holzmueller CG, Thompson D, et al. Operating room briefings: working on the same page. Jt Comm J Qual Patient Saf. 2006 Jun;32(6):351-5.
52. Makary MA, Holzmueller CG, Sexton JB, et al. Operating room debriefings. Jt Comm J Qual Patient Saf. 2006 Jul;32(7):407-10, 357.
53. Glavin RJ. Human performance limitations (communication, stress, prospective memory and fatigue). Best Pract Res Clin Anaesthesiol. 2011;25(2):193-206.
54. Bould MD, Naik VN, Hamstra SJ. Review article: New directions in medical education related to anesthesiology and perioperative medicine. Can J Anesth. 2012;59(2):136-50.
55. Diretrizes Curriculares Nacionais do Curso de Graduação em Medicina 1. Perfil do Formando Egresso/Profissional.
56. O Conselho Federal de Medicina. Resolução CFM Nº 1.802/2006. D.O.U. Diário Oficial da União. 2006. p.160. [Internet] [Acesso em 30 oct 2016]. Disponível em: http://www.portalmedico.org.br/resolucoes/cfm/2006/1802_2006.htm
57. Salman FC, Diego LAS, Silva JH, et al. Construção de uma ferramenta para medida de percepções sobre o uso do checklist do Programa de Cirurgia Segura da Organização Mundial da Saúde. Revista Brasileira de Anestesiologia. [Internet] [Acesso em 30 oct 2016]. Disponível em: http://www.scielo.br/pdf/rba/v66n4/pt_0034-7094-rba-66-04-0351.pdf
58. Neto SVL, Diego LAS, Brandão JCM, et al. Segurança do Paciente e Prática Médica. Rio de Janeiro, 2014. p.128.
59. Antonio L. Qualidade e Segurança em Anestesiologia. 2012. [Internet] [Acesso em 30 oct 2016]. Disponível em: http://www.anestesia-clasa.org/ed-continuada/libros-electr%C3%B3nicos.html?download=23:qualidade-e-seguran%C3%A7a-em-anestesiologia
60. Yu A, Flott K, Chainani N, et al. Patient Safety 2030. 2016. [Internet] [Acesso em 30 oct 2016]. Disponível em: http://www.imperial.ac.uk/media/imperial-college/institute-of-global-health-innovation/centre-for-health-policy/Patient-Safety-2030-Report-VFinal.pdf
61. Patient safety is not a luxury. Lancet. 2016;387(10024):1133.
62. Tetzlaff JE. Assessment of Competency in Anesthesiology. Anesthesiology. 2007 Apr;106(4):812-25.
63. Haller G, Stoelwinder J, Myles PS, et al. Quality and safety indicators in anesthesia: a systematic review. Anesthesiology. 2009;110(5):1158-75.
64. Wachter RM, Pronovost PJ. Balancing "no blame" with accountability in patient safety. 2009;136(14):1401-6.
65. Haynes A, Weiser TG, Berry WR, et al. A Surgical Safety Checklist to Reduce Morbidity and Mortality in a Global Population. N Engl J Med. 2009;360(5):491-9.
66. Bergs J, Hellings J, Cleemput I, et al. Systematic review and meta-analysis of the effect of the World Health Organization surgical safety checklist on postoperative complications. Br J Surg. 2014 Feb;101(3):150-8.
67. Russ S, Rout S, Sevdalis N, et al. Do Safety Checklists Improve Teamwork and Communication in the Operating Room? A Systematic Review. Ann Surg. 2013 Dec;258(6):856-71.
68. Walker IA, Reshamwalla S, Wilson IH. Surgical safety checklists: do they improve outcomes? Br J Anaesth. 2012 Jul;109(1):47-54.
69. Weiser TG, Haynes AB, Dziekan G, et al. Effect of a 19-item surgical safety checklist during urgent operations in a global patient population. Ann Surg. 2010 May;251(5):976-80.
70. Arfanis K, Fioratou E, Smith A. Safety culture in anaesthesiology: Basic concepts and practical application. Best Pract Res Clin Anaesthesiol. 2011;25(2):229-38.
71. Fleischut PM, Evans AS, Faggiani SL, et al. An Anesthesiology Department Leads Culture Change at a Hospital System Level to Improve Quality and Patient Safety. Anesthesiol Clin. 2011;29(1):153-67.
72. Gargiulo DA, Sheridan J, Webster CS, et al. Anaesthetic drug administration as a potential contributor to healthcare-associated infections: a prospective simulation-based evaluation of aseptic techniques in the administration of anaesthetic drugs. BMJ Qual Saf First. 2012;21(10):826-34.
73. Panicieri AP, Carvalho R De, Braga EM. Aplicação do checklist para cirurgia segura: Relato de experiência. Rev SOBECC. 2014;19(1):26-33.
74. Summary E. Evaluation of the WHO Patient Safety Solutions Aides Memoir Executive Summary. [Internet] [Acesso em 30 oct 2016]. Disponível em: http://www.who.int/patientsafety/implementation/solutions/patientsafety/PSP_H5-Solutions_Report-fnl-sumry_Apr-2012.pdf
75. Nicholau T. The Postanesthesia Care Unit. In: Miller's Anesthesia. 8.ed. 2015. p.2924-46.

76. Mathes DD, Conaway MR, Ross WT. Ambulatory surgery: room air versus nasal cannula oxygen during transport after general anesthesia. Anesth Analg. 2001 Oct;93(4):917-21.
77. Resolução CREMERS No 05/2007. Dispõe sobre a necessidade de médico em sala de recuperação pós-anestésica, preferencialmente anestesiologista. [Internet] [Acesso em 30 oct 2016]. Disponível em: http://www.sargs.org.br/downs/reso0507.pdf
78. Apfelbaum JL, Silverstein JH, Chung FF, et al. Practice Guidelines for Postanesthetic CareAn Updated Report by the American Society of Anesthesiologists Task Force on Postanesthetic Care. Anesthesiology. 2013 Feb 1;118(2):291-307.
79. Fu E, Downs J, Schweiger J, et al. Supplemental oxygen impairs detection of hypoventilation by pulse oximetry. Chest. 2004;126(5):1552-8.
80. Fortis EAF, Nora FS. Hipoxemia e Hipóxia Per-Operatória: Conceito, Diagnóstico, Mecanismos, Causas e Fluxograma de Atendimento. Rev Bras Anestesiol. 2000;50(4).
81. Davidson JA, Hosie HE. Limitations of pulse oximetry: respiratory insufficiency--a failure of detection. BMJ. 1993 Aug 7;307(6900):372-3.
82. Badjatia N, Strongilis E, Gordon E, et al. Metabolic impact of shivering during therapeutic temperature modulation: the Bedside Shivering Assessment Scale. Stroke. 2008 Dec;39(12):3242-7.
83. Karalapillai D, Story D, Hart GK, et al. Postoperative hypothermia and patient outcomes after major elective non--cardiac surgery. Anaesthesia. 2013 Jun;68(6):605-11.
84. Lauro HV, Haines FE. Pediatric anesthesia safety: then and now. Anesth Analg. 2012 Jun;114(6):1163-5.
85. Gonzalez LP, Pignaton W, Kusano PS, et al. Anesthesia-related mortality in pediatric patients: a systematic review. Clinics (São Paulo). 2012;67(4):381-7.
86. Andropoulos DB, Walker SG, Kurth CD, et al. Advanced second year fellowship training in pediatric anesthesiology in the United States. Anesth Analg. 2014 Apr;118(4):800-8.
87. Weiss M, Vutskits L, Hansen TG, et al. Safe Anesthesia For Every Tot - The SAFETOTS initiative. Curr Opin Anaesthesiol. 2015 Jun;28(3):302-7.
88. Paterson N, Waterhouse P. Risk in pediatric anesthesia. Paediatr Anaesth. 2011 Aug;21(8):848-57.
89. Catre D, Lopes MF, Viana JS, et al. Perioperative morbidity and mortality in the first year of life: a systematic review (1997-2012). Rev Bras Anestesiol. 2015;65:384-94.
90. Tjia I, Rampersad S, Varughese A, et al. Wake Up Safe and root cause analysis: quality improvement in pediatric anesthesia. Anesth Analg. 2014 Jul;119(1):122-36.
91. Kurth CD, Tyler D, Heitmiller E, et al. National pediatric anesthesia safety quality improvement program in the United States. Anesth Analg. 2014 Jul;119(1):112-21.
92. Sun LS, Li G, Miller TLK, et al. Association Between a Single General Anesthesia Exposure Before Age 36 Months and Neurocognitive Outcomes in Later Childhood. JAMA. 2016 Jun 7;315(21):2312.
93. Croti UA, Jenkins KJ, Braile DM. Checklist em Cirurgia Cardíaca Pediátrica no Brasil. Rev Bras Cir Cardiovasc. 2011;26(3):511-5.
94. Dutton RP. Quality Improvement and Patient Safety Organizations in Anesthesiology. AMA J Ethics. 2015;17(3):248-52.

Anestesia e os Programas de Acreditação Hospitalar

José Mariano Soares de Moraes
Thiago Soares Mendes Moreira de Moraes
Airton Bagatini

INTRODUÇÃO

Quando se trata da sociedade contemporânea, é possível notar uma transformação rápida e intensa no sentido de buscar adequações às mudanças vivenciadas e, ao mesmo tempo, no atendimento às demandas de uma clientela cada vez mais exigente. Esse contexto faz com que gestores de serviços de saúde adotem novas posturas de imposição de um incremento do grau de qualidade na assistência,[1] uma vez que as instituições não suportam mais os custos relacionados à má qualidade, imputando despesas de retrabalho e dispêndio que decorrem de processos ineficientes.

Levando em consideração a necessidade de desenvolver estratégias de incremento da qualidade dos serviços de saúde, nasce o Programa de Acreditação Hospitalar. Este consiste em um procedimento avaliativo dos recursos das instituições de saúde, realizado de maneira periódica, voluntária, racionalizada, ordenadora e, especialmente, com fundamento de educação continuada aos profissionais, objetivando assim assegurar a qualidade da assistência prestada por meio de padrões previamente estipulados e aceitos.[2]

Desse modo, é preciso compreender a acreditação à luz de duas dimensões: a primeira delas, como processo educacional que direciona as instituições prestadoras de serviços de assistência à saúde – sobretudo os profissionais da área – a agregar cultura da qualidade em sua atuação, a fim de implementar a gestão de excelência, essencial para todo o processo. A outra dimensão paira sobre o processo de avaliação e certificação da qualidade dos serviços, avaliando e atestando o nível de desempenho atingido pela instituição, seguindo os padrões predefinidos.[3]

Tal movimento direciona à qualidade, com uma reflexão da necessidade de alterações que são essenciais nas instituições, já que a valorização de indivíduos e a atenção às relações sociais são fundamentais para adquirir o título de excelência. Nesse contexto, os profissionais de saúde figuram como o centro da política de qualidade, assumindo papel vital na garantia e manutenção do processo.[3]

Firmado o compromisso com a política de qualidade estabelecida pela instituição, os profissionais passam a engajar-se e reforçar a cultura de melhoria centrada no paciente, determinando a execução dos serviços que possam atender aos requisitos estabelecidos pelas certificadoras, de maneira segura e com base na excelência.[4]

O principal diferencial das organizações encontra-se na formação profissional dos recursos humanos, na tecnologia e na estrutura organizacional, que assumem significado relevante.[4]

Assim, todos os esforços para otimizar uma organização precisam ser iniciados por meio do enfoque profissional quanto à educação, desenvolvimento de habilidades, formação de consciência responsável, treinamentos para o trabalho em equipe e o desenvolvimento da concepção ética do trabalho.[4,5]

Nesse sentido, compreende-se que implementar um sistema de qualidade em uma organização, sobretudo em instituições relacionadas ao campo da saúde, não é tarefa tão simples; ao contrário, apresenta-se como um complexo desafio a ser enfrentado por gestores e profissionais em busca da adequação de seus processos de trabalho à excelência do atendimento.

Entendendo ainda que a organização hospitalar é um sistema complexo, cujas estruturas e processos são interligados de tal maneira que o funcionamento de um componente impacta e influencia todo o conjunto e o resultado final, não é possível avaliar, em todo o processo, apenas um setor ou departamento de maneira isolada.[6]

Desse modo, o processo de acreditação é um método de consenso, de racionalização e de ordenação das organizações prestadoras de serviços hospitalares, e especialmente de educação permanente dos profissionais que atuam nelas. A fim de avaliar a qualidade da assistência prestada por essas organizações prestadoras, a acreditação atua como ferramenta específica de avaliação, garantindo o enfoque sistêmico e a avaliação global da instituição.[6]

A HISTÓRIA DA ACREDITAÇÃO

A busca pela qualidade na saúde figura como uma preocupação desde Hipócrates, intensificando-se no século XX. Em 1998, considerações mais expressivas foram explicitadas por Donabedian[7] acerca dos distintos modelos de qualidade que demonstram as particularidades da transposição da qualidade para a área da saúde.

Assim, o autor ainda aponta para a avaliação sistemática de seis principais atributos que são considerados chave em todo o processo:

- O primeiro consiste na eficácia, uma habilidade de alcançar resultados melhores na assistência por meio de cuidados melhores;
- O segundo paira sobre a ideia de eficiência, que culmina na minimização de custos de assistência, sem que haja uma redução das melhorias que foram alcançadas;[7]
- O terceiro tange ao equilíbrio entre os custos e os efeitos de cuidados na assistência;
- O quarto resulta na aceitação do serviço de acordo com as expectativas de pacientes e familiares;
- O quinto tem a proposta de convergir os conceitos sociais expressos e transformá-los em princípios éticos, valores, normas, regulamentos e leis;
- O sexto e último é a assistência à saúde.[7]

A acreditação passou a ser registrada nos Estados Unidos, em 1910, pelo seu precursor Ernest Amony Codman, cirurgião do hospital de Massachusetts. Codman desenvolveu um trabalho denominado *End Results Systems*, em que monitorava e avaliava os resultados de tratamentos e procedimentos que eram realizados a fim de identificar ocorrências negativas. Sua teoria dos resultados finais foi então publicada na obra "Um estudo sobre a eficiência do hospital".[8]

O movimento liderado por Codman resultou, em 1913, na fundação do Colégio Americano de Cirurgiões (CAC): o sistema de resultados finais foi adotado como premissa a fim de melhorar a qualidade no cuidado prestado em hospitais norte-americanos. Em 1917, o desdobramento do dito trabalho iniciado pelo CAC levou à concepção de um conjunto de padrões denominado *minimum standards*, ou padrões mínimos, sendo que estes foram atrelados aos processos de melhoria da qualidade estabelecidos oficialmente no programa de padronização hospitalar.[8]

O programa passou a avançar, e houve a inserção de novos padrões. Na década de 1950, mais de 3,2 mil hospitais já se inseriam no processo de avaliação voluntariamente, uma vez que reconheciam as melhorias inseridas por conta da implementação dos padrões. O contexto positivo do programa demandava sua ampliação e a concepção de sua independência, e então o CAC, junto à Associação Americana de Clínicos, Associação Médica Americana, Associação Americana de Hospitais e Associação Médica Canadense, criou, em 1952, a *Joint Commision on Accreditation of Hospitals* (JCAH), uma entidade independente, sem vínculo governamental ou fins lucrativos, com a missão de prover a acreditação de maneira voluntária.[8]

Na década de 1970, ocorre a primeira mudança central no programa de acreditação, uma vez que os padrões são reconfigurados e estipulam os requerimentos de excelência da qualidade, substituindo os padrões mínimos por padrões ótimos alcançáveis. Tal mudança permite ainda a consolidação da cultura de melhoria contínua, já que as instituições estipulam novos parâmetros referenciais de excelência para os processos de cuidado em seus serviços.[8]

Ao final da década de 1980, o JCAH altera sua denominação e passa a ser *Joint Commission on Accreditation of Health Care Organizations* (JCAHO). A nova denominação reflete a ampliação dos programas para os mais diversos segmentos dos serviços de saúde, inclusos os ambulatórios, laboratórios, saúde mental, rede de serviços, *home care* etc. O programa então passou a ser ainda mais enfático sobre a atividade educativa como tarefa central da função dos avaliadores, com vistas à mobilização das instituições e dos profissionais a fim de promover a melhoria contínua de qualidade.[8]

Alguns autores explicam que o momento contemporâneo é permeado por amplas mudanças, dentre as quais é possível destacar a globalização da economia, o custo crescente de serviços, o aumento de tecnologias e o progresso da ciência, além dos avanços contínuos da tecnologia, produção e difusão do conhecimento técnico-científico.[9]

Assim, as instituições hospitalares passaram a se tornar mais complexas, demandando maiores inovações em produtos e serviços a fim de manter-se em um mercado cada vez mais competitivo. Perante tal cenário, as transformações seriam inevitáveis e necessárias para que essas instituições pudessem sobreviver.[10]

A concepção de instrumentos direcionados à melhoria da qualidade na assistência à saúde tornou-se então fenômeno global, não figurando mais tão somente como conceito teórico, mas sim como uma realidade com essência na garantia da sobrevivência das instituições e setores de produção de bens e serviços de saúde. Para além, a avaliação passou a se apresentar como um pilar essencial na assistência à saúde, encarada como uma ferramenta de gestão essencial para mensurar esforços da organização, qualidade dos serviços, utilidade e relevância social.[11]

Nesse contexto, a acreditação hospitalar passou a se apresentar como um dos principais métodos avaliativos de recursos das empresas de saúde, voluntário, periódico e reservado, com tendência à garantia da qualidade da assistência por meio de padrões preestabelecidos.[11]

A acreditação então torna-se uma metodologia desenvolvida no sentido de apreciar a qualidade da assistência ofertada em todos os serviços de um hospital. Toma como base a avaliação dos padrões de referência desejáveis, constituídos por peritos do setor e divulgados previamente, além dos indicadores ou instrumentos que o avaliador institui a fim de constatar se os padrões são realmente avaliados.[12]

Nos últimos anos, as transformações são notadas como importantes no âmbito da saúde, especialmente no que tange à necessidade de atingir uma competitividade maior e conquistar novos mercados. Isso porque a elevação crescente de custos dos cuidados ofertados, bem como a necessidade de atendimento da expectativa e dos direitos dos clientes, além da preocupação com a garantia de segurança no atendimento, são fatores que demandam dos profissionais de saúde uma mudança em seu modo de gerenciar, com base na inovação, especialmente demonstrando a excelência em seu trabalho. A fim de assegurar essa excelência, é importante acompanhar avanços, o que ocorre por meio da criação de métodos de avaliação para a prestação dos serviços.[8]

A HISTÓRIA DA ACREDITAÇÃO NO BRASIL

No âmbito brasileiro, a proposta de acreditação dos serviços de saúde pode ser ainda considerada recente, apresentando-se como uma alternativa moderna de avaliação do desempenho dos serviços de saúde e da aplicação de preceitos de qualidade. Tal como aconteceu nos Estados Unidos, que na década de 1920 demandaram que o CAC liderasse a ideia de acreditação hospitalar, no Brasil, essa foi a tarefa do Colégio Brasileiro de Cirurgiões (CBC), no ano de 1986, quando fora instituída a Comissão Especial Permanente de Qualificação de Hospitais.[13]

Na década de 1990, o Brasil toma conhecimento então de algumas medidas regionais atreladas à acreditação hospitalar, limitadas ainda a algumas entidades no eixo sul-sudeste, nos estados de São Paulo, Rio de Janeiro, Paraná e Rio Grande do Sul. Já no ano de 1994, o CBC organiza, junto à Academia Nacional de Medicina e o Instituto de Medicina Social da Universidade do Estado do Rio de Janeiro, o seminário intitulado "Acreditação de hospitais e melhoria da qualidade", que contou com a participação de inúmeros especialistas internacionais.[13]

O resultado desse seminário foi a criação do Programa de Avaliação e Certificação de Qualidade em Saúde (PACQS), que tomou o objetivo de aprofundar suas análises e a implantação dos procedimentos, técnicas e ferramentas voltadas para a acreditação, prestando assim a cooperação técnica às instituições de saúde comprometidas com o processo de melhoria contínua da qualidade.[14]

Foi em 1995 que o tema acreditação ganhou espaço junto ao Ministério da Saúde, com a criação do Programa de Garantia e Aprimoramento da Qualidade em Saúde (PGAQS). A implantação do programa culminou na criação da Comissão Nacional de Qualidade e Produtividade, que contou com a participação de um grupo técnico do programa, representantes de prestadores de serviços, classe médica, órgãos técnicos relacionados ao controle de qualidade e ainda os representantes de usuários dos serviços de saúde.[14]

Em 1997, a Fundação Cesgranrio promoveu, junto ao CBC e às instituições participantes do PACQS, a oficina de trabalho "A acreditação hospitalar no contexto da qualidade em saúde", contando com representantes da JCAHO e demais convidados internacionais, a fim de debater sobre metodologias de avaliação de hospitais com base na experiência internacional de acreditação.[14]

Um dos desdobramentos desse evento culminou, em 1998, com o Consórcio Brasileiro de Acreditação de Sistemas e Serviços de Saúde, atrelando a experiência acadêmica, científica e de formação de recursos humanos da Universidade Estadual do Rio de Janeiro (UERJ) à tradição e capacidade técnica do CBC e ANM. Em 2002, a UERJ passou então a exercer as acreditações, por meio do Centro de Estudos e Pesquisas em Saúde Coletiva (CEPESC). Assim, no Brasil, o primeiro hospital acreditado pela JCAHO foi o Hospital Israelita Albert Einstein, em São Paulo, no ano de 1999.[13,14]

No Brasil, o programa de acreditação hospitalar tem como objetivo o processo permanente da melhoria de qualidade da assistência perante a avaliação periódica do serviço. Esse fato demandou no âmbito hospitalar a instituição de mecanismos avaliativos e de otimização contínuos da qualidade da assistência. A concretização da acreditação no Brasil foi consolidada com a elaboração do Manual Brasileiro de Acreditação Hospitalar (MBAH), que aborda os benefícios que as organizações de saúde podem obter caso adotem o processo de acreditação.[8,10]

A DIFERENÇA ENTRE CERTIFICAÇÃO E ACREDITAÇÃO

A certificação pode ser encarada como um modelo no qual uma terceira parte garante, de maneira escrita, que um produto, processo ou serviço se encontra em conformidade com os requisitos preestabelecidos. Assim, a certificação de um sistema de gestão de qualidade, de maneira histórica, foi atribuída à tutela da NBR ISO 9001 – da série ISO 9000 – que, durante muito tempo, fora compreendida como uma norma permeada de burocracias, com uma exigência documental que muitas vezes não tinha agregação de valor sob a ótica da organização.[12]

Nesse modelo, as instituições determinam seus próprios padrões, e, sob eles, as auditorias são realizadas a fim de buscar adequações ou a ausência delas. Na contemporaneidade, os padrões de qualidade são ainda determinados pelo cliente; contudo, com as revisões ocorridas nos últimos anos, o foco foi direcionado aos documentos e processos, e os clientes e auditorias passaram a contar com a avaliação de profissionais mais especializados.[12]

A legislação brasileira no setor da saúde concorda com os requisitos mínimos que precisam ser cumpridos. Contudo, os requisitos da norma de certificação são mais genéricos e podem ser aplicados em qualquer segmento, desde a indústria e laboratórios clínicos até hospitais, o que dificulta a interpretação e compreensão das demandas para a certificação. A norma ISO 9001, quando entendida de maneira correta e aplicada adequadamente, pode contribuir efetivamente para o sistema de gestão.[15]

A acreditação, como visto, avalia os recursos da instituição de maneira voluntária, periódica, reservada e sigilosa, com a finalidade de assegurar a qualidade da assistência por meio de padrões que são previamente aceitos pela comunidade global de saúde. Esses padrões são mínimos ou mais rigorosos, determinando níveis distintos de satisfação e qualificação.[16]

QUEM FAZ A ACREDITAÇÃO DOS HOSPITAIS NO MUNDO E NO BRASIL: AS DIFERENÇAS ENTRE AS ACREDITADORAS

Inicialmente as atividades da JCAHO – ainda enquanto JCAH – abarcavam apenas a avaliação dos serviços hospitalares; contudo, na atualidade, são acreditados pela comissão diversos serviços. Os programas de acreditação da JCAHO são acompanhados por conselhos de especialistas, e alguns dos exemplos norte-americanos são: *The Accreditation Council for Services for the Mentally Retarded and Other Developmentally Disabled Persons, The Accreditation Council for Psychiatric Facilities, The Accreditation Council for Long Term Care* e *The Accreditation Council for Ambulatory Health Care*.[13]

No Canadá, a acreditação hospitalar é feita por meio do *Canadian Council on Health Services Accreditation* (CCHSA), que consiste em um sistema nacional de avaliação da qualidade de caráter voluntário, constituído de maneira coletiva entre as instituições *Canadian Medical Association, Royal College of Physicians and Surgeons* e *Association des Médecins de Langue Français du Canada*.[17]

Assim, o CCHSA é uma organização não governamental, sem fins lucrativos, de caráter nacional e independente que objetiva auxiliar instituições prestadoras de serviços de saúde no país e no mundo, realizando avaliações que auxiliem a melhoria na qualidade dos serviços e na atenção prestada. O conselho tem como missão a promoção da excelência da atenção à saúde e a utilização eficaz de recursos organizacionais dos serviços de saúde para a melhoria da prestação dos serviços.[18]

Já o programa nacional de acreditação em Portugal é regulado por meio do Ministério da Saúde, tendo como mediador o Instituto de Qualidade em Saúde (IQS), que tem autonomia científica, técnica e administrativa, além de ser hierarquicamente dependente do diretor-geral da saúde, sendo que seus objetivos pairam sobre a determinação e o desenvolvimento de normas, estratégias e procedimentos que visem à melhoria contínua na qualidade da prestação de cuidados à saúde.

No Brasil, o Programa de Acreditação Hospitalar foi instituído por meio da Portaria nº 538/01 do Ministério da Saúde, visando à implementação e garantia da qualidade nos hospitais brasileiros por meio do estabelecimento de metas e mobilização de profissionais em busca de assegurar a melhoria da qualidade da atenção médica prestada aos clientes.[13]

O programa figura como parte essencial do esforço do governo federal na melhoria da qualidade da assistência prestada por hospitais brasileiros, ao passo que foi a mesma portaria que reconheceu a Organização Nacional de Acreditação (ONA) como a instituição competente e autorizada a operacionalizar o desenvolvimento do processo de acreditação hospitalar no Brasil. Esse reconhecimento foi atrelado a um convênio firmado entre o MS e a ONA, que visa assegurar o desenvolvimento do programa de acreditação hospitalar sob a ótica da política pública.[13,19]

A ONA consiste em uma organização privada, sem fins lucrativos e de interesse coletivo; sua sede é em Brasília, e sua atuação abrange todo o território nacional. A organização é constituída por entidades nacionais que possuem afinidades com os princípios, ideias e finalidades do processo de acreditação. Os membros fundadores e associados à ONA são: Associação Brasileira de Autogestão em Saúde Patrocinada por Empresas (ABRASPE); Associação Brasileira de Hospitais Universitários e de Ensino (ABRAHUE); Associação Brasileira de Medicina de Grupo (ABRAMGE); Comitê de Integração de Entidades Fechadas de Assistência à Saúde (CIEFAS); Confederação das Misericórdias do Brasil (CMB); Confederação Nacional de Saúde – Hospitais, Estabelecimentos e Serviços (CNS); Confederação Nacional das Cooperativas Médicas (UNIMED DO BRASIL); Conselho Nacional dos Secretários Estaduais de Saúde (CONASS);

Conselho Nacional dos Secretários Municipais de Saúde (CONASEMS); Federação Brasileira de Hospitais (FBH); Federação Nacional das Empresas de Seguros Privados e de Capitalização (FENASEG); Sociedade Brasileira de Análises Clínicas (SBAC). Essas instituições formam parte do conselho administrativo da organização, que conta ainda com o MS, por meio de um representante formal.[19]

A ONA também determina as Organizações Prestadoras de Serviços de Saúde (OPSS) como entidades jurídicas que prestam serviços de assistência médica hospitalar, hemoterápica, laboratorial e de patologia clínica, ambulatorial e pronto atendimento, diagnóstico e terapia, atenção primária à saúde e assistência domiciliar estatal ou privada, com ou sem fins lucrativos sob a responsabilidade de uma diretoria.[19]

A ONA define ainda as Instituições Acreditadoras (IAC), que consistem em entidades de direito privado, credenciadas pela organização a fim de desenvolverem o processo de avaliação das OPSS. As atribuições das IAC pairam sobre a avaliação da qualidade dos serviços de saúde, sendo de sua responsabilidade a certificação das OPSS e a capacitação dos avaliadores; contudo, é vedada às IAC a participação ativa ou criativa no desenvolvimento do sistema de assistência, gestão ou qualidade das OPSS.[19]

As IAC são credenciadas pela ONA no Brasil e podem proceder com as atividades de capacitação e treinamento, diagnóstico organizacional e avaliação para a certificação. São elas: Instituto Paranaense de Acreditação em Serviços de Saúde (IPASS), no Paraná; Fundação Carlos Alberto Vanzolini (FCAV); Instituto Qualisa de Gestão (IQG) e *Germanischer Lloyd Certification South America* (GLCSA), em São Paulo; Instituto de Acreditação Hospitalar e Certificação em Saúde (IAHCS), no Rio Grande do Sul; e *Det Norske Veritas* (DNV), com sede no Rio de Janeiro. Sendo que a ONA credenciou ainda, desde sua concepção, o Consórcio de Qualidade Hospitalar (CQH), em São Paulo, e o Consórcio Brasileiro de Acreditação (CBA), no Rio de Janeiro, que não tiveram seu credenciamento renovado pela organização.[19]

ANESTESIA E ACREDITAÇÃO

É importante ressaltar aos profissionais da área de saúde que a acreditação não é um processo que propõe a burocratização da rotina de trabalho. Os sistemas de gestão da qualidade buscam justamente o oposto do que muitos pensam quando se deparam com essa metodologia pela primeira vez. Como já dito, a Acreditação é um processo voluntário, e seu propósito é garantir a segurança dos pacientes e profissionais de saúde, bem como assegurar os resultados almejados de maneira consistente, por meio de processos preestabelecidos, definidos e fundamentados nas melhores práticas, sendo estes continuamente otimizados pelo ininterrupto aprendizado.[6,12]

Embora todos os programas de qualidade sejam multissetoriais e exijam a devida interdependência e integração de todos os departamentos e serviços de uma unidade de saúde, algumas especialidades médicas dentro do ambiente hospitalar, como a anestesiologia, a terapia intensiva, o pronto atendimento médico e os serviços de apoio diagnóstico e terapêutico, desempenham papel fundamental no processo de acreditação hospitalar. Esse fato se deve ao caráter institucional que esses serviços ocupam dentro da maioria dos hospitais no Brasil e no mundo. São atividades essenciais que garantem a constante entrega de valor e resultados de excelência aos pacientes. Portanto, é fundamental para a acreditação hospitalar que o serviço de anestesiologia seja devidamente estruturado, organizado e orientado para funcionar dentro dos padrões preestabelecidos e comprovados pela organização acreditadora como melhores práticas para a entrega de valor aos clientes.[6,12]

A Organização Nacional de Acreditação (ONA), órgão acreditador com maior penetração nas unidades de saúde do Brasil, como referido anteriormente, organiza o processo de acreditação em três diferentes níveis. Diante disso, traremos a seguir as principais etapas de cada um desses níveis, sempre sob a ótica da anestesiologia.

ONA NÍVEL 1

O primeiro nível de acreditação está orientado a garantir a segurança dos pacientes e dos profissionais da saúde. A plena observância e cumprimento das determinações legais é regra básica para esse nível de acreditação. Serão avaliados, fundamentalmente, os critérios mínimos de estrutura, dimensionamento e capacitação de pessoas e gerenciamento de risco.

Requisitos desse padrão que diretamente envolvem o Serviço de Anestesiologia abrangem (entre outros): a presença de profissionais com competências compatíveis com o perfil assistencial, dimensionados de acordo com a realidade de organização, considerando as boas práticas; planejamento das atividades, avaliando as condições operacionais e de infraestrutura, viabilizando a execução dos processos de trabalho de forma segura; monitoramento da manutenção preventiva e corretiva das instalações e dos equipamentos, incluindo a metrologia legal e a calibração; existência de diretrizes de identificação dos pacientes, assim como protocolos de atendimento das patologias de maior prevalência/gravidade/risco, com base em boas práticas e evidências científicas; planejamento interdisciplinar para as intervenções cirúrgicas, conforme a sua complexidade e grau de risco para o paciente; estabelecimento de critérios seguros de administração de anestésicos com base em boas práticas e evidências científicas; comunicação efetiva e formal entre a equipe interdisciplinar para assegurar a intervenção cirúrgica no paciente correto, no lado correto e no local correto.[6,12]

A Resolução 1.802 de 2006 do Conselho Federal de Medicina regulamenta e exige que esses critérios sejam atendidos em todo o território nacional, tornando a abrangência da segurança do ato anestésico uma obrigação com força de lei. Como exemplo, o Artigo 3º dessa resolução exige condições mínimas para o ato anestésico:

Art. 3º Entende-se por condições mínimas de segurança para a prática da anestesia a disponibilidade de:

I - Monitoração da circulação, incluindo a determinação da pressão arterial e dos batimentos cardíacos, e determinação contínua do ritmo cardíaco, incluindo cardioscopia;

II - Monitoração contínua da oxigenação do sangue arterial, incluindo a oximetria de pulso;

III - Monitoração contínua da ventilação, incluindo os teores de gás carbônico exalados nas seguintes situações: anestesia sob via aérea artificial (como intubação traqueal, brônquica ou máscara laríngea) e/ou ventilação artificial e/ou exposição a agentes capazes de desencadear hipertermia maligna.

IV - Equipamentos (ANEXO II), instrumental e materiais (ANEXO III) e fármacos (ANEXO IV) que permitam a realização de qualquer ato anestésico com segurança, bem como a realização de procedimentos de recuperação cardiorrespiratória.[20]

ONA NÍVEL 2

O segundo nível de acreditação, a plena, exige o planejamento, organização e operacionalização do serviço por meio de processos formais. Esse ponto é chave para a otimização de recursos e a garantia da entrega contínua de resultados consistentes, e evita antagonismos entre atividades e setores. Um sistema que vise a entregar um produto, no caso um serviço, é ordenado por uma série de processos-chave. Estes, por sua vez, são a organização de uma série de atividades que garantam a entrega de subprodutos para o sistema e seu almejado resultado de entrega de valor aos pacientes.[6,12]

No âmbito da Anestesiologia é exigido que haja normas, rotinas e procedimentos e protocolos documentados, atualizados e disponíveis, como protocolo para abordagem da via aérea difícil, protocolo de atos anestésicos para os procedimentos de maior prevalência na instituição, protocolo para acompanhamento pós-anestésico dos pacientes, dentre outros; registros de todos os fatos relevantes do serviço; programa de educação e treinamento continuado; procedimentos de orientação ao cliente/paciente; sistema de análise crítica dos procedimentos anestésicos, visando à melhoria da técnica, controle de problemas, melhoria de processos, minimização de riscos e efeitos colaterais.[12,21]

ONA NÍVEL 3

A acreditação com excelência envolve um dos principais alicerces para que haja a consolidação e perpetuação do processo de qualidade, a cultura da melhoria contínua por meio do aprendizado. A compilação de dados e fatos, retratados pelos indicadores relevantes à atividade, bem como sua análise crítica e as consequentes

ANEXO II
Equipamentos básicos para a administração da anestesia e suporte cardiorrespiratório

1. Em cada sala onde se administra anestesia: secção de fluxo contínuo de gases, sistema respiratório e ventilatório completo e sistema de aspiração.
2. Na unidade onde se administra anestesia: desfibrilador, marca-passo transcutâneo (incluindo gerador e cabo).
3. Recomenda-se a monitoração da temperatura e sistemas para aquecimento de pacientes em anestesia pediátrica e geriátrica, bem como em procedimentos com duração superior a duas horas, nas demais situações.
4. Recomenda-se a adoção de sistemas automáticos de infusão para administração contínua de fármacos vasoativos e anestesia intravenosa contínua.

ANEXO III
Instrumental e materiais

1. Máscaras faciais
2. Cânulas oronasofaríngeas
3. Máscaras laríngeas
4. Tubos traqueais e conectores
5. Seringas, agulhas e cateteres venosos descartáveis
6. Laringoscópio (cabos e lâminas)
7. Guia para tubo traqueal e pinça condutora
8. Dispositivo para cricotireostomia
9. Seringas, agulhas e cateteres descartáveis específicos para os diversos bloqueios anestésicos neuroaxiais e periféricos

ANEXO IV
Fármacos

1. Agentes usados em anestesia, incluindo anestésicos locais, hipnoindutores, bloqueadores neuromusculares e seus antagonistas, anestésicos inalatórios e dantroleno sódico, opioides e seus antagonistas, antieméticos, analgésicos não opioides, corticosteroides, inibidores H2, efedrina/etilefrina, broncodilatadores, gluconato/cloreto de cálcio.
2. Agentes destinados à ressuscitação cardiopulmonar, incluindo adrenalina, atropina, amiodarona, sulfato de magnésio, dopamina, dobutamina, noradrenalina, bicarbonato de sódio, soluções para hidratação e expansores plasmáticos.

propostas de aprimoramento, cria um ambiente em que há uma constante busca por melhores resultados gerando constante ciclo de aperfeiçoamento.[6,12]

Na Anestesiologia existem diversos exemplos que comprovam esse ciclo de aperfeiçoamento. Suponhamos que determinado serviço de Anestesiologia apresente uma incidência elevada de náusea e vômito pós-operatório (NVPO), fato este evidenciado por dados devidamente apurados e apresentados por meio de indicadores. O primeiro ponto para se buscar o aperfeiçoamento é diagnosticar um processo relevante passível de ser aprimorado. Esse resultado negativo deve ser corrigido de maneira ordenada e fundamentada. Determinado o que precisa ser melhorado, precisamos partir para a análise dos porquês desse resultado: uso de anestésicos que aumentam a incidência de NVPO? Profilaxia inadequada? Uso excessivo de opioides no pós-operatório? Baixa adesão ao protocolo implementado? Ou seja, é necessário identificar em que parte do processo e por que não obtemos os resultados almejados. Diante desse julgamento, é preciso buscar por referências e benchmarks externos que corroborem em conhecimento para a melhoria do processo, seja na capacitação das pessoas, melhoria da estrutura ou até mesmo na revisão de todo o processo, a fim de obter resultados futuros melhores a serem entregues aos pacientes. Por fim, essas melhorias precisam ser implementadas, e um novo ciclo de análise deve ser iniciado. É importante consolidar que o conceito de qualidade é de melhoria contínua, portanto esse e os demais processos deverão ser sempre analisados e aprimorados.[6,12,21]

QUAIS SÃO AS VANTAGENS PARA OS HOSPITAIS ACREDITADOS?

Quando as instituições hospitalares buscam a acreditação, é possível conceber como razão central a estratégia organizacional, uma vez que a melhoria na qualidade do atendimento prestado é demanda crescente na rede de hospitais de natureza pública ou privada. Elementos que impulsionam a adoção de novas estratégias no segmento da saúde alinham-se ao aumento dos custos, necessidade de atendimento aos direitos do consumidor, expectativas crescentes sobre as boas práticas hospitalares e preocupação com a garantia de segurança na assistência.[21]

A busca da qualidade de maneira voluntária pode ser encarada como um dos principais atributos da acreditação e dos benefícios para a imagem da instituição que a adota. Um sistema compulsório poderia ser compreendido como governamental, atribuindo-se caráter de julgamento e culminando em um entendimento de ameaça para algumas instituições, enquanto a questão da voluntariedade encoraja as instituições ao trabalho em busca da acreditação, como um compromisso firmado com a qualidade.[22]

Nesse processo, a preparação pode ser a etapa-chave do desenvolvimento para toda a equipe, de modo que o benefício para esta consiste no processo de construção de um time e do esforço para a melhoria, que motivam toda a instituição. Assim, o processo de acreditação é educativo para a organização e ainda para os avaliadores, já que oferta uma oportunidade para que as instituições revisem suas práticas, visualizando-as sob outra ótica, o que sempre denota a implementação de melhorias.[22]

A observação realizada de maneira detalhada traz como benefício aos avaliadores a oportunidade de levar ideias inovadoras aos seus próprios locais de trabalho, instituindo oportunidades de melhorias. A acreditação então poderia ser utilizada como ferramenta de gestão, enquanto o processo de autoanálise ou autoavaliação oferta uma base eficaz para o desenvolvimento organizacional.[22]

Nesse sentido, acrescentar uma revisão externa confere à gestão a objetividade e a prática da autoavaliação, que são extremamente benéficas para o alcance da qualidade. Assim, como se trata de reconhecimento da qualidade das organizações de saúde, a acreditação pode ainda beneficiar a instituição na área do *marketing*, no auxílio do prestador à obtenção de melhorias nas negociações comerciais.[22]

Outros benefícios que podem ser notados por parte de prestadores e usuários quanto à acreditação demonstram a oportunidade de desenvolvimento de uma imagem de credibilidade junto à comunidade, o que pode ser determinante para atrair pacientes, funcionários e obter vantagens em um mercado de alta competitividade.[23]

No âmbito da competitividade, ainda que se diferencie em diversos aspectos de outros serviços, a assistência à saúde também é impactada pelo advento da globalização, que se caracteriza pela circulação de produtos e serviços entre os países, como uma resposta ao critério da eficiência. Assim, o fenômeno que passa então a existir na saúde pode ser caracterizado pela movimentação dos pacientes em busca de cuidados de saúde a custos menores do que os ofertados em seu país natal, porém, com base na qualidade. Tal fenômeno denomina-se turismo médico.[24]

Em hospitais brasileiros, os principais benefícios relatados quanto à adoção da acreditação pairam sobre a otimização do processo de gestão, que se dá com base na melhoria do planejamento estratégico e dos indicadores gerenciais; no aumento da produtividade; na padronização dos processos, imputando uma minimização da variação de processos institucionais e seu monitoramento; e na mudança na cultura, que é estimulada, especialmente, pela noção de estipular padrões, ciclos de melhoria contínua e uso de indicadores.[25]

Ainda figuram como benefícios da acreditação o treinamento, que paira sobre o aumento do número de horas de capacitação que os colaboradores possuem e um potencial impacto disso na assistência que prestam; as equipes multiprofissionais, que se tornam aptas a desenvolver o trabalho em equipe; a segurança do paciente, que ocorre por meio do controle de processos críticos como o prontuário, protocolos de conduta clínica, monitoramento de efeitos adversos, entre outros. Existem ainda o foco no paciente, que se torna o centro das atividades, participando das tomadas de decisões relacionadas a seu tratamento; a motivação, que fomenta e estimula um ambiente de trabalho motivador; e, finalmente, o reconhecimento da opinião pública acerca da melhoria na qualidade dos serviços.[25]

O FUTURO DA ACREDITAÇÃO

Considerando que a melhoria e a implementação de um sistema de qualidade contínuo demanda mudanças comportamentais por parte dos profissionais envolvidos, é entendido que os hospitais brasileiros possuem ainda desafios no futuro da acreditação, especialmente no que tange ao conhecimento, sua difusão, o desenvolvimento de habilidades e especialmente a transformação de atitudes dos profissionais. Porém, a mudança comportamental deve ser resultado de um processo de concepção calcado no compartilhamento de informações, determinação clara de objetivos e metas que devem ser atingidos.[26]

Desse modo, uma mudança implica no desenvolvimento de consciência por parte dos profissionais e de todos os sujeitos envolvidos nesse processo, uma vez que são eles os responsáveis por modificar a trajetória da instituição que se associa à qualidade. Nesse sentido, trabalhar com as particularidades dos recursos humanos é um desafio grandioso para a gestão da qualidade e o futuro da acreditação nos hospitais brasileiros.[1,26]

Contudo, é necessário considerar o comprometimento e envolvimento de recursos humanos como dependentes diretos de inúmeros aspectos, como motivação, capacitação e metodologia de trabalho. Deve-se partir da premissa que a motivação é pessoal, intrínseca, necessitando de ambientes concebidos especialmente para seu fomento, assim como a determinação de mecanismos de reconhecimento e de recompensas aos que apresentam melhores resultados e desempenhos oriundos do comprometimento e participação.[27]

É preciso estipular ainda estratégias no sentido de estruturar os programas de qualidades que se voltam à capacitação e produção de benefícios para os colaboradores, que não se limitem apenas a premiações em dinheiro ou promoções. Isso porque existem outros recursos que podem e devem ser utilizados, como os destaques para a unidade que cumpre metas, observados no círculo de controle de qualidade, que mantém suas premiações baseadas em presentes, certificados e diplomas ou mesmo com pequenas premiações monetárias a fim de custear despesas do grupo.[27]

Outro desafio ao futuro da acreditação é a capacitação, que busca por meio de treinamentos a sensibilização e o envolvimento dos profissionais. Assim, a gestão da qualidade deve ter como iniciativa central para o bom desempenho o treinamento, especialmente para a média gerência e o setor operacional. Isso é justificável porque a implementação da qualidade e a acreditação se alinham diretamente ao preparo das pessoas para desenvolver suas ações na cultura de qualidade.[4,26]

Outra questão é a formação profissional na área da saúde, já que as instituições não preparam de maneira completa e adequada o desenvolvimento das competências que são necessárias aos processos de qualidade – uma questão que direciona para a revisão dos currículos de cursos superiores, centralizados não somente em conhecimentos, mas em comportamentos. Deve-se buscar uma adequação desses currículos a uma nova realidade, e, nesse contexto, os treinamentos devem suprir as necessidades e ausências deixadas pela formação dos profissionais.[4]

Diversos são então os caminhos que se pode percorrer para alcançar o êxito acerca da qualidade e da acreditação nas instituições hospitalares. Um deles deve ser a concepção de um ambiente global voltado para a qualidade, com apoio gerencial, fornecimento de informação e educação acerca do conceito da qualidade e como alcançá-la em todos os níveis de trabalho, estipulando ainda padrões de performance embasados pela não existência de erros e deficiências.[26,27]

Contudo, empreender esforços isolados ou fragmentados não é suficiente na busca da qualidade. Isso porque o preceito da acreditação impõe a existência de ações integradas capazes de envolver toda a instituição e seu corpo, de maneira global, considerando então todas as interfaces que se encontram presentes nela, o que demanda tempo, esforço e persistência.[4]

Desse modo, é possível compreender que o êxito no futuro das instituições de saúde paira sobre aquelas às quais algum tipo de certificação é atribuído e sobre aquelas que de certa maneira rompem com antigos paradigmas de fragmentação da saúde, o que significa a oferta de serviços que de fato atenderão às necessidades da população, com base na segurança, no cuidado e especialmente na qualidade. Esta deve doutrinar todo o processo, incluindo uma superação de expectativas por parte dos pacientes, o que determinará a essência da excelência nesses serviços.[8]

CONCLUSÃO

Por meio das pesquisas realizadas, foi possível concluir que a busca pela qualidade na prestação de serviços de saúde é incessante e crescente, bem como apresenta-se como um caminho para que as instituições que buscam sua sobrevivência no mercado altamente competitivo – e que prezam pelo atendimento embasado na excelência – alcancem suas metas de melhoria contínua.

Por essa razão, os hospitais e demais instituições de saúde lançam-se em busca de novos modelos assistenciais e gerenciais que lhes permitam atingir resultados e otimizar seus recursos, incrementando o cuidado humanizado, além de assegurar a melhoria do serviço ofertado. Nesse bojo, o programa de acreditação hospitalar se apresenta como alternativa de imputar mudanças no cenário contemporâneo da assistência à saúde, que se encontra desgastado por um modelo tecnicista e pouco eficaz de atendimento.

Esse novo processo, que propõe uma gestão intrinsecamente comprometida com a qualidade, fomenta o advento de inúmeras mudanças de hábitos, comportamentos e valores, impondo aos indivíduos envolvidos nesse processo uma verdadeira ruptura com o método tradicional do cuidado mecanizado, além de tornar a acreditação uma ferramenta capaz de construir um ambiente organizacional de excelência para o atendimento e superação das expectativas dos pacientes e público de interesse das instituições.

REFERÊNCIAS

1. Maximiano ACA. Teoria geral da administração: da escola científica à competitividade em economia globalizada. 2.ed. São Paulo: Atlas, 2000. [O enfoque da qualidade na administração] p.248-62.
2. Schiesari LMC. Resultados de iniciativas de qualidade em hospitais brasileiros [tese doutorado]. São Paulo: Faculdade de Saúde Pública, Universidade de São Paulo, 2003.
3. Quinto Neto A, Bittar OJN. Hospitais: administração da qualidade e acreditação de organizações complexas. Porto Alegre: Dacasa, 2004.
4. Mezomo JC. Gestão da qualidade na saúde: princípios básicos. São Paulo: Loyola, 2001.
5. Bonato VL. Gestão em saúde: programas de qualidade em hospitais. São Paulo: Icone, 2007.
6. Brasil. Ministério da Saúde. Secretaria de Assistência à Saúde. Manual Brasileiro de Acreditação Hospitalar. 3.ed. Rev. e atual. Brasília: Ministério da Saúde, 2002.
7. Donabedian A. The quality of health: how can it be assured? JAMA. 1998;260(12):1743-8.
8. Feldman LB, Gatto MAF, Cunha ICKO. História da evolução da qualidade hospitalar: dos padrões a Acreditação. Acta Paul Enferm. 2005;18(2):213-9.
9. D'Innocenzo M, Adami NP, Cunha ICKO. O movimento pela qualidade nos serviços de saúde e enfermagem. Rev Bras Enferm. 2006;59(1):84-8.
10. Brasil. Ministério da Saúde; Secretaria de Assistência à Saúde. Manual Brasileiro de Acreditação Hospitalar. 7.ed. Brasília, 2006.
11. Labbadia LL, Matsushita MS, Piveta VM, et al. O processo de acreditação hospitalar e a participação da enfermeira. Rev Enferm UERJ. 2004;12(1):83-7.
12. Organização Nacional de Acreditação (ONA). Manual para Avaliação e Certificação de Organizações Prestadoras de Serviços Hospitalares. Brasília, 2004.
13. Schiesari LM. Cenário da acreditação hospitalar no Brasil: evolução histórica e referências externas. [Dissertação mestrado]. São Paulo: Faculdade de Saúde Pública da USP, 1999.
14. Baptista BSF. El desarrollo del proceso de acreditación de hospital e sen Brasil. RevItaes. 2000;1(5):15-8.
15. Organização Nacional de Acreditação. A saúde no Brasil: agora tem um processo permanente de avaliação e certificação da qualidade. Brasília (DF), 2000. [Folder].
16. Novaes HM, Paganini JM. Desenvolvimento e fortalecimento dos sistemas locais de saúde na transformação dos sistemas nacionais de saúde: padrões e indicadores de qualidade para hospitais (Brasil). Washington: Organização Panamericana de Saúde, 1994. (OPAS/HSS/ 94.05).
17. Matos SS, et al. Um olhar sobre as ações do enfermeiro no processo de Acreditação Hospitalar. Belo Horizonte: REME, 2006. p.418-24.
18. Sketris I. Health Service Accreditation – An International Overview. Kiing's Fund Centre. 1988.
19. Organização Nacional de Acreditação - ONA. Manual das organizações prestadoras de serviços hospitalares. Pelotas: Educat, 2001.
20. Sociedade Brasileira de Anestesiologia. CFM garante maior segurança ao ato anestésico e paciente. Resolução CFM N° 1.802/2006. (Publicado no D.O.U. de 01 novembro 2006, Seção I, pg. 102). (Retificação publicada no D.O.U de 20 de dezembro de 2006, Seção I, pg. 160).
21. Consórcio Brasileiro de Acreditação de Sistemas e Serviços de Saúde. Manual de padrões de acreditação hospitalar/Consórcio Brasileiro de Acreditação de Sistemas de Serviços de Saúde. Rio de Janeiro: UERJ; O Consórcio, 2000.
22. Hayes J, Shaw C. Implementing Accreditation Systems. Int J Qual Health Care. 1995;7(2):165-71.
23. Shaw, C. D. Some issues in the design and redesign of external health care assessment and improvement systems. Toolkit for Accreditation Programs. Melbourne/AUS: ISQUA, 2004.
24. Segouin C, Hodges BR, Brechat P. Globalization in health care: is international standardization of quality a step toward outsourcing? Int J Qual Health Care. 2005;17(4):277-9.
25. Schiesari LMC. Resultados de iniciativas de qualidade em hospitais brasileiros. Tese (Doutorado) - Ciências. Faculdade de Medicina da Universidade de São Paulo. São Paulo: USP, 2003.
26. Oliveira OJ. Gestão da Qualidade: Introdução à História e Fundamentos. In: Oliveira OJ. Gestão da Qualidade: tópicos avançados. São Paulo: Cengage Learning, 2009.
27. Paladini EP. Gestão da Qualidade: teoria e prática. 2.ed. São Paulo: Atlas, 2007.

Qualidade na Prática da Anestesia

Flávio Takaoka
Celso Augusto Martins Parra
Fábio Augusto Schiavuzzo

"A variabilidade mata o seu produto."

Stephen Rupp

INTRODUÇÃO

As instituições de saúde têm estabelecido de forma crescente iniciativas que inserem a qualidade e segurança do paciente como prioridades. No entanto, apesar desse esforço considerável no desenvolvimento e implementação de estratégias que visam à melhoria da qualidade, observa-se uma lacuna quando analisamos os resultados obtidos.[1] Nesse sentido, não é incomum observar colocações evidentemente em contraposição feitas pelos gestores da qualidade, de um lado, e pelos profissionais da linha de frente, principalmente enfermeiros e médicos, de outro.[2] Estes acreditam que o problema reside na falta de compromisso por parte dos líderes do hospital em colocar as propostas de qualidade e segurança em prática, enquanto gestores e líderes do hospital culpam o escopo limitado das iniciativas de qualidade propostas.

Independentemente de interpretações distintas, os profissionais envolvidos têm a autoridade e as ferramentas necessárias para estabelecer processos e padrões de qualidade adequados para as suas instituições e departamentos. Devido ao perfil de risco inerente à prática da anestesia, é fundamental que os anestesistas incorporem os conceitos de qualidade ao seu dia a dia.

O objetivo deste capítulo é prover uma abordagem prática ao tema da qualidade na anestesia para departamentos ou serviços de anestesia. Após uma conceituação de gestão de qualidade e sua posição no cenário da anestesiologia, abordaremos ações que podem apresentar benefícios aos pacientes – independentemente do perfil da instituição, seja ele acadêmico ou assistencial – e ser facilmente adotadas.

DEFINIÇÃO DE QUALIDADE

Conforme o Instituto de Medicina (Estados Unidos) definiu em 1990, "qualidade no atendimento" consiste no grau em que os serviços de saúde para indivíduos e populações aumentam a probabilidade dos resultados desejados e são consistentes com o conhecimento profissional atual.[3]

Em outras palavras, exercer a qualidade na assistência consiste em constantemente observar os processos internos da prática médica, identificar fraquezas e, baseando-se em evidências científicas, implementar mudanças visando melhorar o desfecho dos pacientes envolvidos.

CONTROLE DE QUALIDADE *VERSUS* GESTÃO DA QUALIDADE

Quando pensamos no termo "qualidade", logo imaginamos uma linha de produção, um analista e uma prancheta cheia de quadros para ticar. Nesse conceito, busca-se um padrão mínimo que, uma vez não atingido, gera a exclusão da peça defeituosa da linha de produção. Não há uma comparação entre as peças que atingem o padrão mínimo. Extrapolando para nossa prática, essa é a maneira como geralmente lidamos com problemas assistenciais. Identificamos o profissional envolvido (defeituoso) e o deixamos de lado na linha de produção. As ações de melhoria são concentradas na cobrança e melhora de performance individual.[4] Esse é o conceito de *controle de qualidade*.

Por outro lado, *gestão da qualidade*, em sua abordagem mais moderna, tira o foco no indivíduo defeituoso e disseca o processo. Assume-se que invariavelmente não há como retirar o fator erro humano e, dessa maneira, procura-se barreiras de segurança para evitar a exposição dos pacientes ao erro. Como resultado, obtém-se um desfecho mais previsível. Um exemplo clássico é a aplicação do *Checklist de Cirurgia Segura* preconizado pela OMS, que reduziu pela metade a mortalidade em cirurgias em vários centros do mundo após sua implantação.[5]

Dimensões da Qualidade

Os conceitos atuais de gerência com qualidade derivam do modelo industrial japonês pós-guerra, através dos trabalhos de Deming, Murang e Ishikawa na União Japonesa de Cientistas e Engenheiros.[6] Na medicina, o principal nome foi Avedis Donabedian, que propôs uma sistematização de melhoria baseada em três perspectivas (dimensões) fundamentais:[7] estrutura, que diz respeito aos recursos, tanto materiais quanto humanos; processos, que mostram como o cuidado médico é dado e recebido, e finalmente resultados, ou as variações nos desfechos dos pacientes atendidos.

ESTRUTURA

Recursos Materiais

Para se iniciar um trabalho de gestão de qualidade em um serviço de anestesia, os requisitos mínimos recomendados pela Sociedade Brasileira de Anestesiologia, determinados através de resoluções emitidas pelo Conselho Federal de Medicina, devem ser preenchidos. É fundamental para a segurança dos pacientes que tais padrões sejam adquiridos. As principais resoluções que envolvem a prática anestésica são descritas em outro capítulo deste tratado.

A partir daí, deve-se moldar a estrutura do serviço conforme a necessidade. Levando-se em conta a realidade da maioria dos locais onde se pratica a anestesia, entende-se que os recursos são finitos, portanto o perfil dos pacientes e das cirurgias deve ser alinhado com a priorização e programação de melhorias, conforme o orçamento disponível. Por exemplo, em um hospital onde se realizam muitas cirurgias cardíacas, um aparelho de gasometria é mais necessário que um estimulador de nervos periféricos.[7]

Seguindo o mesmo raciocínio, os documentos do prontuário devem atender às necessidades do serviço, bem como contemplar todos os requisitos descritos nas resoluções do CFM pertinentes à prática anestésica.

Recursos Humanos

Apesar de expressa na definição de qualidade do IOM, apenas recentemente as iniciativas de qualidade passaram a abordar de forma mais clara a importância do profissional, segundo o artigo de Macario e cols.[8]

Desde que não entrem em conflito com os objetivos do serviço de anestesia, os médicos da equipe devem ter o suporte necessário para atender os seus objetivos pessoais e profissionais. Dentre os indicadores que poderiam ser utilizados para mensurar esse quesito, lembramos a rotatividade de profissionais médicos e o tempo de atividade dentro da empresa ou departamento.

A avaliação das competências técnicas sempre predominou como foco de desempenho profissional, sendo demonstrado nos sistemas de educação médica continuada como ACLS, PALS e atualmente na capacitação para emprego dos recursos de imagem em anestesia regional e acessos vasculares. No entanto, em artigos mais recentes, diversos autores[9,10] reconhecem o papel das habilidades não técnicas como fundamental para a qualidade e segurança do paciente, visto que a gênese da grande maioria dos eventos adversos são as falhas na aplicação de tais habilidades.

A formação médica possui um enfoque claro no desenvolvimento das competências técnicas. No entanto, fatores como aumento progressivo da complexidade de pacientes, diversificação de métodos diagnósticos e terapêuticos e massificação do acesso dos pacientes à informação através da internet (sejam corretas ou não) têm levantado uma barreira na relação médico-paciente. Diversas iniciativas foram tomadas, seja dentro[11] ou fora[12] da anestesiologia para resgatar as competências não técnicas, principalmente a comportamental. Não se trata de diminuir a importância de uma formação teórica e prática sólida, e sim de enfatizar uma visão mais integral do médico como o verdadeiro promotor de saúde. Na Tabela 12.1, estão as principais competências não técnicas e suas características.

TABELA 12.1 PRINCIPAIS COMPETÊNCIAS NÃO TÉCNICAS.	
Liderança	O médico deve contribuir com uma visão de assistência de alta qualidade ao tomar para si a responsabilidade em entregar um cuidado de excelência, seja como um médico assistente, administrador, pesquisador ou professor.
Comunicação efetiva	O médico deve construir um relacionamento com pacientes e familiares, de modo a facilitar a coleta e compartilhamento de informações essenciais para o cuidado.
Colaboração no trabalho em equipe	O médico deve entregar um cuidado de saúde centrado no paciente, através de colaboração com outros profissionais de saúde.
Promoção de saúde	O médico deve compartilhar sua experiência com seus pacientes e comunidades para melhorar a saúde das pessoas em geral.
Busca pela educação continuada e pesquisa	O médico deve se comprometer ao longo de toda sua carreira a oferecer uma prática de excelência através da educação continuada, avaliação e incorporação de evidências.
Profissionalismo	O médico deve se comprometer com a saúde e o bem-estar de cada paciente através de uma prática centrada na ética, dentro das resoluções e leis vigentes, além de dar exemplo pela manutenção de sua própria saúde.

Esforços como palestras, simulações e discussões de casos eticamente desafiadores, entre outros, devem ser considerados para promover o aprimoramento das competências não técnicas dos profissionais, médicos ou não, diretamente envolvidos com o serviço de anestesiologia.

Processos

Processo é uma sequência de ações que levam a um desfecho desejado. Quanto mais bem definida é a sequência das ações, mais previsível tende a ser o desfecho. O ato anestésico em si é um grande processo, formado por pequenos processos, como a sequência de perguntas em uma avaliação pré-anestésica, a sequência de indução anestésica etc. A variabilidade na ordem e aplicação desses pequenos processos tende a diminuir a previsibilidade do desfecho.

GESTÃO ASSISTENCIAL

O ensino médico em Anestesiologia tende a ressaltar a individualidade da condição clínica de cada paciente, o que é totalmente adequado; porém, associa-se a isso a liberdade de escolha para o médico anestesiologista em relação à técnica anestésica (os pequenos processos): "Anestesia não é uma receita de bolo"; realmente, alguns pacientes possuem alergias e condições clínicas que demandam algum grau de variação na técnica.

Se considerarmos isso para todos os pacientes e as preferências pessoais de cada profissional, não há como tentarmos prever qualquer desfecho. Em um serviço no qual cada profissional administra as medicações sem nenhuma padronização, não há como inferir qualquer resultado quando analisarmos desfechos como dor e náuseas pós-operatórias.

A melhor maneira de promovermos desfechos mais previsíveis é a implementação de protocolos. Desde protocolos orientando o manejo de complicações como broncoaspiração e hipertermia maligna até protocolos gerenciados de cirurgias muito frequentes. A coleta e análise de resultados envolvendo pacientes submetidos a tais protocolos, bem como sua ampla divulgação institucional, são potentes promotores para um serviço de anestesia, gerando percepção de valor entre pacientes, cirurgiões e gestores de hospital.

QUALIDADE E SEGURANÇA

Na dimensão de processos, avalia-se o comportamento de indicadores conforme padrões já estabelecidos. Dentre estes, podemos citar: suspensão de cirurgias, tempo de permanência na recuperação pós-anestésica, admissão não planejada em UTI no pós-operatório, discrepância entre anestesia planejada e anestesia executada e via aérea difícil não reconhecida, entre os principais.

Arnold e cols.,[13] em artigo sobre características da prática anestésica de alta qualidade, associam qualidade à existência de conjuntos de atividades que envolvem o processo de comunicação interna do departamento de anestesia. Como exemplos, citam a realização de reuniões regulares de discussão de casos clínicos ou de um sistema de relato de eventos adversos como facilitadores do processo de melhoria. Além disso, os eventos são submetidos à análise da causa raiz e implementação de medidas com potencial de resultar em maior segurança do paciente.

GESTÃO E GOVERNANÇA

A liderança do departamento de anestesia deve prover uma comunicação aberta para atender às expectativas de sua equipe, com mecanismos estabelecidos de arranjos na escala assistencial, programação de períodos de descanso, plano de carreira (quando aplicável) e meritocracia. O objetivo é estabelecer regras claras e de fácil acesso a fim de manter os profissionais motivados e comprometidos com o serviço e com os pacientes.

Outrossim, os processos gerenciais devem comunicar efetivamente o compromisso da liderança com a qualidade e segurança do paciente, que inclui, por exemplo, a resolução efetiva e transparente de conflitos de escala, e o alinhamento dos interesses pessoais e profissionais de forma a garantir o bem-estar dos envolvidos na prática assistencial. Com isso, minimizam-se fenômenos comuns como estresse e síndrome de *burnout*.

A liderança deve manter relação com administradores ou gestores das instituições hospitalares em que atua e estabelecer mecanismos internos que facilitem a participação de membros da equipe em fóruns institucionais multidisciplinares, de modo a criar um canal de comunicação permanente com outras equipes, promovendo ajustes necessários e planejando ações de mudança quando necessário.

RESULTADOS

Na dimensão dos resultados, buscamos avaliar através de indicadores os desfechos que impactam em todos os envolvidos na gestão de uma equipe de anestesiologia: os clientes (pacientes, cirurgiões e gestores de hospital) e os fornecedores (os próprios médicos anestesiologistas, serviços auxiliares como farmácia, engenharia clínica etc.).

As ocorrências mais frequentes envolvendo anestesia, como náuseas e vômitos, dor no período pós-operatório ou a ocorrência de hipotermia no período perioperatório devem ser avaliadas de forma prioritária em relação às ocorrências raras ou menos frequentes, como parada cardíaca ou anafilaxia, por dificultarem a identificação de tendências de melhora na mensuração em avaliações subsequentes. Em outras palavras: é importante analisar as causas que levam a uma parada cardíaca ou a uma anafilaxia, mas tais eventos são raros, e nos hospitais onde há uma cultura de qualidade, estes são analisados ativamente por uma equipe multidisciplinar.

Apesar de a grande maioria dos pacientes demonstrar "medo" da anestesia, poucos estudos avaliaram o grau de satisfação quanto a sua "experiência" com a anestesia. Afirmar que indivíduos leigos não têm subsídios para avaliar um processo eminentemente técnico é uma colocação que provavelmente não deverá se sustentar por muito tempo, visto o acesso cada vez maior às informações de forma transparente e com questionários bem elaborados para proceder a avaliação. Nos dias de hoje, não basta fazer com que o paciente saia vivo e sem sequelas de um ato anestésico. Este deve passar por uma experiência agradável que, além de ter um desfecho tecnicamente adequado (o que deve ser o mínimo), traz resposta para suas dúvidas e acolhimento em um momento de extrema fragilidade.

A Tabela 12.2 sugere algumas iniciativas de qualidade conforme as dimensões descritas anteriormente.

ESTRUTURANDO A GESTÃO DE QUALIDADE

Kaur e Spanakis[4] propõem um programa baseado em oito passos para a implementação da gestão de qualidade em um serviço de anestesia:

Passo 1: Escolha um líder

Encontre dentro de sua equipe um profissional experiente e confiável, com boa reputação entre os demais; ofereça a ele, se possível, tempo livre de atividades assistenciais e fontes adequadas para seu treinamento em gestão de qualidade.

Passo 2: Estabeleça um comitê de qualidade

Estabeleça uma equipe de suporte (pode ser multidisciplinar) para dividir atividades. Podem ser equipes específicas por projeto.

Passo 3: Elabore um plano

Decida com o comitê quais serão as ferramentas utilizadas e os indicadores a serem mensurados; divulgue os indicadores à equipe assistencial, de preferência explicando o motivo da escolha. A confiança e o conhecimento dos indicadores melhora a adesão aos planos de ação.

Passo 4: Colete dados

Procure colher da forma mais simples possível dados relevantes, seja manual ou automaticamente, para tabulação e posterior análise. Os dados podem ser colhidos prospectivamente ou retrospectivamente, podem ser gerais ou focados em grupos específicos (tipo de cirurgia, por exemplo). Posteriormente, podem-se mapear os processos internos de modo a identificar gargalos e oportunidades de melhoria.

Passo 5: Divulgue resultados regularmente

Periodicamente, apresente resultados aos envolvidos (médicos, parceiros, gestores dos hospitais), focando em

TABELA 12.2
INICIATIVAS DE GESTÃO DE QUALIDADE CONFORME AS TRÊS DIMENSÕES DE DONABEDIAN.

Dimensão da qualidade		Tema	Ferramenta
Estrutura	Recursos humanos	Competências técnicas	Educação médica continuada
		Competências não técnicas	*Coaching*; discussões de caso
	Recursos materiais	Equipamentos	Indicador de falha de equipamentos
Processos	Qualidade	Protocolos	Indicadores e metas relacionados aos protocolos
	Segurança	Eventos adversos	Sistema de notificação de eventos
		Gestão de risco	Análise de eventos sentinela
	Gestão e governança	Bem-estar dos médicos	Pesquisa de clima; plano de carreira; indicador de *turnover*
		Comunicação interna	Gestão de conflitos; repositório de arquivos; *Intranet*
	Gestão assistencial	Alocação de profissionais	Indicador de atrasos de cirurgia
		Prontuário médico	Indicador de conformidade em preenchimento
		Protocolos	Protocolos de manejo de intercorrências; protocolos gerenciados de cirurgia
Resultados	Paciente	Desfechos clínicos	Indicadores clínicos (NVPO, dor pós-operatória, hipotermia)
		Satisfação	Pesquisa de satisfação de pacientes; SAC (Serviço de Atendimento a Clientes)
	Cirurgião	Personalização da assistência prestada	Indicador de troca de anestesiologistas
		Satisfação	Pesquisa de satisfação de cirurgiões

ações não punitivas, baseando-se em eventos encontrados na análise dos dados coletados, com o objetivo de prevenir eventos adversos futuros e melhorar desfechos.

Passo 6: Implemente melhorias

Analisando os dados coletados, crie consensos com a equipe operacional, mais envolvida na assistência, focando na melhoria dos processos.

Passo 7: Colete dados novamente

Controle e compare os dados gerados após as ações tomadas pelo comitê de qualidade. Veja se o efeito desejado foi atingido. Revise eventos adversos e procure identificar os "quase erros" para prevenir ocorrências.

Passo 8: Compare com o mercado

Encontre maneiras de comparar os resultados de sua equipe com equipes de perfil de assistência semelhante, ou mesmo entre equipes distintas dentro da sua prática.

O processo de gestão de qualidade é cíclico e depende de resiliência por parte dos gestores. Deve-se encarar a atividade não como uma corrida para se chegar rápido ao desfecho desejado, mas sim como uma maratona na qual vence quem resiste ao ímpeto de correr e toma a decisão de implementar um ritmo de atividades contínuo e duradouro.

FERRAMENTAS DA QUALIDADE

Descreveremos brevemente algumas das principais ferramentas utilizadas na gestão da qualidade. Não há uma definição ou indicação para o uso de uma ou outra; a experiência e o bom senso determinam qual ferramenta é mais adequada para uma determinada situação.

PDCA

A PDCA ou Ciclo de Deming deriva de uma sigla em inglês: **P**lan-**D**o-**C**heck-**A**ct (Planejar-Executar-Checar-Agir). Trata-se de uma sequência repetitiva de ações (Figura 12.1) visando à melhoria contínua de um processo. Inicia-se com o planejamento (P) de uma ação que visa a melhorar o desfecho de um processo. A seguir, os componentes do planejamento são implementados (D) e, após um período determinado pela etapa de planejamento, é realizada a checagem dos resultados (C) e a posterior análise do desfecho, bem como do sucesso da implementação. Com essa análise, são realizadas ações (A) para adequar ou consolidar o planejamento.

Princípio de Pareto

Em 1906, o economista italiano Vilfredo Pareto evidenciou que 80% das terras na Itália pertenciam a 20%

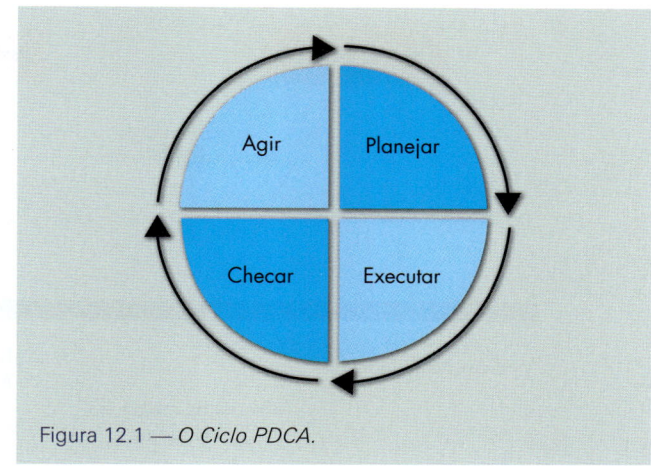

Figura 12.1 — O Ciclo PDCA.

da população. Essa proporção se repete com muita frequência, e ao longo dos anos ela vem sendo aplicada por gestores para entender melhor seus negócios. Na gestão de qualidade não é diferente, e frequentemente evidenciamos que 80% dos problemas são gerados por 20% das causas. Na prática, devemos listar os problemas e classificar as causas, pois um pequeno esforço (20%) é crítico para a resolução da maior parte dos problemas (80%), necessitando de um grande esforço (80% restantes) para se atingir o perfeccionismo (resolução dos 20% restantes).

Análise de Causa Raiz

Trata-se de uma boa ferramenta para análise de eventos adversos. Dificilmente um evento adverso acontece devido a uma única causa; geralmente é causado por um conjunto de fatores, independentes ou não, que na sequência em que foram apresentados geraram o desfecho. Geralmente é feito um *brainstorm* com os envolvidos, buscando-se as causas. Algumas técnicas são descritas, como os 5 porquês (perguntar "por quê?" por 5 vezes seguidas até se chegar a uma causa oculta em um primeiro momento), bem como categorizar causas em um diagrama de Ishikawa (espinha de peixe). Identificadas as diversas causas, estabelece-se um plano de ação para cada uma. A Figura 12.2 exemplifica uma análise de um caso fictício: um paciente submetido à endoscopia digestiva alta em um ambiente ambulatorial apresenta regurgitação e aspiração do conteúdo gástrico, levando à sepse de foco pulmonar após sua remoção para um hospital e internação em unidade de terapia intensiva.

Matriz de Gravidade-Urgência-Tendência

Certamente não há tempo para se resolver todos os problemas que se apresentam a um gestor de equipes de anestesia. Uma maneira adequada de organizar as pendências é a utilização da Matriz de Gravidade-Urgência-Tendência,

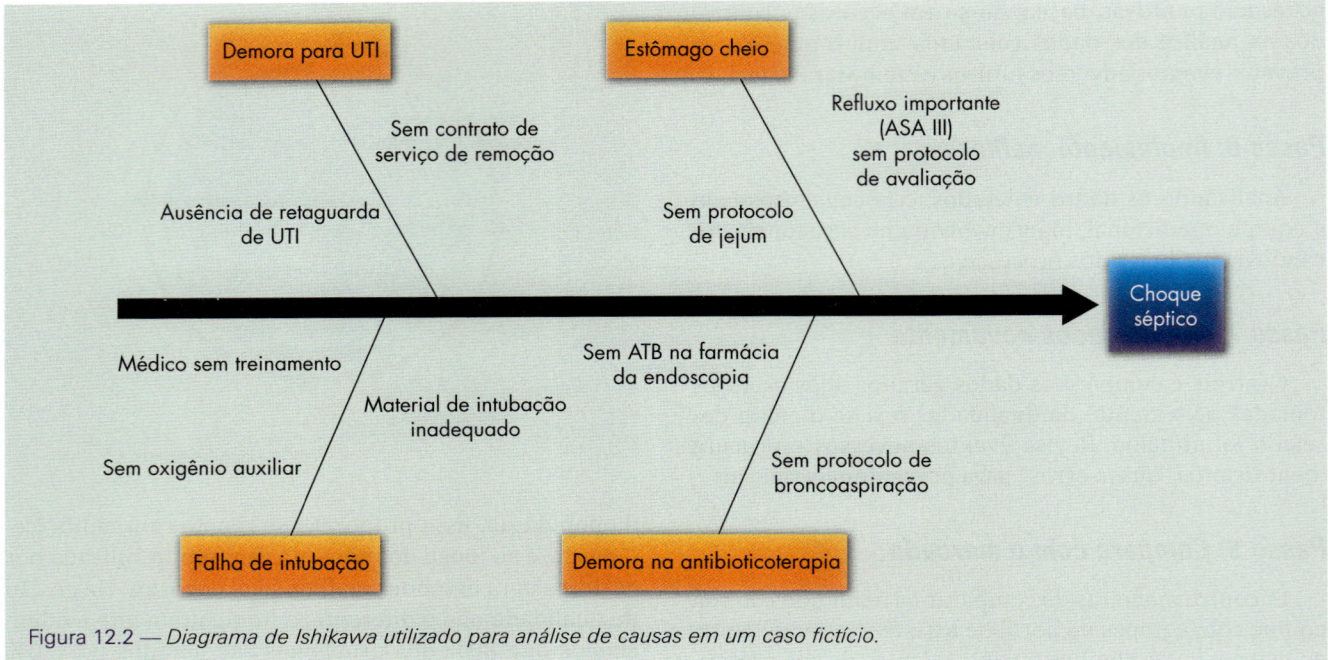

Figura 12.2 — *Diagrama de Ishikawa utilizado para análise de causas em um caso fictício.*

ou simplesmente Matriz GUT. Listam-se os problemas em uma tabela e estabelece-se um valor de gravidade entre 0 (nada sério) e 5 (extremamente sério), um valor de urgência entre 0 (pode esperar) e 5 (ação imediata) e finalmente um valor de tendência também entre 0 (sem mudança) e 5 (irá piorar rapidamente). Multiplicam-se os valores e classificam-se as pendências conforme o resultado, com o problema de maior valor sendo priorizado.

CONCLUSÕES

Principais pontos de aprendizado:

1. Esforços para melhoria na prática da qualidade devem visar três esferas:
   a. Promover o desenvolvimento profissional;
   b. Melhorar os processos assistenciais;
   c. Melhorar o desfecho e a satisfação de pacientes e cirurgiões.

   Para se desenvolver uma cultura de melhoria de *performance*, os esforços de qualidade devem ser contínuos.

2. Para reduzir ou eliminar a lacuna entre a teoria e a prática, ou entre o real e o ideal, devemos adotar iniciativas de qualidade adaptadas para as necessidades de cada departamento ou serviço de anestesia.

3. Os processos de melhoria devem ocorrer no trabalho diuturno. Qualidade e segurança do paciente são pré-condições para a prática diária, e não um objetivo teórico. Os líderes das atividades de qualidade devem incluir os que se dedicam à prática da anestesia, e não somente os departamentos ou comitês de qualidade institucional.

4. Não há como identificar melhora sem iniciar um processo de padronização de condutas. Variabilidade de condutas prejudica a interpretação de resultados.

5. Os sistemas de relatos de incidentes são fundamentais para melhorar a segurança do paciente. A melhora na qualidade dos cuidados deve considerar os fatores sistêmicos e a adoção de medidas para correção dos problemas identificados e contribuição para a criação de um ambiente de aprendizado aberto e livre da cultura da culpa.

REFERÊNCIAS

1. Katz-Navon T, Naveh E, Stern Z. The moderate success of quality of care improvement efforts: three observations on the situation. Int J Qual Health Care. 2007 Feb;19(1):4-7.
2. Fleischut PM, Evans AS, Nugent WC, et al. Ten years after the IOM report: Engaging residents in quality and patient safety by creating a House Staff Quality Council. Am J Med Qual. 2011 Mar-Apr;26(2):89-94.
3. Institute of Medicine (IOM) 2001. Crossing the Quality Chasm: A New Health System for the 21st Century. Washington: National Academy Press, 2001. p.232.
4. Kaur S, Spanakis S. Setting Up a Quality Program: Starting the Journey. ASA Monitor. 2014;78(1):10-3.
5. Haynes AB, Weiser TG, Berry WR, et al. A Surgical Safety Checklist to Reduce Morbidity and Mortality in a Global Population. N Engl J Med. 2009 Jan 29;360(5):491-9.
6. Burmester H. Manual de Gestão Hospitalar. Rio de Janeiro: Editora FGV, 2012. p.21
7. Donabedian A. The quality of care: how can it be assessed? JAMA. 1988;260(12):1743-8.

8. McIntosh CA, Macario A. Managing quality in an anesthesia department. Curr Opin Anaesthesiol. 2009;22(2):223-31.
9. Larsson J, Holmström IK. How excellent anaesthetists perform in the operating theatre: a qualitative study on non-technical skills. Br J Anaesth. 2013;110(1):115-21.
10. Smith AF, Greaves JD. Beyond competence: defining and promoting excellence in anaesthesia. Anaesthesia. 2010 Feb;65(2):184-91
11. Flin R, Patey R, Glavin R, et al. Anaesthetists' non-technical skills. Br J Anaesth. 2010;105(1):38-44.
12. Frank JR, Snell L, Sherbino J. CanMEDS 2015 - Physician Competency Framework. Ottawa, Canada: Royal College of Physicians and Surgeons of Canada, 2015
13. Arnold DE, Hattamer S, Hicks JS. Characteristics of a high-quality anesthesia practice. Int Anesthesiol Clin. 2014;52(1):15-41.

13
Anestesia e Infecção

Florentino Fernandes Mendes
Ana Luft

INTRODUÇÃO

Com uma composição estimada de 100 trilhões de células, micróbios comensais, dispostos principalmente na pele, nas vias aéreas superiores e no trato digestivo, podem suplantar o número de células do organismo em 10 vezes e codificar pelo menos 100 vezes mais genes que o genoma do hospedeiro.[1,2]

A existência desses microrganismos é essencial para nossa digestão, metabolismo e imunidade. Quando, por algum motivo, a convivência deixa de ser harmônica, o microbiota atua como fonte de infecção e a infecção cirúrgica é apenas uma das muitas características complexas dessa coexistência.[3]

A cirurgia, em consequência da lesão que lhe é inerente, é um método potente para introduzir patógenos contaminantes em ambientes normalmente estéreis, como os diferentes tecidos, o peritônio, o sangue e os pulmões. Para evitar a introdução de microrganismos, técnicas assépticas devem ser observadas, principalmente quando se considera que a infecção cirúrgica tem implicações sérias que levam ao aumento da morbimortalidade precoce e tardia.[4]

Apesar das precauções, o ambiente, a equipe assistencial e o paciente não são estéreis. Assim, o tipo e o grau de contaminação são importantes, e a progressão da contaminação para infecção clínica é fortemente determinada pela adequação das defesas do hospedeiro.[5]

A estratégia para prevenir infecção baseia-se em limitar ao máximo as possibilidades de contaminação e estimular as defesas do hospedeiro contra os microrganismos invasores. A morte de micróbios por estresse oxidativo, pela ação dos neutrófilos, é o mecanismo de defesa mais importante contra infecções[6] e depende da oxigenação do tecido no local da invasão.[7] Com efeito, a pressão parcial de oxigênio arterial, a perfusão tecidual e a taxa local de extração de oxigênio são os determinantes principais da oxigenação tecidual,[8] que é considerada o melhor preditor único de risco de infecção.[9]

Considerando suas implicações, a infecção cirúrgica causa substancial exigência ao paciente, ao hospital, aos governos e aos pagadores do sistema de saúde e representa importante problema de saúde pública e um alvo para melhoria da qualidade do atendimento prestado ao paciente cirúrgico.[10]

O objetivo deste capítulo é revisar o conhecimento relacionado à infecção do paciente cirúrgico e às medidas de prevenção.

EPIDEMIOLOGIA E IMPORTÂNCIA DO PROBLEMA

A despeito do uso de técnicas assépticas, a infecção cirúrgica permanece um problema, constituindo a terceira causa mais frequente de infecção hospitalar e acometendo de 14% a 16% dos pacientes hospitalizados.[11,12]

No paciente cirúrgico, a infecção da ferida operatória é a causa mais comum de infecção, sendo responsável por 77% das mortes.[13-15]

Pacientes que desenvolvem infecção duplicam a chance de morrer, quando comparados com pacientes submetidos aos mesmos procedimentos sem infecção.[16]

Três décadas atrás, o *Centers for Disease Control and Prevention* (CDC) estimou a ocorrência de 500.000 infecções cirúrgicas por ano nos Estados Unidos. Essas infecções estão associadas ao aumento de custos, de readmissão, de permanência hospitalar e de mortalidade.

Estima-se que 60% das infecções cirúrgicas possam ser prevenidas principalmente utilizando orientações baseadas em evidências.[17,18]

O risco de o paciente cirúrgico desenvolver infecção varia de 1% a 3%, e tem se mantido com o passar do tempo. Essa taxa é significativamente maior em pacientes submetidos a cirurgias colorretais, podendo atingir entre 5% a 30%.[19-21]

Durante os primeiros 30 dias de pós-operatório, a transmissão de bactérias presentes na área de trabalho do anestesiologista é causa importante de infecção, acometendo cerca de 16% dos pacientes cirúrgicos.[22]

O aumento de custos associados a cada episódio de infecção hospitalar é de 10.000 a 40.000 dólares por paciente.[23]

Durante seguimento de 30 dias, pacientes que desenvolvem infecção pós-operatória têm cinco vezes mais chance de reinternar no hospital (11,3% *versus* 2,1%) e mais do que o dobro de chance de morrer (0,8% *versus* 0,3%).[24]

Estudo de prevalência constatou que a infecção cirúrgica foi a mais comum infecção associada aos cuidados de saúde, sendo responsável por 31% de todas as infecções hospitalares.[25]

RESPOSTA INFLAMATÓRIA

A finalidade da resposta inflamatória é combater a infecção e proporcionar condições adequadas para ocorrer a reparação e a cicatrização do tecido lesado. É através do sistema imune que animais mais complexos se protegem da invasão de micróbios e parasitas.[26]

Existem dois sistemas que trabalham em conjunto: o sistema imune inato e o sistema imune adquirido, dispostos conforme a Figura 13.1.

A imunidade inata é um sistema filogeneticamente bem preservado entre diferentes espécies que consegue discriminar o *self* do *non-self*, ou seja, consegue discernir e identificar estruturas estranhas ao organismo e atacá-las imediatamente após o contato. Esse sistema reage apenas contra microrganismos e responde, essencialmente, da mesma maneira a sucessivas infecções.[26]

Um dos componentes mais importantes desse sistema são os receptores Toll-like (TLRs), uma família de receptores de proteínas de superfície celular presentes em diferentes tipos de células. As estruturas que se ligam aos TLRs são moléculas altamente conservadas e presentes em muitos patógenos, denominadas padrões moleculares associados a patógenos (PAMPs)[28,29] (Tabela 13.1).

Embora originalmente considerados receptores puros para PAMPs, existe uma variedade de ligantes endógenos para os diferentes receptores Toll-like que ajudam a determinar o grau de resposta imune que irá acontecer.[30]

Os distintos PAMPs são, com frequência, constituídos por lipídios e carboidratos, presumivelmente porque são os maiores componentes das membranas celulares dos microrganismos, e os receptores que se ligam a essas estruturas preservadas são chamados de receptores de reconhecimento de padrões (RRP). Esses receptores são ligados às vias de transdução de sinal intracelulares que ativam várias respostas celulares, incluindo a produção de moléculas que promovem a inflamação e a defesa contra micróbios.[28-30]

Diferentes classes de patógenos (vírus, bactérias Gram-negativas, bactérias Gram-positivas, fungos) expressam diferentes PAMPs. Essas estruturas incluem:

1. ácidos nucleicos, que são próprios de microrganismos, tais como o RNA de dupla hélice encontrado nos vírus em replicação ou sequências citocina-fosfatidil-guanina (CpG) de DNA não metiladas, encontradas em bactérias;

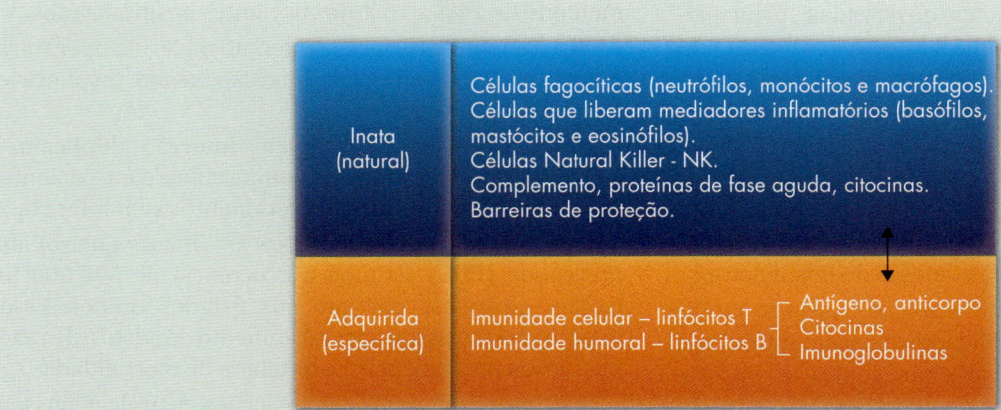

Figura 13.1 — *Resposta imunológica – Sistemas imunes inato e adquirido e seus principais constituintes. Os dois sistemas trabalham em conjunto. A imunidade inata é composta por células fagocíticas e por células que liberam mediadores inflamatórios. Além disso, fazem parte da imunidade inata os linfócitos Natural Killer, o sistema de complemento, as proteínas de fase aguda, as citocinas e as barreiras de proteção do organismo. A imunidade celular e a imunidade humoral fazem parte da imunidade adquirida.*[27]

TABELA 13.1
RECEPTORES *TOLL-LIKE*, AGENTES E ANTÍGENOS QUE SE LIGAM AO RECEPTOR.

Receptor	Localização	Função – Agente – Antígeno (PAMP)
TLR1	Membrana celular	Bactéria
TLR2	Membrana celular	Peptideoglican B. Gram+, micobactéria, neisseria, vírus sarampo, zimosam leveduras
TLR3	Citoplasma	RNA
TLR4	Membrana celular	Lipopolissacarídeos de Bactérias Gram-, vírus, P. heat-shock
TLR5	Membrana celular	Flagelina, bactérias
TLR6	Membrana celular	Bactéria
TLR7	Citoplasma	Imidazoquinolonas (vírus), RNA
TLR8	Citoplasma	Imidazoquinolonas (vírus), RNA
TLR9	Citoplasma	DNA
TLR10	–	Desconhecida

Receptores *Toll-like*. Cinco receptores *Toll-like* (1, 2, 4, 5 e 6) reconhecem componentes da parede celular de bactérias. Esses receptores são expressados na superfície das células e, por terem domínio extracelular, são classificados como receptores *Toll-like* extracelulares. Em contraste, os demais receptores *Toll-like* (3, 7, 8 e 9) são localizados no citoplasma e dependem da capacidade do micróbio, ou de parte dele, de penetrar a membrana celular.[30]

2. características de proteínas que são observadas em microrganismos, tais como a iniciação por N-formil-metionina, que é típica de proteínas bacterianas;
3. complexos de lipídios e carboidratos sintetizados por germes, mas não por células de mamíferos, tais como lipopolissacarídios em bactérias Gram-negativas, ácidos teicoicos em bactérias Gram-positivas e oligossacarídios ricos em manose encontrados em glicoproteínas microbianas.[28,29]

A ativação específica do receptor Toll-like por um PAMP ativa o fator nuclear kappa-beta (NF-κB) presente no citoplasma. Este, uma vez ativado, desloca-se do citoplasma para o núcleo da célula e expressa genes inflamatórios para combater os agentes infecciosos.[31]

Os TLRs ativados desencadeiam a expressão de diversas citocinas, tais como os interferons e as interleucinas (IL-2, IL-6, IL-8, IL-12, IL-16), além do FNT-α.[32]

As células do sistema imune incluem diferentes tipos de glóbulos brancos, presentes no sangue, e células residentes, como macrófagos e mastócitos, que estão presentes nos tecidos[33] (Tabela 13.2).

Os leucócitos são células produzidas na medula óssea, a partir de células-tronco, e são responsáveis pela defesa do organismo. Formam um verdadeiro exército, dispostos no sangue circulante e em locais estratégicos do organismo, com o objetivo de combater qualquer microrganismo estranho que venha a se instalar como vírus, bactérias, parasitas ou proteínas. Os leucócitos também são responsáveis pela limpeza do organismo, fagocitando células mortas e restos de tecidos lesado.[34]

De acordo com a sua estrutura vista ao microscópio óptico, os leucócitos são classificados em granulosos e agranulosos. Existem três tipos de leucócitos granulosos: neutrófilos, eosinófilos e basófilos; já os leucócitos agranulosos podem ser de dois tipos: monócitos e linfócitos.

Os neutrófilos se originam das células-tronco mieloides e compõem, aproximadamente, 60% a 70% dos leucócitos do sangue humano. Essas células têm como principal função fagocitar bactérias e outros microrganismos invasores. Por terem grande mobilidade, saem com extrema facilidade dos vasos sanguíneos dirigindo-se ao tecido infeccionado/lesado.

Os eosinófilos, ou acidófilos, compõem cerca de 2% a 4% dos leucócitos do sangue humano. Têm como principal função combater invasores de grande tamanho, como parasitas. Eles combatem esses vermes liberando proteínas tóxicas, íons peróxidos e enzimas.

Os basófilos representam de 0,5% a 1% dos leucócitos do sangue humano. A função dos basófilos ainda é desconhecida. Liberam substâncias envolvidas na resposta inflamatória como histamina e heparina.

Os monócitos são células sanguíneas grandes e integram de 3% a 8% dos leucócitos do sangue humano. Assim que são produzidos na medula óssea, migram para os tecidos onde se transformam em macrófagos, fagocitando microrganismos e células mortas.

Os linfócitos totalizam de 20% a 30% dos leucócitos do sangue humano. Essas células podem ser de três tipos: os linfócitos B ou células B; os linfócitos T ou células T; e as células *natural killer*, chamadas de Células NK. Cada um desses linfócitos exerce uma função específica no combate a infecções e também no combate ao câncer.

Os macrófagos encontram-se nos tecidos e são responsáveis pela limpeza do organismo, fagocitando células mortas e restos de tecido lesado, proporcionando com isso condições para que ocorram a reparação e a cicatrização. O macrófago ativado desgranula liberando o conteúdo dos seus grânulos em torno da lesão, conforme descrito na Tabela 13.3.[34]

TABELA 13.2
COMPOSIÇÃO E FUNÇÃO DOS LEUCÓCITOS.[33,34]

Tipo	Sangue (%)	Função
Neutrófilo	60-70	Defesa contra infecções bacterianas. Fagocitose. Produção de radicais livres. Liberação de enzimas proteolíticas.
Eosinófilo	2-4	Mucosa intestinal. Atacam organismos grandes. Infecções parasitárias. Processos alérgicos.
Basófilo	< 1	Libera mediadores químicos (histamina, heparina). Papel nas reações alérgicas.
Linfócito	20-30	**Linfócitos B**. Produzem anticorpos que se ligam ao micróbio para posterior destruição. Responsáveis pela memória imunológica. **Linfócitos T Help (CD4⁺)**. Coordenam a resposta imune, estimulam a ação de linfócitos B. **Linfócito T Citotóxico (CD8⁺)**. Possuem receptores específicos para um único antígeno. Destroem células infectadas apresentadas por células apresentadoras de antígeno. **Linfócito T *Natural Killer* (NK)**. Possuem receptores específicos para classes de antígenos. São capazes de destruir células infectadas ou células tumorais. **Linfócitos T Reguladores**. Inibem o sistema imune, evitando a produção de anticorpos pelos linfócitos B.
Monócitos	3-8	Oriundo do monoblasto. Diferenciam-se em macrófagos.
Macrófagos	Resultam da diferenciação dos monócitos.	Grande capacidade fagocítica. Produção de radicais livres. Produção de citocinas. Ausentes no sangue

TABELA 13.3
MACRÓFAGO ATIVADO E LIBERAÇÃO DE SUBSTÂNCIAS RELACIONADAS COM A AMPLIAÇÃO DA RESPOSTA INFLAMATÓRIA.[34]

Fatores liberados	Atividade
Óxido nítrico	Vasodilatação. Antimicrobiana.
Radicais livres	Antimicrobiana.
Prostaglandinas, leucotrienos	Mediadores inflamatórios, vasodilatação, aumento da permeabilidade vascular.
Fator de ativação plaquetária	Agregação plaquetária, quimiotaxia de neutrófilos e de eosinófilos.
Citocinas	Moléculas hormônio *like* envolvidas na resposta imune. IL-1, IL-6 e FNT-α.

TABELA 13.4
RESPOSTA INFLAMATÓRIA, SISTEMAS ATIVADOS, COMPONENTE E FUNÇÃO.[34]

Sistema	Componente	Função
Coagulação	Fator Hageman Fibrina Fibrinopeptídeos	◆ Ativação dos sistemas de coagulação, fibrinolítico e cininas. ◆ Formação do coágulo. ◆ Quimiotaxia de neutrófilos e aumento da permeabilidade vascular.
Cininas	Bradicininas	◆ Vasodilatação, contração musculatura lisa, dor.
Fibrinolítico	Plasmina	◆ Ativação do complemento e do Fator Hageman, quebra do coágulo.
Complemento	C1 C4 C2 C3 C5a C5-C9	◆ Ligação a anticorpos, proteases serina. ◆ Mediador inflamatório (C4a). ◆ Proteases serina. ◆ Ativa mastócitos (C3a). ◆ Opsonização (C3b). ◆ Ativa mastócitos, quimiotaxia (neutrófilos, monócitos e eosinófilos). ◆ Formação de poros na parede celular dos micróbios (lise celular).

Além disso, o dano tecidual e do endotélio, que frequentemente acompanha a infecção, resulta em ativação da coagulação, das cininas, dos sistemas do complemento e fibrinolítico. A ativação desses sistemas leva à geração dos fatores, descritos na Tabela 13.4, que apresentam diversas funções biológicas, como vasodilatação, aumento da permeabilidade vascular e ativação dos mastócitos.[34]

Se a resposta inflamatória for intensa o bastante, as citocinas produzidas pelos macrófagos ingressam na circulação em concentrações suficientes para afetar órgãos e funções.

* **Cérebro:** IL-1 atua no hipotálamo e estimula a produção de prostaglandinas que causam febre, sonolência e anorexia.
* **Medula óssea:** IL-6 e FNT-α estimulam as células-tronco e macrófagos da medula óssea para liberar fatores que estimulam o aumento da produção de leucócitos.
* **Fígado:** IL-6 estimula os hepatócitos para produzir quantidades aumentadas de proteínas de fase aguda, que são secretadas na circulação sanguínea e atingem o local inflamado (amiloide A, proteína C reativa, fibrinogênio, lecitina ligada a manose). O nível plasmático dessas proteínas aumenta de 100 a 1.000 vezes.[34]

Muitos microrganismos evoluíram para resistir aos mecanismos de defesa natural, e a proteção contra tais patógenos é dependente das respostas imunológicas adquiridas. O sistema imunológico adquirido induz a produção de células efetoras, para a eliminação dos microrganismos, e a produção de células de memória, para a proteção de infecções subsequentes. Além disso, tem capacidade para distinguir os diferentes patógenos e moléculas, incluindo até mesmo aqueles que apresentam grande semelhança, sendo, por isso, também chamado de imunidade específica. Assim, se a infecção não é eliminada, esse segundo braço do sistema imune, mais específico, gera novas células efetoras e mediadores com o objetivo de debelar a infecção. Células T CD4 são ativadas por antígenos apresentados por células dendríticas e se diferenciam em células T Help. As células T Help, por sua vez, estão envolvidas com três respostas adaptativas maiores: a produção de células B, responsáveis pela produção de anticorpos; a diferenciação de células CD8+ em células T citotóxicas, que matam células infectadas por vírus, e a ativação de macrófagos para matar patógenos intracelulares, resposta de hipersensibilidade retardada.

Existem dois tipos de respostas imunológicas adquiridas, a imunidade celular e a imunidade humoral, que são mediadas por diferentes componentes do sistema imunológico e têm como função eliminar os diversos tipos de microrganismos[35] (Figura 13.2).

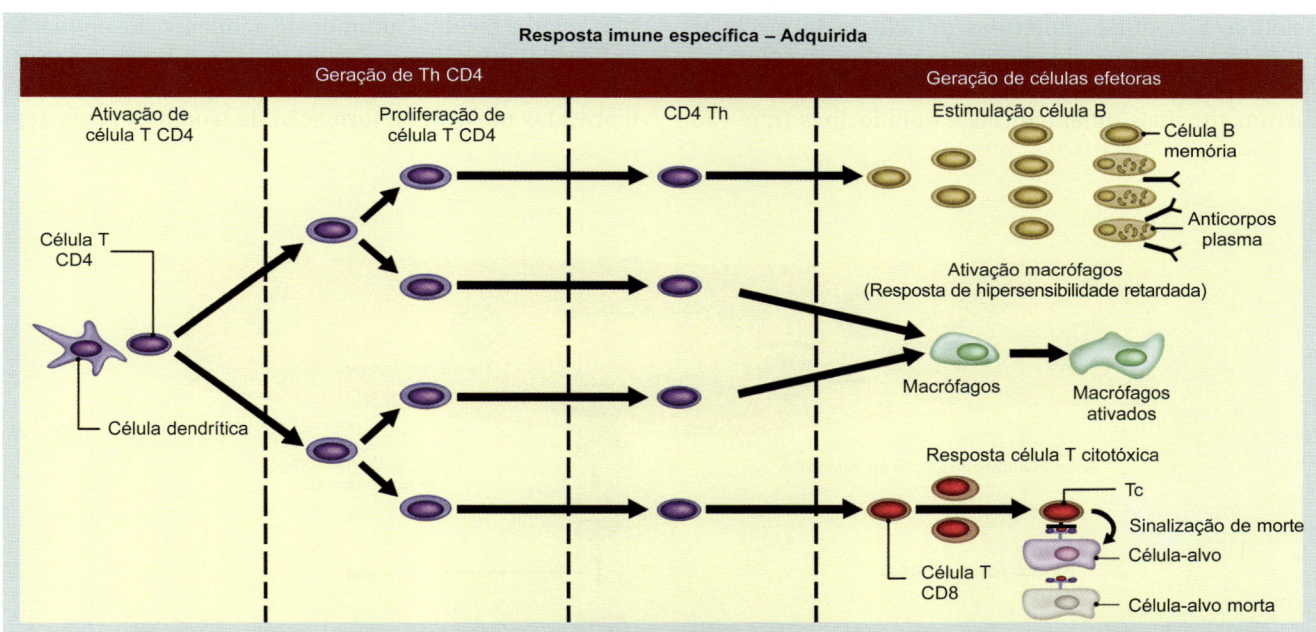

Figura 13.2 — *Resposta imune específica. A resposta imune específica pode ser dividida em duas fases. Ativação das células CD4 que se diferenciam em células T helper (Th) e geração de células e moléculas efetoras que medeiam a neutralização e a remoção do micróbio. A célula crucial para o início da resposta imune específica é a célula dendrítica (DCs). A célula dendrítica localiza-se em órgãos linfoides e não linfoides, possui receptores PAMPs e tem atividade fagocítica intensa. Elas são capazes de levar produtos bacterianos ao migrar através dos vasos linfáticos que drenam o local da infecção. Se existe lesão vascular, as células dendríticas entram na corrente sanguínea e dirigem-se ao baço. Os linfonodos e o baço fornecem um sistema de filtração pelo qual passam linfócitos e antígenos. Antígenos podem ser captados por macrófagos ou por células dendríticas no tecido linfoide e os linfócitos filtrados encontram antígenos apresentados pelos macrófagos ou pelas DCs. Macrófagos e Células Natural Killer (NK) têm receptores para a fração Fc do anticorpo. Assim, anticorpos ligados a um organismo podem ser ligados a macrófagos ou a células NK para desencadear a morte celular. Células Th também auxiliam a formação de células T citotóxicas (CD8), que são capazes de matar outras células que expressam antígenos de histocompatibilidade (MHC – classe I).*[34]

IMUNIDADE CELULAR

A imunidade celular é mediada pelos linfócitos T. Microrganismos intracelulares, como os vírus e algumas bactérias, sobrevivem e se proliferam no interior de fagócitos e outras células do hospedeiro, onde estão protegidos dos anticorpos. A defesa contra tais infecções cabe à imunidade celular, que promove a destruição dos microrganismos localizados em fagócitos ou a destruição das células infectadas, para eliminar os reservatórios da infecção.

Os linfócitos T Help CD4+ ajudam os macrófagos a eliminar micróbios fagocitados e ajudam as células B a produzir anticorpos. Já os linfócitos T citotóxicos CD8+ destroem as células que contêm patógenos intracelulares, assim eliminando os reservatórios de infecção.[35]

A principal etapa da resposta inflamatória aguda é a adesão de leucócitos polimorfonucleares (PMN) no endotélio vascular e a subsequente diapedese dos mesmos em direção aos tecidos lesados. Existem diversas alterações dentro do compartimento vascular que iniciam a resposta inflamatória. A primeira alteração é a ativação das células endoteliais. Quando a ativação ocorre, as células endoteliais expressam na sua superfície moléculas de adesão para leucócitos e monócitos (P-seletina, L-seletina, E-seletina, moléculas de adesão intracelular – ICAM-1, moléculas de adesão de células vasculares – VCAM-1, entre outros) e, uma vez ativadas, expressam e liberam citocinas inflamatórias e quimiocinas (que vão atrair e ativar leucócitos polimorfonucleares (PMN). O endotélio ativado expressa, também, fator tecidual (FT) na luz do vaso. A ativação do complemento pode causar aumento da regulação do FT, que é um potente pró-coagulante e pode levar à formação de trombo no interior do vaso[36] (Figuras 13.3 e 13.4).

Outro evento importante que acontece é a abertura das junções densas entre as células endoteliais, que se acompanha de extravasamento de proteínas e de fluidos do compartimento intravascular para o compartimento extravascular. Existem evidências que sugerem que a inflamação e a hemostasia são processos que estão intimamente relacionados. A indução do estado pró-coagulante e pró-trombótico envolve células endoteliais, leucócitos e plaquetas. O papel anticoagulante do endotélio diminui durante a inflamação e pode resultar no aumento da expressão de FT (um gatilho da coagulação), na menor regulação da via anticoagulante da proteína C e na inativação do óxido nítrico por superóxidos. O recrutamento, a rotação e a aderência do leucócito no endotélio contribuem para criar um ambiente pró-coagulante e para o desenvolvimento de trombos. Leucócitos ativados expressam fator tecidual e podem liberar proteases que degradam a antitrombina e inativam a trombomodulina. Diferentes componentes da coagulação, incluindo trombina e fator tecidual, promovem a inflamação, enquanto anticoagulantes como a proteína C e a heparina exercem efeitos anti-inflamatórios. Plaquetas, recrutadas e ativadas no local de formação de trombos, produzem

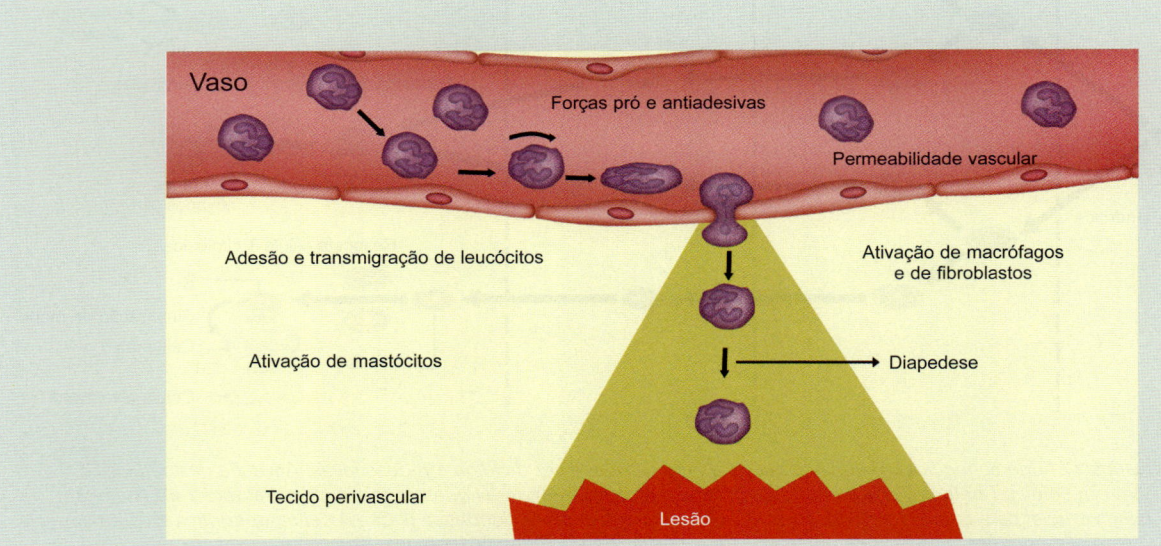

Figura 13.3 — *Ativação do endotélio após lesão tecidual. Após lesão celular ocorre degranulação dos mastócitos residentes com liberação de substâncias vasoativas como bradicinina, histamina e serotonina. Ocorre também ativação do sistema do complemento, da cascata do ácido aracdônico, com produção de PGs e leucotrienos, e produção de citocinas inflamatórias (IL-6, FNT-α, entre outras). A ativação de macrófagos residentes no compartimento perivascular leva à produção de diversas citocinas, quimiocinas, espécies reativas de oxigênio e óxido nítrico. O resultado da liberação dessas substâncias é a ativação do endotélio. O endotélio ativado produz substâncias que vão promover a adesão e a diapedese de neutrófilos em direção ao tecido lesado.*

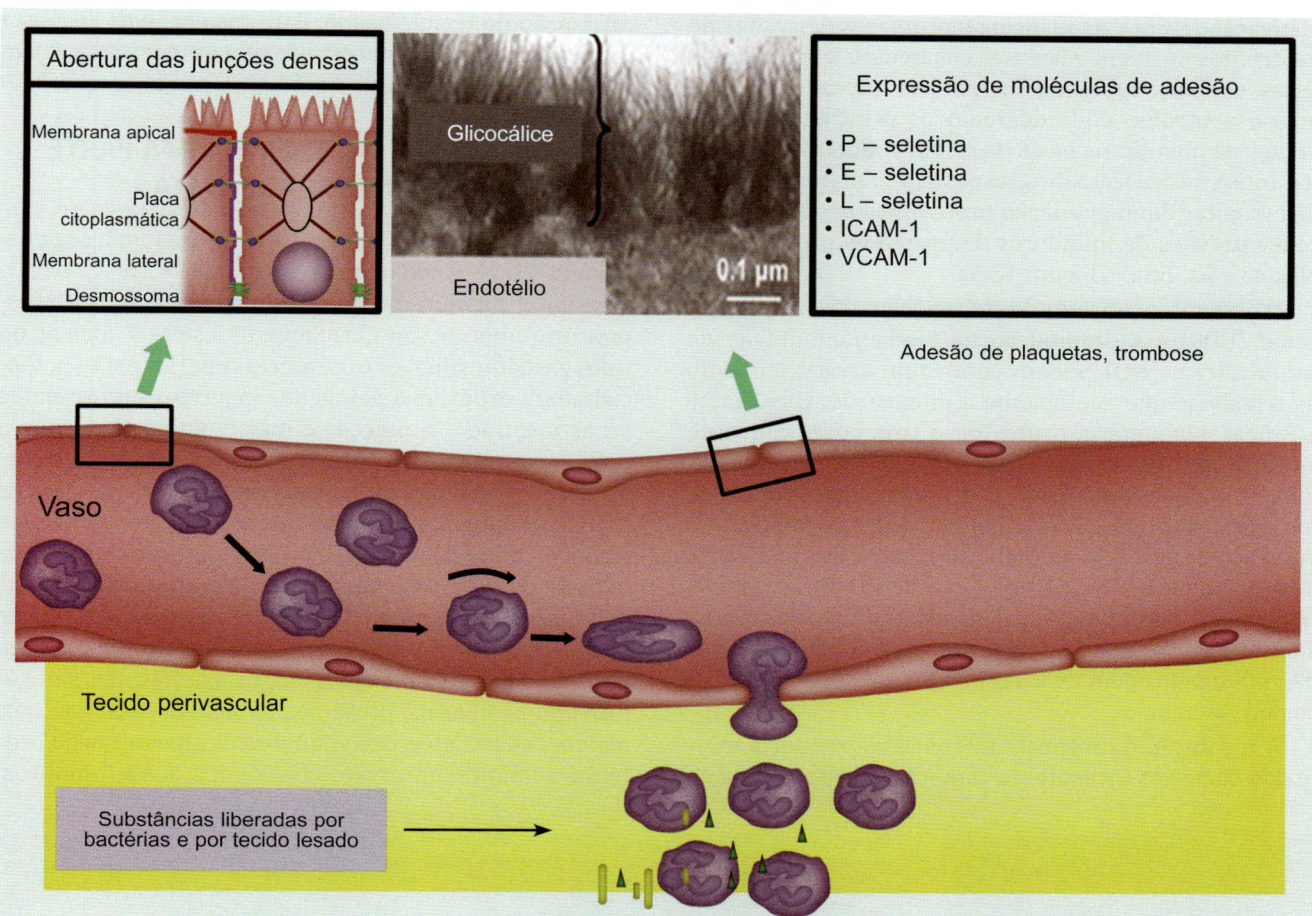

Figura 13.4 — *Endotélio ativado e expressão de moléculas de adesão. Moléculas de adesão e recrutamento de leucócitos. Acompanhando a ativação endotelial ocorre aumento da expressão de moléculas de adesão. As moléculas de adesão P-seletina, E-seletina, L-seletina, ICAM-1 e VCAM-1 no endotélio asseguram inicialmente o processo de rolagem, firme adesão/emigração de leucócitos que persiste por diversas horas após o início da resposta inflamatória. O recrutamento de leucócitos ocorre principalmente na vênula pós-capilar, provavelmente pela maior expressão nesse local de moléculas de adesão celular (CAM). A E-seletina é expressa e estocada somente no endotélio. A P-seletina é expressa pelo endotélio e pelas plaquetas. A L-seletina é constitutivamente expressada pelo leucócito. ICAM-1 e VCAM-1 pertencem à família das moléculas imunoglobulinas like e são expressas na superfície do endotélio. No detalhe, o glicocálice e a abertura das junções densas. A coleção de proteínas do complexo juncional forma a placa citoplasmática.*[37]

e liberam substâncias que estimulam a inflamação. A trombina aumenta a expressão de moléculas de adesão no endotélio e promove adesão de leucócitos. O mesmo ocorre com a ligação de fator tecidual ao fator VIIa que, via PAR-1 (*protease-activated receptor*), induz a produção de IL-6 e FNT-α. Além de promover adesão de leucócitos, as citocinas inflamatórias aumentam a expressão de fator tecidual pelo endotélio e pelos monócitos, regulam para menos a trombomodulina, reduzem a densidade de receptores endoteliais para a proteína C e inibem a fibrinólise endotelial. O FNT-α aumenta a expressão do Fator de von Willebrand (vWF) e depleta a via de inibição do fator tecidual.[35-38]

Na resposta inflamatória inicial, os neutrófilos são ativados e aderem firmemente ao endotélio vascular. Neutrófilos ativados utilizam a enzima associada à membrana plasmática NADPH oxidase para produzir superóxidos, que reagem por dismutação espontânea para formar peróxido de hidrogênio. O ácido hipocloroso (HOCl), um potente oxidante, é também produzido quando o peróxido de hidrogênio e os íons cloreto extracelulares reagem com mieloperoxidase (MPO), uma enzima catiônica liberada de grânulos de neutrófilos. A MPO se liga avidamente com cargas negativas do glicocálice, é internalizada e leva ao aumento de ROS intracelular e à diminuição da biodisponibilidade de óxido nítrico (ON).

Neutrófilos ativados secretam uma variedade de proteases que têm o potencial para induzir proteólise descontrolada da parede vascular e da matriz intersticial. Muitas dessas proteases são secretadas na forma latente e são dependentes de mecanismo oxidativo para a ativação (HOCl). As principais proteases derivadas de neutrófilos incluem elastase, colagenase e gelatinase. Essas enzimas representam potente mecanismo pelo qual o neutrófilo pode degradar os principais componentes da membrana basal da célula endotelial e da matriz intersticial. O fato de a resposta inflamatória normal não resultar em degradação proteolítica deve-se a altas concentrações de inibidores de proteases presentes no plasma e na linfa[39] (Figura 13.5).

O aumento da produção de espécies reativas de oxigênio (ROS) e a diminuição da biodisponibilidade de óxido nítrico (NO) podem contribuir para o aumento da trombose que acompanha a inflamação. O NO inibe a função plaquetária e previne a trombose, enquanto as ROS promovem agregação plaquetária e trombose. Endotélio, leucócitos, plaquetas, macrófagos e mastócitos produzem ROS. A consequência fisiopatológica do aumento de ROS no endotélio inflamado é a inativação do NO. Ademais, níveis fisiológicos de NO têm um papel importante na prevenção da adesão de leucócitos e na adesão de plaquetas e leucócitos no endotélio normal não inflamado, além de estabilizar o mastócito no espaço perivascular.

A resolução da resposta inflamatória requer a morte das bactérias invasoras, a remoção dos debris e a cicatrização do tecido lesado. Para resolução da resposta inflamatória aguda é necessário que os leucócitos sejam removidos, via drenagem linfática ou por apoptose.[39]

AS BARREIRAS DE PROTEÇÃO – UMA PARTE IMPORTANTE DA IMUNIDADE INATA

A pele e as membranas mucosas revestem o organismo e as várias cavidades do corpo que se abrem para o exterior. A membrana mucosa da bexiga e do trato respiratório inferior são normalmente estéreis, mas as do trato gastrintestinal e respiratório superior estão potencialmente expostas a patógenos ingeridos ou presentes no ar inspirado. A mucosa é mais vulnerável do que a pele, e muitos agentes patogênicos podem entrar no corpo por meio de uma membrana mucosa intacta.[40] Existe grande quantidade de micróbios em contato com a pele e com as mucosas do homem que coexistem em um estado de equilíbrio fisiológico. De fato, muitos membros do microbioma humano, incluindo espécies de fungos e bactérias, trazem diferentes benefícios ao hospedeiro. Quando o equilíbrio é rompido, os agentes não patogênicos ou comensais, presentes na pele ou nas mucosas, podem causar infecções. A quebra das barreiras de proteção, a imunossupressão, a resistência aos antibióticos,

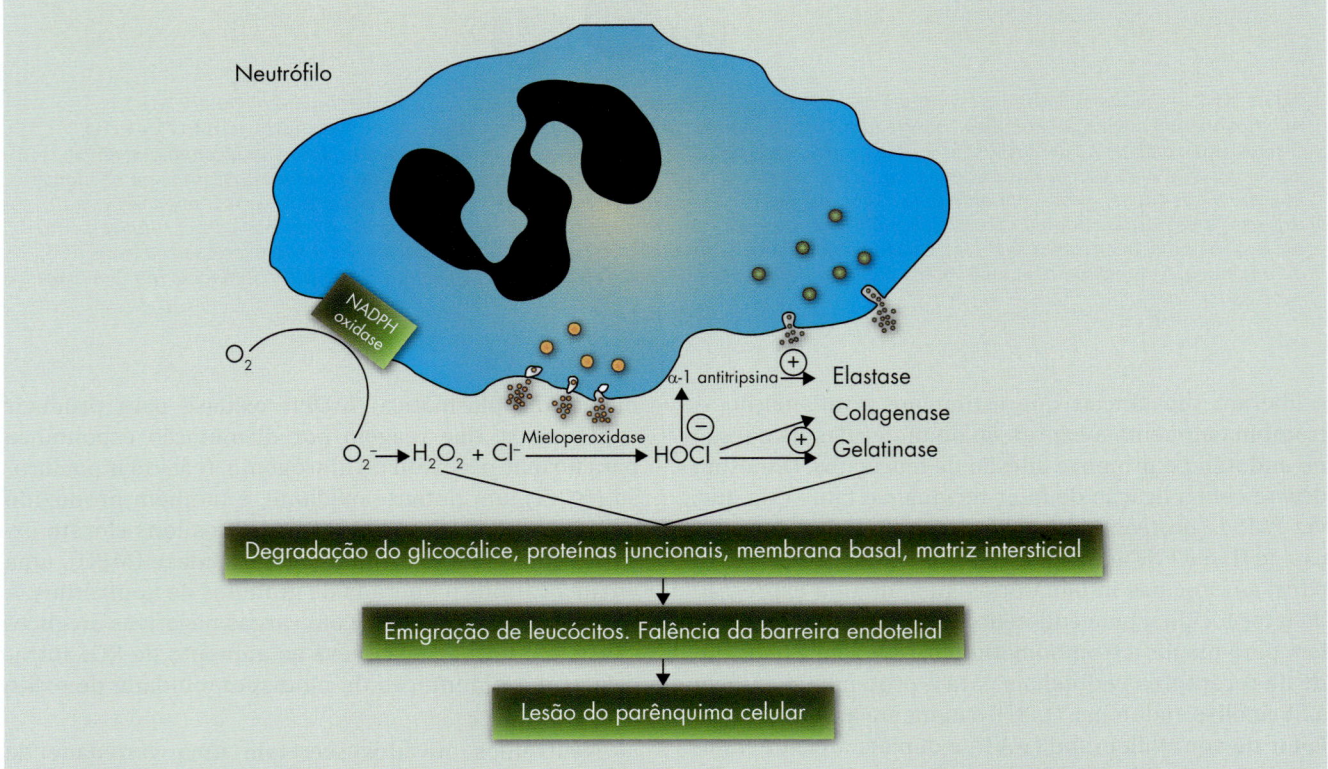

Figura 13.5 — *Citotoxicidade do neutrófilo ativado. Após ativação, o neutrófilo gera superóxido (O_2^-) através da NADPH oxidase, com a resultante dismutação do O_2^- para formar peróxido de hidrogênio (H_2O_2). O neutrófilo ativado degranula e libera MPO e diferentes proteases. A MPO reage com H_2O_2 na presença de íons cloro para produzir ácido hipocloroso (HOCl), que facilita a ativação direta da colagenase e da gelatinase. A ativação da elastase ocorre indiretamente por inibição da antiprotease α1-antitripsina.*

a produção de biofilmes e a transmissão de micróbios pela equipe assistencial são algumas causas que podem causar desequilíbrio nessa relação harmoniosa. Na Figura 13.6 estão representados os principais micróbios comensais causadores de infecção.[41]

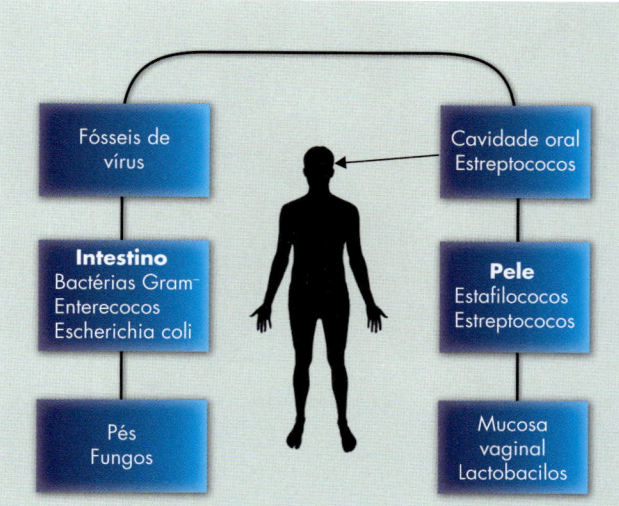

Figura 13.6 — *Representação do microbioma humano. Principais microrganismos e sua localização anatômica.* **Pés.** *Fungos (Tricofiton e Epidermofiton).* **Mucosa vaginal.** *Espécies de lactobacilus que secretam ácido lático e produtos antibacterianos que previnem o crescimento de outros micróbios.* **Pele.** *Estafilococo, estreptococo. Esses microrganismos colonizam em maior quantidade as áreas de dobras de pele como as axilas.* **Cavidade oral.** *Biofilme de estreptococos.* **Mucosa intestinal.** *Bactéria Gram⁻, enterococo e anaeróbios. Aproximadamente 7% do genoma humano consiste de DNA de vírus fossilizados que infectaram nossos ancestrais.*

Os patógenos responsáveis por aproximadamente 80% das infecções cirúrgicas são o Estafilococo aureus, o Estafilococo coagulase negativa, o Estafilococo aureus resistente à meticilina, o Enterococo, a Escherichia coli, a Pseudomonas aeruginosa e espécies de Enterobacter. A origem primária desses patógenos é a flora endógena da pele, das membranas mucosas ou de vísceras ocas do próprio paciente.[42]

Menos frequentemente, a origem dos patógenos é exógena e carreada pela equipe assistencial, pelo ambiente (incluindo o ar) e pelo material e equipamento utilizados durante a cirurgia. A flora exógena é composta principalmente de bactérias Gram-positivas.

Pele

O corpo é continuamente exposto a patógenos do ambiente. A defesa primária é a pele que é composta de epitélio estratificado esquamoso e queratinizado. A camada externa da pele consiste de células mortas contendo queratina e lipídeos que fornecem barreira física bastante forte. A proteção é também fornecida pela descamação constante de células mortas, que levam embora organismos infecciosos.[43]

Com exceção de alguns parasitas, a pele íntegra é impenetrável para a maioria dos patógenos, mas se torna vulnerável quando lesada.

Feridas mais profundas, envolvendo esmagamento de tecidos, proporcionam um ambiente adequado para anaeróbios.[43]

Na pele, o suor e as secreções sebáceas contêm ácido lático e ácidos graxos. O pH resultante, cerca de 5, fornece um ambiente que é antibacteriano. Adicionalmente, essas secreções contêm produtos químicos que inibem o crescimento bacteriano e mantêm a pele úmida, prevenindo o ressecamento que poderia prejudicar sua integridade.[43]

Bactérias não patogênicas, ou comensais, são habitantes normais da pele. Porque existe competição por nutrientes e pelo ambiente, suas presenças inibem o crescimento de patógenos, e muitas secretam substâncias químicas que servem para o mesmo propósito. Os comensais mais comuns são bactérias (Estafilococo epidermides, Estafilococo aureus) e fungos (*Candida albicans*). Eles ocupam nichos de ambiente nas partes menos expostas do corpo, como a virilha e a axila. Muitos comensais podem tornar-se patógenos oportunistas, quando a integridade da pele é violada ou quando existe uso indiscriminado de antibióticos, que perturba o equilíbrio microbriano, ou quando o paciente apresentar imunossupressão.[43]

Mucosa Intestinal

O epitélio intestinal é o maior reservatório de micróbios do corpo, sua superfície mucosa cobre aproximadamente 400 m² de área, com uma única camada de células organizadas em criptas e vilosidades. Essa superfície é continuamente renovada por células-tronco intestinais pluripotentes que residem na base das criptas, onde a proliferação, a diferenciação e o potencial funcional das células epiteliais progenitoras são regulados por nichos locais de células-tronco.[44]

Células epiteliais secretoras, incluindo células enteroendócrinas, células caliciformes e células de Paneth são especializadas para a manutenção da função digestiva e de barreira do epitélio. As células enteroendócrinas são a ligação entre o sistema neuroendócrino entérico e central, através da secreção de numerosos hormônios reguladores da função digestiva[45,46] (Figura 13.7).

O trato gastrintestinal, com a sua grande carga bacteriana, é particularmente propenso à invasão. A elevada acidez do estômago mata a maioria dos invasores poten-

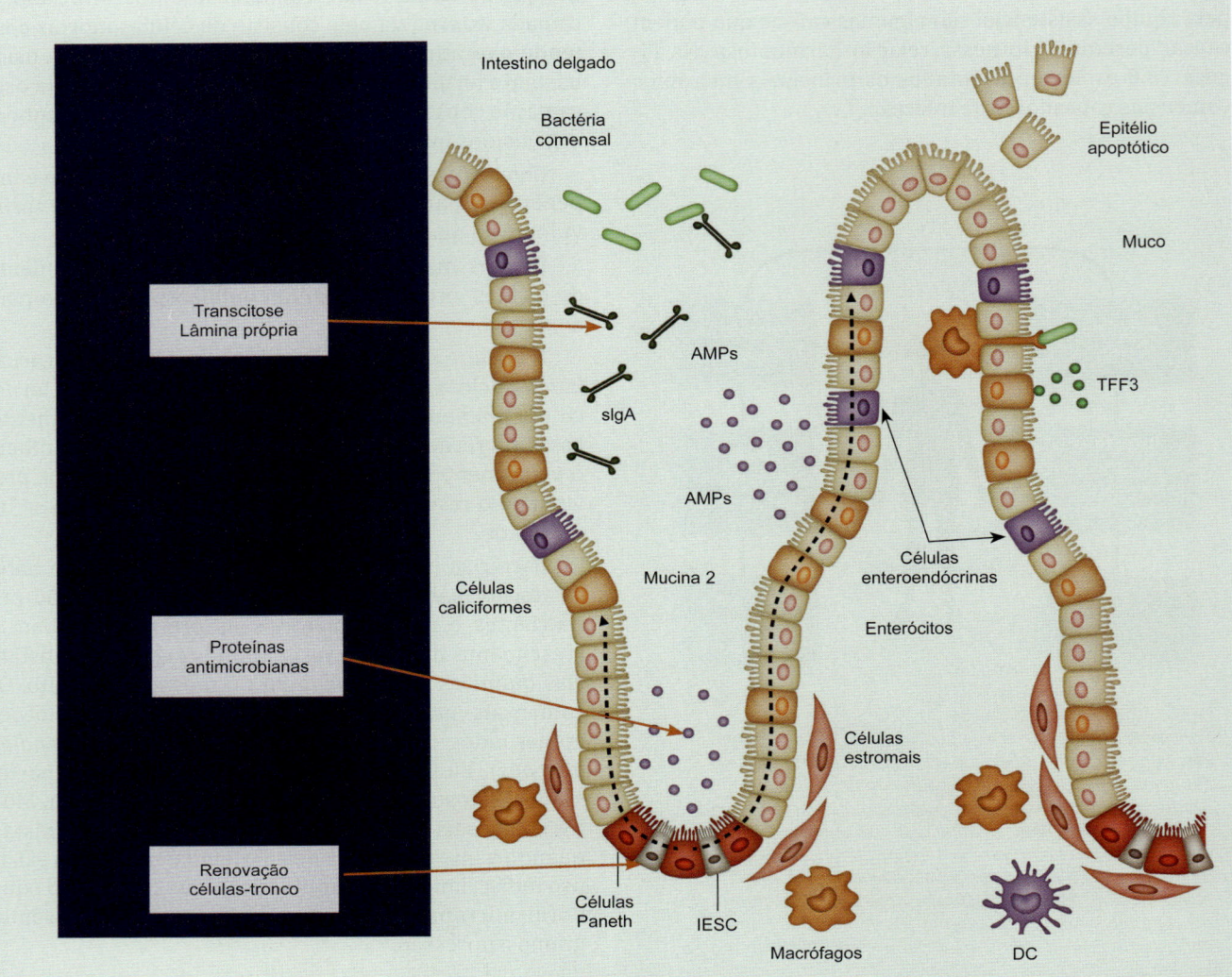

Figura 13.7 — *Mucosa intestinal.* Camada de células da mucosa intestinal organizadas em criptas e vilosidades. No detalhe, células epiteliais secretoras: células enteroendócrinas, células caliciformes e células de Paneth. A secreção de mucinas pelas células caliciformes cria a primeira linha de defesa contra a invasão bacteriana. No muco ocorre secreção de proteínas antibacterianas pelas células de Paneth e pelos enterócitos. O epitélio intestinal é renovado a cada três dias a partir de células-tronco presentes nas criptas.[47]

ciais. No íleo, as células de Paneth secretam defensinas, catelicidinas, lisozima e fosfolipase A_2, uma enzima capaz de quebrar o componente lipídico da parede celular bacteriana. O intestino grosso, bem como a bexiga, é mantido livre de infecção ao ser esvaziado regularmente.[43,46]

As células epiteliais intestinais são constantemente renovadas, e a renovação proporciona uma alteração adicional para a manutenção da continuidade epitelial. Estudos recentes têm descrito vias pelas quais células adjacentes selam potenciais vazios criados durante a extrusão de células mortas ou apoptóticas da camada celular única.[48,49]

Células apresentadoras de antígenos (APC) têm um papel importante na especialização do tecido imune. Cada sítio de mucosa é semeado por APCs definidas. As APCs intestinais, em adição aos monócitos recrutados do sangue durante a inflamação, formam o sistema fagocítico mononuclear do trato gastrintestinal.[46,50,51]

A secreção de mucinas altamente glicosiladas no lúmen intestinal, pelas células caliciformes, cria a primeira linha de defesa contra a invasão microbiana. A mais abundante dessas mucinas, a mucina 2 (MUC2), desempenha papel essencial na organização das camadas mucosas intestinais da superfície epitelial do cólon.[52]

Produtos adicionais, derivados das células caliciformes, contribuem para regular a barreira física do intestino e para fornecer integridade estrutural ao muco através de ligação à mucina. Esses produtos atuam como um sinal que promove o reparo epitelial, a migração de células epiteliais intestinais e a resistência à apoptose.[53,54]

Um mecanismo adicional que restringe a resposta imune para organismos comensais é a segregação especial da interface da mucosa. A segregação especial se apresenta em forma de duas camadas de muco, uma camada firme que está em contato direto com epitélio e é desprovida de bactérias, e uma camada solta, entre a camada firme e o lúmen, que contém limitado número de bactérias. As duas camadas são dependentes da produção de mucinas pelas células caliciformes e servem para limitar a ligação de bactérias ao epitélio.[55]

Abaixo da camada de muco, as células epiteliais intestinais formam uma barreira física contínua. As junções densas conectam células epiteliais adjacentes e são associadas com redes citoplasmáticas de actina e miosina que regulam a permeabilidade intestinal. A desregulação dessas interações mediadas pela sinalização do fator de necrose tumoral (FNT) e por cadeias leves de miosina cinase leva ao rearranjamento do citoesqueleto da célula intestinal epitelial, com rompimento das junções densas e aumento da permeabilidade.[56]

Quase três quartos da produção total de anticorpos é composta por IgA, na ordem de 3 a 5 g/dia, na sua vasta maioria secretada através das barreiras de superfície. A IgA configura o microbiota, medeia o *clearance* de patógenos, neutraliza toxinas e previne a adesão de bactérias comensais na superfície epitelial, gerando, com isso, um obstáculo estéril.[56,57]

A resposta à IgA no intestino requer um alto limiar para a indução, aproximadamente 10^9 bactérias, e tem uma meia-vida longa, acima de 16 semanas. Essas características, associadas ao lento início da resposta, indicam que a IgA é um anticorpo anti-inflamatório que atua para manter o mutualismo com o microbiota em vez de estabelecer uma resposta imune contra ele.[58]

A secreção eficiente de IgA pela Placa de Payer ocorre somente em resposta à colonização bacteriana do intestino.[59]

A despeito da função de barreira suportada pelas células epiteliais intestinais, o epitélio intestinal contém adaptações especializadas que conflitam com o conceito de segregação completa. Células epiteliais especializadas chamadas células M (*microfold cells*) medeiam amostras de antígenos luminais e microrganismos intactos para apresentação ao sistema imune subjacente à mucosa. Essas células especializadas estão concentradas no epitélio associado ao folículo e cobrem a superfície luminal das estruturas linfoides intestinais, incluindo as placas de Payer e os folículos linfoides isolados[60] (Figura 13.8).

Embora a absorção inespecífica e a transcitose de antígenos representem um mecanismo bem estabelecido de amostragem pelas células M, foi recentemente demonstrado que mecanismos mais eficientes de transporte mediado por receptor também existem.

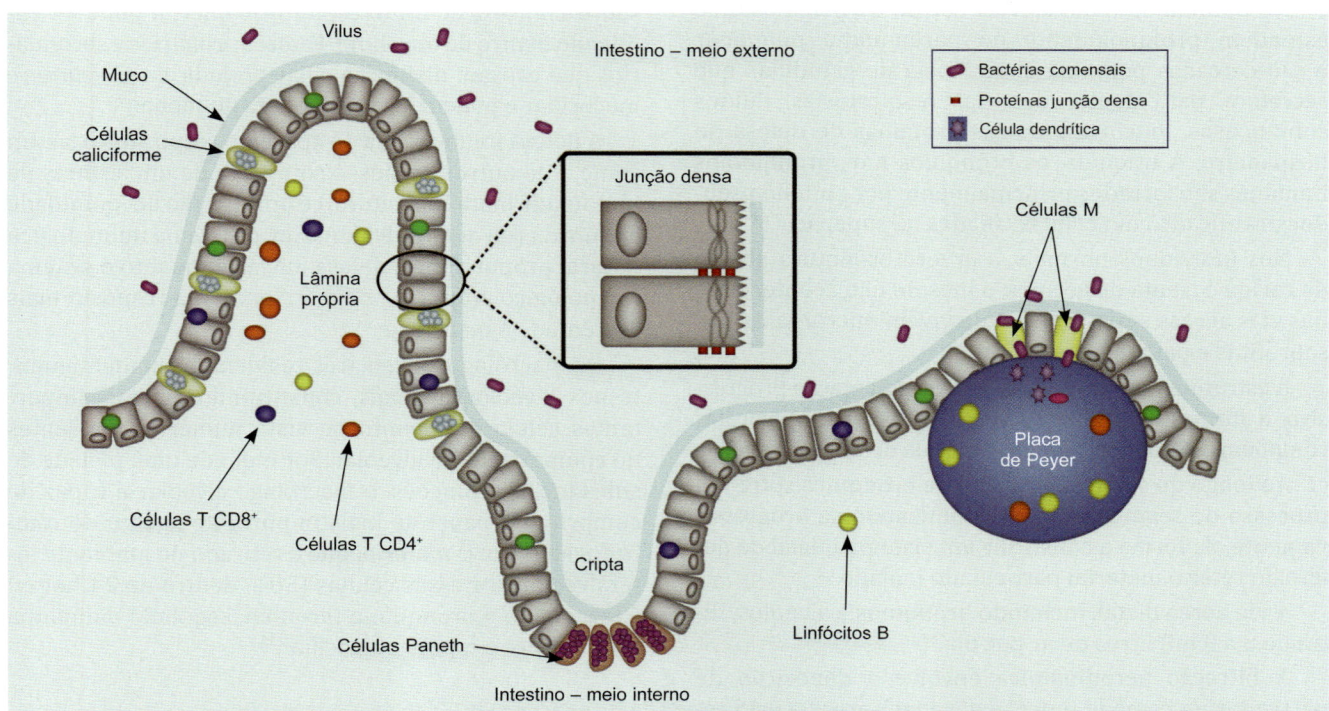

Figura 13.8 — *Mucosa intestinal. No detalhe, a junção densa, que conecta as células epiteliais adjacentes e regula a permeabilidade intestinal. A Placa de Payer com o tecido imune especializado. As células M apresentam amostras de microrganismos intactos e de antígenos luminais para o sistema imune adjacente à mucosa.*[46]

Receptores Toll-like são expressos na superfície basolateral das células epiteliais intestinais e constituem o receptor da superfície celular para a flagelina (TLR-5), o componente estrutural das bactérias flageladas.[54]

Finalmente espécies reativas de oxigênio produzidas em resposta a bactérias comensais ou patogênicas têm um papel na sinalização intrínseca da célula epitelial intestinal que atua para promover reparo epitelial independente do seu efeito.[47]

Mucosa Respiratória

Ao mesmo tempo que os pulmões entregam oxigênio à circulação sistêmica, recebem através do ar partículas, micróbios e substâncias lesivas. Assim não é surpresa que as estruturas anatômicas que constituem a via aérea de condução e periférica desempenhem papéis distintos na defesa do organismo.[61]

No nariz e nas vias aéreas superiores, a turbulência do fluxo de ar resulta no aprisionamento, na membrana mucosa, de partículas menores do que 10 µ, e os organismos que atingem os alvéolos são normalmente mortos por macrófagos pulmonares. De fato, a barreira mecânica é o primeiro mecanismo de defesa e, junto com o sistema imunológico, atua com o objetivo de proteger os pulmões contra infecções. O epitélio ciliar do trato respiratório superior também propulsiona o revestimento mucoso em direção à orofaringe, onde é engolido ou eliminado por expectoração.[62]

No pulmão humano as vias aéreas cartilaginosas se estendem profundamente no parênquima pulmonar e são cercadas por uma abundância de glândulas que secretam, para dentro das vias respiratórias, fluidos submucosos, mucinas e outras proteínas de defesa do hospedeiro. A traqueia, os brônquios e os bronquíolos humanos são forrados principalmente por epitélio pseudoestratificado com células ciliadas na superfície.[62]

Nos indivíduos normais, a árvore brônquica abaixo da carina é isenta de germes, o mesmo não acontecendo nas vias aéreas superiores, onde vivem microrganismos saprófitas e patogênicos.

A estrutura das vias aéreas e sua segmentação progressiva, a filtração aerodinâmica e o transporte mucociliar compõem os principais mecanismos de defesa mecânicos.

Ao longo do seu trajeto, a árvore brônquica sofre um processo de segmentação, dicotomizando-se progressivamente, de forma a constituir um sistema inicial de defesa ao reter o material particulado inalado.[62]

A via aérea distal, incluindo brônquios e alvéolos, filtra de 8 a 9 mil litros de ar por dia.[63]

A filtração aerodinâmica envolve a deposição de partículas na camada mucosa das vias aéreas e está relacionada com as dimensões dos materiais particulados inalados. Aproximadamente 90% das partículas de 5 µ a 10 µ de diâmetro ficam retidas em algum ponto, ao longo da traqueia ou brônquios de grosso calibre, enquanto aquelas de 0,5 µ a 5 µ de diâmetro podem escapar à filtração e ser depositadas nos espaços aéreos ou deixar as vias aéreas pela expiração. Para as partículas menores, os mecanismos mais importantes que podem concorrer para sua deposição são a sedimentação gravitacional e os movimentos brownianos. Como as bactérias têm, em sua maioria, dimensões entre 0,5 µ e 5 µ, assim se explica que elas atinjam os alvéolos.

O aparelho mucociliar constitui-se em um revestimento mucoso que recobre as vias aéreas em acoplamento mecânico com as células ciliadas, de cuja função mútua ocorre a propulsão do muco em direção à orofaringe. O prejuízo da função mucociliar determina retenção de microrganismos, aumentando a eficiência lesiva e, com isso, elevando à probabilidade de infecções broncopulmonares. O transporte de partículas e micróbios no pulmão depende do movimento direcional coordenado da camada gel do muco, que é propulsionada pela ação do movimento ciliar.[62]

O mecanismo de transporte mucociliar constitui-se em exemplo de eficiência contra as infecções pulmonares. Existem cerca de 200 cílios em cada célula, ou aproximadamente dois milhões de cílios por cm^2 de superfície mucosa, com maior concentração na traqueia e brônquios pré-segmentares. Cada cílio apresenta cerca de 1.300 batimentos por minuto, promovendo o deslocamento ascendente de partículas a uma velocidade de 1 a 2 cm por minuto. Aproximadamente 90% do material depositado sobre a mucosa do trato respiratório inferior pode ser eliminado dentro de uma hora. Fatores primários e secundários que causam disfunção ciliar prejudicam o *clearance* mucociliar e podem levar à infecção pulmonar.[62]

A defesa imunológica do aparelho respiratório, assim como a de outros órgãos, é composta de um sistema de imunidade inata (ou natural) e um sistema de imunidade adquirida (ou adaptativa). Assim, o sistema imunológico natural proporciona a defesa inicial, enquanto o sistema imunológico adquirido proporciona uma resposta mais sustentada e mais forte.[64-66]

Os macrófagos alveolares residem permanentemente nos alvéolos normais, constituindo as mais importantes células, do ponto de vista numérico, presentes no compartimento alveolar. Por meio de uma plêiade de substâncias e funções, o macrófago alveolar é capaz de cumprir seu papel de mais importante agente do *clearance* alveolar. O material que é retirado do ambiente interalveolar por essas células (50% dentro de 24 horas) é levado até o bronquíolo terminal, seguindo daí para a frente sobre o tapete mucociliar.[35]

Imunidade Humoral

A defesa imunológica do aparelho respiratório inicia-se nas vias aéreas superiores, no muco de revestimento que contém grande concentração de IgA, conferindo proteção a infecções virais e, provavelmente, dificultando a aderência bacteriana à mucosa. IgG e IgA estão presentes em menor quantidade nas vias aéreas inferiores, sendo auxiliadas pela opsonização não imunológica dos pneumócitos do tipo II, preparando a fagocitose por macrófagos alveolares e neutrófilos. Estes últimos não são células residentes dos alvéolos, mas podem ser rapidamente recrutados a partir da circulação, em caso de agressão.[67]

A imunidade humoral é a principal resposta imunológica protetora contra bactérias extracelulares, e atua no bloqueio da infecção, na eliminação dos microrganismos e na neutralização de suas toxinas. Os mecanismos efetores utilizados pelos anticorpos para combater essas infecções incluem a neutralização, a opsonização e fagocitose e a ativação da via clássica do complemento.[68,69]

Um componente importante do sistema antimicrobiano fagocítico é sua habilidade em gerar radicais oxidantes.[70]

A incidência de pneumonia pós-operatória varia dependendo dos fatores de risco envolvidos, variando de 1,5% até 15,3% em grupos de pacientes de alto risco. A mortalidade nos primeiros 30 dias de pós-operatório para todos os grupos pode alcançar 21%, dependendo da gravidade da pneumonia, das comorbidades e dos patógenos envolvidos.[71,72]

Em circunstâncias normais, o trato respiratório inferior é estéril. A pneumonia associada ao ventilador e a associada com o cuidado à saúde são geralmente decorrentes da introdução de bactérias no trato respiratório inferior. A introdução de bactérias ocorre através de dois importantes mecanismos: colonização bacteriana do trato aerodigestivo e aspiração de secreções contaminadas para dentro da via aérea inferior.[73-76]

Diversos fatores promovem esses mecanismos, incluindo a presença de dispositivos invasivos, medicamentos que alteram o pH e o esvaziamento gástrico, contaminação de fluidos e de medicamentos intravenosos administrados e contaminação do equipamento de terapia respiratória. O diagnóstico de pneumonia é difícil de fazer, porque os achados clínicos são inespecíficos. À radiografia de tórax, pneumonia deveria ser suspeitada em pacientes com infiltrado pulmonar novo e progressivo e com achados clínicos como febre, catarro purulento, leucocitose e hipóxia.[77]

Durante ventilação mecânica, uma estratégia para reduzir a colonização bacteriana é o uso oral de clorexidina (0,12%). Ensaio clínico randomizado, realizado em pacientes submetidos à cirurgia cardíaca, documentou decréscimo significante na incidência e na mortalidade da pneumonia nosocomial.[78]

Ensaio clínico multicêntrico, duplamente encoberto e controlado contra placebo, também confirmou, com o uso oral de clorexidina, uma redução significante na pneumonia associada ao ventilador.[79]

E metanálise concluiu que o uso de clorexidina associa-se à redução de 26% do risco relativo de desenvolver pneumonia associada ao ventilador.[80]

A ventilação mecânica prolongada é um fator de risco para o desenvolvimento de pneumonia associada ao respirador. Esse risco aumenta de 1% a 3% por cada dia de ventilação mecânica.[81]

O uso de um protocolo de desmame, de um protocolo de sedação, ou de ambos, reduz a duração da ventilação mecânica.[82]

Ensaio clínico randomizado, realizado em pacientes submetidos à cirurgia abdominal aberta, demonstrou redução das complicações pulmonares com o uso de estratégias restritivas de fluidos intravenosos (4 mL . kg^{-1} . h^{-1}) quando comparado com a estratégia liberal (10 mL . kg em *bolus* acrescido de 12 mL . kg^{-1} . h^{-1}).[83]

Esses achados foram confirmados por ensaio clínico randomizado, realizado em pacientes submetidos à cirurgia abdominal aberta que comparou a estratégia de ventilação pulmonar protetiva (volume corrente de 7 mL . kg^{-1} e PEEP de 10 cmH$_2$O) com ventilação tradicional (volume corrente de 9 mL . kg^{-1} sem PEEP). No grupo com ventilação pulmonar restritiva, houve decréscimo nas taxas de infecção, de atelectasias e melhora da oxigenação pós-operatória.[84] Mais recentemente, revisão sistemática com metanálise também confirmou esses resultados.[85]

Revisão sistemática, realizada com pacientes submetidos a cirurgias abdominais de grande porte, concluiu que a fisioterapia pré-operatória (espirometria de incentivo e exercícios respiratórios profundos) foi efetiva para reduzir as complicações pulmonares pós-operatórias.[86]

Protocolo de abordagem multiespecialidades para prevenção de complicações pulmonares de pacientes submetidos a cirurgias vasculares, que incluía espirometria de incentivo, exercícios de tosse e de respiração profunda, ambulação e manutenção da cabeceira elevada, reduziu a incidência de pneumonia (2,6% para 1,6%) e de reintubação (2,0% para 1,2%).[87]

DEFINIÇÃO E PREVENÇÃO DA INFECÇÃO CIRÚRGICA E SEGURANÇA DO PACIENTE

Por definição, a infecção que ocorre dentro de 30 dias após a cirurgia é considerada infecção precoce, e a que ocorre até um ano é considerada infecção tardia.

O Center for Disease Control and Prevention (CDC) desenvolveu critérios padronizados de vigilância para definir infecção do sítio cirúrgico (Tabela 13.5).

- **Infecção incisional superficial:** Definida como aquela infecção que ocorre dentro de 30 dias da cirurgia e é confinada à pele ou ao tecido subcutâneo no local da incisão.
- **Infecção incisional profunda:** Envolve o tecido mais profundo (fáscia, músculos) e é relacionada à cirurgia

realizada. O início da infecção precisa ser dentro de 30 dias após a cirurgia, na ausência de um implante (prótese válvula cardíaca, prótese quadril, enxerto vascular) ou dentro de um ano se um implante for colocado.
- **Infecção de órgão ou espaço:** Infecção que se relaciona com a cirurgia e envolve qualquer parte da anatomia que foi aberta ou manipulada durante a cirurgia. Na ausência de um implante, o início da infecção precisa ocorrer dentro de 30 dias após a cirurgia e dentro de um ano se o implante estiver presente.

Para cada uma dessas definições, um ou mais parâmetros da Tabela 13.5 precisam estar presentes.

TABELA 13.5
INFECÇÃO CIRÚRGICA.[88]

Definição de infecção – Dentro de 30 dias após a cirurgia		
Superficial	Profunda	Órgão/espaço
Drenagem purulenta da incisão superficial	Drenagem purulenta profunda da incisão, mas não de órgão/espaço componente do sítio cirúrgico	Drenagem purulenta de dreno colocado dentro de órgão ou espaço
Organismos isolados assepticamente obtidos de cultura ou fluido ou tecido da incisão superficial	Deiscência de sutura profunda, ou abertura pelo cirurgião	Organismo isolado de cultura asséptica de fluido ou tecido obtido de órgão ou espaço
Sinais ou sintomas de infecção (dor, rubor, calor, edema) Envolve somente a pele e tecido subcutâneo	Abscesso ou outra evidência de infecção envolvendo a incisão profunda (exame direto, reoperação ou exame radiológico)	Abscesso ou outra evidência de infecção envolvendo órgão ou espaço (exame direto, reoperação ou exame radiológico)

Para prevenir a infecção pós-operatória, o *Surgical Care Improvement Project* (SCIP), criado pelo *Center for Medicare* e pelo *Medicaid Service*, desenvolveu um esforço colaborativo baseado em quatro orientações básicas:

1. Administração de antibioticoprofilaxia 1 hora antes da incisão (2 horas – vancomicina).
2. Seleção do antibiótico adequado para a cirurgia do paciente.
3. Descontinuação da antibioticoprofilaxia dentro de 24 horas após a cirurgia.
4. Cirurgia colorretal com normotermia pós-operatória imediata.[89]

A não complacência com as orientações do SCIP tem consequências significativas. Estudo prospectivo, com mais de 5.000 pacientes incluídos, realizado em 16 hospitais de Kentucky, demonstrou que a má escolha do antibiótico triplica a mortalidade e que a hipotermia na chegada à UTI está associada a um aumento de mortalidade de 4 vezes.[90]

Estudos têm demonstrado que durante os fins de semana a complacência com o uso adequado de antibióticos é menor[91,92] e, para certas condições médicas, ocorre aumento de mortalidade.[93]

As recomendações para a normotermia pós-operatória são baseadas no estudo clássico de Kurz e colegas publicado em 1996.[94]

Embora a orientação da SCIP seja limitada a pacientes submetidos a cirurgias colorretais, a hipotermia foi identificada como fator de risco para infecção cirúrgica em outros procedimentos, e a manutenção da normotermia considerada um padrão de cuidado em anestesiologia.[94]

FATORES DE RISCO ASSOCIADOS COM O DESENVOLVIMENTO DE INFECÇÃO PÓS-OPERATÓRIA

Relacionados ao Paciente

O Estafilococo aureus é encontrado nas narinas de 20% a 30% dos indivíduos saudáveis submetidos a cirurgias, e após cirurgias cardiotorácicas a condição de carreador positivo é fator de risco independente para o desenvolvimento de infecção pós-operatória.[95]

Ensaio clínico randomizado demonstrou que a identificação rápida dos carreadores e a descolonização dos sítios nasais e extranasais reduzem significativamente a incidência de infecção hospitalar.[96]

Em carreadores nasais assintomáticos, espirros induzidos por histamina causam 5 vezes mais dispersão de Estafilococo aureus no ar.[97]

Na Tabela 13.6 estão listados alguns fatores de risco para desenvolver infecção associados aos pacientes.

TABELA 13.6
FATORES DE RISCO PARA DESENVOLVER INFECÇÃO.[98-104]

Relacionados ao paciente	Relacionadas à cirurgia	Relacionados à equipe assistencial
Diabetes com controle inadequado Uso de insulina	Material estranho no campo cirúrgico	Duração da escovação cirúrgica das mãos
Uso de nicotina	Antissepsia da pele	Lavagem das mãos
Uso de esteroide	Tricotomia pré-operatória	Trânsito na sala cirúrgica
Desnutrição – albumina baixa	Profilaxia antimicrobiana	Organização da área de trabalho
Extremos de idade	Ventilação da sala cirúrgica	
Obesidade – DPOC	Técnica cirúrgica Trauma	
Infecções coexistentes	Sondas e drenos cirúrgicos	
Internação prolongada	Criação de ostomias	
Resposta imune alterada	Mais do que uma intervenção	
Transfusão perioperatória	Duração da cirurgia	
Hipotermia, hipoxemia		
Resistência à insulina, hiperglicemia		
Condição de carreador nasal		

O controle desses fatores contribui para reduzir as taxas de infecção.

Em pacientes submetidos à cirurgia cardíaca, estudo demonstrou que o fato de ser carreador nasal de Estafilococo aureus constitui o mais importante fator de risco para o desenvolvimento de infecção por Estafilococos na externotomia.[105]

O tratamento nasal com creme de mupirocina foi sugerido como estratégia para erradicar os pacientes carreadores nasais de Estafilococo aureus. Em pacientes que receberam tratamento pré-operatório com mupirocina, diversos estudos relataram menor incidência de infecção por Estafilococo aureus.[106-108]

Por outro lado, ensaio clínico randomizado e duplo cego não encontrou com o uso de mupirocina decréscimo significativo na incidência de infecção por Estafilococo.[109] Peterson e col., em pacientes submetidos a transplantes hepáticos, demonstraram a falta de eficácia da mupirocina na prevenção de infecção por Estafilococo aureus.[110]

O tratamento de rotina de todos os carreadores de Estafilococo aureus meticilina resistentes foi proposto em alguns países como a Austrália, por exemplo. Contudo, diversas instituições relataram aumento de resistência a mupirocina, que pode ser superior a 60%.[111,112]

Relacionados ao Anestesiologista

Anestesistas impactam diretamente nas taxas de transmissão e de infecção perioperatórias. Especialmente porque eles, rápida e amplamente, contaminam o seu ambiente de trabalho na sala cirúrgica.[113]

A maior contaminação do ambiente de trabalho é associada com mais frequente contaminação dos acessos venosos.[114]

Estudo multicêntrico randomizado, desenhado para determinar os fatores de risco para contaminação da torneira de acesso venoso, encontrou taxas de contaminação de 23% que foram associadas a aumento de mortalidade. Nesse estudo, os mais importantes fatores de risco foram o local do hospital onde foi realizado o procedimento e o fato de ser o segundo paciente na escala das salas cirúrgicas. Os pacientes foram o reservatório para Estafilococo aureus meticilina sensíveis e resistentes. As mãos do anestesista foram a origem da contaminação em 27% dos casos e o foco mais provável para enterococos vancomicina resistente. As luvas não foram testadas para existência de microrganismos.[115]

O aumento da frequência com que o anestesiologista lava as mãos associa-se com redução da contaminação da área de trabalho e com redução da contaminação de acessos venosos.[113,116]

Estudo demonstrou, em 66% dos casos, contaminação das mãos dos anestesistas por 1 ou mais patógenos (Estafilococo aureus meticilina resistente, Estafilococo aureus meticilina sensível, enterococos e enterobacteriáceas). Essa contaminação é uma fonte significativa de transmissão bacteriana por meio da torneira de acesso venoso.[115]

O momento de maior contaminação ocorre imediatamente após o manejo da via aérea. E o uso duplo de luvas deveria ser considerado, pois diminui o risco de contaminação.[117]

Embora todo esse conhecimento estimule o desenvolvimento de ações preventivas, as razões para a magnitude da contaminação pelo anestesiologista não estão claras o suficiente e, considerando o impacto dela, mais pesquisas são necessárias.

Semelhante ao que ocorre com os pacientes, estudos mostram que 20% da equipe médica é portadora persistente de Estafilococos aureus nas narinas e 30% é portadora intermitente.[118]

Em dois estudos, o Estafilococos aureus foi o patógeno responsável por 51% a 56% dos casos de infecção, mais da metade dos quais eram por Estafilococos aureus meticilina resistentes.[119,120]

Outros patógenos comuns incluem o Estafilococos coagulase negativa (8% a 12%), outras bactérias Gram-positivas (8% a 13%), Escherichia coli (4% a 5%) e outros organismos Gram-negativos (5% a 13%).[121]

Estudo avaliou randomicamente o primeiro e o segundo caso da escala cirúrgica, durante doze meses, em três instituições acadêmicas, e demonstrou que a transmissão de bactérias Gram-negativas ocorre frequentemente durante a cirurgia e entre cirurgias subsequentes (81%). Os principais reservatórios de origem da transmissão foram a contaminação dos pacientes e das superfícies do ambiente cirúrgico, o que reforça a necessidade de manter o ambiente de trabalho limpo. A transmissão intraoperatória de Gram-negativos associou-se com infecção pós-operatória durante 30 dias. Para a transmissão dessa classe de agentes, as mãos do anestesista foram menos implicadas.[122]

O mesmo grupo avaliou a dinâmica da transmissão do Enterococo e demonstrou que, nesse caso, a mão do anestesista é o provável reservatório da transmissão em 89% das vezes.[123]

Esse conhecimento é relevante, pois o Enterococo, uma bactéria que se pensava ser de baixa virulência, inofensivo e comensal, tem sofrido alterações e constitui a segunda causa líder de infecção hospitalar. De fato, 14% das infecções urinárias, 11% das infecções da ferida operatória e 7% das infecções da corrente sanguínea são causadas por Enterococo.[124]

A equipe que assiste o paciente contamina suas mãos após contato com o ambiente ou com a pele do paciente contaminado, e o aumento da desinfecção ambiental decresce a contaminação dentro do hospital. Pacientes admitidos em sala previamente ocupada por pacientes com Enterococo resistente à vancomicina ou com Estafilococo aureus resistente à meticilina têm maior risco de adquirir esses microrganismos, quando comparados com pacientes admitidos em outras salas cirúrgicas.[125,126]

Controvérsia existe a respeito do papel da administração intraoperatória de fluidos intravenosos para reduzir a infecção da ferida operatória. Proponentes da hiper-hidratação argumentam que o aumento da administração leva a aumentos da pressão de perfusão e da liberação e disponibilidade de oxigênio, o que estimularia a destruição oxidativa das bactérias invasoras.

De fato, estudo desenhado para avaliar a tensão de oxigênio subcutânea de pacientes submetidos à cirurgia colorretal que foram randomizados para receber hidratação conservadora ou agressiva demonstrou diferença significativa na pressão de oxigenação tecidual entre os grupos favorecendo a administração mais agressiva de fluidos (81 ± 26 mmHg versus 67 ± 18 mmHG no grupo com hidratação conservadora, P = 0,03).[127]

Outro ECR avaliou o uso de grandes volumes (16 a 18 $mL \cdot kg^{-1} \cdot h^{-1}$) versus pequenos volumes (8 a 10 $mL \cdot kg^{-1} \cdot h^{-1}$). A análise inicial após a inclusão de 250 pacientes demonstrou diferença não significativa na taxa de infecção entre os grupos (8,5% no grupo grandes volumes versus 11,3% no grupo pequenos volumes, p = 0,46). O estudo foi encerrado porque o recálculo do tamanho da amostra mostrou a necessidade de uma amostra não realística para identificar vantagens para uma diferença tão pequena.[128]

Alternativamente, tem-se teorizado que a administração agressiva de fluidos leva à edema que poderia impedir a cicatrização tecidual e aumentar o risco de infecção. Um ECR multicêntrico realizado em pacientes submetidos a cirurgias colorretais suporta essa teoria. Houve diferença estatisticamente significativa nas complicações (infecção, deiscência e hematomas) entre os dois grupos (13% no grupo com administração restritiva versus 25% no grupo com administração liberal, P = 0,03).[129]

Uma vez que o oxigênio é necessário para a destruição de bactérias pelos neutrófilos e pelos macrófagos, formulou-se a hipótese de que a administração de altas frações inspiradas de oxigênio poderia aumentar a pressão parcial de oxigênio na ferida operatória e, portanto, aumentar a destruição oxidativa das bactérias. Existem diversos ECR realizados para definir os efeitos da administração de frações elevadas de oxigênio nas taxas de infecção[129-132] que foram incluídos em metanálise recente. Os pacientes foram mantidos com fração inspirada de O_2 de 80% por um período variável durante a cirurgia e comparados com frações que variaram de 30% a 35% (controle). A taxa de infecção nos 3.001 pacientes incluídos foi de 12% no grupo controle e 9% no grupo tratado com 80% de oxigênio (RR 0,742, IC 95% 0,599 – 0,919, P = 0,006). Quando são analisados individualmente cada um dos estudos incluídos, os resultados são conflitantes. Contudo, quando analisados em conjunto, os dados favorecem a hiperóxia. Outro problema é que o desfecho primário desses estudos era infecção durante os primeiros 14 a 15 dias de pós-operatório, o que claramente exclui alguns resultados de infecção pós-operatória, considerando os critérios de definição de infecção aceitos e descritos na Tabela 13.2.[133]

Mais recentemente, com o objetivo de estudar o papel das altas frações inspiradas de oxigênio no controle da infecção cirúrgica, o estudo PROXI randomizou 1.400 pacientes submetidos à laparotomia para receber FIO_2 de 80% durante o intraoperatório e as primeiras duas horas de pós-operatório e ou FIO_2 de 30% administrada de forma semelhante. O estudo não encontrou diferenças significativas nas taxas de infecção nos dois grupos (19,1% no grupo 80% versus 20,1% no grupo 30%, P = 0,64).[134] Revisão sistemática que incluiu 7 ECR e 2.728 pacientes adultos submetidos a cirurgias gerais, comparou o uso de altas frações inspiradas de oxigênio (80%) com baixas frações (30%) administradas durante a cirurgia e por duas horas no pós-operatório. Não houve diferenças significativas nas taxas de infeção entre os grupos estudados.[135]

Assim, com base nos estudos citados, para evitar ou minimizar a contaminação bacteriana, recomenda-se manter organizado o ambiente de trabalho, proteger os acessos vasculares com campo estéril e livre de contaminação, uso de dupla luva durante as manobras de intubação e lavar as mãos antes e depois de procedimentos invasivos ou de manipular o paciente (Figura 13.9).

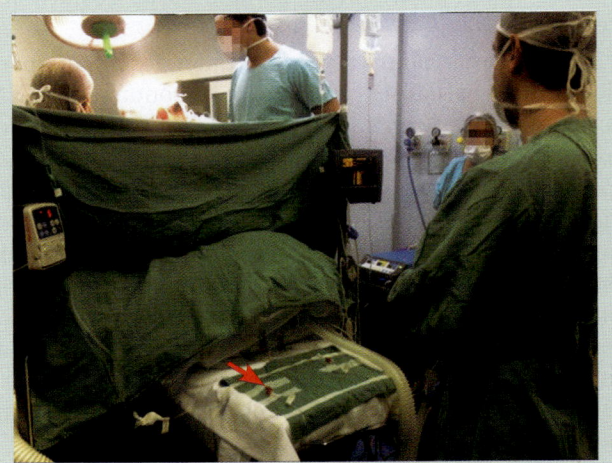

Figura 13.9 — *Proteção da transmissão bacteriana. Paciente submetido à cirurgia abdominal de grande porte. Aquecimento ativo e proteção dos acessos venosos com campo estéril (seta). Manter a área de trabalho organizada e lavar as mãos são ações que reduzem o risco de infecção perioperatória.*

Relacionados à Cirurgia e ao Cirurgião

O objetivo primário da antissepsia da pele do paciente é matar, ou reduzir ao máximo possível, a carga bacteriana e o risco de infecção. Em vários países da Europa, o álcool é o agente primário para a antissepsia das mãos.[136]

Nos Estados Unidos, povidona iodada e clorexidina são os agentes de escolha.[137]

Aproximadamente 20% das bactérias residem na pele e nos anexos. Então os métodos modernos de antissepsia pré e perioperatórios podem reduzir, mas não eliminar, a contaminação da cirurgia pela flora endógena da pele. De fato, demonstrou-se que o número de bactérias pode ser reduzido pela limpeza com clorexidina dentro das 24 horas que antecedem a cirurgia.[10,138,139]

Evidências têm alterado crenças prévias sobre a efetividade de algumas intervenções para prevenir infecção cirúrgica. Metanálise com 6 ECR incluídos e envolvendo 10.007 pacientes submetidos a cirurgias biliares, hérnias, mama, vasculares e urológicas demonstrou que o banho com solução antisséptica contendo clorexidina não reduz as taxas de infecção quando comparado com placebo ou o uso de sabão em barra.[140]

Mais recentemente, considerando que a antissepsia, realizada antes da incisão, é uma abordagem teórica simples para diminuir a infecção da ferida operatória e erradicar os patógenos presentes na pele e que diversos agentes antissépticos tópicos estão disponíveis para obter esse objetivo, um ECR multicêntrico comparou a clorexidina alcoólica com a povidona iodada. Houve menor taxa de infecção no grupo tratado com clorexidina alcoólica 9,5% versus 16,1%, P = 0,004. Nesse estudo, o subgrupo de pacientes que foi submetido à cirurgia colorretal e que teve a pele preparada com clorexidina alcoólica apresentou taxa de infecção de 15,1% versus 22% no grupo povidona iodada, P = 0,155.

Estudo realizado em pacientes submetidos a cirurgias gerais avaliou três preparações da pele com antissépticos. Durante cada período de seis meses foi utilizada uma preparação diferente. Houve diferença significativa nas taxas de infecção entre o grupo de povidona iodada (4,8%) e o grupo povacrilex iodado em álcool isopropílico (4,8%), quando comparado com a clorexidina a 2% e álcool isopropílico a 70% (8,2%, P = 0,001).[142,143]

Outro aspecto importante a se considerar é que a clorexidina apresenta grande afinidade com a pele e permanece ativa por cerca de 6 horas, efeito residual, não sendo inativada por sangue ou por proteínas séricas.[144]

Além da escolha do antisséptico, outros fatores influenciam a efetividade da escovação cirúrgica das mãos: a técnica e a duração da escovação, a condição das mãos, a técnica usada para secar as mãos e colocar as luvas são exemplos desses fatores que precisam ser considerados.

Antes de aplicar antisséptico na pele do paciente, qualquer pelo deve ser removido com máquina, não com lâmina, porque quando uma lâmina é utilizada as taxas de infecção cirúrgica aumentam.[16,145]

A tricotomia pré-operatória leva a aumento de infecção por causar abrasões microscópicas na pele, o que propicia crescimento bacteriano.[146]

Metanálise, que incluiu 11 ECR envolvendo 5.031 pacientes submetidos a uma variedade de procedimentos cirúrgicos, não encontrou diferença nas taxas de infecção cirúrgica em pacientes com ou sem remoção pré-operatória de pelos.[147]

Se a remoção dos pelos for necessária, creme depilatório e corte utilizando máquina resulta em menos infecção do que utilizar uma navalha, e o uso do aparelho elétrico para remover pelos deve acontecer imediatamente antes da cirurgia.[148,149]

O uso de máscaras cirúrgicas não fornece qualquer redução adicional no número de unidades formadoras de colônias coletadas no ar. A principal razão para usar máscaras cirúrgicas é a proteção dos trabalhadores de saúde de contaminação através de respingos de fluidos corporais do paciente.[97,150]

Em um estudo não foram encontradas evidências que suportem a eficácia das máscaras cirúrgicas para diminuir infecções.[151]

Outros Fatores Importantes

A infecção cirúrgica resulta de uma interação complexa entre a contaminação bacteriana da pele e de órgãos e a resposta imunológica local e sistêmica.[10]

Estudo de referência da eficácia do controle de infecção nosocomial demonstrou que o estabelecimento de um programa de controle de infecção que inclui *feedback* das taxas de infecções para os cirurgiões pode diminuir a taxa global de infecção em 35% e permanece um dos estudos modernos que baseiam o programa de controle de infecção.[152]

De fato, diversos estudos demonstraram que a vigilância com *feedback* apropriado para os cirurgiões mostrou ser uma estratégia importante para reduzir o risco de infecção cirúrgica.[17,153,154]

Investigadores têm proposto que níveis aumentados de trânsito na sala de cirurgia são um fator determinante modificável do aumento das taxas de infecção.[155]

Assim, o trânsito dentro das salas cirúrgicas deve ser limitado para assegurar que somente pessoas autorizadas acessem zonas restritas.

PREVENÇÃO DE INFECÇÃO RELACIONADA À ANESTESIA. PRÁTICAS BASEADAS EM EVIDÊNCIAS. MEDIDAS FARMACOLÓGICAS

Quatro princípios fundamentais ditam a antibioticoprofilaxia:

1. O uso de antibioticoprofilaxia está indicado para toda cirurgia eletiva realizada em víscera oca, ou que envolva inserção de dispositivo médico ou prótese intravascular ou articular ou cirurgia em que a infecção pode ter consequências catastróficas.
2. O agente antimicrobiano deve ser seguro, custo efetivo, bactericida contra os patógenos esperados para o procedimento cirúrgico específico.
3. O tempo de infusão deve prever a necessidade de obter uma concentração bactericida do agente no tecido e no sangue ao tempo da incisão cirúrgica.
4. O nível sanguíneo do agente deve ser mantido durante toda a cirurgia até o fechamento da pele.[143]

Para satisfação desses princípios:

a. A antibioticoprofilaxia deve ser iniciada uma hora antes da incisão cirúrgica, ou duas horas antes da incisão se o paciente recebe vancomicina ou fluoroquinolonas.
b. Os pacientes devem receber a antibioticoprofilaxia adequada para o procedimento específico.
c. A antibioticoprofilaxia deve ser descontinuada dentro de 24 horas da cirurgia (dentro de 48 horas na cirurgia cardiotorácica).
d. Em pacientes submetidos à cirurgia cardíaca, a glicemia pós-operatória deve ser controlada (200 mg . dL^{-1} ou menos).
e. A remoção de pelos deve ser apropriada para a localização e procedimento.
f. Pacientes submetidos a cirurgias colorretais devem ser mantidos normotérmicos durante a realização da cirurgia (acima de 36°C de temperatura central) ou dentro de 15 minutos após chegar à SRPA.[156]

Quando se considera o uso do agente apropriado no tempo apropriado, estudo retrospectivo com cerca de 3.000 pacientes submetidos a vários tipos de cirurgias eletivas demonstrou que ocorreram menores taxas de infecção no grupo de pacientes que recebeu antibioticoprofilaxia dentro de uma hora antes da incisão.[157]

Para maximizar os benefícios, a profilaxia antimicrobiana deve ocorrer dentro de uma hora antes da incisão cirúrgica (2 horas para vancomicina e fluoroquinolonas). De fato, estudo observacional prospectivo, com 3.836 pacientes incluídos, verificou que a profilaxia antimicrobiana administrada entre 0 a 29 minutos antes da incisão cirúrgica é menos efetiva quando comparada com a terapia administrada entre 30 e 59 minutos antes da cirurgia.[158]

A importância do tempo prévio de administração da antibioticoprofilaxia também foi confirmada em outro estudo realizado em pacientes submetidos a cirurgias cardíacas.[159]

Além disso, se o procedimento está previsto para durar várias horas, o agente profilático deve ser readministrado. Por exemplo, a cefazolina deveria ser readministrada se o procedimento for mais longo do que 3 a 4 horas. Estudo retrospectivo com 1.548 pacientes submetidos a procedimentos cardíacos de longa duração (> 400 minutos) demonstrou que os pacientes que receberam redosagem de cefazolina tiveram significativamente menos infecção do que aqueles que não receberam a redosagem (7,7% versus 16,0%; OR, 0,44; IC 95% 0,23-0,86).[160]

Esse assunto é controverso, pois metanálise com mais de 40 estudos incluídos comparou dose única de antibioticoprofilaxia, doses múltiplas e placebo em histerectomias, cesarianas, procedimentos colorretais, gástricos, biliares, operações transuretrais e cardiotorácicas. Quando comparada com a dose única, a administração de doses múltiplas não apresentou benefícios na prevenção de infecção.[161]

Da mesma forma, revisão sistemática com 28 estudos randomizados incluídos comparou dose única com múltiplas doses e também concluiu que não existe benefício adicional com a utilização de mais de uma dose de antibioticoprofilaxia.

Então a recomendação é que o antibiótico não deveria ser administrado por período mais longo do que 24 horas após a cirurgia, ou 48 horas na cirurgia cardiotorácica.[162]

Em estudo de vigilância realizado na França, a falta da redosagem de acordo com a meia-vida do antibiótico e com a duração do procedimento foi a prática inapropriada mais importante relacionada com a falta de complacência e associada com aumento do risco de infecção (OR 1,8, IC 95% 1,14-2,81).[163]

Com o objetivo de manter concentrações bactericidas durante todo o procedimento, a redosagem deve ser administrada conforme a meia-vida do antibiótico utilizado e a duração do procedimento cirúrgico. Por outro lado, recomenda-se a descontinuação do uso profilático de antibióticos nas primeiras 24 horas após a cirurgia, pois a maioria das evidências publicadas demonstra que a antibioticoprofilaxia é desnecessária após o fechamento da pele.

Inserção e Manutenção de Cateter Venoso Central e Infecção

O uso de cateter venoso central pode acarretar uma variedade de complicações relacionadas a infecções locais e sistêmicas, tais como: tromboflebite séptica, endocardite, septicemia, infecção a distância.

Infecções relacionadas ao cateter são associadas com aumento de morbimortalidade e dos custos médicos e hospitalares.[164]

A Tabela 13.7 mostra recomendações para inserção de cateteres venosos centrais.

O risco de infecção associa-se com a barreira de proteção usada durante a inserção do cateter mais do que

TABELA 13.7
RECOMENDAÇÕES PARA INSERÇÃO DE CATETERES VENOSOS CENTRAIS.

- Usar técnica asséptica e barreira de proteção máxima (avental, luvas estéreis, gorro, máscara, campos estéreis que cubram a cabeça e o corpo do paciente).[165]
- Usar soluções contendo clorexidina na preparação da pele (adultos e crianças).[166]
- Soluções contendo clorexidina (neonatos), julgamento clínico e protocolos.
- Se clorexidina for contraindicada, usar povidona iodada ou álcool.
- Cateteres recobertos com antibiótico ou com a combinação de clorexidina e sulfadiazina-prata. Usar em casos selecionados (com base no risco de infecção).[167]
- Antibioticoprofilaxia – Neonatos e pacientes imunocomprometidos.
- Não usar antibioticoprofilaxia de rotina.[168]

com a esterilidade do ambiente em que o cateter é introduzido.[169-171]

Em estudo observacional realizado em oito UTIs de um centro médico terciário, a implementação de cuidados incluiu: higiene das mãos, educação da equipe, preparação da pele com clorexidina, utilização de barreiras de proteção máxima, equipamento dedicado exclusivamente à punção venosa central, *checklist*, curativo impregnado com clorexidina, cateteres impregnados com antibióticos, considerações diárias sobre a necessidade de manter o cateter e análise de causa raiz para analisar falha humana. Houve redução de 92% nas taxas de infecções da corrente sanguínea associada ao cateter central, durante nove anos de seguimento. A contribuição relativa de cada uma das medidas utilizadas não foi definida.[172]

Ademais, verificou-se que o curativo sujo ou rompido contribui para o aumento de infecções.[173]

Cateteres Arteriais e Risco de Infecção

Cateteres arteriais são usados frequentemente para monitorização da pressão arterial e para obtenção de amostras de sangue arterial. Em estudo multicêntrico randomizado, realizado em doentes críticos em tratamento na UTI, as taxas de colonização e de infecção associadas ao cateter arterial foram semelhantes às encontradas com o cateter venoso central. A colonização arterial aumenta com o tempo de permanência do cateter. As mesmas medidas de vigilância e barreiras de proteção adotadas com cateter venoso central deveriam ser adotadas em relação ao cateter arterial.[174]

Cateter Urinário

A presença de cateter urinário é a causa mais comum de infecções associadas ao cuidado de saúde, e o uso de cateterização urinária muitas vezes é inapropriado. Para reduzir o risco dessas infecções, recomenda-se, entre outras medidas, reduzir o número de cateterizações desnecessárias e, uma vez satisfeita a finalidade delas, remover o cateter o mais rápido possível. A técnica deve ser asséptica, com equipamento estéril, e os hospitais e serviços devem manter protocolos e indicações para inserção de cateter urinário. Para prevenir infecções, a cateterização intermitente deve ser considerada em relação à sonda de demora e os sistemas de drenagem devem ser fechados. A profilaxia antimicrobiana não deve ser utilizada.[175]

Sonda Nasogástrica

Para reduzir o risco de complicações pulmonares pós-operatórias, o uso seletivo, em vez de rotineiro, de sonda nasogástrica é recomendado. Diversos estudos, metanálise[176] e revisão Cochrane[177] têm demonstrado claramente o aumento de risco de complicações pulmonares, particularmente pneumonias, com a presença de sonda nasogástrica. Essas questões são importantes para considerar as razões para o uso da sonda nasogástrica e sua remoção o mais breve possível, com o objetivo de reduzir a incidência de pneumonia.

Bloqueios do Neuroeixo e Infecção

A anestesia neuroaxial atenua a resposta inflamatória relacionada com a cirurgia, reduz a resposta generalizada e inespecífica e, como consequência, aumenta a resposta imunológica do hospedeiro no combate a bactérias.[178]

Além disso, ocorre melhora da oxigenação tecidual por vasodilatação. De fato, estudos documentam aumentos de 10 mmHG na oxigenação tecidual.[179-181]

Por outro lado, verificou-se que a dor intensa provoca resposta autonômica que, por sua vez, causa vasoconstrição e redução da perfusão periférica, reduzindo a oxigenação por aproximadamente 15 mmHg.[182]

Hipotermia

Conforme exposto, o principal mecanismo contra contaminação bacteriana da ferida cirúrgica é a destruição oxidativa pelos neutrófilos. O risco de infecção da ferida cirúrgica é intimamente ligado com a tensão de oxigênio que, por sua vez, se relaciona com a perfusão tecidual local. A hipotermia desencadeia vasoconstrição, com decréscimo do fluxo sanguíneo e diminuição da oxigenação.

O aquecimento ativo como medida preventiva de infecção foi primeiro relatado por Kurz e colegas, que analisaram 200 pacientes submetidos à cirurgia colorretal e demonstraram aumento de três vezes nas taxas de infecção (6% *versus* 19%, P = 0,009) em pacientes que receberam os cuidados de aquecimento de rotina, quando comparados com pacientes que receberam uma estratégia de aquecimento usando líquidos e ar forçado aquecidos, com uma diferença média de temperatura de 1,9°C.[183]

Em ensaio clínico, 421 pacientes submetidos a cirurgias limpas foram randomizados para receber tratamento padrão, aquecimento local ou aquecimento sistêmico. Pacientes não aquecidos tiveram taxa de infecção de 14%, pacientes aquecidos localmente tiveram taxas de infecção de 4% (P = 0,003), enquanto os pacientes submetidos a aquecimento sistêmico tiveram uma taxa de infecção de 6% (P = 0,026). Os autores concluíram que o aquecimento pré-operatório antes de cirurgia limpa previne infecção.[184]

Considerando o nível das evidências existentes, todos os esforços devem ser feitos para manter a temperatura do paciente durante e após a conclusão da cirurgia colorretal. Os esforços devem incluir aquecimento ativo tanto no pré-operatório como no intraoperatório, com a administração de fluidos aquecidos, utilização de ar forçado ou cobertores condutores. Provavelmente a manutenção da normotermia como estratégia para controle de infecção se aplica aos demais tipos de cirurgia.

Controle Glicêmico

Em pacientes diabéticos submetidos à cirurgia cardíaca, diversos estudos têm avaliado os efeitos da hiperglicemia no período pós-operatório. Espera-se que o controle glicêmico possa diminuir o risco de infecção da ferida operatória. A análise de 1.585 pacientes submetidos a cirurgias cardíacas antes e depois da utilização de um protocolo de uso de insulina (glicemia alvo > 200 mg.dL^{-1}) revelou um decréscimo significativo na incidência de infecção profunda da ferida operatória (2,4% – 1,5%).[185]

Resultados similares foram obtidos através de estudo prospectivo com 2.464 pacientes com o mesmo alvo de glicemia.[186]

Em análise retrospectiva, a hiperglicemia pós-operatória foi um preditor independente de complicações infecciosas em pacientes diabéticos submetidos à cirurgia de revascularização miocárdica.[187]

ANTIBIOTICOPROFILAXIA, COMPLACÊNCIA

Metanálises demonstram que a antibioticoprofilaxia é a estratégia mais efetiva para prevenir infecções em cirurgias de mama,[188,189] em apendicectomias[190,191] e em cirurgias colorretais,[192,193] mas não reduz o risco em cirurgias videolaparoscópicas e herniorrafias.[194,195]

Recomendações para antibioticoprofilaxia foram desenvolvidas em diversos países e por diversas organizações[196] (Tabela 13.8).

Com evidências mais recentes, outras intervenções, que se pensava serem capazes de reduzir a taxa de infecção, como remoção de anéis e esmalte das unhas, foram descontinuadas.[197]

Em estudo de vigilância realizado na França, a falta da redosagem de acordo com a meia-vida do antibiótico e com a duração do procedimento foi a mais importante prática inapropriada/falta de complacência associada com aumento do risco de infecção (OR 1,8, IC 95% 1,14-2,81).[198]

IMPACTO ECONÔMICO. INDICADORES DE QUALIDADE

Quando comparado com pacientes cirúrgicos sem infecção, durante as primeiras oito semanas após a alta hospitalar, o custo do cuidado dos pacientes cirúrgicos com infecção é quase três vezes maior.[199]

Instituições hospitalares que desenvolvem programas para reduzir a incidência de infecção substancialmente diminuem morbidade, mortalidade e custos. Um grande estudo, com 34.133 procedimentos cirúrgicos realizados em 56 hospitais, demonstrou melhora de

TABELA 13.8
RECOMENDAÇÕES PARA ANTIBIOTICOPROFILAXIA E DEMAIS MEDIDAS PARA DIMINUIR INFECÇÕES.

Recomendações para controle de infecção do sítio cirúrgico – consenso								
Recomendação	JCAHO	SCIP	CDC	ACS	NHS	Europa	Austrália	Canadá
Seleção apropriada do antibiótico	X	X	X	X	X	X	X	X
Antibiótico 1 hora antes da cirurgia	X	X	–	–	X	X	X	X
Descontinuação do antibiótico 24h	X	X	–	–	X	X	X	X
Remoção apropriada de pelos	X	X	X	X	X	–	X	X
Manutenção normotermia (cirurgia colorretal)	X	X	–	–	X	–	X	X
Manutenção glicemia (cirurgia cardíaca)	X	X	X	X	X	–	–	–

JCAHO (Joint Commission on Accreditation for Healthcare Organizations).
SCIP (Surgical Care Improvement Project).
CDC (Centers for Disease Control and Prevention).
ACS (American College of Surgeons).

27% no tempo de administração da antibioticoprofilaxia, uma melhora de 6% na escolha do antibiótico mais adequado e uma melhora de 27% em parar a antibioticoprofilaxia dentro de 24 horas da incisão. Essas melhorias determinaram redução de 27% na taxa média de infecção.[200]

Devido ao custo elevado associado à infecção cirúrgica,[201] intervenções para diminuir as taxas de infecções são importantes. Estudo demonstrou que, durante a realização da anestesia, quando se aumenta a frequência com que o anestesista lava as mãos, as taxas de infeção diminuem.[113]

Estudos têm demonstrado que a utilização de *checklist* perioperatório,[202] a adesão, a vigilância e o treinamento são ferramentas importantes para promover troca de informação e melhoria da qualidade.[203]

Não existe explicação sobre o motivo desses resultados, mas muito provavelmente se deve ao efeito *Hawthorne*.

Programas educacionais focados em ensinar médicos e enfermeiros e técnicas mais estéreis para inserção e manutenção de cateteres têm reduzido significativamente o risco de infecções da corrente sanguínea associada a cateteres.[204]

Esses programas podem aumentar a complacência com o uso máximo de barreiras estéreis sob condições clínicas reais.

Apesar das evidências científicas, verifica-se baixa complacência aos programas hospitalares que objetivam implementar protocolos para lavar as mãos, com taxas em torno de 26%.[205]

Em conclusão, o procedimento anestésico-cirúrgico apresenta riscos aumentados de transmissão de agentes infecciosos ao paciente. A origem desses agentes infecciosos está relacionada com o próprio paciente, a falhas humanas, aos equipamentos e aos dispositivos e insumos utilizados para a execução do ato anestésico. O procedimento também pode acarretar risco de contaminação do profissional anestesiologista por agentes advindos do paciente. A lavagem apropriada das mãos, a utilização de equipamentos de proteção individual, bem como a educação continuada, adaptando o ambiente de trabalho ao uso de *checklist* de segurança, melhoram a qualidade e diminuem os riscos de infecção tanto para o paciente quanto para o anestesiologista.

No futuro desenvolveremos melhores ferramentas educacionais, protocolos padronizados e intervenções tecnológicas para auxiliar nossa batalha contra infecção nosocomial. Uma intervenção poderia ser a introdução de protocolos padronizados de anestesia para reduzir o risco de infecção.

REFERÊNCIAS

1. Ley RE, Peterson DA, Gordon JI. Ecological and evolutionary forces shaping microbial diversity in the human intestine. Cell 2006;124:837-48.
2. Alexander KL, Targan SR, Elson III CO. Microbiota activation and regulation of innate and adaptative immunity. Immnological Reviews. 2014;260:205-20.
3. Roy RC, Brull SJ, Eichhorn JH. Surgical site infections and the anesthesia professionals' microbiome: We've all been slimed! Now what are we going to do about it? Anesth Analg. 2012,112:4-7.
4. Dixon E, Cheadle WG, Khadaroo RG. Preventing postoperative surgical site infection. J Am Coll Surg. 2011;418-20.
5. Sessler DI. Neuraxial anesthesia and surgical site infection. Anesthesiology. 2010;113:265-7.
6. Benhaim P, Hunt TK. Natural resistance to infection: Leukocyte functions. J Burn Care Rehabil. 1992;13:287-92.
7. Hopf HW. Hyperoxia and infection. Best Practice Researc Clin Anaest. 2008;22:553-69.
8. Hopf HW, Jensen JA, Hunt TK. Calculation of subcutaneous tissue blood flow. Surg Forum. 1988;39:33-6.
9. Hopf HW, Hunt TK, West JM, Blomquist P, Goodson WH III, Jensen JA, et al. Wound tissue oxygen tension predicts the risk of wound infection in surgical patients. Arch Surg. 1997;132:997-1004; discussion 1005.
10. Murray BW, Huerta S, Dineen S, Anthony T. Surgical site infection in colorectal surgery: Areview of the nonpharmacologic tools of prevention. J Am Coll Surg. 2010;812-22.
11. Emori TG, Gaynes RP. An overview of nosocomial infections, including the role of the microbiology laboratory. Clin Microbiol Rev. 1993;6:428-42.
12. Galway UA, Parker BM, Borkowski RG. Prevention of postoperative surgical site infection. Int Anesth Clin. 2009;47:37-53.
13. Mangram AJ, Horan TC, Pearson ML, et al. Guideline for prevention of surgical site infection, 1999. Centers for Disease Control and Prevention (CDC) hospital infection control practices advisory committee. Am J Infect Control. 1999;27:97-132.
14. Nortcliffe SA, Buggy DJ. MD. Implications of Anesthesia for Infection and Wound Healing Implications of Anesthesia for Infection and Wound Healing. Int Anesth Clin. 2003;41:31-64.
15. Centers for Disease Control and Prevention. Surgical Site Infection (SSI) Event. 2015. [Internet] [Acesso em 23 nov 2015]. Disponível em: http://www.cdc.gov/nhsn/PDFs/pscManual/9pscSSIcurrent.pdf?agree=yes&next=Accept
16. Maragakis LL, Cosgrove SE, Martinez EA, Tucker MG, Cohen DB, Perl TM. Intraoperative fraction of inspired oxygen is a modifiable risk factor for surgical site infection after spinal surgery. Anesthesiology. 2009;110:556-62.
17. Haley R, Culver D, White J, et al. The efficacy of infection surveillance and control programs in preventing nosocomial infections in U.S. hospitals. Am J Epidemiol. 1985;121:182-205.
18. Meeks DW, Lally KP, Carrick MM, et al. Compliance with guidelines to prevent surgical site infections: As simple as 1-2-3? The American Journal of Surgery. 2011;201:76-83.
19. Gagliardi AR, Fenech D, Eskicioglu C, Nathens AB, McLeod R. Factors influencing antibiotic prophylaxis for surgical

site infection prevention in general surgery: a review of the literature. Can J Surg. 2009;52:481-9.
20. Murray BW, Huerta S, Dineen S, Anthony T. Surgical site infection in colorectal surgery: 20 – A review of the nonpharmacologic tools of prevention. J Am Coll Surg. 2010:812-22.
21. Sessler DI. Neuraxial anesthesia and surgical site infection. Anesthesiology. 2010;113:265-67.
22. Shafer SL. Making a difference in perioperative infection. Anesth Analg. 2015;120:697-9.
23. Prielipp RC, Bruli SJ. I fone is good, are two always better? Anesth Analg. 2015;120:706-8.
24. Berger A, Edelsberg J, Yu H, Oster G. Clinical and economic consequences of post-operative infections following major elective surgery in U.S. hospitals. Surgical Infect. 2014;15:322-7.
25. Magill SS, Hellinger W, Cohen J, et al. Prevalence of healthcare–associated infections in acute care hospitals in Jacksonville, Florida. Infect Control Hosp Epidemiol. 2012;33:283-91.
26. Melvold RW, Sticca RP. Basic and Tumor Immunology: A Review. Surg Oncol Clin N Am. 2007;16:711-35.
27. Sanders RD, Hussel T, Maze M. Sedation & immunomodulation. Anesthesiolgy Clin. 2011;29;687-706.
28. Akira S, Takeda K, Kaisho T. Toll-like ano 15 receptors: critical proteins linking innate and acquired immunity. Nat Immunol. 2001;2:675-80.
29. Andrade CF, Waddell TK, Keshavjee S. Innate immunity and organ transplantation: the potential role of toll-like receptors. Am J Transplant. 2005;5:969-75.
30. Mempel M, Kalali BN, Ollert M, Ring J. Toll-like receptors in dermatology. Dermatol Clin. 2007;25:531-40.
31. Fiset PO, Tulie MK, Hamid Q. Toll-like receptors and atopy. J Allergy Clin Immunol. 2005;116:470-2.
32. Dabbagh K, Lewis DB. Toll-like receptors and T-helper--1/T-helper-2 responses. Curr Opin Infect Dis. 2003;16: 199-204.
33. Sanders RD, Hussel T, Maze M. Sedation & immunomodulation. Anesthesiolgy Clin. 2011;29;687-706.
34. Wood PJ. Immunological response to infection: inflammatory and adaptative imune responses. Anaesthesia and Intensive Care. 2012;13:269-72.
35. Serhan CN, Ward PA, Gilroy DW. Fundamentals of Inflammation, 1st.. New York: Cambridge University Press, 2010. p.1-456.
36. Mendes FF, Luft A. Glicemia, Insulina, Resposta Inflamatória e Anestesia. In: Educação Continuada em Anestesiologia. Volquind D, Vianna PTG, Albuquerque MAC, Moraes JMS, Pires OC (Eds). 2ed. Rio de Janeiro: Sociedade Brasileira de Anestesiologia, 2012, v. II. p.135-56.
37. Grosschwitz KR, Hogan SP. Intestinal barrier function: Molecular regulation and disease pathogenesis. J Allergy clin Immunol. 2009;124:3-20.
38. Delves PJ, Roitt IM. The imune system. NEJM. 2000;343: 37-49.
39. Dios ST, Sobey CG, Drummond GR. Oxidative stress and endothelial dysfunction In: Dauphinee SM, Karsan A. Endothelial Dysfunction and Inflammation, 1st. 2010. p.37-74.
40. Belkaid Y. Tailored immunity at mucosae. Immunological Reviews. 2014;260:5-7.
41. Bohman JK, Kor DJ. Advances in perioperative pulmonary protection strategies. Advances in Anesthesia. 2014;32:89-117.
42. Altemeier W, Culbertson W Hummel R. Surgical considerations of endogenous infections: Sources, types, and methods of control. Surg clin North Am. 1968;48:227-40.
43. Campbeel I. Protective mechanism of the body. Anaesthesia and Intensive Care Medicine. 2013;14:3007-309.
44. Van der Flier LG, Clevers H. Stem cells, self-renewal, and differentiation in the intestinal epithelium. Annu Rev Physiol. 2009;71:241-60.
45. Kim YS, Ho SB. Intestinal goblet cells and mucins in health and disease: recent insights and progress. Curr Gastroenterol Rep. 2010;12:319-30.
46. Gallo RL, Hooper LV. Epithelial antimicrobial defence of the skin and intestine. Nature Rev Immunol. 2012;12: 503-16.
47. Petersen LW, Artis D. Intestinal epithelial cells regulators of barrier function and immune homeostasis. Nature Review. 2014;14:141-53.
48. Wang F, Wang F, Zou Z, et al. Active deformation of apoptotic intestinal epithelial cells with adhesion restricted polarity contributes to apoptotic clearance. Lab Invest. 2011;91:462-71.
49. Eisenhoffer GT, Loftus PD, Yoshigi M, et al. Crowding induces live cell extrusion to maintain homeostatic cell numbers in epithelia. Nature. 2012;484:546-9.
50. Bekiaris V, Persson EK, Agace WW. Intestinal dendritic cells in the regulation of mucosal immunity. Immunol Rev. 2014;260:86-101.
51. Bain CC, Mowat AM. Macrophages in intestinal homeostasis and inflammation. Immunol Ver. 2014;260:102-17. Rescigno M. Dendritic cell-epithelial cell crosstalk in the gut. Immunol Ver. 2014;260:118-28.
52. Johansson MEV Phillipson M, Petersson J, et al. The inner of the two Muc2 mucin-dependent mucus layers in colon is devoid of bacteria. Proc Natl Acad Sci USA. 2008;105:15064-9.
53. Taupin DR, Kinoshita K, Podolsky DK. Intestinal trefoil factor confers colonic epitelial resistance to apoptosis. Proc Natl Acad Sci USA. 2000;97:799-804.
54. Nair MG, et al. Goblet cell-derived resistin-like molecule β augments CD4+ T cell production of IFN-γ and infection-induced intestinal inflammation. J Immunol. 2008;181:4709-15.
55. Alexander KL, Targan SR, Elson III CO. Microbiota activation and regulation of innate and adaptative immunity. Immnological Reviews. 2014;260:205-20.
56. Marchiando AM, Shen L, Graham WV, et al. Caveolin-1–dependent occludin endocytosis is required for TNF-induced tight junction regulation in vivo. J Cell Biol. 2010;189:111-26.

57. Kato LM, Kawamoto S, Maruya M, Fagarasan S. The role of the adaptive imune system in regulation of gut microbiota. Immunol Rev. 2014;260:67-75.
58. Gutzeit C, Magri G, Cerutti A. Intestinal IgA production and its role in host-microbe interaction. Immunol Rev. 2014;260:76-85.
59. Hapfelmeier S, Lawson MA, Slack E. Reversible microbial colonization of germ-free mice reveals the dynamics of IgA immune responses. Science. 2010;328:1705-9.
60. Suzuki K, Nakajima A. New aspects of IgA synthesis in the gut. International Immunology. 2014;26:489-94.
61. Mabbott, NA, Donaldson DS, Ohno H, et al. Microfold (M) cells: important immunosurveillance posts in the intestinal epithelium. Mucosal Immunol. 2013;6:666-77.
62. Whitsett JA, Alenghat E. Respiratory epitelial cells orchestrate pulmonar innate immunity. Nature Immunology. 2014;16:27-35.
63. Castro FR, Naranjo OR, Marco JA. Infecciones pulmonares. Arch Brochoneumol. 2007;43:S31-S39.
64. Kof M, Schneider C, Nobs SP. The development and function of lung-resident macrophages and dendritic cells. Nature Immunology. 2015;16:1-9.
65. Martin TR, Frevert CW. Innate immunity in the lungs. Proc Am Thorac Soc. 2005;2:403-11.
66. Masten BJ. Initiation of lung immunity: the afferent limb and the role of dentritic cells. Semin Respir Crit Care Med. 2004;25:11-20.
67. Abraham SN, Arock M. Mast cells and basophils in innate immunity. Semin Immunol. 1998;10:373-81.
68. Twigg HL III. Humoral immune defense (antibodies): recent advances. Proc Am Thorac Soc. 2005;2:417-21.
69. Ahsan H, Ali A, Ali R. Oxygen free radicals and systemic autoimmunity. Clin Exp Immunol. 2003;131:398-404.
70. Sano H, Kuroki Y. The lung collections, SPA and SP-D, modulate pulmona ry innate immunity. Mol Immunol. 2005;42:279-87.
71. Bártholo RM, Bártholo TP. Imunidade inata e a importância dos receptores Tollsimilar. Pulmão RJ. 2009;Supl 2:52-8.
72. Arozullah AM, Khuri SF, Henderson WG, et al. Development and validation of a multifactorial risk index for predicting postoperative pneumonia after major noncardiac surgery. Ann Intern Med. 2001;135:847-57.
73. Napolitano LM. Use of severity scoring and stratification factors in clinical trials of hospital-acquired and ventilator-associated pneumonia. Clin Infect Dis. 2010;51:S67-80.
74. Hubmayr RD, Burchardi H, Elliot M, et al. Statement of the 4th International Consensus Conference in Critical Care on ICU-Acquired Pneumonia—Chicago, Illinois, 2002. Intensive Care Med. 2002;28:1521.
75. Johanson WG, Pierce AK, Sanford JP. Changing pharyngeal bacterial flora of hospitalized patients: emergence of gram-negative bacilli. N Engl J Med. 1969;281:1137.
76. de Jonge E, Schultz MJ, Spanjaard L, et al. Effects of selective decontamination of digestive tract on mortality and acquisition of resistant bacteria in intensive care: a randomized controlled trial. Ann Intern Med. 2003;362:1011.
77. Adair CG, Gorman SP, Feron BM, et al. Implications of endotracheal tube biofilm for ventilator-associated pneumonia. Intensive Care Med. 1999;25:1072.
78. Sheer AJ, Heckman JE, Schneider EB, et al. Congestive heart failure and chronic obstructive pulmonar disease predict poor surgical outcomes in older adults undergoing elective diverticulitis surgery. Dis Colon Rectum. 2011;54:1430-7.
79. DeRiso AJ, Ladowski JS, Dillon TA, et al. Chlorhexidine gluconate 0.12% oral rinse reduces the incidence of total nosocomial respiratory infection and nonprophylactic systemic antibiotic use in patients undergoing heart surgery. Chest. 1996;109:1556.
80. Koeman M, van der Ven AJ, Hak E, et al. Oral decontamination with chlorhexidine reduces the incidence of ventilator-associated pneumonia. Am J Respir Crit Care Med. 2006;173:1348-55.
81. Chlebicki MP, Safdar N. Topical chlorhexidine for prevention of ventilator associated pneumonia: a meta analysis. Crit Care Med. 2007;35:595-602.
82. Garrard CS, A'Court CD. The diagnosis of pneumonia in the critically ill. Chest. 1995;108:17S-25S.
83. Girard TD, Kress JP, Fuchs BD, et al. Efficacy and safety of a paired sedation and ventilator weaning protocol for mechanically ventilated patients in intensive care (Awakening and Breathing Controlled trial): a randomised controlled trial. Lancet. 2008;371:126-34.
84. Nisanevich V, Felsenstein I, Almogy G, et al. Effect of intraoperative fluid management on outcome after intraabdominal surgery. Anesthesiology. 2005;103:25-32.
85. Severguini P, Selmo G, Lanza C, et al. Protective mechanical ventilation during general anesthesia for open abdominal surgery improves postoperative pulmonar function. Anesthesiology. 2013;118:1307-21.
86. Serpa Neto A, Hemmes SNT, Barbas CSV, et al. Protective versus conventional ventilation for surgery. A systematic review and individual patient data meta-analysis. Anesthesiology. 2015;123:66-78.
87. Pouwels S, Stokmans RA, Willigendael EM, et al. Preoperative exercise therapy for elective major abdominal surgery: a systematic review. Int J Surg. 2014;12:134-40.
88. Cassidy MR, Rosenkranz P, McCabe K, et al. I COUGH: reducing postoperative pulmonar complications with a multidisciplinary patient care program. JAMA Surg. 2013;148:740-5.
89. National Nosocomial Infections Surveillance (NNIS) System Report, data summary from January 1992 to June 2002, issued August 2002. Atlanta, Centers for Disease Control, and available at. [Internet] [Acesso em 23 nov 2015]. Disponível em: www.cdc.gov/ncidod/dhqp/pdf/guidelines/SSI.pdf
90. Bratzler DW, Hunt DR. The surgical infection prevention and surgical care improvement projects: national initiatives to improve outcomes for patients having surgery. Clin Infect Dis. 2006;43:322-30.

91. Mahid SS, Polk HC Jr, Lewis JN, et al. Opportunities for improved performance in surgical specialty practice. Ann Surg. 2008;247:380-8.
92. Meeks DW, Lally KP, Carrick MM, Lew DF, Thomas EJ, Doyle PD, Kao LS. Compliance with guidelines to prevent surgical site infections: As simple as 1-2-3? The American Journal of Surgery. 2011;201:76-83.
93. Bishara J, Hershkovitz D, Paul M, et al. Appropriateness of antibiotic therapy on weekends versus weekdays. J Antimicrob Chemother. 2007;60:625-8.
94. Bell CM, Redelmeier DA. Mortality among patients admitted to hospitals on weekends as compared with weekdays. N Engl J Med. 2001;345:663-8.
95. Kurz A, Sessler DI, Lenhardt R. Perioperative normothermia to reduce the incidence of surgical-wound infection and shorten hospitalization. Study of Wound Infection and Temperature Group. N Engl J Med. 1996;334:1209-15.
96. Kluytmans JA, Mouton JW, Ijzerman EP, et al. Nasal carriage of Staphylococcus aureus as a major risk factor for wound infections after cardiac surgery. J Infect Dis. 1995;171:216-9.
97. Bode LGM, Kluytmans JAJW, Wertheim HFL, et al. Preventing surgical-site infections in nasal carriers of staphylococcus aureus. N Engl J Med. 2010;362:9-17.
98. Bischoff WE, Wallis ML, Tucker BK, Reboussin BA, Pfaller MA, Hayden FG, Sherertz RJ. "Gesundheit!" Sneezing, common colds, allergies, and Staphylococcus aureus dispersion. J Infect Dis. 2006;194:1119-26.
99. Mangram AJ, Horan TC, Pearson ML, et al. Guideline for prevention of surgical site infection, 1999. Centers for Disease Control and Prevention (CDC) hospital infection control practices advisory committee. Am J Infect Control. 1999;27:97-132.
100. Galway UA, Parker BM, Borkowski RG. Prevention of postoperative surgical site infection. Int Anesth Clin. 2009;47:37-53.
101. Murray BW, Huerta S, Dineen S, Anthony T. Surgical site infection in colorectal surgery: A review of the nonpharmacologic tools of prevention. J Am Coll Surg. 2010;812-22.
102. Simchen E, Shapiro JM, Michel J, Sacks T. Multivariate analysis of determinants of postoperative wound infection: a possible basis for intervention. Rev Infect Dis. 1981;3:678-82.
103. Simchen E, Shapiro M, Sacks TG, Michel J, Durst A, Eyal Z. Determinants of wound infection after colon surgery. Ann Surg. 1984;199:260-5.
104. Smith RL, Bohl JK, McElearney ST, Friel CM, Barclay MM, Sawyer RG, et al. Wound infection after elective colorectal resection. Ann Surg. 2004;239:599-605.
105. Tang R, Hong HC, Yung LW, Chung RC, Chen J-S, Hsu K-C, et al. Risk factors for surgical site infection after elective resection of the colon and rectum: a single-center prospective study of 2,809 consecutive patients. Ann Surg. 2001;234:181-9.
106. Wenzel R, Perl T. The significance of nasal carriage of Staphylococcus aureus and the incidence of postoperative wound infection. J Hospital Infection. 1995;31:13-24.
107. Kluytmans J, Mouton JW, VandenBergh MF, et al. Reduction of surgical-site infections in cardiothoracic surgery by elimination of nasal carriage of Staphylococcus aureus. Infect Control Hosp Epidemiol. 1996;17:780-5.
108. Cimochowski G, Harostock MD, Brown R, et al. Intranasal mupirocina reduces sternal wound infection after open heart surgery in diabetics and nondiabetics. Ann Thorac Surg. 2001;71:1572-9.
109. Gernaat-van der Sluis A, Hoogenboom-Verdegaal AM, Edixhoven PJ, Spies-van Rooijen NH. Prophylactic mupirocina could reduce orthopedic wound infections: 1,044 patients treated with mupirocin compared with 1,260 historical controls. Acta Orthop Scand. 1998;69:412-4.
110. Perl T, Cullen JJ, Wenzel RP, et al. Intranasal mupirocin to prevent postoperative Staphylococcus aureus infections. N Engl J Med. 2002;346:1871-7.
111. Paterson DL, Rihs JD, Squier C, et al. Lack of efficacy of mupirocina in the prevention of infections with Staphylococcus aureus in liver transplant recipients and candidates. Transplantation. 2003;75:194-8.
112. Miller M, Dascal A, Portnoy J, Mendelson J. Development of mupirocin resistance among methicillin-resistant Staphylococcus aureus after widespread use of nasal mupirocin ointment. Infect Control Hosp Epidemiol. 1996;17:811-3.
113. Netto dos Santos KR, de Souza Fonseca L, Gontijo Filho PP. Emergence of high-level mupirocin resistance in methicillin-resistant Staphylococcus aureus isolated from Brazilian university hospitals. Infect Control Hosp Epidemiol. 1996;17:813-6.
114. Koff MD, Loftus RW, Burchman CC, et al. Reduction in intraoperative Bacterial contamination of peripheral intravenous tubing through the use novel device. Anesthesiology. 2009;110:978-85.
115. Loftus RW, Koff MD, Burchman CC, et al. Transmission of pathogenic Bacterial organisms in the anesthesia work área. Anesthesiology. 2008;109:399-407.
116. Loftus RW, Brown JR, Koff MD, Sundara R, Heard SO, Patel HM, et al. Multiple reservoirs contribute to intraoperative bacterial transmission. Anesth Analg. 2012;114:1236-48.
117. Hopf HW. Bacterial reservoir in the operating room. Anesth analg. 2015;120:700-2.
118. Bimbach DJ, Rosen LF, Fitzpatrick M, et al. Double gloves: a randomized trial to evaluate a simple strategy to reduce contamination in the operating room. Aneth Analg. 2015;120:848-52.
119. van Belkum A, Melles DC, Nouwen J, van Leeuwen WB, van Wamel W, Vos MC, et al. Co-evolutionary aspects of human colonization and infection by Staphylococcus aureus. Infect Genet Evol. 2009;9:32-47.
120. Lee J, Singletary R, Schmader K, Anderson DJ, Bolognesi M, Kaye KS. Surgical site infection in the elderly following orthopaedic surgery: risk factors and outcomes. J Bone Joint Surg Am. 2006;88:1705-12.
121. Kaye KS, Anderson DJ, Sloane R, Chen LF, Choi Y, Link K, et al. The effect of surgical site infection on older operative patients. J Am Geriatr Soc. 2009;57:46-54.

122. Roy RC, Brull SJ, Eichhorn JH. Surgical site infections and the anesthesia professionals' microbiome: We've all been slimed! Now what are we going to do about it? Anesth Analg. 2011 Jan;112:4-7.

123. Loftus RW, Brown JR, Patel HM, et al. Transmission dynamics of gram-negative Bacterial pathogens in the anesthesia work área. Anesth Analg. 2015;120:819-26.

124. Loftus RW, Koff MD, Brown JR, et al. The dynamics of enterococcus transmission from bacterial reservoirs commonly encountered by anesthesia providers. Anesth Analg. 2015;120:827-36.

125. Huycke MM, Sahm DF, Gilmore MS. Multiple-drug resistant enterococci: the nature of the problem and na agenda for the future, Emerg Infect Dis. 1998;4:239-49.

126. Drees M, Snydman DR, Schmid CH, et al. Prior environmental contamination increase the risk of acquisition of vancomycim-resistant enterococci. Clin Infect Dis. 2008;46:678-5.

127. Huang SS, Datta R, Platt R. Risk of acquiring antibiotic-resistant bactéria from prior room occupants. Arch Intern Med. 2006;166:1945-51.

128. Kennedy MS. Improving the experiences of people with disabilities. Am J Nurs. 2012;112(4):7.

129. Arkilic CF, Taguchi A, Sharma N, et al. Supplemental perioperative fluid administration increases tissue oxygen pressure. Surgery. 2003;133:49-55.

130. Kabon B, Akca O, Taguchi A, et al. Supplemental intravenous crystalloid administration does not reduce the risk of surgical wound infection. Anesth Analg. 2005;101:1546-53.

131. Brandstrup B, Tonnesen H, Beier-Holgersen R, et al. Effects of intravenous fluid restriction on postoperative complications: comparison of two perioperative fluid regimens: a randomized assessor-blinded multicenter trial. Ann Surg. 2003;238:641-8.

132. Belda FJ, Aguilera L, Garcia de la AJ, et al. Supplemental perioperative oxygen and the risk of surgical wound infection: a randomized controlled trial. JAMA. 2005;294:2035-42.

133. Greif R, Akca O, Horn EP, et al. Supplemental perioperative oxygen to reduce the incidence of surgical-wound infection. Outcomes Research Group. N Engl J Med. 2000;342:161-7.

134. Myles PS, Leslie K, Chan MT, et al. Avoidance of nitrous oxide for patients undergoing major surgery: a randomized controlled trial. Anesthesiology. 2007;107:221-31.

135. Pryor KO, Fahey TJ III, Lien CA, Goldstein PA. Surgical site infection and the routine use of perioperative hyperoxia in a general surgical population: a randomized controlled trial. JAMA. 2004;291:79-87.

136. Qadan M, Akca O, Mahid SS, et al. Perioperative supplemental oxygen therapy and surgical site infection: a meta-analysis of randomized controlled trials. Arch Surg. 2009;144:359-66.

137. Meyhoff CS, Wetterslev J, Jorgensen LN, et al. Effect of high perioperative oxygen fraction on surgical site infection and pulmonary complications after abdominal surgery: the PROXI randomized clinical trial. JAMA. 2009;302:1543-50.

138. Togioka B, Galvagno S, Sumida S, Murphy J, Ouanes J-P, Wu C. The role of perioperative high inspired oxygen therapy in reducing surgical site infection: A meta-analysis. Anesth Analg. 2012;114:334-42.

139. Lowbury E, Lilly H, Ayliffe GA. Preoperative disinfection of surgeons' hands: Use of alcoholic solutions and effects of gloves on skin flora. Br Med J. 1974;4:369-72.

140. Lilly H, Lowbury E, Wilkins M, Zaggy A. Delayed antimicrobial effects of skin disinfection by alcohol. J Hyg (Lond). 1979;82:497-500.

141. Hardin W, Nichols R. Handwashing and patient skin preparation. In Malangoni MA (ed): Critical Issues in Operating Room Management. Philadelphia: Lippincott-Raven, 1997. p.133-49.

142. Kaiser AB, Kernodle DS, Barg NL, Petracek MR. Influence of preoperative showers on staphylococcal skin colonization: A comparative trial of antiseptic skin cleansers. Ann Thorac Surg. 1988;45:35-8.

143. Byrne DJ, Napier A, Phillips G, Cuschieri A. Effects of whole body disinfection on skin flora in patients undergoing elective surgery. J Hosp Infect. 1991;17:217-22.

144. Webster J, Osborne S. Meta-analysis of preoperative antiseptic bathing in the prevention of surgical site infection. Br J Surg. 2006;93:1335-41.

145. Darouiche RO, Wall MJ Jr, Itani KM, et al. Chlorhexidine-alcohol versus povidone-iodine for surgical-site antisepsis. N Engl J Med. 2010;362:18-26.

146. Swenson BR, Hedrick TL, Metzger R, et al. Effects of preoperative skin preparation on postoperative wound infection rates: a prospective study of 3 skin preparation protocols. Infect Control Hosp Epidemiol. 2009;30:964-71.

147. Anderson AJ. Surgical site infections. Infect Dis Clin N Am. 2011;25:135-53.

148. Nichols R, Smith J, Garcia R, et al. Current practices of preoperative bowel preparation among North American colorectal surgeons. Clin Infect Dis. 1997;24:609-19.

149. Seropian R, Reynolds BM. Wound infections after preoperative depilatory versus razor preparation. Am J Surg. 1971;121:251-4.

150. Gagliardi AR, Fenech D, Eskicioglu C, Nathens AB, McLeod R. Factors influencing antibiotic prophylaxis for surgical site infection prevention in general surgery: a review of the literature. Can J Surg. 2009;52:481-9.

151. Tanner J, Woodings D, Moncaster K. Preoperative hair removal to reduce surgical site infection. Cochrane Database Syst Rev. 2006;(3):CD004122.

152. Alexander JW, Fischer JE, Boyajian M, et al. The influence of hair-removal methods on wound infections. Arch Surg. 1983;118(3):347-52.

153. Masterson TM, Rodeheaver GT, Morgan RF, et al. Bacteriologic evaluation of electric clippers for surgical hair removal. Am J Surg. 1984;148:301-2.

154. Bassetti S, Bischoff WE, Walter M, Bassetti-Wyss BA, Mason L, Reboussin BA, et al. D'Agostino Dispersal of

Staphylococcus aureus into the air associated with a rhinovirus infection. Infect Control Hosp Epidemiol. 2005;26:196-200.

155. Romney MG. Surgical face masks in the operating theatre: re-examining the evidence. J Hosp Infect. 2001;47:251-6.

156. Haley RW, Culver DH, White JW, et al. The efficacy of infection surveillance and control programs in preventing nosocomial infections in US hospitals. Am J Epidemiol. 1985;121:182-205.

157. Consensus paper on the surveillance of surgical wound infections. The Society for Hospital Epidemiology of America; The Association for Practitioners in Infection Control; The Centers for Disease Control; The Surgical Infection Society. Infection Control Hospital Epidemiology. 1992;13:599-605.

158. Mangram AJ, Horan TC, Pearson ML, Silver LC, Jarvis WR. Guideline for prevention of surgical site infection, 1999. Hospital Infection Control Practices Advisory Committee. Infection Control Hospital Epidemiology. 1999;20:250-78; quiz 279-280.

159. Young RS, O'Regan DJ. Cardiac surgical theatre traffic: time for traffic calming measures? Interactive Cardiovascular and Thoracic Surgery. 2010;10:526-9.

160. Stulberg JJ, Delaney CP, Neuhauser DV, et al. Adherence to surgical care improvement project measures and the association with postoperative infections. JAMA. 2010;303:2479-85.

161. Classen DC, Evans RS, Pestotnik SL, et al. The timing of prophylactic administration of antibiotics and the risk of surgical-wound infection. N Engl J Med. 1992;326:281-6.

162. Weber WP, Marti WR, Zwahlen M, et al. The timing of surgical antimicrobial prophylaxis. Ann Surg. 2008;247:918-26.

163. Garey KW, Dao T, Chen H, et al. Timing of vancomycin prophylaxis for cardiac surgery patients and the risk of surgical site infections. J Antimicrob Chemother. 2006;58:645-50.

164. Zanetti G, Giardina R, Platt R. Intraoperative redosing of cefazolin and risk for surgical site infection in cardiac surgery. Emerg Infect Dis. 2001;7:828-31.

165. DiPiro JT, Cheung RP, Bowden TA Jr, et al. Single dose systemic antibiotic prophylaxis of surgical wound infections. Am J Surg. 1986;152:552-9.

166. McDonald M, Grabsch E, Marshall C, et al. Single- versus multiple-dose antimicrobial prophylaxis for major surgery: a systematic review. Aust N Z J Surg. 1998;68: 388-96.

167. Miliani K, L'Hériteau F, Astagneau P, INCISO Network Study Group. Non-compliance with recommendations for the practice of antibiotic prophylaxis and risk of surgical site infection: results of a multilevel analysis from the INCISO Surveillance Network. Journal of Antimicrobial Chemotherapy. 2009;64:1307-15.

168. Zingg W, Pittet D. Stopcock contamination: The source does not explain it all. Anesth Analg. 2012;114:1151-2.

169. Raad II, Hohn DC, Gilbreath BJ, et al. Prevention of central venous catheter-related infections by using maximal sterile barrier precautions during insertion. Infect Control Hosp Epidemiol. 1994;15:231-8.

170. Montecalvo MA, McKenna D, Yarrish R, Mack L, Maguire G, Haas J, et al. Chlorhexidine bathing to reduce central venous catheter associated bloodstream infection: Impact and sustainability. The American Journal of Medicine. 2012;125:505-11.

171. O'Grady NP, Alexander M, Dellinger P, et al. Guidelines for the prevention of intravascular catheter–related infections. Infect Control Hosp Epidemiol. 2002;23:759-69.

172. A Report by the American Society of Anesthesiologists Task Force on Central Venous Access. Practice guidelines for central venous access. Anesthesiology. 2012;116:539-73.

173. Raad II, Hohn DC, Gilbreath BJ, et al. Prevention of central venous catheter-related infections by using maximal sterile barrier precautions during insertion. Infect Control Hosp Epidemiol. 1994;15:231-8.

174. Maki DG. Yes, Virginia, aseptic technique is very important: Maximal barrier precautions during insertion reduce the risk of central venous catheter-related bacteremia. Infect Control Hosp Epidemiol. 1994;15:227-30.

175. Pronovost P, Needham D, Berenholtz S, et al. An intervention to decrease catheter-related bloodstream infections in the ICU. N Engl J Med. 2006;355:2725-32.

176. Walz JM, Ellison RT, Mack DA, et al. The bundle "plus": The effect of a multidisciplinary team approach to eradicate central line-associated bloodstream infections. Anest Analg. 2015:120;868-76.

177. Timsit JF, Bouadma L, Ruckly S, et al. Dressing disruption is a major risk factos for catheter-related infections. Crit Care Med. 2012:40:1707-14.

178. Lucet J-C, Boudama L, Zahar J-R, et al. Infectious risk associated with arterial catheters compared to central venous catheters. Crit Care Med. 2010;38:1030-5.

179. Hooton TM, Bradley SF, Cardenas DD, et al. Diagnosis, prevention, and treatment of catheter-associated urinary tract infection in adults: 2009 international clinical practice guidelines from the infectious diseases society of america. Clinical Infectious Diseases. 2010;50:625-63.

180. Cheatham ML, Chapman WC, Key SP, et al. A meta-analysis of selective versus routine nasogastric decompression after elective laparotomy. Ann Surg. 1995;221:469.

181. Nelson R, Edwards S, Tse B. Prophylactic nasogastric decompression after abdominal surgery. Cochrane Database Syst Rev. 2005;1:CD004929.

182. Chang CC, Lin HC, Lin HW, Lin HC. Anesthestic management and surgical site infections in total hip or knee replacement: A population-based study. Anesthesiology. 2010;113:279-84.

183. Kabon B, Fleischmann E, Treschan T, Taguchi A, Kapral S, Kurz A. Thoracic epidural anesthesia increases tissue oxygenation during major abdominal surgery. Anesth Analg. 2003;97:1812-7.

184. Treschan TA, Taguchi A, Ali SZ, Sharma N, Kabon B, Sessler DI, et al. The effects of epidural and general anesthesia on tissue oxygenation. Anesth Analg. 2003;96:1553-7.

185. Buggy DJ, Doherty WL, Hart EM, Pallett EJ. Postoperative wound oxygen tension with epidural or intravenous analgesia: A prospective, randomized, single-blind clinical trial. Anesthesiology. 2002;97:952-8.
186. Akca O, Melischek M, Scheck T, Hellwagner K, Arkilic C, Kurz A, et al. Postoperative pain and subcutaneous oxygen tension. Lancet. 1999;354:41-2.
187. Kurz A, Sessler DI, Lenhardt R. Perioperative normothermia to reduce the incidence of surgical-wound infection and shorten hospitalization. Study of Wound Infection and Temperature Group. N Engl J Med. 1996;334:1209-15.
188. Melling AC, Ali B, Scott EM, Leaper DJ. Effects of preoperative warming on the incidence of wound infection after clean surgery: a randomised controlled trial. Lancet. 2001;358:876-80.
189. Zerr KJ, Furnary AP, Grunkemeier GL, Bookin S, Kanhere V, Starr A. Glucose control lowers the risk of wound infection in diabetics after open heart operations. Ann Thorac Surg. 1997;63:356-61.
190. Furnary AP, Zerr KJ, Grunkemeier GL, Starr A. Continuous intravenous insulin infusion reduces the incidence of deep sternal wound infection in diabetic patients after cardiac surgical procedures. Ann Thorac Surg. 1999;67:352-60.
191. Golden SH, Peart-Vigilance C, Kao WH, Brancati FL. Perioperative glycemic control and the risk of infectious complications in a cohort of adults withdiabetes. Diabetes Care. 1999;22:1408-14.
192. Tejirian T, DiFronzo A, Haigh PI. Antibiotic prophylaxis for preventing wound infection after breast surgery: a systematic review and meta-analysis. J Am Coll Surg. 2006;203:729-34.
193. Cunningham M, Bunn F, Handscomb K. Prophylactic antibiotics to prevent surgical site infection after breast cancer surgery. Cochrane Database Syst Rev. 2006;(2):CD005360.
194. Andersen BR, Kallehave FL, Andersen HK. Antibiotics versus placebo for prevention of postoperative infection after appendicectomy. Cochrane Database Syst Rev. 2005;(3):CD001439.
195. Charalambous C, Tryfonidis M, Swindell R, et al. When should old therapies be abandoned? A modern look at old studies on topical ampicillin. J Infect. 2003;47:203-9.
196. Lewis RT. Oral versus systemic antibiotic prophylaxis in elective colon surgery: a randomized study and meta-analysis send a message from the 1990s. Can J Surg. 2002;45:173-80.
197. Dietrich ES, Bieser U, Frank U, et al. Ceftriaxone versus other cephalosporins for perioperative antibiotic prophylaxis: a meta-analysis of 43 randomized controlled trials. Chemotherapy. 2002;48:49-56.
198. Sanchez-Manuel FJ, Seco-Gil JL. Antibiotic prophylaxis for hernia repair. Cochrane Database Syst Rev. 2004;(4):CD003769.
199. Catarci M, Mancini S, Gentileschi P, et al. Antibiotic prophylaxis in elective laparoscopic cholecystectomy. Lack of need or lack of evidence? Surg Endosc. 2004;18:638-41.
200. Gagliardi AR, Fenech D, Eskicioglu C, Nathens AB, McLeod R. Factors influencing antibiotic prophylaxis for surgical site infection prevention in general surgery: a review of the literature. Can J Surg. 2009;52:481-9.
201. Arrowsmith VA, Maunder JA, Sargent RJ, et al. Removal of nail polish and rings to prevent surgical infection. Cochrane Database Syst Rev. 2001;(4):CD003325.
202. Miliani K, L'Hériteau F, Astagneau P, INCISO Network Study Group. Non-compliance with recommendations for the practice of antibiotic prophylaxis and risk of surgical site infection: results of a multilevel analysis from the INCISO Surveillance Network. Journal of Antimicrobial Chemotherapy. 2009;64:1307-15.
203. Perencevich EN, Sands KE, Cosgrove SE, et al. Health and economic impact of surgical site infections diagnosed after hospital discharge. Emerg Infect Dis. 2003;9:196-203.
204. Dellinger EP, Hausmann SM, Bratzler DW, et al. Hospitals collaborate to decrease surgical site infections. Am J Surg. 2005;190:9-15.
205. Broex ECJ, van Asselt ADI, Bruggeman CA, van Tiel FH. Surgical site infections: how high are the costs? J Hosp Infect. 2009;72:193-201.,
206. Lingard L, Espin S, Rubin B, et al. Getting teams to talk: development and pilot implementation of a checklist to promote interprofessional communication in the OR. Qual Safety Health Care. 2005;14:340-6.
207. Haessler S, Connelly NR, Kanter G, et al. A surgical site infection cluster: The process and outcome of an investigation—the impact of an alcohol-based surgical antisepsis product and human behavior. Anesth Analg. 2010;110:1044-8.
208. Sherertz RJ, Ely EW, Westbrook DM, et al. Education of physicians in-training can decrease the risk for vascular cateter infection. Ann Intern Med. 2000;132;641-8.
209. Garus-Pakowska A, Sobala W, Szatko F. Observance of hand-washing procedures perfomed by medical personel after the patient contact. Part II. Int J Occop Med Environ Health. 2013;26:257-64.

14
Farmacoeconomia em Anestesia

Daniela Oliveira de Melo
Priscila de Arruda Trindade
Evelinda Trindade

INTRODUÇÃO

Os custos com anestesia intraoperatória compreendem mais que 5% dos custos totais perioperatórios e cerca de metade desses resultam de decisões clínicas dos anestesiologistas.[1] A escolha do anestésico depende de vários fatores, porém é importante que os profissionais responsáveis por essa ação compreendam seu papel na sustentabilidade das instituições, uma vez que, embora a economia em escala individual possa parecer incipiente, o montante pode tornar-se substancial ao longo do tempo, considerando todas as cirurgias realizadas.[2]

Em geral, o conjunto dos medicamentos se aproxima de 25% do orçamento da maioria dos programas assistenciais hospitalares. Do orçamento da farmácia hospitalar, os medicamentos anestésicos consistem em aproximadamente[3] 20%, ou seja, 5% do total. Além disso, os medicamentos utilizados em anestesia podem representar entre 10% e 15% do orçamento com medicamentos nos programas cirúrgicos. Por isso, quando existem alternativas de efetividade similar, torna-se relevante analisar o perfil de segurança e as consequências financeiras para o programa de anestesia, visando o uso racional para a segurança do paciente, menor custo para o sistema de saúde e maior eficiência para a sustentabilidade institucional.

Assim, torna-se importante considerar a avaliação econômica dos medicamentos utilizados em anestesia simultaneamente com a avaliação dos seus efeitos clínicos (segurança e efetividade), comparando-se entre opções, alternativas terapêuticas entre si, para uma mesma indicação, que é princípio de base da Farmacoeconomia. Com esse propósito, este capítulo descreve o contexto e os métodos estabelecidos em farmacoeconomia e a avaliação econômica dos medicamentos.

AS RESPONSABILIDADES E PERSPECTIVAS SOBRE OS MEDICAMENTOS PARA A SAÚDE E SUA AVALIAÇÃO

No programa de anestesia, a responsabilidade da decisão primária para o uso racional visando à segurança do paciente, menor custo para o sistema de saúde e maior eficiência para a sustentabilidade institucional é do anestesista prescritor. Gestores do sistema de saúde e seus estabelecimentos de assistência à saúde dependem, portanto, das decisões de prescrição e indicações de seus médicos anestesistas. Entretanto, usuários e cidadãos também podem influenciar sobre diferentes níveis de decisão a respeito do uso das várias tecnologias para a saúde, quando consultados.

O objetivo primário da avaliação de tecnologias para a saúde (ATS) é embasar decisões. As decisões que se relacionam às tecnologias para a saúde são, portanto, tomadas por diversos atores em diferentes níveis. A demanda, entretanto, é modulada pela própria oferta, por conhecimentos e pressões de interesses diversos, entre outros fatores determinantes ou modificadores.

No caso de decisões de aquisição de medicamentos em um estabelecimento de saúde, ou sob a perspectiva do nível central, as escolhas múltiplas dificultam as decisões. Além disso, existe a problemática adicional das evoluções das tecnologias e dos conhecimentos a elas associados, o que faz com que essas análises devam ser escalonadas e refeitas sempre que um novo aspecto modifique seu efeito, segurança, indicação ou acesso e custos.

Por isso, tornou-se imperioso que cada disciplina ou especialidade esteja implicada na avaliação dos medicamentos requeridos para a assistência que provê.

No contexto mais amplo, tecnologias para a saúde definem-se pela aplicação prática de conhecimentos. Por isso, o termo **tecnologias para a saúde** abrange todos os produtos para a saúde, incluindo medicamentos, artigos, equipamentos, *kits* para diagnóstico *in vitro*, procedimentos assistenciais clínicos e cirúrgicos, bem como procedimentos de apoio, organizacionais ou de gestão, para os programas assistenciais. Embora o exercício profissional da disciplina da Anestesiologia se utilize de todos esses tipos de tecnologias para a saúde (os exames pré-operatórios, o monitoramento do paciente e o uso da sala de recuperação, além do consumo de produtos e serviços do hospital, como medicamentos, equipamentos e o tempo da equipe de profissionais), este capítulo se concentra nos estudos para a avaliação de medicamentos.

Resumindo, os responsáveis pelas decisões sobre o uso de medicamentos em uma cirurgia podem ser o paciente, o cirurgião ou exclusivamente o anestesiologista. Embora os custos com honorários dos profissionais de saúde sejam os maiores em relação à anestesia,[4,5] estes variam muito pouco entre os três tipos básicos de anestesia; porém, em paralelo, observa-se diferença significativa nos gastos com tecnologia (suprimentos descartáveis, equipamentos e agentes anestésicos).[6-8] Por exemplo, os medicamentos utilizados em anestesia comprometeram de 10% a 13% do orçamento com medicamentos no Sarasota Memorial Hospital, em 2004, e essa proporção pode variar substancialmente dependendo do número de cirurgias realizadas pela instituição.[2] No Brasil, esse tipo de avaliação ainda é raro, constituindo uma oportunidade relevante para maiores estudos.

PROGRAMAS DE AVALIAÇÃO DE MEDICAMENTOS EM CADA DISCIPLINA OU ESPECIALIDADE

Frente às difíceis escolhas múltiplas com recursos restritos, os programas de avaliação de tecnologias foram ativamente produzidos pela necessidade de estruturar o embasamento e a defesa legal para as decisões de alocação de recursos. Visando, sobretudo, à otimização e à transparência nessas decisões, essas iniciativas foram desenvolvidas nos níveis nacional, regional ou local, e particularmente nos sistemas de saúde públicos, até por razões de prestação de contas. A evolução dos métodos de avaliação farmacoeconômica demonstra sucesso em desenvolvimentos regionais, locais e hospitalares, bem como entre os vários níveis de decisão e atores envolvidos, pois as publicações ensejam reconhecimento político e acadêmico.

Esses programas de avaliação farmacoeconômica transformaram os respectivos sistemas de saúde para que adotassem uma postura mais proativa, propiciando também o desenvolvimento de métodos mais avançados de avaliação. Destes também decorreram responsabilidades adicionais (por exemplo, atualmente, a Agência de Avaliação de Fármacos e Tecnologias da Saúde Canadense – CADTH – desenvolve avaliações dos medicamentos em fase pré-regulatória). Isso demonstrou o valor incontestável do trabalho de farmacoeconomia antes da incorporação da tecnologia para o planejamento adequado dos programas para a saúde, bem como reforçou a necessidade imperiosa da colaboração entre todos os atores do sistema de saúde na produção de avaliações estruturadas.

Um dos modelos de estrutura de base[7] para a farmacoeconomia, ATS, entre outros,[8] que tem sido utilizado entre os vários níveis de decisão e atores envolvidos tem sido o dinamarquês, denominado mini-*assessment* (ver Apêndice). Envolvendo os aspectos da tecnologia (indicações, segurança e efeitos), do paciente (consideração ética ou psicológica particular, qualidade de vida, aspectos sociais e situação de trabalho/emprego), organização do programa e economia, o instrumento mini-*assessment* facilita, desmistifica e padroniza a avaliação, bem como permite antecipar estratégias para adequar o planejamento dos programas para a saúde (ver Apêndice).

Por isso, o especialista da disciplina que detém o conhecimento sobre os medicamentos existentes para uma indicação pode medir e estimar objetivamente a vantagem em efeito ou segurança que a nova evolução trouxe para esse propósito. Por parte da indústria, o prescritor também é o alvo primário para a disseminação de novidades. Dessa forma, o especialista da disciplina é o ator proativo que pode, mais precocemente, recomendar estratégias relevantes para adequar o planejamento dos programas para a saúde em que está envolvido, ou seja: *do it or you will be submitted to it*.

DEFININDO PRIORIDADES PARA ADEQUAR O PLANEJAMENTO DOS PROGRAMAS PARA A SAÚDE NO BRASIL

É importante ressaltar que o contexto no Sistema Único de Saúde (SUS) mudou: a Relação Nacional de Medicamentos (Rename) até o ano de 2012 era uma lista de medicamentos essenciais. A partir de então, com a criação da Comissão Nacional de Incorporação de Tecnologias (Conitec),[9] a Rename passa a incluir todos os medicamentos utilizados no SUS. Os medicamentos da anestesia fazem parte do componente hospitalar especializado e do plano operativo para financiar o hospital. Nesse contexto, os estados e municípios podem possuir listas de medicamentos adicionais complementares[10] caso sejam aprovadas pela Conitec.

Frente à miríade de inovações, estratégias possíveis e necessidades do SUS, quatro critérios básicos foram definidos para priorizar a seleção de tecnologias a serem avaliadas para incorporação ou desinvestimento no país:

1. Aquelas em desenvolvimento ou em fase de pré-registro na Agência Nacional de Vigilância Sanitária do Brasil (Anvisa);

2. As incorporadas ao sistema de saúde, mas com necessidade de avaliação econômica;
3. Tecnologias com necessidade de avaliação da efetividade em novas indicações;
4. Aquelas registradas com pressão por incorporação no SUS.

A razão para selecionar as tecnologias em desenvolvimento ou em fase de pré-registro na Anvisa baseia-se no potencial de realizar estudos clínicos relevantes para demonstrar efeitos e segurança de tecnologias emergentes que podem ser alternativas para solucionar problemas vivenciados nos programas assistenciais. [Associados aos requerimentos legais de provas de Boas Práticas de Fabricação,[11] a autoridade sanitária nacional, que as regula, tem a obrigação, por lei, de exigir os Requisitos Essenciais, mínimos, de Eficácia e Segurança.[12] Estes requisitos compreendem estudos clínicos de fase III, experiências incluindo pelo menos algumas centenas de pacientes-alvo, para a indicação submetida para registro, e observação não inferior ao período de relevância clínica. Estes requisitos regulam todos os aspectos mínimos de qualificação e controle de qualidade para que uma tecnologia emergente (fase III) possa aceder ao estágio e passar a ter livre comércio.] Para as instituições assistenciais e de ensino e pesquisa, esses estudos de fase III representam oportunidades de desenvolver novos conhecimentos e também de obter fomento financeiro para esse propósito.

Por outro lado, historicamente, inúmeras tecnologias foram incorporadas ao sistema de saúde no Brasil sem avaliação farmacoeconômica. Essa avaliação, nesses casos, pode demonstrar oportunidades de melhorias ou indicar estratégias mais custo-efetivas, quando há alternativas.

Além disso, tecnologias recém-incorporadas pelo SUS necessitam de estudos de ATS longitudinais ou de observação/revisão de sua utilização. As avaliações farmacoeconômicas são necessárias para consolidar os conhecimentos sobre segurança, efetividade e custos durante o uso em condições e programas de rotina com a população brasileira, bem como estabelecer outros aspectos econômicos na situação da vida real. Esses são os estudos de fase IV e possuem atrativos para as instituições e estabelecimentos de saúde em várias dimensões. Uma vantagem, sem dúvida, é a consolidação da incorporação no SUS; tecnologias sem problemas de segurança e com vantagens no desempenho em estudos de fase IV justificam sua manutenção, por exemplo, na Rename, embora possam custar mais. Esses estudos de fase IV estruturados também são oportunidades de obter fomento para pesquisa para as instituições e estabelecimentos de saúde.

Outra oportunidade de estudos de avaliação farmacoeconômica inclui o uso *off-label* de uma tecnologia aprovada para outra indicação. Esses estudos clínicos são de fase III e podem subsidiar mudanças em bula. A grande maioria desses usos no Brasil, entretanto, ainda são informais e não ou pouco documentados, dificultando as mudanças regulatórias. Isso também significa dificuldades de incorporação, adoção e difusão mais ampla, devido à impossibilidade de seu financiamento. Nos programas credenciados para os planos operativos pactuados com os gestores e operadoras, existe ressarcimento previsto apenas para os duetos tecnologia-indicação(ões) listadas e estabelecidas como aprovadas. A formalização, publicação e reprodução dos estudos sobre o uso *off-label* de uma tecnologia aprovada podem ensejar as mudanças regulatórias, permitir mudar seu *status* e subsidiar decisões inclusive para seu financiamento.

Outras oportunidades ímpares de avaliação farmacoeconômica ocorrem para aqueles medicamentos registrados com pressão por incorporação, seja por parte de divulgação pela grande mídia, seja por necessidades prementes dos programas sem alternativas terapêuticas. Nesses casos, a simples descrição sobre segurança, efetividade e custos durante o uso em condições e programas de rotina com a população brasileira já consiste em novos conhecimentos que podem ensejar as mudanças. A avaliação formal da incorporação pode permitir mudar o(s) programa(s) assistencial(is). A avaliação farmacoeconômica nesses casos pode ser restrita à descrição microeconômica do programa assistencial. A pressão, por parte da grande mídia ou necessidades prementes dos programas sem alternativas terapêuticas, pode facilitar a divulgação do estudo. A adoção e a difusão mais ampla também podem ser facilitadas no caso em que se tenha sucesso em listar e credenciar o(s) programa(s) assistencial(is) usando os novos anestésicos ou outra tecnologia da especialidade.

FARMACOECONOMIA NA ANESTESIA: MÉTODOS MAIS UTILIZADOS

O programa de anestesia figura entre os procedimentos assistenciais que sustentam a vida. A importância da avaliação para a segurança do paciente lhe é, portanto, sempre central. As medidas de desempenho são a segunda parte em métodos. A terceira parte consiste na avaliação econômica. As três partes da avaliação farmacoeconômica completa utilizam diversos métodos que estão descritos a seguir, separadamente, visando estimular ou inspirar os leitores a produzirem o maior número possível de publicações científicas a partir das várias dimensões avaliadas.

Métodos Mais Utilizados em Avaliação de Segurança de Medicamentos

A primeira etapa de qualquer estudo consiste na avaliação da segurança. Os métodos qualiquantitativos mais estabelecidos consistem no levantamento dos eventos adversos e frequência de ocorrência na amostra estudada em comparação com a frequência estabelecida para a indicação aprovada na bula de seu registro sanitário (estudos de fase III) e literatura científica relevante (estudos de fase IV).

Nos estudos de fase IV, a avaliação da conformidade da distribuição absoluta e relativa ao total da população durante o período do estudo na vida real resulta em publicações científicas importantes para comparar modificações devidas às comorbidades que não haviam sido incluídas nos estudos de fase III. A descrição simples consiste no método mais comum e utilizado.

Por exemplo, a Sociedade Japonesa de Hospitais Certificados de Treinamento de Anestesiologia (JSACTH) relatou, em 2001,[13] a mortalidade e a morbidade relacionadas à anestesia (segunda parte da série de estudos anuais, iniciados em 1999). Questionários confidenciais foram enviados para 813 hospitais da JSACTHs pelo JSA *Committee on Operating Room Safety*. Respostas efetivas foram recebidas de 87,9% dos hospitais com o número total de 1.284.957 procedimentos anestésicos documentados. Os questionários solicitaram aos entrevistados relatos de todos os casos de paradas cardíacas e outros incidentes críticos (hipotensão arterial grave, hipoxemia grave e outros) durante a anestesia e a cirurgia, e os seus resultados (morte em sala de operações, morte dentro de sete dias, a intercorrência levando ao estado vegetativo ou de salvamento sem sequelas), bem como o relato das causas principais para cada incidente a partir de uma lista de 52 itens de incidentes mais comuns. Ocorrência de hipotensão arterial grave, hipoxemia grave e outros foram definidos como eventos com a possibilidade iminente de parada cardíaca ou de invalidez permanente, do sistema nervoso central ou do miocárdio. Os entrevistados também foram convidados a apresentar o levantamento dos pacientes por estado físico ASA, distribuição etária, locais de cirurgia e métodos anestésicos. A análise foi feita por incidentes totais durante o período sob anestesia/cirurgia, e também por incidentes totalmente atribuíveis ao manejo anestésico (MA), devido a complicações pré-operatórias (CP), devido a eventos patológicos intraoperatórios (PI) e devido à cirurgia (C). Na análise da mortalidade e morbidade dos pacientes e métodos anestésicos:

1. A incidência total de parada cardíaca sob anestesia/cirurgia foi de 6,12 por 10.000 anestésicos;
2. MA foi apenas 6,4% das causas principais e a incidência de MA foi de 0,39 por 10.000; CP, PI e C ocuparam 47,2%, 21,1% e 24,2% das causas principais de parada cardíaca total, respectivamente;
3. A causa mais frequente de parada cardíaca (dentre as 52 classificações detalhadas mais comuns de causas principais) foi choque hemorrágico pré-operatório: 19,2% de todas as paradas cardíacas, a segunda foi hemorragia maciça devido a procedimentos cirúrgicos (12,3%) e a terceira era a própria cirurgia (9,7%);
4. O prognóstico da parada cardíaca foi pior quando devido às CP, ou seja, 86,1% dos pacientes que sofreram parada cardíaca morreram na sala de operações ou no prazo de sete dias após a cirurgia, e apenas 5,3% sobreviveram sem sequelas;
5. A taxa de sobrevivência ao choque hemorrágico no pré-operatório foi muito baixa (5,3%), e o prognóstico se agravou (7,1%) quando havia falência de múltiplos órgãos no pré-operatório e fracasso no tratamento de sepse. Embolia pulmonar foi a segunda pior causa isolada no prognóstico de parada cardíaca devido à PI;
6. O melhor prognóstico foi encontrado em parada cardíaca devido ao MA, 82% sobreviveram sem sequelas e 10% morreram;
7. A taxa de mortalidade após a parada cardíaca foi de 3,04 por 10.000 procedimentos anestésicos; destes 0,04 foram devido ao MA, 0,43 devido à PI, 1,89 devido ao CP e 0,67 devido à C;
8. A taxa de mortalidade após outros incidentes críticos, tais como hipotensão grave e hipoxemia grave (exceto parada cardíaca), foi de 3,37 por 10.000 procedimentos anestésicos, e destes 0,06 deveu-se ao MA, 0,23 devido à PI, 2,25 devido a CP e 0,82 devido à C;
9. A taxa de mortalidade atribuível ao final do binômio anestesia/cirurgia, incluindo mortes após parada cardíaca e outros incidentes críticos, foi de 6,41 por 10.000 procedimentos anestésicos;
10. A taxa de mortalidade final, totalmente atribuível a MA, foi de 0,10 por 10.000 anestésicos, que foi significativamente melhor que a média de 0,21 (Intervalo com 95% de confiança, I95%C: 0,15, 0,27) observada entre 1994 e 1998;
11. No total, PI, CP e C associaram-se às taxas de mortalidade de 0,65, 4,14 e 1,49, respectivamente, em que as três principais causas de óbitos em todos os incidentes críticos (na classificação detalhada com 52 principais causas) foram choque hemorrágico pré-operatório (31,4%), hemorragia maciça devido a procedimentos cirúrgicos no pré-operatório (16,9%) e falência de múltiplos órgãos no pré-operatório e fracasso no tratamento de sepse (9%).

Em conclusão, as incidências de mortalidade e morbidade observadas após parada cardíaca durante a anestesia/cirurgia, tanto quanto o número total ou ao devido ao manuseio anestésico, se mantêm em diminuição linear através dos oito anos de estudos anuais, 1994-2001. Essa série de estudos anuais revela direção precisa e definitiva para reduzir a mortalidade e a morbidade relacionadas à anestesia.[15] Várias são as análises e publicações, com referência especial ao estado físico ASA,[14] distribuição etária, locais de cirurgia e métodos anestésicos que seguiram, seguem e seguirão a cada ano[15] nessa iniciativa exemplar.

As análises possíveis de dados de casuísticas variam entre as simples até as mais avançadas. Descreve-se a seguir uma das mais comuns e simples, como apresentada em 50% da literatura científica visando desmistificar o método. Este determina como cada comorbidade se correlaciona com a frequência de ocorrência de eventos adversos, por exemplo, as descritas na bula, na literatura ou média calculada do estudo, e pode ser realizada mediante uma regressão linear simples. A forma mais simples de fazer essa regressão consiste em desenhar gráficos de dispersão com as séries de dados dos pacientes, por exemplo, comparando a série dos pacientes com comorbidade de maneira simultânea com os dados dos pacientes de referência ou sem comorbidade. Como cada série pode ter um marcador diferente, avistam-se os padrões existentes imediatamente. Planilhas são usadas no quotidiano para se fazer tabelas. A maioria das planilhas nos *softwares*[16,17,18] comuns possui fórmulas integradas e a regressão linear, ou simples regressão à média, que pode ser efetivada adicionando a "linha de tendência" a cada série. Na metade dessa linha, a porção de 50% de sua extensão marca a média da série. A distância entre as médias de cada uma das séries, nesse exemplo, com comorbidade representa a quantidade de modificação que cada comorbidade produz ao se comparar com a "linha de tendência" da série dos pacientes sem comorbidade. Esse método de gráfico x,y também pode ser utilizado para discriminar a tendência de efeito colateral, entre estratos de idade, por exemplo, em que cada série representa cada grupo de idade em comparação com a "linha de tendência" média calculada (dita modelo logístico para ajuste de risco) entre todos os pacientes estudados ou de outros dados publicados na literatura científica. Da mesma forma, o gráfico x,y pode servir para distinguir modificações induzidas por estratos de fatores de risco, tais como, por exemplo, gênero, entre homens e mulheres.

Mais ainda, o gráfico x,y pode servir para distinguir modificações em séries temporais. Como a ocorrência desses eventos adversos pode se modificar com o passar do tempo,[16] pode ser de suma importância para abandonar uma prática pouco segura, ou para subsidiar ou tomar outras decisões.

Por exemplo, Guglielminotti e col.[19] monitoraram a segurança dos doentes mediante a observação da taxa de Eventos Adversos Relacionados à Anestesia (EARAs) para comparar anestesia neuroaxial à aplicação com anestésicos locais. Para assegurar a comparabilidade, os dados foram estratificados pelas características dos pacientes, combinação de diagnóstico segundo códigos ICD-9-CM e procedimento. Além disso, subgrupos de complicações/EARAs de alta incidência e evitáveis[20] foram analisados com modelos logísticos para ajuste de risco. As taxas foram ajustadas para as características do paciente, nível de risco e filiação hospitalar por meio da modelagem: foram identificados todos os registros de alta pós-parto no banco de dados de 466.442 registros de internações de 144 hospitais do estado de Nova Iorque entre 2008 e 2009 e entre 2008 e 2011. A taxa de EARAs foi calculada para cada hospital durante 2008 e 2009, onde (1) mediu-se o desvio-padrão = a variabilidade inter-hospitalar das taxas; (2) reclassificaram-se os hospitais; e (3) foi calculada a previsão de desempenho hospitalar em 2010 e 2011. A classificação de cada hospital foi avaliada com o modelo multinível. Resultado: A taxa observada global de EARAs em 2008 e 2009 foi de 4,62 por 1.000 altas (intervalo com 95% de confiança, I95%C: 4,43 a 4,82). Os resultados com ajuste de risco foram comparados com os dados de 2010 e 2011: a modelagem multinível diminuiu o desvio-padrão das taxas de EARAs entre os hospitais (entre -4,7 e -1,3), reduziu a proporção de hospitais classificados como com bons desempenhos de 18% para 10%, e a previsão de futuras taxas de EARAs foi bem precisa. Limitações: 26 dos 144 hospitais (18%) não puderam ser classificados devido à inadequada confiabilidade de seus dados. Conclusão: O método de modelagem multinível poderia ser utilizado como uma alternativa de ajuste do risco para controle de segurança da anestesia obstétrica ou outras, no hospital ou entre os hospitais. Esclarecendo que, fundamentalmente, o termo modelo multinível consiste em estratos, ou gráficos x,y superpostos, ou seja, cada estrato é um nível e várias análises são realizadas dentro de cada estrato e comparadas à média ou ao estrato de menor risco (de base). Dessa maneira, com os dados de casuísticas de um ou de vários hospitais, análises ainda mais completas e abrangentes podem ser realizadas e consistem em elementos centrais para defender, argumentar ou gerar hipóteses, mostrar avanços ou estabelecer programas de melhorias da qualidade.

Outro argumento que clama por esses métodos e por mais publicações é o contexto regulatório. Cada serviço pode subsidiar e ensejar mudanças para o Brasil ao contribuir com o retrato que observa: o perfil de segurança dos medicamentos que utiliza na rotina. Isso é fundamental, pois, no início da comercialização e utilização de uma tecnologia, em geral poucas centenas de pacientes estiveram expostos, estudados e documentados nas publicações. Considerando que eventos raros estão definidos no Brasil[21] como 01 evento em cada 2.000 usos (internacionalmente se tem a tradição de considerar raro quando a razão é 1:1.000), somente após o acúmulo de experiência de exposição em vários milhares de pacientes é que se pode conhecer o perfil de segurança de uma tecnologia, passando a ser considerado como estabelecido. As comparações entre uma linha de base inicial e séries transversais consecutivas periódicas,[18] ou, melhor ainda, coorte longitudinal (estudo de vigilância sistemática[15]), podem demonstrar modificações das taxas dos efeitos colaterais conhecidos com o passar do tempo ou emergência de reações adversas desconhecidas, interações medicamentosas ou outros eventos inusitados.

As séries transversais consecutivas periódicas são estudos de levantamento dentro de um período clínico relevante. Esses estudos podem ser relativamente simples de ser realizados em anestesia mediante um acompanhamento clínico do paciente exposto pelo menos até a alta hospitalar. Estudos de vigilância sistemática podem possuir maior validade, mas podem ser um pouco mais complexos. Nestes últimos, a série consecutiva de todos os casos com o critério definido de inclusão no estudo deve ser acompanhada de acordo com o protocolo desenhado *a priori*. Dependendo das características clínicas dos pacientes incluídos, se comparáveis às características da população, estudos de vigilância ou monitoramento sistemáticos podem produzir conhecimentos generalizáveis, com alta validade externa e poder de modificar políticas de saúde para o programa.

Internacionalmente, esses tipos de estudos já são rotinas estabelecidas para os primeiros dois a cinco anos após incorporação da tecnologia no local ou na jurisdição. Por exemplo, em 2013, nos Estados Unidos, a partir do levantamento na base de dados de 35 companhias de seguro, em 9.806 processos profissionais relacionados à anestesia geral, mostrou-se que a mortalidade e a morbidade irreversível diminuíram a partir dos anos 2000, em comparação aos períodos anteriores, com a ressalva de que a incidência de pneumotórax se manteve e o paciente esteve consciente em uma proporção mais elevada[22] (um evento de dano cerebral grave foi relatado por envenenamento devido à interação de Desflurano com Baralyme®). Outro exemplo foi a iniciativa SAFEKIDS da Food and Drug Administration (FDA) dos Estados Unidos, onde foram contratadas cinco grandes instituições de assistência, ensino e pesquisa para estudar o desenvolvimento neurológico no grupo de pacientes anestesiados abaixo de 1 ano e acompanhá-los.[23] Sob a administração e supervisão da International Anesthesia Research Society (IARS), a SAFEKIDS Initiative é um consórcio público-privado (PPP) para apoiar e desenvolver estudos de longo prazo sobre anestesia pediátrica, incluindo Children's Hospital Boston – Harvard University – estudando o desenvolvimento neurológico; Arkansas Children's Hospital Research Institute – estudando o desenvolvimento cognitivo, emocional e o comportamento após cirurgia cardíaca; Columbia University – estudando o desenvolvimento cognitivo, emocional e o comportamento em comparação com irmãos não expostos; Mayo Clinic – estudo de coorte sobre o desenvolvimento cognitivo em base de dados epidemiológica pós-anestesia geral; e o FDA's National Center for Toxicological Research, NCTR – iniciou estudos em primatas para avaliar se há declínio mental nos animais pós-anestesia, bem como para desenvolver imagens não invasivas capazes de medir mudanças na estrutura do cérebro. Nesse tema há outro exemplo relevante, que é o estudo randomizado do consórcio internacional (GAS *trial*, em curso), que compara anestesia geral de menos de um hora com a técnica anestésica regional no grupo de 722 pacientes anestesiados abaixo de 1 ano, estratificado pela idade gestacional, e os acompanha.[24] A publicação recente até o seu segundo aniversário analisou o desenvolvimento neurológico, segundo a escala de Bailey-III, de 294 e 238 casos completos que haviam tido anestesia geral e regional, respectivamente, onde não houve diferença significativa entre ambas as técnicas. Neste, poucos casos tiveram diagnóstico de paralisia cerebral ou deficiências, visual ou auditiva, ou autismo (1% *versus* 0%; 0% *versus* <1%; 3% *versus* 3%; ou 0% *versus* 1%, respectivamente, em anestesia geral *versus* regional).[25] Entretanto, no Brasil esses tipos de estudo ainda são raros em certas classes de medicamentos utilizados em anestesia.

Nos estudos de fase III, a reprodução do mesmo protocolo (com a distribuição absoluta e relativa ao total da amostra incluída, durante o período do estudo) e a comparação com a literatura científica podem permitir evidenciar padrões de segurança consistentes entre grupos de pacientes ou jurisdições. Elevando o número de pacientes estudados, denominador, esses estudos de fase III facilitam decisões regulatórias, bem como de adoção posterior, pela experiência local.

Por outro lado, quando se realiza a revisão da literatura científica para levantar a frequência de ocorrência dos eventos adversos em grupos de pacientes ou jurisdições e isto é feito de maneira sistemática (ou seja, todo o universo da literatura científica relevante é revisado), isso já consiste em uma das publicações científicas possíveis e muito apreciadas. Baseada em um protocolo desenhado a priori, a revisão sistemática é um dos métodos mais relevantes por várias razões. Sobretudo a respeito da avaliação de segurança, a formação e a atualização contínua dos profissionais da saúde consistem um desafio considerável quando se leva em conta o crescimento exponencial do número de publicações científicas nas últimas décadas.

Como os anestesiologistas possuem conhecimentos dos problemas que os pacientes anestesiados podem enfrentar durante os procedimentos anestésicos, as revisões sistemáticas elaboradas por um par deles podem ter ponderação por detalhes específicos da disciplina e atingir maior relevância clínica. Por exemplo, a frequência dos eventos adversos, náusea e vômito, e a média de tempo de internação dos pacientes após a anestesia são iguais, maiores ou menores quando se utiliza anestesia venosa ou gases anestésicos, tais como desflurano ou sevoflurano? Na metanálise sobre esse assunto, Kumar e col.[26] demonstraram que os efeitos náusea e vômito pós-operatórios foram inferiores (13,8%), com propofol *versus* com gases inalatórios (29,2%, p < 0,001), mas não diferiram após a alta (23,9% *versus* 20,8%, respectivamente, p = 0,26). Outra metanálise interessante,[27] como exemplo da estrutura e método, estudou a média de tempo para extubar o paciente após a anestesia com gases inalatórios, desflurano, isoflurano ou sevoflurano. Nesta, Agoliati e col. descrevem a redução de um terço do tempo com desflurano em 22 estudos e 13% menos tempo até extubação em 25 ensaios com sevoflurano, ambos *versus* isoflurano. Várias limitações de qualidade dos estudos que compuseram essas duas metanálises, entretanto, apontam para a necessidade de maiores e melhores estudos.

Isso motivou a Colaboração Cochrane a efetivar uma rede de anestesiologistas,[28] na qual qualquer anestesista pode se inscrever e participar propondo um protocolo. Na Colaboração Cochrane, os profissionais podem ser auxiliados por um segundo anestesista que, em paralelo, realizará todas as etapas (busca da literatura científica nas bases de dados, seleção dos artigos relevantes para os critérios de inclusão e exclusão, "entrevistas" dos artigos mediante o instrumento estruturado e coleta dos dados), bem como poderá ser auxiliado nas etapas de análise e síntese por estatísticos e revisores experientes em redação, internacionais. Na Colaboração Cochrane, o instrumento estruturado de coleta dos dados e gerenciamento do projeto de metanálise foi informatizado, o *software* se chama RevMan, e se encontra disponível na Internet[29] sem ônus. Muitas disciplinas têm estabelecido enlaces e rede com a Colaboração Cochrane. No Brasil, a Rede Brasileira de Avaliação de Tecnologias da Saúde (Rebrats)[30] traduziu e adotou esse método,[31] tal como padronizado internacionalmente. Entre essas sínteses para a produção de conhecimentos em anestesia, entretanto, esse é um período inicial e o número de publicações ainda é escasso. Além disso, a dinâmica de publicações científicas não para de crescer, trazendo novas necessidades e desafios.

Essas publicações são muito importantes também para os gestores do sistema de saúde, à medida que necessitam conhecer o perfil de segurança dos medicamentos anestésicos visando incorporar ou manter aqueles que possuem perfil apropriado para a segurança dos pacientes e abandonar medicamentos inseguros, trocando-os por melhores alternativas para a segurança dos pacientes.

Métodos Mais Utilizados em Avaliação de Desempenho de Medicamentos

As medidas de desempenho são a segunda parte em métodos aqui descritos. Entretanto, em avaliação farmacoeconômica, a avaliação do desempenho deve ser realizada de maneira simultânea ou em paralelo com o perfil de segurança dos medicamentos.

Os estudos de fase IV, na qual se descreve a efetividade do medicamento na vida real, também são publicações científicas importantes para comparar com a eficácia obtida nos estudos de fase III. Coloquialmente, nos estudos de fase III, procura-se responder à pergunta "Este medicamento funciona?" (eficácia) por meio da diferença do efeito do medicamento observado *versus* o comparador disponível antes de se comercializar. Na fase IV, a pergunta é se funciona na vida real (medida de efetividade). Além disso, na maioria dos estudos de fase III, os critérios de inclusão se restringem a alguns grupos de pacientes que possibilitem evidenciar o maior, ou melhor, desempenho da tecnologia. Na vida real, os grupos de pacientes podem apresentar comorbidade(s), que pode(m) modificar a intensidade ou tamanho do efeito.

A magnitude do efeito do medicamento deve ser medida pelo parâmetro clínico objetivo a que se destina controlar, refletindo quanto benefício trouxe à saúde. A finalidade do medicamento anestésico, portanto, estabelece que seu efeito seja medido em sucesso, por exemplo, na anestesia geral[32] apropriada, incluindo capacidade de reduzir consciência e lembrança intraoperatórias, permitir relaxamento muscular adequado pelo tempo necessário ao procedimento operatório, facilitar o completo controle das vias aéreas, respiração e circulação, pode ser administrado sem mover o paciente da posição supina, bem como pode ser facilmente administrado e revertido ou adaptado aos procedimentos com extensão e duração imprevisíveis. A probabilidade de ter sucesso em cada uma dessas necessidades consiste, portanto, em um desfecho benéfico, além e acima dos riscos inerentes, a ser medido nos estudos de efetividade (por exemplo, sistema de escores de Aldrete, de condição na recuperação, de tempo para acordar, extubar ou sair da sala de recuperação, de qualidade de vida). A balança benefício-risco, descontando-se as taxas de segurança (por exemplo, número de pacientes com estresse ou sequela e quantidades de recursos necessários para controlá-los, disfunção cognitiva, morbidade ou mortalidade) para o anestésico específico e a quantidade que foi consumida, reflete quanto benefício a mais trouxe à saúde. Salienta-se que é crucial a documentação criteriosa a cada intervalo relevante dos medicamentos ou gases, quantidades e concentrações, bem como dos marcadores clínicos, sinais vitais e sintomas monitorados durante a observação clínica (medida de pulso, ritmo cardíaco, pressão arterial, lacrimejamento e sudorese). Essa documentação tem que ser cuidadosa antes, durante e depois, a fim de testemunhar o bom desenvolvimento do procedimento anestésico.

Na primeira fase, antes do procedimento anestésico, para a preparação pré-operatória do paciente, a documentação criteriosa dos fatores de risco (por exemplo, idade, peso, altura, curva de pressão arterial e dos parâmetros metabólicos, e outros antecedentes) e diagnóstico(s) da(s) condição(ões) (por exemplo, coronariopatia, pneumopatia, alergia, arteriosclerose, diabete, hipertensão arterial, asma ou outras doenças presentes, incipientes ou antecedentes) permite ajustar escores de risco e condutas. Por exemplo, Metcalfe e col. em 2014[33] validaram o índice de Bateman[34] de comorbidade para predizer com um trimestre de antecedência qual seria a probabilidade de agravo materno, evitar sub-registro e ajustar conduta assistencial, bem como estimar tempo de permanência hospitalar. Isso pode facilitar o ajuste da conduta assistencial, analgésica e anestésica. Ademais, pode auxiliar na comprovação que a prática anestésica foi segura e eficiente, que o paciente foi otimizado, que os medicamentos e equipamentos estiveram testados e apropriados, em conjunto com a devida documentação de que o pessoal é proficiente e possui certificados de treinamentos de formação, educação contínua e atualização. Dessa maneira, importantes publicações científicas podem ser feitas sobre a casuística, prospectiva ou retrospectivamente, sintetizando a experiência local, inclusive com conhecimentos sobre as características e variações interindividuais dos pacientes, case-mix, aos diversos agentes anestésicos utilizados na rotina, nas diversas regiões do Brasil.

Estudos da efetividade, comparativos entre agentes[25] ou técnicas anestésicas ou grupos de pacientes com características determinadas proporcionam conhecimentos relevantes que devem ser publicados para seu reconhecimento e evolução da disciplina de anestesia. Um exemplo importante versa sobre a prática profilática de fazer intervenção hemodinâmica rigorosa e, se necessário, invasiva[35] em pacientes com alto risco de instabilidade durante a cirurgia. O seu uso apropriado mostrou redução significativa de mortalidade (*pooled odds ratio* = 0,48 [intervalo com 95% de confiança, I95% C: 0,33–0,78]; p < 0,0002; mortalidade total de 7,6%) na metanálise de 29 ensaios com 4.805 pacientes. Além disso, em 23 desses estudos, a análise mostrou redução significativa de morbidade, menos complicações cirúrgicas (*odds ratio* = 0,43 [I95%C: 0,34–0,53]; p < 0,0001), consistente nos subgrupos associados às abordagens com apenas fluidos (*odds ratio* = 0,38 [I95%C: 0,26–0,55]) *versus* inotrópicos e fluidos (*odds ratio* = 0,47 [I95% C: 0,35–0,64]), cateter arterial pulmonar (*odds ratio* = 0,54 [I95% C: 0,33–0,88]), metas de vigilância dos índices cardíacos/oxigenação (*odds ratio* = 0,52 [I95%C: 0,37–0,74]) e ressuscitação supranormal. Esse é apenas um exemplo de como a estruturação dos conhecimentos, entre tantos outros tipos de estudos, pode favorecer a mudança das práticas assistenciais para grupos específicos de pacientes.

Em conjunto, esses estudos permitem informar, formar e atualizar os profissionais, bem como estruturar maiores refinamentos e qualidade nos programas assistenciais.

Métodos Mais Utilizados em Avaliação Econômica de Medicamentos Anestésicos

Entre os aspectos que devem ser considerados para o cálculo do custo do programa de anestesia, incluem-se os exames pré-operatórios, o monitoramento do paciente e o uso da sala de recuperação, além do consumo de produtos e serviços do hospital, como medicamentos, equipamentos e o tempo da equipe de profissionais. Como a maioria desses fatores não é exclusivamente empregada para a anestesia, determinar o custo do procedimento anestésico pode tornar-se complexo para quem não é especialista em anestesia. Por isso, muitas vezes as avaliações farmacoeconômicas mais simples restringem-se à comparação do custo dos medicamentos anestésicos e adjuvantes da anestesia.[8]

Desde 1957 já é possível encontrar estudos que abordem a importância da avaliação econômica na anestesia, com enfoque simples nos medicamentos anestésicos.[36,37] Inicialmente os estudos procuravam conhecer os gastos com anestesia em determinado hospital, posteriormente passaram a comparar os valores ao longo do tempo e avaliar quais fatores mais contribuíam ou mais tiveram aumento de seu custo de compra, até que passaram a discutir as alternativas que poderiam levar à redução dos recursos despendidos.[38-42] Já no início da década de 1980, a discussão começou a incluir desperdícios e impactos ambientais e econômicos do uso de gases inalantes na anestesia em sistemas de baixo ou alto fluxo de gás fresco.[39,40] Posteriormente ganharam força as discussões sobre o uso e o custo de bloqueadores neuromusculares e opioides na anestesia.[41-43]

Apesar do reconhecimento da importância da questão econômica para a sustentabilidade dos sistemas de saúde existir há décadas, do fato de que os medicamentos representam parcela significativa e facilmente mensurável dos gastos com anestesia, Johnstone e Martinec[6] observaram que, embora 82% dos artigos e 50% dos resumos científicos apresentassem e discutissem a efetividade de agentes anestésicos, somente 2% e 1%, respectivamente, incluíam qualquer informação útil sobre custos (foram avaliados 1.125 resumos do Congresso Anual da Sociedade Americana de Anestesiologistas de 1991 e 133 artigos publicados nesse mesmo ano no periódico *Anesthesiology*).

Por exemplo, uma avaliação sobre quais medicamentos e técnicas anestésicas seriam mais custo-efetivas em cirurgias ambulatoriais foi realizada mediante busca da evidência disponível nas bases Medline, Embase e NHS Centre for *Reviews and Dissemination*, selecionando revisões sistemáticas, metanálises e estudos primários publicados entre 1994 e 2000, constatando-se que, apesar do grande número de estudos clínicos randomizados e controlados, havia poucos estudos de boa qualidade metodológica que comparassem desfechos clínicos e evidência econômica, não sendo possível identificar, por meio dos artigos disponíveis, quais alternativas seriam mais adequadas tanto para adultos quanto para crianças com base em desfechos clínicos, aceitabilidade do paciente ou eficiência.[41] Nessa revisão da literatura observou-se ainda que a maioria dos estudos clínicos foi de pequenos ensaios, com amostra em geral inferior a 50 pacientes, e que muitos estudos de revisão foram excluídos por não apresentarem dados suficientes. Mais da metade dos estudos primários excluídos na análise não permitiam identificar quais técnicas, procedimentos ou medicamentos anestésicos haviam sido empregados. Dos estudos que envolviam análise de custos, nenhum dos artigos satisfazia critérios permitindo classificá-los como adequados ou de boa qualidade. Os principais problemas foram metodológicos, como a ausência de informações importantes, como, por exemplo, a perspectiva do estudo, ou ainda a descrição inadequada de como os custos foram mensurados e/ou a fonte dos valores, a justificativa para o horizonte temporal empregado, e a não realização de análise de sensibilidade, entre outros.

Por isso, esses autores decidiram realizar um estudo clínico randomizado que comparou as alternativas para a anestesia em cirurgia ambulatorial sob a perspectiva do National Health Service (NHS) e dos pacientes.[42] Esse estudo, cujos detalhes são descritos a seguir, é um exemplo instigador e construtivo, no qual também são citadas as definições dos conceitos a cada uma das etapas da avaliação farmacoeconômica, conforme as "Diretrizes metodológicas: estudos de avaliação econômica de tecnologias em saúde" do Ministério da Saúde.[43]

> **PERSPECTIVA**
> Ponto de vista a partir do qual a avaliação econômica é conduzida; define que custos e consequências são examinados. Dentre as perspectivas existentes, podem-se mencionar as seguintes:
> ♦ a perspectiva do SUS como órgão comprador de serviços;
> ♦ a perspectiva de um órgão público prestador de serviços de saúde;
> ♦ a perspectiva da sociedade como um todo.

Foram comparadas intervenções para duas populações: pacientes adultos (Número = 1.063) e pediátricos (N = 322 pacientes entre 3 e 12 anos).

> **INTERVENÇÃO**
> Tecnologia em saúde de interesse para a avaliação econômica.

> **POPULAÇÃO**
> Condição ou grupo de pessoas ou pacientes com o problema de saúde de interesse para a intervenção sob avaliação econômica.

Para os pacientes adultos, as intervenções a serem comparadas foram:

a) *Anestesia venosa total (AVT)*, com indução com propofol e sua manutenção durante a cirurgia em 265 pacientes;
b) *Anestesia mista* com indução intravenosa (propofol) e manutenção com anestesia inalatória (*isoflurano*/óxido nitroso) – n = 267;
c) *Anestesia mista* com indução intravenosa (propofol) e manutenção com anestesia inalatória (*sevoflurano*/óxido nitroso) – n = 280; e
d) *Anestesia inalatória total (AIT)* com indução e manutenção com *sevoflurano*/óxido nitroso – n = 251 participantes.

Para os pacientes pediátricos, as intervenções foram:

a) *Anestesia mista* com indução intravenosa (propofol) e manutenção com anestesia inalatória (halotano) – n = 159 crianças;
b) *Anestesia inalatória total (AIT)* com indução e manutenção com sevoflurano/óxido nitroso – n = 163 crianças.

Náusea e vômito no pós-operatório e a preferência do paciente (mensurada por meio da valorização por grupos, *contingent valuation*) foram os desfechos primários avaliados tanto para pacientes adultos quanto pediátricos. Os pacientes foram acompanhados por sete dias após a alta hospitalar e houve perda de seguimento para 25% dos adultos e 19% das crianças.

> **DESFECHOS**
> São os resultados mensuráveis em saúde, por exemplo, mortalidade ou morbidade. Os desfechos primários são definidos *a priori* na pergunta principal do protocolo do estudo, por exemplo, ocorrência de *náusea e vômito no pós-operatório* no grupo com a intervenção (número absoluto) *versus* no grupo controle (número absoluto). Estudos podem medir mais que um resultado; desfechos adicionais ou complementares, ditos secundários, se referem a outras perguntas.

Os principais resultados para a população de pacientes adultos foram:

♦ Náusea e vômito no pós-operatório foram mais frequentes no uso de AIT com sevoflurano (29,9%), seguida por anestesia mista com propofol e sevoflurano (16,6%), ou com propofol e isoflurano (18,2%) e AIVT com propofol (14%);
♦ Embora o tempo de hospitalização e custos totais não tenham sofrido alterações estatisticamente significativas, os custos variáveis foram mais altos com o uso de AIVT e mais baixos com o uso de anestesia mista com propofol e isoflurano.

> **CUSTOS**
> Valor de todos os recursos gastos na produção de um bem ou serviço.
> ♦ **Custo de oportunidade:** Custo em que a sociedade incorre ao disponibilizar uma tecnologia sanitária à população, à medida que os recursos empregados para tal ficam indisponíveis para outros fins. Nota: o custo de oportunidade também é conhecido como o valor da melhor alternativa não concretizada, em consequência da utilização de recursos limitados na produção de determinado bem ou serviço de saúde.
> ♦ **Custo direto:** Custo de compra apropriado diretamente ao produto ou serviço prestado, não sendo necessária nenhuma metodologia de rateio. Nota: é apropriado aos produtos ou serviços por meio de alguma medida de consumo. Exemplos: medida dos custos de compra de medicamentos, mão de obra direta, material utilizado etc.

(Continua)

(*Continuação*)

> ♦ **Custo econômico:** Custo de oportunidade.
> ♦ **Custo em saúde:** Valor dos recursos empregados no uso de uma alternativa terapêutica, de um programa ou de um serviço de saúde durante um período de tempo.
> ♦ **Custo da doença (*cost-of-illness*):** Tipo de avaliação econômica parcial por meio da qual se calcula o impacto econômico, ou os custos da prevalência, ou os custos da incidência de determinada enfermidade durante um dado período de tempo.
> ♦ **Custo marginal:** Aumento que experimenta o custo total, decorrente do acréscimo de uma unidade no volume de produção.
> ♦ **Custo médio unitário:** Custo total dividido pela quantidade produzida, em determinado período. Nota: pode ser obtido em relação ao custo direto, indireto e total.
> ♦ **Custo total:** É o resultado da somatória dos custos diretos e indiretos de todas as unidades de um mesmo bem ou serviço produzidas durante determinado período de tempo.
> ♦ **Custo variável:** Custo que é passível de alteração em curto prazo. Nota: esse custo modifica-se proporcionalmente ao volume produzido e que, somado ao custo fixo, constitui-se no custo total de determinado serviço ou produto.

♦ Não foram observadas diferenças significativas em relação à preferência dos pacientes;
♦ AIVT foi mais efetiva e mais cara; AIT foi menos efetiva e mais cara que a anestesia mista com quaisquer dos dois esquemas. A Razão de Custo-Efetividade Incremental (RICE) para o uso de AIVT comparada à anestesia mista com propofol e sevoflurano foi de £296 para evitar um incidente de náusea e vômito pós-operatório, e na comparação entre os esquemas de anestesia mista empregando sevoflurano ou isoflurano, esse valor seria de £333;

> **Razão de custo-efetividade incremental (RICE) ou *Incremental Cost-Effectiveness Ratio* (ICER)**
> É a razão entre a diferença nos custos e nos desfechos ou resultados das alternativas tecnológicas sob comparação. Por exemplo, na técnica de microcusteio, multiplicam-se quantidades pelos custos, diminui-se o novo do que já se gasta e isto é dividido pela diferença do efeito do novo menos o controle: o resultado é o custo de se obter uma unidade de efeito ou benefício. Dessa forma, evidencia-se o ganho, ou não, que a nova tecnologia proporciona.
>
> $$ICER = \frac{Custo_{novo} - Custo_{convencional}}{Efeito_{novo} - Efeito_{convencional}}$$

♦ Embora o **benefício líquido** tenha sido positivo em todos os braços da árvore de decisão (superior a 90% dos pacientes), a AIT com sevoflurano apresentou menor benefício líquido.

> **BENEFÍCIO LÍQUIDO**
> Um dos métodos de representação dos resultados das avaliações econômicas de custo-benefício representa a diferença entre o benefício total e o custo total da intervenção sob exame menos a diferença entre o benefício total e o custo total de sua estratégia alternativa.
>
> **ÁRVORE DE DECISÃO**
> Representação gráfica da decisão, incorporando escolhas alternativas, eventos incertos (e suas probabilidades) e resultados em saúde.

Os principais resultados para a população de pacientes pediátricos foram:

♦ Uma maior proporção de crianças apresentou náusea e vômito pós-operatório com a anestesia inalatória total com sevoflurano (14,7%) se comparado ao uso de propofol e halotano (5,7%);
♦ Embora o tempo de hospitalização e custos totais não tenham sofrido alterações estatisticamente significativas, os custos variáveis foram mais altos com o uso de anestesia inalatória total com sevoflurano;
♦ A combinação de propofol e halotano foi mais efetiva e menos custosa; na Análise de Sensibilidade, a combinação Propofol/Isoflurano mantinha-se como mais efetiva e menos cara que a anestesia inalatória total com sevoflurano, e o resultado se manteve ao comparar o uso combinado de propofol e sevoflurano à anestesia inalatória total com sevoflurano;

> **Análise de Sensibilidade**
> Procedimento analítico que avalia a solidez dos resultados de um estudo, mediante o cálculo de mudanças nos resultados e nas conclusões que se produzem quando as variáveis-chave do problema mudam em um intervalo específico de valores.

♦ O benefício líquido foi positivo para mais de 90% dos pacientes sem apresentar diferenças estatisticamente significativas.

Dessa forma, nesse estudo,[40] as principais conclusões do estudo foram que a anestesia inalatória total com sevoflurano não é custo-efetiva na cirurgia ambulatorial em adultos e crianças e que a anestesia inalatória mista com propofol e isoflurano está associada a menor custo por episódio de náusea e vômito evitado em pacientes adultos.

Além disso, esses resultados foram similares aos obtidos nas duas novas revisões sistemáticas publicadas em 2014 (a primeira dessas já foi citada acima) sobre o uso da anestesia intravenosa comparada à anestesia inalatória em cirurgias ambulatoriais.[20,44]

Em uma revisão sistemática com metanálise, Kumar e col.[20] avaliaram se a manutenção da anestesia intravenosa total está associada com menor frequência de internações hospitalares não planejadas comparando-se o uso de agentes inalatórios – sevoflurano ou desflurano – em pacientes adultos (com 16 anos ou mais). O desfecho primário foi a ocorrência de admissão hospitalar não planejada, e os secundários incluíram eventos adversos graves, náusea e vômito pós-operatório e pós-alta, dor pós-operatória (de quatro a oito horas depois da cirurgia), tempo de hospitalização, análise de custo e qualidade de vida. A busca por ensaios clínicos randomizados foi realizada nas bases Medline, Embase, Cochrane Central Register of Controlled Trials (Central), Science Citation Index Expanded e o metarregistro de ensaios controlados até novembro de 2013. Foram incluídos 18 estudos, no entanto a maioria apresentava alto risco de viés de acordo com a ferramenta de avaliação da Cochrane, e somente dez relatavam qual o desfecho primário avaliado. Nos estudos randomizados somaram-se 1.621 pacientes, 685 em uso de propofol e 936 submetidos à anestesia inalatória. Somente dez estudos reportaram admissão hospitalar não planejada. Ainda que tenha sido identificado menor número dessas admissões no grupo que foi submetido à anestesia intravenosa total com propofol (1,3% versus 4,4%, p = 0,03), ao excluir complicações cirúrgicas como causa dessas admissões, a diferença não foi estatisticamente significativa – 1,0% versus 2,9%, respectivamente, p = 0,13). O tempo de permanência no hospital foi analisado em cinco estudos com propofol comparado ao sevoflurano e seis estudos comparando propofol com desflurano (com índice de heterogeneidade, $I^2 = 69\%$ alto e $I^2 = 50\%$ moderado-regular, respectivamente); em ambos os casos o resultado da metanálise favoreceu o propofol (diminuiu significativamente em 14 minutos a permanência no hospital, com discussão dos autores sobre o significado clínico desse intervalo). Dos 18 estudos primários incluídos, somente cinco incluíam análise de custos, dos quais somente dois incluíam o custo com todos os medicamentos auxiliares como bloqueadores neuromusculares, analgésicos e antieméticos. Tanto na análise individual em cada estudo quanto na metanálise, os custos com a anestesia intravenosa empregando propofol foram mais altos, com custo incremental de US$ 11,29 (US$ 8,62 – US$ 13,96) por paciente. Entretanto, houve alta heterogeneidade entre os estudos ($I^2 = 86\%$).

Na segunda revisão, Ortiz e col.[42] também avaliaram o risco de complicações como desfecho (náusea e vômito no pós-operatório, admissão ou readmissão ao hospital, eventos adversos, entre outros) e o tempo de recuperação da anestesia em cirurgias ambulatoriais em pacientes pediátricos. A busca incluiu as bases Medline, Embase, Cochrane Central Register of Controlled Trials (Central) e Lilacs até 1º de outubro de 2013, além de busca manual. Foram incluídos 16 ensaios clínicos envolvendo 900 crianças. Metade dos estudos não incluiu descrição de como a amostra havia sido randomizada, e a maioria não descrevia adequadamente se havia sido mantido o sigilo de alocação dos pacientes. Observou-se grande variabilidade nos tipos e combinações de medicamentos utilizados e na duração da anestesia. Readmissões hospitalares e eventos adversos não foram reportados nos estudos incluídos. Dessa forma, concluiu-se que a evidência é insuficiente e de baixa qualidade para que seja possível determinar se a anestesia venosa total com propofol em cirurgias ambulatoriais de pacientes pediátricos é mais efetiva que a anestesia inalatória.

Essas revisões acima relatadas confirmaram estudos anteriores e demonstraram o fato comum da heterogeneidade entre os estudos, mostrando que a evidência é, portanto, insuficiente e de baixa qualidade. A evolução lenta e pouco conclusiva dos conhecimentos farmacoeconômicos em anestesia necessita de envolvimento de seus profissionais e estudos bem desenhados.

Por exemplo, desde 2001, discutia-se o fato de que a economia com antieméticos seria sobrepujada pelo custo extra com o uso do propofol[45] e que a redução do tempo de recuperação seria muito pequena para que impactasse sobre os custos, a menos que o serviço estivesse trabalhando no máximo de sua capacidade e propenso a gargalos. O uso da anestesia venosa total foi promovido pelas vantagens que apresentaria, como a redução da incidência de náusea e vômitos no pós-operatório e consequente eliminação do custo com antieméticos e o tempo de recuperação mais curto, o que poderia levar a alta mais precoce do paciente da unidade de cuidado pós-operatório e respectiva economia de recursos com recursos humanos, sobretudo nas cirurgias para as quais o paciente pudesse ter alta no mesmo dia. Salientava-se ainda que deveriam ser considerados os custos adicionais ao empregar a anestesia venosa, como a necessidade de bombas de infusão e acessórios, bem como outros dispositivos como seringas especiais. Vários autores discutiram que, frente à economia de pequenos intervalos de tempo, isso não resultaria em decréscimo da necessidade de profissionais nem acomodariam um maior número de cirurgias[46,47] (as exceções em que haveria forte indicação da vantagem do uso de anestesia venosa seriam no caso de neurocirurgia e crianças com má contratilidade miocárdica não devida à Tetralogia de Fallot[48,49]). Apesar disso e dos custos supostamente mais altos da anestesia venosa total com propofol comparados à anestesia mista (indução com propofol e manutenção com anestesia inalatória), mais de uma década depois, observa-se que o conhecimento permanece incompleto.

Uma alternativa para a redução de custos com anestésicos inalatórios discutida desde meados dos anos 1980 seria a redução das taxas de fluxo de gás fresco durante a anestesia, o que seria possível devido ao avanço tecnológico dos equipamentos empregados.[50,51] As vantagens seriam a redução do volume de anestésicos necessários, manutenção da homeostase da temperatura e umidade corporal além da limitação da poluição atmosférica. As desvantagens incluem o risco potencial de promover uma mistura gasosa que leve à hipóxia e preocupação com o risco de elevação da concentração de um composto resultante da degradação dos anestésicos quando em contato com adsorventes de dióxido de carbono que contenham agentes alcalinos fortes como hidróxido de sódio ou de potássio.[52] Dessa forma, tem sido estudada a possibilidade de empregar adsorventes não reativos, porém estes são ainda mais caros. Em estudo recentemente publicado, a redução de custos associada a essa substituição e diminuição de consumo do sevoflurano foi considerada muito pequena para justificar tais esforços.[49] Entretanto, mesmo que uma tecnologia como a redução das taxas de fluxo de gás fresco possa reduzir custos, na área da saúde é importante e ainda falta estudar de maneira conclusiva os riscos e os custos envolvidos.

Seria possível reduzir custos sem interferir na tomada de decisão sobre o medicamento por meio da redução da perda de anestésicos?

Uma vez que a quantidade de medicamentos anestésicos durante as cirurgias varia muito, pode haver discrepâncias significativas entre a quantidade de anestésicos dispensada para a sala cirúrgica e aquela efetivamente administrada aos pacientes. Por isso, há uma preocupação crescente com o custo de perdas e possível desperdício desses medicamentos.[44,53-55]

A perda é definida como o descarte adequado ou inadequado de ampolas, frascos, seringas de medicamentos não utilizados ou parcialmente utilizados. Ainda que seja difícil de documentar durante a ação, deve-se integrar a informação entre o que foi administrado e o que foi dispensado para poder mensurar essa perda. Nesse sentido, alguns estudos foram exemplares e estão citados a seguir.

Gillerman e Browing[50] rastrearam o uso de seis medicamentos anestésicos (tiopental, succinilcolina, rocurônio, atracúrio, midazolam e propofol) em estudo realizado entre outubro de 1997 e setembro de 1998 em três ambientes: adultos internados, ambulatório de adultos e hospital infantil. Eles relataram que mais de 50% dos medicamentos rastreados no estudo foram preparados, porém não foram administrados aos pacientes, resultando em um gasto de US$ 165.666 em um ano, o que representava 26% dos custos com medicamentos do departamento, sendo que US$ 42 mil desse montante poderiam ter sido economizados. Apenas em relação ao propofol, o gasto com a perda foi superior a US$ 80 mil, representando 16% do custo com medicamentos. Dessa perda, pelo menos 20% poderia ter sido evitada, gerando uma economia de US$ 17 mil.

Weinger[52] considerou que no estudo de Gillerman e Browing a mensuração da perda dos medicamentos havia sido realizada de forma indireta, e, em 2000, realizou estudo similar no UCSD Medical Center Thornton Hospital. Neste, porém, coletou os resíduos de medicamentos de salas de cirurgia durante duas semanas. Das seringas coletadas, 50,3% nunca haviam sido usadas. Entre as seringas parcialmente utilizadas, os medicamentos que mais impactaram nos custos foram propofol (US$ 1,58/caso), vecurônio (US$ 1,32/caso) e efedrina (US$ 0,94/caso). Baseando-se no gasto com medicamentos do hospital, os medicamentos cuja perda mais custou à instituição foram: fenilefrina (20,8%), propofol (14,5%), vecurônio (12,2%), midazolam (11,4%), labetalol (9,1%) e efedrina (8,6%). O custo da perda de medicamentos foi estimado em US$ 10,86 por cirurgia. Embora a economia por cirurgia pareça pouco significativa, segundo o autor, a economia potencial para os Estados Unidos poderia alcançar de US$ 250 a 350 milhões de dólares por ano.

Em 2012, Chaudhary e col.[54] voltaram a repetir esse desenho de estudo em um hospital terciário, onde um anestesista não envolvido no procedimento coletou as seringas não utilizadas ou com restantes de medicamentos após as cirurgias em 98 pacientes acima de 12 anos, 74 sob anestesia geral e 24 com anestesia regional. O preço do mercado foi multiplicado pelas quantidades observadas e isto foi utilizado para estimar os valores totais desperdiçados. O custo dos agentes inalatórios não foi incluído, pois os vaporizadores incompletamente utilizados podiam ser usados para outros pacientes e não representavam desperdício. Quatorze medicamentos formaram a lista analisada: propofol, tiopental, succinilcolina, lidocaína, adrenalina, atropina, morfina, fentanil, rocurônio, vecurônio, neostigmina, glicopirrolato, midazolam e mefentermina, cujas taxas de despedício variaram entre 7,4% e 100%. O maior desperdício foi observado em 100% em adrenalina e 94% em lidocaína. Os custos do desperdício de 45% em seringas com propofol representaram 56% do total dos custos estimados desperdiçados, sinalizando que a indicação de preparo de 20 mL para indução da anestesia diferiu da rotina efetivamente observada, em que menos de 15 mL foram suficientes para a indução em casos de pacientes com 60 kg a 70 kg.

Em 2015, seguindo esse exemplo, outro hospital público[55] repetiu e documentou essa auditoria sobre o desperdício.

Independente dos valores significativos, a mensagem mais importante que permanece constante é sobre os tantos benefícios que a auditoria regular das práticas na rotina podem ensejar, sobretudo apontando *feedback* e oportunidades para melhorias no programa de anestesia.

Modelagem de dados de anestesia para avaliação econômica

Existem outros tipos de avaliação econômica além da avaliação da relação de custo-efetividade, detalhadas na Diretriz Metodológica[52] para esse fim. Um método que pode ser utilizado, quando faltam dados da vida real, é com modelos. Baseados em premissas, os modelos podem simular os custos de estratégias alternativas para uma indicação. É óbvio, nesses casos, que a grandeza da incerteza será proporcional às lacunas de conhecimentos detalhados na vida real.

Pode-se, entretanto, a partir de conhecimentos agregados publicados, assumir valores que, ainda que incertos, permitam estruturar uma árvore de decisão e estimar intervalos com algum grau de confiança. No mínimo, essa estruturação permite gerar uma hipótese que pode ser um objeto para estudo clínico futuro, buscando sua validação. Essa estratégia de utilizar modelos tem sido amplamente difundida, embora as publicações de estudos subsequentes para sua validação sejam escassas. Por isso, as publicações de modelos para avaliação de tecnologias de anestesia representam oportunidades certas de se realizar mais estudos clínicos que podem ser relevantes.

Por exemplo, é bem instrutivo o modelo simples para cálculo dos custos e comparação entre duas abordagens de anestesia geral em cirurgias ginecológicas (venosa total ou inalatória com profilaxia de náuseas e vômitos) na fase pós-operatória.[56] A maior fonte de queixas de desconforto no período pós-operatório após anestesia geral para as pacientes são náusea e vômito (NVPO). Evitar esses sintomas é importante para a maioria das pacientes, bem como NVPO é a maior fonte de custos adicionais para pacientes e serviços de saúde. Esse impacto econômico tende a crescer à medida que as intervenções cirúrgicas se tornam minimamente invasivas e podem ser realizadas em ambulatório. Além disso, o uso de anestesia com baixo fluxo, *low-flow anaesthesia*, e o tratamento suplementar com novos fármacos, como tropisetron e antagonista-5-HT(3), trazem novos aspectos econômicos. Em 2002, Eberhart e cols. compararam essa abordagem com anestesia venosa total (AVT) usando propofol. A análise da decisão comparou os dados de 150 mulheres sendo submetidas a cirurgias ginecológicas que foram randomizadas para ATIV (propofol-alfentanil) *versus* os controles (com desflurano no fluxo de 1 L.min^{-1} de gás fresco suplementado com 2 mg de tropisetron ao final da cirurgia). A incidência de NVPO foi similar. Então a árvore de decisão simples foi construída com os dois braços randomizados e as probabilidades similares observadas de NVPO em cada grupo, como segue.

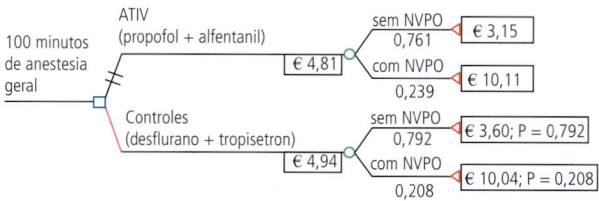

Assim, os autores observaram que os custos diretos do manejo de NVPO usando desflurano-tropisetron (€ 4,94) não foram diferentes dos casos com propofol-ATIV (€ 4,81). Além disso, o custo total de 100 minutos de anestesia geral foi superior no grupo desflurano-tropisetron (€ 30,94) se comparado com o grupo ATIV (€ 24,55).

Um modelo simples é, entretanto, um conhecimento científico relevante, pois reflete a decisão e transparece os parâmetros permitindo sua reprodutibilidade para verificação. Além dos custos, *payoff*, outros parâmetros podem ser ponderados nas estimativas, tais como parâmetros de desfecho, representados pela letra *E* de "efeito" ou de "utilidade" no esquema abaixo.

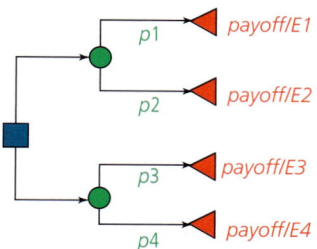

Onde:

- ■ **Decision node** é representado como um quadrado, é uma encruzilhada em medicina na qual o médico DEVE escolher uma ação ou estratégia; são escolhas mutuamente exclusivas.
- ● **Chance nodes** aparecem como círculos, representam os eventos naturais, que estão fora de nosso controle, são a INCERTEZA em medicina, e ***p*** reflete a probabilidade de ocorrência do evento.
- ◀ **Terminal nodes** aparecem como triângulos, que representam os desfechos ou resultantes finais que podem ser calculados.
- ***payoff*** expressa os valores monetários envolvidos no manejo da parte do problema representada no braço específico.
- ***E*** **Efeito** representa a média das medidas de desfechos nas comparações interindividuais de estados de saúde no grupo de pacientes representados no braço específico. Denomina-se "utilidade" quando o desfecho for baseado nas preferências dos indivíduos.

Salienta-se que a modelagem utiliza o processo de cálculo da probabilidade para cada braço a partir da ocorrência do evento desde uma ou várias probabilidades condicionais. Isso se baseia no princípio de independência condicional ($p[E \mid F] = p[E]$) ou, quando no mesmo braço mais de um evento ocorre, aplica-se a regra do produto para probabilidades conjuntas de eventos independentes ($p[E,F] = p[E]*p[F]$). Ao final, o Princípio da Acumulação: Somação permite resolver cada braço do modelo multiplicando a probabilidade de cada ramo pelo valor atribuído, ou seja, a soma dos custos e efeitos de todos os ramos do nó. A simples divisão dos custos pelos efeitos observados nos braços das alternativas mutuamente exclusivas resulta no custo para se obter uma unidade de efeito. Assim, pode-se comparar valores entre as alternativas. Dessa forma, mesmo os problemas mais complexos podem ser resolvidos encadeando-se braços até os níveis onde existam dados que permitam calcular, os quais são denominados nós terminais.

Como nos exemplos acima mencionados, os custos pertinentes, ou *payoffs*, são somados nos nós terminais. Depois, outra parte da equação são os efeitos, que são igualmente somados nos nós terminais. Os efeitos finalísticos dos medicamentos são os mais relevantes para as avaliações farmacoeconômicas (anos de sobrevida obtida através da intervenção, número de vidas salvas, proporção da condição funcional, número de eventos clínicos evitados ou proporção de melhorias na qualidade de vida). Entretanto, considerando o horizonte temporal possível no estudo, as medidas de resultados intermediários podem "substituir" o desfecho de interesse e ser avaliadas mais rapidamente que o resultado finalístico primário. Se apenas resultados intermediários estiverem disponíveis, a relação entre eles e os resultados finalísticos deve ser estimada, tomando por base a literatura publicada.[52]

Uma medida de efeito de alto interesse em anestesia é a utilidade. A utilidade expressa as preferências dos indivíduos (pacientes ou população em geral) em relação a diferentes estados de saúde[52] e pode representar a fração de efetividade no modelo. São preferências obtidas por métodos que envolvem chance (por exemplo, *standard gamble*, no qual se fazem escolhas entre resultados alternativos envolvendo incerteza), enquanto valores são preferências derivadas de métodos que não lidam com chance (por exemplo, *time trade-off*, em que se considera a troca de uma redução da duração da sobrevida *vis-à-vis* melhorias no estado de saúde). Ambos — valores e utilidades — são preferências obtidas mediante técnicas de mensuração direta. Essas técnicas variam da escala analógica visual (*de Likert*, que consiste em solicitar aos indivíduos que identifiquem seu estado de saúde presente diretamente numa escala visual graduada) até questionários padronizados e validados. Um instrumento de medida de qualidade de vida, por exemplo, está baseado em condições específicas, em um questionário e em uma função de escore particular, sendo que nenhum desses componentes pode ser modificado sem ser submetido a um processo de validação (quando versões de instrumentos desenvolvidos fora do país forem utilizadas, é necessário assegurar que elas tenham sofrido um processo de transposição e validação).

Existem três tipos de utilidade: (1) utilidade cardinal, para medir intensidades absolutas de satisfação (se a utilidade de A é igual a três vezes a utilidade de B, o estado A é "três vezes melhor" que o estado B); (2) utilidade intervalar, para medir intensidades relativas, isto é, variações na satisfação (nesse caso, tudo o que pode ser dito é que entre a utilidade associada ao estado A e a utilidade associada ao estado B é três vezes maior que o intervalo de utilidades associadas com os estados B e C, respectivamente); e (3) utilidade ordinal, que mede a satisfação em uma ordem simples de preferências, usando números reais.[52]

Por exemplo, em 2008[57] pela Cochrane e em 2010 no Reino Unido,[58] foram feitas avaliações sobre o sugamadex na reversão do bloqueio neuromuscular profundo da anestesia geral com rocurônio ou vecurônio, sem a necessidade de associar um anticolinérgico ou aguardar uma recuperação parcial do paciente. Esse medicamento foi lançado no mercado em 2008, e a vantagem em seu uso seria a redução do risco de eventos adversos associados ao uso de succinilcolina, como reações anafiláticas, parada cardíaca, mialgia e indução de hipertermia maligna. Na revisão sistemática realizada incluindo publicações até novembro de 2008, foram encontrados poucos estudos de qualidade sobre a efetividade do fármaco e nenhum estudo de custo-efetividade. Em situações de emergências, pode ser difícil o manejo (difícil de intubar, requerendo ventilação manual, entre outros). Nesses casos, pode ser importante uma alternativa que reduza o tempo de recuperação, podendo trazer benefício de maior produtividade para o centro cirúrgico.

Uma análise econômica simples[69] foi então modelada e realizada sob a perspectiva do sistema de saúde, considerando dois cenários (a indução de bloqueio neuromuscular na rotina e a sequência de rápida indução e reversão, **SRI**, do bloqueio neuromuscular) para, ao menos, comparar em paralelo as duas abordagens. Os custos dos fármacos, tempo de recuperação, taxa de eventos adversos e taxas de recorrência de bloqueio ou bloqueio residual associados com as estratégias anestésicas podem fazer diferença nos custos. O modelo usado para a avaliação foi esquematizado conforme a Figura 14.1.

Usando os preços tabelados no *British National Formulary*, multiplicados pelas doses para um suposto paciente de 75 kg e combinação das apresentações comerciais mais baratas (sob a premissa de que os restos foram desperdiçados), uma reversão de bloqueio moderado poderia ser feita com 1 frasco de 2 mL de sugamadex (200 mg, £ 59,64), enquanto o bloqueio mais profundo requereria 2 frascos para 4 mL (400 mg, £ 119,28). Seria necessário 1 frasco de succinilcolina se usasse ≈ 75 mg (1 mg.kg^{-1}, £ 0,71), 1 frasco de rocurônio para a dose média de 45 mg (0,6 mg.kg^{-1}, £ 3,01), 1 frasco se usasse ≈ 7,5 mg de vecurônio (0,1 mg.kg^{-1}, £ 3,95) e 1 frasco de neostigmina-glicopirrolato (2,5 mg/0,5 mg, £ 1,01).

Sobre a efetividade dos fármacos (sob a premissa de que o tempo de recuperação foi o observado na revisão sistemática limitada a poucos estudos e de pouca qualidade), quando o bloqueio foi moderado, observou-se o intervalo de recuperação de 1,3 a 1,7 minuto para o grupo com rocurônio + sugamadex *versus* 17,6 minutos de recuperação para o grupo com rocurônio + neostigmina. Quando o bloqueio foi profundo, o tempo médio de recuperação foi de 2,7 minutos para o grupo com rocurônio + sugamadex *versus* 49 minutos para o grupo com {rocurônio ou vecurônio} + neostigmina. Isto poderia representar minutos de economia, sob a pre-

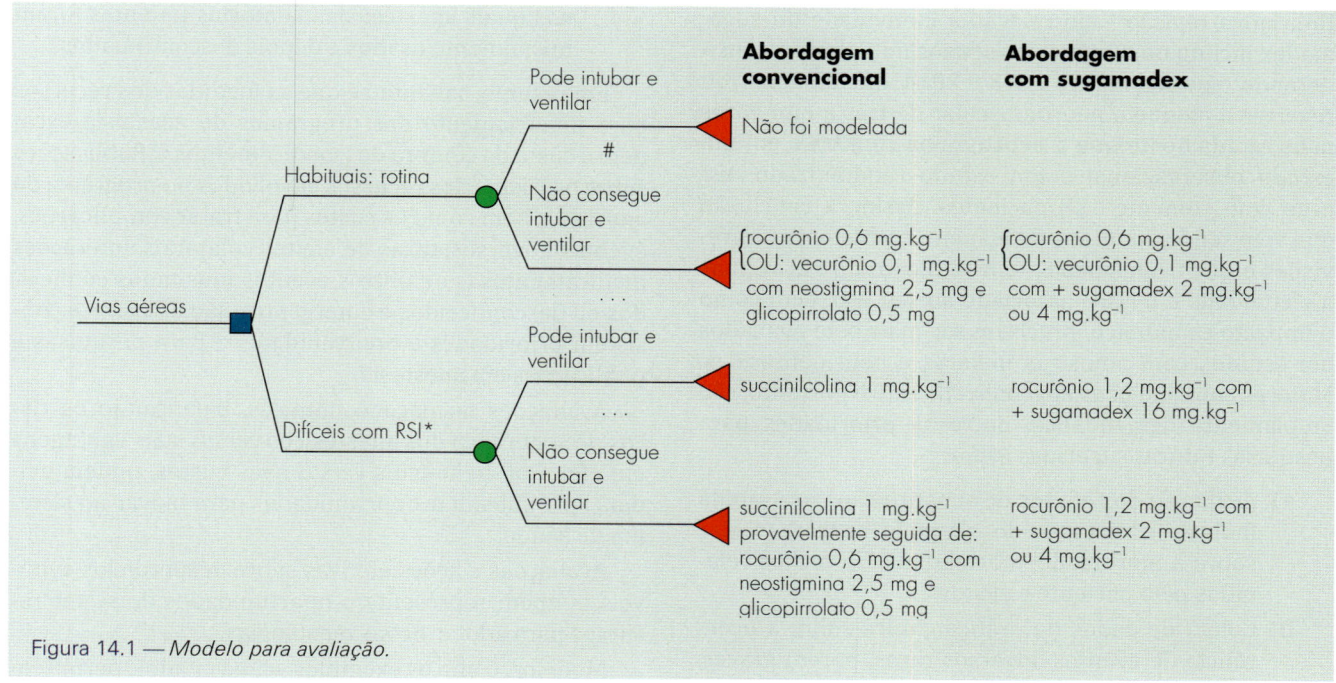

Figura 14.1 — Modelo para avaliação.

missa de que cada minuto custaria, em média, £ 2,40 (± £ 1,75), para maior produtividade no Centro Cirúrgico, onde houve o valor estimado de £ 4,44 por minuto economizado em vez de economizar na Unidade de Terapia Intensiva para Recuperação, onde, em média, o minuto economizado teve seu valor estimado em £ 0,33. Esses cálculos estão explícitos na Figura 14.2.

Resolvendo essa equação sob as premissas dos estudos revisados, em que dois terços dos pacientes necessitariam de reversão, a rotina convencional resultaria no valor de £ 3,20 por minuto, enquanto a alternativa com sugamadex resultaria em £ 3,84 por minuto, devido a fato de economizar 16,3 minutos de ocupação do Centro Cirúrgico. Dessa forma, os autores concluem que as economias são incertas e podem ser derrisórias devido, ademais, à logística para aproveitamento desse intervalo.

Esse modelo simples exemplifica como estruturar escolhas e tornar aparente a parametrização dos custos e efeitos visando sua reprodutibilidade e credibilidade.

Entre as limitações da evidência até 2015, estão explícitos o tamanho reduzido das amostras nos estudos primários e o fato de que muitos dos desfechos considerados relevantes não foram investigados ou reportados.

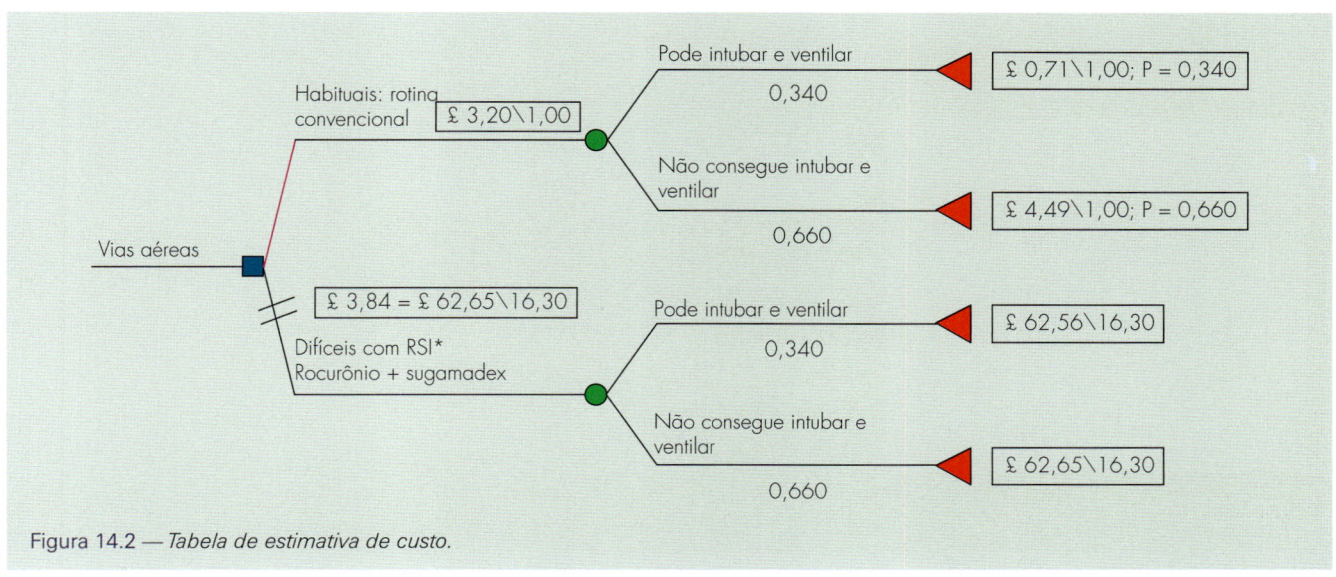

Figura 14.2 — Tabela de estimativa de custo.

Uma nova revisão[59] em relação à efetividade do sugamadex incluiu uma busca por artigos no Pubmed, considerando o período entre 2013 e 2014, que demonstrou reverter o bloqueio neuromuscular de três a oito vezes mais rapidamente que a neostigmina com base em um estudo observacional e um estudo randomizado não cego com somente 128 pacientes. Assim, a conclusão que vem sendo apontada de maneira consistente nas revisões é que o sugamadex tem se mostrado eficaz, mas a efetividade e o risco associado ao seu uso, bem como o impacto econômico, precisam ser mais bem avaliados em estudos com amostras maiores e bem delineadas. Maiores contribuições em conhecimentos, portanto, são amplamente demandadas. Entre as prioridades para pesquisas futuras sugeridas estão:

a) Avaliação dos efeitos de substituição para rápida indução e reversão do bloqueio neuromuscular sobre a morbidade, mortalidade, desfechos relatados pelo paciente e custos;

b) Coleta de dados da prática clínica sobre a ocorrência de eventos adversos raros, porém graves, do sugamadex, como, por exemplo, reações anafiláticas;

c) Avaliar desfechos clínicos relevantes para o uso do fármaco em cirurgias de rotina;

d) Avaliar o uso do fármaco na prática pediátrica e obstétrica;

d) Avaliar o uso da dose de 4 mg . kg^{-1} de sugamadex para reversão imediata de bloqueio induzido por baixa dose (0,6 mg . kg^{-1}) de rocurônio na rotina;

e) Avaliar diferentes associações de anestesia e analgesia com o fármaco, especialmente em situações nas quais anestésicos inalatórios potentes foram inicialmente usados e depois descontinuados.

Em resumo, salienta-se que as medidas dos recursos para financiamento dos programas de anestesia excedem o custo da compra dos medicamentos.[60] Publicações sobre os custos dos recursos envolvidos no programa de anestesia, bem como os custos para tratar complicações, eventos adversos, taxas de efeitos colaterais, interações medicamentosas ou outros eventos inusitados conhecidos ou desconhecidos e emergentes, são escassos e consistem prioridades e oportunidades[61] para pesquisas e publicações em anestesia.

Avaliações farmacoeconômicas, balanceando os riscos de segurança dos anestésicos *versus* suas vantagens em efeito ou benefícios *versus* seus custos, podem evidenciar e subsidiar oportunidades para inovar no sistema de saúde.

Avaliações e ações efetivas sobre desperdícios evitáveis também representam oportunidades de se ter recursos para adotar novas tecnologias.

Modelos, como os exemplos acima citados, permitem o cálculo dos custos das estratégias anestésicas e a comparação de alternativas terapêuticas para cada indicação. Quanto mais evidências de maior qualidade, menor será a incerteza ou variabilidade, permitindo maior reprodutibilidade ou rigor científico ao modelo.

Por isso, é altamente necessário que as equipes de anestesia publiquem todas as dimensões possíveis sobre suas casuísticas e novos conhecimentos que possam desenvolver. Conscientes de que "o que não está escrito não existe", os anestesistas do Brasil devem elevar o patamar dessa disciplina.

APÊNDICE

ESTRUTURA PRECONIZADA DOS *MINI-ASSESSMENTS* E ESPECIFICAÇÕES A DETALHAR
Introdução
1. Quem é o proponente da decisão/avaliação/aquisição (hospital, departamento, pessoa)?
2. Qual é o nome/designação da tecnologia para a saúde?
3. Quem são as partes interessadas ou envolvidas na proposta?
A tecnologia
Nº de registro na Anvisa: _____ Sob patente?
4. Qual a indicação em que a proposta será utilizada?
5. De que maneira a nova proposta se compara com a prática habitual?
6. Quem fez a avaliação da literatura relevante: ■ proponentes ou ■ outros?
7. Elencar as referências mais importantes e graduar a força das evidências {GRADE} para cada desfecho.
8. Quais vantagens e qual será o tamanho do efeito da proposta para os pacientes em termos de diagnóstico, tratamento, assistência, reabilitação e prevenção?
9. A tecnologia proposta está associada a riscos, efeitos colaterais ou eventos adversos?
10. Existem estudos em curso sobre a proposta em outros hospitais nacionais ou internacionais?
11. A proposta foi recomendada pelo Ministério da Saúde ou por associações profissionais nacionais ou internacionais?
12. Qual departamento utilizou previamente ou em outras ocasiões submeteu proposta anterior para a introdução da proposta?
Paciente
13. A proposta contempla alguma consideração ética ou psicológica especial?
14. É esperado que a proposta influencie a qualidade de vida, os aspectos sociais ou a situação de trabalho/emprego dos pacientes?
Organização
15. Quais os efeitos da proposta nos profissionais servidores em termos de informação, treinamento, ambiente e volume de trabalho?
16. A proposta pode ser acomodada/adotada com a estrutura física e humana existente?
17. A proposta afeta outros departamentos ou funções dos serviços no hospital, conexões e logística?
18. Como a proposta afeta/muda a cooperação com outros hospitais, regiões, setor primário etc. em relação a requerimentos de conexões e logística?
19. Quando a proposta seria implementada?
20. A proposta foi implementada em outros hospitais nacionais ou internacionais?
Economia
21. Quais são os custos iniciais adicionais requeridos em equipamentos, materiais de consumo, reforma física, treinamento etc.?
22. Quais serão as consequências em termos de atividades para os dois próximos anos?
23. Qual a previsão adicional de custos ou economias por paciente para o hospital?
24. Qual é o total de custos adicionais ou economias para o hospital para os dois próximos anos?
25. Quais seriam os custos totais adicionais ou economias para outros hospitais ou setores da saúde?
26. Qual o grau de incerteza que se aplica aos cálculos apresentados?
Outros comentários

Fonte: Traduzido e adaptado de DACEHTA, 1994.

REFERÊNCIAS

1. Macario A, Vitez TS, Dunn B, et al. Where are the costs in perioperative care? Analysis of hospital costs and charges for inpatient surgical care. Anesthesiology. 1995;83:1138-44.
2. Chernin EL. Pharmacoeconomics of inhaled anesthetic agents: considerations for the pharmacist. Am J Health Syst Pharm. 2004;61(Suppl 4):S18-22.
3. Smith I. Cost considerations in the use of anaesthetic drugs. Pharmacoeconomics. 2001;19(5 Pt 1):469-81. Review. PubMed PMID: 11465307.
4. Pontone S, Finkel S, Desmonts JM, et al. [Is the Relative Complexity Index beta an accurate indicator of the cost of anesthesia?]. Ann Fr Anesth Reanim. 1993;12:539-43.
5. Broadway PJ, Jones JG. A method of costing anaesthetic practice. Anaesthesia. 1995;50:56-63.
6. Johnstone RE, Martinec CL. Costs of anesthesia. Anesth Analg. 1993;76:840-8.
7. Ehlers L, Vestergaard M, Kidholm K, et al. Doing mini-health technology assessments in hospitals: a new concept of decision support in health care? Int J Technol Assess Health Care. 2006 Summer;22(3):295-301. PubMed PMID: 16984056. [Quoted DACEHTA, 1994 mini-assessment: National Board of Health (Denmark). [Medical devices and health technology assessment—Ideas to a form (in Danish)]. Copenhagen: National Board of Health; 1994.]
8. Hailey D. Toward transparency in health technology assessment: a checklist for HTA reports. Int J Technol Assess Health Care. 2003 Winter;19(1):1-7. PubMed PMID: 12701934.

9. Brasil. Ministério da Saúde. Secretaria de Ciência, Tecnologia e Insumos Estratégicos. Portaria Nº 26, de 12 de junho de 2015. Poder Executivo, Brasília, DF, 2015. Aprova os requisitos para submissão e análise de proposta de incorporação, alteração ou exclusão de tecnologia em saúde no SUS, por iniciativa do Ministério da Saúde e de Secretarias de Saúde dos Estados, dos Municípios e do Distrito Federal. Web site on-Line: http://www.conitec.gov.br/images/Legislacao/Portaria26de2015_Requisitos_SubmissaoeAnalisedeProposta.pdf

10. Brasil. Lei 12.401 de 28 de abril de 2011 - Diário Oficial da União, D.O.U.; Poder Executivo, Brasília, DF, sexta-feira, 29 de abril de 2011; Nº 81:1-2. ISSN 1677-7042. [Internet] [Acesso em 13 apr 2016]. Disponível em: http://pesquisa.in.gov.br/imprensa/jsp/visualiza/index.jsp?data=29/04/2011&jornal=1&pagina=2&totalArquivos=208

11. Agência Nacional de Vigilância Sanitária do Brasil. Resolução - Resolução RDC nº 59, de 27 de junho de 2000. D.O.U. - Diário Oficial da União; Poder Executivo, Brasília, DF, de 29 de junho de 2000.

12. Agência Nacional de Vigilância Sanitária do Brasil. Resolução RDC nº 56, de 06 de abril de 2001. D.O.U. - Diário Oficial da União; Poder Executivo, Brasília, DF, de 10 de abril de 2001.

13. Kawashima Y, Seo N, Tsuzaki K, et al. [Annual study of anesthesia-related mortality and morbidity in the year 2001 in Japan: the outlines--report of Japanese Society of Anesthesiologists Committee on Operating Room Safety]. Masui. 2003 Jun;52(6):666-82. Japanese. PubMed PMID:12854487.

14. Irita K, Kawashima Y, Tsuzaki K, et al. [Perioperative mortality and morbidity in the year 2000 in 502 Japanese certified anesthesia-training hospitals: with a special reference to ASA-physical status--report of the Japan Society of Anesthesiologists Committee on Operating Room Safety]. Masui. 2002 Jan;51(1):71-85. Japanese. PubMed PMID: 11840672.

15. Kuroiwa M, Morimatsu H, Tsuzaki K, et al. Changes in the incidence, case fatality rate, and characteristics of symptomatic perioperative pulmonary thromboembolism in Japan: Results of the 2002-2011 Japanese Society of Anesthesiologists Perioperative Pulmonary Thromboembolism (JSA-PTE) Study. J Anesth 2015 Jun;29(3):433-41. doi: 10.1007/s00540-014-1939-y. Epub 2014 Nov 21. PubMed PMID: 25412800.

16. [No author]. Microsoft Excel. [Internet] [Acesso em 13 apr 2016]. Disponível em: https://pt.wikipedia.org/wiki/Microsoft_Excel

17. [No author]. Stata. [Internet] [Acesso em 13 apr 2016]. Disponível em: https://pt.wikipedia.org/wiki/Stata

18. [No author]. R.[Internet] [Acesso em 13 apr 2016]. Disponível em: https://pt.wikipedia.org/wiki/R_%28linguagem_de_programa%C3%A7%C3%A3o%29

19. Guglielminotti J, Li G. Monitoring Obstetric Anesthesia Safety across Hospitals through Multilevel Modeling. Anesthesiology. 2015 Jun;122(6):1268-79. doi: 10.1097/ALN.0000000000000617. PubMed PMID: 25730339.

20. Cheesman K, Brady JE, Flood P, et al. Epidemiology of anesthesia-related complications in labor and delivery, New York State, 2002-2005. Anesth Analg. 2009;109:1174-81.

21. Brasil. Ministério da Saúde. Secretaria de Ciência, Tecnologia e Insumos Estratégicos. Portaria Nº 199, de 30 de janeiro de 2014. Institui a Política Nacional de Atenção Integral às Pessoas com Doenças Raras. [Internet] [Acesso em 13 apr 2016]. Disponível em: http://bvsms.saude.gov.br/bvs/saudelegis/gm/2014/prt0199_30_01_2014.html

22. Mehta SP, Eisenkraft JB, Posner KL, et al. Patient injuries from anesthesia gas delivery equipment: a closed claims update. Anesthesiology. 2013 Oct;119(4):788-95. doi:10.1097/ALN.0b013e3182a10b5e. PubMed PMID: 23835591.

23. Food and Drug Administration. Safety of Key Inhaled and Intravenous Drugs in Pediatrics (SAFEKIDS) Initiative.[Internet] [Acesso em 13 apr 2016]. Disponível em: http://www.fda.gov

24. Davidson AJ, Morton NS, Arnup SJ, et al. Apnea after Awake Regional and General Anesthesia in Infants: The General Anesthesia Compared to Spinal Anesthesia Study-Comparing Apnea and Neurodevelopmental Outcomes, A Randomized Controlled Trial. Anesthesiology 2015;123:38-54.

25. Davidson AJ, Disma N, deGraaff JC, et al. Neurodevelopmental Outcome at 2 years of age after general anaesthesia and awake-regional anaesthesia in infancy (GAS): an international multicentre, randomised controlled trial. Lancet. 2016;387:239-49.

26. Kumar G, Stendall C, Mistry R, et al. A comparison of total intravenous anaesthesia using propofol with sevoflurane or desflurane in ambulatory surgery: systematic review and meta-analysis. Anaesthesia. 2014 Oct;69(10):1138-50. doi: 10.1111/anae.12713. Epub 2014 May 22. Review. PubMed PMID: 24847783.

27. Agoliati A, Dexter F, Lok J, et al. Meta-analysis of average and variability of time to extubation comparing isoflurane with desflurane or isoflurane with sevoflurane. Anesth Analg. 2010 May 1;110(5):1433-9. doi: 10.1213/ANE.0b013e3181d58052. PubMed PMID: 20418303.

28. Kranke P, Tramèr MR. [Cochrane Anaesthesia Review Group and the Cochrane Library. Useful resources for anaesthetists]. Anaesthesist. 2003 Apr;52(4):349-52. German. PubMed PMID: 12715138.

29. Colaboração Cochrane. The Cochrane Anaesthesia Review Group (CARG), Department of Anaesthesiology, Bispebjerg University Hospital, Bispebjerg Bakke 23, 2400 NV, Denmark, Tel. +45-3531-3014, Fax +45-3531-3339, E-mail: carg@cochrane.dk. [Internet] [Acesso em 14 apr 2016]. Disponível em: http://www.cochrane-anaesthesia.suite.dk (Dr.P.Kranke, Klinik für Anaesthesiologie, Universität Würzburg, Josef-Schneider-Str. 2, 97080 Würzburg, Deutschland <E-Mail: peter.kranke@mail.uni-wuerzburg.de>

30. Colaboração Cochrane. Revman Review Manager (RevMan). [Internet] [Acesso em 14 apr 2016]. Disponível em: https://community.cochrane.org/editorial-and-publishing-policy-resource/review-manager-revman, http://tech.cochrane.org/revman/download

31. Brasil. Ministério da Saúde. Gabinete do Ministro e Secretaria de Ciência, Tecnologia e Insumos Estratégicos. Departamento de Ciência e Tecnologia. Portaria GM/MS nº 2.915, de 12 de dezembro de 2011, institui a Rede Brasileira de Avaliação de Tecnologias em Saúde (REBRATS). [Internet] [Acesso em 16 apr 2016]. Disponível em: http://www.brasilsus.com.br/legislacoes/gm/110960-2915.html

32. Brasil. Ministério da Saúde. Secretaria de Ciência, Tecnologia e Insumos Estratégicos. Departamento de Ciência e Tecnologia. Diretrizes Metodológicas: Revisão Sistemática/Ministério da Saúde, Secretaria de Ciência, Tecnologia e Insumos Estratégicos, Departamento de Ciência e Tecnologia. Brasília: Ministério da Saúde, 2009. p.150. – (Série A. Textos Básicos em Saúde). [Internet] [Acesso em 16 apr 2016]. Disponível em: http://rebrats.saude.gov.br/diretrizesmetodologicas

33. Sebel PS, Bowdle TA, Ghoneim MM, et al. The incidence of awareness during anesthesia: a multicenter United States study. Anesth Analg. 2004 Sep. 99(3):833-9.

34. Metcalfe A, Lix LM, Johnson J-A, et al. Validation of an obstetric comorbidity index in an external population. BJOG. 2015;122:1748–1755. DOI: 10.1111/1471-0528.13254.

35. Bateman BT, Mhyre JM, Hernandez-Diaz S, et al. Development of a comorbidity index for use in obstetric patients. Obstet Gynecol. 2013;122:957-65.

36. Hamilton MA, Cecconi M, Rhodes A. A Systematic Review and Meta-Analysis on the Use of Preemptive Hemodynamic Intervention to Improve Postoperative Outcomes in Moderate and High-Risk Surgical Patients. Anesth Analg. 2011;112:1392-402.

37. HingsoN RA, Ross EF, Costley EC. A current analysis of the cost of anesthetic agents. West J Surg Obstet Gynecol. 1957;65:375-8.

38. Jones CS. Costing an anaesthetic service. S Afr Med J. 1957;31:906-8.

39. Wilson AM. What price anaesthesia? An investigation into costs. Br Med J. 1966;2:1190-2.

40. Virtue RW. Comparison of cost of high and low flows of anaesthetic agents. Can Anaesth Soc J. 1981;28:182-4.

41. Waterson CK. Recovery of waste anesthetic gases. Contemp Anesth Pract. 1984;8:109-24.

42. Elliott R, Payne K, Moore J, et al. Which anaesthetic agents and techniques are cost-effective in day surgery? Literature review, national survey of practice and randomised controlled trial. Health Technol Assess (Rockv). 2003;6:1-264. [Internet] [Acesso em 15 apr 2016]. Disponível em: http://journalslibrary.nihr.ac.uk/hta/hta6300

43. Elliott RA, Payne K, Moore JK, et al. Clinical and economic choices in anaesthesia for day surgery: a prospective randomised controlled trial (Structured abstract). Anaesthesia 2003;58:412–421. [Internet] [Acesso 16 apr 2016]. Disponível em: http://onlinelibrary.wiley.com/o/cochrane/cleed/articles/NHSEED-22003000770/frame.html

44. Brasil. Ministério da Saúde. Secretaria de Ciência, Tecnologia e Insumos Estratégicos. Departamento de Ciência e Tecnologia. Diretrizes Metodológicas: estudos de avaliação econômica de tecnologias em saúde/Ministério da Saúde, Secretaria de Ciência, Tecnologia e Insumos Estratégicos, Departamento de Ciência e Tecnologia. 2 Ed. Brasília: Ministério da Saúde, 2014. p.132. (Série A. Textos Básicos em Saúde). [Internet] [Acesso em 16 apr 2016]. Disponível em: http://rebrats.saude.gov.br/diretrizesmetodologicas

45. Ortiz AC, Atallah ÁN, Matos D, et al. Intravenous versus inhalational anaesthesia for paediatric outpatient surgery. In: Ortiz AC (ed) Cochrane Database of Systematic Reviews. Chichester, UK: John Wiley & Sons, Ltd. (2014). [Internet] [Acesso em 16 apr 2016]. Disponível em: http://doi.wiley.com/10.1002/14651858.CD009015.pub2

46. Visser K, Hassink EA, Bonsel GJ, et al. Randomized controlled trial of total intravenous anesthesia with propofol versus inhalation anesthesia with isoflurane-nitrous oxide: postoperative nausea with vomiting and economic analysis. Anesthesiology. 2001;95:616-26.

47. Smith I. Total intravenous anaesthesia: is it worth the cost? CNS Drugs. 2003;17:609-19.

48. Tremper KK. Who are you going to fire? Anesth Analg. 2010;110:278-9.

49. Rinehardt EK, Sivarajan M. Costs and wastes in anesthesia care. Curr Opin Anaesth. 2012;25:221-5.

50. Garcia DB, Rincon OYP, Tenório SB. Anestesia para Cirurgia Pediátrica. Capítulo 54. In: Croti UA, Mattos SS, Pinto Jr VC, et al. Cardiologia e Cirurgia cardiovascular pediátrica. 2a. Ed. São Paulo: Roca, 2012. p.965-76.

51. Brattwall M, Warrén-Stomberg M, Hesselvik F, et al. Brief review: Theory and practice of minimal fresh gas flow anesthesia. Can J Anesth Can d'anesthésie. 2012;59:785-97. [Internet] [Acesso em 16 apr 2016]. Disponível em: http://link.springer.com/10.1007/s12630-012-9736-2

52. Odin I, Feiss P. Low flow and economics of inhalational anaesthesia. Best Pract Res Clin Anaesthesiol. 2005;19:399-413.

53. Epstein RH, Dexter F, Maguire DP, et al. Economic and Environmental Considerations During Low Fresh Gas Flow Volatile Agent Administration After Change to a Nonreactive Carbon Dioxide Absorbent. Anesth Analg. 2016;1. [Internet] [Acesso e mem 16 apr 2016]. Disponível em: http://content.wkhealth.com/linkback/openurl?sid=WKPTLP:landingpage&an=00000539-900000000-98139

54. Gillerman RG, Browning RA. Drug use inefficiency: a hidden source of wasted health care dollars. Anesth Analg. 2000;91:921-4.

55. Chaudhary K, Garg R, Bhalotra AR, et al. Anesthetic drug wastage in the operation room: A cause for concern. J Anaesthesiol Clin Pharmacol. 2012;28(1):56-61.

56. More SR, Dabhade SS, Ghongane BB. Drug Audit of Intravenous Anaesthetic Agents in Tertiary Care Hospital. J Clin Diagn Res. 2015 Nov;9(11):FC25-8. doi: 10.7860/JCDR/2015/14159.6815. Epub 2015 Nov 1. PubMed PMID: 26673030; PubMed Central PMCID: PMC4668431.

57. Eberhart LH, Bernert S, Wulf H, et al. [Pharmacoeconomical model for cost calculation using a study on prophy-

laxis of nausea and vomiting in the postoperative phase as an example. Cost effectiveness analysis of a tropisetron supplemented desflurane anaesthesia in comparison to a propofol total intravenous anaesthesia (TIVA)]. Anaesthesist. 2002 Jun;51(6):475-81. German. PubMed PMID: 12391535.

58. Abrishami A, Ho J, Wong J, et al. Sugammadex, a selective reversal medication for preventing postoperative residual neuromuscular blockade. Cochrane database Syst Rev 2009;CD007362. [Internet] [Acesso em 16 apr 2016]. Disponível em: http://www.ncbi.nlm.nih.gov/pubmed/19821409

59. Chambers D, Paulden M, Paton F, et al. Sugammadex for the reversal of muscle relaxation in general anaesthesia: a systematic review and economic assessment. Health Technol Assess. 2010 Jul;14(39):1-211. doi: 10.3310/hta14390. Review. PubMed PMID: 20688009. [Internet] [Acesso em 16 apr 2016]. Disponível em: http://www.ncbi.nlm.nih.gov.sci-hub.io/books/NBK56830/

60. Ledowski T. Sugammadex: what do we know and what do we still need to know? A review of the recent (2013 to 2014) literature. Anaesth Intensive Care. 2015;43:14-22. [Internet] [Acesso em 16 apr 2016]. Disponível em: http://www.ncbi.nlm.nih.gov/pubmed/25579285

61. Smith I. Cost considerations in the use of anaesthetic drugs. Pharmacoeconomics. 2001;19(5 Pt 1):469-81. Review. PubMed PMID: 11465307.

62. Mota DM, Fernandes MEP, Coelho HLL. Farmacoeconomia: um Instrumento de Eficiência para a Política de Medicamentos do Brasil. Acta Farm Bonaerense. 2003;22(2):177-86.

3 parte

Anatomia e Fisiologia
Seção 1
Sistema Nervoso

Anatomia do Sistema Nervoso Central

Eduardo Tadeu Moraes Santos
Heliantho de Siqueira Lima Filho

INTRODUÇÃO

Os primeiros registros de observação da anatomia do sistema nervoso central datam de 500 A.C. por Alcméon, quando descreveu os nervos ópticos. Hipócrates (400 A.C.) descreveu uma "fenda" entre os hemisférios cerebrais. Platão (429-323 A.C.) situou sensação e pensamento no encéfalo.

Herófilo iniciou a dissecção humana na Escola de Alexandria (300-250 A.C.). Este distinguiu cérebro e cerebelo, descreveu o quarto ventrículo e diferenciou nervos motores e sensitivos. Galeno (129-199 D.C.), nascido em Pérgamo, passou em Roma seus anos mais produtivos. Dissecando e experimentando, ele classificou os nervos cranianos, omitindo o olfatório e o troclear. Escreveu também extenso trabalho sobre a anatomia e funções da medula espinhal. Depois de Galeno, os pensamentos biológico e médico entraram em um longo recesso. O legado clássico foi todo extinto na Europa durante a idade média. Os textos gregos sobreviveram principalmente em versões árabes, com pequeno progresso no conhecimento; de acordo com a letargia intelectual geral, a neuroanatomia marcou passo por milhar de anos; na verdade, a exatidão anatômica degenerou. O movimento em direção ao naturalismo entre artistas da Renascença, no fim do século XV e início do XVI, teve uma de suas vertentes a dissecção humana. Grandes mestres emergiram nessa época como: Michelangelo, Leonardo da Vinci, Raphael e Dürer. Esse movimento, juntamente com a introdução de novas técnicas como moldes em cera, preparou o caminho para Vessalius.

Vessalius (1514-1564) marcou uma nova era na Medicina com suas ilustrações rigorosamente estruturais com precisão sem igual em seu tempo. Claramente, ele indicou os núcleos da base, hipocampo, fórnice, cápsula interna, pulvinar, colículos, quarto ventrículo, e muitos outros detalhes, com quase a exatidão de um atlas moderno.

Eustáquio (1550-1574), um contemporâneo de Vesálio, deixou uma brilhante representação do sistema nervoso simpático e nervo craniano de modo mais pormenorizado que o próprio Vesálio.

Muitos outros estudiosos da neuroanatomia humana vieram a suceder estes. Tanto na idade moderna quanto na contemporânea muitos contribuíram para evolução do conhecimento neuroanatômico. Citá-los fugiria ao escopo deste capítulo, assim seguiremos para a conceituação do termo "sistema nervoso central".

CONCEITO

O sistema nervoso central aparece pela primeira vez em organismos simples que exibem simetria bilateral como alguns moluscos ou insetos. A partir de critérios anatômicos, pode-se conceituar o sistema nervoso central (SNC) como a porção de recepção de estímulos de comando e desencadeamento de respostas, localizado dentro do esqueleto axial (caixa craniana, e canal vertebral, sendo constituído essencialmente pelo encéfalo e medula espinhal).

O sistema nervoso central humano possui estrutura extremamente complexa. Ele funciona no sentido de manter o equilíbrio do organismo (homeostase) frente a diferentes situações, fazendo ajustes ao meio para que possa sobreviver. Enfim, o sistema nervoso central (SNC) é responsável pela integração do organismo com seu meio ambiente.

EMBRIOLOGIA DO SNC

O folheto embrionário ectoderma dá origem a todo sistema nervoso humano. Por volta da segunda semana pós-concepção, inicia-se sua formação, pela placa neural, que paulatinamente sofre um processo de invaginação, até que ao fim da 3ª semana funde-se totalmente, constituindo o tubo neural. O tubo neural vai apresentar diferentes calibres em sua extensão, sendo a porção cranial dilatada, de onde originar-se-á o encéfalo primitivo ou arquencéfalo e a porção caudal de calibre menor e uniforme, de onde surgirá a medula espinhal. Nas semanas que seguem, o arquencéfalo desenvolve-se, surgindo as vesículas encefálicas primordiais, que posteriormente darão origem a vesículas secundárias.

Essas divisões e as estruturas anatômicas correspondentes são mostradas na Figura 15.1.

DIVISÕES MAIORES DO SISTEMA NERVOSO

Embora em essência seja um todo contínuo, o sistema nervoso pode ser dividido, para conveniência de estudo, numa série de partes, regiões, ou subsistemas. O encéfalo e a medula espinhal juntos formam o sistema nervoso central. Estendendo-se deles, em pares, estão os doze nervos cranianos e trinta e um espinhais, constituindo estes o sistema nervoso periférico. Vale salientar que, neste capítulo, discorreremos apenas sobre anatomia do SNC.

Para se entender a organização anatômica do SNC, deve-se conhecer inicialmente a citologia deste. O sistema nervoso é composto de células que são as unidades funcionais básicas deste: os neurônios. Estes são células muito diferenciadas e especializadas.

Os neurônios são divididos em três partes: o corpo celular ou soma (este contém várias organelas que mantém a vida celular), o axônio (prolongamento celular que pode ter alguns milímetros ou até dezenas de comprimento, especializado na transmissão de potenciais de ação) e os dendritos (estrutura receptora ramificada, onde se encontram os terminais sinápticos).

A forma e tamanho dos neurônios podem variar bastante, podem ser divididos em dois tipos, de acordo com o número de prolongamento citoplasmático: neurônios unipolares e neurônios multipolares. Existem de 10 a 100 bilhões de neurônios no cérebro humano, que interligados formam entre cem trilhões a um quatrilhão de conexões. Exemplos de neurônios conforme sua estrutura estão representados na Figura 15.2.

Em funcionamento constante, mesmo nos períodos de sono, essa estrutura complexa consome cerca de um quarto de toda a energia do organismo humano.

Até há uma década acreditava-se que os neurônios podiam no máximo regenerar-se sob certas condições.

Hoje sabe-se que não podem apenas regenerar-se, mas que em condições mais especiais ainda, células gliais denominados astrócitos podem diferenciar-se em novos neurônios.

Compõem ainda o sistema nervoso central diversas variedades de células não excitáveis. Estas estão demonstradas na Tabela 15.1.

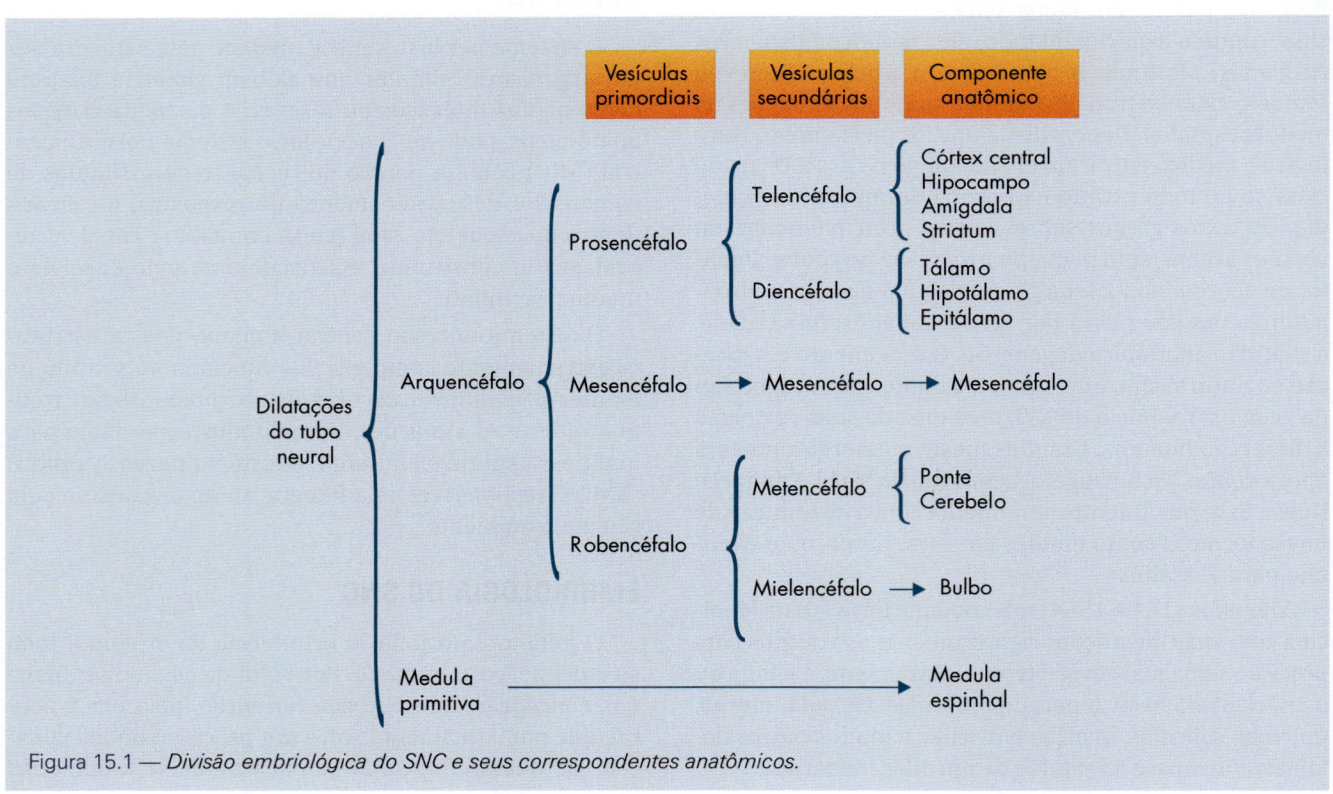

Figura 15.1 — *Divisão embriológica do SNC e seus correspondentes anatômicos.*

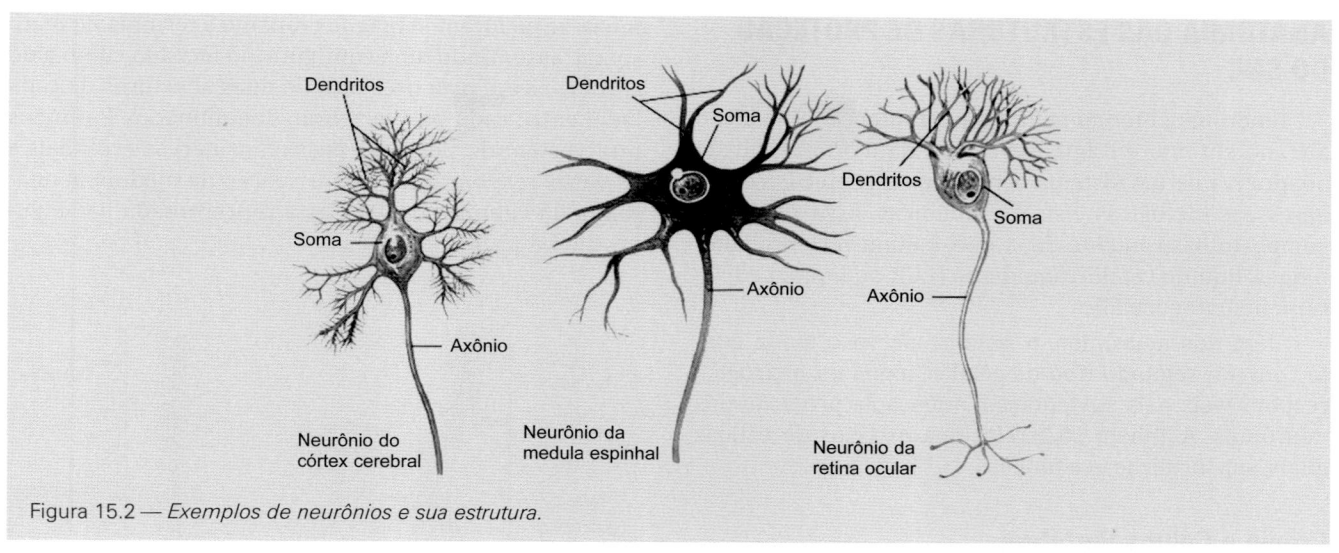

Figura 15.2 — *Exemplos de neurônios e sua estrutura.*

TABELA 15.1
CÉLULAS GLIAIS, SUA LOCALIZAÇÃO E FUNÇÃO

Localização	Tipo celular	Função
Sistema nervoso central	Astrócitos	Apoio estrutural para os neurônios e isolamento das superfícies receptoras; fagocitose
	Epêndima	Produção e circulação do líquido cefalorraquidiano
	Micróglia	Células fagocitárias mobilizadas na presença de lesão ou infecção
	Oligodendrócitos	Produção de mielina, nutrição dos neurônios e fagocitose
Sistema nervoso periférico	Células satélite	Envolvem os corpos celulares ganglionares, oferecendo suporte mecânico e nutritivo
	Células de Schwann	Produção de mielina

ORGANIZAÇÃO DO SNC SEGUNDO A DISPOSIÇÃO NEURONAL

No chamado neuroeixo, encerrados na caixa craniana e canal vertebral, estão o encéfalo e a medula espinhal. Esse neuroeixo está organizado anatomicamente ao longo dos eixos rostrocaudal e dorsoventral, isto é, posicionado anteroposteriormente, apresentando simetria bilateral.

O SNC tem suas células neuronais organizadas de várias formas, originando muitas de suas estruturas, de acordo com a disposição dos corpos neuronais e seus axônios.

Pode-se destacar as estruturas anatômicas que apresentam-se segundo a organização descrita ao lado (Figura 15.3).

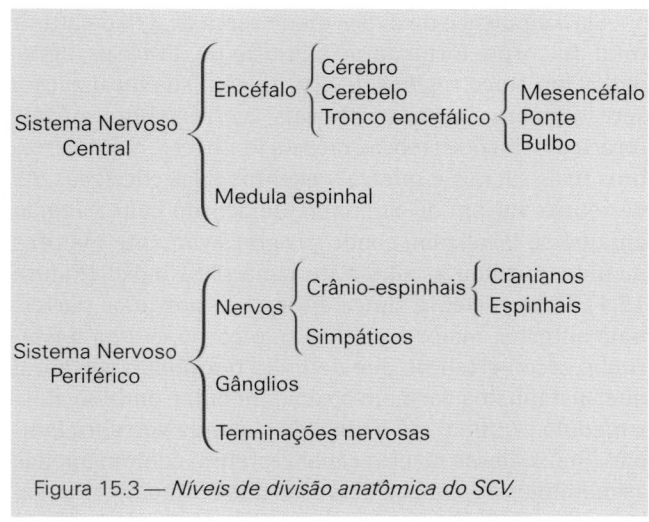

Figura 15.3 — *Níveis de divisão anatômica do SCV.*

Anatomia do Sistema Nervoso Central

ANATOMIA DAS ESTRUTURAS DE PROTEÇÃO DO SNC

Tendo papel fundamental na manutenção da vida, o SNC no entanto é frágil, assim fica clara a necessidade adaptativa de um sistema complexo de proteção contra agressões biológicas, físicas e químicas. Esse sistema é composto basicamente de crânio, coluna vertebral, meninges, líquido cefalorraquidiano (LCR ou líquor) e barreira hematoencefálica.

Além dos neurônios, o sistema nervoso ainda conta com um segundo tipo de células, a glia ou neuróglia, responsáveis pela sustentação, nutrição e proteção dos neurônios. A Tabela 15.1 relaciona os tipos de células gliais, sua localização e funções.

Crânio e Coluna Vertebral

Os ossos planos do crânio e os corpos vertebrais, que formam o canal vertebral, são as estruturais principais de proteção mecânica do SNC.

O crânio está sustentado no ápice da coluna vertebral, assumindo forma oval, alargada posteriormente. É composto de 22 ossos achatados e irregulares, os quais, com exceção da mandíbula, são fixos e soldados entre si. Divide-se em duas partes: o crânio propriamente dito, composto de oito ossos (um occipital, dois parietais, um frontal, dois temporais, um esfenoidal e um etmoidal) que abrigam o cérebro, e o esqueleto da face, composto de 14 ossos (dois nasais, dois maxilares, dois lacrimais, dois zigomáticos, dois palatinos, duas conchas nasais inferiores, um vômer e uma mandíbula). O crânio assume uma configuração hermética, exceto pelos forâmens e canais de onde partem a medula espinhal e os nervos cranianos e por onde passam os vasos responsáveis pela irrigação do cérebro.

Situada na linha média posterior do tronco está a coluna vertebral.

Ela é sinuosa e flexível e mede cerca de 2/5 da altura total do corpo, formada pela junção de 33 ossos, agrupados em cinco regiões de acordo com sua localização: sete vértebras móveis cervicais, 12 vértebras móveis torácicas, cinco vértebras móveis lombares, cinco vértebras fixas sacrais e quatro vértebras fixas coccígeas. As vértebras variam de tamanho, de acordo com a região em que se localizam, sendo progressivamente maiores quando se toma a coluna de cima para baixo (Figura 15.4). Uma vértebra típica é formada por duas partes: uma anterior, maior e cilíndrica, o corpo, e uma posterior, o arco vertebral, que delimita o forâmen vertebral que, justapostos, formam o canal medular, onde se aloja a medula espinhal até o nível da segunda vértebra lombar. Abaixo desse nível, o canal vertebral contém apenas as meninges e as raízes nervosas dos últimos nervos espinhais, que formam a cauda equina. O canal vertebral inicia-se no forâmen magno craniano e termina no hiato sacral, assumindo uma configuração fechada como a do crânio, exceto pela presença de duas aberturas de cada lado, entre cada par vertebral, denominados forâmens intervertebrais, por onde passam os nervos espinhais e os vasos responsáveis pela irrigação da medula. A anatomia da coluna vertebral está representada nas Figuras 15.4 e 15.5.

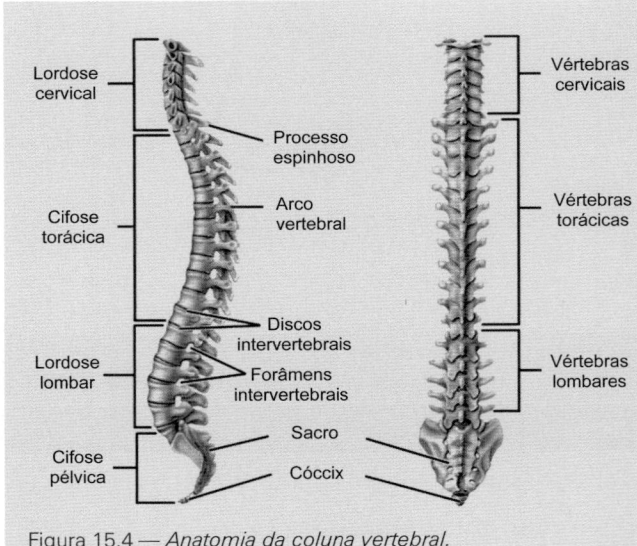

Figura 15.4 — *Anatomia da coluna vertebral.*

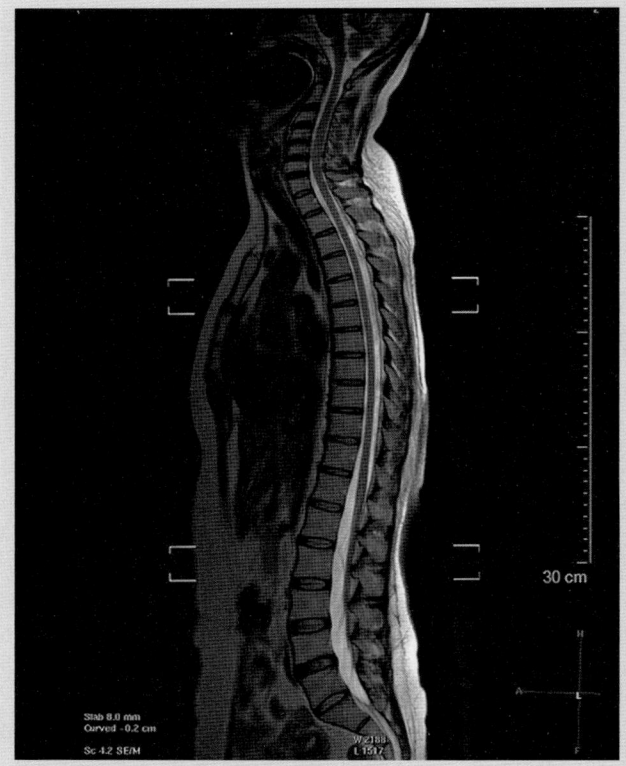

Figura 15.5 — *Corte sagital da coluna vertebral.*

Os corpos vertebrais são interligados por meio de uma fibrocartilagem (disco intervertebral), proporcionando uma articulação de amplitude restrita à coluna vertebral. O arco vertebral consiste de um par de pedículos e um par de lâminas, ancorando sete processos – quatro articulares, dois transversos e um espinhoso. Nesses processos, inserem-se ligamentos e músculos que proporcionam os movimentos da coluna e sua estabilidade.[4,5]

Meninges

As meninges, três membranas de tecido conjuntivo, envolvem todo o SNC. São elas: a dura-máter (mais externa), a aracnoide (intermediária) e a pia-máter (mais interna).

A dura-máter é uma membrana rica em colágeno, espessa e densa, resistente e inelástica, ricamente vascularizada e inervada, o que a torna responsável pela sensibilidade dolorosa intracraniana. A dura-máter cranial ou encefálica é composta de dois folhetos – o externo ou endosteal, que funciona como periósteo interno do crânio, e o interno ou meníngeo, que continua com a dura-máter espinhal. Esses folhetos sofrem separações em determinadas regiões, formando quatro pregas e várias cavidades, denominadas seios da dura-máter, que funcionam como canais venosos. As quatro pregas da dura-máter são as seguintes:

- **Tenda do cerebelo**: septo transversal interposto entre os lobos occipitais e o cerebelo, dividindo a cavidade craniana em compartimento superior ou supratentorial (fossa média) e compartimento inferior ou infratentorial (fossa posterior);
- **Foice cerebral**: ocupa a fissura longitudinal do cérebro, separando os dois hemisférios cerebrais e contendo os seios sagitais;
- **Foice cerebelar**: pequeno septo triangular que separa os dois hemisférios cerebelares;
- **Diafragma da sela**: pequena lâmina horizontal que fecha superiormente a sela túrcica, isolando e protegendo a hipófise.

A dura-máter espinhal, formada apenas pelo folheto interno da dura-máter craniana, é separada da aracnoide por uma cavidade virtual, o espaço subdural, e da parede óssea do canal medular pelo espaço peridural, o qual contém um rico plexo venoso.

A aracnoide é uma delicada membrana conjuntiva, separada da pia-máter pelo espaço subaracnóideo que contém o líquor. Em locais em que o encéfalo se afasta da parede craniana, formam-se coleções de líquor, as quais são denominadas cisternas aracnoideas, sendo a principal a cisterna cerebelo-medular ou cisterna magna. A aracnoide pode em alguns pontos invadir a dura-máter, formando as granulações aracnoideas ou corpos de Pacchioni, responsáveis pela absorção do líquor.

Finalmente, a pia-máter, a mais interna das meninges, é uma membrana descontínua, aderida intimamente à superfície do SNC, formada por delicado tecido conjuntivo, ricamente permeado por um minúsculo plexo venoso. A pia-máter proporciona sustentação estrutural ao tecido nervoso e acompanha todos os relevos do SNC, bem como os vasos que nele penetram, formando a parede externa dos espaços perivasculares, que constituem amortecedores hidráulicos às pulsações arteriais.[3,6]

Líquor

Barreira hematoencefálica

O tecido nervoso e o sangue realizam trocas constantes. Essas trocas são reguladas. Funcionalmente, está situada no endotélio dos capilares que irrigam o SNC, cobrindo uma superfície de $12m^2/g$ de parênquima cerebral, graças a uma complexa rede de cerca de 650 km de capilares sanguíneos. As células endoteliais desses capilares são diferenciadas, não fenestradas, apresentando junções extremamente estreitas entre si, as quais bloqueiam ativamente a passagem de proteínas, compostos hidrofílicos e mesmo a difusão iônica. Contudo, permite a passagem da maioria dos compostos lipofílicos, além de possuir mecanismos específicos de transporte para insulina, glicose, transferrina, purinas e aminoácidos. O endotélio capilar tem mais de 95% de sua superfície circundada por processos celulares de astrócitos, o que constitui mais uma interposição entre os capilares e o tecido nervoso funcional.[1,3,6]

As estruturas que contém o líquor (ventrículos) estão representadas na Figura 15.6.

Medula espinhal

A medula espinhal é a estrutura mais caudal do SNC, de forma cilíndrica e alongada, ligeiramente achatada no sentido anteroposterior. Tem início a partir do bulbo, ocupando os dois terços superiores do canal vertebral, geralmente terminando ao nível da segunda vértebra lombar, quando se afila para formar o cone medular e, por fim, o filamento terminal. A medula espinhal constitui a via de passagem de informações entre o SNC e os órgãos do tronco e membros e é a via final para o envio de comandos motores. Apresenta seu calibre relativamente uniforme, exceto por duas intumescências, denominada cervical e lombar, onde ocorrem as conexões dos plexos braquiais e lombossacral, respectivamente. Estrutura-se de forma que a substância cinzenta, constituída por corpos neuronais, situa-se dentro da substância branca, constituída por fibras mielínicas (vias ascendentes e

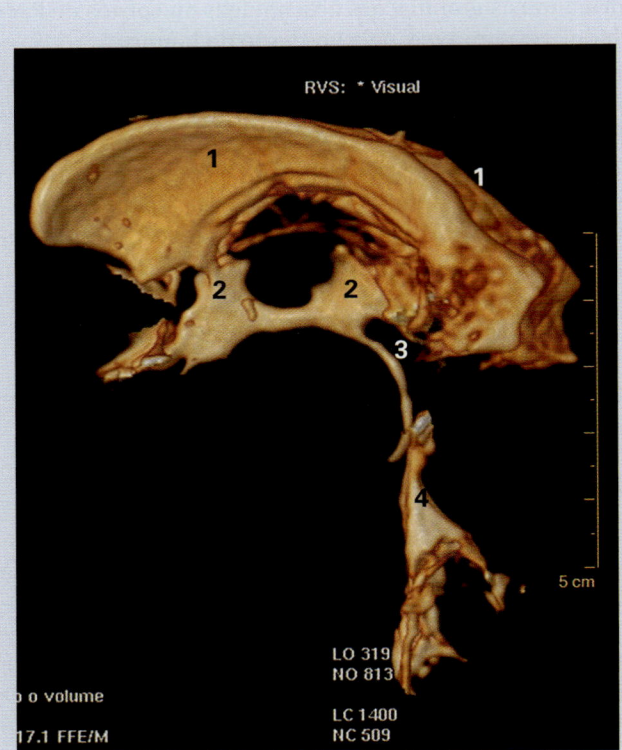

Figura 15.6 — *Reformatação tridimensional do sistema ventricular por RNM (1) ventrículos laterais; (2) 3º ventrículo; (3) aqueduto cerebral; (4) 4º ventrículo.*

Da medula espinhal saem 31 pares de nervos espinhais – oito cervicais, 12 torácicos, cinco lombares, cinco sacrais e um coccígeo – cada qual com uma raiz anterior e outra posterior, esta última com um gânglio espinhal. Em razão de ritmos de crescimento diferentes entre a medula espinhal e a coluna vertebral, as raízes nervosas dos últimos nervos espinhais, dispostas em torno do cone medular e filamento terminal, formam a chamada cauda equina.[3,4,6] A cauda equina está mostrada nas Figuras 15.8 e 15.9.

A substância cinzenta na medula tem seus neurônios divididos em dois grandes grupos: neurônios de axônio longo e neurônios de axônio curto. Os neurônios de axônio longo são, por sua vez, divididos em neurônios radiculares e neurônios cordonais. Os neurônios radiculares podem ser viscerais – quando inervam músculos lisos e cardíacos e glândulas – ou somáticos ou motores, responsáveis pela inervação dos músculos estriados esqueléticos. Os neurônios cordonais, cujos axônios formam os funículos da substância branca medular, são divididos em neurônios de projeção, que constituem as vias ascendentes da medula, e os neurônios de associação, com ramos ascendentes e descendentes, que integram segmentos medulares situados em níveis diferentes. Por fim, os neurônios de axônio curto, de pequeno tamanho, permanecendo circunscritos à substância cinzenta medular, são responsáveis pela regulação dos arcos-reflexos.[1,3]

descendentes) – com isso, a substância cinzenta assume a forma de uma borboleta, apresentando três colunas de cada lado: anterior, posterior e lateral. A substância branca, também se organiza em funículos anterior, lateral e posterior. (Figura 15.7)

Tronco encefálico ou rombencéfalo

O tronco encefálico é uma estrutura infratentorial, ou seja, ocupa a fossa craniana posterior, sendo divi-

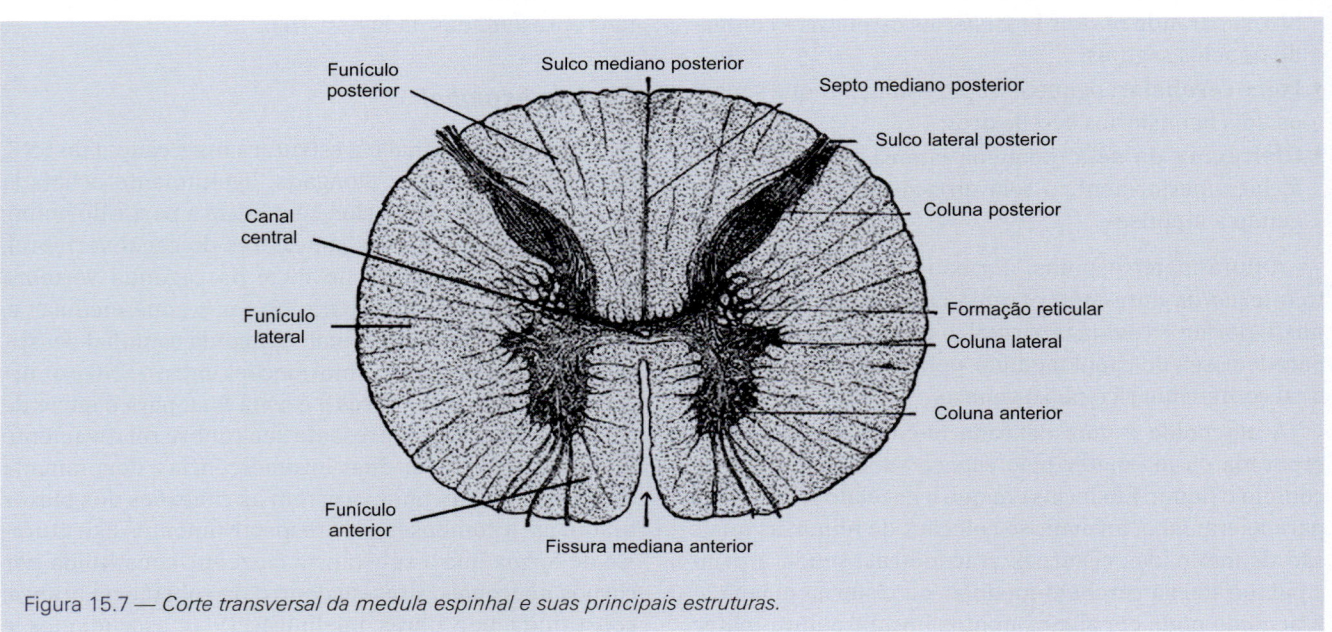

Figura 15.7 — *Corte transversal da medula espinhal e suas principais estruturas.*

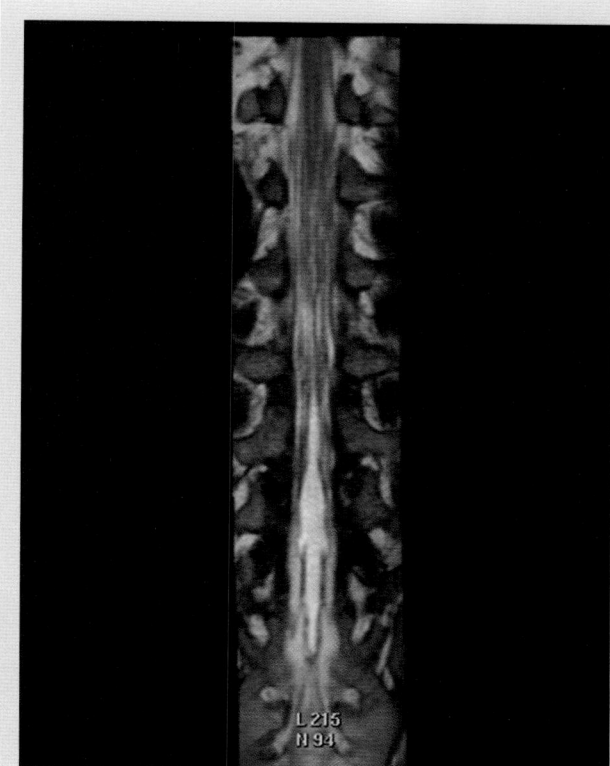

Figura 15.8 — *Reformatação de corte coronal de cauda equina por RNM.*

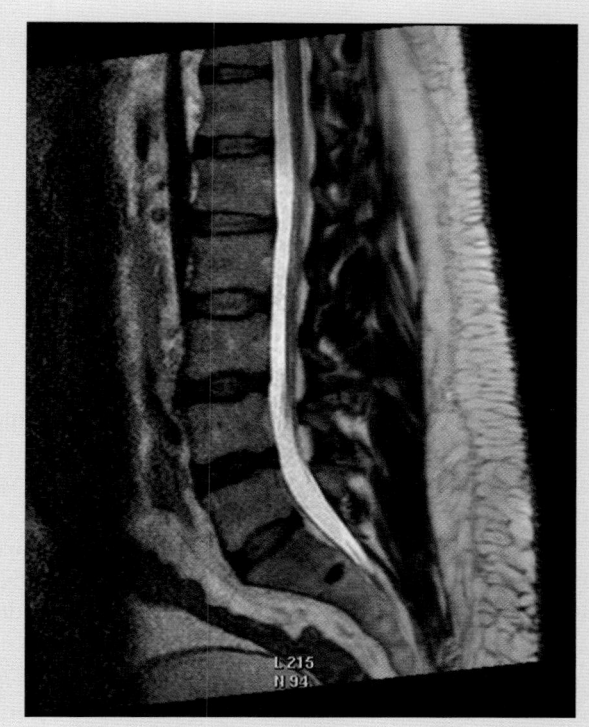

Figura 15.9 — *Reformatação sagital da cauda equina por RNM.*

dido em bulbo, mesencéfalo e ponte. Constitui a ligação entre cérebro e medula espinhal, sendo a via de passagem dos diversos tratos nervosos. Além disso, contém os núcleos dos nervos cranianos, exceto do I e II pares (olfatório e ótico), responsáveis pela inervação sensorial e motora da cabeça e pescoço, inervação dos órgãos dos sentidos e inervação parassimpática dos gânglios autonômicos viscerais que controlam funções vitais, como a respiração, pressão sanguínea e batimentos cardíacos.

Bulbo

Tendo uma estrutura de secção triangular, o bulbo mede cerca de 3 cm de comprimento, cujos limites são a extremidade inferior da ponte (sulco bulbopontino) e a extremidade superior da medula ao nível do primeiro nervo cervical. Mantém organização morfológica muito semelhante à da medula, não havendo demarcação clara entre ambas, a qual ocorre superficialmente com a decussação das pirâmides. Estas se constituem de feixes compactos de fibras nervosas descendentes que ligam as áreas motoras do cérebro aos neurônios motores da medula (trato piramidal ou via corticoespinhal), representando a principal via motora do SNC. Na parte caudal do bulbo, os feixes piramidais cruzam obliquamente o plano mediano em feixes interdigitados que obliteram a fissura mediana anterior, formando a decussação das pirâmides.

Apesar de sua estrutura ser semelhante à da medula em sua porção inferior, superiormente o bulbo difere muito, apresentando várias modificações como o aparecimento de novos núcleos (grácil, cuneiforme, olivar), a decussação das pirâmides (motora) e dos lemniscos (sensitiva) e a abertura do IV ventrículo.

Uma rede de tratos e núcleos são integrados pelo bulbo. Estes trazem informação sensorial para os centros superiores do cérebro, bem como levam comandos motores para a medula. Possui núcleos de vários nervos cranianos, bem como núcleos próprios, além da formação reticular, onde se localizam o centro respiratório, o centro vasomotor e o centro do vômito. Assim, o bulbo é responsável pelo controle da função motora visceral, participando de alguns dos principais reflexos do corpo humano, como vômito, soluço, deglutição, tosse e espirro.[1,3,4,6] O tronco encefálico, o bulbo e a ponte são mostrados nas figuras 15.10 e 15.11

Os núcleos de nervos cranianos e suas funções são apresentados na Tabela 15.2.

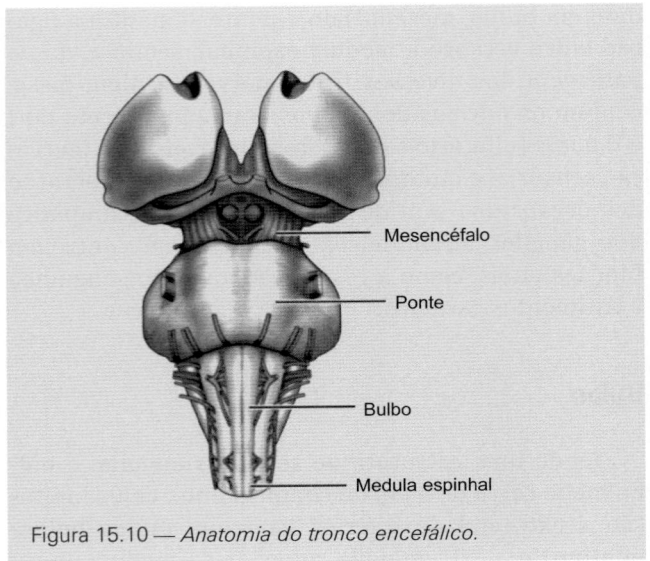

Figura 15.10 — *Anatomia do tronco encefálico.*

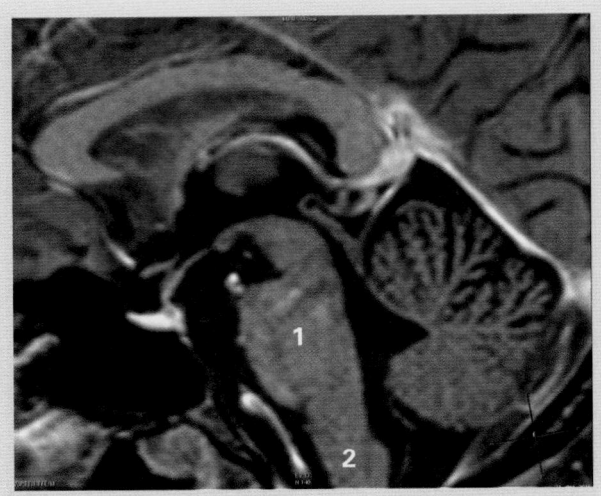

Figura 15.11 — *Tronco cerebral: (1) ponte e (2) bulbo.*

TABELA 15.2
NÚCLEOS DOS NERVOS CRANIANOS LOCALIZADOS NO TRONCO ENCEFÁLICO

Classificação	Núcleo	Par Craniano	Função
Núcleos motores	Núcleo ambíguo	Glossofaríngeo (IX) Vago (X) Acessório (XI)	Inervação da musculatura estriada da laringe e faringe
	Núcleo do hipoglosso	Hipoglosso (XII)	Inervação da musculatura da língua
	Núcleo dorsal do vago	Vago (X)	Inervação motora de vísceras torácicas e abdominais
	Núcleo salivatório inferior	Glossofaríngeo (IX)	Inervação da parótida
Núcleos sensitivos	Núcleo do trato espinhal do trigêmeo	Trigêmeo (V) Facial (VII) Glossofaríngeo (IX) Vago (X)	Sensibilidade de quase toda a cabeça
	Núcleo do trato solitário	Facial (VII) Glossofaríngeo (IX) Vago (X)	Sensibilidade gustativa
	Núcleo vestibular	Vestíbulo-coclear (VIII)	Equilíbrio e audição

Ponte

Situada centralmente ao cerebelo, a ponte constitui a parte dianteira do tronco encefálico. Está localizada entre o bulbo e o mesencéfalo. Sua superfície anterior é convexa, muito proeminente, formada por um volumoso feixe de fibras nervosas, que convergem e se tornam mais compactas para formar o pedúnculo cerebelar médio ou braço da ponte. É composta basicamente de fibras de condução, conectando áreas cerebrais superiores com a medula espinhal. Na linha média anterior, encontra-se o sulco basilar, onde, em geral, se aloja a artéria basilar.

A ponte possui vários núcleos que estabelecem uma conexão entre o córtex motor e o cerebelo. Sua parte ventral é separada do bulbo pelo sulco bulbopontino, de onde emergem o VI, VII e VIII pares cranianos (abducente, facial e vestíbulococlear, respectivamente). Na parte dorsal da ponte, encontram-se os núcleos dos nervos vestíbulococlear, facial, abducente e trigêmeo; além dos núcleos salivatório superior e lacrimal.

Na transição entre o bulbo e a ponte encontra-se o *locus ceruleus*, um núcleo constituído por neurônios e fibras ricas em noradrenalina, com amplas projeções para o córtex cerebral, possuindo importante papel no controle do comportamento emocional e no ciclo sono-vigília.[1,3,4,6]

Mesencéfalo

Conectando a ponte e o cerebelo aos hemisférios cerebrais, na porção mais cranial do tronco encefálico, surge uma estrutura curta, essa estrutura é o mesencéfalo. É formado por uma porção ventrolateral, composta de duas estruturas cilíndricas, os pedúnculos cerebrais, uma porção dorsal, que consiste de quatro eminências arredondadas, os corpos quadrigêmeos (teto mesencefálico), e um canal estreito, o aqueduto cerebral, o qual conecta o terceiro e quarto ventrículos. Os pedúnculos cerebrais dividem-se em uma parte dorsal, predominantemente celular, o tegmento e outra ventral, formada de fibras longitudinais descendentes (tratos corticoespinhal, corticonuclear e corticopontino), a base do pedúnculo. Tegmento e base do pedúnculo são separadas por um núcleo compacto de neurônios multipolares ricos em dopamina e contendo melanina, a substância negra, que faz parte do sistema extrapiramidal, com conexões nos dois sentidos com o corpo estriado (núcleos da base), envolvida no controle da atividade muscular esquelética.

Os corpos quadrigêmeos são formados por dois pares de colículos – superior e inferior –, cujas fibras projetam-se para os núcleos talâmicos. Os colículos superiores estão envolvidos em reflexos que regulam os movimentos verticais dos olhos, enquanto os colículos inferiores constituem um importante relé das vias auditivas.

O tegmento possui alguns importantes núcleos, como o núcleo rubro, pertencente ao sistema motor extrapiramidal, e os núcleos dos nervos trocleares (IV) e oculomotor (III).[3,4,6] O mesencéfalo e alguns núcleos deste são mostrados nas Figuras 15.12 e 15.13.

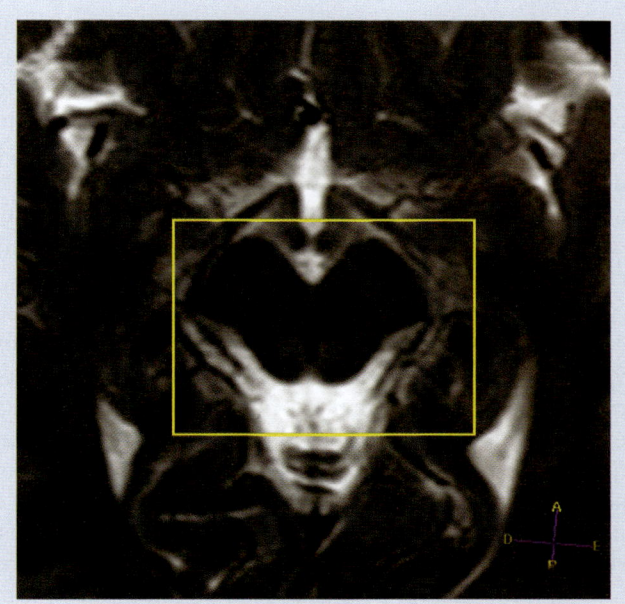

Figura 15.12 — *Corte axial do mesencéfalo.*

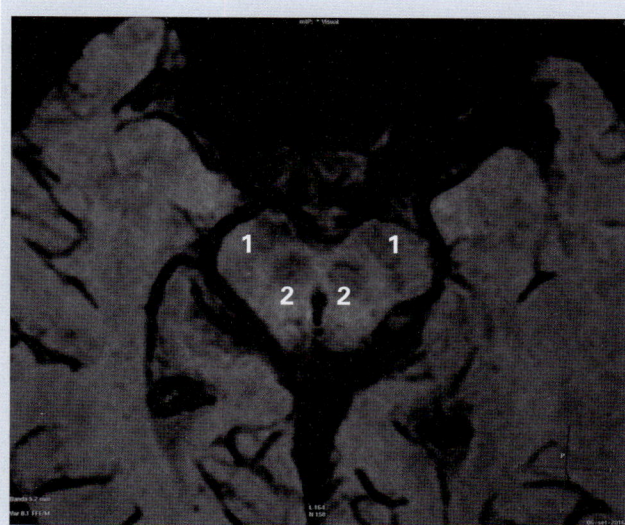

Figura 15.13 — *Corte axial do mesencéfalo. (1) substância nigra; (2) núcleos rubros.*

Cerebelo

Localizado na fossa occipital inferior, o cerebelo (Figuras 15.14 e 15.15) guarda, como o cérebro, uma estrutura semelhante, sendo formado por dois hemisférios que apresentam um córtex que envolve um centro de substância branca (corpo medular). Conta ainda com uma pequena estrutura mediana, o vermis, ligado aos dois hemisférios cerebelares. O cerebelo situa-se abaixo do lobo occipital, dorsalmente à ponte e bulbo, ligando-se a eles através dos pedúnculos cerebelares.

Os dois hemisférios cerebelares apresentam sulcos transversais que delimitam os lóbulos cerebelares, formados pelas chamadas folhas do cerebelo, finas lâminas de tecido nervoso. Os principais lobos cerebelares são o anterior, o posterior e o flocolonodular. A citoarquitetura do córtex cerebelar é basicamente a mesma em todas as folhas e lóbulos, distinguindo-se três camadas – moleculares (formada principalmente por fibras), de células de Purkinje (formada por neurônios piriformes) e granulares (formada pelas menores células do corpo humano, os neurônios granulares).

Já o corpo medular do cerebelo, formado por fibras mielínicas, possui quatro núcleos centrais com corpos neuronais, a saber, núcleo denteado, núcleo emboliforme, núcleo globoso e núcleo fastigial.

Responsável por atividade inconsciente e involuntária, o cerebelo desempenha importante papel na regulação dos movimentos finos e complexos, integrando estímulos proprioceptivos, visuais e táteis para determinação temporal e espacial de ativação dos músculos durante o movimento ou no ajuste postural. Sendo assim, basicamente está envolvido na manutenção do equilíbrio corporal, manutenção do tônus muscular e da pos-

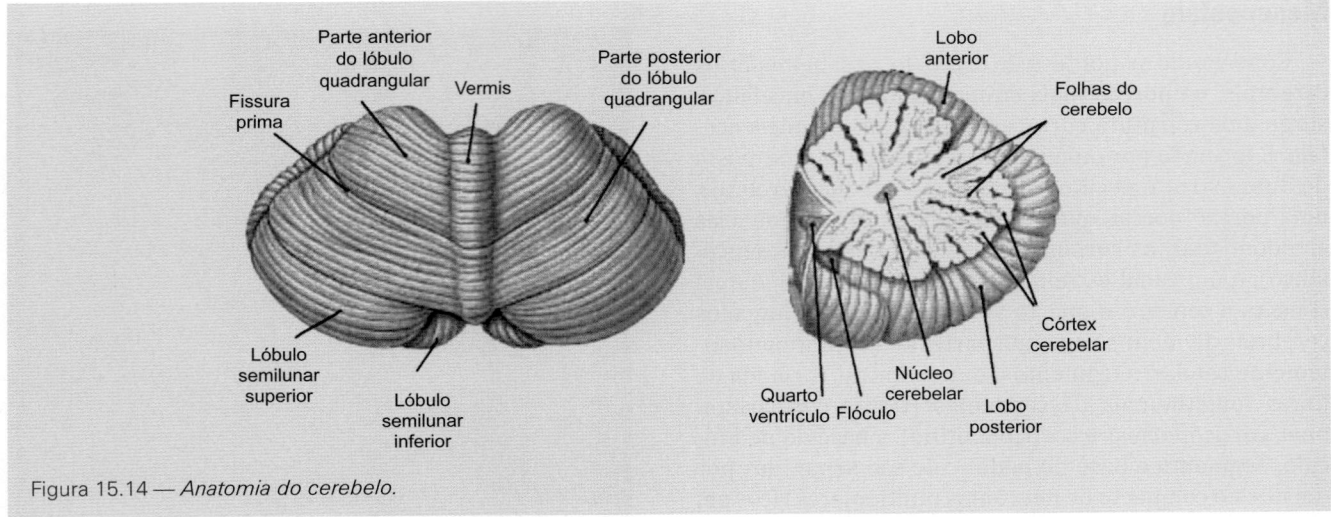

Figura 15.14 — *Anatomia do cerebelo.*

Diencéfalo

Tálamo

Os tálamos são duas massas ovoides de substância cinzenta, localizadas de cada lado do terceiro ventrículo, em sua porção laterodorsal, acima do sulco hipotalâmico. Tem por função processar informações sensoriais provenientes das regiões mais caudais do SNC, que se dirigem para o córtex cerebral. Possui vários núcleos, divididos em cinco grupos: anterior, posterior, mediano, medial e lateral.

Os núcleos anteriores situam-se no tubérculo anterior do tálamo, recebem fibras dos núcleos mamilares e projeta fibras para o córtex do giro do cíngulo, integrando o circuito de Papez, parte do sistema límbico e, portanto, atuam sobre o comportamento emocional. Os núcleos posteriores compreendem os corpos geniculados e o pulvinar, funcionando como uma relé das vias auditiva e ótica. Os núcleos medianos possuem conexão com o hipotálamo, relacionando-se com funções viscerais. Os núcleos mediais recebem um grande número de fibras da formação reticular, tendo importante papel ativador sobre o córtex cerebral, e de fibras da área pré-frontal, relacionadas a comportamentos emocionais como respostas afetivas (alegria e tristeza).

Os núcleos laterais compreendem o grupo de núcleo talâmico mais complexo, sendo formados pelos núcleos ventrais anterior, intermédio, posterolateral e posteromedial. Os dois primeiros, pertencentes ao sistema extrapiramidal, são núcleos de projeção que recebem fibras motoras do globo pálido e cerebelo e se projetam ao córtex frontal. Já os núcleos ventrais posterolateral e posteromedial funcionam como relé das vias sensitivas, recebendo, respectivamente, informações dos lemniscos medial (responsável pela condução de impulsos do tato e propriocepção) e espinhal (responsável pela condução de impulsos de temperatura, dor, pressão e tato) e do

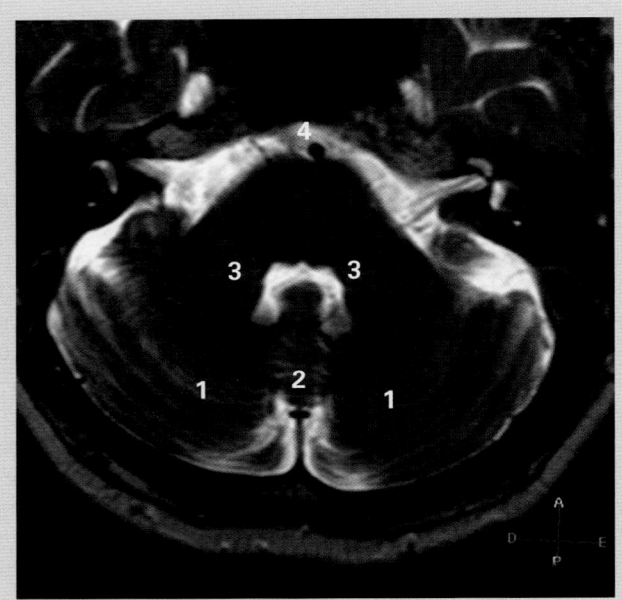

Figura 15.15 — *Cerebelo. (1) Hemisférios cerebelares; (2) vérmis; (3) pedúnculos cerebelares médios; (4) artéria basilar.*

tura, bem como coordenação de movimentos complexos. Acredita-se ainda que possa estar envolvido em processos de aprendizagem, particularmente na aquisição de respostas condicionadas.[1,3,4,6]

Cérebro

O cérebro (Figura 15.16), correspondente embriológico do prosencéfalo, é dividido em duas partes:

♦ O diencéfalo, correspondente à área do terceiro ventrículo e às estruturas que o circundam, a saber: tálamo, hipotálamo, epitálamo e subtálamo;
♦ O telencéfalo, correspondente aos hemisférios cerebrais.

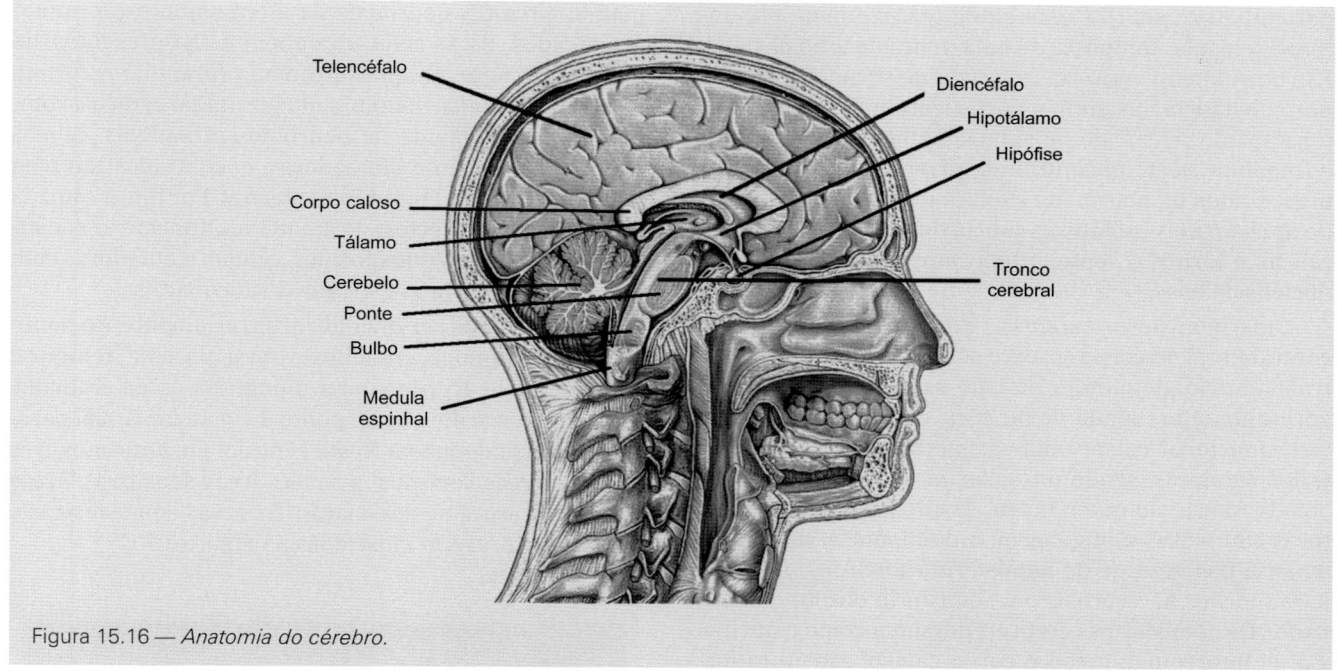

Figura 15.16 — Anatomia do cérebro.

lemnisco trigeminal (responsável pela condução de impulsos da sensibilidade somática da cabeça).[1,3,4,6]

Hipotálamo

Como seu próprio nome enseja, o hipotálamo, localiza-se abaixo do tálamo, numa pequena área do assoalho do terceiro ventrículo. É composto pela região tegmental subtalâmica e pelas seguintes estruturas: corpos mamilares, quiasma ótico, túber cinéreo e infundíbulo. É constituído basicamente de substância cinzenta, agrupada em núcleos, contendo um grande número de circuitos neuronais relacionados às funções vitais: temperatura corporal, frequência cardíaca, pressão arterial, osmolaridade sanguínea, ciclo sono-vigília, ingestão de alimentos e água. Controla a homeostasia do organismo (atividade visceral no sentido de manter constante o meio interno) por meio de três mecanismos: endócrino (pela regulação da hipófise), autônomo (origina o sistema nervoso simpático e parassimpático) e motivacional (por suas conexões com o sistema límbico).[1,3,4,6]

Epitálamo

O epitálamo, composto pela comissura das habênulas, comissura posterior e glândula pineal (epífise), limita posteriormente o terceiro ventrículo. O núcleo e comissura das habênulas pertencem ao sistema límbico, estando relacionadas com a regulação do comportamento emocional. Já a glândula pineal, órgão secretor da melatonina, possui ação inibidora sobre outras glândulas, como as gônadas, a hipófise, a tireoide e as paratireoides. Como a pineal parece sofrer influências em seu funcionamento a partir da exposição à luz, acredita-se que esteja envolvida no ritmo circadiano e no ciclo sono-vigília.[3]

Subtálamo

Pequena área interna e posterior do diencéfalo, pertencente ao sistema extrapiramidal, sendo formado pelo estrato dorsal, zona incerta e núcleo subtalâmico. Como se localiza na transição com o mesencéfalo, engloba parte de algumas estruturas desse segmento, como o núcleo rubro, a formação reticular e a substância negra. Apresenta função motora, regulando a postura e os movimentos. Lesões, desse núcleo, provocam uma síndrome específica, denominada hemibalismo, caracterizada por movimentos involuntários anormais e violentos das extremidades, que podem persistir mesmo no período do sono, levando o paciente à exaustão física.[3]

Telencéfalo

O telencéfalo é constituído basicamente pelos dois hemisférios cerebrais, grandes massas ovoides de tecido nervoso, dotados de uma cavidade interna, os ventrículos laterais, e separados medialmente de forma incompleta pela fissura longitudinal do cérebro. Repousando na base do crânio (anteriormente) e na tenda do cerebelo (posteriormente), cada hemisfério cerebral está configurado de modo a apresentar três polos (frontal, occipital e temporal), três faces (superolateral, medial e inferior) e quatro grandes lobos (frontal, temporal, parietal e occipital). Existe ainda um pequeno lobo interno, a insula, composta de uma dobra do lobo parietal. Estruturalmente, apresenta uma superfície constituída por substância cinzenta, o córtex cerebral, que envolve uma porção central de substância branca, o centro branco medular. Neste, encontram-se diversos agrupamentos organizados de neurônios e feixes de fibras, constituindo as chamadas estruturas subcorticais, a saber: o corpo caloso, o fórnix, o septo, o hipocampo, a amígdala e os núcleos da base.

Cada hemisfério cerebral relaciona-se com a parte contralateral do corpo (p. ex. o córtex motor direito controla a atividade motora do lado esquerdo do corpo) e apresenta lateralidade de funções, ou seja, do ponto de vista funcional existe uma assimetria entre os hemisférios cerebrais, sendo um deles mais importante para aquela função do que o outro. Assim, para funções motoras complexas e linguagem, a dominância, na grande maioria das vezes, é do hemisfério esquerdo, enquanto para funções não verbais é o hemisfério direito o dominante. Os hemisférios cerebrais possuem como principal via de intercomunicação o corpo caloso, estrutura formada de fibras mielínicas e amielínicas, situada no fundo da fissura longitudinal do cérebro.

A superfície cerebral é marcada por muitas circunvoluções formadas por sulcos (escavações), fissuras (sulcos profundos) e giros (elevações). Os dois principais sulcos são o lateral (de Sylvius) e o central (de Rolando). O sulco lateral separa o lobo temporal dos lobos frontal e parietal; já o sulco central, separa o lobo frontal (anterior) do parietal (posterior). De modo geral, as áreas anteriores ao sulco central relacionam-se à motricidade e as posteriores com a sensibilidade.

Além dos sulcos laterais e centrais, é digno de nota o sulco parieto-occipital, que se estende de cima para baixo, dividindo o lobo parietal do occipital; o sulco calcarino, na superfície medial do lobo occipital, delimitando a localização do córtex visual; e o sulco do cíngulo, na superfície medial dos lobos frontal e parietal, delimitando o giro do cíngulo, importante componente do sistema límbico.

O córtex cerebral é formado por seis camadas interpostas e complexamente interconectadas de diferentes tipos de neurônios e fibras (módulos ou colunas de células), classificadas, da superfície para o interior, em (1) camada molecular; (2) camada granular externa; (3) camada piramidal externa; (4) camada granular interna; (5) camada piramidal interna; e (6) camada multiforme. Cada camada constitui uma unidade morfofuncional com características próprias, que se comunica e interage com as camadas adjacentes. Na camada molecular, predominam fibras horizontais, havendo poucos neurônios de associação, denominados células horizontais. A seguir, encontra-se a camada granular externa, composta basicamente de células granulares, as principais células receptoras do SNC, caracterizadas por dendritos que se ramificam próximos aos corpos celulares, formando circuitos neuronais de intercomunicação muito sofisticados. Essas células também estão presentes, de forma marcante, na quarta camada (granular interna). A terceira camada, denominada piramidal externa, composta principalmente de neurônios piramidais, células predominantemente efetuadoras, encontradas também na quinta camada (piramidal interna). Por fim, a camada mais interna do córtex, a camada multiforme, é constituída por neurônios fusiformes, células efetuadoras com comunicações com as estruturas subcorticais.

O córtex pode ser dividido arbitrariamente, do ponto de vista anatômico, em lobos frontal, parietal, temporal e occipital, de acordo com a topografia óssea craniana. Entretanto, sua divisão do ponto de vista funcional parece ser mais adequada. Neste sentido, encontramos três grandes áreas corticais, a saber: áreas sensitivas, áreas motoras e áreas de associação. As áreas somestésicas e somatomotoras são mostradas na Figura 15.17.

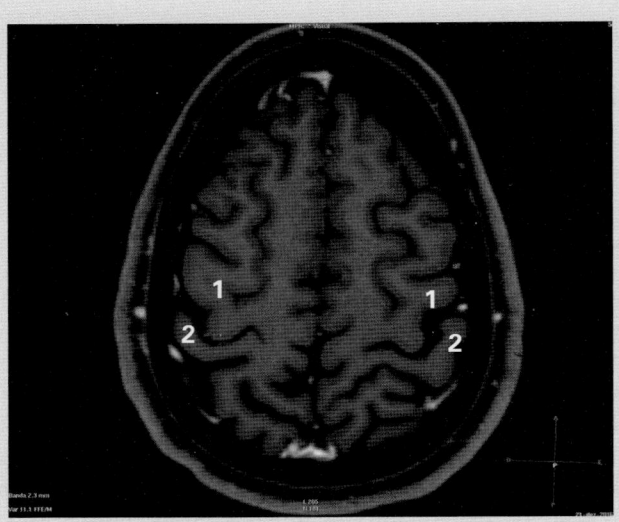

Figura 15.17 — *Corte axial do telencéfalo. (1) Área somatomotora da mão. (2) Área somatossensitiva da mão.*

Áreas sensitivas são áreas de projeção, caracterizadas pela recepção de estímulos, permitindo ao indivíduo a consciência de sensações físicas, são divididas em:

- **Área auditiva**: localizada no giro temporal transverso anterior, apresenta correspondência direta com as áreas da cóclea, sem, contudo, ser uma via totalmente cruzada, o que resulta no fato de que destruição cortical de um lado não determina a perda total da audição contralateral;
- **Área gustativa**: localizada na porção inferior do giro pós-central;
- **Área olfatória**: localizada em uma pequena área na parte anterior do uncus e do giro para-hipocampal;
- **Área somestésica**: área de sensibilidade somática geral, localizada no giro pós-central, posterior ao sulco

central (área cortical sensorial primária). Recebe e analisa impulsos nervosos relacionados à temperatura, dor, pressão, tato e propriocepção consciente da metade oposta do corpo;
* **Área vestibular**: aparentemente localizada no lobo temporal, próximo à área auditiva, sendo responsável pela consciência da orientação espacial;
* **Área visual**: localizada no sulco calcariano, na parte mais posterior do córtex occipital, com correspondência direta entre áreas da retina e áreas corticais.

Já as áreas motoras do córtex, constituintes das vias eferentes somáticas, representam o sistema piramidal, formado pelos tratos corticoespinhal e corticonuclear, responsáveis pelo controle voluntário dos movimentos musculares. A área motora piramidal do córtex (centro cortical primário da motricidade voluntária) localiza-se anteriormente ao sulco central, no giro pré-central, comandando a área muscular contralateral ao hemisfério cerebral. A extensão de comprometimento de córtex motor para determinada parte do corpo é proporcional à delicadeza e complexidade de movimentos dos grupos musculares dessa parte, e não do seu tamanho, havendo assim, por exemplo, uma maior área do córtex destinada aos grupos musculares das mãos e da face do que para o restante do corpo.

Por fim, as áreas de associação do córtex relacionam-se a funções psíquicas mais elaboradas, integrando as funções sensoriais e motoras. São dividas em cinco áreas específicas:
* **Áreas gnósicas**: situadas próximas às áreas de projeção somestésica, visual e auditiva, responsabilizam-se pelo reconhecimento consciente e interpretação dos estímulos táteis, visuais e auditivos, dividindo-se, respectivamente, em área psicossomestésica, área psicovisual e área psicoauditiva. Lesões nessas áreas resultam em um quadro denominado agnosia, caracterizado pela incapacidade em reconhecer objetos, imagens e sons, apesar de haver a percepção consciente deles. Da mesma forma, as áreas gnósicas estão relacionadas ao planejamento de atos voluntários e, neste caso, as lesões corticais resultam em apraxia, ou seja, incapacidade de realizar determinada sequência de atos, sem que haja qualquer lesão motora;
* **Áreas relacionadas com a linguagem**: antigamente delimitadas nas áreas de Broca (pré-frontal – Figura 15.18) e Wernicke (porção posterior do lobo temporal esquerdo), atualmente acredita-se corresponderem a vastos territórios corticais de associação, não delimitados, visto ser a linguagem um fenômeno altamente complexo que depende da integridade dos circuitos neuronais como um todo. As áreas de linguagem relacionam-se ao conceito de dominância cerebral, localizando-se, portanto, na maioria das vezes, no hemisfério cerebral esquerdo;

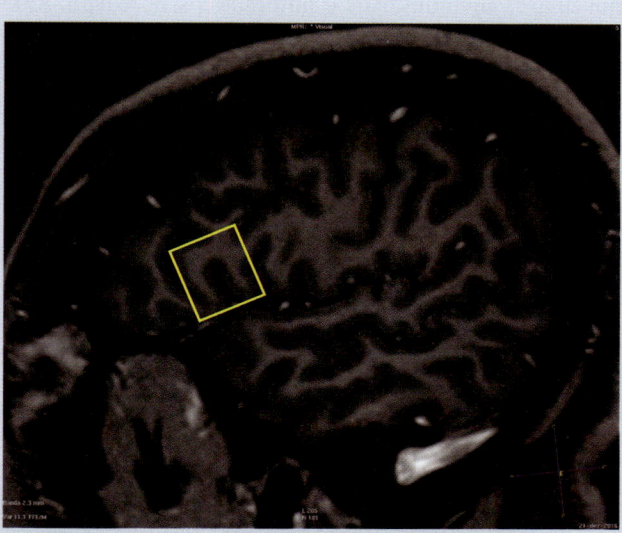

Figura 15.18 — *Corte sagital do telencéfalo. Área de Broca.*

* **Áreas relacionadas com o esquema corporal**: localizadas no giro supramarginal e regiões vizinhas, no hemisfério não dominante, relacionam-se à percepção consciente das diversas partes do corpo, sendo consequência da integração de vários estímulos sensitivos;
* **Áreas relacionadas com a memória**: ocupam várias áreas corticais, em especial no lobo temporal;
* **Áreas corticais relacionadas com as emoções**: fenômenos complexos, as emoções comprometem principalmente áreas subcorticais, havendo, contudo, relações com áreas inespecíficas do córtex. Aparentemente, a área pré-frontal tem participação no desenvolvimento de reações afetivas de tristeza e ansiedade, bem como em características de personalidade.

Envolvido pelo córtex cerebral, encontra-se o centro branco medular, área formada basicamente de substância branca, rica em fibras nervosas mielínicas (fibras de projeção e fibras de associação), contendo pequenas formações de substância cinzenta, os núcleos da base: *claustrum*, corpo amigdaloide e corpo estriado. O centro branco medular constitui a maior parte da massa encefálica de cada hemisfério.

O *claustrum* é uma pequena faixa de substância cinzenta localizada entre o *putamen* e o córtex da ínsula, de função desconhecida. Já o corpo amigdaloide, localizado na extremidade da cauda do núcleo caudado, faz parte do sistema límbico, atuando sobre o controle das emoções e do comportamento sexual.

Finalmente, o corpo estriado, composto pelo núcleo caudado, *putamen* e globo pálido, constitui um importante centro do sistema extrapiramidal, realizando conexões com o córtex cerebral, o tálamo e a substância negra. O corpo estriado é uma região rica em neurônios dopaminérgicos, responsáveis pelo controle dos movimentos musculares involuntários e automáticos do corpo. Afecção dessa estrutura resulta em síndromes extrapiramidais, como o mal de Parkinson, as coreias e atetoses.[1,3,4,6]

Vascularização do SNC

Formado por estruturas nobres e altamente especializadas, o SNC consome grande quantidade de glicose e oxigênio, o que demanda intenso fluxo sanguíneo e, por consequência, vasta rede de vascularização.

A medula espinhal é irrigada pelas artérias espinhais anterior e posteriores, ramos da artéria vertebral e pelas artérias radiculares. Já o encéfalo é irrigado pelas artérias carótidas internas e vertebrais, que na base do cérebro formam o polígono anastomótico de Willis (Figura 15.19), de onde saem às principais artérias para irrigação do SNC. As artérias carótidas internas originam as artérias cerebrais médias e anteriores, enquanto as artérias vertebrais fundem-se na artéria basilar, que a seguir origina os ramos das artérias cerebrais posteriores, emitindo ainda os ramos das artérias cerebelares. A artéria cerebral anterior irriga áreas cerebrais responsáveis pela sensibilidade e motricidade dos membros inferiores; já a artéria cerebral média irriga áreas motoras e somestésicas do tronco, cabeça, pescoço e membros superiores, além de centros da linguagem; por fim, a artéria cerebral posterior irriga áreas visuais do lobo occipital.[3,7]

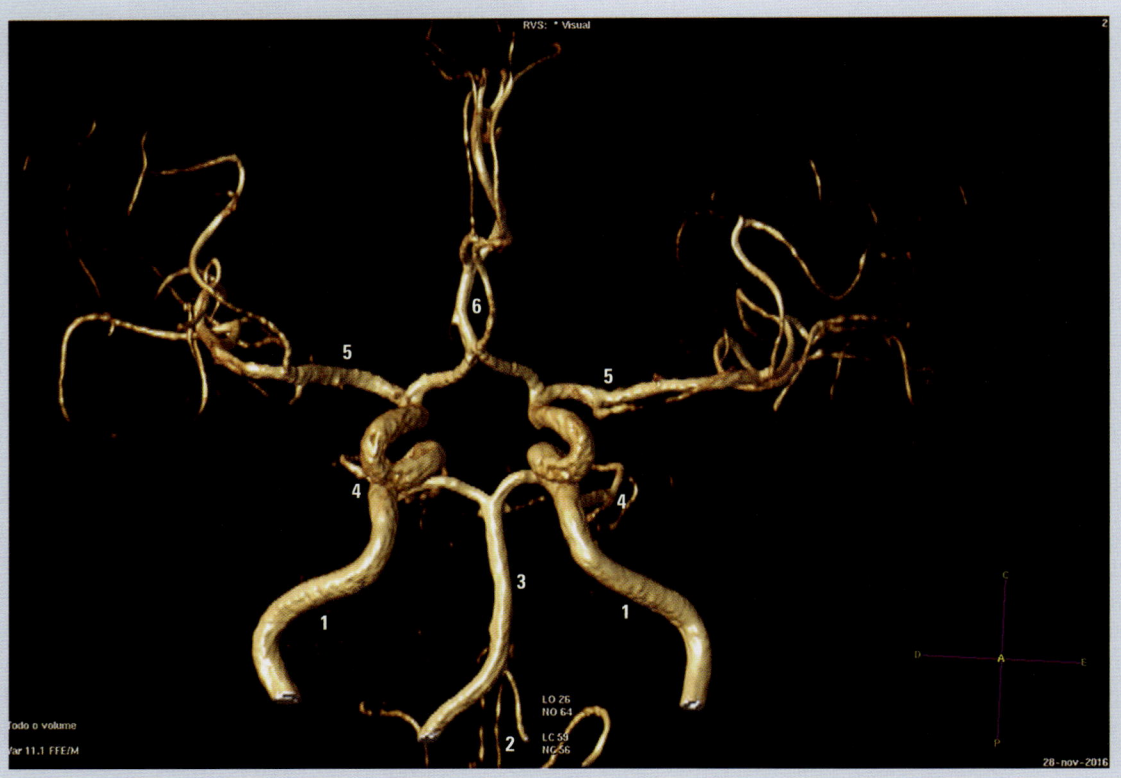

Figura 15.19 — *Polígono de Willis*: **1**. a.a carótidas internas; **2**. a.a vertebrais; **3**. a. basilar; **4**. a.a cerebrais posteriores; **5**. a.a. cerebrais médias e **6**. a.a cerebrais anteriores.

REFERÊNCIAS

1. Brandão ML. Psicofisiologia – As bases fisiológicas do comportamento. 2ª ed. São Paulo: Atheneu; 2001. p. 1-25.
2. Gray H. Embriology. "In": Gray H, (editor). Anatomy of the human body. 20th ed. Philadelphia: Lea & Febiger; 2000. p. 50-3.
3. Machado ABM. Neuroanatomia funcional. 2ª ed. São Paulo: Atheneu; 2000.
4. Sobotta J. Atlas de anatomia humana. 18ª ed. Rio de Janeiro: 1984. p. 1-131.
5. Gray H. Osteology. "In": Gray H, (editor). Anatomy of the human body. 20th ed. Philadelphia: Lea & Febiger; 2000. p. 96-200.
6. Gray H. Neurology. "In": Gray H, (editor). Anatomy of the human body. 20th ed. Philadelphia: Lea & Febiger; 2000. p. 721-880.
7. Gray H. The arteries. "In": Gray H, (editor). Anatomy of the human body. 20th ed. Philadelphia: Lea & Febiger; 2000. p. 574-5.

16

Bioeletrogênese da Membrana Transmissão Sináptica

Oscar César Pires
Fabiana Mara Scarpelli de Lima Alvarenga Caldeira

INTRODUÇÃO

A diferença de potencial entre os dois lados da membrana celular é uma característica presente nas células dos seres vivos. Elas produzem e utilizam a eletricidade como forma de transmissão de sinais rápida e eficazmente, enviando informações e controlando as ações do organismo em alta velocidade. Essa diferença de potencial gera os estados de repouso e de ação das células. Além disso, algumas delas, como as neurais e as musculares, são capazes de autogerar impulsos eletroquímicos ao longo de suas membranas.[1-7]

POTENCIAL DE REPOUSO

O termo "potencial de repouso" é utilizado para se referir ao potencial de membrana quando as células estão quiescentes (Figura 16.1). Nesse estado, a região externa à membrana tem voltagem igual a zero, e a interna, negativa, sendo essa voltagem diferente, dependendo da célula em questão.

Assim, o potencial de repouso das fibras nervosas é de –90 milivolts (mV). Essa diferença de potencial entre o interior e o exterior celular decorre da distribuição desigual de íons, principalmente sódio (Na^+), potássio (K^+) e cloro (Cl^-).[1-7] O valor do potencial, então, varia de acordo com o tipo e a função celular. Isso se deve tanto a diferenças de gradientes iônicos quanto a diferentes permeabilidades relativas aos íons.

As fibras nervosas possuem uma voltagem de –90 milivolts (mV), como já mencionado, enquanto nas hemácias essa voltagem é de –6 mV, nos hepatócitos é de –28 mV e nas células cardíacas de –86 mV.[15,19] Em células musculares e nervosas, o potencial de membrana aproxima-se do potencial de equilíbrio eletroquímico do K^+, enquanto em hemácias aproxima-se do potencial de equilíbrio do Cl^-.[8]

Um deslocamento de íons que torne a membrana mais polarizada (com maior carga negativa no interior, ou seja, maior diferença de potencial) é chamado de "hiperpolarizante"; enquanto um deslocamento que torne a membrana menos polarizada (com menor carga negativa no interior, ou seja, menor diferença de potencial) é chamado de "despolarizante" (Figura 16.1).[5]

A magnitude do potencial de membrana será tanto maior quanto maiores forem a concentração e o gradiente químico do íon mais permeante através da membrana.

Para um determinado íon, o potencial de membrana que interrompe sua difusão resultante através da membrana é denominado potencial de equilíbrio eletroquímico.[8]

BIOFÍSICA BÁSICA DOS POTENCIAIS DE MEMBRANA

A desproporcional distribuição iônica, gerando diferença de potencial, é resultado principalmente dos seguintes mecanismos: a) transporte ativo de íons através da membrana (bomba sódio-potássio (Na^+/K^+) – fazendo permuta de 3 Na^+ para 2 K^+), com gasto de energia. Estima-se que a bomba Na^+/K^+ gaste até 70% da quantidade total de ATP utilizada pelo encéfalo.[8] Ela é responsável por manter o desequilíbrio entre cargas positivas e negativas; b) difusão de íons de um lado para o outro da membrana celular como resultado da diferença de concentração, sendo que os principais íons envolvidos são o potássio (K^+) e o sódio (Na^+). As membranas celulares comportam-se como capacitores elétricos, separando íons e, consequentemente, cargas elétricas por meio de diferentes graus de permeabilidade a cada íon.[8] A seguir, será analisado cada um isoladamente.

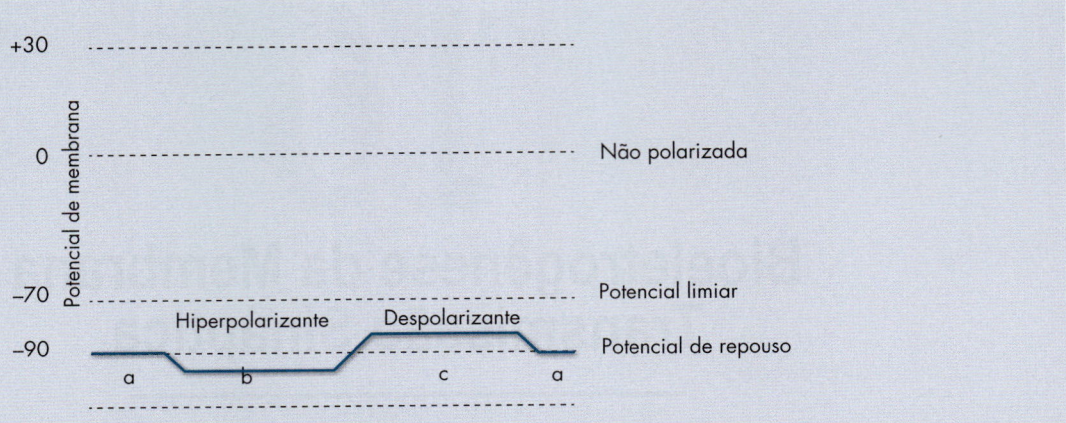

Figura 16.1 — a) Potencial de repouso – as células estão quiescentes; b) potencial hiperpolarizante – deslocamento iônico com maior carga negativa no interior, distanciando do limiar de despolarização; c) potencial despolarizante – deslocamento iônico com menor carga negativa no interior, aproximando-se do limiar de despolarização.

Os potenciais de membrana estão presentes em todas as células e são fundamentais para a homeostase do organismo, sendo responsáveis não somente pelo influxo de íons e água por meio de diversos compartimentos, como também pelo transporte de nutrientes ligados ao sódio nos enterócitos, secreção de cloreto pelas células epiteliais, sinalização elétrica celular, contração muscular, secreção hormonal e pela função cerebral, incluindo os processos cognitivos.[8]

No entanto, várias doenças podem alterar os potenciais de membrana. Durante a isquemia, há falência da bomba Na^+/K^+. Pode ocorrer também mutações genéticas nos canais proteicos que permitem o influxo iônico, como na epilepsia, Doença de Parkinson e Síndrome de Bartter, causando alteração dos potenciais elétricos.[9]

Íon sódio

Apresenta alto gradiente de concentração no líquido extracelular (142 mEq/L) em relação ao intracelular (14 mEq/L), o que favorece sua difusão para o interior, gerando um estado de eletronegatividade no exterior e de eletropositividade no interior. Após um período de pouco mais de 1 ms, a alteração do potencial torna-se suficientemente grande para bloquear qualquer difusão efetiva de Na^+, com diferença de potencial resultante de aproximadamente 61 mV.[1-7,10-14]

Íon potássio

Apresenta fenômeno semelhante ao Na^+, porém invertido: com alta concentração no líquido intracelular (140 mEq/L^{-1}) em relação ao extracelular (4 mEq/L^{-1}). Isso propicia a difusão para o exterior, criando um estado de eletropositividade no exterior e de eletronegatividade no interior, já que ânions negativos não se difundem com o K^+ para o exterior. Após pouco mais de 1 ms, a alteração do potencial torna-se suficientemente grande para bloquear qualquer difusão efetiva de K^+, com diferença de potencial resultante de aproximadamente 94 mV.[1-7,10,11,15,16]

O potássio está envolvido na automaticidade cardíaca, na homeostase glicêmica e na função da musculatura lisa e estriada. Pequenas alterações na calemia podem causar significativas alterações nos potenciais elétricos. Um grande aumento na concentração de K^+ no líquido extracelular elimina o potencial de repouso e torna inexcitável o miocárdio.[8]

Os músculos esqueléticos e rins atuam na função de tamponar o K^+, contribuindo para a manutenção da concentração extracelular desse íon. Quando ocorre hipocalemia, há uma diminuição da atividade da bomba Na^+/K^+ nas células musculares esqueléticas, permitindo a difusão de mais K^+ para o extracelular, assim como há aumento da absorção de K^+ pelos néfrons distais, por meio da maior atividade da bomba H^+/K^+.[17] Nas situações de exercícios musculares intensos, há maior liberação de K^+ pelas células musculares esqueléticas, sendo compensada por maior atividade da bomba Na^+/K^+, estimulada pelas catecolaminas liberadas.[17]

Íon cloro

Apresenta alta concentração no líquido intracelular, mas tem papel secundário na composição do potencial de membrana. Além disso, sua distribuição é uma consequência do potencial celular, participa do controle da pressão osmótica e é bombeado ativamente para compor o suco gástrico.[8]

O aumento da permeabilidade celular a este íon promove maior estabilização no potencial de repouso celular (torna o intracelular mais negativo), enquanto a diminuição da permeabilidade leva à hiperexcitabilidade celular, como ocorre na miotonia congênita.[9]

FORÇA ELETROMOTRIZ (POTENCIAL DE NERNST)

É o potencial de difusão entre os dois lados da membrana, que impede a difusão efetiva de um íon para qualquer direção dessa membrana. Pode ser calculado para qualquer íon univalente numa temperatura corporal de 98,6 °F (37 °C).[3,4,6] A magnitude do potencial de Nernst depende da taxa de concentração de determinado íon entre os dois lados da membrana celular.[3,4,6]

$$\text{FEM (mV)} = \pm 61 \times \log \times \frac{\text{concentração interna}}{\text{concentração externa}}$$

Obs.: 61 = número de Faraday (constante elétrica para cátion monovalente incorporada à constante universal dos gases em temperatura corporal).[3,4,6]

Utilizando essa fórmula, adota-se que a região externa à membrana possui potencial igual a zero e a interna é o potencial de Nernst. Observa-se, assim, a contraposição entre duas forças: a gerada pela tendência de difusão do íon e a oposta do campo elétrico, gerado na junção das duas soluções. O sentido do campo elétrico, então, é o que anula o movimento resultante do íon.[8]

O sinal do potencial é negativo se o íon difundido do interior para o exterior da membrana celular possuir carga positiva. No caso do íon possuir carga negativa, o potencial tem sinal positivo[3]. Essa equação permite calcular a diferença de potencial elétrico que determina o equilíbrio de um íon através de uma membrana.[8]

Potencial de Nernst para Na$^+$

Apresenta-se com concentração externa aproximadamente dez vezes superior à interna, ou seja, 14 mEq/L (interior) × 140 mEq/L (exterior). O seu potencial de Nernst será calculado da maneira a seguir:[3,4,6]

$$E_K = C \log_{10} ([Na^+]_{interno} / [Na^+]_{externo})$$
$$\text{FEM (Na}^+) = + 61 \times \log 1/10 \Rightarrow 61 \times 1 \Rightarrow + 61 \text{ mV}$$

Potencial de Nernst para K$^+$

Sua concentração interna é aproximadamente 35 vezes superior à externa, ou seja, 140 mEq/L (interior) × 4 mEq/L (exterior). Seu potencial de Nernst será calculado da seguinte forma:[3,4,6]

$$E_K = C \log_{10} ([K^+]_{interno} / [K^+]_{externo})$$
$$\text{FEM (K}^+) = - 61 \times \log 35/1 \Rightarrow 61 \times 1,54 \Rightarrow -94 \text{ mV}$$

Equação de Goldman-Hodgkin-Katz

Como a membrana celular é permeável a vários íons, o potencial que se estabelece depende de três fatores: a) carga elétrica de cada íon; b) permeabilidade da membrana para cada íon (P) e c) concentrações (C) dos íons na face interna (i) e externa (e) da membrana.[3,4,6]

Para realizar o cálculo do potencial de membrana, quando dois íons monovalentes positivos, Na$^+$ e K$^+$, e um íon monovalente negativo, Cl$^-$, estiverem envolvidos, utilizamos a equação de Goldman-Hodgkin-Katz.[3,4,6]

$$\text{FEM (mV)} = -61 \times \log \frac{C_{Na\,i}^+ \cdot P_{Na}^+ + C_{K\,i}^+ \cdot P_K^+ + C_{Cl\,e}^- \cdot P_{Cl}^-}{C_{Na\,e}^+ \cdot P_{Na}^+ + C_{K\,e}^+ \cdot P_K^+ + C_{Cl\,i}^- \cdot P_{Cl}^-}$$

A equação utiliza três íons, uma vez que sódio, potássio e cloreto são os íons com participação mais importante no desenvolvimento do potencial de membrana.[3,4,6] Além disso, a importância de cada íon em contribuir com o potencial é proporcional a sua permeabilidade na membrana, e o gradiente de concentração do íon positivo do lado interno para o externo da membrana causa a eletronegatividade no interior da célula.[3]

POTENCIAL LIMIAR

É o valor mínimo do potencial de membrana que gera um potencial de ação em 50% das vezes, sendo que os valores inferiores a este são denominados subliminares e desaparecem ao não produzirem resposta (Figura 16.2).[1-7]

POTENCIAL DE AÇÃO

São variações abruptas do potencial de membrana, normalmente de negativo para um valor positivo, por meio dos quais os sinais celulares são transmitidos. O fenômeno em que o potencial ultrapassa a voltagem zero atingindo um valor positivo recebe o nome de *overshoot* (Figura 16.2).

A geração do potencial de ação ocorre devido a qualquer fator que produza difusão de sódio através da membrana, desde uma simples perturbação mecânica até efeitos químicos e elétricos.[1-7]

Para transmitir um sinal, o potencial se desloca ao longo da fibra até atingir sua extremidade, sem perda de intensidade, com amplitude uniforme. Essa transmissão é chamada de "condução sem decremento".[1-7]

POTENCIAL RECEPTOR E POTENCIAL SINÁPTICO

Os potenciais receptores são causados por estímulos nas terminações nervosas sensoriais especializadas em um só tipo de energia estimuladora (como tato, sons, odores etc.).[2-7]

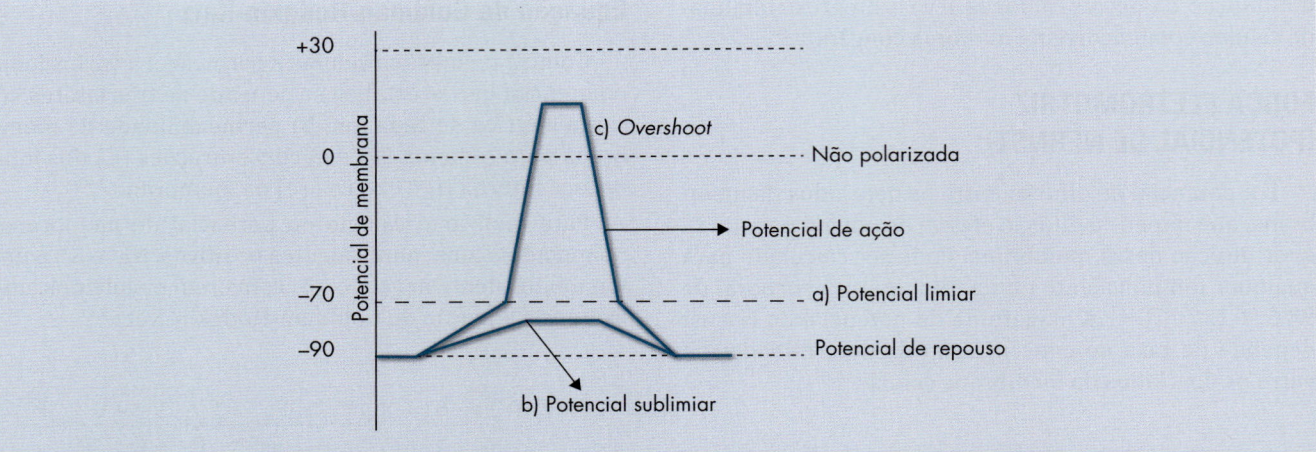

Figura 16.2 — *a) Potencial limiar – potencial mínimo em que ocorre potencial de ação; b) Potencial sublimiar – potencial de membrana inferior ao necessário para produção de potencial de ação; c) Overshoot – potencial de membrana que ultrapassa a voltagem zero.*

Os potenciais sinápticos ocorrem em regiões receptivas, de neurônios ou de células musculares, especializadas em receber informação transmitida por neurônios.[21-23]

Ambos os potenciais, receptores e sinápticos, apresentam resposta graduada de acordo com a intensidade do estímulo e redução de amplitude imediatamente após cessar o estímulo que o deu início. Essa transmissão é chamada de "condução com decremento" (Figura 16.3). Esses sinais, durante sua ocorrência, podem se somar a outros sinais recebidos pela célula, levando ao processo chamado "somação" (Figura 16.4).[7]

REPOLARIZAÇÃO

Após a membrana ter ficado muito permeável aos íons Na+, em poucos décimos de milésimos de segundo os canais começam a se fechar. Enquanto isso, canais de K+ se abrem mais do que o fazem normalmente, permitindo rápida passagem desse íon para o exterior da fibra, restabelecendo o potencial de repouso negativo normal da membrana. Esse fenômeno é conhecido como "repolarização".[24,25]

Cerca de 100 mil a 50 milhões de impulsos podem ser transmitidos pelas fibras nervosas antes que diferenças de concentração tenham diminuído a ponto de não mais poderem gerar potenciais de ação. Porém, é necessário restabelecer as diferenças de concentração entre sódio e potássio através da membrana, o que é realizado por transporte ativo pela bomba Na+/K+, como descrito anteriormente.[2-7,26,27]

PROTEÍNAS ELETRICAMENTE EXCITÁVEIS DA MEMBRANA

Canais de Sódio

Os canais iônicos de sódio são proteínas da membrana celular que possuem duas regiões: uma mais externa que atua como filtro de seletividade, denominada com-

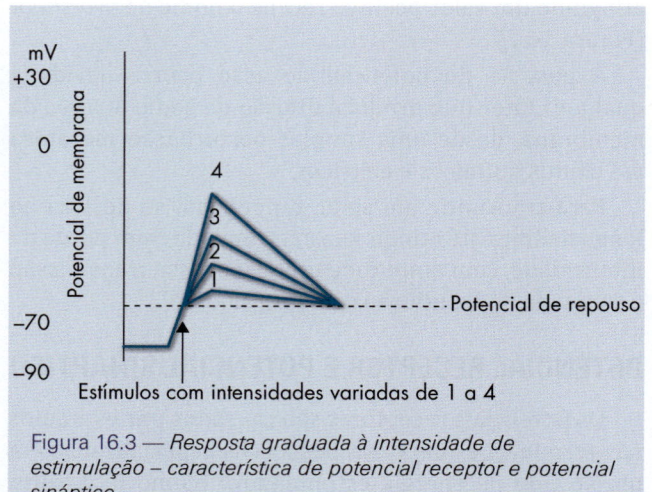

Figura 16.3 — *Resposta graduada à intensidade de estimulação – característica de potencial receptor e potencial sináptico.*

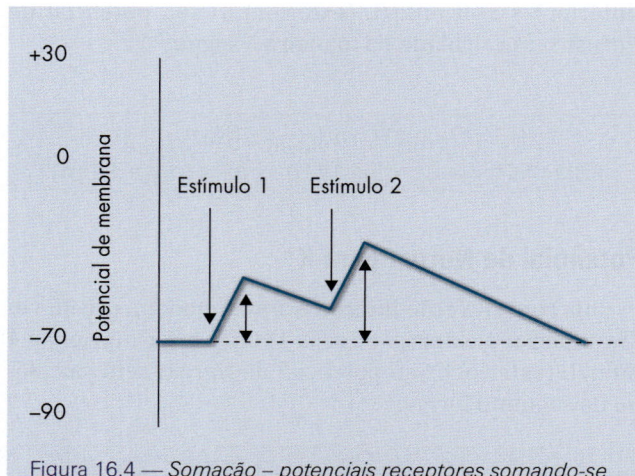

Figura 16.4 — *Somação – potenciais receptores somando-se quando um estímulo ocorre antes que o primeiro termine.*

porta de ativação; e outra mais interna, que funciona como comporta de inativação. A comporta de ativação tem carga efetiva que pode se dobrar, bloqueando o canal por onde passam íons (repouso ou inativado). Variações da voltagem da membrana podem alterar forças elétricas da comporta e produzir alterações conformacionais, convertendo o canal fechado em canal aberto (ativado), ocorrendo, assim, o aumento da permeabilidade da membrana aos íons sódio em até 5.000 vezes. O mesmo aumento da voltagem que abre as comportas de ativação fecha as comportas de inativação após alguns décimos de milésimos de segundo (Figura 16.5).[1-7,10-14]

Ao contrário da alteração conformacional que abre as comportas, em um processo muito rápido, a que leva ao fechamento das comportas de inativação é um processo lento. Após o canal de sódio ter ficado alguns poucos décimos de milésimos de segundo aberto, ele se fecha e os íons sódio não podem mais permear para o interior da membrana. Neste momento, o potencial da membrana começa a retornar ao estado de repouso, constituindo o início do processo de repolarização (Figura 16.5).[1-7,10-14]

A comporta de inativação só será reaberta após o potencial de membrana ter retornado a um valor muito próximo ao do potencial de repouso da membrana.[1-7,10-14]

Canais de Potássio

Os canais iônicos de potássio são proteínas da membrana celular e apresentam-se em dois estados: a) fechado – durante o estado de repouso, com impedimento de passagem do íon para o exterior; b) aberto – quando o potencial de membrana varia de –90 mV em direção a zero, ocorre abertura lenta, o que permite difusão de potássio para o exterior. Isso acelera a repolarização com plena recuperação do potencial de repouso dentro de poucos décimos de milésimos de segundo (Figura 16.5).[1-7,11,18,19]

PROPAGAÇÃO DO POTENCIAL DE AÇÃO

A partir da excitação em um local qualquer de uma célula excitável, ocorre aumento da permeabilidade ao sódio (despolarização) que, ao passar para o interior da membrana, difundir-se-á por alguns milímetros para áreas adjacentes (ainda em repouso). Isso fará com que ocorra aumento da voltagem para um valor acima do limiar e consequente abertura de mais canais nessas áreas (despolarização), evoluindo para propagação acentuada do potencial de ação com mais e mais despolarização em duas direções a partir do ponto estimulado (Figura 16.6). Essa propagação ao longo de uma fibra nervosa ou muscular recebe o nome de "impulso nervoso" ou "impulso muscular".[2,3,5,7,28]

Cada vez que houver produção do potencial de ação em um ponto qualquer da fibra em condições adequadas, o processo de despolarização trafegará por toda a membrana. Esse fenômeno é chamado de "princípio do tudo ou nada" e aplica-se a todos os tecidos excitáveis.[2,3,5,7]

RITMICIDADE DE DETERMINADOS TECIDOS EXCITÁVEIS

Descargas autoinduzidas ocorrem no coração, na maioria dos músculos lisos e em neurônios do sistema nervoso central (SNC), promovendo, respectivamente, ba-

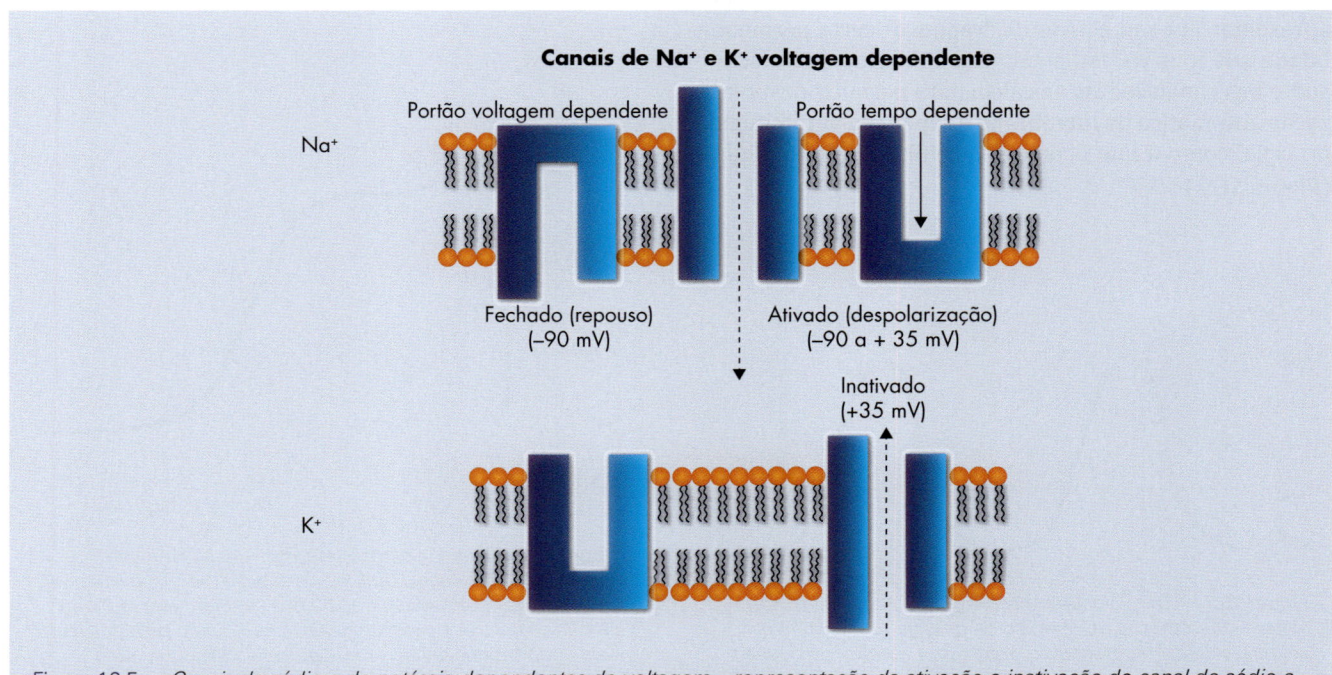

Figura 16.5 — *Canais de sódio e de potássio dependentes de voltagem – representação da ativação e inativação do canal de sódio e ativação do canal de potássio, que ocorre lentamente, coincidindo com o início do fechamento dos canais de sódio.*

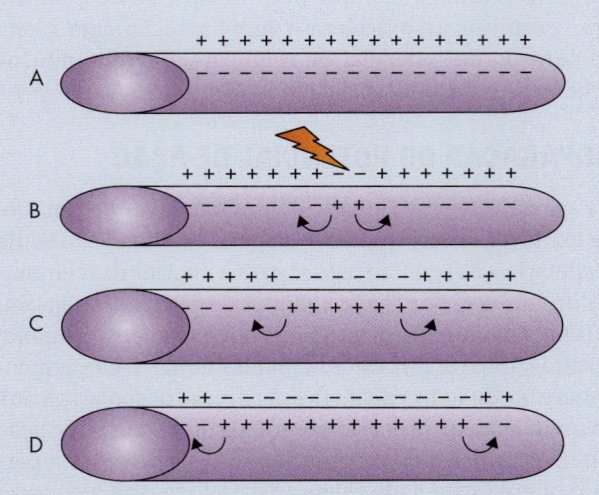

Figura 16.6 — *Propagação do potencial de ação – estímulo supralimiar suficiente para deflagrar o ciclo vicioso com cargas positivas carregadas pelo sódio difundindo-se para o interior da fibra e também ao longo da face interna, fazendo com que outros canais se abram e ocorra propagação do potencial de ação em ambas as direções.*

PLATÔ DE ALGUNS POTENCIAIS DE AÇÃO

A membrana excitável, em algumas situações, não repolariza imediatamente após a despolarização, e o potencial permanece em um platô, com valor próximo ao pico por muitos milissegundos antes de iniciar a repolarização. Exemplo disso ocorre nas fibras do músculo cardíaco e tem como causa a participação conjunta dos canais de sódio dependentes de voltagem (canais rápidos) e dos canais de cálcio dependentes de voltagem (canais lentos), permitindo o surgimento de um componente rápido produzido pela abertura dos canais rápidos e de um componente lento (platô) produzido pela abertura de canais lentos. Além disso, outro fator que favorece o platô é a participação dos canais de potássio dependentes de voltagem que só se abrem suficientemente próximo ao fim do platô, porém rapidamente haverá retorno do potencial de ação para seu valor negativo de repouso (Figura 16.8).[2,3,5,7]

CONDUÇÃO DE SINAIS EM FIBRAS NERVOSAS

Fibras nervosas mielínicas periféricas apresentam em torno do axônio a bainha de mielina. Esta é formada pelas células de Schwann que circundam o axônio, girando muitas vezes em torno dele e dispondo diversas camadas de membrana celular que contém a esfingomielina: um excelente isolante capaz de reduzir até 5.000 vezes o fluxo através da membrana.[2,3,5,7]

Entre duas células de Schwann sucessivas permanece uma pequena região sem isolamento chamada nodo de Ranvier por onde íons podem fluir facilmente entre

timentos cardíacos, peristaltismo intestinal e respiração rítmica. Outras fibras podem descarregar ritmicamente se o limiar de estimulação for reduzido o suficiente, como na hipocalcemia, por exemplo, acarretando aumento da permeabilidade da membrana celular ao sódio, o que facilita a excitabilidade com consequente surgimento de estímulos espontâneos (contraturas).[2,3,5,7]

Para haver ritmicidade espontânea, a membrana deve apresentar em seu estado de "repouso" certa permeabilidade aos íons de sódio nos canais rápidos ou cálcio e sódio nos canais lentos de cálcio para permitir despolarização automática da membrana e repetição autoinduzida do ciclo, como a que ocorre nas células do nodo sinusal (Figura 16.7).[2,3,5,7,29]

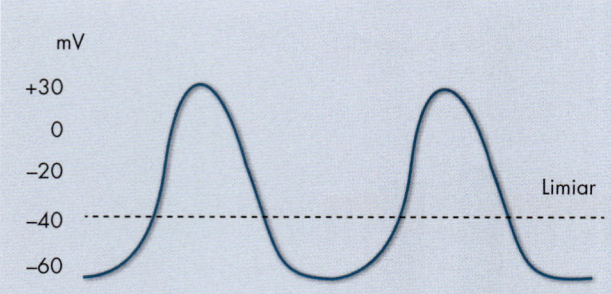

Figura 16.7 — *Ritmicidade de excitação das células do nodo sinusal – o potencial de repouso de apenas –60 mV não é voltagem suficiente negativa para manter fechados os canais de sódio e cálcio, permitindo influxo contínuo de sódio e despolarização automática da membrana.*

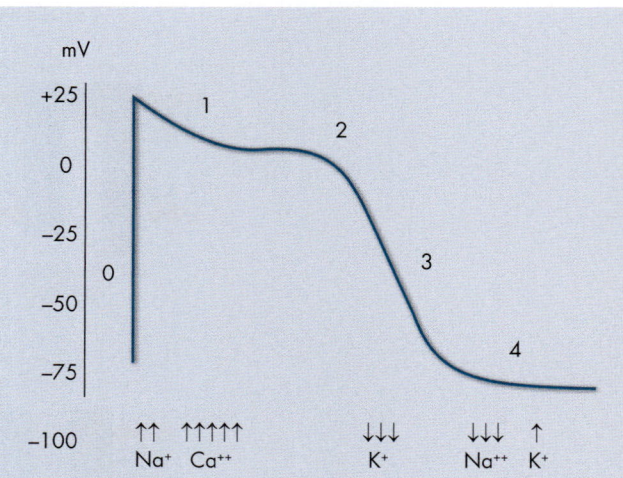

Figura 16.8 — *Potencial registrado nas células miocárdicas – a abertura dos canais rápidos de sódio (fase 0) inicia-se de um potencial de repouso de –90 mV, seguida pela redução da permeabilidade desses canais (fase 1), pelo platô formado pela abertura dos canais lentos de cálcio (fase 2) e pela abertura dos canais de potássio dependentes de voltagem (fase 3).*

o líquido extracelular e o axônio. Entretanto, o axônio é a verdadeira membrana condutora para o potencial de ação.[2,3,5,7,30-32]

Pelas características das fibras mielínicas, só ocorre potencial de ação nos nodos de Ranvier. Isso é chamado de "condução saltatória".[2,3,5,7,30-32]

Na condução saltatória, despolarização saltando por longos trechos, a velocidade de transmissão é aumentada de 5 a 50 vezes, de acordo com a espessura das fibras (0,25 ms^{-1} em fibras amielínicas delgadas e 100 ms^{-1} em fibras mielínicas calibrosas). Como apenas nos nodos ocorre despolarização, há perda de cerca de 100 vezes menos íons e menor gasto resultante de energia para restabelecimento de equilíbrio pela bomba Na$^+$/K$^+$ (Figura 16.9).[2,3,5,7,30-32]

Algumas doenças ocorrem com a desmielinização seletiva do sistema nervoso, apresentando sintomatologia dependente do local acometido, como: a) esclerose múltipla – desmielinização esparsa e progressiva de axônios do SNC, levando à perda do controle motor; b) diabetes *mellitus* (DB) e alcoolismo – evoluem com desmielinização de axônios periféricos.[2,3,5,7]

TRANSMISSÃO SINÁPTICA

Informações são transmitidas ao longo do sistema nervoso por uma sucessão de neurônios, sob a forma de impulsos nervosos com características peculiares. A zona de comunicação entre uma célula nervosa e a célula seguinte em uma cadeia funcional é chamada sinapse, termo proposto pelo neurofisiologista inglês Charles Sherrington.[18-22]

São reconhecidos dois tipos básicos de sinapses: elétricas e químicas, sendo que nas sinapses elétricas a comunicação se dá pela passagem direta de corrente elétrica de uma célula para outra, enquanto nas sinapses químicas a transmissão da informação depende da liberação de um mediador químico que age sobre a célula seguinte da cadeia.[21-25]

Sinapses Elétricas

Nas sinapses elétricas, as células são conectadas por um canal juncional conhecido como "junções comunicantes", ou *gap junctions,* que permite a passagem instantânea da corrente iônica (informação) entre uma

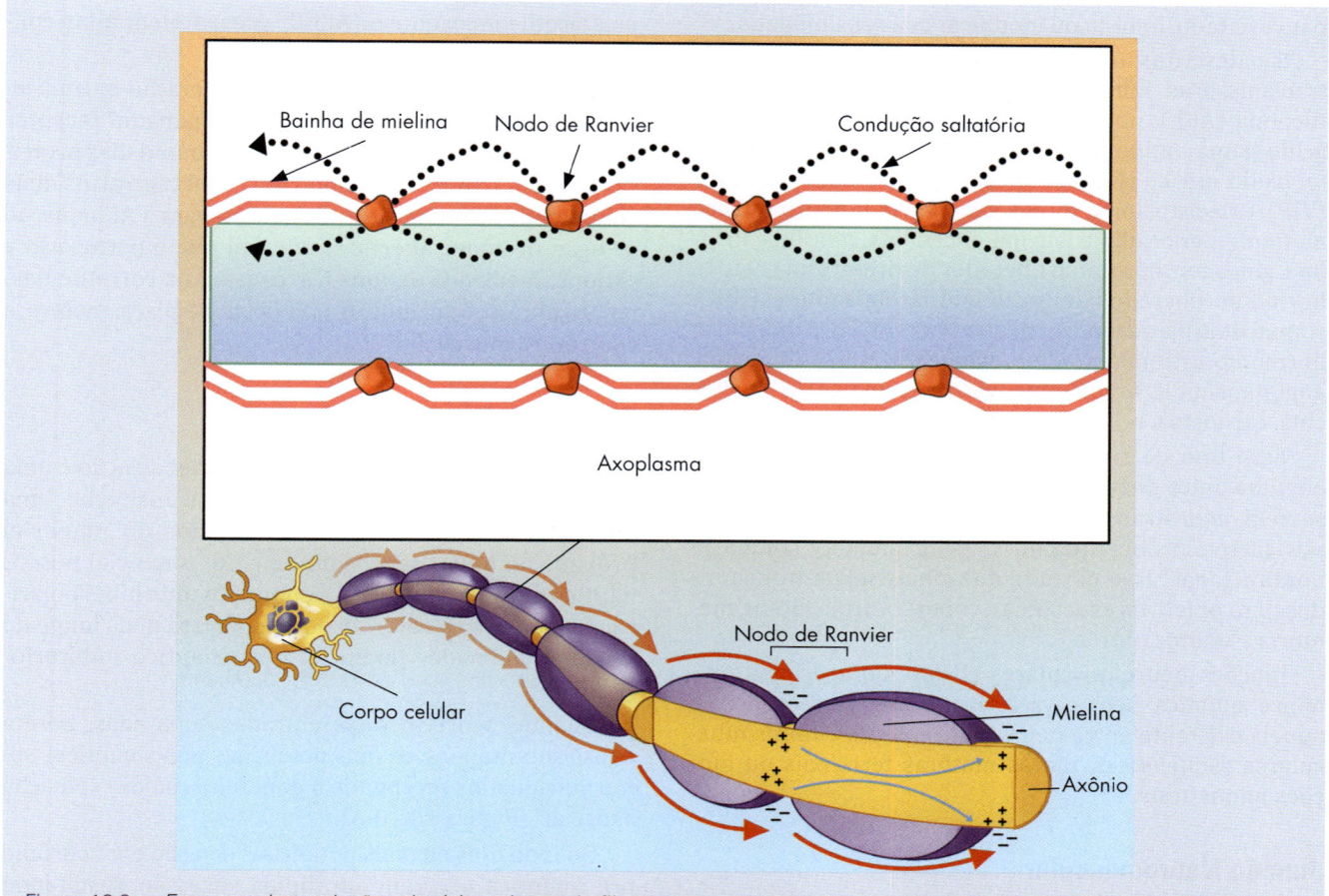

Figura 16.9 — Esquema da condução saltatória ao longo de fibra nervosa mielinizada – apresenta despolarização mais rápida que fibra amielínica e menor gasto de energia para repolarização pela bomba Na$^+$/K$^+$ ATPase.

célula e outra, em geral nos dois sentidos, podendo, no entanto, ser unidirecional. Além disso, permite a passagem de moléculas como AMP cíclico (AMPc) e trifosfato de inositol (IT3), que são importantes segundos mensageiros envolvidos em diversos mecanismos de regulação celular.[21-25]

As junções comunicantes estão presentes em vários locais no sistema nervoso embrionário de vertebrados, envolvidas em interações celulares fundamentais para o desenvolvimento, e também nos adultos, presentes em estruturas envolvidas com respostas rápidas. A eficiência desse tipo de sinapse exige relativo tamanho proporcional das células em comunicação.[21-25]

Sinapses Químicas

As sinapses químicas são quase a totalidade das sinapses para transmissão de sinais no sistema nervoso central dos seres humanos. Ao contrário das junções comunicantes, há preservação da individualidade celular com espaço de 20 a 40 nm entre as células. Nesse tipo de sinapse, o primeiro neurônio (pré-sináptico) libera mediadores químicos (neurotransmissores) na fenda. Esses mediadores, por sua vez, atuam sobre proteínas receptoras na membrana do próximo neurônio (pós-sináptico) para excitá-lo, inibi-lo ou modificar sua sensibilidade.[21-25]

São descritos mais de 40 tipos de substâncias neurotransmissoras. Entre elas, as mais conhecidas são acetilcolina (ACh), norepinefrina (NE), serotonina (5-HT), ácido gama-aminobutírico (GABA), glutamato, aspartato, óxido nítrico (NO), polipeptídeo intestinal vasoativo (VIP), colecistocinina (CCK), substância P, neurotensina, metionina-encefalina, leucina-encefalina, motilina, insulina, glucagon, hormônio liberador de tireotrofina (TRH), hormônio liberador de hormônio luteinizante (LHRH), somatostatina, adrenocorticotropina (ACTH), endorfina, hormônio estimulante do melanócito (MSH), dinorfina, angiotensina II, bradicinina, vasopressina (ADH), ocitocina, carnosina, bombesina etc.[21-25]

Esse tipo de sinapse transmite sempre seus sinais em uma única direção, ou seja, o neurônio pré-sináptico secreta neurotransmissor que atua sobre o neurônio pós-sináptico constituindo o princípio da "condução unidirecional". Isso permite que sinais sejam transmitidos para objetivos específicos, como controle motor, memória e muitos outros.[21-25]

Junções neuromusculares (JNM) são a primeira sinapse química bem caracterizada nos vertebrados, é aquela existente entre neurônios motores e fibras musculares esqueléticas, placas motoras terminais ou junções mioneurais.[21-25]

Junção Neuromuscular

O nervo motor, ao aproximar-se da junção neuromuscular, perde a bainha de mielina e divide-se em delgados ramos que terminam nas invaginações sinápticas situadas na superfície das células musculares.[21-29,33]

A transmissão começa quando um potencial de ação é conduzido do axônio motor para a terminação pré-sináptica, onde ocorre abertura transitória de canais de Ca^{++} dependente de voltagem com consequente passagem desse íon para o interior do axônio.[21-29,33]

Cada terminal axonal contém aproximadamente 300.000 vesículas de armazenamento de acetilcolina (ACh) que foram formadas nos corpos dos neurônios motores na medula e transportadas até a extremidade da fibra nervosa. Cada uma dessas vesículas contém cerca de 10.000 moléculas de ACh em seu interior e cada vez que ocorre o potencial de ação haverá exocitose de aproximadamente 125 vesículas, produzindo o chamado "potencial de placa".[21-25]

A fusão das vesículas de ACh e exocitose para a fenda sináptica é causada pelo aumento da concentração de Ca^{++} na terminação axonal, então a ACh se liga a receptores específicos na superfície da membrana plasmática muscular, onde promove aumento transitório da condutância ao Na^+ e K^+, resultando na despolarização transitória da região da placa motora chamada "potencial de placa motora" (PPM). Rapidamente, a ACh é hidrolisada pela acetilcolinesterase (AChE) presente em altas concentrações na fenda sináptica.[21-25]

O potencial de placa resulta da interação entre acetilcolina e um receptor pós-sináptico chamado "receptor nicotínico", que é composto de cinco subunidades proteicas (2α, 1β, 1δ e 1γ), formando um canal central. As duas subunidades contêm sítios de ligação para a ACh que, ao se ligar, promove abertura do canal que é permeável a cátions. A entrada de íons Na^+ causa uma corrente despolarizante produzindo o potencial de placa motora e contratura muscular.[21-25]

Potenciais Pós-sinápticos

A resposta pós-sináptica ao potencial de ação é uma despolarização ou hiperpolarização transitória. Uma despolarização parcial levando o valor do potencial próximo ao limiar recebe o nome de "potencial pós-sináptico excitatório" (PPSE), enquanto uma hiperpolarização movendo o valor do potencial para mais longe do limiar é chamada "potencial pós-sináptico inibitório" (PPSI).[21-25]

Quando ocorrem duas entradas separadas, porém quase simultâneas, os dois potenciais pós-sinápticos serão adicionados recebendo a denominação de "somação espacial" (Figura 16.10-A).[21-25]

Quando dois ou mais potenciais de ação em neurônio pré-sináptico ocorrem em rápida sucessão, resultando em superposição no tempo, denomina-se "somação temporal" (Figura 16.10-B).[21-25]

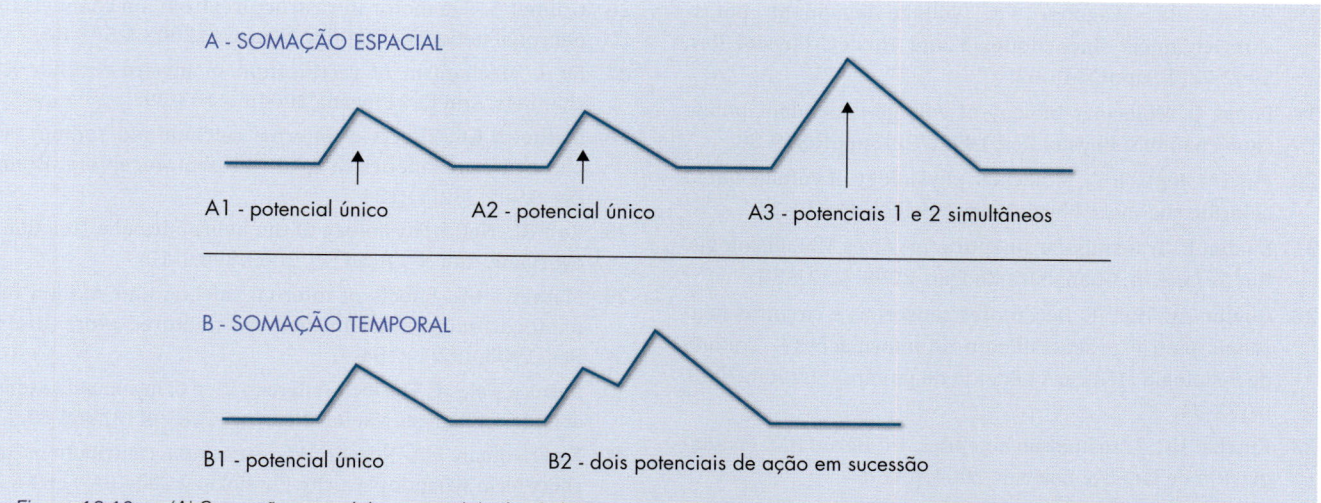

Figura 16.10 — (A) Somação espacial – potencial pós-sináptico resultante de duas entradas simultâneas; (B) Somação temporal – potencial pós-sináptico resultante de dois impulsos em rápida sucessão.

RECEPTORES PARA NEUROTRANSMISSORES

Os receptores para neurotransmissores podem, quanto à forma de ativação, serem agrupados em duas classes: a) receptores ionotrópicos – a ligação do neurotransmissor altera a permeabilidade do canal iônico; b) receptores metabotrópicos – acoplados a sistemas efetores intracelulares (proteína G), a ligação do neurotransmissor altera o metabolismo celular.[21-25]

São também classificados como inibitórios ou excitatórios de acordo com o efeito resultante da interação do ligante: a) inibitórios – promovem hiperpolarização quando ativados pelos ligantes. Ex.: receptores para GABA (predominando no cérebro) e para glicina (predominando na medula espinhal) são canais para cloreto (Cl$^-$) que medeiam o influxo de cloreto nos neurônios causando hiperpolarização e, portanto, dificultam a despolarização; b) excitatórios – promovem despolarização quando ativados pelos ligantes. Ex.: receptores para aminoácidos excitatórios; ácido alfa-amino-3hidroxi-5metil-4-isoxazolepropiônico (AMPA), que, quando ativado, provoca PPSE resultante do influxo de Na$^+$ e K$^+$, e receptores N-metil-D-aspartato (NMDA), que, quando ativados, provocam PPSE resultante do influxo de Ca^{++}, Na$^+$ e K$^+$.[21-25]

REFERÊNCIAS

1. Procópio J. Gênese do potencial de membrana. In: Aires MM. Fisiologia. Rio de Janeiro: Guanabara Koogan, 2008. p.137-55.
2. Linden R. Sinalização neuronal. In: Aires MM. Fisiologia. Rio de Janeiro: Guanabara Koogan, 2008. p.213-21.
3. Guyton AC, Hall JE. Potenciais de membrana e potenciais de ação – Tratado de Fisiologia Médica. 11.ed. Rio de Janeiro: Elsevier, 2006. p.57-71.
4. Kutchai HC. Equilíbrios iônicos e potenciais de repouso nas membranas. In: Berne RM, et al. Fisiologia. Rio de Janeiro: Elsevier, 2004. p.23-31.
5. Kutchai HC. Geração e condução de potenciais de ação. In: Berne RM, et al. Fisiologia. Rio de Janeiro: Elsevier, 2004. p.33-45.
6. Schauf C, Moffet D, Moffet S. Transporte através das membranas celulares. In: Fisiologia humana. Rio de Janeiro: Guanabara Koogan, 1993. p.108-26.
7. Schauf C, Moffet D, Moffet S. As membranas excitáveis. In: Fisiologia humana. Rio de Janeiro: Guanabara Koogan, 1993. p.128-51.
8. Delattre E. Eletrophysiology fundamentals: membrane potentials. Medicina (Ribeirão Preto). 2007;40(3):378-93.
9. Wrigth SH. Generation of resting membrane potential. Adv Physiol Educ. 2004;28:139-42.
10. Andersen OS, Koeppe RE. Molecular determinants of channel function. Physiol Rev. 1992;72:(4 Suppl):S89-158.
11. Armstrong CM. Voltage-dependent ion channels and their gating. Physiol Rev. 1992;72(4Suppl):S5-13.
12. Armstrong CM. Sodium channels and gating currents. Physiol Rev. 1981;61:644-83.
13. Alvarez-Leefmans FJ, Cruzblanca H, Gamiño SM, et al. Transmembrane íon movements elicited by sodium pump inhibition in Helix aspersa neurons. J Neurophysiol. 1994;71(5):1787-96.
14. Catterall WA. Cellular and molecular biology of voltage-gated sodium channels. Physiol Rev. 1992;72(4 Suppl):S15-48.
15. Patlak J. Molecular kinetics of voltage-dependent Na$^+$ channels. Physiol Rev. 1991;71:1047-80.
16. Hille B. Gating in sodium channels of nerve. Ann Rev Physiol. 1976;38:139-47.
17. McDonough AA, Thompson CB, Youn JH. Skeletal muscle regulates extracellular potassium. Am J Physiol Renal Physiol. 2002;282(6):F967-74

18. Pallota BS, Wagoner PK. Voltage-dependent potassium channels since Hodgkin and Huxley. Physiol Rev. 1992;72(4 Suppl.)S49-67.
19. Pongs O. Molecular biology of voltage-dependent potassium channels. Physiol Rev. 1992;72(4Suppl):S69-88.
20. Push M, Jentsch TJ. Molecular physiology of voltage-gated chloride channels. Physiol Rev. 1994;74(4):813-27.
21. Linden R. Transmissão sináptica. In: Aires MM. Fisiologia. Rio de Janeiro: Guanabara Koogan, 2008. p.222-33.
22. Guyton AC, Hall JE. Receptores sensoriais e circuitos neuronais para o processamento de informações – Tratado de Fisiologia Médica. 11.ed. Rio de Janeiro: Elsevier, 2006. p.572-84.
23. Kutchai HC. Transmissão sináptica. In: Berne RM. Fisiologia. Rio de Janeiro: Elsevier, 2004. p.46-64.
24. Kutchai HC. Receptores de membrana, segundos mensageiros e vias de transdução de sinais. In: Berne RM, et al. Fisiologia. Rio de Janeiro: Elsevier, 2004. p.65-82.
25. Heckman CJ, Miller JF, Munson M, et al. Reduction in postsynaptic inhibition during maintained electrical stimulation of different nerves in the cat hindlimb. J Neurophysiol. 1994;71:2281-93.
26. Grillner S. The motor infrastructure: from íon channels to neuronal networks. Nat Rev Neurosci. 2003;4:573-86.
27. Lu Z. Mechanism of rectification in inward-restifier K^+ channels. Ann Rev Physiol. 2004;66:103-29.
28. Mathews GG. Effects of internal calcium and sodium on photocurrent kinetics in toad rod photoreceptors. Brain Res. 1985;332(1):184-7.
28. Ruff RL. Neurophysiology of the neuromuscular junction: overview. Ann N Y Acad Sci. 2003;998:1-10.
29. Mathews GG. Effects of internal calcium and sodium on photocurrent kinetics in toad rod photoreceptors. Brain Res. 1985;332(1):184-7.
30. Poliak S, Peles E. The local differentiation of myelinated axons at nodes of Ranvier. Nat Rev Neurosci. 2003;4(12):968-80.
31. Xu-Friedman MA, Regehr WG. Structural contributions to short-term synaptic plasticity. Physiol Rev. 2004;84(1):69-85.
32. Zhang CL, Ho PL, Kintner DB, Sun D, et al. Activity-dependent regulation of mitochondrial motility by calcium and Na/K-ATPase at nodes of ranvier of myelinated nerves. J Neurosci. 2010;30(10):3555-66.
33. Baumann F, Henderson RD, Tremayne F, et al. Effects of prolonged repetitive stimulation of median, ulnar and peroneal nerves. Muscle Nerve. 2010;41(6):785-93.

Fisiologia do Sistema Nervoso Central

Sang Ken Kim

INTRODUÇÃO

O Sistema Nervoso Central (SNC) apresenta vasta complexidade de processos, recebendo estímulos de várias partes do corpo. Os estímulos são integrados através dos sinais elétricos do impulso nervoso, gerando respostas ao organismo.

A bioeletrogênese da membrana e a transmissão sináptica, a fisiologia do sono e da vigília, as atividades somáticas e motoras estão descritas nos Capítulos 17, 19, 20 e 21.

Neste capítulo serão descritos alguns aspectos das funções corticais e subcorticais, como também serão apresentados detalhes fisiológicos do fluxo sanguíneo cerebral, da pressão intracraniana e do líquor.

COMPARTIMENTO SUPRATENTORIAL

Funções do Córtex

O cérebro consiste no córtex cerebral, projeções de substância branca e algumas estruturas profundas, tais como os gânglios da base e o hipocampo. O córtex é altamente convoluto com invaginações chamadas sulcos que delimitam os giros cerebrais. Os hemisférios são divididos pela linha média inter-hemisférica, o sulco central e a fissura silviana, formando quatro grandes lobos: frontal, parietal, temporal e occipital (Figura 17.1).[1]

Algumas regiões do córtex são menos nobres e podem ser removidas sem causar *deficits* neurológicos; no entanto, outras regiões consideradas eloquentes devem ser preservadas. Portanto, é essencial a compreensão da anatomia dessas regiões cerebrais. As regiões eloquentes incluem córtex motor primário, córtex sensitivo, áreas da fala (áreas de Broca e Wernicke), córtex visual primário, tálamo, sistema reticular ativador ascendente, núcleos profundos do cerebelo e lóbulos parietais anteriores. Muitas dessas regiões se encontram perto ou diretamente adjacente à fissura silviana. O sulco central separa o córtex motor primário do córtex somatossensitivo. O córtex motor e o córtex sensitivo representam o lado oposto do corpo de uma forma precisa topográfica (Figura 17.2). O córtex visual localiza-se no lobo occipital, principalmente na face medial do hemisfério acima e abaixo do sulco calcarino.

Nos pacientes destros e em cerca de 80% das pessoas canhotas, o hemisfério esquerdo é dominante para a linguagem. A dominância bilateral e dominância do lado direito se dão em aproximadamente 15% e 5% dos pacientes respectivamente. A área de Wernicke está atrás do córtex auditivo primário no lobo temporal superior posterior, e as lesões nessa área causam dificuldades de compreensão da linguagem e classicamente causam afasia de fluência (frase completa e entonação normal, porém o discurso é desprovido de significado). A área de Broca está localizada no córtex pré-motor no lobo frontal e é importante para a formação da palavra. As lesões na área de Broca podem levar à afasia não fluente (gaguejante, discurso quebrado).

Funções Intelectuais do Cérebro, Aprendizado e Memória

As funções intelectuais do cérebro são um conjunto de processos cognitivos de controle e integração destinados à execução de um comportamento dirigido a objetivos. O córtex cerebral é a principal área responsável por essas funções intelectuais. Há necessidade de subcomponentes como atenção, programação e planejamento, inibição de processos e informações concorrentes, e monitoramento. Portanto, além de exercer funções básicas, como as motoras, sensitivo-motoras, auditivas ou visuais, o córtex cerebral também integra funções mais elaboradas como memória, linguagem, raciocínio abstrato e atividades gestuais. Essas funções cerebrais superiores não se localizam em áreas isoladas do cérebro, mas estão integradas em diversas regiões por interconexões neuronais.

A linguagem é um código de sons ou gráficos que servem para a comunicação social entre os seres humanos. A linguagem é formada por três componentes básicos: gramática, semântica e sintaxe. A atividade principal da linguagem se concentra nas chamadas áreas de Broca e Wernicke.

As afasias são caracterizadas pela perda ou transtorno da produção (afasia de expressão tipo Broca), da compreensão (afasia de compreensão ou de Wernicke) ou da produção e compreensão (afasia total ou global) da linguagem falada ou escrita. Ou, ainda, pela dificuldade para nomear os objetos (afasia nominativa) ou pela incompreensão da fala de seus interlocutores (afasia receptiva).

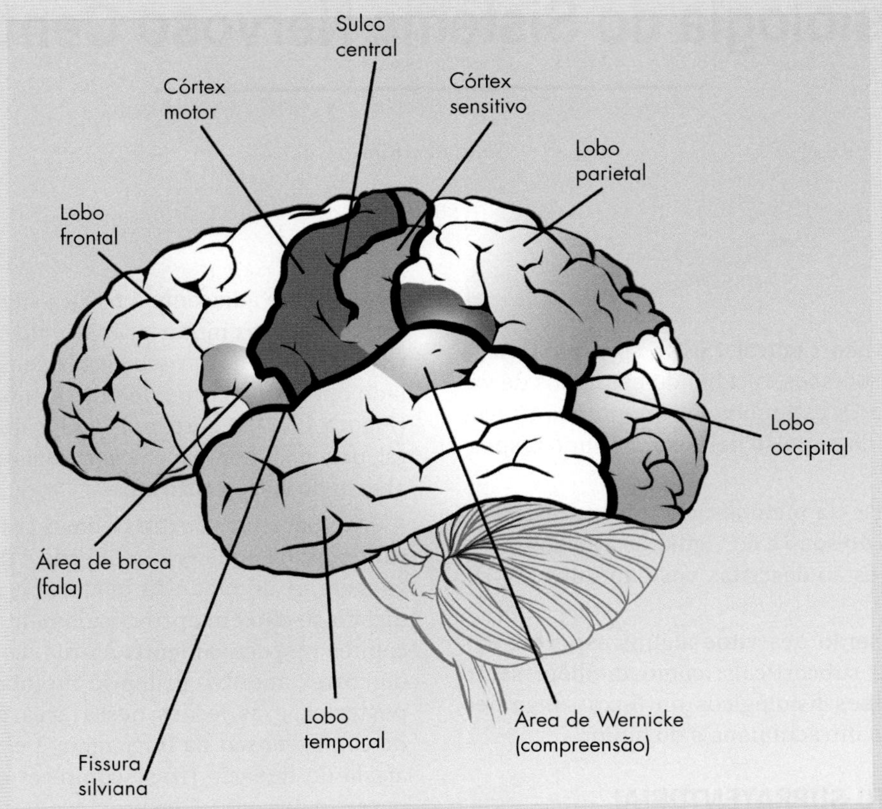

Figura 17.1 — *Desenho dos lobos cerebrais e áreas eloquentes.*

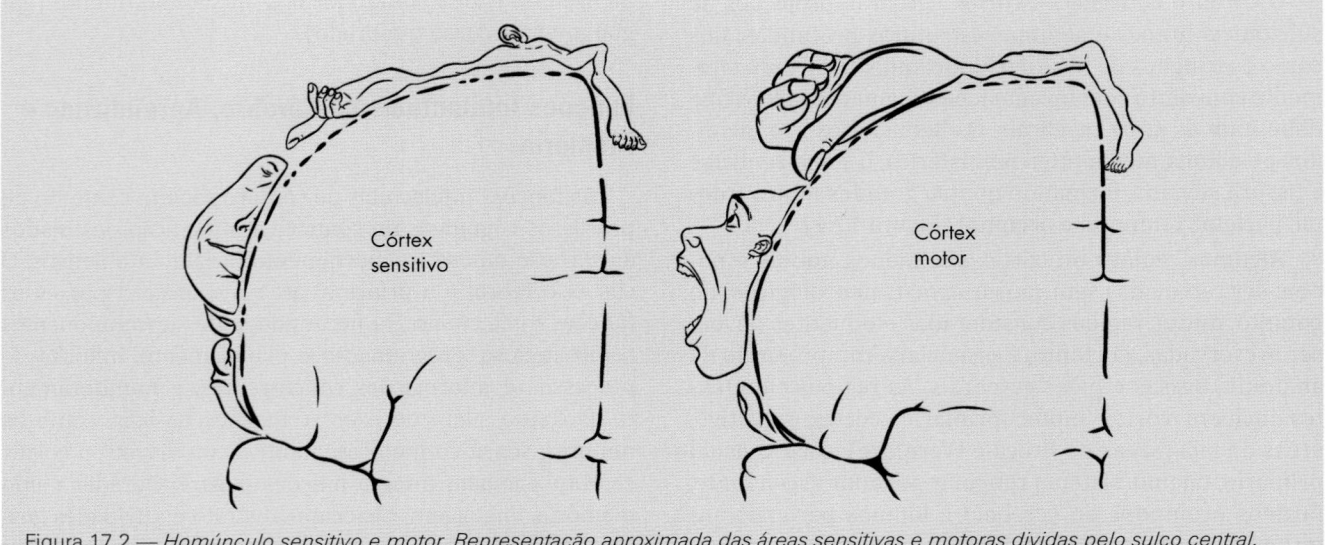

Figura 17.2 — *Homúnculo sensitivo e motor. Representação aproximada das áreas sensitivas e motoras dividas pelo sulco central.*

A atenção é um mecanismo de focalização dos canais sensoriais ou cognitivos capaz de facilitar a ativação de certas vias ou regiões cerebrais. A atenção sensorial ou percepção seletiva se dá quando focalizamos a atividade cerebral em estímulos sensoriais (um ruído, uma luz). Esse mecanismo funcionaria como um facilitador de respostas neurais que ocorrem tanto nas áreas sensoriais quanto nas áreas associativas. Quando a atividade cerebral é focalizada em um processo mental, como um cálculo matemático, uma lembrança ou um pensamento, é denominada atenção mental ou cognição seletiva. Esse mecanismo funcionaria como modulador das informações processadas pelo córtex pré-frontal dorsolateral e seria realizado prioritariamente pelo córtex cingulado anterior. Comprometimentos pré-frontais e parietais posteriores de distinta etiologia podem levar a uma deficiência de atenção (hipoprosexia) caracterizada clinicamente pela facilidade e frequência com a qual estímulos irrelevantes interferem no processo de atenção.

A memória é a capacidade cerebral de incorporar, armazenar e evocar informações de forma clara e efetiva. Existem três fases: (1) aprendizagem: recepção e registro da informação; (2) armazenamento: codificação cerebral e (3) recordação: evocação e reconhecimento das informações armazenadas. A memória pode ser classificada por suas características.

a) **Memória Imediata (memória de curto prazo ou memória de trabalho):** mantém durante alguns segundos, no máximo alguns minutos, a informação que está sendo processada no momento. A capacidade é limitada, e as informações são mantidas por processos de atenção e ensaio. Essa espécie de memória diferencia-se das demais por não deixar traços e não produzir arquivos. A memória imediata é processada, fundamentalmente, pelo córtex pré-frontal (porção mais anterior do lobo frontal).

b) **Memória Operacional (memória de curta duração ou memória de trabalho ou memória recente):** retém as informações durante um período de tempo cuja duração é determinada pelo lapso temporal interposto entre o momento da aquisição da informação e aquele no qual sua evocação deixa de ser necessária. Essa memória deixa traços que, em determinado momento, podem ser "apagados" ou então "transferidos" definitivamente para o sistema de memória de longo prazo. Além disso, depende dos sítios de processamento sensoriais e de estruturas do lobo temporal, em especial da formação hipocampal e dos corpos mamilares.

c) **Memória de Longo Prazo (memória remota):** é um sistema de memória permanente. As informações são armazenadas após o processo de consolidação. Fazem parte desse sistema os subsistemas explícito e implícito.

c.1) **Memória Explícita:** nesse sistema, existe acesso consciente ao conteúdo das informações armazenadas sobre as pessoas, os lugares e os eventos da vida diária. O processo de consolidação das informações depende das estruturas do lobo temporal medial, diencéfalo e respectivos sítios de processamento sensoriais. É o tipo de memória prejudicada nos pacientes com amnésia. Esse subsistema está dividido em: memória episódica, que reúne as memórias para eventos, sendo autobiográfica; e memória semântica, que reúne as memórias para fatos e conhecimentos gerais acerca do mundo.

c.2) **Memória Implícita:** as informações são adquiridas gradualmente ao longo de diversas experiências, e a evocação é expressa como uma mudança no comportamento, não como uma lembrança (recordação); sendo assim, pode ser evidenciada somente por meio do desempenho. Quando se torna automática, não há acesso consciente ao conteúdo da informação, e o processo é independente da atenção. O processo de consolidação não depende das estruturas do lobo temporal, mas sim da repetição da tarefa, o que provoca a ativação repetida nos sítios de processamento sensoriais.

Amnésia é a incapacidade parcial ou total de reter e evocar informações. Qualquer processo que interfira com a formação de uma memória a curto prazo ou a sua fixação em memória de longo prazo resulta em amnésia. Amnésia retrógrada é a incapacidade de recordar acontecimentos ocorridos antes do estabelecimento do distúrbio. Amnésia anterógrada é a incapacidade de armazenar novas informações. Pessoas que tenham lesões nas estruturas temporais mediais apresentam a chamada amnésia orgânica, caracterizada por uma amnésia anterógrada e uma amnésia retrógrada em graus variados, mas restrita aos anos, meses ou dias que antecederam o agente amnésico. Por outro lado, a memória para eventos remotos se mantém intacta, tal como as memórias implícitas, mas há deficiência na formação de novas memórias nos campos da memória operacional e memória explícita (episódica e semântica).

Mecanismos Comportamentais e Motivacionais do Cérebro

O diencéfalo fica acima do mesencéfalo e consiste no tálamo e hipotálamo. O tálamo é uma estação de retransmissão de informações. Todas as modalidades sensoriais, exceto olfato, passam pelo tálamo, e há muitas conexões recíprocas entre o tálamo e o córtex cerebral, bem como entre o tálamo e o cerebelo. O tálamo é importante para o controle motor, a vigília e o processamento da informação sensorial. Portanto, uma lesão no tálamo pode levar ao coma, tremores e outros deficits motores e alterações sensoriais, incluindo síndromes dolorosas.

O hipotálamo, localizado abaixo do tálamo, controla o sistema endócrino, autonômico e funções viscerais. O hipotálamo está ligado à glândula pituitária pelo infundíbulo (Figura 17.3). A glândula pituitária fica dentro da sela túrcica, logo atrás e abaixo do quiasma óptico. Assim, os tumores da hipófise podem comprimir o quiasma e produzir déficits visuais (por exemplo, hemianopsia bitemporal). O hipotálamo produz hormônios que são liberados pela pituitária. Por exemplo, a vasopressina (hormônio antidiurético) é produzida por células do hipotálamo e transportada para a pituitária posterior para a liberação.

Do hipotálamo também se originam fibras descendentes que agem sobre o sistema nervoso autônomo simpático e parassimpático. Existem núcleos discretos no hipotálamo que são importantes para a homeostase corporal. A termorregulação, a saciedade e a excitação são parcialmente controlados no hipotálamo. As lesões experimentais do hipotálamo lateral podem produzir anorexia, enquanto as lesões mediais podem causar aumento do apetite.

O sistema límbico descrito por Broca (1877) como o "grande lobo límbico" é constituído pelos giros do cíngulo e do para-hipocampal, e também pela "fissura límbica" constituída pelos sulcos atualmente denominados sulco do cíngulo, sulco subparietal e sulco colateral.[2] Adotou-se também o termo *límbico* em função do seu significado proveniente do latim *limbus* (orla, anel, em torno de). Papez propôs que o circuito constituído pelo giro do cíngulo, giro para-hipocampal, hipocampo, fórnix, corpo mamilar, núcleos anteriores do tálamo constituísse o circuito básico das emoções.[2] Há um consenso entre os diversos autores de que o sistema límbico tenha como estruturas principais: os giros corticais, os núcleos de substância cinzenta e tratos de substância branca dis-

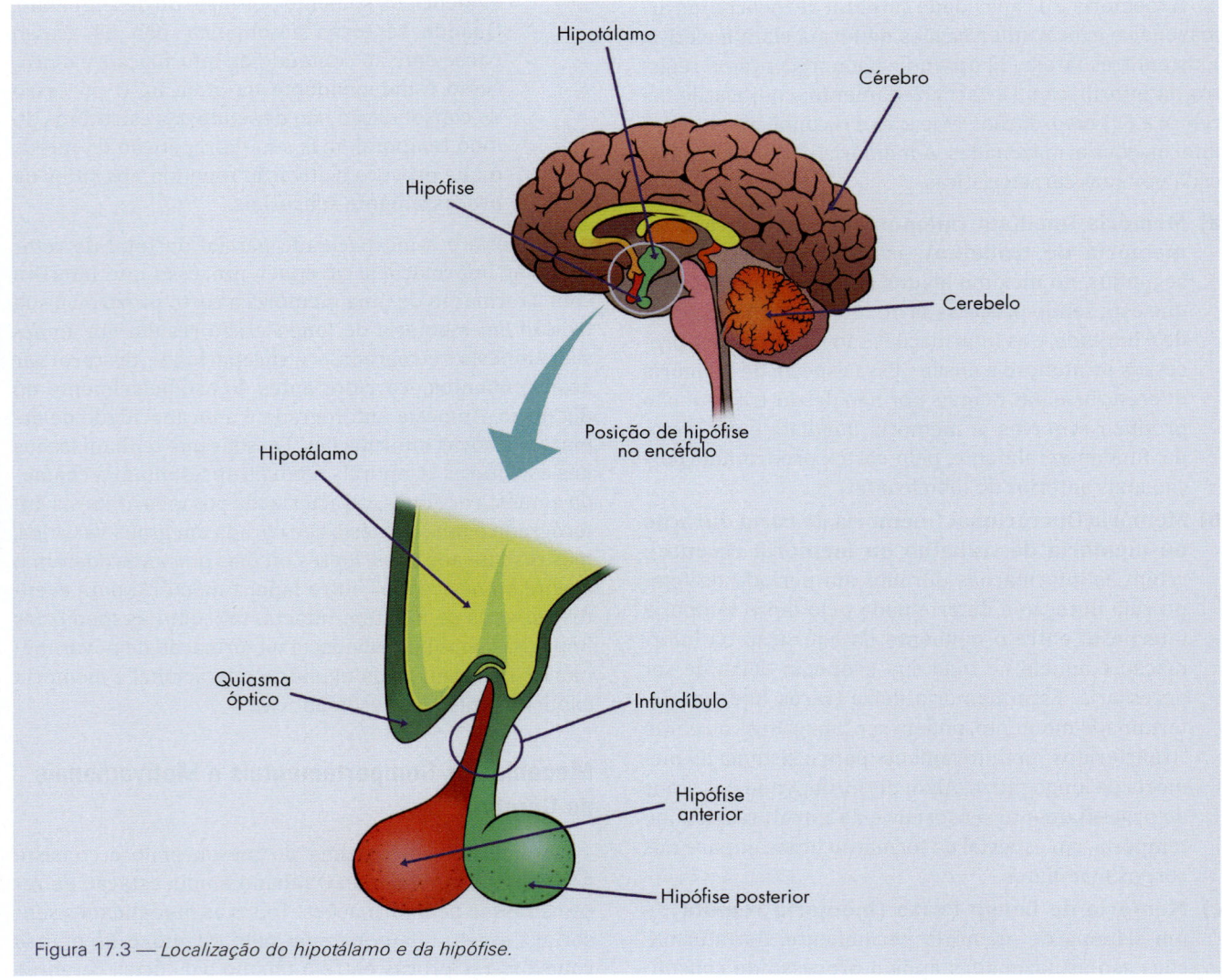

Figura 17.3 — *Localização do hipotálamo e da hipófise.*

postos nas superfícies mediais de ambos os hemisférios e em torno do terceiro ventrículo (Figura 17.4). Essas estruturas, funcionalmente, se relacionam com os instintos, as emoções e a memória – e, por meio do hipotálamo, com a manutenção da homeostase. Apesar desse consenso, há ainda divergências quanto à própria conceituação do sistema límbico e quanto à inclusão de certas estruturas na sua composição, como o lobo olfatório e o próprio hipotálamo.[3,4] O neocórtex não controla completamente o sistema límbico, pelo fato de as estruturas límbicas se projetarem direta e maciçamente sobre o hipotálamo e o tronco encefálico, gerando manifestações emocionais autonômicas e endócrinas, nas quais não há controle cortical efetivo.

Funções dos Núcleos da Base

Os núcleos da base recebem informações do neocórtex ou da medula espinhal (ou de ambos) e retransmitem para alvos externos, tais como o tálamo, onde as funções motoras, emocionais e cognitivas são moduladas. A disfunção de estruturas do sistema extrapiramidal associa-se a transtornos dos movimentos, classicamente apresentando sinais como tremor e descoordenação.

Dentro do hemisfério cerebral estão os núcleos basais que são compostos de núcleo caudado, putâmen, globo pálido e amígdala. Esses núcleos contêm muitas interligações, bem como ligações recíprocas com outras regiões do cérebro, incluindo o mesencéfalo, diencéfalo e córtex cerebral. Essas conexões podem ser funcionalmente classificadas em oculomotoras, espinotalâmicas, límbicas e circuitos cognitivos.

As doenças dos núcleos da base, como doença de Parkinson[5] e doença de Huntington, caracterizam-se pela anormalidade do controle motor, alterações no tônus muscular e surgimento de movimentos irregulares e involuntários. Além disso, essas doenças podem causar perturbações emocionais e cognitivas, dependendo do grau de envolvimento dos circuitos.

COMPARTIMENTO INFRATENTORIAL

Funções do Cerebelo

O cerebelo está localizado na fossa posterior. Ele está ligado ao tronco cerebral pelos três pedúnculos cerebelares que formam o teto do quarto ventrículo. A tenda do cerebelo é formada por uma dobra transversal da dura-máter que se estende sobre a parte superior do cerebelo e o separa do lobo occipital. Essa relação íntima entre o cerebelo e o tronco cerebral coloca a vida do paciente em perigo, em casos de edema cerebelar agudo.

A parte mais antiga do cerebelo encontra-se no lobo oculonodular anteroinferior e recebe a entrada dos núcleos vestibulares, além de regular o controle de movimento dos olhos. O vérmis cerebelar está na linha média e processa a entrada proprioceptiva dos tratos espinocerebelares ascendentes, onde controla a postura axial por meio de projeções neocorticais. Os hemisférios laterais recebem a entrada neocortical pelo pedúnculo, e a via de retorno é pelo tálamo.

As lesões do cerebelo produzem tipicamente déficits ipsilaterais à lesão porque a saída do cerebelo é cruzada; são afetadas principalmente as vias motoras descendentes, as quais também são cruzadas. Os sintomas típicos incluem ataxia de tronco (lesão medial) ou ataxia de membro ou tremor (lesão lateral).

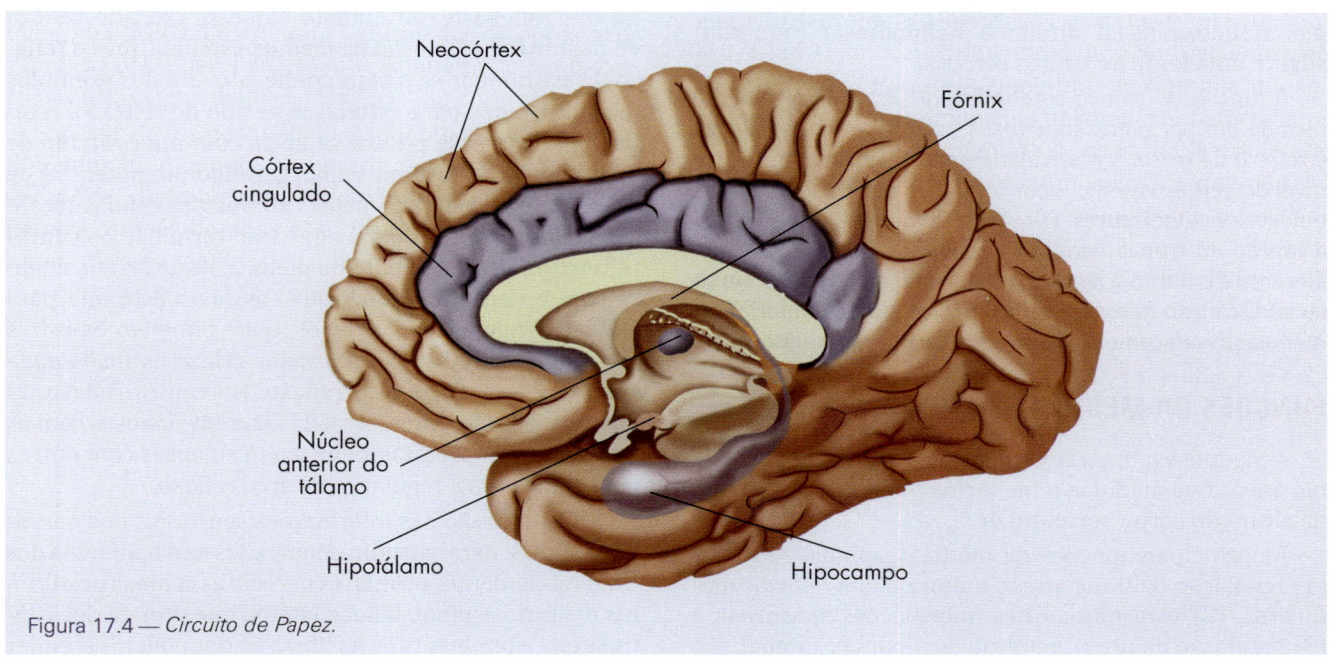

Figura 17.4 — *Circuito de Papez.*

Tronco Cerebral

O tronco cerebral consiste em medula, ponte e mesencéfalo. Trata-se de uma região do sistema nervoso central altamente complexa e clinicamente vital. Diferentemente de qualquer outra região do cérebro, o tronco cerebral é, ao mesmo tempo: substrato anatômico da consciência; regulador da função autonômica; origem e alvo de diferentes tratos descendentes e alguns tratos ascendentes reguladores; via para os tratos que não tenham relação funcional; origem de 10 dos 12 pares cranianos com seus núcleos de entrada e saída; e localização de diversos reflexos nervosos clinicamente relevantes.

A função clínica mais importante do tronco cerebral é provavelmente a manutenção da consciência. As lesões do tronco cerebral podem causar estupor e coma pela lesão do sistema reticular ativador ascendente. A formação reticular do tronco encefálico consiste de um conjunto de núcleos interligados que medeiam o nível do estado de alerta.

Os centros de controle respiratório são igualmente importantes e estão localizados na medula e na ponte. Os neurônios de controle respiratório estão envolvidos na geração de ritmo, assim como no processamento de informações a partir de quimiorreceptores aferentes centrais e periféricos e diferentes receptores pulmonares. A lesão medular focal ou edema pode levar à parada respiratória com risco de vida.

Pelo tronco cerebral passam muitos tratos. Por outro lado, existem tratos, tais como corticobulbar, trigeminotalâmico e tegumento central e do fascículo longitudinal medial, que têm a origem ou a cessação nos núcleos do tronco cerebral. Por exemplo, os núcleos de nervos cranianos III a XII estão localizados no tronco cerebral (Tabela 17.1). É importante ressaltar que a falta de concordância de déficits entre o rosto e o corpo (por exemplo, fraqueza facial direita e hemiparesia esquerda) sugere uma lesão no tronco cerebral.

A função do tronco cerebral pode ser grosseiramente testada em pacientes comatosos usando a pupila, córnea e reflexo de tosse. A reatividade pupilar avalia a função ao nível do cérebro médio, bem como a integridade da óptica e nervos oculomotores. O reflexo córneo-palpebral avalia a função do tronco cerebral ao nível da ponte. Seu ramo aferente é o nervo trigêmeo, e seu ramo eferente é o nervo facial. O reflexo de tosse avalia o tronco cerebral inferior ou medula, assim como o nervo glossofaríngeo e o nervo vago.

FUNÇÕES DA MEDULA ESPINHAL

A medula espinhal se estende a partir da base do crânio até o cone medular, onde forma o filamento terminal na altura do corpo vertebral de T_{12} a L_2.

As principais funções da medula espinhal são três: (1) regulação da transmissão motora e dos reflexos medulares, (2) transmissão das informações sensoriais e (3) regulação da própria função da medula espinhal.

TABELA 17.1
NERVOS CRANIANOS E FUNÇÕES.

Nervos cranianos	Função	Localização do núcleo
I	Cheiro	Uncus, área septal
II	Visão	Nervo geniculado lateral
III	Movimento extraocular, elevação da pálpebra	Bulbo (superior)
IV	Movimento dos olhos para baixo e medial	Bulbo (inferior)
V	Sensitivo da face Motor – mastigação (V3)	Ponte (motor e sensitivo) Medula (sensitivo)
VI	Movimento lateral dos olhos	Ponte (dorsal)
VII	Movimento da face Sensitivo da língua (2/3 anterior)	Ponte (ventral)
VIII	Audição Equilíbrio	Ponte (dorsolateral)
IX	Movimento/sensitivo do palato Sensitivo da língua (1/3 posterior)	Medula
X	Cordas vocais Inervação parassimpática	Medula
XI	Inervação para trapézio e esternomastoide	Medula
XII	Movimento da língua	Medula

A transmissão motora mais básica se dá pelo trato corticoespinhal. Esse trato origina-se do córtex cerebral (área motora), desce pela cápsula interna, cruza na altura do bulbo (proximidade com as pirâmides bulbares) e prossegue em direção à medula espinhal, conferindo motricidade voluntária à musculatura contralateral.

Existem diversos reflexos medulares, tais como o extensor dinâmico e estático, reflexo do tendão de Golgi, flexor e reflexo de retraimento, extensor cruzado, reflexo de postura e locomoção da medula espinhal, mas o reflexo de estiramento é o mais conhecido. Um dos exemplos mais utilizados para estudar esse tipo de reflexo é o reflexo patelar. Esse reflexo se inicia com um estímulo de estiramento do fuso muscular, gerando um potencial de ação que é transmitido pelos axônios das células localizadas nos gânglios dorsais que irão terminar no centro reflexo, na parte cinzenta da medula, onde fazem sinapse com o neurônio motor que conduz o estímulo para a periferia pelos seus axônios, que compõem as raízes anteriores. A contração muscular relaxa os fusos musculares, cessando o arco reflexo. No centro reflexo, as terminações aferentes, além de fazerem sinapses com os neurônios motores, também fazem sinapses com outros neurônios para a regulação do arco reflexo.

A transmissão das informações sensoriais dos nervos periféricos e para estruturas mais altas se dá por meio dos tratos ascendentes primários que são as colunas posteriores e o trato espinotalâmico lateral, que projeta dor contralateral e temperatura. As fibras de dor podem ascender das raízes dorsais ou descer um a três segmentos antes da sinapse na medula espinhal. As colunas posteriores transmitem toque fino, vibração e propriocepção.

A regulação da própria função da medula espinhal, quer por células estimuladas diretamente ou por meio do controle entre neurônios, aumentam ou diminuem a eficiência de sinalização. O trato corticoespinhal lateral é clinicamente a mais importante dessas extensões, que transmite o movimento hábil voluntário do hemisfério cerebral contralateral. Muitas outras vias motoras se originam de estruturas corticais e do tronco cerebral para controlar a postura e o movimento. Além disso, existem vias descendentes responsáveis pela regulação de fibras de dor.

O sangue é fornecido para a medula espinhal por artérias espinais posteriores emparelhadas e uma única artéria espinhal anterior. Considerando que as artérias posteriores nutrem os cornos dorsais e colunas de substância branca, a artéria espinhal anterior fornece o sangue aos dois terços anteriores da medula. Seis a oito artérias radiculares proeminentes abastecem a rede da artéria espinhal anterior, que são mais numerosas na região cervical e menos no tórax. A artéria de Adamkiewicz é o principal vaso radicular toracolombar e nutre a medula espinhal de T_8 até o cone medular. Essa artéria surge na região T_9-L_2, geralmente do lado esquerdo da aorta.

O reflexo de vômito passa pela medula. A estimulação de determinados neurônios da formação reticular leva a impulsos que descem para os neurônios motores inferiores, que induzem a contração do diafragma e músculos abdominais.

FLUXO SANGUÍNEO CEREBRAL

O cérebro adulto constitui apenas 2% da massa corporal, porém o consumo de oxigênio (50 mL . min^{-1}) corresponde a cerca de 20% do consumo basal. Em repouso, a média do fluxo sanguíneo cerebral (FSC) é aproximadamente 50 mL . 100 g^{-1} . min^{-1}, e o consumo de oxigênio do cérebro todo é de aproximadamente 3,5 mL de oxigênio/100 g de tecido cerebral/min.

A manutenção do FSC é essencial para equilibrar as demandas de oxigênio e glicose.[6] O FSC está relacionado com a pressão de perfusão cerebral (PPC) e resistência cerebrovascular (RCV), como na equação seguinte:

- FSC = PPC/RCV
- PPC = pressão arterial média (PAM) – pressão intracraniana (PIC)

Regulação do Fluxo Sanguíneo Cerebral
Autorregulação

Autorregulação é definida como a manutenção de um nível constante de FSC diante de alterações de pressão de perfusão.[7] Os limites fisiológicos normais de autorregulação correspondem a uma PAM de aproximadamente 60 mmHg a 150 mmHg[8] (Figura 17.5). Provavelmente,

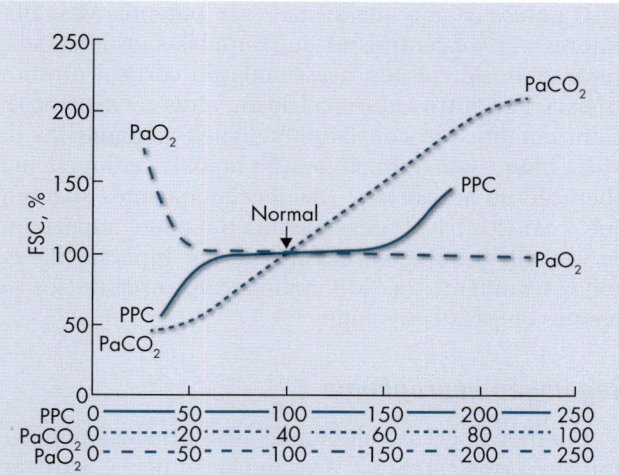

Figura 17.5 — *Fatores que interferem no FSC: PPC = pressão de perfusão cerebral (mmHg); $PaCO_2$ = pressão parcial dióxido de carbono (mmHg); e PaO_2 = pressão parcial de oxigênio (mmHg).*

devido a mudanças na tensão transmural causadas por reflexos miogênicos em vasos de resistência, a autorregulação é derivada das alterações da RCV. Por exemplo, a hipertensão arterial crônica ou a ativação simpática desloca a curva para a direita.[9] Também há mudanças na autorregulação na presença de patologia intracraniana e agentes anestésicos voláteis.

Relação fluxo-metabolismo

O aumento da atividade neuronal causa um aumento da taxa metabólica cerebral (CMR), resultando num aumento do FSC.[10] A mudança paralela do FSC com CMR é conhecida como "acoplamento fluxo-metabolismo".[11] A acetilcolina, o óxido nítrico, a serotonina e a substância P têm sido descritos como mediadores, mas o mecanismo exato desse acoplamento é ainda desconhecido. Há evidências sugerindo que o FSC pode ser modulado por mudanças no consumo de glicose em vez de mudanças no consumo de O_2.

Regulação química

O CO_2 é um potente vasodilatador. O FSC altera 1 a 2 mL/100 g/min. para cada variação de 1 mmHg na $PaCO_2$ dentro dos limites fisiológicos. Acredita-se que essas alterações são impulsionadas pela variação na concentração de H^+ no extracelular ou no intersticial.[12] No entanto, depois de 6 a 8 horas, o FSC retorna à linha de base dos valores de pH, porque normaliza gradualmente como resultado da eliminação de bicarbonato.[13]

Recentes estudos em voluntários demonstraram que existe vasodilatação cerebral em saturações arteriais de 90% a 92% ou quando a PaO_2 é inferior a 50 mmHg. A hipóxia focal pode provocar vasodilatação e aumento no FSC.[14,15]

O potássio[16] e a adenosina[17] são potentes vasodilatadores. As concentrações aumentadas são detectadas durante as convulsões, a estimulação cortical direta e hipóxia. Por outro lado, o cálcio em altas concentrações é um potente vasoconstritor.[18] Alguns antagonistas do cálcio bloqueiam a vasodilatação hipóxica e impedem a liberação de adenosina.[17] Evidências recentes sugerem que o óxido nítrico[19] desempenha um papel importante na vasodilatação cerebral causada por hipercapnia, isquemia, aumento da CMR, aminoácidos excitatórios[14] e agentes anestésicos voláteis.[20]

Regulação neurogênica

O sistema nervoso autônomo afeta principalmente os grandes vasos cerebrais. A estimulação beta-1 adrenérgica resulta em vasodilatação, enquanto a alfa-2 provoca vasoconstrição. Vasoconstrição significativa pode ser produzida por concentração extremamente elevada de catecolaminas, como no estado de choque hemorrágico.

Viscosidade sanguínea

O FSC pode ser influenciado pela viscosidade do sangue,[21] em que o hematócrito é o determinante mais importante. Os estudos sugerem que um hematócrito de 30% a 34% pode resultar em fornecimento ótimo de oxigênio. No entanto, na presença de vasodilatação máxima, a entrega de O_2 pode diminuir com hemodiluição.

PRESSÃO INTRACRANIANA

A pressão intracraniana (PIC) é a pressão no interior da calota craniana em relação à pressão atmosférica. O crânio rígido que protege o cérebro tem um espaço não expansível. O conteúdo intracraniano pode variar à medida que aumenta a PIC.

O conteúdo intracraniano pode ser dividido em quatro compartimentos:

- O material sólido ≈ 10%;
- Água intersticial ≈ 75%;
- LCR (150 mL) ≈ 10%;
- Sangue (50 a 75 mL) ≈ 5%.

De acordo com a Doutrina de Monro-Kellie, o aumento da PIC causa danos ao cérebro, reduzindo a PPC por compressão focal do tecido cerebral devido à distorção e à herniação do conteúdo intracraniano.

Controle da Pressão Intracraniana

A relação pressão-volume é dada na Figura 17.6. Durante a compensação inicial, entre os pontos 1 e 2, não há praticamente qualquer aumento na PIC com as mudanças no volume intracraniano. No ponto 2, novos aumentos no volume causam um ligeiro aumento na PIC.

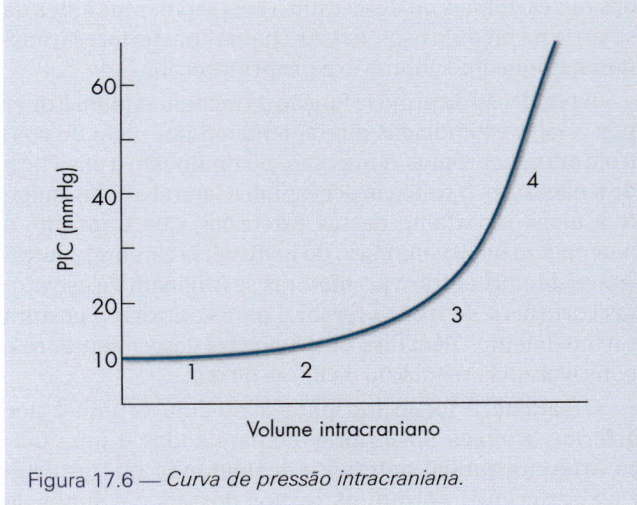

Figura 17.6 — *Curva de pressão intracraniana.*

À medida que o volume aumenta, há um declínio constante da complacência, o que resulta em aumento maior da PIC (ponto 3). Um pequeno aumento no volume está associado a um aumento acentuado da PIC, causando diminuição da pressão de perfusão e, em última instância, isquemia cerebral (entre os pontos 3 e 4).

A redução do volume de um compartimento para aumentar um outro compartimento é conhecida como "compensação espacial". O FSC desempenha o papel mais importante na compensação espacial. Uma lesão expansiva que ocupa o espaço intracraniano causa a redução progressiva do espaço para o FSC (redução do tamanho dos ventrículos e cisternas basais). A compensação espacial é insuficiente nos casos em que o crescimento das massas é rápido (por exemplo, hematoma) e resulta em aumento da PIC.[22]

A maior parte do volume de sangue intracraniano está contido nos seios venosos e veias piais. Esse volume age como um amortecedor em caso de aumento da PIC. Fatores que afetam o volume sanguíneo cerebral (VSC) incluem:

- **Distensão venosa:** oclusão jugular, aumento da pressão intratorácica, aumento da pressão venosa central, inclinação cabeça para baixo, vasodilatadores.
- **$PaCO_2$:** FSC e VSC aumentam com a elevação da $PaCO_2$,[9] mas a curva de resposta VSC é mais plana do que a curva FSC (Figura 17.7). Uma redução da $PaCO_2$ de 40 para 20 mmHg (5,3 para 2,7 kPa) resulta numa redução de 65% no FSC, enquanto a VSC reduz apenas 28% (2,8 mL . 100 g^{-1}). Essa pequena mudança no volume intracraniano terá uma redução significativa na PIC e consequentemente na presença de hipertensão intracraniana, porque o sistema opera na parte íngreme da curva de pressão-volume (Figura 17.6).
- **PaO_2:** ocorre vasodilatação cerebral devido à hipóxia, resultando no aumento da VSC.[21] Há evidências de que a hiperóxia provoca vasoconstrição, embora não haja evidência em humanos para sugerir significância clínica.

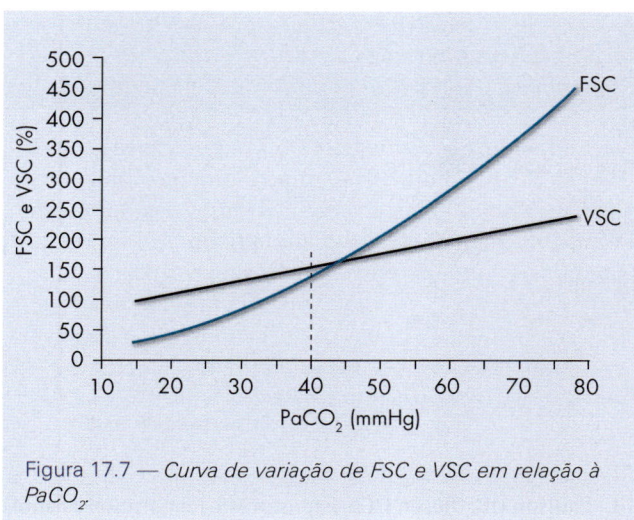

Figura 17.7 — *Curva de variação de FSC e VSC em relação à PaCO₂.*

- **Acoplamento fluxo-metabolismo:** aumento da taxa metabólica demanda aumento do FSC, VSC e PIC.
- **Autorregulação:** uma queda na PAM pode levar a uma diminuição no tônus vascular cerebral causando vasodilatação cerebral e aumento da VSC dentro dos limites.

LÍQUOR

O líquido cefalorraquidiano (LCR) está contido dentro do espaço subaracnóideo, em torno do cérebro e da medula espinhal, encontrando-se entre a pia-máter (que é intimamente aderente ao tecido neural subjacente) e o aracnoide.

Estrutura e Função

A maioria dos 450 a 500 mL de líquor produzidos diariamente é formada no plexo coroide dos ventrículos. O LCR circula em torno do cérebro e da medula espinhal pelo sistema ventricular e espaço subaracnóideo. Os dois ventrículos laterais comunicam-se com o terceiro ventrículo por meio do forâmen de Monro, que se comunica com o quarto ventrículo pelo aqueduto de Sylvius.[23] A partir desse ponto, o fluido circula livremente em torno do tronco cerebral e da medula espinhal, cerebelo e hemisférios cerebrais. Há cerca de 150 mL de fluido que circula em torno do sistema nervoso central adulto, o qual é constantemente produzido pelo plexo coroide e absorvido pela vilosidade aracnoide na rede do seio venoso. O LCR atua tanto como uma almofada de fluido de suporte para os conteúdos intracranianos quanto como uma via importante de nutrientes e mediadores químicos.[24]

Secreção e Composição

O LCR é um líquido incolor transparente formado como um ultrafiltrado do plasma e é composto de 99% de água com uma densidade de 1,004 a 1,007. Sua pressão normal pode ser expressa utilizando a equação de Davson[25]: (resistência ao escoamento LCR) × (taxa de formação LCR) + (pressão no seio sagital) e varia de 80 a 180 mm de LCR (< 10 mmHg). Ele tem uma composição semelhante à do plasma (Tabela 17.2).[26-29]

TABELA 17.2 CONCENTRAÇÃO DE SOLUTOS (MEq/kg H₂O) EM PLASMA E EM LÍQUOR EM HUMANOS.		
Substância	Plasma	LCR
Sódio (Na⁺)	150	147
Potássio (K⁺)	4,63	2,86
Magnésio (MG²⁺)	1,61	2,23
Cálcio (Ca²⁺)	4,7	2,28
Cloro (Cl⁻)	99	113
Bicarbonato (HCO₃⁻)	26,8	23,3
Aminoácidos	2,62	0,72
Osmolaridade	289	289
pH	7,397	7,30

Hipocapnia, hipotermia, alta osmolaridade sérica e alcalose (metabólica ou respiratória) podem reduzir a produção de LCR. Muitos agentes que atuam como inibidores de transporte de íons, incluindo acetazolamida, digoxina, amilorida, furosemida, bumetanida, omeprazol, toxina da cólera, noradrenalina, angiotensina II, 5-hidroxitriptamina e alguns peptídeos vasoativos, também têm sido usados para inibir a formação de LCR.

Agentes anestésicos têm diferentes efeitos sobre a produção de LCR e sua reabsorção. Os agentes venosos, tais como propofol, tiopental, fentanil e etomidato, não têm efeito significativo sobre a taxa de formação de LCR ou sua absorção. Os agentes voláteis, no entanto, têm efeitos variados e mais significativos. O isoflurano é o único agente que reduz a produção de LCR e facilita a reabsorção. O desflurano induz um aumento na produção de LCR, embora o enflurano combine os efeitos deletérios de aumentar a produção e reduzir a absorção. Os outros agentes inalatórios, halotano e sevoflurano, diminuem a produção de LCR, mas também podem diminuir sua absorção.

O total de leucócitos contidos no LCR de um adulto normal é de 0 a 5 por mm³ (linfócitos e monócitos), e até mesmo um de granulócitos é considerado anormal. Ao olho nu, o LCR, normalmente transparente, aparece turvo quando há quantidade maior do que 200 células por mm³ de leucócitos ou 400 hemácias por mm³. As alterações típicas na microscopia do LCR em meningites e doenças neuromusculares, tais como a esclerose múltipla, são apresentadas na Tabela 17.3.[30,31]

Na hemorragia subaracnóidea, a descoloração amarelada do LCR após a centrifugação é um sinal para o diagnóstico. Essa xantocromia aparece várias horas após uma hemorragia aguda e acontece devido à hemólise de

TABELA 17.3
COMPOSIÇÃO DO LCR E COMPARAÇÃO COM AS DOENÇAS.

LCR	Normal	Meningite Bacteriana	Meningite Viral	Meningite Tuberculose	Esclerose Múltipla
Aparência	Claro e incolor	Turvo	Claro para Turvo	Turvo	Claro
Células (n$^\circ$/mm^3)	0 - 5	> 1.000	< 500	< 500	5 - 60
Tipo de células	Linfócitos	Polimorfos	Linfócitos	Linfócitos	Monócitos
Proteínas (g/L)	0,15 - 0,45	> 1,5	0,5 - 10	1 - 5	0,4 - 1,0
Glicose (em relação ao nível sanguíneo)	> 50%	< 50%	> 50%	< 50%	> 50%
Imunoglobinas	< 15% de proteínas				> 15% de proteínas
IgG Oligoclonal	Não				Bandas presentes em 80%

hemácias. Precocemente em uma semana e normalmente ao final de três semanas desaparecem os sinais de hemólise. A tomografia computadorizada é a ferramenta de diagnóstico de escolha para a identificação de hemorragia subaracnóidea.

REFERÊNCIAS

1. Kandel ER, Schwartz JH, Jessell TM, et al. Principles of Neural Science. 5.ed. New York: McGraw-Hill Education, 2014.
2. Finger S. Origins of Neuroscience: A History of Explorations into Brain Function. Oxford University Press, 1994.
3. Heimer L, Van Hoesen GW. The limbic lobe and its output channels: Implications for emotional functions and adaptive behavior. Neurosci Biobehav Rev. 2006;30(2):126-47.
4. Zahm DS. The evolving theory of basal forebrain functional-anatomical "macrosystems". Neurosci Biobehav Rev. 2006;30(2):148-72.
5. Samii A, Nutt JG, Ransom BR, et al. Parkinson's disease. Lancet (London, England). 2004;363(9423):1783-93.
6. Lassen NA. Cerebral blood flow and oxygen consumption in man. Physiol Rev. 1959;39(2):183-238.
7. Aaslid R, Newell DW, Stooss R, et al. Assessment of cerebral autoregulation dynamics from simultaneous arterial and venous transcranial Doppler recordings in humans. Stroke. 1991;22(9):1148-54.
8. Drummond JC. The lower limit of autoregulation: time to revise our thinking? Anesthesiology. 1997;86(6):1431-3.
9. Paulson OB, Strandgaard S, Edvinsson L. Cerebral autoregulation. Cerebrovasc Brain Metab Rev. 1990;2(2):161-92.
10. Colebatch JG, Deiber MP, Passingham RE, et al. Regional cerebral blood flow during voluntary arm and hand movements in human subjects. J Neurophysiol. 1991;65(6):1392-401.
11. Martin C, Martindale J, Berwick J, et al. Investigating neural-hemodynamic coupling and the hemodynamic response function in the awake rat. Neuroimage. 2006;32(1):33-48.
12. Artru AA, Katz RA, Colley PS. Autoregulation of cerebral blood flow during normocapnia and hypocapnia in dogs. Anesthesiology. 1989;70(2):288-92.
13. Paulson OB, Olesen J, Christensen MS. Restoration of autoregulation of cerebral blood flow by hypocapnia. Neurology. 1972;22(3):286-93.
14. Koźniewska E, Oseka M, Styś T. Effects of endothelium-derived nitric oxide on cerebral circulation during normoxia and hypoxia in the rat. J Cereb Blood Flow Metab. 1992;12(2):311-7.
15. Casey DP, Joyner MJ. Compensatory vasodilatation during hypoxic exercise: mechanisms responsible for matching oxygen supply to demand. J Physiol. 2012;590(Pt 24):6321-6.
16. Faraci FM, Heistad DD. Regulation of the cerebral circulation: role of endothelium and potassium channels. Physiol Rev. 1998;78(1):53-97.
17. Winn HR, Morii S, Berne RM. The role of adenosine in autoregulation of cerebral blood flow. Ann Biomed Eng. 1985;13(3-4):321-8.
18. Brayden JE, Nelson MT. Regulation of arterial tone by activation of calcium-dependent potassium channels. Science. 1992;256(5056):532-5.
19. Pelligrino DA, Miletich DJ, Hoffman WE, et al. Nitrous oxide markedly increases cerebral cortical metabolic rate and blood flow in the goat. Anesthesiology. 1984;60(5):405-12.
20. Dagal A, Lam AM. Cerebral autoregulation and anesthesia. Curr Opin Anaesthesiol. 2009;22(5):547-52.
21. Brown MM, Wade JP, Marshall J. Fundamental importance of arterial oxygen content in the regulation of cerebral blood flow in man. Brain. 1985;108(Pt 1):81-93.
22. Langfitt TW. Measuring the outcome from head injuries. J Neurosurg. 1978;48(5):673-8.
23. Craven J. Cerebrospinal fluid and its circulation. Anaesth Intensive Care Med. 2010;11(9):355-6.
24. Pollay M. The function and structure of the cerebrospinal fluid outflow system. Cerebrospinal Fluid Res. 2010;7:9.
25. Davson H, Hollingsworth G, Segal MB. The mechanism of drainage of the cerebrospinal fluid. Brain. 1970;93(4):665-78.
26. Fremont-Smith F. the Equilibrium Between Cerebrospinal Fluid and Blood Plasma. Arch Neurol Psychiatry. 1931;25(6):1271.

27. Hunter G, Smith H V. Calcium and magnesium in human cerebrospinal fluid. Nature. 1960;186:161-2.
28. Bradley RD, Semple SJ. A comparison of certain acidbase characteristics of arterial blood, jugular venous blood and cerebrospinal fluid in man, and the effect on them of some acute and chronic acid-base disturbances. J Physiol. 1962;160:381-91.
29. Hendry EB. The osmotic pressure and chemical composition of human body fluids. Clin Chem. 1962;8:246-65.
30. Giovannoni G. Cerebrospinal fluid analysis. Handb Clin Neurol. 2014;122:681-702.
31. Wright BLC, Lai JTF, Sinclair AJ. Cerebrospinal fluid and lumbar puncture: A practical review. J Neurol. 2012;259(8):1530-45.

18
Fisiologia do Sono e da Vigília

Cristiane Gurgel Lopes
Deise Martins Rosa
Rogean Rodrigues Nunes

INTRODUÇÃO

Os estudos da neurociência, particularmente na caracterização da neurobiologia do sono, tornaram-se de fundamental importância para a base da anestesia.

Nossa capacidade de perceber estímulos ambientais e realizar tarefas cognitivas é determinada pelo nível de excitação do cérebro, que varia ao longo do dia.

Sono e anestesia são diferentes estados de consciência que compartilham várias peculiaridades. O sono é uma condição endógena e espontânea, que sofre uma regulação circadiana, ultradiana e homeostática, podendo ser revertido por estímulos externos e onde a sensibilidade à dor não é eliminada.[1] Tanto durante o sono como na anestesia, a perda da consciência acompanha-se de importantes mudanças eletrofisiológicas. A eletroencefalografia (EEG) mostra uma redução dos disparos mais rápidos (alfa e beta) e aumento da atividade em baixas frequências (teta, delta e slow).[2]

Apesar de termos um entendimento ainda muito rudimentar da dinâmica cerebral e dos circuitos neurais geradores do sono, alteramos rotineiramente esta dinâmica através da anestesia, promovendo a supressão temporária da vigília e levando o paciente à inconsciência. Desta forma é de grande importância para o anestesiologista uma boa compreensão da fisiologia do sono e da vigília.

ASPECTOS HISTÓRICOS

Os fenômenos dos estados de sono e vigília têm motivado a curiosidade humana desde a antiguidade. No entanto, devido à falta de ferramentas experimentais objetivas, foi somente no século XX que abordagens científicas puderam ser aplicadas ao estudo dos estados de consciência.

Hipócrates (400 a.C) escreveu: "Vi muitas pessoas gemendo e chorando durante o sono, algumas em estado de sufocamento, outras pulando e saindo de portas, desprovidas de raciocínio e razão até despertarem, e posteriormente voltando à normalidade e ao estado racional como estavam antes do sono, apesar da aparência de palidez e fraqueza, esses episódios não ocorreram apenas uma vez, mas com frequência".

Aristóteles (350 a.C) fez relatos sobre sono e vigília, indagando se estes estados comportamentais seriam uma função do corpo ou da alma. Tão intrigante quanto a sede destas funções, era o mistério à cerca do significado dos sonhos. Aristóteles observou ainda que todas as criaturas dormem.

A neurociência moderna teve uma contribuição pioneira do neurologista austríaco Constantin von Economo (1876–1931) que em 1916 atendeu vários pacientes, no *Vienna General Hospital*, acometidos de sintomas que incluíam, além de oftalmoplegia, insônia e entorpecimento. Von Economo, estudando os casos dessa epidemia, identificou uma nova entidade nosológica que afetava profundamente a regulação do sono-vigília, a que nomeou encefalite letárgica. Esta enfermidade recebeu posteriormente seu nome (Doença de Von Economo). Após a análise necroscópica de material das vítimas da encefalite, ele concluiu que lesões na junção do mesencéfalo e hipotálamo posterior produziam sonolência excessiva, enquanto lesões no prosencéfalo basal anterior e hipotálamo anterior produziam insônia profunda. A partir desta descoberta, escrevendo vários artigos, von Economo propôs a existência de um sistema excitatório originado no tronco cerebral, que mantinha o prosencéfalo acordado (Figura 18.1). Proferiu várias conferências com a síntese de suas ideias e foi por três vezes indicado para o Prêmio Nobel de medicina e fisiologia.[3,4]

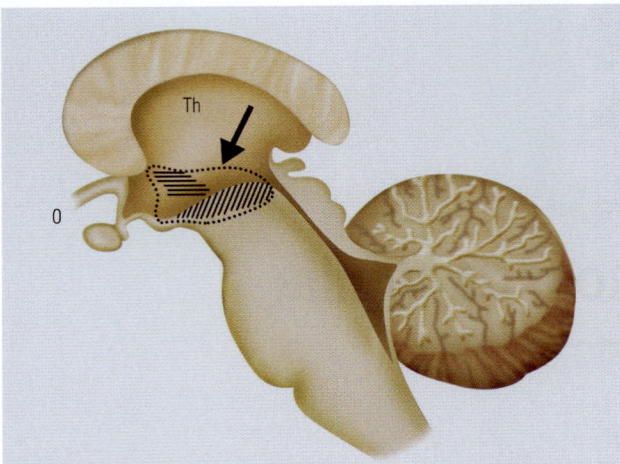

Figura 18.1 — *Desenho do tronco encefálico humano, adaptado do trabalho original de von Economo. Ilustra os sítios de lesão. Hachurado diagonal: junção do tronco encefálico com prosencéfalo, cuja lesão causava sonolência. Hachurado horizontal: hipotálamo anterior, cuja lesão causava insônia. Seta: Hipotálamo lateral, sede de lesão na narcolepsia. (Adaptada de: Kryger M H - História da Medicina e da Fisiologia do Sono. Em: Kryger M H, Avidan A Y, Berry R B- Atlas Clínico de Medicina do Sono, 2ª Ed, Rio de Janeiro, Elsevier, 2015;10-21.*

Nos anos subsequentes, as observações de von Economo foram comprovadas através da indução de lesões em cérebros de macacos, ratos e gatos. Depois verificou-se que injeções de muscimol, agonista de receptores GABA, nas regiões anatômicas descritas nos seus estudos produziam resultados semelhantes aos das lesões. Isso sugeriu que a vigília é promovida por neurônios nas áreas posterior e lateral do hipotálamo, e o sono por neurônios na área pré-óptica.[5]

Após a segunda guerra mundial, alguns pesquisadores, dentre eles Moruzzi e Magoun, identificaram que a via excitatória é mediada pelo sistema ativador ascendente, que começa na face rostral da ponte e segue pela formação reticular mesencefálica até o diencéfalo.[5,6] Mas somente nas décadas de 1980 e 1990 as vias neuronais que regulam o sono e a vigília foram mais claramente definidas e o entendimento da regulação hipotalâmica do sono ocorreu no final dos anos de 1990.[5]

Outra grande contribuição para a neurociência ocorreu em 1924, quando o psiquiatra alemão Hans Berger fez os primeiros registros da atividade elétrica cerebral em humanos e publicou em 1929 "Sobre o encefalograma humano". Com a advento dos estudos eletrofisiológicos, começou-se a abordar o sono com mais objetividade.[7]

Embora algumas características periféricas tenham sido observadas antes, foi em 1953, em um laboratório de Chicago, que Kleitman e Aserinsky observaram que em alguns períodos do sono ocorriam movimentos oculares simétricos, rápidos e espasmódicos, associados a irregularidades na respiração, na frequência cardíaca além de hipotonia da musculatura postural. O eletroencefalograma mostrava predomínio de ritmos rápidos com baixas amplitudes. E a maioria dos indivíduos despertos a partir desta fase do sono relatavam sonhos vívidos. Este período do adormecimento foi denominado sono REM (*rapid eyes moviment*), hoje também conhecido como sono paradoxal. Enquanto na ausência destas manifestações oculares, ou sono não REM (NREM), havia redução da frequência cardíaca e respiratória, hipotermia, ondas lentas predominavam na atividade eletroencefalográfica e os indivíduos, quando despertos nesta fase, não costumavam resgatar memórias de sonhos.[8,9,10]

Essas observações iniciaram uma fase de intensos estudos que foi fundamental para o que se tem hoje de compreensão da arquitetura do sono. A descoberta do sono REM foi um paradigma na definição de sono, porque deixou claro seu caráter heterogêneo, com fases distintas, que é uma peculiaridade dos mamíferos, das aves e mais recentemente identificada nos répteis.[11]

NOMENCLATURA E ESTÁGIOS DO SONO

São utilizados dois *guidelines* para nomear e caracterizar as fases do sono Tabela 18.1. O primeiro editado em 1968, que leva os nomes dos autores, é a classificação de *Rechtschaffen and Kales* (R&K), que é ainda hoje utilizada em pesquisa clínica em medicina do sono. Conforme R&K, o estágio 1 (S1) ou fase inicial do sono não REM (NREM) caracteriza-se por EEG de baixa voltagem e frequências variadas (2Hz a 7 Hz), com predominância temporária de atividade teta (4Hz a 8Hz). Estas surgem

TABELA 18.1
FASES DO CICLO SONO-VIGÍLIA E SUAS CARACTERÍSTICAS.

	EEG e EOG	R & K	AASM
Vigília (*wakefulness*)	Ritmo alfa (8Hz-13Hz) presente em mais de 50% de uma *epoch*	W	W
Sono NREM estágio 1	EEG com menores amplitudes e atividade no intervalo de 4Hz-7Hz (ondas do vértex*, movimentos oculares lentos*)	S1	N1
Sono NREM estágio 2	*Sleep spindles* e complexos k, ondas lentas	S2	N2
Sono NREM estágio 3	20%-50% com atividade de ondas lentas (0,5Hz-2Hz)	S3	N3
Sono NREM estágio 4	> 50% do EEG com atividade de ondas lentas	S4	
Sono REM	EEG com baixas amplitudes e frequências rápidas, atividade eletromiográfica no queixo, movimentos oculares rápidos	R	R
Tempo de movimento	Atividade com altas amplitudes nos canais de eletromiografia	MT	NS

AASM: *American Academy of Sleep Medicine*; EEG: Eletroencefalografia; EOG: Eletrooculograma; MT: Movimento; R&K: Rechtschaffen and Kales; REM: Rapid eye moviment; W:awake; S: Estagio.
*Pode estar presente. (Modificada de: Zaremba S, Chamberlin NI, Eikermann M-Sleep Medicine. Miller RD. Miller's Anesthesia. 8th ed. Philadelphia, PA. Elsevier Saunders,2015;303-328).

principalmente na região do vértex, ou região central, na linha mediana (ondas V do vértex).[12]) Na segunda fase do sono NREM (S2) surgem os fusos do sono ou *sleep spindles*, atividade rítmica com frequências em torno de 14 Hz que dura alguns segundos. Podem surgir nesta fase explosões de ondas de alta voltagem em decorrência de estímulos do ambiente- os complexos K, e ainda ondas lentas de altas amplitudes. Esta normalmente é a fase mais longa do sono. Na terceira fase (S3) ocorre uma predominância de atividade de baixas frequências (*slow* e delta), que compreendem de 20% a 50% da fase. E na quarta fase do sono NREM (S4) tem-se mais de 50% do tempo com atividade lenta.[7,13] No sono REM há uma predominância de atividades elétricas rápidas, de baixas amplitudes, semelhante ao estado de vigília. Nesta fase podem ser observados movimentos oculares rápidos.[13]

Em 2007 a *American Academy of Sleep Medicine* (AASM) lançou novo *guideline* para estadiamento do sono. As diferenças entre as duas classificações estão sumarizadas na Tabela 18.1, a principal modificação em relação à de R&K é a unificação das fases 3 e 4 do sono NREM.[13,14]

ATIVIDADE CORTICAL DURANTE O SONO E A VIGÍLIA

O registro da atividade elétrica cortical (EEG) é costumeiramente utilizado como ferramenta para distinguir os estados de sono e vigília. Esta atividade geralmente é reduzida durante os períodos de sono NREM, quando comparada ao sono REM e ao estado de vigília. O traçado elétrico é o resultado dos disparos de grupos neuronais, e o sinal é captado pelos eletrodos posicionados no escalpo. A atividade elétrica recebe uma nomenclatura com letras gregas conforme sua faixa de frequência. (Figura 18.2)[15]

Alguns circuitos neuronais estão implicados na sincronização ou dessincronização da atividade cortical. A estimulação promovida por neurotransmissores excitatórios como a acetilcolina e outras monoaminas é capaz de gerar uma dessincronização da atividade elétrica que ocorre no sono REM e na vigília. Enquanto a sincronização da atividade corticotalâmica e da atividade intrínseca do córtex é fruto da modulação exercida por outras vias subcorticais.[12]

ARQUITETURA DO SONO

A compreensão dos mecanismos cerebrais que determinam o sono requer a identificação de neurônios-chave nos circuitos de controle e o mapeamento de suas conexões sinápticas.[10]

O sono não é um simples processo passivo de ausência de vigília, e sim um processo ativo, em que a excitabilidade neuronal encontra-se reduzida, e é gerado a partir da integração de núcleos no sistema nervoso central (SNC), levando a um alterado estado de consciência. É temporalmente organizado em estágios distintos que são caracterizados por traços fisiológicos e comportamentais específicos.[9]

Consciência é composta por nível e conteúdo.[15] E neste sentido uma quantidade de teorias propõe que o córtex cerebral e o sistema tálamo-cortical contêm as vias neurais do conteúdo de consciência (*awareness*), enquanto estruturas subcorticais, que ascendem estimulando o córtex, determinam o nível de consciência (*arousal*). No córtex, as redes frontoparietal lateral exercem um papel importante mediando a consciência externa, a interação com o meio. E as redes frontoparietal medial têm papel na consciência interna, como durante os sonhos e na atenção direcionada internamente.[16]

Neuroanatomia Funcional do Sono

As funções homeostáticas do sono encontram uma correlação anatômica com circuitos neuronais dentro da área pré-óptica, as funções circadianas com mecanismos hipotalâmicos anteriores e a regulação da alternância REM-NREM com o tronco encefálico rostral (mesencéfalo e ponte), com contribuição do prosencéfalo basal.[17] E por fim, todo o sistema tem a função de inibir ou estimular o sistema córtico-talâmico. (Figuras 18.3 e 18.4)

Hipotálamo

Estudos em neurofisiologia permitiram muitos esclarecimentos sobre o controle do sono-vigília exercido por diversas regiões encefálicas.

♦ **Região hipotalâmica pré-óptica anterior (POA)**: composta pelas subdivisões pré-óptica medial (MnPO) e, principalmente, a área pré-óptica ventro-lateral (VLPO) contém neurônios GABAérgicos com função promotora do sono, que têm aumento de descarga durante o sono NREM.[18] Os neurônios da área pré-óptica, com expressão e liberação de GABA e galanina, promovem o sono através de suas

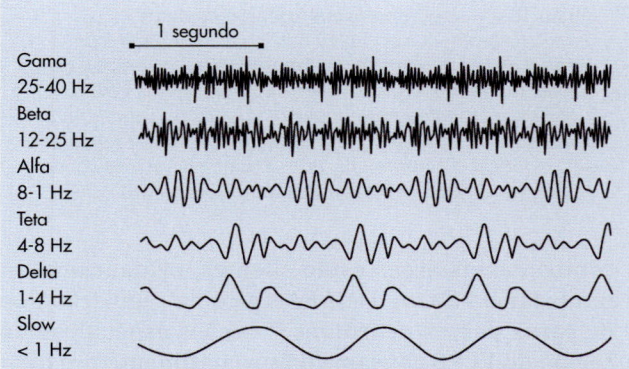

Figura 18.2 — *Frequências do EEG. (Adaptada de: Nunes RR, Fonseca NM, Simões CM et al. Consenso brasileiro sobre monitoração da profundidade anestésica. Rev Bras Anestesiol, 2015; 65(6):427-436).*

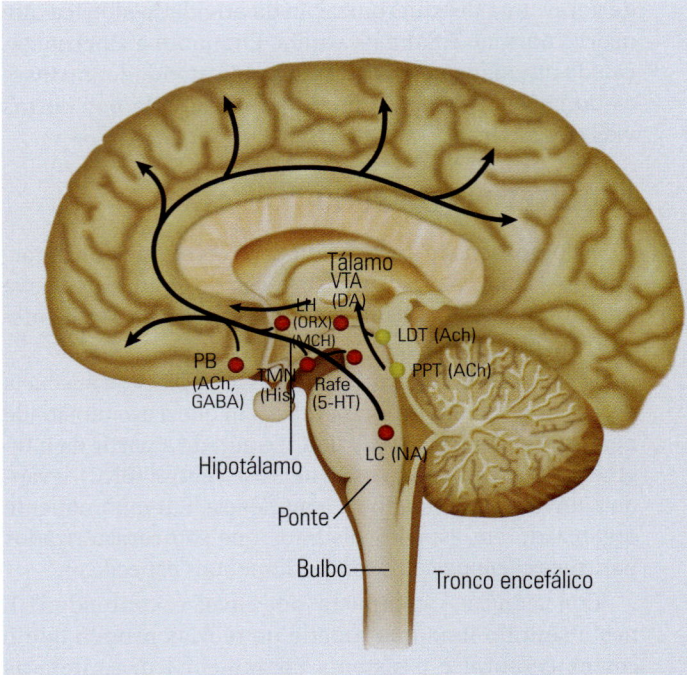

Figura 18.3 — *Desenho esquemático mostrando alguns componentes do sistema excitatório ascendente. Um* **input** *maior (via amarela) para o tálamo originado dos neurônios colinérgicos do PPT e LDT. Uma segunda via (vermelha) ativa o córtex, facilitando o processamento do* **input** *proveniente do tálamo. Esta via é gerada a partir de neurônios monoaminérgicos dos núcleos: LC, TMN, VTA, DRN e MRN, além da contribuição do hipotálamo lateral (neurônios orexinérgicos e MCH-neurônios positivos para o hormônio concentrador de melanina) e do prosencéfalo basal (PB). (Adaptada de: Saper CB, Scammell TE, Lu J- Hypothalamic regulation of sleep and circadian rhythms. Nature, 2005;1257-1263).*

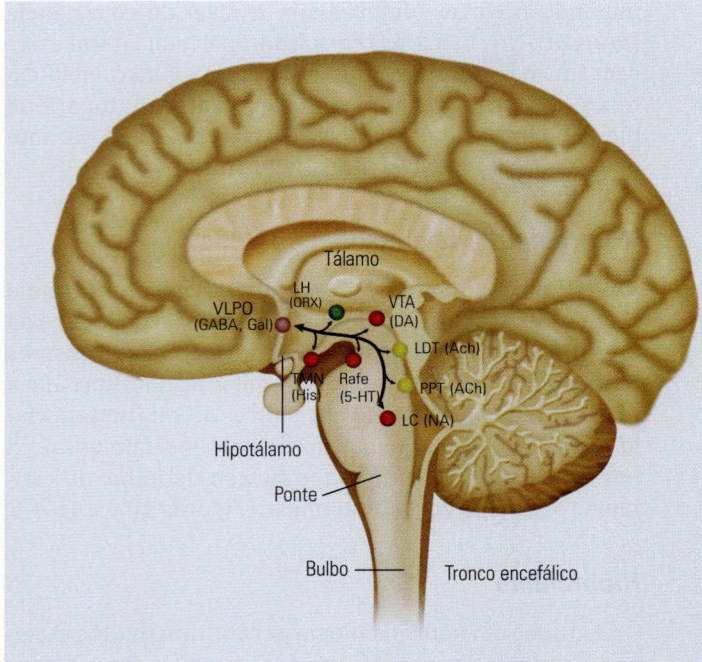

Figura 18.4 — *Desenho esquemático mostrando as principais projeções do VLPO para os componentes do sistema ativador ascendente. Em vermelho, os grupos de células monoaminergicas (TNM, LC, DRN, MRN, VTA). O VLPO também inibe neurônios do hipotálamo lateral. A via para neurônios colinérgicos é vista em amarelo. (Adaptado de: Saper CB, Scammell TE, Lu J- Hypothalamic regulation of sleep and circadian rhythms. Nature, 2005;1257-1263).*

projeções inibitórias para áreas promotoras da vigília no próprio hipotálamo e no tronco cerebral (núcleos serotoninérgicos medianos e dorsais da rafe (DRN e MRN) e o noradrenérgico *locus coeruleus*.[19] Um estudo com microdiálise verificou uma elevação das concentrações extracelulares de GABA nas regiões do LC e DRN durante o sono, principalmente no sono REM, momento em que os neurônios dessas áreas estão silentes, evidenciando a importância do *input* GABAérgico na regulação dos disparos desses neurônios.[20] Lesões específicas na região do VLPO causam comprometimento drástico do sono NREM, mas não o bloqueiam completamente, pois há outros grupos neuronais GABAérgicos e glicinérgicos, inclusive na região bulbar, que favorecem esse estado.[21]

- **Núcleo túbero-mamilar (TMN):** é um dos principais centros excitatórios do encéfalo, localizado na região posterior do hipotálamo, libera a histamina. É antagonizado pelo VLPO. Dentre os alvos de ação do POA, a projeção para o TMN parece ser uma das mais robustas, com importante perfil inibitório.[22] Esta inibição pode ser comprovada através da injeção de muscimol no hipotálamo posterior (TMN), promovendo o sono, e sendo capaz de reverter a insônia causada por lesões no hipotálamo anterior.[10]
- **Neurônios orexinérgicos:** são localizados na região perifornicial hipotalâmica lateral. Têm atividade excitatória, disparando intensamente na vigília.[10]

No hipotálamo lateral (LH), também há neurônios GABAérgicos e neurônios positivos para hormônio concentrador de melanina (MCH), entremeados com neurônios orexinérgicos. Em contraste com os neurônios orexinérgicos, os neurônios GABAérgicos e MCH ficam inativos durante a vigília e são ativados durante o sono.[23,24] Portanto, no LH, os neurônios liberadores de orexina, também chamada de hipocretina, promovem a vigília, enquanto os neurônios GABAérgicos e os MCH favorecem o sono.[1]

Prosencéfalo basal

O prosencéfalo basal (PB) dos mamíferos, região na base do lobo frontal, abaixo da comissura anterior, que envolve o sistema estriatopalatal, a amígdala e o sistema magnocelular corticopetal da substancia inominada, tem importante papel no controle do sono e da vigília, mas seus circuitos neurais subjacentes ainda não foram completamente identificados. Um estudo recente revelou a presença de quatro populações de neurônios no PB: neurônios colinérgicos, neurônios glutamatérgicos, neurônios GABAérgicos parvalbumina-positivos (PV+) e neurônios GABAérgicos somatostatina positivos (SOM+).[25] As três primeiras populações estão muito ativas durante a vigília e durante o sono REM, mas estão silentes durante o sono NREM. A ativação dos neurônios colinérgicos aumenta o despertar, a atenção e a memória. Em contraste, os neurônios SOM+ estão relacionados ao sono NREM e têm a capacidade de inibir os neurônios glutamatérgicos, os colinérgicos e os PV+.[10,26,27]

Tronco encefálico

Desde os estudos iniciais de Moruzzi e Magoun de 1949, tornou-se amplamente aceito que a porção rostral do tronco encefálico abriga o "sistema reticular ativador ascendente" (SRAA) responsável por produzir dessincronia elétrica e excitação comportamental ou despertar.[17] Os estados de sono e vigília são resultado da interação entre neurônios do tronco encefálico e o cérebro e vários núcleos despertam interesse particular para o entendimento dessa relação.[10]

- **Tegumentos laterodorsal (TLD) e pendúnculopontino (TPP):** integrantes do SRAA geram *inputs* colinérgicos que vão estimular o LH, o córtex pré-frontal, o PB, os núcleos reticulares talâmicos (núcleo mediodorsal, pulvinar anterior e células talâmicas ventrais e laterais). Nessas regiões do tálamo, o estimulo colinérgico direto vai promover a geração de atividade elétrica do tipo *sleep spindles*.[28]
- **Locus coeruleus (LC):** localiza-se na ponte e faz projeção para todo córtex e hipotálamo. Sua atividade liberando norepinefrina (NE) é máxima em períodos de consciência, reduz-se nas fases de sono NREM e tem seu nadir no sono REM. Ou seja, o LC tem importante contribuição na fase de excitação cortical da vigília, porém não no sono REM. No cenário clínico, apresenta redução de sua liberação de NE após administração de fármacos alfa-2-agonistas, como a dexmedetomidina, levando a níveis reduzidos de consciência, semelhantes ao sono NREM.[17,29,30]
- **Área *pré-coeruleus*:** Em uma pequena região bem próxima ao LC, encontramos neurônios glutamatérgicos excitatórios que se projetam para o PB e para o LH.[10,30]
- **Núcleos medianos e dorsais da rafe (DRN e MRN):** a maioria dos autores considera este sistema serotoninérgico parte do sistema reticular ativador ascendente, juntamente com o LC, tendo como objetivo os alvos no PB, hipotálamo, tálamo e córtex.[10]
- **Área tegumentar ventral (VTA):** Os neurônios da área tegumentar ventral são associados a uma variedade de comportamentos que geram excitação aumentada, mas seu envolvimento na geração e manutenção da vigília era até pouco tempo desconhecido. Um estudo de Solt e col., mostrou que a estimulação elétrica da VTA reverte a inconsciência durante anestesia geral com isoflurano e propofol.[31]

Um estudo bem recente demonstrou que os neurônios do VTA são necessários para o despertar e sua inibição suprime a vigília, mesmo diante de estímulos intensos.[32]

Estas descobertas revelaram um papel fundamental dos circuitos dopaminérgicos da VTA na manutenção do estado de vigília e comportamentos relacionados ao sono.

Tálamo e córtex cerebral

Os núcleos reticulares talâmicos (células talâmicas anterior, ventral e lateral, núcleos geniculados medial e lateral, núcleo mediodorsal e pulvinar) são as fontes mais importantes de aferência glutamatérgica subcortical, relacionando-se intimamente com o córtex cerebral. Os núcleos da linha média e os intralaminares exercem um papel inespecífico na ativação cortical. A ablação talâmica em animais mostra resposta variável, dependendo da espécie avaliada, mas em geral, tem pequena repercussão na vigília e no EEG, exceto pela eliminação das *sleep spindles*.

O telencéfalo não é apenas um alvo do sistema de excitação, pois ele próprio tem como função a regulação dos estímulos. Todos os componentes do sistema de excitação inervam intensamente o córtex pré-frontal, em particular a região pré-frontal mediana, que por sua vez envia projeções descendentes de volta para os componentes do cérebro anterior basal, hipotálamo e tronco encefálico. Assim, o córtex pré-frontal mediano pode rapidamente responder a estímulos vindos de núcleos subcorticais.[29]

REGULAÇÃO DO SONO

A regulação do sono envolve a interação de três sistemas distintos porém funcionalmente integrados que são:

- Um sistema ultradiano responsável pela alternância cíclica entre sono REM e NREM dentro do período de sono;
- Um sistema homeostático que regula a duração, quantidade e intensidade do sono;
- Um sistema circadiano que regula a alternância entre sono e vigília dentro do ciclo dia-noite.[17]

Sistema Ultradiano

O tempo que os animais gastam acordados e em cada fase do sono, e ainda, o padrão de transição entre essas fases varia de acordo com a espécie. Mas alguns padrões se repetem, como o fato dos animais entrarem no sono REM somente após o sono NREM, e raramente a partir da vigília.[10]

Dentro do ciclo circadiano, humanos costumam dormir por períodos de 6 a 8h. Quando adormecemos, ao eletroencefalograma, as rápidas frequências da vigília são gradativamente substituídas por ondas lentas de altas amplitudes, até atingirmos as fases de sono mais profundo, quando se observa reduzida atividade neuronal e abundância de atividade delta. Este é o sono NREM, que é quase sempre livre de sonhos.[30] O sono NREM costuma contribuir com 80% de uma noite de sono, sendo que os 20% restantes são de sono REM, ocorrendo uma alternância cíclica entre eles.[9,33] O sono REM se caracteriza por uma intensa atividade eletroencefalográfica, com predomínio de frequências rápidas com baixas amplitudes, semelhante a padrões de vigília, o que dá a esta fase também a denominação de sono ativo ou sono paradoxal. Ocorre elevada atividade metabólica, o que é compatível com fluxo cerebral e taxa de utilização de glicose aumentados nessa fase.[33] A ativação do eletroencefalograma cortical corresponde ao fato de alterações cognitivas e a experiência mental de sonhar ocorrerem principalmente durante o sono REM.[9]

Com a supressão da vigília pelos núcleos anteriores do hipotálamo, fenômeno que leva entre 10 segundos a um minuto, o EEG progressivamente é desacelerado passando a apresentar altas voltagens. A partir de então, o cérebro começa a alternância entre sono NREM e REM. O ciclo ultradiano, como é chamada esta alternância, dura cerca de 90 a 120 minutos em humanos e é variável entre outras espécies. Sabe-se hoje que o tronco encefálico é necessário e suficiente para a geração do sono REM.[29,34]

O sono REM é um componente importante do sono reparador. Existe consenso sobre a participação reguladora dos neurônios colinérgicos pontinos, especialmente do TLD e TPP, para estabelecimento desta fase do sono. Mas existem outras populações celulares- neurônios monoaminérgicos, GABAérgicos e glutamatérgicos, no tronco encefálico que têm um papel de importância ainda não quantificada no ciclo ultradiano. Um estudo de Van Dort e e col., mostrou que a ativação de neurônios colinérgicos durante o sono aumentou o número de episódios de sono REM, mas não duração destes, evidenciando o papel desses neurônios em iniciar a fase de sono REM.[35]

É importante lembrar a função do bulbo ventral na geração da atonia muscular, fenômeno associado ao sono REM, através de suas projeções para a medula espinhal.[36] A ativação de neurônios GABAérgicos dessa região bulbar promove uma prolongada duração dos episódios de sono REM, essa população neuronal funciona como estabilizador desta fase.[10]

A estimulação elétrica na região do núcleo do trato solitário (NTS) sincroniza o EEG e promove o sono NREM, mostrando a presença de neurônios NREM-ativos nesta área anatômica, embora não se conheça o tipo específico de célula envolvido.[37]

Regulação Homeostática

Além da modulação para a alternância entre REM e NREM, o sono também é regulado por processos homeostáticos e circadianos em escalas de tempo muito mais lentas.

Após prolongados períodos de vigília, os seres humanos tendem a dormir por períodos mais longos e de forma mais intensa, com predominância de atividade elétrica cerebral com ondas lentas (AOL), com frequências de 0,5 Hz a 4,5 Hz. Trata-se da regulação homeostática. A presença e permanência das ondas lentas é considerado um marcador de tensão do sono. A regulação homeostática tem um determinante genético.[10]

A regulação homeostática também é variável entre as espécies. Golfinhos, por exemplo, podem se exercitar continuamente, 24 horas por dia, ao longo de 15 dias, sem declínio de desempenho ou rebote de inatividade após o período de vigília contínua. Entre humanos há também variações quanto a características e necessidades de sono, com manifestações individualizadas à privação deste.[38]

A regulação homeostática e a tensão de sono ocorrem por meio de substancias químicas promotoras do sono ou somnogênios (adenosina, prostaglandina D2, óxido nítrico, hormônio do crescimento e citocinas).

A adenosina, produto da quebra do trifosfato de adenosina, tem sido o somnogênio mais estudado, sua concentração extracelular eleva-se com o tempo de vigília e declina no período reparador de sono.[10] O aumento da sua concentração em determinada área do encéfalo, após períodos prolongados de vigília, mostra que aquela área tem estado metabolicamente muito ativa. Ela é liberada principalmente em núcleos do PB. Quatro subtipos de receptores de adenosina (A_1, A_{2A}, A_{2B} e A_3) já foram identificados.[39] O receptor inibitório A_1 é encontrado amplamente por todo o encéfalo e o receptor excitatório A_{2A} é principalmente encontrado no VLPO, no estriato, no núcleo accumbens e no tubérculo olfatório. O A_1 e o A_{2A} são os principais receptores responsáveis pela homeostase do sono. O VLPO é ativado direta e indiretamente pela ação da adenosina no receptor excitatório A_{2A},[40] enquanto o receptor A_1 vai mediar o efeito inibitório da adenosina nos núcleos responsáveis pela vigília.[10] Esses dois subtipos de receptores são antagonizados pela cafeína que é capaz de aumentar a latência do sono e reduzir sua eficiência.[39]

A homeostase do sono também ocorre de forma mais particularizada. Regiões cerebrais onde a atividade foi mais intensa no período de vigília precedente, apresentam AOL mais pronunciada.

A maioria dos estudos tem foco na homeostase do sono NREM. Apesar do sono REM também sofrer controle homeostático rigoroso, ainda pouco se conhece acerca desse mecanismo.[10] Privação de sono REM seletiva ou estudos de privação parcial do sono têm mostrado que o EEG de sono NREM pode ser influenciado pelo aumento da tensão para sono REM.[41]

Durante grande parte do sono, os neurônios corticais sofrem oscilações lentas no potencial de membrana, que aparecem no eletroencefalograma como AOL. A quantidade de AOL é regulada homeostaticamente, aumentando logo após a vigília e retornando à linha de base a seguir. Acredita-se que a ocorrência de AOL possa refletir mudanças sinápticas subjacentes a uma necessidade celular de sono, beneficiando as funções neurais, especialmente as relativas ao aprendizado em regiões especificas do cérebro.[42]

Sistema Circadiano

Uma outra grande influência na comutação do estado de sono é o controle do sistema circadiano, que interage com o processo homeostático.[43]

Nos mamíferos, os ritmos diários são determinados pelo núcleo supraquiasmático (NSQ) no hipotálamo, um marca-passo chave que influencia o tempo de uma ampla gama de comportamentos e eventos fisiológicos. O NSQ define respostas comportamentais com base no período de aproximadamente 24 horas, mesmo em completa escuridão.[5,43]

A atividade do NSQ é influenciada pelo ciclo de luz-escuridão diário, através do trato retino-hipotalâmico (TRH). Os *inputs* são gerados a partir das células ganglionares da retina, que expressam uma proteína fotossensível, a melanopsina.[17,44]

Um estudo de Panda e col., observou que animais com ausência de melanopsina ainda retêm a fotorrecepção não visual, sugerindo que os bastões e os cones podem também operar nesta capacidade. Observou ainda que camundongos com degeneração externa-retiniana e com deficiência de melanopsina exibiram perda do oscilador circadiano fotocentral.[45]

Por sua vez as terminações do TRH liberam um neurotransmissor excitatório, o glutamato, em resposta ao estimulo luminoso.

O NSQ não faz eferência direta para os núcleos que definem o sono e a vigília. A estimulação ou inibição ocorre em sua maior parte através de uma via com três estágios anatômicos, que incluem projeções do NSQ para células das zonas subparaventriculares dorsal e ventral, e em seguida para o núcleo dorsomedial do hipotálamo. Por fim são enviados estímulos para o VLPO e para o LH.[5]

Um pequeno número de axônios do NSQ inerva diretamente áreas que estão envolvidas na regulação da alimentação e secreção de hormônios como melatonina e hormônio liberador de corticotropina (CRH), além de regulação da temperatura. O papel deste integrador complexo é viabilizar uma resposta adaptativa dos animais às mudanças em suas circunstâncias, como alterações na temperatura ambiente e disponibilidade de alimentos.[29]

Acredita-se que a projeção para o núcleo paraventricular ative neurônios que enviam seus axônios para a coluna intermediária da medula espinhal torácica superior, onde eles contatam neurônios pré-ganglionares simpáticos que controlam a secreção de melatonina pela glândula pineal. Esse é o principal mecanismo de regulação do ciclo da melatonina.[46]

Uma das características mais interessantes destes sistemas de controle de estado é que tanto os neurônios de ativação do despertar como do sono são mutuamente inibitórios. Essa relação antagônica pode dar origem a um comportamento semelhante ao observado com um interruptor de flip-flop, e é um achado comum em uma variedade de circuitos neurais que requerem transições de estado rápidas e completas. (Figura 18.5) Esta propriedade é crítica para os circuitos de sono-despertar, pois na ausência deste mecanismo rápido e eficiente de mudança, um indivíduo iria alternar muito lentamente entre o sono e a vigília ao longo do dia, passando grande parte do tempo em um estado semi-adormecido.[29]

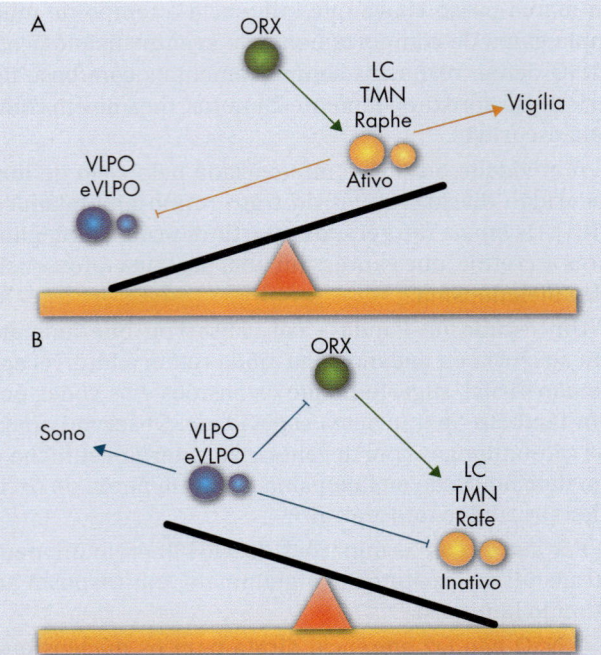

Figura 18.5 — *Diagrama esquemático do modelo interruptor (flip-flop). Durante a vigília (a) os núcleos monoaminérgicos(vermelho) inibem o VLPO (púrpura), desta forma reduzindo a inibição dos neurônios orexinérgicos (verde) e dos neurônios colinérgicos. Os neurônios orexinérgicos reforçam o tônus monoaminérgico. Durante o sono (b), os disparos do VLPO inibem os grupos monoaminérgicos. O VLPO também inibe os neurônios orexinérgicos, prevenindo a ativação monoaminérgica. Esta inibição mútua entre VLPO e células monoaminérgicas forma o clássico modelo flip-flop. 5-HT:serotonina; Ach:acetilcolina; VLPO:núcleo ventro-lateral pre-óptico; ORX:orexina; TMN: núcleo tuberomamilar; LC: locus coeluleus. (Adaptada de: Saper CB, Scammell TE, Lu J- Hypothalamic regulation of sleep and circadian rhythms. Nature, 2005;1257-1263).*

A narcolepsia, uma desordem comum do sono, é um exemplo clínico de como os interruptores do sono podem se desestabilizar pela perda de um único componente do circuito do sono-vigília. Ela é causada por uma perda seletiva da sinalização da orexina no cérebro. Pessoas com narcolepsia apresentam-se frequentemente sonolentas e a permanência no estado acordado representa um esforço enorme. Além disso, esses indivíduos frequentemente experimentam fragmentos de sono REM, que se interpõem à consciência normal durante vigília, muitas vezes na forma de alucinações vívidas.[47,48]

A catalepsia, que ocorre com breves episódios de perda do tônus muscular, ocorre provavelmente devido à ativação transitória das vias de atonia do sono REM durante a vigília.[49] Mas a associação desses eventos com fortes emoções positivas, como riso, continua a ser um mistério.[50]

SONO E RESPIRAÇÃO

Durante o sono a resposta ventilatória à hipóxia e à hipercapnia ficam reduzidas, e este efeito varia de acordo com a fase do sono. O sono também altera a atividade muscular, fenômeno mais notado nas vias aéreas superiores.[51]

O principal determinante da ventilação-minuto é a pressão parcial arterial de dióxido de carbono ($PaCO_2$). Em contraste com a vigília onde a $PaCO_2$ é mantida próxima a 40 mmHg, durante o sono estável, temos pressões em torno de 45mmHg, pela redução da quimiossensibilidade ao CO_2 nesta fase.[13]

O sono associa-se a alguns distúrbios respiratórios. A apneia obstrutiva do sono (AOS) e a apneia central do sono são os mais comuns.

A apneia obstrutiva do sono que cursa com sintomas diurnos afeta 0,3% a 5% da população geral e tem como um dos seus principais fatores de risco a obesidade. A AOS é quantificada pelo número de eventos respiratórios por hora de sono. Apneias curtas ou hipopneias podem ocorrer até cinco vezes por hora em indivíduos saudáveis. Os pacientes com AOS costumam relatar despertar com boca seca, cefaleia, sonolência diurna, adormecimento durante situações monótonas e comprometimento subjetivo da função cognitiva. Os sinais e sintomas associados ao sono de indivíduos com AOS incluem pausas na respiração ou ronco e um elevado número de despertares noturnos, queixas de taquicardia ou dificuldade respiratória ao acordar. A AOS está associada a maiores riscos de eventos cardiovasculares, comprometimento da tolerância à glicose e redução do desempenho neurocognitivo.[52-54]

A apneia central do sono (ACS) ocorre como cessação do fluxo de ar sem esforço respiratório, que difere da AOS onde o esforço respiratório é mantido durante uma apneia. Pode ser encontrada em pacientes mais idosos e em pacientes com comorbidades graves, como acidente vascular cerebral e insuficiência cardíaca congestiva.[13]

O PAPEL DO SONO

O sono tem uma função reparadora e uma série de dados sugere que a recorrência na restrição do sono gera sonolência excessiva de rebote e redução da atenção, além de contribuir para significativas perturbações neuroendócrinas, cardiovasculares e imunológicas.[55-57]

A fase de sono NREM tem um papel na conservação de energia e na recuperação do sistema nervoso. Enquanto o sono REM, ao promover ativação periódica do cérebro, parece ajudar em processos de recuperação localizados e na regulação emocional. Entre os mamíferos, a quantidade e a natureza do sono estão correlacionadas com a idade, tamanho corporal, variáveis ambientais, com a dieta e a segurança do seu local de dormir. O sono pode ser um período eficiente para a ocorrência de varias funções, mas as variações na sua expressão indicam que essas funções podem diferir entre as espécies.

Em humanos, o sono é crítico para a manutenção da eficácia sináptica, memória e aprendizagem. De acordo com a hipótese da homeostase sináptica (HHS), durante a vigília ocorre um aumento da força de comunicação entre os neurônios em muitos circuitos cerebrais. Este fortalecimento sináptico é desencadeado para que ocorra a aprendizagem e também manifesta-se intensamente na sinaptogênese durante o desenvolvimento. Esse mecanismo, se mantido, gera uma demanda energética capaz de causar estresse celular. O papel do sono é reduzir periodicamente a força sináptica para um nível basal que é energeticamente sustentável, reestabelecendo o equilíbrio e a seletividade neuronal, preservando a integridade cognitiva e a capacidade de aprender. Portanto, o sono é o preço da plasticidade sináptica.[58,59] (Figura 18.6)

Hoje existem evidências substanciais de que o sono REM participa do processamento da aprendizagem e da memória. A privação do sono em ratos interfere com a atividade rítmica da banda teta no hipocampo, o que pode causar o prejuízo dessas capacidades.[60]

Um estudo de Wei e col., mostrou a influência das oscilações lentas (0,2Hz-1 Hz) que ocorrem durante os estágios 3 e 4 do sono NREM sobre a dinâmica da conectividade sináptica no sistema tálamo - cortical, levando a consolidação de memorias.[61]

A privação de sono pode ter um efeito em diferentes fases de formação de memória. Considera-se que a interrupção do sono antes da aprendizagem pode afetar particularmente a fase de codificação da memória, e a privação após aprendizagem parece influenciar a consolidação da memória.[62] O acúmulo de adenosina como consequência da privação de sono parece contribuir para a atenuação da atividade do hipocampo.

Da mesma forma que a privação, a fragmentação do sono, que se manifesta com breves e repetidas interrupções do sono, cursa com prejuízos neuronais. A fragmentação ocorre normalmente pelo processo de envelhecimento e é uma característica do sono dos portadores de apneia obstrutiva do sono. Os prejuízos estão associados a uma diminuição do volume do hipocampo, pela redução da neurogênese de células do giro dentado hipocampal como mecanismo subjacente.[63]

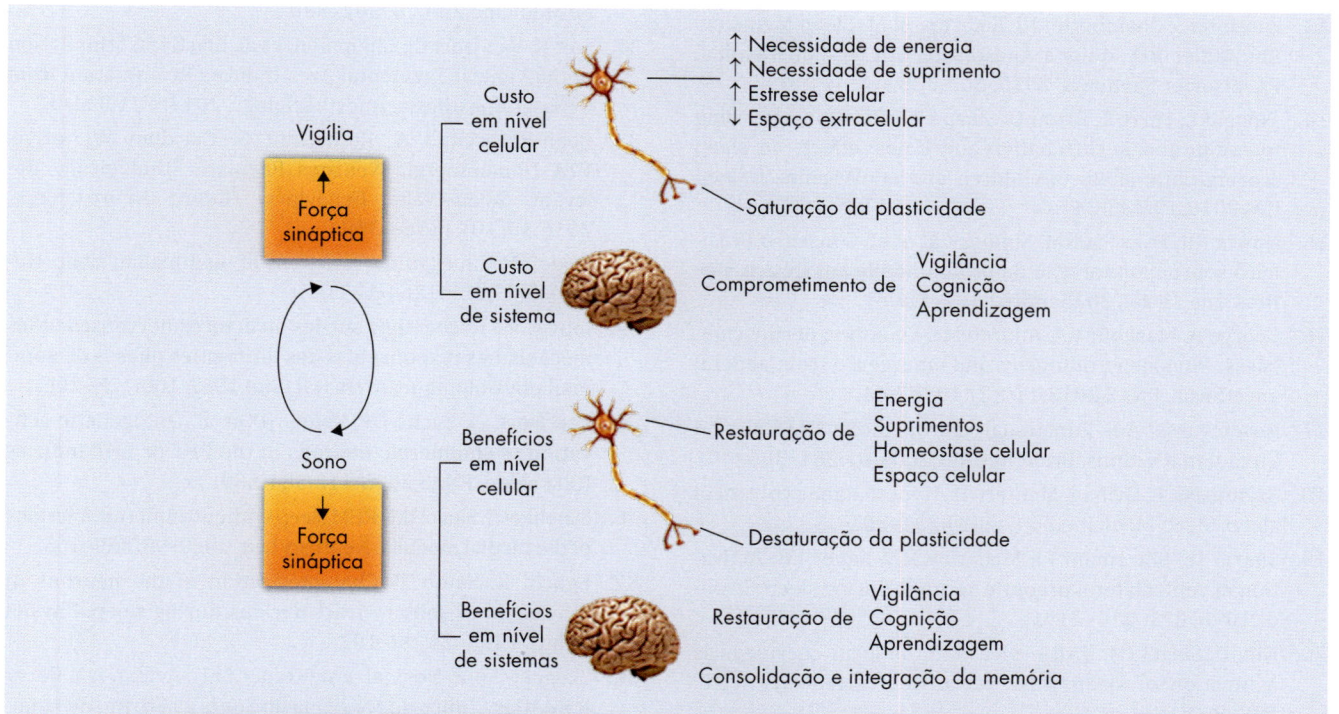

Figura 18.6 — *Hipótese da plasticidade sináptica (Modificada de: Tononi G, Cirelli C-Sleep and the Price of Plasticity: From Synaptic and Cellular Homeostasis to Memory Consolidation and Integration. Neuron, 2014;81:12-34.*

REFERÊNCIAS

1. Pal D, Mashour GA- Sleep and Anesthesia: A Consideration of States, Traits and Mechanisms. Em: Hutt A- Sleep and Anesthesia- Neural Correlates in Theory and Experiment, Vol 15, 1st Ed, New York, Springer, 2011; 1-20.
2. Liu Xiao, Yanagawa T, Leopold D A et al. Robust Long-Range Coordination of Spontaneous Neural Activity in Waking, Sleep and Anesthesia, 2014;1-10.
3. Kryger M H- História da Medicina e da Fisiologia do Sono. Em: Kryger M H, Avidan A Y, Berry R B- Atlas Clínico de Medicina do Sono, 2a Ed, Rio de Janeiro, Elsevier, 2015; 10-21.
4. Triarhou L C- The percipient observations of Constantin von Economo on encephalitis lethargica and sleep disruption and their lasting impact on contemporary sleep research, Brain res bull, 2006; 69:244–258.

5. Saper C B, Scammell T E, Lu J. Hypothalamic regulation of sleep and circadian rhythms. Nature,2005;1257-1263.
6. Moruzzi G, Magoun HW- Brain stem reticular formation and activation of the EEG. Electroencephalogr. Clin Neurophysiol 1949;1:455–473.
7. Libenson MH- Eletroencefalografia-Abordagem Prática,1a Ed., Rio de Janeiro, Di Livros,2011;1-4.
8. Aserinky E, Kleitman N- Regularly Occurring Periods of Eye Motility, and Concomitant Phenomena, During Sleep. Science,1953;118:273-274.
9. Lydic R, Baghdoyan HA – Sleep, Anesthesiology, and the Neurobiology of Arousal State Control. Anesthesiology,2005; 103:1268 –95.
10. Weber F, Dan Y-Circuit-based interrogation of sleep control. Nature,2016;538: 51-59.
11. Shein-Idelson M, Ondracek JM, Liaw H-P et al. Slow waves, sharp waves, ripples, and REM in sleeping dragons. Science,2016;352:590-595.
12. Schwartz MD, Kilduff TS- The Neurobiology of Sleep and Wakefulness. Psychiatr Clin N Am,2015;38:615–644.
13. Zaremba S, Chamberlin Nl, Eikermann M- Sleep Medicine. Em: Miller RD. Miller's Anesthesia. 8th ed. Philadelphia, PA. Elsevier Saunders, 2015; 303-328.
14. Novelli L, Ferri R, Bruni O. Sleep classification according to AASm and Rechtschaffen and Kales: effects on sleep scoring parameters of children and adolescents. J Sleep Res,2010;19:238-247.
15. Nunes RR, Fonseca NM, Simões CM et al. Consenso Brasileiro sobre monitoração da profundidade anestésica. Rev Bras Anestesiol, 2015; 65(6):427-436.
16. George A. Mashour GA, Alkireb MT. Evolution of consciousness: Phylogeny, ontogeny, and emergence from general anesthesia. PNAS,2013;110(2):10357-64.
17. Rosenwasser Am- Functional Neuroanatomy Of Sleep And Circadian Rhythms. Brain Res Rev,2009;61:281–306.
18. Szymusiak R, Gvilia I, McGinty D- Hypothalamic control of sleep. Sleep Medicine,2007; 8(4):291–301.
19. Sherin JE, Shiromani PJ, McCarley RW, Saper CB. Activation of ventrolateral preoptic neurons during sleep. Science,1996; 271: 216–219.
20. Nitz D, Siegel JM. GABA release in the locus coeruleus as a function of sleep/wake state. Neuroscience,1997;78: 795–801.
21. Anaclet C, Lin J-S, Vetrivelan R et al. Identification and Characterization of a Sleep-Active Cell Group in the Rostral Medullary Brainstem. J. Neurosci , 2012;32(50):17970–17976.
22. Sherin JE, Elmquist JK, Torrealba F, Saper CB- Innervation of histaminergic tuberomammillary neurons by GABAergic and galaninergic neurons in the ventrolateral preoptic nucleus of the rat. J. Neurosci, 1998;18: 4705–4721.
23. Hassani OK, Lee MG, Jones BE- Melanin-concentrating hormone neurons discharge in a reciprocal manner to orexin neurons across the sleep–wake cycle. Proc Natl Acad Sci USA,2009;106(7):2418–2422.
24. Hassani OK, Henry P, Lee MG, Jones BE- GABAergic neurons intermingled with orexin and mch neurons in the lateral hypothalamus discharge maximally during sleep. Eur J Neurosci,2010; 32(3):448–457.
25. Alheid GF, Heimer L- New perspectives in basal forebrain organization of special relevance for neuropsychiatric disorders: the striatopallidal, amygdaloid and corticopetal components of the substantia innominata. Neuroscience,1988; 27:1–39.
26. Jones BE- Modulation of cortical activation and behavioral arousal by cholinergic and orexinergic systems. Ann NY Acad Sci,2008;1129:1129–1134.
27. Xu, M, Chung S, Zhang S et al. Basal forebrain circuit for sleep-wake control. Nat. Neurosci,2015;18:1641–1647.
28. Hallanger AE, Levey AI, Lee HJ et al. The origins of cholinergic and other subcortical afferents to the thalamus in the rat. J Comp Neurol,1987;262(1):105-124.
29. Saper CB, Fuller PM, Pedersen NP et al. Sleep State Switching. Neuron,2010;68:1023-1042.
30. McCarley RW- Neurobiology of REM and NREM sleep. Sleep Medicine,2007;8: 302–330.
31. Solt K, Van Dort CJ, Chemali JJ, et al. Electrical Stimulation of the Ventral Tegmental Area Induces Reanimation from General Anesthesia. Anesthesiology, 2014; 121:311-9.
32. Eban-Rothschild A, Rothschild G, Giardino WJ, et al. VTA Dopaminergic Neurons Regulate Ethologically Relevant Sleep–Wake Behaviors. Nature Neuroscience, 2016;19(10):1356-1368.
33. Siegel JM- Clues to the functions of mammalian sleep. Nature,2005;437:1264-1271.
34. Jouvet M- Recherches sur les structures nerveuses et les mécanismes responsables des différentes phases du sommeil physiologique. Arch. Ital. Biol.1962;100:125–206.
35. Van Dort CJ, Zachs DP, Kenny JD et al. Optogenetic activation of cholinergic neurons in the PPT or LDT induces REM sleep. PNAS,2015;112:584-589.
36. Schenkel E, Siegel JM- REM sleep without atonia after lesions of the medial medulla. Neurosci Lett, 1989; 98: 159–165.
37. Eguchi K, Satoh T- Characterization of the neurons in the region of solitary tract nucleus during sleep. Physiol Behav, 1980; 24: 99–102.
38. Siegel J- Sono Normal. Em: Kryger M H, Avidan A Y, Berry R B- Atlas Clinico de Medicina do Sono, 2a Ed, Rio de Janeiro, Elsevier, 2015; 63-68.
39. Watson CJ, Baghdoyan HA, Lydic R- Neuropharmacology of Sleep and Wakefulness: 2012 Update. Sleep Med Clin, 2012; 7(3):469–486.
40. Scammell TE, Gerashchenko DY, Mochizuki T et al. An adenosine A2a agonist increases sleep and induces Fos in ventro-lateral preoptic neurons. Neuroscience,2001;107, 653–663.
41. Franken P- Long-term vs. short-term processes regulating REM sleep. J Sleep Res,2002; 11, 17–28.
42. Huber R, Ghilardi MF, Massimini M, Tononi G- Local sleep and learning. Nature,2004; 430: 78–81.

43. Achermann P, Borbély AA- (2003). Mathematical models of sleep regulation. Front. Biosci,2003; 8: s683–s693.
44. Hattar S, Liao HW, Takao M et al. Melanopsin-containing retinal ganglion cells: architecture, projections, and intrinsic photosensitivity. Science,2002; 295:1065–1070.
45. Panda S, Provencio I, Tu DC et al. 2003. Melanopsin is required for non-image-forming photic responses in blind mice. Science,2003; 301: 525–527.
46. Saper CB, Lu J, Chou TC, Gooley J- The Hypothalamic Integrator For Circadian Rhythms. TRENDS In Neurosciences, 2005;28:152-157.
47. Khatami R, Landolt H-P, Achermann P- Challenging Sleep Homeostasis in Narcolepsy Catalepsy: Implications for Non-REM and REM Sleep Regulation. SLEEP,2008;31(6):859-867.
48. Peyron C, Tighe DK, van den Pol AN, de Lecea L- Neurons Containing Hypocretin (Orexin) Project to Multiple Neuronal Systems. The Journal of Neuroscience, 1998,18(23):9996–10015.
49. Krenzer M, Anaclet C, Vetrivelan R et al. Brainstem and Spinal Cord Circuitry Regulating REM Sleep and Muscle Atonia. Plos ONE,2011;6(10):1-10.
50. Overeem S, Lammers GJ, van Dijk JG- Weak with laughter. The Lancet, 1999;354:838.
51. Eckert DJ, Roca D, Yeh SY, Malhotra A- Controle do Sono. Em: Kryger M H, Avidan A Y, Berry R B- Atlas Clinico de Medicina do Sono, 2a Ed, Rio de Janeiro, Elsevier, 2015;45-51.
52. Shamsuzzaman ASM, Gersh BJ, Somers VK- Obstructive Sleep Apnea: Implications For Cardiac And Vascular Disease. JAMA,2003;290(14):1906-1914.
53. Lui MMS, Ip MSM- Disorders osf Glucose Metabolism in Sleep-disordered Breathing. Clin Chest Med,2010; 31:271–285.
54. Ulfberg J, Carter N, Talbäck M, Edling C- Excessive Daytime Sleepiness at Work and Subjective Work Performance in the General Population and Among Heavy Snorers and Patients With Obstructive Sleep Apnea. Chest,1996;110:659-663.
55. Durmer JS, Dinges DF: Neurocognitive consequences of sleep deprivation. Semin Neurol 2005; 25:117–29.
56. Spiegel K, Leproult R, L'Hermite-Baleriaux M et al. Leptin levels are dependent on sleep duration: Relationship with sympathovagal balance, carbohydrate regulation, cortisol, and thyrotropin. J Clin Endo Metab 2004; 89:5762–71.
57. Vgontzas AN, Bixler EO, Chrousos GP: Sleep apnea is a manifestation of the metabolic syndrome. Sleep Med Rev 2005; 9:211–24.
58. Tononi G, Cirelli C- Sleep function and synaptic homeostasis. Sleep Med Rev, 2006; 10:49–62.
59. Tononi G, Cirelli C- Sleep and the Price of Plasticity: From Synaptic and Cellular Homeostasis to Memory Consolidation and Integration. Neuron,2014;81: 12-34.
60. Yang R-H, Hou X-H, Xu X-N Et Al. Sleep Deprivation Impairs Spatial Learning And Modifies The Hippocampal Theta Rhythm In Rats. Neuroscience, 2011; 173:116-123.
61. Wei Y, Krishnan GP, Bazhenov M- Synaptic Mechanisms of Memory Consolidation during Sleep Slow Oscillations. The Journal of Neuroscience, 2016; 36(15):4231– 4247.
62. Kreutzmann JC, Havekes R, Abel T, Meerlo P- Sleep Deprivation And Hippocampal Vulnerability: Changes In Neuronal Plasticity, Neurogenesis And Cognitive Function. Neuroscience, 2015; 309:173–190.
63. Guzman-Marin R, Bashir T, Suntsova N Et Al. Hippocampal Neurogenesis Is Reduced By Sleep Fragmentation In The Adult Rat. Neuroscience, 2007; 148:325–333.

19
Atividade Somestésica e Vias de Condução

Luis Henrique Cangiani

INTRODUÇÃO

Somestesia é nome que se dá à capacidade do sistema nervoso central (SNC) de receber estímulos provenientes do meio externo ou de outros tecidos e/ou estruturas do organismo. Para isso, os receptores sensoriais detectam e enviam os estímulos que são reconhecidos. Sensações como tato, pressão, frio, calor, luz, som, dor são transformadas em sinais nervosos para que sejam interpretados e integrados nos centros nervosos superiores. Isso é que faz a integração do organismo humano com o ambiente, interpreta os sinais e elabora uma ou mais respostas efetoras[1].

RECEPTORES SENSORIAIS

Por definição, os receptores são terminações nervosas sensíveis aos estímulos.

São estruturas localizadas fora do SNC, porém pode-se dizer que estão funcionalmente relacionados, uma vez que fazem parte do componente aferente.

A aferência, ou seja, aquilo que chega ao sistema nervoso central, é conduzida segundo um trajeto denominado via aferente. Todos os estímulos conduzidos até os centros superiores trafegam por essas vias, sendo os receptores periféricos as unidades que desencadeiam a condução dos sinais.

Existem cinco tipos de receptores sensoriais:

1. **Mecanorreceptores:** detectam deformações mecânicas do receptor ou de células próximas.
2. **Termorreceptores:** identificam alterações da temperatura (frio ou calor).
3. **Nociceptores:** são os receptores da dor provocada por lesão tecidual.
4. **Receptores eletromagnéticos:** detectam a luz incidente sobre a retina.
5. **Quimiorreceptores:** detectam gosto, olfato, oxigenação arterial, concentração de dióxido de carbono.

Vários receptores já foram identificados e para cada um deles foi atribuída uma função. A Tabela 19.1 mostra alguns tipos de receptores sensoriais e sua função.

Alguns tipos de receptores sensoriais podem ser visualizados nas Figuras 19.1 e 19.2.[1,2]

Cada tipo de receptor é extremamente sensível ao estímulo para o qual responde e praticamente não responde a outros tipos de estímulos. Por exemplo, os quimiorreceptores do arco aórtico e do seio carotídeo respondem prontamente a variações extremamente pequenas da concentração de oxigenação sanguínea, mas não respondem a variações da pressão arterial.

As sensações (dor, toque, pressão, visão e outros) podem ser chamadas de modalidades de sensação. Cada sensação é encaminhada ao SNC, onde será interpretada, percorrendo uma via aferente. Em áreas específicas para cada via do córtex cerebral ocorrerá a interpretação e o reconhecimento da modalidade de sensação. Cada via aferente carrega uma sensação específica, de tal forma que não importa o que a estimulou, pois a interpretação será sempre aquela específica para aquele receptor e sua via aferente. O córtex cerebral reconhecerá o estímulo de modo sempre equivalente à área estimulada. A essa especificidade de condução de estímulos dá-se o nome de princípio da linha marcada[1].

CONVERSÃO DOS IMPULSOS SENSORIAIS EM ATIVIDADE ELÉTRICA

A partir de um estímulo sensorial, imediatamente, no receptor, ocorre alteração do potencial de membrana do receptor. Essa mudança é chamada de potencial receptor.

TABELA 19.1
CLASSIFICAÇÃO DOS RECEPTORES SENSORIAIS E SUA FUNÇÃO.

Mecanorreceptores	
Sensibilidade tátil da pele	♦ Terminações nervosas livres ♦ Terminações de extremidade expandida ♦ Discos de Merkel ♦ Terminações em Rufini ♦ Corpúsculos de Meissner ♦ Corpúsculos de Krause ♦ Órgãos terminais dos pelos
Sensibilidade dos tecidos profundos	♦ Terminações nervosas livres ♦ Terminações de extremidade expandida ♦ Terminações em Rufini ♦ Corpúsculo de Pacini ♦ Terminações musculares ♦ Fusos musculares ♦ Receptores tendinosos de Golgi
Audição	♦ Receptores de som da cóclea
Equilíbrio	♦ Receptores vestibulares
Pressão arterial	♦ Barorreceptores do seio carotídeo e aórtico
Termorreceptores	♦ Receptores do frio ♦ Receptores do calor
Receptores eletromagnéticos (visão)	♦ Cones ♦ Bastonetes
Quimiorreceptores	
Gustação	♦ Receptores dos corpúsculos gustativos
Olfato	♦ Receptores do epitélio olfativo
Oxigenação arterial	♦ Receptores dos corpúsculos carotídeos e aórtico
Osmolalidade	♦ Neurônios dos núcleos supraópticos ou próximos
CO_2 arterial	♦ Receptores localizados dentro ou sobre a superfície do bulbo e nos corpúsculos aórtico e carotídeos
Glicose, aminoácidos e ácidos graxos	♦ Receptores hipotalâmicos

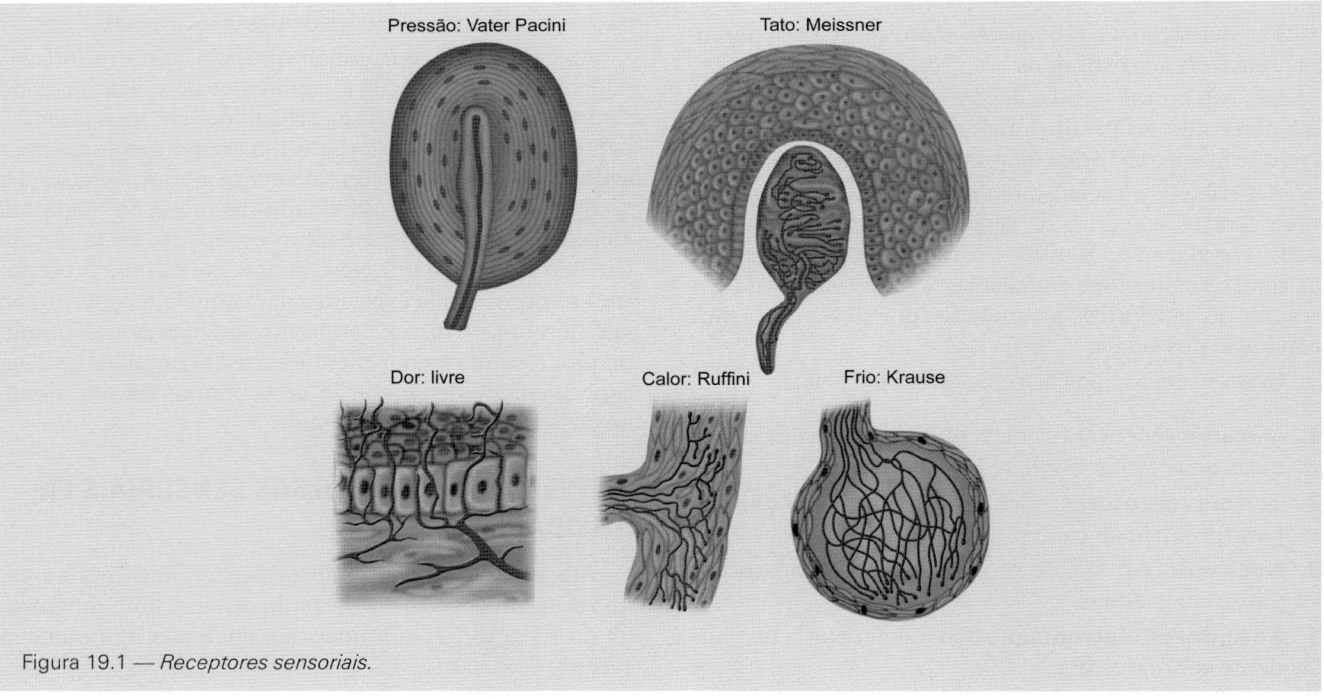

Figura 19.1 — *Receptores sensoriais.*

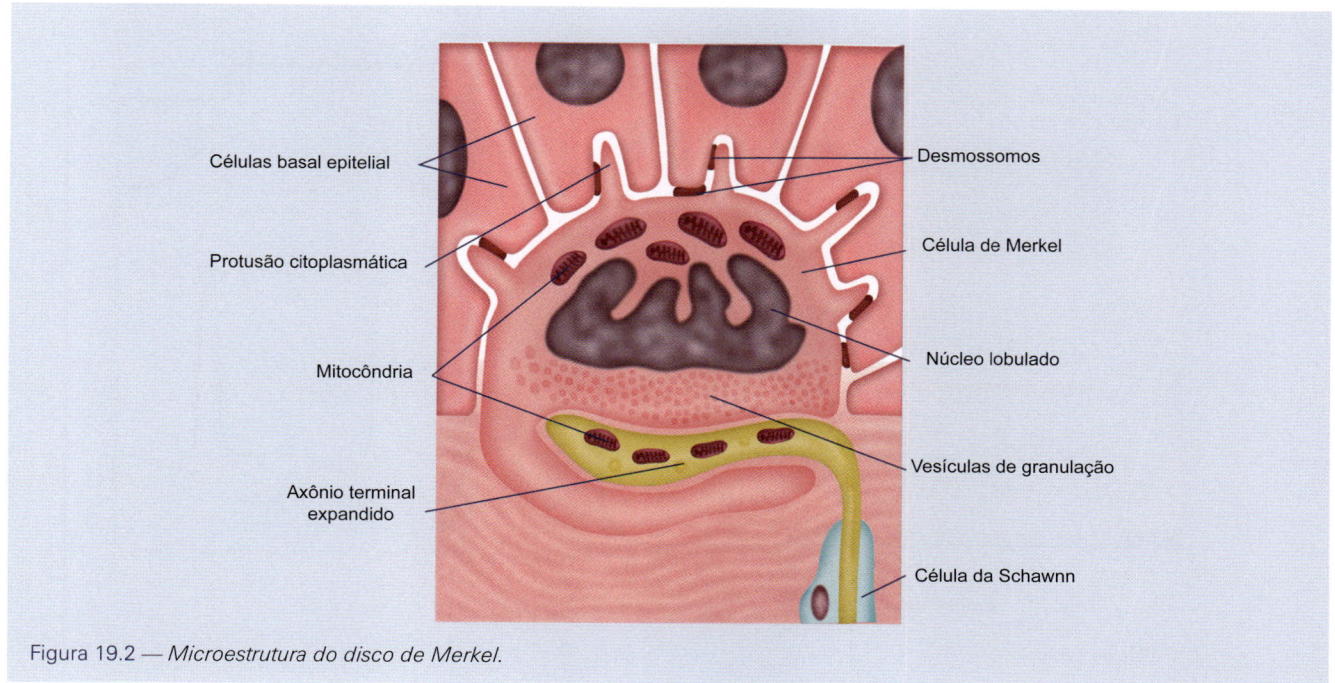

Figura 19.2 — *Microestrutura do disco de Merkel.*

Cada receptor tem um modo próprio de converter os estímulos sensoriais em potenciais receptores. Por exemplo: deformação mecânica do receptor, aplicação de substâncias químicas, alteração da temperatura da membrana, por efeito de radiações eletromagnéticas. Essas quatro maneiras de estimulação do receptor sensorial correspondem, basicamente, aos quatro tipos básicos de receptor. O caminho final para que aconteça a conversão do sinal é produzir alteração da permeabilidade da membrana plasmática do receptor, permitindo que haja fluxo iônico transmembrana.

O potencial receptor tem amplitude máxima em torno de 100 mV e é equivalente à permeabilidade máxima ao sódio e à voltagem do potencial de ação de uma fibra excitável. Desse modo, quando o potencial receptor atinge um valor acima do potencial limiar de disparo da fibra nervosa aferente que parte desse receptor, inicia-se o potencial de ação que será levado ao sistema nervoso central. Quanto mais o potencial limiar é ultrapassado, maior será a frequência de potenciais de ação gerados. (Figura 19.3.) É o mesmo que ocorre dentro do SNC com o potencial pós-sináptico estimulando o axônio neuronal.

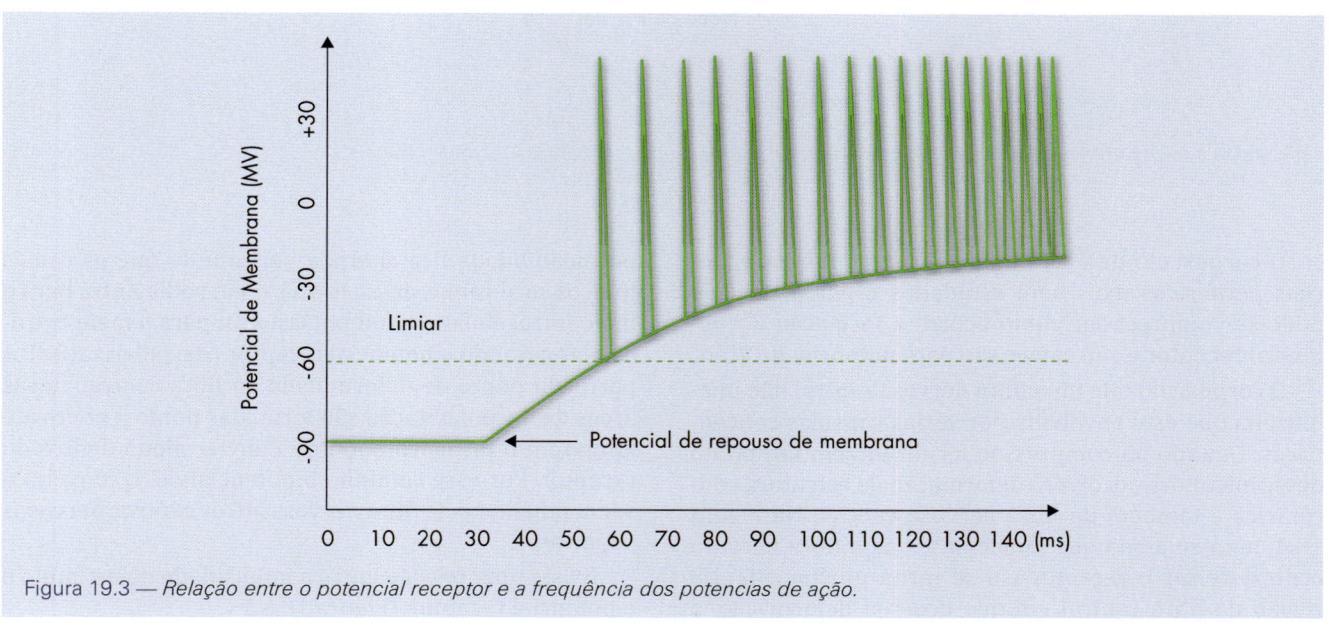

Figura 19.3 — *Relação entre o potencial receptor e a frequência dos potencias de ação.*

Atividade Somestésica e Vias de Condução

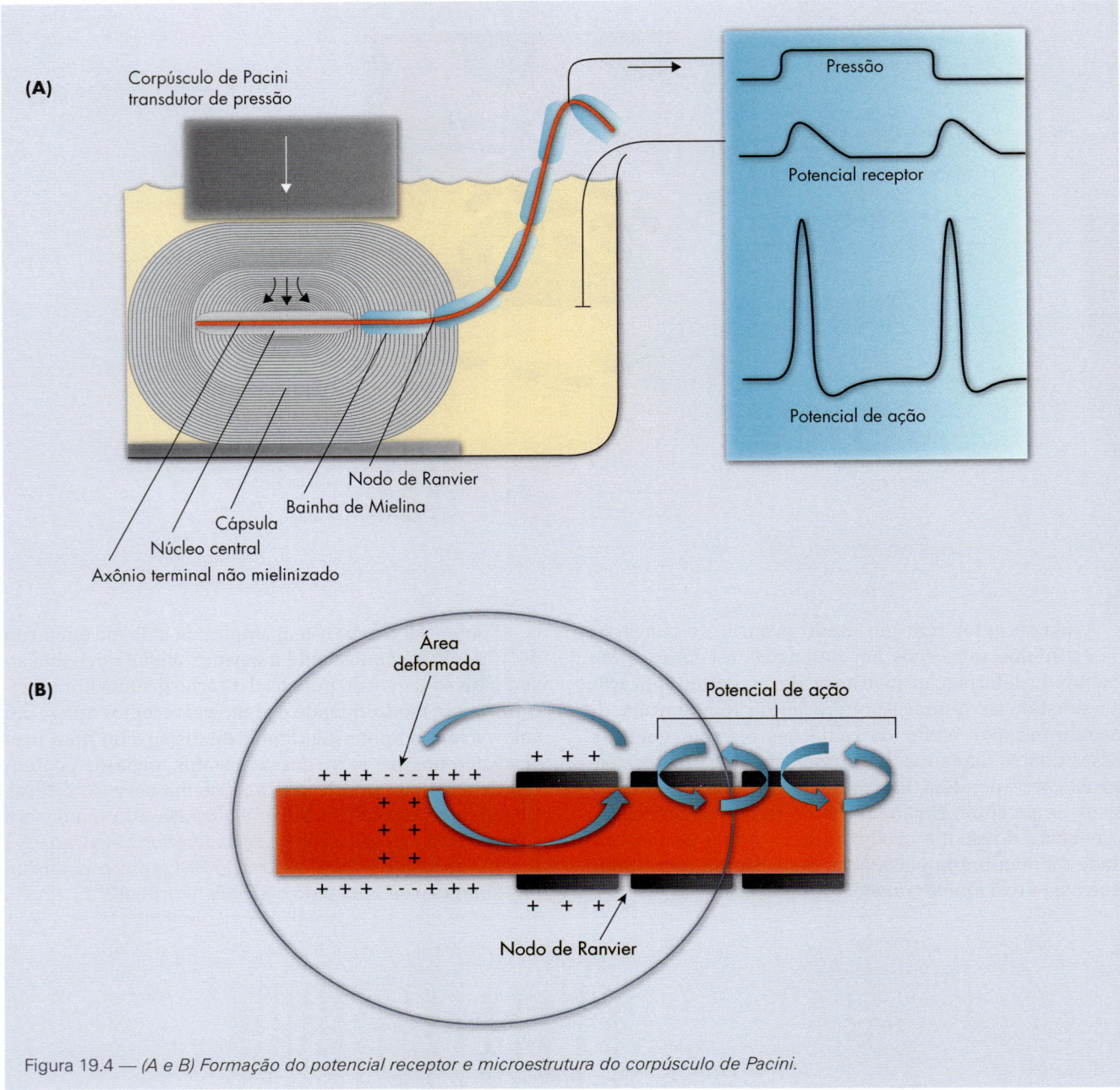

Figura 19.4 — *(A e B) Formação do potencial receptor e microestrutura do corpúsculo de Pacini.*

O corpúsculo de Pacini é um dos receptores sensoriais periféricos mais bem estudados e por meio dele pode-se compreender como ocorre a formação do potencial receptor e sua conversão para potencial de ação.

O corpúsculo tem uma fibra nervosa central não mielinizada que está envolvida por várias cápsulas concêntricas. Quando há compressão localizada em um ponto desse envoltório, ocorrerá deformação da estrutura concêntrica e também da fibra nervosa central. Na Figura 19.4, nota-se ainda que pouco antes de a fibra nervosa central deixar o receptor ela se torna mielinizada. Na região da fibra central em que ocorreu deformação, a permeabilidade fica alterada permitindo que os canais iônicos se abram e, dessa forma, o íon sódio entra para o meio intracelular e o íon potássio sai para o meio extracelular gerando o potencial receptor (despolarização). A partir do ponto de deformidade da fibra central, novas áreas de despolarização são formadas ponto a ponto até atingirem o primeiro nodo de Ranvier ainda dentro do receptor. Por esse caminho o potencial de ação passa a ser conduzido pela fibra nervosa até os centros nervosos superiores.

Existe uma relação entre a intensidade do estímulo e o potencial receptor. (Figura 19.5.)

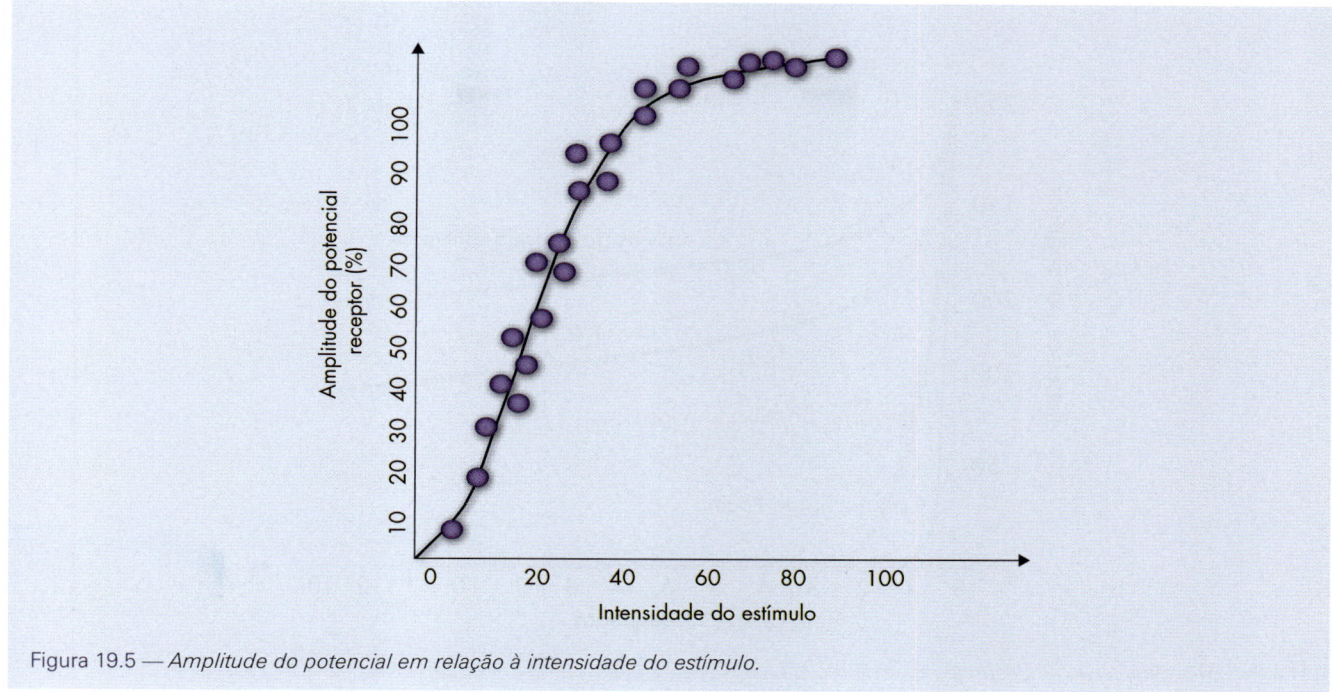

Figura 19.5 — *Amplitude do potencial em relação à intensidade do estímulo.*

À medida que a intensidade do estímulo vai aumentando, a amplitude da resposta, ou seja, a amplitude do potencial receptor aumenta abruptamente, porém essa resposta vai se enfraquecendo à medida que a intensidade da estimulação se intensifica. Isso quer dizer que com estímulos de pequena intensidade há formação de potencial receptor, mas a estimulação muito intensa induz a redução progressiva do número dos potenciais de ação formados. Conclui-se que o receptor é muito sensível a experiências sensoriais fracas e também impede que a frequência máxima de disparo seja atingida, produzindo uma faixa de respostas sensoriais extremamente ampla desde estímulos muito fracos a muito intensos.

ADAPTAÇÃO DOS RECEPTORES

Os receptores sensoriais são capazes de se adaptar após determinado período de tempo. A adaptação pode ser parcial ou total. Isso significa que os receptores alteram a sua capacidade de enviar informações ao sistema nervoso central. O mecanismo por meio do qual se desenvolve a adaptação é uma propriedade individual de cada tipo de receptor. O corpúsculo de Pacini, por exemplo, se adapta de duas maneiras. A primeira ocorre pelo invólucro viscoelástico circunferencial, que faz com que o estímulo que provocou sua deformação, em um ponto específico, se dissipe pelas camadas concêntricas equalizando toda a área do receptor com a mesma pressão e, portanto, o estímulo termina. A segunda é mais lenta que a primeira. Ocorre pelo fenômeno da acomodação na fibra nervosa central. A fibra nervosa torna-se menos sensível a estímulos provavelmente por inativação de canais de sódio da sua membrana plasmática. (Figura 19.6.)

Os Receptores de Adaptação Lenta – Receptores Tônicos

São aqueles que enquanto o estímulo estiver presente eles continuam enviando sinais para o SNC (ou pelo menos durante minutos ou horas). São exemplos: impulsos provenientes dos fusos musculares e do aparelho de Golgi enviando informações sobre a contratilidade muscular e tendinosa, receptores da mácula vestibular envolvidos com a postura, receptores da dor, barorreceptores, quimiorreceptores. A maioria desses receptores se adapta lentamente até a extinção se a intensidade do estímulo se mantiver constante por horas ou dias. Felizmente a adaptação completa dificilmente ocorre por causa das constantes alterações da homeostasia.

Os Receptores de Adaptação Rápida – Receptores Fásicos

São aqueles que têm a função de transmitir imediatamente ao SNC alterações na potência de um estímulo. Eles reagem fortemente enquanto uma mudança está acontecendo. O número de impulsos transmitidos é proporcional à velocidade com que as mudanças estão ocorrendo, por isso esses receptores também são chamados de receptores fásicos, receptores de frequência ou de movimento. Um exemplo de receptor de adaptação rápi-

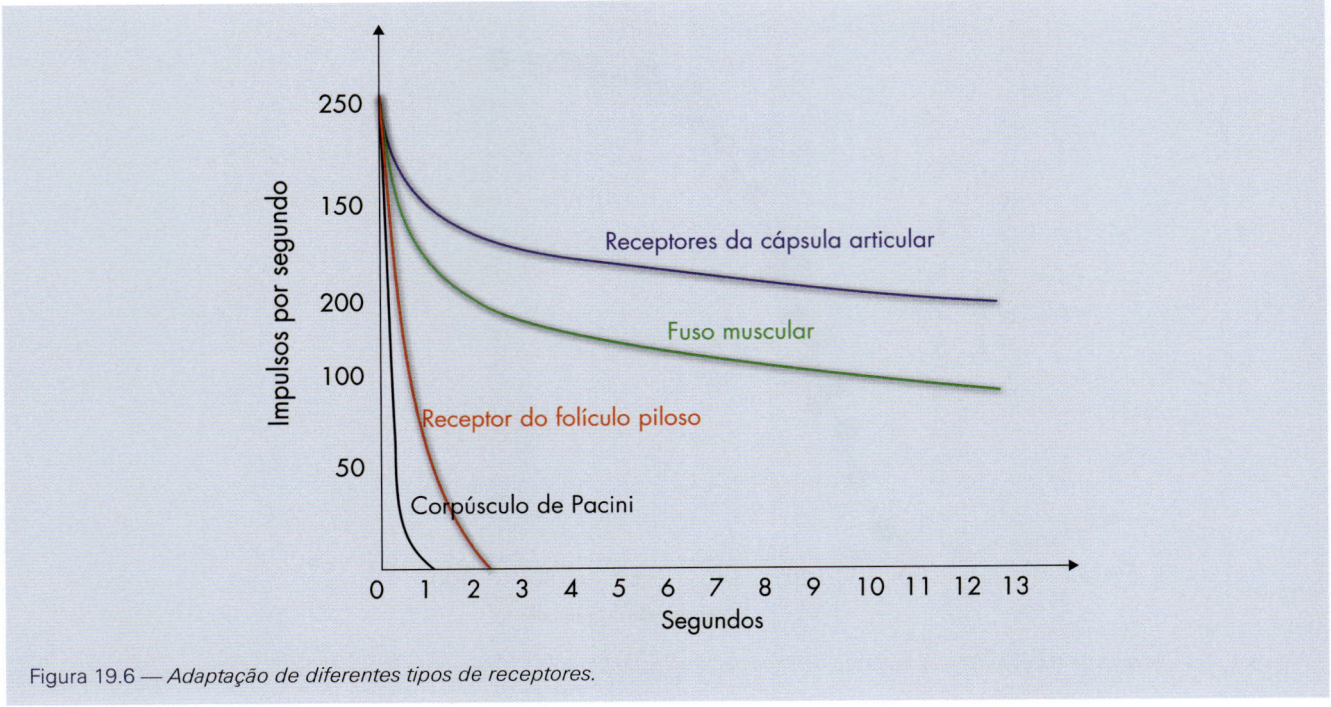

Figura 19.6 — *Adaptação de diferentes tipos de receptores.*

da é o corpúsculo de Pacini, que responde a variações de pressão sobre a pele.

AS FIBRAS NERVOSAS E SUA CLASSIFICAÇÃO

As fibras nervosas carregam a informação da periferia até o SNC e a partir de lá conduzem a resposta efetora. Algumas informações são levadas a velocidades altíssimas ao cérebro porque necessitam de resposta imediata, como é o caso da informação da posição dos membros durante a marcha. Por outro lado, algumas informações são conduzidas mais lentamente, como é o caso da dor contínua.

Para cada tipo de informação um tipo de fibra nervosa é utilizado. A faixa de diâmetro das fibras nervosas é ampla, variando de 0,2 a 20 μm. De modo geral, fibras mais calibrosas têm maior velocidade de condução (fibras mielínicas). As mais grossas têm velocidade de condução de até 120 m/s e as mais finas (amielínicas) de 0,5 m/s.

Existem duas classificações das fibras nervosas. Uma classificação geral (Tabela 19.2), que reúne fibras sensitivas motoras e autonômicas, e outra utilizada por neurofisiologistas.

A classificação geral ordena as fibras em A, B e C, sendo as fibras A mielínicas, com maior velocidade de condução e subdivididas em Aα, Aβ, Aδ e Aγ. As fibras do tipo B são as que compõem a via pré-ganglionar autonômica. As fibras do tipo C são as mais finas e amielínicas e têm menor velocidade de condução, formam a maior parte das fibras dos nervos periféricos e compõem a via pós-ganglionar autonômica. As funções de cada fibra nervosa podem ser observadas na Figura 19.6.

A classificação dos neurofisiologistas é a seguinte:

- **Grupo Ia:** fibras das terminações anuloespirais dos fusos musculares (equivalentes às fibras Aα da classificação geral).

TABELA 19.2
CLASSIFICAÇÃO GERAL DAS FIBRAS NERVOSAS.

Denominação	Diâmetro (micras)	Mielina	Velocidade de condução	Localização	Função
Aα	6-22	+	30-120	Aferentes e eferentes de músculos e articulações	Motora e propriocepção
Aβ	10-15	+	80-100	Aferentes e eferentes de músculos e articulações	Motora e propriocepção
Aγ	3-6	+	15-35	Eferentes para feixes musculares	Tônus muscular
Aδ	1-4	+	5-25	Nervo sensitivo eferente	Dor, tato e temperatura
B	Menor que 3	+	3-15	Simpático pré-ganglionar	Função autonômica
C	0,3-1,3	−	0,7-1,3	Nervo sensitivo (aferente), fibra pós-ganglionar autonômica	Função autonômica, dor e temperatura

- **Grupo Ib:** fibras dos órgãos tendinosos de Golgi (equivalentes às fibras Aα da classificação geral).
- **Grupo II:** fibras dos receptores táteis cutâneos isolados e das terminações em buquê dos fusos musculares (equivalentes às fibras Aβ e Aγ da classificação geral).
- **Grupo III:** fibras que conduzem sensações de temperatura, de tato grosseiro e de dor aguda (equivalentes às fibras Aδ da classificação geral).
- **Grupo IV:** fibras não mielinizadas que conduzem sensações de dor, prurido, temperatura e de tato grosseiro (equivalentes às fibras tipo C da classificação geral).

TRANSMISSÃO DE SINAIS DE DIFERENTES INTENSIDADES PELOS FEIXES NERVOSOS

Somação Espacial e Temporal

A intensidade do impulso que será transmitido pode ser graduada (aumentada ou diminuída) alterando o número de fibras paralelas responsáveis pela transmissão ou alterando a frequência de impulsos conduzidos por uma só fibra nervosa. A esses mecanismos são denominados somação espacial e temporal, respectivamente.

A Figura 19.7 mostra o mecanismo da somação espacial, em que há envolvimento de várias fibras nervosas para a condução de um impulso.

As fibras aferentes se ramificam em várias terminações e se interligam. Desse modo, conseguem atingir maiores áreas de abrangência. Essas áreas são chamadas de campos receptivos. Por exemplo, na pele o campo receptivo formado por várias ramificações de uma fibra aferente pode chegar a 5 cm de diâmetro em virtude da somação espacial. O número de ramificações é sempre

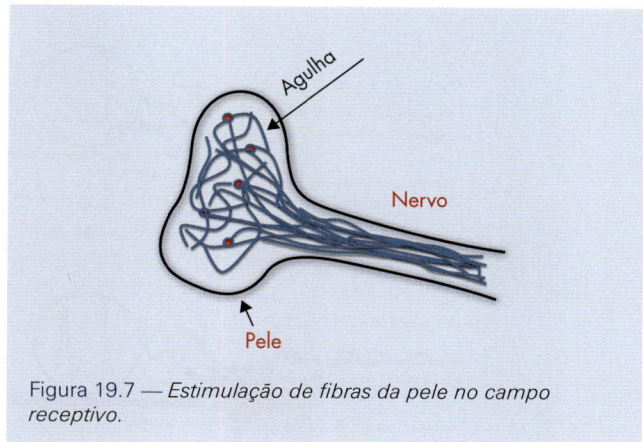

Figura 19.7 — *Estimulação de fibras da pele no campo receptivo.*

maior no centro do campo receptivo e diminui na periferia. As interligações entre as fibras garantem que mesmo estímulo puntiforme estimule várias fibras simultaneamente, porém quando o estímulo se localiza exatamente no centro de um campo receptivo de uma fibra o estímulo sobre esse neurônio será muito maior do que nos outros.

Aumentando a frequência de estimulação da fibra nervosa ocorre a somação temporal. (Figura 19.8.) Com o aumento da frequência o resultado é um estímulo mais intenso.

A Figura 19.9 exemplifica as somas espacial e temporal em grupamentos neuronais que recebem simultaneamente fibras excitatórias e inibitórias[1,2].

O sistema nervoso central é formado por milhares de grupamentos neuronais distintos, sendo alguns deles com poucos neurônios e outros grupamentos com muitos. O córtex cerebral pode ser considerado um grupamento neuronal muito grande ou como base para vários

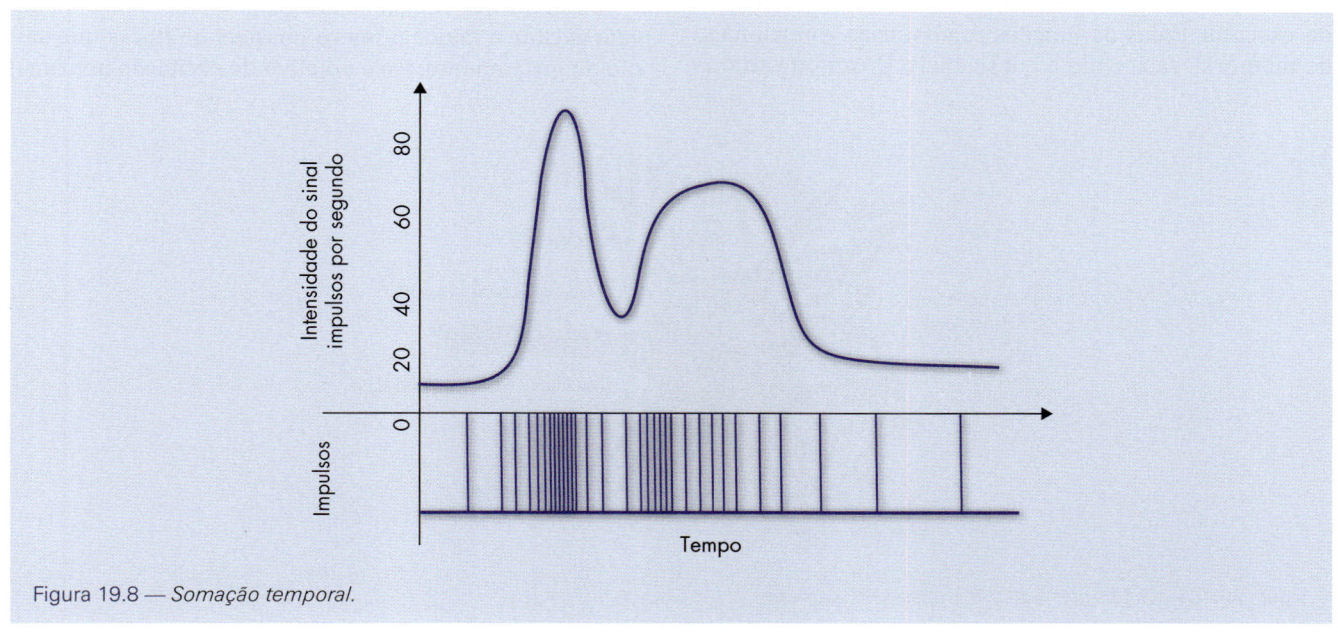

Figura 19.8 — *Somação temporal.*

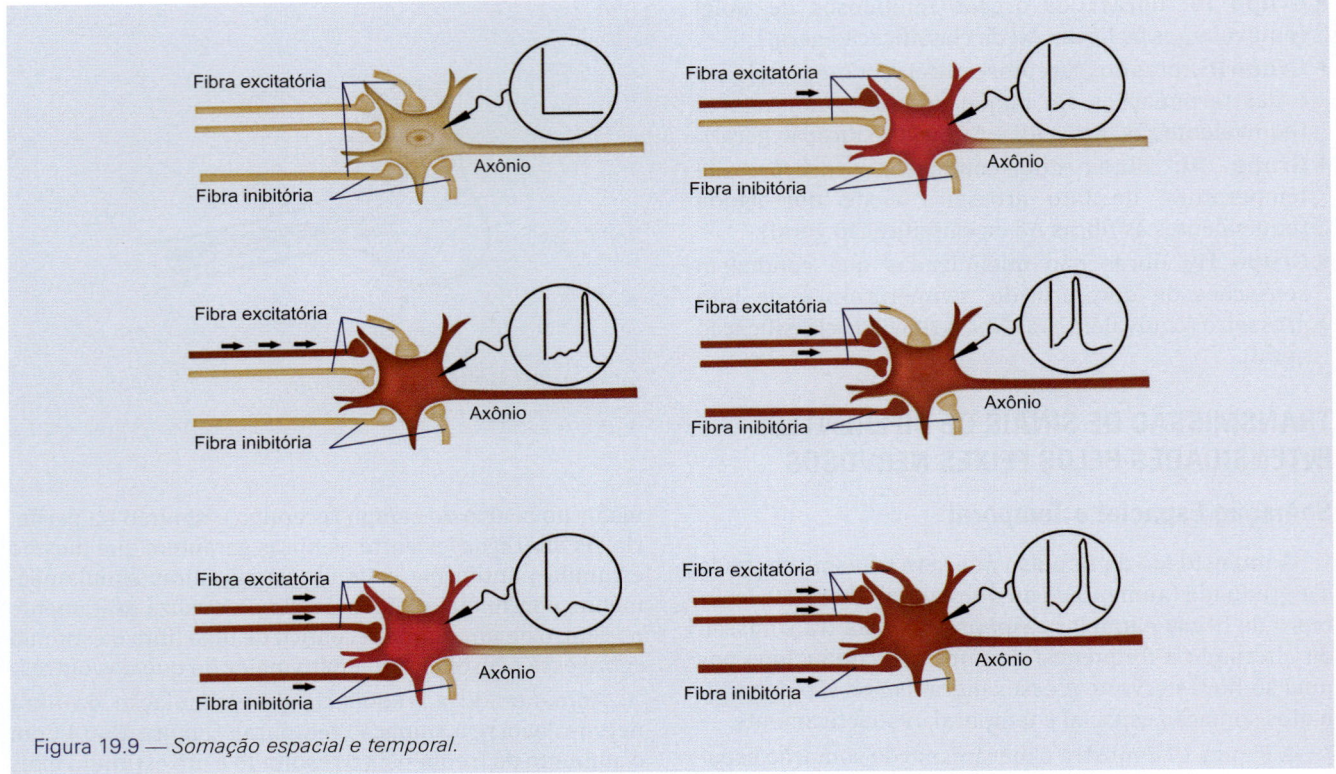

Figura 19.9 — *Somação espacial e temporal.*

grupamentos menores com funções específicas. Outros exemplos são os gânglios da base, tálamo, cerebelo, mesencéfalo, ponte e bulbo.

Os grupamentos neuronais, apesar de executar funções específicas, tem entre si grande comunicação por meio das sinapses. Cada fibra que chega ao grupamento neuronal se ramifica em centenas e milhares de ramos e estabelece ligações com dendritos e corpos neuronais de outros neurônios. Essa imensa rede torna o SNC capaz de executar todas as funções regulatórias, emocionais, de memória, raciocínio e consciência. O campo estimulatório é a denominação que se dá às áreas de comunicação entre os grupamentos neuronais (Figura 19.10).

É sempre importante lembrar que os estímulos excitatórios devem ser supralimiares, ou seja, devem ser mais que suficientes para provocar despolarização no neurônio pós-sináptico. Os estímulos chamados subliminares provocam facilitação no neurônio pós-sináptico, mas que por si só são incapazes de despolarizá-los.

Os sinais que chegam a um grupamento neuronal devem excitar o maior número possível de fibras que sairão do grupamento. Esse objetivo de excitação neuronal

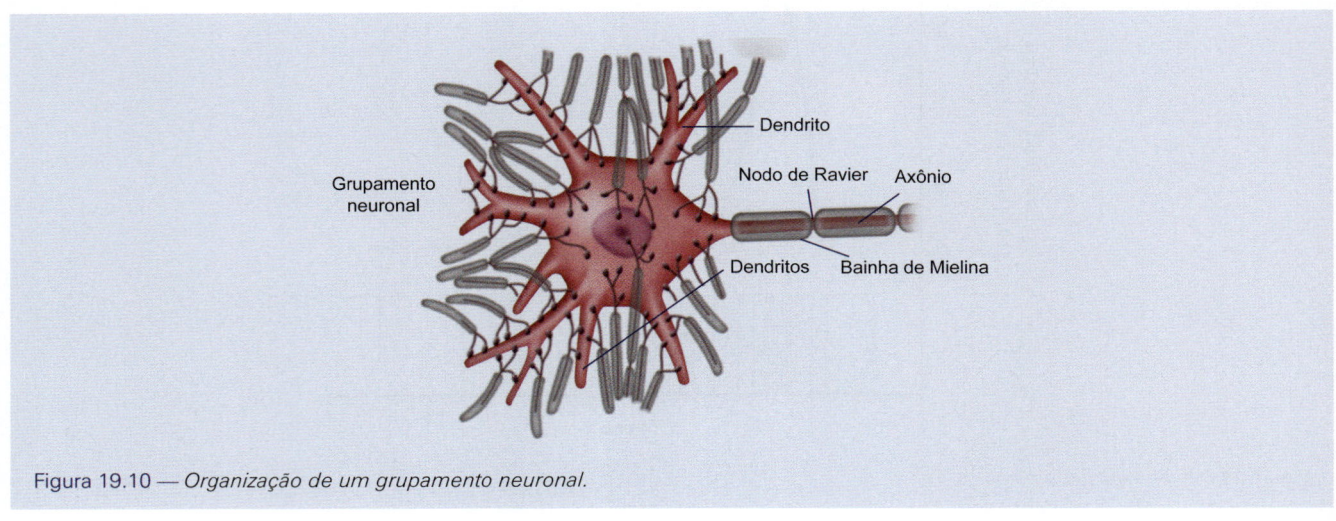

Figura 19.10 — *Organização de um grupamento neuronal.*

difusa é chamado de fenômeno da divergência. Existem dois tipos de divergência.

O primeiro tipo é a divergência de amplificação. Nele, à medida que o sinal passa ao longo de vias neuronais sucessivas, o sinal vai se espalhando e ganhando novas áreas. Desse modo, o sinal se dissipa, mas permanece sempre com a mesma intensidade. É o que ocorre com o sinal que parte de uma única célula do córtex motor (via motora final comum) e que comanda 10 mil fibras musculares. O segundo tipo de divergência é a divergência para feixes múltiplos. Nesse caso, o sinal parte do grupamento neuronal em duas ou mais direções. Por exemplo, os sinais da coluna dorsal da medula espinhal seguem para o cerebelo e para o tálamo e, a seguir, partem dessas estruturas para outras mais profundas.

Os sinais além de divergidos também podem ser convergidos, ou seja, informações que chegam de várias partes vindas de receptores sensoriais e vias aferentes podem ser levadas a um neurônio. Todos esses estímulos convergindo para um único neurônio são realmente capazes de excitá-lo, porque atuam sob somação espacial. A convergência também pode resultar de sinais aferentes de aferentes originários de fontes múltiplas, tendo como resposta o efeito da soma de todas as informações que chegam, e possibilita ao SNC correlacionar, somar e selecionar os diferentes tipos de informação.

Existe a possibilidade de após o sinal chegar a um grupamento neuronal ocorrer a saída de potenciais excitatórios e inibitórios para locais diferentes. Esse tipo de circuito é característico do controle de todos os pares de músculos antagonistas e é chamado de circuito de inibição recíproca (Figura 19.11).

Instabilidade e Estabilidade dos Circuitos Neuronais

As diversas áreas do SNC se comunicam amplamente. Diante disso, se a primeira excita a segunda, esta por sua vez excita a terceira, quarta e tantas outras; isso poderia levar o organismo a um estado de hiperexcitabilidade, consumindo as reservas de energia do tecido cerebral até chegar ao estado insustentável. A hiperexcitabilidade por circuitos que reverberam a atividade cerebral pode levar ao estado epilético.

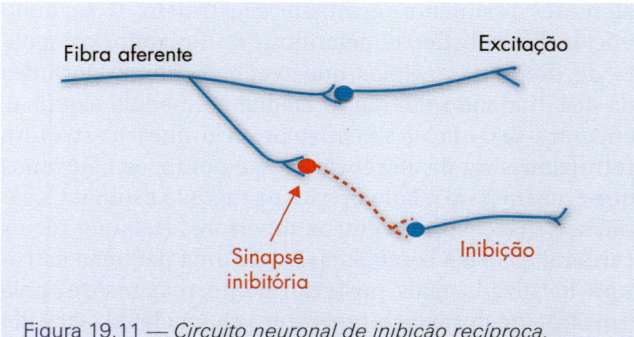

Figura 19.11 — *Circuito neuronal de inibição recíproca.*

O SNC tem dois mecanismos preventivos contra a atividade neuronal excessiva: os circuitos inibitórios e a fadiga das sinapses.

Os circuitos inibitórios que auxiliam na prevenção da hiperexcitabilidade agem por *feedback* negativo sobre os neurônios excitatórios iniciais da via aferente ou por grupamentos neuronais inibitórios que fazem um controle grosseiro em áreas cerebrais mais amplas.

Fadiga sináptica significa que a transmissão vai se tornando cada vez mais fraca à medida que o período de excitação se prolonga. A Figura 19.12 ilustra a atividade de um reflexo flexor. Pode ser notado que a cada registro da força muscular há diminuição da intensidade da contração muscular. Quanto menor é o intervalo de tempo entre os estímulos, mais precocemente a fadiga se instala. Por isso, quando ocorre superutilização dos circuitos neuronais, a fadiga age como um mecanismo preventivo do SNC.

As vias do SNC superutilizadas são controladas pela fadiga e, em consequência, terão menor sensibilidade. Por outro lado, as vias subutilizadas não serão fadigadas e tornam-se mais sensíveis. Portanto, a fadiga é um meio importante de modulação, auxiliando a manter um tônus basal do sistema nervoso central, deixando os circuitos neuronais em estado ótimo de funcionamento[1].

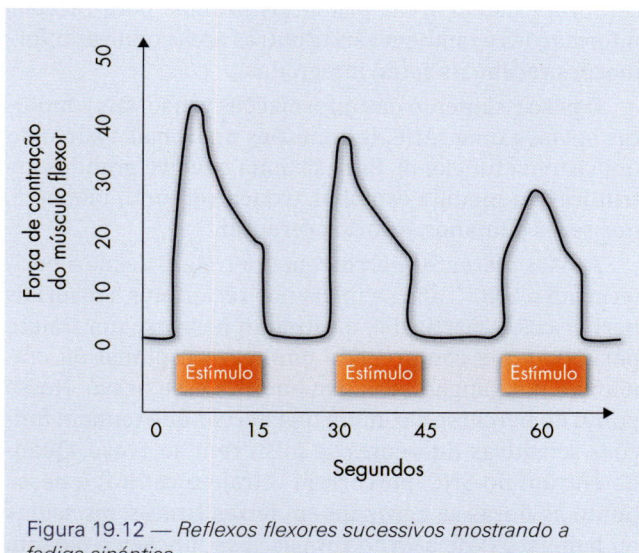

Figura 19.12 — *Reflexos flexores sucessivos mostrando a fadiga sináptica.*

SENTIDOS SOMÁTICOS

Basicamente, os sentidos somáticos podem ser classificados em três tipos fisiológicos:

- **Sentidos somáticos mecanorreceptivos:** incluem sensações de tato e posição estimuladas por deslocamento mecânico de alguns tecidos.
- **Sentidos termorreceptivos:** detectam calor e frio.

♦ **Sentido da dor:** ativado por qualquer fator que cause lesão tecidual.

Outras vezes, as sensações somáticas são agrupadas a outras classes de sensações que não são mutuamente exclusivas, como pode ser visto na Tabela 19.3.

TABELA 19.3 CLASSIFICAÇÃO DAS SENSAÇÕES SOMESTÉSICAS.	
Sensações extereoceptivas	Sensações da superfície corporal
Sensações proprioceptivas	Sensações do estado físico corporal Sensações de posição e equilíbrio Sensações dos músculos e tendões Sensações de pressão
Sensações viscerais	Sensações dos órgãos internos
Sensações profundas	Sensações de fáscias, músculos, ossos, pressão profunda e dor e vibração

As fibras aferentes levam o sinal sensitivo até a medula espinhal, que o conduzirá até o tronco cerebral. Esse trajeto é feito por todas as sensações, exceto pelos estímulos visuais e olfatórios. Todos os estímulos atingirão o tálamo antes que cheguem ao córtex cerebral para serem analisados e interpretados. O tálamo é uma estrutura mesencefálica com função regulatória. No córtex cerebral existem áreas primárias prontas para receber informações e também várias outras áreas onde as informações recebidas serão integradas.

O processamento das informações sensoriais e motoras envolve uma série de conexões neuronais formando um sistema funcional. Esse sistema envolve grandes estruturas da medula espinhal, tronco cerebral, tálamo e, nos seres humanos, o córtex cerebral.

As vias aferentes percorrem um trajeto desde a periferia até o SNC. Tudo se inicia nos receptores sensoriais periféricos. A partir daí, o estímulo percorre um trajeto periférico que compreende um nervo espinhal ou craniano e um gânglio sensitivo anexo a esse nervo. Nesse ponto do percurso é comum que nervos que tenham funções sensitivas diferentes se misturem ao acaso. Quando entram no SNC, percorrem o trajeto central e nesse ponto as fibras se agrupam em feixes (tratos, fascículos ou lemniscos) de acordo com as suas funções e passam por núcleos relês (retransmissores), onde se localizam neurônios de associação da via considerada. Os tratos recebem suas denominações de acordo com a direção que percorrem. Por exemplo, a denominação trato espinotalâmico significa que esse trato se inicia na medula espinhal e vai terminar no tálamo; trato corticoespinhal se inicia no córtex cerebral e termina na medula espinhal. Ao longo do trajeto percorrido os tratos fazem conexões com outras estruturas por meio de ramificações (axônios) colaterais. O ponto final do caminho percorrido está no córtex cerebral ou no córtex cerebelar. Quando o ponto final é o córtex cerebral, normalmente a via traz informações sobre diversos tipos de sensibilidade, são sinais conscientes. Quando a via é direcionada para o córtex cerebelar, o impulso não determina nenhuma manifestação sensorial consciente. São informações inconscientes normalmente relacionadas a postura, equilíbrio e movimentos involuntários já aprendidos.

Portanto, as grandes vias neuronais sensitivas podem ser entendidas como cadeias neuronais que unem os receptores ao córtex. As vias inconscientes normalmente envolvem dois neurônios (I e II) e as vias conscientes, três neurônios (I, II e III).

O neurônio I localiza-se fora do SNC, normalmente em um gânglio sensitivo. Tem formato pseudounipolar com um dendraxônio bifurcado com um prolongamento periférico ligado ao receptor. O prolongamento central penetra no SNC pela raiz dorsal dos nervos espinhais ou por um nervo craniano.

O neurônio II localiza-se na coluna posterior da medula ou em núcleos de nervos cranianos do tronco cerebral. Normalmente seus axônios cruzam o plano sagital passando para o lado oposto e entram na formação de um trato ou de um lemnisco.

O neurônio III (vias conscientes) localiza-se no tálamo e origina um axônio que chega ao córtex cerebral.

Pelo fato de o ser humano ter assumido a postura ereta na evolução da espécie, as vias de condução dos estímulos sensitivos (somestésicos) têm trajeto ascendente e são conhecidas como vias ascendentes.

Existem três sistemas com a função de levar ao córtex cerebral e cerebelar as informações sensoriais. Um deles específico para a região cefálica e os outros dois para as outras partes do organismo[3]. A saber:

1. Sistema coluna dorsal-lemnisco medial.
2. Sistema anterolateral.
3. Sistema trigeminal.

As fibras aferentes penetram na medula posteriormente no corno medular posterior. A região posterior da medula (corno posterior) contém vários núcleos (grupamento neuronais), como pode ser notado na Figura 19.13. O primeiro seguindo o sentido posteroanterior é o núcleo posteromarginal, onde as fibras aferentes realmente terminam seu trajeto. O segundo núcleo é a substância gelatinosa de Rolando, composta de diminutas células que recebem fibras aferentes da dor. Tomando um ponto medial na medula espinhal, encontra-se o núcleo sensitivo próprio, que é a estrutura retransmissora da aferência. Nesse ponto, os neurônios que cruzam para o lado oposto da medula espinhal levarão as sensações aos centros superiores (tálamo, córtex cerebral e córtex cerebelar). Existe uma pequena estrutura localizada mais posteriormente responsável pela sensação de dor e de temperatura chamada de fascículo dorsolateral ou fascículo de Lissauer.

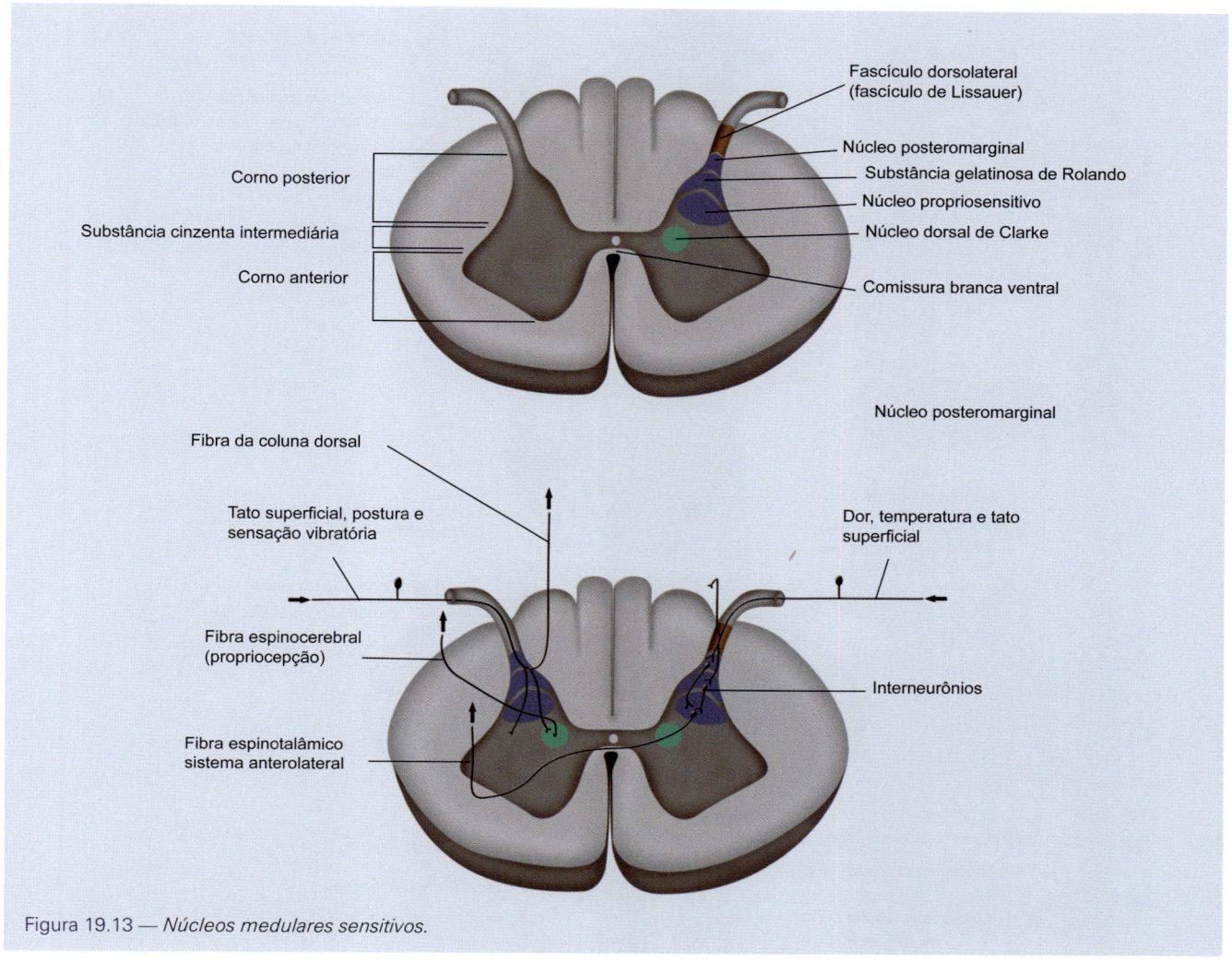

Figura 19.13 — *Núcleos medulares sensitivos.*

Há ainda outro núcleo sensitivo medular denominado núcleo de Clarke ou apenas núcleo dorsal. Ele atua como um retransmissor aferente da atividade muscular que leva informações da atividade muscular para o cerebelo. As fibras que partem desse núcleo em direção ao cerebelo formam o trato espinocerebelar. (Figura 19.14.)

As duas grandes vias que conduzem informação sensitiva do organismo ao SNC, exceto aquelas provenientes do segmento cefálico, são o sistema anterolateral e o sistema coluna dorsal-lemnisco medial. A Figura 19.15 mostra que já na entrada dessas duas vias na medula espinhal há diferenças anatômicas entre elas. Os corpos neuronais das duas vias estão localizados no gânglio da raiz dorsal (GRD).

No sistema coluna dorsal, as fibras aferentes trazem informações sobre a sensação de tato, posicionamento e vibratórias. Após penetrar no corno posterior da medula espinhal, seguem imediatamente em sentido cefálico. (Figura 19.16). Esse sistema até pode emitir alguma projeção lateral, porém a informação é rapidamente conduzida por fibras mielinizadas localizadas entre as colunas dorsais da medula espinhal, sendo feita a primeira sinapse na porção inferior do bulbo.

A outra via aferente, denominada sistema anterolateral, traz sensações de dor, temperatura e tato profundo logo após penetrar na medula espinhal e faz sinapse nos núcleos sensitivos do corno posterior da medula espinhal. As fibras que chegam até esses sistemas são mais finas, mielinizadas e não mielinizadas. Após várias comunições sinápticas, cruzam para o lado oposto da medula espinhal e chegam até a substância branca medular na comissura branca ventral. A partir desse ponto, as fibras se projetam em sentido cefálico por meio dos tratos espinotalâmicos que formam o sistema anterolateral. (Figura 19.17)

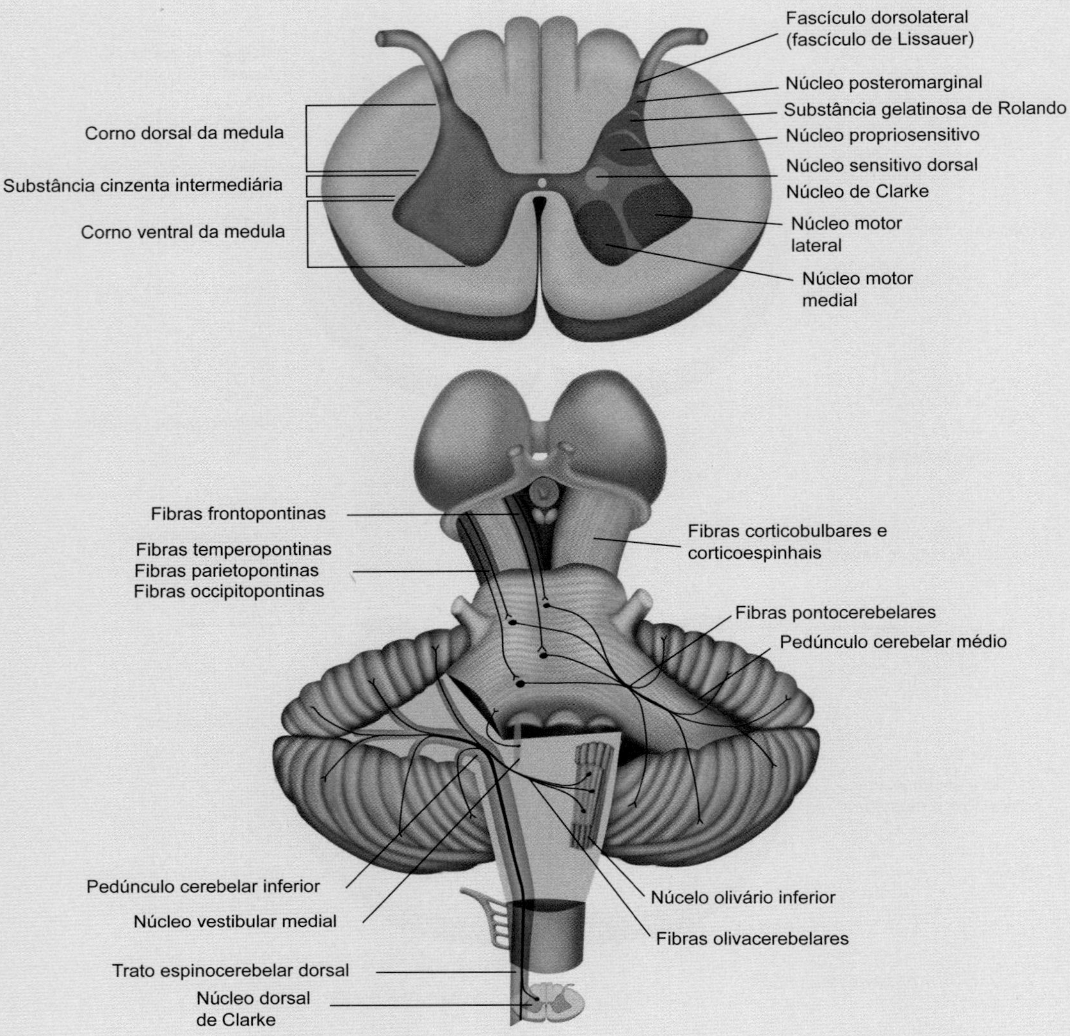

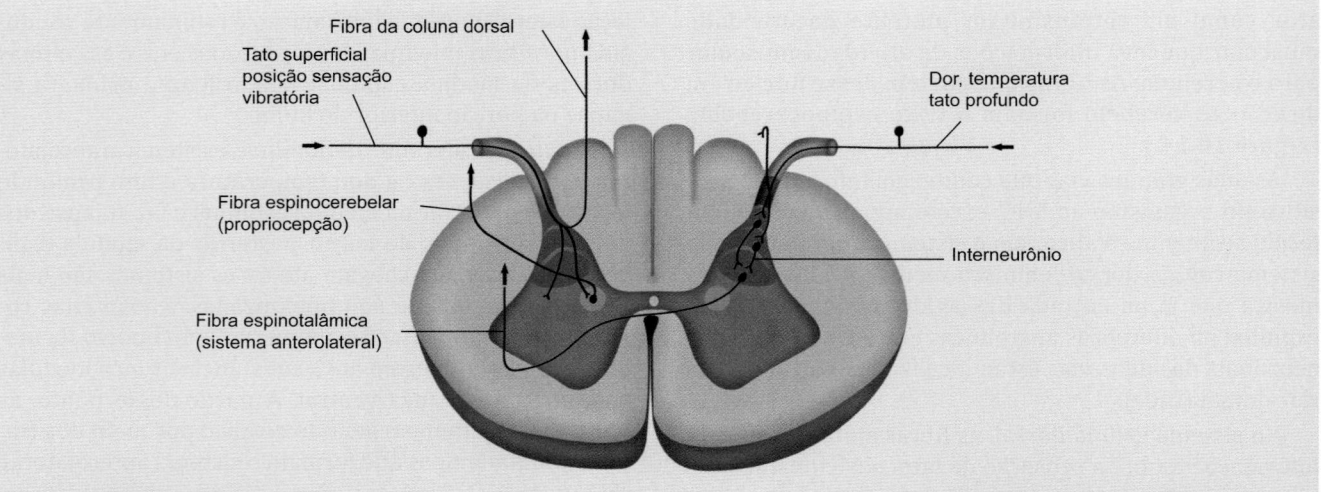

Figura 19.14 — *Núcleo de Clarke e formação do trato espinocerebelar.*

Figura 19.15 — *Diferenças entre os sistemas coluna dorsal-lemnisco medial e sistema anterolateral em relação à inserção no corno posterior da medula espinhal.*

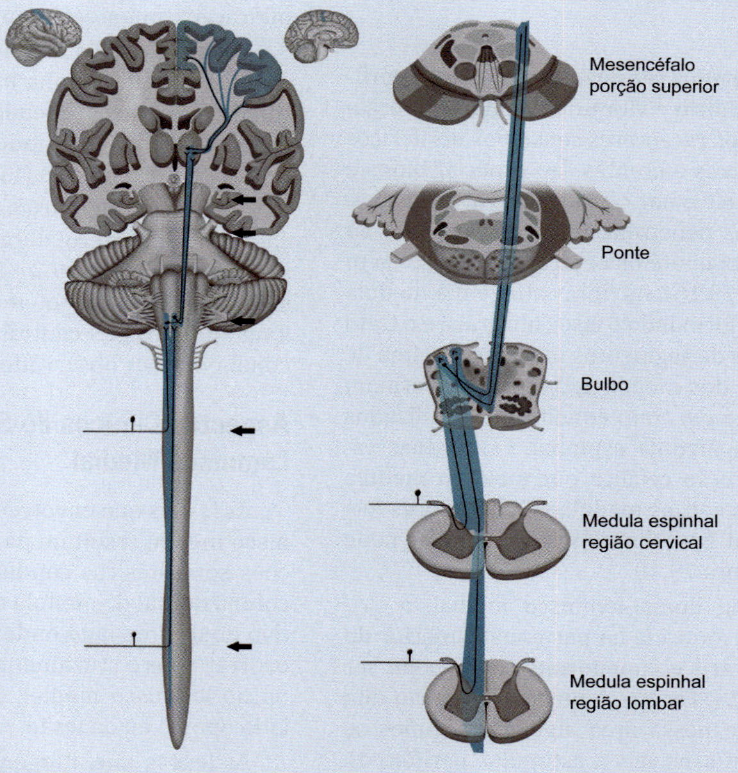

Figura 19.16 — *Sistema coluna dorsal-lemnisco medial.*

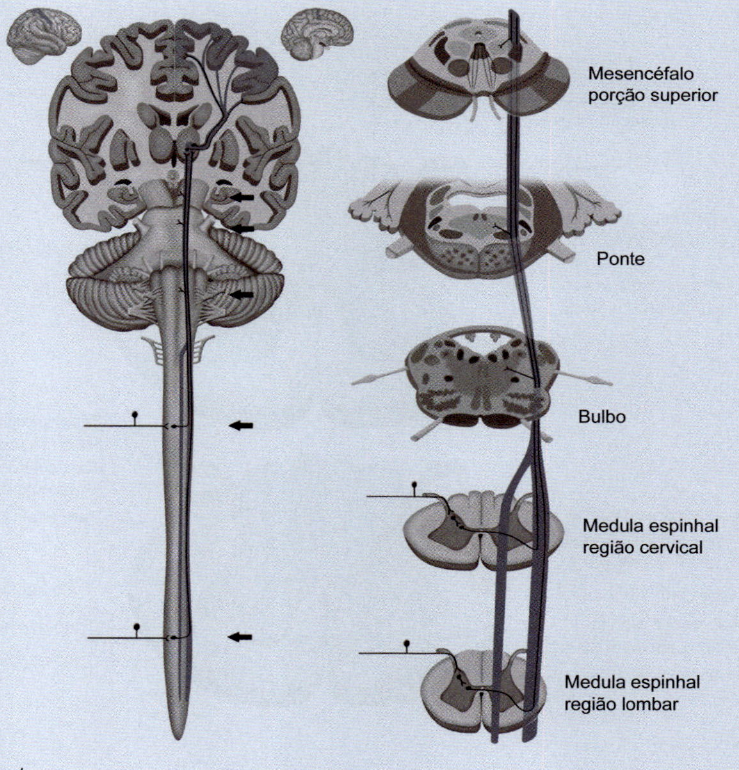

Figura 19.17 — *Sistema anterolateral.*

Atividade Somestésica e Vias de Condução

O SISTEMA COLUNA DORSAL-LEMNISCO MEDIAL

Essa via aferente conduz sensações como tato superficial, de posição e equilíbrio e vibratórias vindas do organismo. Normalmente os receptores sensitivos periféricos de onde partem as fibras aferentes são especializados e estão localizados na pele e nas cápsulas das articulações. Como já dito, as fibras penetram no corno posterior da medula espinal e sobem até os centros superiores sem fazer sinapse (Figura 19.16). As fibras atingem a medula espinhal abaixo de T_6, formando o fascículo grácil e o trato grácil. As fibras vindas de segmentos medulares acima de T_6, principalmente as dos membros superiores, formam o fascículo cuneiforme e o trato cuneiforme, localizados mais lateralmente na medula espinhal. Essas duas estruturas tomam a direção cefálica por meio da medula espinhal entre os dois cornos medulares posteriores formando a coluna dorsal. Essa distribuição anatômica pode ser visualizada na Figura 19.18.

No sistema coluna dorsal-lemnisco medial, a primeira sinapse só é encontrada na parte mais inferior do bulbo nos núcleos grácil e cuneiforme, como pode ser notado na Figura 19.19. Forma-se uma organização dita somatotrópica porque nessa área alguns neurônios se distinguem por serem sensíveis a estímulos periféricos. Na Figura 19.20, pode-se observar a estrutura anatômica macroscópica da região do SNC, onde a primeira sinapse do sistema coluna dorsal-lemnisco medial inicia sua ramificação e integração com os centros neurais superiores.

Após a chegada aos núcleos grácil e cuneiforme, os axônios cruzam a linha média formando um fluxo neuronal de axônios arqueados no bulbo e juntos formam o lemnisco medial, seguindo cefalicamente no tronco cerebral até o mesencéfalo (Figura 19.19B).

As fibras do lemnisco medial fazem sinapses no núcleo ventral posterolateral do tálamo (NVP), como pode ser visto na Figura 19.21. Depois disso, penetram na cápsula interna e seguem até o córtex somatossensitivo ao longo do giro pós-central nas suas subdivisões 1, 2 e 3, como pode ser observado na Figura 19.22.

Aspectos Clínicos do Sistema Coluna Dorsal-Lemnisco Medial

As lesões que envolvem o sistema coluna dorsal-lemnisco medial resultam na perda da condução das sensações somestésicas conduzidas por essa via. A lesão da coluna dorsal da medula espinhal provocará dano sensitivo do mesmo lado onde a medula foi lesada. Se a lesão ocorrer após o cruzamento das raízes para o lado oposto ou no lemnisco medial, o déficit sensitivo ocorrerá do lado oposto ao da lesão.

As lesões que atingem regiões mais altas do tronco cerebral, mesencéfalo ou a cápsula interna provocarão certamente lesão no sistema anterolateral e do sistema

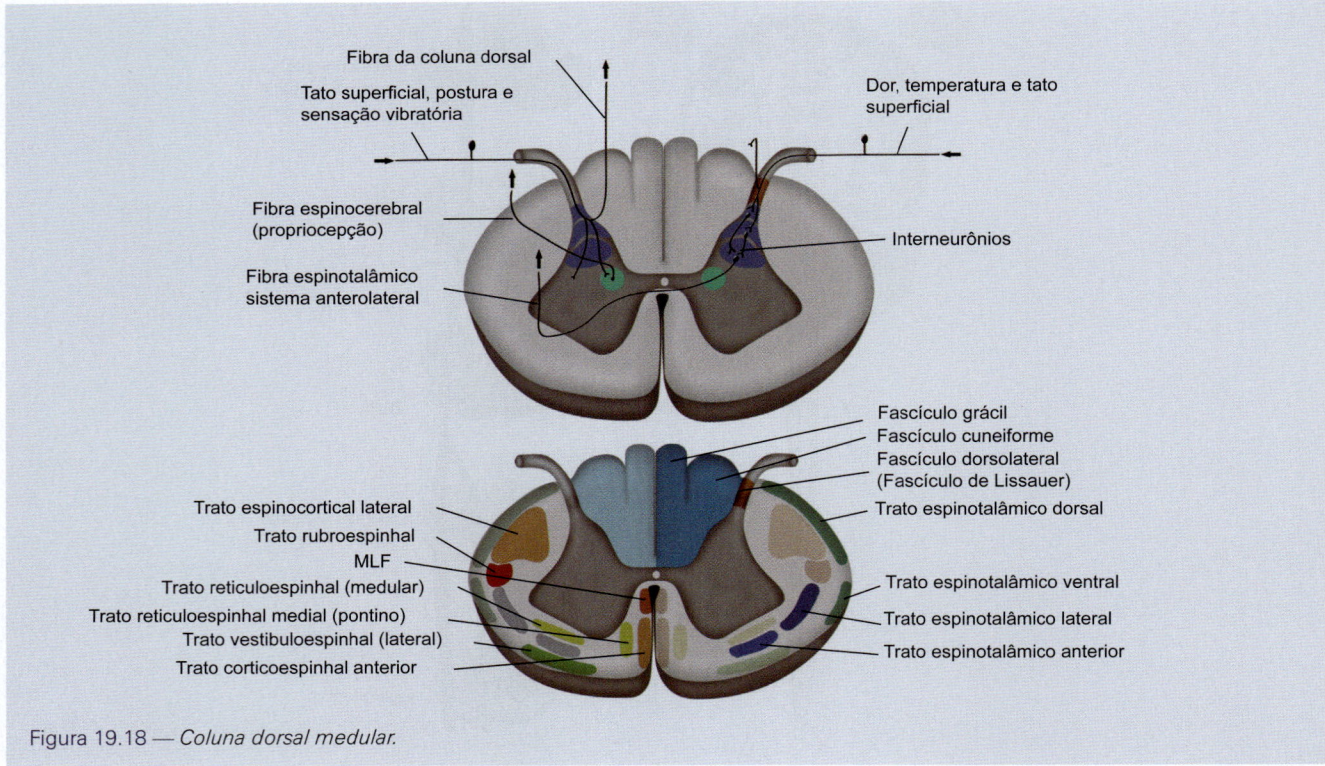

Figura 19.18 — *Coluna dorsal medular.*

(*continua*)

(*continuação*)

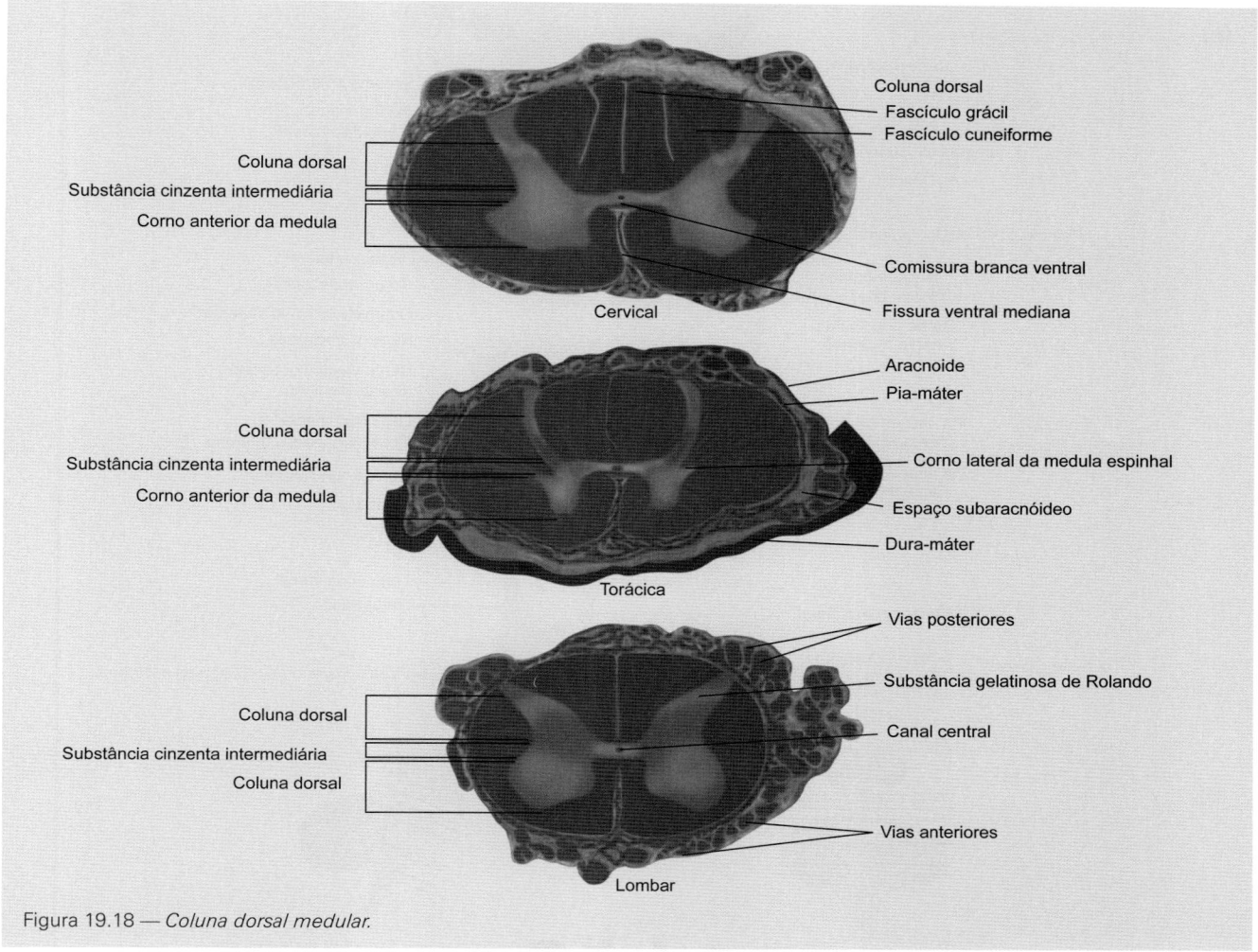

Figura 19.18 — *Coluna dorsal medular.*

trigeminal. Se houver lesão cortical, a parte do corpo comprometida será determinada pela área atingida do giro pós-central.

O SISTEMA ANTEROLATERAL

O sistema anterolateral é responsável por conduzir informações quanto à temperatura, dor, sensação de tato profundo, prurido, cócegas e sensações sexuais. Normalmente seus receptores periféricos são terminações nervosas livres não subespecializadas.

As fibras aferentes desse sistema sensitivo, também chamadas de neurônios de primeira ordem, penetram no corno posterior da medula espinhal, como pode ser visualizado na Figura 19.23. O sistema anterolateral recebe muitas fibras colaterais enquanto segue pela medula espinhal. Muitas delas são componentes de reflexos protetores que terão eferência reflexa (inconsciente) para grupos musculares. O número de sinapses formadas é variável, algumas vezes somente com o neurônio motor eferente (neurônio de segunda ordem). O axônio cruza a linha média medular normalmente dois segmentos acima do ponto onde penetrou no corno posterior da medula espinhal (decussação) até atingir a porção anterior da medula (Figuras 19.23 e 19.24).

Os axônios formam o trato anterolateral, localizado na porção branca da medula espinhal. É comum fazer referência ao sistema anterolateral em duas vias: uma que conduz informações de temperatura e dor (trato espinotalâmico lateral) e outra que conduz informações sobre sensações de tato profundo (trato espinotalâmico anterior). As duas vias serão consideradas igualmente, pois percorrem o mesmo caminho até os centros cerebrais e cerebelares superiores.

Os tratos seguem em sentido cefálico na mesma posição dentro da medula espinhal (Figuras 19.18 e 19.19).

Durante o trajeto, recebem fibras colaterais das regiões inferiores e craniais do organismo. Seus axônios podem ter uma fina camada de mielina ou ser não mielinizados. No tronco cerebral se comunicam com a formação reticular. Algumas fibras terminam no NVP (núcleo ventral posterolateral do tálamo) e outras terminarão em núcleos não específicos intralaminares (Figura 19.21);

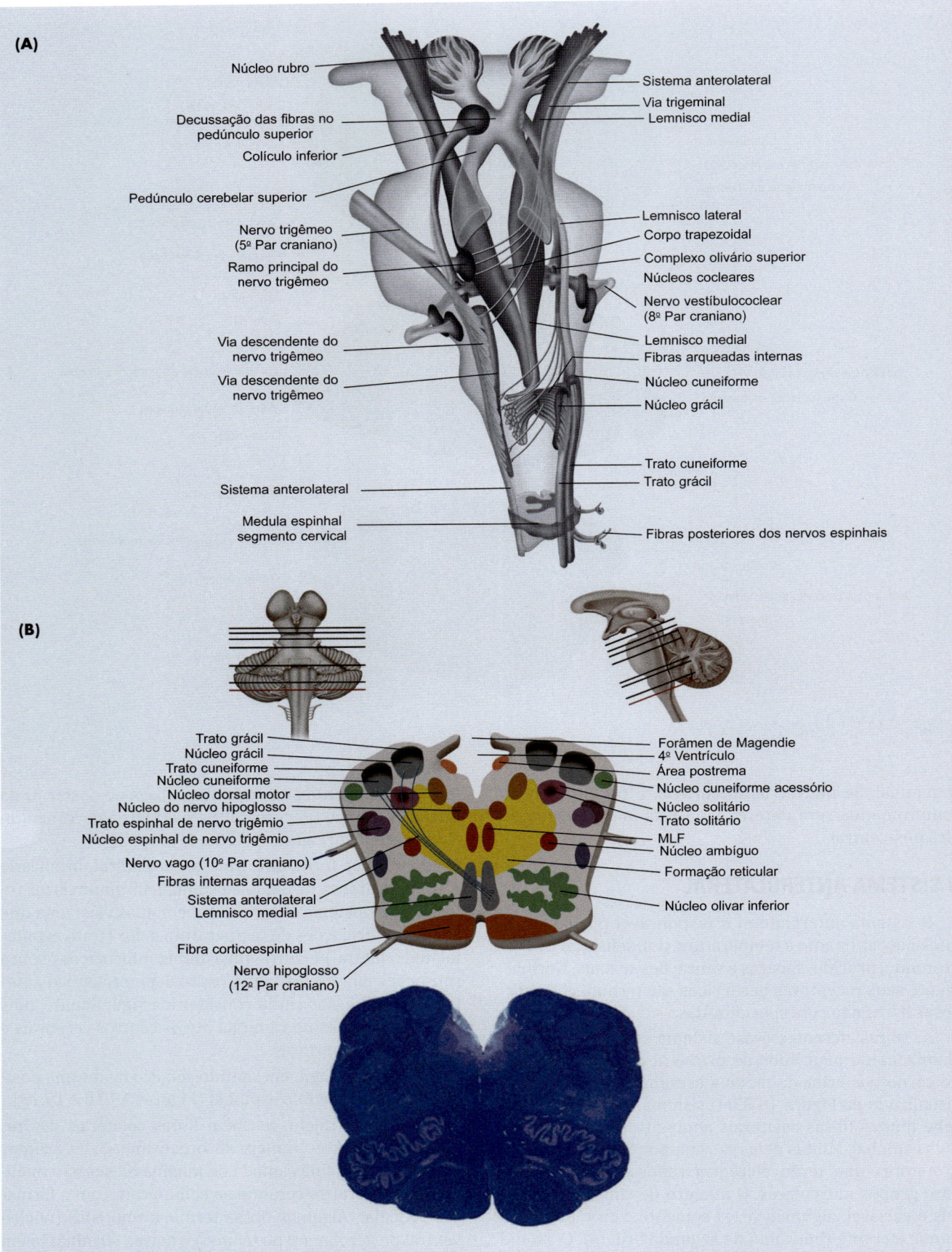

Figura 19.19 — *(A e B) sinapse do sistema coluna dorsal-lemnisco medial realizada na porção inferior do bulbo.*

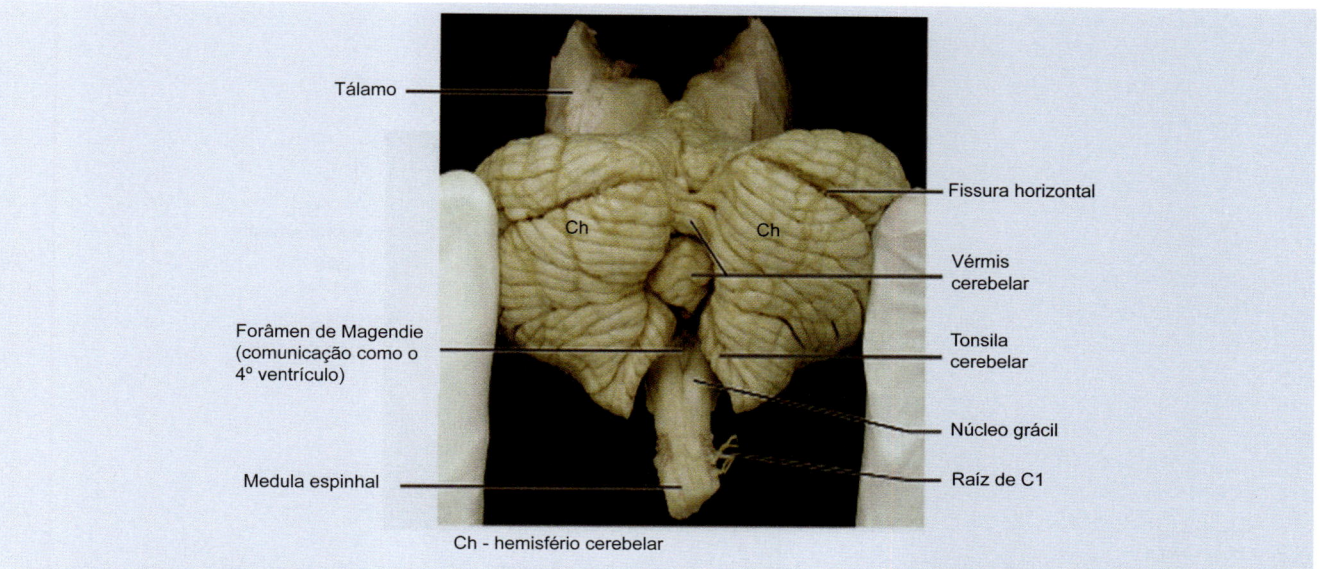

Figura 19.20 — *Representação anatômica macroscópica da região do bulbo, da ponte e do cerebelo, onde o sistema coluna dorsal-lemnisco medial inicia sua ramificação e integração das informações transmitidas.*

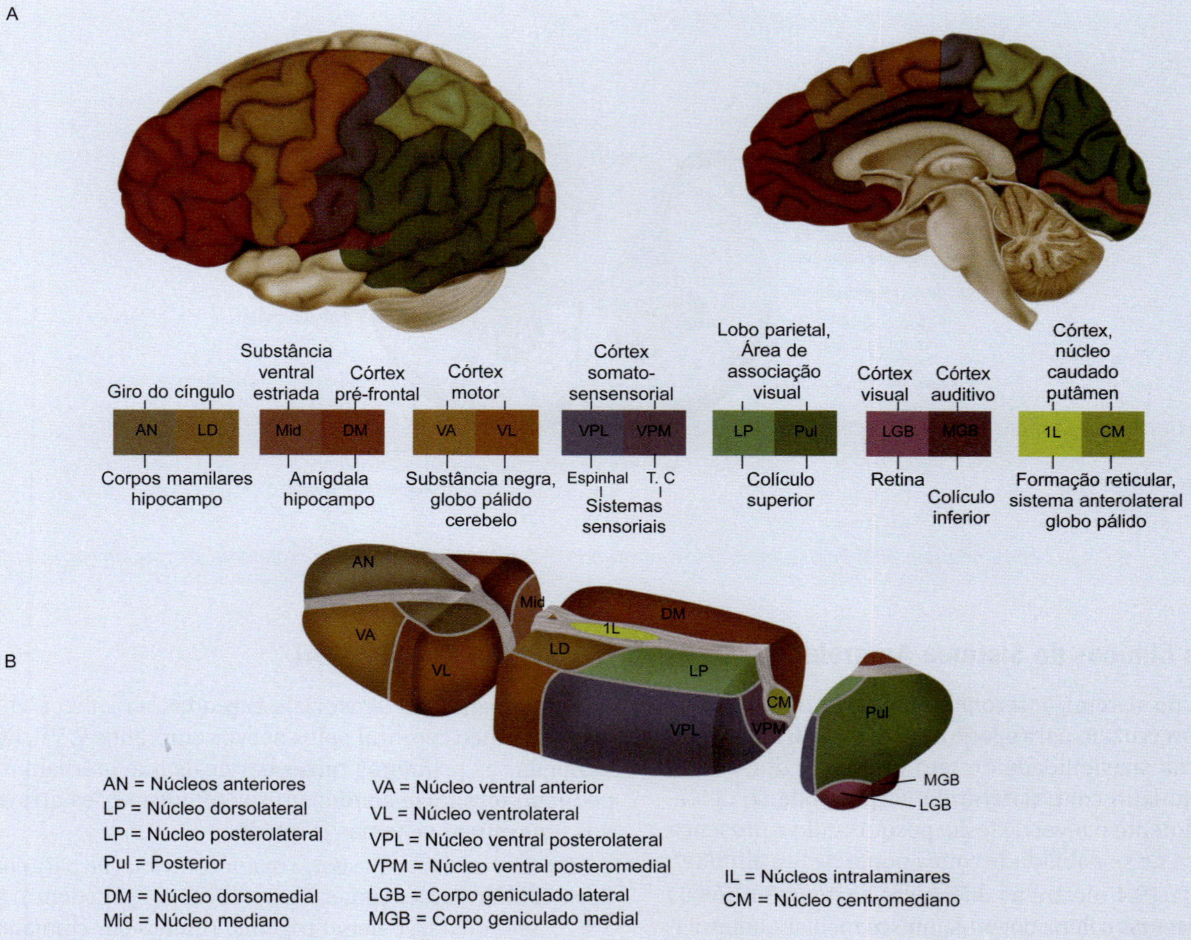

Figura 19.21 — *(A e B) córtex cerebral dividido em áreas funcionais e tálamo dividido em sub-regiões anatômicas (núcleo ventral posterolateral do tálamo).*

Atividade Somestésica e Vias de Condução

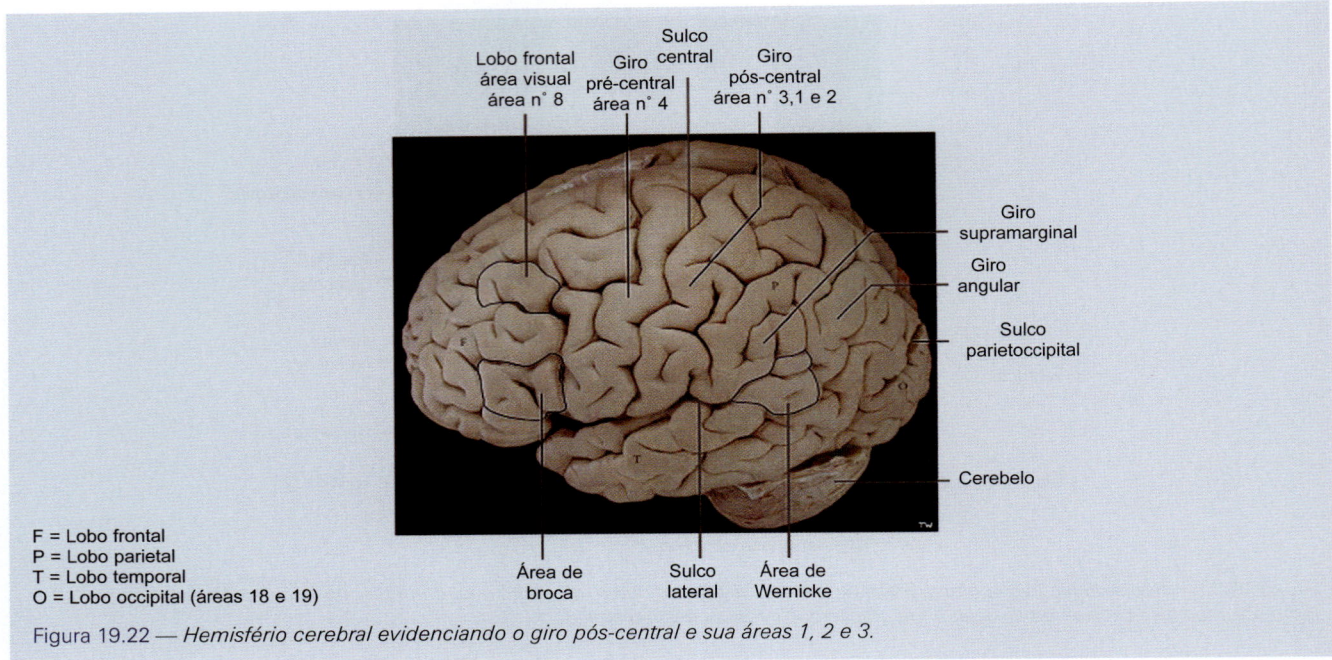

Figura 19.22 — *Hemisfério cerebral evidenciando o giro pós-central e sua áreas 1, 2 e 3.*

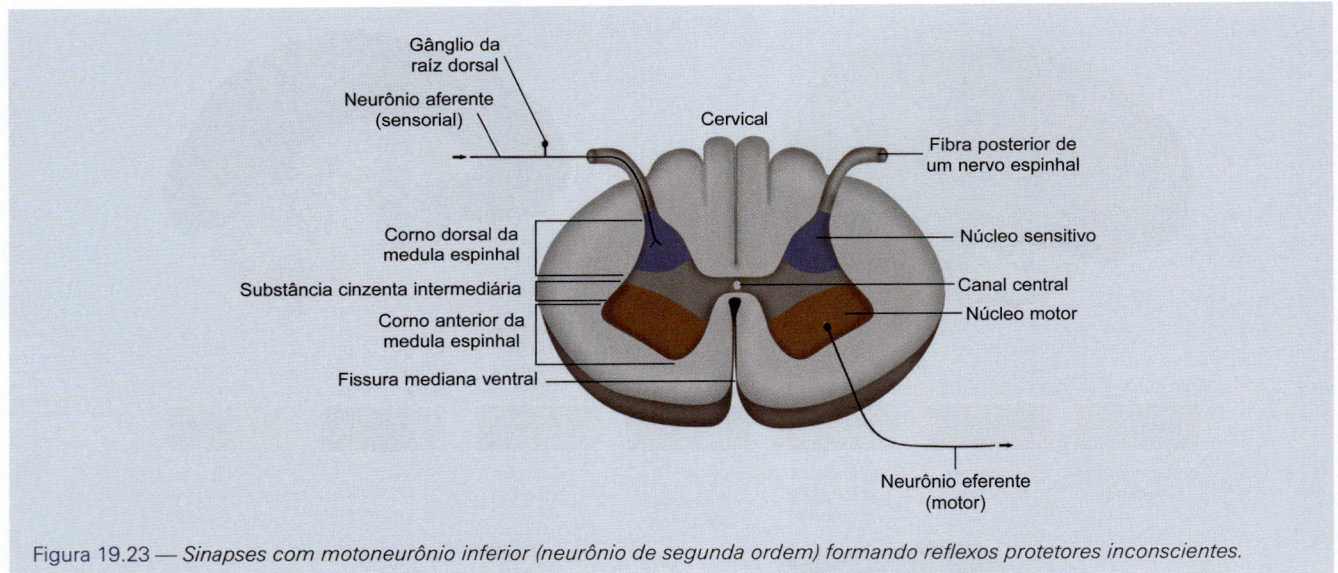

Figura 19.23 — *Sinapses com motoneurônio inferior (neurônio de segunda ordem) formando reflexos protetores inconscientes.*

Aspectos Clínicos do Sistema Anterolateral

Lesões do sistema anterolateral a partir do ponto em que as fibras cruzam para o lado oposto do SNC resultarão em perda da sensibilidade do tato profundo, dor e temperatura no lado contralateral do corpo; pode-se determinar facilmente o nível de lesão pesquisando a presença ou ausência de sensibilidade com a ponta de um alfinete[4].

A Tabela 19.4 mostra as diferenças anatomofuncionais entre os sistemas coluna dorsal-lemnisco medial e anterolateral. São comparadas as sensações transmitidas, a distribuição das fibras, a mielinização, o calibre das fibras e o ponto do trajeto percorrido onde ocorre a decussação das fibras.

O SISTEMA TRIGEMINAL

As informações sensoriais captadas na cabeça chegam ao tronco cerebral pelos nervos cranianos V, VII, IX e X. Apenas as primeiras raízes cervicais que inervam um pequeno território conduzem suas informações através dos dois outros sistemas já citados.

O nervo craniano que tem a maior contribuição para conduzir as informações somestésicas da cabeça para dentro do SNC é, sem dúvida, o nervo trigêmio (quinto par craniano). Os demais têm inervação em áreas restritas do pavilhão e conduto auditivo externo. A Figura 19.25 mostra o trajeto percorrido pelas vias trigeminais e suas intercomunicações.

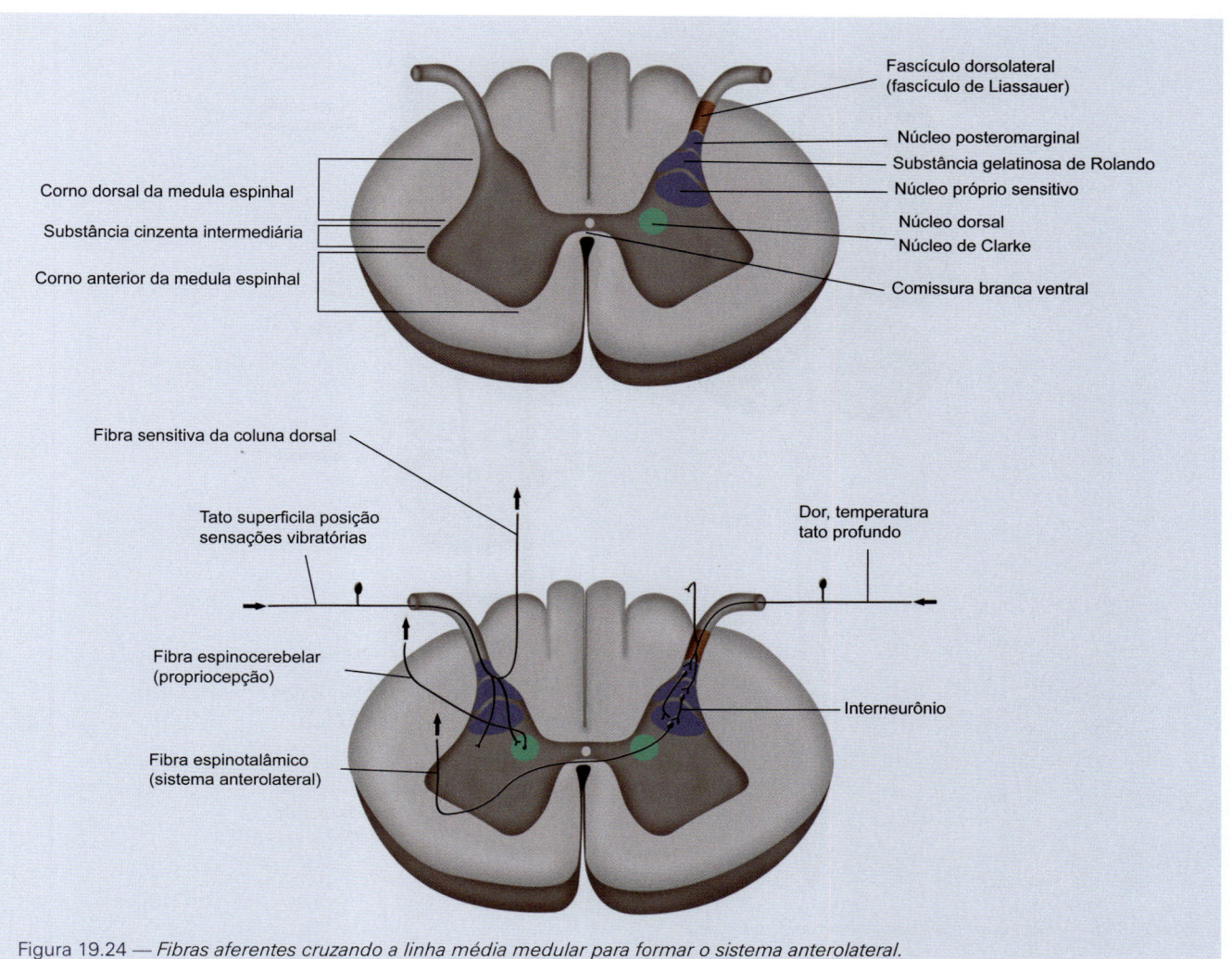

Figura 19.24 — Fibras aferentes cruzando a linha média medular para formar o sistema anterolateral.

TABELA 19.4
DIFERENÇAS ANATOMOFUNCIONAIS ENTRE OS SISTEMAS SENSITIVOS COLUNA DORSAL-LEMNISCO MEDIAL E ANTEROLATERAL

Características anatomofuncionais	Sistema coluna dorsal-lemnisco medial	Sistema anterolateral
Local de decussação das fibras para o lado oposto da medula espinhal	Porção inferior do bulbo	Dois a três segmentos acima do ponto de entrada das fibras aferentes
Diâmetro das fibras, mielinização e velocidade de condução	Fibras grossas Mielinizadas Velocidade de condução de 30-110 m/s	Fibras mais finas Mielinizadas e não mielinizadas Velocidade de condução menor que 40 m/s
Distribuição espacial das fibras	Maior Sistema mais difuso	Menor Sistema menos difuso
Informações sensoriais	Transmitidas rapidamente. Área sensorial precisa	Transmitidas lentamente Área sensorial imprecisa
Distribuição das fibras aferentes	Mais difuso	Mais restrito
Características das sensações transmitidas	Sensações mecanorreceptivas mais discretas Sensação de tato bem localizadas com intensidade graduada, sensações vibratórias, sensações da pele, de posição e de pressão	Dor, frio, calor e sensações táteis (toque e pressão) mais grosseiras Prurido e cócegas Sensações sexuais

Atividade Somestésica e Vias de Condução

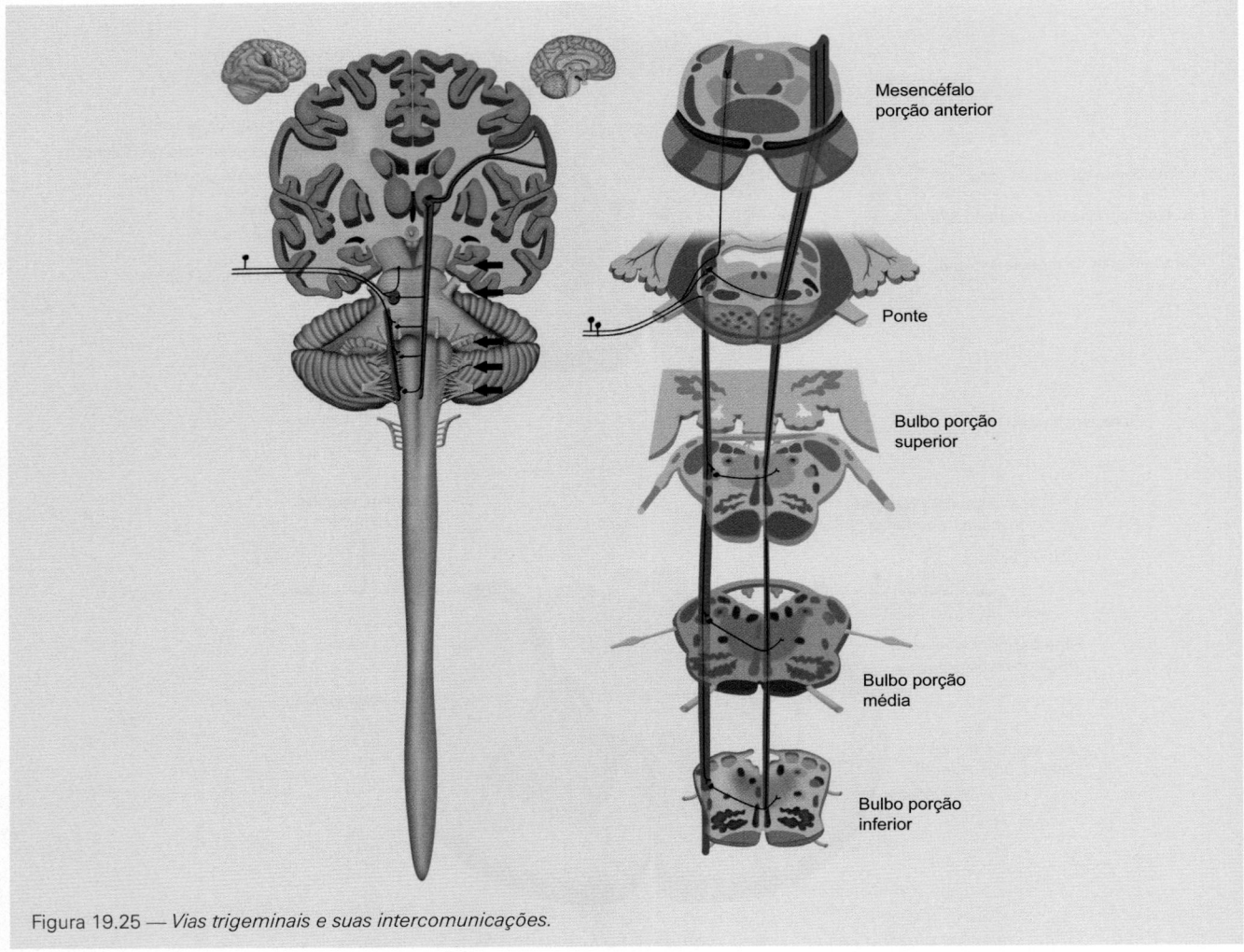

Figura 19.25 — *Vias trigeminais e suas intercomunicações.*

As informações sensoriais partem da face, principalmente de lábios, mucosas da cavidade oral, conjuntiva ocular e dentes. As sensações transmitidas são de tato superficial, dor e temperatura.

As fibras que compõem o sistema trigeminal têm calibre e grau de mielinização semelhantes aos daquelas que entram na medula espinhal no pescoço. Os corpos celulares dos neurônios componentes do sistema trigeminal estão localizados no gânglio do nervo trigêmio, dentro do crânio.

As fibras do sistema trigeminal chegam ao tronco cerebral pelo pedúnculo cerebelar médio, e dentro do SNC esse sistema se diferencia dos demais por conduzir as modalidades somestésicas de modo diferente.

As fibras que conduzem sensações de tato superficial fazem sinapse no núcleo trigeminal principal, no terço médio da ponte. A partir desse ponto, as fibras cruzam para o lado oposto e se juntam ao lemnisco medial terminando no núcleo ventral posterolateral do tálamo e depois no giro pós-central na área do córtex cerebral dedicada à área da face (Figura 19.21). No homúnculo de Penfield (Figura 19.28), essa área está representada pelo lábio e pela língua. As outras fibras condutoras de sensações de dor e de temperatura também chegam ao tronco cerebral e tomam sentido descendente. Caminham por tratos que se iniciam no terço médio da ponte, descem para a medula espinhal e seguem por ela até o seu ponto mais alto. Formam, portanto, um trato descendente ou simplesmente trato medular trigeminal, que pode ser visualizado na Figura 19.26. Medialmente a esse trato há o núcleo medular trigeminal. As fibras, após chegarem a esse núcleo, fazem sinapse, cruzam para o lado oposto e assumem sentido ascendente (Figura 19.19). Nessa região as fibras cruzam para o lado oposto sem formar grandes tratos ou por meio de outras estruturas.

As fibras do sistema trigeminal seguem de modo isolado e fazem comunicação com a formação reticular. No plano do terço médio da ponte, elas se juntam às que conduzem sensações de tato superficial e formam a via trigeminal na ponte. Desse ponto, seguem até o núcleo ventral posterolateral do tálamo do mesmo modo que o sistema anterolateral (Figura 19.17).

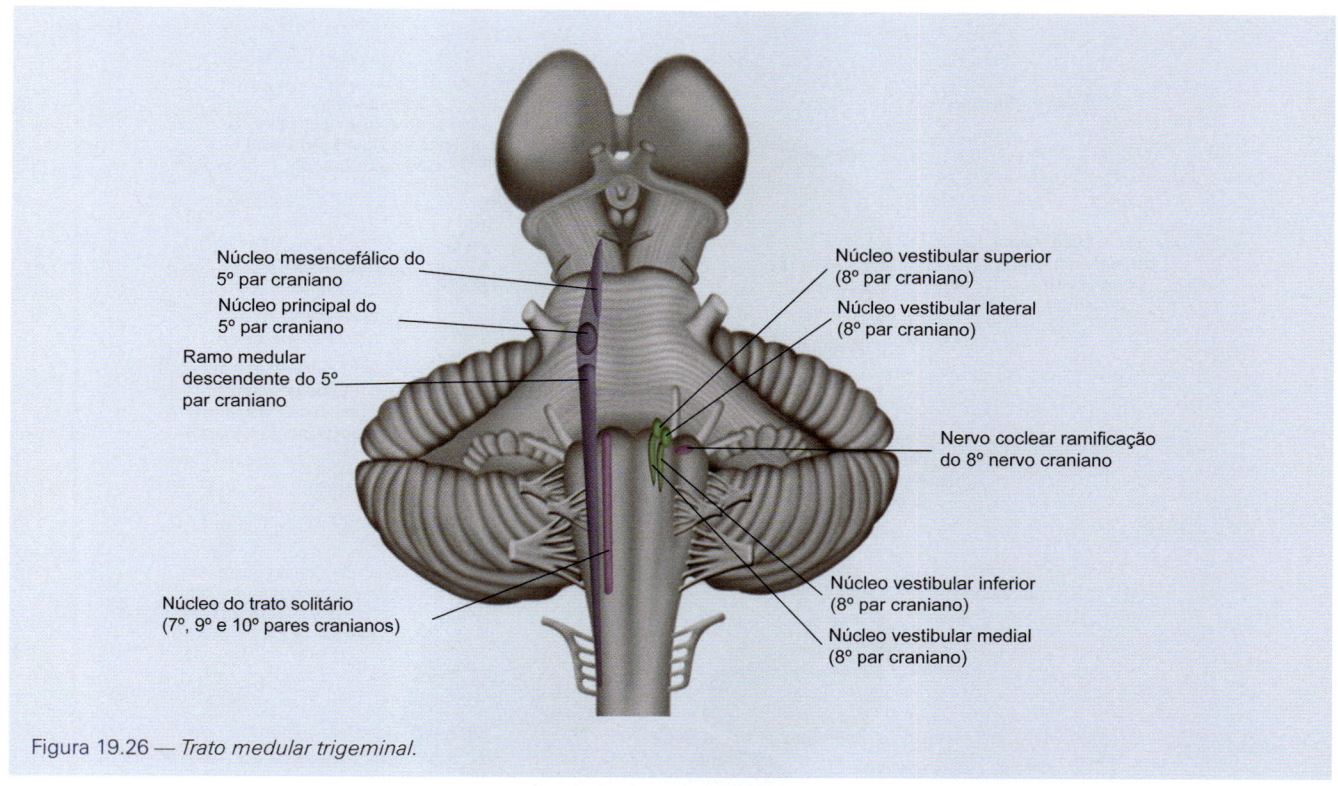

Figura 19.26 — *Trato medular trigeminal.*

Aspectos Clínicos do Sistema Trigeminal

A neuralgia do trigêmio é uma doença do nervo trigêmio de origem incerta e que causa dor de alta intensidade em um dos dois pares do nervo trigêmio. É comum o paciente ter um mecanismo de disparo da dor como o movimento mandibular ou o toque em uma área específica da pele. A dor é típica e ocorre em episódios paroxísticos com duração de vários minutos. O tratamento desses casos em que há grande sofrimento e dor intensa é difícil. Em alguns casos é necessária cirurgia para descompressão do gânglio trigeminal principal dentro de crânio ou tratamento farmacológico.

Lesões vasculares na região lateral do bulbo podem interromper o trajeto das fibras trigeminais que conduzem as sensações de dor e temperatura. O paciente perde a sensibilidade dolorosa e térmica no lado ipsilateral da face enquanto a sensação de tato permanece. Esse quadro clínico caracteriza a síndrome lateral do bulbo, ou síndrome de Wallemberg.

Lesões do lemnisco medial acima do terço médio da ponte envolverão todas as sensações trigeminais do lado oposto.

O CÓRTEX SENSORIAL SOMÁTICO

O córtex cerebral funciona como um mapa. A Figura 19.27 mostra a divisão do córtex em áreas específicas com funções distintas. São 50 áreas diferenciadas estrutural e histologicamente chamadas de áreas de Brodmann.

As informações sensoriais chegam à região posterior ao sulco central, denominada córtex sensorial somático, e envolve as áreas 1, 2, 3, 5, 7 e 40 de Brodmann. Essas áreas correspondem ao lobo parietal do córtex cerebral.

As fibras aferentes que saem do núcleo ventral posterolateral do tálamo chegam ao córtex somestésico nas áreas sensoriais somáticas I e II (AS-I e AS-II). Na verdade, acredita-se que o papel da AS-I é muito maior que o da AS-II e, portanto, o córtex sensorial somático é praticamente equivalente a AS-I, em termos de denominação.

A AS-I está localizada no giro pós-central, envolvendo as áreas 3, 1, 2 de Brodmann. Na Figura 19.28, pode-se observar um corte sagital do encéfalo em que está indicada a distribuição topográfica das regiões do organismo para onde são enviados os estímulos sensitivos. Vale lembrar que cada hemisfério cerebral recebe informações do lado contralateral do corpo com exceção das informações oriundas da região da face, que são conduzidas pela via trigeminal.

Ainda na Figura 19.28, pode-se notar que algumas estruturas são mostradas em tamanho maior do que outras. Isso reflete o número de receptores periféricos existente em cada área representada. Por exemplo, nos dedos há maior número de receptores sensoriais do que na pele da parede abdominal. É por isso que, mesmo os dedos tendo menor área do que a parede abdominal, há mais receptores nos dedos responsáveis por captar estímulos sensoriais periféricos e encaminhá-los ao SNC.

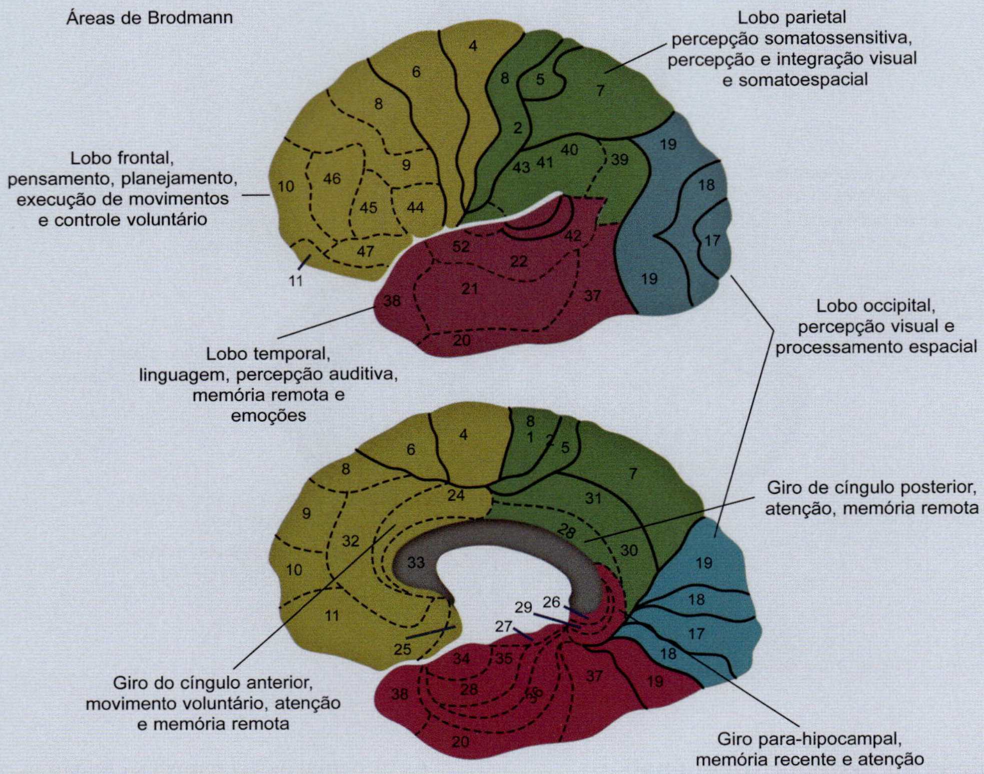

Figura 19.27 — *Áreas de Brodmann do córtex sensorial, diferenciadas estruturalmente.*

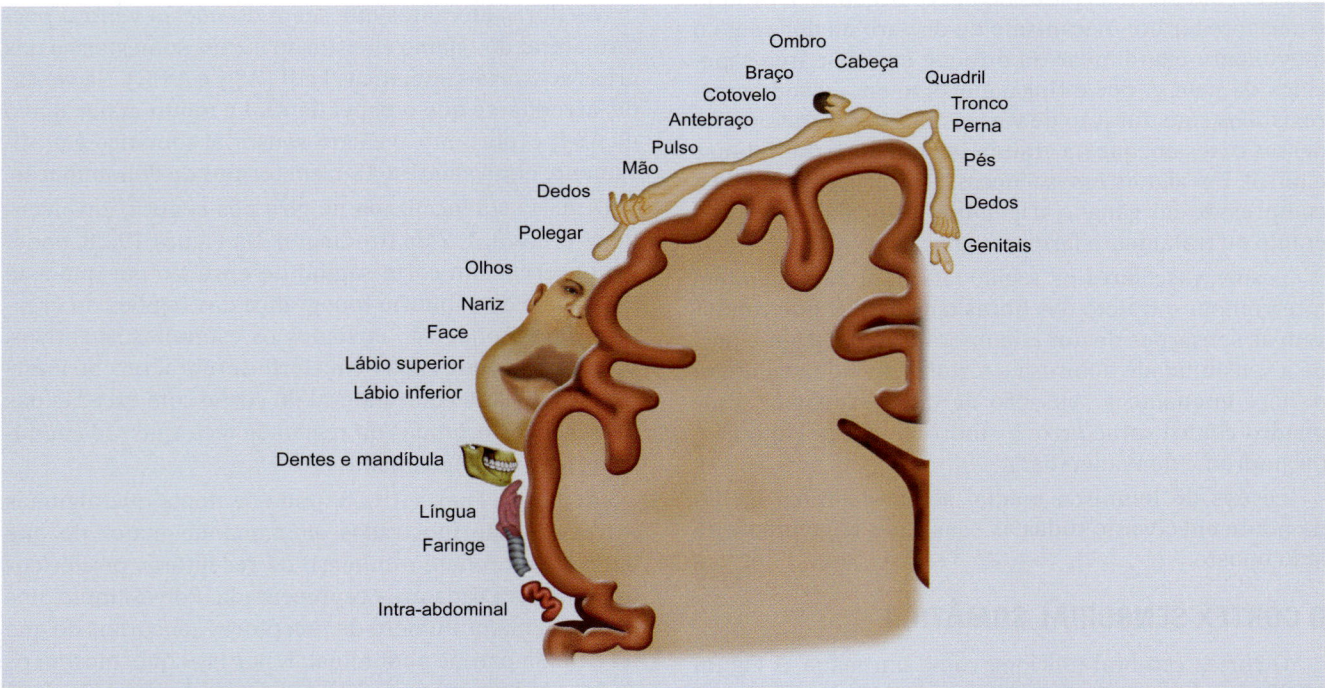

Figura 19.28 — *Representação das diferentes regiões do corpo na Área Sensorial Somática I (AS-I) do córtex cerebral – Homúnculo de Penfield.*

O córtex cerebral é composto de neurônios especializados. Histologicamente, pode-se subdividir o córtex cerebral em seis camadas nomeadas de camada I a VI, sendo a camada VI a mais profunda. Cada tipo de neurônio em cada camada executa funções diferentes.

Quando um estímulo aferente chega ao córtex cerebral, os neurônios da camada IV são os primeiros a ser estimulados. A partir dessa camada, o estímulo parte para camadas mais superficiais e mais profundas.

As camadas I e II recebem estímulos mais difusos e não específicos que vêm de centros cerebrais inferiores. Provavelmente, a excitação dessas áreas quantifica o grau de excitação das demais regiões corticais.

Os neurônios das camadas II e III enviam axônios para outras áreas corticais com as quais têm relação mais próxima.

Os neurônios das camadas IV e V enviam fibras para outras partes do SNC. Geralmente as que se originam na camada V têm diâmetro maior e vão para áreas mais distantes dentro do SNC (tronco cerebral, medula espinhal). Outros axônios vão para a camada VI e a partir dessa camada vão para o tálamo com ação de *feedback* negativo sobre ele.

Ao realizar retiradas parciais da AS-I, descobriram-se algumas das funções dessa área. Quando é realizada a ablação extensa da AS-I, o indivíduo perde a capacidade de julgamento sensorial, deixando de localizar com precisão a área do corpo de onde vem o estímulo, mas ainda consegue localizar grosseiramente, o que indica que o tálamo ou outras partes do SNC, normalmente não relacionadas com a atividade somestésica, podem fornecer algumas informações, porém de modo impreciso. Não reconhece pequenas alterações de pressão aplicadas sobre a pele, o peso e forma dos objetos (asteregnosia) e a textura dos objetos.

Os sentidos de dor e temperatura não foram alterados pela ablação da AS-I, porém sabe-se que, na ausência dessa região do SNC, a apreciação da dor e da temperatura, quanto à intensidade, pode estar alterada. Além disso, a percepção desses dois sentidos passa a ser de localização imprecisa, o que indica que a localização da dor a da temperatura são dependentes da estimulação tátil simultânea, utilizando o mapa topográfico da área sensorial somática I.[5]

As sensações somestésicas comunicam o SNC todo e qualquer estímulo que o cerca. Torna o indivíduo capaz de reconhecer estímulos, modular sua atividade aumentando-a ou diminuindo-a de modo que mantém a homeostasia do meio interno sempre em nível ótimo de funcionamento. Captura estímulos da periferia a todo momento, trabalha sem parar de modo incansável e muitas vezes inconsciente.

UTILIZAÇÃO CLÍNICA DA MONITORIZAÇÃO DAS VIAS SENSORIAIS

Todas as vias aferentes, e também as eferentes, podem ser monitoradas durante procedimentos cirúrgicos complexos sobre a coluna vertebral ou encéfalo. Nesse sentido, os potenciais sensitivos são testados durante a cirurgia para garantir que as raízes nervosas e as vias de condução medulares estejam intactas ou que o seu estado inicial se mantém mesmo após a manipulação cirúrgica. O risco de déficit neurológico após cirurgias de coluna lombar é de 3,7% a 6,9%. Quando a monitorização dos potenciais evocados é utilizada adequadamente, o risco cai para menos de 1%.

As técnicas anestésicas utilizadas na anestesia podem gerar alterações na leitura dos potenciais evocados sensitivos e motores. Agentes venosos como o propofol e opioides produzem menores alterações na leitura dos potenciais quando comparados aos agentes inalatórios, principalmente quando estes são utilizados em concentrações maiores que 0,5 CAM.[6]

Em um estudo recentemente publicado, dois grupos de pacientes foram submetidos à cirurgia para correção de escoliose idiopática sob monitorização de potenciais evocados sensitivo e motor comparando técnicas de anestesia venosa total. Em um grupo foi administrado propofol e remifentanil e o outro recebeu remifentanil e desflurano. Nos dois grupos foi utilizado o Índice Bispectral para que a profundidade da anestesia fosse semelhante. O estudo mostrou que não houve redução da latência e da amplitude dos potenciais somatossensitivos e que há necessidade de maior amplitude de estímulo para produzir resposta de potenciais motores, porém esse aumento é considerado ainda dentro da normalidade.

Portanto, o estudo conclui que tanto o propofol como o desflurano podem ser utilizados em cirurgias em que a monitorização eletrofisiológica estiver presente, desde que a concentração do agente inalatório e a taxa de infusão do propofol estejam adequadas aos pacientes.[6]

REFERÊNCIAS

1. Guyton AC, Hall JE. Tratado de fisiologia médica. 9.ed. Rio de Janeiro: Guanabara Koogan, 1997. p.431–41.
2. Netter FH, Craig JA, Perkins J, et al. Atlas of Neuroanatomy and neurophisiology. Edição especial. Austin ; 2002. p.74-5.
3. Machado A. Neuroanatomia funcional. 2 Ed. São Paulo: Atheneu, 1993. p.288-308.
4. Hendelman WJ. Atlas of Functional Neuroanatomy. 2 Ed. Boca Raton: Taylor & Francis Group LLC, 2006. p.86-98.
5. Guyton AC, Hall JE. Tratado de fisiologia médica. 9 Ed. Rio de Janeiro: Guanabara Koogan, 1997. p.442-53.
6. Martin DP, Bhalla T. Thung A, et al. A preliminary study of volatile agents or total intravenous anesthesia for neuro physiological monitoring during posterior spinal fusion in adolescents with idiopatic scoliosis. Spine. 2014;39(22):E1318-24.

20
Atividade Motora e Vias de Condução

Marcos Rodrigues Furtado de Mendonça

INTRODUÇÃO

O Sistema Nervoso Central (SNC) é responsável por identificar condições do ambiente interno e externo, e, por conseguinte, consegue elaborar respostas que se adaptam às mais diversas situações. A unidade básica do SNC é a célula nervosa, denominada neurônio. São células extremamente estimuláveis, capazes de identificar e responder às mínimas variações, produzindo uma alteração elétrica que percorre sua membrana, o chamado impulso nervoso. Por meio desse impulso nervoso, como em uma reação em cadeia, os neurônios estabelecem inúmeras conexões entre si e com outras células do organismo, como as células musculares. Dessa maneira, um estímulo pode ser percebido e transmitido de forma rápida e segura, produzindo a contração muscular precisa que se espera (Figura 20.1).[1]

A Figura 20.2 mostra o trajeto do impulso motor e sensitivo.

As funções básicas do SNC podem ser assim divididas:

♦ **Função sensorial**: responsável pelas mais variadas percepções do indivíduo.
♦ **Função motora**: responsável pela realização das contrações musculares voluntárias e involuntárias.

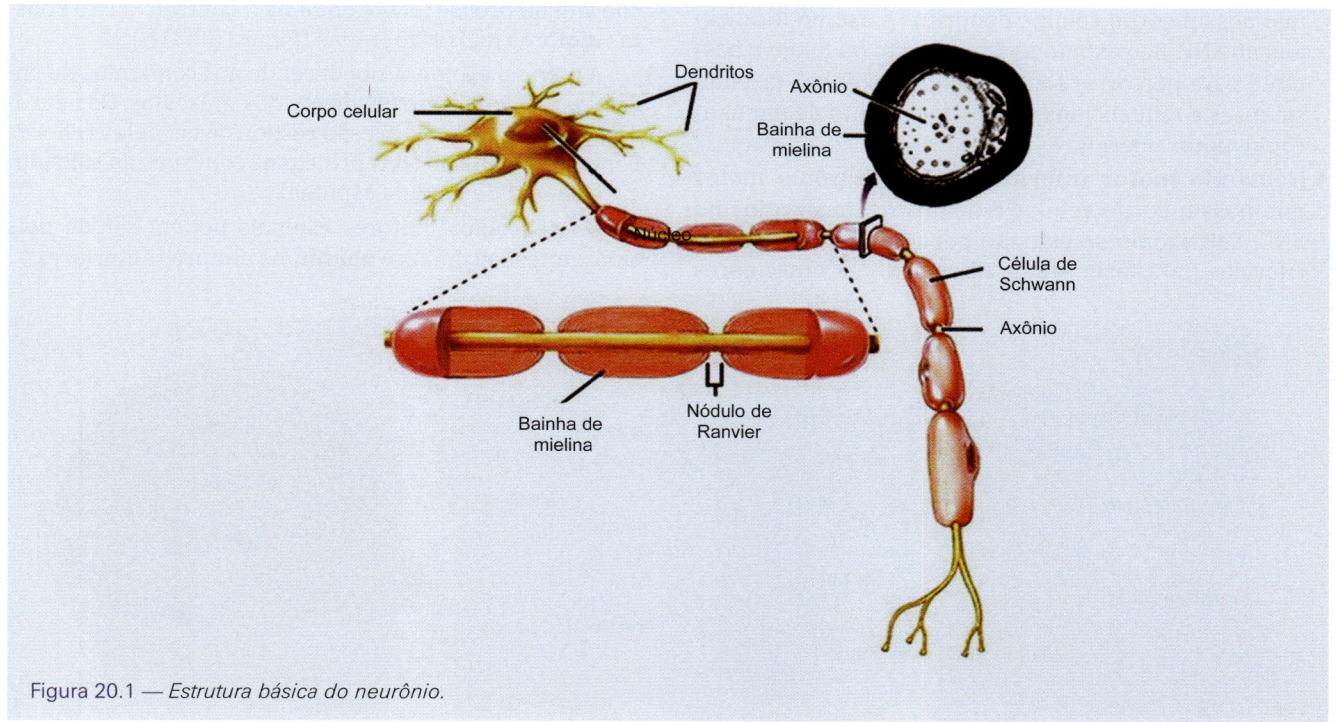

Figura 20.1 — *Estrutura básica do neurônio.*

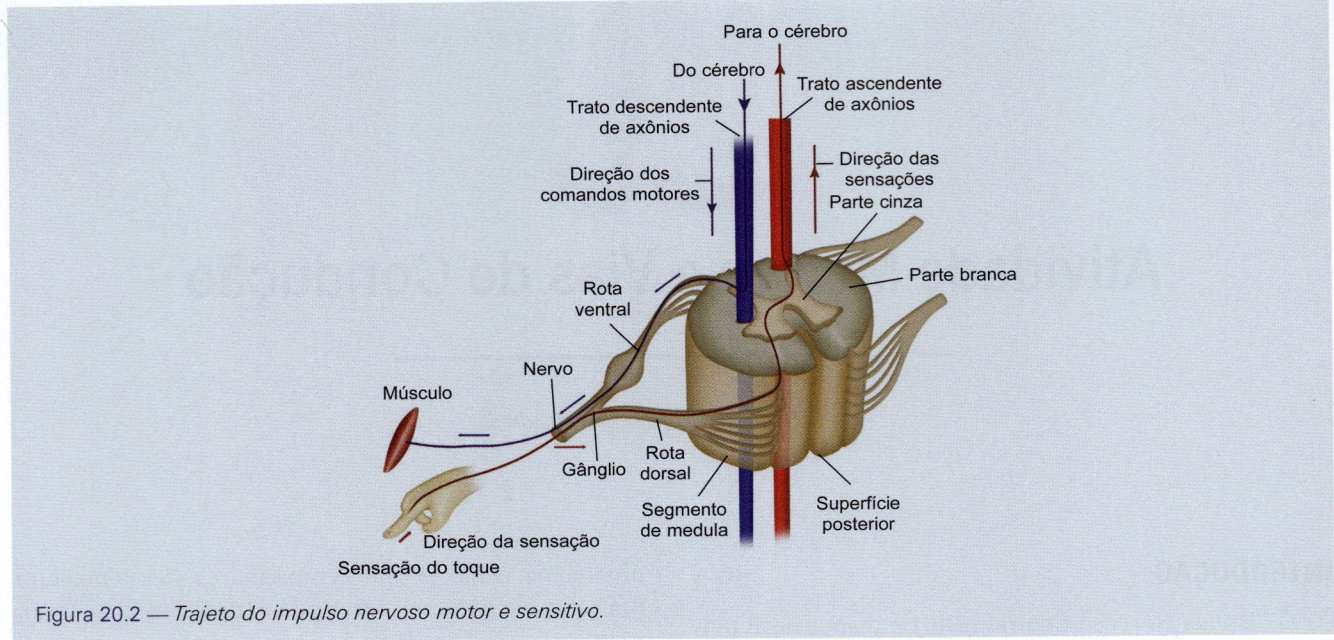

Figura 20.2 — *Trajeto do impulso nervoso motor e sensitivo.*

- **Função adaptativa**: responsável pela adequação do organismo às diferentes alterações do meio interno e externo.
- **Função integradora**: responsável pela coordenação entre as atividades de todos os órgãos e sistemas.

Em relação à função motora do SNC, os neurônios podem ser divididos em dois grandes grupos: neurônio motor superior e neurônio motor inferior:

- **Neurônio motor superior**: é todo neurônio motor que possui corpo celular, dendritos e axônio localizados no SNC. Seu axônio pode ser curto ou longo o bastante para percorrer toda a medula espinhal, fazendo sinapses e influenciando o funcionamento de um neurônio motor inferior.
- **Neurônio motor inferior**: é todo neurônio motor que possui corpo celular e dendritos localizados no SNC. Seu axônio se estende por meio de nervos periféricos para fazer sinapses com fibras musculares (de músculo estriado esquelético, de músculo estriado cardíaco e de músculo liso), glândulas ou outros neurônios.

NEUROFISIOLOGIA MOTORA
Da Medula Espinhal

As respostas motoras iniciam-se na medula espinhal, são relativamente simples e seguem para o tronco cerebral, onde apresentam alguma complexidade. Por fim, chegam ao prosencéfalo, onde há o controle das respostas motoras mais elaboradas (Figura 20.3).[2]

A medula espinhal, obedecendo aos comandos do encéfalo, realiza o controle direto dos músculos. Os neurônios motores da medula são responsáveis pelos reflexos espinais e realizam suas principais conexões na substância cinzenta da medula espinhal.[3]

Os neurônios motores espinais podem ser de dois tipos: interneurônios e neurônios motores anteriores.[4]

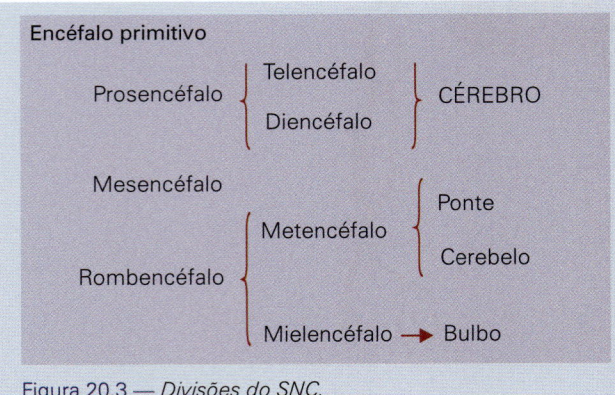
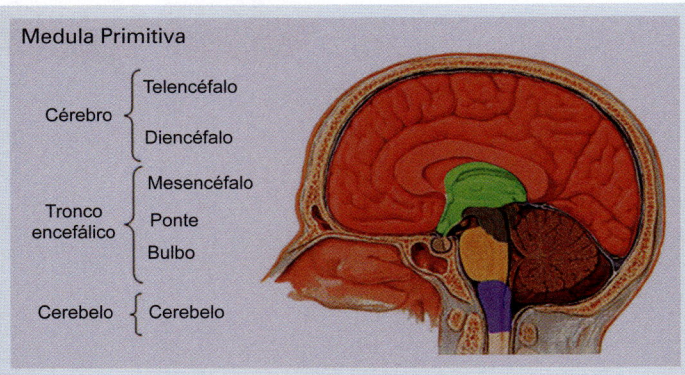

Figura 20.3 — *Divisões do SNC.*

Os *interneurônios* realizam várias conexões entre si ou entre raízes nervosas anteriores e posteriores. São pequenos, numerosos e facilmente excitáveis, sendo responsáveis pela integração e processamento dos estímulos motores que chegam à medula espinhal.[5]

Os *neurônios motores anteriores* localizados em cada segmento na porção anterior da substância cinzenta dão origem às fibras nervosas que abandonam a medula por meio das raízes anteriores e inervam as fibras musculares esqueléticas. Esses neurônios são de dois tipos: motoneurônios alfa e gama.

Os *neurônios motores alfa* formam as fibras motoras tipo A alfa – fibras nervosas grossas que são cerca de dois terços das fibras motoras e inervam várias fibras musculares extrafusais ao mesmo tempo. A estimulação de uma só fibra nervosa excita de três até várias centenas de fibras musculares esqueléticas e são responsáveis pela formação da unidade motora. Seu ramo Alfa 1 entrará em contato com as fibras intrafusais do músculo agonista, levando a sua contração por meio de uma sinapse excitatória. Seu ramo Alfa 2 recebe uma sinapse inibitória de interneurônios inibitórios conhecidos como células de Renshaw, que inibem o grupo muscular antagonista. Dessa maneira, o movimento que se deseja pode ser executado.

Os *neurônios motores gama* formam as fibras motoras tipo A gama, fibras finas que são cerca de um terço das fibras motoras. Esses neurônios inervam as fibras musculares intrafusais, que constituem o centro do fuso muscular e são responsáveis pelo tônus muscular.

Mas não basta que a medula espinhal envie sinais para os músculos se contraírem. A medula espinhal também deve controlar o quanto cada músculo se contrai. Para realizar esse controle sobre a contração muscular, dois receptores sensoriais musculares enviam informação à medula espinhal (e também ao córtex cerebral e cerebelo) sobre o estado de contração em que se encontram os músculos e seus tendões: os fusos musculares e o órgão tendinoso de Golgi (Figura 20.4).[6]

Os *fusos musculares* são receptores constituídos por fibras intrafusais que são ligadas a fibras musculares extrafusais. São responsáveis por detectar o comprimento do músculo e as alterações de comprimento de um músculo.

Os *órgãos tendinosos de Golgi* são receptores encapsulados encontrados nos tendões musculares. São responsáveis por detectar o grau de tensão que cada músculo aplica sobre seu próprio tendão.

Efeito de inibição lateral

Quando um estímulo sensorial chega à medula espinhal, vários neurônios motores são estimulados ao mesmo tempo, o que poderia gerar respostas motoras das mais variadas e contrações musculares caóticas. Isso não ocorre em razão do efeito de inibição lateral. Células inibitórias de Renshaw encontram-se em estreita associação com neurônios motores e são capazes de produzir sinais inibitórios e assim parar neurônios motores circunjacentes a um neurônio motor estimulado. Dessa maneira, evita-se que um estímulo motor se espalhe, permitindo que a transmissão da estimulação seja focalizada (Figura 20.5).

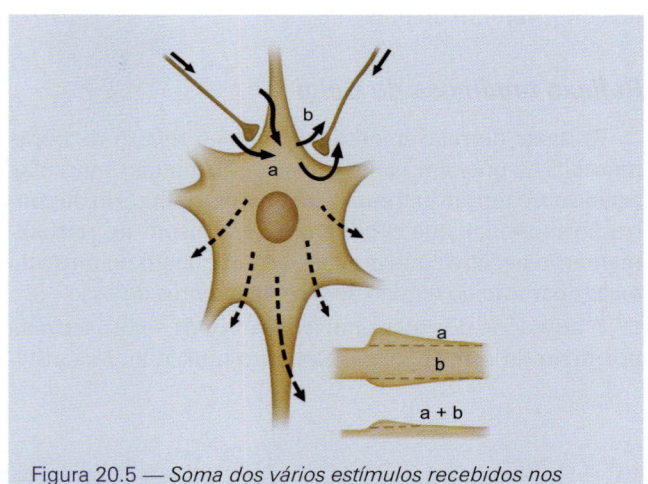

Figura 20.5 — *Soma dos vários estímulos recebidos nos vários botões sinápticos ao longo da membrana.*

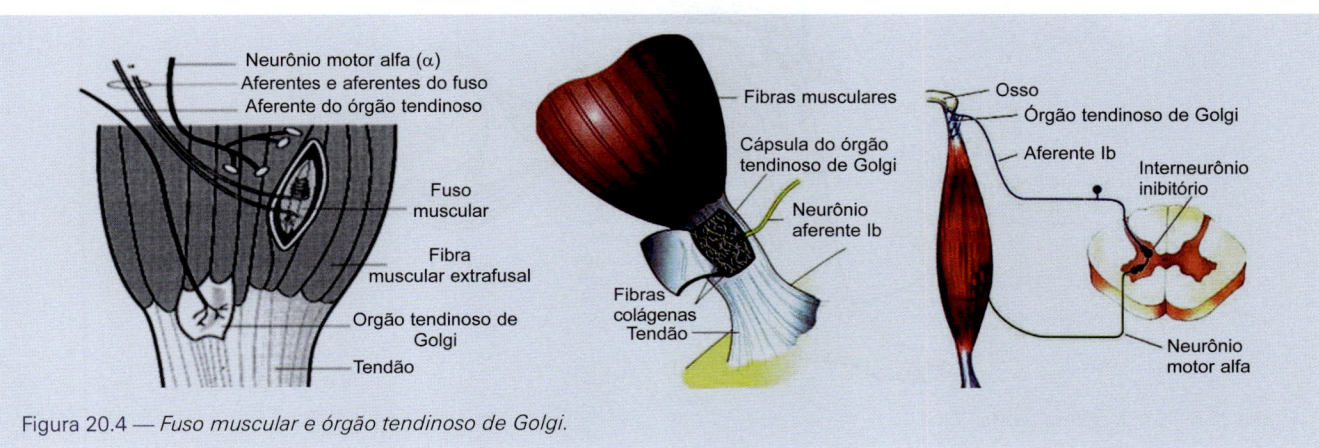

Figura 20.4 — *Fuso muscular e órgão tendinoso de Golgi.*

O arco reflexo

Em um arco reflexo básico, um estímulo sensitivo chega à medula por meio de raízes nervosas posteriores (sensoriais) que fazem conexão com neurônios motores espinais localizados na substância cinzenta espinal. Daí o estímulo segue por raízes nervosas anteriores (motoras) levando à contração muscular.

Reflexo de estiramento muscular

Trata-se da contração reflexa de fibras musculares estiradas (Figura 20.6) ou de seus músculos sinérgicos adjacentes, produzida pela estimulação de fibras musculares extrafusais, quando um músculo é estendido rapidamente. A avaliação clínica desse reflexo permite determinar o quanto de excitação basal (ou tônus) o encéfalo está enviando para a medula espinhal. Um exemplo do reflexo de estiramento muscular é o conhecido reflexo patelar, que lança a perna para a frente em razão da contração do músculo quadríceps, quando ocorre uma batida no tendão patelar. É um reflexo excitatório de contração muscular que se opõe às alterações rápidas no comprimento do músculo.

Reflexo tendinoso de Golgi

Trata-se do relaxamento instantâneo reflexo de fibras musculares que, em conjunto com seu tendão muscular, estão sobre tensão extrema. É um reflexo inibitório de contração muscular que produz um mecanismo de retroalimentação negativo que previne o rompimento do músculo ou a separação do tendão de seus ligamentos do osso.

A atividade dos fusos musculares pode ser observada por meio do reflexo de estiramento muscular. Já a atividade dos órgãos tendinosos de Golgi podem ser vistas por meio do reflexo tendinoso de Golgi.

Como podemos ver, esses dois tipos de receptores sensoriais são extremamente importantes para adequada atividade motora da medula espinhal. No entanto, nem só a medula espinhal é abastecida pelas informações desses receptores. Cerebelo e córtex cerebral também recebem tais informações e assim realizam o controle dos centros superiores sobre a atividade motora da medula espinhal e diretamente sobre a contração muscular. Esse controle dos centros motores superiores pode ser visto em diversos reflexos motores, especialmente os reflexos de retirada.

Reflexos de retirada

São reflexos de proteção que fazem com que qualquer parte do corpo se afaste de um estímulo nocivo. Ocorre quando músculos flexores e extensores recebem estímulos excitatórios que produzem uma contração rápida percebida com movimentos em padrão de retirada. Dessa forma, podem ser caracterizados o reflexo flexor e o reflexo extensor cruzado.

Reflexo flexor

Trata-se da contração rápida de grupos musculares flexores em resposta de afastamento a estímulos sensoriais nocivos. A forma clássica ocorre em resposta a um estímulo doloroso, e, nesses casos, o reflexo flexor também é chamado de reflexo nociceptivo ou reflexo à dor. As vias desse reflexo passam por interneurônios espinais, e o circuito mais curto possível passa por três ou quatro neurônios.

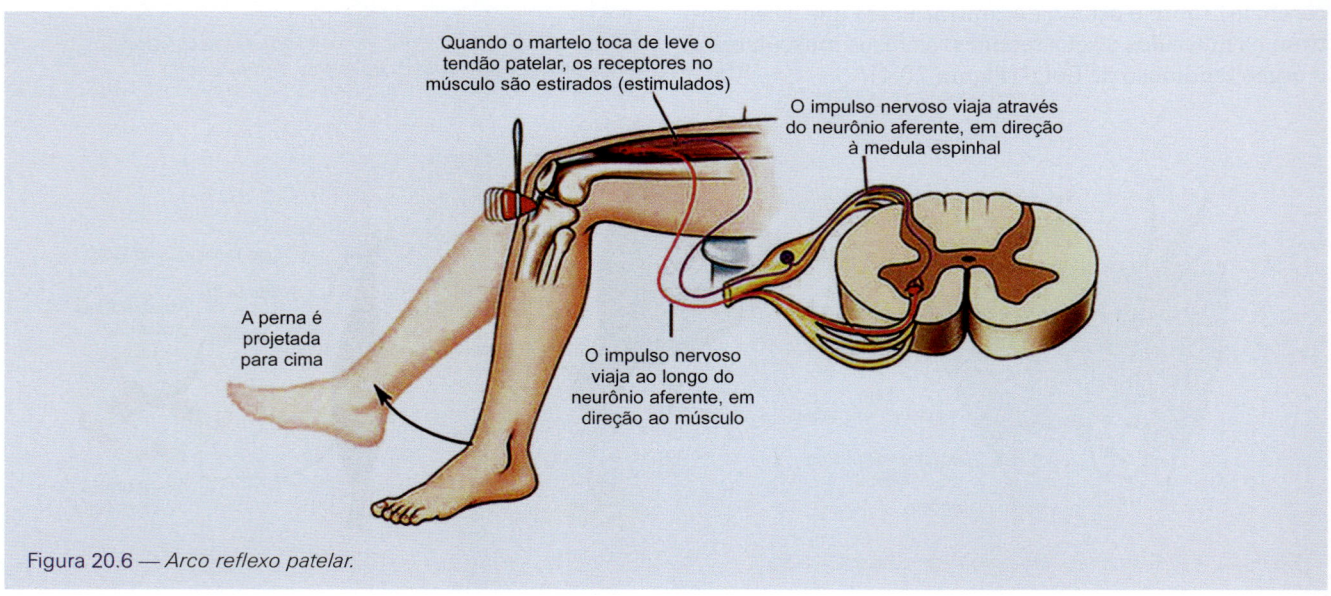

Figura 20.6 — *Arco reflexo patelar.*

Reflexo extensor cruzado

Trata-se da contração de grupos musculares extensores de um membro oposto a outro membro que executou um reflexo flexor. O membro oposto começa a se estender, também com movimento de padrão de retirada, cerca de 0,2 a 0,5 segundos após o estímulo provocar o reflexo flexor. As vias desse reflexo podem ser assim compreendidas: o mesmo estímulo nocivo que produz o reflexo flexor cruza a medula espinhal para o lado oposto por meio de interneurônios, provocando a contração de músculos extensores.

Os reflexos flexor e extensor cruzado são exemplos de que existe uma correlação recíproca entre diversos grupos musculares.

A avaliação clínica dessa reciprocidade dos movimentos permite determinar a integridade do sistema nervoso e pode ser observada tanto no homem como em outros animais por meio do estímulo dos mais diversos reflexos espinais:

- **Reflexo postural**: permite ao animal, quando colocado sobre seus pés, enrijecer os membros para suportar o seu próprio peso.
- **Reflexo locomotor**: permite a oscilação para trás e para a frente entre os músculos flexores e extensores, possibilitando o movimento de andar.
- **Reflexo de tropeço**: é observado quando um membro encontra um obstáculo e o outro membro é rapidamente elevado para transpor a obstrução.
- **Reflexo da marcha**: permite que se um membro se projetar para a frente durante o movimento de andar, o outro possa se projetar para trás.
- **Reflexo de galope**: é observado nos animais quando ambos os membros anteriores se movem para trás e, em harmonia, os membros posteriores se movem para a frente.
- **Reflexo de coçar**: permite retirar um estímulo indesejado por meio do emprego da sensação de posição e de movimentos de vaivém.
- **Reflexo de espasmo muscular**: reflexo de contração muscular em resposta a um estímulo irritante ao músculo. É o espasmo dos músculos do abdome durante uma peritonite ou o espasmo muscular resultante da dor intensa de um osso fraturado, ou ainda as câimbras musculares.

Na medula espinhal, reflexos motores podem estar integrados a reflexos autonômicos da própria medula. Exemplos disso são o reflexo de massa e o choque espinhal.

Reflexo de massa

É um reflexo medular provocado pelo estiramento excessivo de uma víscera como a bexiga ou o intestino. Esse estímulo doloroso intenso gera uma descarga maciça em vários segmentos da medula espinhal (ou até em toda a sua extensão), tornando a medula totalmente ativa. Suas manifestações incluem: diurese, evacuação, elevação dos níveis pressóricos arteriais e espasmo flexor intenso de diversos grupos musculares esqueléticos.

Choque espinhal

Trata-se da redução imediata de quase todas as funções da medula espinhal, inclusive dos reflexos espinais, observada logo após a abrupta transecção da medula espinhal em níveis cervicais altos. A manifestação clínica imediata e grave é uma hipotensão arterial que indica que a atividade autonômica simpática da medula espinhal foi bloqueada. Os reflexos motores espinais devem retornar em semanas a meses e, muitas vezes, tornam-se hiperexcitáveis.

Do Tronco Cerebral

O tronco cerebral, constituído por mesencéfalo, ponte e bulbo, é responsável pelo equilíbrio e coordenação motora e postural. Além disso, responde pelas funções motoras cardiovasculares, respiratórias e gastrintestinais. Entre as suas diversas estruturas, as mais importantes no controle da atividade motora do tronco cerebral são os núcleos reticulares pontinos e bulbares (sistema reticular) e os núcleos vestibulares (sistema vestibular).

Sistema reticular

Os núcleos pontinos e bulbares do sistema reticular possuem funções opostas e coordenadas. Enquanto os núcleos pontinos promovem contração dos músculos antigravitacionais do corpo, os núcleos bulbares levam ao relaxamento desses mesmos grupos musculares de forma equilibrada e coordenada. Os núcleos pontinos coordenam essas respostas com a medula espinhal por meio do trato reticuloespinhal pontino, enquanto os núcleos bulbares utilizam o trato reticuloespinhal bulbar (Figura 20.7).

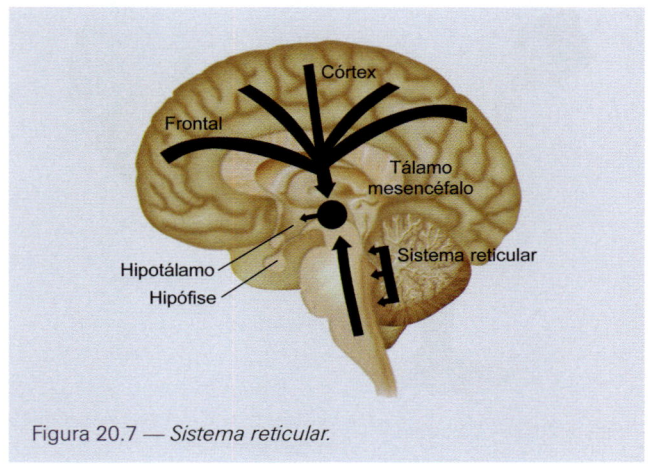

Figura 20.7 — *Sistema reticular.*

Sistema vestibular

Os núcleos vestibulares do sistema vestibular, por meio de conexões com o órgão do labirinto que se localiza no interior do osso temporal, mostram-se notadamente especializados no controle do equilíbrio da cabeça e do pescoço. As regiões do labirinto envolvidas são o sáculo, o utrículo e os canais semicirculares (a cóclea é responsável pela audição) (Figura 20.8).

Do Cerebelo

O cerebelo não é capaz de controlar de forma direta nenhuma atividade motora. Uma lesão grave no cerebelo não é capaz de produzir a perda de atividade de nenhum grupo muscular, mas pode resultar na incoordenação de diversos movimentos. O papel do cerebelo no controle da atividade motora está relacionado aos ajustes necessários a movimentos já iniciados, especialmente no controle dos movimentos rápidos e na progressão de um movimento para outro. Ou seja, o cerebelo responde pelo ritmo e sequência dos movimentos (Figura 20.9).[7]

Portanto, o cerebelo é uma região de associação entre as diversas conexões da atividade motora, permitindo a coordenação de movimentos com a medula espinhal (via espinocerebelar), com o tronco cerebral (via vestibulocerebelar) e com o córtex cerebral (via cerebrocerebelar).

Quando o estímulo de uma dessas vias chega ao cerebelo, tanto sua região superficial (córtex cerebelar) quanto profunda (núcleos profundos) é excitada. A excitação do córtex cerebelar produz sinais inibitórios sobre os núcleos profundos. Logo, os núcleos profundos recebem sinais excitatórios externos e inibitórios do próprio cerebelo. Dos núcleos profundos, os sinais de excitação e inibição quando equilibrados seguem para as mais diversas regiões do sistema nervoso (Figura 20.9).

A via de aferência desses estímulos excitatórios do cerebelo é uma fibra em trepadeira que se origina das olivas bulbares inferiores. É essa fibra que estimula tanto o córtex cerebelar, onde se encontra a célula de Purkinje, quanto os núcleos profundos, onde se encontra a célula nuclear profunda. A célula de Purkinje, por sua vez, envia estímulos inibitórios para a célula nuclear profunda correspondente. Esses dois tipos celulares formam a chamada unidade funcional do cerebelo.

Dos Núcleos da Base

No interior de ambos os hemisférios cerebrais encontram-se os núcleos da base (ou gânglios da base): núcleo caudado, putâmen, núcleo subtalâmico, substância negra e globo pálido (Figura 20.10).

Os circuitos de aferência da atividade motora dos núcleos da base são provenientes de vias corticais e corticoespinais, enquanto as vias de eferência seguem para o córtex cerebral. Isso aponta o papel dos núcleos da base no controle da atividade motora, mostrando uma estreita relação com o controle motor do córtex cerebral, atuando especialmente na temporização e intensidade dos mais diversos movimentos.

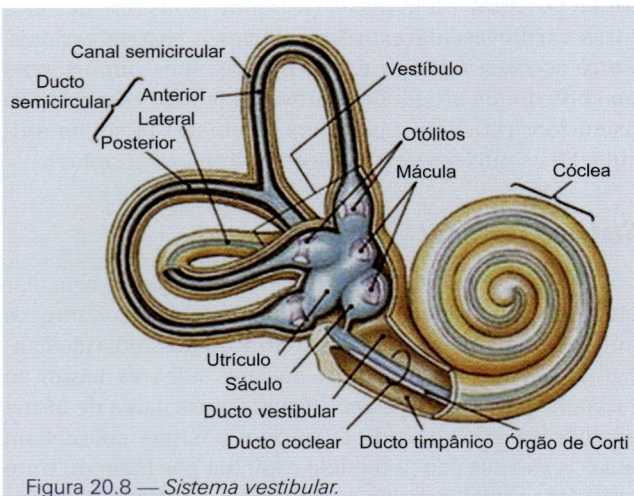

Figura 20.8 — Sistema vestibular.

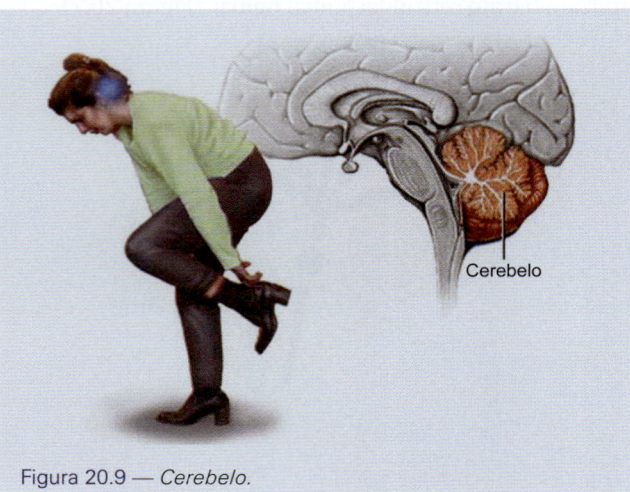

Figura 20.9 — Cerebelo.

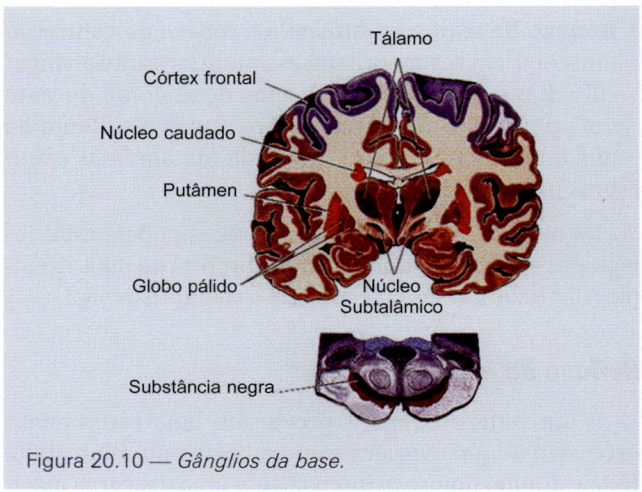

Figura 20.10 — Gânglios da base.

Diversos neurotransmissores participam ativamente no controle motor executado pelos núcleos da base. O aspartato responde pelos estímulos excitatórios, enquanto acetilcolina, dopamina e GABA (ácido gama-aminobutírico), entre outros, ativam estímulos inibitórios.

Os principais circuitos de controle motor dos núcleos da base são o circuito do putâmen e o circuito do caudado.

O *circuito do putâmen*, embora pouco conhecido, atua no controle motor de movimentos subconscientes padronizados que exigem certa habilidade, como o movimento dos olhos e dos dedos ao digitar um texto.

O *circuito do caudado* atua no controle cognitivo subconsciente da atividade motora, evidenciando o papel da memória e do pensamento sobre alguns movimentos realizados.

Do Córtex Cerebral

O controle motor realizado pelo córtex cerebral envolve as mais diversas áreas do SNC que também atuam sobre a coordenação da atividade motora. A principal região do córtex cerebral responsável pelo controle da atividade motora é o córtex motor.[8]

Localizado no terço posterior de cada lobo frontal, o córtex motor coordena o controle voluntário dos movimentos e pode ser dividido em: córtex motor primário, área pré-motora e área motora suplementar.[9]

O *córtex motor primário* corresponde à área 4 de Brodmann e nele está representado o conhecido homúnculo de Penfield (Figura 20.11). É responsável em especial pelos movimentos envolvidos com a vocalização das palavras e o movimento das mãos, embora também coordene o movimento do tronco e dos membros superiores e inferiores.[10]

A *área pré-motora* é responsável pela coordenação dos movimentos semelhantes àqueles controlados pelo córtex motor primário, envolvendo um ajuste mais fino e complexo desses movimentos. Nessa região, pode ser encontrada a conhecida área de broca, responsável pela formação das palavras.

A *área motora suplementar* também coordena movimentos semelhantes aos controlados pelo córtex motor primário, mas envolvendo o controle de movimentos bilaterais e simultâneos do corpo.

A principal aferência do córtex motor é sua região imediatamente posterior e separada apenas pelo sulco central, conhecida como córtex somatossensorial. É dessa mesma região que partem também, na maioria das vezes, a principal eferência do córtex motor, o trato corticoespinhal.[11]

O trato corticoespinhal é constituído por neurônios motores superiores que fazem parte do *sistema motor piramidal*, ou seja, suas fibras passam pelas pirâmides da medula oblonga. Cerca de 90% de suas fibras cruzam para o lado oposto do bulbo, a chamada decussação das pirâmides, e formam o trato corticoespinhal lateral. As poucas fibras que não cruzam para o lado oposto formam o trato corticoespinhal ventral.[12]

Algumas poucas fibras do trato corticoespinhal são células piramidais gigantes chamadas células de Betz.

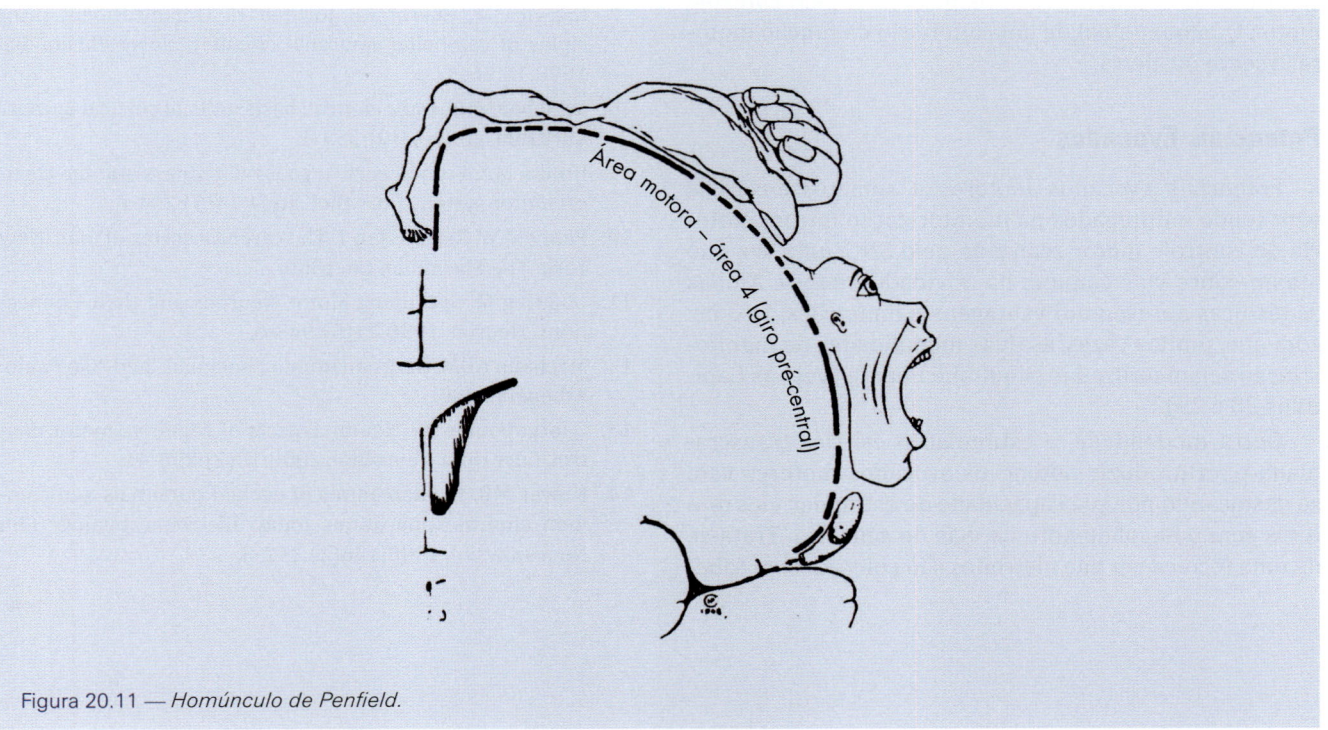

Figura 20.11 — *Homúnculo de Penfield.*

São fibras mielinizadas, encontradas apenas no córtex motor primário e representam a forma de comunicação mais rápida entre o córtex cerebral e a medula espinhal.

O *sistema motor extrapiramidal* envolve as mais diversas estruturas relacionadas ao controle do SNC sobre a atividade motora. Está difusamente distribuído pelo cerebelo, tronco cerebral, núcleos da base e pelo próprio córtex cerebral. É responsável pelos movimentos automáticos, podendo dar comandos para o início de um movimento e até mesmo para que sejam realizados ajustes desse movimento.

NEUROFISIOLOGIA MOTORA INTEGRATIVA

O controle dos movimentos é função do sistema nervoso como um todo. Medula espinhal, tronco cerebral, núcleos da base e córtex cerebral funcionam harmoniosamente em conjunto para que os movimentos mais grosseiros e também os mais refinados ocorram de forma coordenada e precisa. A lesão de uma dessas estruturas ou de suas vias de conexão, quando não extingue um movimento por completo, provoca uma incoordenação que certamente comprometerá a independência e a qualidade de vida do indivíduo.[13]

MONITORIZAÇÃO INTRAOPERATÓRIA DA ATIVIDADE MOTORA

A monitorização intraoperatória da atividade motora permite predizer o desfecho dos procedimentos cirúrgicos. De certa maneira, possibilita avaliar de forma dinâmica o potencial impacto da cirurgia sobre as regiões e conexões do tecido nervoso responsáveis pelo controle motor. Qualquer sinal de uma alteração da função motora já serve de alerta.

Potenciais Evocados

Potenciais evocados motores e somatossensoriais vêm sendo empregados na monitorização intraoperatória do controle motor realizado pelo SNC, uma vez que atuam sobre vias comuns da atividade motora. Ambas as técnicas apresentam vantagens e limitações; isso faz com que, muitas vezes, as duas modalidades de monitorização sejam utilizadas simultaneamente (Veja os Capítulos 28 e 29).[14]

Outra modalidade, a estimulação elétrica transcraniana para produzir potenciais evocados motores vem se destacando por sua capacidade de estimular vias motoras sem o envolvimento de vias do sensório. Trata-se de uma técnica em que eletrodos são colocados na cabeça na região imediatamente acima do córtex motor. Os eletrodos disparam estímulos repetitivos que produzem impulsos no córtex motor. A partir daí, esses impulsos sequencialmente percorrem: o trato corticoespinhal lateral, o corno anterior da medula espinhal, os motoneurônios alfa, as raízes ventrais de nervos espinais, os nervos periféricos para a junção neuromuscular e, por fim, os músculos.

A técnica anestésica empregada pode influenciar na monitorização intraoperatória da atividade motora. O bloqueio farmacológico neuromuscular, quando empregado, deve ser o mais curto possível. Agentes inalatórios podem limitar a efetividade do método de monitorização empregado e devem ser evitados. A preferência recai sobre a técnica de anestesia venosa total.

REFERÊNCIAS

1. Guyton AC. Tratado de Fisiologia Médica. 11.ed. Rio de Janeiro: Ganabara Koogan, 2006. p.673-713.
2. Grillner S. The motor infrastructure: from ion channels to neuronal networks. Nat Rev Neurosci. 2003;4(7):573-86.
3. Guthrie S. Neuronal development: putting motor neurons in their place. Curr Biol. 2004;14(4):166-8.
4. Reckling JC, Funk GD, Bayliss DA, et al. Synaptic control of motor neuron excitability. Phisiol Rev. 2000;80(2):767-852.
5. Grillner S, Jessell TM. Measured motion: searching for simplicity in spinal locomotor networks. Curr Opin Neurobiol. 2009;19(6):572-86.
6. Guthrie S. Neuronal Development: Sorting out Motor Neurons. Curr Biol. 2002;12(14):R488-90.
7. Garwics M, Ekerot CF, Jörntell H. Organizational principles of cerebellar neuronal circuitry. News Phisiol Sci. 1998;13:26-32.
8. Schieber MH. Motor control: basis units of cortical output? Curr Biol. 2004;14(9):353-4.
9. Umilta MA. Frontal cortex: goal-relatedness and the cortical motor system. Curr Biol. 2004;14(5):204-6.
10. Penfield W, Rasmussen T. The cerebral cortex of man. New York: The Macmillan Co, 1950.
11. Gouding M. Specifying Motor Neurons and their Connections. Neuron. 1998;21(5):943-6.
12. Machado ABM. Neuroanatomia Funcional. 2.ed. São Paulo: Atheneu, 2000.
13. Georgopoulos AP. Neural aspects of cognitive motor control. Curr Opin Neurobiol. 2000;10(2):238-41.
14. Nuwer MR. Fundamentals of evoked potentials and common clinical applications today. Eletroencephalogr Clin Neurophysiol. 1998;106(2):142-8.

Anatomia e Fisiologia do Sistema Nervoso Autônomo

Gustavo Felloni Tsuha
José Américo Sartori
Émerson Carlos

INTRODUÇÃO

Sistema nervoso autônomo (SNA), *visceral, vegetativo* ou *involuntário* é a parte do sistema nervoso que está relacionada ao controle da *vida vegetativa*, e inclui a parte dos sistemas nervoso central e periférico envolvidos com a regulação involuntária do músculo cardíaco, músculo liso, das glândulas e das funções viscerais; refere-se também aos reflexos viscerais que funcionam abaixo do nível consciente. O SNA também é sensível às mudanças motoras somáticas e atividades sensoriais do organismo, sendo o principal responsável pelo controle automático do corpo frente às modificações do ambiente.

O exemplo extremo dessa regulação é a "resposta de luta ou fuga" que ocorre através da liberação de hormônios das glândulas suprarrenais, que desencadeia, frente a uma ameaça, um aumento da frequência cardíaca e da pressão arterial, broncodilatação, dilatação pupilar, aumento do metabolismo da glicose, vasoconstrição cutânea e esplênica, vasodilatação muscular, diminuição da motilidade e secreções intestinais.[1] Essas medidas foram as principais responsáveis pela sobrevivência de espécies em condições desfavoráveis. Dessa maneira, pode-se perceber que o organismo possui um mecanismo que permite ajustes corporais, mantendo assim o equilíbrio do corpo: a homeostasia.[2]

O principal local de organização central do SNA é o hipotálamo (Figura 21.1), uma área relativamente pequena do diencéfalo, com funções importantes, principalmente relacionadas à atividade visceral, dispõe-se nas paredes do III ventrículo, abaixo do sulco hipotalâmico, que o separa do tálamo. Apresenta algumas formações anatômicas visíveis na face inferior do cérebro: o quiasma óptico, o túber cinéreo, o infundíbulo e os corpos mamilares. Trata-se de uma área muito pequena (4 g), mas, apesar disso, por suas inúmeras e variadas funções, é uma das áreas mais importantes do sistema nervoso.[3,4]

O bulbo e a ponte são os centros vitais de organização aguda onde se encontram o centro respiratório, o centro pneumotáxico, a aceleração e a desaceleração cardíaca, o centro vasomotor e o controle da bexiga urinária. Juntos integram os controles hemodinâmicos momentâneos e mantêm a frequência e a automaticidade da respiração.[2]

Os fármacos que produzem a anestesia também produzem potentes efeitos colaterais autonômicos, e a maior parte do nosso treinamento é gasto na aquisição de experiências administrando o sistema nervoso autônomo, usando ou evitando os efeitos dos fármacos anestésicos sob uma variedade de condições fisiopatológicas. O conhecimento da fisiologia do SNA é um pré-requisito para a compreensão da farmacologia da anestesia.[5] Anestesiologia é, portanto, a prática da medicina do SNA.

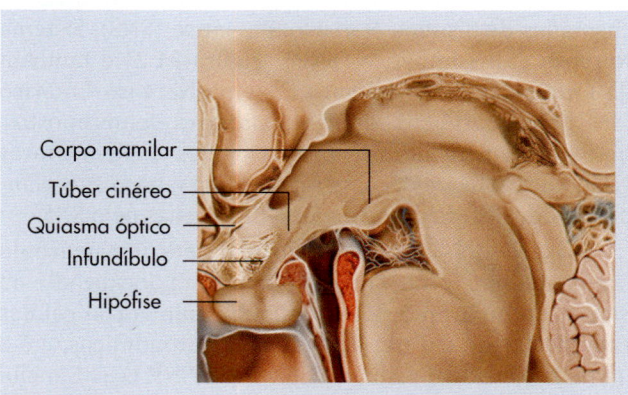

Figura 21.1 — *Hipotálamo e estruturas anatômicas adjacentes.*

ORGANIZAÇÃO DO SISTEMA NERVOSO AUTÔNOMO

O SNA é ativado principalmente por centros localizados na medula espinhal, tronco cerebral e hipotálamo (Tabela 21.1). Além disso, porções do córtex cerebral, especialmente do sistema límbico, podem transmitir sinais para centros inferiores que influenciam o controle autonômico.

O SNA também opera através de reflexos viscerais. Isto é, sinais sensoriais subconscientes de um órgão visceral podem entrar nos gânglios autonômicos, no tronco cerebral ou no hipotálamo e então retornar com respostas reflexas subconscientes, diretamente para o órgão visceral para o controle de suas atividades.

TABELA 21.1 NÚCLEOS HIPOTALÂMICOS.

Anterior	Posterior
Núcleo paraventricular • Liberação oxitocina • Conservação de água	**Hipotálamo posterior** • Aumento da pressão arterial • Tremor • Dilatação pupilar
Área pré-ótica medial • Diminuição da frequência cardíaca • Diminuição da pressão arterial • Contração da bexiga	**Núcleo dorso medial** • Estimulação gastrintestinal
Núcleo supraótico • Conservação de água	**Núcleo perifornical** • Aumento da pressão arterial • Fome • Furor
Área posterior pré-ótica e hipotalâmica anterior • Regulação da temperatura corporal • Sudorese • Ofegar • Inibição da tireotropina	**Núcleo ventromedial** • Saciedade **Corpo mamilar** • Reflexos de alimentação **Área hipotalâmica lateral** • Sede e fome

Os sinais autonômicos eferentes são transmitidos aos diferentes orgãos através de duas grandes subdivisões chamadas de Sistema Nervoso Simpático (SNS), Sistema Nervoso Parassimpático (SNP) (Figura 21.2) e também de uma subdivisão chamada Sistema Nervoso Entérico (SNE). Esses sistemas geram muitas vezes efeitos opostos, porém complementares, algumas vezes suplementares (glândulas salivares), com exceção para o baço e as glândulas sudoríparas que são inervadas apenas pelo SNS.

A via de dois neurônios, formada por um neurônio pré-ganglionar, cujo corpo celular está localizado no SNC, e um neurônio pós-ganglionar, cujo corpo celular está localizado em um dos gânglios autonômicos, e é a unidade funcional primária dos SNS e SNP. O SNE inclui neurônios e fibras nervosas dos plexos mioentérico e submucoso, situados na parede do trato gastrintestinal.[6]

Sistema Nervoso Simpático – Divisão Toracolombar

O SNS eferente é referido como o sistema nervoso toracolombar. A Figura 21.3 mostra a distribuição do SNS e sua inervação aos órgãos viscerais. As fibras pré-ganglionares do SNS (divisão toracolombar) originam-se na coluna intermédia lateral cinzenta (T_1 a T_{12}), e os três primeiros segmentos lombares (L_1 até L_3) da medula espinhal são curtos. Os axônios mielinizados das células nervosas deixam a medula espinhal com as fibras motoras para formar o ramo branco e entram em um dos 22 pares dos gânglios simpáticos em seus respectivos níveis segmentares. Ao entrar no gânglio paravertebral da cadeia simpática lateral, a fibra pré-ganglionar pode seguir um dos três caminhos: fazer sinapse com fibras pós-ganglionares nos gânglios no mesmo nível da saída; subir ou descer no tronco da cadeia simpática para fazer sinapse em gânglios de outros níveis; ou ainda entrar e sair na cadeia ganglionar sem fazer sinapse e terminar em um gânglio simpático periférico ímpar (Figuras 21.3 e 21.4). A suprarrenal é uma exceção à regra, pois as fibras pré-ganglionares que chegam fazem sinapse diretamente com as da medula suprarrenal (Figuras 21.3 e 21.4), já que são derivadas do mesmo tecido neuronal dos neurônios pós-ganglionares, sendo consideradas análogas.

Os neurônios pós-ganglionares simpáticos estão localizados em gânglios laterais aos pares, em gânglios colaterais ímpares ou plexos (mesentérico e celíaco). Os gânglios simpáticos estão geralmente localizados mais perto da medula espinhal do que os órgãos que inervam. As fibras pós-ganglionares não são mielinizadas e vão terminar dentro dos órgãos inervados.

As fibras pré-ganglionares dos segmentos torácicos T_1-T_4 ascendem para o pescoço formando bilateralmente os gânglios cervical superior, médio e cervicotorácico, também conhecido como gânglio estrelado, sendo este a fusão dos gânglios cervical inferior e primeiro torácico. Esses gânglios inervam a cabeça, pescoço, extremidades superiores e pulmões.

A ativação do SNS gera uma resposta difusa (reflexo de massa), principalmente devido ao fato de um neurônio pré-ganglionar fazer sinapse com vários outros neurônios pós-ganglionares, chegando a uma relação de 1:20 a 1:30.[7] Essas fibras pós-ganglionares geram uma resposta generalizada de vários órgãos, sendo ainda potencializada pela liberação hormonal de adrenalina pela suprarrenal.

Sistema Nervoso Parassimpático – Divisão Craniossacral

O SNP também possui neurônios pré-ganglionares e pós-ganglionares. As células pré-ganglionares estão localizadas em alguns nervos cranianos no tronco cerebral

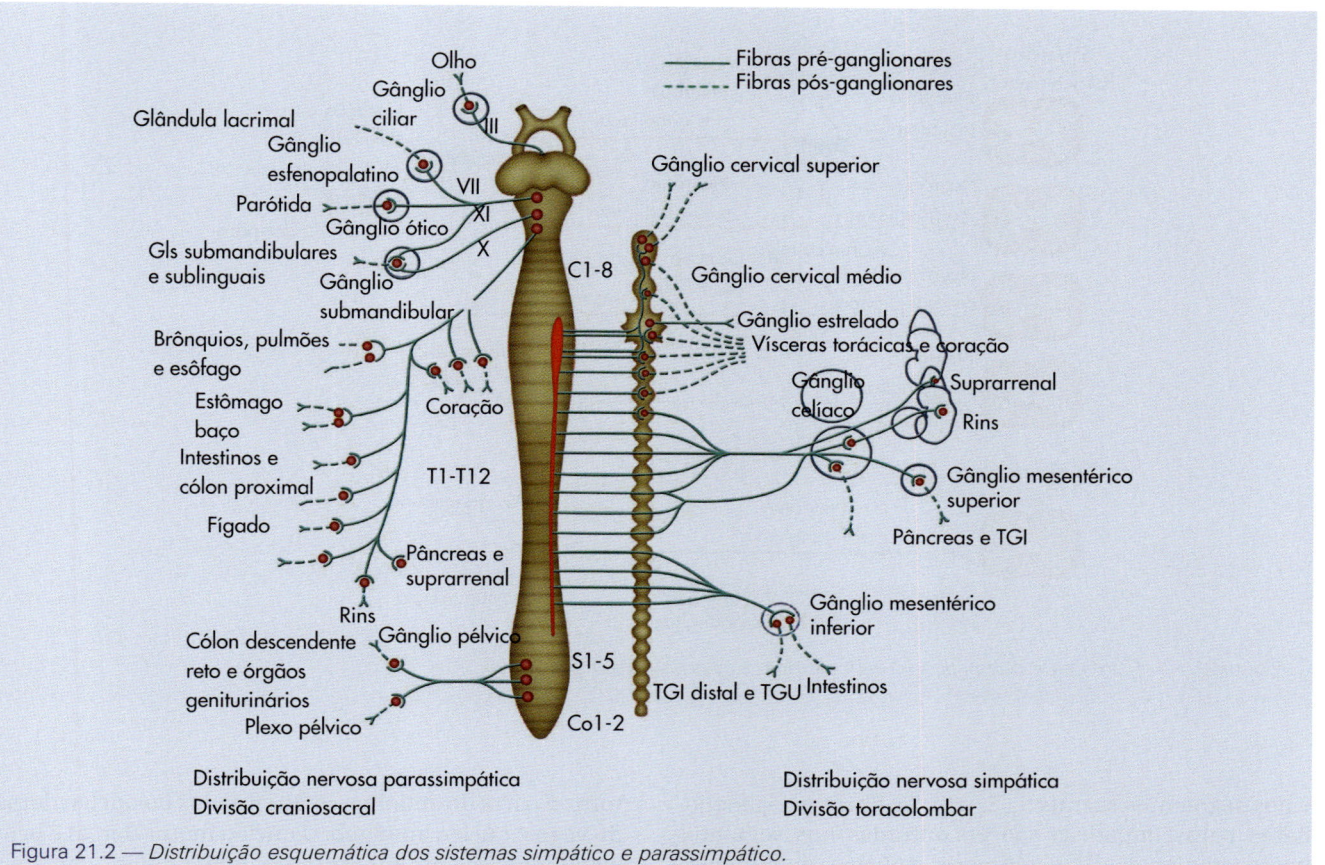

Figura 21.2 — *Distribuição esquemática dos sistemas simpático e parassimpático.*

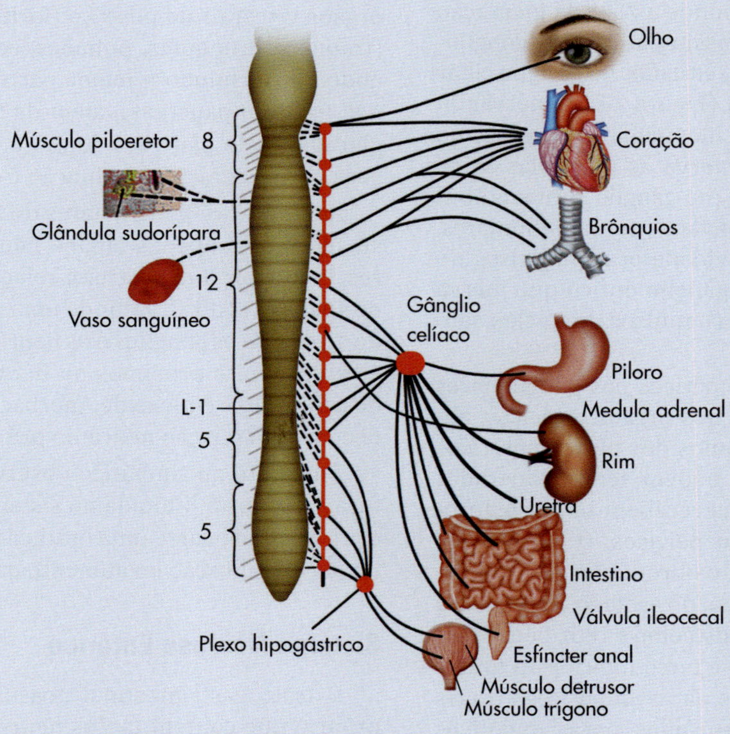

Figura 21.3 — *Desenho esquemático do sistema nervoso autônomo simpático e respectiva inervação dos órgãos-alvo.*

Anatomia e Fisiologia do Sistema Nervoso Autônomo

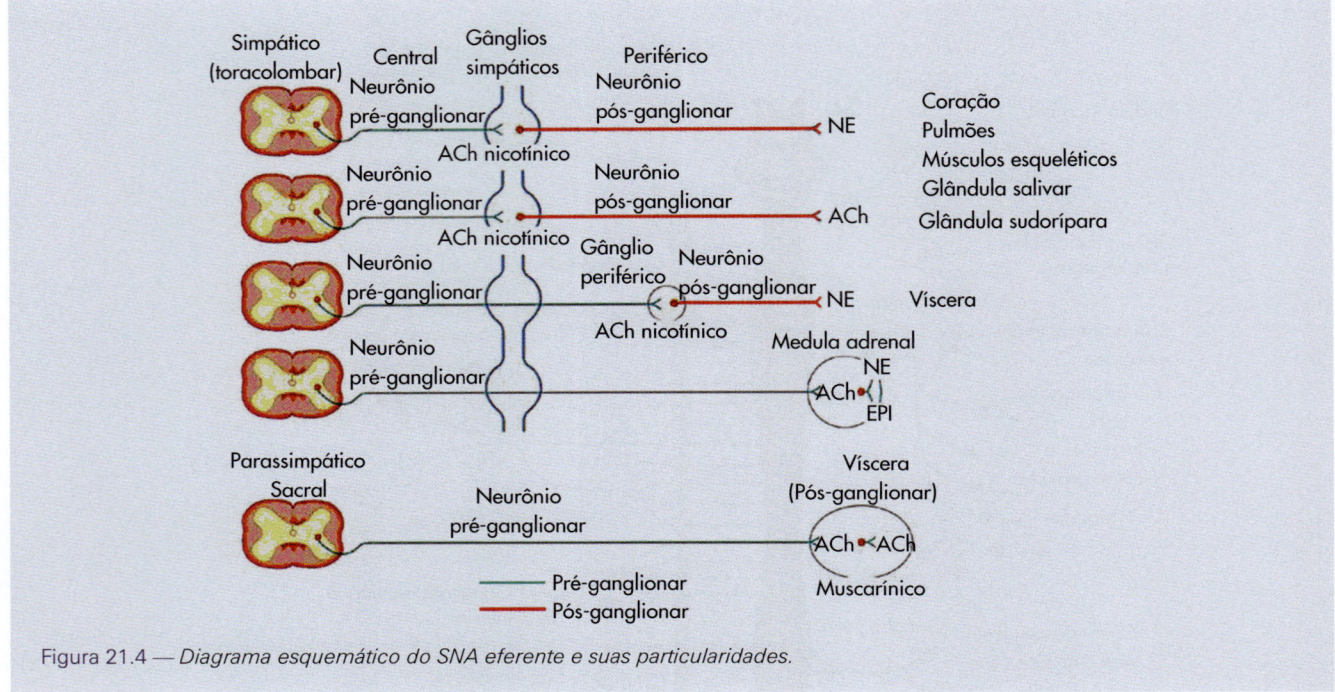

Figura 21.4 — *Diagrama esquemático do SNA eferente e suas particularidades.*

e nos segmentos sacrais S_2, S_3 e S_4. As fibras pré-ganglionares parassimpáticas são encontradas nos seguintes pares cranianos: III oculomotor (núcleo de Edinger-Westphal), VII facial (gânglio pterigopalatino e submandibular), IX glossofaríngeo (gânglio óptico) e X vago (núcleo ambíguo), que corresponde a 75% da inervação parassimpática. As células parassimpáticas pós-ganglionares da divisão craniana estão situadas no gânglio ciliar (núcleo de Edinger-Westphal) (Figura 21.5), inervando o esfíncter pupilar e os músculos ciliares do olho; no gânglio pterigopalatino que inerva as glândulas lacrimais, do nariz e da orofaringe, no gânglio submandibular que inerva as glândulas salivares, submandibulares, sublinguais e glândulas da cavidade oral (impulsos do núcleo salivar superior) e no gânglio óptico que inerva as glândulas parótidas e orais (impulsos do núcleo salivar inferior).

Outros neurônios parassimpáticos pós-ganglionares estão localizados nas paredes dos órgãos torácicos, abdominais e pélvicos. Os neurônios dos plexos entéricos incluem células que também podem ser consideradas pós-ganglionares. Essas células recebem impulsos provenientes dos nervos vago ou pélvicos. O nervo vago inerva o coração, os pulmões, os brônquios, o fígado, o pâncreas e o trato gastrintestinal do esôfago até a flexura esplênica do cólon. O restante do cólon e reto, bem como a bexiga, órgãos reprodutores e terço inferior do ureter são inervados pelos neurônios parassimpáticos através dos gânglios pélvicos. Os neurônios parassimpáticos pré-ganglionares, que se projetam para as vísceras do tórax e parte do abdome, estão situados no núcleo dorsal do vago e núcleo ambíguo. O núcleo motor dorsal é principalmente secreto-motor (ativa as glândulas), enquanto o núcleo ambíguo é víscero-motor (modifica a atividade do músculo cardíaco). O núcleo motor dorsal inerva os órgãos viscerais do pescoço (faringe e laringe), do tórax (traqueia, brônquios, pulmões, coração e esôfago) e do abdome (incluindo a maior parte do trato gastrintestinal, fígado e pâncreas), além da secreção de insulina e glucagon pelo pâncreas. Embora sejam descritas projeções para o coração, sua função é desconhecida.

As fibras pré-ganglionares do SNP geralmente fazem sinapses com apenas alguns neurônios pós-ganglionares, mantendo uma estreita relação neurônio pré e pós de apenas 1:2 a 1:3, gerando uma resposta limitada devido ao fato de os gânglios e os neurônios pós-ganglionares estarem muito próximos ou dentro dos órgãos inervados. Exceção é o plexo de Auerbach no cólon descendente com uma relação neurônio pré e pós de 1:8000.[7]

Enquanto no simpático observa-se uma resposta difusa, a resposta limitada no sistema parassimpático fica clara quando ocorre uma bradicardia vagal não acompanhada de salivação ou aumento da motilidade intestinal.

Sistema Nervoso Entérico

O trato gastrintestinal possui um sistema nervoso próprio que contém tantos neurônios quanto a medula espinhal, denominado sistema nervoso entérico. Esse

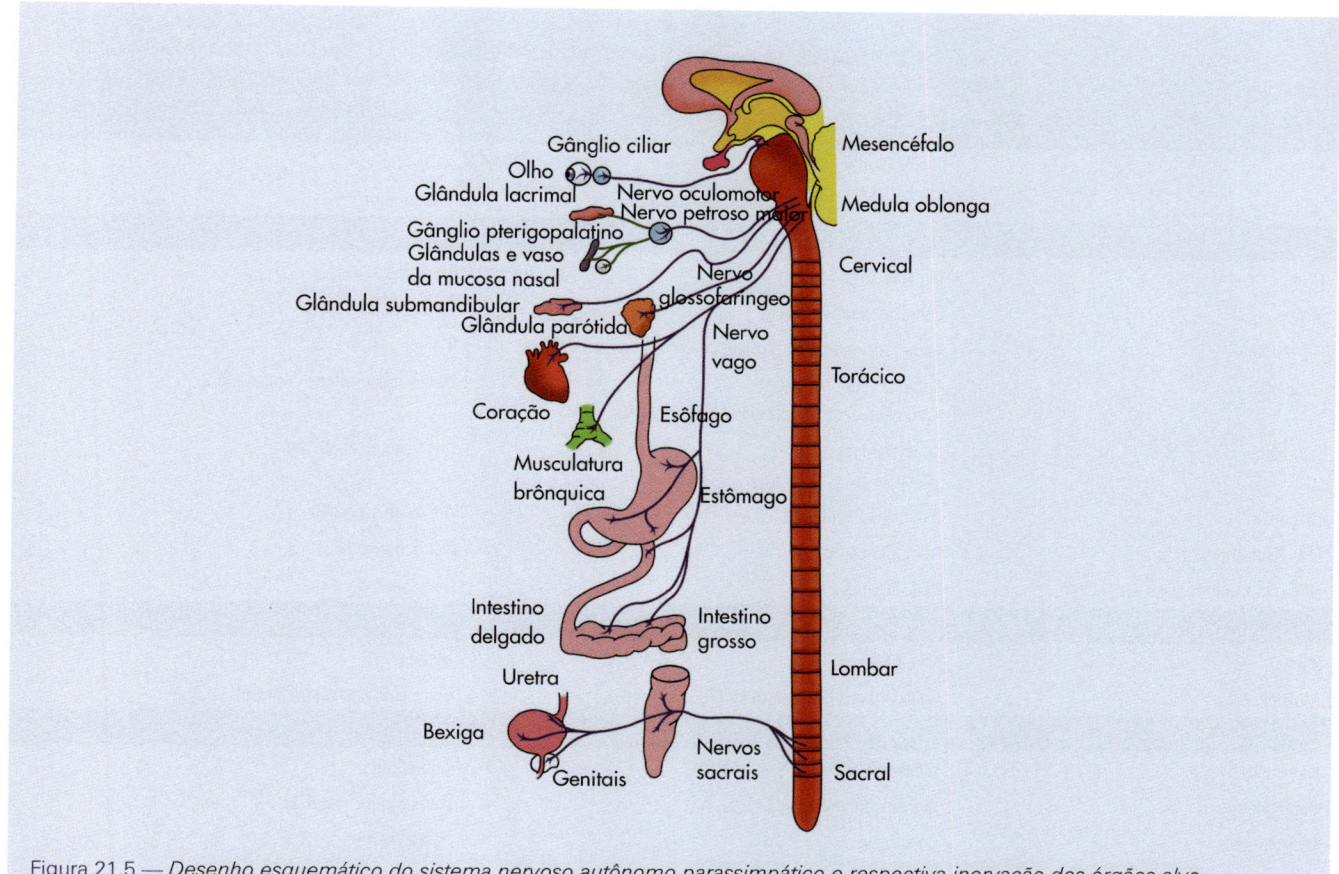

Figura 21.5 — Desenho esquemático do sistema nervoso autônomo parassimpático e respectiva inervação dos órgãos-alvo.

sistema controla essencialmente os movimentos e a secreção gastrintestinal.

O sistema nervoso entérico é formado principalmente de dois plexos: um plexo externo, situado entre as camadas musculares longitudinais e circular, denominado plexo mioentérico, e um plexo interno, denominado plexo submucoso, localizado na submucosa. O plexo mioentérico controla principalmente os movimentos gastrintestinais, enquanto o plexo submucoso controla a secreção gastrintestinal e o fluxo sanguíneo local.

Embora o sistema nervoso entérico possa funcionar por si próprio, a estimulação dos sistemas parassimpáticos e simpáticos pode ativar ou inibir ainda mais as funções gastrintestinais.

O plexo mioentérico consiste principalmente em cadeias lineares de numerosos neurônios interconectados que se estendem por todo o comprimento do trato gastrintestinal. Quando estimulado, seus principais efeitos consistem em aumento da contração tônica da parede intestinal, aumento na intensidade das contrações rítmicas, ligeiro aumento na frequência do ritmo de contração e uma maior velocidade de condução das ondas excitatórias ao longo da parede intestinal, resultando em movimentos mais rápidos das ondas peristálticas.

O plexo submucoso está principalmente relacionado com o controle da função no interior da parede de cada segmento do intestino. Por exemplo, muitos sinais sensitivos originam-se do epitélio gastrintestinal e, a seguir, são integrados no plexo submucoso para ajudar a controlar a secreção intestinal, a absorção e a contração também local do músculo submucoso, responsável pelos vários graus de pregueamento da mucosa gástrica.

A Tabela 21.2 mostra as respostas simpáticas e parassimpáticas.

NEUROTRANSMISSORES DO SISTEMA NERVOSO AUTÔNOMO

A acetilcolina é o neurotransmissor clássico dos gânglios autonômicos simpáticos e parassimpáticos. Todos os neurônios pré-ganglionares secretam acetilcolina, sendo chamados de colinérgicos. As duas classes de receptores da acetilcolina nesses gânglios são os receptores nicotínicos e muscarínicos, assim chamados por terem respostas semelhantes à nicotina e à muscarina.

Quase todos os neurônios pós-ganglionares parassimpáticos são colinérgicos, assim como quase todos os neurônios pós-ganglionares simpáticos são adrenérgicos, ou seja, secretam norepinefrina. Entretanto, as

TABELA 21.2
RESPOSTAS SIMPÁTICAS E PARASSIMPÁTICAS.

Órgão	Simpático	Parassimpático
Bexiga		
Detrusor	Relaxamento	Contração
Trígono	Contração	Relaxamento
Coração		
NSA	Taquicardia	Bradicardia
NAV	Condução aumentada	Condução diminuída
His-purkinje	Automaticidade e velocidade de condução aumentadas	Mínimo efeito
Miocárdio	Aumento contratilidade / Automaticidade e velocidade de condução	Discreta diminuição contratilidade
Coronárias	Constrição α_1 / Dilatação β_1	Dilatação e constrição
Glândulas	Diminuição secreção	Aumento secreção
Glândulas sudoríparas	Aumento secreção	Nenhuma
Músculo liso brônquico	Relaxamento	Constrição
Olho		
Pupila	Midríase	Miose
Músculo ciliar	Relaxamento (visão para longe)	Contração (visão para perto)
Trato gastrintestinal		
Motilidade	Diminuída	Aumentada
Secreções	Diminuição na liberação	Aumento na liberação
Esfíncteres	Constrição	Relaxamento
Vias biliares	Relaxamento	Constrição

fibras nervosas pós-ganglionares simpáticas para glândulas sudoríparas, músculos piloeretores e alguns vasos sanguíneos são colinérgicas (Figura 21.4).

Neurotransmissão Colinérgica

A acetilcolina (ACh) é considerada o principal neurotransmissor do SNP. A ACh é formada no citoplasma do terminal pré-sináptico por acetilação da colina com a acetil-coenzima A. A colina que provém do fluido extracelular da fenda sináptica penetra o terminal parassimpático através de transporte ativo, já a acetil-coenzima A é sintetizada nesses terminais pelas mitocôndrias que estão presentes em altas concentrações. Essa etapa é catalisada pela enzima colina acetil-transferase (Figura 21.6). A ACh é então armazenada em uma forma concentrada nas vesículas pré-sinápticas. A liberação contínua de pequenas quantidades de ACh, chamadas quanta, ocorre durante o estado de repouso. Cada quanta resulta em pequenas mudanças no potencial elétrico da placa terminal sináptica, sem produzir despolarização. Esses são conhecidos como potenciais de placa terminal em miniatura. A chegada de um potencial de ação provoca uma liberação de centenas de vesículas resultando em despolarização da placa terminal. A liberação de acetilcolina das vesículas

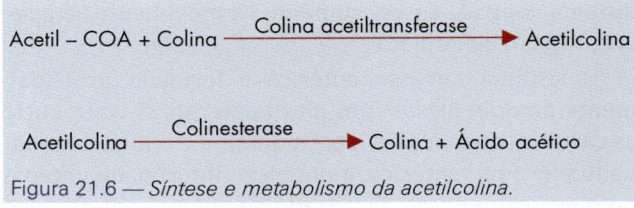

Figura 21.6 — *Síntese e metabolismo da acetilcolina.*

depende do influxo de cálcio (Ca^{2+}) a partir do espaço intersticial, sendo a presença desse íon essencial para liberações subsequentes de ACh em resposta à chegada de novos potenciais de ação. O efeito do Ca^{2+} é antagonizado pelo magnésio. A ACh não é reutilizada como neurotransmissor, portanto deve ser sintetizada constantemente. A ACh possui um efeito extremamente fugaz no receptor (< 1 ms) devido à sua rápida hidrólise pela acetilcolinesterase em colina e acetato. É considerada uma das enzimas mais eficazes do organismo, sendo capaz de hidrolisar até 300.000 moléculas de Ach por minuto. A colina é recaptada ao terminal parassimpático, sendo reaproveitada para a síntese de novas moléculas de ACh. A acetilcolinesterase está presente principalmente nos neurônios e na junção neuromuscular. A pseudocolinesterase ou colinesterase plasmática é encontrada em baixas concentrações no tecido nervoso, principalmente ao redor dos receptores colinérgicos e em altas concentrações no plasma como seu próprio nome indica. Sua capacidade em hidrolisar ACh é muito pequena e lenta, sendo fisiologicamente pouco importante para o término de ação da ACh.

Neurotransmissão Adrenérgica

As catecolaminas epinefrina e norepinefrina são consideradas os mediadores da atividade do SNS periférico. A norepinefrina é liberada pelas vesículas pré-sinápticas de quase todas as terminações pós-ganglionares simpáticas, sendo liberadas diretamente no local onde atuam.

As fibras do SNS que terminam na medula adrenal são pré-ganglionares, e a acetilcolina é o neurotransmissor. Sua estimulação libera grandes quantidades de uma mistura de epinefrina (80%) e norepinefrina para a circulação. No entanto, a epinefrina e a norepinefrina, quando liberadas para a circulação, são classificadas como hormônios, pois são sintetizadas, armazenadas e liberadas a partir da medula adrenal para atuar em locais distantes. A epinefrina tem um maior efeito metabólico e pode aumentar a taxa metabólica do organismo em até 100%.[8]

A síntese de norepinefrina envolve uma série de reações que se originam no citoplasma das terminações simpáticas e terminam nas vesículas sinápticas. O aminoácido tirosina (fenilalanina), ao chegar ao terminal nervoso, sofre ação da enzima tirosina hidroxilase, catalisando sua conversão em dihidroxifenilalanina (DOPA). Essa é a etapa que sofrerá a ação do mecanismo de *feedback* inibitório, limitando a síntese de norepinefrina quando esta apresentar-se em altas concentrações. A DOPA sofre então a ação da enzima dopa-dexcarboxilase, formando a dopamina ainda no citoplasma neuronal; no cérebro a síntese para aí, já que a dopamina é o neurotransmissor local. Ao entrar nas vesículas, a dopamina sofre a ação da enzima dopamina-β-hidroxilase, que converte a dopamina em norepinefrina. Na suprarrenal ocorre ainda a conversão de norepinefrina em epinefrina através da ação enzimática da feniletanolamina-N-metiltransferase (Figura 21.7).

A norepinefrina formada é estocada em vesículas para serem liberadas com a chegada de um potencial de ação. O íon Ca^{2+} é importante na interação entre a chegada do impulso e a consequente liberação das vesículas na fenda sináptica pelo terminal nervoso pós-ganglionar simpático.

As catecolaminas são removidas da fenda sináptica pelos mecanismos de recaptação pelos terminais pré-sinápticos, pela captação extraneuronal e pela difusão através dos receptores.

A retirada da norepinefrina para os terminais dos neurônios pré-sinápticos (captação 1) é o mecanismo mais importante para o término de ação, sendo responsável por aproximadamente 80% da recaptação da norepinefrina

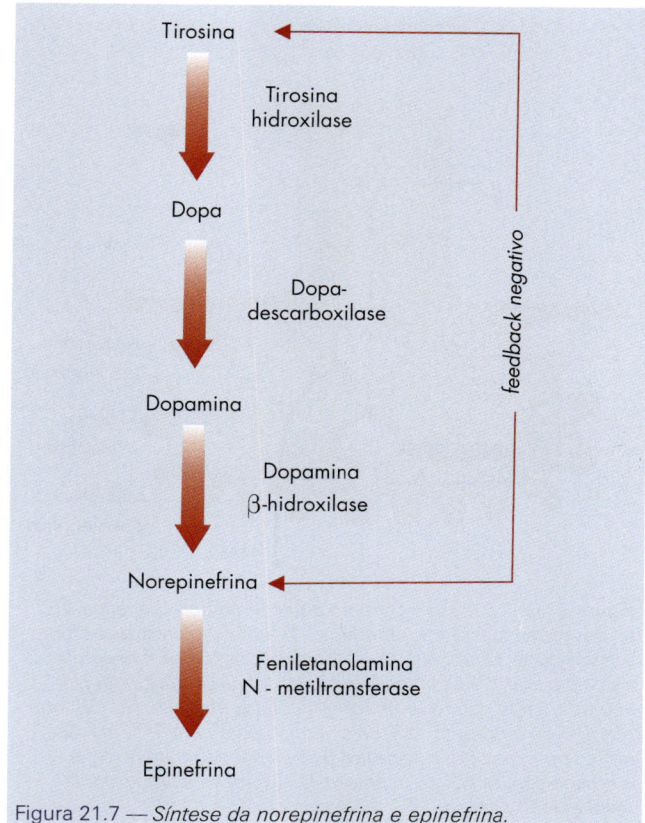

Figura 21.7 — *Síntese da norepinefrina e epinefrina.*

liberada. Os antidepressivos tricíclicos e a cocaína inibem a recaptação da norepinefrina, resultando em elevadas concentrações de NE na fenda sináptica. A recaptação da NE também é mediada por um mecanismo pré-sináptico beta-adrenérgico. A captação extraneuronal (captação 2) é uma via de menor importância para inativar a norepinefrina. A norepinefrina que é absorvida pelo tecido extraneuronal é metabolizada pela monoamino oxidase (MAO) e catecol-O-metiltransferase.

O produto final do metabolismo das catecolaminas é o ácido vanilmandélico, que constitui o principal metabólito (80% a 90%) da norepinefrina encontrada na urina. Menos de 5% da norepinefrina liberada aparece inalterada na urina. Os produtos metabólicos excretados na urina fornecem uma estimativa bruta de atividade do SNS e podem facilitar o diagnóstico de feocromocitoma através da dosagem na urina de 24 horas.

RECEPTORES ADRENÉRGICOS

Os receptores são sintetizados no retículo sarcoplasmático das células e podem permanecer extrassinápticos ou exteriorizar-se nas membranas sinápticas, permanecer como receptores de membrana, serem removidos ou serem novamente interiorizados. O número e a sensibilidade podem ser influenciados por fatores normais, genéticos ou comportamentais. Alterações no número ou na densidade desses receptores alteram as

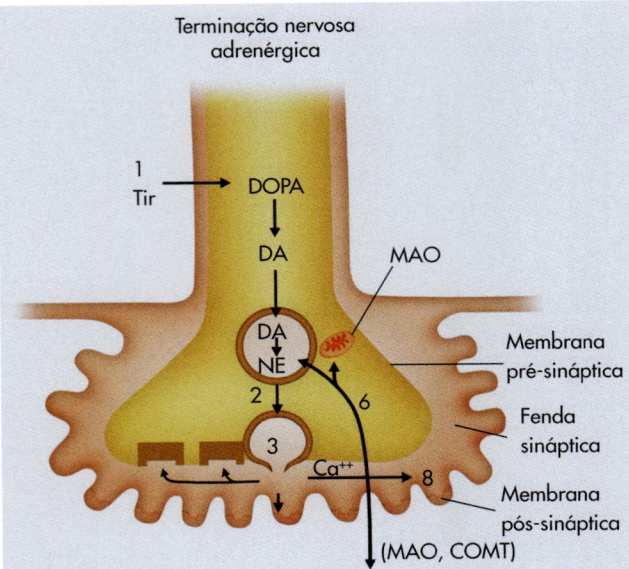

Figura 21.8 — *Síntese e término de ação da noradrenalina (NE) na neurotransmissão adrenérgica. (1) Síntese e armazenamento em vesículas neuronais; (2) potencial de ação permite a entrada de cálcio com (3) exocitose de NE na fenda sináptica. (4) NE liberada reage com o receptor em células efetoras. NE (5) pode reagir com o receptor α2 pré-sináptico para inibir a liberação de NE ou mais com o receptor β pré-sináptico para reforçar a recaptação de NE (6; captação 1). Captação extraneuronal (captação 2) absorve NE em células efetoras (7) (8).*

respostas às catecolaminas, sendo também chamadas de *up-regulation* ou *down-regulation*. Normalmente o número de receptores é inversamente proporcional à concentração de catecolaminas circulantes, portanto a exposição contínua dos receptores a seus agonistas diminui acentuadamente sua resposta, mas sem aboli-la, como no caso das taquifilaxias secundárias às infusões contínuas de catecolaminas, levando ao efeito de *down-regulation*.

Esses receptores são denominados adrenérgicos ou noradrenérgicos em função de suas respostas à adrenalina ou noradrenalina. Em 1948, Ahlquist, observando os efeitos desses dois fármacos, propôs a existência de dois tipos de receptores, chamados de alfa (α) e beta (β), que mais tarde, através de estudos moleculares, foram subdivididos em α_1/α_2 e β_1/β_2.

Estudos demonstraram ainda outro importante receptor adrenérgico periférico chamado receptor dopaminérgico (DA), também subdividido em DA_1 e DA_2, localizado no SNC e veias renais, mesentéricas e coronarianas. A importância fisiológica desses receptores ainda é controversa, visto que ainda não foram identificados neurônios dopaminérgicos periféricos, além da ação não seletiva da dopamina, a qual estimula os receptores α e β de maneira dose dependente. Acredita-se que a dopamina mensurada no plasma seja consequência do transbordamento desse neurotransmissor através do cérebro.

Os receptores adrenérgicos estão presentes nas junções neuroefetoras simpáticas pré-sinápticas (pré-juncionais) ou pós-sinápticas (pós-juncionais), assim como em sítios extrassinápticos. Apresentam distribuição desigual nos órgãos e tecidos e suas funções distinguem-se não apenas pela localização, mas também pelo número e/ou distribuição.

A noradrenalina e a acetilcolina, atuando como neurotransmissores, interagem com os receptores (macromoléculas proteicas) nas membranas lipídicas celulares. Essa interação receptor-neurotransmissor geralmente ativa ou inibe enzimas efetoras como a Adenilciclase, ou altera o fluxo dos íons sódio e potássio através das membranas celulares gerando um sinal. A transdução desse sinal é o processo através do qual o sinal extracelular iniciado pela estimulação do receptor adrenérgico é transformado em um sinal intracelular. Os receptores α_1 e β são acoplados à proteína G, e, quando ativada, modula tanto a síntese quanto a disponibilidade dos mensageiros citoplasmáticos intracelulares. A proteína G consiste de três subunidades: α, β e γ, capazes de amplificar os sinais que são característicos da estimulação do SNS, sendo que a subunidade α é que determinará a atividade da proteína G (G_s – estimulatória, G_0 – inibitória ou G_{q11}).

A ativação das subunidades alfa e a ligação aos sítios efetores iniciam uma cascata de eventos intracelulares, refletindo a ativação dos segundos mensageiros. Quando uma catecolamina se liga-se a um receptor beta-adrenérgico, resulta na liberação intracelular de AMPc, que inicia uma série de eventos, culminando com os efeitos farmacológicos e metabólicos típicos da estimulação beta-adrenérgica e dopaminérgica quando estimulado pela adrenalina, noradrenalina e dopamina. O número de moléculas de proteína G excede o número de receptores beta-adrenérgicos, resultando numa ampliação dos sinais agonistas. Ao contrário dos betarreceptores, os receptores α_1 favorecem a entrada intracelular de íons cálcio, e os receptores α_2 e DA_2 inibem a Adenilciclase (Tabela 21.3).

Receptores Alfa-adrenérgicos

Os receptores alfa-adrenérgicos foram classificados de acordo com suas respostas às medicações alfa-agonistas iombina (α_2) e prazosin (α_1), sendo os receptores α_1 mais sensíveis ao prazosin e, consequentemente, os receptores α_2 mais responsivos à iombina. Estudos mais recentes apontam ainda para a existência de subdivisões dos receptores em α_{1a} e α_{1b} e α_{2a} e α_{2b}.

Os receptores α_1-adrenérgicos são encontrados nas células musculares lisas da vasculatura periférica das artérias coronarianas, pele, útero, na mucosa intestinal e leito esplênico. Atuam também como ativadores pós-sinápticos da musculatura lisa do intestino e vasos sanguíneos e das glândulas endócrinas. A ativação desses

TABELA 21.3
RESPOSTAS DA ESTIMULAÇÃO SELETIVA DOS RECEPTORES ADRENÉRGICOS

Receptores α_1 pós-sinápticos
- Vasoconstrição
- Midríase
- Relaxamento do trato gastrintestinal
- Contração dos esfíncteres gastrintestinais
- Contração do esfíncter vesical

Receptores α_2 pré-sinápticos
- Inibição da liberação de noradrenalina

Receptores α_2 pós-sinápticos
- Agregação plaquetária
- Hiperpolarização das células do sistema nervoso central

Receptores β_1 pós-sinápticos
- Aumento da velocidade de condução
- Aumento da automaticidade
- Aumento da contratilidade

Receptores β_2 pós-sinápticos
- Vasodilatação
- Broncodilatação
- Relaxamento gastrintestinal
- Relaxamento uterino
- Relaxamento vesical
- Glicogenólise
- Lipólise

Receptores DA_1 pós-sinápticos
- Vasodilatação

Receptores DA_2 pré-sinápticos
- Inibição da liberação de noradrenalina

---

receptores pode aumentar ou diminuir o tônus, dependendo do órgão efetor, causando constrição dos vasos de capacitância e resistência, enquanto no trato intestinal levam ao relaxamento da musculatura lisa. Nas células do miocárdio, apresentam um efeito inotrópico positivo, sendo sua resposta exacerbada responsabilizada como uma das causas primárias de arritmias induzidas pelas catecolaminas durante os eventos isquêmicos ou de reperfusão, sendo por isso os antagonistas α_1-adrenérgicos usados na prevenção das arritmias ventriculares causadas pelas catecolaminas.

Os receptores α_2 são encontrados tanto nas membranas pré e pós-sinápticas das junções adrenérgicas neuroefetoras, bem como nas vias colinérgicas. Os receptores α_2 pós-sinápticos atuam gerando vasoconstrição arterial e venosa, agregação plaquetária, inibição da liberação de insulina, inibição da motilidade vesical, liberação do hormônio do crescimento e inibição do hormônio antidiurético (ADH). Podem também modular a atividade parassimpática, interagindo no reflexo dos barorreceptores (aumento da sensibilidade), controle vagal da frequência cardíaca (bradicardia), na broncoconstrição e salivação (boca seca). Entretanto, receptores colinérgicos muscarínicos e nicotínicos, tanto pré como pós-sinápticos, também foram encontrados nas vias adrenérgicas, modulando da mesma forma a atividade simpática.

A estimulação dos receptores α_2 pré-sinápticos inibem a liberação de NE na fenda sináptica, levando a um efeito de *feedback* negativo. Os efeitos centrais são relacionados principalmente a uma redução no estímulo simpático e a um aumento do estímulo parassimpático, gerando uma diminuição na resistência vascular sistêmica, uma diminuição do débito cardíaco, diminuição do tônus inotrópico no miocárdio e diminuição da frequência cardíaca.

Receptores Beta-adrenérgicos

Assim como os α receptores, os β receptores também são subdivididos em β_1 e β_2, e estudos mais recentes indicam a existência de um terceiro subtipo, o β_3. A ativação desses receptores leva à ativação da adenilciclase e ao aumento na conversão de AMP cíclico (AMPc).

São localizados tanto na junção adrenérgica neuroefetora pré e pós-sináptica, porém os receptores β_1 são encontrados apenas nas membranas pós-sinápticas, sendo portanto todos os receptores pré-sinápticos β_2. Os receptores β_1 são predominantes no miocárdio, nó sinoatrial e no sistema de condução ventricular além de mediar os efeitos das catecolaminas no miocárdio. São igualmente sensíveis à adrenalina e à noradrenalina.

Os receptores β_2 estão localizados na musculatura lisa dos vasos sanguíneos da pele, dos músculos, do mesentério e do brônquio, produzindo vasodilatação e broncodilatação, sendo mais sensíveis à adrenalina que à noradrenalina. A ativação produz efeitos opostos aos dos receptores α_2, aumentando a liberação endógena de noradrenalina enquanto seu bloqueio inibe sua liberação. Os receptores pós-sinápticos β_2, assim como os α_2, respondem principalmente à adrenalina circulante.

Receptores Dopaminérgicos

Os receptores dopaminérgicos localizam-se no SNC, vasos sanguíneos e nos nervos simpáticos pós-ganglionares e são subdivididos clinicamente em DA_1 e DA_2. Os DA_1 são pós-sinápticos, enquanto os DA_2 são tanto pré como pós-sinápticos. Esses receptores DA_2 pré-sinápticos atuam como os receptores α_2 pré-sinápticos, causando vasodilatação e inibindo a liberação de noradrenalina, enquanto os pós-sinápticos podem levar à vasoconstrição semelhante aos receptores α_2 pós (Tabela 21.4).

TABELA 21.4
CLASSIFICAÇÃO E CARACTERÍSTICAS DOS RECEPTORES ADRENÉRGICOS E COLINÉRGICOS.

Classificação	Farmacologia molecular	Transdução do sinal	Efetores
		Receptores adrenérgicos	
α	α_{1a1d}	G_{q11}	Ativa Fosfolipase C
	α_{1b}	G_{q11}	Ativa Fosfolipase C
	α_{1c}	G_{q11}	Ativa Fosfolipase C
α	α_{2a}	G_i-G_0	Inibição adenilciclase e canais iônicos Na^+/K^+
	α_{2b}	G_i-G_0	Inibição adenilciclase e canais iônicos Na^+/K^+
	α_{2c}	G_i-G_0	Inibição adenilciclase e canais iônicos Na^+/K^+
β	β_1	G_s	Estimula adenilciclase e canais iônicos de Ca^+
	β_2	G_s	Estimula adenilciclase e canais iônicos de Ca^+
	β_3	G_s	Estimula adenilciclase e canais iônicos de Ca^+
		Receptores colinérgicos	
Nicotínicos	Gânglio autonômico	Canais iônicos	
	Junção neuromuscular		
	Sistema nervoso central		
Muscarínicos	M_1	Gq	Ativação fosfolipase
	M_3	Gq	Ativação fosfolipase
	M_5	Gq	Ativação fosfolipase
	M_2	G_i/G_0	Inibição adenilciclase
	M_4	G_i/G_0	Inibição adenilciclase

SISTEMA NERVOSO AUTÔNOMO – REFLEXOS E INTERAÇÕES

O sistema nervoso autônomo (SNA) pode ser comparado a um circuito de computador.

O Sistema Reflexo de Controle atua através da interação entre sensores, vias aferentes, interação com sistema nervoso central (SNC) e vias eferentes (para receptores e órgãos eferentes). Esse sistema realiza ajustes finos a nível local, através de mecanismos de *feedback* positivo e negativo.

Barorreceptores

Muitos reflexos no sistema cardiovascular controlam a pressão arterial (PA), o débito cardíaco (DC) e a frequência cardíaca (FC). A pressão arterial é a variável na qual os sensores têm a mais importante ação, sendo a PA o resultado do fluxo sanguíneo pela resistência periférica. A PA é inversamente proporcional à FC (lei de Marey). As alterações na FC provêm de comandos dos barorreceptores do arco da aorta e do seio carotídeo. Esses sensores reagem aos estreitamentos e estiramentos causados pela pressão arterial.

O aumento real no tônus vagal ocorre com o aumento da PA. A manobra de valsalva pode melhor demonstrar o reflexo barorreceptor arterial. A manobra inicia-se com a expiração forçada, contra uma glote fechada, aumentando a pressão intratorácica, uma vez que nesse movimento o sangue torácico é forçado para dentro do coração (aumento da pré-carga). Ao sustentar-se a pressão intratorácica, diminuímos o retorno venoso e, assim, diminuímos o DC e, consequentemente, a pressão arterial. A esses eventos, seguem o reflexo de vasoconstrição e taquicardia. A pressão arterial retorna ao normal, com a liberação da respiração forçada, mas há respirações extras, devidas à vasoconstrição e ao aumento do retorno venoso. A diminuição da frequência cardíaca ocorre com o aumento da PA.

A manobra de Valsalva ajuda a identificar pacientes com risco anestésico por instabilidade do SNS, uma vez que ela depende de que o SNS esteja intacto, desde seus sensores periféricos aos receptores adrenérgicos periféricos. O resultado fica amplificado nos pacientes sob uso de fármacos que depletam as catecolaminas (reserpina). Uma disfunção do SNS é detectada quando há queda da PA em cerca de 50% da pressão média, durante a fase de expiração forçada. Disfunção no SNP pode ser detectada se a FC não responde apropriadamente às variações da PA.

Em alguns momentos, os barorreceptores venosos podem ser dominantes na regulação do DC. Os barorreceptores no átrio direito e nas grandes veias produzem aumento na FC quando estirados pelo aumento da pressão atrial direita, levando à diminuição da PV e à diminuição do DC. A diferença entre os sensores arteriais e venosos é que os venosos não conseguem alterar o tônus vascular venoso. Mesmo assim, a ocorrência de vasoconstrição venosa é tida como verdadeira, quando ocorre queda da PA. A estimulação dos barorreceptores venosos leva ao aumento da FC, e o relaxamento a diminui.

Os receptores arteriais e venosos monitoram separadamente dois dos quatro maiores determinantes do DC (pós-carga e pré-carga, respectivamente). Os venosos monitorizam a pré-carga através do estiramento atrial, e os arteriais monitoram a pós-carga, refletidos na pressão arterial média. A pré e a pós-carga produzem efeitos opostos no DC e, assim, não é surpresa a produção de efeitos opostos dos barorreceptores venosos e arteriais por estímulos de estiramento similares.

O reflexo barorreceptor venoso pode ser abolido pela ressecção vagal. Vários investigadores descrevem o aumento da FC em resposta à queda de volume, porém a magnitude e a prevalência da resposta à FC dependem do tempo da estimulação. O coração transplantado também responde com aumento da FC ao aumento do volume circulatório. A FC, como o DC, pode ajustar-se, aparentemente, à quantidade de sangue que entra no coração.

O reflexo de Baimbridge demonstra uma característica paradoxal à redução da FC e é vista na anestesia espinhal. Bloqueando o SNS a níveis de $T_1 - T_4$, "corta-se" a via neural eferente límbica cardioaceleradora. O efeito primário desenvolvido pela hipotensão espinhal é a diminuição do retorno venoso. Teoricamente, a hipotensão arterial reflexa produziria taquicardia através dos barorreceptores arteriais; em vez disso, a bradicardia é o efeito mais comum. Greene sugere que, numa pessoa que não use medicamentos que interfiram na função cardíaca, os barorreceptores venosos são dominantes sobre os arteriais ($\downarrow PV \rightarrow \downarrow FC$).

Em contraste, a taquicardia mediada via humoral é comum em hipotensão arterial ou acidose por outras causas.

Interação dos Receptores do SNA

Importantes alterações ocorrem entre o SNS e SNP. A inibição vagal da contratilidade ventricular esquerda é acentuada quando o nível da atividade do SNS aumenta; essa interação é chamada antagonismo acentuado e é mediada pela combinação de mecanismos pré e pós-sinápticos (Figura 21.9).

Os terminais adrenérgicos pré-sinápticos do miocárdio e vasos coronarianos (como todos os outros vasos estudados) contêm receptores muscarínicos.

Opostamente, o bloqueio de receptores muscarínicos com atropina aumentam intensamente a resposta inotrópica positiva às catecolaminas.

A supressão de noradrenalina explica em parte a atenuação da resposta inotrópica vagal induzida sob estimulação SNS (acentuado antagonismo) e há apenas fracos efeitos inotrópicos negativos da estimulação vagal, quando há pouca atividade SNS de fundo. Isso explicaria a redução da vulnerabilidade do miocárdio a fibrilações, durante a infusão de noradrenalina.

A Ach pode causar espasmo coronariano em períodos de alto tônus simpático. A liberação de noradrenalina pelos receptores adrenérgicos muscarínicos pré-sinápticos na musculatura lisa dos vasos coronarianos pode reduzir o relaxamento normalmente produzido pela noradrenalina no receptor β1. Em cães anestesiados, a taxa de liberação de noradrenalina no nodo sinusal coronariano, induzido por estimulação cardíaca do SNS, é marcadamente reduzida por estimulação vagal eferente. Essa ação é conhecidamente prevenida pela atropina, que também causa vasodilatação coronariana.

INERVAÇÃO AUTONÔMICA DOS PRINCIPAIS ÓRGÃOS

Coração

O coração é suprido tanto pelo SNS e SNP, que alteram a função miocárdica alterando a frequência (cronotropismo), a força de contração (inotropismo) e o fluxo sanguíneo coronariano. O nervo vago para o coração e os pulmões é um nervo misto contendo tanto fibras do SNS quanto do SNP. As fibras SNP são distribuídas principalmente nos nós sinoatrial e atrioventricular (AV), em menor medida para os átrios. Há pouca ou nenhuma distribuição para os ventrículos. Portanto, o principal efeito da estimulação

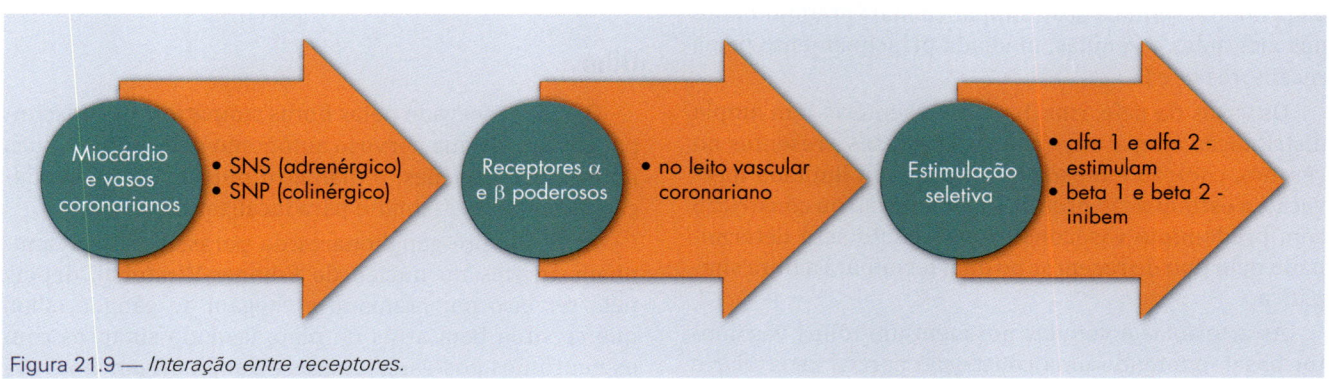

Figura 21.9 — *Interação entre receptores.*

cardíaca vagal para o coração é cronotrópica. A estimulação vagal diminui a velocidade do nó sinoatrial e diminui a excitabilidade das fibras juncionais AV, retardando a condução do impulso para os ventrículos.[9]

O SNS apresenta a mesma distribuição supraventricular que o SNP, porém mais intensamente nos ventrículos. As fibras do gânglio estrelado direito inervam principalmente a região epicárdica anterior e septal, enquanto as fibras do gânglio estrelado esquerdo inervam as regiões posteriores e laterais dos ventrículos[10] (Figura 21.10).

O tônus do SNS mantém contratilidade cerca de 20% acima da média, na ausência de qualquer estímulo do SNS. Portanto, o efeito dominante da SNA sobre a contratilidade miocárdica é mediado principalmente pelo SNS. Mecanismos intrínsecos do miocárdio, no entanto, podem manter a circulação muito bem sem a participação do SNA, como evidenciado pelo sucesso dos transplantes cardíacos.[10,11]

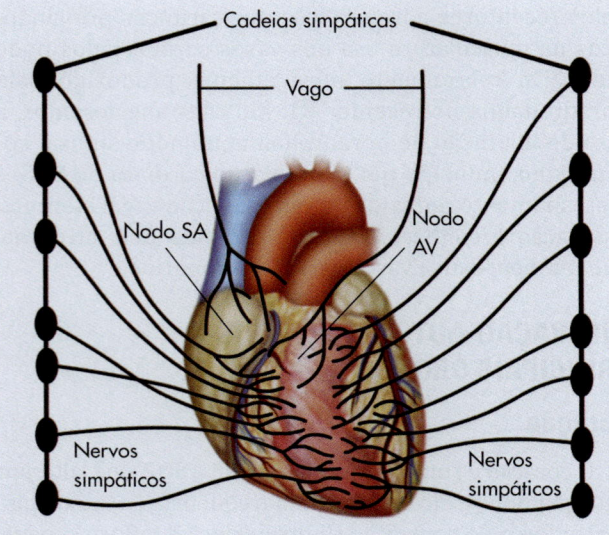

Figura 21.10 — *Inervação simpática e parassimpática ao coração.*

Vasos Sanguíneos

O território vascular periférico possui inervação mista simpática e parassimpática, com grande predomínio da primeira, sendo a ação simpática mais predominante nas arteríolas e vênulas, mediada principalmente pelos receptores α_1 e β.

Os vasos da pele, rins, baço e mesentério têm ampla distribuição simpática, enquanto os vasos presentes no cérebro, coração e músculos apresentam limitada inervação, a estimulação produz vasodilatação ou constrição com predomínio vasoconstritor; o efeito será determinado pelo tipo de receptor no qual terminará a fibra simpática.

As arteríolas e vênulas possuem um tônus vasomotor basal mantendo uma constrição parcial arteriolar e venular em um diâmetro intermediário, tendo, portanto, um potencial de mais constrição ou vasodilatação, principalmente das arteríolas. A importância da estimulação das veias pelo SNS é reduzir ou aumentar sua capacidade, pois acomoda aproximadamente 80% do volume sanguíneo; pequenas alterações de capacitância venosa produzem grandes alterações no retorno venoso.[12,13]

O SNP desempenha um papel secundário, levando à dilatação dos vasos em áreas limitadas como os órgãos genitais.

Sistema Respiratório

O trato respiratório recebe inervação para a cavidade nasal, laringe, traqueia, brônquios, bronquíolos, glândulas secretoras de muco e vasos pulmonares tanto pelo SNS quanto pelo SNP. A inervação parassimpática dessas estruturas é feita por meio do nervo vago, e a simpática, pelo gânglio estrelado.

A estimulação do SNS produz broncodilatação e vasoconstrição dos vasos pulmonares. O efeito da estimulação dos nervos simpáticos pulmonares sobre a resistência vascular pulmonar pode ser importante na manutenção da estabilidade hemodinâmica durante o estresse e exercício físico através do equilíbrio do débito ventricular direito e esquerdo.[14,15] A estimulação do nervo vago produz mínima vasodilatação da circulação pulmonar.

A estimulação parassimpática produz através do vago uma vasodilatação pouco expressiva, estimula as glândulas secretoras de muco em todo o trato respiratório e contrai a musculatura lisa brônquica.[16]

Sistema Digestório e Anexos

O simpático desde o esôfago até o reto relaxa a musculatura lisa longitudinal e circular do plexo mioentérico e contrai os esfíncteres, retardando a propulsão de todo o trato digestório. O parassimpático provoca contração e relaxamento dos esfíncteres, resultando na propulsão do conteúdo.[6,17]

No fígado, a excitação simpática causa aumento da liberação de glicose por glicogenólise e neoglicogênese, enquanto a estimulação parassimpática implica em síntese de glicogênio.[18]

Olho

O olho é inervado pelas fibras simpáticas e parassimpáticas do sistema nervoso autônomo que controla duas importantes funções: o diâmetro pupilar e a acomodação da lente do cristalino para focalizar imagens.

As fibras pré-ganglionares do parassimpático caminham através do núcleo de Edinger-Westphal, depois pelo terceiro par craniano e chegam ao gânglio ciliar, que se situa bem atrás do olho, fazendo sinapses com os neurônios pós-ganglionares e dando origem aos nervos ciliares para o globo ocular. Esses nervos inervam a musculatura ciliar que controla a acomodação da lente do cristalino e o esfíncter da íris que contrai a pupila.

As fibras pré-ganglionares do simpático originam-se do primeiro segmento torácico e fazem sinapse no gânglio cervical superior dando origem às fibras pós-ganglionares que irão inervar as fibras radiais da íris, além dos músculos extraoculares.

O mecanismo de acomodação é essencial para a acuidade visual e depende da contração (parassimpático) ou relaxamento (simpático) dos músculos ciliares, tendo um predomínio da estimulação parassimpática sobre a simpática.[19]

O diâmetro pupilar é diminuído com a estimulação parassimpática, levando a uma contração do esfíncter e consequente miose, enquanto a estimulação simpática causa um relaxamento do esfíncter da pupila e sua dilatação, levando à midríase.[20]

TÔNUS RESIDUAL DO SISTEMA NERVOSO AUTÔNOMO

O sistema nervoso simpático e o parassimpático estão em atividade constante, e essa taxa basal da atividade é chamada de tônus simpático e parassimpático. É através desse tônus que o sistema nervoso simpático e o parassimpático conseguem aumentar ou diminuir as respostas dos órgãos por eles inervados. Normalmente o tônus simpático mantém uma constrição dos vasos sanguíneos em torno de 50%, assim o aumento ou a diminuição do tônus provocará respostas na resistência vascular periférica. Na ausência total desse tônus, o sistema nervoso simpático poderia apenas causar vasoconstrição. Em parte, esse tônus reflete a secreção basal de noradrenalina e adrenalina pela medula adrenal. Em condições normais de repouso ocorre liberação contínua de noradrenalina de aproximadamente $0,05\ \mu g \cdot kg^{-1} \cdot min^{-1}$ e adrenalina de $0,2\ \mu g \cdot kg^{-1} \cdot min^{-1}$. Essa liberação contínua é praticamente suficiente para garantir a pressão arterial sistêmica dentro de uma faixa de normalidade, mesmo que toda inervação direta do sistema nervoso simpático fosse removida.

REFERÊNCIAS

1. Berne RM, Levy. Fisiologia Cardiovascular. 6ª Ed, São Paulo: Elsevier, 2007. p.217-38.
2. Guyton AC, Hall JE, John E. O Sistema Nervoso Autônomo. Tratado de Fisiologia Médica. 11ª Ed. Rio de Janeiro: Guanabara Koogan, 2006. p.748-68.
3. Machado ABM. Sistema nervoso autônomo: Anatomia do Simpático, Parassimpático e dos Plexos Viscerais-Neuroanatomia funcional. São Paulo: Atheneu, 2000. p.139-50.
4. Givens JR. The Hyplthalamus in health and disease. Chicago: Year Book Medical Publishers, 1984.
5. Lawson NW, Johnson JO. Sistema Nervoso Autônomo: Fisiologia e Farmacologia. In: Barash PG, Cullen BF, Stoelting RK. Anestesia Clínica. São Paulo: Manole, 2004. p.261-325.
6. Guyton AC, Hall JE. Principles of Gastrointestinal Function – Motility, nervous control, and blood circulation – Textbook of Medical Physiology. 10ª Ed. Philadelphia: Saunders Company, 2002. p.651-61
7. Axelrod J, Weinshilboum R. Cathecolaçines. N Engl J Med. 1972;287(5):237-42.
8. Guyton AC. The Autonomic nervous system: The Adrenal medulla. In: Guyton AC. Textbook of Medical Physiology. Philadelphia: WB Saunders, 1986. p.686.
9. Yanowitz F, Preston JB, Abildskov JA. Functional distribuition of right and left stellate innervations to the ventricules. Production of neurogenic electrocardiographic changes by unilateral alteration of sympathetic tone. Circ Res. 1966;18:416.
10. Berne RM, Levy MN. Control of the heart. In: Berne RM, Levy MN. Cardiovascular Phisiology. St Louis: Mosby, 1977. p.221.
11. Manger WM. Catecholamines in normal and abnormal cardiac function. In: Kellerman JJ. Advances in Cardiology. New York: Karger, 1982. p.30.
12. Koizumi K, Brooks CC. The autonomic nervous system and its role in controlling visceral activities. In: Mountcastle VB. Medical Physiology. St Louis: CV Mosby, 1974. p.783.
13. Cowley Jr A, Franchine KG. Neurogenic control of blood vessels. In: Robertson D, Low PA, Polinsky RJ. Primer on the autonomic nervous systems. San Diego, New York, Boston, London, Sidney, Tokyo and Toronto: Academic Press, 1996. p.42-55.
14. Guyton AC. The pulmonary circulation. In: Guyton AC. Textbook of Medical Physiology. Philadelphia: WB Saunders, 1986. p.287.
15. Benumof JL. One lung ventilation and hypoxic pulmonary vasoconstriction: Implications for anesthetic management. Anesth Analg. 1985;64:821.
16. O'Rourke ST, Vanhoutte PM. Adrenergic and cholinergic regulation of bronchial tone. Am rev Respir Dis. 1992;146:S11.
17. Pire OC, Posso IP. Fisiologia do Sistema Nervoso Autônomo. In: Cangiani LM, Posso IP, Potério GM, et al. Tratado de Anestesiologia SAESP. 6ª Ed. São Paulo: Atheneu, 2006. p.336.
18. Rang HP, Dale MM, Ritter JM, et al. O pancreas endocrine e o controle da glicemia – farmacologia. 5ª edição. São Paulo: Elsevier, 2004. p.434-61.
19. Guyton AC, Hall JE. O Olho: óptica da visão – Tratado de Fisiologia Médica. 10ª Ed. Rio de janeiro: Guanabara Koogan, 2002. p.528-38.
20. Guyton AC, Hall JE. The Eye: Central Neurophysiology of Vision – Textbook of Medical Physiology. 10ª Ed. Philadelphia: Saunders Company, 2002. p.651-61.

3 parte

Anatomia e Fisiologia
Seção 2
Sistema Músculo-Esquelético

dd
Fisiologia da Transmissão Neuromuscular

Glória Maria Braga Potério
Angélica de Fátima de Assunção Braga
Franklin Sarmento da Silva Braga

INTRODUÇÃO

A transmissão neuromuscular é um processo relativamente complexo do ponto de vista fisiológico. Com base no entendimento da transmissão do sinal representado pelo impulso nervoso, via liberação de acetilcolina, para a fase muscular da junção, foi possível entender aspectos da farmacologia da junção neuromuscular (JNM) e das repercussões das doenças neuromusculares que levam às respostas anômalas aos bloqueadores neuromusculares (BNM). Algumas doenças alteram a força muscular em função das alterações quantitativas e/ou qualitativas dos receptores de acetilcolina. Um exemplo é a miastenia gravis, doença na qual a diminuição do número de receptores e a presença na placa terminal de receptores na forma dessensibilizada resultam na diminuição da eficiência da transmissão neuromuscular e, portanto, em fraqueza muscular.

Também, com base no conhecimento da localização pré-juncional de receptores colinérgicos e de suas ações moduladoras da liberação de acetilcolina, foi possível o entendimento de alguns tipos de respostas dos bloqueadores neuromusculares.[1]

A função da JNM é possibilitar a produção da contração muscular em resposta ao estímulo elétrico produzido pelo impulso nervoso. A rapidez com que ocorrem esses eventos fez com que, durante muito tempo, se aceitasse que a contração muscular resultasse, unicamente, da transferência de estímulo elétrico do nervo para o músculo, sem a participação de qualquer neurotransmissor.

Com o advento da técnica de registros com microeletrodos intracelulares, foi possível descrever a participação do neurotransmissor, a acetilcolina, e os diferentes passos de cada etapa até a estimulação de receptores colinérgicos e a despolarização da placa terminal.

Atualmente, admite-se que a contração muscular resulta de uma sequência de eventos pré e pós-sinápticos. Os eventos pré-sinápticos consistem em: 1) chegada do impulso nervoso, um sinal elétrico que se propaga pelo axônio até a membrana pré-sináptica; 2) mobilização de íons através da membrana da terminação nervosa e liberação de acetilcolina para a fenda sináptica.

A acetilcolina difundida na fenda alcança a membrana muscular originando os eventos pós-sinápticos, a saber: 1) interação da acetilcolina com os receptores colinérgicos da região pós-sináptica, o que representa a transformação de um sinal bioelétrico em um sinal bioquímico; 2) alteração da permeabilidade da membrana da fibra muscular aos íons sódio e potássio, com a emissão de um sinal bioelétrico que se propaga pela fibra, chamado potencial de ação do músculo; 3) contração muscular.

Alguns aspectos desses eventos serão abordados a seguir, uma vez que representam o embasamento biofísico e fisiológico para o entendimento das ações farmacológicas de fármacos bloqueadoras neuromusculares e daqueles usados na reversão do bloqueio, como os anticolinesterásicos.

ANATOMIA DA JUNÇÃO NEUROMUSCULAR

A Unidade Motora

O neurônio motor é uma fibra alfa-eferente. Seu axônio tem extensão variável, podendo alcançar até um metro de comprimento. Essa estrutura tem a forma cilíndrica, com diâmetro de cerca de 10 a 20 mm, e é revestida por uma bainha de mielina que apresenta interrupções periódicas, os nódulos de Ranvier. A presença dos nódulos, a cada milímetro da membrana axonal, é responsável pela maior rapidez na propagação do estímulo. Como a bainha de mielina atua como um isolante elétrico, a despolarização da membrana ocorre somente nas regiões dos nódulos. O sinal elétrico do impulso é transmitido nódulo a nódulo, de forma saltatória. A condução saltatória aumenta, significativamente, a velocidade de condução na fibra muscular (100 m/segundo, em média).[2,3]

Nas proximidades da ligação com a fibra muscular, o axônio perde a bainha de mielina, ramifica-se e torna-se especializado. Cada ramificação inerva uma fibra muscular. O neurônio motor e suas ramificações e mais o conjunto de fibras musculares por ele inervadas constituem a unidade motora (Figura 22.1).

A unidade motora é responsável pela inervação de um número variado de células musculares. Nos músculos maiores que executam movimentos grosseiros ou que envolvem força, como o gastrocnêmio, elas são mais numerosas, cerca de 2.000 ou mais fibras por unidade.

Nos músculos que desempenham funções mais delicadas, são menos numerosas. Os músculos laríngeo e faríngeo, com 2 a 3 fibras/unidade, são exemplos desse tipo de músculo.

A região da membrana muscular na qual se acopla cada terminação do axônio é uma área ovalada, localizada centralmente na fibra muscular, e responde a estímulos químicos. Essa região recebe as denominações placa motora, placa mioneural ou ainda placa terminal.

Nos mamíferos, as células musculares têm somente uma placa motora. Excetuam-se os músculos extraoculares e alguns músculos da laringe, esôfago inferior, ouvido médio e face, que podem ter múltiplas placas terminais em cada fibra.[4-6]

Entre o axônio e a membrana muscular existe um espaço de aproximadamente 50 nm de largura que entremeia as estruturas especializadas das membranas muscular e nervosa, denominado fenda sináptica.[7]

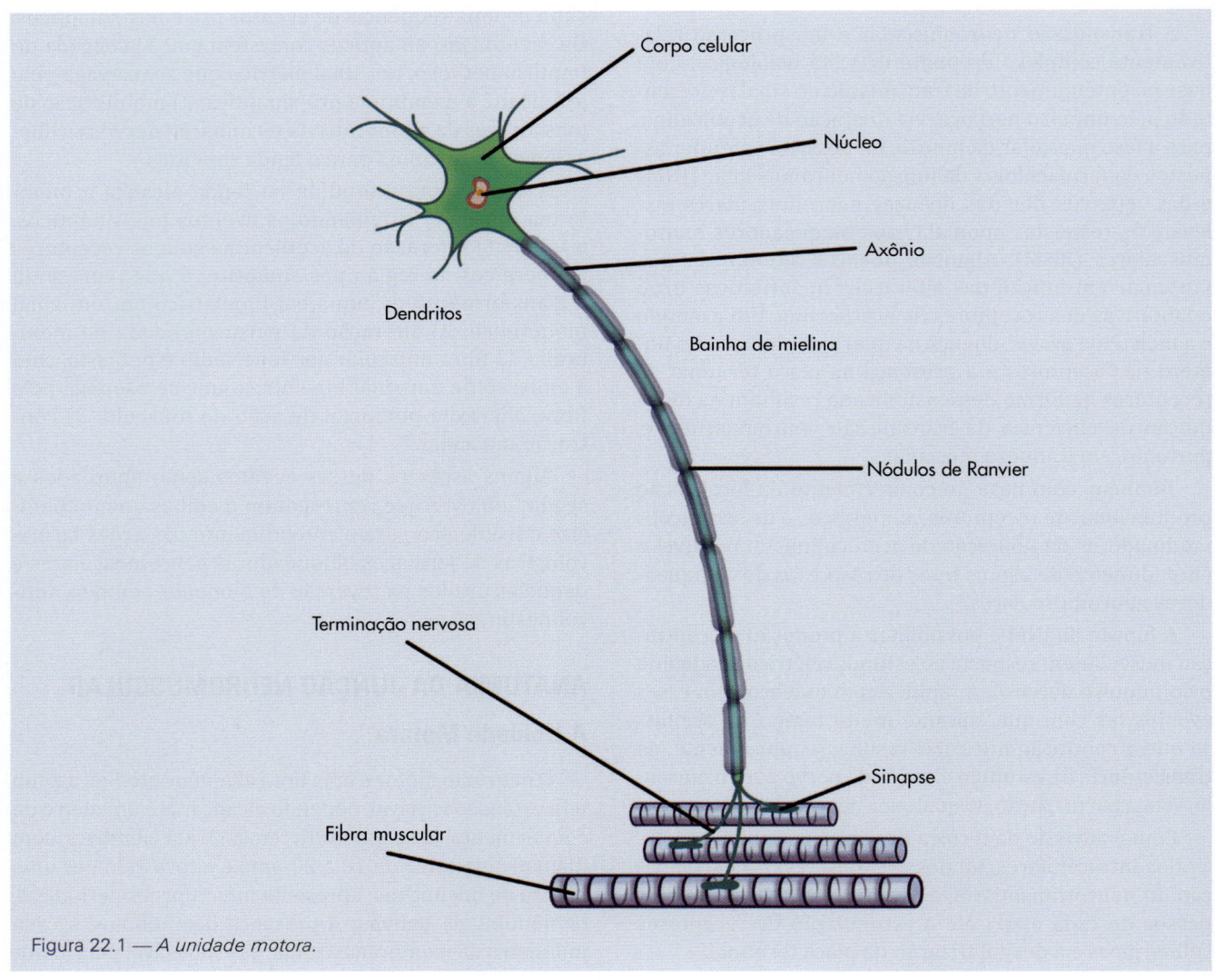

Figura 22.1 — *A unidade motora.*

A Junção Neuromuscular

A terminação do axônio (região pré-sináptica), a fenda sináptica e a placa motora (região pós-sináptica) formam o conjunto denominado junção mioneural ou junção neuromuscular (Figura 22.2).

A região pré-sináptica é especializada na produção, armazenamento e liberação de acetilcolina, que é o neurotransmissor nas sinapses motoras. Na região distal de cada terminação do axônio, a membrana apresenta espessamentos contendo estruturas especializadas para a liberação de acetilcolina, as chamadas "zonas ativas". Nessa região, o citoplasma contém proteínas, enzimas, macromoléculas e organelas necessárias para a síntese, o armazenamento e a liberação do neurotransmissor. Acredita-se que as zonas ativas sejam os locais de rompimento das vesículas que armazenam acetilcolina.

Recobrindo a porção mais distal da terminação nervosa, distando cerca de alguns *micra* das zonas ativas, há uma camada de células de *Schwann*, cujas extensões podem alcançar a fenda sináptica. Essa camada tem papel crítico na formação e na função da JNM, além de modular a transmissão sináptica, o crescimento e a eventual regeneração nervosa.[7] As células de *Schwann* sintetizam e secretam fatores tróficos como neurorregulina e o fator de crescimento do nervo, que são responsáveis pela vitalidade do nervo, pelo crescimento do neurônio motor e das extensões dos seus processos para a fenda sináptica. Nos casos de lesão traumática do nervo, essas células tornam-se fagocíticas e impedem o acúmulo de debris. Durante o processo de retirada dos debris formam pontes que facilitam o crescimento axonal.[7-8]

Do lado muscular da junção neuromuscular, a membrana apresenta dobras ou invaginações, denominadas pregas juncionais, em cujas cristas estão agrupados os receptores colinérgicos, cerca de 5 milhões de receptores em cada junção neuromuscular. As pregas juncionais têm a forma sacular, corrugada, e são chamadas de fendas sinápticas secundárias. Essa região tem a função de receber o estímulo químico, a acetilcolina liberada pelo impulso nervoso, transformá-lo num sinal elétrico, que pode ser transmitido por toda a extensão da membrana do músculo, e ativar o mecanismo da contração.

Na região que margeia a placa motora, a chamada zona perijuncional, há uma grande concentração de canais de sódio entre os quais se intercalam receptores colinérgicos, em número muito menor. A presença desses dois tipos de receptores faz com que a zona perijuncional desempenhe um papel fundamental na transformação do sinal elétrico gerado na placa terminal numa onda de despolarização que se propaga por toda a membrana muscular.

Na fenda sináptica, presente em toda a sua extensão, incluindo a região das dobras juncionais, há uma membrana, a chamada membrana basal. Essa estrutura é rica em mucopolissacarídeos, tem algumas características de colágeno e aparece na microscopia eletrônica com o aspecto de arame farpado. Sua função, provavelmente, é reguladora da acetilcolina, uma vez que contém grande parte da acetilcolina presente na fenda e, também, a acetilcolinesterase, a enzima que hidrolisa a acetilcolina. A acetilcolinaes-

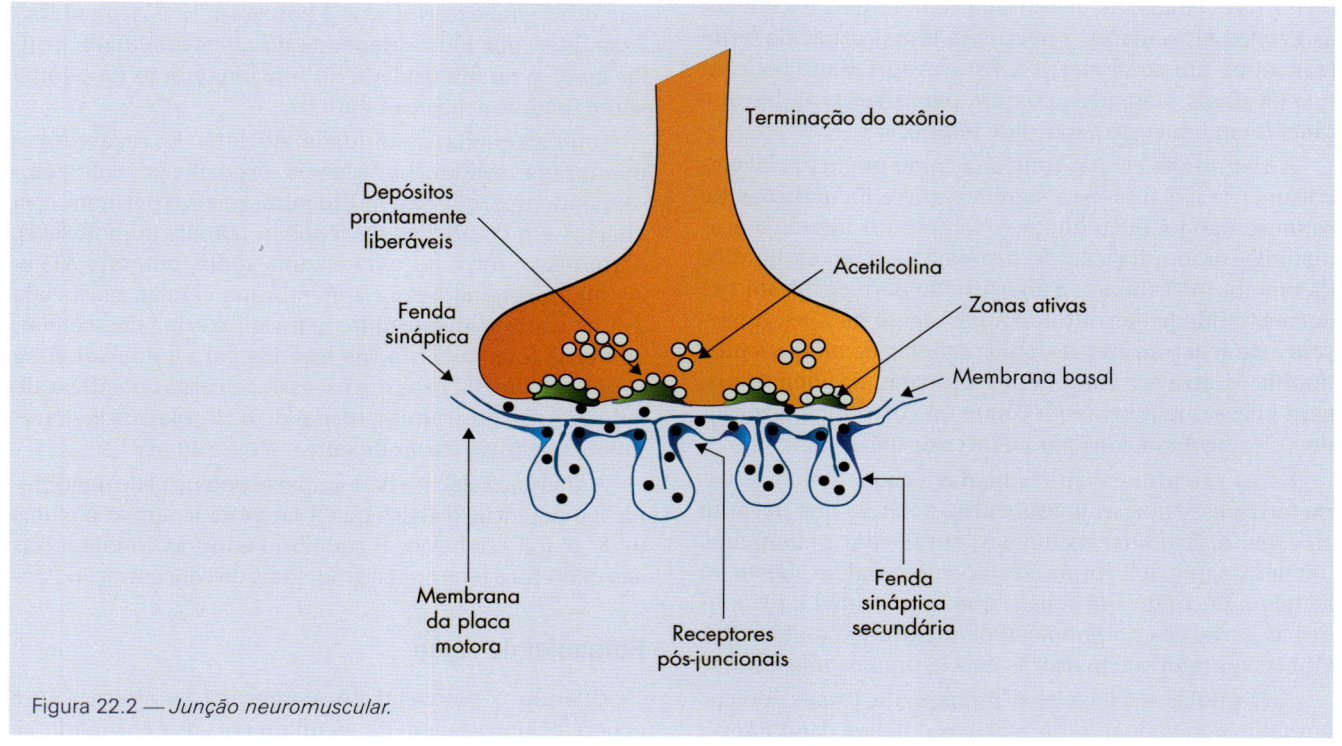

Figura 22.2 — *Junção neuromuscular.*

terase é uma carboxilesterase do tipo beta, secretada pelo músculo, predominantemente presente na fenda e em pequena quantidade na região extrajuncional.[4-6,9]

Em virtude das diminutas dimensões da fenda sináptica e de sua alta constante de difusão, a acetilcolina difunde-se muito rapidamente para atingir os receptores colinérgicos. A acetilcolinesterase presente na fenda sináptica hidrolisa a acetilcolina em frações de segundos, sendo, portanto, responsável por sua curta duração de ação. Apenas 50% da acetilcolina liberada consegue alcançar o receptor pós-sináptico, e o restante da fração liberada, bem como a acetilcolina que se desprende dos receptores, é rapidamente hidrolisado.[9] As fendas sinápticas secundárias contêm acetilcolinesterase em grandes quantidades e também participam da eliminação da acetilcolina. Essas estruturas funcionam como um ralo: retêm e hidrolisam o excesso de acetilcolina da fenda sináptica e representam um sistema de proteção contra a despolarização dos receptores colinérgicos.[10]

A fenda sináptica contém proteínas ancoradas na membrana basal que regulam a síntese de outras proteínas pós-sinápticas e também a concentração de acetilcolina. Contém, também, a agrina e o complexo MASC/MuSK, responsáveis pela incrustação dos receptores colinérgicos na placa motora.[10]

MEMBRANAS EXCITÁVEIS

Todas as células animais estão envoltas por uma membrana de natureza lipídica que apresenta duas camadas, sendo uma delas hidrofóbica voltada para o interior das células. As membranas das células excitáveis, as células musculares e nervosas, têm a capacidade de transmitir um sinal elétrico. Essa propriedade faz com que os sinais biológicos possam percorrer grandes distâncias em um curto espaço de tempo.

A membrana celular funciona como um material eletricamente isolante. Isto significa que em condições de repouso não há fluxo de íons. No entanto, alguns mecanismos, como a ligação de proteínas à camada lipídica da membrana celular e a abertura de poros, alteram sua permeabilidade, permitindo a passagem de íons. A presença de macroproteínas, cujas cadeias de aminoácidos lipofílicos atravessam as duas camadas da membrana, gera poros que funcionam como um corredor, permitindo a passagem de íons para o interior das células.

Essas estruturas são chamadas canais iônicos e caracterizam-se por: a) possuir filtro seletivo que permite ao canal discriminar os íons; b) apresentar pelo menos um portão que determina o estado do canal, se aberto ou fechado; c) conter um sensor que leva o canal a responder às variações do potencial de membrana ou às substâncias quimiotransmissoras ou a estímulos mecânicos.

Nas células excitáveis, o número de canais iônicos é o fator determinante da maior ou menor condutância da membrana. Esse tipo de condutância é voltagem dependente e está relacionado com a diferença de potencial entre o meio interno e o exterior da célula. A diferença de potencial se estabelece em virtude da seletividade dos canais iônicos aos diferentes íons, especialmente ao Na^+ e ao K^+. Outro tipo de condutância está relacionado com o tempo de abertura e de fechamento dos canais iônicos. O tempo de latência desses canais determina o tempo necessário para que a condutância da membrana varie de um nível para outro após uma alteração de potencial. Os canais de sódio e de potássio têm as duas propriedades, são voltagem-dependentes e apresentam condutância variável com o tempo. No entanto, os canais de sódio são ativados mais rapidamente do que os canais de potássio.[8]

Os canais de sódio apresentam dois portões, um superior, que é voltagem-dependente e permanece fechado em condições de repouso, e um inferior, que é tempo-dependente e permanece aberto no estado de repouso. Quando a diferença de potencial aumenta, ocorrem alterações de conformação da proteína que forma o canal iônico, abrindo os poros por onde passam os íons. Em consequência, facilita o fluxo de íons através da membrana e propicia a propagação da despolarização da membrana.

SINAIS BIOELÉTRICOS

Potencial de Membrana

Em virtude da diferença de condutância ao sódio e ao potássio, existe diferença de concentração iônica entre os dois lados da membrana celular. O meio no interior das células é rico em K^+ e pobre em Na^+, ao contrário do que ocorre no exterior, que é pobre em K^+ e rico em Na^+. Essa diferença iônica depende da permeabilidade celular ao K^+ e da integridade do funcionamento da bomba sódio/potássio, basicamente.

Uma pequena quantidade de íons K^+ atravessa a membrana celular por canais específicos, voltagem-dependentes, que são muito numerosos e permanecem abertos em condições de repouso (canais de potássio). Além disso, sob a ação da enzima sódio/potássio ATPase, uma proteína ligada à membrana celular, para cada 3 íons sódio transportados para o exterior das células, apenas 2 íons potássio são levados para o interior. Essa proporção de 3:2 gera um excesso de cargas positivas do lado externo das células, tornando o citoplasma eletricamente negativo, variando entre –70 e –90 mV.[11-12]

A diferença elétrica denomina-se potencial de membrana. É o potencial elétrico que é capaz de bloquear o efluxo de K^+ e que estabelece o equilíbrio entre as condutâncias aos diferentes íons e seus gradientes de concentração.[11-12]

Potencial de Ação

Quando o potencial de membrana se altera, como ocorre pela passagem do estímulo nervoso, tornando-se menos negativo (uma variação de pelo menos 20 mV), abrem-se os canais de Na⁺, voltagem-dependentes, existentes na membrana celular, aumentando a permeabilidade da membrana aos íons Na⁺. A abertura dos canais de sódio permite que o sódio migre para o interior da célula. A diferença de potencial entre os dois lados da membrana celular, temporariamente, deixa de ser dependente dos íons potássio, passa a ser dependente do sódio e torna-se positiva no interior da célula (+50 mV). A membrana torna-se despolarizada. Para tentar restaurar o potencial de membrana aos níveis característicos do estado de repouso, abrem-se os canais de potássio, o que permite a passagem desses íons para fora da célula.

Após curto intervalo de tempo, os canais de sódio fecham-se, por um processo voltagem-dependente chamado inativação. As condutâncias ao sódio e ao potássio voltam a cair. Esses dois mecanismos contribuem para a rápida repolarização da membrana, e o potencial de membrana volta aos níveis do equilíbrio iônico do K⁺ (níveis de repouso). A variação do potencial de membrana denomina-se potencial de ação, que é o sinal bioelétrico transmissível pelas membranas das células excitáveis. É uma alteração transitória, sendo mais fugaz nos nervos (1 ms) do que nos músculos (5 ms) ou no músculo cardíaco (200 a 300 ms).[1, 13]

Quando os canais de sódio estão inativos pela despolarização, tornam-se refratários e não respondem a novo estímulo até que a membrana esteja repolarizada. Esse período refratário faz com que o potencial de ação caminhe sempre num único sentido a partir da região da membrana onde teve início a alteração do potencial (despolarização). Como o meio iônico presente no interior das células é um bom condutor elétrico, o potencial de ação é propagável, isto é, quando gerado numa região da membrana, transmite-se às áreas vizinhas por toda a superfície da célula.

A velocidade de transmissão do potencial de ação depende do maior ou menor isolamento da membrana celular. Nas fibras recobertas por mielina, considerado um bom isolante, a velocidade de propagação é alta, 50 a 100 ms⁻¹. Nos músculos, a velocidade de propagação é de apenas 1 a 5 ms⁻¹ (Figura 22.3).

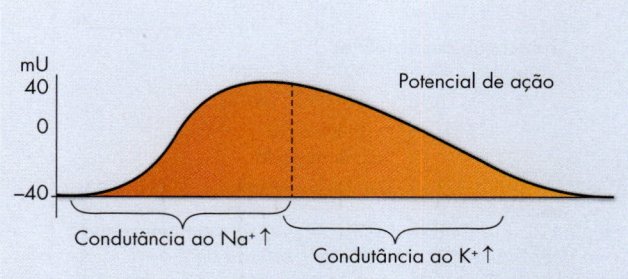

Figura 22.3 — Potencial de ação – a fase ascendente corresponde à abertura de canais de sódio e ao aumento da condutância ao sódio. A fase descendente corresponde à abertura de canais de potássio e à maior condutância ao potássio.

PROCESSO DE TRANSMISSÃO NEUROMUSCULAR

Eventos Pré-sinápticos

Na região pré-sináptica, a chegada do potencial de ação provoca a abertura de canais de cálcio e promove o influxo do cálcio para o axoplasma, a favor do gradiente eletroquímico preexistente. Esses canais, que são voltagem-dependentes, localizam-se nas proximidades das zonas ativas, a cerca de 60 nm, dispostos em fileiras paralelas. O aumento da concentração de cálcio no axoplasma facilita a fusão das vesículas que armazenam a acetilcolina com a membrana da fibra nervosa, e em consequência o extravasamento de seus conteúdos para a fenda sináptica.[10,12]

O potencial de ação do nervo é o fator desencadeante da liberação de acetilcolina, mas o fator decisivo na quantidade de acetilcolina liberada é a concentração citoplasmática de cálcio. A quantidade de cálcio que penetra na terminação nervosa é determinada pela duração da despolarização, ou seja, pela duração do potencial de ação do nervo. Níveis de cálcio no sarcoplasma equivalentes a duas vezes a concentração normal elevam em cerca de quatro vezes a liberação de acetilcolina por impulso. Como o afluxo de cálcio persiste até que o potencial de membrana volte à condição de repouso, fármacos que prolongam a duração do potencial de ação provocam aumento sensível da liberação de acetilcolina. Um exemplo é a 4-aminopiridina, que age bloqueando os canais de potássio.[10,14]

Um dos efeitos do aumento da concentração de cálcio no citoplasma é a facilitação pós-tetânica que ocorre durante a monitorização com estimulação de alta frequência, em pacientes curarizados. Durante a estimulação, a concentração plasmática de cálcio aumenta progressivamente. A eliminação do cálcio não se faz na mesma velocidade do afluxo. Dessa forma, o cálcio intracelular se mantém alto e a quantidade de acetilcolina liberada torna-se suficiente para antagonizar o bloqueio. Esse antagonismo é fugaz e exterioriza-se pelo aumento da amplitude das respostas musculares à estimulação, característica da potenciação pós-tetânica.[9]

Eventos Pós-sinápticos

Os dois principais eventos pós-sinápticos são a geração do potencial de placa terminal e do potencial de ação do músculo. O primeiro resulta da ativação dos receptores colinérgicos situados nas cristas das fendas sinápticas. Essa fase do processo de transmissão neuromuscular difere das demais porque é desencadeada por um estímulo químico que ativa receptores não específicos. O segundo resulta da ativação de canais de sódio localizados ao redor da placa motora, em profusão. Nessa fase, como ocorre nos demais eventos, o estímulo é elétrico e os receptores ativados são específicos para determinado íon.

A ativação dos receptores colinérgicos da fenda sináptica ocorre após pequeno período de latência, de cerca de alguns milissegundos, a partir da liberação de acetilcolina. A ligação do mediador com os sítios de ação dos receptores promove a abertura de canais não específicos, acetilcolina-dependentes, localizados na região central dos receptores. Pelo poro que se forma com a abertura do canal central, ocorre a entrada de cátions. O cálcio e o sódio em maior quantidade migram para o interior da célula muscular, enquanto o potássio percorre o caminho inverso.

Essa troca iônica provoca a despolarização focal da placa terminal que gera o potencial de placa terminal (PPT). A magnitude desse potencial depende da quantidade de acetilcolina liberada, ou seja, do número de receptores ativados. Alguns PPT somam-se, e, quando o potencial gerado atinge um limiar suficiente para despolarizar a membrana do músculo, dá origem ao potencial de ação do músculo. Isso ocorre quando 5% a 20% dos receptores estão com o canal aberto. Quando o PPT alcança sua maior amplitude, cerca de 340.000 canais estão abertos.[15-16]

FORMAÇÃO DA JUNÇÃO NEUROMUSCULAR

Na formação dessa estrutura, cujo processo inclui a participação de várias proteínas, atuam de forma cooperativa células musculares, nervosas e secundariamente células de Schwann. A evolução temporal e a localização da diferenciação sináptica são controladas pela comunicação entre o neurônio motor e as células musculares via interação entre fatores secretados e suas interações com receptores de superfície.[17-18]

Na fase embrionária as fibras são multinervadas, mas, no período pós-natal, elas passam a ser monoinervadas. Em cada fibra muscular apenas amadurece e se estabiliza uma única região de contato da terminação do nervo motor. Na primeira etapa do processo de amadurecimento, os receptores de acetilcolina, que durante a vida fetal são do tipo imaturo e estão distribuídos ao longo de toda a membrana da fibra muscular, passam a agrupar-se na região de contato com a terminação nervosa para formar o contato sináptico. Na sequência ocorrem modificações, inclusive com mobilização de elementos do citoesqueleto, que levam ao refinamento da diferenciação.

A agrina, uma proteína cuja denominação origina-se da palavra grega *agrein*, que significa ajuntar, montar, construir, é produzida no nervo, liberada pelo axônio e participa de quase todas essas etapas.[18-19] De acordo com Witzemann,[18] o papel fisiológico da agrina é estabelecer o contato sináptico para prevenir a dispersão da incrustação de receptores colinérgicos e controlar o crescimento do axônio. Acredita-se que o complexo agrina-MuSK (MuSK – *Muscle Specific Kinase*) faça parte de um sinal que interrompe o crescimento do neurônio motor e atua como um regulador para a ramificação axonal.[18]

A agrina induz a fosforilação dos receptores de acetilcolina, sua ordenação e implantação nas cristas das pregas sinápticas, num processo mediado pela rapsina (*receptor associated protein of the synapse*). A fosforilação da tirosina na subunidade beta do receptor é mediada por uma associação a receptores de superfície, tirosina cinase-específicos (MuSK) e pela rapsina. A ação da rapsina está ligada à organização e à orientação de receptores colinérgicos e de outras proteínas, facilitando sua fosforilação pela tirosina cinase. Provavelmente envolve a participação de um segundo elemento, denominado MASC – *Myotube Associated Specificity Component*.

O significado dessa fosforilação ainda não está esclarecido. Uma hipótese é que a fosforilação seria indispensável ao processo de incrustração dos receptores na membrana, mas estudos experimentais mostraram que tanto os receptores fosforilados como os não fosforilados podem ser incrustados na membrana da placa motora.[3,19-23]

Os receptores estão intimamente conectados ao sarcolema por alfa e beta-distroglicans, dois membros de um complexo distrofinas-proteínas presentes na JNM.[7] A ativação desse complexo sistema leva à diferenciação da JNM por três vias distintas. Além do agrupamento e implantação dos receptores de acetilcolina, somam-se a transcrição de receptores de acetilcolina sinápticos, também denominados maduros, pelo núcleo da célula muscular, e a expressão retrógrada de sinais que levam o axônio a parar seu crescimento e a diferenciar-se, originando a região pré-sináptica (Figura 22.4).[2,3,22]

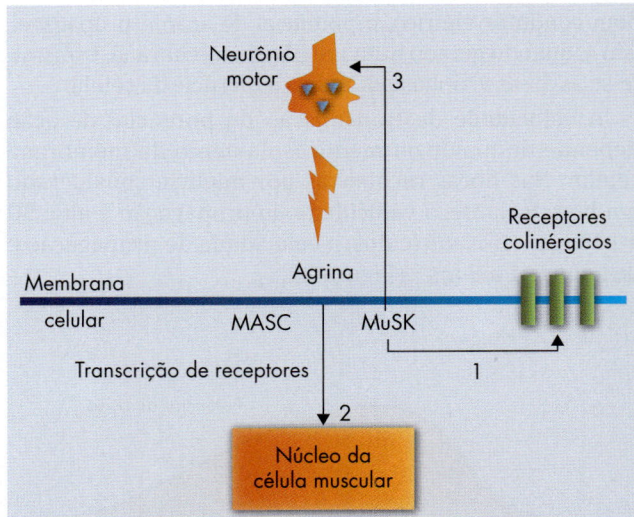

Figura 22.4 — *Diferenciação da Junção Neuromuscular – o neurônio motor em atividade sinaliza para o início da diferenciação (agrina), que se processa por 3 mecanismos: 1) agrupamento de receptores abaixo da membrana muscular, em diferenciação; 2) transcrição de receptores juncionais, maduros pela célula muscular; 3) emissão de sinal que leva à diferenciação do axônio.*

O segundo mecanismo é ativado por neurorregulinas originárias do nervo motor. A interação dessas substâncias com as moléculas presentes na região pós-sináptica, incluindo "ErbB-cinases", faz com que os núcleos das células musculares passem a transcrever receptores colinérgicos numa frequência muito mais alta do que as células remanescentes da membrana muscular. Dentre as neurorregulinas, uma proteína, a ARIA (*Acetylcholine Receptors Inducing Activity*), estimula o acúmulo de receptores colinérgicos, mas não tem aparentemente nenhum efeito sobre a implantação desses receptores na placa terminal, o que reforça a ideia de uma atividade de transcrição.

Além desses mecanismos, há um terceiro relacionado com a ativação dos receptores colinérgicos pela acetilcolina. Essa ação leva ao aparecimento de correntes que reprimem a expressão genética de receptores colinérgicos pelos núcleos das células musculares, subsinápticas. A expressão dessa ação é representada pela diminuição progressiva da densidade de receptores extrajuncionais a partir da atividade da sinapse nervo/músculo. Nas condições patológicas que determinam ausência de sinal neuronal, a hipótese de desenvolvimento da junção neuromuscular centrada na sinalização originada no nervo via agrina deve ser acrescida da participação muscular.[3,7,17-18,22]

Maturação da Junção Neuromuscular

Após o nascimento, na maioria dos músculos de humanos a região da placa motora ainda não se diferenciou totalmente. O número de receptores maduros é menor, os canais iônicos não se diferenciaram e a liberação de acetilcolina é menor, levando à diminuição da margem de segurança da junção neuromuscular nos dois primeiros meses de vida.[23-27]

No período entre o nascimento até os dois anos de vida, sob a ação trófica da atividade muscular, a síntese de receptores imaturos é inibida. Ao mesmo tempo, intensifica-se a síntese dos receptores maduros, cuja localização é juncional. Dessa forma, os lactentes e as crianças de menor idade têm os dois tipos de receptores, distribuídos na placa motora numa proporção que varia de músculo para músculo, numa velocidade que depende do grau de atividade muscular da criança.[25]

A imaturidade da placa motora associada a fatores sistêmicos faz com que os neonatos, lactentes e crianças apresentem respostas anômalas aos BNM. As crianças entre 1 mês e os 2 anos de vida têm uma relação massa muscular/tecido adiposo maior do que lactentes e adultos. Portanto, nessa faixa etária as crianças apresentam um número relativamente maior de receptores.

O processo de maturação muscular caminha paralelamente. Os músculos dos neonatos apresentam diferenças anatômicas e fisiológicas dos músculos adultos que também interferem nos efeitos dos BNM. Um exemplo é a modificação progressiva da composição de músculos envolvidos na respiração, com o aumento de fibras do tipo I a partir do nascimento (Tabela 22.1). Como as fibras do tipo I são mais sensíveis aos BNM do que as do tipo II, a implicação clínica é que o diafragma de neonatos é mais dificilmente bloqueado do que nas crianças maiores e nos adultos.[24-26]

TABELA 22.1
EVOLUÇÃO MUSCULAR DE ACORDO COM O PERCENTUAL DAS FIBRAS DO TIPO I, A PARTIR DO NASCIMENTO.

	Diafragma (%)	Intercostais (%)
Prematuro	14	19
Neonato	26	46
> 8 meses	55	65
Adulto	55	

Dentre os fatores sistêmicos, são citados: 1) a maior proporção de água corporal dos lactentes, resultando no maior volume de distribuição dos BNM. Clinicamente, resulta na necessidade de maiores doses para a obtenção de bloqueio neuromuscular do que nos demais grupos etários; 2) imaturidade hepática e renal, fatores que podem alterar a duração do efeito dos BNM.

Em resumo, em função do número elevado de receptores imaturos presentes na fibra muscular, os neonatos podem comportar-se como resistentes aos BNM não despolarizantes. No entanto, a baixa reserva muscular faz com que boa parte desses pacientes se comporte como sensíveis aos BNM não despolarizantes. Os lactentes (1 mês a 1 ano de vida) comportam-se como os adultos, e as crianças acima de 2 anos tornam-se resistentes novamente. As crianças entre 1 mês e 2 anos são mais resistentes aos BNM despolarizantes do que os adultos e as crianças maiores.[24]

Nas crianças de maior idade e nos adultos, embora os núcleos das células musculares guardem a capacidade de formar receptores extrajuncionais, em condições normais somente sintetizam os receptores juncionais.

Nos adultos, a junção neuromuscular apresenta-se num estado de equilíbrio dinâmico, no qual se alternam períodos de crescimento e de retração. Com a idade, há diminuição dos níveis de fatores que regulam a manutenção desse equilíbrio. A placa motora sofre transformação progressiva, passando a apresentar uma aparência varicosa. Nos idosos, o número de receptores juncionais diminui enquanto há formação progressiva de receptores extrajuncionais.[28]

A inatividade favorece e o exercício pode retardar o aparecimento dessas alterações. Elas diferem do processo que ocorre após a desnervação e correspondem ao quadro conhecido como eliminação sináptica.[21]

ACETILCOLINA

Síntese

A acetilcolina é sintetizada no axoplasma da terminação nervosa. É formada pela acetilação da colina sob a ação da colina-O-acetiltransferase e da acetilcoenzima-A. A colina advém, na sua maior parte, da degradação da acetilcolina na fenda sináptica. Outra parte é originária da síntese da colina no fígado, e uma pequena parte é representada pela colina presente na dieta. Independentemente da origem, a colina é transportada para o interior do axoplasma por um sistema de alta afinidade, íon sódio-dependente, presente nas membranas das terminações nervosas colinérgicas.[16]

O transporte de colina está aumentado por um curto período que se segue à passagem do impulso nervoso, indicando a existência de um mecanismo que correlaciona a síntese com a demanda de acetilcolina. Esse é um mecanismo de proteção da junção neuromuscular capaz de impedir o esgotamento dos depósitos axoplasmáticos do neurotransmissor, disponíveis para a liberação, quando o nervo é estimulado, repetidamente, com altas frequências. Entre os fatores que explicam a conexão síntese-demanda de acetilcolina, encontra-se o aumento do íon sódio decorrente do aumento da frequência de impulsos nervosos.[16]

Quando o transporte da colina para o interior do axoplasma e/ou a síntese de acetilcolina estão diminuídos, ocorre a falência da transmissão neuromuscular. O comprometimento do sistema transportador pode ser ocasionado por substâncias, como o hemicolínio 3, que interferem com o sistema carreador. Essas substâncias promovem a diminuição da síntese e, como consequêcia, a diminuição da liberação de acetilcolina.

Outras substâncias combinam-se com o sistema transportador da colina e dessa forma são transportadas para o axoplasma em lugar da colina. Após sofrerem acetilação pela colina-O-acetiltransferase, originam falsos transmissores que, quando liberados para a fenda sináptica, não são capazes de despolarizar a placa motora. Por último, cita-se o uso prolongado de anticolinesterásicos, que leva à diminuição da concentração de acetilcolina na fenda sináptica com consequente diminuição da recaptação de colina para o axoplasma.

Parte do acetato que também é necessário para a formação da molécula de acetilcolina é produzida pelas mitocôndrias, no axoplasma, sob a ação da acetilcoenzima A. A outra parte resulta de degradação da acetilcolina na fenda sináptica, sendo transportada para o axoplasma por processo específico.

A acetilcolina sintetizada é transportada ativamente do axoplasma para o interior das vesículas, através da cápsula, contra um gradiente de concentração, num processo dependente de uma bomba de prótons (Mg^{++} dependente – tipo ATPase), que demanda energia. A acetilcolina presente no axoplasma liga-se a uma proteína transportadora e dessa forma atravessa a membrana da vesícula. No interior da vesícula a proteína troca cada molécula de acetilcolina por um íon hidrogênio.[36] Cada vesícula contém cerca de 8.000 a 12.000 unidades de acetilcolina (0,4 M).[6,16]

Armazenameto de Acetilcolina

A terminação nervosa contém cerca de 70% da acetilcolina presente na junção neuromuscular. O restante está distribuído na fibra muscular, cerca de 20% a 25%, e nas células de Schwann da terminação nervosa. A acetilcolina presente na porção extraneuronal da junção é formada a partir da colina sob a ação da enzima carnitina acetiltransferase, uma vez que a fibra muscular não tem a enzima colina-acetiltransferase. A função dessa porção de acetilcolina é desconhecida.

Na terminação nervosa, a acetilcolina é armazenada, preferencialmente, no interior de vesículas que são repetidamente recicladas. A fração restante, 20% a 30%, permanece em solução no axoplasma.

As vesículas (aproximadamente 60 mm de diâmetro) são sintetizadas no aparelho de Golgi, no corpo celular, e são transportadas para a terminação nervosa, através do axônio. Também podem ser produzidas na terminação nervosa por um processo de reciclagem. A cápsula das vesículas é de natureza proteica. Dentre elas, quatro estão correlacionadas com o processo de liberação de acetilcolina (sinapsina-I, sinaptotagmina, sinaptobrevina e sinaptofisina), embora seu papel ainda não esteja inteiramente esclarecido.

No axoplasma, as vesículas de acetilcolina estão ancoradas a vários componentes do esqueleto celular, formando depósitos em dois níveis distintos. Uma pequena porção de vesículas (1%) encontra-se aglomerada nas zonas ativas da membrana pré-sináptica e constitui os chamados estoques imediatamente disponíveis (300 - 1.000 quanta). As vesículas desse depósito são discretamente menores, contêm a acetilcolina mais recentemente sintetizada e são as principais responsáveis pela manutenção da liberação do transmissor quando a atividade do nervo é relativamente baixa (Figura 22.5).[9,16]

A eletromiografia de alta resolução mostrou que entremeando as vesículas presentes nas zonas ativas há pequenas partículas proteicas, provavelmente canais de cálcio voltagem-dependentes. A abertura desses canais permite a entrada de cálcio na terminação nervosa e desencadeia uma série de eventos que levam à liberação dessas vesículas. A rapidez com que se inicia a liberação de acetilcolina (200 ms) indica que esses canais estão muito próximos do sítio de liberação do mediador.[9]

Há indícios de que as zonas ativas mais proximais têm maior probabilidade de secretar acetilcolina do que

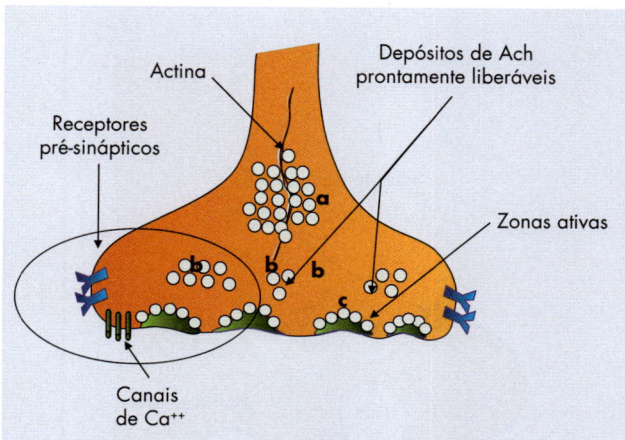

Figura 22.5 — Representação dos níveis de armazenagem de acetilcolina na terminação do neurônio motor: a) depósito de reserva maior; b) depósito de reserva menor; c) depósito de acetilcolina prontamente liberável, ao redor das zonas ativas.

as localizadas mais distalmente. No entanto, há zonas com pequena capacidade de liberação distribuídas em toda a superfície da região pré-sináptica. Essa diferença está relacionada com a densidade de vesículas em cada zona e também com a proximidade dos canais de cálcio.

A maior fração de vesículas concentra-se mais profundamente na terminação nervosa, constituindo os depósitos de reserva de acetilcolina, não prontamente liberáveis. A mobilização das vesículas, desse depósito para as zonas ativas, é um processo dependente de energia que envolve o íon cálcio. Durante a estimulação do nervo com altas frequências de estímulos, por período prolongado, o cálcio pode penetrar mais profundamente no nervo, facilitar a quebra dos pontos de ancoragem e liberar as vesículas de acetilcolina. Uma vez livres no citoplasma, podem mobilizar-se para as proximidades das zonas ativas, o depósito prontamente disponível, garantindo a liberação continuada do neurotransmissor.

Liberação de Acetilcolina

Em condições fisiológicas, a quantidade de acetilcolina liberada pelo estímulo nervoso é proporcionalmente muito maior do que aquela necessária para dar início ao potencial de ação. Isso se reflete na chamada margem de segurança da junção neuromuscular. Além do já citado exuberante número de receptores colinérgicos incrustados nas cristas juncionais (mecanismo pós-sináptico), soma-se o fator representado pelo excesso de acetilcolina, agora um fator pré-sináptico.[16]

A liberação de acetilcolina para a fenda sináptica também ocorre espontaneamente. As vesículas contendo acetilcolina fundem-se com a membrana celular na região das zonas ativas e na sequência rompem-se, liberando todo o seu conteúdo de uma única vez na fenda sináptica. A cápsula das vesículas é de natureza proteica, e quatro diferentes proteínas (sinapsina-I, sinaptotagmina, sinaptobrevina e sinaptofisina) estão correlacionadas com o processo de liberação de acetilcolina, embora seu papel ainda não esteja inteiramente esclarecido. Posteriormente, as cápsulas são extraídas da membrana celular e reutilizadas para formar novas vesículas.[5,6]

Essa forma de liberação, a forma espontânea "quantal", não depende do influxo de íons cálcio, pois a concentração de cálcio no axoplasma é suficiente para garanti-la. O conteúdo de uma vesícula (2.000 a 10.000 unidades de acetilcolina) corresponde ao que se denomina um *quantum* de acetilcolina. A liberação de um *quantum* provoca uma pequena despolarização da placa motora (0,5 – 1,0 mV), que não se propaga, é efêmera e denomina-se potencial de placa terminal em miniatura (PPTM).

Os PPTMs ocorrem numa frequência de 2 PPTM/segundo, e sua amplitude corresponde à centésima parte da amplitude do PPT. Exceto pela amplitude, o PPTM é semelhante ao potencial de placa terminal na duração e na maneira pela qual pode ser afetado pelos fármacos. Sua função não é conhecida, mas, provavelmente, tem um efeito trófico sobre a fibra muscular.[29-30]

A liberação quantal de acetilcolina é aumentada pela despolarização da membrana pré-juncional causada pelo impulso nervoso. Cerca de 400 a 500 *quanta* (*quanta* = plural de *quantum*) são liberados, sincronicamente, por impulso nervoso. Na forma quantal induzida pelo estímulo nervoso, a acetilcolina contida nas vesículas dos estoques imediatamente disponíveis é liberada em quantidades suficientes para despolarizar a membrana pós-juncional.[16]

Na presença de um estímulo nervoso, a acetilcolina dissolvida no axoplasma é liberada em grande quantidade e mais precocemente do que a acetilcolina contida nas vesículas. Esse processo também é dependente do íon cálcio e do AMP cíclico. O cálcio interage com algumas proteínas da membrana do axônio, provocando alterações conformacionais que facilitam o extravasamento de acetilcolina para a fenda sináptica, através de poros que se abrem na membrana.[6,29]

A acetilcolina dissolvida no citoplasma também é secretada espontaneamente. Essa forma de liberação, denominada liberação molecular, ocorre através da membrana da terminação nervosa, é contínua e não depende da ação do cálcio extracelular. É a forma pela qual a acetilcolina dissolvida no plasma é liberada em quantidade suficiente para promover a despolarização da placa motora de pequena intensidade, porém sustentada.[31-33]

O Processo de Mobilização de Acetilcolina

O mecanismo que permite o reabastecimento dos depósitos prontamente disponíveis, para garantir a liberação continuada de acetilcolina durante estimulação de alta frequência, é conhecido como processo de mobilização. Esse processo envolve as etapas já descritas, de síntese e formação das vesículas, e também o mecanismo pelo qual o cálcio, atuando como mediador, facilita a ruptura da ancoragem das vesículas ao citoesqueleto e a aproximação ao local de fusão na membrana, proximamente às zonas ativas.

O cálcio penetra no axoplasma através de canais voltagem-dependentes localizados muito proximamente às margens laterais das zonas ativas. Esses canais são ativados pela despolarização causada pelo estímulo nervoso e atuam como um sensor de cálcio para iniciar a exocitose das vesículas de acetilcolina.[12]

Quando a concentração de cálcio no interior da terminação nervosa está elevada, o cálcio interage com as proteínas da cápsula das vesículas de acetilcolina reduzindo a barreira eletrostática existente entre elas e a membrana celular, uma vez que ambas apresentam cargas negativas. Dessa forma, as vesículas podem aproximar-se e fundir-se com a membrana celular para permitir a liberação da acetilcolina As vesículas do depósito de reserva estão presas a filamentos de actina do citoesqueleto por ligações com a sinapsina 1, uma fosfoproteína que recobre a superfície externa das vesículas. Quando a sinapsina I é fosforilada pelo complexo Ca^{++}-calmodulina-proteína cinase ativada, as vesículas desprendem-se do citoesqueleto. Essa enzima reduz a afinidade da sinapsina-I pela actina e as vesículas ficam livres para migrar para as zonas ativas. Dessa forma, sua principal ação correlaciona-se com a mobilização lenta da acetilcolina dos estoques de reserva para as zonas ativas e, em consequência, com a liberação do mediador durante a estimulação de alta frequência[5-6] (Figura 22.5).

As outras proteínas que integram a membrana vesicular, a sinaptotagmina, a sinaptofisina e a sinaptobrevina têm múltipla função. Participam do processo de ligação das vesículas aos sítios de liberação, da formação do poro que permite o extravasamento de acetilcolina para a fenda sináptica e, provavelmente, da reciclagem das vesículas.

Quando se liga ao cálcio, a sinaptotagmina sofre alteração conformacional e torna-se capaz de fundir-se a uma proteína da zona ativa, a sintaxina. A junção das duas proteínas forma o poro através do qual todo o conteúdo da vesícula de acetilcolina é lançado na fenda sináptica. A sinaptobrevina e a sinaptofisina têm papel igualmente importante nesse processo (Figura 22.6).[3,5,6]

Do ponto de vista estrutural, uma vesícula sináptica, as duas proteínas que fazem a interligação de sua cápsula com a membrana sináptica e o canal de cálcio correspondente constituem a unidade secretora de um *quantum* de acetilcolina que se denomina sinaptos-secretossoma ou simplesmente secretossoma.[3,34]

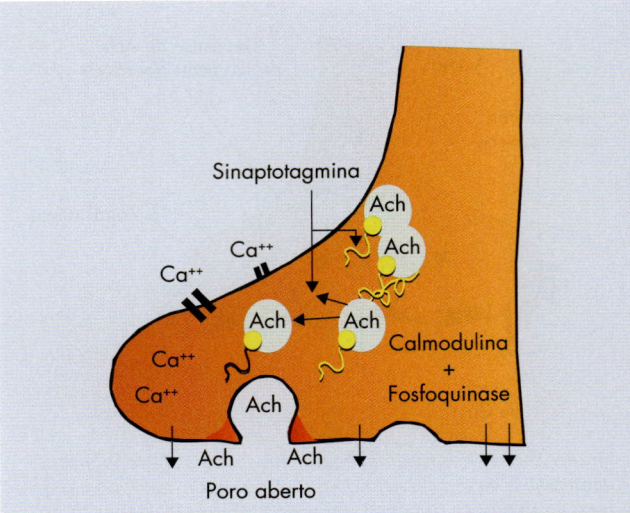

Figura 22.6 — Na terminação nervosa, sob a ação do cálcio ocorrem: 1) deslocamento das vesículas dos pontos de ancoragem, um processo que envolve o complexo calmodulina/fosfoquinase; 2) a sinaptotagmina funde-se com a membrana neural, dando origem a um poro pelo qual a acetilcolina é lançada na fenda sináptica. As setas indicam liberação da acetilcolina livre no citoplasma (liberação não quantal).

RECEPTORES COLINÉRGICOS

Um dos fatores que contribuíram decisivamente para a caracterização das propriedades dos receptores colinérgicos foram as pesquisas com a alfa-bungarotoxina, uma toxina isolada de veneno de cobra que se liga de maneira irreversível aos receptores do músculo esquelético, no mesmo sítio de ligação de agonistas e antagonistas nicotínicos. Com essa ferramenta foi possível demonstrar, por microscopia eletrônica e por outros métodos, como a aplicação iontoforética de agonistas, que os receptores se localizam essencialmente nas cristas das pregas juncionais. No entanto, a descrição estrutural do receptor colinérgico somente tornou-se possível com o avanço da biologia molecular.[35]

Os receptores colinérgicos são glicoproteínas sintetizadas intracelularmente nos ribossomas da célula muscular, temporariamente armazenadas no aparelho de Golgi e nas vesículas pós-Golgi. Posteriormente, são transportados ao longo do citoplasma para a região imediatamente abaixo da membrana, agrupam-se e fixam-se nas cristas das pregas juncionais.

Esses receptores são formados por 5 subunidades proteicas denominadas pelas letras gregas, alfa (α), beta (β), delta (δ), gama (γ) e épsilon (ϵ). Atualmente, já foram clonados em vertebrados 17 tipos dessas subunidades. As combinações entre as diferentes unidades geram a possibilidade de existirem pelo menos 5 e até 16 tipos diferentes de receptores colinérgicos. No entanto, como os receptores são constituídos de cinco unidades, sendo duas delas do tipo alfa, uma do tipo beta, uma do tipo delta e uma do tipo gama ou épsilon, o número de possíveis combinações fica restrito.[36-37]

Nos receptores, as cinco unidades proteicas estão dispostas concentricamente, formando no seu interior um cilindro, o poro central ou canal iônico. As dimensões do diâmetro do canal iônico variam em sua extensão. Na porção extracelular, mede cerca de 5 a 8 nm e afunila-se na porção que se estende através da membrana celular. Assim, algumas moléculas de grande peso molecular que atravessam a porção extracelular podem ficar retidas na porção mais estreita do canal iônico, impedindo o influxo de íons e produzir bloqueio neuromuscular por obstrução dos canais abertos.[38]

Funcionalmente, a ativação do receptor depende da ligação de substâncias agonistas aos sítios de ação localizados na porção extracelular do receptor, sendo um em cada subunidade alfa, provavelmente entre os aminoácidos 172 e 201. Esses sítios são também chamados sítios de reconhecimento e representam o local de ação de agonistas como a acetilcolina, de antagonistas nicotínicos como os bloqueadores neuromusculares competitivos e de antagonistas irreversíveis como a alfa-bungarotoxina.[23]

As duas subunidades alfa têm peso molecular de 40.000 Dalton, são idênticas na sequência de aminoácidos (437 aminoácidos ou resíduos), mas diferem funcionalmente, isto é, seus sítios de ligação apresentam diferentes afinidades pelos agonistas. A explicação para essa diferença está na correlação espacial das duas subunidades alfa com as demais. Nos receptores presentes no músculo, o primeiro sítio de ligação tem grande afinidade pelos agonistas e está localizado entre as subunidades $alfa_1$ e delta, enquanto o segundo tem menor afinidade pelos agonistas e situa-se entre as subunidades $alfa_1$ e gama se o receptor é imaturo ou épsilon se o receptor é do tipo maduro (Figura 22.7).[9,39] Nos receptores neurais são conhecidos 5 sítios de ligação com agonistas, mas o número de agonistas capazes de ativá-los ainda não é conhecido.[40-41]

Tipos de Receptores

Os receptores colinérgicos são classificados como nicotínicos e muscarínicos. De acordo com suas ações farmacológicas e com a localização preferencial, podem ser subdivididos em dois subtipos: 1) N_1 (neurais), encontrados nos gânglios autonômicos e no sistema nervoso, 2) N_2 (musculares), presentes na junção neuromuscular. Foram identificadas nos receptores musculares subunidades alfa (α_1), beta (β_1) e 1 de cada uma das demais subunidades (δ, γ, ε) e nos receptores neurais: $\alpha_2 - \alpha_{10}$, e $\beta_2 - \beta_4$. Os BNM atuam preferencialmente nos receptores N_2, mas alguns deles, como o hexametônio e a δ-tubocurarina, em altas doses, têm ação ganglionar via estimulação de receptores N_1.

Os receptores nicotínicos presentes na placa motora podem ser designados como maduros e imaturos de acordo com a distribuição das glicoproteínas que os compõem. Os denominados maduros têm uma subunidade épsilon (α_1-β_1-δ-ε) em substituição à subunidade gama característica dos imaturos (α_1-β_1-δ-γ).[42-43]

Outra forma de classificação dos receptores colinérgicos baseia-se na sua localização preferencial na junção neuromuscular. De acordo com essa classificação, três tipos de receptores colinérgicos podem ser identificados. Dois deles estão dispostos na superfície da fibra muscular e denominam-se juncionais e extrajuncionais. Os juncionais (ou receptores maduros) são tão numerosos que quase recobrem a placa motora. Os extrajuncionais (receptores imaturos) distribuem-se em toda a superfície da fibra muscular. O terceiro tipo são os chamados receptores pré-sinápticos e localizam-se na terminação nervosa.[40-43] Por uma questão de padronização, desse ponto em diante será adotada a denominação receptores maduros como sinônimo de receptores juncionais e imaturos em relação aos extrajuncionais.

Na JNM têm importância clínica os subtipos: 1) α_1-β_1-δ-ε, receptores denominados maduros, presentes exclusivamente na placa motora, em condições fisiológi-

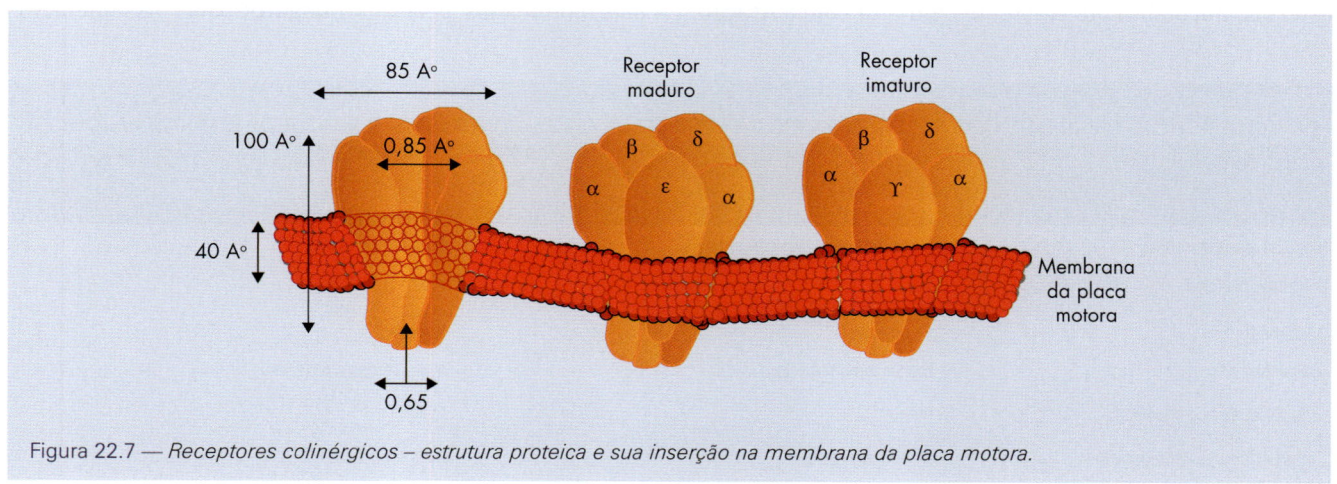

Figura 22.7 — Receptores colinérgicos – estrutura proteica e sua inserção na membrana da placa motora.

cas a partir do nascimento; 2) α_1-β_1-δ-γ, receptores denominados imaturos, presentes ao longo da membrana muscular (inclusive na placa motora) nas condições que levam à diminuição da atividade muscular e na vida fetal; 3) receptores neurais α_3–β_2, encontrados na região pré-sináptica; 4) subtipo α_7 – receptores neurais que proliferam na região pós-sináptica durante o processo de desenvolvimento da junção neuromuscular e após desnervação.[8,9,37]

Os receptores maduros são estáveis e têm meia-vida de duas semanas. Existem numa densidade de 5.000 a 20.000 mm^2, um número 5 vezes maior do que o necessário para desencadear a despolarização da placa terminal e originar a contração muscular. A exuberância de receptores na placa motora justifica, em parte, a grande margem de segurança da transmissão neuromuscular.

Os receptores imaturos são instáveis do ponto de vista metabólico, com meia-vida menor do que 24 horas. A diferença quanto à meia-vida de duração explica o fato de que após o nascimento a porção extrajuncional da fibra muscular torna-se progressivamente livre de receptores, ficando a região quimiossensível restrita somente à placa motora.[41]

A presença da subunidade gama também é responsável pela modificação do tempo de abertura do canal e da maior ou menor sensibilidade dos receptores a substâncias agonistas e antagonistas. Em relação aos receptores maduros, os receptores imaturos apresentam maior tempo médio de abertura do canal central (6 ms) e maior sensibilidade à acetilcolina. Quando presentes na placa motora, os receptores imaturos alteram a resposta aos BNM. Em relação aos fármacos antagonistas, eles são menos sensíveis, contribuindo para explicar a resistência dos neonatos aos BNM não despolarizantes. A diferença de sensibilidade entre receptores imaturos e maduros parece não depender somente da mudança de subunidade gama para épsilon (Tabela 22.2).

Outro fator importante pode ser a presença e a distribuição de lipídios, principalmente colesterol e outros esteróis, normalmente existentes em alta concentração na membrana da fibra muscular, ao redor dos receptores neoformados.

Há indícios da existência de uma segunda população de receptores nicotínicos pós-juncionais que contêm subunidades α_1 e β_2. Esses receptores não estão diretamente envolvidos na transmissão do estímulo. Eles respondem a concentrações elevadas de acetilcolina. Quando os seus canais se abrem, permitem a entrada seletiva de cálcio e a ativação de uma proteína quinase. Sob a ação dessa quinase ocorre a fosforilação das duas unidades α_1 e das demais unidades, modificando-as para a forma dessensibilizada. A dessensibilização representa, portanto, um mecanismo de proteção prevenindo os estados de superexcitabilidade.[44]

Um terceiro tipo de receptor colinérgico pós-juncional foi descrito mais recentemente. Denomina-se receptor neural α_7 e é formado por cinco subunidades α_7, todas com sítios de ligação para a acetilcolina. Tanto os bloqueadores competitivos como a succinilcolina podem interagir com esses sítios. No músculo, a farmacologia clínica dos receptores α_7 ainda não foi bem estudada. Sabe-se que eles proliferam após desnervação, queimaduras, imobilização e outros estados patológicos como sepse. A resistência aos bloqueadores competitivos, característica desses estados patológicos, pode ser explicada em parte pela presença dos receptores tipo neuronal α_7.[8,37,43]

Receptores Pré-sinápticos

A existência de receptores colinérgicos, nicotínicos e muscarínicos, na membrana da terminação nervosa da JNM, pode ser evidenciada por estudos bioquímicos e eletrofisiológicos. Esses receptores, chamados pré-sinápticos, apresentam apenas subunidades proteicas alfa e beta, provavelmente organizadas em grupos de cinco ($\alpha_3\beta_2$). Embora diferentes dos receptores maduros quanto à estrutura, mantém a mesma aparência cilíndrica.[6,36,39,45]

Os receptores pré-sinápticos do tipo nicotínico são bloqueados pelos BNM não despolarizantes, mas não são bloqueados pela alfa-bungarotoxina. Assemelham-

TABELA 22.2
CARACTERÍSTICAS PRINCIPAIS DOS RECEPTORES COLINÉRGICOS MADUROS (JUNCIONAIS) E IMATUROS (EXTRAJUNCIONAIS).

	Tipo de receptores	
	Juncionais	Extrajuncionais
Localização preferencial	Placa motora exclusivamente	Toda a membrana
Estrutura proteica	2 α, 1 β, 1 δ, 1 ε	2 α, 1 β, 1 δ, 1 γ
Vida média	2 semanas	18 horas
Canal iônico	menor tempo aberto	maior tempo aberto
Sensibilidade aos agonistas	menor	maior
Sensibilidade aos antagonistas	menos resistente	mais resistente

-se aos receptores nicotínicos dos gânglios autonômicos quanto às respostas fisiológicas e desempenham o papel de sistema facilitador da liberação de acetilcolina (*feedback* positivo).[39] Quando ativados pela acetilcolina liberada na fenda sináptica pelo impulso nervoso, aumentam a liberação do neurotransmissor, pela maior mobilização da acetilcolina dos depósitos de reserva, para os depósitos prontamente disponíveis (Figura 22.8).

Esse mecanismo é importante na manutenção da liberação de acetilcolina durante estimulação de alta frequência e é coadjuvado pelo aumento do influxo de cálcio que ocorre durante a passagem do impulso nervoso.[9]

O bloqueio desse grupo de receptores ($\alpha_3\beta_2$) pelos BNMND explica a falência da resposta muscular durante a estimulação tetânica ou com a sequência de quatro estímulos (TOF).[37] Durante a estimulação com estímulos de alta frequência, não havendo o deslocamento da acetilcolina dos depósitos de reserva, esgotam-se os depósitos prontamente disponíveis com diminuição da quantidade de mediador liberada (Figura 22.6). Em consequência ocorre a diminuição da amplitude da resposta contrátil (fadiga).

Dessa forma, pode-se deduzir que o efeito bloqueador dos fármacos não despolarizantes resulta de um mecanismo de dupla via, ou seja, da ação em dois tipos distintos de receptores colinérgicos. A inibição dos receptores pré-sinápticos ($\alpha_3\beta_2$) ocasiona a fadiga ao TOF, enquanto a redução da amplitude das respostas musculares aos estímulos de baixa frequência resulta do bloqueio de receptores musculares $\alpha_1\beta_1$ da região da placa motora. Como os BNM despolarizantes têm baixa afinidade pelos receptores $\alpha_3\beta_2$, a monitorização do bloqueio por despolarização demonstra diminuição da amplitude das respostas musculares, mas não detecta fadiga à estimulação de alta frequência ou com TOF (Figura 22.8).[8,16,37]

O papel fisiológico dos receptores do tipo muscarínico e o mecanismo pelo qual são ativados ainda não são bem conhecidos. Admite-se que tenham o papel de sistema inibidor da liberação de acetilcolina (*feedback* negativo),[16] mas a ativação desses receptores tanto pode resultar no aumento como na diminuição da liberação de acetilcolina. Essa duplicidade de efeitos remete à discussão para a existência de dois subtipos de receptores.

AÇÃO DE AGONISTAS E ANTAGONISTAS

Em condições de repouso, as subunidades proteicas dos receptores colinérgicos assumem uma disposição espacial que mantém o poro iônico fechado. A ativação do receptor por um agonista requer que os sítios de reconhecimento, localizados um em cada subunidade alfa, estejam ocupados. Esses dois sítios apresentam uma cooperação positiva, isto é, a ligação de uma molécula agonista a um dos sítios facilita a ligação da segunda molécula ao outro.

A ocupação das subunidades por um agonista induz a alteração conformacional da proteína de cada subunidade, resultando na abertura do poro iônico. O tempo médio de abertura desse canal depende do potencial de membrana; fecha-se mais rapidamente quando a membrana está despolarizada e vice-versa. A despolarização desencadeada pelo potencial de ação acelera o fechamento do poro e a remoção da acetilcolina ligada

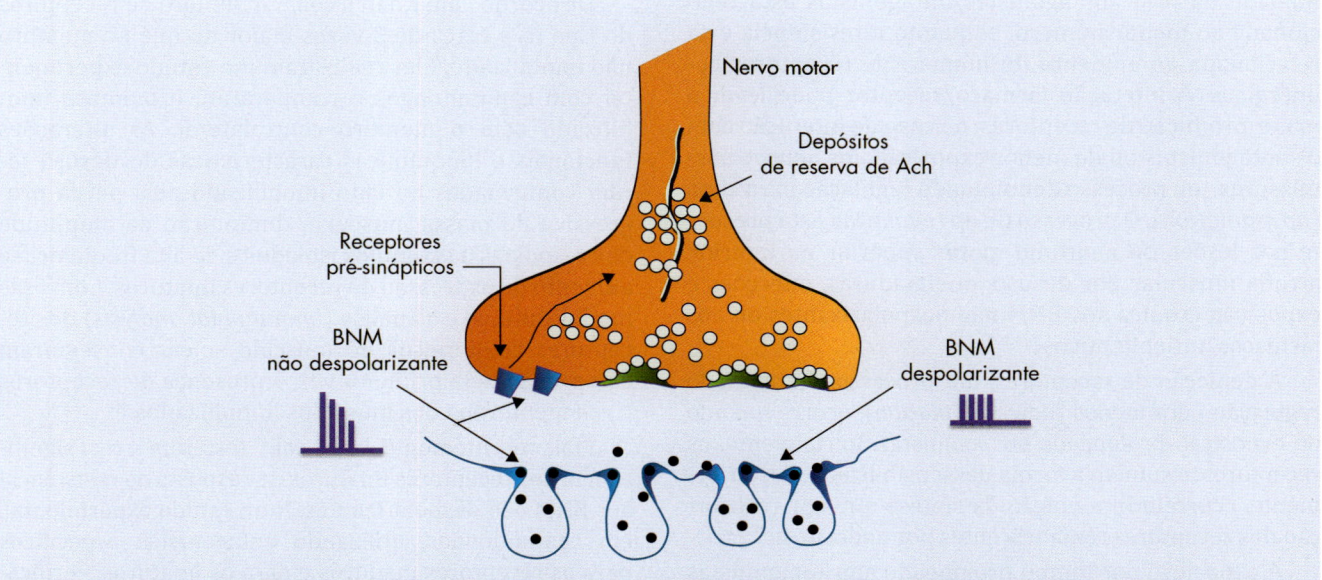

Figura 22.8 — *Ação dos BNM não despolarizantes nos receptores colinérgicos da junção neuromuscular. 1) O bloqueio de receptores pré-sinápticos ($\alpha_3\beta_2$) impede a mobilização de acetilcolina dos depósitos de reserva, diminui a liberação do mediador e justifica a fadiga após estimulação de alta frequência; 2) O bloqueio de receptores pós-sinápticos $\alpha_1\beta_1\epsilon\delta$ produz diminuição da amplitude das respostas musculares.*

ao receptor, tornando-a suscetível a hidrólise pela acetilcolinesterase.[6,10-11]

Ao contrário do que ocorre com os bloqueadores despolarizantes que mimetizam a ação de agonistas, os bloqueadores neuromusculares competitivos não induzem alterações conformacionais nos receptores. Eles atuam bloqueando o acesso da acetilcolina ao receptor, bastando a ocupação de um único sítio de ligação do receptor para impedir a abertura do poro iônico pela acetilcolina.

AÇÃO DE FÁRMACOS NÃO BLOQUEADORES NEUROMUSCULARES

Alguns fármacos como, por exemplo, procaína, cetamina e anestésicos inalatórios alteram a transmissão neuromuscular via receptores colinérgicos, agindo de forma direta ou interferindo na camada lipídica ao redor do receptor. A ação dessas substâncias, em sítios diferentes dos sítios de ligação para a acetilcolina, promove modificações na dinâmica do receptor. O canal central torna-se lento, diferentemente do que ocorre com os BNM que impedem a abertura do poro central e, consequentemente, a passagem de íons entre os dois lados da membrana muscular. A procaína, a quetamina e alguns anestésicos inalatórios são exemplos de fármacos que se dissolvem na camada lipídica ao redor do receptor e podem promover tanto a dessensibilização do receptor como alterar a abertura do canal central.[43]

REGULAÇÃO DOS RECEPTORES

Como a transmissão neuromuscular é um sistema que, tipicamente, envolve receptores, a maior sensibilidade da JNM aos agonistas/antagonistas está relacionada ao menor número, enquanto a resistência está relacionada ao aumento do número de receptores colinérgicos. A interação fármaco/receptor pode levar à maior produção de receptores, no caso de interação com os antagonistas ou de menor exposição aos neurotransmissores, um processo denominado regulação para cima (*up regulation*). O processo de *up regulation* está presente nas lesões de neurônio motor superior ou inferior, atrofia muscular por desuso, queimaduras, infecções e exposição crônica aos BNM não despolarizantes ou aos fármacos antiepilépticos.[5,21,41]

A depleção de receptores, um processo denominado regulação para menos (*down regulation*), ocorre quando da exposição prolongada aos agonistas. Inicialmente, os receptores assumem a forma dessensibilizada. Posteriormente, ocorrem diminuição da síntese e maior reabsorção dos receptores remanescentes por endocitose.[5,21,41]

A exposição por tempo prolongado aos antagonistas (*up regulation*) provoca o aumento da síntese de receptores do tipo imaturo e sua inserção ao longo da membrana muscular, uma resposta também encontrada nos casos de desnervação.[9] As características funcionais e farmacológicas dos receptores imaturos localizados na placa motora são diferentes daquelas dos receptores maduros e interferem na resposta muscular aos BNM não despolarizantes. Os receptores imaturos são menos sensíveis aos BNM não despolarizantes e, portanto, simulam resistência em resposta ao uso desses fármacos.[41]

Algumas hipóteses foram aventadas para explicar o aparecimento de respostas anômalas aos fármacos BNM, nas condições de *up regulation*. Fisiologicamente, participam da transmissão neuromuscular os receptores localizados na placa terminal. Provavelmente os receptores alocados na porção extrajuncional da membrana muscular funcionam como um depósito, que retém grande número de moléculas do BNM utilizado. Como parte da dose do BNM administrada se liga a esses receptores, são necessárias maiores doses para a ocupação de pelo menos 75% dos receptores presentes na placa motora e o aparecimento de sinais de bloqueio neuromuscular.[41]

O processo de neoformação de receptores inicia-se dentro de algumas horas de inatividade, a partir dos núcleos localizados mais proximamente da placa motora e a seguir pelos demais núcleos. A distribuição dos receptores neoformados ao longo de toda a membrana muscular, inclusive na placa motora, dura alguns dias até que se estenda por toda a fibra.[9] Nas condições que levam à inatividade muscular, o nervo motor está íntegro e a placa motora mantém a aparência morfológica, mas, à semelhança do que ocorre após a desnervação, os núcleos das fibras musculares voltam a sintetizar receptores imaturos, extrajuncionais, inclusive do tipo neural α_7. A presença desse receptor na placa motora contribui para a resistência aos BNM não despolarizantes.[46-47]

De acordo com Khan e col.,[46] o número de receptores do tipo α_7 é cerca de 3 vezes maior do que no membro não imobilizado. Eles realizaram um estudo experimental com camundongos e compararam o membro imobilizado com o membro contralateral. As alterações funcionais e bioquímicas características do desuso foram confirmadas no lado imobilizado pela perda progressiva de massa muscular, diminuição da amplitude das respostas a estímulos isolados e de alta frequência e aumento da expressão de receptores imaturos. Com esse modelo animal e a análise (*immunoblot analysis*) dos receptores colinérgicos do músculo solear conseguiram comprovar, pela primeira vez, a presença de receptores α_7 na membrana dos músculos imobilizados.[46]

Mais recentemente, Lee e col.[47] testaram a real significância dos receptores imaturos na resposta de resistência aos BNM não despolarizantes. Num estudo experimental, em camundongos, utilizando antagonistas específicos para os receptores maduros e para os imaturos, verificaram que após o bloqueio desses receptores a amplitude das respostas musculares ainda permanecia com cerca de 20% da amplitude inicial. Esse achado demonstrou a participação de um terceiro grupo de receptores na manutenção da resposta neuromuscular. A inibição dos 20% remanescentes de resposta muscular pela alfa-bungarotoxina e por um antagonista específico de receptores α_7 demonstrou que esses receptores têm participação significativa na transmissão neuromuscular nos casos de *up regulation*. Como a redução inicial de cerca de 80% na amplitude da contração ocorreu quase totalmente após o uso específico do antagonista de receptores maduros, eles concluíram que a participação dos receptores imaturos era mínima na manutenção da contração muscular. Dessa forma, sugeriram que a resposta de resistência aos BNM não despolarizantes provocada pela imobilização é explicada, de forma mais expressiva, pela presença de número significativo de receptores α_7 na placa motora e não pela participação do pequeno número de receptores imaturos. O significado clínico e terapêutico desses achados ainda não foi elucidado, mas se sabe que a estimulação dos receptores α_7 atenua a liberação de citocina e o processo inflamatório.[47]

Outra condição que leva a *up regulation* de receptores colinérgicos resulta da inibição da liberação de acetilcolina pela toxina botulínica. A utilização da toxina botulínica na prática clínica cresceu nos últimos anos. Está sendo utilizada no tratamento de disfunções musculares como: torcicolo, paralisia cerebral, estrabismo, disfunção do esfíncter anorretal, além do uso em medicina cosmética para a redução de rugas de expressão ou no tratamento da desidrose. A toxina botulínica tem ação pré-sináptica, inibindo a exocitose das vesículas de acetilcolina e a liberação do mediador com consequente indução da proliferação de receptores imaturos. No músculo tratado produz paralisia flácida, que é completa até o quarto dia após a injeção e que perdura por cerca de três meses. Essa duração é maior (cerca de 10 a 11 meses) no tratamento de rugas horizontais da testa ou periorbitais, e é progressivamente maior com a repetição do tratamento.[48] Os indícios de que esse efeito ocorre também em outros músculos, a distância do local de injeção, foram comprovados em estudos experimentais sugerindo uma distribuição sistêmica da toxina botulínica a partir do local da injeção. Embora as doses de toxina botulínica usadas na clínica sejam muito pequenas, pode ocorrer comprometimento de músculos adjacentes por difusão da toxina.[49-51]

O aumento significativo de receptores neoformados em resposta à inibição da liberação de acetilcolina sugere uma resposta anômala, do tipo resistência, aos BNM não despolarizantes, a exemplo do que ocorre após queimaduras, denervação ou imobilização. No entanto, a quantidade de BNM não despolarizante necessária para produzir bloqueio pode ser variável após o uso de toxina botulínica, na dependência do nível de bloqueio que se quer manter e do grau de comprometimento muscular provocado pela toxina botulínica.

Há relatos na literatura de hipersensibilidade aos BNM não despolarizantes nos músculos afetados pela toxina botulínica, tanto em experimentos em animais como durante anestesias em pacientes que usaram a toxina botulínica, previamente, para o tratamento estético da face.[48-49, 52-54] No relato de Miller,[52] a monitorização da junção neuromuscular com eletrodos posicionados na testa para detectar as respostas ao TOF do músculo orbicular do olho mostrava ausência de respostas aos estímulos ao mesmo tempo que havia força muscular na musculatura abdominal. A recolocação dos eletrodos para a região do n. ulnar mostrou que havia relação TOF ≥ 0,7, indicando resposta de hipersensibilidade no músculo afetado pela toxina botulínica. A explicação provável é que a ausência do mediador e a atrofia muscular causada pela toxina se sobreponham ao aumento da população de receptores imaturos.

Na prática clínica esses achados têm relevância quanto à monitorização da junção neuromuscular. Quando do uso de BNM nos pacientes que receberam aplicação terapêutica ou cosmética da toxina botulínica, a colocação dos eletrodos do estimulador de nervo periférico na região onde foi injetada a toxina pode indicar maior grau de bloqueio no músculo tratado com a toxina do que o verificado nos demais músculos. Considerando que a toxina tem efeito nos músculos a distância do local da injeção, até mesmo a monitorização em outras regiões pode não refletir o grau de paralisia no restante do corpo.[49,52-53]

Nas condições clínicas que levam a *up regulation*, a resposta anômala aos BNM despolarizantes é de hipersensibilidade, e as repercussões indesejáveis do uso de succinilcolina podem surgir por duas vias. Os receptores imaturos têm maior sensibilidade aos agonistas, portanto pequenas doses de succinilcolina podem desencadear despolarização da fibra muscular. Além disso, o tempo de abertura do canal central é cerca de 2 a 10 vezes maior do que dos receptores maduros. Em consequência, há maior liberação de potássio. A segunda via está na dependência da presença de receptores neoformados ao longo da fibra muscular que alcançam número suficiente para causar hiperpotassemia em pelo menos 72 horas após a lesão. A despolarização desses receptores pela succinilcolina não influencia no bloqueio da JNM, mas contribui fortemente para o aumento exacerbado dos níveis plasmáticos de potássio. Em casos extremos, o aumento do potássio sérico, que em condições fisiológicas é insuficiente para produzir alterações cardiológicas graves (0,5 mEq . L^{-1}), pode alcançar níveis suficientes para provocar acidentes fatais.[5,22-23]

A depleção dos receptores da junção neuromuscular ocorre naquelas condições onde há diminuição da concentração de acetilcolina e pode resultar da diminuição da síntese ou da destruição pela acetilcolinesterase. São exemplos os pacientes com miastenia grave ou naqueles submetidos a tratamento prolongado com fármacos que inibem a acetilcolinesterase, ou ainda na exposição aos organofosforados, por envenenamento ou na doença ocupacional pela exposição crônica.

Indivíduos que praticam exercícios de condicionamento muscular com frequência podem responder aos BNM de forma diferenciada. Os músculos submetidos ao exercício recebem acetilcolina e se contraem repetidamente. Essa situação mimetiza a exposição prolongada ao mediador. Diferentemente dos casos de envenenamento por organofosforados, a acetilcolina é degradada e a duração da exposição depende da duração do exercício. Embora ainda não se tenha demonstrado que o exercício leva ao estado de *down regulation*, as respostas aos BNM podem estar modificadas. Nesses pacientes, os músculos com condicionamento podem apresentar maior grau de bloqueio do que os demais, em resposta às doses convencionais de BNM não despolarizantes. Dessa forma, a monitorização do bloqueio utilizando um desses músculos não refletirá o estado de recuperação do diafragma.[41]

O Papel dos Cotransmissores

Nas vesículas de acetilcolina há outras substâncias chamadas de cotransmissores, que são liberadas na fenda sináptica juntamente com o conteúdo quantal de acetilcolina, cuja função está ligada à modulação da transmissão neuromuscular, em curto e longo prazos. Um exemplo é o ATP, que é liberado em quantidade significativa. Na fenda juncional, o ATP é hidrolisado pela ectonucleotidase, liberando adenosina. Tanto o ATP como a adenosina atuam como agonistas numa classe específica de receptores presentes na superfície celular, chamados purinoceptores.[55-57]

Os purinoceptores podem ser classificados, de acordo com a sensibilidade aos agonistas, em: 1) P1-purinoceptores, que são mais sensíveis à adenosina e apresentam dois subtipos (A1 = adenosina 1 e A2 = adenosina 2) que estão bem definidos com base na sua seletividade para agonistas e antagonistas; 2) P2-purinoceptores, que são mais sensíveis ao ATP/ADP. Existem cinco subtipos de P2-purinoceptores cuja função não está bem esclarecida.[57]

Os dois subtipos de P1-purinoceptores (A1 e A2) estão presentes na porção pré-juncional da junção neuromuscular de adultos, com importante papel na modulação da liberação de acetilcolina. Os do tipo A1 exercem ação inibitória na liberação do neurotransmissor, que predomina em condições fisiológicas sobre a ação estimuladora dos purinoceptores tipo A2. Portanto, em presença de estímulos de alta frequência, os purinoceptores A1 exercem importante papel na prevenção da exaustão do neurotransmissor na terminação nervosa.

Em relação aos purinoceptores pós-juncionais, quando presentes, desempenham um papel regulador da neurotransmissão. Em curto prazo, promovem a regulação da resposta do músculo esquelético, ativando a forma dessensibilizada dos receptores colinérgicos. Em longo prazo, modulam o processo de regulação para cima dos receptores colinérgicos nicotínicos.

Os purinoceptores do tipo P2 correlacionam-se, primariamente, com o PLC (enzima ligada à membrana que catalisa dois segundos mensageiros, o inositol e o diacilglicerol), portanto influenciando o balanço metabólico e ionotrópico do músculo, através de efeitos na homeostasia do cálcio e fosforilação de proteínas.

A ação dos purinoceptores na modulação da resposta do músculo esquelético à acetilcolina leva a supor que, no futuro, fármacos que interferem nessa ação venham a entrar na prática clínica. Esse fato torna importante a caracterização do real significado fisiológico da presença dos purinoceptores no músculo esquelético. Com esse conhecimento poderão ser evitados os eventuais efeitos indesejáveis, especialmente em pacientes com comprometimento da transmissão neuromuscular.

Outros cotransmissores, a substância P e o peptídeo calcitonin-gene-related (CGRP) foram descritos a partir de estudos com junção neuromuscular de rã. Esses peptídeos estão contidos em vesículas maiores e mais densas do que aquelas que armazenam a acetilcolina e são liberados em sítios diferentes, durante as maiores frequências de estimulação do nervo, num processo Ca^{++} dependente.

Os efeitos do peptídeo CGRP nos músculos caracterizam-se por: aumento da contratilidade, prolongamento da potenciação pós-tetânica e aumento da dessensibilização dos receptores nicotínicos, na fase inicial. Cronicamente, o principal efeito do ponto de vista fisiológico é o aumento da síntese de receptores colinérgicos. A liberação lenta do CGRP regula a produção de novos receptores colinérgicos, em substituição aos receptores destruídos, no processo fisiológico de *turnover* na placa motora.[5]

REFERÊNCIAS

1. Silinsky EM. Basic pharmacology of neuromuscular blockers. In: Bowdle TA, Horita A, Kharasch ED. The Pharmacologic Basis of Anesthesiology. Basic Science and Practical Applications. 1st Ed, New York: Churchill Livingstone Inc, 1994. p.393-401.
2. Donati F. Physiology: nerve, junction and muscle. In: Harper NJN. Muscle Relaxants in Anaesthesia. 1st Ed, Boston: Edward Arnold, 1995. p.1-12.
3. Braga AFA, Potério GMB. Fisiologia da transmissão neuromuscular. In: Almeida MCS. Bloqueadores Neuromusculares em Anestesia e Terapia Intensiva. São Paulo: Editora Atheneu, 2003. p.11-26
4. Bevan DR, Donati F. Muscle relaxants. In: Barash PG, Cullen BF, Stoelting RK. Clinical Anesthesia. 2nd Ed, Philadelphia: J.B. Lippincott Co, 1992. p.481-508.
5. Bowman WC. Physiology and pharmacology of neuromuscular transmission, with special reference to the possible

consequences of prolonged blockade. Intensive Care Med. 1993;19:S45-S53.

6. Bowman WC. Prejunctional mechanisms involved in neuromuscular transmission. In: Booij LHDJ, Jones RM, Aitkenhead AR et al. Neuromuscular Transmission. London: BMJ Publishing Group, 1996. p.1-27.

7. Hughes BW, Kusner LL, Kaminski HJ. Molecular architecture of the neuromuscular junction. Muscle Nerve. 2006;33:445-61.

8. Fagerlund MJ, Eriksson LI. Current concepts in neuromuscular transmission. Br J Anaesth. 2009;103:108-14.

9. Martyn JA, Fagerlund MJ, Eriksson LI. Basic principles of neuromuscular transmission. Anaesthesia. 2009;64 Suppl 1:1-9.

10. Ruff RL. Neurophysiology of the neuromuscular junction: overview. Ann N Y Acad Sci. 2003;998:1-10.

11. Heir EJ, Adams DC, Wald A, et al. Electrophysiology for anesthesiologists. Anesthesiol Clin North Am. 1997;15:487-509.

12. Anderson EG. Fundamentals of cellular neuropharmacology. In: Bowdle TA, Horita A, Kharasch ED. The Pharmacologic Basis of Anesthesiology. Basic Science and Practical Applications. 1nd Ed, New York: Churchill Livingstone Inc, 1994. p.1-17.

13. Neumann E, Weber J, Schürholz T. The initiation of the muscle action potential. Arch Physiol Biochem. 1996;104: 731-44.

14. Hirsch NP. Neuromuscular junction in health and disease. Br J Anaesth. 2007;99:132-8.

15. Kelly D, Brull SJ. Monitoring of neuromuscular function in the clinical setting. Yale J Biol Med. 1993;66:473-89.

16. Booij LH. Neuromuscular transmission and its pharmacological blockade. Part 1: Neuromuscular transmission and general aspects of its blockade. Pharm World Sci. 1997;19:1-12.

17. Campagna JA. Development of the neuromuscular junction. Int Anesthesiol Clin. 2006;44:1-20.

18. Witzemann V. Development of the neuromuscular junction. Cell Tissue Res. 2006;326:263-71.

19. Hoch W. Formation of the neuromuscular junction. Agrin and its unusual receptors. Eur J Biochem. 1999;265:1-10.

20. Burden SJ. The formation of neuromuscular synapses. Genes Dev. 1998;12:133-48.

21. Martin JA. Receptor regulation. In: RKM Editors. 7th International Neuromuscular Meeting. Besfast, 2001.

22. Meier T, Wallace BG. Formation of the neuromuscular junction: molecules and mechanisms. BioEssays. 1998;20:819-29.

23. Wells DG, Fallon JR. Neuromuscular Junctions: the state of the union. Current Biol. 1996;6:1073-5.

24. Booij LH. Neuromuscular transmission and its pharmacological blockade. Part 4: Use of relaxants in paediatric and elderly patients, in obstetrics, and in the intensive care unit. Pharm World Sci. 1997;19:45-52.

25. Almeida MCS. Uso de bloqueadores neuromusculares em situações especiais. In: Almeida MCS. Bloqueadores Neuromusculares em Anestesia e Terapia intensiva. São Paulo: Editora Atheneu, 2003. p.65-92.

26. Tardelli MA. Transmissão neuromuscular: anatomia, fisiologia e bloqueio. In: Cavalcanti CA, Diego LAS. Bloqueadores Neuromusculares: Bases Científicas e Uso Clínico em Anestesia. São Paulo: EPM. Editora de Projetos Médicos, 2002. p.13-33.

27. Martin LD, Bratton SL, O'Rourke PP. Clinical uses and controversies of neuromuscular blocking agents in infants and children. Crit Care Med. 1999;27:1358-68.

28. Tudorascu I, Sfredel V, Riza AL Motor unit changes in normal aging: a brief review. Rom J Morphol Embryol. 2014;55:1295-301.

29. Martyn JA, Standaert FG, Miller RD. Neuromuscular physiology and pharmacology. In: Bowdle TA, Horita A, Kharasch ED. The Pharmacologic Basis of Anesthesiology. Basic Science and Practical Applications. 1st Ed, New York: Churchill Livingstone Inc., 1994. p.735-51

30. Rodrigues RC. Transmissão neuromuscular: fisiologia, bloqueio e monitorização. Rev Bras Anestesiol. 1992;42(Supl 14):25-38.

31. Marshall IG, Parsons SM. The vesicular acetylcholine transport system. TINS. 1987;10:174-7.

32. Standaert FG. Release of transmitter at the neuromuscular junction. Br J Anaesth. 1982;54:131-45.

33. Vyskocil F, Malomouzh AI, Nikolsky EE. Non-quantal acetylcholine release at the neuromuscular junction. Physiol Res. 2009;58:763-84.

34. Bennett MR. Neuromuscular transmission at an active zone: the secretosome hypothesis. J Neurocytol. 1996; 25:869-91.

35. Dreyer F. Acetylcholine receptor. Br J Anaesth. 1982;54: 115-30.

36. Pollard BJ. Pharmacology of neuromuscular blocking drugs. In: Harper NJN. Muscle Relaxants in Anaesthesia. 1nd Ed, Boston: Edward Arnold, 1995. p.13-25.

37. Jonsson M, Gurley D, Dabrowski M. Distinct pharmacologic properties of neuromuscular blocking agents on human neuronal nicotinic acetylcholine receptors: a possible explanation for the train-of-four fade. Anesthesiology. 2006;105:521-33.

38. Stoelting RK. Neuromuscular blocking drugs. em: Stoelting RK -Pharmacology & Phisiology in Anesthetic Practice. Philadelphia: Lippincott Williams & Wilkins, 1999. p.182-223.

39. Standaert FG. Bioquímica básica dos receptores da acetilcolina. Anesthesiol Clin North America. 1993;11:203-15.

40. Donati F, Bevan DR. Postjunctional mechanisms involved in neuromuscular transmission. In: Booij LHDJ, Jones RM, Aitkenhead AR, et al. Neuromuscular Transmission. London: BMJ Publishing Group, 1996. p.28-44.

41. Martyn JA, White DA, Gronert GA, et al. Up-and-down regulation of skeletal muscle acetylcholine receptors.

Effects on neuromuscular blockers. Anesthesiology. 1992;76:822-43.

42. Shear TD, Martyn JA. Physiology and biology of neuromuscular transmission in health and disease. J Crit Care. 2009;24:5-10.

43. Witzemann V. Fetal and adult type acetylcholine receptors: their role in neuromuscular signal transmission. Paris: Proceedings of 6th International Neuromuscular Meeting, 1997. p.1-15.

44. Bowman WC. Neuromuscular transmission – new insights. In: RKM Editors. 7º International Neuromuscular Meeting. Belfast, 2001.

45. Bowman WC. Prejunctional and postjunctional cholinoceptors at the neuromuscular junction. Anesth Analg. 1980;59:935-43.

46. Khan MA, Sahani N, Neville KA, et al. Nonsurgically induced disuse muscle atrophy and neuromuscular dysfunction upregulates alpha7 acetylcholine receptors. Can J Physiol Pharmacol. 2014;92:91

47. Lee S, Yang HS, Sasakawa T, et al. Immobilization with atrophy induces de novo expression of neuronal nicotinic α7 acetylcholine receptors in muscle contributing to neurotransmission. Anesthesiology. 2014;120:76-85.

48. Kuczkowski KM. Anesthetic implications of botulinum toxin type A (Botox) injections for the treatment of ‹the aging face› in the parturient. Acta Anaesthesiol Scand. 2007;51:515-6.

49. Frick CG, Richtsfeld M, Sahani ND, et al. Long-term effects of botulinum toxin on neuromuscular function. Anesthesiology. 2007;106:1139-46.

50. Swartling C, Färnstrand C, Abt G. Side-effects of intradermal injections of botulinum A toxin in the treatment of palmar hyperhidrosis: a neurophysiological study. Eur J Neurol. 2001;8:451-6.

51. Watts J, Brew B, Tisch S. Myasthenia gravis exacerbation with low dose ocular botulinum toxin for epiphoria. J Clin Neurosci. 2015;22:1979-81.

52. Miller L, Neustein S. Neuromuscular blockade monitoring complicated by the unknown preoperative cosmetic use of botulinum toxin. Anesthesiology. 2006;105:862.

53. Frick CG, Fink H, Blobner M, et al. A single injection of botulinum toxin decreases the margin of safety of neurotransmission at local and distant sites. Anesth Analg. 2012;114:102-9.

54. Ward SJ, Harrop-Griffiths W. Botox injections and monitoring neuromuscular blockade. Anaesthesia. 2006;61:726.

55. Meriney SD, Grinnell AD. Endogenous adenosine modulates stimulation-induced depression at the frog neuromuscular junction. J Physiol. 1991;443:441-55

56. Correia-de-Sa P, Timoteo MA, Ribeiro JÁ. Presynaptic A1 inhibitory/A2A facilitatory adenosine receptor activation balance depends on motor nerve stimulation paradigm at the rat hemidiaphragm. J Neurophysiol. 1996;76:3910-9.

57. Henning RH. Purinoceptors in neuromuscular transmission. Pharmacol Ther. 1997;74:115-28.

23

Fatores que Interferem na Transmissão Neuromuscular

Maria Angela Tardelli
Paulo Alípio Germano Filho

INTRODUÇÃO

A transmissão neuromuscular (TNM) envolve uma série de estruturas especializadas com a finalidade de realizar a transdução do sinal elétrico do neurônio motor para a membrana muscular pós-sináptica, via fenda sináptica, e gerar contração muscular. Esta comunicação entre nervo e músculo é realizada através da acetilcolina (ACh), que é liberada pelo neurônio e liga-se a receptores nicotínicos na placa motora da membrana muscular, os mesmos nos quais se ligam os bloqueadores neuromusculares (BNM). Assim, os fatores que interferem na TNM englobam todos os mecanismos envolvidos desde a liberação da acetilcolina até a geração do potencial de ação na membrana muscular extrajuncional o qual irá deflagrar a contração do músculo.[1]

INTERFERÊNCIA COM A SÍNTESE E LIBERAÇÃO DE ACH

A ACh é sintetizada no axônio a partir da ação da colina-acetiltransferase sobre a colina e a acetilcoenzima A. A colina entra no axônio através de transporte ativo e 50% dela é resultante do metabolismo da ACh pela colinesterase. Os fármacos como o hemicolíneo que interferem neste transporte e os que diminuem a oferta de colina como os anticolinesterásicos diminuem a quantidade de ACh sintetizada.

Cerca de 80% da ACh sintetizada é estocada em vesículas que ficam ancoradas no citoesqueleto por uma proteína, a sinapsina. O ativador para que ocorra liberação das vesículas de ACh é o potencial de ação nervoso, entretanto ele não é o liberador, *per se*. O potencial de ação provoca alterações na forma de canais proteicos da membrana pré-sináptica permitindo a entrada de cálcio por canais rápidos (voltagens dependentes) e por canais lentos (ativados via AMPcíclico). Se o cálcio não estiver presente, nem a despolarização nem o fluxo de sódio produzirão liberação da ACh. A entrada de cálcio no neurônio ativa a liberação de ACh e o número de vesículas liberadas é influenciado pela concentração de cálcio ionizado no extracelular e pelo tempo de duração de seu fluxo para dentro da célula nervosa.[1] O influxo de cálcio cessa quando ocorre o fluxo tardio de potássio para fora do neurônio. Assim, a diminuição da liberação de ACh pelo terminal nervoso ocorre na situação de hipopotassemia por dificultar a geração do potencial de ação, na hipocalcemia e no bloqueio da entrada do cálcio no canal rápido por cátions orgânicos bivalentes como o magnésio e nos canais lentos por bloqueadores de canais de cálcio como verapamil, nifedipina e diltiazem. O oposto ocorre na hipercalcemia como no hiperparatireoidismo e com a 4-aminopiridina a qual aumenta o conteúdo de ACh liberada porque bloqueia a saída de potássio do terminal nervoso. A estimulação tetânica também resulta em acúmulo de cálcio intraneural e consequente aumento na quantidade liberada de ACh aos estímulos aplicados após o tétano, sendo este o mecanismo da potencialização pós-tetânica. A adrenalina e as endorfinas acentuam a atividade dos canais lentos de cálcio por ativação da adenilciclase (enzima formadora de AMP cíclico) o que resulta em prolongamento do influxo de cálcio no terminal nervoso. Inibidores da fosfodiesterase, acarretam aumento do AMPcíclico e a consequência é maior liberação de ACh. O bloqueio neuromuscular com vecurônio em pacientes que receberam milrinona, durante anestesia com vecurônio, apresentou o início de ação mais lento e recuperação mais rápida comparativamente ao grupo controle.[2]

Na síndrome miastênica de Lambert-Eaton há anticorpos contra os canais de cálcio rápidos na junção neuromuscular e no sistema nervoso autônomo o que prejudica a liberação de ACh resultando em fraqueza muscular, fadiga e disfunção autônoma.[1]

As miotonias caracterizam-se por retardo no relaxamento muscular após a contração. As miotonias não distróficas ocorrem por defeito nos canais iônicos pré-sinápticos de sódio, potássio e particularmente nos de cloro. A administração de succinilcolina resulta em contratura mantida enquanto a resposta aos dos bloqueadores neuromusculares adespolarizantes (BNMA) é normal. Os anticolinesterásicos devem ser evitados pela contratura consequente à concentração aumentada de ACh na TNM.[3]

O terminal pré-sináptico contém receptores colinérgicos nicotínicos (α3β2) na superfície da membrana que promovem *feed-back* positivo na mobilização e liberação de ACh, particularmente nos estímulos de alta frequência (acima de 0,15 Hz). A ação antagonista dos BNMA nestes receptores explica a fadiga observada na monitorização com a sequência de quatro estímulos e com a estimulação tetânica.[1,4] Recentemente foi demonstrado que a fadiga não é necessariamente apenas um fenômeno pré-juncional. Ocorre fadiga por bloqueio apenas dos receptores colinérgicos da placa motora ou por combinação do bloqueio dos receptores colinérgicos pré e pós-sinápticos. O bloqueio isolado dos receptores pré-juncionais α3β2 não seria necessário e suficiente para causar fadiga.[5]

A Tabela 23.1 apresenta um resumo dos fatores, relacionados ao terminal pré-sináptico, que interferem com a TNM.

INTERFERÊNCIA DO TERMINAL NERVOSO NOS RECEPTORES PÓS-SINÁPTICOS

A região pré-sináptica contém componentes envolvidos na diferenciação, agrupamento e estabilização dos receptores colinérgicos na placa motora. Situações que levam à interrupção da comunicação entre o nervo e o músculo provocam alterações que modificam as respostas dos receptores colinérgicos da membrana muscular aos bloqueadores neuromusculares.[1]

Quando ocorre diminuição ou abolição da atividade nervosa (lesão de medula espinhal, lesão nervosa ou repouso prolongado no leito) os novos receptores formados pelo músculo permanecem na forma imatura e são distribuídos por toda a superfície da membrana muscular. Esses receptores são sensíveis a baixas concentrações de agonistas (ACh ou succinilcolina) e pouco sensíveis aos antagonistas (BNMA). Os receptores imaturos, uma vez ativados, mantém o canal iônico aberto por um tempo mais prolongado, 2 a 10 vezes, que os receptores maduros o que implica em maior movimento de íons resultando em hipercalemia. A administração de succinilcolina nesta situação resulta em contração mantida com importante aumento da concentração plasmática de potássio. Esta sensibilidade à succinilcolina começa três a quatro dias após a desnervação e alcança níveis perigosos a partir do sétimo dia. A resistência aos BNMA é traduzida por início de ação prolongado e curta duração de ação.

INTERFERÊNCIA NA PLACA MOTORA

A membrana muscular em aposição ao terminal nervoso constitui a placa motora que possui milhões de re-

TABELA 23.1
FATORES QUE ALTERAM A TNM E A REGIÃO PRÉ-SINÁPTICA.

Agente	Mecanismo	Efeito
Hipopotassemia	Dificuldade na geração do potencial de ação	Diminuição da liberação de ACh
Anestésico local	Bloqueio do potencial de ação	
Sulfato de magnésico	Bloqueio do canal rápido de cálcio	
Bloqueadores de canal de cálcio	Bloqueio do canal lento de cálcio	
Síndrome miastênica	Anticorpos contra o canal rápido de cálcio	
Toxinas botulínica e tetânica	Degradação de proteínas envolvidas na liberação das vesículas de ACh	
BNM Adespolarizante	Bloqueio de receptor de ACh pré-sináptico	
Hiperparatireoidismo	Hipercalcemia	Aumento da liberação de ACh
Inibidores de fosfodiesterase	Mantém abertura do canal lento de cálcio	
Adrenalina, endorfinas		
4-aminopiridina	Bloqueio da saída de potássio	
Neuromiotonia	Anticorpos contra o canal de potássio	
Lesão do neurônio motor	Receptores extrajuncionais na membrana muscular	Hipercalemia à succinilcolina Resistência a BNMA

ceptores colinérgicos nicotínicos que são constituídos por cinco cadeias proteicas, 2 alfa$_1$, 1 beta$_1$, 1 delta e 1 epsilon (maduro) ou 1 gama (imaturo) dispostas em círculo originando um canal que atravessa a membrana lipídica de lado a lado[1]. A composição lipídica da membrana ao redor dos receptores é importante. Ela deve conter cerca de 50% de colesterol para correto funcionamento dos receptores. O restante da membrana da fibra muscular é denominado membrana extrajuncional, contém canais de sódio e é ativada apenas por estímulos elétricos. Quando as duas cadeias alfas do receptor colinérgico são ocupadas simultaneamente por um agonista (ACh ou succinilcolina), o canal no centro do receptor é aberto permitindo a passagem de íons. Este movimento iônico cria o potencial de placa motora que se propaga para a membrana extrajuncional. Se a intensidade deste potencial, ao chegar na membrana extrajuncional, for capaz de atingir o limiar dos canais de sódio desta região, o que ocorre quando pelo menos 5-20% dos receptores abrem seus canais, então será deflagrado o potencial de ação que se propaga iniciando uma sequência de eventos que resultam em contração muscular. A repolarização ocorre com a saída da ACh do receptor quando é metabolizada, em milissegundos, em acetato e colina pela acetilcolinesterase.

Para que ocorra diminuição na contração muscular há necessidade de que pelo menos 75% dos receptores colinérgicos da placa motora sejam ocupados por um antagonista como um BNMA. A ocupação de pelo menos 95% destes receptores é necessária para completa supressão da contração muscular ao estímulo isolado. Estas porcentagens variam entre os músculos e as espécies.

BLOQUEIO POR AGENTES DESPOLARIZANTES

Bloqueio Fase I

À semelhança da ACh, os bloqueadores neuromusculares despolarizantes (BNMD) interagem nas duas cadeias alfa dos receptores colinérgicos na placa motora e desencadeiam o potencial de placa o qual irá abrir o portão voltagem dependente do canal de sódio na membrana extrajuncional com consequente ativação do potencial de ação que se propaga pelo músculo e gera a contração muscular. Diferente da ACh que é metabolizada em milissegundos, a succinilcolina e o decametônio não são hidrolizados pela acetilcolinesterase na junção neuromuscular; sofrem hidrólise pela pseudocolinesterase no plasma. O que se observa como resultado da persistência mais prolongada da succinilcolina na placa motora é que o músculo inicialmente se contrai, mas esta situação não persiste porque a membrana muscular extrajuncional (membrana eletricamente excitável) se "acomoda" à contínua despolarização da placa motora. A persistência destes agentes na junção neuromuscular permite que eles liguem-se repetidamente aos receptores, os canais dos receptores são abertos repetidamente o que mantém um fluxo de corrente através da membrana prolongando a despolarização da placa motora. Este estado de despolarização persistente "acomoda" os canais de sódio, ao redor da placa motora, resultado dos portões voltagem dependentes abertos enquanto os portões tempo dependente que foram fechados logo após o início da despolarização permanecem fechados. Assim, enquanto a placa motora mantém um potencial de placa (ação da succinilcolina, por exemplo) a membrana extrajuncional mantém o estado de acomodação impossibilitando o fluxo de sódio e formação de novo potencial de ação, portanto nova contração muscular. O resultado é a paralisia flácida que permanece até que a placa motora retorne à situação de repouso sem despolarização e os portões voltagem e tempo dependentes voltem ao seu estado de repouso, ou seja, fechado e aberto, respectivamente. Portanto, o bloqueio por despolarização da placa motora é análogo à geração de um período refratário prolongado na região da membrana imediatamente ao redor da placa motora despolarizada.[6]

O bloqueio resultante do estado de acomodação induzido pela succinilcolina é também chamado de bloqueio fase I. Nesta situação a membrana muscular apresenta três zonas: a placa motora despolarizada, a membrana perijuncional com canais de sódio inativados e o resto da membrana muscular com os canais de sódio em estado de repouso.

A presença de muitas placas motoras impede que ocorra acomodação nos músculos extraoculares o quais respondem à succinilcolina com contratura mantida.

Na vigência de bloqueio fase I, a monitorização da função neuromuscular caracteriza-se por ausência de fadiga e de potencialização pós-tetânica.

Bloqueio Fase II

A ação persistente dos BNMD na placa motora resulta em bloqueio neuromuscular denominado bloqueio fase II o qual não tem seu mecanismo esclarecido. É estabelecido após grandes doses, doses repetidas ou infusão contínua prolongada (>3mg.kg^{-1}.h^{-1} por mais de 2 horas) de succinilcolina. Na monitorização da função neuromuscular este bloqueio tem as características de um bloqueio adespolarizante, ou seja, fadiga e potencialização pós-tetânica.

A transição de fase I para fase II inicia-se com taquifilaxia, momento onde os dois tipos de bloqueio existem simultaneamente. Quando o bloqueio é predominantemente fase I, a administração de anticolinesterásico aumentará o grau de bloqueio, o contrário ocorre com a predominância do bloqueio em fase II.

Vários fatores estão envolvidos no mecanismo do bloqueio fase II, compreendendo tanto estruturas pré como pós-juncionais. Um dos mecanismos é a dessensibilização do receptor colinérgico. Além da dessensibilização, provavelmente as moléculas de agonistas (ACh ou succinilcolina) entram no citoplasma através dos canais abertos e causam danos intracelulares. A abertura repetida dos canais mantém a saída de potássio com contínua entrada de sódio levando a uma distorção da função de membrana ao redor da junção neuromuscular. Também a entrada de cálcio, via canais abertos, pode causar alterações nos receptores da placa motora. Efeitos similares a estes descritos podem ocorrer no terminal pré-sináptico alterando a velocidade e a quantidade de ACh mobilizada e liberada.[6]

Dessensibilização

A dessensibilização é uma situação onde o receptor colinérgico apresenta-se em um estado que não abre seu canal em resposta à ação de agonistas nas subunidades alfa. O receptor neste estado é chamado dessensibilizado; não esta disponível para participar do processo normal de transmissão neuromuscular. Este fenômeno pode ocorrer tanto nos receptores pré-sinápticos como nos pós-sinápticos. Vários fármacos como halotano, polimixina B, cocaína, etanol, tiopental, pentobarbital, ACh, succinilcolina, neostigmina, lidocaina, clorpromazina e verapamil podem deslocar o receptor do estado normal para a situação de dessensibilização o que resultará em prejuízo na TNM.[1,6]

BLOQUEIO POR AGENTES ADESPOLARIZANTES

Os BNMA e BNMD apresentam semelhança estrutural com a ACh o que lhes permite interagir no receptor colinérgico através do nitrogênio quaternário. Os BNMA basicamente impedem a ativação do receptor pela ACh enquanto os BNMD ativam estes receptores o que resulta na passagem de sódio e cálcio para dentro da célula e saída de potássio; o relaxamento resulta da acomodação que se instala subsequente à contração muscular. Os BNMA causam paralisia flácida por competir com a ACh nas subunidades alfa do receptor juncional. Portanto, este bloqueio é dependente da concentração do BNMA e de sua afinidade pelo receptor. Os BNMA ocupam os receptores colinérgicos sem atividade agonista não sendo, portanto, capazes de provocar alteração na conformação do receptor e consequente abertura do canal. Não havendo geração de potencial de placa motora, não há deflagração de potencial de ação na membrana extrajuncional e a fibra muscular não é ativada para contrair-se permanecendo no estado de repouso.

Os BNMA atuam nos receptores da placa motora ocupando uma ou as duas subunidades alfa do receptor e também através de oclusão do canal destes receptores. Considerando que para ativar o receptor colinérgico há necessidade de ocupação das duas subunidades alfa pela ACh, a ocupação de apenas uma cadeia alfa pelo BNMA resultará em bloqueio do receptor.[1]

A combinação entre BNMA aminoesteroides e benzilisoquinolínicos é capaz de aumentar a potência do bloqueio neuromuscular. A magnitude do efeito dessa associação é superior ao das doses equivalentes de cada fármaco isoladamente. Esse resultado sugere que o efeito ocorre em maior grau por ação sinérgica do que por efeito aditivo. O sinergismo pode ser explicado pela atuação pré e pós-sináptica nos receptores de ACh que resultam da alteração na afinidade dos diferentes BNMA pelas duas subunidades alfa do receptor nicotínico pós-sináptico. Mecanismos adicionais incluem a presença de múltiplos sítios nos receptores de ACh e diferentes modos de ação dos BNMA.[7]

Bloqueio de Canal Aberto e Fechado

O bloqueio de canal formado pelas subunidades proteicas do receptor colinérgico pode se estabelecer com alguns fármacos quando utilizados em concentrações de uso clínico prejudicando a TNM. O bloqueio pode ser com o canal aberto ou fechado. Nos dois tipos há prejuízo do fluxo de íons no receptor com bloqueio da despolarização da placa motora. Considerando que este tipo de bloqueio não ocorre no mesmo local do receptor onde há ligação com a ACh, ele não é considerado um antagonismo competitivo da ACh e não é revertido por anticolinesterásicos.

O bloqueio de canal aberto é uso dependente porque envolve a oclusão física do canal do receptor colinérgico da placa motora previamente aberto pela ação de um agonista nas cadeias alfa deste receptor. Este tipo de bloqueio pode resultar da ação de barbitúricos, atropina, prednisolona, alguns antibióticos e todos os bloqueadores neuromusculares. A d-tubocurarina em baixas doses age como antagonista e em altas doses entra no canal.

No bloqueio de canal fechado o influxo de íons no canal do receptor colinérgico da placa motora está bloqueado, independente da sua abertura. Quinidina, cocaína, antidepressivos tricíclicos, naltrexona, naloxona e alguns antibióticos podem determinar bloqueio de canal fechado.

Os anestésicos locais intensificam o efeito dos BNMA por bloqueio de canal aberto e de canal fechado como também por bloquearem os canais de sódio e de potássio.[8]

Os anestésicos voláteis (AV) promovem um efeito sinérgico com os BNMA porque interferem na TNM por ligação nas cadeias proteicas dos receptores colinérgicos nicotínicos pós-sinápticos, em sítios diferentes daqueles da ação dos BNMA. Esta ligação ocorre com canal aberto ou fechado e resulta em alterações na conformação do receptor com consequente inibição do influxo de íons.[9,10] Outro possível mecanismo do efeito dos AV sobre a TNM é a mediação pelo AMPcíclico, uma vez que a administração de inibidores de fosfodiesterase atenua o efeito depressor dos AV.[11] O grau de incremento do bloqueio neuromuscular pelos AV depende diretamente da sua concentração na fenda sináptica. Há equipotência quanto à capacidade de inibição da TNM pelos AV, porém não há correlação com a potência clínica representada pela concentração alveolar mínima (CAM). A intensificação do bloqueio neuromuscular por meio de um AV de menor potência requer maior concentração do anestésico na fenda sináptica e consequentemente maior relaxamento muscular secundário. Assim, equipotência para bloqueio dos receptores colinérgicos da placa motora pelo sevoflurano e pelo isoflurano corresponde à utilização clínica de 1,7 CAM e 1,3 CAM, respectivamente. Quando os AV são utilizados com CAM equipotentes, a necessidade de vecurônio é 20% menor com o desflurano em comparação ao isoflurano.[10]

Bloqueio de canal e dessensibilização são fenômenos que, como a acomodação, interferem na TNM gerando como resultado final a ausência de contração muscular. Entretanto, os primeiros são fenômenos do receptor colinérgico diferentes da acomodação que é decorrente de alteração da membrana extrajuncional.

Fenda sináptica

Os anticolinesterásicos antagonizam o bloqueio neuromuscular adespolarizante pelo acúmulo de ACh na fenda sináptica, mas podem intensificar o bloqueio pela diminuição da oferta de colina ao terminal nervoso e por desenvolver dessensibilização no receptor colinérgico da placa motora.

OUTROS FATORES QUE AFETAM A TRANSMISSÃO NEUROMUSCULAR

A miastenia gravis é uma doença autoimune com anticorpos contra os receptores colinérgicos da placa motora. O efeito na TNM depende da gravidade da doença e da resposta ao tratamento. O aumento da sensibilidade aos BNMA também depende da gravidade da doença. Ocorre resistência à succinilcolina.[6]

A ciclofosfamida inibe a pseudocolinesterase o que prolonga o efeito da succinilcolina.[12] A deficiência adquirida da pseudocolinesterase pode ocorrer com alguns quimioterápicos citotóxicos como a citarabina, vincristina e rituximab.[13] Na quimioterapia com ciclofosfamida, doxorubicina e 5-fluorouracil há aumento do cálcio intracelular e piora do processo de contração e relaxamento das miofibrilas pelo efeito da doxorubicina que ativa o estresse oxidativo e altera a função mitocondrial dos músculos estriados. Este efeito pode ser o responsável por prolongar o início de ação e encurtar a duração do cisatraúrio.

As estatinas estão associadas à miotoxicidade. Aumentam a expressão dos receptores nicotínicos alfa7 e diminuem a atividade da colinesterase.[14] A redução do colesterol pelas estatinas pode levar à endocitose dos receptores nicotínicos da placa motora assim como alterações nas proteínas e canais envolvidos na exocitose das vesículas de ACh do terminal nervoso. A utilização crônica de rosuvastatina provavelmente acarreta menor liberação de ACh e/ou aumento da sensibilidade da membrana muscular porque está associada ao aumento da potência, da duração clínica e da duração total do rocurônio em 1,5, 2,5 e 3,5 vezes, respectivamente.[15] A administração de succinilcolina em paciente em uso de estatinas aumentou a fasciculação e a concentração plasmática de mioglobina sem alterar as concentrações plasmáticas de potássio e de creatina quinase.[16]

A toxina botulínica interfere na transmissão neuromuscular por impedir a exocitose das vesículas de ACh no terminal pré-sináptico. Este estado de desnervação resulta em aumento da expressão dos receptores nicotínicos imaturos na membrana muscular. O efeito pós-juncional da toxina botulínica manifesta-se não só no local de injeção, mas também à distância. Assim, a toxina botulínica diminui a margem de segurança da TNM por mecanismos pré e pós-juncionais. Apesar de ocorrer aumento de receptores extrajuncionais, foi observado aumento de sensibilidade aos bloqueadores adespolarizantes o que pode sugerir predomínio do efeito pré-sináptico. A monitorização da TNM fica prejudicada se os estímulos forem aplicados na área do músculo que recebeu a toxina.[17]

Os antidepressivos tricíclicos e os inibidores seletivos de receptação da serotonina apresentam efeito inibitório nos receptores nicotínicos. A fluoxetina inibe a contração isolada sem alterar a relação T_4/T_1 e a DE95 do rocurônio. O bloqueio neuromuscular induzido pela fluoxetina não é antagonizado pela neostigmina. Estas ações sugerem efeito pós-sináptico por bloqueio não competitivo ou dessensibilização dos receptores. Outros efeitos incluem ação no canal de sódio do músculo, ou no mecanismo de contração ou na mobilização de cálcio.[18]

Rivastigmina, galantamina ou donepezil, utilizados no tratamento da doença de Alzheimer, são bloqueadores da acetilcolinesterase com consequente aumento da concentração de ACh nos locais de neurotransmissão. As implicações clínicas esperadas são o aumento do tempo de duração da succinilcolina com desenvolvimento de bloqueio de fase II e a necessidade de maiores doses de BNMA.[19]

A hipotermia reduz a força muscular a partir de temperatura corporal de 36°C, o que corresponde a uma temperatura muscular de 35°C. A redução na temperatura corporal para 35°C – 34°C, aumenta em 60% a 100% a duração de ação e o tempo de recuperação espontânea dos BNMA de ação intermediária. A potencialização do bloqueio neuromuscular é justificada principalmente por efeito farmacocinético com retardo do equilíbrio dos BNMA e BNMD entre a circulação e a junção neuromuscular (Ke0 efeito plasma). Quanto à musculatura esquelética, há redução da sensibilidade dos miofilamentos ao íon cálcio justificando a redução da contratilidade. Outros efeitos adicionais incluem a lentificação da condução do impulso nervoso para a junção neuromuscular e, durante anestesia com AV, o aumento deste efeito é secundário à elevação da solubilidade do AV decorrente da redução da temperatura.[20]

Pacientes portadores de diabetes *mellitus* apresentam degeneração e disfunção de nervos motores com lentificação da velocidade de condução, perda dos terminais de axônios e do número de unidades motoras.[21,22] A recuperação espontânea da relação T4/T1 de 0,7 e 0,9 é lentificada em diabéticos.[23] O maior tempo de recuperação foi demonstrado em diabéticos que receberam vecurônio durante anestesia balanceada com sevoflurane, isoflurane, bem como venosa total.[22,24] Esse fato justifica a necessidade de particular atenção e monitorização quantitativa decorrente do maior risco de bloqueio neuromuscular residual nesse grupo de pacientes. Em contrapartida, não houve modificação da duração clínica e índice de recuperação do rocurônio em diabéticos tipo 2.[25] Entretanto, estes valores não representam a recuperação final do bloqueio neuromuscular. A recuperação do rocurônio avaliada pela relação $T_4/T_1 = 0,8$ foi prolongada em diabéticos que receberam anestesia com 1,5 CAM de sevoflurano, mas não com isoflurano em concentração equipotente.[26]

REFERÊNCIAS

1. Fagerlund MJ, Eriksson LI – Current concept in neuromuscular transmission. Br J Anaesth 2009; 103:108-14
2. Nakajima,H, Hattori H, Aoki K et al. Effect of milrinone on vecuronium-induced neuromuscular block. Anaesthesia, 2003; 58:643–6.
3. Jeffrey M, Statland MD, Richard J. Barohn. Muscle Channelopathies: the Nondystrophic Myotonias and Periodic Paralyses. Continuum (Minneap Minn) 2013;19:1598–614.
4. Bowman WC, Prior C, Marshall IG. Presynaptic receptors in the neuromuscular junction. Ann NY Acad Sci 1990; 604: 69–81.
5. Nagashima M, Sasakawa T, Schaller SJ, et al. Block of postjunctional muscle-type acetylcholine receptors in vivo causes train-of-four fade in mice. Br J Anaesth 2015; 115: 122–7.
6. Bowman WC. Neuromuscular block. Br J Pharmacol 2006; 147:S277-86.
7. Breslin DS, Jiao K, Habib AS et al. Pharmacodynamic interactions between cisatracurium and rocuronium. Anaesth Analg 2004; 98:107-10.
8. Wang H, Zhang Y, Li ST. The effect of local anesthetics on the inhibition of adult muscle-type nicotinic acetylcholine receptors by nondepolarizing muscle relaxants. Eur J Pharmacol. 2010; 630:29-33.
9. Dilger JP, Vidal AM, Mody HI, et al. Evidence for direct actions of general anesthetics on an ion channel protein: a new look at a unified mechanism of action. Anesthesiology 1994; 81:431–42.
10. Paul M, Fokt RM, Kindler CH, et al. Characterization of the interactions between volatile anesthetics and neuromuscular blockers at the muscle nicotinic acetylcholine receptor. Anesth Analg 2002; 95:362–7.
11. Uesugi T, Mikawa K, Nishina K, et al. Effects of phosphodiesterase-III inhibitors on sevoflurane-induced impairment of rat diaphragmatic function. Acta Anaesthesiol Scand. 2005;49:819-26.
12. Zanjani AP, Maghsoudloo M, Makarem J,et al. Chemotherapy alters cisatracurium induced neuromuscular blockade characteristics: A prospective cohort study. J Clin Anesth. 2017; 36:84-7.
13. Bryson EO, Aloysi AS, Perez AM, et al. Prolonged succinylcholine action during eletroconvulsive therapy (ECT) after cytarabine, vincristine, and rituximab chemotherapy. J ECT 2011; 27:42-3.
14. Roensch J, Crisby M, Nordberg A, et al. Effects of statins on alpha7 nicotinic receptor, cholinesterase and alpha-form of secreted amyloid precursor peptide in SH-SY5Y cells. Neurochem Int. 2007;50:800-6.
15. Panchasara AK, Patel JC, Vadgama VK, et al. Interaction between rosuvastatin and rocuronium in rat sciatic-gastrocnemius nerve-muscle preparation. J Anesth. 2014t;28:727-32.
16. Turan A, Mendoza ML, Gupta S, et al. Consequences of succinylcholine administration to patients using statins. Anesthesiology. 2011;115:28-35.
17. Frick CG, Fink H, Blobner M, et al. A single injection of botulinum toxin decreases the margin of safety of neurotransmission at local and distant sites. Anesth Analg. 2012; 114:102-9.
18. Patel JC, Barvaliya MJ, Patel TK, Tripathi CB.. Neuromuscular blocking effect of fluoxetine and its interaction with rocuronium. Auton Autocoid Pharmacol 2013; 33:17-24.
19. Russell WJ. The impact of Alzheimer's disease medication on muscle relaxants. Anaesth Intensive Care 2009;37:134-46.
20. Heier T, Caldwell JE. Impact of hypothermia on the response to neuromuscular blocking drugs. Anesthesiology. 2006;104:1070-80.
21. Ramji N, Toth C, Kennedy J, et al. Does diabetes mellitus target motor neurons? Neurobiol Dis 2007; 26:301–11.
22. Saitoh Y, Kaneda K, Hattori H, et al. Monitoring of neuromuscular block after administration of vecuronium in patients with diabetes mellitus. Br J Anaesth 2003; 90:480–6.
23. Nitahara K, Sugi Y, Shigematsu K, et al. Recovery of train-of-four ratio to 0.70 and 0.90 is delayed in type 2 diabetes with vecuronium-induced neuromuscular block. Eur J Anaesthesiol 2013; 30:80–4.
24. Saitoh Y, Hattori H, Sanbe N, et al. Delayed recovery of vecuronium neuromuscular block in diabetic patients during sevoflurane anesthesia. Can J Anaesth 2005; 52:467–73.
25. Alper I, Ulukaya S, Makay O, et al. The pharmacodynamic effects of rocuronium during general anesthesia in patients with type 2 diabetes mellitus. Minerva Anestesiol 2010; 76:115–9.
26. Lowry DW, Mirakhur RK, McCarthy GJ,et al. Neuromuscular effects of rocuronium during sevoflurane, isoflurane and intravenous anesthesia. Anesth Analg 1998;87:936-40.

3 parte

Anatomia e Fisiologia
Seção 3
Sistema Respiratório

3 parte

Anatomia e Fisiologia
Seção 2
Sistema Músculo-Esquelético

Anatomia do Sistema Respiratório

Mônica Braga da Cunha Gobbo
Letícia Lopes Vieira

INTRODUÇÃO

A respiração tem o objetivo principal de prover oxigênio aos tecidos e remover o dióxido de carbono. Essa troca de gases é feita pelo sistema respiratório, composto de nariz, cavidades nasais, boca, faringe, laringe, traqueia, brônquios, pulmões, acrescentando-se também a caixa torácica, o diafragma e os centros de controle neurológico da respiração. Os pulmões possuem outras funções, além das respiratórias, tais como: reservatório de sangue, filtro sanguíneo, sede de comandos de reflexos nervosos, regulação térmica e funções metabólicas.

VIAS AÉREAS SUPERIORES (EXTRATORÁCICAS)

O trato respiratório superior ou *via aérea* superior refere-se às estruturas que compõem o sistema respiratório localizadas fora do tórax.[1-4]

Nariz

O sistema respiratório se inicia com o nariz, situado acima do palato duro, que permite a passagem do fluxo de ar entre o ambiente externo e o sistema respiratório inferior (pulmões) (Figura 24.1). Inclui a parte externa do nariz e a cavidade nasal, que é dividida em cavidades direita e esquerda pelo septo nasal e se comunica com a faringe pelas coanas. À medida que atravessa o nariz, o ar tem sua composição química analisada (potencialização do olfato e do paladar), é aquecido, umidificado e filtrado para os pulmões. Ao sair, o calor e a umidade são liberados com ele. O nariz também é uma via de drenagem para o muco e o líquido lacrimal. O nariz oferece maior resistência ao fluxo de ar que a boca, mas é a via preferencial para a respiração. A vascularização das estruturas nasais é realizada por ramos das carótidas internas e externas, e o retorno venoso segue o caminho arterial, comunicando-se com os seios cavernosos intracranianos. Sua parte sensitiva é feita pelos nervos nasociliar, etmoidais (anteriores e posteriores) e nasopalatinos.

Boca

A boca está situada entre os lábios e o palato mole, e contém os dentes (arcada superior e inferior), língua, palato duro e pilares amigdalianos. A língua é inervada pelo nervo lingual nos seus dois terços anteriores e pelo nervo glossofaríngeo no seu terço posterior. Os pilares amigdalianos se relacionam com a úvula e amígdalas palatinas terminando na base da língua.

Faringe

A faringe é um tubo musculomembranoso longo de 12 a 14 cm, com extensão da base do crânio até a margem inferior da cartilagem cricoidea, na parte anterior, e até a margem inferior da IV vértebra cervical, na sua parte posterior (Figura 24.1). A faringe é mais larga (cerca de 5 cm) defronte ao hioide e mais estreita (cerca de 1,5 cm) em sua extremidade inferior, onde é contínua com o esôfago. Sua inervação sensitiva e motora é feita pelo nervo glossofaríngeo (porção superior) e pelo nervo laríngeo externo e laríngeo recorrente (porção inferior). É irrigada pelas carótidas e seus ramos. Divide-se em três partes: parte nasal (nasofaringe), parte oral (orofaringe) e parte laríngea da faringe (laringofaringe).

A nasofaringe, extensão posterior das cavidades nasais, tem função exclusivamente respiratória e difere das partes oral e laríngea porque sua cavidade permanece sempre aberta sem função muscular. Comunica-se anteriormente com as cavidades nasais por meio das coanas. Em sua parede lateral, situa-se o óstio faríngeo da tuba auditiva. Na sua parede posterior, encontra-se a tonsila faríngea, comumente chamada de adenoide, quando aumentada.

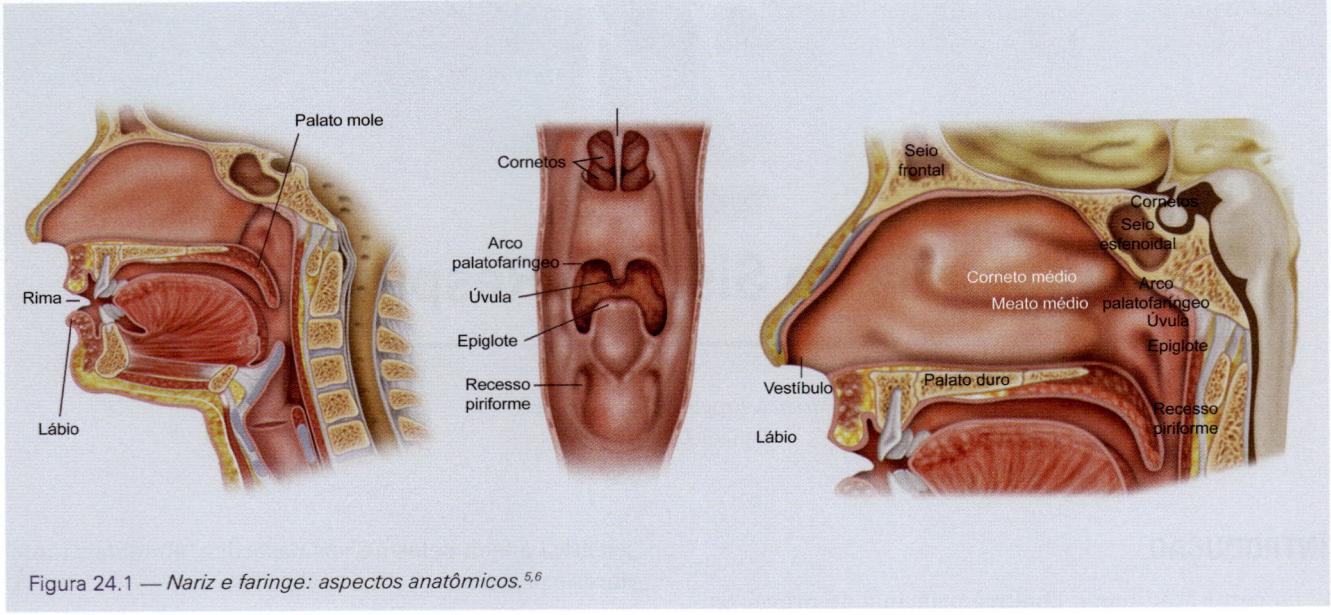

Figura 24.1 — *Nariz e faringe: aspectos anatômicos.*[5,6]

A orofaringe e a laringofaringe têm função respiratória e digestória. A orofaringe estende-se da parte inferior do palato mole até a margem superior da epiglote. Sua parede lateral consiste no arco palatofaríngeo e tonsila palatina. Posteriormente, está no nível dos corpos da II e parte superior da III vértebra cervical. O músculo genioglosso tem a importante função de tracionar a língua em direção ao mento permitindo a desobstrução dessa cavidade.

A laringofaringe está situada posteriormente e ao longo de todo o comprimento da laringe (clinicamente conhecida como hipofaringe) e estende-se a partir da parte superior da epiglote até a margem inferior da cartilagem cricoidea, onde se torna contínua com o esôfago

Laringe

A laringe é a extremidade superior do sistema respiratório inferior (Figuras 24.2, 24.3, 24,4 e 24.5). É formada por nove cartilagens unidas por membranas e ligamentos e contém as pregas vocais. Situa-se na região anterior do pescoço no nível dos corpos vertebrais CIII e CVI (terceira e sexta vértebras cervicais). Une a parte inferior da faringe (laringofaringe) à traqueia. Embora seja conhecida mais frequentemente por seu papel de produção da voz, sua função mais importante é proteger as vias respiratórias, sobretudo durante a deglutição, quando serve como esfíncter ou válvula do sistema respiratório inferior, mantendo assim a perviedade da via respiratória.

A laringe também modifica a saída do ar do sistema para produzir o tom para vocalização. Com o diafragma, controla a pressão intra-abdominal por meio da retenção de ar e da força, assim como a subitaneidade com que o ar sai do trato (expiração *versus* tosse ou espirro).

O esqueleto da laringe é formado por nove cartilagens: três são ímpares (tireóidea, cricóidea e epiglótica) e três são pares (aritenóidea, corniculada e cuneiforme). A tireóidea é a maior cartilagem e envolve a laringe na sua porção anterior. A cricóidea, onde se inicia a traqueia, é o único anel completo de cartilagem, o ponto para a manobra de Sellik e o maior estreitamento da via aérea na criança.

A epiglote é uma lâmina fina semelhante a uma folha de fibrocartilagem elástica, que se projeta acima da entrada da laringe e tem sua base ligada à cartilagem tireoide e borda livre que se move abrindo e fechando a glote, a entrada da laringe. Na junção da face anterior da epiglote com a base da língua se encontra a valécula, a qual possui inervação vagal que pode levar à bradicardia durante a intubação.

A glote (aparelho vocal da laringe) é formada pelas pregas e processos vocais, juntamente com a rima da glote, a abertura das pregas vocais. Na laringoscopia direta, visualiza-se um triângulo com ápice anterior e a base posterior, que é a glote. A contratura prolongada da glote, com a finalidade de proteção da via aérea inferior em resposta à entrada de corpo estranho ou secreções, denomina-se laringoespasmo. Todos os músculos da laringe, com exceção do cricoaritenóideo posterior, participam do fechamento da rima da glote. A abertura ativa da rima só é necessária durante a inspiração profunda. Fora isso, o fluxo da corrente de ar causa a abertura passiva, e os outros músculos controlam o grau e a natureza da resistência proporcionada na rima da glote para produzir o tom da voz e controlar sua altura. Além dos movimentos intrínsecos entre seus componentes, a musculatura extrínseca (os músculos hioides) consegue movimentar toda a laringe para a deglutição e modificar ainda mais a altura da voz. O nervo laríngeo interno, um ramo do nervo laríngeo superior, é o nervo sensitivo da laringe. O nervo laríngeo

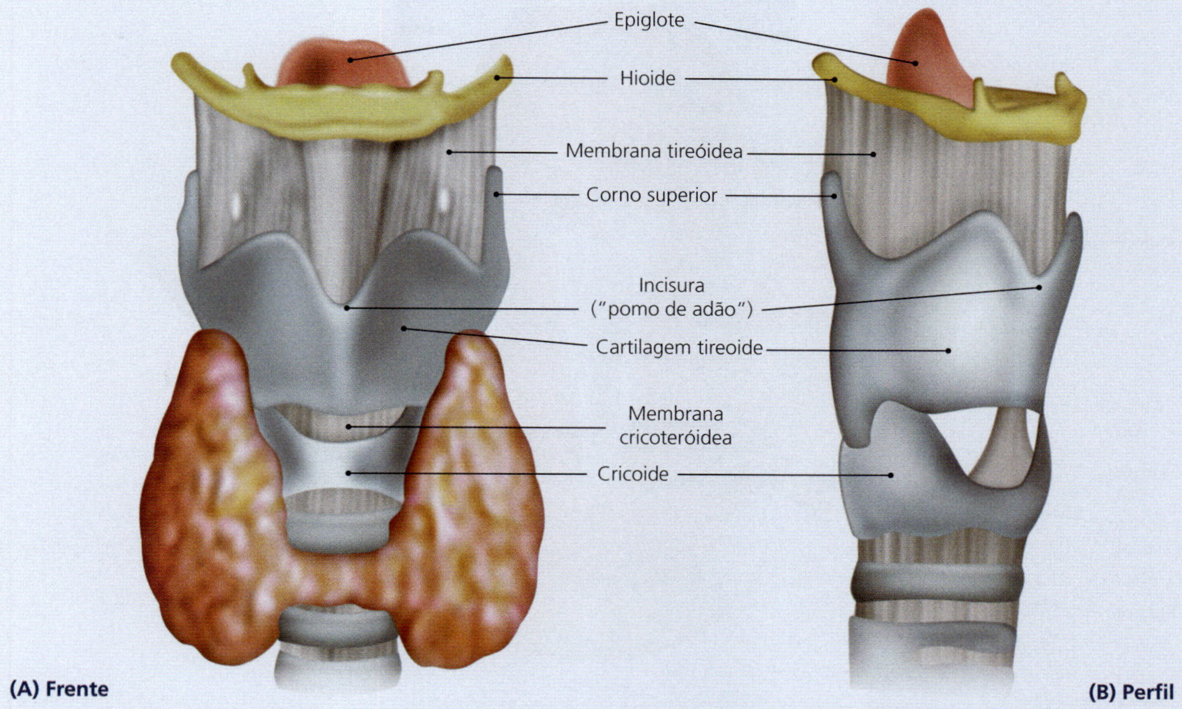

Figura 24.2 — *Estrutura da laringe. Cartilagens e membranas.*

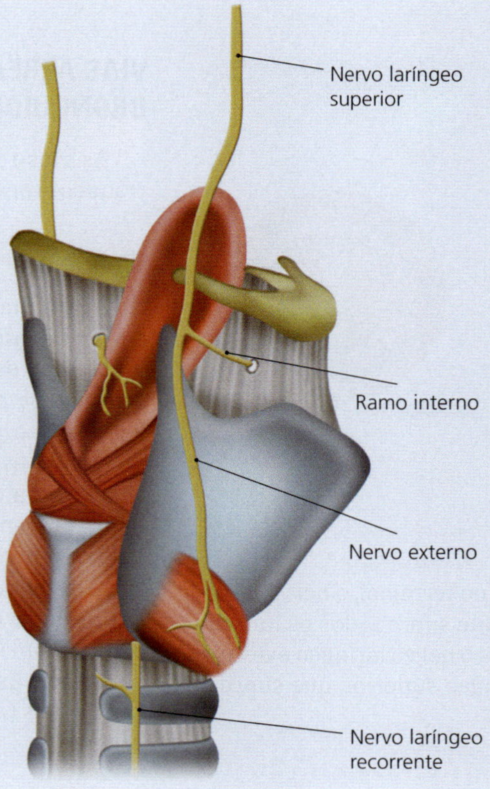

Figura 24.3 — *Inervação da laringe.*

Anatomia do Sistema Respiratório

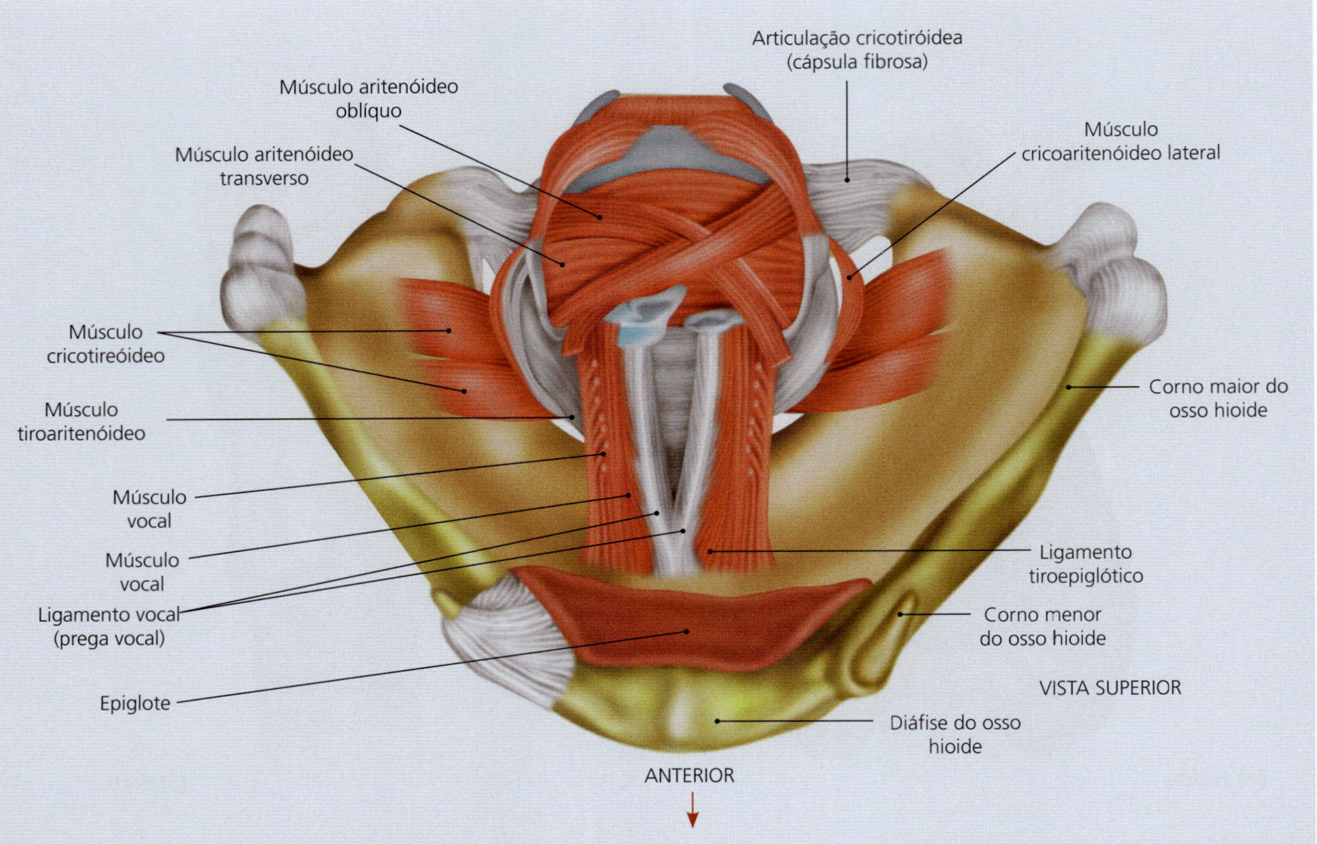

Figura 24.4 — *Músculos da laringe.*

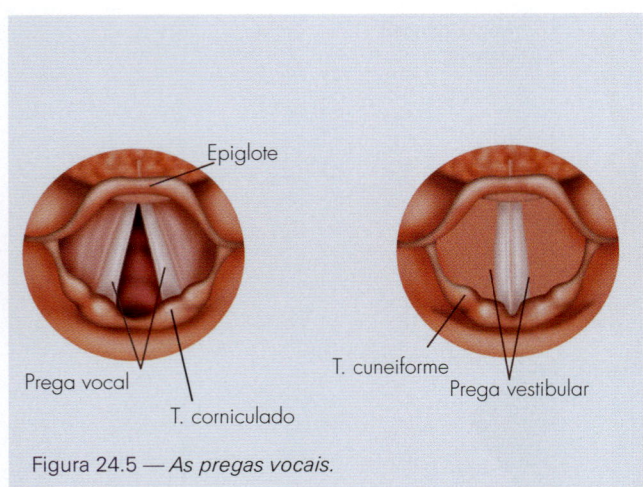

Figura 24.5 — *As pregas vocais.*

recorrente (por meio do seu ramo terminal, o nervo laríngeo inferior) é o nervo motor, que supre todos os músculos da laringe, com uma exceção: o nervo laríngeo externo, um ramo menor do nervo laríngeo superior, que supre o músculo cricotireóideo.[1-6,7]

VIAS AÉREAS CONDUTIVAS (TRAQUEIA ATÉ BRONQUÍOLOS TERMINAIS)

As vias respiratórias sublaríngeas formam a árvore traqueobronquial.

Traqueia

A traqueia é o tubo fibrocartilagíneo mediano, revestido internamente por mucosa com células caliciais secretoras de muco, que se estende entre a cartilagem cricoide, no nível da vértebra cervical CVI, e vai até o nível do disco, entre as vértebras torácicas TIV e TV (nível do ângulo esternal), onde se divide em brônquios principais (pulmonares) direito e esquerdo (carina) (Figura 24.6). Ela tem 10 a 11 cm de comprimento e está aproximadamente no plano sagital, mas seu ponto de bifurcação é geralmente um pouco para a direita.[7] Transporta o ar que entra e sai dos pulmões, e seu epitélio impulsiona o muco com resíduos em direção à faringe para expulsão pela boca. Esse tubo fibrocartilagíneo é sustentado por cartilagens (anéis) traqueais em forma de U incompletas e pode alterar seu comprimento durante a respiração profunda por ser móvel. Seu diâmetro externo é 2 cm em homens adultos e 1,5 cm em mulheres adultas. Em crianças, tem o diâmetro de um lápis (Figura 24.6).

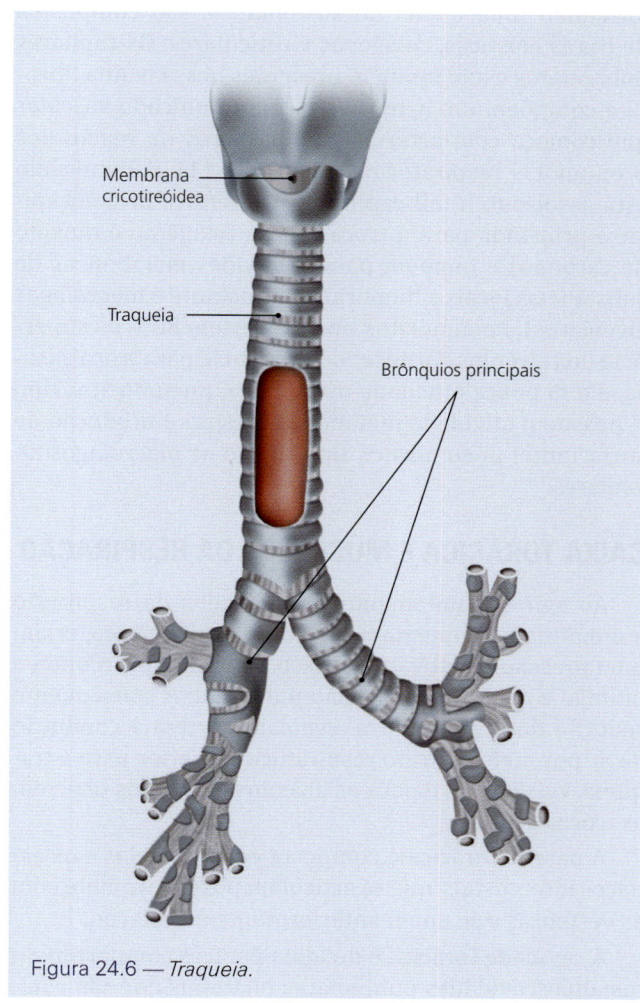

Figura 24.6 — *Traqueia*.

Normalmente, metade da traqueia é intratorácica e metade é extratorácica. Ambos os extremos da traqueia são fixos a estruturas móveis, permitindo assim a movimentação da carina para cima em até 5 cm da sua posição normal de repouso. O movimento das vias aéreas torna-se importante no paciente intubado. No adulto, a extremidade de um tubo orotraqueal pode mover-se de 3 a 6 cm com flexão e extensão do pescoço. Em lactentes e crianças, o movimento do tubo traqueal em relação à traqueia é ainda mais crítico: desvio de menos de 1 cm pode mover o tubo para fora da traqueia ou abaixo da carina.

Na parte lateral da traqueia, estão as artérias carótidas comuns e os lobos da glândula tireoide, e na sua parte posterior, o esôfago. Muitas vezes, o traumatismo da traqueia afeta o esôfago, que está bem aderido a ela.

Brônquios

A geração seguinte das vias aéreas é composta de brônquios principais direito e esquerdo.

O brônquio principal direito tem 2,5 cm de comprimento e é mais largo, mais curto e mais vertical que o esquerdo. Essas diferenças explicam porque corpos estranhos inalados entram mais frequentemente no brônquio principal direito que no esquerdo, assim como explicam a intubação endobrônquica inadvertida (intubação seletiva).

O brônquio principal direito dá origem a seu primeiro ramo, o brônquio lobar superior, e entra então no pulmão direito em oposição à quinta vértebra torácica. Depois de emitir o brônquio lobar superior, que se origina posterossuperiormente à artéria pulmonar direita, o brônquio principal direito cruza o aspecto posterior da artéria, entra no hilo pulmonar localizado posteroinferior a ela e divide-se em brônquio lobar médio e inferior.

Até os 3 anos de idade, os ângulos dos brônquios principais são iguais e ambos os lados podem ser atingidos por aspiração ou intubação seletiva. Em 10% das pessoas, o lobo superior direito se divide antes que termine o brônquio direito (a menos de 2,5 cm da carina), e em 2% a 3% da população o lobo superior direito se abre direto da traqueia e antes da carina.

O brônquio principal esquerdo, que é mais estreito e menos vertical que o direito, tem 5 cm de comprimento. Ele entra no hilo do pulmão esquerdo no nível da sexta vértebra torácica e se divide em brônquio lobar superior esquerdo e a língula, e, a seguir, continua como o brônquio do lobo inferior esquerdo.

Cada brônquio principal (primário) divide-se em brônquios lobares secundários, dois à esquerda e três à direita, e cada um deles supre um lobo do pulmão. Cada brônquio lobar divide-se em vários brônquios segmentares terciários, que suprem os segmentos broncopulmonares. Dezoito a vinte brônquios segmentares (10 no pulmão direito e de 8 a 10 no pulmão esquerdo) formam a geração seguinte das vias aéreas. Suas posições anatômicas são importantes para remoção de secreções e drenagem postural. Eles vão se tornando pequenos, atingindo 1 mm de diâmetro, e ainda contêm cartilagem.

Além dos brônquios segmentares terciários, há 20 a 25 gerações de bronquíolos condutores ramificados que terminam como bronquíolos terminais (desprovidos de cartilagem), os menores bronquíolos condutores que representam o último componente da via aérea que não é envolvida em troca gasosa (Figuras 24.7, 24.8, 24.9).[1-6]

VIAS AÉREAS TRANSICIONAIS (BRONQUÍOLOS RESPIRATÓRIOS E DUCTOS ALVEOLARES)

Distalmente a cada bronquíolo terminal fica um ácino, unidade anatômica respiratória, que consiste em três

Anatomia do Sistema Respiratório

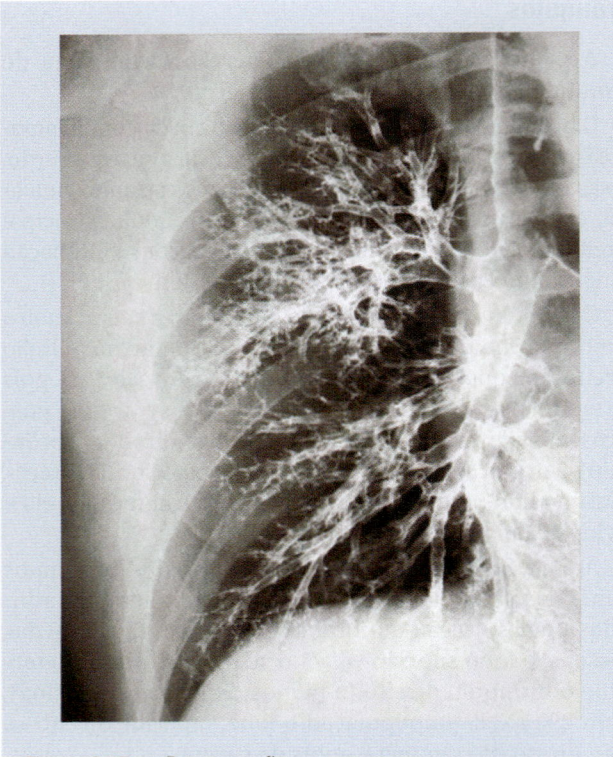

Figura 24.7 — *Broncografia.*

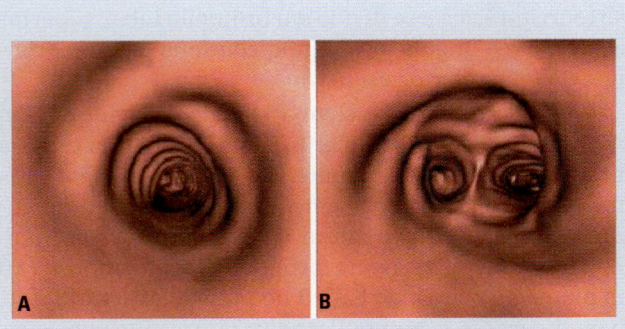

Figura 24.8 — *Broncoscopia mostrando* **(A)** *Brônquio principal direito;* **(B)** *Carina.*

a quatro ordens de bronquíolos respiratórios (bolsas-alvéolos) e que levam três a oito ordens de ductos alveolares. Cada ducto alveolar dá origem a cinco a seis sacos alveolares (unidade básica de troca gasosa no pulmão). Os ductos alveolares são vias respiratórias alongadas revestidas por alvéolos, que levam os espaços comuns, os sacos alveolares – nos quais se abrem grupos de alvéolos. Novos alvéolos se desenvolvem até 8 anos de idade, período em que há 300 milhões de alvéolos. Existe passagem de ar entre um alvéolo e outro, de um mesmo ácino ou de ácinos vizinhos, pelos poros de Kohn (Figura 24.10).

Vias Aéreas Respiratórias e a Membrana Alveolocapilar

Os alvéolos medem de 100 a 300 micra de diâmetro. Separados entre si pelos septos interalveolares, formando uma malha de sustentação, são compostos de fibras elásticas, colágenas e reticulares. Os capilares pulmonares estão também presentes nessa malha fibrosa e compõem um extenso sistema ramificado vascular que começa com arteríolas pulmonares na região dos bronquíolos respiratórios (Figura 24.11). Cada alvéolo está associado a mil capilares. A interface alveolocapilar é projetada para a troca gasosa (oxigênio e dióxido de carbono) e também para atividades metabólicas de substâncias locais e humorais (surfactante e macrófagos alveolares). Pneumócitos tipo I revestem 80% da superfície dos alvéolos, fornecendo superfície para troca gasosa, e tem pouca atividade metabólica; pneumócitos tipo II possuem atividade metabólica extensa e produção de surfactante; pneumócitos tipo III são os macrófagos alveolares.[1-6]

CAIXA TORÁCICA E MÚSCULOS DA RESPIRAÇÃO

Ao agir conjuntamente, os músculos da respiração e o diafragma aumentam o volume intratorácico, criam uma pressão negativa no espaço pleural que circunda o pulmão e causam a expansão pulmonar. A consequente redução da pressão intra-alveolar acarreta a condução de ar por meio do trato respiratório superior para a traqueia, vias aéreas e para os alvéolos, nos quais ocorrem as trocas gasosas.

A parede torácica é composta pelas costelas e os espaços intercostais, que se articulam posteriormente com as vértebras e se unem anteriormente no esterno.

A cavidade torácica é dividida em três compartimentos: duas cavidades pulmonares bilaterais que são completamente separadas pelo mediastino central. O ápice do tórax é pequeno, permitindo apenas a entrada da traqueia, do esôfago e dos vasos sanguíneos, enquanto a base é formada pelo diafragma.

O principal músculo respiratório é o diafragma, que, com sua contração, faz com que a base do arcabouço torácico desça, aumentando o seu diâmetro vertical, e que seu conteúdo (pulmões) sofra expansão. Esse movimento diafragmático contribui com 75% da alteração do volume torácico. O diafragma recebe inervação motora dos nervos frênicos, e sua parte sensitiva está distribuída para a parte periférica do músculo pelos seis ou sete nervos intercostais inferiores. Os músculos intercostais externos elevam a caixa torácica, aumentando o seu diâmetro anteroposterior, e são responsáveis em menor grau também pela inspiração na respiração normal. A expiração é em geral passiva, ocorrendo retração elástica pulmonar e da parede torácica com o relaxamento do

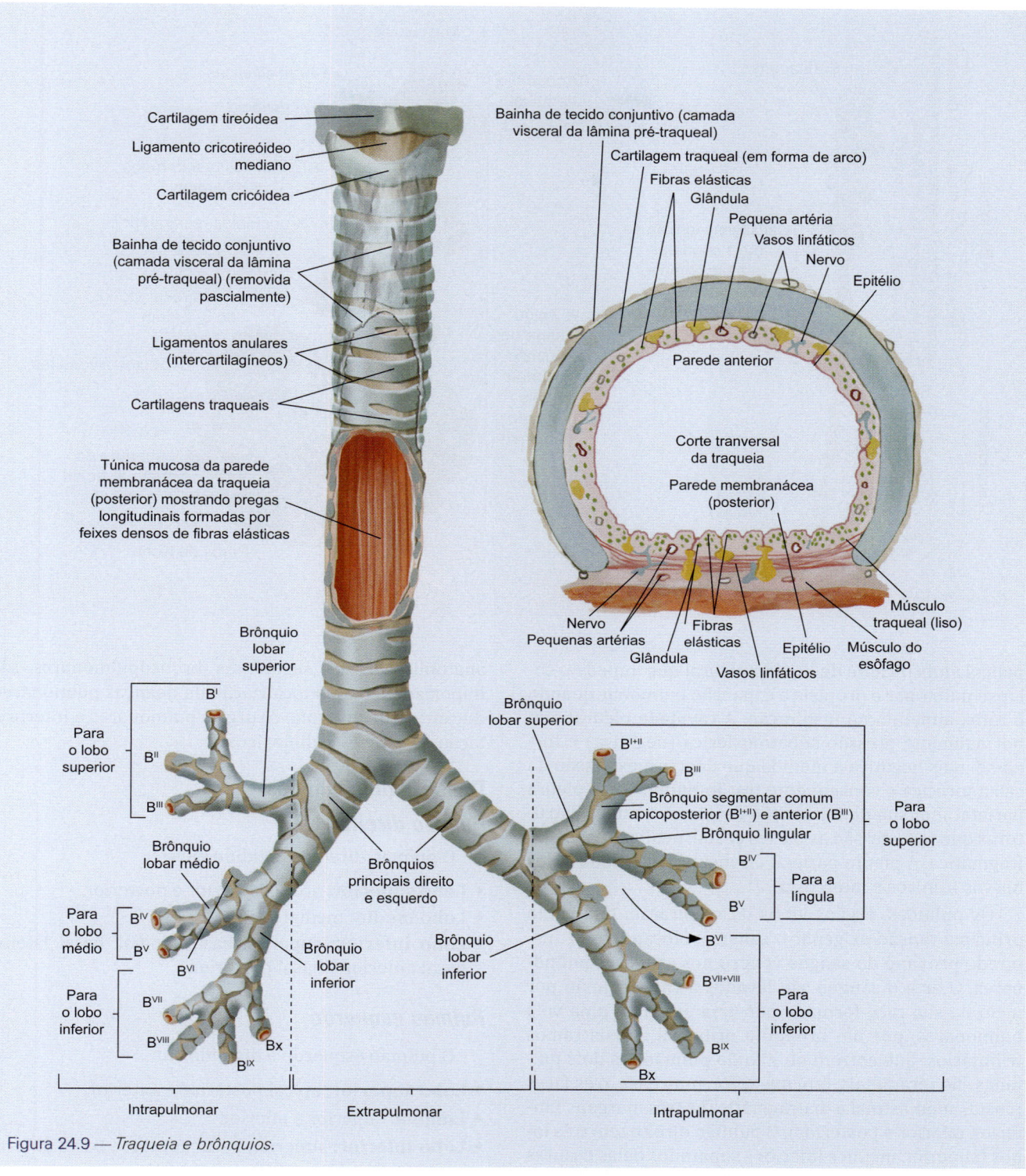

Figura 24.9 — *Traqueia e brônquios.*

diafragma. Com o esforço respiratório, o músculo esternocleidomastóideo eleva o esterno; o escaleno e o peitoral elevam as costelas, e os três podem ser recrutados durante a inspiração.[1-6] Em certas situações patológicas, a expiração pode tornar-se ativa e ser facilitada pelos músculos abdominais e intercostais internos.

PLEURA E PULMÕES

As cavidades pulmonares no tórax são completamente revestidas pela pleura parietal membranosa, que é refletida sobre os pulmões e se torna a pleura visceral que reveste a face externa dos pulmões. A cavidade pleural, entre as duas membranas do saco pleural, contém uma

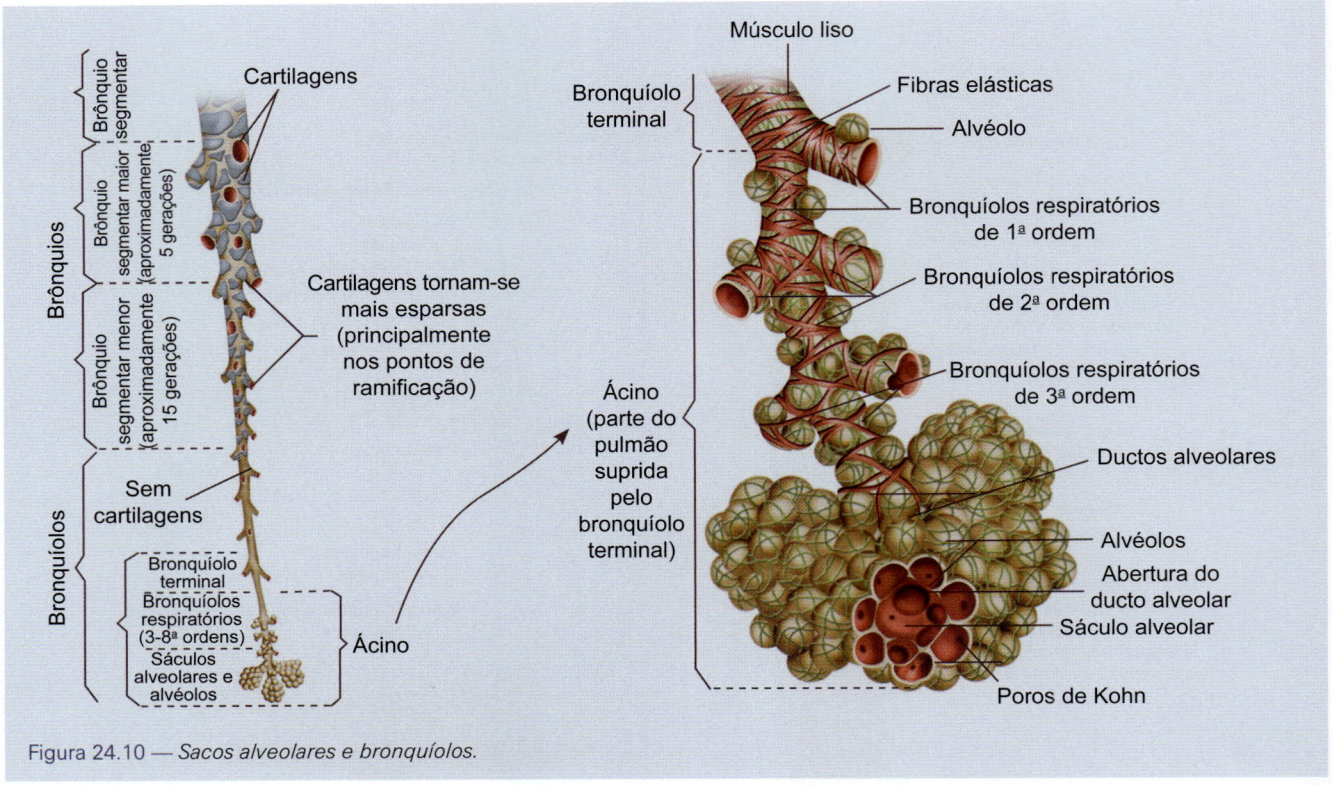

Figura 24.10 — *Sacos alveolares e bronquíolos.*

película lubrificante de líquido pleural que impede o colapso pulmonar e propicia a expansão pulmonar quando o tórax aumenta na inspiração. A cavidade pleural tem normalmente pressão subatmosférica (negativa) e torna-se mais negativa à medida que ocorre a expansão da caixa torácica e consequente tração pulmonar. A pleura parietal tem sua denominação de acordo com as estruturas que reveste: são as partes costal, mediastinal e diafragmática. A pleura parietal é sensível e inervada pelos nervos frênicos e intercostal.

Os pulmões, órgãos vitais da respiração, têm como principal função oxigenar o sangue colocando o ar inspirado próximo do sangue venoso nos capilares pulmonares. O ar e o sangue são levados a cada pulmão por meio da sua raiz, formada por uma artéria e uma veia pulmonares, por um brônquio principal e seus ramos tributários, que entram no hilo do pulmão. Os dois pulmões são piramidais, tem um ápice, uma base, três faces (costal, mediastinal e diafragmática) e três margens (anterior, inferior e posterior). O pulmão direito tem três lobos (superior, médio e inferior), separados pelas fissuras horizontal e oblíqua. O pulmão esquerdo tem dois lobos (superior e inferior) e língula, separados por uma fissura oblíqua, e apresenta uma incisura cardíaca acentuada em sua margem anterior, decorrente da posição assimétrica do coração[1-6] (Figuras 24.12 e 24.13).

Cada lobo pulmonar é subdividido em segmentos pulmonares, que constituem unidades pulmonares completas, consideradas autônomas sob o ponto de vista anatômico. Esses segmentos broncopulmonares são importantes para a localização de doenças pulmonares, durante broncoscopia, cirurgias pulmonares e interpretação de exames radiológicos.

Divisões dos Pulmões

Pulmão direito

O pulmão direito é dividido em:

- **Lobo superior:** apical, anterior e posterior.
- **Lobo médio:** medial e lateral.
- **Lobo inferior:** superior, basal medial, basal lateral, basal anterior e basal posterior.

Pulmão esquerdo

O pulmão esquerdo é dividido em:

- **Lobo superior:** apical posterior e anterior.
- **Língula:** superior e inferior.
- **Lobo inferior:** superior, basal superior, basal anteromedial e basal lateral (Figura 24.14).

Perfusão Pulmonar

Os pulmões têm duas vias circulatórias funcionalmente distintas. Os vasos pulmonares levam sangue desoxigenado às paredes alveolares e drenam sangue oxigenado de volta ao lado esquerdo do coração. Os va-

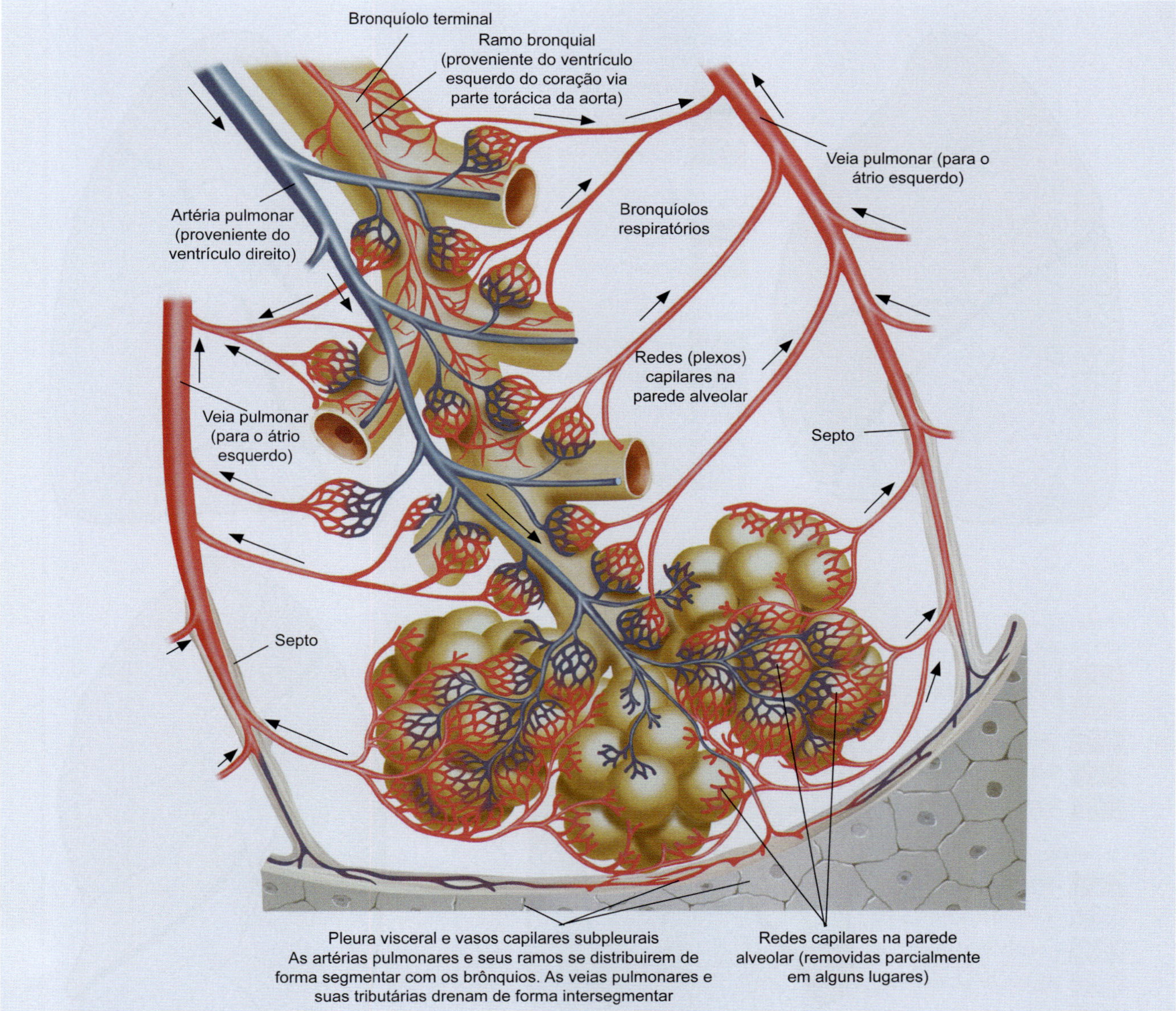

Figura 24.11 — *Capilares e veias.*

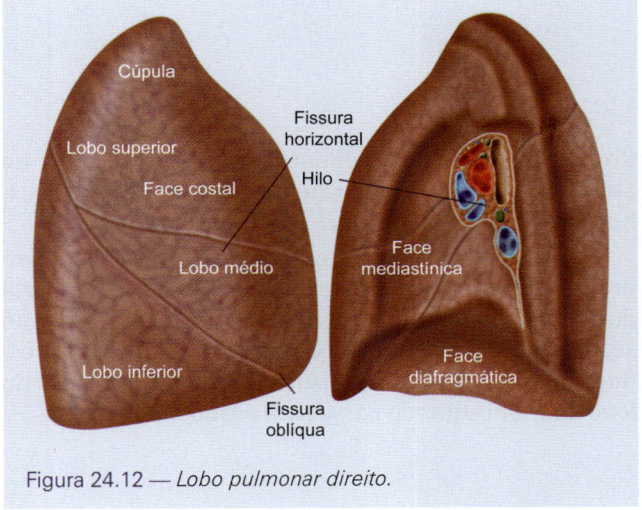

Figura 24.12 — *Lobo pulmonar direito.*

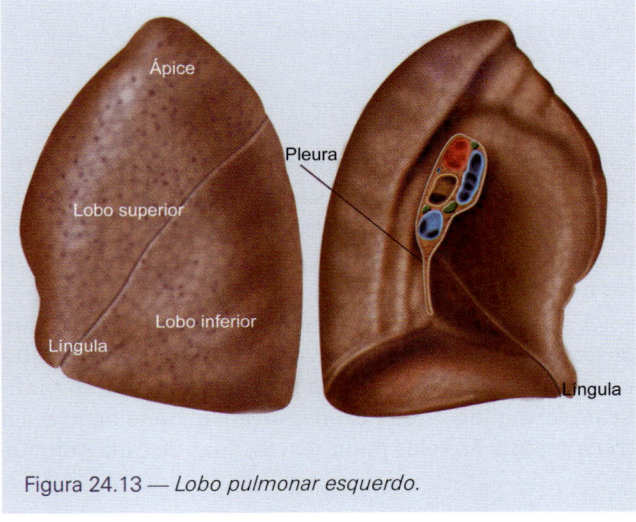

Figura 24.13 — *Lobo pulmonar esquerdo.*

Anatomia do Sistema Respiratório

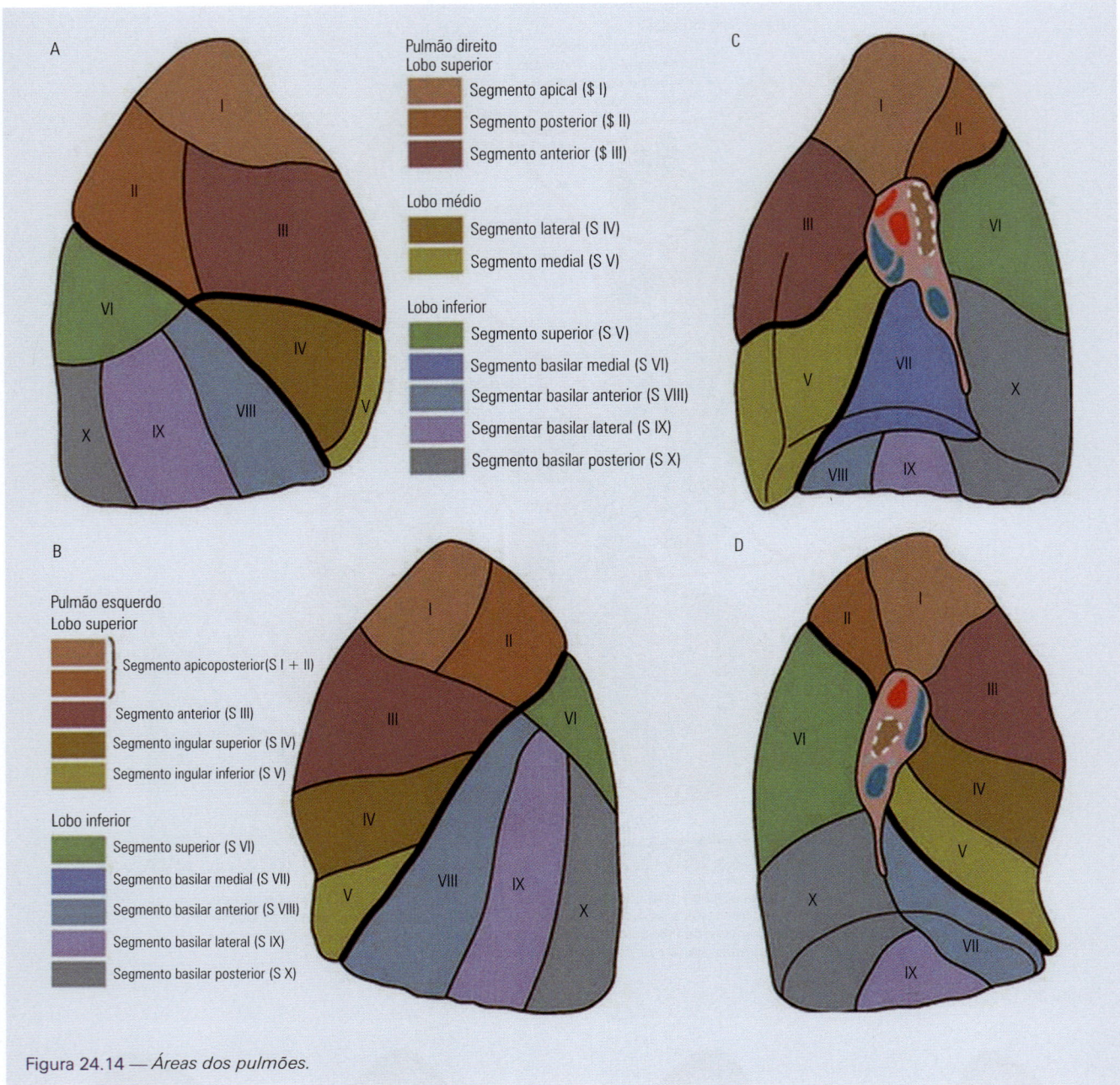

Figura 24.14 — *Áreas dos pulmões.*

sos brônquicos, muito menores e que derivam da circulação sistêmica, fornecem sangue oxigenado ao tecido pulmonar que não tem acesso imediato ao oxigênio atmosférico, isto é, àquele dos brônquios e dos bronquíolos maiores (Figura 24.15).

A artéria pulmonar, carregando sangue parcialmente desoxigenado, se bifurca em artérias pulmonares direita e esquerda, e ao penetrarem no hilo pulmonar se ramificam formando a rede capilar alveolar, onde ocorrerá a troca gasosa. As veias pulmonares, duas de cada pulmão, drenam os capilares pulmonares, desembocando no átrio esquerdo e levando sangue oxigenado para distribuição sistêmica pelo ventrículo esquerdo.

A drenagem linfática dos pulmões segue um trajeto previsível em sua maior parte; a drenagem da maior parte do pulmão direito e do lobo superior do pulmão esquerdo segue por vias ipsilaterais até o tronco linfático direito e o ducto torácico. Entretanto, a maior parte da drenagem do lobo inferior esquerdo passa para o lado direito.

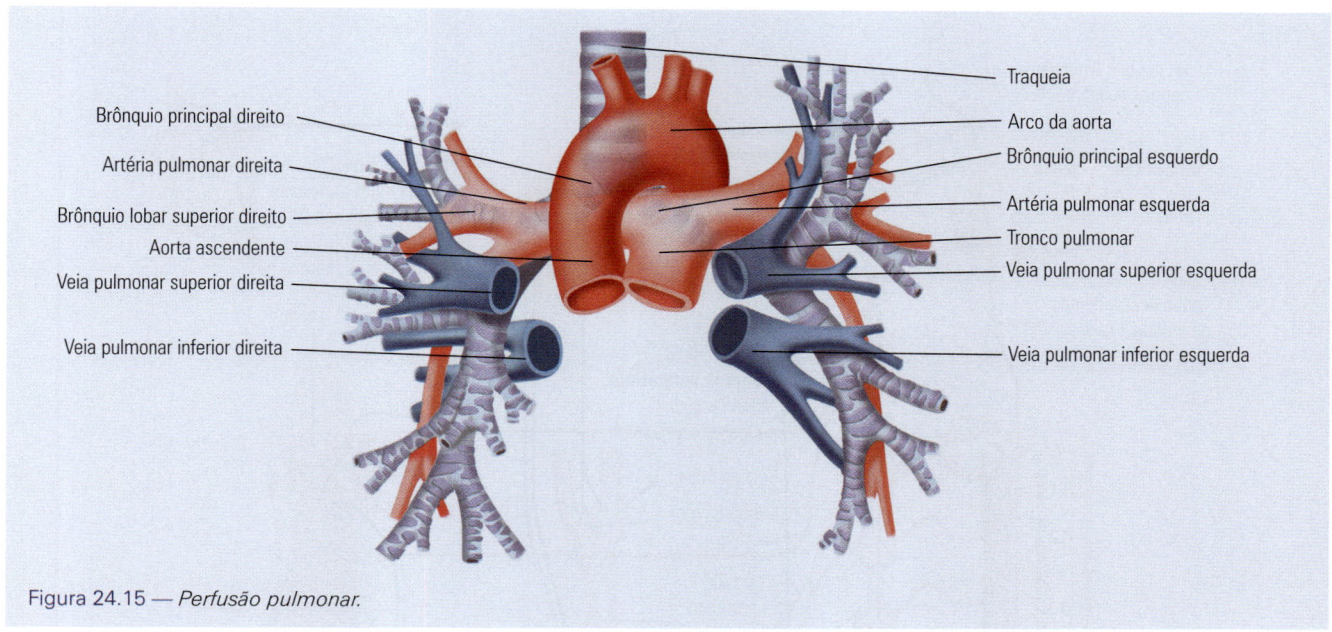

Figura 24.15 — *Perfusão pulmonar.*

Inervação

O sistema nervoso autônomo controla muitos aspectos da função das vias aéreas, que incluem: a regulação do tônus muscular liso das vias aéreas, a secreção de muco pelas glândulas submucosas e a secreção das células caliciformes epiteliais, a permeabilidade vascular e o fluxo sanguíneo.

As fibras nervosas autônomas dos plexos pulmonares incluem as fibras parassimpáticas vagais broncoconstritoras e secretomotoras, fibras simpáticas inibitórias e vasoconstritoras e as aferentes viscerais de reflexo e dor (Figura 24.16).

ESPAÇO MORTO E *SHUNT*

Os locais onde não ocorrem trocas gasosas, do nariz até os bronquíolos terminais, denominam-se espaço morto (no homem jovem, é de aproximadamente 150 mL). Espaço morto anatômico compreende o volume de todos os espaços do sistema respiratório com exceção dos alvéolos e as áreas relacionadas a eles. Espaço morto alveolar compreende aqueles alvéolos não funcionantes (alvéolos ventilados, mas pouco ou não perfundidos). A somatória do espaço morto anatômico com o espaço morto alveolar é o espaço morto fisiológico.

Quando o sangue desoxigenado, oriundo do coração direito, retorna ao lado esquerdo sem ser oxigenado pelo pulmão, denomina-se *shunt*. O sangue proveniente das artérias brônquicas também constitui sangue não oxigenado, aumentando o *shunt*.

Tanto a ventilação como a perfusão dos pulmões são menores nos ápices em comparação com as bases, no indivíduo em pé. Porém, a perfusão nos ápices é menor que a ventilação, ocorrendo um efeito espaço morto fisiológico nos ápices. Por outro lado, nas bases ocorre o inverso: a ventilação é menor que a perfusão, ocorrendo efeito *shunt* fisiológico. Durante o exercício físico, ocorre aumento do fluxo sanguíneo nos ápices, diminuindo o espaço morto e produzindo eficácia próxima da ideal.

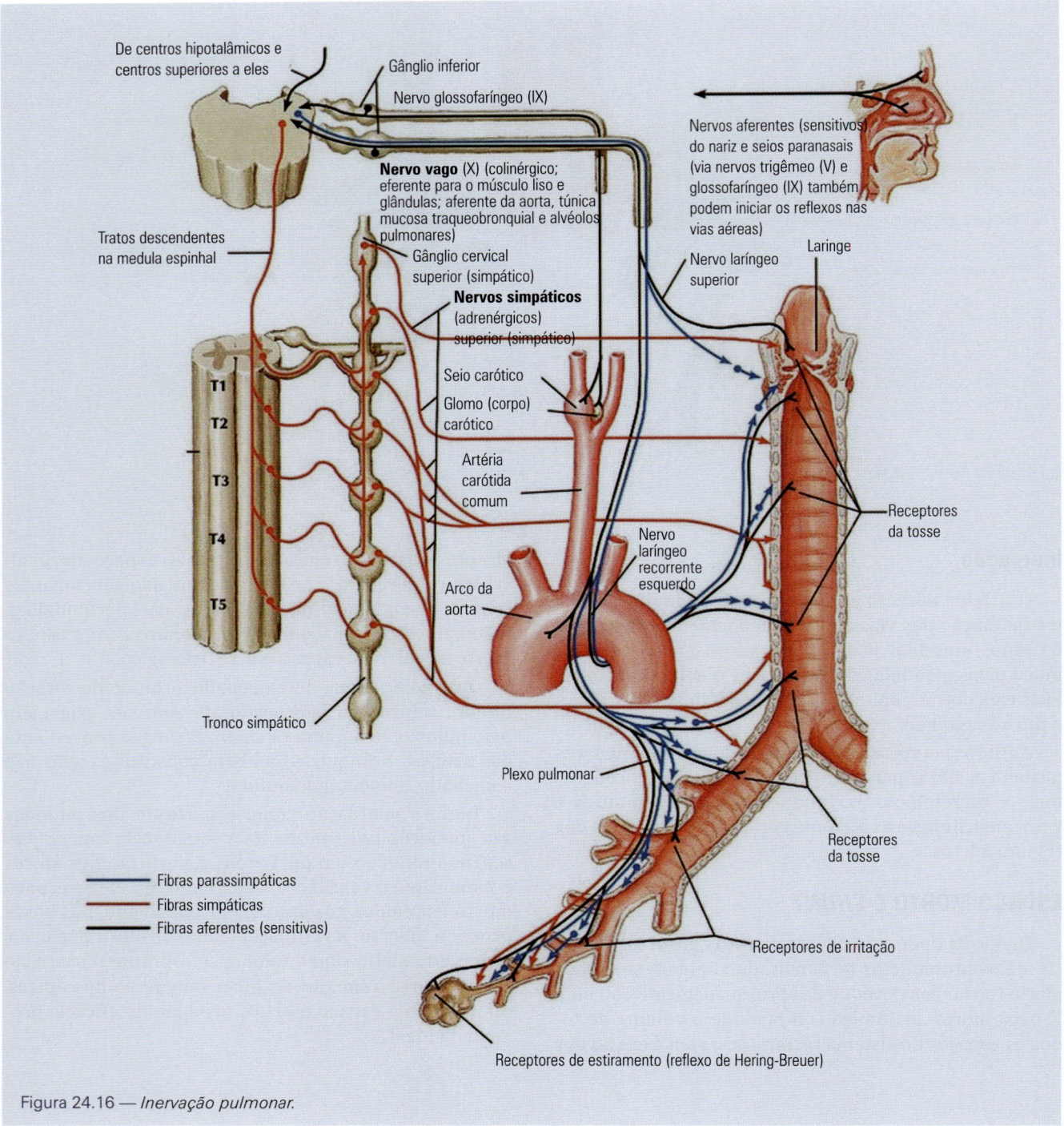

Figura 24.16 — *Inervação pulmonar.*

REFERÊNCIAS

1. Gray H. Gray Anatomia - A Base Anatômica da Prática Clínica. 40.ed. Rio de Janeiro: Elsevier Editora Ltda, 2011. p.56-153, p.83-153.
2. Moore KL, Dalley AF, Agur AMR. Anatomia Orientada para a Clínica. 7.ed. Rio de Janeiro: Koogan, 2014. p.71-97, p.106-28, p.945-9, p.1010-38.
3. Guyton AC, Hall JE. Tratado de Fisiologia Médica. 12.ed. Rio de Janeiro: Elsevier Editora Ltda, 2011. p.489-538.
4. Barash PG, Cullen BF, Stoelting RK, et al Clinical Anesthesia. 6.ed. Philadelphia: Lippincott Williams & Wilkins, 2009. p.233-25.
5. Netter FH. Atlas de Anatomia Humana. 6.ed. Rio de Janeiro: Elsevier Editora Ltda, 2015. p.35-45, p.64-75, p.179-82, p.193-207.

6. Castiglia YMM. Anatomia do Sistema Respiratório. In: Cangiani LM, Slulitell A, Potério GMB. Tratado de Anestesiologia Saesp. 7.ed. São Paulo: Atheneu, 2011. p.917-25.

7. Rebuglio R, Rebuglio GM, Rebuglio RM. Intubação Traqueal. In: Cangiani LM, Nakashima ER, Gonçalves TAM. Atlas de Técnicas de Bloqueios Regionais. Rio de Janeiro: Sociedade Brasileira de Anestesiologia, 2013. p.141-9.

25

Mecânica Respiratória e Controle da Respiração

Fabíola Prior Caltabeloti
Bruno Melo Nóbrega de Lucena
João Victor Barelli

INTRODUÇÃO

O movimento de ventilação pulmonar, ainda que aparentemente simples, é decorrente da interação de diversos componentes do aparelho respiratório regidos pelas leis da física e controlado de forma consciente e inconsciente pelo organismo.

O ar, assim como os demais fluidos, se desloca de acordo com um gradiente de pressão e, portanto, só entra nos pulmões se a pressão interna dos alvéolos for menor do que a pressão externa. Isso pode ocorrer basicamente de duas formas: a pressão alveolar se torna mais negativa em relação à pressão atmosférica ou durante a ventilação com pressão positiva, na qual uma pressão maior do que a pressão alveolar é exercida sobre as vias aéreas, forçando assim a entrada de ar nos pulmões. A primeira situação é a que se apresenta durante o curso de uma respiração normal, e a segunda é baseada no princípio físico básico que rege o processo de ventilação mecânica, seja ela invasiva ou não invasiva.[1]

A mecânica respiratória depende da entrada e saída de ar dos pulmões, bem como da resistência imposta pelo próprio sistema respiratório a esse processo, através da complacência e forças elásticas dos pulmões, pleuras e parede torácica, e da própria resistência intrínseca das vias aéreas superiores e inferiores.

O objetivo deste capítulo é discorrer sobre qual maneira a mecânica respiratória permite a ventilação no indivíduo normal e em condições patológicas, assim como sua aplicabilidade clínica na prática diária do anestesiologista.

MÚSCULOS RESPIRATÓRIOS

Os músculos respiratórios são os responsáveis por causar alterações conformacionais na parede torácica, levando a alterações de pressão que causam o influxo e o efluxo de ar nos pulmões.

Músculos Inspiratórios

Os músculos da inspiração são: o diafragma, intercostais externos e músculos acessórios (esternocleidomastóideos, escalenos e serráteis anteriores).

O diafragma é um músculo em forma de cúpula de inervação frênica bilateral. Sua ativação e contração o deslocam em direção à cavidade abdominal, aumentando o volume da caixa torácica (Figura 25.1). O deslocamento da cúpula diafragmática é de 1 a 2 cm durante a respiração fisiológica normal, podendo atingir até 10 cm em uma inspiração profunda.[2]

Os músculos intercostais externos são inervados pelos nervos intercostais (T1-T12), que, juntamente com os músculos acessórios da respiração, movimentam os arcos costais em sentido anterior e cranial, aumentando o diâmetro anteroposterior da caixa torácica. O movimento anterior das costelas e do esterno pode aumentar o diâmetro anteroposterior do tórax em até 20% durante uma inspiração forçada.[1]

A via final da ação da musculatura inspiratória é o aumento do volume da caixa torácica e consequentemente o acréscimo do volume intra-alveolar. Pela lei dos gases de Boyle-Mariotte, ou lei da transformação isotérmica, o produto da pressão e do volume de um gás em um sistema fechado é constante se a temperatura permanecer constante. Em outras palavras, considerando a caixa torácica e o espaço intra-alveolar como um sistema fechado, o aumento do volume implica uma redução da pressão para que o produto das duas grandezas permaneça inalterado, admitindo que a variação de temperatura intrapulmonar durante a inspiração é nula.

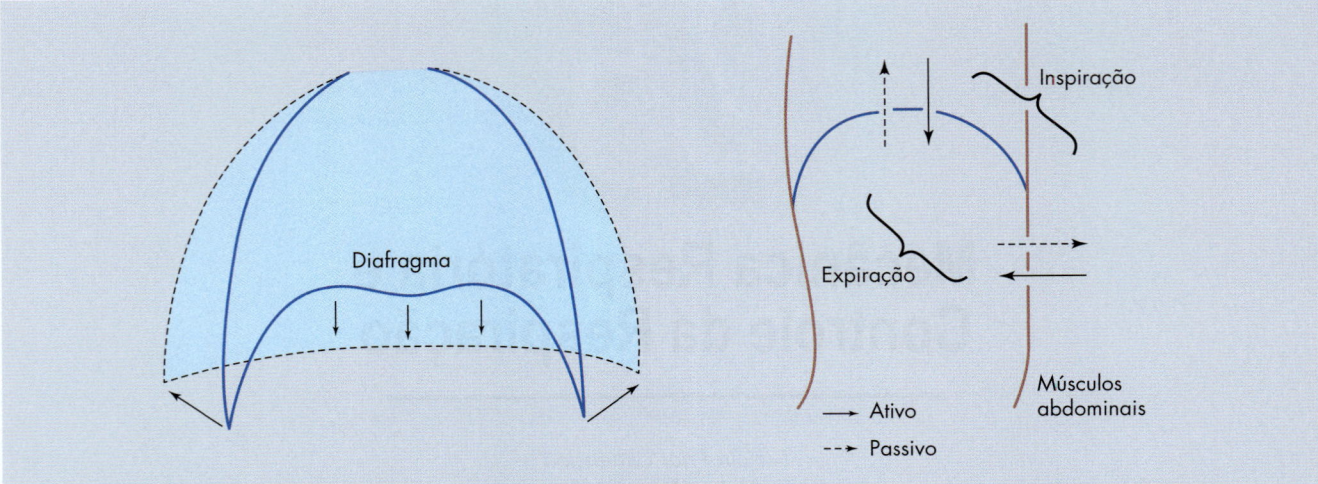

Figura 25.1 — *O conteúdo abdominal é movimentado para baixo e para a frente durante a inspiração, enquanto a caixa torácica aumenta no sentido vertical. Somente na expiração forçada o diafragma se desloca para cima com o auxílio da contração dos músculos abdominais.*

O aumento do volume alveolar reduz a pressão intra-alveolar a valores subatmosféricos, e o ar entra nos pulmões.

Músculos Expiratórios

Ao contrário da inspiração, a expiração é um processo passivo gerado pelo aumento da pressão intra-alveolar secundário às forças elásticas dos pulmões e parede torácica que tendem a colapsar os alvéolos a cada instante da respiração, originando a pressão de recuo elástico.

Durante toda a inspiração, o movimento dos músculos respiratórios acarreta uma força de tração centrífuga que vence a força de recuo elástico (centrípeta) e expande os pulmões. Quando o estímulo inspiratório cessa, a força de recuo é única e coordena o movimento de recolhimento elástico dos pulmões, aumentando a pressão intra-alveolar para valores supra-atmosféricos e forçando o ar dos pulmões para fora, culminando com a expiração.

Dessa forma, a expiração é mais bem definida pela ausência de contração da musculatura inspiratória do que pela contração dos músculos expiratórios, sendo estes relevantes apenas no processo de expiração forçada. Os principais músculos expiratórios são: os intercostais internos e músculos da parede abdominal. Eles diminuem os diâmetros anteroposterior e craniocaudal da parede torácica, auxiliando o processo de expiração[2] (Figura 25.1).

GRADIENTES DE PRESSÃO E PROPRIEDADES DO ESPAÇO PLEURAL

Para compreender melhor e numericamente os gradientes de pressões gerados pelos movimentos da parede torácica, considera-se a pressão atmosférica como um referencial e, portanto, como o marco zero (0 cmH_2O).

A pressão pleural é a pressão do líquido entre as pleuras parietal e visceral. Normalmente, a pressão intrapleural tem valor subatmosférico em torno de −5 cmH_2O, sendo suficiente para manter os pulmões abertos em condições fisiológicas. Durante a inspiração, o movimento da caixa torácica leva ao deslocamento da pleura parietal e aumenta o vácuo entre as duas pleuras, permitindo que a pressão pleural alcance valores de −7,5 cmH_2O. Na inspiração forçada, a pressão intrapleural pode atingir até −10 cmH_2O[2]. Já na expiração ativa ou diante de atos expulsivos, ela pode assumir valores positivos.

A pressão alveolar é a pressão dentro dos alvéolos determinada pelo conteúdo de ar no interior dos mesmos. No repouso, a pressão alveolar é igual à da atmosfera, ou seja, de 0 cmH_2O. Na inspiração, a distensão alveolar leva a uma queda de pressão, ocasionando o influxo de ar. À medida que o ar entra, a pressão alveolar aumenta e se iguala à atmosférica, chegando a 1 cmH_2O na expiração por compressão elástica do pulmão.[1] Esse movimento de ar para dentro e para fora dos alvéolos é gerado pelo gradiente transrespiratório.

A diferença entre a pressão alveolar e a pressão intrapleural é chamada de gradiente transpulmonar. Essa diferença é responsável por suplantar a força de recolhimento elástico e distender os alvéolos durante a inspiração. Quanto maior o gradiente transpulmonar, maior será a distensão alveolar e, consequentemente, o volume inspirado.

Já o gradiente transtorácico é criado pela diferença entre o espaço pleural e a superfície corpórea, correspondendo à pressão de abertura das vias aéreas e, portanto, responsável pela expansão ou contração do binômio pulmões e parede torácica.

Os gradientes descritos acima e a representação gráfica das pressões podem ser visualizados na figura correspondente (Figura 25.2).

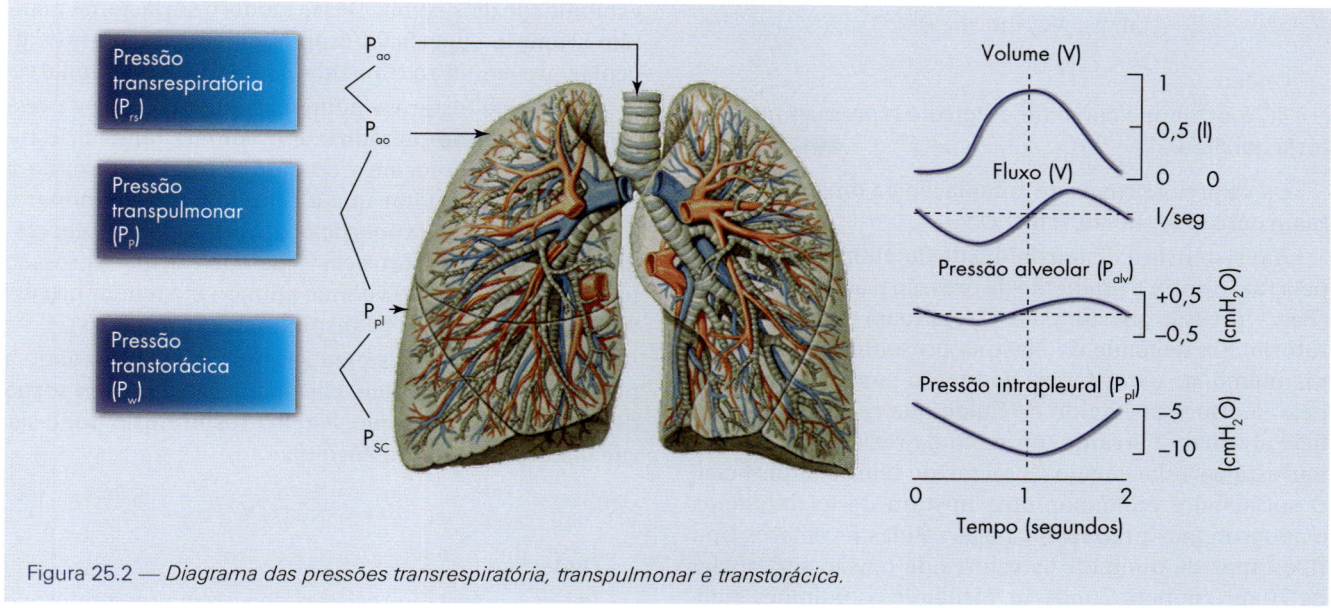

Figura 25.2 — Diagrama das pressões transrespiratória, transpulmonar e transtorácica.

PROPRIEDADES FÍSICAS E ELÁSTICAS DO PULMÃO E INTERAÇÕES PULMÃO-PAREDE TORÁCICA

A diferença de pressão entre o ambiente e o pulmão durante a inspiração na ventilação espontânea permite a entrada do ar e é denominada *driving pressure*.[4]

O trabalho da musculatura respiratória, do qual a resultante é a *driving pressure*, deve ultrapassar as forças de elasticidade ou elastância pulmonar e da resistência ao fluxo das vias aéreas.[5]

A elastância é a propriedade que caracteriza o recolhimento pulmonar, ou seja, sua capacidade de retornar ao estado original após ter sido deformado por uma força sobre ele aplicada, considerando que seu limite elástico seja atingido ou até mesmo excedido.

A complacência pulmonar é o inverso da elastância. Ela representa a expansibilidade pulmonar e, assim, o aumento de volume induzido pelo incremento do gradiente de pressão em condições estáticas, isto é, na ausência de fluxo de ar na árvore traqueobrônquica (Cest). Normalmente, tal relação se apresenta de forma linear.

Seus valores normais variam de 60 a 100 mL/cmH_2O[4] e são constantes na faixa de volume compreendida entre 25% e 75% da capacidade vital. Os aumentos adicionais de volume requerem uma variação de pressão maior e tornam o pulmão menos complacente, já que parte dos alvéolos atingiu a distensão elástica ideal.

Na prática clínica, para se realizar a medida da complacência estática, deve-se:

1. Manter o paciente em ventilação ciclada a volume (VCV);
2. Realizar pausa inspiratória de 2 a 3 segundos;
3. Registrar o valor da medida da pressão obtida ao final da pausa, chamada de pressão de platô (Pplatô), que equivale à pressão alveolar (Palv).[6] Esta última corresponde à soma da pressão de recuo elástico (Pel) e da pressão pleural (Ppl);
4. Realizar manobra de oclusão ao final da expiração para obtenção do valor total da pressão positiva expiratória (PEEPt = PEEP – PEEPi);
5. Aplicar os dados obtidos na fórmula a seguir:

$$Cest = \Delta V/Pel, rs - PEEP - PEEPi$$

É importante lembrar que os pulmões estão dentro da caixa torácica e que a parede torácica também apresenta propriedades elásticas particulares, porém ela pode se retrair ou se mover externamente.[7] Para calcular a complacência da parede torácica, utiliza-se a diferença entre a pressão intrapleural e a pressão ao redor do tórax pela fórmula apresentada abaixo. A determinação da complacência da parede torácica é relevante nas alterações patológicas de conformação da caixa torácica, porém sua aplicabilidade na prática clínica é limitada devido à necessidade de inserção de um cateter para mensuração da pressão esofágica.

$$Ccw = VC/Pes$$

Onde:

Ccw é a complacência da parede torácica, VC é o volume corrente e Pes é a pressão esofágica.

Por sua vez, a complacência dinâmica (Cdyn) reflete não apenas a capacidade do sistema em acomodar o volume, mas também o fluxo inspiratório, incluindo, portanto, as propriedades elásticas e resistivas do sistema respiratório.

$$Cdyn = VC/Ppico - PEEP$$

Onde:
VC é o volume corrente e Ppico é a pressão inspiratória máxima.

Os valores normais de complacência dinâmica se situam entre 50 e 80 mL/cmH$_2$O.[4]

A resistência à distensibilidade do pulmão é definida pela razão entre o gradiente de pressão transrespiratória (Palv – pressão abertura das vias aéreas) e o fluxo inspiratório. Ela depende da elastina presente no parênquima pulmonar e das forças de tensão superficial gerada pela interface ar-líquido do fluido que recobre a superfície alveolar.[7] Cerca de um terço da resistência pulmonar está correlacionado às forças de tensão superficial. O surfactante pulmonar, uma mistura de fosfolipídeos e apoproteínas produzidos pelas células alveolares tipo II, é capaz de diminuir os valores de tensão superficial de 70 mN/m para 20mN/m, tornando os pulmões mais complacentes. Além disso, sendo os alvéolos um conjunto de esferas interligadas e em contato com o ambiente, o surfactante tem a função de prevenir a instabilidade do sistema. O surfactante é produzido sob a influência do cortisol, e sua produção se inicia ainda na fase fetal.[7]

A lei de Laplace[8] relaciona a variação de pressão na superfície que separa dois fluidos de natureza distinta com as forças de ligação molecular, de acordo com a equação:

$$p = 2T/r$$

Onde:
T é a tensão superficial e r o raio do alvéolo.

De acordo com essa lei, a pressão do alvéolo aumenta progressivamente com a diminuição de seu raio e gera um *feedback* positivo que instabiliza o alvéolo e ocasiona o seu colapso. Entretanto, a concentração do surfactante aumenta durante o seu fechamento e se torna ainda mais eficiente em prevenir o colapso, mantendo assim a estabilidade do sistema. Desse modo, o surfactante mantém a tensão superficial proporcionalmente ao raio alveolar, prevenindo a transudação dos líquidos capilares.

A curva de histerese pulmonar que relaciona a pressão de insuflação pulmonar e o volume também é influenciada pela presença do surfactante. Analisando a curva, é possível notar que a complacência pulmonar é maior sem a tensão superficial do que quando preenchido com ar. Além disso, na curva percebe-se que a pressão para manter o mesmo volume pulmonar é menor na curva expiratória do que na inspiratória (Figura 25.3).

A resistência do sistema respiratório compreende a pulmonar e a da parede, chegando a valores em torno de 30%. A resistência do sistema respiratório pode ser calculada pela seguinte fórmula:

$$Rsr = Pel, rs/V$$

Onde:
Pel, rs é a pressão resistiva do sistema respiratório e V é o fluxo pulmonar.

Já a resistência pulmonar se subdivide em dois componentes, sendo a principal contribuição proveniente da resistência das vias aéreas (Rva) e, em segundo lugar, a tecidual com apenas 5% a 10% da resistência pulmonar.

A resistência das vias aéreas depende do fluxo de ar, das dimensões das vias aéreas e do tipo de gás. Pela Lei de Poiseuille,[7] notamos que, diante da mudança no comprimento e no raio de um tubo, a pressão necessária para gerar o deslocamento dentro dele depende diretamente do comprimento e é inversamente proporcional à quarta potência do raio, sendo diretamente proporcional à viscosidade do gás. Segue fórmula abaixo:

$$\Delta P = 8 \cdot L \cdot \eta \cdot V / \pi \cdot R^4$$

Onde:
L é o comprimento do tubo, η a viscosidade do gás, V o fluxo aéreo, π é 3,14 e R é o raio do tubo.

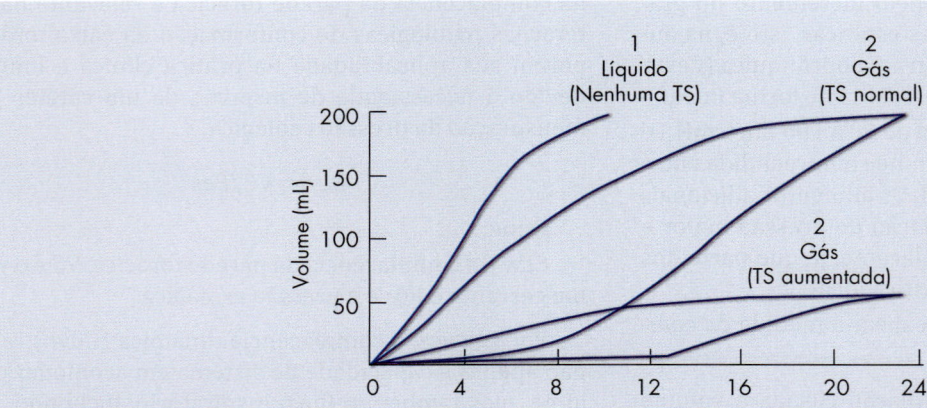

Figura 25.3 — *Curva de histerese pulmonar e modificações relacionadas à tensão superficial.*

Em situações de baixo fluxo aéreo, essa equação é válida. As moléculas de ar se movimentam paralelamente às paredes do tubo, e esse fluxo é denominado laminar, sendo reconhecido nas vias aéreas mais periféricas ou nas grandes vias aéreas durante a respiração basal. Na presença de fluxos mais elevados, as linhas de fluxo se portam de forma caótica e geram um fluxo turbilhonar.

Para diferenciar esses fluxos, utiliza-se o número de Reynolds (Re), que é influenciado pelo formato do tubo, propriedades do gás e pelo fluxo aéreo.

$$Re = 4r \cdot v \cdot D / \pi \cdot \eta$$

Onde:
r é o raio, v a velocidade, D a densidade do gás, π é 3,14 e η a viscosidade do gás.

A Tabela 25.1 mostra o número de Reynolds e seus respectivos fluxos.

TABELA 25.1
NÚMERO DE REYNOLDS E RESPECTIVOS FLUXOS

Fluxos	Re
Laminar	0 a 2.000
Crítico	2.000 a 4.000
Transicional	4.000 a 10.000
Turbulento	Acima de 10.000

Sendo a resistência ao fluxo a pressão dividida por ele, chega-se à seguinte equação:

$$R = 8 \cdot L \cdot \eta / \pi \cdot r^4$$

O valor de resistência normal se situa entre 4 e 8 $cmH_2O/L/s$,[9] e o ponto de maior resistência se encontra nas grandes vias aéreas. Nos indivíduos submetidos à intubação traqueal, considerando os fatores que permanecem constantes, temos a seguinte compreensão da equação de Poiseuille:

$$V(fluxo) = \Delta P \cdot r^4$$

Dessa forma, a alteração do raio é o fator mais contributivo para a variação da resistência para fornecimento de um fluxo inalterado.[7] Tanto a diminuição do calibre do tubo orotraqueal quanto situações que reduzem a luz da árvore traqueobrônquica, como broncoespasmo, geram aumento da resistência. Além disso, entre a traqueia e os brônquios observa-se a alta velocidade do gás e, portanto, a presença do fluxo turbulento.[10]

Com o aumento da insuflação pulmonar, a resistência das vias aéreas se reduz em razão da interdependência.

MONITORIZAÇÃO PULMONAR

A monitorização pulmonar é mandatória em pacientes sob ventilação mecânica, permitindo, através da análise de dados e gráficos, a realização de diagnósticos, programação de metas terapêuticas, a mensuração do impacto do ventilador no sistema respiratório e sua interação com o paciente.

Basicamente, a análise gráfica é feita com a plotagem de dados numa linha temporal ou com a observação da interação de duas variáveis em um espaço de tempo (por exemplo: curva de pressão × volume). Essas informações, quando correlacionadas com outros dados (fluxo, volume etc.), permitem inferir valores da física do sistema respiratório, tais como complacência e resistência pulmonar.

A seguir serão definidos conceitos correlacionando-os com exemplos práticos, facilitando sua interpretação.

Curva de Pressão de Vias Aéreas

A pressão das vias aéreas pode ser dividida em dois componentes: o resistivo e o elástico. O resistivo é aquele que surge da interação entre o fluxo e o sistema respiratório. Já o elástico é decorrente da acomodação do volume respiratório nesse sistema. Somam-se a esses os valores de pressão positiva expiratória final (PEEP), PEEP intrínseca (PEEPi) ou auto-PEEP e a pressão muscular exercida pelo paciente (Pmus).

$$Paw = \text{Pressão resistiva} + \text{Pressão elástica} + PEEP + PEEPi - Pmus$$

Onde:
Paw é a pressão das vias aéreas, pressão resistiva é (Volume corrente/resistência da via aérea) e pressão elástica é (ΔVolume/Complacência).

Baseado na fórmula acima, cabem algumas considerações práticas:

- Aumento do fluxo leva ao aumento isolado da pressão resistiva.
- Aumento do volume interfere tanto na pressão resistiva quanto na pressão elástica.
- O uso da musculatura pelo paciente pode levar a um aumento da pressão das vias aéreas independente dos parâmetros programados.

Plotando-se o dado da pressão no tempo, observa-se uma curva onde se podem caracterizar até quatro diferentes momentos no ciclo respiratório:

1. Pressão de Pico
2. Pressão de Platô
3. PEEP
4. Auto-PEEP

A Figura 25.4 mostra a curva de pressão *versus* tempo.

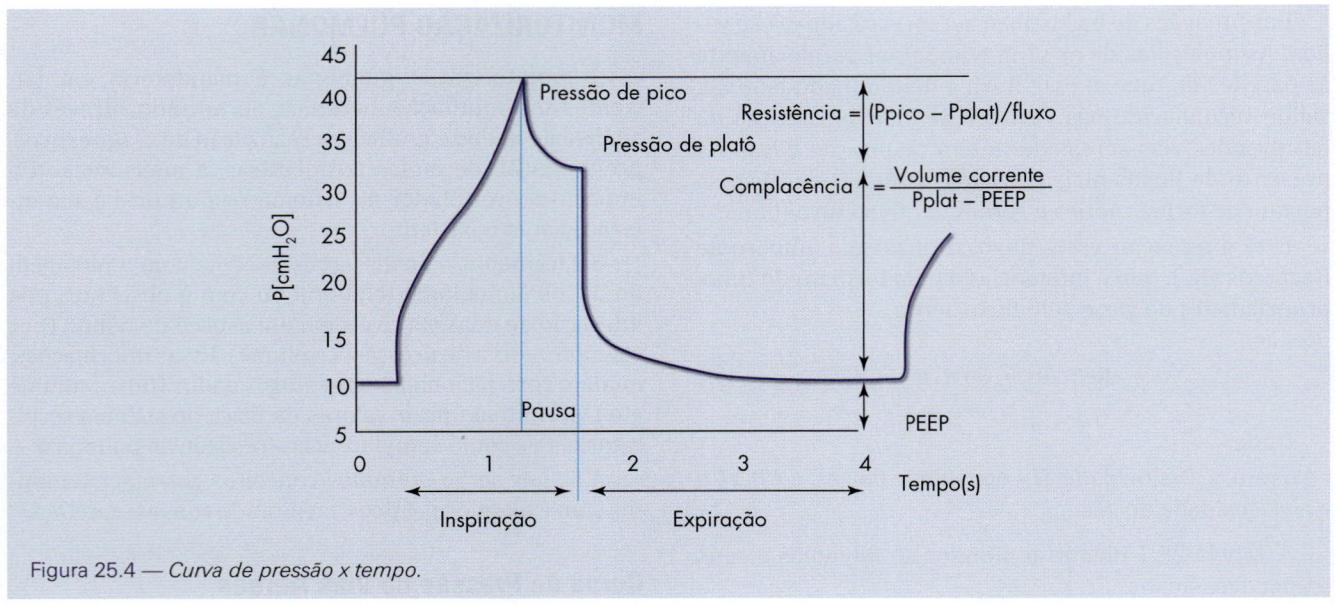

Figura 25.4 — *Curva de pressão x tempo.*

PRESSÃO DE PICO

A pressão de pico é a resultante da resistência das vias aéreas, da elastância pulmonar e da parede torácica ao fluxo instituído pelo ventilador.[11] Isto é, após ser desencadeado um ciclo respiratório, o fluxo inspiratório deflagrado não chega ao alvéolo livre de resistência. Inicialmente, ao passar pelas vias aéreas, a resistência das mesmas se opõe ao fluxo. Chegando ao pulmão, a elastância dele e da parede torácica é contrária ao fluxo de entrada.

Lembrando a fórmula apresentada anteriormente, pode-se concluir que o aumento do fluxo isolado leva ao aumento da pressão de pico de forma isolada.

PRESSÃO DE PLATÔ (PPL)

Ao ser realizada uma pausa inspiratória no ventilador mecânico de 0,5 a 2 segundos, obtém-se a pressão de platô. Essa pressão mostra a acomodação do volume inspirado no sistema respiratório. Por não haver qualquer fluxo no sistema respiratório no momento da pausa, a Ppl representa diretamente a elastância pulmonar e torácica.[11,12] Nota-se que a diferença entre a Ppico e a Ppl deve-se ao fluxo inspiratório.

Recordando mais uma vez a fórmula apresentada acima, conclui-se que o aumento do volume corrente (VC) leva ao aumento das pressões de pico e de platô.

PEEP

No ciclo expiratório, o volume pulmonar não mobilizado gera uma pressão: a pressão expiratória positiva ao final da expiração. A PEEP é uma das variáveis definidas na ventilação mecânica. No entanto, nem sempre a pressão desejada é aquela mensurada. A explicação desse fenômeno vem a seguir.

Auto-PEEP ou PEEP intrínseca

Algumas vezes, o tempo escolhido para expiração não é adequado para a saída de todo o volume entregue durante a ventilação mecânica. A somatória desses volumes residuais gera uma pressão adicional à PEEP desejada: a Auto-PEEP[11,13] (Figura 25.5).

Para medir a auto-PEEP é realizada a pausa expiratória de 0,5 a 2 segundos na ventilação mecânica.

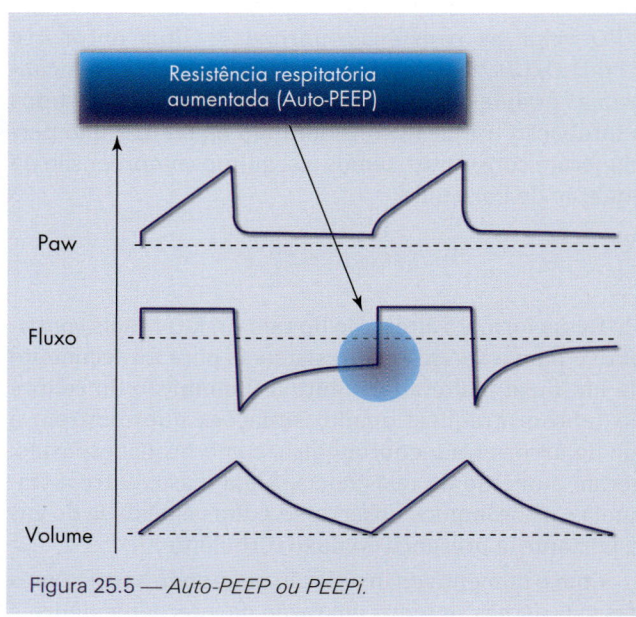

Figura 25.5 — *Auto-PEEP ou PEEPi.*

Pressão Muscular (Pmus)

Pacientes bem sedados, sob efeito de bloqueadores neuromusculares e/ou bem sincronizados com o ventilador, têm efeito pressórico desprezível na via aérea. No entanto, o uso da musculatura de forma assíncrona com o ventilador pode levar ao aumento da pressão das vias aéreas de forma independente dos parâmetros colocados, gerando a pressão muscular.

Stress-index

A análise do gráfico de pressão no modo volume controlado com fluxo constante dá importantes informações. Através da evolução dessa curva (Figura 25.6), consegue-se inferir se existe a necessidade de aumento da PEEP ou diminuição do volume a fim de se evitar hiperdistensão.[11]

A primeira curva sinaliza a homogeneidade na abertura alveolar; alvéolos mantidos abertos pela PEEP e se distendendo de forma homogênea com a entrada do volume corrente. A segunda mostra que, ao final da inspiração, uma quantidade menor de volume leva a um aumento desproporcional da pressão, ou seja, há uma hiperdistensão alveolar nesse ponto. Já na terceira curva observa-se a presença de alvéolos fechados enquanto outros ainda estão abertos, isto é, existe uma heterogeneidade na curva. Dessa forma, um aumento da PEEP ocasionaria uma homogeneização na quantidade de alvéolos abertos, possibilitando a correção da distorção apresentada nesse último gráfico.

Curva Pressão-Volume

A curva pressão-volume (Figura 25.7) é uma forma de distribuição de dados em que se dispõe o volume em função da pressão. Sua análise dá uma medida direta da complacência pulmonar.[11]

Esse tipo de gráfico é de grande valia em pacientes com Síndrome do Desconforto Respiratório Agudo (SDRA). Nesse grupo de pacientes, com o auxílio da curva pressão-volume, é possível obter o melhor volume em função da PEEP e, dessa maneira, inferir a PEEP "ideal" para otimizar o recrutamento alveolar.

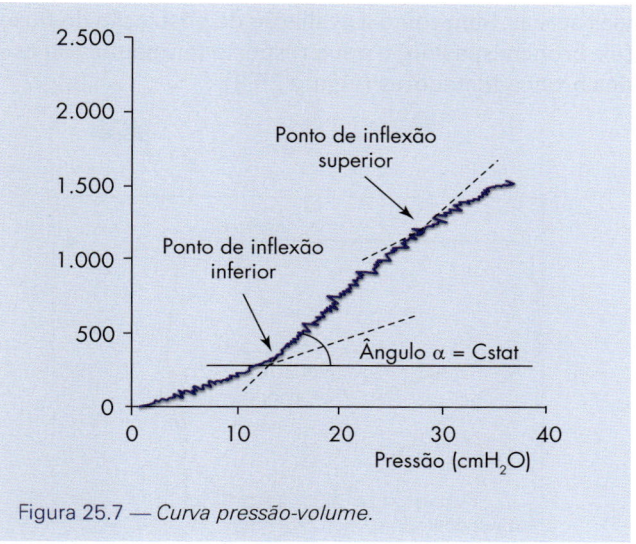

Figura 25.7 — Curva pressão-volume.

LOOP Fluxo-Volume

A Figura 25.8 correlaciona o fluxo em função do volume, permitindo uma análise da presença de secreção em

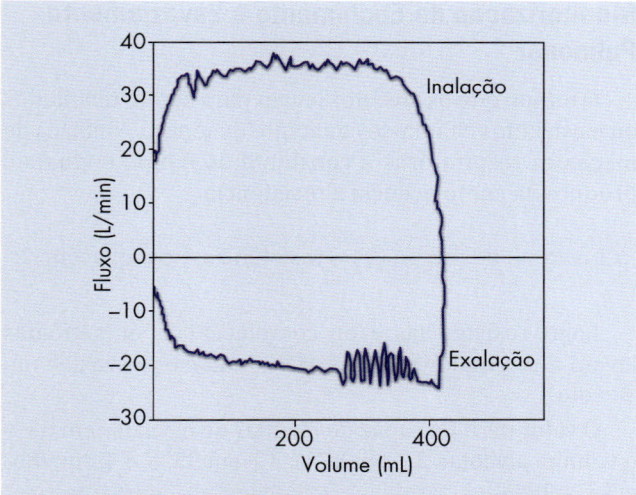

Figura 25.8 — Curva de fluxo mostrando aspecto "serrilhado", característico da presença de secreção nas vias aéreas.

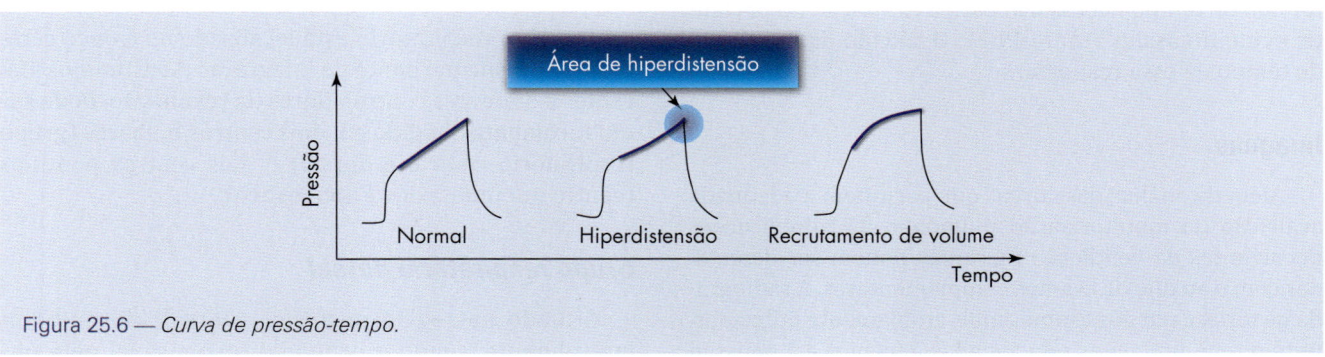

Figura 25.6 — Curva de pressão-tempo.

vias aéreas, bem como a avaliação de obstrução do fluxo (ex. broncoespasmo) e a sua resposta terapêutica ao uso dos broncodilatadores (Figura 25.9).

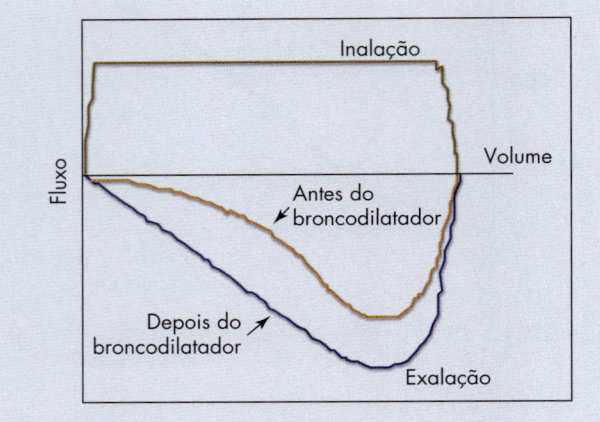

Figura 25.9 — Curva de fluxo-volume evidenciando o desempenho pré e pós-broncodilatador.

Monitorização do Enchimento e Esvaziamento Pulmonar

O tempo que os alvéolos levam para serem insuflados ou esvaziados chama-se constante de tempo. Na física da mecânica respiratória, a constante de tempo é igual ao produto da complacência x resistência.

Constante de tempo (T) = resistência × complacência

Logo, resistências e/ou complacências aumentadas levam a um maior tempo para insuflar ou esvaziar um alvéolo.

O valor de 1 T é capaz de insuflar ou esvaziar em 63% o volume alveolar, 2 T em 87%, 3 T em 95%, 4 T em 98% e 5 T > 99%.

Em termos práticos, essa fórmula pode ser aplicada nos pacientes que apresentam um tempo expiratório prolongado. Entretanto, surge o questionamento do intervalo de tempo necessário para a expiração do paciente, evitando assim a Auto-PEEP. O cálculo da constante de tempo dá essa resposta.

Imagens

Além da análise das curvas que permitem a adequada avaliação da monitorização pulmonar, as complicações decorrentes da ventilação mecânica podem ser detectadas com o auxílio de exames complementares. A radiografia de tórax é um dos exames mais amplamente utilizados, porém tem limitações relacionadas à técnica e à emissão de radiação. Já a tomografia computadorizada de tórax, considerada o padrão-ouro, também apresenta como desvantagem a emissão de radiação, além das diversas dificuldades relacionadas ao transporte do paciente.

O ultrassom de tórax à beira do leito surge nesse cenário como ferramenta de extrema relevância, livre de radiação, com curva de aprendizado rápida, possibilitando uma análise semiquantitativa do pulmão tanto para orientar o diagnóstico quanto para seguimento da evolução do paciente em ventilação mecânica.[14]

Diversos estudos já evidenciaram a importância do escore de ultrassom pulmonar (LUS) na prática clínica diária, como: evolução da Síndrome do Desconforto Respiratório Agudo (SDRA),[15] recrutamento alveolar à beira do leito,[16] reaeração pulmonar após antibioticoterapia de pneumonia associada à ventilação mecânica,[17] deterioração pulmonar após expansão volêmica em pacientes com choque séptico e SDRA,[18] desmame de ventilação mecânica,[19] predição de resposta à posição prona,[20] entre outros.

CONTROLE DA RESPIRAÇÃO

O controle respiratório humano envolve um complexo de vias aferentes e eferentes integradas no sistema nervoso central sob a influência de fatores externos. A respiração tem como função primordial promover a oferta de oxigênio (principal comburente na produção energética celular) e a eliminação do gás carbônico (produto da respiração celular). É evidente que um mecanismo tão importante para a vida humana evolutivamente tenha se adaptado em um processo complexo capaz de controlar toda a homeostase do organismo.

Este capítulo discorre sobre como o nosso sistema respiratório é organizado anatômica e funcionalmente, suas influências externas e, principalmente, os mecanismos que o corpo humano desenvolveu para criar um processo rítmico, interligado aos demais órgãos e sistemas do corpo e adaptado ao meio ambiente por meio das funções cognitivas superiores.

Organização Neurofisiológica do Centro Respiratório

O centro respiratório está localizado no tronco cerebral e é o principal ponto de integração de estímulos aferentes e eferentes controladores da respiração. Pode ser didaticamente dividido em dois centros bulbares (grupo respiratório central e dorsal) e dois centros pontinos (centro pneumotáxico e apnêustico).

Grupo respiratório dorsal

Situado na região posterior (dorsal) do bulbo bilateralmente, sendo o principal responsável pelo início do processo de inspiração e ritmo respiratório de base. A maioria dos seus neurônios está localizada no interior do núcleo do trato solitário[3] primariamente sensitivo, recebendo aferências viscerais gerais e especiais que penetram no tronco encefálico pelos VII (facial), IX (glossofaríngeo) e × (vago) pares cranianos[21] (Figura 25.10). Antes de penetrarem no núcleo do trato solitário, as aferências descendem pelo trato homônimo.

O grupo respiratório dorsal é composto de neurônios que emitem potenciais de ação neuronal inspiratórios[3] em um padrão rítmico à semelhança dos potenciais de ação das células do nó sinoatrial do coração. Ou seja, mesmo quando o tronco cerebral é seccionado acima do bulbo e todas as aferências do trato solitário são interrompidas, o grupo respiratório dorsal continua emitindo descargas neuronais repetidas e controlando o processo inspiratório.[22]

Os neurônios inspiratórios do grupo dorsal emitem eferências aos músculos inspiratórios (sobretudo o diafragma) e são capazes de controlar tanto a frequência como a intensidade do movimento inspiratório. Esses neurônios também são responsáveis pela interrupção da inspiração (processo ativo da respiração) e, por conseguinte, pelo início da expiração (processo passivo), comandados pelas forças elásticas retráteis do pulmão, pleura e caixa torácica.

Grupo respiratório ventral

O grupo respiratório ventral se situa nos núcleos ambíguo (cranial) e retroambíguo (caudal) do bulbo e é composto de neurônios inspiratórios e expiratórios. Embora a atividade neuronal esteja quiescente durante a respiração normal, esse grupo de neurônios tem sua atividade principalmente durante grandes esforços respiratórios (sobretudo exercício físico),[3] funcionando como uma rede de apoio aos neurônios do grupo respiratório dorsal, com quem mantém sinapses modulatórias.

A região cranial do grupo respiratório ventral é composta basicamente de motoneurônios vagais que inervam a musculatura acessória das vias aéreas superiores ipsilateral, enquanto a região caudal é responsável pelo comando expiratório e inspiratório dos neurônios motores dos músculos intercostais.

Centro apnêustico

Ainda que a localização exata de seus neurônios seja desconhecida, sabe-se que o centro apnêustico se situa na parte inferior da ponte caudal ao centro pneumotáxico. Os estímulos do centro apnêustico prolongam o tempo inspiratório imposto pelos neurônios do grupo dorsal.[22] A secção da ponte em sua região média (ou lesões do centro pneumotáxico) separa os dois centros respiratórios pontinos e a predominância apnêustica leva o padrão respiratório a inspirações prolongadas interpostas por escapes expiratórios. O centro apnêustico é inibido pelo centro pneumotáxico e pelo reflexo de estiramento pulmonar de Hering-Breuer, cuja via aferente é o vago. Em modelos experimentais, a secção bilateral do vago acentua a respiração apnêustica induzida pela lesão do centro pneumotáxico,[23,24] sinalizando a importância desses dois mecanismos no controle do centro apnêustico.

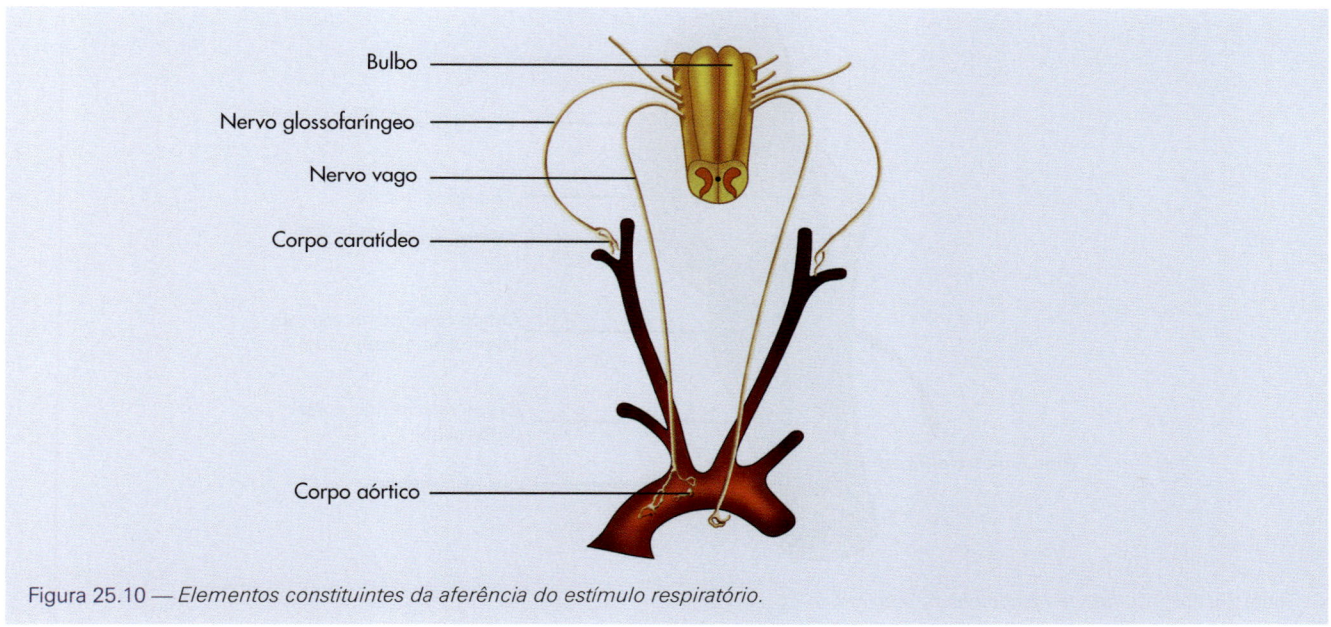

Figura 25.10 — *Elementos constituintes da aferência do estímulo respiratório.*

Centro pneumotáxico

Esse importante regulador da inspiração está situado no núcleo parabraquial bilateralmente, na região superior da ponte, rostral ao centro apnêustico. Seus neurônios exercem ação modulatória (principalmente inibitória) sobre os neurônios do centro apnêustico e indiretamente controlam o final do estímulo inspiratório dos neurônios do grupo respiratório ventral.[22]

O centro pneumotáxico, portanto, atua no ajuste fino do comando respiratório controlando principalmente a frequência respiratória e indiretamente a intensidade da respiração. Quando o sinal emitido pelo centro pneumotáxico é intenso, a inspiração é abreviada e naturalmente a frequência aumenta e o volume inspiratório diminui. Por outro lado, quando o sinal é fraco, a predominância apnêustica retarda o desligamento do estímulo inspiratório e a inspiração se prolonga fazendo com que a frequência respiratória caia e o volume inspiratório seja maior.[22]

As estruturas constituintes do centro respiratório podem ser observadas na Figura 25.11.

Mecanismos de Controle da Respiração

Impulsos respiratórios rítmicos

O controle respiratório depende de um ritmo respiratório basal imposto pelos neurônios inspiratórios do grupo respiratório ventral do bulbo. Esses neurônios disparam impulsos inspiratórios periodicamente, e toda a interferência exercida por fatores externos no controle respiratório se faz alterando (prolongando ou abreviando) esses estímulos.

Controle químico

Um dos principais mecanismos de controle do centro respiratório é a sua capacidade de detectar e modular a ventilação de acordo com as variações de pH e concentração de íons hidrogênio no sangue.

No bulbo há neurônios que ocupam uma área quimiossensível (Figura 25.12) e que exercem efeito estimulatório direto sobre os centros inspiratórios bulbares. Esses neurônios estão situados na superfície ventral do bulbo e, apesar de serem sensíveis ao dióxido de carbono (CO_2), são estimulados primariamente por íons hidrogênio contidos no líquido intersticial do bulbo e líquido cefalorraquidiano (líquor).

Entretanto, é importante lembrar que a maior parte dos íons hidrogênio do líquor é gerada a partir da reação química entre a água e o gás carbônico provenientes do sangue, e não por difusão passiva desses íons a partir do plasma. Isso porque a barreira hematoencefálica é mais permeável ao gás carbônico do que aos íons hidrogênio. Dessa forma, conclui-se que, apesar de os neurônios quimiossensíveis do bulbo serem estimulados basicamente por íons hidrogênio, o principal determinante da modulação central quimiossensível da respiração é a pressão parcial de dióxido de carbono ($PaCO_2$) do plasma sanguíneo, e não o pH.[3,25]

A ventilação alveolar aumenta progressivamente com o aumento da $PaCO_2$ plasmática, chegando a duplicar quando a $PaCO_2$ atinge 45 mmHg e aumenta cerca de oito vezes quando a $PaCO_2$ atinge 70 mmHg.[3]

Esse efeito da $PaCO_2$ na ventilação alveolar é mais eficiente na fase aguda (24 a 48 horas) em situações nas quais um mecanismo adaptativo rápido é necessário.

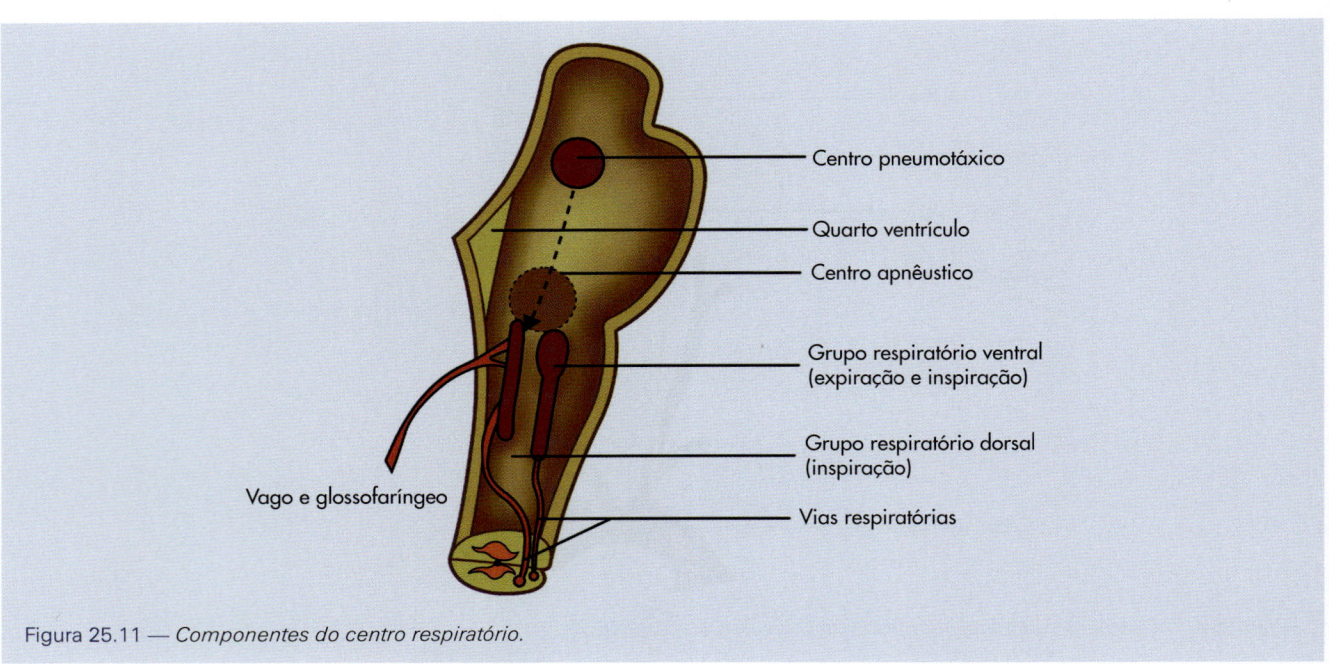

Figura 25.11 — *Componentes do centro respiratório.*

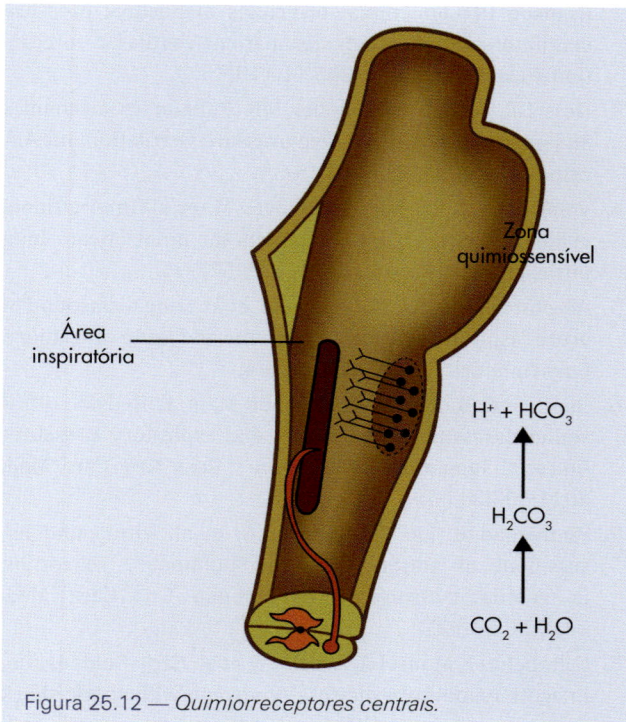

Figura 25.12 — *Quimiorreceptores centrais.*

Entretanto, após esse período, os rins começam a reter bicarbonato, o sistema tampão natural consome os íons hidrogênio do plasma e do líquor e essa resposta cai a 20% da inicial.[3]

Além disso, as alterações do estado de vigília como sono, narcose e anestesia geral podem, em diferentes graus, alterar a responsividade da zona quimiossensível bulbar às variações da $PaCO_2$ e íons hidrogênio.[22]

Resposta à hipóxia

Outro mecanismo importante de regulação da frequência e da intensidade dos movimentos respiratórios é a pressão parcial de oxigênio (PaO_2). No arco aórtico e na região da bifurcação das carótidas, existem quimiorreceptores capazes de detectar variações na PaO_2 e de transmitir a informação ao grupo respiratório dorsal por via aferente vagal e glossofaríngea, respectivamente.

A ventilação alveolar permanece inalterada até os valores de PaO_2 estarem próximos de 80 mmHg. Quando a PaO_2 atinge 60 mmHg, a ventilação alveolar dobra e a partir desse ponto ela cresce exponencialmente com o decréscimo da PaO_2.[22,25]

Reflexos Respiratórios

Além da ritmicidade basal e das influências das variações da $PaCO_2$ e PaO_2 no plasma, fatores externos e reflexos autonômicos são capazes de influenciar o ritmo respiratório.[3,22]

Controle voluntário da respiração

Vias aferentes provenientes do telencéfalo que exercem controle voluntário sobre a respiração e integram o sistema límbico ao centro respiratório. Não se deve esquecer que os mecanismos químicos de controle preponderam sobre o controle voluntário da respiração.

Reflexo de Hering-Breuer

O estímulo inicial é o estiramento de receptores presentes na musculatura lisa de pequenas e grandes vias aéreas durante a hiperinsuflação pulmonar (em geral três vezes o valor normal do volume corrente). O estímulo ascende ao tronco cerebral via nervo vago e interrompe o estímulo inspiratório do grupo respiratório dorsal.

Receptores J

São receptores presentes na interface dos alvéolos com a parede capilar e ativados em situações de alteração na perfusão do pulmão, sendo os responsáveis pela dispneia. Além disso, são estimulados por substâncias químicas irritativas e, nessas situações, podem causar broncoespasmo e taquidispneia.

Reflexo de mergulho

A simples imersão da cabeça na água ativa receptores da mucosa nasal, que desencadeiam reflexos de apneia, bradicardia e vasoconstrição pela via trigeminal.

Reflexos de tosse e espirro

O reflexo de tosse é estimulado por substâncias irritativas em contato com receptores químicos e mecânicos das vias aéreas, originário nas vias aéreas superiores e árvore traqueobrônquica, sendo a aferência vagal. Já o reflexo de espirro é desencadeado por receptores da mucosa nasal por via trigeminal e olfatória. Em pacientes portadores de pneumopatias como asma e doença pulmonar obstrutiva crônica (DPOC), esses receptores podem desencadear broncoconstrição.

Resposta à dor

As vias nociceptivas ascendentes também possuem sinapses capazes de causar taquipneia.

Reflexos mecânicos de músculos e tendões

São capazes de enviar estímulos e modular o centro respiratório em resposta a estímulos mecânicos localizados nos músculos e tendões. Esse mecanismo é particularmente importante na adaptação respiratória ao exercício físico.

CONSIDERAÇÕES FINAIS

A compreensão da mecânica respiratória é essencial na prática clínica do anestesiologista, pois possibilita o diagnóstico e o seguimento de alterações pulmonares. O desenvolvimento tecnológico propiciou a utilização da monitorização da ventilação mecânica, através da interpretação das diferentes curvas já disponíveis nos ventiladores atuais. Realizar um suporte ventilatório adequado, fundamentado na monitorização e correlacionado com o exame clínico, pode minimizar lesões decorrentes da ventilação em pacientes saudáveis e com patologias pulmonares.

REFERÊNCIAS

1. Levitzky MG. Mechanics of the Respiratory System. In: Raff H, Levitzky MG. Medical Physiology. New York: McGraw-Hill, 2011. p.313-30.
2. Guyton AC, Hall JE. Ventilação Pulmonar. In: Guyton AC, Hall JE. Fisiologia Médica. Rio de Janeiro: Elsevier, 2006. p.471-82.
3. Guyton AC, Hall JE. Regulação da Respiração. In: Guyton AC, Hall JE. Fisiologia Médica. Rio de Janeiro: Elsevier, 2006. p.514-23.
4. Miranda LC. Monitorização respiratória – mecânica respiratória. In: Azevedo LCP, Taniguchi LU, Ladeira JP. Medicina Intensiva. Barueri: Manole, 2013. p.644-57.
5. Lands LC. Applying physiology to conventional mechanical ventilation. Paediatr Respirat Rev. 2006;7(Suppl 1):S33-S36.
6. Barbas CS, Ísola AM, Farias AM, et al. Recomendações brasileiras de ventilação mecânica 2013. Parte I. RBTI. 2014;26(2):89-121.
7. Ward J. Physiology of breathing I. Basic Science. Surgery. 2005;23:419-24.
8. Waterhouse S, Campbell I. Respiration: ventilation. Anaesth Intensive Care Med. 2005;6(10):349-53.
9. Vieira SRS, Plotnik R, Fialkow L. Monitorização da mecânica respiratória durante a ventilação mecânica. In: Carvalho CRR. Ventilação mecânica volume I – Básico. CBMI. 2000;9:215-52.
10. Hasan A. Physiological considerations in the Mechanically Ventilated Patients. In: Understanding mechanical ventilation: a practical handbook. New York: Springer, 2010. p.17-66.
11. Hess DR. Respiratory mechanics in mechanically ventilated patients. Respir Care. 2014;59:1773-94.
12. Branson RD. Functional principles of positive pressure ventilators: implications for patient-ventilator interaction. Respir Care Clin. 2005;11:119-45.
13. Hess DR, Medoff BD, Fessler MB. Pulmonary mechanics and graphics during positive pressure ventilation. Int Anesthesiol Clin. 1999;37(3):15-34.
14. Volpicelli G, Elbarbary M, Blaivas M, et al. International evidence-based recommendations for point-of-care lung ultrasound. Int Care Med. 2012;38:577-91.
15. Arbelot C, Ferrari F, Bouhemad B, et al. Lung ultrasound in acute respiratory distress syndrome and acute lung injury. Curr Opin Crit Care. 2008;14:70-4.
16. Bouhemad B, Brisson H, Le-Guen M, et al. Bedside ultrasound assessment of positive end-expiratory pressure-induced lung recruitment. Am J Resp Crit Care Med. 2011;183:341-7.
17. Bouhemad B, Liu ZH, Arbelot C, et al. Ultrasound assessment of antibiotic-induced pulmonary reaeration in ventilator-associated pneumonia. Crit Care Med. 2010;38:84-92.
18. Caltabeloti F, Monsel A, Arbelot C, et al. Early fluid loading in acute respiratory distress syndrome with septic shock deteriorates lung aeration without impairing arterial oxygenation: a lung ultrasound observational study. Crit Care. 2014;18(3):R91
19. Soummer A, Perbet S, Brisson H, et al. Ultrasound assessment of lung aeration loss during a successful weaning trial predicts postextubation distress. Crit Care Med. 2012;40:2064-72.
20. Gwenaël Prat, Solène Guinard, Nicolas Bizien, et al. Can lung ultrasonography predict prone positioning response in acute respiratory distress syndrome patients? J Crit Care. 2015.;[Internet] [Acesso em 01 apr 2016]. Disponível em: http://dx.doi.org/10.1016/j.jcrc.2015.12.015
21. Machado ABM. Estrutura do Bulbo. In: Machado ABM. Neuroanatomia Funcional. São Paulo: Atheneu, 2004. p.163-70.
22. Levitzky MG. Control of Breathing. In: Raff H, Levitzky MG. Medical Physiology. New York: McGraw-Hill, 2011. p.385-95.
23. Gautier H, Bertrand F. Respiratory effects of pneumotaxic center lesions and subsequent vagotomy in chronic cats. Respir Physiol. 1975;23(1):71-85.
24. St John WM, Glasser RL, King RA. Apneustic breathing after vagotomy in cats with chronic pneumotaxic center lesions. Respir Physiol. 1971 Jun;12(2):239-50
25. Waterhouse J, Campbell I. Respiration: control of ventilation. Anesth Intensive Care Med. 2005;6(8):357-9.

26
Difusão e Transporte de Gases

João Manoel Silva Junior

DIFUSÃO

As trocas gasosas entre o meio e as superfícies respiratórias ocorrem por meio da difusão. Em linhas gerais, difusão é o movimento de partículas de uma região com maior concentração para outra com menor concentração. As moléculas dos gases estão em permanente movimento e em alta velocidade, e colidem ininterruptamente umas com as outras, mudando de direção até colidir com novas moléculas. Esse processo gera a energia utilizada para a difusão.

A difusão de gases ocorre da mesma forma no interior de uma massa gasosa, nos gases dissolvidos em líquidos como água ou sangue, ou através de membranas permeáveis aos gases. Se introduzirmos através da porta de um quarto completamente fechado um determinado volume de um gás, ao final de algum tempo, a concentração do gás será a mesma em todos os pontos do quarto. Isso se explica pela difusão do gás no ambiente em que foi colocado.

A difusão, portanto, é um processo que tende a igualar a diferença de concentração de uma substância pela migração de moléculas da área de maior concentração para a área de menor concentração.

A pressão exercida por um gás sobre uma superfície é o resultado do impacto constante das moléculas do gás em permanente movimento contra a referida superfície. Quanto maior o número de moléculas do gás, ou seja, quanto maior a sua concentração, tanto maior será a pressão exercida pelo gás.[1]

Nas misturas gasosas, como o ar atmosférico, a pressão exercida pela mistura equivale à soma das pressões exercidas por cada gás que compõe a mistura. Como a pressão de cada gás depende da movimentação das suas moléculas, a pressão exercida pelo gás tem relação direta com a sua concentração na mistura.

A pressão dos gases é habitualmente expressa em milímetros de mercúrio (mmHg). O padrão de comparação da pressão dos gases é a pressão barométrica ou pressão atmosférica. A pressão atmosférica ao nível do mar corresponde a 760 mmHg, equivalente a 1 atmosfera. Esse valor constitui a soma das pressões exercidas pelos gases que compõem o ar: nitrogênio, oxigênio, dióxido de carbono e vapor d'água.

Para que o gás oxigênio possa se difundir do ar para os pulmões, é preciso haver concentração mais elevada do gás no ar que no sangue circulante. Por outro lado, para que o gás carbônico se difunda dos pulmões para o ar circundante, é necessário que a concentração desse gás seja mais elevada no sangue que no meio circundante.[2]

A concentração de um determinado gás, seja no ar ou na água, é expressa em termos de sua pressão parcial. A pressão exercida por cada gás em uma mistura é chamada pressão parcial ou simplesmente tensão, e é representada pela letra P (maiúscula) seguida da designação química do gás. Portanto, as pressões parciais dos gases do ar atmosférico são designadas pelos termos PO_2 (pressão parcial do oxigênio), PCO_2 (pressão parcial de dióxido de carbono), PN_2 (pressão parcial de nitrogênio), PH_2O (pressão parcial de vapor d'água).[3]

A PO_2 e a PCO_2 no ar atmosférico são da ordem de 160 mmHg e 0,3 mmHg respectivamente (Tabela 26.1).

Portanto, o ar que inspiramos possui PO_2 igual a 160 mmHg e PCO_2 igual a 0,3 mmHg. No interior dos pulmões, o ar inspirado se mistura com o ar residual, de modo que as pressões parciais do gás oxigênio e do gás carbônico passam a ser respectivamente 100 mmHg e 40 mmHg[3] (Figura 26.1).

O sangue venoso que chega aos capilares sanguíneos dos pulmões, por sua vez, tem PO_2 igual a 40 mmHg e PCO_2 igual a 45 mmHg. Como a PO_2 do ar pulmonar

(104 mmHg) é maior que a do sangue dos capilares pulmonares (40 mmHg), ocorre difusão de gás oxigênio do ar pulmonar para o sangue. Por outro lado, como a PCO_2 do sangue dos capilares (45 mmHg) é maior que a PO_2 do ar pulmonar (40 mmHg), ocorre difusão do gás oxigênio do sangue para os pulmões. Ao passar pelos capilares dos tecidos corporais, o sangue cede o gás oxigênio obtido nos pulmões e adquire gás carbônico[4] (Figura 26.2).

	TABELA 26.1			
COMPARAÇÃO DA COMPOSIÇÃO DO AR ALVEOLAR COM O AR ATMOSFÉRICO.				
Gás	Concentração no ar	Concentração alveolar	Pressão parcial atmosférica	Pressão parcial alveolar
O_2	20,93%	13,6%	159,1 mmHg	100 mmHg
CO_2	0,04%	5,3%	0,3 mmHg	40 mmHg
N_2	78,1%	74,9%	600,6 mmHg	573 mmHg
Vapor d'água	0,5%	6,2%	3,7 mmHg	47 mmHg

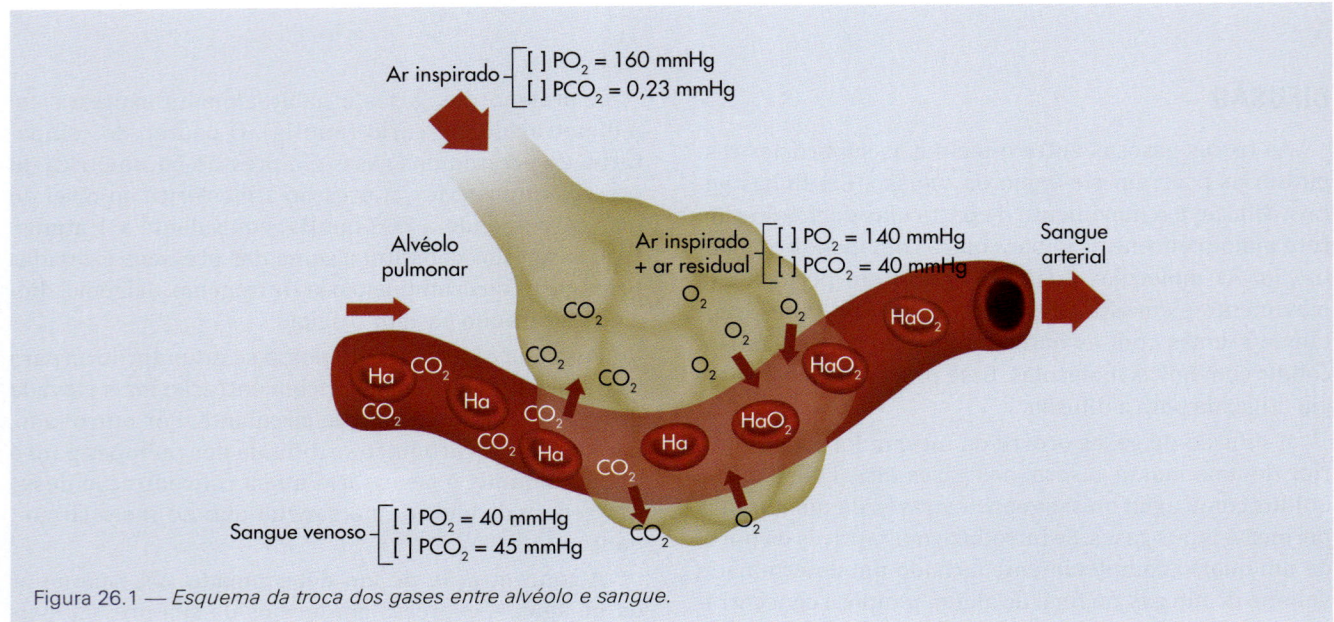

Figura 26.1 — *Esquema da troca dos gases entre alvéolo e sangue.*

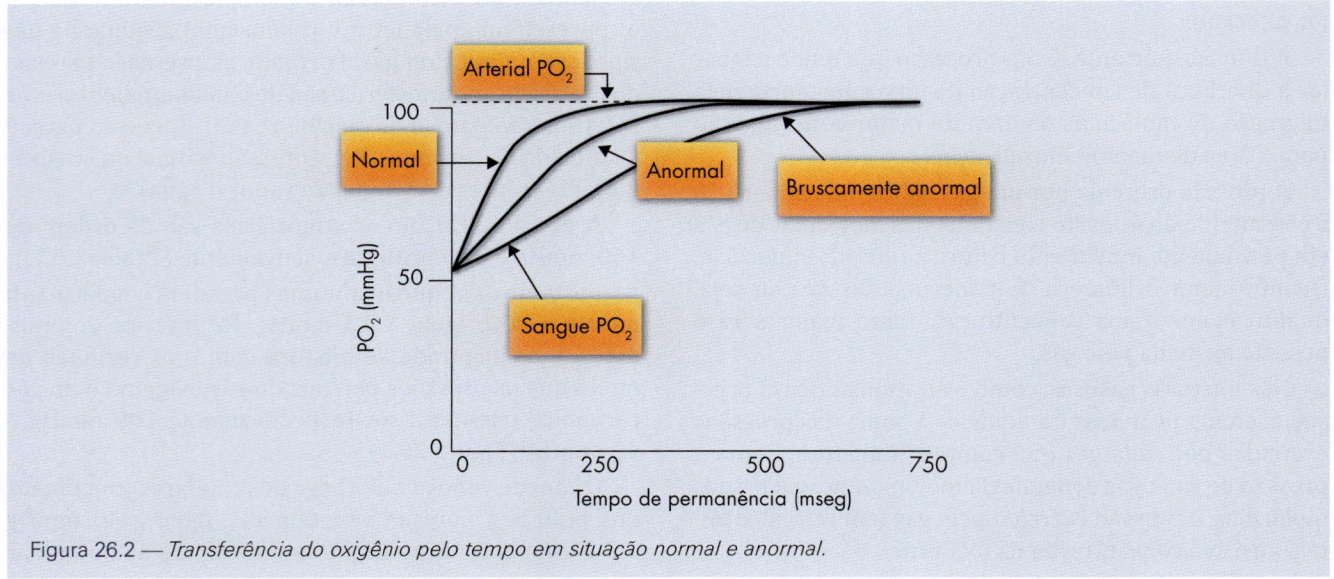

Figura 26.2 — *Transferência do oxigênio pelo tempo em situação normal e anormal.*

Propriedades que Determinam a Difusão

Quando um gás sob pressão é colocado em contato com a água, as suas moléculas penetram na água e se dissolvem até atingir o estado de equilíbrio, em que a pressão do gás dissolvido na água é exatamente igual à sua pressão na fase gasosa.

A concentração de um gás em uma solução depende do seu coeficiente de solubilidade. Alguns tipos de moléculas são física ou quimicamente atraídos pela água, enquanto outros tipos são repelidos.

Quando as moléculas são atraídas pela água, uma maior quantidade pode se dissolver nela. Dessa forma, os gases que se dissolvem em maior quantidade na água têm maior coeficiente de solubilidade. O dióxido de carbono tem elevado coeficiente de solubilidade quando comparado ao oxigênio e outros gases.

Quando uma mistura de gases entra em contato com a água, como ocorre no organismo humano, a água tem propensão a evaporar para dentro da mistura gasosa e umidificá-la. Isso resulta do fato de que as moléculas de água, como as dos gases dissolvidos, estão continuamente escapando da superfície aquosa para a fase gasosa.

A pressão que as moléculas de água exercem para escapar através da superfície aquosa é chamada pressão do vapor d'água; para que ocorra, a água deve estar a uma temperatura de 37° C e a uma pressão de 47 mmHg. A pressão do vapor d'água, da mesma forma que a pressão parcial de qualquer gás, tende a aumentar com a temperatura. Aos 100 °C, temperatura de ebulição da água, a pressão do vapor d'água é de 760 mmHg.

Embora a diferença de pressão ou de concentração e o coeficiente de solubilidade sejam importantes na difusão dos gases, outros fatores influem na velocidade da difusão, como o peso molecular do gás, a distância a percorrer para equalizar a concentração e a área da superfície disponível para a difusão. Quanto maior o peso molecular do gás, menor a velocidade com que a sua difusão se processa; quanto maior a distância a ser percorrida pelas moléculas do gás, mais lentamente se processará o equilíbrio de sua concentração; e, quanto maior a superfície disponível para a difusão de um gás, maior será a velocidade da difusão.

Esse princípio é de muita utilidade no cálculo da área ideal das membranas nos oxigenadores em relação ao fluxo de sangue, para resultar em uma efetiva troca de gases.

As características gerais da difusão dos gases permitem quantificar a rapidez com que um determinado gás pode se difundir, denominada coeficiente de difusão. O oxigênio, pelas suas características de difusão nos organismos vivos, tem o coeficiente de difusão 1. A difusão dos demais gases é quantificada em relação ao oxigênio.[5]

Os gases respiratórios têm grande solubilidade em gorduras e, por essa razão, podem se difundir com facilidade através das membranas celulares, ricas em lipídeos. A velocidade de difusão de um determinado gás no interior das células e tecidos, inclusive a membrana respiratória, depende basicamente da sua velocidade de difusão na água, já que a passagem pela membrana celular praticamente não oferece obstáculo. A difusão dos gases respiratórios através da membrana alveolocapilar e através dos demais tecidos do organismo se processa de acordo com o coeficiente relativo de difusão. Aqueles dados nos indicam que o CO_2 se difunde cerca de 20 vezes mais rapidamente do que o oxigênio[6] (Tabela 26.2).

**TABELA 26.2
FATORES QUE INFLUENCIAM O VOLUME DE TRANSFERÊNCIA DOS GASES POR UNIDADE DE TEMPO (750 MSEC).**

Propriedades físico-químicas	Características do pulmão
Peso molecular	Área de superfície da membrana
Temperatura	Distância da difusão ♦ Fluido alveolar; ♦ Interface alveolar; ♦ Plasma.
Solubilidade	

TRANSPORTE

Muitos animais apresentam no sangue ou na hemolinfa substâncias coloridas denominadas pigmentos respiratórios. Essas substâncias são capazes de se combinar com o gás oxigênio, aumentando significativamente a capacidade de transporte desse gás pelo corpo. Os principais pigmentos respiratórios presentes nos animais são a hemoglobina (Hb) e a hemocianina.[4]

No sangue humano, se não houvesse hemoglobina, apenas 2% do gás oxigênio de que o corpo necessita seriam transportados.

A hemoglobina é uma proteína constituída por quatro cadeias polipeptídicas associadas a um grupamento químico denominado grupo heme, que contém ferro. Uma molécula de hemoglobina é capaz de se combinar com quatro moléculas de gás oxigênio, formando a oxiemoglobina.

$$Hb + 4\,O_2 \longrightarrow Hb\,(O_2)4$$

A hemoglobina está presente no sangue de todos os vertebrados, alojada no interior das hemácias. Alguns invertebrados, como certas espécies de anelídeos, nematelmintos, moluscos e artrópodes, possuem hemoglobina dissolvida na hemolinfa. A hemocianina é uma proteína que contém átomos de cobre em sua composição. É encontrada em muitas espécies de moluscos e de artrópodes dissolvida na hemolinfa. Quando combinada com moléculas de gás oxigênio, a hemocianina se torna azulada. Em sua forma livre, entretanto, ela é incolor.

No homem e em outros mamíferos, cerca de 5% a 7% do gás carbônico liberado pelos tecidos dissolvem-se diretamente no plasma sanguíneo e assim são transportados até os pulmões. Outros 23% se associam a grupos amina da própria hemoglobina e de outras proteínas do sangue, sendo por elas transportados.

A maior parte do gás carbônico liberado pelos tecidos (cerca de 70%) penetra nas hemácias e é transformado, por ação da enzima anidrase carbônica, em ácido carbônico, que posteriormente se dissocia nos íons H+ e bicarbonato.

$$CO_2 + H_2O \dashrightarrow H_2CO_3 \dashrightarrow H+ + HCO_3$$

Os íons H+ se associam a moléculas de hemoglobina e de outras proteínas, enquanto os íons bicarbonato se difundem para o plasma sanguíneo, onde auxiliam na manutenção do grau de acidez do sangue (Tabela 26.3).

TABELA 26.3
PORCENTAGENS PARA O TRANSPORTE DE CO_2.

Condição de transporte	Porcentagem
Dissolvido no plasma	7%
Ligado a proteínas	23%
Bicarbonato	70%

Um processo inverso ao que ocorre nos capilares dos tecidos acontece nos pulmões. As moléculas de gás carbônico e os íons H+ se dissociam das proteínas. No interior das hemácias, os íons H+ se combinam ao bicarbonato, reconstituindo o ácido carbônico. Este, por ação da enzima anidrase carbônica, é então decomposto em gás carbônico e água.

TROCAS GASOSAS

A difusão dos gases é um processo físico importante para a respiração, pois é através dele que o O_2 do meio externo passa para as células e o CO_2 segue em sentido oposto, ou seja, enquanto o oxigênio é captado, o dióxido de carbono é liberado para o meio externo.

As trocas gasosas se dão entre o ar alveolar e o sangue contido nos capilares. O sangue proveniente dos tecidos é rico em gás carbônico e pobre em oxigênio. O ar alveolar é rico em oxigênio e pobre em gás carbônico.

O gás carbônico se difunde do sangue para o ar alveolar, deixando livres as moléculas de hemoglobina existentes nas hemácias. Por sua vez, o oxigênio difunde-se do ar alveolar para o sangue, ocupando os lugares vagos existentes nas moléculas de hemoglobina.

O transporte do O_2 está relacionado diretamente com as hemácias. O O_2 liga-se por uma reação instável à hemoglobina, que é uma proteína presente no interior das hemácias dos capilares sanguíneos existentes no interior dos septos alvéolos, sendo liberado nos capilares, onde a pressão do O_2 é baixa.

O transporte do CO_2 é um pouco mais complexo, pois se inicia no local da sua formação no interior da célula (matriz citoplasmática) ou da mitocôndria. Nesse local, não existe fluxo de líquido para carregar o metabólito para fora da célula; além disso, a membrana celular impede a passagem de íons bicarbonato. Portanto, todo o CO_2 produzido deve deixar a célula por difusão de moléculas gasosas dissolvidas, sem carga elétrica, que se movimentam de regiões de alta pressão de CO_2, no interior da célula, para regiões de pressões parciais inferiores, presentes nos capilares.[7]

O transporte do CO_2 também está na dependência das hemácias, pois somente 10% são transportados como gás dissolvido no plasma, enquanto os 90% restantes estão relacionados com as hemácias.

Assim que a molécula de CO_2 penetra num capilar, parte dissolve-se no plasma (10%), e outra parte (porção desprezível) combina-se com a água formando ácido carbônico – um processo muito lento, pois o plasma não contém anidrase carbônica. Uma terceira parte reage com os agrupamentos amina (NH2), resíduos dos aminoácidos das proteínas plasmáticas, gerando carbamino-compostos. No entanto, a maior parte do CO_2 é transportado até os alvéolos pulmonares graças às hemácias.

O CO_2 interage com as hemácias de três maneiras: (a) pequena parte fica dissolvida no citoplasma das hemácias; (b) pequena porção reage com o NH_2 da hemoglobina; (c) a maior parte (80%) combina-se com a água no seu interior devido à presença de uma enzima denominada anidrase carbônica, formando bicarbonato ao final. Essa enzima acelera a formação de ácido carbônico cerca de 100 mil vezes, sendo que esse ácido, ao final, se dissocia, formando íons bicarbonato e H+, que são transportados no plasma.

Determinando-se o conteúdo de oxigênio e de dióxido de carbono do sangue arterial e/ou venoso de um órgão, pode-se estabelecer o consumo de O_2 e a produção de CO_2 (proporção de trocas gasosas). Quando o fornecimento de oxigênio é diminuído, classifica-se a hipóxia; quando tal fornecimento é completamente interrompido, fica estabelecido um estado de anoxia. Da mesma forma, quando o CO_2 se encontra elevado, temos um estado de hipercapnia.

Efeito de Bohr

O efeito de Bohr designa a tendência do oxigênio de deixar a corrente sanguínea quando a concentração de dióxido de carbono aumenta (Figura 26.3). Essa tendência facilita a liberação de oxigênio da hemoglobina para os tecidos e aumenta a concentração de oxigênio na hematose. Junto com o efeito de Haldane, que é a facilitação da eliminação de CO_2, o efeito de Bohr é um dos grandes reguladores de concentrações gasosas no sangue[7] (Figura 26.4).

Nos tecidos não alveolares, o sangue recebe CO_2 formado nos processos metabólicos desses tecidos. Dentre outros fatores, isso ocorre porque a PCO_2 é maior no interior das células desses tecidos do que no sangue dos capilares, permitindo assim sua passagem, isto é, permitindo que a hemoglobina, mesmo que com maior afinidade pelo O_2, dissocie-se deste para se ligar ao CO_2 formado pelos processos metabólicos das células. Essa liberação de oxigênio aumenta sua disponibilidade para os tecidos.

O contrário ocorre nos pulmões: quando o CO_2 passa pelos alvéolos, a quantidade de O_2 que se liga à hemoglobina aumenta, facilitando a entrada desse gás e sua futura distribuição.

Efeito Haldane

Esse fenômeno refere-se ao aumento da capacidade do sangue para transportar CO_2 quando a hemoglobina é desoxigenada. A desoxi-hemoglobina é 3,5 vezes mais eficaz do que a oxi-hemoglobina na formação de carbamino-compostos. A importância do efeito de Haldane no transporte de gás carbônico é igual ou maior que a im-

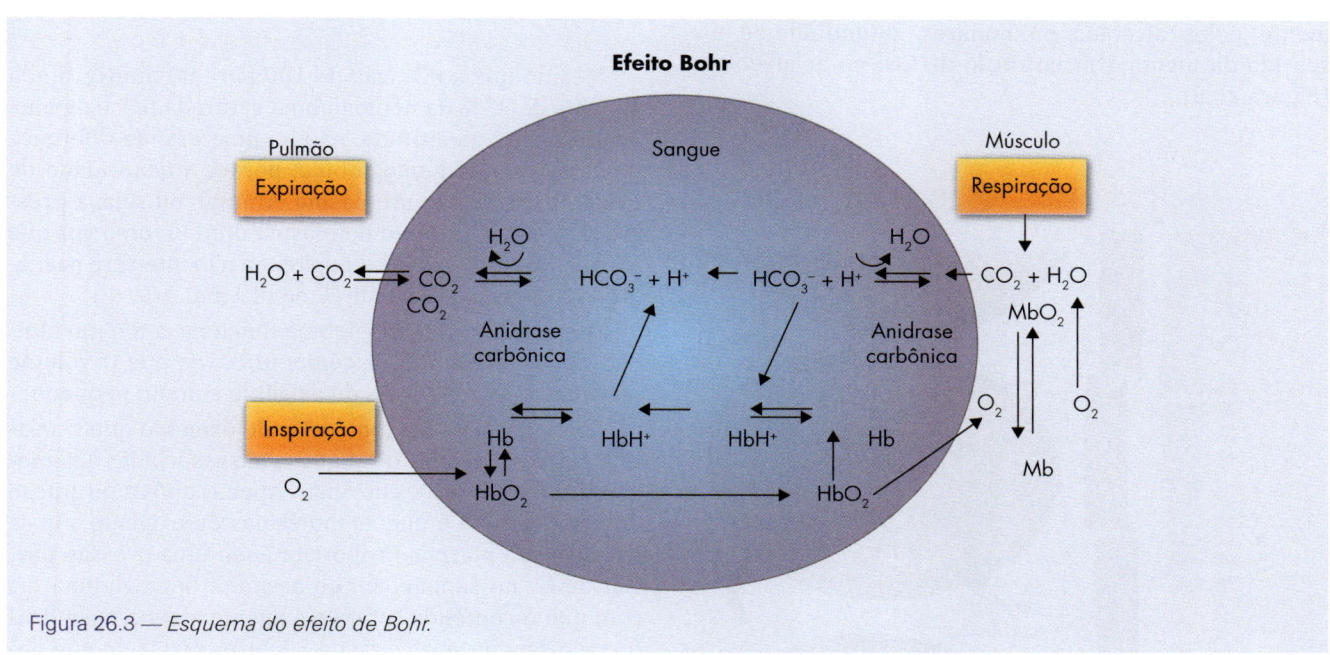

Figura 26.3 — *Esquema do efeito de Bohr.*

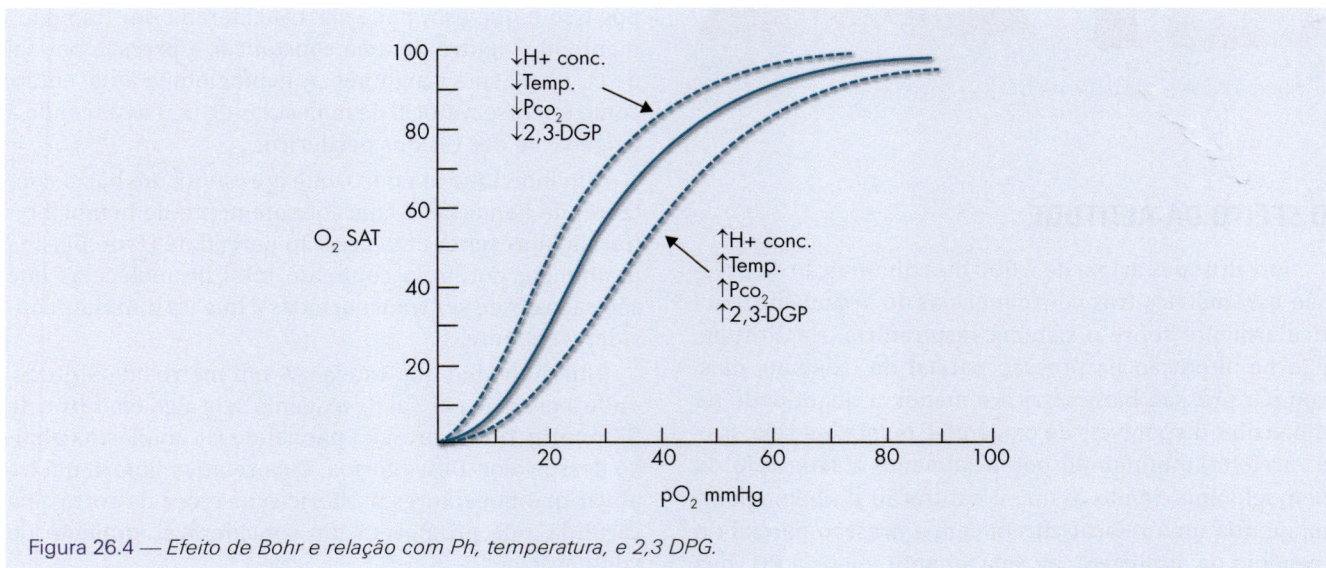

Figura 26.4 — *Efeito de Bohr e relação com Ph, temperatura, e 2,3 DPG.*

portância do efeito de Bohr no transporte do oxigênio, e os dois têm fundamento muito similar.[7]

A saída de CO_2 acontece nos alvéolos e é parte normal da ventilação. Quando o oxigênio se liga à hemoglobina, há transformação do grupamento heme férrico num ácido mais forte. A acidificação da hemoglobina dificulta a ligação do dióxido de carbono e aumenta a quantidade de íons de hidrogênio na corrente sanguínea. Devido à menor ligação com a hemoglobina e ao ligamento do hidrogênio ao bicarbonato, ionizando-o em gás carbônico e água, a concentração sanguínea de CO_2 aumenta.[8]

O aumento da concentração sanguínea de CO_2 leva a um deslocamento do equilíbrio químico no sentido de eliminar o CO_2 e facilitar sua difusão pelas membranas celulares. Isso permite que ele deixe o sangue rapidamente pelos alvéolos pulmonares, difundindo-se no sentido da menor concentração de CO_2 no ar alveolar[9] (Figura 26.5).

alvéolos, maior a saturação da hemoglobina. Porém, a relação entre a saturação da hemoglobina e a PO_2 não é linear, ou seja, a relação é uma sigmoidal (Tabela 26.4).

TABELA 26.4 ALTITUDE, PRESSÃO ATMOSFÉRICA E PRESSÃO PARCIAL DE O_2.		
Altitude (m)	Pb (mmHg)	PO_2 (mmHg)
0	760	159,2
1.000	674	141
2.000	596	124,9
3.000	526	110,2
4.000	462	96,9
9.000	231	48,4

Mesmo que a PO_2 caia de 100 para 80 mmHg, ainda há mais de 97% da hemoglobina saturada por oxigênio. Sendo assim, na altitude, não há uma grande diferença na saturação da hemoglobina, porém a quantidade de oxigênio dissolvido no plasma diminui, ou seja, a pressão parcial de oxigênio no plasma diminui uma vez que o oxigênio associado à hemoglobina não interfere na medida da pressão parcial de O_2 no plasma.

Dessa forma, a hemoglobina funciona como um tampão de moléculas de oxigênio, uma vez que o volume plasmático de moléculas de oxigênio é muito pequeno.

Cerca de 95% das moléculas de oxigênio que transitam entre o alvéolo e o sangue estão associadas à hemoglobina, em condições normais. Apenas após a saturação da hemoglobina é que as moléculas de oxigênio vão se dissolver no plasma, proporcionando uma pressão parcial de O_2 no sangue. Sendo assim, a hemoglobina faz com que o conteúdo total de oxigênio a ser transportado pelo sangue seja cerca de 50 vezes maior do que poderia ser registrado caso não houvesse a hemoglobina; por isso é que esta pode ser considerada um "tampão", mantendo, dentro de uma constância, a pressão parcial de O_2 no plasma sanguíneo. A hemoglobina atua, então, como um reservatório de moléculas de O_2, favorecendo a oxigenação dos tecidos periféricos.

Um indivíduo anêmico, que apresenta um baixo conteúdo de hemácias e consequentemente de hemoglobina, não apresenta uma pressão parcial de O_2 no plasma diminuída; porém, o conteúdo total de moléculas que são capazes de ser transportadas é que irá diminuir consideravelmente.

Um indivíduo que esteja a 4 mil metros de altitude, onde a pressão parcial de oxigênio seja algo em torno de 97 mmHg, terá a pressão parcial de O_2 no plasma abaixo desse valor. Dessa forma, essa relativa hipoxemia irá ativar quimioceptores periféricos na croça da aorta e na carótida, que promovem um considerável aumento da ventilação.

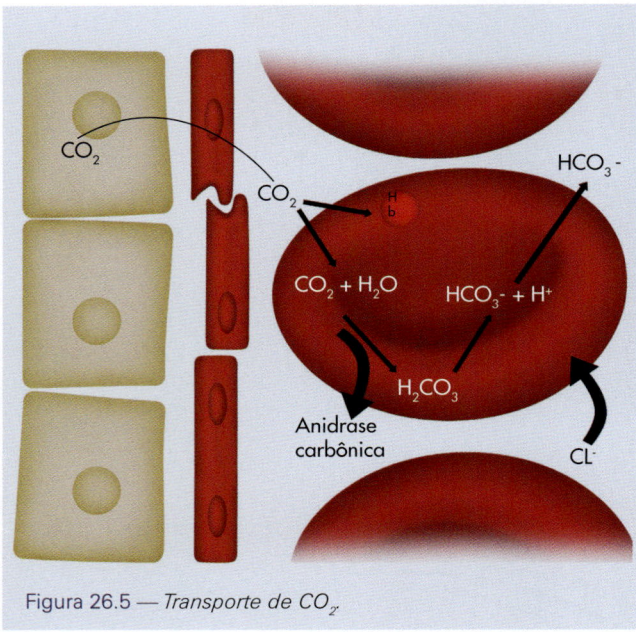

Figura 26.5 — Transporte de CO_2.

O EFEITO DA ALTITUDE

Em altitudes acima de 2.000 m, a diminuição da pressão barométrica traz consequências ao organismo, particularmente sobre o sistema respiratório. Na altitude, não há alteração na pressão parcial do oxigênio, mas, como a pressão barométrica é menor, a quantidade de moléculas disponíveis de oxigênio é menor, ou seja, o ar é rarefeito, diminuindo potencialmente a saturação da hemoglobina. Sendo assim, a saturação da hemoglobina guarda uma relação direta com a pressão parcial do oxigênio na atmosfera, ou seja, quanto maior a PO_2 nos

Com o aumento na ventilação, a PCO_2 arterial irá entrar num progressivo processo de diminuição, fazendo com que seja instalado um quadro de alcalose respiratória. Embora a baixa na pressão parcial de PCO_2 atue inicialmente na inibição da ventilação, ela ainda se mantém muito acima da ventilação observada ao nível do mar. Dessa forma, o quadro típico de um indivíduo exposto a elevadas altitudes é de:

1. Hipoxemia;
2. Hiperventilação;
3. Alcalose respiratória.

Outro quadro de indivíduos expostos a elevadas altitudes sem a devida aclimatação é a formação de edema cerebral, confusão e perda de memória, chamado de mal das montanhas.

Em elevadas altitudes, como a PO_2 nos pulmões encontra-se diminuída, pode ocorrer também a vasoconstrição pulmonar generalizada, gerando uma hipertensão pulmonar, sendo esta também uma expressão do mal das montanhas.

TROCA DE GASES NO ALVÉOLO

As paredes alveolares são extremamente finas, e nelas existe uma extensa rede de capilares intercomunicantes. Isso faz com que o ar alveolar e o sangue estejam muito próximos um do outro, favorecendo as trocas gasosas[5] (Figura 26.6).

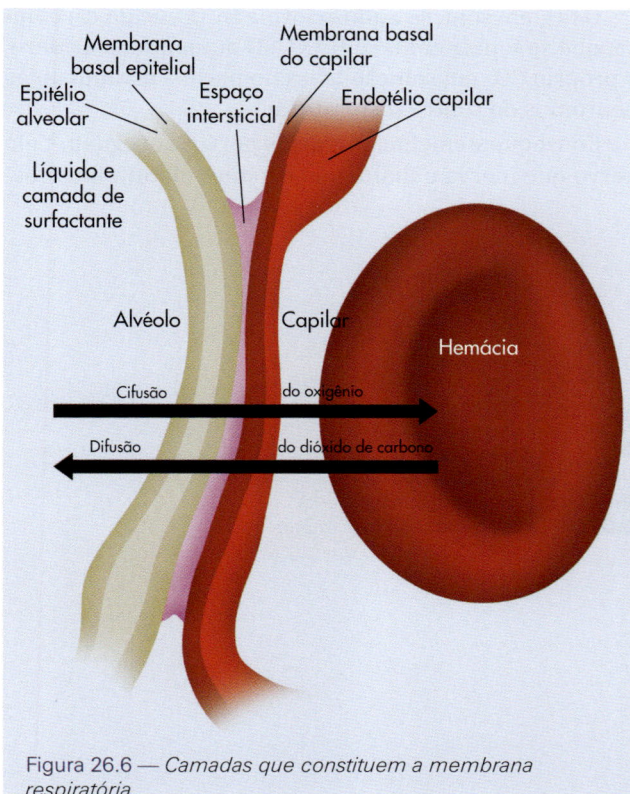

Figura 26.6 — *Camadas que constituem a membrana respiratória.*

A troca de gases entre o sangue e o ar alveolar ocorre através da membrana alveolocapilar das porções terminais dos pulmões. Essas membranas, no seu conjunto, formam a membrana respiratória.[10]

A membrana respiratória, embora extraordinariamente fina e permeável aos gases, tem uma estrutura constituída por várias camadas.

A membrana respiratória tem, na sua constituição, o endotélio capilar, uma camada unicelular de células endoteliais e a sua membrana basal que a separa da membrana basal do epitélio alveolar pelo espaço intersticial, a camada epitelial de revestimento do alvéolo que é revestida por uma outra camada líquida que contém o surfactante. A espessura da membrana respiratória é de apenas 0,5 mm, em média. A área total estimada da membrana respiratória de um adulto é de pelo menos 70 m².

Apesar dessa enorme área disponível, o volume total de sangue nos capilares em qualquer instante é de apenas 60 a 140 mL. Esse pequeno volume de sangue é distribuído nessa ampla superfície, em uma camada extremamente fina, tal que o diâmetro médio dos capilares pulmonares é de apenas 8 mm. As hemácias são espremidas para atravessar os capilares, o que coloca a sua superfície em contato direto com a parede dos capilares – portanto, com a membrana respiratória, o que favorece as trocas gasosas.

A membrana das hemácias costuma tocar a parede capilar, de forma que o oxigênio e o dióxido de carbono não necessitam passar por quantidades significativas de plasma durante a difusão.

A facilidade com que os gases atravessam a membrana respiratória, ou seja, a velocidade de difusão dos gases, depende de diversos fatores, tais como a espessura da membrana, a área de superfície da membrana, o coeficiente de difusão do gás na substância da membrana e a diferença de pressão entre os dois lados da membrana.[11]

A velocidade de difusão é inversamente proporcional à espessura da membrana. Assim, quando se acumula líquido de edema no espaço intersticial da membrana e nos alvéolos, os gases devem difundir-se não apenas através da membrana mas também através desse líquido, o que torna a difusão mais lenta.[12]

A circulação extracorpórea pode causar alterações pulmonares que levam ao aumento da água intersticial e alveolar, causando dificuldades respiratórias na pós-perfusão imediata ou no pós-operatório.[13]

Pelas suas características especiais, a velocidade de difusão dos gases na membrana respiratória é praticamente igual à velocidade da difusão na água. O dióxido de carbono se difunde 20 vezes mais rápido do que o oxigênio, que, por seu turno, se difunde duas vezes mais rápido que o nitrogênio.

A diferença de pressão através da membrana respiratória é a diferença entre a pressão parcial do gás no alvéolo e a sua pressão parcial no sangue. Essa diferença de pressão representa a tendência efetiva para o gás se mover através da membrana.

Quando a pressão parcial do gás nos alvéolos é maior do que no sangue, como no caso do oxigênio, ocorre difusão resultante dos alvéolos para o sangue. Quando a pressão parcial do gás no sangue é maior do que no ar dos alvéolos, como é o caso do dióxido de carbono, ocorre difusão do gás do sangue para os alvéolos.

A capacidade global da membrana respiratória para permutar um gás entre os alvéolos e o sangue pulmonar pode ser expressa em termos de sua capacidade de difusão, definida como o volume de gás que se difunde através da membrana a cada minuto, para uma diferença de pressão de 1 mmHg.

Num adulto jovem, a capacidade de difusão para o oxigênio, em condições de repouso, é de 21 mL por minuto e por mmHg. A diferença média de pressão do oxigênio através da membrana respiratória é de aproximadamente 11 mmHg durante a respiração normal. O produto da multiplicação da diferença de pressão pela capacidade de difusão (11 × 21) é de cerca de 231 mL. Isso significa que, a cada minuto, a membrana respiratória difunde cerca de 230 mL de oxigênio para o sangue, que equivale ao volume de oxigênio consumido pelo organismo. O exercício pode aumentar a capacidade de difusão em até três vezes.[14]

A capacidade de difusão do dióxido de carbono é de difícil determinação, devido às dificuldades técnicas e à grande velocidade de difusão do gás, mesmo com gradientes de pressão de apenas 1 mmHg. Estima-se, contudo, que a capacidade de difusão do dióxido de carbono seja de 400 a 450 mL por minuto em condições de repouso, podendo atingir 1.200 ou 1.300 mL durante o exercício.[15] Essa elevada capacidade de difusão do dióxido de carbono é importante quando a membrana respiratória se torna lesada. A sua capacidade de transferir oxigênio ao sangue é prejudicada ao ponto de causar a morte do indivíduo, antes que ocorra grave redução da difusão do dióxido de carbono.[16]

Quando determinadas doenças pulmonares potencialmente reversíveis ameaçam a vida pela redução da capacidade de difusão do oxigênio, costuma-se indicar a assistência respiratória prolongada, que sustenta a oxigenação do paciente pela circulação extracorpórea até que o tratamento da doença pulmonar possa recuperar, ao menos parcialmente, a capacidade de difusão da membrana respiratória – e assim o paciente possa voltar a respirar com seus próprios pulmões.[17] Essa modalidade de tratamento é conhecida como ECMO, sigla para *extracorporeal membrane oxygenation*, que significa oxigenação extracorpórea com membranas.[18]

CONTROLE DA RESPIRAÇÃO

O que acontece a uma pessoa se ela segurar a respiração voluntariamente por algum tempo?

Imediatamente, um comando localizado no bulbo ou medula oblonga (um órgão componente do nosso sistema nervoso central) enviaria a mensagem aos músculos respiratórios, fazendo com que se contraíssem. Esse centro de comando, conhecido como centro respiratório bulbar, é altamente sensível ao aumento de CO_2 no sangue e à diminuição do pH sanguíneo decorrente do acúmulo desse gás[19] (Figura 26.7).

O CO_2 em solução aquosa forma HCO_3^-, ácido carbônico, que se ioniza em H^+ e $H_2CO_3^-$. O aumento da acidez e o próprio CO_2 em solução física no plasma estimulam os neurônios do centro respiratório.

Consequentemente, impulsos nervosos seguem pelo nervo que inerva o diafragma e a musculatura intercos-

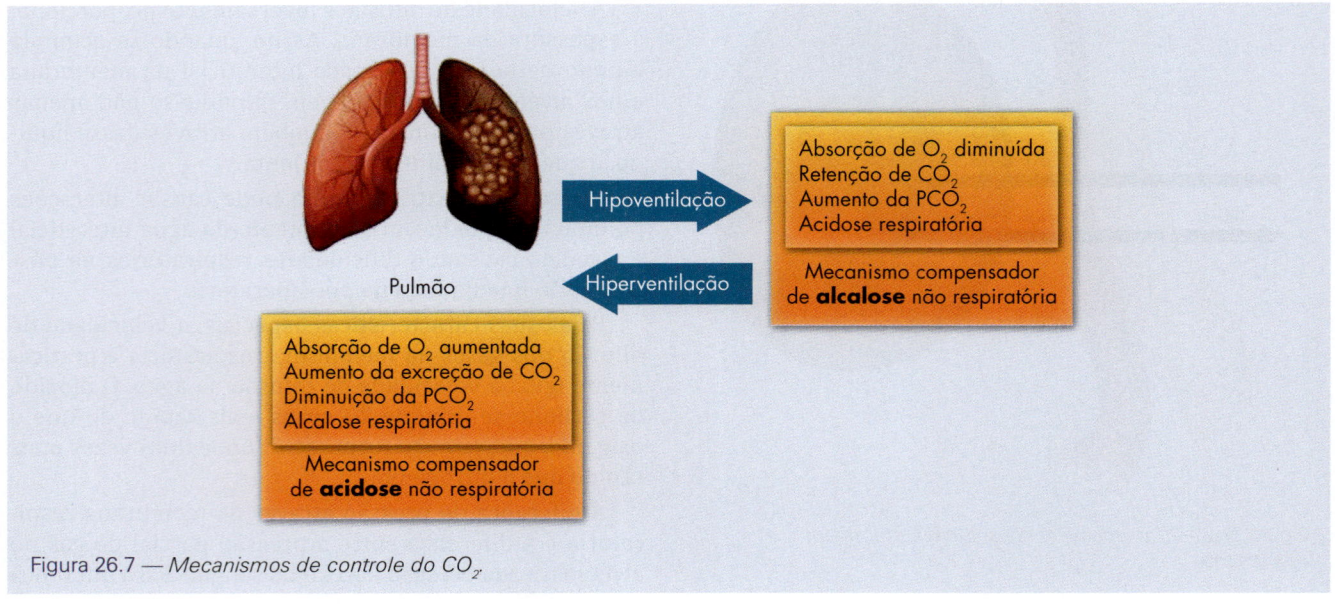

Figura 26.7 — *Mecanismos de controle do CO_2.*

tal, promovendo a sua contração e a realização involuntária dos movimentos respiratórios.

De início, ocorre uma hiperventilação, ou seja, o ritmo dos movimentos respiratórios aumenta na tentativa de expulsar o excesso de gás carbônico. Lentamente, porém, a situação se normaliza e a respiração volta aos níveis habituais.[20]

VENTILAÇÃO PULMONAR

No homem e nos demais mamíferos, a ventilação pulmonar depende dos músculos intercostais (situados entre as costelas) e do diafragma.

A entrada de ar nos pulmões, a inspiração, se dá pela contração da musculatura do diafragma e dos músculos intercostais. O diafragma abaixa e as costelas se elevam, gerando aumento do volume da caixa torácica, forçando o ar a entrar nos pulmões.[11]

A saída de ar dos pulmões, a expiração, se dá pelo relaxamento da musculatura do diafragma e dos músculos intercostais. O diafragma se eleva e as costelas se abaixam, o que diminui o volume da caixa torácica, forçando o ar a sair dos pulmões.

Capacidade Pulmonar

A cada movimento respiratório, um homem jovem inala e exala, em média, cerca de meio litro de ar; esse valor é um pouco menor para a média das mulheres.

O volume máximo de ar que pode ser inalado e exalado em uma respiração forçada é denominado capacidade vital, algo em torno de 4 a 5 L para um homem jovem. Os pulmões, no entanto, contêm mais ar que a sua capacidade vital, pois é impossível expirar a totalidade de ar contido nos alvéolos. Mesmo quando se força ao máximo a expiração, ainda resta cerca de 1,5 L de ar nos pulmões; é o chamado ar residual.

Mais de 10 mil litros de ar entram e saem de nossos pulmões a cada 24 horas. Nesse período, os pulmões absorvem entre 450 e 500 L de gás oxigênio e expelem entre 400 e 450 L de gás carbônico.[21]

CONCLUSÃO

O conhecimento adequado dos mecanismos que envolvem difusão e transporte dos gases pode proporcionar a escolha correta na terapia de complicações respiratórias, reduzindo assim a morbidade e mortalidade dos pacientes.

REFERÊNCIAS

1. Bartlett RH. Physiology of Gas Exchange During ECMO for Respiratory Failure. J Intensive Care Med. 2016 Apr 3.
2. Breen PH, Isserles SA, Taitelman UZ. Non-steady state monitoring by respiratory gas exchange. J Clin Monit Comput. 2000;16:351-60.
3. Dash RK, Bassingthwaighte JB. Simultaneous blood-tissue exchange of oxygen, carbon dioxide, bicarbonate, and hydrogen ion. Ann Biomed Eng. 2006;34:1129-48.
4. Hillman SS, Hancock TV, Hedrick MS. A comparative meta-analysis of maximal aerobic metabolism of vertebrates: implications for respiratory and cardiovascular limits to gas exchange. J Comp Physiol B. 2013;183:167-79.
5. Meldon JH, Garby L. The blood oxygen transport system. A numerical simulation of capillary-tissue respiratory gas exchange. Acta Med Scand Suppl. 1975;578:19-29.
6. Kim CS, Ansermino JM, Hahn JO. A Comparative Data-Based Modeling Study on Respiratory CO2 Gas Exchange during Mechanical Ventilation. Front Bioeng Biotechnol. 2016;4:8.
7. Guyton AC, Hall JE. Respiração. In: Guanabara. Tratado de fisiologia médica. 12.ed. Rio de Janeiro: Guanabara Koogan, 2011.
8. Swenson ER. Respiratory and renal roles of carbonic anhydrase in gas exchange and acid-base regulation. EXS. 2000;(9):281-341.
9. Solberg G, Robstad B, Skjonsberg OH, et al. Respiratory gas exchange indices for estimating the anaerobic threshold. J Sports Sci Med. 2005;4:29-36.
10. Shadrin KV, Morgulis, II, Pahomova VG, et al. Characteristics of oxygen transport through the surface of the isolated perfused rat liver. Dokl Biochem Biophys. 2015;464:298-300.
11. Hedenstierna G, Rothen HU. Respiratory function during anesthesia: effects on gas exchange. Compr Physiol. 2012;2:69-96.
12. De Monte V, Grasso S, De Marzo C, et al. Effects of reduction of inspired oxygen fraction or application of positive end-expiratory pressure after an alveolar recruitment maneuver on respiratory mechanics, gas exchange, and lung aeration in dogs during anesthesia and neuromuscular blockade. Am J Vet Res. 2013;74:25-33.
13. Valentini R, Aquino-Esperanza J, Bonelli I, et al. Gas exchange and lung mechanics in patients with acute respiratory distress syndrome: comparison of three different strategies of positive end expiratory pressure selection. J Crit Care. 2015;30:334-40.
14. Greutmann M, Rozenberg D, Le TL, et al. Recovery of respiratory gas exchange after exercise in adults with congenital heart disease. Int J Cardiol. 2014;176:333-9.
15. Calbet JA, Losa-Reyna J, Torres-Peralta R, et al. Limitations to oxygen transport and utilization during sprint exercise in humans: evidence for a functional reserve in muscle O2 diffusing capacity. J Physiol. 2015;593:4649-64.
16. Thorens JB, Jolliet P, Ritz M, et al. Effects of rapid permissive hypercapnia on hemodynamics, gas exchange, and oxygen transport and consumption during mechanical ventilation for the acute respiratory distress syndrome. Intensive Care Med. 1996;22:182-91.
17. Feihl F, Eckert P, Brimioulle S, et al. Permissive hypercapnia impairs pulmonary gas exchange in the acute res-

piratory distress syndrome. Am J Respir Crit Care Med. 2000;162:209-15.
18. Schmidt M, Hodgson C, Combes A. Extracorporeal gas exchange for acute respiratory failure in adult patients: a systematic review. Crit Care. 2015;19:99.
19. Cettolo V, Francescato MP. Assessment of breath-by--breath alveolar gas exchange: an alternative view of the respiratory cycle. Eur J Appl Physiol. 2015;115:1897-904.
20. Albert RK, Jobe A. Gas exchange in the respiratory distress syndromes. Compr Physiol. 2012;2:1585-617.
21. Grishin OV, Grishin VG, Kovalenko Iu V. [The variability of respiratory pattern and gas exchange]. Fiziol Cheloveka. 2012;38:87-93.

27
Fisiologia da Circulação Pulmonar

André Prato Schmidt

INTRODUÇÃO

A circulação pulmonar é um sistema essencialmente de baixa pressão e baixa resistência ao fluxo, conectado em série com a circulação sistêmica. O volume sanguíneo circulante através dos pulmões e a circulação sistêmica são basicamente idênticos. O fluxo sanguíneo através dos capilares pulmonares se estabelece em aproximadamente 1 segundo, durante o qual o fluxo é oxigenado e o excesso de dióxido de carbono é removido da circulação. O aumento do débito cardíaco causa uma significativa redução no tempo de circulação através dos capilares pulmonares até um tempo estimado em 0,3 s para a oxigenação ser realizada.

O objetivo deste capítulo é revisar os principais aspectos envolvidos na fisiologia da circulação pulmonar e abordar sucintamente alguns aspectos fisiopatológicos que envolvem o fluxo sanguíneo através dos pulmões.

ANATOMIA DA CIRCULAÇÃO PULMONAR

Os pulmões são irrigados por dois sistemas arteriais: o pulmonar (sangue venoso) e o brônquico (sangue arterializado), provenientes dos ventrículos direito e esquerdo, respectivamente. As artérias pulmonares penetram nos hilos pulmonares e se ramificam até formarem a rede capilar alveolar, onde o processo de hematose deverá ser realizado. As artérias brônquicas nascem na primeira porção da aorta torácica e nutrem toda a extensão da porção intrapulmonar dos brônquios até o bronquíolo respiratório, sendo responsáveis por 1% a 2% do débito cardíaco. O parênquima pulmonar recebe suprimento de oxigênio proveniente das artérias pulmonares. As veias pulmonares, contendo sangue arterializado, drenam as regiões vascularizadas pelas artérias pulmonares e a maior parte das regiões das vias aéreas do interior dos pulmões irrigadas pelas artérias brônquicas. As veias brônquicas (sangue venoso) drenam somente a região peri-hilar, irrigada pelas artérias brônquicas, desembocando no sistema ázigo e no átrio direito.

O formato semilunar do ventrículo direito em torno do ventrículo esquerdo permite que o bombeamento de sangue seja realizado com mínima contratilidade das suas fibras musculares. A espessura do ventrículo direito tipicamente é 1/3 da parede ventricular esquerda, refletindo a diferença pressórica significativa entre as duas câmaras cardíacas. A parede ventricular direita usualmente é aproximadamente três vezes mais espessa que as paredes atriais.

A artéria pulmonar se estende aproximadamente 4 cm além do ápice do ventrículo direito antes da divisão em ramos direito e esquerdo principais. A artéria pulmonar é uma estrutura delgada com espessura mural aproximadamente duas vezes maior que a veia cava, tendo em torno de 1/3 da espessura aórtica. O diâmetro amplo e o grau de distensibilidade da artéria pulmonar facilita o fluxo sanguíneo pulmonar livre e permite acomodar adequadamente o volume sistólico do ventrículo direito. As veias pulmonares também apresentam-se largas e com ampla complacência. Os capilares pulmonares suprem aproximadamente 300 milhões de alvéolos, promovendo uma área de troca gasosa ampla de aproximadamente 70 m^2.

Os vasos pulmonares são inervados pelo sistema nervoso simpático, mas com densidade menor quando comparados à circulação sistêmica. A estimulação alfa-adrenérgica por norepinefrina produz vasoconstrição dos vasos pulmonares, enquanto a estimulação beta-adrenérgica causa vasodilatação. As fibras parassimpáticas são provenientes do nervo vago, e a acetilcolina é o neurotransmissor mediador: seu estímulo está associado à vasodilatação dos vasos pulmonares. Apesar da inervação autonômica, o tônus vasomotor da circulação pulmonar é mínimo, e os vasos pulmonares permanecem em praticamente máxima dilatação no estado de repouso normal. Consequentemente, a regulação do fluxo sanguíneo pulmonar é essencialmente passiva, com ajustes locais de perfusão relativa à ventilação determinados pelo gradiente pressórico de oxigênio.

O diâmetro das paredes finas dos vasos alveolares pulmonares varia em resposta a alterações na pressão transmural (relação entre pressão intravascular e pressão alveolar). Se a pressão alveolar suplanta a pressão intravascular durante a ventilação pulmonar com pressão positiva, há colapso dos capilares pulmonares, e o fluxo sanguíneo é interrompido. Entretanto, os vasos pulmonares principais localizados nos hilos pulmonares variam em tamanho em resposta à pressão intrapleural.

A circulação brônquica é composta de artérias brônquicas provenientes da aorta torácica, responsáveis pelo suprimento arterial dos tecidos de sustentação pulmonares, incluindo as vias aéreas. Após os vasos arteriais brônquicos suprirem o tecido conectivo local, a maioria drena o sangue para as veias pulmonares, que entra no átrio esquerdo em vez de retornar ao átrio direito. A entrada de sangue menos oxigenado no átrio esquerdo dilui o sangue amplamente oxigenado do local e representa um *shunt* anatômico equivalente a aproximadamente 1% a 2% do débito cardíaco. O *shunt* anatômico é responsável pelo débito cardíaco esquerdo exceder o débito cardíaco direito em uma quantidade aproximadamente igual ao fluxo sanguíneo brônquico.

As artérias pulmonares e brônquicas, consequentemente os lados direito e esquerdo do coração, comunicam-se através do leito capilar presente na região dos bronquíolos respiratórios e por meio do leito venoso intrapulmonar. Durante a drenagem do sangue venoso proveniente das veias brônquicas, aproximadamente 70% desse volume sanguíneo é drenado para o sistema arterializado das veias pulmonares, constituindo, juntamente com a drenagem do músculo cardíaco pelas veias de Tebesius, o *shunt* cardíaco anatômico supracitado. Em condições fisiológicas, o *shunt* anatômico não promove alterações clinicamente significativas. Entretanto, em situações patológicas associadas a aumento de fluxo nas veias brônquicas, quedas significativas na pressão parcial de oxigênio no sangue arterializado podem ocorrer.

Os vasos linfáticos pulmonares se estendem do tecido conectivo pulmonar até os hilos pulmonares e finalmente drenam o sangue até o ducto torácico. O fluxo linfático pulmonar facilita a remoção de fluidos dos espaços alveolares, reduzindo a formação de edema local. Material particulado ou proteínas plasmáticas presentes no interior dos alvéolos também podem ser removidos através dos vasos linfáticos pulmonares.[1,2]

PRESSÕES INTRAVASCULARES

As pressões presentes na circulação pulmonar são aproximadamente 1/5 das pressões presentes na circulação sistêmica.[1,2] A pressão fisiológica da artéria pulmonar é em torno de 22/8 mmHg, e a pressão arterial pulmonar média é de 13 mmHg. A pressão média presente nos capilares pulmonares é de aproximadamente 10 mmHg, e a pressão venosa pulmonar média é de 4 mmHg em condições normais, ocasionando um gradiente pressórico na circulação pulmonar de apenas 9 mmHg.

Em condições fisiológicas de baixas pressões pulmonares, a resistência ao fluxo sanguíneo na circulação pulmonar é aumentada através da compressão dos vasos sanguíneos pulmonares pelas estruturas extravasculares. À medida que as pressões vasculares se elevam e suplantam a compressão intrínseca às estruturas vasculares, os vasos pulmonares se distendem, e a resistência ao fluxo sanguíneo na circulação pulmonar é reduzida significativamente. A resistência média ao fluxo sanguíneo nos componentes da circulação pulmonar em condições fisiológicas é aproximadamente 1/10 da resistência ao fluxo na circulação sistêmica.

A pressão da artéria pulmonar não é tipicamente influenciada pela pressão atrial esquerda quando esta se situa abaixo de 7 mmHg. Entretanto, quando há incremento da pressão atrial esquerda, chegando-se a valores acima desse limiar, as veias pulmonares previamente colapsadas se distendem, e a pressão arterial pulmonar passa a subir paralelamente aos aumentos na pressão atrial esquerda. Na ausência de comprometimento da função ventricular esquerda, até mesmo aumentos significativos na resistência vascular sistêmica não causam aumentos significativos na pressão atrial esquerda. Consequentemente, não há alterações significativas na função contrátil do ventrículo direito e na pressão arterial pulmonar média, apesar do aumento do trabalho ventricular esquerdo. Caso o ventrículo esquerdo apresente comprometimento funcional, a pressão atrial esquerda pode subir a valores acima de 15 mmHg; a pressão arterial pulmonar também aumenta paralelamente, ocasionando sobrecarga ao funcionamento adequado do ventrículo direito, mais sensível a mudanças de gradientes pressóricos. Usualmente, em valores de pressão arterial pulmonar média entre 30 e 40 mmHg, o ventrículo direito continua a ejetar seu volume sistólico normal, acompanhado apenas por um aumento discreto e gradual na pressão atrial direita. Entretanto, em situações de aumento da pressão arterial pulmonar média acima de 40 mmHg, o ventrículo direito demonstra comprometimento da função contrátil; já aumentos subsequentes na pressão arterial pulmonar causam aumentos dramáticos na pressão atrial direita e redução significativa do volume sistólico do ventrículo direito.[3,4]

VOLUME, DISTRIBUIÇÃO E FLUXO SANGUÍNEO PULMONAR

O volume sanguíneo presente nos pulmões é de aproximadamente 450 mL; destes, aproximadamente 70 mL estão presentes nos capilares, e o restante está subdividido igualmente entre as artérias e as veias pulmonares. O volume sanguíneo pulmonar pode ser alterado por estados patológicos, como durante a insuficiência cardíaca, quando o volume de sangue presente no sistema encontra-se aumentado.

O volume sanguíneo pulmonar pode aumentar até 40% quando ocorrem mudanças na posição corporal; por exemplo, mudança da posição ortostática para a posição supina. Essa transição de volume sanguíneo para o sistema pulmonar está associada a fenômenos como a ortopneia em pacientes portadores de falência ventricular esquerda. O débito cardíaco pode aumentar até quatro vezes antes de qualquer aumento detectável na pressão da artéria pulmonar.[1] Esse fenômeno reflete o grau de distensão das artérias pulmonares e o papel dos capilares pulmonares previamente colapsados. A capacidade dos pulmões de tolerar significativo aumento de volume sanguíneo sem excessivos aumentos nas pressões da artéria pulmonar é fundamental para evitar edema pulmonar ou falência ventricular direita em situações fisiológicas, como durante o exercício físico.[1]

A oxigenação adequada depende basicamente de um equilíbrio adequado entre a ventilação e o fluxo sanguíneo ou perfusão pulmonar. Um espaço morto aparece em locais onde o pulmão está sendo ventilado, mas não perfundido, e *shunts* são desencadeados em áreas irrigadas na ausência de ventilação.[1-4]

Clinicamente, o fluxo sanguíneo pulmonar pode ser avaliado pela injeção de marcadores radioativos – como o xenônio – enquanto a monitorização externa da região torácica é realizada. O xenônio rapidamente se difunde através dos capilares pulmonares para os alvéolos, e a radioatividade pode ser detectada precocemente em áreas dos pulmões amplamente irrigadas.[1,4]

REGULAÇÃO ENDOTELIAL DO FLUXO SANGUÍNEO PULMONAR

A vasodilatação ativa presente na circulação pulmonar em condições fisiológicas é essencial para a manutenção do seu baixo tônus vascular em repouso. O endotélio pulmonar é responsável pela síntese e secreção de diversos fatores que regulam a atividade muscular lisa na circulação pulmonar. Os agentes vasodilatadores primários presentes na circulação pulmonar são óxido nítrico (NO) e prostaciclina. A influência predominante do endotélio pulmonar normal é vasodilatadora, reduzindo o tônus vascular pulmonar e a resistência ao fluxo sanguíneo no local. A endotelina também apresenta papel regulatório relevante, podendo desencadear efeitos vasodilatadores ou vasoconstritores. Há diversos mecanismos de retroalimentação negativa com efeitos regulatórios sobre o tônus vascular pulmonar. A síntese e liberação de fatores como NO, prostaciclina e endotelina, entre outros agentes vasoativos, otimizam o tônus vascular pulmonar e facilitam o controle da relação ventilação/perfusão pulmonar (relação V/Q).[5,6]

O NO é sintetizado nas células endoteliais pela enzima NO sintase (NOS). Há diversas isoformas da NOS, mas a sua isoforma constitutiva é a principal responsável pela regulação do tônus vascular pulmonar em condições fisiológicas. A atividade enzimática da NOS pode ser inibida ou estimulada rapidamente dependendo do estímulo realizado, e uma forma induzida da enzima pode ser produzida, promovendo liberação maciça de NO em condições patológicas. A NOS induzida é localizada nas células musculares lisas e nos macrófagos localizados no sistema pulmonar. É importante ressaltar que diversos mediadores inflamatórios liberados em condições fisiopatológicas estimulam a formação de NOS induzida e consequentemente de NO em grandes quantidades. O NO se difunde facilmente do seu sítio de síntese inicial (células endoteliais) para estruturas adjacentes como a musculatura lisa vascular pulmonar. O NO causa essencialmente vasodilatação por estimular a produção de monofosfato cíclico de guanosina (GMPc) através da enzima guanilato ciclase. O GMPc é rapidamente metabolizado por fosfodiesterases, ocasionando um curto tempo de ação efetiva do NO sobre a musculatura lisa dos vasos pulmonares. A fosfodiesterase tipo V é o subtipo predominante na circulação pulmonar, e inibidores seletivos podem ser utilizados clinicamente. Inibidores seletivos de fosfodiesterase tipo V, como o sildenafil, podem promover redução da resistência vascular pulmonar devido a suas propriedades vasodilatadoras, apresentando também efeitos sinérgicos através de administração inalatória concomitante com NO e/ou prostaciclina.[5,6]

A prostaciclina é um potente vasodilatador liberado na circulação pulmonar pelas células endoteliais. Trata-se de uma prostaglandina, mas outros agentes de mesma categoria como o tromboxano A2 apresentam propriedades vasoconstritoras. Fluxo pulsátil ou eventos nocivos locais podem desencadear liberação de prostaciclina localmente. Sua liberação causa ativação de adenilato ciclase, aumentando consequentemente a concentração local de AMPc.[1,6]

A prostaciclina também é um potente inibidor da agregação plaquetária e da proliferação de células musculares lisas do endotélio. A administração intravenosa de prostaciclina está associada à vasodilatação pulmonar significativa, podendo ser utilizada como tratamento para casos de hipertensão pulmonar. Entretanto, devido à falta de seletividade para a circulação pulmonar, a sua incidência de efeitos adversos é significativa, podendo ocasionar hipotensão sistêmica e piora da relação V/Q. Por isso, a administração de análogos de prostaciclina por via inalatória (iloprost) apresenta maior efetividade, reduzindo significativamente a incidência de efeitos adversos e aumentando o tempo de ação do fármaco sobre a circulação pulmonar.[1,6]

Portanto, a via entre adenilato ciclase e AMPc regulada por prostaciclina e a via entre guanilato ciclase e

GMPc regulada por NO são vias paralelas que convergem no sentido de reduzir o tônus da musculatura lisa presente no sistema circulatório pulmonar.

A endotelina do subtipo 1 é um peptídeo com potente efeito vasoconstritor endógeno que também promove a proliferação celular da musculatura lisa presente nos vasos sanguíneos. A endotelina tem sido implicada na patogenia da hipertensão pulmonar: pacientes apresentam aumento de expressão e/ou taxa de *clearance* reduzido da endotelina-1 no tecido pulmonar e no plasma. Há essencialmente dois subtipos de receptores para endotelina: um localizado na musculatura lisa vascular (A) e outro no endotélio (B). O estímulo do receptor tipo A localizado na musculatura lisa está associado a vasoconstrição, enquanto o estímulo do subtipo B pode causar tanto vasoconstrição como vasodilatação.

Antagonistas de endotelina têm sido descritos e podem ser utilizados para o tratamento de hipertensão pulmonar, especialmente os fármacos mais seletivos para o subtipo A. Entretanto, tais fármacos podem apresentar efeitos adversos significativos em outros sistemas – sobre a função hepática, por exemplo – e apresentam importante limitação para seu uso clínico.

De forma relevante, a expressão de endotelina-1 é aumentada pela administração de NO inalatório, fato que pode estar intimamente relacionado ao efeito rebote com aumento da hipertensão pulmonar em pacientes nos quais a administração de NO inalatório é interrompida.[1,6]

VASOCONSTRIÇÃO PULMONAR HIPÓXICA

Vasoconstrição pulmonar hipóxica trata-se de um mecanismo compensatório com o intuito de reduzir o fluxo sanguíneo em áreas pulmonares hipoventiladas. O maior estímulo para desencadeamento desse fenômeno é a redução significativa da tensão de oxigênio alveolar, causada por hipoventilação ou pela ventilação de gases com baixa concentração de oxigênio. Hipóxia em nível alveolar (PaO_2 < 70 mmHg) causa vasoconstrição nas arteríolas pulmonares responsáveis pelo suprimento desses alvéolos. O resultado desse evento é o desvio de fluxo sanguíneo para áreas pulmonares mais ventiladas, minimizando o *shunt* potencial relacionado à diminuição da ventilação alveolar em determinadas áreas. A esse mecanismo dá-se o nome de vasoconstrição pulmonar hipóxica. Ele é basicamente mediado por eventos locais, visto que ocorre mesmo em tecidos desnervados ou em tecido pulmonar isolado (Tabela 27.1).[7]

Há potencialmente diversos mecanismos locais envolvidos, que podem variar de acordo com eventos agudos ou crônicos. A supressão da liberação endotelial de NO é um dos mecanismos mediadores principais da vasoconstrição pulmonar hipóxica, compensatória tanto de eventos agudos como crônicos. Um evento agudo importante se refere ao bloqueio de canais de potássio,

TABELA 27.1
VASOCONSTRIÇÃO PULMONAR HIPÓXICA: IMPLICAÇÕES FISIOLÓGICAS E ANESTÉSICAS.

Mecanismos principais

- Sensores de oxigênio nas PASMC (modulação de canais de K^+, produção de ROS mitocondriais, alterações no estado energético celular, atividade de hemoxigenases, fator induzível por hipóxia – HIF, ciclo-oxigenases e lipoxigenases).
- Despolarização de membrana nas PASMC (inibição do efluxo de K^+, aumento do influxo de Na^+ e Ca^{2+} e aumento do efluxo de Cl^-).
- Sensores de oxigênio nas ECs arteriais pulmonares (modulação de canais de K^+ e produção de ROS, redução da síntese de NO, liberação de endotelina-1).
- Modulação humoral (angiotensina II).
- Modulação neural (nervos simpáticos – efeitos em alguns tipos de edema pulmonar).

Fármacos que modulam a vasoconstrição pulmonar hipóxica

- Aumento da vasoconstrição pulmonar hipóxica (catecolaminas, almitrina).
- Redução da vasoconstrição pulmonar hipóxica (acetazolamida, NO inalatório, corticosteroides, inibidores de fosfodiesterase, doadores de NO, prostaciclina, antagonistas de canais de Ca^{+2}, inibidores da ECA, antagonistas de endotelina, anestésicos inalatórios).

PASMC: células musculares lisas arteriais pulmonares; ECs: células endoteliais; ROS: espécies reativas de oxigênio; ECA: enzima conversora de angiotensina.

levando à despolarização de membrana e influxo consequente de cálcio, ocasionando ativação da resposta contrátil. Um aumento crônico do tônus vascular em resposta à hipóxia crônica parece ser mediado por endotelina e por remodelamento vascular local, eventualmente causando alterações irreversíveis com aumento permanente da resistência vascular pulmonar e hipertensão pulmonar. A intensidade da vasoconstrição hipóxica também é dependente do tamanho do segmento pulmonar exposto à hipóxia, sendo mais intensa em regiões mais reduzidas.[7,8]

Estudos prévios em humanos demonstraram que, em pacientes submetidos à anestesia intravenosa total, a hipóxia monopulmonar com 8% e 4% de oxigênio durante hiperóxia contralateral (FiO_2 = 1,0) causou um desvio de fluxo sanguíneo do pulmão hipoventilado para o hiperventilado de 52% para 40% e 30% do débito cardíaco, respectivamente.[9]

A inibição do mecanismo de vasoconstrição hipóxica induzida farmacologicamente pode resultar em queda significativa da PaO_2, principalmente na presença de doença pulmonar de base. Diversos anestésicos inalatórios inibem o mecanismo de vasoconstrição pulmonar hipóxica em preparação isolada de pulmões (Tabela 27.1). Entretanto, tal efeito não foi replicado com diversos fármacos intravenosos como barbituratos e propofol.[7,9,10] Fármacos vasodilatadores, como nitroglicerina ou nitroprussiato de sódio, também podem causar inibição da vasoconstrição hipóxica. Os resultados em estudos clínicos variam significativamente, evento explicado devido às diversas variáveis que podem influenciar nos desfechos avaliados, tais como alterações de débito cardíaco, contratilidade miocárdica, tônus vascular, distribuição de volume sanguíneo, pH sanguíneo, tensão de CO_2 e mecânica pulmonar. Em estudos com alterações significativas do débito cardíaco, fármacos como o isoflurano e o halotano causaram depressão significativa do mecanismo de vasoconstrição pulmonar hipóxica em até 50% em uma concentração alveolar mínima na faixa de 2 (MAC = 2).[11]

Apesar de estudos experimentais demonstrarem inibição dose-dependente da vasoconstrição hipóxica por anestésicos inalatórios como isoflurano ou sevoflurano, tal efeito não parece ser significativo em doses clinicamente utilizadas, e não há evidências clínicas que apoiem essa afirmação.[12,13] O consenso atual é de que os agentes anestésicos inalatórios são opções perfeitamente aceitáveis para utilização em cirurgia torácica com necessidade de ventilação monopulmonar, particularmente considerando seus efeitos broncodilatadores.[14]

Hipertensão pulmonar e edema pulmonar podem ser desenvolvidos em humanos em elevadas altitudes justamente devido a um mecanismo mais amplo de vasoconstrição pulmonar hipóxica.[15,16] Uma doença pulmonar crônica com hipoxemia também pode desencadear o fenômeno de vasoconstrição pulmonar hipóxica, mas o processo lento de estabelecimento da doença permite um certo remodelamento da parede vascular pulmonar, com seu respectivo espessamento crônico, consequentemente evitando a formação de edema pulmonar.[17]

EFEITOS DA VENTILAÇÃO E GRADIENTES PRESSÓRICOS HIDROSTÁTICOS

Durante a ventilação espontânea, o retorno venoso cardíaco está aumentado devido à contração dos músculos abdominais e do diafragma e da consequente redução da pressão intratorácica. O aumento do fluxo sanguíneo ao átrio direito causa aumento do volume sistólico do ventrículo direito. Durante ventilação pulmonar com pressão positiva, o fenômeno oposto se estabelece, com aumento da pressão intratorácica e consequente redução do retorno venoso ao coração e redução do volume sistólico ventricular direito.

O fluxo sanguíneo pulmonar na posição ortostática é relativamente dependente da gravidade, visto que a pressão arterial pulmonar é reduzida a cada segmento pulmonar percorrido. A quantidade de fluxo sanguíneo pulmonar às diversas áreas depende da relação entre pressão arterial pulmonar, pressão alveolar e pressão venosa pulmonar.[18] Tradicionalmente, os pulmões são subdivididos em quatro zonas de fluxo sanguíneo, refletindo o impacto do gradiente de pressões arteriais, venosas, alveolares e intersticiais sobre o calibre dos vasos sanguíneos locais.[19] Os limites dessas zonas não são fixos, podendo variar de acordo com posicionamento, alterações fisiológicas e condições patológicas (ver diagrama esquemático na Figura 27.1).

A Zona 1 é a parte mais superior do pulmão, onde a pressão alveolar excede a pressão arterial pulmonar, levando ao colapso dos capilares pulmonares. A ausência de fluxo sanguíneo nessa região permite inferir que tal zona compõe um espaço morto onde a ventilação não possui função de troca gasosa. Em condições normais, a Zona 1 é limitada, mas em algumas situações pode ser amplificada, como na queda da pressão arterial pulmonar (hipovolemia) ou quando houver aumento nas pressões alveolares (ventilação com pressão positiva ou presença de PEEP), ocasionando aumento da discrepância entre a $PaCO_2$ e a $P_{ET}CO_2$. Durante a realização da anestesia geral, não é raro ocorrer aumento da diferença entre $PaCO_2$ e $P_{ET}CO_2$, refletindo alterações na pressão de perfusão e/ou efeitos da ventilação com pressão positiva.

O fluxo sanguíneo na Zona 2 é aumentado se comparado à Zona 1, mas pode apresentar característica intermitente, pois a pressão arterial pulmonar excede a pressão alveolar apenas durante a sístole. A pressão venosa não apresenta influência significativa, a não ser que o fluxo sanguíneo venoso exceda a pressão alveolar. Nessa região, o fluxo sanguíneo aumenta nas porções mais dependentes, basicamente considerando-se as pressões arteriais e alveolares para determinar o fluxo sanguíneo local.

A Zona 3 se caracteriza pela região onde a pressão arterial pulmonar excede a pressão alveolar e o fluxo sanguíneo local é contínuo. Essa zona se localiza de 7 a 10 cm acima do coração e vai até as porções mais inferiores dos pulmões. Na posição supina, é importante ressaltar que todas as porções pulmonares se tornam Zona 3, situação na qual o fluxo sanguíneo pulmonar está mais amplamente distribuído. O aumento na pressão arterial pulmonar, como nas situações relacionadas a maior consumo de oxigênio (por exemplo, no exercício físico), causa recrutamento de capilares previamente não perfundidos ou minimamente perfundidos, convertendo a maior parte dos pulmões em Zona 3 e otimizando o fluxo sanguíneo pulmonar, justamente por alterar os gradientes pressóricos arteriais e venosos.

Finalmente, sob certas condições, é possível ocorrer uma área de fluxo sanguíneo reduzido próximo à base pulmonar (Zona 4). Nessas condições, o fluxo sanguíneo pode ser reduzido por compressão gravitacional do parênquima pulmonar ou pela formação de edema intersticial.

Os processos de eliminação do CO_2 e de oxigenação sanguínea são influenciados negativamente na maioria dos pacientes submetidos à anestesia geral. A dificuldade de eliminação do CO_2 no paciente anestesiado se deve ao aumento do espaço morto. Estudos prévios demonstraram que o espaço anatômico permanece essencialmente inalterado, indicando que o espaço morto alveolar ou paralelo deve estar aumen-

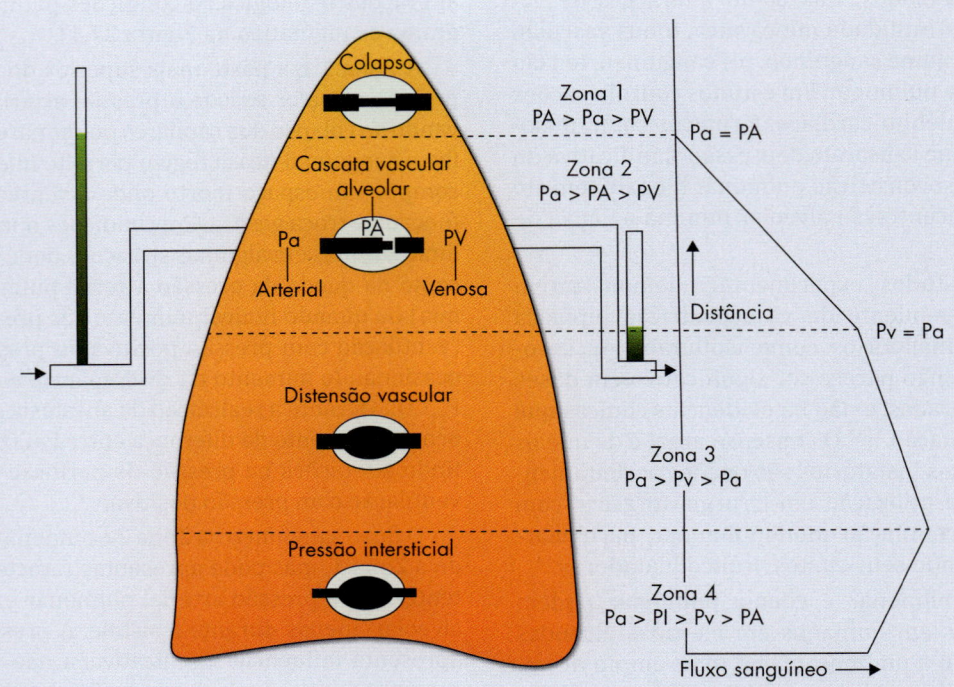

Figura 27.1 — *Diagrama esquemático demostrando a distribuição do fluxo sanguíneo no pulmão em posição ereta. Na Zona 1, a pressão alveolar (PA) excede a pressão da artéria pulmonar (Pa), e nenhum fluxo ocorre porque os vasos intra-alveolares são colapsados pela maior pressão alveolar. Na Zona 2, a Pa excede a PA, sendo que esta excede a pressão venosa pulmonar (PV). O fluxo na Zona 2 é determinado pela diferença Pa – PA e tem sido comparado a um rio a montante que flui sobre uma barragem; por isso o nome de "cascata" ou "cachoeira" vascular (waterfall). Como a Pa aumenta na Zona 2 enquanto a PA permanece constante, a pressão de perfusão e o fluxo aumentam de forma constante. Na Zona 3, PV excede PA, e o fluxo é determinado pela diferença Pa – PV, que é constante nessa porção do pulmão. No entanto, a pressão transmural através da parede do vaso aumenta em regiões inferiores nessa zona, de modo que o calibre dos vasos aumenta (a resistência diminui) e consequentemente o fluxo também aumenta. Finalmente, na Zona 4, a pressão intersticial pulmonar (PI) torna-se positiva e excede a PV e a PA. Consequentemente, o fluxo na Zona 4 é determinado pela diferença Pa – PI.*
Adaptada e modificada de West JB e cols., 1964.[19]

tado durante a anestesia.[20] Isso indica que o fenômeno está relacionado basicamente a áreas pulmonares pouco perfundidas durante a anestesia, ou seja, há um aumento da relação V/Q, explicada pela perfusão discreta em vasos sanguíneos localizados nos septos alveolares de áreas pulmonares mais altas (onde a pressão alveolar usualmente excede a pressão vascular pulmonar – Zona 1).[20] Tal evento pode ser compensado com o aumento da ventilação e raramente é um problema significativo na anestesia geral rotineira associada à ventilação artificial.

O prejuízo à oxigenação arterial durante a anestesia geral é geralmente considerado mais intenso em idades mais avançadas, em pacientes obesos e em pacientes tabagistas, quando a troca de gases pode estar prejudicada.[21,22] O *shunt* venoarterial também pode estar aumentado durante a anestesia e a ventilação mecânica. Tal evento pode estar relacionado a alterações de até 10% do débito cardíaco. Entretanto, o *shunt* venoarterial pode incluir não apenas a perfusão de tecidos não ventilados (*shunt* verdadeiro) como também áreas hipoventiladas ou perfundidas excessivamente, fator que depende intimamente da FiO_2. Quanto maior a FiO_2, menos frequentemente estarão presentes as áreas com menores relações V/Q. Entretanto, em altas concentrações de oxigênio, regiões com baixa relação V/Q podem colapsar em virtude da adsorção de gases e efetivamente se transformar em áreas de *shunt* verdadeiro.[20,23,24]

EVENTOS ADVERSOS RELACIONADOS À CIRCULAÇÃO PULMONAR

Diversos fenômenos relacionados à obstrução do fluxo sanguíneo pulmonar ou a alterações do gradiente pressórico vascular podem ocorrer no sistema circulatório pulmonar ocasionando fenômenos clinicamente significativos, tais como edema pulmonar, formação de êmbolos vasculares ou condições como atelectasias, enfisema pulmonar e antracose pulmonar, em que alterações funcionais pulmonares podem ocorrer.

O edema pulmonar está presente quando há excessiva quantidade de fluidos no alvéolo ou nos espaços intersticiais pulmonares. Pequenos graus de edema pulmonar podem estar relacionados estritamente a aumento do fluido intersticial. O gradiente coloidosmótico sanguíneo promove uma ampla margem de segurança contra a formação de edema pulmonar em condições fisiológicas, visto que a pressão coloidal plasmática é em torno de 28 mmHg. Em condições normais, é particularmente improvável a formação de edema pulmonar em pressões nos capilares pulmonares abaixo de 30 mmHg. A causa mais comum de edema pulmonar resulta de aumento da pressão capilar pulmonar decorrente de disfunção ou falência ventricular esquerda e acúmulo de sangue nos pulmões.[1]

O edema pulmonar também pode resultar de lesão aos capilares pulmonares decorrente de agentes irritantes como gases, líquidos ou tabaco. Pode ocorrer transudação de fluidos e proteínas dentro do alvéolo e dos espaços intersticiais. Essa situação clínica está relacionada à formação de edema pulmonar por aumento da permeabilidade alveolar, diferente do edema pulmonar hidrostático, relacionado ao aumento da pressão dos capilares pulmonares. Ambas as formas de edema pulmonar prejudicam a troca gasosa pulmonar causando disfunção da relação V/Q e promovem redução da complacência pulmonar e aumento do trabalho ventilatório.[1,2]

A embolia pulmonar é desencadeada quando um ramo da artéria pulmonar é obstruído por êmbolo. Esse evento pode desencadear colapso cardiovascular, visto que pode ocorrer comprometimento ventilatório e, dependendo do grau de obstrução, aumento da pressão da artéria pulmonar e falência ventricular direita. Anticoagulação e tratamento de suporte são fundamentais para controle do quadro clínico. Em algumas situações, a remoção cirúrgica dos êmbolos pode ser necessária. O vasoespasmo pulmonar pode ser desencadeado reflexamente pela embolia pulmonar, causando aumento significativo na resistência ao fluxo sanguíneo pulmonar. Esse vasoespasmo pode refletir a estimulação reflexa do sistema nervoso simpático e/ou a liberação de mediadores químicos como a serotonina e a histamina.[1]

Atelectasias ocorrem mais frequentemente quando o fluxo sanguíneo pulmonar absorve conteúdo aéreo dos alvéolos não ventilados em situações como a obstrução por secreções. A perfusão continuada do alvéolo na ausência de ventilação efetiva remove o oxigênio presente no espaço alveolar, causando o seu subsequente colapso. O colapso alveolar provoca aumento da resistência local ao fluxo sanguíneo pulmonar. Em condições normais, são desencadeados mecanismos de vasoconstrição pulmonar hipóxica, e o fluxo sanguíneo pulmonar diverge para áreas mais oxigenadas, otimizando a relação V/Q e evitando o aumento do *shunt* pulmonar.[4,7]

A destruição dos alvéolos pulmonares caracteriza a formação de doença enfisematosa pulmonar e é acompanhada por perda concomitante da vasculatura pulmonar. Esse evento promove redução da área total de circulação pulmonar, aumentando as pressões vasculares pulmonares. A hipertensão pulmonar pode ser desencadeada e apresenta piora ou descompensação em situações de hipoxemia arterial. Pacientes portadores de enfisema pulmonar de longa data podem desenvolver hipertrofia e falência ventricular direita.[6]

A antracose pulmonar é um exemplo de fibrose dos tecidos conectivos presentes nos pulmões. Geralmente, em quadros leves, a pressão arterial pulmonar permanece normal em condições de repouso. Entretanto, em casos mais graves, o desenvolvimento de fibrose do tecido pulmonar que envolve os vasos locais pode aumentar significativamente a resistência ao fluxo sanguíneo pulmonar, ocasionando hipertensão pulmonar e falência ventricular direita.[1]

HIPERTENSÃO PULMONAR: MECANISMOS FISIOPATOLÓGICOS

A hipertensão pulmonar é essencialmente caracterizada por um aumento da pressão luminal das artérias pulmonares devido a pressões hidrostáticas elevadas no sistema circulatório pulmonar e/ou devido à complacência reduzida dos vasos sanguíneos presentes no sistema. Os múltiplos mecanismos celulares e moleculares envolvidos na gênese da hipertensão pulmonar têm sido amplamente discutidos e revisados em diversos estudos recentes.[6,25] Entretanto, os mecanismos hemodinâmicos relacionados ao desenvolvimento e manutenção da hipertensão pulmonar têm recebido menor atenção da literatura.

A hipertensão pulmonar usualmente ocorre quando há obstrução significativa ou limitação ao fluxo sanguíneo em algum local entre a artéria pulmonar e a válvula aórtica. Ela pode ocorrer também em decorrência de doença ventricular esquerda, incluindo cardiomiopatias devidas à hipertensão arterial sistêmica, doenças valvares (como estenose mitral ou aórtica), doenças intrínsecas da artéria pulmonar, doença tromboembólica (embolia pulmonar), alterações arteriolares pulmonares (hipertensão pulmonar idiopática) ou das veias pulmonares (doença veno-oclusiva pulmonar), entre outras causas potenciais que apresentam diferentes mecanismos etiológicos (Tabela 27.2).

Uma pressão arterial pulmonar aumentada geralmente é vista como consequência de uma desordem no fluxo sanguíneo através do sistema circulatório pulmonar. Portanto, a hipertensão pulmonar resulta de um aumento na resistência ao fluxo sanguíneo em qualquer ponto entre as artérias pulmonares e a circulação sistêmica. Essa anormalidade de fluxo pode ser causada por redução do calibre vascular ou por outras intercorrências funcionais nas quais há inabilidade do sistema em manter o débito cardíaco adequado. No entanto, considerando suas múltiplas etiologias, a hipertensão pulmonar não deve ser vista apenas como uma resposta passiva a uma lesão obstrutiva ao fluxo sanguíneo, mas como uma resposta reativa do sistema com o objetivo de manter a perfusão sistêmica adequada. A hipertensão pulmonar é resultado essencialmente do aumento da produção de energia no ventrículo direito secundário a diversos fenômenos adaptativos e alterações fisiopatológicas. Isso se traduz em aumento das forças tensionais, remodelamento e falência ventricular direita.[6,26]

Diversas terapias têm sido propostas para o tratamento da hipertensão pulmonar, incluindo fármacos com mecanismos de ação focados nos principais fenômenos fisiopatológicos responsáveis pelo desenvolvimento fisiopatológico da doença. Diversas classes de fármacos têm sido indicadas e estudadas, e incluem análogos à prostaciclina, ao óxido nítrico inalatório, inibidores de fosfodiesterases tipo V e antagonistas dos receptores de endotelina-1. Análogos à prostaciclina são os vasodilatadores pulmonares potentes com propriedades antiproliferativas e antitrombóticas. O epoprostenol (via intravenosa), o trepostinil (vias venosa, subcutânea e inalatória) e o iloprost (vias venosa e inalatória) são fármacos análogos à prostaciclina liberados para uso clínico. Inibidores de fosfodiesterase e NO agem através da mesma via, causando aumento da concentração de GMPc nas células musculares lisas dos vasos sanguíneos, o que leva à vasodilatação pulmonar e a efeitos antiproliferativos sobre a vasculatura. Entre os principais inibidores de fosfodiesterase podemos citar o sildenafil e o tadalafil, de uso clínico. Fármacos antagonistas de receptores de endotelina incluem o ambrisentan e o sitaxsentan (antagonistas seletivos do receptor ETA), o bosentan e o macitentan (antagonistas ETA e ETB) (Tabela 27.2).[5,27]

TABELA 27.2
HIPERTENSÃO PULMONAR: ETIOLOGIAS PRINCIPAIS E TRATAMENTO FARMACOLÓGICO.

Etiologias principais
- Artérias pulmonares (embolia pulmonar).
- Arteríolas pulmonares (hipertensão pulmonar primária).
- Veias pulmonares (doença veno-oclusiva pulmonar).
- Alterações valvares (estenose ou regurgitação mitral).
- Falência miocárdica (doença miocárdica esquerda).

Tratamento farmacológico
- Prostaciclina e análogos (iloprost, treprostinil, selexipag).
- Inibidores de fosfodiesterase tipo V (sildenafil, tadalafil).
- Antagonistas de receptores para endotelina (bosentan, ambrisentan, macitentan).
- Novas estratégias em investigação (estimuladores de guanilato ciclase solúveis, estratégias antiproliferativas e anti-inflamatórias, terapias transcripcionais, terapias epigenéticas, estratégias regenerativas).

CONSIDERAÇÕES FINAIS

A principal função dos pulmões é oxigenar o sangue e eliminar o CO_2 em excesso proveniente dos tecidos, processo realizado através da troca de gases entre o alvéolo e os capilares pulmonares. Para que isso ocorra, um equilíbrio adequado entre os processos de ventilação e de circulação sanguínea pulmonar deve ocorrer. Os pulmões são regularmente afetados por diversos fatores externos que podem modificar essa situação de equilíbrio. Anestesia e ventilação mecânica influenciam em tais processos, e, mesmo em pacientes sem doenças pulmonares de base, alterações significativas na circulação pulmonar podem levar à hipoxemia significativa e risco de dano à homeostase. Em pacientes com doença pulmonar preexistente, a troca de gases pode ser ainda mais prejudicada quando alterações significativas na fisiologia circulatória pulmonar se estabelecem. O conhecimento adequado da fisiologia da circulação pulmonar permite compreender eventos patológicos e alterações relacionadas a agentes externos de forma mais ampla, além de possibilitar a correção adequada de eventuais complicações através do adequado suporte hemodinâmico e ventilatório, evitando que eventos desastrosos na troca gasosa alveolar se estabeleçam.

REFERÊNCIAS

1. Stoelting RK, Hillier SC. Pulmonary circulation. In: Pharmacology and physiology in anesthetic practice. 4.ed. Philadelphia: Lippincott Williams and Wilkins, 2006. p.741-8.
2. Hedenstierna G. Respiratory physiology. In: Miller RD, Eriksson LI, Fleisher LA, et al. Miller's Anesthesia. 7.ed. London: Churchill Livingstone, 2010. p.361-91.
3. Pinsky MR. The right ventricle: interaction with the pulmonary circulation. Crit Care. 2016;20:266.
4. Patwa A, Shah A. Anatomy and physiology of respiratory system relevant to anaesthesia. Indian J Anaesth. 2015;59:533-41.
5. Prior DL, Adams H, Williams TJ. Update on pharmacotherapy for pulmonary hypertension. Med J Aust. 2016;205:271-6.
6. MacIver DH, Adeniran I, MacIver IR, et al. Physiological mechanisms of pulmonary hypertension. Am Heart J. 2016;180:1-11.
7. Lumb AB, Slinger P. Hypoxic pulmonary vasoconstriction: physiology and anesthetic implications. Anesthesiology. 2015;122:932-46.
8. Dunham-Snary KJ, Danchen Wu, Sykes EA, et al. Hypoxic pulmonary vasoconstriction: from molecular mechanisms to medicine. Chest. 2016;S0012-3692:59162-4.
9. Hambraeus-Jonzon K, Bindslev L, Jolin Mellgard A, et al. Hypoxic pulmonary vasoconstriction in human lungs. Anesthesiology. 1997;86:308-15.
10. Módolo NS, Módolo MP, Marton MA, et al. Intravenous versus inhalation anaesthesia for one- lung ventilation. Cochrane Database Syst Rev. 2013;(7):CD006313.

11. Marshall BE. Hypoxic pulmonary vasoconstriction. Acta Anaesthesiol Scand. 1990;94:37-41.
12. Rogers SN, Benumof JL. Halothane and isoflurane do not decrease PaO2 during one- lung ventilation in intravenously anesthetized patients. Anesth Analg. 1985;64:946-54.
13. Carlsson AJ, Bindsley L, Hedenstierna G. Hypoxia-induced pulmonar vasoconstriction in the human lung: the effect of isoflurane anesthesia. Anesthesiology. 1987;66:312-6.
14. Eisenkraft JB. Effects of anaesthetics on the pulmonar circulation. Br J Anaesth. 1990;65:63-78.
15. Sartori C, Allemann Y, Scherrer U. Pathogenesis of pulmonary edema: learning from high-altitude pulmonary edema. Respir Physiol Neurobiol. 2007;159:338-49.
16. Rowan SC, Keane MP, Gaine S, et al. Hypoxic pulmonary hypertension in chronic lung diseases: novel vasoconstrictor pathways. Lancet Respir Med. 2016;4:22536.
17. Hughes JM, Bates DV. Historical review: the carbon monoxide diffusing capacity (DLCO) and its membrane (DM) and red cell (Theta.Vc) components. Respir Physiol Neurobiol. 2003;138:115-42.
18. Permutt S, Riley RL. Hemodynamics of collapsible vessels with tone: the vascular waterfall. J Appl Physiol. 1963;18:924-32.
19. West JB, Dollery CT, Naimark A. Distribution of blood flow in isolated lung: relation to vascular and alveolar pressures. J Appl Physiol. 1964;19:713-8.
20. Hedenstierna G. Contribution of multiple inert gas elimination technique to pulmonary medicine. 6. Ventilation-perfusion relationships during anaesthesia. Thorax. 1995;50:85-91.
21. Pelosi P, Ravagnan I, Giurati G, et al. Positive end-expiratory pressure improves respiratory function in obese but not in normal subjects during anesthesia and paralysis. Anesthesiology. 1999;91:1221-31.
22. Coussa M, Proietti S, Schnyder P, et al. Prevention of atelectasis formation during the induction of general anesthesia in morbidly obese patients. Anesth Analg. 2004;98:1491-5.
23. Gunnarsson L, Tokics L, Gustavsson H, et al. Influence of age on atelectasis formation and gas exchange impairment during general anaesthesia. Br J Anaesth. 1991;66:423-32.
24. Dantzker DR, Wagner PD, West JB. Proceedings: Instability of poorly ventilated lung units during oxygen breathing. J Physiol. 1974;242:72P.
25. Leopold JA, Maron BA. Molecular Mechanisms of Pulmonary Vascular Remodeling in Pulmonary Arterial Hypertension. Int J Mol Sci. 2016;17:E761.
26. Schermuly RT, Ghofrani HA, Wilkins MR, et al. Mechanisms of disease: pulmonary arterial hypertension. Nat Rev Cardiol. 2011;8:443-55.
27. Pullamsetti SS, Schermuly R, Ghofrani A, et al. Novel and emerging therapies for pulmonary hypertension. Am J Respir Crit Care Med. 2014;189:394-400.

28
Fisiologia Respiratória em Ambientes Especiais

Luiz Guilherme Villares da Costa

INTRODUÇÃO

À medida que o homem ganhou acesso a locais com condições extremas de pressão atmosférica ou ambientes hiperbáricos, novos conhecimentos foram agregados aos conceitos de fisiologia respiratória e, consequentemente, ao manejo clínico de pacientes submetidos a tais condições.

Este capítulo tem como objetivo descrever as características e fenômenos adaptativos referentes à fisiologia respiratória de indivíduos em condições de hipo e hiperbarismo, assim como seu comportamento em locais de microgravidade.

Aspectos propedêuticos e terapêuticos relacionados à homeostase respiratória serão explorados na discussão desse tema.

ASPECTOS RELACIONADOS À BAIXA PRESSÃO DE OXIGÊNIO NO CORPO HUMANO

A Tabela 28.1 mostra a redução gradual de pressão atmosférica à medida que eleva-se a altitude. Paralelamente, nota-se que a pressão parcial de oxigênio no ar diminui sobremaneira, fato que explica o problema da hipóxia em grandes altitudes.

Pressão Parcial de Oxigênio Alveolar em Diferentes Altitudes

Mesmo em grandes elevações, o gás carbônico é continuamente liberado nos alvéolos a partir do fluxo de sangue capilar pulmonar. Em conjunto com o CO_2, o vapor de água é adicionado ao ar inspirado pelas superfícies respiratórias. Esses dois gases são responsáveis pela diluição do O_2 alveolar, fato que reduz a pressão parcial deste último gás. A pressão parcial do vapor de água permanece constante em 47 mmHg em normotermia, independentemente da altitude em questão.[1-3]

A pressão parcial do CO_2, em grandes altitudes, cai de 40 mmHg (nível do mar) para valores menores. Em indivíduos aclimatados a esses ambientes extremos, há uma hiperventilação compensatória em resposta à hipóxia observada, podendo ocorrer um incremento de até cinco vezes no esforço ventilatório. Em locais como o Monte Everest, a pressão parcial de CO_2 pode chegar a até 7 mmHg.[2,3]

TABELA 28.1
EFEITOS DA EXPOSIÇÃO AGUDA A BAIXAS PRESSÕES ATMOSFÉRICAS.

Altitude (m)	Pressão barométrica (mmHg)	PO_2 no ar (mmHg)	Respiração em ar ambiente (O_2 a 21%)				Respiração sob O_2 a 100%		
			PCO_2 alveolar (mmHg)	PO_2 alveolar (mmHg)	Saturação arterial de O_2 (%)		PCO_2 alveolar (mmHg)	PO_2 alveolar (mmHg)	Saturação arterial de O_2 (%)
0	760	159	40	104	97		40	673	100
3.048	523	110	36	67	90		40	436	100
6.096	349	73	24	40	73		40	262	100
9.144	226	47	24	18	24		40	139	99
12.192	141	29					36	58	84
15.240	87	18					24	16	15

Considerando ainda o Everest, a pressão parcial de O_2 em seu cume é aproximadamente 35 mmHg (contra 159 mmHg no nível do mar). Nessas condições, apenas os indivíduos mais aclimatados a grandes altitudes podem sobreviver ao respirar ar ambiente. O uso suplementar de O_2 a 100% faz-se extremamente necessário nessas condições.

Outros fatores que influenciam na pressão parcial de O_2 alveolar são a latitude e a estação do ano. Sabe-se que latitudes mais próximas à linha do Equador e estações mais quentes elevam a pressão parcial de O_2 alveolar.[1,4,5]

Efeito da Respiração de O_2 a 100% na Pressão Alveolar de Oxigênio em Diferentes Altitudes

Pela Tabela 28.1, percebe-se que até a uma altitude de aproximadamente 3.000 m é possível manter uma saturação de oxigênio aceitável na hemoglobina – cerca de 90% em ar ambiente. Já com o aporte de O_2 a 100%, pode-se alcançar altitudes de 9.000 m mantendo-se a mesma condição. Esse fato é de suma importância na aviação e explica o motivo da pressurização por máscara em caças ou de cabines em voos comerciais. Sem suporte de pressurização, um piloto de caça pode atingir 7.700 m e saturação de O_2 na hemoglobina a 50%. Já com suporte de O_2 sem pressurização, o mesmo piloto atinge essa saturação em 15.700 m. Abaixo de 50% de saturação, normalmente perde-se a consciência e pode haver sérios riscos de julgamento e raciocínio, assim como convulsões.[1,5]

Efeitos da hipóxia

Em indivíduos não aclimatados respirando ar ambiente, os efeitos de hipóxia começam a partir de 4.000 m. Sintomas comuns são tontura, fraqueza, fadiga mental e muscular, cefaleia, náusea e, em alguns casos, euforia. Com 6.000 m podem surgir contrações involuntárias e convulsões. Acima de 7.700 m, toma lugar o coma e rapidamente a morte.

Um dos mais proeminentes efeitos da hipóxia é a perda de julgamento, memória e performance motora fina. Em pilotos não aclimatados, há redução de 50% de proficiência mental após uma hora de voo a 3.000 m, e de 80% após 18 horas na mesma altitude.[2,3,5]

Aclimatação a baixa pressão parcial de O_2

Os principais mecanismos de adaptação à hipóxia são o aumento de ventilação pulmonar, o aumento de hemácias, a elevação de capacidade de difusão pulmonar, a melhora da vascularização pulmonar e a otimização da habilidade tecidual na extração de O_2.

A exposição a situações de hipóxia estimula os quimioceptores arteriais, levando a um aumento de ventilação alveolar em até 65% acima do normal. Essa compensação ocorre após segundos de exposição a grandes altitudes. À medida que os dias passam, essa estimulação continua e pode-se observar elevação de até cinco vezes acima do valor basal na ventilação alveolar. Tal resposta gera diminuição da pressão parcial de CO_2 e um aumento no pH sérico, o que num primeiro momento atenua a hiperestimulação dos corpos carotídeos e aórticos. No entanto, após dois a cinco dias, esse efeito cessa e o corpo passa a exibir os efeitos da hiperventilação alveolar descritos. Acredita-se que o mecanismo que diminua a inibição citada seja o clareamento renal e liquórico de íons bicarbonato, reduzindo o pH sérico e o pH no líquido cefalorraquidiano.[1-3]

Hipóxia é o principal estímulo para o aumento de hemácias. Em semanas de exposição hipóxica, é possível elevar o hematócrito de 40% a 60% e a hemoglobina de 15 para 20 g/dL. Paralelamente, a volemia aumenta de 20% a 30%.

A capacidade de difusão normal é de 21 mL/mmHg/min e pode elevar-se em até três vezes no exercício. Na altitude elevada, o mesmo pode ocorrer a partir de volume sanguíneo pulmonar aumentado, fato que aumenta a superfície de troca gasosa. Outra fração desse fenômeno é explicada pelo volume aéreo pulmonar que amplia a área de troca alveolocapilar ainda mais. Por fim, há elevação da pressão de artéria pulmonar, que força a passagem de sangue por mais capilares pulmonares, causando uma otimização da relação ventilação/perfusão pulmonar e promovendo recrutamento de áreas pouco perfundidas, como os ápices pulmonares.[2,3]

Após exposição hipóxica, há elevação de débito cardíaco em quase 30%. Esse aumento retorna ao normal após semanas de aclimatação, à medida que o hematócrito e consequentemente a viscosidade sanguínea se elevam. Outro fenômeno observado é a elevação de capilarização sistêmica em tecidos não pulmonares (angiogênese).[1-3]

Aclimatação celular

Animais nativos de regiões entre 4.500 e 5.500 m apresentam maior densidade de mitocôndrias celulares e sistemas enzimáticos oxidativos mais ativos quando comparados a seus pares residentes ao nível do mar. Acredita-se que seres humanos aclimatados em localidades mais elevadas usem o oxigênio de forma mais eficiente.[2,3]

Fatores induzidos por hipóxia (FIH)

Os chamados FIHs são fatores de transcrição de DNA que respondem à hipóxia ativando genes codificadores de proteínas necessárias ao adequado transporte e entrega de O_2 aos tecidos.[6]

Genes controlados pelas FIHs incluem:

a) genes associados com o fator de crescimento vascular endotelial, responsável por angiogênese;
b) genes ligados à eritropoietina, ligada à produção de hemácias;
c) genes de sistemas enzimáticos glicolíticos envolvidos com anaerobiose;
d) genes responsáveis pela disponibilidade de NO (vasodilatação pulmonar).

Na presença adequada de O_2, os FIHs sofrem *down regulation* e inativação por hidroxilases específicas. No advento de ambiente hipóxico, tais hidroxilases tornam-se inativas e propiciam a formação de um complexo transcricional ativo das FIHs.[6,7]

Aclimatação Natural em Nativos de Grandes Altitudes

O processo de aclimatação dessas populações começa na infância, com aumento progressivo da caixa torácica e diminuição proporcional do tamanho corporal, fato que leva à uma relação aumentada entre a capacidade ventilatória e a massa corpórea. Com relação ao coração, há débito cardíaco aumentado e maior volume intracardíaco em comparação a habitantes de áreas menos elevadas. Interessantemente, as alterações são muito mais importantes em nativos de áreas elevadas do que nos seus pares de áreas de baixas altitudes – e mesmo em relação a indivíduos que vivem há 10 anos em áreas de grande elevação.[8]

Outra alteração marcante em habitantes de grandes altitudes é o aumento de produção de hemácias, fato que permite o maior carreamento de O_2 a despeito de uma baixa pressão parcial de oxigênio (40 mmHg). Junto a esse fenômeno, ocorre maior extração de oxigênio nos tecidos, refletido por uma baixa pressão parcial de oxigênio venoso periférico (15 mmHg).

A falta de aclimatação gera lentificação mental causada pela hipóxia, assim como a diminuição da capacidade funcional muscular esquelética e cardíaca. Tal fenômeno é proporcional à diminuição de captação de O_2 que o corpo pode atingir.[1-3,8]

Hipobaropatia ou Doença Aguda Montanhosa

Uma pequena porcentagem de pessoas que ascendem rapidamente a altas altitudes tornam-se agudamente desabilitadas e podem morrer se não receberem aporte de O_2 ou forem trazidas de volta a baixas altitudes.[8] O fenômeno pode ocorrer após algumas horas ou dias de exposição a ambientes elevados. Dois eventos ocorrem frequentemente:

a) **Edema cerebral agudo:** acredita-se que resulte de vasodilatação cerebral causada por hipóxia. Suposto aumento de permeabilidade capilar após aumento de pressão vascular ocorreria nessa situação. O edema cerebral pode levar a exacerbada desorientação e disfunção cerebral aguda.
b) **Edema agudo de pulmão:** sua fisiopatologia ainda é incerta, mas pode-se explicar pela vasoconstrição arteriolar pulmonar vigorosa mediada por hipóxia que ocorre de forma não homogênea no parênquima pulmonar. A combinação de aumento de pressão arteriolar e fluxo sanguíneo aumentado em áreas vasculares pulmonares ainda não constritas culmina em regiões de edema agudo de pulmão.

Fatores predisponentes da síndrome envolvem a suscetibilidade individual, a velocidade/razão de ascensão e exposição prévia recente a grandes altitudes.[8]

Possíveis terapêuticas/profilaxias incluem uma dieta rica em carboidratos, fármacos como acetazolamida (inibidor de anidrase carbônica), glucocorticoides (dexametasona)[9-11] e teofilina. Inibidores de fosfodiesterase (tadalafil/sildenafil),[12-14] magnésio e medroxiprogesterona não se mostraram eficazes no combate a essa doença.[8]

Doença Crônica das Montanhas

Raramente, pessoas expostas cronicamente a grandes altitudes podem desenvolver um conjunto de sintomas composto de elevação de hemácias e hematócrito, hipertensão pulmonar, aumento de volume ventricular direito, hipotensão arterial e congestão pulmonar cardiogênica. Tal síndrome pode levar à morte se não houver remoção rápida para baixas altitudes.[1,8]

FISIOLOGIA RESPIRATÓRIA NA AVIAÇÃO E NO ESPAÇO

Primeiramente, considerando-se voos em aeronaves de asa rotativa (helicópteros) ou de asa fixa (aviões de menor porte), sabe-se que a até 2.000 m (pressão atmosférica equivalente a 601 mmHg) estamos numa zona fisiológica respiratória confortável, não havendo alterações importantes, à exceção de fenômenos adaptativos menores, como compensação de pressão no ouvido médio.[1,15,16]

De 2.000 a 4.500 m, temos uma zona fisiológica atmosférica deficiente em O_2 com pressão atmosférica em torno de 429 mmHg. Pode haver algum grau de compensação fisiológica, mas alterações no raciocínio e incremento do volume-minuto já são proeminentes. Nessa faixa de altitude, ocorrem a maioria dos voos não pressurizados.[15]

De 4.500 a 6.500 m, ocorrem problemas respiratórios importantes, como explicitado anteriormente neste capítulo. A pressão atmosférica é de aproximadamente 321 mmHg.[15]

Acima de 6.500 m, definitivamente há ameaça à vida, e a suplementação de O_2/pressurização é necessária.[1,15]

Nesse momento, introduz-se o conceito de equivalente espacial (EE). O primeiro EE corresponde a 15.000 m, onde temos o limite fisiológico crítico de anóxia/trocas gasosas (pressão atmosférica de 87 mmHg); nesse caso, a suplementação de O_2 é mandatória e a pressurização altamente recomendável. No segundo EE, temos a linha de Armstrong (pressão atmosférica de 47 mmHg), na qual obviamente já se ultrapassa o limite de anóxia e é necessária a pressurização (limite crítico de pressão no corpo humano) com suplementação de O_2. Nesse extrato, os líquidos corporais entram em ebulição espontânea (a ebulição da água se dá a –37 ºC nesse nível de pressão), fenômeno conhecido como ebulismo. O tratamento em exposições acidentais envolve o uso de câmara hiperbárica e desnitrogenação.[1,15]

Condições Respiratórias Inerentes ao Espaço

Estudos com astronautas da NASA demonstraram aumento de 9% na frequência respiratória basal e redução de 15% no volume corrente, o que leva a um volume-minuto inalterado.[17] Já a capacidade residual funcional é aumentada, bem como a relação ventilação/perfusão é homogênea; também estima-se que a capacidade de difusão possa estar aumentada.[18] Evidências suportam melhora de complacência toracoabdominal e ambiente favorável à laparoscopia no ambiente de microgravidade, no que tange à mecânica respiratória.[1,16,19]

Devido à ausência de atmosfera na subestratosfera e no espaço sideral, faz-se necessária a criação de uma atmosfera artificial e também de climatização artificial na espaçonave. Atualmente, utilizam-se gases nas concentrações habituais do ar normal e uma pressão de 1 atmosfera (760 mmHg). A presença de nitrogênio (75%) na mistura gasosa inalada pelos tripulantes diminui muito a probabilidade de explosão ambiental e também protege contra o desenvolvimento de atelectasias pulmonares que frequentemente ocorrem durante a inalação de O_2 a 100% devido à rápida absorção alveolar desse gás. Este último fenômeno ocorre mais rapidamente quando há obstrução de pequenas vias aéreas com muco.[1,16,20]

Para viagens espaciais com duração prolongada, desenvolveu-se uma técnica de reciclagem do ar expirado para reaproveitamento de O_2 e depuração de CO_2 exalado. Apesar dessa tecnologia, os níveis de CO_2 no interior da aeronave permanecem cerca de 10 vezes maiores do que ao nível do mar (0,3% a 0,5%).[15,16,20]

Disbarismo

Assim como em atividades de mergulho, na prática da aviação pode ocorrer o chamado disbarismo ou doença descompressiva. Sua incidência é estimada em torno de 0,2 a 2 casos por mil exposições.[15]

A síndrome caracteriza-se por sintomas que compreendem afecções leves (tipo I) artralgias, odontalgias, sinusopatias (barosinusites), náuseas, vômitos, tontura, prurido cutâneo, otalgias e, em casos mais graves (tipo II), cútis *marmorata*, edema agudo de pulmão, edema cerebral, pneumotórax, pneumomediastino, embolia aérea (sintomas de isquemia), parestesias (atenção à síndrome de descompressão espinhal que se inicia com parestesia nos pés),[15] paresias, coma e até mesmo morte.[15] Um sintoma tardio compreende a necrose óssea asséptica.[1,15]

A maior parte dos sintomas ocorre em indivíduos que foram submetidos a elevações rápidas de altitude sem pressurização adequada. Podem ocorrer sintomas na descida, por efeito de pressão negativa em cavidades aéreas naturais. Outros fatores de risco compreendem sexo feminino, presença de forâmen oval (para formas graves), desidratação, obesidade, descondicionamento físico e hipercarbia.[15]

Os sintomas aparecem em 13% dos pacientes expostos a altitudes de 7.622 m ou menos, e 79% dos pacientes acusam sintomas com exposição a altitudes acima de 9.146 m.[1,15]

O tratamento compreende desde a inalação com O_2 a 100% (desnitrogenação) até o uso de câmara hiperbárica para os casos mais graves. Ao menor aparecimento de sintomas, é fundamental o reporte às autoridades médicas competentes e a pronta instalação do tratamento, uma vez que os melhores resultados terapêuticos são atingidos conforme a precocidade do diagnóstico e tratamento.[1,15]

FISIOLOGIA RESPIRATÓRIA ASSOCIADA AO MERGULHO

Com o aumento da profundidade, a pressão externa sobre o corpo do mergulhador aumenta de forma importante. Para que haja insuflação correta pulmonar, prevenindo o colapso alveolar, faz-se necessário o uso de altas pressões inspiratórias, fato que expõe os capilares alveolares a um fenômeno denominado hiperbarismo. Acima de determinados limites, tais pressões de insuflação podem causar grandes alterações fisiológicas e até mesmo um desfecho letal.[1,21]

Relação de Pressão e Profundidade

Sabe-se que a cada 10 m de profundidade tem-se o acréscimo de 1 atmosfera (atm) de pressão. Logo, um mergulhador a 10 m de profundidade experimenta uma pressão externa sobre seu corpo de 2 atm (1 atm da pressão atmosférica habitual, representada pela camada de ar atmosférico, adicionada a mais 1 atm, na figura da coluna de água de 10 m sobre sua superfície corpórea). Então, um mergulhador a 30 m de profundidade sofre uma pressão externa sobre seu corpo de 4 atm, e assim sucessivamente.

Na atividade de mergulho, outro conceito fundamental é a chamada lei de Boyle-Mariotte, representada pela equação:

$$P_1 \cdot V_1 = P_2 \cdot V_2$$

Na equação, P_1 = pressão inicial; P_2 = pressão final; V_1 = volume inicial; V_2 = volume final.

Essa lei enuncia que a pressão absoluta e o volume de uma certa quantidade de gás confinado são inversamente proporcionais se a temperatura permanece constante em um sistema fechado. Dessa forma, 10 L de ar, a 1 atm (nível do mar), devem ter um volume de 1 L a 90 m de profundidade (10 atm).[1,21]

Narcose por Nitrogênio (N_2) a Altas Pressões

Cerca de 4/5 do ar ambiente são compostos de nitrogênio. No nível do mar, o N_2 pode causar vários graus de narcose. Mais de uma hora de submersão a uma profundidade de 40 m e já é possível notar os primeiros sintomas leves desse fenômeno, representado por excesso de confiança e desapego às normas básicas de segurança. De 65 a 85 m de profundidade, ocorre perda de força, e o mergulhador torna-se confuso e não consegue desempenhar atividades habituais. Além de 85 m de profundidade – e se a permanência nesse ambiente demorar –, o indivíduo torna-se incapaz para qualquer atividade, devido ao efeito da narcose mediada pelo N_2.

A narcose descrita tem efeitos similares à intoxicação etílica. Especula-se que seu mecanismo seja semelhante ao de outros agentes anestésicos inalatórios, ou seja, dissolve-se nas membranas celulares lipídicas, promovendo um efeito físico que altera toda a condutância iônica e culmina por reduzir a excitabilidade neuronal.[1,21]

Toxicidade do O_2 em Altas Pressões

Com a pressão parcial de oxigênio acima de 100 mmHg, aumenta sobremaneira a quantidade do gás dissolvido no sangue. Aumentos expressivos nas pressões externas sobre o sistema respiratório terminam por esgotar a capacidade de tamponamento do sistema hemoglobina-O_2, fato que potencializa a toxicidade por oxigênio (intoxicação aguda).

Os sintomas de intoxicação podem compreender náuseas, espasmos musculares, tontura, distúrbios visuais, irritabilidade, desorientação e até quadros mais graves com síndromes epileptiformes (súbitas e sem aura) e coma. Fenômeno importante nos mergulhadores, a toxicidade pode apresentar-se de forma mais precoce e com mais intensidade durante o exercício físico do que durante o repouso.[21]

Em termos teciduais, ocorre intensa oxidação, com o aparecimento de formas ativas de oxigênio (radicais livres). Dois dos mais importantes são o radical superóxido (O_2^-) e o radical peróxido (peróxido de hidrogênio). Em situações normais, o organismo é capaz de tamponar/quelar tais radicais nocivos por meio de uma série de sistemas enzimáticos (peroxidases, catalases e superóxido dismutases), que acabam por manter os níveis de O_2 teciduais em patamares aceitáveis evitando efeitos nocivos.[1]

No entanto, acima do nível crítico de 2 atm de pressão alveolar de O_2, entra em colapso o sistema tampão antioxidante, permitindo o aumento da pressão tecidual de oxigênio a níveis elevados. O efeito mais nocivo desse fenômeno é a oxidação de ácidos graxos poli-insaturados essenciais ao funcionamento de membranas celulares. Outro problema grave é o acometimento de sistemas enzimáticos causado pelo intenso ataque oxidativo. O sistema nervoso é especialmente sensível ao *burst* oxidativo devido ao seu alto conteúdo lipídico, o que justifica os sintomas descritos anteriormente.[1]

A exposição prolongada a altos níveis de pressão de oxigênio pode agravar o quadro clínico. Após 12 horas a 2 atm de pressão, podem advir congestão/edema pulmonar causados por dano à membrana epitelial alveolar. Outro problema comum é a formação de atelectasias pulmonares causadas pela rápida absorção e consumo de oxigênio. Particularmente, o tecido pulmonar é muito suscetível à intoxicação por oxigênio, devido ao fato de haver contato direto com o O_2 e não ocorrer tamponamento rápido e efetivo de radicais livres nesse local, diferentemente de outras áreas do corpo.[1,21]

Intoxicação por CO_2 em Grandes Profundidades

Se houver correto funcionamento do aparato de mergulho, não deverá ocorrer intoxicação por CO_2, uma vez que não ocorre aumento da pressão alveolar de gás carbônico e tampouco produção aumentada desse metabólito somente pelo aumento de profundidade. Portanto, havendo a manutenção de volume corrente normal, habitualmente tem-se pressão alveolar em níveis aceitáveis.[1,21]

No entanto, em determinados tipos de mergulho, como no caso do escafandro e algumas modalidades em que há reinalação, o CO_2 pode se acumular no espaço morto do equipamento e ser exposto ao mergulhador. Até 80 mmHg de pressão alveolar de CO_2, há tolerância por aumento do volume-minuto, que pode chegar a 11 vezes mais que o normal. Acima desse nível, no entanto, ocorre inibição do centro respiratório, momento em que se dá a falência do mecanismo de compensação com o aparecimento de acidose respiratória grave, letargia, narcose e, por fim, anestesia.[1,21]

Descompressão Após Exposição Excessiva a Altas Pressões

Como descrito anteriormente, após prolongados períodos de hiperbarismo, há aumento do nitrogênio dissolvido no plasma. O fenômeno explica-se por equilíbrio de pressão alveolar com a pressão tecidual e consequente carreamento de nitrogênio ao tecidos. Devido à não metabolização do N_2, este permanece dissolvido até que haja novo equilíbrio com a pressão alveolar em níveis menores do que os que geraram acúmulo no organismo. A remoção de nitrogênio tecidual leva horas para ocorrer e pode levar a múltiplos problemas, fenômeno conhecido como doença descompressiva.[1,21-23]

No nível do mar, aproximadamente 1 L de nitrogênio está dissolvido no corpo inteiro. Desse volume, 50% está dissolvido em água, e a outra metade, na gordura corpórea (há elevada afinidade de N_2 por tecido adiposo).

A 100 metros de profundidade, 10 L de nitrogênio estão dissolvidos no corpo do mergulhador. Após essa fase de dissolução, são necessárias várias horas para que haja equilíbrio da pressão tecidual de N_2 com a pressão alveolar, devido ao fato de haver baixa difusão de nitrogênio nos tecidos corporais e, de certa forma, fluxo sanguíneo capilar potencialmente insuficiente para corroborar a equalização de pressões. Após uma hora, o nitrogênio dissolvido em água entra em equilíbrio com o a pressão alveolar. Porém, o limitante é o N_2 dissolvido no tecido adiposo, uma vez que o gás tem cinco vezes mais afinidade por gordura em relação à água e há escassez de irrigação sanguínea no tecido gorduroso, fato que dificulta que a pressão de nitrogênio na gordura entre em equilíbrio com os alvéolos. Dessa forma, no compartimento adiposo, há necessidade de várias horas para depuração de N_2 dissolvido.[21]

A doença descompressiva está diretamente ligada ao tempo de exposição a pressões elevadas. Em mergulhos rápidos (minutos), por exemplo, os sintomas são brandos devido ao pouco nitrogênio dissolvido em gordura.[22,23]

Outro componente fundamental dessa síndrome está ligado ao tempo de descompressão. Períodos rápidos estão relacionados à formação de embolia gasosa causada pelo aparecimento de bolhas nas circulação sanguínea e nos tecidos(N_2). Pode haver atraso de minutos ou horas para o surgimento dos sintomas, devido ao estado de "supersaturação".[21]

Os sintomas surgem progressivamente; no início, com aparecimento de microbolhas, até o surgimento de macrobolhas após coalescência, acometendo nessa fase vasos sanguíneos maiores. O quadro clínico mais comum envolve dores articulares e em musculatura apendicular, acometendo até 90% dos pacientes com doença descompressiva. Em 5% a 10% dos casos, ocorre a forma grave da doença, havendo sintomas neurológicos que podem variar desde tontura até plegias e coma (3% dos casos).

Em 2% dos pacientes, ocorre edema agudo de pulmão e embolia maciça dos capilares pulmonares por microbolhas (*chokes*). Esse quadro leva a importante dispneia e pode cursar com óbito.[22,23]

A descompressão progressiva e gradual deve ser conduzida com o objetivo de prevenir a síndrome descompressiva. Cerca de 66% do nitrogênio dissolvido é eliminado em uma hora, e cerca de 90% em até seis horas.[21]

Tabelas de descompressão com as respectivas relação de tempo e pressão foram desenvolvidas pela marinha americana.[24]

De forma análoga, quando já houve retorno do mergulhador à superfície, é utilizada a câmara hiperbárica em esquema semelhante ao itinerário usado para subida. Sintomas que surgem após minutos ou horas do mergulho são efetivamente tratados com repressurização.

Mergulho de Saturação e Uso de Mistura Hélio-Oxigênio para Mergulhos Profundos

Usualmente, quando mergulhadores planejam descidas entre 75 e 300 m, é feita pressurização prévia ao mergulho em câmaras hiperbáricas em níveis próximos aos que serão enfrentados, por dias ou semanas. Esse procedimento visa saturar os tecidos – principalmente com nitrogênio. Após as atividades em grandes profundidades, ocorre o retorno à câmara hiperbárica calibrada com pressões semelhantes ao ambiente submarino. Com essa estratégia, evita-se a síndrome de descompressão.[22,23]

Em mergulhos de grande profundidade, especialmente em mergulhos de saturação, também é utilizada mistura de gás hélio. Essa medida é adotada porque o He tem muito menor efeito narcotizante do que o nitrogênio, menor potencial de dissolução tecidual e dessaturação tecidual muito superior ao N_2 (reduz síndrome de descompressão). Além disso, o hélio reduz de forma importante a resistência de via aérea, reduzindo o trabalho respiratório. Essa última propriedade do gás é fundamental quando comparado ao nitrogênio, que apresenta elevada densidade.[21]

Para mergulhos profundos, é muito importante reduzir a concentração de oxigênio com vistas à redução de toxicidade. Devido às elevadas pressões, quantidades menores de oxigênio são perfeitamente capazes de prover as necessidades do mergulhador, e o potencial de efeitos colaterais de altas concentrações de oxigênio nos tecidos, que poderiam causar até mesmo convulsões, é bem reduzido.[22,23]

Mergulhos SCUBA (*Self-contained underwater breathing apparatus*)

Após 1943, surgiu a modalidade de mergulho SCUBA. Esta consiste em um sistema respiratório aberto, no qual tanques pressurizados liberam o gás necessário por meio de válvula redutora de pressão sob demanda dos mergulhadores. Uma válvula de demanda, conectada à máscara do mergulhador, é acionada por pressão negativa exercida pelo sistema respiratório, permitindo a inalação da mistura gasosa e, na sequência, possibilitando a exalação para o meio externo sob pressão levemente positiva em relação à pressão da água adjacente. São utilizados no processo máscara e sistema de tubos com pequeno espaço morto.[25]

Um grande limitante desse sistema é a grande quantidade de mistura gasosa necessária para depuração de CO_2. Quanto maior a profundidade, maior o fluxo de gás (quantidade de gás por minuto) necessário, devido ao fato de haver diminuição de volume pulmonar e aumento de espaço morto. Essas alterações exigem grande volume de gás dos cilindros e limitam o tempo do mergulhador.[21,25]

PECULIARIDADES EM SUBMARINOS

A tripulação de submarinos enfrenta os mesmos problemas de mergulhos de profundidade, especialmente em situações de escape de emergência em submarinos submersos. Em profundidades de até 90 metros, a fuga é possível sem nenhum aparato. Sistemas de reinalação, especialmente com gás hélio, permitem o escape de profundidades de 180 metros ou mais.[26]

A principal preocupação é a questão da síndrome de descompressão. Além de todos os pontos descritos anteriormente, é fundamental que ao ascender seja feito um esforço contínuo de expiração, permitindo equalização da pressão de gases – antes dissolvidos nos tecidos – com a pressão alveolar.[1,26]

REFERÊNCIAS

1. Hall JEG. Guyton and Hall Textbook of Medical Physiology. 13.ed. Philadelphia: Saunders, 2015.
2. Allan GM, Kenny D. High-altitude decompression illness: case report and discussion. CMAJ. 2003;169:803-7.
3. Basnyat B, Murdoch DR. High-altitude illness. Lancet. 2003;361:1967-74.
4. West JB. Acclimatization and tolerance to extreme altitude. J Wilderness Med. 1993;4:17-26.
5. Hackett PH, Roach RC. High-altitude illness. N Engl J Med. 2001;345:107-14.
6. Brocato J, Chervona Y, Costa M. Molecular responses to hypoxia-inducible factor 1alpha and beyond. Mol Pharmacol. 2014;85:651-7.
7. Webb JD, Coleman ML, Pugh CW. Hypoxia, hypoxia-inducible factors (HIF), HIF hydroxylases and oxygen sensing. Cell Mol Life Sci. 2009;66:3539-54.
8. Imray C, Wright A, Subudhi A, et al. Acute mountain sickness: pathophysiology, prevention, and treatment. Prog Cardiovasc Dis. 2010;52:467-84.
9. Kriemler S, Kohler M, Zehnder M, et al. Successful treatment of severe acute mountain sickness and excessive pulmonary hypertension with dexamethasone in a prepubertal girl. High Alt Med Biol. 2006;7:256-61.
10. Ferrazzini G, Maggiorini M, Kriemler S, et al. Successful treatment of acute mountain sickness with dexamethasone. Br Med J (Clin Res Ed). 1987;294:1380-2.
11. Levine BD, Yoshimura K, Kobayashi T, et al. Dexamethasone in the treatment of acute mountain sickness. N Engl J Med. 1989;321:1707-13.
12. Bates MG, Thompson AA, Baillie JK, et al. Sildenafil citrate for the prevention of high altitude hypoxic pulmonary hypertension: double blind, randomized, placebo-controlled trial. High Alt Med Biol. 2011;12:207-14.
13. Faoro V, Lamotte M, Deboeck G, et al. Effects of sildenafil on exercise capacity in hypoxic normal subjects. High Alt Med Biol. 2007;8:155-63.
14. Chan CW, Hoar H, Pattinson K, et al. Effect of sildenafil and acclimatization on cerebral oxygenation at altitude. Clin Sci (Lond). 2005;109:319-24.
15. Davis JR. Fundamentals of aerospace medicine. 4.ed. Philadelphia: Lippincott Williams & Wilkins, 2008.
16. West JB. Man in space. News Physiol Sci. 1986;1:189-92.
17. Prisk GK. The lung in space. Clin Chest Med. 2005;26:415-38, vi.
18. Prisk GK, Guy HJ, Elliott AR, et al. Pulmonary diffusing capacity, capillary blood volume, and cardiac output during sustained microgravity. J Appl Physiol (1985). 1993;75:15-26.
19. Kirkpatrick AW, Keaney M, Kmet L, et al. Intraperitoneal gas insufflation will be required for laparoscopic visualization in space: a comparison of laparoscopic techniques in weightlessness. J Am Coll Surg. 2009;209:233-41.
20. Komorowski M, Fleming S, Kirkpatrick AW. Fundamentals of Anesthesiology for Spaceflight. J Cardiothorac Vasc Anesth. 2016;30:781-90.
21. Levett DZ, Millar IL. Bubble trouble: a review of diving physiology and disease. Postgrad Med J. 2008;84:571-8.
22. Buzzacott P. Diving injuries are (usually) no accident. Diving Hyperb Med. 2015;45:61; discussion.
23. Eichhorn L, Leyk D. Diving medicine in clinical practice. Dtsch Arztebl Int. 2015;112:147-57; quiz 58.
24. US Navy Diving Manual. US Navy, 2008. [Internet] [Acesso em 30 oct 2016]. Disponível em: http://www.usu.edu/scuba/navy_manual6.pdf
25. Hostler D. Underwater RISKS. Recognizing & treating injuries caused by SCUBA diving. JEMS. 2015;40:46-9.
26. Trousselard M, Cian C, Barraud PA, et al. Physiological and psychological effects of escape from a sunken submarine on shore and at sea. Aviat Space Environ Med. 2009;80:850-6.

3 parte

Anatomia e Fisiologia
Seção 4
Sistema Cardiovascular

Anatomia do Sistema Cardiovascular

Tolomeu Artur Assunção Casali

INTRODUÇÃO

O sistema cardiovascular é um sistema de vasos comunicantes, fechado, onde circula o sangue, seu componente líquido. Esse sistema tem como função a capacidade de levar nutrientes e oxigênio para todas as células do organismo, bem como recolher as escórias e gás carbônico para que sejam eliminados. O trajeto geral do sangue normalmente percorre o seguinte caminho: a partir do coração, o sangue é distribuído pelas artérias que terminam em pequenos vasos denominados capilares; estes dão origem às veias, pelas quais o sangue retorna ao coração. O sistema cardiovascular apresenta os seguintes elementos: coração, sistema (componente) arterial, sistema (componente) venoso e sistema (componente) linfático. O coração, órgão central desse sistema, funciona como uma bomba propulsora (de pressão) e aspirante (de sucção) que promove a circulação de sangue pelos cerca de 100 mil quilômetros de vasos sanguíneos, para todos os locais do corpo humano.

A Figura 29.1 mostra a organização básica do sistema cardiovascular.

CIRCULAÇÃO PULMONAR E SISTÊMICA

O coração é o ponto central da circulação. Partindo dele, temos dois circuitos fechados distintos, a circulação pulmonar e a circulação sistêmica:

- **Circulação pulmonar:** representa a pequena circulação; conduz o sangue a partir do coração (ventrículo direito) por meio da artéria pulmonar para os pulmões e de volta ao coração (átrio esquerdo) por meio das veias pulmonares. A circulação pulmonar transporta o sangue pobre em oxigênio para os pulmões, onde ele libera o dióxido de carbono e recebe oxigênio. O sangue oxigenado, então, retorna ao lado esquerdo do coração para ser ejetado para a circulação sistêmica. Destina-se à troca de gases (dióxido de carbono por oxigênio).

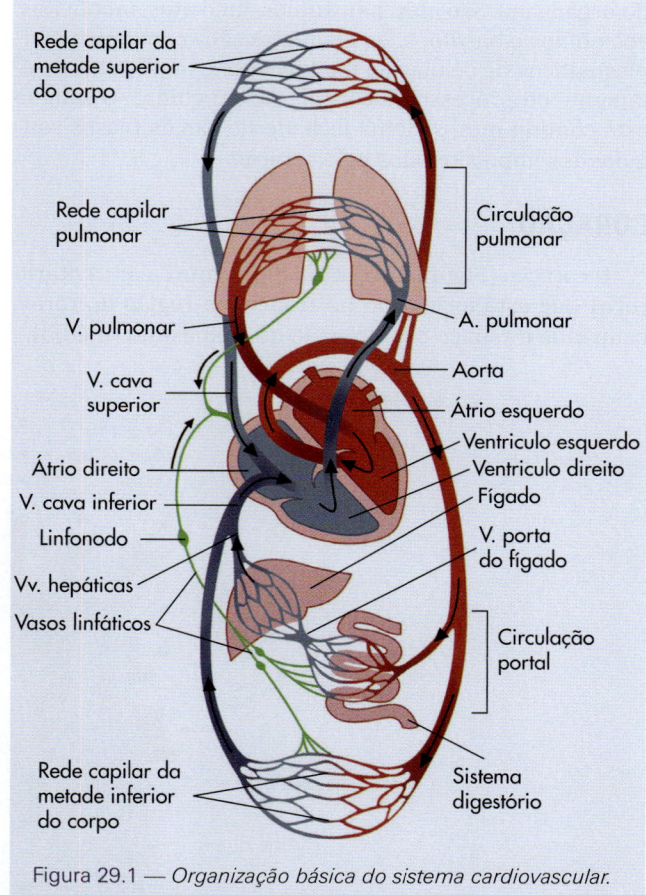

Figura 29.1 — *Organização básica do sistema cardiovascular.* Adaptada de Prometheus – Atlas de Anatomia.

- **Circulação sistêmica:** representa a grande circulação; ela oferta o suprimento sanguíneo para todo o organismo. A partir do coração (ventrículo esquerdo) e por meio da artéria aorta distribui sangue para todo o corpo humano e retorna ao coração (átrio direito) pelas veias cavas superior e inferior. A circulação sistêmica carrega oxigênio e outros nutrientes vitais para as células, e capta dióxido de carbono e outros resíduos celulares. Destina-se à nutrição sistêmica das células.

A Figura 29.2 mostra a circulação sistêmica e pulmonar.

SANGUE

O sangue é composto de uma parte líquida, o plasma, constituído de substâncias nutritivas e elementos residuais das reações celulares. O sangue também possui uma parte organizada, os elementos figurados, que são os glóbulos sanguíneos e as plaquetas. Os glóbulos dividem-se em vermelhos e brancos. Os glóbulos vermelhos são as hemácias, células sem núcleo contendo hemoglobina, um pigmento responsável pelo transporte de oxigênio e de dióxido de carbono. Os glóbulos brancos são os leucócitos, verdadeiras células nucleadas, responsáveis pela defesa do organismo. São eles: neutrófilos, linfócitos, monócitos, eosinófilos e basófilos. As plaquetas são fragmentos citoplasmáticos de células da medula óssea, implicadas diretamente no processo de coagulação sanguínea. O sangue está contido num sistema fechado de canais (vasos sanguíneos), impulsionados pelo coração.

CORAÇÃO

O coração (Figura 29.3) é um órgão muscular cavitário (oco) que está localizado no tronco, na região do tórax, ocupando o espaço denominado de mediastino (médio).

O órgão apresenta uma forma trapezoide que permite identificar uma base (superior), um ápice (inferior) e suas faces: esternocostal (anterior) e diafragmática (posterior). Seu eixo principal (que vai da base para o ápice) faz com que sua ponta (ápice) esteja orientada para baixo, para a esquerda e para a frente. Ele tem quatro câmaras (cavidades): dois átrios (direito e esquerdo) e dois ventrículos (direito e esquerdo).

Os átrios, localizados na parte superior do coração, são caracterizados como câmaras de recepção que lançam o sangue para os ventrículos. Estes se localizam na parte inferior e são as câmaras de ejeção que lançam o sangue para circulação. A estrutura que separa os átrios é denominada septo interatrial, e a que separa os ventrículos é denominada septo interventricular. Entre o átrio direito e o ventrículo direito existe o septo atrioventricular direito. Entre o átrio esquerdo e o ventrículo esquerdo existe o septo atrioventricular esquerdo. Em cada septo atrioventricular existe um orifício denominado óstio atrioventricular. No óstio atrioventricular direito está localizada a valva tricúspide (valva atrioventricular direita). No óstio atrioventricular esquerdo está localizada a valva mitral (valva atrioventricular esquerda). A parede do coração (de cada câmara cardíaca) apresenta três camadas: a mais interna chama-se endocárdio – é a membrana de revestimento que também cobre as valvas, ela tem contato com o sangue –; a camada intermediária chama-se miocárdio – representa o verdadeiro músculo cardíaco, a camada mais espessa, que apresenta fibras musculares e nervosas –; e a camada mais externa fina

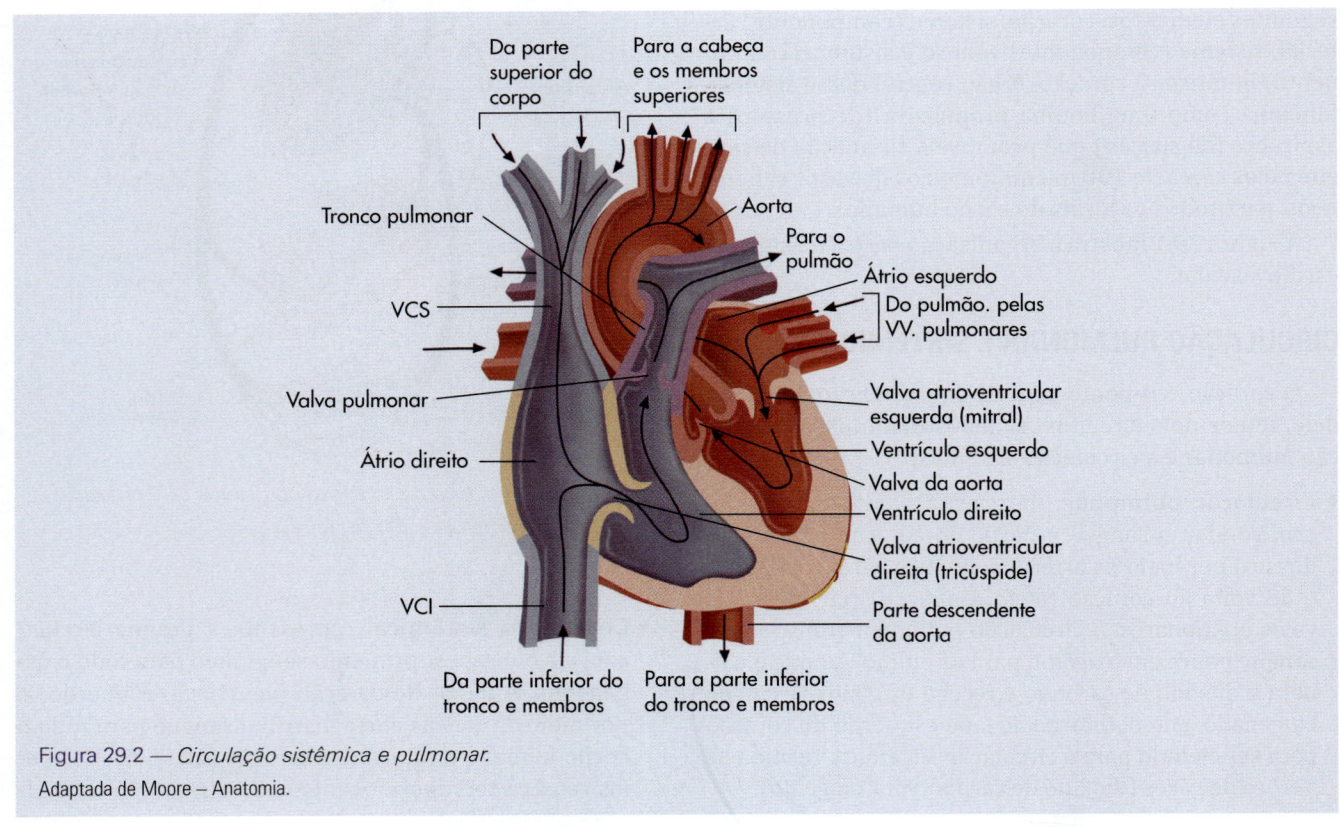

Figura 29.2 — *Circulação sistêmica e pulmonar.*
Adaptada de Moore – Anatomia.

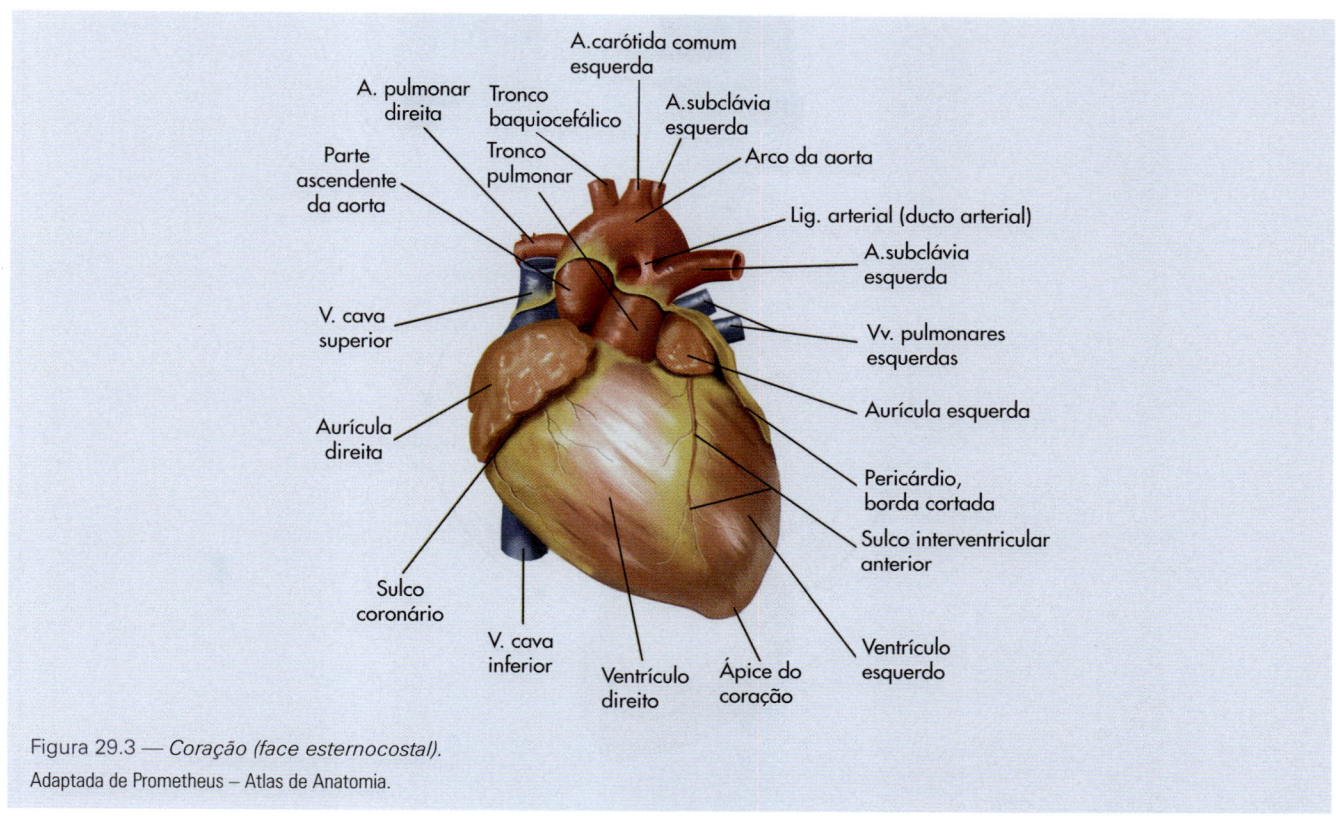

Figura 29.3 — *Coração (face esternocostal).*
Adaptada de Prometheus – Atlas de Anatomia.

(mesotélio) chama-se epicárdio – forma o revestimento externo do coração.

A partir dos ventrículos, originam-se as grandes artérias que saem do coração. Do ventrículo esquerdo, origina-se a artéria aorta, sendo que nessa transição encontra-se a valva aórtica. Do ventrículo direito, origina-se a artéria pulmonar, sendo que nessa transição encontra-se a valva pulmonar. Chegam, no átrio esquerdo, as veias pulmonares (geralmente em número de quatro), e no átrio direito, as veias cavas superior e inferior. A irrigação do próprio coração se faz a partir da aorta por meio das artérias denominadas coronárias (direita e esquerda; Figura 29.4). Elas originam-se dos seios da aorta, na parte imediatamente superior à valva aórtica. A artéria coronária direita dá origem ao grande ramo interventricular posterior. Normalmente, a coronária direita supre o átrio direito, a maior parte do ventrículo direito, parte do ventrículo esquerdo (face diafragmática), parte do septo interventricular (terço posterior), o nó sinoatrial (em 60% das pessoas) e o nó atrioventricular (em 80% das pessoas). A artéria coronária esquerda divide-se em dois ramos: o ramo interventricular anterior (descendente anterior) e o ramo circunflexo. Normalmente, a coronária esquerda supre o átrio esquerdo, a maior parte do ventrículo esquerdo, parte do ventrículo direito, a maior parte do septo interventricular (dois terços anteriores) e o nó sinoatrial (em 40% das pessoas).

A drenagem venosa do coração ocorre por meio das veias cardíacas que terminam no seio coronário, diretamente no átrio direito. A drenagem linfática do coração ocorre pelos vasos linfáticos indo até o plexo subepicárdico e terminando nos linfonodos traqueobronquiais inferiores. O complexo estimulante do coração (sistema de condução) tem início no nó sinoatrial (marca-passo do coração), localizado no átrio direito, nas proximidades da desembocadura da veia cava superior. A partir dele, o estímulo é conduzido pela massa muscular dos átrios via feixes internodais até atingir o nó atrioventricular localizado no septo interatrial (posteroinferior). Desse nó, o estímulo é conduzido pela massa muscular dos ventrículos via fascículo atrioventricular, que divide-se em ramos direito e esquerdo; estes, por sua vez, se dividem em ramos subendocárdicos.

O coração é suprido por fibras nervosas autônomas do plexo cardíaco (formado por fibras simpáticas e parassimpáticas). Ele está revestido por uma membrana denominada pericárdio, que pode ser dividido em três camadas. A partir do coração, temos: o pericárdio seroso visceral (epicárdio), a camada mais interna; e o pericárdio seroso parietal, a camada intermédia. Entre essas camadas existe a cavidade pericárdica. Por último, temos a camada mais externa, chamada de pericárdio fibroso.

VASOS

A partir do coração se origina o sistema arterial, formado pelas artérias grandes (elásticas), médias e pequenas (musculares), arteríolas e capilares (extremidade arterial). O sistema venoso tem origem a partir dos capilares (extremidade venosa), que convergem para as

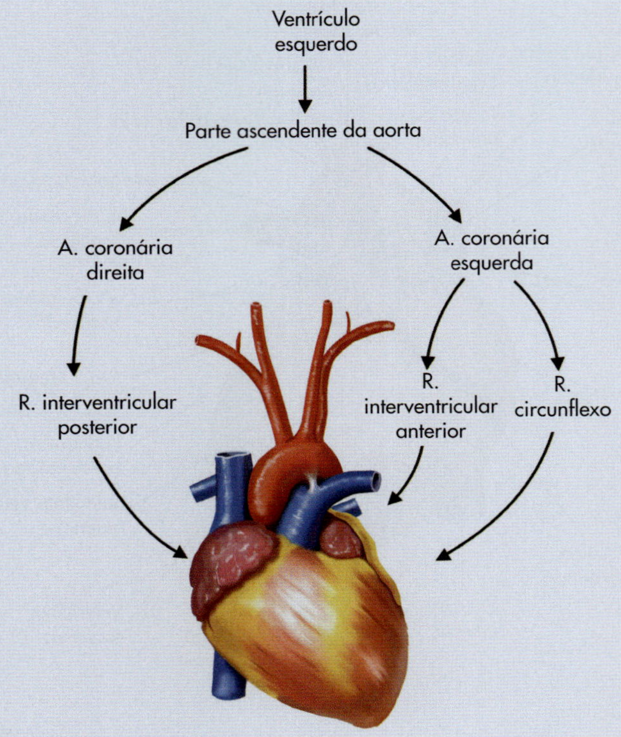

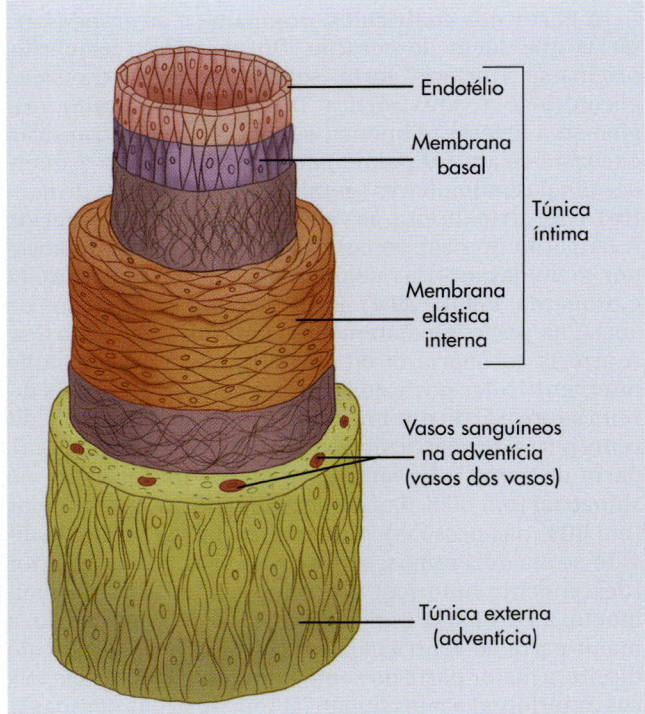

Figura 29.4 — *Circulação coronariana.*
Adaptada de Prometheus – Atlas de Anatomia.

vênulas e finalmente confluem para as veias (pequenas, médias e grandes). Os capilares possuem poros, onde ocorrem trocas de oxigênio e nutrientes com as células.

O sistema linfático é formado pelos capilares, vasos e troncos (ductos), dentro dos quais corre a linfa, que é recolhida para o sangue. Existem também as circulações colaterais, anastomoses entre artérias ou entre veias que possibilitam ao sangue desviar-se de uma obstrução para atingir a área que era nutrida por um vaso obstruído.

Na estrutura básica dos vasos sanguíneos, pode-se geralmente reconhecer três camadas (túnicas) sobrepostas. Elas são denominadas de camadas da parede vascular: a camada mais interna dos vasos é chamada de íntima e apresenta-se com epitélio pavimentoso simples; é conhecida também como endotélio vascular, estrutura de extrema importância funcional nesse fantástico sistema. A camada intermediária, chamada de média, apresenta fibras musculares lisas e fibras elásticas em quantidades variadas dependendo do calibre vascular. A camada mais externa, formada de tecido conjuntivo, é conhecida como adventícia (Figura 29.5).

As artérias apresentam uma adventícia grossa e uma grossa camada média com fibras musculares e elásticas; têm uma luz (lúmen) pequena. As veias apresentam uma adventícia bastante delgada e uma delgada cama-

Figura 29.5 — *Estrutura da parede de um vaso sanguíneo.*
Adaptada de Prometheus – Atlas de Anatomia.

da média com fibras musculares e elásticas; têm uma luz grande. Os capilares, os menores vasos existentes, apresentam sua parede formada somente pelo epitélio pavimentoso; têm uma luz muito pequena. Pode-se pontuar diferenças significativas entre as artérias e as veias, como mostra a Tabela 29.1.

O sistema linfático, além da capacidade de drenagem do líquido tecidual, tem grandes moléculas que formam a linfa. É um sistema auxiliar do sistema venoso. Além dos vasos linfáticos (capilares, vasos e troncos), fazem parte dele os órgãos linfoides (linfonodos, tonsilas, baço e timo). Esse sistema exerce a função de defesa imunológica.

SISTEMA ARTERIAL

É o conjunto de vasos que saem do coração e se ramificam sucessivamente distribuindo-se para todo o corpo humano. Do coração saem a artéria pulmonar (relacionada com a pequena circulação, ou seja, leva sangue venoso para os pulmões por meio de sua ramificação – as duas artérias pulmonares, uma direita e outra esquerda) e a artéria aorta (leva sangue arterial para todo o organismo pelas suas ramificações).

Algumas Artérias Importantes do Corpo Humano

- **Sistema do tronco pulmonar:** a artéria (tronco) pulmonar sai do coração a partir do ventrículo direito e se bifurca em duas artérias pulmonares, uma direita e outra esquerda. Cada uma delas se ramifica a partir do hilo pulmonar em artérias segmentares pulmonares. Ao entrar nos pulmões, esses ramos se dividem e subdividem até formarem capilares em torno dos alvéolos nos pulmões. O dióxido de carbono passa então do sangue para o alvéolo e é exalado. O oxigênio passa do ar, no interior dos pulmões, para o sangue (hematose).
- **Sistema da artéria aorta:** esta é a maior artéria do corpo. Suas quatro divisões principais são: a aorta ascendente, o arco da aorta, a aorta torácica e a aorta abdominal. A aorta é o principal tronco das artérias sistêmicas. A parte da aorta que emerge do ventrículo esquerdo, posterior à artéria pulmonar, é a aorta ascendente. O começo da aorta contém a valva aórtica (semilunar). A artéria aorta se ramifica na porção ascendente em duas artérias coronárias – uma direita e outra esquerda –, que vão irrigar o coração. Logo em seguida, a artéria aorta se encurva formando um arco para a esquerda dando origem a três artérias (artérias do arco aórtico): a artéria braquiocefálica (da qual se origina a artéria carótida comum direita e a artéria subclávia direita), a artéria carótida comum esquerda e a artéria subclávia esquerda.
- **Artérias do pescoço e da cabeça:** as artérias vertebrais direita e esquerda e as artérias carótidas comuns direita e esquerda são responsáveis pela vascularização do pescoço e da cabeça. Antes de entrar na axila, a artéria subclávia dá um ramo para o encéfalo, chamado artéria vertebral, que entra no crânio pelo forâmen magno. As artérias carótidas comuns se dividem em artéria carótida externa e artéria carótida interna. A artéria carótida externa irriga as estruturas externas do crânio (pescoço e face). A artéria carótida interna penetra no crânio pelo canal carotídeo e supre as estruturas internas do crânio.
- **Artérias dos membros superiores:** a artéria subclávia (direita ou esquerda) desce em direção à axila recebendo o nome de artéria axilar, e quando finalmente atinge o braço, seu nome muda para artéria braquial. Na região do cotovelo, ela emite dois ramos terminais – as artérias radial e ulnar, que vão percorrer o antebraço. Na mão, essas duas artérias se unem formando os arcos palmares e dorsal, que originam as artérias metacarpais e digitais (Figura 29.6 e Tabela 29.2).
- **Artérias dos membros inferiores:** a artéria ilíaca externa (direita ou esquerda) desce em direção à coxa.

TABELA 29.1 DIFERENÇAS ENTRE AS ARTÉRIAS E AS VEIAS.		
Características	Artérias	Veias
Sentido de circulação	Saem do coração	Chegam ao coração
Comportamento	Ramificam-se	Unem-se
Calibre	Grandes, médias, pequenas, arteríolas	Vênulas, pequenas, médias, grandes
Pulsação	Sim	Não
Número	Menor	Maior
Pressão interna	Maior	Menor
Situação	Profundas	Superficiais e profundas
Ramificação	Dão ramos	Recebem tributárias
Válvulas	Não	Sim (a maioria)

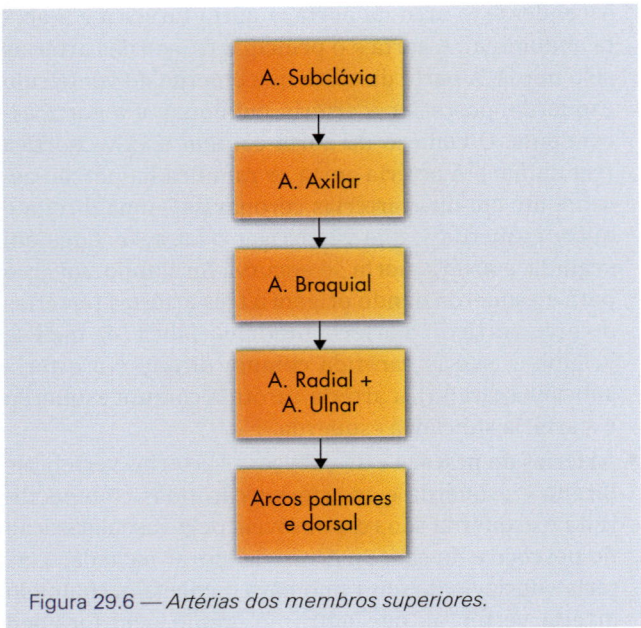

Figura 29.6 — Artérias dos membros superiores.

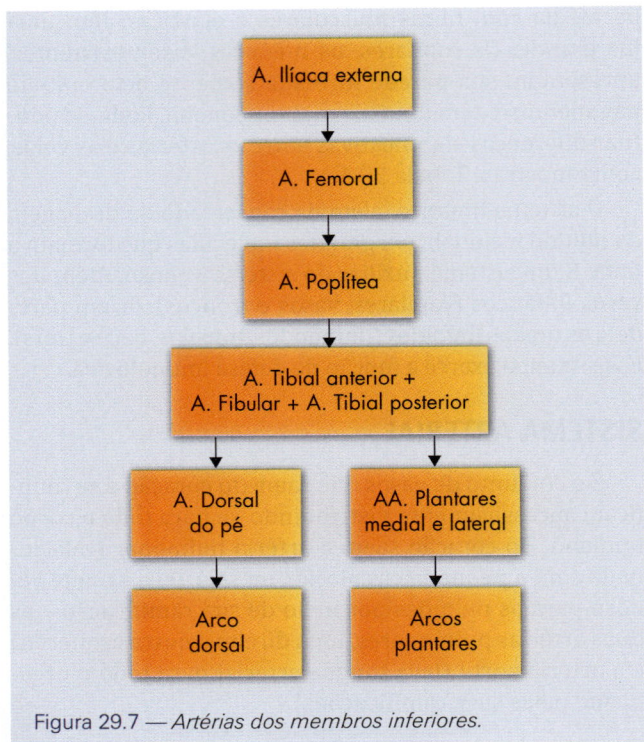

Figura 29.7 — Artérias dos membros inferiores.

TABELA 29.2
TERRITÓRIO DE DISTRIBUIÇÃO DAS ARTÉRIAS DOS MEMBROS SUPERIORES.

Artéria	Distribuição
Subclávia	Encéfalo, medula espinhal, pescoço e ombro
Axilar	Ombro e axila
Braquial	Braço
Radial e ulnar	Antebraço
Arcos palmares e dorsal	Mão

TABELA 29.3
TERRITÓRIO DE DISTRIBUIÇÃO DAS ARTÉRIAS DOS MEMBROS INFERIORES.

Artéria	Distribuição
Ilíaca externa	Membro inferior
Femoral	Coxa
Poplítea	Joelho
Fibular e tibiais	Perna
Arcos plantares e dorsal	Pé

Quando cruza o ligamento inguinal recebe o nome de artéria femoral e quando atinge a região posterior do joelho, recebe o nome de artéria poplítea. Na região proximal da perna, ela emite três ramos terminais: as artérias fibular, tibial anterior e tibial posterior, que vão percorrer toda a perna. Abaixo do tornozelo, a artéria tibial anterior dá origem à artéria dorsal do pé, que forma o arco no dorso do pé. Após percorrer a região posterior do maléolo medial, em direção ao pé, a artéria tibial posterior origina as artérias plantares medial e lateral, que se unem formando os arcos plantares. Esses arcos do pé originam as artérias metatarsais e digitais (Figura 29.7 e Tabela 29.3).

SISTEMA VENOSO

É constituído por vasos chamados de veias, que tem como função conduzir o sangue dos capilares para o coração. As veias, assim como as artérias, pertencem à grande e à pequena circulação. O circuito que termina no átrio esquerdo passando pelas quatro veias pulmonares e trazendo sangue arterial dos pulmões chama-se pequena circulação. O circuito que termina no átrio direito passando pelas veias cavas (superior e inferior) e pelo seio coronário retornando com sangue venoso chama-se grande circulação.

Algumas Veias Importantes do Corpo Humano

♦ **Veias da pequena circulação (pulmonar):** as veias que conduzem o sangue retornando dos pulmões para o coração após sofrer a hematose (oxigenação) recebem o nome de veias pulmonares. São quatro veias pulmonares, duas para cada pulmão: uma direita superior e uma direita inferior, uma esquerda superior e uma esquerda inferior. As quatro veias pulmonares vão desembocar no átrio esquerdo. Essas veias são formadas a partir da união das veias segmentares, que recolhem sangue arterial dos segmentos pulmonares.

- **Veias da grande circulação (sistêmica)**: duas grandes veias desembocam no átrio direito trazendo sangue venoso para o coração. São a veia cava superior e a veia cava inferior. Desemboca no átrio direito também o seio coronário, que é um amplo conduto venoso formado pelas veias trazendo sangue venoso que circulou no próprio coração.
- **Veia cava superior:** tem como origem a união de duas veias braquiocefálicas (direita e esquerda). Cada veia braquiocefálica é constituída pela junção da veia subclávia (que recebe sangue do membro superior) com a veia jugular interna (que recebe sangue da cabeça e pescoço).
- **Veia cava inferior:** é a maior veia do corpo, formada pela união de duas veias ilíacas comuns que recolhem sangue da região pélvica e dos membros inferiores.
- **Veias do pescoço e da cabeça**: a drenagem sanguínea do pescoço e da cabeça é realizada pelo sistema das veias jugulares. A veia jugular interna (que drena as estruturas internas do crânio) se une com a veia subclávia para formar a veia braquiocefálica. A veia jugular externa (que drena as estruturas externas do crânio e do pescoço) desemboca na veia subclávia.
- **Veias dos membros superiores**: dividem-se em veias profundas e veias superficiais. As veias profundas dos membros superiores acompanham as artérias dos membros superiores; recebem o mesmo nome, porém apresentam o fluxo de sangue inverso. As veias superficiais principais dos membros superiores são as veias cefálica e basílica. A veia cefálica tem origem na rede de vênulas existente na metade lateral da região da mão. Em seu percurso ascendente, ela passa para a face anterior do antebraço, a qual percorre o lado lateral, sobe pelo braço – onde ocupa o sulco bicipital lateral – e depois passa pelo sulco deltopeitoral, desembocando na veia axilar. A veia basílica origina-se da rede de vênulas existente na metade medial da região dorsal da mão. Ao atingir o antebraço, passa para a face anterior, a qual sobe do lado medial. No braço, percorre o sulco bicipital medial até o meio do braço, desembocando na veia braquial medial. No antebraço também existe uma veia situada entre as veias cefálica (lateral) e basílica (medial) denominada veia intermédia do antebraço, que termina na superfície da fossa cubital – o cotovelo (Figura 29.8 e Tabela 29.4).
- **Veias dos membros inferiores**: dividem-se em veias profundas e veias superficiais. As veias profundas dos membros inferiores acompanham as artérias dos membros inferiores e recebem o mesmo nome, porém apresentam o fluxo de sangue inverso. As veias superficiais principais dos membros inferiores são as veias safenas magna e parva. A veia safena magna tem origem na rede de vênulas da região dorsal do pé (borda medial), passa entre o maléolo medial e o tendão do músculo tibial anterior e sobe pela face medial da perna e da coxa. Na raiz da coxa, ela atravessa o hiato safeno e desemboca na veia femoral. A veia safena parva tem origem na rede de vênulas (borda lateral) da região dorsal do pé, passa por trás do maléolo lateral e sobe pela linha mediana da face posterior da perna até o joelho, onde desemboca na veia poplítea. A veia safena parva comunica-se com a veia safena magna por intermédio de vários ramos anastomóticos (Figura 29.9 e Tabela 29.5).

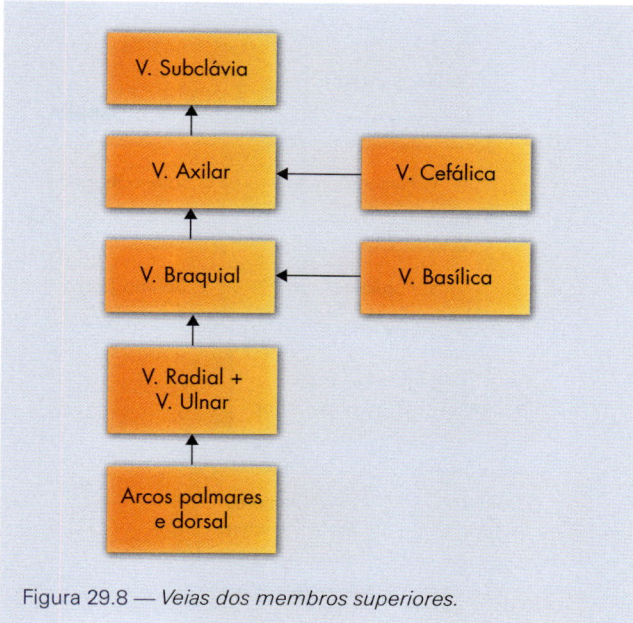

Figura 29.8 — *Veias dos membros superiores.*

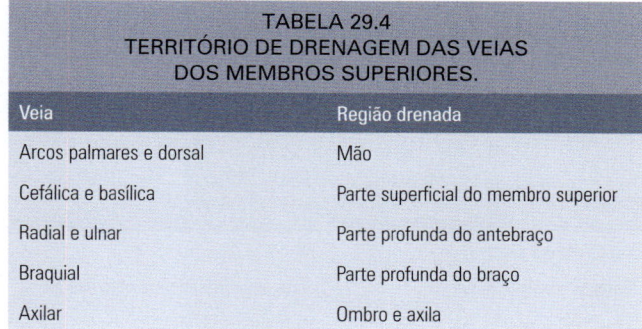

TABELA 29.4
TERRITÓRIO DE DRENAGEM DAS VEIAS DOS MEMBROS SUPERIORES.

Veia	Região drenada
Arcos palmares e dorsal	Mão
Cefálica e basílica	Parte superficial do membro superior
Radial e ulnar	Parte profunda do antebraço
Braquial	Parte profunda do braço
Axilar	Ombro e axila

TÓPICOS DE ANATOMIA DO SISTEMA CARDIOVASCULAR APLICADA

- **Punções venosas**: representam um procedimento invasivo rotineiramente utilizado no ato anestésico. Consiste na ação de introduzir um dispositivo através da pele até atingir o interior do vaso sanguíneo. Permite a administração de medicamentos, a administração de soluções de forma contínua, a coleta de sangue e a transfusão de hemoderivados, com a manutenção de uma via de acesso venosa.

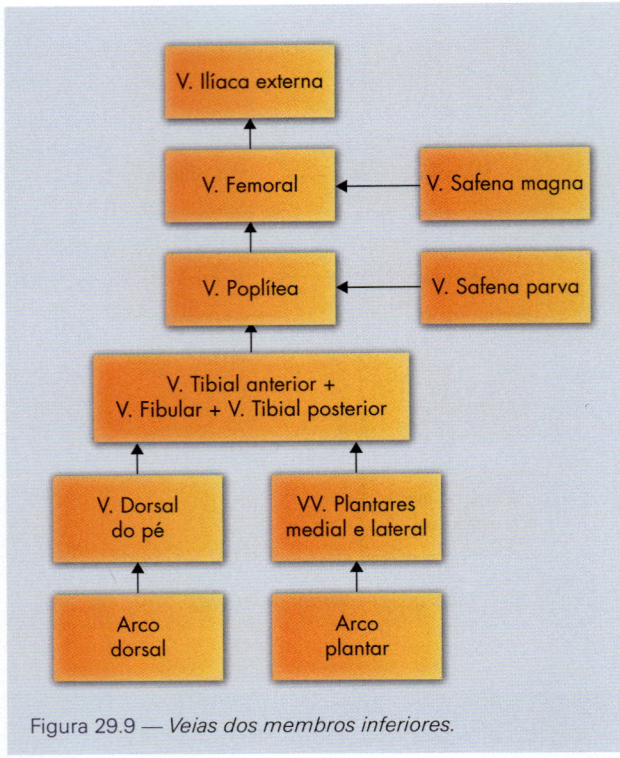

Figura 29.9 — *Veias dos membros inferiores.*

TABELA 29.5
TERRITÓRIO DE DRENAGEM DAS VEIAS DOS MEMBROS INFERIORES.

Veia	Região drenada
Arcos plantar e dorsal	Pé
Safenas magna e parva	Parte superficial do membro inferior
Fibular e tibiais	Parte profunda da perna
Poplítea	Parte profunda do joelho
Femoral	Parte profunda da coxa
Ilíaca externa	Membro inferior

- **Punção venosa periférica**: geralmente são puncionados vasos do membro superior, prioritariamente nas regiões da mão ou do antebraço. Prefere-se a punção das veias do dorso da mão ou do antebraço (as veias cefálica, basílica e intermédia do antebraço). A veia cefálica corre lateralmente por todo membro superior. A veia basílica corre medialmente no antebraço. A veia intermédia do antebraço está situada anteriormente na região da fossa cubital, próximo ao cotovelo (Figuras 29.10 e 29.11).
- **Punção venosa central**: geralmente são puncionados vasos do tórax (veia subclávia) e do pescoço (veia jugular interna). A veia subclávia geralmente é puncionada pela via infraclavicular. O paciente deve estar na posição de cefalodeclive; vire sua cabeça para o lado oposto ao da punção e coloque um coxim sob a coluna vertebral entre as escápulas. Isso torna as clavículas mais proeminentes. O local de punção será imediatamente lateral ao terço médio da clavícula com a agulha apontando para a incisura (fúrcula) esternal. A veia jugular interna geralmente é puncionada por meio da identificação de um triângulo formado pelas inserções clavicular e esternal do músculo esternocleidomastóideo e a clavícula. O local de punção será imediatamente abaixo do ângulo de união entre as inserções desse músculo com a agulha apontando para o mamilo ipisilateral (Figuras 29.12 e 29.13).
- **Punção arterial**: eventualmente uma artéria pode ser puncionada quando visamos obter a medida da pressão intra-arterial de forma contínua (PIA). É mais utilizada a punção da artéria radial. Próximo da prega do punho, faz-se a palpação do pulso da artéria radial, lembrando que essa localiza-se lateralmente ao tendão do músculo flexor radial do carpo que normalmente pode ser também palpado. Apresentamos a figura seguinte para facilitar a recordação do local de punção (Figura 29.14).

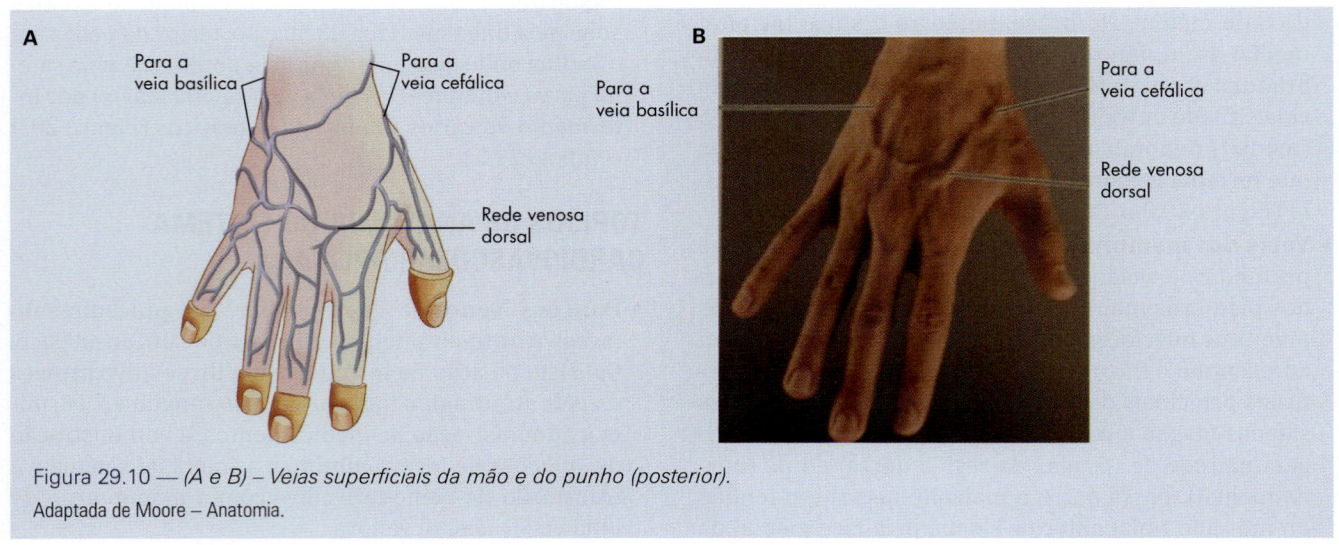

Figura 29.10 — *(A e B) – Veias superficiais da mão e do punho (posterior).* Adaptada de Moore – Anatomia.

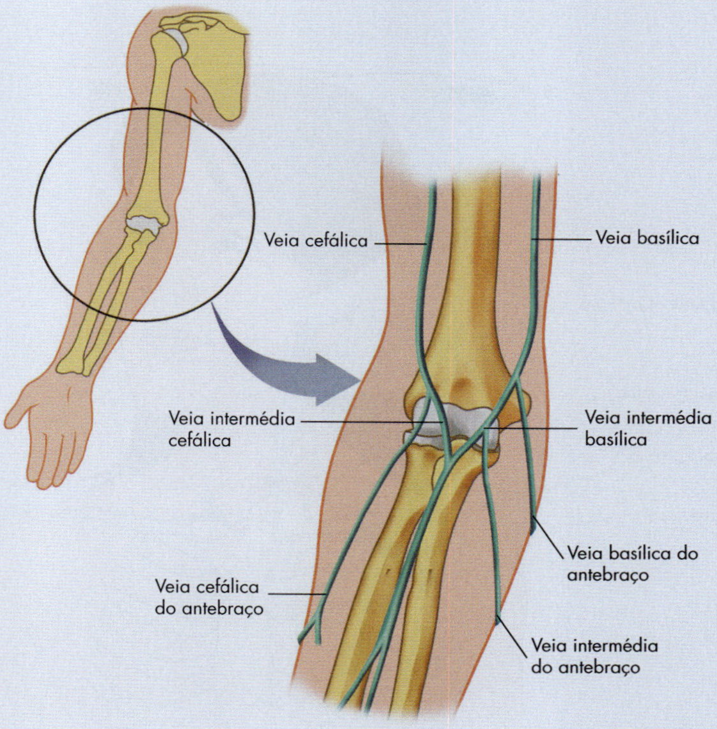

Figura 29.11 — *Veias superficiais do antebraço (anterior).*
Adaptada de Moore – Anatomia. Adaptada de Moore – Anatomia.

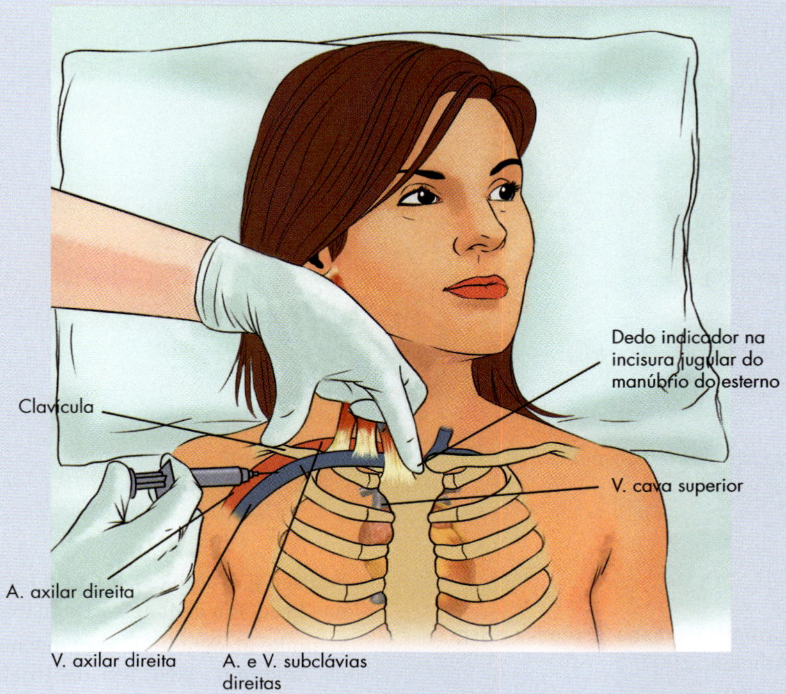

Figura 29.12 — *Punção da veia subclávia.*
Adaptada de Moore – Anatomia.

Anatomia do Sistema Cardiovascular

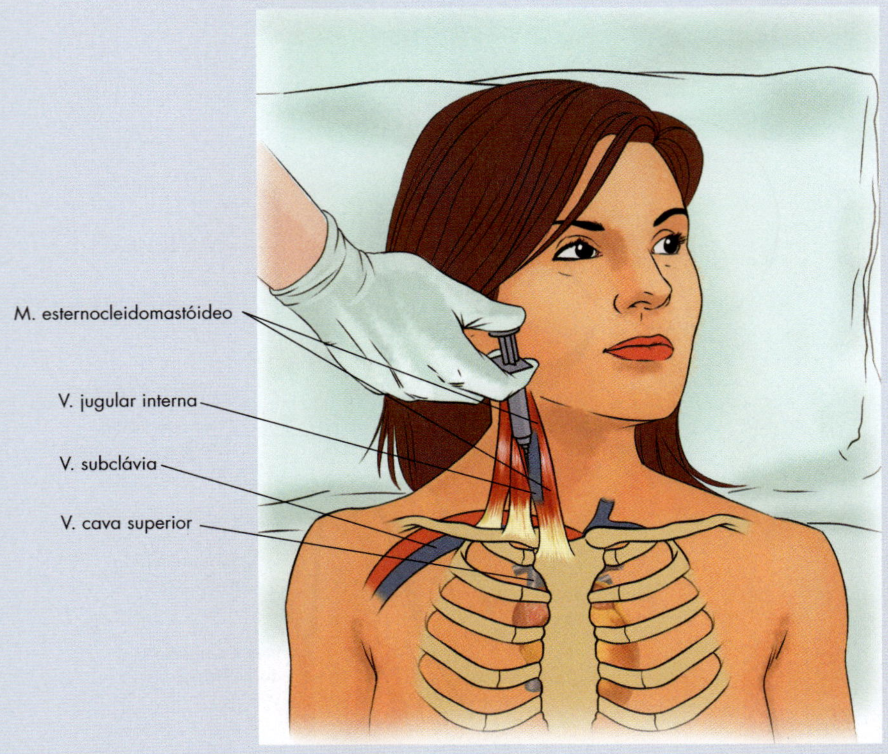

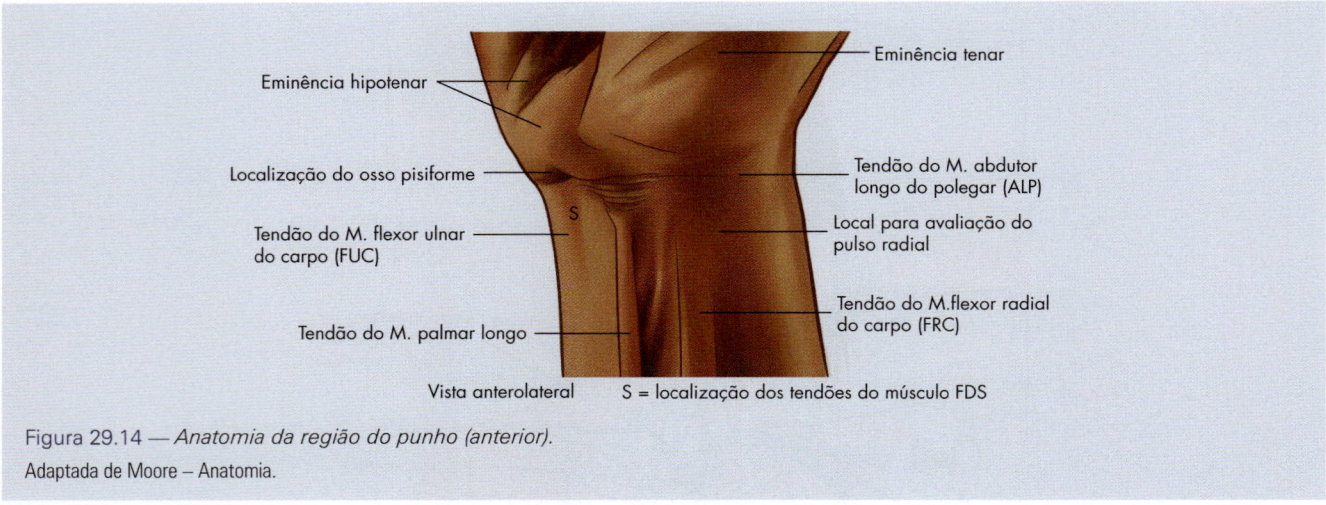

Figura 29.13 — *Punção da veia jugular interna.*
Adaptada de Moore – Anatomia.

Figura 29.14 — *Anatomia da região do punho (anterior).*
Adaptada de Moore – Anatomia.

REFERÊNCIAS

1. Dangelo JG, Fattini CA. Anatomia Humana Sistêmica e Segmentar. 2.ed. São Paulo: Atheneu, 2007.
2. Moore KL, Dalley AF, Agur AMR. Anatomia orientada para a clínica. 7.ed. Rio de Janeiro: Guanabara Koogan, 2014.
3. Netter FH. Atlas de Anatomia Humana. 2.ed. Porto Alegre: Elsevier, 2008.
4. Paulsen F, Waschke J. Sobotta - Atlas de Anatomia Humana. 23.ed. Rio de Janeiro: Guanabara Koogan, 2012.
5. Schunke M, Schulte E, Schumacher U. Prometheus - Atlas de Anatomia. 2.ed. Rio de Janeiro: Guanabara Koogan, 2007.
6. Tortora GJ, Nielsen MT. Princípios de Anatomia Humana. 12.ed. Rio de Janeiro: Guanabara Koogan, 2013.

30

Bioeletrogênese, Eletrofisiologia e Ciclo Cardíaco

Paulo de Oliveira Vasconcelos Filho
José Norberto Ayres de Freitas
Muhieddine Omar Chokr

INTRODUÇÃO

A função básica do coração é impulsionar o sangue aos órgãos periféricos, semelhante a uma bomba hidráulica.[1,2] Os átrios e os ventrículos funcionam em série; o átrio e o ventrículo direitos impulsionam o sangue para os pulmões, e o átrio e o ventrículo esquerdos, para os tecidos. Os músculos cardíacos contraem-se à semelhança de músculos esqueléticos, porém a contração tem uma duração mais longa. Para que a contração dos miócitos cárdicos seja feita de forma organizada, existe um sistema de condução elétrica muito bem definido, que será descrito a seguir.

Os átrios agem como reservatórios de sangue, com uma pequena contração final para o enchimento ventricular. Em contraste, os ventrículos são as grandes câmaras de propulsão. Impulsionam o sangue para os sistemas vasculares pulmonar (ventrículo direito) e sistêmica (ventrículo esquerdo).[2,3]

Todas as quatro câmaras do coração são sensíveis à estimulação elétrica, ao estiramento muscular prévio à contração (pré-carga) e às forças de oposição (pós-carga). O coração adapta-se rapidamente à mudança das condições fisiológicas, tanto pela alteração de propriedades mecânicas inerentes (relação de Frank-Starling) como pela resposta neuro-hormonal, determinada principalmente pelo equilíbrio do sistema nervoso autônomo.[3]

O desempenho global do coração é determinado não só pelas características contráteis dos seus átrios e dos ventrículos (função sistólica), como também pela efetiva capacidade de enchimento das câmaras (função diastólica).[3,4] Os eventos, elétrico e mecânico do ciclo, devem ocorrer de forma sincrônica. Falta de sincronismo ou alterações elétricas ou mecânicas podem comprometer o funcionamento adequado do coração, causar insuficiência de estabilidade do aparelho cardiovascular e levar a um choque cardiogênico.

Este capítulo discute a fisiologia da atividade elétrica cardíaca, bem como descreve o ciclo mecânico do coração. O conhecimento profundo da fisiologia cardíaca é essencial para a prática anestésica diária.

BIOELETROGÊNESE

A atividade elétrica do coração é consequência do potencial elétrico liberado pelas células miocárdicas. É resultado de diferenças na composição iônica dos meios extra e intracelular, bem como da natureza semipermeável da membrana celular.[5] Há mais de dois séculos, Galvani e Volta descobriram que o fenômeno elétrico estava envolvido na contração espontânea do coração.[6] Atualmente, há clara evidência de que eventos elétricos são responsáveis pela contração do músculo cardíaco. Mal funcionamento da atividade elétrica pode induzir a graves distúrbios de ritmo cardíaco, muitas vezes fatais.

A eletricidade de uma célula muscular cardíaca (miócito cardíaco) pode ser investigada pela inserção de microelétrodos no seu interior. O potencial de repouso ou de equilíbrio de um miócito é de cerca de 90 mV negativos ao meio que o circunda (Figura 30.1).

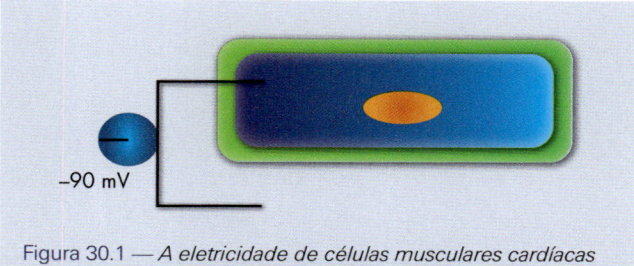

Figura 30.1 — *A eletricidade de células musculares cardíacas pode ser investigada através de microelétrodos.*

A membrana celular, que separa o meio interior do exterior, também favorece a existência de diferentes concentrações de íons no intra e extracelular (Figura 30.2). A membrana celular é composta de uma dupla camada de fosfolípides, colesterol e proteínas. As proteínas são responsáveis pela passagem seletiva de íons nas fases do ciclo cardíaco, e podem formar bombas ou canais iônicos.[1,4,6]

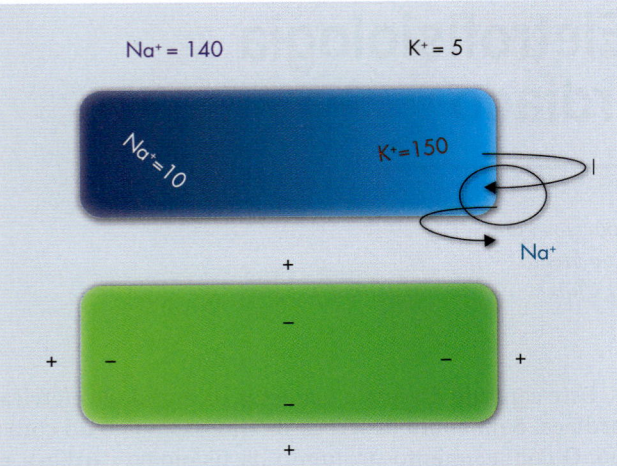

Figura 30.2 — *O potencial de repouso ou de equilíbrio depende fundamentalmente das forças elétricas e químicas que agem sobre o íon potássio.*

Os íons responsáveis pela atividade elétrica do coração são: sódio (Na^+), potássio (K^+), cálcio (Ca^{2+}), magnésio (Mg^+), cloro (Cl^-) e ânions não difusíveis intracelulares (proteínas do sarcoplasma), além de fosfatos e bicarbonato. Os íons difusíveis mais importantes são o Na^+ e o K^+, e baixa concentração interfere muito com a contração muscular.[1,4,6] A Tabela 30.1 mostra concentrações intra e extracelulares de íons do miócito cardíaco.

A Tabela 30.2 mostra as estruturas proteicas da membrana. Bombas e canais têm importância fundamental na gênese da atividade elétrica cardíaca.

TABELA 30.2
ESTRUTURAS PROTEICAS DA MEMBRANA.

Bombas

Na^+/K^+ ATPase: três sódios intracelulares são expelidos pela captura de dois potássios extracelulares com hidrólise de ATP. Importante para a manutenção das diferenças de concentração, em repouso, entre o meio intra e extracelular.

Ca^{2+}- ATPase: expelem um cálcio do meio intracelular com hidrólise de ATP. Há altas concentrações de cálcio no retículo sarcoplasmático.

Canais de sódio

Rápidos (INa^+): permitem, quando abertos, o fluxo de sódio a favor do gradiente de concentração, que despolariza a célula e produz a fase zero, do potencial de ação, com a fase rápida.

"*Funny*" sódio (IF): representa corrente de fluxo lenta de entrada de sódio, que é responsável pela despolarização diastólica (fase 4 do potencial de ação).

Canais de cálcio

Lentos (Ca^{2+}- L): canais de longa duração abrem-se no decorrer do platô (fase 2 do potencial de ação) dos tecidos de resposta rápida, permitindo a entrada de cálcio a favor de seu gradiente eletromecânico.

Transitórios (Ca^{2+} - T): canais de abertura transitória. Abrem-se na fase tardia da despolarização diastólica, responsáveis em parte pela atividade de marca-passo. Estão presentes somente nos tecidos de resposta lenta. Permitem a entrada de cálcio a favor do gradiente eletromecânico.

Canais de potássio

Retificadores internos (IKi): estão abertos em repouso e são importantes para que o potássio alcance seu equilíbrio em repouso. Fecham-se quando a célula se torna despolarizada. Presentes apenas nas células de resposta rápida.

Transitórios externos (ITo): abrem-se após a despolarização celular nos tecidos de resposta rápida, e são responsáveis pelo entalhe da fase 1.

Retificador tardio (Ik): abrem-se vagarosamente permitindo fluxo para fora de potássio, responsáveis pela repolarização da fase 3.

Permutadores

Sódio – Cálcio: exteriorização de um cálcio intracelular em troca do transporte de três sódios, e facilitado pelo ATP, porém essa troca é derivada do fluxo de sódio a favor do gradiente de concentração.[5]

TABELA 30.1
CONCENTRAÇÃO DE ÍONS NO INTRA E EXTRACELULAR DO MIÓCITO CARDÍACO.

Íon	Extracelular	Intracelular	Relação
Na^+	145 mEq.L^{-1}	15 mEq.L^{-1}	9,7
K^+	3,5 a 5,5 mEq.L^{-1}	150 mEq.L^{-1}	0,027
Ca^{++}	2 mEq.L^{-1}	10 mEq.L^{-1} (em repouso a concentração é 20.000 abaixo do que o meio extracelular)	2 x 10
Mg^{++}	2 mEq.L^{-1}	15 mEq.L^{-1}	0,1333
Cl^-	110 a 120 mEq.l^{-1}	5 a 8 mEq.L^{-1}	24
CO_3H^+	27 mEq.L^{-1}	60 mEq.L^{-1}	3,3
Proteínas	15 mEq.L^{-1}	60 mEq.L^{-1}	0,25
PO_4	2 mEq.L^{-1}	90 mEq.L^{-1}	0,022

Potencial de Ação Cardíaco

O desenvolvimento do potencial de ação para a contração cardíaca foi demonstrado por Hodkin e Huxley com estudos entre 1940 e 1960.[5] Durante o repouso, todos os pontos do meio extracelular têm o mesmo potencial, e entre eles não existe corrente. A membrana celular do miócito é relativamente permeável ao íon potássio (K^+) e muito pouco aos íons sódio (Na^+) e cálcio (Ca^{2+}), como visto na Figura 30.3. Entre ambos os meios existe uma diferença de potencial devido às propriedades dielétricas da membrana.[1,4,6]

Estímulos que ultrapassam o limiar de despolarização dos miócitos levam a modificações na membrana celular que permitem fluxo de íons Na^+ e K^+ na direção de seus respectivos gradientes eletroquímicos (Figura 30.4). Mudanças na permeabilidade da membrana estão claramente relacionadas com a abertura e o fechamento desses canais específicos para cada tipo de íon.[7] Os miócitos perdem sua condição de polarizados e tornam-se despolarizados.

O registro elétrico de despolarização da membrana celular é denominado potencial transmembrana[5,6] (Figura 30.5).

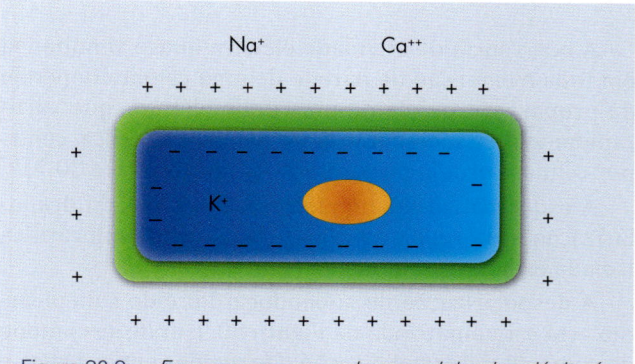

Figura 30.3 — Em repouso, a membrana celular do miócito é relativamente permeável ao íon potássio (K^+) e muito pouco ao sódio (Na^+) e ao íon cálcio (Ca^{2+}).

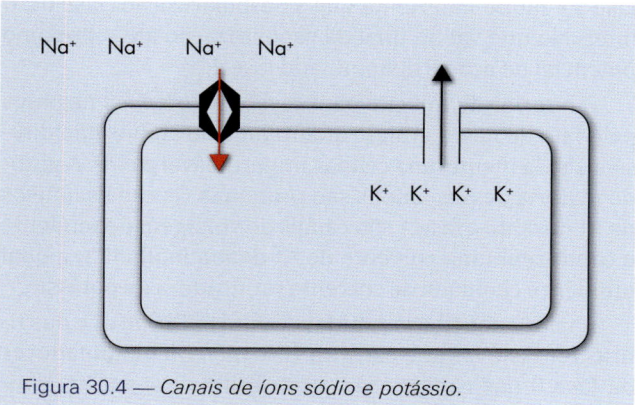

Figura 30.4 — Canais de íons sódio e potássio.

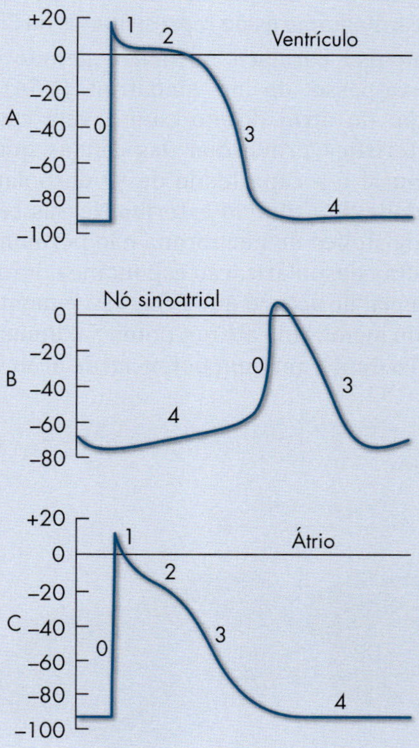

FASES DO POTENCIAL DE AÇÃO CARDÍACO TRANSMEMBRANA.

Fase 0: Despolarização
• Entrada rápida de Na^+;

Fase 1: Repolarização inicial:
• Saída de K^+
• Entrada de Cl^-,
• Fim da entrada de Na^+;

Fase 2: Fase de platô:
• Saída de K^+
• entrada de Ca^{2+};

Fase 3: Repolarização rápida:
• Somente saída de K^+

Fase 4: Repouso ou fase diastólica:
• ação da bomba Na^+/K^+ ATPase com gasto energético.
• troca de íons: Saída de Na^+ e entrada de K^+
• nessa fase também sai Ca^{2+}.

Figura 30.5 — O potencial de ação de fibras de condução rápidas e lentas cardíacas.

Bioeletrogênese, Eletrofisiologia e Ciclo Cardíaco

O potencial é composto de dois tipos específicos de fibras, as rápidas e as lentas. Fibras rápidas correspondem ao miocárdio contrátil atrial, ventricular, aos feixes intermodais, feixe de His e seus ramos e arborização das fibras de Purkinje. As fibras lentas correspondem ao nó sinusal, nó atrioventricular e anéis mitro-tricuspídeo. A cinética é rápida e lenta, respectivamente.[7] A rápida subida de voltagem no potencial de ação das fibras rápidas é denominada de fase 0, seguida de uma repolarização parcial denominada fase 1. A essa fase 1 segue-se um *plateau* denominado fase 2, que persiste por 0,10 seg. O potencial então torna-se progressivamente mais negativo, e se denomina fase 3, até alcançar o potencial de repouso. A repolarização da fase 3 é muito mais lenta que a despolarização (fase 0). O intervalo que vai do final da repolarização até o próximo potencial de ação é denominado fase 4.[5-7]

O interior do miócito na fase 4 tem potencial negativo pelo fato de haver grande quantidade de ânions não difusíveis pela membrana celular impermeável a eles. A grande maioria desses ânions são proteínas. Os canais iônicos de K^+ durante a fase 4 são canais de voltagem dependente e conduzem uma corrente de K^+ denominada iK1, a qual também é chamada de corrente retificadora de potássio.[6,7]

A fase 0 das fibras rápidas é ampla (110 mV) e das fibras lentas é lenta e estreita (70 mV). Os bloqueadores da fase 0 das rápidas são a tetrodotoxina, antiarrítmicos das classes Ia, Ib e Ic. Das lentas são os bloqueadores dos canais de cálcio, o manganês, o cobalto e o níquel. A fase 1 das fibras rápidas tem entalhe presente, e das fibras lentas não é visível. A fase 2 das rápidas é horizontal (*plateau*), das lentas não é visível. O potencial transmembrana das rápidas é de –90 mV e das lentas –55 mV. O *overshoot* (voltagem de ultrapassagem) das rápidas é de +20 mV e das lentas pode estar ausente ou é de +15 mV. Tipo de resposta das rápidas tudo ou nada e das lentas depende da intensidade do estímulo. O dromotropismo das rápidas é de 500 a 4.000 ms e das lentas 0,4 a 1 ms.[6-8]

O período refratário é o intervalo de tempo em que a célula não responde corretamente a estímulos. O período refratário absoluto ocorre desde o início da despolarização até antes da porção final da fase 3 da repolarização, ao redor de –60 mV (milivolts), durante o qual a célula não aceita nenhum estímulo.[5]

O período refratário relativo ocorre após o período refratário absoluto até o final da fase 3, durante a qual a célula responde de forma inadequada a estímulos intensos.

O período supernormal é um curto intervalo de tempo após o período refratário, durante o qual a célula pode responder a estímulos de pequena intensidade que normalmente não atingiram o potencial limiar.

ELETROFISIOLOGIA

A ocorrência da atividade elétrica quase simultânea em toda a extensão de parede de uma câmara depende da propagação prévia de uma onda elétrica, que varre rapidamente a massa miocárdica e lhe comunica, célula por célula, a ordem de contração (Figuras 30.6 e 30.7).[6]

A esquematização, no eletrocardiograma, da despolarização e da repolarização de uma célula miocárdica isolada está representada na Figura 30.8.

A despolarização do subendocárdio e do subepicárdio está esquematizada na Figura 30.9, onde se compõe da soma do potencial de ação das regiões endocárdica e epicárdica, que se apresentam opostas.[9,10]

Condução do Estímulo Cardíaco

O sistema de condução elétrico cardíaco e a relação com o eletrocardiograma estão representados na Figura 30.10.

O impulso cardíaco normal é gerado pelas células marca-passo do nó sinoatrial (NSA) localizado na junção do átrio direito com a veia cava superior. A característica primordial das células que compõem o nó sinusal é a capacidade de se despolarizar sem a necessidade de estímulo externo. Nessas células, o potencial diastólico de membrana não permanece estável. Ocorre uma despolarização espontânea durante a fase 4 do potencial de ação, o que progressivamente leva o potencial de membrana até um potencial limiar, que, ultrapassado o limite, gera um potencial de ação.[11,12]

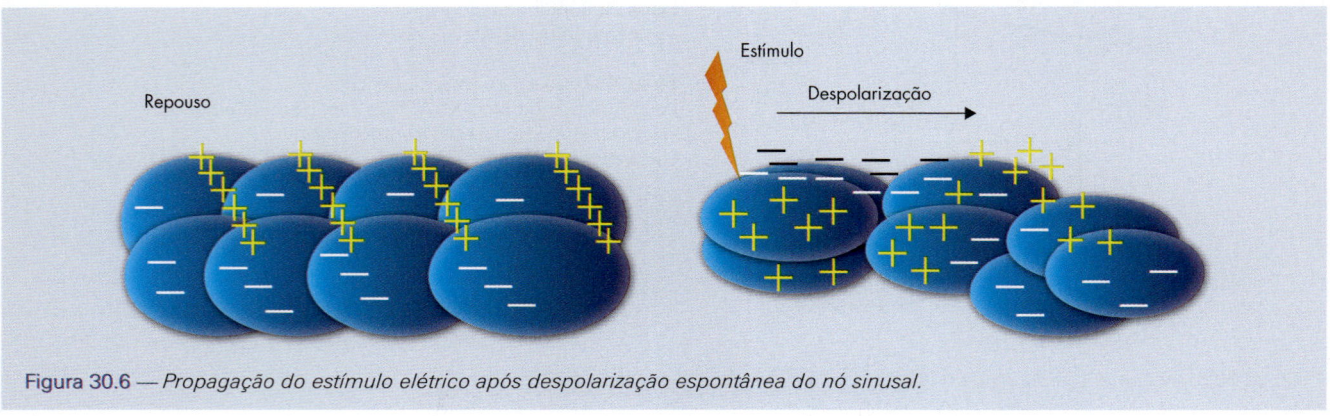

Figura 30.6 — *Propagação do estímulo elétrico após despolarização espontânea do nó sinusal.*

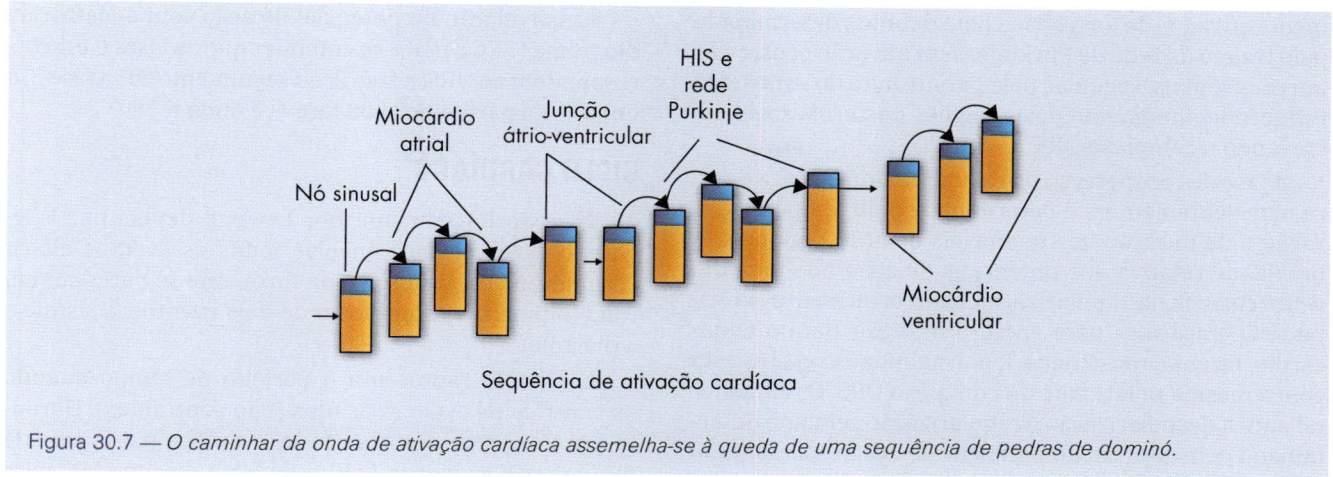

Figura 30.7 — *O caminhar da onda de ativação cardíaca assemelha-se à queda de uma sequência de pedras de dominó.*

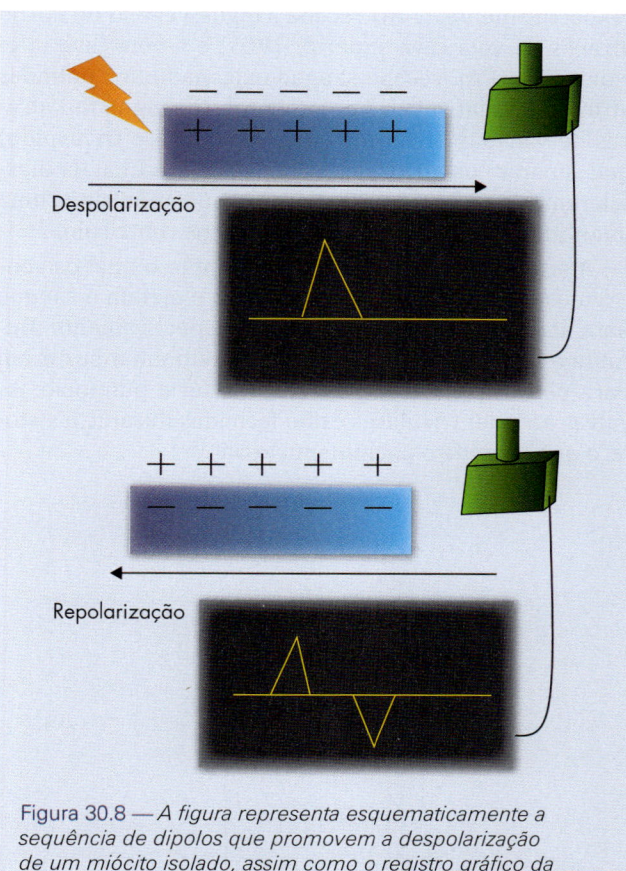

Figura 30.8 — *A figura representa esquematicamente a sequência de dipolos que promovem a despolarização de um miócito isolado, assim como o registro gráfico da despolarização. A figura abaixo exibe a sequência de dipolos da repolarização do mesmo miócito, e o registro gráfico.*

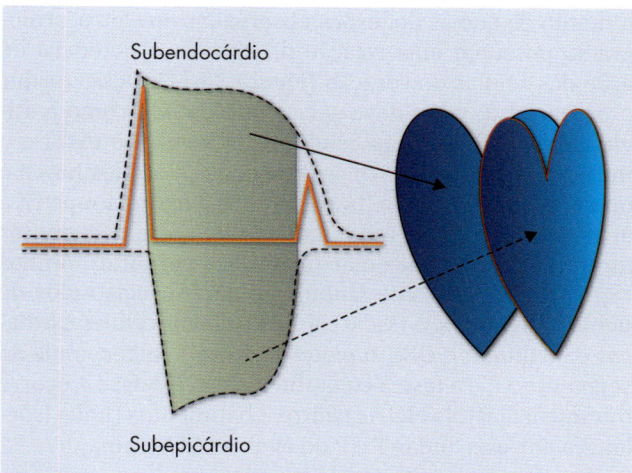

Figura 30.9 — *Representação entre o somatório do potencial de ação do endocárdio e do PA do epicárdio que, no caso, apresentam direções opostas, resultando assim o complexo QRS e a onda T.*

Esse impulso é transmitido do interior do nó sinusal para células transicionais, e daí para o tecido perisinusal; nesse momento ocorre a ativação elétrica atrial que determina a inscrição da onda P no eletrocardiograma, e, ao mesmo tempo, os tratos internodais, que são vias preferenciais de condução que conduzem de forma mais rápida o impulso até o nó atrioventricular (NAV).

No coração normal, o NAV é a única conexão elétrica entre os átrios e os ventrículos. Há um retardo de cerca de 100 ms no nó atrioventricular em virtude do arranjo das fibras que ocorre de forma heterogênea. Esse atraso é fundamental do ponto de vista funcional, pois permite o esvaziamento atrial após sua contração durante a diástole. Outro aspecto é que durante elevações de frequência cardíaca esse comportamento decremental (ou seja, sua redução na capacidade de condução do estímulo sob frequências mais rápidas) permite a constância no sincronismo de contração átrio ventricular, com manutenção do débito cardíaco de acordo com a necessidade fisiológica.[10,11]

O impulso atravessa o NAV e é transmitido ao sistema His-Purkinje, especificamente ao feixe comum de His, e daí para os ramos direito e esquerdo e para a rede de Purkinge, determinando a ativação do músculo ventricular. Em condições normais, os ventrículos são rapidamente ativados de uma forma bem definida determinada pelo trajeto da rede de Purkinje. Essa ativação ocorre nas porções septais, seguidas pela parede livre do ventrículo esquerdo e finalmente pelas regiões posterobasais, inscrevendo o complexo QRS.

A fase de recuperação da excitabilidade elétrica ocorre mais lentamente e é determinada pelo tempo de ativação e de duração dos potenciais de ação regionais. A brevidade relativa dos potenciais de ação no epicárdio ventricular faz a repolarização ocorrer primeiro na superfície epicárdica para então prosseguir para o endocárdio, fazendo que a onda T, normalmente, seja inscrita com a mesma polaridade do complexo QRS. O tempo total para a despolarização e repolarização celular é determinada pela duração do potencial de ação representado no eletrocardiograma pelo intervalo QT.[9,10,11]

Aspecto fundamental na análise do traçado é o entendimento de que as deflexões observadas no eletrocardiograma possuem uma relação direta com o potencial de ação das células do coração (Figura 30.11). Dessa forma, o potencial de ação deve ser compreendido como a atividade elétrica de uma célula medida entre o extra e o intracelular através de microelétrodos colocados fora e o outro dentro da célula. Já o eletrocardiograma mostra a atividade elétrica de todo o miocárdio entre dois pontos localizados no extracelular (superfície corporal). Ambos representam o mesmo fenômeno, porém registrados de pontos diferentes. A fase 0 e a 1 de todas as células cardíacas constituem o QRS, o *plateau* (fase 2) corresponde ao segmento ST, e a fase 3 constitui a onda T. A fase 4 ocorre durante a diástole elétrica entre 2 batimentos (linha isoelétrica entre as ondas T e P do eletrocardiograma).[12]

Na correlação do potencial de ação com o eletrocardiograma (ECG), pode-se entender que as fases 0 e 1 correspondem ao QRS, a fase 2, ao seguimento ST; a fase 3, à onda T, e a parte inicial da fase 4, à onda U.[9,10]

CICLO CARDÍACO

Descrito inicialmente por Lewis e depois por Wiggers, o ciclo cardíaco envolve todos os eventos elétricos, mecânicos, sonoros e de fluxo, que se sucedem em cada batimento. É composto de dois eventos: a sístole e a diástole.[13]

A diástole representa o período de tempo quando os ventrículos estão relaxados (não contraídos). Durante a maior parte desse período, o sangue passivamente flui do átrio esquerdo (AE) e do átrio direito (AD) para o ventrículo esquerdo (VE) e o ventrículo direito (VD), respectivamente. O AD recebe sangue venoso do corpo através da veia cava superior (VCS) e a veia cava inferior (VCI). O AE recebe sangue oxigenado dos pulmões através de quatro veias pulmonares. O sangue flui através de válvulas atrioventriculares (mitral e tricúspide) que separam os átrios dos ventrículos. No final da diástole, ambos os átrios contraem-se, o que impulsiona uma quantidade adicional de sangue para os ventrículos.[13,14]

A sístole representa o tempo durante o qual os ventrículos direito e esquerdo contraem e ejetam o sangue para a aorta e a artéria pulmonar, respectivamente. Durante a sístole, as válvulas aórtica e pulmonar se abrem para permitir a ejeção na aorta e artéria pulmonar. As valvas atrioventriculares estão fechadas durante a sístole, o que permite o enchimento atrial.[13,14]

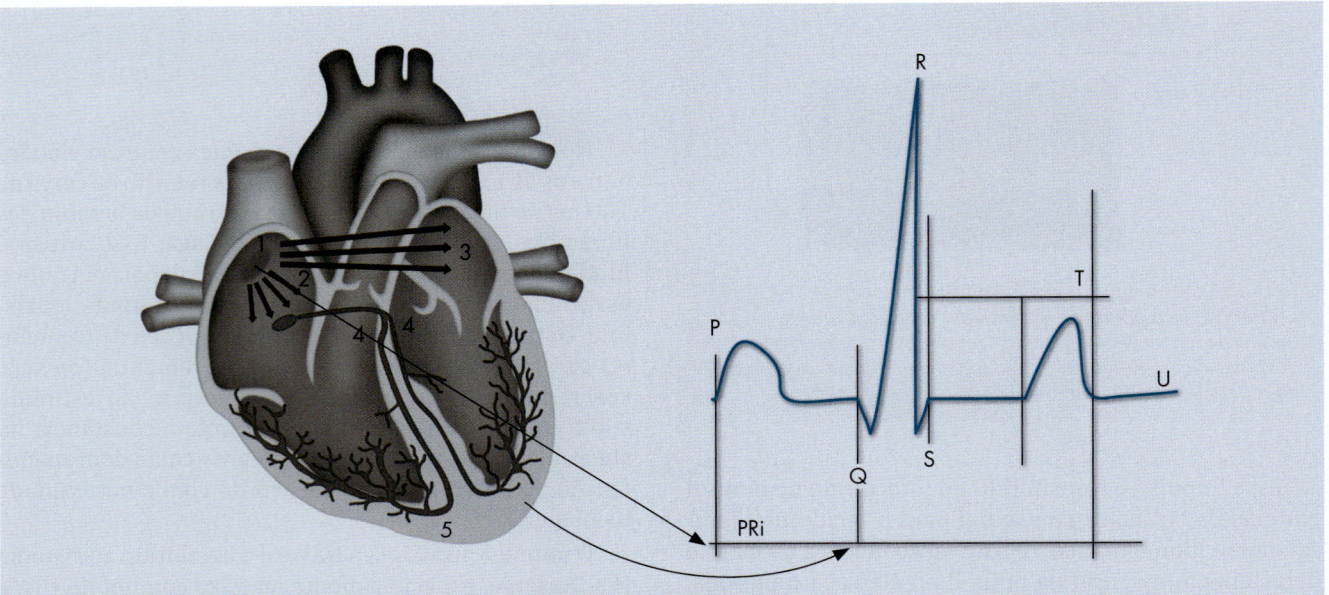

Figura 30.10 — *Sistema de condução cardíaco e traçado eletrocardiográfico correspondente. 1 O estímulo origina-se nas células P do nó sinusal; 2 Atinge os tratos internodais e a musc. Atrial; 3 Sobre importante retardo no nó AV; 4 Acelera-se no feixe de His; 5 Conduz-se rapidamente nas fibras de Purkinje.*

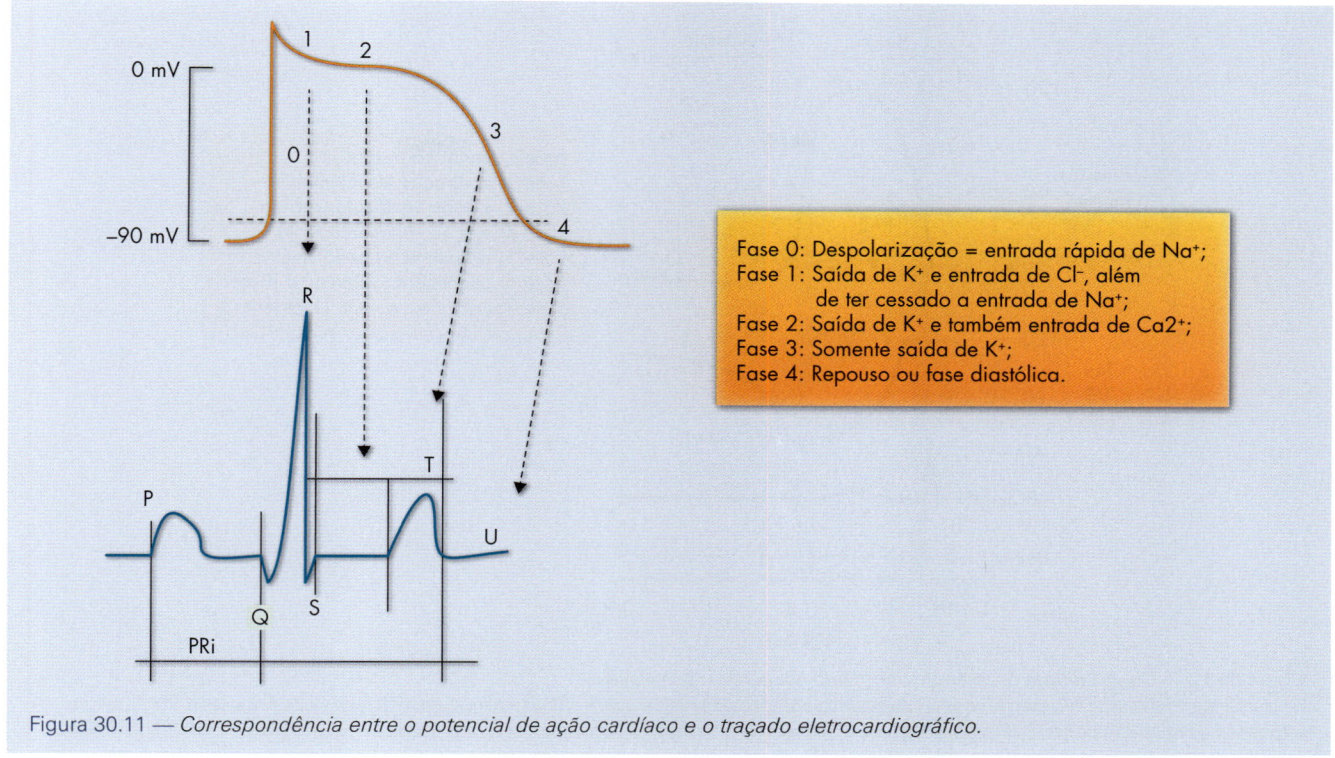

Figura 30.11 — *Correspondência entre o potencial de ação cardíaco e o traçado eletrocardiográfico.*

Diagrama do Ciclo Cardíaco

O diagrama do ciclo cardíaco descreve as alterações na pressão aórtica (PA), pressão ventricular esquerda (PVE), pressão atrial esquerda (PAE), volume ventricular esquerdo (Vol VE) e sons de coração durante um único ciclo de contração cardíaca e relaxamento (Figura 30.12). Essas alterações estão relacionadas a tempo no eletrocardiograma.[1,13]

A primeira fase do ciclo cardíaco é a da contração atrial (fase 1 da Figura 30.12), no final da diástole ventricular. A estimulação elétrica feita pelo nódulo sinusal determina contração da musculatura atrial, aumento da pressão intracavitária e expulsão do sangue para o interior do ventrículo esquerdo (VE). No atriograma, esta primeira fase corresponde à onda a. As valvas atrioventriculares se abrem amplamente permitindo o fluxo de sangue para os ventrículos. A contração atrial determina elevação da pressão diastólica ventricular, que é denominada de pressão diastólica final do ventrículo (Pd2 ou PDF). Também é responsável por cerca de 20% a 30% do enchimento ventricular total. Neste tempo, o sangue que retorna ao coração não entra no átrio.[13]

A onda p do eletrocardiograma se inscreve em torno de 40 ms antes do pico da onda a. Em pacientes com insuficiência cardíaca congestiva, insuficiência coronariana, embolia pulmonar maciça, miocardiopatias, ou outras cardiopatias que levem à dificuldade de esvaziamento atrial, é nessa fase que poderá aparecer uma quarta bulha anormal (B4), como consequência da dificuldade de esvaziamento.[14]

A segunda fase do ciclo cardíaco, que é a primeira do período sistólico ou de contração, é denominada de contração isovolumétrica (fase 2 da Figura 30.12). Nessa fase os ventrículos estão com as máximas capacidades volumétricas, e pode ser verificada a pressão diastólica final (PDF).

As valvas semilunares aórtica e pulmonar encontram-se fechadas, pois as pressões diastólicas arteriais excedem a pressão diastólica dos ventrículos. A ativação elétrica distribui-se pelo feixe de His e pela rede de Purkinje, excita o miocárdio, com início da contração ventricular. A pressão intraventricular sobe rapidamente, e ocorre o fechamento das valvas atrioventriculares sem alteração do volume ventricular. É possível a ausculta da primeira bulha. Como as pressões dos átrios são próximas e o VE tem maior pressão intracavitária, o fechamento da valva mitral precede o da tricúspide. Se feito registro, é possível verificar que o componente mitral da primeira bulha se mede antes do componente tricuspídeo.[1,13,14]

A pressão intraventricular elevada também projeta para cima a face ventricular da valva mitral com elevação transitória da pressão atrial e formação da onda c do atriograma. Segue-se o relaxamento muscular atrial com diminuição da pressão intra-atrial, a onda negativa x do atriograma.

A fase de contração isovolumétrica caracteriza-se pelo ventrículo como uma cavidade fechada, pois tanto

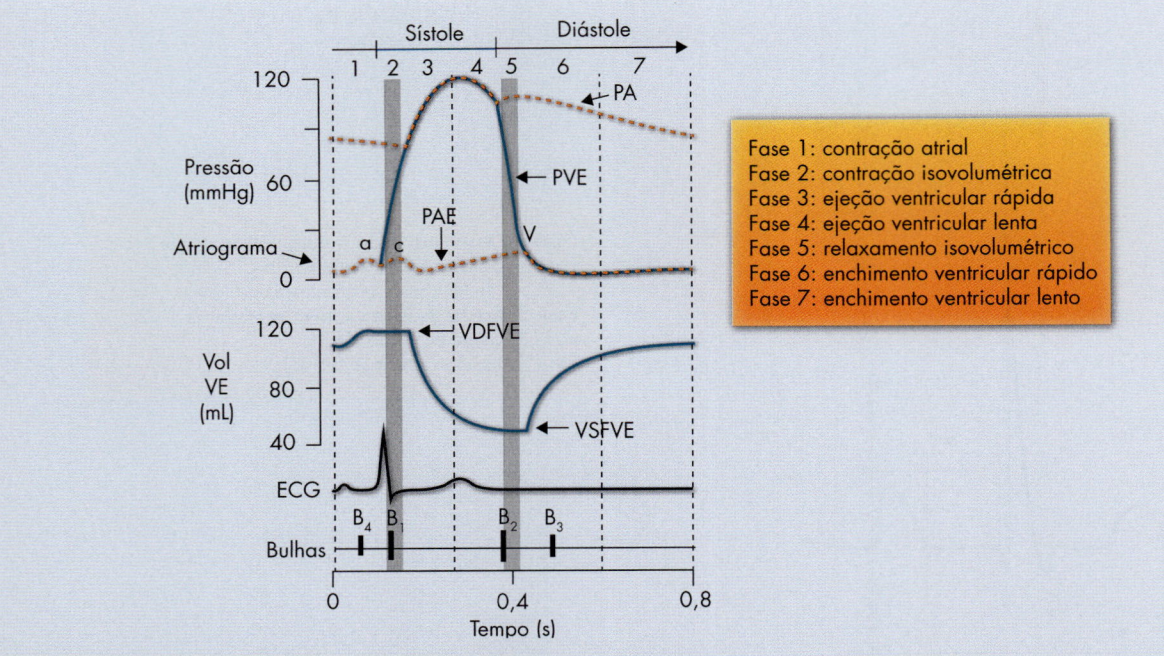

Figura 30.12 — Curva volume-pressão do ventrículo esquerdo e suas fases.
PA: pressão arterial sistêmica; PVE: pressão de ventrículo esquerdo; PAE: pressão de átrio esquerdo; VDFVE: volume diastólico final do ventrículo esquerdo; VSFVE: volume sistólico final do ventrículo esquerdo; ECG: eletrocardiograma; B1: primeira bulha cardíaca; B2: segunda bulha cardíaca; B3: terceira bulha cardíaca; B4: quarta bulha cardíaca.

as valvas atrioventriculares quanto as semilunares estão fechadas. A contração muscular se propaga até o limite em que a pressão intraventricular ultrapassa a pressão diastólica das grandes artérias, com abertura das valvas semilunares.

A ejeção ventricular pode ser dividida em duas partes: ejeção rápida e lenta, com o término do período sistólico. A ejeção ventricular rápida (fase 3 da Figura 30.12) determina o rápido esvaziamento de cerca de 60% do volume ventricular. Esse fato leva a uma dilatação transitória da aorta com estimulação dos barorreceptores. A estimulação é captada nos centros bulbares que determina uma vasodilatação periférica, ocasionando uma saída de volume de sangue, igual ao que flui pela aorta.

Durante essa fase nenhum som é audível à ausculta, pois a abertura das valvas semilunares normais é silenciosa. A presença de som durante a fase de ejeção é indicativa de doença valvar ou *shunt* intracardíaco. A pressão atrial se reduz devido à movimentação para baixo da base dos átrios, com expansão das câmaras. O sangue continua fluindo continuamente para o seu interior graças ao retorno venoso. A ejeção rápida se completa quando as pressões ventriculares e arteriais atingem o seu maior nível.

A fase de ejeção ventricular lenta (fase 4 da Figura 30.12) inicia-se a partir do ponto máximo de pressão ventricular e arterial. Há redução da tensão ativa dos ventrículos e contínuo esvaziamento ventricular. A energia cinética criada pela coluna sanguínea (ao ser ejetada pelo ventrículo) e a ampla comunicação entre o ventrículo e o grande vaso criam um gradiente de pressão suficiente para manter a ejeção sanguínea até o final.[3] A pressão atrial também cada vez mais aumenta de maneira gradual devido ao retorno venoso. No ECG, acontece a repolarização ventricular (onda T) em torno de 150 mseg a 200 mseg após o QRS.

O período diastólico ventricular se inicia com a segunda bulha (B2) cardíaca e termina com a primeira (B1). Nese período acontecem as três fases terminais do ciclo cardíaco, que são: de relaxamento isovolumétrico, de enchimento ventricular rápido e de enchimento ventricular lento.

Na quinta fase ou de relaxamento isovolumétrico (fase 5 da Figura 30.12), observa-se o contínuo relaxamento ventricular com decréscimo da pressão intracavitária a tal ponto que a inércia do sangue, contido no ventrículo, atinge um ponto em que a pressão é menor que nos grandes vasos. Isso determina um gradiente reverso de pressão que leva ao fechamento abrupto das valvas semilunares aórtica e pulmonar, e audição da segunda bulha cardíaca (B2), com o componente aórtico precedente ao pulmonar.

A queda de pressão nos grandes vasos (aorta e pulmonar) se faz de maneira mais gradual que nos ventrículos devido à maior capacidade de a parede vascular se distender com o aumento da pressão transmural (complascência).

A pressão nos ventrículos se reduz, mas o volume permanece constante porque todas as valvas ficam fechadas. Permanece um pequeno volume de sangue nos ventrículos, que é denominado volume diastólico final do ventrículo. No ventrículo esquerdo, situa-se em torno de 50 mL. A pressão nos átrios continua a se elevar em razão do constante retorno venoso.

A sexta fase ou de enchimento ventricular rápido (fase 6 da Figura 30.12) ocorre quando a pressão nos ventrículos cai aquém da pressão nos átrios, e determina a abertura das valvas atrioventriculares e o início do enchimento ventricular. O atriograma registra nessa fase uma queda ("colapso" y) que se inicia no ponto v, como consequência da redução rápida da pressão nos átrios. Quando as valvas atrioventriculares são normais, nenhum som é audível nessa fase.

Quando uma terceira bulha (B3) é audível, pode representar tensão nas cordoalhas tendíneas do anel valvar atrioventricular durante enchimento e relaxamento ventricular. A terceira bulha pode ser normal em adolescentes, mas frequentemente é anormal em adultos, e é causada por dilatação ventricular.[5]

Na última fase do ciclo cardíaco ou de enchimento ventricular lento (fase 7 da Figura 30.12), os ventrículos continuam a se encher e se expandir, tornam-se menos complacentes, há um aumento progressivo da pressão intraventricular, redução do gradiente atrioventricular e por fim o enchimento ventricular. As pressões aórtica e pulmonar continuam decrescendo nessa fase.

Alças Volume-pressão no Ciclo Cardíaco

A alça volume-pressão do ciclo cardíaco para o ventrículo esquerdo, com função normal, é dividida em quatro fases, dispostas na Figura 30.13.

PRÉ-CARGA E PÓS-CARGA

Ao se avaliar propriedades contráteis do miocárdio, é importante especificar o grau de tensão quando começa a contração, denominada de pré-carga. Para contração cardíaca, a pré-carga é normalmente considerada como a pressão diastólica final, isto é, o ventrículo está cheio, e serve como um indício do grau de estiramento inicial da fibra miocárdica. Esse estiramento depende de fatores que aumentem ou diminuam o volume de retorno venoso e a pressão de enchimento diastólico, de um lado, e, de outro, da capacidade de distensão da parede ventricular em aceitar esse volume.[5,6]

O retorno venoso pode estar:

1. Aumentado:
   * Aumento do volume circulante (hipervolemia, policitemia);
   * Transferência de sangue das veias periféricas para as centrais (elevação dos membros inferiores, exercício);
   * Venoconstrição (estimulação β-adrenérgica).
2. Diminuído:
   * Hipovolemia;
   * Posição ortostática;
   * Venodilatação;

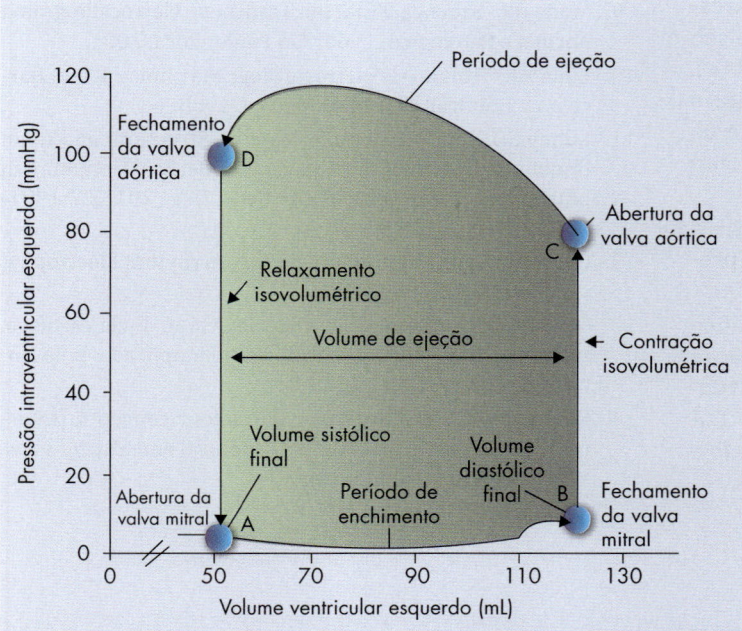

Figura 30.13 — Curva volume-pressão do ventrículo esquerdo e suas fases.

♦ Inibição vagal da sístole atrial.

A pós-carga é a resistência contra a qual os músculos ventriculares exercem força contrátil. Para o ventrículo esquerdo os principais fatores são: a impedância aórtica, a resistência vascular periférica e a viscosidade do sangue. Para o ventrículo direito são: a impedância pulmonar e a resistência vascular pulmonar.[5,6]

O mecanismo de Frank-Starling é uma propriedade intrínseca do miocárdio, que consiste na capacidade do coração de se adaptar a variações do volume sanguíneo, com modificação da contratilidade. Quanto maior for o volume sanguíneo (maior pré-carga), maior a distensão da fibra cardíaca, e maior a força de contração e a quantidade de sangue bombeada para a aorta. Quanto menor for o volume (menor pré-carga), menor a quantidade de sangue ejetada. Em 1895, Otto Frank foi o primeiro que observou que a mudança na tensão muscular estava diretamente relacionada ao comprimento de estiramento da fibra cardíaca. Em 1914, E. H. Starling utilizou uma preparação de coração-pulmão isolado, e observou que a energia mecânica passava do descanso para a contração em função do comprimento da fibra muscular.[1,13]

CONCLUSÃO

A atividade elétrica cardíaca deriva de uma série de interações iônicas que ocorrem através da membrana celular do miócito.

O sistema de condução elétrica é o responsável pela comunicação rápida em toda massa miocárdica, da ordem da contração, que permite ao coração exercer a função adequada de bomba propulsora do sangue.

O potencial de ação gerado pelo nó sinusal (marca-passo cardíaco) é conduzido por feixes atriais (que são tecidos especializados), até o nó atrioventricular (NAV). No NAV ocorre um retardo proposital, que permite o sincronismo entre: a contração atrial (que se segue da atividade elétrica nos átrios) e o perfeito enchimento diastólico das câmaras ventriculares.[7]

Quase simultaneamente, ocorre a condução elétrica em toda extensão das câmaras cardíacas, devido à propagação prévia de uma onda de atividade elétrica.

O eletrocardiograma (ECG) contém o registro gráfico dessa atividade cardíaca. Ondas P constituem a ativação elétrica atrial, o complexo QRS, a ativação elétrica ventricular. A repolarização ventricular é vista na onda T. A repolarização dos átrios, por ser de baixa magnitude e coincidir com a inserção do QRS, não é visualizada.

O estudo dos traçados do EGC permite o diagnóstico de distúrbios da eletrofisiologia cardíaca. A interpretação do registro da atividade elétrica, associada ao entendimento do ciclo cardíaco, é essencial na formação médica, ainda mais aos profissionais que optem pela anestesiologia.

A não existência de atividade elétrica traz como consequência a ausência de sístole. A ativação incompleta ou desordenada gera ineficiência mecânica, comprometendo a eficiência de bomba.

REFERÊNCIAS

1. Sun LS, Johanna Schwarzenberger J, Dinavahi R. Cardiac Physiology. In: Miller's Anesthesia. 8ª ed. Philadelphia: Saunders-Elsevier, 2015. p.473-91.
2. Ferrez D. Fisiologia cardíaca e vascular. [Internet] [Acesso em 21 oct 2015]. Disponível em: http://www.anestesiologia.unifesp.br/fisio_cardio.pdf.
3. Neto AR. Fisiologia cardiovascular. [Internet] [Acesso em 21 oct 2015]. Disponível em: http://www.cepeti.com.br/bibliografia_LIGAMI2011.pdf.
4. Kata AM. Physiology of the Heart, 5ª ed. Philadelphia: Lippincott Williams & Wilkins, 2011.
5. Gomes OM, Abrantes RD. Fisiologia cardíaca fundamental. In: Gomes OM Fisiologia cardiovascular aplicada. Belo Horizonte: Edicor, 2005. p.90-118.
6. Berne RM, Levy MN. Cardiovascular Physiology, 8ª ed. Missouri: Mosby, 2001.
7. Carvalho AP. Fisiologia Cardiovascular, 1ª ed. São Paulo: Fundo Editorial Byk-Procienx, 1976.
8. Mohrman DF, Heller LJ. Fisiologia Cardiovascular 6ª ed. São Paulo: Lange, 2007.
9. Moffa PJ, Sanches PCR. In: Tranchesi eletrocadiograma normal e Patologico. 1ª ed. São Paulo: Roca, 2001.
10. Luna AB, Tratado de eletrocardiografia clinica 1ª ed. Barcelona: Editorial Cientifico Médica, 1988.
11. Lundy SD, Zhu WZ, Regnier M, et al. Structural and functional maturation of cardiomyocytes derived from human pluripotent stem cells. Stem Cells Dev. 2013;22:1991-2002.
12. Grant AO. Cardiac ion channels. Circ Arrhythm Electrophysiol. 2009;2:185-94.
13. Osterne ECV, Osterne TEC, Osterne NMAC. Ciclo cardíaco. In: Gomes OM Fisiologia cardiovascular aplicada. Belo Horizonte: Edicor, 2005. p.119-24.
14. Klabunde RE. Cardiovascular physiology concepts. [Internet] [Acesso em 21 oct 2015]. Disponível em: http://www.cvphysiology.com/index.html

Determinantes e Controles da Função Cardiovascular

Chiara Scaglioni Tessmer Gatto
Bruno Emanuel Oliva Gatto

INTRODUÇÃO

A fisiologia cardíaca está presente no dia a dia do médico anestesiologista, uma vez que o objetivo de toda anestesia é manter a homeostase fisiológica dos órgãos.

Compreender o funcionamento normal da função cardiovascular é imprescindível para o tratamento de possíveis alterações hemodinâmicas causadas pelos anestésicos, como diminuição do tônus adrenérgico, queda da frequência cardíaca, vasodilatação e diminuição da contratilidade ventricular.

O anestesiologista é o fisiologista no centro cirúrgico que controla as funções vitais do paciente a fim de obter o melhor desfecho perioperatório.

FATORES DETERMINANTES DA FUNÇÃO SISTÓLICA

A função sistólica é o período entre o fechamento da valva mitral e o início da contração ventricular até o fim da ejeção do volume sistólico.[1]

A função sistólica é determinada pelos seguintes fatores: pré-carga, pós-carga e contratilidade. Esses fatores determinam o volume sistólico (VS) que, combinado com a frequência cardíaca (FC), resultam no débito cardíaco (DC), o qual é o principal determinante da entrega de oxigênio aos tecidos.[1]

Débito Cardíaco

O débito cardíaco é a quantidade de sangue que é entregue à circulação pelo coração por minuto, determinada em litros por minuto (L.min^{-1})[1]:

$$DC = VS \times FC$$

Os determinantes primários do débito cardíaco são o volume sistólico e a frequência cardíaca.

O volume sistólico é o maior determinante do DC e depende do retorno venoso (pré-carga), da resistência vascular sistêmica (pós-carga) e da contratilidade miocárdica (Figura 31.1).

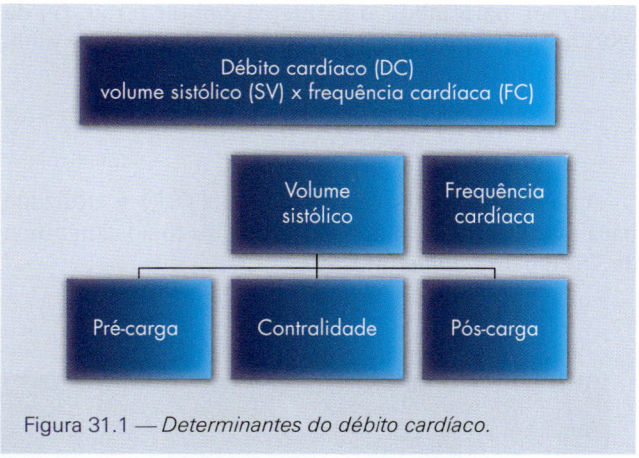

Figura 31.1 — *Determinantes do débito cardíaco.*

O débito cardíaco normal de um adulto de 70 kg varia de 5 a 6 L.min^{-1}, com volume sistólico entre 60 mL e 90 mL e frequência cardíaca de 60 bpm a 90 bpm.

O débito cardíaco é dependente da demanda metabólica do indivíduo. No indivíduo saudável o DC pode chegar até 25 L.min^{-1} no exercício extenuante.[1]

A manutenção do débito cardíaco é imprescindível para a manutenção adequada da entrega de oxigênio (DO$_2$) para os tecidos, pois essa entrega depende diretamente do DC, do nível de hemoglobina e da saturação de oxigênio da hemoglobina.

Nos pacientes com choque, que estão em baixo débito cardíaco, ocorre metabolismo anaeróbio, hiperlactatemia, acidose metabólica, apoptose celular e disfunção orgânica.

O índice cardíaco (IC) é uma forma mais refinada do débito cardíaco, pois ajusta o DC para área de superfície corpórea (BSA) do paciente. O IC é medido em L/min/m²:

$$IC = DC/BSA$$

Monitores medem o débito cardíaco de diversos métodos para garantir a adequação volêmica e hemodinâmica do paciente cirúrgico.

A ecocardiografia transtorácica mede, de forma não invasiva e pouco invasiva no caso da ecocardiografia transesofágica, o volume sistólico através da análise do fluxo sanguíneo na via de saída do ventrículo esquerdo (VSVE) e ajuda a garantir uma entrega de oxigênio adequada aos tecidos (Figura 31.2). Para obter o volume sistólico por meio do eco é necessário:[2]

- Determinar a área onde o fluxo sanguíneo é medido, ou seja, da via de saída do ventrículo esquerdo (VSVE) (Figura 31.2);
- A integral da velocidade do fluxo (VTI).

Esses dados são obtidos em duas janelas ecocardiográficas. A janela esôfago médio eixo longo (ME LAX) é utilizada para medir o diâmetro e obter o raio (r) da VSVE e, consequentemente, para obter a área por meio da fórmula:[2]

$$\text{Área VSVE} = \pi\, r^2$$

A janela transgástrica profunda (TGP) é utilizada para medir a integral da velocidade do fluxo sanguíneo da VSVE pelo *Doppler* pulsátil.[2]

Com essas duas informações, pode-se obter o valor do volume sistólico, pois:

$$VS\ (cm^3) = \text{área VSVE}\ (cm^2) \times VTI\ (cm)$$

A frequência cardíaca (FC) é o segundo maior determinante do DC. Varia entre 60 bpm e 100 bpm. É controlada por diversos sistemas, como o sistema de condução cardíaco, sistema nervoso central, sistema nervoso autônomo e por fatores hormonais.[1] Manter a FC dentro da normalidade mostra-se importante principalmente nos pacientes coronariopatas, já que a perfusão coronariana do ventrículo esquerdo ocorre na diástole e a taquicardia diminui o tempo de diástole. Bradiarritmias, como o bloqueio ventricular total, levam o paciente a baixo débito extremo e devem ser tratadas imediatamente para não evoluírem para parada cardíaca (PCR).

Volume Sistólico

O volume sistólico (VS) é a quantidade de sangue ejetada pelo ventrículo a cada contração. Normalmente varia de 60 mL a 100 mL por batimento cardíaco. É dependente de retorno venoso (pré-carga), resistência vascular sistêmica (pós-carga) e contratilidade miocárdica[1] (Figura 31.1). Quando um paciente se encontra em baixo débito, são esses os fatores que devemos avaliar e corrigir, se alterados.

Pré-carga

A pré-carga é a força que determina o estiramento da fibra muscular no final da diástole. Pode ser estimada pelo volume diastólico final no ventrículo (VDFVE), pela pressão diastólica final do ventrículo esquerdo (PDFVE).

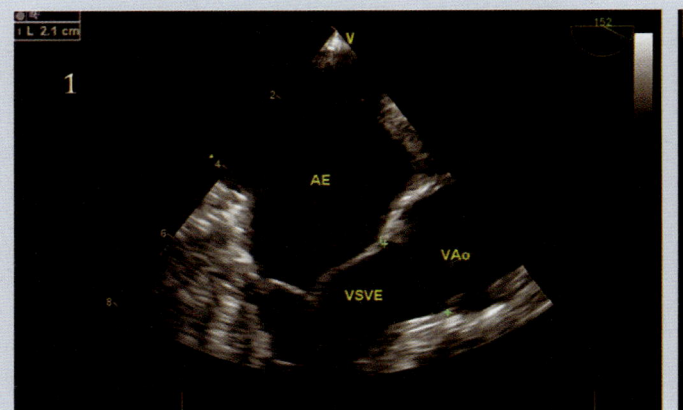 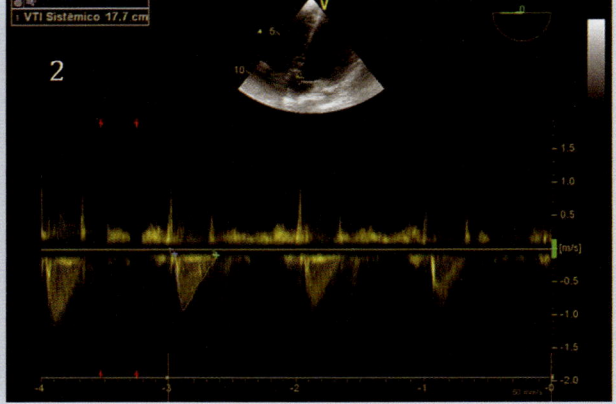

Figura 31.2 — Medida do volume sistólico por meio da ecocardiografia. 1. Medida do diâmetro da via de saída do ventrículo esquerdo (VSVE). 2. Medida da integral da velocidade (VTI).

Os fatores que a afetam incluem volemia total circulante, posicionamento (p. ex.: cefalodeclive), pressão intratorácica, pressão intrapericárdica, tônus venoso e sístole atrial. O sangramento intraoperatório é um fator frequente que diminui a volemia do paciente e, consequentemente, a pré-carga e a performance ventricular.

O VDFVE é medido clinicamente por meio do ecocardiograma com a medida do volume diastólico final do ventrículo esquerdo e com a medida da área e do diâmetro diastólico final. Quando o VDFVE está baixo, o paciente provavelmente está hipovolêmico, logo, quando o VDFVE está alto, provavelmente o paciente está hipervolêmico e/ou com disfunção ventricular esquerda (Figura 31.3).[2]

Já a PDFVE é medida indiretamente por meio do cateter de artéria pulmonar, pela pressão de oclusão da artéria pulmonar (POAP). Todavia uma POAP alta não significa necessariamente hipervolemia, pois a interação entre volume e pressão dentro do ventrículo depende, entre outros fatores, da complacência ventricular.

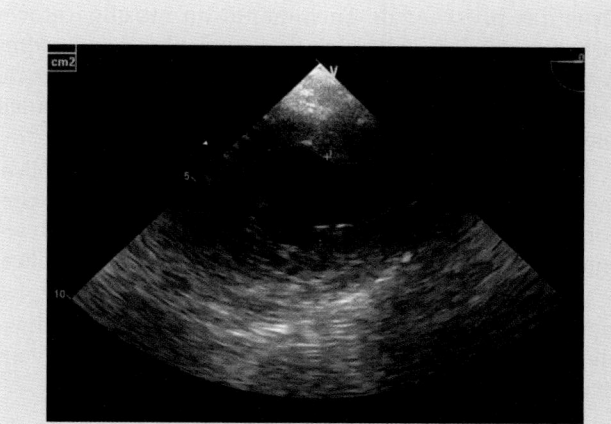

Figura 31.3 — *Medida da área diastólica final do ventrículo esquerdo, janela ecocardiográfica transgástrico eixo curto transpapilar (TG SAX papilar).*

Pós-carga

A pós-carga é a carga imposta ao ventrículo durante a sístole. Clinicamente é estimada pela pressão aórtica e pela resistência vascular sistêmica (RVS).

A RVS é medida em dinas/s/cm^5 e é calculada com os valores do DC e da PVC, uma vez que depende de pressão arterial média, pressão venosa central (PVC) e débito cardíaco:

$$RVS = \frac{PAM - PVC \times 80}{DC}$$

Valores normais da RVS estão entre 800 e 1.200 dinas/s/cm^5. O choque distributivo (p. ex.: choque séptico) cursa com queda da resistência vascular sistêmica e pode ser observado, no início do quadro, um débito cardíaco alto e pressão arterial sistêmica (PA) baixa, uma vez que a pressão arterial é diretamente proporcional ao fluxo e à resistência:

$$PA = DC \times RVS$$

A pós-carga do ventrículo direito pode ser medida pelo cálculo da resistência vascular pulmonar (RVP), a qual depende da pressão média da artéria pulmonar (PAPm), da pressão diastólica final do ventrículo esquerdo, medida clinicamente pela pressão de oclusão da artéria pulmonar, e do débito cardíaco:

$$RVP = \frac{PAPm - POAP \times 80}{DC}$$

Os valores normais estão abaixo de 250 dinas/s/cm^5. Observe que a resistência vascular pulmonar está em torno de 20% da resistência vascular sistêmica, pois a circulação pulmonar é uma circulação de alta complacência e baixa resistência. Sendo assim, cada ventrículo é fisiologicamente adaptado para vencer essa resistência.

O ventrículo direito (VD) tem cerca de metade da espessura do ventrículo esquerdo. Enquanto o DC do VE se mantém constante com grandes alterações de resistência, o ventrículo direito rapidamente diminui seu débito com pequenos aumentos de pós-carga. A função contrátil do ventrículo direito é mantida até uma pressão arterial média da artéria pulmonar de até 40 mmHg.[1] Situações de hipertensão pulmonar aguda devem ser rapidamente tratadas para não evoluírem para disfunção ventricular direita e colapso circulatório.

Contratilidade

Contratilidade ou inotropismo é uma propriedade intrínseca do miocárdio de se encurtar e se espessar, independentemente da pré ou da pós-carga.[1]

Quando há a despolarização da célula cardíaca, há entrada de cálcio intracelular, que se liga à troponina e permite a ligação da actina e da miosina. Após a ligação dessas duas proteínas contráteis, o sarcômero se encurta e se espessa, promovendo a sístole ventricular.[1] No indivíduo normal, todos os miócitos trabalham como um sincício, ou seja, como se fossem uma única célula, melhorando o desempenho ventricular.

Diversos fatores afetam a contratilidade miocárdica. O estímulo simpático, a inibição do sistema parassimpático ou a utilização de medicações inotrópicas positivas, como a dobutamina ou a adrenalina, aumentam ou a força de contração do músculo ou a frequência de contração, aumentando o volume sistólico. Já o aumento do tônus parassimpático, o uso de medicações betabloqueadoras ou inibidoras de canais de cálcio, a hipóxia, a isquemia miocárdica, a acidose e doenças próprias do músculo cardíaco, como a miocardiopatia, são fatores que diminuem a contratilidade e a performance cardíaca.[1]

O ecocardiograma é uma ferramenta única de avaliação da contratilidade miocárdica. Além da visualização direta da contração, pode-se realizar diversos cálculos que quantificam a grau de comprometimento da função contrátil em tempo real no intraoperatório.

A medida da fração de ejeção (FE) é um método frequentemente realizado para essa finalidade. Avalia qual a porcentagem do volume diastólico final do ventrículo esquerdo (VDFVE) que foi ejetado na aorta na sístole ventricular. Para obter essa informação, mede-se o VDFE e o volume sistólico final do ventrículo esquerdo (VSFE) pela ecocardiografia unidimensional (modo M) com a técnica de Teichholz (Figura 31.4), da ecocardiografia bidimensional (2D) pelo método de discos, também chamada Regra de Simpson modificada, e até mesmo, mais recentemente, pela análise volumétrica com a ecocardiografia tridimensional (3D).[3]

$$FE\ (\%) = \frac{VDFVE - VSFVE}{VDFVE} \times 100$$

A fração de ejeção normal é maior que 50% a 55%. Fração de ejeção menor que 30% significa disfunção sistólica importante. A fração de ejeção pode estar hiperestimada em algumas situações. Na insuficiência mitral, além do volume sistólico efetivo, também há o volume regurgitante para o átrio esquerdo, a medida da FE não é um método fidedigno da função contrátil ventricular.

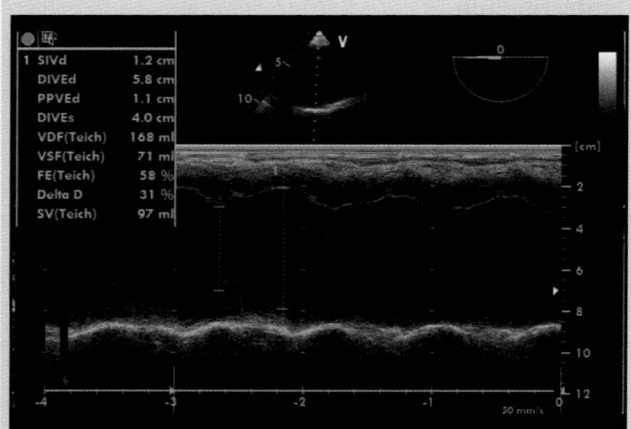

Figura 31.4 — Medida da fração de ejeção (FE) pelo modo M, técnica de Teichoolz. Janela de ecocardiografia transesofágica transgástrica eixo curto papilar médio (TG SAX papilar).

Nesse caso, pode-se utilizar outros métodos, como a medida da meia pressão (dP/dT). Este é um índice de contratilidade miocárdica que correlaciona a variação de pressão causada pelo VE, em determinado período de tempo. Quanto maior for a relação dP/dT, melhor a contratilidade miocárdica, sendo o valor normal 1.200 mmHg/s.[3]

DETERMINANTES DA FUNÇÃO DIASTÓLICA

A diastologia, o estudo da função diastólica, ganhou papel de destaque nas publicações sobre fisiologia cardíaca nos últimos anos. A disfunção diastólica é causa de insuficiência cardíaca em 40% a 50% dos casos, mesmo com função sistólica preservada.[4] Essa incidência mudou um paradigma na fisiologia e demonstrou que fatores sistólicos como a contratilidade e o volume ejetado também dependem do perfeito funcionamento diastólico.

O uso da ecocardiografia intraoperatória também colaborou para um melhor entendimento e avanço do conhecimento da diastologia.

A ecocardiografia possibilitou a avaliação em tempo real do relaxamento do miocárdio e de mudanças dinâmicas das pressões de enchimento no intraoperatório durante reposição volêmica de ventrículos pouco complacentes e de manobras cirúrgicas como pinçamento de aorta e de veia cava, facilitando o manejo hemodinâmico desses pacientes.

Diversas patologias cursam com disfunção diastólica, como a hipertensão arterial crônica, as valvopatias, as cardiomiopatias restritivas, a miocardiopatia isquêmica, a cardiomiopatia hipertrófica e até mesmo a disfunção sistólica.

Para o entendimento da função diastólica, mostra-se importante conhecer os fatores que determinam a diástole, como o relaxamento miocárdico, o enchimento ventricular passivo e a contribuição atrial.

Relaxamento ou Distensibilidade do Miocárdio

A primeira fase da diástole é o relaxamento miocárdico isovolumétrico. Inicia-se no final da sístole ventricular, com o fechamento da valva aórtica e com a valva mitral ainda fechada. Nesse período ocorre a queda de pressão intraventricular, que determina a queda do gradiente de pressão entre os átrios e os ventrículos para abertura da valva mitral e o enchimento passivo do ventrículo.

O relaxamento ventricular ocorre com gasto energético das células, com gasto de adenosina trifosfato para retirada do cálcio da célula para o retículo sarcoplasmático. Situações de aumento excessivo da frequência cardíaca prejudicam esse processo e impedem o relaxamento adequado do miócito.[1]

Enchimento Ventricular Passivo

Com o relaxamento miocárdico isovolumétrico ocorre queda de pressão intraventricular e abertura da valva mitral e se inicia o enchimento ventricular passivo. O fluxo sanguíneo dos átrios segue em direção aos ventrículos de forma passiva, de acordo com o gradiente de pressão entre as câmeras até o equilíbrio de pressão.[1] A velocidade do fluxo será determinada por esse gradiente, ou seja, nos pacientes com pressão diastólica final do ventrículo esquerdo alta o gradiente entre átrios e ventrículos se equalizará mais rapidamente, terminando o enchimento passivo mais cedo. Ao final do enchimento passivo ocorre a diástase, período em que não há fluxo de sangue através da valva mitral até a sístole atrial.

O maior determinante do enchimento ventricular passivo é a complacência ventricular, que influencia o gradiente transmitral. A distensibilidade miocárdica é uma propriedade do coração. Os pacientes com disfunção diastólica perdem em parte essa característica. Nos ventrículos não complacentes, com doença diastólica restritiva, pequenos aumentos de volume geram um grande aumento de pressão (Figura 31.5). A cardiomiopatia hipertrófica que acompanha a história natural da hipertensão não controlada é um exemplo de complacência alterada.

Para entender essa propriedade cardíaca, pode-se comparar a complacência cardíaca com a complacência pulmonar. Enquanto a ventilação de um paciente de 70 kg com pulmão normal com volume 500 mL de volume corrente gera uma pressão de pico de 15 cmH_2O, se esse mesmo paciente desenvolver síndrome da angústia respiratória aguda (SARA), o mesmo volume corrente gerará pressões de picos muito maiores, pois a doença alterou a complacência pulmonar.

$$\text{Complacência} = \frac{\Delta \text{Volume}}{\Delta \text{Pressão}}$$

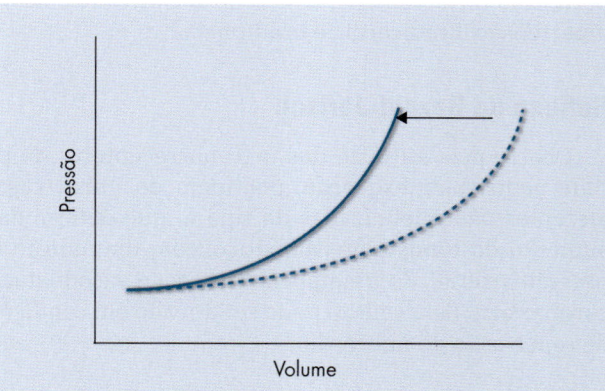

Figura 31.5 — *Curva pressão-volume. O gráfico demonstra dois ventrículos com complacências diferentes. A linha tracejada representa um ventrículo com complacência diminuída, como ocorre em casos de isquemia, hipertensão, uso de inotrópicos e cardiomiopatias restritivas. A linha contínua representa ventrículo de complacência normal. Grande alteração de volume gera pequeno aumento de pressão intraventricular.*

Enchimento Ventricular Ativo ou Atrial

A contração atrial ocorre no final da diástase antes do fechamento da valva mitral. Normalmente, o fluxo passivo representa 75% do enchimento ventricular, e a contração atrial, 25%.[1] Na presença de disfunção diastólica, com o aumento da pressão intraventricular, a contração atrial se torna essencial para garantir um volume diastólico adequado. Por isso, situações de fibrilação atrial aguda nesses pacientes podem levar rapidamente ao edema agudo de pulmão e ao choque cardiogênico, necessitando de cardioversão imediata.

A diástole pode ser estudada no eco pelo fluxo transmitral, e o funcionamento do músculo cardíaco, pelo *Doppler* tecidual.

INTERAÇÃO VENTRICULAR

A interação ventricular é um processo vital para a interação coração-pulmão. A relação entre os ventrículos ocorre tanto na sístole como na diástole e os maiores impactos nessa interação estão relacionados ao efeito da distensão de um dos ventrículos, da contribuição do VE para o VD durante a sístole.[1]

Quando há disfunção ventricular direita, por exemplo, essa perfeita interação ficará comprometida. O ventrículo direito se distende e rechaça o septo interventricular para a esquerda. Ocorre a diminuição do volume diastólico do VE, tanto pelo impedimento anatômico do septo rechaçado no enchimento diastólico quanto pela diminuição do retorno pelas veias pulmonares decorrente de falência ventricular direita. Pode-se observar na ETE um VE hiperdinâmico e com volume diastólico final baixo enquanto há dilatação do VD.

CONTROLE DO SISTEMA CARDIOVASCULAR

Inervação Cardíaca

Uma das propriedades do coração é o cronotropismo, ou seja, a capacidade do coração de gerar seus próprios estímulos elétricos independentemente de influências externas. Todavia, se o coração não fosse comandado pelo sistema nervoso, a velocidade de estímulos não se alteraria de forma eficiente com o aumento ou a diminuição do metabolismo.

Quando se realiza uma atividade física, percebe-se a atuação do sistema nervoso autônomo na função cardiovascular, aumentando a frequência e o débito cardíaco de acordo com a necessidade metabólica para que não se inicie um metabolismo anaeróbio. Assim, compreende-se que, apesar de o coração ser um órgão autossuficiente, ele é regulado pelo sistema nervoso autônomo.

Embora tanto o sistema nervoso simpático quanto o parassimpático exerçam grande influência na circulação, o controle autonômico da vasculatura é primariamente simpático. Os nervos parassimpáticos (nervo vago) são distribuídos, principalmente, para o nodo sinoatrial ou sinusal (SA) e para o nodo atrioventricular (AV), em menor grau para o músculo atrial e muito pouco para o ventrículo. Já os nervos simpáticos, ao contrário, se distribuem para todas as partes do coração, com forte atuação nos ventrículos.[6]

Sistema Nervoso Parassimpático

Os neurônios pré-ganglionares do sistema nervoso parassimpático estão no tronco cerebral, onde se encontra o núcleo dorsal da ponte, em que se origina o nervo vago, X par craniano. Suas fibras pré-ganglionares são longas e suas fibras pós-ganglionares são curtas, fazendo sinapse nos gânglios perto do órgão efetor.[5]

A estimulação dos nervos vagos, parassimpáticos, no coração faz com que a acetilcolina seja liberada nas terminações vagais. Os efeitos parassimpáticos no coração são principalmente diminuição da frequência do nó sinusal e diminuição da excitabilidade das fibras juncionais AV, da musculatura atrial e do nó AV.[6] A estimulação intensa dos nervos vagos pode levar até à interrupção da excitação rítmica do nó sinusal e causar uma pausa sinusal de 5 a 20 segundos, quando há escape ventricular.[6] Deve-se controlar o efeito desse estímulo parassimpático intenso para que não ocorra colapso circulatório.

Sistema Nervoso Simpático

Os neurônios pré-ganglionares do sistema nervoso simpático estão localizados entre o 1º e o 4º segmento torácico da medula espinhal. Os neurônios de segunda ordem estão localizados no gânglio simpático cervical e as fibras pós-ganglionares terminam diretamente no coração.[5]

O estímulo dos nervos simpáticos libera o hormônio norepinefrina nas terminações nervosas simpáticas, provocando aumento da frequência cardíaca (efeito cronotrópico positivo), aumento da velocidade de condução e excitabilidade cardíaca e aumento da força de contração do miocárdio ventricular e atrial.[6]

O sistema nervoso simpático mantém o tônus vascular da circulação. O estímulo simpático promove vasoconstrição periférica, via receptores alfa-1, exceto no cérebro e no coração. A indução da anestesia e os bloqueios de neuroeixo causam simpatólise e podem provocar hipotensão arterial durante a anestesia.

REFLEXOS CARDÍACOS

São reflexos de alça curta entre o coração e o SNC que contribuem para a regulação da função cardíaca e a manutenção da homeostase.

Reflexo Barorreceptor ou Reflexo do Seio Carotídeo

Responde às variações da pressão arterial através de receptores de estiramento presentes no seio carotídeo e no arco aórtico. O aumento agudo da pressão arterial, em geral acima de 170 mmHg, estimula esses receptores, que enviam estímulos pelo nervo glossofaríngeo (nervo de Hering) e pelo nervo vago, respectivamente, ao núcleo do trato solitário. O processamento da informação leva ao aumento da atividade do sistema parassimpático e à diminuição da atividade do sistema simpático. Os eventos finais desse arco reflexo são a diminuição da frequência cardíaca e da vasodilatação periférica.[7] Todavia, quando há hipotensão, com PAM abaixo de 50-60 mmHg, o reflexo tem efeito inverso, protegendo o cérebro durante o choque circulatório.[5]

Reflexo de Bainbridge

Responde às variações da pressão venosa central (PVC) e do átrio direito, por meio de receptores de estiramento presentes na parede atrial na junção cavoatrial. O aumento do volume intravascular e da pressão de enchimento estimulam esses receptores, que enviam seus impulsos via nervo vago e inibem a atividade parassimpática, aumentando a FC e a automaticidade cardíaca pelo estiramento sobre o nó sinusal.[5]

Reflexo de Cushing

O reflexo de Cushing é um tipo especial de reflexo que ocorre em resposta à isquemia cerebral secundária ao aumento da pressão intracraniana. Tem como finalidade aumentar a pressão de perfusão cerebral. Quando há hipertensão intracraniana, esse reflexo é ativado e ocorre hipertensão, bradicardia e bradipneia.[5]

Reflexo de Bezold-Jarisch

Ocorre pela ativação dos mecanorreceptores da parede ventricular esquerda, por meio de fibras vagais aferentes não mielinizadas do tipo C, que determinam aumento do tônus parassimpático, com diminuição da pressão arterial, da frequência cardíaca e vasodilatação coronariana. Esse reflexo pode ser ativado em condições de reperfusão do miocárdio.[5]

Reflexo Oculocardíaco

Ocorre pela tração ou pressão dos músculos extraoculares, desencadeando bradicardia e até mesmo assistolia e diminuição da pressão arterial sistêmica. Os impulsos aferentes são enviados pelo nervo ciliar ao gânglio de Gasser, e resultam em aumento do tônus parassimpático. O reflexo para de ser desencadeado com a cessação do estímulo e pode ser atenuado com a administração de atropina ou glicopirolato.[5]

Reflexo Celíaco

Também pode ser denominado reflexo vasovagal, e é consequente à estimulação de fibras nervosas vagais do trato respiratório, à tração do mesentério e da vesícula biliar ou à distensão do reto, determinando apneia, bradicardia e diminuição da pressão arterial.[5]

REFERÊNCIAS

1. Johnson B, Adi M, Licina MG, et al. Cardiac physiology. In: Kaplan JA, Essentials of Cardiac Anesthesia. 1. ed. Philadelphia: Saunders Elsevier, 2008. p.53-66.
2. Porter TR, Shillcutt SK, Adams MS, et al. Guidelines for the use of echocardiography as a monitor for therapeutic intervention in adults: A report from the American Society of Echocardiography. J Am Soc Echocardiogr. 2015;28:40-56.
3. Baeta CNDF. Ecocardiografia transesofágica. In: Cangiani LM, Slullitel A, Potério GM, et al. Tratado de Anestesiologia SAESP. 7ª ed. São Paulo: Atheneu, 2011. p.787-804.
4. Groban L. Diastolic dysfunction in the elderly. J Cardiothorac Vasc Anesth. 2005;19:228.
5. Auler JOC, Messias ERR, Galas FRBG. Fisiologia do Sistema Cardiovascular. In: Cangiani LM, Slullitel A, Potério GM, et al. Tratado de Anestesiologia SAESP. 7ª ed. São Paulo: Atheneu, 2011. p.765-78.
6. Guyton AC, Hall JE. Excitação rítmica do coração. In: Guyton AC, Hall JE. Tratado de Fisiologia Médica. 10ª ed. Philadelphia: Saunders Elsevier, 2000. p.103-8.
7. Kaplan, Norman M. Primary hypertension: Pathogenesis. In: Kaplan's Clinical Hypertension. 10ª Ed. Philadelphia: Lippincott Williams & Wilkins, 2010.

32
Fisiologia da Circulação Coronariana

Carolina Baeta Neves Duarte Ferreira

INTRODUÇÃO

O coração, ou o músculo miocárdio, apresenta características próprias que justificam a existência de um capítulo à parte. O papel do anestesiologista no período perioperatório é fundamental na manutenção da adequada perfusão coronariana e consequente redução de isquemia miocárdica.

Ao comparar o músculo cardíaco com o músculo esquelético, observam-se três diferenças que ajudam a entender algumas dessas características. A primeira refere-se ao consumo de oxigênio (O_2) em repouso: enquanto o músculo esquelético requer quantidade mínima de O_2 em repouso, o coração continua a bater em torno de 70 batimentos por minuto. Logo, mesmo em repouso, o miocárdio consome 20 vezes mais O_2 que o músculo esquelético. Quanto à taxa de extração de O_2, as células miocárdicas extraem cerca de 70% a 80% do oxigênio que lhes é oferecido, enquanto a musculatura esquelética extrai 30% a 40%. Observa-se então a terceira diferença: essa alta taxa de extração é facilitada pela densa rede capilar encontrada no coração, que não é vista no músculo esquelético. Consequentemente, em casos de aumento da demanda metabólica, o aumento da oferta de O_2 deve decorrer do aumento do fluxo coronariano. Além disso, a produção de energia no coração depende fundamentalmente da fosforilação oxidativa, o que significa que o aumento da atividade cardíaca deve ocorrer em paralelo ao aumento da disponibilidade de oxigênio.[1]

O coração recebe cerca de 5% do débito cardíaco. Esse montante é determinado pela duração da diástole e pela diferença entre a pressão diastólica na raiz da aorta e a pressão diastólica final na cavidade ventricular esquerda. Quando a pressão arterial é menor que 20 mmHg, o fluxo coronário cessa.[2,3]

Entre os determinantes do consumo de O_2 pelo coração, temos: frequência cardíaca, contratilidade e estresse da parede miocárdica (pressão dentro do ventrículo *versus* raio do ventrículo/espessura da parede ventricular). O aumento de todos esses fatores leva ao aumento do consumo e vice-versa. Determinantes menos importantes do consumo de O_2 pelo coração são: encurtamento, ativação e necessidades metabólicas.[4]

Entre os determinantes da oferta de O_2 ao coração, observa-se a capacidade de condução de oxigênio, a taxa de extração de oxigênio e o fluxo coronariano.

Assim como o fluxo sanguíneo cerebral, o fluxo coronariano também possui autorregulação. Com variações súbitas da pressão arterial média entre valores de 60 mmHg e 140 mmHg, é possível preservar o fluxo coronariano quando o consumo miocárdico de oxigênio for fixo. Nesse ponto, encontram-se as dificuldades para o estudo da autorregulação coronariana. Quando aumenta a pressão arterial, também aumentam a contratilidade, o metabolismo e o consumo de oxigênio pelo miocárdio, o que por sua vez interfere no tônus vascular e pode alterar a pressão de perfusão coronariana. Desse modo, a quantificação da variação da pressão de perfusão coronariana de acordo com a variação isolada da pressão arterial sistêmica é de difícil determinação.

No entanto, a autorregulação coronariana tem seu papel, com mecanismos como o miogênico, ou seja, com aumentos de pressão, ocorre vasoconstrição coronariana; e o metabólico – com redução da pressão, ocorre diminuição da tensão de oxigênio, o que estimula a vasodilatação. Além desses fatores, a autorregulação da perfusão coronariana também sofre influência do sistema nervoso autônomo.

Além da autorregulação, há também o chamado fluxo de reserva coronariana, que é a diferença entre o fluxo coronariano ao repouso e o fluxo máximo. A vasodilatação em resposta à isquemia e outros estímulos endógenos (ver adiante) ocorre para que o fluxo máximo seja alcançado, uma vez que o aumento da taxa de extração não é efetivo para estabelecer o equilíbrio entre oferta e consumo de oxigênio (como também será visto a seguir). É importante ressaltar que a exaustão da vasodilatação autorregulatória fisiológica não significa que não há mais espaço para vasodilatação farmacológica. Esse aspecto pode ser observado clinicamente em pacientes com angina, que melhoram com uso farmacológico de vasodilatadores como a nitroglicerina.[2-4]

A seguir, serão apresentados separadamente os fatores que influenciam a fisiologia da perfusão sanguínea coronária: anatômicos e físicos (ou relacionados à pressão de perfusão e compressão extravascular miocárdica), metabólicos, humorais e neuronais.

ANATOMIA[2-5]

Na base da aorta, existem dois óstios por onde saem as artérias coronárias esquerda e direita. Inicialmente, as artérias coronárias têm um percurso epicárdico para depois adentrarem o coração e assumirem um caminho intramiocárdico. A coronária esquerda acompanha o sulco atrioventricular do mesmo lado e origina a artéria descendente anterior (ADA) e a artéria circunflexa (ACX). A ADA passa ao redor da base da artéria pulmonar e ganha o sulco interventricular anterior em sentido do ápice cardíaco, podendo chegar ao sulco interventricular posterior em alguns casos; durante esse percurso, lança ramos diagonais para a parede livre do VE e ramos septais. Ela perfunde o septo interventricular, a parede anterior do ventrículo esquerdo e porções do ventrículo direito.

A artéria circunflexa curva-se para a esquerda no sulco atrioventricular para a cruz do coração e emerge por debaixo do átrio esquerdo, descendo em direção ao ápice e irrigando a superfície lateral, posterior e inferior do coração. Em 20% dos casos, origina a artéria descendente posterior que corre pelo sulco interventricular posterior também no sentido do ápice. Ramos da ACX são lançados para a parede livre do ventrículo esquerdo lateral chamados ramos marginais esquerdos.

A coronária direita penetra no sulco atrioventricular direito e curva-se para a direita ao redor da borda do coração, onde pode dar origem aos ramos descendente e ventricular posterior. Nesse trajeto, emite ramos para a parede livre do ventrículo direito, os ramos marginais. Frequentemente nutre a maior parte da parede basal e inferior do ventrículo esquerdo, a metade posterior do septo interventricular e uma porção do ventrículo direito. Em cerca de 80% dos casos, dá origem à artéria descendente posterior. A ACD irriga em 60% dos casos o nó sinusal, e em 85% dos casos, o nó atrioventricular.

Os anatomistas consideram a ACD dominante quando esta cruza a cruz posterior do coração (junção do sulco atrioventricular com o interventricular posterior) e continua pelo sulco atrioventricular, apesar da origem da artéria descendente posterior. O conceito de dominância dos angiografistas é diferente, pois consideram dominante a artéria que dá origem à descendente posterior.

As veias coronárias seguem a distribuição das principais artérias coronárias até a formação do seio coronário, que drena no átrio direito.

Além desses principais vasos, há artérias que percorrem a musculatura miocárdica perpendicularmente: as artérias intramurais. São elas que sofrem a compressão sistólica e justificam a perfusão ventricular esquerda durante a sístole. Seguem-se as artérias subendocárdicas e depois a microvasculatura, responsável pela regulação do fluxo sanguíneo. Esses vasos microvasculares são estimulados a proliferar e formar redes colaterais principalmente após períodos de isquemia e hipóxia.

Os vasos coronarianos podem ser divididos em artérias de grande condutância e pequena resistência (maior calibre), artérias de grande resistência e veias. Devido ao maior comprimento das artérias de maior calibre, são elas que representam cerca de metade da resistência vascular total da circulação coronária. Durante tratamento farmacológico, a vasodilatação desses vasos pode ser aumentada e fornecer adequado suprimento sanguíneo ao miocárdio. Recentemente, novas tecnologias que estudam o diâmetro dos vasos coronarianos e seu respectivo comportamento têm evidenciado respostas diferentes não apenas quanto à dilatação, mas também quanto à direção do fluxo sanguíneo nos vasos de diferentes calibres. Tais respostas podem ser alvos de fármacos que podem causar vasodilatação apenas em vasos de maior calibre e colaterais, e não arteríolas, o que pode ser interessante para o tratamento de pacientes coronariopatas.

Como será visto no item sobre fatores humorais que influenciam a circulação coronariana, o óxido nítrico é uma molécula fundamental na vasodilatação. Ele age predominantemente em artérias de grosso calibre. A aterosclerose, que ocorre em pacientes diabéticos, hipertensos e tabagistas, faz com que o endotélio perca a capacidade de liberar óxido nítrico adequadamente, com prejuízo da vasodilatação e perfusão coronariana.

FATORES FÍSICOS[2-5]

Fluxo é igual a uma variação de pressão dividido (ou seja, com a contraposição) pela resistência. Nesse caso, a variação de pressão entre os dois extremos do sistema é a diferença entre a pressão na raiz da aorta e a pressão no átrio direito (que representa uma extrapolação da pressão ao longo das coronárias). E a resistência é a soma das resistências das artérias epicárdicas (vasos de condutância, que representam apenas 2% a 5% da resistência total), intramiocárdicas e arteríolas pré-capilares. Como ocorre a compressão extrínseca dos vasos intramiocárdicos durante a sístole, a perfusão coronariana, em especial a esquerda, ocorre principalmente durante a diástole. Logo, a pressão diastólica na raiz da aorta é determinante fundamental da pressão de perfusão coronariana, assim como o tempo diastólico. Já as arteríolas pré-capilares são os vasos de regulação fina do coração, direcionando o fluxo sanguíneo para diferentes áreas.

A Figura 32.1[5] mostra como se comporta o fluxo coronariano durante o ciclo cardíaco. Pode-se notar que a coronária esquerda recebe maior fluxo na diástole, e a coronária direita tem fluxo mais homogêneo ao longo do ciclo.

A Figura 32.2 ilustra as diferenças provocadas na microcirculação durante o ciclo cardíaco.[1] Observa-se que o subendocárdio é a região mais influenciada pelas alterações de perfusão durante a sístole; o que pode explicar o fato de ser a primeira região a sofrer isquemia em casos de diminuição da perfusão. No entanto, a camada subendocárdica possui alguns mecanismos adaptativos para compensar essas deficiências. O primeiro deles é uma rede capilar mais densa, e o segundo é uma maior sensibilidade a agentes vasodilatadores como a adenosina e fatores derivados do endotélio.

FATORES METABÓLICOS[1-5]

Os reguladores mais importantes do fluxo sanguíneo coronariano são o gradiente de pressão diastólico entre a raiz da aorta e o ventrículo esquerdo e a resistência vascular coronariana. Entre esses dois fatores, a resistência vascular coronariana desempenha papel central, uma vez que é a vasodilatação coronariana o principal determinante do aumento da oferta de oxigênio ao coração em situações de aumento do consumo.

O acoplamento entre fluxo sanguíneo e necessidade metabólica é uma característica de órgãos como coração e cérebro, além da musculatura esquelética.

Como mencionado no primeiro parágrafo deste capítulo, a taxa de extração de oxigênio pelos miócitos é de cerca de 80%. Logo, essas células já trabalham muito próximo do máximo da extração de O_2 e não conseguem usar esse mecanismo nos momentos de aumento da demanda metabólica. O que é feito então? A resposta é: vasodilatação!

É a vasodilatação coronariana que irá aumentar o aporte de oxigênio aos miócitos. Por esse motivo, pacientes com doença coronariana, em que os mecanismos de vasodilatação estão prejudicados, têm limiar para transfusão de hemácias diminuído. Ou seja, se eles normalmente não conseguem aumentar a taxa de extração de O_2 e, devido à doença, também não conseguem fazer vasodilatação, será o aumento do conteúdo arterial de oxigênio por meio da transfusão sanguínea que levará à melhora do aporte nos casos de anemia.

Entre os fatores mais importantes que determinam a vasodilatação, estão os fatores metabólicos. A redução de oxigênio e ATP juntamente com o acúmulo de íons de hidrogênio e dióxido de carbono são os principais fatores que levam à vasodilatação. Na verdade, é a baixa pressão de O_2 que age por meio de mediadores como a adenosina, que induz vasodilatação inversamente proporcional ao tamanho da arteríola, ou seja, quanto menor o diâmetro, maior a vasodilatação.

Corroborando o que foi mencionado, estudos experimentais, feitos desde a década de 1980, mostram que o exercício físico pode aumentar o consumo de oxigênio pelo miocárdio de cerca de 0,09 no repouso para 0,60 mL.min.$^{-1}$.g^{-1} durante o exercício. Essa exigência é suprida por aumento de aproximadamente 450% do fluxo sanguíneo coronariano; 20% do conteúdo arterial de O_2; e de 15% na taxa de extração de O_2. Logo, o principal mecanismo que aumenta a entrega de O_2 ao músculo

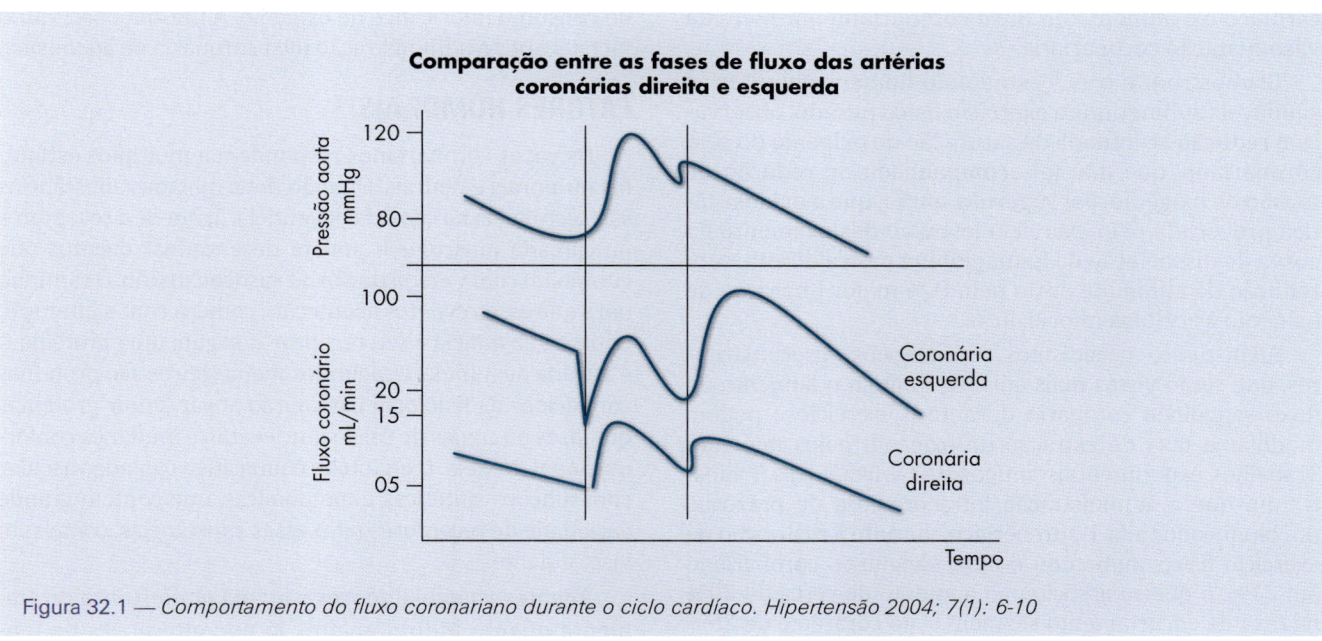

Figura 32.1 — *Comportamento do fluxo coronariano durante o ciclo cardíaco. Hipertensão 2004; 7(1): 6-10*

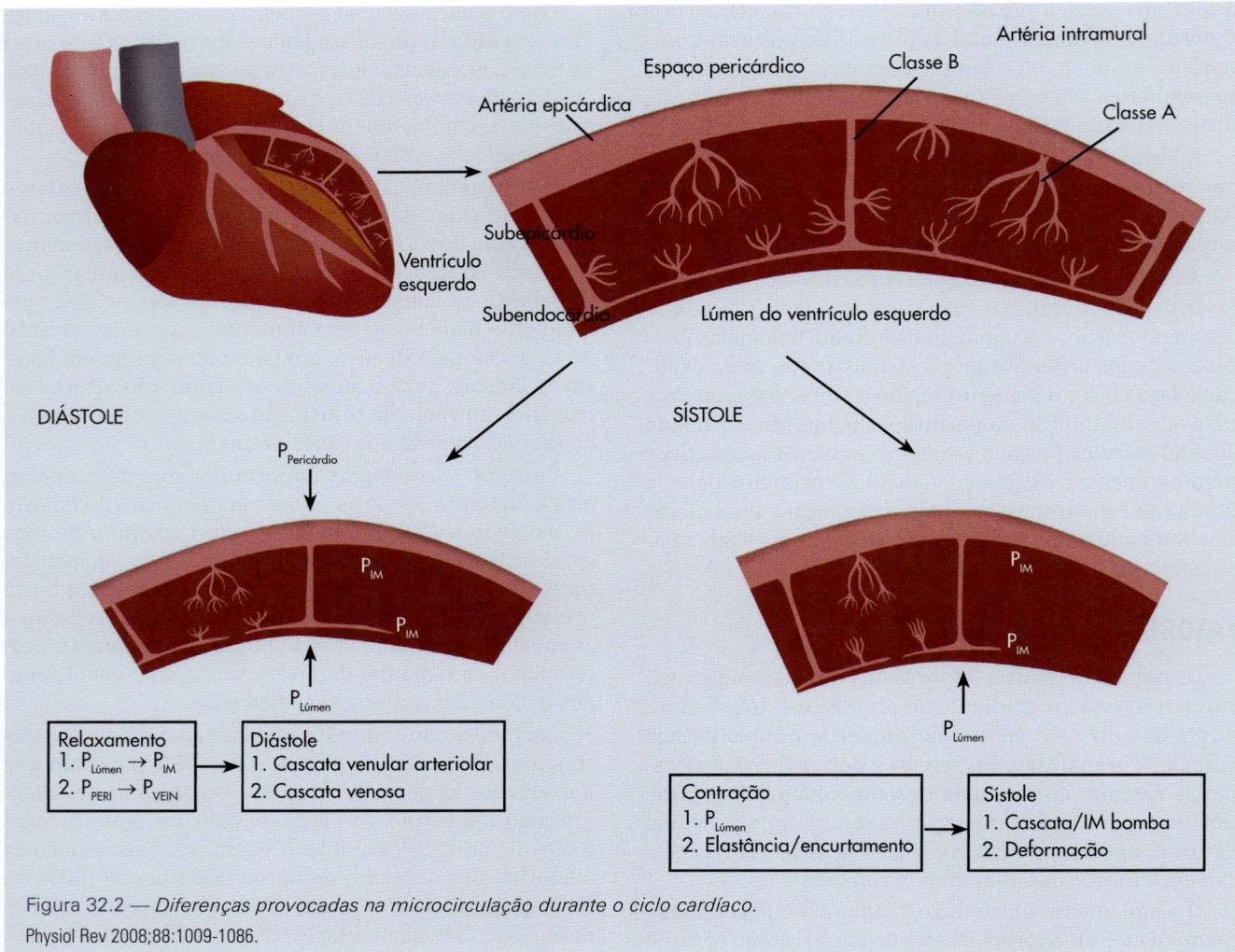

Figura 32.2 — Diferenças provocadas na microcirculação durante o ciclo cardíaco.
Physiol Rev 2008;88:1009-1086.

cardíaco é o aumento do fluxo coronariano por meio da vasodilatação coronariana.

Grubbstrom e cols.,[6] estudando homens voluntários saudáveis submetidos a exercício físico pesado, observaram redução acentuada da saturação de oxigênio do seio coronariano, que não foi acompanhada de redução da tensão de oxigênio. Foi sugerido, então, que a acidose lática provocada pelo exercício levou ao deslocamento da curva de dissociação da hemoglobina para a direita, com redução da afinidade desta pelo O_2 e maior liberação de oxigênio às células miocárdicas.

Além disso, mecanismos adrenérgicos vasoconstritores, que serão vistos mais adiante, limitam o aumento do fluxo sanguíneo coronário durante o exercício e podem modular a taxa de extração de oxigênio pelos miócitos. Trabalhos experimentais antigos de Gwirtz e cols.[7,8] mostraram que a administração intracoronária de prazosin, um bloqueador alfa 1-adrenérgico, durante a realização de exercício físico, aumentou o fluxo sanguíneo coronariano em 21%, o que se associou ao aumento de cerca de 20% na taxa de encurtamento segmentar do coração e de 25% no consumo miocárdico de oxigênio. A mesma observação foi feita após a administração intracoronária de adenosina.

FATORES HUMORAIS[1-5]

Os vasos coronarianos respondem a múltiplos estímulos humorais e neurais. Quando determinadas substâncias são secretadas na camada adventícia, ligam-se a receptores na camada muscular e podem desencadear eventos que culminam com vasodilatação ou vasoconstrição. O caminho para que esses eventos aconteçam começa com a interação entre a substância e seu receptor. A seguir, uma proteína G é ativada ou inibida, e segundos mensageiros são proteínas conhecidas da fisiologia básica irão ativar/inibir proteínas quinases ou canais de cálcio que levarão à mudança conformacional do vaso. O endotélio é uma ativa camada vascular com funções sintéticas e metabólicas, que contém grande variedade de receptores para essas substâncias, como será visto adiante.

Agentes vasodilatadores são: oxigênio (tanto diretamente quanto indiretamente, já que alterações na tensão de oxigênio podem estimular a liberação de outros mediadores); dióxido de carbono; adenosina; histamina; ocitocina; substância P; bradicinina; peptídeo intestinal vasoativo; tripsina e prostaciclina PGI_2. Esta última, que é um produto derivado do metabolismo do ácido araquidônico pela via da ciclo-oxigenase, tem sua produção estimulada pelo estresse de cisalhamento vascular, pela pulsatilidade do fluxo, pela hipóxia e por uma série de mediadores que vão levar ao relaxamento vascular e à inibição da agregação plaquetária.

Grande parte das ações vasodilatadoras necessita de um endotélio íntegro. O estímulo vasodilatador leva à liberação de uma molécula, chamada *endothelium-derived relaxing fator* (EDRF), também conhecida como óxido nítrico (NO). Em última análise, quando o NO se difunde para dentro da célula-alvo, ele se liga à guanilato ciclase e leva a um aumento na produção de GMPc (guanosina monofostato). Se essa célula-alvo é uma célula muscular vascular, ocorre vasodilatação; se essa célula for uma plaqueta, ocorre inibição da agregação e da ativação plaquetárias.

Algumas substâncias como a acetilcolina e a noradrenalina têm ações vasodilatadoras no endotélio intacto, mas podem causar vasoconstrição em casos de lesão endotelial.

Já os vasoconstritores são angiotensina II, tromboxano A_2, prostaglandina H_2 e endotelina. Estas podem levar à vasoconstrição direta, ou indiretamente à vasodilatação, uma vez que o estímulo adrenérgico leva ao aumento do consumo de O_2. Os hormônios tireoidiano e glucagon também aumentam o consumo de O_2 e consequentemente provocam vasodilatação coronariana.

O oxigênio, o dióxido de carbono, os íons H^+ e a adenosina são chamados de mensageiros metabólicos.[1] Eles promovem vasodilatação coronariana em resposta ao aumento da atividade metabólica do miocárdio. O CO_2 e o H^+ provavelmente promovem vasodilatação pela abertura dos canais induzida por acidose. A adenosina age em receptores A1 que se ligam diretamente aos canais de K^+_{ATP} e em receptores A2 que, por meio da elevação de AMPc/proteína quinase A, também abrem os canais de K^+_{ATP}, levando à vasodilatação.

O endotélio, orgão endócrino ativo, também tem papel fundamental na regulação do fluxo coronariano. Ele produz substâncias vasodilatadoras[1] como o óxido nítrico e prostanoides. O óxido nítrico age fundamentalmente via aumento do GMPc e consequente ativação dos canais de K^+ (ativados por cálcio) e canais de K^+ ATP-dependentes. Já os prostanoides agem por meio do aumento de AMPc e ativação dos canais de K^+ ATP-dependentes, seguidos de hiperpolarização celular.

As substâncias vasoconstritoras produzidas pelo endotélio são endotelina, tromboxane e prostaglandina PGH_2.

Ele também produz substâncias antitrombóticas como antitrombina III, ativador de plasminogênio, proteína C, alfa 2-macroglobulina, glicosaminoglicanos e substâncias procoagulantes como fator de von Willebrand, colágeno, fibronectina, tromboplastina, inibidor do plasminogênio, fator ativador de plaquetas e o próprio tromboxano A2.

Outras substâncias processadas pelo endotélio são: noradrenalina, adenosina, prostaglandinas e leucotrienos. Além disso, o endotélio também participa da conversão da angiotensina I em angiotensina II, e desta em angiotensina III, e participa da degradação da bradicinina e da substância P.

A integridade do endotélio também é muito importante: quando íntegro, inibe a adesão e a agregação plaquetárias, além de levar à vasodilatação. Quando lesado, leva a alterações das respostas vasomotoras aos estímulos externos.

A Figura 32.3 mostra esquematicamente as substâncias vasodilatadoras (em amarelo) e vasoconstritoras (em azul), nas diferentes porções dos vasos coronarianos: epicárdicas, intramurais e arteríolas.

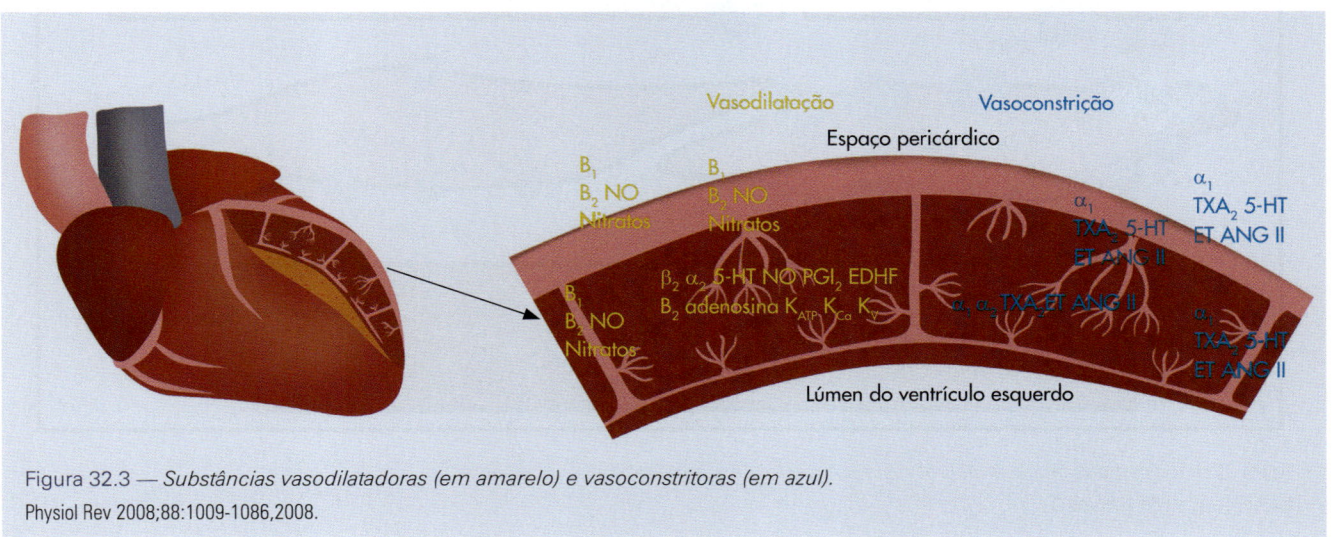

Figura 32.3 — *Substâncias vasodilatadoras (em amarelo) e vasoconstritoras (em azul).*
Physiol Rev 2008;88:1009-1086,2008.

Algumas situações, como a isquemia – tanto aguda quanto crônica –, levam a respostas vasodilatadoras locais com intuito de aumentar o fluxo sanguíneo. Na isquemia, além da vasodilatação, outras respostas surgem como mecanismos de "proteção miocárdica": há diminuição da taxa de extração de oxigênio e também estímulo à proliferação de rede capilar colateral. O aumento da produção e liberação de óxido nítrico e o aumento da atividade dos canais K^+_{ATP} são os mecanismos pelos quais essas adaptações ocorrem.

A Figura 32.4 ilustra a ação dos fatores metabólicos e humorais sobre a resistência coronariana.

FATORES NEURONAIS[1-5]

Quanto aos fatores neurais, sabe-se que os vasos coronarianos possuem rica inervação simpática e parassimpática. Porém, o sistema nervoso autônomo desempenha papel discreto nessa regulação. Além disso, é importante considerar que a ativação do sistema nervoso autônomo pode levar a alterações importantes da frequência cardíaca, da pressão arterial e da contratilidade, com consequentes alterações metabólicas que, por sua vez, impactam na regulação do fluxo sanguíneo coronariano e podem ser fatores confundidores.

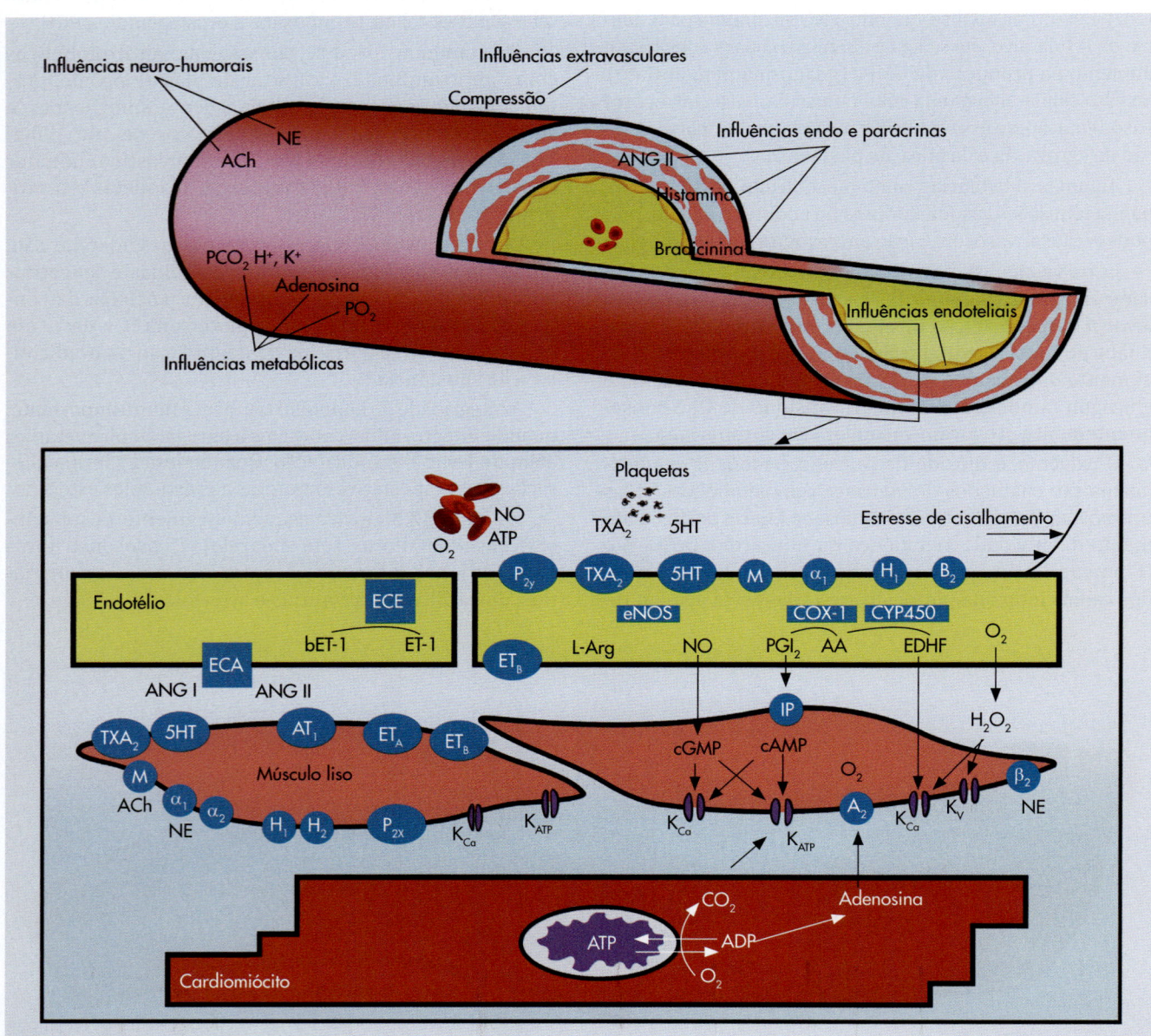

Figura 32.4 — *Ação dos fatores metabólicos e humorais sobre a resistência coronariana.*
Physiol Rev 88: 1009-1086, 2008.

De forma direta, observa-se que o sistema simpático promove vasoconstrição, e o parassimpático, vasodilatação. Nas artérias epicárdicas, predominam os receptores alfa-1, e nas artérias intra e subendocárdicas, receptores beta-2. Porém, os estímulos simpáticos inotrópicos e cronotrópicos positivos resultam em aumento do consumo de O_2, com consequente vasodilatação secundária. Caso seja observada vasoconstrição, em oposição à vasodilatação metabolicamente mediada, os receptores responsáveis serão os adrenorreceptores alfa-1 pós-juncionais. Os receptores beta-adrenérgicos parecem não exercer muita influência no fluxo coronariano em situações de repouso. No entanto, durante exercícios, a ativação dos receptores beta (principalmente os beta-2) está relacionada à vasodilatação.

Quanto ao sistema parassimpático, temos que os vasos coronários de resistência são ricamente inervados por esse sistema. Estudos experimentais mostram que a vasodilatação coronariana produzida pela estimulação vagal é bloqueada pela atropina e reproduzida pela acetilcolina, por meio da liberação de óxido nítrico endotelial. No entanto, o que se observa é que o parassimpático tem ação muito discreta sobre os vasos coronarianos. E o mesmo raciocínio pode ser aplicado: a bradicardia e o inotropismo negativo levam à redução do consumo de oxigênio; logo, temos vasoconstrição secundária. Esses efeitos antagônicos estarão sempre confrontados no funcionamento normal do miocárdio, e aquele que sobrepujar seu antagonista oferecerá um estímulo maior. Por exemplo, se um indivíduo passa por um estresse emocional, a descarga simpática pode levar à vasoconstrição coronariana. Mas se ele estiver praticando atividade física, essa mesma descarga simpática pode ser superada pelo aumento do consumo miocárdico de O_2 e então ocorrerá vasodilatação coronariana.

Pode-se dizer então que embora o fluxo sanguíneo coronariano seja predominantemente responsivo à demanda metabólica, o sistema nervoso autônomo pode, de certa forma, influenciar esse acoplamento fluxo-metabolismo. Em repouso, a atividade simpática sobre o coração é mínima. Porém, durante períodos de aumento da demanda metabólica, a ativação simpática exerce efeitos que podem se opor (alfa) ou reforçar (beta) o aumento do fluxo sanguíneo coronariano que acontece em resposta ao aumento do trabalho cardíaco. A observação de que corações desnervados ou o simples bloqueio farmacológico do sistema nervoso autônomo não levam à isquemia em situações de aumento do consumo de oxigênio pode levar à conclusão de que esse sistema não é essencial nessas situações, mas pode ser útil em otimizar o acoplamento fluxo-metabolismo.

Por fim, vale ressaltar as influências causadas pelas classes de fármacos rotineiramente usados em anestesia sobre a circulação coronariana.

Os anestésicos halogenados levam à vasodilatação coronariana direta. No entanto, a redução dos fatores determinantes do consumo miocárdico de oxigênio, como frequência cardíaca, inotropismo, pré e pós-carga, causam vasoconstrição indireta. Quando a relação entre a oferta e o consumo de oxigênio é analisada, conclui-se que esses agentes têm ação vasodilatadora propriamente dita. O halotano age predominantemente em artérias coronárias de maior calibre, enquanto o isoflurano tem ação mais importante sobre artérias de pequeno calibre. Ambos causam vasodilatação mais intensa que o desflurano. Já o sevoflurano não tem ação vasodilatadora digna de nota.[9]

Dentre os agentes halogenados, o isoflurano é o que mais causa perda da autorregulação coronariana. No entanto, o restabelecimento da pressão de perfusão coronária, às custas do aumento da pressão arterial sistêmica, leva o mecanismo de autorregulação de volta à normalidade.

Os mecanismos de ação dos halogenados que levam à vasodilatação parecem ser independentes do óxido nítrico. Tais agentes alteram a regulação intracelular do cálcio em diferentes locais de célula muscular vascular, além de reduzir o acúmulo de cálcio e a liberação deste pelo retículo sarcoplasmático; inibir a proteína G acoplada à fosfolipase C; e reduzir a formação de inositol trifosfato. Além disso, ao ativarem os canais de potássio ATP-dependentes e levarem à hiperpolarização celular, acabam causando vasodilatação.

Outro fenômeno provocado pelos agentes halogenados é o chamado roubo de fluxo coronariano, ou seja, o uso destes em concentrações maiores acarreta deslocamento do fluxo sanguíneo coronariano para áreas já melhor perfundidas, em detrimento de áreas isquêmicas. Da mesma forma que ocorre em relação à autorregulação, o restabelecimento da pressão de perfusão coronariana normaliza a distribuição do fluxo.

Diversas classes de fármacos, como etomidato, isoflurano, midazolam, propofol, remifentanil, rocurônio e succinilcolina, podem levar à desgranulação de mastócitos, como ocorre em reações alérgicas e de hipersensibilidade, levando à chamada Síndrome de Kounis.[10-13] Essa síndrome caracteriza-se por uma crise vasoespástica das coronárias, de etiologia anafilática/anafilactoide, com quadro clínico semelhante à síndrome coronariana aguda, inclusive com alterações eletrocardiográficas. A liberação de substâncias inflamatórias como histamina, a produção de derivados do ácido araquidônico como prostaglandinas, leucotrienos e fator ativador de plaquetas, além da liberação de citocinas e interleucinas, levam a extravasamento plasmático e formação de edema. No coração, pode ocorrer formação de trombos na circulação coronária, tanto em regiões com lesão endotelial como em regiões aparentemente saudáveis. O tratamento da Síndrome de Kounis engloba tanto a abordagem de uma síndrome coronariana aguda como a abordagem de uma reação anafilática/anafilactoide.

REFERÊNCIAS

1. Duncker DJ, Bache RJ. Regulation of Coronary Blood Flow During Exercise. Physiol Rev. 2008;88:1009-86.
2. Sun LS, Schwarzenberger J, Dinavahi R. Cardiac Physiology. In: Miller RD, Cohen NH, Eriksson LI, et al. Miller's Anesthesia. 8.ed. Philadelphia: Elsevier Saunders, 2015. p.473-91.
3. Pagel PS, Kampine JP, Stowe DF. Cardiac Anatomy and Physiology. In: Barash PG, Cullen BF, Stoelting RK, et al. Clinical Anesthesia. 7.ed. Philadelphia: Lippincott Williams & Wilkins, 2013. p.239-62.
4. O'brien ERM, Hibbert B, Nathan HJ. Coronary Physiology and Atherosclerosis. In: Kaplan JA, Reich DL, Savino JS. Cardiac Anesthesia. 6.ed. Philadelphia: Elsevier Saunders, 2011. p.132-56.
5. Cesar LAM, Ferreira JFM. Circulação coronariana: aspectos fisiológicos. Hipertensão. 2004;7(1):6-10.
6. Grubbstrom J, Berglund B, Kaijser L. Myocardial blood flow and lactate metabolism at rest and during exercise with reduced arterial oxygen content. Acta Physiol Scand. 1991;142:467-74.
7. Gwirtz PA, Dodd-o JM, Brandt MA, Jones CE. Augmentation of coronary flow improves myocardial function in exercise. J Cardiovasc Pharmacol. 1990;15:752-8.
8. Gwirtz PA, Overn SP, Mass HJ, et al. Alpha 1-adrenergic constriction limits coronary flow and cardiac function in running dogs. Am J Physiol Heart Circ Physiol. 1986;250:H1117-H1126.
9. Pagel PS, Farber NE. Inhaled Anesthetics: Cardiovascular Pharmacology. In: Miller RD, Cohen NH, Eriksson LI, et al. Miller's Anesthesia. 8.ed. Philadelphia: Elsevier Saunders, 2015. p.706-51.
10. Fassio F, Losappio L, Antolin-Amerigo D, et al. Kounis syndrome: A concise review with focus on management. Eur J Intern Med. 2016;30:7-10.
11. Fassio F, Almerigogna F. Kounis syndrome (allergic acute coronary syndrome): different views in allergologic and cardiologic literature. Intern Emerg Med. 2012;7:489-95.
12. Kounis NG. Coronary Hypersensitivity Disorder: The Kounis Syndrome. Clin Ther. 2013;35(5):563-71.
13. Kounis NG, Mazarakis A, Tsigkas G, et al. Kounis syndrome: a new twist on an old disease. Future Cardiol. 2011;7(6):805-24.

Fisiologia da Microcirculação

Roberto Rabello Filho
Murillo Santucci Cesar de Assunção

INTRODUÇÃO

A função do sistema cardiorrespiratório é prover oxigênio, nutrientes e água para os tecidos, sendo que a via final desse complexo processo ocorre na microcirculação.[1] De acordo com as necessidades celulares relacionadas à demanda metabólica, ocorre fino ajuste no fluxo sanguíneo e na extração de oxigênio pela resposta a estímulos locais das arteríolas e capilares.[2] As vênulas não possuem tal mecanismo adaptativo, porém são órgãos de capacitância altamente reativa a processos inflamatórios, cumprindo funções principalmente imunológicas nos segmentos pós-capilares da microcirculação.[3] Esse complexo universo responsável pelas funções vitais do organismo demonstra ser altamente dinâmico e capaz de se adaptar a diferentes condições patológicas.[2]

O recente desenvolvimento de novas técnicas de avaliação da microcirculação associado ao crescente número de estudos publicados nessa área (Figura 33.1) tem ajudado a compreender as características do sistema microcirculatório.[4] Novos conhecimentos vêm sendo gerados sobre a fisiologia da microcirculação e o seu papel central nos diferentes estados de choque.[5]

Apesar desse caráter dinâmico e adaptativo, eventos agudos que deflagram e perpetuam o de cada componente da microcirculação podem contribuir para o desenvolvimento da disfunção múltipla de órgãos.[5] Sakr e col. demonstraram que a disfunção microcirculatória não corrigida nas primeiras 24 horas está associada a pior desfecho clínico em pacientes graves, por isso tem-se dado cada vez mais importância à otimização da microcirculação como meta no tratamento de pacientes graves.[6]

O conhecimento da fisiologia da microcirculação pode ajudar a entender e a tratar condições de hipóxia tissular em pacientes graves. Essa revisão tem como

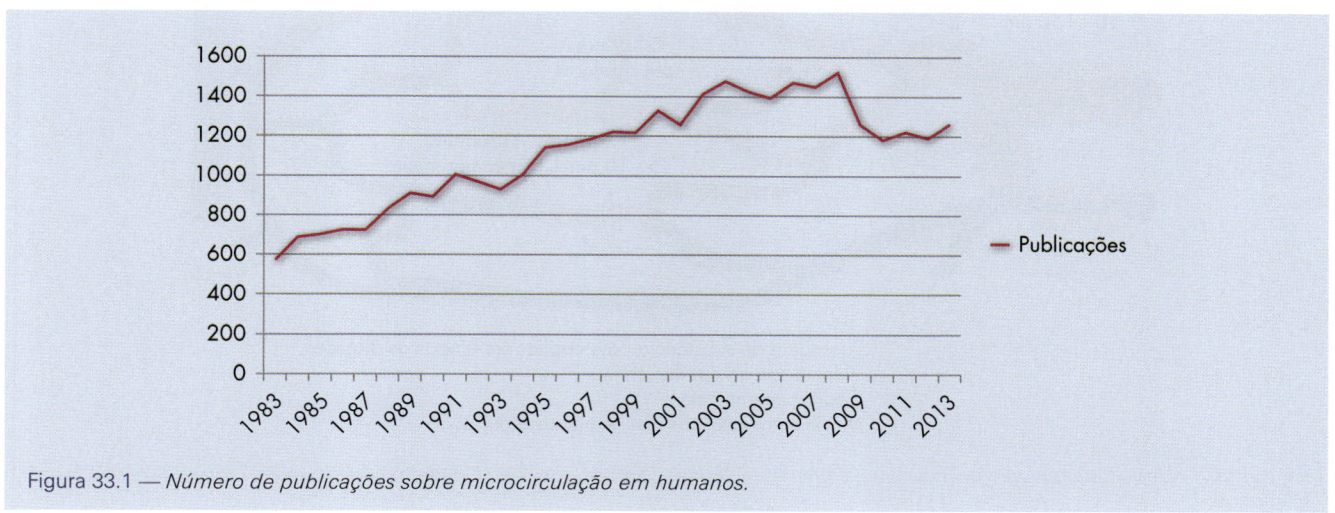

Figura 33.1 — *Número de publicações sobre microcirculação em humanos.*

objetivo descrever os principais aspectos anatômicos e funcionais da microcirculação em condições normais e patológicas, assim como a relação de parâmetros micro-hemodinâmicos com variáveis hemodinâmicas globais e desfechos clínicos relevantes.

DEFINIÇÃO E COMPOSIÇÃO DA MICROCIRCULAÇÃO

A microcirculação consiste em microvasos, ou seja, arteríolas, capilares e vênulas, nos quais o processo de liberação de oxigênio para os tecidos do organismo ocorre por difusão.[5] Esse sistema pode apresentar alto grau de heterogeneidade em sua arquitetura, principalmente em relação à densidade vascular, ramificações e estrutura dos capilares, mas os elementos fundamentais que compõem o sistema microcirculatório são comuns em todos os leitos vasculares (Figura 33.2).[3,7]

Arteríolas

O diâmetro das artérias diminui conforme a progressão do leito vascular para a periferia.[2] Arteríolas são vasos de resistência com menos de 500 μm de diâmetro, compostos de uma camada de 2 a 4 células musculares. As arteríolas terminais (pré-capilares) possuem diâmetro interno de 10 a 20 μm e são cercadas por apenas uma camada de células musculares.[2] São revestidas por uma fina camada de células endoteliais e por uma rede de nervos desmielinizados.[2] Esses vasos têm a capacidade de alterar ativamente seu diâmetro em 2 ou 3 vezes (vasos mais distais), dependendo das condições fisiológicas locais.[2]

Capilares

Capilares são vasos dispostos depois das arteríolas terminais e por definição apresentam de 5 a l0 μm de diâmetro interno. Possuem somente uma camada de células endoteliais e são recobertos por uma fina membrana basal.[8]

Em condições de repouso, somente de 20% a 30% estão "abertos" à perfusão orgânica na maioria dos tecidos, porém, em condições de estresse (hipóxia tecidual), ocorre rápido recrutamento devido à abertura dos chamados esfíncteres pré-capilares.[9] Essas características dos capilares permitem a manutenção de um ambiente propício para trocas gasosas, além de oferta de nutrientes e água do sangue periférico para os tecidos.[9]

Vênulas

Capilares drenam seu conteúdo intravascular para outra camada desprovida de musculatura: as vênulas.[2] Esses vasos, principalmente as vênulas pós-capilares, representam o segmento da microcirculação com maior resposta a processos inflamatórios, ou seja, as junções celulares podem se abrir permitindo a liberação de proteínas plasmáticas e leucócitos do sangue para o espaço intersticial em caso de endotoxemia.[3] Além disso, essa característica passiva, com certo grau de distensibilidade, garante o armazenamento e a mobilização de grandes quantidades de sangue em diversos órgãos (capacitância).[2]

DISTRIBUIÇÃO E REGULAÇÃO DO FLUXO SANGUÍNEO NA MICROCIRCULAÇÃO

Nos vasos sanguíneos, o fluxo é de caráter pulsátil em vez de contínuo, e a relação entre fluxo e pressão motriz é dada pela fórmula de Hagen-Poiseuille:[10]

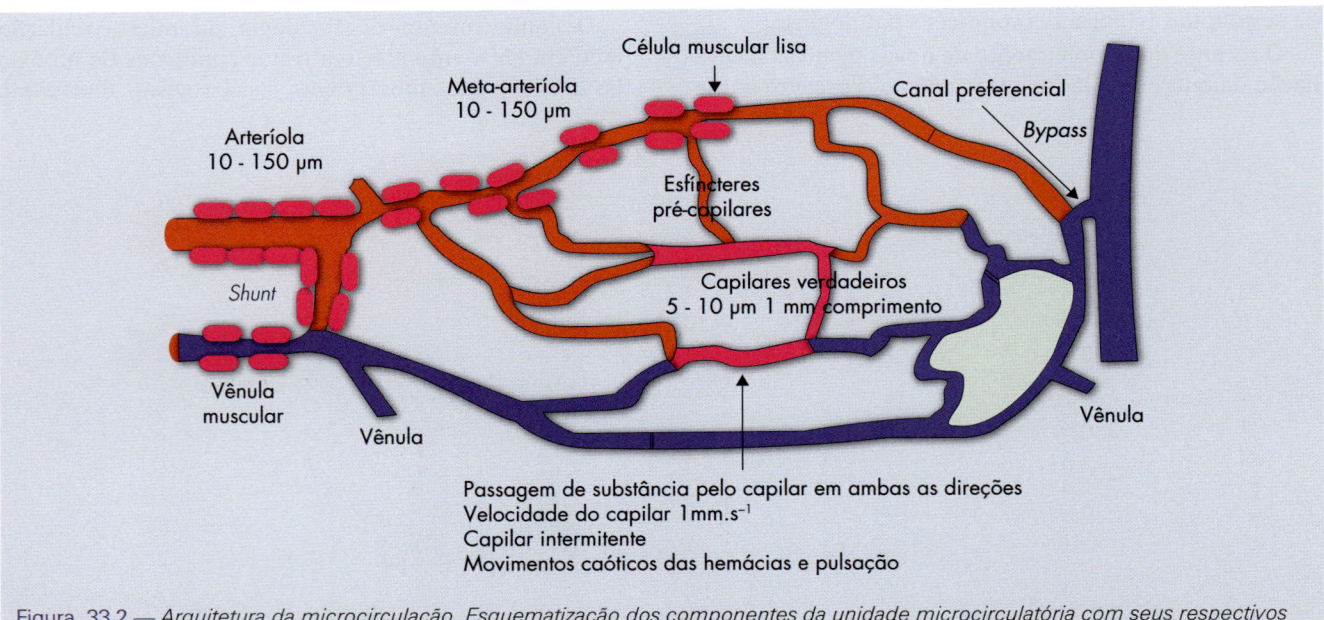

Figura 33.2 — Arquitetura da microcirculação. Esquematização dos componentes da unidade microcirculatória com seus respectivos diâmetros.

$$\frac{\text{Pressão motriz} \times \text{raio}^4}{\text{Comprimento} \times \text{viscosidade}}$$

Essa equação demonstra de forma clara que pequenas modificações no raio dos vasos resultam em grandes alterações no fluxo sanguíneo, ou seja, a perfusão tecidual é basicamente controlada pelos vasos de resistência (arteríolas).[11] As mudanças na viscosidade podem ser induzidas pela diminuição (hemodiluição) ou aumento (hemoconcentração) do número de hemácias em relação ao volume do plasma, porém o tônus arteriolar representa o mais importante mecanismo de controle de fluxo sanguíneo regional.[11]

No conceito de troca de oxigênio tissular proposto por Krogh (Figura 33.3), os esfíncteres pré-capilares regulam o número de capilares perfundidos e assim modulam a área seccional de difusão. No entanto, estudos demonstraram que as arteríolas alimentadoras são na verdade as unidades funcionais que promovem a perfusão.[12,13] Além disso, a densidade capilar está associada às necessidades metabólicas de cada tecido e pode ser adaptada a diferentes estados, como, por exemplo, a hipóxia crônica.[14]

O Papel do Endotélio

O componente mais importante do sistema microcirculatório é o endotélio vascular, e 95% da sua massa celular encontra-se na microcirculação.[15] As células endoteliais revestem toda a superfície interna dos microvasos juntamente com células musculares (principalmente em arteríolas) e têm papel central no controle da homeostase, pois, além de protegerem a parede de microvasos contra a agregação celular (leucócitos e plaquetas), atuam como um sistema organizado que emite sinais célula-célula em resposta a situações de estresse.[16]

Em resposta a estímulos locais, como a tensão parcial de oxigênio (PO_2), Ph e substâncias vasoativas (acetilcolina, catecolaminas, prostraglandinas, endotelina, bradicinina, tromboxano e ATP), ocorre vasoconstrição decorrente da contração muscular.[15] Por outro lado, a produção de prostraciclinas e óxido nítrico, além do acúmulo de metabólitos como CO_2, K^+, H^+, adenosina e lactato, promove vasodilatação, sendo a liberação da maioria dessas substâncias com ação vasoativa realizada pelo próprio endotélio.[15]

A relação entre as células plasmáticas e a superfície do endotélio também é de vital importância para o entendimento do fluxo sanguíneo na microcirculação.[15] O glicocálix, uma fina lâmina de glicosaminoglicanos, reveste todo o endotélio e tem como principal função facilitar o fluxo de hemácias e de outros componentes do plasma pela proteção contra a adesão de leucócitos e plaquetas em sua parede.[17] Em condições de atividade inflamatória exacerbada, a espessura do glicocálix se torna menor, facilitando a agregação celular e o hipofluxo regional.[18]

Aparentemente, parece existir não somente uma comunicação química, mas também elétrica entre as células musculares lisas e as células endoteliais, resultando assim nas chamadas "unidades reguladoras mioendoteliais".[19] Esse complexo e delicado processo de autorregulação ocorre somente na microcirculação, na qual o fluxo sanguíneo intraórgão é controlado localmente, permanecendo constante mesmo quando submetido à ampla variação de pressão de perfusão.[20] Vale lembrar que, em situações de choque circulatório, esse mecanismo de sinalização celular torna-se desregulado, o que gera diminuição no fluxo sanguíneo regional e, consequentemente, desequilíbrio entre oferta e consumo de oxigênio tecidual.[21]

TRANSPORTE DE OXIGÊNIO E OUTRAS FUNÇÕES DA MICROCIRCULAÇÃO

O oxigênio é liberado para microcirculação ligado à hemoglobina e, após sua dissociação, se difunde através da membrana da hemácia para o plasma e subsequentemente para o citoplasma celular.[22] Similarmente, nos capilares pulmonares, a força motriz para a difusão do oxigênio é o gradiente entre o PO_2 do espaço vascular e o citosol celular, visto que a hemoglobina da hemácia não se equilibra com a PO_2 tecidual, e a liberação de oxigênio ocorre durante o tempo completo de trânsito capilar pela hemácia.[11] Em caso de anemia, o aumento da distân-

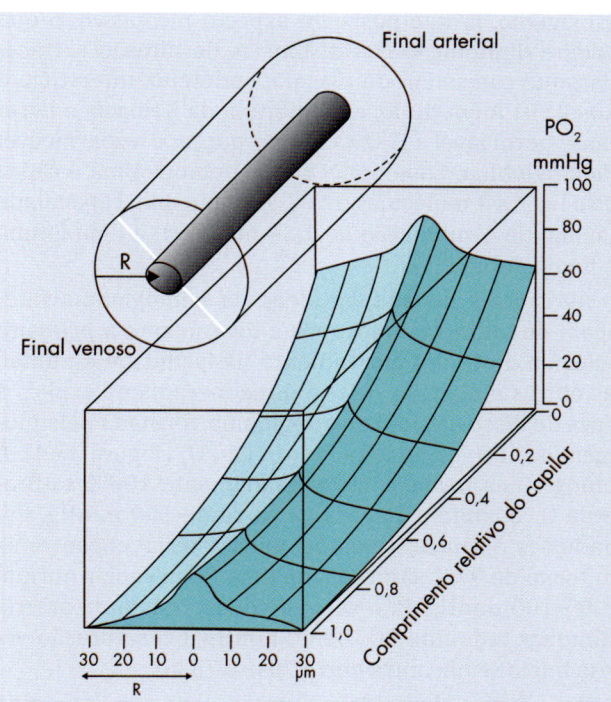

Figura 33.3 — *Modelo conceitual de Krogh de difusão de oxigênio por meio dos capilares. A área dos tecidos que são perfundidos por um capilar está representada por um cilindro de acordo com seu raio (R). Os esfíncteres pré-capilares regulam o número de capilares perfundidos e assim modulam a área seccional de difusão.*

cia de difusão entre o espaço vascular e a mitocôndria pode limitar o fluxo de oxigênio.[20] Dessa forma, pode-se entender que a diminuição dos níveis dos carreadores de O_2 na microcirculação e a redução de hemoglobina podem limitar a oferta de oxigênio (DO_2).[21]

As células são incapazes de armazenar oxigênio e, ao metabolizá-lo, geram energia para sustentar funções vitais como a síntese de macromoléculas complexas, a manutenção do gradiente eletroquímico das membranas celulares e as contrações musculares.[23] O estado de hipóxia pode causar lesão tecidual direta devido à privação de adenosina trifosfato (ATP) para a permanência da integridade estrutural das células.[11] Outro mecanismo de lesão seria pela formação de radicais livres decorrente da disóxia que acarreta acúmulo de adenosina e outros metabólicos celulares.[11]

A microcirculação tem papel fundamental na oxigenação tecidual porque é através de suas paredes que o oxigênio é entregue para as células dos tecidos periféricos.[10] Cada tecido possui uma estrutura peculiar da microvasculatura, ou seja, a estrutura é adaptada às necessidades específicas daquele tecido, e uma das observações mais interessantes com relação ao transporte de oxigênio através dos capilares é o alto grau de heterogeneidade da perfusão tecidual que ocorre nesse nível.[24] Essa heterogeneidade se expressa pela grande variabilidade na velocidade do fluxo das hemácias e pela densidade delas em diferentes leitos vasculares.[20]

Além dessa diferença estrutural, vários mecanismos ocorrem para regular a oferta de DO_2 em resposta às constantes modificações na demanda metabólica. Na microcirculação, o aumento do fluxo sanguíneo e a oxigenação em um tecido com demanda aumentada ocorrem por dois mecanismos principais:

1. Diminuição na resistência dos vasos pré-capilares;
2. Aumento na taxa de extração de oxigênio (TEO_2).[11]

Porém, todos os mecanismos envolvidos no fornecimento de O_2 (fluxo macrocirculatório, fluxo microcirculatório e função mitocondrial) devem estar em perfeita operação para a manutenção das funções celulares.[25] Isso tem papel fundamental principalmente em relação à função imunológica, visto que a atividade metabólica envolvida na produção enzimática é dependente de alto nível de ATP. Além de nutrientes, a microcirculação é responsável por carrear princípios ativos de diferentes medicamentos para células-alvo em condições patológicas.[5]

Ademais, na microcirculação ocorre regulação dinâmica dos mecanismos trombóticos e fibrinolíticos, adesão de leucócitos, agregação plaquetária, permeabilidade celular e fluxo sanguíneo regional.[26]

Em condições normais, o endotélio apresenta propriedades anticoagulantes pela produção de fator ativador de plasminogênio tecidual, heparina e trombomodulina.[26] Porém, em condições patológicas, como durante endotoxemia, por exemplo, ocorre uma rápida cascata de reações com ativação tanto da via intrínseca quanto da via extrínseca da coagulação com expressão do fator tecidual, deposição de fibrina e formação de microtrombos, resultando em hipofluxo e hipoxemia tecidual e, em última análise, disfunção orgânica múltipla decorrente da disfunção celular.[27,28]

TROCA MICROCIRCULATÓRIA DE OXIGÊNIO E A CURVA DE DISSOCIAÇÃO DA HEMOGLOBINA

Quase todo o oxigênio transportado pelo sangue permanece reversivelmente ligado à hemoglobina dentro das hemácias.[23] Na ausência de anemia, 98% do oxigênio contido no sangue está ligado à hemoglobina (Hb), e apenas uma quantidade irrisória de oxigênio é transportada no plasma devido à sua baixa solubilidade de oxigênio, exceto em condições de alta tensão de oxigênio.[23] O conteúdo arterial de oxigênio (CaO_2) é representado pela seguinte fórmula:

$$CaO_2 = (Hb \times SaO_2 \times 1,34) + PaO_2 \times 0,0031)$$

Na qual Hb é a concentração de hemoglobina no sangue, SaO_2 é a saturação arterial de oxigênio, 1,34 é a capacidade máxima de oxigênio que 1 g de Hb é capaz de carrear, PaO_2 é a pressão parcial de oxigênio no plasma e 0,0031 é o coeficiente de solubilidade de oxigênio no plasma.[11]

As hemácias são a estrutura ideal para o transporte de oxigênio, já que possuem aspecto bicôncavo, o que permite diminuição das distâncias de difusão extracelular, que consistem de plasma, endotélio, interstício e citosol.[23,24] Além disso, a membrana da hemácia é livremente permeável a H_2O, CO_2, e O_2, porém é impermeável à hemoglobina. Cada molécula de hemoglobina é capaz de se ligar a 4 moléculas de O_2, gerando uma capacidade máxima de combinação de 1,34 mL de O_2 a uma grama de hemoglobina.[11]

As cadeias de polipeptídeos da hemoglobina interagem de tal forma que, após a ligação com a primeira molécula de O_2, há um aumento na facilidade da união das outras moléculas de O_2.[11] Esse mecanismo explica a curva de dissociação da hemoglobina, formada pela plotagem da SaO_2 como uma função da PO_2 (Figura 33.4). A hemoglobina torna-se aproximadamente 100% saturada de O_2 quando a PO_2 atinge cerca de 250 mmHg. Em condições normais, a hemoglobina arterial encontra-se em torno de 97% saturada em uma PO_2 alveolar normal de 95-100 mmHg. Já o sangue venoso misto da artéria pulmonar tem uma PO_2 de 40 mmHg, e a saturação venosa mista se encontra entre 70% e 75%.[23]

Essa forma sigmoidal da curva deve ser entendida devido à sua importância fisiológica. A parte inclinada da curva, entre uma PO_2 de 20-50 mmHg, é denominada porção de dissociação da curva. Ela representa os capilares teciduais nos quais uma grande quantidade de O_2 pode ser descartada com uma mudança discreta na PO_2.

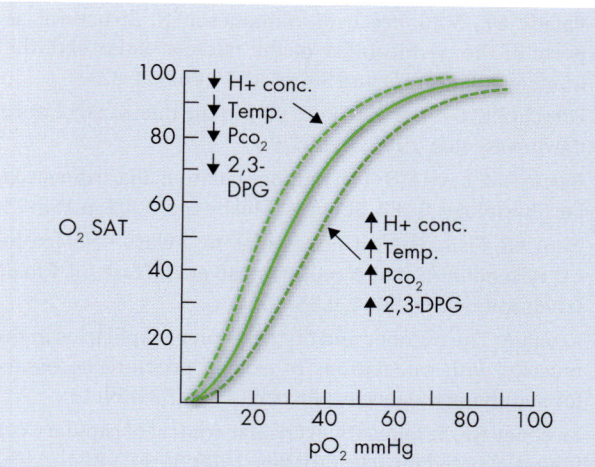

Figura 33.4 — Curva de dissociação da hemoglobina. Considera-se que o traçado contínuo é o parâmetro em condições normais, portanto, para uma PO_2 de 60 mmHg, ocorre saturação de 90% correspondente. Existem alguns elementos que podem desviar a curva normal, como pH, temperatura, CO_2 (gás carbônico) e o 2,3-DPG (difosfoglicerato). Dessa forma, pode ocorrer desvio da curva para a direita pela diminuição do pH (acidose), aumento de temperatura, aumento de CO_2 e aumento de 2,3-DPG. Por outro lado, ocorre desvio da curva para a esquerda através do aumento do pH (alcalose), diminuição de temperatura, diminuição de CO_2 e diminuição de 2,3-DPG. H+ - íons hidrogênio; Temp. – temperatura corpórea; P_{CO2} – Pressão parcial de gás carbônico; 2,3-DPG – 2,3-difosfoglicerato.

Assim, uma porção relativamente grande de O_2 carreado pela Hb está disponível para os tecidos.[20] Já a porção superior da curva é quase plana, entre uma PO_2 de 70-100 mmHg. Essa parte é referida como a porção de associação da curva porque assegura uma oxigenação da hemoglobina mesmo quando a PO_2 alveolar é diminuída, como, por exemplo, em caso de doença pulmonar.[24]

A curva de dissociação também é capaz de se desviar para a direita ou para a esquerda, o que é chamado de efeito Bohr.[24] O aumento na PCO_2 no sangue ou na concentração do íon hidrogênio (acidemia) desvia a curva para a direita, enquanto a diminuição na PCO_2 ou alcalemia desvia a curva para a esquerda.[11] Além disso, um aumento na temperatura do sangue ou na concentração eritrocitária de 2,3-difosfoglicerato (2,3-DPG) também desvia a curva para a direita, ou seja, o O_2 é liberado pela Hb com maior facilidade para uma dada redução na PO_2 (diminuição da afinidade),[11] enquanto a redução na temperatura sanguínea ou na concentração de 2,3-DPG também desvia a curva para a esquerda, ou seja, o O_2 é liberado pela Hb com maior dificuldade para uma dada redução na PO_2 (aumento da afinidade).

RELAÇÃO ENTRE VARIÁVEIS HEMODINÂMICAS E MICROCIRCULAÇÃO

Distúrbios no delicado balanço entre a DO_2 e o consumo de oxigênio para os tecidos definem o estado de choque.[29] Diminuição na DO_2 pode ser causada por anemia grave, hipóxia e diminuição do débito cardíaco.[29] Para preservar as funções celulares, principalmente de órgãos nobres como coração e cérebro, diversos mecanismos fisiológicos compensatórios entram em ação.[29] Um dos principais achados é o "derecrutamento" da microcirculação em leitos vasculares como pele e leito esplâncnico, com redirecionamento de fluxo sanguíneo para áreas nobres, como cérebro, coração, pulmões e rins. Durante esse processo, variáveis hemodinâmicas, correspondentes à circulação sistêmica, podem estar inalteradas a despeito do prejuízo na perfusão na microcirculação.[4]

É sabido que parâmetros clínicos e macro-hemodinâmicos apresentam baixa correlação com o estado da perfusão tecidual.[30,31] Diversos estudos demonstraram padrões anormais de fluxo sanguíneo na microcirculação independentemente das alterações na circulação sistêmica de pacientes com choque séptico.[32]

Tais achados apresentam importância clínica relevante, já que a base do tratamento de pacientes graves envolve primeiramente a otimização de parâmetros hemodinâmicos sistêmicos, como pressão arterial, pressão venosa central e débito cardíaco, e parâmetros de perfusão sistêmica como lactato e saturação venosa mista de oxigênio (SvO_2).[33] No entanto, a correção de metas macro-hemodinâmicas parece não estar linearmente associada com melhora da oferta de oxigênio ao nível capilar em diferentes estados de choque, especialmente no séptico.[34] Portanto, a monitorização da perfusão tecidual nas unidades microcirculatórias talvez seja de vital importância para a melhora do tratamento de pacientes graves, apesar da falta de evidências clínicas que corroborem e sustentem a monitorização da microcirculação à beira do leito como guia terapêutico.

A manutenção da pressão arterial dentro da faixa de autorregulação é uma medida aceitável como pré-requisito para a perfusão orgânica.[35] Recentemente, dois estudos clínicos investigaram o impacto do aumento dos níveis de pressão arterial média na perfusão na microcirculação.[36,37]

Pacientes com choque séptico receberam doses escalonadas de noradrenalina objetivando metas de pressão arterial média de 60, 70, 80 e 90 mmHg e, apesar do aumento da pressão arterial e da oferta global de oxigênio, não foram observados efeitos nos parâmetros da microcirculação sublingual.[36] Em outro estudo, o aumento da pressão arterial média de 65 para 75 ou 85 mmHg em 20 pacientes resultou em aumento do débito cardíaco, das pressões pulmonares e da resistência vascular sistêmica, porém sem melhora nos índices de fluxo da microcirculação sublingual.[37]

Mas por que as alterações nos parâmetros da macrocirculação não se correlacionam diretamente com a melhora na microcirculação? A pressão de perfusão na microcirculação é resultado da diferença entre a pressão pós-arteriolar e a pressão venular. Nessa perspectiva, fica claro que a pressão venosa central seja o maior determinante do fluxo sanguíneo capilar.[35,38] Esse raciocínio foi demonstrado em um estudo clínico que correlacionou pressão venosa central elevada com piores valores de MFI (do inglês, *microcirculatory flow index*) e PPV (do inglês, *percentage perfused small vessels*).[39]

Visando maior esclarecimento do comportamento da microcirculação em diferentes condições hemodinâmicas, De Backer e col. investigaram a microcirculação sublingual em um estudo prospectivo envolvendo 22 pacientes com choque séptico antes e após a administração de dobutamina.[40] Foi observada melhora nos índices de perfusão microcirculatórios, porém sem correlação alguma com alterações no débito cardíaco e na pressão arterial média.[41] O achado mais interessante foi a queda proporcional nos níveis de lactato com a melhora dos parâmetros de perfusão nos microvasos.[40]

Nesse mesmo contexto, Spronk e col. e Corstiaan e col. observaram nos seus respectivos estudos clínicos melhora nos parâmetros de perfusão capilar com a administração de nitroglicerina, apesar da indução de hipotensão arterial.[41,42]

A despeito desses achados, ainda há pouco conhecimento na literatura sobre as causas dessa independência do sistema microcirculatório, ou seja, se essas alterações encontradas em choques circulatórios são causadas por ressuscitação hemodinâmica ineficiente ou por alterações fisiopatológicas intrínsecas do sistema microcirculatório *per se*.

REFERÊNCIAS

1. Silva JM. Conceitos sobre hemorreologia e microcirculação humanas. Boletim da SPHM. 2012;27(4):12-20.
2. Granger DN. Physiology and pathophysiology of the microcirculation. Dial in Cardiov Med. 1998;3(3):123-42.
3. Arfors KE, Rutili G, Svenjo E. Microvascular transport of macromolecules in normal and inflammatory conditions. Acta Physiol Scand Suppl. 1979;463:93-103.
4. Spronk PE, Zandstra DF, Ince C. Bench-to-bed side review: sepsis is a disease of microcirculation. Crit Care. 2004;8:462-8.
5. Ince C. The microcirculation is the motor of sepsis. Crit Care. 2005;9(4):S13-9.
6. Sakr Y, Dubois MJ, De Backer D, et al. Persistent microcirculatory alterations are associated with organ failure and death in patients with septic shock. Crit Care Med. 2004;32:1825-31.
7. Wiedman MP. Architecture. In: Renkin EM, Michel CC. Handbook of physiology. Section 2: The Cardiovascular System, Vol IV, Microcirculation, Part 1. Bethesda: American Physiological Society, 1984. p.11-40.
8. Palade GE, Simionescu M, Simionescu N. Structural aspects of the permeability of the microvascular endothelium. Acta Physiol Scand Suppl. 1979;463:11-32.
9. Hirschi KK, D'Amore PA. Pericytes in the microvasculature. Cardiovasc Res. 1996;32:687-98.
10. Berne RM, Levy MN. The microcirculation, in cardiovascular physiology. 8º Ed. St Louis: Mosby Inc, 2001. p.155-74.
11. Neto AR. Fisiologia cardiovascular. In: Alvaro RN, Mendes CL, Rezende EA, et al. Monitorização em UTI. 1º Ed. Rio de Janeiro: Revinter, 2004. p.35-45.
12. Krogh A. The number and distribution of capillaries in the muscles with calculations of oxygen pressure necessary for supplying the tissue. J Physiol. 1919;52:409-15.
13. Sweeney RE, Sarelius IH. Arteriolar control of capillary cell flow in striated muscle. Circ Res. 1989;64:112-20.
14. Yang HT, Ogilvie RW, Terjung RL. Peripheral adaptations in trained aged rats with femoral artery stenosis. Circ Res. 1994;74:235-43.
15. De Backer D, Donadello K, Taccone F, et al. Microcirculatory alterations: potential mechanisms and implications for therapy. Ann Intensive Care. 2011;1(1):27-35.
16. Furchgott RF, Zawadzki JV. The obligatory role of endothelial cells in the relaxation of arterial smooth muscle by acetylcholine. Nature. 1980;288(5789):373-6.
17. Marechal X, Favory R, Joulin O, et al. Endothelial glycocalyx damage during endotoxemia coincides with microcirculatory dysfunction and vascular oxidative stress. Shock. 2008;29(5):572-6.
18. Secor D, Li F, Ellis CG, et al. Impaired microvascular perfusion in sepsis requires activated coagulation and P-selectin-mediated platelet adhesion in capillaries. Intensive Care Med. 2010;36(11):1928-34.
19. Song H, Tyml K. Evidence for sensing and integration of biological signals by capillary network. Am J Physiol. 1993;265:H1235-42.
20. Pittman RN. The microcirculation and tissue oxygenation. In: Sibbald WJ, Messner KFW, Fink MP. Tissue oxygenation in acute medicine. Berlin: Springer-Verlag, 1998. p.36-54.
21. Vallet B. Endothelial cell dysfunction and abnormal tissue perfusion. Crit Care Med. 2002;30(5):S229-34.
22. Guyton AC, Hall JE. Human physiology and mechanisms of disease. 6ª ed. Philadelphia: W.B. Saunders Company, 1997. p.324-36.
23. Barlett RH. Oxygen kinetics: integrating hemodynamics, respiratory and metabolic physiology. In: Barlett RH. Critical care physiology. Boston: Little, Brown and Company, 1996. p.1-23.
24. Nunn JF. Applied respiratory physiology. 3ª ed. London: Butterworth, 1987. p.207-39.
25. Nencioni A, Trzeciak S, Shapiro NI. The microcirculation as a diagnostic and therapeutic target in sepsis. Intern Emerg Med. 2009;4(5):413-8.
26. Aird WC. Endothelium as an organ system. Crit Care Med. 2004;32(5 Suppl):S271-9.

27. Diaz NL, Finol HJ, Torres SH, et al. Histochemical and ultrastructural study of skeletal muscle in patients with sepsis and multiple organ failure syndrome (MOFS). Histol Histopathol. 1998;13:121-8.
28. Vincent JL, De BD. Microvascular dysfunction as a cause of organ dysfunction in severe sepsis. Crit Care. 2005;9(4):S9-12.
29. Bakker J, Lima A. Monitorização da perfusão tecidual. In: Alvaro RN, Mendes CL, Rezende EA, et al. Monitorização em UTI. 1º Ed. Rio de Janeiro: Revinter, 2004. p.89-99.
30. Rady MY, Rivers EP, Nowak RM. Resuscitation of the critically ill in the ED: responses of blood pressure, heart rate, shock index, central venous oxygen saturation, and lactate. Am J Emerg Med. 1996;14(2):218-25.
31. Meregalli A, Oliveira RP, Friedman G. Occult hypoperfusion is associated with increase mortality in hemodynamically stable, high-risk, surgical patients. Crit Care. 2004;8(2):R60-5.
32. De Backer D, Creteur J, Preiser JC, et al. Microvascular blood flow is altered in patients with sepsis. Am J Respir Crit Care Med. 2002;166(1):98-104.
33. Dellinger RP, Levy MM, Carlet JM, et al. Surviving Sepsis Campaign: international guidelines for management of severe sepsis and septic shock: 2008. Intensive Care Med. 2008;34(1):17-60.
34. van Genderen ME, Klijn E, Lima A, et al. Microvascular perfusion as a target for fluid resuscitation in experimental circulatory shock. Crit Care Med. 2014;42(2):e96-105.
35. Johnson PC. Autoregulation of blood flow. Circ Res. 1986;59(5):483-95.
36. Jhanji S, Stirling S, Patel N, et al. The effect of increasing doses of norepinephrine on tissue oxygenation and microvascular flow in patients with septic shock. Crit Care Med. 2009;37(6):1961-6.
37. Dubin A, Pozo MO, Casabella CA, et al. Increasing arterial blood pressure with norepinephrine does not improve microcirculatory blood flow: a prospective study. Crit Care. 2009;13(3):R92-100.
38. Taylor AE, Moore TM. Capillary fluid exchange. Am J Physiol. 1999;277(6 Pt 2):S203-10.
39. Vellinga NA, Ince C, Boerma EC. Elevated central venous pressure is associated with impairment of microcirculatory blood flow in sepsis: a hypothesis generating post hoc analysis. BMC Anesthesiol. 2013;13:17-24.
40. De BD, Creteur J, Dubois MJ, et al. The effects of dobutamine on microcirculatory alterations in patients with septic shock are independent of its systemic effects. Crit Care Med. 2006;34(2):403-8.
41. Spronk PE, Ince C, Gardien MJ, Mathura KR, et al. Nitroglycerin in septic shock after intravascular volume resuscitation. Lancet. 2002;360(9343):1395-6.
42. den Uil CA, Caliskan K, Lagrand WK, et al. Dose-dependent benefit of nitroglycerin on microcirculation of patients with severe heart failure. Intensive Care Med. 2009;35(11):189-9.

3 parte

Anatomia e Fisiologia
Seção 5
Sistema Hematológico e Coagulação

34
Hemorreologia

Antonio Carlos Aguiar Brandão
Elio Ferreira de Oliveira Júnior
Thaína Alessandra Brandão

INTRODUÇÃO

De acordo com a antiga teoria médica, o corpo humano era formado por uma mistura bem equilibrada de quatro fluidos ou humores: o sanguíneo, o colérico, o flegmático e o melancólico. Os antigos acreditavam que o desequilíbrio entre esses humores seria o responsável pelo surgimento de doenças e que a cura destas estaria baseada no reestabelecimento desse equilíbrio, muitas vezes alcançado pela realização de flebotomias.[1]

Em meados do século XIX, Rudolf Virchow foi muito feliz ao estabelecer um novo conceito de doença baseado em distúrbios estruturais e funcionais da célula.[2] Esses distúrbios poderiam ser observados na preparação de tecidos mortos e observados através de microscópios. Desse modo, a teoria dos humores rapidamente perdeu força para a teoria celular, e a velha prática da flebotomia começou a ser abandonada.

No início do século XX, Robin Fahraeus começou a explorar as propriedades do fluxo sanguíneo e descobriu que a fluidez do sangue estava alterada durante os processos patológicos.[3] O comportamento dos fluidos seguia então as teorias de Poiseuille de que o fluxo sanguíneo seria inversamente proporcional à quarta potência do raio e diretamente proporcional ao comprimento do vaso e à sua viscosidade. Apenas o diâmetro do vaso era levado em consideração na determinação do fluxo, pois se acreditava que a viscosidade era uma constante.

Com as observações de Virchow e de Fahraeus, a viscosidade sanguínea, que antes era reconhecida apenas como uma constante na equação do fluxo, passou a ganhar importância na prática médica. A dinâmica e o comportamento do fluxo sanguíneo passaram a ser amplamente estudados, e o desenvolvimento de técnicas apropriadas para o estudo do comportamento do fluxo sanguíneo e dos elementos que compõem o sangue, juntamente com a evolução dos modernos conceitos da dinâmica dos fluidos, levou ao crescimento de um novo campo da medicina: a hemorreologia.

Entende-se como reologia o ramo da mecânica dos fluidos que estuda as propriedades físicas que influenciam o transporte de quantidade de movimento num fluido, sendo a viscosidade a propriedade reológica mais conhecida.[4,5]

Para compreender o comportamento do fluxo sanguíneo pelo corpo humano é preciso estudar os elementos responsáveis por sua viscosidade, bem como os fatores que regulam os mecanismos intrínsecos do controle vascular.

Do ponto de vista biológico, o sangue pode ser considerado um tecido composto de vários tipos de células (eritrócitos, leucócitos e plaquetas) suspensos em um material líquido (plasma). Do ponto de vista reológico, ele é considerado uma suspensão sólido-líquida, sendo os elementos celulares os responsáveis pela fase sólida. Entretanto, o sangue também pode ser considerado uma emulsão líquida na qual os glóbulos vermelhos estão em constante tensão.

Cerca de 45% do volume sanguíneo é ocupado pelos elementos celulares. A grande maioria dos elementos celulares é composta de glóbulos vermelhos, cerca de 5 milhões de células por mm^3, e apenas cerca de 5.000 glóbulos brancos e 300.000 plaquetas no mesmo volume. Logo, aproximadamente 99% dos elementos celulares do sangue são compostos de glóbulos vermelhos.[6]

A composição do plasma aproxima-se da do líquido extracelular principalmente quanto à concentração dos eletrólitos. Temos ainda a adição de 6 a 8 g de proteínas por 100 mL, com a maioria dessas proteínas dividida entre albumina e globulinas e suas frações. O plasma ainda contém fibrinogênio, uma proteína solúvel que, durante a formação do coágulo, é convertida em uma forma polimerizada e insolúvel chamada fibrina. Fibrinogênio é também um importante determinante do comportamento do fluxo sanguíneo, já que é a principal proteína responsável pela agregação de glóbulos vermelhos e, consequentemente, pelo comportamento não newtoniano do fluxo sanguíneo.

ERITRÓCITOS

Os eritrócitos são elementos de um complicado sistema multifuncional, cuja função principal é manter a concentração de oxigênio e de dióxido de carbono nos tecidos em uma faixa de valores de acordo com a necessidade do metabolismo. Além disso, tem sido demonstrado que o eritrócito possui a capacidade de se agregar e a habilidade de se deformar sob a ação de forças externas, isto é, agregação e deformabilidade, propriedades fundamentais para a compreensão da hemorreologia.[7]

O eritrócito humano desempenha um papel importante nas propriedades reológicas do sangue. No estado de equilíbrio não deformado, é uma estrutura bicôncava que possui cerca de 7 a 8 µm de diâmetro, de 2 a 2,5 µm de espessura, 1 µm no centro (Figura 34.1) e tem uma vida média de 120 dias. Durante esse período, percorre centenas de quilômetros pelos vasos sanguíneos, passando muitas vezes por pertuitos menores que o seu diâmetro. Para isso é fundamental que seja deformável. Sendo assim, a deformidade é uma propriedade essencial do eritrócito, permitindo a sua passagem pela microcirculação e pelo filtro esplênico. Essa deformidade depende de uma série de fatores, incluindo geometria celular, viscosidade intraeritrocitária e propriedades intrínsecas da membrana celular. Ele se comporta como um corpo elástico, e, assim, as mudanças em seu formato são revertidas quando cessam as forças que promovem sua deformação.

Quando se menciona geometria celular, referimo-nos ao volume e à relação superfície/volume celular. As células com volume reduzido (células microcíticas) têm menor deformabilidade quando comparadas a células normais ou macrocíticas. Sua forma de disco bicôncavo lhes fornece um excesso de superfície em relação ao volume, o que facilita a sua deformação quando necessário. Se a célula perde parte de sua membrana ou aumenta o seu volume, perde um pouco a biconcavidade, tornando-se mais esférica e limitando a sua capacidade de se deformar. Uma entrada de solutos ou de água no interior do eritrócito pode modificar o volume celular.

A viscosidade intraeritrocitária é dada essencialmente pela concentração de hemoglobina, e esta também interfere na deformabilidade celular. Existe menor deformabilidade nos casos de maior densidade, ou seja, células desidratadas ou com hemoglobinas anormais tendem a apresentar viscosidade aumentada e deformabilidade diminuída. Para uma concentração da hemoglobina corpuscular média (HCM) normal, entre 27 e 37 $g \cdot dL^{-1}$, não se observa quase nenhuma influência da viscosidade sobre a deformação celular, porém, à medida que a concentração da HCM aumenta, a viscosidade aumenta de forma exponencial, sendo observado um aumento de até 60 vezes na viscosidade celular com uma HCM de 50 $g \cdot dL^{-1}$.

A membrana celular é um dos mais importantes determinantes da deformabilidade eritrocitária. A membrana do eritrócito é composta de proporções semelhantes de lipídios e de proteínas, dispostas segundo o modelo do mosaico fluido. Os lipídios estão organizados em uma dupla camada fosfolipídica, tendo o colesterol entre seus dois folhetos. As proteínas podem ser integrantes da membrana, transfixando-as e servindo de pontos de troca entre o meio externo e o interno (proteínas integrais), ou formar uma malha que reveste a face interna da dupla camada lipídica constituindo o citoesqueleto da membrana. As proteínas que formam essa trama são chamadas de proteínas periféricas. Entre as proteínas

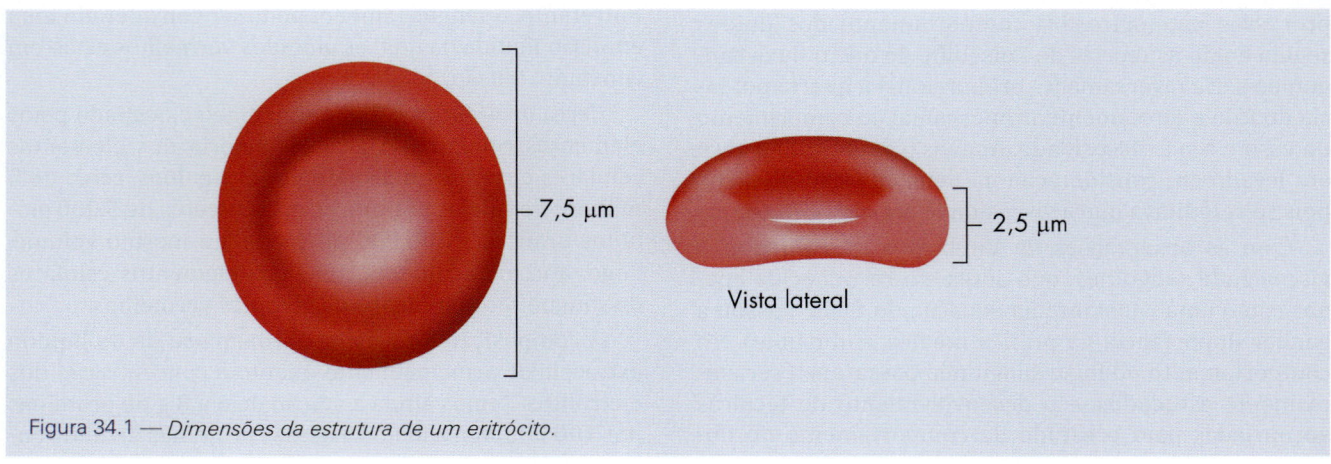

Figura 34.1 — *Dimensões da estrutura de um eritrócito.*

integrais, destacam-se a proteína Banda 3, principal proteína de troca iônica da célula, as glicoforinas e a proteína Rh. As proteínas periféricas mais importantes são as alfa e beta espectrinas, a anquirina, as proteínas 4,1 e 4,2 e a actina. O citoesqueleto assemelha-se a uma malha, revestindo a face interna da dupla camada lipídica e formando uma bem organizada rede de hexágonos e ocasionais pentágonos e heptágonos. Os braços do hexágono são compostos de braços de alfa e beta espectrinas, proteínas filamentosas que formam a base do citoesqueleto. Nos vértices dos hexágonos encontram-se estruturas formadas por várias proteínas que têm a função de nós, reforçando a trama do citoesqueleto. Esses agrupamentos proteicos são denominados complexos juncionais e são formados predominantemente por proteínas 4,1 e 4,2, actina I tropomiosina. A ligação do citoesqueleto à membrana propriamente dita é feita em vários pontos. A beta espectrina se liga à anquirina, que, por sua vez, se liga à Banda 3. Os complexos juncionais, através da ligação da proteína 4,1 à glicoforina C, fazem também a ligação do citoesqueleto à membrana. Essas ligações entre o citoesqueleto e as proteínas integrais reforçam a trama proteica e dão consistência à membrana eritrocitária. Na Figura 34.2 observa-se como estão organizados os constituintes da membrana eritrocitária.[8]

Para que o eritrócito tenha deformabilidade normal, é necessário que a membrana tenha todos os seus constituintes quantitativa e qualitativamente normais. Anormalidades na fração lipídica, nas proteínas integrais e principalmente nas proteínas formadoras do citoesqueleto comprometem a deformabilidade. Dependendo do grau de defeito da estrutura da membrana eritrocitária, a célula pode apresentar, além da dificuldade de deformação, uma maior facilidade de fragmentação.

Manutenção da deformabilidade celular depende de uma disponibilidade de energia metabólica em forma de ATP. Esse ATP é necessário para o funcionamento das bombas catiônicas da membrana e para a regulação da concentração de íons e água no interior da célula, mantendo dessa forma o volume celular. A fonte de ATP do eritrócito é a glicólise, sendo 90% através de metabolismo anaeróbico. Como os eritrócitos não acumulam glicose, seu metabolismo depende da glicose presente no meio celular (plasma). Isso normalmente não se constitui um problema, porém se observam alterações geométricas em eritrócitos que são armazenados por longos períodos de tempo.

Em alguns processos patológicos, o estresse oxidativo com produção de radicais livres de oxigênio pode ser bastante prejudicial para o eritrócito devido à sua capacidade de modificar uma grande variedade de moléculas biológicas. Esses radicais livres promovem a formação de meta-hemoglobina, a peroxidação dos lipídios da membrana, degradação de proteínas integrais e ligação cruzada entre as proteínas da membrana e do citoesqueleto, ligação da hemoglobina com proteínas do cito-

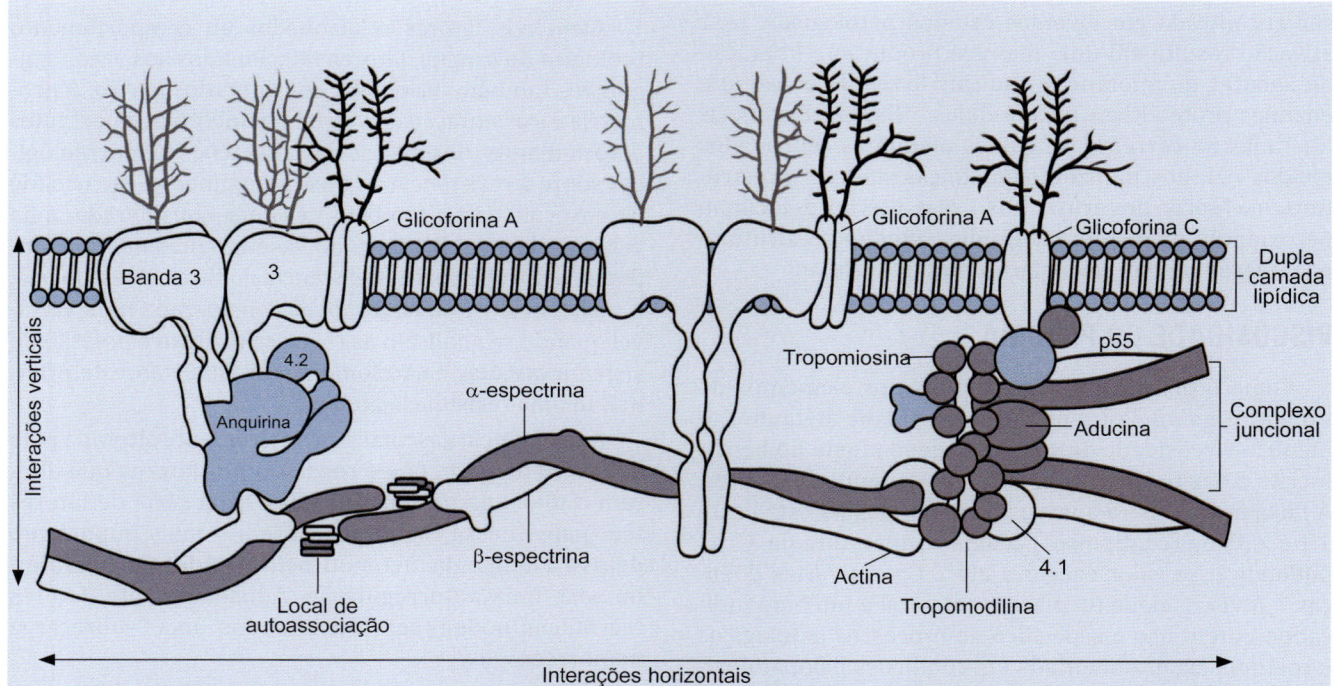

Figura 34.2 — Desenho esquemático da membrana do glóbulo vermelho evidenciando a dupla camada fosfolipídica, as proteínas integrais (Banda 3 e Glicoforinas) e as proteínas formadoras do citoesqueleto (alfa e beta espectrinas, anquirina, proteínas 4,1, entre outras). São evidenciadas também as chamadas ligações verticais e horizontais entre as proteínas formadoras da membrana.[9]

esqueleto (principalmente a espectrina), alteração da permeabilidade aos íons, com consequente alterações na sua superfície.[10,11]

Anormalidades em qualquer um dos determinantes da deformabilidade celular fazem a célula passar com dificuldade pela microcirculação, muitas vezes sendo destruída ou retida na circulação esplênica, com diminuição da vida média eritrocitária e, muitas vezes, com hemólise descompensada.

LEUCÓCITOS

Os glóbulos brancos têm pouco papel sobre a viscosidade sanguínea, pois o seu número e o seu volume são pequenos em relação aos outros elementos do sangue. Entretanto, na microcirculação, quando o diâmetro dos vasos torna-se menor do que o das células, cada elemento celular em si tem o potencial de alterar o fluxo sanguíneo.

A resistência encontrada por um leucócito enquanto passa pela microcirculação depende do tipo celular e pode ter uma magnitude estimada bem maior do que a dos eritrócitos. Consequentemente, eles permanecem mais tempo nos vasos e podem temporariamente bloquear certos canais da microcirculação, bloqueio esse muito mais intenso em estados patológicos, como nos processos inflamatórios, em que essas células tornam-se mais rígidas.

A ativação de leucócitos polimorfonucleares (PMN) é uma característica dos processos inflamatórios e pode ser encontrada em diversos estados patológicos. Essa ativação resulta em uma massiva produção e liberação de agentes quimiotáticos, radicais livres de oxigênio e enzimas proteolíticas pelas células.[12] Essas substâncias liberadas na corrente sanguínea afetam as células e os tecidos vizinhos, induzindo mudanças intensas na estrutura e na função dos eritrócitos. Essas alterações incluem peroxidação da membrana lipídica, mudança estrutural no citoesqueleto e, em alguns casos, lise celular.

VISCOSIDADE DO PLASMA

Como o plasma é a parte líquida dos elementos do sangue, uma mudança em sua viscosidade afeta diretamente a viscosidade do sangue, independente do hematócrito e das propriedades de seus elementos celulares. A faixa normal para a viscosidade do plasma está entre 1,1 e 1,35 Cp (centipoises), a uma temperatura de 37 °C, podendo esse valor chegar a até 2 Cp em várias doenças.[13] A viscosidade do plasma em geral é um bom indicador, porém não é específico de processos patológicos e costuma estar aumentada em condições fisiopatológicas associadas com reações de fase aguda. Esse aumento é diretamente proporcional ao aumento de proteínas no plasma. Fibrinogênio é a mais importante proteína de fase aguda, porém temos ainda a produção de proteína C reativa, alfa-amiloide sérico, haptoglobina e ceruloplasmina.[14] A formação de fibrinogênio durante essas reações contribui significativamente para esse aumento não específico da viscosidade do plasma nos processos patológicos. A viscosidade plasmática pode aumentar até cinco vezes em pacientes com níveis anormais de proteínas como visto em alguns estados clínicos que cursam com hiperproteinemia.

HEMORREOLOGIA E MECANISMOS DE CONTROLE VASCULAR

Alterações hemorreológicas podem ter duas implicações distintas: parâmetros hemorreológicos podem ser alterados devido a processos fisiopatológicos, como já bem estabelecido, e a alteração da hemorreologia pode induzir ao desenvolvimento de processos patológicos, sendo um exemplo clássico dessa última a doença falciforme na qual uma alteração estrutural do eritrócito induz a uma série de sinais e sintomas.

As duas implicações acima mencionadas podem refletir um ciclo vicioso e talvez mais corretamente um dilema do tipo *chicken versus egg*. Entretanto, os dois aspectos do ciclo não são igualmente bem estabelecidos. Enquanto existe uma relação bem definida entre homeostase e hemorreologia, o papel da hemorreologia em manter a homeostase não é tão bem definido. Isso porque, na maioria dos estudos experimentais, a medida da fluidez do sangue *in vivo* parece ser diferente daquela praticada *in vitro*, feita fora do sistema vascular.

Além dos fatores relacionados ao comportamento reológico do sangue, fatores relacionados aos vasos sanguíneos também devem ser considerados *in vivo*. A geometria e a orientação do vaso sanguíneo são importantes determinantes dos efeitos das alterações hemorreológicas sobre a resistência ao fluxo sanguíneo. A capacidade de vasoconstrição também deve ser considerada, uma vez que altera o diâmetro do vaso e representa uma influência direta sobre a resistência ao fluxo. Dessa forma, a resistência vascular deve ser considerada uma variável quando se analisam as relações de fluxo e pressão do sistema vascular, e não somente uma constante determinando uma resistência ao fluxo.

A resistência vascular é primeiramente alterada pelo diâmetro do vaso, que é regulado por fatores que alteram o tônus da musculatura lisa. Uma série de fatores têm papel nessa regulação, porém o mais importante deles é a demanda metabólica dos tecidos perfundidos, ou seja, uma autorregulação. Adicionalmente, fatores mecânicos podem ser considerados uma "sobrecarga hemorreológica".

Autorregulação refere-se à habilidade intrínseca de um leito vascular ou de um órgão manter seu fluxo sanguíneo inalterado a despeito de mudanças na pressão de perfusão. Uma diminuição do fluxo sanguíneo para dado tecido ou uma relativa hipóxia podem ser normalizados por uma diminuição na resistência vascular mesmo se a causa principal da diminuição do fluxo persistir. O papel parcial para essa regulação é a diminuição da pressão parcial de oxigênio devido à insuficiência do fluxo, sendo que essa alteração pode ser devida à diminuição da pressão arterial ou à diminuição da fluidez sanguínea.[15,16]

Alterações na deformidade eritrocitária podem induzir a vasodilatação da microcirculação, permitindo a manutenção do fluxo e consequente perfusão tecidual. Quando a geometria vascular está alterada por algum processo patológico, essa regulação é perdida e qualquer alteração na viscosidade sanguínea pode levar a uma hipoperfusão tecidual, que não pode ser compensada pela vasodilatação.

O tônus vascular não é controlado apenas por fatores metabólicos, mas também por substâncias vasoativas, sendo a principal o óxido nítrico (NO).

O NO é uma molécula simples, sintetizada pelas células do endotélio, que age nas células da musculatura lisa liberando a guanilato ciclase, resultando em aumento do GMP cíclico e consequente relaxamento da musculatura lisa. O NO é sintetizado pelas NO sintetases, tendo como substrato L-arginina.[17] Sua produção é controlada por uma série de fatores, incluindo entre eles a hipóxia e as forças de cisalhamento. Forças mecânicas agindo sobre o endotélio são conhecidas como um importante determinante da produção de NO. Essa força sobre o endotélio é determinada pela velocidade do fluxo e pela viscosidade do sangue nessa região. Uma tensão diminuída no endotélio promove um *down regulation* na síntese do NO, resultando num aumento do tônus da musculatura lisa e consequente aumento na resistência ao fluxo.

Sabe-se ainda que em um vaso cilíndrico a distribuição dos elementos sanguíneos não é uniforme e é influenciada pela migração axial. Quando observados através de microscopia óptica em uma suspensão, os eritrócitos formam grandes agregados assemelhando-se a uma torre de moedas. Esse processo de agregação pode ser considerado o resultado de um equilíbrio entre as forças de cisalhamento, a repulsão eletrostática entre as células e a energia elástica das membranas celulares. Aumento na agregação eritrocitária resulta em aumento da migração axial. O acúmulo de eritrócitos na região central do vaso diminui a viscosidade do fluido em contato com o endotélio e, consequentemente, diminui a tensão sobre ele, resultando em *down regulation* da síntese de NO e em aumento da resistência vascular.

CONCLUSÃO

O comportamento hemorreológico do sangue não é simplesmente um fator que determina uma resistência hemodinâmica quando combinado com a resistência vascular. As propriedades hemorreológicas podem determinar a magnitude da resistência vascular através de processos que levam a mudanças na geometria dos vasos.

Mais estudos são necessários para prover novas e importantes informações sobre o papel dos fatores reológicos em indivíduos saudáveis e doentes.

REFERÊNCIAS

1. Riddle JM. Theory and practice in medieval medicine. Viator. 1974;5:157-84.
2. Bauer A. Historia magistra pathologiae. Würzbg Medizinhist Mitt. 1993;11:59-76.
3. Goldsmith HL, Cokelet G, Gaehtgens P, et al. evolution of his concepts cardiovascular physiology. Am J Physiol. 1989;257:H1005-H1015.
4. Copley AL. Fluid mechanics and biorheology. Clin Hemorheol. 1990;10:3-19.
5. Merrill EW. Rheology of blood. Physiol Rev. 1969;49:863-88.
6. Baskurt OK, Meiselman HJ. Hemorreology and Hemodynamics: Dove andare?. Clin Hermorheol Microcirc. 2006;35(1-2):37-43.
7. Bazanovas AN, et al. Erithrocyte: A systems model of the control of aggregation and deformability. BioSystems. 2015;131:1-8.
8. Silveira PAA. Deformabilidade Eritrócitária. In: Lorenzi TF. Manual de Hematologia: propedêutica e clínica. 4.ed. Rio de Janeiro: Guanabara Koogan, 2006.
9. Mohandas N, Chasis JA. Red blood cell deformability membrane material properties and shape. Regulation by transmembrane, skeletal and cytosolic proteins and lipids. Semin Hematol. 1993;30:171-92.
10. Baskurt OK, Temiz, A Meiselman HJ. Effect of superoxide anions on red blood cell rheologic properties. Free Radic Biol Med. 1998;24:102-10.
11. Weiss SJ. The role of superoxide in the destruction of erythrocyte targets by human neutrophils. J Biol Chem. 1980;255:9912-7.
12. Baskurt OK, Meiselman HJ. Activated polymorphonuclear leukocytes affect red blood cell aggregability. J Leukoc Biol. 1998;63:89-93.
13. Lowe GDO, Barbenel JC. Plasma and blood viscosity. In: Lowe GDO. Clinical Blood Rheology. Boca Raton: CRC Press, 1988. p.11-44.
14. Somer T, Meiselman HJ. Disorders of blood viscosity. Ann Med. 1993;25:31-9.
15. Duling BR, Hogan RD, Langille BL, et al. Vasomotor control: functional hyperemia and beyond. Fed Proc. 1987;46(2):251-63.
16. Stainsby WN. Local control of regional blood flow. Annu Rev Physiol. 1973;35:151-68.
17. Lloyd-Jones DM, Bloch KD. The vascular biology of nitric oxide and its role in atherogenesis. Ann Rev Med. 1996;47:365-75.

Fisiologia da Coagulação

Francisco Ricardo Marques Lobo
Adriana Erica Yamamoto Rabelo

HEMOSTASIA

Hemostasia compreende um conjunto de processos fisiológicos que modulam: coagulação sanguínea, ativação plaquetária e reparação vascular. A hemostasia mantém o sangue fluindo dentro dos vasos devido à ação protetora e anticoagulante do endotélio vascular. Também promove refluxo dos vasos trombosados após a formação do trombo. A hemostasia consiste em uma ativação plaquetária e a formação de uma rede de fibrina sobre uma superfície fosfolipídica e modulada por anticoagulantes naturais e um sistema fibrinolítico. Esses mecanismos ocorrem com a participação dos fatores da coagulação, endotélio e plaquetas.

Qualquer alteração da coagulação estimula a resposta inflamatória, e qualquer resposta inflamatória estimula a coagulação. Esse extenso intercâmbio entre coagulação-inflamação envolve sinalização mediada por receptores celulares, interações celulares e produção de citocinas por endotélio, leucócitos e plaquetas.

A hemostasia consiste de três fases: *hemostasia primária*, definida como mecanismos que levam à adesão e agregação plaquetária; *hemostasia secundária*, definida como mecanismo de formação da rede de fibrina e sua estabilização; *hemostasia terciária*, definida como mecanismo responsável pela degradação do coágulo formado, também chamada de fibrinólise. As hemostasias primária e secundária ocorrem simultaneamente e são mecanicamente entrelaçadas. Se a hemostasia terciária (fibrinólise) estiver desregulada, a hemostasia evolui para trombose ou hemorragia.

Hemostasia Primária

O termo hemostasia primária envolve, além dos processos de adesão e agregação de plaquetas, alguns componentes da parede vascular, particularmente da matriz subendotelial, como fibras de colágeno e fator de von Willebrand (FvW). Sob condições fisiológicas, as plaquetas circulam preferencialmente próximo da parede vascular. Entretanto, elas não interagem com as células endoteliais, as quais oferecem uma resistência natural à trombose por secreção de agentes antitrombóticos, como óxido nítrico e prostaglandinas. Em casos de lesão vascular traumática, há estímulo simpático, promovendo vasoconstrição, diminuindo a luz vascular e, assim, reduzindo a perda de sangue. Quando há lesão endotelial, a matriz subendotelial expõe o fator de von Willebrand, uma grande proteína multimérica, responsável principalmente pela adesão de plaquetas em regiões de baixa tensão, como a parede endotelial. A exposição do colágeno e de outras proteínas do subendotélio às plaquetas circulantes inicia o processo de ativação plaquetária, o qual inclui:

1. adesão das plaquetas ao subendotélio;
2. mudança na forma da plaqueta;
3. liberação de conteúdo dos grânulos citoplasmáticos da plaqueta;
4. aparecimento de uma nova superfície fosfolipídica, necessária para as reações da coagulação dependentes de superfície; e
5. agregação plaqueta com plaqueta.[1]

As plaquetas aderem ao colágeno por meio da ligação do fator de von Willebrand (FvW) ao receptor glicoproteico (GP) GPIb. O conteúdo expulso dos grânulos plaquetários, incluindo o trifosfato de adenosina (ADP), atua com mensageiro para a atração de mais plaquetas, permitindo, assim, o crescimento do tampão. A superfície fosfolipídica plaquetária continua a ativação, sintetizando tromboxano A2 (TxA2). Este causa a liberação adicional de ADP e produz vasoconstrição local, dessa forma produzindo desvios de fluxo sanguíneo para longe do trauma. Finalmente, a massa plaquetária é estabilizada por "pontes" de fibrinogênio ou FvW, ligando as plaquetas entre si por meio dos receptores GPIIb/IIIa (Figura 35.1). O resultado final da hemostasia primária é a formação do tampão plaquetário no endotélio lesado, constituído principalmente por plaquetas e FvW. Esse tampão será modificado e estabilizado por filamentos de fibrina.

Hemostasia Secundária (Formação e Estabilização da Rede de Fibrina)

O processo de hemostasia secundária envolve várias etapas enzimáticas, resultando na conversão do fibrinogênio em fibrina pela ação da trombina. A rede de fibrina é estabilizada pelo fator XIII ativado.

O sistema de coagulação foi considerado por muito tempo constituído unicamente por fatores de coagulação e plaquetas. Hoje, entretanto, tem sido considerado um sistema multifacetado, extremamente balanceado, no qual participam componentes celulares e moleculares.

Os principais componentes celulares do sistema de coagulação são as plaquetas, células endoteliais, monócitos e eritrócitos. Os principais componentes moleculares do sistema de coagulação são os fatores de coagulação, os anticoagulantes naturais, fatores estimuladores e inibidores da fibrinólise, fator de von Willebrand, proteínas intercelulares, proteínas de fase aguda, imunoglobulinas, íons cálcio, fosfolipídios, prostaglandinas e citocinas.

Em humanos, a regulação da produção das enzimas participantes é vital na manutenção do balanço hemostático.[2] Quando há deficiência congênita ou adquirida das enzimas, há uma redução ou mesmo ausência na produção de trombina, acarretando síndromes hemorrágicas. Já o defeito na regulação, ao contrário, acarreta aumento na produção de trombina e está associado a risco trombótico.[3] As principais enzimas necessárias para a hemostasia plasmática e o processo de geração de fibrina incluem a família das serina-proteases e cofatores que não têm atividades enzimáticas intrínsecas, porém aumentam as ações das enzimas coagulantes.

Para controlar o sistema de coagulação, há quatro proteínas anticoagulantes com a função de modular a coagulação: antitrombina (AT), proteína C(PC), proteína S(PS) e inibidor da via do fator tecidual (TFPI).[4] Outras proteínas, como fator XII, fator XI, cininogênio de alto peso molecular (HMWK) e pré-calicreína, pertencentes à "via de contato", aparentemente não são essenciais para a resposta pró-coagulante, muito embora desempenhem papel suplementar no processo da coagulação.[5] Moléculas como a 1-antitripsina e heparina cofator II também podem desempenhar função anticoaguladora no processo.[6]

O modelo clássico da hemostasia, aceito por muito tempo, era constituído pelas vias intrínseca e extrínseca que se confluíam para a chamada via comum e terminavam na formação da rede de fibrina. Entretanto, algumas observações trouxeram críticas a esse modelo por ele não descrever os processos hemostáticos reais *in vivo*. Hoffman e Monroe, em 2001, desenvolveram um modelo de hemostasia que hoje é largamente aceito.[1] O modelo da coagulação baseado em célula é composto por 3 (três) etapas distintas que se sobrepõem (Figura 35.2):[7]

- **Iniciação**: a coagulação sanguínea é iniciada quando o FT é expresso principalmente pelas células endoteliais. A expressão do FT é iniciada ou por lesão vascular ou por ativação endotelial pelas substâncias químicas, citocinas ou mesmo processo inflamatório. TF é uma citocina tipo II pertencente ao grupo das glicoproteínas. O FT expressado liga-se ao fator VIIa (circulando em quantidades diminutas), formando um complexo FT-VIIa, o qual ativa fator IX em IXa e o fator X em Xa (Passo 1 na Figura 35.2). O FXa liga-se rapidamente ao

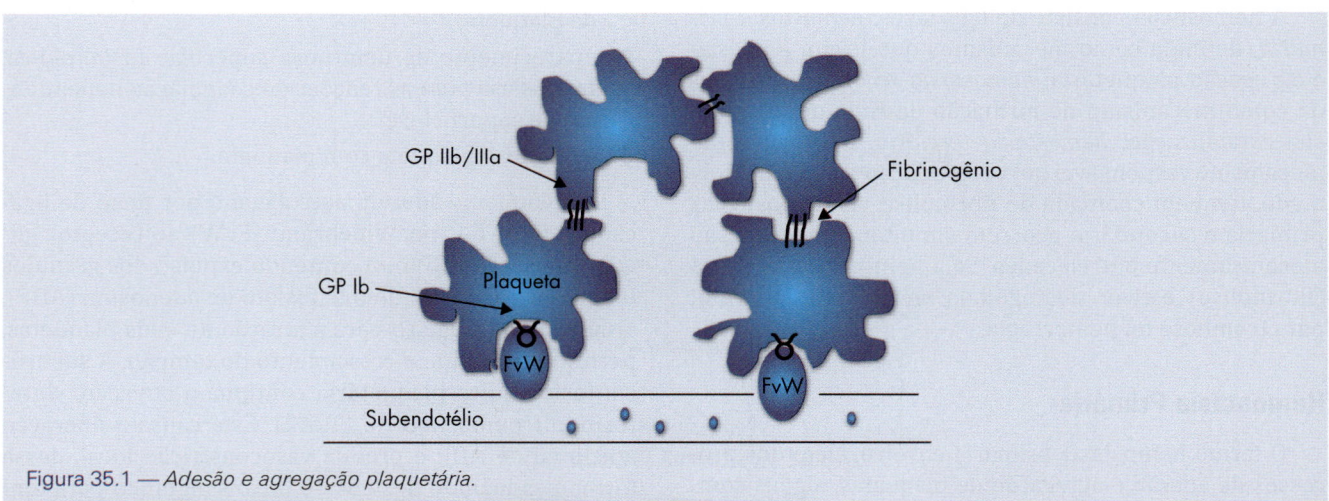

Figura 35.1 — *Adesão e agregação plaquetária.*
FvW: Fator de von Willebrand; GP 1b: receptor glicoproteico 1b; GPIIb/IIIa: receptor glicoproteico IIb/IIIa.

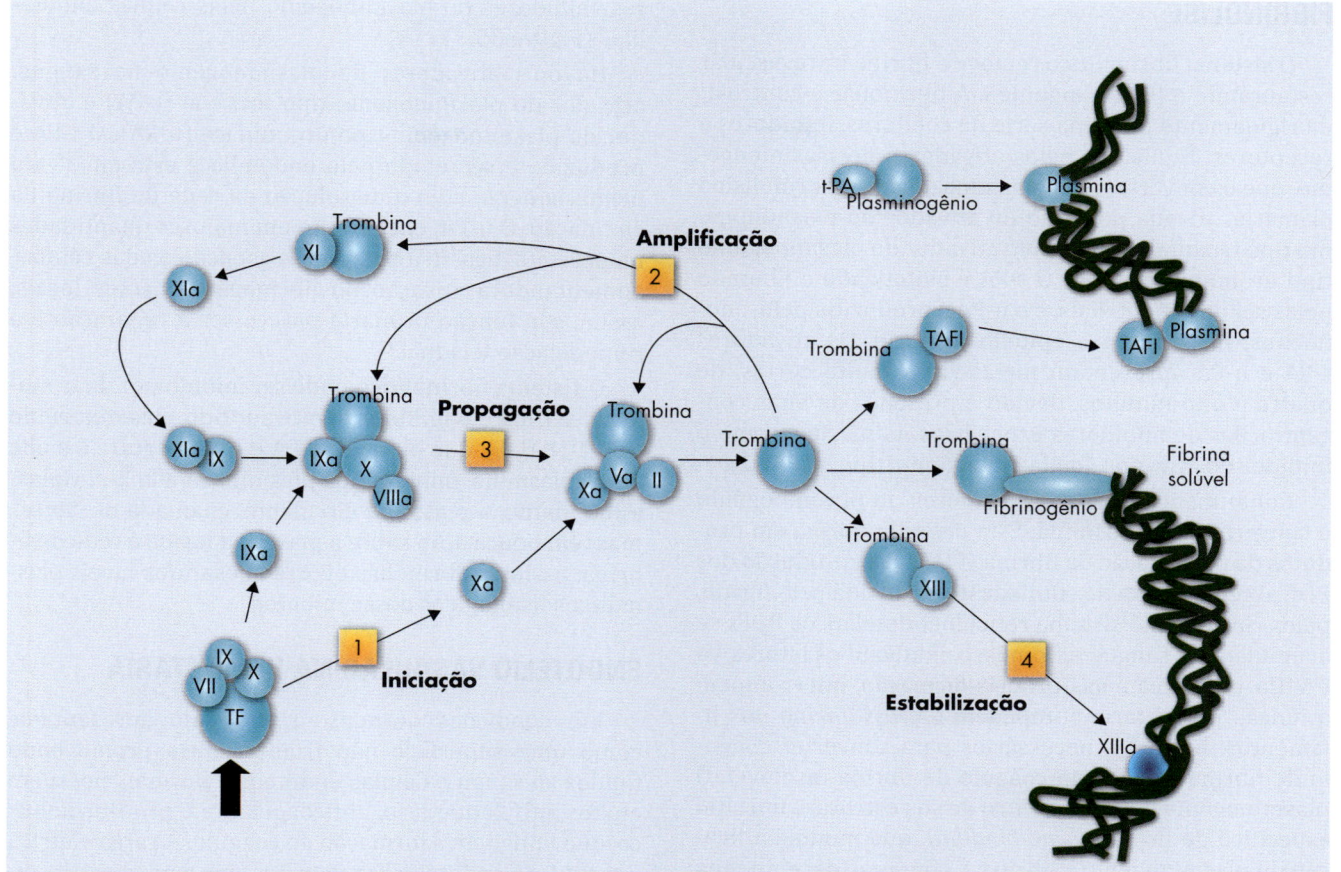

Figura 35.2 — Modelo atual da coagulação e da fibrinólise. O processo da coagulação in vivo é iniciado por: (1) Fase de Iniciação, ligação do fator VIIa circulante com o FT expresso (indicado pela seta mais forte) pela célula endotelial, formando o complexo VIIa+FT que ativa os fatores IX e X; (2) Fase de Amplificação, quando a pequena quantidade de trombina formada origina alças de feedback, ativando fatores V, VIII e IX; (3) Fase de Propagação, contínua produção de trombina; e (4) Fase de Estabilização, formação da fibrina, cross-linking dos monômeros de fibrina pelo fator XIIIa e máxima produção de trombina.

fator II, produzindo pequena quantidade de trombina (FIIa). Em uma reação muito mais lenta, o FIXa ativa o FX em FXa (Passo 2 na Figura 35.2). A pequena quantidade de trombina formada nessa etapa não é suficiente para conversão do fibrinogênio em fibrina.[8]

- **Amplificação**: nessa etapa, a trombina ainda em pequenas quantidades ativa plaquetas. A ativação plaquetária modifica sua superfície fosfolipídica altamente trombogênica. Dessa forma, o processo de coagulação é catalisado e intensificado. A trombina formada ativa principalmente fatores V e VIII. Estes, ativados, serão importantes na fase seguinte. O FVIII acelera a ativação do FX pelo FIXa, e o cofator FV acelera a ativação do FII pelo FXa (Passo 2 na Figura 35.2). A trombina também ativa FXI em FXIa, aumentando a produção de FIXa.
- **Propagação**: para aumentar a produção de trombina, garantindo, assim, a formação de uma grande quantidade de coágulo, são produzidas grandes quantidades de FXa, pelo complexo tenase (FIXa/FVIIIa), e de FIIa, pelo complexo protrombinase (FXa/FVa). A enorme quantidade de trombina formada nessa etapa (*burst thrombin*) produz uma extensa estimulação da hemostasia, e dessa forma consegue converter fibrinogênio em fibrina. A incipiente rede de fibrina ainda é frágil, e a chamamos de fibrina solúvel. Esta sofre uma polimerização por ação do FXIIIa e torna-se uma rede de fibrina estável e insolúvel, que interrompe o fluxo de sangue, alcançando a "hemostasia". Nessa estrutura incorporam-se hemácias, leucócitos e plaquetas. Ao final desse processo, a trombina ativa o TAFI (inibidor da fibrinólise ativado pela trombina) (Passo 4 na Figura 35.2).

Para impedir que a produção de trombina escape do controle, a fase de iniciação é controlada pelo TFPI, cujos alvos principais são o FXa e o complexo FT/FVIIa/FXa, enquanto as fases de amplificação e propagação são controladas principalmente pela ação da AT.[9] Assim, as combinações de TFPI com AT e TFPI com proteína C atuam sinergicamente para limitar a produção de trombina.[10]

FIBRINÓLISE

O sistema fibrinolítico remove a fibrina intravascular restaurando o fluxo sanguíneo. A fibrinólise é controlada rigidamente por uma série de cofatores, inibidores e receptores. É iniciada pelos ativadores do plasminogênio, que o convertem em plasmina. Esta é a fibrinolisina primária, ativada por ação do ativador do plasminogênio tipo tecidual (t-PA) e pelo ativador do plasminogênio tipo uroquinase (u-PA). O t-PA é sintetizado e liberado pelas células endoteliais, e o u-PA é produzido pelos monócitos, macrófagos e epitélio urinário. Os ativadores t-PA e u-PA apresentam meias-vidas muito curtas, de quatro a oito minutos, devido à presença de altas concentrações de inibidores específicos no plasma, como o inibidor do ativador do plasminogênio tipo 1 (PAI-1).

Como mencionado, os ativadores do plasminogênio o convertem em plasmina. Esta degrada fibrina em produtos da degradação da fibrina (PDF). Se a produção dos PDF exceder a taxa de eliminação produzida pelo fígado, pelos rins ou pelo sistema reticuloendotelial, os PDFs se acumulam no sangue e, com isso, inativam os fatores Va e VIIIa, amplificam sua própria formação, interrompem a função plaquetária e impedem o *cross-linking* dos filamentos de fibrina necessários para converter coágulo de fibrina solúvel em coágulo de fibrina insolúvel. O plasminogênio mantém dentro de sua estrutura um sítio específico de lisina (*lysine-binding*), que modula a ligação do plasminogênio à fibrina e, com isso, desempenha um papel importante na regulação da fibrinólise.[11]

A regulação e o controle do sistema fibrinolítico são mediados por interações moleculares específicas entre seus principais componentes e liberação dos ativadores/inibidores do plasminogênio pelas células endoteliais (Figura 35.3).

Há dois ativadores do plasminogênio no sangue: ativador do plasminogênio tipo tecidual (t-PA) e ativador do plasminogênio tipo uroquinase (u-PA). O t-PA é produzido e secretado pelo endotélio e está envolvido primariamente com a dissolução da rede de fibrina na circulação. O u-PA, encontrado em maiores quantidades na próstata, liga-se a receptores específicos das células, aumentando a ativação do fibrinogênio nesses locais; assim, sua função primária parece ser a reparação e a remodelação tecidual.[12]

O sistema fibrinolítico pode ser inibido por duas moléculas. Uma é o inibidor do ativador do plasminogênio tipo-1 (PAI-1), que bloqueia t-PA e u-PA; a outra é a alfa 2-antiplasmina, inibidora da plasmina. A alfa 2-antiplasmina inativa a plasmina circulante, chamada de "livre", mas tem pouca ação sobre a plasmina ligada à rede de fibrina; assim, a fibrinólise ocorre apesar dos níveis plasmáticos fisiológicos desse inibidor.

ENDOTÉLIO VASCULAR NA HEMOSTASIA

Em condições normais, o endotélio apresenta-se como uma superfície não trombogênica promovendo fluidez ao sangue. Células endoteliais normais possuem efeitos antiplaquetário, anticoagulante e pró-fibrinolítico, que impedem a formação do coágulo. A carga elétrica negativa do endotélio repele plaquetas e produz prostaciclina (PGI_2) e óxido nítrico (ON), os quais são potentes inibidores plaquetários. Além disso, o endotélio produz adenosina difosfatase (ADPase) que degrada difosfato de adenosina (ADP), outro potente ativador plaquetário.

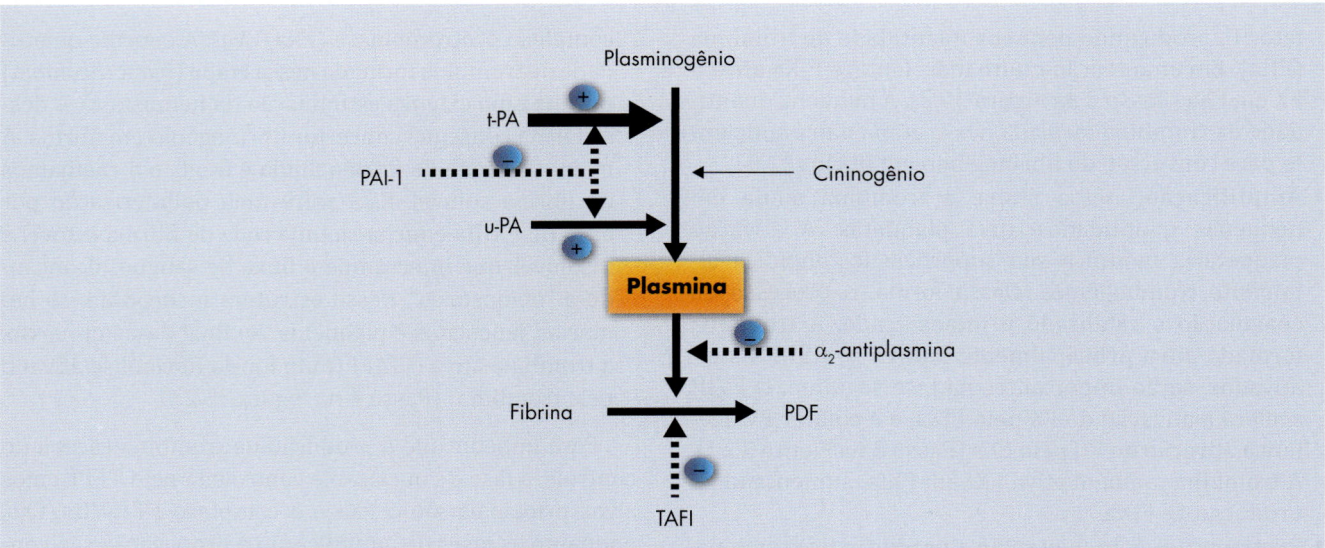

Figura 35.3 — *O sistema fibrinolítico. O t-PA é o ativador do plasminogênio tecidual; o u-PA é o ativador do plasminogênio tipo uroquinase; o PA-1 é o inibidor do ativador do plasminogênio tipo 1; o HMWK é o cininogênio de alto peso molecular; o TAFI é o inibidor da fibrinólise via trombina.*

Esses efeitos antiplaquetários endógenos fazem com que as plaquetas não ativadas não consigam aderir ao endotélio vascular intacto. O endotélio também é responsável por expressar diversos inibidores da hemostasia, como trombomodulina (inibidor indireto da trombina), glicosaminoglicanos "heparina-like" e inibidor da via fator tecidual (TFPI).

Finalmente, o endotélio sintetiza o ativador de plasminogênio tipo tecidual (t-PA), o qual é o responsável pela ativação da fibrinólise, um mecanismo limitante da propagação do coágulo. Apesar dessa defesa natural contra a formação de trombo, em determinadas situações, o endotélio pode promover a formação de coágulo por estímulo mecânico ou por estímulo químico. Lesão endotelial expõe moléculas do subendotélio como colágeno, fator de von Willebrand e algumas glicoproteínas que atraem plaquetas, ativando-as. A matriz subendotelial expressa o fator tecidual, o qual é responsável pela estimulação da produção de trombina e, finalmente, a formação do coágulo. Mecanismos inflamatórios promovem estimulação de leucócitos que promovem liberação de moléculas como interleucina-1, fator de necrose tumoral-alfa e interferon. Essas moléculas promovem mudanças no endotélio vascular como expressão e síntese de fator von Willebrand, expressão do fator tecidual e PAI-1.[13]

AVALIAÇÃO DA HEMOSTASIA

Monitorizar significa tomar medidas frequentes e repetidas para uma melhor compreensão de um processo, valorizando pequenos detalhes, tendências e padrões de mudança de alguns fenômenos. A monitorização da coagulação perioperatória é importante para diagnosticar causas potenciais de hemorragia, para guiar terapias hemostáticas e predizer risco de sangramento em procedimentos cirúrgicos.[14]

A hemostasia normal protege o organismo contra a hemorragia e a trombose, e para isso há um envolvimento de uma série de mecanismos fisiológicos e complexos atuando por mecanismos de *feedback* positivos e negativos.

Nos anos 1950, foi proposto um modelo de coagulação, chamado cascata da coagulação, baseado em uma sequência de etapas proteolíticas, nas quais zimógenos plasmáticos de serina eram transformados em enzimas. Cada enzima era responsável por ativação de outro zimógeno na cadeia de reação sanguínea. O resultado final dos eventos era a formação de trombina, a qual convertia uma proteína solúvel, o fibrinogênio, em um polímero insolúvel, a fibrina.

A fibrina é a responsável pela estrutura basal do coágulo sanguíneo. Durante esse período, os hematologistas procuraram criar testes de coagulação para acompanhar coagulopatias congênitas ou adquiridas, como doença de von Willebrand, hemofilias A e B etc. Testes, como tempo de protrombina (TP), tempo parcial de tromboplastina ativada (TTPa) e tempo de trombina (TT), foram projetados para avaliar anormalidades nas chamadas vias extrínseca, intrínseca e comum, respectivamente.[15] Esses testes tornaram-se a base para a monitorização da coagulação sanguínea por muitos anos, mas nunca foram desenhados para predizer ou orientar condutas em sangramentos por coagulopatias perioperatórias. Para o entendimento atual da hemostasia, o foco é para além da cascata de serina proteases; entretanto, a prática da anestesia/cirurgia tem ainda mantido o foco nesses testes históricos.

Sabemos que a história clínica é de importância fundamental para se avaliar o risco de sangramento do paciente crítico. Entretanto, a compreensão da fisiopatologia e a instituição de um tratamento adequado estão baseadas nos achados laboratoriais. Dessa maneira, torna-se evidente o valor de se conhecer os objetivos e as limitações dos exames laboratoriais relacionados com a hemostasia.

Os métodos modernos de monitorização são mais rápidos e mais precisos na identificação de alterações no sistema hemostático, porém os exames tradicionais são úteis na validação dessas novas tecnologias.

A monitorização perioperatória da coagulação é importante para o diagnóstico de causa potencial de hemorragia e para predizer risco de sangramento durante procedimento cirúrgico.[16] A avaliação da coagulação tem sido feita por testes rotineiros, TP, Relação Normalizada Internacional (RNI), TTPa, contagem de plaquetas e fibrinogênio. Entretanto, o valor desses testes tem sido questionado em eventos perioperatórios agudos, porque os resultados demoram de 20 a 30 minutos, são obtidos a partir do plasma e não do sangue total, são realizados em uma temperatura padrão de 37 °C (e não na temperatura do paciente) e também não informam nada sobre a função plaquetária.[17]

Testes de Rotina: TTPa, TP e RNI

São testes que utilizam o tempo como indicador da velocidade de formação do coágulo.[18] Tanto o TP como o TTPa medem o tempo necessário para formação de um coágulo formado apenas por fibrina sem influência de plaquetas ou de hemácias. Deve-se ter em mente que esses ensaios foram criados unicamente para acompanhamento de coagulopatias congênitas raras, e eles não predizem ou determinam o nível de risco de sangramento perioperatório. São testes realizados em plasma isolado por centrifugação a partir do sangue total. Quando a amostra de sangue anticoagulado (citrato ou EDTA) chega ao laboratório, o sangue é centrifugado e o plasma é retirado. A seguir, adiciona-se ao plasma o íon cálcio e outro reagente que vai determinar o tipo de reação. Para o TTPa, utiliza-se o caolim ou celite, e assim mede-se o tempo necessário para a formação inicial do coágulo de fibrina. O TTPa não avalia a integridade, a quebra ou a biofísica do coágulo. TTPa avalia a função de algumas serina proteases, como fatores XII, XI e IX; entretanto, é dependente da presença do complexo protrombinase e da formação de trombina.

O TTPa é o teste padrão-ouro para terapia com heparina. No perioperatório, a heparina pode ser utilizada em diversas concentrações para anticoagulação em cirurgias vasculares ou em *bypass* cardiovascular. A eficácia da anticoagulação pode ser acompanhada pelo TTPa ou pelo tempo de coagulação ativado (TCA).

O TP foi descrito por Quick, em 1935, para quantificar a protrombina e avaliar os fatores II, V, VII e X da coagulação.[19,20] O TP é um teste realizado da mesma maneira que o TTPa. Ele é artificialmente ativado no plasma. O ativador é a tromboplastina, mistura de fator tecidual (FT) e fosfolípides; o plasma deve ter concentrações normais de fibrinogênio e fatores de coagulação dependentes do FT para o TP ser normal. A maioria desses fatores é dependente da vitamina K, e assim o TP pode ser usado para averiguação de deficiências de vitamina K e pacientes em terapêutica de varfarina.

A Relação Normalizada Internacional (RNI) foi instituída pela Organização Mundial da Saúde, em 1983, e expressa a uniformização dos resultados, pois leva em consideração a sensibilidade do reagente (tromboplastina) utilizado no ensaio.[21] A determinação do RNI foi um dos fatores que proporcionou grande segurança ao tratamento com os anticoagulantes orais. Para a realização do TP, utiliza-se a tromboplastina, que alguns laboratórios obtêm do cérebro do rato, e outros, do cérebro de coelhos. O valor obtido é comparado com um *pool* normal do dia, e então é determinada a porcentagem de atividade da protrombina. Uma mesma amostra sanguínea, se for submetida a diferentes reagentes, poderá apresentar resultados de porcentagens de atividade muito diferentes, tornando perigosa a anticoagulação. Para normatizar os resultados, realiza-se a comparação da tromboplastina utilizada pelo laboratório com uma tromboplastina padrão (obtida de animal com linhagem genética idêntica), obtendo assim uma relação normatizada internacional. Uma mesma amostra tem que apresentar o mesmo valor de RNI em diversos laboratórios, apesar de apresentar diferentes porcentagens de atividade de protrombina. A RNI é obtida a partir da fórmula:

$$RNI = (TP\ paciente/TP\ controle) \times ISI$$

Na fórmula, TP controle é uma amostra de sangue normal, e o ISI (*International Sensitivity Index*) é um valor determinado para cada lote de tromboplastina comercialmente disponível.

A relação TP/RNI foi criada para acompanhamento de pacientes com doença de von Willebrand, deficiência de vitamina K ou em uso de anticoagulantes orais.

Embora o TP e o TTPa tenham sido desenvolvidos para detectar grande parte das coagulopatias, existem algumas situações em que esses exames não são capazes de demonstrá-las. O risco de sangramento quando TP e/ou TTPa estiverem prolongados para um mesmo procedimento dependerá mais do tipo de fator envolvido do que do grau de alteração do exame. Pacientes com RNI menor que 1,5 podem ser submetidos a procedimentos de grande porte sem aumento no risco de sangramento. Em algumas situações, pode-se encontrar RNI até menor que 1,5; porém, com risco aumentado para sangramento, esses pacientes geralmente têm associados quadros como disfunção plaquetária, acidose, hipotermia e fibrinólise.[22]

Tempo de Trombina (TT)

O *tempo de trombina* é a medida do tempo necessário para formar um coágulo quando a trombina é adicionada a uma amostra de plasma citratada; mede-se, assim, a função da fase final da coagulação. O tempo de trombina é considerado o terceiro teste de rotina da coagulação, porém é pouco valorizado. O plasma é ativado por trombina bovina, e é anotado o tempo necessário para a formação inicial de fibrina. As anormalidades isoladas do final da coagulação são muito raras; a mais comum é a baixa concentração de fibrinogênio por hemodiluição. É mais razoável avaliar o fibrinogênio isoladamente do que encontrar uma anormalidade do fibrinogênio com a medida do TT. O valor normal do TT está situado entre 15 s e 25 s. TT prolongado (> 25 s) pode ser encontrado em: heparina, produtos de degradação da fibrina (PDF) circulando em alta concentração, anticorpos para trombina e anormalidades do fibrinogênio. Em pacientes recebendo trombolíticos, o TT é um bom marcador do grau de atividade fibrinolítica. O TT é normal em deficiência do fator XIII.[23]

Tempo de Sangramento (TS)

O *tempo de sangramento* é utilizado historicamente de uma forma grosseira, como avaliador de função das plaquetas.

O tempo de sangramento está prolongado por defeito das plaquetas ou cofatores proteicos plasmáticos, como o fator de von Willebrand (FvW). Esse teste é usado para medir a duração do sangramento após uma incisão de pele. O tamanho e a profundidade são padronizados. O tempo de sangramento depende da elasticidade da parede do vaso sanguíneo ou da quantidade e capacidade funcional das plaquetas. Um TS prolongado com uma contagem normal de plaquetas sugere uma alteração plaquetária funcional, necessitando de melhor avaliação funcional.

Esse é um teste invasivo, pouco sensível a anormalidades funcionais[24] e não específico. Seus resultados têm grande variabilidade, e o teste ainda pode produzir escaras. Embora seja bastante solicitado, não tem poder de predição.

O TS é realizado fazendo-se uma incisão de 1 cm de comprimento por 1 mm de profundidade na pele do antebraço. Enxuga-se o campo com papel de filtro até não mais se encontrar células vermelhas. A realização da prova é técnico-dependente e idealmente deve ser realizada sempre pelo mesmo profissional. O TS encontra-se prolongado em pacientes que fazem uso de aspirina ou outros agentes inibidores plaquetários. É evidente que um pequeno corte na pele não reflete a disfunção plaquetária. O fluxo sanguíneo da pele é dependente da hipo/hipertermia, vasoconstrição, hidratação, uso de componentes vasoativos, dor e ansiedade. Dessa forma, além de não predizer o sangramento perioperatório, o TS não pode ser usado como guia terapêutico.

Contagem de Plaquetas

A contagem de plaquetas pode ser feita por (a) método direto, em que a amostra a ser examinada é diluída apropriadamente e a contagem é realizada em câmara conta-glóbulos ou eletronicamente; e (b) método indireto, no qual as plaquetas são contadas em uma extensão sanguínea e posteriormente relacionadas com o número de hemácias por mm^3 de sangue. A contagem eletrônica pode ser feita por impedância elétrica ou dispersão de luz. O método óptico é mais específico, uma vez que identifica as plaquetas por seus grânulos, enquanto a impedância mede partículas de um determinado tamanho, o que poderá ocasionar erros como a contagem de fragmentos de hemácias e a exclusão de plaquetas com tamanho aumentado. A contagem eletrônica pode gerar pseudotrombocitopenia se fragmentos celulares se agruparem em grumos, como na aglutinação de plaquetas em meio de EDTA. O valor normal está entre $150.000/mm^3$ e $350.000/mm^3$.

A contagem de plaquetas pode diminuir se a medula óssea não produzir o número suficiente, como em casos de leucemia, linfomas, infecção por HIV ou sequestro por esplenomegalia. As plaquetas podem ser destruídas por HIV, lúpus, púrpura trombocitopênica idiopática, púrpura trombocitopênica trombótica, síndrome hemolítica urêmica e o uso de fármacos, como heparina ou antibióticos.

A trombocitose (contagem acima de $400.000/mm^3$) pode ser fisiológica, como nos casos em que há uma grande mobilização plaquetária para a circulação após exercício físico intenso; pode ser reacional, secundária a uma hemorragia aguda, doença inflamatória crônica, hemólise, câncer e deficiência de ferro; e também pode ser primária, em casos de doenças mieloproliferativas, quando são alcançados valores acima de $1.000.000/mm^3$.

Fibrinogênio

O fibrinogênio (fator I), substrato para a formação da rede de fibrina, é uma proteína de 340.000 daltons, com três cadeias peptídicas. Todas as cadeias, chamadas de Aa, Bb e g, possuem a mesma sequência de aminoácidos, exceto nas raízes terminais, o que as diferenciam funcionalmente. Na porção aminoterminal da cadeia Aa há o fibrinopeptídeo A (FpA), e na porção aminoterminal da cadeia Bb, há o fibrinopeptídeo B (FpB).

Há um grande número de métodos disponíveis para medir a concentração do fibrinogênio. Os atuais aparelhos automatizados calculam a concentração a partir do grau de mudança da dispersão da luz ou da densidade óptica. Embora seja simples e barato, esse método não é eficaz em alguns casos, como CIVD, doença hepática, doença renal, desfibrinogenemia, terapia trombolítica e uso de soluções de amido na reposição volêmica.

Normalmente, o fibrinogênio é solicitado junto com outros testes da coagulação em situações de sangramento prolongado. Sua interpretação ajuda na avaliação da habilidade de formar coágulo. A avaliação do fibrinogênio deve ser um constituinte obrigatório no algoritmo da transfusão sanguínea, especialmente em pacientes com sangramento excessivo. O valor normal da concentração plasmática de fibrinogênio está entre 200 e 400 $mg \cdot dL^{-1}$.[25] Um valor abaixo de 100 $mg \cdot dL^{-1}$ é insuficiente para assegurar coagulação do sangue em um sangramento maciço. Embora haja recomendações para repor fibrinogênio quando sua concentração alcance valores menores que 100 $mg \cdot dL^{-1}$, a recomendação mais aceita atualmente é repor com valores plasmáticos inferiores a 200 $mg \cdot dL^{-1}$.[26]

Sendo uma proteína de fase aguda nos processos inflamatórios, a concentração de fibrinogênio pode estar aumentada em situações de processos inflamatórios ou lesão traumática, como resposta inflamatória sistêmica (SIRS), sepse, doença coronariana, infarto miocárdico, câncer, glomerulonefrite, artrite reumatoide e trauma.[27] A elevação da concentração plasmática do fibrinogênio é transitória e volta ao valor basal assim que cessar o processo inflamatório.

Os níveis séricos diminuídos cronicamente são encontrados em situações congênitas, como afibrinogenemia ou hipofibrinogenemia, ou em situações adquiridas, como doenças hepáticas ou má nutrição. Os níveis séricos diminuídos agudamente podem ser encontrados em condições clínicas, como a coagulação intravascular disseminada (CIVD) ou a hiperfibrinólise.

A concentração plasmática de fibrinogênio parece ser o fator determinante para garantir a eficácia da qualidade do coágulo sanguíneo em indivíduos normais e em indivíduos traumáticos.[28]

Fatores de Coagulação

A avaliação dos fatores de coagulação pode ser feita por reação imunológica ou por atividade.[29] As reações de imunoensaio identificam um fator de coagulação específico e são medidas por anticorpos policlonais ou monoclonais que reconhecem peptídeos liberados durante a reação de ativação de um determinado fator da coagulação.[22] Normalmente, o nível de atividade dos fatores encontrado varia de 50% a 150%, e o nível mínimo para prevenir sangramento varia de 20% a 40%.

Fragmento 1+2 (F1+2)

A conversão da protrombina em trombina é um passo importante na coagulação normal do sangue. A protrombina sofre ação enzimática no terminal amino, liberando um fragmento inativo chamado F1+2. O fragmento resultante da protrombina sofre uma modificação interna e se transforma em trombina que vai converter o fibrinogênio em fibrina. O fragmento 1+2, liberado na circulação, é um marcador molecular da produção do fator X e da atividade da protrombina.[30] Pacientes com traumatismo cerebral apresentam elevação de F1+2 dentro das primeiras horas pós-trauma, e a concentração está relacionada com a gravidade do evento. O F1+2 se destina a avaliar os estados de hipercoagulabilidade.

Fibrinólise

A fibrinólise é uma parte integrante da hemostasia normal. Ela regula a formação e a dissolução do coágulo, além de regular a formação de fibrina, impedindo que a coagulação se processe de forma anormal. Quando a hemorragia é interrompida por um coágulo, a fibrinólise dissolve o coágulo para restaurar o fluxo sanguíneo. A fibrinólise é controlada por uma serina protease chamada plasmina, que é o produto da clivagem do plasminogênio pelo ativador do plasminogênio tipo tecidual (t-PA). A fibrinólise sistêmica é uma condição anormal.

Pode-se classificar a fibrinólise em primária ou secundária. A primária ocorre quando há liberação ou produção de ativadores fibrinolíticos em excesso e não há uma resposta ao processo de coagulação. Isso ocorre, por exemplo, em transplantes de fígado, quando há liberação dos ativadores; outro exemplo é a ocorrência de fibrinólise em cirurgias de próstata, quando há uma grande liberação de ativador do plasminogênio tipo uroquinase (u-PA) com ação semelhante ao t-PA. Ainda encontramos fibrinólise primária em situações como a administração exógena de fibrinolíticos – por exemplo, a estreptoquinase. A plasmina formada em todas essas situações, ao ser degradada, forma produtos de degradação da fibrina (PDF). O PDF é um marcador da fibrinólise e pode ser medido por técnicas imunológicas. A fibrinólise secundária é o resultado da ativação do sistema de coagulação, visto, por exemplo, durante a coagulação intravascular disseminada (CIVD), quando tanto a coagulação como a fibrinólise ocorrem em excesso. Outro exemplo é a fibrinólise em *by-pass* cardiovascular (BPC).[31]

A monitorização da fibrinólise pode ser feita diretamente por tempo de lise do coágulo (testes viscoelásticos) ou por medidas de PDF. É importante lembrar que esses testes são realizados em plasma e não em sangue total, o que significa certo tempo para o processamento, e o resultado é uma ação *in vitro* e não nas condições fisiológicas *in vivo*. Os resultados devem ser analisados com cautela e sempre dentro do contexto clínico do momento.

Tempo de Coagulação Ativado (TCA)

O TCA é o método mais frequente para monitorar o efeito da heparina durante BPC. O aparelho Hemocron® utiliza 2 mL de sangue total ativado por celite ou caolim. O TCA é muito sensível às variações da coagulação durante BPC e não tem boa correlação com níveis de anti-X da atividade da heparina e com hipotermia e hemodiluição do BPC. O TCA ativado por celite é prolongado por uso de antifibrinolíticos e por antagonistas do glicorreceptor plaquetário IIb/IIIa.[32]

A utilização do TCA apresenta enorme vantagem no controle do uso de heparina durante BPC quando comparada com a dosagem empírica do uso da heparina.

Monitorização *Point-of-care*

Aparelhos para medidas imediatas da coagulação e medições à beira do leito do paciente aferem as propriedades viscoelásticas do sangue total. Exames como tromboelastografia (TEG), tromboelastometria rotacional (ROTEM®) e Sonoclot® tornaram-se superiores aos testes de rotina de coagulação. A análise à beira do leito (*point of care*) encurtou e melhorou o tempo de avaliação hemostática. O estado da coagulação é avaliado com sangue total, permitindo uma interação *in vivo* entre fatores, plaquetas e hemácias, dessa forma oferecendo uma informação funcional das plaquetas. Além disso, o desenvolvimento do coágulo pode ser acompanhado visualmente em uma tela de computador e no tempo real. Entretanto, devemos ter em mente que as condições dos exames são *in vitro*, ou seja, eles são realizados em condições estáticas (sem fluxo sanguíneo) e dentro de um copo (ausência de endotélio). Por isso, os resultados obtidos a partir desses testes deverão ser cuidadosamente analisados e interpretados após a avaliação clínica, como no caso de sangramento intenso no campo cirúrgico.

Tromboelastografia

A tromboelastografia (TEG) é um método laboratorial descrito por Hartert, em 1948, que permite uma avaliação global do processo de iniciação, formação, estabilização e lise do coágulo, documentando a interação das plaquetas – e outras células sanguíneas – com as proteínas da coagulação. As alterações viscoelásticas que ocorrem durante a coagulação são registradas, fornecendo uma representação gráfica do processo de polimerização da fibrina e também da força do coágulo.[33]

A TEG fornece a representação gráfica da formação e subsequente lise do coágulo. O sangue é incubado a 37 °C em um copo aquecido. Dentro do copo, é suspenso um pino conectado a um sistema de detecção movido por um fio de torção. O copo e o pino sofrem um movimento de oscilação relativa entre eles de 4º45›, sendo que esse movimento oscilatório é iniciado pelo copo. O sangue total citratado, ou plasma, é colocado no copo, e, à medida que o coágulo se forma, as fibras de fibrina ligam-se às paredes do copo e ao pino. Desse modo, os movimentos de rotação do copo são transmitidos para o pino, e um gráfico é gerado.[34] A Figura 35.4 mostra o diagrama do mecanismo, e a Figura 35.5 mostra o traçado típico do tromboelastograma.

Enquanto a amostra do sangue dentro do copo permanecer líquida, a oscilação do copo não é transmitida ao pino, não produzindo nenhuma defleção no traçado, mesmo quando a viscosidade for alta (policitemia ou macroglobulinemia). Entretanto, quando o coágulo começa a se formar, filamentos de fibrina formam-se entre a parede do copo e o pino e, com isso, a tensão elástica do coágulo é transmitida por meio do pino e amplificada para gerar o traçado da tromboelastografia. No tromboelastógrafo, há um transdutor e um amplificador que converte os sinais eletromecânicos em digitais para visualização em um terminal de computador. A TEG pode ser obtida por duas técnicas disponíveis: (a) sangue nativo, quando uma amostra de sangue total (0,36 mL), não contendo anticoagulantes, é colocada diretamente no copo; b) sangue citratado, quando se coloca 0,1 mL de cloreto de cálcio (0,6 mL g/dL) no copo pré-aquecido e, em seguida, coloca-se 0,25 mL de sangue total citratado. O traçado da mistura é iniciado quando o sangue total citratado é adicionado ao cálcio no copo. Depois que o pino é abaixado, em qualquer amostra, algumas gotas de óleo mineral são colocadas na superfície da amostra para evitar a evaporação da solução.

O TEG utiliza uma nomenclatura específica para a representação gráfica da formação e da lise do coágulo.

1. **Tempo de Reação (*R*) (valor normal: 10 a 14 mm)**: vai desde o início do traçado até o ponto onde as linhas curvas estão distantes 1 mm. O valor *R* é funcionalmente o tempo necessário para o início da formação de fibrina, aumentado em situações clínicas, como hemofilia, ou em uso de fármacos, como anticoagulantes orais e heparina. Pode estar diminuído em situações que refletem hipercoagulabilidade, como gravidez, câncer, uremia e uso de anticoncepcionais.[35]

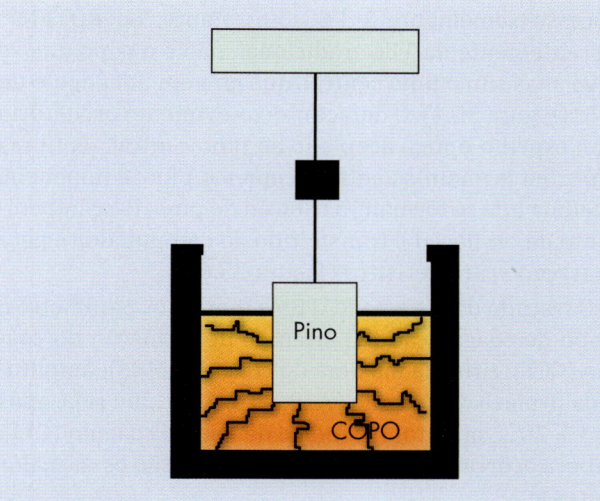

Figura 35.4 — *Diagrama do aparelho tromboelastográfico. O diagrama do aparelho mostra o pino mergulhado no sangue total (ou ativado) dentro da cubeta. Fibras compostas de fibrina e plaquetas unem a cubeta ao pino, mantendo a propriedade elástica do coágulo.*

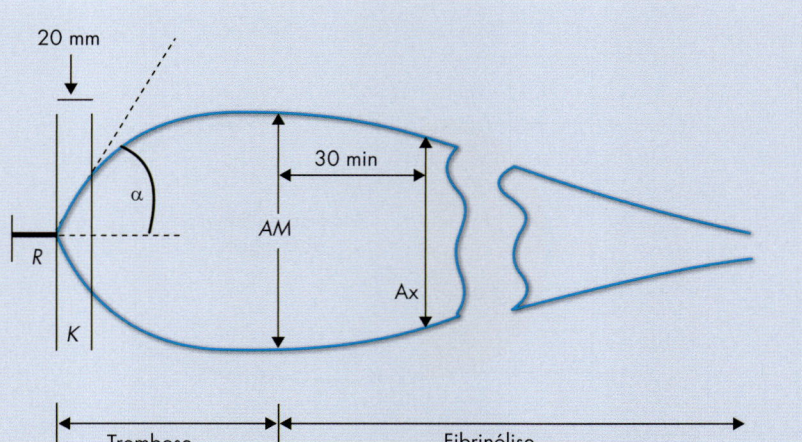

Figura 35.5 — *Traçado da tromboelastografia. Variáveis e valores normais medidos pela tromboelastografia. **R**: tempo de reação, 10 a 14 minutos; **K**: cinética da formação do coágulo, 4 a 6 minutos; **a**: taxa de formação de fibrina > 50º; **AM**: mede o grau de dureza do coágulo, 50 a 70 mm; **Ly$_{30}$**: lise do coágulo < 7,5%.*

2. **Tempo da velocidade de formação do coágulo (K) (valor normal: 8 a 12 mm)**: vai do final do tempo R até o momento em que o traçado tem 20 mm de largura. Reflete a elaboração e formação do coágulo em função da trombina formada e traduz a atividade enzimática da trombina. O valor K se correlaciona com a rede de fibrina. Quanto mais rápido forma-se um coágulo visível, menor é o valor K. Ele é influenciado pela trombina, pelo fibrinogênio e pelas plaquetas.[36]
3. **Ângulo alfa (α) (valor normal: < 50%)**: reflete a dinâmica da formação do coágulo e é medido entre a linha mediana do traçado e uma linha desenhada do ponto de 1 mm tangencial à curva. O ângulo α é a medida da velocidade de fortalecimento do coágulo. Ele é primariamente relacionado com a concentração de fibrinogênio e com a interação plaqueta-fibrina.[37]
4. **Amplitude máxima (AM) (valor normal: 50 a 70 mm)**: é a largura da curva em seu ponto mais largo e representa o módulo de tensão elástica do coágulo. Representa funcionalmente a contagem de plaquetas e os níveis plasmáticos de fibrinogênio e do fator XIII. Pode estar reduzida nos casos de trombocitopenia, defeitos funcionais de plaquetas, uso de anticoagulantes e hipofibrinogenemia. Pode estar aumentada em casos de hipercoagulabilidade.[38]
5. **Índice de lise do coágulo em 30 minutos (IL30)**: avalia o grau de fibrinólise em 30 minutos. Esse grau pode também ser avaliado em 45 e 60 minutos pelo IL 45 e pelo IL 60, respectivamente.[39]

Ao contrário dos exames de rotina TP e TTPa, em que se avalia apenas uma via de ativação da coagulação, a TEG avalia a interação entre plaquetas, fatores da coagulação e sistema fibrinolítico, permitindo, dessa forma, a avaliação da trombogênese e da fibrinólise ao mesmo tempo. O mais importante é a informação do tempo e da qualidade do coágulo formado. Sua utilidade tem sido renovada nos últimos tempos, principalmente em transplantes hepáticos, cirurgias cardíacas, cirurgias obstétricas e no trauma.[22]

Tromboelastometria Rotacional (ROTEM®)

O sistema ROTEM® também avalia as propriedades viscoelásticas do coágulo durante sua formação e subsequente lise. O ROTEM® é um sistema de quatro canais em que uma série de reagentes são utilizados para possibilitar a discriminação das diversas causas do sangramento. O sangue é incubado a 37 °C em um copo aquecido, processo semelhante à TEG. Entretanto, no ROTEM®, diferentemente da TEG tradicional, não é o copo que se move, mas sim o pino central, que gira em um ângulo de 4,75° (Figura 35.4). O detector do movimento oscilatório é um espelho óptico acoplado ao pino central. As fibras de fibrina formam-se entre o copo e o pino, e impedem, à medida que se formam, a rotação do pino. Esse impedimento de oscilação é transmitido ao computador e gera um traçado característico (Figura 35.6).

O traçado do sistema ROTEM® mostra os parâmetros: tempo de coagulação (CT); tempo de formação do coágulo (CFT); firmeza máxima do coágulo (MCF); amplitude da firmeza do coágulo (A10, A15, A20,..., ou seja, após 10, 15, 20,..., minutos); e índice de lise do coágulo (CLI). Embora ocorra outros parâmetros, esses são os de maior interesse.

Na TEG tradicional ou no ROTEM®, ainda não conseguimos observar todos os tipos de defeitos da função

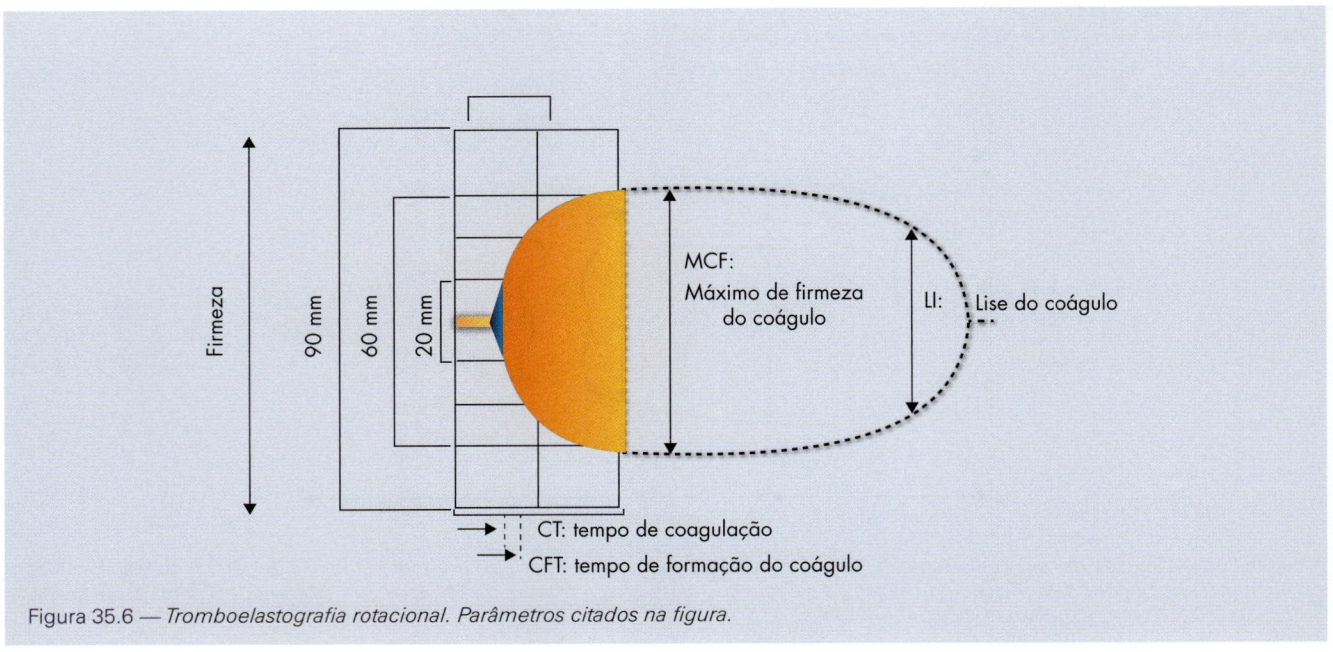

Figura 35.6 — *Tromboelastografia rotacional. Parâmetros citados na figura.*

plaquetária. Alguns defeitos leves, como inibição das plaquetas da ciclo-oxigenase 1 (COX1) pela aspirina ou antagonismo do receptor ADP, podem ser detectados.

Os principais testes desenvolvidos para utilização no ROTEM® são: FIBTEM (plaquetas são inibidas pela citocalasina, possibilitando diferenciar ação do fibrinogênio e da plaqueta); APTEM (confirmar estado de hiperfibrinólise); EXTEM (caminho extrínseco por ativação do FT); HEPTEM (inibição da heparina); e INTEM (via intrínseca). A Tabela 35.1 mostra testes comercialmente disponíveis para ROTEM®, e a Tabela 35.2, as principais causas e a frequência estimada de trombocitopenia

TABELA 35.1
TESTES COMERCIALMENTE DISPONÍVEIS PARA ROTEM.

Teste	Interpretação
INTEM	Ativadores: ácido elágico e fosfolídes. Interpretação semelhante ao TTPa e polimerização da fibrina.
EXTEM	Ativador: fator tecidual. Interpretação semelhante ao TP. Avalia fibrinólise.
FIBTEM	Usa citocalasina D, inibidor plaquetário. O bloqueio da plaqueta avalia o desempenho do fibrinogênio.
HEPTEM	Ativador: fator contato + heparinase. Útil para neutralizar heparina.
APTEM	Ativador: aprotinina. Interpreta fibrinólise.
ECATEM	Ativador: ecarina. Sensível a inibidores diretos da trombina.
TIFTEM	Ativador fator tecidual (1:1.000). Monitora fator VIIa recombinante.

TABELA 35.2
PRINCIPAIS CAUSAS E FREQUÊNCIA ESTIMADA DE TROMBOCITOPENIA.

Causas	Frequência
Sepse	52%
CIVD	25%
Perda maciça de sangue	7,5%
Microangiopatia trombótica	0,7%
Trombocitopenia induzida por heparina	1,2%
Trombocitopenia imune	3,4%
Trombocitopenia induzida por fármacos	9,5%

Sonoclot®

O analisador Sonoclot® foi introduzido em 1975 por Kaulla.[40] As medidas do Sonoclot® são baseadas na detecção das mudanças viscoelásticas de uma amostra de plasma ou de sangue total. O aparelho dispõe de um transdutor, um *probe* plástico e um copo com diferentes ativadores ou inibidores da coagulação. O Sonoclot® oferece informações globais da hemostasia: tanto o gráfico qualitativo, conhecido como "assinatura Sonoclot®", como também resultados quantitativos, como taxa de coagulação (CR), tempo de coagulação ativado (ACT) e função plaquetária (PF).

ACT é o tempo que vai do início da ativação da amostra até o início da formação da rede de fibrina. O início da formação do coágulo é definido como uma deflexão para cima na "assinatura Sonoclot®", e sua ativação é feita por caolim ou celite. O ACT pode ser correlacionado com o tempo R da TEG e com o tempo CT da ROTEM, porém, há pequenas diferenças entre eles. O Sonoclot® também avalia a cinética da formação da fibrina, o tempo CR. A PF varia de valores entre 0 (nenhuma função) e 5 (máxima função). As críticas ao Sonoclot® têm sido feitas pela influência que sofre com a idade, sexo e contagem de plaquetas do paciente. Alguns estudos têm mostrado pobre reprodutibilidade principalmente nas variáveis CR e PF.[41,42]

REFERÊNCIAS

1. Hoffman M, Monroe DM. A cell-based model of hemostasis. Thromb Haemost. 2001;85:958-65.
2. Degen SJ, Sun WY. The biology of prothrombin. Crit Rev Eukaryot Gene Express. 1998;8:203-24. Beijering RJR, ten Cate H, ten Cate JW. Clinical applications of new antithrombotic agents. Ann Hematol. 1996;72:177-83.
3. Broekmans AW, Veltkamp JJ, Bertina RM. Congenital protein C deficiency and venous thromboembolism. N Engl J Med. 1983;309:340-4. Harper PL, Luddington RJ, Daly M, et al. The incidence of dysfunctional antithrombin variants: Four cases in 210 patients with thromboembolic disease. Br J Haematol. 1991;77:360-4.
4. Tracy PB, Nesheim ME, Mann KG. Coordinate binding of factor Va and factor Xa to the unstimulated platelet. J Biol Chem. 1981;256:743-51.
5. Walsh PN. Platelet coagulant activities and hemostasis: an hypothesis. Blood. 1974;43:597-605.
6. Travis J, Salvesen GS. Human plasma proteinase inhibitors. Annu Rev Biochem. 1982;52:655-709.
7. Bombeli T, Spahn DR. Updates in perioperative coagulation: physiology and management of thromboembolism and haemorrhage. Br J Anaesth. 2004;93:275-87.
8. Monroe DM, Hofman M. What does it take the perfect clot? Arterioscler Thromb Vas Biol. 2006;26:41-8.
9. van't Veer C, Mann KG. Regulation of tissue factor initiated thrombin generation by the stoichiometric inhibitors tissue factor pathway inhibitor, antithrombin-III, and heparin cofactor-II. J Biol Chem. 1997;272:4367-77.
10. van't Veer C, Golden NJ, Kalafatis M, et al. Inhibitory mechanism of the protein C pathway on tissue factor-induced thrombin generation. J Biol Chem. 1997;272:7983-94.
11. Mahdy AM, Webster NR. Perioperative systemic haemostatic agents. Br J Anaesth. 2004;93(6):842-58.
12. Rodgers RP, Levin J. A critical reappraisal of bleending time. Semin Thromb Hemost. 1990;16:1-16.
13. Yau JW, Teoh H, Verma S. Endothelial cell controlo of thrombosis. BMC Cardiovasc Disord. 2015;15:130-41.

14. Counts RB. Physiology of hemostasis. In: Spiess BD, Counts RB, Gould SA. *Perioperative Transfusion Medicine.* 2.ed. Baltimore: Williams and Wilkins, 1998. p.79-96.
15. Mann KG. The biochemistry of coagulation. *Clin Lab Med.* 1984 Jun;4(2):207-20.
16. Ferraris VA, Ferraris SP, Saha SP, et al. Perioperative blood transfusion and blood conservation in cardiac surgery: the Society Thoracic Surgeons and the Society of Cardiovascular Anesthesiologists clinical practice guideline. Ann Thorac Surg. 2007;83:S27-S86.
17. Kosek-Langenecker S. Management of massive operative blood loss. Minerva Anestesiol. 2007 Jul-Aug;73(7-8):401-15.
18. Bang FB, Frost JL. The toxic effect of a marine bacterium in Limulus and the formation of blood clots, Bull. John Hopkins Hosp. 1953;105:361.
19. Horsti J. Comparison of quick and owner prothrombin time with regard to the harmonization of the International Normalized Ratio (INR) system. Clin Chem Lab Med. 2002 Apr;40(4):399-403.
20. Kagawa K, Fukutake K. Prothrombin time and its standardization: a potentiality to introduce INR method in criteria for disseminated intravascular coagulation. Rinsho Byori. 2002 Mar;50(3):277-82.
21. Lorenzi TF. Manual de Hematologia - Propedêutica e Clínica. 2.ed. Rio de Janeiro: Medsi, 1999. p.641.
22. Costa Filho R, Gutierrez F, Nácul FE. Monitorização da coagulação. In: Réa Neto A, Mendes CL, Rezende EAC, et al. Monitorização em UTI. 1.ed. Rio de Janeiro: Revinter, 2004. p.353-62.
23. Samama SS, Elalamy I, Conard J, et al. Hémorragies et thromboses: du diagnostic au traitement. 2.ed. Paris: Editora Elsevier Masson, 2004. p.15-6.
24. Gewirtz AS, Miller ML, Keys TF. The clinical usefulness of the preoperative bleending time. Arch Pathol Lab Med. 1966 Apr;120(4):353-6.
25. Fries D, Haas T, Klinger A, et al. Efficacy of fibrinogen and prothrombin complex concentrate used to reverse dilutional coagulopathy--a porcine model. Br J Anaesth. 2006 Oct;97(4):460-7.
26. Heindl B, Delorenzo C, Spannagl M. High dose fibrinogen administration for acute therapy of coagulopathy during massive perioperative transfusion. Anesthesist. 2005 Aug;54(8):787-90.
27. Mosesson MW. Fibrinogen and fibrin polymerization: appraisal of the binding events that accompany fibrin generation and fibrin clot assembly. Blood Coag Fibrinolylis. 1997 Jul;8(5):257-67.
28. Hiippala ST, Myllyla GJ, Vahtera EM. Hemostatic factors and replacement of major blood losss with plasma-poor red cell concentrates. Anesth Analg. 1995 Aug;81(2):360-5.
29. Bauer KA. Activation markers of coagulation. Best Pract Res Clin Haematol. 1999 Sep;12(3):387-406.
30. Pelzer H, Schwartz A, Stuber W. Determination of human prothrombin actavation fragment 1+2 in plasma with an antibody against a synthetic peptide. Thromb Haemostas. 1991 Feb;65(2):153-9.
31. Metz S, Keats AS. Low activated coagulation time during cardiopulmonary bypass does not increase postoperative bleeding. Ann Thorac Surg. 1990 Mar;49(3):440-4.
32. Ammar T, Scudder LE, Coller BS. In vitro effects of the platelet glycoprotein IIb/IIIa receptor antagonist e7E3 Fab on the activated clotting time. Circulation. 1997 Feb;95(3):614-7.
33. Freeman JW. Perioperative Monitoring of Haemostasis. In: Hutton P, Prys-Roberts C. Monitoring in Anaesthesia and Intensive Care. 1.ed. London: WB Saunders, 1995. p.326-49.
34. Chandler WL. The thromboelastograph and the thromboelastograph technique. Semin Thromb Hemost. 1995;21(Supl 4):1-6.
35. Traverso CI, Caprini JA, Arcellus JI. Application of Thromboelastography in Other Medical and Surgical States. Semin Thromb Hemost. 1995;21(Supl 4):50-2.
36. Mc Nicol PL, Liu G, Harley ID, et al. Patterns of coagulopathy during liver transplantation: Experience with the first 75 cases using thrombelastography. Anaesth Intens Care. 1994 Dec;22(6):659-65.
37. Tuman KJ, Spiess BD, Mc Carthy RJ, et al. Effects of progressive blood loss on coagulation as measured by thrombelastography. Anesth Analg. 1987 Sep;66(9):856-63.
38. Kang Y, Martin DJ, Marquez J, et al. Intraoperative changes in blood coagulation and thrombelastographic monitoring in liver transplantation. Anesth Analg. 1985 Sep;64(9):888-96.
39. Owen Jr CA, Rettke SR, Bowie EJW, et al. Hemostatic evaluation of patients undergoing liver transplantation. Mayo Clin Proc. 1987 Sep;62(9):761-72.
40. von Kaulla KN, Ostendorf P, von KE. The impedance machine: a new bedside coagulation recording device. J Med. 1975;6(1):73-88.
41. McKenzie ME, Gurbel PA, Levine DJ. Clinical utility of available methods for determining platelet function. Cardiology. 1999;92(4):240-7.
42. Ekback G, Carlsson O, Schott U. Sonoclot coagulation analysis: a study of test variability. J Cardiothorac Vasc Anesth. 1999 Aug;13(4):393-7.

3 parte

Anatomia e Fisiologia
Seção 6
Sistema Renal e Urogenital

36
Rins e Vias Urinárias. Aspectos Anatômicos

Cintia Yuri Matsumura
Pedro Thadeu Galvão Vianna

INTRODUÇÃO

O metabolismo do corpo humano resulta na decomposição de substâncias orgânicas, como proteínas, lipídeos e carboidratos, acompanhada de liberação de energia e da formação de produtos que devem ser eliminados para o meio externo. Um dos veículos de excreção com que conta o organismo é a urina.[1,2] A função dos rins e das vias urinárias é a filtração do sangue e a produção de urina. Com isso, o organismo elimina substâncias tóxicas e equilibra o volume e a composição dos fluidos corporais no meio interno.

O sistema urinário compreende os órgãos responsáveis pela formação da urina, os rins e outros a eles associados, destinados à eliminação da urina: ureteres, bexiga urinária e uretra.[2,3] Esses órgãos estão localizados na cavidade abdominal e pélvica e no períneo[3,4] (Figura 36.1). A urina produzida nos rins desce por meio dos ureteres para a bexiga urinária, onde é armazenada até sua expulsão pela uretra. Com exceção da uretra, que é mais longa no homem, os órgãos urinários nos dois sexos são muito semelhantes.[1-3]

RIM

Localização

O rim é um órgão par de coloração marrom avermelhada, localizado na parede posterior da cavidade abdominal, posteriormente ao peritônio parietal, o que o identifica como órgão retroperitoneal.[1,2] Os rins situam-se paralelamente à direita e à esquerda da coluna vertebral, na altura das últimas vértebras torácicas e das três primeiras lombares, sobre o músculo psoas maior. O rim direito está cerca de 2 cm inferior ao esquerdo, devido à presença do fígado do lado direito (Figura 36.1).[1-5]

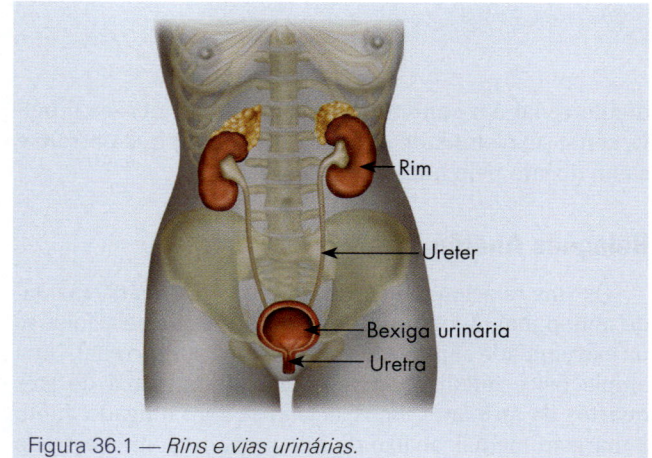

Figura 36.1 — *Rins e vias urinárias.*

Morfologia Externa

Os rins têm em média 120-170 g na mulher e 115-155 g no homem e apresentam cerca de 10 cm de comprimento, 5 cm de largura e 2,5 cm de espessura.[3] Cada rim possui a forma de um grão de feijão e apresenta duas faces: anterior e posterior; duas margens: medial e lateral; e dois polos: superior e inferior. Sobre o polo superior situa-se a glândula suprarrenal (componente do sistema endócrino). A margem lateral é convexa, e a medial é côncava na parte média e convexa em ambas as extremidades. A margem medial apresenta uma fissura vertical, denominada hilo renal, que dá acesso ao seio renal e abre passagem ao pedículo renal (Figura 36.2). O seio renal é uma ampla cavidade em forma de fenda situada no interior do rim que contém a parte superior da pelve renal e os cálices renais maiores e menores rodeados por gordura por onde transitam os vasos e nervos. O pe-

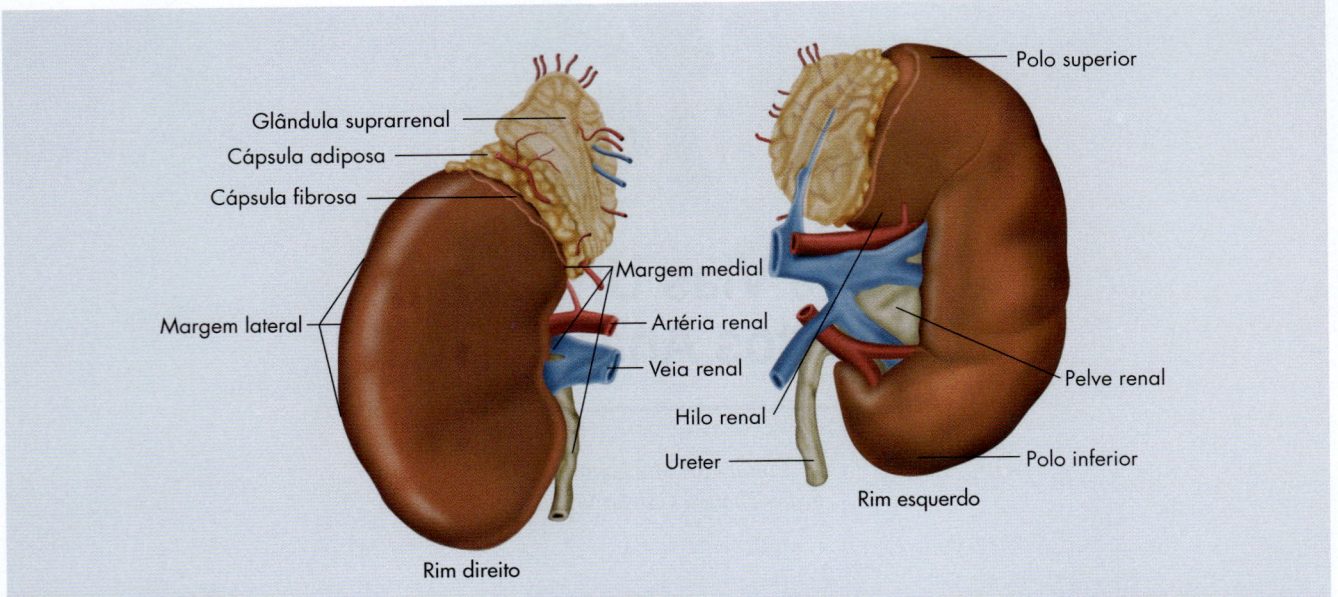

Figura 36.2 — Morfologia externa do rim. Adaptada de Putz RP, Sobotta R. Atlas de anatomia humana, 22ª ed. Rio de Janeiro, Editora Guanabara Koogan, 2007.

dículo renal é o conjunto de vasos renais, nervos e pelve renal (extremidade superior do ureter) que entram e saem do rim pelo hilo renal.[1-6]

Relações Anatômicas

Os rins relacionam-se com diversos órgãos da cavidade abdominal. A face anterior do rim direito relaciona-se na extremidade superior com a glândula suprarrenal. Uma ampla faixa, imediatamente abaixo desta, cerca de três quartos da face anterior, relaciona-se com o fígado. Junto à margem medial, abaixo do hilo renal, uma área estreita e variável está em contato com a porção descendente do duodeno. A parte caudal da face anterior relaciona-se com a flexura direita do colo lateralmente e com as alças do intestino delgado medialmente. No rim esquerdo, a margem lateral da parte superior da face anterior relaciona-se com a glândula suprarrenal. Uma considerável faixa junto à margem lateral relaciona-se com o baço. Na altura do hilo renal, a face anterior está em contato com a cauda do pâncreas. Acima dessa região o rim esquerdo está em contato com o estômago e abaixo com a flexura esquerda do colo lateralmente e com as alças intestinais medialmente.[1,2,5]

As faces posteriores de ambos os rins relacionam-se com os músculos diafragma, m. psoas maior e m. quadrado do lombo, além de ramos do plexo lombar. A extremidade superior do rim esquerdo relaciona-se com a 11ª e 12ª costela e a direita, com a 12ª costela.[1,2]

Meios de Fixação

Cada rim está envolto por sua cápsula fibrosa, fina e de aspecto brilhante, e por abundante tecido adiposo perirrenal que constitui a cápsula adiposa. O rim, juntamente com a cápsula adiposa, acha-se encerrado em uma delaminação especial da subserosa denominada fáscia renal. Dorsalmente à fáscia renal há uma considerável quantidade de gordura pararrenal.[2,5]

Os rins não são rigidamente fixados à parede do abdome e como estão em contato com o diafragma movem-se durante a respiração. São mantidos em posição pela fáscia renal e pelas artérias e veias renais. A cápsula adiposa e o corpo adiposo pararrenal desempenham função importante na posição do rim, mas não em sua fixação. A fáscia renal é uma dependência da túnica própria de tecido conjuntivo que reveste o peritônio. Essa túnica em geral celular e frouxa diferencia-se em lâmina fibrosa, densa e resistente, que, ao longo da borda externa dos rins, divide-se em dois folhetos, um anterior e outro posterior, que se reúnem por cima da glândula suprarrenal e abaixo do polo inferior do rim. Em direção ao plano sagital mediano, esses folhetos unem-se e continuam sobre a face ventral da coluna vertebral, onde aderem fortemente à aorta e à veia cava inferior. Assim, esses folhetos anterior e posterior da fáscia renal formam um envoltório fechado em torno de cada rim e da glândula suprarrenal, as lojas renais e suprarrenais. Essas lojas são divididas por uma expansão fibrosa da fáscia renal. Os folhetos anteriores das fáscias renais estão separados do peritônio por uma delgada camada de tecido celular frouxo. Os folhetos posteriores estão aderidos ao diafragma superiormente e separados das aponeuroses dos músculos quadrados do lombo por uma camada adiposa pararrenal inferiormente.[1-5] A ausência da fusão da fáscia renal inferiormente pode resultar em rins anormalmente móveis, com deslocamento inferior no indivíduo em posição ereta. Esse quadro é denominado ptose renal e pode causar dor intermitente na região renal devido à tração dos vasos renais.[3]

No adulto, a fáscia renal está separada do rim e da glândula suprarrenal por um coxim semilíquido de tecido adiposo, dentro do qual o rim flutua, denominado cápsula adiposa ou gordura perirrenal. A cápsula adiposa do rim é independente da cápsula adiposa da glândula suprarrenal. Durante os primeiros anos de vida, a cápsula adiposa do rim está representada por uma lâmina delgada de tecido celular frouxo com alguns lóbulos adiposos; somente a partir dos oito anos ela começa a se desenvolver, e no adulto ela atinge seu desenvolvimento máximo, apresentando variações individuais, dependendo da idade e da gordura do indivíduo. Esse coxim de gordura uniformiza a pressão abdominal exercida sobre as faces anteriores dos rins, como também desempenha o papel de manter o rim em posição normal.[1-5]

Morfologia Interna

Em uma vista anterior de um corte frontal do rim, observam-se o ureter e sua porção superior alargada, a pelve renal. No interior do seio renal, a pelve renal divide-se em 2 ou 3 tubos largos e curtos, os cálices renais maiores, cada um destes se subdivide em 7 a 14 cálices renais menores. O rim apresenta um córtex renal, mais pálido e externo, e uma medula renal, mais escura e interna. O córtex renal se projeta na medula renal, essas projeções são denominadas colunas renais e separam estruturas cônicas da medula, denominadas pirâmides renais. As pirâmides renais têm sua base voltada para o córtex renal e seu ápice para a pelve renal. O ápice das pirâmides renais se encaixa na papila renal, que apresenta forma de taça e é parte dos cálices renais menores[1-5] (Figura 36.3).

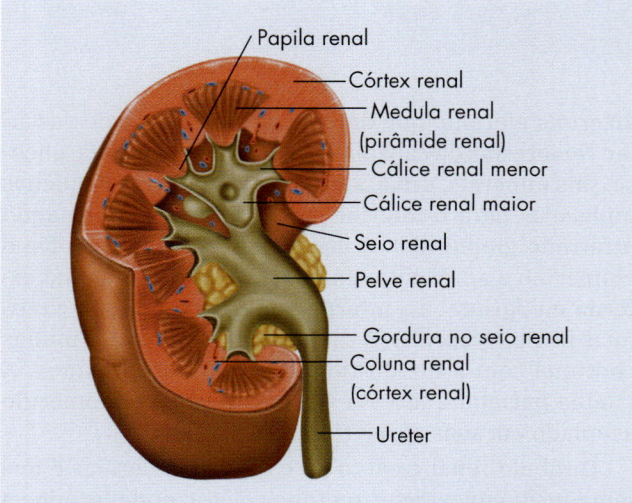

Figura 36.3 — Morfologia interna do rim. Adaptada de Netter FH. Atlas de Anatomia Humana. 5ª Ed. Porto Alegre: Artmed, 2011.

Cálculo Renal (Nefrolitíase)

Embora um único rim seja compatível com a vida normal, a ausência de ambos é fatal. Uma patologia associada ao trato urinário é a formação de cálculos nos cálices renais ou na pelve renal. Ocorrem mais frequentemente em homens que em mulheres, normalmente entre 20 e 60 anos, e estão geralmente associados ao estilo de vida sedentário. Os cálculos são formados por agregados policristalinos de cálcio, fosfato, oxalato, urato e outros sais solúveis em uma matriz orgânica e variam em tamanho, podendo ser pequenos o suficiente para passar pelo ureter. A apresentação típica é um paciente com dor que se irradia da região infraescapular para a região inguinal, e mesmo até o escroto ou lábios maiores do pudendo. Sangue na urina também pode ser notado. As complicações da nefrolitíase incluem infecção, obstrução urinária e falência renal. Cálculos também podem se desenvolver na bexiga urinária e produzir forte irritação, causando dor e desconforto. Os cálculos causam dor (cólica renal) quando tentam passar por um tubo estreito, como o ureter, e podem alojar-se nesse canal, obstruindo-o e impedindo o fluxo de urina.[3]

Transplante Renal

O transplante de um rim normal em substituição ao patológico tem sido realizado com sucesso, embora ainda existam problemas de rejeição. Esse transplante é uma opção ao tratamento de insuficiência renal crônica. É possível a retirada do rim do doador sem lesão da glândula suprarrenal devido às lojas renais e suprarrenais. O rim é transplantado para a fossa ilíaca da pelve maior, permitindo a sustentação do órgão sem a tração dos vasos anastomosados cirurgicamente. A artéria e veia renal são unidas aos vasos ilíacos e o ureter suturado à bexiga urinária.[3]

Anatomia Microscópica do Rim

O rim é constituído pelo néfron, unidade estrutural e funcional, pelos ductos coletores e pelos vasos relacionados com essas estruturas (Figura 36.4). O rim possui cerca de 1 milhão de néfrons. Cada néfron é constituído por um corpúsculo renal (corpúsculo de Malpighi) e por um túbulo renal. No corpúsculo renal, a pressão do sangue transporta a água e os solutos dissolvidos para fora dos capilares glomerulares, fazendo com que entrem em uma câmara – o espaço capsular – conectada ao lúmen do túbulo renal. A filtração produz uma solução essencialmente isenta de proteínas, conhecida como filtrado glomerular.[7]

Os túbulos renais formam a maior parte do rim. Apresentam uma extremidade na substância cortical e, depois de executarem várias circunvoluções no córtex e na medula renal, terminam no ápice das pirâmides

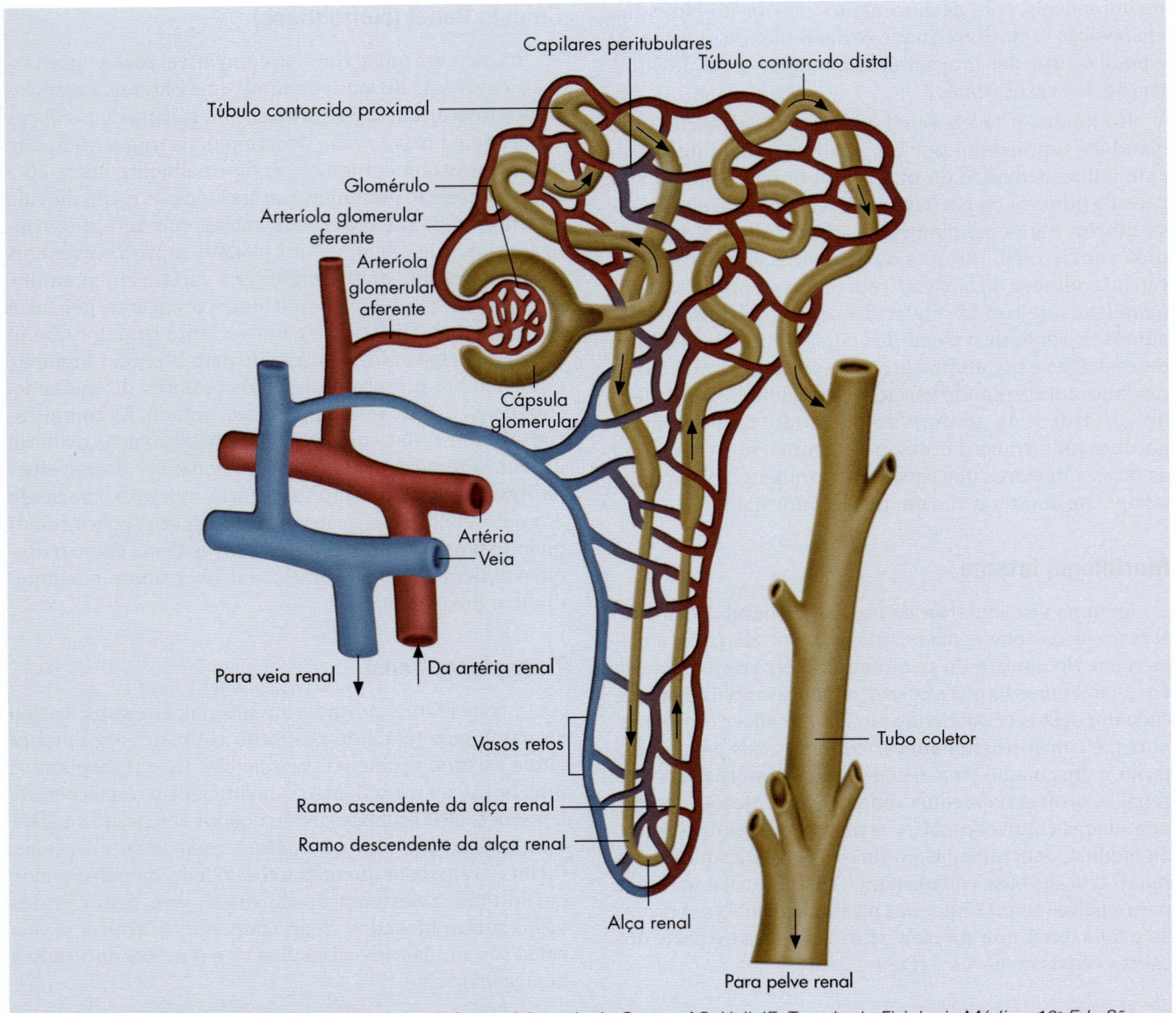

Figura 36.4 — *Morfologia do néfron e vasos sanguíneos. Adaptada de Guyton AC, Hall JE. Tratado de Fisiologia Médica. 12ª Ed., São Paulo, Elsevier, 2011.*

renais por meio de aberturas, por onde o fluido nele contido esvazia-se nos cálices renais e daí para a pelve renal (Figuras 36.4 e 36.5). Em sua porção inicial, os túbulos se conectam aos corpúsculos renais. Cada corpúsculo renal é constituído de duas partes: um glomérulo central de vasos e uma cápsula membranosa de dupla parede, a cápsula glomerular (cápsula de Bowman), onde começa o sistema de túbulos renais (Figura 36.4). O glomérulo é um novelo ou um tufo de capilares, não anastomosados, que se inicia por uma arteríola aferente, e entra na cápsula pelo polo vascular. Essa arteríola aferente divide-se em 2 a 10 ramos primários, que depois se subdividem em cerca de 50 alças capilares independentes que não se anastomosam. Em seguida, todas as alças capilares desembocam em uma arteríola eferente que deixa a cápsula pelo polo vascular. No interior da cápsula há a passagem de água, glicose, sais minerais, ureia, aminoácidos e outras pequenas moléculas para o interior da cápsula renal, formando o filtrado glomerular. A cápsula glomerular envolve o glomérulo e apresenta uma parede dupla: a lâmina externa ou parietal e a interna ou visceral que são contínuas no polo vascular. A cavidade entre as duas lâminas continua com a luz do túbulo contorcido proximal. A lâmina parietal é lisa e a visceral envolve o glomérulo acoplado em suas alças[7] (Figuras 36.4 e 36.5).

O túbulo renal começa na cápsula glomerular e termina no ducto excretor ou tubo coletor, onde termina a unidade estrutural e funcional do rim. No início do túbulo renal, na junção com a cápsula glomerular, o túbulo renal apresenta um leve estreitamento, denominado colo, que em seguida torna-se contorcido ou tortuoso durante um trajeto considerável dentro da substância cortical. Esse segmento é chamado de túbulo contorcido proximal e tem a função de reabsorver glicose, água e aminoácidos para os capilares peritubulares. As sinuosidades do túbulo desaparecem à medida que ele se aproxima da substância medular; ao entrar nessa substância, torna-se delgado e retilíneo, percorrendo certo trajeto na pirâmide renal, constituindo o ramo descendente da alça renal. Curvando em seguida, torna-se volumoso, constituindo o ramo ascendente da alça renal. Na alça renal há absorção de água e sais minerais. Em seguida, o túbulo renal entra na substância cortical e torna-se novamente tortuoso e dilatado, agora denominado túbulo contorcido distal. Nesse ponto há a absorção de água, mas também ocorre a secreção tubular, que é a passagem de substâncias dos vasos peritubulares (ureia, íons H^+ e outras substâncias que não foram filtradas no glomérulo) para o interior do túbulo. O túbulo contorcido distal desemboca em uma estreita porção dos túbulos retos e coletores[7] (Figuras 36.4 e 36.5).

Os túbulos renais coletores iniciam-se na parte radiada do córtex, onde recebem os túbulos contorcidos distais. Unem-se a curtos intervalos entre si, tornando-se túbulos de calibre considerável, que penetram na pirâmide renal. Na medular, os túbulos convergem para se lançarem em um túbulo central, chamado túbulo papilar, que se abre no ápice de uma papila renal, lançando seu conteúdo em um dos cálices menores. Em uma papila renal terminam numerosos túbulos papilares[7] (Figura 36.4).

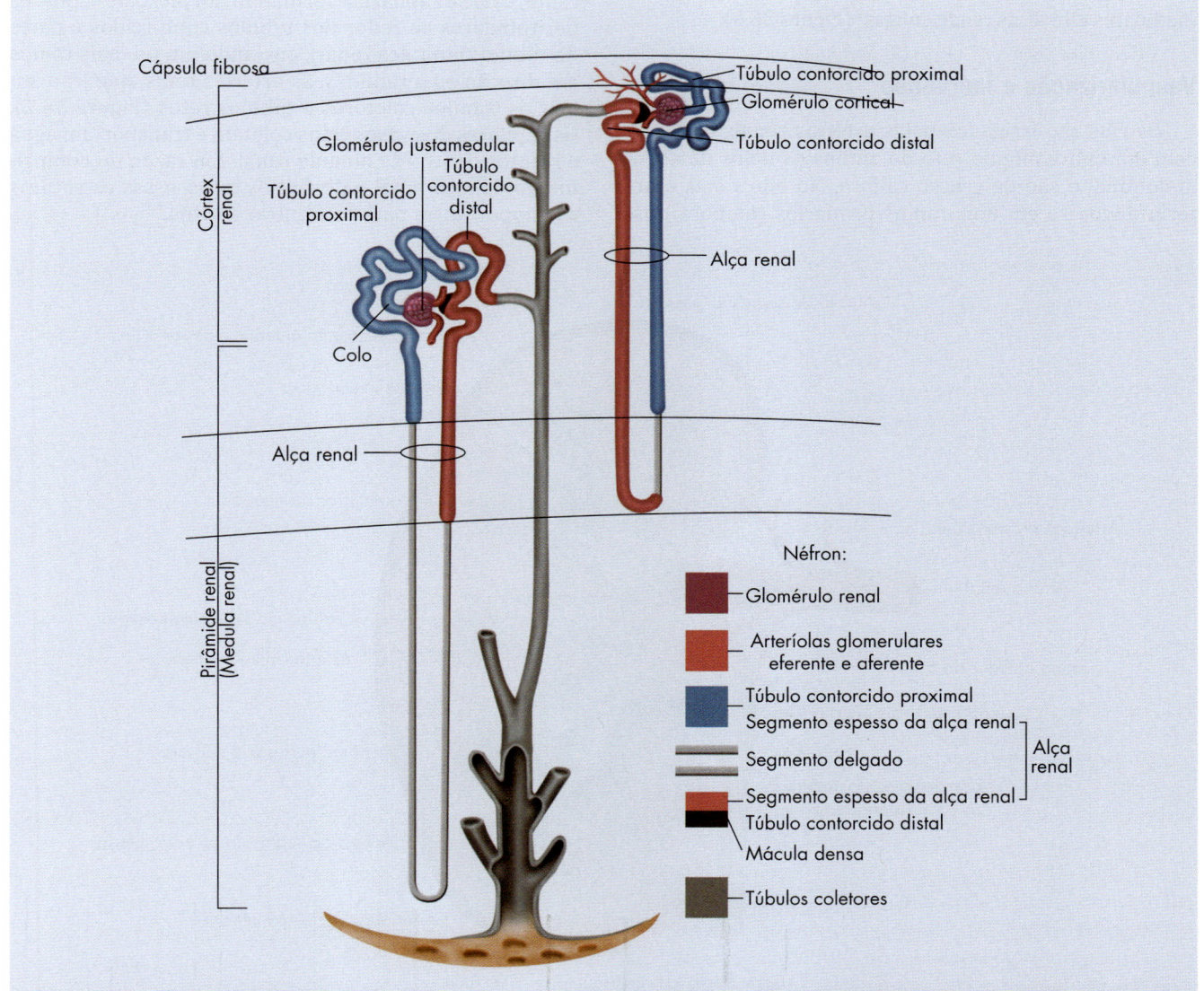

Figura 36.5 — *Distribuição dos néfrons justamedular e cortical no interior do rim. Adaptada de Netter FH. Atlas de Anatomia Humana. 5ª Ed. Porto Alegre: Artmed, 2011.*

No rim humano há dois tipos de néfrons: os corticais (70% a 80%), localizados quase inteiramente dentro do córtex superficial do rim, e os justamedulares (20% a 30%), que são néfrons com longas alças que se estendem profundamente na medula renal. Estes últimos estabelecem as condições essenciais na medula renal para concentração da urina e conservação da água. O néfron cortical tem o glomérulo próximo da periferia do órgão, tamanho menor que o justamedular e túbulos renais quase totalmente localizados na substância cortical; somente uma pequena parte da alça renal se encontra na medula. A característica principal do néfron cortical é que a arteríola aferente do seu glomérulo é de diâmetro maior que a eferente. O néfron justamedular está situado no limite entre a zona cortical e medular, o glomérulo tem diâmetro maior que o cortical, sistema de túbulos na zona medular do rim e sua característica essencial é a arteríola eferente de maior calibre que a aferente. Os néfrons corticais possuem alças renais curtas, e os justamedulares têm alças renais longas[7] (Figura 36.5).

Vascularização e Inervação

Os rins são irrigados pelas artérias renais que nascem em quase ângulo reto de ambos os lados da aorta abdominal e são de grosso calibre. No hilo renal, a artéria divide-se em dois ramos primários (embora possa apresentar grandes variações): um maior, anterior, e outro menor, posterior. O ramo anterior supre exclusivamente a metade anterior, e o ramo posterior, a metade posterior do órgão. No interior do seio renal, os ramos primários subdividem-se até atingirem as faces anterior e posterior dos cálices e em seguida penetram nos espaços compreendidos entre as pirâmides medulares e aí recebem o nome de artérias interlobares. Quando alcançam a base da pirâmide, curvam-se sobre ela e formam um arco, sendo denominadas artérias arqueadas. Essas artérias arqueadas emitem uma série de ramos de maneira radiada para o córtex renal, as artérias interlobulares (Figura 36.6). Em todo o seu trajeto, as artérias interlobulares emitem uma série de arteríolas glomerulares aferentes para formar os glomérulos (Figura 36.7).[1-5]

Após formarem o glomérulo, elas abandonam o corpúsculo renal com o nome de arteríola glomerular eferente; esta se capilariza, formando um plexo de capilares peritubulares ao redor dos túbulos contorcidos e parte do túbulo reto (alça renal), enviando um ou mais ramos em direção às pirâmides, as artérias retas, que irão suprir os túbulos coletores e túbulos retos (Figura 36.7). Os capilares dos vasos retos coletam e transportam água e solutos dentro da medula renal. Em razão do comprimento da alça renal e dos vasos retos, essas estruturas são importantes para concentrar a urina.[1-5]

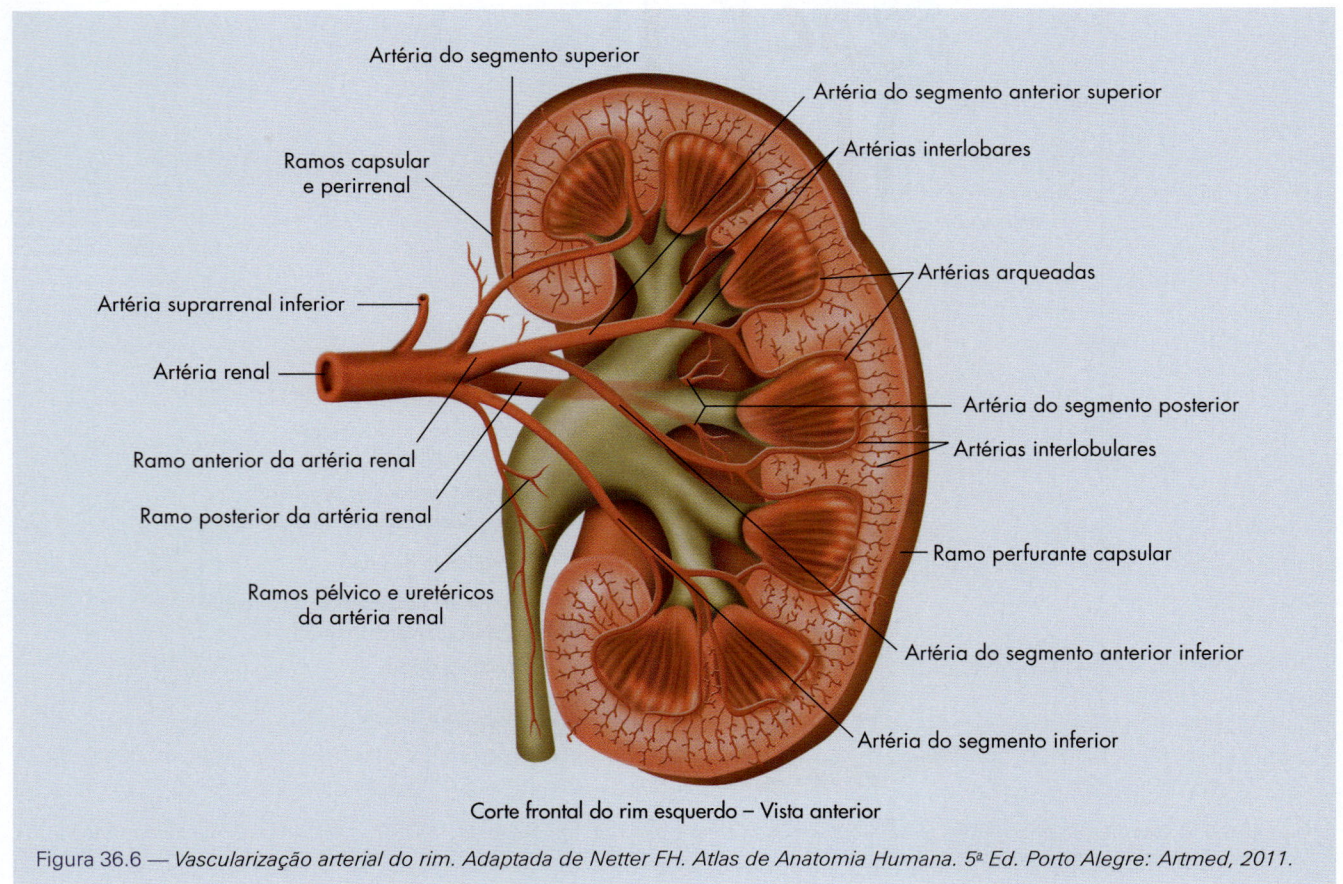

Figura 36.6 — *Vascularização arterial do rim. Adaptada de Netter FH. Atlas de Anatomia Humana. 5ª Ed. Porto Alegre: Artmed, 2011.*

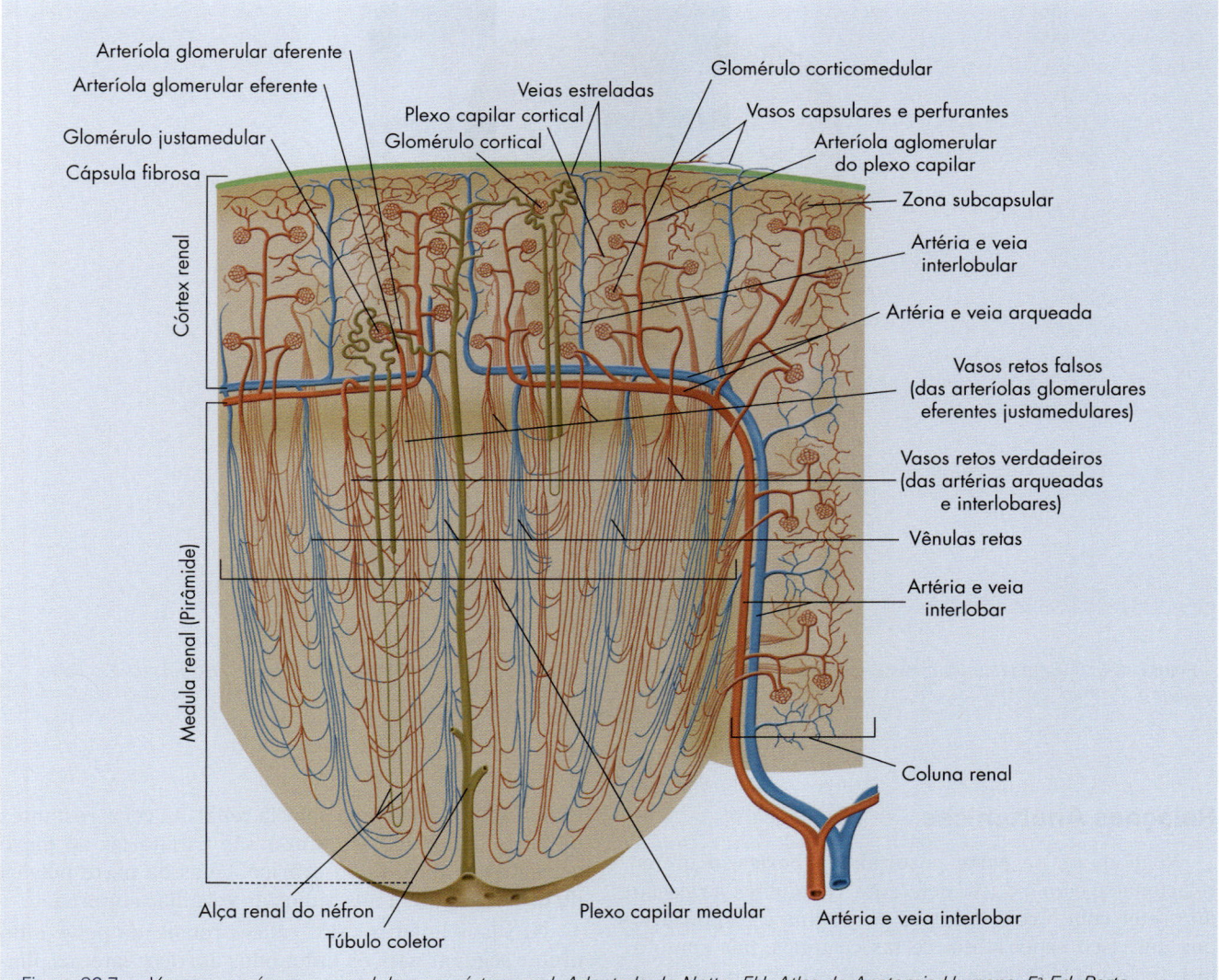

Figura 36.7 — *Vasos sanguíneos na medula e no córtex renal. Adaptada de Netter FH. Atlas de Anatomia Humana. 5ª Ed. Porto Alegre: Artmed, 2011.*

As veias renais acompanham as artérias, dispõem de modo semelhante e recebem os mesmos nomes das artérias (Figura 36.7). Os vasos linfáticos formam 3 plexos: no parênquima, na cápsula fibrosa e no tecido adiposo perirrenal, e os dois últimos anastomosam-se entre si. Os três plexos terminam, direta ou indiretamente, nos linfonodos aórticos laterais.[1-5]

A inervação dos rins é feita por nervos finos, possuem gânglios e são derivados do plexo renal. O plexo renal é formado por ramos do plexo aórtico que recebem os nervos dos gânglios celíacos, mesentéricos superiores e aórtico-renais. Esses plexos também unem-se ao plexo testicular, o que explica a ocorrência de dor testicular por ocasião de afecções renais.[1-5]

URETER

Morfologia Externa e Localização

O ureter é um tubo muscular (25 a 30 cm de comprimento[3]) muito distensível, une o rim à bexiga urinária e pode realizar movimentos peristálticos. Partindo da pelve renal, que constitui sua extremidade superior dilatada, o ureter com trajeto descendente acopla-se à parede posterior do abdome numa posição retroperitoneal. Então, cruza a artéria ilíaca comum ou a primeira parte da artéria ilíaca externa, correndo ao longo da parede lateral da pelve, volta-se medialmente em direção à bexiga (Figura 36.8), na qual termina desembocando nesse órgão pelo óstio do ureter. Distinguem-se duas partes: abdominal (superior) e pélvica (inferior).[1-5]

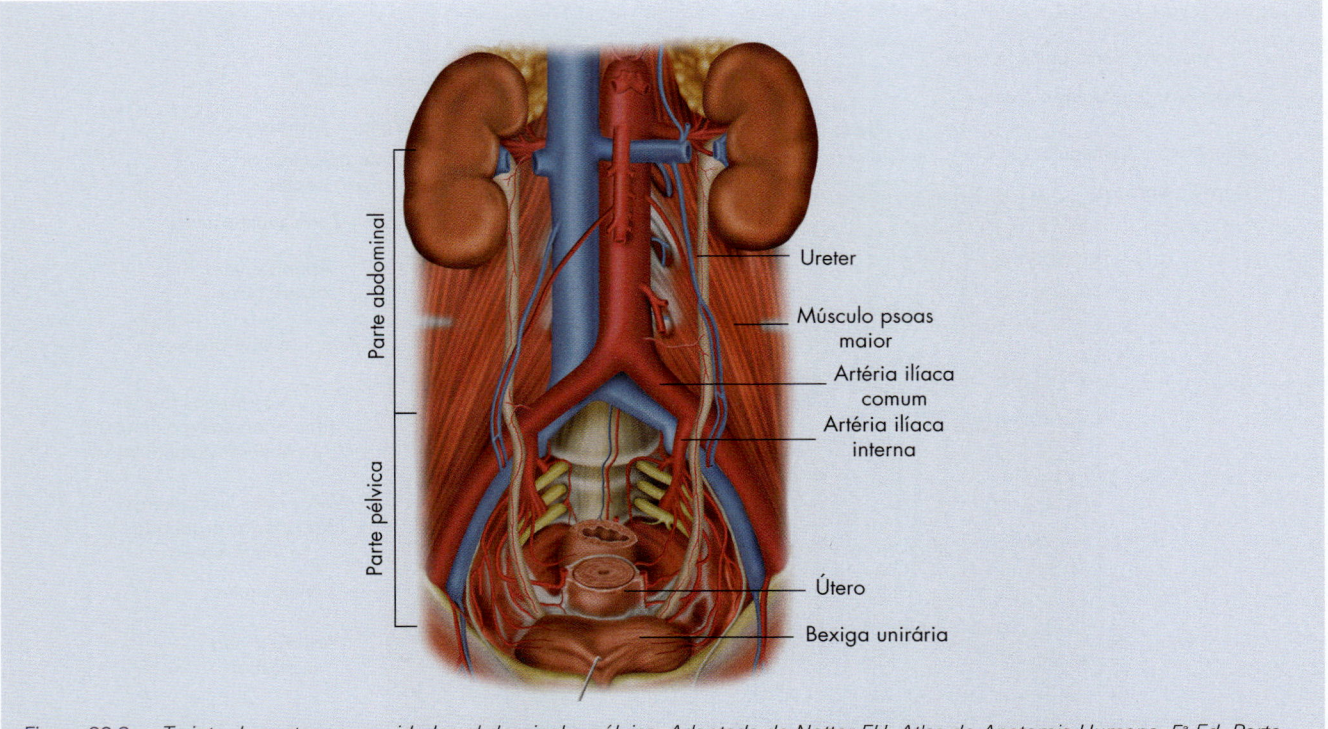

Figura 36.8 — *Trajeto do ureter nas cavidades abdominal e pélvica. Adaptada de Netter FH. Atlas de Anatomia Humana. 5ª Ed. Porto Alegre: Artmed, 2011.*

Relações Anatômicas

No homem, na parte posterior da bexiga, o ureter relaciona-se com o ducto deferente. Na mulher, a relação do ureter com o colo do útero e a vagina é responsável por um risco especial em certas cirurgias, tais como a histerectomia.[1,3] O ureter pode estar estreitado em grau variável em três locais: (1) na junção do ureter com a pelve renal, (2) quando cruza a abertura superior da pelve (vasos ilíacos) e (3) durante seu trajeto através da parede da bexiga[1-5] (Figura 36.8). Esses locais são passíveis de obstrução. Os ureteres são muito distensíveis e quando há obstrução crônica, por cálculos renais, por exemplo, tornam-se muito dilatados e suas paredes se espessam. Uma obstrução aguda é comumente resultante de um cálculo renal e pode causar dor por distensão aguda.[1,3]

Vascularização e Inervação

A pelve renal é irrigada por ramos da artéria renal. O ureter na sua parte abdominal recebe ramos da artéria renal e das artérias genitais (testicular e ovárica). Em sua parte pélvica, recebe diversos ramos da artéria ilíaca interna especialmente, das artérias retal média e vesical inferior. As veias têm uma disposição análoga às artérias. As veias dos cálices renais, da pelve renal e da parte superior do ureter terminam no plexo venoso da túnica adiposa do rim e na veia renal. As veias restantes da parte abdominal do ureter são tributárias do plexo espermático interno ou ovárico. Veias da parte pélvica do ureter tributam nos ramos da veia ilíaca interna.[1-5]

Os vasos linfáticos dos cálices renais, da pelve e do ureter seguem para os linfonodos aórticos laterais, ilíacos comuns e ilíacos internos. Os nervos dos cálices renais, da pelve renal e do ureter derivam do plexo renal, do plexo espermático interno e do plexo vesical. Os nervos acompanham os vasos formando um plexo na túnica adventícia.[1-5]

BEXIGA URINÁRIA

Morfologia Externa e Localização

A bexiga urinária é um órgão oco e musculomembranoso com a função de reservatório de urina. O fluxo contínuo de urina que chega pelos ureteres é transformado pela bexiga urinária em emissão periódica (micção). A forma, tamanho, situação e suas relações com órgãos vizinhos variam com suas fases de vacuidade, plenitude ou intermediária. Variam também com as mesmas fases que se encontram os órgãos vizinhos e ainda com idade e sexo.[1-5]

No adulto, quando vazia, ela se achata contra a sínfise púbica, ocupando a cavidade pélvica. Quando cheia, torna-se ovoide e faz saliência na cavidade abdominal (Figura 36.9). No recém-nascido ocupa a cavidade abdominal, atingindo a pelve na época da puberdade. No sexo masculino o reto coloca-se posteriormente a ela, e no sexo feminino, entre o reto e a bexiga urinária, situa-se o útero[1-5] (Figura 36.9).

A bexiga vazia em um adulto apresenta a forma de um tetraedro, apresentando 4 superfícies ou faces: 1 superior, 2 inferolaterais e 1 posterior. Esta última é também chamada de fundo. Apresenta um ápice (anterior) e uma base (posterior), a parte da bexiga entre eles é o corpo da bexiga. Sua parede é formada por 3 camadas: membrana mucosa (internamente), submucosa (intermediária) e camada muscular (externamente). A membrana mucosa reveste a maior parte da bexiga e aparece enrrugada ou pregueada quando está contraída, e lisa quando está distendida. A camada muscular é formada por fibras musculares lisas que são coletivamente chamadas de músculo detrusor da bexiga. Essa túnica tem disposição complexa, descrevendo-se um músculo esfíncter da bexiga no óstio interno da uretra que corresponde ao início da uretra.[1-5]

Morfologia Interna

A bexiga urinária apresenta internamente um trígono vesical que forma um triângulo equilátero cujos ângulos são formados inferior e anteriormente pelo óstio interno da uretra e superiormente pelos dois óstios dos ureteres. A mucosa do trígono da bexiga é lisa. Entre os óstios dos ureteres estende-se a prega interuretérica que é uma indicação do feixe subjacente de fibras musculares. A úvula da bexiga é uma crista mediana acima e abaixo do óstio interno da uretra formada por um feixe de fibras musculares, pelo lobo mediano da próstata ou por ambos.[1-5]

Meios de Fixação

A bexiga é mantida em posição por ligamentos inseridos na sua porção inferior ou colo. O restante da bexiga é livre pra expandir-se ou contrair-se durante o enchimento ou esvaziamento. O colo da bexiga urinária é a parte menos móvel e está firmemente ancorado no diafragma pélvico na mulher. No homem, ele se continua com a próstata, embora haja um sulco separando os dois órgãos externamente. O colo da bexiga feminina está mais baixo do que o colo masculino e repousa sobre as partes pubococcígeas do músculo levantador do ânus. O colo da bexiga urinária está unido anteriormente ao osso púbico por resistentes feixes fibrosos. No homem, como a próstata está nessa região, esses feixes estão entre a próstata e o púbis, e são denominados ligamentos pubo-prostáticos medial e lateral. Na mulher, os feixes ficam diretamente entre a bexiga e o púbis e são denominados ligamentos pubovesicais medial e lateral. A base da bexiga urinária, em ambos os sexos, está unida posteriormente à lateral do reto e ao sacro pelos ligamentos retovesical, que são condensações da fáscia subserosa. O ligamento umbilical mediano é um cordão fibroso que se estende do ápice da bexiga, em ambos os sexos, até o umbigo. Ele é largo na união com a bexiga urinária, estreita-

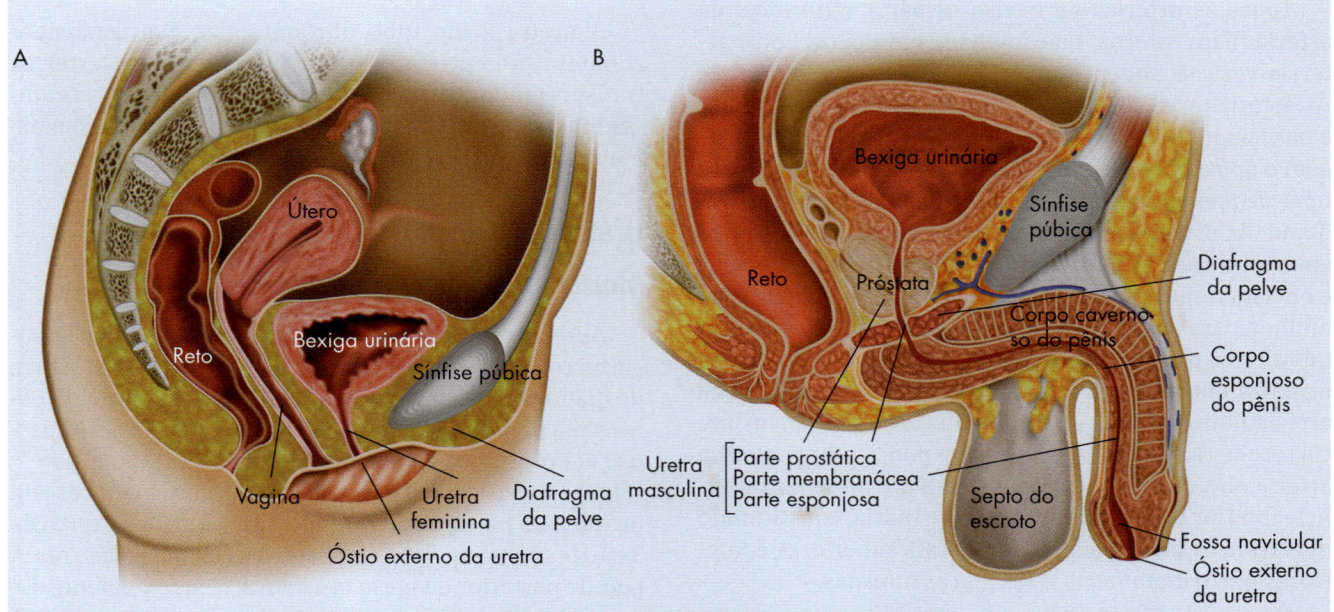

Figura 36.9 — Localização e relações anatômicas da bexiga urinária e da uretra no homem e na mulher. Corte sagital mediano da pelve. (A) Sexo feminino. (B) Sexo masculino. Adaptada de Netter FH. Atlas de Anatomia Humana. 5ª Ed. Porto Alegre: Artmed, 2011.

-se à medida que se aproxima do umbigo e não impede a contração ou expansão da bexiga urinária. Além desses ligamentos fibrosos, há uma série de pregas, formadas pela reflexão do peritônio na parede abdominal e nas paredes da pelve, que são falsos ligamentos da bexiga urinária. Na parede anterior do abdome existem três pregas formadoras dos falsos ligamentos anteriores: uma prega umbilical mediana refletida no ligamento umbilical mediano e duas pregas umbilicais mediais, refletidas nas artérias umbilicais obliteradas. Nas paredes laterais da pelve as reflexões do peritônio formam os falsos ligamentos laterais da bexiga e os ligamentos retovesicais formam os falsos ligamentos posteriores da bexiga.[1,2,5]

Relações Peritoneais

A superfície superior e a parte posterior da base da bexiga urinária estão cobertas por peritônio, que se reflete para a parede lateral da pelve e da parede abdominal anterior, imediatamente acima do nível da sínfise púbica quando a bexiga está vazia (Figura 36.9A). Quando a bexiga se enche e se eleva na cavidade abdominal, o peritônio eleva-se da parte mais inferior da parede abdominal anterior e, dessa maneira, a reflexão se torna mais alta (Figura 36.9B). Posteriormente, o peritônio reflete-se sobre o útero na mulher e sobre o reto no homem. A superfície superior da bexiga urinária relaciona-se através do peritônio, com alças do intestino delgado ou colo sigmoide. Na mulher, o corpo do útero está acima da bexiga urinária quando esta se encontra vazia[1-5] (Figura 36.9).

Vascularização e Inervação

Todas as artérias da bexiga urinária são ramos da artéria ilíaca interna, que se divide em dois grupos: artérias vesicais superiores e artérias vesicais inferiores. As artérias vesicais superiores são de pequeno calibre e nascem no tronco obliterado da artéria umbilical, irrigam o ápice da bexiga urinária, a face superior e fornece uma pequena colateral para o ligamento umbilical mediano. As artérias vesicais inferiores nascem do tronco anterior da artéria ilíca interna, irrigam a base da bexiga e enviam ramos para próstata e glândulas seminais e, na mulher, para paredes da vagina. No homem, a artéria retal inferior pode fornecer ramos para o fundo da bexiga urinária, enquanto na mulher esses ramos procedem da artéria uterovaginal. A parede anterior da bexiga urinária recebe ramos muito pequenos e pouco numerosos da artéria obturatória. As veias formam um plexo na superfície inferior e no fundo da bexiga urinária, constituindo dois troncos principais: veias vesicais superiores e inferiores que tributam nas veias ilíacas internas.[1-5]

Os vasos linfáticos da bexiga urinária se originam dos plexos intra e extramuscular. Os vasos eferentes são dispostos em dois grupos: anterior e posterior. Os vasos do grupo anterior dirigem-se aos linfonodos ilíacos externos e passam por minúsculos linfonodos, dispostos em dois subgrupos: vesical anterior, ventralmente à bexiga urinária; e vesical lateral, relacionado ao ligamento lateral da bexiga. Os vasos do grupo posterior dirigem-se aos linfonodos ilíacos internos, externos e comuns. Os vasos que drenam a parte superior passam pelos linfonodos vesicais laterais.[1-5]

A inervação da bexiga e da uretra é proveniente das três fontes: simpática, parassimpática e somática. As fibras simpáticas nascem dos gânglios lombares L_2 e L_3 e, via plexo hipogástrico, chegam ao plexo pélvico, onde fazem sinapses e, como fibras pós-ganglionares ou plexo vesical, alcançam a bexiga e a uretra. As parassimpáticas partem do primeiro, segundo e terceiro nervos sacrais e alcançam a bexiga urinária pelos nervos esplâncnicos pélvicos. A inervação somática ou voluntária é fornecida pelos nervos pudendos derivados dos dois primeiros nervos sacrais. Suas fibras são destinadas a inervar o esfíncter externo da uretra. A inervação sensitiva da bexiga ou aferente é feita através dos nervos pélvicos, por onde seguem os impulsos aferentes que nascem nas paredes vesicais, e pelos nervos pudendos (somáticos), que transmitem os estímulos proprioceptivos originados na musculatura estriada da uretra.[1-5] A perda completa de inervação motora pela destruição da parte sacral da medula espinhal, por exemplo, impede qualquer reflexo, fazendo com que o músculo detrusor da bexiga aja independentemente. A perda da inervação sensitiva após a destruição das raízes dorsais dos nervos sacrais, por exemplo, causa perda de sensibilidade e reflexos, tornando a bexiga superdistendida.

URETRA

A uretra é um tubo fibromuscular que estabelece comunicação entre a bexiga urinária e o meio externo, transportando a urina. No sexo masculino, apresenta-se mais longa e transporta também líquido seminal na maior parte do seu trajeto[1-5] (Figura 36.9).

Uretra Masculina

Morfologia externa e localização

Apresenta cerca de 20 cm de comprimento, iniciando-se no colo da bexiga e estendendo-se através da próstata, do diafragma da pelve e urogenital, da raiz e corpo do pênis até a ponta da glande do pênis. Divide-se em três partes: (1) prostática, (2) membranácea e (3) esponjosa[1,2,4,5] (Figura 36.9B). A parte prostática da uretra atravessa a próstata da base ao ápice desse órgão, apresenta cerca de 3 cm de comprimento e é a parte mais dilatável das três. A parede posterior da parte prostática, frequentemente denominada assoalho, é caracterizada por vários pontos. A crista uretral é mediana e pode continuar com a úvula da bexiga superior e inferiormente na parte membranácea da uretra. A crista uretral apresenta uma intumescência ovoide, localizada no terço médio e inferior da parte prostática, denominada colículo seminal. Nele encontra-se a abertura de um divertículo, o utrículo prostático, que é um remanescente dos ductos paramesonéfricos que formam o útero e a maior parte da vagina na mulher. Lateralmente ao óstio do utrículo prostático encontram-se os óstios dos ductos ejaculatórios. A cada lado da crista uretral há um sulco denominado seio prostático, onde desembocam os dúctulos prostáticos.[1-6]

A parte membranácea estende-se em direção inferior e anterior a partir do ápice da próstata até o bulbo do pênis, e passa através dos diafragmas pélvico e urogenital. É a parte mais curta (1-2 cm de comprimento), mais estreita e menos dilatável da uretra, o que a torna passível de ruptura em traumatismos e de perfuração durante a passagem de um instrumento, como um cateter vesical[1-5] (Figura 36.9B).

A parte esponjosa da uretra está localizada no corpo esponjoso do pênis, atravessa o bulbo, o corpo e a glande do pênis, terminando no óstio externo da uretra. Seu lúmen possui dois alargamentos: a fossa intrabulbar (no bulbo) da uretra e a fossa navicular (na glande) da uretra. As aberturas das glândulas bulbouretrais (glândulas anexas do sistema genital masculino) estão localizadas sobre a parede inferior da uretra, imediatamente além do início da parte esponjosa[1-5] (Figura 36.9B).

Vascularização e inervação

A parte prostática da uretra é irrigada por ramos prostáticos das artérias vesicais inferiores e retais médias. As veias drenam para o plexo venoso prostático. As partes membranácea e esponjosa recebem ramos das artérias do bulbo do pênis e das artérias dorsal e profunda do pênis. As veias da uretra drenam para as veias profundas do pênis e do plexo pudendo. Os vasos linfáticos da parte esponjosa da uretra seguem os linfáticos da glande do pênis e terminam nos linfonodos ilíacos externos. Os vasos linfáticos das partes membranácea e prostática, como também os de toda a uretra na mulher, drenam aos linfonodos ilíacos internos. A inervação autônoma (eferente) da uretra é feita através do plexo nervoso prostático, originado do plexo hipogástrico inferior. Os nervos esplâncnicos lombares com origem nos níveis lombares da medula espinhal realizam a inervação simpática da uretra, e a inervação parassimpática provém dos nervos esplâncnicos pélvicos originados nos níveis sacrais. As fibras aferentes viscerais seguem as fibras parassimpáticas retrogradamente até os gânglios sensitivos dos nervos espinais sacrais. A parte esponjosa da uretra tem inervação somática pelo nervo dorsal do pênis, ramo do nervo pudendo.[1-6]

Uretra Feminina

Morfologia externa e localização

A uretra feminina apresenta cerca de quatro centímetros de comprimento, sendo bastante distensível. Estende-se do colo da bexiga até o óstio externo da uretra, situado entre os lábios menores, anteriormente à abertura da vagina e posteriormente à glande do clitóris. A uretra atravessa em seu trajeto os diafragmas da pelve e urogenital (Figura 36.9A) e se encontra fechada, exceto pela passagem da urina. Apresenta pregas longitudinais, sendo a crista da uretra a mais proeminente.[1-5]

Vascularização e inervação

A uretra feminina é irrigada pelas artérias pudenda interna e vaginal. As veias drenam para as veias vesicais e vaginal. Os vasos linfáticos drenam aos linfonodos ilíacos internos. Os nervos que suprem a uretra provêm do plexo vesical e do nervo pudendo. As fibras aferentes vesicais da maior parte da uretra seguem nos nervos esplâncnicos pélvicos, mas a terminação recebe fibras aferentes somáticas do nervo pudendo. As fibras aferentes viscerais e somáticas partem dos corpos celulares nos gânglios sensitivos de nervos espinais S_2-S_4.[-5]

REFERÊNCIAS

1. Dangelo JS, Fatini CA. Anatomia humana sistêmica e segmentar. 3ª Ed. São Paulo: Atheneu, 2007.
2. Gardner E, Gray DJ, O'Rahilly R. Anatomia: estudo regional do corpo humano. 4ª Ed. Rio de Janeiro: Guanabara Koogan, 1978.
3. Moore LM, Dalley AF. Anatomia orientada para a clínica. 7ª Ed. Rio de Janeiro: Guanabara Koogan, 2014.
4. Drake R, Vogl W, Mitchell A. Gray's Anatomia Clínica para estudantes. 3ª Ed. São Paulo: Elsevier, 2015.
5. Testut L, Latarjet A. Tratado de Anatomia Humana. Barcelona: Salvat Editores, 1959.
6. Sociedade Brasileira de Anatomia. Terminologia Anatômica: terminologia anatômica internacional. 1ª Ed. São Paulo: Manole, 2001.
7. Guyton AC, Hall JE. Tratado de Fisiologia Médica. 12ª Ed. São Paulo: Elsevier, 2011.

Fisiologia Renal

Pedro Henrique França Gois
Antonio Carlos Seguro
Jean Carlo Tibes Hachmann

INTRODUÇÃO

Embora de funcionamento silencioso, e algumas vezes com menor destaque quando comparado a outros órgãos, os rins desempenham papel vital na homeostase do corpo humano porque retêm ou eliminam, seletivamente, água, eletrólitos e outros solutos. Isso é realizado por meio de três processos: 1) filtração glomerular; 2) reabsorção tubular; e 3) secreção tubular.[1,2]

Antes de detalhar cada processo específico que acontece no rim, é importante destacar sua unidade funcional, o néfron. Em cada rim, há aproximadamente 700 mil a 1,2 milhão de néfrons.[3] Eles são constituídos pelo corpúsculo renal (glomérulo e cápsula de Bowman), pelo túbulo proximal, pela alça de Henle, pelo túbulo distal, pelo túbulo conector e pelo ducto coletor (Figura 37.1). De acordo com sua localização no rim, os néfrons podem ser classificados em três tipos: superficiais, mediocorticais e justamedulares. Há também uma segunda forma de classificá-los, com base no comprimento da alça de Henle; dessa maneira, podemos ter néfrons com alça curta e outros com alça longa. A maioria dos néfrons é cortical e com alça de Henle curta.[4]

FILTRAÇÃO GLOMERULAR

O processo de formação da urina inicia-se na formação de um ultrafiltrado do plasma. Os rins recebem aproximadamente 20% do débito cardíaco, o que representa normalmente de 1.000 a 1.200 mL/min. Esse sangue passa pelos glomérulos, onde é filtrado a uma taxa de 120 mL/min, o que corresponde a mais de 170 L/dia em um homem adulto saudável. Considerando uma diurese normal de 1,5 L/dia, o rim reabsorve mais de 99% do volume filtrado (Figura 37.1).[2,5] Dessa forma, a taxa de ultrafiltração glomerular, denominada na prática clínica de ritmo de filtração glomerular (RFG), é utilizada como medida da função renal.

A porção do néfron responsável pela ultrafiltração são os glomérulos. O glomérulo compreende um tufo de capilares altamente especializados, conectados pelo mesângio e envolvidos por uma cápsula (cápsula de Bowman). O tufo capilar glomerular origina-se da arteríola aferente e dá origem à arteríola eferente. O espaço entre os capilares glomerulares e a cápsula de Bowman é denominado espaço de Bowman ou espaço urinário, o primeiro destino do ultrafiltrado glomerular (Figura 37.2).

A superfície de filtração glomerular consiste basicamente de três camadas: o endotélio capilar fenestrado, a membrana basal glomerular e a superfície epitelial composta dos podócitos. Os podócitos são células caracterizadas por grandes corpos celulares e prolongamentos citoplasmáticos (processos podocitários) que envolvem todo o tufo glomerular. As células mesangiais também participam da filtração glomerular em razão de sua habilidade de contrair e alterar a superfície capilar filtrante. Água, eletrólitos, aminoácidos, glicose e outras substâncias endógenas e exógenas com raio menor que 20 Å atravessam livremente essa barreira de filtração. Moléculas maiores que 50 Å não são filtradas em condições normais.[6]

Dinâmica da Filtração Glomerular

A força motriz que determina a passagem de água e outras moléculas pelo capilar glomerular é a mesma encontrada em outros capilares do organismo. Ela se dá pelo gradiente de pressão hidráulica e oncótica (coloidosmótica) entre o plasma e o filtrado presente no espaço urinário. Dessa maneira, tomando-se como referência

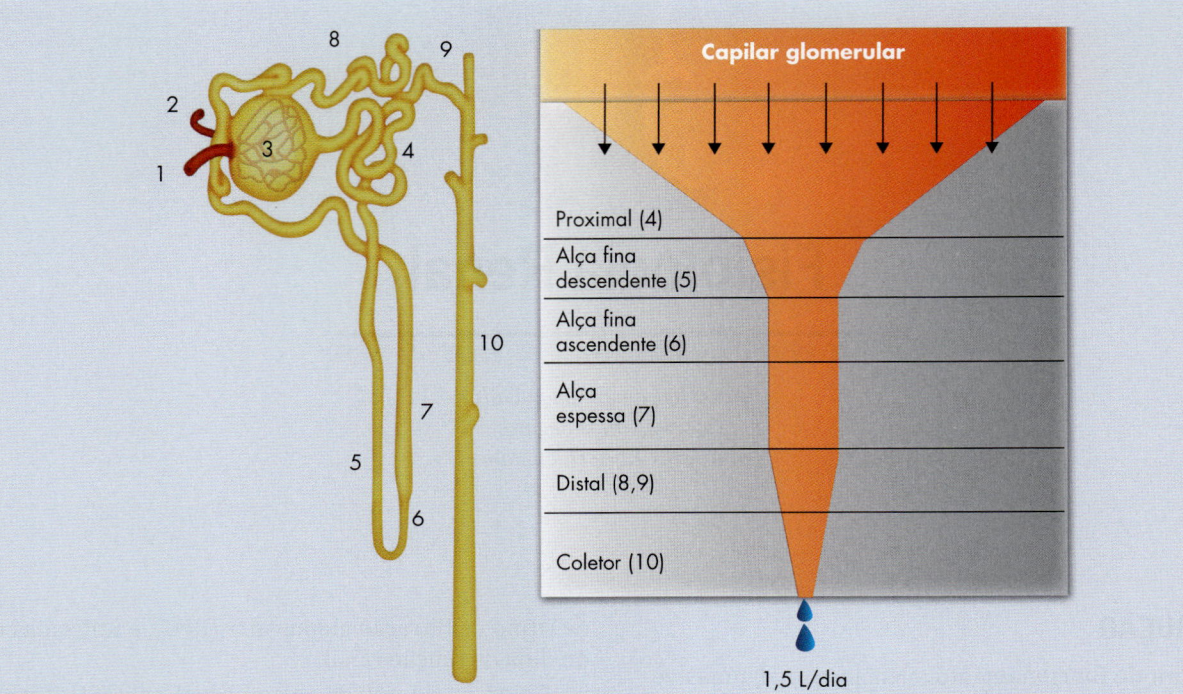

Figura 37.1 — *Representação esquemática do néfron e de suas porções (à esquerda): 1. arteríola aferente; 2. arteríola eferente; 3. capilar glomerular; 4. túbulo proximal; 5. porção fina descendente da alça de Henle; 6. porção fina ascendente da alça de Henle; 7. porção espessa ascendente da alça de Henle; 8. túbulo distal; 9. túbulo conector; 10. ducto coletor. À direita, o processo de filtração do plasma pelos rins. A largura (em laranja) representa a quantidade de água que permanece em cada segmento do néfron. (Adaptada de Bases Fisiológicas da Nefrologia.[2])*

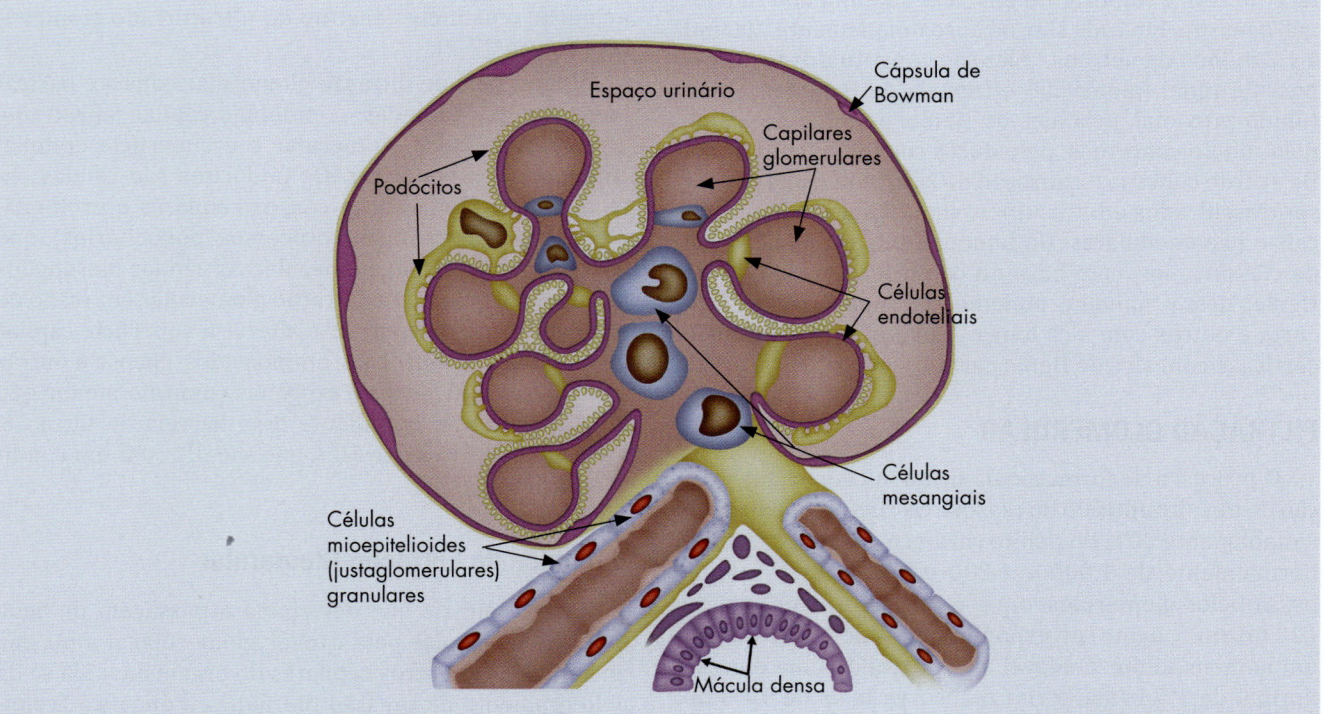

Figura 37.2 — *Representação esquemática de um corpúsculo renal e o aparelho justaglomerular. A superfície de filtração é constituída pelo endotélio fenestrado, a membrana basal e os processos podocitários. (Adaptada de Brenner & Rector's The Kidney.[6])*

determinado ponto do capilar glomerular, o RFG de um único néfron pode ser calculado pela seguinte equação:

$$RFG = K_f[(P_{cg} - P_{eb}) - (\pi_{cg} - \pi_{eb})]$$

onde K_f é o coeficiente de ultrafiltração, P_{cg} é a pressão hidrostática do capilar glomerular (~ 45 mmHg), P_{eb} é a pressão hidrostática no espaço de Bowman (~ 10 mmHg), π_{cg} é a pressão oncótica no capilar glomerular (~ 25 mmHg), e π_{eb} é a pressão oncótica no espaço de Bowman (~ 0 mmHg). A pressão oncótica do fluido contido no espaço de Bowman é igual a zero, pois corresponde a um ultrafiltrado, isto é, isento de proteínas. Assim, o coeficiente de ultrafiltração nas porções iniciais dos capilares glomerulares é próximo a 10 mmHg. À medida que o sangue avança ao longo dos capilares glomerulares, observa-se uma elevação da π_{cg}, já que as proteínas plasmáticas estão contidas em uma quantidade menor de fluido (maior concentração). Próximo à junção do capilar glomerular com a arteríola eferente, a π_{cg} tende a se aproximar da pressão hidrostática ($P_{cg} - P_{eb}$), atingindo o chamado equilíbrio de filtração (Figura 37.3A). Em algumas situações, $\Delta\pi$ não se iguala a ΔP, gerando um desequilíbrio da pressão de filtração (Figura 37.3B).[1,5]

Regulação da Filtração Glomerular

Apesar de não ser uma capacidade exclusiva, o rim é um dos órgãos mais competentes em manter seu fluxo sanguíneo constante em situações de queda da pressão de perfusão; isso é o que se denomina autorregulação (Figura 37.3C). O fenômeno de autorregulação consiste na elevação da resistência vascular acompanhando a queda da pressão de perfusão. Robertson e col. demonstraram em estudos experimentais que, diante de uma queda da pressão arterial (de 120 para 80 mmHg), a pressão capilar glomerular mantém-se quase constante às custas de uma queda da resistência da arteríola aferente. Quedas adicionais na pressão arterial (de 80 para 60 mmHg) são acompanhadas de uma redução mais acentuada da resistência da arteríola aferente associada a um aumento da resistência da arteríola eferente, mantendo o RFG.[7] Myers e col. mostraram maior incidência

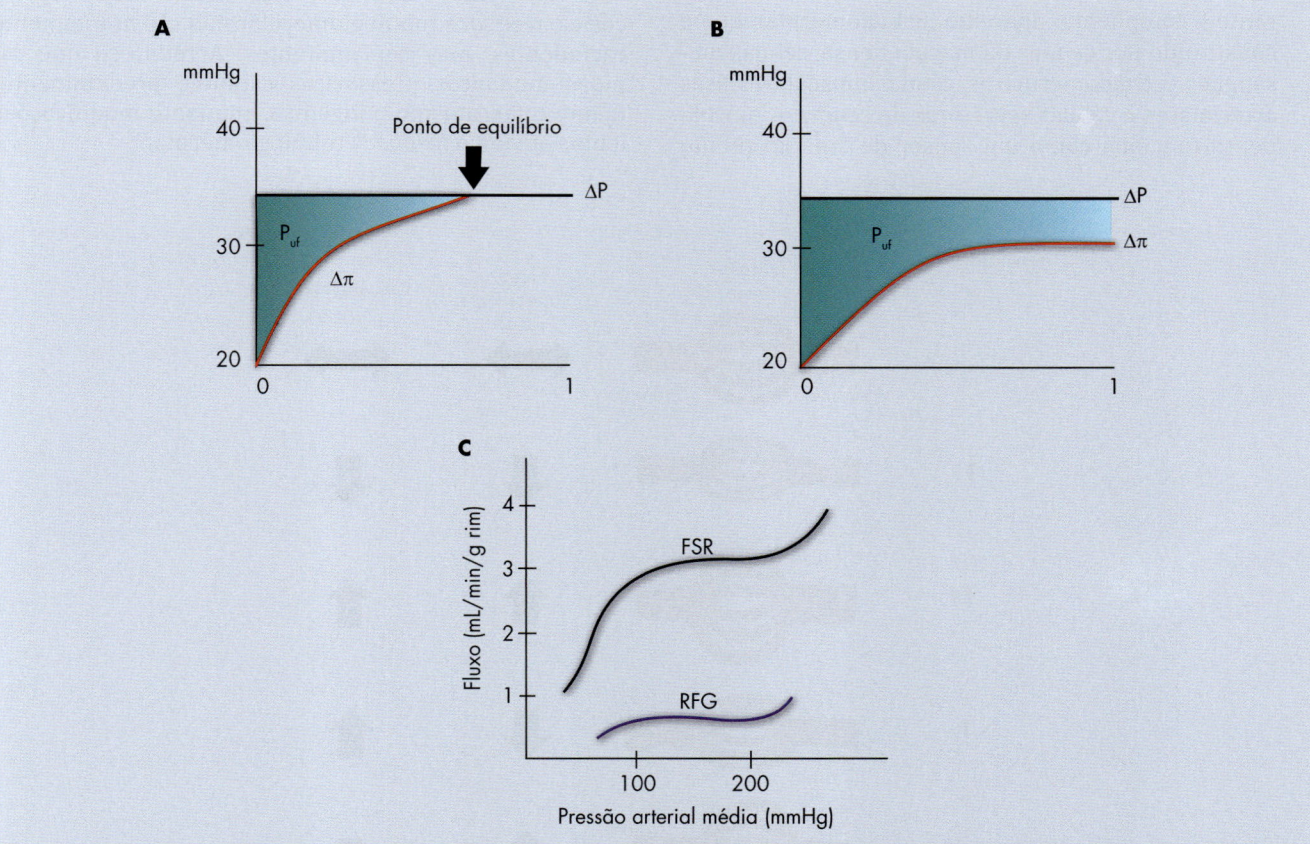

Figura 37.3 — A: equilíbrio da pressão de filtração. A diferença de pressão hidrostática (ΔP) mantém-se praticamente constante ao longo do capilar (0: início do capilar; e 1: final), enquanto a diferença de pressão oncótica ($\Delta\pi$) aumenta progressivamente até atingir valores muito próximos ao da pressão hidrostática. A pressão de ultrafiltração (P_{uf}) corresponde à área entre as duas curvas. B: desequilíbrio da pressão de filtração. $\Delta\pi$ não se iguala a ΔP, gerando o desequilíbrio. C: autorregulação do fluxo sanguíneo renal. Os rins conseguem manter o fluxo sanguíneo renal (FSR) e o ritmo de filtração glomerular (RFG) constantes em situações de queda da pressão arterial média. No entanto, esse mecanismo compensatório tem seu limite.

de disfunção renal após cirurgia cardíaca em indivíduos cuja capacidade de autorregulação do fluxo sanguíneo renal estava comprometida, corroborando assim os resultados dos estudos em animais.[8] A Figura 37.4 ilustra como as modificações na resistência das arteríolas aferente e eferente afetam a filtração glomerular e a pressão de filtração.

Com fins didáticos, pode-se dizer que há dois principais mecanismos responsáveis pela autorregulação do fluxo sanguíneo renal:

1. **Reflexo miogênico:** consiste na dilatação ou contração da musculatura lisa arterial em resposta ao aumento ou à redução da tensão sobre a parede vascular. Assim, a musculatura lisa da arteríola aferente contrai-se automaticamente à medida que a pressão de perfusão renal se eleva. O reflexo miogênico ocorre em 3-10 segundos e é responsável por até 50% da capacidade de autorregulação renal.[9,10]
2. *Feedback* **tubuloglomerular:** ocorre por intermédio da mácula densa – um segmento especializado do rim entre o final da porção espessa ascendente da alça de Henle e o túbulo distal. As células da mácula densa localizam-se entre as arteríolas aferente e eferente e compõem o aparelho justaglomerular, que é constituído por células da mácula densa, células mesangiais extraglomerulares, células musculares lisas arteriolares e células secretoras de renina. A mácula densa funciona como um sensor de íons no túbulo distal, gerando um *feedback* para a arteríola aferente a fim de regular o fluxo sanguíneo renal. Mudanças na oferta de Na^+, K^+ e Cl^- são detectadas pela mácula densa por meio do cotransportador $Na^+/K^+/2Cl^-$ (NKCC2), desencadeando uma cascata de sinalização, envolvendo moléculas de ATP/ADP/AMP, que culmina com aumento ou redução da resistência arteriolar (Figura 37.5).[11] Por exemplo, um indivíduo com função renal normal que recebeu excesso de infusão de cristaloides terá um aumento no RFG e, portanto, um maior aporte de íons (principalmente de sódio) nos túbulos distais, que será sentido pela mácula densa. Esta, por sua vez, ativa mecanismos efetores, que elevam a resistência da arteríola aferente, reduzindo o fluxo sanguíneo renal, a pressão capilar glomerular e o RFG. Em resumo, podemos dizer que o aparelho justaglomerular está envolvido em sinalizações que levam a alterações recíprocas e inversas no RFG. Além disso, diversas substâncias têm sido descritas como moduladoras do *feedback* tubuloglomerular, como a angiotensina II, o óxido nítrico, a endotelina e as prostaglandinas.[12-15]

É importante ressaltar que os mecanismos miogênicos e o *feedback* tubuloglomerular não são mutuamente excludentes, mas concomitantes. Acredita-se que rápidas mudanças pressóricas estimule predominantemente o mecanismo miogênico, enquanto modificações lentas ativem o *feedback* tubuloglomerular.[6]

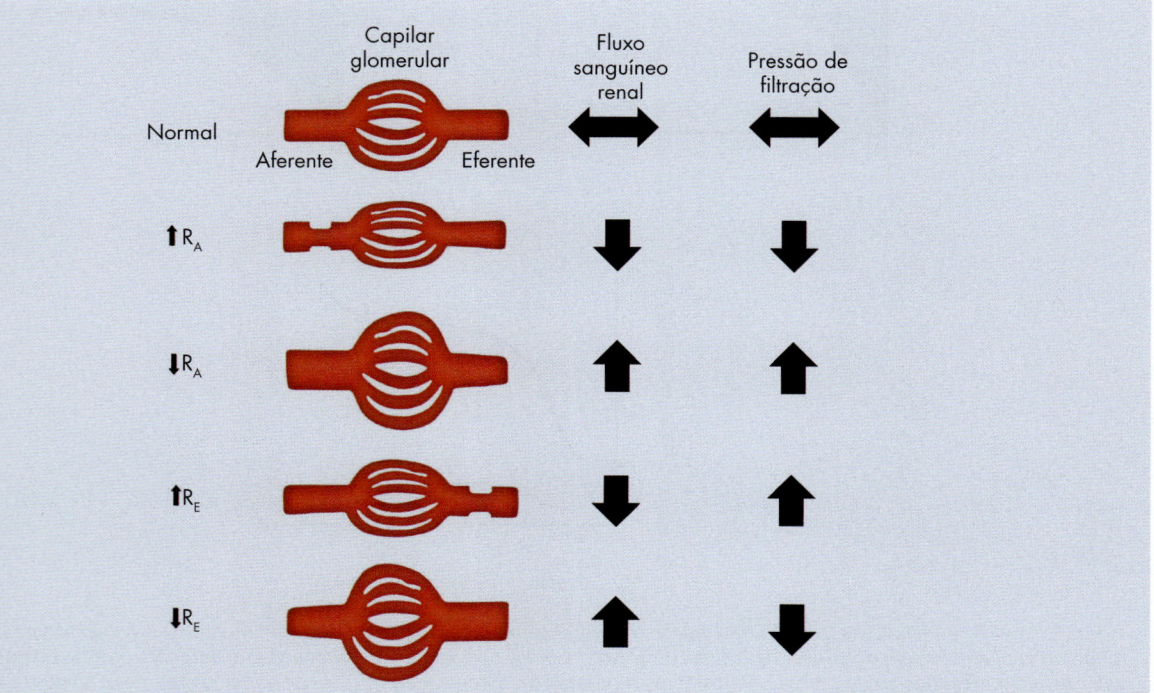

Figura 37.4 — *Representação esquemática do tufo glomerular e das consequências no fluxo sanguíneo renal e na pressão de filtração ocasionadas por diversas modificações possíveis na resistência das arteríolas aferente (R_A) e eferente (R_E).*

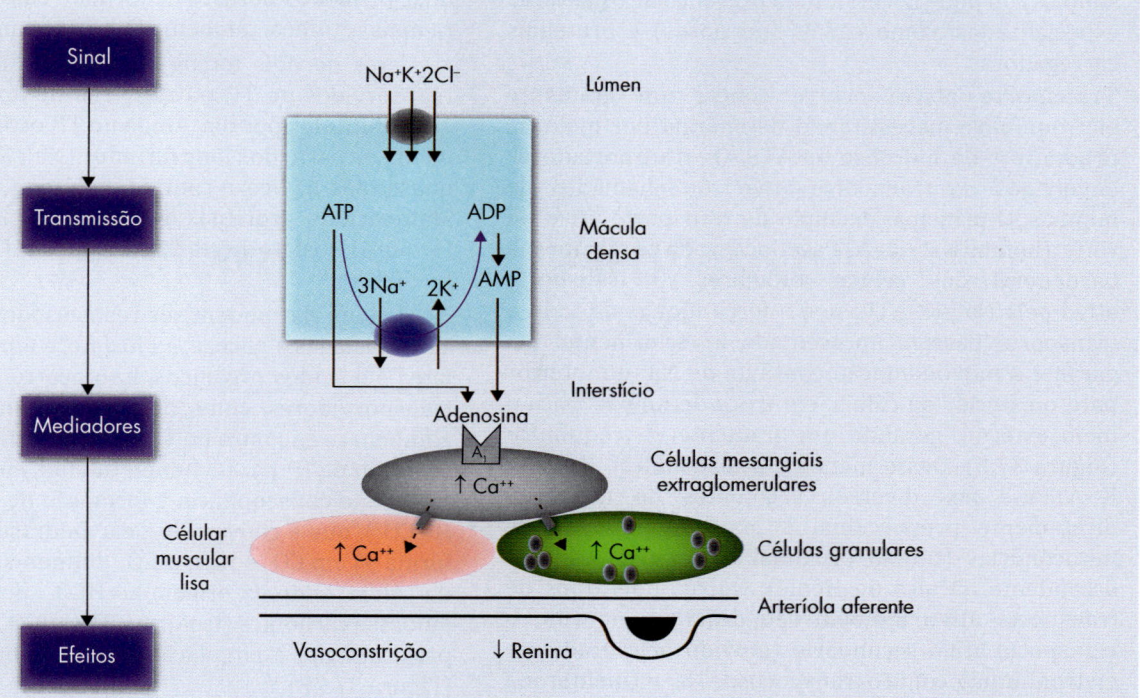

Figura 37.5 — *Esquema proposto para representar o feedback tubuloglomerular na mácula densa, envolvendo a via de sinalização e os mediadores. A maior oferta de sódio é "sentida" pela membrana apical por meio do cotransportador $Na^+/K^+/2Cl^-$ (NKCC2), que gera um aumento na atividade da Na^+/K^+-ATPase. A Na^+/K^+-ATPase, por sua vez, necessita para seu funcionamento de adenosina trifosfato (ATP), além de produzir adenosina di- e monofosfato (ADP e AMP). A adenosina, formada pelo processo acima descrito, liga-se ao receptor A1, levando ao aumento do influxo de cálcio nas células mesangiais extraglomerulares. O aumento do cálcio intracelular é então transmitido via gap junctions às células musculares lisas da arteríola aferente e às células granulares, resultando em vasoconstrição e redução da secreção de renina, respectivamente. (Adaptada de Vallon, Tubuloglomerular feedback and the control of glomerular filtration rate.[11])*

Além dos mecanismos de autorregulação renal, uma série de fatores extrínsecos pode alterar a hemodinâmica renal. A Tabela 37.1 ilustra os principais agentes fisiológicos e farmacológicos com influência na hemodinâmica glomerular.

TABELA 37.1
AGENTES FISIOLÓGICOS E FARMACOLÓGICOS COM INFLUÊNCIA NA HEMODINÂMICA GLOMERULAR.

	R_A	R_E	FSR	RFG
Estímulo simpático	↑↑	↑	↓	↓
Epinefrina	↑	↑	↓	↓
Adenosina	↑	→	↓	↓
Ciclosporina	↑	→	↓	↓
Óxido nítrico	↓	↓	↑	↑
AINES	↑↑	↑	↓	↓
Antagonistas dos canais de Ca^{++}	↓	→	↑	↑
IECA/BRA	↓	↓↓	↑	↓
Dieta hiperproteica	↓	→	↑	↑

R_A: resistência na arteríola aferente; R_E: resistência na arteríola eferente; FSR: fluxo sanguíneo renal; RFG: ritmo de filtração glomerular; AINES: anti-inflamatórios não esteroides; IECA: inibidor da enzima conversora da angiotensina; BRA: bloqueadores do receptor da angiotensina. (Adaptada de Comprehensive Clinical Nephrology.[1])

TRANSPORTE TUBULAR: REABSORÇÃO E SECREÇÃO AO LONGO DO NÉFRON

Os túbulos são um conjunto de células altamente especializadas no transporte pelos seus epitélios. Para desempenhar funções tão complexas de transporte ao longo do néfron, uma mesma célula tubular precisa apresentar membranas com habilidades bastante distintas, uma voltada para a face luminal (membrana apical ou luminal), a outra para os vasos sanguíneos (membrana basolateral ou peritubular).

Basicamente, o transporte de uma substância por uma membrana epitelial pode se dar de duas maneiras:

- **Transporte passivo:** o movimento transepitelial (seja reabsorção ou secreção) acontece sem que haja gasto de energia, isto é, ele obedece diretamente a forças físicas, como: 1) *solvent drag* – arraste de solutos juntamente com a água; 2) diferença de potencial químico – transporte de soluto da região de maior para a de menor concentração; 3) diferença de potencial elétrico – da região de mais alto para a de mais baixo potencial elétrico (ex.: passagem de um cátion para uma região de carga mais negativa). O transporte passivo pode ocorrer livremente pelo epitélio (difusão

Fisiologia Renal

simples) ou pode necessitar da presença de estruturas especializadas, como canais (ou poros) e proteínas carregadoras.

- **Transporte ativo:** ocorre contra um gradiente eletroquímico, necessitando de energia por meio da produção e da hidrólise de ATP. Os transportadores envolvidos no transporte ativo são chamados de bombas. O principal exemplo de transporte ativo no rim é a bomba Na^+/K^+-ATPase, localizada na membrana basolateral das células tubulares. O transporte ativo pela Na^+/K^+-ATPase é a força motriz de todo o transporte passivo apresentado anteriormente. Ela garante a movimentação contínua de Na^+ do interior para o exterior da célula, em troca de íons K^+ para o meio externo, gerando um gradiente eletroquímico (Figura 37.6). Dessa maneira, a distribuição da Na^+/K^+-ATPase nos diversos segmentos do néfron é diretamente proporcional à maior quantidade de mitocôndrias (túbulo proximal e a porção espessa ascendente da alça de Henle). Outros dois tipos de transporte ativo também são descritos no rim: o transporte ativo secundário (movido pelo gradiente eletroquímico, como o transporte de Na^+ na membrana apical no túbulo proximal, que será exposto a seguir) e a endocitose (responsável pela reabsorção tubular de proteínas).[4,16]

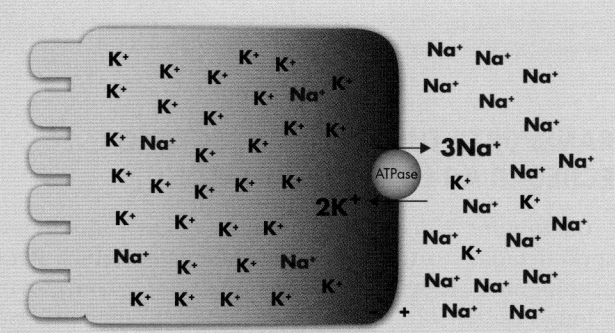

Figura 37.6 — *Representação esquemática do gradiente eletroquímico gerado pela bomba Na^+/K^+-ATPase presente na membrana basolateral das células tubulares. (Adaptada de Bases Fisiológicas da Nefrologia.[16])*

A seguir, serão abordados os principais mecanismos de transporte operando ao longo do néfron.

Túbulo Proximal

O túbulo proximal (TP) é composto de um epitélio simples (única camada de células), apresentando microvilosidades na superfície apical (borda em escova) que servem para aumentar a superfície de absorção. Em virtude da variação funcional ao longo da sua extensão, pode ser dividido em três segmentos: S1, S2 e S3. As duas primeiras porções de formato convoluto e a terceira mais retilínea, também conhecida como *pars recta*.[1,17]

Cerca de dois terços de todo o fluido filtrado são reabsorvidos no TP, ou seja, 120 de aproximadamente 170 L filtrados por dia. Ainda no TP, ocorre a reabsorção da maior parte dos íons filtrados (Na^+, K^+, Cl^-, HCO_3^-), de quase toda a glicose contida no lúmen tubular, além de aminoácidos, proteínas de baixo peso molecular, cálcio (~ 60%), fosfato (~ 80%), magnésio (~ 30%) e ureia (~ 50%).[1,16]

Os íons Na^+ podem ser reabsorvidos nas células do TP associadas à glicose, ao fosfato, a aminoácidos, a sulfatos e a ácidos orgânicos. Isso ocorre por meio de cotransportadores, como demonstrado na Figura 37.7A. Também se encontra no TP o trocador Na^+/H^+ (NHE3). A secreção de H^+ para o lúmen tubular, em troca pelo Na^+, tem como consequência a formação de ácido carbônico (H_2CO_3), que é convertido pela anidrase carbônica (isoforma 4) em CO_2 e H_2O. O CO_2 difunde-se para o interior da célula, onde dá origem ao HCO_3^- por intermédio da anidrase carbônica (isoforma 2). O HCO_3^- gerado retorna passivamente à circulação pela membrana basolateral (Figura 37.7B).[16]

Os íons Cl^- sofrem menor reabsorção na porção S1 do TP, mas, quando o fluido tubular atinge o segmento S2, a concentração de Cl^- encontra-se superior à do plasma, fazendo com que esse íon difunda-se facilmente pela via paracelular até os capilares peritubulares (Figura 37.7C).[18]

Conforme exposto, o TP é altamente permeável à água, que pode se difundir de maneira transcelular (pela inserção de canais de água denominados aquaporinas) e paracelular (carregando consigo solutos como potássio, cálcio e magnésio). É importante frisar também que a intensa reabsorção de sódio nesse segmento gera um pequeno gradiente de pressão osmótica entre o lúmen (285 mOsm) e o interstício (288 mOsm), que favorece o fluxo de água (Figura 37.7D).[16]

Alça de Henle

A alça de Henle (AH) compreende três segmentos com funções bastante distintas: a porção fina descendente, a porção fina ascendente e a porção espessa. A AH é responsável por reabsorver quase 30% do Na^+ filtrado por meio do transporte ativo (secundário). As porções finas possuem epitélio delgado com junções celulares oclusivas (*tight junctions*), além de serem pobres em mitocôndria, o que explica a permeabilidade reduzida a solutos.[1,16]

A porção fina descendente é altamente permeável à água, em razão da presença de aquaporinas 3, e pouco permeável a solutos. À medida que o segmento fino descendente se aprofunda em direção à medula renal, a osmolaridade do interstício se eleva progressivamente, fazendo com que a água saia do lúmen tubular em dire-

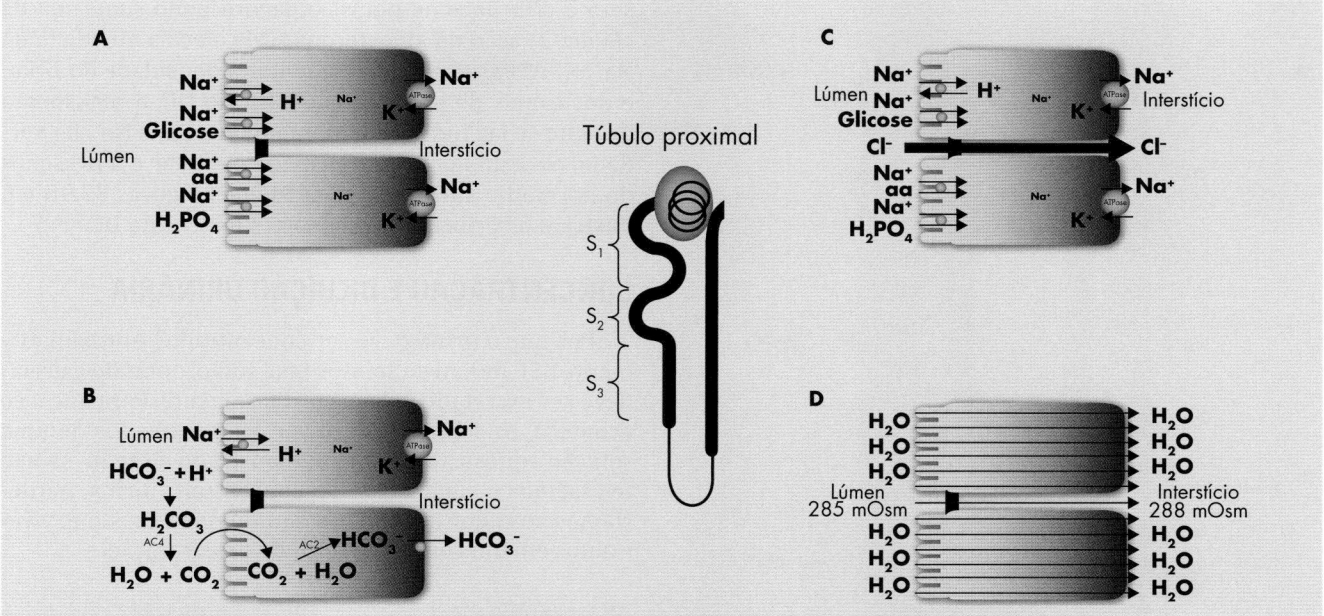

Figura 37.7 — Representação esquemática do túbulo proximal (TP) e os principais transportes de substâncias ao longo do seu trajeto. A: transporte de sódio. A bomba Na^+/K^+-ATPase produz o gradiente necessário para o transporte de sódio associado à glicose, a aminoácidos (aa) e ao fosfato. O sódio também pode ser trocado pelo íon H^+ do interior da célula. B: reabsorção de HCO_3^- (principalmente no segmento S1). Depende da secreção de H^+ e das enzimas anidrase carbônica tipo 2 e 4 (AC2 e AC4). C: reabsorção de Cl^- (principalmente no segmento S2). D: reabsorção de água. A intensa reabsorção de sódio e outros solutos ao longo do TP deixa o interstício ligeiramente hipertônico em relação ao lúmen, favorecendo o transporte de água. (Adaptada de Bases Fisiológicas da Nefrologia.[16])

ção ao interstício até que haja o equilíbrio osmolar entre os dois compartimentos. Na porção fina ascendente, a permeabilidade à água é quase nula, enquanto o sódio consegue atravessar a membrana. Ao longo da porção fina ascendente, a osmolaridade intersticial cai, levando à reabsorção de sódio ao longo desse segmento, diluindo o lúmen tubular à medida que se afasta da medula (Figura 37.8A).[19,20]

Por fim, o fluido chega à porção espessa da AH, região pouco permeável à água, mas muito permeável a solutos como o sódio e o potássio. As células da porção espessa da AH são mais altas e ricas em mitocôndrias e Na^+/K^+-ATPase, que, como já demonstrado anteriormente, é a força motriz para o transporte iônico. Na membrana apical, encontra-se um transportador característico dessa região, que promove a entrada simultânea na célula de um íon Na^+, um íon K^+ e dois íons Cl^-, e por isso é denominado NKCC2. Consequentemente, a concentração de K^+ e Cl^- eleva-se no intracelular, favorecendo a saída desses íons, respectivamente, pela membrana apical (por canais específicos de K^+, canais ROMK) e pela membrana basolateral (por canais específicos de Cl^-, canais ClCK2). Estabelece-se, portanto, uma diferença de potencial (com o lúmen mais positivo que o interstício), responsável pelo transporte de uma parcela considerável de cátions (Na^+, K^+, Ca^{++}, Mg^{++}) por meio do espaço intercelular (Figura 37.8B). A bumetanida, o ácido etacrínico e a furosemida, conhecidos como diuréticos de alça, agem inibindo o NKCC2 na porção espessa da AH, dessa forma, reduzindo radicalmente o transporte de íons nesse segmento do néfron com consequente aumento da natriurese e da diurese.[16,21]

Néfron Distal

O néfron distal compreende o túbulo distal (TD), o túbulo conector (TC) e o ducto coletor (DC). O TD se assemelha à porção espessa da AH no que tange à baixa permeabilidade de água, mas permeável a solutos. O principal transportador dessa porção é o Na^+-Cl^- (NCC), responsável pelo transporte eletroneutro na membrana apical de um íon Na^+ e um íon Cl^- para o interior da célula. O NCC pode ser inibido pelos diuréticos tiazídicos, ocasionando redução da reabsorção de sódio nesse segmento, que habitualmente pode chegar a 5% de todo o sódio filtrado. O TD também participa da reabsorção de Ca^{++} e Mg^{++} por meio dos transportadores TRPV5 e TRPM6, respectivamente (Figura 37.9A).

Os segmentos mais distais do néfron têm características bastante semelhantes entre si, assim, o que será exposto a seguir vale tanto para o TC quanto para o DC. Encontramos dois tipos celulares no DC: 1) células principais – responsáveis pela reabsorção de sódio e secreção de potássio; 2) células intercaladas – secretam H^+

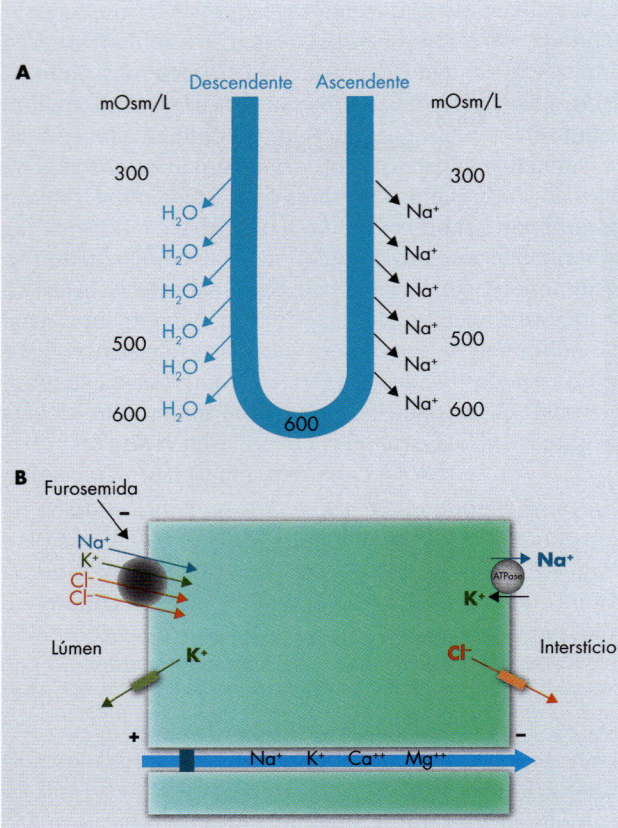

Figura 37.8 — *Representação esquemática do transporte na alça de Henle (AH). A: porções finas descendente e ascendente da AH de um néfron superficial. No segmento descendente, prevalece a reabsorção de água, enquanto no ascendente, o de sódio. B: porção espessa da AH. A partir do gradiente eletroquímico produzido pela Na^+/K^+-ATPase, o cotransportador NKCC2 (alvo da furosemida) permite a entrada de íons $Na^+/K^+/2Cl^-$ no interior da célula, aumentando a concentração de potássio intracelular. Faz-se então necessária a abertura de canais de potássio (ROMK), que promovem um fluxo elevado desse íon para o lúmen. Ao mesmo tempo, o Cl^- sai da célula por meio de canais específicos na membrana basolateral, gerando um gradiente elétrico (lúmen mais positivo que interstício), que favorece a passagem de cátion paracelular em direção ao meio mais negativo.*

ou HCO_3^-. A reabsorção de sódio nas células principais acontece em razão do gradiente eletroquímico gerado pela Na^+/K^+-ATPase da membrana basolateral. Os íons Na^+ atravessam canais específicos, denominados ENaC (*epithelial Na channel*), onde age o diurético amilorida (com a capacidade de bloquear o ENaC). Esse processo gera um lúmen com uma diferença de potencial negativa, levando à saída de um cátion (K^+ ou H^+) em direção ao lúmen. A secreção de K^+ no DC sofre influência basicamente de três fatores: 1) oferta de sódio no DC – quanto mais sódio presente no lúmen, maior a entrada de sódio na célula, gerando maior diferença de potencial; 2) fluxo intratubular – quanto maior o fluxo luminal, mais rápido será o *clearance* de potássio, favorecendo sua saída da célula; 3) ação da aldosterona – ela eleva a atividade da Na^+/K^+-ATPase, além de aumentar a densidade do ENaC e dos canais de potássio (ROMK). No DC, a reabsorção de água se faz independentemente dos íons Na^+, na verdade, ela está ligada à tonicidade medular e à presença do hormônio antidiurético (ADH). As Figuras 37.9B e C ilustram os principais transportes iônicos do DC.[1,16,18]

CONCENTRAÇÃO E DILUIÇÃO URINÁRIA

Por que a urina deve ser concentrada? Aproximadamente 850 mOsm de solutos (ex.: sódio, potássio e ureia) deve ser excretado pelos rins diariamente. Para que isso aconteça, os solutos devem ser acompanhados de uma solução aquosa. Conforme demonstrado a seguir, se não tivéssemos a capacidade de concentrar a urina, perderíamos ao redor de 2,8 L de líquido por dia, isto é, viveríamos em um constante risco de desidratação.

$$\frac{V_{ur} = 850 \text{ mOsm/dia}}{300 \text{ mOsm/L}} = 2,8 \text{ L/dia} \qquad \frac{V_{ur} = 850 \text{ mOsm/dia}}{1.300 \text{ mOsm/L}} = 0,57 \text{ L/dia}$$

onde V_{ur} é o volume urinário; 300 mOsm/L é a concentração da urina não diluída; e 1.300 mOsm/L é a concentração urinária na sua capacidade máxima de concentração.

Os principais envolvidos no processo de concentração urinária são:

♦ **Sistema de contracorrente medular:** a porção espessa da AH é a principal responsável pelo funcionamento do sistema de contracorrente medular e pela formação de uma urina hipertônica em relação ao plasma. A reabsorção de sódio nas porções fina ascendente e espessa da AH aumenta a osmolaridade do interstício em relação ao lúmen tubular. Tal diferença (gradiente osmótico) é a força motriz para a reabsorção de água na porção fina descendente e no TC (Figura 37.10A).

♦ **Papel da ureia:** a ureia tem grande importância na concentração urinária, contribuindo com o sistema de contracorrente medular. Da ureia filtrada pelos glomérulos, 60% sofrem reabsorção no túbulo proximal. O restante, junto com a ureia secretada pela *pars recta*, segue até a porção fina descendente, onde ela consegue passar para o interstício, aumentando ainda mais a tonicidade do meio. Já na porção fina ascendente, a ureia movimenta-se em contrafluxo ao sódio, favorecendo o equilíbrio entre lúmen-interstício. No TC, a reabsorção de água por ação do ADH leva a um aumento progressivo na concentração luminal de ureia até atingir o coletor papilar. Nessa porção, a ureia deixa o lúmen tubular em direção ao interstício papilar, por diferença de concentração.[22] Em seguida, a ureia consegue recircular entre o final do túbulo coletor e a porção ascendente fina da alça de Henle, o que é essencial à formação de uma medula hipertônica e à excreção de uma urina

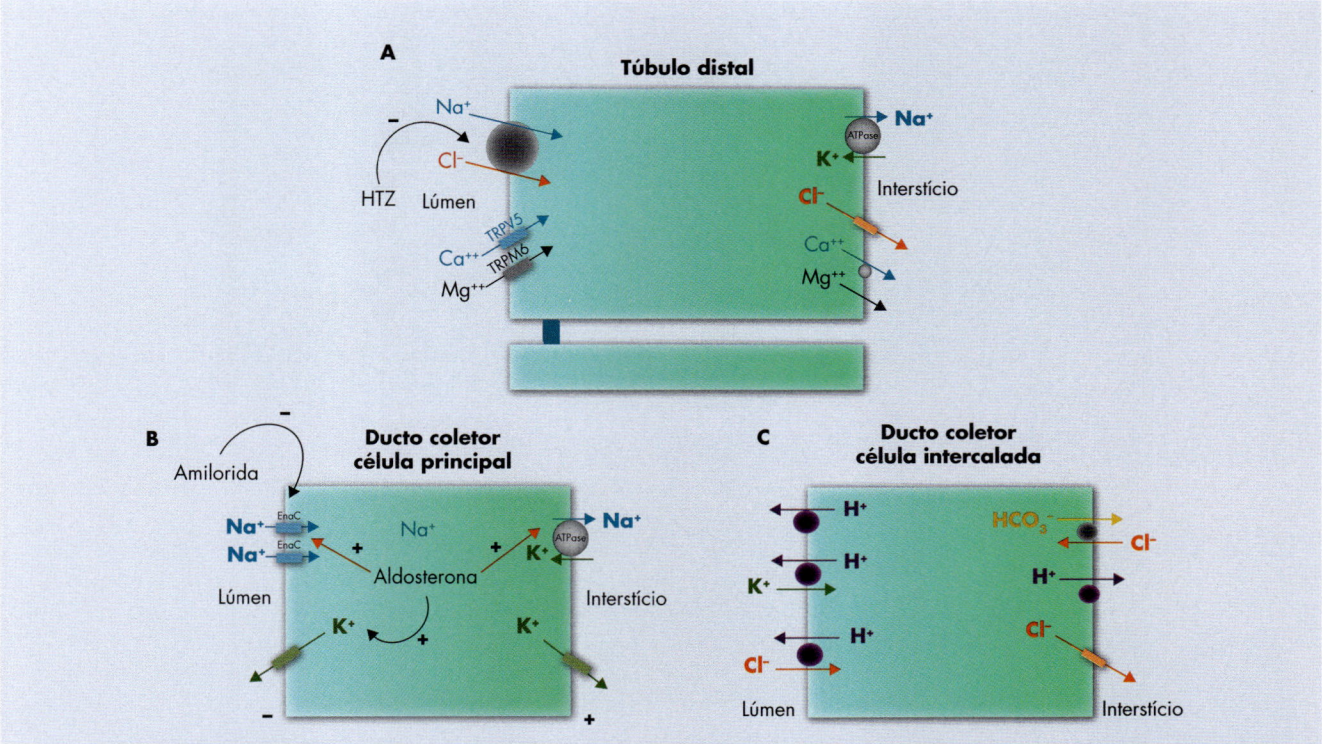

Figura 37.9 — Representação esquemática do transporte iônico no néfron distal. A: túbulo distal. O transporte de sódio se dá pelo cotransportador Na+/Cl- (NCC), que pode ser inibido pela hidroclorotiazida (HTZ). Já o Ca++ e o Mg++ são reabsorvidos por canais específicos (TRPV$_5$ e TRPM$_6$). B: célula principal do ducto coletor (DC). Efeitos da aldosterona no DC: eleva a atividade da Na+/K+-ATPase, aumenta a densidade dos canais de sódio (ENaC; que podem ser inibidos pela amilorida) e de potássio (ROMK). O fluxo intenso de sódio na célula leva à despolarização da membrana apical, provocando a saída de íons K+ ou H+ para o lúmen. C: célula intercalada do DC. Podemos observar a presença da H+-ATPase, dos trocadores H+/K+ e H+/Cl- na membrana luminal, e do trocador Cl-/HCO$_3$- na membrana basolateral, o que favorece a secreção de ácidos.

concentrada ao máximo (Figura 37.10B). Um exemplo clássico da importância da ureia no mecanismo de concentração urinária são os indivíduos desnutridos, que são mais propensos à desidratação em virtude da baixa geração de ureia.

- **ADH:** o ADH é um hormônio produzido nos núcleos supraópticos e paraventriculares em resposta à elevação da osmolaridade plasmática e à queda de pressão arterial. O ADH pode se ligar a três tipos de receptores: V_{1a}, V_{1b} e V_2. Na membrana basolateral das células do TC, ele se liga a receptores V_2, desencadeando uma cascata de sinalização ligada à geração de ADP, que culmina com a inserção de aquaporinas nas membranas do TC, até então pouco permeável à água (Figura 37.10C).

No processo de diluição urinária, temos a porção espessa da AH como o principal segmento diluidor do néfron. A permeabilidade à água nesse segmento é muito baixa, enquanto a reabsorção de NaCl continua, gerando um lúmen pouco osmolar (diluído). Ademais, na ausência do ADH, ocorre pouca reabsorção de água no néfron distal, com a reabsorção de soluto mantida, resultando na excreção de uma urina diluída. Por fim, é importante lembrar que na ausência prolongada do ADH o gradiente corticomedular gerado pelo sistema de contracorrente se dissipa, em grande parte pela perda da circulação da ureia.[23-26]

AVALIAÇÃO DA FUNÇÃO RENAL

Infelizmente não é possível medir diretamente o RFG, até mesmo pela natureza do processo em si. No entanto, dispomos de substâncias livremente filtradas pelos glomérulos, que podem ser dosadas no sangue e na urina, funcionando como marcadores do RFG, isto é, da função renal.[2]

O marcador ideal da filtração glomerular é uma substância filtrada pelos glomérulos e não reabsorvida nem secretada pelos túbulos renais, de tal forma que sua carga filtrada é igual à carga excretada. A carga filtrada de uma substância (x) é a sua concentração plasmática (P_x) em mg/dL multiplicada pela filtração glomerular em mL/min: $P_x \cdot RFG$; enquanto a carga excretada é a concentração urinária (U_x) em mg/dL multiplicada pelo volume urinário (V) em mL/min: $P_x \cdot RFG = U_x \cdot V$. Rearranjando a equação: RFG (em mL/min) = $U_x \cdot V / P_x$.

O marcador mais fidedigno do RFG é a inulina (marcador exógeno), um polímero da frutose extraído de

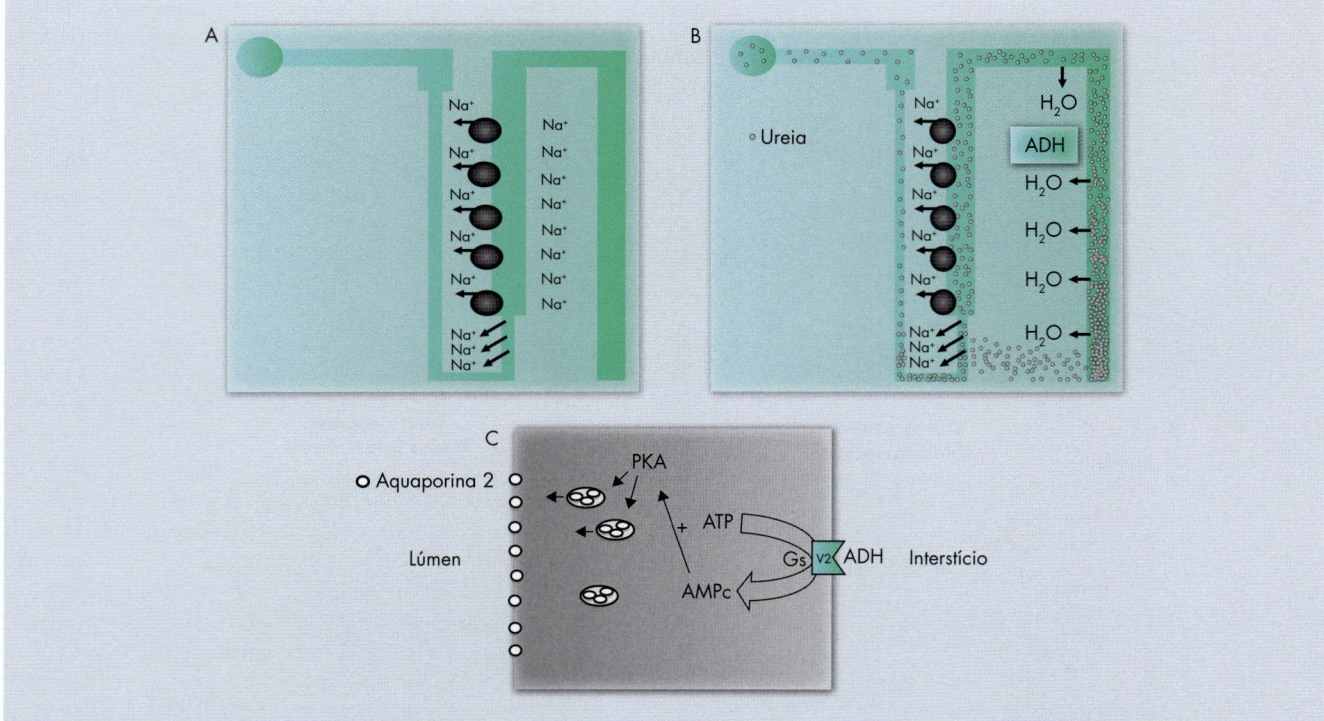

Figura 37.10 — *Representação esquemática dos mecanismos envolvidos na concentração urinária. A: contracorrente medular. Reabsorção de sódio na porção espessa da AH, elevando a osmolaridade intersticial. B: cinética da ureia ao longo do néfron. Reabsorção mais pronunciada no ducto coletor (DC), contribuindo para o aumento da osmolaridade intersticial e a recirculação pela alça de Henle. C: ação do ADH no DC. O ADH se liga ao receptor V_2 (acoplado à proteína Gs), gerando sua fosforilação com consumo de ATP e formação de AMPc. O AMPc, por sua vez, promove a fosforilação da proteína quinase A (PKA), que estimula a inserção das vesículas de aquaporina, tornando esse segmento permeável à água.*

certos vegetais. Em nosso laboratório de pesquisa experimental, utilizamos a inulina obtida dos tubérculos de dália, planta bastante difundida no sul do Brasil. Toda a inulina filtrada pelos glomérulos é eliminada na urina, assim, a taxa de depuração renal da inulina corresponde ao RFG. Apesar de ser considerado padrão ouro para avaliação da função renal, o *clearance* de inulina na prática clínica é pouco factível, pois necessita de infusão contínua e coletas seriadas de plasma e urina.

No dia a dia, dispomos da creatinina (Cr) – um biomarcador, oriundo do metabolismo do músculo esquelético, cuja dosagem é amplamente disponível e de baixo custo. Apesar das críticas à Cr (ex.: possibilidade de secreção tubular, superestimando o RFG), ela mantém-se como a forma mais prática para a avaliação da função renal. A estimativa do RFG, com base na Cr, pode ser realizada pela determinação do seu *clearance*, necessitando para isso da coleta de urina de 24h ou por meio de fórmulas. A Tabela 37.2 mostra as principais fórmulas usadas atualmente. A fórmula do CKD-EPI é considerada a de maior especificidade, quando comparada ao *clearance* medido.[27] Atualmente, vários programas de computador e aplicativos de telefone celular facilitam o emprego dessas fórmulas.

Outro biomarcador que tem ganhado força nos últimos anos é a cistatina C (Cys). A Cys é uma proteína produzida por todas as células nucleadas do organismo. Em condições normais, ela é filtrada pelos glomérulos, reabsorvida totalmente e metabolizada no túbulo proximal, não sendo excretada na urina. Existe uma correlação linear entre o *clearance* de inulina e a concentração plasmática de Cys; por esse motivo a concentração plasmática de Cys é um marcador da filtração glomerular. Em algumas condições, não se recomenda o uso da Cys para avaliação da função renal, por exemplo, hipo e hipertireoidismo, uso de corticoides, diabetes, obesidade, tabagismo e inflamações (já que a Cys é um marcador de inflamação).

Nas últimas diretrizes para avaliação e manejo da doença renal crônica (Kidney Disease Improving Global Outcomes – KDIGO), recomenda-se que a avaliação inicial do RFG seja realizada por fórmulas utilizando a Cr, deixando o *clearance* medido e a Cys para casos especiais (ex.: pacientes desnutridos, idosos com pouca massa muscular ou indivíduos com excesso de massa muscular).[28] É importante citar que há outros métodos de estimativa do RFG, como o *clearance* de Cr-EDTA, realizado por medicina nuclear, e o *clearance* de iohexol, mas que fogem do foco deste tratado.

TABELA 37.2
FÓRMULAS PARA A AVALIAÇÃO DO RITMO DE FILTRAÇÃO GLOMERULAR (FUNÇÃO RENAL).

Método	Fórmula
Cockcroft-Gault	$\frac{(140 - \text{idade}) \cdot \text{Peso}}{72 \cdot \text{Cr}} \cdot 0{,}85 \text{ (mulher)}$
MDRD	$\text{RFG} = 175 \cdot (\text{Cr})^{-1{,}154} \cdot (\text{idade})^{-0{,}203} \cdot 0{,}742 \text{ (mulher) ou} \cdot 1{,}212 \text{ (afrodescendente)}$
CKD-EPI	Mulher e Cr ≤ 0,7: $\text{RFG} = 144 \cdot (\text{Cr}/0{,}7)^{-0{,}329} \cdot 0{,}993^{\text{idade}} \cdot 1{,}159 \text{ (afrodescendente)}$ Mulher e Cr > 0,7: $\text{RFG} = 144 \cdot (\text{Cr}/0{,}7)^{-1{,}209} \cdot 0{,}993^{\text{idade}} \cdot 1{,}159 \text{ (afrodescendente)}$ Homem e Cr ≤ 0,9: $\text{RFG} = 141 \cdot (\text{Cr}/0{,}9)^{-0{,}411} \cdot 0{,}993^{\text{idade}} \cdot 1{,}159 \text{ (afrodescendente)}$ Homem e Cr > 0,9: $\text{RFG} = 141 \cdot (\text{Cr}/0{,}9)^{-1{,}209} \cdot 0{,}993^{\text{idade}} \cdot 1{,}159 \text{ (afrodescendente)}$
Crianças*	RFG: 41,3 . altura (metros)/Cr

Bedside formula; RFG: ritmo de filtração glomerular; Cr: creatinina sérica; MDRD: *Modification of Diet in Renal Disease*; CKD-EPI: *Chronic Kidney Disease Epidemiology Collaboration*.

REFERÊNCIAS

1. Shirley DG, Unwin RJ. Renal physiology. In: Floege J, Johnson RJ, Feehally J. Comprehensive clinical nephrology. 4ª Ed. St. Louis: Elsevier Saunders, 2010. p.15-28.
2. Zatz R. Filtração glomerular. In: Zatz R, Seguro AC, Malnic G. Bases fisiológicas da nefrologia. 1ª Ed. São Paulo: Atheneu, 2011. p.1-24.
3. Dunnill MS, Halley W. Some observations on the quantitative anatomy of the kidney. J Pathol. 1973;110(2):113-21.
4. Kriz W, Elger M. Renal anatomy. In: Floege J, Johnson RJ, Feehally J. Comprehensive clinical nephrology. 4ª Ed. St. Louis: Elsevier Saunders, 2010. p.3-14.
5. Seguro AC, Yu L. Filtração glomerular. In: Riella MC. Princípios da nefrologia e distúrbios hidroeletrolíticos. 4ª Ed. Rio de Janeiro: Guanabara Koogan, 2003. p.30-6.
6. Munger KA, Kost Jr CK, Brenner BM, et al. The renal circulations and glomerular ultrafiltration. In: Taal MW, Chertow GM, Marsden PA, et al. Brenner & rector's the kidney. 9ª Ed. Philadelphia: Elsevier, 2012. p.94-137.
7. CR Robertson, Deen WM, Troy JL, et al. Dynamics of glomerular ultrafiltration in the rat. 3. Hemodynamics and autoregulation. Am J Physiol. 1972;223(5):1191-200.
8. Myers BD, Hilberman M, Carrie BJ, et al. Dynamics of glomerular ultrafiltration following open-heart surgery. Kidney Int. 1981;20(3):366-74.
9. Just A, Ehmke H, Toktomambetova L, et al. Dynamic characteristics and underlying mechanisms of renal blood flow autoregulation in the conscious dog. Am J Physiol Renal Physiol. 2001;280(6):F1062-F1071.
10. Just A. Mechanisms of renal blood flow autoregulation: dynamics and contributions. Am J Physiol Regul Integr Comp Physiol. 2007;292:R1-R17.
11. Vallon V. Tubuloglomerular feedback and the control of glomerular filtration rate. News Physiol Sci. 2003;18:169-74.
12. Tojo A, Gross SS, Zhang L, et al. Immunocytochemical localization of distinct isoforms of nitric oxide synthase in the juxtaglomerular apparatus of normal rat kidney. J Am Soc Nephrol. 1994;4(7):1438-47.
13. Traynor TR, Schnermann J. Renin-angiotensin system dependence of renal hemodynamics in mice. J Am Soc Nephrol. 1999;10(Suppl 11):S184-S188.
14. Braun C, Lang C, Hocher B, et al. Influence of the renal endothelin A system on the autoregulation of renal hemodynamics in SHRs and WKY rats. J Cardiovasc Pharmacol. 1998;31(4):643-8.
15. Munger KA, Blantz RC. Cyclooxygenase-dependent mediators of renal hemodynamic function in female rats. Am J Physiol. 1990;258(5 Pt 2):F1211-F1217.
16. Seguro AC, Magaldi AJB, Helou CMB, et al. Processamento de água e eletrólitos pelos túbulos renais. In: Zatz R, Seguro AC, Malnic G. Bases fisiológicas da nefrologia. 1ª Ed. São Paulo: Atheneu, 2011. p.45-84.
17. Welling LW, Welling DJ. Surface areas of brush border and lateral cell walls in the rabbit proximal nephron. Kidney Int. 1975;8(6):343-8.
18. Seguro AC, Kudo LH, Helou CMB. Função tubular. In: Riella MC. Princípios da nefrologia e distúrbios hidroeletrolíticos. 4ª Ed. Rio de Janeiro: Guanabara Koogan, 2003. p.37-48.
19. Kokko JP. Sodium chloride and water transport in the descending limb of Henle. J Clin Invest. 1970;49(10):1838-46.
20. Imai M, Taniguchi J, Yoshitomi K. Transition of permeability properties along the descending limb of long-loop nephron. Am J Physiol. 1988;254(3 Pt 2):F323-F328.
21. Mount DB. Transport of sodium, chloride and potassium. In: Taal MW, Chertow GM, Marsden PA, et al. Brenner & rector's the kidney. 9ª Ed. Philadelphia: Elsevier, 2012. p.158-201.
22. Rocha AS, Kudo LH. Water, urea, sodium, chloride, and potassium transport in the in vitro isolated perfused papillary collecting duct. Kidney inter. 1982;22:485-91.
23. Magaldi AJB. Mecanismo de concentração e de diluição urinária. In: Riella MC. Princípios da nefrologia e distúrbios hidroeletrolíticos. 4ª Ed. Rio de Janeiro: Guanabara Koogan, 2003. p.58-68.
24. Magaldi AJB, Seguro AC, Zatz R. Mecanismos de concentração e diluição da urina, regulação do balanço de água e distúrbios da tonicidade do meio interno. In: Zatz R, Seguro AC, Malnic G. Bases fisiológicas da nefrologia. 1ª Ed. São Paulo: Atheneu, 2011. p.85-111.
25. Sands JM, Layton HE, Fenton RA. Urine concentration and dilution. In: Taal MW, Chertow GM, Marsden PA, et al.

Brenner & rector's the kidney. 9ª Ed. Philadelphia: Elsevier, 2012. p.326-52.
26. Jamison RL, Lacy FB. Evidence for urinary dilution by the collecting tubule. Am J Physiol. 1972;223(4):898-902.
27. Murata K, Baumann NA, Saenger AK, et al. Relative performance of the MDRD and CKD-EPI equations for estimating glomerular filtration rate among patients with varied clinical presentations. Clin J Am Soc Nephrol. 2011;6:1963–72.
28. Kidney Disease: Improving Global Outcomes (KDIGO) CKD Work Group. KDIGO 2012 Clinical Practice Guideline for the Evaluation and Management of Chronic Kidney Disease. Kidney inter, Suppl. 2013;3:1–150.

3
parte

Anatomia e Fisiologia
Seção 7
Sistema Digestório

Anatomia e Fisiologia Gastrintestinal. Gênese da Náusea e Vômito

Múcio Paranhos de Abreu
Adriel Franco de Mattos

INTRODUÇÃO

O processo digestivo compreende a movimentação do alimento pelo trato alimentar; secreção de soluções digestivas e digestão dos alimentos; absorção de água, eletrólitos, vitaminas e produtos da digestão; circulação sanguínea nos órgãos do trato gastrintestinal para o transporte das substâncias absorvidas e controle de todas essas funções através dos sistemas nervoso e humoral locais.

Qualquer alteração no complexo processo digestivo poderá interferir nos riscos e complicações inerentes à anestesia, tais como retardo no esvaziamento do estômago, com possível regurgitação do conteúdo gástrico, e incidência de náuseas e vômitos no período perioperatório.

O SISTEMA DIGESTÓRIO

O trato gastrintestinal consiste em um tubo contínuo que se estende desde a cavidade bucal até o ânus. O trato gastrintestinal e seus anexos são denominados sistema digestório.

O trato gastrintestinal é constituído pela boca, faringe, esôfago, estômago, intestino delgado, intestino grosso, reto e ânus. Os órgãos digestórios acessórios incluem: dentes, língua, glândulas salivares, paratireoides, fígado, vesícula biliar e pâncreas (Figura 38.1).

Em um adulto normal, passam diariamente pelo lúmen do trato intestinal cerca de nove litros de líquido. Deste volume, apenas dois litros, aproximadamente, entram para o trato gastrintestinal pela boca, os outros sete litros restantes são provenientes da água corporal secretada junto com enzimas e muco. Aproximadamente metade do volume secretado vem de órgãos e glândulas acessórios, como as glândulas salivares, o pâncreas e o fígado. O volume restante, cerca de 3,5 litros, é secretado pelas próprias células do trato digestório.[1]

A secreção ácida intragástrica é promovida pelas células parietais que secretam ácido clorídrico no lúmen do estômago. O volume de secreção ácida no estômago é, em média, de 1 a 3 litros por dia, criando um pH luminal intragástrico tão baixo quanto 1.[1]

Por meio do movimento de peristaltismo, o alimento é conduzido do esôfago até o estômago, e deste, por meio dos intestinos, é conduzido ao orifício de saída, o ânus, já na forma de fezes.

Peristalse

O controle do movimento peristáltico é realizado por meio de um complexo movimento das diferentes camadas de musculatura lisa que constituem a parede gastrintestinal, a saber, da mais externa para a mais interna: 1) serosa, 2) camada muscular lisa longitudinal, 3) camada muscular lisa circular, 4) submucosa e 5) camada mucosa e muscular da mucosa. Cada camada muscular funciona como um *sincício*, isto é, quando um potencial de ação é disparado em qualquer ponto na massa muscular, ele se propaga em várias direções no músculo. Dependendo da excitabilidade do músculo, a distância percorrida pelo movimento gerado pode ser de apenas alguns milímetros ou pode percorrer toda a extensão do trato intestinal.[2]

A excitação da musculatura lisa do trato gastrintestinal é acionada pela atividade elétrica intrínseca que ocorre nas membranas das fibras musculares, de forma contínua e lenta.

Alguns fatores que tornam a membrana da fibra muscular intestinal mais excitável são: estiramento do músculo, estimulação pela acetilcolina, liberada através das terminações dos nervos parassimpáticos e estimulação

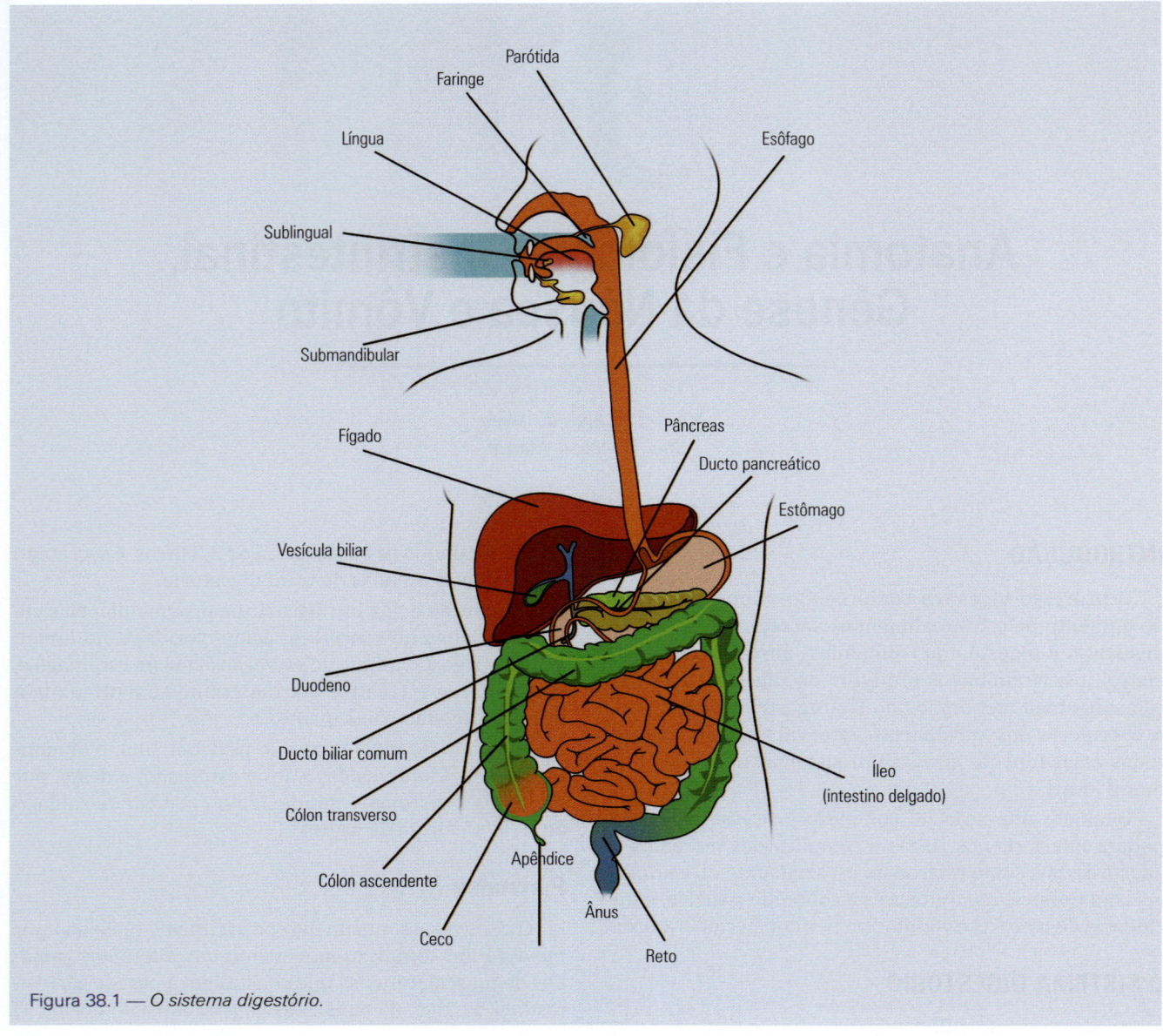

Figura 38.1 — *O sistema digestório.*

gerada por alguns hormônios gastrintestinais específicos. Por outro lado, os fatores que tornam a membrana menos excitável incluem o efeito da norepinefrina secretada pelos nervos simpáticos, bem como da epinefrina.[2]

O sistema nervoso entérico está localizado na parede intestinal, estendendo-se do esôfago até o ânus, e é responsável pelo controle neural da função gastrintestinal, especialmente no controle do movimento e da secreção gastrintestinal. Basicamente dois tipos de plexos nervosos constituem esse sistema nervoso: o plexo mioentérico ou de *Auerbach* e o plexo submucoso ou *plexo de Meissner*. O plexo mioentérico controla quase todos os movimentos gastrintestinais, enquanto o plexo submucoso controla principalmente a secreção gastrintestinal e a circulação sanguínea local.[2]

A estimulação do plexo mioentérico provoca o aumento da contração tônica da parede intestinal, aumento da intensidade e ritmicidade das contrações, gerando maior rapidez no movimento das ondas peristálticas intestinais.

Alguns neurônios inibitórios também constituem o plexo mioentérico, os quais atuam inibindo os músculos de esfíncteres presentes no trato gastrintestinal, como o esfíncter pilórico e esfíncter da valva ileocecal, modulando a movimentação do alimento pelos sucessivos segmentos desse trato.

Por outro lado, o plexo mucoso está envolvido especialmente com a função de controle da secreção intestinal local, da absorção e da contração local do músculo submucoso, interferindo na motilidade da mucosa gastrintestinal.

A estimulação parassimpática aumenta a atividade do sistema nervoso entérico, enquanto a estimulação simpática geralmente inibe a atividade do trato gastrintestinal.

Aproximadamente doze tipos de neurotransmissores estão envolvidos e liberados nos terminais nervosos de diferentes tipos de neurônios entéricos. Dentre eles estão a acetilcolina, na maioria das vezes excitando a atividade gastrintestinal, e a norepinefrina, quase sempre inibindo essa atividade.[2]

Uma estimulação intensa do sistema nervoso simpático pode inibir os movimentos motores do intestino, levando até ao completo bloqueio da movimentação do alimento pelo trato gastrintestinal. Por outro lado, as fibras nervosas sensoriais aferentes que se originam no intestino podem ser estimuladas por agentes tóxicos ou nocivos, provocando irritação da mucosa intestinal, distensão excessiva das alças intestinais, podendo manifestar-se como cólicas abdominais, náuseas, vômitos e/ou diarreia.

Vários sinais provenientes do trato gastrintestinal podem ser enviados para múltiplas áreas da medula espinhal, do tronco cerebral ou do bulbocerebral. Através dos nervos vagos, fibras aferentes transmitem sinais sensoriais provenientes do trato gastrintestinal para o bulbocerebral, que, por sua vez, envia respostas vagais reflexas que retornam ao trato gastrintestinal, controlando várias de suas funções.

Reflexos do Sistema Gastrintestinal

Existem três tipos de reflexos que são importantes para o controle gastrintestinal:

1. **Reflexos totalmente integrados na parede intestinal do sistema nervoso entérico**: são reflexos que controlam a maior parte da secreção gastrintestinal, do peristaltismo e efeitos inibitórios locais;
2. **Reflexos originados no intestino para os gânglios pré-vertebrais** e que retornam para o trato gastrintestinal, exemplo: reflexo gastrocólico (sinais gástricos que provocam a evacuação do cólon), reflexos enterogástricos (sinais provenientes do cólon e do intestino delgado que inibem a motilidade e a secreção gástrica) e reflexo colonoileal, que são reflexos originados no cólon para inibir o esvaziamento do conteúdo ileal para o cólon;
3. **Reflexos gerados no intestino para a medula ou tronco cerebral** e que retornam ao trato gastrintestinal: incluem os reflexos do estômago e duodeno para o tronco cerebral que, através dos nervos vagos, retornam ao estômago, controlando a motilidade e a secreção gástrica; reflexos de dor que causam inibição de todo o trato gastrintestinal e reflexos de defecação, que envolvem o cólon e o reto, enviado para a medula espinhal voltam manifestando intensas contrações colônicas, retais e abdominais, culminando com a defecação (reflexos da defecação).[2]

Hormônios Envolvidos na Motilidade Gastrintestinal

Vários hormônios estão envolvidos na motilidade do trato gastrintestinal. Esses hormônios são liberados na corrente sanguínea através da circulação porta e agem em receptores específicos, controlando principalmente a secreção e a motilidade gástricas. Dentre eles pode-se citar a gastrina, a colecistocinina, a secretina, o peptídeo liberador da gastrina e a motilina.[2]

A secreção da gastrina está associada à ingestão de alimentos, à distensão gástrica, à presença dos produtos da digestão das proteínas e é estimulada pelo peptídeo liberador de gastrina, que é liberado pelos nervos da mucosa gástrica durante a estimulação vagal. As ações da gastrina incluem a estimulação da secreção gástrica e de ácido, além de promover a estimulação do crescimento da mucosa gástrica.[2]

A colecistocinina é liberada a partir das células da mucosa do duodeno e do jejuno, geralmente em resposta aos produtos da digestão de gorduras, ácidos graxos e monoglicerídeos presentes nos conteúdos intestinais. A ação desse hormônio provoca a contração da vesícula biliar, fazendo com que a bile seja expelida e, no intestino delgado, tem função na emulsificação de substâncias lipídicas, propiciando sua digestão e absorção. Além disso, a colecistocinina inibe, ainda que de forma moderada, a motilidade gástrica, retardando o tempo de esvaziamento gástrico a fim de permitir o tempo adequado para absorção do conteúdo lipídico.

A secretina é liberada pelas células da mucosa do duodeno, denominadas células "S", na presença de conteúdo ácido que chega ao duodeno através do piloro. Apesar de ter pouco efeito na motilidade gástrica, esse hormônio é responsável pela liberação da secreção pancreática de bicarbonato que irá neutralizar o conteúdo ácido no intestino delgado.

O peptídeo inibidor gástrico, secretado pela mucosa do intestino delgado superior, age na modulação do esvaziamento gástrico, controlando a quantidade de quimo lançada no intestino delgado superior quando este já está sobrecarregado com produtos da digestão.

A motilina, cuja principal função é aumentar a motilidade gástrica, é secretada pelo duodeno em períodos de jejum.[2]

Movimentos Funcionais do Trato Gastrintestinal

Existem dois tipos de movimentos ao longo do trato gastrintestinal que estão envolvidos no processo digestivo: os movimentos de propulsão (peristalse) e os movimentos de mistura, os quais movem os produtos alimentares, propelindo-os ou retardando seu trânsito no sistema digestório, a fim de receberem as secreções, ácidos e enzimas digestivas, facilitando os processos de absorção e de mistura do conteúdo alimentar, produzindo o quimo.[2] Por meio dos movimentos peristálticos, o conteúdo alimentar é propelido para adiante até atingir o intestino grosso em forma de fezes e ser eliminado pelo ânus.

Qualquer distúrbio que ocorra no controle neuromuscular do trato gastrintestinal poderá causar alterações da motilidade do sistema digestório. Os sintomas associados a esses distúrbios incluem episódios crônicos ou recorrentes de náusea, vômito, desconforto gástrico, distensão abdominal, constipação intestinal ou diarreia.

Na presença de distensão ou irritação gastrintestinal excessiva, ocorre uma inversão dos movimentos peristálticos, chamados de *antiperistalse*. No antiperistaltismo, as ondas peristálticas movimentam o conteúdo do trato gastrintestinal para cima, e não para baixo. Quando ocorre uma distensão importante no duodeno, inicia-se o reflexo do vômito até que o conteúdo do vômito seja ejetado pela boca.

Esvaziamento do Estômago

O esvaziamento do estômago é realizado através de contrações produzidas pelo movimento peristáltico que se inicia no antro estomacal e propulsiona o alimento para adiante, enquanto mecanismos fisiológicos provocam a redução desses movimentos em graus variados de resistência à passagem do quimo pelo piloro.

Durante a maior parte do período digestivo, as contrações gástricas são rítmicas, de fraca intensidade e têm a finalidade de promover a mistura do alimento com as secreções gástricas. Entretanto, durante cerca de 20% do tempo em que o alimento encontra-se no estômago, ocorrem fortes contrações que se iniciam na porção média do órgão progredindo para a região caudal, em forma de fortes constrições peristálticas, gerando anéis de constrição que causam o esvaziamento gástrico. Essas fortes ondas de contração são cerca de seis vezes maiores que o valor de pressão atingida pelas ondas de mistura.[2]

As ondas peristálticas, além de causarem a mistura do alimento no estômago, a cada contração forte propulsionam vários mililitros de quimo através do piloro. Essa ação de bombeamento é denominada "bomba pilórica".[2]

O piloro está na região da abertura distal do estômago e é constituído por um espessamento da musculatura circular da parede gástrica. Essa musculatura circular é 50% a 100% mais espessa que a musculatura presente nas porções anteriores do antro estomacal, permanecendo em ligeira contração tônica durante quase todo o tempo, portanto é denominada *esfíncter pilórico*.

A despeito da contração tônica normal do esfíncter, o piloro se abre o suficiente para a passagem de água e outros líquidos do estômago para o duodeno.

O esfíncter pilórico impede a passagem de alimentos e partículas sólidas para o duodeno até que se misturem ao quimo e tornem-se líquidos o suficiente para passarem através do piloro. O grau de constrição do piloro aumenta ou diminui em resposta a sinais de reflexos nervosos ou humorais provenientes tanto do estômago quanto do duodeno, e são esses sinais que controlam a taxa de esvaziamento do estômago para o duodeno, com intervalos de tempo suficientes para que o quimo seja digerido e absorvido no intestino delgado.[2]

A taxa de esvaziamento gástrico também é influenciada pelo volume de alimentos contidos no estômago. A dilatação da parede gástrica deflagra reflexos mioentéricos locais que estimulam a atividade da bomba pilórica ao mesmo tempo que inibem o piloro. Na presença de alimento no estômago, a gastrina promove um efeito excitatório sobre a peristalse gástrica, favorecendo o esvaziamento estomacal.

Quando o duodeno está repleto de quimo, ocorrem múltiplos reflexos nervosos com origem na parede duodenal em direção ao estômago, retardando ou até mesmo inibindo completamente o esvaziamento gástrico, dependendo do volume de quimo contido no duodeno. Esses reflexos são mediados: pelo sistema nervoso entérico da parede intestinal; pelos nervos extrínsecos simpáticos que vão aos gânglios pré-vertebrais e retornam através das fibras simpáticas inibidoras que inervam o estômago; e, em menor importância, pelos nervos vagos. A ação desses reflexos inibe as contrações gástricas da "bomba pilórica" e aumenta o tônus do esfíncter pilórico, retardando o esvaziamento gástrico.

Vários fatores podem desencadear reflexos inibidores enterogástricos e são monitorados continuamente no duodeno. São eles: grau de distensão do duodeno, irritação da mucosa duodenal, grau de acidez do quimo duodenal, grau de osmolalidade do quimo e alguns produtos de degradação química de proteínas e gorduras no quimo.

Além de grandes volumes de quimo no duodeno, o grau de acidez (quimo excessivamente ácido) e a presença de substâncias irritativas também podem desencadear os mecanismos de *feedback* inibitório, retardando o esvaziamento do estômago.

GÊNESE DA NÁUSEA E VÔMITO

As funções motoras fisiológicas do trato gastrintestinal caracterizam-se por padrões manométricos distintos nas diferentes porções do sistema digestório, bem como nos diferentes períodos de jejum ou pós-prandial. Qualquer distúrbio que altere a dinâmica do processo digestivo poderá se manifestar como náusea, vômito, diarreia, constipação, distensão abdominal, regurgitação, eructação, retardo ou aceleração no esvaziamento gástrico, cólicas abdominais, entre outros sintomas.

Fisiopatologia

O vômito, ou êmese, é o meio pelo qual o conteúdo gástrico é expulso pela boca antes de ser absorvido pelo trato gastrintestinal. O ato de vomitar pode ser considerado um reflexo protetor que ajuda a livrar o estômago e o intestino de substâncias tóxicas ou nocivas. Determinados estímulos visuais, olfativos ou psíquicos também podem desencadear o reflexo do vômito. Qualquer fator que cause irritação do trato superior, distensão gástrica ou excitação excessiva do duodeno poderá levar ao aparecimento da náusea e/ou vômito.

Náusea

A náusea é definida como uma sensação subjetiva desagradável, de localização difusa entre a faringe e o abdome superior, podendo ocorrer em *ondas*. Quase sempre é um pródromo do vômito e comumente está associada ao desejo iminente de vomitar. Após o vômito, geralmente ocorre alívio da sensação de náusea.

A náusea é uma manifestação consciente da excitação de uma área localizada no bulbo, a área postrema, associada ao centro do vômito. Essa excitação pode ser causada por impulsos irritativos provenientes do tubo gastrintestinal, por impulsos originados na parte inferior do cérebro, por impulsos associados à cinetose ou por impulsos procedentes do córtex cerebral, destinados a iniciar o vômito.[3]

Vômito

O vômito é o mecanismo pelo qual o tubo gastrintestinal superior promove expulsão de seu conteúdo pela boca, em situações de irritação, distensão ou excitação excessiva do mesmo. O excesso de distensão ou de irritação do duodeno constitui o mais forte estímulo para o vômito.[3]

Geralmente o ato do vômito é precedido por vômitos secos, sem expulsão de material gástrico, mas utilizando o mesmo mecanismo de expulsão: forte e sustentada contração espasmódica dos músculos abdominais, abaixamento do diafragma e abertura do cárdia.[4] O reflexo do vômito pode ser dividido em três fases: pré-ejeção, ejeção e pós-ejeção.

A fase de pré-ejeção compreende o período anterior ao ato de vomitar e é caracterizado pela sensação de náusea, acompanhada de alguns sinais autonômicos característicos, como palidez, sudorese fria, taquicardia, alterações pressóricas, dilatação pupilar e salivação. Esses sinais autonômicos são mediados pelo simpático, exceto a salivação, que é mediada pelo parassimpático. Os impulsos são transmitidos por fibras aferentes vagais e simpáticas até o centro do vômito, localizado no bulbo, que está situado próximo ao feixe solitário.[3]

A seguir instala-se a fase de ejeção por impulsos motores transmitidos do centro do vômito, através dos quinto, sétimo, nono, décimo e décimo segundo pares cranianos, até o tubo gastrintestinal superior, e pelos nervos espinhais até o diafragma e músculos abdominais.

Nos estágios iniciais da irritação gastrintestinal ou da distensão do tubo gastrintestinal, ocorre um movimento de *antiperistaltismo* que se inicia em regiões distais do intestino, na região ileal, em que a onda antiperistáltica promove o deslocamento do conteúdo intestinal até o duodeno ou o estômago.

A distensão das porções superiores do tubo gastrintestinal, em especial do duodeno, constitui o fator desencadeante do vômito propriamente dito.[3]

O ato do vômito compreende os seguintes eventos: respiração profunda, elevação do osso hioide e da laringe para manter aberto o esfíncter esofágico superior, fechamento da glote e elevação do palato mole para fechar as fossas nasais posteriores. A seguir, ocorre contração dos músculos abdominais e do diafragma.

Com a abertura do hiato diafragmático, ocorre a transferência da pressão abdominal para o tórax. A contração da musculatura abdominal, o relaxamento do esfíncter esofágico e o aumento da pressão gástrica promovem expulsão do conteúdo gástrico, após a abertura da glote e da boca.

Após a fase de ejeção, segue-se a fase de pós-ejeção, em que o organismo experimenta um período quiescente, com ou sem náuseas.[4]

O mecanismo do reflexo do vômito compreende três componentes: os detectores eméticos, mecanismo central de integração e o componente eferente.

Os detectores eméticos fazem parte da linha de defesa que o organismo utiliza para se proteger de substâncias nocivas que possam ser ingeridas acidentalmente. As aferentes intestinais, através do nervo vago, são capazes de detectar o estímulo emético e ativar o reflexo do vômito. Dois tipos de aferentes vagais estão envolvidos com a resposta emética: 1) os mecanorreceptores, localizados na parede muscular dos intestinos e ativados pela contração e/ou distensão intestinal, 2) quimiorreceptores, localizados na mucosa da parte proximal do intestino. Esses aferentes monitorizam as alterações que ocorrem no ambiente da luz intestinal, tais como agressões da mucosa provocadas por ácidos, soluções alcalinas, soluções hipertônicas, temperatura ou irritantes.[4,5]

Na parte caudal do quarto ventrículo localiza-se a área postrema. Nessa área encontra-se a Zona Quimiorreceptora de Gatilho (ZQG), na qual estão situadas células capazes de detectar estímulos aferentes e estimular o centro do vômito (Figura 38.2). A ZQG é facilmente ativada por substâncias circulantes no sangue ou no líquido cerebroespinhal, uma vez que a área postrema não possui uma barreira hematoencefálica efetiva. Vários receptores estão situados nessa área, incluindo os receptores para morfina, apomorfina e digitálicos, além de receptores para a acetilcolina, noradrenalina, dopamina, serotonina (5-Hidroxitriptamina – 5-HT), histamina, GABA, endorfinas e os receptores da neurocinina (exemplo: NK-1).

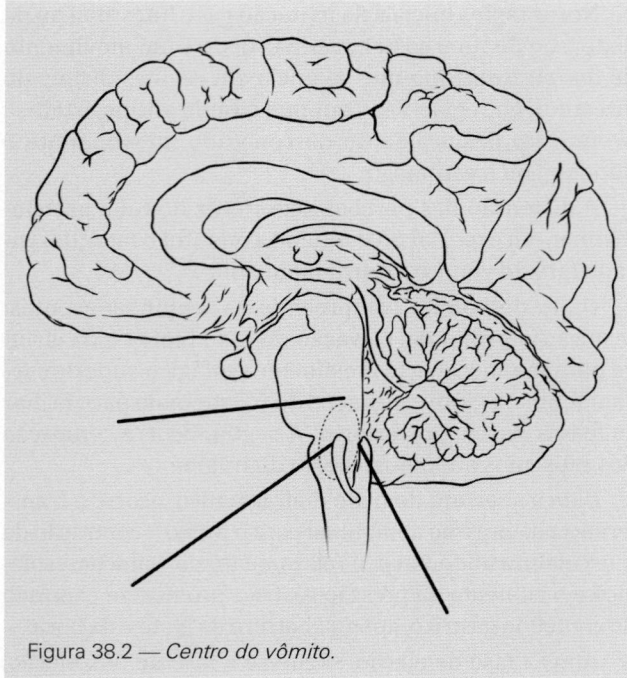

Figura 38.2 — *Centro do vômito.*

A ação antiemética dos antagonistas serotoninérgicos (especialmente o 5-HT_3), dopaminérgicos, anticolinérgicos muscarínicos e anti-histamínicos H_1 é explicada pela interação desses fármacos com os respectivos receptores, da mesma forma que a ação emética dos agonistas dopaminérgicos, como a apomorfina.

Determinadas áreas corticais, assim como certas áreas hipotalâmicas, também podem desencadear o reflexo do vômito através do estímulo das aferências aí localizadas. Estímulos visuais, olfativos ou proprioceptivos são capazes de estimular as aferências corticais e causar o vômito. Esses estímulos incluem visualização de cenas desagradáveis, odores incômodos ou outros estímulos psíquicos.

O aparelho vestibular está relacionado com a ativação do reflexo do vômito, através de estímulos gerados por bruscas mudanças na direção do movimento do corpo, chamados cinetoses. Nesse tipo de vômito, o movimento estimula os receptores do labirinto, e os impulsos são transmitidos principalmente por meio dos núcleos vestibulares para o cerebelo, que irão estimular a ZQG e, por fim, o centro do vômito.

O centro do vômito está localizado na formação reticular lateral da medula e recebe estímulos provenientes das diversas áreas localizadas em todo trato gastrintestinal, centros cerebrais superiores e ZQG. Os estímulos aferentes são integrados no centro do vômito e daí partem eferências motoras e viscerais que comporão o reflexo do vômito. Os estímulos eferentes partem do centro do vômito para o esôfago, estômago e diafragma através dos quinto, sétimo, nono, décimo e décimo segundo pares cranianos, nervos frênicos e espinhais. Essas eferências são responsáveis por várias alterações autonômicas que acompanham o reflexo do vômito, e são controladas pelo núcleo do trato solitário. Essas alterações incluem salivação, deglutição, frequência cardíaca, pressão arterial, respiração, motilidade gastrintestinal, entre outras.[4]

Regurgitação

O aparelho digestório requer tempo hábil para o processo de esvaziamento gástrico.

O não cumprimento do tempo necessário para o jejum pré-operatório (ver Capítulo 91) ou alterações anatomofuncionais do trato gastrintestinal, como as hérnias de hiato ou esofágicas, gastroparesias, entre outros fatores, poderão propiciar o aparecimento da regurgitação de conteúdo gástrico ou esofágico na cavidade bucal, favorecendo o risco de aspiração pulmonar de material ácido.

A regurgitação é definida como o retorno involuntário do conteúdo gástrico ao esôfago, podendo chegar até a faringe. Esse material refluído pode conter alimentos, líquidos, saliva e secreções gástrica, pancreática e biliar. A maioria desses episódios ocorre com o material refluído chegando até o esôfago distal, não acarretando sintomas, e tem duração rápida,[6] mas essa condição pode se tornar de maior risco durante a indução e/ou recuperação da anestesia nos pacientes com predisposição para regurgitação.

Grande parte dos episódios de refluxo gastroesofágico ocorre por um aumento no número de relaxamentos transitórios do esfíncter esofágico inferior,[7] mas em pacientes com esofagite de refluxo grave muitos episódios de refluxo não estão relacionados com essa alteração fisiopatológica.[8]

Outro mecanismo envolvido é o retardo do esvaziamento gástrico. A distensão gástrica decorrente dessa condição estimula os mecanorreceptores presentes no cárdia, que interferem na pressão do esfíncter esofágico inferior, através de um mecanismo vago-vagal, causando a hipotonia do esfíncter e aumento do número de relaxamentos transitórios.[6,9]

O material refluído (ácido, pepsina, tripsina, quimiotripsina e sais biliares), além de exercer um efeito nocivo para o esôfago, poderá lesar profundamente o tecido pulmonar. A pepsina e tripsina lesam a mucosa esofágica por suas propriedades proteolíticas, promovendo digestão da superfície do esôfago e das substâncias intracelulares.[6]

Embora estudos recentes relatem uma baixa incidência da aspiração pulmonar de conteúdo gástrico, variando de 2,5 a 3,8 por 10.000 anestesias,[10] o efeito de suas consequências pode ser devastador para o paciente acometido.

Os pacientes idosos, crianças, gestantes, obesos, portadores de refluxo gastroesofágico e aqueles submetidos à cirurgia de urgência estão classificados como os de maior risco para aspiração do conteúdo gástrico. Outras condições, como diabetes *mellitus*, insuficiência renal, depressão do nível de consciência, alcoolismo, dor, ansiedade e efeitos de fármacos, como opioides, benzodiazepínicos e anticolinérgicos, podem favorecer o risco de aspiração pulmonar de conteúdo gástrico.

Os valores críticos para o risco de pneumonite aspirativa, derivados de modelos animais, são volume do conteúdo gástrico maior que 0,4 mL.kg^{-1} e pH menor que 2,5.[11] Pacientes saudáveis, em jejum pré-operatório prolongado, geralmente apresentam volume do conteúdo gástrico maior que 0,4 mL.kg^{-1} e pH menor que 2,5.

As medidas para prevenir a aspiração do conteúdo gástrico durante a indução e recuperação da anestesia envolvem o controle do volume e acidez do suco gástrico, observando as recomendações do jejum pré-operatório, estimulação do esvaziamento gástrico e manutenção da competência do esfíncter esofágico. Embora controversa, a proteção das vias aéreas pode ser realizada através da pressão sobre a cartilagem cricoide (manobra de Sellick), posicionamento adequado do paciente, intubação traqueal sob indução com sequência rápida ou acordado, e aspiração da sonda nasogástrica antes da indução da anestesia.[10]

REFERÊNCIAS

1. Silverthorn DU. Fisiologia Humana – Uma abordagem integrada, 5ª ed. São Paulo: Artmed, 2010. p.689-96.
2. Hall JE. Tratado de Fisiologia Médica/John E Hall. 12 ed. Rio de Janeiro: Elsevier, 2011. p.795-804.
3. Guyton AC. Tratado de Fisiologia Médica, 8ª Ed. Rio de Janeiro: Guanabara Koogan, 1992. p.650-1.
4. Carvalho WA, Vianna PTG, Braz JRC. Náuseas e vômitos em anestesia: fisiopatologia e tratamento. Rev Bras Anestesiol. 1999;49:65-79.
5. Andrews PLR. Physiology of nausea and vomiting. Br J Anaesth. 1992;69:(Suppl1):2S-19S.
6. Vandenplas Y, Hassal E. Mechanisms of gastroesophageal reflux and gastroesophageal disease. J Pediatr Gastroenterol Nutr. 2002;35(2):119-26.
7. Kawahara H, Dent J, Davidson G. Mechanisms responsible for gastroesophageal reflux in children. Gastroenterology. 1997;113:399-408.
8. Hart JJ. Pediatric gastroesophageal reflux. Am Fam Physician. 1996;54:2463-72.
9. Orlando RC, Powell DW, Bryson JC, et al. Esophageal potential difference measurements in esophageal disease. Gastroenterology. 1982;83:1026-32.
10. Moro ET. Prevenção da Aspiração Pulmonar do Conteúdo Gástrico. Rev Bras Anestesiol. 2004;54(2).
11. Warner MA, Warner ME, Warner DO, et al. Perioperative pulmonary aspiration in infants and children. Anesthesiology. 1999;90:66-71.

39

Anatomia e Fisiologia Hepática

Daniel Carlos Cagnolati
Gustavo Felloni Tsuha
Carlos André Cagnolati
Thiago de Freitas Gomes

INTRODUÇÃO

O fígado apresenta inúmeras particularidades dentro de nosso organismo. É um órgão essencial, distinto e muitas de suas funções estão inter-relacionadas com outros órgãos e sistemas. Essa inter-relação torna-se mais evidente quando surgem anormalidades do fígado, visto que muitas das suas funções são afetadas simultaneamente, proporcionando alterações em outros sistemas e órgãos.

O conhecimento da anatomia e fisiologia hepática proporciona ao anestesiologista, dentre outras, ferramentas para melhor entendimento dos procedimentos realizados no fígado, alterações hemodinâmicas decorrentes na manipulação deste órgão e alterações naturais ou iatrogênicas envolvendo suas funções.

ANATOMIA

O fígado pesa aproximadamente 2% do peso corpóreo de um adulto (cerca de 1,5 a 1,6 kg) e 5% em neonatos. A hematopoese hepática extramedular responde por um aumento maior do fígado nos neonatos. Possui aproximadamente 10% a 15% do volume sanguíneo total e serve como importante reservatório para o organismo. Desta quantidade, cerca de 20% do sangue se encontram nas artérias, 10% nos capilares e 70% nas veias.[1]

O fígado localiza-se predominantemente no hipocôndrio direito e grande parte do epigástrio, estendendo-se até o hipocôndrio esquerdo. Sua superfície superior acomoda-se à superfície inferior do diafragma e a inferior apóia-se sobre vísceras do abdome superior. A face inferior está em contato com o duodeno, cólon, rim direito e glândula suprarrenal correspondente e com o esôfago e o estômago à esquerda. O peritônio que reveste o fígado sofre uma diferenciação, tornando-se um envelope conjuntivo chamado de cápsula de Glisson, ricamente inervada. As reflexões do peritônio que unem o fígado à parede abdominal, ao diafragma e aos órgãos abdominais determinam a anatomia topográfica do fígado. Há quatro lobos comumente descritos: direito, esquerdo, quadrado e caudado. O ligamento falciforme divide o fígado topograficamente, porém não anatômica e nem funcionalmente, num grande lobo direito e num lobo esquerdo menor. A distribuição dos ramos principais das veias, artérias ou canais biliares do fígado não se enquadram precisamente com a anatomia topográfica. Baseado na distribuição destes ramos é descrito dois sistemas de divisão do fígado: o sistema lobar (sistema americano) e o sistema segmentar (sistema francês ou de Couinaud). O sistema lobar divide o fígado em 4 lobos e o sistema de Couinaud, em oito segmentos funcionalmente independentes, cada um com o seu próprio influxo vascular, efluxo vascular e drenagem biliar. Este sistema possibilita ressecções hepáticas ao longo de planos segmentares, o que evita grandes interrupções da função hepatobiliar e facilita a preservação de tecido viável e extirpação de tecido não viável. Atualmente é o mais utilizado entre cirurgiões e radiologistas.[2] O segmento I corresponde ao lobo caudado; os segmentos II a IV constituem o lobo esquerdo; e os segmentos V a VIII, o lobo direito (Figuras 39.1 e 39.2).

Anatomia Microscópica

O fígado é constituído principalmente de células hepáticas, os hepatócitos (Figura 39.3). Essas células epiteliais se agrupam em placas orientadas radialmente que se anastomosam entre si, formando unidades morfológicas chamadas lóbulos hepáticos. O lóbulo clássico é um hexágono de tecido hepático, de 1 a 2 mm de diâmetro, orientados ao redor de tributárias terminais da veia hepática (vênulas hepáticas terminais ou veias centrais).

Nos ângulos desta estrutura hexagonal se localiza um espaço triangular, o espaço porta, que contém a arteríola hepática, a vênula portal, o ducto biliar, assim como vasos linfáticos e nervos. (Figura 39.4)

O espaço que fica entre as placas de hepatócitos é ocupado por capilares sinusoides, chamados sinusoides hepáticos. Os sinusoides hepáticos são capilares de paredes revestidas por dois tipos celulares: as células endoteliais típicas dos capilares sanguíneos e macrófagos que, neste órgão, são chamados de células de Kupffer. Estas células apresentam intensa atividade fagocitária, pertencendo ao sistema mononuclear fagocitário. Nelas ocorre a fagocitose de hemácias em via de desintegração, com a consequente digestão da hemoglobina e produção de bilirrubina, além da digestão intracelular de outras substâncias e bactérias fagocitadas. O estreito espaço que separa a parede dos capilares sinusoides dos hepatócitos chama-se espaço de Disse. Este espaço contém as células armazenadoras de lipídios, que armazenam vitamina A em suas gotículas lipídicas. O revestimento dos capilares sinusoides no fígado não é contínuo, havendo poros na sua parede, o que permite a livre passagem de macromoléculas do interior dos sinusoides para o espaço de Disse e, portanto, para os hepatócitos. Os milhões de espaços de Disse conectam-se com os vasos linfáticos nos septos interlobulares. Por conseguinte, o excesso de líquido nesses espaços é removido pelo linfático. Esta linfa flui através do espaço periportal e drena para dentro dos vasos linfáticos do espaço portal. Cerca de 80% fluem através de canais progressivamente maiores, atingindo os linfáticos coletores, que saem do hilo hepático e esvaziam-se para dentro do ducto torácico.[3]

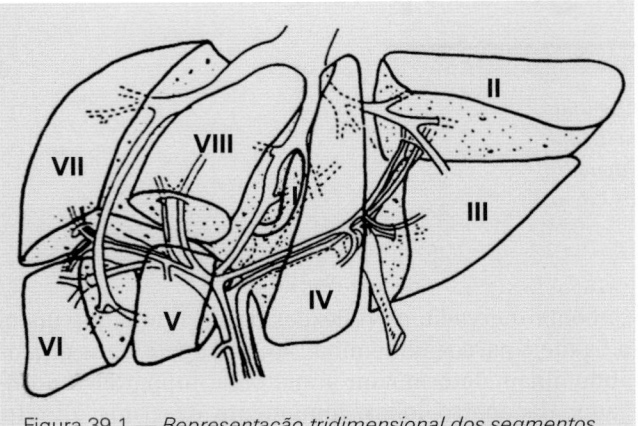

Figura 39.1 — *Representação tridimensional dos segmentos portais.*[3]

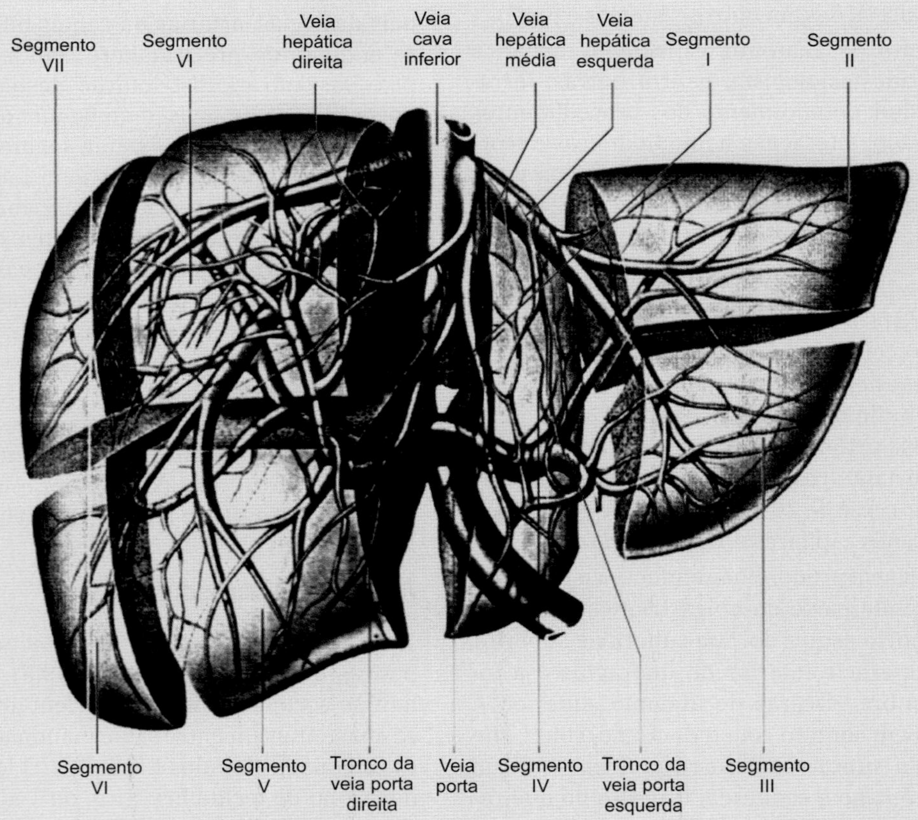

Figura 39.2 — *Segmentos hepáticos.*[4]

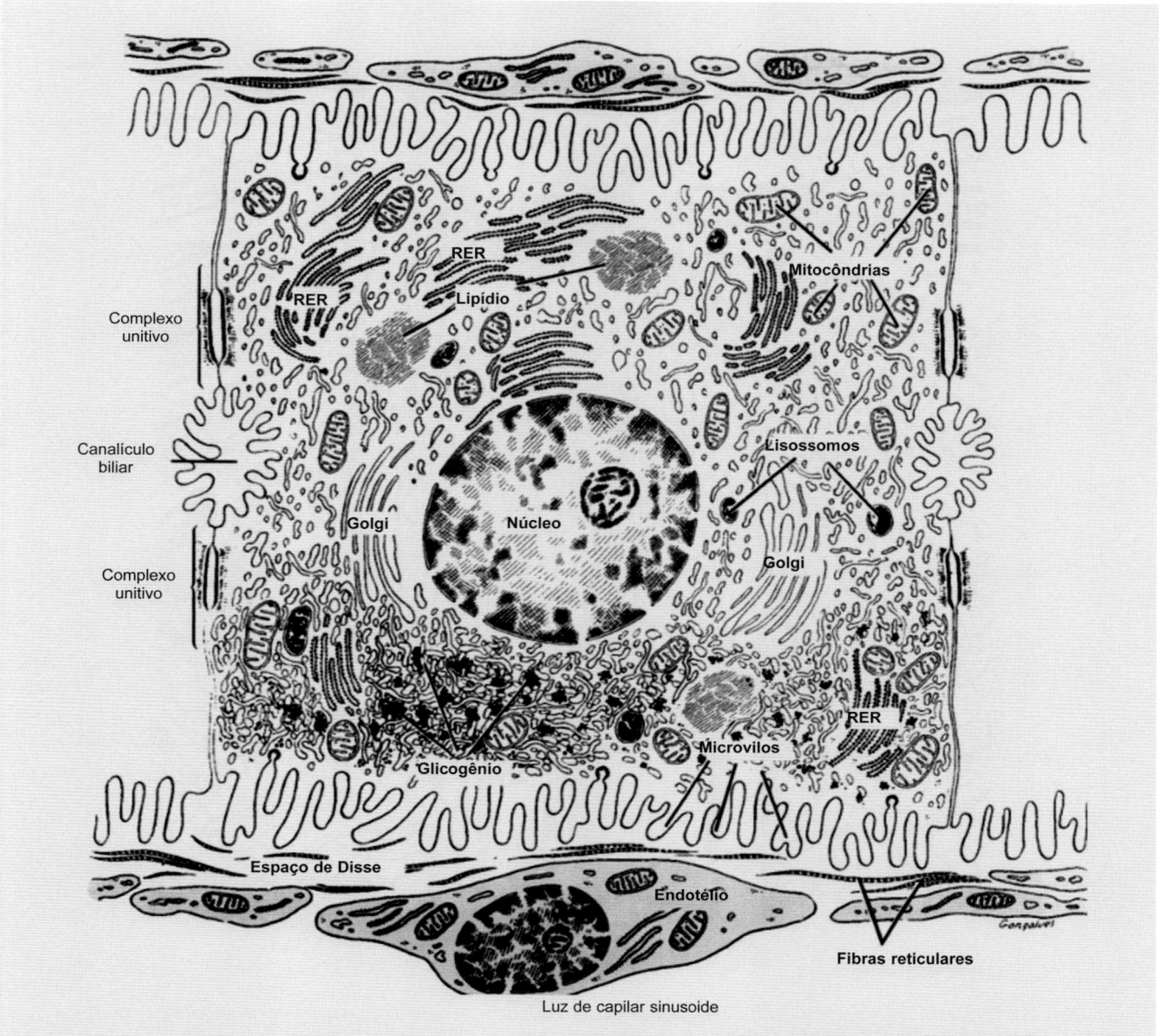

Figura 39.3 — Desenho ilustrando a ultraestrutura de uma célula hepática ampliada. As células de Kupfer não estão representadas nesta figura.[5]

Para melhor entender a microanatomia hepática, deve-se acompanhar o fluxo sanguíneo intra-hepático. O sangue chega ao fígado através da artéria hepática e da veia porta, arborizam-se em paralelo, até se tornarem arteríolas hepáticas terminais e vênulas portais terminais. A maioria dos vasos sanguíneos terminais drena diretamente para dentro dos sinusoides hepáticos, fornecendo substratos às células hepáticas vizinhas e removendo produtos. Este sangue que banha os sinusoides, de origem arterial e venosa, segue em direção radial até a veia central. As veias centrais unem-se para formarem as três veias hepáticas, que desembocam na veia cava inferior. Antes de esvaziarem-se para dentro dos sinusoides, algum sangue arteriolar hepático flui através do plexo capilar peribiliar, o qual desempenha importante papel na secreção e absorção de bile.

O sangue que deixa o espaço porta percorre os sinusoides até alcançar a veia central. Neste caminho, a perfusão dos hepatócitos não ocorre de forma homogênea, pois os hepatócitos mais próximos ao eixo vascular recebem sangue com maior quantidade de oxigênio e nutrientes. Baseado nesta disposição dos hepatócitos existe a definição do ácino hepático, descrito por Rappaport (Figura 39.5). O ácino é a unidade anatomofuncional do fígado, conceituado como aproximadamente triangulares; os ácinos possuem os ramos terminais da

Anatomia e Fisiologia Hepática

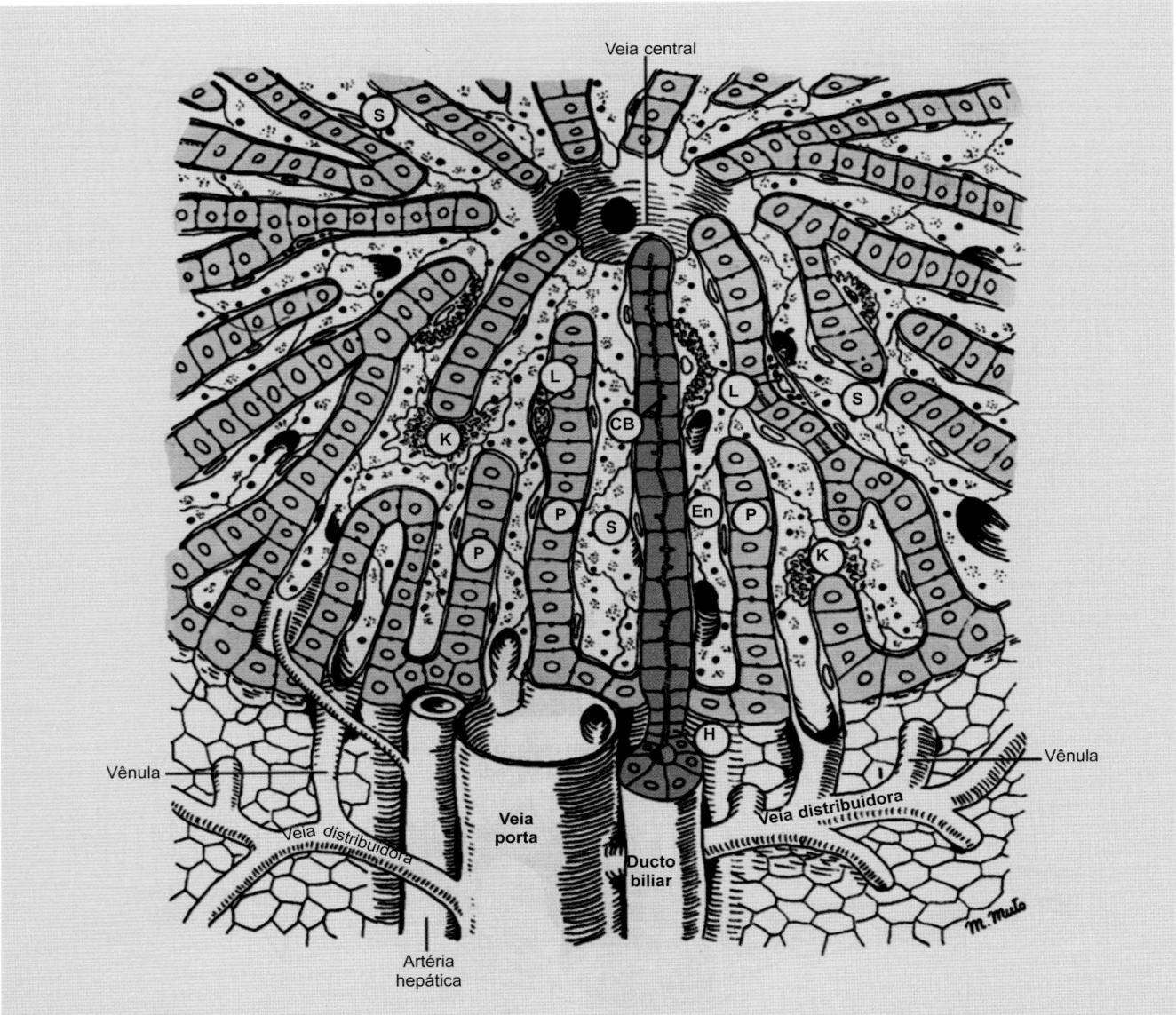

Figura 39.4 — *Esquema tridimensional da estrutura do fígado.*[5] Onde: CB: canalículo biliar; P: parede de hepatócitos; H: ducto de Hering; K: célula de Kupfer; L: célula armazenadora de lipídios; S: sinusoides.

artéria hepática e veias porta estendendo-se a partir dos espaços portas, em suas bases, e vênulas hepáticas terminais, ou centrais, nos seus ápices. O parênquima do ácino hepático divide-se em três zonas, estando a zona 1 mais perto do suprimento vascular, a zona 3 em contato com a veia central e a zona 2 em uma posição intermediária (Figura 39.6). Hepatócitos da zona 1 (zona periportal) têm grande proporção de mitocôndrias e são os maiores contribuintes do metabolismo oxidativo e síntese de glicogênio. Em contraste, hepatócitos da zona 3 (zona pericentral) têm grande quantidade de retículo endoplasmático liso, nicotinamida adenina dinucleotídeo reduzido (NADPH) e citocromo P-450 e são especializados em metabolismo anaeróbico e biotransformação de xenobióticos. Hepatócitos centrolobulares são, portanto, mais propensos a serem lesados por tóxicos do metabolismo dos xenobióticos e distúrbios circulatórios, como isquemia, hipóxia e congestão. Por isso, eventos isquêmicos frequentemente induzem diminuição do metabolismo dos fármacos.[4]

CIRCULAÇÃO ESPLÂNCNICA E FLUXO SANGUÍNEO HEPÁTICO

A circulação esplâncnica recebe aproximadamente 29% do débito cardíaco através de 3 grandes artérias: tronco celíaco (geralmente com seus três maiores ramos – hepático, esplênico e gástrico), e artérias mesentéricas

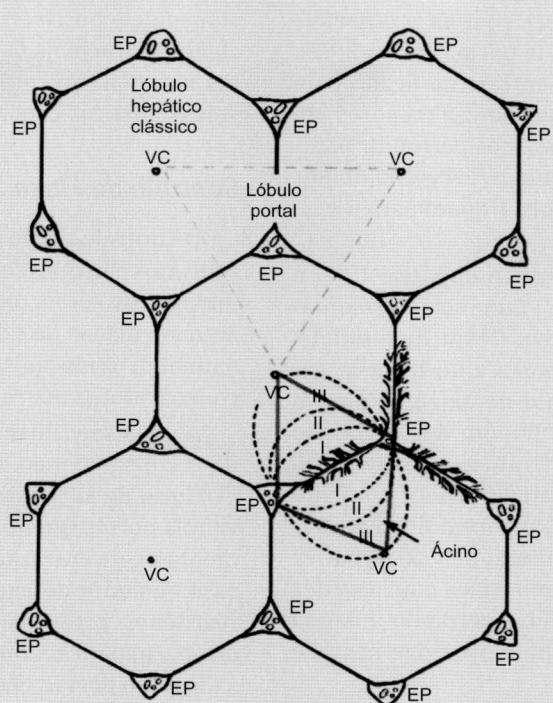

Figura 39.5 — Desenho esquemático ilustrando três diferentes maneiras de interpretar a estrutura do fígado. São mostrados os territórios dos lóbulos hepáticos clássicos, dos ácinos hepáticos e dos lóbulos portais. O lóbulo clássico tem uma veia central (VC) e é delimitado pelas linhas sólidas que unem os espaços porta (EP). O lóbulo portal tem como centro o espaço porta e é delimitado pelas linhas que unem as veias centrais (triângulo superior). Compreende o parênquima hepático, do qual flui a bile para um espaço porta. Finalmente, o ácino hepático compreende a região irrigada por um ramo da veia porta e está indicado no desenho junto com as zonas do ácino, indicadas pelos algarismos romanos I, II e III.[6]

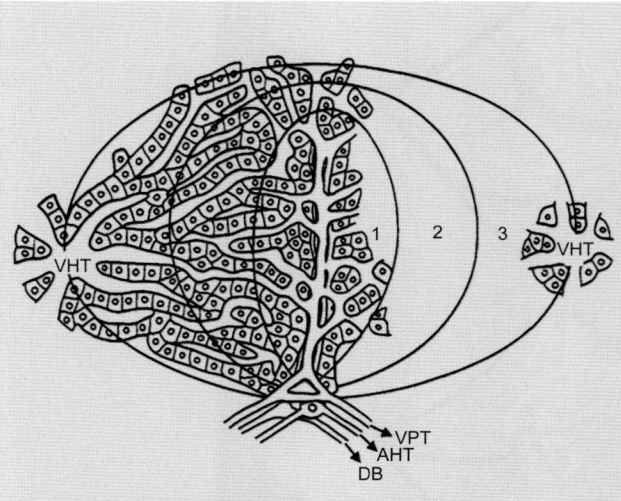

Figura 39.6 — Representação esquemática do ácino hepático. VPT: vênula porta terminal; AHT: arteríola hepática terminal; DB: ducto biliar; VHT: vênula hepática terminal ou veia central. As zonas compreendidas entre duas vênulas hepáticas terminais constituem o ácino simples. A zona mais próxima do eixo vascular corresponde à zona 1 ou periportal, e a mais afastada, à zona 3 ou perivenosa ou centrolobular.[7]

superior e inferior (Tabela 39.1). Aproximadamente um quarto do fluxo que chega ao fígado vem direto pela artéria hepática e os ¾ restantes do fluxo da circulação es-

TABELA 39.1 FLUXO SANGUÍNEO TECIDUAL.[8]			
	mL/minuto	mL/100 g/minuto	Débito cardíaco (% do Total)
Cérebro	750	50	15
Fígado ♦ Veia porta ♦ Artéria hepática	1.450 1.100 350	100	29
Rins	1.000	320	20
Coração	225	75	5
Músculos esqueléticos (em repouso)	750	4	15
Pele	400	3	8
Outros tecidos	425	2	8
Total	5.000		100

Anatomia e Fisiologia Hepática

plâncnica passam pelo fígado após perfundir os órgãos pré-portais, pelas outras artérias. Os vasos pré-portais se anastomosam para formar a veia porta (Figura 39.7). A veia porta e a artéria hepática entram no fígado pelo seu hilo e se ramificam em vasos cada vez menores até perfundir os sinusoides hepáticos. Após perfundir os sinusoides, o sangue segue pelas vênulas, veias sublobular e lobular e veias hepáticas, as quais drenam para a veia cava inferior.

Ressalta-se que o fluxo sanguíneo hepático total é de aproximadamente 1.450 mL.min^{-1} ou aproximadamente 25% do débito cardíaco. Desta quantidade, 75% do total provêm da veia porta, que fornece somente 50% a 55% do suprimento de oxigênio para o fígado, pois este sangue é parcialmente desoxigenado nos órgãos e tecidos pré-portais (trato gastrinstestinal, baço e pâncreas). A artéria hepática fornece somente 25% do fluxo sanguíneo hepático, porém 45% a 50% do oxigênio consumido pelo fígado. A artéria hepática mantém nutrição dos tecidos conjuntivos e as paredes dos ductos biliares. Por esta razão, a perda do fluxo da artéria hepática pode ser fatal, pois promove necrose de estruturas hepáticas vitais.[5]

A artéria hepática e as artérias dos órgãos esplâncnicos pré-portais possuem pressão aproximada de 90 mmHg. A pressão venosa portal possui cerca de 7 a 10 mmHg, levemente superior à pressão nos sinusoides. A maior resistência vascular intra-hepática se encontra após os sinusoides, possíveis localizações desta resistência incluem um ou mais dos seguintes locais: veias sublobulares, contra a corrente das veias maiores ou na junção das veias hepáticas com a veia cava inferior.

Controle do Fluxo Sanguíneo Hepático

O controle do fluxo sanguíneo hepático envolve mecanismos intrínsecos e extrínsecos. Os mecanismos intrínsecos estão relacionados, principalmente, com a autorregulação do fluxo hepático e controle metabólico, enquanto os mecanismos extrínsecos estão relacionados com os fatores neuro-humorais.

Alguns mecanismos estão envolvidos na regulação do fluxo sanguíneo. Um deles é baseado na concentração local de adenosina em torno da arteríola hepática e vênula portal. Quando o fluxo venoso portal diminui, aumenta a concentração de adenosina na região periportal, esse aumento de adenosina periportal causa queda da resistência arteriolar e aumento do fluxo sanguíneo na artéria hepática. Contrariamente, um aumento no fluxo sanguíneo portal "lava" a adenosina da região periportal, levando ao aumento da resistência arteriolar e diminuição do fluxo da artéria hepática. Outro fator de controle intrínseco envolve a resposta miogênica da musculatura lisa vascular, que tenta manter constante o fluxo san-

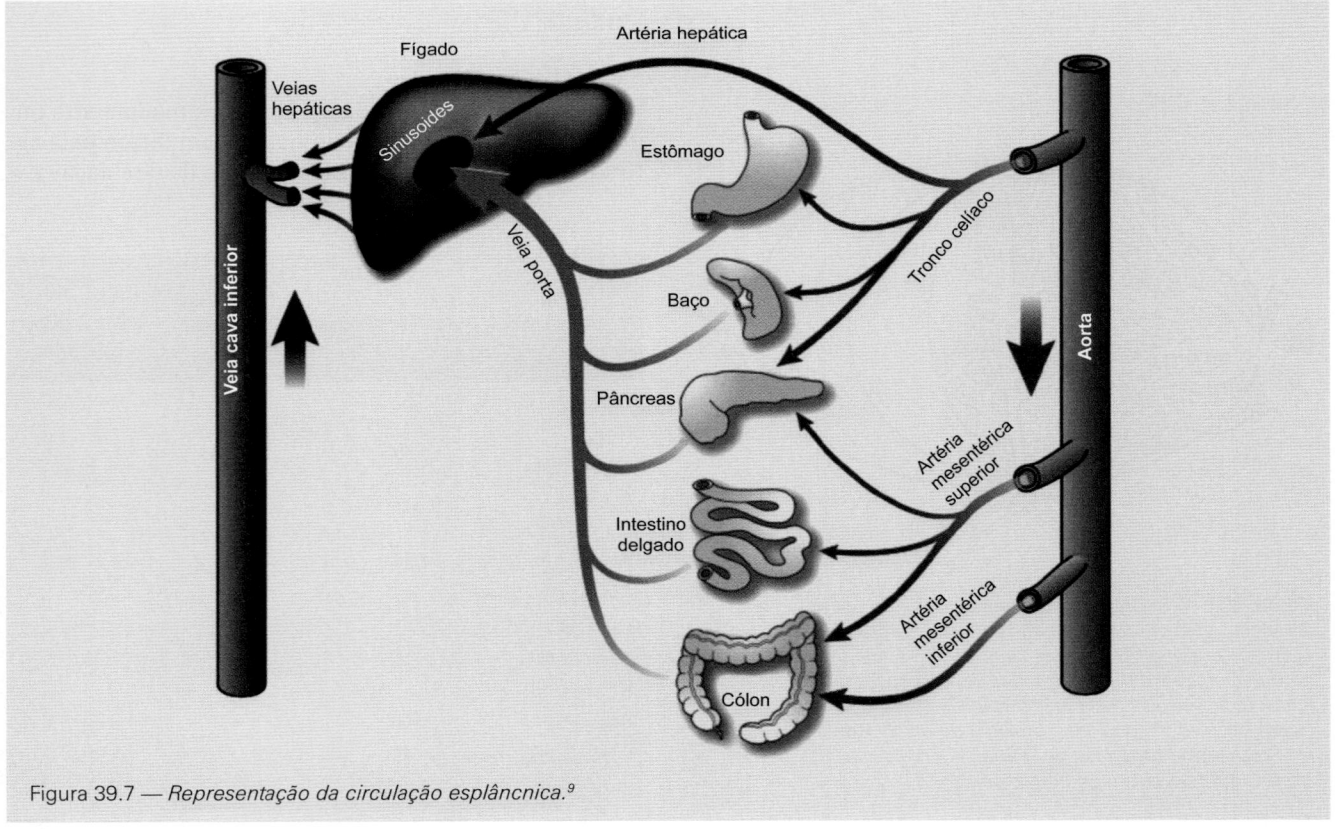

Figura 39.7 — *Representação da circulação esplâncnica.*[9]

guíneo local, apesar das mudanças na pressão arterial sistêmica. Um aumento na pressão transmural promove aumento do tônus miogênico, causando vasoconstrição. Contrariamente, uma diminuição da pressão transmural diminui o tônus miogênico, causando vasodilatação, a qual preservaria a perfusão do órgão durante hipotensão sistêmica.

Ainda em relação ao controle intrínseco, constituintes do sangue podem influenciar o fluxo sanguíneo hepático arterial e venoso. Diminuição do pH ou na tensão de oxigênio do sangue portal são frequentemente associados ao aumento no fluxo da artéria hepática. A hiperosmolaridade pós-prandial aumenta tanto o fluxo na artéria hepática quanto o fluxo na veia porta.[6] Mudanças no estado metabólico e respiratório, como hipercarbia, alcalose ou hipoxemia arterial também podem influenciar o fluxo sanguíneo hepático.

Alimentos, sais biliares, secretina, colecistocinina, pentagastrina, epinefrina, peptídeos intestinais vasoativos, glucagon e isoproterenol são substâncias que aumentam o fluxo sanguíneo portal.

Agonistas α-adrenérgicos puros (ex: fenilefrina) promovem constrição da musculatura lisa da artéria hepática, aumentando a resistência arterial e reduzindo o fluxo sanguíneo hepático arterial. Agonistas β-adrenérgicos puros (ex: isoproterenol) dilatam as arteríolas hepáticas, diminuindo a resistência vascular e aumentando o fluxo pela artéria hepática. Esses efeitos são bloqueados por antagonistas β-adrenérgicos não seletivos (ex: propranolol), mas não por antagonistas $β_1$-adrenérgicos seletivos (ex: atenolol). Portanto, a artéria hepática contém receptores α e $β_2$-adrenérgicos.[7,10] A veia porta possui receptores α-adrenérgicos, mas não receptores $β_2$-adrenérgicos. Vasos de capacitância do fígado (incluindo os sinusoides) possuem receptores α-adrenérgicos e as veias hepáticas possuem ambos α e $β_2$ receptores. (Figura 39.8)

O glucagon induz um relaxamento dose-dependente da musculatura lisa da artéria hepática e antagoniza a resposta vasoconstritora da artéria hepática por alguns estímulos fisiológicos, incluindo por aumento do tônus simpatoadrenal.[8] Já a angiotensina II promove intensa vasoconstrição na artéria hepática e veia porta e diminui sensivelmente tanto o fluxo sanguíneo mesentérico quanto o portal. Em comparação, a vasopressina promove intensa vasoconstrição no leito arterial esplâncnico, mas diminui a resistência venosa portal. Portanto, a vasopressina pode ser tratamento efetivo para hipertensão portal.[4]

O fluxo sanguíneo hepático aferente aumenta com a expiração e diminui com a inspiração, que é o contrário do fluxo fásico na veia cava. Sendo assim, a ventilação mecânica e a pressão positiva no final da expiração (PEEP) também diminuem o fluxo sanguíneo hepático.

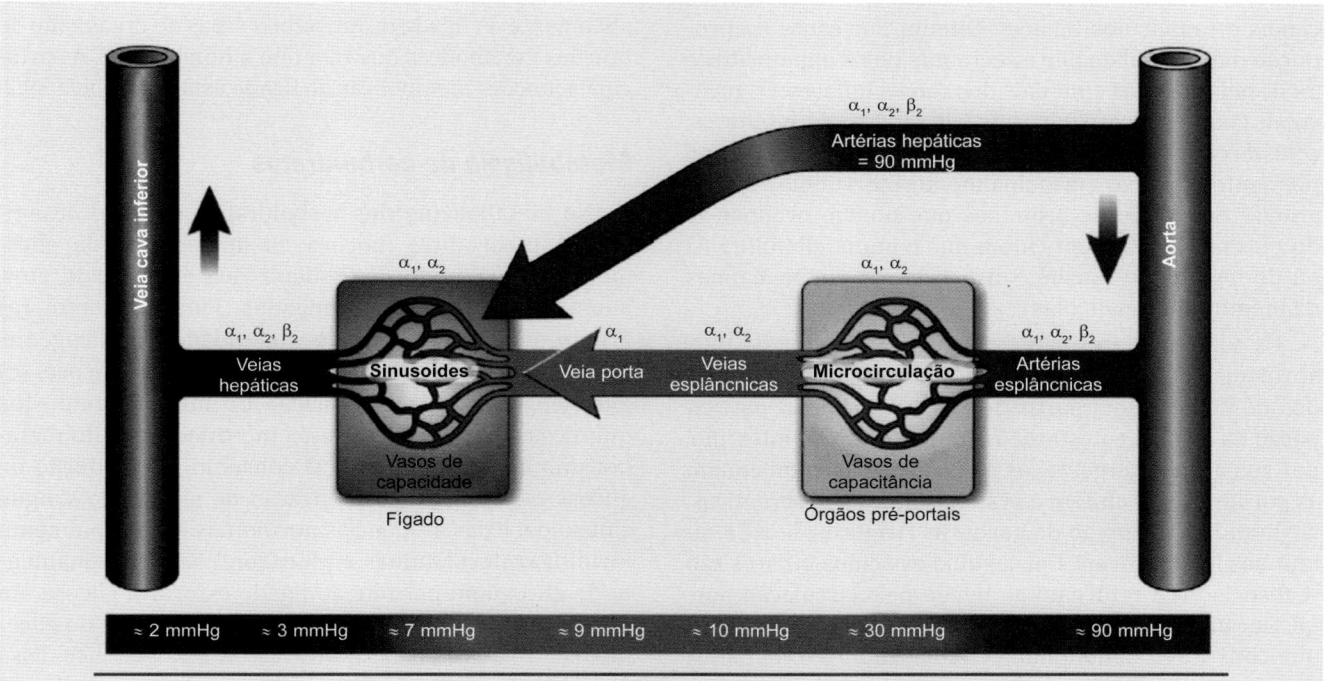

Figura 39.8 — *Representação dos vasos esplâncnicos. Artérias esplâncnicas representam todos os vasos arteriais dos órgãos pré-portais; veias esplâncnicas representam o sangue venoso proveniente desses órgãos. A distribuição dos adrenorreceptores e as pressões intravasculares aproximadas são mostradas correspondentemente aos seus segmentos da vasculatura.*[9]

Anatomia e Fisiologia Hepática

FUNÇÕES DO FÍGADO

Reservatório de Sangue

O fígado normalmente contém aproximadamente 500 mL de sangue ou aproximadamente 10% do volume sanguíneo total. Um aumento na pressão venosa central causa aumento da pressão retrógrada e o fígado começa a distender-se podendo acomodar mais de 1 litro extra de sangue. Portanto, o fígado atua como local de armazenamento de sangue quando o volume sanguíneo é excessivo, como na insuficiência cardíaca, e fornece um suprimento extra de sangue quando ocorre hipovolemia. Na verdade, após estimulação simpática, há vasoconstrição de grande número de veias hepáticas e sinusoides, descarregando mais de 350 mL de sangue na circulação sistêmica. Diante disso, o fígado é importante fonte de sangue extra durante exercício intenso ou hemorragia aguda.[5]

Secreção de Bile

O fígado secreta normalmente entre 600 a 800 mL/dia de bile. A bile desempenha duas funções importantes: ajuda na digestão e na absorção das gorduras, através dos ácidos biliares; e serve como meio de excreção de produtos de degradação do sangue, particularmente a bilirrubina, um produto final da destruição da hemoglobina, e o excesso de colesterol.

A bile é secretada em duas etapas, inicialmente na membrana canalicular dos hepatócitos e, posteriormente, pelas células epiteliais secretoras que revestem os canais e canalículos biliares. Oitenta por cento da produção diária total de bile é secretada pelos hepatócitos e 20%, pelas células epiteliais dos canais biliares. Os principais compostos orgânicos da bile são os ácidos biliares, colesterol, fosfolipídios (predominantemente lecitinas), pigmentos biliares (principalmente bilirrubina) e uma grande variedade de proteínas que podem originar-se do plasma (basicamente albumina e imunoglobulina A) ou do hepatócito (enzimas lisossômicas e ectoenzimas da membrana canalicular).

Os ácidos biliares são os principais solutos da bile, aproximadamente 70%. São esteroides ácidos, sintetizados no hepatócito a partir do colesterol, com a participação da enzima colesterol-7α-hidroxilase. No intestino, por sua ação detergente, os ácidos biliares emulsionam as gorduras e permitem a ação das lípases pancreáticas, facilitando a absorção de gorduras (triglicerídeos) e vitaminas lipossolúveis. Em seguida os ácidos biliares são reabsorvidos e retornam ao fígado pela circulação portal. Durante o dia ocorrem vários ciclos dessa natureza, o que constitui a denominada circulação êntero-hepática dos ácidos biliares. Na ausência de secreção biliar, esteatorreia e deficiência de vitamina K desenvolvem-se em poucos dias. Vitamina K é necessária para ativação de vários fatores de coagulação.

Assim como os ácidos biliares, a bilirrubina também compõe a bile. Após aproximadamente 120 dias, as membranas celulares dos eritrócitos se rompem e a hemoglobina liberada é convertida em bilirrubina nas células do sistema reticuloendotelial. A bilirrubina resultante é liberada na circulação e transportada em combinação com a albumina até o fígado. Nos hepatócitos, a bilirrubina se dissocia da albumina e é conjugada principalmente com o ácido glicurônico. Os glicuronídeos de bilirrubina são transportados para a membrana canalicular por difusão ou por transporte vesicular estimulado pelos ácidos biliares. No intestino, a bilirrubina conjugada não é absorvida (como também não é na vesícula biliar). As bactérias colônicas degradam a bilirrubina conjugada em urobilinogênios. Uma fração do urobilinogênio é oxidada em urobilina, que é um pigmento marrom e dá às fezes sua coloração normal. Parte do urobilinogênio é reabsorvida no intestino e excretada na urina (Figura 39.9).

Opioides podem interferir com o fluxo biliar pelo aumento da pressão no ducto biliar comum ou induzir espasmo do esfíncter de Oddi.[9] Muitos agentes antagonizam estes efeitos, incluindo anestésicos voláteis, μ-antagonistas (ex: naloxone), substâncias que relaxam o músculo liso (ex: nitroglicerina), agentes antimuscarínicos (ex: atropina) e glucagon.[4]

Funções Metabólicas

O fígado apresenta intensa atividade metabólica, processa e sintetiza inúmeras substâncias que participam ativamente no fígado ou em outras áreas do organismo de funções metabólicas que mantêm a homeostase. As principais funções metabólicas do fígado estão na Tabela 39.2.

Metabolismo de carboidratos

No metabolismo dos carboidratos, o fígado desempenha importantes funções na homeostase da glicemia, principalmente após deita rica em carboidratos, jejum ou exercícios prolongados. Funções como: (a) armazenamento de grande quantidade de glicogênio, (b) conversão da galactose e da frutose em glicose, (c) gliconeogênese e (d) formação de muitos compostos químicos a partir de produtos intermediários do metabolismo dos carboidratos. O consumo ou produção de glicose depende da concentração de glicose no sangue sinusoidal e das influências hormonais – principalmente insulina, catecolaminas e glucagon.[11] O armazenamento de glicogênio permite ao fígado estocar a glicose em excesso no sangue e devolvê-la quando o nível de glicemia cai a valores baixos, através da glicogenólise. Essa função é denominada função de tamponamento da glicose. Quando os estoques de glicogênio hepático se esgotam (resultado de exercício prolongado ou resultado de grande período de jejum), a gliconeogênese é a via

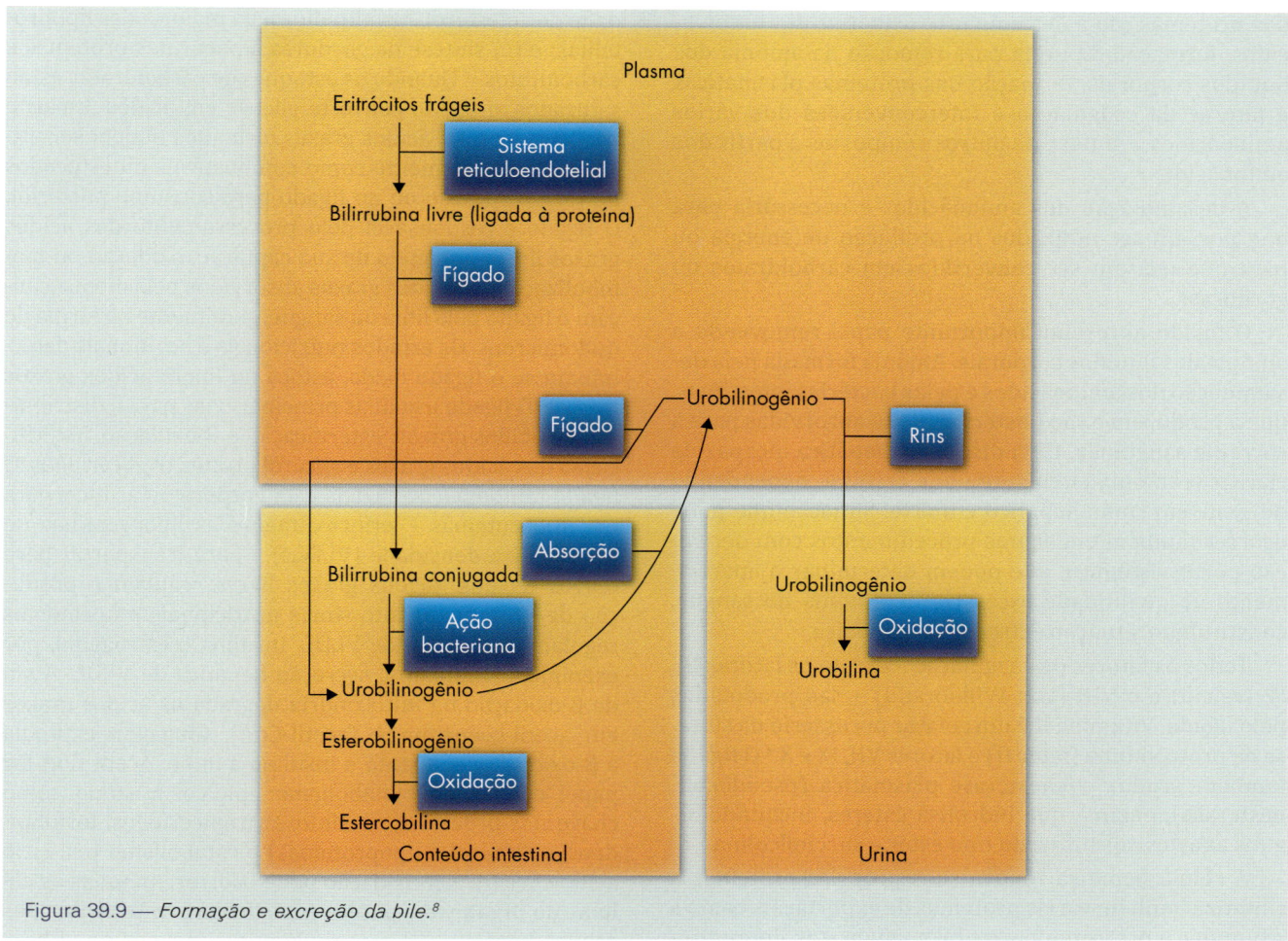

Figura 39.9 — *Formação e excreção da bile.*[8]

TABELA 39.2
FUNÇÕES METABÓLICAS DOS HEPATÓCITOS.

I. Metabolismo energético
    a. Provisão tecidual de glicose e de acetoacetato
II. Metabolismo de carboidratos
    a. Captação de glicose
    b. Síntese e armazenamento de glicogênio
    c. Glicogenólise
    d. Gliconeogênese
III. Metabolismo proteico
    a. Degradação de aminoácidos
    b. Síntese de proteínas
    c. Síntese de ácidos nucleicos
    d. Síntese de ureia
IV. Metabolismo de lipídeos
    a. Síntese de colesterol
    b. Síntese de triglicerídeos
    c. Síntese de fosfolipídeos
    d. Síntese de lipoproteínas
    e. Oxidação de ácidos graxos
    f. Cetogênese
V. Metabolismo do heme
    a. Síntese do heme e de porfirinogênios
VI. Metabolização de hormônios
VII. Metabolização de xenobióticos

de produção de glicose. Substratos para essa via incluem lactato, glicerol (pela hidrólise dos triglicerídeos) e aminoácidos glicogênicos (alanina e glutamina) fornecidos pelos músculos.[11] Glucagon e catecolaminas estimulam a gliconeogênese hepática, enquanto a insulina a inibe.

Na doença hepática, o metabolismo da glicose está frequentemente alterado. Em pacientes cirróticos, frequentemente, o *shunt* portossistêmico causa diminuição da exposição do sangue portal aos hepatócitos, resultando em alteração no teste de tolerância à glicose. A hipoglicemia é rara na doença hepática crônica, uma vez que a capacidade sintética dos hepatócitos está preservada até nas fases finais da doença. No entanto, na insuficiência hepática aguda, há perda excessiva da massa e função dos hepatócitos, levando à hipoglicemia à medida que a gliconeogênese está prejudicada.

Metabolismo proteico

O fígado é o centro de referência do metabolismo proteico. O organismo não pode dispensar suas funções proteicas por mais de alguns dias sem que ocorra a morte. As mais importantes funções do fígado no metabolismo das proteínas são a desaminação oxidativa dos aminoácidos, formação de ureia para remoção da amônia dos líquidos corporais, formação das proteínas plasmáticas e fatores da coagulação e interconversões dos vários aminoácidos e síntese de outros compostos a partir dos aminoácidos.[12]

A desaminação dos aminoácidos é necessária para que possam ser utilizados na produção de energia ou para que possam ser convertidos em carboidratos ou gorduras.

O fígado apresenta importante papel removendo a amônia dos líquidos corporais. Amônia formada pela desaminação dos aminoácidos e pelas bactérias intestinais, que a produzem e são posteriormente absorvidas para a corrente sanguínea. Uma disfunção hepática incapaz de clarear a amônia circulante pode resultar, dependendo do grau, em coma hepático e morte. Situação que pode ocorrer também em alguns procedimentos com derivação portossistêmica, que podem determinar o aparecimento de quantidade excessiva de amônia no sangue, constituindo situação extremamente tóxica.

Todos os fatores de coagulação – exceto os fatores III, IV (cálcio) e o VIII (von Willebrand) – são produzidos pelo fígado. Vitamina K é um cofator necessário na síntese de protrombina (fator II) e fatores VII, IX e X.[4] O fígado também produz colinesterase plasmática (pseudocolinesterase), enzima que hidrolisa ésteres, incluindo alguns anestésicos locais do tipo éster e succinilcolina.

A célula hepática renova suas próprias proteínas e sintetiza também varias proteínas de exportação, como a albumina, a protrombina, o fibrinogênio e as lipoproteínas. O hepatócito não acumula as proteínas produzidas em grânulos de secreção, eliminando-os gradualmente para a corrente sanguínea. Nesse sentido, o hepatócito é uma célula endócrina. Aproximadamente 5% das proteínas sintetizadas pelo fígado são produzidas nas células de Kupffer, e o restante, nos hepatócitos.[13]

Adultos saudáveis produzem entre 12 e 15g de albumina por dia e têm cerca de 0,5 kg de albumina no organismo.[14] A produção diária fica na faixa de 120 a 300 mg $\cdot$ kg^{-1} e é influenciada pela dieta de aminoácidos, balanço hormonal e pressão oncótica plasmática. A pressão oncótica plasmática é que regula a concentração de albumina intravascular. A albumina também tem importante papel no transporte plasmático de muitas substâncias, como: fármacos, hormônios, metabólicos, bilirrubina não conjugada, influenciando suas ações biológicas e a cinética de eliminação destas substâncias.

Metabolismo dos lipídios

Resumidamente, as funções hepáticas específicas no metabolismo das gorduras incluem: (a) oxidação dos ácidos graxos para a obtenção da energia necessária para outras funções orgânicas; (b) síntese de grande quantidade de colesterol, fosfolipídios e da maioria das lipoproteínas; e (c) síntese de gorduras a partir das proteínas e carboidratos.[12] Quando os estoques de carboidratos estão saturados, o fígado converte glicose em ácidos graxos e triglicerídeos. Os ácidos graxos formados podem ser utilizados imediatamente como combustíveis ou estocados no tecido adiposo ou no fígado para consumo posterior. O fígado é responsável pelo processamento dos ácidos graxos livres por meio de sua captação, oxidação ou metabolização. Os ácidos graxos absorvidos pela dieta alcançam o fígado pela linfa ou sangue, geralmente na forma de quilomícrons. Os estados nutricionais e hormonais determinam se o fígado oxida, estoca ou libera ácidos graxos livres.[15] O fígado usa duas principais vias para a distribuição de ácidos graxos: esterificação e β-oxidação. Esterificação dos ácidos graxos e glicerol produz triglicerídeos. O fígado tampouco armazena esta gordura ou as incorpora em lipoproteínas – principalmente as lipoproteínas de muito baixa densidade (VLDLs) – para transportar para outros tecidos. Ácidos graxos livres regulam a produção de VLDL, enquanto sinais nutricionais e hormonais regulam a secreção de VLDL. Insulina e estrogênio, por exemplo, estimulam a secreção hepática de VLDL. A via da β-oxidação na mitocôndria degrada os ácidos graxos em acetil-coenzima A (acetil-CoA). Glugagon estimula a β-oxidação, enquanto a insulina a inibe. Acetil-CoA faz papel central no metabolismo lipídico, atuando como chave nos processos de síntese (triglicerídeos, fosfolipídeos, colesterol e lipoproteínas) e catabolismo (ex: ciclo ácido cítrico). A β-oxidação pode ocorrer em todas as células do organismo, porém é particularmente rápida nas células hepáticas. O próprio fígado é incapaz de utilizar toda a acetil-CoA formada. Essa, então, é convertida em ácido acetoacético (um dos corpos cetônicos), ácido altamente solúvel que passa das células hepáticas para os líquidos extracelulares, sendo, então, transportado para todo o organismo para ser absorvido em outros tecidos. Por sua vez, esses tecidos convertem o ácido acetoacético em acetil-CoA, que é então oxidada do modo habitual pela mitocôndria em adenosina trifosfato (ATP), dióxido de carbono e água.

Acetil-CoA também é utilizada pelo fígado para produção de colesterol e fosfolipídios, os quais são necessários na síntese de membranas celulares pelo organismo. Síntese hepática de lipoproteínas também é importante para o transporte de gorduras pelo corpo.

Metabolização de hormônios

Muitos dos hormônios intervêm em um mecanismo regulador das funções metabólicas expostas. Por sua vez, o fígado metaboliza distintos hormônios e, para alguns desses, o fígado é o único local onde são metabolizados. O fígado sintetiza (angiotensinogênio e trombopoetina) e inativa (aldosterona, estrogênio, androgênios, ADH) uma grande variedade de hormônios. Aproximadamente metade da insulina produzida pelo pâncreas não alcança a circulação sistêmica, pois é degradada durante a primeira passagem pelo fígado. Em pacientes com insuficiência hepática, este fator acentua a hipoglicemia, juntamente com a alteração do metabolismo dos carboidratos.

METABOLISMO HEPÁTICO DOS FÁRMACOS

As principais vias pelas quais os fármacos deixam o organismo são: os rins, os pulmões e o sistema biliar. A excreção por via pulmonar ocorre apenas com agentes altamente voláteis ou gasosos. A excreção do fármaco pela via biliar ou pelos rins depende diretamente do metabolismo hepático.

A depuração hepática é a soma de todos os processos pelo qual o fígado elimina um fármaco do organismo. Os três fatores principais que determinam a depuração hepática de um composto são a taxa de entrega ao fígado (fluxo sanguíneo hepático), a depuração metabólica intrínseca e a excreção biliar.

A maioria dos fármacos tipicamente contém moléculas lipofílicas. Neste modo penetram em membranas e armazenam no organismo, dificultando sua eliminação pelos rins. A biotransformação destas moléculas em metabolitos hidrofóbicos acelera a eliminação.[16]

Esta biotransformação realizada no fígado envolve dois tipos de reações bioquímicas, que frequentemente ocorrem sequencialmente, conhecidas como reações da fase I e da fase II.

As reações de fase I geralmente consistem de oxidação, redução ou hidrólise, os produtos são mais reativos e algumas vezes mais tóxicos que o fármaco original; as reações de fase II envolvem conjugações, que normalmente produz compostos inativos. Estas reações, I e II, ocorrem principalmente no fígado, embora haja algumas exceções importantes de fármacos que são metabolizadas no plasma, nos pulmões ou na parede intestinal. No interior do fígado, as enzimas são intracelulares. Várias são fixadas ao retículo endoplasmático liso e frequentemente são denominadas enzimas "microssômicas" porque, na homogeneização e centrifugação diferencial, o retículo endoplasmático é dividido em fragmentos muito pequenos que se sedimentam após centrifugação prolongada em alta velocidade. Para atingir essas enzimas metabolizadoras, um fármaco deve atravessar a membrana do hepatócito. As moléculas polares fazem isso de forma mais lenta que as não polares, exceto quando há mecanismos de transporte específicos; portanto, para tais fármacos, o metabolismo hepático é em geral menos importante, e uma maior proporção é excretada de forma inalterada na urina.

Reações da Fase I

As *reações oxidativas*, que incluem hidroxilação dos átomos de nitrogênio e carbono, N- e O-desalquilação e desaminação oxidativa, são catalisadas por um sistema enzimático complexo conhecido como o sistema oxigenase de função mista, que se situa no retículo endoplasmático liso.

Várias enzimas são envolvidas, sendo a mais importante o citocromo P-450, uma proteína heme que se liga ao oxigênio molecular e também à molécula do substrato e forma parte da cadeia de transferência de elétrons. Embora o resultado final químico possa parecer muito diferente com diferentes fármacos, tais reações são iniciadas com uma etapa de hidroxilação catalisada pelo sistema P-450. Isto produz um intermediário reativo do qual é derivado o produto final.

O sistema P-450 foi estudado em grande detalhe e sabe-se que possui importantes funções metabólicas além de ser o sistema de sentinela que primeiro aprende e incapacita várias substâncias estranhas. Estima-se que existam 30 a 100 diferentes subtipos (isoenzimas), com diferentes especificidades por substratos e diferentes mecanismos de controle de sua expressão.

As *reações de redução* são muito menos comuns que as de oxidação, mas algumas são importantes. Por exemplo, o anticoagulante varfarina é inativado por conversão de uma cetona em um grupo hidroxila. Vários esteroides são administrados como cetonas (cortisona e prednisona) que devem ser reduzidas para os compostos hidróxi correspondentes para atuar. Essas reações de redução também envolvem enzimas microssômicas.

As *reações hidrolíticas* não envolvem enzimas microssômicas hepáticas, mas ocorrem em vários tecidos. Tanto as ligações de éster quanto as ligações de amida são suscetíveis à hidrólise, a primeira mais facilmente que a última.[17]

Reações de Fase II

Se a molécula de um fármaco possui um "controle" adequado que possa resultar de uma reação da fase I ou que o fármaco tenha qualquer forma, é suscetível à conjugação, isto é, à fixação de um grupo substituto. O conjugado, que é quase sempre farmacologicamente inativo (ao contrário dos produtos das reações da fase I) e menos lipossolúvel que seu precursor, é então excretado na urina ou na bile.

Os grupos envolvidos com maior frequência na formação de conjugado são glucuronil, sulfato, metil, acetil, glicil e glutamil. A formação de glicuronídeo envolve a formação de um composto de fosfato de alta energia, ácido glicurônico, difosfato de uridina do qual a parte do ácido glicurônico é transferida para um átomo rico em elétrons (N, O ou S) no substrato, formando uma ligação amídica éster ou tiol. Esta é catalisada por uma enzima, UDP – glicuroniltransferase, que possui uma especificidade muito ampla pelo substrato, de forma que a reação ocorre com uma grande variedade de fármacos e outras moléculas estranhas.

As reações de acetilação e metilação ocorrem com a acetilCoA e S-adenosilmetionina, respectivamente, atuando como as substâncias doadoras. Várias destas reações de conjugação ocorrem no fígado, mas outros tecidos, como os pulmões e os rins, também são locais de conjugação de alguns fármacos. Várias importantes substâncias endógenas, como a bilirrubina e corticosteroides suprarrenais, são conjugadas pelo mesmo sistema. A formação de glicuronídeo é a reação de conjugação mais comum, refletindo a grande especificidade da enzima UDP-glicuroniltransferase pelo substrato. A natureza altamente polar do grupo do ácido glicurônico significa que os conjugados em geral são farmacologicamente inativos e rapidamente excretados.[17]

Indução de Enzimas Microssômicas

Vários fármacos possuem a propriedade de aumentar a atividade da oxidase microssômica e dos sistemas de conjugação. O efeito é referido como uma indução e é o resultado da síntese de enzimas microssômicas, e não de uma alteração na atividade de moléculas enzimáticas existentes. Geralmente, a taxa de metabolismo do próprio agente indutor é aumentada, assim como aquela de várias outras substâncias, e diferentes agentes variam no padrão de indução que produzem. Um exemplo clássico é o fenobarbital, que é um indutor particularmente versátil e aumenta significativamente a taxa de degradação de vários outros fármacos até um grau clinicamente importante. O padrão de indução enzimática não é igual para todos os agentes indutores. Assim, o fenobarbital e várias outras substâncias relacionadas causam aumento não seletivo em várias enzimas microssômicas (incluindo as glicuroniltransferases), enquanto os hidrocarbonetos policíclicos, como o DDT, produzem um efeito mais seletivo e causam o surgimento de uma enzima oxidase anormal.

A indução enzimática, através da aceleração do metabolismo da fase I, pode aumentar assim como reduzir os efeitos dos fármacos. Há vários fármacos, por exemplo, paracetamol, cujos metabolitos da fase I são responsáveis principalmente por sua toxicidade, e nesses casos a toxicidade é estimulada na presença de agentes indutores. A ação carcinogênica de alguns hidrocarbonetos policíclicos está associada ao aumento da formação de produtos oxidativos altamente reativos no fígado, que causam lesão secundária do DNA.[18]

Metabolismo de Primeira Passagem

Alguns fármacos são removidos da circulação de forma muito eficaz pelo fígado e metabolizados, de modo que a quantidade que chega à circulação sistêmica é consideravelmente muito menor que a quantidade absorvida para a veia porta. Um menor número é metabolizado na parede do intestino. É conhecido como o efeito de *primeira passagem* ou *metabolismo pré-sistêmico* e é significativo para vários fármacos clinicamente importantes.

O metabolismo na primeira passagem geralmente é um incômodo na prática, porque é necessária uma dose muito maior do fármaco quando este é administrado por via oral que quando é administrado por outras vias; acentuadas variações individuais ocorrem na extensão do metabolismo de primeira passagem de determinado fármaco, o que pode produzir um grau problemático de imprevisibilidade quando tais fármacos são usados por via oral.[19,20]

Metabolismo do Fármaco Farmacologicamente Ativo

Em alguns casos, o fármaco administrado só se torna biologicamente ativo após ser metabolizado pelo fígado. Assim, os corticoides geralmente são administrados como derivados inativos da cetona (cortisona) que são ativados pela redução no fígado. Da mesma forma, a azatioprina, um fármaco imunossupressora, é metabolizada para a forma ativa, mercaptopurina. Tais exemplos, nos quais a própria substância original não possui atividade, são conhecidos como pró-fármaco. Em outros casos, os metabolitos possuem ações farmacológicas semelhantes às da substância original (por exemplo, a fenacetina, que é convertida em paracetamol, com propriedades analgésicas muito semelhantes; também os benzodiazepínicos, vários dos quais formam metabolitos ativos que levam à persistência de seus efeitos mesmo quando o fármaco original desaparece). Também há casos nos quais os metabolitos são responsáveis por alguns efeitos tóxicos. A toxicidade hepática do paracetamol é um exemplo disso, assim como a nefrotoxicidade do fármaco antitumoral ciclofosfamida.[18,19]

REFERÊNCIAS

1. Greenway C, Lautt W: Hepatic Circulation: Handbook of Physiolgy – The Gastrointestinal System, Motility and Circulation. Bethesda, American Physiology Society, 1989: 1519-1564.
2. Gazelle GS, Lee MJ, Mueller PR – Cholangiographic segmental anatomy of the liver. Radiographics, 1994; 14:1005.
3. Mushlin OS, Gelman S – Anestesia e Fígado, em: Barash PG, Cullen BF, Stoelting RK. Anestesia Clínica, 4 ed, Barueri, Manole, 2004:1067-1101.
4. Mushlin OS, Gelman S – Hepatic Physiology and Pathophysiology, em: Miller RD – Miller's Anesthesia, 6 ed, Philadelphia, Elservier, 2005; 743-777.
5. Stoelthing RK, Hillier SC. Pharmacology and Physiology in Anesthetic Practice, 4 ed, Philadelphia, Lippincott, 2006: 831-843.
6. Richardson PD. Physiological regulation of the hepatic circulation. Fed Proc, 1982;41(6):2111-2116.

7. Richardson PD, Withrington PG – Physiological regulation of the hepatic circulation. Annu Ver Physiol 1982; 44:57-69.
8. Richardson PD, Withrington PG. Glucagon inhibition of hepatic arterial responses to hepatic nerves stimulation. Am J Physiol, 1977;233(6):H647-654.
9. Radnay PA, Duncalf D, Novakovic M, et al: Common bile duct pressure changes after fentanyl, morphine, meperidine, butorphanol, and naloxone. Anesth Analg, 1984; 63(4):441-444.
10. Gelman S, Mushlin OS. Catecholamine-induced changes in the Splanchnic Circulation Affecting Systemic Hemodynamics. Anesthesiology, 2004; 100:434-9.
11. Zakim D: Metabolismo of glucose and fatty acids by the liver, em: Zakim D, Boyer TD – Hepatology: A Textbook of Liver Disease, 3 ed, Philadelphia, WB Saunders, 1996:58-92.
12. Guyton AC, Hall JE – O Fígado como Órgão: Tratado de Fisiologia Médica, 10 ed, Rio de Janeiro, Guanabara Koogan, 2002: 745-761.
13. Junqueira LC, Carnero J – Histologia Básica, 9 ed, Rio de Janeiro, Guanabara Koogan, 1999: 270-286.
14. Friedman LS, Martin P, Munoz SJ – Liver functions and the objetive evaluation of the patient with liver disease, em: Zakim D, Boyer TD – Hepatology: A Textbook of Liver Disease, 3ed, Philadelphia, WB Saunders, 1996, 791-832.
15. Lewis GF – Fatty acid regulation of very low density lipoprotein poduction. Curr Opin Lipidol. 1997;8(3):146-153.
16. Kharasch ED: Metabolism and toxicity of the new anesthetic agents. Acta Anaesthesiol Belg 47:7, 1996.
17. Nebert D W, Gonzalez F J. Cytochrome P-450 gene expression and regulation. Trends in Pharmacol Sci 1985 ;16: 160-164.
18. Prescott L F, Nimmo W S. Novel Drug Delivery. John Wiley & Sons, Chichester, 1989.
19. Mushlin PS, Gelman S: Anesthesia and the liver. In Barash PG, Cullen BF, Stoelting RK (eds): Clinical Anesthesia, 4th ed. Philadelphia, Lippincott Williams & Wilkins, 2001, pp 1067-1101.
20. Jones AL: Anatomy of the normal liver. In Zakim D, Boyer T: Hepatology: a Textbook of the liver disease, 3rd ed. Philadelphia, WB Saunders, 1996, pp 3-32.

3
parte

Anatomia e Fisiologia
Seção 8
Sistema Endócrino

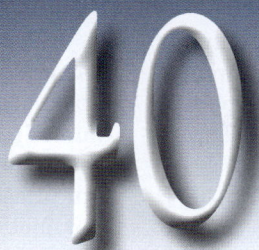

40
As Glândulas Endócrinas. Fisiologia Hormonal e Implicações Perioperatórias

Leticia Alarcão Maxta
Isabela Alarcão Maxta
Rodrigo Camillo da Cunha
Felipe Henning Gaia Duarte

INTRODUÇÃO

O sistema endócrino é uma rede integrada de múltiplos órgãos de diferentes origens embriológicas que liberam hormônios que irão exercer seus efeitos em células-alvo próximas ou distantes. Há uma integração do sistema endócrino com o sistema nervoso central e periférico além do sistema imune.[1]

O hipotálamo, a hipófise, a tireoide, as paratireoides, as adrenais, o pâncreas, os ovários, testículos, o tecido adiposo, a glândula pineal e até mesmo o intestino compõem órgãos endócrinos do organismo.[1]

Algumas doenças endócrinas apresentam grande prevalência na população. Quando não identificadas e tratadas, estas desordens podem aumentar a morbimortalidade e o risco de complicações do paciente em caso de cirurgias ou anestesias.[2]

Abordaremos durante o capítulo a fisiologia de cada glândula e os principais distúrbios endócrinos que necessitam de condutas especiais no perioperatório.

SISTEMA ENDÓCRINO

Há uma interação entre glândulas endócrinas, hormônios e órgãos-alvos. As glândulas ou órgãos com função endócrina sintetizam, armazenam e secretam as substâncias com ação hormonal (hormônios) para a circulação.

Hormônios são sinais químicos secretados que atuam nos órgãos-alvo visando regular a sua ação. Podem ser classificados em proteicos, esteroides (derivados do colesterol) ou derivados dos aminoácidos (aminas), como a insulina, o cortisol e catecolaminas, respectivamente.

Os hormônios podem ser já ativos quando liberados na corrente sanguínea ou podem necessitar de ativação em células específicas para produzir seus efeitos biológicos. Como exemplo deste último está a vitamina D, que depende de sua ativação no fígado e rim para a produção de sua forma ativa, a 1,25(OH) vitamina D.

Órgãos-alvos expressam receptores específicos e seletivos para determinado hormônio. Esses receptores podem estar presentes na membrana celular, no citoplasma ou no núcleo da célula-alvo. A ligação dos hormônios aos seus respectivos receptores gera uma cascata de sinalização intracelular. O número de receptores expressos em cada célula e suas respostas é regulado, servindo como um meio para controle da ação dos hormônios. O mecanismo de *down-regulation* destes receptores, por exemplo, diminui a ação hormonal. Mutações destes receptores, por sua vez, podem determinar ativação ou inativação da função deste, gerando hiperfunção ou hipofunção de determinado órgão endócrino. Como exemplo, a mutação ativadora do receptor de TSH pode ocasionar a hiperfunção da tireoide (hipertireoidismo).

Alguns hormônios são solúveis em água e prontamente transportados pelo sistema circulatório, porém outros, por serem insolúveis em água, dependem de glicoproteínas transportadoras para seu carreamento na circulação, como a globulina carreadora de tiroxina (TBG) e a globulina carreadora de hormônios sexuais (SHBG).[1-3]

A depender do hormônio, sua secreção hormonal pode ter um ritmo circadiano (sono-vigília), sendo a luz um importante fator de ajuste do relógio endógeno. Alterações no ritmo circadiano podem alterar o padrão de secreção, gerando uma disfunção endócrina.

Algumas glândulas ou órgãos endócrinos podem ter seu controle efetuado pela unidade hipotálamo-hipófise (tireoide, adrenal, ovários e testículos), outros podem ter uma regulação independente (pâncreas, pineal, intestino, tecido adiposo).

A Tabela 40.1 mostra os órgãos endócrinos e principais hormônios produzidos

MECANISMOS DE AUTORREGULAÇÃO

As glândulas hormonais em geral sofrem mecanismo de autorregulação, comumente chamado de *feedback*. Tomando como exemplo a regulação do cortisol, o hipotálamo libera o CRH (hormônio liberador de corticotrofina), este estimula a hipófise a produzir ACTH que, por sua vez, age nas adrenais estimulando a produção de cortisol (e também s-DHEA, DHEA e androstenediona). Os hormônios adrenais, por sua vez, são percebidos por receptores no hipotálamo e na hipófise levando a uma autorregulação negativa (*feedback negativo*) da sua produção, visando manter níveis adequados na circulação. Também pode ocorrer a autorregulação positiva, como é o caso do estrogênio ovariano induzindo liberação do LH na hipófise no meio do ciclo menstrual. Em alguns casos, a autorregulação é exercida por minerais, como no caso da secreção de PTH estimulada por baixos níveis de cálcio ou suprimida por níveis elevados ou da produção de aldosterona que é estimulada pelo níveis de potássio circulantes.

A função endócrina pode ser avaliada pela determinação dos níveis basais, estimulados ou suprimidos dos hormônios circulantes, devendo-se levar sempre em conta os hormônios estimuladores ou supressores e suas proteínas carreadoras.

DOENÇAS ENDOCRINOLÓGICAS

As doenças endócrinas se baseiam na produção hormonal aumentada ou deficiente por determinado órgão.

As causas da alteração de produção podem ser variadas, desde mutações genéticas ativadores ou inibidoras nos receptores ou via de sinalização, por doenças autoimunes (ex. DM 1, hipotireoidismo por Hashimoto, doença de Graves), remoção cirúrgica da glândula, destruição por infecção, como tuberculose ou doenças de depósito, por metástases, por infarto ou apoplexia etc. Tumores das glândulas endócrinas podem causar excesso de produção ou hormonal ou redução da produção (por destruição ou compressão da glândula saudável adjacente).

As doenças endócrinas não tratadas podem piorar a qualidade de vida dos pacientes, além de interferirem em complicações perioperatórias, especialmente quando não detectadas antes de qualquer procedimento cirúrgico. A seguir estão as principais glândulas endócrinas, os riscos e os devidos cuidados que se devem ter com as principais doenças endocrinológicas no pré, per e pós-cirúrgico.

Hipotálamo

Hipotálamo constitui a parte do diencéfalo localizada abaixo do tálamo e entre a lâmina terminal e os corpos mamilares, formando o assoalho do terceiro ventrículo. As duas metades do hipotálamo são unidas formando a eminência mediana, onde serão liberados os neuropeptídeos envolvidos no controle da função da adeno-hipófise. No hipotálamo também estão presentes núcleos de células que emitem axônios em direção à parte posterior da hipófise onde formam um aglomerado de terminações. Em termos práticos, a neuro-hipófise ou hipófise posterior é considerada uma extensão do hipotálamo formada pelas terminações axonais de alguns núcleos celulares hipotalâmicos.

O hipotálamo integra os sinais provenientes do ambiente, de outras regiões do cérebro e de aferentes viscerais e, assim, estimula as respostas neuroendócrinas

TABELA 40.1
ÓRGÃOS ENDÓCRINOS E PRINCIPAIS HORMÔNIOS PRODUZIDOS.

Órgão endócrino	Hormônio produzido
Hipotálamo	TRH, GHRH, somatostatina, LHRH, dopamina, CRH
Adeno-hipófise	GH, LH, FSH, ACTH, prolactina, TSH
Neuro-hipófise	Desmopressina (ADH), ocitocina
Glândula pineal	Melatonina
Tireoide	T3, T4, calcitonina
Adrenais	Cortisol, DHEA, S-DHEA, androstenediona, aldosterona (córtex); adrenalina e noradrenalina (medula)
Testículos	Testosterona, estradiol
Ovários	Estradiol, progesterona, testosterona, inibina, ativina
Paratireoides	PTH
Pâncreas endógeno	Somatostatina, insulina, glucagon
Tecido adiposo	Adiponectina, leptina, estradiol, estriol
Intestino	GLP-1, GIP

apropriadas, influenciando a ingestão de alimentos, o consumo de energia, o peso corporal, a ingestão de líquidos, equilíbrio hídrico, a pressão arterial, a sede, a temperatura corporal e o ciclo do sono, por exemplo.

O hipotálamo também produz hormônios que influenciarão a hipófise (ex: hormônio liberador do hormônio de crescimento (GHRH), hormônio de liberação da corticotropina (CRH), hormônios de liberação da tireotropina (TRH), hormônio de liberação das gonadotropinas (GnRH) e os hormônios inibitórios: somatostatina e dopamina).

Neuro-hipófise

Os neurônios magnocelulares do hipotálamo produzem dois hormônios que serão liberados na neuro-hipófise:

- **Ocitocina**, hormônio que estimula a ejeção do leite da mama e ajuda na contração uterina pré e pós-parto.
- **Vasopressina**, também chamada de hormônio antidiurético (ADH). É responsável por aumentar a reabsorção de água nos túbulos contorcidos distais e ductos coletores medulares do rim, resultando em menores volumes de urina concentrada. A vasopressina é liberada na circulação após um aumento da osmolalidade plasmática ou redução do volume sanguíneo. Devido à presença de receptores nos vasos, leva a um aumento da resistência vascular. Esta última ação é importante durante os períodos de falta de responsividade a outros vasoconstritores, como em uma perda grave de sangue ou durante a sepse.

Não há doença descrita por excesso de ocitocina. Sua deficiência pode causar dificuldade no aleitamento materno.

A deficiência de ADH, conhecida por diabetes *insipidus* central, resulta na diminuição da capacidade renal de reabsorver água ocasionado um quadro de poliúria intensa (diurese acima de 3L por dia) podendo ocorrer a hipernatremia caso o paciente não possa compensar as perdas urinárias bebendo água. O tratamento baseia-se na reposição de vasopressina sintética (DDAVP).

Por outro lado, a liberação excessiva ou desregulada do ADH [síndrome de secreção inapropriada do ADH (SIADH)] aumenta a reabsorção de água livre pelos túbulos coletores renais ocasionando um aumento na concentração de água livre no plasma que, por sua vez, leva à redução da concentração do sódio (hiponatremia). A SIADH pode ser causada por lesões hipotalâmicas ou por tumores, especialmente os neuroendócrinos de pulmão. O tratamento baseia-se na restrição hídrica, no aumento da ingestão de sal e, por vezes, no uso de diuréticos de alça.

Hipófise

Hipófise ou pituitária se localiza na sela túrcica na base do crânio, abaixo do hipotálamo e do quiasma óptico, sendo ligada ao hipotálamo através da haste hipofisária. É uma glândula altamente vascularizada.

Os hormônios hipotalâmicos influenciam a secreção hormonal hipofisária que, por sua vez, regulam a produção hormonal de glândulas periféricas, Tabela 40.2.

TABELA 40.2
REGULAÇÃO HIPOTÁLAMO-HIPOFISÁRIA-PERIFÉRICA.

Hormônio hipotalâmico	Hormônio hipofisário	Local de ação e hormônios produzidos
GHRH (+) Somatostatina (-)	GH	Fígado e tecidos periféricos: IGF-1
TRH (+) Dopamina (-) Somatostatina (-)	TSH	Tireoide: T4, T3
CRH (+) Desmopressina (+)	ACTH	Córtex adrenal: cortisol, S-DHEA, androstenediona
Dopamina (-)*	Prolactina	Mama: lactação
GnRH (+)	FSH, LH	Ovários: estradiol, progesterona, testosterona Testículos: testosterona

(+) ação estimulatória; (-) ação inibitória.

* A dopamina exerce ação inibitória sobre a prolactina através de receptores dopaminérgicos; por isso na ausência de dopamina ocorre aumento dos níveis da prolactina.

Lesões que acometam a região hipotalâmica-hipofisária podem cursar com doenças caracterizadas por excesso ou deficiência na produção hormonal.

Os adenomas produtores constituem a causa mais comum da produção excessiva de hormônios hipofisários (Tabela 40.3), sendo o mais comum deles o prolactinoma. Os gonadotropinomas funcionantes, tumores produtores de FSH e LH, são raros. A maior parte destes tumores não produzem hormônios biologicamente ativos, sendo frequentemente incluídos no grupo dos tumores clinicamente não funcionantes (TCNF).

Os TCNF, bem como os tumores produtores acima de 1 cm (macroadenomas), podem ocasionar a compressão de estruturas adjacentes levando à perda de função. Havendo a compressão do quiasma óptico por extensão supraselar do tumor, pode ocorrer a perda de campos visuais temporais. Outra complicação que pode ocorrer na vigência de tumores maiores é o hipopituitarismo, tanto pela compressão da haste hipofisária quanto pela compressão da hipófise saudável que pode ser danificada ou não receber os estímulos vindos do hipotálamo.

A deficiência dos hormônios da adeno-hipófise ou hipopituitarismo pode ser congênita ou adquirida. Traumas, cirurgias hipofisárias, metástases de outros tumores, tumores de base de crânio, doenças infiltrativas, apoplexia por hipoperfusão após grandes per-

TABELA 40.3
DOENÇAS CAUSADAS PELOS PRINCIPAIS ADENOMAS HIPOFISÁRIOS PRODUTORES E PRINCIPAIS CARACTERÍSTICAS LABORATORIAIS E CLÍNICAS.

Doença	Hormônio responsável	Principais características laboratoriais e clínicas
Acromegalia	GH	Aumento do IGF-1 Fácies acromegálica, aumento das mãos, pés, DM e HAS
Tireotropinona	TSH	TSH normal ou elevado com T4L elevado
Doença de Cushing	ACTH	Cortisol livre urinário e salivar elevados Fácies cushingoide, obesidade central, perda de massa muscular em membros com perda de força, estrias violáceas, giba
Prolactinomas	Prolactina	Prolactina elevada Amenorreia e galactorreia em mulheres Galactorreia e disfunção sexual em homens

das de sangue (síndrome de Sheehan) são algumas causas adquiridas.

A avaliação hormonal da função adeno-hipofisária depende da avaliação da concentração do hormônio hipofisário e de seus respectivos hormônios das glândulas-alvo. (Tabela 40.4) Todos os pacientes que serão submetidos a cirurgias hipofisárias ou que já tenham doenças hipofisárias detectadas deverão ser devidamente avaliadas pelo endocrinologista e as recomendações orientadas ao anestesista. Como nos casos de hipofunção (hipopituitarismo), os hormônios devem ser repostos e mantidos nos pré-operatórios.

O principal hormônio a ser avaliado deve ser o cortisol. Em casos de insuficiência adrenal (IA) não diagnosticada e não tratada podem ocorrer hipotensão e hipoglicemias durante o ato cirúrgico e anestésico. Diante de um paciente com diagnóstico confirmado ou suspeito de IA, uma dose de hidrocortisona (100 mg), via venosa, deve ser feita na indução anestésica. Este hormônio deve ser mantido a cada 8 horas na dose de 25 a 50 mg até que o paciente possa fazer uso do corticoide por via oral.

O hipotireoidismo central também deve ser avaliado adequadamente uma vez que, quando não tratado, pode aumentar o tempo de sangramento e reduzir o metabolismo dos anestésicos, propiciando maior chance de sangramentos e de complicações anestésicas.

Pâncreas

Pâncreas é uma glândula mista exócrina e endócrina com papel na digestão e metabolismo, especialmente no relacionado ao controle de glicose.

As células endócrinas ficam nas ilhotas de Langerhans. As células beta (75%) produzem insulina, hormônio anabólico responsável principalmente pelo controle dos níveis de glicose no sangue. A insulina age em alguns tecidos periféricos ligando-se em receptores na membrana. Após a ligação é ativada uma cascata de sinalização intracelular que culmina com a translocação de transportadores de glicose (GLUTs) do citoplasma para a membrana permitindo a entrada de glicose nas células. A liberação de insulina no sangue é mediada pelas concentrações de glicose e potencializada por substâncias incretínicas produzidas pelo intestino (ex. o hormônio GLP-1). As células alfa (cerca de 20%) produzem glucagon, hormônio com efeitos antagonistas da insulina, sendo sua liberação estimulada pela hipoglicemia. Outras células, em menor número, produzem somatostatina, hormônio que exerce efeito inibitório em quase todas as funções gastrintestinais, e o polipetídeo pancreático, hormônio que exerce inibição do pâncreas exócrino e pode estar relacionado com a regulação alimentar.[1]

Das doenças pancreáticas, a de maior prevalência é o diabetes *mellitus* e seu manejo adequado é de suma importância no período perioperatório.

Diabetes mellitus

O diabetes *mellitus* (DM) consiste numa doença na qual o corpo perde a capacidade de manter os níveis de glicemia dentro de valores da normalidade. O DM é classificado em 4 principais subtipos, a depender da fisiopatologia (Tabela 40.5).

TABELA 40.4
CARACTERÍSTICAS LABORATORIAIS PARA O DIAGNÓSTICO DO HIPOPITUITARISMO.

Hipocortisolismo (Insuficiência adrenal)	Cortisol sérico < 5 $\mu g \cdot dL^{-1}$ (alguns autores citam 4 ou 3 $\mu g \cdot dL^{-1}$)
Hipotireoidismo central	T4L baixo com TSH inapropriadamente normal ou baixo
Deficiência de GH	IGF-1 baixo (obs: 50% dos pacientes com DGH podem ter IGF-1 normal)
Hipogonadismo hipogonadotrófico	Mulheres: estradiol baixo com FSH e LH inapropriadamente normais ou baixos Homens: testosterona baixa com FSH e LH inapropriadamente normais ou baixos

TABELA 40.5
PRINCIPAIS SUBTIPOS DE DIABETES *MELLITUS* E SUA FISIOPATOLOGIA.

Tipo de DM	Fisiopatologia
Tipo 1	Redução da quantidade de insulina produzida devido à lesão das células beta por atividade autoimune. Ocorre geralmente na infância até os 35 anos. Níveis de insulina em geral são indetectáveis.
Tipo 2	Aumento da resistência periférica dos tecidos à ação da insulina. Ocorre em indivíduos acima do peso. No início os níveis de insulina são altos para compensar a resistência insulínica, porém, com o passar do tempo, os níveis tendem a cair com a perda de capacidade funcional das células beta.
Gestacional	Ocorre por aumento da resistência insulínica na gravidez.
Secundário	Decorrente de outras causas como por exemplo: pancreatectomia, uso de medicamentos (corticosteroides, nivolumab etc.).

No momento atual, o tratamento leva em consideração a fisiopatologia e os níveis de insulina. Naqueles com ausência de insulina circulante, a reposição de insulina faz-se mandatória. Vários esquemas existem hoje com uso de combinado de insulinas de ação lenta, intermediárias, rápidas (Tabela 40.6) e até com sistemas de infusão contínua subcutânea de insulina (bombas de insulina).

TABELA 40.6
TIPOS DE INSULINA E CARACTERÍSTICAS FARMACOLÓGICAS.

Tipos	Tempo de início da ação e duração
Degludeca	Início em cerca de 3 horas e duração de 42 horas
Glargina	Início em 2-4 minutos e duração de 20-24 hs
Detemir	Início em 1-3 minutos e duração de 18-22 hs
Aspart	Início em 5-15 minutos e duração de 3-5 hs
Lispro	Início em 5-15 minutos e duração de 3-5 hs
Glulisina	Início em 5-15 minutos e duração de 3-5 hs
NPH humana	Início em 2-4 minutos e duração de 10-18 hs
Regular humana	Início em 0,5 minutos e duração de 3-5 hs

Nos pacientes no qual a resistência insulínica (RI) é o fator determinante, as terapias voltadas para perda de peso associada à melhora da RI são as escolhas iniciais, além de medicamentos estimuladores da secreção de insulina (Tabela 40.7)

O controle de glicemia pode ser aferido por várias formas. Atualmente o exame utilizado é a hemoglobina glicada A1c (HbA1c). O critério de controle varia de acordo com as diversas sociedades, mas em geral valores de Hba1c menores que 7,0% são condizentes com níveis razoáveis de glicemia. Esse valor pode ser modificado de acordo com a idade e comorbidades dos pacientes, de modo que indivíduos idosos ou crianças com DM 1 podem ter seus níveis glicêmicos considerados adequados quando a HbA1c for menor que 8,0%.

Em geral, pacientes internados e que sofrem procedimento cirúrgico, já na indução anestésica, sofrem a ação de hormônios chamados contrarreguladores da insulina, como o GH, cortisol e epinefrina, com consequente aumento da glicemia nesses pacientes e intenso catabolismo.

Durante a internação hospitalar, a hiperglicemia pode afetar o balanço hídrico (devido à glicosúria e desidratação), a inflamação e a função imune. Com níveis glicêmicos elevados ocorre diminuição da função leucocitária com alteração da adesão de granulócitos, da quimiotaxia, fagocitose e aumento da formação de superóxidos. Várias complicações em diversos sistemas podem ocorrer (Tabela 40.8), como aumento do risco de sangramento, cicatrização e tromboembolismo venoso (TEV). Alguns estudos prospectivos verificaram o aumento da mortalidade devido ao diabetes descompensado no âmbito hospitalar, contudo, a melhora da glicemia pode reverter as alterações, como, por exemplo, sepse, insuficiência renal aguda com necessidade de hemodiálise, transfusão de sangue, neuropatia do paciente grave, e corrigindo esse desfecho, reduz o risco de mortalidade.[5,6]

A hipoglicemia, complicação possível do tratamento do paciente diabético, também é um fator de risco im-

TABELA 40.7
MEDICAMENTOS MAIS USADOS NA TERAPIA ORAL PARA O DM TIPO 2.

Classe de medicamento	Exemplos e mecanismo de ação
Sulfonilureias	Secretagogos de Insulina. Exemplo: Gliclazida, Glimepirida
Biguanidas	Aumento da sensibilidade à insulina e diminuição de neoglicogênese. Exemplo: Metformina
Tiazolinidedionas (glitazonas)	Melhoram a sensibilidade periférica de insulina. Exemplo: Pioglitazona
Análogos do GLP-1	Liberam insulina pós-prandial, retardam esvaziamento gásrico, diminuem produção hepática de glicose. Exemplo: Liraglutida (Victoza), Exenatide (Byetta) etc
Inibidores da DPP-4	Estimulam secreção de insulina e diminuem produção hepática de glicose. Exemplo: Sitagliptina (Januvia), Vildagliptina (Galvus) etc.
Inibidores da SGLT-2	Aumentam glicosúria e ajudam a excretar sódio. Ex: Canagliflozina (Invokana), Empagliflozina (Jardiance) e Dapagliflozina (Forxiga)

TABELA 40.8 COMPLICAÇÕES CIRÚRGICAS DOS PACIENTES COM DIABETES.	
Metabólicas	Hiperglicemia, cetoacidose, estado hiperglicêmico hiperosmolar, hipoglicemia, distúrbios hidroeletrolíticos.
Anestésicas	Arritmia, depressão respiratória, hipotensão (choque)
Cardíacas	Infarto agudo do miocárdio, edema agudo de pulmão (hipervolemia)
Renais	Insuficiência renal aguda
Infecciosas	Infecções e sepse

Fonte: Diretrizes Brasileiras de Diabetes, 2015-2016.

portante para o aumento da mortalidade, devendo ser evitada com a realização de um tratamento e acompanhamento especializado.

Numa avaliação pré-operatória adequada, o estudo preciso do DM pode reduzir significativamente as complicações nesta situação e o tempo de internação.

Cuidados pré-operatórios

Avaliação da função renal

♦ A nefropatia diabética pode estar presente em grande número de pacientes com DM1 ou DM2, principalmente os de longa data, por isso, deve-se avaliar a função renal destes pacientes. Nestes, o risco de hipoglicemia se torna maior. A determinação da ureia, creatinina, eletrólitos, urina 1 e microalbuminúria em amostra isolada pode fornecer um bom conjunto de dados iniciais.

Avaliação neurológica

♦ DM de longa duração pode ocasionar o surgimento de neuropatias autonômicas. Nestes pacientes, deve-se atentar ao risco de hipotensão postural, frequência cardíaca fixa, gastroparesia e bexiga neurogênica.

Avaliação da função cardiovascular

♦ Risco cardiovascular aumenta com a duração do DM e a idade do paciente. Isquemia silenciosa do miocárdio é muito frequente, por isso deve-se avaliar minuciosamente a função cardiovascular em diabéticos. Realização de exame físico com medida de pressão arterial e pulsos periféricos é necessária. Exames, como eletrocardiograma (ECG), ecocardiograma, teste ergométrico (caso alteração de ECG), cintilografia miocárdica (caso alteração no teste ergométrico) e MAPA (caso hipertensos mal controlados), podem ser indicados nestes pacientes.

Cuidados perioperatórios

Cirurgia de urgência

♦ Numa situação de urgência, na qual uma avaliação minuciosa do DM não pode ser realizada a tempo, é importante seguir alguns passos importantes. Coletar um painel de exames apropriados com: hemograma, glicose, ureia, creatinina, eletrólitos (Na, K e Mg), urina 1, gasometria (excluir cetoacidose) e ECG. Durante o ato cirúrgico e anestésico, o controle do paciente deve iniciar com a hidratação adequada com manutenção do estado pressórico e correção de eventuais DHE. O controle glicêmico pode ser feito através do uso de infusão venosa contínua de insulina ou, em situações de exceção, com uso de análogos de insulina de ação ultrarrápida (aspart, glulisina, lispro) aplicados a cada 1 hora por via subcutânea.

♦ Existem vários protocolos de uso venoso de insulina. A solução para a bomba de infusão venosa de insulina pode ser preparada com 100 UI de insulina regular humana em 100 mL de soro fisiológico, no qual 1 UI = 1 mL. Em geral inicia-se com 0,1 UI/kg/h. Pacientes obesos, em uso de corticoides, em sepse ou transplantados podem necessitar doses maiores. A glicemia deve ser checada em intervalos não superiores a 1 hora com meta entre 80 a 150 mg/dL. Ajustes na velocidade de infusão podem ser necessários e, em geral, o modo de ajuste segue protocolos definidos por sociedades ou serviços especializados (Tabela 40.9).

Em pacientes com infusão venosa, atenção especial deve-se dar ao potássio, pelo risco de hipocalemia associada à insulinização. Dosar a calemia a cada 2-4 horas e fazer a reposição de cloreto de potássio (KCl) sempre que necessário.

Cirurgias eletivas

♦ Idealmente o paciente deverá estar em um estado metabólico ótimo. Os cuidados pré-operatórios citados

TABELA 40.9 MODELO DE AJUSTE DA VELOCIDADE DE INFUSÃO DA SOLUÇÃO COM INSULINA DURANTE USO VENOSO CONTÍNUO NO INTRAOPERATÓRIO.	
Glicemia no momento	Ação a ser tomada
< 70 mg.dL^{-1}	Reposição de glicose a 50% e manter interrompida a infusão
< 100 mg.dL^{-1}	Interromper a infusão
> 150 mg.dL^{-1}	Aumentar a infusão em 30-50%
> 300 mg.dL^{-1}	Duplicar a velocidade de infusão

anteriormente devem ser realizados, como pesquisa de comorbidades, complicações relacionadas com o diabetes, exames laboratoriais e avaliação cardiovascular detalhada.

O controle glicêmico vai depender do tipo de diabetes, grau de controle prévio do paciente, tipo da cirurgia e do tratamento prévio do paciente.

Para os que usam medicações orais, recomenda-se fazer uso dos hipoglicemiantes orais até a manhã da véspera da cirurgia, sendo suspenso até a retomada da alimentação após o procedimento cirúrgico se não houver mudanças na função renal ou hepática. Na véspera da cirurgia, a aferição da glicemia regular deve ser realizada periodicamente, no mínimo antes das refeições, ao deitar e logo cedo ao acordar no dia da cirurgia. Correções da glicemia com insulina regular ou ultrarrápida (de preferência) devem ser feitas caso valores elevados sejam verificados. Após o início do jejum, as glicemias capilares devem ser realizadas no mínimo de 4/4 horas para assegurar valores adequados no início do ato cirúrgico e anestésico.

Para os pacientes que já fazem uso regular de insulina, deve-se administrar 1/2 a 1/3 da dose da insulina basal utilizada, na manhã no dia da cirurgia, e manter controle de glicemia capilar a cada 2 a 4 horas e correção com as insulinas regular ou ultrarrápidas, conforme a aferição. Para cirurgias de maior porte com tempo prolongado, a melhor técnica é utilizar a bomba de infusão contínua de insulina durante todo o período.

Tireoide

A principal função da glândula tireoide é produzir quantidades adequadas de hormônios tireoidianos para a periferia. A regulação da produção dos hormônios tireoidianos começa no hipotálamo que recebe estímulos da temperatura, estresses emocionais e orgânicos, como estados inflamatórios e infecciosos. A partir destes estímulos, o hipotálamo libera TRH que atua nos tireotrofos hipofisários para estimular a produção de TSH. Este hormônio, por sua vez, liga-se a receptores na superfície das células tireoidianas para estimular a produção do T4 (3,5,3', 5'- tetraiodo- L- tironina ou tiroxina) e, em menor proporção, do T3 (3,5,3'- tri-iodo-L-tironina ou liotironina).

Após a estimulação pelo TSH, a síntese desses hormônios possui as seguintes etapas:

1. Transporte ativo de iodeto (I⁻) para o interior da célula tireoidiana;
2. Oxidação do I⁻ e ligação a resíduos tirosil da tireoglobulina (Tg), formando a monoiodotirosina (MIT) e a di-iodotirosina (DIT);
3. Acoplamento de duas moléculas de DIT para formar o T4 e uma MIT com uma DIT para o T3;
4. Proteólise da Tg, com liberação dos hormônios livres na corrente sanguínea.

A tireoide normal produz todo T4 circulante e por volta de 20% do T3. O restante do T3 é obtido através da deiodinação do T4 nos tecidos periféricos pelas enzimas deiodinases.

Nos tecidos periféricos, os hormônios tireoidianos (HT) participam na transcrição do DNA de diversas proteínas com objetivo de regular a velocidade do metabolismo.

Os HT fazem o *feedback negativo* (inibição) na síntese e secreção do TRH/TSH autorregulando o eixo hipotálamo-hipófise-tireoide (HHT). O TSH é extremamente sensível à pequenas alterações dos hormônios tireoidianos, sendo o melhor indicador para identificar as patologias tireoidianas.

Vários fatores podem interferir na regulação da produção dos HT. Existem algumas medicações que podem suprimir a secreção do TSH: dopamina e análogos dopaminérgicos, dobutamina e glicocorticoides em altas doses. Doenças agudas podem levar à redução da ação do eixo HHT, levando a uma situação adaptativa chamada síndrome do eutireoideo doente.

Doenças tireoidianas

Hipotireoidismo

O hipotireoidismo é uma doença muito prevalente e resulta da incapacidade da tireoide em produzir quantidades adequadas dos hormônios tireoidianos (T3 e T4). A causa mais comum, 95% dos casos, é a tireoidite autoimune ou Doença de Hashimoto.[8] Outras causas podem ser vistas na Tabela 40.10.

A apresentação clínica clássica do paciente com hipotireoidismo sem tratamento é a lentidão das funções orgânicas gerando um quadro de fadiga, cansaço fácil, sonolência, intolerância ao frio, diminuição da motilidade intestinal, redução da frequência cardíaca, podendo evoluir com bradicardia, ressecamento da pele e fâneros, diminuição do humor e eventualmente ganho de peso. Laboratorialmente os pacientes podem apresentar T4L normal ou baixo, porém com TSH sempre elevado. Deve ser lembrado que idosos acima de 70 anos podem ter o TSH fisiologicamente mais alto e nestes casos só deve

TABELA 40.10 CAUSAS DE HIPOTIREOIDISMO PRIMÁRIO (ALTERAÇÃO NA TIREOIDE).
Doença de Hashimoto – Causa mais comum (95% dos casos)
Pós-tireoidectomia total
Pós-radioterapia cervical
Secundária a uso de medicamentos (ex.: Sunitunib, amiodarona etc.)
Doenças infiltrativas
Mutações genéticas (hipotireoidismo desde a infância)

ser tratado caso ultrapasse o valor de 10 mUI/L. O tratamento para a maioria dos casos é o uso isolado de T4 (levotiroxina) na dose de 1,0 a 1,7 µg/kg por dia em dose única diária em jejum. Após 4 a 6 semanas, deve-se realizar nova determinação laboratorial para o ajuste fino da dose do paciente. Nos hipotireoidismos subclínicos, T4 livre normal com TSH entre o limite superior da normalidade e 10 mUI/L, em geral não há necessidade de tratamento antes da cirurgia caso o paciente não apresente sintomas importantes e/ou não tenha alterações nos testes de coagulação.

O hipotireoidismo não tratado ou subtratado pode ter impacto em complicações perioperatórias. Pode causar instabilidade hemodinâmica, bradicardia, baixa resposta a agentes adrenérgicos, disfunção diastólica, aumento da resistência vascular sistêmica, diminuição de retorno venoso e até aumentar risco de isquemia miocárdica e pode contribuir para piora da apneia do sono. Além disso, esses pacientes se tornam mais sensíveis aos efeitos dos fármacos depressores respiratórios, como opioides e sedativos. Hiponatremia (pela diminuição do clearance de água livre), aumento transitório da creatinina, retardo no esvaziamento gástrico e do trânsito intestinal, hipoglicemia, anemia e hipotermia também são outras complicações possíveis.[13,14] Como os HT influenciam na síntese de fatores de coagulação, pacientes com hipotireoidismo não compensado podem apresentar alterações nas provas de coagulação com maior risco de sangramentos.

Hipertireoidismo

Tireotoxicose consiste na presença de valores elevados de HT na circulação. Quando esta situação não é decorrente do uso inadequado da reposição de HT, a causa mais frequente de tireotoxicose endógena (hipertireoidismo), em cerca de 80% dos casos, é a Doença de Graves (DG). Esta é uma doença autoimune que pode afetar 0,4 a 1%, da população. Outras causas podem ser vistas na Tabela 40.11.[8]

De modo oposto ao hipotireoidismo, a apresentação clássica da tireotoxicose consiste na aceleração das funções orgânicas como: sudorese excessiva, intolerância ao calor, agitação, insônia, tremores de extremidades, palpitações, aumento do ritmo intestinal, podendo ocorrer diarreia e perda de peso.

Do ponto de vista laboratorial, os pacientes com tireotoxicose se apresentarão com T4L normal ou elevado e TSH baixo (suprimido). Exames complementares para a elucidação diagnóstica podem ser necessários, como ultrassonografia de tireoide, cintilografia de tireoide, determinação de anticorpos (anti-TRab, antitireoperoxidade (TPO), antitireoglobulina)

Atenção deve ser dada aos pacientes no perioperatório com tireotoxicose não tratada devido a possíveis complicações do ponto de vista cardiológico decorrentes da hiperatividade adrenérgica, como taquicardia e taquiarritmias, aumento de contratilidade miocárdica, aumento do consumo de oxigênio miocárdico, redução da resistência vascular periférica, espasmos coronarianos e cardiomiopatias. Além disso, causa fraqueza da musculatura respiratória, podendo demandar ventilação mecânica pós-operatória.[13, 15]

Bócio

Bócio consiste em qualquer alteração estrutural da tireoide, que pode ser decorrente do surgimento de nódulos ou por aumento do volume da glândula. Tireoides de volume aumentado seja por Doença de Graves, bócio multinodular ou mesmo câncer de tireoide podem causar sintomas compressivos com dificuldade para deglutir e, em casos mais graves, pode levar à restrição da ventilação por compressão traqueal. Atenção deve ser dada na avaliação pré-anestésica e potencial dificuldade na intubação traqueal.

TABELA 40.11
EXEMPLO DE CAUSAS DE TIREOTOXICOSE.

Doença	Comentário
Doença de Graves	Doença autoimune causada pela presença de anticorpos estimulantes do receptor de TSH (anti-TRab) que ocasiona ativação contínua da produção hormonal pela tireoide.
Bócio nodular tóxico	Também chamado de Doença de Plummer. Supõe-se ser causado por uma mutação no receptor de TSH levando a uma ativação constante.
Tireoidites	De origem viral, bacteriana ou medicamentosa, levando à lesão das células tireoidianas com liberação do hormônio para a circulação. A depender da magnitude da doença, pode evoluir para hipotireoidismo.
Medicamentoso	Reposição inadequada de hormônios da tireoide (elevada).
Hashitoxicose	Consiste na fase inicial da Doença de Hashimoto, na qual os anticorpos levam a um quadro de tireoidite com lesão das células e liberação dos hormônios armazenados para a circulação. Nesta fase inicial ocorre aumento dos hormônios. Posteriormente o quadro pode evoluir para hipotireoidismo.
Factícea	Devido ao uso do hormônio antes da coleta em pacientes em reposição de HT. Neste caso pode-se verificar valores elevados de TSH com T4L inadequadamente elevado. Valores elevados também podem ocorrer em pacientes em uso de fórmulas (inadequadas) para perda de peso (por conterem HT) ou que usaram desnecessariamente a reposição com HT.

Cuidados pré-operatórios

Na avaliação pré-anestésica em cirurgias eletivas, deve-se checar se o paciente está eutireóideo em caso de doenças tireoidianas preexistentes através da determinação do TSH. Pacientes com doença recém diagnosticada ou sem o devido controle devem ter sua cirurgia postergada até a obtenção de um TSH dentro da normalidade. Em cirurgias de urgência/emergência, deve-se iniciar o tratamento logo que possível (preferencialmente antes da cirurgia) e deve-se ficar atento ao controle de possíveis complicações cardiovasculares a fim de minimizar os riscos.

No hipertireoidismo, o tratamento a ser instituído dependerá da causa, podendo ser com fármacos antitireoidianos (Tapazol, Propiltiuracil), radioiodoterapia ou mesmo tireoidectomia. Se uma cirurgia de urgência for necessária, deve-se usar betabloqueadores (orais ou venosos) para controle da frequência cardíaca e iodeto de potássio ou lugol com objetivo de realizar um bloqueio agudo da liberação dos HT rapidamente para o procedimento. Corticosteroides também devem ser usados para isentar a possibilidade e uma eventual IA e também com o objetivo de reduzir a conversão periférica de T4 em T3. Nos casos de hipertiroidismo subclínico (TSH baixo e T4 livre normal), não há urgência em se tratar, porém recomenda-se o uso de betabloqueadores (atenolol ou propranolol) no pré-operatório para evitar os efeitos adrenérgicos, principalmente em indivíduos acima de 50 anos.

É importante a avaliação da via aérea nos casos de bócios volumosos, que podem provocar dificuldades na intubação, invasão de estruturas, extensão para mediastino e compressão de traqueia. Nestes casos, é importante realizar ultrassonografia da tireoide, laringoscopia e, em alguns casos, tomografia computadorizada para se ter melhor avaliação.[16]

Cuidados intraoperatórios

A monitorização destes pacientes deve incluir capnógrafo, oximetria de pulso, monitor de pressão arterial não invasivo e eletrocardiograma. Para os pacientes que não estão controlados do hipertireoidismo, a monitorização invasiva da pressão arterial pode ser necessária para rápida detecção de oscilações desta.

A equipe deve estar preparada para possíveis complicações na intubação em casos de bócio volumoso e estar preparada caso seja necessária traqueostomia ou broncoscopia rígida de urgência. Idealmente deve ser utilizado um tubo traqueal de menor calibre nos casos de bócio.

A anestesia também deve ter a devida atenção. Em pacientes com hipertireoidismo, pode ser necessário aumento da necessidade da anestesia devido ao aumento da atividade simpática. Idealmente, deve-se considerar com cautela o uso de medicações com efeitos simpatomiméticos, como a cetamina, atropina e epinefrina, por exemplo, para não exacerbar os sintomas.[17] Já os pacientes com hipotireoidismo tendem a ser mais sensíveis aos efeitos dos sedativos, opioides e fármacos depressores pulmonares.[18]

Cuidados especiais devem ser tomados também na extubação, com necessidade de um suporte ventilatório adequado, devido a possibilidade de fraqueza muscular e diminuição do *drive* ventilatório nesses pacientes. Hipertensão severa ou tosse após extubação pode induzir sangramento em sítio cirúrgico e necessidade de reintubação.

Cuidados pós-operatórios

Nos casos de cirurgia na própria tireoide, há risco de danos em nervos, hematomas, traqueomalácia (por compressão de longa data do bócio) e hipocalcemia (lesão em paratireóides) e cuidados específicos devem ser tomados.

Por ser uma condição de alta mortalidade, em caso de tempestade tireotóxica induzida pela cirurgia (pode ocorrer ate 18h pós-cirurgia) causando hipertermia e taquicardia, caso o paciente já não esteja em uso, deve-se iniciar fármacos antireoidianos e betabloqueadores, além de antitérmicos, corticoides e monitorização contínua.[19]

Sintomas como hipotermia, coma, hipotensão, bradicardia, hipoglicemia e hipoventilação no pós-operatório devem levantar a hipótese de coma mixedematoso em pacientes previamente não diagnosticados com hipotireoidismo. Tratamento com levotiroxina e corticoterapia deve ser prontamente instituído devido à alta mortalidade.

Glândulas Suprarrenais (Adrenais)

As glândulas suprarrenais se localizam acima dos rins, medem em média 3 a 5 cm e têm duas regiões distintas: o córtex, derivado do tecido mesodérmico e a medula, que deriva de células da crista neural.

O córtex consiste em 3 zonas:

♦ Zona glomerulosa: fonte do mineralocorticoide aldosterona;

♦ Zona fasciculada: produz os glicocorticoides e os androgênios, DHEA e sulfato de DHEA;

♦ Zona reticular: também produz glicocorticoides e androgênios.

A camada medular adrenal, rica em células cromafins, produz as catecolaminas (epinefrina e noraepinefrina) em resposta à estimulação simpática.

A liberação do cortisol é pulsátil, estimulada pelo ACTH liberado da adeno-hipófise e este estimulado pelo CRH hipotalâmico e segue um ritmo circadiano, sensível à luz, ao sono, ao estresse e à doença, sendo maior nas primeiras horas da manhã e declina no final do dia. O cortisol irá inibir a síntese e secreção de CRH e ACTH. Os androgênios DHEA e SDHEA também são estimulados pelo ACTH. Estes hormônios são convertidos em androstenediona e, a seguir, em potentes androgênios ou estrogênios nos tecidos periféricos.

Já a síntese de aldosterona não é de origem neuroendócrina exclusiva. Ela é liberada pelo estímulo da angiotensina II e pelo aumento de K⁺ extracelular e em menor grau pelo ACTH. A aldosterona faz parte do sistema renina-angiotensina-aldosterona, que responde a perdas de volume intravascular e diminuição de perfusão renal, com isso há liberação da renina que catalisa a conversão de angiotensinogênio em angiotensina I. Essa é catalisada pela ECA em angiotensina II que age causando vasoconstrição arteriolar direta e se liga ao seu receptor nas células adrenais, estimulando a liberação da aldosterona.

Os glicocorticoides estimulam proteólise, neoglicogênese, inibem a síntese de proteínas e aumentam a mobilização de ácidos graxos. Tendem a aumentar a glicose sanguínea por seu efeito contrainsulínico. Possuem efeito anti-inflamatório, podem alterar respostas comportamentais, aumentam as contagens de neutrófilos, plaquetas e eritrócitos e diminuem de linfócitos, além de outros efeitos metabólicos multissistêmicos.

Já os mineralocorticoides tem como função principal regular a reabsorção renal de sódio e excreção de potássio, contribuindo para a alcalinização do plasma, acidificação da urina e controle da pressão arterial. Tem ação parecida no cólon, glândulas sudoríparas e no cérebro, neste último regulando a pressão arterial, apetite pelo sal e volume.

Os androgênios desempenham a regulação hormonal masculina e feminina. Já as catecolaminas são importantes na resposta ao estresse e sua ação depende do tipo de receptor (alfa e beta) ao qual se ligam. Nos receptores alfa, podem causar vasoconstrição, midríase, contração de esfíncters, broncoconstrição, aumento da contratilidade cardíaca, dentre outros. Nos receptores beta, causam vasodilatação, cardioaceleração, relaxamento das paredes intestinal e vesical, broncodilatação, glicogenólise e lipólise.

Há diversas doenças que podem causar superprodução ou secreção deficiente de glicocorticoides, mineralocorticoides, androgênios e catecolaminas. Variam desde deficiência de enzimas da síntese hormonal adrenal (hiperplasia adrenal congênita), nódulos adrenais, produtores hormonais ou mesmo medicações, entre as causas principais.

Alguns cuidados especiais com doenças adrenais são relatadas abaixo.

Feocromocitoma

Feocromocitomas são tumores de células cromafins que produzem, armazenam e secretam as catecolaminas. Noventa por cento dos casos está localizado nas adrenais, porém 10% dos casos é extra-adrenal, condição chamada de paraganglioma. Podem surgir esporadicamente ou vir associados a síndromes familiares, como neurofibromatose tipo 1, neoplasia endócrina múltipla e Doença de Von Hippel-Lindau. É um diagnóstico que deve ser investigado em alguns casos especiais (Tabela 40.12).

**TABELA 40.12
PRINCIPAIS SITUAÇÕES PARA PESQUISA DE FEOCROMOCITOMA.**

Hipertensos graves, refratários ao tratamento ou jovens
Sintomas característicos e paroxismos, incluindo a tríade: cefaleia, palpitações e sudorese intensa
Incidentalomas adrenais
Choque inexplicado após indução anestésica, cirurgias, procedimentos invasivos e trabalho de parto

Feocromocitoma pode ocorrer em quaquer idade com pico entre a quarta e quinta décadas. Os sintomas são muito variáveis, sendo a hipertensão arterial a manifestação mais frequente, e os paroxismos (crises de cefaleia intensa, palpitações e sudorese de início súbito), o sintoma mais clássico. Este último pode durar de minutos a dias e pode ser precipitado por medicações (agentes anestésicos, metoclopramida, betabloqueadores, contrastes etc.) ou situações de esforço, como exercícios, micção, ato de fumar ou até mesmo na palpação do tumor.

O tratamento do feocromocitoma é a retirada cirúrgica do tumor (adrenalectomia) por laparotomia ou laparoscopia, o mesmo vale para os paragangliomas. Em casos de feocromocitomas bilaterais, a adrenalectomia bilateral deve ser sempre acompanhada de reposição de glicocorticoides, a fim de evitar insuficiência adrenal com a retirada cirúrgica. Idealmente com hidrocortisona (100 mg), por via venosa na indução anestésica, seguido de 25 a 50 mg IV cada 8 horas no pós-operatório imediato até que a dieta oral seja liberada, passando, em seguida, o corticoide para esta via.

Durante o procedimento cirúrgico, picos pressóricos ou choque, arritmias e taquicardia, infarto do miocárdio podem ocorrer, aumentando o risco de mortalidade.[20]

O pré-operatório envolve o cirurgião, o anestesiologista e o endocrinologista para o melhor preparo do paciente com diagnóstico de feocromocitoma.

Pesquisa de possíveis complicações, como cardiomiopatias, insuficiência renal, edema pulmonar, retinopatia hipertensiva, intolerância à glicose, disfunção renal e isquemia intestinal, deve ser realizada com radiografia de tórax, creatinina, ureia, eletrólitos, glicose e hemograma completo.

O preparo mínimo deve ter 15 dias, porém idealmente 30 dias, e o intuito é reduzir crises hipertensivas e permitir uma expansão do volume intravascular. Os alfabloqueadores adrenérgicos são os primeiros fármacos que devem ser iniciados, como exemplo a prazosina ou a doxazosina (bloqueadores alfa1 seletivos) e só devem ser retiradas 8h antes do procedimento cirúrgico. Um bloqueio alfa eficaz consiste em se obter pressão arterial de, no máximo, 120 90 e frequência cardíaca entre 60 e 80 bpm associadas à hipotensão postural leve. Outros anti-hipertensivos, como bloqueadores do canal de cálcio, inibidores da ECA ou bloqueadores do receptor da angiotensina, também podem ser adicionados ao esquema, caso não haja controle da pressão arterial.

Os betabloqueadores só devem ser iniciados em caso de manutenção de taquicardia ou arritmias mesmo após um bloqueio alfa efetivo. O bloqueio dos receptores vasodilatadores beta 2, não precedido do bloqueio alfa 1, pode resultar em crise hipertensiva rebote.[8]

Além das medicações, deve-se estimular uma dieta rica em sódio e hidratação oral abundante.

Durante o ato cirúrgico, crises hipertensivas devem ser prontamente tratadas com medicações de ação rápida, como nitroprussiato de sódio, por via venosa, nifedipina sublingual ou fentolamina endovenosa. Após a retirada do tumor, e consequente melhora da vasoconstrição, os pacientes podem manifestar hipotensão ou mesmo choque hipovolêmico. Torna-se necessário, expansão volêmica no pré-operatório imediato com 1 a 2 L de solução fisiológica.[8,21] As hipoglicemias podem ocorrer dentro de várias horas após a cirurgia ou mesmo naqueles com letargia mantida após a recuperação anestésica e pode ser prevenida com a infusão de solução glicosada a 5% nas primeiras 24 a 48hs pós-operatórias.[22]

Evitar medicações como cetamina, por suas propriedades simpatomiméticas, e o halotano, devido ao risco de arritmias. Além disso, cuidado com metoclopramida, glucagon, altas doses de morfina, atracúrio, pois podem desencadear crises do feocromocitoma.[23,24]

Hiperaldosteronismo

Tumores adrenais produtores de aldosterona apresentam hipertensão e supressão de renina como sua principal manifestação clínica e podem ser associados ou não a hipocalemia. Correspondem a uma prevalência de 5% a 15% dos hipertensos, sendo a principal causa de hipertensão secundária.[22]

A hipertensão, no geral, é de moderada a grave, podendo haver obesidade abdominal associada. Os sintomas, além da hipertensão, podem estar relacionados com hipocalemia, sendo a fibrilação ventricular, quadriparesia e rabdomiólise complicações possíveis.

Existem seis subtipos conhecidos, sendo o adenoma produtor de aldosterona (APA) e a hiperplasia adrenal bilateral/hiperaldosteronismo idiopático as duas causas mais comuns. O primeiro, em geral, é unilateral e o segundo causa hiperplasia bilateral.

A etiologia irá determinar o tipo de tratamento. A adrenalectomia unilateral é o tratamento de escolha do APA.[25] O tratamento cirúrgico laparoscópico é o de eleição. Deve-se corrigir a hipertensão e a hipocalemia antes da cirurgia com o uso de espironolactona até o dia da cirurgia, que é um antagonista do receptor da aldosterona, devendo ser retirado após a cirurgia. Como opção, amilorida ou outros diuréticos poupadores de potássio podem ser usados. Outros anti-hipertensivos podem ser adicionados para mellhor controle de pressão arterial.[26]

Após a retirada do tumor, pode surgir, eventualmente, hipoaldosteronismo, com hipotensão e hipercalemia, por atrofia da zona glomerulosa da glândula contralateral, podendo necessitar de fludrocortisona nestes casos. Em pacientes que previamente usaram a espironolactona, este risco se torna menor. Função renal deve ser bem avaliada no pré e no pós-operatório, pois o hiperaldosteronismo também pode causar toxicidade renal.[27]

Insuficiência adrenal (IA)

Pode ser primária (Doença de Addison), quando o defeito está na própria adrenal, ou secundária, quando o defeito está na produção do ACTH hipofisário ou no CRH hipotalâmico. Seu diagnóstico é fundamental, visto ser uma doença potencialmente fatal se não tratada. (Tabelas 40.13 e 40.14).

Etomidato é um anestésico que tem ação inibitória na esteroidogênese adrenal. Seu uso é útil em casos de Síndrome de Cushing onde se necessita uma rápida di-

TABELA 40.13
PRINCIPAIS EXEMPLOS DE CAUSAS PRIMÁRIAS DE IA.
Adrenalite autoimune (Doença de Addison)
Genéticas como hiperplasia adrenal congênita, adrenoleucodistrofia, Hipoplasia adrenal etc.
Adrenoleucodistrofia
Doenças granulomatosas ou infecciosas
Doenças infiltrativas e neoplásicas
Micoses (paracoccidiodomicose, histoplasmose)
AIDS
Hemorragias adrenais (meningococcemia, por exemplo)
Fármacos (etomidato, mitotano, cetoconazol, fenobarbital, rifampicina etc.)

TABELA 40.14
PRINCIPAIS EXEMPLOS DE CAUSAS SECUNDÁRIAS DE IA.
Uso exógeno crônico de corticoides (principal causa)
Tumores selares ou o tratamento deles (cirurgia ou radioterapia)
Hipopituitarismo congênito
Doenças infecciosas, infiltrativas ou autoimunes
Vascular ou isquêmica como necrose hipofisária (síndrome de Sheehan), apoplexia, anticoagulação

minuição da cortisolemia quando a via oral é contraindicada. Em doses de 0,03 a 0,3 mg/kg/h pode reduzir o cortisol sérico em 11 a 24h.

Entre as causas secundárias, a principal é a decorrente do uso exógeno crônico de corticoides, em que os sintomas aparecem logo após a retirada abrupta da medicação.

Os principais sintomas variam e pode haver astenia, mal-estar, perda de peso da IA, hipotensão, hipoglicemia, sintomas gastrintestinais, hiperpigmentação da pele por deficiência de glicocorticoides, além de hipovolemia, hiponatremia, hipocalemia e acidose metabólica leve por deficiência de mineralocorticoides.

Insuficiência adrenal aguda deve sempre ser suspeitada caso aconteçam manifestações inexplicadas de dor abdominal ou flanco, fraqueza, instabilidade hemodinâmica refratária, febre, vômitos, coma e hipoglicemia, principalmente após situações de estresse, como cirurgias, infecções etc. Neste caso, deve-se coletar uma amostra de cortisol sérico, ACTH, hemograma e eletrólitos e já iniciar reposição de glicorticoide (mesmo antes do exame estar pronto), além da hidratação venosa e tratamento dos fatores precipitantes, quando possível.

O diagnóstico pode ser confirmado pela dosagem de cortisol basal entre 08-09h. Níveis menores ou iguais a 3 confirmam o diagnóstico ou a qualquer hora, se situações de urgência. É de suma importância coletar o exame antes da reposição do corticoide para não falsear o diagnóstico, porém a dosagem não deve retardar o início do tratamento. Outros testes de estímulo podem ser necessários a critério do endocrinologista, além da dosagem do ACTH para definir a possível etiologia.[28]

Hiponatremia, hipercalemia, hipoglicemia, hipercalcemia, anemia, eosinofilia são alterações bioquímicas mais relevantes da IA e também podem estar presentes ao diagnóstico.[29]

- **Tratamento da IA aguda**
  - hidrocortisona (100mg), venosa, seguido de 50 mg IV de 6 em 6 horas ou 8 em 8 horas durante 24 horas, com redução nas próximas 72h. Passar para via oral assim que o paciente tolerar dieta oral;
  - evitar uso de dexametasona nestes casos.
- **Tratamento da IA crônica**
  - pode ser feito com prednisona (2,5 a 5 mg), por via oral, em dose única diária ou hidrocortisona VO (15 a 25 mg), dividida em 2 a 3 doses por dia ou, ainda, acetato de cortisona (20 a 35 mg) dividida em 2 a 3 doses por dia (a segunda dose deve ser feita 2 horas após o almoço e a terceira dose no fim da tarde);
  - fludrocortisona 0,1 a 0,2 mg VO (IA primária);
  - orientar o paciente a duplicar a dose em períodos de estresse e cirurgias;
  - em caso de cirurgias menores: administrar 25 a 50 mg IV a cada 8 horas de hidrocortisona por 24h;
  - em caso de cirurgias de porte moderado: administrar 50 a 75 mg IV a cada 8 horas de hidrocortisona por 1 a 2 dias;
  - em caso de cirurgias de porte maior: administrar 100 mg IV de hidrocortisona antes da cirurgia e 50 a 100 mg IV a cada 6 a 8 horas até estabilização do quadro, reduzindo-se gradualmente e voltando a dose oral assim que esta via for reestabelecida;
  - cirurgia de emergência: tratar como na crise adrenal.[30]

Síndrome de *Cushing*

Essa é uma condição rara de grande morbimortalidade resultante da exposição prolongada a quantidades excessivas de glicocorticoides. Pode ser de causa exógena (uso terapêutico de glicocorticoides) e causa endógena.

As causas endógenas são divididas em ACTH dependentes e ACTH independentes. A causa endógena mais comum é por um adenoma hipofisário produtor de ACTH (Doença de *Cushing*). Dentre as outras causas estão algumas, como síndrome do ACTH ectópico, adenomas ou carcinomas adrenais produtores de cortisol, hiperplasia adrenal macronodular (bilateral).

Os principais sintomas são ganho de peso com obesidade central, letargia, fraqueza, miopatias, fragilidade capilar, irregularidade menstrual, hirsutismo, acnes, estrias cutâneas violáceas, depressão, sintomas psiquiátricos, hipertensão arterial e diabetes *mellitus*.

O diagnóstico deve primeiro confirmar o hipercortisolismo com testes como Teste de Supressão com Dexametasona, dosagem de cortisol salivar à meia noite e dosagem de cortisol urinário e, em um segundo momento, determinar a causa do hipercortisolismo com outros testes mais específicos e exames de imagem.

O tratamento no geral é cirúrgico para a maioria das etiologias. Para as causas hipofisárias, a cirurgia é por via transesfenoidal. Há risco aumentado de óbito por infarto agudo do miocárdio, tromboembolismo pulmonar e sangramento intracerebral, porém risco baixo nas mãos de experientes cirurgiões. Outras complicações mais frequentes são: hiponatremia transitória, diabetes *insipidus* transitório ou permanente, hipopituitarismo, fístula liquórica e hipocortisolismo transitório; este pode durar 18 meses ou mais após a cirurgia.

Em casos de não controle, além do tratamento medicamentoso com fármacos inibidores da esteroidogênese adrenal, moduladores da secreção do ACTH ou antagonistas dos receptores dos glicocorticoides e da radioterapia, há também a opção de adrenalectomia bilateral. As principais complicações desta última modalidade, além das relacionadas à própria cirurgia, são o desenvolvimento da insuficiência adrenal permanente, tornando a necessidade de glicocorticoides e mineralocorticoides indefinidamente. Há também a possibilidade de Síndrome de Nelson após a adrenalectomia bilateral.[31,32]

Para os adenomas ou carcinomas adrenais, o tratamento de escolha é a adrenalectomia unilateral. A via aberta é a preferível nos casos de carcinoma, seguido de mitotano, em caso de metástases ou tumor residual.

Devido à supressão do eixo pela Síndrome de Cushing, a hidrocortisona endovenosa deve ser reposta nestes pacientes após a cirurgia até cerca de 24hs e então poderá ser trocada para dose via oral, com prednisona ou hidrocortisona, e mantida até a plena recuperação do eixo hipófise-adrenal, e assim evitar sintomas de insuficiência adrenal. Caso a cirurgia seja bilateral nas adrenais, também deverá ser iniciado fludrocortisona via oral.[33]

Ovários

Possuem estímulo pelo LHRH hipotalâmico e LH, FSH e somatostatina hipofisários.

São considerados os principais órgãos reprodutores femininos. Suas funções consistem no armazenamento e na liberação do óvulo, bem como na produção dos dois principais hormônios sexuais femininos: estrogênio e progesterona. Produz também a testosterona e hormônios peptídicos, como a inibina.

Funcionalmente, os ovários possuem um córtex externo que contém folículos de diversos tamanhos e seus remanescentes apoptóticos incluídos no tecido conjuntivo. A medula interna contém tecido conjuntivo vascular e células hilares que auxiliam na produção de testosterona.

O ciclo ovariano, que envolve padrões variáveis de produção e secreção de hormônios, regula o eixo hipotálamo-hipofisário-gonadal e está envolvido com a maturação e o desenvolvimento do sistema reprodutor durante toda a vida.

Testículos

São considerados os principais órgãos reprodutores masculinos, juntamente com ducto deferente, ductos ejaculatórios, pênis e glândulas β acessórias (próstata e glândulas bulbouretrais).

As duas principais funções dos órgãos sexuais masculinos, os testículos, consistem na produção de espermatozoides e na síntese de testosterona. Através dessas funções, se obtém a fertilidade, as características sexuais masculinas ou virilidade. A estimulação testicular é controlada pelo sistema nervoso central em uma clássica alça de retroalimentação neuroendócrina em que as gonadotropinas (FSH-hormônio folículo-estimulante e LH-hormônio luteinizante) constituem os sinais hormonais principais. Estas, por sua vez, estão sob o estímulo do GnRH (hormônio liberador de gonadotropinas).

Os três principais hormônios produzidos pelos testículos são testosterona, estradiol e inibina.

A testosterona, sintetizada pelas células de Leydig sob estímulo do LH, é o principal e mais importante androgênio testicular e circulante.

A inibina, produzida e liberada pelas células de Sertoli através do estímulo do FSH, possui duas isoformas (α e β). A inibina B é a forma fisiologicamente importante e sua função é a supressão da secreção hipofisária de FSH.

A testosterona, além das funções de desenvolvimento, maturação e função sexual, exerce um papel anabólico sobre músculos e osso.

Paratireoides

São glândulas que se localizam nos polos superior e inferior na parte posterior da tireoide e são em número de quatro.

Produzem o PTH, hormônio fundamental na homeostasia do cálcio, na remodelagem óssea, na excreção de fósforo e ativação da vitamina D. No osso, ele estimula a reabsorção óssea. No rim, promove reabsorção de cálcio e excreção de fosfato na urina, além de estimular a hidroxilação da 25 OH vitamina D3, culminando em sua forma ativa, o calcitriol.

Sua liberação é controlada por uma retroalimentação pelas concentrações plasmáticas do cálcio graças a um receptor sensor de cálcio presente nas paratireoides, onde a hipocalcemia desencadeia a liberação do PTH. Em contrapartida, a hipercalcemia e o aumento da vitamina D determinam a inibição sobre o PTH.

O fosfato e magnésio também regulam a secreção do PTH. A hipofosfatemia inibe a secreção do PTH e a hiperfosfatemia aumenta sua secreção. Já a hipomagnesenemia diminui a formação e liberação do PTH, levando à hipocalcemia.

As principais doenças relacionadas ao PTH são:
♦ *Hiperparatireoidismo*

Este pode ser primário (hiperplasia, adenoma ou carcinoma de paratireoide, esporádicos ou ligados a síndromes familiares) onde há aumento da produção do PTH e consequentemente do cálcio com diminuição dos níveis de fósforo; ou pode ser secundário (deficiência da vitamina D e a insuficiência renal) e nestes casos, há aumento do PTH por um estímulo de hipocalcemia secundário a estas situações. O Hiperparatireoidismo pode causar envolvimento ósseo com perda de massa óssea e deformidades, nefrolitíases e sintomas relacionados a hipercalcemia como polidpsia, constipação e poliúria.

♦ *Hipoparatireoidismo*

Resulta em um comprometimento na produção de PTH, seja de causa genética (mutações ativadoras do sensor de cálcio, Síndrome de DiGeorge etc.), por remoção cirúrgica das glândulas paratireoides, radioterapia, síndrome poliglandular autoimune, doenças infiltrativas/destrutivas, hipomagnesenemia. Pode ser causado também por resistência à ação do PTH, como no pseudo-hipoparatireoidismo e condroplasia letal de Blomstrand.

O quadro clínico é decorrente dos baixos níveis de cálcio, diminuição do PTH e hiperfosfatemia e inclui câimbras, formigamentos, tetania, convulsões, arritmias cardíacas etc.

Cuidado especial deve-se ter em cirurgias de paratireoidectomia por hiperparatireoidismo, cujas principais complicações são lesão do nervo laríngeo recorrente, hipoparatireoidismo permanente ou transitório e fome óssea. Neste caso, deve-se ter atenção à reposição de vitamina D e cálcio no pós-operatório. Caso o paciente desenvolva uma hipocalcemia grave (abaixo de 7,5 mg por dL) e sintomas (tetania, laringoespasmo, convulsões ou diminuição da consciência), deverá ser feita a reposição de cálcio endovenoso.[34]

CONCLUSÃO

O conhecimento básico da fisiologia hormonal aliado a um pré operatório adequado das doenças endócrinas, associando orientações do endocrinonologista e anestesiologista, irá minimizar complicações operatórias e reduzir morbimortalidade nesses pacientes.

REFERÊNCIAS

1. Molina, Patricia E. Lange - Fisiologia Endocrina, 2ª edição
2. Almeida, MRA; Affonso FS. Manejo pré operatorio dos pacientes com doença endócrina e doença renal crônica. Revista Hospital Universitário Pedro Ernesto. 2007; 6(2): 58-66.
3. Williams- Tratado de Endocrinologia, 11ª edição.
4. Colao A, Ferone D et al, Systemic complications of Acromegalia: epidemiology, pathogenesis and management. Endocr Rev. 2004; 25: 102-52.
5. Diretrizes da Sociedade Brasileira de Diabetes, 2015-2016.
6. Van der Bergh G, Wouters P, Weekers F et al. Intensive insulin therapy in the critically ill patients. N Eng J Med,2001; 345:1359-67.
7. Grisdale DE, de Souza RJ, van Dam RM et al. Intensive insulin therapy and mortality among critically ill patients: a meta-analysis including NICE-SUGAR study data. CMAJ. 2009; 180(8): 821-7.
8. American Diabetes Association. Standards of Medical Care in Diabetes 2015. Diabetes Care. 2015 Jan; 38(1): S80-5.
9. Creyer PE, Davis SN, Shamoon H. Hypoglycemia in Diabetes. Diabetes Care. 2003; 26: 1902-12.
10. Diretrizes da Sociedade Brasileira de Diabetes 2015-2016. 2016; 317-23.
11. Finfer S (The Nice Sugar Study Investigators). Intensive versus conventional glucose control in critically ill patients. N Engl J Med. 2009; 360: 1283-97.
12. Vilar, L et al. Endocrinologia Clínica. 5a edição.
13. Klein I, Ojamaa K. Thyroid hormone and cardiovascular system. N Engl J Med. 2001; 344(7):501.
14. Stathatos N, Wartofsky L. Perioperative Management of patients with hypothyroidism. Endocrinol Metab Clin North Am. 2003; 32(2):503.
15. Deegan, RJ, Furman WR. Cardiovascular manifestations of endocrine dysfunction. J Cardiothorac Vasc Anesth. 2011 Aug; 25(4):705-20. 16. Chen AY, Bernet VJ et al. American Thyroid Association statement on optimal surgical management of goiter. Thyroid, 2014 Feb, 24(2): 181-9.
17. Kohl BA, Schwartz S. How to manage perioperative endocrine insufficiency. Anesthesiol Clin. 2010 Mar; 28(1): 139-55.
18. Kim JM, Hackman L. Anesthesia for untreated hypothyroidism: report of three cases. Anesth Analg. 1977; 56(2): 299.
19. Mackin JF, Canary JJ, Pittman CS. Thyroid storm and its management. N Engl J Med. 1974 Dec; 291(26):1396-8.
20. O´Riordan JA. Pheocromocitoma and anesthesia. Int Anesthesiol Clin.1997;35(4): 99-127.
21. Lenders JW, Eisenhofer G, Mannelli M, Pacak K. Phaeocromocytoma. Lancet. 2005; 366: 665-75.
22. Jude EB, Sridhar CB. Prolonged hypoglycemia following surgical removal of pheocromocytoma. Postgrad Med J. 2000; 76: 39-40.
23. Eisenhofer G, Bornstein SR. Surgery: risks of hemodynamic instabilty in pheochromocytoma. Nat Rev Endocrinol. 2010 Jun; 6(6): 301-2.
24. Maxwell PH, Buckley C, Gleadle JM, Mason PD. Nasty shock after an anti-emetic. Nefrol Dial Transplant. 2001 May; 16(5): 1069-72.
25. Funder JW, Carey RM et al. Case detection, diagnosis and treatment of patients with primary aldosteronism: an Endocrine Society clinical practice guideline. J Clin Endocrinol Metab. 2008; 93: 3266-81.
26. Young Jr WF. Primary aldosteronism- treatment options. Growth Horm IGF Res. 2003; 13(Suppl. A): S102-8.
27. Sechi LA, Novello M et al. Long Term renal outcomes in patients with primary aldosteronism. JAMA. 2006; 295 (22): 2638.
28. O´Connell S, Siafarikas A. Addison Disease - diagnosis and initial manegement. Aust Fam Physician, 2010; 39:834-7.
29. Kater CE, Faiçal S, Zanella MT. Como reconhecer e tratar a insuficiência adrenocortical. J Bras Med. 1993; 64: 168-70
30. Bornstein SR, Alloio B et al. Diagnosis and Treatment of primary adrenal insufficiency: an Endocrine Society Clinical Practice Guideline. J Clin Endocrinol Metab. 2015; 1-26.
31. Newell- Price J, Bertagna X, Grossman AB et al. Cushing´s Syndrome. Lancet. 2006; 367:1605-1.7
32. Hammer GD, Tyrrell JB, Lamborn KR et al. Transsphenoidal microsurgery for Cushing´s disease: initial outcomes and long term results. J Clin Endocrinol Metab. 2004; 89: 6348-57.
33. Assalia A, Gagner M. Laparoscopic adrenalectomy. Br J Surg. 2004; 91:1259-74.
34. Shoback D. Clinical Practice. Hypoparathyroidism. N Engl J Med. 2008; 359:391-403.

41

Resposta Neuroendócrina, Imunológica e Metabólica ao Trauma Cirúrgico

Renato Mestriner Stocche
Luis Vicente Garcia
Jyrson Guilherme Klamt
Gustavo Machado Colli

INTRODUÇÃO

A resposta neuroendócrina e metabólica ao estresse é um mecanismo de defesa de um organismo agredido por trauma psicológico, físico ou cirúrgico. Qualquer agressão dessas naturezas desencadeia uma resposta complexa que envolve aferências sensitivas, o eixo hipotálamo-hipofisário (sistema neuroendócrino) e o sistema imunológico. Essa resposta é caracterizada pelo aumento da concentração plasmática dos hormônios ACTH, cortisol e glucagon, das catecolaminas, das interleucinas (IL1 e IL6) e do fator de necrose tumoral.[1] A vasopressina e a ocitocina também são liberadas durante o estresse. A vasopressina possui potente ação vasoconstritora, atua na homeostase hidroeletrolítica e estimula a liberação do hormônio liberador da corticotrofina.[2,3] Já o papel da ocitocina na resposta ao estresse está pouco definido,[4] mas sabe-se que ela é liberada pelos dendritos dos neurônios magnocelulares do hipotálamo, é absorvida pelo sistema porta hipofisário e atua inibindo a liberação de hormônios pela adeno-hipófise.[5,6]

O objetivo deste capítulo é enfocar os aspectos relativos à resposta neuroendócrina-metabólica e imunológica ao trauma cirúrgico, procurando proporcionar conhecimentos de como a anestesia pode modular essa resposta.

MECANISMOS DE ATIVAÇÃO DA RESPOSTA NEUROENDÓCRINA E METABÓLICA

O entendimento da fisiopatologia da resposta neuroendócrina e metabólica ao estresse é de grande importância para várias áreas do conhecimento humano. No entanto, a maioria dos estudos foi realizada em pessoas submetidas à cirurgia, onde o estresse e suas consequências são bem conhecidos. Apesar do conhecimento detalhado das mudanças fisiológicas e hormonais que ocorrem no período perioperatório, os mecanismos envolvidos na estimulação e regulação do eixo hipotálamo-hipofisário foram, até o momento, só parcialmente elucidados.

A resposta neuroendócrina e metabólica ao estresse cirúrgico se inicia no pré-operatório, onde a ansiedade e o medo em relação à anestesia e à cirurgia provocam aumento das concentrações plasmáticas das catecolaminas.[7,8] A indução anestésica seguida de intubação traqueal induz a liberação de grandes quantidades de catecolaminas na corrente sanguínea.[9,10] Estudos mostram que, em cirurgias torácicas e do andar superior do abdome, estímulos neurais ativam o eixo hipotálamo-hipofisário mesmo na presença de anestesia peridural extensa.[11-13] Admitia-se que a aferência neural, via nervo vago, seria responsável pela menor eficiência do bloqueio peridural no bloqueio da resposta ao estresse nesses casos.[14] No entanto, a associação do bloqueio bilateral do nervo vago e do bloqueio peridural extenso não foi capaz de inibir a resposta ao estresse em cirurgias abdominais do andar superior.[15] A resposta imunológica (aumento da concentração plasmática de mediadores inflamatórios) pode ser responsável pela estimulação do eixo hipotálamo-hipofisário nessas situações.[16,17] A observação de que cirurgias em membros desnervados também induzem resposta ao estresse demonstra a presença de estimulação do eixo hipotálamo-hipofisário por outras vias que não a neural.

A natureza dos mediadores imunológicos envolvidos na resposta neuroendócrina e metabólica não está totalmente esclarecida. A liberação de imunomediadores assemelha-se ao que acontece na cascata da coagulação, ou seja, a partir de um estímulo inicial, são liberados mediadores que amplificam a resposta, provocando a liberação de mediadores subsequentes.[18]

Os mediadores mais estudados são as interleucinas 1 (IL 1), interleucina 6 (IL 6) e o fator de necrose tumoral. A concentração das interleucinas aumenta significativamente após o início da cirurgia,[19] ocorrendo amplificação da resposta inflamatória, ativação do eixo hipotálamo-hipofisário e consequente ampliação da resposta hormonal ao estresse cirúrgico.[20-22]

A relação entre o sistema imunológico e o eixo hipotálamo-hipofisário é bidirecional, pois a liberação de ACTH-cortisol inibe a liberação periférica de IL-1, IL-6 e fator de necrose tumoral, que ativam a resposta neuroendócrina. As interleucinas são liberadas em grandes quantidades em cirurgias torácicas e de abdome superior, o que pode justificar a maior dificuldade em bloquear a resposta neuroendócrina e metabólica nessas cirurgias.[16,23,24] Portanto, no período perioperatório, várias são as vias e os estímulos que culminam na ativação do eixo hipotálamo-hipofisário e consequente liberação dos mediadores característicos da resposta ao estresse cirúrgico.

A magnitude da resposta neuroendócrina depende do número e da intensidade dos estímulos conduzidos por via neural ou sistêmica (Figura 41.1). Consequentemente, cirurgias de pequeno porte induzem respostas menores que as de médio e de grande porte.[25]

FASES DA RESPOSTA NEUROENDÓCRINA E METABÓLICA AO ESTRESSE CIRÚRGICO

A resposta neuroendócrina e metabólica ao estresse cirúrgico pode ser didaticamente separada em duas fases: a primeira é a fase aguda ou de choque, que se inicia imediatamente ao estímulo e dura de 24 a 48 horas.[26] Nessa fase, grandes quantidades de catecolaminas são rapidamente liberadas na corrente sanguínea[27,28] e mais

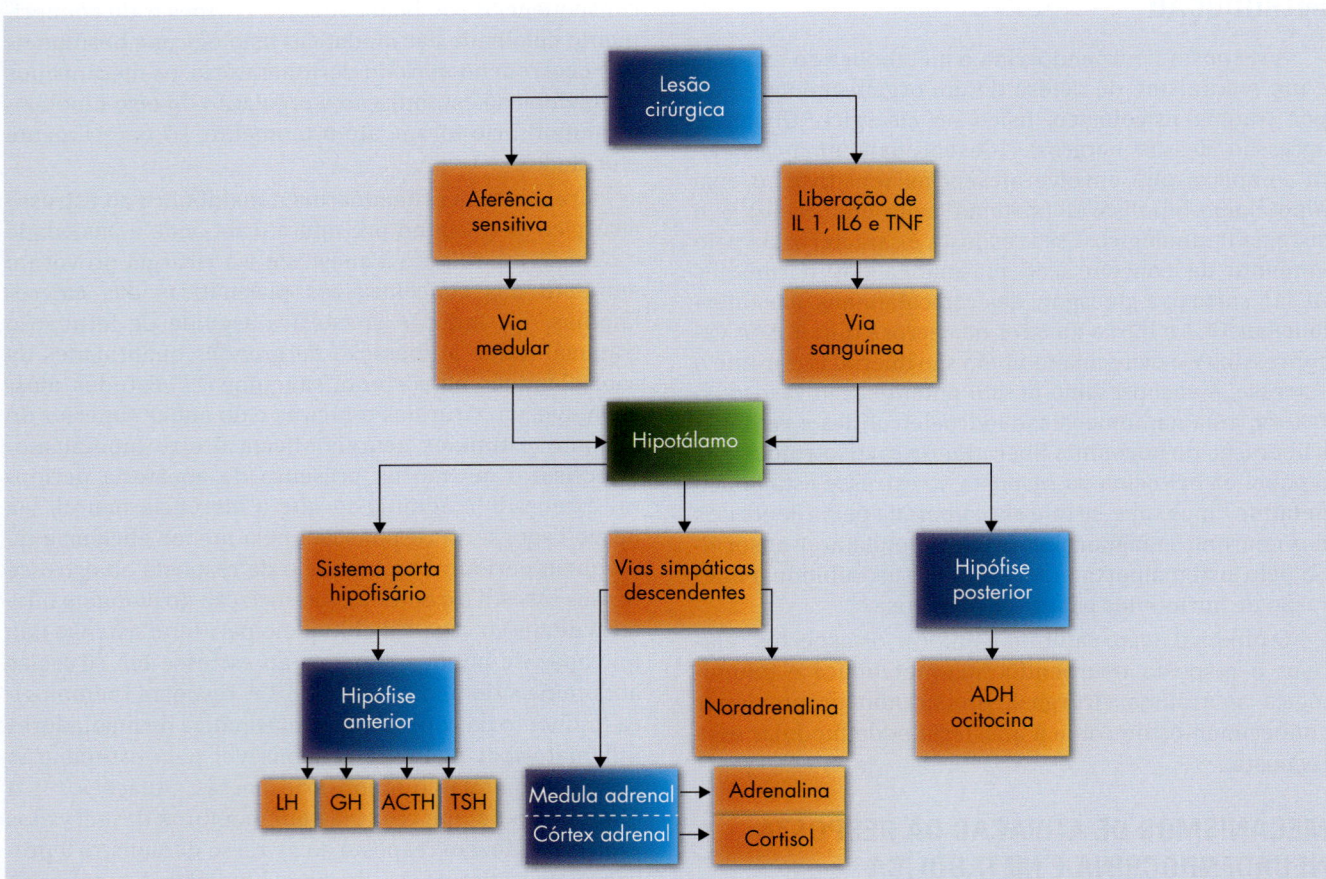

Figura 41.1 — *Resposta neuroendócrina ao estresse cirúrgico. As aferências sensitivas associada às* IL-1, IL-6 e TNF *atingem a região do hipotálamo estimulando a produção de fatores liberadores do hipotálamo, ADH e ocitocina. Os fatores liberadores hipotalâmicos, via sistema porta hipofisário, estimulam a secreção da adeno-hipófise, que libera uma série de hormônios, dentre eles o* ACTH. *O* ACTH *promove liberação de* cortisol *no córtex da suprarrenal. Os centros superiores do sistema nervoso simpático recebem aferência medular e, reflexivamente, aumentam o tônus simpático, liberando* noradrenalina *nos terminais nervosos e estimulando a medula da suprarrenal a liberar* adrenalina.

lentamente ocorre aumento do ACTH,[29] cortisol,[30,31] glucagon,[32] ADH, ocitocina, hormônios de crescimento,[31] interleucinas[18,33] e β-endorfinas. Nessa mesma fase, ocorre inibição da secreção de insulina, que provoca aumento da relação glucagon/insulina com consequente hiperglicemia.[34] Na segunda fase, as concentrações das catecolaminas permanecem altas, porém menores que as observadas na fase inicial. A concentração plasmática de ACTH diminui no período pós-operatório, enquanto a de cortisol atinge seu pico nas primeiras 24 horas, o que indica maior sensibilidade do córtex adrenal ao ACTH plasmático.[35] A concentração do cortisol permanece alta, porém diminui progressivamente durante todo o período de convalescência. Na segunda fase, a concentração de insulina volta ao normal, entretanto sua ação hipoglicemiante está prejudicada, pois ocorre aumento da resistência à sua ação periférica.[36]

Existe uma relação direta entre a magnitude do trauma e da aferência de estímulos ao neuroeixo com a duração da segunda fase da resposta neuroendócrina. Em cirurgias de grande porte, o aumento do cortisol plasmático pode perdurar por semanas.[37] Consequentemente, se não atenuada a resposta neuroendócrina, um estado prolongado de imunossupressão pode suceder às cirurgias de maior porte.[38]

FISIOPATOLOGIA DA RESPOSTA NEUROENDÓCRINA E METABÓLICA

O aumento da concentração plasmática do cortisol, do glucagon e das catecolaminas (indutores do catabolismo) induz a gliconeogênese. A gliconeogênese e a resistência periférica aumentada à ação da insulina facilitam o aparecimento da hiperglicemia e do balanço nitrogenado negativo.[39]

Os hormônios catabolizantes também promovem hipermetabolismo, aumento do consumo corporal de oxigênio,[40] retenção de água e sódio, hipercoagulabilidade,[41] aumento do tônus simpático, além de atuarem na modulação da resposta inflamatória.[42]

Todas essas alterações permitem adaptação ao trauma físico ou psíquico, proporcionando maior capacidade de reação e manutenção da homeostase, protegendo o indivíduo. Todavia, a resposta neuroendócrina e metabólica exacerbada no período pós-operatório pode aumentar a morbimortalidade,[43] especialmente em indivíduos em estado crítico ou com comprometimento sistêmico.[44-46]

A resposta neuroendócrina e metabólica também pode ser responsável por eventos adversos no pós-operatório de grandes cirurgias.[47] O aumento da contratilidade e da frequência cardíaca no período pós-operatório deve-se principalmente ao aumento da concentração plasmática das catecolaminas, acarretando maior consumo de oxigênio pelo miocárdio. O maior consumo corporal de oxigênio, somado à tendência de disfunção ou depressão respiratória e maior consumo de oxigênio pelo miocárdio, aumenta a probabilidade de complicações cardíacas e renais.[49,50] A hiperglicemia resultante do catabolismo pode intensificar uma lesão cerebral isquêmica, caso ela ocorra no período perioperatório.[51,52] A dor, por si só, produz um estado de sofrimento e trauma psicológico, além de aumentar a incidência de complicações respiratórias.[53]

O aumento prolongado do cortisol plasmático leva à imunodepressão e muda o substrato energético, metabolismo lipídico e catabolismo proteico, proporcionando cicatrização mais prolongada e maior risco de infecção na ferida cirúrgica.[54,55] Estudo realizado em ratos demonstrou forte correlação entre o porte cirúrgico e a consequente resposta neuroendócrina com a incidência de metástases tumorais.[56] Colectomias oncológicas realizadas por via laparoscópica apresentam menor recorrência do câncer que cirurgias realizadas por via aberta. Acredita-se que a menor resposta neuroendócrina e a imunossupressão gerada pela via laparoscópica tenham sido as responsáveis por esse resultado.[57] Já o estado de hipercoagulabilidade aumenta o risco de fenômenos tromboembólicos e de infarto agudo do miocárdio.[58-60] No entanto, em estudo onde se infundiu parte dos mediadores do estresse não se obteve hipercoagulabilidade, provavelmente pela impossibilidade de se reproduzir a complexa resposta fisiológica ao estresse encontrada no perioperatório.[60]

A incidência de distúrbios psíquicos no período pós-operatório também está relacionada com o nível de cortisol e catecolaminas no intraoperatório.[61]

Certamente, nos pacientes com alto risco de eventos adversos no perioperatório, a atenuação da resposta neuroendócrina e metabólica ao trauma cirúrgico pode ser benéfica. Já nos pacientes de baixo risco anestésico-cirúrgico, não existem evidências suficientes de que o bloqueio da resposta neuroendócrina e metabólica promova menor morbimortalidade, talvez pela já esperada baixa incidência de complicações.

Portanto, considerando os recursos e o conhecimento médico-científico atuais, o bloqueio ou a atenuação da resposta neuroendócrina-metabólica deve ser meta de todos os profissionais envolvidos no atendimento do paciente crítico submetido a estresse traumático ou cirúrgico.[43,45]

ANESTESIA E RESPOSTA NEUROENDÓCRINA AO TRAUMA

A modulação da resposta neuroendócrina ao estresse cirúrgico, por meio de técnicas anestésicas, tem sido objeto de vários trabalhos científicos. Contudo, nenhuma técnica anestésica se apresenta totalmente eficaz na tarefa de bloquear a resposta neuroendócrina e metabólica. Devido à alta complexidade dos mecanismos envolvidos e à inexistência de técnicas isoladas que sejam capazes de bloquear a resposta neuroendócrina e metabólica, a tendência atual é de se realizar associações de técnicas para se obter resultados melhores.[48,52]

A consulta pré-anestésica com esclarecimentos sobre o ato anestésico, bem como o emprego de medicações pré-anestésicas como os benzodiazepínicos, é eficaz em diminuir o estresse pré-operatório e consequentemente a concentração plasmática das catecolaminas.[62,63]

O emprego de anti-inflamatório não esteroidal, como o ibuprofeno, antes do início da cirurgia, pode diminuir a liberação das interleucinas no intraoperatório, com consequente atenuação da resposta neuroendócrina.[64] Após infusão de endotoxina, o ibuprofeno atenua a taquicardia, a febre, o hipermetabolismo e a liberação de hormônios do estresse sem promover mudança do substrato energético.[65] A indometacina apresenta eficácia semelhante, podendo até diminuir a incidência de febre e excreção de nitrogênio no pós-operatório, sem alterar a leucocitose característica.[66,67] Embora module parte da resposta ao trauma, a utilização de indometacina associada à anestesia peridural com bupivacaína não é capaz de bloquear a resposta ao estresse em cirurgias de abdome superior.[68] O papel de outros AINES no controle da resposta neuroendócrina e metabólica ao estresse cirúrgico ainda não está muito bem definido.

No início da cirurgia, a liberação repetida de glutamato e substância P leva a alterações plásticas da medula espinhal, que facilitam e amplificam os impulsos sensitivos que normalmente não levariam a sensações dolorosas. Portanto, estímulos não álgicos passam a se comportar como estímulos de dor, fenômeno conhecido como hiperalgesia secundária.[69,70] Após ter ocorrido sensibilização medular, as doses de analgésicos ou anestésicos necessárias para bloquear as sensações dolorosas são comparativamente maiores que as necessárias sem a sensibilização prévia.[71] O mecanismo de sensibilização medular pode proporcionar maior aferência sensitiva ao hipotálamo, justificando a dificuldade em se inibir a resposta neuroendócrina e metabólica após o seu desencadeamento. Dessa forma, a técnica de analgesia preemptiva pode influenciá-la.

A clonidina é um α_2-agonista de ação central que diminui o tônus do sistema nervoso simpático, promovendo sedação, diminuição da produção de saliva e da pressão intraocular.[72] Tem sido utilizada com frequência durante procedimentos anestésicos, com o objetivo de atenuar a resposta simpática ao estresse decorrente da intubação traqueal e da cirurgia.[73,74]

A clonidina pode bloquear a liberação de outros hormônios do estresse, mas esse ainda é um assunto controverso. Após cirurgia pélvica sob anestesia geral, a clonidina não bloqueou a liberação de cortisol.[75] Contudo, estudo realizado em pacientes neurocirúrgicos demonstrou que a clonidina diminui os níveis de cortisol plasmático durante todo o procedimento.[76] A dexmedetomidina, α_2-agonista 200 vezes mais seletivo que a clonidina e comumente utilizado em infusão contínua, bloqueia a liberação de hormônios do estresse cirúrgico bem como o aumento dos marcadores inflamatórios (interleucinas).[77,78]

A técnica de anestesia geral com anestésicos inalatórios não bloqueia a resposta neuroendócrina e metabólica,[1,44,49,54,79] nem mesmo quando se utilizam altas concentrações de halogenado.[80] As atenuações das respostas somente são equiparáveis às anestesias condutivas quando altas doses de opioides são empregadas em anestesia geral.[48,81,82] No entanto, essa técnica tem a desvantagem de levar à depressão respiratória prolongando o tempo de suporte ventilatório.

O remifentanil apresenta meia-vida curta, sendo possível a utilização de grandes quantidades no intraoperatório sem prolongamento do tempo de despertar. O remifentanil, na dose de 0,39 $\mu g.kg^{-1}.min^{-1}$, atenua a liberação de adrenalina, mas não interfere na liberação de noradrenalina.[83] Já em infusão de 1,0 $\mu g.kg^{-1}.min^{-1}$, atenua a liberação de ACTH, ADH e cortisol.[84] O provável local de ação dos opioides na inibição da resposta neuroendócrina e metabólica parece ser o hipotálamo, visto que a infusão de ACTH promove aumento do cortisol plasmático em pacientes submetidos a anestesias com dose elevada de opioides.[85]

A presença de grande quantidade de receptores μ e κ na região do hipotálamo e hipófise reforça essa hipótese.[86,87] O próprio ACTH é derivado da proopiomielocortina, que possui como metabolito a β-endorfina, comprovando a ligação entre os opioides endógenos e o eixo hipotálamo-hipofisário.[88]

Apesar de os opioides bloquearem a resposta neuroendócrina ao estresse cirúrgico enquanto presente em altas concentrações plasmáticas, o efeito é limitado após o término da cirurgia quando as concentrações dos opioides começam a diminuir. Estudo demonstrou que o remifentanil no intraoperatório, mesmo quando associado a analgesia peridural torácica no pós-operatório, diminui a resistência à insulina, mas não altera o catabolismo proteico após 24 horas.[89] A morfina, mesmo que utilizada de forma preemptiva no intraoperatório seguida de doses analgésicas no pós-operatório, não é capaz de bloquear a segunda fase da resposta neuroendócrina.[90]

À parte a imunossupressão consequente ao estresse cirúrgico, estudos demonstram que os opioides, *per se*, apresentam efeitos imunossupressores, podendo promover o crescimento tumoral e a disseminação de metástases a distância.[91-93]

Estudos apontam que a morfina inibe a ação citotóxica das células NK (*natural killer*) em voluntários sadios.[94] Já o fentanil apresenta resultados conflitantes no período perioperatório.[95,96] Corroborando o efeito deletério dos opioides, ratos inoculados com células tumorais e tratados com infusão contínua de um antagonista opioide apresentam diminuição do crescimento tumoral e do aparecimento de metástases pulmonares.[97] Somado ao efeito imunossupressor, a morfina em ratos apresenta também um possível efeito angiogênico direto pró-tumoral.[98] No entanto, apesar de alguns estudos sugerirem esses efeitos como gerais a todos os opioides, pesquisas com fentanil e remifentanil não foram conclusivas em relação à proliferação celular e à disseminação de metástases, questionando-se, assim, a especificidade molecular desses efeitos.[99,100]

Estudos prospectivos em humanos são escassos, e permanece inconclusivo se a utilização de opioides em pacientes oncológicos deve ser evitada. Contudo, técnicas anestésicas e analgésicas alternativas podem ser utilizadas, em especial os bloqueios sensitivos com anestésicos locais.[101]

A anestesia venosa total com propofol parece não diferir da anestesia com halogenados, apresentando-se ineficaz na inibição da resposta neuroendócrina e metabólica.[102,103] Somente altas doses de propofol, suficientes para levar o índice bispectral (BIS) para próximo de 40, bloqueiam o aumento das catecolaminas no intraoperatório. Contudo, mesmo em altas doses a glicemia aumenta com o tempo, demonstrando uma inibição parcial da resposta ao estresse.[104]

A cetamina e seus isômeros também não são capazes de bloquear a resposta ao estresse cirúrgico,[105,106] o que seria esperado, pois a cetamina dissocia o hipotálamo dos centros superiores e a resposta neuroendócrina envolve centros inferiores, como hipotálamo e hipófise.

Sabe-se que o bloqueio das aferências sensitivas do campo cirúrgico promove atenuação da resposta neuroendócrina e metabólica, pois não permite que ocorra a propagação de estímulos para a região hipotalâmica.[107] Em geral, os bloqueios peridurais e subaracnóideos com anestésico local, em cirurgias de membros inferiores ou abdominais abaixo da cicatriz umbilical, são capazes de atenuar a resposta neuroendócrina e metabólica.[1,44,54,108,109] Entretanto, nas cirurgias torácicas e abdominais superiores, a anestesia peridural bloqueia de forma parcial o estresse cirúrgico.[110,111]

A anestesia peridural torácica é mais efetiva que a anestesia peridural lombar em bloquear a resposta neuroendócrina à cirurgia, pois, além de melhor assegurar o bloqueio da aferência sensitiva, bloqueia também a eferência simpática torácica e a consequente liberação de catecolaminas.[112]

A lesão tecidual em cirurgias oculares é mínima e o aumento da concentração de interleucina é pequeno. Dessa forma, os bloqueios anestésicos em oftalmologia atenuam a resposta neuroendócrina e metabólica, provavelmente por bloquearem a aferência sensitiva.[113,114]

Os opioides por via peridural bloqueiam de forma parcial a resposta neuroendócrina e metabólica e são menos eficazes que a peridural com anestésicos locais,[1,44,49,54,79,115] visto que a manutenção de analgesia pós-operatória com morfina, através de cateter, é menos eficaz em bloquear a resposta que a analgesia equipotente com anestésicos locais.[116] Isso provavelmente se deve ao fato de os opioides bloquearem, seletivamente, as vias de dor, ao contrário dos anestésicos locais que bloqueiam todos os tipos de aferências. Porém, no estudo citado, a analgesia exclusiva com morfina peridural foi iniciada depois de 30 minutos do início da cirurgia, quando, certamente, a resposta neuroendócrina e metabólica já tinha sido ativada. Sabidamente, após desencadeada, a resposta tende a se amplificar, dificultando a ação moduladora das técnicas anestésicas.

A analgesia com morfina por via subaracnóidea é mais efetiva no bloqueio da resposta que a analgesia por via sistêmica, quando doses equipotentes são utilizadas em cada via.[117,118] O fentanil por via subaracnóidea, utilizado em analgesia de parto, diminui os níveis de catecolaminas consequentes ao estresse do trabalho de parto, sugerindo forte influência da aferência de dor na resposta neuroendócrina e metabólica.[119]

O sufentanil por via subaracnóidea, em analgesia de parto, diminui a concentração do cortisol de maneira semelhante à analgesia peridural,[120] levando à suspeita de que seu local de ação na analgesia de parto não se limite à região espinhal.[121] Nesses estudos não foi possível demonstrar qual o mecanismo envolvido da modulação da resposta neuroendócrina e metabólica, podendo ser o controle da dor, bem como ação direta no eixo hipotálamo-hipofisário.[122]

Durante cirurgia cardíaca com circulação extracorpórea (CEC), a resposta neuroendócrina e metabólica é intensa. As técnicas com altas doses de opioides ou associação de anestesia peridural com anestesia geral bloqueiam a resposta somente até o início da CEC, consequência da intensa ativação do sistema imunológico desencadeado pela CEC.[123,124] A ativação da resposta imune promove ativação da resposta neuroendócrina e metabólica e aumenta a possibilidade de lesão tecidual, sendo mais comum a lesão pulmonar.[125,126]

Até o presente momento, nenhuma técnica anestésica foi eficaz em bloquear a ativação do sistema imunológico em cirurgias com CEC. A eficácia dos corticosteroides em atenuar a resposta imune à CEC permanece controversa.

CONCLUSÕES

Quando exacerbada, a resposta neuroendócrina e metabólica ao trauma cirúrgico pode levar a consequências deletérias para o organismo que já foi agredido por uma cirurgia, exigindo grande reserva funcional dos principais sistemas orgânicos.

Os pacientes com limitações funcionais ou os pacientes críticos apresentam maior tendência em desenvolver complicações se a resposta neuroendócrina e metabólica não for atenuada. Já nos pacientes sem limitações fisiológicas importantes, os benefícios de seu bloqueio ainda não foram comprovados.

A intensidade da resposta neuroendócrina e metabólica tem correlação direta com a extensão e com o local da cirurgia. Em cirurgias infraumbilicais e de membros inferiores, pode ser atenuada ou até mesmo bloqueada com técnicas anestésicas espinhais. Devido aos complexos mecanismos ativadores e moduladores da resposta neuroendócrina e metabólica, nenhuma técnica anestésica é totalmente eficaz em bloqueá-la em cirurgias de grande porte e/ou acima da cicatriz umbilical, provavelmente devido à grande lesão tecidual, com aumento das interleucinas. Portanto, nesses casos, a estratégia de atenuação da resposta neuroendócrina e metabólica deve ser multimodal, incluindo sempre que possível a associação de bloqueios espinais ou periféricos com anestesia geral. Ao optar pelo uso de anestesia peridural, deve-se dar preferência pela torácica em detrimento da lombar.

Os opioides em altas doses por via venosa, apesar de bloquearem a resposta ao estresse cirúrgico no intraoperatório, apresentam ação discreta no pós-operatório. A ineficácia em atenuar a imunossupressão na fase tardia soma-se ao efeito inibidor direto dos opioides na resposta imune. Portanto, em cirurgias oncológicas, uma estratégia anestésica utilizando-se um bloqueio da aferência sensitiva com anestésico local pode ser vantajosa.

A utilização de clonidina e benzodiazepínicos como coadjuvantes pode ser benéfica. O emprego de anti-inflamatórios não esteroidais também pode auxiliar no controle da resposta, atenuando a liberação das interleucinas.

REFERÊNCIAS

1. Weissman C. The metabolic response to stress: an overview and update. Anesthesiology, 1990;73:308-27.
2. Liu JH, Muse K, Conteras P, et al. Augmentation of ACTH-releasing activity of synthetic corticotropin releasing factor (CRF) by vasopressin in women. J Clin Endocrinol Met. 1983;57:1087-9.
3. Gibbs DM. Vasopressin and oxytocin: hypothalamic modulators of the stress response: a review. Psychoneuroendocrinology. 1986;11:131-40.
4. Nussey SS, Page SR, Ang VTY, et al. The response of plasma oxytocin to surgical stress. Clin Endocrinol. 1988;28:277-82.
5. Landgraf R. Mortyn Jones Memorial Lecture. Intracerebrally release vasopressin and oxytocin: measurement, mechanisms and behavioural consequences. J Neuroendocr. 1995;7:243-53.
6. Wotjak CT, Ganster J, Kohl G, et al. Dissociated central and peripheral release of vasopressin, but not oxytocin, in response to repeated swin stress: new insights into the secretory capacities of peptidergic neurons. Neuroscience. 1998;85:1209-22.
7. Kiefer RT, Weindler J, Ruprecht KW. The endocrine stress response after oral premedication with low-dose midazolam for intraocular surgery in retrobulbar anaesthesia. Eur J Ophthalmol. 1998;8:239-45.
8. Burkhardt U, Wild L, Vetter B, et al. Modulation of the stress response in children in the preoperative preparation. Anaesthesist. 1997;46:850-5.
9. Tolson WW, Mason JW, Sachar EJ, et al. Urinary catecholamine responses associeted with hospital admission in normal human subjects. J Psychosom Res. 1965;8:365-72.
10. Oczenski W, Krenn H, Dahaba AA, et al. Hemodynamic and catecholamine stress responses to insertion of the Combitube, laryngeal mask airway or tracheal intubation. Anesth Analg. 1999;88:1389-94.
11. Asoh T, Tsuji H, Shirasaka C, et al. Effect of epidural analgesia on metabolic response to major upper abdominal surgery. Acta Anaesthesiol Scand. 1983;27:233-7.
12. Hjortso NC, Christensen NJ, Andresen T, et al. Effects of the extradural administration of local anesthetic agents and morphine on the urinary excretion of cortisol, catecholamines and nitrogen following abdominal surgery. Br J Anaesth. 1985;57:400-6.
13. Tsuji H, Shirasaka C, Asoh T, et al. Effects of epidural administration of local anaesthetics or morphine on postoperative nitrogen loss and catabolic hormones. Br J Surg. 1987;74:421-5.
14. Bromage PR, Shibata HR, Willoughby HW. Influence of prolonged epidural blockade on blood sugar and cortisol responses to operations upon the upper part of the abdomen and the thorax. Surg Gynecol Obstet. 1971;132:1051-6.
15. Traynor C, Paterson JL, Ward ID, et al. Effects of extradural analgesia and vagal blockade on the metabolic and endocrine response to upper abdominal surgery. Br J Anaesth. 1982;54:319-23.
16. Kato M, Suzuki H, Murakami M, et al. Elevated plasma levels of interleukin-6, interleukin-8, and granulocyte colony-stimulating factor during and after major abdominal surgery. J Clin Anesth. 1997;9:293-8.
17. Naito Y, Tamai S, Shingu K, et al. Responses of plasma adrenocorticotropic hormone, cortisol, and cytokines during and after upper abdominal surgery. Anesthesiology. 1992;77:426-31.
18. Sheeran P, Hall GM. Cytokines in anaesthesia: Review Article. Br J Anaesth. 1997;78:201-19.
19. Di Padova F, Pozzi C, Tondre MJ, et al. Selective and early increase of IL-1 inhibitors, IL-6 and cortisol after elective surgery. Clin Exp Immunol. 1991;85:137-42.
20. Lee HY, Whiteside MB, Herkenham M. Area postrema removal abolishes stimulatory effects of intravenous interleukin-1beta on hypothalamic-pituitary-adrenal axis

activity and c-fos mRNA in the hypothalamic paraventricular nucleus. Brain Res Bull. 1998;46:495-503.

21. Lang CH, Molina PE, Yousef KA, et al. Role of IL-1α in central nervous system immunomodulation of glucoregulation. Brain Res. 1993;624:53-60.

22. Turnbull AV, Rivier CL. Regulation of the hypothalamic-pituitary-adrenal axis by cytokines: actions and mechanisms of action. Physiol Rev. 1999;79:1-71.

23. Cabiè A, Farkas JC, Fitting C, et al. High levels of portal TNF-alpha during abdominal aortic surgery in man. Cytokine. 1993;5:448-53.

24. Parry Billings M, Baigrie RJ, Lamont PM, et al. Effects of major and minor surgery on plasma glutamine and cytokine levels. Arch Surg. 1992;127:1237-40.

25. Chernow WR, Alexander R, Smallridge RC, et al. Hormonal responses to graded surgical stress. Arch Intern Med. 1987;147:1273-8.

26. Cuthbertson DP. Post-Shock metabolic response. Lancet. 1942;1:433-8.

27. Halter JB, Pflug AE, Porte D. Mechanism of plasma cathecolamine increases during surgical stress in mas. J Clin Endocrin Metab. 1977;45:936-44.

28. Stanley T, Berman L, Green O, et al. Plasma catecholamine and cortisol responses to fentanyl-oxygen anesthesia for coronary artery operations. Anesthesiology. 1980;53:250-3.

29. Cooper CE, Nelson DH. ACTH levels in plasma in preoperative and surgically stressed patients. J Clin Invest. 1962;41:1599-605.

30. Axelrod J, Reisene TD. Stress hormones: Their interaction and regulation. Science. 1984;224:452-9.

31. Reier CE, George JM, Kilman JW. Cortisol and Growth hormone response to surgical stress. Anesth Anal. 1973;52:1003-10.

32. Mc Leod MK, Carlson DE, Gann DS. Secretory response of glucagon to hemorrhage. J Trauma. 1983;23:445-51.

33. Balkwill FR, Burke F. The cytokine network. Immunology Today. 1989;10:299-304.

34. Clarke RSJ, Jonston H, Slerida B. The influence of anaesthesia and surgery on plasma cortisol, insulin and free fatty acids. Br J Anaesth. 1970;42:295-9.

35. Naito Y, Fukata J, Tamai S, et al. Biphasic changes in hypothalamo-pituitary-adrenal function during the early recovery period after major abdominal surgery. J Endocrinol Metab. 1991;73:111-7.

36. Black PR, Broods DC, Bessey PQ, et al. Mechanisms of insulin resistance following injury. Ann Surg. 1982;196:420-33.

37. Page GG. Surgery-induced immunosuppression and postoperative pain management. AACN Clin Issues. 2005;16(3):302-9.

38. Kimura F1, Shimizu H, Yoshidome H, et al. Immunosuppression following surgical and traumatic injury. Surg Today. 2010;40(9):793-808.

39. Bessey PQ, Lowe KA. Early hormonal changes affect the catabolic response to trauma. Ann Surg. 1993;218:476-91.

40. Gore DC, O'Brien R, Reines HD. Derangements in peripheral glucose and oxygen utilization induced catabolic hormones. Crit Care Med. 1993;21:1712-7.

41. Collins GJ Jr, Barber JA, Zajtchuk R, et al. The effects of operative stress on the coagulation profile. Am J Surg. 1977;133:612-6.

42. Hall GM, Ali W. The stress response and its modification by regional anaesthesia. Anaesthesia. 1998;53(supl 2):10-2.

43. Kehlet H. The surgical stress response: should be prevented? Can J Surg. 1991;34:565-7.

44. Yeager MP, Glass DD, Neff RK, et al. Epidural anesthesia and analgesia in high-risk surgical patients. Anesthesiology. 1987;66:729-36.

45. Roizen MF, Lampe GH, Benefiel DJ. Is increase operative stress associated with worse outcome? Anesthesiology. 1987;67(Suppl.):A1.

46. Swedberg K, Eneroth P, Kjekshus J, et al. Hormones regulating cardiovascular function in patients with severe congestive heart failure and their relation to mortality. Circulation. 1990;82:1730-6.

47. Anand KJS, Phil D, Hickey PR. Halothane-morphine compared with high-dose sufentanil for anesthesia and postoperative analgesia in neonatal cardiac surgery. N Engl J Med. 1992;326:1-9.

48. Kehlet H. Multimodal approach to control postoperative pathophysiology and rehabilitation. Br J Anaesth. 1997;78:606-17.

49. Mangano DT. Perioperative cardiac morbidity. Anesthesiology. 1990;72:153-84.

50. Lanier WL. Glucose management during cardiopulmonary bypass: Cardiovascular and neurologic implications. Anesth Analg. 1991;72:423-7.

51. Marsh WR, Anderson RE, Sundt Jr TM. Effect of hyperglycemia on brain pH levels in areas of focal incomplete cerebral ischemia in monkeys. J Neurosurg. 1986;65:693-6.

52. Kehlet H. Postoperative pain relief – What is the issue? Br J Anaesth. 1994;72:375-8.

53. Kusnecov AW, Rabin BS. Stressor-induced alterations of immune function: Mechanisms and issues. International Arch Allerg Immunol. 1994;105:107-21.

54. Parker SD, Breslow MJ, Frank S, et al. Catecholamine and cortisol responses to lower extremity revascularization: correlation with outcome variables. Perioperative Ischemia Randomized Anesthesia Trial Study Group. Crit Care Med. 1995;23:1954-61.

55. Angele MK, Faist E. Clinical review: Immunodepression in the surgical patient and increased susceptibility to infection. Critical Care. 2002;6(4):298-305.

56. Tsuchiya Y, Sawada S, Yoshioka I, et al. Increased surgical stress promotes tumor metastasis. Surgery. 2003;133(5):547-55.

57. Lacy AM, Garcia-Valdecasas JC, Delgado S, et al. Laroscopy-assisted colectomy versus open colectomy for treatment of non-metastatic colon cancer: arandomised trial. Lancet. 2002;359:2224-9.

58. Rosenfeld BA, Beattie C, Christopherson R, et al. The effects of different anesthetic regimens on fibrinolysis and the development of postoperative arterial thrombosis. Anesthesiology. 1993;79:435-43.
59. Tuman KJ, McCarthy RJ, March RJ, et al. Effects of epidural anesthesia and analgesia on coagulation and outcome after major vascular surgery. Anesth Analg. 1991;73:696-704.
60. Rosenfeld B A, Nguyen N, Sung I, et al. Neuroendocrine stress hormones do not recreate the postoperative hypercoagulable state. Anesth Analg. 1998;86:640-5.
61. Naber D, Bullinger M. Neuroendocrine and psychological variables relating to post-operative psychosis after open-heart surgery. Psychoneuroendocrinology. 1985; 10:315-24.
62. Burkhardt U, Wild L, Vetter B, et al. Modulation of the stress response in children in the preoperative preparation. Anaesthesist. 1997;46:850-5.
63. Kiefer RT, Weindler J, Ruprecht KW. The endocrine stress response after oral premedication with low-dose midazolam for intraocular surgery in retrobulbar anaesthesia. Eur J Ophthalmol. 1998;8:239-45.
64. Chambier C, Chassard D, Bienvenu J, et al. Cytokine and hormonal changes after cholecystectomy. Ann Surg. 1996;224:178-82.
65. Revhaug A, Michie HR, Manson JM, et al. Inhibition of cyclo-oxygenase attenuates the metabolic response to endotoxin in humans. Arch Surg. 1988;123:162-70.
66. Asoh T, Shirasaka C, Uchida I, et al. Effects of indomethacin on endocrine responses and nitrogen loss after surgery. Ann Surg. 1987;206:770-6.
67. Schulze S, Schierbeck J, Spars BH, et al. Influence of neural blockade and indomethacin on leucocyte, temperature, and acute-phase protein response to surgery. Acta Chir Scand. 1987;153:255-9.
68. Schulze S, Roikjaer O, Hasselstr‡m L, et al. Epidural bupivacaine and morphine plus systemic indomethacin eliminates pain but not systemic response and convalescence after cholecystectomy. Surgery. 1988;103:321-7.
69. Arendt NL, Petersen FS. Wind-up and neuroplasticity: is there a correlation to clinical pain? Eur J Anaesthesiol. 1995;10 (Suppl.):1-7.
70. Woolf CJ. Generation of acute pain: central mechanisms. Br Med Bull. 1991;47:523-33.
71. Power I, Barratt S. Analgesic agents for the postoperative period. Nonopioids. Surg Clin North Am. 1999;79:275-95.
72. Ghignone M, Noe C, Calvillo O, et al. Anesthesia for ophthalmic surgery in the elderly: the effects of clonidine on intraocular pressure, perioperative hemodynamics, and anesthetic requirement. Anesthesiology. 1988;68:707-16.
73. Laurito CE, Baughman VL, Becker GL, et al. The effectiveness of oral clonidine as a sedative/anxiolytic and as a drug to blunt the hemodynamic responses to laringoscopy. J Clin Anesth. 1991;3:186-93.
74. Zalunardo MP, Zollinger A, Spahn DR, et al. Effects of intravenous and oral clonidine on hemodynamic and plasma-catecholamine response due to endotracheal intubation. J Clin Anesth. 1997;9:143-7.
75. Lyons FM, Bew S, Sheeran P, et al. Effects of clonidine on the pituitary hormonal response to pelvic surgery. Br J Anaesth. 1997;78:134-7.
76. Gaumann DM, Tassonyi E, Rivest RW, et al. Cardiovascular and endocrine effects of clonidine premedication in neurosurgical patients. Can J Anaesth. 1991;38:837-43.
77. Li B, Li Y, Tian S, et al. Anti-inflammatory Effects of Perioperative Dexmedetomidine Administered as an Adjunct to General Anesthesia: A Meta-analysis. Sci Rep. 2015;21(5):12342.
78. Wang XW, Cao JB, Lv BS, et al. Effect of perioperative dexmedetomidine on the endocrine modulators of stress response: a meta-analysis. Clin Exp Pharmacol Physiol. 2015;42(8):828-36.
79. Weissman C, Hollinger I. Modifying systemic responses with anesthetic techniques. Anesth Clin North Am. 1988;6:221-35.
80. Lacoumenta S, Paterson JL, Burrin J, et al. Effects of two differing halothane concentrations on the metabolic and endocrine responses to surgery. Br J Anaesth. 1986;58:844-50.
81. Giesecke K, Hamberger B, Janberg PO, et al. High and low-dose fentanyl anaesthesia: hormonal and metabolic responses during cholecystectomy. Br J Anaesth. 1988;61:575-82.
82. De Lange S, Boscoe MJ, Stanley TH, et al. Antidiuretic and growth hormone responses during coronary artery surgery with sufentanil-oxygen and alfentanil-oxygen anesthesia in man. Anesth Analg. 1982;61:434-8.
83. Myre K1, Raeder J, Rostrup M, et al. Catecholamine release during laparoscopic fundoplication with high and low doses of remifentanil. Acta Anaesthesiol Scand. 2003;47(3):267-73.
84. Watanabe K, Kashiwagi K, Kamiyama T, et al. High-dose remifentanil suppresses stress response associated with pneumoperitoneum during laparoscopic colectomy. J Anesth. 2014;28(3):334-40.
85. Hall GM, Lacoumenta S, Hart GR, et al. Site of action of fentanyl in inhibiting the pituitary-adrenal response to surgery in man. Br J Anaesth. 1990;65:251-3.
86. Iyengar S, Kim HS, Wood PL. Kappa opiate agonists modulate the hypothalamic-pituitary-adrenocortical axis in the rat. J Pharmacol Exp Ther. 1986;238:429-36.
87. Feuerstein G, Sirén AL. Hypothalamic mu-opioid receptors in cardiovascular control: a review. Peptides. 1988;9(Suppl 1):75-8.
88. Reisine T. Neurohumoral aspects of ACTH release. Hosp Pract. 1988;23:77-81.
89. Taniguchi H, Sasaki T, Fujita H, et al. The effect of intraoperative use of high-dose remifentanil on postoperative insulin resistance and muscle protein catabolism: a randomized controlled study. Int J Med Sci. 2013;10(9):1099-107.

90. Kiliçkan L, Toker K. The effect of preemptive intravenous morphine on postoperative analgesia and surgical stress response. Panminerva Med. 2001;43(3):171-5.
91. Grulich AE, van Leeuwen MT, Falster MO, et al. Incidence of cancers in people with HIV/AIDS compared with immunosuppressed transplant recipients: a meta-analysis. Lancet. 2007;370(9581):59-67.
92. Vajdic CM, van Leeuwen MT. Cancer incidence and risk factors after solid organ transplantation. Int J Cancer. 2009;125(8):1747-54.
93. Engels EA, Pfeiffer RM, Fraumeni JF Jr, et al. Spectrum of cancer risk among US solid organs transplants recipients. JAMA. 2011;306(17):1891-901.
94. Yeager MP, Colacchio TA, Yu CT, et al. Morphine inhibits spontaneous and cytokine-enhanced natural killer cell cytotoxicity in volunteers. Anesthesiology. 1995;83(3):500-8.
95. Beilin B, Shavit Y, Hart J, et al. Effects of anesthesia based on large versus small doses of fentanyl on natural killer cell cytotoxicity in the perioperative period. Anesth Analg. 1996;82(3):492-7.
96. Yeager MP, Procopio MA, DeLeo JA, et al. Intravenous fentanyl increases natural killer cell cytotoxicity and circulating CD16(1) lymphocytes in humans. Anesth Analg. 2002;94(1):94-9.
97. Mathew B, Lennon FE, Siegler J, et al. The novel role of the mu opioid receptor in lung cancer progression: a laboratory investigation. Anesth Analg. 2011;112:558-67.
98. Gupta K, Kshirsagar S, Chang L, et al. Morphine stimulates angiogenesis by activating proangiogenic and survival-promoting signaling and promotes breast tumor growth. Cancer Res. 2002;62(15):4491-8.
99. Shavit Y, Ben Eliyahu S, Zeidel A, et al. Effects of fentanyl on natural killer cell activity and on resistance to tumor metastasis in rats. Dose and timing study. Neuroimmunomodulation. 2004;11:255-60.
100. Yeager MP, Procopio MA, DeLeo JA, et al. Intravenous fentanyl increases natural killer cell cytotoxicity and circulating CD16(+) lymphocytes in humans. Anesth Analg. 2002;94:94-9.
101. Cassinello F, Prieto I, del Olmo M, et al. Cancer surgery: how may anesthesia influence outcome? J Clin Anesth. 2015;27(3):262-72.
102. DEramo C, Lunardi S. Intraoperative changes in blood cortisol and prolactin during surface surgery: totally intravenous anesthesia with propofol vs balanced anesthesia. Acta Biomed Ateneo Parmense. 1990;61:219-25.
103. Castillo V, Navas E, Naranjo R, et al. Changes in the concentrations of catecholamines and cortisol in balanced anesthesia and total intravenous anesthesia. Rev Esp Anestesiol Reanim. 1997;44:52-5.
104. Jung SM, Cho CK. The effects of deep and light propofol anesthesia on stress response in patients undergoing open lung surgery: a randomized controlled trial. Korean J Anesthesiol. 2015;68(3):224-31.
105. Crozier TA, Sumpf E. The effect of total intravenous anesthesia with S-(+)-ketamine/propofol on hemodynamic, endocrine and metabolic stress reactions in comparison to alfentanil/propofol in laparotomy. Anaesthesist. 1996;45:1015-23.
106. Adams HA, Beigl B, Schmitz CS, et al. Total intravenous anesthesia (TIVA) in geriatric surgery. S-(+)-ketamine versus alfentanil. Anaesthesist. 1995;44(Suppl 3):S540-548.
107. Barker JP, Vafidis GC, Robinson PN, et al. The metabolic and hormonal response to cataract surgery A comparison between retrobulbar an peribulbar blockade. Anaesthesia. 1993;48:488-91.
108. Chambrier C, Boulétreau P. Anesthésie péridurale et réponse métabolique à l'agression chirurgicale. Ann. Fr Anesth Réanim. 1992;11:636-43.
109. Spencer L, Carpenter RL, Neal JM. Epidural anesthesia and analgesia: their role in postoperative outcome. Anesthesiology. 1995;82:1474-506.
110. Tsuji H, Asoh T, Takerchi Y. Attenuation of adrenocortical response to upper abdominal surgery with epidural blockade. Br J Surg. 1983;70:122-4.
111. Rutberg H, Hakansos E, Anderberg B, et al. Effects of extradural administration of morphine, or bupivacaine, on the endocrine response to upper abdominal surgery. Br J Anaesth. 1984;56:223-38.
112. Kozian A1, Schilling T, Hachenberg T. Non-analgetic effects of thoracic epidural anaesthesia. Curr Opin Anaesthesiol. 2005;18(1):29-34.
113. Sanders R, Ahmed S, Craig EW, et al. Comparison of catecholamine and pressor effects in peribulbar and retrobulbar anaesthesia in cataract surgery. Eye. 1997;11:644-8.
114. Salomaki TE, Leppaluoto J, Laitinem J, et al. Epidural versus intravenous fentanyl for reducing hormonal, metabolic, and physiologic responses after thoracotomy. Anesthesiology. 1993;79:672-9.
115. Christensen P, Brant MR, Rem J, et al. Influence of extradural morphine on the adrenocortical and hiperglycemic response to surgery. Br J Anaesth. 1982;54:24-6.
116. Moller IW, Rem J, Brandt MR, et al. Effects of posttraumatic epidural analgesia on the cortisol and hyperglycaemic response to surgery. Acta Anaesth Scand. 1982;26:56-8.
117. Child CS, Kaufman L. Effect of intrathecal diamorphine on the adrenocortical, hyperglicaemic and cardiovascular responses to major colonic surgery. Br J Anaesth. 1985;57:389-93.
118. Downing R, Davis I, Black J, et al. Effect of intrathecal morphine on the adrenocortical and hyperglycaemic responses to upper abdominal surgery. Br J Anaesth. 1986;58:858-61.
119. Cascio M, Pygon B, Bernett C, et al. Labour analgesia with intrathecal fentanyl decreases maternal stress. Can J Anaesth. 1997;44:605-9.
120. Klamt JG, Stocche RM, Garcia LV, et al. Effects os sufentanil analgesia for labor pain on maternal plasma cortisol and oxytocin levels. Reg Anesth. 1999;24(supl):77.
121. Ferouz F, Norris MC, Arkoosh VA, et al. Baricity, needle direction, and intrathecal sufentanil labor analgesia. Anesthesiology. 1997;86:592-8.

122. Odio M, Brodish A. Central but not peripheral opiate receptor blockade prolonged pituitary-adrenal responses to stress. Pharmacol Biochem Behav. 1990;35: 963-9.
123. Misoph M, Babin Ebell J. Interindividual variations in cytokine levels following cardiopulmonary bypass. Heart Vessels. 1997;12:119-27.
124. Lew PD, Forster A, Perrin LH, et al. Complement activation in the adult respiratory distress syndrome following cardiopulmonary bypass. Bull Eur Physiopathol Respir. 1985;21:231-5.
125. Ito H, Hamano K, Gohra H, et al. Relationship between respiratory distress and cytokine response after cardiopulmonary bypass. Surg Today. 1997;27:220-5.
126. Tennenberg SD, Bailey WW, Cotta LA, et al. The effects of methylprednisolone on complement-mediated neutrophil activation during cardiopulmonary bypass. Surgery. 1986;100:134-42.

parte 4

Farmacologia

Conceitos Farmacocinéticos e Farmacodinâmicos

Oscar César Pires
Fabiana Mara Scarpelli de Lima Alvarenga Caldeira

INTRODUÇÃO

O conhecimento dos princípios farmacológicos é fundamental para a prática anestésica. A ação de cada fármaco reflete suas propriedades farmacocinéticas e farmacodinâmicas que, por sua vez, podem ser influenciadas pelas características físicas, culturais e genéticas de cada paciente.

A farmacocinética se refere aos processos que ocorrem desde o momento em que o fármaco entra no organismo até atingir o sítio efetor, incluindo absorção, distribuição, ligação proteica e *clearance*.[1,2]

A farmacodinâmica é o efeito biofisiológico do fármaco e está relacionada com a concentração e ligação do fármaco a receptores. Refere-se à resposta do organismo ao fármaco.[1,2]

A farmacogenética estuda as diferenças individuais de resposta aos fármacos secundários à diversidade genética. Já a farmacogenômica estuda o genoma humano a fim de futuramente conseguir estabelecer tratamentos individualizados mais eficazes.[3]

CONCEITOS FARMACOCINÉTICOS

Biofase

O objetivo da administração de qualquer fármaco é a produção de seu efeito clínico. O tempo a partir do qual o fármaco se faz presente no plasma (após ser ministrado por via venosa ou absorvido para a corrente sanguínea) até o início de seu efeito clínico é a biofase. Muitas vezes, há um atraso entre a mudança da concentração plasmática do fármaco e a alteração de seu efeito clínico. Esse fenômeno é denominado histerese.[4]

O equilíbrio entre o plasma e o sítio efetor depende de diversos fatores, como débito cardíaco, fluxo sanguíneo para o órgão efetor e a taxa de transferência do fármaco para o órgão efetor. A velocidade de equilíbrio pode ser descrita matematicamente como uma constante de primeira ordem determinada Ke0. O tempo para se alcançar 50% do equilíbrio é denominado $T_{1/2}Ke0$. Quando se deseja um efeito farmacológico rápido, como na indução anestésica em sequência rápida, deve se optar por fármacos com baixo $T_{1/2}Ke0$ e elevada Ke0.[5]

Absorção

Absorção é a transferência do fármaco desde o local que foi administrado no organismo até a circulação sistêmica. Pode ser realizada por várias vias de administração: oral, sublingual, retal, venosa, inalatória, subaracnóidea, peridural, transdérmica, subcutânea, intramuscular. Biodisponibilidade reflete a proporção de fármaco que atinge a circulação sistêmica, de forma inalterada, após a absorção, e só é total quando é utilizada a via venosa.[6]

Os fármacos devem passar pelas membranas celulares para atingirem o sítio efetor. O transporte de moléculas pelas membranas ocorre principalmente por difusão passiva. Apenas moléculas pequenas e lipossolúveis são capazes de atravessar passivamente a membrana lipoproteica celular. Outros mecanismos são a difusão, facilitada por meio de canal ou proteína carreadora, e o transporte ativo, por proteína transportadora, com gasto de energia.[7]

Vários fatores podem determinar a absorção e a biodisponibilidade dos fármacos. Além do tamanho, do peso molecular e da solubilidade lipídica, outros fatores são a concentração, o suprimento sanguíneo da via de administração, a área de superfície para absorção e o grau de ionização do fármaco.[2]

O intestino é um local de grande absorção pela sua área extensa e grande vascularização. Condições que alteram a velocidade do trânsito gastrintestinal, como diarreia ou estresse (quando a ativação simpática leva à gastroparesia), podem comprometer a absorção dos fármacos.[2]

A maioria dos fármacos são ácidos ou bases fracas que se dissociam em formas ionizadas e não ionizadas após serem administrados. Somente as últimas são lipossolúveis e mais facilmente absorvidas. A quantidade da forma não ionizada dependerá do pH do meio e do pKa do fármaco (cologaritmo da constante de dissociação do fármaco). De acordo com a equação de Handerson-Hasselbach, se o pH e o pKa forem iguais, haverá 50% do fármaco em sua forma não ionizada e 50% na forma ionizada.[8]

Vias de Administração dos Fármacos

- **Oral**: a absorção depende da velocidade de esvaziamento gástrico e do metabolismo de primeira passagem, que é a absorção do fármaco pelo intestino delgado seguida por sua absorção pelo fígado antes de atingir a circulação sistêmica, através do sistema porta, podendo ser metabolizado antes de atingir seu sítio efetor. Essa metabolização é significativa para grande parte dos opioides. Assim, as doses por essa via devem ser proporcionalmente maiores.[9]
- **Sublingual**: evita o metabolismo de primeira passagem. Absorção rápida pela grande vascularização da região.[10]
- **Retal**: menor porção do fármaco sofre metabolismo de primeira passagem, devido à comunicação vascular colateral com o sistema porta, mas a absorção é irregular.[11]
- **Venosa**: pode ser realizada em *bolus*, atingindo altas concentrações rapidamente ou infusão contínua. Não se aplica o conceito de biodisponibilidade nessa forma de administração.[12]
- **Subaracnóidea**: acesso direto do fármaco ao tecido nervoso, com baixíssima ligação proteica, possibilitando o uso de menores doses.[13]
- **Peridural**: os fármacos inoculados no espaço epidural atingem as raízes e nervos espinhais mas também podem ser absorvidos para a circulação sistêmica, visto que a região é bem vascularizada.[14]
- **Inalatória**: grande área de absorção, tornando o processo mais rápido.[15]
- **Transdérmica**: ocorre liberação lenta do fármaco para a circulação sistêmica, que ultrapassa o período de permanência do adesivo, pelo depósito no tecido cutâneo. Possível apenas para fármacos lipossolúveis.[6]
- **Subcutânea**: absorção lenta e dependente do fluxo sanguíneo local. Ideal para soluções de pequeno volume.[16]
- **Intramuscular**: via na qual o tempo de absorção pode ser extremamente variável, dependendo da vascularização local e tipo de solução.[12]

Volume de Distribuição

A dispersão do fármaco no organismo depende de sua solubilidade em relação aos tecidos, do seu grau de ligação proteica e ionização e de sua metabolização, que é um processo contínuo. Assim, seu volume de distribuição é variável e dinâmico. Quanto maior a lipossolubilidade e menor a ligação proteica do fármaco, maior sua dispersão.[17,18]

Apenas a fração livre dos fármacos age no sítio efetor. A fração ligada a proteínas é inativa. A principal proteína plasmática é a albumina. Várias condições causam hipoalbuminemia, como desnutrição grave e gravidez, aumentando a quantidade de fármaco livre e consequentemente seus efeitos. Outras doenças cursam com aumento dos níveis de beta-globulina; esta também pode se ligar a alguns fármacos, reduzindo a fração livre.[17,18]

O grau de adiposidade do organismo também pode alterar o volume de distribuição. O tecido adiposo é apolar e serve como um reservatório para acúmulo de substâncias lipossolúveis. Sua importância só é minimizada por sua baixa vascularização. Ele só recebe 2% do débito cardíaco, tornando os processos de distribuição e equilíbrio lentos.[19]

Alguns tecidos têm maior afinidade por certos fármacos, podendo apresentar concentrações maiores deles. É o caso das tetraciclinas, que se acumulam na superfície óssea, alterando sua coloração.[20]

Existem duas barreiras fisiológicas que minimizam ou impedem a dispersão dos fármacos pelo sistema nervoso central e para o feto: a hematoencefálica e a placentária. Elas são fendas intercelulares dos capilares dispostas de forma mais coesa, sem porosidades, que permitem a difusão apenas de moléculas menores e lipossolúveis. Processos inflamatórios podem alterar sua permeabilidade, o que explica a passagem de antimicrobianos em uma meningite.[21]

Simplificadamente, pode se calcular o volume de distribuição do fármaco em um compartimento pela fórmula:[2]

$$VD = Dose/Concentração$$

Didaticamente, pode-se dividir o organismo em até vários compartimentos que, por suas características, determinam volumes de distribuição diferentes para um mesmo fármaco. O primeiro é o espaço intravascular. O segundo engloba os tecidos muito vascularizados; o terceiro, os demais tecidos, como os músculos e aqueles com grande quantidade de células de gordura. Considera-se como volume de distribuição central aquele presente no primeiro e no segundo compartimentos, e como volume de distribuição periférica, aquele que está presente nos demais. O modelo unicompartimental é aquele no qual o fármaco se mantém apenas no intravascular, de onde sofre eliminação. Já o modelo bicompartimental considera apenas o intravascular como o compartimento central, e o restante do organismo como compartimento periférico. Os modelos multicompartimentais mostram as concentrações equilibrando-se rapidamente no compartimento central e nos tecidos muito vascularizados e lentamente na periferia, onde estão presentes compartimentos com diferentes graus de vascularização e conteúdo adiposo[22] (Figuras 42.1 e 42.2).

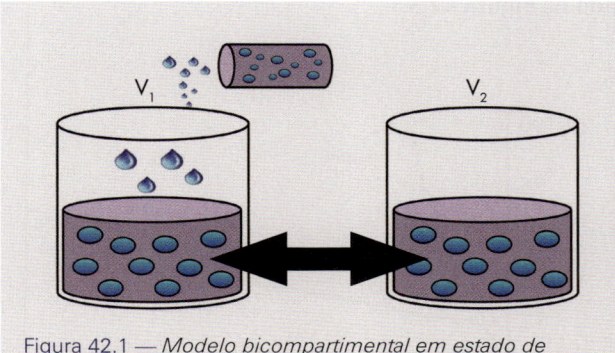

Figura 42.1 — *Modelo bicompartimental em estado de equilíbrio.*

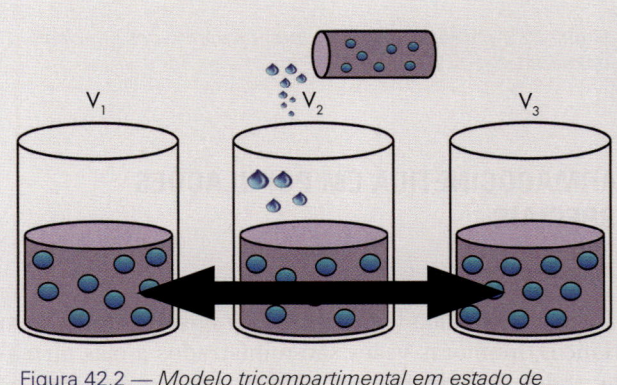

Figura 42.2 — *Modelo tricompartimental em estado de equilíbrio.*

Depuração

Depuração ou *clearance* é a quantidade do fármaco que é removida do sangue por unidade de tempo, pelos processos de distribuição, biotransformação e excreção.[2] O objetivo da biotransformação é formar metabolitos hidrossolúveis para serem excretados pelos rins. No entanto, esses produtos da biotransformação podem ser ativos ou não, com meia-vida menor ou maior que a do fármaco de origem.[23]

A partir do *clearance*, é possível também calcular a taxa de infusão de um fármaco (TI) para se manter uma concentração desejada em estado de equilíbrio (CEE).[24]

$$TI = CEE \times CL$$

Assim como nos cálculos de distribuição, o *clearance* pode ser mensurado separadamente por órgãos ou compartimentos, considerando-se seu fluxo sanguíneo e sua taxa de extração do fármaco.

A razão de extração do fármaco (RE) é obtida pela subtração de sua concentração inicial no órgão pela sua concentração após a passagem pelo órgão, dividida por sua concentração inicial:

$$RE = Cin - Cf/Cin$$

Como o *clearance*, pode ser determinada pela equação seguinte:[2]

$$Cl = fluxo\ sg \times RE$$

Assim, fármacos com taxa de extração próximas de 1, tem seu *clearance* determinado pelo fluxo sanguíneo do órgão (cinética de primeira ordem). Descreve-se esse comportamento como farmacocinética linear. A maioria dos anestésicos se comporta dessa forma, e seu *clearance* pode ser reduzido nos quadros de hipotensão arterial prolongada com consequente diminuição da perfusão hepática.[25]

Quando a razão de extração é menor que 1, a depuração depende da concentração do fármaco e é limitada pela saturação das enzimas responsáveis pelo *clearance*. Atinge-se, então, um valor máximo de *clearance*, que se mantém constante independentemente de acréscimos na concentração (cinética de ordem zero). Essse é o padrão de farmacocinética não linear, também denominado cinética de Michaelis-Menten. Um exemplo de fármaco com essa característica é o etanol.[1,25]

Biotransformação

Os principais órgãos que realizam os processos de biotransformação são o fígado, os rins, os pulmões e o trato gastrintestinal. Esse processo também pode ocorrer no plasma, por meio das esterases.[1,2]

O processo de biotransformação ocorre por dois tipos de reações químicas: as de fase I (oxidação, redução e hidrólise) e as de fase II (conjugação). O principal órgão realizador é o fígado. O objetivo é transformar moléculas lipossolúveis (ionizadas) em não lipossolúveis (apolares) para serem eliminadas.[23]

Alguns fármacos são administrados na sua forma inativa (pró-fármacos), tornando-se ativos após a biotransformação.

Para a biotransformação, são necessárias enzimas microssomais e não microssomais. As enzimas microssomais estão localizadas nas membranas lipofílicas do retículo sarcoplasmático e se agrupam em vesículas (microssomas) após centrifugação e homogeneização celular. Elas realizam oxidação e redução. O mais importante grupo de enzimas microssomais é denominado citocromo P_{450}, e a principal enzima é a CYP_{3A4}. Muitos fármacos, como anticonvulsivantes, esteroides, etanol e alguns antibióticos podem induzir o citocromo P_{450}, aumentando a biotransformação, tanto do fármaco indutor quanto de outros fármacos administrados. Outros, porém, podem inibi-lo, como os derivados do imidazol e os anti-histamínicos, retardando os processos de metabolização. As enzimas não microssomais podem ser transferases, que realizam a conjugação (processo que catalisa a ligação de um substrato endógeno com o fármaco, a fim de aumentar seu peso molecular e facilitar a excreção) ou esterases, que fazem hidrólise.[2, 23, 26]

Excreção

Os produtos da biotransformação ou, em alguns dos casos, o fármaco em sua forma inalterada são eliminados principalmente pela excreção renal. Mas também pode ser por excreção biliar, intestinal, leite materno, suor ou pela respiração, como ocorre com os anestésicos inalatórios.[2, 15]

A eliminação renal pode ser pelos processos de filtração, secreção tubular ativa ou difusão passiva. A taxa de eliminação renal depende da função do órgão, do pH urinário e da concentração plasmática do fármaco. A eliminação por filtração glomerular só é possível para moléculas pequenas (< 20.000 daltons), logo, a fração dos fármacos que estiverem ligados a proteínas plasmáticas não sofre esse processo. A secreção tubular depende de proteínas transportadoras. Assim, a administração simultânea de dois fármacos, que são eliminados por esse processo, retarda sua eliminação por causa da competição pelos agentes transportadores. É o caso da penicilina com a probenecida.[27]

Fármacos com excreção biliar, como fentanil e morfina, sofrem reabsorção pela circulação entero-hepática diversas vezes antes da completa eliminação.[28]

Meia-vida

Meia-vida ($T_{1/2}$) é o tempo para decréscimo de 50% da concentração do fármaco. O tempo para a concentração plasmática reduzir em 50% na fase de distribuição é denominado meia-vida de distribuição ($T_{1/2\alpha}$). São necessárias cinco vezes a meia-vida de distribuição de um fármaco para se alcançar seu estado de equilíbrio (*steady state*), no qual a taxa de eliminação está em equilíbrio com a velocidade de administração.[17]

O tempo para a concentração plasmática reduzir em 50% na fase de eliminação é denominado meia-vida de eliminação ($T_{1/2\beta}$). A eliminação completa de um fármaco ocorre após cinco meias-vidas de eliminação.[2]

Meia-vida contexto-dependente é o tempo para decréscimo de 50% da concentração plasmática do fármaco após a interrupção de sua infusão contínua. Ele depende do tempo de infusão, do volume de distribuição do fármaco e de seu *clearance*. Quanto maior o tempo de infusão e lipossolubilidade, maior o acúmulo do fármaco e sua meia-vida contexto-sensitiva.[22] A meia-vida contexto-sensitiva dos principais opioides está demonstrada na Figura 42.3.

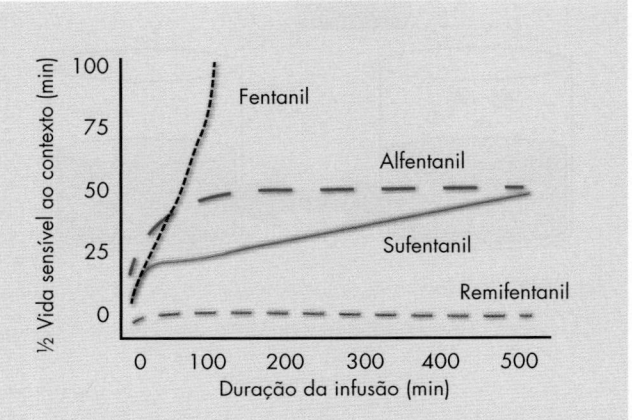

Figura 42.3 — *Meia-vida contexto-dependente dos principais opioides.*

FARMACOCINÉTICA EM POPULAÇÕES ESPECIAIS

Crianças

Dada a dificuldade de se realizar ensaios clínicos em crianças, inúmeras vezes são ministrados a elas fármacos inadequadamente estudados. Para minimizar os riscos, leva-se em consideração as variabilidades farmacocinéticas das populações em questão (PPK).[29]

Nas crianças, deve-se analisar o tamanho e composição corporal, além da maturidade dos sistemas enzimáticos, que, em geral, tem atividade menor no início da vida.[30]

No primeiro ano de vida, tanto a gordura quanto a água corporal total (em maior quantidade no líquido extracelular) são proporcionalmente maiores. Assim, o volume de distribuição é maior para fármacos hidro e lipossolúveis. A quantidade de proteínas plasmáticas também é menor, aumentando a fração do fármaco livre.[30]

Para fármacos com cinética de primeira ordem, o alto fluxo sanguíneo hepático infantil garante um *clearance* aumentado. O contrário ocorre para fármacos com cinética de ordem zero devido à menor atividade enzimática.[30]

Idosos

Os idosos apresentam menor quantidade de água corporal e maior quantidade de gordura. Assim, o volume de distribuição de fármacos lipossolúveis é maior. Há aumento da fração de fármaco livre, pela menor quantidade de proteínas plasmáticas.

O *clearance* se altera para fármacos com cinética de primeira ordem, pelo menor fluxo sanguíneo hepático e renal.[31]

Obesos

A obesidade aumenta o volume de distribuição dos fármacos lipossolúveis, que devem ter a dose em *bolus* calculada pelo peso corporal total. A dose para infusão contínua pode ser baseada no peso ideal, visto que o *clearance* se altera pouco e pode até ser levemente aumentado.[19,31]

CONCEITOS FARMACODINÂMICOS

Receptores

Receptores são proteínas da membrana celular que se ligam aos fármacos ou substâncias endógenas mudando sua própria conformação e dando início a uma série de processos bioquímicos que culminam com o efeito clínico do fármaco (fármacos agonistas). Eles também podem se ligar a fármacos sem produzir efeitos, mas impedindo que outras substâncias também os exerçam (fármacos antagonistas).[26,32]

Os fármacos se acoplam a receptores específicos de acordo com sua estrutura química, tamanho molecular e carga elétrica. O efeito do acoplamento pode ser muito mais prolongado do que a ligação com o receptor. Para um fármaco ter um efeito máximo, deve exibir alto grau de especificidade para o sítio efetor. Mínimas alterações estruturais podem comprometer a ligação.

Afinidade é a tendência do fármaco de se ligar ao receptor.[1,26]

A ligação fármaco-receptor pode ser do tipo covalente (compartilhamento de elétrons), iônica, por pontes de hidrogênio ou pela força de van der Waal.[33] O primeiro tipo é o mais forte e irreversível; tal ligação só pode ser desfeita por processos de alta energia ou enzimáticos.

Para alguns fármacos, o número total de receptores é o limitante para o efeito clínico. Outros conseguem produzir o máximo efeito sem ocupar todos os receptores.

Após o acoplamento do fármaco agonista com o receptor e sua mudança conformacional, os sinais bioquímicos intracelulares se propagam de várias maneiras,[34] conforme a Figura 42.4.

1. O acoplamento faz com que o fármaco lipossolúvel consiga atravessar a membrana celular e agir também diretamente sobre uma enzima ou outro receptor intracelular.
2. O acoplamento ativa uma enzima no intracelular.
3. O acoplamento abre um canal iônico, e há troca de íons entre o intra e o extracelular.
4. O acoplamento ativa uma proteína G intracelular que age sobre uma enzima ou outro receptor intracelular, que, por sua vez, modifica a concentração de um segundo mensageiro intracelular, como adenosina monofosfato cíclico (AMPc), guanosina monofosfato cíclico (GMPc), fosfoinositídios ou íon cálcio.

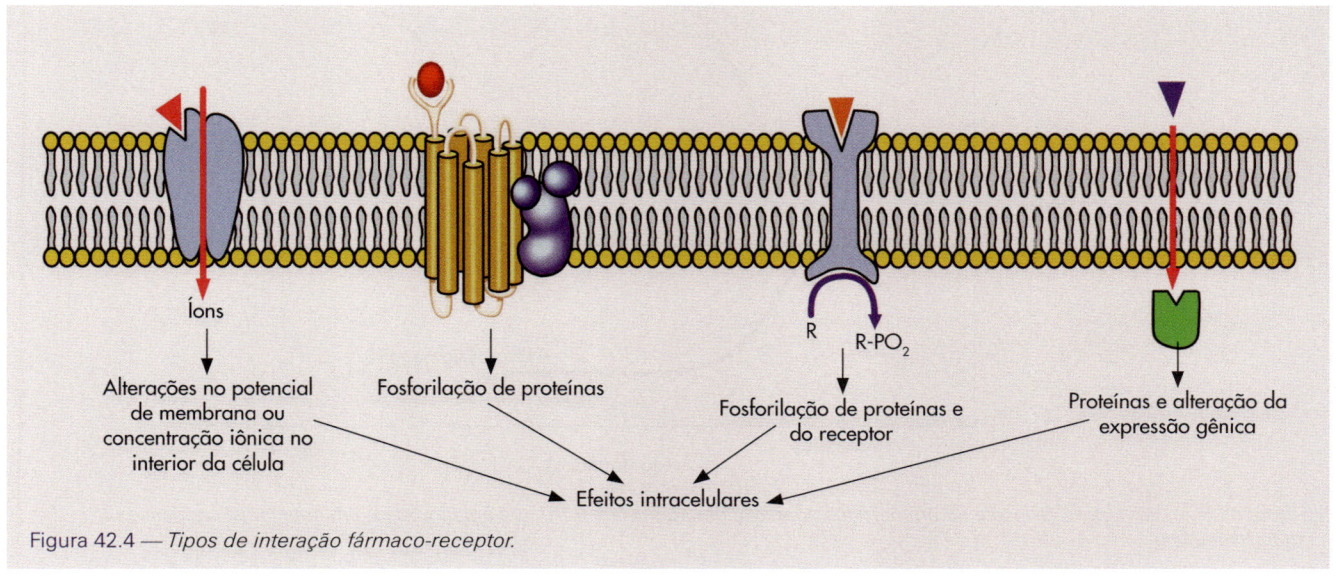

Figura 42.4 — *Tipos de interação fármaco-receptor.*

Esses efeitos no receptor diminuem de intensidade na presença contínua do agonista por um fenômeno de dessensibilização deste. Caso o fármaco seja interrompido, um novo acoplamento produzirá em poucos minutos um segundo efeito intracelular máximo.[2]

Muitas doenças são causadas por alterações nos receptores. Mutações genéticas podem ativá-los de modo permanente (como ocorre no hipertireoidismo, com ativação dos receptores de T3 e T4) ou reduzir sua atividade.[35] Um exemplo deste último caso é a Síndrome de Addison, na qual há alteração do receptor de ACTH. Algumas situações clínicas e doenças autoimunes têm anticorpos contra receptores, como a *miastenia gravis* e os distúrbios neurodegenerativos.[36]

Agonistas, agonistas parciais e antagonistas

Os fármacos agonistas totais são aqueles que ativam ao máximo o receptor produzindo efeitos bioquímicos e fisiológicos. Aqueles que não conseguem ativar completamente todos os receptores a que estão acoplados, produzindo um efeito clínico menor, são denominados agonistas parciais. Não obstante, aqueles fármacos que se opõem à ação do agonista são denominados antagonistas (Figura 42.5).[37]

Antagonistas competitivos são aqueles que disputam com fármacos agonistas a ligação com receptores, mas quando se acoplam a estes não são capazes de ativá-los. Os antagonistas podem se ligar de maneira reversível ou irreversível ao receptor.[32] No primeiro caso, ele desloca a curva de dose-resposta do agonista para a direita, mas seu efeito máximo não se altera.[2] Já os antagonistas com ligação irreversível, além de deslocar a curva para a direita, diminuem o efeito máximo, conforme demonstrado no gráfico.

Existem ainda outros mecanismos de antagonismo que não envolvem interação com receptores:[1,2]

- **Antagonismo não competitivo:** um fármaco bloqueia os processos celulares desencadeados por outro.
- **Antagonismo fisiológico:** um fármaco exerce efeito fisiológico oposto que se sobrepõe ao efeito de outro.
- **Antagonismo químico:** um fármaco se liga e inativa outro antes que este se ligue a um receptor.
- **Antagonismo farmacocinético:** um fármaco age reduzindo absorção ou aumentando o *clearance* de outro

A reversão dos efeitos dos bloqueadores neuromusculares ilustra bem alguns mecanismos de antagonismo. Os anticolinesterásicos aumentam a concentração de acetilcolina na placa motora para disputar com os bloqueadores neuromusculares adespolarizantes a ligação nos receptores colinérgicos, realizando um antagonismo competitivo.[32] Já o sugamadex é exemplo de antagonismo químico. Ele se liga à molécula de rocurônio e a impede de agir no receptor da acetilcolina na placa motora.[38]

Relação dose-resposta

O efeito de um fármaco pode ser diferente para cada indivíduo, e este também pode apresentar respostas diferentes para um mesmo fármaco utilizado em momentos distintos ou que podem se modificar ao longo do tratamento. É possível uma resposta exacerbada, diminuída ou que se reduz por fenômeno de tolerância (redução lenta) ou taquifilaxia (redução aguda).[39]

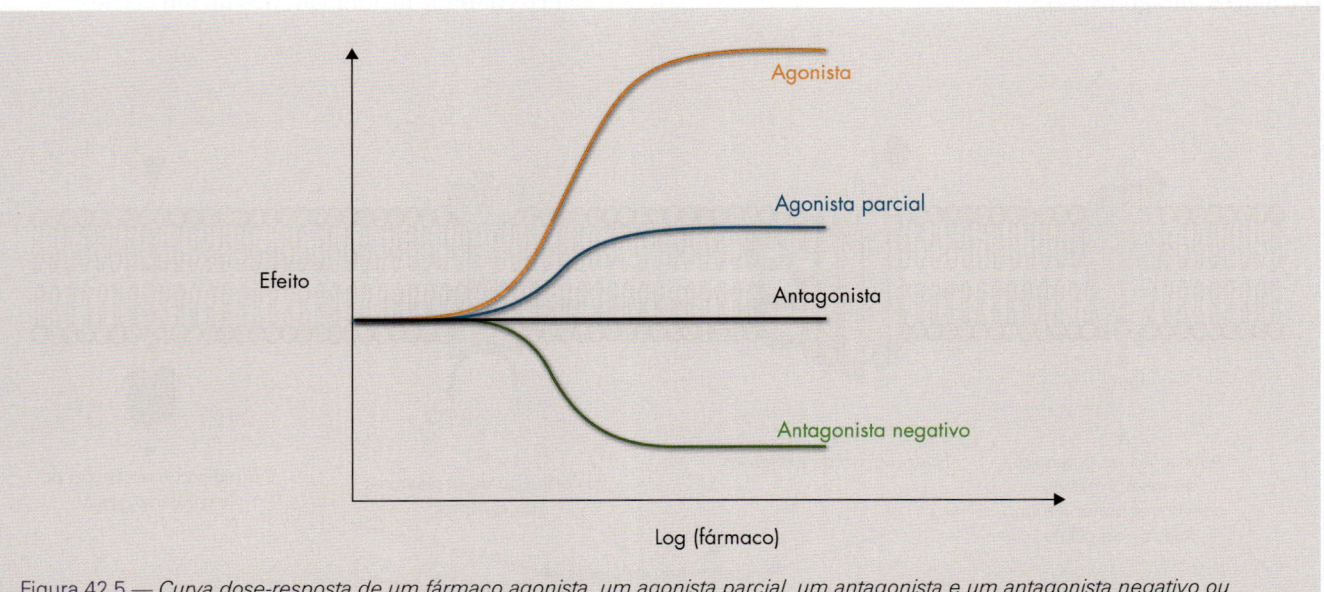

Figura 42.5 — *Curva dose-resposta de um fármaco agonista, um agonista parcial, um antagonista e um antagonista negativo ou agonista inverso.*

Os fenômenos de tolerância ou taquifilaxia podem ser secundários a problemas com o receptor (alterações na conformação ou no número), esgotamento de mediadores químicos, aumento do metabolismo ou adaptação fisiológica ao efeito clínico do fármaco.

Todo fármaco produz, além do efeito clínico esperado, reações adversas que podem ser secundárias à ligação aos mesmos receptores em outros tecidos, a outros tipos de receptores ou relacionadas ao próprio efeito terapêutico.

Para se avaliar todos os efeitos de um fármaco, é preciso conhecer seu NNT (número necessário para tratar), que é o número de pacientes que precisam utilizar o fármaco para que um deles mostre o efeito pesquisado (desejável ou indesejável). Um NNT de 75 para um efeito benéfico significa que a cada 100 pacientes tratados com o fármaco só 75 terão benefícios.

Outro conceito utilizado é o do índice terapêutico (IT), que é a relação entre a dose que produz um efeito deletério e a dose necessária para o efeito clínico desejado (Figura 42.6). O valor é calculado dividindo-se a dose letal 50 (DL_{50}),[40] que é a que produz exterminação para 50% dos animais (DL_{50}), pela dose eficaz 50 (DE_{50}), que é aquela que produzirá o efeito esperado em 50% dos animais envolvidos no estudo (DE_{50}). Teoricamente, quanto maior o índice, mais seguro é o fármaco, mas é importante salientar que esse índice é obtido por meio de estudos em animais e pode não refletir os efeitos clínicos e idiossincráticos.[1,2]

$$IT = DL_{50}/DE_{50}$$

Pode se comparar dois ou mais fármacos pela potência de cada um deles, que é a concentração (CE_{50}) necessária para produzir 50% de seu efeito máximo. A potência se relaciona com a afinidade pelo receptor e capacidade de produzir um efeito neste.[41]

Eficácia indica a capacidade de aumentar o efeito secundário ao aumento da dose ou da concentração. Ela reflete a tendência do fármaco a produzir um efeito máximo após se ligar ao receptor.[42]

Um fármaco pode ter a potência maior que outro fármaco, mas menor eficácia. A Figura 42.7 mostra o fármaco I, mais potente que o fármaco II, que por sua vez é mais potente que o fármaco III. Porém, quando analisada a eficácia, o fármaco II apresenta menor eficácia que os fármacos I e III.

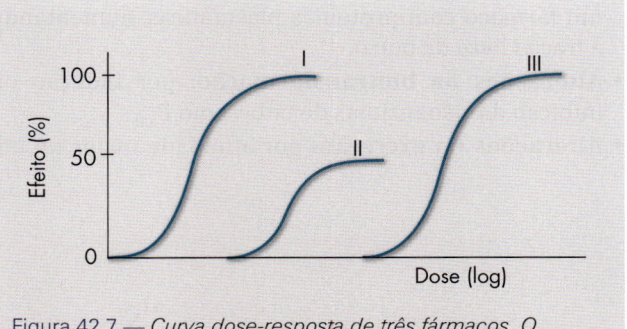

Figura 42.7 — Curva dose-resposta de três fármacos. O fármaco I é o mais potente, porém apresenta a mesma eficácia do fármaco III. Em relação ao fármaco III, o fármaco II é menos potente, porém apresenta maior eficácia.

INTERAÇÕES MEDICAMENTOSAS

O uso de dois ou mais fármacos em conjunto pode causar um efeito clínico diferente do esperado caso eles fossem utilizados isoladamente, seja por alterações na farmacocinética, seja na farmacodinâmica.[43,44]

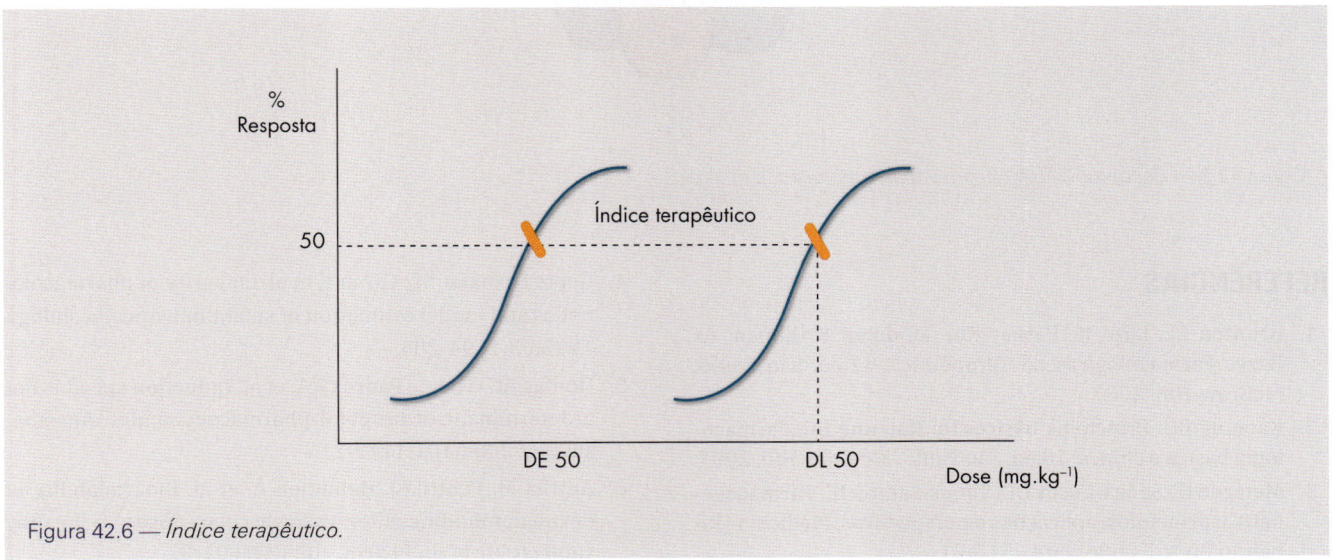

Figura 42.6 — Índice terapêutico.

Conceitos Farmacocinéticos e Farmacodinâmicos

Os procedimentos anestésicos são bons exemplos de interações medicamentosas. Ao se combinar duas classes de medicamentos anestésicos, as doses e concentrações necessárias para produzir muitos dos efeitos esperados, como hipnose e analgesia, se modificam.

Interações Medicamentosas por Causas Farmacocinéticas[43]

- **Alterações na absorção**: por adsorção (quelação do fármaco), alterações na motilidade ou pH do trato gastrintestinal e alterações na atividade de enzimas transportadoras.
- **Alterações na distribuição**: por afinidade maior de um fármaco com proteínas plasmáticas, aumentando a fração livre de outro.
- **Alterações na biotransformação**: por indução ou inibição das isoenzimas do citocromo P_{450}.
- **Alterações na excreção**: por afinidade maior de um fármaco com as proteínas tubulares renais, redução no fluxo sanguíneo renal e alterações de pH urinário, podendo causar diminuição na eliminação de vários fármacos.

Interações Medicamentosas por Causas Farmacodinâmicas

A interação pode causar um efeito aditivo, que é o resultado da somatória dos efeitos separados; um efeito sinérgico, que é maior que o efeito somatório; ou antagônico, que resulta em um menor efeito clínico.[44, 45]

Efeitos sinérgicos são comuns e, em muitos casos, podem ser consequência da interação alostérica entre os fármacos. Interações alostéricas são aquelas em que fármacos se ligam simultaneamente ao mesmo receptor, mas em diferentes subunidades. Um exemplo são os receptores GABAa (Figura 42.8), que podem se acoplar com anestésicos venosos e inalatórios em um mesmo momento.[46]

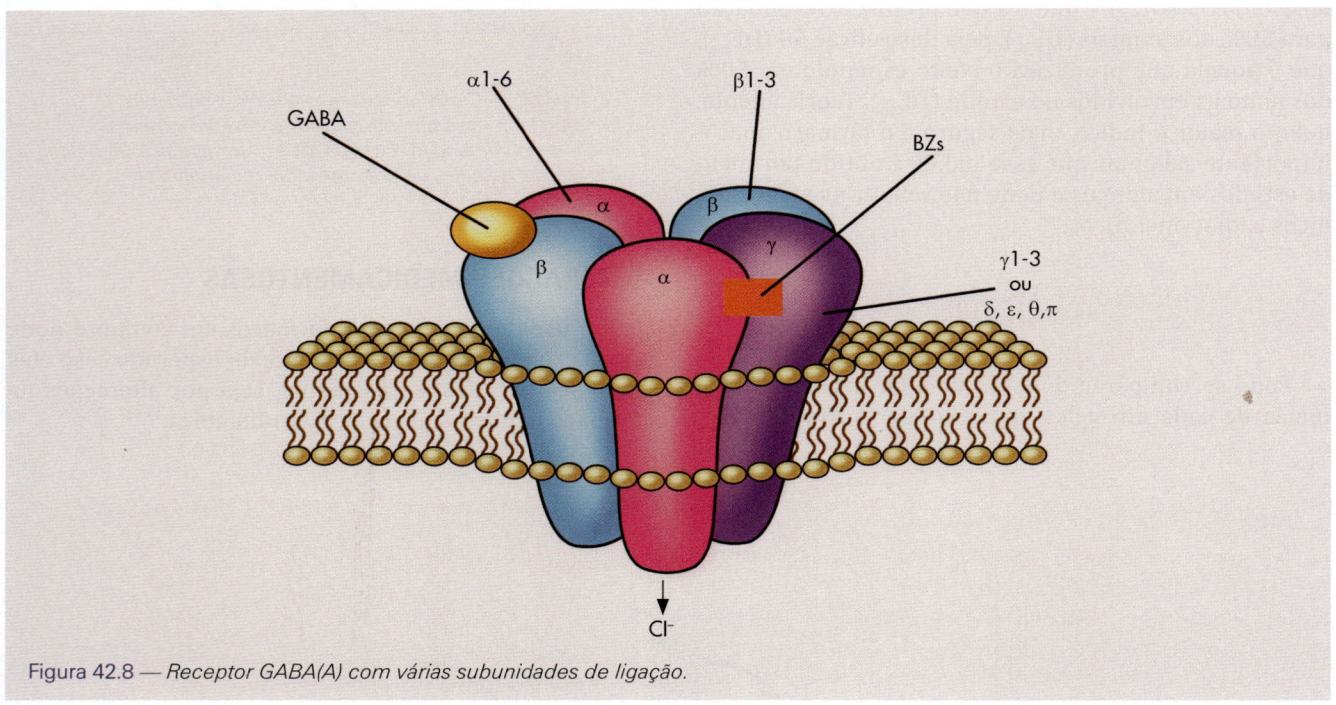

Figura 42.8 — *Receptor GABA(A) com várias subunidades de ligação.*

REFERÊNCIAS

1. Brunton LL, Lazo JS, Parker KL. Goodman & Gilman: As Bases Farmacológicas da Terapêutica. 11.ed. São Paulo: McGraw-Hill, 2007.
2. Katzung BG. Princípios básicos.In: Katzung BG. Farmacologia básica e clínica. 10.ed. São Paulo: Mc Graw Hill, 2007.
3. Metzger IF, Souza-Costa DC, Tanus-Santos JE. Farmacogenética: princípios, aplicações e perspectivas. Medicina (Ribeirão Preto). 2006;39(4):515-21.
4. Gepts E, Shafer SL, Carau F, et al. Linearity of pharmacokinetics and model estimation of sufentanil. Anesthesiology. 1995;83:1194-204.
5. Doufas AG, Tian L, Padrez KA, et al. Induction speed is not a determinant of propofol pharmacodynamics. Anesthesiology. 2004;101:1112-21.
6. Anttila M, Penttila J, Helminen A, et al. Bioavailability of dexmedetomidine after extravascular doses in healthy subjects. Br J Clin Pharm. 2003;56:691-3.

7. Gaspar M. Aquaporinas: canais de água a transportadores multifuncionais em plantas. Revi Brasil Bot. 2011;34(4):481-91.
8. Manallack DT, Dennis ML, Kelly MR, et al. The Acid/Base Profile of the Human Metabolome and Natural Products. Mol Inform. 2013;32(5-6):505-15.
9. Aitkenhead AR, Lin ES, Achola KJ. The pharmacokinetics of oral and intravenous nalbuphine in healthy volunteers. Br J Clin Pharmacol. 1988;25:264-8.
10. Darwish M, Kirby M, Robertson P, et al. Single-dose and steady-state pharmacokinetics of fentanyl buccal tablet in healthy volunteers. J Clin Pharmacol. 2007;47:56-63.
11. Anderson BJ, Woollard GA, Holford NHG. Pharmacokinetics of rectal paracetamol after major surgery in children. Pediatr Anesth. 1995;5:237-42.
12. Dyck JB, Maze M, Haack C, et al. The pharmacokinetics and hemodynamic effects of intravenous and intramuscular dexmedetomidine hydrochloride in adult human volunteers. Anesthesiology. 1993;78:813-20.
13. Bonnet F, Delaunay L, Liu N. Pharmacology and mechanism of action of opiates administered by the subarachnoid route. Cah Anesthesiol. 1991;39(2):83-6.
14. Attia J, Ecoffey C, Sandouk P. Epidural morphine in children: pharmacokinetics and CO2 sentitivity. Anesthesiology. 1986;65:590-4.
15. Bailey JM. Context-sensitive half-times and other decrement times of inhaled anesthetics. Anesth Analg. 1997;85:681-6.
16. Capper SJ, Loo S, Geue JP, et al. Pharmacokinetics of fentanyl after subcutaneous administration in volunteers. Eur J Anaesthesiol. 2010;27(3):241-6.
17. Shafer SL, Varvel JR. Pharmacokinetics, pharmacodynamics, and rational opioid selection. Anesthesiology. 1991;74:53-63.
18. Youngs EJ, Shafer SL. Pharmacokinetic parameters relevant to recovery from opioids. Anesthesiology. 1994;81:833-42.
19. Janmahasatian S, Duffull SB, Ash S, et al. Quantification of lean bodyweight. Clin Pharmacokinet. 2005;44:1051-65.
20. Farahnik B, Zaghi S, Hendizadeh L, et al. Rusty green stained temporal bone associated with exposure to tetracycline: an unusual presentation of black bone disease. J Laryngol Otol. 2015;129(3):276-8.
21. Boström E, Somnsson USH, Hammarlund-Udenaes M. In vivo blood-brain barrier transport of oxycodone in the rat: indications for active influx and implications for pharmacokinetics/pharmacodynamics. Drugs Metab Dispos. 2006;34:1624-31.
22. Hughes MA, Glass PS, Jacobs JR. Context-sensitive half-time in multicompartment pharmacokinetic models for intravenous anesthetic drugs. Anesthesiology. 1992;76:334-41.
23. Baker M, Parton T. Kinetic determinants of hepatic clearance: plasma protein binding and hepatic uptake. Xenobiotica. 2007;37:1110-34.
24. Minto CF, Schnider TW, Egan TD, et al. Influence of age and gender on the pharmacokinetics and pharmacodynamics of remifentanil. I. Model development. Anesthesiology. 1997;86(1):10-23.
25. Gepts E, Shafer SL, Carau F, et al. Linearity of pharmacokinetics and model estimation of sufentanil. Anesthesiology. 1995;83:1194-204.
26. Björkman S. Prediction of cytochrome P450-mediated hepatic drug clearance in neonates, infants and children: how accurate are available scaling methods? Clin Pharmacokinet. 2006;45:1-11.
27. Hirata S. Appropriate pharmacotherapy in patients with chronic kidney disease - new approach. Yakugaku Zasshi. 2012;132(4):461-70.
28. Ouellet DM, Pollack GM. Biliary excretion and enterohepatic recirculation of morphine-3-glucuronide in rats. Drug Metab Dispos. 1995;23(4):478-84.
29. Ette EI, Williams PJ. Population pharmacokinetics I: background, concepts, and models. Ann Pharmacother. 2004;38(10):1702-6.
30. Anderson BJ, Holford NH. Mechanism-based concepts of size and maturity in pharmacokinetics. Ann Rev Pharmacol Toxicol. 2008;48:303-32.
31. Greenblatt DJ, Abernethy DR, Locniskar A, et al. Effect of age, gender, and obesity on midazolam kinetics. Anesthesiology. 1984;61:27-35.
32. Aquilonius SM, Hartvig P. Clinical pharmacokinetics of cholinesterase inhibitors. Clin Pharmacokinet. 1986;11:236-49.
33. Dilger JP. The effects of general anaesthetics on ligand-gated ion channels. Br J Anaesth. 2002;89(1):41-51.
34. Franks NP, Lieb WR. Molecular and cellular mechanisms of general anaesthesia. Nature. 1994;367:607-14.
35. Hong W, Li G, Nie Y, et al. Potential Involvement of P2 Receptors in the Pathological Processes of Hyperthyroidism: A Pilot Study. Ann Clin Lab Sci. 2016;46(3):254-9.
36. Meriggioli MN, Sanders DB. Muscle autoantibodies in myasthenia gravis: beyond diagnosis? Expert Rev Clin Immunol. 2012;8(5):427-38.
37. Bidlack JM. Mixed κ/μ partial opioid agonists as potential treatments for cocaine dependence. Adv Pharmacol. 2014;69:387-418.
38. Bom A, Bradley M, Cameron I, et al. A novel concept of reversing neuromuscular block: chemical encapsulation of rocuronium bromide by a cyclodextrin-based synthetic host. Angew Chem. 2002;41:266-70.
39. Crawford MW, Hickey C, Zaarour C, et al. Development of acute opioid tolerance during infusion of remifentanil for pediatric scoliosis surgery. Anesth Analg. 2006;102:1662-7.
40. Goldenthal EI. A compilation of LD50 values in newborn and adult animals. Toxicol Appl Pharmacol. 1971;18:185-207.
41. Frawley G, Smith KR, Ingelmo P. Relative potencies of bupivacaine, levobupivacaine, and ropivacaine for neonatal spinal anaesthesia. Br J Anaesth. 2009;103(5):731-8.
42. Sugaya N, Kohno S, Ishibashi T, et al. Efficacy, Safety, and Pharmacokinetics of Intravenous Peramivir in Children with 2009 Pandemic H1N1 Influenza A Virus Infection. Antimicrob Agents Chemother. 2012;56(1):369-77.

43. Wood M. Pharmacokinetic drug interactions in anaesthetic practice. Clin Pharmacokinet. 1991;21(4):285-307.
44. Minto CF, Schnider TW, Short TG, et al. Response surface model for anesthetic drug interactions. Anesthesiology. 2000;92:1603-16.
45. Hendrickx JFA, Eger EI, Sonner JM, et al. Is synergy the rule? A review of anesthetic interactions producing hypnosis and immobility. Anesth Analg. 2008;107:494-506.
46. Kleist AB, Getschman AE, Ziarek JJ, et al. New paradigms in chemokine receptor signal transduction: Moving beyond the two-site model. Biochem Pharmacol. 2016;114:53-68.

43

Farmacogenética e Anestesia

Luiz Marciano Cangiani
Eduardo Tadeu Moraes Santos

INTRODUÇÃO

O objetivo da administração de fármacos é a cura de uma determinada doença e, se isso não for possível, procura-se pelo menos minimizar os sintomas por ela causados, com o propósito de melhorar as condições clínicas do paciente. Por outro lado, algumas vezes, a administração de fármacos tem também finalidade diagnóstica ou preventiva.[1]

Em anestesiologia, hoje com propósitos abrangentes, a medicina perioperatória, pode-se dividir o uso de fármacos claramente em três grupos : os fármacos utilizados para prover anestesia e analgesia propriamente ditos; os fármacos que os pacientes fazem uso; os fármacos que são necessários para a condução do ato anestésico-cirúrgico. Soma-se a isso a interação farmacológica entre os diferentes fármacos e a variabilidade biológica dos pacientes como a idade, sexo e as doenças preexistentes. Assim sendo, é possível antever, que a farmacoterapia intraoperatória é dependente de vários fatores para que se possa obter o resultado desejado.

A farmacoterapia nem sempre é marcada por desfecho favorável, podendo ocorrer simples reações adversas, graves intoxicações e até reações fatais. Os efeitos farmacológicos sobre as funções biológicas não podem ser previstos como em ciências exatas, pois os sistemas biológicos, pelas suas possibilidades de variação de respostas aos fármacos, com características probabilísticas, necessitam sempre de uma análise estatística.[1]

O método científico ressalta o que foi medido, quando foi medido e por que foi medido, possibilitando a coleta de dados, que deverá ser submetida a análise estatística através de testes paramétricos, ou não paramétricos na dependência do tipo de estudo. Assim sendo, pode-se inferir que se análise começa pela média e desvios padrão ou pela mediana, já se está admitindo a ocorrência de variações.[2] Elas de fato existem.

Ao verificar as várias formas de curvas dose resposta no histograma de Gauss pode-se concluir que existem comportamentos diferentes dos indivíduos para um mesmo fármaco. Esta é uma observação muito frequente nos trabalhos científicos (Figuras 43.1 e 43.2).[3]

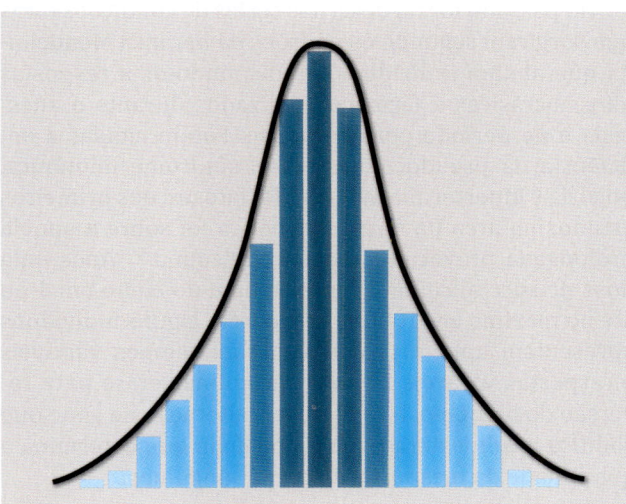

Figura 43.1 — *Histograma das frequências das doses de um fármaco X, em mg.kg^{-1}, encontrada em uma amostra A de pacientes adultos, de ambos os sexos, estado físico ASA I. A linha contínua do gráfico representa a distribuição normal (curva de Gauss) esperada para a população.*

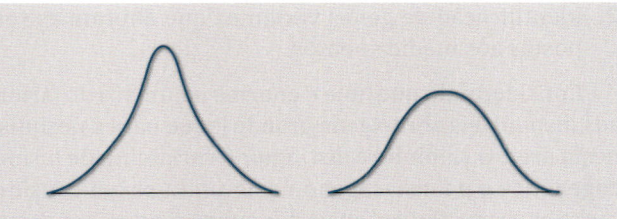

Figura 43.2 — *Histograma e curva de Gauss estimada para duas amostras com médias idênticas, porém com distribuição diferente. A curva mais aguda denota menor variação nos valores do parâmetro estudado.*

A resposta não só depende da sensibilidade individual de cada um como também da velocidade de metabolização do fármaco que é substrato/enzima dependente. O que citocromo P450 é uma super-família de enzimas hepáticas que catalisam a fase 1 do metabolismo dos fármacos. Enzimas são sintetizadas no retículo endoplasmático e sua síntese é dependente do código genético determinado pelo DNA nuclear que codifica o RNA mensageiro, ou seja para cada proteína um código. Considerando que existem indivíduos que conseguem metabolizar fármacos com velocidade maior espera-se que o mesmo tenha, principalmente uma quantidade maior de enzimas para atuar sobre o substrato. Assim sendo, admite-se que a herança é multifatorial, por alelos múltiplos, promovendo grande variabilidade fenotípica. Atualmente, o avanço tecnológico, já permite decifrar o código genético, procurando explicar a reação individual correlacionando-a ao genoma e mais que isso, possibilitar a realização de testes que possam detectar alterações no genoma que levam as reações idiossincrásicas.[4-8] Esse é o papel da farmacogenética.

No passado foram descritas séries de condições raras que surgiram segundo os padrões da herança Mendeliana que afetam indivíduos, predispondo-os a respostas idiossincrásicas a fármacos utilizados durante a anestesia e no período perioperatório. Foram citadas a deficiência da pseudocolinesterase, síndrome miotônica, porfiria e hipertermia maligna. De fato um dos primeiros estudos na área da farmacogenética foi sobre a apneia prolongada provocada pela succinilcolina.[4-7] Após uma dose de succinilcolina espera-se final do efeito em 4 ou até no máximo em 10 minutos, porém alguns indivíduos apresentam apneia prolongada com tempos variáveis e respostas varáveis às doses de colinesterase para reversão do bloqueio. Isso se deve a alteração no gene que codifica a colinesterase, ou a polialelia que determina a quantidade da mesma na corrente sanguínea.

Com a conclusão do Projeto Genoma em 2003, as pesquisas em farmacogenética ganharam enorme impulso.[4-8] As pesquisas estão direcionadas para dois objetivos:

1. identificação de genes específicos relacionados a várias doenças, possibilitando que os mesmos sejam alvos para novos fármacos;
2. identificação de genes variantes que alteram as respostas aos medicamentos.

Considerando que hoje é enorme o número de fármacos disponíveis abre-se um grande leque para a pesquisa nesta área. O caminho é distinguir a variabilidade farmacogenética e o farmacogenoma, levando-se em consideração as respostas variáveis dos subgrupos, podendo ser elas unimodal, bimodal ou multimodal.[4] Assim poderão ser caracterizados grupos com reações idiossincrásicas e dentro do grupo com respostas normais uma subpopulação com respostas diferentes (Figura 43.3).[4]

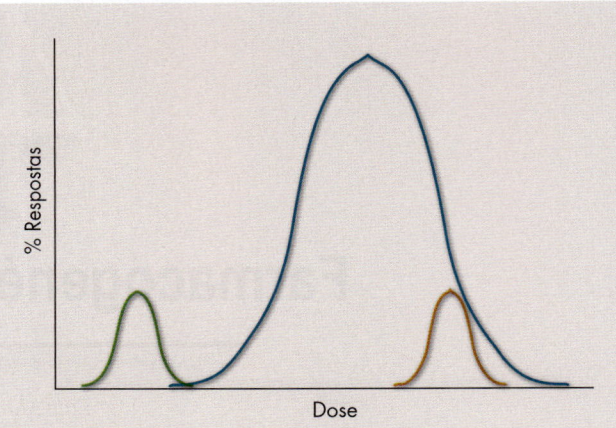

Figura 43.3 — Variabilidade dose/respostas: Variabilidade farmacogenética vs farmacogenoma. Em amarelo mostra variante com resposta mais intensa. Em azul sem variações. Em verde uma subpopulação com resposta diferente. O gráfico mostra curvas sem escalas.

Adaptada de Searle R, Hopkins PM. Pharmacogenomic variability and anaesthesia. Br J Anaest, 2009.[4]

FARMACOLOGIA, FARMACOGENÉTICA E FARMACOGENOMA

Na prática clínica sabe-se que cada paciente apresenta uma resposta individual aos fármacos assim como a capacidade de eliminação dos mesmos. Os medicamentos são produzidos em larga escala industrial sem levar em consideração as individualidades. O que se busca é um referencial teórico que permita identificar os tipos de indivíduos e suas respostas aos fármacos. Neste aspecto a tecnologia está voltada à um estudo integrado da farmacologia, da farmacogenética e do farmacogenoma.

Farmacologia

A farmacologia na realidade é multidisciplinar e pode ser conceituada como sendo o estudo do modo pelo qual a função de todos os sistemas biológicos é afetada pelos agentes químicos. Sua evolução caminha juntamente com o desenvolvimento da fisiologia experimental e da química, permitindo a análise de princípios ativos naturais e sintéticos[1].

O caminho do fármaco (Figura 43.4) até sua eliminação passa, em grande parte, pela biotransformação, que é um conjunto de reações bioquímicas que são submetidos os fármacos com o propósito de torná-los mais fáceis de serem eliminados, principalmente pela via renal. O processo de biotransformação são eficientes na presença de enzimas ou sistemas enzimáticos. No entanto observa-se que existem diferentes velocidades de eliminação, fazendo crer que existem diferentes quantidades de enzimas causando essa variabilidade de respostas, ligadas evidentemente a variabilidade genética.[4-8]

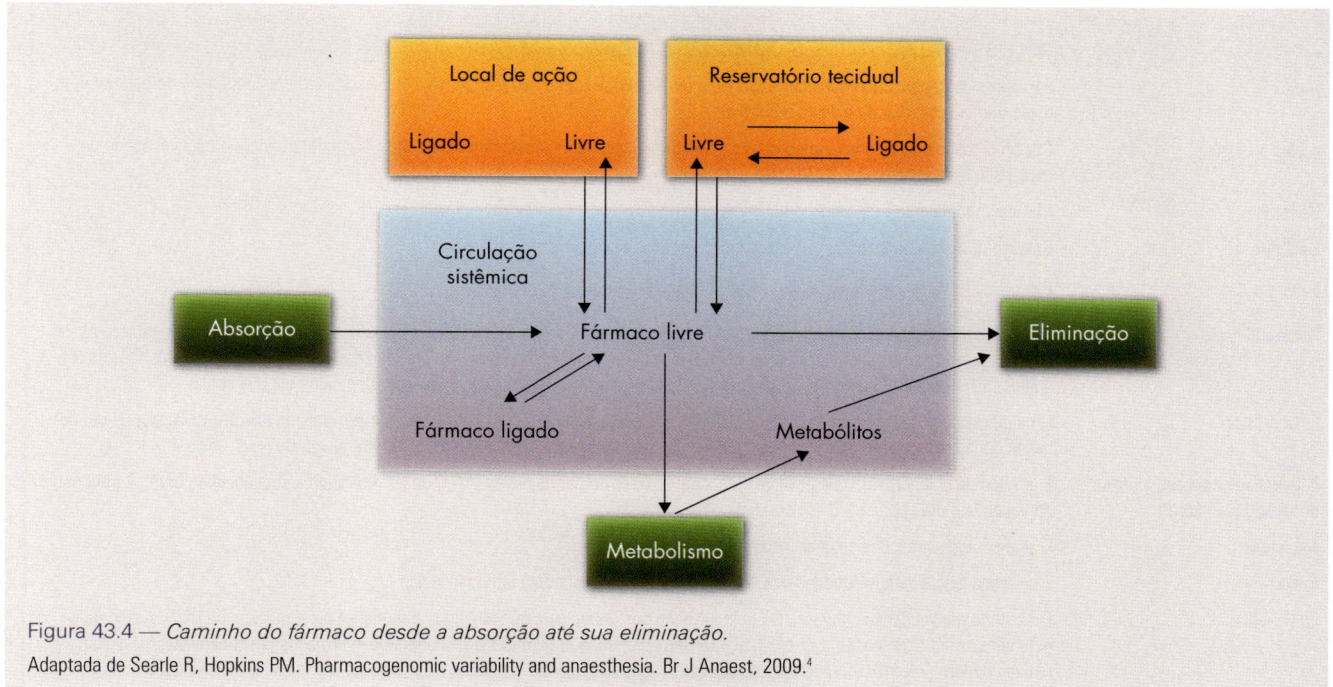

Figura 43.4 — *Caminho do fármaco desde a absorção até sua eliminação.*
Adaptada de Searle R, Hopkins PM. Pharmacogenomic variability and anaesthesia. Br J Anaest, 2009.[4]

A grande variabilidade de respostas na capacidade de metabolização de fármacos resulta em quatro tipos de indivíduos fenotipicamente diferentes: metabolizadores lentos; metabolizadores intermediários; metabolizadores rápidos; e metabolizadores ultra-rápidos.[4-6]

Para o processo de biotransformação são necessárias enzimas, que podem ser microssomais e não microssomais. As enzimas microssomais localizam-se nas membranas lipofílicas do retículo endoplasmático agrupadas em microssomas. Elas realizam oxidação e redução. O citocromo P450 é o pricipal grupamento de enzimas que participa da biotransformação.

O citocromo P450 é uma super-família de enzimas sendo especialmente importantes reações da fase I. Existem 59 proteínas no sistema P450, as quais são categorizadas em 18 famílias e 59 subfamílias. As principais famílias envolvidas na biotransformação de fármacos no organismo são: CYP1, CYP2 e CYP3. Representam cerca de 80% do metabolismo de fármacos.[5]

Farmacogenética e Farmacogenoma

Os termos farmacogenética e farmacogenômica são termos tratados indistintamente na literatura, porém eles são entidades diferentes.[5]

A farmacogenética se refere ao estudo da variabilidade das respostas individuais aos fármacos, proveniente de fatores genéticos hereditários. A farmacogenômica é a aplicação da farmacogenética na totalidade de um genoma de uma determinada população. A farmacogenôma procura individualizar genomas específicos com a finalidade estudar uma determinada herança específica.[5,6] Vários exemplos serão apresentados no subitem farmacognética e anestesia, deste capítulo.

O estudo e a aplicação prática da farmacogenética e do farmacogenoma implicam em estar familiarizado com as terminologias comuns encontradas na literatura,[6] que estão listadas na Tabela 43.1.

A primeira descoberta no âmbito da farmacogenética foi feita há mais de 50 anos em pacientes com deficiência na enzima glicose-6-fosfato-desidrogenase. Estes pacientes desenvolveram hemólise quando tratados com primaquina estabelecendo-se uma correlação entre a deficiência enzimática e a reação adversa observada.[8] No entanto, a primeira referência é atribuida ao matemático Pitágoras, que descreveu em 510, aC, intoxicação com determinadas favas somente em alguns indivíduos, mas não em todos que a ingeriram.[8]

O termo farmacogenética foi introduzido, em 1959, por Vogel na comunidade científica,[9] porém as maiores descobertas na área da farmacogenética e da farmacogenômica foram realizadas nestes últimos anos. A sequência do genoma humano realizada pelo *Human Genome Project*[10] proporcionou grandes avanços para a medicina baseada na genética. *The International HapMap Project e o 1000 Genome Project* realmente são dois grandes marcos na identificação, caracterização e catalogação dos polimorfismos humanos mais comuns, em termos de número, distribuição e frequência, em quatro grandes e distintas populações mundiais (Europeia, Africana, Chinesa e Japonesa), com a subsequente aplicabilidade da genética e dos estudos farmacogenéticos.[11]

TABELA 43.1
GLOSSÁRIO DE TERMOS COMUNS UTILIZADOS EM FARMACOGENÉTICA.

Alelos	São pares de genes. Cada gene corresponde a um DNA que tem o seu respectivo alelo. Assim os pares podem se apresentar com dupla dominância, híbrido e duplo recessivo;
Alelos múltiplos	São constituídos por vários pares de alelos, cuja frequência de genes dominantes e recessivos determinam ampla variedade de expressão fenotípica
Genoma	Material genético do organismo
Genótipo	Coleção de genes do indivíduo ou dois alelos inerentes a um gene em particular.
Fenótipo	Expressão física do genótipo. Usualmente é o efeito produzido pelo genótipo.
Nucleotídeo	É a base construída pelos ácidos nucléicos polimerizados para construção do DNA e RNA. O nucleotídeo consiste de moléculas de açúcar (deoxiribose no DNA e ribose no RNA) ligada a um grupo fosfato e bases nitrogenadas: no DNA – adenina (A), citosina (C), guanina (G), tiamina (T) e no RNA – as mesmas bases com exceção da tiamina que é substituída pelo uracilo (U)
Polimorfismo	Uma ou mais variações na sequência do DNA presente em mais de 1% da população. O polimorfismo envolve variações no par de bases do nucleotídeo simples. Quando as variações são grandes, longo trecho do DNA está envolvido
Polimorfismo da base simples do nucleotídeo (SNP)	É um tipo de polimorfismo que envolve uma simples base do par de alelos (A,T,C ou G), alterando a sequência do DNA. A frequência de variação é de 1 para 1000 nucleotídeos
Haplotipo	É uma série de variações as quais são herdadas juntas
Codon	É uma sequência de nucleotídeos de DNA ou RNA que corresponde a um aminoácido
Epigenética	É o estudo das mudanças hereditárias pela ativação dos genes com ou sem alguma mudança na sequência do DNA. Assim os estímulos como hipertensão, isquemia, hipotensão ou choque podem afetar a cascata de informações genéticas. Mudanças epigenéticas podem determinar a evolução do paciente não só no que diz respeito a alta como também a susceptibilidade a doenças e respostas aos fármacos.
Mutação	Mudança na sequência do DNA no organismo
DNA mitocondrial	É uma pequena parte de DNA que fica somente nas mitocôndrias. É transmitido somente por herança materna.

Adaptada de Landau R et al. Pharmacogenetics and anaesthesia: the value of genetic profiling. Anaesthesia, 2012.[6]

Admite-se que a individualidade do perfil genético é a chave para a terapêutica personalizada, podendo permitir aumento da eficácia terapêutica e reduzir os problemas relacionados com a segurança.[12,13] Indivíduos diferentes apresentam genomas diferentes e, por isso, podem responder de forma diferente a uma dose de medicamento estimada como dose ideal, não só porque poderão ter capacidades diferentes de absorção do fármaco, mas também porque poderão, por exemplo, ter ausente uma importante enzima do metabolismo desse fármaco, ou poderão ter variantes alélicas em sequências diferentes porém normais, os chamados polimorfismos.[9]

As variantes alélicas mostra que a herança pode ser através de alelos múltiplos cuja combinação entre genes dominantes e recessivos observada na determinação da cor da pele. Por esse raciocínio, na dependência da combinação de genes, a expressão fenotípica pode ter maior ou menor concentração de uma determinada enzima acelerando ou retardando uma reação metabólica.[14]

As respostas aos fármacos são influenciadas por muitos fatores, incluindo-se doenças preexistentes estado de saúde, influências ambientais e características genéticas. Assim sendo, polimorfismos genéticos incidindo sobre enzimas metabolizadoras, transportadores ou receptores contribuem para nas respostas aos fármacos.

Cada proteína produzida na célula é codificada por uma sequência específica de DNA, que se encontra num local específico do cromossoma constituindo o gene. Os genes são constituídos basicamente de DNA, que é uma molécula enorme, composta de sequências complexas de nucleotídeos.

A região codificada de um gene é interposta por sequência não codificada. A região codificada dá origem aos exons, que controla e regula os introns que vão realizar o processo de transcrição formando o RNA mensageiro (mRNA).[15] O pré-mRNA é formado pela adição de bases complementares de modo que a base citosina liga-se a guanina e a uridina do RNA liga-se a adenina. A uridina é base específica do RNA, no DNA a base é a timina. Cabe ao mRNA, captar no citoplasma, os aminoácidos correspondentes para formar a proteína específica. A transcrição inicial tem uma sequência complementar de exons e introns. A sequência dos introns de fora formam a sequência do mRNA antes do mesmo se translocar para o citoplasma, quando a sequência dos aminoácidos estiver pronta. Nos introns existe uma sequência de DNA não codificado que vai para cima em direção ao exon1. São regiões importantes na determinação sobre o que o gene vai expressar, para que onde vai se dirigir e como será regulada essa expressão. Em última análise o que vai ser sintetizado. A Figura 43.5 mostra a estrutura do gene e a transcrição.

Durante a translocação os aminoácidos são incorporados na proteína por determinação de uma sequência de três bases ou códon na sequência do mRNA. Essa sequência define qual aminoácido será incorporado ao

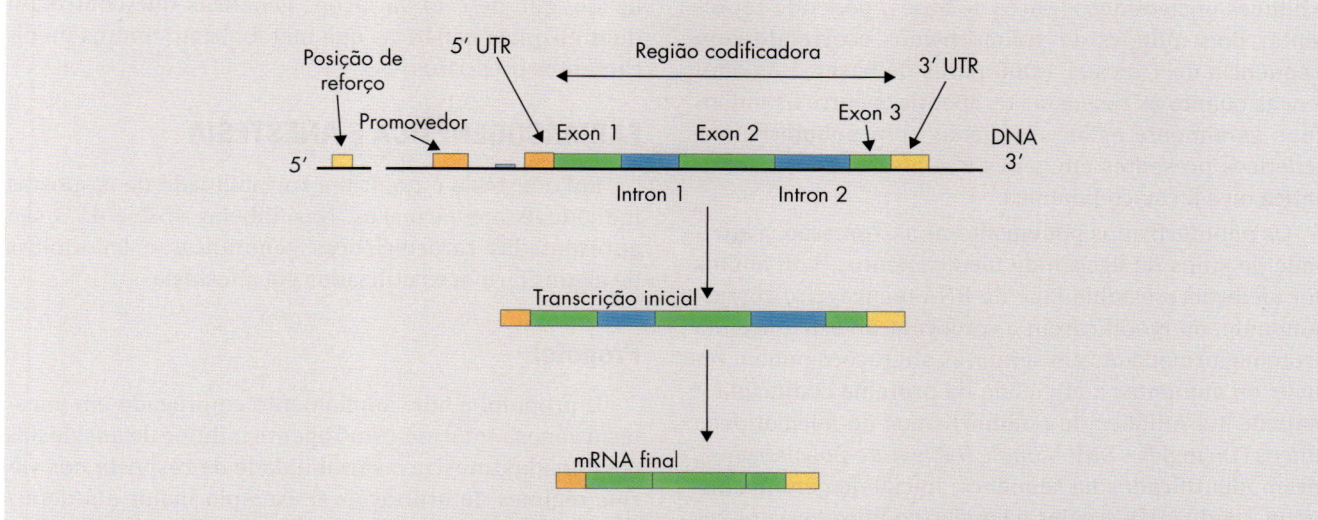

Figura 43.5 — *Estrutura do gene e a transcrição. A região codificada forma os exons estabelecendo interface com os introns (não codificada). A região codificada dentro do gene controla e regula a expressão genética. Na transcrição inicial, controlada pela UTR, forma o pré-mRNA e posteriormente o mRNA definitivo.*

Adaptada de Searle R, Hopkins PM. Pharmacogenomic variability and anaesthesia. Br J Anaest, 2009.

peptídeo. Alguns aminoácidos são incorporados à cadeia proteica polipeptídica definida pela sequência dos códons. Existem somente 64 códons e 20 aminoácidos. A formação polipeptídica exige que cada três códons determinem sua sequência.

O polimorfismo genético é decorrente de variações nessas sequências que ocorrem na população geral de forma estável. São encontradas com frequência de 1% ou superior.[17] As formas mais comuns de polimorfismos genéticos são deleções, mutações, substituições de base única (em inglês: *Single Nucleotide Polymorphisms,* ou SNP), ou variações no número de sequências repetidas (Figura 43.6).

O genoma humano possui 23 pares de cromossomos, contendo 30.000 a 40.000 genes que são formados por

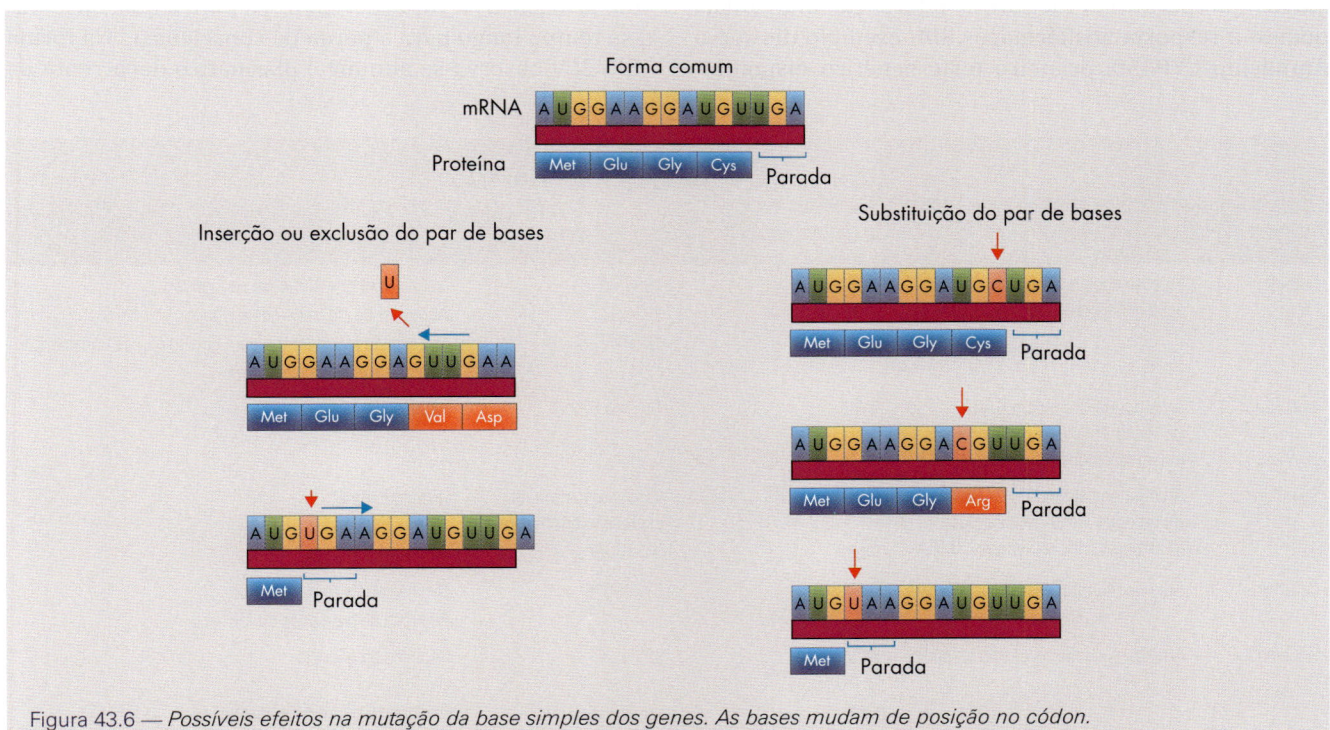

Figura 43.6 — *Possíveis efeitos na mutação da base simples dos genes. As bases mudam de posição no códon.*

Adaptada de SearleR, Hopkins PM. Pharmacogenomic variability and anaesthesia. Br J Anaest, 2009.

3 bilhões nucleotídeos (pares de bases) podendo representar dois milhões de polimorfismos ocorrendo com frequência de 1 a cada 1.000 pares de bases.[14] As diferenças quanto às respostas terapêuticas entre os indivíduos geralmente estão associadas com polimorfismos genéticos presentes em genes que afetam a farmacocinética ou a farmacodinâmica.[14,16]

Os polimorfismos podem alterar a expressão, a atividade de sítios de ligação de medicamentos,[18] ou ambos por afetarem a estabilidade do RNA mensageiro correspondente, ou modificarem a conformação estrutural da proteína formada. Assim sendo, as alterações podem reduzir ou aumentar a atividade da proteína codificada.[10] Mais de 1,4 milhões de polimorfismos de nucleotídeos únicos (Do inglês – SNP – *Single Nucleotide-polymorphis*), foram identificados na sequência inicial do genoma humano, sendo 60.000 deles na região codificadora dos genes. Assim admite-se que SNPs em genes que codificam transportadores de medicamentos, enzimas metabolizadoras de medicamentos ou envolvidas na biossíntese e reparo do DNA, poderiam determinar a eficácia dos medicamentos como também sua toxicidade.[19]

As diferenças no genoma humano são chamadas mutações, que são mais raras, e cuja incidência é menor que 1% da população. Os polimorfismos são mais comuns, promovendo variabilidade e não defeito.[5,6]

O caminho é caracterizar o genoma individualmente para prescrever corretamente ao paciente o fármaco e a dose. Nesse sentido, há necessidade de se ter dispositivos que permitam identificar diferenças individuais quanto a resposta aos fármacos. Um exemplo disso é o Amplichip CYP450, primeiro teste genético disponibilizado, que detecta variações genéticas que controlam duas enzimas hepáticas que metabolizam muitos medicamentos prescritos.[1]

FARMACOGENÉTICA E ANESTESIA

Em anestesia é notória a variabilidade de respostas individuais aos fármacos. Nas Tabelas 45.2 e 45.3 são apresentadas características genotípicas e fenotípicas de alguns fármacos utilizados em anestesia.

Propofol

O propofol é hoje amplamente empregado em anestesia venosa total, ou como agente indutor de anestesias combinadas, mostra a variabilidade de resposta nos vários regimes de utilização. O exemplo maior é a determinação do alvo para que o paciente entre em hipnose. Embora a técnica se mostre bastante segura e muitas vezes com doses abaixo do que o simples cálculo para injeção única em mg por quilo de peso, observam-se variações na dependência da capacidade individual de metabolização assim como da sensibilidade dos receptores. Algumas variações genéticas já foram identificadas. De fato existem genes afetados pelo polimorfismo como o UGT1A9 e o CPY2C9. Três variações genéticas foram observadas pelo polimorfismo do UGT1A9: 1) a variação genética 1887T/G cuja expressão fenotípica é alta dose necessária para indução da hipnose; 2) a variação genética 331C/T que determina altos níveis de depuração do fármaco; 3) a variação 1818T/C para a qual observa-se tempo longo para a perda da consciência.[5] Na forma CPY2C9 observa-se alto nível plasmático decorrente da

TABELA 43.2
AGENTES ANESTÉSICOS E POLIMORFISMO.

Fármacos	Descrição	Genes afetados pelo polimorfismo	Variação Genética	Efeito fenotípico do polimorfismo
Propofol	Potente agente indutor que tem ação inibitória do GABA e GABA$_A$	UGT1A9 CYP2C9	1887 T/G 331C/T 1818T/C *2/*2	Necessidade de alta dose na indução Alto nível de *clearence* do fármaco Necessário longo tempo para diminuição da consciência Alta concentração plasmática
Isoflurano	Atua potencializando o GABA via receptor GABA$_A$ e inibindo a transmissão dos receptores NMDA	RYR1	Tirosina 522	Hipertermia maligna
Sevoflurano	Atua potencializando o GABA via receptor GABA$_A$ e inibindo a transmissão dos receptores NMDA	CYP2E1 RYR1	Variação no nível da expressão enzimática Gli3130Arg	Disfunção renal Hipertermia maligna
Cetamina	Atua no receptor NMDA antagonista	CYP2B6	CYP2B6*6	Diminuição da enzima ligada Redução do *clearence* do fármaco
Lidocaína	Atua bloqueando os canais de sódio	SCN9A	395N≥K	Redução da eficácia
		MCR1	Melatocortina 1. Mutação do receptor	Diminuição da eficácia analgésica

Adaptada de: Behrooz A. Pharmacogenetics and anaesthetic drugs: implications for perioperative practice. An Med Surg, 2015.

TABELA 43.3
FARMACOGENÉTICA: FENTANIL, SUCCINILCOLINA, ROCURÔNIO E ONDANSETRON.

Fármaco	Descrição	Genes afetado pelo polimorfismo	Variação genética	Efeito fenotípico do polimorfismo
Fentanil	Atua no receptor μ - opioide	OPRM1	304 A/G	Variação na dose média efetiva necessária para prover analgesia
Succinilcolina	Despolarizante	BChE	293A > A 1699G > A	Diminui a hidrólise aumentando o tempo de bloqueio neuromuscular com apneia
			Multiplo 19q.13.1	Hipertermia maligna
			C520C > T	Hipertermia maligna
Rocurônio	Adespolarizante	SLCO1B1 ABCB1	rs2306283 A > C rs1128503 C > T	Reduz a eliminação, aumenta os tempos de ação e de recuperação
Ondansetron	Antiemético antagonista do receptor 5-HT3	ACB1	2677TT 3435 TT	Induz variabilidade. Reduz as NVPO

Adaptada de: Behrooz A. Pharmacogenetics and anaesthetic drugs: implications for perioperative practice. An Med Surg, 2015.

baixa capacidade de depuração. Fica assim evidente que para um mesmo fármaco pode existir mais do que uma variável. No exemplo apresentado são quatro variáveis para o propofol.

Na prática clínica essas variações individuais são observadas, porém são contornáveis. No caso específico da anestesia venosa total com infusão alvo-controlada com bombas de infusão, onde a concentração plasmática do fármaco é alcançada de forma rápida, é possível determinar a quantidade de fármacos necessária para manter a hipnose. Isso porém é feito com monitorização de efeito do propofol, pelo acompanhamento contínuo do grau de hipnose, através de índice bispectral ou da entropia, tornando possível proceder aos ajustes de necessários.[20] Tal prática permite a administração da anestesia de forma individualizada, adequada ao paciente, o que é evidenciado por menores alterações hemodinâmicas, menor tempo de despertar, e redução da dose total empregada.[21,22] No entanto, se por um lado a variabilidade pode ser contornada, por outro eventos adversos decorrentes de farmacogenôma diferente, podem levar a desfechos graves. Esse é o caso da Síndrome da Infusão de Propofol[23,24], uma condição potencialmente fatal caracterizada por acidose metabólica, rabdomiólise, arritmias cardíacas (bradicardia refratária aguda) e hepatomegalia associada a infusão prolongada de propofol (>48h) ou até em menos tempo com doses altas do mesmo ($\geq$ 4 mg.kg^{-1}.h^{-1}).O estudo farmacogenômico, com grande especificidade, poderá selecionar melhor os pacientes para a anestesia venosa, diminuindo a incidência desta síndrome, que na realidade já é baixa.

Opioides

A variabilidade genética gera respostas diferentes entre os diferentes opioides. Considerando que para alguns indivíduos há necessidade de ajustes de doses para mais ou para menos, com o propósito de se obter analgesia, existe sempre a possibilidade de depressão ventilatória antes mesmo de se chegar à meta analgésica.

Codeína

A codeína é um pró-fármaco, sendo necessária a O-desmetilação catalisada pelo CYP2D6 para ser convertida em morfina, sendo que esse caminho representa 10% do clearence da mesma. Os outros 80% do clearence é decorrente da conversão da codeína pelo CYP3A4 em codeína-6-glucoronídeo.[6] A codeína normalmente é prescrita por não resultar em efeitos adversos graves. No entanto, é preciso saber que existe também polimorfismo, havendo indivíduos com metabolização lenta, retardando o efeito e aqueles que são ultra-rápidos, ou seja, convertendo o pró-fármaco rapidamente e liberando altas concentrações de morfina na circulação. Existe relato de óbito em bebê de 12 dias cuja mãe ingeriu codeína e, em sendo genotipicamente metabolizadora rápida para a codeína, tinha alta concentração de morfina no leite.[25-26]

Morfina

Existe grande variabilidade individual em resposta à administração de morfina. Vários genes são considerados como possíveis responsáveis pelo polimorfismo, na sua maioria voltados a conformação dos receptores μ-opioide (OPMR1, p.118A/G). Embora se admita que exista polimorfismo os estudos voltados para o controle da dor apresenta muitas variáveis ficando difícil concluir. O resultado de uma metanálise sobre o impacto do A118G, que é um polimorfismo de OPMR1, não identificou forte relação entre o polimorfismo e a resposta ao opioide.[27] Os autores atribuem isso a heterogeneidade das situações clínicas como dor aguda, dor do trabalho de parto, dor crônica, dor pós-operatória etc. Assim sendo, embora tenham sido identificadas variações genéticas para a morfina, existe também a variabilidade fenotípica do fenômeno doloroso.

Fentanil

O gene responsável pelo polimorfismo do fentanil é o OPRM1, levando a variabilidade da expressão genética 304A/G, determinando variação na dose média efetiva necessária para prover analgesia.[5]

Sevoflurano e Isoflurano

Os anestésicos halogenados são capazes de desencadear hipertermia malígna em indivíduos susceptíveis, geneticamente diferentes. Vários relatos foram atribuídos ao halotano, hoje praticamente em desuso, assim como à associação succinilcolina e halotano.

Hoje os halogenados mais utilizados são sevoflurano e o isoflurano. Ambos atuam potencializando o GABA via receptor $GABA_A$ e inibindo a transmissão dos receptores NMDA. O gene RYR1 afetado pelo polimorfismo leva as variáveis genéticas mutantes Gli3130Arg e Tir 522 para o sevoflurano e isoflurano, respectivamente, tornando os indivíduos susceptíveis a desenvolverem hipertermia malígna quando submetidos a anestesia geral com esses agentes.[5] A variabilidade enzimática do gene CYP2E1 propicia o desenvolvimento de injúria renal com o uso de sevoflurano.[5]

Rocurônio

Variabilidade genética também é observada com os bloqueadores neuromusculares adespolarizantes, como o rocurônio cujo gene afetado pelo polimorfismo (SLCO1B1), resulta na variante genética rs2606283 A>C, reduzindo a eliminação e aumentando os tempos de duração e de eliminação.[5]

Succinilcolina

A succinilcolina é afetada pelo polimorfismo nos genes BChE e RYR1. O primeiro pode apresentar até três variações (293A>G, 1699C>T e 695T>A) que levam a redução da hidrólise, aumento do tempo de ação com consequente prolongamento da duração da ação e apneia. O tempo de apneia é variável, fazendo crer que existem diferentes concentrações de enzima para metabolização do fármaco.

A succinilcolina assim como anestésicos inalatórios podem desencadear a Hipertermia Malígna (HM), especialmente em grupos considerados de risco para desenvolvimento da mesma. A (HM) uma condição autossômica caracterizada por hipermetabolismo, hipóxia, hipercarbia e hipertermia. Em 70% dos casos ela é decorrente de mutação no gene do receptor da riondina RYR1, que causa a variação genética de múltiplos 19g13.1. A mutação do CACNA15, formando a variante c520C>T ocorre em 1% da população. Ambas mutações propiciam o desencadear da HM. As variações que desencadeiam a HM decorrentes da administração de anestésicos halogenados (isoflurano e sevoflurano) também são polimorfismos do RYR1, porém com variações genéticas Tirosina 522 e Gli2130Arg, respectivamente.[5,6]

Lidocaína

Dois genes afetados pelo polimorfismo determinam diferenças na ação da lidocaína: o gene SCN9A e o MCR1. A variação genética sobre o SCN9A forma o 395N≥K e a mutação sobre MCR1 modifica o receptor causando a expressão genética Melatocortina1. Essas variações modificam a eficácia da lidocaína, sendo que a segunda variação causa diminuição acentuada da analgesia. A função clínica básica dos anestésicos locais é o bloqueio dos canais de sódio. O consequente bloqueio temporário e também reversível da função dos canais de sódio voltagem-dependente, bloqueia a propagação dos potenciais de ação. O gene mutante diminui essa ação clínica fundamental da lidocaína.[5]

Cetamina

Admite-se que efeitos da cetamina no sistema nervoso central estão relacionados à sua atividade antagonista no receptor NMDA. Esse antagonismo da cetamina nesse tipo de receptor potencializa a analgesia, como também pode evitar o estado de hiperatividade e hiper-responsividade da via nociceptiva, provocada após estimulação intensa, como no caso da dor perioperatória.

O gene afetado pelo polimorfismo é o CYP2B6 levando variação genética CYP2B6*6 que provoca diminuição da ação enzimática que determina a depuração da cetamina, prolongando o seu efeito. Assim sendo, o indivíduo passa a ser um metabolizador lento.[5]

Outros Fármacos

Ondansetron

Um dos grandes problemas no pós-operatório é o controle das náuseas e dos vômitos. Admite-se que a profilaxia e o tratamento devem ser feitos em regimes abrangentes de forma a contemplar os aspectos multifatoriais da gênese desses eventos adversos. O desfecho também sofre influência da variabilidade genética.

O ondansetron é antiemético antagonista do receptor 5-HT3 utilizado como profilático ou para tratamento das náuseas e dos vômitos. O gene afetado pelo polimorfismo é o ACB1, que induz a duas variáveis genotípicas: a 2677TT responsável pela variabilidade metabólica e o 3435 TT, que mostra redução nas NVPO.

Na realidade entre as causas que levam a variação de resposta está a velocidade de biotransformação enzimática como o 2D6(CYP2D6) do citocromo P450. O CYP2D6 é maior responsável pelo metabolismo do dolasetron e do tropisetron. O granisetron é metabolizado primariamente tem três enzimas envolvidas CYP3A4, CYP2E1 e CYP1A2, possibilitando assim mais polimorfismo.[29] Na realidade a variabilidade fenotípica quanto a metabolização do ondansetron faz admitir que os metabolizadores lentos tenham dois alelos deficientes, os rápidos tenham dois metabolizadores funcionando e os ultra-rápidos, três ou mais metabolizadores ativos. Em estudo envolvendo 250 pacientes operados sob anestesia geral foram verificadas a presença de náusea (n=88) e vômito (n=37), sendo administrado ondansetron (4mg). Foi também verificada a relação da ocorrência de náusea e vômitos e o farmacogenôma dos pacientes. A determinação específica do polimorfismo foi feita com o emprego do AmpliChip CYP450 e da transferência energética de ressonância fluorescente (do inglês *fuorescence resonance energy transfer* – FRET). Os sinais da FRET são utilizados para verificar o número de cópias do gene CYP2D6. Assim o FRET determina o número de cópias e o AmpliChip o tipo da cópia. Houve forte correlação entre a falha do efeito do ondansetron quando o CYP2D6 apresentou-se com três cópias. Não houve diferença entre uma e duas cópias. A presença de três cópias determinou a metabolização ultra-rápida e o pobre efeito do ondansetron.[29]

Varfarina

A varfarina é hidroxilada formando um metabólito inativo, inicialmente, pela enzima CYP2C9 do citocromo P450. Estudos demonstraram polimorfismos na CYP2C9 (alelos *2 e *3) relacionando-os a maior susceptibilidade a complicações hemorrágicas com o tratamento com varfarina e que ambos alelos levam a uma redução na atividade enzimática.[17] O alelo *2 (C430T) apresenta uma substituição do aminoácido arginina por cisteína na posição 144 da enzima, enquanto o alelo *63 (A1075C) promove a substituição de uma isoleucina por uma leucina no aminoácido de número 359 da enzima.[7] Pacientes portadores de pelo menos um desses variantes do CYP2C9 necessitam de doses menores para manutenção da terapêutica com varfarina, pois doses habituais levam a risco significativo de aumento de sangramento. Existem ainda outros polimorfismos (VKORC1, CYP4F2) que podem contribuir para a variabilidade da resposta à varfarina e a associação deles determinam a farmacogenética da varfarina e consequentemente a sua dose.[6] Assim sendo, há forte evidência de que a determinação do genoma para polimorfismos da CYP2C9 auxilia o ajuste de dose para pacientes com os alelos variantes, reduzindo assim as possibilidades de complicações graves decorrentes da administração deste fármaco. Outros fatores não genéticos como sexo, massa corpórea, RNI e peso contribuem 20% com a variabilidade da dose.[30]

Clopidogrel

O clopidogrel é um antagonista do receptor adenosina difosfato e sendo um pró-fármaco necessita de bioativação em metabólito ativo, R-130964, para exercer sua função de anti-agregante plaquetária. Ele é metabolizado pela enzima CYP2C19. A variável CYP2C19*1 resulta em metabolismo normal, porém as variáveis CYP2C19*2 e CYP2C19*3 resultam em baixo metabolismo, sendo responsáveis pelo insucesso no tratamento. Uma metanálise mostrou que o polimorfismo determinado pelo CYP2C19*2 aumenta o risco de eventos adversos cardiovasculares.[31]

CONSIDERAÇÕES FINAIS

Pelo exposto neste capítulo, reveste-se de fundamental importância o estudo farmacogenética e do farmacogenôma. O objetivo do capítulo foi apresentar as bases da farmacogenética ilustrada por alguns exemplos importantes. Muitas publicações já mencionam aspectos do polimorfismo genético com o propósito de explicar a grande variabilidade de respostas aos fármacos e principalmente os eventos adversos. Espera-se que com a evolução da farmacogenética, seja possível no futuro determinar o genótipo de um paciente com um exame simples e rápido para que se possa evitar complicações decorrentes do uso de fármacos, assim como realizar farmacoterapia adequada.

REFERÊNCIAS

1. Rodrigues CRB, Scandelari L. Impacto do Amplichip CYP 450 na farmacologia: perspectiva do medicamento personalizado. XXVI ENEGEP, 2006:1-8
2. Cangiani LM. Metodologia Científica, em: Cangiani LM, Slullitel A, Potério GMB, Tratado de Anestesiologia Saesp, 7ª Ed, São Paulo, Atheneu, 2011:p.86-106
3. Oliva Filho. Elementos de Estatística: Aspectos Práticos, em: Cangiani LM, Slullitel A, Potério GMB, Tratado de Anestesiologia Saesp, 7ª Ed, São Paulo, Atheneu, 2011:p.129-142.
4. Searle R, Hopkins PM. Pharmacogenomic variability and anaesthesia. Br J Anaest, 2009;103(1):14-25
5. Behrooz A. Pharmacogenetics and anaesthetic drugs: implications for perioperative practice. An Med Surg, 2015;4:470-4.
6. Landau R, Bolag RA, Kraft JC. Pharmacogenetics and anaesthesia: the value of genetic profiling. Anaesthesia, 2012.

7. Metzger IF, Costa DCS, Santos JET Farmacogenética: princípios, aplicações e perspectivas. Medicina RP. 2006; 39 (4): 515-21.
8. Gouveia N. Farmacogenômica/Farmacogenética: Realidades e Perspectivas na Prática Clínica. Dissertação apresentada à Faculdade de Farmácia da Universidade de Coimbra para a obtenção do grau de Mestre em Tecnologias do Medicamento, na área de Farmacologia. 2009
9. Shin, J. Pharmacogenetics: from discovery to patient care. Am J HSPharm 2009; 66: 625-37.
10. Venter, JC. The Sequence of the human genome. Science. 2001; 5507:1304-51.
11. Marini F, Brandi ML. Pharmacogenetics of Osteoporosis: Future Perspectives. Cal Tis Int. 2009; 84: 337-47.
12. Evans, W. e McLeod, H. Pharmacogenomics - Drug disposition, drug targets and Side effects. N Eng J Med. 2003; 348: 538-49.
13. Kollek R. Pharmacogenetics, adverse drug reactions and public heath. Com Gen. 2006; 9: 50-54.
14. Chowbay B, Zhou S, Lee EJ. An interethnic comparison of polymorphisms of the genes encoding drug-metabolizing enzymes and drug transporters: experience in Singapore. Drug Metab Rev 2005;37(2):327-78.
15. Venter JC, Adams MD, Myers EW et al. The sequence of the human genome. Science, 2001;291:1034-51.
16. International HapMap Consorcium. A second generation human hplotype map of over 3.1 million SNPs. Nature 2007;449:851-61.
17. Evans WE, Relling MV. Pharmacogenomics: translating functional genomics into rational therapeutics. Science 1999;286(5439):487-91.
18. Weinshilboum R. Inheritance and drug response. N Engl J Med 2003;348(6):529-37.
19. Ingelman-Sundberg M. Pharmacogenetics: an opportunity for a safer and more efficient pharmacotherapy. J Intern Med 2001;250(3):186-200.
20. Schmidt GN, Muller L, Bischoff P – Measurement of the deth of anaesthesia. Anaesthesist, 2008; 57:32-36.
21. Johansen JW, Sebel PS, Sigl JC - Clinical impact of hypnotic--titration guidelines based on EEG bispectral index (BIS) monitoring during routine anesthetic care. J Clin Anesth, 2000; 12:433-443.
22. Liu SS – Effects of Bispectral Index monitoring on ambulatory anesthesia: a meta-analysis of randomized controlled trials and a cost analysis. Anesthesiol, 2004; 101:311-315.
23. Fodale V, La Monaca E. Propofol infusion syndrome: na overview of a perplexing disease. Drug Saf. 2007;51:293-303.
24. Karaktisos D, Poularas J, Kalogeromitros A et al. The propofol infusion syndrome treated whith haemofiltration. Is there a time for geneticscreening? Acta Anesthesiol Scan, 2007;51:644-5.
25. Ferner RE. Did the drug cause death? Codeine and breastfeeding. Lancet, 2008;372:606-8.
26. Madadi P, RossCJ, Hayden MR et al. Pharmacogenetics of neonatal opioid toxicity following maternal use of codeine during breastfeeding.: a case control study. Clinical Pharmacology and Therapeutics, 2009;85:31-5.
27. Walter C, Lotsch J. Meta-analysis of de relevance of the OPRM1118>G genetic variant for pain treatment. Pain, 2009;146: 270-5.
28. Candiotti KA, Bimbach DJ, Lubarsky DA et al. The impact of pharmacogenomics on postoperative nausea and vomiting. Do CYP allele copy and polymorphism affect the success or failure of ondansetron prophylaxis? Anesthesiology, 2005;102:543-9.
29. Sconce EA, Khan TI, Wynne HA et al. The impact of CYP2C9 and VKORC1 genetic polymorphism and patients characteristics upon warfarin dose requirements. J Human Genetics, 2010;55:582-9.
30. Sofi F, Marcucci R, Gori AM et al. Clopidrogrel non- responsiveness and risk of cardiovascular morbidity. An update meta-analalysis. Tromb Hemost, 2010;103:841-8.

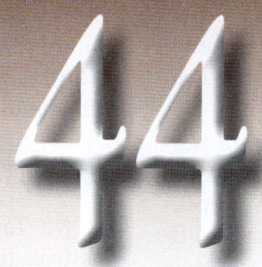

Anestésicos Inalatórios

Eduardo Helfenstein
Paulo Sergio Mateus Marcelino Serzedo
Clovis Tadeu Bueno da Costa
Thiago de Freitas Gomes

INTRODUÇÃO

A história da anestesia inalatória[1] confunde-se com a própria história da anestesiologia. A experimentação com a utilização de gases para produzir analgesia cirúrgica iniciou-se no século XIX.[1] Há alguns anos, a revista norte-americana *Time*, em admirável estudo sobre a evolução da humanidade, registrou a data de 16 de outubro de 1846 como o marco inicial da Era da Anestesia, na qual o homem obteve o controle da dor cirúrgica, objetivo perseguido há séculos. Com efeito, foi nesse dia que William Morton praticou, no Massachusetts General Hospital, em Boston, uma anestesia geral com éter etílico para extirpação cirúrgica de um tumor de glândula salivar.

Na realidade, antes do éter etílico, Sir Humphrey Davy já havia demonstrado as propriedades anestésicas do óxido nitroso em 1800, na Grã-Bretanha,[2] as quais posteriormente foram exibidas em demonstração pública do gás hilariante por Gardner Colton, em 1844, nos Estados Unidos.[2,3] Concluiu-se nessa oportunidade que a analgesia por ele produzida não se diferenciava daquela produzida por hipóxia. Essa teoria foi desacreditada em 1951 por Clement.[4]

Desde os primórdios da Era da Anestesia, os médicos aprenderam que os anestésicos gerais não deprimem apenas o sistema nervoso central, mas outras funções vitais, notadamente a circulatória, a respiratória, a hepática e a renal. E mais, observaram que a extensão dessa depressão é proporcional à dose do anestésico administrado. Da necessidade de estudar os efeitos dos anestésicos no organismo e as maneiras de tornar o ato anestésico mais seguro para o paciente desenvolveu-se a anestesiologia.

A anestesia geral é obtida pela combinação de quatro elementos: hipnose, relaxamento muscular, analgesia e controle da resposta neuro-humoral ao estresse.

Até o momento não existe um anestésico ideal (Tabela 44.1), mas a evolução é marcante, começando pelo éter, clorofórmio, ciclopropano e tricloroetileno, passando pelo halotano, enflurano, isoflurano e, mais recentemente, pelo sevoflurano, desflurano e xenônio.

Os anestésicos inalatórios foram durante muito tempo os únicos fármacos utilizados para realização da anestesia geral, antes do desenvolvimento dos anestésicos e técnicas intravenosas. Sua utilização é bastante difundida nos dias de hoje, principalmente associada à utilização de opioides, hipnóticos e relaxantes musculares produzindo a anestesia geral balanceada.

A capacidade de monitorização da concentração dos gases inalados na expiração ajuda a estimar a concen-

TABELA 44.1
PROPRIEDADES DE UM ANESTÉSICO IDEAL.

Propriedades físicas
- Não inflamável e não explosivo.
- Aroma agradável e não irritante para as vias aéreas.
- Estável na presença de luz e em cal sodada.
- Sem necessidade de estabilizadores para armazenamento.
- Não reativo com metais ou borracha.

Propriedades farmacocinéticas
- Introdução e recuperação rápidas do anestésico.
- Ausência de biotransformação.

Propriedades farmacodinâmicas
- Analgesia e amnésia.
- Mínima depressão respiratória.
- Mínima depressão cardiovascular.
- Potência razoável.
- Ausência de toxicidade hepática renal, atividade pró-arritmogênica, sensibilização do miocárdio, disritmias ou alterações eletroencefalográficas.

Custo financeiro

Baixo custo.

tração do fármaco no sangue circulante e no sistema nervoso central (SNC) promovendo uma monitorização precisa e um despertar mais precoce.[5]

Os anestésicos inalatórios mais utilizados para realização de procedimentos cirúrgicos são o sevoflurano, o desflurano e o isoflurano (Figura 44.1). Embora apresentem características semelhantes, sua escolha na utilização clínica vai depender do procedimento cirúrgico, tipo de paciente e custo operacional.[5]

HISTÓRICO

Os primeiros anestésicos inalatórios utilizados eram considerados gases inflamáveis, incluindo o divinil éter, o dietil éter e o ciclopropano. Diversos compostos não inflamáveis, como o clorofórmio e o tricloroetileno, eram associados à toxicidade hepática e à toxicidade neurológica, respectivamente. Estudos com os derivados dos compostos halogenados do clorofórmio indicaram que os gases anestésicos não inflamáveis poderiam ser originados a partir de compostos de fluoreto orgânico. A substituição pelo fluoreto resultou em um aumento da estabilidade e diminuição da toxicidade, além de diminuir a capacidade de se tornarem substâncias inflamáveis.[6]

Em 1956, o halotano começou a ser utilizado. Entretanto, seus efeitos cardiovasculares e a possibilidade de toxicidade hepática estimularam a pesquisa de outros agentes. Entre 1959 e 1980, foram sintetizados mais de 700 compostos fluorados. Dessas pesquisas, resultaram o enflurano (347) e o isoflurano (369), que se tornaram os pilares da anestesia inalatória nas décadas de 1970 e 1980. O desflurano foi o número 653 dessa série, sendo introduzido na prática clínica em 1993. O sevoflurano foi descrito no início da década de 1970 e começou a ser utilizado em 1990, no Japão. O sevoflurano, bem como o desflurano, apresentam baixa solubilidade no sangue, o que facilita o ajuste da profundidade da anestesia.[5]

O desenvolvimento da anestesia inalatória culminou com a descoberta da aplicabilidade clínica do xenônio, um gás inerte extraído da atmosfera que possui diversas características de um anestésico inalatório ideal, tais como ser inodoro, não inflamável e pouco tóxico, além de apresentar ausência de metabolização e baixíssima solubilidade no sangue e nos tecidos. Atualmente, a grande limitação a sua utilização em larga escala é o seu alto custo.[6]

CARACTERÍSTICAS FÍSICO-QUÍMICAS

Na Tabela 44.2,[10,11] estão apresentadas as características físico-químicas dos anestésicos inalatórios de uso corrente. A potência de um anestésico inalatório é expressa pela concentração alveolar mínima (CAM) refletida pela sua partição entre óleo e gás.

A CAM de um anestésico inalatório é definida como a concentração a 1 atmosfera que previne o movimento muscular esquelético em resposta a um estímulo supramáximo (incisão cirúrgica da pele) em 50% dos pacientes.[12] A CAM pode ser alterada por uma série de variáveis farmacológicas (Tabela 44.3).[13] Ela é relativamente imutável no que se refere a espécie, sexo ou duração da anestesia.

A dose média anestésica (DA50) é a dose ou concentração alveolar do anestésico que produz anestesia em metade dos indivíduos. A DA50 é idêntica à CAM.[14] A DA95 é a dose que anestesia 95% dos indivíduos, que equivale grosseiramente à CAM 1,3[13] (isto é, para o halotano: 1,3 × 0,74% = 0,96%). A CAM do despertar varia de 0,3 a 0,4 CAM.

A CAM BAR é a dose que bloqueia as respostas autonômicas dos pacientes à intubação traqueal ou à incisão cirúrgica; é 50% maior que a CAM.[15]

Os valores da CAM somam-se grosseiramente quando são usados dois anestésicos simultaneamente. Por exemplo, uma mistura de 0,5 CAM de óxido nitroso com 0,5 CAM de halotano se aproxima do mesmo grau de depressão do sistema nervoso central causado por 1 CAM de enflurano.[13]

Contrastando com o grau de depressão do sistema nervoso central, o grau de depressão do miocárdio pode não ser equivalente em relação à mesma CAM. Por exemplo, a combinação 0,6 CAM de N_2O com 0,6 CAM de halotano produz menos hipotensão arterial do que 1,2 CAM de halotano somente, porque o halotano é um mais potente depressor miocárdico e vasodilatador do que o N_2O equivalendo à CAM.[15,16]

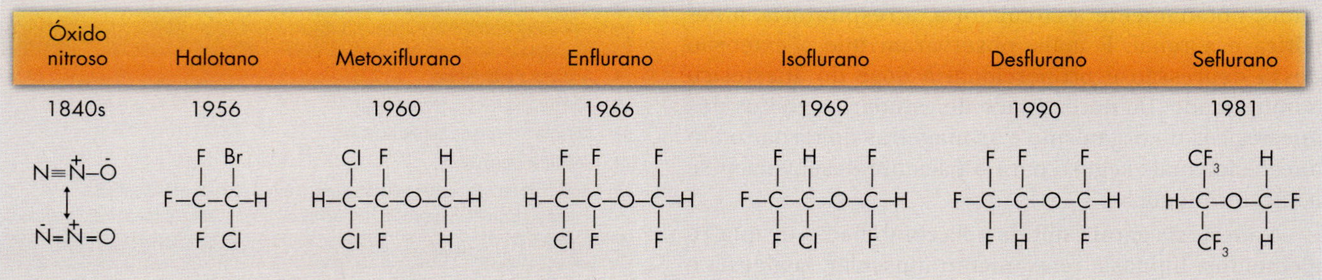

Figura 44.1 — Estrutura dos anestésicos inalatórios.

TABELA 44.2
PROPRIEDADES FÍSICO-QUÍMICAS DOS ANESTÉSICOS INALATÓRIOS.

	Óxido nitroso	Halotano	Enflurano	Isoflurano	Desflurano	Sevoflurano
Estrutura química	N=N-O	CF_3-CBrClH	CF_2H-O-CF_2CClFH	CF_2H-O-CClH-CF_3	CF_2H-O-$(CF_3)_2$CH-O-CFH_2	CFH-CF_3
Peso molecular	44	197,4	184,5	184,5	168	200
Ponto de ebulição (°C) a 1 ATM	-88	50,2	56,5	48,5	22,8	58,5
Pressão de vapor a 20 °C (mmHg)	39.000	244	172	240	669	160
Estabilidade com álcalis	Sim	Não	Sim		Não	Não
Luz ultravioleta	Sim	Não	Sim	Sim	Sim	Sim
Coeficiente de partilha						
Sangue/Gás	0,47	2,30	1,90	1,40	0,42	0,60
Óleo/Gás	1,4	224,0	98,5	90,8	19,0	53,4
CAM (%)						
Em oxigênio	115	0,75	1,70	1,15	6,00	2,00
Em óxido nitroso	-	0,29	0,57	0,50	3,00	0,66
% Biotransformação	-	20	3-5	0,20	0,02	2-3

TABELA 44.3
FATORES QUE AFETAM A CAM.

Variável	Efeito sobre a CAM	Comentários
Temperatura		
♦ Hipotermia	↓	↑ se > 42 °C
♦ Hipertermia	↓	
Idade		
♦ Jovem	↑	
♦ Idoso	↓	
Álcool		
♦ Intoxicação aguda	↓	
♦ Vício crônico	↑	
Anemia		
♦ Hematócrito < 10%	↓	
♦ PaO_2 < 40 mmHg	↓	
♦ $PaCO_2$ > 95 mmHg	↓	Causado por < pH no LCR
Tireoide		
♦ Hipertireoidismo	Sem alteração	
♦ Hipotireoidismo	Sem alteração	
Pressão arterial MAP < 40 mmHg		
♦ Média	↓	
Eletrólitos		
♦ Hipercalcemia	↓	Causada por LCR alterado
♦ Hipernatremia	↑	Causada por LCR alterado
♦ Hiponatremia	↓	Causada por LCR alterado
Gestação	↓	
Substâncias		
♦ Anestésicos locais	↓	Exceto cocaína
♦ Opioides	↓	
♦ Cetamina	↓	
♦ Barbitúricos	↓	
♦ Benzodiazepínicos	↓	
♦ Verapamil	↓	
♦ Lítio	↓	
♦ Simpaticolíticos		
♦ Metildopa	↓	
♦ Reserpina	↓	
♦ Clonidina	↓	
♦ Simpaticomiméticos		
♦ Anfetamina		
♦ Crônica	↓	
♦ Aguda	↑	
♦ Cocaína	↑	
♦ Efedrina	↑	

MECANISMOS DE AÇÃO

A anestesia inalatória é uma técnica consagrada por milhões de aplicações ao longo de mais de 165 anos. Apesar disso, resta considerável debate acerca dos mecanismos de ação. Acredita-se que os anestésicos inalatórios ajam em múltiplos locais no sistema nervoso.

A teoria da lipossolubilidade foi proposta por Hans Meyer e Overton, que sugeriam ser a incorporação de anestésicos lipofílicos às membranas lipídicas das células do sistema nervoso o processo responsável pelas alterações metabólicas que caracterizam o estado de anestesia.

Verificando que a potência dos anestésicos guardava melhor correlação com sua solubilidade em octanol, Frank e Lieb propuseram que os anestésicos interagissem com sítios polares e não polares.

Os anestésicos inalatórios poderiam, ao penetrar nas membranas, alterar o volume celular (teoria do volume excessivo), bloqueando canais iônicos. A anestesia surgiria quando fosse atingido o volume crítico, resultado da fluidificação (desorganização) de lipídeos em estado gel (mais organizado).

Segundo Quastel e Wheatley, os narcóticos atuariam em áreas específicas do sistema nervoso, inibindo processos oxidativos determinados. Para Pauling, a anestesia geral se faz em razão da formação de microcristais no sistema nervoso.[8]

Existe a possibilidade de os anestésicos inalatórios ligarem-se a receptores (proteínas) específicos no sistema nervoso. No nível celular, a sinapse parece ser o local mais provável. Nesse caso, ocorreria ativação de sistemas inibitórios e inibição dos excitatórios. É o caso dos barbitúricos, que inibem a liberação de L-aspartato e L-glutamato (neurotransmissores excitatórios) e aumentam a liberação do neurotransmissor inibitório ácido gama-aminobutírico (GABA). Há, todavia, anestésicos que não agem nesses sistemas.

Enfim, considerada a diversidade de moléculas capazes de promover um estado de anestesia, torna-se difícil sustentar a existência de um único mecanismo que explique a anestesia (teoria unitária).[9]

FARMACOCINÉTICA

A farmacocinética de uma substância inclui a absorção, distribuição, metabolismo e excreção. Com exceção da distribuição, os outros termos têm denominações diferentes na anestesia inalatória, isto é, a absorção é denominada captação; o metabolismo, biotransformação; e a fase de excreção, eliminação.[6]

Diferentemente da anestesia intravenosa, que não tem fase de absorção porque o anestésico é injetado diretamente na circulação sistêmica, a anestesia inalatória tem a fase de absorção que corresponde à captação do anestésico do alvéolo para o capilar pulmonar. Assim, além do débito cardíaco (fluxo sanguíneo pulmonar), a captação do anestésico inalatório sofre interferência dos fatores relacionados com a ventilação pulmonar e a transferência do circuito de anestesia para o alvéolo.

A anestesia inalatória difere da anestesia venosa na fase de eliminação. Na venosa, a eliminação depende do metabolismo e da excreção; e na inalatória, depende fundamentalmente da ventilação.[6]

O objetivo da administração do anestésico inalatório é produzir estado anestésico por meio de uma concentração específica de moléculas desse agente no sistema nervoso central. Isso é feito estabelecendo-se uma pressão parcial específica do anestésico no pulmão, a qual vai se propagar até se equilibrar com o cérebro e a medula espinhal. Assim, o controle da profundidade da anestesia inalatória pode ser realizado por meio da pressão parcial do anestésico alveolar (fração expirada).[6]

Características dos Anestésicos Inalatórios

Os anestésicos inalatórios estão entre os fármacos com início de ação mais rápido; quando administrados na forma de anestesia geral, apresentam uma grande margem de segurança. A possibilidade de aumentar ou diminuir rapidamente sua concentração pode ser a diferença entre a manutenção de um estado anestésico e o despertar do paciente.

Por isso, velocidade também significa eficiência. Uma indução rápida e um despertar precoce aumenta a rotatividade da sala cirúrgica e da sala de recuperação anestésica reduzindo custos e aumentando a satisfação do paciente.

Tecnicamente, podem ser considerados gases verdadeiros somente o óxido nitroso e o xenônio. Porém, para simplificar sua classificação, todos os outros agentes podem ser referidos como gases inalatórios pois estão nessa fase quando são administrados para os pulmões. Como gases anestésicos, os agentes inalatórios não se afastam muito do conceito de gás ideal, uma vez que são todos não ionizáveis e têm baixo peso molecular. Isso permite que eles se difundam rapidamente através da corrente sanguínea para os tecidos.

Velocidade, estado gasoso e via de administração pulmonar combinam-se para formar a principal característica dos anestésicos inalatórios: a capacidade de sua concentração no plasma poder ser tão fácil e rapidamente diminuída como também aumentada.[7]

Características Físicas dos Anestésicos Inalatórios

As características físicas dos anestésicos inalatórios estão apresentadas na Tabela 44.4. O objetivo de administrar anestésicos inalatórios é produzir um estado

TABELA 44.4
PROPRIEDADES FÍSICO-QUÍMICAS DOS ANESTÉSICOS INALATÓRIOS.

Propriedades	Sevoflurano	Desflurano	Isoflurano	Enflurano	Halotano	N_2O
Ponto de ebulição (°C)	59	24	49	57	50	-88
Pressão de vapor 20 °C	157	669	238	172	243	38,77
Peso molecular (g)	200	168	184	184	197	44
Coeficiente de partição óleo: gás	47	19	91	97	224	1,4
Coeficiente de partição sangue: gás	0,65	0,42	1,46	1,9	2,5	0,46
Solubilidade cérebro: sangue	1,7	1,3	1,6	1,4	1,9	1,1
Solubilidade gordura: sangue	47,5	27,2	44,9	36	51,1	2,3
Solubilidade músculo: sangue	3,1	2	2,9	1,7	3,4	1,2
CAM em O_2 30-60 anos a 37 °C e P de 760 mmHg %	1,8	6,6	1,17	1,63	0,75	104
CAM 60%-70% N2O	0,66	2,38	0,56	0,57	0,29	
CAM > 65 anos (%)	1,45	5,17	1	1,55	0,64	
Conservante	não	não	não	não	Timol	não
Estabilidade absorvedores CO_2	não	sim	sim	sim	não	sim
Metabolismo %	2 a 5	0,02	0,2	2,4	20	

anestésico através de concentrações específicas desses agentes no sistema nervoso central. Isso é possível quando a pressão parcial dos pulmões se equilibra com a pressão parcial no cérebro e na medula.[7]

$$PSNC = Psangue = Palvéolo$$

P é a pressão parcial, e o estado de equilíbrio resulta de três fatores:

1. Os anestésicos inalatórios são gases que são rapidamente transferidos bidirecionalmente dos pulmões para a corrente sanguínea e então para o sistema nervoso central, até que as pressões parciais dos tecidos se igualem.
2. O plasma e os tecidos apresentam baixa capacidade de absorver os agentes inalatórios em relação ao que é ofertado aos pulmões; por isso, pode-se abolir rapidamente as concentrações nesses compartimentos.
3. O metabolismo, excreção e redistribuição dos anestésicos inalatórios são mínimos se comparados à sua rápida velocidade de eliminação pelos pulmões.

Mistura de Gases

Para qualquer mistura de gases em um recipiente fechado, cada gás exerce uma pressão proporcional à sua pressão parcial. A soma das pressões parciais de cada gás em uma mistura é igual à pressão total da mistura gasosa (Lei de Dalton).[7]

$$P_{Total} = P_{gás1} + P_{gás2} + ... + P_{gásN}$$

Gases em Solução

Mensurar a pressão parcial de um gás em uma solução é algo complexo; entretanto, em soluções, a quantidade de gás presente pode ser mensurada por sua concentração. A pressão parcial de um gás em uma solução representa a pressão do gás em equilíbrio com a solução.

Moléculas de gás dentro de uma solução interagem com o solvente de uma forma muito maior do que se estivessem na fase gasosa. Solubilidade é o termo utilizado para expressar a tendência das moléculas de um gás a permanecer em equilíbrio com uma solução. A Lei de Henry expressa a relação da concentração de um gás em uma solução com a pressão parcial exercida em uma solução.[7]

$$Cg = K \times Pg$$

Cg é a concentração do gás na solução, K é a constante de solubilidade e Pg é a pressão parcial do gás.

Analisando a equação anterior, podemos ver que se duplicarmos a pressão parcial de um gás duplicamos a sua concentração.

Outra equação de solubilidade muito usada na clínica é o coeficiente de solubilidade (λ).

$$\lambda = V \text{ dissolvido de gás/V líquido a 37 °C}$$

V é o volume. Essa equação pode ser utilizada para qualquer gás em equilíbrio com um líquido.

Os princípios da pressão parcial e solubilidade são aplicados para uma mistura de gases em uma solução. Isso significa que a concentração de uma mistura de gases em uma solução depende de dois fatores: (1) pressão parcial do gás em equilíbrio e (2) solubilidade do gás na solução.

As implicações dessas propriedades mostram que, se administrarmos gases anestésicos através da via inalatória, ocorrerá sua difusão dos alvéolos para o sangue até que as pressões parciais dos alvéolos e do sangue se igualem. A concentração dos anestésicos inalatórios na corrente sanguínea depende da pressão parcial no equilíbrio e da solubilidade dos anestésicos no sangue. Da mesma forma, a transferência do anestésico do sangue para outros tecidos também ocorrerá até a equalização das pressões parciais, embora nesse compartimento não existam anestésicos na forma gasosa. Isso ocorre porque apesar das moléculas de anestésico inalatório imprimirem uma pressão para sair da solução não existe fase gasosa, pois o sangue fora dos pulmões e os tecidos funcionam como um recipiente hermeticamente fechado.

A concentração de um anestésico inalatório em um tecido depende da pressão parcial e da sua solubilidade no equilíbrio. Por isso, no equilíbrio, ao se monitorar a concentração de anestésicos inalatórios ao nível alveolar, pode-se inferir a concentração dos anestésicos no sistema nervoso central.

Resumindo:

1. Os anestésicos inalatórios se equilibram com os tecidos ou compartimentos baseados em suas pressões parciais, não em suas concentrações.
2. A pressão parcial de um gás em uma solução é definida como a pressão que esse gás exerce no equilíbrio. E, quando não existir fase gasosa, a pressão parcial é definida como a tendência das moléculas a escapar da solução.
3. A concentração de anestésicos inalatórios nos tecidos depende da pressão parcial e da solubilidade

Finalmente, existe uma terminologia particular utilizada para os anestésicos inalatórios quando estão na fase gasosa, dissolvidos no sangue ou nos tecidos: utiliza-se concentração inspirada mais do que o termo pressão parcial.

A pressão parcial pode ser expressa em milímetros de mercúrio (mmHg) ou torr (1 torr = 1 mmHg) ou kilopascal (kPa). Para a maioria dos fármacos, a concentração é expressa pela massa (mg) dividida pelo volume (mL), mas pode ser expressa por porcentagem da massa sobre o volume. Como o volume de um gás na fase gasosa é diretamente proporcional à massa de acordo com a Lei dos Gases Ideais, é fácil expressar a concentração como porcentagem por volume (%).[7]

Transferência dos Anestésicos para o SNC

Quando o fluxo de gás fresco e o vaporizador são ligados, o gás fresco juntamente com uma fração fixa de anestésicos inalatórios é misturado com o gás do sistema de ventilação (bolsa, traqueias, canisters, sistemas absorvedores). Isso promove uma diluição reduzindo a concentração do anestésico inalatório. Com o passar do tempo, a fração de gás fresco com anestésico inalatório se equilibra no sistema.[7]

Ao se conectar um paciente ao sistema de ventilação, uma fração de anestésico inalatório chega ao seu sistema respiratório, e isso é designado Fração Inspirada de Anestésico Inalatório (F_I). Quando esse gás penetra na via aérea, essa fração inspirada de anestésico inalatório sofre uma diluição promovida pelo espaço morto que dilui o gás que chega aos alvéolos. A concentração de anestésico inalatório que se encontra no alvéolo é designada Fração Alveolar do Anestésico Inalatório (F_A).

No alvéolo, o anestésico inalatório passa para a corrente sanguínea através da membrana alvéolo-capilar de acordo com a pressão parcial do gás e sua solubilidade no sangue. Da mesma forma, o anestésico deixa a corrente sanguínea penetrando nos tecidos.

O sistema circulatório distribui o sangue para três tipos de compartimentos fisiológicos de tecidos: os tecidos ricamente vascularizados, os tecidos musculares e os tecidos gordurosos. Os tecidos ricamente vascularizados (TRV) incluem cérebro, coração, rim, fígado, sistema digestivo e glândulas anexas. As porcentagens da massa e da perfusão de cada compartimento são apresentadas na Tabela 44.5.

Os anestésicos inalatórios se difundem mais rapidamente para os tecidos ricamente vascularizados devido ao seu alto fluxo sanguíneo. Ao chegar ao SNC, eles se difundem baseados em seu coeficiente de solubilidade, promovendo inconsciência e anestesia. Os anestésicos inalatórios também são distribuídos para os tecidos

TABELA 44.5 PORCENTAGENS DA MASSA E DA PERFUSÃO DE CADA COMPARTIMENTO.			
Compartimentos	% da massa corporal	% do débito cardíaco	Perfusão (mL, min/100g)
Ricamente vascularizados	10	75	75
Músculos	50	19	3
Gordura	20	6	3

menos vascularizados (músculos e tecidos gordurosos), onde são acumulados e levam ao retardo no despertar da anestesia.[7]

Captação F_A/F_I

A melhor forma de entender a captação dos anestésicos inalatórios é verificar o aumento da relação entre a fração alveolar e a fração inspirada (F_A/F_I) ao longo do tempo (Figura 44.2). A fração alveolar (F_A) vai aumentando em relação à fração inspirada (F_I), tendendo a um equilíbrio.

Quando um paciente é conectado a um sistema de ventilação contendo anestésico inalatório, o fluxo de gás fresco com o agente inalatório vai se misturar com o ar do sistema de ventilação e proporcionar um aumento da fração inspirada (F_I) de acordo com a primeira Lei da Farmacocinética.

$$F_I = F_{FGO}(1 - e^{-T/t})$$
$$t = Vc/FGF$$

F_{FGO} é a fração de anestésico inalatório que deixa o vaporizador, T é o tempo, t é a constante de tempo. A constante de tempo é o volume do circuito dividido pelo fluxo de gases frescos.

Um exemplo: em um sistema ventilatório no qual o volume das traqueias, canisters e sistema de reabsorção é de 8 L e o fluxo de gases frescos é de 2 L, temos que a constante de tempo t = 8/2 = 4. Sendo assim, pela primeira lei da farmacocinética, temos que após três constantes de tempo 95% da F_I são alcançados. Assim, nesse exemplo, após 3 × 4 = 12 minutos, 95% da F_I desejada serão alcançados.[8]

Com o exemplo anterior, vimos que 12 minutos é um tempo relativamente longo para se ter um sistema com a F_I desejada; por isso, podemos chegar a um equilíbrio mais rápido aumentando o fluxo de gás fresco ou aumentando a concentração de anestésico inalatório. Utilizando o exemplo anterior, t = 4 e, segundo a primeira lei da farmacocinética, 63% da F_I são obtidos após uma constante de tempo. Para se obter uma F_I de 2% em 4 minutos em vez de 12 minutos, podemos aumentar a concentração do FGF para 3,2% (2% dividido por 0,63), e em 4 minutos teremos uma F_I real de 2%.[5]

Outra maneira de se conseguir uma F_I adequada é aumentar o FGF ou colapsar a bolsa reservatória do ventilador, com isso diminuindo o V_c e o t – e, por conseguinte, diminuindo o tempo necessário para atingir o equilíbrio (Figura 44.3).[5]

Assim como os ventiladores, a árvore traqueobrônquica também apresenta um volume residual de gases (volume de reserva expiratório e volume do espaço morto); por isso, como um sistema ventilatório, vai haver um tempo para se atingir o equilíbrio da fração inspirada (F_I). Existem dois métodos utilizados para diminuir esse tempo (t). O primeiro é aumentar o volume-minuto, e o outro é diminuir o volume de reserva expiratório fazendo uma expiração forçada seguida de uma inspiração.[7]

A captação do anestésico inalatório refere-se à passagem do anestésico do alvéolo para o capilar pulmonar e depende dos fatores relacionados com a sua oferta e a sua remoção do alvéolo. A captação do anestésico para a corrente sanguínea é determinada pelo produto de três

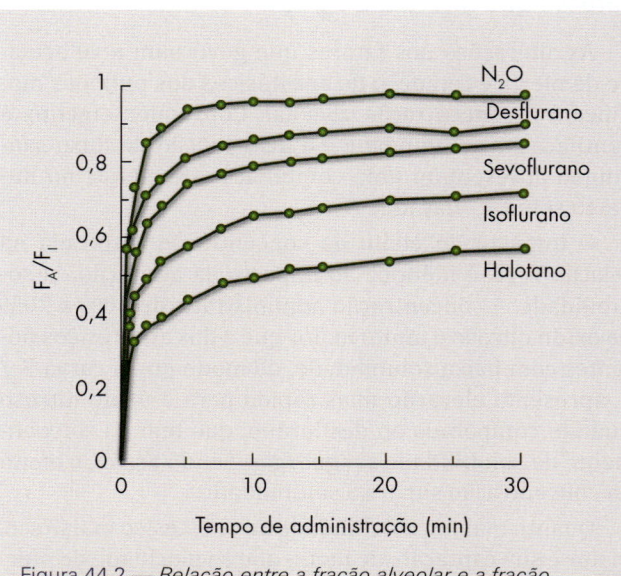

Figura 44.2 — Relação entre a fração alveolar e a fração inspirada (F_A/F_I).

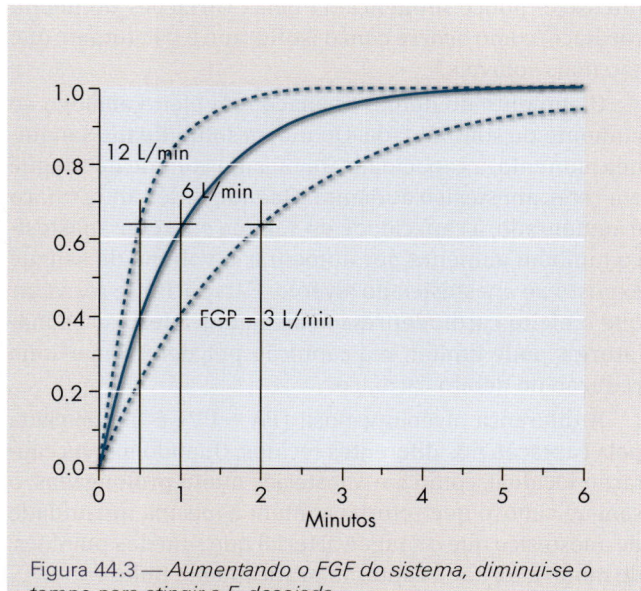

Figura 44.3 — Aumentando o FGF do sistema, diminui-se o tempo para atingir a F_I desejada.

Anestésicos Inalatórios **559**

fatores: solubilidade do anestésico no sangue (λ), débito cardíaco (Q) e a diferença alvéolo-venosa da pressão parcial do anestésico (PA – PV), conforme mostra a equação:

> Captação = λ × Q × [(PA – PV/Pressão Barométrica)]

Uma forma simples de avaliar a captação do anestésico é analisar a relação entre a concentração alveolar e a concentração do anestésico inspirado ao longo do tempo (F_A/F_I) (Figura 44.3). Tendo em vista que a captação é um produto de três fatores, se qualquer um deles ficar próximo de zero, a captação também ficará, e a ventilação produzirá rapidamente uma $F_A/F_I = 1$. Se a solubilidade do anestésico for muito baixa, o débito cardíaco estiver muito reduzido (depressão miocárdica grave) ou a diferença alvéolo-venosa da pressão parcial do anestésico for praticamente nula (depois de uma anestesia muito prolongada), a captação será mínima e a $F_A/F_I = 1$.[6]

Dessa forma, considerando que a solubilidade sangue/gás traduz a capacidade do sangue em absorver o anestésico, quanto maior for a solubilidade, maior será a quantidade de anestésico captado no sangue até que se atinja a situação de equilíbrio entre as pressões parciais do alvéolo e do sangue – e consequentemente maior será o tempo para $F_A/F_I = 1$.

Quanto maior for o fluxo pulmonar, maior será a remoção do anestésico do alvéolo e, consequentemente, menor será a proporção F_A/F_I. O aumento do débito cardíaco facilita a captação e retarda o equilíbrio entre a F_A e a F_I. O impacto das variações do débito cardíaco sobre a captação dos anestésicos inalatórios é tanto maior quanto maior for a solubilidade do agente considerado. A captação de um agente pouco solúvel, como o óxido nitroso, é pouco influenciada pelas variações do débito cardíaco, como ocorre com o isoflurano e o halotano, que são mais solúveis.[6]

O aumento do débito cardíaco tem efeito análogo ao aumento da solubilidade. Quando a solubilidade sanguínea aumenta, a capacidade do mesmo volume de sangue em reter anestésico aumenta. Quando o débito cardíaco é aumentado, a capacidade do sangue em reter anestésico também aumenta por aumentar o volume de sangue exposto ao anestésico no alvéolo. É importante ressaltar que o efeito cardiodepressor de alguns anestésicos inalatórios pode limitar sua captação por determinar uma redução do débito cardíaco.

A diferença alvéolo-venosa (PA – PV) é influenciada pela captação nos diferentes tecidos. Quando não há captação tecidual, como em anestesias muito prolongadas, o sangue venoso que retorna contém a mesma quantidade de anestésico que o sangue arterial que saiu dos pulmões, de modo a tornar a captação praticamente nula.

Distribuição

Os fatores que determinam a fração de anestésico inalatório removida do sangue que vai irrigar os tecidos são semelhantes aos da captação do anestésico do pulmão.

1. Solubilidade do anestésico inalatório no tecido λ_t.
2. Fluxo sanguíneo tecidual Q_t.
3. Diferença artéria-tecido de pressão parcial de anestésico inalatório ($P_a – P_t$).

> Captação Tecidual = $\lambda_t \times Q_t \times$ [(PA – PV/Pressão Barométrica)]

Por ter alta perfusão, o tecido cerebral equilibra-se rapidamente com a pressão parcial do anestésico do sangue arterial. O tecido muscular tem 25 vezes menos perfusão tecidual que o cérebro, de modo que leva 25 vezes mais tempo para equilibrar sua pressão parcial com a do sangue. Portanto, a captação do anestésico pelo músculo continua muito tempo depois de cessada a captação no cérebro. Após o equilíbrio no músculo, a gordura funciona como um depósito efetivo para a captação do anestésico. A grande capacidade (volume) do tecido gorduroso em reter anestésico inalatório aliada à sua baixa perfusão prolonga o tempo necessário para diminuir a diferença de pressão parcial do anestésico entre o sangue arterial e a gordura.

Após 8 minutos de anestesia, a captação pelos tecidos ricamente vascularizados é muito pequena para influenciar significativamente a concentração alveolar. O fluxo aproxima-se do equilíbrio entre 2 e 4 horas.[6]

Fatores que alteram a F_A/F_I

As alterações nos fatores que governam a velocidade de oferta e remoção de anestésicos dos pulmões modificam a concentração alveolar. Consequentemente, a ventilação, a solubilidade e a distribuição do fluxo sanguíneo apresentam uma combinação de efeitos no impacto sobre a relação F_A/F_I.

O impacto do efeito da concentração inspirada na relação F_A/F_I é idêntico ao impacto da alteração da solubilidade. A concentração administrada de 50% a 70% de óxido nitroso é muito maior que a dos anestésicos potentes com baixa solubilidade, de modo que a curva F_A/F_I apresenta elevação mais rápida para o óxido nitroso quando comparada ao desflurano, que tem baixo coeficiente de solubilidade sangue/gás. Sendo assim, o efeito da concentração supera a solubilidade.

Quanto maior a solubilidade do anestésico inalatório, maior é sua captação, de modo que a velocidade de oferta de anestésico inalatório para o pulmão (ventilação) é um fator limitante. Durante a utilização de anestésicos pouco solúveis, o aumento na ventilação tem pouco impacto no aumento da relação F_A/F_i.

Os anestésicos podem alterar a ventilação e, consequentemente, sua própria captação. Os anestésicos inalatórios deprimem a respiração de maneira dose-dependente, de modo que, ao aprofundar a anestesia e consequentemente a ventilação, exercem um efeito de *feedback* negativo na sua concentração alveolar, o que aumenta a segurança durante a ventilação espontânea por limitar a elevação da pressão parcial do anestésico no alvéolo.

Semelhante à ventilação, quanto maior for a solubilidade do anestésico, maior será o impacto das alterações do débito cardíaco sobre a F_A/F_i (Figura 44.4). Contudo, considerando-se que o débito cardíaco é um fator de remoção do anestésico do alvéolo, condições que promovem diminuição do débito cardíaco podem aumentar substancialmente a concentração alveolar dos anestésicos altamente solúveis por diminuírem sua captação. Em contraste com o *feedback* negativo, que resulta da depressão respiratória, a depressão circulatória resulta em *feedback* positivo, que aumentará a concentração alveolar por diminuir a captação.

Nos pacientes sadios, considera-se que a pressão parcial do anestésico no alvéolo é igual à pressão parcial na artéria, de modo que as curvas F_A (pressão parcial alveolar)/F_i e F_A (pressão parcial alveolar)/F_i estão sobrepostas. Nas situações em que ocorre *shunt* intrapulmonar, como intubação seletiva, pneumonia, atelectasias, enfisema e doenças cardíacas congênitas, a relação ventilação-perfusão está alterada com consequente aumento da pressão parcial do anestésico no alvéolo e diminuição na artéria, isto é, ocorre diferença nas pressões parciais do anestésico entre o gás alveolar e o sangue arterial (efeito mais evidente para os anestésicos com baixa solubilidade).

Considerando-se que a pressão do anestésico inalatório no SNC atinge o equilíbrio com a pressão parcial da artéria, a velocidade de indução da anestesia é mais lenta com anestésicos de baixa solubilidade quando comparada aos de alta solubilidade.[6]

Eliminação

Embora a eliminação do anestésico inalatório pela pele seja pequena, ela ocorre em maior quantidade pelo óxido nitroso. Outra forma de eliminação é a difusão dos anestésicos dos tecidos para a gordura subjacente, considerada como quinto compartimento em alguns estudos farmacocinéticos. Essa transferência pode englobar um terço do anestésico captado durante sua administração.

O baixo metabolismo do isoflurano (0,2%) e do desflurano (0,02%) não afeta significativamente a recuperação da anestesia. Todavia, o alto metabolismo do halotano (20%) é responsável pela diminuição de sua concentração alveolar, que se equipara à do isoflurano durante a emergência da anestesia.

A eliminação dos anestésicos inalatórios na fase de recuperação da anestesia é controversa pelos mesmos fatores que interferem na elevação da concentração alveolar na fase de indução, sendo a solubilidade o determinante fundamental na velocidade de queda da F_A.

Existem duas diferenças farmacocinéticas principais entre a recuperação e a indução:

1. Enquanto o aumento da concentração acelera a indução, não há como estabelecer uma concentração alveolar abaixo de zero para acelerar a recuperação.
2. Enquanto todos os tecidos começam a indução com pressão parcial zero de anestésicos inalatórios, cada tecido tem uma concentração diferente durante a fase de recuperação.

Depois de descontinuada a anestesia, os tecidos musculares e gordurosos podem continuar a absorver anestésicos por horas, fato decorrente da redistribuição que se mantém até que a pressão parcial sangue/alvéolo do anestésico fique abaixo da pressão parcial do tecido.[6]

Efeito do segundo gás

Quando administrado em altas concentrações, um agente anestésico como o óxido nitroso promove uma grande transferência de volume do gás alveolar para o sangue, devido ao elevado gradiente de pressão parcial. Deve-se considerar que o óxido nitroso não existe no organismo quando se inicia a anestesia. O gradiente de pressão parcial alvéolo/sangue é então muito alto, permitindo essa rápida captação, diferentemente do oxigênio já existente no organismo que está saturando a he-

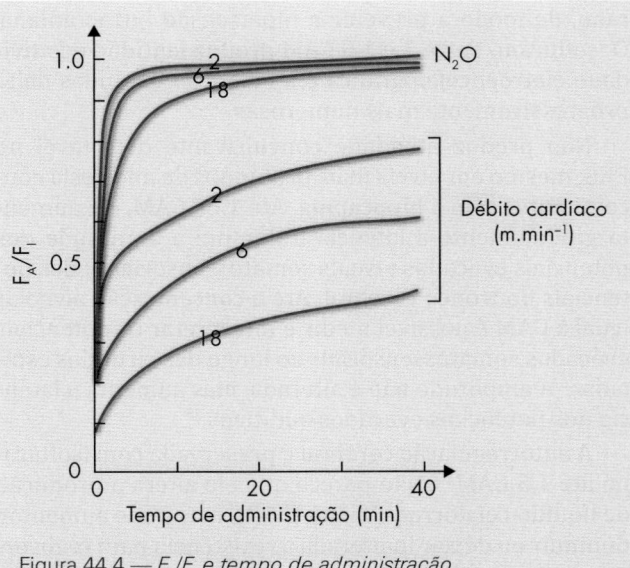

Figura 44.4 — F_A/F_i e tempo de administração.

moglobina em quase 100% e exerce uma pressão parcial considerável no plasma. Assim, a transferência do óxido nitroso do alvéolo para o sangue se processa em pequenos volumes. Em razão desse rápido deslocamento, a capacidade residual funcional diminui e os gases alveolares remanescentes aumentam suas concentrações porque perderam uma parte significativa do maior diluente, que é o óxido nitroso. Por essa razão, um "segundo gás" administrado em conjunto ao óxido nitroso e oxigênio, nos primeiros minutos, concentra-se mais no alvéolo do que quando administrado somente com oxigênio. Esse fenômeno, conhecido como efeito do segundo gás, foi descrito por Epstein e cols. em 1964, em anestesias com halotano e óxido nitroso.

Stoeling, Longnecker e Egar II, em 1970, explicaram que o efeito do segundo gás se dá pela concentração elevada do primeiro gás, a exemplo do óxido nitroso e do halotano como segundo gás. Sendo o primeiro gás administrado em baixas concentrações, o fenômeno não se verifica.

Certamente, a concentração do segundo gás só acontece se o primeiro for transferido em grandes volumes. Então, pela diferença de pressão parcial alvéolo/sangue, o segundo gás também é captado mais rapidamente pelo sangue.[5,7-9]

FARMACODINÂMICA

Efeitos Sobre o Sistema Nervoso Central

Halotano

É um importante vasodilatador cerebral e causa maior aumento dose-dependente do fluxo sanguíneo cerebral.[17] Apesar disso, esse efeito vasodilatador pode ser reduzido quando se hiperventila o paciente para diminuir a $PaCO_2$ antes de se administrar o agente anestésico.[14] A taxa metabólica cerebral é a que menos diminui com relação aos outros anestésicos inalatórios. Devido a esses fatores, o halotano aumenta a pressão intracraniana em grande extensão.[18] Na concentração de 0,5 CAM ou menos, o halotano isoladamente não causa aumento significativo da pressão intracraniana.

A autorregulação e a manutenção de um fluxo sanguíneo cerebral constante no decorrer de variações da pressão arterial estão amortecidas.[13] Estudos mostram que 1 CAM de halotano diminui a produção de líquido cerebroespinhal, mas aumenta a resistência à sua absorção, levando ao aumento do volume do líquido cerebroespinhal.[20,21]

Um traçado isoelétrico eletroencefalográfico é observado entre 4% e 5% CAM do halotano.[22] Em doses subanestésicas, o halotano produz ativação do EEG, caracterizada pelo surgimento de ondas rápidas. A 1 CAM são observadas salvas de ondas sinusoidais, predominantemente na região frontal. Em concentrações alveolares de 4% a 5%, o agente altera a fosforilação oxidativa neuronal.

O halotano aumenta progressivamente a latência dos potenciais evocados visuais e aumenta de forma dose-dependente a latência das ondas III e V dos potenciais evocados auditivos do tronco cerebral, contudo, sem modificar sua amplitude.[22]

Enflurano

Causa vasodilatação cerebral e aumento da pressão intracraniana. Tais alterações são, porém, menores que as observadas com o halotano. O consumo cerebral de oxigênio está reduzido. Há aumento dose-dependente do fluxo sanguíneo cerebral e da pressão do mecanismo de autorregulação do fluxo cerebral. Até 1 a 1,5 CAM há lentidão da atividade eletroencefálica e inscrição de ondas delta progressivamente mais numerosas.

A inalação de enflurano em concentração acima de 1,5 CAM acompanha-se de ondas apiculadas de grande amplitude. Esse traçado pode acompanhar-se de mioclonias. Podem ocorrer crises convulsivas em pacientes hipocapneicos ou submetidos a estímulos auditivos.[23,24] Em concentrações acima de 2 CAM, o EEG torna-se isoelétrico.[22,25] Os efeitos convulsivantes do enflurano são potencializados pela cetamina e pela amitriptilina.[22] Demonstrou-se que o enflurano aumenta a produção de líquido cefalorraquidiano e cria uma resistência à sua drenagem.

Isoflurano

Eleva o fluxo sanguíneo cerebral numa proporção inferior à observada com o halotano e o enflurano. Deprime o metabolismo cerebral, e assim, o consumo cerebral de oxigênio. Contrastando com o halotano, a hiperventilação não tem que ser instituída antes do uso do isoflurano, de modo a prevenir a hipertensão intracraniana. O isoflurano entre 1 e 1,5 CAM produz lentidão da atividade eletroencefalográfica e a inscrição de ondas delta progressivamente mais numerosas.

Não produz atividade convulsivante detectável no EEG, mesmo em níveis mais profundos de anestesia concomitantes com a hipocapnia. Até 1,65 CAM, ele aumenta gradualmente a latência e diminui a amplitude dos potenciais evocados visuais somatossensoriais e dos potenciais do tronco cerebral. Até a concentração alveolar igual à CAM é possível medir e interpretar os potenciais evocados somatossensoriais ao longo das cirurgias espinais.[26] A amplitude não é alterada, mas aumenta a latência dos potenciais evocados auditivos.[25]

A autorregulação cerebral é preservada com isoflurano até 1,5 CAM.[27] Não parece que ele altera a produção de líquido cefalorraquidiano (LCR), mas pode aumentar, diminuir ou deixar inalterada a resistência para reabsorção, dependendo da dose.[28,29]

Desflurano

Produz redução dose-dependente da resistência vascular cerebral e do consumo cerebral de oxigênio, com aumento do fluxo sanguíneo cerebral e da pressão intracraniana.[30] A produção de líquido cefalorraquidiano fica inalterada ou aumentada até 1 CAM.[34] Parece não alterar o mecanismo de autorregulação do fluxo sanguíneo cerebral (assim como o isoflurano)[31] e não provoca atividade epileptiforme detectável no EEG.[32] Na presença de lesões expansivas cerebrais, aumenta a pressão intracraniana mais intensamente do que o isoflurano.[33]

Sevoflurano

Parece causar menor vasodilatação cerebral do que o isoflurano[35] administrado à concentração de 1 CAM; diminui o consumo cerebral de oxigênio em 50% e não altera de maneira significativa o fluxo sanguíneo cerebral global, mesmo na vigência de hipocapnia.[36,37] O mecanismo de autorregulação cerebral é preservado.[38] A produção de líquido cefalorraquidiano pode diminuir em 40% até 1 CAM.[39] Existem relatos sobre atividade epileptiforme detectável no EEG durante a indução de anestesia em crianças, especialmente quando altas concentrações do agente são empregadas.[40,41]

Óxido nitroso

Os efeitos desse gás na fisiologia cerebral não são claros. Tanto a CAM quanto seus efeitos na taxa de metabolismo cerebral variam muito dependendo das espécies.[42] De acordo com diversos estudos em cães, cabras e porcos, o N_2O causa um aumento na taxa metabólica e no fluxo sanguíneo cerebrais. Já em roedores, ocorre leve ou nenhum aumento.[44] Estudos em humanos mostram que a administração de N_2O preservou o fluxo sanguíneo cerebral, mas diminuiu a taxa metabólica cerebral.

Barbitúricos,[42] narcóticos[46] ou a combinação dos dois diminuem ou eliminam o aumento da taxa metabólica cerebral e o fluxo sanguíneo cerebral provocado pelo N_2O. A pressão intracraniana pode aumentar com o uso de N_2O,[42] e esse aumento pode ser diminuído ou eliminado por uma variedade de coanestésicos e pela hipocapnia (mais importante). Devido aos dados conflitantes sobre os efeitos do N_2O na taxa metabólica cerebral, no fluxo sanguíneo cerebral, na pressão intracraniana e seu aparente efeito antineuroprotetor, deve-se evitar ou descontinuar o seu uso em casos cirúrgicos de provável hipertensão intracraniana e isquemia cerebral.[15]

Efeitos Sobre o Sistema Cardiovascular

Na Tabela 44.6,[13] são apresentados os efeitos cardiovasculares comparados dos anestésicos inalatórios de uso corrente.

Os efeitos cardiovasculares dos anestésicos inalatórios são de grande importância, porque eles podem alterar o equilíbrio entre a oferta e o consumo de oxigênio pelo miocárdio.

Halotano

A redução dose-dependente da pressão arterial se deve diretamente à expressão do miocárdio, e 2 CAM de halotano resultam em 50% de diminuição da pressão sanguínea e do débito cardíaco. A depressão cardíaca, que decorre da interferência com a utilização do cálcio intracelular, provoca aumento na pressão do átrio direito.

Apesar de o halotano ser vasodilatador coronariano, ocorre uma diminuição do fluxo sanguíneo coronário em decorrência da diminuição da pressão arterial sistêmica. A perfusão do miocárdio geralmente é mantida adequadamente, considerando que a demanda também cai.[13]

Normalmente, a hipotensão arterial inibe os barorreceptores no arco aórtico e nas bifurcações da carótida, provocando diminuição da estimulação vagal e elevação compensatória da frequência cardíaca. O halotano amortece esse reflexo.

A lentidão da condução do nodo sinoatrial pode resultar em ritmo funcional ou em bradicardia. Como todos os anestésicos voláteis, o halotano prolonga o intervalo QT.

O halotano sensibiliza o miocárdio aos efeitos arritmogênicos da adrenalina, de modo que a adrenalina acima de 1,5 ug · kg^{-1} deve ser evitada. Esse fenômeno pode ser um resultado da interferência com a condutância dos canais lentos de cálcio. A despeito de o fluxo sanguíneo para os órgãos ser redistribuído, a resistência vascular sistêmica permanece inalterada.[13]

Enflurano

Inibe a elevação de catecolaminas, a pressão arterial sistólica e a frequência cardíaca, associadas à estimulação cirúrgica. Isso é observado em 50% dos pacientes com 1,6 CAM ou 1,03 CAM de enflurano e 0,57 CAM de N_2O.[13]

Causa hipotensão arterial mais acentuada do que o halotano, em virtude de maior redução da contratilidade miocárdica (essa ação inotrópica negativa parece envolver a depressão do influxo de cálcio e da liberação do retículo sarcoplasmático no decorrer da despolarização da membrana) e da vasodilatação moderada. Promove, ainda, menor inibição do reflexo barorreceptor e sensibilização do miocárdio às catecolaminas, menos acentuadas do que as observadas com o halotano.[13]

O enflurano torna lenta apenas a condução A-V e não a Fase 4 de despolarização SA (que contribui para a diferença de efeito cronotrópico observada entre enflurano e halotano).[13]

TABELA 44.6
FARMACOLOGIA CLÍNICA DOS ANESTÉSICOS INALATÓRIOS.

	Óxido nitroso	desflurano	Halotano	Sevoflurano	Metoxiflurano	Enflurano	Isoflurano
Cardiovascular							
♦ Pressão arterial	N/C	↓↓	↓↓	↓↓	↓↓	↓↓	↓
♦ Frequência cardíaca	N/C	↓	↑	↑	↑	N/C ou ↑	N/C
♦ Resistência vascular sistêmica	N/C	N/C	N/C	↓	↓↓	↓↓	↓
♦ Débito cardíaco[1]	N/C	↓	↓	↓↓	N/C	N/C ou ↑	↓
Respiratória							
♦ Volume-corrente	↓	↓↓	↓↓	↓↓	↓↓	↓	↓↓
♦ Frequência respiratória	↑	↑↑	↑↑	↑↑	↑	↑	↑
♦ $PaCO_2$							
♦ Repouso	N/C	↑↑	↑	↑↑	↑	↑↑	↑
♦ Carga	↑	↑	↑	↑↑	↑	↑↑	↑
Cerebral							
♦ Fluxo sanguíneo	↑	↑↑	↑	↑	↑	↑	↓↓
♦ Pressão intracraniana	↑	↑↑	↑	↑↑	↑	↑	↓
♦ Taxa metabólica cerebral[2]	↑	↓	↓	↓	↓↓	↓↓	↓↓
♦ Convulsões	↓	↓	↓	↑	↓	↓	↓
Neuromuscular							
♦ Bloqueio não despolarizante[3]	↑	↑↑	↑↑	↑↑↑	↑↑↑	↑↑↑	↑↑
Renal							
♦ Fluxo sanguíneo renal	↓↓	↓↓	↓↓	↓↓	↓↓	↓	↓
♦ Taxa de filtração glomerular	↓↓	↓↓	↓↓	↓↓	↓↓	?	?
♦ Débito urinário	↓↓	↓↓	↓↓	↓↓	↓↓	?	?
Hepática							
♦ Fluxo sanguíneo	↓	↓↓	↓↓	↓↓	↓	↓	↓
Metabolismo[4]	0,004%	15-20%	50%	2-5%	0,2%	<0,1%	2-3%

1: Ventilação-controlada.
2: $CMRO_2$ aumentaria com a convulsão induzida por enflurano.
3: Bloqueio despolarizante também é provavelmente prolongado por esses agentes, mas isso, em geral, não tem significado clínico.
4: Percentual de anestésico absorvido que sofre metabolismo.
N/C = Sem alteração; ? = indeterminado.

Ao longo do tempo, ocorre recuperação parcial dos efeitos do enflurano. Após seis horas de anestesia, aumenta a contratilidade (DC, VS e FC). A PAS não se altera e a RVS é também reduzida.

Diante da maior depressão miocárdica induzida pelo enflurano, a interação enflurano-betabloqueador é mais negativa do que a observada com o halotano.

Isoflurano

Produz menor alteração do débito cardíaco em função do menor efeito inotrópico negativo quando comparado ao halotano e ao enflurano.[48] Produz aumento de frequência cardíaca, e esse efeito parece ter mediação central. Causa a maior redução da resistência vascular sistêmica quando comparado ao halotano e ao enflurano. Não sensibiliza o miocárdio às catecolaminas endógenas e exógenas. O ritmo cardíaco é notavelmente estável, constituindo uma vantagem definida sobre o halotano e em menor extensão sobre o enflurano. Essa maior estabilidade do ritmo cardíaco está ligada provavelmente ao menor efeito do isoflurano sobre a geração e a condução de impulsos, de tal modo que as disritmias causadas por alteração do automatismo e pelo fenômeno de reentrada são raras.

O isoflurano diminui a resistência vascular coronariana.[49] Por outro lado, diminui também a resistência vascular sistêmica e, em consequência, ocorre diminuição da pressão arterial média, podendo resultar na diminuição do fluxo sanguíneo coronariano. Não obstante a diminuição da resistência vascular coronariana, tende a aumentar o fluxo sanguíneo nas áreas com vasculatura coronariana normal. O efeito global do anestésico sobre a perfusão coronariana depende do balanço entre esses dois fatores. Na presença de doença vascular coronariana, pode haver redistribuição do fluxo sanguíneo, quando há redução distal da área de estenose. O termo "roubo de fluxo" coronariano foi proposto para definir essa situação, em que o fluxo sanguíneo é desviado de áreas isquêmicas para áreas com vasculatura normal, piorando a isquemia miocárdica. Esse efeito do isoflurano é até certo ponto semelhante aos fármacos utilizados no tratamento de doença isquêmica do miocárdio, como nitroglicerina e antagonistas do cálcio. O benefício ou a piora do quadro parece depender do calibre dos vasos afetados pelo agente vasodilatador.

Embora não tenha sido demonstrado agravamento da isquemia por "roubo coronariano" de fluxo sanguíneo de áreas isquêmicas para áreas não isquêmicas do miocárdio no paciente anestesiado com isoflurano,[50] é prudente evitar o uso desse agente em pacientes com doença vascular coronariana atingindo múltiplos vasos, especialmente na presença de insuficiência ventricular esquerda.[51]

Desflurano

Os efeitos cardiovasculares do desflurano parecem ser similares aos do isoflurano.[52] O aumento da dose está associado à diminuição da resistência vascular periférica que leva à diminuição da pressão arterial. O débito cardíaco permanece relativamente imutável ou discretamente deprimido em 1 e 2 CAM. Há um aumento moderado da frequência cardíaca, da pressão venosa central e da pressão da artéria pulmonar, que frequentemente não se torna aparente em doses baixas. Seu uso associa-se à hiperatividade simpática em concentração superior a 6%[53] e ocasiona pequena alteração da resistência vascular coronariana, não havendo evidência do fenômeno de roubo de fluxo coronariano com esse agente.[54] Pode haver piora da isquemia em coronariopatas quando seu uso se acompanha de taquicardia e hipertensão arterial,[55] o que é eliminado pela combinação do desflurano com um opioide, como o fentanil.[56] Não sensibiliza o miocárdio à ação de catecolaminas endógenas ou exógenas, apresentando perfil semelhante ao do isoflurano.[57]

Sevoflurano

O débito cardíaco é preservado em concentrações de uso clínico.[58] Não altera significativamente a frequência cardíaca,[59] o que é benéfico para o portador de doença isquêmica do miocárdio, uma vez que não há aumento do consumo de oxigênio pelo coração na diminuição do tempo disponível para o enchimento coronariano durante a perfusão. É um vasodilatador coronariano menos potente que o isoflurano, não tem efeito sobre o diâmetro dos grandes vasos coronarianos[60] e não produz o fenômeno de roubo de fluxo coronariano em modelo experimental.[61] Deprime a contratilidade miocárdica em extensão semelhante à do isoflurano, provavelmente devido ao bloqueio do influxo de íons cálcio.[62] Reduz a pressão arterial de maneira paralela à redução da resistência vascular sistêmica.[63] Não sensibiliza o miocárdio à ação de catecolaminas endógenas ou exógenas; a dose de adrenalina capaz de produzir ectopia ventricular não difere do observado com o isoflurano.[64]

Óxido nitroso

Apesar de o óxido nitroso deprimir a contratilidade do miocárdio *in vitro*, a pressão arterial, o débito cardíaco e a frequência cardíaca permanecem inalteradas, ou até discretamente elevadas *in vivo* devido a sua estimulação pelas catecolaminas, que por sua vez é explicada pela tendência do N_2O a estimular o sistema nervoso simpático.[65]

A depressão do miocárdio pode ser mascarada em pacientes com doença arterial coronariana ou hipovolemia grave. A diminuição da pressão arterial que acaba por acontecer pode levar à isquemia do miocárdio. A vasoconstrição do leito pulmonar aumenta a resistência vascular nesse órgão, que resulta em elevação da pressão no átrio direito.[65]

A despeito da vasoconstrição dos vasos cutâneos, a resistência vascular periférica não é afetada significativamente, porque o óxido nitroso eleva o nível de catecolaminas endógenas podendo haver um aumento da incidência de disritmias associadas à epinefrina. Acentua a rigidez de tronco induzida por opioides, que pode dificultar a ventilação e prejudicar o retorno venoso. A hipóxia por difusão associa-se, por sua vez, a efeitos hemodinâmicos a serem lembrados. Outro inconveniente a assinalar é a expansão de pneumotórax e êmbolos gasosos, e sua eventual repercussão cardiovascular.[65]

Efeitos Sobre o Sistema Respiratório

Todos os agentes inalatórios halogenados deprimem a ventilação alveolar de maneira dose-dependente, do que resulta elevação da $PaCO_2$. Há aumento da frequência respiratória e diminuição do volume corrente. A estimulação cirúrgica diminui o grau de depressão da ventilação, provavelmente pelo efeito da liberação de catecolaminas induzida pela cirurgia sobre o mecanismo de controle central da respiração.[66,67]

A partir de 1,1 CAM, a resposta ventilatória à hipóxia encontra-se abolida (depressão de quimiorreceptores periféricos). As concentrações residuais como 0,1 CAM não afetam a resposta à hipercarbia, mas deprimem a resposta à hipóxia.[70] Visto que no pós-anestésico imediato a resposta à hipóxia está comprometida, recomenda-se a administração sistemática de O_2 nesse período.

Em concentrações próximas à CAM, a vasoconstrição pulmonar reflexa à hipóxia é atenuada em cerca de 20%,[71] efeito que não parece ser suficiente para resultar em hipoxemia significativa durante ventilação monopulmonar.[72] Existe um efeito broncodilatador dos halogenados que os tornam úteis no tratamento dos asmáticos.[73]

Halotano

Inibe proporcionalmente a dose e a depuração do muco brônquico. Observa-se redução da frequência dos batimentos ciliares.[25] Esse fenômeno é agravado por intubação traqueal, decúbito, ventilação sob pressão positiva e inalação de gases secos contendo alto teor de oxigênio, insuficientemente aquecidos e umidificados.[25]

Enflurano

É o que causa maior depressão à ventilação, associando-se o aumento da frequência respiratória e a diminuição da amplitude do volume corrente.[13]

Isoflurano

A depressão respiratória é semelhante àquela de outros agentes, mas a taquipneia é menos intensa. O efeito final é uma diminuição do volume-minuto. Apesar da tendência de irritar as vias aéreas altas, é considerado um bom broncodilatador.[13]

Desflurano

A pungência e a irritação das vias aéreas que ocorrem durante a indução com esse anestésico podem ser percebidas pela sialorreia, apneia voluntária, tosse e laringoespasmo.[13]

Sevoflurano

O odor sem pungência e a ausência de irritabilidade no trato respiratório parecem fazer desse anestésico um agente especialmente indicado não só em anestesia do asmático como na indução inalatória em pacientes pediátricos.[13]

Óxido nitroso

Durante a fase inicial de recuperação pós-anestésica, a rápida difusão do óxido nitroso dos capilares pulmonares para os alvéolos pode, em certas circunstâncias, causar reduções nas pressões parciais de O_2 e CO_2, levando à chamada hipóxia difusional. Se ao término da anestesia o paciente for ventilado com ar ambiente, a captação alveolar de grandes volumes de N_2O tenderá a diluir o oxigênio da mistura de gases inspirados, determinando hipóxia. Na verdade, a pressão parcial arterial de oxigênio não só é reduzida pela diluição do oxigênio alveolar mas também pela depressão respiratória secundária à diluição do CO_2 alveolar. Como o tempo de redução máxima da PaO_2 coincide com o tempo de maior eliminação de N_2O, o aparecimento de hipóxia difusional pode ser prevenido pela administração de O_2 a 100% durante esse período, que corresponde aos primeiros 3 a 5 minutos que se seguem à interrupção do anestésico.[65]

A hipóxia difusional não parece ter significado fisiológico nos casos em que a ventilação é normal, e não há desequilíbrios da relação ventilação-perfusão. Entretanto, se a ventilação já está comprometida e distúrbios da relação ventilação-perfusão estão presentes, a redução do oxigênio arterial adquire maior importância.[65]

Efeitos Sobre o Sistema Hepático

Halotano

Produz diminuição do fluxo sanguíneo hepático na mesma proporção que reduz o débito cardíaco.[13] Há relatos de espasmo de artéria hepática durante anestesia com halotano. O metabolismo e a depuração de alguns fármacos (como fentanil, fenitoína e verapamil) parecem ser alterados pela anestesia feita com halotano.

Há outras evidências de disfunção celular hepática, entre elas: a retenção do contraste sulfabromoftaleína (BSP) e elevações menores de transaminases hepáticas.[13]

Enflurano

A diminuição do fluxo hepático com o enflurano é similar àquela causada pelos outros anestésicos voláteis em doses equipotentes.

Isoflurano

O fluxo sanguíneo hepático total é reduzido durante a anestesia com o isoflurano. No entanto, o suprimento hepático de oxigênio é mais bem mantido com o isoflurano que com o halotano. Isso se deve ao fato de que a perfusão da artéria hepática fica preservada quando o anestésico volátil é o isoflurano. As alterações das provas de função hepática são mínimas.[13]

Desflurano

As provas de função hepática não são afetadas, e não há evidência de lesão hepática.

Sevoflurano

Diminui o fluxo sanguíneo através da veia porta, mas aumenta o fluxo sanguíneo através da artéria hepática, mantendo assim o fluxo hepático total e a demanda de oxigênio constante.[13]

Óxido nitroso

Diminui o fluxo sanguíneo hepático no decorrer de uma anestesia, num grau menos acentuado que os outros agentes inalatórios.[13]

Efeitos Sobre o Sistema Renal

Halotano

Reduz o fluxo sanguíneo renal, a taxa de filtração glomerular e o débito urinário. Parte dessa redução pode ser explicada pela diminuição da pressão arterial e do débito cardíaco. Como a diminuição do fluxo renal é maior que a redução da taxa de filtração glomerular, há aumento da fração de filtração. A hidratação pré-operatória pode reduzir essas alterações.[13]

Enflurano

Reduz o fluxo sanguíneo renal, a taxa de filtração glomerular e o débito urinário.[13]

Isoflurano

Reduz o fluxo sanguíneo renal, a taxa de filtração glomerular e o débito urinário.[13]

Desflurano

O fluxo sanguíneo renal está preservado na ausência de hipotensão arterial. Não são observados danos renais com seu uso.[13]

Sevoflurano

Diminui discretamente o fluxo sanguíneo renal.[13]

Óxido nitroso

Diminui o fluxo sanguíneo renal por aumentar a resistência vascular renal. Isso leva a uma queda na filtração glomerular e no débito urinário.[13]

Hepatotoxicidade

Todos os modernos anestésicos inalatórios são compostos orgânicos halogenados, relativamente estáveis, não ionizados e lipossolúveis. A captação e a distribuição para os tecidos dependem do fluxo sanguíneo regional, do coeficiente de partilha tecido/sangue, do volume, do tecido e das diferenças de pressões parciais entre os compartimentos. A maioria das enzimas responsáveis pela biotransformação desses compostos está localizada no grupo de tecidos com elevada irrigação sanguínea, especialmente no fígado, para onde os anestésicos voláteis são encaminhados rapidamente em altas concentrações. Sua natureza lipossolúvel permite que eles se difundam prontamente no tecido hepático e se concentrem nas membranas lipoproteicas do retículo endoplasmático onde se localizam as enzimas de biotransformação.

É no retículo endoplasmático do hepatócito que se realizam as principais reações de síntese proteica, transferência de elétrons, oxidação, redução, hidroxilação e conjugação de hormônios e fármacos. Ali é sintetizada grande parte das estruturas lipídicas e proteicas das organelas celulares.[24]

O retículo endoplasmático rugoso contém os ribossomos (proteínas de RNA) e é responsável pela síntese de proteínas. No retículo endoplasmático liso, os fármacos são metabolizados, a bilirrubina é conjugada e as enzimas e esteroides são sintetizados. Os microssomos são vesículas formadas a partir da quebra e rearranjo dos sistemas tubulares do retículo endoplasmático.[24]

O metabolismo dos fármacos faz-se em duas etapas. A primeira etapa, denominada Fase 1, é a biotransformação. A biotransformação faz-se através de mecanismos oxidativos, hidrólise ou redução. Interagindo com o sistema enzimático, o fármaco forma um complexo que, decomposto, libera as enzimas e os metabolitos, diferentes do composto original (produtos intermediários). Antes da excreção, os anestésicos podem ainda atravessar a segunda etapa do metabolismo (Fase 2), que compreende processos de síntese, como a conjugação do produto original ou seus metabolitos com compostos endógenos (glicina, sulfato ou principalmente ácido glicurônico).[24]

As reações da Fase 1 ocorrem sobretudo no retículo endoplasmático, enquanto as de Fase 2, no citoplasma.[24]

Os produtos assim formados do metabolismo, seja através de ligação com macromoléculas celulares, seja pela formação de haptenos ou reações físico-químicas diretas, exercerão seu papel destrutivo.[24]

As monoxigenases do citocromo P_{450} são exemplos de enzimas envolvidas nas reações de Fase 1. P_{450} designa um conjunto capaz de atuar sobre diferentes substratos.

Halotano

Cerca de 20% do halotano são biotransformados no fígado.[74] Seu metabolismo se faz, sobretudo, através da via oxidativa, por intermédio do citocromo $P_{450\,2E1}$. Algum metabolismo adicional ocorre ainda nos rins, pulmões e trato digestivo. Na presença de oxigênio, a partir do halotano, são formados ácido trifluoracético (excretado na urina na forma de trifluoracetato de sódio), pequenas quantidades de flúor, cloro e bromo. Os compostos formados através da via oxidativa carecem de toxicidade.[25]

A administração crônica de concentrações subanestésicas de halotano e a indução enzimática com fenobarbital e aroclor 1254 aceleram o metabolismo desse agente. A indução enzimática com fenobarbital não parece predispor à lesão hepática associada ao halotano.[25]

A metabolização redutiva (na ausência de oxigênio) pelo citocromo P_{450} resulta em produtos intermediários. Um deles, o trifluorcloroetano, é capaz de se ligar covalentemente ao citocromo P_{450} e inativá-lo. Além disso, a reação de compostos intermediários com moléculas celulares produz haptenos capazes de induzir reações de hipersensibilidade. São esses os mecanismos etiológicos da hepatite tóxica associada ao halotano (incidência de 3.500 a 6.000 anestesias).[25]

Duas formas de hepatite pós-halotano são descritas: a primeira forma, leve ou moderada, surge entre um e três dias após a exposição e parece ser devida à toxicidade direta, atribuída a produtos intermediários formados durante o metabolismo redutivo desse agente. A segunda forma, tardia (uma a duas semanas após a exposição) e grave, parece se tratar de reação de hipersensibilidade (anticorpos pré-formados contra haptenos resultantes da ligação de compostos intermediários e macromoléculas hemáticas).[25]

Algumas associações merecem ser citadas: a icterícia inexplicada após exposição ao halotano é rara em extremos de idade; parece ser mais comum em mulheres e em obesos, aparecendo também após múltiplas exposições e quando há doença hepática prévia e indução enzimática.[25]

Diversos fatores favorecem a hipótese de que mecanismos de natureza imunológica participam da toxicidade hepática pelo halotano: o fato de que exposições múltiplas aumentam a incidência e a gravidade dessa lesão; a constatação de elevação de transaminases após exposição a concentrações subanestésicas de halotano em indivíduos suscetíveis; anticorpos antimitocôndria e linfócitos sensibilizados encontrados em pacientes acometidos por hepatite pós-halotano; e anticorpos contra o núcleo trifluoracetila encontrados nesses indivíduos.[25]

Enflurano

Sofre biotransformação hepática à taxa de 3% a 5% da quantidade captada, originando o ácido difluorometoxi-difluoracético e íon fluoreto. Apesar da semelhança química do metabólito orgânico com o ácido trifluoracético, não se conseguiu estabelecer uma relação causal entre esse anestésico e os raros casos de lesão hepática após anestesia com enflurano.[13]

Isoflurano

Apenas 0,2% de quantidade captada é recuperada sob a forma de metabolitos urinários, o que corresponde a aproximadamente um centésimo da taxa de biotransformação do halotano.

O íon fluoreto e o ácido trifluoracético foram identificados como produtos finais da biotransformação do isoflurano. Entretanto, a baixa taxa de biotransformação faz prever ausência de hepatotoxicidade por esse agente.

Os baixos níveis séricos de íon fluoreto e a ausência de complicações hepáticas mesmo após exposições múltiplas ao isoflurano atestam o reduzido potencial para nefro e hepatotoxicidade desse agente.[13]

Desflurano

Possui notável estabilidade molecular. Sua taxa de biotransformação da ordem de 0,02% é cerca de dez vezes menor que a do isoflurano. Os produtos do metabolismo são o ácido trifluoracético e o íon fluoreto. Entretanto, estudos experimentais não detectaram qualquer aumento nas concentrações plasmáticas e urinárias de íon fluoreto em relação aos valores-controle após exposição prolongada com desflurano. Da mesma maneira, foram detectados níveis mínimos de ácido trifluoracético no sangue e na urina de voluntários expostos a 7,35 horas CAM de desflurano; esses níveis são dez vezes menores que os encontrados após exposição ao isoflurano em doses equipotentes.

Assim, a estabilidade química do desflurano corresponde à toxicidade hepatorrenal nula ou mínima desse agente.[13]

Sevoflurano

Sofre biotransformação à taxa de 2% a 3% da quantidade captada. Ao contrário do halotano, isoflurano e desflurano, não produz ácido trifluoracético. Seu produto orgânico é um glucoronídio de conjugação, excretado pela urina. Portanto, seu potencial para hepatotoxicidade, pelo menos nos moldes estudados para o halotano, é nulo.[13]

Óxido nitroso

Não parece ser metabolizado no homem. Em animais de laboratório, a administração prolongada de N_2O é acompanhada de indução enzimática nos pulmões e testículos, e inibição hepática. No trato gastrintestinal, bactérias parecem ser capazes de reduzir o N_2O formando radicais livres (N_2).[13]

Nefrotoxicidade e Estabilidade Frente à Cal Sodada

A anestesia inalatória está associada à redução do fluxo plasmático renal e consequentemente à diminuição da filtração glomerular, da diurese e da excreção de eletrólitos. Alterações prolongadas da função renal no pós-operatório resultam, por via de regra, da combinação de fatores independentes do anestésico utilizado, como: disfunção renal ou cardiovascular prévias; hipovolemia; distúrbios eletrolíticos; reações transfusionais; administração de agentes nefrotóxicos (contrastes radiológicos, antibióticos etc.) e outros.

A degradação do anestésico por álcalis (cal sodada) está relacionada com sua estabilidade molecular. Moléculas menos estáveis podem formar compostos potencialmente tóxicos tanto in vitro como in vivo. A estabilidade molecular dos agentes halogenados parece decrescer da seguinte maneira:[75] desflurano > isoflurano > enflurano > halotano > sevoflurano.

O metabolismo do metoxiflurano resulta em níveis nefrotóxicos de fluoreto, o que justificou a retirada desse agente da prática clínica. A exposição ao metoxiflurano resulta em concentrações plasmáticas elevadas e sustentadas de fluoreto superiores a 50 mM.mL^{-1}. Esses níveis de fluoreto podem provocar nefrotoxicidade, dependendo do tempo em que são mantidos. Além da disfunção tubular (poliúria resistente ao hormônio antidiurético) associada ao fluoreto, o ácido oxálico, outro metabolito do metoxiflurano, determina insuficiência renal do tipo anúrico.

Estudos têm demonstrado que a preocupação com a possível toxicidade do sevoflurano, seja pela produção de fluoretos inorgânicos, seja por sua degradação na presença de absorvedores de CO_2, parece mais teórica que real. Divulgava-se o conceito de que concentrações plasmáticas de flúor superiores a 50 mM.mL^{-1} determinavam nefrotoxicidade subclínica e que níveis superiores a 90 mM.mL^{-1} determinavam insuficiência renal de alto débito. Estudos posteriores demonstraram que pode aparecer prejuízo da função renal com concentrações plasmáticas inferiores a 40 mM.mL^{-1} e que a administração de sevoflurano determina níveis de flúor maiores do que 50 mM.mL^{-1} em 7% dos pacientes, sem evidência de nefrotoxicidade. A explicação é relacionada ao local de biotransformação do fármaco, se ao nível hepático ou renal. O metoxiflurano e possivelmente o enflurano são extensamente biotransformados nos rins pelos citocromos $P_{450-2A6}$ e P_{450-3A}, enquanto o sevoflurano não sofre degradação pelas enzimas renais. Assim, os fluoretos inorgânicos gerados dentro dos rins e não os resultantes da biotransformação hepática seriam os responsáveis pelo desenvolvimento de insuficiência renal. Tais resultados demonstraram a necessidade de se reformular a ideia de que biotransformação e toxicidade anestésica são sinônimos.[65]

O sevoflurano é decomposto por absorvedores de CO_2 contendo cal sodada baritada, originando uma olefina conhecida como composto A, potencialmente nefrotóxica em animais de experimentação.

A velocidade da decomposição é proporcional à temperatura, e parece que concentrações significativas da olefina só aparecem em temperaturas acima de 65 ºC, bem superiores às que ocorrem no sistema respiratório em anestesia. Nos sistemas que utilizam baixos fluxos de gases (inferiores a 1 L.min^{-1}) por períodos de tempo prolongados, é possível também uma maior produção da olefina. Não obstante, a avaliação por meio de marcadores sensíveis da toxicidade associada ao composto A (NAG, alfa GST) não evidenciou alteração da função renal no pós-operatório em pacientes anestesiados com sevoflurano, com sistemas utilizando baixos fluxos de gases.[65]

O halotano também é decomposto pela cal sodada, originando o composto BCDFE (2 bromo 2 cloro 1,1 difluoretano) que possui toxicidade orgânica em animais de laboratório. Mas as quantidades desse composto originadas durante a anestesia clínica não parecem produzir repercussões orgânicas.[22]

O desflurano resiste à degradação por cal sodada e cal baritada hidratada, mas é degradado por absorvedores de CO_2 desidratados, originando monóxido de carbono.[76] Parece que o hidróxido de potássio causa maior produção de monóxido de carbono nos absorvedores desidratados, razão pela qual o problema é mais pronunciado com a cal baritada (contém maior concentração desse hidróxido).

No futuro, absorvedores isentos de hidróxido de potássio deverão eliminar o problema da produção de monóxido de carbono, bem como diminuir a produção de composto A.

Efeitos Sobre a Transmissão Neuromuscular

Todos os agentes inalatórios halogenados deprimem a transmissão neuromuscular e potencializam os bloqueadores neuromusculares não despolarizantes quando administrados em altas concentrações.

O enflurano e o isoflurano são mais potentes do que o halotano na intensificação do efeito do pancurônio, ao passo que o enflurano é mais potente do que o halotano e o isoflurano na interação com o vecurônio.[77,78] Essa propriedade dos agentes inalatórios parece ser devida a um efeito pré-sináptico,[79] e é mais pronunciada quando o estado de equilíbrio entre as concentrações do agente inalatório nos vários compartimentos é atingido. Assim, a potencialização do efeito do bloqueador neuromuscular não despolarizante é mais intensa com agentes como o sevoflurano e o desflurano, com os quais o estado de equilíbrio entre as frações alveolar e inspirada é atingido mais rapidamente.

Efeitos sobre o Útero

O tônus uterino é deprimido pelo uso de halotano, enflurano e isoflurano,[80] de forma dose-dependente. Entretanto, baixas concentrações desses agentes não parecem aumentar o sangramento em cesarianas.[81] Baixas concentrações de enflurano ou isoflurano não parecem afetar a evolução do trabalho de parto ou exercer efeitos adversos sobre o feto.

Outros Efeitos

Efeitos sobre a pressão intraocular

Devido à depressão do sistema nervoso central, a diminuição da pressão arterial, a redução do tônus da musculatura extrínseca do olho, a redução da produção de humor aquoso e a facilitação de sua drenagem, os anestésicos voláteis parecem diminuir a pressão intraocular. Esse efeito é mais intenso quando associado à ventilação controlada sob normocapnia ou hipocapnia.[24]

Relação com náuseas e vômitos

Não existe consistente associação de N_2O a náuseas e vômitos pós-operatórios.[82] O uso de desflurano, isoflurano e sevoflurano parece acompanhar incidência semelhante de náuseas e vômitos pós-operatórios.

Relação com hipertermia maligna

Todos os anestésicos inalatórios potentes servem como gatilho para hipertermia maligna em pacientes geneticamente suscetíveis. Em contrapartida, o óxido nitroso é um fraco gatilho para a hipertermia maligna. O halotano é o mais importante gatilho para essa doença.[22]

Relação com mutagenicidade, teratogenicidade e carcinogenicidade

Alguns agentes inalatórios hoje obsoletos, como tricloroetileno, fluroxeno e éter divinílico, demonstraram atividade mutagênica em condições de laboratório. Testes realizados em mamíferos e bactérias não lograram demonstrar atividade mutagênica dos anestésicos inalatórios.[83]

Há controvérsias sobre o risco de aborto associado à exposição crônica a agentes inalatórios através da poluição ambiental. Da mesma forma, não é possível extrapolar para humanos estudos sobre teratogênese realizados em animais, em condições distantes da realidade. Há estudos atribuindo 30% de risco de aborto e 20% de anormalidades congênitas em profissionais de centros cirúrgicos.

A notável semelhança estrutural dos vários agentes inalatórios com alguns carcinógenos humanos e a propriedade dos produtos intermediários do seu metabolismo reagirem covalentemente com moléculas intracelulares chamaram atenção para o potencial cancerígeno desses fármacos. Estudos experimentais realizados nas mais diversas condições não lograram demonstrar ação cancerígena dos anestésicos inalatórios N_2O, halotano, enflurano, isoflurano e metoxiflurano. Sob esse aspecto, os agentes inalatórios sevoflurano e desflurano não foram testados.[84]

A análise epidemiológica dos diversos tipos de neoplasias, comparando indivíduos expostos ou não à poluição ambiental por agente inalatório, resultou em risco 1,5 e 2 vezes maior de câncer de colo de útero nas mulheres expostas.

Depressão da eritropoiese

A exposição prolongada ao N_2O determina depressão da atividade da metionina sintetase e eritropoiese megaloblástica. Isso se deve à oxidação irreversível da vitamina B_{12}, cofator dessa enzima. Essas alterações inexistem quando o período de exposição é inferior a 6 horas e podem ser evitadas em exposições mais longas com a administração de ácido fólico.[25]

Alteração de volume em cavidade fechada

A solubilidade do N_2O no sangue é 20 vezes maior do que a do N_2; portanto, o N_2O difunde-se 20 vezes mais rapidamente do que o N_2. Ao difundir-se buscando o equilíbrio em espaços aéreos (luz intestinal, seios da face, ouvido médio, bolhas pulmonares, espaço pleural, pneumoencefálico e outros), o N_2O aumenta o volume e consequentemente a pressão do gás contido nessas cavidades fechadas.[25]

Relação com espermatogênese

Em ratos sob condições de inalação prolongada, foi demonstrada espermatogênese defeituosa associada ao N_2O e à mistura de N_2O, halotano e enflurano. Não há evidências de alteração desse tipo em humanos.[27]

Relação com depressão imunológica

Os agentes anestésicos e a duração do anestésico usado em anestesia geral, em conjunto com o estresse do trauma cirúrgico, são fatores importantes que alteram os sistemas de defesa, imunológico e antioxidante.[105]

Embora os anestésicos inalatórios inibam a atividade leucocitária, esse efeito é fugaz, não existindo evidências de que esses fármacos possam bloquear permanentemente a resposta imunológica.[85]

O conhecimento das interações do agente inalatório em pacientes sob estresse oxidativo é de importância clínica.[106] Baysal e cols.[107] examinaram os níveis dos estados oxidante e antioxidante de pacientes pediátricos submetidos à cirurgia laparoscópica e concluíram que o estresse cirúrgico da laparoscopia com anestésicos inalatórios aumentou a capacidade oxidante total e reduziu a capacidade antioxidante total.[107]

Cognição e desempenho psicomotor

Existe ainda a possibilidade de que a inalação de resíduos de anestésicos possa prejudicar temporariamente a cognição e o desempenho psicomotor.[86]

XENÔNIO

O xenônio é um gás nobre, constituinte natural da atmosfera, onde ocorre a uma concentração de 1 parte para 10 milhões em volume. É obtido por liquefação e destilação fracionada do ar, num processo que o torna muito caro. É um anestésico completo, produzindo hipnose e analgesia. A CAM é 71%, permitindo sua administração com oxigênio em concentração considerada segura, da ordem de 30%. É inodoro, insípido, não irritante para as vias aéreas e não explosivo. Não sofre nenhum grau de biotransformação. Sua eliminação do organismo não depende das funções hepáticas e renais. Apresenta o menor coeficiente de partilha sangue/gás entre os inalatórios: 0,14. Essa propriedade lhe confere a maior rapidez de indução e de recuperação da anestesia entre esses agentes,[87] ultrapassando inclusive o N_2O.

O equilíbrio entre a fração inspirada e a alveolar se dá em 3 minutos, e o paciente está apto a responder adequadamente às perguntas 5 minutos após a interrupção do agente.

É praticamente destituído de efeito sobre o sistema cardiovascular, o que abre a possibilidade de sua utilização com segurança não só em anestesia como na sedação de pacientes em unidades de terapia intensiva.[22]

Entretanto, sua administração é de alta complexidade, imposta por seu custo elevado, demandando aparelhos que permitam sistema fechado comandado por computador, bem como reciclagem para proporcionar sua reutilização.

O xenônio possui muitas das características do anestésico inalatório ideal; mas só as soluções dos problemas relativos ao seu custo e a complexidade de sua administração poderão viabilizar seu uso clínico em larga escala.[22]

ANESTESIA INALATÓRIA EM PEDIATRIA

Os agentes anestésicos inalatórios são os mais comumente utilizados na anestesia pediátrica.[124] No entanto, eles podem acarretar alguns malefícios de acordo com estudos recentes.[110]

Na última década, vários estudos têm relatado que a exposição precoce aos agentes anestésicos pode produzir neuroapoptose e déficits cognitivos de longo prazo em animais.[120,121] Mais recentemente, vários estudos retrospectivos em seres humanos têm relatado uma associação entre a exposição anestésica precoce e o resultado adverso neurocognitivo.[120,121] O período de vulnerabilidade aos agentes anestésicos não é conhecido com precisão, mas é postulado como sendo até os 3-4 anos de idade.[122]

Alguns modelos experimentais têm demonstrado neuroinflamação, dano mitocondrial e alterações da morfologia neuronal devido à exposição aos agentes anestésicos.[126] Tais estudos evidenciam os efeitos nocivos sobre o desenvolvimento do cérebro.[127] Estudos retrospectivos sugerem uma associação entre a exposição à anestesia no cérebro em desenvolvimento e aumento do risco de alterações cognitivas ou comportamentais.[126]

O crescente uso do sevoflurano e do desflurano tem sido acompanhado pelo aumento da chamada *emergence agitation* (EA)[110] ou emergência de *delirium*,[123] uma desordem comportamental que pode surgir no pós-operatório de crianças.[110] Descrito na década de 1960,[109] a EA é caracterizada por uma variedade de apresentações incluindo choro, excitação, agitação e *delirium*, os quais ocorrem na fase inicial do fim da anestesia em crianças.[111]

A anestesia com sevoflurano ou desflurano possui uma incidência de EA variando de 2% a 80% dependendo da técnica anestésica utilizada, sendo mais frequentemente observada entre os pré-escolares.[112,114] Apesar da resolução espontânea, a EA é considerada uma complicação potencialmente séria devido ao risco de autoferimento e pelo estresse causado aos cuidadores e aos familiares.

As descrições de EA incluem agitação, problemas comportamentais e *delirium*.[110] Atualmente, sua etiologia é desconhecida. Algumas hipóteses atuais referem associação com novos agentes anestésicos como o sevoflurano e o desflurano, os quais podem gerar um estado dissociativo, no qual a criança acorda com alteração do cognitivo.[110,115,116,117] Outros fatores que podem contribuir com a exacerbação desse problema incluem dor pós-operatória e ansiedade pré-operatória.[118,119]

O desflurano como um agente anestésico inalatório tem as vantagens de rápido início de ação na anestesia geral, especialmente em pacientes pediátricos.[125] Também possui menos efeitos adversos em relação ao sevoflurano quando utilizado em anestesia pediátrica, com menor tempo de extubação, menor tempo de abertura ocular, menor tempo para o despertar e recuperação precoce na sala de cirurgia.[124]

Estudos comparando o uso de sevoflurano e o uso de desflurano não evidenciaram diferença significativa na alta da sala de recuperação anestésica, nem em fatores como presença de reflexo óculo-cardíaco, náuseas, vômitos e dor intensa.[125]

ANÁLISE COMPARATIVA DOS ANESTÉSICOS INALATÓRIOS

- ♦ Cardiovascular:
  - ♦ Inotropismo negativo.
  - ♦ Enflurano > Halotano > Isoflurano >.
  - ♦ Diminuir resistência vascular sistêmica.
  - ♦ Isoflurano > Enflurano > Halotano.
  - ♦ Potencial arritmogênico.
  - ♦ Halotano > Isoflurano > Enflurano > Sevoflurano > Desflurano.

- **Respiratório:**
  - Depressão da resposta ventilatória ao CO_2.
  - Enflurano > Desflurano > Sevoflurano > Isoflurano > Halotano.
  - Depressão da ventilação (↓ Amplitude do Vt e ↑ FR).
  - Enflurano > Desflurano > Isoflurano > Sevoflurano > Halotano >
- **Renal**
  - Nefrotoxicidade.
  - Metoxiflurano > Enflurano > Sevoflurano > Isoflurano = Halotano > Desflurano.
- **Hepático**
  - Diminuição do fluxo sanguíneo hepático.
  - Halotano > Enflurano > Desflurano > Isoflurano > Sevoflurano.
- **Sistema nervoso central**
  - Fluxo sanguíneo cerebral
  - Halotano > Enflurano > Isoflurano, Desflurano e Sevoflurano.

PROTEÇÃO DE ÓRGÃOS

A proteção de órgãos, durante a anestesia inalatória, tem sido alvo de grande expectativa com a tentativa de redução da lesão celular decorrente[88] da lesão de isquemia-reperfusão.

O efeito cardioprotetor dos anestésicos[89] voláteis, em resposta à isquemia, é o que mais tem sido objeto de estudos. Essa proteção farmacológica, com mecanismo semelhante ao do pré-condicionamento isquêmico, é descrita como pré-condicionamento anestésico e tem sido relatada em outros órgãos, incluindo cérebro,[90] rim[91] e fígado.[92]

Nos últimos anos, foi demonstrado que os anestésicos voláteis também exercem efeitos protetores contra a lesão isquêmica quando administrados por breves períodos durante a reperfusão; esse efeito é denominado pós-condicionamento anestésico.[93]

Coração

Estudos experimentais indicam que os anestésicos voláteis conferem proteção contra as alterações provocadas pela isquemia miocárdica. Esse efeito protetor tem sido explicado simplesmente pelas alterações no fluxo coronariano ou na relação oferta/consumo de oxigênio pelo miocárdio. Os estudos mostram que os anestésicos voláteis apresentam efeitos diretos cardioprotetores.

Esses anestésicos diretamente pré-condicionam ou indiretamente aumentam o pré-condicionamento; esses efeitos resultam em proteção contra a lesão miocárdica isquêmica reversível e irreversível.[94]

Similarmente ao pré-condicionamento isquêmico, os anestésicos voláteis desencadeiam memória do efeito cardioprotetor agudo determinando efeito protetor após sua eliminação. No pós-operatório, os anestésicos voláteis são capazes de desencadear as mesmas alterações bioquímicas da fase precoce da cardioproteção, com a vantagem de não necessitarem de isquemia para produzir esse efeito.[95]

No pré-condicionamento anestésico, as vias intracelulares de sinalização envolvem o receptor de adenosina, a proteína G, a proteína cinase C, a proteína tirosina cinase e os canais de Katp de mitocôndria e do sarcolemo.[96] Parece que o aumento das ROS (espécie reativa de oxigênio) é o fator principal para o início do pré-condicionamento anestésico. Isso é sugerido pela observação de que a adição de eliminadores de ROS durante a exposição ao sevoflurano ou ao isoflurano bloqueia a resposta do pré-condicionamento anestésico.

A melhor evolução pós-operatória de cirurgia cardíaca em pacientes que recebem anestesia com anestésicos voláteis fica evidenciada pelo menor tempo de internação na unidade de terapia intensiva e alta hospitalar mais precoce, quando comparados aos que recebem anestesia intravenosa total.[97]

Importantes questões sobre o papel dos agentes voláteis na cardioproteção ainda permanecem nos estudos clínicos, tais como saber se os efeitos cardioprotetores são iguais entre os diferentes agentes, qual a concentração necessária para obter esses efeitos, qual o melhor momento para sua administração e por quanto tempo.[88]

Vasos Sanguíneos

O pré-condicionamento isquêmico dos vasos sanguíneos tem o potencial de proporcionar proteção contra a lesão vascular e impedir a constrição do endotélio nos eventos pró-inflamatórios e trombogênicos associados à lesão de isquemia-reperfusão.[98]

A proteção endotelial promovida pelos anestésicos voláteis durante a isquemia-reperfusão, aliada a seus efeitos sobre os neutrófilos e plaquetas, tem profundas implicações na manutenção da integridade vascular durante a reperfusão. Essa proteção vascular do pré-condicionamento anestésico é um dos mecanismos da proteção de órgãos. Considerando a importância dos vasos no suprimento de nutrientes e oxigênio em todos os tecidos, o pré-condicionamento anestésico poderia beneficamente afetar uma grande variedade de órgãos além do miocárdio.[99]

Pulmão

Estudos que avaliaram o isoflurano pela técnica de pré e pós-condicionamento e o sevoflurano com pré-condicionamento demonstraram que esses anestésicos protegem o pulmão isolado dos ratos através da inibição da liberação do TNF-alfa. Embora as preparações de pulmão isolado tragam resultados encorajadores sobre o condicionamento com os anestésicos voláteis, estudos experimentais *in vivo* e clínicos são necessários para definir o exato papel desses agentes contra a lesão pulmonar de isquemia-reperfusão.[99]

Rim

Os resultados do efeito dos anestésicos voláteis sobre a proteção renal são promissores. Um estudo demonstrou que a administração de 1 CAM de halotano, isoflurano, sevoflurano ou desflurano antes e após isquemia renal promove redução da necrose tubular mais que o pentobarbital ou a cetamina. Esse efeito foi atribuído à redução da resposta inflamatória evidenciada pela redução de fatores, como interleucina-8, TNF-alfa e ICAM-1. Entretanto, quando esses anestésicos foram adiministrados somente no período que antecede a isquemia, a proteção renal não foi evidenciada.[100]

Na prática clínica, uma potencial aplicação clínica da proteção renal com os anestésicos voláteis foi ilustrada em recente estudo demonstrando que o pré-tratamento com 2 CAM de sevoflurano, por um período de 10 minutos no início da circulação extracorpórea, antes do pinçamento da aorta, melhorou a filtração glomerular pós-operatória avaliada pela concentração plasmática de cistatina C. Os autores destacam que um modelo desse estudo não permitiu diferenciar se esse efeito nefroprotetor é resultado da ação direta do sevoflurano sobre o tecido e/ou vascularização renal ou se reflete a melhor preservação da função cardíaca.[101]

Fígado

Em preparações de fígado isolado de rato, a administração de 2 CAM de halotano, isoflurano ou sevoflurano não apenas diminui o consumo basal de oxigênio como também protege da lesão de isquemia-reperfusão hepática evidenciada pela diminuição de lactato desidrogenase durante o período de reperfusão.[92]

Há necessidade de estudos clínicos para avaliar o impacto do pré-condicionamento com os anestésicos inalatórios na função hepática em situações associadas com isquemia-reperfusão (transplante hepático, por exemplo) do fígado.[88]

Sistema Nervoso Central

Há evidências de que os anestésicos voláteis administrados durante a isquemia cerebral conferem neuroproteção, como demonstrado em modelos de isquemia global, focal e hemisférica. Esse efeito neuroprotetor dos anestésicos voláteis, por muito tempo, foi atribuído à profunda redução do metabolismo cerebral quando administrados em concentrações clínicas. Atualmente, a maioria dos mecanismos propostos para esse efeito neuroprotetor enfatiza a ação desses anestésicos em canais iônicos que contribuem para a morte celular por excitotoxicidade decorrente do acúmulo de glutamato no espaço extracelular durante a isquemia. Os anestésicos inalatórios administrados antes (pré-condicionamento) ou durante (neuroproteção) a isquemia cerebral são protetores através da modulação da excitotoxicidade. Esse efeito ocorre por inibição da liberação de glutamato, potenciação da neurotransmissão GABAérgica e antagonismo dos receptores de glutamato (AMPA e NMDA) que atenua o aumento de cálcio intracelular induzido pela isquemia.[88]

Outros fatores também podem estar envolvidos no pré-condicionamento do cérebro isquêmico, como inibição da formação de ROS, ativação do receptor de adenosina A1 com consequente ativação dos canais K_{ATP} mitocondriais para indução de tolerância cerebral.[94,99]

Considerando que a lesão isquêmica é um processo dinâmico caracterizado pela perda de neurônios por até 14 dias depois da isquemia, a neuroproteção conferida pelos anestésicos inalatórios tem sido evidente logo após a isquemia, mas sua manutenção por períodos mais prolongados ainda é controversa.[102]

In vitro, o sevoflurano e o desflurano diminuem a apoptose e a morte da célula nervosa decorrentes da falta de oxigênio e glicose.[103]

Medula Espinhal

O pré-condicionamento com 0,5, 1,0 e 1,5 CAM de isoflurano em modelo de isquemia transitória da medula espinhal, em coelhos, promoveu proteção contra a lesão neurológica isquêmica precoce, de modo dose-dependente, via ativação dos canais de K_{ATP} da mitocôndria.[99]

Em ratos, o pré-condicionamento com sevoflurano não foi capaz de reduzir a lesão neurológica decorrente da isquemia da medula espinhal.[104]

REFERÊNCIAS

1. Nociti JR. "Evolução da Anestesia Inalatória do Éter ao terceiro milênio" anestesia. Atualização e Reciclagem. 2000;185-7.
2. Davy H. Researches, Chemical and Philosophical Chefly concerning Nitrous oxide, on Dephlogidticoted nitrous Air, and is Respiration. London: Biggs and Cottle J J. Johnson, 1800.
3. Smith WDA. Under the influence a history of nitrous oxide and oxygen Anesthesia. London: Maxc Millan Publisher.
4. Clement FW. Nitrous Oxide Oxygen Anesthesia. Philadelphia: Lea & Febinger, 1951. p.30-43.
5. Miller RD, Cohen NH, Eriksson LI. Miller's Anesthesia. 8.ed. Philadelphia: Saunders, 2015.

6. Tardelli MA, Souza CA. Anestesia Inalatória. Capítulo 3. Guia de Medicina Ambulatorial e Hospitalar da Unifesp-EPM. São Paulo: Manole, 2011. p.47-74.
7. Barash PG, Cullen BF, Stoelting RK, et al. Clinical Anesthesia. 7.ed. Philadelphia: Lippincott Williams & Wilkins, 2013.
8. Butterworth JG, Morgan JW, David CM, et al. Morgan and Mikhail's Clinical Anesthesiology. 5.ed. Philadelphia: McGraw-Hill Education/Medical, 2013.
9. Hugh C, Hemmings BS, Talmage DE. Pharmacology and Physiology for Anesthesia. 1.ed. Philadelphia: Saunders, 2013.
10. Selher O. Physical and chemical data on anaesthetics. Acta Anoesthesiol Scand. 1971;42:(Supp):1-96.
11. Yasudam N, Targ AG, Eger II EI. Solubility of I 653 sevoflurane isoflurane and halothane in human tissues. Anesth Analg. 1989;69:370-3.
12. Stoelting RK. Pharmacology and physiology in anesthetic practice. 3.ed. Philadelphia: Lippincott, 1999. One of the best discussions of the clinical pharmacology of volatile anesthetic agents
13. Morgan Jr GE, Mikhail MS. Clinical Anesthesiology. 2.ed. Stamford: Appleton & Lanfge, 1996. p.105-22.
14. Lemonica L. Anestesia Inalatória temas de Anestesiologia para o curso de graduação em Medicina. São Paulo: Editora UNESP, 1992. p.61-72.
15. Ebert TJ, Schimid III PG. Inalation al Anesthesia. In: Barash PG, Cullen BF, Stoelting RK. Clinical Anesthesia. 4.ed. Philadelphia: Lippincott Willians & Wilkins, 2001. p.377-417.
16. Cole DJ, Kalichman MW, Shapino HM, et al. The non linear potency of sub MAC concentrations of nitros oxide in decreasing the anesthetic enflurane, halothane and isoflurano in pats. Anesthesiology. 1990;73,93.
17. Ricesa, Sborne C, Mazze RI. Metabolism by not microssomes of fluorinated anesthetics following isoniazed administration. Anesthesiology. 1980;53:489-95.
18. Todd MM, Drumond JC. A comparison of the cerebrovascular and metabolic effects of halothane and isoflurane in the cat. Anesthesiology. 1984;60:276.
19. Adams RW, Gronest GA, Stundt TMJ, et al. Halothane hipocopnea and cerobrospintali fluid pressure in neurosurgery. Anesthesiology. 1972;37:510.
20. Arthu AA. Effects of enflurane and isoflurane on resistance to reabsortion of cerebrospinal fluid in dog. Anesthesiology. 1984;61:529.
21. Arthu AA. Effects of halothane and fentanyl anesthesia on resistance to reabsortion of CSF. J Neurosurg. 1984;60:252.
22. Saphiro HM. Anesthesia effects upon cerebral blood flow cerebral metabolism eletroencefaogram and evoked potentids. In: Miller RD. Anesthesia. 2.ed. New York: Churchil Livingstone, 1996. p.1249-88.
23. Fleming DC, Fitz Patrick J, Fariello RG. Diagnostic activation of epleptogenic joci by enflurane. Anesthesiology. 1980;52:431-3.
24. Mon E. Volatile anesthetic agents in neurosingery. Br J Anaesth. 1989;63:4-6.
25. Amaral JLG. Anestesia Inalatória em Anestesiologia SAESP Sociedade de Anestesiologia do Estado de São Paulo. 5.ed. São Paulo: Editora Atheneu, 2001. p.551-77.
26. Bebel OS, Ingran DA Flynn PJ, et al. Evokred Potenctils using Isoflurane anesthesia. BR J Anaesth. 1986;58:580-5.
27. Madsen JB, Gold GE, Hansen ES. Cerebral blood flow and metabolisng during isoflurane induced hypotension in patients subjected to surgery for cerebral aneurysm. Br J Anaesth. 1987;59:1204-7.
28. Artru AA. isoflurane does not increase the note of CSF production in the dog. Anesthesiology. 1984;60:193.
29. Artru AA. Concentration relied changes in therate of csf formation and resistance to reabsortion of CSF during influrane and enflurane anesthesia in dogs receiving nitrous oxide. J Neurosurg Anesthesiol. 1989;256.
30. Lutz LJ, Milde LN. The cerebral functional metabolic and hemodynamic effects of desflurane in dogs. Anesthesiology. 1990;73:1275-31.
31. Ornstein E, Young WL, Ostapkovick N, et al. Comparative effects of desflurane and isoflurane on cerebral blood flow. Anesthesiology. 1991;75:A209.
32. Rampe IJ, Lockhant SH, Eger II, et al. The eletroencephalographia effects of desflurane in humans. Anesthesiology. 1991;74:434-9.
33. Muzzi D, Dltner C, Losano T, et al. The effect of desflurane and isoflurane with N2O on cerebrospinal fluid pressure in patients with supratentoud mass lesions. Anesthesiology. 1991:75-162.
34. Artur AA. Rote of cerebrospinal fluid formation resistance to reabsortion of cerebroespinal fluid brain tissue water content and eletroencephalogram during desflurane anesthesia in dogs. J Neurosurg Anesthesiol. 1993;5:178.
35. Conzen PF, Vollmar B, Habazetti H, et al. Systemic and regional hemodynamics of isoflurane and sevoflurane in rats. Anesth Analg. 1992;74:79-88.
36. Scheller MS, Takishi A, Drumond JC, et al. The effects of sevoflurane on cerebral blood flow cerebral metabolic rate for oxygen intracranial pressure and the letroencephalogram ar similar to those of isoflurane in the rabbit. Anesthesiology. 1988;68:548-51.
37. Takashi H, Murata K, Ikeda K. Sevoflurane does not increase intracranial pressure in hyperventilated dogs. Br J Anaesth. 1993;71:551-5.
38. RoRowney DA, Fairgrieve R, Bissonette B. crebrovascular carbon dioxide reactivithy in children anaesthetizied with sevoflurane. Br J Anaesth. 2002;88:357-61.
39. Sugioko S. Effects of Sevofluorane on intracranial pressure and formatin and absorption of cerebrospinal fluid in cats. Masui Japanese J Anesthesiology. 1992;41:1434-42.
40. Adachi M, Ibeneto Y, Kubo K, et al. Seizure like movements during induction of anaesthesia with sevoflurane. Br J Anaesth. 1992;68:214-5.

41. Vakkuri A, Yli Hankola AS, Sarbelo A, et al. Sevoflurane masK induction of anaesthesia is associated with epileptiform EEG in children. Acta Anaesthesiology Scan. 2001;45:805-11.
42. Sakabe T, Kuramoto T, Inoue S, et al. Cerebral effects of nitrous oxide in the dog. Anesthesiology. 1978;48:195.
43. Theye RA, Michenfelder JD. The effect of nitrous oxide on canine cerebral metabolism. Anesthesiology. 1968;29:1119.
44. Baughman VL, Hoffman WE, Miletich DJ, et al. Cerebrovascular and cerebral metabolic effects of N_2O in unrestrained rats. Anesthesiology. 1990;73:269.
45. Smith AL, Wollman H. Cerebral Blood Flowand Metabolism: Effects of anesthetic drugs and tecniques. Ansthesiology. 1972;36:378.
46. Drumond JC, Scheller MS, Todd MM. The effect of nitrous oxide on cortical cerebral blood flow during anaesthesia with Halotane and isoflurane with and without morphine, in the rabbit. Anaesth Analg. 1987;66:1083.
47. Merin RG. The coronary circulation. In: Roberts C. The circulation in Anaesthesia Pregs. Oxford: Blacbwell Sci Puubl, 1980. p.197.
48. Jones RM, Van Hamel C. Inaled Anesthetics Uptake, distribution and commparative pharmnacology. In: International Pratica of Anaesthesia. Prys Roberts C, Brown Jr BR. Oxford: Buttewort, Hernemann, 1996. vol 1. p.1-25.
49. Reiz S, Balfors E, Sorensen MB, et al. Isuflurane - a powerful coronary vasodilatador inpetients with coronary atery disease. Anesthesiology. 1988;69:72-83.
50. Priebe HJ. Intralational Anaethics and cardiac function curr opin. Anesthenol. 1989;2:408-13.
51. Becker LC SS. Isoflurane dangerous for the patient with coronary artery disease? Anesthesiology. 1987;66:259-61.
52. Weibopf RB, Homes MA, Rampil IJ, et al. Cardiovascular safety and actions of high concentrations of I - 653 and isoflurane in swine. Anesiology. 1989;70:793-8.
53. Ebert TJ, Muzi M. Sympathetic Hiperactivity during desflurane anesthesia in health volunters. Anesthesiology. 1993;79:444-53.
54. Hartman JG, Pagel OS, Kampine JP, et al. Influence of desflurane on Regiond distribution of coronary blood flow in a chronically instrumented canine model of multivessel-coronary artery obstruction. Anest Analg. 1991;72:289-99.
55. Hellman JD, Leung JM, Bellows WH, et al. The risk of myocardial ischemia in patients receiving desflurane versus sufrutanil for coronary artery by pass graft surgery. Anesthesiology. 1992;77:47-62.
56. Parsons RS, Jones RM, Wrigley SR, et al. A comparison of desflurane and a fentanyl basead anaesthic technic for coronary artery by pan surgery. Br J Anaesth. 1994;72:430-8.
57. Weiskopf RB, Eger E III, Homes MA, et al. Epinephrine-induced premature ventricular contrations and chages in arterial blood pressure and heart Rate during I - 653, isoflurane and Halotane anaesthesia in swine. Anesthesiology. 1989;70:293-8.
58. Manabe M, Cobawa I, Nonaka A, et al. Effects of sevoflurane with or without nitrous oxide on cardiac contratilih and sinoatrial note rate. J Anesth. 1989;3:145-8.
59. Holaday DA, Smith FR. Clinical characteristics and biotransformation of sevoflurane in healthy human volunteers. Anesthesiology. 1981;54:100-6.
60. Hirano M, Fujigabe T, Shibata O, et al. A comparison of coronary hemodynamics during isoflurane and sevoflurane anesthesia in dogs. Anesth Analg. 1995;80:651-6.
61. Kersten JR, Brayer AP, Pagel PS, et al. Perfusion of ischemic myocardium during anesthesia with sevoflurane. Anesthesiology. 1984;81:995-1004.
62. Hatareyama N, I To Y, Momose Y. Effects of sevoflurane, isoflurane and halothane on mechanical and electrophysiologia properties of canine myocardium. Anesth Analg. 1993;76:327-32.
63. Kazuda H, Azakawa S, Shimizu R. The Echocardiografic assement of left ventricular performance during sevoflurane and halothane anesthesia. J Anaesth. 1990;4:295-302.
64. Hayashi Y, Sumibowa K, Tashiro C, et al. Arrytmogenic isoflurane anesthsia in dogs. Anesthesiology. 1988;69:145-71.
65. Ferreira MBC, Martins ALC. Farmacodinâmica dos anestésicos inalatórios. In: Manica TJ. Anestesiologia: Princípios e técnicas, organizado. 2.ed. Porto Alegre: Artes Médicas, 1997. p.251-70.
66. Jones RM, Coshman JN, Mant IGK. Clinical impressions and cardiorespiratory effects of a new fluorinated inalation anaesthetic desflurane (I - 653) in volunters. BR Anesth. 1990;64:11-5.
67. Doi M, Ikeda K. Respiratory effects sevoflurane. Anaesth Analg. 1997;66:241-4.
68. Clergue F, Jianguo X. Effects ventilatoires de l'isoflurane JEPU 1988 Lisoflurane. Paris: Anette Ed, p.193-203.
69. Knill RL, Mannimen PH, Clement JL. Ventilation and chemoreflexes during influrane sedation and anaesthesia in man. Can Anaesth Soc J. 1979;26:353-60.
70. Knill RL, Gelb AW. Ventilatory responses to hipoxy and hipercapnia during halothane sedation and anaesthesia in man. Anesthesiology. 1978;49:244-51.
71. Domino KB, Borowec L, Alexander CM, et al. Influence of isoflurane na hypoxic pulmonary vasoconstriction in dogs. Anesthesiology. 1986;64:423-9.
72. Beamunof JL, Augustine SD, Gibbons JA. Halothane and isoflurane only slighthy impair arterial oxygenation during one lung ventilation in patients under going thoracotomy. Anesthesiology. 1987;067:910-5.
73. Wrigley SR, Fainfield JE, Jones RM, et al. Inductionard necovery characteristics of desflurane in by case patients a comparison with propofolm. Anaesthesia. 1991;46:615-22.

74. Maioimo RM, Sipes IG, Gandolfi AJ, et al. Factors affecting the formation of chlorotrifluorethane and chlorodifluorethylene from halothane. Anestesiology. 1981;54:383-9.
75. Eger E I II, Strum DP. The absorption and degradation of isoflurane and I 653 By dry soda lime at various temperatures. Anesth Analg. 1987;66:312-5.
76. Braun J, Sachs G, Driesch CVD, et al. Carbon monoxide generation in carbon dioxide absorbents. Anesth Analg. 1995;81:144-6.
77. Bennett MJ, Hahn JF. Potentiation of the combination of pancuronium and metocurine halothane and isoflurane in humans with or without renal failure. Anesthesiology. 1985;62:759.
78. Rupp SM, Miller RD, Gencarelli PJ. Vecuronium - induced neuromuscular blockade during influrane, isoflurane and halothane anesthesia im humans. Anesthesiology. 1984;60:102.
79. Waud BE, Waud DR. Effects of volatile anesthetics on directly and indirectly stimulated muscle. Anesthesiology. 1979;50-103.
80. Eger EI. The pharmacology of isoflurane. Br J Anaesth. 1984;56:715-995.
81. Schnider SM, Levinson G. Anesthesia for obstetrics In: Miller RD. Anesthesia. 3.ed. New York: Curchill Livingstone Ed, 1990. p.1829-73.
82. Muir J J, Warner MA, Offord Kp, et al. Role of nitrous oxide and other factors in postoperative nausea and vomiting a nadomized and blinded provective study. Anesthesiology. 1987;66:513-8.
83. Baden JM, Simmon VF. Mutagenic effects of in halotional anesthetics. Mutat Res. 1980;74:169-89.
84. Waste anesthetic gases. Information for management in anesthetizing areas and the postanesthesia care unit (PACU). American Society of anesthesiogists Park Ridge, 1999. II p.28.
85. Salo M, Eskola J. Nikosbelainem Tand Blymphocyte function in anaesthetists. Acta Anaesthesiol Scand. 1984;28:292-5.
86. Cook TL, Smith M, Starkweather JA, et al. Behavioral effects of trace and subanesthetic halothane and nitrous oxide in man. Anesthesiology. 1978;49:419-24.
87. Nakata Y, Gato T, Morita S. Comparison of Inalation induction with xenon and sevoflurane. Acta Anaesthesiol Scand. 1997;41:1157.
88. Tardelli MA. Agentes Inalatórios e Proteção de órgãos. Anestesia Inalatória. Sociedade Brasileira de Anestesiologia, 2007. p.133-55.
89. Malbouisson LMS, Santos LM, Auler In JOC, et al. Proteção Miocárdica em cirurgia cardíaca. Rev Bras Anestesiologia. 2005;55:558-74.
90. Zhao P, Zuo Z. Isoflurano preconditioning induces Neuroprotection that is inducible nitric oxide synthase - dependent in Neonatol rats. Anesthesiology. 2004;101:695-703.
91. Ziegeler S. Preconditioning with sevoflurane reduces, biochemical markers for myocardial and renal dys function after aorto coronary procedures. Anaesthesist. 2004;53:880-1.
92. I main M, Kon S, Inaba H. Effects of Helotane, isoflurane and sevoflurane on esclemia - reperfusior injury a in the perfused liver of fasted nats. Acta Anaesthesiol Scand. 1996;40:1242-8.
93. Bienengraeber MW, Weihnauch D, Kersten JR, et al. Cardoprotection by volatile anesthesics. Vase Pharmacol. 2005;42:243-52.
94. De Hert SG. Cardioprotection with volatile anesthetics: clinical relevance. Curr Opin Anesthesiol. 2004;17:57-62.
95. Kalenka A, Maurer MH, Fieldmann RE, et al. Volatile anesthetics evoke prolonged change in the proteome of the left ventricule myocardium:defining the molecular basis of cardioprotetion? Acta Anaesthesiol Scand. 2006;50:414-27.
96. De Hert SG, Turani F, Mathur S, et al. Cardiopotection with volatile anesthesics: Mechanisms and clinical implications. Anesth Analg. 2005;100:1584-93.
97. De Hert SG, Van der Linden PJ, Cromheecke S, et al. Choice of Primary Anesthetic Regimen Can Influence Intensive Care Unit Length of Stay after Coronary Surgery with Cardiopulmonary Bypass. Anaesthesiology. 2004;101:9-20.
98. Rubino A, Yellon DM. Isquemic preconditioning of the vasculature:na overlooked phenomenon for protecting the heart? Trends Pharmacol Sci. 2000;21:225-30.
99. Minguet G, Joris J, Lamy M. Preconditioning and protection against ischaemia-reperfusion in non-cardiac organs: a place for volatile anaesthetics? Eur J Anaesth. 2007;24:733-45.
100. Lee HT, Ota-Setlik A, Fu Y, et al. Differential Protective effects of volatile anesthetics against renal ischemia-reperfusion injury in vivo. Anaesthesiology. 2004;101:1313-24.
101. Julier K, Silva R, Garcia C, et al. Preconditioning by sevoflurano decreases biochemical markers for myocardial and renal dysfunction in coronary artery bypass graft surgery: a double-blinded placebo-controlled, multicenter study. Anesthesiology. 2003;98:1315-27.
102. Kitano H, Kirsch JR, Hurn PD, et al. Inhalational anesthetics as neuroprotectants or chemical preconditioning agents in ischemic brain. J Cerebral Blood Flow Metab. 2007;27:1108-28.
103. Wise-Faberowski L, Raizada MK, Summers CRA. Desflurane and sevoflurano attenuate oxygen and glucose deprivation-induced neuronal cell death. J Neurosurg Anesthesiol. 2003;15:193-9.
104. Zvara DA, Bryan AJ, Deal DD, et al. Anesthetic preconditioning with sevoflurane does not protect the spinal cord after an ischemic-reperfusion injury in the rat. Anesth Analg. 2006;102:1341-7.
105. Muggli R. Physiological requirements of vitamin E as a function of the amount and type of polyunsatured fatty acid. World Rev Nutr Diet. 1994;75:166-8.

106. De La Cruz JP, Zanca A, Carmona JA, et al. The effect of propofol on oxidative stress in platelets from surgical patients. Anesth Analg. 1999;89:1050-5.
107. Baysal Z, Togrul T, Aksoy N, et al. Evaluation of total oxidative and antioxidative status in pediatric patients undergoing laporoscopic surgery. J Pediatr Surg. 2009;44(July (7)):1367-70.
108. Mesut E, Yavuz D, Hayriye AY, et al. Comparison of effects on the oxidant/antioxidant system of sevoflurane, desflurane and propofol infusion during general anestesia. Rev Bras Anestesiol. 2015;65(1):68-72.
109. Aouad MT, Kanazi GE, Siddik-Sayyid SM, et al. Preoperative caudal block prevents emergence agitation in children following sevoflurane anesthesia. Acta Anaesthesiol Scand. 2005;49:300-4.
110. Dahmani S, Stany I, Brasher C, et al. Pharmacological prevention of sevoflurane- and desflurane-related emergence agitation in children: a meta-analysis of published studies. Br J Anaesth. 2010;104(2):216-23.
111. Yamashita M. Postanaesthetic excitation and agitation. Paediatr Anaesth. 2003;13:641.
112. Johr M. Postanaesthesia excitation. Paediatr Anaesth. 2002;12:293-5.
113. Johr M, Berger TM. Paediatric anaesthesia and inhalation agents. Best Pract Res Clin Anaesthesiol. 2005;19:501-22.
114. Voepel-Lewis T, Malviya S, Tait AR. A prospective cohort study of emergence agitation in the pediatric postanesthesia care unit. Anesth Analg. 2003;96:1625-30.
115. Silva LM, Braz LG, Modolo NS. Emergence agitation in pediatric anesthesia: current features. J Pediatr (Rio J). 2008;84:107-13.
116. Veyckemans F. Excitation and delirium during sevoflurane anaesthesia in pediatric patients. Minerva Anestesiol. 2002;68:402-5.
117. Veyckemans F. Excitation phenomena during sevoflurane anaesthesia in children. Curr Opin Anaesthesiol. 2001;14:339-43.
118. Dalens BJ, Pinard AM, Letourneau DR, et al. Prevention of emergence agitation after sevoflurane anesthesia for pediatric cerebral magnetic resonance imaging by small doses of ketamine or nalbuphine administered just before discontinuing anesthesia. Anesth Analg. 2006;102:1056-61.
119. Kain ZN, Caldwell-Andrews AA, Maranets I, et al. Preoperative anxiety and emergence delirium and postoperative maladaptive behaviors. Anesth Analg. 2004;99:1648-54.
120. Brambrink AM, Orfanakis A, Kirsch JR. Anesthetic neurotoxicity. Anesthesiol Clin. 2012;30:207-28.
121. Stratmann G. Review article: neurotoxicity of anesthetic drugs in the developing brain. Anesth Analg. 2011;113:1170-9.
122. Stephen G, Michael N, Randall F. Anesthetic-related neurotoxicity in young children: an update. Curr Opin Anesthesiol. 2013;26:340-7.
123. Souhayl D, Honorine D, Julie H. Emergence delirium in children:an update. Curr Opin Anesthesiol. 2014;27:309-15.
124. Jiaxuan H, Yong Z, Rongliang X, et al. Effect of Desflurane versus Sevoflurane in Pediatric Anesthesia: A Meta-Analysis. J Pharm Pharm Sci (www.cspsCanada.org). 2015;18(2):199-206.
125. Lerman J. Inhalational anesthetics. Pediatr Anesth. 2004;14:380-3.
126. Emily AO, Ansgar MB. Anesthetic neurotoxicity in the newborn and infant. Curr Opin Anesthesiol. 2013;26:535-42.
127. Hudson AE, Hemmings HC Jr. Are anaesthetics toxic to the brain? Br J Anaesth. 2011;107:30-7.
128. Longnecker DE, Brown DL, Newman MF, et al. Anesthesiology. 2.ed. Philadelphia: The McGraw-Hill Companies, 2012.

45

Anestésicos Locais

Gastão Fernandes Duval Neto

INTRODUÇÃO

Anestésicos locais (AL) podem ser definidos como fármacos que bloqueiam de forma reversível a transmissão de um impulso nervoso sensitivo, motor, proprioceptivo e autonômico, sem afetar a consciência.

Os agentes anestésicos locais passaram a ter uso médico poucos anos após o isolamento da cocaína da coca peruana, isto é, na década de 1860. A descoberta da propriedade anestésica em 1884 por Freud, ao usar cocaína para detoxificar um viciado em morfina, levou Koller a usar cocaína com êxito em cirurgia oftálmica como um anestésico tópico.

Já Halsted e Hall executaram procedimentos invasivos mais agressivos, injetando cocaína em nervos da cavidade oral, a fim de produzir anestesia local para a remoção de um dente do siso. Halsted foi o primeiro a relatar o uso de cocaína para bloqueios nos Estados Unidos em 1885.

Na segunda metade do século XIX, o interesse pelos fármacos anestésicos locais cresceu, enquanto isso muitas das ações farmacológicas e efeitos adversos da cocaína foram elucidados.

A procaína, o primeiro derivado sintético da cocaína, foi desenvolvida em 1904 por Lofgren, que mais tarde desenvolveu também a lidocaína, o fármaco derivado da cocaína mais amplamente utilizado durante a Segunda Guerra Mundial.

Hoje, no nosso meio, dispomos dos seguintes anestésicos locais: lidocaína, bupivacaína, ropivacaína, levobupivacaína e levobupivacaína com excesso enantiomérico (R_{75}-S_{25}).

Os anestésicos locais são utilizados em diversas áreas da anestesia regional, além da anestesia cirúrgica convencional, entre as quais, na analgesia obstétrica, na analgesia pós-operatória, em bloqueios regionais em dor crônica. Ainda podem ser utilizados clinicamente em tratamento de arritmias ventriculares cardíacas (lidocaína IV), como vasoconstritor de mucosas (cocaína), como bloqueadores das respostas adrenérgicas (durante manobras de intubação traqueal).[1-3]

ELETROFISIOLOGIA CLÍNICA DA MEMBRANA NEURONAL

Neurônios transmitem informação (nociceptivas, motoras, autonômicas e proprioceptivas) principalmente por meio de dois mecanismos: sinais químicos e elétricos. Essas informações são predominantemente transmitidas por sinais elétricos, os quais são propagados pela membrana celular dos neurônios através da geração de potenciais de ação, os quais são identificados no sistema nervoso central como a sensação nociceptiva (dor).

A nocicepção (dor) refere-se ao fenômeno de ativação de fibras nervosas sensoriais primárias (nociceptores) por estímulos nociceptivos, isto é, estímulos que potencialmente provocam lesão tecidual, com capacidade de estimular terminações nervosas com limiares de excitabilidade elevados. Esses estímulos incluem temperaturas elevadas, perturbações mecânicas intensas e substâncias químicas adstringentes. Os nociceptores têm terminações nervosas livres localizadas na pele, nos tecidos profundos e nas vísceras.

A alteração rápida na distribuição, através da membrana neuronal, dos íons sódio, potássio e cálcio reverte a polaridade do potencial de membrana durante 1 a 2 ms, gerando correntes elétricas que são propagadas ao longo dessas membranas como uma onda elétrica, isto é, o potencial de ação.

O mecanismo responsável pela manutenção do potencial de membrana (como definido antes) é o seguinte:

A bomba de sódio/potássio que é *ATPase* dependente (Na^+/K^+ ATPase) transporta Na^+ do espaço intracelular para o espaço extracelular em troca da entrada de K^+, que migra para o interior celular. Esse fato cria um gradiente de concentração e, consequentemente, eletrostático entre Na^+ e K^+ (Figura 45.1). A membrana celular neuronal em repouso (não estimulada) contém maior densidade de canais de K^+ em sua forma aberta quando comparados aos canais de Na^+ e Cl^- nessa mesma forma. Os fluxos de K^+ para fora da célula, devido ao seu gradiente de concentração transmembrana, resultam em um potencial de repouso ou de membrana negativo no interior da célula. Esse potencial (-90mV) é potencializado na sua eletronegatividade pelos ânions proteicos intracelulares (COO^-).

Quando o neurônio é estimulado por um estímulo nociceptivo (mecânico, elétrico ou químico), a despolarização da membrana axonial altera a configuração químico-estrutural dos canais Na^+ voltagem-dependente. Esse fato resulta em um explosivo e intenso fluxo Na^+ para o interior da célula neuronal obedecendo a um gradiente de concentração e eletroquímico desse íon, o que provoca uma inversão do potencial de membrana a partir de interior negativo para uma situação eletrostática positiva no interior do axônio estimulado, criando o denominado potencial de ação.

Posteriormente, o influxo de Na^+ é interrompido quando o gradiente de concentração de Na^+ é equilibrado dentro e fora da célula (isto é, quando o potencial de reversão é atingido – potencial de ação, retornando após ao potencial de membrana ou de repouso).

Os canais de Na^+ são fechados em razão de sua sensibilidade ao potencial eletrostático transmembrana gerado (voltagem-dependência), tornando-se temporariamente insensíveis aos estímulos despolarizantes. Posteriormente, os canais de K^+, voltagem-dependentes abertos, permitem a aceleração do fluxo inverso desse íon para o exterior dos neurônios, caracterizando um período refratário absoluto e relativo, possibilitando que o potencial de membrana retorne ao seu estado de repouso e de novo responsivo aos estímulos.

O processo descrito é denominado geração do potencial de ação e leva apenas alguns milissegundos para ser concluído. Um potencial de ação em um específico ponto do neurônio provoca a despolarização parcial das regiões vizinhas, ativando canais Na^+ voltagem-dependentes nelas, resultando, assim, na propagação do potencial de ação (sinais elétricos) ao longo dos axônios para sinapses.

Os anestésicos locais bloqueiam os canais iônicos de sódio predominantes pelo lado interno da membrana celular neuronal, inibindo a ativação dessa estrutura por interferência no influxo de sódio associado à despolarização dessa membrana. A condução neuronal diminui gradativamente, impedindo a geração e a propagação dos potenciais de ação.

A função clínica básica dos anestésicos locais é a ligação e o consequente bloqueio temporário e também reversível da função dos canais de sódio voltagem-dependente; portanto, bloqueia a propagação dos potenciais de ação (bloqueio da progressão nociceptiva).[3]

As Figuras 45.1 e 45.2 representam esquematicamente a geração dos potenciais de membrana e de ação.

Fisiologia Clínica do Canal de Sódio

Para o perfeito entendimento da farmacologia dos anestésicos locais (mecanismo de ação e das reações adversas), é necessário conhecer a fisiologia dos canais de sódio.

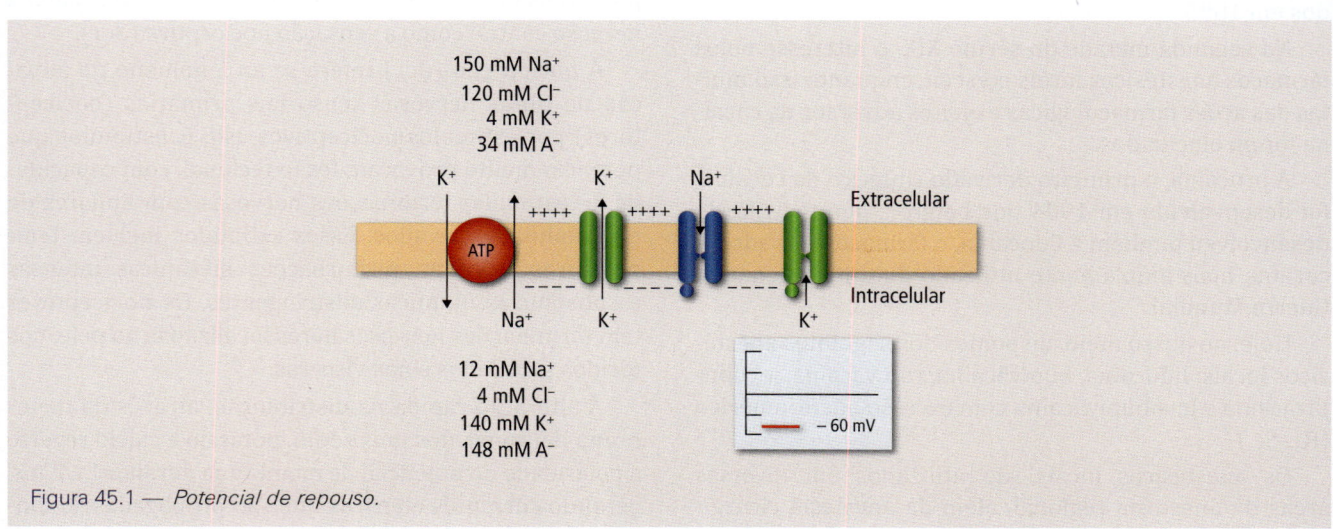

Figura 45.1 — *Potencial de repouso.*

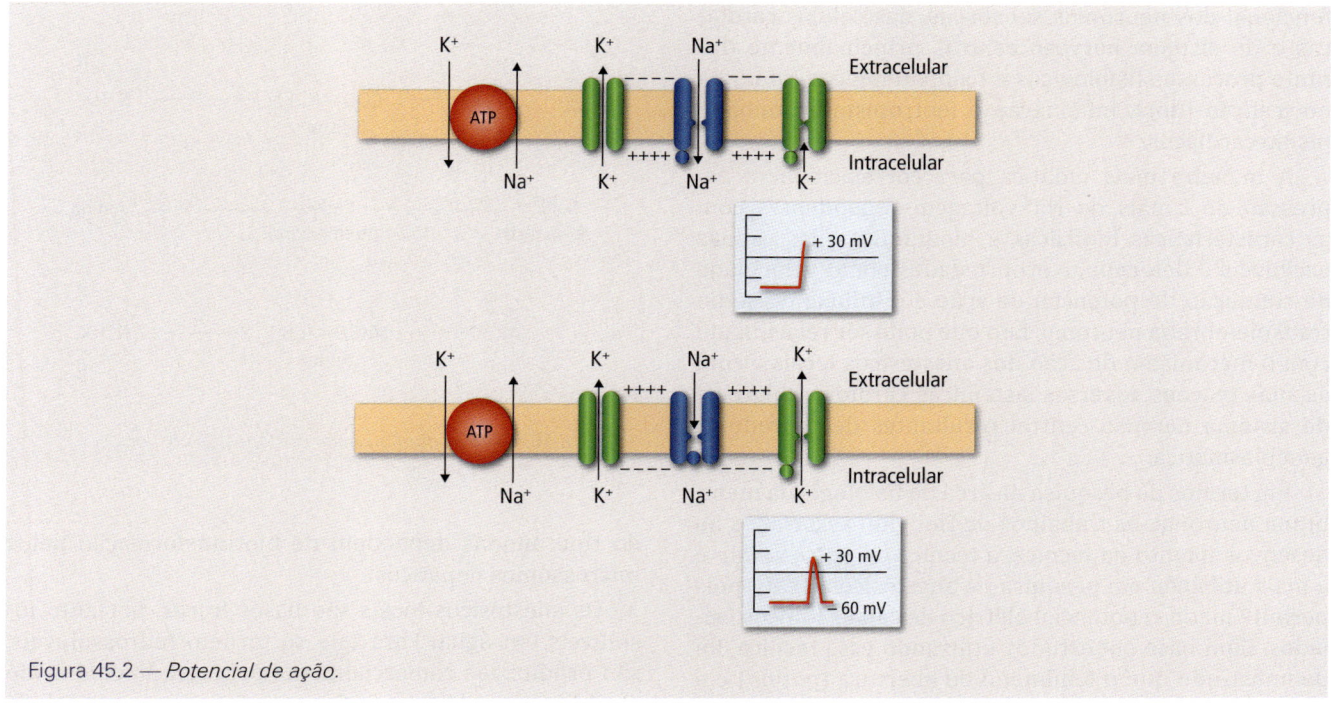

Figura 45.2 — *Potencial de ação.*

O canal de sódio é uma glicoproteína constituinte da membrana neuronal, encontrada em axônios do tecido de vias nociceptivas, de fibras de condução intracardíaca, de fibras musculares, de fibras do sistema nervoso central, entre outras, sendo possível ativá-lo pela despolarização da membrana – abrindo o seu poro central, permitindo a entrada abrupta e intensa de sódio para o interior celular, gerando um potencial (potencial de ação) com capacidade de se propagar pelas células neuronais adjacentes. Esse fenômeno é sódio-dependente e seletivo, pois a passagem de K^+ durante a geração do potencial de ação da membrana neuronal equivale a 8% quando comparado com a entrada de Na^+.

Estudos evidenciam que os canais de Na^+ voltagem-dependentes são compostos por uma subunidade *alfa* (estruturadora do poro do canal), sendo que ela está associada a quatro diferentes tipos de subunidades *beta* (I-IV). Essa subunidade tem quatro domínios homólogos, cada um deles contendo seis hélices transmembranares. Esses canais pertencem à família dos canais de potássio e cálcio voltagem-dependentes, com os quais a sua estrutura molecular guarda muitas semelhanças.

O canal de sódio é o mais estudado de todos os canais iônicos.

A presença da proteína mencionada antes e representada na Figura 45.3 determina uma especialização

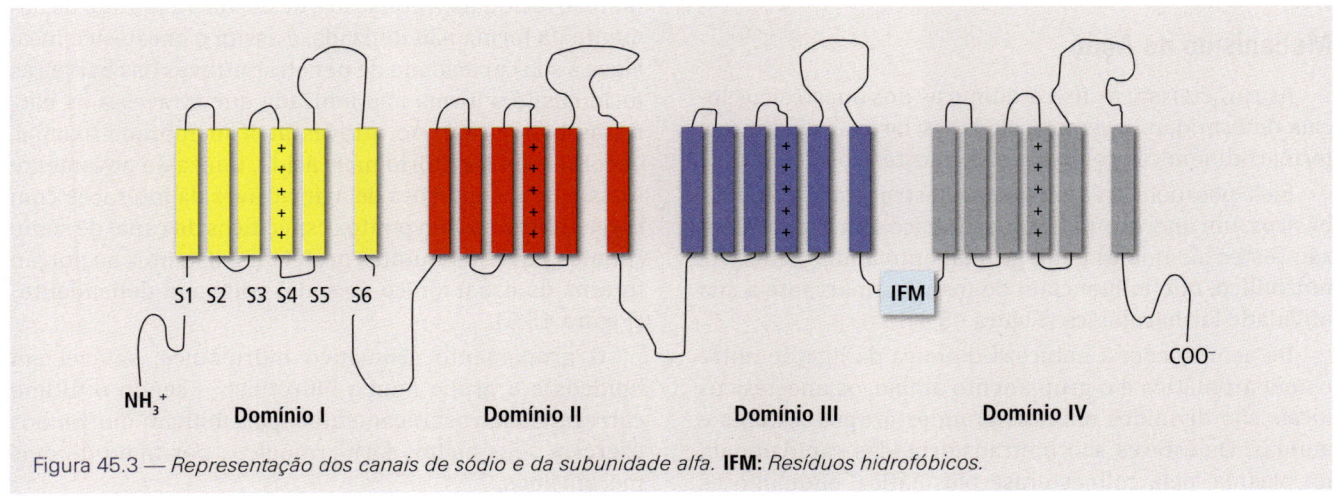

Figura 45.3 — *Representação dos canais de sódio e da subunidade alfa.* **IFM:** *Resíduos hidrofóbicos.*

funcional dos neurônios sensoriais, das células cardíacas e do sistema nervoso central, principalmente durante processos fisiológicos e fisiopatológicos, como na nocicepção (dor), inflamação e inotropismo/cronotropismo cardíacos.[3,4]

A maneira mais didática para correlacionar a expressão de canais de Na+ voltagem-dependentes com as características biofísicas e bioquímicas das células excitáveis é determinar propriedades como velocidade de condução do potencial de ação e o influxo de sódio transmembrana neuronal, fato que pode ser relacionado com o mecanismo de ação dos anestésicos locais e com as suas reações adversas sistêmicas cardiovasculares e do sistema nervoso central resultantes de sobredosagem plasmática.

Em termos de pesquisa na área de fisiologia da membrana neuronal, os trabalhos de Hodgkin associados ao desenvolvimento da técnica, a técnica de *patch-clamp* é a mais utilizada em pesquisa de anestésicos locais, pois permite medir o potencial elétrico de canais iônicos isolados. Com base em estudos utilizando essa técnica, foi demonstrado que o fenômeno de abertura (*gating*) e a permeação de íons estão relacionados com três estados funcionais do canal de sódio voltagem-dependente: **aberto**, **fechado** e **inativado**.

Como já descrito, a característica anatomofisiológica da família de canais iônicos voltagem-dependentes é a presença de quatro domínios transmembranares homólogos (canais de Na+ e Ca+) ou quatro subunidades homólogas (canais de K+, sendo que cada domínio ou subunidade apresenta seis segmentos (S_1 a S_6). Os domínios ou as subunidades organizam-se para estruturar um poro seletivo central seletivo ao íon Na+ (Figura 45.3). Os domínios ou as subunidades estão organizados de forma que configure um poro central, isto é, o canal seletivo de sódio.

FARMACOLOGIA CLÍNICA DOS ANESTÉSICOS LOCAIS

Mecanismo de Ação

As características físico-químicas dos anestésicos locais determinam suas propriedades farmacocinéticas e farmacodinâmicas como agentes anestésicos.[5,6]

Eles possuem três elementos estruturais químicos básicos, um anel aromático hidrofóbico, um grupo conexão (éster ou amida) e um grupamento amino ionizável hidrofílico, que influenciam de maneira marcante a sua atividade farmacológica (Figura 45.4).

De acordo com a natureza química da ligação entre o anel aromático e o grupamento amina, os anestésicos locais são divididos em dois grandes grupos: ésteres e amidas. Os ésteres são biotransformados rapidamente no plasma, pela colinesterase plasmática, enquanto os do tipo amidas dependem de biotransformação pelos microssomos hepáticos.

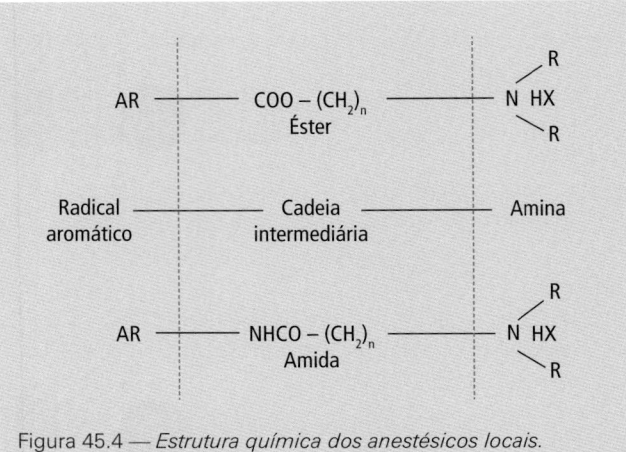

Figura 45.4 — *Estrutura química dos anestésicos locais.*

Os anestésicos locais são bases fracas, portanto insolúveis em água. Para que se tornem hidrossolúveis, são produzidos comercialmente pela reação com ácido clorídrico, resultando na formulação química veiculada como cloridrato. Dessa forma, num frasco de anestésico local para uso em anestesia regional, o fármaco está sob a forma de cloridrato, em solução aquosa. Nessa solução, parte do anestésico local estará na forma ionizada e parte na forma não ionizada. O grau de ionização do anestésico depende do pKa do fármaco e do pH do meio, sendo regido pela equação de Henderson-Hasselbach:

pKa – pH = log da fração ionizada/fração não ionizada

Como o pH das soluções de anestésico local é ácido (3,5 a 5,5), principalmente para as soluções contendo epinefrina (antioxidante -metabissulfito de sódio), a maior parte do anestésico local está na forma ionizada. Ao ser injetado nos tecidos, é tamponado pelos sistemas tampão teciduais, a equação é desviada no sentido de aumento da forma não ionizada, e assim o anestésico local eleva a sua capacidade de penetrar através das barreiras teciduais (é a forma não ionizada que atravessa as barreiras biológicas). Ao atravessar a membrana axonial, encontra um território mais ácido, ioniza-se novamente e assim tem condições de agir, através da interação com cargas elétricas com pontos específicos do canal de sódio (pontos dos constituintes proteicos existentes na porção interna do canal iônico de sódio voltagem-dependente) (Figura 45.5).

O grupamento aromático hidrofóbico, solúvel em lipídeos e o grupo amida hidrofílico – sendo o último carregado eletrostaticamente – possibilitam que ambos exerçam seus efeitos farmacológicos por meio de dois mecanismos.

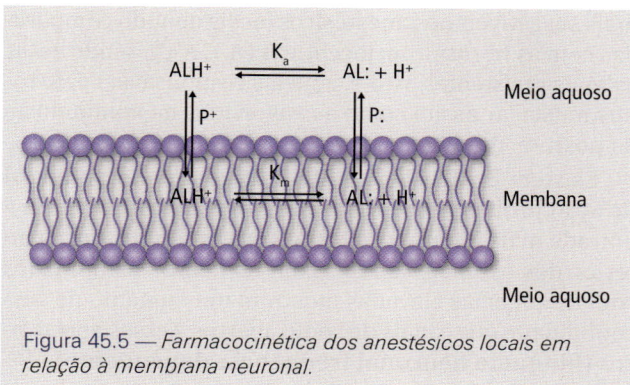

Figura 45.5 — *Farmacocinética dos anestésicos locais em relação à membrana neuronal.*

Efeitos sobre a membrana celular dos neurônios

Os anestésicos locais apresentam efeitos diretos sobre a dupla camada lipídica, através de sua fração hidrofóbica, aumentando a pressão na cadeia lateral da membrana neuronal, consequentemente pressionando a estrutura do canal de sódio situado nessa membrana. Esse fenômeno é caracterizado como fenômeno de expansão da cadeia lateral dessa membrana, o qual interrompe a geração e a propagação do estímulo nervoso nociceptivo, potencializando a atividade desses anestésicos sobre o canal de sódio (inibição da geração do potencial de ação neuronal e consequentemente a sua propagação) (Figura 45.6).

Efeito direto sobre os canais iônicos de sódio voltagem-dependentes

A forma não carregada eletrostaticamente (não ionizada) dos anestésicos locais, com característica lipossolúvel, é capaz de possibilitar a sua penetração através da dupla camada lipídica, que constitui a membrana celular neuronal, para então sofrer a porção amina ionizável da estrutura do anestésico local o fenômeno de ionização (receber um íon de hidrogênio em sua estrutura), como visto anteriormente. Após ionizar-se, essa estrutura química adquire a capacidade de ligação intracelular com elementos constituintes dos canais de sódio voltagem-dependentes, podendo tornar o canal de sódio inativo em caráter temporário e, dessa forma, tornando-o incapaz de permitir a entrada desse íon, fato que impede a geração e a propagação do potencial de ação. Esse tipo de ligação ocorre no canal de sódio em sua configuração fechada, mantendo temporariamente o seu estado inativo.

A ligação direta entre a fração hidrofílica do anestésico local em um ou mais sítios do canal de sódio voltagem-dependente resulta em uma temporária alteração conformacional de tal canal, mantendo-o na forma inativada, consequentemente incapaz de gerar potencial de ação secundário pós-estimulação nociceptiva (Figura 45.7).

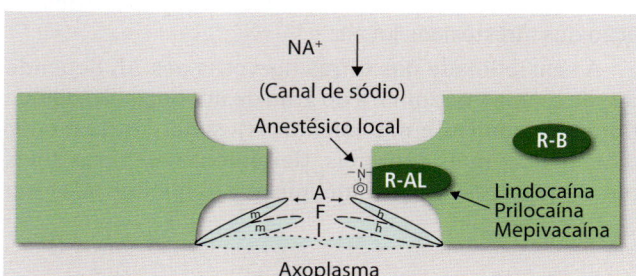

Figura 45.7 — *Mecanismo de ação de anestésicos locais. Aminas terciárias inibem o influxo de sódio ligando-se ao sítio efetor (receptor) no canal iônico (R-AL). O canal de sódio pode estar na forma aberta (A), fechada (F) ou inativada (I). O AL se liga preferencialmente a (I). As moléculas não ionizadas interagem com a matriz lipídica (R-B) expandindo a membrana celular.*

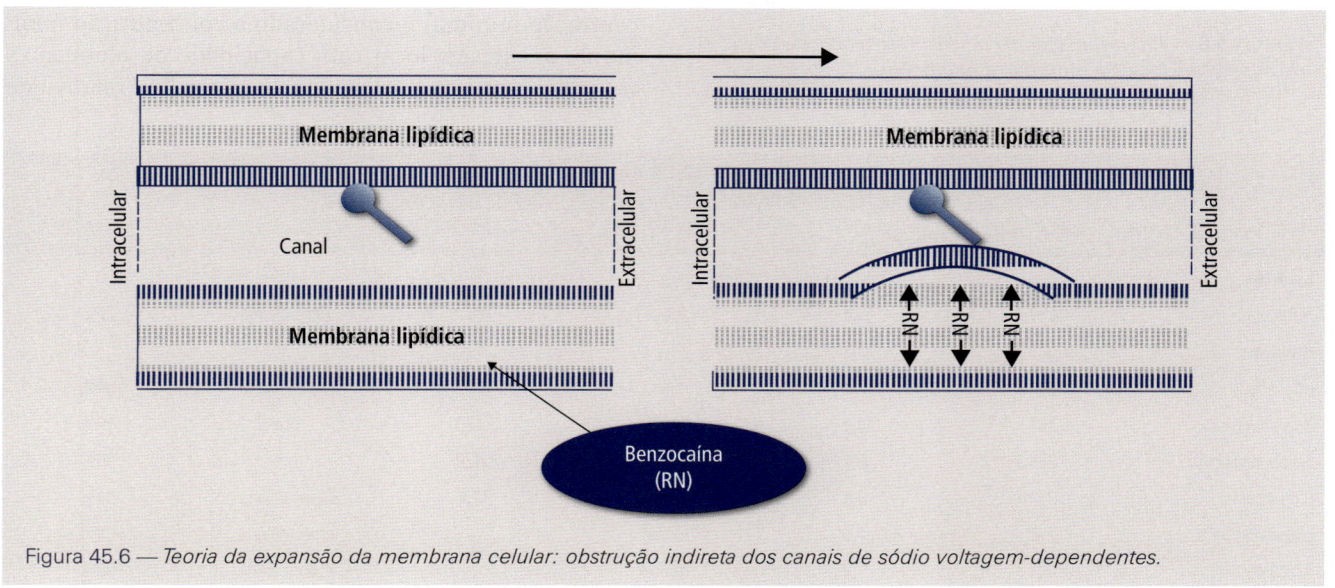

Figura 45.6 — *Teoria da expansão da membrana celular: obstrução indireta dos canais de sódio voltagem-dependentes.*

O efeito direto dos anestésicos locais sobre os canais de sódio, interagindo com diferentes graus de afinidade com as proteínas constituintes do canal, depende do estado funcional desse canal iônico (ativado, inativo ou em repouso). Esse diferente grau de afinidade está relacionado com a presença de formas carregadas (eletricamente ativas) e da forma neutra do anestésico local em pH fisiológico.

Evidências mostram que os análogos quaternários desses anestésicos (carregados eletricamente) bloqueiam a condução nervosa apenas quando situados na porção interna do neurônio, ou seja, na sua fase citoplasmática. Dessa forma, fica bem estabelecido o conceito farmacocinético dos anestésicos locais de que a sua forma carregada é a responsável pelo efeito anestésico (ligação direta com o canal de sódio) e que o acesso à parte interna do neurônio está relacionado com sua forma neutra, por facilitar a sua penetração através das membranas celulares lipoproteicas (Figura 45.5).

A Figura 45.8 representa o resumo do mecanismo de ação dos anestésicos locais.

A sensibilidade das fibras nervosas aos AL depende do seu diâmetro axonal e do grau de mielinização dessas fibras (mielínicas e não mielínicas), sendo as de menor diâmetro as mais sensíveis. Geralmente as fibras finas ou termo/algésicas (C amielínicas, A-δ mielinizada) são mais suscetíveis aos anestésicos locais quando comparadas com as fibras proprioceptivas (A Y, A-β), sendo essas as mais resistentes, isto é, aquelas responsáveis pelo tônus muscular assim como as envolvidas na manutenção da postura, ou seja, as fibras A-α mielínicas grossas.

Existem evidências na literatura de que o potencial de ação prolongado em fibras de fino calibre propicia a entrada mais intensa das formas ativas dos LA para o interior dos axônios, sendo assim os nervos estimulados com frequências elevadas mostram um aumento da suscetibilidade dos canais de sódio abertos a esses anestésicos (**bloqueio neuronal frequência-dependente**).[7,8,9]

Relação Entre a Estrutura Química e a Atividade Farmacológica

Nem todas as fibras neuronais são afetadas de maneira uniforme pelos anestésicos locais. A sensibilidade delas ao bloqueio anestésico é determinada pelo diâmetro axonal, grau de mielinização e por vários outros fatores anatômicos e fisiológicos.

* **Potência:** a potência dos anestésicos locais está intimamente relacionada com sua lipossolubilidade em razão de ela caracterizar-se como o principal fator diferencial da velocidade da penetrabilidade das frações componentes da estrutura química desses fármacos até o seu sítio efetor (membrana celular – porção interna de canal de sódio voltagem dependente/meio interno hidrofílico) (Tabela 45.1).

Em geral, a potência e a lipossolubilidade se elevam com o número de átomos de carbono constituintes da estrutura intermediária do anestésico local (cadeia intermediária de sua estrutura molecular amida ou éster).

Existem múltiplas medidas de potência desse grupo de fármacos que são análogas à concentração alveolar mínima (CAM) dos anestésicos inalatórios. O C_m (concentração mínima) é considerado a concentração mínima de anestésico local com capacidade de bloquear a condução nervosa nociceptiva. Essa medida relativa de

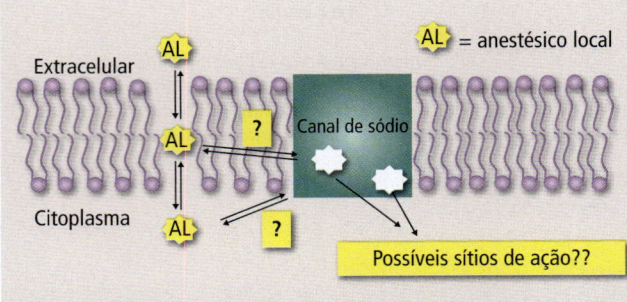

Figura 45.8 — *Representação da atividade farmacocinética do anestésico local na membrana neuronal.*

TABELA 45.1
CARACTERÍSTICAS FARMACOLÓGICAS DOS ANESTÉSICOS LOCAIS

Anestésico	Peso molecular	pK_a 25 °C	Início de ação	Lipossolubilidade	Potência	Ligação proteica
Estertes						
Tetracaína	264	8,6	lenta	76	intermediária	76%
Amidas						
Lidocaína	234	7,7	rápida	43	intermediária	64%
Bupivacaína	288	8,1	lenta	3.420	alta	96%
Levobupivacaína	288	8,1	lenta	3.420	alta	96%
Ripovacaína	274	8,1	lenta	775	intermediária	94%
Etidocaína	276	7,9	rápida	–	intermediária	94%
Articaína	321	7,8	rápida	–	intermediária	95%

potência dos anestésicos locais é afetada por vários fatores, entre os quais:

- O diâmetro da fibra neuronal, o grau de mielinização e o tipo de fibra;
- O pH (os ambientes ácidos antagonizam o bloqueio neuronal clínico, como infecções);
- A frequência de estimulação neuronal (bloqueio frequência dependente);
- As alterações hidroeletrolíticas (a hipocalemia e a hipercalcemia antagonizam o bloqueio).

Por serem muito lipossolúveis, a bupivacaína e a tetracaína são muito potentes. Essa característica associada à ligação proteica diminui significativamente a margem de segurança cardiovascular com o uso desses anestésicos locais.

- **Início da ação:** é dependente de múltiplos fatores, incluindo a lipossolubilidade, a concentração relativa do fármaco não ionizado lipossolúvel (B) e a porção ionizada hidrofílica (BH+), expressa como pK_a. Essa medida é verificada no pH em que a concentração do fármaco não ionizado e ionizado é igual. Em geral, os fármacos menos lipossolúveis são de início relativamente mais rápido.

Os anestésicos locais com pK_a próximo ao pH fisiológico apresentam alta concentração de fração básica não ionizada, a qual pode atravessar a membrana celular dos neurônios, possibilitando a mais rápida atividade da porção ionizável na região interna dos neurônios (menor latência). Por exemplo, o pK_a da lidocaína é de 7,8, dessa forma, em pH fisiológico (7,4), mais da metade da molécula de lidocaína está na forma catiônica (BH+). O início de ação clínico em nervos isolados não é necessariamente igual para os anestésicos com o mesmo pK_a.

A relação entre as formas ionizada e não ionizada dos anestésicos locais apresenta muitas implicações clínicas. As soluções desses fármacos são preparadas comercialmente sob a forma de sais (cloridratos) hidrossolúveis, com pH em torno de 6 a 7. Quando esses fármacos são industrializados com vasopressor associado, o pH da solução é menor. Isso ocorre em razão de a adrenalina ser instável em meio alcalino e pelo fato de as formulações industriais que contêm essa catecolamina apresentarem um pH mais ácido (3 a 5), por terem na veiculação um antioxidante, o bissulfito de sódio. Como consequência direta disso, essas apresentações contêm baixas concentrações de forma básica livre que resulta em um lento início da atividade farmacodinâmica bloqueadora neuronal do anestésico local. Em contraste, se a adrenalina for adicionada ao anestésico local no momento de seu uso clínico, a latência será menor (pH da solução mais elevado). Esse fenômeno é identificado em situações de utilização de anestésicos locais injetados em tecidos infectados (pH tissular baixo).

A taquifilaxia (diminuição da eficácia em repetidas administrações) pode ser parcialmente explicada pelo excessivo consumo da capacidade de tampão tecidual extracelular por repetidas injeções. Por outro lado, se as soluções dos anestésicos locais forem alcalinizadas (soluções carbonatadas) além do pH das soluções dos cloridratos convencionais, a sua latência diminuirá. Embora seja um tema controverso, alguns pesquisadores relatam que a alcalinização das soluções de anestésicos locais pela adição de bicarbonato de sódio (1 mL a 8,4% por 10 mL de lidocaína) diminui a latência do anestésico, melhora a qualidade e prolonga o tempo de bloqueio anestésico pelo aumento de forma livre básica. Interessante notar que a alcalinização desse tipo de anestésico diminui a dor durante a sua infiltração subcutânea.

- **Duração de ação:** a duração de um anestésico local tem muito que ver com sua lipossolubilidade. Os anestésicos altamente lipossolúveis apresentam um período longo de atividade anestésica local, o que se presume ocorrer devido à menor intensidade de sua eliminação pelo fluxo sanguíneo tissular. Por outro lado, eles também apresentam um elevado grau de ligação proteica, em especial com a alfa$_1$-ácido glicoproteína e em menor extensão com a albumina; consequentemente, sua eliminação do sítio efetor torna-se mais prolongada. Sistemas de liberação tardia de fármaco anestésico local utilizando lipossomas encapsulados ou microesferas podem, de maneira significativa, prolongar o tempo de ação delas (Tabelas 45.1 e 45.2).

TABELA 45.2
CARACTERÍSTICAS FARMACOLÓGICAS DOS ANESTÉSICOS LOCAIS.

Anestésicos	Potência procaína*	Toxicidade DL_{50} mg×kg^{-1} IV	Duração efeito h	Meia-vida h	pKa
Procaína	1	367	1	0,1	8,9
Clorprocaína	4	–	0,75	0,1	–
Tetracaína	16	13	8	2,5	8,6
Lidocaína	4	19,5	1,5	1,5	7,9
Prilocaína	3	–	1,5	1,5	7,7
Etidocaína	16	6,7	8	3,0	7,7
Mepivacaína	2	280	1,5	1,5	7,6
Bupivacaína	16	7,8	8	2,5	8,1

O bloqueio diferencial de fibras nervosas sensoriais pode ser importante em situações clínicas em que é necessária a presença de analgesia sem bloqueio motor (pós-operatório de cirurgia ortopédica, manejo fisioterápico, analgesia de parto, entre outras). Infelizmente, apenas a bupivacaína e a ropivacaína apresentam algum grau de bloqueio diferencial de fibras nervosas (dissociação motora/sensitiva), embora no caso da anestesia regional cirúrgica quase sempre algum grau de bloqueio motor está presente.[10-12]

Na Tabela 45.3 são expostas as características farmacocinéticas dos anestésicos locais.

TABELA 45.3
CARACTERÍSTICAS FARMACOLÓGICAS DOS ANESTÉSICOS LOCAIS

	Cl (L/h)	Vdss (L)	t½β (h)
Ésteres			
Cocaína	140	144	0,71
Procaína	393	65	0,14
Cloroprocaína	207	35	0,12
Amidas			
Prilocaína	142	191	1,6
Lidocaína	57	91	1,6
Mepivacaína	46	84	1,9
Bupivacaína	35	73	2,7
Etidocaína	66	134	2,7
Ropivacaína	43	59	1,8

Cl: depuração (*clearance*); Vdss: volume de distribuição no equilíbrio; t½β: meia-vida de eliminação.

Quiralidade

Os anestésicos locais do tipo amida homólogos da mepivacaína são conhecidos como fármacos "quirais", em razão de poderem existir na forma isomérica (enantioméricas), as quais são imagem em espelho das suas estruturas químicas. Os isômeros são definidos de acordo com a direção que a molécula desvia a luz polarizada: rotação dextro-rotação (+ ou reta) e levo-rotação (ou sinistra). Os isômeros de um mesmo composto podem apresentar diferentes atividades biológicas. Estudos sugeriram que os isômeros levógiros dos anestésicos locais do tipo amida tendem a produzir maior vasoconstrição, mas menor toxicidade sistêmica quando comparados com a forma dextrógira do fármaco.

Na década de 1990, a formulação de anestésicos locais do tipo amida usados em clínica continua uma mistura racêmica (aproximadamente 50:50) de ambas as formas, isto é, isômeros levógiro e dextrógiro, porque a preparação de um anestésico local composto de um isômero único apresentava custo muito elevado de produção. Com o avanço da tecnologia, associado ao interesse da comunidade por um isômero único na composição dos anestésicos locais, devido à sua menor toxicidade, surgiram a ropivacaína e a levobupivacaína, sendo ambas constituídas por um isômero único.

A ropivacaína é um homólogo da mepivacaína e da bupivacaína. Ela difere da bupivacaína por possuir mais um grupamento propil em sua molécula do que o grupamento butil presente no segundo fármaco.

O pK_a da ropivacaína é de 8,07, semelhante ao da bupivacaína (8,1), sendo as intensidades de ligações com proteínas idênticas, 94%, resultando em longo tempo de ação de ambas. Entretanto, a lipossolubilidade da ropivacaína é consideravelmente menor quando comparada com a bupivacaína. Esse fato pode explicar o menor efeito significativo no relaxamento muscular em relação à bupivacaína (menor relaxamento muscular). Isso está relacionado com a grande lipossolubilidade da bupivacaína, característica farmacocinética que permite uma fácil penetração do fármaco através de neurônios mielínicos e de grande diâmetro (neurônios motores). Esses dados suscitam uma dúvida quanto à real equipotência entre a bupivacaína e a ropivacaína.

A levobupivacaína é outro composto de um simples isômero levógiro, sendo as suas características físico-químicas indistinguíveis da bupivacaína. A grande vantagem desse anestésico é apresentar características como a potência e a eficácia clínica semelhantes às da bupivacaína, enquanto a ropivacaína é 20% a 30% menos potente. Dessa forma, pode-se deduzir que qualquer benefício positivo em relação à menor cardiotoxicidade da ropivacaína não parece estar vinculado à sua potência anestésica local.[13-18]

REAÇÕES SISTÊMICAS AOS ANESTÉSICOS LOCAIS

A administração inadvertida de bupivacaína por via venosa ou a sua excessiva absorção sistêmica durante anestesia regional produz graves reações cardiovasculares, incluindo hipotensão arterial, bloqueios atrioventriculares, ritmos idioventriculares e arritmias de difícil controle clínico, tal como fibrilação ventricular, além de reação no sistema nervoso central.[19]

- **Prevalência:** Em 1979, um editorial alertou para a possibilidade de reações tóxicas sistêmicas graves, em pacientes obstétricas, por injeção inadvertida intravascular de bupivacaína e etidocaína. Os anestésicos locais potentes e mais lipossolúveis, usados nas décadas de 1960 e 1970, foram responsabilizados por reações sistêmicas, sendo que a bupivacaína foi relacionada com a incidência de morte de 1:900 de mulheres grávidas submetidas a bloqueio paracervical para analgesia de parto. Naquele momento, não havia definição sobre o fator etiológico desses eventos críticos, isto é, se eram relativos intrinsecamente à técnica paracervical, especificamente à ação do anestésico local ou pela combinação deles. É importante salientar que mesmo depois da introdução em clínica anestesiológica da ropivacaína e levobupivacaína, presumivelmente menos cardiotóxicos do que a bupivacaína, os acidentes de cardiotoxicidade continuam sendo relatados na literatura.[20-22]

Antes da década de 1980, a utilização da técnica de analgesia obstétrica peridural apresentava uma incidência de reação tóxica sistêmica aos anestésicos locais de 100:10.000 casos. O refinamento nas técnicas anestésicas regionais associado aos cuidados médicos por parte dos anestesiologistas resultou em uma melhora significativa nessa prevalência durante os 30 anos posteriores. Esses cuidados técnicos, especificamente no caso da analgesia obstétrica, incluíram atitudes amplas, entre as quais a suspensão na utilização de concentrações de 0,75% de bupivacaína em pacientes obstétricas. Por outro lado, é importante salientar que, embora a incidência de casos de cardiotoxicidade secundária ao uso do anestésico local (principalmente a bupivacaína) tenha diminuído de modo significativo nas últimas décadas, ainda é uma complicação com potencialidade letal em anestesia regional.[23,24]

Estudos epidemiológicos evidenciam que ainda são descritas as convulsões associadas a bloqueios de plexo braquial – em especial por via interescalênica e/ou por via supraclavicular, onde os anestésicos locais podem, mais frequentemente, ser inadvertidamente injetados por via intravascular, possibilitando o excessivo acesso deles ao sistema nervoso central e cardiovascular.

Estudos da área odontológica apresentando grandes casuísticas com uso de anestesia regional evidenciam uma incidência muito baixa de eventos adversos. Entretanto, essas reações podem ocorrer. A lidocaína utilizada em anestesia odontológica tem evidenciado potencialidade em desencadear reação tóxica sistêmica, como também com o emprego da articaína (anestésico local supostamente bastante seguro). Tem sido reportada uma incidência dessa complicação em torno de 15,3% durante a execução de bloqueio de nervo alveolar inferior, local da mucosa oral intensamente vascularizada, que possibilita a absorção sistêmica intensa dos anestésicos locais e as suas consequências neurológicas e cardiovasculares.

Em 2006, uma pesquisa muito bem conduzida realizada nos departamentos acadêmicos de Anestesiologia nos Estados Unidos, revisando os protocolos de manejo das reações sistêmicas aos anestésicos locais, revelou condutas completamente não uniformes. A partir daí, os membros da ASRA organizaram um painel para a discussão desse tema, concluindo com o estabelecimento de um protocolo visando a melhoria da prevenção, diagnóstico e medidas terapêuticas para as situações de reação tóxica sistêmica aos anestésicos locais. A maior ênfase desse grupo foi no sentido da profilaxia do evento, elevando a segurança do paciente cirúrgico.[25]

É importante salientar que todos os trabalhos escritos sobre toxicidade sistêmica aos anestésicos locais têm as características metodológicas baseadas em citações de séries de casos ou relatos de casos isolados, e nunca de trabalhos prospectivos, aleatórios, duplamente encobertos, realizados em humanos, por razões éticas e morais. Dessa forma, é importante considerar o modelo experimental escolhido pelos autores dos estudos e os resultados obtidos associando as circunstâncias clínicas simuladas que foram criadas durante a execução deles e a significância da projeção de seus resultados na prática clínica.[20]

Considerações Fisiopatológicas

Frequentemente as reações tóxicas sistêmicas aos anestésicos locais são descritas de maneira simplificada na literatura, transparecendo ao anestesiologista clínico que, por exemplo, a cardiotoxicidade desse grupo de fármacos resulta, predominantemente, da ligação e inibição dos canais de sódio no tecido de condução nervosa intracardíaco. Essa inibição guardaria uma estreita correlação com a específica potência dos anestésicos locais em gerar bloqueio da condução nervosa periférica.[19]

Na comparação entre a lidocaína e os anestésicos locais de longa duração (bupivacaína), fica evidenciado que os últimos ligam-se aos canais de condução iônica cardíacos mais intensamente e por mais tempo do que o primeiro fármaco. Esse tipo de situação de diferença de afinidade é identificada através da teoria do *Fast in: slow out* em relação à ligação da bupivacaína com os canais iônicos de sódio. Sendo assim, a ordem decrescente de cardiotoxicidade é bupivacaína > etidocaína > ropivacaína = isômeros S (levobupivacaína).

Por outro lado, existem outras hipóteses para justificar a causa da depressão cardiovascular presente durante situações de reação tóxica sistêmica, principalmente os efeitos negativos inotrópicos e metabotrópicos, os quais são mediados pela sinalização celular e que são implicados como causas de alguns sintomas dessa síndrome. Esse fato está ligado à atividade inibitória dos anestésicos locais potentes sobre todos os componentes e atividades dependentes da fosforilação oxidativa celular; essa observação suporta a hipótese do comprometimento mitocondrial durante as reações tóxicas aos anestésicos locais, incluindo a sintomatologia oriunda de órgãos menos tolerantes ao metabolismo anaeróbio, tal como o cérebro e o coração (alterações inotrópicas negativas).

Estudos eletrofisiológicos têm demonstrado que a bupivacaína está associada a alterações mais intensas na repolarização do tecido de condução e miocárdio ventricular quando comparada com a lidocaína. O isômero (R+ da bupivacaína) é extremamente ávido pela ligação com componentes proteicos do canal de sódio voltagem-dependentes, dissociando-se deles com muita dificuldade. Esse fato resulta na dificuldade de sucesso nas manobras de reanimação cardiopulmonar nessa situação de sobredose relativa. Em concentrações plasmáticas elevadas, a bupivacaína bloqueia os canais de cálcio e potássio, além dos canais de sódio voltagem-dependente.[26]

A ropivacaína, que é um anestésico local do tipo amida, tem várias características farmacológicas semelhantes à bupivacaína, exceto a sua lipossolubilidade, que é aproximadamente a metade da segunda (bupivacaína = 3.420; ropivacaína = 775).

Em adição à atividade sobre os canais de sódio voltagem-dependentes, os anestésicos locais ligam-se a outros sítios diferentes, como com os canais de cálcio e potássio de forma idêntica, além de estabelecerem ligações com receptores *NMDA* (N-metil-D-aspartato), receptores beta-adrenérgicos e receptores nicotínicos colinérgicos. Essas ligações podem explicar a potencialização da analgesia subaracnóidea e peridural com uso clínico deles, por outro lado, podem contribuir para os seus paraefeitos no caso das reações tóxicas sistêmicas. A depressão miocárdica dose dependente causada pelos anestésicos locais pode ser atribuída pela sua interferência com a sinalização do cálcio iônico intracelular na musculatura miocárdica. A inibição da estimulação da epinefrina sobre a síntese do *AMP cíclico* exercida pelos anestésicos locais pode explicar a dificuldade de resposta à reversão da depressão miocárdica durante as reações cardiotóxicas secundárias à absorção sistêmica deles.

Os anestésicos locais também diferem na relação entre a neurotoxicidade no Sistema Nervoso Central (SNC) e a cardiotoxicidade (SCV). Há conclusões na literatura que estabelecem que a dose de anestésico local necessária para produzir arritmia cardíaca em relação aos efeitos no SNC é mais baixa com a bupivacaína quando comparada com a lidocaína; isso identifica uma menor margem de segurança dos anestésicos locais de grande potência se comparados aos de baixa potência para o desencadeamento de alterações cardiovasculares. Devido a isso não se deve ter como base a presença de sinais e sintomas do SNC precedendo aos do SCV no diagnóstico e tratamento precoce das reações tóxicas sistêmicas. Esses anestésicos locais (bupivacaína) mais potentes geram com baixas concentrações plasmáticas, em comparação com a lidocaína e a mepivacaína, depressões miocárdicas graves e de difícil regressão.

A utilização de doses equiparáveis de bupivacaína e etidocaína pode resultar em graves arritmias cardíacas sem depressão do inotropismo miocárdico. Por outro lado, a lidocaína pode causar um efeito inverso, depressão miocárdica sem a presença de arritmias. Porém, em concentrações plasmáticas elevadas, os anestésicos locais de todas as potências podem produzir graves depressões miocárdicas.[27]

Possibilidades de mecanismos cardiotóxicos:

- Excessivo bloqueio dos canais de sódio voltagem-dependentes;
- Prevenção da despolarização de miócitos;
- Bloqueio da repolarização celular por via de canais de potássio;
- Bloqueio dos canais de cálcio voltagem-dependentes limitando a elevação desse íon no espaço intracelular para participar do fenômeno do acoplamento excitação/contração de pressão do inotropismo cardíaco.

Manifestações Clínicas

A sintomatologia clínica de uma reação tóxica sistêmica é a extensão de sua atividade farmacológica. A descrição clássica é de uma reação progressiva e bifásica sobre o sistema nervoso central e cardiovascular, que são duas áreas altamente sensíveis às alterações eletrofisiológicas tissulares.

No sistema nervoso central, a excitação é caracterizada por inicial agitação, alterações auditivas e do paladar (presença de gosto metálico), progredindo depois para um quadro de convulsões do tipo grande mal ou de depressão, coma e parada respiratória. Esse quadro descrito pode ser seguido por excitação do sistema cardiovascular, taquicardia, arritmias ventriculares e hipertensão arterial, podendo chegar a bradicardia, distúrbios de condução ventricular e assistolia.

No caso de resposta cardiovascular devido à reação sistêmica tóxica, principalmente depois do uso de bupivacaína, frequentemente resulta em parada cardíaca resistente às manobras convencionais de ressuscitação cardiorrespiratória.

Uma revisão de 93 relatos de casos clínicos de reação tóxica sistêmica a anestésicos locais encontrou uma percentagem acima de 43% de apresentações sintomatológicas diferentes da clássica. Entre elas estão apresentação simultânea de sinais de toxicidade do sistema nervoso central e cardiovascular e também sinais cardiovasculares sem concomitantes sinais centrais. Os sinais cardiovasculares isolados foram detectados em 4 de 10 casos sobre anestesia geral ou sedação, associação que retarda o início da sintomatologia.

Comparação Entre a Toxicidade Sistêmica Ropivacaína × Bupivacaína[30,31]

- **Ropivacaína:** as doses de ropivacaína necessárias para produzir sinais premonitórios de toxicidade no sistema nervoso central durante infusão venosa lenta.

  A gestação não eleva a toxicidade sistêmica à ropivacaína. *In vitro*, estudos mostram que a progesterona tem pouco efeito na sensibilização do miocárdio à ropivacaína. Por outro lado, a concentração plasmática de ropivacaína suficiente para desencadear convulsões e depressão cardiovascular foi idêntica em cobaias grávidas e não grávidas. Entretanto, em animais grávidos, as doses necessárias para produzir colapso circulatório foram de 40% a 50% maiores para a ropivacaína se comparadas com as doses de bupivacaína, mas as concentrações plasmáticas delas foram idênticas. Esse fato tem sido atribuído à menor meia-vida de eliminação e mais rápida depuração da ropivacaína.

- **Levobupivacaína:** apresenta menor efeito inibitório sobre os canais de sódio cardíacos inativados do que a forma racêmica, resultando em menor alargamento do complexo QRS e menor incidência de arritmias ventriculares do que a forma dextrógira ou racêmica da bupivacaína. De maneira similar, produz menor retardo na condução do estímulo atrioventricular e menor incidência de bloqueio de segundo grau em relação à sua forma racêmica.

A dose média venosa geradora de convulsões de levobupivacaína foi maior (75 a 100 mg) se comparada com a sua forma racêmica (50 mg).

Em adultos normais, a infusão venosa de levobupivacaína resulta em menor redução de débito cardíaco, índice de aceleração e volume sistólico de ejeção se comparada com a forma racêmica.

Prevenção

A ASRA (*Practice Advisory on Local Anesthetic Systemic Toxicity*) alerta que não existe uma medida única para promover a prevenção desse tipo de reação tóxica.

As recomendações estabelecidas pela ASRA e apresentadas a seguir têm a intenção de promover a melhoria nas condições de segurança do paciente cirúrgico submetido à anestesia locorregional, sendo, por outro lado, importante alertar que a rígida observação dessas medidas preventivas não extingue a possibilidade do aparecimento de reações tóxicas.

A classe de recomendação e o nível de evidência estão descritos entre parênteses no texto da Tabela 45.4.

Recomendações práticas para prevenção da reação tóxica sistêmica aos anestésicos locais.[28]

Uso da menor dose de anestésico local efetiva para o bloqueio regional proposto (dose = volume × concentração) **(I; C)**.

Uso de doses crescentes de anestésico local administradas em alíquotas de 3 a 5 mL, com pausas de 15 a 30 segundos entre elas. Quando da utilização de técnica de abordagem com agulha estabilizada, como pontos de referência, pesquisa de parestesia ou eletroestimulação, o tempo entre as injeções deverá ser relacionado com um tempo de circulação (30 s a 45 s); entretanto,

TABELA 45.4
NÍVEIS DE EVIDÊNCIAS E RECOMENDAÇÕES MÉDICAS.

Recomendações

Classe I: existe consenso e evidência em favor da indicação.

Classe IIa: existe divergência, mas a maioria aprova.

Classe IIb: existe divergência e divisão de opiniões.

Classe III: não há recomendações.

Evidências

Nível A: múltiplos ensaios clínicos controlados, aleatorizados.

Nível B: um único estudo clínico controlado aleatorizado, estudos clínicos não aleatorizados ou estudos observacionais bem desenhados.

Nível C: séries ou relatos de casos.

Nível D: consenso de especialistas.

Adaptada de Levels of evidence of the Oxford Center for Evidence-Based Medicine. Disponível em: http://www.cebm.net.net/index.aspx

essa conduta ideal deve ser avaliada quanto à possibilidade de deslocamento da ponta da agulha. O tempo circulatório pode ser aumentado durante os bloqueios de membros inferiores. Se grandes aumentos de doses são previstos, as doses suplementares necessitam de intervalos mais longos para reduzir a possibilidade de acúmulo do fármaco. Durante o uso de ultrassonografia, os intervalos entre as doses são menos importantes, pois os deslocamentos da agulha não são tão frequentes **(I; C)**.

Aspirar a agulha ou o cateter antes de cada injeção, com a consciência de que existe uma incidência de 2% de resultados falso-negativos nessa intervenção diagnóstica **(I; C)**.

Quando empregar doses potencialmente tóxicas de anestésicos locais, é recomendado o uso de um marcador para injeção intravascular (por exemplo: epinefrina é um marcador imperfeito, e a sua utilização pode ser criticada, mas a avaliação da relação risco/benefício de sua utilização tende para o benefício da maioria dos pacientes) **(IIa; B)**:

- A injeção intravascular de epinefrina 10 a 15 mg $\cdot$ mL^{-1} produz, em adultos, uma elevação de 10 a 15 bpm ou de 15 mmHg na pressão arterial sistólica, na ausência de betabloqueio, trabalho de parto ativo, idade avançada e anestesia geral;
- A injeção intravascular de epinefrina 0,5 µg $\cdot$ kg^{-1} produz em crianças uma elevação de 15 mmHg na pressão sistólica;
- Doses subtóxicas de anestésicos locais injetadas por via venosa podem produzir sintomas subjetivos de reação tóxica sistêmica em grau moderado em pacientes sem medicação pré-anestésica (excitação, alterações auditivas e do paladar – gosto metálico etc.);
- O fentanil 100 µg produz sedação moderada se for injetado por cateter peridural acidentalmente.

Os bloqueios regionais guiados por ultrassonografia podem reduzir a frequência de injeções intravasculares inadvertidas, embora essa afirmativa ainda não esteja evidenciada em humanos. Relatos individuais de casos evidenciam a presença de reações tóxicas sistêmicas, apesar de a utilização dessa técnica e sua efetividade ainda aguardarem confirmação **(I; C)**.

Recomendações práticas para diagnóstico de reação tóxica sistêmica aos anestésicos locais.[29]

A descrição clássica de uma reação tóxica sistêmica aos anestésicos locais envolve a progressão subjetiva de sintomas do sistema nervoso central, iniciando por excitação (agitação, alterações auditivas e do paladar, gosto metálico, ou inicial desencadeamento agudo de sintomatologia psiquiátrica), progredindo para o surgimento de convulsões seguidas de depressão do sistema nervoso central, podendo progredir para coma e parada respiratória.

Os sinais iniciais de cardiotoxicidade (hipertensão arterial, taquicardia e/ou arritmias) podem ser suplantados pela instalação precoce de depressão cardíaca grave (bradicardia, distúrbios de condução, depressão inotrópica e assistolia). Entretanto, existem variações substanciais dessa descrição sintomatológica clássica, entre elas: o estabelecimento simultâneo do quadro cardiovascular com a sintomatologia do sistema nervoso central, a instalação de cardiotoxicidade sem sinais prodrômicos de toxicidade central. Sendo assim, é necessário estar extremamente vigilante para a possibilidade de reações clínicas atípicas **(I; B)**.

O tempo de estabelecimento dos sinais e sintomas da reação tóxica sistêmica aos anestésicos locais é variável. A reação imediata (60 s) sugere a injeção intravascular do anestésico local com consequente acesso direto do fármaco ao sistema nervoso central. Por outro lado, a reação tardia (15 minutos) sugere a injeção intravascular intermitente com consequente acúmulo do fármaco. Dessa forma, o paciente que recebeu concentrações elevadas de anestésicos locais em doses intermitentes deverá ser observado intensamente durante os 30 minutos subsequentes a cada nova dose **(I; B)**.

Pacientes portadores de cardiopatias, doenças neurológicas, pneumopatias, nefropatias, hepatopatias e doenças metabólicas merecem vigilância clínica intensificada, principalmente se forem idosos **(IIa; B)**.

A grande variabilidade das características da reação tóxica sistêmica aos anestésicos locais sugere que deve-se manter intensa vigilância na interpretação do diagnóstico desse tipo de reação, mesmo quando da utilização de baixas doses desse grupo de fármacos **(IIa; B)**.

Recomendações Práticas para Tratamento de Reação Tóxica Sistêmica aos Anestésicos Locais

Se ocorrerem sinais e sintomas de reação tóxica sistêmica aos anestésicos locais, o imediato e efetivo manuseio da via aérea será de suma importância para a prevenção precoce da hipoxemia e acidose respiratória, fatos que potencializam e agravam esse tipo de reação **(I; B)**.

Se ocorrerem convulsões, elas deverão ser tratadas com benzodiazepínicos. Se os benzodiazepínicos não estiverem disponíveis no momento, pode-se optar pela administração de pequenas doses de propofol ou tiopental. Evidências começam a surgir na literatura com a indicação da administração precoce de emulsões lipídicas para tratamento de convulsões **(I; B)**. Embora o propofol possa abortar as convulsões, doses elevadas dele devem ser evitadas pela possibilidade de potencializar o efeito depressor cardiorrespiratório causado pela sobredose de anestésico local **(III; B)**. No caso de as convulsões persistirem mesmo com a administração de benzodiazepínicos, mínimas doses de succinilcolina ou de bloqueadores neuromusculares não despolarizantes poderão ser utilizadas **(I; C)**.

Se uma parada cardíaca ocorrer em consequência de reação tóxica sistêmica por anestésicos locais, é recomendado o início imediato de Standard Advanced Cardiac Life Support, com as seguintes modificações:

- Se a adrenalina for utilizada, pequenas doses iniciais serão as preferidas (10 μg a 100 μg *in bolus*) **(II; a)**;
- A vasopressina não é recomendada **(III; C)**;
- Deve-se evitar a administração de fármacos bloqueadores dos canais de cálcio e alfabloqueadores adrenérgicos **(III; C)**;
- Se surgirem arritmias ventriculares, a amiodarona será o fármaco de eleição no tratamento, ao passo que o tratamento com lidocaína ou procainamida deve ser evitado **(III; C)**.

Terapia com emulsão lipídica **(II$_a$; B)**:

- Considerar a administração no aparecimento dos primeiros sinais desse tipo de reação, após a estabilização de via aérea;

dosagem:

- 1,5 mL . kg^{-1} *in bolus*, seguido de 0,25 mL . kg^{-1} . min^{-1} em infusão contínua por 10 minutos até a estabilização hemodinâmica e ventilatória ser alcançada (10 minutos). Se esta não for obtida, considerar a repetição do *bolus* elevando a infusão para 0,5 mL . kg^{-1} . min^{-1}. Aproximadamente 10 mL . kg^{-1} de emulsão lipídica por 30 minutos são recomendados como limite máximo de infusão em relação ao *bolus*;
- O propofol não é uma opção terapêutica se comparado à emulsão lipídica **(III; C)**;
- A não reversão da sintomatologia com uso de emulsão e vasopressor deverá ser instituída como um sistema de *bypass cardiopulmonar* **(II$_a$; B)**. Esse tipo de conduta terapêutica pode levar um tempo prolongado, por isso o grupo que a instalará deve ser informado previamente.

Considerações da Terapêutica com Emulsão Lipídica[29-33]

A infusão de emulsão lipídica 20% tem sido utilizada por via venosa desde 1962 para alimentação parenteral. A apresentação comercial tem a seguinte forma: 1 litro de solução contém 200 g de óleo purificado de soja, 12 g de lecitina de ovo purificado, 22 g de glicerol e 1.000 mL de água.

O mecanismo de ação da emulsão em reações tóxicas sistêmicas é baseado na teoria *Lipid sink*, isto é, seria uma fase lipídica intravascular estendida que atua na absorção de toxinas lipofílicas circulantes, reduzindo ou impedindo a ligação dessas toxinas com componentes celulares miocárdicos (Figura 45.9).

Estudos experimentais evidenciam que a emulsão lipídica reduz significativamente a concentração plasmática de bupivacaína e ativa o *washout* dela do miocárdio e do tecido de condução cardíaco, o que resulta em atividade inotrópica positiva bem mais intensa do que adrenalina e vasopressina nessa específica situação clínica. Além disso, a emulsão lipídica pode doar substratos energéticos para o miocárdio elevando o inotropismo.

Proposto mecanismo de ação das soluções lipídicas durante recuperação cardiovascular em casos de reações tóxicas de sobredosagem de anestésicos locais (bupivacaína).

Após a infusão venosa de soluções lipídicas emulsionadas, elas se transformam em glóbulos oleosos emulsionados ou vesículas multilamelares, adquirindo as seguintes propriedades:

1. Captura as estruturas químicas dos anestésicos locais (***lipid sink***);
2. Eleva a captação de ácidos graxos pelas mitocôndrias (***efeito metabólico***);
3. Interfere na ligação dos anestésicos locais com os canais de sódio (***efeito membrana***);
4. Ativa a cascata Akt resultando na inibição do GSK-3_{beta} (***efeito de citoproteção***);
5. Promove a entrada de cálcio via canal de cálcio voltagem-dependente (***efeito inotrópico/inotrópico***), envolvendo a dinâmica mitocondrial do cálcio;
6. Acelera o *shunt* do fármaco anestésico local (***efeito farmacocinético***).[34]

Esquema terapêutico preconizado para a terapêutica de reações de sobredosagem de anestésicos locais (bupivacaína) pela Association of Anaesthetists of Great Britain & Ireland (www.aagbi.publication/guidelines/docs1a_toxicity_2010) (Tabela 45.5 e Figura 45.6).

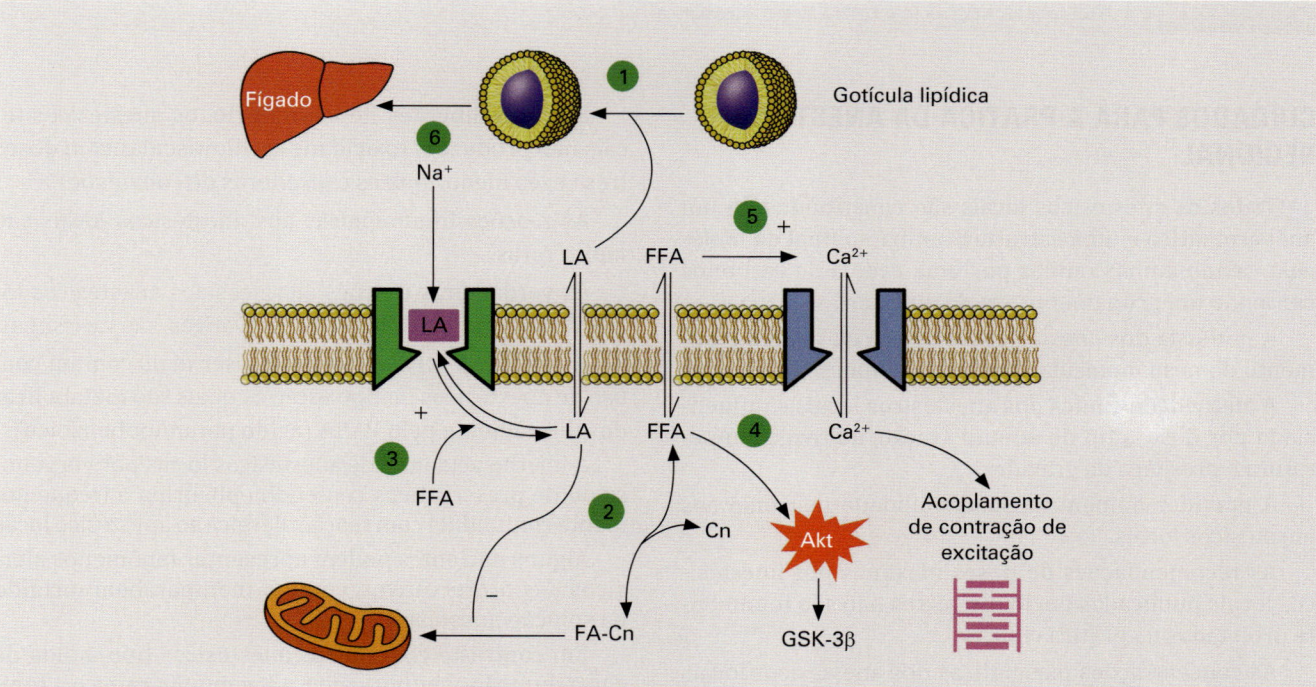

Figura 45.9 — Mecanismo proposto para atividade lipídica de ressuscitação. Akt: proteína serine/thereonina quinase — importante na sobrevida, proliferação e migração celular, também denominada proteíno-quinase B; Ca^{++}: cálcio iônico; Cn: carnitina; FA-Cn: carnitina acil-graxa; FFA: ácidos graxos livres; $GSK-3_\beta$: glicogênio sintetase-quinase (fosforiliza e inibe o glicogênio sintetase e ao inibir a $GSK-3_\beta$ prevenindo a lesão isquemia-reperfusão miocárdica); LA: anestésicos locais.

TABELA 45.5
TRATAMENTO DE GRAVE INTOXICAÇÃO POR ANESTÉSICO LOCAL – PROTOCOLO DA ASSOCIAÇÃO DE ANESTESIOLOGISTAS DA GRÃ-BRETANHA E DA IRLANDA (2009).

1 Reconhecimento	**Sinais de toxicidade grave:** • Súbita alteração de humor; intensa agitação ou alteração de consciência, com ou sem contrações tônico-clônicas (convulsões). • Colapso cardiovascular: bradicardia sinusal, bloqueio da condução intracardíaca, assístolia, taquicardia ventricular. • Reação tóxica a anestésico local (AL) pode ocorrer em qualquer momento após a injeção inicial
2 Manejo imediato	• Interromper a injeção do anestésico local • Chamar auxílio. • Manter a via aérea permeável e, se necessário realizar entubação traqueal • Administrar 100% de oxigênio, iniciando ventilação pulmonar adequada (hiperventilação pode auxiliar pelo aumento de pH plasmático na presença de acidose metabólica). • Obter e estabilizar acesso venoso • Controlar as convulsões com: benzodiazepínicos ou com doses pequenas e crescentes de propofol. • Considerar colheita de sangue para análises laboratoriais, mas sem interromper o tratamento principal.
3 Tratamento	**Durante parada cardiocirculatória** • Iniciar manobras de cardiopulmonar ressuscitação usando protocolos *standards* • Tratar arritmias conforme os mesmos protocolos, reconhecendo que as arritmias podem ser refratárias. • Considerar *byss cardiopulmonary*, se disponível. **Administrar emulsão lipídica conforme Tabela 45.6** • Continuar manobras de reanimação durante o tratamento com emulsão lipídica • Recordar que as manobras de parada cardiocirculatória por anestésicos locais pode durar >1h. • O propofol não é o fármaco adequado para substituir a emulsão lipídica. • A lidocaína não deve ser usada com a terapia anti-arrítmica.	**Sem parada cardiocirculatória** Usar terapia convencional para tratar: • hipotensão, • bradicardia, • taquiarritmias **Considerar a administração de emulsão lipídicas, conforme Tabela 45.7** • O propopofol não é o fármaco adequado para substituir a emulsão lipídica • A lidocaína não deverá ser usada com o agente antiarrítmicos nessa situação clínica.

CUIDADOS PARA A PRÁTICA DA ANESTESIA REGIONAL

Todos os anestésicos locais são constituídos de um anel aromático e uma estrutura amina no final da molécula, sendo ambas unidas por uma cadeia de carbonos contendo um grupamento amida ou éster.

A potência dos anestésicos locais se eleva com o aumento do peso molecular e com a sua lipossolubilidade.

A efetividade clínica dos anestésicos locais é influenciada por dose, sítio de administração, aditivos, temperatura e presença de gravidez.

A gravidez aumenta a suscetibilidade neuronal aos anestésicos locais.

As recomendações de doses máximas dos anestésicos locais publicadas em livros-textos não são totalmente projetadas na prática clínica.

As concentrações plasmáticas dos anestésicos locais dependem de técnica executada, do local de injeção e de sua associação com aditivos.

Qualquer recomendação de doses máximas de anestésicos locais pode ter valor somente quando relacionadas a um tipo específico de bloqueio anestésico.

Em experimentos de laboratório, os anestésicos locais não produzem toxicidade cardiovascular com doses três vezes menor que as causadoras de convulsões.

As reações imunológicas aos anestésicos locais são muito raras.

As verdadeiras reações alérgicas aos anestésicos locais do tipo amida, livres de preservativos, são raríssimas.

A anafilaxia verdadeira parece ser mais comum com uso de anestésicos do tipo éster, os quais são metabolizados diretamente pelo PABA (ácido paraminobenzoico).

A injeção acidental de anestésicos locais por via venosa ou de preservativos contendo epinefrina é frequentemente confundida com reação alérgica ao anestésico local.

Alguns pacientes podem apresentar fenômenos alérgicos aos preservativos, como o metilparabem incluído na solução anestésica.

Em contraste com outros anestésicos tipo amida de curta duração, a bupivacaína, a levobupivacaína e a ropivacaína apresentam um efeito de bloqueio diferencial de fibras nervosas (motor/sensitiva); eles produzem menor bloqueio motor para comparáveis graus de bloqueio sensorial analgésico. A gestação não aumenta a incidência de reação tóxica sistêmica à ropivacaína.

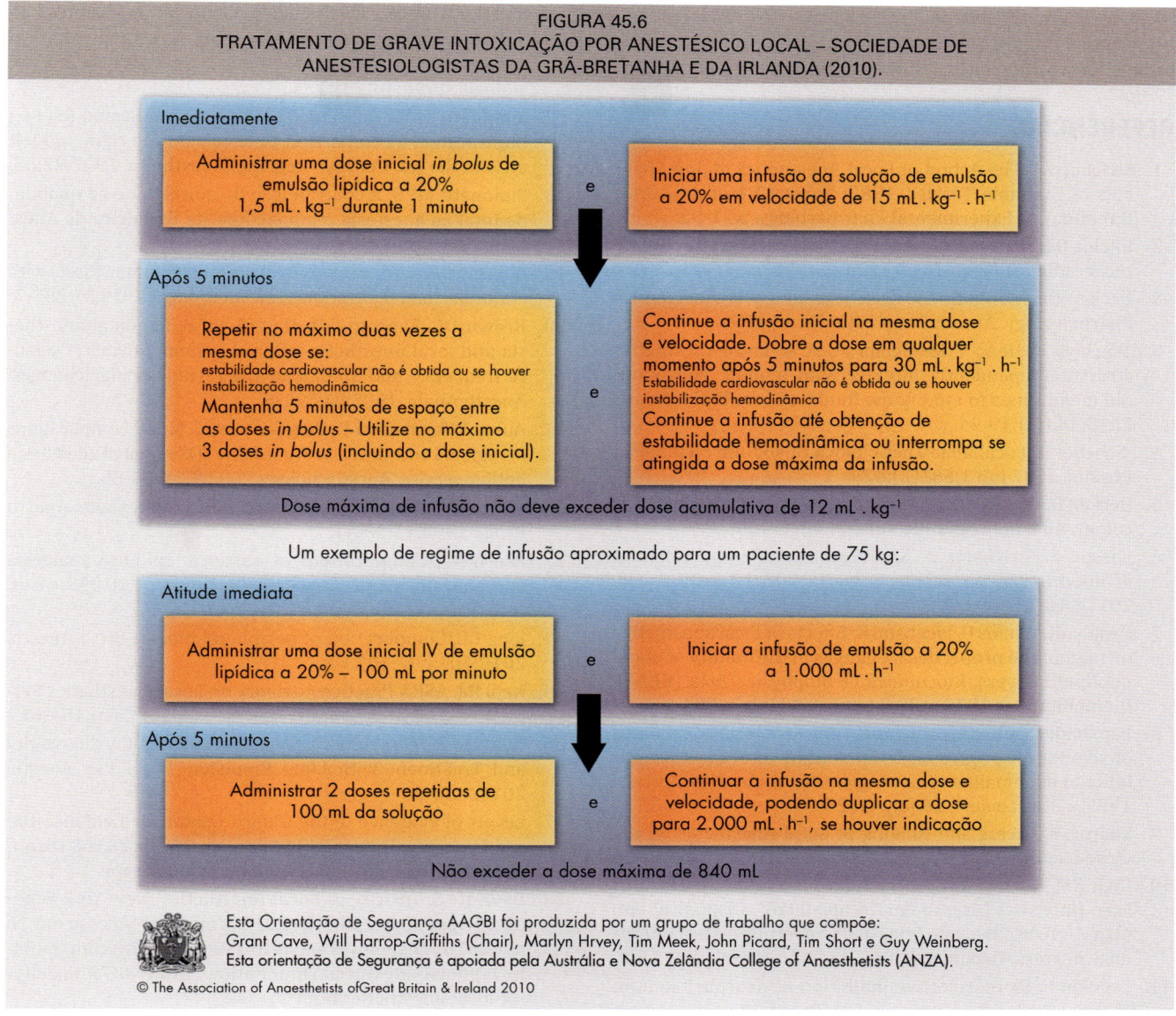

FIGURA 45.6 TRATAMENTO DE GRAVE INTOXICAÇÃO POR ANESTÉSICO LOCAL – SOCIEDADE DE ANESTESIOLOGISTAS DA GRÃ-BRETANHA E DA IRLANDA (2010).

Estudos experimentais mostram que a progesterona causa um pequeno efeito na sensibilidade miocárdica com uso de ropivacaína.

Em animais de experimentação, a infusão direta no sistema nervoso central (via carotídia) dos anestésicos tipo amida de longa duração de efeito (bupivacaína, levobupivacaína e ropivacaína) resulta em elevação na incidência de arritmias cardíacas, na seguinte ordem: ropivacaína < levobupivacaína < bupivacaína.

Está bem estabelecido que a lipossolubilidade dos anestésicos locais está intimamente relacionada com a sua potência, que por sua vez está relacionada com o aumento no comprimento da cadeia de alifática do anel aminado.

Os lipossomas são microesferas que contêm um líquido (molécula do anestésico local) circundado por uma capa dupla de fosfolipídios.

CONCLUSÕES

Certamente os bloqueios de nervos periféricos resultam de uma inibição reversível dos canais de sódio voltagem-dependentes, localizados na membrana neuronal.

As doses apropriadas e seguras dos anestésicos locais devem ser definidas quanto ao específico tipo de bloqueio regional que está sendo realizado.

O mecanismo pelo qual diferentes doses de anestésicos locais desencadeiam alterações cardiovasculares pode ser explicado, no caso da atividade arritmogênica mais intensa dos anestésicos tipo amida de longa duração (bupivacaína), por meio de sua prolongada ação no canal de sódio voltagem-dependente, enquanto no caso dos de curta duração (lidocaína), por sua atividade depressora do inotropismo miocárdico.

A proposta de encapsulação dos anestésicos locais em lipossomas poderá resultar no prolongamento de sua atividade farmacológica e na diminuição de seus paraefeitos.

REFERÊNCIAS

1. Strichartz J. The Action of Local Anesthetics on Ion Channels of Excitable Tissues. 1987; Volume 81 of the series Handbook of Experimental Pharmacology. p.21-52.
2. Ritchie JM, Ritchie B, Greengard P. The active structure of local anesthetics. J Pharmacol Exp Ther. 1965;150(1):152-9.
3. Becker DE, Kenneth LR. Essencial of Local Anesthetics Pharmacology. Anesth Prog. 2006;53:98-109.
3. Tsuchiya H, Ueno T, Mizogami M, et al. Local anesthetics structure-dependently interact with anionic phospholipid membranes to modify the fluidity. Chem Biol Interact. 2010;183(1):19-24.
4. Scheuer T. Local anaesthetic block of sodium channels. J Physiol. 2007 Jun 1;581(2):423.
5. Becker D, Reed K. Essentials of Local Anesthetic Pharmacology. Anesth Prog. 2006 Fall;53(3):98-109.
6. Laeson S, Strichartz G. Kinetics of uptake and washout of lidocaine in rat sciatic nerve in vitro. Anesth Analg. 2013;116(11):694:702.
7. Papahadjopoulos D, Jacobson K. Effects of local anesthetics on membrane properties I. Changes in the fluidity of phospholipid bilayers. Biochimica et Biophysica Acta (BBA) - Biomembranes 1975, v 394, Issue 4, 18 July. p.504-19.
8. Papahadjopoulos D, Jacobson K. Effects of local anesthetics on membrane properties II. Enhancement of the susceptibility of mammalian cells to agglutination by plant lectins. 1975, v 394, Issue 4, 18 July. p.520-39.
9. Zhorov B. Access and Binding of Local Anesthetics in the Closed Sodium Channel. Mol Pharmacol. 2008;74:1033-45.
10. Dick RM. Current concepts of local anesthetic pharmacology. [Internet] [Acesso em 16 apr 2016]. Disponível em: http://www.aana.com/meetings/meeting-materials/annualcongress/Documents/Dick_LocalAnesthetics2014.pdf
11. Lee-Son S. Stereoselective inhibition of neuronal sodium channels by local anesthetics. Evidence for two sites of action?. Anesthesiology. 1992;77(2):324-35.
12. Catteral WA. From ionic currents to molecular mechanisms: the structure and function of voltage-gated sodium channels. Neuron. 2000;26(1):13-25.
13. Simonetti MPB, Arasaw AH, Ferreira JR, et al. Comparative study of the antinociceptive effect of S(+)-ketamine and RS(+/-)Ketamine in rats. Regional Anesthesia. USA. 1999;24(3):62.
14. Simonetti MPB, Ferreira FMC, Ferreira JR, et al. Obtenção de novos anestésicos locais através da manipulação da relação enantiomérica da bupivacaína racêmica. São Paulo: Revista Brasileira de Anestesiologia. 1999;49(24):156.
15. Simonetti MPB, Ferreira FMC, Ferreira JR, et al. Obtenção de novos anestésicos locais através da modificação da relação enantiomérica da bupivacaína racêmica. Rio de Janeiro: Revista Brasileira de Anestesiologia. 1999;49(24):156-7.
16. Simonetti MPB, Oliveira LMC. Efeito antinociceptivo da S(+) cetamina comparada com a RS(+-) cetamina em ratos: resultados preliminares. Revista Brasileira de Anestesiologia. 1998;48(23):125.
17. Simonetti MPB, Fernandez L. S(-)bupivacaine and RS(+/-) bupivacaine: a comparison of effects on the right and left atria of the rat. Georgia: Regional Anesthesia. 1997;22:58.
18. Simonetti MPB. A contribuição da quiralidade na qualidade total na anestesia regional. Revista Brasileira de Anestesiologia. 1997;47(1):86-8.
19. Albright GA. Cardiac arrest following regional anesthesia with etidocaine and bupivacaine. Anesthesiology. 1979;51:285-7.
20. Brown DL, Ransom DM, Hall JA, et al. Regional anesthesia and local anesthetic-induced systemic toxicity: seizure frequency and accompanying cardiovascular changes. Anesth Analg. 1995;81:321-8.
21. Auroy Y, Benhamou D, Bargues L, et al. Major complications of regional anesthesia in France: the SOS regional anesthesia hotline service. Anesthesiology. 2002;97:1274-80.
22. Mehra P, Caiazzo A, Maloney P. Lidocaine toxicity. Anesth Progr. 1998;45:38-41.
23. Peach MJ. Complications of obstetric epidural analgesia and anaesthesia: a prospective analysis of 10.995 cases. Int J Obst Anesth. 1998;7:5-17.
24. Jeng CC. Complication of peripheral blocks. Brit J Anesth. 2010;105:i96-i107.
25. Neal JM. ASRA Practice Advisory on Local Anesthetics Systemic Toxicity. Reg Anesth Pain Med. 2010;35(2):154-61.
26. Bourme E. A review of Local Anesthetics Cardiotoxicity and Treatment with Lipid Emulsion. Local Reg Anesth. 2010;3:12-8.
27. Levels of evidence of the Oxford Center for Evidence-Based Medicine. [Internet] [Acesso em 16 apr 2016]. Disponível em: http://www.cebm.net.net/index.aspx
28. Daweale S. Toxicity of Local Anesthetics. New York School of Regional Anesthesia, 2015. [Internet] [Acesso em 16 apr 2016]. Disponível em: http://www.nysora.com/mobile/regional-anesthesia/foundations-of-ra/3075-toxicity--of-local-anesthetics.html
29. Ciechanowick S, Patil V. Lipid Emulsion for Local Anaesthetic Systemic Toxicity. Anesthesiol Res Pract. 2012;2012:131784.
30. Cai XJ. Comparison of Toxicity Effects Bupivacaine, Ropivacaine and Lidocaine on Rabbit Intervertebral Disk Cells in Vitro. Spine J. 2014;14(3):483-90.
31. Abramides TM. Toxicity of local anesthetics: The debate continues!. Rev Bras Anestesiol. 2006;56(4):339-42.
32. Mazoit JX. Binding of long-lasting Local Anesthetics to Lipid Emulsions. Anesthesiology. 2009;110:380-6.
33. Litz RJ. Reversal Central Nervous System and Cardiac Toxicity after Local Anesthetics Intoxication by Lipid Emulsion Injection. Anesth Analg. 2008;106(15):1575-9.
34. Weinberg GL. Lipid Emulsion Infusion – resuscitation for local anesthetics and others overdose. Anesthesiology. 2012;117(1):180-7.

46
Benzodiazepínicos

Eduardo Tadeu Moraes Santos

INTRODUÇÃO

Em 1955, Sternbach sintetizou o clordiazepóxido quase acidentalmente. De início, pouca importância lhe foi dada. Entretanto, em 1957 o clordiazepóxido veio à tona revelando ter propriedades sedativo-hipnóticas e anticonvulsivantes em ratos.[1] Assim sendo, foi disponibilizado para uso por via oral em 1960, tornando-se o primeiro benzodiazepínico clinicamente utilizado no mundo. Já o diazepam, protótipo ou fármaco-padrão a que todos os outros benzodiazepínicos (BDZ) são comparados, foi sintetizado pelo mesmo Sternbach em 1959, quando procurava um composto que superasse as propriedades farmacológicas do clordiazepóxido. O oxazepam foi sintetizado em 1961 por Bell, e o lorazepam, em 1971, tornando-se por muito tempo o mais potente dos benzodiazepínicos. Várias sínteses de benzodiazepínicos novos sucederam-se, porém, a próxima grande descoberta na área da Farmacologia foi a síntese do midazolam por Walser, Benjamin e Flynn em 1976.[2] A síntese do midazolam foi um marco, por ser pioneira em dois quesitos: foi o primeiro BDZ produzido primariamente para uso anestésico, além de ser o primeiro hidrossolúvel disponível para uso clínico.[3,4] Já em 1979, após a comprovação da existência de receptores específicos para compostos BDZs, receptores estes disseminados por quase todo o sistema nervoso central (SNC), foi sintetizado o antagonista específico dos benzodiazepínicos: o flumazenil.[4]

Neste tópico serão abordadas as principais propriedades farmacológicas dos BDZs, dando ênfase ao diazepam, já que ele é o protótipo para efeito comparativo com todos os outros, e também ao midazolam, que é o mais utilizado na Anestesiologia atual.[5] Mais adiante serão descritas as propriedades farmacológicas do lorazepam e do flumazenil, além de citações de uso em anestesia de outros BDZs, como o bromazepam.[6]

Existem outros BDZs em nosso meio, totalizando 35 compostos diferentes, e que guardam entre si a estrutura comum desse grupo de fármacos. Alguns deles são muito prescritos, porém a maior parte tem pouca utilidade na Anestesiologia.[7] Já na Clínica Médica, Geriatria, Ginecologia, Psiquiatria e outras áreas da Medicina são mais bem indicados. São eles: flunitrazepam, potente indutor do sono e amnésico; clonazepam, potente anticonvulsivante, com largo uso no tratamento da dor neuropática, e outros que não têm lugar na Anestesiologia moderna.[8]

ESTRUTURA QUÍMICA

O termo benzodiazepínico (BDZ) advém do fato de a sua estrutura ser composta de anel benzeno, fundido a um anel diazepínico de sete átomos. Entretanto, como todos os BDZs possuem substituinte 5-arílico (anel c) e um anel 1,4-diazepino, o termo tornou-se sinônimo de 5-arílico 1,4 benzodiazepínico.

Várias modificações na estrutura dos sistemas de anéis produziram compostos com atividades semelhantes. Estes compostos incluem 1,5 benzodiazepínico (clobazam), por exemplo. A natureza química dos substituintes nas posições de 1 a 3 do anel diazepínico pode variar amplamente, podendo incluir anéis triazólicos (triazolam) ou imidazolinos (midazolam). Já a substituição do anel C, com função ceto na posição 5, e um substituinte metil na posição 4 é uma característica estrutural importante do antagonista BDZ flumazenil.[4,7]

Além dos vários compostos dos BDZs, um grande número de compostos não BDZ foi sintetizado para competir com os primeiros. Esses compostos incluem representantes das β-carbolinas, imidazopiridinas (zolpidem), imidazopirimidinas, imidazoquinolonas e ciclopirrolonas (zopiclone). A estrutura comum aos BDZs está apresentada na Figura 46.1.

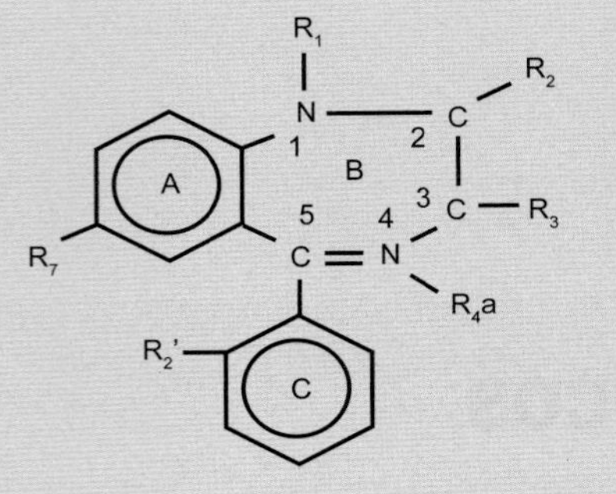

Figura 46.1 — Estrutura geral dos benzodiazepínicos.

FARMACOCINÉTICA

Quanto à farmacocinética dos BDZs, existem três benzodiazepínicos que são os protótipos em suas classes de acordo com seu metabolismo e depuração plasmática, quais sejam: curta duração (midazolam), duração intermediária (lorazepam) e longa duração (diazepam). As curvas de concentração plasmática de todos os BDZ podem ser bem representadas por um modelo bi ou tricompartimental. A capacidade de ligação proteica varia da ordem de 70% para o alprazolam até 90% para o diazepam. Entretanto, entre os três protótipos dos BDZs citados, a taxa de ligação a proteínas plasmáticas e os volumes de distribuição não apresentam grandes diferenças entre si. A taxa de depuração plasmática do midazolam está entre 6 e 11 $mL \cdot kg^{-1} \cdot min^{-1}$, a do lorazepam está entre 0,8 e 1,8 $mL \cdot kg^{-1} \cdot min^{-1}$ e a do diazepam está entre 0,2 e 0,5 $mL \cdot kg^{-1} \cdot min^{-1}$. Por conta disso, esses fármacos apresentam previsivelmente diferentes curvas de concentração plasmática e também diferentes meias-vidas contexto dependente. Contudo, o término de sua ação em anestesia é primariamente resultado da sua redistribuição do SNC para outros tecidos. De todos os BDZs de uso injetável disponíveis, o midazolam, pela sua alta depuração e meia-vida contexto dependente, é o único que se presta às técnicas de infusão venosa contínua e prolongada.

Idade, sexo, indução enzimática hepática e doença renal são fatores que sabidamente influenciam sua farmacocinética. O diazepam, dentro de sua farmacocinética, é particularmente sensível à idade do paciente. Incremento na idade do paciente tende a reduzir significativamente a depuração plasmática do diazepam, ao passo que a depuração plasmática do midazolam também apresenta diminuição com aumento da idade do paciente, porém em menor proporção do que aquela do diazepam. Já o lorazepam sofre pouca alteração na sua farmacocinética quando relacionamos a ele idade, sexo e doença renal. Já a obesidade afeta sobremaneira a farmacocinética de todos esses fármacos. Nos pacientes obesos, o volume de distribuição está aumentado e os tempos de meia-vida estão sendo prolongados. Contudo, a depuração plasmática não está alterada em obesos. A concentração liquórica é quase igual à concentração do agente livre no plasma. Todos os BDZs atravessam a barreira placentária e também são secretados no leite materno. As suas principais vias metabólicas encerram-se dentro do citocromo microssomal hepático P-450, particularmente o grupamento denominado CYP3A4. As principais vias metabólicas que os BDZs seguem dentro do fígado estão representadas na Figura 46.2.

Os metabolitos ativos, gerados pelo metabolismo dos BDZs no fígado, são mais lentamente metabolizados do que os compostos originais; assim, a duração de ação de muitos BDZs apresenta pouca relação com a meia-vida de eliminação do agente que foi administrado. Por exemplo, a meia-vida plasmática do flurazepam é de 2 a 3 horas, mas o principal metabolito ativo (n-desalquilflurazepam) é de 50 horas ou mais. Em contraponto, a taxa de biotransformação desses agentes, inativados quase totalmente pela reação inicial, é um determinante de sua duração de ação; esses agentes incluem o oxazepam, o lorazepam, o temazepam, o triazolam e o midazolam. O metabolismo dos BDZs ocorre em três estágios principais, descritos a seguir.

No caso dos BDZs, que possuem substituinte na posição 1 ou 2 do anel diazepínico, a fase inicial e mais rápida do metabolismo envolve modificação e/ou remoção do substituinte. Com exceção do triazolam, alprazolam, estazolam e midazolam, que contêm um anel triazólico ou imidazólico fechado, os produtos finais são compostos n-desalquilados biologicamente ativos. O nordazepam é um metabolito comum à biotransformação do diazepam, clorazepato, prozepam e demoxepam (metabolito do clordiazepóxido).

O metabolismo dos BDZs tem como segunda fase a hidroxilação da posição 3 e em geral produz também metabolito ativo. Essas reações de hidroxilação são geralmente bem mais lentas que aquelas do primeiro estágio.

A terceira fase importante do metabolismo é a conjugação de compostos 3-hidroxila, principalmente em ácido glicurônico; as meias-vidas dessas reações estão, em geral, entre 6 e 12 horas, e os produtos resultantes dessa fase são invariavelmente inativos. A conjugação é a única via importante de metabolismo disponível para oxazepam e bromazepam, sendo a via preferida para temazepam devido à transformação mais lenta deste composto para oxazepam. Triazolam e alprazolam são metabolizados principalmente pela hidroxilação inicial do grupo metílico do anel triazólico fechado; a ausência de um resíduo de cloreto no anel C do alprazolam retarda essa reação de forma significativa. Os produtos denominados compostos α-hidroxilados são bastante ativos, mas são metabolizados de forma muito rápida, basicamente pela conjugação com ácido glicurônico, de modo que não ocorre acúmulo apreciável de metabolitos ativos.

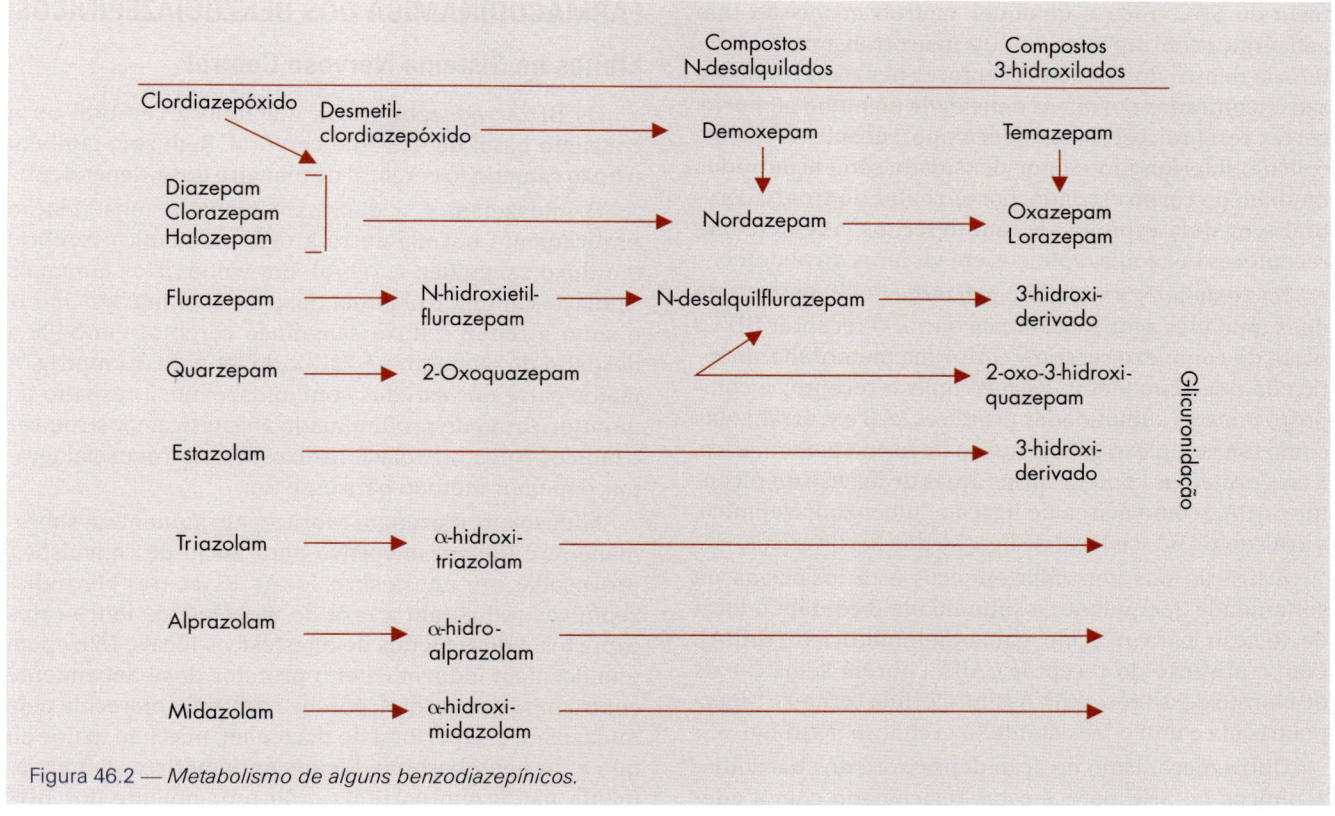

Figura 46.2 — *Metabolismo de alguns benzodiazepínicos.*

Já o metabolismo do midazolam é rápido, basicamente através de hidroxilação do grupo metílico do anel imidazólico fechado; formam-se apenas pequenos volumes dos compostos 3-hidroxila. O composto α-hidroxilado, que possui atividade biológica apreciável, é eliminado com meia-vida de uma hora, após conjugação com o ácido glicurônico. Acúmulo variável desse metabolito, também chamado de α-hidroximidazolam, foi observado durante infusão contínua, por via venosa.

Os BDZs não induzem significativo aumento de síntese microssomal hepática; assim sendo, sua administração crônica não costuma resultar em metabolismo acelerado de outras substâncias nem dos próprios diazepínicos. Cimetidina e anticoncepcionais orais inibem a n-desalquilação e 3-hidroxilação dos benzodiazepínicos. Etanol, isoniazida e fenitoína também inibem essas reações, mas de modo menos acentuado. A lidocaína parece exercer potente inibição metabólica sobre os benzodiazepínicos. Essa inibição aconteceria por meio da competição desta pelo grupo enzimático CYP3A4.[7]

MECANISMO DE AÇÃO E BASES MOLECULARES DA AÇÃO DOS BENZODIAZEPÍNICOS

O mecanismo de ação dos benzodiazepínicos é razoavelmente bem conhecido. A interação de ligantes com o receptor BDZ, a farmacologia molecular, as mutações genéticas e as respostas clínicas podem ser bem explicadas. O seu mecanismo de ação é mais bem compreendido do que o mecanismo de ação da maioria dos agentes anestésicos.

Através de recentes estudos genéticos, os subtipos receptores gabaérgicos $GABA_A$ têm sido implicados como mediadores de diferentes efeitos: amnéstico, anticonvulsivante, ansiolítico e sedativo. Sedação, amnésia anterógrada e propriedades anticonvulsivantes são mediadas através da subunidade α_1 dos receptores gabaérgicos, e ansiólise e relaxamento muscular são mediados pela interação com o receptor α_2-$GABA_A$. De modo bastante direto e aparentemente até simples, o efeito dos BDZs é função direta do nível plasmático desse fármaco.

Por meio da utilização de dados de concentrações plasmáticas e simulações farmacocinéticas, estimou-se que uma taxa de ocupação de um receptor benzodiazepínico da ordem de 20% pode produzir efeito ansiolítico, a sedação é observada com 30% a 50% dos receptores ocupados, enquanto a inconsciência necessita de 60% ou mais de taxa de ocupação de receptor agonista benzodiazepínico. Os BZDs exercem seus efeitos por meio da ocupação do receptor benzodiazepínico, receptor este que modula a ação do GABA (ácido gama aminobutírico), o mais abundante e importante neurotransmissor inibitório do SNC. Toda e qualquer neurotransmissão tipo gabaérgica contrapõe-se a outra neurotransmissão excitatória dentro do SNC. Os receptores benzodiazepínicos são encontrados em maior densidade no bulbo olfatório, córtex cerebral, cerebelo, hipocampo, substância nigra e colículo inferior. Em menor densidade são encontrados também no corpo estriado, porção baixa do tronco cerebral e medula espinhal. Foram descritos recentemente receptores benzodiazepínicos em vísceras do abdome.

Na realidade, o receptor gabaérgico é composto de duas unidades acopladas uma à outra. O receptor BDZ é parte do complexo receptor $GABA_A$ na membrana sináptica do neurônio efetor. Esse complexo receptor é composto por três subunidades proteicas, α, β e γ, arranjadas como um complexo glicoproteico de forma pentamérica. Essas proteínas contêm várias áreas de ligação do receptor $GABA_A$, como a área de ligação do benzodiazepínico, a área do GABA e o local de ligação dos barbitúricos.

A ligação dos benzodiazepínicos está localizada na subunidade 2, enquanto a subunidade β contém o local de ligação para o ácido gama-aminobutírico (GABA). Com a ativação do receptor $GABA_A$, abrem-se os canais de cloreto desse receptor. Assim, a célula torna-se hiperpolarizada e então "resistente" à excitação neuronal.

Outro mecanismo de ação depressora dos benzodiazepínicos no SNC parece estar relacionado com a adenosina. A facilitação da ativação dos receptores $GABA_A$ pelos benzodiazepínicos facilitaria o acúmulo de adenosina endógena no espaço extracelular do SNC, por conta da inibição da recaptação da adenosina por carreadores específicos desta. A adenosina acumulada então deprimiria a transmissão sináptica excitatória por diminuição da liberação de neurotransmissores, pela redução da sensibilidade pós-sináptica e pela inibição da excitabilidade neuronal, tudo isso acontecendo através da redução da atividade de receptores de adenosina A_1.[5]

Acredita-se atualmente que o efeito hipnótico dos BDZs é mediado por alterações no fluxo de íons cálcio potencial-dependente. O grau de modulação da função do receptor gabaérgico tem autolimitação ou "efeito teto" próprio, o que ajuda a explicar o seu alto grau de segurança.

Quanto ao fenômeno de tolerância, a administração crônica de BDZ produz sim tolerância, o qual é definido como um decréscimo na eficácia do fármaco no decorrer do tempo. Entretanto, o mecanismo de desenvolvimento dessa tolerância não está completamente compreendido. Dentro do conhecimento atual, o que parece acontecer é que a exposição de longo tempo aos benzodiazepínicos causa redução na ligação de receptores e na função destes, ou seja, *down regulation* do complexo receptor benzodiazepínico-$GABA_A$. Esse decréscimo de taxa de ligação e função ajuda a explicar o aumento da dose necessária para anestesia em pacientes em uso crônico de benzodiazepínicos.[5,6]

FARMACODINÂMICA DOS BENZODIAZEPÍNICOS

Efeitos no Sistema Nervoso Central

Os BDZs reduzem a taxa metabólica cerebral ou o consumo basal de oxigênio cerebral. Reduzem também o fluxo sanguíneo cerebral de maneira dose-dependente.

O midazolam e o diazepam mantêm uma relação praticamente normal entre a taxa metabólica cerebral e o fluxo sanguíneo cerebral. Em voluntários humanos saudáveis, o midazolam na dose de 0,15 mg . kg^{-1} induz o sono e reduz o fluxo sanguíneo cerebral em 34% a despeito do aumento na $PaCO_2$ de 34 para 39 mmHg. A maior parte dos estudos com midazolam, a respeito da monitorização de profundidade anestésica, mostrou ser o índice bispectral, relacionado com o eletroencefalograma, o melhor método para esse fim.

Midazolam, diazepam e lorazepam aumentam sobremaneira o limiar convulsivo para início de convulsões, provocadas por anestésicos locais. Esses três benzodiazepínicos reduziram a taxa de mortalidade entre ratos expostos a doses letais de anestésicos locais. Diazepam e midazolam induzem efeito protetor dose-dependente contra hipóxia cerebral, porém a proteção oferecida pelo midazolam é superior à do diazepam, mas não maior do que a do pentobarbital. Efeitos antieméticos definitivamente não fazem parte da ação proeminente dos BDZ sobre o SNC, apesar de sua discreta ação antiemética, principalmente do midazolam, quando utilizado como medicação pré-anestésica.

O diazepam e o midazolam, utilizados como medicações pré-anestésicas em anestesia para cirurgia cardíaca, foram eficazes em reduzir a incidência tanto do despertar intraoperatório como também de memória implícita ou explícita nessa situação.[8]

Efeitos no Sistema Respiratório

Os benzodiazepínicos, assim como a maioria dos anestésicos venosos, produzem depressão respiratória central dose-dependente. A depressão respiratória determinada pelo midazolam parece ser maior do que a determinada pelo diazepam e lorazepam. Essa é uma observação que carece de estudos comparativos dos três fármacos. As interações dos BDZs com os agentes opioides na ventilação não estão ainda totalmente esclarecidas. É muito provável que os benzodiazepínicos associados aos opioides produzam depressão respiratória adicional ou supra-adicional, mesmo atuando em receptores e áreas de ligação diferentes.

Após o surgimento do midazolam, há mais de 20 anos, a literatura vem divulgando estudos mostrando relação direta entre a patência das vias aéreas e o uso de BDZ. Estudo recente demonstrou que o tônus de suporte da musculatura faríngea modula a patência das vias aéreas no período pós-operatório.[9] Episódios de obstrução de vias aéreas altas ou apneia no período pós-operatório, decorrentes da indução de anestesia geral com midazolam, foram revertidos pela administração de antagonista benzodiazepínico, o flumazenil.

A depressão respiratória associada com midazolam é mais acentuada e de maior duração em pacientes com doença pulmonar obstrutiva crônica.[10,11]

Estudo retrospectivo conduzido no Canadá concluiu pelo uso bastante judicioso dos benzodiazepínicos na população de recém-nascidos, tanto pré-termos quanto a termo sob tratamento em UTI neonatal. Os autores encontraram frequente relação entre a administração de BDZ nessa população e a ocorrência de depressão respiratória. Assim sendo, recomendam criteriosa avaliação de risco-benefício do uso desse grupo de fármacos em situações similares.[12]

Efeitos no Sistema Cardiovascular

Os BDZs, quando utilizados como agentes únicos em anestesia, produzem efeitos hemodinâmicos muito modestos. A alteração hemodinâmica predominante mostra-se como pequena redução na pressão arterial média (PAM) decorrente de pequena redução na resistência vascular sistêmica. O midazolam causa redução na PAM média um pouco mais acentuada que os outros benzodiazepínicos.

Os efeitos hemodinâmicos causados pelos benzodiazepínicos são dose-dependentes; entretanto, existe um platô na sua concentração plasmática, no qual ocorre pequena alteração na PAM. O platô plasmático relacionado a essa alteração cardiovascular para o midazolam é de 200 ng . mL^{-1} e para o diazepam é de 900 ng . mL^{-1}. A frequência cardíaca, a pressão diastólica final de ventrículo esquerdo (PDFVE) e o débito cardíaco são mantidos após o uso de BDZ como agentes indutores em anestesia.

A estimulação adrenérgica em resposta ao estresse da intubação traqueal (e da cirurgia) não é bloqueada pelos BDZs. Assim sendo, sua combinação com opioides durante anestesia é bastante comum e recomendada pela maioria dos autores. Contudo, faz-se necessário salientar que essas combinações produzem maior redução na PAM do que quando são utilizados de forma isolada. Esse efeito sinérgico pode ser classificado como supra-aditivo ou ainda potencializador, como citam alguns autores. O mecanismo através do qual ocorre esse efeito não está totalmente compreendido, mas muito provavelmente se relaciona com a redução do tônus simpático quando esses fármacos são administrados simultaneamente.[3]

CLASSIFICAÇÃO DOS BENZODIAZEPÍNICOS

Os BDZs podem ser classificados levando-se em conta vários parâmetros farmacocinéticos, assim como ocorre com outras classes de fármacos. Entretanto, para a maioria dos autores, os parâmetros mais úteis e sensatos para classificar os benzodiazepínicos parecem ser a duração de ação clínica e o tempo de meia-vida de eliminação $T_{1/2}$ β. Assim, existem três classes:

a) Ação de curta duração e $T_{1/2}$ β pequeno: midazolam, clonazepam, clorazepato e triazolam;
b) Ação de média duração e $T_{1/2}$ β médio: bromazepam, cloxazolam, clobazam e lorazepam;
c) Ação de longa duração e $T_{1/2}$ β longo: diazepam, flunitrazepam, estazolam e flurazepam.

DIAZEPAM

O diazepam foi sintetizado em 1959 por Sternbach, logo após o clordiazepóxido (o primeiro a ser sintetizado) e tornou-se o BDZ mais prescrito até os dias de hoje. É também um dos mais estudados e pesquisados quanto aos parâmetros farmacocinéticos e farmacodinâmicos.[3]

O diazepam contém em sua formulação propilenoglicol, um irritante de tecidos que causa dor ou desconforto quando de sua administração, além de irritação venosa. Entretanto, a injeção imediatamente antes de apenas 10 mg de lidocaína é um simples e efetivo método para reduzir a sensação dolorosa causada pelo diazepam injetado em veia periférica.[13] Além disso, alguns estudos mostraram possível toxicidade renal desse diluente nas infusões prolongadas de diazepam em paciente sob terapia intensiva.[14,15] O diazepam tem um pKa de 3,3 a 20 °C, não é hidrossolúvel e é, sim, altamente lipofílico e lipossolúvel. Cada mililitro de uma solução injetável de diazepam disponível no mercado contém 0,4 mL de propilenoglicol; 0,1 mL de álcool etílico; 0,015 mL de álcool benzílico e benzoato de sódio/ácido benzoico em água para injeção (pH 6,2 – 6,9).

O diazepam tem um $T_{1/2}$ β (h) = 43 ± 13, depuração plasmática de 0,2 a 0,5 mL . kg^{-1} . min^{-1}, e Vdss de 0,7 a 1,7 mL . kg^{-1}. É metabolizado no fígado em dois metabolitos ativos: o n-desmetildiazepam e o e-hidroxidiazepam, os quais podem elevar os efeitos sedativos residuais de 24 para até 43 horas. Estudos recentes de farmacogenéticos encontraram que o polimorfismo no genótipo CYP2C19 (isoenzima do grupamento metabólico do citocromo P-450 do fígado) afeta a farmacocinética do diazepam levando ao aumento do tempo de despertar de anestesia geral. Encontraram, ainda, que esse grupo de pacientes, classificados como de lento despertar, possuía baixo nível de CYP3A4 RNAm quando comparados ao grupo chamado de rápido despertar.[16] Em vista disso e dos parâmetros farmacocinéticos já descritos, tem-se que o diazepam torna-se um BDZ de segunda escolha, sempre que se estiver diante de um procedimento anestésico a ser realizado em regime ambulatorial. O diazepam, por via venosa, tem início de ação muito rápido, de 30 a 60 segundos.

O diazepam, apesar de não ser o "primogênito" dos BDZs, é o protótipo deles e todos os outros são comparados a ele. Sendo assim, em relação à potência hipnótica relativa, ele tem potência igual a 1.

Alguns autores estudaram o efeito miorrelaxante do diazepam sobre a musculatura lisa das vias aéreas e concluíram que esse fármaco é efetivo nesse quesito, assim como o midazolam e o flunitrazepam.[11] Cabe salientar que esse pretenso efeito de aumento de calibre das vias aéreas pode ser contraposto pela obstrução destas por um relaxamento "excessivo" advindo da própria ação do BDZ. Um estudo mostrou grande eficácia do diazepam em promover ansiólise e sedação, quando administrado como medicação pré-anestésica em crianças que foram submetidas à endoscopia digestiva alta. Seus resultados como medicação pré-anestésica foram muito semelhantes àqueles obtidos com o midazolam.[17]

Desde o início de seu uso, o diazepam tem se mostrado útil em muitas situações, seja como ansiolítico, anticonvulsivante, miorrelaxante ou sedativo-hipnótico. Durante décadas, figurou como sedativo-hipnótico de escolha, tanto em anestesia como na prática clínica geral. Perdeu espaço para outros benzodiazepínicos nesse campo, porém ainda é muito utilizado com esse fim. No campo da ansiólise, permanece junto do bromazepam como um dos mais utilizados e, devido à sua potente propriedade anticonvulsivante, ainda faz parte de inúmeros protocolos de atendimento ao paciente com crise convulsiva. Enfim, apenas superado em quesitos farmacocinéticos e até em efeitos clínicos, o diazepam ainda tem lugar e é muito utilizado na prática anestesiológica, tendo como vantagem extra seu baixo custo. Quanto às doses habituais, são elas: indução da anestesia (0,3 a 0,5 mg.kg^{-1}) por via venosa ou (0,05 a 0,1 mg.kg^{-1}) por via muscular; sedação (1 a 2 mg) por via venosa em doses repetidas; em casos de tétano (2 a 20 mg.kg^{-1} cada 8 horas), por via venosa.

Por fim, dados de uma grande revisão da literatura mostram a segurança no uso de BDZ de longa duração, em especial o diazepam, em gestantes e lactantes.[18]

MIDAZOLAM

O midazolam, um derivado imida-benzodiazepínico, é utilizado como medicação pré-anestésica, sedativo e agente indutor anestésico.[3] A estrutura química, única dentre os BDZs, confere ao midazolam um grande número de propriedades físico-químicas que o distingue dos outros benzodiazepínicos quanto à sua farmacologia. O midazolam foi sintetizado em 1976 por Fryer e Walser[3] e tem peso molecular igual a 362d. Foi liberado para uso clínico em 1978. O anel imidazólico é o que o difere de outros benzodiazepínicos. Esse anel contribui com a alcalinidade da solução de midazolam e estabilidade em solução aquosa. A fórmula química estrutural do midazolam está representada esquematicamente na Figura 46.3.[19]

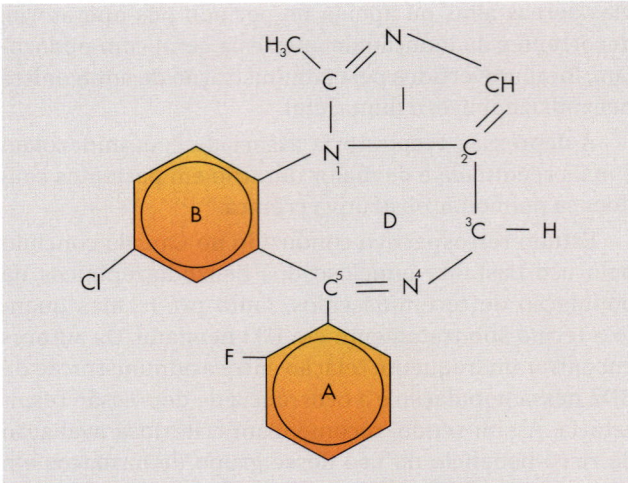

Figura 46.3 — Representação esquemática da fórmula química do midazolam.

Também contribui para seu rápido metabolismo com sede no fígado. O pKa é igual a 6,15, o que permite a preparação de sais hidrossolúveis. A preparação de midazolam, usada na prática clínica, é tamponada até um pH igual a 3,5. O midazolam causa mínima irritação à injeção por via venosa ou muscular. No pH fisiológico, o midazolam é altamente lipofílico, tornando-se um dos BDZs mais lipossolúveis existentes.

O midazolam apresenta meia-vida de eliminação de 1,9 ± 0,6 horas, configurando-se como o de primeira escolha para medicação pré-anestésica ou agente sedativo para anestesia ambulatorial.[15,16] Os parâmetros farmacocinéticos do midazolam estão resumidos de forma esquemática na Tabela 46.1.[19]

TABELA 46.1 PARÂMETROS FARMACOCINÉTICOS DO MIDAZOLAM.				
Vias de administração	Venosa	Muscular	Oral	Sublingual
Biodisponibilidade (%)	100	87 ±13	40 ±10	74,5
Início de ação (min)	0,5-2	2-25	20-30	5-10
Ligação proteica (%)	94-96	N	N	N
T$_{½}$ α (min)	1,8-5,4	—	—	—
T$_{½}$ β (h)	1,7-2,6	1,1-4,5	N	N
T$_{½}$ γ (h)	4-15	—	—	—
Volume de distribuição (L.kg^{-1})	1,1-1,7	N	N	N
Depuração plasmática (mL.kg^{-1}/min^{-1})	6,4-11	N	N	N

N = não há alteração significativa relacionada à via de administração.

Possuem efeito ansiolítico, sedativo-hipnótico, anticonvulsivante, miorrelaxante e amnéstico, efeitos comuns a todos os benzodiazepínicos. A solução de midazolam contém 1 ou 5 mg por mL com 0,8% de cloreto de sódio e 0,1% de ededato dissódico (EDTA), além de

1% de álcool benzílico como conservante. O pH é então ajustado, como já descrito, para 3,5 com a adição de ácido clorídrico e hidróxido de sódio.[20] O metabolismo do midazolam envolve mecanismos oxidativos microssomais hepáticos. O anel imidazólico é oxidado rapidamente pelo fígado, muito mais rapidamente do que o grupo metileno da porção diazepina de outros benzodiazepínicos. O principal metabolito é o 1-hidroximidazolam. Pequenas quantidades de 4-hidroximidazolam são formadas paralelamente e ainda menores quantidades de 1,4-diidroximidazolam podem ser detectadas. Esses metabolitos são excretados na urina conjugados com ácido glicurônico. Pequena quantidade do fármaco não metabolizada é excretada na urina.[3] A farmacocinética do midazolam encontra-se alterada significativamente em recém-nascidos sob oxigenação por membrana em circulação extracorpórea (ECMO).[21] Encontra-se pouco alterada nos pacientes nefropatas e tem alterações que necessitam de atenção no paciente obeso mórbido, com redução das doses sedativas e pré-anestésicas.[3] Quanto à extensão de utilização do midazolam em Anestesiologia por todo o mundo, entende-se a sua participação preponderante quando se examinam dados de relatório norte-americano que versa sobre medicação pré-anestésica nos EUA. De um total de 5.396 questionários enviados a anestesiologistas, membros da Associação Americana de Anestesiologia (ASA), 42%, ou seja, 2.421, responderam. Esses questionários mostraram que o midazolam foi o BDZ mais utilizado como medicação pré-anestésica, tanto em adultos como em crianças. Seu uso foi da ordem de 75% do total.[21] Corrobora com esses dados recente artigo de educação continuada da ASA. O artigo em questão versa sobre sedação e analgesia para crianças a serem submetidas a procedimentos fora do centro cirúrgico. Nesse estudo, os autores distinguem o midazolam de todos os outros fármacos disponíveis para sedação e/ou analgesia em crianças. A *Food and Drug Administration*, agência norte-americana que controla todos os fármacos nos EUA, distingue o midazolam como notável exceção, já que apenas este fármaco sedativo está aprovado para administrado em qualquer idade, em procedimentos anestésicos fora do centro cirúrgico.[22]

Embora possa ser usado como hipnótico, é utilizado primordialmente como medicação pré-anestésica e fármaco coadjuvante da indução e/ou manutenção de anestesia. Enfim, o midazolam pode ser prescrito na dose de 0,04 a 0,08 mg . kg^{-1}, pela via muscular e venosa, como medicação pré-anestésica. Além dessas vias, a via oral pode ser indicada quando ele é administrado sob a forma de solução em xarope, com sabor adocicado, sendo muito bem aceito pelas crianças. Nessa forma, a dose de midazolam varia de 0,4 a 0,8 mg . kg^{-1}, administrados 10 a 15 minutos antes da separação dos pais. Na indução de anestesia, a dose usual do midazolam em pacientes já pré-medicados é de 0,1 a 0,2 mg . kg^{-1}, por via venosa, com velocidade de infusão de 0,25 a 1 µg . kg^{-1} . min^{-1}, necessária para manter a hipnose e amnésia em combinação com agentes opioides.[3] Taxas de infusão mais altas e prolongadas resultam em acúmulo e tempo de recuperação também prolongado. Taxas de infusão mais baixas são suficientes para produzir sedação e amnésia durante anestesia local e regional.[23] É quase evidente, mas torna-se obrigatório registrar, que a dose de midazolam necessária para induzir anestesia é mais alta em pacientes que não receberam medicação pré-anestésica do que naqueles que receberam. A idade afeta a indução anestésica pelo midazolam. Pacientes a partir da 7ª década de vida, ou seja, com mais de 60 anos de idade, necessitam de menor dose de midazolam do que pacientes jovens. Já a relação existente entre estado físico (ASA) e a dose de midazolam necessária para induzir anestesia não é bem conhecida, mas muitas evidências indicam que o paciente estado físico ASA III necessita de menor dose do que aquele paciente estado físico ASA I ou II.[13]

Na sua formulação habitual, o midazolam é de sabor muito amargo, ou seja, não é palatável para crianças. No Brasil existe formulação tipo xarope desse fármaco, o que torna a administração oral para crianças algo muito mais exequível.

Em estudo prospectivo, duplamente encoberto e multicêntrico, Cote e col.[24] estudaram 405 crianças que seriam submetidas à cirurgia eletiva. Elas receberam a formulação xarope de midazolam, por via oral, como medicação pré-anestésica. O xarope foi bem aceito por 95% das crianças e produziu sedação satisfatória em 97% dos casos. Entre os três grupos nos quais o total foi dividido, as doses variaram entre 0,25 mg . kg^{-1} e 1 mg . kg^{-1} por dose.[24]

Autores canadenses revisaram de forma sistemática, considerando as bases de Medicina Baseada em Evidências (MBE), 171 artigos publicados a respeito do midazolam administrado por via oral como medicação em crianças. Eles concluíram que o midazolam na dose de 0,5 mg . kg^{-1} por via oral, administrado de 20 a 30 minutos antes da cirurgia, é efetivo em reduzir a ansiedade de pacientes pediátricos tanto na separação deles com os pais quanto na indução anestésica. Dessa forma, o midazolam na dose e na situação acima tem grau de recomendação A.[25]

Outros autores compararam a administração de duas formulações orais como medicação pré-anestésica em crianças de 2 a 10 anos de idade. Esses autores concluíram que a solução formulada no hospital, misturando o midazolam injetável mais um xarope inerte disponível para mistura, foi mais efetiva em sedar os pacientes e teve maior correspondência entre os níveis plasmáticos obtidos e os efeitos clínicos observados do que a formulação oral de midazolam comercialmente disponível.[26]

Vários estudos demonstraram também que o midazolam administrado por via oral como medicação pré-

-anestésica não alterou significativamente o tempo de despertar dos pacientes.[26]

Everitt e Barnett[27] demonstraram que tanto o diazepam quanto o midazolam, administrados por via oral em crianças abaixo de 6 anos de idade, foram efetivos em obter sedação para sutura de emergência. Vale dizer que o midazolam, quanto à sua farmacocinética, obedece, como outros fármacos anestésicos, a variação circadiana humana. Koopmans e col.[28] mostraram que uma dose simples de 15 mg de midazolam, administrada por via oral a voluntários sadios, apresenta grande variação do tempo de meia-vida de eliminação. Dos quatro momentos estudados: 2, 8, 14 e 20 horas, os autores observaram que o mais longo $T_{1/2}\ \beta$ (1,57 ± 0,44h) ocorria quando o midazolam era administrado às 2 horas. Já o $T_{1/2}\ \beta$ mais curto (1,26 ± 0,47h) ocorria quando o medicamento era administrado às 14 horas.

Como fármaco anestésico amplamente utilizado na atualidade, muitos estudos e análises sobre o midazolam têm surgido. Dessas análises, várias indicações de midazolam apareceram e, destas, a mais bem embasada e repetida na literatura tem sido a de que a adição de midazolam na dose de 0,4 mg.kg^{-1} por via oral, como medicação pré-anestésica, reduziu a chamada agitação de emergência do sevoflurano em crianças, situação cada vez mais reportada na anestesia pediátrica.[29]

A taxa de falhas de sedação em pacientes pediátricos quando do uso do midazolam depende do comportamento e temperamento desses pacientes no pré-operatório, estando o grupo de pacientes com temperamento inflexível mais sujeito a falhas de sedação.[30]

Vários autores vêm estudando o potencial antiemético do midazolam quando administrado no intraoperatório ou no período pós-operatório para tratamento de náuseas e vômitos. A infusão contínua de midazolam (0,02 mg.kg^{-1}.h^{-1}) tem melhor ação preventiva de náuseas e vômitos no pós-operatório de cirurgia cardíaca do que a administração de ondansetron na dose de 0,1 mg.kg^{-1}, por via venosa a cada 6 horas.[31]

No caso de tratamento de náuseas e vômitos no pós-operatório, a literatura mostra vários estudos colocando o midazolam em doses sub-hipnóticas como mais efetivo que o ondansetron. Outros ainda demonstraram que o midazolam associado à clonidina teve grande sucesso no tratamento da chamada síndrome do vômito recorrente, definida como uma situação de náuseas e vômitos incoercíveis em nível ambulatorial no pós-operatório, necessitando de internação por 4 ou 5 dias. Nessas situações, o midazolam administrado em infusão contínua venosa em baixas doses, associado à clonidina, mostrou-se bastante eficiente, reduzindo o período de internação para até 48 horas apenas.[32,33]

O midazolam tem sido citado em vários artigos como possível fármaco coadjuvante para uso em bloqueios espinhais, porém, em nosso meio, a Agência Nacional de Vigilância Sanitária (ANVISA) ainda não concedeu licença de uso do midazolam por essa via.[34,35]

Em relação ao gênero, o midazolam tem leve diminuição da depuração plasmática e pequeno aumento da meia-vida de eliminação no sexo feminino quando comparado ao masculino. Contudo, as mulheres têm melhor resposta neuromuscular compensatória à obstrução de vias aéreas superiores do que os homens na situação de sedação com midazolam.[36]

No caso de anestesia pediátrica praticada fora do centro cirúrgico, em recente estudo prospectivo, muito bem desenhado, envolvendo 516 pacientes pediátricos submetidos à sedação para realização de ressonância magnética nuclear, os autores concluíram que o midazolam pode ser recomendado como agente único para sedação nesses casos.[37]

Outras possíveis ações do midazolam no ser humano estão sendo investigadas e incluem até atividade antiagregante plaquetária.[38]

Vários estudos demonstraram ainda alterações farmacocinéticas e farmacodinâmicas em indivíduos ruivos com relação a vários fármacos, e o midazolam parece não fugir a essa quase regra da farmacogenômica. Prova disso é que em recente estudo prospectivo concluiu-se que o midazolam causa significante menor sedação e alterações cognitivas em indivíduos *red hair*, ou seja, ruivos.[39] Quanto às possíveis interações medicamentosas do midazolam, sabe-se que o propofol reduz a depuração plasmática do midazolam pelo fígado e o possível mecanismo é a inibição competitiva do grupamento enzimático hepático CYP3A4. Hamaoka e col.[40] descreveram a interação já citada, e encontraram no grupo de pacientes no qual foi utilizado propofol mais midazolam uma redução na depuração plasmática do midazolam da ordem de 37% e no ($T_{1/2}\ \beta$) da ordem de 61%, quando comparados ao grupo em que se utilizou midazolam isoladamente.[40]

Em relação às reações de hipersensibilidade, o midazolam é extremamente seguro. Menos de uma dezena de casos de angioedema e broncoespasmo ou reação anafilactoide foi relatada na literatura nesses quase 30 anos de utilização do midazolam em milhões de atos anestésicos ao redor do mundo.[41]

Quanto a outros efeitos colaterais, compilados 1.130 pacientes em 74 estudos em que o midazolam foi utilizado, ocorreram soluços com uma frequência de 5,6%, tosse 1,5% e náuseas e vômitos 3%.[3] Ainda quanto a efeitos adversos do midazolam, observa-se o chamado fenômeno paradoxal induzido pelo midazolam. Esse fenômeno caracteriza-se pela agitação, hostilidade em vez da esperada tranquilidade. Muitos relatos de caso descreveram agitação e hostilidade quando o midazolam e outros benzodiazepínicos foram utilizados em anestesia pediátrica.

A incidência de fenômeno paradoxal induzido pelo midazolam em crianças é estimada em aproximadamente 2%. Estudos farmacológicos mostraram a coexistência de componentes sedativos e estimulatórios explicando apenas em parte esse fenômeno, já que não é explicada a sua não ocorrência em 98% da população pediátrica exposta ao midazolam.[42,43]

No caso de administração do midazolam por via venosa, a amnésia anterógrada estará presente em aproximadamente 76% dos casos, sendo um efeito positivo, principalmente em pacientes submetidos a anestesias espinhais, fazendo com que não se recordem da punção lombar.[44]

A administração por via muscular do midazolam na dose de 0,1 mg.kg^{-1} a 0,15 mg.kg^{-1} em adultos ou crianças é também utilizada.[3] A via nasal é outra opção de administração do midazolam, como medicação pré-anestésica em crianças, na dose de 0,2 mg.kg^{-1}, sendo muito efetivo quanto à velocidade e à qualidade da sedação obtida, porém tem contra si o fato de causar irritação nasal em aproximadamente 70% dos pacientes que experimentaram essa via de administração.

O midazolam também pode ser administrado por via retal como medicação pré-anestésica em pacientes pediátricos na dose de 1 mg.kg^{-1}.[45,46]

A Tabela 46.2 apresenta os principais regimes posológicos para o midazolam.[19]

LORAZEPAM

O lorazepam, o terceiro BDZ por ordem de interesse na Anestesiologia moderna, é superado pelo midazolam e pelo diazepam na preferência de utilização pelos anestesiologistas.

Foi sintetizado em 1971 na tentativa de produzir um benzodiazepínico mais potente. É estruturalmente muito semelhante ao oxazepam, diferindo deste pela substituição de um átomo de cloro na posição 2. A solução de lorazepam (2 ou 4 mg.mL^{-1}) contém 0,18 mL de propilenoglicol com 2% de álcool benzílico como conservante.[47]

O lorazepam é conjugado no fígado diretamente com ácido glicurônico (glicorunidação ou reação da fase II) para formar 5 metabolitos farmacologicamente inativos. Assim sendo, é menos afetado pela indução microssomal hepática e alguns dos outros fatores que alteram o citocromo P450 e outras enzimas da fase I. Assim, podemos afirmar que a ingestão de álcool etílico ou a administração de cimetidina altera em muito a farmacocinética do diazepam e do midazolam, mas altera muito pouco ou nada a farmacocinética do lorazepam.[48] O tempo de meia-vida de eliminação ($T_{½} \beta$) do lorazepam está entre 11 e 22 horas, sua depuração plasmática é da ordem de 0,8 a 1,8 mL.kg^{-1}.min^{-1} e o volume de distribuição no estado de equilíbrio está entre 0,8 e 1,3 mL.kg^{-1}.[49] O lorazepam é muito pouco sensível aos efeitos de idade, sexo e doença renal na sua farmacocinética. Como dito anteriormente para o diazepam e midazolam, também o lorazepam é afetado farmacocineticamente nos obesos. Nesses indivíduos, o volume de distribuição é aumentado e, embora a depuração plasmática não seja alterada, a meia-vida de eliminação ($T_{½} \beta$) é prolongada devido ao retorno tardio do fármaco, nos obesos, do tecido adiposo abundante para o plasma.[50]

O lorazepam tem alta afinidade pelo receptor benzodiazepínico e sua potência relativa é igual a 5. O início de ação do lorazepam é mais lento que o do midazolam e do diazepam, provavelmente devido a sua menor lipossolubilidade. Por conseguinte, sua distribuição é também mais lenta, o que contribui para sua longa duração de ação. A dose para indução anestésica com o lorazepam é

TABELA 46.2
PRINCIPAIS REGIMES POSOLÓGICOS PARA O MIDAZOLAM.

Paciente	Objetivo	Dose de midazolam	Via de administração
Adulto	Sedação	0,07-0,1 (7,5-15 mg)	Oral, sublingual
		0,07-0,1	Muscular
		0,03-0,1	Venosa
	Sedação contínua	0,03-0,1 (por hora)	Venosa
	Indução	0,15-0,4	Venosa
		0,07-0,1 (7,5 mg)	Oral, sublingual
Geriátrico	Sedação	0,025-0,05	Muscular
ASA III-V		0,02-0,07	Venosa
	Indução	0,1-0,2	Venosa
		0,5-0,75	Oral
Pediátrico	Sedação	0,2	Sublingual, nasal
		0,08-0,2	Muscular
		0,4-0,75	Retal
		0,05-0,15	Venosa
	Sedação contínua	0,06-0,12 (por hora)	Venosa

igual a 0,1 mg . kg⁻¹ por via venosa e a dose para sedação é igual a 0,25 mg por via venosa em doses repetidas.[47]

Como medicação pré-anestésica, o lorazepam pode ser administrado por via oral, venosa ou muscular. Por qualquer dessas vias ele tem se mostrado muito efetivo como medicação pré-anestésica em termos de ansiólise e de prevenção de eventos de memória implícita ou explícita na anestesia geral. A vantagem farmacodinâmica do lorazepam sobre seus congêneres reside no fato de produzir amnésia anterógrada por muito mais tempo. As desvantagens óbvias residem no fato de que, devido a sua longa duração de ação, o lorazepam não deve ser usado em pacientes que esperam deixar o hospital em menos de 72 horas.[42]

Apesar de carregar o propilenoglicol em sua formulação injetável, o lorazepam parece provocar menos flebite e tromboflebite que o diazepam, outro benzodiazepínico irritante de veias. A maior parte dos efeitos adversos do lorazepam está associada com a própria depressão do SNC causada por esse benzodiazepínico com grande intensidade. Esses efeitos adversos incluem lassidão, sonolência diurna excessiva, incoordenação motora e amnésia retrógrada e anterógrada.[51] Blitt[52] mostrou que muitos desses efeitos podem ser revertidos pela administração de fisostigmina, notando sempre que a duração de ação desta última é muito menor que aquela do lorazepam, fazendo-se necessárias doses repetidas de fisostigmina. Swart e col.[53] fizeram interessantes estudos pesquisando os efeitos antieméticos do lorazepam em cirurgias de estrabismo em crianças e concluíram que depois de comparar o lorazepam ao droperidol, nessa situação, o lorazepam tem efeito antiemético similar ao droperidol. Além disso, no caso do lorazepam, a agitação pós-operatória foi menor do que com o droperidol. Vale dizer que o uso do lorazepam como antiemético em quimioterapia em crianças foi o que motivou a realização deste estudo. Outro possível uso do lorazepam pode ser o de alternativa ao midazolam para sedação contínua em unidade de terapia intensiva.

Alguns estudos concluíram que o lorazepam parece ser agente sedativo de escolha para paciente crítico politraumatizado em tratamento em terapia intensiva.[54] Porém, outros autores criticam essa indicação com base em duas complicações possíveis, que surgem quando se administra lorazepam em infusão contínua. Primeiramente, a sedação prolongada, e consequente lento despertar, provocada pelo acúmulo desse fármaco quando usado dessa forma. Outra complicação diz respeito ao fato de que o lorazepam, quando administrado em infusão venosa contínua por mais de 48 horas, aumenta em muito o risco de insuficiência renal aguda provocada pelo acúmulo de propilenoglicol (diluente do lorazepam).[14,55,56]

Finalmente, o lorazepam é reconhecido na literatura como BDZ de primeira escolha no tratamento de delírio. Nessa situação, recomenda-se associação desse agente sedativo a antipsicóticos.[57]

BROMAZEPAM

O bromazepam é um BDZ bastante prescrito para pacientes idosos. Essa preferência nessa faixa etária deve-se ao seu grande poder ansiolítico desprovido de grande poder sedativo. Nessa população, quando comparado a outros BDZ administrados por via oral no pré-operatório, mostrou-se superior em relação ao clorazepato, diazepam e alprazolam em relação à redução da resistência vascular sistêmica. A ansiólise induzida pelo bromazepam na dose de 3 mg por via oral mostrou-se muito eficiente em reduzir níveis tensionais arteriais em pacientes idosos no período pré-operatório.[58]

FLUMAZENIL

O flumazenil, designado inicialmente como Ro 1501788, foi sintetizado em 1979 por Hunkeler no curso de um projeto dirigido a pesquisar novos ansiolíticos. Dentro desse projeto, a variação sistemática do benzodiazepínico resultou na criação de uma molécula que age como um potente antagonista com alta afinidade ao receptor BDZ, antagonista este que é o flumazenil. Contudo, o flumazenil entrou em investigação clínica em 1981 e foi introduzido na prática clínica em 1987.[59]

O antagonismo do flumazenil somente é efetivo contra substâncias que atuam no comando do receptor benzodiazepínico no SNC. O fármaco é inoperante quando estão presentes efeitos farmacológicos de outros depressores como barbitúricos, etomidato, propofol, cetamina e outros. Assim, o flumazenil, ao deslocar de maneira competitiva o agonista do receptor, anula os efeitos farmacológicos dos benzodiazepínicos no SNC. Quando utilizado nas doses terapêuticas de 0,1 a 0,2 mg (dose repetida até 3 mg) por via venosa, sua ação limita-se ao bloqueio reversível da ação dos BDZs. Todavia, em doses muito elevadas, sua pequena atividade intrínseca (agonista parcial) pode ser notada. Difere estruturalmente de outros benzodiazepínicos pela ausência do grupo fenila em sua molécula, a qual é substituída por um grupo carbonila. O flumazenil possui três metabólicos, resultantes de seu metabolismo no fígado; entretanto, a sua atividade ainda não é conhecida.[60] O flumazenil reverte todos os efeitos dos BDZ, como sedação, hipnose, amnésia, relaxamento muscular, depressão respiratória, disfunção psicomotora e até alterações do eletroencefalograma. Entretanto, o flumazenil é um composto de meia-vida plasmática curta (1 hora) e, sendo assim, o receptor benzodiazepínico pode ser ocupado novamente por um agonista, após o flumazenil ter se dissociado deste.[61] Por conseguinte, para reversão de estados comatosos causados por envenenamento por BDZ, tentativa de suicídio, em que altas doses de midazolam ou de outros benzodiazepínicos foram utilizadas, torna-se necessária a administração de flumazenil em infusão contínua da ordem de 30 a 60 μg . kg⁻¹ . min⁻¹ ou 0,5 a 1 μg . kg⁻¹ em *bolus*, para manutenção de nível sanguíneo terapêutico desse fármaco.

A administração de 1 mg de flumazenil, diluído em 10 mL de solução fisiológica, por via traqueal também é factível e eficiente.[62] A literatura sugere que a aminofilina pode ser usada para reverter a ação do midazolam, entretanto, o antagonismo resultante é menos efetivo do que do flumazenil.[63] O flumazenil deve ser utilizado com extremo cuidado nos pacientes que se utilizam cronicamente de benzodiazepínicos. Esses pacientes comumente apresentam agitação, ansiedade e desconforto quando é feito o antagonismo de efeitos dos benzodiazepínicos pelo flumazenil.[64] O flumazenil pode ser utilizado em cirurgias para correção de escoliose, em que o despertar intraoperatório faz-se necessário. Nesse caso, a combinação de midazolam em infusão contínua com flumazenil, no momento do despertar, mostrou-se superior à infusão contínua de propofol quanto ao tempo e à qualidade do despertar intraoperatório.[65]

NOVOS BENZODIAZEPÍNICOS

Em agosto de 2012, um prestigiado periódico da área anestesiológica publicou editorial no qual se lançava a seguinte pergunta:

Nós podemos melhorar o midazolam? É evidente que essa pergunta teve um caráter quase desafiador. O midazolam, como exposto anteriormente, tomou o lugar do diazepam por várias razões: é hidrossolúvel, não causa dor à injeção, tem início mais rápido de ação e produz amnésia (efeito esse desejado em muitas situações na prática clínica). Seu principal metabolito, 1-hidroximidazolam, contribui em muito para ser a duração de efeito (média = 2-3h por via venosa).[66]

Assim, mesmo após a introdução e grande aceitação do midazolam na prática anestesiológica, a indústria farmacêutica continuou a pesquisar BDZs com perfis farmacocinéticos mais vantajosos do que aqueles já obtidos com a síntese do midazolam. Surgiram então no final da década de 1990 dois compostos BDZs promissores: o RO-48-6791 e o RO-48-8684. Iniciaram como promessas, mas não alcançaram sucesso. O RO-48-6791 mostrou início e duração de ação muito próximo do midazolam, sendo, entretanto, de 3 a 6 vezes mais potente.[67,68]

Já o RO-48-8684 apresentava uma duração de ação menor (= 1h) que o midazolam, mas não o suficiente para justificar substituí-lo.[69]

Remimazolam (CNS 7056)

Em 2007 iniciam as primeiras publicações a respeito de um composto benzodiazepínico que finalmente teria o potencial de suplantar, com vantagens, o midazolam em várias situações. Esse composto, inicialmente conhecido como CNS 7056, viria a ser denominado posteriormente remimazolam.[70]

O remimazolam é um análogo do midazolam que utiliza a ligação éster em sua molécula a fim de produzir labilidade metabólica às esterases teciduais e plasmáticas. Esterases plasmáticas e teciduais são diversas e abundantes, além disso não há conhecimento de deficiência na espécie humana. Assim, o remimazolam é rapidamente hidrolisado por esterases inespecíficas a ácido carboxílico (CNS 7054), o qual tem 400 vezes menos afinidade pelo receptor $GABA_A$ do que o remimazolam. Portanto, esse metabolito não produz efeitos clínicos importantes. Estudos em animais e também em humanos mostraram que o remimazolam é um potente sedativo-hipnótico, é rapidamente metabolizado e tem um tempo de meia-vida contexto dependente de = 7-8 minutos após 2 horas de infusão venosa contínua.

Com base nos dados existentes, o remimazolam mostra grande potencial como agente sedativo para procedimentos ambulatoriais, nos quais a previsibilidade e a rápida recuperação são altamente desejáveis. Mais estudos em humanos são necessários e muitos já estão em curso para caracterizar mais completamente sua ação, definir regimes posológicos ideais e determinar se regimes de infusão contínua prolongados podem resultar em acúmulo de metabolitos, particularmente em pacientes com disfunção renal.[71]

REFERÊNCIAS

1. Randall LO, Schallek W, Heise GA. The phychosedative properties of methaminodiazepoxide. J Pharmacol Exp Ther. 1960;129:163-71.
2. Walser A, Benjamin L, Flynn T. Quinzolines and 1, 4-benzodizepines. 84. Synthesis and reactions of imidazo (1, 5) (1.4)-benzodiazepines. J Org Chem. 1978;43:936.
3. Reves JG, Fragen RJ, Vinik HR, et al. Midazolam: pharmacology and uses. Anesthesiology. 1985;62(3):310-24.
4. Möhler H, Richards JG. The benzodiazepine receptor: a pharmacological control element of brain function. Eur J Anaesthesiol Suppl. 1988;2:15-24.
5. Stovner J, Endresen R. Intravenous anaesthesia with diazepam. Acta Anaesthesiol Scand Suppl. 1966;24:223-7.
6. Greenblatt DJ, Shader RI. Benzodiazepines in clinical practice. New York: Raven Press, 1974. p.1.
7. Greenblatt DJ, Shader RI, Divoll M, et al. Benzodiazepines: a summary of pharmacokinetic properties. Br J Clin Pharmacol. 1981;11(Suppl 1):11S-16S.
8. Forster A, Gardaz JP, Suter PM, et al. Respiratory depression by midazolam and diazepam. Anesthesiology. 1980;53(6):494-7.
9. Stovner J, Endresen R. Intravenous anaesthesia with diazepam. Acta Anaesthesiol Scand Suppl. 1966;24:223-7.
10. Auler JOC, Rodrigues GA, Pereira JCD. Avaliação da saturação periférica de oxigênio, antes e após midazolam como medicação pré-anestésica em pacientes com insuficiência coronariana. Rev Bras Anestesiol. 1997;47(1):22-8.

11. Koga Y, Sato S, Sodeyama N, et al. Comparison of the relaxant effects of diazepam, flunitrazepam and midazolam on airway smooth muscle. Br J Anaesth. 1992;69(1):65-9.
12. Ng E, Klinger G, Shah V, et al. Safety of benzodiazepines in newborns. Ann Pharmacother. 2002;36(7-8):1150-5.
13. Lauria CE, Leme NSC, Cheibub ZB. A pré-injeção de lidocaína diminui a dor da administração venosa do diazepam. Rev Bras Anestesiol. 1989;39(3):195-8.
14. Arcangeli A, Antonelli M, Mignani V, et al. Sedation in PACU: the role of benzodiazepines. Curr Drug Targets. 2005;6(7):745-8.
15. Horinek EL, Kiser TH, Fish DN, et al. Propylene glycol accumulation in critically ill patients receiving continuous intravenous lorazepam infusions. Ann Pharmacother. 2009;43(12):1964-71.
16. Inomata S, Nagashima A, Itagaki F, et al. CYP2C19 genotype affects diazepam pharmacokinetics and emergence from general anesthesia. Clin Pharmacol. 2005;78(6):647-55.
17. Martinez JL, Sutters KA, Waite S, et al. A comparison of oral diazepam versus midazolam, administered with intravenous meperidina, as premedication to sedation for pediatric endoscopy. J Pediatr Gastroenterol Nutr. 2002;35(1):51-8.
18. Urquhart ML, White PF. Comparison of sedative infusions during regional anesthesia-- methohexital, etomidate, and midazolam. Anesth Analg. 1988;68(3):249-54.
19. Santos EJA, Portella AAV. Midazolam. Anestesia Venosa. 2004;1:83-109.
20. Greenblatt DJ, Shader RI, Abernethy DR. Drug therapy. Current status of benzodiazepines. New Engl J Med. 1983;309(6):354-8.
21. Mulla H, McCormack P, Lawson G, et al. Pharmacokinetics of midazolam in neonates undergoing extracorporeal membrane oxygenation. Anesthesiology. 2003;99(2):275-82.
22. Kaplan RF. Sedation and analgesia for children undergoing procedures outside the operating room. ASA. 2000;7:69-79.
23. Urquhart ML, White PF. Comparison of sedative infusions during regional anesthesia-- methohexital, etomidate, and midazolam. Anesth Analg. 1988;68(3):249-54.
24. Coté CJ, Chen IT, Suresh S, et al. A Comparison of three doses of a commercially prepared oral midazolam syrup in children. Anesth Analg. 2002;94(1):37-43.
25. Cox RG, Nemish U, Ewen A, et al. Evidence-based clinical update: does premedication with oral midazolam lead to improved behavioural outcomes in children? Can J Anesth. 2006;53(12):1213-9.
26. Brosius KK, Bannister CF. Oral midazolam premedication in preadolescents and adolescents. Anesth Analg. 2002;94(1):31-6.
27. Everitt IJ, Barnett P. Comparison of two benzodiazepines used for sedation of children undergoing suturing of a laceration in an emergency department. Pediatr Emerg Care. 2002;18(2):72-4.
28. Koopmans R, Dingemanse J, Danhof M, et al. The influence of dosage time of midazolam on its pharmacokinetics and effects in humans. Clin Pharmacol Ther. 1991;50(1):16-24.
29. Ko YP, Huang CJ, Hung YC, et al. Predication with low-dose oral midazolam reduces the incidence and severity of emergency agitation in pediatric patients following sevoflurane anesthesia. Acta Anaesthesiol Sin. 2001;39(4):169-77.
30. Isik B, Baygin O, Kapci EG, et al. The effects of temperament and behaviour problems on sedation failure in anxious children after midazolam premedication. Eur J Anaesthesiol. 2009;27(4):336-40.
31. Sanjay OP, Tauro DI. Midazolam: an effective antiemetic after cardiac surgery - a clinical trial. Anesth Analg. 2004;99(2):339-43.
32. Palmer GM, Cameron DJ. Use of intravenous midazolam and clonidine in cyclical vomiting syndrome: a case report. Pediatr Anaesth. 2005;15(1):68-72.
33. Unlugenc H, Guler T, Gunes Y, et al. Comparative study of the antiemetic efficacy of ondansetron, propofol and midazolam in the early postoperative period. Eur J Anaesthesiol. 2004;21(1):60-5.
34. Yaksh TL, Allen JW. The use of intrathecal midazolam in humans: a case study of process. Anesth Analg. 2004;98(6):1536-45.
35. Tucker AP, Lai C, Nadeson R, et al. Intrathecal midazolam I: a cohort study investigating safety. Anesth Analg. 2004;98(6):1512-20.
36. Ayuse T, Hoshino Y, Kurata S, et al. The effect of gender on compensatory neuromuscular response to upper airway obstruction in normal subjects under midazolam general anesthesia. Anesth Analg. 2009;109(4):1209-18.
37. Singh R, Kumar N, Vajifdar H. Midazolam as a sole sedative for computed tomography imaging in pediatric patients. Paediatr Anaesth. 2009;19(9):899-904.
38. Sheu JR, Hsiao G, Luk HN, et al. Mechanisms involved in the antiplatelet of activity of midazolam in human platelets. Anesthesiology. 2002;96(3):651-8.
39. Chua MV, Tsueda K, Doufas AG. Midazolam causes less sedation in volunteers with red hair. Can J Anaesth. 2004;51(1):25-30.
40. Hamaoka N, Oda Y, Hase I, et al. Propofol decreases the clearance of midazolam by inhibiting CYP3A4: an in vivo and in vitro study. Clin Pharmacol Ther. 1999;66(2):110-7.
41. Fujita Y, Ishikawa H, Yokota K. Anaphylactoid reaction to midazolam. Anesth Analg. 1994;79(4):811-2.
42. Weinbroum AA, Szold O, Flaishon R, et al. The midazolam-induced paradox phenomenon is reversible by flumazenil. Epidemiology, patient characteristics and review of the literature. Eur J Anaesthesiol. 2001;18(12):789-97.
43. Lau CE, Wang Y, Ma F. Pharmacokinetic-pharmacodynamic modeling of the coexistence of stimulatory and sedative components for midazolam. Eur J Pharmacol. 1998;346(2-3):131-44.
44. Tonelli D, Canga JC, Vasconcellos JC. Efeito amnéstico do midazolam venoso. Estudo clínico de 38 casos. Rev Bras Anestesiol. 1993;43(2):103-05.

45. Conceição MJ, Roberge FX. Midazolam por via retal em pacientes pediátricos. Rev Bras Anestesiol. 1988;38(3): 237-40.
46. Griffith N, Howell S, Mason DG. Intranasal midazolam for premedication of children undergoing day-case anaesthesia: comparison of two delivery systems with assessment of intra-observer variability. Br J Anaesth. 1998;81(6): 865-9.
47. Arendt RM, Greenblatt DJ, de Jong RH et al. In vitro correlates of benzodiazepine cerebrospinal fluid uptake, pharmacodynamic action and peripheral distribution. J Pharmacol Exp Ther. 1983;227(1):98-106.
48. Klotz U, Reimann I. Elevation of steady-state diazepam levels by cimetidina. Clin Pharmacol Ther. 1981;30(4):513-7.
49. Reves JG. Benzodiazepines. In: Prys-Roberts C. Hugg tific. Boston: Publications, 1984. p.157.
50. Greenblatt DJ, Abernethy DR, Locniskar A, et al. Effect of age, gender, and obesity on midazolam kinetics. Anesthesiology. 1983;61(1):27-35.
51. Khalil SN, Berry JM, Howard G, et al. The antiemetic effect of lorazepam after outpatient strabismus surgery in children. Anesthesiology. 1992;77(5):915-9.
52. Blitt CD. Clinical pharmacology of lorazepam. Contemp Anesth Pract. 1983;7:135-45.
53. Swart EL, van Schijndel RJ, van Loenen AC, et al. Continuous infusion of lorazepam versus midazolam in patients in the intensive care unit: sedation with lorazepam is easier to manage and is more cost-effective. Crit Care Med. 1999;27(8):1461-5.
54. McCollam JS, O'Neil MG, Norcross ED, et al. Continuous infusions of lorazepam, midazolam, and propofol for sedation of the critically ill surgery trauma patient: a prospective, randomized comparison. Crit Care Med. 1999;27(11):2454-8.
55. Cawley MJ. Short-term lorazepam infusion and concern for propylene glycol toxicity: case report and review. Pharmacotherapy. 2001;21(9):1140-4.
56. Hayman M, Seidl EC, Ali M, et al. Acute tubular necrosis associated with propylene glycol from concomitant administration of intravenous lorazepam and trimethoprim-sulfamethoxazole. Pharmacotherapy. 2003;23(9):1190-4.
57. Attard A, Ranjith G, Taylor D. Delirium and its treatment. CNS Drugs. 2008;22(8):631-44.
58. Erb T, Sluga M, Hampl KF, et al. Preoperative anxiolysis with minimal sedation in elderly patients: bromazepam or clorazepate-dipotassium? Acta Anaesthesiol Scand. 1998;42(1):97-101.
59. Amrein R, Hetzel W, Gerecke M, et al. Clinical pharmacology of dormicum (midazolam) and anexate (flumazenil). Resuscitation. 1988;16(Suppl):S5-27.
60. Pereira PMP, Carvalhaes TCLP. Ação antagonista do flumazenil sobre o midazolam. Rev Bras Anestesiol. 1991;41:369-75.
61. Castiglia YMM, Vianna PTG, Braz JRC. Antagonismo do flumazenil ao flunitrazepam. Rev Bras Anestesiol. 1993;43:297-302.
62. Palmer RB, Mautz DS, Cox K, et al. Endotracheal flumazenil: a new route of administration for benzodiazepine antagonism. Am J Emerg Med. 1998;16(2):170-2.
63. Bedin A, Silva JIJ, Videira RLR. A aminofilina antagoniza a ação do midazolam. Rev Bras Anestesiol. 1994;44:309-14.
64. Bianchi G, Stenier P. A clinical double-blind study of flumazenil, antagonist of benzodiazepines, in loco-regional anesthesia. Acta Anaesthesiol Belg. 1992;43(2):121-9.
65. Koscielniak-Nielsen ZJ, Stens-Pedersen HL, Hesselbjerg L. Midazolam-flumazenil versus propofol anaesthesia for scoliosis surgery with wake-up tests. Acta Anaesthesiol Scand. 1998;42(1):111-6.
66. Sneyd JR. Remimazolam: new beginnings or just a me-too? Anesthesia and Analgesia. 2012;115(2)217-9.
67. Hering W, Ihmsen H, Albrecht S, et al. RO 48-6791- a short acting benzodiazepine. Pharmacokinetics and pharmacodynamics in young and old subjects in comparison to midazolam. Anaesthesist. 1996;45(12):1211-4.
68. Dingemanse J, Häussler J, Hering W, et al. Pharmacokinetic-pharmacodynamic modeling of the EEG effects of Ro 48-6791, a new short-acting benzodiazepine, in young and elderly subjects. Br J Anaesth. 1997;79(5):567-74.
69. Ivan Gerven JM, Roncari G, Schoemaker RC, Massarella J, Keeaast P, Kooyman H, et al. Integrated pharmacokinetocs and pharmacody-namics of Ro 48-8684, a new benzodiazepine, in comparison with midazolam during first administration to healthy male subjects. Br J Clin Pharmacol. 1997;44:487-93.
70. Goudra BG, Singh PM. Remimazolam: The future of its sedative potential. Saudi Journal of Anesthesia. 2014;8(3)388-91.
71. Chitilian HV, Eckenhoff RG, Raines DE. Anesthetic drug development: Novel drugs and new approaches. Sur Neurol Int. 2013;4:2-10.

47

Barbitúricos

Joana Lily Dwan

INTRODUÇÃO

Os barbitúricos surgiram com a síntese de malonilureia (ou ácido barbitúrico) por Adolf von Baeyer em 1864. Mas, apenas em 1903, a partir do ácido barbitúrico, foi sintetizado o ácido dietil barbitúrico (também chamado barbital, veronal e barbitona), derivado lipofílico que induzia o sono em cães. Em 1905, von Baeyer recebeu o Prêmio Nobel pela sua contribuição à Química Orgânica. Posteriormente, o fenobarbital (1911) e o pentobarbital (1916) foram descritos e utilizados no tratamento para insônia. Os efeitos anticonvulsivantes do fenobarbital foram descritos em 1912 por Alfred Hauptmann. Mais tarde, sais de sódio dos barbitúricos solúveis em água foram desenvolvidos para uso parenteral e utilizados em anestesia. Barbitúricos também foram usados como adjuvantes no tratamento para enxaqueca.

Apesar de pertencerem à mesma classe, os diferentes barbitúricos variam pela sua lipossolubilidade, meia-vida, efeito sedativo, efeito anticonvulsivante e relaxamento muscular. Por exemplo, o fenobarbital tem efeito anticonvulsivante em doses baixas com pouco efeito sedativo, enquanto o pentobarbital em doses anticonvulsivantes causa relaxamento muscular. Alguns barbitúricos também apresentam estereoespecificidade, geralmente o isômero S(-), com maior potência anestésica que o isômero R(+)[1].

CLASSIFICAÇÃO

Os barbitúricos podem ser classificados pelo tempo de duração da ação: longa, intermediária, curta ou ultracurta. Porém, no Brasil, apenas três barbitúricos estão disponíveis no mercado: tiopental, pentobarbital (muito popular no meio veterinário) e fenobarbital (bom e barato anticonvulsivante usado em pacientes pediátricos). O fenobarbital é considerado um barbitúrico de ação longa, enquanto o pentobarbital é de curta ação. O tiopental tem ação ultracurta.

As Figuras 47.1, 47.2 e 47.3 mostram as fórmulas estruturais de alguns barbitúricos.

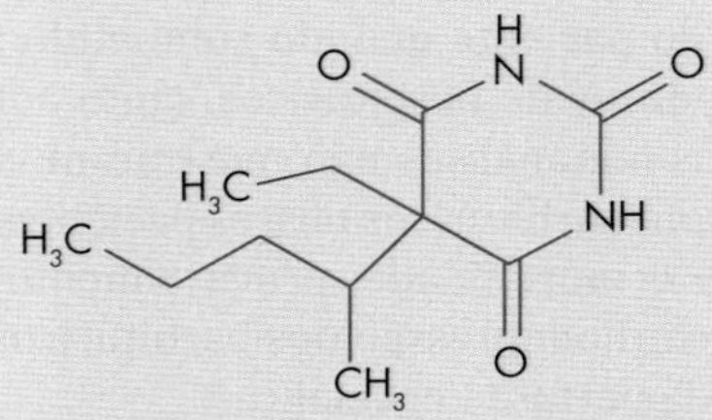

Figura 47.1 — *Fórmula estrutural do pentobarbital.*

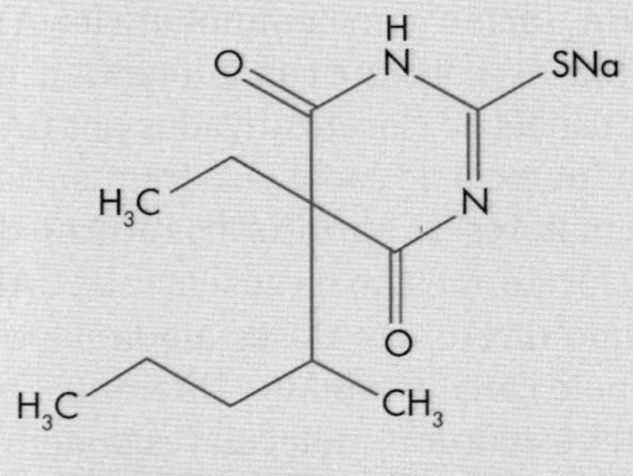

Figura 47.2 — *Fórmula estrutural do tiopental.*

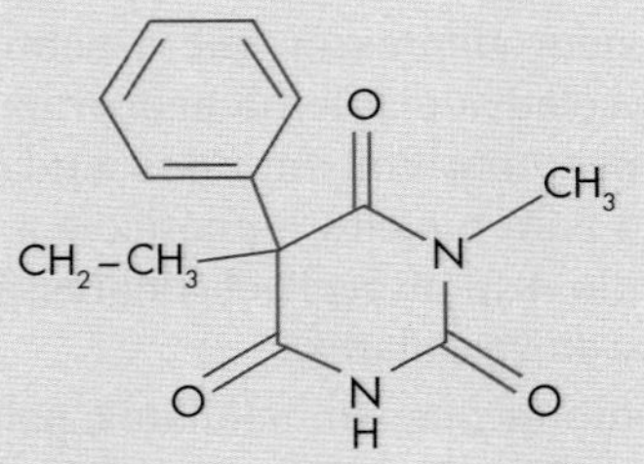

Figura 47.3 — *Fórmula estrutural do fenobarbital.*

NEUROPROTEÇÃO

Além do efeito hipnótico e anticonvulsivante, um importante aspecto da ação do barbitúrico para o anestesiologista é a neuroproteção. Os barbitúricos diminuem a taxa de metabolismo encefálico e o fluxo sanguíneo encefálico, podendo atingir atividade isoelétrica ao eletroencefalograma, o que corresponde a uma diminuição de 50% do metabolismo encefálico. Os barbitúricos então conferem "proteção" à lesão isquêmica aumentando a tolerância à isquemia enquanto diminuem a atividade metabólica, com melhor efeito se oferecidos antes da isquemia.[2]

Se a isquemia for suficiente para causar total perda da atividade elétrica, os barbitúricos não terão como diminuir a atividade ainda mais para obter efeito neuroprotetor.[3] Já no caso de hipertensão intracraniana após trauma cranioencefálico, devido ao seu efeito de diminuição do fluxo sanguíneo encefálico juntamente com a taxa de metabolismo encefálico – e consequentemente a pressão intracraniana –, aventou-se o uso dos barbitúricos nesses casos para o controle da hipertensão intracraniana. Algumas evidências clínicas apontavam para uma melhora no prognóstico do paciente quando submetido a tratamento com altas doses de barbitúricos, tanto adultos[4] como crianças,[5] mas metanálises não mostraram vantagem do tratamento com barbitúricos nesses pacientes em relação a morbidade e mortalidade, provavelmente pelo efeito deletério da cardiodepressão dos barbitúricos, com piora significativa da perfusão encefálica.[6]

MECANISMO DE AÇÃO E FARMACODINÂMICA

Os barbitúricos interagem com um sítio alostérico no receptor $GABA_A$ (ácido gama aminobutírico A).[7] Por meio desse receptor, os barbitúricos aumentam o tempo de abertura dos canais de cloreto ativados por GABA sem aumentar a condutância do canal ou a frequência de abertura. Em doses maiores, os barbitúricos ativam diretamente os canais de cloreto, mesmo na ausência de GABA, em efeito de agonismo direto; em doses ainda maiores, o fluxo de corrente pelo canal é inibido.[8] Diferentes barbitúricos com diferentes estruturas moleculares podem apresentar efeitos diversos nas subunidades do receptor GABA em várias regiões do encéfalo ou da medula. Essa característica poderia explicar, por exemplo, como o fenobarbital, com sua ação mais seletiva no córtex encefálico, tem um menor efeito neurodepressor que o pentobarbital, cuja ação é menos seletiva e atua no neocórtex e no tálamo.[9] Estudos com pentobarbital em ratos ainda sugerem que o sítio de ação para o efeito hipnótico e a imobilidade é diferente do sítio responsável pela depressão respiratória e alterações cardiovasculares.[10]

Convém lembrar que, em neonatos, pela alta concentração de cloreto intraneuronal, a ação despolarizante do GABA nos neurônios, com a abertura dos canais de cloreto, pode resultar em efeito excitatório. Nesse caso, agonistas GABA, como o fenobarbital, podem até exacerbar convulsões e provocar uma desconexão do eletroencefalograma com a apresentação clínica durante as convulsões.[11]

Além da ação nos receptores GABA, barbitúricos também diminuem a resposta ao glutamato, com efeito inibitório em canais de receptores de glutamato tipo AMPA (ácido aminohidroximetilisoxazol propiônico).[12] Barbitúricos ainda inibem canais iônicos ativados por voltagem, incluindo canais de sódio e cálcio.[13] Nos miócitos ventriculares, o pentobarbital diminui a corrente lenta de cálcio[14] e age nos canais de potássio[15] causando efeito inotrópico negativo. A inibição de receptores nicotínicos de acetilcolina por barbitúricos pode afetar a transmissão sináptica nos gânglios cardíacos e ser uma via das alterações na frequência cardíaca e débito cardíaco.[16]

Devido à alta lipossolubilidade, os barbitúricos facilmente passam pela barreira hematoencefálica e causam diminuição do nível de consciência com rápido despertar após dose única. Em subdoses, podem causar efeito excitatório por bloquear as vias inibitórias do sistema nervoso central. Por não apresentarem efeito analgésico, não inibem as respostas hemodinâmicas à dor se usados em doses hipnóticas.

Os barbitúricos também passam rapidamente pela barreira placentária, e concentrações plasmáticas fetais são muito próximas das concentrações maternas.[17] O uso crônico de barbitúricos durante a gestação, principalmente no terceiro trimestre, pode causar síndrome de abstinência no neonato, com hiperreflexia, irritabilidade, vômitos, hipotonia, instabilidade vasomotora e malformações, como lábio palatino e malformações cardíacas,[18] além de alterações da coagulação (reversíveis com vitamina K).[19] Barbitúricos também podem ser encontrados no leite materno de mães usuárias, e devido à baixa ligação proteica em neonatos, níveis séricos de fenobarbital no neonato podem subir durante a amamentação.[20] A indução de anestesia com tiopental para a cesariana em gestantes aparentemente não está relacionada a maior risco ao feto,[21] já que a concentração plasmática materna cai rapidamente pela redistribuição, e a concentração plasmática fetal mantém o equilíbrio com a concentração materna. Além disso, o tiopental é captado preferencialmente no fígado fetal, e não no sistema nervoso central, uma vez que o encéfalo fetal contém relativamente mais água que o de um adulto. Nos casos de acidose fetal, no entanto, pode ocorrer o fenômeno de *ion trapping*, interferindo com esse equilíbrio e podendo resultar em aumento da fração não ionizada.

Ion trapping ocorre quando há um gradiente de pH através de uma membrana lipídica. Nessas condições, a fração não ionizada da substância em questão passa livremente pela membrana enquanto a fração ionizada não consegue atravessar e fica "presa" no lado da membrana que mais favorece a ionização da substância. Uma base fraca se acumula no lado mais ácido, enquanto um ácido fraco se acumula no lado mais básico.

FARMACOCINÉTICA

Além do uso venoso, os barbitúricos podem ser absorvidos por via oral, pelo estômago, pelo intestino e reto, e por via intramuscular.

A metabolização ocorre principalmente no fígado, pela oxidação de radicais da posição C-5 por enzimas microssomais. Ocorre indução enzimática com o uso crônico, levando à tolerância e também ao aumento do metabolismo de outras medicações, como corticosteroides, anticoagulantes orais, digitálicos, fenitoína, anticoncepcionais orais e antidepressivos. Devido à metabolização hepática e ao efeito depressor do sistema nervoso central, os barbitúricos devem ser utilizados com cautela em idosos e pacientes hepatopatas ou nefropatas, ou ainda em uso de outros depressores do sistema nervoso central, como outros hipnóticos, anti-histamínicos, ansiolíticos, opioides e álcool. Pode ocorrer tolerância cruzada parcial com álcool em etilistas crônicos.

A ligação do barbitúrico com proteínas plasmáticas também influencia no tempo de ação, já que quanto maior a quantidade do fármaco ligado à proteína, menor a excreção renal. Algumas condições, como hipovolemia, hipoalbuminemia ou acidose, aumentam a fração livre de barbitúricos, e a concentração não ionizada aumenta para a mesma dose do fármaco. Uremia e uso de outras medicações como aspirina também influenciam na ligação proteica. Fármacos com maior ligação a proteína sofrem maior influência de alterações na proporção de moléculas ligadas. Por exemplo, supondo um fármaco ácido com 98% de ligação à albumina plasmática (as substâncias básicas ligam-se à alfa-glicoproteína ácida); se a taxa de ligação proteica cair para 94%, a fração do fármaco livre no plasma terá aumentado em três vezes!

A eliminação do barbitúrico ocorre pelos rins, sendo que a alcalinização da urina acelera o processo, principalmente de barbitúricos e metabolitos pouco lipossolúveis, como o fenobarbital. A meia-vida de eliminação é longa, de 24 a 48 horas, podendo chegar a dias, mas o tempo de ação é bem mais curto devido à redistribuição.

TIOPENTAL

O tiopental é constituído por uma mistura racêmica de estereoisômeros S(-) e R(+) hidrossolúvel, altamente alcalina, com carbonato de sódio como tampão. Pode ser reconstituído com água destilada, glicose a 5% e cloreto de sódio a 0,9%. Diluição em Ringer lactato não é recomendada devido ao caráter ligeiramente ácido do solvente (pH aproximado de 6,5). O tiopental em água destilada a 3,4% é isotônico. Para soluções com concentrações abaixo de 2%, a água destilada não deve ser utilizada, pois pode ocorrer hemólise. Devido ao pH alcalino, a solução é bacteriostática e pode ser conservada refrigerada por até uma semana. Misturado com outras substâncias, como opioides ou bloqueadores neuromusculares, a solução se precipita.

A dose de indução anestésica varia de 3 a 4 mg.kg^{-1}. O início de ação do tiopental é de 30 a 40 segundos, com duração de ação ultracurta, de 5 a 8 minutos, principalmente pela redistribuição para os músculos e o tecido adiposo. O coeficiente de partição do tiopental é de 580, e o pKa é de 7,4, com 80% de ligação proteica. Metabolizados no fígado, os metabolitos são farmacologicamente inativos e excretados pelos rins. A meia-vida de eliminação é de 7 a 17 horas.

PENTOBARBITAL

Um oxibarbitúrico, o pentobarbital é menos lipofílico pela presença do oxigênio em sua molécula, prolongando seu início de ação e a meia-vida. Seu início de ação é de 10 a 25 minutos por via muscular e 1 minuto por via venosa. O pKa é de 8,1; sua taxa de ligação proteica é de 35% a 45%, e sua meia-vida de eliminação tem padrão bifásico. A meia-vida terminal é de 35 a 50 horas.

A solução pode ser injetada via intramuscular ou endovenosa e é compatível com Ringer, Ringer lactato, soro fisiológico e dextran 6%. A solução é incompatível com efedrina, hidrocortisona, noradrenalina, penicilina G, fenitoína, prometazina, bicarbonato de sódio, succinilcolina e vancomicina. A infusão paralela é compatível com aciclovir e propofol.

FENOBARBITAL

O fenobarbital ou metilfenobarbital tem boa absorção pelo trato gastrintestinal (80%). Pode ser encontrado em apresentações para uso oral ou em solução injetável. O pico da concentração plasmática ocorre de 8 a 12 horas e é mais precoce em crianças. O pico da concentração encefálica ocorre de 10 a 15 horas, após a ingestão. Apresenta meia-vida de 60 a 180 horas em crianças e 53 a 118 horas em adultos. A taxa de ligação a proteínas plasmáticas também varia entre 20% e 45%, sendo maior em crianças.

Como mencionado anteriormente, é mais usado como antiepiléptico em crianças, para controle de crises parciais, crises generalizadas e convulsões febris. O início da ação ocorre 30 minutos após ingestão oral e 5 minutos após injeção parenteral. Durante a vigência da convulsão, o fenobarbital injetável não deve ser o tratamento de escolha devido ao seu início de ação mais tardio (mais de 15 minutos para o pico de concentração encefálica). A duração de ação é de 5 a 6 horas se ingerido e de 4 a 6 horas se injetado. Concentrações plasmáticas com efeito anticonvulsivante variam entre 10 e 25 µg.mL^{-1} na maior parte dos pacientes.

O fenobarbital é metabolizado por enzimas microssomais hepáticas, e 25% a 50% do fármaco é excretado inalterado na urina.

A solução injetável é compatível com soro fisiológico, solução de glicose a 2,5%, 5% ou 10% em água, Ringer e Ringer lactato, além de cloreto de cálcio, gluconato de cálcio, aminofilina, meropenem, polimixina B e verapamil. Não é compatível com clorpromazina, efedrina, hidrocortisona e succinilcolina. A solução pode ser infundida em paralelo com fentanil, fosfenitoína, meropenem, morfina e propofol.

Apesar de indicado para tratamento de hiperbilirrubinemia em neonatos, o uso deve ser evitado em pacientes com deficiência da função de metabolização hepática.

EFEITOS ADVERSOS E CONTRAINDICAÇÕES

Efeitos adversos do uso de barbitúricos, além da depressão respiratória e cardiovascular, incluem efeito excitatório paradoxal pela inibição de vias inibitórias no sistema nervoso central, exacerbação da porfiria por indução enzimática, hipocortisolismo por indução hepática e insuficiência adrenal por inibição direta da função hipofisária,[22] osteomalácia com uso crônico (provavelmente por interferência com síntese de vitamina D)[23] e lesões cutâneas – estas raras, mas potencialmente fatais.[24] Alterações hematológicas, como agranulocitose, leucopenia, trombocitopenia, pancitopenia e anemia megaloblástica, são raras, mas podem ocorrer com o uso de barbitúricos.[25] A dependência também constitui uma preocupação no uso crônico de barbitúricos, principalmente nos casos de tratamento de insônia e outras indicações psiquiátricas.

Barbitúricos são contraindicados para pacientes com enfisema pulmonar, mixedema, *cor pulmonale*, demência, insuficiência renal e porfiria. Barbitúricos podem exacerbar a porfiria aguda intermitente e a porfiria variegata por induzir enzimas de síntese de porfirina.

REFERÊNCIAS

1. Löscher W, Rogawski MA. How theories evolved concerning the mechanism of action of barbiturates. Epilepsia. 2012;53 Suppl 8:12-25.
2. Fukuda S, Warner DS. Cerebral protection. Br J Anaesth. 2007;99(1):10-7.
3. Michenfelder JD TR. Cerebral protection by thiopental during hypoxia. Anesthesiology. 1973;39(5):510-7.
4. Eisenberg HM, Frankowski RF, Contant CF, et al. High-dose barbiturate control of elevated intracranial pressure in patients with severe head injury. J Neurosurg. 1988;69(1):15-23.
5. Mellion SA, Bennett KS, Ellsworth GL, et al. High-dose barbiturates for refractory intracranial hypertension in children with severe traumatic brain injury. Pediatr Crit care Med. 2013;14(3):239-47.
6. Roberts I, Sydenham E. Barbiturates for acute traumatic brain injury. Cochrane database Syst Rev. 2012;12(12):CD000033.
7. Leeb-Lundberg F, Snowman A, Olsen RW. Barbiturate receptor sites are coupled to benzodiazepine receptors. Proc Natl Acad Sci U S A. 1980;77(12):7468-72.
8. Akk G, Steinbach JH. Activation and block of recombinant GABA(A) receptors by pentobarbitone: a single-channel study. Br J Pharmacol. 2000;130(2):249-58.
9. Mathers DA, Wan X, Puil E. Barbiturate activation and modulation of GABAA receptors in neocortex. Neuropharmacology. 2007;52(4):1160-8.
10. Zeller A, Arras M, Jurd R, et al. Identification of a molecular target mediating the general anesthetic actions of pentobarbital. Mol Pharmacol. 2007;71(3):852-9.
11. Boylan GB. Phenobarbitone, neonatal seizures, and video-EEG. Arch Dis Child Fetal Neonatal Ed. 2002;86(3):165F-170.
12. Jin LJ, Schlesinger F, Song YP, et al. The interaction of the neuroprotective compounds riluzole and phenobarbital with AMPA-type glutamate receptors: A patch-clamp study. Pharmacology. 2010;85(1):54-62.
13. Lingamaneni R, Hemmings HC. Differential interaction of anaesthetics and antiepileptic drugs with neuronal NA+ channels, Ca2+ channels, and GABAA receptors. Br J Anaesth. 2003;90(2):199-211.
14. Gilat E, Rubinstein I, Binah O. Effect of sodium pentobarbital on the transmembrane action potential and the slow inward current of guinea pig ventricular myocytes. J Cardiovasc Pharmacol. 1987;10(4):485-8.
15. Bachmann A, Mueller S, Kopp K, et al. Inhibition of cardiac potassium currents by pentobarbital. Naunyn Schmiedebergs Arch Pharmacol. 2002;365(1):29-37.
16. Weber M, Motin L, Gaul S, et al. Intravenous anaesthetics inhibit nicotinic acetylcholine receptor-mediated currents and Ca2+ transients in rat intracardiac ganglion neurons. Br J Pharmacol. 2005;144(1):98-107.
17. Ginsburg J. Placental drug transfer. Annu Rev Pharmacol. 1971;11:387-408.
18. Desmond MM, Schwanecke RP, Wilson GS, et al. Maternal barbiturate utilization and neonatal withdrawal symptomatology. J Pediatr. 1972;80(2):190-7.
19. Mountain KR, Hirsh J, Gallus AS. Neonatal coagulation defect due to anticonvulsant drug treatment in pregnancy. Lancet. 1970;(7):265-8.
20. Veiby G, Bjork M, Engelsen BA, et al. Epilepsy and recommendations for breastfeeding. Seizure. 2015;28:57-65.
21. Kalappa R, Ueland K, Hansen JM, et al. Maternal acid-base status during cesarean section under thiopental, N2O, and succinylcholine. Am J Obstet Gynecol. 1971;109(3):411-7.
22. Harwood CT, Mason JW. Acute effects of tranquilizing drugs on the anterior pituitary-ACTH mechnism. Endocrinology. 1957;60(February):239-46.
23. Sotaniemi EA, Hakkarainen HK, Puranen JA, et al. Radiologic bone changes and hypocalcemia with anticonvulsant therapy in epilepsy. Ann Intern Med. 1972;77(3):389-94.
24. Stuttgen G. Toxic epidermal necrolysis provoked by barbiturates. Br J Dermatol. 1973;88:291-4.
25. Balon R, Berchou R. Hematologic side effects of psychotropic drugs. Psychosomatics. 1986;27(2):119-120, 125-127.

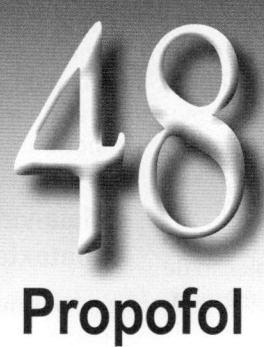

Propofol

Marcos Antonio Costa de Albuquerque
Airton Bagatini
Ivani Rodrigues Glass

INTRODUÇÃO

O propofol foi introduzido na prática clínica no final da década de 1980, com a finalidade de ser usado como agente hipnótico de indução e manutenção da anestesia.[1] Atualmente tem sido indicado para anestesias, dentro e fora das salas de cirurgias nas mais diversas especialidades, dentre elas otorrinolaringologia, cardíaca, neurocirurgia, cabeça e pescoço, cirurgia videolaparoscópica, cirurgia ambulatorial e pediátrica, bem como para vigilância monitorada e sedação em unidades de terapia intensiva. Destacam-se como vantagens suas propriedades antieméticas, ansiolíticas e antipruriginosas em doses ou concentrações sub-hipnóticas, que resultaram em novas evidências para o seu uso.[2,3] Durante o período perioperatório, as respostas dos pacientes ao propofol variam dependendo da dose e da velocidade de sua administração, denotando a necessidade de o uso ser titulado e individualizado para cada paciente. Na escolha de doses ou concentrações necessárias de propofol, devem-se considerar a idade, o peso e comorbidades dos pacientes, o tipo de procedimento cirúrgico que vai ser realizado e tratamentos clínicos concomitantes. É um fármaco venoso hipnótico de curta duração, com rápido início de ação (em torno de 30 segundos) e recuperação rápida, além de fácil manuseio durante toda a fase de manutenção da anestesia.[4-5]

CARACTERÍSTICAS FÍSICO-QUÍMICAS

O propofol (2,3-diisopropilfenol) é um alcalifenol com propriedades hipnóticas. Esse grupo farmacológico é composto de substâncias insolúveis em solução aquosa, porém altamente lipossolúveis em temperatura ambiente. Várias formulações de propofol são produzidas, mas a mais comumente usada é a preparada em solução a 1% ou 2% em emulsão leitosa branca, constituída de 10% de óleo de soja, 2,25% de glicerol e 1,2% de fosfato purificado de ovos. Essa solução tem um pH de 7,0, sendo discretamente viscosa, estável à luz solar e à temperatura ambiente, podendo ser diluída em solução salina a 0,9%.[6] Todas as formulações disponíveis comercialmente são estáveis na temperatura da sala cirúrgica, não são sensíveis à luz e podem ser diluídas com 5% de dextrose em água. As concentrações de propofol podem ser medidas tanto no sangue total quanto no ar exalado.

Como o propofol é formulado num veículo lipídico, pode apresentar crescimento de microrganismos. Há relatos mundiais de contaminação microbiana extrínseca do propofol levando a surtos de infecção hospitalar pós-operatória significativa. Por isso, é essencial que os profissionais sigam rigorosos cuidados de assepsia no manuseio do propofol. O propofol em suas apresentações pode ser comercializado em associação ao edetato dissódico (EDTA) ou ao metabissulfito de sódio. A fim de reduzir o risco de tal contaminação, o EDTA apresenta-se como um aditivo antimicrobiano adequado, com a capacidade de suprimir o crescimento de microrganismos sem comprometer a segurança clínica, a eficácia ou a estabilidade da emulsão.[7] O metabissulfito de sódio apresenta ação microbiológica insuficiente ao pH do propofol, podendo desencadear a desestabilização da emulsão a um pH microbiologicamente ativo[8] e provocando a dimerização da molécula de propofol. A possível sensibilidade e reação alérgica aos sulfitos devem impor advertências aos produtos farmacêuticos que contêm sulfitos, incluindo metabissulfito de sódio.[9]

Em dezembro de 2008, o *Food and Drug Administration* (FDA) aprovou o fospropofol dissódico para ser usado em adultos submetidos a procedimentos diagnósticos e terapêuticos. Fospropofol é um pró-fármaco de propofol solúvel em água, que é metabolizado por fosfatases alcalinas no fígado para o propofol (metabolito ativo). Alguns estudos sobre a farmacocinética e farmacodinâmica do fospropofol foram publicados, mas os dados disponíveis ainda são escassos. Em contraste com o propofol, o fospropofol não está associado com dor durante a injeção. Há relatos de parestesias perineais moderadas e prurido minutos depois de uma injeção de *bolus* de fospropofol, que podem resultar de um metabolito fosfato.[14]

MECANISMO DE AÇÃO

Os estudos mostram que as ações da maioria dos anestésicos venosos ocorrem através da interação com o sistema neurotransmissor inibitório do ácido gama-aminobutírico (GABA), exceto a cetamina, que tem sua ação ligada ao N-metil-D-aspartato (NMDA). O mecanismo molecular dos efeitos do propofol sobre o sistema nervoso central (SNC) sugere que, assim como os outros depressores do SNC (barbitúricos, etomidato), ele ativa o complexo ionóforo do receptor GABA. Em concentrações clinicamente relevantes, o propofol aumenta a condutância ao cloro. No entanto, em altas concentrações de propofol, a dessensibilização do receptor GABA resulta na supressão do sistema inibitório.[10] Existe ainda a ação do propofol em receptores inibitórios do tipo GABAérgicos, glicinérgicos glutamatérgicos, que explicam outras ações do propofol.[11]

FARMACOCINÉTICA

A farmacocinética do propofol pode ser alterada por vários fatores, tais como idade avançada, obesidade, doenças preexistentes e utilização de medicação concomitante. Quando comparados com adultos jovens, os idosos apresentam diminuição do *clearance* do propofol, mas menor volume no compartimento central; as crianças têm maior volume no compartimento central (50%) e *clearance* mais elevado (25%) que o de adultos, enquanto as mulheres têm volume de distribuição e *clearance* mais elevados que os homens, porém meia-vida de eliminação semelhante.[6]

As doenças hepáticas parecem implicar em tempo maior para atingir uma situação de equilíbrio na concentração do fármaco no compartimento central por causa do maior volume desse compartimento nos hepatopatas. Nessa situação clínica, o *clearance* do propofol não é alterado, e a meia-vida de eliminação é discretamente elevada. As doenças renais não alteram a farmacocinética do propofol.

O propofol apresenta um *clearance* metabólico extremamente rápido, sugerindo sítios de metabolismo e eliminação extra-hepáticos. O *clearance* compartimental do propofol gira em torno de 3 a 4 L.min^{-1}.70 kg^{-1}, um valor aproximado de 60% a 80% do débito cardíaco, sugerindo que a distribuição do propofol no organismo seja realizada pelo débito cardíaco e pela perfusão tissular. A elevação da lipossolubilidade do propofol implica grande deposição dele nos músculos e gorduras por um mecanismo de redistribuição rápida.

Meia-vida de Eliminação ($t_{1/2}$ β) e Meia-vida Contexto-dependente[13]

Os modelos farmacocinéticos tricompartimentais evidenciam uma meia-vida rápida (pi) e lenta (alfa) de distribuição para o propofol de 1 a 8 minutos e 30 a 70 minutos, respectivamente, e uma meia-vida de eliminação (beta) de 4 a 24 horas. Esse longo tempo de eliminação é o indicativo da presença de um compartimento profundo com perfusão limitada, fato que resulta em um retorno lento do propofol para o compartimento central. Depois de um *bolus*, os níveis de propofol no sangue total diminuem rapidamente em consequência da redistribuição e eliminação.[14]

Devido ao rápido *clearance* desse fármaco do compartimento central, seu lento retorno a partir de compartimentos profundos não interfere de maneira significativa na queda inicial rápida da concentração sérica de propofol. Uma evidência disso é a meia-vida contexto-dependente do propofol menor que 40 minutos após infusão contínua do fármaco por um período de 8 horas. Como a queda na concentração sérica de propofol necessária para o despertar dos pacientes é geralmente menor do que 50%, essa recuperação permanece rápida, mesmo após longos períodos de infusão contínua.[15]

O etomidato, o propofol e a cetamina têm meia-vida significativamente mais curta do que o tiopental e o diazepam, e isso os torna mais adequados para infusão prolongada.[14]

A constante de equilíbrio para o propofol com base na supressão da atividade do eletroencefalograma (EEG) é aproximadamente de 0,3 minutos, e a meia-vida de equilíbrio ($t_{1/2} ke_0$) entre a concentração de plasma e efeito EEG é de 2,5 minutos.[14]

Volumes de Distribuição[13]

Comparando os volumes de distribuição (Vd) periférica do propofol com os de outros agentes venosos, fica evidente que seu grande Vd ocorre principalmente no terceiro compartimento – V3 (202 litros). Também se evidencia com o propofol um intenso *clearance*, tanto intercompartimental em V3 quanto de eliminação, sendo este último mais elevado que o fluxo sanguíneo hepático. Essas diferenças farmacocinéticas resultam em um perfil da curva de relação da concentração sérica-tempo diferente dos outros anestésicos venosos em uso clínico. A queda rápida na concentração sérica de propofol prevê uma concentração relativa, cinco vezes menor que a inicial, no momento em que é atingida a fase final da distribuição lenta.[6]

Metabolismo[13-14]

O propofol é metabolizado primariamente por conjugação com glicuronídeos e sulfatos – reações hepáticas da fase II –, resultando em metabolitos inativos, os quais são eliminados rapidamente pela urina. Menos de 1% é eliminado de forma *in natura* pela urina, sendo 2% eliminados pelas fezes.[6] Seu *clearance* de eliminação é maior que o fluxo sanguíneo hepático (1.500 mL . min^{-1}). Estudos com cateterização da veia hepática, com objetivo de avaliar o *clearance* hepático do propofol, mostram que somente a metade do *clearance* total foi realizada por essa via, e a outra metade é feita de maneira extra-hepática.

O local extra-hepático mais importante do metabolismo de propofol é o rim. O metabolismo renal de propofol é responsável por até 30% da depuração do propofol, e isso explica o seu rápido apuramento, o que excede o fluxo sanguíneo hepático. Os pulmões também podem desempenhar um papel no metabolismo extra-hepático de propofol.[14]

FARMACODINÂMICA

Efeitos no Sistema Nervoso Central

Doses elevadas de propofol podem ser administradas para induzir e manter a inconsciência, deprimindo a atividade elétrica do EEG de maneira dose-dependente, podendo chegar até a abolição da atividade elétrica cerebral. Essa elevação das doses diminui a amplitude e aumenta a latência dos potenciais evocados somatossensoriais. Entretanto, as infusões de propofol associadas a opioides podem ser utilizadas em pacientes neurocirúrgicos que estão sendo monitorados potenciais evocados.[12]

No período de indução anestésica com propofol, podem aparecer algumas alterações do tipo contrações tônico-clônicas, que parecem estar relacionadas ao antagonismo à glicina e com a consequente ativação do sistema extrapiramidal em nível subcortical. O propofol diminui o fluxo sanguíneo cerebral, o consumo de oxigênio no cérebro e a pressão intracraniana, podendo ser utilizado como agente de indução em neurocirurgia.[15]

A diminuição da pressão intracraniana é acompanhada de aumento da resistência vascular cerebral, mantendo a pressão de perfusão; assim, a ação vasodilatadora dos agentes voláteis e do N_2O pode ser reduzida.[16]

O propofol parece ter atividade hemodinâmica, metabólica e cerebral muito semelhante à dos barbitúricos. É um fármaco que pode ser utilizado em pacientes com doença intracraniana, evitando-se a hipotensão arterial.

Os efeitos do propofol foram descritos como diretos e indiretos. Propofol exibe um efeito indireto pela potenciação da ativação do canal de íons por GABA, mudando a relação concentração-resposta para a esquerda. Em concentrações mais altas, o propofol ativa diretamente canais receptores GABA.[14]

O mecanismo exato e a localização das mudanças que estão associadas com a mudança de consciência para o estado inconsciente ainda não são totalmente compreendidos. Alguns especialistas sugerem que o adequado funcionamento dos circuitos de excitação do tronco encefálico-tálamo-cortical é crítico, enquanto outros investigadores afirmam que a consciência está mais relacionada com a atividade de associação córtex frontoparietal. Através de sua ação sobre os receptores GABA no hipocampo, propofol inibe a liberação de acetilcolina no hipocampo e no córtex pré-frontal. O sistema α_2-adrenorreceptor também parece desempenhar um papel indireto nos efeitos sedativos do propofol.[14]

Efeitos Cardiovasculares

O propofol é importante depressor do aparelho cardiovascular, sendo mais depressor que o tiopental.[17] Dependendo da dose de indução, o propofol reduz de 15% a 30% a pressão arterial sistólica (PAS), a diastólica (PAD) e a média (PAM). Esse efeito é acentuado pela administração de analgésicos opioides, principalmente em pacientes idosos e hipovolêmicos, assim como naqueles com função de ventrículo esquerdo (VE) limitada.[18,19]

O propofol diminui o débito cardíaco, a resistência vascular sistêmica e o volume sistólico de ejeção. Concomitantemente, deprime a contratilidade miocárdica de maneira dose-dependente.

O propofol diminui a pré e a pós-carga cardíacas por ação direta na musculatura lisa vascular (arterial e venosa) e por diminuição do tônus simpático. Essa diminuição da resistência vascular sistêmica depende da dose e da velocidade de injeção, podendo chegar a 50% de queda – o que geralmente ocorre por volta do quinto minuto, com uma leve melhora espontânea nos momentos subsequentes, após uma dose em *bolus*. Isso ressalta a importância da observação de duas precauções: a injeção lenta e a administração de líquidos por via venosa antes da injeção do propofol.[6]

O propofol diminui a demanda de oxigênio pelo miocárdio, o fluxo sanguíneo miocárdico e a resistência vascular miocárdica, resultando na manutenção da estabilidade na relação oferta-demanda de oxigênio ao miocárdio. Devido ao seu efeito vagotônico, a frequência cardíaca tende a diminuir com a utilização desse fármaco.

Elevadas concentrações de propofol abolem o efeito inotrópico de estimulação α-, mas não β-adrenorreceptor, e aumentam o efeito lusotrópico (relaxamento) de estimulação β-adrenorreceptor. Clinicamente, o efeito depressor do miocárdio e a vasodilatação dependem da dose e da concentração plasmática.[14] O propofol é um vasodilatador, pois reduz a atividade simpática.

Efeitos Respiratórios

O propofol é um depressor respiratório de ação central que deprime a frequência e a profundidade da respiração. Apneia ocorre após a administração de uma dose de indução de propofol; a incidência e a duração da apneia dependem da dose, da velocidade de injeção e da medicação pré-anestésica concomitante.

A incidência de apneia no período de indução com o propofol é comparável à observada com os barbitúricos, e ela tende a ser de maior duração (30 a 90 segundos) com o propofol em 30% a 60% dos pacientes não pré-medicados. Se na medicação pré-anestésica for administrado opioide, a apneia geralmente ocorre em todos os pacientes. Rápida diminuição do volume corrente e taquipneia precedem a apneia. Durante a manutenção da anestesia, ocorre diminuição do volume minuto, apesar do aumento da frequência respiratória. A resposta ao CO_2 diminui de 40% a 60%. Apesar disso, os pacientes que respiram espontaneamente são capazes de manter o volume corrente normal durante procedimentos cirúrgicos de curta duração.[20]

O propofol (50 a 120 $\mu g^{-1} \cdot kg^{-1} \cdot min^{-1}$) também deprime a resposta ventilatória à hipóxia, provavelmente por uma ação direta sobre quimiorreceptores do corpo carotídeo.

Esse fármaco não causa alteração do tônus da musculatura brônquica, embora cause depressão da reatividade das vias aéreas à instrumentação (laringoscopia e intubação traqueal) de maneira mais intensa do que o tiopental. Esses fatos favorecem a instrumentação das vias aéreas e a colocação de prótese respiratória ou máscara laríngea, embora, por outro lado, favoreçam a síndrome de aspiração pulmonar no caso de associação de estômago cheio com esse tipo de manobra.[6]

O propofol tem se mostrado um indutor eficaz em pacientes asmáticos por diminuir episódios de broncoconstrição. O mecanismo pelo qual o propofol previne a broncoconstrição parece ser a atenuação da ação vagal. Esse mecanismo, que torna o propofol e a cetamina os agentes de escolha para a indução em pacientes asmáticos, só é visto com a formulação em emulsão lipídica, pois a fórmula com metabissulfito não atenua o mecanismo vagal de broncoconstrição.[21]

Efeitos Intraoculares

O propofol reduz a pressão intraocular e previne sua elevação pela administração de uma segunda dose imediatamente antes da realização das manobras de intubação traqueal e da administração de succinilcolina.[6]

Outros Efeitos

Os estudos realizados analisando possíveis alterações hepáticas com o uso do propofol não encontraram disfunção evidenciada pelo aumento das enzimas hepáticas (TGO, TGP e fosfatase alcalina) durante os 15 dias após anestesia geral com propofol e óxido nitroso. O propofol também não foi implicado em disfunção renal, em um estudo analisando alterações da ureia e da creatinina após o seu uso.[21]

Apesar de a emulsão lipídica da fórmula do propofol ter sido implicada em possíveis alterações na coagulação, os estudos realizados não evidenciaram alterações no tempo de protrombina, no fibrinogênio, nos produtos de degradação da fibrina e na contagem e função plaquetária, após o uso do propofol, evidenciando uma segurança do fármaco em relação à coagulação. Há relatos de que as doses de propofol utilizadas habitualmente na prática clínica, em pacientes cirúrgicos, apresentam inibição da agregação plaquetária, da síntese de tromboxano e aumento na produção de óxido nítrico. Esses efeitos associados ao uso de outros fármacos que alteram a agregação plaquetária, como anti-inflamatórios não esteroides e antitrombóticos (heparina, ácido acetilsalicílico ou clopidogrel), podem aumentar o risco de sangramento.[22]

A ação do propofol no sistema imunológico é controversa. Existem evidências científicas de que, em pacientes graves, o propofol associado à emulsão lipídica levaria a uma disfunção no sistema reticuloendotelial, resultando uma diminuição da resposta imune e em depleção das atividades antioxidantes. Foi evidenciado que o propofol, assim como o midazolam, diminui a produção de interleucina-8, o que contribuiria para a supressão do sistema imunológico e tornaria os pacientes predispostos à infecção. Por outro lado, também existem evidências de que o propofol ofereceria uma utilidade terapêutica no tratamento da endotoxemia, resultando em efeitos benéficos para pacientes críticos.[23]

Em relação a reações alérgicas, após a substituição do cremofor da fórmula original, o propofol não foi mais implicado, o que foi comprovado por estudos que não demonstraram aumentos significativos da histamina plasmática, da imunoglobulina ou do complemento C3.[24]

A administração de propofol está associada com o desenvolvimento da pancreatite, que pode estar relacionada com hipertrigliceridemia. Os pacientes que desenvolveram hipertrigliceridemia tendiam a ser mais idosos, tinham longa estadia na UTI e receberam propofol por um período longo. Quando se utiliza o propofol para sedação prolongada ou em doses mais elevadas (especialmente em idosos), as concentrações de triglicerídeos séricos devem ser monitoradas rotineiramente.[14]

USO CLÍNICO

Indução e Manutenção da Anestesia

O propofol é adequado para a indução e manutenção da anestesia. A dose de indução intravenosa é de 1 a 2,5 $mg \cdot kg^{-1}$. As características que melhor determinam a dose apropriada para induzir a anestesia são a idade, a massa corporal magra e o volume sanguíneo central. O propofol pode ser titulado de acordo com o valor de Byespectral (BIS) para manutenção da anestesia para assegurar a adequação da anestesia e prevenção de *overdose*. A pré-medicação reduz a dose de indução necessária. A dose de indução deve ser reduzida em pacientes mais idosos, e uma dose de 1 mg.kg^{-1} (com pré-medicação) a 1,75 mg.kg^{-1} (sem pré-medicação) é recomendada para induzir a anestesia em pacientes que têm mais de 60 anos de idade. Para evitar hipotensão arterial em pacientes críticos ou em pacientes cardíacos, líquidos intravenosos devem ser dados quando tolerados, e o propofol deve ser titulado para alcançar o desejado estado anestésico.[14]

Crianças

A farmacocinética do propofol em crianças é descrita de modo ideal pelo modelo tricompartimental padrão.

Comparada à dose em adultos, a dose inicial de propofol em crianças deve ser aumentada em 50% e, em equilíbrio, a infusão de manutenção deve ser aumentada em 25% a 50%.

Estudos iniciais que incluíam o propofol para a indução anestésica em crianças relataram que a dose eficaz (DE) 95 para a perda do reflexo palpebral era de 2,8 mg.kg^{-1} em crianças que não tomaram medicação pré-anestésica e de 2 mg.kg^{-1} nas que receberam medicação pré-anestésica com 3 mg.kg^{-1} de trimeprazina.[25]

O propofol parece suprimir os reflexos faríngeos e laríngeos de modo mais eficaz que o tiopental e tem sido usado para facilitar a intubação traqueal sem relaxantes musculares após a indução inalatória em crianças submetidas a cirurgia ambulatorial.[26]

Mirakhur[27] relatou um tempo de despertar significativamente menor em crianças que receberam propofol para a indução de anestesia geral (11 a 14 minutos) comparado com o tiopental (16 a 22 minutos). Observou-se também uma incidência significativamente menor de náuseas com propofol.

Com base na dose por quilograma de peso corporal, as doses de indução e manutenção de propofol necessárias são mais altas para neonatos e crianças do que para adultos.

Obesos[13]

Devido à comorbidade nos pacientes obesos, a função dos órgãos relacionados com a eliminação dos fármacos, como fígado e rins, pode estar afetada, fazendo com que a farmacocinética seja mais difícil e complexa.

Diferentes estratégias para ajustar as doses nos pacientes obesos têm sido desenvolvidas, baseando-se no peso corporal total ou peso real, na massa magra corporal ou ainda no peso ideal. O peso corporal ideal (PCI) é igual à subtração de 100 para homens ou de 105 para mulheres da altura do indivíduo expressa em cm. Outro critério também utilizado é peso corporal magro (PCM), que adiciona 30% ao PCI devido ao aumento de massa muscular que ocorre concomitante ao aumento de tecido adiposo nos indivíduos obesos.

No obeso mórbido, os parâmetros farmacocinéticos clássicos, tais como volume de distribuição (Vd), *clearance* (Cl) e ligação proteica, podem estar alterados para alguns fármacos. Os fármacos altamente lipofílicos apresentam um aumento significativo no seu Vd, e os menos lipofílicos, pouca ou nenhuma alteração. Exceção a essa regra é o remifentanil, altamente lipofílico, mas que não apresenta alterações na sua distribuição.

No obeso mórbido, o propofol tem uma distribuição estável e *clearance* rápido semelhante ao aumento do peso, e não parece acumular após 2 horas de infusão. A dose de indução pode ser calculada pelo peso ideal.[28-30] Embora o propofol seja altamente lipofílico, Servin e col.[30] demonstraram que ele não acumula em pacientes obesos. Portanto, a dose do propofol para manutenção da anestesia em obesos pode ser estabelecida da mesma maneira que nos não obesos, baseando-se no peso total sem riscos de acumulação de efeitos. No entanto, isso significa a administração de grandes doses, e os efeitos hemodinâmicos nessas situações ainda precisam ser avaliados.

Nos casos de administração em infusão alvo-controlada do propofol, o peso apropriado que deveríamos utilizar no obeso seria o peso real do paciente, segundo os dados cinéticos publicados por Marsh e col. No entanto, como o propofol tem efeitos hemodinâmicos acentuados, e uma dose excessiva na indução poderá levar à depressão cardiovascular severa nesses pacientes, que quase sempre são hemodinamicamente instáveis, o peso corrigido através das fórmulas anteriores poderá ser empregado.[31]

Gestantes

Não existem estudos até o momento que permitam o uso do propofol com segurança durante a gestação. O seu uso em cesariana está estabelecido por amplos estudos comparativos com o tiopental, no qual não foi observada diferença com relação ao Apgar do recém-nascido, no caso de injeção de propofol durante a indução anestésica.[32] Já a recuperação materna foi mais rápida.[33,34]

O propofol atravessa a barreira placentária, mas as concentrações medidas no sangue do cordão umbilical são débeis e não parecem ter significação clínica. Na anestesia geral para cesarianas, os efeitos hemodinâmicos obedecem à regra geral, sendo que o menor efeito hipertensivo após a intubação traqueal pode ser benéfico nessas pacientes.

O propofol aparece no leite materno em quantidades ínfimas, e não se relaciona com depressão dos lactentes;[35] entretanto, a segurança para o neonato quando do seu uso em mulheres que estejam amamentando ainda não foi estabelecida.

Idosos

Neste grupo de pacientes, atenção especial deve ser dada ao perfil farmacocinético e farmacodinâmico, levando em consideração a condição física e a idade. As doses de indução e manutenção devem ser reduzidas, e sua administração deve ser lenta e titulada conforme resposta. Nestes pacientes, ocorre diminuição do compartimento central.[36] Injeção rápida deve ser descartada pelo risco adicional de levar à depressão cardiorrespiratória.

ANESTESIA FORA DO CENTRO CIRÚRGICO

Ressonância Nuclear Magnética, Tomografia Computadorizada e Radioterapia[13]

O uso de propofol para os procedimentos de imagem e de radioterapia possibilita o despertar e a recuperação mais rápida se comparado ao uso de barbitúricos.[37] Efeitos secundários, como sedação profunda ou depressão respiratória, são menos frequentes do que com hidrato de cloral. O propofol deve ser usado em crianças obedecendo aos critérios de doses recomendadas, com os quais não se têm evidenciado fenômenos adversos nem riscos de toxicidade hepática. As doses recomendadas variam de 4,5 a 6 mg . kg^{-1} . h^{-1}.

Cardioversão e Cardiologia Intervencionista

A instabilidade hemodinâmica do propofol é comparada com a do tiopental, porém maior do que a que ocorre com o etomidato. Para minimizar ou atenuar essas alterações, a injeção deve ser lenta. A utilização de propofol não diminui o percentual de êxito do choque elétrico externo. Pode também ser utilizado para anestesia de pacientes que passarão por exploração eletrofisiológica.[38]

Endoscopia Digestiva

O propofol assegura melhores condições e realização do exame e um despertar mais rápido do que quando se utiliza o midazolam.[39] Pode ser associado a um derivado morfínico, o que permite diminuição das doses de propofol e mais fácil manutenção de ventilação espontânea. Em pacientes geriátricos e com alterações hemodinâmicas e ventilatórias, a administração deve ser cuidadosa.

O reflexo de deglutição pode ser alterado, mas se recupera com rapidez (em torno de 20 a 30 minutos), o que permite um retorno precoce à ingestão alimentar.

Sedação em Unidades de Terapia Intensiva

A ansiedade, a agitação e o estresse podem trazer riscos diretos à continuidade do tratamento de pacientes internados em unidade de terapia intensiva. A sedação permite a eliminação da ansiedade, ponto de grande importância para a redução da incidência de psicose nesses pacientes.

O propofol, por sua meia-vida curta e por seu amplo volume de distribuição, vem sendo um fármaco utilizado em terapia intensiva.[40] Devido às suas propriedades vasodilatadoras, o seu uso nesse ambiente deve ser criterioso, pois esses pacientes, em geral, não possuem estabilidade circulatória. Em doses titiladas, reduzidas ao mínimo necessário para se obter o efeito hipnótico desejado, não foram vistas alterações expressivas da frequência ou do débito cardíaco.

A associação de propofol com outros fármacos deve ser bastante analisada; a sua associação com fentanil potencializa a depressão circulatória e respiratória. Outro efeito que deve ser levado em consideração é a hiperlipidemia observada no uso prolongado do propofol.[41]

EFEITOS TERAPÊUTICOS NÃO HIPNÓTICOS DO PROPOFOL

O propofol pode ser utilizado por seus efeitos terapêuticos não hipnóticos: ansiolítico, antipruriginoso ou antiemético. Para este fim pode ser usado em *bolus* em pequenas doses (10 mg), ou na concentração de 0,5 µg . mL^{-1} em infusão contínua alvo-controlada.[14] Mecanismos hipotéticos da atividade ansiolítica do propofol foram discutidos por Borgeat e col.[42] Eles incluem interação nos sítios de receptores GABA e glicina. Os estudos mostram que doses sub-hipnóticas de propofol (0,95 mg . kg^{-1}) apresentaram efeitos sedativos e ansiolíticos que são comparáveis ao midazolam (0,08 mg . kg^{-1}),[43] com as vantagens de menos efeitos colaterais e rápida recuperação.

Doses sub-hipnóticas de propofol (10 mg) são efetivas no alívio do prurido causado por opioides administrados por via subaracnóidea e peridural. O propofol exerce sua ação antiprurido primariamente via depressão espinhal no corno posterior e anterior da medula.[43] O mesmo mecanismo pode explicar os efeitos benéficos do propofol no tratamento do prurido ocasionado por doenças hepáticas,[43] e parecem ser consequências, como no prurido induzido por opioide neuraxial, da forte ação depressora do propofol no corno anterior e posterior da medula.[6,42,43] A infusão contínua está indicada em casos de pruridos extremamente graves que reaparecem cerca de 1 a 2 horas após injeção única em *bolus*.

O papel do propofol na epilepsia ainda é controverso. Investigações sistemáticas em animais e humanos sugerem fortemente que ele apresenta propriedade anticonvulsivante, embora haja relatos de alguns casos de tremores ou opistótono pós-propofol, implicando, assim, uma ação pró-convulsivante desse fármaco. O significado desses casos é limitado, visto que a maioria dos movimentos excitatórios ocorreu tanto em pacientes conhecidamente portadores de epilepsia como naqueles que recebiam fármacos com o potencial epileptogênico. E ainda, em nenhum dos casos os movimentos excitatórios foram simultaneamente gravados ao EEG para confirmar atividade cortical epiléptica verdadeira.[6,42]

Trabalhos indicam o propofol como agente anticonvulsivante efetivo e antiepiléptico eficaz.[6,42] O propofol pode interagir com a epilepsia através de dois mecanismos principais: aumentando a inibição do GABA e diminuindo a liberação de L-glutamato e L-aspartato do SNC via receptor NMDA.

Desde a sua introdução na prática da anestesia geral, observou-se uma diminuição significativa de náuseas e vômitos pós-operatórios. Assim, foi sugerido um efeito antiemético do propofol. Acredita-se que esse efeito exerce tal ação pela modulação de algumas vias subcorticais, no entanto, o mecanismo exato é desconhecido.[6,42]

Não há dados disponíveis relacionados com as propriedades serotoninérgica e dopaminérgica do propofol, que possui propriedades antieméticas diretas. Doses sub-hipnóticas, de 10 a 15 mg, podem ser usadas na sala de recuperação pós-anestésica para o tratamento de náuseas e vômitos no pós-operatório, principalmente se não for de origem vagal. A vantagem se deve ao rápido início de ação (em segundos) e à ausência de sérios efeitos adversos. A ansiólise promovida pelo propofol também pode melhorar o bem-estar do paciente.

Estudos apresentados por Cechetto et al.[44] concluíram que os níveis reduzidos de serotonina na área postrema e no líquido cefalorraquidiano (LCR) podem explicar a propriedade antiemética do propofol, que também pode atuar diretamente nos neurônios da área postrema via receptor GABA para reduzir suas atividades. O mecanismo proposto por Cechetto[44] para a interação de propofol e 5 HT na área postrema seria a inibição da liberação de 5 HT do núcleo dorsal da rafe por meio de um aumento da atividade sináptica GABA. Isso resultaria em uma redução dos 5 HT liberado do LCR das fibras serotononérgicas supraependimal, que, por outro lado, causaria uma redução do 5 HT sequestrado pela área postrema.

O propofol aumenta as sinapses gabaérgicas nos neurônios 5 HT do núcleo dorsal da rafe, que inibe esses neurônios. A redução na frequência do disparo dos neurônios 5 HT leva a uma diminuição da sua liberação no quarto ventrículo e a um aumento no conteúdo do 5 HT nesses neurônios. A redução de 5 HT e seus metabólicos no LCR resulta em uma redução da captação de 5 HT na área postrema.

Foi demonstrado que o propofol possui atividade antioxidante comparável à vitamina E. O propofol é um varredor de radicais livres, o que sugere que o seu uso pode ser benéfico em condições de falência de múltiplos órgãos e síndrome de disfunção respiratória aguda.[6,40,45]

O efeito antioxidante pode ser atribuído à capacidade do propofol de capturar elétrons dos radicais livres e se tornar um intermediário relativamente estável, em virtude da sua estrutura fenólica.[45]

EFEITOS COLATERAIS E CONTRAINDICAÇÕES

Efeitos colaterais e contraindicações de indução da anestesia com propofol são frequentemente associados com dor à injeção, apneia, hipotensão e, raramente, tromboflebite da veia em que o propofol é administrado. O propofol não deve ser administrado em pacientes com história de alergia aos seus componentes.

Hipotensão Arterial

A hipotensão durante a indução da anestesia pode aumentar a morbidade cardíaca em pacientes críticos com baixo débito cardíaco.[46]

A dose usual para indução anestésica com propofol (2 mg.kg^1) resulta em uma redução de aproximadamente 30% da pressão arterial sistólica. Essa hipotensão é atribuída principalmente a uma diminuição na atividade simpática, vasodilatação direta e depressão miocárdica direta. A velocidade de infusão tem um impacto crítico na dose de indução. A dose e o tempo de indução dependem da velocidade de infusão de uma maneira complexa, e a dose residual tem sido o fator de sobredose e depressão hemodinâmica.

Reações Alérgicas

Após a substituição do cremofor da fórmula original, os estudos não encontraram aumentos significativos da histamina plasmática, da imunoglobulina ou do complemento C3. Há relatos que afirmam que o propofol causa reações alérgicas como eritema de pele, hipotensão e broncoespasmo induzido pelo propofol sem outros sinais de anafilaxia.[47] Como precaução, deve-se evitar o uso do propofol em pacientes que sabidamente tenham apresentado anafilaxia a relaxantes musculares ou que tenham alergia a vários fármacos.[42]

Dor à Injeção

É um efeito colateral do fármaco em si e não da sua formulação. O mecanismo exato é desconhecido, mas acredita-se que seja devido a uma ativação do sistema de cascata de cinina. A incidência de dor à injeção varia de 26% a 90%. O uso de veias de grosso calibre na fossa antecubital está associado à menor intensidade de dor, quando comparadas a veias de pequeno calibre no dorso na mão.

A administração prévia de lidocaína 0,1 a 0,5 mg . kg⁻¹ por via venosa parece ser mais eficiente no sentido de diminuir a incidência e a gravidade da dor. Alguns autores sugerem que a oclusão da veia com torniquete aumenta a efetividade da pré-administração de lidocaína.[42]

Infecção ou Contaminação[13]

Acena-se, na literatura médica, a possibilidade de casos de infecções secundárias à administração de propofol contaminado. A emulsão lipídica favorece a proliferação bacteriana ou fúngica. É difícil imputar a responsabilidade desses casos somente ao uso do propofol, sendo indispensável aplicar as condições de assepsia durante a manipulação do propofol: desinfecção da ampola com álcool a 70º, preparação na hora do uso e utilização, no máximo, em até 6 horas. A utilização de seringas pré-carregadas diminui o risco ligado à manipulação do propofol.

Síndrome de Infusão do Propofol[14]

A síndrome de infusão do propofol é uma doença rara, mas letal, que está associada à infusão de propofol ≥ 4 mg . kg⁻¹ . h⁻¹, durante 48 horas ou mais. Há relato de casos com regimes de infusão de apenas 3 horas. Esta síndrome foi descrita pela primeira vez em crianças, mas posteriormente foi observada em adultos com quadro clínico crítico. As características clínicas são bradicardia refratária aguda levando à assistolia na presença de um ou mais dos seguintes achados: acidose metabólica, rabdomiólise, hiperlipidemia e aumento do fígado. Outras características incluem miocardiopatia com insuficiência cardíaca aguda, miopatia esquelética, hipercalemia, hepatomegalia e lipemia. Os sintomas e sinais são o resultado de uma lesão do músculo e liberação de conteúdos intracelulares tóxicos. Os principais fatores de risco são a dificuldade de oferta de oxigênio, sepse, lesão cerebral grave e grandes doses de propofol. Os fatores predisponentes são doenças genéticas que interferem com o metabolismo de ácidos graxos. Lipemia foi observada como a primeira indicação de síndrome da infusão do propofol com iminente início.

MODELOS FARMACOCINÉTICOS PARA O PROPOFOL

Na década de 1950 tivemos as primeiras descrições do perfil farmacocinético dos fármacos venosos, mas só na década de 1980 é descrito o primeiro modelo farmacocinético para infusão-alvo controlada.[48] Foi demonstrada a capacidade de atingir níveis plasmáticos desejados de um anestésico venoso por meio da utilização de uma infusão controlada por computador e operada de acordo com a farmacocinética do fármaco.[48] Vários modelos farmacocinéticos para o propofol foram estudados e testados em diferentes fases da anestesia. Como resultados práticos temos que na fase inicial de infusão (0-5 min) o modelo de Marsh subestima a concentração medida (CM), o modelo de White e Schuttler superestima a CM e o modelo de Schnider superestima muito a CM. Na fase intermediária de infusão (25-120 min), o modelo de Marsh subestima a CM, e os modelos de White, Schuttler e Schnider apresentam valores muito próximos da CM. Já na fase final (120-140 min), os modelos de Marsh e White são melhores, o modelo de Schuttler superestima a CM e o modelo de Schnider subestima pouco a CM.[49]

A questão mais importante não é qual modelo distribui a maior ou menor dose do fármaco, mas sim qual produz as predições mais acuradas de concentração plasmática e no sítio efetor. Com as evidências atuais disponíveis, em quase todas as situações, as opções mais seguras e as mais comumente escolhidas são as de Marsh no modo plasmático ou as de Schnider no modo sítio efetor.[50] Com os conhecimentos atuais, há pouca evidência conclusiva para demonstrar a superioridade de qualquer modelo em particular ou método de implementação de alvo no sítio efetor. Em geral, é melhor usar o modelo com o qual estiver mais familiarizado, e só usar um modelo diferente se compreender as diferenças do novo modelo.[50] Com relação ao obeso mórbido, os estudos dos modelos farmacocinéticos de Marsh e Schnider, quando foram desenvolvidos, não incluíram pacientes com obesidade mórbida. Até que haja boa evidência científica, qualquer um deles mostra um desempenho preditivo razoável.

REFERÊNCIAS

1. Sebel OS, Lowdson JD. Propofol: a new intravenous anesthetic. Anesthesiology. 1989;71:260-77.
2. Nunes RR. Prevenção do prurido causado pela morfina peridural com doses sedativas de propofol. Rev Bras Anestesiol. 1997;47(1):29-31.
3. Ganem E, Fukushima FB, Silva DSM, et al. Eficácia do propofol e da associação de propofol e dexametasona no controle da náusea e vômito no pós-operatório de laparoscopia ginecológica. Rev Bras Anestesiol. 2002;52:394-401.
4. Nguyen HN. Recovery after anesthesia with diprivan. Ann Fr Anesth Reanim. 1994;13(4):519-23.
5. Shafer A, Doze VA, Shafer SL, et al. Pharmacokinetics and pharmacodynamics of propofol infusions during general anesthesia. Anesthesiology. 1988;69(3):348-56.
6. Duval Neto GF. Anestésicos venosos. In: Manica J. Anestesiologia. Princípios e técnicas. 3ª Ed. Porto Alegre: Artmed, 2004. p.560-97.
7. Hart B. Diprivan a change of formulation. Eur J Anesthesiol. 2000;17:71-3.
8. Han J, Davis S, Washington C. Comparative stability of propofol with edetate against sulfite containing propofol. Am J Anesthesiology. 2000;27(65):16-8.
9. Baker MT, Gregerson MS, Martin SM, et al. Free radical and drug oxidation products in an intensive care unit sedative: propofol with sulfite. Crit Care Med. 2003;31(3):787-92.

10. White PF. Propofol. In: White PF. Tratado de anestesia venosa. 1ª Ed. Porto Alegre: Artmed, 2001. p.121-60.
11. Bansinath M, Shukla VK, Turndorf H. Propofol modulate the effects of chemoconvulsants acting at GABAergic, glycinergic, and glutamate receptors subtypes. Anesthesiology. 1995;83(4):809-15.
12. Smith I, White PF, Nathanson M, et al. Propofol: an update on its clinical use. Anesthesiology. 1994;81:1005-43.
13. Albuquerque MAC, Bagatini A, Ana Carolina CLF. Propofol. In: Duarte NMC, Bagatini A, Anzoategui LC. Curso de educação a distância em anestesiologia. São Paulo: Segmento Farma, 2005. p.143-60.
14. Vuyk J, Sitsen E, Reekers M. Intravenous anesthetics. In: Miller's anesthesia. 8ª Ed. Rio de Janeiro: Elsevier, 2015. p.821-63.
15. Ravussin P, Guinard JP, Raliey F, et al. Effect of propofol in cerebrospinal fluid pressure and cerebral perfusion pressure in patients undergoing cranlotomy. Anaesthesia. 1988;43:37-41.
16. Magella HA, Cheibub ZB. Propofol: revisão bibliográfica. Rev Bras Anestesiol. 1990;40:289-94.
17. Grounds RM, Morgan M, Lumley J. Some studies on the properties of the Intravenous anaesthetic, propofol (diprivan): a review. Postgrad Med. 1985;61:90-5.
18. White FP. Propofol: pharmacokinetics and pharmacodynamics. Semin Anesth. 1988;7(1){suppl.1):1-4.
19. Shuttler J, Kloos S, Schwilden H, et al. Total Intravenous anesthesia with propofol and alfentanil by computer-assisted infusion. Anaesthesia. 1988;43:2-7.
20. Doze VA, White PF. Comparison of propofol with thiopental: isoflurane for induction and maintenance of outpatient anesthesia. Anesthesiology. 1986;65:A544.
21. Sarmento RFO. Propofol. In: Cavalcanti IL, Cantinho FAF, Vinagre RCO. Anestesia venosa. 1ª Ed. Rio de Janeiro: SAERJ, 2004. p.39-53.
22. Mendez D, De La Cruz JP, Arrebola MM, et al. The effect of propofol on the interaction of platelets with leukocytes and erythrocytes in surgical patients. Anesth Analg. 2003;96:713-9.
23. Newman LH, McDonald JC, Wallace PG, et al. Propofol infusion for sedation in intensive care. Anaesthesia. 1987;42:929-37.
24. Lanexaire MC. Nonspecific histamine release and propofol. Ann Fr Anesth Reanim. 1987;6:230-2.
25. Patel DK, Keeling PA Newman GB, et al. Induction dose of propofol in children. Anaesthesia. 1988;43:949-52.
26. Montasser AM. Propofol for tracheal Intubation in paediatric outpatient anaesthesia. Br J Anaest. 1993;70:A161.
27. Mirakhur RK. Induction characteristics of propofol in children: comparison with thlopentone. Anaesthesia. 1988;43:593-8.
28. Kirby IJ, Howard EC. Propofol in a morbidly obese patient. Anaesthesia. 1987;42(10):1125-6.
29. Gepts E, Camu F, Cockshott ID, et al. Disposition of propofol administered as constant rate Intravenous Infusions in humans. Anesth Anal. 1987;66(12):1256-63.
30. Servin F, Farlnotti R, Haberer JP, et al. Propofol infusion for maintanance of anesthesia in morbidly obese patients receiving nitrous oxide. A clinical and pharmacokinetic study. Anesthesiology. 1993;78(4):675-765.
31. Hirota K, Ebina T, Sato T, et al. Is total body weight an appropriate predictor for propofol maintenance dose? Acta Anaesthesiol Scand. 1999;43(8):842-4.
32. Gin T, Gregory MA, Oh TE. The haemodynamic effects of propofol and thiopentone for induction of caesarean section. Anaesth Intensive Care. 1990;18:175-9.
33. Moore J, Bill KM, Flynn RJ, et al. A comparison between propofol and thiopentone as Induction agents in obstetric anaesthesia. Anaesthesia. 1989;44:753-7.
34. Valtonem M, Kanto J, Rosenberg P. Comparison of propofol and thiopentone for induction of anaesthesia for eletive Cesarian section. Anaesthesia. 1989;44:758-62.
35. Dailland P, Cockshott ID, Lirzin ID, et al. Intravenous propofol during caesarean section: placental transfer, concentrations in breast milk, and neonatal effects. A preliminary study. Anesthesiolog. 1989;71:827-34.
36. Dundee JW, Robinson FP, McCollum JS, et al. Sensitivity to propofol in the elderly Anaesthesia. 1986;41:482-5.
37. Bloomfield EL, Masaryk TJ, Caplin A, et al. intravenous sedation for MR imaging of the brain and spine in children: pentobarbital versus propofol. Radiology. 1993;186:93-7.
38. Kick O, Kessler J, Conrad| R, et al. Anesthesia for outpatient cardioversion: etomidate versus propofol. Anesthesiology. 1993;79:A5.
39. Carisson U, Grattidge P. Sedation for upper gastrointestinal endoscopy: a comparative study of propofol and midazolam. Endoscop. 1995;27:240-3.
40. Mirenda J, Broyles G. Propofol as used for sedation in the ICU. Chest. 1995;108:539-48.
41. Cook S, Palma O. Propofol as a sole agent for prolonged infusion in Intensive care. J Drug Dev. 1989;2(suppl):65-7.
42. Borgeat A, Olivier HG, Wilder-Smith, et al. The nonhypnotic therapeutic applications of propofol. Anesthesiology. 1994;80:642-56.
43. Gepts E, Trenchant A. Propofol. Anaesthetic Pharmacology Rev. 1995;3:46-56.
44. Cechetto D. Propofol and the area postrema. Anesth Analg. 2001;92(4):934-42.
45. Runzer TD, Ansley D, Godln DV, et al. Tissue antioxidant capacity during anesthesia: propofol enhances in vivo red cell and tissue antioxidant capacity in a rat model. Anesth Analg. 2002;94:89-93.
46 Kikbride DA, Parker JL, Williams GD, et al. Induction of anesthesia in the elderly ambulatory patient: a double--blinded comparison of propofol and sevofiurane. Anesth Anal. 2001;93:1185-7.

47. Hattori J, Fujimura N, Kanaya N, et al. Bronchospasm induced by propofol in a patient with sick house syndrome. Anesth Anal. 2003;96:163-4.
48. Schwilden H. A general method for calculating the dosage scheme in linear pharmacokinetics. Eur J Clin Pharmacol. 1981;20:379-86.
49. Glen JB, Servin F. Evaluation of the predictive performance of four pharmacokinetic models for propofol. Br J Anaesth. 2009;102:626-32.
50. Absalom RA, Mani V, De Smet T, et al. Pharmacokinetic models for propofol—defining and illuminating the devil in the detail. Br J Anaesth. 2009;103:26–37.

49
Etomidato

Thiana Yamaguti

INTRODUÇÃO

O etomidato é um potente hipnótico sintetizado nos anos 1960 pelos laboratórios Janssen, inicialmente como um dos inúmeros compostos antifúngicos imidazólicos.[1] Surpreendentemente, sua potência hipnótica e seu alto índice terapêutico foram descobertos durante testes em animais. O etomidato possui um carbono quiral, e estudos subsequentes observaram que o isômero dextrogiro (R+) tem potência hipnótica cerca de 10 a 20 vezes maior que a do isômero levogiro (S-) e um bom índice terapêutico, muito maior que o de outros anestésicos venosos utilizados na prática clínica (índice terapêutico > 20 para o enantiômero R). Estudos pré-clínicos em mamíferos também demonstraram que a injeção de etomidato estava associada à mínima alteração hemodinâmica e depressão respiratória, tornando-o particularmente seguro.[2]

O etomidato foi introduzido na prática clínica por Alfred Doenicke em 1972,[3] e devido às suas propriedades farmacológicas favoráveis, como a rápida recuperação após dose única, ausência de acúmulo após doses repetidas, estabilidade hemodinâmica, proteção cerebral e pouca depressão respiratória, seu uso foi amplamente difundido e aplicado em diversos cenários, desde a indução anestésica até a manutenção da hipnose durante a cirurgia e a sedação nas unidades de terapia intensiva. O entusiasmo inicial foi reduzido nos anos 1980, após a descoberta de sua toxicidade adrenal.[4] Entretanto, ainda não se sabe o real impacto clínico da supressão adrenocortical temporária causada pelo etomidato em dose única. Assim, diante dos benefícios de seu perfil fisiológico favorável, seu uso ainda tem importante papel na indução anestésica, nos departamentos de emergência e em unidades de terapia intensiva.

CARACTERÍSTICAS FÍSICO-QUÍMICAS

O etomidato é um derivado imidazólico carboxilado, cuja formulação para uso clínico possui o enantiômero dextrogiro R(+) purificado. O etomidato tem um pKa de 4,2 e é hidrofóbico em pH fisiológico. Para aumentar sua solubilidade, é formulada em solução a 0,2% em propilenoglicol a 35%, com pH de 6,9 e osmolalidade de 4.965 mOsm.kg^{-1}.[5] Devido à alta osmolalidade dessa solução, fatores como dor à injeção, tromboflebite e hemólise têm sido relacionados ao veículo propilenoglicol, e novas preparações em outros solventes como a emulsão lipídica (Etomidato-Lipuro, B-Braun)[6] e a ciclodextrina[7] com osmolalidades mais próximas às do sangue têm sido desenvolvidas, apesar de ainda não disponíveis comercialmente no Brasil.

FARMACOCINÉTICA

Após injeção venosa, o etomidato em pacientes saudáveis se liga a proteínas plasmáticas como a albumina em aproximadamente 75% das vezes. Possui um grande volume de distribuição central (4,5 L.Kg^{-1}) e um grande volume de distribuição periférico (74,9 L.Kg^{-1}) por sua lipossolubilidade.

A farmacocinética do etomidato é melhor descrita num modelo tricompartimental. O declínio rápido, intermediário e lento dos níveis plasmáticos do etomidato parecem respectivamente corresponder à distribuição para os tecidos altamente perfundidos, à redistribuição para os tecidos periféricos (principalmente músculos) e ao metabolismo terminal. A meia-vida de distribuição inicial é de 2,6 minutos, a meia-vida de redistribuição é de 29 minutos e a meia-vida de eliminação é de 2,9 a 5,3 horas.[8]

O metabolismo do etomidato ocorre principalmente no fígado por esterases microssomais que hidrolizam o fármaco em metabolitos inativos. Somente 2% do fármaco são excretados sem alteração pela urina, e o restante é eliminado como metabolito pelos rins (85%) e pela bile (13%). O clareamento do etomidato pelo fígado é alto (18 a 25 mL.kg^{-1}.min^{-1}). Mas, como a ação hipnótica do etomidato após um *bolus* é dissipada pelo mecanismo de redistribuição, a disfunção hepática não altera a recuperação de forma significativa após uma dose única de indução. Condições patológicas que resultem em diminuição dos níveis de proteína sérica (como doenças renais e hepáticas) afetam a quantidade de fármaco livre circulante e podem aumentar o efeito farmacodinâmico de uma dose. Idosos também necessitam de doses menores pelo menor volume de distribuição e menor clareamento do etomidato.

Embora o perfil farmacocinético do etomidato favoreça o uso em infusões contínuas, tal prática era comum somente na primeira década de uso do fármaco, sendo abolida após a descoberta dos efeitos colaterais relacionados à supressão da glândula adrenal.[4]

FARMACODINÂMICA
Efeitos no Sistema Nervoso Central

A ação primária do etomidato no SNC é a sedação e hipnose obtida através da mimetização da ação do neurotransmissor gama-aminobutírico ácido (GABA) no receptor $GABA_A$, que é o principal receptor neurotransmissor inibitório do cérebro de mamíferos. Os receptores $GABA_A$ são canais iônicos ativados por neurotransmissores que conduzem seletivamente íons cloreto; a ativação desses receptores gera uma corrente pós-sináptica inibitória que impede que o potencial de ação seja gerado no neurônio pós-sináptico.[2]

O etomidato aumenta a potência do GABA, ou seja, uma menor quantidade de GABA é necessária na presença do etomidato para ativar o receptor $GABA_A$ (modulação positiva). Na ausência de GABA, em concentrações supraclínicas de etomidato, este age diretamente ativando o receptor $GABA_A$ (agonismo alostérico). Diferentemente de outros anestésicos, o etomidato age seletivamente nos receptores $GABA_A$ que possuam subunidades beta-2 ou beta-3, o que sugere que a subunidade beta possa contribuir para o sítio de ligação do etomidato no receptor $GABA_A$.[9]

Após uma dose de indução de 0,2 a 0,3 $mg.kg^{-1}$, o etomidato reduz o fluxo sanguíneo cerebral em 34% e a taxa metabólica cerebral de oxigênio em 45%, sem alterar a pressão arterial média (PAM).[10] A pressão de perfusão cerebral (PPC) é mantida ou aumentada, resultando em um benéfico aumento na taxa de oferta e consumo de oxigênio cerebral. O etomidato reduz a pressão intracraniana (PIC),[11] embora as ações indesejadas na glândula adrenal limitem seu uso prolongado para o tratamento da hipertensão intracraniana.

O etomidato produz um padrão no eletroencefalograma (EEG) semelhante ao do tiopental exceto pela ausência de aumento na atividade beta em baixas doses. Em pacientes epiléticos, o etomidato produz aumento da atividade do EEG no foco epileptogênico, sendo útil para o mapeamento intraoperatório do foco antes da ablação cirúrgica.[12] O etomidato também tem sido utilizado na indução anestésica para eletroconvulsoterapia, sendo observado aumento na duração das convulsões quando seu uso é comparado ao do propofol, tiopental e metoexital.[13]

Quando a anestesia é induzida pelo etomidato em pacientes sem pré-anestésico, 50% a 80% dos pacientes apresentam mioclonias que não são geradas por focos epilépticos.[14] O mecanismo neurológico desse fenômeno é a desinibição da atividade subcortical, porque doses altas de etomidato deprimem a atividade cortical antes de deprimir a atividade subcortical.[14]

O etomidato aumenta a amplitude do potencial evocado somatossensorial com pouca ação na latência deste, podendo ser útil para facilitar a interpretação de potenciais evocados em situações de baixa qualidade do sinal.[15] O potencial evocado auditivo tem sua amplitude diminuída e latência aumentada de maneira dose-dependente com o etomidato.[16]

Os valores do índice bispectral avaliados pelo monitor BIS são preditores da profundidade da sedação e hipnose do etomidato, diminuindo após a administração de um *bolus* mesmo na presença de mioclonias.[17]

Efeitos no Sistema Respiratório

O etomidato causa menos apneia que o propofol e os barbitúricos durante a indução anestésica, embora cause redução na resposta ventilatória ao CO_2. Após uma dose de indução de 0,3 $mg.kg^{-1}$, ocorre um breve período de hiperventilação, algumas vezes seguido de um breve período de apneia, o que pode resultar num leve aumento da $PaCO_2$ (~15%), mas sem alteração na PaO_2.[18]

O etomidato não estimula a liberação de histamina em pacientes saudáveis ou com via aérea reativa.[19] Tosse e soluços por breves períodos podem ser observados, mas não relacionados à liberação histaminérgica.[20]

O etomidato não bloqueia a resposta simpática à laringoscopia e à entubação traqueal, necessitando de adjuvantes como os opioides para essa função.

Efeitos no Sistema Cardiovascular

O etomidato é conhecido pela estabilidade hemodinâmica após administração do fármaco tanto em pacientes não cardiopatas[21] como em pacientes com conhecida cardiopatia.[22,23]

Em estudos comparativos com outros fármacos anestésicos, o etomidato causa mínima alteração hemodinâmica.[24,25] Em pacientes saudáveis ou com coronariopatia compensada, a frequência cardíaca, as pressões de enchimento (PVC, PCP), a pressão de artéria pulmonar, a resistência vascular sistêmica e o índice cardíaco são alterados minimamente após doses de 0,15 a 0,3 $mg.kg^{-1}$.[22] O etomidato não possui ação inotrópica negativa direta em doses utilizadas clinicamente.[26] O balanço entre oferta e consumo de oxigênio miocárdico é pouco afetado,[27] assim como a pressão arterial sistêmica. Alguns estudos observaram preservação do tônus simpático e resistência vascular sistêmica com o uso do etomidato;[21] estudos experimentais em camundongos observaram que o etomidato tem ação em receptores alfa-2B adrenérgicos presentes na musculatura lisa vascular, o que pode contribuir para a estabilidade hemodinâmica e o aumento da resistência vascular sistêmica observada em alguns casos.[28]

O etomidato não possui ação analgésica eficaz, sendo necessária a associação de opioides para inibir as alterações hemodinâmicas associadas à intubação e à laringoscopia.

Num modelo experimental de choque hemorrágico em porcos, houve mínima alteração farmacocinética e nenhuma alteração farmacodinâmica do etomidato,[29] que pode ser útil num cenário de depleção do volume intravascular para indução anestésica e sedação.

Efeitos no Sistema Endócrino

O etomidato é um potente inibidor da síntese de esteroides do córtex adrenal, suprimindo o aumento normal do cortisol e da aldosterona após cirurgia e a resposta adrenal à corticotropina.[30] Embora reversível e dose-dependente, a supressão da esteroidogênese adrenal em alguns pacientes pode durar de 24 a 72 horas segundo alguns estudos, mesmo com uma única dose de etomidato.[30-32]

A inibição adrenocortical do etomidato foi observada por estudos clínicos e experimentais[33] no início da década de 1980, cerca de uma década após sua introdução na prática clínica. Na mesma época, também foram publicados os dados de um estudo retrospectivo realizado por Watt e Ledingham,[34] mostrando aumento na mortalidade de pacientes na UTI que receberam infusões prolongadas de etomidato para sedação comparado a pacientes que receberam benzodiazepínicos, sugerindo que o aumento na mortalidade poderia estar associado à supressão adrenal causada pelo etomidato. A comunidade clínica reagiu suspendendo o uso do etomidato em infusões contínuas prolongadas.

O etomidato é muito mais potente como inibidor da síntese de esteroides que como agente hipnótico-sedativo. A concentração plasmática do etomidato associada à hipnose é maior que 200 ng.mL^{-1} (1 µM), enquanto concentrações menores que 10 ng.mL^{-1} estão associadas à supressão adrenocortical.[30] Tal disparidade nas concentrações plasmáticas para hipnose e adrenotoxicidade pode explicar a grande diferença na duração dessas duas ações,[30] resultando em supressão adrenocortical que pode persistir por muitas horas após o término da ação hipnótica.

O etomidato inibe a esteroidogênese adrenal bloqueando de forma reversível e dose-dependente a atividade do CYP11B1, também conhecido como 11 beta-hidroxilase ou P450c11. Essa enzima citocrômica mitocondrial converte o 11-deoxicortisol em cortisol e a 11-deoxicorticosterona em corticosterona, e é 95% homóloga à enzima CYP11B2 (aldolase) na via da aldosterona (Figura 49.1). O anel imidazólico do etomidato parece ser o principal determinante da sua ligação à enzima citocrômica adrenal.

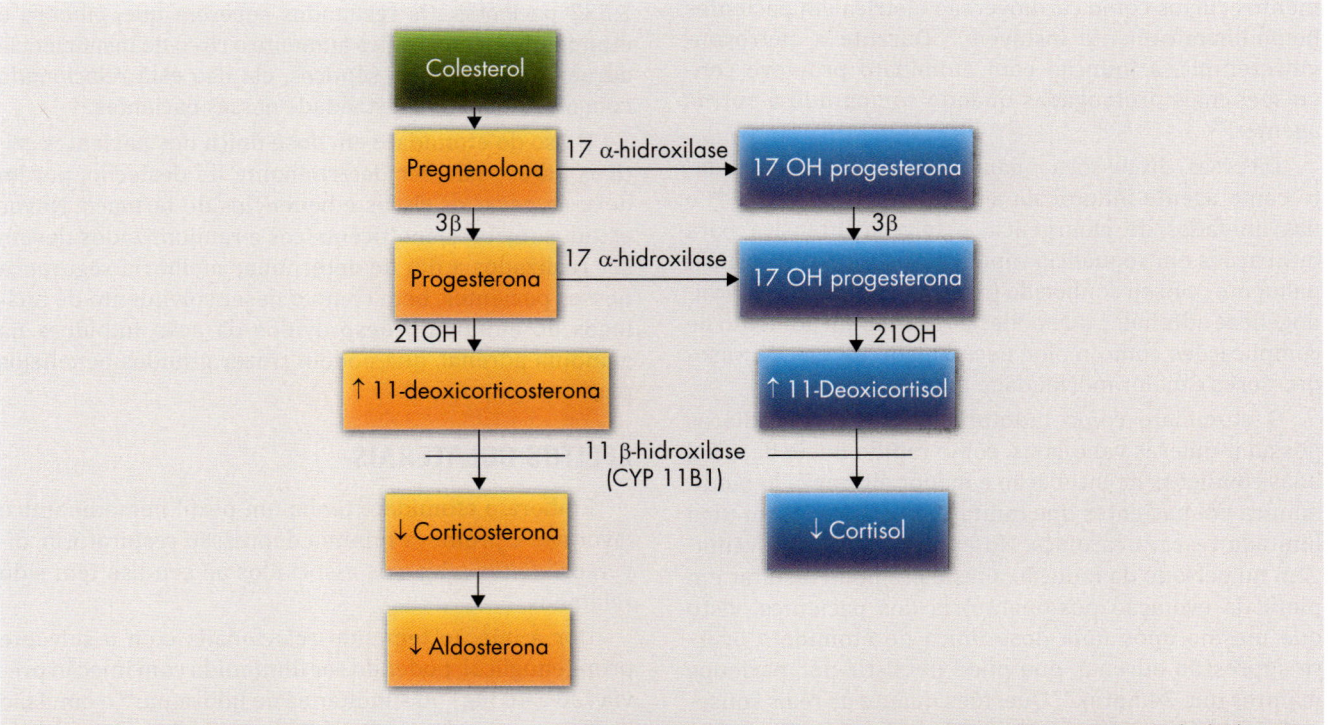

Figura 49.1 — Via da biossíntese do cortisol e aldosterona. O etomidato afeta a biossíntese do cortisol e da aldosterona principalmente por ação na 11 beta-hidroxilase.

USO CLÍNICO

A dose de indução anestésica do etomidato varia entre 0,2 e 0,6 mg.kg⁻¹, e deve ser individualizada para cada caso. A dose usual é de 0,3 mg.kg⁻¹ durante um período de 30 a 60 segundos. Idade avançada e condições clínicas graves, bem como a associação de sedativos como benzodiazepínicos e opioides, podem determinar a necessidade de doses menores de etomidato para a indução anestésica. O início de ação é rápido (uma circulação braço-cérebro), cerca de 30 a 45 segundos. A duração da hipnose após uma dose de indução pode variar entre 3 e 5 minutos, e é finalizada por redistribuição do fármaco.

Devido ao seu perfil farmacodinâmico cardiovascular favorável e ausência de liberação histaminérgica, o uso clínico do etomidato é apropriado em pacientes cardiopatas, com via aérea reativa e naqueles com hipertensão intracraniana necessitando de agentes que reduzam pouco a pressão arterial sistêmica e mantenham a pressão de perfusão cerebral.

Pacientes com trauma cujo *status* volêmico seja questionável podem se beneficiar da indução com etomidato. Porém, a perda da consciência por si mesma pode estar associada à diminuição da descarga adrenérgica, e quando associada à instalação de ventilação mecânica pode resultar na exacerbação dos efeitos cardiovasculares de uma pré-carga reduzida com hipotensão arterial durante a indução anestésica, embora o etomidato não tenha ação cardiovascular direta.

O etomidato pode ser útil para sedação em procedimentos curtos como cardioversão elétrica em pacientes hemodinamicamente instáveis.[35] Durante a eletroconvulsoterapia, a indução com etomidato promove convulsões mais prolongadas quando comparado a outros agentes.[36]

Diversas discussões quanto ao papel do etomidato como agente indutor da anestesia em cirurgias[37-40] e nas unidades de emergência e terapia intensiva para intubações em sequência rápida têm surgido,[41,42] principalmente por seu conhecido papel na inibição da esteroidogênese adrenal,[43] que poderia resultar em aumento de complicações como maior necessidade de uso de vasopressores e maior mortalidade dos pacientes.

O etomidato como indutor em cirurgias cardíacas possui inúmeras vantagens, como rápido início de ação, boas condições de intubação e menor alteração hemodinâmica em pacientes que muitas vezes já possuem uma limitada reserva cardíaca. No entanto, a relativa vantagem no período da indução anestésica pode resultar em piora da evolução pós-operatória dos pacientes, visto que mesmo após uma dose única de etomidato ocorre supressão adrenal, que pode persistir por períodos maiores que 24 horas.[44] Questões quanto às reais consequências clínicas da supressão adrenal transitória foram propostas, e diversos estudos avaliando o uso do etomidato e sua relação com a necessidade de vasopressores, a inflamação pós-CEC, os tempos de internação e a mortalidade têm sido publicados.[40,44-46]

Num estudo prospectivo, randomizado e duplamente encoberto realizado por Morel e cols.[44] em cirurgias cardíacas eletivas, comparando etomidato e propofol como indutor, observou-se que embora o etomidato promova insuficiência adrenal relativa por mais de 24 horas, não houve maior necessidade de vasopressores no grupo do etomidato. Isso sugeriu que a supressão adrenal nesse grupo de pacientes não está relacionada com a piora clínica. Mais tarde, dois grandes estudos retrospectivos publicados em 2014, um com 3.054 pacientes[45] e outro com 3.127 pacientes[46] avaliando o etomidato em cirurgias cardíacas, não observaram hipotensão grave, maior tempo de ventilação mecânica, maior tempo de internação ou mortalidade hospitalar nos grupos que fizeram uso do etomidato. Os estudos sugeriram que o etomidato, apesar da ação adrenocortical, não está relacionado com a pior evolução pós-operatória em pacientes submetidos às cirurgias cardíacas.

O etomidato como indutor durante a intubação em sequência rápida na unidade de terapia intensiva e no trauma também é controverso, principalmente em pacientes com sepse, que pelo próprio quadro podem apresentar uma insuficiência adrenal relativa. O impacto do uso do etomidato na evolução desses pacientes tem sido estudado, e recentemente Gu e cols.[47] publicaram os resultados de uma metanálise de dois estudos controlados e randomizados, e de 16 estudos observacionais envolvendo 5.552 pacientes. Os resultados sugerem que, embora o etomidato em dose única aumente o risco de insuficiência adrenal em pacientes sépticos, ele não está relacionado com o aumento na mortalidade nesses pacientes.[47]

O uso do etomidato em dose única nos pacientes críticos parece não ser determinante de desfecho, porém deve-se pesar os riscos e benefícios do fármaco. Novos estudos maiores, multicêntricos e randomizados devem ser realizados a fim de determinar melhor a segurança nesses pacientes, bem como o desenvolvimento de análogos do etomidato desprovidos da ação inibidora na glândula adrenal, que podem trazer grandes benefícios para essa população.

EFEITOS COLATERAIS

Embora o etomidato tenha um perfil hemodinâmico favorável e promova mínima depressão respiratória, diversos efeitos adversos associados ao seu uso têm sido relatados.

Dor à injeção tem sido relacionada com o solvente propilenoglicol, podendo ser diminuída com injeção prévia (20 a 40 mg) ou simultânea de lidocaína;[48] a emulsão lipídica como solvente parece estar relacionada com menor incidência de dor, tromboflebite e hemólise.[6]

O etomidato tem sido associado a náuseas e vômitos pós-operatórios, em uma incidência significativamente maior que com o uso do propofol.[49]

A incidência de mioclonias aumenta com a dose de etomidato e pode ser atenuada e abolida com a administração prévia de pequenas doses de benzodiazepínicos e/ou opioides.[14,0,51] Outros métodos de prevenção de mioclonias, como sulfato de magnésio, lidocaína e dexmedetomidina,[52-54] têm sido relatados com sucesso.

NOVAS FORMULAÇÕES DO ETOMIDATO

Novas formulações do etomidato a fim de melhorar seu uso clínico como anestésico e sedativo têm sido estudadas (Figura 49.2). Duas estratégias moleculares têm sido descritas para manter os aspectos clínicos favoráveis do etomidato reduzindo a ação inibitória na esteroidogênese adrenal.

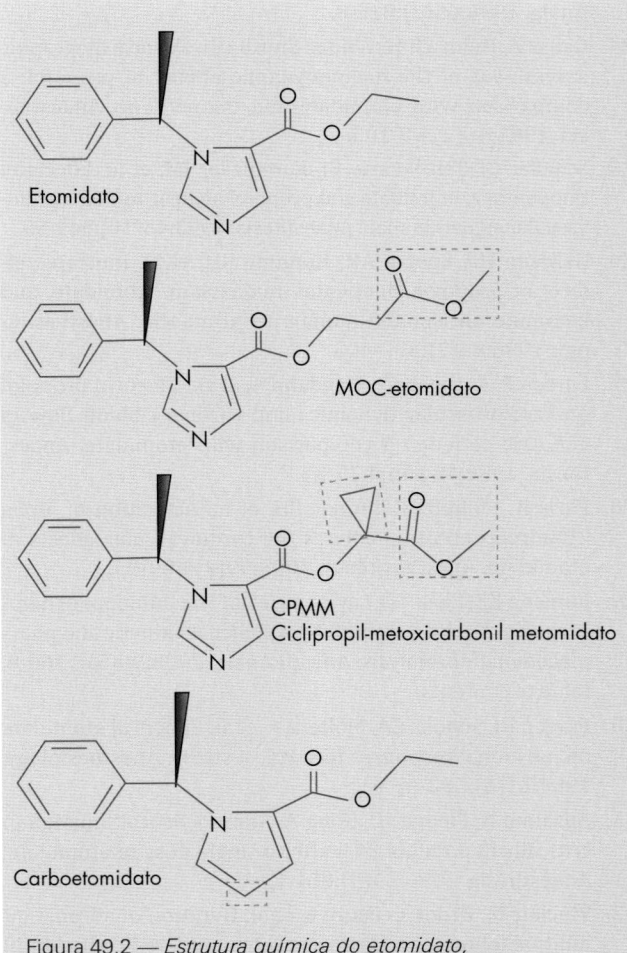

Figura 49.2 — Estrutura química do etomidato, carboetomidato, metoxicarbonil (MOC)-etomidato, e ciclopropil-metoxicarbonil metomidato (CPMM). As linhas tracejadas indicam as diferenças estruturais em relação à estrutura original do etomidato.

O desenvolvimento de análogos do etomidato com modificações estruturais que permitam o metabolismo ultrarrápido é uma das estratégias. Nesse caso, a supressão adrenal ocorre, porém com o rápido metabolismo do fármaco a função adrenocortical é recuperada rapidamente. O metoxicarbonil (MOC)-etomidato foi o protótipo dos análogos do etomidato de metabolismo rápido por esterases, similar ao remifentanil e esmolol.[9] Após uma dose única em ratos, a ação hipnótica foi muito curta e a função adrenocortical não foi suprimida; entretanto, em infusão contínua, a recuperação da hipnose e do eletroencefalograma foi bastante lentificada. Isso ocorreu porque a potência do MOC-etomidato é cerca de 5 a 10 vezes menor que a do etomidato; assim, doses maiores são necessárias para sua ação. Da mesma forma, o metabolito ácido carboxílico do MOC-etomidato, mesmo tendo baixa potência, atingiu concentrações grandes o suficiente para promover hipnose.[9] Novos análogos foram estudados chegando-se ao ciclopropil-metoxicarbonil metomidato (CPMM). O CPMM possui potência hipnótica similar ao etomidato e foi rapidamente hidrolisado por estresse no sangue de ratos, mas não tão rapidamente como o MOC-etomidato. A infusão contínua de CPMM por 2 horas parece não estar relacionada com o acúmulo de metabolitos, e a recuperação eletroencefalográfica ocorreu em 4 a 5 minutos, independentemente da duração da infusão.[55] A supressão adrenal após infusão contínua ocorreu, mas com recuperação muito mais rápida que na infusão de etomidato.[55] Diante das propriedades farmacológicas favoráveis observadas em animais, o CPMM será estudado em humanos em estudos de Fase I.

Outra estratégia molecular a fim de reduzir a supressão adrenocortical induzida pelo etomidato é mudar a estrutura para reduzir a afinidade do fármaco à 11 beta-hidroxilase, porém mantendo a afinidade ao receptor $GABA_A$ e assim sua potência hipnótica. O nitrogênio básico do anel imidazólico do etomidato parece ser o principal determinante da sua ligação à enzima citocrômica adrenal. O carboetomidato foi desenvolvido com estrutura idêntica ao etomidato, porém com a substituição do nitrogênio básico do anel imidazólico por um grupo metileno que não pode formar ligações coordenadas com o ferro do grupo heme do sítio ativo da 11 beta-hidroxilase.[56] Estudos experimentais demonstraram que o carboetomidato possui potência hipnótica, porém dez vezes menor que o etomidato, e não inibe a esteroidogênese adrenal em doses relevantes. Porém, a baixa potência e a hidrossolubilidade impediram os avanços para o uso clínico do carboetomidato.[9] Entretanto, novas modificações estruturais baseadas no carboetomidato podem ser realizadas para transpor as limitações desse fármaco e identificar outros que possam ter um perfil farmacológico tão favorável quanto o etomidato, com rápido metabolismo e sem a necessidade de promover supressão adrenal.

REFERÊNCIAS

1. Godefroi EF, Janssen PA, Vandereycken CA, et al. Dl-1-(1-Arylalkyl)Imidazole-5-Carboxylate Esters. A Novel Type of Hypnotic Agents. J Med Chem. 1965;8:220-3.
2. Forman SA. Clinical and molecular pharmacology of etomidate. Anesthesiology. 2011;114(3):695-707.
3. Doenicke A, Kugler J, Penzel G, et al. [Cerebral function under etomidate, a new non-barbiturate i.v. hypnotic (author's transl)]. Anaesthesist. 1973;22(8):357-66.
4. Ledingham IM, Watt I. Influence of sedation on mortality in critically ill multiple trauma patients. Lancet. 1983;1(8336):1270.
5. Bretschneider H. Osmolalities of commercially supplied drugs often used in anesthesia. Anesth Analg. 1987;66(4):361-2.
6. Doenicke AW, Roizen MF, Hoernecke R, et al. Solvent for etomidate may cause pain and adverse effects. Br J Anaesth. 1999;83(3):464-6.
7. Doenicke A, Roizen MF, Nebauer AE, et al. A comparison of two formulations for etomidate, 2-hydroxypropyl-beta-cyclodextrin (HPCD) and propylene glycol. Anesth Analg. 1994;79(5):933-9.
8. Van Hamme MJ, Ghoneim MM, Ambre JJ. Pharmacokinetics of etomidate, a new intravenous anesthetic. Anesthesiology. 1978;49(4):274-7.
9. Raines DE. The pharmacology of etomidate and etomidate derivatives. Int Anesthesiol Clin. 2015;53(2):63-75.
10. Renou AM, Vernhiet J, Macrez P, et al. Cerebral blood flow and metabolism during etomidate anaesthesia in man. Br J Anaesth. 1978;50(10):1047-51.
11. Modica PA, Tempelhoff R. Intracranial pressure during induction of anaesthesia and tracheal intubation with etomidate-induced EEG burst suppression. Can J Anaesth. 1992;39(3):236-41.
12. Pastor J, Wix R, Meilan ML, et al. Etomidate accurately localizes the epileptic area in patients with temporal lobe epilepsy. Epilepsia. 2010;51(4):602-9.
13. Singh PM, Arora S, Borle A, et al. Evaluation of Etomidate for Seizure Duration in Electroconvulsive Therapy: A Systematic Review and Meta-analysis. J ECT. 2015;31(4):213-25.
14. Doenicke AW, Roizen MF, Kugler J, et al. Reducing myoclonus after etomidate. Anesthesiology. 1999;90(1):113-9.
15. Meng XL, Wang LW, Zhao W, et al. Effects of different etomidate doses on intraoperative somatosensory-evoked potential monitoring. Ir J Med Sci. 2015;184(4):799-803.
16. Thornton C, Heneghan CP, Navaratnarajah M, et al. Effect of etomidate on the auditory evoked response in man. Br J Anaesth. 1985;57(6):554-61.
17. Kim HM, Shin SW, Yoon JY, et al. Effects of etomidate on bispectral index scale and spectral entropy during induction of anesthesia by means of the raw electroencephalographic and electromyographic characteristics. Korean J Anesthesiol. 2012;62(3):230-3.
18. Colvin MP, Savege TM, Newland PE, et al. Cardiorespiratory changes following induction of anaesthesia with etomidate in patients with cardiac disease. Br J Anaesth. 1979;51(6):551-6.
19. Guldager H, Sondergaard I, Jensen FM, et al. Basophil histamine release in asthma patients after in vitro provocation with Althesin and etomidate. Acta Anaesthesiol Scand. 1985;29(3):352-3.
20. Yeung JK, Zed PJ. A review of etomidate for rapid sequence intubation in the emergency department. CJEM. 2002;4(3):194-8.
21. Ebert TJ, Muzi M, Berens R, et al. Sympathetic responses to induction of anesthesia in humans with propofol or etomidate. Anesthesiology. 1992;76(5):725-33.
22. Gooding JM, Weng JT, Smith RA, et al. Cardiovascular and pulmonary responses following etomidate induction of anesthesia in patients with demonstrated cardiac disease. Anesth Analg. 1979;58(1):40-1.
23. Kates RA, Stack RS, Hill RF, et al. General anesthesia for patients undergoing percutaneous transluminal coronary angioplasty during acute myocardial infarction. Anesth Analg. 1986;65(7):815-8.
24. Gauss A, Heinrich H, Wilder-Smith OH. Echocardiographic assessment of the haemodynamic effects of propofol: a comparison with etomidate and thiopentone. Anaesthesia. 1991;46(2):99-105.
25. Scheffer GJ, Ten Voorde BJ, Karemaker JM, et al. Effects of thiopentone, etomidate and propofol on beat-to-beat cardiovascular signals in man. Anaesthesia. 1993;48(10):849-55.
26. Gelissen HP, Epema AH, Henning RH, et al. Inotropic effects of propofol, thiopental, midazolam, etomidate, and ketamine on isolated human atrial muscle. Anesthesiology. 1996;84(2):397-403.
27. Larsen R, Rathgeber J, Bagdahn A, et al. Effects of propofol on cardiovascular dynamics and coronary blood flow in geriatric patients. A comparison with etomidate. Anaesthesia. 1988;43 Suppl:25-31.
28. Paris A, Philipp M, Tonner PH, et al. Activation of alpha 2B-adrenoceptors mediates the cardiovascular effects of etomidate. Anesthesiology. 2003;99(4):889-95.
29. Johnson KB, Egan TD, Layman J, et al. The influence of hemorrhagic shock on etomidate: a pharmacokinetic and pharmacodynamic analysis. Anesth Analg. 2003;96(5):1360-8, table of contents.
30. Fragen RJ, Shanks CA, Molteni A, et al. Effects of etomidate on hormonal responses to surgical stress. Anesthesiology. 1984;61(6):652-6.
31. Absalom A, Pledger D, Kong A. Adrenocortical function in critically ill patients 24 h after a single dose of etomidate. Anaesthesia. 1999;54(9):861-7.
32. Vinclair M, Broux C, Faure P, et al. Duration of adrenal inhibition following a single dose of etomidate in critically ill patients. Intensive Care Med. 2008;34(4):714-9.
33. Wagner RL, White PF. Etomidate inhibits adrenocortical function in surgical patients. Anesthesiology. 1984;61(6):647-51.

34. Watt I, Ledingham IM. Mortality amongst multiple trauma patients admitted to an intensive therapy unit. Anaesthesia. 1984;39(10):973-81.
35. Canessa R, Lema G, Urzua J, et al. Anesthesia for elective cardioversion: a comparison of four anesthetic agents. J Cardiothorac Vasc Anesth. 1991;5(6):566-8.
36. Canbek O, Ipekcioglu D, Menges OO, et al. Comparison of Propofol, Etomidate, and Thiopental in Anesthesia for Electroconvulsive Therapy: A Randomized, Double-blind Clinical Trial. J ECT. 2015;31(2):91-7.
37. De Jong A, Jaber S. Etomidate for anesthesia induction: friends or foe in major cardiac surgery? Crit Care. 2014;18(5):560.
38. Kaushal RP, Vatal A, Pathak R. Effect of etomidate and propofol induction on hemodynamic and endocrine response in patients undergoing coronary artery bypass grafting/mitral valve and aortic valve replacement surgery on cardiopulmonary bypass. Ann Card Anaesth. 2015;18(2):172-8.
39. Basciani RM, Rindlisbacher A, Begert E, et al. Anaesthetic induction with etomidate in cardiac surgery: A randomised controlled trial. Eur J Anaesthesiol. 2016;33(6):417-24.
40. Komatsu R, Makarova N, You J, et al. Etomidate and the Risk of Complications After Cardiac Surgery: A Retrospective Cohort Analysis. J Cardiothorac Vasc Anesth. 2016;30(6):1516-22.
41. Oglesby AJ. Should etomidate be the induction agent of choice for rapid sequence intubation in the emergency department? Emerg Med J. 2004;21(6):655-9.
42. Zed PJ, Abu-Laban RB, Harrison DW. Intubating conditions and hemodynamic effects of etomidate for rapid sequence intubation in the emergency department: an observational cohort study. Acad Emerg Med. 2006;13(4):378-83.
43. Molenaar N, Bijkerk RM, Beishuizen A, et al. Steroidogenesis in the adrenal dysfunction of critical illness: impact of etomidate. Crit Care. 2012;16(4):R121.
44. Morel J, Salard M, Castelain C, et al. Haemodynamic consequences of etomidate administration in elective cardiac surgery: a randomized double-blinded study. Br J Anaesth. 2011;107(4):503-9.
45. Heinrich S, Schmidt J, Ackermann A, et al. Comparison of clinical outcome variables in patients with and without etomidate-facilitated anesthesia induction ahead of major cardiac surgery: a retrospective analysis. Crit Care. 2014;18(4):R150.
46. Wagner CE, Bick JS, Johnson D, et al. Etomidate use and postoperative outcomes among cardiac surgery patients. Anesthesiology. 2014;120(3):579-89.
47. Gu WJ, Wang F, Tang L, et al. Single-dose etomidate does not increase mortality in patients with sepsis: a systematic review and meta-analysis of randomized controlled trials and observational studies. Chest. 2015;147(2):335-46.
48. Brock MF, Grace BE, Morley B, et al. Does lidocaine more effectively prevent pain upon induction with propofol or etomidate when given preemptively than when mixed with the drug? J Clin Anesth. 2010;22(7):505-9.
49. Mayer M, Doenicke A, Nebauer AE, et al. [Propofol and etomidate-Lipuro for induction of general anesthesia. Hemodynamics, vascular compatibility, subjective findings and postoperative nausea]. Anaesthesist. 1996;45(11):1082-4.
50. Fassoulaki A, Pateras C, Kaniaris P. [Fentanyl in the prevention of etomidate-induced myoclonus]. Cah Anesthesiol. 1987;35(3):201-2.
51. Huter L, Schreiber T, Gugel M, et al. Low-dose intravenous midazolam reduces etomidate-induced myoclonus: a prospective, randomized study in patients undergoing elective cardioversion. Anesth Analg. 2007;105(5):1298-302, table of contents.
52. Guler A, Satilmis T, Akinci SB, et al. Magnesium sulfate pretreatment reduces myoclonus after etomidate. Anesth Analg. 2005;101(3):705-9, table of contents.
53. Gultop F, Akkaya T, Bedirli N, et al. Lidocaine pretreatment reduces the frequency and severity of myoclonus induced by etomidate. J Anesth. 2010;24(2):300-2.
54. Mizrak A, Koruk S, Bilgi M, et al. Pretreatment with dexmedetomidine or thiopental decreases myoclonus after etomidate: a randomized, double-blind controlled trial. J Surg Res. 2010;159(1):e11-6.
55. Campagna JA, Pojasek K, Grayzel D, et al. Advancing novel anesthetics: pharmacodynamic and pharmacokinetic studies of cyclopropyl-methoxycarbonyl metomidate in dogs. Anesthesiology. 2014;121(6):1203-16.
56. Cotten JF, Forman SA, Laha JK, et al. Carboetomidate: a pyrrole analog of etomidate designed not to suppress adrenocortical function. Anesthesiology. 2010;112(3):637-44.

50 Cetamina

Carlos Rogério Degrandi Oliveira

INTRODUÇÃO

Muitos fármacos hipnóticos foram introduzidos na prática clínica e comprovaram-se extremamente valiosos em situações clínicas específicas. Uma vez que as propriedades farmacológicas não sejam igualmente desejadas em todas as situações clínicas, o anestesiologista deve fazer a escolha do hipnótico que melhor se adapte às necessidades individuais do paciente e ao procedimento cirúrgico. Nesse escopo, a cetamina se mantém como um fármaco singular, produzindo hipnose, intensa analgesia, estabilidade hemodinâmica e mínima depressão respiratória quando comparada com outros hipnóticos. Além disso, a cetamina está passando por um ressurgimento do seu interesse pelo seu potencial uso na dor perioperatória, na dor crônica e na psiquiatria para a depressão grave.

A cetamina foi descrita inicialmente por Domino, Chodoff e Corssen em 1965.[1] Nesse estudo inicial em humanos, a denominação "anestesia dissociativa" foi utilizada pela primeira vez. Desenvolvida pela *Parke Davis Pharmaceuticals* em 1970, teve seu uso aprovado pela FDA (*United States Food and Drug Administration*) para uso médico e veterinário.

A cetamina teve como precursor a cicloexamina, um congênere da fenciclidina, sendo esses compostos utilizados clinicamente, mas abandonados por apresentarem pequeno poder analgésico e elevada incidência de efeitos colaterais psicomiméticos. A cetamina não apresenta semelhança química com qualquer outro anestésico utilizado na anestesia venosa. Por produzir intensa analgesia, teve indicação precisa na anestesia clínica, especialmente em crianças, queimados e pacientes hemodinamicamente instáveis. No entanto, a dissociação decorrente dos efeitos centrais do fármaco, causando emergência psicótica e alucinações, limitou por muito tempo o seu uso rotineiro.

A descoberta da atividade bloqueadora dos receptores N-metil-D-aspartato (NMDA) acendeu a importância da cetamina, e a partir daí suas indicações foram ampliadas, sendo utilizada também no alívio da dor.[2]

CARACTERÍSTICAS FÍSICO-QUÍMICAS

A cetamina é uma arilcicloexilamina, parcialmente hidrossolúvel e apresentada sob a forma de solução cristalina, com pKa de 7,5. Sua lipossolubilidade é cerca de dez vezes a do tiopental. A cetamina é preparada em uma solução discretamente ácida (pH 3,5 a 5,5) e em concentrações de 50 mg.mL^{-1} de solução de cloridrato de sódio, contendo o cloreto de benzetônio como conservante. Sua estrutura molecular apresenta um carbono quiral na posição C2, produzindo dois enantiômeros: a R(-) cetamina e a S(+) cetamina. A S(+) cetamina tem demonstrado oferecer vantagens clínicas sobre a mistura racêmica pela maior potência analgésica, recuperação mais rápida e menor incidência de efeitos psicomiméticos no despertar. Atualmente a S(+) cetamina também é disponibilizada em apresentação sem conservantes.

Mecanismo de Ação

A cetamina bloqueia preferencialmente as ações dos receptores glutamatérgicos NMDA (Figura 50.1) sobre os interneurônios inibitórios no córtex e sítios subcorticais tais como tálamo, hipocampo e o sistema límbico. O antagonismo do receptor NMDA não apenas potencializa a analgesia, como também pode evitar a situação clínica caracterizada como um estado de hiperatividade e

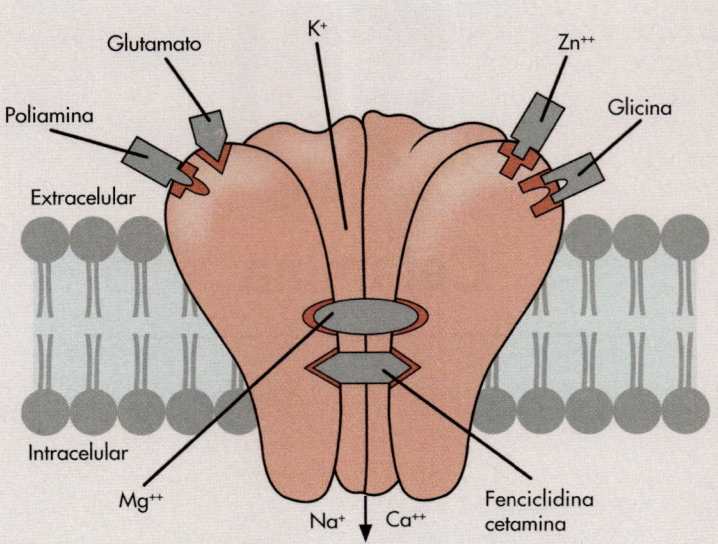

Figura 50.1 — Desenho esquemático de um receptor glutamatérgico, ionotrópico do tipo NMDA, mostrando várias possibilidades de modulação da sua atividade. O glutamato (agonista endógeno) interage diretamente com o receptor, produzindo aumento nas condutâncias de Na^+, K^+ e Ca^{++} através do canal. Outras moléculas e íons apresentam sítios de ligação nesse receptor, modulando sua atividade positivamente (glicina, poliamina) ou negativamente (Mg^{++}, Zn^{++}, fenciclidina, cetamina).

hiper-responsividade da via nociceptiva, gerada após a sua estimulação intensa, como no caso da dor no período perioperatório.

O efeito antinociceptivo da cetamina deve-se em parte ao seu bloqueio da liberação de glutamato a partir de neurônios aferentes periféricos nos gânglios da raiz dorsal nas suas sinapses nos neurônios de projeção da medula espinhal. Ela também se liga aos receptores glutamato não NMDA e aos receptores nicotínicos, muscarínicos, monoaminérgicos e serotoninérgicos.[2,3] Interage com receptores opioides μ e κ em nível espinhal e μ em nível supraespinhal. A ocupação dos receptores opioides no cérebro e na medula pode ser a causa da sua potente atividade analgésica. No entanto, um estudo mostrou que os efeitos analgésicos da cetamina não foram influenciados pela administração da naloxona.[4]

Além disso, ela inibe os canais de sódio neuronais, responsabilizando-se por efeito anestésico local simile e também nos canais de cálcio produzindo vasodilatação cerebral.[5]

FARMACOCINÉTICA

Comercialmente a cetamina é disponibilizada para administração venosa e intramuscular. A administração por via oral pode ser feita, mas somente uma pequena parte do fármaco é disponível devido ao intenso metabolismo hepático de primeira passagem.[6]

Após a administração venosa da cetamina, é observada uma queda bifásica da concentração plasmática, com uma fase de distribuição inicial e rápida, com duração de 45 minutos, seguida de uma fase de eliminação longa, com duração média de duas horas e meia.[7]

A concentração plasmática de cetamina necessária para a obtenção de um estado de anestesia é de 1 a 3 $ug \cdot mL^{-1}$. As características farmacocinéticas da cetamina não variam de maneira significativa quando analisadas por modelos farmacocinéticos tricompartimentais com doses variadas e administradas por via venosa. Doses entre 0,125 e 3,7 $mg \cdot kg^{-1}$ apresentam meia-vida de distribuição rápida de 30 segundos, redistribuição de 9 minutos, meia-vida de eliminação de 158 minutos, depuração de 20,8 $mL \cdot kg^{-1} \cdot min^{-1}$ e Vd de 2,3 $L \cdot kg^{-1}$.[7]

A cetamina não se liga intensamente às proteínas plasmáticas; essa ligação oscila entre 27% e 47%. As proteínas de ligação com a cetamina são a albumina e a α_1-glicoproteína ácida. Essa ligação é pH-dependente, o que faz com que a queda do pH diminua principalmente a ligação com a albumina. O elevado índice de extração do plasma e a intensa depuração intrínseca hepática desse fármaco, associados à sua relativamente alta fração plasmática livre, fazem com que as alterações nas proteínas plasmáticas não alterem de maneira significativa a depuração da cetamina.[7]

A cetamina é metabolizada pelo sistema enzimático microssomal hepático (CYP3A4, CY2B6 e CYP2C9).[8] A via metabólica mais importante é a que envolve a N-desmetilação, a qual forma a norcetamina, posteriormente hidroxilada para originar a hidroxinorcetamina.

Esses produtos são conjugados aos glicuronídeos hidrossolúveis e excretados na urina. A norcetamina tem uma potência analgésica muito próxima à da R(-) cetamina, podendo ser muito importante para a analgesia quando a cetamina é administrada por via oral.[3]

Apenas 4% da cetamina é excretada por via renal na forma inalterada.[9]

A cetamina possui peso molecular baixo, pKa próximo do pH fisiológico e lipossolubilidade relativamente alta. Com essas características físico-químicas, ela atravessa a barreira hematoencefálica rapidamente, apresentando, assim, um tempo de início de ação curto, em torno de 30 segundos. O seu efeito máximo ocorre em 1 minuto.[9]

A duração do efeito anestésico da cetamina é dependente da dose administrada: as doses elevadas prolongam a duração do tempo de anestesia, existindo uma boa correlação entre a concentração plasmática do fármaco e seu efeito farmacodinâmico no sistema nervoso central. A redistribuição rápida da cetamina e da norcetamina do cérebro para os tecidos periféricos confere à cetamina um curto período de atividade anestésica. Na dose de 0,5 mg . kg^{-1}, a duração da hipnose é de 2 minutos; na de 1 mg . kg^{-1}, a duração é de 6 minutos; na de 1,5 mg . kg^{-1}, é de 8 minutos; e na dose de 2 mg . kg^{-1}, a duração da anestesia por cetamina é de 10 minutos.[9]

O término do período de hipnose acontece com níveis plasmáticos elevados de cetamina, em torno de 1 ug . mL^{-1} durante a fase de redistribuição do fármaco do sistema nervoso central para os tecidos periféricos menos perfundidos.

A concomitante administração de benzodiazepínicos com cetamina prolonga o tempo de atividade anestésica.[9]

O término da ação analgésica da cetamina, após a administração de uma dose em *bolus*, ocorre com concentrações plasmáticas muito mais baixas do que as necessárias para a manutenção da anestesia. O fim desse efeito da cetamina é dependente de seu metabolismo hepático na fase de eliminação e não na fase de redistribuição.

FARMACODINÂMICA
Sistema Nervoso Central

A cetamina produz inconsciência e analgesia de maneira dose-dependente. O estado de anestesia conferido pela administração desse fármaco é denominado anestesia dissociativa, que difere dos outros tipos de anestesia venosa que simulam uma situação de sono normal. A cetamina produz uma situação clínica de intensa analgesia, porém mantendo, muitas vezes, os pacientes com os olhos abertos e com alguns reflexos. Os reflexos corneano, de tosse e de deglutição podem estar presentes, mas não devem ser considerados como tendo valor de proteção das vias aéreas.

Um efeito positivo da administração da cetamina durante estímulos nociceptivos foi observado na indução anestésica com 2,5 mg . kg^{-1} comparada com tiopental 5 mg . kg^{-1} após 1 minuto de relaxamento muscular obtido com rocurônio na dose de 0,6 mg . kg^{-1}. Embora o relaxamento muscular tenha sido semelhante nos dois grupos, o relaxamento das pregas vocais e a resposta de contração diafragmática foram mais brandos devido ao efeito analgésico intenso da cetamina, contribuindo para a melhor condição de intubação traqueal.[10]

Durante anestesia com propofol em normocapnia, foi demonstrado que a adição de cetamina não altera o fluxo sanguíneo em artéria cerebral média, nem a responsividade vascular cerebral ao CO_2.[11] Outro estudo evidenciou que a cetamina reduz a resposta vasodilatadora cerebral ao CO_2 arterial.[12] Essa resposta retorna aos valores normais após a administração de nitroglicerina, sugerindo que a cetamina inibe a formação de óxido nítrico que é o principal responsável pela vasodilatação secundária à hipercapnia. Entretanto, durante a anestesia com cetamina, a autorregulação cerebrovascular parece ser preservada, enquanto os anestésicos inalatórios a alteram, além de tornarem esse tipo de reflexo muito lento.[13]

A S(+) cetamina em altas doses pode reduzir o dano neuronal no córtex após isquemia, possivelmente por melhorar a relação oferta-consumo no tecido pós-isquêmico.[14]

Quando a cetamina é administrada isoladamente em doses baixas (50 mg), o eletroencefalograma mostra, após 2 minutos, oscilações beta e gama rápidas, entre 25 e 32 Hz. O bloqueio da ação inibitória dos interneurônios nos circuitos corticais e subcorticais pela cetamina explica o seu padrão eletroencefalográfico.[15]

Diferentes doses de cetamina administradas em associação com a infusão de propofol (3 mg . kg^{-1} . h^{-1}), com o objetivo de observar a ação sobre o sono, a reação ao estímulo nociceptivo e as alterações no índice bispectral (BIS), mostraram que a interação entre propofol e cetamina é aditiva, com exceção da resposta no BIS. Além disso, observou-se que a cetamina reverte a depressão causada pelo propofol e midazolam.[16,17] Por outro lado, ela bloqueia a elevação do parâmetro BIS que é observada durante o estímulo nociceptivo exercido ao longo da sedação com propofol.[18]

A cetamina pode causar reações psicomiméticas que ocorrem durante a fase de recuperação anestésica. Essas reações são também denominadas reações de emergência e se caracterizam principalmente por alucinações, resultando geralmente em agitação psicomotora, confusão mental, euforia ou medo. As manifestações ocorrem na maioria das vezes dentro da primeira hora pós-anestésica, durante pouco tempo.[19]

O estado dissociativo e as alucinações provavelmente resultam de atividade sem coordenação espacial e temporal normal em múltiplas áreas cerebrais, como o córtex, o hipocampo e o sistema límbico. A depressão de núcleos centrais relacionados com audição e visão favorece uma interpretação distorcida de estímulos auditivos e visuais. A incidência desse tipo de ocorrência é mais elevada quando a cetamina é utilizada como anestésico único. A S(+) cetamina promove uma incidência de alterações psicomiméticas significativamente menor quando comparada a doses equipotentes da sua forma racêmica.[19]

Há vários fatores que exercem influência sobre a incidência de reações de emergência, tais como a idade (pacientes pediátricos apresentam menor incidência de reações de emergência), a dose administrada (sua elevação aumenta a incidência) e os antecedentes psiquiátricos (aumentam a incidência). Por fim, o uso concomitante de alguns fármacos (midazolam e diazepam) diminui tal incidência.[19]

Sistema Cardiovascular

A cetamina promove aumento da frequência cardíaca e da pressão arterial secundárias à estimulação simpática e à inibição da recaptação de catecolaminas, tanto em nível central como periférico, sendo o único anestésico venoso que apresenta características farmacodinâmicas de estimulação cardiovascular.

A administração de cetamina diretamente na circulação cerebral provoca uma resposta imediata de elevação na pressão arterial sistêmica, no débito cardíaco e na frequência cardíaca. A conclusão é que os efeitos adrenérgicos periféricos da cetamina são mediados pela ativação do sistema nervoso central.[7] A elevação desses parâmetros hemodinâmicos está associada às elevações do trabalho e do consumo de oxigênio pelo miocárdio. O coração normal é capaz de aumentar o suprimento de oxigênio secundário ao aumento do débito cardíaco, diminuindo a resistência vascular coronariana e mantendo a oferta de oxigênio ao miocárdio proporcional ao seu aumento do consumo. As alterações hemodinâmicas não são relacionadas com as doses administradas,[20] isto é, não existe diferença nas respostas cardiovasculares entre a administração de uma dose de 0,5 ou de 1,5 mg.kg^{-1}. É também interessante notar que a administração da segunda dose desse fármaco apresenta menores efeitos cardiovasculares que a primeira.[21]

Em pacientes com hipertensão pulmonar, a administração de cetamina tende a aumentar mais a pressão e a resistência na artéria pulmonar do que a pressão arterial e a resistência vascular sistêmica, o que faz com que o seu uso seja contraindicado em pacientes com insuficiência ventricular direita.[22]

O mecanismo por meio do qual a cetamina atua no sistema vascular é complexo. Existem algumas evidências de que a cetamina atenue a função dos barorreceptores, via alteração da função de receptores NMDA nos núcleos do trato solitário. Esse fármaco também propicia a liberação de noradrenalina dos feixes adrenérgicos, elevando sua concentração no sangue venoso.[23]

A resposta adrenérgica secundária à administração de cetamina supera seus efeitos depressores cardiovasculares diretos. A cetamina inibe a recaptação intraneural de catecolaminas de forma semelhante ao efeito da cocaína; além disso, inibe a captação extraneuronal de noradrenalina.[24]

A estimulação do sistema cardiovascular após a administração de cetamina nem sempre é clinicamente desejada. Há uma série de métodos farmacológicos preconizados para bloquear a taquicardia e a hipertensão arterial causada por esse agente. Esses métodos incluem a administração de antagonistas adrenérgicos (droperidol e esmolol), vasodilatadores, tiopental, clonidina e benzodiazepínicos.[24-26]

Sistema Respiratório

Em doses clínicas, a cetamina produz mínima depressão respiratória.[3] A cetamina produz depressão respiratória somente quando administrada em altas doses ou muito rapidamente.

Durante cirurgias com ventilação monopulmonar, a utilização de cetamina em infusão contínua reduz a fração *shunt* e eleva a PaO$_2$. A anestesia com cetamina mantém a capacidade residual funcional, o volume-minuto e o volume corrente estáveis, e produz um aumento na contribuição dos músculos intercostais para a geração de volume corrente, em relação à contribuição gerada pelo diafragma. A administração de cetamina em pacientes com broncoespasmo aumenta a complacência pulmonar e diminui a resistência das vias aéreas.[7]

Um estudo evidenciou que a cetamina produz relaxamento da musculatura brônquica por antagonizar o efeito espasmogênico da histamina e potencializar o efeito broncodilatador da adrenalina.[27] Embora bloqueie os efeitos da adrenalina sobre o relaxamento muscular brônquico, o propranolol não altera o efeito da cetamina nas vias aéreas. Esse dado sugere que a atividade da cetamina mediando broncodilatação não utiliza somente os receptores beta-adrenérgicos.

A cetamina tem se mostrado mais efetiva do que os halogenados na prevenção do broncoespasmo experimentalmente induzido. A capacidade da cetamina de antagonizar o broncoespasmo induzido por antígenos pode estar relacionada com sua atividade vagolítica ou com sua atividade direta na musculatura lisa brônquica. As secreções salivares e brônquicas mucosas são aumentadas com a administração de cetamina, tornando necessário o uso profilático de atropina ou congênere. Embora seja propalada a manutenção de reflexos protetores de vias aéreas durante a anestesia com cetamina, tem sido documentada síndrome da aspiração do conteúdo gástrico com a utilização desse tipo de técnica.[9]

Outros Efeitos

A cetamina reduz significativamente a ativação de leucócitos durante processos sépticos e isquêmicos, além de suprimir a produção de citocininas pró-inflamatórias em sangue humano *in vitro*.[28] Estudos realizados com o objetivo de observar as diferenças dos dois isômeros no coração de cobaias mostraram que a S(+) cetamina foi efetiva na diminuição da adesividade neutrocitária, enquanto a R(-) cetamina apresentou um efeito negativo, isto é, piorou a perda de líquidos intravasculares coronarianos.[29] Redução na adesividade celular sobre leucócitos e plaquetas tem sido evidenciada com a utilização de cetamina.[30]

A cetamina produz uma elevação de tônus, com ocasionais espasmos musculares, embora possa ser utilizada com segurança em casos de suspeita de hipertermia maligna e miopatias. Essas alterações do tônus muscular parecem ser produzidas pela ação direta da cetamina na junção neuromuscular pós-sináptica por interferir com o fluxo e a fixação do cálcio nesse nível.[31]

S(+) CETAMINA (CLORIDRATO DE DEXTROCETAMINA)/R(-) CETAMINA

A síntese da forma S(+) cetamina como uma substância com melhores características farmacodinâmicas em relação à forma R(-) cetamina (Figura 50.2), com maior potência, depuração mais rápida, menores efeitos alucinógenos e atividade protetora cerebral e miocárdica, tornou-se uma boa opção dentro da anestesia venosa.[32]

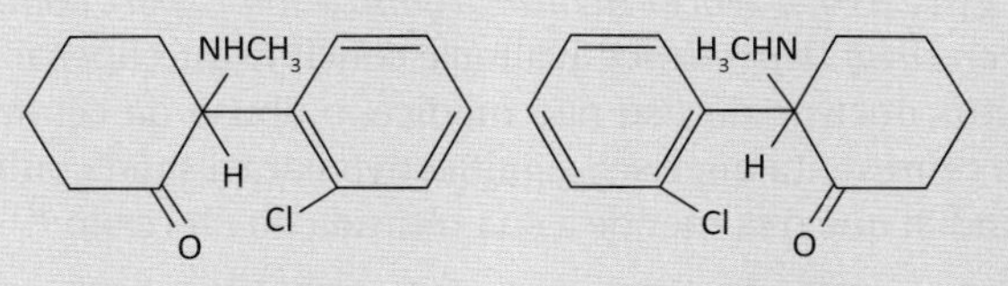

Figura 50.2 — *A molécula da cetamina possui um carbono quiral, o que possibilita a separação de seus enantiômeros S(+) e R(-).*

A S(+) cetamina apresenta quatro vezes mais seletividade pelo receptor NMDA que a R(-) cetamina, o que justifica a maior potência analgésica e anestésica da S(+) cetamina em relação à R(-) cetamina e, particularmente, a cetamina racêmica.[9] A ação anestésica local *simile* da S(+) cetamina é dose-dependente e similar à cetamina racêmica.

Acredita-se que a R(-) cetamina apresente maior afinidade pelo receptor *kappa* que a S(+) cetamina, justificando-se, assim, o seu maior potencial em produzir efeitos psicomiméticos.[9] Outro mecanismo relacionado com esses efeitos seria a interação com os receptores colinérgicos.[33]

Uso Clínico

Por muitos anos, o uso clínico da cetamina esteve restrito à indução anestésica de pacientes hipovolêmicos ou com comprometimento cardiovascular grave, de pacientes pediátricos ou a situações em que havia precariedade de material para suporte de anestesia.

Muitas pesquisas têm sugerido outras opções de emprego clínico para a cetamina.[34] As propriedades imunossupressoras da cetamina têm sido alvo de constantes pesquisas, principalmente em síndromes sépticas ou isquêmicas (cerebrais ou miocárdicas).[35]

Estudos têm indicado a cetamina para sedação, anestesia geral e controle da dor pós-operatória. A utilização de cetamina associada a opioides ou propofol representa uma boa e segura opção para indução e manutenção de técnicas de anestesia venosa total.[32,36]

Recente revisão da literatura mostrou que a cetamina atenua a resposta inflamatória sistêmica à circulação extracorpórea.[37]

A cetamina eleva a pressão sistólica e diastólica em situações de choque hipovolêmico e séptico. Comparada com tiopental ou benzodiazepínicos, ela mantém melhor a perfusão dos órgãos vitais. É importante salientar que a cetamina pode elevar o *deficit* de base e a produção de lactato em pacientes hemodinamicamente instáveis. Alguns pacientes criticamente doentes reagem à administração de cetamina com súbita diminuição do débito cardíaco e hipotensão arterial grave. A explicação para esse fenômeno é a depleção de catecolaminas e a exaustão do sistema nervoso adrenérgico, predominando dessa forma o efeito depressor do fármaco.[32]

A cetamina produz efeitos benéficos sobre a resistência em vias aéreas, sendo, portanto, uma boa indicação para a indução anestésica com sequência rápida de fármacos em pacientes com hiper-reatividade de vias aéreas.[38]

A cetamina associada ao óxido nitroso durante cesariana produz rápida indução e excelente amnésia com analgesia, com uma baixa incidência de fenômenos de emergência na mãe.[39] A cetamina é o fármaco de eleição para indução de anestesia geral em pacientes obstétricas durante síndromes hemorrágicas.[3]

A cetamina é utilizada em procedimentos de limpeza e de curativos seriados nas lesões de pacientes queimados.[40] As vantagens de sua utilização nessas situações clínicas devem-se à ausência de toxicidade em administrações repetidas, à estabilidade hemodinâmica em pacientes geralmente hipovolêmicos, à sua efetividade por via intramuscular, principalmente em pediatria, e à intensa analgesia conferida aos pacientes.

Em razão da sua efetividade por via oral, intradérmica, subcutânea, intramuscular e retal para obtenção de indução anestésica, seu uso é recomendado em cirurgia pediátrica.[36]

A dose para indução anestésica varia de 1 a 3 mg.kg^{-1}, por via venosa, ou de 4 a 6 mg.kg^{-1}, por via muscular. A dose deve ser diminuída se utilizada em associação com benzodiazepínicos, propofol ou em pacientes criticamente doentes ou idosos.

Para a manutenção de anestesia, em infusão contínua IV, a dose varia de 15 a 90 ug.kg^{-1}.min^{-1}. Efeito analgésico é alcançado com dose subanestésica de 0,1 a 0,5 mg.kg^{-1}, por via venosa, ou de 2 a 4 mg.kg^{-1}, por via muscular.

A utilização clínica da cetamina é contraindicada em pacientes portadores de hipertensão intracraniana ou lesões expansivas intracranianas, doença isquêmica coronariana grave e aneurismas cerebrais. Deve ser utilizada com cautela em pacientes portadores de doenças psiquiátricas.

Analgesia

A descoberta do papel dos receptores NMDA na analgesia, no fenômeno *wind-up* e na possível atividade durante o desenvolvimento de tolerância aguda aos opioides, ao bloquear os receptores NMDA (inibindo a ação do aspartato e do glutamato nesses receptores), proporciona novas áreas de indicação para uso da cetamina.[41,42]

O uso venoso em baixas doses é capaz de reduzir de forma significativa o consumo de opioides e de halogenados no período transoperatório, mostrando, assim, a inibição do sistema pró-nociceptivo, com bloqueio da hipersensibilidade central e consequente hiperalgesia.[42] Em dose subanestésica, a cetamina reduz a quantidade de morfina nas primeiras 24 horas após a cirurgia, com efeitos adversos mínimos ou ausentes. Além disso, reduz as náuseas e vômitos de pós-operatório.[43]

As pesquisas utilizando a cetamina no neuroeixo sempre tiveram como fator limitante a toxicidade dos conservantes químicos, inicialmente o clorobutanol, logo substituído pelo cloreto de benzetônio. Entretanto, com o desenvolvimento da S(+) cetamina livre de conservantes, tornou-se possível a utilização segura no neuroeixo com baixa incidência de efeitos colaterais.

Estudos demonstraram que a S(+) cetamina peridural, na dose de 50 mg quando usada isoladamente ou de 30 mg quando utilizada associada à morfina 1 mg, produziu uma redução significativa no consumo de halogenados no transoperatório e na necessidade pós-operatória de analgésicos.[44-46]

A S(+) cetamina a 0,1 mg.kg^{-1} foi utilizada associada com baixa dosagem de bupivacaína (7,5 mg) na anestesia subaracnóidea para ressecção transuretral de próstata com diminuição do tempo de latência, mínimo bloqueio motor e curta duração de ação.[47] A S(+) cetamina em doses subanalgésicas por via peridural ou endovenosa parece possuir ação preemptiva, diminuindo o consumo de analgésicos no período pós-operatório.[48-50]

A administração de cetamina racêmica sem conservantes ou clonidina por via peridural resultou em ação antinociceptiva em pacientes com dor crônica neuropática, representando alternativas eficazes quando o tratamento convencional não obteve sucesso.[51]

Os benefícios do uso da cetamina em dor crônica (particularmente na dor de componente neuropático) se mostraram significativos, entretanto, o seu uso em ambiente extra-hospitalar reduz a possibilidade de monitorização do paciente durante o tratamento e aumenta a probabilidade de toxicidade e abuso.[52]

USO "RECREACIONAL" DA CETAMINA

Embora os efeitos colaterais psicodélicos limitem o uso da cetamina na prática clínica, essa é a principal razão para a popularidade da cetamina como fármaco recreativo. A prevalência do uso não médico da cetamina não é conhecida, mas provavelmente é semelhante ou ligeiramente inferior a de outras drogas ilícitas. A cetamina pode ser ingerida, inalada ou injetada em doses relativamente elevadas, e a experiência pode durar até 2 horas. As características predominantes da toxicidade aguda associada à cetamina são anormalidades neurocomportamentais, tais como agitação, ansiedade e psicose. Os efeitos dissociativos levam à percepção distorcida da realidade e a alucinações vívidas, que não raro expõem o indivíduo a um maior risco de traumas físicos. O uso prolongado está associado com o desenvolvimento de dependência psicológica e tolerância. Há relatos de toxicidade gastrintestinal, dor abdominal, cistite hemorrágica e, particularmente, testes de função hepática alterados. Os distúrbios neuropsiquiátricos, tipicamente esquizoides e perda da memória, também ocorrem em usuários de longo prazo.[53]

Em 2014, a *World Health Organization Expert Committee on Drug Dependence* avaliou e concluiu que, apesar dos efeitos nocivos do uso não médico, o abuso da cetamina não representa um risco significativo para a saúde pública mundial que recomende a sua retirada do mercado.[54]

A IMPORTÂNCIA GLOBAL DA CETAMINA

Enquanto são encontrados novos usos clínicos em países desenvolvidos, a cetamina tem sido absolutamente vital na saúde global. Os países de baixa e média renda dependem fortemente da cetamina como anestésico, e sua dependência cresce com o aumento de procedimentos cirúrgicos.[55]

O Banco Mundial publicou recentemente a terceira edição do *Disease Control Priorities*, que identificou 44 procedimentos cirúrgicos essenciais, avaliando necessidade substancial, relação custo-eficácia e viabilidade, que poderiam evitar 1,5 milhão de mortes por ano em países de baixa e média renda.[56]

Entretanto, o melhor acesso para procedimentos cirúrgicos só pode ser realizado em conjunto com a disponibilidade de serviços de anestesia apropriados. Muitos desses países não têm a infraestrutura de saúde e pessoal devidamente qualificado para atender essa demanda. Em uma pesquisa recente sobre o atendimento anestésico em 22 países de baixa e média renda, o fornecimento ininterrupto de eletricidade estava disponível em apenas 59% das instalações, enquanto apenas 53% tinham aparelhos de anestesia. A administração ininterrupta de oxigênio estava disponível em 46% das instalações, enquanto 35% não tinham acesso ao oxigênio medicinal. Equipamentos básicos de manejo das vias aéreas, tais como máscaras, laringoscópios e tubos endotraqueais, estão disponíveis em menos de 45% das instalações.[57] Assim, a cetamina é o anestésico de primeira escolha, o mais seguro e amplamente utilizado, definido como "sempre disponível" de acordo com 92% dos anestesistas pesquisados em Uganda.[58]

Quaisquer decisões futuras que possam impor restrições à cetamina precisam considerar o impacto maior sobre doenças tratadas cirurgicamente onde a cetamina é um componente vital no atendimento ao paciente. Tais restrições devem ser consideradas apenas depois de um compromisso mundial de implementação de serviços de anestesia qualificados que possam tornar o uso da cetamina opcional ou desnecessário. Como afirma a *Global Commission on Drug Policy*, é o tempo para iniciar um novo regime de proibição de drogas no mundo, que as políticas e estratégias de medicamentos conduzidas por ideologia e política de conveniência sejam substituídas por políticas fiscais responsáveis e estratégias fundamentadas em ciência, saúde, segurança e direitos humanos.[59]

REFERÊNCIAS

1. Domino EF, Chodoff P, Corssen G. Pharmacologic effects of CI-581, a new dissociative anesthetic in human. Clin Pharmacol Ther. 1965;6:279-91.
2. Flood P, Krasowski M. Ketamine: a general anesthetic that does not potentiate GABA-a receptors. Anesth Analg. 2000;90:S408.
3. Kohrs R, Durieux ME. Ketamine: teaching an old drug new tricks. Anesth Analg. 1998;87:1.186-93.
4. Mikkelsen S, Ilkjaer S, Brennum J et al. The effect of naloxone on ketamine induced effects on hyperalgesia and ketamine-induced side effects in humans. Anesthesiology. 1999;90:1.539-45.
5. Reckziegel G, Friederich P, Urban U. Ketamine effects on human neuronal Na+ channels. Eur J Anaesthesiol. 2002;19:634-40.
6. McNulty JP, Hahn K - Compounded oral ketamine. Int J Pharm Compd. 2012;16:364-8.
7. Duval GF. Anestésicos Venosos. In: Manica JT. Anestesiologia. Princípios e Técnicas, 2ª Ed, Porto Alegre: Artes Médicas. 1997;271-93.
8. Mössner LD, Schmitz A, Theurillat R et al. Inhibition of cytochrome P450 enzymes involved in ketamine metabolism by use of liver microsomes and specific cytochrome P450 enzymes from horses, dogs, and humans. Am J Vet Res. 2011;72:1505-13.
9. Raeder JC, Stenseth LB. Ketamine: a new look at an old drug. Curr Opin Anaesthesiol. 2000;13:463-8.
10. Hans P, Brichant JF, Hubert B et al. Influence of induction of anaesthesia on intubating conditions one minute after rocuronium administration: comparison of ketamine and thiopentone. Anaesthesia. 1999;54:276-9.
11. Sakai K, Cho S, Fukusaki M et al. The effects of propofol with and without ketamine on human cerebral blood flow velocity and CO2 response. Anesth Analg. 2000; 90:377-82.
12. Nagase K, Iida H, Dohi S et al. Nitroglycerin restored the reduction of carbon dioxide reactivity of ketamine in humans. Anesth Analg. 2000;90:S264.
13. Engelhard KR, Möllenberg O, Werner CP et al. Effects of S(+)-ketamine/propofol and sevoflurane on dynamic cerebrovascular autoregulation in humans. Anesthesiology. 1999;Suppl.3A:A174.
14. Proescholdt M, Heimann A, Kempski O. Neuroprotection of S(+) ketamine isomer in global forebrain ischemia. Brain Res. 2001;904:245-51.
15. Purdon PL, Sampson A, Pavone KJ et al. Clinical electroencephalography for anesthesiologists: Part I: Background and basic signatures. Anesthesiology. 2015;123(4):937-60.
16. Sakai T, Singh H, Mi WD et al. The effect of ketamine on clinical endpoints of hypnosis and EEG variables during propofol infusion. Acta Anaesthesiol Scand. 1999; 43:212-6.
17. Mok MS, Wu CC, Han SR. EEG-bispectral index monitoring of midazolamketamine anesthesia. Anesth Analg. 2000;90:S224.
18. Friedberg BL. The effect of a dissociative dose of ketamine on the bispectral index (BIS) during propofol hypnosis. J Clin Anesthesia. 1999;11:4-7.
19. Lauretti GR, Lima ICPR, Buscatti RY et al. Avaliação clínica dos efeitos hemodinâmicos, analgésicos, psicodélicos e do bloqueio neuromuscular da cetamina racêmica e de seu S(+) isômero. Rev Bras Anestesiol. 2000;50:357-62.
20. Zsigmond EK, Domino EF. Clinical pharmacology and current uses of ketamine. In: Aldrete JA, Stanley TH. Trends in Intravenous Anesthesia. Chicago: Year Book; 1980. 283.
21. Savege TM, Colvin MP, Weaver EJM et al. A comparison of some cardiorespiratory effects of althesin and ketamine when used for induction of anaesthesia in patients with cardiac disease. Br J Anaesth. 1976;48:1.071–81.
22. Hickey PR, Hansen DD, Cramolini GM et al. Pulmonary and systemic hemodynamic responses to ketamine in infants with normal and elevated pulmonary vascular resistance. Anesthesiology. 1985;62:287-283.
23. Wong DH, Jenkins LC. An experimental study of the mechanism of action of ketamine on the central nervous system. Can Anaesth Soc J. 1974;21:57-67.
24. Salt PJ, Barnes PK, Beswick FJ. Inhibition of neuronal and extraneuronal uptake of noradrenaline by ketamine in the isolated perfused rat heart. Br J Anaesth. 1979;51:835-8.
25. Zsigmond EK, Kothary SP, Matsuki A et al. Diazepam for prevention of the rise in plasma catecholamines caused by ketamine. Clin Pharmacol Ther. 1974;15:223.

26. Kunst G, Martin E, Graf BM et al. Actions of ketamine and its isomers on contractility and calcium transients in human myocardium. Anesthesiology. 1999;90:1.363-71.
27. Silvay G. Ketamine. Mt Sinai J Med. 1983;50:300.
28. Weigand MA, Schmidt H, Zhao Q et al. Ketamine modulates the stimulated adhe¬sion molecule expression on human neutrophils in vitro. Anesth Analg. 2000; 90:206-12.
29. Szekely A, Heindl B, Zahler S et al. S(+)-ketamine, but not R(-)-ketamine, reduces postischemic adherence of neutrophils in the coronary system of isolated guinea pig hearts. Anesth Analg. 1999;88:1.017-24.
30. Hirakata H, Nakagawa T, Nakamura K et al. Ketamine inhibits platelet aggregation by suppressed calcium mobilization. Anesthesiology. 1999;91(Suppl.3A):A438.
31. Modica PA, Tempelhoff R, White PF. Pro- and anticonvulsant effects of anesthetics (Part II). Anesth Analg. 1990;70:433.
32. Granry JC, Dube L, Turrouques F et al. Ketamine: new uses of an old drug. Curr Opin Anaesthesiol. 2000;13:299-302.
33. Sasaki T, Andoh T, Watanabe I et al. Nonstereoselective inhibition of neuronal nicotinic acetylcholine receptors by ketamine isomers. Anaesth Analg. 2000;91:741-8.
34. Sobel RM, Morgan BW, Murphy M. Ketamine in the ED: medical politics versus patient care. Am J Emerg Med. 1999;17:722-5.
35. Taniguchi T, Tanakura H, Takemoto Y et al. The antiinflamatory effects of Ketamine in endotoxemic rats during mild hypothermia. Anesth Analg. 2004;98:1.114-20.
36. Bergman SA. Ketamine: review of its pharmacology and its use in pediatric anesthesia. Anesth Prog. 1999;46:10-20.
37. Mazzeffi M, Johnson K, Paciullo C. Ketamine in adult cardiac surgery and the cardiac surgery Intensive Care Unit: An evidencebased clinical review. Ann Card Anaesth. 2015;18:202-9.
38. Nehama J, Pass R, Bechtler-Karsch A et al. Continuous ketamine infusion for the treatment of refractory asthma in a mechanically ventilated infant: case report and review of the pediatric literature. Pediatric Intensive Care. 1996;12:294-309.
39. D'Iakonov VA, Umerenkov GP, Klimenko PA et al. The use of ketamine in cesarean section. Akush Ginekol. 1989:52-5.
40. Zugliani AH, Peixoto ASV, Adib-Abib FN et al. Uso da cetamina em subdoses para balneoterapia em queimados. Rev Bras Anesthesiol. 1999;49(Supl 24):150B.
41. Guirimand F, Dupont X, Brasseur L et al. The effects of ketamine on the temporal summation (wind-up) of the R(III) nociceptive flexion reflex and pain in humans. Anesth Analg. 2000;90:408-14.
42. Guignard B, Coste C, Coste H et al. Supplementing desflurane-remifentanil anesthesia with small-dose ketamine reduces perioperative opioid analgesic requirements. Anesth Analg. 2002;95:103-8.
43. Bell RF, Dahl JB, Moore RA et al.Peri-operative ketamine for acute post-operative pain: a quantitative and qualitative systematic review (Cochrane review). Acta Anaesthesiol Scand. 2005;49(10):1405-28.
44. Souza KM, Vinagre RCO. Cetamina. In: Cavalcanti IL, Cantinho FAF, Vinagre RCO. Anestesia Venosa. Rio de Janeiro: SAERJ; 2004. 111-33.
45. Souza KM, Anzoategui LC, Serenato G et al. Estudo comparativo entre S(+)cetamina e morfina peridural para analgesia pós-operatória. Rev Bras Anestesiol. 2002;52:S29-032B.
46. Souza KM, Anzoategui LC, Utima MK et al. Estudo comparativo entre S(+)cetamina associada a morfina e S(+)cetamina associada a clonidina via peridural para analgesia pós-operatória. Rev Bras Anestesiol. 2003;53:S31-038B
47. Togal T, Demirbilek S, Koroglu A et al. Effects of S(+) ketamine added to bupivacaine for spinal anaesthesia for prostate surgery in elderly patients. Eur J Anaesthesiol. 2004;21:193-7.
48. Fu ES, Miguel R, Scharf JE. Preemptive ketamine decreases postoperative narcotic requirements in patients undergoing abdominal surgery. Anesth Analg. 1997; 84:1.086-90.
49. Luft A, Mendes FF. S(+) Cetamina em baixas doses: Atualização. Rev Bras Anestesiol. 2005;55:460-8.
50. Schnaider TB, Vieira AM, Brandão ACA et al. Efeito analgésico intra-operatório da cetamina, clonidina ou dexmedetomidina, administradas por via peridural, em cirurgia de abdômen superior. Rev Bras Anestesiol. 2005;55:525-31.
51. Lauretti GR, Rodrigues AM, Gomes JMA et al. Avaliação clínica comparativa entre a cetamina e a clonidina por via peridural no tratamento da dor crônica neuropática. Rev Bras Anestesiol. 2002;52:34-40.
52. Niesters M, Martini C, Dahan A. Ketamine for chronic pain: risks and benefits. Br J Clin Pharmacol. 2013;77(2):357-67.
53. Kalsi SS,Wood DM, Dargan PI. The epidemiology and patterns of acute and chronic toxicity associated with recreational ketamine use. Emerg Health Threats J. 2011; 4:7107.
54. Expert Committee on Drug Dependence. Thirty-sixth Meeting. Ketamine Update Review Report, Agenda item 6.2. Geneva, 16–20 June 2014. World Health Organization, 2014. Disponível em: http://www.who.int/medicines/areas/quality_safety/6_2_Update.pdf (acessado em 14 de outubro de 2015).
55. Dong TT, Mellin-Olsen J, Gelb AW. Ketamine: a growing global health-care need. Br J Anaesth 2015;115(4):491-3.
56. Mock CN, Donkor P, Gawande A et al. Essential surgery: key messages from Disease Control Priorities, 3rd edition. Lancet. 2015;385(9983):2209-19.
57. Vo D, Cherian MN, Bianchi S et al. Anesthesia capacity in 22 low and middle income countries. J Anesth Clin Res 2012;3:207.
58. Hodges SC, Mijumbi C, Okello M et al. Anaesthesia services in developing countries: defining the problems. Anaesthesia 2007;62: 4-11.
59. Report of the Global Commission on Drug Policy. 2011. Disponível em: http://www.gcdpsummary2014.com/#foreword-from-the-chair (acessado em 14 de outubro de 2015).

51

Fármacos α_2-agonistas

Carlos Rogério Degrandi Oliveira

INTRODUÇÃO

Os agonistas α_2-adrenérgicos compreendem fármacos com características interessantes para a prática clínica anestesiológica, incluindo sedação, hipnose, analgesia, tratamento da dor crônica, redução das necessidades intraoperatórias de opioides e de halogenados, além de efeito simpaticolítico diante da resposta neuroendócrina ao trauma cirúrgico.[1,2]

A síntese da clonidina ocorreu no início da década de 1960 e inicialmente foi introduzida como descongestionante nasal, mas, devido aos seus efeitos sistêmicos (hipotensão arterial e bradicardia), logo foi utilizada como medicação anti-hipertensiva. No entanto, por também promover sedação e analgesia, começou a ser utilizada por anestesiologistas europeus no início da década de 1990, como medicação pré-anestésica, em anestesia geral e em bloqueios espinhais.[3]

Em 1969 foi relatado o uso da xilazina, um agonista adrenérgico não seletivo, como sedativo e analgésico em anestesiologia veterinária.[4] Esse fármaco chegou a ser combinado com a cetamina que, com suas características simpaticomiméticas, antagonizava a bradicardia induzida pela xilazina.[5] Posteriormente foi desenvolvida a detomidina, que apresentava efeitos sedativos e analgésicos mais pronunciados que a sua antecessora.[6]

A medetomidina e a romifidina, e mais recentemente a dexmedetomidina, que, diferentemente da clonidina, é um agonista altamente seletivo dos receptores α_2, começaram a ser utilizadas em anestesiologia. Os agonistas α_2-adrenérgicos são divididos em três grupos farmacológicos distintos: imidazolinas (mivazerol, clonidina e dexmedetomidina), feniletilaminas (alfametildopa) e as oxazolinas (rilmenidina e moxonidina). No Brasil, para uso em anestesiologia, dispõe-se dos agonistas imidazolínicos clonidina e dexmedetomidina.

RECEPTORES α_2-ADRENÉRGICOS

Os receptores adrenérgicos foram classificados inicialmente por Ahlquist em alfa (α) e beta (β).[7] O desenvolvimento de antagonistas seletivos dos receptores alfa resultou na divisão destes em dois subtipos, α_1 e α_2. O prazosin bloqueia seletivamente os receptores α_1, enquanto a ioimbina bloqueia seletivamente os receptores α_2.[8]

A nomenclatura dos receptores α_2 baseada em estudos farmacológicos reconhece a existência de pelo menos três isorreceptores, α_{2A}, α_{2B} e α_{2C} com grau de homologia entre si em termos de sequência de aminoácidos de 72% a 75%.[6] Os genes responsáveis pela sua expressão foram identificados, respectivamente, nos cromossomos 10, 4 e 2.[9]

Os efeitos mediados pelo receptor α_{2A} são a analgesia, hipotensão arterial, bradicardia, sedação, hipnose e potencialização dos anestésicos. O subtipo α_{2B}, por induzir vasoconstrição, tem um papel importante na gênese da hipertensão arterial, enquanto o α_{2C} é responsável por analgesia, hipotermia e integração de funções no sistema nervoso central (SNC), como a modulação da atividade dopaminérgica.

Os três receptores possuem afinidades similares aos agonistas naturais, adrenalina e noradrenalina. O mesmo acontece com os agonistas não naturais, como é o caso dos fármacos α_2-adrenérgicos.[6,10]

Os receptores α_2 de localização pré-sináptica regulam a liberação de noradrenalina e adenosina trifosfato (ATP) através de mecanismo de retroalimentação negativo (Figura 51.1). Assim, quando ativados por α_2-agonistas, inibem a liberação de noradrenalina. Já a ativação dos receptores α_2 pós-sinápticos situados na musculatura lisa dos vasos promove vasoconstrição.[11,12]

Os α_2-receptores são encontrados no SNC e periférico e também em tecidos não neuronais, como plaquetas, fígado, pâncreas, rins e olhos, nos quais exercem funções fisiológicas específicas.

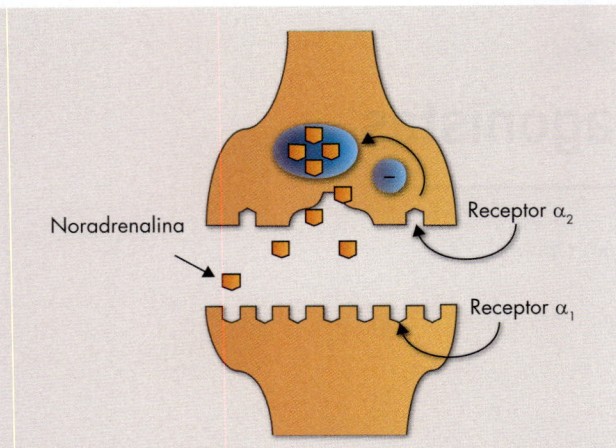

Figura 51.1 — *Os receptores α_2 pré-sinápticos regulam a liberação de noradrenalina e ATP, apresentando um mecanismo de retroalimentação negativo, inibindo, quando ativados, a liberação de noradrenalina.*

Os receptores α_2 estão funcionalmente ligados a uma proteína G intermediária na face citoplasmática da membrana celular. Essa proteína possui três subunidades denominadas alfa, beta e gama, em ordem decrescente de massa molecular.[6] Uma proteína G pode ser classificada de acordo com sua ação sobre a adenilciclase ou de acordo com a sensibilidade da subunidade alfa à toxina da *Bordetella pertussis*, dando origem a mais de 20 isoformas de proteínas G. No caso dos receptores α_2, constatou-se que a isoforma G_i inibe a adenilciclase, enquanto a G_o não apresenta atividade sobre essa enzima, sendo as duas isoformas sensíveis à toxina da *Bordetella pertussis*. Essas proteínas, responsáveis pela sinalização celular, acoplam o receptor α_2 aos seus sistemas efetores, que podem ser um canal iônico ou uma enzima.[11]

Quando ativados por um agonista, os receptores α_2 inibem a enzima adenilciclase com diminuição subsequente de adenosina monofosfato cíclico (AMPc) intracelular.[13]

Outros mecanismos efetores complementares foram descritos, incluindo a ativação de proteínas G_i ligadas aos canais de potássio, causando hiperpolarização de células neuronais e consequentemente reduzindo a excitabilidade do SNC.[14] A ativação dos receptores α_2 pré-sinápticos pode ainda bloquear a entrada de cálcio no terminal nervoso por inibição de canais de cálcio voltagem-dependentes associados à proteína G_O. Essa ação pode ser responsável pelos efeitos inibitórios que os agonistas α_2 exercem sobre a exocitose de neurotransmissores, como a noradrenalina.[11]

O *locus coeruleos*, um pequeno núcleo localizado na porção lateral superior do tronco encefálico, compreende o maior núcleo noradrenérgico do SNC e apresenta importante função regulatória do ciclo sono-vigília, sendo o local principal de ação dos efeitos dos fármacos α_2-agonistas, incluindo a hipnose e a redução do *drive* simpático central.[15] Conecta-se aos centros corticais por meio de fibras adrenérgicas com origem em núcleos talâmicos e subtalâmicos e mantém eferências para a formação reticular e seus centros vasomotores. Também proporciona inibição da aferência nociceptiva proveniente da medula pela presença de fibras descendentes inibitórias que acompanham o trajeto do funículo dorsolateral.[16] O nervo vago e a substância gelatinosa do corno dorsal da medula espinhal também ostentam grandes quantidades de receptores α_2, particularmente do tipo α_{2A}. Nos neurônios sensitivos primários, predominam os subtipos α_{2A} e α_{2C}.[11]

Os principais agonistas dos receptores α_2, em ordem decrescente de afinidade ao receptor, são: dexmedetomidina, mivazerol, clonidina e xilazina[6] (Figura 51.2).

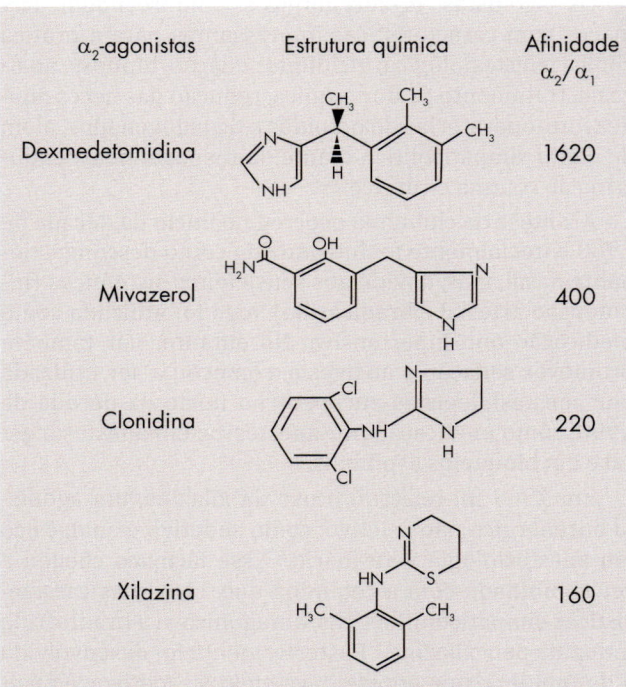

Figura 51.2 — *Estrutura química e seletividade α_2/α_1 dos fármacos α_2-agonistas.*

RECEPTORES IMIDAZOLINA

Alguns agentes α_2-agonistas, como é o caso da clonidina, apresentam um anel imidazólico na sua estrutura molecular, o que lhes confere a capacidade de interação com receptores não adrenérgicos do tipo imidazolina, além dos receptores α_2 propriamente ditos. Algumas das propriedades farmacológicas dos α_2-agonistas, como redução do *drive* simpático central, hipotensão arterial e efeito antiarritmogênico, são derivadas da sua afinidade aos receptores imidazolina.[17] Entre as três variedades isoladas desses receptores, o I_1 tem localização predominante no SNC, particularmente nos núcleos ventrolateral e ventromedial do bulbo, pertencentes ao centro vasomotor da formação reticular. Ambos os núcleos atuam na manutenção do tônus cardiovascular e da pressão arterial (PA), sendo o núcleo ventrolateral responsável pelo *drive* simpático central. Assim, os receptores I_1 estão fundamentalmente envolvidos na regulação da PA sistêmica.[18] Os receptores I_2 foram descritos no fígado, plaquetas, adipócitos, rins, medula adrenal e encéfalo, incluindo o córtex frontal, enquanto a farmacologia do I_3 ainda é desconhecida.[19]

A moxonidina e a rilmenidina são agonistas específicos para os receptores imidazolina. Ambos os fármacos são anti-hipertensivos e utilizados por via oral. A rilmenidina, uma oxazolina com estrutura similar às imidazolinas, foi capaz de inibir arritmias induzidas pela adrenalina em cães anestesiados com halotano.[17] As evidências indicam que a atividade hipotensora da clonidina e de outras imidazolinas é mediada pelos receptores imidazolínicos, existindo boa correlação entre o grau de hipotensão e o número de receptores imidazolínicos ocupados, mas não com o de α_2-receptores.[20] Os agonistas de receptores imidazolina, em ordem decrescente de afinidade ao receptor, são: moxonidina, rilmenidina, clonidina, dexmedetomidina e mivazerol.[5]

FARMACODINÂMICA

Sistema Cardiovascular

A ação dos agonistas α_2-adrenérgicos sobre o sistema cardiovascular pode ser classificada como periférica e central. A ativação dos receptores α_2 pré-sinápticos nas terminações nervosas periféricas inibe a exocitose da noradrenalina, explicando parcialmente o efeito hipotensor e bradicardia dos agonistas desses receptores.[21] No SNC, a ativação dos receptores α_2 do centro vasomotor no núcleo do trato solitário diminui o efluxo simpático, diminuindo as catecolaminas circulantes, com potencialização da atividade nervosa parassimpática, induzindo, dessa forma, redução na PA.[22] No endotélio das paredes vasculares, a estimulação dos receptores α_2 pós-sinápticos provoca vasoconstrição. Essa ação explica as hipertensões transitórias que ocorrem após a injeção venosa rápida de clonidina e que se opõem à ação vasodilatadora, resultante dos efeitos centrais do fármaco.[22]

A utilização de α_2-agonistas proporciona efeitos cardiovasculares importantes, incluindo redução do crono e inotropismo, da resistência vascular sistêmica, do débito cardíaco, do consumo miocárdico de O_2 e do metabolismo sistêmico.[23] Comprovou-se que a ativação dos receptores α_2 endoteliais promove a liberação de óxido nítrico.[24] Tais observações constituem a base racional para o emprego desses agentes, como coadjuvantes, na profilaxia de eventos isquêmicos coronarianos no período perioperatório.[25-27]

A infusão de α_2-agonistas provou ser capaz de reduzir a resposta hemodinâmica à laringoscopia e à intubação traqueal.[28] Durante a recuperação da anestesia, no período pós-operatório imediato, atenua a incidência e a intensidade de tremores pós-operatórios, contribuindo, assim, para a redução do consumo miocárdico de oxigênio característico dessa situação.[29,30]

A administração da clonidina, por via subaracnóidea, pode determinar efeito bifásico sobre a PA: doses menores (150 μg) induzem à hipotensão, enquanto doses mais elevadas (450 μg) determinam hipertensão arterial.[31] O efeito hipotensor é decorrente, provavelmente, da ação simpaticolítica da clonidina no SNC, ao passo que o efeito hipertensor é decorrente da ação periférica desse fármaco sobre os receptores α_2 pós-sinápticos e receptores α_1.

Apesar do conjunto de evidências que relaciona a ativação dos receptores α_2 com o efeito hipotensor dos agonistas desses receptores, não se exclui a participação de outros mecanismos de ação. Alguns fármacos com atividade agonista sobre os receptores imidazolínicos I_1 estão sendo usados como anti-hipertensivos.[17,20]

A intensidade da hipotensão arterial, induzida pela clonidina por via peridural, parece estar relacionada com o nível do dermátomo onde é administrada.[32] Em níveis torácicos baixos e lombar, a administração peridural da clonidina não aumenta a incidência de hipotensão arterial, mas, quando a administração é feita em nível torácico alto, observa-se uma incidência aumentada desse efeito.[33,34]

Esses resultados podem ser decorrentes da maior inibição dos neurônios simpáticos pré-ganglionares que suprem o coração quando a administração da clonidina é feita em nível torácico alto, determinando, desse modo, uma alteração mais profunda sobre a PA. A frequência cardíaca é reduzida em graus variáveis após a administração dos agonistas α_2-adrenérgicos. Essa ação pode ser explicada pela ativação dos α_2-receptores pré-sinápticos das terminações nervosas periféricas, com redução da exocitose da noradrenalina, e pelo efeito simpatolítico da clonidina sobre o SNC.[32]

A clonidina diminui as descargas nas fibras pré-ganglionares simpáticas do nervo esplâncnico, bem como nas fibras pós-ganglionares dos nervos cardíacos. Por outro lado, estimula o fluxo parassimpático, o que pode contribuir para a redução da frequência cardíaca, em consequência do aumento do tônus vagal, bem como para a redução do impulso simpático.[34] A ativação dos receptores imidazolínicos situados no núcleo do trato solitário contribui para a bradicardia determinada pelos α_2-agonistas. Embora a clonidina diminua a condução atrioventricular, as ocorrências de bradiarritmias intensas e persistentes não são frequentes, mesmo com o uso crônico do fármaco. A atropina é o fármaco de escolha para o tratamento dos episódios de bradicardia, sendo necessárias, algumas vezes, doses elevadas desse medicamento.[11]

Com respeito à ocorrência de hipotensão arterial, sabe-se que o uso desses fármacos aumenta sua incidência. Porém, esta pode ser prevenida ou minimizada com a expansão volêmica adequada do paciente no período perioperatório.[27] Em caso de necessidade do uso de efedrina ou fenilefrina, observa-se potencialização do seu efeito vasopressor.[35] Apesar da tendência global à bradicardia com a infusão dos α_2-agonistas, o aumento reflexo da frequência cardíaca em resposta à hipotensão encontra-se inalterado. De modo geral, sua utilização contribui para a atenuação da variabilidade hemodinâmica diante da estimulação dolorosa ou decorrente da utilização concomitante de fármacos com ação simpatomimética, como a cetamina.[27,36]

O uso de α_2-agonistas durante a anestesia de pacientes coronariopatas ainda não está perfeitamente estabelecido, pois, ao lado dos nítidos benefícios, como o de evitar e mesmo tratar episódios hipertensivos ou de taquicardia, que podem provocar isquemia miocárdica, podem determinar hipotensão arterial, que também levaria à isquemia miocárdica.[25] As doses iniciais dos α_2-agonistas devem ser realizadas pelo menos 10 minutos antes da indução anestésica para que os níveis plasmáticos dos fármacos sejam adequados ao se iniciar o procedimento.[1]

Sistema Respiratório

Embora os α_2-agonistas possam causar hipoxemia, isso não foi clinicamente observado em seres humanos.[37] Alguns autores acreditam que os α_2-agonistas em doses terapêuticas possam causar depressão respiratória leve, equivalente àquela que pode ocorrer durante o sono fisiológico.[38] A dexmedetomidina demonstrou não induzir a depressão respiratória importante, mesmo quando usada em grandes concentrações, e, assim como os demais agonistas α_2-adrenérgicos, não potencializa a depressão respiratória induzida pelos opioides.[11,37] Alguns casos de depressão respiratória discreta associada ao uso desses fármacos foram observados, porém esses resultaram de obstrução das vias aéreas superiores, relacionada apenas com o grau de sedação dos pacientes.[38,39]

Sistema Nervoso Central

O efeito sedativo e, algumas vezes, o de hipnose são observados com a utilização da clonidina, independentemente da via administrada.[32,40,41] A sedação e a hipnose são dose-dependentes, com início rápido, em torno de 20 a 30 minutos. A ativação dos receptores α_2-adrenérgicos no SNC, com diminuição da liberação de noradrenalina, parece ser a causa do efeito sedativo-hipnótico dos agonistas desses receptores.[40]

Foi demonstrada a reversão do efeito da clonidina depois da administração peridural provocada por um antagonista específico dos receptores α_2-adrenérgicos, a iombina por via oral.[42]

Característica importante dos α_2-agonistas é a de serem ansiolíticos, com capacidade comparável aos fármacos do grupo dos benzodiazepínicos, sendo esse efeito potencializado pelo uso concomitante dessas duas classes de fármacos.[12,37]

Doses usuais de dexmedetomidina mostram uma eletroencefalografia com oscilações intermitentes entre 9 e 15 Hz, juntamente com oscilações entre 0,5 e 4 Hz, evidenciando um paciente ligeiramente sedado, que desperta ao comando de voz ou toque leve.[43,44]

As principais vias noradrenérgicas ascendentes e descendentes originam-se no *locus coeruleus*, região responsável pelo efeito sedativo. Pela ativação dos receptores α_2-adrenérgicos dessa área ocorre a supressão da sua atividade, o que resulta em importante aumento da atividade de interneurônios inibitórios, como os que fazem parte da via do ácido γ-aminobutírico (GABA), determinando a depressão do SNC.[11]

Após administração peridural, doses de clonidina iguais ou superiores a 700 μg produzem sedações intensas, que persistem por 4 a 6 horas.[32,45] Por outro lado, não se observa efeito sedativo evidente quando se utiliza a clonidina, por via peridural, em infusão contínua de 20 μg $\cdot$ h^{-1}.[46]

A ativação dos receptores α_2-adrenérgicos produz intensa atividade analgésica pelo envolvimento dos receptores supraespinhais e principalmente espinhais, incluindo a ativação dos receptores α_2 pós-sinápticos das vias descendentes noradrenérgicas, dos neurônios colinérgicos e da liberação de óxido nítrico.[27,47]

Foram identificados receptores do subtipo α_{2A} na substância gelatinosa do corno dorsal da medula espinhal, onde sua estimulação desenvolve redução da liberação de substância P e inibição do campo receptivo dos neurônios envolvidos na percepção da informação nociceptiva proveniente da periferia.[47] O efeito antinociceptivo desses fármacos está associado, pelo menos em parte, à indução da liberação de acetilcolina no corno dorsal, envolvendo dessa maneira um mecanismo colinérgico de analgesia.[48] A administração peridural de clonidina induz acréscimo na concentração liquórica de acetilcolina.[45] Esses receptores também foram localizados nos aferentes terminais primários e em alguns núcleos noradrenérgicos do tronco encefálico, onde contribuem para o efeito antinociceptivo, ao menos de forma parcial.[49]

Atualmente, está bem documentado o efeito analgésico aditivo existente após administração conjunta sistêmica e espinhal de opioides e α_2-agonistas.[50,51] Alguns estudos sugerem que a clonidina deve ser, preferencialmente, aplicada por via peridural ou subaracnóidea para obtenção de maior eficácia em termos de analgesia pós-operatória.[45,52-54] Trabalhos demonstram ainda que a clonidina possui o dobro da potência analgésica após administração peridural em relação à venosa.[33,49]

Uma das grandes propriedades dos α_2-agonistas é a capacidade de reduzir significativamente não só o consumo de opioides mas também a necessidade de anestésicos halogenados durante a anestesia.[55,56] Essa potencialização do efeito analgésico ocorre mesmo quando os α_2-agonistas são empregados como medicação pré-anestésica.[57,58] De forma similar, ocorre menor necessidade de analgésicos também no período pós-operatório imediato.[59]

Pelas ações no SNC, os α_2-agonistas têm a propriedade de reduzir drasticamente a necessidade do uso de outros anestésicos, porém com efeito-teto. Isso porque alguns fármacos, dependendo da sua seletividade a receptores α_2, apresentam propriedades agonistas parciais e ativam receptores α_1, o que poderia antagonizar o efeito agonista α_2 no SNC.[60] Esses fármacos exercem um papel importante na terapêutica da dor não somente pós-operatória, mas também na de origem neuropática.[61-63] A clonidina foi utilizada como coadjuvante analgésico no tratamento de pacientes com síndrome da dor regional complexa, com componente simpático, refratária a outras abordagens medicamentosas e na reversão do fenômeno de tolerância em pacientes em uso crônico de opioides devido à dor de caráter oncológico.[64-66]

Sistema Renal

No sistema renal, os α_2-agonistas induzem efeito diurético e natriurético. Há evidências de que esses fármacos inibem a liberação do hormônio antidiurético, além de antagonizarem a ação desse hormônio no túbulo renal e aumentarem a taxa de filtração glomerular.[66] Outro mecanismo sugerido para explicar o efeito diurético é representado pela liberação do fator natriurético atrial.[66-68] Diferentemente dos opioides, eles não apresentam efeito de retenção urinária.

O tratamento pré-operatório com clonidina (4 $\mu g \cdot kg^{-1}$) previne as alterações renais que podem ocorrer após cirurgias cardíacas.[69]

Sistema Gastrintestinal

Os α_2-agonistas apresentam importante efeito antisialagogo, com subsequente quadro de xerostomia,[11] podendo ser úteis se utilizados na medicação pré-anestésica, embora possam ser causa de queixa por parte dos pacientes. Os agonistas α_2-adrenérgicos provocam redução da motilidade e da secreção gastrintestinais e aumento da absorção de água no intestino grosso, porém não interferem no tempo de esvaziamento gástrico.[70] A clonidina pode ser empregada como medicação antidiarreica.[11]

Sistema Endócrino

A redução das concentrações séricas de catecolaminas compreende o achado mais significativo decorrente da administração desses fármacos.[71] Além disso, por diminuírem a estimulação simpática, os α_2-adrenérgicos diminuem marcadamente a resposta ao estresse cirúrgico, fato esse comprovado pela menor necessidade da utilização de agentes anestésicos quando os pacientes são sedados com dexmedetomidina.[55,56]

Constatou-se ainda inibição da liberação perioperatória de interleucina-6, de ACTH e de cortisol, além da atenuação da resposta catabólica no período pós-operatório.[72,73] A ativação dos α_2-adrenoceptores presentes nas células β das ilhotas de Langerhans implica diminuição da secreção de insulina, resultando em hiperglicemia não relevante do ponto de vista clínico.[74]

Outros Efeitos

Os α_2-agonistas parecem reduzir a pressão intraocular (PIO) pela combinação de dois mecanismos: vasoconstrição das arteríolas eferentes do processo ciliar e aumento da drenagem aquosa secundária à diminuição do tônus vascular simpático. Por isso, podem ser utilizados em pacientes com glaucoma. Esses fármacos atenuam o aumento da PIO secundária à laringoscopia e intubação traqueal.[75]

O uso dos agonistas α_2-adrenérgicos relaciona-se à inibição da agregação plaquetária em função do decréscimo das concentrações plasmáticas de catecolaminas e da liberação de óxido nítrico plaquetário. Este último consiste em potente bloqueador da capacidade de adesão dessas células.[76]

Ao contrário do que se verifica com diversos agentes anestésicos, a utilização dos agonistas α_2-adrenérgicos não acarreta efeitos deletérios no que concerne às funções leucocitárias, incluindo quimiotaxia, fagocitose e produção de radicais superóxido.[77]

Os agonistas α_2-adrenérgicos podem alterar as respostas termorreguladoras, incluindo o tremor. Os tremores podem aumentar o consumo de oxigênio e a produção de dióxido de carbono a níveis significativos se comparados ao basal, podendo levar à dessaturação e à acidose láctica.[30] A clonidina exerce ação inibitória sobre o centro termorregulador do hipotálamo, decorrente da redução da liberação de noradrenalina em terminais pré-sinápticos, portanto não impede a ocorrência de hipotermia por redistribuição após a indução da anestesia.[78]

CLONIDINA

A clonidina, um composto imidazólico, é um agonista α-adrenérgico que possui uma seletividade α_2/α_1 de 220 para 1, sendo 16 vezes mais potente em relação aos receptores α_2 do que aos imidazolina.[6,11]

Ela é rápida e completamente absorvida após administração oral, apresentando pico de concentração plasmática entre 60 e 90 minutos por essa via.[11]

Sua taxa de ligação proteica corresponde a 20%, sendo seu volume de distribuição de 1,7 a 2,5 L . kg^{-1} e seu *clearance* de 1,9 a 4,3 mL . min^{-1} . kg^{-1}. Sofre metabolização hepática em compostos inativos da ordem de 50%, sendo o restante excretado pelos rins na forma inalterada. Após administração oral, cerca de 20% do fármaco é excretado nas fezes. Sua meia-vida de eliminação pode variar de 6 a 23 horas após uso venoso e pode ser prolongada na vigência de comprometimento renal.[6,11]

Por ser altamente lipossolúvel, atravessa com facilidade a barreira hematoencefálica, distribuindo-se pelo SNC, interagindo com os receptores α_2-adrenérgicos espinhais e supraespinhais.

As preparações comerciais atualmente disponíveis são de 100, 150 e 200 μg em forma de comprimidos e 150 μg . mL^{-1} na formulação injetável.

A clonidina por via oral ou venosa, antes da anestesia subaracnóidea, determina prolongamento do tempo de bloqueio sensitivo e motor.[52,57,58] Na anestesia subaracnóidea ou peridural, a clonidina, respectivamente nas doses de 1 a 2 μg . kg^{-1} e de 2 a 4 μg . kg^{-1}, dobra a duração de anestesia cirúrgica e do bloqueio motor e melhora a qualidade do bloqueio anestésico com boa atividade sedativa.[32] Pode ser empregada por essas vias com o intuito de sinergismo analgésico tanto com anestésicos locais como com opioides.[52,79,80]

A intensidade da analgesia peridural tem correspondência com as concentrações liquóricas do fármaco, ao passo que o grau de sedação é proporcional à concentração sérica.[45] Observa-se o pico de concentração plasmática em cerca de 30 minutos, coincidente com o nível máximo de analgesia, sendo seu $t_{1/2}\beta$ de aproximadamente 13 horas. A duração do efeito analgésico persiste por 3 a 6 horas, havendo necessidade de infusão contínua (30 μg . h^{-1}) em caso de analgesia prolongada.[32,52]

A infusão peridural contínua da combinação de morfina e clonidina durante 24 horas no período pós-operatório, precedida de um *bolus* de clonidina e de morfina, iniciada antes da cirurgia, reduziu a necessidade intraoperatória de isoflurano e promoveu analgesia pós-operatória dose-relacionada em crianças de 4 a 48 meses submetidas a procedimento cirúrgico abdominal de grande porte.[81]

No bloqueio peridural sacral em crianças, a adição de clonidina, na dose de 1 a 2 μg . kg^{-1}, ao anestésico local, dobra a duração da analgesia no pós-operatório, sem que ocorram alterações hemodinâmicas importantes.[82]

Comparativamente às vias de administração, venosa, muscular, oral, peridural e retal, e usando concentrações semelhantes, observam-se efeitos mais pronunciados quando é feito uso do fármaco pela via subaracnóidea.[32] Por essa via, a clonidina apresenta maior vantagem quando empregada como coadjuvante, em associação com anestésico local e opioide, situação na qual suas doses são até menores se comparadas às doses administradas por via sistêmica ou peridural.[32,53] Trabalhos revelam que a clonidina intratecal prolonga o bloqueio sensitivo e motor obtido com anestésicos locais, sem resultar nos efeitos adversos característicos de opioides, como retenção urinária e depressão respiratória.[83-86]

Em relação ao uso da clonidina em obstetrícia, na analgesia peridural do trabalho de parto, observou-se que a adição de clonidina 75 μg à ropivacaína aumentou a duração da analgesia, com diminuição da PA materna, porém sem repercussões sobre o feto.[87] Os efeitos da adição da clonidina ao anestésico local durante anestesia peridural para cesariana não parecem ser diferentes dos que ocorrem na população não obstétrica.[1]

A adição de clonidina (15 μg) ao sufentanil por via subaracnóidea prolonga a duração da analgesia do parto sem produzir bloqueio motor. Entretanto, a incidência de hipotensão arterial é maior do que quando se usa o sufentanil isoladamente.[88]

A adição de clonidina na via subaracnóidea, com bupivacaína a 0,5% hiperbárica (12,5 mg) e morfina (100 μg) para cesariana, melhorou a qualidade da analgesia pós-operatória, sem aumentar a incidência de efeitos colaterais, sendo 15 μg de clonidina a dose mínima eficaz.[89]

A potencialização da analgesia após uso espinhal advém não apenas da sua ação nos receptores α_2-adrenérgicos presentes nas lâminas superficiais do corno dorsal, mas também do efeito anestésico local intrínseco.[32]

A adição de clonidina, na dose de 1 a 2 μg . kg^{-1}, ao anestésico local para bloqueio de nervos periféricos aumentou a duração da anestesia cirúrgica em aproximadamente 75% e a analgesia pós-operatória em até 200%.[90-92]

Durante a anestesia regional intravenosa, a associação de clonidina, na dose de 1 μg . kg^{-1}, à lidocaína a 0,5%, na dose de 200 mg, aumenta a intensidade da analgesia nas primeiras 2 horas do pós-operatório e diminui a necessidade de analgésicos nas primeiras 24 horas, sem aumentar a ocorrência de efeitos colaterais, como sonolência, hipotensão e bradicardia.[93]

A clonidina (2,5 μg . kg^{-1}) usada como medicação pré-anestésica, por via venosa, 30 minutos antes de procedimentos oftalmológicos mostrou-se eficaz em reduzir a PIO e em manter estabilidade hemodinâmica e serviu como fator protetor contra o desenvolvimento de hipertensão arterial. Os níveis de sedação obtidos foram de leve a moderado, não interferindo no tempo de alta da SRPA.[94] Semelhantes resultados foram obtidos na dose de 100 μg como medicação pré-anestésica para facectomias.[95]

No bloqueio peribulbar, a administração de 30 µg de clonidina associada à lidocaína ou à bupivacaína proporciona diminuição do tempo de latência, aumento do tempo de analgesia, além de maior estabilidade hemodinâmica durante o procedimento, particularmente com relação à pressão arterial.[96]

Na criança pode ser usada por via retal com uma biodisponibilidade maior do que 90%.[97]

A clonidina na dose de 2 a 4 µg.kg^{-1} por via oral constitui eficiente alternativa como medicação pré-anestésica em adultos e crianças, proporcionando sedação, hipnose e efeito antissialagogo.[41,98] No entanto, sua administração em doses muito elevadas pode redundar em perda da especificidade α_2 e ativação de receptores α_1, podendo resultar em efeito ansiogênico importante. Quando utilizada por via oral, na dose de 3 a 4 µg.kg^{-1}, a clonidina diminui, em adultos e crianças, a resposta excitatória simpática caracterizada por aumentos da PA e da frequência cardíaca, que podem ocorrer no momento da intubação traqueal e durante a fase inicial da anestesia, com o desflurano e com a cetamina.[36,99,100]

A clonidina, quando administrada de 60 a 90 minutos antes da anestesia, na dose de 2 a 4 µg.kg^{-1}, acarreta redução de 20% a 30% no consumo de tiopental e propofol para a indução anestésica. Quando administrada no intraoperatório, potencializa também a ação dos opioides, gerando uma redução de até 52% no consumo desses fármacos.[1]

A utilização de 5 µg.kg^{-1} de clonidina venosa resultou em decréscimo da ocorrência de depressão do segmento ST em pacientes submetidos à revascularização do miocárdio.[27]

Uma das características da clonidina é proporcionar estabilidade hemodinâmica, como, por exemplo, em cirurgias para correção de estrabismo, na hipotensão arterial induzida em cirurgias plásticas e otorrinolaringológicas nas quais o controle do sangramento é importante.[101,102]

Esse fármaco tem sido empregado com sucesso na atenuação dos sintomas resultantes do quadro de abstinência em pacientes farmacodependentes a opioides, álcool e benzodiazepínicos.[103-105]

Pode ser usado também por via transdérmica para dor neuropática, dor lombar, dor herpética, entre outras, porém necessita de pelo menos dois dias para que a concentração terapêutica seja alcançada.[1,106]

A clonidina também tem sido utilizada, por via peridural, no tratamento da dor de origem neoplásica, especialmente naquela que não responde à terapia com opioides. A dose utilizada é de 10 a 50 µg.h^{-1}, através de infusão peridural contínua.[65] A clonidina tópica já foi utilizada para o alívio da hiperalgesia em pacientes com dor simpático-reflexa.[107]

Em relação à analgesia no pós-operatório com o uso intrartricular da clonidina em cirurgias de joelho, os resultados foram satisfatórios, com aumento da duração da analgesia e diminuição da necessidade de analgésicos no pós-operatório.[108]

Na sala de recuperação pós-anestésica, os efeitos cardiovasculares dos α_2-agonistas, associados à diminuição da frequência de tremores, podem ser importantes na diminuição da incidência de episódios de isquemia miocárdica. Na dose de 2 µg.kg^{-1} administrada por via venosa no término de cirurgias, atenuou o aumento do consumo de oxigênio e a produção de dióxido de carbono.[30,109]

No que diz respeito à redução de tremores no pós-operatório, a clonidina foi suficiente para reduzir o tremor numa proporção equivalente à dolantina, mas sem os efeitos indesejados, como náuseas, vômitos e depressão respiratória, que podem ocorrer com esse fármaco. Por outro lado, a clonidina, em doses elevadas, pode causar sedação mais duradoura no pós-operatório, o que pode retardar a alta do paciente da sala de recuperação pós-anestésica.[1]

DEXMEDETOMIDINA

A dexmedetomidina, o enantiômero dextrógiro da medetomidina, é o protótipo dos agonistas α_2-adrenérgicos superseletivos. Esse composto apresenta uma relação de seletividade de α_2/α_1 de 1.620 para 1, correspondendo a um grau de seletividade oito vezes superior ao da clonidina, enquanto a sua especificidade aos receptores imidazolina em relação aos α_2 é de 1 para 32.[5,110]

A alta seletividade pode ser útil quando as ações sobre os receptores α_1 se opõem àquelas sobre os receptores α_2, como na produção de analgesia no *locus coeruleus*.[66]

Como os demais α_2-agonistas, constitui um agente com propriedades hipnótica e simpatolítica importantes e com atividades analgésicas dose-dependentes. Proporciona também ansiólise comparável à dos benzodiazepínicos. Tais características conferem à dexmedetomidina um importante efeito poupador de opioides e de outros fármacos usados em anestesiologia, como agentes venosos e inalatórios.[110]

Um estudo realizado em cães demonstrou que a CAM do halotano era reduzida para menos de 0,1% quando a dexmedetomidina era utilizada (10 ug.kg^{-1}).[111]

Estudos realizados com humanos adultos demonstraram que a adição da dexmedetomidina reduziu a CAM dos halogenados sevoflurano e isoflurano, 17% e 47%, respectivamente.[55,56]

A dexmedetomidina foi introduzida como alternativa para sedação em pacientes internados em unidades de tratamento intensivo, devido ao seu perfil único de rápido despertar em resposta ao toque ou ao comando verbal e, ao contrário de outros fármacos comumente utilizados com esse propósito, como propofol, benzodiazepínicos e opioides, por não exibir potencial para depressão respiratória, mesmo em doses elevadas. Ela pode ser utilizada em pacientes entubados em respiração espontânea e ser mantida após a extubação com segurança. Estudos com infusão contínua por 24 horas em pacientes de unidades de tratamento intensivo não evidenciaram tendência de acúmulo ou alterações nas suas propriedades farmacocinéticas, ao contrário do que se verifica com benzodiazepínicos. Diferentemente do etomidato, a dexmedetomidina não interfere de maneira significativa na esteroidogênese.[74] Também exibe vantagens sobre o propofol no que tange a variações hemodinâmicas e sobrecarga lipídica.[112] A biodisponibilidade desse fármaco por via oral é altamente prejudicada devido ao metabolismo hepático de primeira passagem.[113]

Após a infusão, a dexmedetomidina apresenta rápida fase de distribuição com meia-vida de aproximadamente 6 minutos. O volume de distribuição da dexmedetomidina no estado de equilíbrio é de cerca de 200 L, sendo sua depuração sistêmica de 0,5 L . min^{-1}.[2] Sua taxa média de ligação a proteínas plasmáticas é de 93,7%, em especial a albumina e a α_1-glicoproteína ácida. O comprometimento renal não altera a taxa de ligação a proteínas. No entanto, os pacientes com comprometimento hepático podem apresentar alterações na ligação proteica, resultando em valores menores de depuração.[110] Deve-se considerar doses de manutenção abaixo de 0,2 µg . kg^{-1} . h^{-1} nesses pacientes. Não há deslocamento significativo da ligação a proteínas plasmáticas dos medicamentos administrados concomitantemente a dexmedetomidina (fenitoína, ibuprofeno, varfarina, propranolol, teofilina e digoxina).[110] A dexmedetomidina sofre ampla biotransformação no fígado e é excretada principalmente na urina (95%). Os principais metabolitos excretados são N-glicuronídeos (G-DEX-1 e G-DEX-2) e N-metil-O-glicuronídeo. A meia-vida de eliminação terminal da dexmedetomidina é de aproximadamente 2 a 3 horas.[110]

Não existem metabolitos ativos conhecidos e sua conversão quiral a seu enantiômero levo inativo é mínima e sem importância clínica.

A dexmedetomidina apresenta efeitos importantes nos parâmetros cardiovasculares, que parecem influenciar a sua própria farmacocinética. Assim, em doses maiores, provoca vasoconstrição periférica decorrente da ação em receptores α_2 presentes na musculatura lisa vascular, o que, provavelmente, reduz o seu volume de distribuição. Por isso, esse fármaco não apresenta perfil farmacocinético linear.[79] Observa-se, portanto, um comportamento bifásico, pois, à medida que a distribuição encefálica do fármaco aumenta, passa a ocorrer vasodilatação periférica resultante da redução do *drive* simpático central. Conclui-se, então, que a administração venosa de dexmedetomidina necessita ser realizada de forma lenta e sob infusão contínua, no intuito de prevenir efeitos indesejados como hipertensão inicial e alteração do padrão farmacocinético da medicação. Sua meia-vida contexto dependente relacionada ao tempo de infusão é de 4 minutos após 10 minutos de infusão e de 250 minutos após 8 horas de infusão contínua.[114]

A dexmedetomidina tem um efeito similar ao da clonidina quando administrada como medicação pré-anestésica. Pode ser administrada pela via intramuscular, entretanto os efeitos podem se prolongar por um período de até 4 horas após a sua administração, implicando retardo da alta hospitalar após procedimentos ambulatoriais.[115]

A dexmedetomidina é um adjuvante útil em pequenas cirurgias associadas com dor leve a moderada ou procedimentos de pequena duração. Ele pode ser uma alternativa para o propofol em termos de sedação moderada, estabilidade hemodinâmica, efeitos secundários mínimos e transitórios, dentro de uma técnica de analgesia multimodal.[116-118]

A dexmedetomidina promove redução do fluxo sanguíneo cerebral durante anestesia com halotano, isoflurano e sevoflurano, sem, no entanto, provocar isquemia cerebral.[119] Também atenua a vasodilatação cerebral secundária à hipercapnia, porém não interfere com a ocorrência dessa resposta frente à hipoxemia.[120] Em modelos animais de isquemia encefálica, comprovou-se efeito de neuroproteção induzido pela dexmedetomidina, possivelmente como decorrência da diminuição da biodisponibilidade de glutamato no SNC.[121-123] Os receptores imidazolina parecem estar envolvidos nesse tipo de resposta.[124]

Embora a bradicardia seja um dos efeitos dos α_2-agonistas, a dexmedetomidina elimina as arritmias induzidas pela adrenalina em cães anestesiados com halotano, efeito da sua interação com receptores imidazolina.[125]

A suplementação intratecal com dexmedetomidina (5 µg) parece ser uma boa alternativa ao fentanil (25 µg) quando adicionada à bupivacaína. Entretanto, uma vez que produz prolongado bloqueio sensitivo e motor, torna-se evidente que esse tipo de bloqueio pode ser mais apropriado para cirurgias de grande porte no abdome e extremidades inferiores, não sendo indicado para procedimentos de curta duração e na cirurgia ambulatorial.[126] Em um estudo em que foram utilizadas a dexmedetomidina e a clonidina como adjuvantes na anestesia subaracnóidea, foram observados efeitos equipotentes nas doses de 3 µg e 30 µg, respectivamente.[127]

A dexmedetomidina associada à lidocaína por via peridural, na dose de 2 µg . kg^{-1}, produziu analgesia residual de 5 a 6 horas e redução de 70% no consumo de analgésicos no período pós-operatório.[128]

Um estudo comparou a dexmedetomidina à clonidina por via peridural, ambas associadas à ropivacaína 0,75% para analgesia e sedação pós-operatória de colecistectomias. Os resultados permitiram concluir que esses fármacos asseguram analgesia e sedação, apresentando o grupo da clonidina analgesia mais prolongada.[129] Em outro estudo, os mesmos autores do trabalho anterior compararam o efeito analgésico intraoperatório da cetamina, da clonidina e da dexmedetomidina, associadas à ropivacaína 0,75% e administradas por via peridural em cirurgias de abdome superior. Puderam observar que esses fármacos foram efetivos em reduzir o consumo de alfentanil e a concentração inspirada de isoflurano.[130]

A dexmedetomidina utilizada em sedação por via venosa, em pacientes submetidas a anestesia subaracnóidea, representou uma boa opção para sedação, com estabilidade hemodinâmica, proporcionando um nível adequado de hipnose, sem provocar alterações na duração dos bloqueios motor e sensitivo.[131] Da mesma forma, em infusão contínua, constitui excelente alternativa como adjuvante anestésico em procedimentos cirúrgicos sob anestesia local e bloqueios regionais.[132-135]

Mostrou-se segura e eficaz em pacientes submetidos à videocolonoscopia, promovendo sedação satisfatória, revertida com estímulo verbal ou físico, e analgesia sem alterações cardiocirculatórias e respiratórias significativas.[136] Da mesma forma a dexmedetomidina se mostrou vantajosa quando associada a pequenas doses de fentanil para litotripsia extracorpórea por ondas de choque.[137]

A infusão intraoperatória de dexmedetomidina atenua as respostas neuroendócrinas e hemodinâmicas ao trauma cirúrgico e à circulação extracorpórea em pacientes submetidos a revascularização do miocárdio, assim como diminui o uso de analgésicos, β-bloqueadores, antieméticos e diuréticos na unidade de tratamento intensivo cardiológica.[138] A dexmedetomidina se mostrou extremamente útil em pacientes pediátricos submetidos à correção de cardiopatias congênitas.[139,140] A dexmedetomidina é um adjuvante útil quando usada criteriosamente em pacientes com hipertensão arterial pulmonar.[141]

As respostas hiperdinâmicas ao estímulo cirúrgico tiveram melhor controle com o uso da associação dexmedetomidina-fentanil que a associação clássica de midazolam-fentanil em crianças submetidas à cirurgia cardíaca com circulação extracorpórea.[142]

Por manter a respiração expontânea, foi utilizada como agente único, ou em combinação com baixas doses de cetamina, para exames invasivos em portadores de doença cardíaca congênita.[143]

A anestesia venosa com dexmedetomidina em pacientes obesos mórbidos se mostrou efetiva, diminuindo o consumo de anestésicos, mantendo estabilidade cardiovascular e promovendo recuperação pós-anestésica precoce.[144] Nesta população em que ocorre alta prevalência de apneia obstrutiva do sono, a dexmedetomidina, ao diminuir a necessidade da utilização de opioides, se mostrou segura no período de recuperação.[145]

Em um estudo em que foram avaliadas as condições no pós-operatório imediato, foi aconselhada a utilização de uma dose de 0,2 µg $\cdot$ kg^{-1} $\cdot$ h^{-1}, com um peso ajustado ao real, a fim de minimizar o risco de efeitos cardiovasculares indesejados.[146]

A dexmedetomidina tem sido empregada como agente hipnótico para procedimentos em que se encontram dificuldades de acesso às vias aéreas, como em pacientes com histórico de intubação difícil que necessitam de intubação traqueal acordada.[147-151]

A combinação da dexmedetomidina com outros agentes convencionais é útil em pacientes suscetíveis ao desenvolvimento da hipertermia maligna.[152]

A exemplo da clonidina, a dexmedetomidina também diminui a resposta excitatória simpática e a vasoconstrição coronariana determinadas pela cocaína.[153]

Em unidades de tratamento intensivo, a dexmedetomidina tem se mostrado superior aos benzodiazepínicos, uma vez que em níveis similares de sedação a dexmedetomidina diminuiu o tempo de ventilação mecânica e a prevalência de *delirium*.[154-156]

A dexmedetomidina é apresentada na forma de solução concentrada de 100 µg $\cdot$ mL^{-1} e deve ser administrada em regime de infusão contínua, iniciando-se com um *bolus* de 1 µg $\cdot$ kg^{-1} em 10 a 20 minutos, seguido de dose de manutenção de 0,2 a 0,7 µg $\cdot$ kg^{-1} $\cdot$ h^{-1}, titulando-se essa dose de acordo com os níveis de sedação e analgesia desejados. Assim como já ocorre com outros anestésicos, existem modelos farmacocinéticos para a dexmedetomidina a fim de ser utilizada em infusão contínua por via venosa através da concentração plasmática alvo-controlada (0,3 a 0,7 µg $\cdot$ mL^{-1}).[55]

ANTAGONISTAS DOS RECEPTORES α_2-ADRENÉRGICOS

Além dos antagonistas inespecíficos dos receptores α_2-adrenérgicos, entre eles a fentolamina e a tolazolina, foram descritas algumas substâncias que possuem atividade antagonista específica nos receptores α_2-adrenérgicos. Como exemplo, pode-se citar o atipamezol, um antagonista que possui uma seletividade α_2/α_1 de 8.500 para 1.[157] Esse fármaco é utilizado em anestesiologia veterinária há alguns anos e já foi testado em estudos clínicos em voluntários humanos na reversão da sedação e hipotensão induzidas pela dexmedetomidina.[157,158]

Os antagonistas específicos dos receptores α_2-adrenérgicos, em ordem decrescente de afinidade ao receptor, são atipamezol, idaxozan, ioimbina, efaroxan e a rauwolscina.[6]

REFERÊNCIAS

1. Alves TCA, Braz JRC, Vianna PTG. α2-agonistas em anestesiologia: aspectos clínicos e farmacológicos. Rev Bras Anestesiol 2000;50(5):396-404.
2. Posso IP, Romanek RM, Lopes Jr C. Agonistas α2-adrenérgicos: emprego clínico em anestesiologia. In: Ferez D, Vane LA, Posso IP et al – Atualização em Anestesiologia SAESP – Vol. IX. São Paulo: Office; 2004.66-89.

3. Simonetti MPB, Valinetti EA, Ferreira FMC. Clonidina: de descongestionante nasal a analgésico potente; considerações históricas e farmacológicas. Rev Bras Anestesiol 1997;47:37-47.
4. Clarke K, Hall L. Xylazine - a new sedative for horses and cattle. Veterinary Record 1969;85:482-7.
5. Haskins SC, Peiffer Jr RL, Stowe RM. A clinical comparison of CT 1341, ketamine, and xylazine in cats. Am J Vet Res 1975;36:1537-43.
6. Khan ZP, Ferguson CN, Jones RM. Alpha-2 and imidazoline receptor agonists. Their pharmacology and therapeutic role. Anaesthesia 1999;54(2):146-65.
7. Ahlquist R. A study of the adrenotropic receptors. Am J Physiology 1948;153:586-9.
8. Bylund DB, U'Pritchard DC. Characterization of alpha-1 and alpha-2 adrenergic receptors. Int Rev Neurobiol 1983;24:343-431.
9. Lomasney JW, Lorenz W, Allen LF et al. Expansion of the alpha2-adrenergic family. Proc Natl Acad Sci USA 1990;87:5094-8.
10. Bylund DB. Heterogeneity of α_2 adrenergic receptors. Pharmacol Biochem Behav 1985;22:835-43.
11. Hayashi Y, Maze M. Alpha 2 adrenoceptor agonists and anaesthesia. Br J Anaesth 1993;71:108-18.
12. Bagatini A, Gomes CR, Masella MZ et al. Dexmedetomidina: farmacologia e uso clínico. Rev Bras Anestesiol 2002;52(5):606-17.
13. Correa-Sales C, Nacif-Coelho C, Reid K et al. Inhibition of adenyl cyclase in the *locus coeruleus* mediates the hypnotic response to an alpha 2 agonist in the rat. J Pharmacol Exp Ther 1992;263:1046-9.
14. Brown DA. G-proteins and potassium currents in neurons. Annu Rev Physiol 1990;52:215-42.
15. Scheinin M, Schwinn D. The *locus coeruleus*. site of hypnotic actions of α_2-adrenoceptor agonists? Anesthesiology 1992;76:873-5.
16. De Sarro GB, Ascioti C, Froio F et al. Evidence that *locus coeruleus* is the site where clonidine and drugs acting at alpha, and alpha2 adrenoceptors affect sleep and arousal mechanisms. Br J Pharmacol 1987;90:675-85.
17. Mammoto T, Kamibayashi T, Hayashi Y et al. Antiarrhythmic action of rilmenidine on adrenaline-induced arrhythmia via central imidazoline receptors in halothane-anaesthetizes dogs. Br J Pharmacol 1996;117:1.744-8.
18. Bousquet P. I1 receptors, cardiovascular function, and metabolism. Am J Hypertens 2001;14:317-21.
19. Hamilton CA. Imidazoline receptors, subclassification, and drug-induced regulation. Ann N Y Acad Sci 1995;763:57-65.
20. Reis DJ, Regunathan S, Meeley MP. Imidazole receptors and clonidine-displacing substance in relationship to control of blood pressure, neuroprotection and adrenomedullary secretion. Am J Hypertens 1992;5:51-7.
21. De Jonge A, Timmermans PB, van Zweiten PA. Particiation of cardiac presynaptic α_2-adrenoceptors in the bradycardic effects of clonidine and analogues. Naunyn Schmiedebergs Arch Pharmacol 1981;137:8-12.
22. Ruffolo Jr RR. Distribution and function of peripheral adrenoceptores on the cardiovascular system. Pharmachol Biochem Behav 1985;22:827-33.
23. Talke P, Richardson CA, Scheinin M et al. Postoperative pharmacokinetics and sympatholytic effects of dexmedetomidine. Anesth Analg 1997;85:1136-42.
24. Coughlan MG, Lee JG, Bosnjak ZJ et al. Direct coronary and cerebral vascular responses to dexmedetomidine. Significance of endogenous nitric oxide synthesis. Anesthesiology 1992;77:998-1.006.
25. Stevens RD, Burri H, Tramèr MR. Pharmacologic myocardial protection in patients undergoing noncardiac surgery. A quantitative systematic review. Anesth Analg 2003;97:623-33.
26. Wijeysundera DN, Naik JS, Beattie WS. Alpha-2 adrenergic agonists to prevent perioperative cardiovascular complications: a meta-analysis. Am J Med 2003 114:742-52.
27. Jalonen J, Hynynen M, Kuitunen A et al. Dexmedetomidine as an anesthetic adjunct in coronary artery bypass grafting. Anesthesiology 1997;86:331-45.
28. Scheinin B, Undgren L, Randel T et al. Dexmedetomidine attenuates sympathoadrenal responses to tracheal intubation and reduced the need for thiopentone and preoperative fentanyl. Br J Anaesth 1992;68:126-31.
29. Talke P, Tayefeh F, Sessler DL et al. Dexmedetomidine does not alter the sweating threshold, but comparably and linearly decreases the vasoconstriction and shivering thresholds. Anesthesiology 1997;87:835-41.
30. Delaunay L, Bonnet F, Duvaldestin P. Clonidine decreases postoperative oxygen consumption in patients recovering from general anaesthesia. Br J Anaesth 1991;67:397-401.
31. Frisk-Holmberg M, Paalzow L, Wibell L. Relationship between the cardiovascular effects and steady-state kinetics of clonidine in hypertension: demonstration of a therapeutic window in man. Eur J Clin Pharmacol 1984;26:309-13.
32. Eisenach JC, De Kock M, Klimscha W. Alpha(2)-adrenergic agonists for regional anesthesia. A clinical review of clonidine (1984-1995). Anesthesiology 1996; 85:655-74.
33. De Kock M, Crochet B, Morimont C et al. Intravenous or epidural clonidine for intra and postoperative analgesia. Anesthesiology 1993;79:525-31.
34. De Kock M, Wiederkher P, Laghmiche A et al. Epidural clonidine used as the sole analgesic agent during and after abdominal surgery. A dose-response study. Anesthesiology 1997;86:285-92.
35. Ebert TJ, Hall JE, Barney JA et al. The effects of increasing plasma concentrations of dexmedetomidine in humans. Anesthesiology 2000;93:382-94.
36. Tanaka M, Nishikawa T. Oral clonidine premedication attenuates the hypertensive response to ketamine. Br J Anaesth 1994;73:758-62.
37. Gertler R, Brown HC, Mitchell DH et al. Dexmedetomidine: a novel sedative-analgesic agent. BUMC Proceedings 2001;14:13-21.
38. Belleville JP, Ward DS, Bloor BC et al. Effects of intravenous dexmedetomidine in humans. Sedation, ventilation, and metabolic rate. Anesthesiology 1992;77:1125-33.

39. Ooi R, Feldman SA. Ventilatory effects of clonidine. Anesth Analg 1992;75:147.
40. Maze M, Tranquilli W - Alpha-2 adrenoceptor agonists: defining the role in clinical anesthesia. Anesthesiology 1991;74:581-605.
41. Alves TCA, Braz JRC, Ganem EM. Influência da medicação pré-anestésica com clonidina sobre a associação de sufentanil e bupivacaína na anestesia subaracnóidea. Rev Bras Anestesiol 1999;49:320-6.
42. Liu N, Bonnet F, Delaunay L et al. Partial reversal of the effects of extradural clonidine by oral yohimbine in postoperative patients. Br J Anaesth 1993;70:515-8.
43. Purdon PL, Sampson A, Pavone KJ et al. Clinical electroencephalography for anesthesiologists: Part I: Background and basic signatures. Anesthesiology. 2015;123(4):937-60.
44. Valenza G, Akeju O, Pavone KJ et al. Instantaneous monitoring of heart beat dynamics during anesthesia and sedation. Journal of Computational Surgery. 2014;1:13.
45. Eisenach JC, Detweiler D, Hood D. Hemodynamic and analgesic actions of epidural administered clonidine. Anesthesiology 1993;78:277-87.
46. Paech MJ, Pavy TJG, Orlikowski CEP et al. Postoperative epidural infusion: a randomized, double-blind, dose-finding trial of clonidine in combination with bupivacaine and fentanyl. Anesth Analg 1997;84:1.323-8.
47. Murata K, Nakagawe I, Kumeta Y et al. Intrathecal clonidine suppresses noxiously evoked activity of spinal wide dynamic range neurons in cats. Anesth Analg 1989;69:185-91.
48. Klimscha W, Tong C, Eisenach JC. Intrathecal alpha 2-adrenergic agonists stimulate acetylcholine and norepinephrine release from the spinal cord dorsal horn in sheep. An in vivo microdialysis study. Anesthesiology 1997;87:110-6.
49. MacDonald E, Scheinin M. Distribution and pharmacology of alpha 2-adrenoceptors in the central nervous system. J Physiol Pharmacol 1995;46:241-58.
50. Anzai Y, Nishikawa T. Thoracic epidural clonidine and morphine for postoperative pain relief. Can J Anaesth 1995;42:292-7.
51. Benhamou D, Thorin D, Brichant JF et al. Intrathecal clonidine and fentanyl with hyperbaric bupivacaine improves analgesia during cesarean section. Anesth Analg 1998;87:609-13.
52. Bonnet F, Buisson VB, Francois Y et al. Effects of oral and subarachnoid clonidine on spinal anesthesia with bupivacaine. Reg Anesth 1990;15:211-4.
53. Bernard JM, Kick O, Bonnet F. Comparison of intravenous and epidural clonidine for postoperative patient-controlled analgesia. Anesth Analg 1995;81:706-12.
54. Eisenach JC, Hood DD, Curry R. Intrathecal, but not intravenous, clonidine reduces experimental thermal or capsaicin-induced pain and hyperalgesia in normal volunteers. Anesth Analg 1998;87:591-6.
55. Fragen RJ, Fitzgerald PC. Effect of dexmedetomidine on the minimum alveolar concentration (MAC) of sevoflurane in adults age 55 to 70 years. J Clin Anesth 1999;11:466-70.
56. Aantaa R, Jaakola ML, Kallio A et al. Reduction of the minimum alveolar concentration of isoflurane by dexmedetomidine. Anesthesiology 1997;86:1.055-60.
57. Dobrydnjov I, Axelsson K, Samarutel J et al. Postoperative pain relief following intrathecal bupivacaine combined with intrathecal or oral clonidine. Acta Anaesthesiol Scand 2002;46:806-14.
58. Park J, Forrest J, Kolesar R et al. Oral clonidine reduces postoperative PCA morphine requirements. Can J Anaesth, 1996;43:900-6.
59. Aho M, Erkola AO, Scheinin H et al. Effect of intravenous administered dexmedetomidine on pain after laparoscopic tubal ligation. Anesth Analg 1991;73:112-8.
60. Talke P, Chen R, Thomas B et al. The hemodynamic and adrenergic effects of perioperative dexmedetomidine infusion after vascular surgery. Anesth Analg 2000;90:834-9.
61. Malmberg AB, Hedley LR, Jasper JR et al. Contribution of alpha(2) receptor subtypes to nerve injury-induced pain and its regulation by dexmedetomidine. Br J Pharmacol 2001;132:1.827-36.
62. Poree LR, Guo TZ, Kingery WS et al. The analgesic potency of dexmedetomidine is enhanced after nerve injury: a possible role for peripheral alpha2-adrenoceptors. Anesth Analg 1998;87:941-8.
63. Puke MJ, Wiesenfeld-Hallin Z. The differential effects of morphine and the alpha 2-adrenoceptor agonists clonidine and dexmedetomidine on the prevention and treatment of experimental neuropathic pain. Anesth Analg 1993;77:104-9.
64. Reuben SS, Steinberg RB, Madabhushi L et al. Intravenous regional clonidine in the management of sympathetically mediated pain. Anesthesiology 1998;89:527-30.
65. Eisenach JC, Du Pen S, Dubois N et al. Epidural clonidine analgesia for intractable cancer pain. Pain 1995;61:391-9.
66. Mizobe T, Maze M. α2-adrenoceptor agonists and anesthesia. Int Anesthesiol Clin 1995;33:81-102.
67. Hamaya Y, Nishikawa T, Dohi S. Diuretic effect of clonidine during isoflurane, nitrous oxide, and oxygen anesthesia. Anesthesiology 1994;81:811-9.
68. Mukaddam-Daher S, Lambert C, Gutkowska J. Clonidine and ST-91 may activate imidazoline binding sites in the heart to release atrial natriuretic peptide. Hypertension 1997;30:83-7.
69. Kulka PJ, Tryba M, Zenz M. Preoperative alpha2-adrenergic receptor agonists prevent the deteriaration of renal function after cardiac surgery. Results of a randomized, controlled trial. Crit Care Med 1996;24:947-52.
70. Umezawa T, Guo S, Jiao Y et al. Effect of clonidine on colonic motility in rats. Auton Neurosci 2003;107:32-6.
71. Talke P, Richardson CA, Scheinin M et al. Postoperative pharmacokinetics and sympatholytic effects of dexmedetomidine. Anesth Analg 1997;85:1136-42.
72. Kim MH, Hahn TH. The effect of clonidine pretreatment on the perioperative proinflammatory cytokines, cortisol,

and ACTH responses in patients undergoing total abdominal hysterectomy. Anesth Analg 2000;90:1441-4.
73. Mertes N, Goeters C, Kuhmann M et al. Postoperative alpha2-adrenergic stimulation attenuates protein catabolism. Anesth Analg 1996;82:258-63.
74. Venn RM, Bryant A, Hall GM et al. Effects of dexmedetomidine on adrenocortical function, and the cardiovascular, endocrine and inflammatory responses in post-operative patients needing sedation in the intensive care unit. Br J Anaesth 2001;86:650-6.
75. Jaakola ML, Ali-Melkkila T, Kanto J et al. Dexmedetomidine reduces intraocular pressure, intubation responses and anaesthetic requirements in patients undergoing ophthalmic surgery. Br J Anaesth 1992;68:570-5.
76. Heesen M, Dietrich GV, Detsch O et al. The in vitro effect of alpha2 agonists on thrombocyte function and density of thrombocyte alpha2 receptors. Anaesthesist 1996;45:255-8.
77. Nishina K, Akamatsu H, Mikawa K et al. The effects of clonidine and dexmedetomidine on human neutrophil functions. Anesth Analg 1999;88: 452-8.
78. Bernard JM, Fulgemio JP, Delaunay L et al. Clonidine does not impair redistribution hypothermia after the induction of anesthesia. Anesth Analg 1998;87:168-72.
79. Nishikawa T, Dohi S. Clinical evaluation of clonidine added to lidocaine solution for epidural anesthesia. Anesthesiology 1990;73:853-9.
80. Murga G, Samso E, Valles J et al. The effect of clonidine on intra-operative requirements of fentanyl during combined epidural/general anaesthesia. Anaesthesia 1994;49:999-1002.
81. Klamt JG, Santoni M, Garcia LV et al. Analgesia perioperatória com infusão peridural contínua da combinação de morfina e clonidina em crianças submetidas a procedimentos cirúrgicos abdominais. Rev Bras Anestesiol 2007;57:6:606-17
82. Klimscha W, Chiari A, Michalek-Sauberer A et al. The efficacy and safety of a clonidine/bupivacaine combination in caudal blockade for pediatric hernia repair. Anesth Analg 1998;86:54-61.
83. Fogarty DJ, Carabine UA, Milligan KR. Comparison of the analgesic effects of intrathecal clonidine and intrathecal morphine after spinal anaesthesia in patients undergoing total hip replacement. Br J Anaesth 1993;71:661-4.
84. Niemi L. Effects of intrathecal clonidine on duration of bupivacaine spinal anaesthesia, haemodynamics, and postoperative analgesia in patients undergoing knee arthroscopy. Acta Anaesthesiol Scand 1994;38:724-8.
85. Gentili M, Bonnet F. Spinal clonidine produces less urinary retention than spinal morphine. Br J Anaesth 1996;76:872-3.
86. Dobrydnjov I, Axelsson K, Thörn SE et al. Clonidine combined with small-dose bupivacaine during spinal anesthesia for inguinal herniorrhaphy. A randomized double-blinded study. Anesth Analg 2003;96:1496-503.
87. Landau R, Schiffer E, Morales M et al. The dose-sparing effect of clonidine added to ropivacaine for labor epidural analgesia. Anesth Analg 2002;95:728-34.

88. Zambonato JF, Pereira RR, Macuco MV et al. Efeitos da adição da clonidina ao sufentanil por via subaracnóidea para analgesia de parto. Rev Bras Anestesiol 2000;50:431-6.
89. Neves JFNP, Monteiro GA, Almeida JR et al. Analgesia pós-operatória para cesariana. A adição de clonidina à morfina subaracnóidea melhora a qualidade da analgesia? Rev Bras Anestesiol 2006; 56:4:370-6.
90. Bernard JM, Macaire P. Dose-range effects of clonidine added to lidocaine for brachial plexus block. Anesthesiology 1997;87:277-84.
91. El Saied AH, Steyn MP, Ansermino JM. Clonidine prolongs the effect of ropivacaine for axillary brachial plexus blockade. Can J Anaesth 2000;47:962-7.
92. Casati A, Magistris L, Fanelli G et al. Small-dose clonidine prolongs postoperative analgesia after sciatic-femoral nerve block with 0.75% ropivacaine for foot surgery. Anesth Analg 2000;91:388-92.
93. Reuben SS, Steinberg RB, Klatt JL et al. Intravenous regional anesthesia using lidocaine and clonidine. Anesthesiology 1999;91:654-8.
94. Lemes ET, Van Der Fritz F, Homrich PHP et al. Clonidina por Via Venosa no Pré-Operatório do Tratamento Cirúrgico de Catarata: Avaliação do Benefício Clínico. Rev Bras Anestesiol 2008;58:4:342-53
95. Cruz JRS, Cruz DFBM, Branco BC et al. Clonidina como Medicação Pré-Anestésica em Facectomias: Comparação entre as Doses de 100 μg e 200 μg. Rev Bras Anestesiol. 2009; 59: 6: 694-703.
96. Barioni MF, Lauretti GR, Lauretti FA et al. Clonidine as co-adjuvant in eye surgery: comparison of peribulbar versus oral administration. J Clin Anesth 2002;14: 140-5.
97. Lonnqvist PA, Bergendahl HT, Eksborg S. Pharmacokinetics of clonidine after rectal administration in children. Anesthesiology 1994;81:1097-101.
98. Carabine UA, Wright PM, Moore J. Preanaesthetic medication with clonidine: a dose-response study. Br J Anaesth 1991;67:79-83.
99. Mikawa K, Nishina K, Maekawa N et al. Attenuation of the catecholamine response to tracheal intubation with oral clonidine in children. Can J Anaesth 1995;42:869-74.
100. Weiskopf RB, Eger EI, Noorami M et al. Fentanyl, esmolol and clonidine blunt the transient cardiovascular stimulation induced by desflurane in humans. Anesthesiology 1994;81:1350-55.
101. Stocche RM, Garcia LV, Reis MP et al. Clonidina por via venosa na técnica de hipotensão arterial induzida para timpanoplastias. Rev Bras Anestesiol 2003;53:457-66.
102. Toivonen J, Kaukinen S. Clonidine premedication: a useful adjunct in producing deliberate hypotension. Acta Anaesthesiol Scand 1990;34(8):653-57.
103. Dobrydnjov I, Axelsson K, Berggren L et al. Intrathecal and oral clonidine as prophylaxis for postoperative alcohol withdrawal syndrome: a randomized double-blinded study. Anesth Analg 2004;98:738-44.
104. Strobbe S, Brower KJ, Galen LW. Predicting completion of outpatient opioid detoxification with clonidine. Am J Addict 2003;12:260-9.

105. Braz LG, Navarro LHC, Braz JRC et al. Clonidina como droga adjuvante no tratamento da síndrome de abstinência alcoólica em unidade de terapia intensiva: relato de caso. Rev Bras Anestesiol 2003;53:802-7.
106. Hagihara R, Meno A, Arita H et al. A case of effective treatment with clonidine ointment for herpetic neuralgia after bone marrow transplantation in a child. Masui 2002;51:777-9.
107. Davies KD, Treede RD, Raja SN et al. Topical application of clonidine relieves hyperalgesia in patients with sympathetically maintained pain. Pain 1991;47:309-17.
108. Iqbal J, Wig J, Bhardwaj N et al. Intra-articular clonidine vs. morphine for post-operative analgesia following arthroscopic knee surgery (a comparative evaluation). Knee 2000;7:109-13.
109. Hommeril JL, Bernard JM, Passuti N et al. Effects 0of intravenous clonidine on postoperative shivering. Ann Fr Anesth Reanim 1991;10:554-8.
110. Bhana N, Goa KL, McClellan KJ. Dexmedetomidine. Drugs 2000;59(2):263-8.
111. Vickery RG, Sheridan BS, Segal IS et al. Anesthetic and hemodynamic effects of the stereoisomers of medetomidine, an alpha 2-adrenergic agonist, in halothane-anesthetized dogs. Anesth Analg 1988;67:611-5.
112. Venn RM, Grounds RM. Comparison between dexmedetomidine and propofol for sedation in the intensive care unit: patient and clinician perceptions. Br J Anaesth 2001;87:684-90.
113. Mantz J. Dexmedetomidine. Drugs Today 1999;35:151-7.
114. Dyck JB, Shafer SL. Dexmedetomidine pharmacokinetics and pharmacodynamics. Anaesth Pharmacol Rev 1993;1:238-45.
115. Scheinin H, Jaakola ML, Sjovall S et al. Intramuscular dexmedetomidine as premedication for general anesthesia. A comparative multicenter study. Anesthesiology 1993;78:1065-75.
116. Parikh DA, Kolli SN, Karnik HS et al. A prospective randomized double-blind study comparing dexmedetomidine vs. combination of midazolam-fentanyl for tympanoplasty surgery under monitored anesthesia care. J Anaesthesiol Clin Pharmacol 2013;29:173-8.
117. Gupta P, Joshi S, Jethava D et al. Dexmedetomidine ameliorates monitored anaesthesia care. Indian J Anaesth 2014;58:154-9.
118. Tomar GS, Singh F, Ganguly S et al. Is dexmedetomidine better than propofol and fentanyl combination in minor day care procedures? A prospective randomised double-blind study. Indian J Anaesth 2015;59:359-64.
119. Ohata H, Iida H, Watanabe Y et al. Hemodynamic responses induced by dopamine and dobutamine in anesthetized patients premedicated with clonidine. Anesth Analg 1999;89:843-8.
120. Takenaka M, Iida H, Iida M et al. Intrathecal dexmedetomidine attenuates hypercapnic but not hypoxic cerebral vasodilation in anesthetized rabbits. Masui 2000;92:1.376-84.
121. Maier C, Steinberg GK, Sun GH et al. Neuroprotection by the alpha 2-adrenoreceptor agonist dexmedetomidine in a focal model of cerebral ischemia. Anesthesiology 1993;79:306-12.
122. Jolkkonen J, Ouurunen K, Koistinaho J et al. Neuroprotection by the alpha2-adrenoceptor agonist, dexmedetomidine, in rat focal cerebral ischemia. Eur J Pharmacol 1999;372:31-6.
123. Huang R, Chen Y, Yu AC et al. Dexmedetomidine-induced stimulation of glutamine oxidation in astrocytes. a possible mechanism for its neuroprotective activity. J Cereb Blood Flow Metab 2000;20:895-8.
124. Maiese K, Pek L, Berger SB et al. Reduction in focal cerebral ischemia by agents acting at imidazole receptors. J Cereb Blood Flow Metab 1992;12:53-63.
125. Hayashi Y, Sumikawa K, Maze M et al. Dexmedetomidine prevents epinephrine-induced arrhythmias through stimulation of central a2-adenoceptors in halothane-anesthetized dogs. Anesthesiology 1991;75:113-7.
126. Al-Ghanem SM, Massad IM, Al-Mustafa MM et al. Effect of adding dexmedetomidine versus fentanyl to intrathecal bupivacaine on spinal block characteristics in gynecological procedures: A double blind controlled study. Am J Applied Sci 2009;6(5): 882-7.
127. Kanazi GE, Aouad MT, Jabbour-Khoury SI et al. Effect of lowdose dexmedetomidine or clonidine on the characteristics of bupivacaine spinal block. Acta Anesthesiol Scand 2006; 50: 222-7.
128. Fukushima K, Nishimi Y, Mori K et al. Effect of epidurally administered dexmedetomidine on sympathetic activity and postoperative pain in man. Anesth Analg 1996;82:S121.
129. Vieira AM, Schnaider TB, Brandão ACA et al. Clonidina e Dexmedetomidina por via peridural para analgesia e sedação pós-operatória de colecistectomia. Rev Bras Anestesiol 2004;54:473-8.
130. Schnaider TB, Vieira AM, Brandão ACA et al. Efeito analgésico intra-operatório da cetamina, clonidina ou dexmedetomidina, administradas por via peridural, em cirurgia de abdômen superior. Rev Bras Anestesiol 2005;55(5):525-31.
131. Magalhães E, Ladeira LCA, Govêia CS et al. A Dexmedetomidina para Sedação, por Via Venosa, não Interfere com a duração dos bloqueios sensitivo e motor da raquianestesia. Rev Bras Anestesiol 2006;56:1:1-7.
132. Santos MCP, Vinagre RCO. Dexmedetomidina para teste neurocognitivo em craniotomia com o paciente acordado. Relato de caso. Rev Bras Anestesiol 2006; 56: 4: 402-7.
133. Nociti JR, Serzedo PSM, Zuccolotto EB et al. Dexmedetomidina associada a propofol em sedação durante anestesia local para cirurgia plástica. Rev Bras Anestesiol 2003;53:198-209.
134. Song J, Kim WM, Lee SH et al. Dexmedetomidine for sedation of patients undergoing elective surgery under regional anesthesia. Korean J Anesthesiol 2013; 65: 203-208.

135. Rao SH, Sudhakar B, Subramanyam PK. Haemodynamic and anaesthetic advantages of dexmedetomidine. South Afr J Anaesth Analg 2012;18(6):326-331.
136. Andrade CEM, Chaves GS, Paris VC et al. Uso de dexmedetomidina em videocolonoscopias. Rev Bras Anestesiol 2002;52(Sup.29):093A.
137. Kaygusuz K, Gokce G, Gursoy S et al. A comparison of sedation with dexmedetomidine or propofol during shockwave lithotripsy: A randomized controlled trial. Anesth Analg 2008;106:114 -9.
138. Herr DL, Sum-Ping ST, England M. ICU sedation after coronary artery bypass graft surgery: dexmedetomidine-based versus propofol-based sedation regimens. J Cardiothorac Vasc Anesth 2003;17(5):576-84.
139. Mukhtar AM, Obayah EM, Hassona AM. The use of dexmedetomidine in pediatric cardiac surgery. Anesth Analg 2006;103:52-6.
140. Chrysostomou C, Beerman L, Shiderly D et al. Dexmedetomidine: A novel drug for the treatment of atrial and junctional tachyarrhythmias during the perioperative period for congenital cardiac surgery: A preliminary study. Anesth Analg 2008;107:1514–22.
141. Nair AS. Dexmedetomidine in pulmonary hypertension: A Review. Anaesth Pain & Intensive Care 2013;17(3):279-81.
142. Klamt JG, Vicente WVA, Garcia LV et al. Efeitos hemodinâmicos da combinação de dexmedetomidina-fentanil versus midazolam-fentanil em crianças submetidas à cirurgia cardíaca com circulação extracorpórea. Rev Bras Anestesiol 2010; 60: 4: 350-62.
143. Barton KP, Munoz R, Morell VO et al. Dexmedetomidine as the primary sedative during invasive procedures in infants and toddlers with congenital heart disease. Pediatr Crit Care Med 2008; 9:612-5.
144. Piccinini Filho L, Mathias LAST, Malheiros CA et al. Uso de dexmedetomidina em pacientes obesos mórbidos submetidos a gastroplastia: estabilidade cardiovascular e consumo de anestésicos venosos. Estudo retrospectivo. Rev Bras de Anestesiol 2006; 56:2:109-18.
145. Dholakia C, Beverstein G, Garren M et al. The impact of perioperative dexmedetomidine infusion on postoperative narcotic use and duration of stay after laparoscopic bariatric surgery. J Gastrointest Surg 2007;11(11):1556-9.
146. Tufanogullari B, White PF, Peixoto MP et al. Dexmedetomidine infusion during laparoscopic bariatric surgery: The effect on recovery outcome variables. Anesth Analg 2008;106:1741-8.
147. Scher CS, Gitlin MC. Dexmedetomidine and low-dose ketamine provide adequate sedation for awake fibreoptic intubation. Can J Anaesth 2003;50:607-10.
148. Avitsian R, Lin J, Lotto M et al. Dexmedetomidine and awake fiberoptic intubation for possible cervical spine myelopathy: a clinical series. J Neurosurg Anesthesiol 2005;17(2):97-9.
149. Grant SA, Breslin DS, MacLeod DB et al. Dexmedetomidine infusion for sedation during fiberoptic intubation: a report of three cases. J Clin Anesth 2004;16(2):124-6.
150. Maroof M, Khan RM, Jain D, Ashraf M et al. Dexmedetomidine is a useful adjunct for awake intubation. Can J Anaesth 2005;52(7):776-7.
151. Mondal S, Ghosh S, Bhattacharya S et al. Comparison between dexmedetomidine and fentanyl on intubation conditions during awake fiberoptic bronchoscopy: A randomized double-blind prospective study. J Anaesthesiol Clin Pharmacol 2015;31:212-6.
152. Unger RJ. General anesthesia with dexmedetomidine in a malignant hyperthermia-susceptible woman. Acta Anaesthesiol Scand 2006;50(10):1312-3.
153. Kersten J, Pagel PS, Hettrick A et al. Dexmedetomidine postially attenuates the sympathetically mediated systemic and coronary effects of cocaine. Anesth Analg 1995;80:114-21.
154. Short J. Use of dexmedetomidine for primary sedation in a general intensive care unit. Crit Care Nurs. 2010;30(1):29-39.
155. Riker RR, Shehabi Y, Bokesch PM et al. Dexmedetomidine vs midazolam for sedation of critically ill patients. A randomized trial. JAMA 2009;301(5):489-99.
156. Bakri MH, Ismail EA, Ibrahim A. Comparison of dexmedetomidine or ondansetron with haloperidol for treatment of postoperative delirium in trauma patients admitted to intensive care unit: randomized controlled trial. Anaesth Pain & Intensive Care 2015;18(2):118-23.
157. Karhuvaara S, Kallio AM, Salonen M et al. Rapid reversal of alpha2-adrenoceptor agonist effects by atipamezole in humans volunteers. Br J Clin Pharmacol 1991;31:160-5.
158. Scheinin H, Aantaa R, Antttila M et al. Reversal of the sedative and sympatholytic effects of dexmedetomidine with a specific alpha2-adrenoceptor antagonist atipamezole. A pharmacodynamics and kinetic study in healthy volunteers. Anesthesiology 1998;89:574-84.

52

Antidepressivos e Anticonvulsivantes

Rioko Kimiko Sakata
Miriam Cristina Belini Gazi

INTRODUÇÃO

Os antidepressivos e os anticonvulsivantes são fármacos muito utilizados no tratamento de síndromes dolorosas crônicas.[1] São considerados adjuvantes para alívio da dor oncológica, mas, para muitas síndromes, são os medicamentos principais. O número de medicamentos dessas classes é muito grande, e, portanto, aqui será abordada uma parte dos fármacos.

ANTIDEPRESSIVOS

Os primeiros antidepressivos foram descobertos há mais de 50 anos, mas somente mais recentemente foi descoberta a ação dos tricíclicos pelo bloqueio da recaptação de noradrenalina ou serotonina. No final da década de 1980, foram introduzidos os inibidores seletivos da recaptação de serotonina (ISRS). Posteriormente, outras classes de antidepressivos com mecanismos de ação diferentes foram desenvolvidas. A venlafaxina, por exemplo, bloqueia a recaptação de serotonina, noradrenalina e dopamina, enquanto a mirtazapina é antagonista alfa-2 que aumenta a neurotransmissão serotoninérgica e noradrenérgica além de antagonista de receptores 5HT-2, 5HT-3 e H-1.[2,3]

Classificação

Os antidepressivos podem ser classificados sob diversos aspectos, levando em consideração a sua estrutura química (a estrutura cíclica caracteriza os AD heterocíclicos em tricíclicos e tetracíclicos) e os mecanismos de ação desses fármacos.[4,5] Atualmente a preferência é classificá-los de acordo com o mecanismo de ação: aumentando a eficiência sináptica da transmissão monoaminérgica (particularmente de neurônios noradrenalina/serotonina). Os antidepressivos produzem aumento na concentração de neurotransmissores na fenda sináptica através da inibição do metabolismo, bloqueio de recaptura neuronal ou atuação em autorreceptores pré-sinápticos.

- **Tricíclicos:** 1. Aminas terciárias: amitriptilina, imipramina, desipramina, clomipramina, trimipramina, doxepina; 2. Aminas secundárias: nortriptilina e protriptilina.
- **Heterocíclicos:** maprotilina.
- **Tetracíclicos:** mianserina.
- **Inibidores seletivos da recaptação de serotonina atípicos (ISRS):** fluoxetina, paroxetina, sertralina, citalopram, fluvoxamina, tianeptina.
- **Inibidores da recaptação combinada de serotonina e noradrenalina:** venlafaxina, nefazodona, duloxetina, milnaciprano.
- **Noradrenérgicos e serotoninérgicos específicos:** mirtazapina.
- **Inibidores seletivos da recaptação de noradrenalina:** reboxetina, trazodona, bupropiona.
- **Inibidores da monoaminooxidade:** tranilcipromina, moclobemida.
- **Outros:** triptofano, *Hypericum perfuratum*.

Mecanismos de Ação

Vários mecanismos estão envolvidos no efeito analgésico dos antidepressivos: inibição da recaptação de serotonina e de noradrenalina na sinapse medular, bloqueio de canais de sódio, aumento da função de GABA, bloqueio de receptores NMDA, ativação de receptores dopaminérgicos, aumento da ação dos opioides endógenos.[1,5-15]

Indicações

Os antidepressivos são indicados para tratamento de diversas síndromes dolorosas crônicas, como dor após acidente vascular encefálico, esclerose múltipla, lesão medular, síndrome complexa dolorosa regional, neuropatia diabética, herpes zoster, neuralgia pós-herpética, neurite traumática, neuralgia do trigêmeo, enxaqueca, cefaleia tipo tensão, fibromialgia, síndrome miofascial, artrite reumatoide, lombalgia, cervicobraquialgia e dor fantasma.[13,16-20]

Os antidepressivos são usados no tratamento da dor lombar crônica.[21,22] Para lombalgia, a evidência de eficácia é limitada.[1]

Na artrite reumatoide e na osteoartrite, os antidepressivos promovem redução e melhora da dor.[1,16,23-25]

Os tricíclicos são eficazes na prevenção da enxaqueca e da cefaleia tipo tensão.[26-28] A venlafaxina diminui o número de crises de enxaqueca em doses de 150 mg/dia, mas não com 75 mg/dia, comparada com placebo.[27]

Os antidepressivos tricíclicos têm se mostrado efetivos em síndromes dolorosas crônicas com espasmos musculares.[29,30]

Foi observado efeito analgésico com ISRS.[31]

Principais Medicamentos

Amitriptilina

Os antidepressivos têm sido estudados principalmente em dor neuropática, que é a principal indicação.[19] Os antidepressivos tricíclicos são fármacos eficazes.[19]

Entre os tricíclicos, a amitriptilina é a que tem maior número de estudos. A amitriptilina tem alta ligação a proteínas, é rapidamente absorvida e forma nortriptilina, N-óxido amitriptilinoxida, álcoois e fenol.[16,32] A eliminação é principalmente renal, com meia-vida de eliminação de 10 a 50 horas.

A eficácia analgésica é comprovada em uma variedade de síndromes dolorosas crônicas, como oncológica, fibromialgia, neuropatia diabética, neuralgia pós-herpética, neuralgia do trigêmeo e enxaqueca.[19,20]

A dose utilizada de amitriptilina é de 25 a 75 mg/dia,[16,19,20] e a dose inicial recomendada é de 10 mg. A amitriptilina é utilizada inicialmente em baixas doses (de 10 a 25 mg, à noite), com aumento até 150 mg/dia.[19,20]

A amitriptilina não é recomendada para idosos. Em pacientes com doença hepática, o tratamento deve ser iniciado com baixas doses e aumentado conforme a necessidade e a tolerabilidade. São contraindicações para uso de amitriptilina: infarto do miocárdio recente, bloqueio de ramo, arritmias, glaucoma de ângulo agudo, *miastenia gravis*, doença hepática grave e hipertireoidismo. Os efeitos adversos são: boca seca, fadiga, sonolência, aumento de peso, constipação, hipotensão ortostática, retenção urinária, disfunção sexual, visão borrada, arritmia cardíaca, alteração da função hepática, desorientação, delírio.[19,20]

Nortriptilina

A nortriptilina é um antidepressivo tricíclico, com meia-vida maior que da amitriptilina. É metabolizada, formando hidroxinortriptilina.

É empregada no tratamento de várias síndromes dolorosas, de forma semelhante à amitriptilina.[19,20] A dose de nortriptilina habitualmente utilizada é de 25 a 150 mg/dia.[16,19,20]

Deve ser aumentada em 25 mg/dia a cada três ou sete dias, conforme for tolerado, até 150 mg/dia.

Imipramina

A imipramina é um tricíclico similar à amitriptilina. É o menos sedativo dos tricíclicos e causa atividade anticolinérgica moderada.

Forma metabolito ativo, a desipramina, sendo excretada pela urina e uma pequena quantidade nas fezes. As indicações, contraindicações e efeitos adversos são os mesmos da amitriptilina.[19,20] A dose de imipramina habitualmente utilizada é de 25 a 150 mg/dia.[5]

Desipramina

A desipramina causa praticamente apenas bloqueio da recaptação de noradrenalina. Não provoca sedação, podendo ser administrada pela manhã. Causa pouco efeito anti-histamínico, antimuscarínico e alteração da pressão arterial. Na dose de 50 a 200 mg/dia, promoveu alívio da dor em neuropatia diabética. Os efeitos colaterais observados são: boca seca, sudorese, tontura e fadiga.

A dose de desipramina é de 25 a 150 mg/dia.[19,20] Deve ser aumentada em 25 mg/dia a cada três ou sete dias, conforme for tolerado, até 150 mg/dia.

Clomipramina

A clomipramina bloqueia preferencialmente a recaptação de serotonina.[22] Forma metabolito ativo, a desmetilclomipramina, sendo excretada na urina e nas fezes. A dose é de 25 a 75 mg/dia.[1,19,20] A clomipramina foi mais efetiva na síndrome dolorosa idiopática que a maprotilina. O efeito colateral mais comum após as medicações foi boca seca, enquanto a sudorese e o abandono por causa dos efeitos colaterais foram mais prevalentes no grupo da clomipramina.

A clomipramina causa efeitos colaterais como secura na boca, constipação, aumento da sudorese, distúrbios de micção, sonolência, fadiga e aumento de apetite, confusão, alucinações, hipotensão ortostática, taquicardia.

Maprotilina

A maprotilina é um heterocíclico com ação e uso similar ao dos tricíclicos. Provoca efeito antimuscarínico leve e poucos efeitos cardiovasculares, mas causa sedação importante. Forma metabolito ativo, desmetilmaprotilina, com meia-vida de eliminação longa, excreção principalmente pela urina e também pelas fezes. A dose utilizada é de 25 a 75 mg.[19,20]

Fluoxetina

A fluoxetina forma a norfluoxetina, seu principal metabolito ativo.[17] A excreção é principalmente renal como norfluoxetina e o restante como metabolitos conjugados, e parte é eliminada pelas fezes.

A fluoxetina inibe preferencialmente a recaptação de serotonina. Ela é utilizada em fibromialgia, osteoartrite, artrite reumatoide e outras síndromes dolorosas crônicas.[1,17,33] A dose eficaz de fluoxetina é de 40 mg/dia.[16,19,20] A dose máxima recomendada é de 80 mg/dia. A fluoxetina pode provocar ansiedade, nervosismo, insônia, náusea, diarreia, anorexia e redução de peso.

Paroxetina

A paroxetina é metabolizada dando origem a metabolitos inativos. Na insuficiência renal ou hepática, há aumento nas concentrações plasmáticas da paroxetina. A dose eficaz de paroxetina é de 40 mg/dia.[16]

Os antidepressivos têm sido estudados principalmente em dor neuropática[16] e utilizados como adjuvantes no tratamento da dor de câncer associados aos opioides, com aumento do efeito analgésico.[34]

Na síndrome fibromiálgica, os antidepressivos são considerados fármacos eficazes, melhorando a dor, o sono e a qualidade de vida.[16,33,35,36] A paroxetina é medicamento de terceira linha para dor neuropática.[37]

Citalopram

O citalopram é excretado principalmente pelo fígado e o restante pelos rins. Forma metabolito ativo di-desmetilcitalopram.[16] É medicamento de terceira linha para dor neuropática.[37]

A dose eficaz é de 20 a 40 mg/dia, sendo indicado no tratamento de síndromes dolorosas como fibromialgia e dor neuropática.[33,19,20]

Escitalopram

O escitalopram tem sua segurança e eficácia demonstradas no tratamento da dor crônica lombar.[38]

Sertralina

A farmacocinética da sertralina é proporcional à dose na faixa de 50 a 200 mg. É metabolizada em norsertralina (ativa), que apresenta apenas 10% da atividade da sertralina.[39] A sertralina e a N-desmetilsertralina, que é seu principal produto (inativo), são metabolizadas e excretadas com as fezes e a urina em quantidades similares, e somente uma pequena quantidade é excretada pela urina sem modificação.

É utilizada na dose de 50 a 100 mg/dia.[19,20]

Venlafaxina

Os antidepressivos duais inibidores seletivos de recaptação da serotonina e de noradrenalina são fármacos eficazes para dor neuropática.[19,20,40] A venlafaxina é inibidora específica da recaptação de serotonina e noradrenalina.[17,18] É predominantemente inibidora da recaptação de serotonina até 75 mg/dia e balanceada para serotonina e noradrenalina entre 150 e 225 mg/dia.[19,20]

A venlafaxina é excretada principalmente na urina como venlafaxina, O-desmetilvenlafaxina (metabolito ativo) e metabolitos inativos.[16]

As doses são de 150 a 225 mg/dia. É utilizada em dor de neuropatia diabética, na profilaxia de enxaqueca e cefaleia tipo tensão, e na fibromialgia.[40,41] Inicia-se com 37,5 mg uma ou duas vezes ao dia, aumentando em 75 mg cada semana até 225 mg.

Desvenlafaxina

A desvenlafaxina é a forma sintética do maior metabolito ativo da venlafaxina e causa efeitos similares. Estudos também suportam a potencial utilidade da desvenlafaxina no tratamento da dor neuropática.[42]

Duloxetina

A duloxetina é inibidora dual específica da recaptação de serotonina e noradrenalina.[19,20,43,44] Forma metabolitos ativos, que são excretados pela urina e pelas fezes em menor quantidade.[44,45]

A duloxetina é eficaz para tratamento da dor neuropática de forma geral.[46-49] É utilizada para neuropatia diabética, neuralgia pós-herpética e da fibromialgia.[49-52]

A dose da duloxetina é de 30 a 120 mg/dia.[16,20,43,47,49,53] Inicia-se com 30 mg uma vez ao dia, aumentando para 60 mg uma vez ao dia após uma semana, até a dose de 60 mg duas vezes ao dia.

O mais comum dos efeitos adversos descritos individualmente é a náusea.[46,53] Os efeitos colaterais da duloxetina são semelhantes aos dos ISRS: náusea, boca seca, constipação, tontura e insônia.[7,48,54]

Bupropiona

A bupropiona forma vários metabolitos farmacologicamente ativos e tem meia-vida longa. A excreção pela urina é principalmente de metabolitos, com menos de 1% excretada de forma inalterada, e 10% pelas fezes. É inibidora seletiva da recaptação de noradrenalina e dopamina.[2,18] A bupropiona tem mostrado alguma eficácia no tratamento da dor neuropática, na dose de 100 mg de manhã e à tarde.[11] É considerado medicamento de terceira linha para dor neuropática.[37] Causa mínima hipotensão ortostática e pouco efeito sobre condução cardíaca, mas pode causar redução de peso e também convulsão.

Trazodona

A trazodona é metabolizada e menos de 1% é excretado de forma inalterada pelos rins.[16] A sua eficácia terapêutica é comparável à da imipramina e da amitriptilina. Causa poucos efeitos adversos cardiovasculares. Causa sedação média, sendo bem tolerada, além de promover redução significativa da dor. A dose utilizada é de 50 a 100 mg.[33]

Nefazodona

A nefazodona é similar à trazodona, antagonista de receptores 5-HT2 e inibidora da recaptação de noradrenalina e serotonina. Tem também fraca afinidade para receptores α_1 e β adrenérgicos e nenhuma atividade em receptores histamínicos, dopaminérgicos e colinérgicos muscarínicos, resultando em uma baixa incidência de efeitos colaterais. Pode causar graves alterações hepáticas. Não existem trabalhos publicados do uso da nefazodona no controle da dor, mas é sugestiva a presença de suas propriedades analgésicas em estudos experimentais.[55]

Maprotilina

A maprotilina é um antidepressivo de segunda geração. Sua utilização é descrita na neuralgia pós-herpética[56] e na fibromialgia.[18,33]

Agomelatina

A agomelatina é um antidepressivo melatoninérgico, sendo que seu mecanismo de ação é não monaminérgico. Sua ação agonista nos receptores de malatonina MT1, MT2 e antagonista 5HT2c está associada com a restauração do relógio biológico (ritmos circadianos), liberação de dopa e noradrenalina.[57] Estudos recentes demonstram a sua utilização para o controle dos sintomas da fibromialgia.[58]

Efeitos Adversos dos Antidepressivos

Os efeitos colaterais dos antidepressivos são: tontura, xerostomia, sonolência, moleza, alteração cognitiva, sedação, delírio, fadiga, insônia, dificuldade de agitação, tremor e dor de cabeça, acomodação visual, aumento da pressão intraocular, náusea, vômito, diarreia, constipação, íleo, aumento do apetite, anorexia, taquicardia, hipotensão ortostática, retenção urinária, lentificação do esvaziamento gástrico, disfunção sexual, diminuição da secreção de ácido gástrico e piora do glaucoma de ângulo agudo, taquicardia, tremor, arritmia e hipotensão postural, hiponatremia, depressão respiratória, icterícia colestática, prurido, urticária, petéquias, reações de fotossensibilidade, leucopenia, trombocitopenia, eosinofilia, agranulocitose, púrpura, sudorese excessiva, ginecomastia, perda de cabelo, sintomas extrapiramidais e síndrome serotoninérgica.[16,19-20,59-65] Os antidepressivos não provocam dependência, mas estão associados à síndrome de abstinência quando são suspensos abruptamente. No tratamento da dor em que se usa dose menor, o sintoma é a alteração do sono. Outros sintomas de abstinência são alteração gastrintestinal e cansaço. Pode ser evitada com descontinuação em 5 a 10 dias.

ANTICONVULSIVANTES

Indicações

Os anticonvulsivantes são indicados principalmente para dor neuropática, porém também são usados para tratamento de outras síndromes dolorosas e no alívio da dor neuropática.

Os anticonvulsivantes são indicados para neuralgia do trigêmeo, neuralgia do glossofaríngeo, neuropatia diabética, herpes zoster, neuralgia pós-herpética, dor central após acidente vascular encefálico, lesão medular, dor de esclerose múltipla, neurite actínica, neurite traumática, neuropatia cautilizada por tumor, síndrome complexa de dor regional, dor fantasma, fibromialgia, lombociatalgia, cervicobraquialgia, enxaqueca e dor pós-operatória.[66]

Existem diversos estudos controlados mostrando a eficácia dos anticonvulsivantes para alívio da dor neuropática de diversas causas.

Classificação

São anticonvulsivantes de primeira geração: fenitoína, benzodiazepínico, valproato e carbamazepina. Os de segunda geração são oxcarbazepina, gabapentina, lamotrigina e topiramato. Os de segunda geração são mais tolerados, causam menos sedação e efeitos colaterais no sistema nervoso central.[67]

Mecanismos de Ação

Vários mecanismos celulares estão envolvidos na ação desses medicamentos, incluindo efeitos sobre receptores N-metil-D-aspartato (NMDA) e outros, canais de cálcio e sódio, vias monoaminérgicas, e sistemas opioide e não opioide. Essas medicações agem através de um ou mais mecanismos, e o alívio da dor depende do fármaco e da alteração que ocorreu na síndrome dolorosa. Por exemplo, os anticonvulsivantes bloqueadores de canais de sódio estão indicados para dor espontânea e parestesia, quando ocorre aumento, redistribuição ou alteração da expressão de canais de sódio.

Os anticonvulsivantes reduzem a excitabilidade dos neurônios do corno dorsal da medula espinhal induzida pela lesão tissular.[66,68] Os mecanismos de ação dos diferentes anticonvulsivantes são: bloqueio de canais de sódio, modulação de canais de cálcio, aumento do efeito GABA. São eficazes em condições em que ocorreu sensibilização da via da dor. Esses agentes inibem a excitabilidade neuronal e aumentam os mecanismos inibitórios da dor.

Os anticonvulsivantes agem através dos seguintes mecanismos:[1,67]

- **Bloqueio de canais de sódio:** carbamazepina, fenitoína, valproato, oxcarbamazepina, topiramato, clonazepam, gabapentina, lamotrigina, felbamat e zonisamida.
- **Modulando os canais de cálcio:** gabapentina e pregabalina.
- **Aumento do efeito de GABA:** clonazepam, gabapentina, tiagabina, vigabatrina e fenobarbital.
- **Inibindo a liberação de glutamato:** carbamazepina, fenitoína, valproato, lamotrigina, gabapentina e felbamato.

Fármacos Anticonvulsivantes

Os medicamentos anticonvulsivantes são: carbamazepina, fenitoína, fenobarbital, ácido valproico, divalproato, clonazepam, oxcarbazepina, topiramato, tiagabina, felbamato, gabapentina, pregabalina, lamotrigina e vigabatrina.

Carbamazepina

A carbamazepina possui ação anticolinérgica, antidepressiva, antiarrítmica e causa diminuição da transmissão neuromuscular. Provoca aumento da liberação do hormônio antidiurético.

A carbamazepina promove efeito analgésico em várias síndromes neuropáticas.[19,20] Pode ser utilizada em neuralgia do trigêmeo, neuropatia diabética, neurite traumática, neuropatia diabética, esclerose múltipla, síndrome complexa de dor regional, síndrome do túnel do carpo. A carbamazepina é medicamento de terceira linha para dor neuropática.[37] Ela é considerada de primeira linha para neuralgia do trigêmeo.[67]

O efeito analgésico da carbamazepina é promovido pelo bloqueio de canais de sódio.

Como existe variação individual na farmacocinética da carbamazepina e os sinais de toxicidade ocorrem próximos da concentração plasmática terapêutica, é importante o ajuste da dose em pacientes que utilizam a medicação por períodos prolongados.

A dose usual de carbamazepina para tratamento da dor neuropática é de 300 a 1.200 mg/dia. Geralmente inicia-se o tratamento com 100 mg, duas vezes ao dia, aumentando 200 mg por semana, até 400 mg três vezes ao dia. O aumento é feito gradualmente, até 1.200 mg ou mais, se necessário e se bem tolerada. Deve ser administrada com alimentos, em duas a três administrações diárias. A carbamazepina de liberação controlada pode ser administrada em duas administrações diárias, em doses maiores que a convencional.

A carbamazepina deve ser utilizada com cautela no glaucoma, disfunção hepática e renal e alteração hematológica cautilizada por outro medicamento. Embora pequeno, existe risco de má-formação fetal com o uso de carbamazepina. Os pacientes com bloqueio atrioventricular e antecedente de depressão da medula óssea não devem utilizar carbamazepina. Os efeitos adversos mais comuns são sedação e ataxia.

São possíveis efeitos colaterais da carbamazepina: tontura, sonolência, náusea, vômito, dispepsia, visão turva, diplopia, tremor, cefaleia, bradicardia, rigidez, alucinação, erupção cutânea, adenopatia, confusão, vertigem, parestesia, anemia aplástica, agranulocitose, trombocitopenia, eosinofilia, linfadenopatia, esplenomegalia, retenção de líquidos, hiponatremia, icterícia, oligúria, hipertensão arterial e insuficiência cardíaca. Os pacientes em uso de carbamazepina devem fazer monitorização periódica de função hematológica e hepática.[68,69]

Fenitoína

A fenitoína exerce ação anticonvulsivante e, em doses tóxicas, pode provocar sinais de excitabilidade. A fenitoína apresenta alta ligação proteica, com absorção lenta e variável, e a concentração plasmática máxima ocorre após 3 a 12 horas. Forma metabolito inativo e a eliminação é na bile e na urina.[67]

A fenitoína causa diminuição da liberação pré-sináptica de glutamato das terminações nervosas de maneira semelhante à carbamazepina.[68] Provoca bloqueio dos canais de sódio dos tipos rápido e lento e supressão de descargas ectópicas espontâneas. É utilizada na neuropatia diabética.[69,70]

A dose necessária para efeito varia de 200 a 500 mg/d (5 mg/kg/d). Iniciar com 100 mg, três vezes ao dia, após as refeições, verificando periodicamente as concentrações sanguíneas.

Pode ser utilizada por via venosa em paciente com dor intensa e crises frequentes. Nesses pacientes, a injeção pode proporcionar alívio imediato da dor. Deve ser diluída com solução salina e administrada em *bolus* de 50 μg a cada minuto (até 600 a 1.000 mg).

Na doença hepática, aumenta o risco de toxicidade da fenitoína. Na insuficiência renal, a dose do anticonvulsivante deve ser diminuída. Se administrada durante a gravidez, existe o risco de malformação fetal. Pequena quantidade da fenitoína é excretada no leite, portanto essa medicação deve ser evitada durante o aleitamento.

Os possíveis efeitos adversos da fenitoína são: náusea, vômito, dor epigástrica, anorexia, hipertrofia de gengiva, ataxia, tremor, vertigem, confusão, insônia, nervosismo, moleza, alucinação, cefaleia, visão borrada, inibição da liberação de hormônio antidiurético, exantema, hirsutismo, febre, lesão hepática, leucopenia, agranulocitose, trombocitopenia e anemia aplástica.

Lamotrigina

A lamotrigina é derivada da feniltriazina, completamente absorvida pelo trato gastrintestinal.[68] A concentração plasmática máxima ocorre entre 1,4 e 4,8 horas após a administração oral. A eliminação é quase totalmente de metabolitos, não havendo alteração na diminuição da função renal.

A lamotrigina age por bloqueio de canais de sódio e diminuição da passagem de cálcio pelos canais.[1,67] É indicada em neuropatia diabética, neuralgia do trigêmeo, neuropatia do HIV e dor neuropática central, síndrome complexa de dor regional, neuropatia por HIV e na dor central pós-AVC, e para outras síndromes dolorosas neuropáticas refratárias.[68] A lamotrigina é medicamento de terceira linha para dor neuropática.[37]

As doses variam de 50 a 400 mg por dia. Iniciar com 25 mg, duas vezes ao dia, por duas semanas e posteriormente aumentar 25 mg a cada duas semanas, até atingir 100 mg, duas vezes ao dia. A partir daí, gradualmente, deve-se aumentar a dose até que se atinja a dose-alvo de 200 mg, duas vezes ao dia. A dose máxima recomendada é de 400 a 500 mg/dia, em duas tomadas.

Pode haver aumento na incidência de *rash*, com uso de dose elevada, devendo-se suspender a terapia. A suspensão abrupta da lamotrigina pode provocar crises de rebote. Esse risco pode ser evitado pela redução gradual da dose por um período de duas semanas.

Nos pacientes com insuficiência renal ocorre acúmulo do metabolito glicuronado.

Efeitos adversos são frequentes e têm sido fator limitante para seu uso. Os mais comuns incluem: tontura, ataxia, constipação, náusea, vômito, sonolência, visão borrada, diplopia e alteração cutânea. Em situações raras, o exantema cutâneo pode progredir para síndrome de Stevens-Johnson, portanto o aparecimento de quaisquer alterações dermatológicas sistêmicas durante o tratamento justifica avaliação médica e interrupção imediata da lamotrigina. A incidência de *rash* pode ser reduzida com titulação lenta do fármaco.[67]

Gabapentina

A gabapentina não interage com receptores do ácido gamabutírico (GABA-A ou GABA-B) e não é convertida em GABA ou outro agonista GABA;[67] atravessa facilmente a barreira hematoencefálica.

A gabapentina apresenta biodisponibilidade alta, com boa absorção após administração oral, e independente da ingestão de alimentos. A biodisponibilidade diminui com aumento da dose.[71,72]

A concentração plasmática máxima ocorre após duas a três horas. A ligação a proteínas é baixa. Não é metabolizada, não provoca indução enzimática e não interage com outros medicamentos.[67] Sua eliminação é renal sob a forma inalterada, sendo que pequena porção ocorre pelas fezes. A meia-vida de eliminação é de cinco a nove horas, sendo diminuída na lesão renal e em paciente idoso. A depuração plasmática é diretamente proporcional à depuração da creatinina.

As ligações da gabapentina ocorrem em canais de cálcio, onde agem modulando-os. A gabapentina se liga à subunidade alfa-2-delta de canais de cálcio, diminuindo a entrada de cálcio nas terminações nervosas e reduzindo a liberação de neurotransmissores.

A gabapentina é indicada para síndrome complexa, de dor regional, herpes zoster, neuralgia pós-herpética, esclerose múltipla, neuralgia do trigêmeo, neuralgia do glossofaríngeo, neuropatia diabética, dor pós-acidente vascular cerebral, neurite actínica, neurite intercostal traumática, neuropatia cautilizada por tumor e dor fantasma, fibromialgia, dor pós-operatória.[71-75] É anticonvulsivante de primeira linha para alívio da dor neuropática.[68,76]

Geralmente é utilizada entre 900 e 1.800 mg/d (até 3.600 mg/dia). Deve ser iniciada com 300 mg/dia, aumentando 300 mg/dia até a obtenção do alívio da dor. Em paciente com insuficiência renal, a dose deve ser menor. A gabapentina é apresentada em cápsulas de 300 e 400 mg, e em comprimidos de 600 mg.

Os efeitos adversos mais comuns são sonolência, fadiga, ataxia, edema periférico e tontura.[67,68] Os possíveis efeitos colaterais são: sedação, vômito, confusão, nistagmo, fadiga, tremor, vômito, dispepsia, alteração da coordenação, amnésia, insônia, hiperglicemia, aumento de peso, diplopia, disartria, prurido, depressão, ansiedade, secura na boca, nervosismo, impotência, mialgia, constipação, erupção cutânea, vasodilatação, alopecia, leucopenia, trombocitopenia, incontinência urinária, transtorno dentário, cefaleia, vertigem e angina.[67]

Pregabalina

A pregabalina é um análogo lipofílico estrutural do GABA (acido gama-aminibutírico).[37] É rápida e extensivamente absorvida após administração oral, e atinge picos plasmáticos dentro de 30 a 120 minutos.[86] Pode ser administrada com alimento e a biodisponibilidade é maior que 90% e independe da dose.[37] A pregabalina sofre metabolismo desprezível.[37] Não se liga a proteínas plasmáticas, não induz ou inibe enzimas hepáticas, nem altera a metabolização ou a eliminação de fármacos.[37] Atravessa rapidamente a barreira hematoencefálica.[37] Liga a subunidade alfa-2-delta dos canais de cálcio, reduzindo a entrada de cálcio para dentro dos neurônios.[4]

A pregabalina pode ser efetiva com doses de 150 mg/dia para o tratamento da dor crônica.[37] É anticonvulsivante de primeira linha para alívio da dor neuropática[35] e fibromialgia.[73,74]

A dose preconizada para dor neuropática é de 150 a 600 mg/dia.[47] A pregabalina deve ser iniciada com 50 a 100 mg. Deve ser aumentada para 300 mg/d após três ou sete dias. Depois aumentar 150 mg/d a cada três ou sete dias, conforme tolerado. A dose máxima é de 300 a 600 mg/d (200 mg três vezes ao dia ou 300 mg duas vezes ao dia).[77,78] A resposta máxima com pregablina foi observada após quatro ou seis semanas.[63,74] A dose deve ser reduzida na insuficiência renal. Grande porcentagem do fármaco é excretada de forma inalterada na urina. Os efeitos adversos da pregabalina são: tontura, sonolência, cefaleia, boca seca, edema periférico, visão borrada, incoordenação, ataxia em 1% a 10% dos pacientes. Podem ocorrer: tontura, sonolência, cefaleia, boca seca, edema periférico, visão borrada, incoordenação e ataxia.

Ácido valproico

O ácido valproico é rapidamente absorvido, com biodisponibilidade muito alta, ligação às proteínas plasmáticas e atinge concentração plasmática máxima em uma a quatro horas. Após metabolismo, forma muitos produtos ativos, em concentrações baixas. Sua excreção é feita pelos rins e fígado.[67]

O ácido valproico causa bloqueio dos canais de sódio, aumento da inibição GABA-érgica e bloqueio da passagem de cálcio através das membranas neuronais. Provoca diminuição da degradação de GABA.

É considerado medicamento de terceira linha para dor neuropática.[37]

A dose é de até 900 a 1.200 mg/dia, devendo ser iniciado com 250 mg duas vezes ao dia, até o efeito desejado. O ácido valproico é apresentado em cápsulas de 250 mg, cápsulas entéricas de 300 e 500 mg, solução oral de 288 mg/5 mL, 200 mg.mL⁻¹ e comprimidos de 200 e 500 mg.

Pode provocar hepatotoxicidade fatal, limitando seu uso. Causa malformação na gravidez. São recomendados exames periódicos de função hepática, renal e coagulograma. O ácido valproico é contraindicado na gravidez e doença hepática grave ou renal.

Os efeitos adversos mais frequentes são: sedação, aumento de peso, alteração gastrintestinal e perda de cabelo. Outros efeitos colaterais são: tontura, sonolência, tremor, prurido, fadiga e hipotensão arterial, vômito, *rash*, alteração da agregação plaquetária, trombocitopenia, diarreia.

Oxcarbazepina

A oxcarbazepina é um análogo da carbamazepina, e as indicações clínicas são as mesmas. Não induz o sistema enzimático, diminuindo a interação com outras substâncias. A ligação às proteínas plasmáticas é baixa. A absorção é rápida, sendo extensivamente metabolizada e excretada na urina. Em pacientes com insuficiência renal, a dose da oxcarbazepina deve ser reduzida. A oxcarbazepina e um metabolito agem por bloqueio dos canais de sódio e também modulando canais de cálcio.

A oxcarbazepina é utilizada para neuralgia do trigêmeo, neuropatia diabética, radiculopatia.[68] É alternativa para o tratamento da neuralgia do trigêmeo, na síndrome complexa de dor regional e da neuropatia diabética.[79]

A dose habitual é de 600 a 1.200 mg/dia (10 a 30 mg/kg/d), que deve ser iniciada com 300 mg/d, com aumento gradual. Deve ser administrada durante as refeições.

A oxcarbazepina deve ser utilizada com cautela em pacientes com alteração das funções renal, hepática ou cardiovascular e nos idosos. Atravessa a barreira placentária e é excretada no leite, não devendo ser utilizada durante a gravidez e aleitamento.

Os efeitos adversos são: vertigem, fadiga, sonolência, reações dermatológicas, ataxia, alteração da memória, cefaleia, tremor, alteração do sono, distúrbio do sono, parestesia, depressão, ansiedade, distúrbio vesical, náusea, vômito, leucopenia, alteração hepática, aumento de peso, edema, hiponatremia, diminuição da libido, menstruação irregular e febre.[67]

Topiramato

O topiramato é absorvido de maneira rápida, com pico plasmático após duas a três horas. É em parte metabolizado, formando vários metabolitos. A eliminação é principalmente renal, sendo também hepática. Em pacientes com disfunção renal e insuficiência hepática, a depuração plasmática está reduzida, devendo-se ajustar a dose do topiramato.

Os efeitos do topiramato são semelhantes aos da fenitoína e da carbamazepina.[67]

O topiramato age por modulação de canais de sódio, potenciação de inibição gabaérgica, bloqueio da neurotransmissão por glutamato e inibição da anidrase carbônica. Pela ação em canais de cálcio, controla a excitabilidade neuronal.[75]

O topiramato é usado para neuropatia diabética, neuralgia intercostal, neuralgia do trigêmeo, síndrome complexa de dor regional, neuralgia pós-herpética, dor facial atípica e cefaleia.[80] É considerado de terceira linha para dor neuropática.[37]

A dose do topiramato varia de 50 a 600 mg/dia.[80] Recomenda-se iniciar o tratamento com baixa dose e aumentá-la de maneira gradual.

Deve-se ter precaução com o uso do topiramato em pacientes com antecedentes de litíase renal, hipercalciúria, insuficiência renal e alteração cognitiva. Possui fraca atividade inibidora da anidrase carbônica com aumento de pH sanguíneo e urinário, levando a efeitos colaterais como parestesia perioral e digital e nefrolitíase.[68,80] O topiramato tende a causar maior incidência de lentificação psicomotora e interação medicamentosa que outros anticonvulsivantes.[80] Causa diminuição de peso.

REFERÊNCIAS

1. Maizels M, Mccarber B. Atidepressants and antiepileptic drugs for chronic non-cancer pain. Am Fam Physician. 2005;71:483-90.
2. de Boer T. The pharmacologic profile of mirtazapine. J Clin Psychiatry. 1996;57(4):19-25.
3. Stahl SM, Grady MM, Moret C, et al. SNRIs: their pharmacology, clinical efficacy, and tolerability in comparison with other classes of antidepressants. CNS Spectr. 2005;10:732-47.
4. Sindrup SH, Otto M, Finnerup NB, et al. Antidepressants in the Treatment of Neuropathic Pain. Basic Clin Pharmacol Toxicol. 2005;96:399-409.
5. Lynch ME. Antidepressants as analgesics: a rewiew of randomized controlled trials. J Psychiatry Neurosci. 2001;26(1):30-6.
6. Felton TM, Kang TB, Hjorth S, et al. Effects of selective serotonin and serotonin/noradrenaline reuptake inhibitors on extracellular serotonin in rat diencephalons and frontal cortex. Arch Pharmacol. 2003;367:297-305.
7. Anjaneyulu M, Chopra K. Possible involvement of cholinergic and opiod receptor mechanisms in fluoxetine mediated antinociception response in strptozotocin-induced diabetic mice. Eur J. Pharmacol. 2006;538: 80-4.
8. Sawynok J, Esser MJ, Reid AR. Antidepressants as analgesics: an overview of central and peripheral mechanisms of action. J Psychiatry Neurosci. 2001;26(1):21-9.
9. Sawynok J, Reid A, Liu XJ, et al. Amitriptyline enhances extracellular tissue levels of adenosine in the rat hindpaw and inhibits adenosine uptake. Eur J Pharmacol. 2005;518:116-22.
10. Galeotti N, Ghelardini C, Bartolini A. Involvement of potassium channels in amitriptyline and clomipramine analgesia. Neuropharmacology. 2001;40(1):75-84.
11. McCarson KE, Duric V, Reisman SA, et al. GABA(B) receptor function and subunit expression in the rat spinal cord as indicators of stress and the antinociceptive response to antidepressants. Brain Res. 2006;1068(1):109-17.
12. Eide PK. Wind-up and the NMDA receptor complex from a clinical perspective. Eur J Pain. 2000;4:5-17.
13. Tardito D, Perez J, Tiraboschi E, et al. Signaling pathways regulating gene expression, neuroplasticity, and neurotrophic mechanisms in the action of antideprssants: a critical overview. Pharmacol Rev. 2006;58(1):115-34.
14. Sudoh Y, Cahoon EE, Gerner P, et al. Tricyclic antidepressants as long-acting local anesthetics. Pain. 2003;103:49-55.
15. Sands SA, McCarson KE, Enna SJ. Relationship between the antinociceptive response to desipramine and changes in GABAB receptor function and subunit expression in the dorsal horn of the rat spinal cord. Biochem Pharmacol. 2004;67(4):743-9.
16. Kalso E. Pharmacological Management of Pain: Anticonvulsants, Antidepressants and Adjuvants Analgesics. Pain 2005 – An Updated Review: Refresher Course Syllabus. Seatle: IASP Press, 2005. p.19-29.
17. Arnold LM, Hess EV, Hudson JI, et al. A randomized, placebo-controlled, double-blind, flexible-dose study of fluoxetine in the treatment of women with fibromyalgia. Am J Med. 2002;112:191-7.
18. Rowbotham MC. Treatment of Neuropathic Pain: Perspective on Current Options. Pain 2005 – An Updated Review: Refresher Course Syllabus. Seatle: IASP Press, 2005. p.107-19.
19. Gazi MCB, Sakata RK, Issy AM. Antidepressivos In: Sakata RK, Issy AM. Fármacos para tratamento da dor. 1.ed. Barueri: Manole, 2008. p.81-110.
20. Sakata RK, Issy AM. Antidepressivos In: Guias de Medicina Ambulatorial e Hospitalar. 1.ed. Barueri: Manole, 2004. p.163-72.
21. Staiger TO, Gaster B, Sullivan MD, et al. Systematic review of antidepressants in the treatment of chronic low back pain. Spine. 2003;28(22):2540-5.
22. Salerno SM, Browning R, Jackson JL. The effect of antidepressant treatment on chronic back pain: a meta-analysis. Arch Intern Med. 2002;162(1):19-24.
23. Lin EHB, Katon W, Von Korff M, et al. Effect of improving depression care on pain and functional outcomes among older adults with arthritis: a randomized controlled trial. JAMA. 2003;290(18):2428-9.
24. Bird H, Broggini M. Paroxetine versus amitriptyline for treatment of Depression associated with rheumatoid arthritis: A randomized, double blind, parallel group study. J Rheumatol. 2000;27(12):2791-7.
25. Hood SD, Argyropoulos SV, Nutt DJ. Arthritis and serotoninergic antidepressants. J Clin Psychopharmacol. 2001;24:458-61.
26. Ashina S, Bendtsen L, Jensen R. Analgesic effect of amitriptyline in chronic tension-type headache is not directly related to serotonin reuptake inhibition. Pain. 2004;108:108-14.
27. Colombo B, Annovazzi PO, Comi G. Therapy of primary headaches: the role of antidepressants. Neurol Sci. 2004;25 Suppl 3:S171-5.
28. Pierangeli G, Cevoli S, Sancisi E, et al. Which therapy for which patient? Neurol Sci. 2006;27(2):S153-8.
29. Bendtsen L, Jensen R. Amitriptyline reduces myofascial tenderness in patients with chronic tension-type headache. Cephalalgia. 2000;20:603-10.

30. Borg-Stein J, Simons DG. Myofascial Pain. Arch Phys Med Rehabil. 2002;83(1):S40-S49.
31. Schreiber S, Pick CG. From selective to highly selective SSRIs: a comparison of the antinociceptive properties of fluoxetine, fluvoxamine, citalopram and escitalopram. Eur Neuropsychopharmacol. 2006;16(6):464-8.
32. Breyer-Pfaff U. The metabolic fate of amitriptyline, nortriptyline and amitriptylinoxide in man. Drug Metab Rev. 2004;36(3-4):723-46.
33. Inanici F, Yunus MB. Management os Fibromyalgia Syndrome. In: Rachlin ES, Rachlin IS. Myofascial Pain and Fibromyalgia. 2.ed. St Louis: Mosby, 2002. p.33-58.
34. Ables AZ, Baughman OL 3rd. Antidepressants: Update on New Agents and Indications. Am Fam Physician. 2003;67:547-54.
35. Lawson K. Tricyclic antidepressants and fibromyalgia: what is the mechanism of action? Expert Opin Investig Drugs. 2002;11(10):1437-45.
36. Littlejohn GO, Guymer EK. Fibromyalgia syndrome: which antidepressant drug should we choose. Curr Pharm Des. 2006;12(1):3-9.
37. Attal N, Cruccu G, Haanpää M, et al. EFNS guidelines on pharmacological treatment of neuropathic pain. Eur J Neurol. 2006 Nov;13(11):1153-69.
38. Mazza M, Mazza O, Pazzaglia C, et al. Escitalopram 20 mg versus duloxetine 60 mg for the treatment of chronic low back pain. Expert Opin Pharmacother. 2010;11:1049-52
39. DeVane CL, Liston HL, Markowitz JS. Clinical pharmacokinetics of sertraline. Clin Pharmacokinet. 2002;41(15):1247-66.
40. Rowbotham MC, Veeraindar G, Nadia RK, et al. Venlafaxine extended release in the treatment of painful diabetic neuropathy: a double-blind, placebo-controlled study. Pain. 2004;110:697-706.
41. Kiayias JA, Vlachou ED, Lakka-Papadodima E. Venlafaxine HCl in the treatment of painful peripheral diabetic neuropathy. Diabetes Care. 2000;23:699.
42. Pae CU, Park MH, Marks DM, et al. Desvenlafaxine, a serotonin-norepinephrine uptake inhibitor for major depressive disorder, neuropathic pain and the vasomotor symptoms associated with menopause. Curr Opin Investig Drugs. 2009;10(1):75-90.
43. Arnold LM, Lu Y, Crofford LJ, et al. A double-blind, multicenter trial comparing duloxetine with placebo in the treatment of fibromyalgia patients with or without major depressive disorder. Arthritis Rheum. 2004;50:2974-84.
44. Westanmo AD, Gayken J, Haight R. Duloxetine: a balanced and selective norepinephrine – and serotonin-reuptake inhibitor. Am J Health Syst Pharm. 2005;62(23):2481-90.
45. Lantz RJ, Gillespie TA, Rash TJ, et al. Metabolism, excretion, and pharmacokinetics of duloxetine in healthy human subjects. Drug Metab Dispos. 2003;31:1142-50.
46. Westanmo AD, Gayken J, Haight R. Duloxetine: a balanced and selective norepinephrine- and serotonin--reuptake inhibitor. Am J Health Syst Pharm. 2005 Dec 1;62(23):2481-90.
47. Bohlega S, Alsaadi T, Amir A, et al. Guidelines for the pharmacological treatment of peripheral neuropathic pain: expert panel recommendations for the middle East region. J Int Med Res. 2010;38(2):295-317.
48. Finnerup NB, Attal N, Haroutounian S. Pharmacotherapy for neuropathic pain in adults: a systematic review and meta-analysis. Lancet Neurol. 2015 Feb;14(2):162-73.
49. Haanpää ML, Gourlay GK, Kent JL, et al. Treatment considerations for patients with neuropathic pain and other medical comorbidities. Mayo Clin Proc. 2010;85(3)(suppl):S15-S25.
50. Bauer M, Moller HJ, Schneider E. Duloxetine: a new selective and dual-acting antidepressant. Expert Opin Pharmacother. 2006;7(4):421-7.
51. Gidal BE, Billington R. New and emerging treatment options for neuropathic pain. Am J Manag Care. 2006;12(9):S269-78.
52. Häuser W, Walitt B, Fitzcharles M, et al. Review of pharmacological therapies in fibromyalgia syndrome. Arthritis Res Ther. 2014;16(1):201.
53. Bellingham GA, Peng PW. Duloxetina: a review of its pharmacology and use in chronic pain management. Reg Anesth Pain Med. 2010;35(3):294-303.
54. Raskin J, Smith TR, Wong K, et al. Duloxetine versus routine care in the long-term management of diabetic peripheral neuropathic pain. J Palliat Med. 2006 Feb;9(1):29-40.
55. Chan HN, Fam J, Ng Beng-Yeong. Antidepressants in the treatment of chronic pain. Ann Acad Med Singapore. 2009;38:974-9.
56. Watson CP, Chipman M, Reed K, et al. Amitriptyline versus maprotiline in postherpetic neuralgia: a randomized, double-blind, crossovertrial. Pain. 1992;48(1):29-36.
57. De Bonidat C, Guardiola-Lemaitre B, Mocaër E, et al. Agomelatine, the first melatonergic antidepressant: discorey, characterization and development. Nature Reviews Drug Discovery 2010;9:628-642.
58. Calandre EP, Slim M, Garcia-Leiva JM, et al. Agomelatine for the treatment of patients with fibromyalgia and depressive symptomatology: na uncontrolled, 12-week, pilot study. Pharmacopsychiatry. 2014;47(2):67-72.
59. Finfgeld DL. Serotonin syndrome and the use of SSRIs. J Psychosoc Nurs Ment Health Serv. 2004;42(2):16-20.
60. Cayley WE. Antidepressants for the treatment of neuropathic pain. Am Fam Phys. 2006;11(1):1933-2011.
61. Thanacoody HK, Thomas SH. Tricyclic antidepressant poisoning: cardiovascular toxicity. Toxicol Rev. 2005;24(3):205-14.
62. Wernicke JF. Safety and side effect profile of fluoxetine. Expert Opin Drug Saf. 2004;3(5):495-504.
63. Ishii T, Ohtake T, Yasu T, et al. A rare case of combined syndrome of inappropriate antidiuretic hormone secretion and Fanconi syndrome in an elderly woman. Am J Kidney Dis. 2006;48(1):155-8.
64. Kubota T, Miyata A. Syndrome of inappropriate secretion of antidiuretic hormone associated with paroxetine. J Anesth. 2006;20(2):126-8.

65. Rosner MH. Severe hyponatremia associated with the combined use of thiazide diuretics and selective serotonin reuptake inhibitors. Am J Med Sci. 2004; 327(2):109-11.
66. Fassoulaki A, Triga A, Melemeni A, et al. Multimodal analgesia with Gabapentin and Local Anesthetics prevents acute and chronic pain after breast surgery for cancer. Anesth Analg. 2005;101:1427-32.
67. Menezes MS, Sakata RK, Issy AM. Anticonvulsivantes In: Sakata RK, Issy AM. Fármacos para tratamento da dor. 1.ed. Barueri: Manole, 2008. p.111-38.
68. Markman JD, Dworkin RH. Ion channel targets and treatment efficacy in neuropathic pain. J Pain. 2006;7(1): 538-47.
69. Sakata RK, Vlainich R. Anticonvulsivantes In: Guias de Medicina Ambulatorial e Hospitalar. 1.ed. Barueri: Manole, 2004. p.173-82.
70. McCleane GJ. Intravenous infusion of phenytoin relieves neuropathic pain: a randomized, double-blinded, placebo-controlled, crossover study. Anesth Analg. 1999b;89: 985-8.
71. Turan A, White PF, Karamanlioglu B, et al. Gabapentin: An alternative to the cyclooxygenase-2 inhibitors for periopertive pain management. Anesth Analg. 2006;102:175-81.
72. Turan A, Kaya G, Karamanlioglu B, et al. Effect of oral gabapentin on postoperative epidural analgesia. Br J Anaesth. 2006;96:242-6.
73. Harden RN. Dor neuropática. In Von Roenn JH, Paice JA, Preodor ME. Current- Diagnóstico e tratamento. São Paulo: Mc GrawHill, 2006. p.122.
74. Verma V, Singh N, Jaggi AS. Pregabalin in Neuropathic Pain: Evidences and Possible Mechanisms. Curr Neuropharmacol. 2014 Jan;12(1):44-56.
75. Woolf CJ, Mannion RJ. Neuropathic pain:aetiology, symptoms, mechanisms, and management. Lancet. 1999;353: 1959-64.
76. Dworkin RH, O'Connor AB, Audette J, et al. Recommendations for the pharmacological management of neuropathic pain: an overview and literature update. Mayo Clin Proc. 2010;85(3):S3-S14.
77. Dworkin RH, O'Connor AB, Backonja M, et al. Pharmacologic management of neuropathic pain: evidence-based recommendations. Pain. 2007;132(3):237-51.

Bohlega S, Alsaadi T, Amir A, et al. Guidelines for the pharmacological treatment of peripheral neuropathic pain: expert panel recommendations for the middle East region. J Int Med Res. 2010;38(2):295-317.

78. Crevoisier C, Delisle MC, Joseph I, et al. Comparative single-dose pharmacokinetics of clonazepam following intravenous, intramuscular and oral administration to healthy volunteers. Eur Neurol. 2003;49(3):173-7.
79. Carrazana E, Mikoshiba I. Rationale and evidence for the use of oxcarbazepine in neuropathic pain. J Pain Symptom Manage. 2003;25(5 Suppl):S31-35;
80. Chong MS, Libretto SE. The rationale and use of topiramate for treating neuropathic pain. Clin J Pain. 2003;19:59-68.

53
Encefalinas e Endorfinas

Hazem Adel Ashmawi
Claudia Carneiro de Araújo Palmeira

INTRODUÇÃO

Os peptídeos opioides têm sido extensamente estudados e revisados a partir do final do século 20, porém os efeitos de substâncias naturais analgésicas, como a morfina, já eram conhecidos há muito tempo. A descoberta das endorfinas e encefalinas ocorreu muito tempo após a descoberta desta, que foi isolada a partir da folha de papoula, em 1805, pelo alemão Friedrich Sertürner.[1,2] Em 1827, Merck deu início à comercialização da morfina, iniciando-se a produção em escala industrial. Como resultado, houve um aumento considerável do uso desse agonista opioide, principalmente com o desenvolvimento da agulha hipodérmica em 1857.[3]

Associado ao efeito analgésico estava o potencial de abuso, dependência e vício, o que levou ao desenvolvimento de novos opioides que possuíssem maior eficácia e menor potencial de desenvolver dependência que a morfina, levando à descoberta da heroína em 1898.[1]

Ao longo do tempo, novos opioides foram descobertos ou sintetizados: a meperidina em 1939, por acaso, na tentativa de produzir um substituto sintético para a atropina; a nalorfina em 1942, o primeiro agonista-antagonista opioide descoberto; a metadona em 1946, que, como a meperidina, não possui estrutura química semelhante à morfina; a naloxona em 1960, o primeiro antagonista opioide inespecífico; e a naltrexona em 1963, desenvolvida com o intuito de obter-se um antagonista de duração mais prolongada que a naloxona.[1,4]

Nos anos 1960, tornou-se claro que a ação dos opioides descobertos (agonistas, agonistas-antagonistas e antagonistas) seria mais bem explicada pela existência de receptores específicos para os opioides, mas todos os trabalhos até então haviam falhado em comprovar a existência de tal receptor. Em 1973, Pert e Snyder mostraram a existência desses receptores no tecido cerebral através da utilização de naloxona radioativa e alguns isômeros opioides, como levorfanol (levógiro) e dextrofan (dextrógiro).[5]

Os receptores foram caracterizados em 1976, por Martin e cols., que analisaram as propriedades neurofisiológicas de diversos compostos opioides. Os resultados de suas pesquisas mostraram a existência de três receptores opioides, nomeados de acordo com o fármaco utilizado no estudo: MOR para morfina, KOR para ketociclazocina e sigma para n-alilnormetazocina, sendo que este último não é mais considerado receptor opioide.[6] No ano seguinte, relatou-se a existência de um novo receptor, DOR, através da comparação dos efeitos das encefalinas e da morfina em diferentes tecidos.[7]

A existência de receptores específicos tornou necessária a demonstração de substâncias endógenas que agissem através dos receptores opioides. Kosterlitz e seu grupo, em 1975, foram os primeiros a mostrar a sequência das encefalinas.[8] Ainda em 1975, o mesmo grupo demonstrou que as substâncias ativas do extrato cerebral eram a met-encefalina e a leuencefalina, caracterizando assim a família das encefalinas.[9] Rapidamente notou-se que a sequência molecular da met-encefalina também estava presente na β-endorfina, um peptídeo que já havia sido isolado alguns anos antes a partir de extratos de glândulas pituitárias, mostrando, dessa maneira, a existência da segunda grande família de peptídeos com propriedades opioides.[10]

Alguns anos mais tarde, em 1981, descobriu-se um terceiro grupo de peptídeos relacionado estruturalmente com as encefalinas: as dinorfinas.[11] Por fim, em 1989, as deltorfinas foram descobertas e reconhecidas como a quarta família de peptídeos opioides, que não apresentam estrutura molecular semelhante à estrutura das encefalinas, mas que possuem alta afinidade pelos receptores DOR.[12] Ainda existem poucos estudos sobre as deltorfinas e seus precursores; distribuição anatômica, metabolismo e mecanismo de ação ainda são pouco conhecidos.

PRECURSORES DOS PEPTÍDEOS ENDÓGENOS

Muitos dos peptídeos opioides possuem uma proteína precursora comum. Na realidade, nos mamíferos, existem apenas três proteínas precursoras que dão origem aos diversos peptídeos opioides encontrados: pró-encefalina, pró-dinorfina e pró-opiomelanocortina (POMC).[1]

As proteínas precursoras, após sua síntese, migram para o retículo endoplasmático, onde são encapsuladas e começam a sofrer o início de sua transformação. Durante o transporte das vesículas do corpo celular para os terminais nervosos, ocorre o processamento final das proteínas precursoras, dando origem aos peptídeos endógenos.[13]

O precursor das encefalinas, na realidade, é composto por duas proteínas: a pró-encefalina A, que contém 6 cópias de met-encefalina e 1 cópia de leu-encefalina, e a pró-encefalina B, que contém múltiplas cópias de leu-encefalina, mas nenhuma cópia da met-encefalina. A pró-encefalina B também é chamada de pró-dinorfina.[14]

Um fato interessante a respeito da POMC, precursora das β-endorfinas, advém de ela conter em sua sequência diversos peptídeos com funções biológicas diferentes, como hormônio adrenocorticotrófico (ACTH), hormônio estimulador de melanócitos (MSH) e β-endorfina.[14]

RECEPTORES OPIOIDES

Os receptores opioides compreendem três membros, MOR, KOR e DOR, os quais respondem aos alcaloides, como a morfina e a heroína, e também aos peptídeos endógenos, como as endorfinas.[15]

Esses receptores pertencem à superfamília de receptores que possuem sete sítios hidrofóbicos transmembrana e são ligados à proteína G. Após a ativação do receptor opioide pela ligação dos neuropeptídeos, ocorre a internalização do conjunto da superfície celular para o meio intracelular. A seguir, o receptor sofre transformação conformacional levando à ativação (no caso dos peptídeos agonistas) da proteína G, resultando na fosforilação do receptor e ativação dos segundos mensageiros intracelulares. A diminuição no número de receptores na superfície celular pode ser um processo adaptativo para evitar superestimulação e pode contribuir, em parte, para o processo de tolerância aos opioides.[16,17]

ENCEFALINAS

A Figura 53.1 mostra a estrutura química das encefalinas.

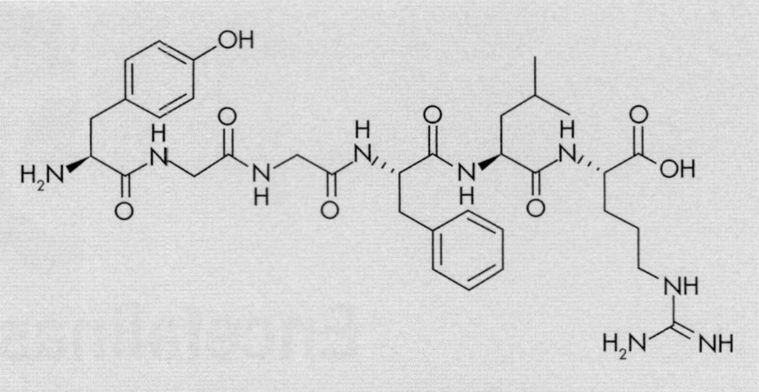

Figura 53.1 — Estrutura química da encefalina.

As encefalinas originam-se a partir das pró-encefalinas e ligam-se com maior afinidade aos receptores opioides DOR e, com menor afinidade, aos receptores MOR.[18]

Os receptores DOR são amplamente distribuídos pelo cérebro, não havendo uma localização preferencial, e são responsáveis por produzir analgesia, efeitos disfóricos e psicomiméticos.[19] Uma forma utilizada para descobrir os efeitos dos opioides endógenos é através do estudo do comportamento de camundongos que não possuem determinado gene, e, consequentemente, a expressão da proteína codificada por esse gene – são os chamados camundongos *knockout* para esse gene. Camundongos *knockout* para receptores DOR revelaram que esse receptor possui papel importante nas alterações comportamentais.[20] O receptor DOR, em alguns casos, necessita da ativação de receptores MOR para produzir sua ação biológica.[21,22]

Outro estudo, com camundongos *knockout* para pró-encefalinas, mostrou que esses animais são saudáveis, mas possuem profunda alteração de comportamento, como agressividade, ansiedade e resposta exagerada ao estímulo doloroso.[23]

β-ENDORFINAS

As β-endorfinas (Figura 53.2) originam-se a partir da POMC e ligam-se aos receptores opioides MOR e DOR, com maior afinidade pelos receptores MOR.[19]

Os receptores MOR localizam-se preferencialmente no tronco cerebral e tálamo e são responsáveis por produzir analgesia, depressão respiratória, sedação, euforia, dependência física e diminuição da contratilidade gastrintestinal.[19] Camundongos *knockout* para receptores MOR não apresentam analgesia, mecanismo de recompensa, dependência física, depressão respiratória nem constipação induzidos por morfina.[21]

As β-endorfinas estão relacionadas com a regulação da dor e do mecanismo de recompensa e regulação do apetite, como também na modulação do mecanismo de aprendizado e memória e dos processos relacionados com estresse e ansiedade.[24] Os camundongos sem o gene para β-endorfinas não possuem alteração comportamental, são de 10% a 15% mais obesos que os

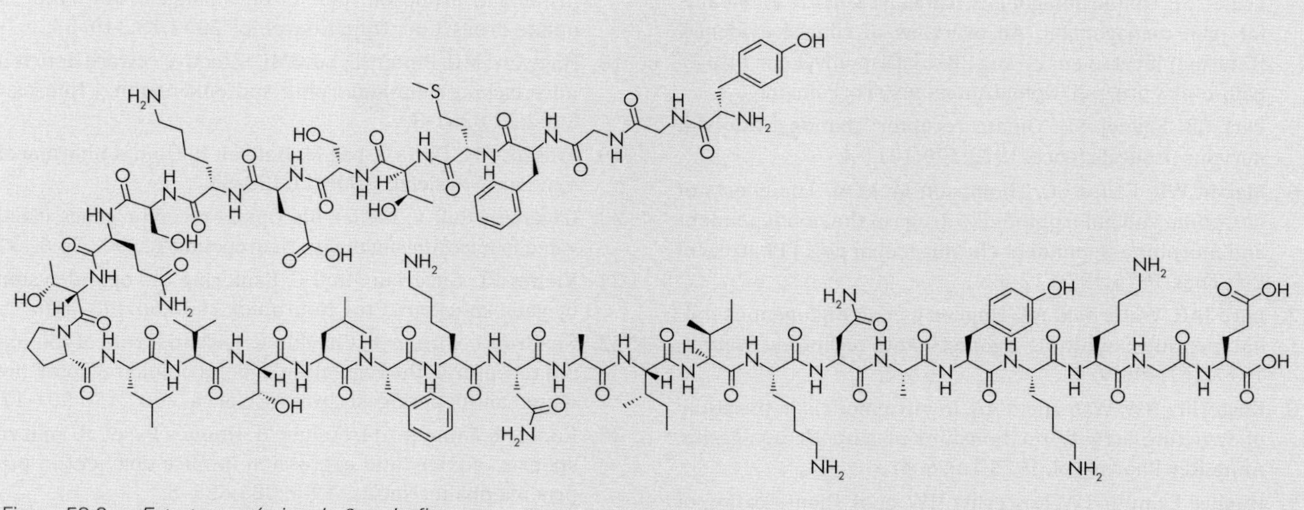

Figura 53.2 — *Estrutura química da β-endorfina.*

camundongos selvagens e não são capazes de produzir analgesia induzida por estresse.[25,26]

DINORFINAS

As dinorfinas (Figura 53.3) originam-se a partir das pró-dinorfinas e ligam-se aos receptores opioides KOR, que possuem ampla distribuição pelo cérebro, incluindo gânglio basal, sistema límbico, diencéfalo, hipocampo, tronco cerebral e medula espinhal.[19] Ao contrário dos receptores MOR, a ativação dos receptores KOR produz efeito de aversão às substâncias que causam dependência. Possuem também a capacidade de causar analgesia, disforia e efeito psicomimético.[27]

Camundongos *knockout* para receptores KOR apresentam fenótipos opostos aos camundongos *knockout* para receptores MOR em relação à dependência química e em diversos outros tipos de comportamentos, como atividade motora, por exemplo.[21,28]

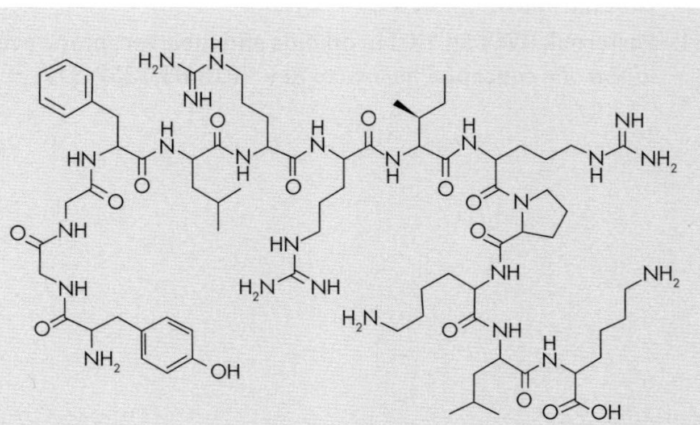

As funções principais das dinorfinas são analgesia, aquisição de memória e modulação do mecanismo de recompensa gerado pela ingestão de substâncias que causam dependência, como opioides, fármacos psicoestimulantes e álcool.[13] Camundongos sem o gene para dinorfinas apresentam menor gordura corporal, maior quantidade de catecolaminas circulantes e resposta aumentada ao estresse, mas não apresentam alterações no comportamento basal.[29,30]

Embora sua significância farmacológica ainda não esteja completamente clara, é provável que cada um desses peptídeos tenha seu próprio receptor e função. Os efeitos moleculares e bioquímicos dos peptídeos endógenos, sua localização e seus receptores, o papel desempenhado por esses peptídeos sobre diferentes sistemas envolvidos, como a dor e analgesia, resposta ao estresse, tolerância e dependência aos agonistas opioides, em especial aos derivados da morfina, aprendizado e memória, uso abusivo de álcool e narcóticos, estados de humor e transtornos psiquiátricos, locomoção, função gastrintestinal, hepática e renal, sistema cardiovascular, respiração, regulação térmica e resposta imunológica não deixam dúvidas quanto à complexidade desse sistema, reforçando a observação de Gavril Pasternak de que em Ciência a única coisa simples são os cientistas.[29-31]

REFERÊNCIAS

1. Brownstein MJ. A brief history of opiates, opioid peptides, and opioid receptors. Proc Natl Acad Sci USA. 1993;90:5391-3.
2. Berezniuk I, Fricker LD. Endogenous opioids. In: Pasternak GW, et al. The Opiate Receptors. New York: Springer, 2011. p.93–120.
3. Huxtable RJ, Schwarz SK. The isolation of morphine-first principles in science and ethics. Mol Interv. 2001;1:189-91.

Figura 53.3 — *Estrutura química da dinorfina.*

4. Leavitt SB. Opioid antagonists, naloxone & naltrexone – aids for pain management. An overview of clinical evidence. [Internet] [acesso em 27 aug 2015]. Disponível em: http://pain-topics.org/pdf/OpioidAntagonistsForPain.pdf
5. Pert CB, Snyder SH. Opiate receptor: demonstration in nervous tissue. Science. 1973;179:1011-4.
6. Martin WR, Eades CG, Thompson JA, et al. The effects of morphine and nalorphine-like drugs in the nondependent and morphine-dependent chronic spinal dog. J Pharmacol Exp Ther. 1976;197:517-32.
7. Lord JAH, Waterfield AA, Hughes J, et al. Endogenous opioid peptides: multiple agonists and receptors. Nature. 1977;267:495-9.
8. Kosterlitz HW, Waterfield AA. In vitro models in the study of structure-activity relationships of narcotic analgesics. Annu Rev Pharmacol. 1975;15:29-47.
9. Hughes J, Smith TW, Kosterlitz HW, et al. Identification of two related pentapeptides from the brain with potent opiate agonist activity. Nature. 1975;258:577-80.
10. Bradbury AF, Smyth DG, Snell CR. Biosynthetic origin and receptor conformation of methionine enkephalin. Nature. 1976;260:165-6.
11. Goldstein A, Fischli W, Lowney LI, et al. Porcine pituitary dynorphin: complete amino acid sequence of the biologically active heptadecapeptide. Proc Natl Acad Sci USA. 1981;78:7219-23.
12. Erspamer V, Melchiorri P, Falconieri-Erspamer G, et al. Deltorphins: a family of naturally occurring peptides with high affinity and selectivity for delta opioid binding sites. Proc Natl Acad Sci USA. 1989;86:5188-92.
13. Yakovleva T, Bazov I, Cebers G, et al. Prodynorphin storage and processing in axon terminals and dendrites. FASEB J. 2006;20:2124-6.
14. Costa E, Mocchetti I, Supattapone S, et al. Opioid peptide biosynthesis: enzymatic selectivity and regulatory mechanisms. FASEB J. 1987;1:16-21.
15. Granier S, Manglik A, Kruse AC, Kobilka TS, et al. Structure of the δ-opioid receptor bound to naltrindole. Nature. 2012;485: 400–4.
16. Liu-Chen LY. Agonist-induced regulation and trafficking of kappa opioid receptors. Life Sci. 2004;75:511–36.
17. von Zastrow M, Svingos A, Haberstock-Debic H, et al. Regulated endocytosis of opioid receptors: cellular mechanisms and proposed roles in physiological adaptation to opiate drugs. Curr Opin Neurobiol. 2003;13:348–53.
18. Hayward MD, Pintar JE, Low MJ. Selective reward deficit in mice lacking beta-endorphin and enkephalin. J Neurosci. 2002;22:8251-8.
19. Trescot AM, Datta S, Lee M, Hansen H. Opioid pharmacology. Pain Physician. 2008;11:133-53.
20. Gavériaux-Ruff C, Kieffer BL. Opioid receptor genes inactivated in mice: the highlights. Neuropeptides. 2002;36:62-71.
21. Kieffer BL, Gaveriaux-Ruff C. Exploring the opioid system by gene knockout. Prog Neurobiol. 2002;66:285–306.
22. Gendron L, Pintar JE, Chavkin C. Essential role of mu opioid receptor in the regulation of delta opioid receptor-mediated antihyperalgesia. Neuroscience. 2007;150:807-17.
23. Konig M, Zimmer AM, Steiner H, Holmes PV, et al. Pain responses, anxiety and aggression in mice deficient in preproenkephalin. Nature. 1996;383:535–8.
24. Bloom FE. The endorphins: natural peptides for pain, pleasure, and other purposes. Psychopharmacol Bull. 1980;16:51–2.
25. Mogil JS, Grisel JE, Hayward MD, et al. Disparate spinal and supraspinal opioid antinociceptive responses in beta-endorphin-deficient mutant mice. Neuroscience. 2000;101:709–17.
26. Rubinstein M, Mogil JS, Japon M, et al. Absence of opioid stress-induced analgesia in mice lacking beta-endorphin by site-directed mutagenesis. Proc Natl Acad Sci USA. 1996;93:3995–4000.
27. Shippenberg TS. The dynorphin/kappa opioid receptor system: a new target for the treatment of addiction and affective disorders? Neuropsychopharmacology. 2009;34:247.
28. Smith MA, Greene-Naples JL, Lyle MA, et al. The effects of repeated opioid administration on locomotor activity: I. Opposing actions of mu and kappa receptors. J Pharmacol Exp Ther. 2009;330:468-75.
29. Sainsbury A, Lin S, McNamara K, Slack K, et al. Dynorphin knockout reduces fat mass and increases weight loss during fasting in mice. Mol Endocrinol. 2007;21:1722-35.
30. Wittmann W, Schunk E, Rosskothen I, et al. Prodynorphin-derived peptides are critical modulators of anxiety and regulate neurochemistry and corticosterone. Neuropsychopharmacology. 2009;34:775-85.
31. Pasternak GW, Pan YX. Mu opioids and their receptors: evolution of a concept. Pharmacol Rev. 2013;65:1257-317.

54
Agonistas e Antagonistas Opioides

Angela Maria Sousa
Alexandre Slullitel
Hazem Adel Ashmawi
Sílvia Maria Machado Tahamtani
Thais Khouri Vanetti

INTRODUÇÃO

Os opioides são fundamentais para tratamento de dor. Enquanto os opioides endógenos modulam a experiência dolorosa, os exógenos compõem a base do tratamento da dor aguda e crônica. O protótipo dos opioides fortes, a morfina, foi isolado a partir do ópio, em 1817, e começou a ser usado como medicamento ao final do século XIX, durante a guerra entre Prússia e França e a guerra civil americana. No início do século XX, a morfina foi administrada no espaço subaracnóideo e, alguns anos mais tarde, surgiram os primeiros opioides sintéticos.[1] Os avanços no estudo da farmacologia de receptores opioides e farmacogenética da dor tendem a direcionar a terapêutica para patamares mais elevados de segurança nos próximos anos.

Por definição, opiáceos são diferenciados de opioides. Enquanto os opiáceos são representados por alcaloides naturais do ópio (codeína, tebaína, noscapina), ou por opiáceos semissintéticos resultados de pequenas modificações na molécula (heroína), os opioides são produtos sintetizados em laboratório com estrutura semelhante aos opiáceos (metadona, meperidina, fentanil, sufentanil). O termo opioide, contudo, é amplamente utilizado na literatura e na prática clínica, de modo indistinto, para as substâncias endógenas, naturais ou sintéticas, que possuam atividade semelhante à morfina e tenham seus efeitos antagonizados por naloxona. Esse será o termo utilizado no presente capítulo.

RECEPTORES OPIOIDES

Informações atualizadas sobre receptores opioides podem ser encontradas no endereço eletrônico da Associação Internacional de Farmacologia (IUPHAR) (www.iuphar.org).[2] A Tabela 54.1 mostra as diferentes classificações de receptores opioides.

TABELA 54.1
DIFERENTES CLASSIFICAÇÕES DE RECEPTORES OPIOIDES.

Nomenclatura atual	Denominações prévias	Transdução principal/ agonista endógeno	Nome do gene em humanos
δ	DOR, OP$_1$, DOR-1, DOPr	$G_{i/o}$/ β-endorphin	OPRD-1
κ	KOR-1, OP$_2$, KOR, KOPr	$G_{i/o}$/ big dinorfina	OPRK-1
μ	MOR-1, MOR, Mu, OP3, MOPr	Gi/o/endomorfina	OPRM-1
NOP	Receptor N/OFQ, OP4, KOR-3, NOCIR, receptor opioide relacionado ao kappa3, MOR-C, receptor de nociceptia semelhante a opioide ORL1, XOR1, NOP-r, receptor nociceptina/orphanina FQ, NOPr	$G_{i/o}$/ nociceptina	OPRL-1

NOP: *Nociceptine opioid*.

Receptores Opioides Clássicos

São receptores transmembranosos acoplados à proteína G que possuem extremidades N e C terminais e 7 formações helicoidais transmembranosas, sendo 3 extracelulares e 3 intracelulares[3] (Figura 54.1).

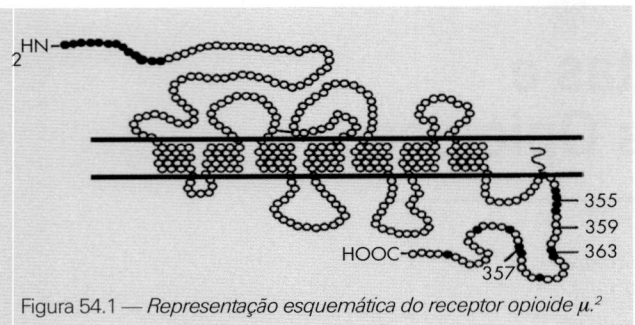

Figura 54.1 — Representação esquemática do receptor opioide μ.[2]

A classificação farmacológica (de acordo com ligantes de alta afinidade)[4,5] foi mantida até 1992, quando foi clonado o primeiro receptor opioide.[6] Desde então, outros três receptores foram clonados,[7-9] e a classificação atual da IUPHAR[2] segue a sequência de data de clonagem. São demonstrados até o momento três tipos de receptores clássicos: δ, κ e μ. Outro tipo de receptor é o ORL-1, que é considerado receptor relacionado ao opioide (opioid-related),[2] pois exibe alto grau de homologia com os outros receptores clássicos, mas a farmacologia é distinta. A seguir, são descritas suas características individuais.

Receptores delta (δ)

É o primeiro receptor opioide a ser clonado, também descrito como OP_1, DOP e DOR (*Delta opioid receptors*).[2] Agonista: *delta-ala-delta-leu-encefalina*. Codificados pelo gene OPRD-1, são descritos dois tipos: δ_1 e δ_2. Estão amplamente distribuídos no sistema nervoso central, mais evidentes nas regiões prosencefálicas como putâmen caudado, núcleo accumbens, amígdala, núcleo pontino, bulbo olfatório, tálamo, hipotálamo e outras regiões do encéfalo.[2] Assim como receptores μ, os receptores δ são demarcados em circuitos neurais relacionados com a sensibilidade dolorosa, mas com algumas diferenças nos tipos de nocicepção. Não são expressos de modo abundante em regiões do mesencéfalo, como na substância cinzenta periaquedutal.[10] Possuem um importante papel no processamento das emoções, no aprendizado, no fenômeno de recompensa e no vício relacionado aos opioides.[11] Agonistas de receptores δ são ansiolíticos, mas possuem menor risco de abuso que os agonistas μ.

Possui efeito epileptogênico e estimulante da função locomotora,[8] induz analgesia espinhal e supraespinhal, e podem estar relacionados com efeitos psicomiméticos e disfóricos.[12]

Receptores kappa (κ)

É o segundo receptor opioide a ser clonado, também denominado OP_2, KOP ou KOR (*Kappa Opioid Receptors*).[2] Agonista: *cetociclazocina*. Foram demonstrados dois subtipos de receptores kappa (κ_1 e κ_2), que são codificados por um único gene, OPRK1. Em contraste ao que ocorre com os receptores μ, a ativação de receptores κ causa aversão.[13] Sua importância farmacológica refere-se à ausência de tolerância cruzada entre seus agonistas.[12] São amplamente distribuídos em áreas do sistema límbico, diencéfalo, tronco cerebral e medula espinhal. Determinam analgesia, sedação, dispneia, dependência física, disforia e depressão respiratória. KOR participa de fenômenos nociceptivos, incluindo dor neuropática. Estudos experimentais demonstram reversão da hipersensibilidade induzida por lesão de nervo periférico após a injeção espinhal de agonista κ. O sistema KOR, assim como dinorfinas, está relacionado com o componente afetivo negativo da dor, e possivelmente contribui para a alta frequência de distúrbios de humor associado à dor neuropática.[13]

Receptores mu (μ)

A classificação de receptores em dois tipos (μ_1 e μ_2) não é considerada suficiente para explicar todas as diferenças de resultados entre os indivíduos de uma mesma espécie, ou mesmo entre as espécies.[14] A morfina é o agonista clássico desse receptor opioide; diversos subtipos de receptores μ foram demonstrados após a sua clonagem[1] e são estudados na atualidade.

Os receptores μ são também conhecidos como receptores OP_3, MOP ou MOR (*Morphine Opioid Receptors*).[2] A utilização de agonistas μ induzem analgesia, depressão respiratória, euforia, sedação, dependência física e redução da motilidade gastrintestinal. São codificados por um único gene OPRM-1, embora estudos de farmacologia sugiram a existência de múltiplas variantes desse receptor[15] amplamente distribuídas no organismo,[9] principalmente no tronco cerebral e no tálamo.

A diferença entre as espécies foi demonstrada em camundongos CXBK, relativamente insensíveis à analgesia pela morfina, que mantém resposta analgésica com a administração de metadona, fentanil, heroína e morfina-6-glucuronídeo (M6G). Tais estudos sugerem mudanças genéticas na resposta aos opioides[14,16] (Figura 54.2).

Múltiplos receptores mu

A codificação de diversos subtipos de receptores, determinada geneticamente, define a afinidade e a especificidade dos fármacos opioides, embora a sinalização desencadeada pelo agonista seja modificada. Explicam-se, dessa forma, as diferenças individuais nas respostas a um mesmo medicamento.[14,16]

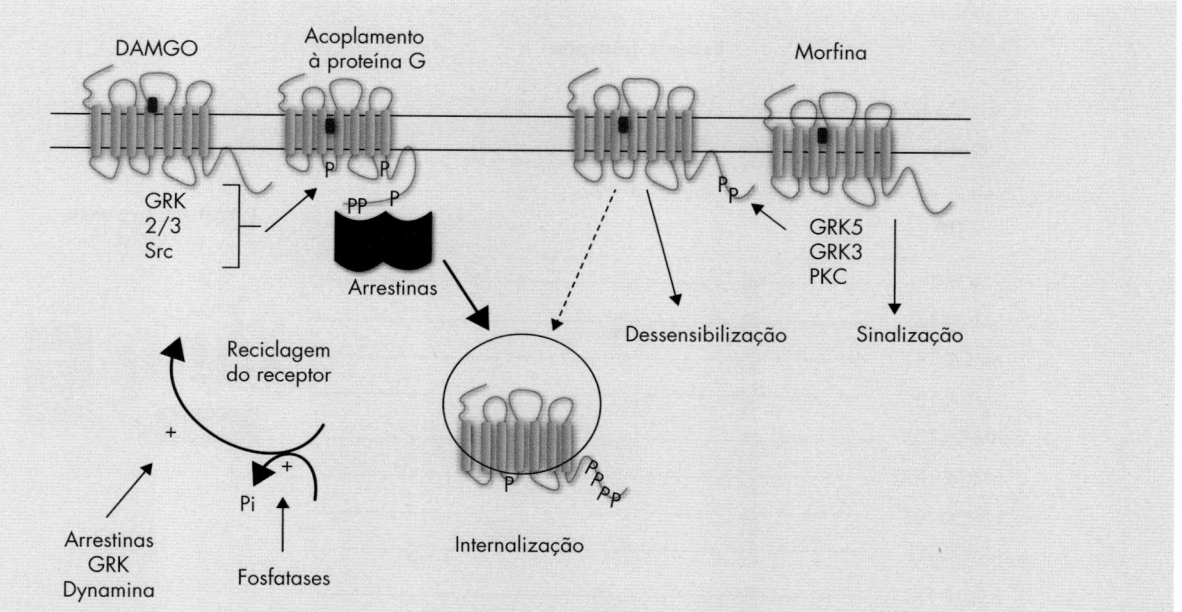

Figura 54.2 — *O receptor MOR é fosforilado de modo diferente por DAMGO (agonista mu) ou morfina. Isso resulta em fraca interação da arrestina com morfina, e GRK tem aumento da expressão. MOR é defosforilado por fosfatases. Proteínas como dinamina, arrestinas e GRK participam dessa movimentação do MOR. Adaptada de Williams et al., 2013.*

As variantes do receptor opioide μ são amplamente distribuídas em áreas do sistema nervoso central envolvidas no processo nociceptivo. São receptores acoplados à proteína $G_{i/o}$, formados a partir de um único gene, OPRM.[2] Os genes compreendem sequências que estão contidas no RNAm, (éxons), e sequências que não estão (íntrons). OPRM é capaz de gerar dezenas de proteínas,[15] por um processo de combinação de éxons diversos, levando à formação de proteínas com sequências de aminoácidos diversos.[16] Tal processo aumenta a diversidade e a complexidade dos organismos.[14] O processo de combinação dos éxons se faz por "emendas", enquanto a combinação de diferentes conjuntos de éxons é chamada de emenda alternativa (do inglês *alternative splicing*).[17] Cerca de 60% dos genes são capazes de formar essas emendas alternativas, que envolve um processo de remover íntrons e ajuntar éxons para formar RNAm, que posteriormente serão lidos pelo ribossoma que geram proteínas diferentes. A depender das sequências de éxons formadas, diferentes proteínas, e em consequência diferentes subtipos de receptores μ, serão formadas. Esse fato é determinado geneticamente e explica as variações individuais na analgesia, efeitos adversos e tolerância aos opioides.[14-17]

Todavia, estudos de dois subtipos de receptores μ (MOR-1 e MOR-1C) revelam que as células do corno dorsal da medula espinhal não apresentam as duas variantes simultaneamente.[14,16] Na periferia, MOR-1 pode ser identificado em vasos sanguíneos, pele e tecido nervoso.

Estudos de biologia molecular tentam explicar os mecanismos de formação dos diversos subtipos de receptores μ[18] (Figura 54.3).

Receptores ORL-1 (Opioid Receptor *Like*-1)

É o quarto receptor opioide a ser clonado, não clássico, e pode ser classificado como OP_4, NOP e N/OFQ pela IUPHAR. Agonista: *nociceptina*. São receptores ligados à proteína $G_{i/o}$, cuja resposta efetora ocorre via inibição da adenilato ciclase. Assim como o receptores μ, a presença no sistema nervoso central é abundante, mas difere na localização. O receptor NOP apresenta densa distribuição em regiões caudais e rostrais do cérebro,[2] e, contrariamente aos receptores opioides clássicos, o receptor NOP é pouco encontrado no núcleo caudado e putâmen e abundante no núcleo supraquiasmático.[2]

Os efeitos da injeção de agonista NOP estão relacionados ao local de injeção: por via intracerebroventricular antagoniza analgesia e induz hiperalgesia em camundongos, enquanto a administração periférica ou subaracnóidea induz analgesia.[2]

Não obstante a alta similaridade (60%) da sequência de aminoácidos com os receptores opioides clássicos, NOP possui farmacologia distinta destes. O peptídeo nociceptina não possui atividade com os receptores opioides clássicos e tampouco os demais peptídeos endógenos atuam no receptor NOP. A naloxona não é considerada antagonista NOP.[19,20]

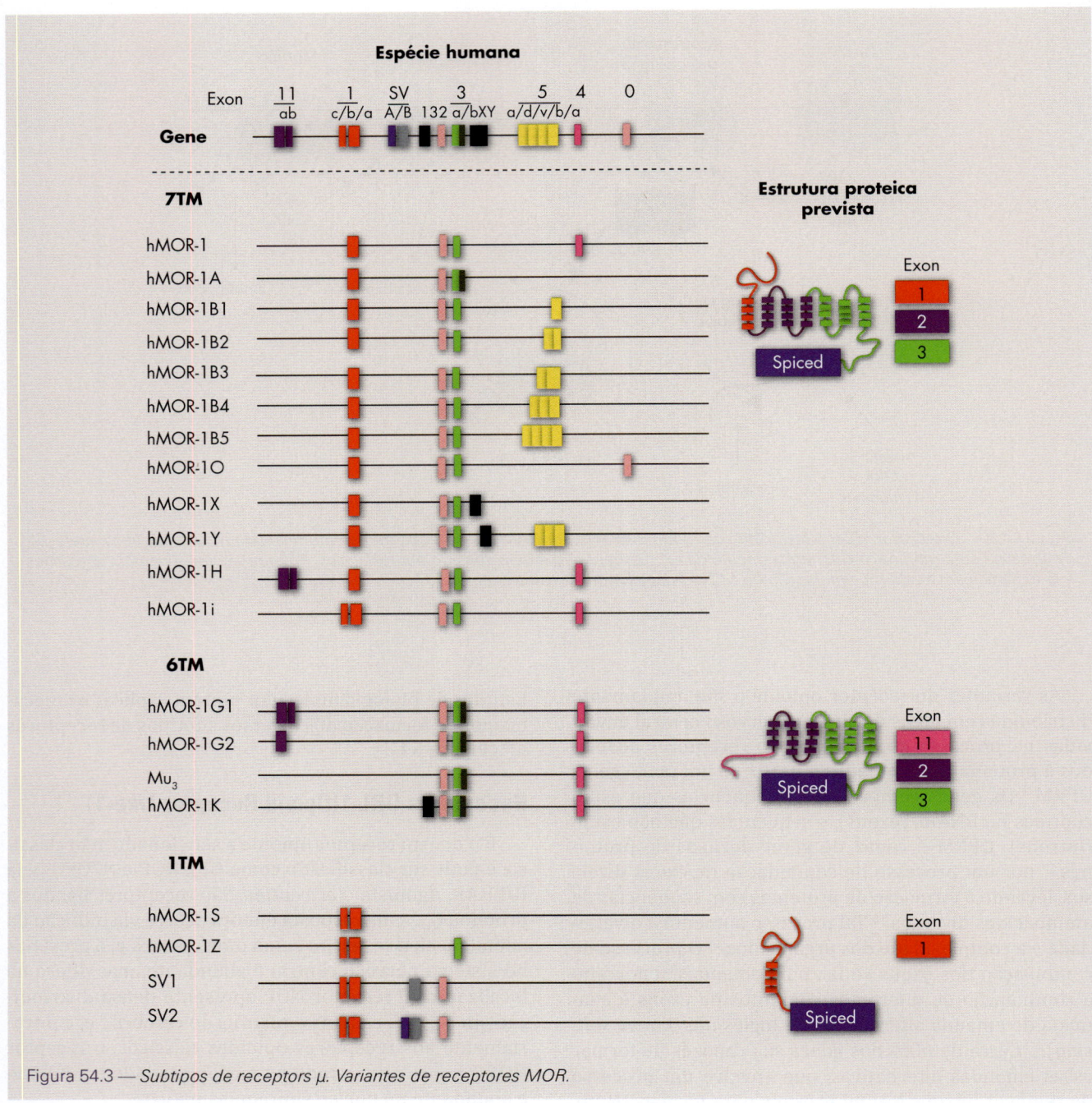

Figura 54.3 — *Subtipos de receptors μ. Variantes de receptores MOR.*

Receptores Opioides "Atípicos"

Além dos receptores opioides clássicos ligados a proteínas G, outros sítios efetores para os peptídeos opioides podem ser demonstrados. A dinorfina pode modular receptores N-metil-D-aspartato (NMDA) por ligação ao sítio glicina do receptor.[1] A met-encefalina vem sendo chamada de fator de crescimento opioide (OGF, do inglês *Opioid Growth Factor*), por atuar na angiogênese, cicatrização de feridas, renovação celular e crescimento tumoral.[1] O receptor para OGF não apresenta sequência homóloga aos receptores opioides clássicos, mas é encontrado na glia e em neurônios, tem alta afinidade por met-encefalina e seu efeito é bloqueado por naloxona. O complexo met-encefalina/receptor é transportado para o núcleo celular e modula a síntese de DNA, embora a importância na nocicepção ainda seja pouco conhecida.[1]

Heterômeros de receptores opioides

Sabe-se que os receptores acoplados a proteínas G são capazes de formar homômeros ou heterômeros.[21]

Homômeros envolvem as interações com o mesmo receptor enquanto heterômeros envolvem interações entre dois diferentes receptores acoplados à proteína G. Os receptores opioides clássicos formam associações homotípicas e heterotípicas, espontaneamente ou na presença de agonista.[18] Relatam-se heterodímeros de receptores μ com outros receptores ligados à proteína G, como canabinoide (CB1) e adrenérgico (α_{2a}), serotonina, glutamato que pode alterar a sinalização celular e induzir tolerância aos opioides.[18] A heteromerização de receptores μ e δ é a mais estudada.[21]

PEPTÍDEOS OPIOIDES ENDÓGENOS

No início dos anos 1970, Mayer e Lieberskind[22] demonstraram que a estimulação elétrica de áreas específicas do sistema nervoso central, como a substância cinzenta periaquedutal e áreas do mesencéfalo, causava analgesia intensa antagonizada pela naloxona. Tal sensibilidade à naloxona implica liberação de substâncias endógenas intracerebrais após estimulação elétrica, com subsequente ativação de receptores opioides[23] (Tabela 54.2).

Quatro famílias principais de peptídeos codificados por genes distintos foram identificadas: pré-opiomelanocortina, pré-proencefalina, pré-prodinorfina e pró-orfanina. A pró-opiomelanocortina (POMC) é precursora de β-endorfina (agonista μ e δ) e corticotrofina; a pró-encefalina origina múltiplas cópias de met-encefalina e uma cópia de leu-encefalina (δ agonistas);[24] a pró-dinorfina codifica dinorfina A, dinorfina B (altamente seletivas por receptores κ) e alfa-neoendorfina; a pró-orfanina FQ[25] ou pró-nociceptina é precursora da nociceptina, peptídeo ligante do receptor NOP (ORL-1 – *Opioid Receptor Like-1*)[3,26] (Tabela 54.3).

De modo similar a outros neurotransmissores, os opioides endógenos são armazenados em vesículas no cérebro e hipófise, onde coexistem com outros neurotransmissores de ação rápida, como GABA e o glutamato. Modulam a transmissão neuronal,[27,28] liberação hormonal, função cardiovascular e temperatura corporal.[29] Inibidores de peptidases potencializam seu efeito antinociceptivo. Em tecidos inflamados, o aumento da concentração local de opioides endógenos é promovido pelo recrutamento de leucócitos, granulócitos e mastócitos da circulação.[30]

MECANISMOS E SÍTIOS DE AÇÃO OPIOIDE

Os opioides sintéticos e semissintéticos mimetizam os efeitos das substâncias endógenas, reduzindo a percepção dolorosa sem alterar sensibilidade térmica, tátil ou proprioceptiva. As substâncias antagonistas atuam nesses mesmos receptores, porém com afinidade intrínseca 10 a 1.000 superiores aos agonistas.[4]

Mecanismo de Transdução de Sinal Celular

Os receptores opioides pertencem à família de receptores de membrana associado à proteína G. Formam um complexo molecular com numerosas proteínas adi-

TABELA 54.2
OPIOIDES ENDÓGENOS.

Leu-encefalina	Tyr-Gly-Gly-Phe-Leu-OH
Met-encefalina	Tyr-Gly-Gly-Phe-Met-OH
β-endorfina	Tyr-Gly-Gly-Phe-Met-Thr-Ser-Glu-Lys-Ser-Gln-Thr-Pro-Leu-Val-Thr-Leu-Phe-Lys-Asn-Ala-Ile-Ile-Lys-Asn-Val-His-Lis-Lis-Gly-Gln-OH
α-neoendorfina	Tyr-Gly-Gly-Phe-Leu-Arg-Lys-Tyr-Pro-Lys
Dinorfina	Tyr-Gly-Gly-Phe-Leu-Arg-Arg-Ile-Arg-Pro-Lys-Leu-Lys-Trp-Asp-Asn-Gln-OH
Nociceptina	Phe-Gly-Gly-Phe-Thr-Gly-Ala-Arg-Lys-Ser-Ala-Arg-Lys-Leu-Ala-Asn-Gln-OH

TABELA 54.3
AFINIDADE DOS OPIOIDES ENDÓGENOS PELOS DIFERENTES RECEPTORES.

	Receptores opioides			
Opioide endógeno	μ	δ	κ	ORL1
β-endorfina	+++	+++	+++	-
Leu-encefalina	+	+++	-	-
Met-encefalina	++	+++	-	-
Dinorfina	++	+	+++	-
Orfanina FQ/nociceptina	-	-	-	+++

Afinidade baixa +; média ++; alta +++. Nenhuma afinidade -; ORL1= opioid receptor like type 1, ou NOP.
Adaptada de Fletcher D., 2011[1].

cionais, cuja composição é definida geneticamente. Esse complexo é essencial para reconhecimento do agonista e transdução do sinal inicial.[1,3,4]

O acoplamento de agonistas opioides aos seus receptores libera um fragmento da proteína G que se difunde no interior da membrana e atinge seus alvos, sejam enzimas ou canais iônicos.[1] A inibição da adenilato ciclase reduz o conteúdo de adenosina monofosfato cíclico (AMPc) intracelular.[2] Por sua vez, a redução do conteúdo de AMPc intracelular permite a abertura de canais de potássio e a promoção de hiperpolarização celular pós-sináptica. A ativação concomitante de receptores opioides localizados nos terminais pré-sinápticos de fibras nociceptivas C e Aδ inibe indiretamente canais de cálcio voltagem-dependente, diminuindo os níveis de AMPc e bloqueando a liberação de glutamato, substância P e peptídeo relacionado com o gene da calcitonina (CGRP) das fibras nociceptivas.[31] Ao mesmo tempo, a ativação da cascata de cinases proteicas ativadas por mitógenos (MAPK) promove ativação de proteínas de transcrição gênica ou a própria transcrição gênica.[12] O conjunto desses efeitos leva à diminuição da excitabilidade neuronal e analgesia (Figura 54.4).

Ativação crônica de receptores opioides induz mecanismos de adaptação celular envolvidos em tolerância, dependência e sintomas de abstinência.[32] A dessensibilização precoce de receptores opioides decorre da fosforilação proteica de via ativação de proteína cinase C, A e beta-arrestinas.[32,33] Além disso, de modo similar a outros receptores ligados à proteína G, os receptores opioides podem sofrer internalização celular através de uma via endocítica clássica, alterando a eficácia analgésica e potencial abuso de substâncias.[33]

Mecanismos de Analgesia

Os neurônios do corno dorsal da medula expressam todos os receptores opioides: clássicos e atípicos. Os receptores μ são encontrados em neurônios da lâmina II e sua ativação impede a passagem de informação nociceptiva para vias ascendentes. A microinjeção de morfina ou a estimulação elétrica da substância cinzenta periaquedutal (SCPA) bloqueiam reflexos periféricos nociceptivos em animais, reduzem a atividade espinhal evocada por estímulo nociceptivo e alteram comportamentos dolorosos.[4,5] O mecanismo fisiológico desse efeito é a inativação de interneurônios GABAérgicos na SCPA e a consequente desinibição do sistema inibitório descendente, cujos neurotransmissores (noradrenalina e serotonina) reduzem o influxo de informações nociceptivas no corno dorsal da medula espinhal.[34] A administração sistêmica de opioides induz analgesia por supressão do efeito da transmissão GABAérgica nos neurônios das vias descendentes inibitórias.[34]

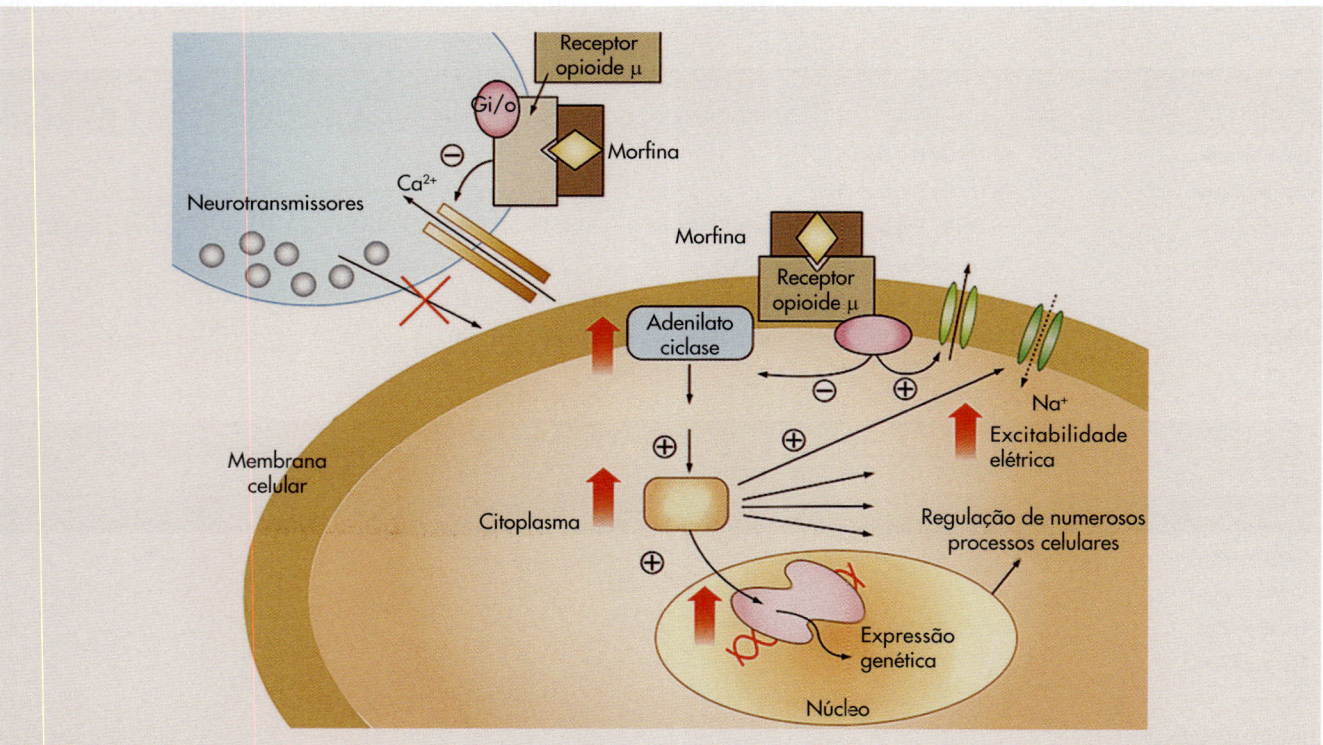

Figura 54.4 — Ações celulares dos opioides. AMPc: ácido monofosfato cíclico; RELP: resposta do AMPc ao elemento de ligação proteico; Ca: cálcio; Na: sódio; K: potássio. + = estimula; – = inibe

Na área tegmentar ventral, os opioides inibem a liberação de GABA nos terminais neuronais. A inativação de neurônios GABAérgicos permite o funcionamento predominante de neurônios dopaminérgicos, sendo a consequente liberação adicional de dopamina no núcleo *acumbens* responsável pela sensação extremamente prazerosa causada pela administração de opioides.[3] A analgesia opioide depende da inibição GABAérgica de interneurônios da SCPA,[35] e outras regiões cerebrais e redução da liberação de neurotransmissores pré-sinápticos via canais de potássio voltagem dependentes[36] (Figura 54.5).

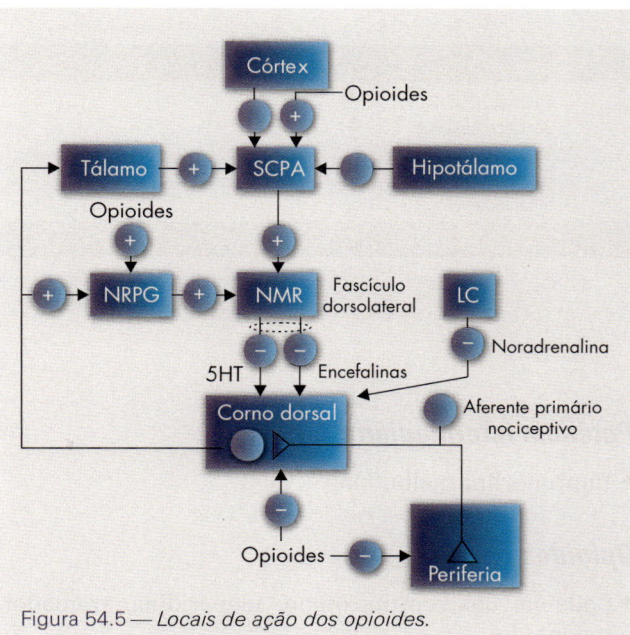

Figura 54.5 — *Locais de ação dos opioides.*

Analgesia Periférica e o Sistema Imune

A aplicação local e sistêmica de agonistas μ, δ e κ induz analgesia mais pronunciada quando existe lesão tissular.[27,37] Nas primeiras fases da resposta inflamatória (algumas horas), tanto os receptores opioides periféricos quanto os centrais contribuem para a analgesia, mas após alguns dias de inflamação a analgesia periférica é mais pronunciada.[37] Ocorre que, após processos inflamatórios prolongados, aumenta a expressão de receptores μ nos terminais neuronais periféricos. Os receptores opioides sintetizados no gânglio da raiz dorsal são transportados em direção aos terminais nociceptivos periféricos, onde peptídeos opioides de células do sistema imunitário são liberados e agem no controle da dor decorrente da inflamação.[37] Citocinas pró-inflamatórias e fatores de crescimento neural estimulam o transporte axonal de receptores opioides[38] (Figura 54.6). Por fim, a redução do pH local e a ruptura de membranas neuronais favorecem o acesso dos peptídeos endógenos aos receptores recém-expressos.[30] A eficácia analgésica da injeção local de opioides em tecidos inflamados é explicada por esses mecanismos.

ESTRUTURA GERAL E CLASSIFICAÇÃO DOS OPIOIDES[12]

Os opioides podem ser classificados quanto à origem (natural ou sintética), potência em relação à morfina, atividade farmacológica em receptores opioides, estrutura química ou potencial de dependência química (Tabela 54.4 e Figura 54.7).

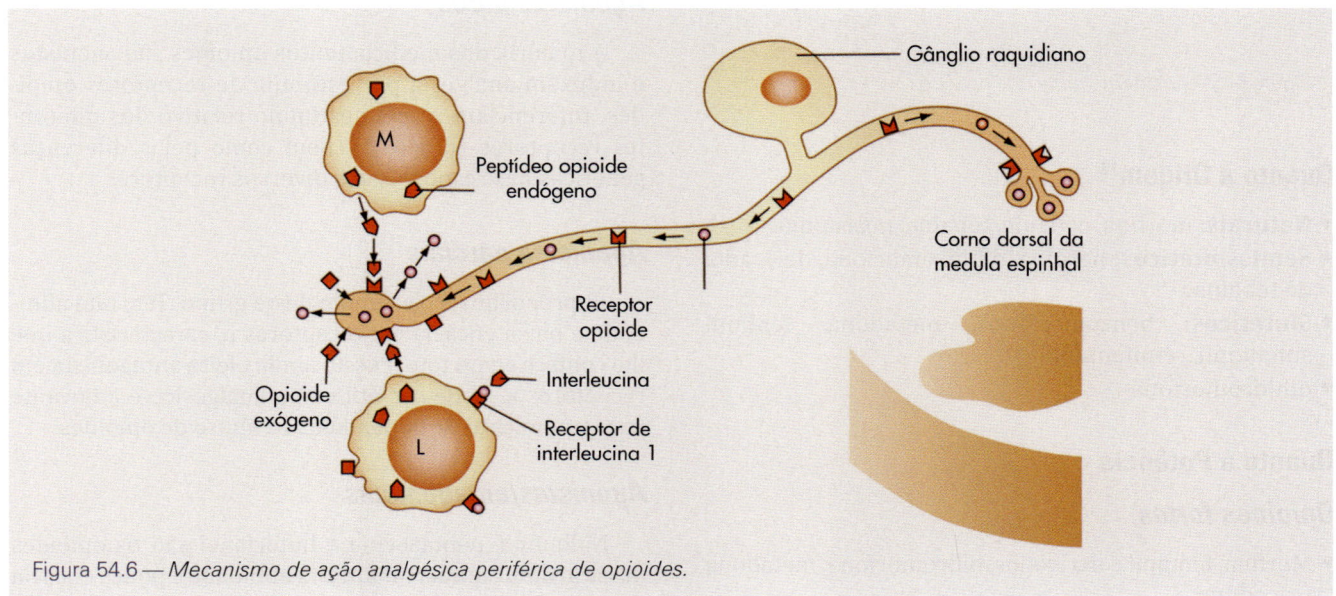

Figura 54.6 — *Mecanismo de ação analgésica periférica de opioides.*

TABELA 54.4
CLASSIFICAÇÃO DOS OPIOIDES

Origem	Propriedade farmacológica	Potência
Naturais	**Agonistas puros**	**Forte**
Morfina Codeína Tebaína Noscapina	Morfina Fentanil e derivados Hidromorfona	Morfina Fentanil e derivados Hidromorfona Metadona Oxicodona
Semissintéticos	**Agonistas parciais**	**Intermediária**
Heroína Derivados da tebaína Dihidromorfona	Buprenorfina	Buprenorfina Nalbufina
Sintéticos	**Agonista-antagonistas**	**Fraca**
Benzomorfanos Fenilpiperidínicos (fentanil e derivados, meperidina) Difenilpropilamina (metadona)	Pentazocina Nalbufina	Codeína Dextropropoxifeno Meperidina Tramadol Tapentadol
	Mista Meperidina Tramadol Tapentadol	

Adaptada de (1).

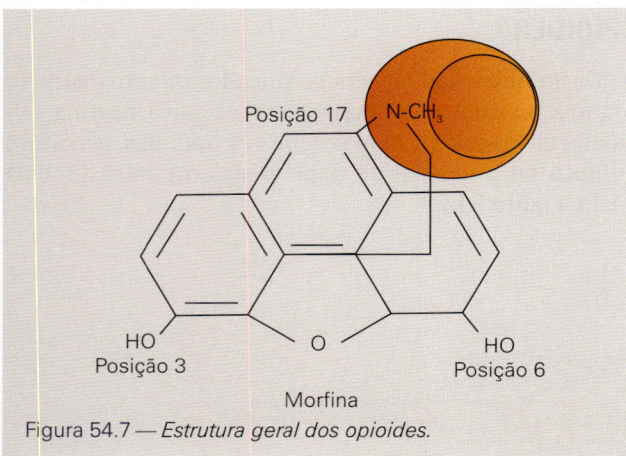

Figura 54.7 — *Estrutura geral dos opioides.*

Quanto à Origem[12]

- **Naturais:** morfina, codeína, tebaína, noscapina.
- **Semissintéticos:** heroína, dihidromorfona, derivados da tebaína.
- **Sintéticos:** benzomorfanos, metadona, fentanil, sufentanil, remifentanil.
- dihidromorfona

Quanto à Potência

Opioides fortes

- Morfina, fentanil e derivados, hidromorfona, metadona, oxicodona.

Potência intermediária

- Buprenorfina, nalbufina.

Opioides fracos

- Codeína, dextropropoxifeno, meperidina, tramadol, tapentadol.

Quanto à Atividade em Receptores Opioides[1,12]

Agonistas puros

A maioria dos medicamentos opioides são agonistas e induzem analgesia por estímulo de receptores opioides. Diferenciam-se pelo estímulo relativo dos diferentes receptores (μ, κ e δ), bem como pelas diferenças genéticas nas respostas aos diversos receptores.

Agonistas parciais

Buprenorfina é o exemplo deste grupo. Tem alta afinidade e baixa eficácia em receptores μ, característica que lhe confere efeito teto. Possui ainda efeito antagonista em receptores κ. Pode ser útil como analgésico e adjuvante para tratamento de dependência e abuso de opioides.

Agonistas/antagonistas

Nalbufina, pentazocina e butorfanol são os opioides desse grupo. Compartilham alta afinidade e pouca eficácia em receptores μ, portanto são funcionalmente antagonistas μ. São agonistas parciais de receptores κ. Esses agentes podem ser usados como analgésicos, mas possuem efeito teto e podem desencadear síndrome de abstinência em usuários crônicos de substâncias agonistas μ.

Atividade Mista

Tramadol e tapentadol são medicamentos cuja ação principal é não opioide, porém possuem atividade agonista em receptores opioides.

Antagonistas

Naloxona e naltrexona são antagonistas competitivos em receptores μ, κ e δ com maior afinidade pelo primeiro. Possuem perfis farmacocinéticos diferentes que favorecem sua utilização terapêutica distinta.

Quanto à Estrutura Química[12]

A Figura 54.8 mostra a classificação química dos opioides.

Fenantrenos

Protótipo dos opioides. Morfina, codeína, hidromorfona, oxicodona, levorfanol, hidrocodona, oximorfona, buprenorfina, nalbufina e butorfanol possuem essa estrutura. A presença de 6-OH na molécula pode ser responsável pelo efeito emético e por alucinações. Morfina e codeína, que possuem esse grupo hidroxila, determinam maior incidência de náuseas e vômitos que oxicodona e hidromorfona, que não os possuem.

Benzomorfinas

Alta incidência de disforia. O único exemplo desse grupo é a pentazocina, que possui atividade agonista/antagonista.

Fenilpiperidinas

Alta afinidade por receptores μ. Exemplos: fentanil, alfentanil, sufentanil, meperidina.

Difenil-heptano

Exemplos: propoxifeno e metadona.

Quanto ao Potencial de Dependência Química

A Tabela 54.5 mostra o potencial de dependência segundo o DEA (*Drug Enforcement Agency*) dos Estados Unidos da América.[12]

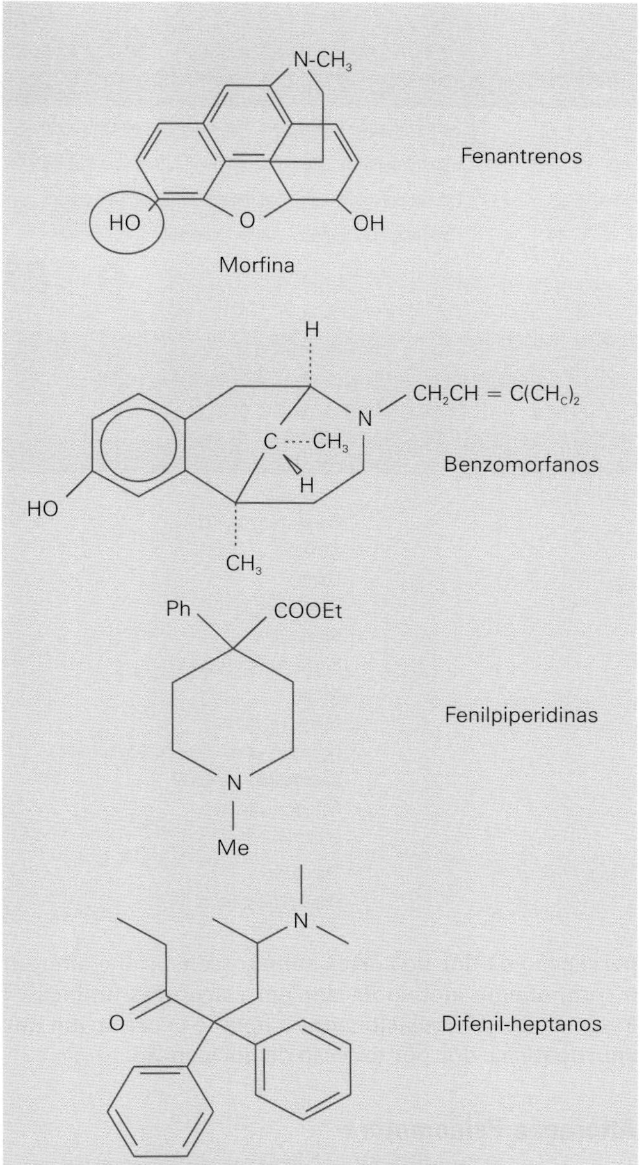

Figura 54.8 — *Classificação química dos opioides.*

PROPRIEDADES FARMACODINÂMICAS DOS AGONISTAS OPIOIDES

Efeitos no sistema nervoso central[1] (Tabela 54.6).

Analgesia

A ação analgésica do opioide ocorre no sistema nervoso central e periférico, por supressão da transmissão dolorosa pré e pós-sináptica, que envolve inibição de canais de cálcio e ativação de canais de potássio.[39] Facilitam a ação do sistema inibitório descendente por inibição da atividade de interneurônios gabaérgicos,[40] suprimem a

TABELA 54.5
CLASSIFICAÇÃO DOS OPIOIDES SEGUNDO O DEA (*DRUG ENFORCEMENT AGENCY* – EUA).

Classificação	Critérios	Exemplos
I	Sem indicação terapêutica; alto potencial de dependência	Heroína; marijuana; PCP
II	Uso terapêutico; alto potencial de dependência	Morfina, oxicodona, fentanil, metadona, anfetaminas
III	Uso terapêutico; potencial de dependência médio	Hidrocodona, codeína, esteroides anabolizantes
IV	Uso terapêutico; baixo potencial de abuso	Benzodiazepínicos, meprobamato, butorfanol, pentazocina, propoxifeno
V	Uso terapêutico; baixo potencial de abuso	Buprenorfina, associação de anti-histamínicos com codeína

TABELA 54.6
EFEITOS DA ADMINISTRAÇÃO DE OPIOIDES EM CURTO E LONGO PRAZO.

Administração de opioides	Efeitos
Curto prazo	Analgesia
	Depressão respiratória
	Sedação
	Euforia
	Vasodilatação
	Bradicardia
	Supressão da tosse
	Miose
	Náusea e vômitos
	Hipertonia da musculatura esquelética
	Constipação intestinal
	Retenção urinária
	Espasmo biliar
Longo prazo	Tolerância
	Dependência física

percepção da dor no córtex somatossensorial e alteram o componente afetivo da dor em estruturas límbicas.[41] Esses efeitos são relacionados à dose, e ocorrem em dor neuropática e dor por excesso de nocicepção.

Alteração Psicomotora

Varia da sedação à agitação psicomotora. Depressão do sistema nervoso central ocorre em nível subcortical, formação reticular e sistema límbico.[41]

Ação Psicoafetiva

Podem ocorrer reações de euforia, impressão de recompensa por interação com dopamina no núcleo *acumbens*, núcleo cerebral envolvido na motivação de afeto.[41] Agonistas de receptores δ são ansiolíticos, e relacionados com bem-estar, depressão da emotividade e agressividade.[11] Mais raramente, pode ocorrer disforia com impressão de mal-estar geral, angústia e alucinações.[41]

Efeitos Neuroendócrinos

O sistema opioide endógeno está envolvido na resposta ao estresse.[42] Neurônios contendo opioides inervam a eminência mediana e o núcleo paraventricular do hipotálamo, regulando o sistema adrenocorticotrófico na hipófise anterior.[43] Embora a resposta ao estresse seja correlacionada a eventos não prazerosos, ela pode ser benéfica. Por exemplo, eventos estressores leves ativam o eixo hipotálamo-hipofisário que possui papel importante nas adaptações cognitivas que promovem a sobrevida.[44] A ativação desse eixo é iniciada pela secreção de hormônio liberador de corticotrofina (CRH) do núcleo paraventricular do hipotálamo para o sistema portal da eminência mediana. O CRH liga-se ao seu receptor na hipófise anterior que leva à síntese de POMC, uma molécula grande, precursora de diversos peptídeos, como ACTH e β endorfina.[43] Assim, o eixo hipotálamo-hipofisário representa um alvo para a ação de opioides endógenos e exógenos.[43]

Opioides liberam hormônios de crescimento nas vias envolvidas. Inibem liberação de hormônio liberador de gonadotrofina, fator liberador de corticotrofina, hormônio luteinizante, hormônio folículo-estimulante, hormônio adrenocorticotrófico e hormônio antidiurético.[44] Usuários crônicos de opioides podem apresentar níveis plasmáticos de testosterona reduzidos independentemente do tipo de fármaco.[45]

Prurido

A injeção de opioides no neuroeixo induz prurido por mecanismo não relacionado com a liberação de histamina e se inicia logo após analgesia, mas depende do tipo, via de administração e dose do opioide utilizado.[46] Prurido induzido por opioides lipossolúveis, como fentanil e sufentanil, é de curta duração, e o uso concomitante de anestésicos locais reduz a prevalência e a intensidade do prurido.[47] A injeção subaracnóidea de morfina induz prurido de longa duração e difícil tratamento. A concentração máxima de opioides no líquido cefalorraquidiano (LCR) é atingida quase imediatamente após injeção subaracnóidea. Se a administração for realizada por via peridural, o tempo para atingir a concentração máxima é de 10 a 20 minutos com fentanil e 1 a 4 horas com morfina.[47]

Alguns mecanismos são postulados: 1) a presença de um "centro" do prurido no sistema nervoso central; 2) ativação de receptores μ opioides em neurônios espinhais e tronco cerebral; 3) modulação de via serotoninérgica; 4) via comum correlacionando dor e prurido.[47]

Efeitos Respiratórios

Frequência respiratória

Os receptores opioides e nervos encefalinérgicos estão amplamente distribuídos em regiões do tronco cerebral e núcleo motor do nervo frênico na medula espinhal. É improvável que a depressão respiratória seja dependente de um único sítio de ação no SNC.[48] Ocorre redução de resposta dos centros respiratórios bulbares à hipoxemia e à hipercapnia, de modo relacionado com a dose. A redução da resposta ao CO_2 ocorre mais precocemente que a analgesia e está sempre acompanhada de diminuição do nível de consciência e sedação. O padrão de resposta é individual e depende da sensibilidade aos efeitos do opioide, mas está diretamente relacionada com a lipossolubilidade do agente. As respostas em um mesmo indivíduo, no entanto, são semelhantes entre os fármacos.[49]

O controle da ventilação pelos centros respiratórios do bulbo e ponte (núcleo do trato solitário, complexo de neurônios pré-Bötzinger) está sob a influência de estímulos químicos, sendo o fator mais influente a pressão arterial de gás carbônico ($PaCO_2$). O aumento de 50% na $PaCO_2$ induz elevação compensatória de 10 vezes na ventilação alveolar. Opioides deprimem o controle da frequência respiratória induzida por aumento do $PaCO_2$, causando bradipneia e respiração periódica de Cheyne-Stokes. À bradipneia associa-se aumento compensatório do volume corrente e aumento da concentração sanguínea de CO_2.[49] O fator mais confiável para se diagnosticar depressão respiratória é capnometria, mas escalas de sedação e frequência respiratória devem ser utilizadas como parâmetro de monitorização da analgesia.[50,51]

Rigidez torácica

Trata-se de aumento do tônus muscular torácico induzido por ação central de opioides utilizados durante a anestesia. O quadro é semelhante à doença de Parkinson e pode ser exacerbado em pacientes com parkinsonismo mal controlado. O mecanismo não é totalmente esclarecido, mas ocorre por ativação de receptores μ opioides no SNC, e é atenuado por agonistas de receptores δ e κ.[52]

Broncoconstricção

Os receptores opioides estão localizados em neurônios sensitivos no vago. Peptídeos opioides podem reduzir respostas neurais colinérgicas nas vias aéreas via ação inibitória sobre os neurônios nitrérgicos e efeito direto sobre a neurotransmissão colinérgica.[53] Pode ocorrer ainda broncoconstricção por ação direta da histamina liberada por alguns opioides na musculatura lisa brônquica (morfina e meperidina).[53]

Depressão da tosse

Efeito não relacionado com a depressão respiratória, mediado por receptores opioides no SNC. Medicamentos antitussígenos, como codeína e dextrometorfano, estão entre os medicamentos mais prescritos no mundo. A codeína inibe a tosse no tronco cerebral onde são detectados circuitos neuronais responsáveis pela tosse.[54]

A supressão da tosse é menos sensível à ação da naloxona do que a analgesia.[55]

Ação Cardiovascular

Frequência e ritmo cardíacos

A redução da frequência cardíaca após administração epidural de morfina em animais pode ser revertida por vagotomia bilateral. O mecanismo fisiológico de indução de bradicardia sinusal ocorre por estímulo central do nervo vago na base do IV ventrículo. Resultados similares são demonstrados com administração endovenosa de morfina.[56]

Morfina pode, ainda, exercer efeito depressor da junção sinoatrial e reduzir a condução de impulsos cardíacos na junção atrioventricular.[57] A metadona pode prolongar o intervalo QT e causar *torsades des pointes* ventricular em doses maiores que 40 mg diários.[58]

Vasodilatação

A redução da pressão arterial após a injeção intratecal de opioides sugere que exercem efeito simpatolítico semelhante aos anestésicos locais.[59] Outro mecanismo possível é decorrente da liberação de histamina (morfina e meperidina). Quadros álgicos intensos que apresentem aumento do tônus simpático podem evoluir com hipotensão arterial significativa após analgesia com opioides, sobretudo se houver hipovolemia previamente à administração do fármaco.

Proteção miocárdica

Existem evidências de estudos experimentais relacionando opioides à proteção do miocárdio, envolvendo os receptores opioides δ, μ e κ. A liberação de peptídeos endógenos ou a administração de opioides exógenos ativa receptores δ e κ dos cardiomiócitos. Tal ativação parece estar envolvida na proteção miocárdica direta.[60]

O papel dos receptores μ em produzir proteção miocárdica é menos clara e requer maiores investigações. No entanto, a ativação de receptores μ no sistema nervoso central, após administração subaracnóidea de morfina, parece exercer efeito cardioprotetor indireto, possivelmente mediado por ativação da calmodulina e liberação de peptídeo relacionado com o gene da calcitonina.[60]

Por outro lado, a combinação de óxido nitroso à morfina ou fentanil em doses elevadas pode resultar em depressão cardiovascular.[61] Existem relatos de efeito inotrópico negativo da meperidina.[1]

Sistema Digestivo

Náuseas e vômitos

São os efeitos adversos mais frequentes com o uso de opioides (20% a 60%), independentemente da via de administração e relacionado com a dose. Decorrem da estimulação de circuitos neurais relacionados com o reflexo de vômitos, retardo do esvaziamento gástrico por atonia das fibras gástricas e hipertonia do piloro após uso de opioides. Estímulos adicionais da área postrema, como as aferências vestibulares durante deambulação, aumentam o risco de náuseas e vômitos.[62] Morfina e outros opioides induzem aumento da sensibilidade vestibular.[55]

Estômago

Opioides reduzem a secreção de ácido clorídrico e a motilidade gástrica, prolongando o tempo de esvaziamento gástrico e facilitando o refluxo gastroesofágico. Ocorre aumento do tônus da primeira porção duodenal e antro, tornando a absorção de substâncias administradas por via oral mais lenta.[55] A ativação dos receptores μ no núcleo do trato solitário com doses fentomolares de agonistas opioides previne o reflexo de relaxamento e inibe a motilidade gástrica. O reflexo vasovagal é alterado pela liberação de opioides endógenos no núcleo do trato solitário e inibição da atividade GABAérgica local.[63]

Intestino delgado

Os opioides reduzem secreção biliar, pancreática e intestinal e, em consequência, retardam a digestão. O tônus basal é aumentado, e as contrações propulsoras, reduzidas. Em consequência, a água é reabsorvida com mais eficiência devido ao prolongamento do tempo de passagem intestinal, tornando o conteúdo das alças mais viscoso.[55,64]

Intestino grosso

Os efeitos periféricos dos opioides na musculatura lisa entérica ocorre por redução das contrações propulsoras do intestino grosso. A loperamida, agonista opioide com limitada passagem hematoencefálica, é utilizada como terapêutica em quadros diarreicos, sugerindo sua ação periférica. Os opioides aumentam a amplitude das contrações intestinais não propulsivas e o tônus do esfíncter anal. Por outro lado, o reflexo de relaxamento em resposta à distensão retal está reduzido. Essas alterações associadas à redução de atenção aos estímulos sensitivos normais para defecação contribuem para os quadros de constipação intestinal induzida por opioides.[65]

Diâmetro Pupilar

Os opioides induzem miose por ação direta no núcleo autonômico (Edinger-Westphal) do nervo oculomotor, resultando em aumento do tônus parassimpático e determinando constrição pupilar. Não se verifica tolerância ao efeito miótico da morfina. Atropina pode antagonizar a miose; em situações de hipoxemia grave, pode ocorrer midríase mesmo com a utilização de morfina.[61]

Outros Músculos Lisos

Aumento do tônus de fibras circulares e redução da tonicidade e atividade de fibras longitudinais do esfíncter vesical, causando retenção urinária, não relacionada com a dose. Ocorre interação dos opioides com fibras sacrais que resulta em redução do tônus parassimpático e subsequente relaxamento do músculo detrusor da bexiga,[66] além de aumento do tônus e amplitude de contração dos ureteres. O envolvimento dos receptores opioides no tônus prostático ainda é obscuro.[67]

UTILIZAÇÃO CLÍNICA

A maioria dos opioides em uso clínico exerce seus principais efeitos como agonistas de receptores μ. Diferenças interindividuais consideráveis podem existir em relação à analgesia e efeitos adversos dos opioides. No entanto, no mesmo indivíduo, doses equipotentes de agonistas opioides distintos podem induzir padrão de analgesia distinta.[68] A explicação para esses fatos se baseia tanto em tolerância cruzada quanto em diferenças genéticas na expressão de receptores opioides.[69]

FARMACOCINÉTICA

Os seguintes parâmetros farmacocinéticos são observados quando se seleciona determinado opioide para utilização clínica: 1) a latência para atingir o efeito máximo no sítio de ação; 2) o tempo para a concentração plasmática reduzir a níveis significativos; 3) o tempo para que o equilíbrio plasmático seja obtido após iniciar infusão contínua; e 4) o tempo para a concentração plasmática ser reduzida a níveis clinicamente significativos após interromper a infusão.[70]

O tempo para início e a duração de ação dos opioides administrados por via endovenosa dependem de dois parâmetros farmacocinéticos: meia-vida de equilíbrio no sítio de ação (biofase) e meia-vida relacionada ao contexto clínico. Esta resulta de simulação informatizada da cinética ou de outros parâmetros farmacocinéticos obtidos da infusão.[1]

Meia-vida na Biofase ($T_{1/2}\ k_{eo}$), ou no Sítio de Ação

Está relacionada com a difusão do opioide pela barreira hematoencefálica, sendo 5 minutos para fentanil e sufentanil e 1 minuto para alfentanil e remifentanil. Essa meia-vida depende das propriedades físico-químicas das moléculas (Tabela 54.7). Opioides são bases fracas e, quando em solução, se dissociam em frações ionizadas e frações livres. A fração que se difunde para o sítio de ação é a fração livre, não ionizada, não ligada às proteínas plasmáticas e mais lipossolúvel. A proporção de fração livre de cada substância na solução depende do pH do meio e do pKa da substância: quanto menor o pKa, maior o porcentual de substância não ionizada em pH fisiológico, mais rápida será a difusão pela membrana celular e menor o tempo para início de ação.[1]

A difusão dos opioides na membrana celular, contudo, não depende apenas da lipossolubilidade, mas do volume do compartimento central (V1). O gradiente de concentração através das membranas celulares é essencial, pois a difusão ocorre passivamente e é influenciada pelo volume de distribuição em cada compartimento. Quanto menor o volume de distribuição do compartimento central, maior será a concentração da substância nesse compartimento; quanto maior a lipossolubilidade da molécula, mais rápida será a obtenção do estado de equilíbrio entre plasma e sistema nervoso central.[70] Esse equilíbrio não é atingido com os opioides pouco lipossolúveis. O índice de difusão (ID) responde à seguinte equação: ID = fração difusível x lipossolubilidade/V1.

O fentanil e seus derivados possuem índices de difusão maiores do que a morfina e a meperidina e atingem rapidamente elevada concentração liquórica após administração endovenosa. A redução da concentração no sistema nervoso central (SNC) também ocorre rapidamente. Tais mecanismos explicam o rápido início e a curta duração de ação do fentanil quando administrado em uma única dose por via venosa. O término da ação ocorre por redistribuição para plasma e músculos.[1]

Alfentanil e sufentanil possuem índices de difusão superiores ao fentanil. A concentração no SNC se eleva mais precocemente e o tempo de ação é mais curto, sobretudo para o alfentanil. Este possui o menor pKa dentre todos os opioides e, embora a ligação proteica seja elevada, a fração não ionizada é significativa. Possui V1 pequeno se comparado ao fentanil e ao sufentanil. Consequentemente, a meia-vida no sítio de ação é rápida. Fato semelhante ocorre com o remifentanil.[1]

Em relação ao sufentanil, o pKa é ligeiramente menor que aquele do fentanil, mas a ligação proteica é grande e a fração difusível não difere do fentanil. As frações difusíveis de fentanil e sufentanil variam com o pH plasmático, enquanto aquela do alfentanil é estável quando o pH plasmático varia entre 7,20 e 7,60.

Os opioides mais lipossolúveis são fentanil e sufentanil. Embora a base fentanil seja ligeiramente mais lipossolúvel que sufentanil, no pH fisiológico predomina a base do sufentanil e a lipossolubilidade deste no organismo é superior àquela do fentanil.[1]

Meia-vida de Eliminação, Volume de Distribuição e Clareamento Plasmático

A meia-vida de eliminação é diretamente proporcional ao volume de distribuição (Vd) e inversamente proporcional ao clareamento total (Cl). O volume de distribuição dos opioides é constituído principalmente pelo território muscular devido à sua alta vascularização. Tal distribuição depende ainda da solubilidade do fármaco (quanto maior a lipossolubilidade maior o volume de distribuição). O alfentanil possui, portanto, volume de distribuição menor durante a fase de equilíbrio do que o fentanil e o remifentanil (Tabela 54.8). O grande volume de distribuição do fentanil é responsável pela sua longa meia-vida de eliminação, limitando a eliminação do fentanil do organismo, apesar da alta taxa de clareamento plasmático.[1]

O clareamento plasmático é a medida da habilidade do organismo de eliminar a substância. A taxa basal de metabolismo é determinada por fatores genéticos, gênero, idade, meio, dieta, comorbidades e uso concomitante de medicações. Não se relata metabolismo renal de opioides, embora os rins sejam importantes na eliminação dos metabolitos, sobretudo dos opioides hidrofílicos. A maioria

TABELA 54.7
FRAÇÃO DIFUSÍVEL E ÍNDICE DE DIFUSÃO DE OPIOIDES.

Opioide	pKa (pH 7,4)	Base (%) (pH 7,4)	Fração livre (%)	V1 (l)	Coeficiente octanol/água (pH 7,4)	Índice de difusão (pH 7,4)
Morfina	7,9	23	70	23	1,4	1,1
Meperidina	8,6	7	30	88	39	1
Alfentanil	6,5	89	9	11	128	100
Fentanil	8,4	9	16	60	813	20,4
Sufentanil	7,1	67	30	8	17,9	—

V1 = volume do compartimento central.

TABELA 54.8
FARMACOCINÉTICA DOS OPIOIDES UTILIZADOS EM ANESTESIA.

Nome genérico	Meias-vidas			Volume de distribuição		Clareamento plasmático (mg/kg/min)	Metabolismo	Coeficiente extração hepática
	Distribuição	Eliminação						
	T1/2 α (min)	T1/2 β (min)	T1/2 δ (h)	Inicial (L/kg)	Total (L/kg)			
Morfina	1,2	9	1,7	0,13	3,4	23	CYP2D6	0,7
Fentanil	1,8	13,4	3,7	0,36	4	12,7	CYP2D6	0,7
Alfentanil	1,3	9,4	1,5	0,12	1	7,6	CYP3A4	0,61
Sufentanil	1,4	17,7	2,7	0,16	1,8	12,7	CYP3A4	0,8
Remifentanil	0,9	6,3	0,59	0,12	0,34	40	Esterases	-

dos opioides é metabolizada pelo sistema de citocromos (P450) e por glucuronidação, e parte dos seus efeitos clínicos e colaterais se devem a seus metabolitos.[1]

Meia-vida Contexto-dependente

É um parâmetro farmacocinético derivado de simulação informatizada. Refere-se ao tempo necessário para a redução de 50% da concentração de determinada substância em equilíbrio no compartimento central, onde o contexto refere-se ao tempo de infusão do fármaco.[71] A meia-vida contexto-dependente é significativamente diferente de meia-vida de eliminação. Tais simulações demonstram que a meia-vida do fármaco é insignificante para caracterizar a disponibilidade do anestésico venoso durante a anestesia. A meia-vida contexto-dependente do remifentanil, por exemplo, foi 3,2 ± 0,9 minutos e do alfentanil é 47,3 ± 12 minutos após 3 horas de infusão contínua.[72] A meia-vida de eliminação, por outro lado, foi 11,8 ± 5,1 minutos e 76,5 ± 12,6 minutos para remifentanil e alfentanil, respectivamente[72] (Figura 54.9).

FARMACOLOGIA DA VIA PERIDURAL

A administração de opioides no neuroeixo objetiva a atuação direta no sistema nervoso central, limitando a ação sistêmica. A farmacocinética após administração peridural é complexa, e os espaços peridural e liquórico estão inter-relacionados com o restante do sistema nervoso central e com o plasma.

Existem diferenças significativas na farmacocinética da via peridural entre os opioides que estão correlacionadas às suas propriedades físico-químicas. A biodisponibilidade dos opioides administrados por via peridural, bem como sua meia-vida de eliminação, é dependente do respectivo caráter hidrofóbico, sendo os fármacos mais hidrofílicos os menos disponíveis. A biodisponibilidade da morfina no líquor é, muitas vezes, superior à dos opioides lipossolúveis, possuindo ação específica na medula espinhal. O fentanil acumula na gordura peridural, e o sufentanil, na substância branca, enquanto o alfentanil é reabsorvido rapidamente para a corrente sanguínea. A meia-vida de eliminação do fentanil, sufentanil e alfenta-

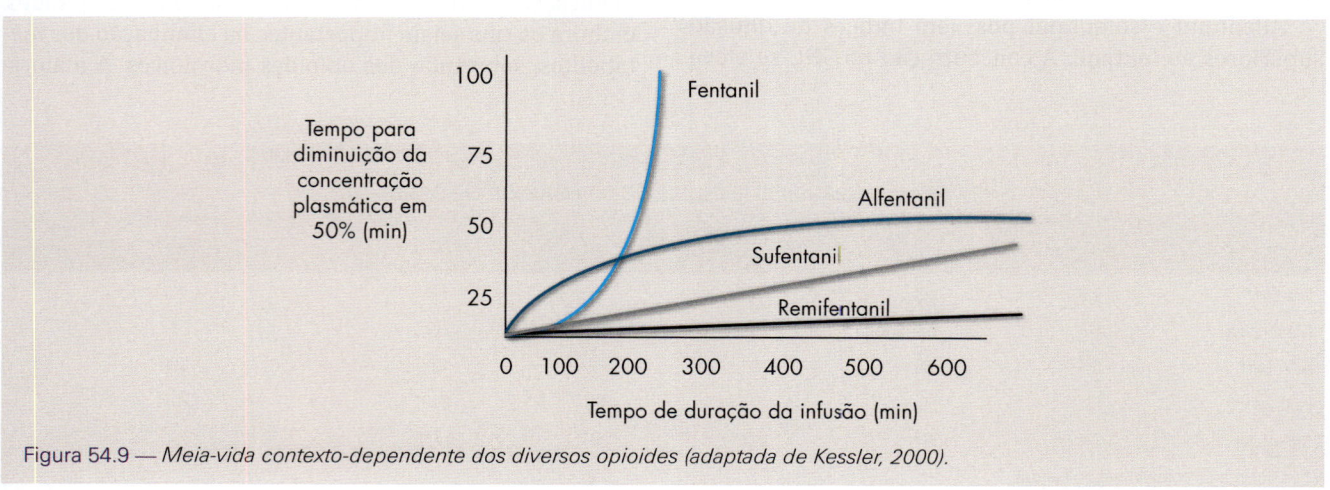

Figura 54.9 — Meia-vida contexto-dependente dos diversos opioides (adaptada de Kessler, 2000).

nil não é diferente por via peridural ou subaracnóidea, sugerindo que as barreiras meníngeas sejam os principais fatores limitantes na meia-vida de eliminação desses opioides. A morfina, mais hidrofóbica, possui meia-vida de eliminação mais longa quando a administração é subaracnóidea em comparação à peridural. Para os outros opioides (fentanil, sufentanil e alfentanil), menores concentrações do fármaco atingem o espaço subaracnóideo.[73]

FARMACOCINÉTICA DA VIA TRANSDÉRMICA

O fentanil, por se difundir passivamente pela derme, permitiu o desenvolvimento de tecnologias de administração transdérmica desse fármaco em pacientes com dor crônica. Por via subcutânea, o fentanil se caracteriza por ter absorção lenta e constante que confere inércia ao seu comportamento farmacocinético. Essa inércia deve-se ao armazenamento cutâneo do fentanil, principalmente na camada córnea da epiderme, formando um reservatório cutâneo, que se traduz por aumento progressivo da concentração plasmática. O estado de equilíbrio é atingido ao redor da 24ª hora e a meia-vida de eliminação aparente é de cerca de 20 horas, e mais lenta do que a eliminação por via endovenosa. Em razão da dose de carga contida na camada adesiva do sistema transdérmico, cerca de 80% do valor máximo esperado no plasma é atingido após 12 horas, e as concentrações plasmáticas continuam a aumentar progressivamente entre a 24ª e 48ª hora, quando se estabilizam e se mantêm constante até a 72ª hora. A cinética da via transdérmica pode ser modificada em função do local de aplicação, devido à diferença de temperatura, da circulação cutânea e das condições da pele.[1]

A buprenorfina também preenche critérios para utilização transdérmica: possui um coeficiente de partição octanol/água de 1.217 (alta lipossolubilidade) e é 25 a 50 vezes mais potente que a morfina.[12] A matriz transdérmica permite liberação lenta do fármaco, proporcional à área de contato com a pele. O tempo para se atingir concentração plasmática, no estado de equilíbrio, é de aproximadamente 24 a 48 horas; o pico de efeito ocorre após três dias da instalação e após remoção do adesivo; e a concentração plasmática reduz-se em 50% entre 10 e 24 horas. A liberação horária é proporcional à área de contato com o adesivo, cujas apresentações disponíveis variam de acordo com a apresentação do produto em cada país.[1]

CARACTERÍSTICAS DOS DIFERENTES OPIOIDES

Agonistas Opioides Utilizados em Anestesia

Fentanil

A meia-vida de eliminação do fentanil é longa devido ao seu grande volume de distribuição. Na vigência de infusão contínua prolongada, administração de doses elevadas ou múltiplas, aumenta o risco de acúmulo do fármaco, prolongando a duração do efeito do fentanil. Além disso, no momento da recuperação anestésica, ocorre recirculação a partir do território muscular em razão da reversão da vasoconstricção periférica durante aquecimento. A recirculação determina aumento transitório da concentração plasmática durante a fase de eliminação, que pode causar depressão respiratória durante o período de recuperação. O fentanil é metabolizado no fígado, sob o efeito da isoenzima 3A4 do citocromo P450, em norfentanil, metabolito inativo e excretado por via urinária. Menos de 7% da dose inicial é excretada na urina e 1% é eliminado nas fezes de forma inalterada. A taxa de ligação a proteínas plasmáticas é de 80% a 85%.[1,68]

Sufentanil

O sufentanil em infusão contínua revela que seu volume de distribuição foi inicialmente subestimado, e é, de fato, maior do que o do fentanil. A redução da concentração plasmática é mais rápida, tornando-se inferior aos limiares plasmáticos eficazes em poucos minutos. A duração de ação mais curta torna o acúmulo no organismo menos provável, mas poderá ocorrer após perfusões prolongadas.[1]

Alfentanil

De modo oposto ao fentanil, possui menor volume de distribuição e meia-vida de eliminação mais curta, apesar do clareamento plasmático mais lento que o fentanil. Não se acumula em músculos, e a recirculação da substância é insignificante. Por outro lado, a distribuição do alfentanil se faz rapidamente e a farmacocinética se mostra mais susceptível de modificação na vigência de alteração da função hepática. A infusão prolongada não permite prever com precisão os valores de concentrações plasmáticas, e o retardo na eliminação hepática pode levar ao acúmulo do fármaco. Estima-se que 10% dos indivíduos apresentem polimorfismo genético que altera o metabolismo do alfentanil. Em situações de insuficiência hepatocelular, redução do débito cardíaco (DC) e utilização de medicamentos que utilizam o sistema de citocromos, como a cimetidina e a eritromicina, o alfentanil deve ser evitado como o opioide de primeira escolha.[1]

Remifentanil

A potência do remifentanil é semelhante ao fentanil e 20 a 30 vezes mais potente que o alfentanil. Possui metabolismo diferente dos outros opioides, pois utiliza esterases não específicas localizadas em diferentes tecidos. Seu metabolito principal é o ácido remifentanil, cerca de 1.000 vezes menos potente que o fármaco original, cuja meia-vida de eliminação varia de 90 a 130 minutos. A hipotermia reduz o metabolismo do remifentanil em

20% pela inibição de esterases tissulares. A alteração da função renal ou hepática não tem nenhuma influência no metabolismo do remifentanil, mas a dose deve ser reduzida no idoso e adaptada à massa magra do obeso.[1]

Agonistas Opioides Utilizados em Analgesia

Morfina

É uma base fraca (79% sob a forma ionizada a um pH 7.4) e a alcalinização do sangue aumenta a fração de morfina não ionizada. A difusão pela barreira hematoencefálica é lenta. O tempo para atingir a concentração plasmática máxima depende da via de administração. O tempo pela via endovenosa é de 6 minutos, o da via subcutânea, 30 minutos, e o da via oral, 60 minutos. A morfina é opticamente ativa, mas apenas a forma levógira induz analgesia.[12]

Após ingesta oral, apenas 30% a 50% da dose inicial atinge o sistema nervoso central. A biodisponibilidade reduzida da morfina se deve à lenta passagem pela barreira hematoencefálica, à sua reduzida lipossolubilidade, à elevada ligação a proteínas plasmáticas, à rápida conjugação com ácido glucurônico e à ionização da substância em pH fisiológico.[74]

O metabolismo é hepático e a eliminação renal. Ocorre desmetilação e conjugação (sendo a maior parte com o ácido glucurônico) imediatamente após administração na corrente sanguínea. A conjugação dá origem aos metabolitos ativos morfina-6-glucuronídeo (M6G) e morfina 3-glucuronídeo (M3G), respectivamente, na proporção de 6:1. Pode haver glucuronidação em sítios extra-hepáticos e conversão de morfina em codeína e hidromorfona. Esta última é detectada em 66% dos indivíduos recebendo dose diária de morfina superior a 100 mg. Apenas 5% da morfina é desmetilada em normorfina e 1% a 2% eliminada inalterada na urina.[12,31,68,74]

A via excretória preferencial da morfina é urinária e apenas 7% a 10% são eliminados pelas vias biliares. M3G é farmacologicamente inativo e detectado na urina após 72 horas da ingestão da morfina, enquanto M6G produz analgesia e depressão respiratória por ação agonista em receptores µ. Sua potência e duração de ação são mais importantes que a morfina, e possivelmente a analgesia da morfina seja em grande parte decorrente de M6G. Administração subaracnóidea de M6G induz analgesia semelhante à morfina.[75]

Em pacientes com insuficiência renal ocorre prejuízo da eliminação renal dos metabolitos da morfina, podendo ocorrer depressão respiratória prolongada após administração de doses clínicas do fármaco.[76]

Metadona

Absorção mucosa e biodisponibilidade oral próxima a 80%, sendo menos de 10% da primeira dose extraída durante a primeira passagem pelo fígado. A meia-vida de eliminação varia de 15 a 150 horas, devido a sua grande variabilidade de metabolização interindividual.[1,12] Não induz euforia, mas sua ação analgésica (4h a 8 h) é significativamente mais curta que sua meia-vida de eliminação. Altamente lipossolúvel, possui grande volume de distribuição e mantém concentração plasmática após interrupção da ingestão devido aos reservatórios periféricos.

Metabolismo hepático pelo citocromo P450 (3A4 e 2D6) por N-desmetilação gera metabolitos inativos eliminados pelas fezes, com algum grau de eliminação urinária. Metadona é N-desmetilada em 2-etilideno-1,5--dimetil-3,3-diphenylpyrrolidine (EDDP) por CYP2B6 e CYP3A4 *in vitro*, mas por CYP2B6 *in vivo*.[77]

A farmacocinética da metadona possui grande variabilidade interindividual, assim como a atividade de CYP3A4. Essa variabilidade entre os indivíduos é responsável pelas grandes diferenças da biodisponibilidade da metadona. Outras enzimas, como a CYP2D6 e CYP1A2, também estão envolvidas no metabolismo dessa medicação.[78]

Pacientes com nefropatias aumentam a taxa de eliminação intestinal da metadona e não necessitam ajuste de doses. Em caso de doença renal avançada, contudo, recomenda-se redução de 50% na dose.[76] Possui alta taxa de ligação proteica plasmática, portanto hemodiálise não é efetiva em remover a metadona do plasma.[76] Doença hepática crônica estável não impede o uso de metadona, mas, em casos de hepatite aguda ou aumento das enzimas hepáticas, a redução das doses pode ser necessária.[79]

A metadona é antagonista de receptores N-metil-D--aspartato, e inibe recaptação de monoaminas (ex.: serotonina, norepinefrina), justificando sua efetividade para tratamento da dor neuropática.[78]

Interações medicamentosas: a absorção da metadona pode ser comprometida por medicações que alterem o pH gástrico. Além disso, medicações ou substâncias que alterem o funcionamento do sistema de citocromos podem alterar a metabolização e a disponibilidade plasmática da metadona[58,78] (Tabela 54.9).

Uma das maiores preocupações em relação à administração de metadona está relacionada com o risco de arritmias potencialmente fatais, como *torsade des pointes*. Pacientes com intervalos QT maiores ou iguais a 500 milissegundos no ECG têm alto risco de desenvolver arritmias.[78] Esse efeito é relacionado à dose. Fatores de risco adicionais: anormalidades cardíacas estruturais, idade, hipocalemia, hipomagnesemia, insuficiência hepática, defeitos cardíacos congênitos, história de endocardite prévia, predisposição genética, como a síndrome do intervalo QT prolongado ou história familiar dessa síndrome e o uso de medicações com propriedades que prolongam o intervalo QT (antiarrítmicos, antipsicóticos, citalopram, antidepressivos tricíclicos, fluoroquinolona).[58]

TABELA 54.9
INTERAÇÃO MEDICAMENTOSA COM METADONA.

Fármaco	Efeitos nos níveis plasmáticos de metadona	Efeitos no intervalo QT	Efeitos sedativo ou depressor respiratório adicional
Antibióticos			
Ciprofloxacin	↑	↑	
Claritomicina	↑	↑	
Eritromicina	↑		
Itraconazol	↑		
Ketoconazol	↑		
Fluconazol	↑		
Telitromicina	↑		
Rifampicina	↑		
Anticonvulsivantes			
Carbamazepina	↓		
Fenitoína	↓		
Anti-histamínicos			
Difenidramina			↑
Prometazina			↑
Antipsicóticos			
Quetiapina	↑	↑	
Antirretrovirais			
Abacavir	↓		
Nevirapina	↓		
Delavirdina	↑		
Efavirenz	↓		
lopinavir	↓		
Nelfinavir	↓		
Amprenavir	↓		
Atazanavir			
Benzodiazepínicos			
Alprazolam	↑		↑
Diazepam	↑		↑
Lorazepam	↑		↑
Midazolam	↑		↑
Barbitúricos			
Fenobarbital	↓		↑
Opioides			
Heroína	↓		↑
Iinibidores seletivos de recaptação de serotonina			
Fluoxetina	↑		
Fluvoxamina	↑		
Nefazodona	↑		
Paroxetina	↑		
Sertralina	↑		
Antidepressivos tricíclicos			
Amitriptilina		↑	
Desipramina		↑	
Imipramina		↑	
Nortriptilina		↑	
Protriptilina		↑	
Alcalinizantes urinários			
Bicitra	↑		
Policitra	↑		
Verapamil	↑		

(Continua)

TABELA 54.9 INTERAÇÃO MEDICAMENTOSA COM METADONA.				(Continuação)
Fármaco Outros	Efeitos nos níveis plasmáticos de metadona		Efeitos no intervalo QT	Efeitos sedativo ou depressor respiratório adicional
Aprepitanto	↑		↑	↑
Cimetidina	↑			
Cocaína	↓			
Disulfiram	↑			
Etanol*	↓			
Toranja	↑			
Omeprazol	↑			
Erva de São João*	↓			

Adaptada de Chou et al. (2014).[41]

Oxicodona

Atua em múltiplos receptores opioides, porém a afinidade por receptores δ é superior à afinidade por receptores κ e μ.[80] A oxicodona é similar em estrutura à hidrocodona, com a adição de um radical hidroxila ao grupo carbono-14. Diferente da codeína e da hidrocodona, a oxicodona induz analgesia sem necessidade de metabolismo prévio (não é um pró-fármaco). No entanto, a oxicodona é N-desmetilada pela CYP3A para noroxicodona e uma pequena percentagem é desmetilada pela CYP2D6 no metabolito ativo oximorfona. Esta possui maior afinidade e eficácia pelos receptores opioides que a oxicodona.[80,81] A oximorfona é comercializada como medicação opioide para tratamento de dor, mas não está disponível no Brasil.

Oximorfona possui maior afinidade por receptores μ que a oxicodona. A lipossolubilidade é similar à morfina, porém a principal diferença entre ambas é a biodisponibilidade pela via oral, que corresponde a 60% a 80% para oxicodona, enquanto é de 30% a 50% para a morfina,[80-82] tornando a potência relativa à morfina de 1,2 a 1,5.[12] No Brasil, só se dispõe da oxicodona com mecanismo de liberação controlada, cuja absorção é bifásica. Existe liberação inicial de 38% da dose do comprimido em 0,6 horas e 62% são absorvidos em 6,9 horas. É metabolizada pelo fígado em noroxicodona e oximorfona pelo sistema de citocromos (2D6 e 3A4) e excretada via renal nas formas livre e conjugada, cujas meia-vida de eliminação situa-se entre 3 e 5 horas.[12]

Hidromorfona

Estruturalmente similar à morfina, difere desta pela presença de um grupamento cetona na posição 6 do anel. Atua principalmente em receptores μ e δ, porém com potência 6 a 8 vezes superior à morfina. A equivalência entre doses é de 7,5 mg de morfina para 1 mg de hidromorfona. Aproximadamente 62% da dose inicial administrada pela via oral é submetida à eliminação durante a primeira passagem hepática, devendo a dose ser reduzida em pacientes com disfunção hepática.[83] O início de ação após administração oral ocorre após 30 minutos e o efeito perdura por 4 horas.

O metabolismo hepático produz predominantemente o hidromorfona 3-glucoronídeo (H3G) e em menor quantidade a dihidro-isomorfina e a dihidromorfina.[83] O H3G, ao contrário do M6G, é desprovido de atividade farmacológica. A hidromorfona e seus metabolitos (38%) são eliminados por via renal. O H3G produz 2,5 vezes mais neuroexcitação que o M3G. A hidromorfona está contraindicada em casos de insuficiência hepática grave, epilepsia não controlada e de insuficiência respiratória descompensada. Hidromorfona não está disponível no Brasil até a finalização da edição deste livro.

Codeína

A codeína é muito similar em estrutura à morfina, sendo a única diferença a substituição do grupo hidroxila no carbono-3 por um grupo metil. É um analgésico fraco, possui afinidade por receptores opioides 200 vezes menor que morfina,[3] o que lhe confere menor efeito analgésico.

A associação de diferentes fenótipos de metabolismo CYP3A4 com a analgesia da codeína é bem definida na literatura.[84] Estudos farmacológicos relatam níveis plasmáticos de morfina reduzidos em pacientes que são metabolizadores lentos em relação àqueles que são metabolizadores rápidos e ultrarrápidos. Tal metabolismo pode ser afetado por interação medicamentosa.[85]

A O-desmetilação da codeína em morfina pela CYP2D6 representa 5% a 10% do metabolismo da codeína em metabolizadores rápidos, mas é essencial para a analgesia da codeína. Cerca de 80% da codeína é glucuronizada por UGT2B7 em codeína-6-glucoronídeo (C6G), não ativo, e o restante é metabolizado pelas enzimas CYP450 3A4 em norcodeína[85] (composto inativo como analgésico).

Os produtos do metabolismo da codeína advindos das CYP2D6 e 3A4 são rapidamente glucuronizados e o produto 2D6/morfina é metabolizado em M6G, que possui atividade analgésica importante.[77] Pela via oral, apresenta biodisponibilidade superior à morfina. A codeína é bem absorvida por via oral, seu início de ação ocorre entre 30 e 60 minutos, atingindo a máxima concentração plasmática após 60 a 90 minutos, promovendo analgesia de 4 a 6 horas de duração.[85] Não é recomendado o uso de codeína em crianças pelo risco aumentado de depressão respiratória nessa população.[86]

Opioides Agonistas/Antagonistas
Buprenorfina

É agonista parcial de receptores μ e antagonista κ. Possui alta afinidade, baixa eficácia e lenta dissociação de receptores μ. A combinação desses fatores resulta em duração de ação prolongada. Em baixas doses, a buprenorfina possui potência analgésica 25 a 30 vezes superior à morfina, mas o efeito analgésico é limitado pelo agonismo parcial. Em doses elevadas, a buprenorfina funciona como antagonista μ que limita a analgesia.[87] Por outro lado, a incidência de depressão respiratória, dependência física e tolerância são menos frequentes que os agonistas puros de receptores μ. Por ser altamente lipossolúvel, a biodisponibilidade após administração sublingual é de 60% a 70% quando comparada à injeção venosa. O início de ação varia entre 30 e 60 minutos, atingindo pico plasmático após 90 a 100 minutos[89] e duração do efeito de 10 horas.[68] A distribuição é rápida e a meia-vida de eliminação longa, de aproximadamente 37 horas. A ligação proteica ocorre em 96% com α e β globulinas. É metabolizada por N-dealquilação em norbuprenorfina, metabolito ativo que posteriormente sofre glucuronidação. O metabolismo é intensamente relacionado ao fluxo sanguíneo hepático, sendo 69% dos metabolitos eliminados pelas fezes e 31% pela via urinária.[87]

A via transdérmica pode ser utilizada tanto para tratamento de dependência a opioides quanto para tratamento de dor crônica.[88] A utilização da buprenorfina em pacientes com dor oncológica ainda não apresenta níveis de evidência suficientes por falta de estudos.[89] No entanto, alguns estudos relatam segurança na substituição de agonistas mu puros por buprenorfina.[90]

Nalbufina

É um agonista de receptores κ e antagonista de receptores μ. A estrutura química é muito próxima à oximorfona e à naloxona, porém os efeitos analgésico e depressor respiratório são limitados.[91] Os picos de concentração plasmática após injeção intramuscular e subcutânea ocorrem em 30 minutos, e analgesia aparece em 15 a 20 minutos. Por via venosa, o efeito analgésico ocorre após 2 a 5 minutos, com duração de 3 a 6 horas, devido à meia-vida de eliminação de 5 horas. O metabolismo hepático se faz por glucuronidação. Sinais de intoxicação incluem disforia e efeitos psicodislépticos.[1]

Butorfanol

É um opioide agonista-antagonista estruturalmente similar à nalbufina. É agonista κ e antagonista μ, promove analgesia espinhal via estimulação de receptores κ. A administração de naloxona desloca o butorfanol do receptor μ podendo levar a quadros de abstinência devido ao antagonismo competitivo. Quando administrado por via oral, apenas 17% da dose inicial atinge a biofase. O metabolismo hepático produz metabolitos inativos (hidroxibutorfanol). Sessenta a 80% do fármaco é excretado pelos rins, e 11% a 14%, pelas fezes.[12]

Opioides com Ação Mista
Tramadol

A estrutura química do tramadol é próxima àquela da codeína. Apresenta o grupamento metil na parte fenólica da molécula que lhe rende certa atividade agonista para receptores μ, δ e κ opioides. Sua afinidade por receptores μ é muito reduzida, cerca de 6.000 vezes inferior à morfina, 100 vezes inferior ao dextropropoxifeno e 10 vezes inferior à codeína.[92] Após administração por via oral, subcutânea ou venosa, o tramadol é metabolizado no fígado no derivado desmetilado (o-desmetil-tramadol) (M1), que é farmacologicamente ativo e cuja afinidade por receptores μ é 200 vezes superior à molécula original.[92,93] O efeito opioide do tramadol, portanto, decorre da ação de seus metabolitos. Além da atividade opioidérgica, o tramadol exerce atividade monoaminérgica nas vias de controle inibitório descendentes. *In vitro*, o tramadol se fixa aos receptores opioidérgicos ou inibe a recaptação de noradrenalina e serotonina.[94] O aumento da concentração extraneuronal das monoaminas[93,94] lhe confere ação analgésica e antidepressiva.[95] Esses efeitos são sinérgicos, reduzindo a atividade de neurônios de segunda ordem da medula espinhal e causando analgesia e aumentando a efetividade das vias descendentes inibitórias. É comercializado como mistura racêmica [(+)M1 e (-)M1], mais eficaz que os respectivos metabolitos isolados. O (+)M1 induz a liberação de noradrenalina na fenda sináptica, enquanto o (-)M1 inibe a recaptação desse neurotransmissor (Tabela 54.10).

Tal mecanismo determina o sinergismo da mistura racêmica.[92] Náuseas e vômitos, contudo, têm maior incidência com a forma dextrógira, sendo a mistura racêmica superior em eficácia e tolerância.[94] A eliminação dos metabolitos se faz por via urinária e podem-se acumular em pacientes com insuficiência renal. Nesse caso, a utilização da medicação deve ser realizada sob monitorização do estado de consciência e da frequência respiratória.

A síndrome serotoninérgica é uma complicação potencial com a administração de tramadol, sobretudo em pacientes que fazem uso de polifarmácia. Os sintomas são descritos na Tabela 54.11.

TABELA 54.10
ATIVIDADE DE ISÔMEROS DO TRAMADOL PELOS RECEPTORES OPIOIDES E INIBIÇÃO DE RECEPTAÇÃO DE NEUROTRANSMISSORES.

Opioide	Afinidade por receptores opioides	Inibição da recaptação	
	μ	Norepinefrina	Serotonina
(±) Tramadol	+ +	+	+
(+) Tramadol	+ + +	+	+ +
(−) Tramadol	+	+ +	+
(+) M1	+ + + +		
Morfina	+ + + + +		

Modificada de Beakley et al. Pain Physician 2015; 18:395-400.

TABELA 54.11
SINTOMAS PRESENTES DURANTE SÍNDROME SEROTONINÉRGICA.

Aglomerado de sintomas	Sintomas
Estado mental alterado	Agitação
	Ansiedade
	Desorientação
	Inquietação
	Excitação
Anormalidades neuromusculares	Tremor
	Clonus
	Hiper-reflexia
	Rigidez muscular
	Sinal de Babinski bilateral
	Acatisia
Hiperatividade autonômica	Hipertensão
	Taquicardia
	Taquipneia
	Hipertermia
	Vômitos
	Diarreia
	Arritmias
	Tremores

Modificada de Beakley et al. Pain Physician 2015; 18:395-400.

Tapentadol

O tapentadol é um novo analgésico de ação central, ainda não disponível no Brasil, com duplo mecanismo de ação, agonista do receptor μ e inibidor da recaptação de noradrenalina. Os efeitos analgésicos do tapentadol são independentes de sua ativação metabólica, e o medicamento não possui metabolitos ativos. Em decorrência disso, o tapentadol possui, teoricamente, menor risco de variabilidade interindividual e de interações medicamentosas. O efeito analgésico do tapentadol é misto, similar ao do tramadol, agonista de receptores mu e inibe a receptação de noradrenalina,[96] porém possui menor incidência de náuseas, vômitos e constipação, o que contribui para melhor tolerabilidade do tratamento.[97]

ANTAGONISTAS OPIOIDES

Naloxona

A utilização de naloxona 1 a 4 $\mu.g^{-1}$ reverte depressão respiratória e analgesia induzida por opioides. A duração de ação é curta (30 a 45 minutos) em relação aos agonistas, sendo, portanto, necessárias doses suplementares ou infusão contínua para se manter o antagonismo opioide. Ocorre absorção oral, mas 1/5 da dose ingerida é eliminada pelo metabolismo de primeira passagem hepática.[1]

A naloxona bloqueia todos os receptores opioides, à exceção dos ORL-1. A ação antagonista é máxima após dois minutos de administração parenteral, mas a duração do efeito é curta: 45 minutos após uso endovenoso e duas horas após injeção intramuscular de 0,4 mg em adulto de 70 kg. Há risco de de reversão total do efeito de opioides endógenos levando a crises de hipertensão arterial, taquicardia, taquipneia e confusão mental. Pode ocorrer aumento do consumo de oxigênio pelo miocárdio e edema agudo de pulmão em pacientes com risco cardiovascular alto. Naloxona deve ser evitada em coronariopatas, idosos e hipertensos.[1]

Naltrexona

A naltrexona é um antagonista opioide ativo por via oral; duração de efeito é longa, utilizada no tratamento de usuários crônicos de opioides e como coadjuvante no tratamento do alcoolismo.

O mecanismo proposto para a eficácia na dependência ao álcool é o antagonismo de opioides endógenos (encefalinas e endorfinas) liberados com a ingestão de álcool. A atividade excitatória dos peptídeos endógenos induz as sensações prazerosas desencadeadas pelo álcool, as quais são mediadas pela liberação de dopamina nas fendas sinápticas do núcleo *acumbens*.[98]

A naltrexona atua como um antagonista competitivo nos receptores opioides e reduz o consumo de álcool pelo bloqueio pós-sináptico dos receptores opioides μ, δ e κ nas vias mesolímbicas.[98]

Nalmefeno

É derivado hidrossolúvel da naltrexona, antagonista de receptores μ, cuja duração de ação é mais prolongada que a naloxona. pós-operatório. Utilizado no tratamento da dependência ao álcool.[99]

Metilnaltrexona

É um derivado quaternário da naltrexona, antagonista preferencial (não seletivo) de receptores μ. O acréscimo do grupo metil à molécula de naltrexona reduz sua lipofilicidade e impede a passagem pela barreira hematoencefálica. A absorção pelo trato gastrintestinal é mínima e não reverte a analgesia opioide. É utilizada para tratamento da constipação intestinal induzida por opioides.[100] Não está disponível no Brasil.

Alvimopam

É um antagonista periférico de receptores μ, desenhado para antagonizar efeitos deletérios no trânsito intestinal com o uso de opioides. O peso molecular do alvimopam é 465 Da, que impede a absorção sistêmica e difusão para o SNC. É seguro no tratamento de constipação intestinal induzida por opioides e associado à redução do tempo de recuperação de íleo adinâmico.[101] A afinidade por receptores μ é cinco vezes maior que a naloxona. O antagonismo dos efeitos gastrintestinais do alvimopam pode ser confirmado em estudos clínicos que o utilizam para tratamento de íleo prolongado no pós-operatório e redução de náuseas e vômitos.

TOLERÂNCIA E HIPERALGESIA INDUZIDA POR OPIOIDES

O diagnóstico de tolerância aguda e hiperalgesia induzida por opioides (HIO) é, na prática clínica, de difícil execução. HIO é definida como aumento da sensibilidade a estímulos nociceptivos, mensurada pela redução do limiar de estímulo doloroso, enquanto tolerância é a necessidade de aumento progressivo da dose do fármaco para obtenção do mesmo efeito inicial (Figura 54.10). A Figura 54.11 ilustra as diferenças entre tolerância e hiperalgesia.

Dados experimentais e clínicos[102] sugerem que a ocorrência de tolerância e hiperalgesia após administração prolongada de opioides representam duas faces do mesmo fenômeno adaptativo, relacionado com mecanismos compensatórios orgânicos para contrabalançar a antinocicepção induzida por opioides. O organismo utilizaria reservas intrínsecas para impedir a abolição completa da analgesia, que é um mecanismo de defesa a outras agressões. Do ponto de vista clínico, supõe-se que os fenômenos analgesia e hiperalgesia ocorram simultaneamente com administração de opioides e os efeitos analgésicos predominam, mascarando a hiperalgesia.[103]

O mecanismo exato da HIO ainda está em investigação, mas é conhecida a interação entre os receptores NMDA e receptores μ localizados na substância cinzenta periaquedutal.[104,105] Estudos em humanos relatam hiperalgesia induzida por morfina, fentanil e remifentanil.[106] O remifentanil induz hiperalgesia e tolerância aguda de modo relacionado à dose. Infusão de remifentanil (0,1 μg.kg^{-1}.min^{-1}) induziu tolerância aguda em ratos, enquanto 0,08 μg.kg.$^{-1}$min^{-1} não induziu tal efeito.[107] Em humanos voluntários que receberam infusão de remifentanil 0,3 ± 0,2 e 0,40,1 μg.kg.$^{-1}$min^{-1}, o tempo para administração de analgésicos foi menor que naqueles pacientes cuja infusão de remifentanil foi mantida em 0,1 0,1 μg.kg.$^{-1}$min^{-1}.[107]

Tolerância corresponde ao conceito farmacológico que se caracteriza pela redução da eficácia dos efeitos terapêuticos dos fármacos. Em estudos experimentais, tolerância à morfina progride de modo linear durante três semanas, e então se estabiliza. Os mecanismos compensatórios envolvidos nesse fenômeno estão relacionados com a mudança nos níveis de receptores μ.[33,108]

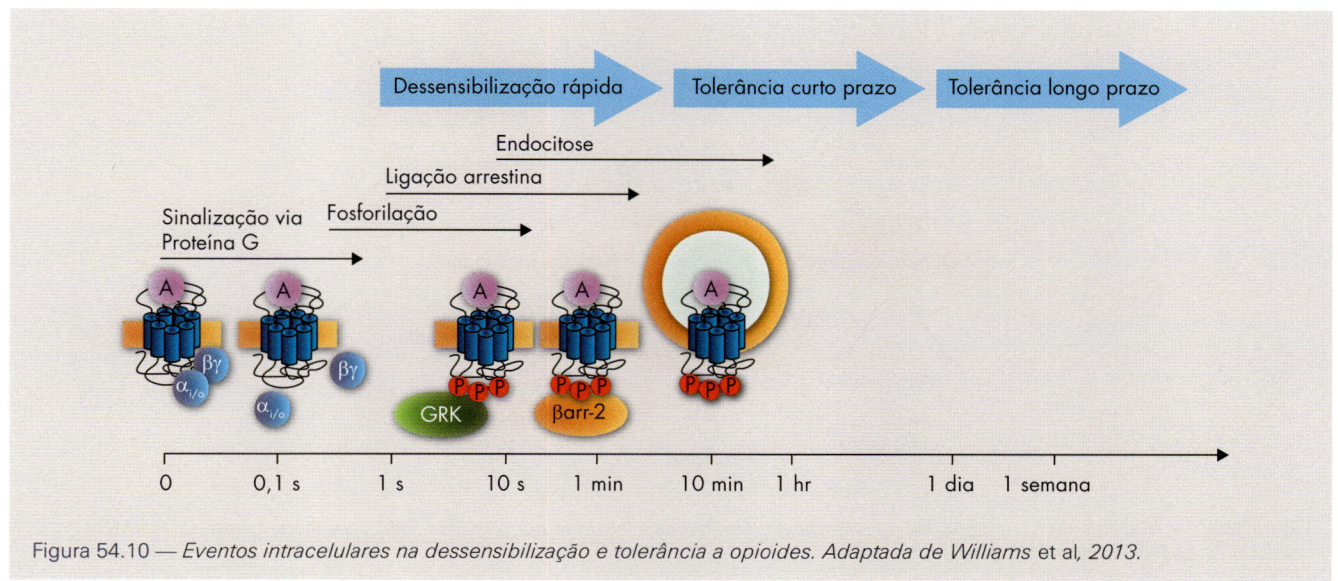

Figura 54.10 — *Eventos intracelulares na dessensibilização e tolerância a opioides. Adaptada de Williams et al, 2013.*

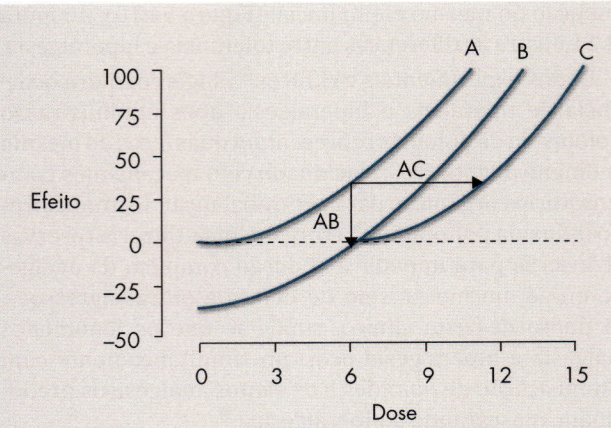

Figura 54.11 — *Para a obtenção do mesmo efeito, a dose de morfina é aumentada (A-C). A redução do limiar (AB) ocorre na hiperalgesia.*

A Figura 54.12 ilustra os mecanismos envolvidos na ocorrência da tolerância aguda e crônica aos opioides.

Os mecanismos subjacentes para a tolerância à morfina são complexos e não completamente compreendidos. A administração aguda de morfina resulta em dessensibilização rápida (segundos a minutos), que pode ser seguida por tolerância em curto prazo (horas). O uso prolongado de opioide induz tolerância em longo prazo (dias a anos). As modificações que ocorrem nos receptores com administração repetida incluem alteração do número de receptores funcionais ou sua habilidade de sinalização para os receptores a jusante. Essas adaptações podem incluir modificações nos próprios receptores, como dessensibilização, endocitose e recrutamento de beta-arrestinas.[104,108] O mecanismo pelo qual ocorre a dessensibilização e internalização de receptores opioides começa com a fosforilação desses receptores, que são ativados pelos receptores de kinase acoplados à proteína G (GRKs) e em seguida são ligados pela beta-arrestina.[104] Nesse ponto, os receptores estão em um estado dessensibilizado na membrana plasmática e podem ser internalizados ou mesmo reciclados para a superfície celular.

Tais modificações decorrem da ativação de receptores acoplados à proteína G por agonistas, que leva à modificação da conformação do receptor, o que permite a sua fosforilação.[108] Esta facilita o recrutamento da β-arrestina. Pouco se conhece a respeito dos mecanismos de tolerância nos neurônios entéricos do íleo.

POLIMORFISMO GENÉTICO

Os efeitos do polimorfismo genético na analgesia opioide pode decorrer de dois fatores primordiais: farmacocinética e farmacodinâmica. O estado metabólico ou a habilidade de metabolizar certas medicações afetam a farmacocinética do opioide. Mediante doses semelhantes do fármaco, indivíduos com deficiência do metabolismo da codeína podem ser privados de analgesia opioide, enquanto aqueles cujo metabolismo é exagerado podem apresentar efeitos adversos e toxicidade.[1]

Alterações Metabólicas Relacionadas com o Polimorfismo

O metabolismo da codeína, tramadol, oxicodona, dihidrocodeína, didrocodona, dextropropoxifeno, etilmorfina e metadona é catalizado pela enzima do sistema de citocromos CYP2D6.[109]

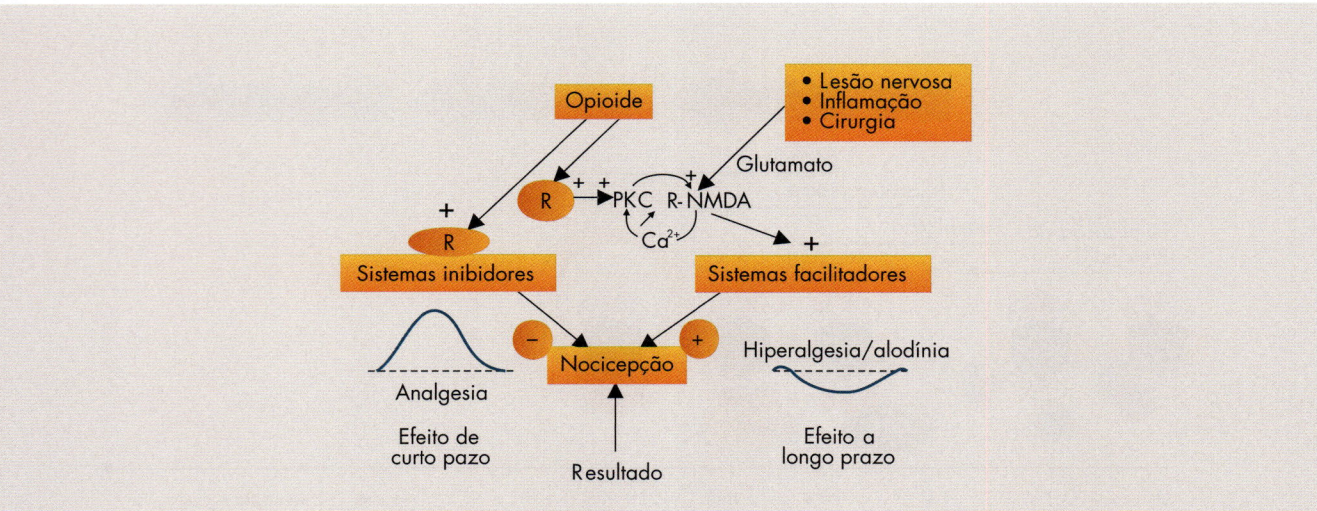

Figura 54.12 — *Mecanismo fisiopatológico da tolerância e hiperalgesia induzida por opioides. PKC = proteína cinase C; R-NMDA = receptor N-metil-D-Aspartato.*

Codeína tem 90% da dose inicial metabolizada em subprodutos inativos pela CYP3A4, que são posteriormente conjugados e eliminados pelos rins. Apenas 10% da dose ingerida é o-desmetilada em morfina, responsável pela analgesia. A glicuronidação da morfina em M6G produz metabolito ativo adicional. A hidrocodona é metabolizada a um metabolito mais potente, hidromorfona, pela CYP2D6.

Diferenças fenotípicas nos estados de metabolizadores CYP2D6 são determinadas pelo genótipo e classificam os indivíduos como metabolizadores lentos, intermediários, rápidos e ultrarrápidos. Os metabolizadores lentos correspondem a 7% a 10% da população caucasiana e 1% a 2% dos afro-americanos.[85] Estes são incapazes de metabolizar alguns opioides, antidepressivos e antipsicóticos e podem apresentar altas concentrações plasmáticas desses fármacos, mas nenhum efeito terapêutico com codeína e tamoxifeno. Por outro lado, doses terapêuticas de medicação podem induzir efeitos tóxicos em metabolizadores ultrarrápidos, que correspondem a 1% a 2% da população caucasiana e 29% dos afro-americanos.[85]

Alterações de Receptores µ Relacionadas com as Alterações Genotípicas

Após a decodificação do receptor µ[15] foram identificados diversos poliformismos genéticos. O maior interesse reside no polimorfismo A118G, prevalente em 2% a 40% da população, dependendo da etnia. Existem, contudo, poucos estudos clínicos que avaliem a eficácia analgésica dos opioides relacionada com o polimorfismo A118G.

A eficácia analgésica dos opioides é correlacionada ao polimorfismo do gene OPRM1, que codifica o receptor μ_1. A substituição da base de nucleotídeos gera mutação na porção N-terminal da proteína que altera a capacidade de glicosilação do receptor opioide. Em decorrência desse polimorfismo, pode haver alteração na nocicepção e na eficácia terapêutica dos opioides. Homozigotos dominantes desse gene (GG) necessitam de doses maiores de morfina para obter a mesma intensidade de analgesia.[109]

Alterações em Transportadores de Glicoproteína

São transportadores celulares que atuam no transporte dos opioides para o exterior das células. Diferenças de concentração liquórica e plasmática, assim como incidências de efeitos adversos, podem estar relacionadas com a presença do transportador celular. A beta-arrestina, que permite regulação da expressão de receptores opioides após exposição prolongada, pode ter variações genéticas. Em pacientes oncológicos, a relação entre variantes do gene de β-arrestina e tolerância à morfina pode vir a indicar rotação de opioides mais ou menos precocemente.[1]

Alterações na Catecol-o-metil-transferase (COMT)

Enzima responsável pelo metabolismo de dopamina e noradrenalina. A variante Val158Met do gene está associada à redução da atividade enzimática. Estímulo doloroso prolongado ativa neurotransmissão mediada por receptores µ, controlada pela COMT. Indivíduos homozigotos para Met158 possuem menor atividade COMT, que traz, em consequência, redução do conteúdo neuronal de encefalina e menor capacidade de analgesia endógena. Como esse genótipo é frequente (32%), o polimorfismo de um único nucleotídeo (do inglês SNP, *single nucleotide polymorphism*) é possivelmente um dos responsáveis pela variabilidade interindividual na percepção dolorosa. No entanto, esses indivíduos respondem à morfina de modo mais eficiente, provavelmente por aumento compensatório da expressão de receptores de morfina (MOR).[1]

Alterações em Receptor-1 da Melanocortina (MC1R)

Os mecanismos neurais que modulam a transmissão nociceptiva apresentam diferenças qualitativas relacionadas ao gênero, que são relevantes na analgesia mediada por opioides agonistas κ. O gene que codifica o receptor da melacortina (MC1R) determina a cor dos cabelos, é responsável pelo fenótipo ruivo e está relacionado com a analgesia κ, no gênero feminino. Na espécie humana, mulheres ruivas apresentam maior sensibilidade a agonistas κ provavelmente devido à presença do gene MC1R.[110]

NOVAS PERSPECTIVAS NA ANALGESIA OPIOIDE

Mistura de Opioides

Combinação de oxicodona de liberação controlada com naloxona de liberação controlada. A oxicodona é um agonista preferencial de receptores κ, enquanto a naloxona é um antagonista competitivo de receptores µ, κ e δ. A associação visa a redução dos efeitos colaterais, como a constipação intestinal.[111]

Naloxegol

É um conjugado de polímeros de naloxona usado por via oral para reduzir constipação intestinal.[112] A mistura de polietilenoglicol limita a passagem do naloxegol pela barreira hematoencefálica. Medicação ainda em fase de estudos clínicos.

Buprenorfina

Associação de buprenorfina à solução de anestésicos locais vem sendo utilizada para prolongar o tempo de bloqueio.[113]

Estudos recentes relatam que o tratamento de dependentes de opioides com buprenorfina pode estar associado à menor frequência do uso de substâncias em comparação à metadona.[114]

Agonistas dos Receptores ORL

Embora os opioides agonistas µ sejam os analgésicos mais utilizados para tratamento de dor intensa nos Estados Unidos da América, os efeitos colaterais relacionados com o abuso de substância é um problema. Pesquisas com agonistas de receptores ORL, o quarto receptor opioide, sugerem que atividade nesse receptor pode resultar em analgesia intensa na ausência dos efeitos colaterais comuns aos agonistas µ.[115]

REFERÊNCIAS

1. Fletcher D. Pharmacologie des opioides. EMC (Elsevier Masson FAS, Paris). Anesthésie-Réanimation. 2011;36:371-10.
2. JPHAR – International Union of Basic and Clinical Pharmacology. [Internet] [Acesso em 21 oct 2015]. Disponível em: http://www.iuphar.org
3. Marvizon JC, Ma Y-Y, Charles AC, et al. Pharmacology of pain. Seatle: IASP press, 2010.
4. Pert CB, Pasternak G, Snyder SH. Opiate agonists and antagonists discriminated by receptor binding in brain. Science. 1973;182:1359-61.
5. Pert CB, Snyder SH. Opiate receptor: its demonstration in nervous system. Science. 1973;179:1011-4.
6. Evans CJ, Keith Jr DE, Morrison H, Magendzo K, Edwards RH. Cloning of a delta receptor by functional expression. Science. 1992;258:1952-5.
7. Yasuda K, Raynor K, Kong H, et al. Cloning and functional comparison of kappa and delta opioid receptors from mouse brain. Proc Natl Acad Sci U S A. 1993;90:6736-40.
8. Chen Y, Mestek A, Liu J, Hurley JA, Yu L. Molecular cloning and functional expression of a mu-opioid receptor from rat brain. Mol Pharmacol. 1993;44:8-12.
9. Mollereau C, Parmentier M, Mailleux P, et al. ORL1, a novel member of the opioid receptor family. Cloning, functional expression and localization. FEBS Lett. 1994;341:33-8.
10. van Rijn RM, Defriel JN, Whistler JL. Pharmacological traits of delta opioid receptors: pitfalls or opportunities? Psychopharmacology (Berl). 2013;228:1-18.
11. Chu Sin Chung P1, Kieffer BL. Delta opioid receptors in brain function and diseases. Pharmacol Ther. 2013;140:112-20.
12. Trescot AM, Datta S, Lee M, et al. Opioid pharmacology. Pain Physician. 2008;11:S133-53.
13. Cahill CM, Taylor AM, Cook C, et al. Does the kappa opioid receptor system contribute to pain aversion? Front Pharmacol. 2014;5:253.
14. Pasternak GW. Molecular insights into µ opioid pharmacology: from the clinic to the bench. Clin J Pain. 2010;26:S3-S9.
15. Wang JB, Johnson PS, Persico AM, et al. Human µ opiate receptor cDNA and genomic clones, pharmacologic characterization and chromosomal assignment. FEBS Lett. 1994;338:217-22.
16. Pasternak GW, Pan YX. Mu opioids and their receptors: evolution of a concept. Pharmacol Rev. 2013;65:1257-317.
17. Xu J, Lu Z, Xu M, et al. Differential expressions of the alternatively spliced variant mRNAs of the mu opioid receptor gene, OPRM1, in brain regions of four inbred mouse strains. PLoS One. 2014;9:e111267
18. Gomes I, Flipovska J, Jordan BA, Devi LA. Oligomerization of opioid receptors. Methods. 2002;27:358-65.
19. Largent-Milnes TM, Vanderah TW. Recently patented and promising ORL-1 ligands: where have we been and where are we going? Expert Opin Ther Pat. 2010;20:291-305.
20. Thompson AA, Liu W, Chun E, et al. Structure of the nociceptin/orphanin FQ receptor in complex with a peptide mimetic. Nature. 2012;485:395-9.
21. Fujita W, Gomes I, Devi LA. Revolution in GPCR signalling: opioid receptor heteromers as novel therapeutic targets: IUPHAR review 10. Br J Pharmacol. 2014;171:4155-76.
22. Mayer DJ, Liebeskind JC. Pain reduction by focal electrical stimulation of the rat brain: an anatomical and behavioral analysis. Brain Res. 1974;68:73-93.
23. Julius D. Another opiate for the masses? Nature. 1997;386:442.
24. Hughes J, Smith TW, Kosterlitz HW, et al. Identification of two related pentapeptides from the brain with potent opiate agonist activity. Nature. 1975;258:577-80.
25. Reinscheid RK, Nothacker HP, Bourson A, et al. Orphanin FQ: a neuropeptide that activates an opioid like G protein-coupled receptor. Science. 1995;270:792-4.
26. Meunier JC, Mollereau C, Toll L, et al. Isolation and structure of the endogenous agonist of opioid receptor-like ORL1 receptor. Nature. 1995;377:532-5.
27. Valentino RJ, Van Bockstaele E. Endogenous opioids: opposing stress with a cost. F1000Prime Rep. 2015;7:58.
28. Hammers A, Lingford-Hughes A. Opioid imaging. PET Clin. 2007;67-89.
29. Thompson GL, Lane JR, Coudrat T, et al. Biased agonism of endogenous opioid peptides at the µ-opioid receptor. Mol Pharmacol. 2015;88:335-46.
30. Stein C, Lang J. Peripheral mechanisms of opioid analgesia. Curr Opinion Pharm. 2009;9:3-8.
31. Pasternak GW. Opiate pharmacology and relief of pain. J Clin Oncol. 2014;32:1655-61.
32. Middleton C, Harden J. Acquired pharmacodynamic opioid tolerance: a concept analysis. J Adv Nurs. 2014;70:272-81.
33. Williams JT, Ingram SL, Henderson G, et al. Regulation of µ-opioid receptors: desensitization, phosphorylation, internalization, and tolerance. Pharmacol Rev. 2013;65:223-54.
34. Yaksh TL. Physiologic and pharmacologic substrates of nociception and nerve injury. 'in' Neural Blockade in clinical anesthesia, 3rd ed. Philadelphia: Lippincott-Raven, 1998.
35. Moroni F, Peralta E, Cheney DL, et al. On the regulation of gamma-aminobutyric acid neurons in caudatus, palli-

dus and nigra: effects of opioids and dopamine agonists. J Pharmacol Exp Ther. 1979;208:190-4.
36. Soiza-Reilly M, Anderson WB, Vaughan CW, et al. Presynaptic gating of excitation in the dorsal raphe nucleus by GABA. Proc Natl Acad Sci U S A. 2013;110:15800-5.
37. Schmidt Y, Machelska H. Immunohistochemical analysis of opioid receptors in peripheral tissues. Methods Mol Biol. 2015;1230:155-65.
38. Schreiter A, Gore C, Labuz D, et al. Pain inhibition by blocking leukocytic and neuronal opioid peptidases in peripheral inflamed tissue. FASEB J. 2012;26:5161-71.
39. McFadzean I. The ionic mechanisms underlying opioid actions. Neuropeptides.1988;11:173-80.
40. Pert A, Yaksh T. Localization of the antinociceptive action of morphine in primate brain. Pharmacol Biochem Behav. 1975;3:133-8.
41. Vella-Brincat J1, Macleod AD. Adverse effects of opioids on the central nervous systems of palliative care patients. J Pain Palliat Care Pharmacother. 2007;21:15-25.
42. Holden JE, Jeong Y, Forrest JM. The endogenous opioid system and clinical pain management. AACN Clin Issues. 2005;16:291-301.
43. Drolet G, Dumont EC, Gosselin I, et al. Role of endogenous opioid system in the regulation of the stress response. Prog Neuropsychopharmacol Biol Psychiatry. 2001;25:729-41.
44. Vuong C1, Van Uum SH, O'Dell LE, Lutfy K, Friedman TC. The effects of opioids and opioid analogs on animal and human endocrine systems. Endocr Rev. 2010;31:98-132.
45. Bawor M, Bami H, Dennis BB, et al. Testosterone suppression in opioid users: a systematic review and meta-analysis. Drug Alcohol Depend. 2015;149:1-9.
46. Kumar K, Singh SI. Neuraxial opioid-induced pruritus: An update. J Anaesthesiol Clin Pharmacol. 2013;29:303-7.
47. Reich A, Szepietowski JC. Opioid-induced pruritus: an update. Clin Exp Dermatol. 2010;35:2-6.
48. Lalley PM, Pilowsky PM, Forster HV, et al. CrossTalk opposing view: The pre-Botzinger complex is not essential for respiratory depression following systemic administration of opioid analgesics. J Physiol. 2014 Mar 15;592(Pt 6):1163-6.
49. Montandon G, Horner R. CrossTalk proposal: The preBotzinger complex is essential for the respiratory depression following systemic administration of opioid analgesics. J Physiol. 2014;592:1159-62.
50. Aubrun F. Titration intraveineuse de morphine. Ann Fr Anesth Reanim. 2009;28:33-7.
51. Sam WJ, MacKey SC, Lötsch J, Drover DR. Morphine and its metabolites after patient-controlled analgesia: considerations for respiratory depression. J Clin Anesth. 2011;23(2):102-6.
52. Soareś JH, Brosnan RJ, Smith A, Mayhew PD. Rabbit model of chest wall rigidity induced by fentanyl and the effects of apomorphine. Respir Physiol Neurobiol. 2014;202:50-2.
53. Belvisi MG, Stretton CD, Barnes PJ. Modulation of cholinergic neurotransmission in guinea-pig airways by opioids. Br J Pharmacol. 1990;100:131-7.
54. Simera M, Poliacek I, Jakus J.Central antitussive effect of codeine in the anesthetized rabbit. Eur J Med Res. 2010; Suppl 2:184-8
55. Reisine T, Pasternak G. Opioid analgesics and antagonists. In: The Pharmacological basis of therapeutics. New York: McGraw Hill, 1996.
56. Napier LD, Stanfill A, Yoshishige DA, et al. Autonomic control of heart rate in dogs treated chronically with morphine. Am J Physiol. 1998;275:H2199-210.
57. Goodarzi M1, Narasimhan RR. The effect of large-dose intrathecal opioids on the autonomic nervous system. Anesth Analg. 2001 Aug;93(2):456-9.
58. Chou R, Cruciani RA, Fiellin DA, et al. Methadone Safety Guidelines. The Journal of Pain. 2014;15:321-37.
59. Chen A, Ashburn MA. Cardiac Effects of Opioid Therapy. Pain Med. 2015;16 Suppl 1:S27-31.
60. Tanaka K, Kersten JR, Riess ML. Opioid-induced cardioprotection. Curr Pharm Des. 2014;20(36):5696-705.
61. Stoelting RK. Opioid agonists and antagonists. In Pharmacology and physiology in anesthetic practice, 3rd ed. Philadelphia: Lippincott-Raven, 1999.
62. Horn CC, Wallisch WJ, Homanics GE, Williams JP. Pathophysiological and neurochemical mechanisms postoperative nausea and vomiting. Eur J Pharmacol. 2014;722:55-66.
63. Herman MA, Alayan A, Sahibzada N, et al. micro-Opioid receptor stimulation in the medial subnucleus of the tractus solitarius inhibits gastric tone and motility by reducing local GABA activity. Am J Physiol Gastrointest Liver Physiol. 2010;299:G494-506.
64. Chen W, Chung HH, Cheng JT. Opiate-induced constipation related to activation of small intestine opioid μ2-receptors. World J Gastroenterol. 2012 Mar 28;18(12):1391-6.
65. Wu J, Liu B, Tong W, et al. Opioid receptors and associated regulator of G protein signaling are involved in the cathartic colon of rats. Exp Ther Med. 2015;9:1229-34.
66. Ruan X. Drug-related side effects of long-term intrathecal morphine therapy. Pain Physician. 2007;10:357-66.
67. Lu CC, Chung HH, Cheng JT. Prostatic relaxation induced by loperamide is mediated through activation of opioid μ-2 receptors in vitro. Exp Ther Med. 2011;2:281-5.
68. Jamison RN, Mao J. Opioid Analgesics. Mayo Clin Proc. 2015;90:957-68.
69. Pan Y-X, Xu J, Mahurter L, et al. Generation of the mu opioid receptor (MOR-1) protein by three new splice variants of the Oprm gene. PNAS. 2001;98:14084-9.
70. Benet LZ, Kroetz DL, Sheiner LB. Pharmacokinetics. In: The pharmacological basis of therapeuthics. 9th ed. New York: Ed McGraw Hill, 1996.
71. Hughes MA, Glass PS, Jacobs JR. Context-sensitive half-time in multicompartment pharmacokinetic models for intravenous anesthetic drugs. Anesthesiology. 1992;76:334-41.
72. Kapila A, Glass PS, Jacobs JR, et al. Measured context-sensitive half-times of remifentanil and alfentanil. Anesthesiology. 1995;83:968-75.

73. Bernards CM, Shen DD, Sterling ES, et al. Epidural, cerebrospinal fluid, and plasma pharmacokinetics of epidural opioids (part 1): differences among opioids. Anesthesiology. 2003;99:455-65.
74. De Gregori S, De Gregori M, Ranzani GN, et al. Morphine metabolism, transport and brain disposition. Metab Brain Dis. 2012;27:1-5.
75. Klimas R, Mikus G. Morphine-6-glucuronide is responsible for the analgesic effect after morphine administration: a quantitative review of morphine, morphine-6-glucuronide, and morphine-3-glucuronide. Br J Anaesth. 2014 Dec;113(6):935-44
76. O'Connor NR, Corcoran AM. End-stage renal disease: symptom management and advance care planning. Am Fam Physician. 2012;85:705-10.
77. McCance-Katz EF, Sullivan L, Nallani S. Drug Interactions of Clinical Importance among the Opioids, Methadone and Buprenorphine, and other Frequently Prescribed medications: a review. Am J Addict. 2010;19:4-16.
78. Kapur BM, Hutson JR, Chibber T, et al. Methadone: a review of drug-drug and pathophysiological interactions. Critical Reviews in Clinical Laboratory Sciences. 2011;48:171-95.
79. Chandok N, Watt KD. Pain management in the cirrhotic patient: the clinical challenge. Mayo Clin Proc. 2010;85:451-8.
80. Kalso E. How different is oxycodone from morphine? Pain. 2007;132:227-8.
81. Olkkola KT, Kontinen VK, Saari TI, Kalso EA. Does the pharmacology of oxycodone justify its increasing use as an analgesic? Trends Pharmacol Sci. 2013;34:206-14.
82. Kalso E. Oxycodone. J Pain Symptom Manage. 2005;29:S47-56.
83. Murray A, Hagen NA. Hydromorphone. J Pain Symptom Manage. 2005;29:S57-66.
84. Crews KR, Gaedigk A, Dunnenberger HM, et al. Clinical Pharmacogenetics Implementation Consortium. Clinical Pharmacogenetics Implementation Consortium guidelines for cytochrome P450 2D6 genotype and codeine therapy: 2014 update. Clin Pharmacol Ther. 2014;95:376-82.
85. Yue QY, Hasselström J, Svensson JO, et al. Pharmacokinetics of codeine and its metabolites in Caucasian healthy volunteers: comparisons between extensive and poor hydroxylators of debrisoquine. Br J Clin Pharmacol. 1991;31:635-42.
86. Niesters M, Overdyk F, Smith T, et al. Opioid-induced respiratory depression in paediatrics: a review of case reports. Br J Anaesth. 2013 Feb;110(2):175-82.
87. Kress HG. Clinical update on the pharmacology, efficacy and safety of transdermal buprenorphine. Eur J Pain. 2009;13:219-30.
88. Plosker GL, Lyseng-Williamson KA. Buprenorphine 5, 10 and 20 μg/h transdermal patch: a guide to its use in chronic non-malignant pain. CNS Drugs. 2012;26:367-73.
89. Schmidt-Hansen M, Bromham N, Taubert M, et al. Buprenorphine for treating cancer pain. Cochrane Database Syst Rev. 2015;3:CD009596
90. Lundorff L, Sjøgren P, Hansen OB, et al. Switching from high doses of pure μ-opioid agonists to transdermal buprenorphine in patients with cancer: a feasibility study. J Opioid Manag. 2013;9:255-62.
91. Zeng Z, Lu J, Shu C, et al. A comparison of nalbuphine with morphine for analgesic effects and safety: meta-analysis of randomized controlled trials. Sci Rep. 2015;5:10927.
92. Dayer P, Desmeules J, Collart L. Pharmacology of tramadol. Drugs. 1997;53 S2:18-24.
93. Beakley BD, Kaye AM, Kaye AD. Tramadol, Pharmacology, Side Effects, and Serotonin Syndrome: A Review. Pain Physician. 2015 Jul-Aug;18(4):395-400.
94. Driessen B, Reimann W, Giertz H. Effects of the central analgesic tramadol on the uptake and release of noradrenaline and dopamine in vitro. Br J Pharmacol. 1993;108:806-11.
95. Berrocoso E, Rojas-Corrales MO, Mico JA. Differential role of 5-HT1A and 5-HT1B receptors on the antinociceptive and antidepressant effect of tramadol in mice. Psychopharmacology (Berl). 2006;188:111-8.
96. Hartrick CT, Rozek RJ. Tapentadol in pain management: a μ-opioid receptor agonist and noradrenaline reuptake inhibitor. CNS Drugs. 2011;25:359-70.
97. Knezevic NN, Tverdohleb T, Knezevic I, et al. Unique pharmacology of tapentadol for treating acute and chronic pain. Expert Opin Drug Metab Toxicol. 2015;11:1475-92.
98. Castro LA, Baltieri DA. The pharmacologic treatment of the alcohol dependence. Rev Bras Psiquiatr. 2004;26 Suppl 1:S43-6.
99. Paille F, Martini H. Nalmefene: a new approach to the treatment of alcohol dependence. Subst Abuse Rehabil. 2014;5:87-94.
100. Leppert W. Emerging therapies for patients with symptoms of opioid-induced bowel dysfunction. Drug Des Devel Ther. 2015;9:2215-31.
101. Berger NG, Ridolfi TJ, Ludwig KA. Delayed gastrointestinal recovery after abdominal operation - role of alvimopan. Clin Exp Gastroenterol. 2015;8:231-5.
102. Guignard B, Bossard AE, Coste C, et al. Acute opioid tolerance: intraoperative remifentanil increases postoperative pain and morphine requirement. Anesthesiology. 2000;93:409-17.
103. Ballantyne JC. Opioids for chronic non terminal pain. South Med J. 2006;99:1245-55.
104. Williams JT, Ingram SL, Henderson G, et al. Regulation of μ-opioid receptors: desensitization, phosphorylation, internalization, and tolerance. Pharmacol Rev. 2013;65:223-54.
105. Rodríguez-Muñoz M, Sánchez-Blázquez P, Vicente-Sánchez A, et al. The mu-opioid receptor and the NMDA receptor associate in PAG neurons: implications in pain control. Neuropsychopharmacology. 2012;37:338-49.
106. Angst MS. Intraoperative Use of Remifentanil for TIVA: Postoperative Pain, Acute Tolerance, and Opioid-Induced Hyperalgesia. J Cardiothorac Vasc Anesth. 2015;29:S16-22.
107. Kim SH, Stoicea N, Soghomonyan S, et al. Intraoperative use of remifentanil and opioid induced hyperalgesia/acute opioid tolerance: systematic review. Front Pharmacol. 2014;5:108.
108. Xu J, Faskowitz AJ, Rossi GC, et al. Stabilization of morphine tolerance with long-term dosing: association with

selective upregulation of mu-opioid receptor splice variant mRNAs. Proc Natl Acad Sci U S A. 2015;112:279-84.

109. Reynolds KK, Ramey-Hartung B, Jortani SA. The value of CYP2D6 and OPRM1 pharmacogenetic testing for opioid therapy. Clin Lab Med. 2008; 28:581-98.

110. Mogil JS, Wilson SG, Chesler EJ, et al. The melanocortin-1 receptor gene mediates female-specific mechanisms of analgesia in mice and humans. Proc Natl Acad Sci U S A. 2003;100:4867-72.

111. Burness CB, Keating GM. Oxycodone/Naloxone prolonged-release: a review of its use in the management of chronic pain while counteracting opioid-induced constipation. Drugs. 2014;74:353-75.

112. Poulsen JL, Brock C, Olesen AE, Nilsson M, Drewes AM. Clinical potential of naloxegol in the management of opioid-induced bowel dysfunction. Clin Exp Gastroenterol. 2014;7:345-58.

113. Kirksey MA, Haskins SC, Cheng J, Liu SS. Local Anesthetic Peripheral Nerve Block Adjuvants for Prolongation of Analgesia: A Systematic Qualitative Review. PLoS One. 2015;10:e0137312.

114. Soyka M. New developments in the management of opioid dependence: focus on sublingual buprenorphine-naloxone. Subst Abuse Rehabil. 2015;6:1-14.

115. Lin AP, Ko MC. The therapeutic potential of nociceptin/orphanin FQ receptor agonists as analgesics without abuse liability. ACS Chem Neurosci. 2013;4:214-24.

55
Analgésicos Não Opioides

Luiz Eduardo de Paula Gomes Miziara

INTRODUÇÃO

No controle da dor aguda, crônica e pós-operatória, os analgésicos não opioides são utilizados como parte da chamada analgesia multimodal (Figura 55.1).[1,2]

O enfoque multimodal para o tratamento da dor apoia-se no fato de que a associação de fármacos com efeitos analgésicos, que atuam por diferentes mecanismos, proporcionam o sinergismo entre eles e possível diminuição da dose de cada um deles. Considerando que diferentes fármacos interferem em diferentes pontos do processo neurofisiológico da nocicepção (ver Capítulo 127), esse conceito propõe que a associação de fármacos analgésicos com diferentes características e categorias farmacológicas propicia alívio da dor com maior eficácia do que a obtida com a administração isolada. Assim, é frequente a associação de opioides, anti-inflamatórios não hormonais, anestésicos locais, salicilatos, paraceta-

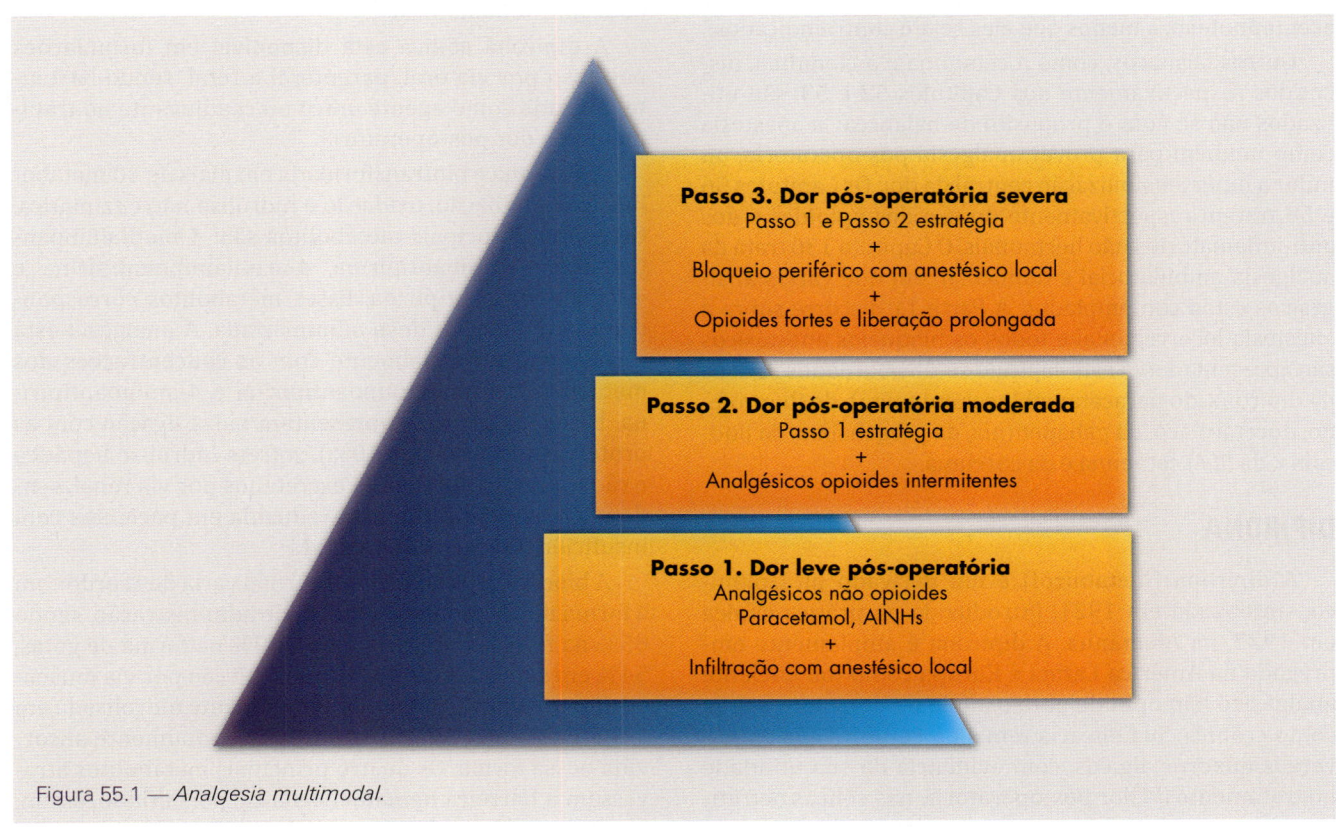

Figura 55.1 — *Analgesia multimodal.*

mol (acetominofen), dipirona, gabapentoides e os antagonistas dos receptores N-metil de aspartato (NMDA). Além disso, existem os fármacos adjuvantes alfa-2 agonistas que também são utilizados com o propósito de interferir com mecanismos que agravam o processo doloroso, como o estado emocional, principalmente em pacientes com dor crônica, para os quais se utilizam os antidepressivos tricíclicos. Outro aspecto é do próprio trauma cirúrgico, em que o edema é um fator que agrava o processo doloroso, podendo ser minimizado pelo emprego de corticosteroides. Esse é um fato especialmente importante em cirurgias da cavidade oral.

Outro aspecto a ser considerado é a analgesia pós-operatória. A analgesia de base proporcionada pelos bloqueios anestésicos, pela infiltração da ferida operatória, ou tópica, nos casos de mucosas, além de propiciar diminuição do consumo de fármacos venosos e inalatórios, confere analgesia no pós-operatório imediato. Assim, é possível manter a anestesia de modo uniforme, proporcionar despertar tranquilo, o que constitui um fator importante na evolução pós-operatória.

A Sociedade Americana de Anestesiologia publicou uma Força-Tarefa na gestão de dor aguda, recomendando terapia de analgesia multimodal sempre que possível. Estes incluem, entre outros, o bloqueio de nervo regional e no neuroeixo com anestésicos locais, bem como um regime de analgésicos não opioides em intervalos preestabelecidos de fármacos anti-inflamatórios não esteroides (AINEs), ciclooxigenase-2 selectivos (AINEs), coxibs e acetaminofeno, a menos que eles sejam contraindicados.[3]

Outros fármacos, como a cetamina e a clonidina, discutidos respectivamente nos Capítulos 52 e 53, são utilizados não só com o propósito de balancear a anestesia como também para prover analgesia pós-operatória, ou inibir a hipersensibilização central da dor. Os Capítulos 56 e 58 tratam respectivamente do uso dos opioides e dos anti-inflamatórios não hormonais. O Capítulo 130 trata da analgesia ambulatorial e domiciliar, em que vários analgésicos estão contemplados. A Parte 11 discorre sobre a anestesia locorregional e todos os bloqueios anestésicos são apresentados. Neste capítulo serão abordados os usos da dipirona, do paracetamol (acetaminofen), do ibuprofeno, docetarolaco, da gabapentina, da pregabalina, da lidocaína, da S(+) cetamina e da cúrcuma.

DIPIRONA

A dipirona (metamizol) é um derivado pirazolônico, sintetizada em 1921, introduzida na prática clínica em 1922, na Alemanha. A dipirona é amplamente empregada na América Latina e Europa como um eficiente analgésico não opioide para o alívio da dor, tanto aguda como crônica. Sua eficácia tem sido comprovada em diversos quadros álgicos, com evidência da sua utilidade no tratamento da dor pós-operatória, nas cólicas nefréticas, nas crises de enxaqueca, na dor dentária e nas dores do câncer.[4-11] Sua utilização determina também redução do consumo de opioides no período pós-operatório.[12-14]

O grande temor e motivo de discussão quanto ao seu uso é o risco de ocorrência de agranulocitose e anemia aplástica. Isso motivou a realização de um estudo multicêntrico, conduzido em vários países e que avaliou uma amostra populacional de 22 milhões de pacientes. Na realidade foi uma tentativa de quantificar riscos de desenvolvimento de problemas hematológicos associados ao emprego de vários analgésicos.[15] O estudo concluiu que nenhum caso de anemia aplástica pode ser atribuído ao emprego de dipirona, assim como ao de paracetamol.[15]

Estudos mais recentes têm verificado que o risco de agranulocitose é inferior a 1,1 por milhão de usuários, e o de anemia aplástica, próximo a zero.[16] No nosso meio, um estudo avaliou a incidência da anemia aplástica e os fatores de risco para desenvolvê-la, analisando a associação entre diversas categorias farmacológicas e o risco de induzirem essa doença, enfocando, principalmente, a dipirona. O estudo não demonstrou associação entre anemia aplástica e o uso de dipirona.[17]

Outro fato importante é a possibilidade de ocorrência de hipotensão arterial com o uso de dipirona, condição não observada em pacientes internados em unidade de terapia intensiva e que receberam 2 g do fármaco por via venosa.[14]

Além de analgesia, a dipirona também apresenta propriedades antitérmica, antiespasmódica e pequena atividade anti-inflamatória.

A dipirona sódica está disponível em formulações para uso por via oral, parenteral e retal, sendo bastante utilizada como agente único ou coadjuvante no tratamento da dor pós-operatória.

A dipirona é biotransformada em mais de 20 metabolitos por metilação, oxidação e hidrólise não enzimática. Os quatro principais metabolitos são: 4-metilaminoantipirina, 4-aminoantipirina, 4-acetilaminoantipirina e 4-formilaminoantipirina. Esses metabolitos correspondem a até 60% da dose administrada. A analgesia está relacionada principalmente com as concentrações dos metabolitos 4-metilaminoantipirina e 4-aminoantipirina. Esses metabólitos apresentam baixa ligação com as proteínas plasmáticas (10%), sofrem hidrólise hepática e são predominantemente excretados por via renal, sendo que sua depuração está reduzida em pacientes com insuficiência hepática ou renal.[15]

A biodisponibilidade da dipirona varia de acordo com a forma de apresentação e a via de administração, sendo 85% na forma de comprimidos, 89% na forma de gotas, 54% em supositórios e 87% após injeção por via muscular. Por via oral, a dipirona é rapidamente hidrolisada em 4-metilaminoantipirina, sendo quase totalmente absorvida nessa forma. Os quatro principais metabolitos atravessam a barreira hematoencefálica, permitindo, assim, a instalação de analgesia por ação central.[15]

A analgesia proporcionada pela dipirona é dose-dependente. O início de ação analgésica da dipirona nas diferentes vias varia de 30 a 60 minutos. Um estudo clínico, prospectivo e duplamente encoberto com placebo, realizado em cirurgias abdominais, verificou a importância da dose administrada no período pós-operatório quanto à variável analgesia conferida pela dipirona com o emprego de três diferentes doses (500 mg, 1.000 mg e 2.000 mg). Os autores ressaltaram a analgesia dose-dependente, ou seja, o aumento da dose resultou em diminuição da intensidade de dor avaliada pela escala verbal numérica. Doses menores que 1 g em adultos têm efeito antipirético; para analgesia, as doses necessárias são maiores, da ordem de 1,5 a 2 g, por via venosa ou oral, a cada 6 horas. Preconiza-se o uso de 25 a 30 mg . kg^{-1}, a cada 6 horas, em pacientes pediátricos, sendo a dose máxima diária de 8 g por dia. Para adultos a dose varia de 25 a 30 mg . kg-1, a cada 6 horas. Outras formulações disponíveis incluem supositórios, contendo 300 mg; suspensão oral, com 50 mg . mL^{-1} ou 500 mg . mL^{-1}; e comprimidos com 500 mg ou 1 g. Embora a dipirona tenha um alto índice terapêutico, não se recomenda sua administração em lactentes com idade inferior a 3 meses.[15]

Estudos comparativos têm sido realizados utilizando dipirona e outros analgésicos. Estudo comparando o grau de analgesia pós-operatória com o uso oral de dipirona, paracetamol ou tramadol para cirurgias ambulatoriais de mão demonstrou que os pacientes do grupo dipirona apresentaram menor consumo de medicação de resgate e menor frequência de distúrbios de sono em relação ao grupo que recebeu paracetamol.[19] Os pacientes relataram maior grau de satisfação com o fármaco em estudo. A dipirona resultou em analgesia efetiva em 69% e 85% dos pacientes no 1º e 2º dia de pós-operatório, respectivamente. O paracetamol mostrou analgesia eficaz em 60% dos pacientes. O tramadol determinou maior eficácia analgésica, evidenciada pelo menor grau de dor na escala analógica visual e menor consumo de medicação de resgate, porém com maior incidência de efeitos colaterais (40% a 60%), principalmente náuseas e fadiga, consequentemente com menor grau de satisfação dos pacientes.

Outros autores comparam a analgesia promovida por doses maiores de dipirona (30 a 35 mg . $kg1^{-1}$) com aquela proporcionada pela administração de opioides, tais como o tramadol, a meperidina e a morfina, descrevendo um efeito poupador de opioides atribuível à dipirona.[4,20,21]

Alguns autores avaliaram a analgesia conferida pela dipirona quando administrada após a incisão cirúrgica,[7,11,20] e outros buscaram verificar o seu efeito preemptivo,[22] verificaram que a administração da dipirona previamente à incisão cirúrgica, em pacientes submetidos a cirurgias abdominais de grande porte, determinou, em relação ao grupo que recebeu somente placebo, no período pós-operatório, uma redução do consumo de morfina por hora, avaliada pelo método de analgesia controlada pelo paciente, caracterizando eficácia preemptiva. Um estudo experimental[23] avaliou o potencial preemptivo da dipirona sódica num modelo de dor pós-operatória induzida em ratos, em estudo imunoistoquímico da expressão da proteína Fos na medula espinhal. Observou-se que a administração de doses maiores de dipirona antes da incisão cirúrgica relaciona-se à redução da expressão de proteína Fos nas lâminas mais profundas da medula espinhal de rato (lâminas V e VI), o que permite inferir que está relacionado com a sensibilização central, sugerindo, pelo aspecto anatomo-funcional, um possível valor preemptivo.

Além da importante propriedade analgésica já consagrada pelo uso ao longo do tempo, a dipirona apresenta atividade anti-inflamatória, embora pequena, que foi identificada em alguns modelos farmacológicos. Alguns autores[24] avaliaram os efeitos bioquímicos e farmacológicos da dipirona e de seus metabolitos sobre a cascata do ácido aracdônico e verificaram que os metabolitos 4-metilaminoantipirina e 4-aminoantipirina inibiram a síntese de prostaglandinas na faixa de 10-3 a 10-4 mol . L^{-1}, sendo, portanto, comparáveis ao ácido acetilsalicílico, enquanto os outros dois metabolitos mostraram-se praticamente inativos. Esses achados dão suporte ao conceito de serem esses metabolitos os responsáveis pelos efeitos analgésicos clínicos da dipirona.

Apesar de vários estudos comportamentais e eletrofisiológicos, o mecanismo de ação pelo qual se evidencia o efeito analgésico da dipirona ainda não está claramente elucidado. No entanto, parecem existir mecanismos centrais e periféricos.

Alguns trabalhos experimentais iniciais enfatizam a ação da dipirona sobre a hiperalgesia decorrente da lesão tecidual, tanto por inibição da ativação da adenilciclase por substâncias hiperalgicas como por um bloqueio direto do influxo de cálcio no nociceptor.[25] Um artigo[26] descreve a ativação de uma via arginina-óxido nítrico para explicar a analgesia periférica e espinhal da dipirona. Estudos experimentais sugerem que o seu efeito antinociceptivo periférico também decorre da ativação de canais de potássio sensíveis ao ATP.[27]

Alguns autores[28] procuraram investigar o mecanismo de ação analgésico da dipirona a partir de sua reconhecida propriedade antipirética, que decorre de sua capacidade de inibição de prostaglandinas no sistema nervoso central (SNC), notadamente no hipotálamo. Para esses autores, a propriedade analgésica da dipirona deve-se à ação de seus metabolitos sobre a síntese de prostaglandinas no SNC.

Recente revisão sistemática publicada pela Colaboração Cochrane concluiu que uma dose única de 500 mg de dipirona proporciona bom alívio da dor em 70% dos pacientes.[29]

Desse modo, parece que o mecanismo de ação da dipirona permanece não totalmente elucidado; a sua atividade analgésica parece decorrer de sua atividade tanto central quanto periférica, e em diferentes níveis de processamento da informação dolorosa.

Pelo exposto, fica evidente a utilidade da dipirona para prover analgesia em muitos tipos de procedimentos, porém deve ser ressaltado que são frequentes os relatos de manifestações alérgicas a esse fármaco e, assim, nesses pacientes ela está formalmente contraindicada.[30]

PARACETAMOL

O paracetamol (acetoaminofen) é o metabolito ativo da fenacetina, menos tóxico que esta e que apresenta propriedade analgésica e antitérmica, sendo praticamente destituído de atividade anti-inflamatória. O seu mecanismo de ação ainda é pouco conhecido, embora pareça envolver inibição da COX2 central e modulação das vias descendentes serotoninérgicas inibitórias.[31,32] Bloqueia, in vitro, ambas as isoformas da COX, porém esse efeito in vivo ocorre de maneira pouco intensa, o que pode explicar a ausência de atividade anti-inflamatória.[33] Na periferia bloqueia a condução nociceptiva dos quimiorreceptores sensíveis à bradicinina. A ação analgésica também envolve vias medulares dependentes de NO e de substância P.50

O paracetamol é um fármaco que apresenta rápida absorção quando administrado por via oral e pico plasmático em 30 a 60 minutos. Sua biodisponibilidade por via oral é de 70% a 100%. É metabolizado no fígado e eliminado na urina. Liga-se fracamente às proteínas plasmáticas de modo dose-dependente (de 5% a 50%) e apresenta meia-vida de eliminação entre 1,5 e 2 horas. A duração da analgesia após dose única varia de 4 a 6 horas.[32]

No fígado, o paracetamol é metabolizado pelo sistema microssomal P450, variedade CYP2E1. A conjugação com ácido glicurônico é da ordem de 60% da dose administrada. Os demais metabolitos são conjugados sulfúricos em 35% e com cisteína em 3%. Apenas 1% do fármaco sofre hidroxilação pelas isoformas CYP2E1, CYP3A4 e CYP1A2 em metabolitos eletrofílicos altamente reativos, principalmente N-acetil-p-benzoquinona-imina, que é neutralizado por meio da sua conjugação com sulfidrilas presentes na glutationa hepática. Doses acima de 90 mg . kg^{-1} de paracetamol depletam a glutationa disponível. Essa depleção faz com que ocorra interação com grupos sulfidrilas das proteínas dos hepatócitos. Tal ocorrência pode levar à oxidação e morte celular, resultando em necrose e insuficiência hepáticas. Assim, a dose diária não pode ultrapassar de 90 mg . kg^{-1}, sendo a faixa de 4 a 90 mg . kg^{-1} considerada segura.

O paracetamol não possui índice terapêutico amplo, ou seja, não permite o uso de doses elevadas para obtenção de maior qualidade analgésica, pois há casos descritos de hepatotoxicidade dose-dependente. Isto foi verificado tanto em pacientes hepatopatas como naqueles com função hepática normal.[34,35] Assim sendo, trata-se de um fármaco bem tolerado e com poucos efeitos colaterais nas doses recomendadas, porém os pacientes com etilismo crônico e/ou hepatopatias prévias podem apresentar importante hepatotoxicidade, mesmo quando utilizadas doses terapêuticas habituais.[32]

Pode-se citar como vantagens no emprego deste analgésico o fato de não irritar a mucosa gástrica e de não interferir com a função plaquetária. O pior evento adverso é a necrose hepática aguda, que decorre de uma forte ligação covalente de um metabolito tóxico, a N-acetil-p-benzoquinona, ao DNA e às proteínas estruturais do hepatócito. Na maioria dos indivíduos hígidos, esse metabolito é inativado pela glutationa hepática. Nas situações em que essa substância encontra-se reduzida, que justamente ocorre nas hepatopatias, notadamente nas de etiologia alcoólica, esse metabolito liga-se às proteínas da célula hepática.[35] O risco pode ser maior na interação do paracetamol com barbituratos, carbamazepina, hidantoinatos, rifampicina e sulfimpirazona. O risco pode ser minimizado se o diagnóstico for precoce e a sobredosagem tratada pela administração de N-acetilcisteína ou de glutationa.

As crianças abaixo de 6 anos de idade parecem ser mais resistentes à hepatotoxicidade, provavelmente pelas características farmacocinéticas e farmacodinâmicas próprias da idade. Apresentam maior volume de distribuição, imaturidade do sistema microssomal P450 e maior síntese de glutationa.[36,37] Recomenda-se a dose máxima diária de 4 a 5 g/dia. Alguns autores admitem que esta dose pode ser calculada em torno de 1 g/10 kg de peso corporal/dia.[38]

As doses recomendadas para adultos situam-se em 500 a 1.000 mg a cada 4 a 6 horas. Doses acima de 1.000 mg é de pouco benefício, considerando-se a curva dose-resposta deste fármaco. Para as crianças, as doses recomendadas são de 10 a 15 mg . kg^{-1} a cada 4 a 6 horas. Em nosso país dispomos, no momento, das apresentações por via oral (comprimidos e gotas). A apresentação em comprimidos pode ser de 500 ou 750 mg; a solução oral apresenta 1 mL = 200 mg, e uma gota equivale, portanto, a 10 mg. As crianças devem receber 1 gota/kg até o máximo de 35 gotas/dose, e os adultos, 35 a 55 gotas até três a cinco vezes/dia. Deve ser ressaltado que o uso diário de paracetamol em doses superiores a 1,4 g aumenta o risco de insuficiência renal crônica em pacientes com doença sistêmica ou renal preexistente.[39]

Na Europa existe a apresentação parenteral, que veicula o propacetamol, um fármaco precursor do paracetamol. Alguns autores, estudando analgesia pós-operatória em cirurgias ortopédicas com esse fármaco, verificaram seu efeito poupador de opioides, avaliado por meio da redução do consumo de morfina pelo método de analgesia controlada pelo paciente. Eles sugerem o seu emprego como alternativa aos anti-inflamatórios não hormonais em associação aos opioides.[40]

A Tabela 55.1 mostra as doses e as vias de administração da dipirona e do paracetamol em crianças.

IBUPROFENO

O ibuprofeno é um derivado do ácido propiônico, com efeitos inflamatórios, antipiréticos e analgésicos como a maioria de outros AINEs. Foi desenvolvido no Reino Unido em meados de 1960.[41] A forma oral tem sido comercializada desde 1969 no Reino Unido e desde 1974 nos Estados Unidos. No Brasil temos apresentação em comprimidos e gotas.

O efeito analgésico de ibuprofeno está relacionada com a inibição rápida e reversível das isoenzimas COX-1 e COX-2, impedindo a produção de prostaglandinas. Como a maioria dos outros AINEs, sua ação analgésica, antipirética e anti-inflamatória parece funcionar principalmente através da inibição da COX-2, enquanto a inibição da COX-1 é responsável pelos efeitos secundários indesejados, principalmente no aparelho gastrintestinal e no rim.[43,44]

A seletividade dos AINEs individuais para COX-1 e COX-2 está intimamente relacionada com a probabilidade de efeitos adversos indesejados. Um fármaco que tem uma proporção de inibição da COX-1:COX-2 superior a 1 tende a ser associado com eventos adversos de maior intensidade do que aqueles com razão de inibição COX-1:COX-2 inferior a 1.

Doses de ibuprofeno oral de 2.400 mg/dia demonstraram inibição da atividade da COX-1 em 88,7% e da atividade da COX-2 em 71,4% em estudo em voluntários saudáveis.

O ibuprofeno inibe 2,5 vezes mais a COX-1 do que a COX-2, sendo que o cetorolaco inibe a COX-1 300 vezes mais do que a COX-2 em seres humanos.[44-47]

Tal como acontece com muitos outros AINEs, o ibuprofeno é composto de uma mistura racêmica de isômeros S e R. Embora o enantiômero R seja farmacologicamente inativo *in vivo* e *in vitro*, o enantiômero S provou ser a etiologia da atividade clínica do ibuprofeno.

No entanto, o enantiômero R é lenta e incompletamente (aproximadamente 60%) convertido ao enantiômero S no plasma de adultos, atuando assim como um reservatório para a manutenção da concentração circulante de ibuprofeno.

Para o tratamento da dor em adultos, a dose recomendada de ibuprofeno por via intravenosa ou oral é de 400 a 800 mg a cada 6 horas, não excedendo 3.200 mg/dia.[48] Em estudo com voluntários saudáveis, 12 adultos foram selecionados para receber uma dose intravenosa única de 800 mg de ibuprofeno ou placebo, e a administração oral de 800 mg de ibuprofeno ou de placebo, sendo o ibuprofeno por via venosa comparado com o ibuprofeno por via oral. Os parâmetros farmacocinéticos foram observados como sendo semelhantes, porém o de ibuprofeno demonstrou maior concentração plasmática máxima e menor tempo para atingir a concentração plasmática máxima, quando comparado com a administração oral.[49]

Para analisar a eficácia terapêutica do ibuprofeno intravenoso para o tratamento da dor pós-operatória em pacientes adultos submetidos a cirurgia ortopédica ou abdominal, três ensaios duplamente encobertos e randomizados foram realizados. Em dois estudos o ibuprofeno intravenoso foi administrado no início do fechamento das feridas, em pacientes submetidos a cirurgias ortopédicas ou abdominais.[50,51] Um total de 319 pacientes e 406 pacientes foram incluídos em cada estudo e randomicamente designados para receber 400 mg ou 800 mg de ibuprofeno por via venosa ou placebo a cada 6 horas até 120 horas, e 800 mg de ibuprofeno por via venosa ou placebo a cada 6 horas até 24 horas no pós-operatório.[50,51] Em ambos os estudos, a administração de 800 mg de ibuprofeno intravenoso resultou numa diminuição significativa no consumo de morfina durante as primeiras 24 horas após a operação em comparação com placebo. Comparado com placebo, ambas as doses de ibuprofeno intravenoso administrado a cada 6 horas resultaram em uma diminuição significativa nos escores de dor em repouso e movimento durante as primeiras 24 horas. Em outro estudo randomizado, foi realizada administração intravenosa de 800 mg de ibuprofeno em

TABELA 55.1
DOSES DE DIPIRONA E PARACETAMOL.

Medicamentos	Doses	Intervalos	Apresentação e dose máxima
Dipirona EV	20-25 mg.kg^{-1}	A cada 6 horas	Ampola com 500 mg.mL^{-1}
Dipirona supositório	20-25 mg.kg^{-1}	A cada 6 horas	Supositório com 300 mg
Dipirona VO	20-25 mg.kg^{-1}	A cada 6 horas	Solução oral com 50 mg.mL^{-1}
Paracetamol VO	10-20 mg.kg^{-1}	A cada 6 horas	Solução com 100 ou 200 mg.mL^{-1} Dose máxima diária de 90 mg.kg^{-1}
Paracetamol supositório	Administração inicial de 40-45 mg.kg^{-1}, seguida de 10-15 mg.kg^{-1}	A cada 6 horas	Absorção retal irregular Limite de 90 mg.kg^{-1} por dia

comparação com um grupo controle que recebeu um placebo, sendo as doses administradas já no período pré-operatório em pacientes ortopédicos, considerando o efeito do ibuprofeno na analgesia preemptiva.[52] Nesse estudo, os pacientes receberam quatro doses de placebo ou 800 mg de ibuprofeno a cada 6 horas. Comparado com o placebo, houve uma diminuição significativa do consumo de morfina de 30,9% no grupo do ibuprofeno. Comparado com o grupo placebo, houve também uma redução substancial dos níveis de dor no pós-operatório imediato no grupo ibuprofeno, demonstrando o possível efeito analgésico preemptivo do ibuprofeno administrado no pré-operatório.[52] Nos três estudos, não houve variações significativas na incidência global de efeitos adversos graves, e a dose diária de 3.200 mg de ibuprofeno foi bem tolerada.[50-52]

Os efeitos colaterais mais comuns após o tratamento com ibuprofeno por via venosa em ensaios clínicos para controle da dor pós-operatória foram náuseas, flatulência, hemorragia, vômitos, dor de cabeça, tontura e retenção urinária, além de todos os efeitos adversos inerentes aos AINH, como elevar o risco de eventos cardiovasculares trombóticos, sangramento gastrintestinal, aumento das enzimas hepáticas, início ou agravamento da hipertensão arterial, retenção de líquidos, entre outros. O ibuprofeno é contraindicado em doentes com asma, reações alérgicas a aspirina e a outros anti-inflamatórios não esteroides e pacientes submetidos a intervenções coronárias ou cirurgia de revascularização miocárdica. Deve ser utilizado com cautela em pacientes com história de hemorragia gastrintestinal ou úlcera gástrica, insuficiência hepática e doenças renais, hipertensão arterial, insuficiência cardíaca e pacientes idosos.

Um estudo mostrou que, se um sangramento intraoperatório de grande quantidade é esperado ou risco de sangramento após cirurgia é possível, a administração de ibuprofeno no pré ou no perioperatório deve ser avaliada com cautela, pois o ibuprofeno oral inibe a atividade do tromboxano B2, a agregação plaquetária e pode prolongar o tempo de hemorragia quando comparado com o placebo.[46]

A Figura 55.2 mostra uma visão geral da farmacocinética e dos efeitos farmacodinâmicos dos anti-inflamatórios não hormonais.

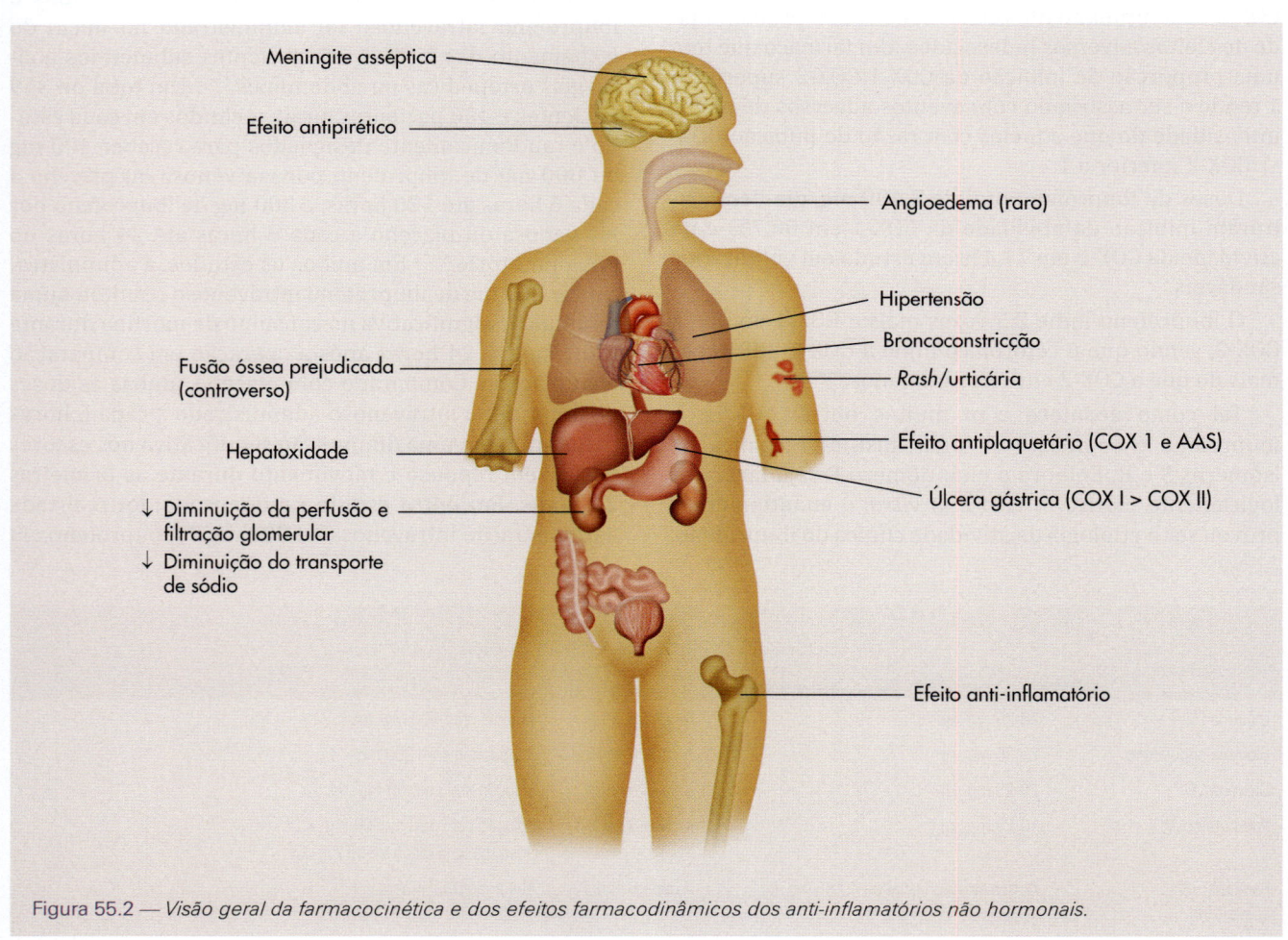

Figura 55.2 — *Visão geral da farmacocinética e dos efeitos farmacodinâmicos dos anti-inflamatórios não hormonais.*

CETAROLACO

O cetarolaco é um anti-inflamatório não hormonal (AINH) derivado do ácido heteroarilacético com atividade analgésica, anti-inflamatória e antipirética. O seu principal mecanismo de ação é através da inibição da prostaglandina sintetase.

A sua biodisponibilidade oral é entre 80% e 100%, sendo semelhante à administração por via intramuscular ou endovenosa. Como a maioria dos AINEs, é altamente ligado às proteínas plasmáticas e portanto seu volume de distribuição aparente é pequeno (< 0,3 L/kg). Em ratos, as concentrações mais elevadas de cetorolaco foram encontradas no rim, fígado e pulmões com baixas concentrações nos músculos e no baço. É metabolizado principalmente no fígado por conjugação com ácido glicurônico e possui eliminação renal. Observa-se início de efeito clínico em aproximadamente 30 minutos, com efeito de pico ou concentração plasmática máxima em 1 a 2 horas após uma única administração oral, retal, subcutânea ou intramuscular, com duração de ação de 4 a 6 horas.

A meia-vida de eliminação do cetarolaco é de cerca de 5 horas em indivíduos saudáveis, mas pode ser prolongada até 6 ou 7 horas em idosos e 9 a 10 horas em doentes com insuficiência renal.

No manejo da dor pos-operatória, o cetarolaco tem demonstrado ser muito útil, com efeito poupador de opioides e eficácia semelhante à morfina no tratamento da dor moderada.[53,54]

Algumas preocupações relacionadas com o perfil de segurança renal exigiram modificações da dose do cetarolaco no período perioperatório. Inicilmente, a medicação era administrada a uma dose inicial de 60 mg, seguida de 30 mg a cada 4 horas, e alguns casos de necrose tubular aguda foram relatados. Hemorragia gastrintestinal e sangramento no local da operação também foram notificados e são associados, na sua maioria, com idade avançada do paciente, duração da terapia para além de 5 dias ou doses mais elevadas.

As recomendações de dose foram reduzidas em mais de 50%, sendo orientado 30 mg IV para dose única em pacientes hígidos ou 15 mg IV, se a idade do paciente for superior a 65 anos ou peso corporal inferior a 50 kg.

Para administração de doses múltiplas, 30 mg a cada 6 horas, sem exceder 120 mg em um período de 24 horas, e naqueles com mais de 65 anos ou com peso inferior a 50 kg, a dose deve ser de 15 mg a cada 6 horas, sem exceder 60 mg em 24 horas. Em nenhuma circunstância a administração de cetarolaco deve ir além de 5 dias de terapia.[55,56]

Recente revisão sistemática concluiu que a utilização de cetarolaco em dose única foi eficaz para reduzir a dor pós-operatória, bem como episódios de náuseas e vômitos. Uma dose de 60 mg cetorolaco demonstrou benefícios significativos, mas a evidência não foi suficiente com 30 mg de cetorolaco.[57]

GABAPENTINA E PREGABALINA

A gabapentina e a pregabalina foram incorporadas como adjuvantes ao regime multimodal em razão de suas propriedades anti-hiperálgica e antialodínica.[58-62] Elas potencializam a analgesia e reduzem o grau de sensibilização central e o consumo pós-operatório de opioides. Atuam nos canais de cálcio tipo P/Q voltagem-dependentes, localizados nos neurônios pré-sinápticos do corno dorsal da medula e dos gânglios da raiz dorsal, resultando na inibição do influxo neuronal de cálcio, diminuindo a liberação de neurotransmissores excitatórios na medula espinhal, como glutamato, aspartato, substância P e peptídeo relacionado com o gene da calcitonina.[63] Atenuam o grau de hiperexcitabilidade neuronal e de sensibilização central proveniente do excesso de informação nociceptiva proveniente da periferia.[62] Não possuem atividade GABAérgica intrínseca, não são convertidas metabolicamente em GABA ou em seu antagonista e não bloqueiam sua recaptação ou metabolismo. Não exercem efeito sobre a função cardiovascular. Apresentam propriedade ansiolítica e atenuam o fenômeno de tolerância decorrente do uso crônico de opioides. O efeito poupador de opioides proporciona menor incidência de náuseas, vômitos, retenção urinária e íleo paralítico no período pós-operatório. Alguns autores admitem que o grau de analgesia proporcionado por esses fármacos é equiparável ao conferido pelos anti-inflamatórios não hormonais e superior ao do tramadol e do paracetamol.[58-61,64]

A gabapentina é um análogo estrutural do neurotransmissor ácido γ-aminobutírico (GABA). Sua absorção por via oral é dose-dependente, sem estabelecer relação linear. A biodisponibilidade é variável: com a dose de 300 mg é de 60%, e com a dose de 600 mg é de 40%. Seu volume de distribuição de 0,6-0,8 L.kg^{-1} e sua taxa de ligação proteica é muito baixa. O pico de concentração plasmática é alcançado em 2 a 3 horas. A gabapentina é pouco metabolizada, não provoca indução das enzimas microssomais hepáticas, sendo eliminada *in natura* na urina e nas fezes. Seu $T_{1/2}\beta$ é de 4,8-8,7 horas.

A gabapentina apresenta efeitos adversos, como sonolência, tonturas, astenia, cefaleia, náuseas, ataxia, ganho de peso, ambliopia e convulsões. Seu uso não foi liberado na gestação ou durante a amamentação.[58-60]

Alguns estudos mostram que a administração de gabapentina perioperatória reduz o escore de dor e consumo de opioides de resgate, porém outros estudos não conseguiram determinar tal benefício.[58-60]

Estudo em pacientes submetidas à histerectomia sob anestesia geral mostrou redução dos índices de dor e das necessidades de opioides no pós-operatório com a associação gabapentina e paracetamol, que foi superior ao resultado da gabapentina isoladamente.

A dose recomendada por via oral é de 300 mg a cada 8 horas, podendo ser aumentada até o máximo de 2.400 mg por dia. Em crianças, a dose preconizada é de 10 mg.kg^{-1} a cada 8 horas.

A pregabalina também é um análogo do GABA. Apresenta maior lipossolubilidade que a gabapentina, o que facilita sua penetração pela barreira hematoencefálica. É empregada em diversas síndromes dolorosas, como dor pós-operatória e neuropática, e também como fármaco anticonvulsivante, ansiolítico e modulador do sono, melhorando a qualidade deste e diminuindo a frequência de despertar noturno.

A pregabalina tem afinidade seis vezes maior do que a gabapentina pelos canais de cálcio tipo P/Q voltagem-dependentes. Seu mecanismo de ação é equivalente ao da gabapentina.[59,64]

A biodisponibilidade por via oral da pregabalina é de mais de 90%. O pico de concentração plasmática ocorre em uma hora após a ingestão. Seu $T_{1/2}\beta$ é de 5,5 a 6,7 horas.

A pregabalina não se liga às proteínas séricas e também não sofre metabolização hepática. A eliminação é preferencialmente renal (cerca de 98%) *in natura*. Seus efeitos adversos incluem: sonolência, tontura, xerostomia, distúrbios visuais, edema periférico, ganho de peso, mioclonia e ginecomastia.[58,64]

A dose terapêutica por via oral é de 50 a 100 mg a cada 8 horas, iniciando-se com dose menor até atingir 300 mg por dia após uma semana.[61,64]

A Figura 55.3 mostra um resumo dos efeitos terapêuticos e eventos adversos dos gabapentinoides.

LIDOCAÍNA EM INFUSÃO CONTÍNUA

A lidocaína é um anestésico local do tipo amida, com volume de distribuição de 91 L.kg^{-1} e meia-vida de eliminação de 80 a 140 minutos. Aproximadamente 90% da sua depuração ocorre por meio do fígado e apenas 10% é excretado inalterado por via renal. O estado de equilíbrio é alcançado após um *bolus* de 1 a 1,5 mg.kg^{-1} e taxas de infusão de 0,9-3,6 mg.kg.$^{-1}$h^{-1}. Essas doses geralmente resultam em níveis plasmáticos de 1,3 a 3,7 μg.mL^{-1}.

O mecanismo de ação da lidocaína, visando a diminuição da sensibilização central, é a depressão seletiva da transmissão da dor na medula espinhal. Além disso, o fármaco reduz a ativação das fibras nervosas periféricas A delta e fibras não mielinizadas C com ações farmacológicas a partir do bloqueio dos canais de Na+, Ca+ e K+ ATP- dependentes e inibição de taquicininas na medula

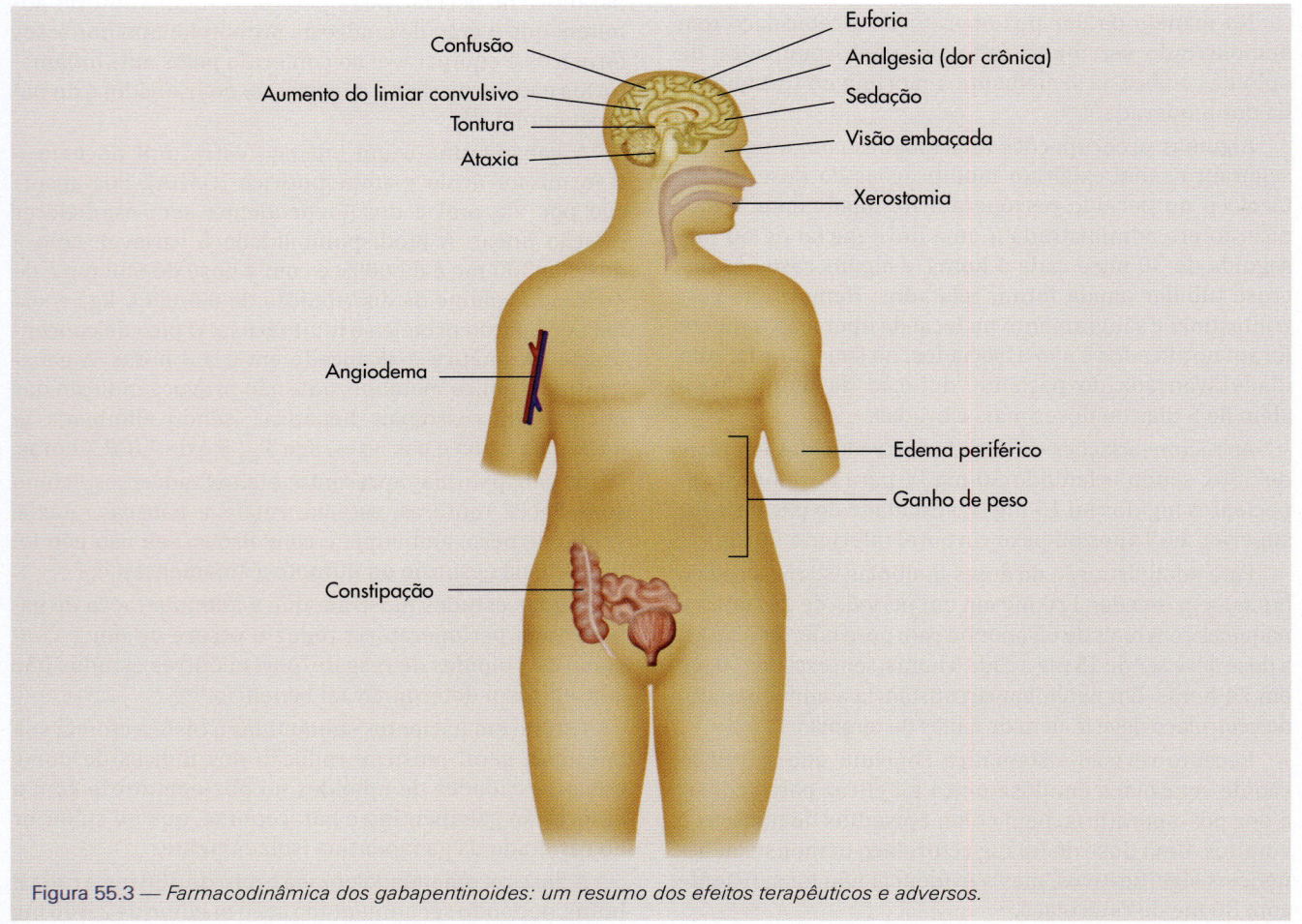

Figura 55.3 — *Farmacodinâmica dos gabapentinoides: um resumo dos efeitos terapêuticos e adversos.*

espinhal, de substância P, da atividade do glutamato em neurônios do corno dorsal da coluna vertebral e bloqueio dos receptores NMDA.[65-68]

Sua ultilização em infusão contínua foi recentemente descrita como adjuvante eficaz para cirurgia abdominal, colecistectomia laparoscópica, colectomia e prostatectomia radical retropúbica. O uso de lidocaína sistêmica foi associado à redução da dor pós-operatória de qualquer espécie, tais como dor espontânea em repouso, dor durante movimentos respiratórios e dor visceral.

Estudos mostram que na administração em *bolus*, por via venosa, de lidocaína e manutenção com infusão contínua em cirurgias ginecológicas abertas ou laparoscópicas e cirurgia intestinal, os resultados obtidos, quando considerados seus efeitos na analgesia pós-operatória e recuperação da cirurgia, foram escores de dor menores no grupo lidocaína do que no grupo controle em 24 horas; íleo pós-operatório menor com lidocaína do que com placebo, menor tempo de internação, redução do consumo de opioides, diminuição de náusea e vômitos no pós-operatório e retorno mais rápido da função intestinal, não sendo relatado nenhum evento adverso tóxico.[67,68]

Certos aspectos de uso de lidocaína por via venosa ainda não foram estabelecidos. Assim sendo, resta saber se os protocolos descritos são seguros para os pacientes de alto risco cardíaco e qual ajuste da dose deve ser feito para pacientes hepatopatas e nefropatas, além da necessidade de se definir se a monitorização da concentração sérica de lidocaína deve ser ultilizada quando do uso pós-operatório de lidocaína venosa em infusão contínua e quais as interações existentes entre a lidocaína e outros fármacos (p. ex., β-bloqueadores, antiácidos).

O início da utilização de lidocaína em infusão contínua deve acontecer 30 minutos antes da incisão cirúrgica, sendo administrado 1,5 mg.kg^{-1} nesse período, seguido de infusão contínua de 1,5-2 mg.kg^{-1}.h^{-1} no período intraoperatório. São descritas ainda doses de infusão contínua de 1,3 a 2 mg.kg^{-1}.h^{-1} em até 48 horas de pós-operatório.

Recente revisão sistemática da Colaboração Cochrane, avaliando a infusão intravenosa contínua de lidocaína perioperatória para dor e recuperação pós-operatória, encontrou evidências de diminuição dos escores na pontuação da dor fraca a moderada, especialmente na fase de pós-operatório imediato com diminuição da náusea pós-operatória com evidência limitada de impacto sobre outros desfechos clínicos relevantes, tais como a recuperação gastrintestinal, tempo de internação hospitalar e consumo de opioides.[69]

S(+) CETAMINA EM INFUSÃO CONTÍNUA

A S(+) cetamina é um antagonista do receptor NMDA que possui potência analgésica duas vezes maior que a mistura racêmica,[70,75] além de possuir uma afinidade de 3 a 4 vezes maior pelo fenciclidínico intracanal, que é o local de ação nos receptores NMDA, provocando alteração do seu tempo de abertura, agindo por meio de bloqueio não competitivo.[70]

Sugere-se que a ativação de neuroreceptores N-metil-D-Aspartato (NMDA) seja um mecanismo importante na gênese da sensibilização central aos estímulos nociceptivos cirúrgicos, bem como o mecanismo principal da hiperalgesia induzida por opioide associado a um estado de excitabilidade no corno dorsal da medula, com resposta facilitada aos estímulos sensitivos.

O receptor NMDA possui duas subunidade: NR1A/B e NR1A/2B. Particularmente importante é a subunidade 2B (NR2B), que apresenta função importante na gênese da hiperalgesia inflamatória, no desenvolvimento da dor neuropática,[76,77] bem como na hiperalgesia induzida pelo remifentanil, sendo que o aumento da foforilação da tirosina nessa subunidade pode ser prevenido pelo uso de cetamina[86] ou de seu isômero S(+) cetamina (Figura 55.4).

Embora a S(+) cetamina atue em uma variedade de receptores, os efeitos analgésicos decorrem principalmente da sua propriedade antagonista do receptor NMDA por meio da prevenção da sensibilização central.[78,80] A cetamina inibe o receptor NMDA por dois mecanismos distintos: redução do tempo médio do canal e diminuição da frequência de abertura do canal por mecanismo alostérico. Por isso, rotineiramente serve como uma ferramenta útil para estudar o papel do receptor NMDA numa variedade de modelos animais e humanos.

A infusão contínua do remifentanil está associada com desenvolvimento da hiperalgesia induzida por opioides.[80,81] Estudos experimentais indicam que a tolerância desenvolve-se rapidamente com infusão de opioides potentes e de curta duração, como o remifentanil. O mecanismo envolvido é ativação dos receptores N-metil-D-Aspartato (NMDA) no corno dorsal da medula,[73,78,79] inativação dos receptores opioides μ,[83] liberação espinhal de dinorfina[84] e suprarregulação de monofosfato cíclico de adenosina.[85]

A fosforilação da tirosina na subunidade NR2B desempenha um papel importante na indução de potencial de longo prazo (LTP), que é um fenômeno relacionado com a sensibilização central,[72] bem como associado ao início e ao desenvolvimento da hiperalgesia inflamatória.[73] Outro estudo mostrou que a fosforilação da tirosina na subunidade NR2B aumentou acentuadamente na hiperalgesia induzida pelo remifentanil e sustenta que esse aumento pode ser prevenido pela cetamina.[86] Yuan e col. sugerem que a ativação de glicogênio sintase quinase (GSK-3[beta]) contribui para o desenvovimento da hiperalgesia induzida pelo remifentanil, via regulação das subunidades dos receptores NMDA (NR1 e NR2B) na medula espinhal, e que a inibição de GSK-3 [beta] pode ser eficaz para o tratamento da hiperalgesia.[87]

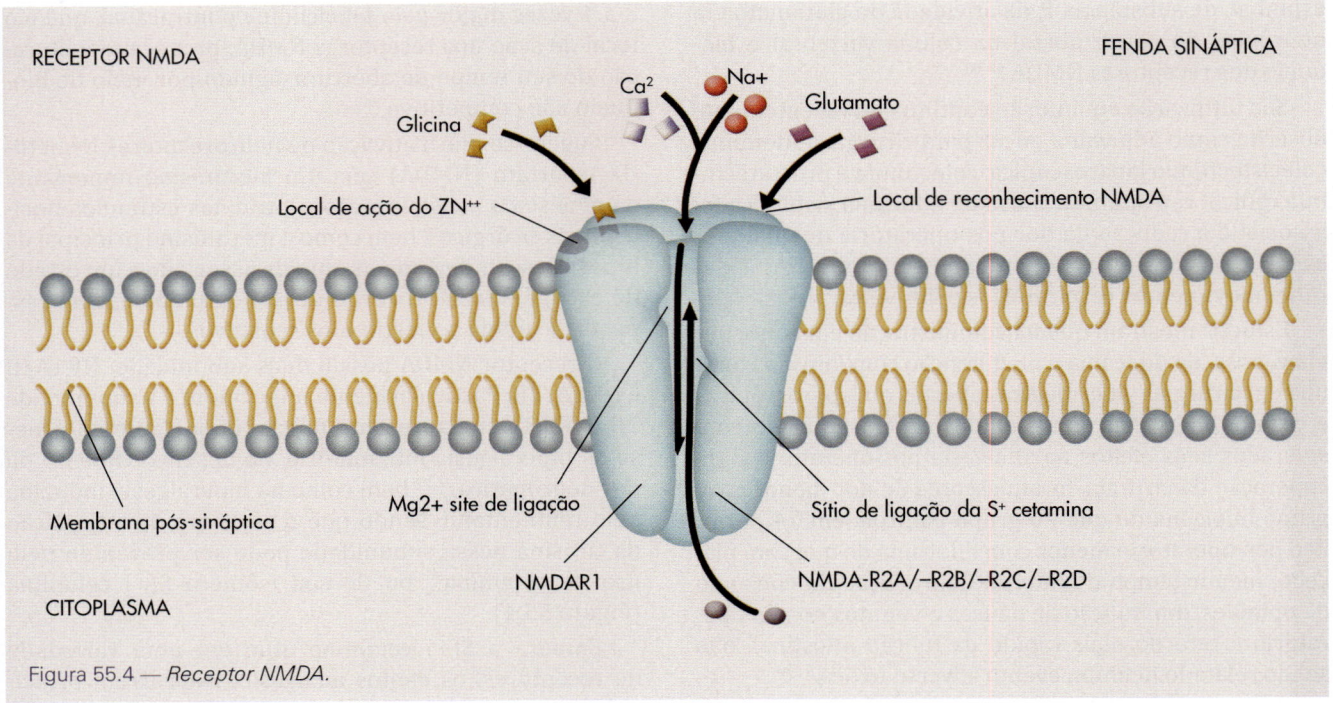

Figura 55.4 — *Receptor NMDA.*

O bloqueio do receptor NMDA por administração da cetamina ou S(+) cetamina suprimiu o desenvolvimento da hiperalgesia induzida por opioides e a sensibilização central induzida pela lesão mesmo em doses subanestésicas.[89]

Em estudos clínicos, a cetamina e a S(+) cetamina têm se mostrado benéficas no controle da dor aguda pós-operatória numa variedade de procedimentos cirúrgicos. Os resultados mostram que escores de dor e consumo de analgésicos foram reduzidos mesmo após término da duração clínica dos fármacos.

Revisão sistemática concluiu que a utilização endovenosa de cetamina é um complemento eficaz para analgesia pós-operatória, e seu benefício foi observado em cirurgias abdominais, torácicas e ortopédicas.[79] No entanto, resultado oposto foi a conclusão de uma metanálise sobre a utilização de antagonistas de receptor NMDA para o controle da dor e hiperalgesia induzida pelo remifentanil.[78] Recente revisão sistemática com metanálise mostrou aumento de dor e do consumo de morfina no pós-operatório em pacientes que receberam altas doses de remifentanil no intraoperatório.[90]

Hang e col. concluíram que a ED50 e a ED95 de cetamina para a prevenção de hiperalgesia pós-operatória após anestesia com remifentanil são 0,24 mg.kg^{-1} e 0,33 mg.kg^{-1}, respectivamente.[3] Em outro estudo, Untergehrer e col. utilizaram de 0,25 a 0,50 mg.kg.h como dose subanestésica de S(+) cetamina.[88]

Para uma concentração de S(+) cetamina na biofase entre 70 e 100 ng.mL, a administração em infusão contínua, visando diminuir a ocorrência de efeitos indesejáveis, deve ser realizada da seguinte forma (Figura 55.5). Outro método, é a utilização de doses em *bolus* entre 0,15 a 0,25 mg/kg logo após a indição anestésica, seguido de infusão contínua entre 0,15 e 0,25 mg/kg/h.

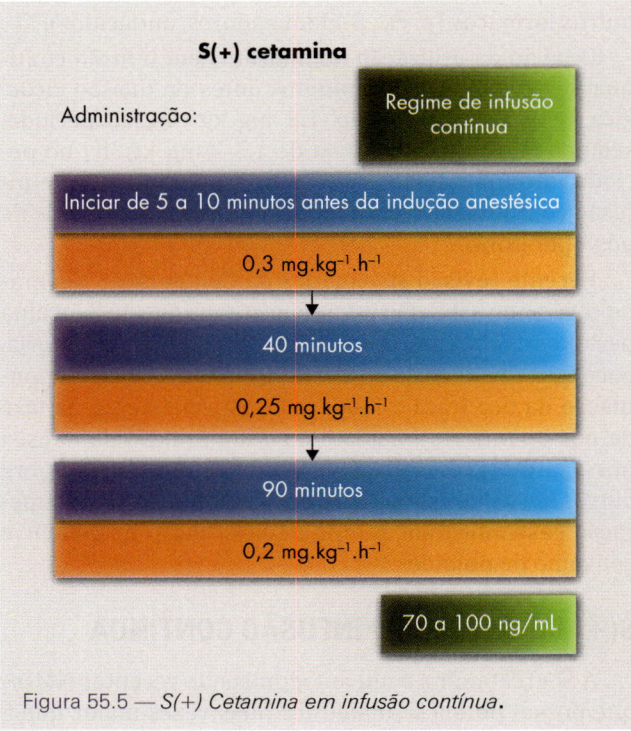

Figura 55.5 — *S(+) Cetamina em infusão contínua.*

CÚRCUMA

Curcuma longa (curcuma) é uma erva medicinal chinesa com uma longa história de uso em tratamento de patologias inflamatórias na China e no Sudeste Asiático.[91] Possui três curcuminoides (curcumina, desmetoxicurcumina e bisdemetoxicurcumina), óleos voláteis, proteínas, açúcares e resinas.

A curcumina controla a inflamação, o crescimento celular e apoptose, sendo assim útil para evitar e tratar algumas doenças graças à sua atividade antioxidante e anti-inflamatória com um excelente perfil de segurança.[92] Demonstrou ser uma molécula altamente pleiotrópica, interagindo com numerosos alvos moleculares inflamatórios. Ensaios clínicos *in vitro* e *in vivo* indicam que a curcumina pode ser um potencial agente terapêutico em muitas doenças crônicas, tais como doenças inflamatórias intestinais, artrite, pancreatite e uveíte anterior crônica.[93]

A inflamação é uma resposta adaptativa fisiológica induzida por eventos deletérios, incluindo lesões de tecidos e infecções. Estudos observacionais revelaram que a inflamação é o produto de uma série complexa de respostas desencadeadas pelo sistema imunológico. A inflamação causa também uma gama de morbidades fisiológicas e patológicas,[94] com aumento dos níveis de marcadores de inflamação, peróxidos lipídicos e radicais livres. Também foi levantada a hipótese de que a inflamação desempenha um papel central no processo de cicatrização de feridas e no combate à infecção.

O estresse oxidativo e a lesão oxidativa estão envolvidos na fisiopatológico de várias doenças inflamatórias e degenerativas crônicas, como aterosclerose, doença de Alzheimer e desordens metabólicas. São causadas provavelmente por uma inflamação de baixa intensidade impulsionada pela concentração de oxigênio, como demonstrado pelo aumento de citocinas pró-inflamatórias, como IL-6, IL-1 e TNF-α e os genes codificados por ativação do fator nuclear kappa B (NF-kB).[95,96]

O estresse oxidativo é definido como um distúrbio no equilíbrio entre a produção de espécies reativas de oxigênio ou ROS e das defesas antioxidantes. Esse desequilíbrio faz com que ocorram danos biomoleculares e celulares importantes, bem como impactos potenciais sobre os diferentes órgãos e sistemas.[97] As ROS desempenham um papel central sobre a produção de NF-kB e vias de TNF-α, estando localizadas no centro da resposta inflamatória. O radical hidroxila é, provavelmente, a mais nociva de todas as ROS. Uma representação esquemática indica as três fases envolvidas na amplificação da inflamação, seja através de um *feedback* positivo entre NF-kB e TNF-α, seja pela interação das ROS com NF-kB, aumentando da produção de TNF-α. Ambos os ciclos podem ser bloqueados usando H2 como antioxidante, eliminando os radicais diretamente ou através das vias de produção do NF-kB.[98,99]

O fator nuclear eritroide-2 (Nrf2) é altamente relacionado com o estresse oxidativo na inflamação.[100] O papel de Nrf2 foi estudado no rim e no coração num modelo de lesão renal crônica, em modelos de danos neuronais induzidos pelo ácido quinolínico e nos neurônios de grânulos cerebelares em cultura.[101-104] Existem também estudos que indicam uma regulação recíproca de Nrf2 e NF-kB, sugerindo um papel anti-inflamatório de Nrf2, sendo que grande número de artigos relata que Nrf2 está associado com MAPK, NF-kB e PKC via PI3K.[105,106] Assim, o Nrf2 pode desempenhar um papel importante de proteção de múltiplos órgãos contra danos oxidativos.[107] Além disso, as evidências também sugerem que a disfunção mitocondrial é um mecanismo patológico importante em doenças neurodegenerativas, dano renal, obesidade, diabetes, fígado e lesões pulmonares.[108]

Diversos mecanismos pelos quais a curcumina pode mostrar sua atividade anti-inflamatória foram propostos (Figuras 55.6 e 55.7). Sugeriu-se que a curcumina alivia o estresse através da via Nrf2-KEAP1. A curcumina pode suprimir vias pró-inflamatórias relacionadas com a maioria das doenças crônicas e bloquear tanto a produção de TNF-α quanto a sinalização celular mediada por TNF-α em vários tipos de células. A curcumina pode também ser um bloqueador de TNF-α *in vitro* e de estudos *in vivo* por ligação direta ao TNF-α.[109-111]

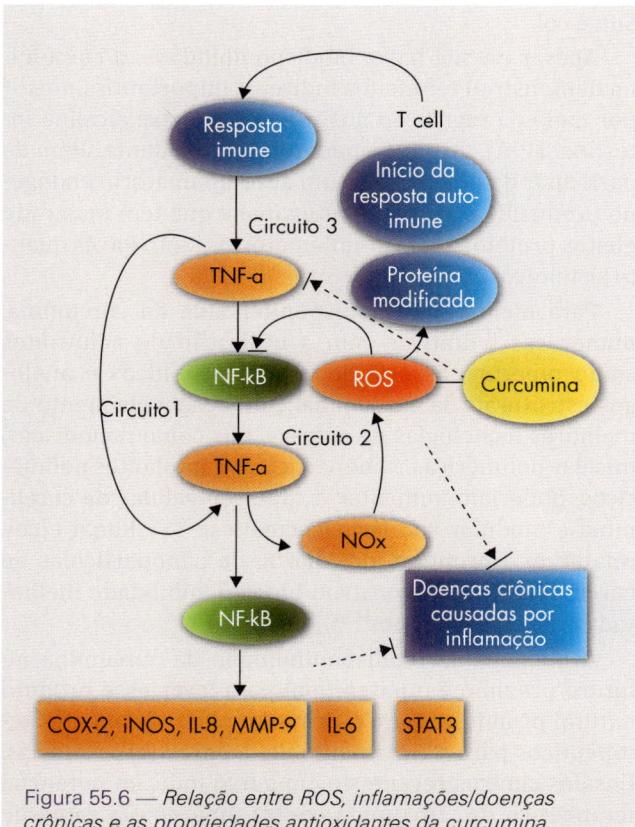

Figura 55.6 — *Relação entre ROS, inflamações/doenças crônicas e as propriedades antioxidantes da curcumina.*

Analgésicos Não Opioides

Devido à sua estrutura química, a curcumina pode atuar como um captador de radicais livres natural e diminuir a liberação de diferentes interleucinas através de NF-kB.

Embora tenha características altamente promissoras de curcumina para tratamento e prevenção de diversas doenças, seu uso clínico tem sido dificultado pela falta de absorção, uma meia-vida curta e uma baixa biodisponibilidade oral (apenas 1% em ratos).[112-113] Doses muito altas (> 3,6 g/dia em seres humanos) são necessárias para produzir qualquer efeito medicinal.[114]

Wahlstrom e col. primeiro relataram, em 1978, que quantidades insignificantes de curcumina foram observadas no plasma sanguíneo após a administração oral de 1 g de curcumina em ratos Sprague-Dawley machos, devido à sua fraca absorção.[115] A biodisponibilidade da curcumina pode também ser pobre em humanos e níveis muito baixos de curcumina (0,006 ± 0,005 µg.mL^{-1}) foram observados em seres humanos depois de uma dose oral de 2 g.[116] Verificou-se que 10 mg.kg^{-1} de curcumina administrado por via intravenosa em ratos resultou num nível máximo de curcumina no soro de 0,36 µg.mL^{-1}, ao passo que doses 50 vezes mais elevadas de curcumina oral proporcionaram 0,06 ± 0,01 ug/mL de concentração máxima no soro em ratos.[117] A administração venosa de 2 mg.kg^{-1} de curcumina para ratos mostrou uma melhor disponibilidade, resultando em uma concentração de 6,6 ug.mL^{-1} no plasma sanguíneo, como mostrado por Sun e col.

Apesar da sua baixa biodisponibilidade, a curcumina demonstrou ter efeitos indiretos importantíssimos[118] por meio da regulação positiva da fosfatase alcalina intestinal (PIA), que é um poderoso antioxidante, além de participar da produção de um anti-inflamatório endógeno produzido no epitélio intestinal e que tem mostrado efeitos protetores e anti-inflamatórios tanto locais quanto sistêmicos.[119]

Para melhorar a biodisponibilidade da curcumina, numerosas tentativas com a utilização de adjuvantes como piperina, associação com fosfolipídeos e análogos estruturais da curcumina, e do desenvolvimento de melhores tecnologias de entrega, tais como nanodiscos, micelas poliméricas, nanopartículas e implantes poliméricos, poderiam aumentar a captação celular de curcumina e modular sua farmacocinética.[120-125] Kanai e col. relataram a primeira formulação de nanopartículas de curcumina, que demonstrou biodisponibilidade melhorada em seres humanos.[126]

A melhora da biodisponibilidade da curcumina no futuro próximo é o passo final para levar esse produto natural promissor para o primeiro plano de agentes terapêuticos para o tratamento de doenças inflamatórias. Ensaios clínicos recentes e em curso indicam potencial terapêutico da curcumina contra uma ampla gama de doenças. Esses estudos pré-clínicos têm formado uma base sólida para avaliar a eficácia da curcumina em ensaios clínicos.

Estudo experimental recente mostrou que o tratamento com a curcumina foi associado com aumentos nos níveis de TGF-β após incisão da pele. Demonstrou-se que o TGF-β tem um papel inibitório na nocicepção, nos processos inflamatórios e na dor neuropática.[127] Além disso, os efeitos anti-hiperalgésicos da curcumina podem ser atribuídos à sua modulação do sistema monoaminérgico descendente espinhal. A interação entre a curcumina e receptores TRPA1 e TRPV1 que são relacionados com a dor tem sido apontada como um dos seus principais mecanismos analgésicos.[128-130] Esse mesmo estudo concluiu que o tratamento com a curcumina foi eficaz no alívio da inflamação induzida por incisão, sensibilização nociceptiva e dor pós-operatória, demonstrando, assim, o potencial da curcumina como uma estratégia preventiva no tratamento da dor pós-operatória.[131]

REFERÊNCIAS

1. Kehlet H. Multimodal approach to control postoperative pathophysiology and rehabilitation. Br J Anaesth. 1997;78:606-17.
2. Munir MA, Enany N, Zhang JM. Nonopioided analgesics. Anesthesiology Clin. 2007;25:761-74
3. American Society of Anesthesiologists Task Force on Acute Pain Management: Practice guidelines for acute pain management in the perioperative setting. Anesthesiology. 2012;116:248-73
4. Stankow G, Schiemeder G, Lechner FJ, et al. Observer-lind multicentre study with dipyrone versus tramadol in postoperative pain. Eur J Pain. 1995;16:56-63.
5. Posso I, Abramoff S, Criscuolo D. Comparative double-blind randomized study of the analgesic effect of three doses of dipyrone upon pain following abdominal surgery. World Congress on Pain, 8. Vancouver: Abstracts Seattle: IASP Press; 1996. p.261.
6. Avellaneda C, Gomez A, Rubio MM, et al. The effect of a single intravenous dose of metamizol 2g, ketorolac 30 mg and propacetamol 1 g on haemodynamic parameters and postoperative pain after heart surgery. Eur J Anaesthesiol. 2000;17:85.
7. Edwards JE, Meseguer F, Faura CC, et al. Single-dose dipyrone for acute postoperative pain. Cochrane Database Syst Rev. 2001;3:CD003227.
8. Muriel-Villoria C, Zungri-Telo E, Diaz-Curiel M, et al. Comparison of the onset and duration of the analgesic effect of dipyrone, 1 or 2 g, by the intramuscular or intravenous route, in acute renal colic. Eur J Clin Pharmacol. 1995;48:103-7.
9. Bigal ME, Bordini CA, Speciali JG. Intravenous metamizol (Dipyrone) in acute migraine treatment and in episodic tension-type headache: a placebo-controlled study. Cephalalgia. 2001;21:90-5.

10. Bigal ME, Bordini CA, Tepper SJ. Intravenous dipyrone in the acute treatment of migraine without aura and migraine with aura: a randomized, double-blind, placebo-controlled study. Headache. 2002;42:862-71.
11. Rodriguez M, Barutell C, Rull M, et al. Efficacy and tolerance of oral dipyrone versus oral morphine for cancer pain. Eur J Cancer. 1994;30A:584-7.
12. Stankow G, Schmieder G, Lechner FJ, et al. Observer-blind multicentre study with dipyrone versus tramadol in postoperative pain. Eur J Pain. 1995;16:56-63.
13. Tempel G, von Hundelshausen B, Reeker W. The opiate-sparing effect of dipyrone in post-operative pain therapy with morphine using a patient-controlled analgesic system. Intensive Care Med. 1996;22(10):1043-7.
14. Avellaneda C, Gómez A, Martos F, et al. The effect of a single intravenous dose of metamizol 2g, ketorolac 30 mg and propacetamol 1g on hemodynamic parameters and postoperative pain after heart surgery. Eur J Anaesthesiol. 2000;17(2):85-90.
15. The International Agranulocytosis and Aplastic Anemia Study. Risks of agranulocytosis and aplastic anemia. JAMA. 1986;256:1749-57.
16. Kaufmann DW, Kelly JP, Jurgelon JM. Drugs in the aetiology of agranulocytosis and aplastic anaemia. Eur J Haematol. 1996;60:23-30.
17. Maluf EP. Epidemiologia da anemia aplástica no Brasil. Tese (Doutorado) São Paulo. Faculdade de Medicina, Universidade de São Paulo, 1999.
18. Posso I, Abramoff S, Criscuolo D. Comparative double-blind randomized study of the analgesic effect of three doses of dipyrone upon pain following abdominal surgery. World Congress on Pain, 8. Vancouver: Abstracts Seattle: IASP Press, 1996. p.261.
19. Rawal N, Allvin R, Amilon A, et al. Postoperative analgesia at home after ambulatory hand surgery: a controlled comparison of tramadol, metamizol, and paracetamol. Anesth Analg. 2001;92(2):347-51.
20. Patel CV, Koppikar MG, Patel MS, Parulkar GB, Pinto-Pereira LM. Management of pain after abdominal sugery: dipyrone compared with pethidine. Br J Clin Pharmacol. 1980;10:351S-4S.
21. Tempel G, von Hundelshausen B, Reeker W. The opiate-sparing effect of dipyrone in postoperative pain therapy with morphine using a patient-controlled analgesic system. Intensive Care Medicine. 1996;22:1043-47.
22. Rockemann MG, Seeling W, Bischof C, et al. Prophylactic use of epidural mepivacaine/morphine, systemic diclofenac and metamizole reduces postoperative morphine consumption after major abdominal surgery. Anesthesiology. 1996;84:1027.
23. Andrade MP. Avaliação da eficácia preemptiva da dipirona sódica pela análise imuno-histoquímica da expressão de c-fos na medula espinhal do rato. Estudo num modelo de dor pós-operatória experimentalmente induzida em ratos. Tese (Doutorado). Faculdade de Medicina, Universidade de São Paulo, 2003.
24. Weithmann KU, Alpermann HG. Biochemical and pharmacological effects of dipyrone and its metabolites in model systems related to arachidonic acid cascade. Arzneimittelforschung. 1985;6:947-52.
25. Lorenzetti BB, Ferreira SH. Mode of analgesic action of dipyrone: direct antagonism of inflammatory hyperalgesia. Eur J Pharmacol. 1985;114:375-81.
26. Lorenzetti BB, Ferreira SH. Activation of the arginine-nitric oxide pathway in primary sensory neurones contributes to dipyrone-induced spinal and peripheral analgesia. Inflamm Res. 1996;45:308-11.
27. Alves D, Duarte I. Involvement of ATP-sensitive K(+) channels in the peripheral antinociceptive effect induced by dipyrone. Eur J Pharmacol. 2002;444:47-52.
28. Shimada SG, Otterness IG, Stitt JT. A study of the mechanism of action of the mild analgesic dipyrone. Agents Actions. 1994;41:188-92.
29. Edwards J, Meseguer F, Faura C, Moore RA. Single dose dipyrone for acute postoperative pain. Cochrane Database Syst Rev. 2010 Sep 8;(9):CD003227.
30. Andrade MP. Analgésicos não-opioides. In: Cangiani LM, Posso IP, Potério GMB. Tratado de Anestesiologia SAESP, 6ª ed. São Paulo: Atheneu, 2006. p.359-65.
31. Bonnefont J, Courade JP, Alloui A, et al. Antinociceptive mechanisms of action of paracetamol. Drugs. 2003;63(2):1-4.
32. Flower RJ, Vane JR. Inhibition of prostaglandin-synthetase in brain explains the antipyretic activity of paracetamol. Nature. 1972;240:410-1.
33. Ouellet M, Percival MD. Mechanism of acetaminophen inibition of cyclooxygenase isoforms. Arch Biochem Biophys. 2001;387(2):273-80.
34. Bromer MQ, Black M. Acetaminophen hepatotoxicity. Clin Liver Dis. 2003;7(2):351-67.
35. Kurtovic J, Riordan SM. Paracetamol-induced hepatotoxicity at recommended dosage. J Intern Med. 2003;253(2):240-3.
36. Ward B, Alexander-Williams JM. Paracetamol revisited: a review of the pharmacokinetics and pharmacodynamics. Acute Pain. 1999;2:140-9.
37. Anderson BJ. Comparing the efficacy of NSAIDs and paracetamol in children. Pediatr Anesth. 2004;14(3):201-17.
38. Brune K. Non-opioid analgesics. In: Giamberardino MA. Pain 2002: An Updated Review.Refresher Course Syllabus. International Association for the Study of Pain. Seattle: IASP Press, 2002. p.365-79.
39. Fored CM, Ejerblad E, Lindblad P, et al. Acetaminophen, aspirin, and chronic renal failure. N Engl J Med. 2001;345(25):1801-8.
40. Peduto VA, Ballabio M, Stefanini S. Efficacy of propacetamol in the treatment of postoperative pain. Morphine-sparing effect in orthopedic surgery. Acta Anaesthesiol Scand. 1998;42:293-8.
41. Adams SS. The propionic acids: a personal perspective. J Clin Pharmacol. 1992;32:317-23.
42. Cashman JN. The mechanisms of action of NSAIDs in analgesia. Drugs. 1996;52 Suppl 5:13-23.

43. Rao P, Knaus EE. Evolution of nonsteroidal anti-inflammatory drugs (NSAIDs): cyclooxygenase (COX) inhibition and beyond. J Pharm Pharm Sci. 2008;11:S81-110.
44. Vane JR, Botting RM. Mechanism of action of nonsteroidal anti-inflammatory drugs. Am J Med. 1998;104:S2-8.
45. Vane JR, Botting RM. Anti-inflammatory drugs and their mechanism of action. Inflamm Res. 1998;47 Suppl 2:S78-87.
46. Van Hecken A, Schwartz JI, Depre M, De Lepeleire I, Dallob A, Tanaka W, et al. Comparative inhibitory activity of rofecoxib, meloxicam, diclofenac, ibuprofen, and naproxen on COX-2 versus COX-1 in healthy volunteers. J Clin Pharmacol. 2000;40:1109-20.
47. Warner TD, Giuliano F, Vojnovic I, Bukasa A, Mitchell JA, Vane JR. Nonsteroid drug selectivities for cyclo-oxygenase-1 rather than cyclo- oxygenase-2 are associated with human gastrointestinal toxicity: a full in vitro analysis. Proc Natl Acad Sci U S A. 1999;96:7563-8.
48. Morris PE, Promes JT, Guntupalli KK, Wright PE, Arons MM. A multi-center, randomized, double-blind, parallel, placebo-controlled trial to evaluate the efficacy, safety, and pharmacokinetics of intravenous ibuprofen for the treatment of fever in critically ill and non-critically ill adults. Crit Care. 2010;14:R125.
49. Pavliv L, Voss B, Rock A. Pharmacokinetics, safety, and tolerability of a rapid infusion of i.v. ibuprofen in healthy adults. Am J Health Syst Pharm. 2011;68:47-51.
50. Southworth S, Peters J, Rock A, Pavliv L. A multicenter, randomized, double-blind, placebo-controlled trial of intravenous ibuprofen 400 and 800 mg every 6 hours in the management of postoperative pain. Clin Ther. 2009;31:1922-35.
51. Kroll PB, Meadows L, Rock A, Pavliv L. A multicenter, randomized, double-blind, placebo-controlled trial of intravenous ibuprofen (i.v.- ibuprofen) in the management of postoperative pain following abdominal hysterectomy. Pain Pract. 2011;11:23-32.
52. Singla N, Rock A, Pavliv L. A multi-center, randomized, double-blind placebo-controlled trial of intravenous-ibuprofen (IV-ibuprofen) for treatment of pain in post-operative orthopedic adult patients. Pain Med. 2010;11:1284-93.
53. Stouten EM, et al. Comparison of ketorolac and morphine for postoperative pain after major surgery. Acta Anaesthesiol Scand. 1992;36(7):716-21.
54. Cepeda MS, et al. Comparison of morphine, ketorolac, and their combination for postoperative pain: results from a large, randomized, double-blind trial. Anesthesiology. 2005;103(6):1225-32.
55. Strom BL, et al. Parenteral ketorolac and risk of gastrointestinal and operative site bleeding. A postmarketing surveillance study. Jama. 1996;275(5):37682.
56. Torodol Package Insert. http://www.bedfordlabs.com/BedfordLabsWeb/products/inserts/Div-KRL-P05.pdf , 2009.
57. De Oliveira GS Jr, Agarwal D, Benzon HT. Perioperative single dose ketorolac to prevent postoperative pain: a meta-analysis of randomized trials. Anesth Analg. 2012 Feb;114(2):424-33
58. Rose MA, Kam PC. Gabapentin: pharmacology and its use in pain management. Anaesthesia. 2002;57(5):451-62.
59. Dahl JB, Mathiesen O, Møiniche S. 'Protective premedication': an option with gabapentin and related drugs? A review of gabapentin and pregabalin in the treatment of post-operative pain. Acta Anaesthesiol Scand. 2004;48(9):1130-5
60. Kong VK, Irwin MG. Gabapentin: a multimodal perioperative drug? Br J Anaesth. 2007;99(6):775-86.
61. Gilron I. Gabapentin and pregabalin for chronic neuropathic and early postsurgical pain: current evidence and future directions. Curr Opin Anaesthesiol. 2007;20(5):456-72.
62. Tiippana EM, Hamunen K, Kontinen VK, et al. Do surgical patients benefit from perioperative gabapentin/pregabalin? A systematic review of efficacy and safety. Anesth Analg. 2007;104(6):1545-56.
63. Field MJ, Cox PJ, Stott E, et al. Identification of the alpha2-delta-1 subunit of voltage-dependent calcium channels as a molecular target for pain mediating the analgesic actions of pregabalin. Proc Natl Acad Sci USA. 2006;103(46):17537-42.
64. Gajraj NM. Pregabalin: its pharmacology and use in pain management. Anesth Analg. 2007;105(6):1805-15.
65. Tanelian DL, MacIver MB. Analgesic concentrations of lidocaine suppress tonic A-delta and C fiber discharges produced by acute injury. Anesthesiology. 1991;74:934-6.
66. Kawamata M, Takahashi T, Kozuka Y, et al. Experimental incision-induced pain in human skin: effects of systemic lidocaine on flare formation and hyperalgesia. Pain. 2002;100:77-89.
67. McCarthy GC, Megalla SA, Habib AS. Impact of intravenous lidocaine infusion on postoperative analgesia and recovery from surgery: a systematic review of randomized controlled trials. Drugs. 2010;70:1149-63.
68. Weinbroum AA. Non-opioid adjuvants – ketamine, gabapentinoids, and lidocaine: making the right choice in acute peri-operative analgesia. Amsterdam: Euroanaesthesia, 2011. Refresher course lectures.
69. Kranke P, Jokinen J, Pace NL, et al. Continuous intravenous perioperative lidocaine infusion for postoperative pain and recovery. The Cochrane Collaboration, 2015.
70. Leal PC, Sataka, RK, Salomão R, et al. Avaliação do efeito da cetamina associada à remifentanila na dor pós-operatória. Rev Bras Anestesiol. 2013;63(2):178-82.
71. Mamie C. Prevention of postoperative hyperalgesia. Annales Françaises d annesthésie et Réanimation. 2012;31: 39-42.
72. Rostas JA, Brent VA, Voss K, Errington ML, Bliss TV, Gurd JW. Enhanced tyrosine phosphorylation of the 2B subunit of the N-methyl-D-aspartate receptor in long-term potentiation. Proc Natl Acad Sci USA. 1996;93:10452-10456.
73. Guo W, Wei F, Zou S, Robbins MT, Sugiyo S, Ikeda T, et al. Group I metabotropic glutamate receptor NMDA receptor coupling and signaling cascade mediate spinal dorsal horn NMDA receptor 2B tyrosine phosphorylation

associated with inflammatory hyperalgesia. J Neurosci. 2004;24:9161-73.
74. Koppert W, Schmelz M. The impact of opioid-induced hyperalgesia for postoperative pain. Best Prac Res Clin Anaesthesiol. 2007;21:65-83.
75. Jaksch W, Lang S, Reichhalter R, et al. Perioperative small-dose S(+)-ketamine has no incremental benefi cial effects on postoperative pain when standard-practice opioid infusions are used. Anesth Analg. 2002;94(4):981-6.
76. Zhang W, Shi CX, Gu XP, Ma ZL, Zhu W. Ifenprodil Induced Antinociception and Decreased the Expression of NR2B Subunits in the Dorsal Horn After Chronic Dorsal Root Ganglia Compression in Rats. Anesth Analg. 2009;108:1015-20.
77. Gu X, Zhang J, Ma Z, Wang J, Zhou X, Jin Y, et al. The role of N-methyl-d-aspartate receptor subunit NR2B in spinal cord in cancer pain. Eur J Pain in press. 2010 May;14(5):496-502.
78. Liu Y, Zheng Y, Gu X, Ma Z. The Efficacy of NMDA Receptor Antagonist for Preventing Remifentanil- Induced Increase in Postoperative Pain and Analgesic Requirement: A Meta-Analysis. Minerva Anesthesiol. 2012;78:653-67.
79. Laskowski K, Stirling A, McKay WP, et al. A systematic review of intravenous ketamine for postoperative analgesia. Can J Anesth. 2011;58:911-23.
80. Guignard B, Bossard AE, Coste C, Sessler DI, Lebrault C, Alfonsi P, et al. Acute opioid tolerance: Intraoperative remifentanil increases postoperative pain and morphine requirement. Anesthesiology. 2000;93:409-7.
81. Vinik HR, Kissin I. Rapid development of tolerance to analgesia during remifentanil infusion in humans. Anesth Analg. 1998;86:1307-11.
82. Guo W, Wei F, Zou S, Robbins MT, Sugiyo S, Ikeda T, et al. Group I metabotropic glutamate receptor NMDA receptor coupling and signaling cascade mediate spinal dorsal horn NMDA receptor 2B tyrosine phosphorylation associated with inflammatory hyperalgesia. J Neurosci. 2004;24:9161-73.
83. Trafton JA, Abbadie C, Marek K, Basbaum AI. Postsynaptic signaling via the opioid receptor: responses of dorsal horn neurons to exogenous opioids and noxious stimulation. J Neurosci. 2000;20:8578-84.
84. Gardell LR, Wang R, Burgess SE, Ossipov MH, Vanderah TW, Malan TP, et al. Sustained morphine exposure induces a spinal dynorphin-dependent enhancement of excita- tory transmitter release from primary afferent fibers. J Neurosci. 2002;22:6747-55.
85. Borgland SL. Acute opioid receptor desensitization and tolerance: is there a link Clin Exp Pharmacol Physiol. 2001;28:147-54.
86. Gu X, Wu X, Liu Y, et al. Tyrosine phosphorylation of the N-Methyl-D-Aspartate receptoer 2B subunit in spinal cord contributes to remifentanil-induced postoperative hiperalgesia: the preventive effect of Ketamine. Molecular Pain. 2009;5:76.
87. Yuan Y, Wang J, Yuan F, et al. Glycogen synthase kinase--3[beta] contributes to remifentanil-induced postoperative hyperalgesia via regulating N-methyl-D-aspartate receptor trafficking. Anesth Analg. 2013;116:473-81.
88. Untergehrer G, Jordan D, Eyl S, et al. Effect of Propofol, Sevoforane, Remifentanil, and (S)-Ketamine in Subanesthetic Concentration on Viceral and Somatosensory Pain-evoked Potentials. Anesthesiology. 2013;118(2):308-17.
89. Laulin J, Maurette P, Corcuff J, Rivat C, Chauvin M, Simonnet G. The role of ketamine in preventing fentanyl-induced hyperalgesia and subsequent acute morphine tolerance. Anesth Analg. 2002;94:1263-9.
90. Fletcher D, Martinez V. Opioid-induced hyperalgesia in patients after surgery: a systematic review and a meta-analysis. Br J Anaesth. 2014 Jun;112(6):991-1004.
91. Lestari ML, Indrayanto G. Curcumin. Profiles Drug Subst. Excip Relat Methodol. 2014;39:113-204.
92. Gupta SC, Patchva S, Koh W, Aggarwal BB. Discovery of curcumin, a component of golden spice, and its miraculous biological activities. Clin Exp Pharmacol Physiol. 2012;39:283-99.
93. Jurenka JS. Anti-inflammatory properties of curcumin, a major constituent of Curcuma longa, a review of preclinical and clinical research. Altern Med Rev. 2009;14:141-53.
94. Allison DJ, Ditor DS. Immune dysfunction and chronic inflammation following spinal cord injury. Spinal Cord. 2014;53:14-8.
95. Schraufstatter I, Hyslop PA, Jackson JH, Cochrane CG. Oxidant-induced DNA damage of target cell. J Clin Investig. 1988;82:1040-50.
96. Sikora E, Scapagnini G, Barbagallo M. Curcumin, inflammation, ageing and age-related diseases. Immun. Ageing. 2010;7:1-4.
97. Durackova Z. Some current insights into oxidative stress. Physiol Res. 2010;59:459-69.
98. Ishibashi T. Molecular hydrogen, new antioxidant and anti-inflammatory therapy for rheumatoid arthritis and related diseases. Curr Pharm Des. 2013;19:6375-81.
99. Debnath T, Kim da H, Lim BO. Natural products as a source of anti-inflammatory agents associated with inflammatory bowel disease. Molecules. 2013;18:7253-70.
100. Beal MF. Therapeutic approaches to mitochondrial dysfunction in Parkinson's disease. Parkinsonism Relat Disord. 2009;15:S189-S194.
101. Tapia E, Zatarain-Barrón ZL, Hernández-Pando R Zarco-Márquez G, Molina-Jijón E, Cristóbal-García M, et al. Curcumin reverses glomerular hemodynamic alterations and oxidant stress in 5/6 nephrectomized rats. Phytomedicine. 2013;20:359-66.
102. Correa F, Buelna-Chontal M, Hernández-Reséndiz S, García-Niño WR, Roldán FJ, Soto V, et al. Curcumin maintains cardiac and mitochondrial function in chronic kidney disease. Free Radic Biol Med. 2013;61:119-29.
103. Carmona-Ramírez I, Santamaría A, Tobón-Velasco JC, Orozco-Ibarra M, Maldonado PD, González-Herrera IG, et al.

Curcumin restores Nrf2 levels and prevents quinolinic acid-induced neurotoxicity. J Nutr Biochem. 2013;24:14-24.

104. González-Reyes S, Guzmán-Beltrán S, Medina-Campos ON, Pedraza-Chaverri J. Curcumin pretreatment induces Nrf2 and an antioxidant response and prevents hemin-induced toxicity in primary cultures of cerebellar granule neurons of rats. Oxid Med Cell Longev. 2013;2013:801418.

105. Cordero HI, Martín MA, Goya L, Ramos S. Cocoa flavonoids protect hepatic cells against high-glucose-induced oxidative stress: Relevance of MAPKs. Mol Nutr Food Res. 2015;59:597-609.

106. Lin M, Zhai X, Wang G, Tian X, Gao D, Shi L, et al. Salvianolic acid B protects against acetaminophen hepatotoxicity by inducing Nrf2 and phase II detoxification gene expression via activation of the PI3K and PKC signaling pathways. J Pharmacol Sci. 2015;127:203-10.

107. Dey A, Lakshmanan J. The role of antioxidants and other agents in alleviating hyperglycemia mediated oxidative stress and injury in liver. Food Funct. 2013;4:1148-84.

108. Malhotra A, Nair P, Dhawan DK. Premature Mitochondrial Senescence and Related Ultrastructural Changes during Lung Carcinogenesis Modulation by Curcumin and Resveratrol. Ultrastruct Pathol. 2012;36:179-84.

109. Chang NS, Joki N, Mattison J, Dinh T, John S. Characterization of serum adhesive proteins that block tumor necrosis factor-mediated cell death. Cell Death Differ. 1997;4:779-86.

110. Anthwal A, Thakur BK, Rawat MS, Rawat DS, Tyagi AK, Aggarwal BB. Synthesis, characterization and in vitro anticancer activity of C-5 curcumin analogues with potential to inhibit TNF-α-induced NF-κB activation. Biomed Res Int. 2014;2014:524161.

111. Gupta SC, Tyagi AK, Deshmukh-Taskar P, Hinojosa M, Prasad S, Aggarwal BB. Downregulation of tumor necrosis factor and other proinflammatory biomarkers by polyphenols. Arch Biochem. Biophys. 2014;559:91-9.

112. Shehzad A, Wahid F, Lee YS. Curcumin in cancer chemoprevention: Molecular targets, pharmacokinetics, bioavailability, and clinical trials. Arch Pharm Weinh. 2010;343:489-99.

113. Anand P, Kunnumakkara AB, Newman RA, Aggarwal BB. Bioavailability of curcumin: Problems and promises. Mol Pharm. 2007;4:807-18.

114. Sharma RA, Euden SA, Platton SL, Cooke DN, Shafayat A, Hewitt HR, Phase I clinical trial of oral curcumin: Biomarkers of systemic activity and compliance. Clin Cancer Res. 2004;10:6847-54.

115. Wahlström B, Blennow G. A study on the fate of curcumin in the rat. Acta Pharmacol Toxicol Copenh. 1978;43:86-92.

116. Shoba G, Joy D, Joseph T, Majeed M, Rajendran R, Srinivas PS. Influence of piperine on the pharmacokinetics of curcumin in animals and human volunteers. Planta Med. 1998;64:353-6.

117. Yang KY, Lin LC, Tseng TY, Wang SC, Tsai TH. Oral bioavailability of curcumin in rat and the herbal analysis from Curcuma longa by LC-MS/MS. J Chromatogr B Anal Technol Biomed Life Sci. 2007;853:183-9.

118. Ghosh SS, Gehr TW, Ghosh S. Curcumin and chronic kidney disease (CKD): Major mode of action through stimulating endogenous intestinal alkaline phosphatase. Molecules. 2014;19:20139–56.

119. Lallès JP. Intestinal alkaline phosphatase: Novel functions and protective effects. Nutr Rev. 2014;72:82-94.

120. Sehgal A, Kumar M, Jain M, Dhawan DK. Combined effects of curcumin and piperine in ameliorating benzo (a) pyrene induced DNA damage. Food Chem Toxicol. 2011;49:3002–6.

121. Wei XC. Synthesis and Antitumor Activity Curcumin Analogs. Ph.D. Thesis, Guangdong University of Technology, Guangzhou, Guangdong, China, 2011.

122. Ghosh M, Singh AT, Xu W, Sulchek T, Gordon LI, Ryan RO. Curcumin nanodisks: Formulation and characterization. Nanomedicine. 2011;7:162-7.

123. Song L, Shen YY, Hou JW, Lei L, Guo SR, Qian CY. Polymeric micelles for parenteral delivery of curcumin: Preparation, characterization and in vitro evaluation. Colloid Surf. 2011;390:25-32.

124. Mulik RS, Mönkkönen J, Juvonen RO, Mahadik KR, Paradkar AR. Transferrin mediated solid lipid nanoparticles containing curcumin: Enhanced in vitro anti-cancer activity by induction of apoptosis. Int J Pharm. 2010;398:190-203.

125. Bansal SS, Kausar H, Vadhanam MV, Ravoori S, Gupta RC. Controlled systemic delivery by polymeric implants enhances tissue and plasma curcumin levels compared with oral administration. Eur J Pharm Biopharm. 2012;80:5717.

126. Kanai M, Imaizumi A, Otsuka Y, Sasaki H, Hashiguchi M, Tsujiko K, et al. Dose-escalation and pharmacokinetic study of nanoparticle curcumin, a potential anticancer agent with improved bioavailability, in healthy human volunteers. Cancer Chemother Pharmacol. 2012;69:65-70.

127. Lantero A, Tramullas M, Díaz A, Hurlé MA. Transforming growth factor-β in normal nociceptive processing and patho- logical pain models. Mol Neurobiol. 2012;45:76-86

128. Leamy AW, Shukla P, McAlexander MA, Carr MJ, et al. Curcumin ((E,E)-1,7-bis(4-hydroxy-3-methoxyphenyl)-1,6-heptadiene-3,5-dione) activates and desensitizes the noci- ceptor ion channel TRPA1. Neurosci Lett. 2011;503:157-62.

129. Martelli L, Ragazzi E, di Mario F, Martelli M, Castagliuolo I, Dal Maschio M, et al. A potential role for the vanilloid receptor TRPV1 in the therapeutic effect of curcumin in dinitrobenzene sul- phonic acid-induced colitis in mice. Neurogastroenterol Motil. 2007;19:668-74.

130. Yeon KY, Kim SA, Kim YH, et al. Curcumin produces an antihyperalgesic effect via antagonism of TRPV1. J Dent Res. 2010;89:170-4.

131. Sahbaie P, SunY, Liang DY, et al. Curcumin treatment attenuates pain and enhances functional recovery after incision. Anesth Analg. 2014;118:1336-44.

56

Anti-inflamatórios Não Hormonais

Judymara Lauzi Gozzani

INTRODUÇÃO

Os anti-inflamatórios não hormonais (AINHs) são um grupo farmacológico heterogêneo que abrange desde o ácido acetilsalicílico até os agentes mais modernos inibidores específicos da ciclo-oxigenase 2 (COX2). Constituem-se em recurso terapêutico com enorme prescrição diária em todo o mundo. Em decorrência da frequência de seu emprego tanto em dor aguda como crônica, a importância do conhecimento de suas características é indiscutível.

A medicina hipocrática tinha na febre sintoma cardinal, e substâncias que a normalizassem sempre foram motivo de pesquisa. Nos séculos XVIII e XIX, o quinino era utilizado com esse propósito. Pesquisas foram desenvolvidas pela indústria farmacêutica, que iniciava suas atividades, para produzir substâncias com atividade antipirética semelhante ao quinino. Esses esforços resultaram na produção de analgésicos não opioides, antipiréticos, a acetanilida, a antipirina e o ácido salicílico. Fármacos derivados desses grupos químicos estão ainda em uso e são consumidos diariamente. Mais de 100 anos transcorreram sem que o mecanismo de ação desses compostos fosse conhecido. O primeiro grande passo nesse sentido foi dado por Vane em 1971, ao descrever o bloqueio de produção de prostaglandinas como principal mecanismo de ação desse grupo. Entretanto, essa explicação não era suficiente para justificar a ação de fármacos que não inibiam a produção de prostaglandinas, mas eram analgésicos, como o paracetamol. Esses pontos nebulosos e o concomitante progresso no conhecimento da fisiofarmacologia da nocicepção e da inflamação permitiram que nos últimos 30 anos pesquisas experimentais e clínicas fornecessem visão farmacológica mais completa desse grupo de agentes.[1,2]

DOR E INFLAMAÇÃO

Por muito tempo a análise neurofisiológica da transmissão dolorosa restringiu-se às respostas que se seguiam ao estímulo nocivo agudo. Atualmente sabe-se que a presença de inflamação ou lesão nervosa aciona mecanismos diferentes do modelo inicialmente proposto.[3]

A dor normalmente é gerada pela ativação de conjunto de neurônios sensoriais periféricos com alto limiar de excitabilidade. Após inflamação, as alterações no sistema somatossensorial amplificam a resposta e a dor pode ser ocasionada por estímulos normalmente inócuos ou ser espontânea.

A dor espontânea reflete a ativação direta de receptores específicos no terminal nociceptivo por mediadores inflamatórios. A hipersensibilidade é consequência de mudanças pós-translacionais precoces no terminal periférico do nociceptor e nos neurônios do corno dorsal da medula espinhal, bem como de mudanças tardias, transcrição dependente em genes efetores em neurônios sensoriais primários e do corno dorsal da medula espinhal.[4]

Sensibilização Periférica

As alterações imediatas produzidas por atividade neuronal são ditas pós-translacionais e expressam-se pela sensibilização periférica, que é a alteração da sensibilidade de transdução do nociceptor pela ação de mediadores inflamatórios. A lesão celular resulta na saída de conteúdo da célula para o fluido extracelular, no recrutamento de células inflamatórias e na produção e liberação de grande espectro de agentes neuroativos. Esses agentes, como potássio, hidrogênio, aminas (5 hidroxitriptamina, histamina), citocinas (interleucina 1 e 6, fator alfa de necrose tumoral), cininas (bradicinina), prostanoides (PGE2), purinas (AMP), óxido nítrico e fatores de crescimento (neural, fator inibidor de leucemia), podem isoladamente ativar os nociceptores, como a bradicinina,[5] gerando correntes iônicas e fluxo sensorial; entretanto, mais frequentemente atuam modificando sua sensibilidade.

Sensibilização Central e *Wind Up*

No corno dorsal da medula espinhal, as alterações pós-translacionais manifestam-se como sensibilização central secundária à atividade das fibras C e ao fenômeno de *wind up*.

O fenômeno de *wind up* é o surgimento de aumento progressivo de resposta a estímulos, que dura o tempo de um conjunto de estímulos. Seu início é muito rápido (1 a 2 segundos após o estímulo desencadeante) e desaparece quando o estímulo cessa. Trata-se de excitabilidade da membrana, progressiva em vigência de estímulo. Ele é o resultado da remoção do bloqueio exercido pelo íon magnésio no receptor NMDA.

Outro fenômeno que ocorre no corno dorsal da medula espinhal é a sensibilização central, definida como alteração da excitabilidade central pós-estímulo que pode perdurar por tempo prolongado. A sensibilização central envolve mecanismo de ativação mais complexo, com alteração da via de transdução de sinal dos neurônios do corno dorsal da medula espinhal. A liberação pré-sináptica de neurotransmissor e neuromodulador (glutamato, fator neurotrófico derivado do encéfalo e substância P) ativa canais iônicos, receptores metabotrópicos e de tirosinocinase, com liberação concomitante de prostanoides (prostaglandina E e prostaciclina) pré e pós-sináptica. A ativação desses diversos receptores resulta em aumento do cálcio intracelular (tanto por influxo como por liberação de estoque intracelular) com ativação das enzimas cálcio dependentes (proteinocinase A e tirosinocinase). Os alvos dessas cinases são os receptores de membrana ligados a canais iônicos (NMDA e AMPA), ativação de óxido nítrico sintetase neuronal e produção de prostaglandina. A fosforilação do receptor NMDA altera a cinética de seu canal iônico reduzindo seu bloqueio pelo magnésio. Após essas alterações, a resposta neuronal aumenta induzida pela liberação de glutamato. Com o aumento da força sináptica, estímulos previamente subliminares passam a produzir resposta na célula. Esse aumento de ganho amplifica o campo receptor e altera a sensibilidade dolorosa produzindo alodinia tátil e hiperalgesia, independentes de estímulos pelas fibras C que foram as responsáveis pelo início da sensibilização central.

Além das alterações pós-translacionais, podem ser observadas também alterações pós-transcricionais. Cerca de duas horas após o estímulo pela fibra C, observam-se no gânglio da raiz dorsal aumento do neuromodulador pré-sináptico ligado às fibras C e aumento de seus receptores de alta afinidade no corno dorsal da medula espinhal, resultando no que se chama de sistema potencializado. Quando o sistema está potencializado, um estímulo aplicado pela segunda vez produz resposta maior. Essa alteração exige algum tempo para se instalar e perdura por um longo período porque é resultado de alteração na transcrição genética de produção de neuromodulador e receptores de alta afinidade.

A neuroplasticidade inflamatória é consequência de combinação entre mudanças atividade-dependentes em neurônios e da ativação de moléculas específicas que alteram a transdução do sinal. A fosforilação de proteínas de membrana ativa fatores de transcrição modificando a expressão dos genes. Assim, o sistema nociceptivo, além de potencializado, exibe mudanças fenotípicas em que impulsos de baixo limiar de excitabilidade, veiculados por fibras A beta, são capazes de gerar sensibilização central (Figuras 56.1 a 56.4).[6]

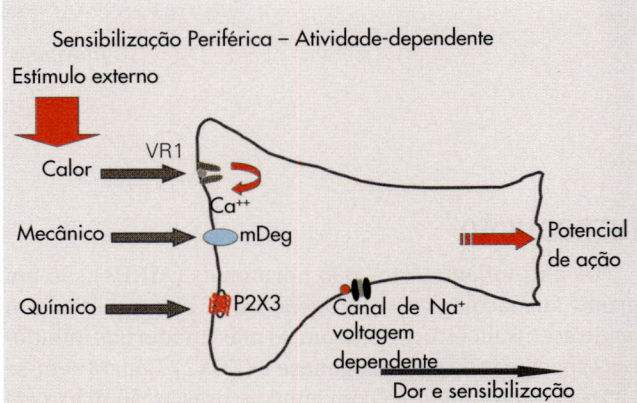

Figura 56.1 — *O alto limiar de excitabilidade do nociceptor pode ser diminuído por alterações nos transdutores como resultado de ativação prévia, um fenômeno denominado autossensibilização. (Adaptada de Woolf CJ, Salter MW[6]) VR1 – receptor vaniloide. mDeg – provável transdutor de estímulos mecânicos. P2X3 – transdutor de estimulação química irritante.*

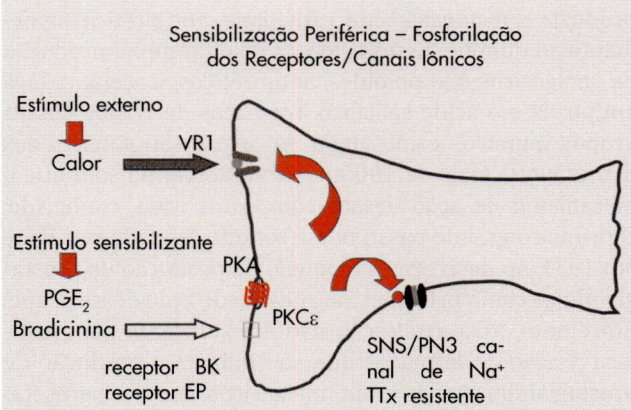

Figura 56.2 — *Aumento da excitabilidade do nociceptor por exposição a agentes sensibilizadores (mediadores inflamatórios) liberados por lesão do tecido ou por células inflamatórias. A modulação resulta da ativação de cinases intracelulares que fosforilam canais de sódio resistentes à tetrodotoxina e VR1. A fosforilação altera suas propriedades aumentando a corrente de sódio na despolarização. (Adaptada de Woolf CJ, Salter MW[6]) VR1 – receptor vaniloide. PKA – proteinocinase A. PGE_2 – prostaglandina E_2. PKCα – proteinocinase C. BK – bradicinina. EP – epinefrina. SNS/PN3 – canal de sódio tetrodotoxina resistente.*

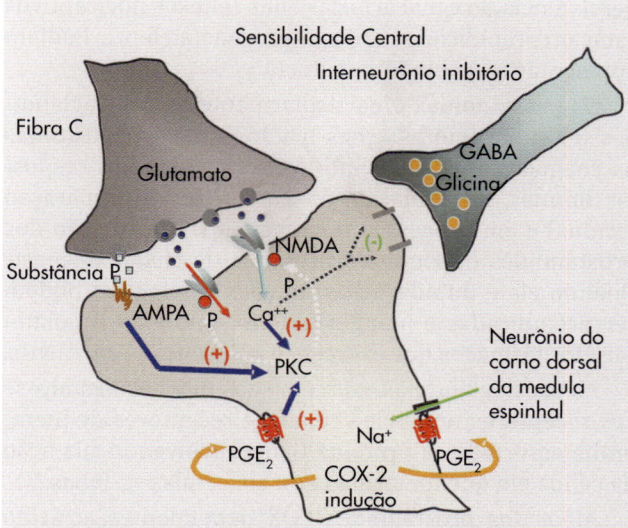

Figura 56.3 — Os neurônios do corno dorsal da medula espinhal são ativados por potencial excitatório pós-sináptico rápido. A modulação de sensibilização ocorre através de cascatas intracelulares cinase/fosfatase, que facilitam a função dos receptores AMPA/cainato e NMDA (adaptada de Woolf CJ, Salter MW[6]).

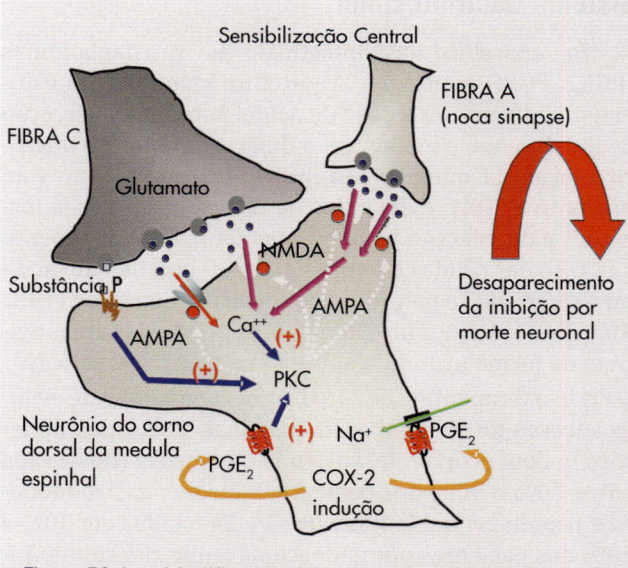

Figura 56.4 — Modificações neurais são mediadas por produtos de indução gênica, perda de neurônios inibitórios e estabelecimento de sinapses excitatórias aberrantes. (Adaptada de Woolf CJ, Salter MW[6]).

A inflamação associa-se ao aumento periférico de fator de crescimento neural, que pode desempenhar a função de molécula sinalizadora em alterações transcricionais.

Na periferia, o fator de crescimento neural liga-se ao seu receptor, formando um complexo (ligante-receptor) que é internalizado e transportado para o corpo celular, onde ativa cascatas específicas. Essa ação lhe tem sido atribuída pela observação de que sua concentração aumenta no tecido inflamado e que sua neutralização reduz maciçamente a hipersensibilidade inflamatória.[7]

Uma clara distinção deve ser feita entre nocicepção, que é a detecção de estímulo nocivo intenso, e dor inflamatória, que é desencadeada por estímulos normalmente inócuos, além de exibir resposta exagerada aos estímulos nocivos. A evolução de um estado para outro envolve mudanças precoces e tardias, mediadas por alterações pós-translacionais e transcricionais, algumas dependentes de atividade e outras em resposta a moléculas de sinalização específicas.

CICLO-OXIGENASES

O principal tratamento disponível para a dor inflamatória são os AINHs que reduzem os níveis de prostanoides, através da inibição da ciclo-oxigenase, a enzima que catalisa a conversão do ácido araquidônico em prostaglandinas e tromboxano.

O ácido araquidônico é liberado a partir de fosfolípides da membrana celular, pela ação da fosfolipase A2. Estímulos químicos, físicos, inflamatórios e mitogênicos podem ativar a fosfolipase A2. Uma vez liberado, o ácido araquidônico sofre ação da enzima prostaglandina G/H sintetase que é citosólica e também denominada ciclo-oxigenase, convertendo-se em compostos intermediários (PGG2 e PGH2) (Figura 56.5). Estes, pela ação das isomerases tissulares, formam os prostanoides (prostaglandinas e tromboxano).

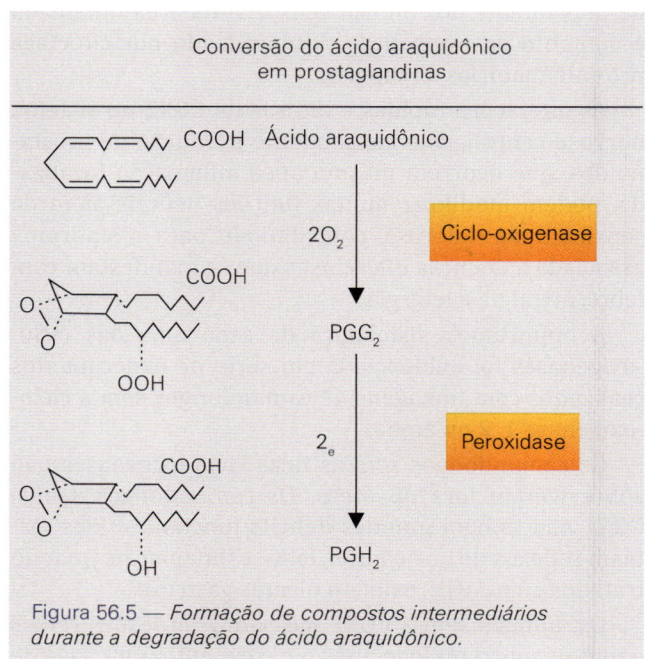

Figura 56.5 — Formação de compostos intermediários durante a degradação do ácido araquidônico.

Em 1991 foram identificadas as codificações genéticas das duas isoformas da ciclo-oxigenase, que foram designadas com os índices 1 e 2 (COX1 e COX2). Em sequência os genes responsáveis por elas foram clonados, sequenciados, expressos e caracterizados, o que possibilitou o desenvolvimento de inibidores específicos para cada uma das enzimas.[8]

A terceira isoforma da ciclo-oxigenase (COX3) teria a função de produzir substâncias anti-inflamatórias, e sua existência foi proposta no início da década de 2000.[9] Após essa hipótese ter sido aventada, nenhum estudo, até o momento, demonstrou de forma clara sua existência.

A COX1 é constitutiva em diversas células do organismo e a COX2 é induzida em presença de inflamação, embora seja constitutiva em áreas do sistema nervoso central, rim e ovário.

A estrutura do gene indutor de COX2 é consistente com a observação de que ela se comporta como produto de gene de resposta imediata em diversos tecidos e que a transcrição seja o principal mecanismo de sua regulação.

Os prostanoides, produtos da ação da ciclo-oxigenase sobre o ácido araquidônico, contribuem no desenvolvimento de sensibilização periférica e participam nos fenômenos de transcrição no corno dorsal da medula espinhal.

Trabalhos experimentais indicam que a COX2 é o principal fator para o aumento de PGE2 na medula espinhal após inflamação periférica. A COX1 não é induzida na medula espinhal e sua inibição não reduz o comportamento doloroso em animais. A indução de COX2 na medula espinhal parece ter como mediador a interleucina 1 beta.[10]

A indução de COX2 no sistema nervoso central em resposta à inflamação periférica pode ser desencadeada por dois mecanismos: aumento da transcrição atividade-dependente por influxo sensorial da área inflamada e aumento da transcrição desencadeado por citocinas pró-inflamatórias circulantes.

As alterações rápidas e difusas da COX2 no sistema nervoso central, com consequente produção de prostanoides, que ocorrem mesmo após inflamação localizada, podem modificar muitas funções neurais além da sensibilidade dolorosa, contribuindo para a síndrome associada a doenças infecciosas que se manifestam com febre, artralgia e letargia.[10]

A importância fisiológica de cada uma das ciclo-oxigenases foi evidenciada em série de experimentos realizados com linhagens de camundongos sem a ciclo-oxigenase 1, 2 ou ambas.

Os camundongos sem as duas ciclo-oxigenases não sobreviveram fora do útero. Os camundongos sem a COX1 não tinham grandes déficits funcionais. Eles exibiam reflexos de nocicepção, febre e inflamação. Quando tratados com AINH, exibiam úlceras gástricas.

Os animais sem a COX2 nasciam com lesões renais e muitos morriam logo após o nascimento por causa de persistência do canal arterial. Seus reflexos nociceptivos estavam prejudicados e não desenvolviam febre. Podiam apresentar resposta inflamatória.[8]

Os prostanoides e particularmente as prostaglandinas possuem muitas ações fisiológicas gastrintestinais na coagulação, nos rins, no tônus vascular, nas respostas imunes, na ovulação, na parturição, na reparação tecidual e em processos inflamatórios. A formação dos prostanoides depende da presença de ciclo-oxigenase. Quando ela é inibida, essas funções fisiológicas podem ser prejudicadas e manifestam-se como efeitos colaterais dos fármacos que exercem essa inibição – os AINHs.

As prostaglandinas exercem suas funções ligando-se aos receptores no núcleo celular e receptores de membrana associados à proteína G, desenvolvendo sua ação na célula em que foi formada ou em células vizinhas.[11]

Além dos prostanoides COX dependentes, o ácido araquidônico pode ser convertido em mediadores inflamatórios potentes e vasoconstritores, como leucotrieno B4 (LTB4) e cisteinil leucotrienos (LTC4, LTD4 e LTE4) por atividade da 5-lipoxigenase (LO) e a molécula associada proteína ativadora da 5-LO (FLAP). Em presença de inibição da COX, a via da LO pode ser favorecida.[12]

Sistema Gastrintestinal

No aparelho gastrintestinal, as prostaglandinas (PGE2, PGI2) mantêm a arquitetura glandular do estômago, reduzem secreções de ácido, aumentam secreção de bicarbonato e melhoram o fluxo sanguíneo na microcirculação da mucosa. Em indivíduos normais só está presente a COX1, e em casos de úlceras gástricas já formadas e de infecção por *Helicobacter pylori* há aumento da COX2 nas células do epitélio, com o objetivo de facilitar a cicatrização pelo aumento principalmente de PGE2. Além de suas ações no estômago, as prostaglandinas agiriam de forma protetora sobre as células pancreáticas.[13]

O uso terapêutico de AINH associa-se a risco de evento adverso no sistema gastrintestinal. Três tipos de lesões podem ocorrer: lesão aguda da mucosa (observada entre 70% e 90% dos pacientes), úlceras gastroduodenais profundas e crônicas que são detectadas em 30% a 50% dos pacientes por endoscopia e que são sintomáticas em menos que 10%. O terceiro tipo de lesão é o que causa as complicações mais graves com úlceras que sangram e que podem perfurar.[12,14]

Muitos fatores podem contribuir para o aparecimento de eventos adversos gastrintestinais como condições clínicas do paciente com presença de fatores de risco, mecanismo de ação do AINH (os inibidores específicos da COX2 aumentam a segurança gastrintestinal), variabilidade individual da concentração plasmática, farmacocinética dos AINHs (as substâncias de longa duração ou formulação de liberação cronogramada associam-se a mais eventos adversos gastrintestinais).[12]

Sistema Reprodutor

No sistema reprodutor feminino, as prostaglandinas são importantes durante a gestação, tendo efeito sobre a ovulação, a implantação do concepto e sobre o início do trabalho de parto.[15]

Função Renal

A função renal é fortemente influenciada pelas prostaglandinas que interferem na hemodinâmica glomerular, reabsorção tubular de sódio e água, e secreção de renina. Em vigência de hipovolemia, há síntese de prostaglandinas renais estimulada por angiotensina promovendo vasodilatação. Essa produção é dependente da COX1 que está presente no endotélio, glomérulo e ductos coletores renais. Com a vasodilatação renal é acionado o mecanismo compensatório que visa manter o fluxo sanguíneo renal a despeito da vasoconstrição sistêmica produzida pelo sistema renina-angiotensina-aldosterona. Em determinados grupos de indivíduos, esse mecanismo protetor exercido pelas prostaglandinas é mais importante, como nos idosos, em presença de insuficiência cardíaca, diabéticos, cirróticos, indivíduos com doenças renais prévias, além de hipovolemia.

No rim encontram-se fisiologicamente tanto a COX1 como a COX2. O local de maior síntese de prostaglandinas é a medula renal, com predomínio de expressão de COX1. A COX2 está presente em células medulares intersticiais e na mácula densa. Em situação experimental de hipertensão renovascular, deprivação de sódio, inibição da enzima conversora da angiotensina e uso de diuréticos, observou-se aumento da expressão de COX2, sugerindo a importância das prostaglandinas na produção de renina.[16,17]

A expressão de COX2 na medula renal aumenta em presença de desidratação com hipertonicidade. As prostaglandinas parecem ter papel relevante na manutenção do fluxo sanguíneo na medula renal, excreção de sódio, reabsorção de sódio e água, mantendo controle inibitório na reabsorção de sódio.

Sistema Cardiovascular e Coagulação

No sistema cardiovascular, os prostanoides têm papel de regulação do tônus vascular periférico através das ações da prostaciclina e tromboxano.

Quando ocorre o fenômeno de agregação plaquetária, é liberado tromboxano A2, que ativa seus receptores. Estes, por intermédio da proteína G, ativam a fosfolipase C que induz vasoconstrição e agregação plaquetária. O antagonista fisiológico desse sistema é a prostaciclina formada na parede do vaso e cuja ação inibe a agregação plaquetária e induz vasodilatação, através de AMP cíclico.

A síntese de tromboxano é principalmente dependente da COX1, enquanto a de prostaciclina é regulada pela COX2.[18]

Camundongos com deficiência de COX2 apresentam diminuição de débito cardíaco, de tolerância ao exercício e susceptibilidade aumentada a disritmias cardíacas induzidas. Observou-se também que nesses animais a disfunção cardíaca consequente à sobrecarga pressórica produziu hipertrofia de cardiomiócitos, fibrose intersticial e perivascular. Esses resultados levantam a possibilidade de que a inibição de COX2 possa interferir em pacientes com hipertensão arterial predispondo à insuficiência cardíaca e disritmias cardíacas, em vigência de tratamento com AINH.[19]

No lume vascular COX1 e COX2, as células endoteliais e trombogênese têm importante papel na interação entre plaquetas. Plaquetas ativadas produzem tromboxano A2 dependendo da ação da COX1. Tromboxano A2 atua como agonista plaquetário e vasoconstritor, com efeito considerado pró-trombótico. Células endoteliais e do músculo liso do vaso produzem prostaciclina (prostaglandina I2) por ação da COX2, especialmente após lesão celular, como acontece quando se formam placas ateroscleróticas. Prostaciclina é inibidor plaquetário e tem efeito vasodilatador, modulando a interação entre plaquetas e a parede interna do vaso com consequente inibição de trombogênese e aterosclerose. Os AINHs inibidores específicos da COX2 podem prejudicar a síntese de prostaciclina sem interferir na ação do tromboxano A2, favorecendo trombogênese e vasoconstrição com consequente aumento de eventos cardiovasculares que incluem infarto do miocárdio e acidente vascular encefálico, especialmente em pacientes idosos. Aumento significativo de eventos cardiovasculares foi observado em usuários de AINH tanto em estudos clínicos como em estudos observacionais, particularmente em pacientes que usavam inibidores específicos da COX2.[20]

Sistema Nervoso Central

A produção de prostaglandinas no sistema nervoso central parece influenciar várias funções neurais e depende da COX2. Os neurônios do corno posterior da medula espinhal produzem prostaglandina E2 após a ativação do receptor NMDA e em vigência de quadros hipóxicos generalizados, como no período pós-convulsivo, há grande aumento na expressão de COX2.

A regulação da temperatura corporal também é mediada pelas prostaglandinas. A ação sobre a função cognitiva está em estudo, já que ações deletérias e benéficas foram observadas dependendo da dose utilizada de AINH e da especificidade em relação à ciclo-oxigenase 2.[21]

Outras Ações

Em algumas doenças neoplásicas malignas foi observado o aumento da expressão de COX2 em tecidos em que ela normalmente está ausente ou em concentrações muito pequenas. Em tumores colorretais, gástricos, esofágicos, de próstata e na polipose adenomatosa familiar foi encontrado aumento de COX2 e de PGE2. Nos processos tumorais, a PGE2 parece inibir a atividade supressora tumoral, estimular a proliferação de células epiteliais e angiogênese.[22-24] O uso de aspirina para prevenção de câncer colorretal aparentemente reduziu seu risco de incidência e mortalidade, observados num período de 10 anos.[25]

A classificação binária simples da existência de 2 ciclo-oxigenases é questionada por alguns autores, baseados em trabalhos experimentais.[26] O conceito de que a COX1 seria a enzima constitutiva e a COX2 a pró-inflamatória não explica fenômenos mais complexos que as envolvem em determinados modelos experimentais. Assim, a descrição dos efeitos de inibidor específico da COX2 e de inibidor inespecífico (lornoxicam) sobre reação inflamatória pleural induzida por carragenina em ratos num período de 48 horas é um bom exemplo. Inicialmente, coincidente com a expressão da enzima COX2, tanto o inibidor específico como o inespecífico exibiram atividade anti-inflamatória. Após 6 horas, a COX2 não estava mais presente e o inibidor específico não tinha mais efeito. Com 48 horas, o tempo necessário para a resolução do processo inflamatório, nesse modelo, havia um segundo aumento de COX2, que, em vez de estar associado com a produção de PGE2 (pró-inflamatória), associava-se com a produção de prostaglandinas anti-inflamatórias (PGD2, PGF2alfa e PGJ2). Willoughby e col. propuseram que essa COX2 formada na fase de resolução do processo pudesse representar uma terceira isoforma da ciclo-oxigenase.[9]

A formação de lipoxinas (ação anti-inflamatória) a partir dos leucotrienos, outro subproduto do ácido araquidônico sob ação de lipoxigenase, é favorecida pelo bloqueio da COX1.

Ácidos graxos polinsaturados (PUFA) possuem ação imunomoduladora, além de sua ação de modulação da inflamação, neurotransmissão, reatividade vascular e biologia de células-tronco.[27]

A aspirina, um AINH, inibe COX1, COX2 e a lipo-oxigenase (LOX), aumentando a produção de lipoxina A4 que tem ação anti-inflamatória. Tanto a lipoxina A4 como a PGI2 possuem ações vasodilatadora, antiagregante plaquetária e anti-inflamatória. A ação da aspirina resulta também na formação de compostos anti-inflamatórios a partir dos ácidos eicosapentaenoico (EPA) e docosahexaenoico (DHA) denominados resolvinas (derivadas de EPA e DHA) e protectinas e maresinas (derivadas de DHA). Além da ação anti-inflamatória e imunomoduladora de ácido araquidônico, EPA, DHA e seus subprodutos, são demonstradas ações sobre vários genes, fatores nucleares, AMP e GMP cíclico, receptores ligados à proteína G, neurotransmissores hipotalâmicos, hormônios, citocinas e enzimas. Eles interagem com óxido nítrico, monóxido de carbono e sulfeto de hidrogênio regulando suas formações e ações, formando novos compostos que possuem diversas ações biológicas.[27]

FARMACOLOGIA DOS AINHS

A descoberta da inibição da síntese de prostaglandinas e de seu papel na dor inflamatória trouxe avanço no conhecimento do mecanismo de ação dos AINHs, entretanto ainda há muito a elucidar. Embora o principal mecanismo de ação dos AINHs seja a inibição da síntese de prostaglandina por bloqueio da enzima COX, dados clínicos e experimentais indicam a existência de outros mecanismos associados. Alguns dos efeitos independentes da COX dizem respeito à habilidade dos AINHs de atravessarem membranas biológicas e de romperem interações moleculares importantes necessárias em organização de funções celulares, que incluem adesão celular.[28] Esses efeitos, particularmente o que interfere com a função da L-selectina nos neutrófilos durante resposta inflamatória, podem contribuir para as propriedades anti-inflamatórias dos AINHs in vivo.[28]

Uma questão que ainda exige resposta é por que a aspirina e os outros AINHs a ela relacionados (ácidos) exibem efeitos anti-inflamatórios e analgésicos, enquanto outros, como o paracetamol, são somente analgésicos.

Uma explicação farmacocinética poderia responder em parte essa questão. Considerando-se o valor do pka dos AINHs, pode-se dividi-los em ácidos (pka variando entre 3,5 e 5,5) e neutros. O grupo dos ácidos apresenta também alta taxa de ligação às proteínas plasmáticas, favorecendo sua distribuição e acúmulo seletivo em ambiente extracelular ácido, como o tecido inflamado, a mucosa do trato gastrintestinal alto e os ductos coletores renais. A distribuição preferencial com acúmulo em determinados compartimentos pode favorecer uma quase completa inibição da ciclo-oxigenase presente nesses locais. Já os compostos com pka neutro e com baixa taxa de ligação proteica são distribuídos de maneira uniforme por todo o organismo, não exibindo atividade anti-inflamatória nem toxicidade gástrica e renal (aguda).[29,30]

O paracetamol parece desempenhar sua ação analgésica por ação predominante no sistema nervoso central, sendo ela dependente da concentração de substância ativa disponível.[31] O efeito central poderia ser mediado por mecanismos diversos como ação sobre a proteína G, interferindo na ação do glutamato e produção de óxido nítrico, aumentando a ação das vias inibitórias descendentes ou por ação no receptor NMDA. O paracetamol inibe a liberação de prostaglandinas na medula espinhal e tem efeito sobre os mecanismos inibitórios dependentes de serotonina. Ele foi capaz de inibir a COX3.[9] Desde essa publicação no ano 2000, a existência da COX3 não tem sido mencionada na literatura.

O mecanismo de ação da aspirina foi especialmente estudado, uma vez que ela é muito usada na prevenção de eventos trombóticos. A aspirina (ácido acetilsalicílico) inativa irreversivelmente a COX1 impedindo a formação de prostaglandina H2, que é precursor do tromboxano A2. Esse efeito da aspirina é mediado pelo grupo acetil, que se liga de forma covalente ao aminoácido Ser529 da região ativa da COX1. Ela interage com o aminoácido Arg120 e, consequentemente, bloqueia o acesso do ácido araquidônico ao canal hidrofóbico e ao local catalítico (Tyr385).[32]

De acordo com Undas e col., o efeito antitrombótico da aspirina envolve também a acetilação de outras proteínas da cascata de coagulação, incluindo o fibrinogênio, o que resultaria em fibrinólise.[33]

Embora a aspirina possa inibir também a COX2 por acetilação de Ser516, essa reação é cerca de 170 vezes mais lenta do que a reação com a COX1.[34]

Como a aspirina promove um bloqueio irreversível na síntese de tromboxano, seu efeito é durante toda a vida útil das plaquetas afetadas (8 a 10 dias).[35]

Quando pequenas doses são administradas, a aspirina atua sobre a COX1 das plaquetas que passam através do leito vascular do trato gastrintestinal, mas não sobre a ciclo-oxigenase das células endoteliais fora do abdome. Esse efeito ocorre pela rápida clivagem da aspirina após a primeira passagem no fígado. A indicação de pequenas doses de aspirina restringe-se à prevenção de trombose e embolia.[36]

As ações da aspirina sobre a coagulação abrangem supressão da ativação das plaquetas, inibe recrutamento dos neutrófilos no endotélio vascular por inibição da P-selectina, inibe a síntese de fator tecidual nos monóci-

TABELA 56.1
CLASSIFICAÇÃO E CARACTERÍSTICAS FARMACOLÓGICAS DOS AINH.

Classificação química	Fármaco	Pka	Lig. Proteica %	Biodisp.oral %	Dose	Dose máxima diária	Meia-vida elim.*	Potência
Paraminofenol	Acetaminofeno (paracetamol)	Neutro	5-50	70-100	0,5-1g	6g	1,5-2,5h	Baixa
Salicilatos	Aspirina	3,5	>80	20-70	0,05-0,1g	6 g	20 min	Baixa
	Ácido salicílico	2,9	>90	80-100	0,5-1g	6 g	7h	Baixa
	Diflunisal	3,8	98-99	80-100	250-500 mg	1 g	8-12h	Intermediária
Derivados do ácido propiônico	Ibuprofeno	4,4	99	80-100	0,2-0,4 g	3,2 g	2-4h	Baixa
	Naproxeno	4,15	99	95	0,5-1g	2 g	13-15h	Intermediária
	Cetoprofeno	4,2	99	90	15-100 mg	300 mg	1,1-4h	Alta
	Flurbiprofeno	4	99	90	15-100 mg	300 mg	1-4h	Alta
Ácido indolacético	Indometacina	4,5	99	90-100	25-75 mg	200 mg	2,6-11,2h	Alta
Ácido pirrolacético	Diclofenaco	4	99	30-80	25-75 mg	200 mg	1-2h	Alta
	Cetorolaco	4,5	99	90-100	15-30 mg	90 mg		Alta
Derivados da fenazona	Dipirona (metamizol)	Neutro	10	100	0,5-1,5 g	6 g	1,5-2h	Alta
Oxicans	Piroxicam Meloxicam	5,1	99	100	20-40 mg		14-160h	Alta
	Tenoxicam	5	99	100	20-40 mg		25-175h	Alta
Coxibs inibidores específicos da COX2	Celecoxib	Neutro intermediária	>90	100	40-200 mg	400 mg		Intermediária
	Rofecoxib	Neutro intermediária	>80	100	12,5-50 mg	50 mg		Intermediária
	Valdecoxib	Neutro	>90	100	40	80		Alta
	Parecoxib**		98	Injetável	40 mg	80 mg	8h	Alta
	Etoricoxib		92	100	60-120 mg	150 mg	22h	Intermediária

Adaptada de: National Pharmaceutical Council/JCAHO e Brune K.[8]
* A frequência de doses não se relaciona necessariamente com a meia-vida de eliminação. O efeito terapêutico depende principalmente da ligação do fármaco ao receptor (farmacodinâmica) em relação à sua dependência de concentração sérica (farmacocinética).
** O parecoxib é apresentado sob fórmula injetável que no organismo é hidrolisado originando a molécula de valdecoxib.
*** Gates BJ, Nguyen TT, Setter SM, Davies NM-Expert Opin Pharmacother. 2005 Oct;6(12):2117-40.
**** Rofecoxib foi retirado do mercado mundial.

tos, reduz a geração de trombina por inibição do complexo fator tecidual – fator VIIa, aumenta a permeabilidade do coágulo por formação de fibras de fibrina mais grossa e aumento dos poros, inibe ativação do fator XIII, aumenta a densidade da fibrina no coágulo, promove acetilação de fibrinogênio/fibrina e aumenta a fibrinólise e altera a estrutura da fibrina no coágulo.[32]

A seguir são apresentadas a classificação e as características farmacológicas dos AINHs (Tabela 56.1).

Entre os AINHs, há grande variabilidade na capacidade e especificidade de inibição da ciclo-oxigenase. Essa característica é medida pela IC50 (potência), que se define pela quantidade (concentração) do fármaco necessária para inibir 50% da atividade enzimática. A potência farmacológica determina a dose do fármaco. Fármacos pouco potentes deverão ser administrados em doses maiores para alcançar seu efeito clínico (Tabela 56.2).

TABELA 56.2 EXEMPLO.	
	IC50 (μM)
Fármaco A	0,1
Fármaco B	0,01
O fármaco B é 10 vezes mais potente que o A.	

A seletividade de um AINH é uma medida *in vitro* da quantidade relativa do fármaco necessária para inibir a ciclo-oxigenase, já a especificidade é um conceito a partir de modelos *in vivo*, que reflete a capacidade do fármaco em promover inibição da COX2, clinicamente relevante, sem inibição da COX1 e vice-versa.

Na literatura podem ser encontrados valores conflitantes em relação à especificidade, porque não há padrão universalmente aceito para os ensaios em laboratório. Muitos modelos diferentes são usados utilizando enzimas humanas purificadas, enzimas animais purificadas, sangue total e células. A condição dos componentes e da incubação influencia muito os resultados. Não é possível predizer a segurança clínica apenas com os testes *in vitro*. Portanto, a demonstração de especificidade em modelos *in vivo* e estudos clínicos são fundamentais para avaliar qualquer novo fármaco desse grupo (Tabela 56.3).

Modelo esquemático da interação dos AINHs com as isoformas da ciclo-oxigenase (Figuras 56.6, 56.7, 56.8, 56.9, 56.10 e 56.11).[37]

Uso Clínico dos AINHs

Os AINHs possuem a propriedade farmacológica de efeito teto, que se traduz por relação diretamente proporcional entre dose e efeito até um limite que, se ultrapassado, não adiciona efeitos analgésicos e anti-inflamatórios. Os efeitos colaterais podem, entretanto, aumentar com doses acima das recomendadas. Essa característica lhes confere a propriedade de serem indicados de forma isolada para tratar dores de intensidade leve a moderada. Quando a intensidade da dor ultrapassa esse patamar, os AINHs devem ser associados a analgésico mais potente, como os opioides, ou serem substituídos por estes.

EVENTOS ADVERSOS

Farmacocinética e Eventos Adversos

A característica farmacocinética dos AINHs pode influenciar sua segurança e tolerabilidade. Os AINHs com meia-vida de eliminação mais longa e com fórmulas de liberação prolongada são associados com efeitos de erosão da mucosa gástrica aumentados. Em relação ao risco de infarto agudo do miocárdio, demonstrou-se que os AINHs de formulação de liberação

TABELA 56.3 ESPECIFICIDADE.					
	In vitro IC50 (μM)			*In vivo* ED50 (mg·kg^{-1})	
	COX1	COX2	COX1/COX2	COX1*	COX2#
Aspirina	145	180	0,8	3,7	30
Naproxeno	32	235	13,62	0,1	1,3
Ibuprofeno	38	117	0,32	0,2	2,5
Diclofenaco	0,03	0,01	3	0,3	0,8
Meloxicam	1300	1700	0,76	0,7	1,0
Indometacina	0,1	1	0,1	0,1	0,2
Celecoxib	15	0,04	375	> 200	> 200
Valdecoxib	140	0,005	28000	> 200	
	0,06				

*Prostaglandinas gástricas; # Prostaglandinas vias aéreas.
Prostaglandinas obtidas da produção gástrica de mucosa saudável expressa exclusivamente COX1. As prostaglandinas obtidas da via aérea induzidas por carragenina expressa COX2.

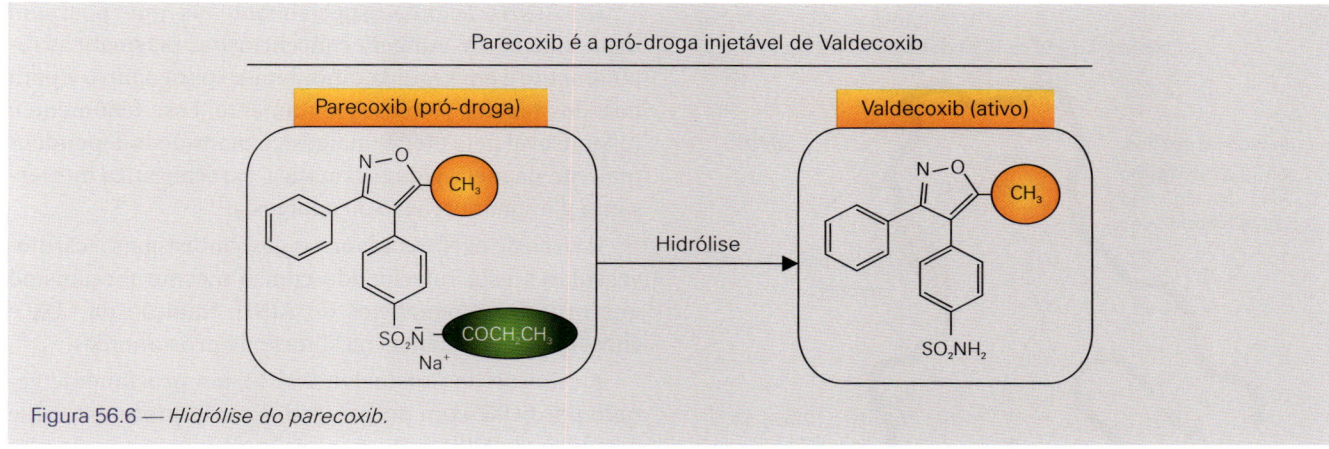

Figura 56.6 — *Hidrólise do parecoxib.*

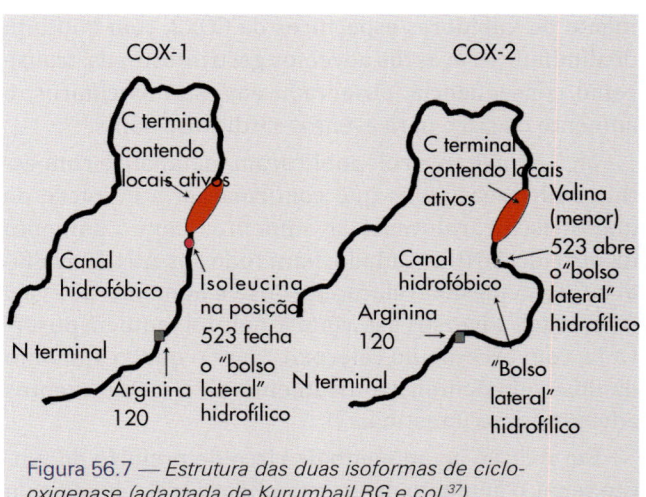

Figura 56.7 — *Estrutura das duas isoformas de ciclo-oxigenase (adaptada de Kurumbail RG e col.[37]).*

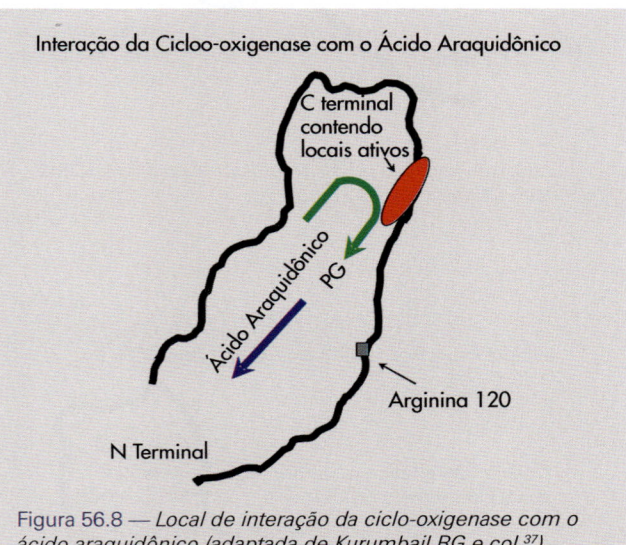

Figura 56.8 — *Local de interação da ciclo-oxigenase com o ácido araquidônico (adaptada de Kurumbail RG e col.[37])*

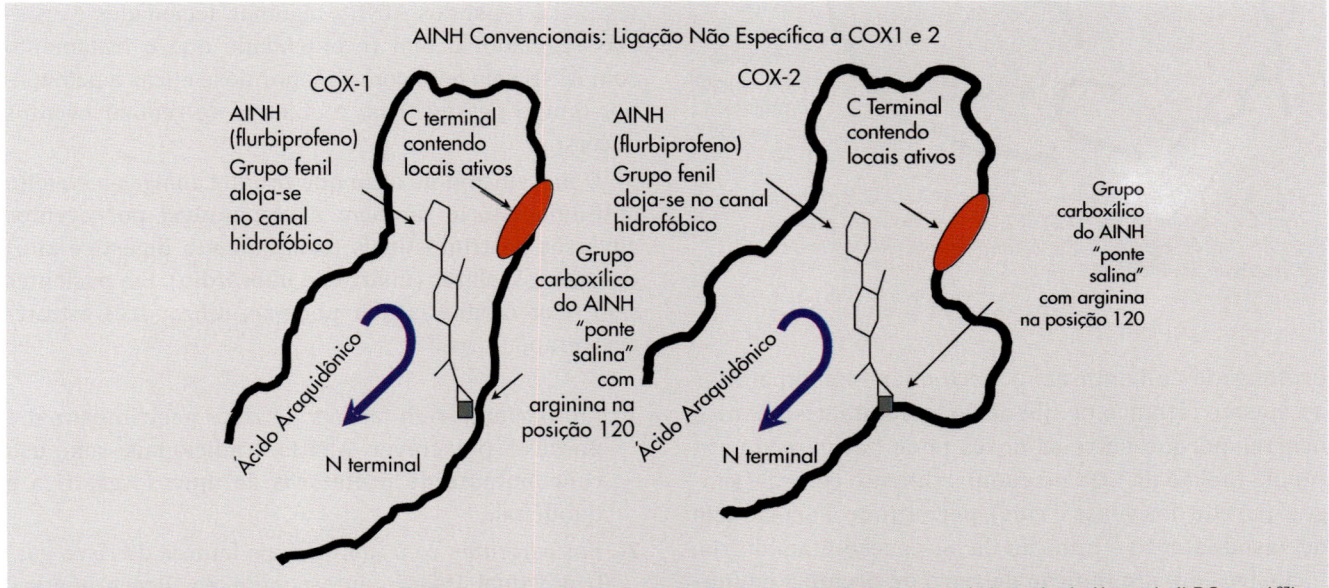

Figura 56.9 — *Modelo de ligação entre os AINHs não específicos e as isoformas de ciclo-oxigenase (adaptada de Kurumbail RG e col.[37]).*

Anti-inflamatórios Não Hormonais

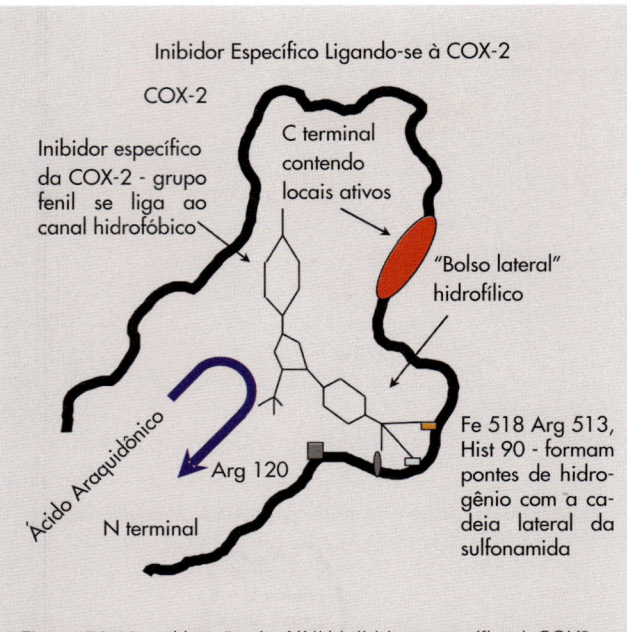

Figura 56.10 — *Ligação do AINH inibidor específico à COX2 (adaptada de Kurumbail RG e col.[37]).*

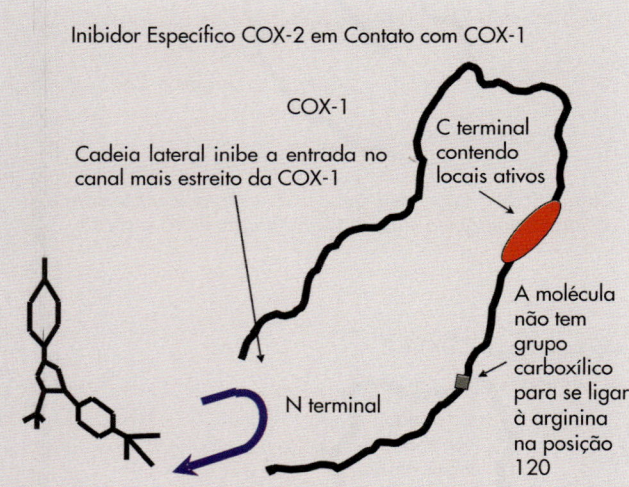

Figura 56.11 — *Impossibilidade de o AINH inibidor específico de COX-2 de penetrar na COX-1, em decorrência de sua conformação espacial, com cadeia lateral (adaptada de Kurumbail RG e col.[37]).*

prolongada aumentaram o risco quando comparados ao mesmo fármaco de liberação imediata. Isso parece ocorrer porque entre as doses pode haver recuperação da função da COX no compartimento central (sangue, parede dos vasos e rins), permitindo a ocorrência de vasodilatação e inibição da agregação plaquetária, inclusive com diminuição do risco de prejuízo na função renal.[38]

Os AINHs ácidos, especialmente os que possuem meia-vida curta, atingem concentrações plasmáticas rapidamente e em seguida difundem-se para dentro e para fora dos tecidos (biofase) lentamente. Esse fenômeno é responsável pelo efeito analgésico mantido independentemente da meia-vida plasmática, característica interessante para manutenção da analgesia.[39]

O risco de eventos adversos gastrintestinais e cardiovasculares está relacionado com o mesmo mecanismo que produz os benefícios do AINH: inibição da COX e consequente influência na síntese de prostanoides.

A inibição da prostaglandina I2, um prostanoide gerado por COX2 com propriedades cardioprotetoras, que promove vasodilatação e inibição da agregação de plaquetas, pode ser um mecanismo plausível para o risco cardiovascular associado ao uso de AINH. O desenvolvimento de inibidores específicos da COX2, com o intuito de diminuir os eventos adversos gastrintestinais, trouxe como consequência, observada em estudos clínicos, o aumento de risco para eventos cardiovasculares.[38]

McGettinghan e col. publicaram metanálise com estudos observacionais que confirmaram a hipótese de que o risco cardiovascular aumentou com o aumento da dose de AINH estudado, para todos os AINHs avaliados.[40] Essa mesma relação de dose e aumento do risco de eventos adversos gastrintestinais foi também observada, com exceção do celecoxib, para o qual o aumento da dose não demonstrou aumento do risco de eventos adversos gastrintestinais.[41]

Em relação ao aumento de risco de prejuízo da função renal, o aumento da dose também se relacionou com aumento do risco.[42]

Com base nos dados de risco cardiovascular, gastrintestinal e renal dos AINHs, algumas sociedades e agências reguladoras têm recomendado que o tratamento com AINH seja feito com a menor dose eficaz e pelo menor tempo possível com o objetivo de reduzir eventos adversos.[43,44]

O mecanismo de ação que produz analgesia e efeito anti-inflamatório também é responsável por eventos adversos gastrintestinais (sangramento digestivo alto) e cardiovasculares (infarto do miocárdio). Em pacientes sem risco cardiovascular pode-se utilizar três estratégias terapêuticas.[12]

1. Em paciente sem fatores de risco gastrintestinal é possível prescrever AINHs tradicionais sem uso concomitante de protetores de mucosa gástrica e duodenal.
2. Em pacientes com um ou mais fatores de risco gastrintestinal (idade, antecedente de úlcera péptica, fumante), recomenda-se usar um coxibe isolado (ini-

bidor específico da COX2) ou AINH tradicional com protetor de mucosa gástrica e duodenal.

3. Em pacientes com história de sangramento digestivo, o AINH tradicional deve ser evitado e recomenda-se o uso de um coxibe associado a protetor de mucosa gástrica e duodenal após tratamento de infecção por Helicobacter pylori nos casos indicados.

Em pacientes com eventos cardiovasculares prévios ou fatores de risco, em tratamento com aspirina em baixa dose, o uso de coxibe é contraindicado, e entre os AINHs tradicionais a escolha limita-se ao paracetamol ou ao naproxeno associado a agente antiulceroso. Nesses pacientes, com o intuito de minimizar a possível interação negativa do naproxeno com o efeito antiadesão plaquetária da aspirina, ele deve ser administrado duas horas após a ingestão de aspirina.[45]

Interações Medicamentosas

O grande espectro de prescrição dos AINHs abrange situações clínicas e cirúrgicas com quadros agudos e crônicos. Considerando a grande população que pode recebê-los como prescrição, é possível avaliar a incidência de pacientes que os estejam tomando conjuntamente com outras medicações, com potencial interação medicamentosa.

Por competição na ligação proteica, os AINHs interagem com fenitoínas, hidantoínas, hipoglicemiantes orais e metotrexato, resultando em aumento da fração livre desses agentes.

Através da redução da função renal ou do débito urinário, diminuem a ação dos diuréticos e aumentam a dos aminoglicosídeos. Podem interferir com redução do efeito dos anti-hipertensivos, como dos antagonistas beta-adrenérgicos, inibidores da enzima conversora de angiotensina e diuréticos espoliadores de potássio, por ação nas prostaglandinas renais. Estudo clínico[46] que avaliou 40.825 pacientes hipertensos, com e sem uso de AINH, não evidenciou que o uso de AINH estivesse associado ao aumento da pressão arterial, e tampouco reduziu a habilidade de que os pacientes atingissem a pressão arterial alvo proposta para seu controle. Os autores concluíram que *a priori* pacientes com hipertensão arterial não necessitam ser desencorajados de usar AINH.

Os AINHs diminuem o metabolismo hepático da fenitoína, tolbutamida, fenobarbital e varfarina, aumentando o efeito desses fármacos. Diminuem o efeito da digoxina e verapamil, por aumento de seu metabolismo.

Os antiácidos interferem na velocidade de absorção dos AINHs administrados por via oral, de maneira variável, dependendo de sua composição. Os compostos que contêm alumínio diminuem a velocidade de absorção e os que contêm magnésio ou bicarbonato aumentam-na. A alcalinização da urina provocada pelos antiácidos promove aumento da excreção dos salicilatos.

A administração concomitante de AINH com alimentos pode reduzir a velocidade, mas não a extensão de absorção na maioria deles; alguns como o ibuprofeno e a indometacina têm diminuída sua biodisponibilidade.

Pacientes idosos são particularmente suscetíveis a apresentar quadros dolorosos associados a diversas outras doenças, facilitando a ocorrência de interações medicamentosas. De acordo com dados obtidos em estudos clínicos, a dipirona ou o metamizol pode ser uma opção melhor do que sua reputação sugere, superando em segurança o paracetamol nesse grupo de pacientes.[47]

Associações e Peculiaridades dos AINHs

Quando se administram concomitantemente fármacos que interferem no mesmo processo por mecanismos de ação diferentes, provavelmente obtêm-se efeitos aditivos ou supra-aditivos.[48] Estudos em animais documentaram efeitos supra-aditivos entre paracetamol e AINHs convencionais. O pico do efeito, a duração da analgesia e o efeito anti-inflamatório foram aumentados e prolongados quando o paracetamol foi administrado com AINH em ratos artríticos. De maneira semelhante, a associação de diclofenaco e paracetamol foi sinérgica em ratos.[49,50] A associação dos AINHs com o paracetamol ou dipirona tem seu uso crescente, principalmente no tratamento de dor pós-operatória.[51,52]

As evidências atuais são suficientes para recomendar a associação de AINH com paracetamol, quando não há contraindicações para nenhum deles.[31, 53,54]

Sem evidências até o momento, mas de uso clínico comum no Brasil, a dipirona em associação com AINH pode ter o mesmo perfil do paracetamol.

A dipirona é um fármaco que merece atenção especial, já que a literatura mundial não a analisa frequentemente em estudos comparativos com analgésicos, seu uso é proibido em alguns países, mas é muito utilizada em nosso meio, em muitos países da Ásia e no Leste Europeu e Europa Central. Trata-se de analgésico potente com ação antipirética e antiespasmódica, porém sua ação anti-inflamatória é questionável, sendo provavelmente ausente.[55] Não possui toxicidade gastrintestinal nem renal aguda. O efeito adverso mais temido e controverso da dipirona é a possibilidade de agranulocitose e leucopenia. Estudo internacional foi conduzido para avaliar a incidência desses eventos adversos pela Sociedade Internacional de Agranulocitose e Anemia Aplástica (ISAAA), que foi publicado em 1986. O estudo envolveu 23 milhões de indivíduos acompanhados por vários anos. Os dados demonstraram que o risco de desenvolvimento de agranulocitose, com o uso de dipirona, ficava entre 0 e 1 por milhão. Não houve associação entre o uso de dipirona e anemia aplástica. O estudo revelou também outros dados genéricos mostrando que há risco de seis casos por milhão, por ano, de indução de agranulocitose por fármacos em geral. A incidência é maior em indivíduos com mais de 45 anos e mulheres. O menor risco está entre as crianças.[56] Em caso de superdose, a dipirona é menos tóxica do que o paracetamol.[57]

A associação dos AINHs e/ou paracetamol/dipirona com opioides é extremamente popular tanto em situações de dor aguda como crônica, e especialmente útil em dor no câncer. Os AINHs fazem parte de todas as etapas de tratamento medicamentoso da dor no câncer propostas pela Organização Mundial da Saúde.

No controle da dor pós-operatória, os AINHs têm papel de destaque, sendo a primeira opção para dor de intensidade leve e moderada e associação de eleição aos opioides quando a dor é intensa, respeitadas as contraindicações.

Vias de Administração

Os AINHs estão disponíveis em diversas apresentações para uso pela via oral, retal, intramuscular e venosa.

Em relação ao paracetamol, em nosso meio estão disponíveis as apresentações oral e retal (manipuladas em farmácias de hospitais). Na Europa pode ser usado também pela via venosa, como propacetamol, o pró-fármaco do paracetamol. Sua eficácia como analgésico está diretamente relacionada à dose empregada. A dose para adultos pela via oral é de 1 g a cada 6 horas.[53] Se for utilizado como agente único deve ser usado na dose de 1 g a cada 4 horas, sendo esta dose segura para o fígado e para pacientes em bom estado geral que necessitem de tratamento analgésico por até uma semana.

Para tratamentos prolongados, em pacientes com disfunção hepática e pacientes com indução enzimática de P-450 (anticonvulsivantes, etanol), a dose não deve exceder 4 g por dia.[53]

A administração retal de paracetamol tem uma absorção lenta e variável. Em adultos a dose inicial deve ser de 2 g e em crianças, 60 mg.kg^{-1}, não excedendo, entretanto, 120 mg.kg^{-1} em 24 horas no primeiro dia de administração e 80 mg.kg^{-1} nos dias subsequentes. Para tratamentos prolongados, de mais de três dias, a dose não deve ultrapassar 60 mg.kg^{-1} em 24 horas.[54] A absorção é mais rápida e completa com a administração pela via oral, o que permite reduzir a dose para 20 mg.kg^{-1} três vezes ao dia. Os recém-nascidos, especialmente prematuros, e crianças com menos de três meses metabolizam o paracetamol mais lentamente que crianças maiores.

Em determinados pacientes e momentos, a disponibilidade de administração de AINH pela via venosa é muito importante. Diversos agentes em nosso meio estão disponíveis para esse uso, como o tenoxicam, o cetoprofeno, o cetorolaco, o parecoxib e a dipirona. Alguns desses agentes têm recomendações especiais para administração que devem ser observadas, como o cetoprofeno e o parecoxib, em relação à forma de diluição e compatibilidade.

As principais doses recomendadas e as doses máximas foram apresentadas anteriormente (Tabela 56.1).

Efeito Preemptivo

A analgesia preemptiva é definida como a abolição ou redução do desenvolvimento de memória a estímulos dolorosos no sistema nervoso central através de bloqueio da transmissão nas vias nociceptivas.[58] A analgesia iniciada antes da geração do estímulo doloroso previne ou diminui a dor subsequente.[59] Diversos agentes isolados ou em associação foram estudados para comprovar esse efeito, tanto em animais como em estudos clínicos. Considerando a fisiopatologia da dor e da inflamação como ponto de partida, os agentes que poderiam interferir em qualquer das etapas de geração do estímulo, transmissão e modulação foram estudados.

Os trabalhos experimentais demonstraram que agonistas opioides do receptor mu possuíam essa propriedade quando injetados em ratos por via subaracnóidea, antes e após estímulo doloroso com formalina e carragenina, fato que não foi reproduzido em outros experimentos com o mesmo modelo. A avaliação da morfina associada a agente inalatório (isoflurano, óxido nitroso) demonstrou também efeito preemptivo em animais. Quando o agente inalatório utilizado foi o halotano, o efeito preemptivo não foi observado. Outros agentes anestésicos foram testados, como o propofol e o tiopental sódico, com resultados conflitantes. Os anestésicos locais (lidocaína e bupivacaína) associados ou não à morfina foram também estudados com resultados inconclusivos. A cetamina, um antagonista do receptor NMDA, foi testada em modelo de dor neuropática e de dor desencadeada por formalina, com efeito preemptivo positivo no último modelo.

Os estudos clínicos observaram os anestésicos locais por diversas vias, como peridural, bloqueio de nervos periféricos, infiltrações, com resultados controversos. O uso de opioides por via peridural e por via sistêmica resultou igualmente em conclusões conflitantes. Antagonistas do receptor NMDA (cetamina e dextrometorfano) associados ou não a opioides foram eficazes segundo alguns autores e ineficazes para outros.

As técnicas multimodais associando anestésico local, opioides e AINH também resultaram inconclusivas.[60]

Em relação aos AINHs, inúmeros estudos foram realizados com flurbiprofeno, diflunisal, naproxeno, diclofenaco, cetorolaco, piroxicam, tenoxicam e celecoxib. Apesar de alguns autores relatarem efeito preemptivo, a maioria não o comprovou. Diversos fatores podem contribuir para tal, como o porte cirúrgico, que é proporcional à intensidade do estímulo doloroso e da inflamação, envolvimento de estímulo visceral, duração do estímulo e potência dos AINHs utilizados.[50-69]

Atualmente a ideia de que o uso de AINH, previamente ao início do procedimento cirúrgico, teria melhor eficiência em controlar a dor pós-operatória não encontra respaldo na literatura, como ficou evidenciado em metanálises.[70,71] O uso de AINH antes que a dor surja no período pós-operatório é recomendável, devendo ser empregado ao final do ato cirúrgico, após término da hemostasia e antes do desaparecimento da analgesia cirúrgica, respeitadas suas contraindicações.

CONCLUSÕES

A despeito da grande expectativa criada pelos anti-inflamatórios inibidores específicos da COX2, na prática eles mostraram vantagens apenas em relação ao seu perfil de menor efeito adverso sobre o aparelho gastrintestinal. Em relação ao seu efeito sobre o rim não mostraram vantagem sobre os tradicionais e exibiram efeitos adversos sobre o sistema cardiovascular, alguns compartilhados pelos AINHs tradicionais. Esse efeito com aumento da incidência de infarto do miocárdio e de acidente vascular encefálico causou a retirada de alguns deles do mercado e criou grande polêmica que foi registrada em editorial de dezembro de 2005 no periódico *New England Journal of Medicine*.[72]

A utilidade dos AINHs como componentes da analgesia multimodal no período pós-operatório é indiscutível. Seu uso por curtos períodos, nas doses clínicas recomendadas e respeitadas suas contraindicações de maneira rigorosa, preserva suas qualidades e diminui as possibilidades de efeitos adversos. O uso para tratamento de doenças crônicas deve ser criteriosamente avaliado individualmente.

REFERÊNCIAS

1. Brune K. The early history of non-opioid analgesics. Acute Pain. 1997;1:33-40.
2. Vane JR. Inhibition of prostaglandin synthesis as a mechanism of action of aspirin-like drugs. Nat Nerv Biol. 1971;231:232-5.
3. Bennett GJ. Update on the neurophysiology of pain transmission and modulation: focus on the NMDA receptor. J Pain Symp Manag. 2000;19:S2-S6.
4. Woolf CF, Costigan M. Transcriptional and posttranslational plasticity and the generation of inflammatory pain. Proc Natl Acad Sci USA. 1999;96:7723-30.
5. Ferreira SH. A classification of peripheral analgesics based upon their mode of action. In: Sandler M, Collins GM. Migraine: spectrum of ideas. Oxford: University Press, 1990. p.59-72.
6. Woolf CJ, Salter MW. Neuronal plasticity: increasing the gain in pain. Science. 2000;288:1765-8.
7. Woolf CJ. Phenotypic modification of primary sensory neurons: the role of nerve growth factor in the production of persistent pain. Philos Trans R Soc London B Biol Sci. 1996;351:441-8.
8. Brune K. Non-opioid (antipyretic) analgesics. In: Giamberardino MA. Pain 2002 – an update review, Seattle: IASP Press. 2002. p.365-79.
9. Willoughby DA, Moore AR, Colville-Nash PR. COX1, COX2 and COX3 and the future of chronic inflammatory disease. Lancet. 2000;355:646-8.
10. Samad TA, Moore KA, Sapirstein A, et al. Interleukin-1- mediated induction of Cox-2 in the CNS contributes to inflammatory pain hypersensitivity. Nature. 2001;410:471-5.
11. Kummer CL, Coelho TC. Antiinflamatórios não esteróides inibidores da cicloxigenase 2 (COX-2): aspectos atuais. Rev Bras Anestesiol. 2002;52:498-512.
12. Bruno A, Tacconelli S, Patrignani P. Variability in the Response to Non-Steroidal Anti-Inflammatory Drugs: Mechanisms and Perspectives. Basic Clin Pharmacol Toxicol. 2014;114:56-63.
13. Carillo-Jimenez R, Nurnberger M. Celecoxib-induced acute pancreatitis and hepatitis. Arch Intern Med. 2000;170: 553-4.
14. Patrignani P, Tacconelli S, Bruno A, et al. Managing the adverse effects of nonsteroidal anti-inflammatory drugs. Expert Rev Clin Pharmacol. 2011;4:605-21.
15. Norvitz ER, Robinson JN, Challis JR. The control of labor. N Engl J Med. 1999;34:660-6.
16. Harris CJ, Brater DC. Renal effects of cyclooxygenase 2 selective inhibitors. Curr Opin Nephrol Hypertens. 2001;10:603-10.
17. Wang JL, Cheng HF, Harris RC. Cyclooxygenase inhibition decreases rennin content and lowers blood pressure in a model of renovascular hypertension. Hypertension. 1999;34:96-101.
18. Hinz B, Brune K, Pahl A. Cyclooxygenase2 expression in lipopolysaccharide-stimulated human monocytes is modulated by cyclic AMP, prostaglandin E2 and nonsteroidal anti-inflammatory drugs. Biochem Biophys Res Commun. 2000;278:790-6.
19. Wang D, Patel V, Ricciotti E, et al. Cardiomyocyte cyclooxygenase 2 influences cardiac rhytm and function. Proc Natl Acad Sci U S A. 2009;106:7548-52
20. Vonkeman HE, Browers J, van de Laar M. Understanding the NSAID related risk of vascular events. Br Med J. 2006;332:895-8
21. Karplus TM, Saag KG. Nonsteroidal anti-inflammator drugs and cognitive function: have a benefical or deleterious effect? Drug Saf. 1998;19:427-33.
22. Sjodahl R. Extent, mode and dose dependence of anticancer effects. Am J Med. 2001;10:665-95.
23. Myers C, Koki A, Pamukcu R, et al. Proaptotic anti-inflammatory drugs. Urology. 2001;57:735-55.

24. Steibach G, Lynch PM, Phillips R, et al. Effect of celecoxib on colorectal polyposis (FAP). Am Gastroenterol. 1999;94:A440.
25. Chubak J, Kamineni A, Buist DSM, et al. Rockville (MD): Agency for Healthcare Research and Quality (US); 2015 Sep. Report No.: 15-05228-EF-1. U.S. Preventive Services Task Force Evidence Syntheses, formerly Systematic Evidence Reviews.
26. McCormack K. COX2 selective inhibitors and analgesia. Pain (clinical updates). 2002;X:1-4 al.
27. Poorani R, Bhatt AN, Dwarakanath BS, et al. COX-2, aspirin and metabolism of arachidonic, eicosapentaenoic and docosahexaenoic acids and their physiological and clinical significance. Eur J Pharmacol. 2015 Sep 1. pii: S0014-2999(15)30221-1. doi: 10.1016/j.ejphar.2015.08.049. [Epub ahead of print])
28. Díaz-González F, Sánchez-Madrid F. NSAIDs: learning new tricks from old drugs. Eur J Immunol. 2015 Mar;45(3):679-86. doi: 10.1002/eji.201445222. Epub 2015 Jan 21).
29. Day RO, Francis H, Vial J, et al. Naproxen concentrations in plasma and synovial fluid and effects on prostanoid concentrations. J Rheumatol. 1995;22:2.295-303.
30. Brune K, Rainsford KD, Schweitzer A. Biodistribution of mild analgesics. Br J Clin Pharmacol. 1980;10:279-84.
31. Romsing J, Moiniche S, Dahl JB. Rectal and parenteral paracetamol, and paracetamol in combination with NSAIDs for postoperative analgesia. Br J Anaesth. 2002;88:215-26.
32. Mekaj YH, Daci FT, Mekaj AY. New insights into the mechanisms of action of aspirin and its use in the prevention and treatment of arterial and venous thromboembolism. Ther Clin Risk Manag. 2015;11:1449-56.
33. Undas A, Sydor WJ, Brummel K, et al. Aspirin alters the cardioprotective effects of the factor XIII Val34Leu polymorphism. Circulation. 2003;107(1):17-20.
34. Sneader W. The discovery of aspirin: a reappraisal. BMJ. 2000;321(7276):1591-4.
35. Maree AO, Fitzgerald DJ. Variable platelet response to aspirin and clopidogrel in atherothrombotic disease. Circulation. 2007;115(16):2196-207
36. Pedersen AK, FitzGerald GA. Dose-related kinetics of aspirin. Presystemic acetylation of platelet cyclooxygenase. N Engl J Med. 1984;311(19):1206-11. FitzGerald GA, Lupinetti M, Charman SA, et al. Presystemic acetylation of platelets by aspirin: reduction in rate of drug delivery to improve biochemical selectivity for thromboxane A2. J Pharmacol Exp Ther. 1991; 259(3):1043-9.
37. Kurumbail RG, Stevens AM, Gierse JK, et al. Structural basis for selective inhibition of cyclooxygenase-2 by anti-inflammatory agents. Nature. 1996;384:644-8.
38. Hunter TS, Gerbino PP. Emerging Evidence in NSAID Pharmacology:Important Considerations for Product Selection. Am J Manag Care. 2015;21(7):S139-S147
39. Brune K, Renner B, Hinz B. Using pharmacokinetic principles to optimize pain therapy. Nat Rev Rheumatol. 2010;6(10):589-98

40. McGettigan P, Henry D. Cardiovascular risk with nonsteroidal anti-inflammatory drugs: systematic review of population-based controlled observational studies. Plos Med. 2011;8(9):e1001098.
41. Castellsague J, Riera-Guardia N, Calingaert B, et al. Individual NSAIDs and upper gastrointestinal complications: a systematic review and meta-analysis of observational studies (the SOS Project). Drug Saf. 2012;35(12):1127-46.
42. Huerta C, Castellsague J, Varas-Lorenzo C, et al. Nonsteroidal anti-inflammatory drugs and risk of ARF in the general population. Am J Kidney Dis. 2005;45(3):531-9.
43. Warner T, Giuliano F, Vojnovic I, et al. Nonsteroid drug selectivities for cyclo-oxygenase-1 rather than cyclooxygenase-2 are associated with human gastrointestinal toxicity: a full in vitro analysis. Proc Natl Acad Sci U S A. 1999;96(13):7563-8.
44. Grosser T, Smyth E, FitzGerald GA. Anti-inflammatory, antipyretic, and analgesic agents; pharmacotherapy of gout. In: Brunton LL, Chabner BA, Knollmann BC. Goodman & Gilman's The Pharmacological Basis of Therapeutics. 12th ed. New York, NY: McGraw-Hill, 2011. Accessed November 24, 2014.
45. Anzellotti P, Capone ML, Jeyam A, et al. Low-dose naproxen interferes with the antiplatelet effects of aspirin in healthy subjects: recommendations to minimize the functional consequences. Arthritis Rheum. 2011;63:850-9.
46. Ljungman C, Kahan T, Schiöler L, et al. 7B.02: The association between non-steroidal anti-inflammatory drugs and blood pressure control in hypertensive patients and the relation to gender. J Hypertens. 2015 Jun;33 Suppl 1:e92.
47. Gosch M. [Analgesics in geriatric patients. Adverse side effects and interactions]. Z Gerontol Geriatr. 2015 Jul;48(5):483-92.
48. Berenbaum MC. What is synergy? Pharmacol Rev. 1989; 41:93-141.
49. Wong S, Gardocki JF. Anti-inflammatory and antiarthritic evaluation of acetaminophen and its potentiation of tolmetin. J Pharmacol Exp Therapeut. 1983;226:625-32.
50. Fletcher D, Benoist JM, Gautron M, et al. Isobolographic analysis of interactions between intravenous morphine, propacetamol, and diclofenac in carrageenin-injected rats. Anesthesiology. 1997;87:317-26.
51. Breivik H. Postoperative pain: toward optimal pharmacological and epidural analgesia. In Giamberardino MA. Pain 2002 – an update review. Seattle: IASP Press. 2002. p.337-49
52. Ong CK, Seymour RA, Lirk P, et al. Combining paracetamol with NSAID: a quantitative systematic review of analgesic efficacy for acute postoperative pain. Anesth Analg. 2010;110:1170-9.
53. Hyllestad M, Jones S, Pedersen JL, et al. Comparative effects of paracetamol, NSAIDs or their combination in postoperative pain management: a qualitative review. Br J Anaesth. 2002;88:199-214.
54. Pickering AE, Bridge HS, Nolan J, et al. Double-blind placebo-controlled analgesic study of ibuprofen or rofecoxib in combination with paracetamol for tonsillectomy in children. Br J Anaesth. 2002;88:72-7.

55. Forth W. Spasmolytic effects of pyrazolone drugs. In: Brune K. 100 years of pyrazolone drugs. Basel, Birkhaeuser, 1986. p.169-79.
56. Levy M. Epidemiology of metamizol-induced agranulocytosis. In: Brune K. 100 years of pyrazolone drugs. Basel, Birkhauser, 1986. p.237-46.
57. Wolhoff H, Altrogge G, Pola W, et al. Metamizol – acute überdosierung in suizidaler absicht. Dtsch Med Wochenschr. 1983;108:1761-4.
58. Schug SA, Sidebotham DA, McGuinnety M, et al. Acetaminophen as an adjunct to morphine by patient-controlled analgesia in the management of acute postoperative pain. Anesth Analg. 1998;87:368-72.
59. Katz J, Kavanagh BP, Sandler AN, et al. Preemptive analgesia. Clinical evidence of neuroplasticity contributing to postoperative pain. Anesthesiology. 1992;77:439-46.
60. Garcia JB, Issy AM, Sakata RK. Analgesia preemptive. Rev Bras Anestesiol. 2001;51:448-63.
61. Garcia JB, Issy AM, Salomão R, et al. Preemptive analgesia with epidural bupivacaine plus fentanyl in gynaecological surgery – effects on serum interleukin-6 concentrations. Acute Pain. 2002;4:23-6.
62. Flath RK, Hicks ML, Dionne RA, et al. Painsupression after pulpectomy with preoperative flurbiprofen. J Endod. 1987;13:339-47.
63. Sisk AL, Mosley RO, Martin RP. Comparison of preoperative and postoperative diflunisal for suppression of postoperative pain. J Oral Maxillofac Surg. 1989;47:464-8.
64. Sisk AL, Grover BJ. A comparison of preoperative and postoperative naproxen sodium for suppression of postoperative pain. J Oral Maxillofac Surg. 1990;48:674-8.
65. Sandin R, Sternlo J, Stam H, et al. Diclofenac for pain relief after arthroscopy: a comparison of early and delay treatment. Acta Anaesthesiol Scand. 1993;37:747-50.
66. Rogers JE, Fleming BG, Macintosh KC, et al. Effect of timing of ketorolac administration on patient-controlled opioid use. Br J Anaesth. 1995;75:15-8.
67. Bridgman JB, Gillgrass TG, Zacharias M. The absence of any pre-emptive analgesic effect for non-steroidal anti-inflammatory drugs. Br J Oral Maxillofac Surg. 1996;34:428-31.
68. O'Hanlon JJ, Muldoon T, Lowry D. Improved postoperative analgesia with preoperative piroxican. Can J Anaesth. 1996;43:102-5.
69. Oliveira JC, Lyra HF, Oliveira GR, et al. Comparação entre a administração de tenoxicam no pré e pós-operatório de hemorroidectomias. Rev Bras Anestesiol. 1999;49:169-72.
70. Moiniche S, Kehlet H, Dahl JB. A qualitative and quantitative systematic review of preemptive analgesia for postoperative pain relief. Anesthesiology. 2002;96:725-41.
71. Ong CK, Phillip L, Robin S, et al. The efficacy of preemptive analgesia for acute postoperative pain management: a meta-analysis. Anesth Analg. 2005;100:757-73.
72. Curfman GD, Morrissey S, Drazen J. Expression of concern: Bombardier et al. N Engl J Med. 2005;353:2813-4.

57
Vasopressores e Inotrópicos

Alexandre Slullitel
Fernando Antonio Nogueira da Cruz Martins
Paulo Armado Ribas Júnior

INTRODUÇÃO

Uma das prioridades do período perioperatório é a manutenção de "adequada perfusão de órgãos". Este é um processo complexo, pois depende da pressão arterial (PA), da função ventricular, da redistribuição de fluidos corporais, além de estar sujeito a fenômenos de roubo de fluxo sanguíneo, como resultado da priorização da perfusão a determinados órgãos em detrimento da perfusão de outros. Isto torna comum a necessidade da administração temporária de uma terapia farmacológica para modular os efeitos vasculares e/ou função ventricular, de maneira a restaurar a PA e garantir a perfusão tecidual.

Neste capítulo, serão revistos alguns medicamentos cujo uso terapêutico se destina a reverter a hipotensão de etiologias diversas, especificando suas principais características farmacodinâmicas e farmacocinéticas, bem como doses e indicações. Os medicamentos utilizados com finalidade de elevar exclusivamente a pressão arterial pela elevação da resistência vascular periférica são chamados vasopressores ou vasoconstritores. Porém, com raras exceções, esses medicamentos não possuem ação exclusiva sobre a resistência vascular periférica, pois agem também sobre outros receptores interferindo na contratilidade miocárdica e na frequência cardíaca (FC). Também serão descritos os inotrópicos, medicamentos utilizados com o intuito de ajustar a contratilidade miocárdica e melhorar o Débito Cardíaco (DC).

A rotina clínica do anestesiologista exige o exercício mental não só da *pressão* sanguínea arterial, mas também do *fluxo* sanguíneo dos pacientes. Em indivíduos saudáveis, o controle agudo do fluxo sanguíneo para órgãos vitais, como o leito renal, cerebral e miocárdico são autorregulados.[1] A manutenção da PA dentro de determinados limites, mantém o fluxo sanguíneo regional constante por alterações no tônus arteriolar aferente.[2] Quando a pressão arterial cai abaixo do limiar autorregulatório, o fluxo sanguíneo para esses órgãos diminui de maneira quase linear, induzindo isquemia que, prolongada, pode levar a falência do órgão.[1] Pacientes portadores de hipertensão arterial preexistente e/ou estenoses vasculares (p. ex., aterosclerose coronária ou carotídea) são particularmente vulneráveis.[3] Em pacientes com algumas condições, como trauma encefálico e choque séptico, o mecanismo de autorregulação é danificado, resultando em uma relação quase linear entre fluxo sanguíneo e pressão de perfusão.[2]

Os principais sistemas responsáveis pela manutenção e regulação da pressão arterial são:

♦ O sistema nervoso simpático (SNS);
♦ O sistema renina-angiotensina-aldosterona (SRAA); e
♦ O sistema da arginina-vasopressina.

A regulação de longo prazo da pressão arterial depende do controle do equilíbrio de fluidos corporais pelos rins, córtex adrenal e sistema nervoso central. O mecanismo de controle de efeitos moderadamente rápidos inclui a vasoconstrição, a qual pode ser induzida pelas catecolaminas, pela angiotensina e pela arginina-vasopressina. Por outro lado, os reflexos desencadeados por estímulos dos barorreceptores e quimiorreceptores, bem como os reflexos atriais, são responsáveis pela regulação instantânea da pressão arterial.

Assim, os sistemas regulatórios da PA são mantidos por diferentes estímulos que, conjuntamente, contribuem para a manutenção do estado hemodinâmico de equilíbrio. No entanto, determinadas doenças, efeitos de medicamentos, efeitos de anestésicos ou a própria exaustão senil desses sistemas pode comprometer de maneira mais ou menos importante tal equilíbrio, mecanismo indispensável para a manutenção do DC. A atividade parassimpática não é proeminente na regulação do tônus vascular periférico.

O efeito de medicamentos que atuam nos vasos é mediado por receptores específicos localizados na célula muscular dos vasos ou do endotélio. Suas ações se expressam por meio de receptores presentes nas membranas celulares. Do ponto de vista da medicina perioperatória, o conhecimento da ativação dos receptores envolvidos com a regulação da pressão arterial permite a possibilidade de intervenção precisa e adequada frente às diferentes situações clínicas que se apresentam acompanhadas da alteração da PA.

RECEPTORES FARMACOLÓGICOS

Os receptores são estruturas proteicas transmembranosas aos quais se acoplam substâncias ligantes, ou seja, substâncias endógenas ou exógenas. Muitos receptores interagem com proteínas providas do nucleotídeo guanina, chamada proteína G. A energia proveniente da hidrólise da guanosina trifosfato (GTP) em guanosina difosfato (GDP) permite a proteína G interagir com a molécula efetora, determinando modificações intracelulares responsáveis pelo efeito fisiológico.

Os receptores acoplados à proteína G compõem uma família de receptores, cujos genes foram clonados e expressos em células in vitro.[4] Esses receptores têm muita importância na prática clínica e incluem os receptores adrenérgicos,[5] opioides, muscarínicos, serotoninérgicos, dopaminérgicos, entre outros.

As catecolaminas exercem suas ações cardiovasculares predominantemente pelos receptores alfa$_1$, beta$_1$, beta$_2$ e dopaminérgicos, cuja densidade e proporção modulam as respostas fisiológicas de cada tecido.

Os receptores alfa estão amplamente distribuídos nos tecidos e são responsáveis por muitas funções que variam desde a modulação do estado de consciência e nocicepção até a regulação do sistema cardiovascular e do metabolismo energético. Os receptores beta se subdividem em duas grandes famílias, os receptores beta$_1$ e beta$_2$. Cada um desses receptores está acoplado a diferentes mecanismos de tradução de sinal intracelular por meio do segundo mensageiro (diacil-glicerol, fosfatidil-inositol, AMP cíclico).[6] A classificação farmacológica baseia-se na potência relativa de agonistas ou antagonistas na ligação ao receptor. A estimulação dos receptores alfa$_1$ produz vasoconstrição arterial e venosa, induz a neoglicogênese hepática e efeitos inotrópicos positivos (cerca de 10% do efeito produzido pela estimulação de receptores beta). A potência relativa de agonistas dos receptores alfa$_1$ corresponde, em ordem decrescente, à adrenalina > noradrenalina > fenilefrina > isoproterenol. O antagonista seletivo desse receptor é o prazosin. Os receptores alfa$_2$ possuem afinidade de ligação por medicamentos como a clonidina, o mivazerol e, principalmente, a dexmedetomidina.[7] Estão localizados nas porções pré-sinápticas da terminação nervosa, onde têm papel importante no mecanismo de retroalimentação da secreção de noradrenalina na fenda sináptica.[8,9]

Os receptores beta, ao contrário da ação dos receptores alfa$_2$, também estão associados à proteína G, porém estimulando a formação da adenilciclase. Tradicionalmente, acreditava-se que os receptores beta$_1$ fossem restritos aos tecidos cardíacos e que os receptores beta$_2$ estivessem restritos à musculatura lisa vascular e brônquica.[5,10] No entanto, sabe-se que, na verdade, os receptores beta$_2$ representam 15% dos receptores presentes nos ventrículos e 30% a 40% dos receptores presentes nos átrios. A estimulação dos receptores beta$_1$ é responsável pelos efeitos inotrópicos e cronotrópicos cardíacos, enquanto os receptores beta$_2$ são responsáveis pela broncodilatação e pela vasodilatação muscular e esplâncnica. (Tabela 57.1) Os receptores beta$_1$ são importantes no mecanismo de compensação de doenças cardiovasculares, auxiliando na manutenção da estimulação cardíaca na medida em que diminui a expressão de receptores beta$_1$ pelas membranas das células (down regulation) do miocárdio em situações de estimulação crônica por catecolaminas ou insuficiência cardíaca.[11,12] A população de receptores beta$_2$ mantém-se constante em miocardiopatias terminais. Os receptores beta$_2$ além de contribuírem com efeitos inotrópicos positivos, participam também do controle da frequência cardíaca.[10] A potência relativa de agonistas do receptor beta$_1$ é, em ordem decrescente, isoproterenol > adrenalina ≥ noradrenalina. Em relação ao receptor beta$_2$, a potência por ordem decrescente é isoproterenol > adrenalina >> noradrenalina.

TABELA 57.1 RECEPTORES ADRENÉRGICOS E SISTEMA CARDIOVASCULAR.

Receptor	Local	Efeito da estimulação
α$_1$-adrenérgico	Musculatura lisa vascular (periferia, renal e circulação coronária)	Vasoconstrição (aumento da resistência vascular periférica)
β$_1$-adrenérgico	Coração	Aumento da frequência cardíaca e aumento da contratilidade (débito cardíaco)
β$_2$-adrenérgico	Musculatura lisa vascular	Vasodilatação (redução da resistência vascular periférica)

A dopamina, além de precursora da síntese de noradrenalina (Figura 57.1), também exerce efeitos alfa e beta, embora receptores específicos tenham sido identificados. Os receptores dopaminérgicos tipo 1 (DA$_1$) são pós-sinápticos e promovem vasodilatação renal, mesentérica, esplênica e coronária pelo estímulo da adenilciclase e aumento da produção de AMPc. O efeito vasodilatador é mais pronunciado nas artérias renais. Os receptores DA$_1$ localizados nos túbulos promovem natriurese pela ativação da ATPase de Na-K. Os receptores DA$_2$ são pré-sinápticos e inibem a secreção de noradrenalina e acetilcolina[13].

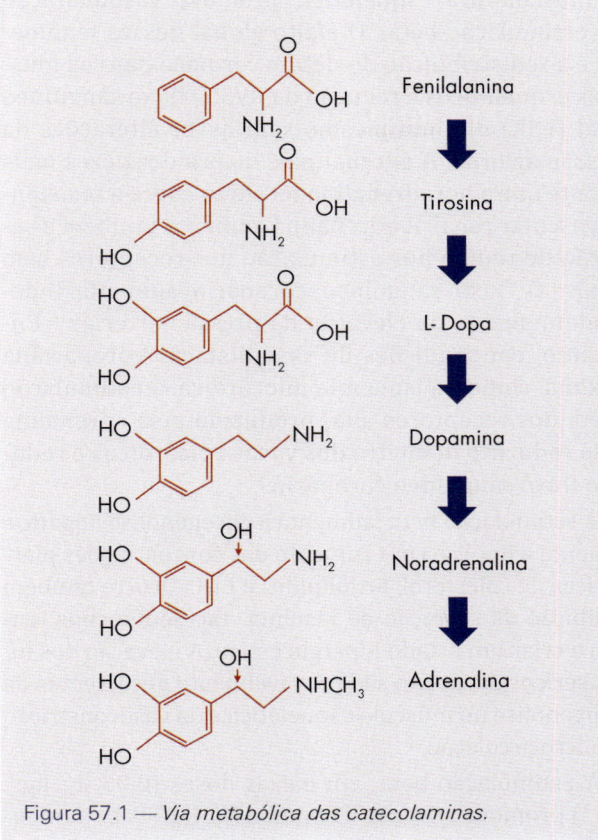

Figura 57.1 — *Via metabólica das catecolaminas.*

A vasopressina age pela ativação de dois tipos de receptores, V_1 e V_2. Estes, por sua vez, são ainda subclassificados em V_{1a} e V_{1b}. O receptor V_{1a} é o mais comum e está presente na musculatura lisa vascular, miométrio, bexiga, adipócitos, hepatócitos, plaquetas, células da medula renal, nos *vasa recta* renais, no túbulo coletor cortical, baço, testículos e no sistema nervoso central. Os receptores V_{1b} estão presentes na adeno-hipófise enquanto os receptores V_2 estão localizados nas células dos túbulos coletores. Esses receptores também estão acoplados a proteína G. Os efeitos intracelulares são mediados por diacilglicerol (DAG) e inositol trifosfato (IP_3). Os efeitos biológicos mediados pela estimulação dos receptores V_1 correspondem à vasoconstricção, glicogenólise, agregação plaquetária, liberação de ACTH e proliferação de células da musculatura lisa vascular.[14] Destaca-se que alguns autores denominam esses três receptores como V1 (V_{1a}), V2 e V3 (V_{1b}).

Os efeitos da angiotensina II (AII) são exercidos por receptores específicos na superfície das células. Há dois tipos de receptores farmacologicamente identificados: o receptor AT_1 e o receptor AT_2. A maioria das ações farmacológicas da AII parece ser mediada exclusivamente pelo receptor AT_1, porém podem existir receptores específicos para moléculas derivadas da angiotensina.

Esses receptores também estão acoplados à proteína G, porém o efeito do segundo mensageiro é variado e depende da célula em questão. O óxido nítrico (NO) exerce também papel importante na regulação da liberação de angiotensina.[15]

Sabe-se, portanto, que a expressão de receptores é bem ampla e que o efeito global de determinado medicamento dependerá do tipo de ação predominante sobre o receptor, ação predominante sobre órgãos e tecidos e da dosagem administrada. Assim, o efeito vasoconstritor dependerá de características peculiares a cada situação clínica.

CLASSIFICAÇÃO DOS VASOCONSTRITORES

Didaticamente pode-se classificar os vasoconstritores em 5 categorias:

- Catecolaminas naturais (adrenalina, noradrenalina e dopamina);
- Catecolaminas sintéticas (isoproterenol, dobutamina);
- Não catecolaminas sintéticas de efeito indireto (mefentermina, anfetaminas, metaraminol, efedrina);
- Não catecolaminas de efeito direto (fenilefrina, metoxamina);
- Vasopressina e análogos.

Os agonistas alfa e beta são também denominados simpatomiméticos por atuarem direta ou indiretamente sobre os receptores adrenérgicos. As catecolaminas de ação indireta produzem efeito por estímulo de liberação de catecolaminas endógenas, enquanto aquelas de ação direta o fazem atuando diretamente nos receptores das células-alvo. O efeito pressório dos agonistas de ação indireta é reduzido por fármacos que diminuem a atividade do sistema nervoso simpático. No entanto, quando ocorre bloqueio do SNS que diminui os sítios receptores dependentes de estímulos tônicos, pode haver resposta exagerada à noradrenalina, e como consequência, elevações bruscas da pressão arterial provocadas pela administração de agonistas de ação direta. Diferentes fármacos possuem efeitos alfa e beta adrenérgicos distintos (Figura 57.2).

A Tabela 57.2 mostra a classificação e a farmacologia comparada dos simpatomiméticos. O isoproterenol e a dobutamina, apesar de promoverem o aumento do débito cardíaco e da pressão arterial, não exercem efeitos de elevação da resistência vascular sistêmica e não devem ser classificados como vasopressores ou vasoconstritores. No entanto, serão apresentados aqui para efeito de comparação didática.

Adrenalina

A adrenalina é empregada em vasta gama de situações no ambiente cirúrgico. Em situações críticas, é utilizada, por via venosa, na parada cardíaca e reações anafiláticas graves. Em outras condições, não críticas, é associada aos anestésicos locais para potencializar seu efeito anestésico, limitar sua absorção sistêmica e, consequentemente, sua toxicidade. Também é empregada como vasoconstritor sob a forma de injeção em tecidos moles ou em líquidos de irrigação com o intuito de diminuir o sangramento no campo operatório.

É um potente agente alfa e beta-adrenérgico e seus efeitos são dependentes da dose. Em doses baixas, predominam os efeitos beta-adrenérgicos (Tabela 57.3). Estimula os receptores alfa$_1$ na pele, mucosas e na vasculatura hepatorrenal, promovendo vasoconstrição.

Na musculatura esquelética, promove vasodilatação por estimulação beta$_2$. O efeito global desses fenômenos é a redistribuição do débito cardíaco para os músculos esqueléticos e redução da RVS. O fluxo sanguíneo renal (FSR) diminui mesmo sem haver alterações da pressão arterial. A adrenalina é duas a dez vezes mais potente que a noradrenalina no efeito sobre a resistência vascular renal. A adrenalina aumenta também a secreção de renina por estimulação dos receptores beta renais. O fluxo sanguíneo coronário aumenta independentemente da elevação da pressão arterial.[16] Entretanto, em condições de vasodilatação coronariana máxima, como na isquemia miocárdica, a estimulação direta dos receptores alfa$_1$ produzida pela adrenalina pode reduzir o diâmetro dos vasos epicárdicos e reduzir o fluxo sanguíneo coronário.[17]

A estimulação beta$_1$ aumenta a glicogenólise hepática, aumenta a lipólise com aumento das concentrações plasmáticas de colesterol, fosfolípides e LDL. Ocorre também a inibição da secreção de insulina. Tais fenômenos tendem a criar um estado hiperglicêmico. A elevação dos níveis séricos de lactato são provavelmente decorrentes da glicogenólise no músculo esquelético e da vasoconstrição na microcirculação.[18]

A estimulação beta$_2$ em baixas doses (0,05 µg . kg^{-1} . min^{-1}) promove ativação da bomba Na-K ATPase aumentando a captação de potássio pelas células musculares e induzindo a hipocalemia.[18] A adrenalina acelera a coagulação sanguínea induzindo ao estado de hipercoagulabilidade.

Permanece como a principal medicação na parada cardíaca e está indicada na fibrilação ventricular (FV) ou taquicardia ventricular sem pulso (TV), na assistolia e nas situações de atividade elétrica sem pulso (AESP).[19]

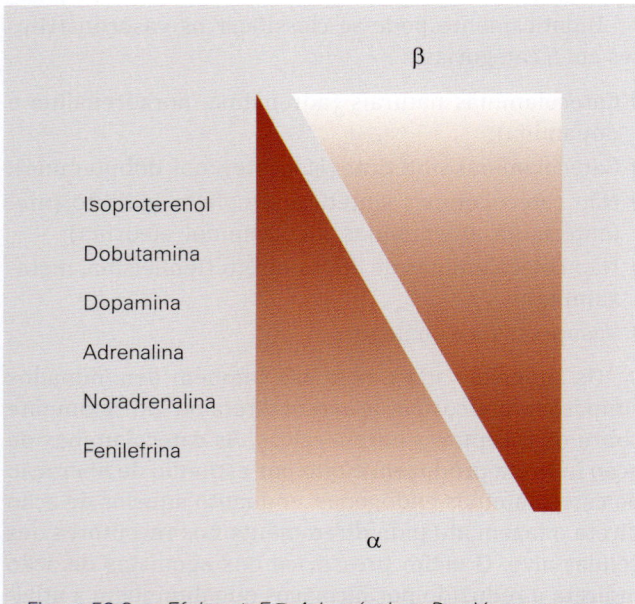

Figura 59.2 — *Efeitos* A E B *Adrenérgicos Dos Vasopressores Dos Fármacos Vasoativos.*

TABELA 57.2
EFEITO DOS PRINCIPAIS VASOCONSTRITORES EM RELAÇÃO A RESPECTIVAS ATIVIDADES EM RECEPTORES.

Medicamento	α	β1	β2	Ação	DC	FC	Arritmia	RVS	FSR
Adrenalina	+	++	++	D	++	++	+++	+	--
Noradrenalina	+++	++	0	D	-	-	+	+++	---
Dopamina	++	++	+	D	+++	+	+	+	+++
Isoproterenol	+	+++	+++	D	+++	+++	+++	-	-
Dobutamina	0	+++	++	D	+++	+	+	-	++
Efedrina	++	+	+	D,I	++	++	++	+	
Mefentermina	++	+	+	I	++	++	++	+	
Anfetaminas	++	+	+	I	+	+	+	++	
Metaraminol	++	+	+	D,I				+++	
Fenilefrina	+++	0	0	D	-	-	-	+++	-
Metoxamina	+++	0	0	D	-	-	-	+++	---

0, sem efeito; +, pequeno aumento; ++, aumento moderado; +++, aumento importante; -, redução mínima; - -, redução moderada; - - -, redução importante.
D, efeito de ação direto; I, efeito de ação indireto.

TABELA 57.3
VASOCONSTRITORES E ATIVIDADE ESPECÍFICA SOBRE RECEPTORES DE ACORDO COM A DOSE

Simpatomiméticos	Tipo de receptor				
	Alfa-1	Alfa-2	Beta-1	Beta-2	Dopaminérgico
Noradrenalina	+++	+++	++	Ausente	Ausente
Adrenalina					
Baixa dosagem (1-2 μg.min⁻¹)			++	+++	Ausente
Dosagem intermediária (2-10 μg.min⁻¹)	+		+++	+++	Ausente
Alta dosagem (> 10 μg.min⁻¹)	+++	+++	+++	+++	Ausente
Dobutamina	+	Ausente	+++	+/++	Ausente
Dopamina					
Baixa dosagem (< 5 μg.kg⁻¹.min⁻¹)		Ausente		Ausente	+++
Dosagem intermediária (5-10 μg.kg⁻¹.min⁻¹)		Ausente	+++	Ausente	
Alta dosagem (>10 μg.kg⁻¹.min⁻¹)	+++	Ausente		Ausente	
Isoproterenol	Ausente	Ausente	+++	+++	Ausente
Efedrina (efeitos indiretos pela liberação de noradrenalina)	+++	+++	++	Ausente	Ausente
Mefentermina	+++	Ausente	Ausente	Ausente	Ausente
Metaraminol (efeitos indiretos pela noradrenalina)	+++	+++	++	Ausente	Ausente
Metoxamina	+++	Ausente	Ausente	Ausente	Ausente
Fenilefrina	+++	Ausente	Ausente	Ausente	Ausente

Nessa situação, deve ser infundida por via venosa 1 mg a cada três a cinco minutos, seguida de um *bolus* de 20 mL de solução para permitir o alcance da circulação central.[19] Também pode ser utilizada em pacientes que não estão em parada cardíaca, mas que requerem suporte inotrópico ou vasopressor, como nos casos de bradicardias sintomáticas quando atropina, dopamina e o marca-passo transcutâneo falham em estabilizar o quadro (classe II b). No caso de bradicardia cursando com hipotensão arterial ou síndrome de baixo débito, pode ser instalada infusão à velocidade de 2 a 10 μg.min⁻¹ ou 0,01 a 0,03 μg.kg⁻¹.min⁻¹ até a dose máxima de 0,1 a 0,3 μg.kg⁻¹.min⁻¹ (adicionando-se 1 mg em 500 mL de solução salina e infundindo à velocidade de 1 a 5 mL.min⁻¹). A dose inicial de *bolus* é de 2 a 10 μg e, nessa dosagem, provoca pouco efeito sobre a frequência cardíaca. Vale ser ressaltado que os efeitos de elevação da pressão arterial e do aumento da frequência cardíaca podem provocar aumento do consumo de oxigênio miocárdico com seu possível efeito isquêmico. Em pacientes susceptíveis à elevação súbita da pressão arterial (principalmente a componente diastólica), pode provocar edema pulmonar agudo. Na indisponibilidade de acesso venoso, pode ser utilizada por via traqueal. No entanto, estudos em animais sugerem que menores concentrações de adrenalina são alcançadas após administração por essa via, podendo produzir efeitos beta-adrenérgicos temporários, resultando em vasodilatação. Esses efeitos podem ser deletérios, causando hipotensão e menor pressão de perfusão coronariana. A dose endotraqueal ideal não está bem estabelecida, mas tipicamente é utilizada uma dose 2 a 2,5 maior que a dose recomendada por via endovenosa, diluída em 5 a 10 mL de água estéril ou solução salina.[19] Durante a reanimação cardiopulmonar (RCP), a utilização de doses superiores a 1 mg não melhoram a sobrevida nem o resultado neurológico e podem contribuir para disfunção miocárdica pós-RCP. Doses maiores podem ser empregadas em situações específicas, como sobredose de betabloqueadores ou bloqueadores de canal de cálcio. Em crianças, a dose inicial preconizada na RCP é de 0,01 mg.kg⁻¹ (0,1 mL.kg⁻¹ da concentração 1:10.000), repetida, se necessário, a cada três a cinco minutos. Na ausência de acesso venoso ou intraósseo, a dose endotraqueal é de 0,1 mg.kg⁻¹ (0,1 mL.kg⁻¹ da concentração 1:1.000)[20]

A adrenalina pode ser empregada no tratamento do broncoespasmo, em doses de 300 μg, por via SC, a cada 20 minutos, até o máximo de três aplicações.

A literatura internacional é farta em recomendar a nebulização de adrenalina racêmica a 2,5% em casos de obstrução aguda das vias aéreas, causada por edema da mucosa respiratória. Na indisponibilidade desta apresentação no Brasil, alguns autores recomendam a nebulização com adrenalina comum, na maioria das vezes com doses baixas (0,5 a 3 mL diluída em 2 mL de soro fisiológico). Porém, uma revisão baseada em evidências, mostrou que a nebulização com 3 a 5 mL de adrenalina (1:1000) é uma terapia segura, com poucos efeitos colaterais em crianças com obstrução inflamatória aguda das vias aéreas.

A infusão de adrenalina (0,01 a 0,03 $\mu g.kg^{-1}.min^{-1}$) produz efeitos hemodinâmicos similares à dobutamina (2,5-5 $\mu g.kg^{-1}.min^{-1}$), porém com menor elevação da frequência cardíaca em pacientes submetidos à cirurgia de revascularização miocárdica.[22]

As diretrizes Surviving Sepsis Campaign não recomendam a adrenalina como terapia de primeira escolha no choque séptico. Sugerem-na como primeira alternativa à noradrenalina, ou adicionada à noradrenalina quando for necessário um agente adicional para manter a PA adequada.[23] Entretanto, em razão do baixo custo e a maior familiaridade dos médicos, a adrenalina continua sendo amplamente utilizada, particularmente em instituições com menos recursos, nas quais fármacos mais caros não estão disponíveis.[24]

Nos casos de anafilaxia grave, ameaçadora à vida, deve ser administrada lentamente por via endovenosa na dose de 0,05 a 0,1 mg (1:10.000). Uma cuidadosa titulação de infusão venosa contínua de adrenalina (5 a 15 $\mu g.min^{-1}$) baseado na severidade da reação e associada a infusão de cristaloides pode prevenir a necessidade de injeções repetidas caso a dose inicial tenha sido insuficiente.[25] A absorção e subsequente elevação máxima da concentração plasmática após administração subcutânea pode ser demorada com o choque. Portanto, a via intramuscular é mais favorável, nas doses de 0,3 a 0,5 mg (1:1000), repetida a cada 15 a 20 minutos se não houver melhora do quadro.

A administração venosa ou local de agentes adrenérgicos deve ser utilizada cautelosamente durante a anestesia inalatória, principalmente com o halotano. Apesar de cada dia menos utilizado, relatamos um dos esquemas recomendados para anestesia com halotano.[26]

1. Concentrações inferiores a 1:100.000 ou 1:200.000 (1:200.000 = 5 $\mu g.mL^{-1}$).
2. Em adultos, volume máximo de 10 mL em 10 minutos na concentração referida no item 1.
3. Volume total de 30 mL na concentração de 1:100.000 (60 mL na concentração 1:200.000) no período de uma hora.

As doses subcutâneas de adrenalina necessárias para produzir arritmia ventricular em 50% dos pacientes anestesiados com 1,25 CAM de anestésico volátil foram de 10,9 e 6,7 $\mu g.kg^{-1}$ durante a administração de halotano, enflurano e isoflurano, respectivamente.[27] A frequência de arritmias relacionadas com a administração exógena de adrenalina é similar entre isoflurano e sevoflurano.[28]

A absorção após injeção subcutânea é lenta em virtude da vasoconstrição local induzida pela adrenalina.

Alguns ortopedistas adicionam adrenalina em soluções de irrigação para reduzir sangramento intra-articular durante cirurgias artroscópicas, com intuito de melhor visualização do campo cirúrgico, especialmente quando não é possível a utilização de torniquetes. Alguns autores relatam segurança com diluições de 0,33 mg.L^{-1}, sem reações cardiovasculares adversas.[29] Entretanto, deve-se ter cautela quando grandes volumes são utilizados em curto intervalo de tempo.

Noradrenalina

A noradrenalina é neurotransmissor endógeno liberado nas terminações nervosas pós-ganglionares do sistema nervoso simpático. Também é liberada pela medula da suprarrenal, onde constitui cerca de 20% do conteúdo de catecolaminas. Os outros 80% correspondem à adrenalina.

É semelhante à adrenalina na estimulação alfa$_1$, porém possui mínimo efeito beta$_2$. Destaca-se por ser um agonista alfa muito potente capaz de promover vasoconstrição arterial e venosa muito intensa, sem efeitos sobre a musculatura lisa da parede brônquica. Dificilmente promove hiperglicemia. Em razão da curta duração do efeito, deve ser administrada em infusão contínua para garantir a elevação da pressão arterial.

O consenso dos especialistas, nas atuais diretrizes, recomenda a noradrenalina como agente vasopressor de primeira escolha para corrigir hipotensão no choque séptico.[23] Não há uma evidência de alta qualidade para recomendar uma catecolamina ao invés de outra, mas a noradrenalina é um vasoconstritor mais potente que a dopamina e pode ser mais efetiva em reverter a hipotensão no choque séptico.[3,23] Em estudo multicêntrico e randomizado de pacientes que necessitaram agentes vasopressores para tratamento de choque, a mortalidade não diferiu significativamente entre o grupo de pacientes tratados com dopamina e o grupo tratado com noradrenalina. Porém, surgiram preocupações acerca da segurança do tratamento com dopamina no subgrupo de pacientes com choque cardiogênico, pois esteve associado com mais arritmias e morte quando comparado com a noradrenalina.[30]

Vale ressaltar que os vasopressores como a noradrenalina não são recomendados como agentes de primeira linha e somente estão indicados no choque cardiogênico quando a combinação agente inotrópico e fluidos falham em restaurar PA sistólica a valores superiores a 90 mmHg.[31] Como o choque cardiogênico é usualmente acompanhado de uma elevação da RVS, todos os vasopressores devem ser usados com cautela e descontinuados tão logo seja possível.[31] Vasoconstrição excessiva é um obstáculo à ejeção do VE, gerando maior trabalho e maior consumo de oxigênio. Portanto, na ausência de resposta pressórica, ao invés de prolongar excessivamente o uso de vasopressores, faz-se necessária a instalação de balão intra-aórtico, sob pena de comprometimento miocárdico ainda maior.[32,33] A noradrenalina é menos arritmogênica que a adrenalina, podendo substituí-la em casos de arritmias atriais ou ventriculares presentes em concomitância com o choque cardiogênico.

A estimulação dos receptores alfa$_1$ da vasculatura pulmonar e o aumento simultâneo no retorno venoso podem produzir elevações da pressão arterial pulmonar e eventualmente agravar a falência do ventrículo direito (VD). Contudo, em pacientes com falência ventricular direita acompanhada de hipotensão arterial sistêmica importante, gera-se um ciclo vicioso de piora da função ventricular direita por má perfusão. Nessa situação, pode ser necessário associar um vasoconstritor como a noradrenalina para manter a pressão sistêmica e com isso aumentar o índice cardíaco.[34] Em cirurgias cardíacas, alguns autores descrevem a infusão da noradrenalina diretamente no átrio esquerdo (por um cateter colocado intraoperatoriamente) de forma que o fármaco alcance, em princípio, o leito vascular sistêmico e seja amplamente metabolizado na periferia antes de alcançar a circulação pulmonar.[35]

A noradrenalina é vasoconstritor renal e mesentérico. Esse efeito pode ser deletério sobre a hemodinâmica renal em pacientes com hipotensão e hipovolemia. A situação pode não ser a mesma em pacientes adequadamente ressuscitados com quadro de choque séptico hiperdinâmico.[3] Indaga-se se a restauração da PA com noradrenalina não teria um efeito nefroprotetor nos casos de intensa vasodilatação.[36]

O aumento da pressão arterial pode promover bradicardia reflexa. O débito cardíaco pode aumentar ou diminuir, dependendo do tônus adrenérgico, da função ventricular e das respostas reflexas mediadas por barorreceptores.[37] O consumo de oxigênio aumenta no organismo como um todo, mas também no miocárdio, podendo levar à isquemia miocárdica. O extravasamento de noradrenalina pode provocar necrose tecidual, portanto sua administração deve ser feita por acesso venoso central, tão logo esteja disponível.[23] A ampola contém 4 mg (1 mg.mL^{-1}) que pode ser diluído em 250 mL de solução fisiológica ou de glicose a 5% (16 μg.mL^{-1}). A solução diluída quatro vezes que contém 4 μg.mL^{-1} (1 mg/250 mL) pode facilitar o manuseio mais preciso da pressão arterial. A dose inicial para infusão é de 0,5 a 2 μg.min (0,01 a 0,03 μg.kg^{-1}.min^{-1}) que é ajustado até a dose máxima de 0, 1 μg.kg^{-1}.min^{-1} ou até ser obtido o ajuste da pressão arterial. As catecolaminas (adrenalina, dopamina, noradrenalina) não devem ser infundidas em concomitância com soluções alcalinas na mesma linha venosa.

Dopamina

A dopamina atua em receptores alfa, beta e receptores dopaminérgicos. Possui efeitos diretos e indiretos. A estimulação dos receptores DA$_1$ produz vasodilatação renal e mesentérica quando infundida em baixas doses (0,5 a 5 μg.kg^{-1}.min^{-1}). Com infusões entre 2 e 10 μg.kg^{-1}.min^{-1} produz estimulação dos receptores beta$_1$ promovendo aumento da força de contração miocárdica e elevação do débito cardíaco. Em doses superiores a 5 μg.kg^{-1}.min^{-1} produz liberação de noradrenalina endógena que contribui para a estimulação do miocárdio. Em doses acima de 10 μg.kg^{-1}.min^{-1} produz estímulo tanto de receptores beta quanto alfa$_1$, porém a vasoconstrição arterial e venosa predominam com elevação da RVS. Existe, no entanto, grande variação de resposta individual à infusão de dopamina.[39] Isso significa que a mesma dose pode estimular apenas os receptores dopaminérgicos em determinados pacientes, mas, em outros, pode estimular receptores alfa$_1$ ou mesmo os beta. Em doses superiores a 10 μg.kg^{-1}.min^{-1}, o efeito vasodilatador sobre os rins é mínimo e passa a ocorrer arritmias em maior frequência.[40] As doses de dopamina devem ser reduzidas em pacientes tratados com inibidores da monoaminoxidase (IMAO) ou antidepressivos tricíclicos.

A dopamina é utilizada clinicamente em situações de redução do débito cardíaco associadas à redução da pressão arterial com pressões de enchimento atriais elevadas (pressão venosa central, pressão encunhada de capilar pulmonar) e baixo débito urinário como costuma ocorrer após a circulação extracorpórea. Alguns estudos sugerem que a dopamina pode não ser o fármaco ideal para o suporte inotrópico nessa condição, visto que em pacientes com funções ventriculares semelhantes, a dopamina produziu aumento das pressões atriais e arteriais médias superiores à dobutamina.[41] Além disso, a dopamina promove elevação da frequência cardíaca a valores superiores àqueles provocados pela adrenalina.[42] Pode ocorrer aumento do FSR, aumento da taxa de filtração glomerular e natriurese. Sua administração profilática ou terapêutica com intuito de preservar a função renal é muito questionável na literatura contemporânea. O *Surviving Sepsis Campaign* não recomenda usar doses baixas de dopamina para proteção renal (grau 1A). Alguns autores, inclusive, referem-se à utilização de baixas doses de dopamina em pacientes críticos como má prática da medicina.[38] Acredita-se que a diurese ocorra por aumento do FSR secundariamente à elevação do débito cardíaco e em decorrência da sobrecarga de sódio na urina. Ao contrário, em teoria, o aumento na excreção de sódio poderia contribuir para aumento de consumo de oxigênio pelas células tubulares e agravar ainda mais a situação de baixa oferta de oxigênio instalada por ocasião da lesão renal.

Há receptores dopaminérgicos no sistema nervoso central (SNC). No entanto, a administração endovenosa de dopamina não resulta em efeitos no SNC porque não atravessa a barreira hematoencefálica.

Efedrina

Diferente dos pacientes críticos que usualmente requerem infusão de catecolaminas por um longo período, muitos pacientes nas salas de cirurgia necessitam ajustes da PA e DC por apenas um curto período de tempo. Os sistemas de infusão endovenosa contínua de catecolaminas podem corrigir esses desvios hemodinâmicos, porém não são muito práticos. Por esse motivo a efedrina ganhou muita aceitação entre os anesthesiologistas, já que é comumente administrada em forma de *bolus* em veia periférica.

A efedrina é uma não catecolamina sintética de efeitos direto e indireto, capaz de produzir estímulo alfa e beta agonistas. Esse medicamento é metabolizado de forma lenta e independente da MAO e justifica seu efeito de ação mais prolongado, sendo que mais de 40% da dose administrada é eliminada diretamente na urina sem sofrer metabolismo. É muito empregada como medicamento no tratamento da hipotensão secundária ao bloqueio simpático provocado pelas técnicas de anestesia regional, inclusive na paciente obstétrica.

A grande aceitação da efedrina por grande parte dos anesthesiologistas como vasopressor de eleição para tratar hipotensão em cesarianas[43] deve-se ao fato da familiaridade e ampla disponibilidade, bem como dos resultados de estudos em animais, que mostraram melhor preservação do fluxo sanguíneo útero-placentário quando comparada aos alfa agonistas.[44] Por outro lado, a efedrina está associada a um aumento da concentração fetal de lactato e a menores valores de pH quando comparada a fenilefrina.[45] Isso fez com que alguns autores questionassem a efedrina como primeira opção nas gestantes. Essa diminuição do pH neonatal não está diretamente relacionada com o fluxo sanguíneo placentário (asfixia fetal) e sim a um efeito da efedrina como estimulante metabólico no feto.[45] A efedrina cruza a barreira útero-placentária em maior extensão que a fenilefrina.[45] Apesar dessa discussão, neonatos de termo tendem a tolerar essas alterações sem maiores problemas.[46] A administração profilática por via intramuscular limita muito a previsão do tempo de ação e não é eficaz, devendo, portanto, ser evitada.

Também é utilizada como vasopressor em situações de declínio da pressão arterial provocadas após a anestesia geral. O efeito sobre a pressão arterial é mais prolongado, porém 250 vezes inferior ao efeito da adrenalina. Produz elevações das pressões arteriais sistólica e diastólica, da frequência e do débito cardíaco. Assim como outros agentes que aumentam o consumo de oxigênio miocárdico, deve ser usada com cautela em pacientes com doença coronariana. Há redução do FSR e esplâncnico e aumento do fluxo coronário e fluxo sanguíneo muscular. Em pacientes betabloqueados, o efeito alfa predomina sobre o efeito beta. A efedrina promove taquifilaxia, ou seja, doses adicionais maiores não produzem efeitos semelhantes à dose inicial. Esse fenômeno ocorre pela depleção dos estoques de noradrenalina ou por bloqueio persistente dos receptores com a presença do agonista. As doses iniciais preconizadas para elevação da pressão arterial durante a anestesia regional variam de 5 a 25 mg. A efedrina apresenta efeito antiemético, porém com menos efeitos sedativos que o droperidol.

A efedrina cruza a barreira hematoencefálica e pode exercer efeitos estimulantes no SNC. Um estudo em pacientes sob anestesia geral com sevoflurano combinada com peridural mostrou que doses clínicas de efedrina aumentam o índice bispectral (BIS).[47]

Fenilefrina

A fenilefrina é uma não catecolamina sintética que produz principalmente estimulação alfa por efeito direto. Ao contrário da noradrenalina, a fenilefrina possui efeito menos potente e mais duradouro sobre a pressão arterial. A fenilefrina é habitualmente administrada em doses de 50 a 200 µg em *bolus* para correção de hipotensão decorrente do bloqueio simpático após anestesia regional ou da vasodilatação provocados por anestésicos inalatórios ou endovenosos. A dose preconizada para infusão varia entre 0,15 e 0,75 $µg \cdot kg^{-1} \cdot min^{-1}$. Em crianças, a dose em *bolus* é 1 a 2 $µg \cdot kg^{-1}$. A apresentação comercial é de ampola contendo 10 mg/1 mL que pode ser diluída em 250 mL de solução fisiológica. A fenilefrina produz aumento da resistência vascular sistêmica e pulmonar,[48] podendo comprometer o débito cardíaco, agravado ainda mais pelo fenômeno de bradicardia reflexa. Bradicardia, secundária à fenilefrina, pode requerer tratamento com atropina.[44] A pré-medicação com clonidina por via oral aumenta o efeito vasopressor da fenilefrina possivelmente por potencialização dos efeitos alfa$_1$-agonistas da clonidina. Ocorre aumento do fluxo sanguíneo coronário e decréscimo do fluxo sanguíneo renal, cutâneo e esplâncnico. Em razão de seus efeitos vagais, a fenilefrina já foi utilizada em tratamentos de arritmias supraventriculares com repercussão hemodinâmica. A concentração plasmática de potássio durante a infusão de fenilefrina aumenta mais em pacientes recebendo potássio, demonstrando efeito contrário aos agonistas que reduzem os níveis séricos de potássio.

Comparado às catecolaminas, poucos estudos têm avaliado o uso de fenilefrina no choque séptico. Por causa dessa limitação de informações, a fenilefrina é um agente de segunda linha nesses casos, mas pode ser uma boa opção terapêutica quando as taquiarritmias limitam a terapia com outros vasopressores.[3] As Diretrizes sobre Sepses não a recomendam para uso no tratamento de choque séptico, exceto em circunstâncias em que a noradrenalina esteja: a) associada a arritmias graves; ou b) saiba-se que o DC é alto; ou c) como terapia de resgate quando outros agentes vasopressores não forem capazes de atingir a meta da PAM.[23]

Pacientes submetidos à cirurgia de revascularização miocárdica sem circulação extracorpórea frequentemente tornam-se hipotensos em decorrência de manobras cirúrgicas. A terapêutica para esses casos inclui administração de fluidos, elevação das pernas e, se necessário, agentes alfa-agonistas como a fenilefrina, que ajudam a otimizar a pressão de perfusão coronariana sem aumentar a FC, portanto, sem interferir no campo operatório.[50] Também em cirurgia cardíaca, pacientes com estenose aórtica não toleram episódios de taquicardia e, ao apresentarem episódios de hipotensão, precisam ser prontamente tratados com fármacos como a fenilefrina.

Apesar de muitos autores a considerarem como vasopressor de escolha nas cesareanas eletivas, há pouca evidência de seu uso em casos de pacientes com hipertensão preexistente ou situações emergenciais com sofrimento fetal.[44]

Metaraminol

O metaraminol é uma não catecolamina sintética que produz efeitos alfa e beta por ação direta e indireta. Esse medicamento é captado nas terminações pós-ganglionares, onde substitui a noradrenalina, funcionando como falso neurotransmissor. No entanto, sua administração contínua reduz a potência vasopressora, que corresponde a um décimo da potência da noradrenalina. A suspensão abrupta da infusão de metaraminol pode causar hipotensão arterial importante até que haja tempo suficiente para reposição de noradrenalina nos terminais nervosos. Seu efeito predominante é sobre a vasoconstrição periférica, com mínimo efeito sobre a contratilidade miocárdica. A vasoconstrição determinada pela administração endovenosa de 0,5 a 5 mg produz elevação mantida da pressão arterial sistólica e diastólica, acompanhadas de intensa bradicardia reflexa, não sendo aconselhável sua administração em *bolus*. Ocorre vasoconstrição renal e cerebral. Se a bradicardia for controlada com atropina, o aumento do débito cardíaco é similar à efedrina. A apresentação comercial disponível no Brasil é a ampola de 10 mg . mL^{-1} que pode ser diluída em 500 mL de solução fisiológica. As doses de infusão preconizadas variam entre 0,5 e 0,7 µg . kg^{-1} . min^{-1}. As indicações de uso são semelhantes àquelas da noradrenalina.[51]

Mefentermina

A mefentermina é uma não catecolamina sintética de ação indireta que estimula tanto receptores alfa quanto beta. Produz efeitos cardiovasculares semelhantes à efedrina, com efeitos inotrópicos positivos e discreto efeito antiarrítmico. Esse medicamento não é produzido no Brasil. A dose em *bolus* preconizada é de 15 a 30 mg, seguida por infusão contínua entre 4 a 8 µg . kg^{-1} . min^{-1}. Também provoca redução do FSR.

Metoxamina

A metoxamina é uma não catecolamina sintética que age direta e seletivamente nos receptores alfa. A administração endovenosa de 5 a 10 mg promove vasoconstrição importante com elevação das pressões arteriais sistólica e diastólica, acompanhada de bradicardia reflexa. O fluxo sanguíneo renal diminui muito mais que doses equipotentes de noradrenalina. O fluxo sanguíneo coronário aumenta em função das elevações de pressão diastólica e maior tempo de enchimento diastólico provocado pela bradicardia reflexa. Possui efeito antiarrítmico de mecanismo desconhecido. Também não é comercializada no Brasil. As doses para administração em *bolus* são de 5 a 10 mg. A infusão contínua não é recomendada.

Etilefrina (etilnorfenilefrina)

Embora pouca literatura exista a seu respeito, a etilefrina é ainda muito empregada no Brasil. A etilefrina possui efeitos diretos sobre os receptores alfa e beta de maneira similar à efedrina.[52,53] Após administração endovenosa, o efeito é perceptível em três minutos. A meia-vida de eliminação é de duas horas. A metabolização é hepática, muito embora cerca de 90% do fármaco seja excretado na urina sem metabolização. Em razão de sua boa absorção por via oral, é bastante utilizada na profilaxia de síncopes de origem vasovagal e na profilaxia da hipotensão arterial após bloqueio simpático.[54] As doses usualmente empregadas são de 1 a 2 mg em *bolus* no tratamento da hipotensão secundária ao bloqueio simpático. Seu uso atualmente deveria ser preterido em benefício da efedrina e fenilefrina, especialmente em pacientes obstétricas.

Até o fechamento desta edição, a revisão bibliográfica dos últimos dez anos no PubMed não revelou nenhum ensaio clínico relevante em humanos.

Vasopressina e Análogos

A vasopressina, também conhecida como hormônio antidiurético (ADH), é um nonapeptídeo, sintetizado no hipotálamo e armazenado na neuro-hipófise. Pelo hormônio humano conter arginina, é especificamente chamado de arginina-vasopressina (AVP) para ser distinguido de seus análogos.[55] Como os capilares dentro da glândula pituitária não possuem barreira hematoencefálica, a AVP liberada próxima a eles entra facilmente na corrente sanguínea.[55]

Os níveis plasmáticos fisiológicos de vasopressina variam entre os indivíduos, mas geralmente estão ao redor de 1 a 5 pg.mL^{-1} e apenas 10% a 20% da AVP armazenada está imediatamente disponível para liberação.^{56} Sua liberação é complexa e depende de fatores osmóticos e não osmóticos.^{56}

O estímulo mais importante para a liberação de vasopressina é a osmolalidade plasmática, que é percebida por receptores periféricos próximos à veia porta e por receptores centrais próximos ao terceiro ventrículo. O sistema é precisamente regulado para manter a osmolalidade plasmática entre 285 e 295m Osm.kg^{-1} H$_2$0. Há uma relação linear entre as concentrações plasmáticas de vasopressina e a osmolalidade plasmática. Essa relação é tal que pequenos aumentos (2%) na osmolalidade já são corrigidos com pequenos aumentos (cerca de 5 pg.mL^{-1}) da vasopressina.^{57}

Os fatores não osmóticos estão relacionados com a hipovolemia e a hipotensão arterial ou dependente da regulação por outros estímulos como angiotensina II, acetilcolina, dopamina, histamina, prostaglandinas, catecolaminas e hipóxia.

Em contraste com a osmorregulação, a barorregulação da secreção de vasopressina tem importância apenas nas reduções de PAs maiores que 10%. Em compensação, a hipotensão profunda gera aumentos mais significativos na concentração plasmática (p. ex. acima de 180 pg.mL^{-1}).^{55} A vasopressina tem mínimo efeito pressórico em indivíduos normais com integridade do barorreflexo, mas provoca aumento significativo da pressão arterial quando tal reflexo está inibido. Evidência para essa carência de efeito hipertensivo é vista em pacientes com síndrome da secreção inadequada de hormônio antidiurético, no qual as concentrações de vasopressina estão bem acima dos níveis normais.^{56}

Um dos principais focos de estudos no emprego da vasopressina nos últimos 15 anos foi o choque vasodilatatório, cuja causa mais frequente é a sepse.^{24} O choque séptico pode apresentar uma resposta bifásica nas concentrações plasmáticas de vasopressina. Nas fases iniciais, as concentrações de vasopressina são elevadas, podendo aumentar até 100 a 1.000 pg.mL^{-1}. No entanto, com a continuidade do choque ocorre retorno a concentrações muito menores entre 24 e 48 horas quando o choque continua.^{58} Isso pode ser chamado de *deficiência relativa de vasopressina*, visto que na presença de hipotensão a vasopressina deveria estar elevada.^{23} As diretrizes de condutas no choque séptico de 2012 não recomendam a vasopressina como terapia inicial. Cita-se que a vasopressina pode ser adicionada à noradrenalina na dose de 0,03 U.min^{-1}, com o objetivo de elevar a PAM para a meta, ou diminuir a dosagem de noradrenalina.^{23}

Um importante estudo, *Vasopressin and Septic Shock Trial (VASST)*^{59} comparou a utilização de noradrenalina com noradrenalina associada à vasopressina 0,03U.min^{-1}. Não houve diferença significativa no resultado primário da pesquisa, que foi a mortalidade em 28 e 90 dias. Também não houve diferenças na ocorrência de eventos adversos graves. Vale ressaltar que os autores excluíram dois grupos de pacientes: doença coronariana e insuficiência cardíaca. É provável que, sem essas exclusões, a vasopressina poderia ter aumentado a mortalidade.^{60} Por último, os resultados do *VASST* sugerem que associar a vasopressina precocemente, quando as doses de noradrenalina ainda não estão altas (5-14 mcg/min), é melhor do que administrá-la tardiamente, quando já foi necessário elevar as doses de noradrenalina acima de 15 µg.min^{-1}.^{59}

Principais razões para utilização da vasopressina sobre as catecolaminas no choque séptico:^{57}

♦ Redução dos níveis de vasopressina no choque séptico;
♦ Sensibilidade aumentada à vasopressina;
♦ Hipotensão refratária à terapia vasopressora convencional;
♦ Efeito potencializador das catecolaminas pela vasopressina;
♦ Aumento da liberação de ACTH.

Também durante a circulação extracorpórea (CEC) os níveis de vasopressina se elevam seis vezes acima dos níveis normais pré-CEC de cerca de 20 pg.mL^{-1}. A síndrome vasoplégica pós-CEC também é uma forma de choque vasodilatatório que ocorre após a separação da CEC. Representa situação de redução de pressão arterial sistêmica, a despeito da elevação do DC, e é caracterizada por importante redução da RVS.^{61} Vários fatores podem estar associados, como fração de ejeção inferior a 35%, uso prévio de inibidores de enzima da conversão, uso intraoperatório de aprotinina, tempo prolongado de CEC e administração pré-CEC de vasopressores.^{61,62} É uma possível indicação para a vasopressina, principalmente associada à noradrenalina.^{63}

As diretrizes do *Advanced Cardiac Life Support (ACLS)* de 2010 citavam alguns estudos randomizados controlados que não demonstravam diferenças no desfecho com adrenalina (1 mg) *versus* vasopressina (40U EV) como vasopressores de primeira linha na parada cardíaca. Em virtude disso, ainda constava no algoritmo de parada cardíaca no adulto de 2010 a vasopressina como vasopressor alternativo à adrenalina. A dose recomendada era de 40 U em substituição à primeira ou segunda dose de adrenalina. Após a publicação das diretrizes de 2010, nenhum estudo demonstrou superioridade da vasopressina sobre a adrenalina, o que culminou na retirada da vasopressina do algoritmo de Parada Cardíaca da atualização do ACLS em 2015.^{19} Vale ressaltar, que o próprio texto do ACLS informa que a retirada da vasopressina do algoritmo se deu não pela inadequação da mesma, mas para simplificação do cenário de uma PCR.

As diretrizes do *Pediatric Advanced Life Support (PALS)* de 2010 julga não haver evidências suficientes para recomendar ou contraindicar o uso rotineiro da vasopressina durante a parada cardíaca. Por esse motivo, o uso da vasopressina não aparece no algoritmo de parada cardíaca na população pediátrica.[64] Entretanto, quando usado para essa indicação, alguns autores sugerem doses de 0,4 U . kg⁻¹.[56]

A vasopressina possui seletividade 1:1 entre os receptores V_{1a} e V_2, enquanto a terlipressina tem maior seletividade para o receptor V_{1a} (relação 2:2:1), tornando-a vasoconstritor mais potente.[63]

Há relatos de uso no tratamento da hipotensão refratária a catecolaminas em pacientes com uso de inibidores da enzima de conversão e em pacientes com choque séptico.[66,67] A dose preconizada é de *bolus* de 1 mg, podendo ser repetida até a dose total de 3 mg com tal finalidade. Cerca de dois a três minutos após sua administração, a terlipressina promove aumento de cerca de 6% a 18% da pressão arterial com decréscimo de 10% a 16% da frequência cardíaca. A terlipressina pode reduzir a oferta de oxigênio aos tecidos, verificada pelo aumento da produção de lactato e redução da perfusão da mucosa gástrica.[67] A terlipressina atualmente é comercializada no Brasil para o tratamento de urgência das hemorragias digestivas por varizes esofágicas e no tratamento de urgência da síndrome hepatorrenal. Porém, seu custo é superior ao da vasopressina.

Angiotensina e Análogos

A angiotensina II promove vasoconstrição arterial por efeito direto, aumentando a secreção e diminuindo a recaptação de noradrenalina, aumenta a descarga simpática do SNC, além de estimular a secreção de catecolaminas pela medula adrenal. Esses efeitos são responsáveis pela rápida resposta vasopressora. Além disso, ocorrem efeitos pressores lentos que dependem de mecanismos renais como aumento da reabsorção de sódio nos túbulos proximais, liberação de aldosterona e respectivo aumento de reabsorção de sódio no túbulo distal. A angiotensinamida (1-L-Asp-5-Val-angiotensina II) é um derivado sintético da angiotensina capaz de simular seus efeitos farmacológicos e clínicos. Foi comercializada em alguns países europeus apenas, com indicações na substituição à noradrenalina e à adrenalina em pacientes com hipotensão refratária a esses medicamentos. A dose preconizada é de 0,5 a 20 µg . min⁻¹ de uma solução de 10 mg diluída em um litro de soro fisiológico. Foi empregada com sucesso em pacientes em choque anafilático não responsivo às catecolaminas convencionais.[68] Nesse caso, a dose utilizada foi de 0,09 µg . kg⁻¹ . min⁻¹. A duração do efeito sobre a pressão arterial é curta (dois a cinco minutos). Há relatos pessoais de utilização de angiotensinamida como agente no tratamento da hipotensão decorrente da interação entre anestésicos e inibidores da ECA (IECA). A angiotensina II foi utilizada com êxito para tratamento da síndrome vasoplégica instaurada após conclusão da circulação extracorpórea. Em pacientes tratados com esses medicamentos, pode ocorrer hipotensão importante, não responsiva à administração de catecolaminas. A angiotensina II foi eficaz em minimizar a hipotensão arterial associada ao bloqueio simpático em cesarianas sem produzir acidose fetal.[69]

Azul de Metileno como Vasopressor

A resposta inflamatória sistêmica associada à vasodilatação pode ser observada em várias situações clínicas.

A síndrome vasoplégica pode ser observada na sepse grave, após circulação extracorpórea, na anafilaxia, na síndrome de isquemia e reperfusão e após hemodiálise.

A vasoplegia decorre da desregulação da homeostase endotelial e um dos mecanismos que contribui para sua instalação é a via do óxido nítrico. O efeito vasodilatador do óxido nítrico pode ser bloqueado pela inibição da enzima óxido nítrico-sintetase, a qual sintetiza esse mediador.[13]

Alguns estudos têm demonstrado a eficácia do azul de metileno em reverter a hipotensão e restaurar a resposta fisiológica a fármacos vasoativos administrados em situações de síndrome vasoplégica.[14-18] Tal eficácia em aumentar a pressão arterial sem efeitos indesejáveis sobre a sobrevivência dos pacientes envolvidos nos estudos poderia ser explicada pela habilidade do azul de metileno modular o sistema óxido nítrico, por meio de propriedades de "limpeza" do excesso de mediador ou por inibição da enzima que o sintetiza.[19,20]

HIPOTENSÃO ARTERIAL PERIOPERATÓRIA

Tradicionalmente a pressão arterial é compreendida como o produto do volume sistólico e resistência vascular sistêmica. Dessa forma, a hipotensão intraoperatória decorre quer de uma possível redução do volume sistólico, quer de redução do tônus arterial. Na situação ideal, ou mais racional, o tratamento vasoativo é aquele em que o problema específico na circulação periférica é identificado e a terapia escolhida é a que melhor substitui a deficiência, com um mínimo de efeitos colaterais indesejáveis. Porém, em muitos pacientes cirúrgicos as informações completas sobre a volemia e tônus vascular nem sempre estão facilmente disponíveis ao anestesiologista, daí a necessidade, às vezes, de tomar decisões práticas baseadas em informações limitadas e/ou hipóteses fisiopatológicas.

O início da terapia vasoativa em pacientes hígidos pode ser empírico, baseado em indicadores clínicos relativamente simples e com a ajuda de diretrizes gerais. O raciocínio é válido quando os fatores causais da hipotensão são transitórios, facilmente reversíveis e relacionados com a técnica anestésica ou problemas cirúrgicos. Nesses casos, a resposta da PA à terapia vasoativa e à reposição volêmica é um parâmetro óbvio e facilmente observável.

A persistência de hipotensão e a presença de sinais de gravidade (Figura 57.3) exigem uma busca mais detalhada de informações sobre fluxo, pressão e perfusão, para adequar a terapêutica volêmica, inotrópica ou vasopressora.

Uma situação bastante comum é a hipotensão, às vezes refratária, decorrente da realização de anestesia geral em pacientes em uso de inibidores da enzima conversora da angiotensina (IECAs) ou bloqueador do receptor da angiotensina (BRA). Há muito tempo se discute se estas medicações devem ou não ser descontinuadas antes da cirurgia. Enquanto a omissão destes agentes pode evitar a hipotensão, por outro lado pode inibir um efeito benéfico sobre proteção miocárdica e renal. Em caso de hipotensão, uma abordagem sugerida é (a) assegurar uma euvolemia antes da indução anestésica, (b) tratar hipotensão inicial de acordo com a FC e DC com anticolinérgicos, efedrina ou fenilefrina (c) na ocorrência de hipotensão refratária, deve se iniciar noradrenalina, ou vasopressina como alternativa (Figura 57.4).

A escolha entre efedrina e fenilefrina depende da interpretação do anestesiologista. Se o paciente tem uma diminuição do DC (efedrina seria a melhor escolha) ou DC normal ou aumentado (fenilefrina pode ser uma boa escolha).

VASOPRESSORES E CIRCULAÇÃO REGIONAL

A finalidade da administração de fármacos cardiovasculares em pacientes hipotensos se faz com o intuito de aumentar a pré-carga, a contratilidade miocárdica, a frequência cardíaca, a resistência vascular periférica ou uma combinação desses itens. Porém, a correção dessas variáveis da macrocirculação não é garantia de perfusão tecidual adequada.[1] A elevação da resistência vascular periférica, em virtude da administração de vasopressores, pode piorar a já inadequada perfusão de órgãos esplâncnicos. Mesmo quando a reposição volêmica já foi realizada, agentes vasopressores podem elevar a pressão arterial, penalizando a perfusão de órgãos vulneráveis, particularmente rins e intestino. Como resultado de isquemia esplâncnica, a parede intestinal se torna mais permeável, possibilitando que endotoxinas e outros produtos bacterianos atravessem a barreira intestinal atingindo linfáticos e vasos sanguíneos, causando danos locais e a órgãos distantes. A redução da perfusão esplâncnica está sabidamente

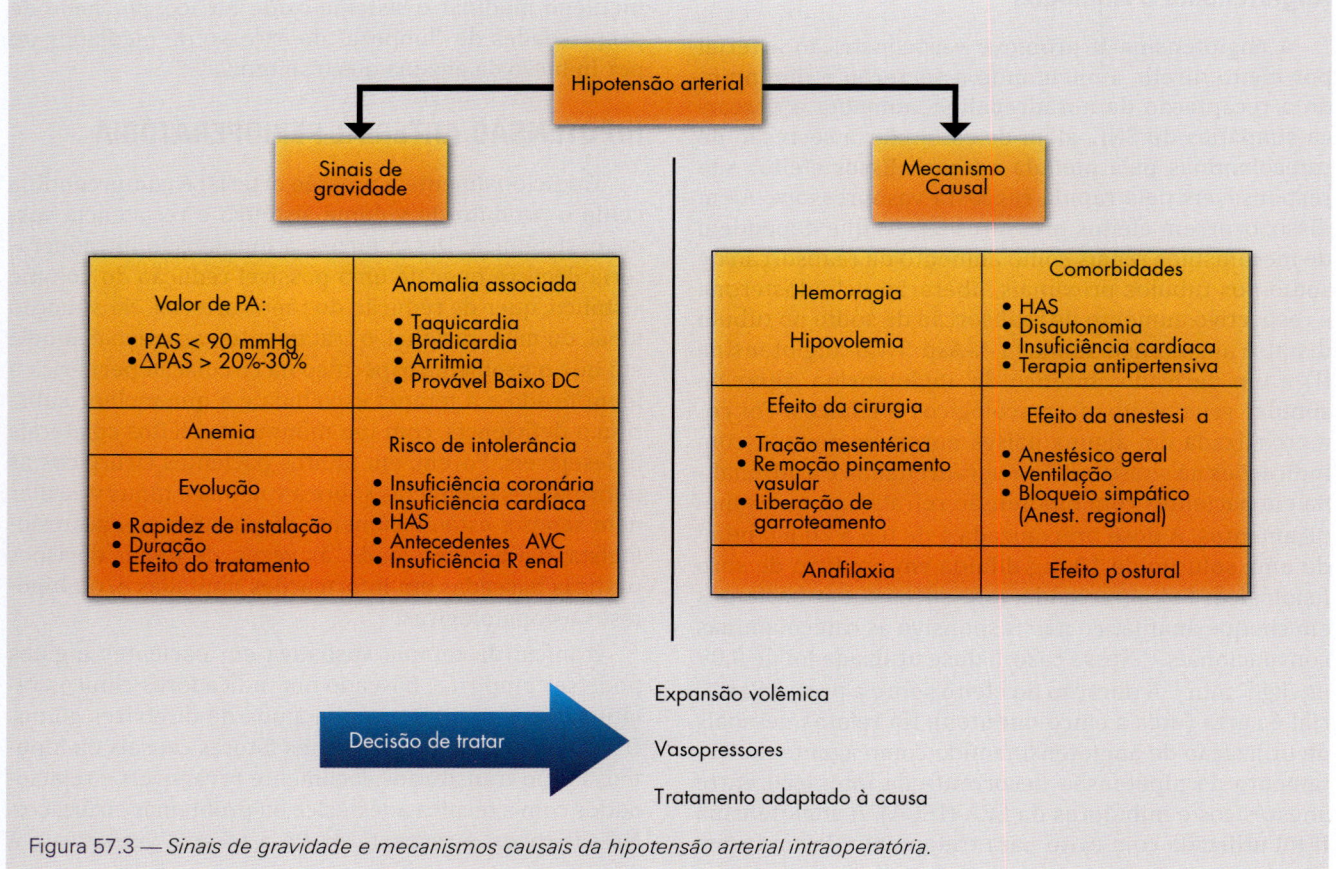

Figura 57.3 — *Sinais de gravidade e mecanismos causais da hipotensão arterial intraoperatória.*

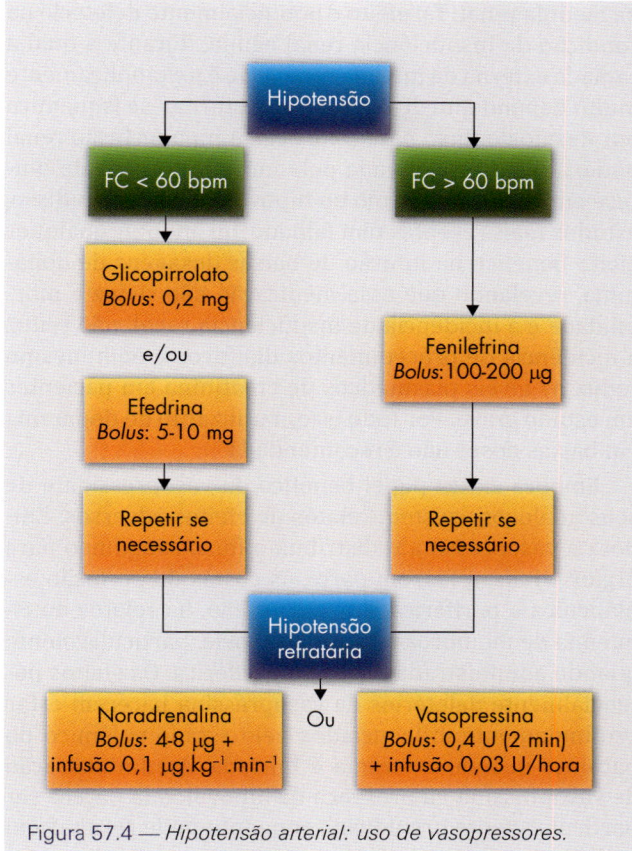

Figura 57.4 — *Hipotensão arterial: uso de vasopressores.*

- A densidade relativa de receptores alfa$_1$, alfa$_2$ e beta$_2$ na circulação esplâncnica;
- A afinidade da catecolamina pelo subtipo de receptor;
- A concentração plasmática da catecolamina;
- O tônus preexistente na circulação esplâncnica;
- O volume sanguíneo presente na circulação esplâncnica.

A estimulação beta$_2$ reduz a resistência venosa esplâncnica e aumenta o retorno venoso, ao contrário da estimulação alfa-adrenérgica cujos efeitos são de aumento da resistência venosa e redução do retorno venoso. Assim, pode-se dizer, de maneira geral, que a estimulação beta$_2$ invariavelmente aumenta o retorno venoso por aumento do fluxo arterial e decréscimo da resistência venosa hepática. Já a estimulação dos receptores alfa poderá produzir efeitos opostos, de acordo com o volume sanguíneo presente na circulação esplâncnica. A resposta inicial seria de aumento do retorno venoso, porém, se houver depleção de volume na circulação esplâncnica pode ocorrer, na verdade, redução do retorno venoso. Portanto, a resistência vascular intra-hepática pode afetar o volume de sangue retido no compartimento esplâncnico. Por alteração da resistência intra-hepática, as catecolaminas podem regular a transferência do volume sanguíneo da circulação esplâncnica de capacitância para a circulação sistêmica. O aumento da resistência venosa hepática pode gerar represamento de grande volume sanguíneo na circulação esplâncnica.[72]

A adrenalina possui muita afinidade com receptores adrenérgicos esplâncnicos, porém de intensidade maior nos subtipos alfa$_1$ e alfa$_2$ do que no subtipo beta$_2$. Já a noradrenalina possui mínimo efeito nos receptores beta$_2$, mas importantes nos receptores alfa$_1$ e alfa$_2$. A artéria hepática contém receptores alfa e alfa$_2$. Os agonistas beta promovem dilatação das arteríolas hepáticas, redução da resistência vascular e aumento do fluxo sanguíneo arterial hepático. Os alfa-agonistas promovem vasoconstrição arterial hepática e redução do fluxo sanguíneo arterial hepático.

A dopamina, adrenalina, noradrenalina, fenilefrina e vasopressina são eficazes em promover elevação da pressão arterial em pacientes em choque séptico. As vantagens da noradrenalina em relação à dopamina relacionam-se à menor probabilidade de a noradrenalina elevar a frequência cardíaca e de atuação sobre o eixo hipotálamo-hipofisário. Também tem sido demonstrado que a noradrenalina é capaz de promover aumento do débito cardíaco, do fluxo sanguíneo renal e diurese em pacientes em choque séptico. A noradrenalina é mais potente que a dopamina em pacientes com choque séptico refratário. O uso de noradrenalina não retarda tanto a recuperação da pressão arterial quanto no caso da dopamina. Quando são utilizadas doses reduzidas de noradrenalina (após reposição volêmica adequada), os efeitos adversos

vinculada a aumento da morbidade e da mortalidade. Dessa forma, a terapêutica busca objetivos mais completos (Tabela 57.4) do que a simples correção do valor numérico da pressão arterial.

TABELA 57.4
A TERAPIA VASOPRESSORA NO CHOQUE VISA ADEQUAR:
Fluxo
Resistência vascular
Perfusão tecidual
Função dos órgãos vitais
Reversão de acidose metabólica causada pelo estado de choque

Outra preocupação, especialmente em cardiopatas, é o resultado das ações dos vasopressores sobre o consumo de oxigênio miocárdico. O aumento da RVS impõe maior trabalho ao VE, assim como as propriedades inotrópicas e cronotrópicas positivas podem gerar um desequilíbrio na relação oferta-consumo de oxigênio miocárdico, podendo desencadear ou agravar arritmias e isquemia miocárdica.

A capacidade de determinada catecolamina em alterar a circulação sistêmica pela circulação esplâncnica (Tabelas 59.11 e 59.12) depende de alguns fatores como:[72]

são minimizados ou mesmo evitados. Nos pacientes em choque séptico, a noradrenalina pode até mesmo elevar o pHi, ao contrário da dopamina, apesar de algumas evidências da redução do consumo de oxigênio por esta última. Há alguns argumentos favoráveis à associação de um inotrópico e um vasopressor no tratamento da disfunção ventricular que acompanha o quadro de alguns pacientes em choque séptico. Porém, o fato de a dopamina exercer efeitos inotrópicos não anula seus efeitos colaterais. Os estudos têm apontado favoravelmente à utilização preferencial de dobutamina com essa indicação. Assim sendo, a noradrenalina tem se tornado o vasopressor de escolha no tratamento da hipotensão arterial grave no choque séptico em pacientes euvolêmicos. Embora haja resultados controversos na literatura, não há evidências claras de que a dopamina efetivamente melhore a perfusão esplâncnica e renal em baixas dosagens. Corroborando todos essas hipóteses, os resultados da comparação entre noradrenalina e dopamina foram favoráveis à primeira em pacientes em choque.[30]

Os agentes predominantemente inotrópicos, como a dobutamina, ocupam o papel principal no choque cardiogênico, porque o evento principal envolve insuficiência contrátil. No entanto, agentes vasopressores podem ser necessários para garantir uma pressão de perfusão coronária adequada. As diretrizes do *American College of Cardiology/American Heart Association* (ACC/AHA) para pacientes com infarto do miocárdio recomendam associação da noradrenalina e dobutamina.[73] Apesar de a noradrenalina possuir atividade beta-adrenérgica, doses moderadas da combinação de fármacos podem ser mais efetivas que doses máximas de qualquer agente individual.[32] A dopamina e a adrenalina, mais do que a fenilefrina ou noradrenalina, podem provocar ou agravar arritmias ou taquicardias.

Em adultos saudáveis, a dopamina é capaz de promover vasodilatação renal, aumento do fluxo sanguíneo renal e da diurese de maneira dependente da dose. Também é capaz de inibir a vasoconstrição renal da noradrenalina em indivíduos saudáveis. Em doses entre 0,5 e 3 $\mu g \cdot kg^{-1} \cdot min^{-1}$ esse efeito é predominante por estimulação dos receptores dopaminérgicos; quando em doses superiores, o efeito é em razão do aumento do DC secundariamente à estimulação adrenérgica. A dopamina promove efeitos diretos sobre a função tubular e acarreta diurese e natriurese. A dopamina atua inibindo diretamente a ATPase de Na^+/K^+ nos túbulos proximais, porção espessa da alça ascendente de Henle e ductos coletores. A ativação dos receptores DA_2 na camada interna dos ductos coletores da medula promove a liberação de prostaglandina E_2 (PGE_2) que antagoniza os efeitos do ADH, causando aumento do *clearance* de água livre. A dopamina em doses reduzidas, ao inverso da PGE_2, promove redistribuição do fluxo sanguíneo renal para a porção cortical em detrimento do fluxo do segmento interno da medula renal. Tal efeito é potencialmente deletério na condição de insuficiência renal aguda, durante a qual a camada externa da medula renal, que é metabolicamente muito dependente de energia, pode tornar-se isquêmica por desvio do fluxo para a cortical. A hipoperfusão renal pode, ainda, ser agravada pela indução forçada de diurese em pacientes normo ou hipovolêmicos. Além disso, estudos mais recentes têm falhado em apontar qualquer efeito benéfico na infusão de baixas dosagens de dopamina, revelando que essa medicação não reduz a mortalidade e a incidência de insuficiência renal, não reduz a incidência de procedimentos dialíticos e nem mesmo reduz os níveis plasmáticos de creatinina em pacientes em estado grave. Por tudo isso, a utilização de dopamina em baixas doses não é recomendada.

Embora exista papel benéfico da vasopressina e de seus análogos, existem relatos de efeitos adversos. Embora a vasopressina redistribua o fluxo sanguíneo para órgãos vitais, o faz, em parte, às custas da perfusão esplâncnica e periférica. Por essa razão, há relatos de isquemia de membros e necrose de pele, particularmente quando administrada pela veia periférica. Os efeitos potencialmente deletérios da vasopressina parecem estar profundamente influenciados pelo estado volêmico do paciente quando a terapia é iniciada. A administração de vasopressina na presença de hipovolemia parece ser particularmente prejudicial, enquanto pode resultar em melhoria na hemodinâmica esplâncnica quando administrada após a reposição volêmica.[58]

Condições de acidose e hipóxia, que comumente se desenvolvem durante choque de qualquer origem, podem ser responsáveis pela diminuição ou perda de resposta às catecolaminas. Porém, é importante lembrar que os efeitos da vasopressina são relativamente preservados nessas condições.[74]

Existe muita controvérsia na literatura e na prática clínica sobre qual a melhor opção para o tratamento da hipotensão.[71,72] Especificamente no choque séptico, as diretrizes publicadas no ano de 2012 sugerem a noradrenalina e dopamina como agentes de primeira escolha, e adrenalina, fenilefrina e vasopressina como alternativas. Porém, salienta que não há evidências de alta qualidade para tal escolha. Por hora, os dados disponíveis nesse campo de estudo sugerem que o momento de início da terapia pode ser mais decisivo do que a escolha do agente específico, de tal forma que, uma vez a hipotensão ou choque detectados, a terapia deve ser prontamente iniciada.

Uma revisão sistemática da Cochrane comparou o efeito de 12 regimes diferentes de vasopressores, sozinhos ou em combinação (noradrenalina, adrenalina, vasopressina, terlipressina, dopamina) sobre a mortalidade em pacientes críticos. Encontrou que a dopamina aumenta o risco de arritmia e pode aumentar a mortalidade quando comparada com a noradrenalina. Fora isto, os autores não encontraram evidências de diferenças substanciais entre vários vasopressores, e sugerem que na prática clínica a seleção de vasopressores deve ser baseada sobre variáveis clínicas que reflitam hipoperfusão.

MEDICAÇÕES INOTRÓPICAS POSITIVAS

Tratamento do Baixo Débito Cardíaco

A principal função do sistema cardiovascular é ofertar oxigênio e nutrientes às células atendendo a sua demanda metabólica e remover os produtos do metabolismo. O uso de medicações vasoativas visa a manutenção desta função e, portanto, a compreensão da fisiologia e farmacologia cardiovascular é fundamental para o uso adequado e seguro destas medicações.[83]

A pré-carga, a pós-carga e a contratilidade determinam o débito cardíaco. A pré-carga equivale à tensão exercida sobre a parede ventricular durante a diástole à medida que o coração se enche com sangue na distensão das fibras musculares cardíacas. O estiramento das fibras aumenta a força de contração durante a sístole subsequente.

A pós-carga é a tensão na parede ventricular necessária para ejetar o sangue na aorta. Isto varia em função do volume do ventrículo, a espessura da parede, a resistência vascular sistêmica elevada e a presença de condições de obstrução ao fluxo (por exemplo, estenose aórtica).

A contratilidade é a propriedade intrínseca do músculo cardíaco de se contrair em função da pré-carga e da pós-carga.

A oferta de oxigênio depende tanto do débito cardíaco quanto do conteúdo arterial de oxigênio. O conteúdo de oxigênio no sangue depende essencialmente do conteúdo ligado à hemoglobina. A molécula de hemoglobina saturada é capaz de carrear 1,34 mL de oxigênio. O oxigênio dissolvido no plasma é praticamente desprezível. Portanto, o conteúdo arterial de oxigênio e a oferta de oxigênio podem ser calculados com a seguinte fórmula:

> Conteúdo de oxigênio = $SaO_2 \times 1,34 \times [Hb]$ e,
> Oferta de oxigênio = conteúdo de oxigênio × débito cardíaco

Onde SaO_2 = porcentagem de oxigênio, 1,34 = conteúdo de oxigênio de 1g hemoglobina saturada, [Hb] = concentração de hemoglobina (g/litro).

A partir da fórmula acima, observa-se que a saturação de oxigênio e o débito cardíaco aumentam a oferta de oxigênio. Inotrópicos e vasopressores são formas efetivas e controláveis de manter a perfusão tecidual e a oferta de oxigênio.

Nem todos os pacientes com falência cardíaca necessitam tratamento com medicamentos vasoativos. A correção do balanço hídrico pode aumentar o desempenho dos parâmetros cardiovasculares. Entretanto, as medicações vasoativas podem ser necessárias se ocorrem sinais progressivos de perfusão tecidual inadequada ou déficit da oferta de oxigênio apesar da melhora da reposição volêmica. Na prática clínica, a pressão arterial média e a frequência cardíaca são medidas porque são realizadas de forma fácil, mas a presença de taquicardia e hipotensão são sinais tardios. A pressão arterial e frequência cardíaca são parâmetros indiretos do estado cardiovascular, mas outros parâmetros que afetam o débito cardíaco e oferta de oxigênio precisam ser avaliados. Portanto, entre os principais objetivos do tratamento da síndrome do baixo débito cardíaco, temos:

- aumento do débito cardíaco por aumento do volume sistólico e da frequência cardíaca (ou ambos)
- maximizar a oferta de oxigênio miocárdico (aumentar a pressão arterial diastólica, o tempo de perfusão diastólica e o conteúdo arterial de O_2 e reduzir a pressão diastólica final do ventrículo esquerdo)
- garantir pressão arterial média adequada para perfusão de órgãos
- minimizar o consumo de oxigênio miocárdico evitando-se taquicardia e dilatação do ventrículo esquerdo.
- tratamento dos distúrbios metabólicos, arritmias ou isquemia miocárdica
- tratamento com medicações cardiotônicas: agonistas β_1-adrenérgicos, inibidores da fosfodiesterase, agonistas dopaminérgicos, sensibilizadores de cálcio, digitálicos.

A dose de ajuste dos inotrópicos é regulada mais facilmente através da monitorização batimento a batimento através de um cateter arterial além de outros dispositivos invasivos ou semi-invasivos para estimativa do débito cardíaco e oferta do oxigênio com cateter de artéria pulmonar e ecocardiografia transesofágica, entre outros.

Agentes Dependentes do AMP cíclico

Agonistas dos receptores dopaminérgicos e β-adrenérgicos

A Tabela 57.5 mostra as principais semelhanças entre os efeitos dos agonistas β_1-adrenérgicos no tecido muscular e de condução cardíaco.

TABELA 57.5 SEMELHANÇAS ENTRE OS EFEITOS OS AGONISTAS β_1-ADRENÉRGICOS NO TECIDO MUSCULAR E DE CONDUÇÃO CARDÍACO.	
Propriedade	Característica do efeito agonista β_1
Frequência cardíaca	Aumenta
Contratilidade	Aumenta
Velocidade condução	Aumenta
Bloqueio atrioventricular	Diminui
Automaticidade	Aumenta
Risco de arritmias	Aumenta

Os agentes β_1 são predominantemente estimuladores. Os agentes β_2-agonistas, por sua vez causam vasodilatação e broncodilatação, mas também aumentam a frequência cardíaca e a contratilidade miocárdica. Os receptores dopaminérgicos pós-sinápticos promovem vasodilatação renal e mesentérica, aumentam a excreção renal de sódio e reduzem a motilidade gastrintestinal. Os receptores dopaminérgicos pré-sinápticos inibem a liberação de noradrenalina (NA).

A ativação dos receptores β cardíacos aumenta o relaxamento diastólico ventricular através da facilitação processo de ativo de consumo de energia que bombeia os íons cálcio livre do intracelular nos locais de armazenamento. O aumento da rigidez diastólica, fenômeno comum nos processos isquêmicos e em outras alterações do tecido miocárdico, gera alterações do relaxamento ventricular. Assim, aumentando-se o relaxamento diastólico, com uso dos agonistas beta adrenérgicos, ocorre redução da pressão diastólica final do ventrículo esquerdo (PDFVE) e do tamanho do coração, aumenta-se o enchimento diastólico e reduz-se a pressão atrial esquerda (PAE), resultando numa melhora na relação entre oferta e consumo de oxigênio pelo miocárdio. Além disso, a ejeção ventricular durante a fase da sístole torna-se mais efetiva reduzindo o volume diastólico final do ventrículo esquerdo. Isto promove redução do tamanho do ventrículo esquerdo, e consequentemente redução na tensão da parede do ventrículo esquerdo (Lei de Laplace) e redução do consumo de oxigênio pelo tecido (MvO_2). No entanto, o resultante dos efeitos da estimulação adrenérgica sobre o miocárdio sobre a relação entre oferta e consumo de oxigênio é multifatorial e imprevisível. A MvO_2 aumenta com a taquicardia e com o aumento do inotropismo, mas diminui em função da redução da PDFVE. Assim, acredita-se que os beta agonistas aumentem a oferta de oxigênio quando a PDFVE diminui, mas podem piorar a relação entre oferta e consumo se a frequência cardíaca aumenta ou a pressão arterial diastólica diminui.

Dobutamina

A dobutamina é uma catecolamina sintética racêmica. Entre as principais ações da dobutamina pode-se citar:

- efeito agonista β_1, como restrito efeito β_2 e α_1. Não possui efeito α_2 ou dopaminérgico
- aumenta o inotropismo através da ativação dos receptores β_1, e talvez α_1, promovendo aumento da frequência cardíaca por estimulação β_1
- produz efeito vasodilatador através de receptores β_2, parcialmente antagonizado pelo efeito α_1. O enantiomero (+) dobutamina e seu metabolito, (+)3-o-metil-dobutamina, no entanto, é antagonista α_1. À medida que a dobutamina é metabolizada, os efeitos α_1 reduzem-se (Tabela 57.6).

TABELA 57.6
EFEITO DA DOBUTAMINA SOBRE VARIÁVEIS HEMODINÂMICAS.

Parâmetro	Efeito
Frequência cardíaca (FC)	Aumenta
Contratilidade	Aumenta
Débito cardíaco (DC)	Aumenta
Pressão arterial (PAM)	Aumenta ou permanece inalterada
PDFVE	Diminui
PAE	Diminui
Resistência Vascular Sistêmica (RVS)	Diminui por dilatação de leitos vasculares, aumenta em concentrações mais elevadas (α) ou em pacientes β bloqueados
Resistência Vascular Pulmonar (RVP)	Diminui

A dobutamina tem término do efeito por redistribuição, metabolismo pela COMT e por conjugação com glucoronídeo hepático, em metabolito ativo. A meia-vida plasmática é de 2 minutos. Está indicada na síndrome do baixo débito (choque cardiogênico), especialmente quando cursam com elevação da RVS e RVP. Em doses mais reduzidas promove pouca taquicardia, proporcionalmente a doses equivalentes de isoproterenol ou dopamina. Produz redução da pós-carga (RVS e RVP) melhorando o desempenho tanto do ventrículo esquerdo quanto do direito. Pode resultar em aumento do fluxo sanguíneo renal por estimulação β_2, mas proporcionalmente em magnitude inferior à dopamina. Após uso prolongado, em geral após 72 horas, pode ocorrer taquifilaxia. A hipocalemia pode ocorrer também decorrente da estimulação β_2. Como agonista parcial, a dobutamina pode inibir ações de agonistas completos como a adrenalina sob determinadas condições. A dobutamina deve ser administrada preferencialmente através de cateter venoso central, mas sua administração por via periférica é segura. As doses empregadas variam entre 1-20 $\mu g \cdot kg^{-1} \cdot min^{-1}$, embora alguns pacientes apresentem respostas com doses inferiores. Produz elevação do débito cardíaco (DC) sem elevar tanto o MvO_2, mas aumento o fluxo sanguíneo coronário. No entanto, em pacientes submetidos à revascularização miocárdica, a dobutamina produz maior aumento da frequência cardíaca comparavelmente à adrenalina, no mesma proporção de aumento do volume sistólico. Em pacientes tratados com betabloqueadores, a dobutamina pode aumentar a RVS. A preparação para administração habitualmente é feita com ampola com 250 mg/20 mL rediluídas em solução de 230 mL de solução, para concentração final de 1 mg $\cdot$ mL.[-183]

Dopamina

A dopamina é uma catecolamina precursora da noradrenalina e adrenalina, presente nos terminais nervosos e na medula da glândula adrenal. Possui efeitos diretos sobre os receptores α_1, β_1, β_2 adrenérgicos e sobre os receptores dopaminérgicos DA_1. Indiretamente promove a liberação neuronal de noradrenalina. Possui efeitos em cada receptor que variam em função da dose administrada. A relação entre a dose e a concentração e entre dose e resposta é extremamente variável de paciente a paciente, conforme a Tabela 57.7.

TABELA 57.7
DOPAMINA: DOSE, RECEPTOR E EFEITO.

Dopamina		
Dose (μg/kg/min)	Receptor ativado	Efeito
1-3	DA_1	Aumento do fluxo sanguíneo renal e mesentérico
3-10	β_1, β_2 e DA_1	Aumento da frequência cardíaca, contratilidade e DC. Redução da RVS; elevação da RVP
> 10	$\alpha + \beta + DA_1$	Aumento da RVS, redução do fluxo sanguíneo renal, aumento da frequência cardíaca, arritmias, aumento da pós-carga com redução do DC

O término do efeito ocorre por redistribuição, captação pelo terminal nervoso e pelo metabolismo pela MAO e COMT. Pequenas quantidades podem ser metabolizadas em noradrenalina nos terminais nervosos.

Ocorre aumento da perfusão renal e do débito urinário com doses reduzidas ou intermediárias, sendo que parte do fluxo sanguíneo é redirecionada da musculatura esquelética para os rins e para o território esplâncnico. No entanto, o efeito de ação por via indireta é importante, mas pode ser limitado pela capacidade de síntese de neurotransmissor por esgotamento dos terminais neuronais. Além disso, arritmias sinusais, taquicardias ventriculares e outras arritmias podem ocorrer proporcionalmente ao aumento das concentrações. O efeito inotrópico máximo é inferior àquele da adrenalina. Em caso de extravasamento, pode ocorrer necrose da pele. Os efeitos de aumento do fluxo sanguíneo renal podem ser sobrepujados pelos efeitos agonistas α_1 adrenérgicos em doses iguais ou superiores a 10 $\mu g \cdot kg^{-1} \cdot min^{-1}$. Paralelamente ocorre aumento da vasoconstrição pulmonar e aumento da MvO_2, podendo determinar isquemia miocárdica, se não houver aumento proporcional do fluxo sanguíneo coronário. Elevação da pressão arterial com doses elevadas pode ser deletéria para o miocárdio em falência e requerer a administração concomitante de agente vasopressor. A principal indicação é a hipotensão arterial associada à síndrome de baixo débito, quer por redução do DC, quer da RVS. Sua utilização como agente diurético protetor ou profilático carece de evidências clínicas. Pode ser utilizada temporariamente para restaurar a pressão arterial em situações de choque hipovolêmico até a restauração do volume circulante. A preparação é feita habitualmente com a adição de 5 (cinco) ampolas (50 mL) contendo 50 mg/10 mL cada em 200 mL de solução, perfazendo uma solução de concentração 1mg/mL. È preferível substituir a dopamina por outro agente inotrópico como a adrenalina se o efeito desejado não for obtido com doses superiores a 5 μg/kg/min. Um agente vasodilatador como o nitroprussiato pode ser associado em casos de elevação da pós-carga.[83]

Dopexamina

A dopexamina é um análogo sintético da dobutamina provido de efeitos vasodilatadores. Promove efeito inotrópico positivo direto através da estimulação dos receptores β_2 e por ações da noradrenalina (devido ao mecanismo de barorreflexo de receptor e de inibição da recaptação neuronal) e indireto através a ativação de receptores β_1. Considerando-se que na insuficiência cardíaca existe uma diminuição seletiva de receptores (*down-regulation*) β_1, com preservação relativa de receptores β_2, este assume papel mais importante que o fisiológico, tornando a dopexamina mais interessante para o uso clínico neste cenário. No Brasil e nos EUA não está disponível, embora seja utilizada com frequência pelos países europeus. Possui mínima atividade α_1 e α_2 e mínimo efeito direto β_1, mas algum efeito indireto. O efeito β_2 é direto. Além disso, possui efeito agonista sobre receptores dopaminérgicos (DA_1). As ações cardiovasculares da dopexamina estão na Tabela 57.8.

TABELA 57.8
EFEITOS HEMODINÂMICOS DA DOPEXAMINA.

Parâmetros	Efeito
FC	Aumenta
DC	Aumenta
RVS	Diminui
PAM	Pouca ou nenhuma alteração
Pré-carga	Não altera ou diminui discretamente
Pressão Arterial Pulmonar (PAP)	Não altera ou diminui discretamente

A meia-vida é de aproximadamente 6-11 minutos e o *clearance* ocorre por recaptação para os tecidos (mecanismo de captação de catecolamina) e por metabolismo hepático. Evita efeitos vasoconstritores devido à falta desse tipo de agonismo. Também preserva a resistência do fluxo sanguíneo renal que teoricamente pode preservar a função renal em situações de baixa perfusão orgânica. Porém, o efeito inotrópico é inferior a outros agentes inotrópicos positivos, podendo determinar taquicardia. Pode ocorrer taquifilaxia. A dose preconizada varia entre 0,5-6 $\mu g \cdot kg^{-1} \cdot min^{-1}$.[83]

Adrenalina

A adrenalina é uma catecolamina produzida na medula adrenal. Possui ação agonista direta nos receptores α_1, α_2, β_1, β_2. Possui atividade seletiva em receptores em função da concentração plasmática (Tabela 57.9).

TABELA 57.9 ADRENALINA: DOSE-EFEITO.		
Adrenalina Dose (ng/kg/min)	Receptores ativados	RVS
10-30	β	Pode diminuir
30-150	β e α	Variável
> 150	α e β	Aumenta

O aumento da contratilidade e da frequência cardíaca ocorre em todas as concentrações, mas a RVS pode se modificar conforme a dosagem terapêutica. Apesar do aumento proporcional do débito cardíaco em concentrações mais elevadas, a elevação da RVS pode restringir o aumento do volume sistólico pela elevação da pós-carga.

O término do efeito ocorre por captação por neurônios e pelo tecido e também pelo metabolismo da MAO e COMT. O efeito direto independe da liberação endógena de noradrenalina. A estimulação vigorosa dos receptores α e β resulta no maior efeito máximo e produz aumentos equivalentes do volume sistólico, porém menos taquicardia após cirurgia cardíaca do que a dopamina ou a dobutamina. Possui efeito lusitrópico que aumenta a taxa de relaxamento ventricular (atividade β_1). Em caso de elevação da pressão arterial, a taquicardia é limitada pelo efeito de estimulação vagal reflexa. Possui efeito broncodilatador (β_2) e propriedade de estabilização do mastócito que podem ser benéficas para o tratamento do broncoespasmo, e das reações anafiláticas e anafilactoides. Se ocorrer aumento da pressão arterial diastólica e redução do tamanho ventricular, pode diminuir a isquemia do miocárdio. Entretanto, como a maioria dos inotrópicos, a adrenalina pode induzir ou agravar a isquemia do miocárdio, determinando aumento do consumo de oxigênio miocárdico (MvO_2) e reduzindo a oferta de oxigênio. Pode também originar arritmias e taquicardia, além de isquemia esplâncnica e renal. Pode determinar aumento da RVP com consequente falência do ventrículo direito. O extravasamento extravascular pode causar necrose de pele e, portanto, o ideal é administração de adrenalina através de cateter venoso central. Pode ocorrer elevação da glicemia (efeito contrainsulínico) e da lactatemia (sem necessariamente corresponder à acidose lática). Este fenômeno pode ser mais comum nos pacientes diabéticos. Pode ocorrer aumento do potássio plasmático por liberação hepática, porém tal aumento é compensado pela maior captação do potássio pelo músculo esquelético. Os efeitos vasoconstritores estão discutidos em outra seção deste capítulo. As doses usualmente preconizadas dependem do cenário clínico e da via de administração considerados:

♦ **via subcutânea (SC):** 10 µg/kg (máximo de 400 µg) para tratamento de reações alérgicas leves e moderadas ou broncoespasmo;

♦ **via endovenosa (EV):** dose baixa ou moderada (choque ou hipotensão): 0,03 a 0,2 µg em *bolus* seguida de infusão de 0,01 a 0,3 $\mu g \cdot kg^{-1} \cdot min^{-1}$. Altas doses são utilizadas na parada cardiorrespiratória (1 mg em adultos). A combinação com vasodilatadores pode proporcionar um aumento mais efetivo do débito cardíaco por restrição do efeito a agonista. O uso em associação a outros inovasodilatadores como a milrinona, permite redução da dose de infusão contínua de adrenalina e pode ser interessante em pacientes em pacientes submetidos à cirurgia cardíaca.[83]

Isoproterenol

O isoproterenol é uma catecolamina sintética. Possui efeitos diretos nos receptores β_1 e β_2. O isoproterenol é desprovido de atividade agonista α.

O término do efeito é rápido e a meia-vida é de 2 minutos. Sofre metabolismo pela MAO e COMT e captação hepática, onde é conjugado e excretado 60% de maneira inalterada. Devido aos seus efeitos exclusivos sobre os receptores β, promove aumento do débito cardíaco por três mecanismos distintos: a) aumento da frequência cardíaca, b) aumento da contratilidade, c) redução da resistência vascular periférica (RVS). Além disso, possui importante efeito broncodilatador se administrado por via sistêmica ou inalatória. Os efeitos hemodinâmicos estão descritos na Tabela 57.10.

TABELA 57.10 EFEITOS HEMODINÂMICOS DO ISOPROTERENOL.	
Parâmetro	Efeito
FC	Aumenta
Contratilidade	Aumenta
DC	Aumenta
PAM	Variável
RVS	Diminui em função da dose
RVP	Diminui

O isoproterenol está indicado nas bradicardias não responsivas à atropina (por exemplo, em pacientes previamente submetidos a transplante cardíaco), quando não há disponibilidade de terapia de marca-passo. Produz uma série de efeitos indesejados, como hipotensão associada à hipoperfusão e isquemia de órgãos, desviando o fluxo sanguíneo para o tecido muscular e pele em detrimento da circulação de órgãos nobres. Pode promover taquicardia com diminuição do tempo de enchimento diastólico, além de promover vasodilatação coronária, com efeito de roubo coronário. Possui efeito pró-arrítmico e pode desmascarar fenômenos de pré-excitação em pacientes com condução aberrante através de vias acessórias (síndrome de Wolf-Parkinson-White). Está indicado na síndrome de baixo débito em situações de necessidade de aumento do inotropismo, sem o prejuízo causado pelo aumento da frequência cardíaca, tais como: pacientes pediátricos com volume sistólico fixo, após ressecção de aneurismas de ventrículo e denervação cardíaca após transplante cardíaco. Também é indicado em situações com hipertensão pulmonar e falência do ventrículo direito. Pode ser utilizado no bloqueio atrioventricular para aumentar a automaticidade e inibindo os ritmos idioventriculares. Deve ser usado com precaução nos bloqueios de segundo do tipo Mobitz II por possibilitar o aumento do grau de bloqueio. Pode ser administrado na crise asmática e na intoxicação por betabloqueadores. A dose empregada varia entre 20 a 500 ng/kg/min.[83]

Agonistas dos Receptores de Relaxina: Relaxinas e Serelaxina

A relaxina é um hormônio peptídeo naturalmente circulante em humanos da mesma família da insulina. Embora possua estrutura molecular similar à insulina, age em diferentes receptores e vias de sinalização. A família das relaxinas consiste de sete peptídeos distintos. O constituinte mais importante é a relaxina-2, que é o principal hormônio circulante e cuja denominação é equivalente à relaxina. Embora tenha sido inicialmente considerado um hormônio reprodutivo, outras funções fisiológicas são hoje bem reconhecidas. Tais papéis incluem ações no sistema cardiovascular e renal, assim como atividades anti-inflamatórias, angiogênicas e antifibróticas. A relaxina atua através de mecanismos complexos, porém age primariamente através de receptores acoplados à proteína G, conhecidos como receptores da família de peptídeos da relaxina ou (RXFP). São quatro tipos de receptores. O receptor RXFP1 é o principal sítio de ligação da relaxina-2 e possui interesse para atividade do sistema cardiovascular. A relaxina possui um efeito inotrópico positivo tanto na falência do miocárdio como no miocárdio normal, porém este efeito é limitado aos átrios e não inclui os ventrículos. A meia-vida é em média de 1 a 2 minutos em doses menores e aumenta para 68 minutos em doses mais elevadas. A relaxina é eliminada por excreção renal e em menor proporção pelo fígado. Recomenda-se a redução das doses em pacientes com insuficiência renal terminal e insuficiência hepática. Preconiza-se a infusão deste peptídeo por 48 horas. As doses recomendadas através de estudos clínicos preliminares a dose variou entre 10-960 µg/kg/dia, administradas em 24 horas.[84,85]

A serelaxina é um peptídeo recombinante da relaxina-2, que regula as adaptações maternas à gestação, incluindo vasodilatação arterial, aumento do débito cardíaco e aumento do fluxo sanguíneo renal em doses equivalentes a 30 µg/kg/dia. O uso da serelaxina promove redução da dispneia e congestão pulmonar como consequência de efeitos sobre a redução da PAP, RVP, PAD e PCP (Pressão do Capilar Pulmonar). Além disso, produz redução de marcadores indicativos de lesões sobre órgãos como coração (troponinas e NT-proBNP), rins (cistatinas) e fígado (transaminases). Além disso, verifica-se aumento do fluxo sanguíneo renal. Em estudos preliminares, foi observada redução da mortalidade cardiovascular, com redução da necessidade de rehospitalização e redução da mortalidade geral por até 180 dias de acompanhamento. Ainda não está disponível para uso comercial.

Inibidores da Fosfodiesterase

Amrinona

A amrinona é um derivado biperidínico que inibe a fosfodiesterase III do AMP cíclico, aumentando os níveis do AMPc no músculo cardíaco e, assim, determinando efeito inotrópico positivo, mas também relaxamento do músculo liso vascular (vasodilatação).

A meia-vida de eliminação é de 2,5 a 4 horas, prolongando-se para até 6 horas na insuficiência cardíaca. O término do efeito ocorre por conjugação hepática, sendo 35% excretada de forma inalterada na urina. A principal desvantagem com seu uso, além do período de 24 horas, é a trombocitopenia se comparada principalmente à milrinona[83] (Tabela 57.11).

TABELA 57.11 EFEITOS HEMODINÂMICOS DA AMRINONA.	
Parâmetro	Efeito
FC	Aumenta
PAM	Variável, tendendo à redução
DC	Aumenta
PAE	Diminui
RVS	Diminui
RVP	Diminui
MvO2	Sem alteração

Milrinona

A milrinona possui também propriedades inotrópicas e vasodilatadoras. A milrinona inibe a degradação do AMPc e, assim como a amrinona, inibe a fosfodiesterase, inibida por GMP cíclico, AMPc específica no músculo cardíaco e célula muscular lisa vascular. Nos miócitos, o aumento do AMPc determina aumento do inotropismo, lusitropismo, cronotopismo, dromotropismo (condução AV) e aumento da automaticidade. Na célula da musculatura lisa vascular, o aumento do AMPc causa vasodilatação. A milrinona apresenta potência 15 a 20 vezes superior à amrinona

Os principais efeitos hemodinâmicos estão mostrados na Tabela 57.12.

TABELA 57.12 MILRINONA.	
Parâmetro	Efeito
FC	Inalterada ou aumento discreto
DC	Aumento
PAM	Variável
RVS e RVP	Diminui
Pré-carga	Diminui
MvO_2	Inalterado ou aumento discreto

Após administração venosa a milrinona atinge rapidamente seu máximo efeito. A meia-vida de eliminação é inferior a da amrinona. Quando utilizada isoladamente, a milrinona produz uma relação favorável entre oferta e consumo de oxigênio do miocárdio, por redução da pré-carga e pós-carga e menor tendência à elevação da frequência cardíaca. Sua ação independe dos receptores beta-adrenérgicos e mantém sua eficácia em pacientes com insuficiência cardíaca ou em uso de betabloqueadores. O uso prolongado não induz taquifilaxia e possui menor efeito pró-arritmogênico do que outros agentes beta-agonistas. Em doses equipotentes à dobutamina, produz maior redução da RVP, maior aumento da fração de ejeção de ventrículo direito, menor taquicardia, menos arritmias e menor MvO_2, podendo ainda assim ser combinado de forma sinérgica com outros beta-agonistas. Ao contrário da amrinona, utilizado cronicamente não induz trombocitopenia. Produz vasodilatação e hipotensão arterial que eventualmente requerem a associação de uso com agentes vasopressores. As doses habitualmente empregadas são *bolus* de 25-75 µg . kg^{-1} administrados em até 10 minutos, seguida por uma dose de manutenção entre 0,375-0,75 µg/kg/min. Recomenda-se que a dose em *bolus* seja administrada antes da separação da circulação extracorpórea minimizando os efeitos hemodinâmicos sobre a pressão arterial. Está indicada na síndrome de baixo débito, principalmente associada à elevação da PDVFE, à hipertensão pulmonar e à falência de ventrículo direito. Pode ser útil em pacientes em uso crônico de betabloqueadores e em pacientes como ponte para transplante cardíaco. A milrinona tende ao acúmulo em pacientes com insuficiência renal.[83]

Enoximona

Embora não disponível nem no Brasil e EUA, a enoximona é também um inibidor da fosfodiesterase III licenciada para uso endovenoso. Possui perfil hemodinâmico similar à milrinona e seu uso está indicado para pacientes com insuficiência cardíaca aguda como ponte para transplante. As doses preconizadas são de 90 µg/kg/min administrados durante 10 a 30 minutos, seguida da infusão de 5 a 20 µg . kg^{-1} . min^{-1}. As doses também devem ser reduzidas na insuficiência renal. O maior problema relacionado com o uso dos inibidores da fosfodiesterase é de que seu uso crônico predispõe a aumento de arritmias graves, decorrente do aumento do AMPc. Isto se correlaciona com o aumento de mortalidade na insuficiência cardíaca grave, apesar da melhora da sintomatologia.[83]

Glucagon

O glucagon é um hormônio peptídeo produzido pelo pâncreas. O glucagon produz aumento do AMPc através de receptor específico. O término do efeito do glucagon ocorre por redistribuição e proteólise no fígado, rins e plasma. A duração do efeito é de 20 a 30 minutos. A maior vantagem do glucagon é sua utilização na vigência de bloqueio beta-adrenérgico. Porém seus efeitos colaterais tais como náuseas e vômitos, taquicardia, hiperglicemia e hipocalemia e anafilaxia limitam seu uso clínico. O glucagon pode ser usado para o tratamento da hipoglicemia decorrente da sobredosagem de insulina, no espasmo do esfíncter de Oddi e na insuficiência cardíaca decorrente da intoxicação por agentes betabloqueadores. As doses empregadas são 1 a 5 mg por via endovenosa administrados lentamente. Pode ser usado também por via subcutânea ou por via intramuscular nas doses de 0,5- 2 mg. Pode ser seguido por infusão contínua de 25 a 75 µg . min^{-1}. O glucagon produz aumento da contratilidade, aumento da condução AV, aumento da frequência cardíaca e aumento do débito cardíaco, porém com efeito variável sobre a resistência vascular periférica.[83]

Agentes Independentes do AMPc

A complexidade dos eventos fisiológicos que envolvem a contratilidade miocárdica passa pela disponibilização citoplasmática de cálcio na célula cardíaca contrátil. O elemento desencadeante desse evento é o segundo mensageiro celular AMPc (AMP cíclico).

Além dos agentes farmacológicos inotrópicos positivos que atuam aumentando de maneira direta ou indireta a quantidade de AMPc na célula miocárdica, existem também fármacos com propriedades contráteis, os quais agem de maneira independente da formação e ativação do AMPc intracelular para promover inotropismo positivo.

Cálcio

O cálcio é reconhecidamente uma substância inotrópica positiva. O aumento da concentração plasmática de cálcio ionizado pela administração exógena de gluconato ou cloreto de cálcio é comumente observada na depressão miocárdica causada por agentes anestésicos inalatórios, após transfusão de sangue com citrato e após utilização da circulação extracorpórea.

A excitação elétrica da célula inicia a entrada de cálcio no miócito através do sarcolema e membranas dos túbulos-T. Esse influxo iônico desencadeia a liberação de mais cálcio do retículo sarcoplasmático, via ativação do canal do receptor de rianodina presente nessa organela. Esse processo é denominado liberação de cálcio-dependente.[86]

Digoxina

Durante muitas décadas a digoxina tem sido utilizada para o tratamento da insuficiência cardíaca sistólica. Embora a digoxina seja considerada um fármaco inotrópico positivo, ainda existem incertezas sobre os mecanismos pelos quais esse fármaco promove melhora clínica na falência miocárdica.

A digoxina atua inibindo a bomba Na^+/K^+ ATPase do sarcolema, impedindo dessa forma o transporte de sódio do espaço intracelular para o extracelular. A diminuição do gradiente transmembrana do sódio tende a reduzir a atividade da proteína transmembrana trocadora de Na^+/Ca^{++}, aumentando assim os níveis intracelulares de cálcio. Acredita-se que esse seja o mecanismo responsável pelos efeitos inotrópico e antidisritmogênico da digoxina.[87]

Os estudos sobre a efetividade da digoxina no tratamento da falência cardíaca são conflitantes.[88] Em relação à mortalidade, alguns autores acreditam que seus efeitos em relação a esse desfecho sejam neutros, embora tenham observado reduções no período de hospitalização e na progressão da insuficiência cardíaca.[89]

A digoxina encontra sua melhor indicação em pacientes que apresentam insuficiência ventricular esquerda sistólica concomitante com fibrilação atrial.[90]

Sensibilizadores do cálcio

A estratégia de aumentar a contratilidade miocárdica por meio do aumento da disponibilidade citoplasmática de cálcio permitiu o desenvolvimento de vários fármacos com diferentes mecanismos de ação para atingir esse efeito.

Entretanto, os fármacos inotrópicos positivos "mobilizadores" de cálcio apresentam também alguns efeitos indesejáveis específicos para cada grupo, quais sejam: aumento do consumo de oxigênio devido à reinternalização do cálcio presente no citoplasma de volta para o retículo sarcoplasmático durante a diástole, aumento da frequência cardíaca, fosforilação da troponina e dessensibilização do aparato contrátil celular, disritmias ventriculares por alteração da homeostase do cálcio intracelular, aumento da apoptose e remodelagem miocárdica, anormalidades diastólicas por dificuldade de relaxamento miocárdico e resultados duvidosos quanto à mortalidade dos pacientes.[91-97]

A proposta dos sensibilizadores do cálcio é não alterar a quantidade de cálcio disponível no citoplasma, mas sim a sensibilidade das proteínas contráteis a esse íon. Os alvos primários desses fármacos são, portanto, a interação actina-miosina. São fármacos que possuem efeitos farmacológicos desejáveis e indesejáveis bastante particulares.

Levosimendan

O levosimendan aumenta a contratilidade miocárdica pela sensibilização da troponina C ao cálcio. Entretanto, além do efeito inotrópico positivo, promove também: vasodilatação por abertura dos canais de potássio da membrana plasmática das células musculares lisas dos vasos sanguíneos, bem como proteção miocárdica por meio da abertura de canais de potássio mitocondriais nos cardiomiócitos.[98-100] O levosimendan também possui atividade inibidora da fosfodiesterase.[101]

Os efeitos indesejáveis mais comuns com o uso do levosimendan são: hipotensão, cefaleia, fibrilação atrial, hipocalemia e taquicardia.[102]

Em relação à mortalidade dos pacientes tratados com levosimendan, os estudos mais recentes demonstram resultados controversos. Alguns demonstram redução da mortalidade e outros, resultados neutros sobre esse desfecho.[103-105]

Pimobendan

O pimobendan foi descrito como fármaco vasodilatador e cardiotônico, cuja atividade inotrópica positiva deriva da combinação da inibição da fosfodiesterase e da sensibilização das proteínas contráteis miocárdicas ao cálcio. Assim sendo, é um fármaco ao mesmo tempo "sensibilizador" e "mobilizador" de cálcio.[106]

O único ensaio clínico ao acaso com pacientes que apresentavam falência cardíaca sintomática e estável, com descrição de mortalidade, demonstrou melhora da capacidade de exercícios no grupo tratado com pimobendan, mas mortalidade superior ao grupo controle.[107]

O desenvolvimento clínico do pimobendan para uso em seres humanos foi descontinuado em 1996, embora ainda haja autorização de mercado em alguns países.

Omecamtiv

O omecamtiv mercabil foi descrito recentemente como fármaco ativador da miosina, que facilita a ligação actina-miosina aumentando o número de "cabeças" de miosina envolvidas na geração de força contrátil, por meio da ativação da miosina-ATPase.[108]

Os estudos envolvendo esse fármaco demonstraram aumento dose-dependente da função ventricular sistólica. No entanto, nenhum desses estudos descreveu os efeitos sobre a mortalidade.[109]

Alguns estudos demonstraram sinais de isquemia miocárdica em pacientes que usaram omecamtiv mercabil.[110]

A Tabela 57.13 mostra um comparativo dos sensibilizadores do cálcio.

Modulação da SERCA (Enzima Ca++-ATPase do Retículo Sarcoplasmático)

A SERCA é a enzima responsável pelo relaxamento miocárdico, por meio da recaptação do cálcio para o retículo sarcoplasmático, bem como pela contração da célula cardíaca, por meio do controle da quantidade de cálcio na referida organela intracelular.[111]

No coração insuficiente, a SERCA está infrarregulada, resultando em disfunção contrátil e disritmias.[112]

Em modelos experimentais de falência cardíaca foram demonstradas melhoras da contratilidade, do metabolismo cardíaco e da sobrevivência quando a expressão da SERCA foi aumentada em cardiomiócitos, devido ao restabelecimento do ciclo intracelular do cálcio.[113]

Um estudo clínico com terapia gênica para promover aumento da expressão da SERCA em pacientes com insuficiência cardíaca observou melhora ou estabilização dos objetivos clínicos analisados, quais sejam: remodelagem do ventrículo esquerdo, consumo máximo de oxigênio (VO_2), dosagem do peptídeo cerebral natriurético e período de tempo para óbito ou transplante de coração, por seis meses.[111]

Outra alternativa para modulação da SERCA é a utilização da istaroxima, um agente intravenoso que inibe a atividade da ATPase da bomba de sódio-potássio e que estimula a isoforma ATPase-2a presente na SERCA. Esse mecanismo de ação duplo permite à istaroxima aumentar a contratilidade durante a sístole, por meio do acúmulo citoplasmático de cálcio, além de promover melhora do lusitropismo por estímulo ao sequestro de cálcio de volta no retículo sarcoplasmático durante a diástole.[114]

Em teste clínico que avaliou a eficácia clínica da istaroxima em pacientes hospitalizados com insuficiência cardíaca, observou-se redução da pressão capilar pulmonar em cunha, redução da frequência cardíaca e aumento da pressão sistólica, sem elevação dos níveis de neurormônios e troponina ou piora da função renal.[114]

Estabilizadores do Receptor Rianodina

Uma das alterações observadas em uma célula miocárdica de um coração insuficiente é a perda excessiva de cálcio do retículo sarcoplasmático para o interior do citossol através do canal do receptor rianodina (RyR). Essa perda de cálcio reduz a disponibilidade do íon para a contração, dificulta a diástole, favorece a ocorrência de disritmias e aumenta o consumo miocárdico de ATP.[115]

TABELA 57.13
COMPARATIVO DOS SENSIBILIZADORES DO CÁLCIO.

Efeitos		Pimobendan	Levosimendan	Omecamtiv mercabil
Alvos moleculares	Troponina C	X	X	
	Miosina			X
	Fosfodiesterase	X	X	
	Canais K_{ATP}		X	
Efeitos farmacológicos	Inotropismo	⇑	⇑	⇑
	Lusitropismo		⇑	
	Vasodilatação	⇑	⇑	
	Proteção cardíaca		⇑	
	Cronotropismo	⇑	⇔, ⇑	⇓
Efeitos clínicos	Pressão capilar pulmonar		⇓	
	Sintomas de falência cardíaca		⇓	⇓,⇔
	Débito cardíaco	⇑	⇑	⇑
Efeitos indesejáveis	Disritmia atrial	⇑	⇑, ⇔	
	Disritmia ventricular	⇑	⇔	⇔
	Hipotensão	⇑	⇑	⇔
Mortalidade		⇑	⇓, ⇔	

Adaptada de Pollesello P, Papp Z, Papp JG. Calcium sensitizers: what have we learned over the last 25 years? Int J Cardiol, 2016; 203: 543-8.[91]

Várias substâncias capazes de restaurar a função normal do receptor RyR foram testadas e apresentam resultados promissores.[116,117]

Moduladores Energéticos

Na insuficiência cardíaca, o metabolismo energético está alterado. Essa alteração decorre da formação inadequada de vasos sanguíneos durante a remodelagem miocárdica, da captação inadequada de substrato pelo miócito e da fosforilação oxidativa mitocondrial ineficaz, reduzindo a disponibilidade de ATP.[115]

Algumas substâncias foram testadas com o intuito de reverter as alterações metabólicas da falência cardíaca. Entre essas substâncias, o piruvato mostrou ser um agente inotrópico positivo eficiente. Os mecanismos mais importantes para esse efeito são sua capacidade de aumentar a fosforilação e a energia livre da hidrólise do ATP. Acredita-se que o piruvato também aumenta a disponibilidade de energia para a SERCA, resultando em melhora do ciclo do cálcio intracelular.[118]

Em pacientes com cardiomiopatia dilatada que receberam piruvato injetado na circulação coronariana, observou-se aumento do índice cardíaco e do índice de volume sistólico e redução da pressão capilar de oclusão pulmonar e da frequência cardíaca.[119]

A principal dificuldade para o uso do piruvato é a necessidade de altas concentrações arteriais, o que limita sua via de administração. No entanto, o perfil favorável em relação ao inotropismo sugere que novos esforços devam ser empregados para que outros energéticos possam ser investigados no tratamento da insuficiência cardíaca.

REFERÊNCIAS

1. Mongardon N, Dyson A, Singer M. Pharmacological optimization of tissue perfusion. Br J Anesth. 2009;103:82-8.
2. Leone M, Martin C. Vasopressor use in septic shock: an update. Curr Opin Anesthesiol. 2008;21:141-7.
3. Hollenberg SM. Vasopressor support in septic shock. Chest. 2007;132:1678-87.
4. Philipp M, Hein L. Adrenergic receptor knockout mice: distinct functions of 9 receptor subtypes. Pharmacol Ther. 2004;101:65-74.
5. Xiao RP, Cheng H, Zhou YY, Kuschel M, Lakatta EG. Recent advances in cardiac beta(2)-adrenergic signal transduction. Circ Res. 1999;85:1092-100.
6. Koshimizu TA, Tanoue A, Hirasawa A, Yamauchi J, Tsujimoto G. Recent advances in alpha1-adrenoceptor pharmacology. Pharmacol Ther. 2003;98:235-244.
7. Khan ZP, Ferguson CN, Jones RM. Alpha-2 and imidazoline receptor agonists. Their pharmacology and therapeutic role. Anesthesia. 1999;54:146-65.
8. Philipp M, Brede M, Hein L. Physiological significance of alpha(2)-adrenergic receptor subtype diversity: one receptor is not enough. Am J Physiol Regul Integr Comp Physiol. 2002;283:R287-R295.
9. Civantos Calzada B, Aleixandre de Artinano A. Alpha-adrenoceptor subtypes. Pharmacol Res. 2001;44:195-208.
10. Guimaraes S, Moura D. Vascular adrenoceptors: an update. Pharmacol Ver. 2001;53:319-356.
11. Petrofski JA, Koch WJ. The beta-adrenergic receptor kinase in heart failure. J Mol Cell Cardiol. 2003;35:1167-74.
12. Freedman NJ, Lefkowitz RJ. Anti-beta (1)-adrenergic receptor antibodies and heart failure: causation, not just correlation. J Clin Invest. 2004;113:1379-82.
13. Jose PA, Eisner GM, Felder RA. Regulation of blood pressure by dopamine receptors. Nephron Physiol. 2003;95:19-27.
14. Holmes CL, Landry DW, Granton JT. Science review: Vasopressin and the cardiovascular system part 1 - receptor physiology. Crit Care. 2003;7:427-34.
15. Yan C, Kim D, Aizawa T, Berk BC. Functional interplay between angiotensin II and nitric oxide: cyclic GMP as a key mediator. Arterioscler Thromb Vasc Biol. 2003;23:26-36.
16. Feigl EO. Coronary Physiology. Physiol Rev. 1983;63:1-205.
17. Feigl EO. Adrenergic Control of transmural coronary blood flow. Basic Res Cardiol. 1990;85:167-176.
18. James JH, Luchette FA, McCarter FD, Fischer JE. Lactate is an unreliable indicator of tissue hypoxia in injury or sepsis. Lancet. 1999;354:505-8.
19. American Heart Association Guidelines Update for Cardiopulmonary Resuscitation and Emergency Cardiovascular Care 2015. Part 7: Adult Advanced Cardiovascular Life Support. Circulation, 2015;132 (suppl 2):S444-S464
20. American Heart Association Guidelines Update for Cardiopulmonary Resuscitation and Emergency Cardiovascular Care 2015. Part 12: Pediatric Advanced Life Support. Circulation, 2015;132 (suppl 2):S526-S542
21. Zhang L, Sanguebsche LS. Segurança de nebulização com 3 a 5 mL de adrenalina (1:1000) em crianças: uma revisão baseada em evidência. J Pediatr (Rio J). 2005;81:193-7.
22. Butterworth IV, Prielipp RC, Royster RL. Dobutamine increases heart rate more than epinephrine in patients recovering from aortocoronary bypass surgery. J Cardiothorac Vasc Anesth. 1992;6:535-41.
23. Surviving Sepsis Campaign: International Guidelines for Management of Severe Sepsis and Septic Shock: 2012. Crit Care Med. 2013;41:580-637.
24. Holmes CL, Walley KR. Vasoactive drugs for vasodilatory shock in ICU. Curr Opin Crit Care. 2009;15:398-402.
25. American Heart Association Guidelines for Cardiopulmonary Resuscitation and Emergency Cardiovascular Care 2010. Part 12: Cardiac Arrest in Special Situations. Circulation, 2010;122:S829-S861.
26. Wood M. Drugs and the sympathetic nervous system, In: Wood M, Alistair JJ (eds). Drugs and Anesthesia. Baltimore: Williams & Wilkins; 1982. p.407.

27. Johnston RR, Eger EI II, Wilson C. A comparative interaction of epinephrine with enflurane, isoflurane, and halothane in man Anesth Analg. 1976;55:709-12.
28. Navarro R, Weiskopf RB, Moore MA, Lockhart S, Eger EL 2nd, Koblin D, et al. Humans anesthetized with sevoflurane or isoflurane have similar arrhythmic response to epinephrine. Anesthesiology. 1994;80:545-9.
29. Jensen KH, Werther K, Striger V, Schultz K, Falkenberg B. Arthroscopic Shoulder Surgery with epinephrine saline irrigation. Arthroscopy. 2001;17(6):578-81.
30. De Backer D, Biston P, Devriendt J, Madi C, Chochrad D, Aldecoa C, et al. Comparison of dopamine and norepinephrine in the treatment of shock. N Engl J Med. 2010;362:779-89.
31. ESC Guidelines for the diagnosis and treatment of acute and chronic heart failure 2008. European Society of Cardiology in collaboration with the Heart failure Association. European Heart Journal, 2008;29:2388-42.
32. Reynolds HR, Hochman JS. Cardiogenic shock: current concepts and improving outcomes. circulation, 2008,117: 686-97.
33. Okuda M. A multidisciplinary overview of cardiogenic shock. Shock. 2006;25(6):557-70.
34. Haddad F, Couture P, Tousignant C, Denault AY. The right ventricule in cardiac surgery, a perioperative perspective: II. Pathophysiology, Clinical Importance, and Management. Anesth Analg. 2009;108:422-33.
35. Balser JR, Butterworth JF, Larach DR. Cardiovascular drugs. In: Hensley FA, Martin DA, Gravlee GP (eds). Cardiac Anesthesia. Philadelphia: Lippincott Williams & Wilkins; 2008. p.44.
36. Bellomo R, Giantomasso DD. Noradrenaline and the kidney:friends or foes? Crit Care. 2001;5:294-8.
37. American Heart Association Guidelines for Cardiopulmonary Resuscitation and Emergency Cardiovascular Care 2005. Part 7.4: Monitoring and Medications. Circulation, 2005;112:78-83.
38. Holmes CL, Walley KR. Bad medicine: Low-Dose dopamine in the ICU. Chest. 2003;123:1266-75.
39. Griffin MJ, Hines RL. Management of perioperative ventricular dysfunction. J Cardiothorac Vasc Anesth. 2001;15: 90-106.
40. Tisdale JE, Patel R, Webb CR, Borzak S, Zarowitz BJ. Electrophysiologic and proarrhythmic effects of intravenous inotropic agents. Prog Cardiovasc Dis. 1995;38:167-180.
41. DiSesa VJ, Gold JP, Shemin RJ. Comparison of dopamine, dobutamine in patients requiring postoperative circulatory support. Clin Cardiol. 1986;9:253-6.
42. Steen PA, Tinker JH, Pluth JR. Efficacy of dopamine, dobutamine and epinephrine during emergence from cardiopulmonary bypass in man. Circulation. 1978;57:378-84.
43. Smiley RM. Burden of Proof. Anesthesiology. 2009;111: 470-472.
44. Reidy J, Douglas J. Vasopressors in Obstetrics. Anesthesiology Clinics. 2008;16:75-88.
45. Kee WDN, Khaw KS, Tan PE, Ng FF, Karmarka MK. Placental transfer and fetal metabolic effects of phenylephrine and ephedrine during spinal anesthesia for cesarean delivery. Anesthesiology. 2009;111:506-12.
46. Maayan-Metzger A, Schushan-Eisen, Todris L, Etshin A, Kuint J. Maternal hypotension during elective cesarean section and short-term neonatal outcome. Am J Obstet Gynecol. 2010;202:56.e1-5.
47. Ishiyama T, Oguchi T, Iijima T. Ephedrine, but not phenylephrine, increases bispectral index values during combined general and epidural anesthesia. Anesth Analg. 2003;97:780-4.
48. Rich S, Gubin S, Hart K. The effects of phenylephrine on right ventricular performance in patients with pulmonary hypertension. Chest. 1990,98:1102-6.
49. Morelli A, Ertmer C, Rehberg S, Lange M, Orecchioni A, Laderchi A. Phenylephrine versus norepinephrine for initial hemodynamic support of patients with septic shock: a randomized, controlled trial. Critical Care. 2008;12:R143.
50. Chassot P-G, van der Linden P, Zaugg M, Mueller XM, Spahn DR. Off-pump coronary artery bypass surgery:physiology and anaesthetic management. Br J Anaesth. 2004;92:400-13.
51. Critchley LA. Hypotension, subarachnoid block and the elderly patient. Anaesthesia. 1996;51:1139-43.
52. Taivainen T. Comparison of ephedrine and etilefrine for the treatment of arterial hypotension during spinal anaesthesia in elderly patients. Acta Anesthesiol Scand. 1991;35:164-9.
53. Rasanen J, Alahuhta S, Kangas-Saarela T, Joupilla R, Joupilla P. The effects of ephedrine and etilefrine on uterine and fetal blood flow and on fetal myocardial function during spinal anaesthesia for caesarean section. Int J Obstet Anesth. 1991;1:3-8.
54. Bouaggad A, Harrar RA, Bouderka MA, Abassi O. The effect of oral etilefrine premedication on the incidence of hypotension during spinal anesthesia. Eur J Anesthesiol. 2000;17:177-81.
55. Treschan TA, Peters J. The vasopressin system: Physiology and clinical strategies. Anesthesiology. 2006;105:599-612
56. Holt NF, Haspel KL. Vasopressin: A Review of Therapeutic Applications. J Card Vasc Anesth. 2010;24:330-47.
57. Barrett LK, Singer M, Clapp LH. Vasopressin:Mechanisms of action on the vasculature in health and in septic shock. Crit Care Med. 2007;35:33-40.
58. Sharshar T, Blanchard A, Paillard M, Raphael JC, Gajdo P, Annane D. Circulating vasopressin levels in septic shock. Crit Care Med. 2003;31:1752-8.
59. Russell JA, Walley KR, Singer J, Gordon AC, Hébert PC, Cooper DJ. Vasopressin versus norepinephrine infusion in patients with septic shock. N Engl J Med. 2008;358:877-87.
60. Parrillo J. Septic shock-Vasopressin, norepinhpherine, and urgency. N Engl J Med. 2008;358:954-956.
61. Levin MA, Hung-Mo L, Castillo JG, Adams DH, Reich DL, Fischer GW. Early on-cardiopulmonary bypass hypotension and other factors associated with vasoplegic syndrome. Circulation. 2009;120:1664-71

62. Carrel T, Englberger L, Mohacsi P, Neidhart P, Schimidli J. Low systemic vascular resistance after cardiopulmonary bypass: incidence, etiology, and clinical importance. J Card Surg. 2000;15:347-53.
63. Egi M, Bellomo R, Langenberg C, Haase M, Haase A, Doolan L. Selecting a vasopressor drug for vasoplegic shock after adult cardiac surgery: a systematic literature review. Ann Thorac Surg. 2007;83:715-23.
64. American Heart Association Guidelines for Cardiopulmonary Resuscitation and Emergency Cardiovascular Care 2010. Part 14: Pediatric Advanced Life Support. Circulation, 2010;122:S876-S908.
65. Westphal M, Rehberg S, Ertmer C, Morelli A. Terlipressin: More than just a prodrug of lysine vasopressin? Crit Care Med. 2009;37:1135-6.
66. Mullner M, Urbanek B, Havel C, Losert H, Waechter F, Gamper G. Vasopressors for shock. Cochrane Database Syst Rev. 2004;CD003709.
67. Morelli A, Tritapepe L, Rocco M, Conti G, Orecchioni A, De Gaetano A et al. Terlipressin versus norepinephrine to counteract anesthesia-induced hypotension in patients treated with renin-angiotensin system inhibitors: effects on systemic and regional hemodynamics. Anesthesiology. 2005;102:12-19.
68. McKinnon RP, Sinclair CJ. Angiotensinamide in the treatment of probable anaphylaxis to succinylated gelatin (Gelofusine). Anesthesia. 1994;49:309-11.
69. Vincent RD Jr, Werhan CF, Norman PF, Shih GH, Chestnut DH, Ray T et al. Prophylactic angiotensin II infusion during spinal anesthesia for elective cesarean delivery. Anesthesiology. 1998; 88:1475-79.
70. Petros A, Lamb G, Leone A, et al. Effects of a nitric oxide synthase inhibitor in humans with septic shock. Cardiovasc Res, 1994; 28: 34-9.
71. Koelzow H, Gedney JA, Baumann J, et al. The effect of methylene blue on the hemodynamic changes during ischemia reperfusion injury in orthotopic liver transplantation. Anesth Analg, 2002; 94: 824-9.
72. Maslow AD, Stearns G, Butala P, et al. The hemodynamic effects of methylene blue when administered at the onset of cardiopulmonar bypass. Anesth Analg, 2006; 103: 2-8.
73. Kirov MY, Evgenov OV, Evgenov NV, et al. Infusion of methylene blue in human septic shock: a pilot, randomised, controlled study. Crit Care Med, 2001; 29: 1860-7.
74. Memis D, Karamanlioglu B, Yuksel M, et al. The influence of methylene blue infusion on cytokine levels during severe sepsis. Anaesth Intensive Care, 2002; 30: 755-62.
75. Pasin L, Umbrello M, Greco T et al. Methylene blue as a vasopressor: a meta-analysis of randomised trials. Crit Care resusc, 2013; 15: 42-8.
76. Wolin MS, Cherry PD, Rodenburg JM, et al. Methylene blue inhibits vasodilation of skeletal muscle arterioles to acetylcholine and nitric oxide via the extracellular generation of superoxide anion. J Pharmacol Exp Ther, 1990; 254: 872-6.
77. Mayer B, Brunner F, Schmidt K. Inhibition of nitric oxide synthesis by methylene blue. Biochem Pharmacol, 1993; 45: 367-74.
78. Gelman S, Mushlin P. Catecholamine-induces changes in the splancnic circulation affeting systemic hemodynamics. Anesthesiology. 2004;100:434-39.
79. Meier-Hellmann A, Reinhart K. Effects of catecholamines on regional perfusion and oxygenation in critically ill patients. Acta Anesthesiol Scand Suppl. 1995; 107:239-48.
80. Silva E, DeBacker D, Creteur J, Vincent JL. Effects of vasoactive drugs on gastric intramucosal pH. Crit Care Med. 1998;26:1749-58.
81. ACC/AHA Guidelines for the management of patients with ST-elevation myocardial infartion. Circulation, 2004;110:588-636.
82. Kawano T, Tanaka K, Nazari H, Oshita S, Takahashi H, Nakaya Y. The effects of extracellular pH on vasopressin inhibition of ATP-sensitive K^+ channels in vascular smooth muscle cells. Anesth Analg. 2007;105:1714-19.
83. Cardiovascular Drugs. Balser JR, Butterworth JF, Larach DR. In: A practical approach to cardiac anesthesia. Editors: Frederick A Hensley Jr, Donald E. Martin, Glenn P. Gravlee- 4th ed. Lippincott Williams & Wilkins, Philadelphia, 2008
84. Wilson SS, Ayaz SI, Levy PD. Relaxin: a novel agent for the treatment of acute heart failure. Pharmacotherapy. 2015 Mar 10;35(3):315–327.
85. Teichman SL, Unemori E, Dschtiezig T et al. Relaxin, a pleiotropic vasodilator for the treatment of heart failure
86. Hoang-Trong TM, Ullah A, Jafri MS. Calcium sparks in the heart: dynamics and regulation. Research and Reports in Biology, 2015; 6: 203-14.
87. Francis GS, Bartos JA, Adatya S. Inotropes. J Am Coll Cardiol, 2014; 63: 2069-78.
88. Francis GS. The contemporary use of digoxin for the treatment of heart failure. Circ Heart Fail, 2008; 1: 208–9.
89. The Digitalis Investigation Group. The effect of digoxin on mortality and morbidity in patients with heart failure. N Engl J Med, 1997; 336: 525–33.
90. Van Gelder IC, Groenveld HF, Crijns HJ, et al. Lenient versus strict rate control in patients with atrial fibrillation. N Engl J Med, 2010; 362: 1363–73.
91. Pollesello P, Papp Z, Papp JG. Calcium sensitizers: what have we learned over the last 25 years? Int J Cardiol, 2016; 203: 543-8.
92. Sulakhe PV & Vo XT. Regulation of phospholamban and troponin-I phosphorylation in the intact rat cardiomyocytes by adrenergic and cholinergic stimuli: roles of cyclic nucleotides, calcium, protein kinases and phosphatases and depolarization, Mol Cell Biochem, 1995; 149–150: 103–126.
93. Wattanapermpool J, Guo X, Solaro R. The unique amino--terminal peptide of cardiac troponin-i regulates myofibrillar activity only when it is phosphorylated. J Mol Cell Cardiol, 1995; 27(7): 1383–91.
94. Han P, Cai W, Wang Y, Lam CK, Arvanitis DA, Singh VP et al. Catecholaminergic induced arrhythmias in failing cardiomyocytes associated with human HRCS96A variant overexpression. Am J Physiol Heart Circ Physiol, 2011; 301(4): H1588–95.

95. Chou CC, Zhou S, Hayashi H, Nihei M, Liu YB, Wen MS et al. Remodelling of action potential and intracellular calcium cycling dynamics during subacute myocardial infarction promotes ventricular arrhythmias in Langendorff-perfused rabbit hearts. J Physiol, 2007; 580: 895–906.

96. Kono T, Sabbah HN, Rosman H, Shimoyama H, Alam M, Goldstein S. Divergent effects of intravenous dobutamine and nitroprusside on left atrial contribution to ventricular filling in dogs with chronic heart failure. Am Heart J, 1994; 127: 874–80.

97. Nony P, Boissel JP, Lievre M, Leizorovicz A, Haugh MC, Fareh S et al. Evaluation of the effect of phosphodiestherase inhibitors on mortality in chronic heart failure patients: a meta-analysis. Eur J Clin Pharmacol, 1994; 46: 191–6.

98. Sorsa T, Pollesello P, Solaro RJ. The contractile apparatus as a target for drugs against heart failure: interaction of levosimendan, a calcium sensitiser, with cardiac troponin C. Mol Cell Biochem, 2004; 266: 87–107.

99. Erdei N, Papp Z, Pollesello P, Edes I, Bagi Z. The levosimendan metabolite OR-1896 elicits vasodilation by activating the K(ATP) and BK(Ca) channels in rat isolated arterioles. Br J Pharmacol, 2006; 148: 696–702.

100. du Toit EF, Genis A, Opie LH, Pollesello P, Lochner A. A role for the RISK pathway and K(ATP) channels in pre- and post-conditioning induced by levosimendan in the isolated guinea pig heart. Br J Pharmacol, 2008; 154: 41–50.

101. Todaka K, Wang J, Yi GH, et al. Effects of levosimendan on myocardial contractility and oxygen consumption. J Pharmacol Exp Ther 1996; 279: 120–7.

102. Packer M, Colucci W, Fisher L, Massie BM, Teerlink JR, Young J et al. Effect of levosimendan on the short-term clinical course of patients with acutely decompensated heart failure. JCHF, 2013; 1: 103–11.

103. Mebazaa A, Nieminen MS, Packer M, Cohen-Solal A, Kleber FX, Pocock SJ et al. Levosimendan vs dobutamine for patients with acute decompensated heart failure: the SURVIVE randomized trial, JAMA, 2007; 297: 1883–91.

104. Landoni G, Biondi-Zoccai G, Greco M, Greco T, Bignami E, Morelli A et al. Effects of levosimendan on mortality and hospitalization: a meta-analysis of randomized controlled studies. Crit Care Med, 2012; 40: 634–46.

105. Belletti A, Castro ML, Silvetti S, Greco T, Biondi-Zoccai G, Pasin L et al. The effect of inotropes and vasopressors on mortality: a meta-analysis of randomized clinical trials. Br J Anaesth, 2015; 115 (5): 656–75.

106. Fitton A & Brogden RN. Pimobendan: a review of its pharmacology and therapeutic potential in congestive heart failure. Drugs Aging, 1994: (5): 417–41.

107. Lubsen J, Just H, Hjalmarsson AC, La Framboise D, Remme WJ, Heinrich-Nols J et al. Effect of pimobendan on exercise capacity in patients with heart failure: main results from the pimobendan in congestive heart failure (PICO) trial. Heart, 1996; 76 (3): 223–31.

108. Malik FI, Hartman JJ, Elias KA, Morgan BP, Rodriguez H, Brejc K et al. Cardiac myosin activation: a potential therapeutic approach for systolic heart failure. Science, 2011; 331: 1439–43.

109. Teerlink JR, Clarke CP, Saikali KG, Lee JH, Chen MM, Escandon RD et al. Dose dependent augmentation of cardiac systolic function with the selective cardiac myosin activator, omecamtiv mecarbil: a first-in-man study, Lancet, 2011; 378: 667–75.

110. Cleland JG, Teerlink JR, Senior R, Nifontov EM, McMurray JJ, Lang CC et al. The effects of the cardiac myosin activator, omecamtiv mecarbil, on cardiac function in systolic heart failure: a double-blind, placebo-controlled, crossover, dose-ranging phase 2 trial, Lancet, 2011; 378: 676–83.

111. Jessup M, Greenberg B, Mancini D, et al. Calcium Upregulation by Percutaneous Administration of Gene Therapy in Cardiac Disease (CUPID): a phase 2 trial of intracoronary gene therapy of sarcoplasmic reticulum Ca2++-ATPase in patients with advanced heart failure. Circulation, 2011; 124: 304–13.

112. Lehnart SE, Maier LS, Hasenfuss G. Abnormalities of calcium metabolism and myocardial contractility depression in the failing heart. Heart Fail Ver, 2009; 14: 213–24.

113. Byrne MJ, Power JM, Preovolos A, Mariani JA, Hajjar RJ, Kaye DM. Recirculating cardiac delivery of AAV2/1SERCA2a improvesmyocardial function in an experimental model of heart failure in largeanimals. Gene Ther, 2008; 15: 1550–7.

114. Gheorghiade M, Blair JE, Filippatos GS, et al. Hemodynamic, echocardiographic, and neurohormonal effects of istaroxime, a novel intravenous inotropic and lusitropic agent: a randomized controlled trial in patients hospitalized with heart failure. J Am Coll Cardiol, 2008; 51: 2276–85.

115. Hasenfuss G & Teerlink JR. Cradiac inotropes: current agents and future directions. Eur H J, 2011; 32: 1838–45.

116. Yano M, Kobayashi S, Kohno M, Doi M, Tokuhisa T, Okuda S, Suetsugu M, Hisaoka T, Obayashi M, Ohkusa T, Kohno M, Matsuzaki M. FKBP12.6-mediated stabilization of calcium-release channel (ryanodine receptor) as a novel therapeutic strategy against heart failure. Circulation, 2003; 107: 477–84.

117. Toischer K, Lahnart SE, Tenderich G, Milting H, Korfer R, Schmitto JD, Schondube FA, Kaneko N, Laughrey CM, Smith GL, Hasenfuss G, Seidler T. K201 improves aspects of the contractile performance of human failing myocardium via reduction in Ca2+ leak from the sarcoplasmic reticulum. Basic Res Cardiol, 2010; 105: 279–87.

118. Hasenfuss G, Maier LS, Hermann HP, Luers C, Hunlich M, Zeitz O, Janssen PM, Pieske B. Influence of pyruvate on contractile performance and Ca(2+) cycling in isolated failing human myocardium. Circulation, 2002; 105: 194–9.

119. Hermann HP, Arp J, Pieske B, Kogler H, Baron S, Janssen PM, Hasenfuss G. Improved systolic and diastolic myocardial function with intracoronary pyruvate in patients with congestive heart failure. Eur J Heart Fail, 2004; 6: 213–8.

58
Antagonistas Adrenérgicos

Vinicius Fernando da Luz

INTRODUÇÃO

Os antagonistas adrenérgicos, ou agentes simpatolíticos, são fármacos que atuam, direta ou indiretamente, inibindo a ação das aminas simpaticomiméticas endógenas do sistema nervoso autônomo simpático (SNAS). Tais agentes promovem o bloqueio da neurotransmissão das fibras pós-ganglionares, inibindo a ativação dos receptores alfa e beta-adrenérgicos.

A aplicação clínica dos antagonistas adrenérgicos está relacionada com o bloqueio das ações simpáticas fisiológicas de seus receptores. Bloqueadores alfa-adrenérgicos causam relaxamento da cápsula prostática, dos esfíncteres ureterais e vesical, e promovem vasodilatação arterial e venosa, principalmente pelo bloqueio do receptor α_1-adrenérgico. Por sua vez, os bloqueadores beta-adrenérgicos têm amplo uso na medicina moderna pelos efeitos inotrópico e cronotrópico negativos, bem como pela inibição da liberação de renina. As principais ações dos receptores adrenérgicos estão descritas na Tabela 58.1.

TABELA 58.1
PRINCIPAIS AÇÕES DOS RECEPTORES ALFA E BETA-ADRENÉRGICOS.

Receptor	Localização	Ação
α_1	Musculatura lisa	Vasoconstrição, midríase
α_2	Neurônio pré-sináptico	Inibição da liberação de noradrenalina, inibição da liberação de insulina
β_1	Coração	Inotropismo, cronotropismo, liberação de renina
β_2	Musculatura lisa	Vasodilatação, broncodilatação, gliconeogênese, glicogenólise
β_3	Tecido adiposo	Lipólise, termogênese

Ainda, de forma mais recente, os receptores adrenérgicos estão relacionados com mecanismos de apoptose. Os receptores beta estão associados à injúria celular por ativação tanto da via de apoptose mitocondrial quanto da via citoplasmática.[1-3] De forma paralela e similar, o estímulo alfa-adrenérgico está associado à lesão celular e ao remodelamento tecidual.[4] Contudo, a proteção celular dos antagonistas adrenérgicos sobre tais ações deletérias simpáticas ainda necessita de um maior número de estudos clínicos.

ANTAGONISTAS ALFA-ADRENÉRGICOS

Os antagonistas alfa-adrenérgicos têm sido utilizados no pré-operatório de pacientes com feocromocitoma,[5] no manejo clínico da hiperplasia prostática benigna[6] e no tratamento de extravasamentos teciduais de substâncias vasoconstritoras, como noradrenalina e adrenalina.[7] Esses fármacos ainda podem ser utilizados como hipotensores, diminuindo a vasoconstrição arterial e venosa, apesar de essa aplicação estar em desuso clínico.[8] As principais reações adversas deste grupo de antagonistas são hipotensão arterial, taquicardia, hipotensão postural, inibição da ejaculação e congestão nasal. Importante lembrar também que o uso crônico dos antagonistas alfa-adrenérgicos está relacionado com a diminuição da resposta fisiológica ao estresse, com perda dos mecanismos simpáticos de compensação hemodinâmica. Assim, os pacientes que fazem uso de tais medicações podem apresentar hipotensão arterial grave durante a indução anestésica. Esse efeito pode ser ainda mais significativo quando há hipovolemia associada. Nesses casos, o tratamento deve ser realizado com reposição volêmica, juntamente com o uso de um alfa-agonista, como a fenilefrina. Não há necessidade de suspender os antagonistas alfa-adrenérgicos durante o período pré-operatório.

Prazosina

De forma geral, o bloqueio α_1-adrenérgico seletivo está relacionado com vasodilatação tanto arterial quanto venosa, gerando aumento da capacitância dos vasos, bem como diminuição da resistência vascular periférica e do retorno venoso.[9] Há, portanto, diminuição da pré e da pós-carga cardíacas. Como mecanismo compensatório, ocorre a ativação do reflexo barorreceptor, promovendo aumento do inotropismo e taquicardia reflexa.[10]

A prazosina é o fármaco modelo para inibição α_1 seletiva, sendo sua afinidade 1.000 vezes maior por este receptor do que pelo receptor α_2-adrenérgico. Adicionalmente, com o uso dessa medicação, há melhora do perfil lipídico, com diminuição tanto dos triglicerídeos quanto do LDL, associado a aumento do HDL.[11] Seu principal efeito adverso é a hipotensão ortostática. A prazosina tem aplicação clínica no tratamento da hipertensão arterial de difícil controle. Contudo, o uso desse fármaco em pacientes com hipertensão gestacional está relacionado com o aumento da mortalidade fetal intrauterina.[12]

Associados ao uso clínico dos antagonistas α_1-adrenérgicos seletivos estão os pacientes em tratamento da hipertrofia prostática benigna, com uso de doxazosina e tansulosina. Assim como a prazosina, o principal efeito adverso desses fármacos é a hipotensão ortostática, devendo-se redobrar os cuidados na enfermaria pelo risco de queda no período perioperatório. O uso dessas medicações ainda pode acarretar hipotensão grave durante a indução anestésica, principalmente em situações de hipovolemia, conforme comentado anteriormente neste capítulo.

Fenoxibenzamina

Similar à prazosina, a fenoxibenzamina apresenta seletividade α_1-adrenérgica. Este fármaco possui afinidade 100 vezes maior para o receptor α_1 do que para o receptor α_2. A fenoxibenzamina ainda promove bloqueio irreversível. Assim como os demais bloqueadores alfa-adrenérgicos, o principal efeito adverso dessa medicação é a hipotensão postural, principalmente quando o paciente apresenta hipertensão prévia ou hipovolemia.

A fenoxibenzamina é usada no preparo pré-operatório do feocromocitoma com o intuito de promover estabilidade hemodinâmica durante a anestesia.[13] O fármaco atua promovendo bloqueio simpático, controle pressórico e proteção contra os picos de liberação de catecolaminas relacionados com o tumor.[14] O excesso de catecolaminas, nesses casos, promove arritmias, aumento do metabolismo basal, da demanda e do consumo de oxigênio, bem como a indução direta de morte celular por apoptose.[15] A dose pré-operatória inicial é de 10 mg, por via oral, a cada 12 horas, com aumento gradual de 10 a 20 mg a cada 2 ou 3 dias.[16]

Importante lembrar ainda que, com a atuação do bloqueio adrenérgico da fenoxibenzamina, há supressão dos efeitos de alfa-agonistas de uso anestésico durante o período intraoperatório, como a fenilefrina. Por sua vez, a noradrenalina, nesses casos, tem sua ação limitada ao estímulo beta-adrenérgico, principalmente β_1. O uso de adrenalina nesses casos deve ser ponderado pelo risco de efeito reverso, podendo gerar hipotensão e taquicardia. Essa inversão da ação do fármaco ocorre pela ativação do receptor β_2-adrenérgico, promovendo vasodilatação, associado à ausência de contrarregulação vasoconstritora pelo bloqueio do receptor α_1 estabelecido no pré-operatório com a fenoxibenzamina.

Fentolamina

A fentolamina é um antagonista competitivo de curta duração dos receptores α_1 e α_2-adrenérgicos. Clinicamente, tem aplicação no tratamento de extravasamentos teciduais de fármacos com efeitos vasoconstritores, como noradrenalina, adrenalina, dopamina e fenilefrina. Para tanto, é recomendada a infiltração local de solução preparada a partir de 5 a 10 mg de fentolamina em 10 mL de soro fisiológico 0,9% dentro das primeiras 12 horas após o extravasamento tecidual, não excedendo 0,2 mg . kg^{-1} (máximo de 5 mg).[7]

Outros Fármacos

Bloqueadores α_2 seletivos, como a ioimbina, têm aplicação clínica restrita no tratamento de alguns tipos de disfunções sexuais masculinas. A importância dessa classe de fármacos para a Anestesiologia fica limitada ao uso em pesquisas. A Tabela 58.2 mostra o resumo dos antagonistas alfa-adrenérgicos.

TABELA 58.2 RESUMO DOS ANTAGONISTAS ALFA-ADRENÉRGICOS.

Antagonistas alfa-adrenérgicos	
Principais aplicações clínicas	♦ Preparo pré-operatório para retirada de feocromocitoma ♦ Tratamento de hiperplasia prostática benigna ♦ Tratamento de extravasamento tecidual de substâncias vasoconstritoras ♦ Tratamento de hipertensão arterial sistêmica
Reações adversas	♦ Hipotensão postural ♦ Taquicardia reflexa ♦ Hipotensão arterial ♦ Inibição de ejaculação ♦ Congestão nasal
Interações com a prática anestésica	♦ Hipotensão grave durante a indução anestésica ♦ Aumento do risco de queda por hipotensão postural ♦ Não há necessidade de suspensão pré-operatória dos antagonistas alfa ♦ Diminuição da ação dos agonistas alfa-adrenérgicos no intraoperatório ♦ Possibilidade de efeito reverso da epinefrina
Principais fármacos	♦ Prazosina ♦ Fenoxibenzamina ♦ Fentolamina

ANTAGONISTAS BETA-ADRENÉRGICOS

Os antagonistas β-adrenérgicos são amplamente utilizados na prática clínica e estão presentes no cotidiano do profissional anestesiologista. Indicações comuns de tais medicações incluem o seu uso em hipertensão arterial sistêmica, insuficiência cardíaca, doença arterial coronariana, dissecção aguda de aorta, infarto agudo do miocárdio, taquiarritmias, glaucoma, tireotoxicose, tremor essencial, síndrome do pânico e profilaxia de crises de enxaqueca. Por sua vez, pode-se ter aplicações anestésicas como o controle da exacerbação simpática durante o período perioperatório e a preparação pré-operatória de pacientes com alto risco cardiovascular. Estudos experimentais demonstraram associação do bloqueio beta-adrenérgico à neuroproteção[17,18] e à cardioproteção.[19,20]

O mecanismo de ação desses fármacos ocorre por meio de bloqueio competitivo dos receptores beta-adrenérgicos, inibindo a ativação da proteína-G e, por conseguinte, evitando a ativação da adenilato-ciclase e do AMP cíclico, suprimindo, assim, a cadeia de segundos mensageiros celulares.

Os betabloqueadores podem atuar em três diferentes subtipos de receptores beta-adrenérgicos. Os receptores β_1, os quais estão relacionados com o aumento do inotropismo e cronotropismo cardíacos, bem como à liberação de renina pelas células justaglomerulares renais. Receptores β_2 que promovem vasodilatação, broncodilatação por relaxamento da musculatura lisa, inibição da liberação de histamina pelos mastócitos, relaxamento uterino, glicogenólise e gliconeogênese. E, por fim, receptores β-3, os quais estão associados a aumento da lipólise e da termogênese.

Assim como as diversas ações dos receptores beta-adrenérgicos, as opções atuais de betabloqueadores são bastante variadas. A escolha do fármaco em anestesia deverá levar em consideração propriedades farmacológicas como a cardiosseletividade, a atividade simpaticomimética intrínseca (ASI), duração, lipossolubilidade e disponibilidade de formulação para administração intravenosa (Tabela 58.3).

Dentre as propriedades apresentadas acima, a ASI caracteriza fármacos com atividade agonista parcial sobre o receptor beta-adrenérgico, ao mesmo tempo que promove o seu bloqueio competitivo. Possíveis exemplos são o labetalol e o pindolol. A importância desse efeito ocorre pela preservação da capacidade hipotensora do fármaco, associada a uma menor diminuição da frequência cardíaca e do inotropismo. Assim, essas medicações apresentam maior segurança quando administradas em pacientes com bradicardia, doenças pulmonares obstrutivas ou doenças arteriais periféricas.

Sobre a cardiosseletividade, os antagonistas beta-adrenérgicos que possuem tal característica apresentam afinidade maior pelos receptores β_1 e, ao mesmo tempo, preservam os efeitos dos receptores β_2, como a vasodilatação periférica e a broncodilatação. São exemplos de betabloqueadores cardiosseletivos o esmolol, o metoprolol e o atenolol.

A lipossolubilidade está relacionada com a penetração do fármaco no sistema nervoso central, possibilitando aos betabloqueadores atravessarem a barreira hematoencefálica. Assim, medicações como o propranolol, com alta solubilidade em lipídeos, podem promover efeitos comportamentais como letargia, depressão e distúrbios do sono.

Além das propriedades farmacológicas descritas, é necessário o conhecimento das possíveis reações adversas dos betabloqueadores. Essas medicações podem promover bradicardia grave, diminuição do inotropismo cardíaco e instabilidade hemodinâmica aguda. Dessa forma, deve-se ponderar o uso de antagonistas beta-adrenérgicos em pacientes com frequência cardíaca basal baixa, bloqueios atrioventriculares e insuficiência cardíaca prévia. Pacientes asmáticos ou com doenças pulmonares obstrutivas têm contraindicação relativa pelo risco de broncoespasmo, bem como pelo bloqueio da ação das medicações beta-agonistas. Pacientes com fenômeno de Raynaud, ou com doença arterial periférica e claudicação podem ter seus sintomas agravados pelos betabloqueadores. O uso em pacientes diabéticos deve ser ponderado pelo risco de mascaramento dos sinais de alerta (taquicardia e tremores) durante as crises de hipoglicemia. Mais ainda, o bloqueio beta-adrenérgico promove inibição da glicogenólise e da gliconeogênese, podendo contribuir com os baixos níveis glicêmicos. Relacionado também com as ações metabólicas dos receptores

TABELA 58.3
PROPRIEDADES FARMACOLÓGICAS DOS PRINCIPAIS BETABLOQUEADORES.

Propriedades	Atenolol	Carvedilol	Esmolol	Labetalol	Metoprolol	Nebivolol	Propranolol
Cardiosseletividade	Sim	Não	Sim	Não	Sim	Sim	Não
Lipossolubilidade	Baixa	Alta	Baixa	Baixa	Moderada	Moderada	Alta
Atividade simpaticomimética intrínseca	Não	Não	Não	Sim	Não	Não	Não
Efeito vasodilatador	Não	Sim*	Não	Sim*	Não	Sim**	Não
Meia-vida de eliminação (horas)	6-9	2-8	9 min	3-6	3-4	10-12	3-4
Possibilidade de uso intravenoso	Não	Sim	Sim	Sim	Sim	Não	Sim

* Bloqueio do receptor α-1 adrenérgico. ** Liberação de óxido nítrico.

beta-adrenérgicos, o uso crônico de betabloqueadores está associado ao aumento de novos casos de diabetes *mellitus* tipo 2.[21,22]

No período pré-operatório, pacientes com feocromocitoma, na ausência de bloqueio alfa, devem evitar o uso de antagonistas beta-adrenérgicos pelo risco de picos hipertensivos e descontrole hemodinâmico grave. Esse fenômeno ocorre pela estimulação do receptor α_1, associado à ausência de contrarregulação vasodilatadora β_2 adrenérgica.

Durante a anestesia, medicações com ação agonista sobre os receptores beta-adrenérgicos, como o efedrina, etilefrina, dobutamina, noradrenalina e adrenalina, podem ter seus efeitos hemodinâmicos diminuídos com o uso de betabloqueadores.

Importante lembrar ainda que associações medicamentosas com cronotrópicos e inotrópicos negativos, como a digoxina, o diltiazem e o verapamil, podem potencializar os efeitos dos betabloqueadores, promovendo instabilidade hemodinâmica.[23]

Apesar das possíveis reações adversas descritas, metanálises recentes demonstram não haver diferença significativa na incidência de efeitos adversos entre os grupos com uso de antagonistas beta-adrenérgicos e os grupos placebo.[24]

Propranolol

O propranolol é o fármaco modelo do grupo de antagonistas beta-adrenérgicos. Não apresenta cardiosseletividade ou ASI. Possui alta lipossolubilidade, podendo ter uso clínico em tremor essencial, crises de pânico e no tratamento do estresse pós-traumático.[25] Seu uso crônico está associado à supressão do eixo renina-angiotensina-aldosterona.[26] O propranolol tem metabolização hepática e excreção renal. A dose efetiva do propranolol varia de 10 a 320 mg via oral por dia. Apesar da sua meia-vida curta de 3 a 4 horas, os efeitos hipotensores do propranolol permitem seu uso em doses divididas apenas em 1 a 2 vezes por dia. Ainda, esse betabloqueador pode promover desvio para a direita na curva de dissociação da hemoglobina. Para a anestesia, é importante lembrar que o propranolol pode apresentar interação medicamentosa com lidocaína e bupivacaína, reduzindo a metabolização hepática destes, acarretando, assim, o aumento do risco de intoxicação pelos anestésicos locais.[27,28]

Metoprolol

O metoprolol é cardiosseletivo, apresenta ausência de ASI e lipossolubilidade moderada. Tem metabolização hepática e excreção renal. Sua apresentação intravenosa tem aplicação em anestesia na dose de 1 a 5 mg a cada 2 a 5 minutos, de forma titulada, até o máximo de 15 mg, a cada 6 a 12 horas.

Esmolol

O esmolol, assim como o metoprolol, é cardiosseletivo e apresenta ausência de ASI. Entretanto, possui lipossolubilidade baixa e sua metabolização ocorre diretamente no sangue, pelas esterases eritrocitárias, o que justifica sua meia-vida curta de 9 minutos. Tem excreção renal. A dose usual em *bolus* é de 0,25 a 0,5 mg . kg^{-1}, e a dose contínua inicial é de 500 $\mu cg \cdot kg^{-1} \cdot min^{-1}$ por 1 a 2 minutos, com dose de manutenção de 50 a 200 $\mu \cdot kg^{-1} \cdot min^{-1}$. Em anestesia, o esmolol é efetivo na supressão da resposta simpática da intubação, bem como no tratamento da hipertensão perioperatória.[29,30] Mais recentemente, o uso intraoperatório de esmolol tem demonstrado estar associado à diminuição do uso de opioides para controle da dor no período pós-operatório.[31,32]

Carvedilol

O carvedilol tem antagonismo misto, α_1 e beta-adrenérgico, não apresentando cardiosseletividade, ou ASI. Possui alta lipossolubilidade, metabolismo hepático e excreção via fecal. Tem maiores aplicações no tratamento clínico da insuficiência cardíaca, hipertensão arterial sistêmica, angina e infarto agudo do miocárdio.

Labetalol

O labetalol, assim como o carvedilol, atua bloqueando a atividade dos receptores α_1 e beta-adrenérgicos. Esse bloqueio ocorre na proporção alfa/beta de 1:3 no uso via oral e de 1:7 na apresentação intravenosa. Não apresenta cardiosseletividade, entretanto possui ASI. Em anestesia, o labetalol tem uso cada vez mais frequente. Pode promover o bloqueio do reflexo simpático relacionado com laringoscopia e intubação.[33] Em pacientes gestantes, pode ser utilizado no controle da hipertensão gestacional, não diminuindo o fluxo sanguíneo uterino de forma significativa durante a pré-eclâmpsia.[34,35] Devido a seu efeito vasodilatador, sem taquicardia associada, tem sido empregado em casos de dissecção aguda de aorta.[36] A dose recomendada por via venosa é de 2,5 a 10 mg infundida durante 2 minutos, podendo ser reaplicada a cada 10 minutos, com dose máxima de 30 mg. O labetalol ainda pode ser usado em infusão contínua, de forma titulada, na dose inicial de 0,5 a 2,0 mg . min^{-1}.

Betabloqueadores no Perioperatório e Diminuição do Risco Cardiovascular

Devido ao grande número de pacientes em uso de antagonistas beta-adrenérgicos, é bastante frequente a necessidade do manejo desses fármacos no período perioperatório. O uso crônico dos betabloqueadores está relacionado com o controle da frequência cardíaca e a modulação da resposta fisiológica ao estresse.[37] Em contrapartida, a retirada abrupta dessas medicações promove efeito rebote pela exacerbação simpática, com aumento da frequência cardíaca e dos níveis pressóricos.[38] Por sua vez, o aumento do inotropismo e do cronotropismo cardíacos acarreta aumento direto da demanda de oxigênio, elevando o risco de desfechos desfavoráveis em pacientes com doença cardíaca isquêmica. Dessa forma, torna-se importante o controle hemodinâmico para reduzir o risco cardíaco no período perioperatório.[39]

Baseado no conceito descrito acima de controle da atividade simpática, os estudos iniciais com uso de betabloqueadores no período pré-operatório demonstraram diminuição da morbimortalidade para os pacientes de elevado risco cardiovascular a serem submetidos a cirurgias de grande porte.[40,41] Em seguida, o estudo POISE, com 8.351 pacientes, novamente confirmou os benefícios do uso de betabloqueadores. Contudo, para pacientes de baixo risco, houve aumento de hipotensão, bradicardia e da mortalidade.[42] Metanálises e ensaios clínicos mais recentes confirmaram o maior benefício nos pacientes de alto risco cardiovascular e em cirurgias de grande porte. A Tabela 58.4 apresenta o resumo dos antagonistas beta-adrenérgicos.[43-45]

Sobre o manejo dos betabloqueadores no período pré-operatório, é indicada titulação e individualização das doses, tendo por meta o controle da frequência cardíaca, com alvo entre 60 e 70 batimentos por minuto. Importante frisar ainda que o uso de antagonistas beta-adrenérgicos deve ser iniciado pelo menos uma semana antes da cirurgia.[46]

Durante o período intraoperatório, os betabloqueadores reduzem os efeitos simpáticos da intubação traqueal e do estresse cirúrgico.[47] Medicações com apresentações intravenosas no Brasil, como o esmolol e o metoprolol, têm sido empregadas com esse intuito, sendo igualmente efetivas no controle hemodinâmico perioperatório.

TABELA 58.4 RESUMO DOS ANTAGONISTAS BETA-ADRENÉRGICOS.

Antagonistas beta-adrenérgicos	
Principais aplicações clínicas	◆ Hipertensão arterial sistêmica ◆ Insuficiência cardíaca ◆ Taquiarritmias ◆ Infarto agudo do miocárdio ◆ Dissecção aguda de aorta ◆ Glaucoma ◆ Tremor essencial ◆ Crises de pânico ◆ Tireotoxicose ◆ Profilaxia de enxaqueca
Reações adversas	◆ Bradicardia ◆ Hipotensão arterial ◆ Letargia ◆ Broncoespasmo ◆ Vasoconstrição periférica e claudicação ◆ Mascaramento de crises hipoglicêmicas ◆ Novos casos de diabetes *mellitus* tipo 2 ◆ Efeito rebote simpático
Interações com a prática anestésica	◆ Preparo pré-operatório para diminuição de risco cardiovascular ◆ Controle de exacerbação simpática perioperatória ◆ Evitar uso em pacientes com feocromocitoma sem bloqueio alfa ◆ Diminuição da ação dos agonistas beta-adrenérgicos no intraoperatório ◆ Associação sinérgica com cronotrópicos e inotrópicos negativos
Principais fármacos	◆ Carvedilol ◆ Esmolol ◆ Labetalol ◆ Metoprolol ◆ Propranolol

REFERÊNCIAS

1. Communal C, Colucci WS. The control of cardiomyocyte apoptosis via the beta-adrenergic signaling pathways. Arch Mal Coeur Vaiss. 2005;98(3):236-41.
2. Dalal S, Foster CR, Das BC, et al. Beta-adrenergic receptor stimulation induces endoplasmic reticulum stress in adult cardiac myocytes: role in apoptosis. Molecular Cel Biochemistry. 2012;364(1-2):59-70.
3. Remondino A, Kwon SH, Communal C, et al. Beta-adrenergic receptor-stimulated apoptosis in cardiac myocytes is mediated by reactive oxygen species/c-Jun NH2-terminal kinase-dependent activation of the mitochondrial pathway. Circulation. 2003;92(2):136-8.
4. Rassler B, Marx G, Schierle K, et al. Catecholamines can induce pulmonary remodeling in rats. Cellular physiology and biochemistry. International J Exp Cel Phys Bioch Pharm. 2012;30(5):1134-47.
5. Pappachan JM, Raskauskiene D, Sriraman R, et al. Diagnosis and management of pheochromocytoma: a practical guide to clinicians. Curr Hypertens Rep. 2014;16(7):442.
6. Russo A, La Croce G, Capogrosso P, et al. Latest pharmacotherapy options for benign prostatic hyperplasia. Exp Op Pharma. 2014;15(16):2319-28.
7. Baughman VL GJ, Golembliewki J, Alvares W. Anesthesiology & Critical Care Drug Handbook. 9th ed. Ohio: Lexi-Comp, 2010.
8. McComb MN, Chao JY, Ng TM. Direct vasodilators and sympatholytic agents. J Cardiovasc PharmacolTher. 2015 Jun 1.

9. Scivoletto R, Toledo AJ, Gomes da Silva AC, et al. Mechanism of the hypotensive effect of prazosin. Arch Int Pharmacodyn Ther. 1976;223(2):333-8.
10. Starke K, Gothert M, Kilbinger H. Modulation of neurotransmitter release by presynaptic autoreceptors. Physiol Rev. 1989;69(3):864-989.
11. Swislocki AL, Hoffman BB, Sheu WH, et al. Effect of prazosin treatment on carbohydrate and lipoprotein metabolism in patients with hypertension. Am J Med. 1989;86(1B):14-8.
12. Hall DR, Odendaal HJ, Steyn DW, et al. Nifedipine or prazosin as a second agent to control early severe hypertension in pregnancy: a randomised controlled trial. BJOG. 2000;107(6):759-65.
13. van der Zee PA, de Boer A. Pheochromocytoma: a review on preoperative treatment with phenoxybenzamine or doxazosin. Neth J Med. 2014;72(4):190-201.
14. Mihai R, Sadler GP, Bridge H. Adrenergic blockade with phenoxybenzamine and propranolol in a cohort of 60 patients undergoing surgery for phaeochromocytoma. Eur J Anaesthesiol. 2008;25(6):508-10.
15. Garcha AS, Cohen DL. Catecholamine excess: pseudopheochromocytoma and beyond. Adv Chronic Kidney Dis. 2015;22(3):218-23.
16. Pacak K. Preoperative management of the pheochromocytoma patient. J Clin Endocrinol Metab. 2007;92(11):4069-79.
17. Goyagi T, Kimura T, Nishikawa T, et al. Beta-adrenoreceptor antagonists attenuate brain injury after transient focal ischemia in rats. Anesth Analg. 2006;103(3):658-63.
18. Iwata M, Inoue S, Kawaguchi M, et al. Posttreatment but not pretreatment with selective beta-adrenoreceptor 1 antagonists provides neuroprotection in the hippocampus in rats subjected to transient forebrain ischemia. Anesth Analg. 2010;110(4):1126-32.
19. Salie R, Moolman JA, Lochner A. The mechanism of beta-adrenergic preconditioning: roles for adenosine and ROS during triggering and mediation. Basic Res Cardiol. 2012;107(5):281.
20. Chow KY, Liu SE, Irwin MG. New therapy in cardioprotection. Curr Opin Anaesthesiol. 2015;28(4):417-23.
21. Bangalore S, Parkar S, Grossman E, et al. A meta-analysis of 94,492 patients with hypertension treated with beta blockers to determine the risk of new-onset diabetes mellitus. American J Cardiol. 2007;100(8):1254-62.
22. Standl E, Erbach M, Schnell O. What should be the antihypertensive drug of choice in diabetic patients and should we avoid drugs that increase glucose levels? Pro and Cons. Diabetes Metab Res Rev. 2012;28 Suppl 2:60-6.
23. Mills TA, Kawji MM, Cataldo VD, et al. Profound sinus bradycardia due to diltiazem, verapamil, and/or beta-adrenergic blocking drugs. J La State Med Soc. 2004;156(6):327-31.
24. Wiysonge CS, Bradley HA, Volmink J, et al. Beta-blockers for hypertension. Cochrane Database Syst Rev. 2012 Aug 15;8:CD002003.
25. Brunet A, Thomas E, Saumier D, et al. Trauma reactivation plus propranolol is associated with durably low physiological responding during subsequent script-driven traumatic imagery. Can J Psychiatry. 2014;59(4):228-32.
26. Pedersen EB, Kornerup HJ, Pedersen OL, et al. Correlation between propranolol in plasma and urine, renin-aldosterone system and blood pressure in essential hypertension. Eur J Clin Pharm. 1981;20(4):251-8.
27. Conrad KA, Byers JM, Finley PR, et al. Lidocaine elimination: effects of metoprolol and of propranolol. Clin Pharmacol Ther. 1983;33(2):133-8.
28. Bowdle TA, Freund PR, Slattery JT. Propranolol reduces bupivacaine clearance. Anesthesiology. 1987;66(1):36-8.
29. Frakes MA. Esmolol: a unique drug with ED applications. J Emerg Nurs. 2001;27(1):47-51.
30. Gold MI, Sacks DJ, Grosnoff DB, et al. Use of esmolol during anesthesia to treat tachycardia and hypertension. Anesth Analg. 1989;68(2):101-4.
31. Lopez-Alvarez S, Mayo-Moldes M, Zaballos M, et al. Esmolol versus ketamine-remifentanil combination for early postoperative analgesia after laparoscopic cholecystectomy: a randomized controlled trial. Can J Anaesth. 2012;59(5):442-8.
32. Lee MH, Chung MH, Han CS, et al. Comparison of effects of intraoperative esmolol and ketamine infusion on acute postoperative pain after remifentanil-based anesthesia in patients undergoing laparoscopic cholecystectomy. Korean J Anesthesiol. 2014;66(3):222-9.
33. Meftahuzzaman SM, Islam MM, Ireen ST, et al. Comparison of efficacy of labetalol and fentanyl for attenuating reflex responses to laryngoscopy and intubation. Mymensingh Med J. 2014;23(2):242-8.
34. Jouppila P, Kirkinen P, Koivula A, et al. Labetalol does not alter the placental and fetal blood flow or maternal prostanoids in pre-eclampsia. Br J Obstet Gynaecol. 1986;93(6):543-7.
35. Firoz T, Magee LA, MacDonell K, et al. Oral antihypertensive therapy for severe hypertension in pregnancy and postpartum: a systematic review. BJOG. 2014;121(10):1210-8; discussion 1220.
36. Teraa M, van Herwaarden JA, Trimarchi S, et al. Morphologic characteristics for treatment guidance in uncomplicated acute type B aortic dissection. Circulation. 2014;130(19):1723-5.
37. Frishman WH. Cardiology patient page. Beta-adrenergic blockers. Circulation. 2003;107(18):e117-9.
38. FoËX P. Alpha-and Beta-Adrenoceptor Antagonists. Br J Anaesth. 1984;56(7):751-65.
39. Feringa HH, Bax JJ, Boersma E, et al. High-dose beta-blockers and tight heart rate control reduce myocardial ischemia and troponin T release in vascular surgery patients. Circulation. 2006;114(1 Suppl):I344-9.
40. Lindenauer PK, Pekow P, Wang K, et al. Perioperative beta-blocker therapy and mortality after major noncardiac surgery. New Engl J Med. 2005;353(4):349-61.
41. Auerbach AD, Goldman L. beta-Blockers and reduction of cardiac events in noncardiac surgery: scientific review. JAMA. 2002;287(11):1435-44.

42. Group PS, Devereaux PJ, Yang H, et al. Effects of extended-release metoprolol succinate in patients undergoing non-cardiac surgery (POISE trial): a randomised controlled trial. Lancet. 2008;371(9627):1839-47.
43. Angeli F, Verdecchia P, Karthikeyan G, et al. ss-Blockers reduce mortality in patients undergoing high-risk non-cardiac surgery. Am J Cardiovasc Drugs. 2010;10(4):247-59.
44. Richman JS, Itani KM, Deierhoi RJ, et al. Improved outcomes associated with a revised quality measure for continuing perioperative beta-blockade. JAMA. 2014;149(10):1031-7.
45. Halub ME, Sidwell RA. Cardiac risk stratification and protection. Surg Clin North Am. 2015;95(2):217-35.
46. Flu WJ, van Kuijk JP, Chonchol M, et al. Timing of pre-operative Beta-blocker treatment in vascular surgery patients: influence on post-operative outcome. J Am Col Cardiol. 2010;56(23):1922-9.
47. de Bruijn N, Reves JG, Croughwell N, et al. Comparison of hemodynamic responses to isoproterenol infusion and surgical stress in patients given cardioselective and non-cardioselective beta-adrenergic antagonists. Anesth Anal. 1987;66(7):637-42.

Anti-hipertensivos e Vasodilatadores

Célio Gomes de Amorim
Beatriz Lemos da Silva Mandim
Maria José Carvalho Carmona

INTRODUÇÃO

Antes de discorrer sobre a farmacologia dos anti-hipertensivos e vasodilatadores, alguns aspectos importantes sobre a hipertensão arterial (HA) serão abordados inicialmente, como: a classificação; os fatores de risco; as causas identificáveis; o tratamento e o período perioperatório.

HIPERTENSÃO ARTERIAL

Classificação da Hipertensão Arterial

A partir de estudos realizados buscando identificar as causas de HA, incluindo aquelas relacionadas ao estilo de vida, e que mostraram aumento do risco de complicações cardiovasculares associadas à elevação da pressão arterial (PA), mesmo que para níveis até então considerados aceitáveis, novas mudanças na classificação de HA fizeram-se necessárias. O relatório do *Joint National Committee on Detection, Evaluation and Treatment of High Blood Pressure*, em 2003, incluiu o termo pré-hipertensão para quem apresentasse pressão arterial sistólica (PAS) variando entre 120-139 mmHg e/ou pressão arterial diastólica (PAD) entre 80-89 mmHg, com o intuito de identificar e intervir precocemente.[1] Ainda na mesma linha de pensamento, aliado à terapia farmacológica, reforçou-se a necessidade de que fosse promovido um maior incentivo direcionado às alterações no estilo de vida, algo que, consequentemente, induziria à queda dos níveis pressóricos e evitaria a progressão da hipertensão. Outra mudança destacada foi a combinação e o estabelecimento de apenas dois estágios de hipertensão: estágio 1, quando a PAS varia de 140-159 mmHg e/ou a PAD varia de 90-99 mmHg; estágio 2, quando a PAS é igual ou maior que 160 mmHg e/ou a PAD igual ou maior que 100 mmHg.[1] Tal classificação foi mantida no relatório seguinte, o oitavo encontro, de 2014, conforme apresentado na Tabela 59.1, porém nesse último painel, como poderá ser observado a seguir, alguns questionamentos sobre as metas a serem atingidas pelo tratamento não geraram unanimidade, o que resultou em várias recomendações.[2]

TABELA 59.1
CLASSIFICAÇÃO DA PRESSÃO ARTERIAL PARA INDIVÍDUOS ADULTOS.

Classificação da pressão arterial	PAS (mmHg)	PAD (mmHg)
Normal	< 120	e < 80
Pré-hipertensão	120-139	ou 80-89
Hipertensão estágio 1	140-159	ou 90-99
Hipertensão estágio 2	≥ 160	ou ≥ 100

Adaptada de *Seventh Report of the Joint National Committee on Detection, Evaluation and Treatment of High Blood Pressure.*[1]

Fatores de Risco Relacionados à Hipertensão Arterial

Durante a preparação para procedimentos cirúrgicos, após a história clínica, a busca por um entendimento sobre o estilo de vida, um rigoroso exame físico e a avaliação dos exames complementares indicados para cada categoria de risco, é possível construir um raciocínio clínico que seguramente fundamentará as opiniões do anestesiologista a respeito da melhor conduta a ser adotada, sem que se passe por eventuais discussões desnecessárias com as equipes envolvidas no tratamento do paciente. Ao serem levadas em consideração algumas características geralmente associadas aos indivíduos hipertensos, consequentemente os fatores de risco a serem considerados vão surgindo, bem como os diagnósticos das **desordens** concomitantes que, juntos, afetam o prognóstico. No que se refere ao exame físico, a medida adequada da PA – o que inclui a aferição tanto em posição supina quanto ortostática –, o cálculo do índice de massa corpóreo (IMC), a medida da circunferência abdominal, a ausculta por sopros cardíaco carotídeos, abdominal ou femorais, e a avaliação da tireoide são de fundamental importância como elementos de discussão. Neste sentido, as Tabelas 59.2 e 59.3 mostram os fatores de risco associados aos hipertensos, bem como dados sobre o grau de lesão dos órgãos-alvo.

TABELA 59.2
FATORES DE RISCO CARDIOVASCULARES.

Fatores de risco maiores

- Hipertensão*
- Idade (> 55 anos, para homens, e > 65 anos, para mulheres)
- Diabetes *mellitus**
- Elevação da fração LDL ou do colesterol total, ou baixa fração HDL
- Taxa de filtração glomerular < 60 mL . min^{-1}
- História familiar de doença cardiovascular prematura (homens, 55 anos, mulheres, 65 anos)
- Microalbuminúria
- Obesidade* (IMC ≥ 30 kg/m^2)
- Sedentarismo
- Tabagismo

*Componentes da chamada síndrome metabólica.
Adaptada de *Seventh Report of the Joint National Committee on Detection, Evaluation and Treatment of High Blood Pressure*.[1]

TABELA 59.3
ÓRGÃOS-ALVO DE LESÃO RELACIONADOS À HA.

Coração	Hipertrofia ventricular esquerda
	Síndromes coronarianas
	Falência ventricular
Cérebro	História de AVC* ou AIT**
	Quadros demenciais
Doença renal crônica	Arteriopatias periféricas
	Retinopatias

*Acidente vascular cerebral. **Ataque isquêmico transitório.
Adaptada de *Seventh Report of the Joint National Committee on Detection, Evaluation and Treatment of High Blood Pressure*.[1]

Causas Identificáveis de Hipertensão Arterial

Quando se investiga indivíduos hipertensos, sobre os quais não se conhece adequadamente os mecanismos associados à elevação da pressão, é necessário aumentar a complexidade da avaliação pré-operatória, para que se possa evitar ou minimizar a ocorrência de eventos adversos de difícil controle, durante ou após o procedimento anestésico. Neste sentido, é necessário saber se está havendo resposta adequada à terapia medicamentosa, se os níveis pressóricos começaram a se elevar por razão incerta, quando anteriormente eram bem controlados, e a forma como se deu a elevação da pressão, insidiosa ou não. Na tentativa de chamar a atenção para outros fatores, a Tabela 59.4 mostra um *Screening* diagnóstico que deve propiciar ao anestesiologista melhores condições de conduzir cada caso, de acordo com suas peculiaridades, antes, durante ou após a cirurgia, na UTI.

TABELA 59.4
TESTES LABORATORIAIS PARA FORMAS IDENTIFICÁVEIS DE HA.

Diagnóstico	Teste para diagnóstico
Doença renal crônica	Estimar taxa de filtração glomerular (TFG)
Coarctação da aorta	CT, angiografia
Síndrome de Cushing e outros estados que cursam com excessos de glicocorticoides, incluindo terapia com corticoides	História, teste de supressão de dexametasona
Induzida por ou relacionada ao uso de fármacos	História, *screening* de fármacos
Feocromocitoma	Dosagem de metanefrina e normetanefrina na urina de 24 horas
Aldosteronismo primário e outros estados de excesso de mineralocorticoides	Dosagem de aldosterona urinária de 24 horas ou dosagem de níveis significativos de outros mineralocorticoides
Hipertensão renovascular	Estudo de Doppler da artéria renal ou angiografia por ressonância magnética
Apneia do sono	Estudo do sono com saturação de O_2
Doenças da tireoide e/ou paratireoide	TSH, PTH séricos

Adaptada de *Seventh Report of the Joint National Committee on Detection, Evaluation and Treatment of High Blood Pressure*.[1]

Tratamento da Hipertensão Arterial

As recomendações para o tratamento da HA vêm sendo alteradas conforme surgem trabalhos que mostram efeitos favoráveis, ou de alguns fármacos em detrimento de outros, ou de associações medicamentosas que resultam em melhor preservação dos órgãos-alvo.[2] Por exemplo, os inibidores da enzima conversora de angiotensina (IECA) e os bloqueadores dos receptores de angiotensina (BRA) têm se mostrado muito efetivos durante o tratamento da HA para uma expressiva população de indivíduos.[3] Os diuréticos tiazídicos e os bloqueadores de canais de cálcio são geralmente os fármacos indicados no início do tratamento da hipertensão não complicada.[2] Já os bloqueadores beta-adrenérgicos não são mais considerados como terapia de primeira escolha, sobretudo em indivíduos com idade acima de 60 anos, mas têm indicação de utilização em indivíduos que apresentam concomitantemente doença coronariana isquêmica e insuficiência cardíaca.[1,2,4]

Ademais, a terapia pode ser guiada pela monitorização do efeito anti-hipertensivo nos órgãos-alvo, por exemplo, realizando-se o seguimento do grau de hipertrofia ventricular, através da ecocardiografia, de tal forma que, ao serem alcançados os objetivos estabelecidos antes do início do tratamento, há expressiva queda na incidência de complicações cardiovasculares.[1] As metas que devem ser atingidas incluem: mudanças do estilo de vida, dos hábitos e valores de PAS e PAD menores que 140 e 90 mmHg, exceto para aqueles indivíduos diagnosticados com quadro concomitante de diabetes ou doença renal, cujos valores devem ser menores que 130 e 80 mmHg.[1] Para tanto, é necessário levar em consideração que a maioria dos indivíduos tratados com a monoterapia possa estar apresentando controle inadequado, algo que também acontece com aqueles cujos objetivos de mudança no estilo de vida não estão sendo alcançados,[1] fatores que indubitavelmente sinalizam para um maior risco associado, mas que podem ser observados na avaliação pré-anestésica. Nesse sabe-se que indivíduos portadores de HA de difícil controle geralmente necessitam de três ou mais classes farmacológicas, para adequação dos níveis pressóricos."[1,2] Objetivando maior contextualização, a seguir, uma adaptação das recomendações estabelecidas 8º JNC, bem como as evidências científicas que suportam as respectivas recomendações:[2]

Recomendação 1

- Na população geral com idade maior que 60 anos, inicia-se o tratamento anti-hipertensivo se PAS > 150 mmHg ou PAD > 90 mmHg (nível de evidência grau A);
- Corolário: caso haja efetividade na qualidade de vida, não há necessidade de ajustes (nível de evidência grade E).

Recomendação 2

- Na população geral com idade abaixo de 60 anos, inicia-se o tratamento se PAD > 90 mmHg (níveis de evidência: para faixa etária de 30 a 59 anos, grau A; para faixa etária de 18 a 29 anos, grade E).

Recomendação 3

- Na população geral com idade abaixo de 60 anos, inicia-se tratamento se PAS > 140 mmHg (nível de evidência grau E).

Recomendação 4

- Na população com idade acima de 18 anos, portadores de IRC, inicia-se tratamento se PAS > 140 mmHg ou PAD. 90 mmHg (nível de evidência grau E).

Recomendação 5

- Na população com idade acima de 18 anos, portadores de diabetes, inicia-se tratamento se PAS > 140 mmHg ou PAD > 90 mmHg (nível de evidência grau E).

Recomendação 6

- Na população geral não negra, incluindo aqueles com diabetes, o tratamento inicial farmacológico deve incluir um diurético tiazídico, ou um bloqueador de canal de cálcio, ou um IECA ou um BRA (nível de evidência grau B).

Recomendação 7

- Na população geral negra, incluindo aqueles com diabetes, o tratamento farmacológico inicial deve incluir um diurético tiazídico ou um BCC (níveis de evidência: população geral negra, nível grade B; para negros portadores de diabetes, nível grau C).

Recomendação 8

- Na população com idade acima de 18 anos, portadores de IRC, o tratamento inicial ou a adição de novo fármaco deve incluir um IECA ou um BRA, objetivando-se melhorar os desfechos relacionados à função renal. Recomendação válida para todos os indivíduos renais crônicos, apesar da raça ou presença de diabetes (nível de evidência grau B).

Recomendação 9

- Os objetivos do tratamento anti-hipertensivo são alcançar as metas de controle pressórico em cada grupo populacional e promover mudanças no estilo de vida. Se isto não acontecer em até um mês após o início, opta-se por adicionar uma das classes farmacológicas da recomendação 6 (diurético tiazídico, BCC, IECA ou BRA). Se isto também não for possível, adiciona-se um terceiro fármaco e assim por diante. No entanto, não usar um IECA e um BRA no mesmo indivíduo (nível de evidência grau E).

Alguns dos aspectos mencionados merecem destaque, pois fazem parte das considerações necessárias à construção de um raciocínio clínico, quando se está avaliando um indivíduo prestes a ser submetido à cirurgia, sobretudo em regime eletivo. Dentre as várias classes farmacológicas disponíveis, de acordo com o oitavo encontro,[2] para iniciar o tratamento com anti-hipertensivos para a população geral não negra, incluindo os diabéticos, pode-se utilizar diuréticos tiazídicos, bloqueadores de canais de cálcio (BCC), inibidores da enzima conversora de angiotensina (IECA) ou bloqueadores dos receptores de angiotensina (BRA).[2] No entanto, para os pacientes negros, incluindo os diabéticos, o tratamento deve ser iniciado necessariamente com um diurético tiazídico ou um BCC.[2] Já nos indivíduos portadores de insuficiência renal crônica (IRC), independentemente da raça ou da presença de diabetes, o tratamento anti-hipertensivo deve incluir um IECA ou BRA, para melhorar a função renal.[2]

Embora os betabloqueadores sejam amplamente utilizados na prática clínica, frequentemente estão associados a efeitos colaterais como bradicardia, intolerância aos exercícios, assim como a outros aspectos, os quais serão posteriormente discutidos.[5] Como descrito anteriormente, tais fármacos foram removidos da lista de anti-hipertensivos de primeira escolha, tendo sido substituídos pelos BRAs, os quais mostraram maior eficácia terapêutica.[2] Tal raciocínio baseia-se em um importante estudo que mostrou incidência 13% menor de eventos cardiovasculares em indivíduos utilizando a losartana, comparativamente ao uso do atenolol.[6] Da mesma forma, como os diuréticos podem exacerbar a intolerância à glicose em diabéticos, devem, por esta razão, ser adicionados aos IECAs nos portadores de tal afecção apenas se não tiverem sido atingidos os níveis desejados ou se forem necessários para o tratamento do acúmulo de líquidos, este associado ao uso de anti-hipertensivo.[2] Os IECAs e os BRAs também são extremamente úteis no controle da pressão arterial e na redução ou prevenção da proteinúria em diabéticos.[2] A Tabela 59.5 oferece um resumo geral sobre as características dos indivíduos, os alvos de tratamento, bem como os fármacos mais utilizados.

PERÍODO PERIOPERATÓRIO EM HIPERTENSOS

Objetivando a realização de uma anestesia segura, uma vez que a terapêutica farmacológica utilizada para o tratamento da HA baseia-se na associação de várias classes de fármacos, torna-se necessário considerar a possibilidade da existência de interação medicamentosa, pois a inobservância deste aspecto pode levar a desdobramentos clinicamente catastróficos, mesmo que a cirurgia seja realizada em regime eletivo.[7,8] Da mesma forma, em situações clínicas de urgência, a presença de fatores que alteram parâmetros farmacocinéticos, como os volumes "inicial" e "final", pode resultar em efeito tóxico devido a diferenças teciduais nas taxas de estabilização durante a distribuição, sobretudo para os fármacos utilizados na anestesia, pois alguns são depressores dos sistemas, cardiovascular e cerebral.[8] Como o metabolismo é um processo que demanda mecanismos ativos, embora se diga que seriam necessárias altas concentrações séricas dos fármacos para haver falência da atividade metabólica, é possível, devido à quantidade de fármacos que utilizam as mesmas famílias ou subfamílias enzimáticas, bem como pela probabilidade de ocorrência de polimorfismos genéticos, que tais condições possam modificar a capacidade enzimática, o que significa interação, ao mesmo tempo que risco aumentado de eventos hemodinâmicos adversos.[9]

As alterações decorrentes da realização da anestesia, bloqueio do sistema nervoso simpático, perda de reflexos dos barorreceptores, além dos efeitos diretos causados pelos anestésicos, por si só tendem a produzir um estado de labilidade pressórica, de tal forma que podem comprometer a perfusão tecidual. Nessas circunstâncias, quando os indivíduos submetidos ao período perioperatório são hipertensos, há indícios de que são criadas condições para a ocorrência de isquemia miocárdica.[10] Embora a vigência de hipertensão não seja o único mecanismo relacionado à ocorrência de eventos adversos associados à anestesia, um estudo mostrou que a mortalidade de 30 dias tem uma maior probabilidade de ocorrência nos indivíduos hipertensos, quando comparados aos controles.[11] Porém, de um modo geral, os riscos a que os indivíduos hipertensos estão submetidos incluem isquemia miocárdica, isquemia cerebral, disfunção renal e labilidade da pressão arterial de difícil controle no intraoperatório.[1,11]

Considerando-se que pacientes hipertensos crônicos podem ter suas respostas regulatórias alteradas e que a realização da anestesia tipicamente reduz a pressão arterial, é de fundamental importância que se busque uma adequada estabilidade hemodinâmica, dentro das condições em que se apresenta cada indivíduo.[1,11] Uma queda pressórica não controlada pode reduzir a perfusão já limítrofe dos órgãos-alvo, da mesma forma que se ocorrer um quadro hipertensivo sustentado durante a cirurgia.[4] A

TABELA 59.5
ALVOS DE TRATAMENTO DA HA, TIPOS DE PACIENTES E TERAPIA DE PRIMEIRA ESCOLHA.

	População geral		Com diabetes		Com IRC	
Idade (anos)	≥ 60	18-59	≥ 18		≥ 18	
Meta de PA (mmHg)	< 150-90	< 140-90	< 140-90		< 140-90	
	População geral		Com diabetes		Com IRC	
Raça	Não negra	Negra	Não negra	Negra	Não negra	Negra
Terapia inicial	IECA, BRA, BCC ou diurético	BCC ou diurético	IECA, BRA, BCC ou diurético	BCC ou diurético	IECA ou BRA	IECA ou BRA

Adaptada de: *Review of New Hypertension Guidelines* – PY, ZHANG *European Review for Medical and Pharmacological Sciences*, 2015; 19: 312-315.

disponibilização de fármacos anti-hipertensivos também em apresentações para infusão parenteral propicia ao anestesiologista melhor habilidade de controle dos níveis pressóricos no período perioperatório.[12] Entretanto, devido ao risco de hipotensão profunda, os mesmos devem ser usados com cautela, ainda que suas meias-vidas de maior contexto clínico sejam curtas, implicando na rápida diminuição dos efeitos, tão logo sejam interrompidas suas infusões.[12] Além do mais, tais fármacos devem ter sua infusão associada a uma monitorização mais complexa, obtida por meio de um cateter venoso central (CVC) e da instalação da pressão arterial invasiva contínua (PAi).[12]

FÁRMACOS UTILIZADOS NO TRATAMENTO DA HIPERTENSÃO ARTERIAL

Diuréticos

Diuréticos são fármacos que influenciam a taxa de fluxo da urina, por um lado, aumentando a natriurese (excreção urinária de sódio) e, por outro, provocando alterações na eliminação tanto de outros cátions (K^+, Mg^{2+}, H^+, Ca^{2+}) quanto de ânions (Cl^-, HCO_3^- e H_2PO^4).[13] Alguns deles são fármacos amplamente prescritos para o tratamento da hipertensão, tendo sido inclusive recomendados como terapia inicial para brancos e negros, incluindo os diabéticos.[2] Também são utilizados como terapia adicional a outros fármacos, seja para tratamento da insuficiência cardíaca, seja para aquelas situações clínicas que cursam com sobrecarga hídrica.[14,15]

No entanto, apresentam inúmeros efeitos colaterais, dentre os quais estão os distúrbios metabólicos, sendo que algumas classes, como os tiazídicos e os diuréticos de alça, causam a perda de potássio, enquanto outras, como os antagonistas da aldosterona, causam retenção.[16] De toda forma, em razão de seus mecanismos de ação envolverem distúrbios eletrolíticos que podem se relacionar a eventos adversos durante o procedimento anestésico, como a vigência de hipopotassemia associada ao uso da furosemida, por exemplo, esses fármacos merecem um estudo mais aprofundado, pois não é incomum que indivíduos para os quais se deve buscar a melhor condição clínica possível, antes de serem submetidos a procedimentos de urgência, apresentem função renal prejudicada ou má distribuição hídrica.[14,15]

Farmacologia dos diuréticos

Dentre as classes farmacológicas de diuréticos utilizadas para o tratamento da HA, estão os tiazídicos, os quais atuam na porção cortical ascendente da alça de Henle e no túbulo contorcido distal, inibindo a bomba de Na^+ e a reabsorção do Cl^-.[13] Devido a esses locais de ação, impedem que a capacidade de concentrar a urina fique prejudicada, já que normalmente essas regiões do rim são responsáveis pela reabsorção de menos de 5% do Na^+ filtrado, enquanto cerca de outros 90% são reabsorvidos antes de chegarem ao túbulo contorcido distal.[13] Consequentemente, a diurese obtida através do uso de diuréticos tiazídicos nunca é tão efetiva. Comparativamente aos diuréticos de alça, é leve, porém sustentada.[13]

Os tiazídicos são usados extensivamente, geralmente combinados com dieta hipossódica, em doses mais baixas. A redução do volume extracelular e a vasodilatação periférica leve são responsáveis pelo efeito anti-hipertensivo sustentado. O efeito anti-hipertensivo completo pode levar até 12 semanas para ser obtido. Já doses mais altas de tiazídicos são usadas para tratamento da insuficiência cardíaca congestiva e de outras condições edematosas, tais como síndrome nefrótica ou cirrose hepática.[13]

Como efeitos adversos, os tiazídicos podem precipitar a ocorrência de arritmias, disfunção renal e resistência aos anti-hipertensivos.[17] Também podem induzir gota em indivíduos propensos.[1] Entretanto, baixas doses de HCTZ geralmente previnem a hipopotassemia e podem reduzir as alterações metabólicas da glicose e dos lipídios.[16] Nesta linha, se por um lado a espironolactona, inibidora da aldosterona, é um diurético fraco e, por esta razão, pode ser usada associada a um tiazídico ou a um diurético de alça para poupar potássio, por outro, pode-se dizer que é necessário monitorar o nível sérico de potássio quando se usa espironolactona juntamente com outros agentes poupadores de potássio, como os inibidores da ECA e BRA, bem como quando são administradas altas doses de tiazídicos e diuréticos de alça.[16,18]

Da mesma forma que evitam alterações no potássio, baixas doses de diuréticos como a hidroclorotiazida (HCTZ) e a clortalidona (CTDN) apresentam adequada eficácia terapêutica na redução especialmente da pressão arterial sistólica e estão associadas à redução significativa de eventos cardiovasculares.[2,19] No entanto, mesmo sendo a HCTZ um dos fármacos mais prescritos na prática cotidiana, revisões mais recentes indicam que, comparativamente, a CTDN tem mais eficácia em reduzir a PAS, ao mesmo tempo que está associada ao desenvolvimento de um menor grau de hipertrofia ventricular e, devido à maior duração de ação, por consequência, também apresentar maior efeito noturno sobre os níveis pressóricos.[20-23]

Os diuréticos tiazídicos e os seus correlatos são rapidamente absorvidos pelo trato gastrointestinal, iniciam o efeito diurético dentro de 1 a 2 horas após a administração por via oral, porém apresentam ampla variação nas suas meias-vidas de eliminação (de 2,5 horas para a HCTZ a 47 horas para a CTDN).[13] Sofrem distribuição para o espaço extracelular e são eliminados no túbulo proximal do néfron, através de secreção ativa, utilizando a via secretora dos ácidos orgânicos.[13] Agem nas células epiteliais do túbulo contorcido distal, via cotransporte de NaCl, limitando a reabsorção de Na^+ e Cl^-, o que resulta no aumento de Na^+ no ducto coletor.[15]

No entanto, induzem à perda de K^+ e de Mg^{2+}, competem pelos mecanismos de secreção tubular do ácido úrico, podendo por esta razão induzir à hiperuricemia, diminuem a excreção urinária de cálcio, da mesma forma propiciando condições para a hipercalcemia, além de aumentarem a excreção de $NaHCO3^-$ e do Cl^-.[13] A ocorrência de hipopotassemia e de hipomagnesemia está associada à gênese das arritmias observadas na vigência de tratamento com diuréticos tiazídicos e seus correlatos.[24] Já os seus efeitos extrarrenais são vasodilatação, elevação da glicemia, do colesterol e dos triglicérides.[15,25] Também reduzem os efeitos da insulina (pois são derivados das sulfonamidas) e dos anticoagulantes, ao passo que aumentam os dos glicosídios cardíacos, dos diuréticos de alça, do lítio e dos anestésicos (relaxantes musculares não despolarizantes).[25] Por outro lado, têm seus efeitos reduzidos pelos anti-inflamatórios não hormonais (AINEs).[25] Por fim, deve ser considerado que taquicardia ventricular polimórfica, observada em usuários de diuréticos tiazídicos que estejam recebendo ao mesmo tempo a quinidina, pode evoluir para a fibrilação ventricular fatal.[13] A Tabela 59.6 mostra os principais congêneres.

TABELA 59.6
DOSES DE DIURÉTICOS TIAZÍDICOS E CORRELATOS.

Diurético	Dose inicial diária (mg)	Dose-alvo (mg)	Número de doses/dia
Bendroflumetiazida	5	10	1
Clortalidona	12,5	12,5-25	1
Hidroclorotiazida	12,5-25	25-100	1-2
Indapamida	1,25	1,25-2,5	1

Adaptada de: James, AP et al. (2014). *2014 Evidence-Based Guideline for the Management of High Blood Pressure in Adults*. JAMA, 2014; 311(5):507-520.

Inibidores da Enzima Conversora de Angiotensina

Desde a observação de que extratos salinos do rim continham uma substância pressora, em 1898, e de que a constrição da artéria renal provocava hipertensão em cães, em 1934, a autorregulação da filtração glomerular (FG) tem sido amplamente estudada devido às implicações do rim na gênese ou sustentação da HA.[26] O conhecimento gerado então possibilitou o desenvolvimento de fármacos que atuam bloqueando a catálise da angiotensina I em angiotensina II (um potente vasoconstritor), por esta razão sendo conhecidos como inibidores da enzima conversora da angiotensina (IECA).[26] Enquanto isso, o desenvolvimento da ciência computacional levou à identificação dos receptores específicos das angiotensinas, propiciando por consequência condições para a construção de moléculas que possuem alta seletividade nas ações farmacológicas, as quais foram chamadas de bloqueadores dos receptores das angiotensinas, discutidas em outro tópico no capítulo atual.[26]

Começando por uma discussão sobre a fisiologia, observa-se que variações no volume circulante, liberação de hormônios e aumento da expressão dos autacoides influenciam tanto o fluxo sanguíneo renal quanto a filtração glomerular (FG), criando as oscilações momentâneas consideradas como fisiológicas.[27] Neste sentido, ainda que a unidade funcional do rim, o néfron, faça parte do processamento dos estímulos desencadeados, o aparelho justaglomerular, constituído pela mácula densa, no túbulo distal, e pelas células justaglomerulares, das arteríolas aferente e eferente, representa o ponto de partida para que possa ser realizada a chamada autorregulação renal.[26,27] Por exemplo, pode ocorrer diminuição da FG consequente a vários fatores, inclusive relacionados à depressão causada pelos anestésicos, o que induz à lentificação do fluxo do filtrado glomerular e cria condições para um aumento da reabsorção pela alça de Henle.[26,27] Por consequência, o teor de Na^+ e Cl^- fica diminuído na mácula densa, deflagrando então, por um lado, a produção de renina e, por outro, a diminuição da resistência das arteríolas aferentes.[26,27] A renina, utilizando seu substrato, o angiotensinogênio, aumenta a formação de angiotensina I, a qual, por sua vez, é convertida em angiotensina II pela enzima conversora de angiotensina (ECA), provocando constrição das arteríolas eferentes, completando o ciclo.[26,27]

Diante do exposto, vê-se que a via da mácula densa é regulada por oscilações no fluxo de Na^+ e Cl^- no túbulo distal, seja por aumento, seja por diminuição do fluxo.[26,27] Os sinais químicos intracelulares, deflagrados por tais oscilações, utilizam vias celulares de transdução que, por um lado, envolvem a via da adenosina, por consequência da ativação do receptor de superfície A_1, quando há aumento de fluxo de NaCl, cujo evento final é a diminuição da produção de renina.[26] Por outro, quando há diminuição do fluxo, há o envolvimento da via das prostaglandinas que, por meio da ativação ciclooxigenase induzível (COX-2), promove o aumento da liberação de renina.[26] Neste aspecto, algo muito importante que deve ser considerado pelo anestesiologista é que a inibição seletiva da COX-2 bloqueia a liberação de renina mediada pela mácula densa, alterando por consequência os mecanismos fisiológicos compensatórios em nível intracelular, o que, em determinadas situações, pode ser comprometedor.[26]

Ainda nessa linha, sabe-se que substâncias como a epinefrina e a norepinefrina, liberadas por estimulação simpática das glândulas suprarrenais, induzem à diminuição da FG, a seguir, desencadeando mecanismos compensatórios que promovem a autorregulação.[26] Por outro lado, esses mecanismos podem se tornar exauridos, conforme a extensão do estímulo, consequentemente, induzindo à deterioração progressiva da função renal.[26] Ademais, a endotelina, liberada, por exemplo, quando há lesão vascular, induz à vasoconstrição renal, diminuindo a FG e, similarmente, pode levar à lesão renal.[26]

Por sua vez, a enzima conversora de angiotensina (ECA), uma glicoproteína que utiliza muitos substratos, é expressa na membrana celular endotelial de todo o sistema vascular, além de também estar presente circulante.[26,27] Uma vez que é uma enzima idêntica à cininase II, também inativa a bradicinina e, consequentemente, diminui tanto a síntese de prostaglandinas, pela via da ciclooxigenase, como a de outros potentes vasodilatadores, cujos mecanismos são relacionados à via da óxido nítrico sintase neuronal (nNOS).[26,27] Dessa maneira, o bloqueio da ECA não só atenua ou abole a conversão de angiotensina I em angiotensina II, mas também bloqueia a degradação das cininas, o que induz ao aumento da produção de prostaglandinas, assim como de óxido nítrico (NO), gerando efeito vasodilatador, arterial e venoso, sobretudo intrarrenal.[26] Ademais, como a ECA é largamente distribuída nos tecidos e no plasma, fármacos bloqueadores podem apresentar afinidades diferentes para os diferentes sítios da ECA.[26] Ainda nessa linha, como outras enzimas teciduais também podem produzir angiotensina II, a partir da angiotensina I ou diretamente do angiotensinogênio, é possível que os inibidores da enzima conversora de angiotensina (IECA) possam não bloquear completamente a atividade do sistema renina-angiotensina-aldosterona.[26]

Os IECAs são fármacos que bloqueiam a conversão da angiotensina I em angiotensina II, mas sem atenuar ou abolir os efeitos da angiotensina II.[4,12,26] Com isso ocorre redução do tônus arteriolar, traduzido pela queda na resistência periférica e, consequentemente, da pressão arterial, em razão da diminuição da vasoconstrição mediada pela angiotensina II e pela atividade do sistema nervoso simpático, este que também é uma função dos níveis de angiotensina II.[4] Devido ao estímulo da zona glomerular do córtex da suprarrenal pela angiotensina II, ocorre aumento da liberação de aldosterona, a qual provoca diminuição acentuada nos túbulos distais da excreção de sódio e água, ao mesmo tempo que aumenta a excreção de K^+.[27] No entanto, a angiotensina II também atua diretamente nos túbulos distais causando retenção de sal e água.[27] Assim, o bloqueio da formação da angiotensina II, causado pelos IECA, induz à diminuição da síntese de aldosterona e aumenta a excreção de sódio.[4,12,26] Ao mesmo tempo, os IECAs aumentam o fluxo sanguíneo renal, em razão da ocorrência de dilatação tanto das arteríolas eferentes quanto das aferentes, sem, no entanto, alterar a taxa de filtração glomerular, diferentemente do efeito resultante do estímulo da angiotensina II, que causa diminuição.[26]

Farmacologia clínica dos IECAs

São fármacos bastante indicados como terapia de primeira linha para indivíduos jovens, da raça branca, apresentando baixa incidência de efeitos colaterais nessa população.[2] Quando usados como monoterapia, a taxa de sucesso é de 40-50%, podendo subir para mais de 80% se forem associados a diuréticos, em baixas doses, ou a outras classes farmacológicas, como betabloqueadores ou bloqueadores de canais de cálcio.[2] Não alteram o perfil metabólico da glicose nem dos lipídios e possuem potente efeito protetor renal em pacientes diabéticos.[2,4] Preservam a função renal, pois retardam o aparecimento de microalbuminúria, da mesma forma que postergam a progressão para proteinúria e doença renal terminal.[4] Entretanto, o uso dos IECAs está associado a elevações do nível sérico de potássio, embora normalmente estas sejam discretas, podendo em algumas situações provocar condição de hiperpotassemia, quando, por exemplo, tais fármacos são administrados concomitantemente com suplementação de K^+, diuréticos poupadores de K^+, bloqueadores dos receptores beta-adrenérgicos, AINEs ou em portadores de insuficiência renal (IR).[4,12] Assim, nesses casos, avaliações periódicas são imprescindíveis, principalmente naqueles indivíduos apresentando algum grau de disfunção renal associada.[4,12]

Embora as cininas não apresentem um grande efeito na regulação da pressão arterial em indivíduos normotensos ou naqueles que possuem HA com renina baixa, podem em algumas situações colaborar com até 30% dos efeitos dos IECAs.[4] Tal mecanismo pode ser observado quando o quadro de HA tem na sua patogênese a hipertensão de origem renovascular, uma vez que há indícios de que o bloqueio dos receptores da bradicinina apenas atenua as respostas pressoras aos IECAs.[4] Igualmente, como efeito adverso, existe associação entre o uso dos IECAs, presença de tosse crônica não produtiva (5% a 15% dos indivíduos usuários) e edema angioneurogênico, cujos mecanismos causais parecem envolver a via das cininas.[4,12] Além disso, o uso concomitante de AINEs pode diminuir a eficácia anti-hipertensiva dos IECAs e, como acontece com o uso de outros fármacos, os IECAs também podem induzir a anormalidades fetais, devendo, portanto, ser evitados na gravidez.[4,12]

Os congêneres dos IECAs têm um mecanismo de ação comum, diferenciando-se uns dos outros apenas na estrutura química da conformação de seus sítios ativos, o que resulta em diferenças relativas a potência, biodisponibilidade, meia-vida plasmática de maior contexto clínico, via de eliminação, distribuição e afinidade por ligação aos tecidos.[12] Os novos compostos, em sua maioria, são pró-fármacos, contendo um radical éster, que são convertidos a metabólitos ativos pelo fígado, cuja potência inibitória destes sobre a ECA é de cerca de 100 a 1.000 vezes maior, além de terem duração de ação mais prolongada.[4,12] Igualmente, a maioria é excretada pelos rins, o que implica na necessidade de redução da dosagem quando prescritos para idosos e para aqueles que se apresentam com baixa função renal ou cardíaca.[4,12] No geral, são bem tolerados, tendo a não apresentar hipertensão rebote quando a terapia é interrompida, podem ser observados poucos efeitos residuais dos seus metabólicos.[4,12] No entanto, são descritos episódios de hipotensão sintomática consequente à primeira dose, principalmente quando administrada a indivíduos hipovolêmicos ou que apresentam depleção de sódio associada a altas concentrações plasmáticas de renina.[4,12] A hipotensão arterial sintomática era mais comum quando se utilizavam altas doses da medicação, no início da sua comercialização.[4,12] Ademais, os IECAs apresentam efeito sinérgico quando associados aos diuréticos, pois esses atuam sobre o SRAA e, de acordo com o que foi discutido anteriormente, são menos efetivos quando administrados conjuntamente com AINEs.[4,12] Como a deterioração da função renal também é mais observada em idosos e naqueles que tomam AINEs, a função renal deve ser avaliada antes do início da terapia com IECA, além de ser necessária a monitoração periódica subsequente.[4,12]

Em relação ao sistema cardiovascular, estudos sobre os IECAs têm mostrado que, ao provocarem redução da resistência vascular, melhoram a natriurese e induzem à contração do volume em excesso de líquidos corporais, propiciando assim condições para o aumento da complacência do sistema cardiovascular, determinando um melhor funcionamento global, a partir de alterações na pós-carga.[26] Acredita-se que a redução na pós-carga possa estar associada a uma melhor tensão da parede sistólica ao aumento do débito cardíaco e, por consequência, do índice cardíaco, os quais são reflexos da melhora evidente observável no índice de trabalho sistólico e no volume sistólico.[26] Já a respeito da melhora da disfunção diastólica causada pelos IECAs, os mecanismos intrínsecos ainda permanecem sob investigação, embora se diga que a remodelagem da geometria ventricular observada esteja, por si só, relacionada.[26] Da mesma forma que são bem indicados para os pacientes hipertensos que apresentam disfunção ventricular esquerda, os IECAs também são utilizados no período peri-infarto, pois, na vigência de tal condição, o uso destes tem mostrado redução da mortalidade global, inclusive para os hipertensos e diabéticos, tendo sido extensamente prescritos, a não ser que haja contraindicações, como choque cardiogênico ou hipotensão grave.[26] A Tabela 59.7 mostra os principais congêneres, assim como suas indicações.

Embora a anestesia não exerça efeito direto sobre o sistema renina-angiotensina-aldosterona (SRAA), nem influencie os mecanismos de ação dos IECAs, o SRAA é ativado por diversos estímulos que podem ocorrer no período perioperatório.[4,12] O trauma anestésico/cirúrgico e perda de sangue ou fluidos deflagram modulações hormonais, as quais envolvem o ACTH, o cortisol, o glucagon, as aminas simpaticomiméticas e o hormônio antidiurético (ADH), caracterizando uma resposta fisiológica, cujos mecanismos são direcionados, por um lado, à manutenção da perfusão tecidual e, por outro, à disponibilização de substratos que possam garantir o restauro da homeostasia.[4,12] Tal contexto caracteriza o envolvimento do aparelho justaglomerular, da mesma forma que o faz a depressão causada pelos anestésicos, pois, ao alterar a hemodinâmica, consequentemente também causa uma modificação na perfusão glomerular.[4,12]

Entretanto, levando-se em consideração que o trauma anestésico/cirúrgico possa envolver indivíduos portadores de HA em tratamento, há que se considerar também a existência de incapacidade de uma resposta fisiológica normal, uma vez que, nessas circunstâncias, determinadas vias responsáveis por tal ajuste estão bloqueadas, normalmente duas ou mais, devido à associação de diferentes classes farmacológicas, algo preconizado no tratamento.[4,12] Por consequência, hipotensão refratária pode ocorrer, como tem sido relatado durante a anestesia em indivíduos sob terapia com IECA, tendo, inclusive, os autores recomendado a suspensão desses fármacos 24 horas antes da cirurgia, sobretudo quando são levados em consideração o porte cirúrgico e a possibilidade de grande perda sanguínea ou de fluidos no intraoperatório.[4,12]

Dessa forma, o que em última análise traduz a eficiência das vias de transdução de sinais é a FG, como visto anteriormente.[4,12] O conhecimento desses mecanismos é de fundamental importância para o anestesiologista, pois, na vigência de um estado de hipoperfusão, tais indivíduos seguramente estarão submetidos a uma condição de piora da FG, em razão da associação dos mecanismos descritos.[4,12] Nesse sentido, estudos mostram que a elevação da creatinina sérica condizente com a real diminuição da taxa de filtração glomerular (TFG) é detectada apenas mais tardiamente, já no pós-operatório, caracterizando uma dissociação entre a creatinina sérica

TABELA 59.7
INDICAÇÕES PARA OS IECAS.

Fármaco	Hipertensão	ICC	Nefropatia diabética	Disfunção de VE
Captopril	Sim	Sim	Sim	Sim (pós-IM)
Benazepril	Sim	Sim		
Enalapril	Sim	Sim		Sim (se assintomática)
Lisinopril	Sim	Sim		
Fosinopril	Sim	Sim		
Quinapril	Sim	Sim		
Ramipril	Sim	Sim		
Perindopril	Sim			
Trandolapril	Sim	Sim (pós-IM)		Sim (pós-IM)

Adaptada de: Ribeiro JL, Florêncio LP. Bloqueio farmacológico do sistema renina-angiotensina-aldosterona: inibição da enzima de conversão e antagonismo do receptor AT_1. Rev. Bras. Hipertens. 3: 293-302, 2000.

e a TFG.[13,28] Isto ocorre por consequência de alterações nos fatores determinantes da concentração da creatinina, que são a sua produção, o volume de distribuição e sua eliminação, durante o estado de injúria, de tal forma que implica em um atraso na elevação sérica da mesma embora a FG já esteja deteriorada.[28]

Assim, durante o procedimento anestésico/cirúrgico em hipertensos, é imprescindível que se busque uma individualização das metas a serem seguidas, a respeito da manutenção dos parâmetros hemodinâmicos, as quais são ditadas pela diurese horária observada.[28] O que se procura então é, além de manter um fluxo sanguíneo regional adequado, permitir que as respostas endócrino-metabólicas estejam funcionando dentro de uma margem de segurança, de modo que se possa garantir a perfusão tecidual com o mínimo de ajustes possível. A Tabela 59.8 mostra os principais fármacos utilizados, de acordo com o JNC8.

TABELA 59.8 DOSES DE FÁRMACOS ANTI-HIPERTENSIVOS IECA.

Fármaco anti-hipertensivo	Dose inicial diária (mg)	Dose-alvo (mg)	Número de doses/dia
Captopril	50	150-200	2
Enalapril	5	20	1-2
Lisinopril	10	40	1

Adaptada de: James, AP e col. (2014). *2014 Evidence-Based Guideline for the Management of High Blood Pressure in Adults*. JAMA, 2014; 311(5):507-520.

Bloqueadores dos Receptores da Angiotensina

Nas seções anteriores foi construída uma abordagem contextual mais voltada para o entendimento dos mecanismos relacionados ao SRAA, pois o foco era estudar as vias que levam à produção da angiotensina II, para, a seguir, discutir o bloqueio da ECA e suas particularidades. Agora, é necessário compreender os mecanismos envolvidos na ligação da angiotensina II em seus sítios efetores, objetivando apresentar outras classes farmacológicas, as quais, por sua vez, atuam no bloqueio dos receptores da angiotensina II (BRA). Nessa linha, pode-se dizer que as angiotensinas exercem seus efeitos através da ligação com receptores que contêm sete domínios, são acoplados à proteína G ($G_{q\alpha}$ e $G_{i\alpha}$) de superfície celular e são pertencentes a uma superfamília, tendo sido identificados dois subtipos, AT_1 e AT_2.[26] Apesar de suas afinidades pelas angiotensinas, do ponto de vista funcional os referidos receptores são distintos, inclusive no que se refere à localização dos genes responsáveis pela sua transcrição (gene do AT_1, no cromossomo 3, e o gene do AT_2, no cromossomo X).[29] Os efeitos biológicos da angiotensina II são mediados quase exclusivamente pela ligação com os AT_1, ao passo que os efeitos relacionados aos AT_2 ainda não foram completamente elucidados.[29]

O que se sabe é que eles medeiam a vasodilatação, são distribuídos no cérebro, amplamente nos tecidos fetais, além de estarem envolvidos na função de canais iônicos neuronais e no metabolismo do colágeno.[29] Embora os AT_2 estejam acoplados à proteína G, apresentam semelhança na sequência de aminoácidos em relação aos AT_1 de apenas cerca de 32-34%.[29]

Por outro lado, os receptores AT_1 são distribuídos no sistema vascular, coração, cérebro, SNA, rins, suprarrenal, além de serem regidos por *up* e *down-regulation*.[29] Atuam por meio da dissociação das subunidades da $G_{q/11}$, a seguir, ativando a fosfolipase C, o que gera o diacilglicerol e o trifosfato de inusitol, o qual, por sua vez, promove a liberação de cálcio dos estoques intracelulares.[26,29] No entanto, a angiotensina II também ativa os canais de Ca^{++} da superfície celular, aumentando a entrada do íon relacionado na célula.[26,29] Tanto o Ca^{++} intracelular quanto o diacilglicerol ativam enzimas intracelulares como a proteinocinase C e a cálcio-calmodulina cinase, as quais promovem a fosforilação proteica, representando assim a regulação celular desencadeada pelas angiotensinas.[26,29] Ademais, é possível que o polimorfismo relacionado aos genes dos receptores AT_1 resulte em alterações vasculares similares às encontradas na HA, nas cardiopatias e nas alterações da complacência da aorta, mecanismos ainda em estudo.[26]

Uma vez que a atenuação das respostas pressoras causadas pela ação angiotensina II implica em queda da pressão arterial, uma série de compostos não peptídicos foi desenvolvida, utilizando-se alterações moleculares de derivados do ácido imidazol-5-acético, dentre os quais está o losartano, além de outros congêneres, os quais, em conjunto, são classificados como BRAs.[26] De um modo geral, os BRAs são fármacos que bloqueiam seletivamente os receptores vasculares AT_1, causando vasodilatação semelhante àquela observada como resultado dos efeitos relacionados aos inibidores da ECA.[26] Os receptores AT_1 apresentam alta afinidade pelo losartano e pelos derivados relacionados, havendo, no entanto, diferenças relativas quanto à afinidade pelo sítio de ligação, cuja ordem é: candesartano > irbesartano > telmisartano > = valsartano = metabólito ativo do losartano > losartano.[26]

Embora apresentem ligação competitiva nos receptores, uma vez ligados, os BRAs não permitem restauração das respostas relacionadas à angiotensina II (chamadas de respostas intransponíveis), sobretudo partindo de um antagonismo insuperável para o irbesartano, até um antagonismo competitivo superável para o losartano.[26] Tais características dos BRAs são reflexos da dissociação lenta da ligação destes fármacos com os receptores AT_1.[26,29] Por sua vez, esse mecanismo gera um bloqueio de ação prolongada, o qual pode ser observado mesmo que ocorra omissão de administração de doses do fármaco e ainda que existam estímulos cujos efetores resultem em aumento da concentração dos ligantes endógenos, como ocorre no caso de ativação do SRAA.[26,29] Assim, a inibição seletiva dos AT_1 afeta a contração do músculo liso vascular, as respostas pressoras (rápida e lenta), modula a liberação de catecolaminas pelas glândulas suprarrenais, a transmissão noradrenérgica, a liberação de vasopressina, a secreção de aldosterona, dentre outros.[29]

Farmacologia clínica dos bloqueadores dos receptores da angiotensina

Os BRAs apresentam biodisponibilidade oral e alta taxa de ligação proteica e, em geral, são bem tolerados e apresentam poucos efeitos colaterais.[29] Como os BRAs são eliminados por depuração hepática e renal, tanto a insuficiência renal quanto a hepática devem ser consideradas na vigência da administração desses fármacos.[26] No entanto, para o cilexetil candesartano, a depuração é afetada apenas se houver disfunção renal (desde que a disfunção hepática seja de leve a moderada), enquanto para o eprosartano sua depuração é afetada tanto pela presença de insuficiência renal (IR), quanto pela da insuficiência hepática.[26] No caso do irbesartano, do losartano, do telmisartano e do valsartano, em geral, embora alguns já tenham suas depurações afetadas pela insuficiência hepática, a ocorrência de IR não causa mudanças adicionais no perfil das suas depurações.[26,29]

O antagonismo no receptor AT_1, causado pelos BRAs, inibe o SRAA e bloqueia quaisquer efeitos da angiotensina II, resultantes da estimulação compensatória da renina.[4,12,26,29] Assim, eles reduzem a pós-carga e aumentam o débito cardíaco, porém tendem a não causar taquicardia.[4,12,29] Esses fármacos têm sido indicados para o tratamento da hipertensão, da nefropatia diabética e da insuficiência cardíaca.[4,12,29] Também não exercem efeito sobre o metabolismo das bradicininas ou afetam a síntese de prostaglandinas.[4,12,29] O uso dos BRAs está menos associado à ocorrência de tosse (incidência menor que 5%) e não produz *rash* cutâneo, como ocorre com o uso dos IECAs, embora alguns casos de angioedema sejam relatados.[4,12,29]

Da mesma forma que o observado após a utilização dos IECAs, a administração dos BRAs resulta em um perfil semelhante de proteção renal em pacientes diabéticos.[4,12] Por esta razão, eles geralmente são indicados para aqueles indivíduos intolerantes aos inibidores da ECA.[4,12] No entanto, é necessário ressaltar que, durante o tratamento prolongado, a renina plasmática e as concentrações das angiotensinas I e II aumentam, enquanto as concentrações aldosterona diminuem.[4,12] Nesta linha, o tratamento com os BRAs também pode induzir hipercalemia se, primeiro, houver uso concomitante de diuréticos poupadores de potássio ou, segundo, se houver IR associada, pois, em ambas as situações, existem fatores que alteram o equilíbrio do K+.[4,12] Após o início da terapia, um efeito anti-hipertensivo máximo é atingido em um período de duas a quatro semanas.[4,12] Por fim, os BRAs também têm o seu uso contraindicado durante a gestação, sobretudo durante o segundo e terceiro trimestres, além de poderem desencadear efeitos adversos em indivíduos que apresentam estenose da artéria renal ou naqueles que usam AINE.[4,12] A Tabela 59.9 mostra os BRAs, bem como suas dosagens usuais.

TABELA 59.9 BLOQUEADORES DOS RECEPTORES DA ANGIOTENSINA II E SUAS DOSAGENS.

Fármaco anti-hipertensivo	Dose inicial diária (mg)	Dose-alvo (mg)	Número de doses/dia
Eprosartano	400	600-800	1-2
Candesartano	4	12-32	1
Losartano	50	100	1-2
Valsartano	40-80	160-320	1
Irbesartano	75	300	1

Adaptada de: James, AP e col. (2014). *2014 Evidence-Based Guideline for the Management of High Blood Pressure in Adults*. JAMA, 2014; 311(5):507-520.

A respeito da interação com a anestesia, embora existam poucos dados descrevendo os efeitos dos BRAs e dos IECAs no período perioperatório, como descrito anteriormente,[11] cuidados apropriados devem ser adotados quando se espera grande perda sanguínea ou de fluidos, assim como ao ser observada a ocorrência de hipotensão causada pela depressão anestésica.[11] É importante salientar que os efeitos de interação podem ser mais evidentes quando o tratamento anti-hipertensivo tem início recente ou quando houve reinício do tratamento.[26]

Antagonistas dos Receptores Beta-adrenérgicos

Para entender a complexidade da autorregulação do sistema nervoso autônomo (SNA), necessariamente, deve-se incluir na análise os mecanismos de ação dos receptores beta-adrenérgicos, os quais se distribuem amplamente pelos tecidos, cujas funções dos subtipos $β_1$ e $β_2$ têm a ver com as oscilações da pressão arterial, portanto, sendo outra fonte de atuação no tratamento da HA.[5,30] No entanto, de acordo com o 8JNC, a utilização de fármacos que bloqueiam competitivamente os tais receptores já não representa terapia de primeira escolha, como será discutido.[2] Embora provavelmente não estejam relacionados ao controle do sistema cardiovascular propriamente dito, a título de didática, é necessário salientar que também são descritos os receptores $β_3$ e $β_4$, que têm os seus mecanismos efetores ainda sob investigação, não fazendo parte, portanto, da discussão atual.[30]

A estimulação dos receptores adrenérgicos, da mesma forma que ocorre com os receptores das angiotensinas, utiliza a proteína G para a produção de segundos mensageiros, os quais, por sua vez, ativam enzimas efetoras intracelulares e geram respostas que são características em cada tecido.[30] Os receptores adrenérgicos relacionam-se estruturalmente com receptores de neurotransmissores e de hormônios, além de serem estritamente relacionados entre si, razão pela qual compartilham cerca de 60% de identidade na sequência de aminoácidos.[30] Os receptores beta-adrenérgicos utilizam a adenililciclase, por meio da ligação com a G_s, que leva ao acúmulo de AMP cíclico, à ativação da proteinocinase dependente do AMP cíclico, a seguir, induzindo a fosforilação proteica e também ativando diretamente os canais de Ca^{++} voltagem-dependentes, importantes reguladores de respostas cardiovasculares.[30]

Os antagonistas dos receptores β-adrenérgicos (betabloqueadores) são estruturalmente semelhantes aos β-agonistas, porém apresentam variações na estrutura molecular tal que não ativam a adenililciclase nem o sistema de segundo mensageiro, apesar da ligação com relativa afinidade ao receptor β-adrenérgico.[4,5] A maioria dos seus congêneres é composta por fármacos estereoisômeros, sendo que a forma levogira geralmente é mais potente do que a forma dextrogira, tanto se for agonista quanto se for antagonista.[4,5] Embora seus efeitos possam ser atenuados por altas concentrações de agonistas endógenos ou exógenos, são fármacos que atuam como antagonistas competitivos de alta afinidade pelo receptor.[4] Por esta razão, podem ser classificados quanto à afinidade relativa pelos receptores $β_1$ e $β_2$, quanto à atividade agonista/antagonista, quanto ao efeito estabilizador de membranas ou quanto à observação de efeitos ancilares, os quais são caracterizados pela ação em outros receptores.[4]

Afinidade relativa pelos receptores $β_1$ ou $β_2$

A potência relativa dos bloqueadores β-adrenérgicos é menos importante do que o efeito exercido por eles nos diferentes subtipos de receptores, devido às ações indesejadas que podem ser observadas, sobretudo pulmonares, quando não se pensa em seletividade.[4,5] Partindo-se desse princípio, esses fármacos podem ser avaliados então pelo bloqueio preferencial que exercem nos subtipos de receptores $β_1$ ou $β_2$, sendo que, na prática clínica, os efeitos desencadeados pela ligação com os receptores $β_1$ têm maior valor.[4] Assim, ao se discriminar a seletividade de ação, pode-se dizer que os compostos de primeira geração (propranolol e timolol) são bloqueadores não seletivos, em razão da igual afinidade pelos receptores $β_1$ e $β_2$, os de segunda geração (atenolol, metoprolol, bisoprolol) são mais seletivos para receptores $β_1$, embora também exerçam efeitos sobre os $β_2$ e não apresentam efeitos ancilares.[5] Já os de terceira geração são seletivos para os $β_1$, porém também demonstram efeitos em outros receptores (labetalol e carvedilol, antagonistas dos receptores $α_1$-adrenérgicos, e celiprolol, antagonista $β_1$ e agonista $β_2$ seletivo, por esta razão produzem vasodilatação envolvendo o óxido nítrico endotelial).[5]

A utilização de fármacos $β_1$ seletivos (cardiosseletivos) apresenta vantagens teóricas, pois alguns dos efeitos adversos mediados pelo antagonismo aos $β_2$ são eliminados.[5] No entanto, dependendo das condições, a seletividade pode ser relativa, pois o fármaco $β_1$ seletivo também pode antagonizar os receptores $β_2$, quando usado em altas doses.[4,5] Nesse sentido, em doses habituais, os $β_1$ seletivos parecem exercer menos efeitos adversos no controle glicêmico dos diabéticos, menos efeitos nos lipídeos séricos e menos efeitos no tônus da musculatura brônquica, neste caso, em pacientes com doença pulmonar obstrutiva crônica (DPOC), contrariamente ao que se observa quando são utilizadas doses maiores.[4]

Atividade agonista parcial

Paradoxalmente, alguns betabloqueadores têm uma atividade simpatomimética intrínseca, caracterizando-os como agonistas parciais, o que tipifica o conceito mais moderno a respeito das funções dos receptores, ou seja, como eles utilizam a energia livre da ligação de um ligando, para mudar sua conformação para o estado ativo.[5] No entanto, no caso dos betabloqueadores, esse efeito estimulante é aparente apenas em baixos níveis de atividade simpática, sendo que, em situações nas quais ocorrem altos níveis de descarga simpática, o bloqueio da liberação de catecolaminas endógenas é o efeito clínico mais importante resultante das ações desses fármacos.[4] Então, propondo uma adequação da terapêutica em função dos mecanismos de ação, a utilização de agonistas parciais pode ser útil para indivíduos que se apresentam com baixa frequência cardíaca de repouso, assim como para aqueles que estejam vivenciando o período pós-infarto agudo do miocárdio (pós-IAM), pois o agonismo parcial pode reduzir o risco de distúrbios de condução atrioventricular.[12]

Efeito estabilizador de membrana

Alguns betabloqueadores exercem efeitos de estabilização de membrana semelhantes aos da quinidina, os quais são caracterizados pela inibição do transporte de sódio nos tecidos de condução do sistema nervoso e no miocárdio.[4] No entanto, isto acontece apenas quando são produzidas altas concentrações.[4] Por esta razão, embora o *d*-propranolol possa suprimir arritmias ventriculares, devido ao referido mecanismo de ação, produzir concentrações acima da faixa terapêutica tem pouco significado clínico.[4] Por outro lado, é possível demonstrar *in vivo* um efeito de estabilização do potencial de ação cardíaco, reduzindo o *slope* da fase 4, o que resulta em menor excitabilidade e automaticidade do miocárdio.[4] No entanto, é necessário ressaltar que o efeito antiarrítmico do betabloqueio ocorre principalmente devido à inibição das ações arritmogênicas das catecolaminas, uma vez que, diminuindo a frequência de descarga dos nós SA e AV, assim como aumentando o período refratário do nó AV, há inibição de qualquer ritmo ectópico.[4]

Farmacologia clínica dos betabloqueadores

Os efeitos dos antagonistas β-adrenérgicos são gerados a partir da ligação com os receptores em vários tecidos, porém sofrendo influência da atividade simpática.[5] Isto significa que, sem estímulo simpático, o betabloqueio exerce pouco efeito se a função cardiovascular for normal. No entanto, em condições de ativação simpática, por exemplo, durante a atividade física, há atenuação das respostas simpáticas cardiovasculares.[5,12] Como a regulação do tônus simpático e o SRAA estão intrinsecamente ligados aos mecanismos que levam à hipertensão arterial, é totalmente plausível que a utilização de fármacos betabloqueadores seja útil no tratamento de tal afecção.[12] Nesse sentido, a Tabela 59.10 mostra os possíveis mecanismos anti-hipertensivos dos betabloqueadores.

**TABELA 59.10
POSSÍVEIS MECANISMOS ANTI-HIPERTENSIVOS DOS BETABLOQUEADORES.**

- Redução da frequência cardíaca e do débito cardíaco
- Inibição da liberação de renina pelas células justaglomerulares
- Inibição da atividade do sistema nervoso simpático
- Redução do retorno venoso e do volume plasmático
- Geração de óxido nítrico (apenas nebivolol)
- Redução do tônus vasomotor
- Redução do tônus vascular
- Melhora da complacência vascular
- Readaptação dos barorreceptores
- Atenuação da resposta pressórica às catecolaminas com exercício e estresse

Adaptada de: Bortolotto LA, Consolim-Colombo F.: Betabloqueadores adrenérgicos. Rev. Bras. Hipertens. vol. 16(4):215-220, 2009.

Os betabloqueadores são bases fracas, cuja maioria dos congêneres é bem absorvida para produzir por concentrações plasmáticas de pico 1 a 3 horas após a administração oral.[4,12] Os fármacos mais lipossolúveis são quase totalmente absorvidos, no entanto sofrem maior metabolismo e tendem a apresentar um efeito de primeira passagem pelo fígado mais acentuado, diminuindo consequentemente a biodisponibilidade e, por outro lado, aumentando a formação de metabólitos ativos.[12] Tais metabólitos são excretados pelos rins, podendo haver acúmulo se houver insuficiência renal (IR).[12]

Ao provocar diminuição do fluxo sanguíneo hepático e inibição do metabolismo, o propranolol diminui o *clearance* de anestésicos locais tipo amida e também afeta o efeito de recaptação da primeira passagem pelo pulmão do fentanil oral, embora essa seja uma via pouco utilizada.[5] Como dito anteriormente, as vias metabólicas de primeira passagem podem se tornar saturadas, promovendo concentrações plasmáticas proporcionalmente maiores do fármaco, na forma como foi absorvido, quando se utilizam altas doses por via oral.[4] Uma vez que o efeito de primeira passagem também sofre grande variação interindividual, devido ao polimorfismo, consequentemente são observadas diferenças nas concentrações plasmáticas após uma mesma dose de fármaco.[4,5] Por outro lado, devido ao fato de apresentarem uma curva de dose-resposta achatada, mesmo podendo haver grandes alterações nas concentrações plasmáticas, há apenas uma pequena alteração no grau de betabloqueio.[4]

Já os fármacos que apresentam menor lipossolubilidade, tais como o atenolol, são menos absorvidos, menos metabolizados, também são excretados por eliminação renal e têm uma tendência a maiores meias-vidas.[4] Contrariamente, apresentam menor variabilidade interpessoal, de forma que as contrações máximas plasmáticas sofrem menor variação quando esses fármacos são comparados aos mais lipossolúveis, como o propranolol.[4,5] Ademais, o atenolol, o nadolol e o sotalol são largamente excretados pela urina em suas formas inalteradas, sendo consequentemente pouco afetados por alterações da função hepática, tendendo, devido a tal característica, a se acumular em indivíduos com IR. Portanto, nessas condições, devem ter suas dosagens revistas, com base no *clearence* da creatinina.[4,5]

Como já citado, os betabloqueadores são indicados para o tratamento de inúmeras condições clínicas, como hipertensão arterial, doença cardíaca isquêmica, prevenção secundária de infarto agudo do miocárdio, cardiomiopatia obstrutiva, insuficiência cardíaca congestiva e arritmias.[5,12] Foram indicados como primeira linha terapêutica para o tratamento de hipertensão arterial por muitos anos, como monoterapia ou em combinação com outros fármacos.[2,19] No entanto, o benefício comprovado em reduzir a incidência de acidente vascular cerebral e a morbimortalidade, de jovens hipertensos e de portadores de doença das artérias coronárias, não se estendeu para aqueles indivíduos com faixa etária acima de 60 anos.[31] Contrariamente, observou-se maior probabilidade de ocorrência de eventos vasculares cerebrais, o que levou a questionamentos.[31] Um dos possíveis mecanismos relacionados diz respeito à maior complacência do sistema vascular dos indivíduos mais jovens, o que propicia efeitos benéficos hemodinâmicos, causados pelos betabloqueadores, diferentemente do que provavelmente acontece com os mais idosos, os quais tendem a apresentar maior rigidez arterial.[31,32] Outro ponto discutido reside no fato de que, ao diminuir a frequência cardíaca, o betabloqueador altera a reverberação da onda de propagação de pulso, afetando assim a perfusão coronariana durante a diástole, o que aumenta o risco de eventos desfavoráveis, sobretudo em idosos.[32]

Os betabloqueadores produzem seus principais efeitos sobre o sistema cardiovascular por meio de uma combinação de fatores, que em conjunto levam à da frequência cardíaca, da contratilidade miocárdica, à queda no débito cardíaco, ao aumento da resistência vascular periférica (mas alguns causam diminuição, por bloqueio alfa-associado), além de efeitos depressores do sistema nervoso simpático, por ação no SNC, sobretudo quando se trata dos fármacos mais lipossolúveis, os quais apresentam maior penetração central.[5] O aumento da resistência vascular periférica ocorre por meio do bloqueio dos receptores β_2 do sistema vascular, em paralelo com a ativação dos receptores α_1 por não oposição causada pelo bloqueio beta, uma vez que as catecolaminas ativam os β_2.[5] A utilização dos betabloqueadores também está relacionada ao decréscimo da concentração plasmática de renina, sendo que fármacos não seletivos (propranolol e timolol) causam maior redução, enquanto os agonistas parciais (oxiprenolol, pindolol) e os β_1-seletivos são menos efetivos, o que explica um dos seus efeitos anti-hipertensivos.[4]

A *upregulation* dos receptores pode ocorrer, sendo uma condição que leva a efeitos adversos como taquicardia, hipertensão, isquemia miocárdica, quando se faz a retirada abrupta da medicação betabloqueadora.[4] Por essa razão é importante salientar que, para indivíduos que estejam recebendo terapia crônica com betabloqueadores, esta seja mantida durante o perioperatório, desde que as condições clínicas decorrentes do período anestésico-cirúrgico permitam.[4]

Todos os betabloqueadores são igualmente efetivos no que diz respeito aos efeitos anti-hipertensivos.[4,12] Entretanto, mais recentemente tem sido proposto que o carvedilol, de terceira geração, devido aos seus efeitos sobre os receptores α_1, β_1 e β_2, sem atividade simpaticomimética intrínseca e com ação vasodilatadora, causa redução da PA sem afetar o DC, por diminuir a resistência vascular periférica, tornando-o um candidato a apresentar melhor eficácia terapêutica.[33]

Farmacologia clínica dos betabloqueadores na isquemia miocárdica

Os betabloqueadores melhoram os sintomas, diminuem a frequência e a intensidade da isquemia miocárdica silenciosa em indivíduos com doença cardíaca isquêmica, algo que clinicamente pode ser caracterizado pela diminuição da mortalidade em cerca de 25%.[4,34] Da mesma forma, existem evidências de que o betabloqueio perioperatório reduz as complicações cardíacas em pacientes de alto risco, submetidos a cirurgias vasculares de grande porte, mas ainda não se chegou a um desfecho.[4] Por um lado, em razão das oscilações hemodinâmicas vivenciadas durante o período perioperatório, a utilização de um betabloqueador de meia-vida ultrarrápida, como o esmolol, por exemplo, torna-se uma opção viável.[35,36] No entanto, por outro, o que se vê na literatura justifica os questionamentos ainda existentes, pois existem estudos mostrando associação do esmolol com bradicardia e hipotensão, ao mesmo tempo que em outros não.[35,36] De toda forma, em se tratando de desfechos, o betabloqueio parece mostrar melhores resultados tardios, bem como redução da mortalidade, sobretudo aquela associada à morte súbita por isquemia cardíaca.[12]

Subentende-se que a redução da frequência cardíaca e da contratilidade cria condições para a diminuição da tensão de parede, permitindo, ao mesmo tempo, a otimização da relação entre a oferta e o consumo de O_2, cujo equilíbrio representa o ponto chave na fisiopatologia da lesão miocárdica.[12] Devido ao maior tempo de enchimento diastólico, a melhor condição de perfusão coronariana possibilita que regiões isquêmicas possam receber sangue e suprimentos por meio da redistribuição do fluxo sanguíneo miocárdico, sendo esse um importante mecanismo relacionado aos efeitos dos betabloqueadores, embora condições adicionais podem estar envolvidas.[4,12]

O betabloqueio também reduz os aumentos da pressão arterial induzidos por exercícios, bem como a velocidade da contração cardíaca e o consumo de oxigênio em regime de trabalho forçado.[12] Nessa linha, uma vez que a utilização de agonistas parciais implica em menos efeito na frequência cardíaca de repouso, além de poder induzir a um aumento da demanda metabólica, por consequência, ela pode ser menos efetiva em indivíduos que apresentam angina de repouso, ou em condições de baixos níveis de exercício.[12] Além do mais, diferentemente do que ocorre quanto aos efeitos dos betabloqueadores sobre a regulação da pressão arterial, ao se tratar da isquemia miocárdica, há uma relação mais direta entre a concentração plasmática e o efeito antianginoso.[4] Assim, objetivando um tratamento com maior eficácia terapêutica, a busca pela manutenção de concentrações estáveis ao longo do tempo se faz necessária, o que implica na escolha de fármacos cujos efeitos têm longa duração, tais como o oxprenolol-SR, o propranolol-LA ou o metoprolol-SR.[4,12]

Sobre eventos adversos ocorridos no período perioperatório, ao ser observado um quadro de infarto agudo do miocárdio (IAM), a utilização de betabloqueador de forma precoce, EV, pode diminuir a área infartada, a incidência de arritmias ventriculares e supraventriculares, conduta que resulta em efeito sobre a mortalidade (redução de 20-40%), tanto em grupo de alto risco quanto de baixo risco (idosos ou aqueles com disfunção ventricular).[4,12]

Partindo-se do princípio de que os betabloqueadores melhoram a tolerância aos exercícios, por diminuírem a frequência cardíaca, o trabalho miocárdico e a contratilidade, as condições nas quais se desenvolve a cardiomiopatia obstrutiva hipertrófica, por serem similares sob o ponto de vista de desequilíbrio entre oferta e demanda, também são aliviadas pelo uso de tais fármacos.[4] Sob o ponto de vista epidemiológico, no entanto, a incidência de morte súbita nessas condições não é afetada pelos betabloqueadores, embora, por exemplo, a incidência de episódios de cianose causada pela obstrução das vias de saída, em portadores de tetralogia de Fallot, seja reduzida similarmente.[4]

Farmacologia clínica dos betabloqueadores na insuficiência cardíaca congestiva

Nas situações clínicas nas quais ocorre deterioração progressiva da função cardiovascular, mecanismos compensatórios são deflagrados, criando, contudo, uma complexa teia de eventos, os quais acabam não sendo resolutivos organicamente.[4,37] Os principais mecanismos envolvidos estão relacionados ao aumento progressivo da estimulação simpática, desencadeando elevação sérica das catecolaminas endógenas e concomitante estimulação do SRAA.[4,37] O resultado hemodinâmico pode ser traduzido agudamente pelo aumento temporário do DC, da RVS e da pós-carga, respostas que, no entanto, levam progressivamente a falência miocárdica para um estágio mais avançado.[4,37] Com o passar do tempo, além de ocorrer a dessensibilização dos receptores β_1 miocárdicos (via *downregulation* e alteração do sinal de transdução), são criadas condições para que as catecolaminas exerçam efeitos tóxicos, caracterizados pela indução da remodelagem cardíaca e, ao mesmo tempo, surgimento de arritmias.[4,37] Nessa linha, do ponto de vista da terapêutica farmacológica, contrariamente ao que se buscava utilizando fármacos beta-agonistas como a dobutamina e outros congêneres, ou seja, aumentos no cronotropismo e no inotropismo, embora inicialmente com certa descrença, o pensamento sobre a utilização de antagonistas beta-adrenérgicos como o metoprolol ganhava cenário, pois vinham surgindo estudos mostrando que o uso crônico desses fármacos na ICC oferecia melhor sobrevida.[4,37] Posteriormente, também ficou evidente que os fármacos betabloqueadores de geração mais recente como o bisoprolol e o carvedilol propiciavam condições para uma melhora da função ventricular.[4,37] Parece que os mecanismos responsáveis por essa melhora estão relacionados à *upregulation* da densidade e da função dos receptores beta, exatamente o contrário do que causa a estimulação progressiva destes pelas catecolaminas, o referido mecanismo de *downregulation* associado à dessensibilização.[4,37] Ademais, o uso dos betabloqueadores induz à diminuição da frequência cardíaca e exerce efeito antiarrítmico, o que evita eventos adversos desfavoráveis e certamente causa impacto na sobrevida.[4,37]

No entanto, é extremamente necessário ter-se cautela no início da terapia com betabloqueadores na vigência de ICC, pois, logo após a introdução de tais fármacos, pode haver piora da função miocárdica, sendo que a recuperação tende a ocorrer em alguns dias, para um nível de desempenho acima daquele em que se encontrava antes do tratamento.[4,37] Por outro lado, é necessário ressaltar que, de resto, nada muda no que se refere ao tratamento da IC descompensada, pois a utilização das aminas simpaticomiméticas ou dos fármacos de última geração, como o levosimedan, continua sendo um dos pilares do tratamento emergencial, mesmo que tenha associada a si o aumento da mortalidade em médio-longo prazo, conforme seja mais requerida.[4,37,38]

Bloqueadores de Canais de Cálcio

Tão importantes para a transdução de sinais pelas membranas celulares quanto a bomba de Na^+-K^+ são os canais de Ca^{++}, os quais se encontram presentes, sobretudo, no sistema de condução nervosa do coração (nó sinoatrial – SA – e nó atrioventricular – AV), nos miócitos cardíacos e na musculatura lisa, de interesse aqui, vascular.[4,12,39] No interior das células, no retículo endoplasmático, também estão presentes canais de cálcio que são importantes para a resposta celular de determinados tipos de estímulos.[4,12,39] O cálcio, por sua vez, além de participar do mecanismo de despolarização da membrana celular, por meio dos canais lentos de cálcio e sódio, voltagem-dependentes, o que confere, por exemplo, a ritmicidade cardíaca, também exerce um importante papel como segundo mensageiro de vários tipos de estímulos regulados por receptores acoplados à membrana celular, talvez até mais importante que o AMP cíclico, em razão do número de reações nas quais está envolvido.[4,12,39,40] O influxo de íons cálcio para o interior da célula, após a ativação dos canais de cálcio, representa uma importante etapa tanto para a contração da musculatura lisa vascular quanto para a condução nervosa cardíaca.[4,12,39] Tais processos podem ser mediados pela despolarização da membrana, por meio de potencial de ação, por estímulo nervoso ou por meio de canais de cálcio operados por receptores acoplados, por exemplo, devido à influência de hormônios e autacoides, os quais se ligam à proteína G, ativando a G_q-PLC-IP_3.[4,12,39] Na sequência, no interior da célula, ocorre a liberação de cálcio das reservas intracelulares, o qual se liga à calmodulina, formando o complexo Ca^{++}-calmodulina, o que induz à fosforilação da cadeia leve da miosina cinase e à consequente interação actina-miosina, representando o processo de excitação-contração, no caso da musculatura lisa vascular.[4,12,39] Já nos miócitos cardíacos, diferentemente, também ocorre participação dos canais rápidos de Na^+, cujo mecanismo efetor intracelular está relacionado ao bloqueio do efeito inibitório da troponina sobre o aparelho contrátil, propiciando assim a interação entre a actina-miosina e, consequentemente, a contração muscular.[40]

Dos mecanismos citados, a condução do estímulo neuronal cardíaco, primeiro, nos nós SA e AV, só permite a existência de uma ritmicidade devido ao potencial de repouso ser menos negativo, oscilando entre -70 e -60 mV, faixa na qual os canais lentos de Ca^{++} e Na^{++}

encontram-se abertos, permitindo assim o influxo destes íons para o interior da célula, até um ponto em que é deflagrado o potencial de ação, o qual retorna a seguir ao valor basal.[40] Segundo, nos sistemas de condução como o de Hiss-Purkinge, o gradiente eletroquímico, embora gere um potencial de repouso menos negativo (cerca de -90 mV), apresenta uma característica exclusiva, que é o pico de potencial seguido de um platô, que reflete a abertura dos canais rápidos de sódio seguida da abertura dos canais lentos de cálcio e sódio.[40] No entanto, após um estímulo, é necessário um período de recuperação dos canais lentos para que outro estímulo ocorra.[40] O entendimento dessas fases representa um importante passo quando se pensa, por um lado, na terapia farmacológica antiarrítmica e na anti-hipertensiva ou, por outro, na coexistência do período perioperatório e a vigência do uso de fármacos que interferem nas referidas vias, tal como discutido para os outros fármacos.[39] A Figura 59.1 mostra as fases do potencial de ação do sistema de condução cardíaco, bem como os períodos que indicam a refratariedade dos canais, representando a recuperação do canal.

Do ponto de vista neuroendócrino, como existe uma complexa rede de comunicações que propicia a autorregulação do sistema vascular, inclusive os reflexos consequentes à estimulação dos barorreceptores, os mecanismos que utilizam o cálcio se tornam elementos importantes quando se pensa no arsenal de vias possíveis, tendo como objetivo o tratamento da hipertensão arterial.[12,39] No entanto, ao mesmo tempo, é necessário ter-se em mente que a utilização de fármacos como os bloqueadores dos canais de cálcio (BCCs) está relacionada a efeitos tanto no coração, no sistema de condução e vascular das artérias coronárias, quanto no sistema vascular como um todo.[12,39]

Farmacologia clínica dos bloqueadores dos canais de cálcio

Tais fármacos têm sido estudados desde a observação de que análogos da difenilpiperazina inibem a contração do músculo liso vascular, por bloquearem o influxo de cálcio para o interior dos miócitos, em razão da ligação destes com a subunidade α_1 dos canais lentos de cálcio (apenas o subtipo L pode ser modulado pelos BCCs), o que gerou expectativas sobre possibilidade de se promover alterações na capacidade de contração da musculatura vascular, como terapia anti-hipertensiva.[4,12] Atualmente, sabe-se que os bloqueadores dos canais de cálcio podem agir modulando a subunidade α_1 do canal lento de cálcio, seja por meio de uma modificação extracelular alostérica da sua estrutura (como agem as diidropiridinas), seja por meio de ligação intracelular com o canal, bloqueando o influxo de íons para o interior da célula (como agem as fenilalquilaminas – verapamil), embora também existam mecanismos ainda não com-

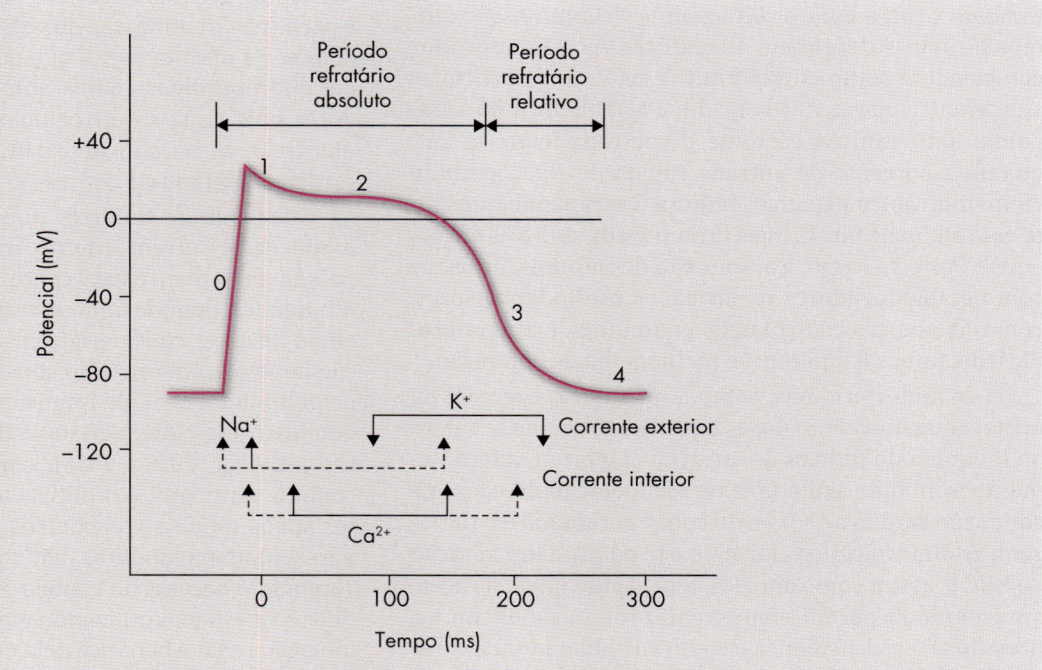

Figura 59.1 — *Potencial cardíaco e condutâncias ao sódio, ao potássio e ao cálcio.*
Extraída de Thompsom J: Drugs Acting on the Cardiovascular System. In: *Smith and Aitkenhead's Textbook of Anaesthesia*, 6. ed. (Aitkenhead, A.R., Moppett, A.K., Thompsom, J.P., Editors. Churchill Livingstone Elsevier, (2013):p.116-154.

pletamente compreendidos (como aqueles relacionados às benzotiazepinas – diltiazem).[4,39]

Quando utilizados como monoterapia, são fármacos que possuem eficácia terapêutica satisfatória em grande parte dos indivíduos (60% a 70%) e dos grupos demográficos, no que se refere ao tratamento da hipertensão arterial.[41] As diidropiridinas (nifedipina, anlodipina, felodipina, isradipina, nicardipina e nimodipina), assim como a fenilalquilamina verapamil e a benzotiazepina diltiazem, são os representantes atualmente disponíveis para uso clínico.[12] Ainda que sejam classificados como bloqueadores de canal de cálcio, quimicamente apresentam-se como classes distintas entre si.[4,12,39] O mecanismo de ação dos agentes não derivados das diidropiridinas (verapamil e diltiazem) é a vasodilatação, a redução do DC e da frequência cardíaca, traduzindo um cronotropismo negativo.[12]

Levando-se em conta que atuam na contratilidade miocárdica, por meio do acoplamento excitação-contração, o uso de BCC tende a gerar um efeito inotrópico negativo e, por essa razão, eles não devem ser utilizados em indivíduos com insuficiência cardíaca, embora seja possível dizer que, em termos do efeito causado nas pressões de parede, pode haver melhora da função.[12] Do ponto de vista eletrofisiológico, o verapamil, por exemplo, diminui tanto a taxa de influxo de íons para o interior da célula quanto a capacidade de recuperação do canal de cálcio, além de apresentar bloqueio progressivamente maior, conforme aumenta a frequência de estímulo (dependência de frequência), mecanismo que também ocorre com o diltiazem.[4,12,39] Como esses últimos fármacos deprimem a condução AV, são utilizados clinicamente como antiarrítmicos, no caso de arritmias supraventriculares.[39] O bepridil, à semelhança do verapamil, inibe tanto a corrente de entrada lenta de Ca^{++} quanto a corrente de entrada rápida de Na^{++}, gerando efeito inotrópico negativo, embora o verapamil apresente esse efeito de forma mais pronunciada sobre os nós SA e AV.[12] Por esta razão, a associação desses dois fármacos com betabloqueadores ou fármacos cardiodepressores, como os anestésicos voláteis, pode induzir a uma bradicardia intensa, hipotensão ou bloqueio de condução.[4]

Já as diidropiridinas, como a nifedipina, exercem da mesma maneira efeito dose-dependente no que se refere ao bloqueio do influxo de íons (Ca^{++}), porém, diferentemente, sem inibirem a taxa de recuperação do canal na condução cardíaca.[4,12,39] Junto com o verapamil e o diltiazem, as diidropiridinas fazem parte da primeira geração de BBC e, assim como aqueles, têm rápido início de ação, apresentando, porém, efeitos mais pronunciados sobre a pressão arterial sistêmica e como vasodilatadores, coronariano e de artérias periféricas.[4] Por esses motivos, a nifedipina tem sido usada em indivíduos que apresentam vasoespasmo arterial, como o que ocorre no fenômeno de Rayanud.[4] Ainda nessa linha, em ordem decrescente de efeito vasodilatador coronariano, estão as diidropirinas, seguidas do verapamil, seguido do diltiazem.[12] Por outro lado, é importante lembrar que a vasodilatação causada especialmente pelas diidropiridinas, embora associada a um mecanismo de ação inotrópica negativa, deflagra ativação simpática reflexa, por ativação barorreceptora, o que inclusive leva à taquicardia e provoca inotropismo positivo.[12] Por diminuírem a resistência arteriolar periférica, melhoram a contratilidade cardíaca.[12] O anlodipino, por sua vez, por apresentar efeito mais prolongado, embora também induza à taquicardia reflexa, essa não é tão pronunciada como a que ocorre com a nifedipina, provavelmente devido à absorção mais lenta, produzindo, consequentemente, menos alterações na concentração plasmática.[12]

Embora o uso do verapamil por via oral possa resultar em melhora do desempenho miocárdico em indivíduos com ICC, cuja isquemia esteja limitando a função cardiovascular, é necessário ter-se cautela quanto à sua utilização por via intravenosa nessa condição clínica, pois pode causar uma comprometedora redução da contratilidade ventricular esquerda, associada à acentuada queda na resistência arteriolar.[12] Igualmente, é contraindicada a associação do verapamil ou do diltiazem com os bloqueadores beta-adrenérgicos, em situações clínicas associadas a distúrbios de condução dos nós SA e AV, pois fenômenos graves podem ser observados, tais como assistolia e depressão cardiovascular grave, sobretudo após infusão intravenosa, mesmo que tal opção seja considerada durante o tratamento de quadros anginosos.[12] Em outras situações, no entanto, por exemplo, na angina por esforço, é permissiva a utilização do verapamil ou do diltiazem sozinhos, da mesma forma que pode ser feita a associação das diidropiridinas, como o anlodipino, com betabloqueadores, pois, nesse caso, o betabloqueio pode suprimir a taquicardia reflexa, enquanto o BCC melhora o desempenho cardíaco, sem causar depressão profunda.[12]

Vale lembrar também que esses fármacos de um modo geral sofrem intenso metabolismo de primeira passagem, o que reduz acentuadamente suas biodisponibilidades, quando administrados por via oral, algo que então deve ser considerado caso exista alteração da função hepática, em razão do consequente aumento de biodisponibilidade, o que implica na redução da dose a ser administrada.[12] Além disso, os BCCs têm alta taxa de ligação proteica (70% a 98%), sendo que alguns fármacos, como o verapamil e o diltiazem, apresentam metabólitos ativos, ao passo que outros, como as diidropiridinas, apresentam metabólitos inativos ou fracamente ativos.[12] Também é necessário cautela ao se deparar com indivíduos que estejam utilizando digoxina, uma vez que a eliminação renal e hepática dela ocorre via glicoproteína-P, transportador transmembrana que pode ser bloqueado pelo verapamil, aumentando consequentemente a probabilidade de efeitos tóxicos.[12] Igualmente, deve-se evitar a associação da quinidina com algum BCC, pois pode

TABELA 59.11
PROPRIEDADES FARMACOCINÉTICAS DOS PRINCIPAIS BLOQUEADORES DE CANAIS DE CÁLCIO.

Fármaco	Nifedipina	Verapamil	Diltiazem	Nicardipina	Flodipina	Amlodipina
Biodisponibilidade oral (%)	50	20	25-50	30	15	65-80
Meia-vida de eliminação (h)	3-5	5-8	2-6	3-8	25	35-50
Via de eliminação	Renal e hepática	Renal e hepática	Hepática	Renal e hepática	Renal e hepática	Renal
Tempo para atingir pico de conc. plasmática (h)	1-2	4-8	3-4	1	12-24	6-12

Adaptada de: Thompsom J: Drugs Acting on the Cardiovascular System. In: Smith and Aitkenhead's Textbook of Anaesthesia, 6. ed. (Aitkenhead, A.R., Moppett, A.K., Thompsom, J.P., Editors. Churchill Livingstone Elsevier, (2013): p.116-154.

ocorrer hipotensão grave.[12] A Tabela 59.11 mostra o perfil farmacocinético dos BCCs.

Embora o tratamento da HA de um modo geral permita a associação de fármacos, pois objetiva níveis preconizados como meta, não determina, por outro lado, segundo o 8JNC, em várias recomendações, quais fármacos escolher como primeira linha, exceto nas de 6 a 9.[2] Na população geral não negra, incluindo os diabéticos, tanto um diurético tiazídico (ou seus correlatos) quanto um BCC, ou um IECA, ou um BRA, podem ser estabelecidos como primeira linha de tratamento.[2] No entanto, para a população negra, incluindo os diabéticos, a associação de um BCC com um diurético tiazídico foi determinada de forma categórica pelo 8JNC, pois é decorrente da observação de menor risco relativo para o desenvolvimento de AVC nessa população, quando foi comparado o BCC a um IECA (RR = 1,51; 95% IC, 1,22-1,86, para o uso do lisinopril vs o da anlodipina, na população negra).[2]

A respeito da interação dos BCCs com a anestesia, os aspectos mais importantes estão relacionados aos mecanismos de ação dos anestésicos voláteis, os quais, quando se pensa na condução neuronal ou nos miócitos cardíacos, são similares aos dos BCCs, pois também bloqueiam os canais lentos de cálcio. Dessa forma implicam na potencialização do efeito depressor cardiovascular, devendo, consequentemente, chamar a atenção do anestesiologista, após o que induzi-lo a buscar uma estratégia protetora miocárdica que seja a mais adequada possível.[4] Embora ainda sob investigação, outro aspecto está relacionado à potencialização dos efeitos dos relaxantes musculares, despolarizantes e não despolarizantes, quando utilizados em associação com os BCCs, situação que também deve ser questionada caso haja sinais de extensão do bloqueio neuromotor.[4]

Bloqueadores dos Receptores Alfa-adrenérgicos

A observação da existência de um efeito inibitório por *feedback* da norepinefrina sobre sua própria liberação levou à descoberta da presença de receptores α nos nervos simpáticos, cujos efeitos eram diferentes daqueles classicamente denominados receptores pós-sinápticos, excitatórios, ou α_1, tendo sido então os descobertos classificados como receptores pré-sinápticos, inibitórios, ou α_2.[30] A partir daí, foram determinadas as sequências de aminoácidos transcritas pelos 6 genes codificadores dos receptores α-adrenérgicos e observado que elas constituem a forma comum de 7 domínios transmembrana, caracterizando três receptores α_1 (α_{1A}, α_{1B}, α_{1D}) e três receptores α_2 (α_{2A}, α_{2B}, α_{2C}).[30] Tanto os subtipos de receptores α_1 quanto os α_2 apresentam cerca de 75% de identidade entre si quanto aos resíduos de aminoácidos.[30] No entanto, quando comparados entre si, α_1 e α_2, a identidade na sequência de aminoácidos é de cerca de 30-40%, o que é similar aos receptores β.[30]

Ao serem estimulados, os receptores α_1-adrenérgicos utilizam vários mecanismos intracelulares, resultando por consequência em diferentes mecanismos efetores, determinados pelo tecido em questão, porém a partir da ligação com a proteína G (G_q).[30] Ativam como segundos mensageiros tanto o cálcio quanto o DAG ou o IP_3, na sequência, mobilizando algumas fosfolipases (FLA, FLC, FLD ou FLA_2), como dito, dependendo do tecido.[30] O IP_3 mobiliza o cálcio enquanto o DAG ativa a proteinocinase C.[30] Assim como ocorre com a ativação dos receptores β, a estimulação dos receptores α_1-adrenérgicos desencadeia uma complexa cascata de eventos, alguns dos quais não são relacionados exclusivamente à contração vascular.[30] No fígado, por exemplo, a ativação desses receptores induz à glicogenólise, ao mesmo tempo que inibe a síntese de glicogênio, isto ocorrendo devido à maior demanda de aporte energético, pois, nessa situação, também foi deflagrada a ativação de receptores em outros tecidos, implicando necessariamente em um aumento do metabolismo.[30] No entanto, de interesse aqui, pode-se dizer que os receptores α_1-adrenérgicos vasculares atuam regulando os canais de cálcio através da proteína G_q, ativando a FLC da membrana, cujo evento final, após a mobilização do cálcio, é a contração da musculatura lisa vascular.[30]

Já os receptores α_2 podem atuar como reguladores da liberação de neurotransmissor (noradrenalina), com preferência de ligação para a G_i (como visto anteriormente, os β ligam-se à G_s).[30] Ativam vários mecanismos intracelulares, dentre os quais está a inibição da adenililciclase, a condução de sinais para os canais iônicos de K⁺, processo que hiperpolariza a membrana, e a inibição direta dos canais de cálcio voltagem-dependentes, sendo que esses dois últimos, possivelmente, fazem parte dos mecanismos relacionados à bradicardia observada durante uso de α_2 agonistas.[30,42] Outros segundos mensageiros utilizados pelos receptores α_2, dependendo do tecido, são representados pela ativação da fosfolipase C, resultando na mobilização do ácido araquidônico, e pelo aumento da hidrólise do polifosfoinositídeo, cujo evento final é a liberação intracelular de cálcio, o qual, por sua vez, promove a contração vascular.[4,30] Analisando esses mecanismos efetores, fica evidente que tais receptores têm distribuição não só pré-sináptica.[30] No cérebro, por exemplo, a ativação dos receptores α_2 pós-sinápticos promove diminuição da descarga simpática a partir do SNC, sendo mecanismo que explica um dos efeitos da clonidina, como fármaco anti-hipertensivo.[30] Paradoxalmente, no entanto, o início do uso da dexmedetomidina está relacionado à hipertensão, fenômeno explicado por sua ação periférica inicial nos receptores α_2 do endotélio vascular, antes de atingir pico de ação central.[42]

Em virtude de não uniformidades relativas tanto à distribuição dos receptores, no caso, α_1 e α_2, se são pré ou pós-juncionais, quanto à classificação de um fármaco, se o mesmo é agonista ou antagonista, há algum tempo tem sido proposta uma classificação mais funcional do que anatômica propriamente dita, conceito que, de um modo geral, também tem sido estendido ao próprio mecanismo de ligação do ligando com o receptor.[30,43] O que se quer buscar na verdade é um entendimento sobre como o receptor utiliza a energia livre da ligação com o ligando, algo considerado atualmente como sendo mais importante do que dizer se o efeito é de agonismo ou de antagonismo, ou se a distribuição é pré ou pós-juncional.[30,43] De toda forma, tal classificação funcional ainda está em voga no âmbito da biologia molecular e da ciência computacional, requerendo alguns anos para ser validada.[43]

A clonidina, por exemplo, uma imidazolina, tinha sua aplicação clínica inicial como descongestionante nasal, por efeito vasoconstritor, uma vez que se falava sobre a existência de receptores α_2 pós-juncionais, distribuídos pelo sistema vascular periférico.[30] Ao mesmo tempo, no entanto, era observado que ela provocava sedação, hipotensão e bradicardia, eventos que hoje se diz serem relacionados à ativação tanto de receptores pré-juncionais quanto pós-juncionais, conforme o local de ação, se central ou periférico.[30] Assim, sentido, tornou-se evidente que a sedação e a hipotensão na verdade são reflexos da estimulação central α_{2A} e α_{2C} pós-sinápticas, ao passo que a bradicardia, além de ser consequência da menor descarga simpática, o que induz ao aumento da atividade parassimpática, também tem relação com a ativação pré-sináptica α_{2A}, por bloqueio dos canais de cálcio, como discutido anteriormente.[30]

Farmacologia clínica dos bloqueadores α-adrenérgicos

Embora o uso dos bloqueadores α-adrenérgicos, diferentemente do que pode ser observado com os fármacos discutidos até aqui, não demonstre evidência científica que seja satisfatória, a ponto de integrarem o conjunto de classes farmacológicas utilizadas no tratamento da HA, proposto pelo 8JNC, eles não deixam de ser considerados como terapia necessária em algumas situações.[2] Se, por um lado, diversos simpaticomiméticos ativam os receptores α, causando contração vascular, a qual pode ser traduzida pelo aumento da resistência vascular periférica e da pressão arterial, por outro, ao inibirem a ação das catecolaminas nos mesmos receptores, os bloqueadores dos receptores α_1-adrenérgicos, primeiro, normalmente não afetam os receptores α_2, segundo, causam relaxamento da musculatura lisa, o que diminui o tônus vascular, induz à vasodilatação e represa o sangue no lado venoso.[4,5] Ainda pensando em "antagonismo", tais fármacos podem ser classificados quanto à seletividade (afinidade) relativa ao bloqueio em: não seletivos, ou seja, bloqueiam os receptores α_1 e α_2 (fentolamina e fenoxibenzamina), afinidade pelo receptor α_1 (prazosina, doxazosina, urapidil, terazosina), ou afinidade pelo receptor α_2 (ioimbina). Da mesma forma, partindo-se da biologia molecular, tem sido possível o desenvolvimento de fármacos que exibem seletividade inclusive por determinados subtipos de receptores, como é o caso da tansulosina, que tem afinidade exclusiva pelo α_{2A}.[5]

No contexto da terapêutica farmacológica, os referidos fármacos são utilizados como coadjuvantes no tratamento da HA, como relaxantes da musculatura lisa do trato urinário, em situações de hiperplasia prostática benigna, e na conduta pré-operatória do tratamento do feocromocitoma, embora ainda exista discussão sobre este tema.[4] Como mecanismos efetores, induzem à queda do tônus arteriolar, por bloqueio das catecolaminas, apresentando, consequentemente, desdobramentos importantes cardiovasculares, caracterizados pela hipotensão postural, sobretudo se há hipovolemia ou se é a primeira dose, principalmente para os bloqueadores α_1-adrenérgicos.[4,5] Por outro lado, como atividade reflexa, por meio dos barorreceptores, ocorre aumento da frequência cardíaca, do DC e também retenção de líquidos, essa que é consequente à ativação das células justaglomerulares, fenômeno mais observado com uso dos fármacos não seletivos.[5]

Durante a realização de anestesia em indivíduos utilizando bloqueadores dos receptores α_1-adrenérgicos, é necessário considerar que esses fármacos desencadeiam, como efeito relacionado, a inibição da vasoconstrição e também do aumento da pressão, algo que pode ser caracterizado quando se utiliza concomitantemente fármacos e não se observa nessas condições as repostas esperadas.[12] Indubitavelmente, tais circunstâncias podem gerar grandes repercussões, uma vez que criam condições para a perpetuação da hipotensão, pois é sabido que a resposta à noradrenalina pode ser suprimida parcialmente, ao passo que, no caso da fenilefrina, a supressão é completa.[4,5] Já a utilização concomitante de epinefrina pode inclusive levar à depressão cardiovascular, em razão de esse fármaco também exercer efeito sobre os receptores β_2, vasodilatadores, enquanto a resposta α está bloqueada.[4,5] Somando-se a essas condições descritas os efeitos causados pelos agentes anestésicos e a hipovolemia consequente ao trauma cirúrgico, ter-se-á uma condução perioperatória provavelmente muito trabalhosa, evidentemente, com riscos inerentes de piora da perfusão tecidual.

Dentre os fármacos disponíveis para uso clínico está a prozosina, a qual, em razão de sua afinidade pelos receptores α_1 (α_{1A}, α_{1B} e α_{1D}), diferentemente de outros congêneres, os quais são não seletivos, é considerada o protótipo dos bloqueadores α, embora também possua mecanismo de ação relacionado à inibição da fosfodiesterase plasmática, tendo sido esse, inclusive, o conceito a partir do qual foi inicialmente sintetizada.[5] Ela atua bloqueando os receptores no sistema arteriolar e venoso de capacitância, induzindo por consequência à queda da pré-carga, porém com pouca influência no aumento reflexo do DC.[5] É um fármaco que também atua deprimindo a descarga simpática central, além de bloquear a função barorreceptora.[4,5] Devido à sua pouca ou nenhuma seletividade pelos receptores α_2 nas terminações nervosas simpáticas cardíacas, não induz consequentemente à liberação de noradrenalina (NE), como acontece após o bloqueio seletivo α_2, por exemplo, pela ioimbina.[4,5] Como resultado, a utilização de bloqueadores α_1 tende a não deflagrar taquicardia reflexa.[4,5] Por outro lado, isso pode ser observado com o uso dos bloqueadores não seletivos, devido ao estímulo β-adrenérgico cardíaco causado pela liberação da NE.[4,5] Nesse caso, o bloqueio α_2 periférico altera a inibição pré-sináptica por *feedback* da noradrenalina, aumentando sua concentração neuronal, o que consequentemente induz ao estímulo β-adrenérgico.[4,5] Ademais, a ativação dos receptores β-adrenérgicos acaba por limitar os efeitos hipotensivos dos fármacos não seletivos.[4,5] Neste sentido, é permissiva a utilização adicional de um bloqueador dos receptores β, em baixas doses, cuja associação pode minimizar alguns dos efeitos indesejados.[4] Tal composição está contida no labetalol, o qual é constituído por quatro estereoisômeros, um dos quais é exatamente a prazosina e o outro é o pindolol.[12]

No mais, observa-se uma biodisponibilidade oral da prazosina de 50% a 70%, além de ela apresentar alta taxa de ligação proteica e ligar-se à α_1-glicoproteína ácida.[5] Nesse sentido, durante a vigência de estados inflamatórios, podem ser observadas alterações na taxa de ligação tais que propiciam aumento da fração livre, que normalmente é de apenas 5%, implicando, por consequência, na necessidade de maior cuidado relativo à condução hemodinâmica, pois podem ser evidenciados maiores efeitos indesejáveis, de difícil controle.[12]

VASODILATADORES

Muitos dos mecanismos de ação discutidos até aqui envolvem transdução de sinais que utilizam a via do AMP cíclico, a partir da ligação de receptores com ligandos, indicando, por consequência, os caminhos da terapêutica farmacológica na HA, como enfatizado através das apresentações das respectivas classes farmacológicas. No entanto, a via do GMP cíclico também se relaciona à contração e relaxamento da musculatura lisa vascular, cujos mecanismos de ação são inerentes a outros grupos farmacológicos, os quais constituem do mesmo modo um arsenal de importantes substâncias que podem ser utilizadas rotineiramente. Assim, objetivando um melhor entendimento sobre como moléculas ativam e desativam mecanismos celulares endoteliais, resultando em um eficiente processamento de estímulos que requerem rápida resposta, o óxido nítrico (NO), devido exatamente às suas características moleculares, se torna um grande candidato a ser estudado.[44]

Uma vez que é produzido pelas células endoteliais, embora isso também ocorra em outros locais, como o epitélio brônquico, regula o tônus vascular por meio de sinais químicos que aumentam ou diminuem a sua produção e liberação. No entanto, tais mecanismos podem ser afetados durante processos inflamatórios como, por exemplo, aqueles causados por períodos de isquemia e reperfusão,[44] ou, como de interesse aqui, em indivíduos hipertensos.[45] O NO também atua como inibidor da agregação plaquetária, participando então da resposta inflamatória, além de ser broncodilatador e exercer inúmeras funções orgânicas, inclusive a de segundo mensageiro celular.[46]

Sua descoberta partiu de pesquisas *in vivo* mostrando que macrófagos ativados por produtos bacterianos eram capazes de produzir nitritos e nitratos, utilizando a L-arginina como substrato.[46] Ao ser catalisada a oxirredução da L-arginina, em uma reação contendo NADPH, Ca^{++} e O_2, viu-se que era produzido um fator de relaxamento vascular (EDRF, do inglês, *Endothelium-Derived Relaxin Factor*). Mais tarde, à medida que o conhecimento sobre tal fator aumentou, ficou claro que o efeito vasodilatador, na verdade, era apenas um dos efeitos resultantes da sua produção, nesse caso, relacionado à resposta anti-

-inflamatória, a fim de promover a inibição da agregação plaquetária. Por fim, mesmo que com certa dificuldade, devido às suas características moleculares, constatou-se que tal fator nada mais era do que uma simples porém muito importante molécula, o NO.[46]

O NO é uma molécula altamente reativa, em razão de possuir um radical livre (elétron extra).[46] Assim, ao ser produzido, rapidamente se liga ao radical heme da hemoglobina, tendo uma meia-vida de cerca de apenas 10 segundos, justificando o seu papel no controle rápido das respostas vasculares.[47] Sua produção é regulada por isoenzimas chamadas óxido nítrico sintases (NOS), as quais estão presentes em vários tecidos, cada uma com uma denominação, sendo que a eNOS e a iNOS são as de interesse para o contexto aqui em construção.[46] A iNOS, uma isoforma induzível, está presente nos macrófagos e outras células, como os neutrófilos, é ativada por consequência de contato com lipopolissacárides bacterianos e/ou citocinas expressas, devido à atividade inflamatória.[46,47] É considerada de alto débito, ou seja, uma vez estimulada, produz NO por várias horas.[46,47] Já a eNOS, uma isoforma constitutiva, é dependente de íons Ca^{++} e calmodulina. Por esse motivo, é responsiva à sinalização celular e está presente tanto nas células endoteliais quanto nas plaquetas.[46,47] É ativada por mecanismos relacionados à homeostase, como, por exemplo, necessidade de controle imediato da pressão, sendo considerada uma isoforma que apresenta baixo débito de NO e que, portanto, é requerida apenas quando necessário.[46,47] Além disso, pode-se dizer que as isoformas da NOS podem ser inibidas por análogos da arginina N-substituídos, os quais competem com a L-arginina, inibindo a formação NO.[46,47]

Presente na superfície endotelial, a e-NOS é ativada via receptores de superfície, os quais são estimulados por ligandos como a acetilcolina, a substância P, a bradicinina, dentre outros, além de sofrer ativação por mecanismos físicos (*shear-stress*) causados pelo atrito das células circulantes com a superfície endotelial.[47] A ativação dos receptores induz à fosforilação da e-NOS, fazendo com que esta seja deslocada para o citoplasma, dando sequência na cadeia de eventos que leva à formação do NO.[47] Devido ao seu tamanho molecular e à sua alta lipossolubilidade, após sua formação, o NO sofre rápida difusão intercelular e para a luz endotelial, de tal forma que prontamente inicia e termina seus efeitos, conforme as necessidades momentâneas.[47] Uma vez no interior do miócito, o NO reage com o ferro do grupamento heme da enzima guanilato ciclase, mudando sua conformação e catalisando a guanosina trifosfato (GTP) em guanosina monofosfato cíclica (GMPc).[46,47] Conforme aumenta a concentração intracelular de GMPc, ocorre na mesma proporção a diminuição da entrada celular de Ca^{++}, bloqueio da liberação de Ca^{++} do retículo endoplasmático, ao mesmo tempo aumentando a entrada desse íon para o interior do retículo, o que leva ao evento final, o relaxamento da musculatura lisa vascular.[46,47] Devido à sua alta difusibilidade, as células utilizam a sinalização produzida pelo NO sem que seja necessária a ligação deste na superfície membranosa, o que justifica um mecanismo de resposta rápida intracelular.[46,47]

Nos rins, o NO desempenha um importante papel na regulação do fluxo sanguíneo renal e na excreção de sódio, uma vez que isoformas da NOS estão presentes nas células do aparelho justaglomerular, sobretudo nas arteríolas eferentes e aferentes, participando, desta forma, dos mecanismos que envolvem o SRAA.[48] Ainda que não se tenha até o momento uma constelação causal bem constituída, há a suspeita de que o NO possa estar envolvido na gênese da HA.[48,49] Nesse sentido, estudos mostram que o bloqueio da produção de NO nos rins induz à queda na eliminação de sódio, do fluxo sanguíneo renal, da taxa de filtração glomerular e do débito urinário, associado ao aumento da resistência vascular renal e periférica, levando, por consequência, ao aumento da PA.[48,49]

Farmacologia clínica dos vasodilatadores

Diante do raciocínio exposto, é possível deduzir que os fármacos cujos mecanismos de ação afetam a produção e liberação de NO ocupam seguramente as primeiras linhas na discriminação da terapêutica farmacológica relacionada aos quadros hipertensivos, os quais, eventualmente, requerem tratamento emergencial.[1] O mesmo pode ser dito a respeito do tratamento do infarto agudo do miocárdio (IAM) ou dos quadros anginosos, sobretudo aqueles derivados de lesões acometendo o "tronco" da artéria coronária, cujas medidas iniciais objetivam a melhora do fluxo sanguíneo, por meio da utilização de vasodilatadores de ação rápida.[12]

Hidralazina

Embora o uso dos nitrovasodilatadores seja amplamente difundido, outros fármacos vasodilatadores também integram o arsenal terapêutico disponível, sobretudo diante de emergências hipertensivas, sendo, portanto, descritos nesta seção. Uma característica peculiar dos referidos fármacos é que podem ser utilizados nas unidades de atendimento emergencial e no centro cirúrgico sem ser necessária, em um primeiro momento, monitorização mais invasiva, como instalação de pressão arterial invasiva e/ou acesso venoso profundo, condições que devem ser consideradas antes da infusão contínua dos nitrovasodilatadores.[12] Dentre esses fármacos está a hidralazina, cujos mecanismos de ação, embora ainda não sejam completamente compreendidos, parecem estar relacionados à inibição da liberação intracelular de Ca^{++} das suas reservas, processo responsável pelo relaxamento arteriolar (mas sem ou com pouco efeito no sistema venoso).[4,12] Entretanto, devido aos efeitos compensatórios deflagrados por estímulos dos barorreceptores, induzindo à taquicardia e ao aumento da contratilidade, e da produção de renina, causando retenção de líquidos, seu efeito anti-hipertensivo tende a ser anulado.[12] Por esses motivos, a hidralazina é considerada apenas como coadjuvante no tratamento da HA, sobretudo após o descobrimento de novas gerações de fármacos, cuja administração está relacionada a menos efeitos indesejados, embora a associação da hidralazina com simpatolíticos e diuréticos diminua esses reflexos.[12] Ademais, a hidralazina também tem como mecanismo de ação a ativação dos canais de potássio, sendo, por essa razão, discutida junto com outros congêneres, como o minoxidil e o diazóxido, os quais não serão discutidos aqui devido à relevância da hidralazina para o contexto da anestesiologia.[4,12]

Como visto, a hidralazina exerce seus efeitos principalmente nos sistemas cardiovascular, renal e cerebral, provocando dilatação arteriolar e consequente queda na resistência vascular.[4,12] Como efeitos adversos, podem ocorrer, além dos descritos anteriormente, cefaleia, náuseas e rubor facial.[4,12] Em razão da dilatação arteriolar coronariana, pode haver comprometimento do fluxo sanguíneo em áreas críticas do miocárdio, fenômeno que, associado ao aumento da atividade simpática reflexa, pode piorar a relação entre a oferta e o consumo de O_2, a ponto de induzir a um quadro de IAM em coronariopatas.[4,12] Esse aspecto deve ser considerado quando ocorre HA na recuperação pós-anestésica, não associada a outros fatores, como dor, por exemplo, momento em que se pode indicar a hidralazina. Igualmente, seu uso deve ser repensado em indivíduos mais idosos ou em portadores de maior risco cardiovascular associado ao perioperatório.[4,12] Por outro lado, ela tem utilidade satisfatória no tratamento da ICC, quando associada a outro fármaco, como nitrato, por exemplo, bem como o seu uso apoiado por evidência científica durante a vigência de emergência hipertensiva, sobretudo em gestantes com pré-eclâmpsia, motivo pelo qual está sendo apresentada a farmacologia clínica relacionada ao seu uso.[4,12]

Por fim, embora tipos de reações adversas como o lúpus induzido pelo uso da hidralazina, dentre outros, façam parte da discussão, não se enquadram no contexto atual, uma vez que esses fenômenos são relacionados ao uso crônico.[4,12] Uma leitura mais aprofundada indubitavelmente será mais esclarecedora.

Nitroprussiato de Sódio

O nitroprussiato de sódio promove o relaxamento das musculaturas lisas, arteriolar e dos vasos de capacitância, sem seletividade, através da liberação de NO, o que simula o efeito endotelial.[4,12,37] Por consequência, tanto a pré-carga quanto a pós-carga são reduzidas, melhorando o desempenho cardíaco, tornando-o um fármaco de grande utilidade, diante da vigência de emergência hipertensiva ou de falência ventricular aguda, assim como quando há necessidade de instituir-se hipotensão induzida durante a anestesia.[4,12,37] Ademais, também tem indicação no tratamento do edema agudo de pulmão, na dissecção aguda da aorta e quando se objetiva melhorar a relação entre oferta e demanda de O_2, condição essencial que deve ser considerada no tratamento do IAM.[4,12,37]

Como é uma molécula instável, sofre decomposição facilmente, sobretudo se tiver contato com soluções alcalinas ou exposição à luz, devendo, portanto, ser infundido em acesso venoso profundo e por meio de equipo de infusão característico. Tem início e término de ação rápidos (30 segundos e 3 minutos, respectivamente). Após ser iniciada sua infusão, sofre redução na musculatura lisa vascular liberando NO e cianeto, esse que é metabolizado pelo fígado a tiocianato e então eliminado pela urina, porém apresentando meia-vida de eliminação de cerca de três dias, se não houver deterioração da função renal.[4,12] Tal aspecto é fundamental quando se pensa na administração contínua do nitroprussiato de sódio em altas taxas de infusão (maiores que 5 $\mu g \cdot kg^{-1} \cdot min^{-1}$), pois estas estão associadas à intoxicação por cianeto e tiocianato, propiciando assim o desenvolvimento de acidose lática grave e meta-hemoglobinemia, sobretudo se houver piora da função renal. No entanto, geralmente taxas de infusão que variam de 0,25-1,5 $\mu g \cdot kg^{-1} \cdot min^{-1}$ são suficientes, produzindo a maioria dos efeitos desejados.[4,12] A administração concomitante de tiossulfato de sódio pode evitar o desenvolvimento de intoxicação.[4,12] Outro aspecto relevante que deve ser considerado diz respeito à possível piora da oxigenação em pneumopatas, cuja causa está relacionada à inibição da vasoconstrição pulmonar hipóxica induzida pelo nitroprussiato de sódio, um mecanismo já limítrofe nesses indivíduos, sobretudo nos portadores de DPOC grave.[4,12]

A nitroglicerina é outro nitrovasodilatador que por vezes é associado ao nitroprussiato de sódio, durante o tratamento de emergências hipertensivas de difícil controle.[4,12] Exerce seus efeitos por meio da dilatação arteriolar coronariana, dos vasos meníngeos e da face, sendo, contudo, venodilatadora[4,12] no restante do organismo. A discussão sobre ela pode ser mais aprofundada nos tópicos que abordam os tratamentos do IAM e das síndromes coronarianas, bem quando for apresentada a condução da anestesia em cirurgia de revascularização do miocárdio. Assim, sua discussão foi relegada a tais capítulos, sendo que o mesmo também pode ser dito em relação aos inibidores das fosfodiesterases III e V, a milrinona e o sildenafil, respectivamente. Por fim, as Tabelas 59.12 e 59.13 mostram os principais fármacos a serem utilizados em situações que requeiram um tratamento rápido, objetivando o restauro da hemodinâmica.

TABELA 59.12
TERAPÊUTICA PARENTERAL EM EMERGÊNCIAS HIPERTENSIVAS.

Fármaco	Dose	Início de ação	Duração de ação	Efeitos adversos	Indicações
Nitroprussiato de sódio	0,25 - 10 $\mu g \cdot kg^{-1} \cdot min^{-1}$	Imediato	1 - 2 min	Náusea, vômitos, intoxicação por cianeto e tiocianato	Maioria das emergências hipertensivas
Nitroglicerina	5 - 100 $\mu g \cdot min^{-1}$	02 - 5 min	5 - 10 min	Cefaleia, vômitos, meta-hemoglobinemia, tolerância	Isquemia coronariana
Hidralazina	10 - 20 mg IV ou 10 - 40 mg IM	10 - 20 min IV, 20 - 30 min IM	1 - 4h IV, 4 - 6h IM	Cefaleia, taquicardia, rubor facial, vômitos, piora de quadros anginosos	Eclâmpsia

Adaptada de: Chobanian AV e col. Seventh Report of the Joint National Committee on Prevention, Detection, Evaluation, and Treatment of High Blood Pressure. *Hypertension* 2003, 42(6):1206-1252.

TABELA 59.13
TERAPÊUTICA PARENTERAL EM EMERGÊNCIAS HIPERTENSIVAS.

Fármaco	Dose	Início de ação	Duração de ação	Efeitos adversos	Indicações
Labetalol	20-80 mg IV em *bolus*, cada 10 min ou 0,5-20 mg $\cdot min^{-1}$, IV contínuo	5-10 min	3-6h	Vômito, náusea, broncoconstrição, bloqueio cardíaco, hipotensão ortostática, tontura	Maioria das emergências hipertensivas, exceto falência cardíaca
Esmolol	250-500 $\mu g \cdot kg^{-1}$, IV em *bolus*, seguidos de 50 - 100 $\mu g \cdot kg^{-1} \cdot min^{-1}$, IV contínuo	1-2 min	10-30 min	Hipotensão, náusea, crise asmática, BAV grau I, falência cardíaca	Dissecção de aorta, perioperatório

Adaptada de: Chobanian AV e col. Seventh Report of the Joint National Committee on Prevention, Detection, Evaluation, and Treatment of High Blood Pressure. *Hypertension* 2003, 42(6):1206-1252.

REFERÊNCIAS

1. Chobanian AV, Bakris GL, Black HR, et al. Seventh report of the joint national committee on prevention, detection, evaluation, and treatment of high blood pressure. Hypertension. 2003;42:1206-52.
2. James PA, Oparil S, Carter BL, et al. 2014 evidence-based guideline for the management of high blood pressure in adults: report from the panel members appointed to the Eighth Joint National Committee (JNC 8). JAMA. 2014;311:507-20.
3. Neal B, MacMahon S, Chapman N. Effects of ACE inhibitors, calcium antagonists, and other blood-pressure-lowering drugs: results of prospectively designed overviews of randomised trials. Blood Pressure Lowering Treatment Trialists' Collaboration. Lancet. 2000;356:1955-64.
4. Aitkenhead A, Moppett I, Thompsom J. Drugs acting on the cardiovascular system. In: Aitkenhead AR, Moppett A, Thompsom JP. Smith and aitkenhead's textbook of anaesthesia. 6 ed. London: Churchill Livingstone Elsevier, 2013. p.116-54.
5. Westfall T, Westfall D. Agonistas e antagonistas adrenérgicos. In: Brunton LL, Cabner BA, Knollman BC. As bases farmacológicas da terapêutica de Goodman & Gilman. 12 Ed. Porto Alegre: AMG Editora Ltda, 2012. p.277-333.
6. Lindholm LH, Ibsen H, Dahlof B, et al. Cardiovascular morbidity and mortality in patients with diabetes in the Losartan Intervention For Endpoint reduction in hypertension study (LIFE): a randomised trial against atenolol. Lancet. 2002;359:1004-10.
7. Craig DB, Bose D. Drug interactions in anaesthesia: chronic antihypertensive therapy. Can Anaesth Soc J. 1984;31:580-9.
8. Leonard BE. Metabolic drug interactions. In: Levy RH, Thummel KE, Trayer WF, Hansten PD, Eichelbaum M. Human psychopharmacology. Human psychopharmacology: clinical and experimental. Philadelphia: Lippincott, Williams and Wilkins, 2000. p.390.
9. Wormhoudt LW, Commandeur JN, Vermeulen NP. Genetic polymorphisms of human N-acetyltransferase, cytochrome P450, glutathione-S-transferase, and epoxide hydrolase enzymes: relevance to xenobiotic metabolism and toxicity. Crit Rev Toxicol. 1999;29:59-124.
10. Prys-Rroberts C. Anaesthesia and hypertension. Br J Anaesth. 1984;56:711-24.
11. Kheterpal S, O'Reilly M, Englesbe MJ, et al. Preoperative and intraoperative predictors of cardiac adverse events after general, vascular, and urological surgery. Anesthesiology. 2009;110:58-66.
12. Michel T, Hoffman B. Tratamento da isquemia miocárdica e da hipertensão. In: Brunton LL, Cabner BA, Knollman BC. As bases farmacológicas da terapêutica de Goodman & Gilman. 12 Ed. Porto Alegre: AMG Editora Ltda, 2012. p.745-88.

13. Reilly R, Jakson EK. Regulação de função renal e volume vascular. In: Brunton LL, Cabner BA, Knollman BC. As bases farmacológicas da terapêutica de Goodman & Gilman. 12 Ed. Porto Alegre: AMG Editora Ltda, 2012. p.671-719.
14. Roush GC, Ernst ME, Kostis JB, et al. Not just chlorthalidone: evidence-based, single tablet, diuretic alternatives to hydrochlorothiazide for hypertension. Curr Hypertens Rep. 2015;17:540.
15. Roush GC, Kaur R, Ernst ME. Diuretics: a review and update. J Cardiovasc Pharmacol Ther. 2014;19:5-13.
16. Menon DV, Arbique D, Wang Z, et al. Differential effects of chlorthalidone versus spironolactone on muscle sympathetic nerve activity in hypertensive patients. J Clin Endocrinol Metab. 2009;94:1361-6.
17. Siscovick DS, Raghunathan TE, Psaty BM, et al. Diuretic therapy for hypertension and the risk of primary cardiac arrest. N Engl J Med. 1994;330:1852-7.
18. Raheja P, Price A, Wang Z, et al. Spironolactone prevents chlorthalidone-induced sympathetic activation and insulin resistance in hypertensive patients. Hypertension. 2012;60:319-25.
19. Psaty BM, Lumley T, Furberg CD, et al. Health outcomes associated with various antihypertensive therapies used as first-line agents: a network meta-analysis. JAMA. 2003;289:2534-44.
20. Bakris GL, Sica D, White WB, et al. Antihypertensive efficacy of hydrochlorothiazide vs chlorthalidone combined with azilsartan medoxomil. Am J Med. 2012;125:1229 e1-1229 e10.
21. Ernst ME, Lund BC. Renewed interest in chlorthalidone: evidence from the Veterans Health Administration. J Clin Hypertens (Greenwich). 2010;12:927-34.
22. Ernst ME, Carter BL, et al. Comparative antihypertensive effects of hydrochlorothiazide and chlorthalidone on ambulatory and office blood pressure. Hypertension. 2006;47:352-8.
23. Ernst ME, Neaton JD, Grimm RH, et al. Long-term effects of chlorthalidone versus hydrochlorothiazide on electrocardiographic left ventricular hypertrophy in the multiple risk factor intervention trial. Hypertension. 2011;58:1001-7.
24. Whang R, Flink EB, Dyckner T, et al. Magnesium depletion as a cause of refractory potassium repletion. Arch Intern Med. 1985;145:1686-9.
25. Batlouni M. Diuretics review. Rev Bras Hipertens. 2009; 16:211-4.
26. Dantan RH. Renina e angiotensina. In: Brunton LL, Cabner BA, Knollman BC. As bases farmacológicas da terapêutica de Goodman & Gilman. 12 Ed. Porto Alegre: AMG Editora Ltda, 2012. p.721-43.
27. Guyton AC, Hall JE. Formação de urina pelos rins: filtração glomerular. In: FSResCETdFMG AC, Hall JE. Rio de Janeiro: Guanabara Koogan, 1997. p.291-305.
28. Macedo E. Biomarcadores na injuria renal aguda. e-book: Abensur H. Biomarcadores na nefrologia. São Paulo, 2014
29. Timmermans PB, Wong PC, Chiu AT, Herblin WF, Benfield P, Carini DJ, et al. Angiotensin II receptors and angiotensin II receptor antagonists. Pharmacol Rev. 1993;45:205-51.
30. Westfall T, Westfall D. Neurotransmissão: os sistemas nervosos autônomo e somático motor. In: Brunton LL, Cabner BA, Knollman BC. As bases farmacológicas da terapêutica de Goodman & Gilman. 12 Ed. Porto Alegre: AMG Editora Ltda, 2012. p.171-217.
31. Khan N, McAlister FA. Re-examining the efficacy of beta-blockers for the treatment of hypertension: a meta-analysis. CMAJ. 2006;174:1737-42.
32. Williams B, Lacy PS, Thom SM, et al. Differential impact of blood pressure-lowering drugs on central aortic pressure and clinical outcomes: principal results of the Conduit Artery Function Evaluation (CAFE) study. Circulation. 2006;113:1213-25.
33. Stafylas PC, Sarafidis PA. Carvedilol in hypertension treatment. Vasc Health Risk Manag. 2008;4:23-30.
34. Gibbons RJ, Abrams J, Chatterjee K, et al. ACC/AHA 2002 guideline update for the management of patients with chronic stable angina--summary article: a report of the American College of Cardiology/American Heart Association Task Force on Practice Guidelines (Committee on the Management of Patients With Chronic Stable Angina). Circulation. 2003;107:149-58.
35. Landoni G, Turi S, Biondi-Zoccai G, Bignami E, et al. Esmolol reduces perioperative ischemia in noncardiac surgery: a meta-analysis of randomized controlled studies. J Cardiothorac Vasc Anesth. 2010;24:219-29.
36. Zangrillo A, Turi S, Crescenzi G, Oriani A, Distaso F, Monaco F, et al. Esmolol reduces perioperative ischemia in cardiac surgery: a meta-analysis of randomized controlled studies. J Cardiothorac Vasc Anesth. 2009;23:625-32.
37. Maron B, Rocco T. Farmacoterapia da insuficiência cardíaca congestiva. In: Brunton LL, Cabner BA, Knollman BC. As bases farmacológicas da terapêutica de Goodman & Gilman. 12 Ed. Porto Alegre: AMG Editora Ltda, 2012. p.789-813.
38. Follath F, Cleland JG, Just H, et al. Efficacy and safety of intravenous levosimendan compared with dobutamine in severe low-output heart failure (the LIDO study): a randomised double-blind trial. Lancet. 2002;360:196-202.
39. Sampsom K, Kass R. Fármacos antiarrítmicos. In: Brunton LL, Cabner BA, Knollman BC. As bases farmacológicas da terapêutica de Goodman & Gilman. 12 Ed. Porto Alegre: AMG Editora Ltda, 2012. p.815-48.
40. Guyton AC, Hall JE. Potenciais de membrana e potenciais de ação. In: Guyton AC, Hall JE. Tratado de fisiologia médica. Rio de Janeiro, Elsevier, 12ª, 1996, p59-72.:
41. Jamerson K, Weber MA, Bakris GL, et al. Benazepril plus amlodipine or hydrochlorothiazide for hypertension in high-risk patients. N Engl J Med. 2008;359:2417-28.
42. Bagatini A, Gomes CR, Masella MZ, Rezer G. [Dexmedetomidine: pharmacology and clinical application.]. Rev Bras Anestesiol. 2002;52:606-17.
43. Kenakin T, Ross E. Farmacodinâmica: mecanismos de ação dos fármacos e relação entre sua concentração e seu efeito. In: Hardman JG, Limbird LE, Gilman AG. As bases farmacológicas da terapêutica de Goodman & Gilman. 12 ed. Rio de Janeiro: Mc Graw Hill, 2003. p.25-34.

44. de Amorim CG, Sa Malbouisson LM, Saraiva BM, et al. Evaluation of exhaled nitric oxide in patients undergoing myocardial revascularization with cardiopulmonary bypass. Rev Bras Anestesiol. 2009;59:286-96.
45. Ramchandra R, Barrett CJ, Malpas SC. Nitric oxide and sympathetic nerve activity in the control of blood pressure. Clin Exp Pharmacol Physiol. 2005;32:440-6.
46. Filho R, Zilberstein B. Óxido nítrico: o simples mensageiro percorrendo a complexidade. Metabolismo, síntese e funções.. Rev Ass Med Brasil. 2000;46:265-71.
47. Dusse L, Vieira L, Carvalho M. Revisão sobre óxido nítrico. Jornal Brasileiro de Patologia e Medicina Laboratorial. 2003;39:343-50.
48. Bachmann S, Mundel P. Nitric oxide in the kidney: synthesis, localization, and function. Am J Kidney Dis. 1994;24:112-29.
49. Haynes WG, Hand MF, Dockrell ME, et al. Physiological role of nitric oxide in regulation of renal function in humans. Am J Physiol. 1997;272:F364-71.

60
Arritmias Cardíacas e Antiarrítmicos

David Ferez

INTRODUÇÃO

Embora existam discussões acaloradas sobre a nomenclatura, o termo "arritmia cardíaca" é utilizado com maior frequência na prática e nos compêndios médicos para caracterizar qualquer anormalidade no ritmo cardíaco. Por esse motivo ele parece mais adequado que o termo "disritmia cardíaca".

Em razão da maior segurança dos anestésicos empregados na atualidade e de um melhor controle dos pacientes, era de se esperar que as arritmias cardíacas fossem esporádicas durante o período perioperatório, contudo, com aumento da prevalência de determinados fatores, como obesidade[1], abuso de determinados fármacos[2], cardiopatias estruturais subjacentes[3,4], a presença dos distúrbios do ritmo cardíaco é ainda muito comum nos pacientes cirúrgicos.

Por outro lado, as arritmias cardíacas são uma causa de morbidade e mortalidade significante no período perioperatório[4], especialmente no grupo de pacientes graves e naqueles submetidos a cirurgias de correção de defeitos cardíacos.[3]

As células cardíacas são submetidas a despolarização e repolarização aproximadamente 60 a 100 vezes por minuto. A forma e a duração de cada potencial da ação das células no coração são determinadas pela atividade dos complexos de proteínas de canal iônico presentes nas membranas. A função de canal iônico pode ser conturbada pela isquemia aguda, estimulação simpática ou cicatriz do miocárdio, gerando anomalias do ritmo cardíaco ou arritmias. Os fármacos antiarrítmicos foram descobertos e criados para suprimir essas arritmias, bloqueando o fluxo por meio de canais iônicos específicos e/ou alterando a função autonômica.

As arritmias podem variar de achados clínicos, assintomáticos e incidentais, com baixo risco de complicações graves até arritmias complexas de elevado risco de morte. Em algumas arritmias, mecanismos precisos são conhecidos e o tratamento pode ser alcançado satisfatoriamente; em outros casos, a escolha de medicamentos é empírica e, muitas vezes, tem resolução ineficaz[5].

Terapia com fármacos antiarrítmicos pode prevenir ou dar fim a uma arritmia. Infelizmente, os antiarrítmicos podem por si sós gerar novas arritmias.

BASES DA ELETROCARDIOGRAFIA NA ARRITMIA CARDÍACA

Configurações das Derivações Clássicas

Durante o período intraoperatório, a monitorização contínua da atividade elétrica do coração, chamada eletrocardiograma (ECG), é obrigatória, portanto deve ser feita como rotina e constitui o melhor método de avaliação da atividade elétrica cardíaca no paciente sob anestesia.

Embora o ECG não consiga avaliar a adequação da função da bomba cardíaca ou a segurança da técnica anestésica empregada, ele facilita a detecção de alterações significativas que ocorrem no coração, como a isquemia miocárdica e as arritmias cardíacas. Contudo, a escolha e o posicionamento adequado das derivações cardíacas do monitor cardíaco é fundamental para essa finalidade. Esse fato se deve à qualidade do sinal do monitor cardíaco de ECG ser inferior e sofrer interferências significativas de outros dispositivos quando comparado com o ECG "de papel" convencional.

É aconselhável que, para se obter o reconhecimento correto das arritmias, escolha-se uma derivação que proporcione morfologia e amplitude adequadas da onda P, complexos QRS e dos seguimentos no ECG. Para esse fim, a derivação II é a mais utilizada, contudo, pode-se empregar a derivação esofágica e as variações das derivações convencionais.

O padrão europeu ou internacional utiliza cinco cabos com eletrodos posicionados segundo suas cores:

braço direito (ombro direito) – vermelho –, braço esquerdo (ombro esquerdo) – amarelo –, perna esquerda (linha axilar anterior esquerda inframamária) – verde –, perna direita (linha axilar anterior direita inframamária) – preto – e finalmente, no quarto espaço intercostal paraesternal direito (V1) – branco (Figura 60.1).

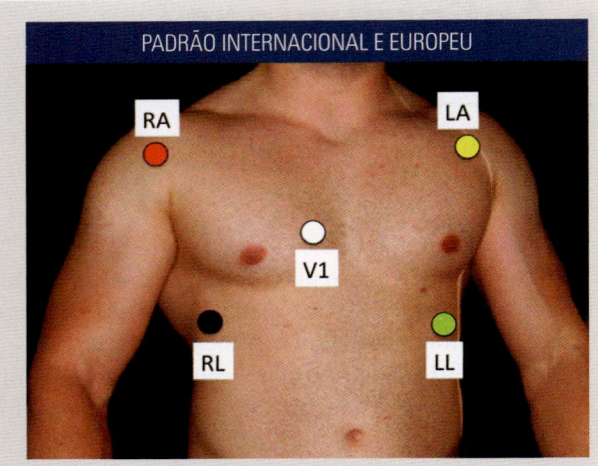

Figura 60.1 — *Sistema de monitoramento dos cabos/eletrodos segundo o padrão internacional/europeu.*

O padrão americano utiliza cinco cabos com eletrodos posicionados segundo suas cores: braço direito (ombro direito) – branco –, braço esquerdo (ombro esquerdo) – preto –, perna esquerda (linha axilar anterior esquerda inframamária) – vermelho –, perna direita (linha axilar anterior direita inframamária) – verde – e, finalmente, no quarto espaço intercostal paraesternal direito (V1) – marrom (Figura 60.2).

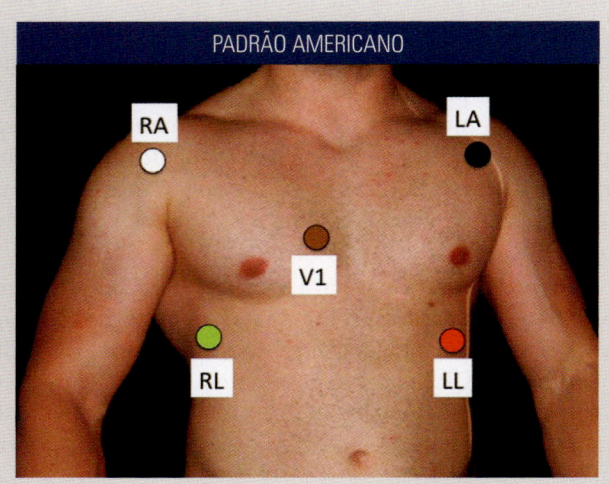

Figura 60.2 — *Sistema de monitoramento dos cabos/eletrodos segundo o padrão americano.*

O diagnóstico de isquemia miocárdica requer uma derivação que facilite a detecção das alterações do segmento ST sobre o ventrículo esquerdo. A derivação convencional empregada para atingir esse objetivo é a derivação precordial padrão V5 (quinto espaço intercostal à esquerda na linha axilar anterior); que avalia com maior eficiência o seguimento ST em um ECG tradicional de 12 derivações.

Na avaliação da função do marca-passo, é aceitável qualquer derivação desde que exiba claramente as espículas do marca-passo e os complexos QRS associados a ele.

Como foi apresentado, a configuração clássica mais empregada é a derivação de cinco cabos utilizando derivações bipolares ou unipolares, seja com os cabos/eletrodos no padrão europeu ou americano. Esse sistema de derivação é ideal, porque permite a seleção de sete diferentes derivações no monitor de ECG (I, II, III, AVR, AVL, AVF e V5). A derivação II tem vantagens para o diagnóstico das arritmias, assim como para a detecção de isquemia na parede miocárdica inferior, enquanto a V5 se ajusta melhor na avaliação das isquemias em parede anterior ou lateral (Figuras 60.3 e 60.4)

Nas derivações de três cabos, o sistema clássico utiliza um eletrodo no braço esquerdo – amarelo no sistema americano ou preto no sistema europeu/internacional –, no braço direito – vermelho no sistema americano ou branco no sistema europeu/internacional – e, finalmente, o último na perna esquerda – vermelho no sistema americano e europeu/internacional (triângulo de Einthoven) (Figura 60.5).

Derivações especiais

Existe um grande número de derivações especiais que podem facilitar o diagnóstico nas mais variadas condições cardíacas. Neste tópico, o foco será as mais importantes.

Derivação esofágica

No sistema de derivação esofágica, o eletrodo explorador é posicionado no esôfago e no ponto de máxima amplitude da onda P, que geralmente fica distal ao ponto em que a onda P bifásica é observada, a derivação no monitor explorada é V1. É ideal para a análise de arritmias atriais, porque o ponto de registro é exatamente atrás do átrio esquerdo e, portanto, observam-se ondas P mais proeminentes. Deve-se ressaltar que a isquemia da parede posterior também é mais aparente nessa derivação, melhor que em qualquer outra derivação precordial (Figura 60.6).

Derivação endocárdica

As derivações endocárdicas são obtidas a partir do cateter arterial pulmonar de múltiplos propósitos. Elas

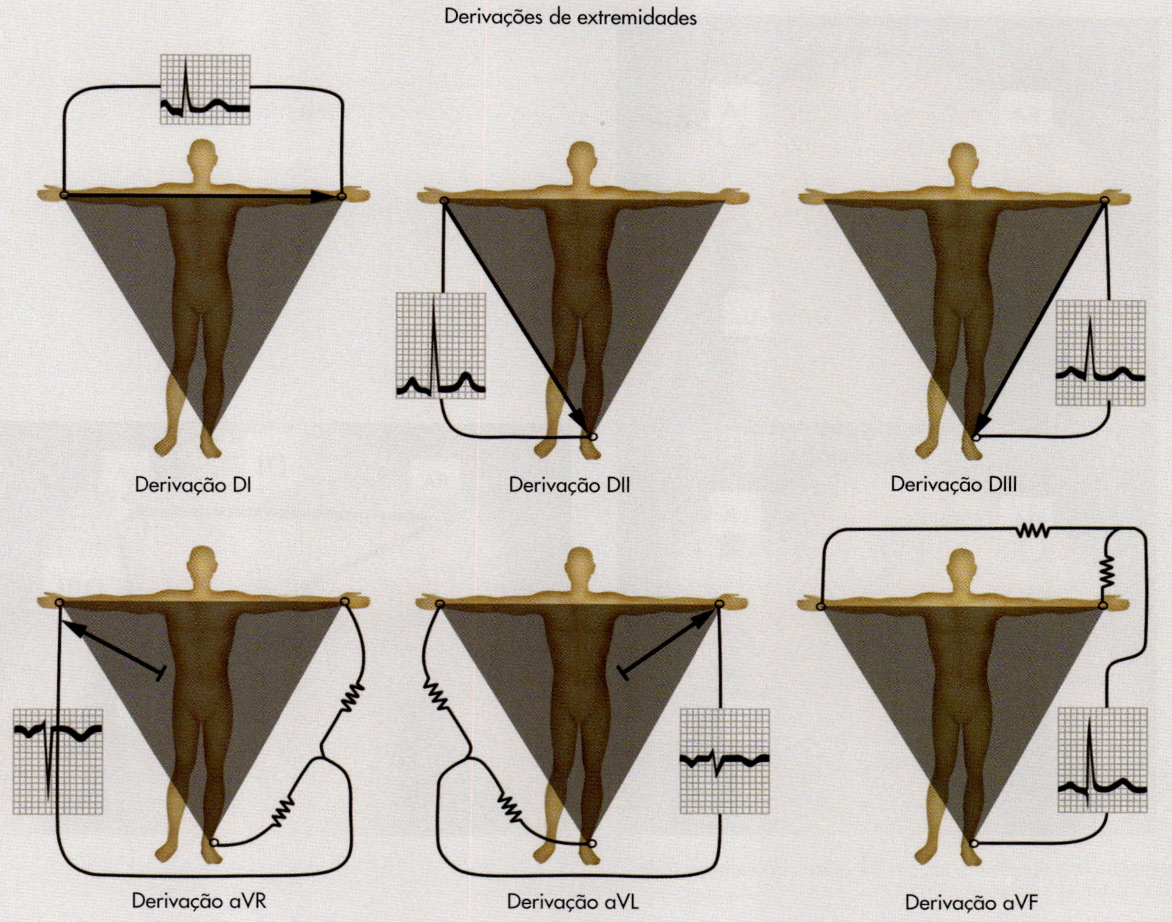

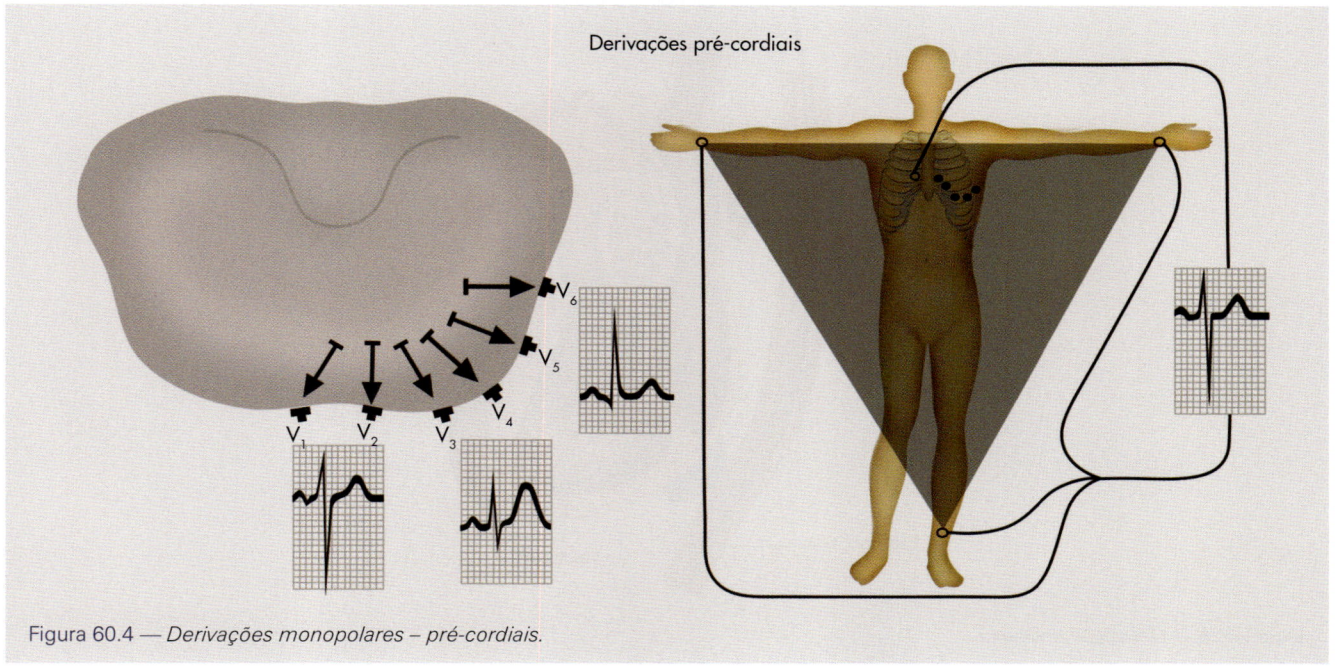

Figura 60.3 — *Derivações de bipolares – extremidades.*

Figura 60.4 — *Derivações monopolares – pré-cordiais.*

Arritmias Cardíacas e Antiarrítmicos

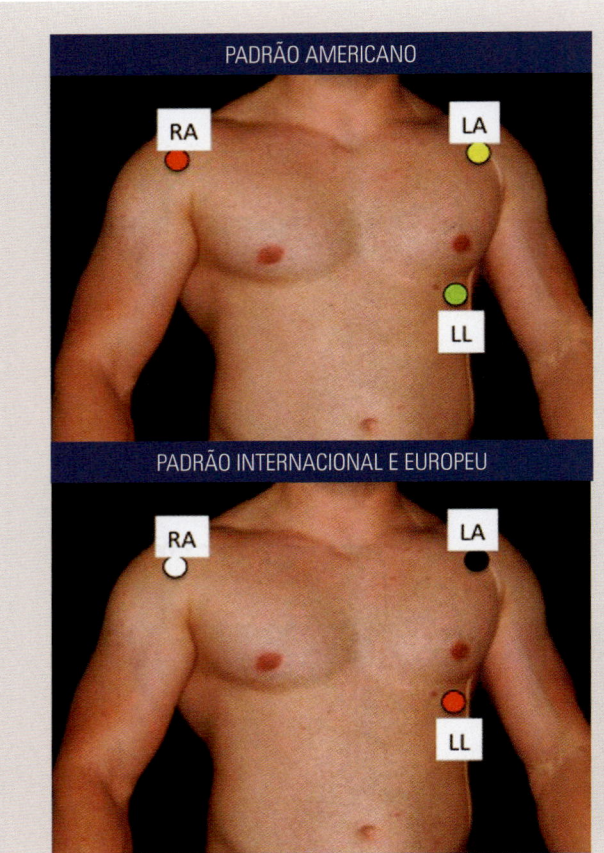
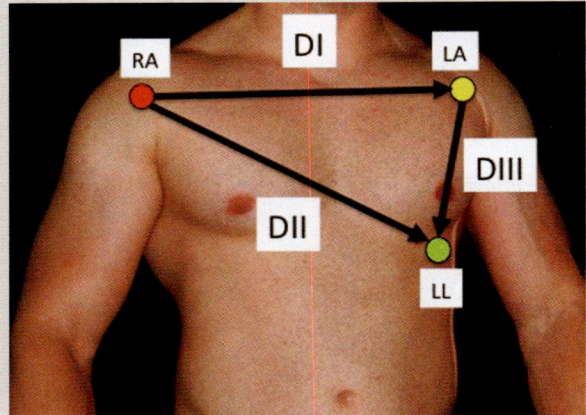

Figura 60.5 — *Derivações clássicas bipolares de extremidade.*

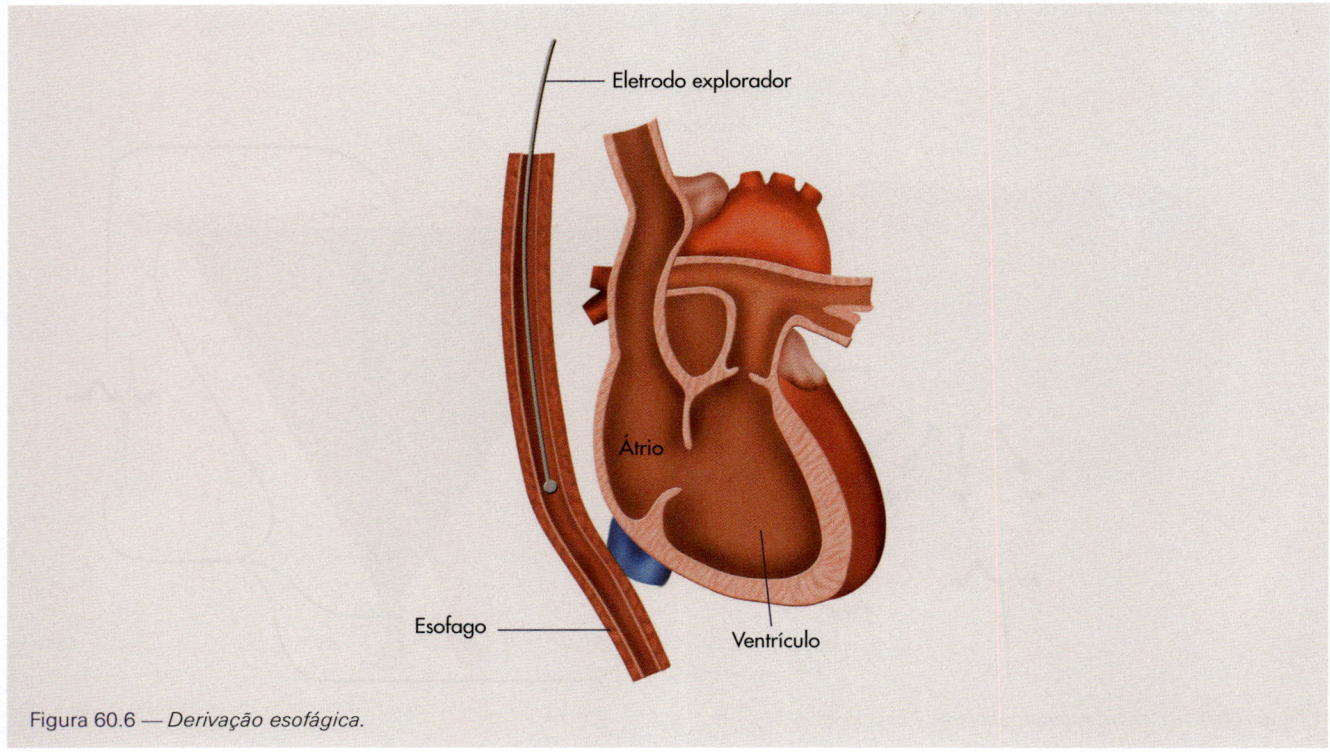

Figura 60.6 — *Derivação esofágica.*

podem ser unipolares (pela conexão da derivação torácica a um dos eletrodos atriais ou ventriculares) ou bipolares (pela conexão das derivações a partir da mesma câmara aos fios do braço direito e esquerdo, monitorizando a derivação DI). Registros atriais bipolares mostram ondas P grandes a complexos QRS mínimos, que simplificam a identificação da onda P e a análise da arritmia. As vantagens desse sistema é o diagnóstico de arritmias e possivelmente de isquemia ventricular subendocárdica direita. Ele pode ser útil para a isquemia atrial ou ventricular, assim como para avaliação de um marca-passo atrial, ventricular ou atrioventricular (A-V) sequencial. Contudo, o correto posicionamento pode ser difícil, especialmente para os eletrodos atriais. O uso de um revestimento protetor sobre o cateter permite a fácil reposição do cateter para a obtenção de captação atrial ou ventricular enquanto se mantém a esterilidade do cateter (Figura 60.7).

Derivações epicárdicas

As derivações epicárdicas empregadas a partir de fios colocados diretamente sobre o coração, atrial ou ventricular, após uma cirurgia cardíaca, podem ser utilizadas para fins diagnósticos ou terapêuticos. Esse sistema tem a vantagem de proporcionar eletrocardiograma atrial ou ventricular. O eletrocardiograma atrial deve ser considerado quando o diagnóstico diferencial de batimentos prematuros com complexos QRS alargado ou qualquer taquicardia com complexos QRS alargado, principalmente quando a duração do tempo de ativação atrial é duvidosa.

Derivações de superfície especiais

Para os monitores de cinco cabos e eletrodos, uma derivação especial importante é o sistema de derivação V5 modificado (V5m), que é obtido quando o eletrodo do braço esquerdo (LA) é transferido para a posição V5 e a derivação monitorada é DI. Esse esquema apresenta a vantagem de explorar de modo eficiente os episódios de isquemia ventricular esquerda, principalmente a parede anterolateral, enquanto a derivação II é ainda disponível para a monitorização de isquemia na parede inferior ou o diagnóstico de arritmias (Figura 60.8).

Outra alternativa, que também apresenta uma grande sensibilidade para isquemia do miocárdio, é o padrão modificado conhecido como EASI para os monitores com cinco cabos e eletrodos segundo o padrão americano: o cabo/eletrodo do braço direito (RA – branco) é posicionado no 6º EICD na linha axilar média, o cabo/eletrodo do braço esquerdo (LA – preto) é posicionado no manúbrio, o cabo/eletrodo do (6-8) (Figura 60.9).

A derivação de Lewis é indicada para facilitar o diagnóstico de arritmias atriais. Sua obtenção é realizada colocando-se o eletrodo do braço direito (RA) no 2º espaço intercostal direito e o do braço esquerdo (LA) no 4º espaço intercostal direito e a derivação monitorada é DI.

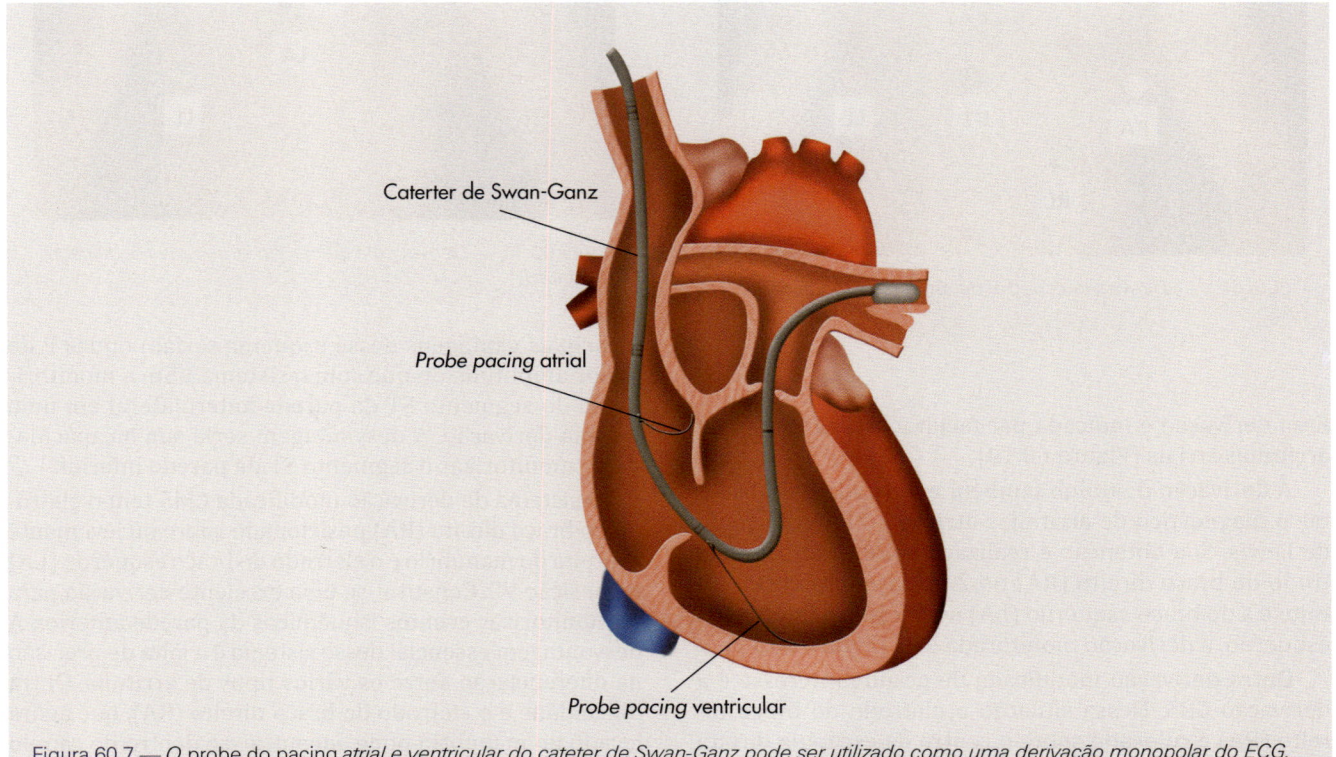

Figura 60.7 — *O* probe do pacing *atrial e ventricular do cateter de Swan-Ganz pode ser utilizado como uma derivação monopolar do ECG.*

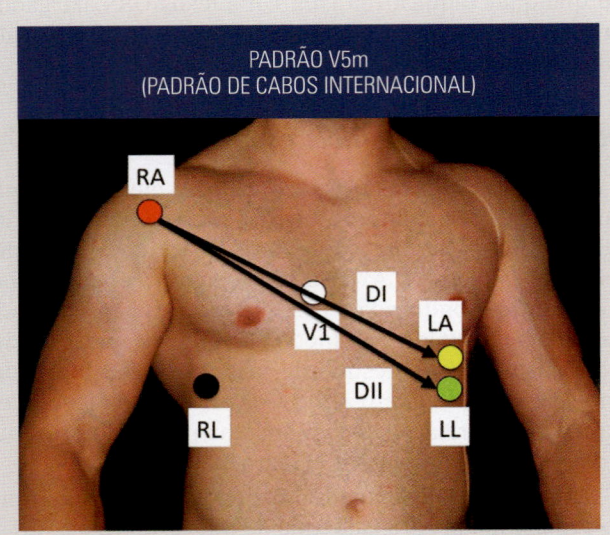

Figura 60.8 — Derivação especial de superfície modificada V5 (V5m).

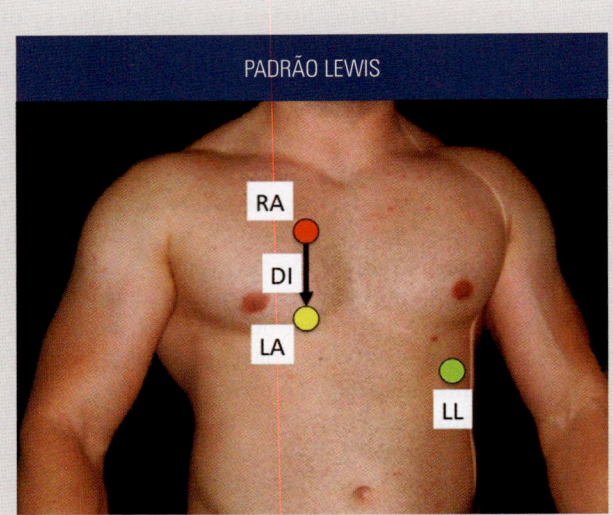

Figura 60.10 — Derivação especial de superfície modificada de Lewis.

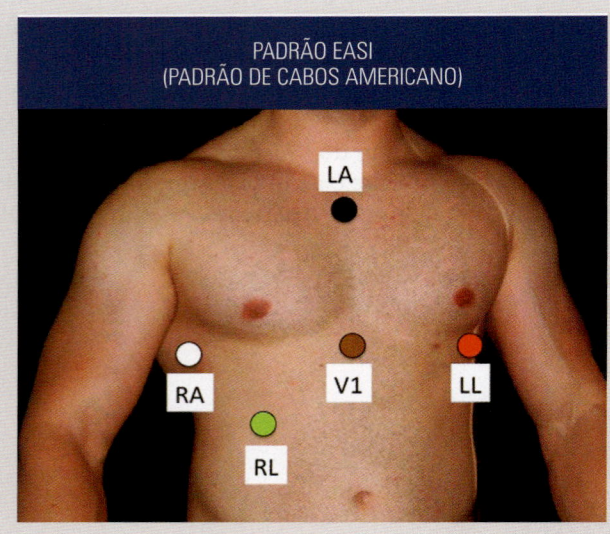

Figura 60.9 — Derivação especial de superfície modificada EASI.

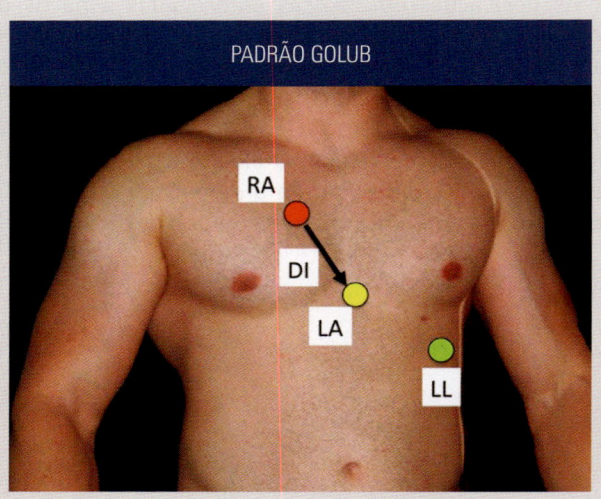

Figura 60.11 — Derivação especial de superfície modificada de Golub.

Essa derivação é indicada par facilitar o diagnóstico de arritmias atriais (Figura 60.10).

A derivação de Golub também é indicada para facilitar o diagnóstico de arritmias atriais e difere pouco da de Lewis. Sua obtenção é realizada colocando-se o eletrodo do braço direito (RA) no 2º espaço intercostal direito e a do braço esquerdo (LA) no 4º espaço intercostal esquerdo, a derivação monitorada é DI (Figura 60.11).

Outra derivação modificada de grande interesse é a derivação CB5. Nessa situação o eletrodo do braço direito (RA) é colocado sobre o centro da escápula direita e o eletrodo do braço esquerdo (LA), na posição V5. As principais vantagens desse esquema seriam ondas P de maior amplitude do que com o sistema V5m e monitorização do segmento ST da parede anterolateral em uma mesma derivação. A desvantagem seria sua incapacidade de monitorizar o segmento ST da parede inferior.

O sistema de derivação modificada CM5 tem o eletrodo do braço direito (RA) posicionado sobre ou levemente à direita do manúbrio e o eletrodo do braço esquerdo (LA) na posição V5. Constitui-se uma excelente derivação para se monitorizar eventos isquêmicos da parede anterior. A desvantagem essencial desse sistema é a falta de precisão na diferenciação entre os vários tipos de arritmia. Outra dificuldade é o eletrodo do braço direito (RA), que agora locado no manúbrio pode encontrar-se dentro do campo cirúrgico, como durante uma esternotomia.

O sistema CS5 é semelhante ao CM5 e serve aos mesmos propósitos. Exceto que o eletrodo do braço direito (RA) é colocado sob a clavícula direita. Contudo, apesar da semelhança de finalidades, a derivação CM5 é superior à CS5 em detectar alterações do segmento ST.

No sistema MCL1, o eletrodo do braço esquerdo (LA) é colocado sob a clavícula esquerda, o eletrodo da perna esquerda (LL) em V1. Diferente das variações anteriores, onde a derivação monitorizada era DI, na variação MCL1 a derivação monitorizada é a DIII. É uma excelente derivação para se observar ondas P e complexo QRS e, portanto, para o diagnóstico das arritmias cardíacas atriais (Figura 60.12 e Tabela 60.1).

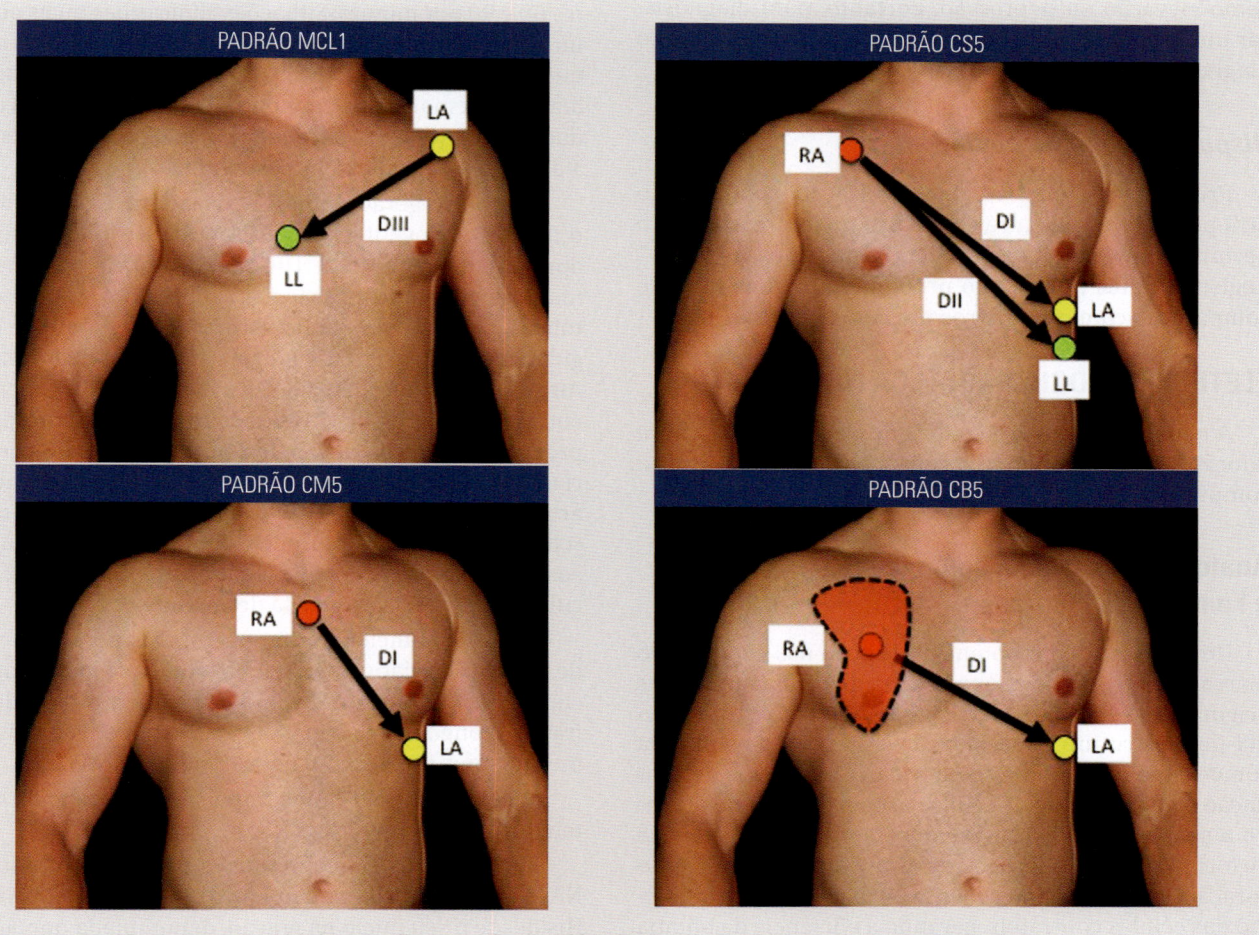

Figura 60.12 — Derivação especial de superfície modificadas CS5, CM5, MCL1 e CB5.

TABELA 62.1
MODIFICAÇÕES DAS DERIVAÇÕES CONVENCIONAIS.

Sistema	MCL1	CS5	CM5	CB5
Braço direito	Terra	Clavícula direita	Manúbrio	Escápula direita
Braço esquerdo	Clavícula esquerda	V5	V5	V5
Perna equerda	V1	Terra	Terra	Terra
Derivação explorada	DIII	DI	DI	DI
Indicações	Onda P Complexo QRS Arritmias	Isquemia anterior	Isquemia anterior	Onda P Complexo QRS Arritmias Isquemia anterior

Arritmias Cardíacas e Antiarrítmicos

Modo Diagnóstico *Versus* Modo de Monitorização

O modo diagnóstico nos monitores de ECG filtra frequência abaixo de 0,14 Hz. O modelo de monitorização filtra todas as frequências abaixo de 4 HZ e é usado para eliminar o desvio da linha de base causado pela respiração, movimento ou mau contato do eletrodo. Infelizmente, este modo pode introduzir artefatos no segmento ST, como elevação ou depressão. Portanto, para diagnosticar um evento de isquemia é necessário utilizar o modo diagnóstico.

Disponibilidade de cópia

Precisão adicional na monitorização contínua do ECG pode ser obtida através do uso de impressora. Isto permite a revisão e análise detalhada "após o evento". Registros antes da indução proporcionam uma base de comparação com os registros pré a pós-operatórios.

ELETROFISIOLOGIA CARDÍACA NORMAL

A eletrofisiologia das células de condução e da fibra miocárdica foram abordadas em capítulo anterior neste compêndio.

Anatomia do Sistema de Condução e Fenômenos Elétricos

Uma vez gerado o potencial de ação nas células tipo marca-passo, este se propaga para as células próximas originando o estímulo elétrico que por sua vez se espalha pela estrutura especializada do coração conhecida como sistema de condução elétrica. Este sistema de condução é constituído por células especializadas que devido a suas características conduzem o estímulo elétrico de forma rápida e diferenciada através das estruturas do coração, este fenômeno permite um adequado sincronismo das células contráteis, gerando a eficiência da bomba cardíaca.

A frequência dos disparos das células marca-passo pode ter origem em qualquer região do sistema de condução, pois estas células também têm características do tipo marca-passo. Os fenômenos que irão determinar o comando são: o potencial de repouso, o limiar de disparo do potencial de ação e a intensidade da despolarização diastólica espontânea.

O nódulo sino-atrial (NSA) é sob circunstâncias normais o marca-passo natural, pois é o local dentro do sistema de condução com aclive maior na fase 4 de despolarização diastólica, portanto o marca-passo predominante do coração. O NSA está localizado na superfície endocárdica do átrio direito, na junção da veia cava superior e o átrio direito. Seu suprimento sanguíneo é obtido pelo ramo nodal sino-atrial da artéria coronaria na direita (ACD) em 55% dos casos e em 45% dos casos através do ramo nodal sino-atrial da artéria coronária esquerda (ACE). Na circunstância em que o NSA sofre alguma lesão, regiões inferiores com características de marca-passo, com automaticidade mais alentecida, apresentam-se para comandar o ritmo e a frequência do coração.

O NSA está sobre uma discreta influencia parasimpática, apresenta em repouso uma frequência de disparo entre 60 e 90 por minuto. Situações clínicas nas quais ocorre um aumento da atividade parassinpática diminuem a frequência de disparo do NSA (diminuem a despolarização diastólica espontânea), por outro lado o aumento da atividade simpática eleva a frequência de disparo (aumentam a despolarização diastólica espontânea).

O impulso gerado no NSA passa através do átrio até o nódulo Atrioventricular (NAV), onde é retardado por aproximadamente 70 a 100 ms. O retardo permite um maior enchimento ventricular (aumento o volume diastólico), portanto do débito cardíaco. Este nódulo é o regulador primário da frequência ventricular na Fibrilação Atrial (FA) e Flutter Atrial. Está localizado na superfície endocárdica, no lado atrial direito do septo interatrial, próximo à válvula tricúspide e superior ao seio coronariano. O aporte sanguíneo para o NAV é proveniente da artéria nodal atrioventricular da ACD em 90% dos casos (circulação coronária direita dominante) e 10% dos casos através da artéria nodal atrioventricular da ACE (circulação coronária esquerda dominante).

Duas vias funcionais são postuladas no NAV, a via a de condução relativamente lenta com período refratário curto e a via b de condução mais rápida e período refratário longo. Estas supostas vias estão envolvidas nos mecanismos de reentrada observados no NAV.

Após passar pelo NAV o impulso elétrico ganha o sistema His-Purkinge.

O feixe de His é a continuação da porção inferior do NAV. Os ramos direito e esquerdo têm origem no feixe de His desde o seu início na junção, denominada porção penetrante do feixe de His. O ramo direito forma um tronco já diferenciado ao longo do seu trajeto pelo septo interventricular e sem dar ramificações: a primeira é superficial subendocárdica, a segunda é profunda no miocárdio septal e a terceira outra vez superficial, dando então três fascículos terminais: o anterior (entre o septo e a parede anterior do ventrículo direito), o médio (na região anterior e inferior do septo) e o póstero-inferior (entre a porção póstero-inferior do septo e a parede ínfero-posterior do ventrículo direito). O ramo direito é irrigado na sua porção mais alta pela artéria do NAV, ramo da coronária esquerda, ou através de irrigação única por uma destas duas artérias. Na sua porção distal, o ramo direito é irrigado por ramos antero-septais da descendente anterior.

O ramo esquerdo origina-se do feixe de His ao nível das cúspides aórticas não coronariana e da coronária direita, abrindo suas fibras já no subendocárdio na porção proximal do feixe de His, formando a divisão ou fascículo posteroinferior, espesso e curto, que se dirige para a base do músculo papilar posteroinferior do ventrículo esquerdo; e a divisão ou fascículo anterossuperior, mais longa e mais fina dirigida à base do músculo papilar anterior dessa câmara. O ramo esquerdo é irrigado, juntamente com o feixe de His e a porção média do septo interventricular, pela primeira artéria septal da descendente anterior, que participa também da irrigação do ramo direito.

As artérias septais perfurantes anteriores e posteriores participam também da irrigação de ambos os ramos.

Estes feixes conduzem o estímulo elétrico até fibras de Purkinge e estas para o tecido miocárdico contrátil que em um complexo sistema bioquímico desencadeiam a contração do miócito cardíaco (Figuras 60.13 e 60.14) (Tabela 60.2).

Irregularidades anatômicas podem ocorrer no sistema de condução, estas vias anômalas são denominadas vias acessórias, não compartilham da organização do sistema de condução normal, especialmente do retardo do NAV. Elas induzem a uma via rápida de excitação ventricular, diminuindo o enchimento ventricular. Estas doenças são denominadas como síndromes de pré-exitação ventricular.

MECANISMO DAS ARRITMIAS CARDÍACAS

Três mecanismos fundamentais são responsabilizados pela geração de arritmias: problemas na geração dos impulsos elevando a automaticidade das fibras, o mecanismo de reentrada e de disparo espontâneo na despolarização ventricular.

Automaticidade Alterada

Durante a geração de impulso, a automaticidade de células que sofrem despolarização espontânea na fase 4 podem ocorrer passivamente ou ativamente devido à fatores que seletivamente reduzem a automaticidade em sítios do marca-passo que favorecerão passivamente o movimento do marca-passo numa área mais inferior do coração. Influências vagais, digitálicos, fármacos parassimpaticomiméticos induzem arritmias por este mecanismo.

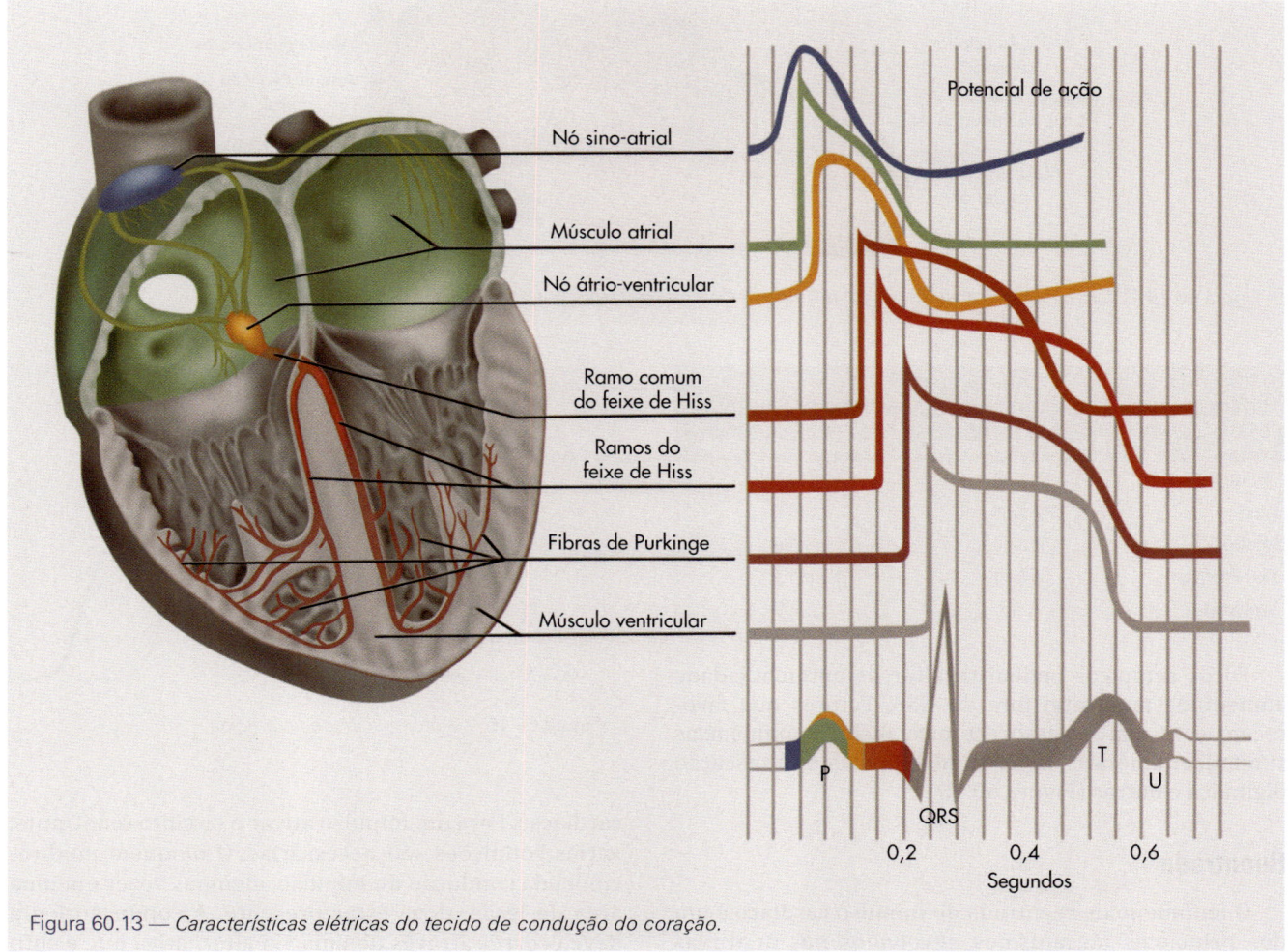

Figura 60.13 — Características elétricas do tecido de condução do coração.

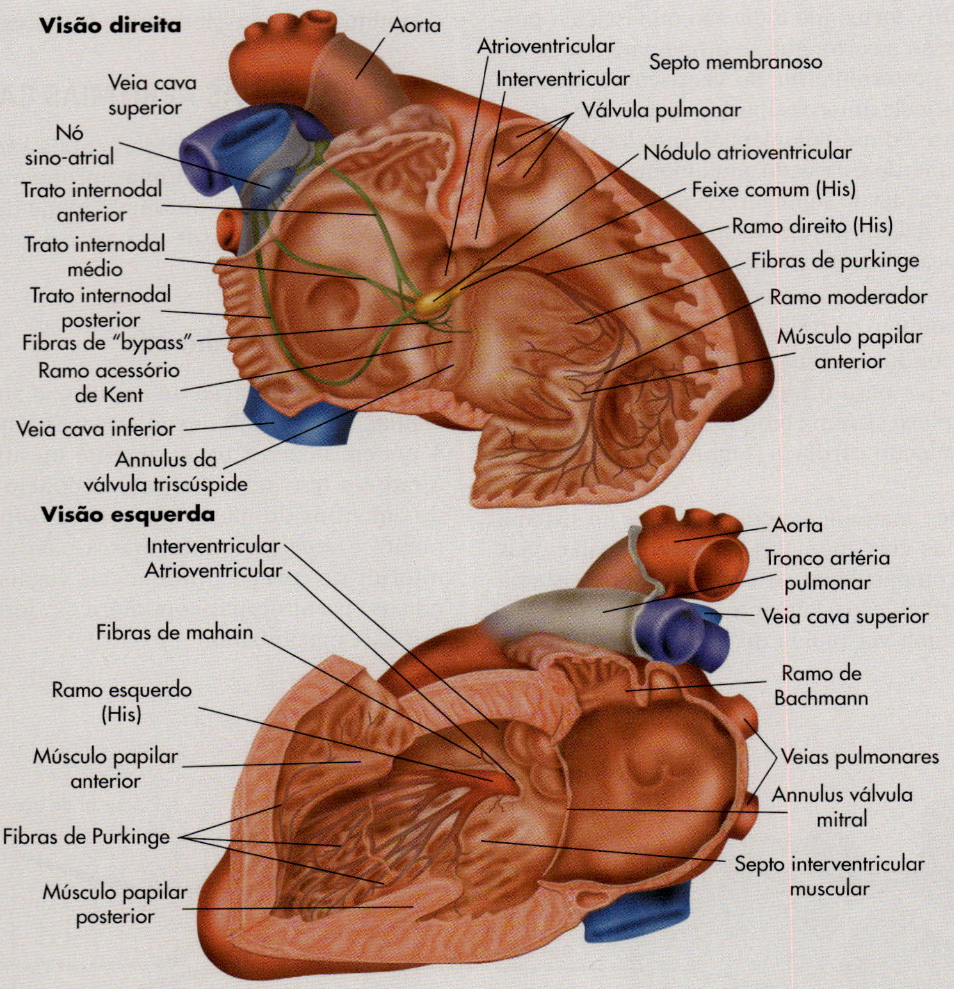

Figura 60.14 — Características anatômicas do feixe condução do coração.

TABELA 60.2 FREQUÊNCIA DE DISPARO E VELOCIDADE DE CONDUÇÃO.		
Tecido	Frequência de disparo	Velocidade de condução
Nódulo S-A	60 a 90	1000
Átrio	Variável	1000
Nódulo A-V	45 a 60	200
Hiss-Prukinge	30 a 45	4000
Ventriculo	< 45	400

Focos ectópicos podem resultar de automaticidade aumentada num sítio fora do NSA. Fatores que favorecem este marca-passo ectópico incluem influências simpaticomiméticas, hipercapnia, hipóxia e intoxicação digitálica e outras (Figura 60.15).

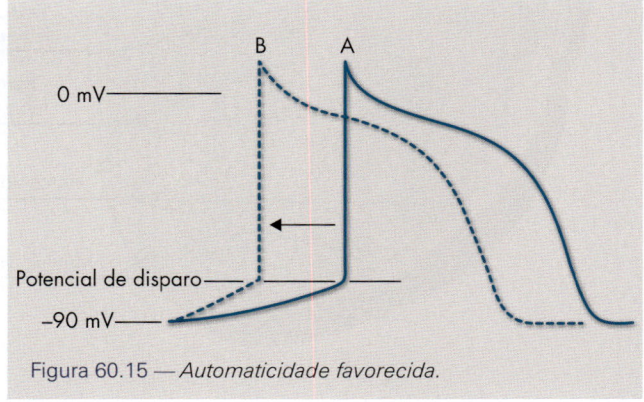

Figura 60.15 — Automaticidade favorecida.

Reentrada

O fenômeno de reentrada do impulso cardíaco é um dos principais mecanismos envolvidos nas arritmias cardíacas. Para um impulso ativar o circuito reentrante, várias condições são necessárias. O bloqueio unidirecional da condução do impulso, algumas vezes em uma área de lesão, deve estar presente. A condução lenta deve ocorrer através de uma via alternativa que é suficientemente lenta para encontrar o ramo com bloqueio unidirecional repolarizado e então ser capaz de conduzir o impulso de forma retrograda. O impulso ativa a via alternativa e repete o processo acima indefinidamente (Figura 60.16).

A reentrada pode ocorrer em quaisquer sítios no coração e explica uma gama enorme de arritmias, em especial as taquiarritmias de complexo estreito, são exemplos deste tipo de mecanismo: taquicardia ou Flutter Atrial; TSV; Taquicardia Ventricular (TV); etc.

Disparo Espontâneo na Pós-despolarização Ventricular

O mecanismo de disparo resulta da pós despolarização, portanto são muito dependentes da frequência cardíaca para sua propagação. Arritmias de disparo secundárias ao retardo da pós-despolarização são associadas à sobrecarga de Ca^{++} no intracelular. Podem ocorrer durante a terapia de repercussão coronariana no infarto do miocárdio ou na intoxicação digitálica. Ritmo juncional e ritmo atrial ectópico são frequentemente resultado deste mecanismo. Este tipo de arritmia se eleva com o aumento da frequência cardíaca e são inibidos por fármacos que diminuem o mesmo ou interferem com a entrada de Ca^{++} intracelular (Figura 60.17).

De forma contrária, o disparo associado com a precocidade da pós-despolarização se eleva com a queda da frequência cardíaca. A clássica arritmia associada a este mecanismo é a *torsades de pointes*.

BASES DO TRATAMENTO FARMACOLÓGICO DAS ARRITMIAS[9]

O tratamento das arritmias tem por objetivo fornecer um fármaco eficaz, em uma concentração adequada que possa ser tolerada pelo paciente e que seja livre de efeitos adversos.

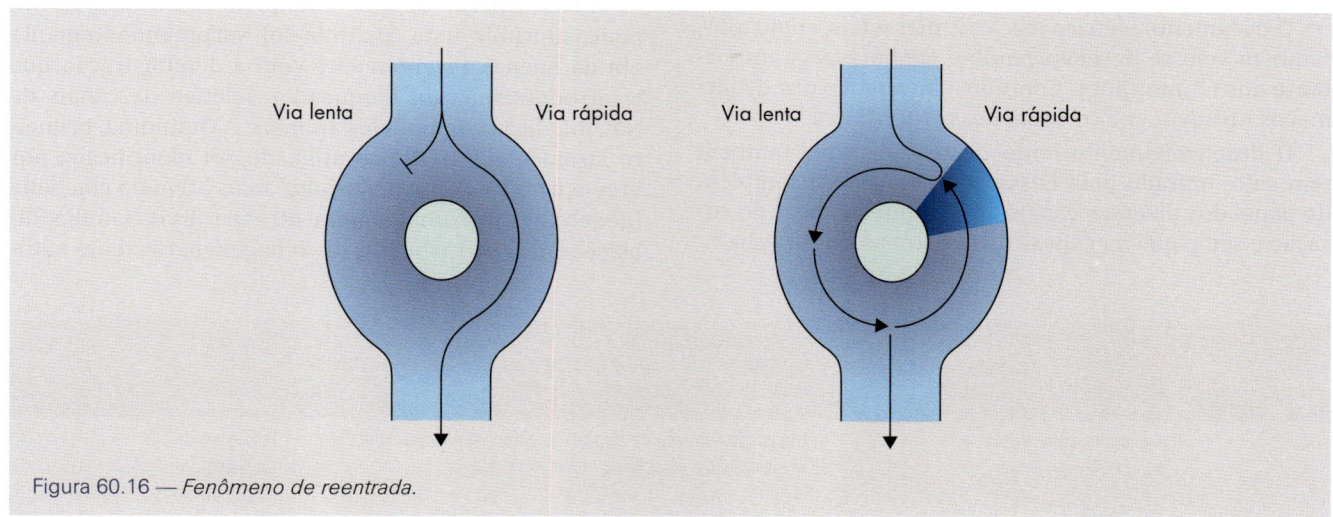

Figura 60.16 — *Fenômeno de reentrada.*

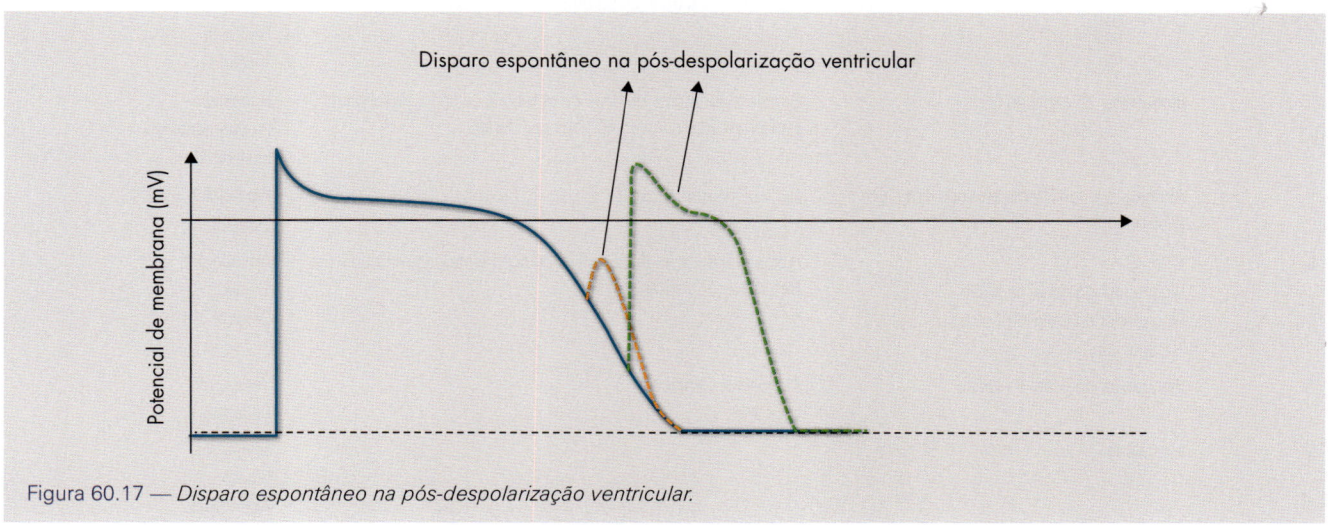

Figura 60.17 — *Disparo espontâneo na pós-despolarização ventricular.*

Contudo, apesar dos fármacos antiarrítmicos serem amplamente utilizados, têm eficácia modesta. São também responsabilizados pelos efeitos pró-arrítmicos, assim como por importantes efeitos adversos extra-cardíacos.[10]

Vários estudos randomizados com números expressivo de pacientes[11-14] não têm sido capazes de demostrar superioridade quando se analisa o controle do ritmo *versus* o controle da frequência na FA, isto se deve possivelmente às limitações dos fármacos antiarrítmicos. Por outro lado, nas últimas décadas, tem havido significativo avanço na ablação por cateter da FA e TV.

No entanto, o sucesso completo e duradouro da ablação elétrica destas arritmias comuns, como a FA, permanece pobre e exige a utilização contínua de determinados antiarrítmicos, isto se deve ao desenvolvimento de novas vias de estímulo das mesmas. Destaca-se que apesar dos esforços focados neste desenvolvimento, a chegada de novos fármacos antiarrítmicos para o uso clínico tem sido lenta, com apenas um agente aprovado nos Estados Unidos ao longo da última década.[9]

O tratamento elétrico das arritmias letais, como a TV, também vem se desenvolvendo e ganha espaço importante nos últimos anos. Contudo, não obsta o uso de fármacos no auxílio no controle dessas arritmias.

O desenvolvimento lento destes fármacos também tem sido limitado pela nossa compreensão incompleta do papel dos diversos canais de correntes iônicas do coração e seu papel na gênese das arritmias do coração.[9]

A concentração necessária depende do paciente e, particularmente, do perfil específico de arritmia; as doses médias para os mais importantes fármacos serão apresentadas á seguir.

Classificação dos Antiarrítmicos Segundo Vaugham Williams[15]

Os fármacos antiarrítmicos podem ser classificados de acordo com seu mecanismo de ação a nível molecular, celular e tecidual. Desde a descoberta casual, em 1914 por Wenckebach, do primeiro fármaco antiarrítmico chamado de Quinidina, a lista de antiarrítmicos cresceu, tomando necessário um sistema de classificação em razão das várias propriedades farmacológicas. Vaughan Williams estabeleceu a primeira classificação em 1970, que foi posteriormente modificada por Harrison (Tabela 60.3).

Os antiarrítmicos de classe I[5,15] provavelmente atuam através do bloqueio dos canais de Na$^+$ e K$^+$ (iKr corrente de potássio de retificação retardada do tipo rápida).

A confirmação de que o bloqueio dos canais de Na$^+$ pode suprimir uma arritmia foi surpreendentemente obtida apenas recentemente com a demonstração que a tetrodotoxina, um bloqueador seletivo de canais de Na$^+$, foi eficaz em modelos animais. A Quinidina, primeiro fármaco antiarrítmico utilizado, foi identificada por Frey em 1918, como o alcaloide mais ativo da cinchona (gênero de aproximadamente 40 espécies da família Rubiaceae, que são arbustos de folhagem persistente natu-

TABELA 60.3
CLASSIFICAÇÃO DE VAUGHAM WILLIANS MODIFICADA POR HARRISON.

Classe	Ação principal	Eletrofisiologia	Exemplos
IA	Bloqueador do canal de Na$^+$ e K$^+$	Moderado aumento na duração do potencial de ação. Prolonga a repolarização e duração do potencial de ação.	Procainamida Quinidina Disopiramida
IB	Bloqueador do canal de Na$^+$	Mínima diminuição na duração do potencial de ação. Diminui a repolarização e duração do potencial de ação	Lidocaina Mexiletine Fenitoina Tocainida
IC	Bloqueador do canal de Na$^+$	Grande aumento na duração do potencial de ação. Prolonga a repolarização e duração do potencial de ação	Flecainida Propafenona Ecainamida
II	Antagonista do sistema nervoso simpático: β-bloquedor	Diminuí a automaticidade	Propanolol Esmolol
III	Variável Bloqueador do canal de sódio Bloqueador do canal de potássio α1 agonista	Prolonga a duração do potencial de ação e período refratário. Retarda a repolarização	Amiodarona Bretílio Sotalol
IV	Bloqueador do canal de cálcio	Bloqueia a condução	Verapamil Diltiazem
V	Miscelânea		Magnésio Digital Adenosina

rais da região tropical da América do Sul). A Quinidina e também a Procainamida são bloqueadores do canal de Na⁺ e do canal K⁺. Os antiarrítmicos de classe I foram subdivididos, em 1971, por Harrison porque, embora todos os fármacos possuam a propriedade de bloquear a condução, elas se enquadram em três grupos conforme sua ação no período refratário efetivo, que são: Ia, Ib e Ic.

Os bloqueadores dos canais de Na⁺ podem terminar ou impedir as taquicardias por reentrada, convertendo o bloqueio unidirecional em bidirecional. O aumento do período refratário efetivo causado por alguns destes agentes também pode estar envolvido no término da do fenômeno da reentrada.

Os antiarrítmicos de classe II[5,15] reduzem a atividade simpática através do bloqueio dos receptores β adrenérgicos. Um aumento no *tônus* simpático pode estimular os adrenoceptores miocárdicos e, portanto, precipitar ou agravar as arritmias. Entretanto, ainda existem controvérsias sobre a importância clínica da contribuição da estimulação adrenoceptor na gênese de determinadas arritmias. O Propranolol, um antagonista não seletivo, atua diminuindo a ação das catecolaminas nos receptores β1 e β2. Ele é o arquétipo desta classe de fármacos.

Vários antagonistas dos β-adrenoceptores comprovadamente reduzem a mortalidade de paciente com infarto do miocárdio, um benefício que não foi demonstrado ainda para outras classes de fármacos antiarrítmicos, como: Amiodarona, Sotalol etc.

A supressão das arritmias que ocorrem durante exercícios ou estresse mental é particularmente bem-sucedida por este grupo de fármacos.

Os antiarrítmicos de classe III[5,15] prolongam potencial de ação. O prolongamento do potencial de ação por esta classe se manifesta no ECG como um aumento no intervalo QT. Esta terceira classe de antiarrítmicos foi introduzida quando a atividade antiarrítmica da Amiodarona e seus derivados, do Dofetilide e do Sotalol foram demonstradas, e como foi explicitado, este grupo de fármacos prolongam o potencial de ação.

A Amiodarona é um fármaco eficaz no controle de várias arritmias, mas que infelizmente apresenta efeitos adversos clinicamente importantes extra cardíacos, especialmente em seu uso crônico. Embora a Amiodarona seja normalmente referida como um antiarrítmico da classe III, ela não é um fármaco classe III puro. Este agente também bloqueia os canais de Na⁺ e Ca⁺⁺ e apresenta atividade de bloqueio dos β-adenoreceptores. Esta baixa seletividade indica que o mecanismo molecular de ação deste fármaco é obscuro e sua classificação como agente de classe III é questionável. Este fármaco tem ação muito rápida quando ministrada por via endovenosa, entretanto uma dose oral elevada deve ser ministra por até três semanas para a obtenção de um efeito fármaco-terapêutico. A Amiodarona também tem uma meia vida prolongada, aproximadamente 50 dias e sua eficácia foi demonstrada tanto nas arritmias atriais quanto ventriculares.

De forma diferente da Amiodarona, considerada um antiarrítmico multicanal, o Sotalol e Dofetilide, também da classe III, são bloqueadores apenas dos canais de K⁺ (iKr corrente de potássio de retificação retardada do tipo rápida). O valor de um fármaco antiarrítmico puro da classe III tem sido questionada. O prolongamento excessivo do PA pode levar a torsades de pointes e taquiarritmias ventriculares, como foi demonstrado há muito tempo, em 1996, no Estudo *Survival With Oral d-Sotalol* (SWORD)[16] onde mostrou-se que estes agentes classe agentes III puros podem aumentar a mortalidade dos pacientes e o risco de outras arritmias.

O desencadeamento de pro arritmia é mais comum na presença de fator potencializador como: hipocalemia, bradicardia ou a administração concomitante de outros fármacos como agonistas do Adrenoreceptor a 1, antibióticos (especialmente as quinolonas) e alguns anti-histamínicos.

Os antiarrítmicos de classe IV(5, 15) são antagonistas dos canais Ca⁺⁺ lentos (Ca_L^{++}) e estes não pertencem à classe dos dihidropiridinicos. O Verapamil (um derivativo da papaverina) é o protótipo dos antiarrítmicos de classe IV. As propriedades do Verapamil são: diminui a frequência do NSA; diminui a velocidade de condução no NAV; propriedade inotrópica negativa; vasodilatação coronariana e periférica.

Estes fármacos são principalmente utilizados no tratamento das arritmias supraventriculares. Em estudos com ratos e cães, durante a isquemia aguda, as arritmias ventriculares podem, aparentemente, ser suprimidas pelo Verapamil. Todavia, ensaios clínicos com antagonistas do canal de Ca⁺⁺ em pacientes com doenças das artérias coronárias, raramente demonstraram uma supressão importante das arritmias ventriculares. Uma explicação para isto pode ser o fato da natureza seletiva destes fármacos, e não terem sido utilizados doses suficientemente elevadas, porém seguras, que permitissem a ação nos ventrículos de forma a inibir estas arritmias.

A Adenosina, o Magnésio e o Digital são fármacos pleiotróficos, entre suas ações está sua função antiarrítmica. Não apresentam classificação em qualquer uma das classes tradicionais.

Como foi visto, a classificação de Vaugham & Willians leva em consideração aspectos variáveis. Apesar desta abordagem ainda ser muito empregada, os fármacos mais recentes apresentam certa dificuldade em serem classificados, pois leva em consideração características muito distintas. Entretanto, o sistema de classificação de Vaugham Williams tem a vantagem de uma base fisiológica, sendo facilmente compreendido e memorizado.

Os efeitos dos fármacos antiarrítmicos sobre o potencial de ação e sua repercussão sobre o ECG clássico podem ser sumarizados no diagrama (Figura 60.18)

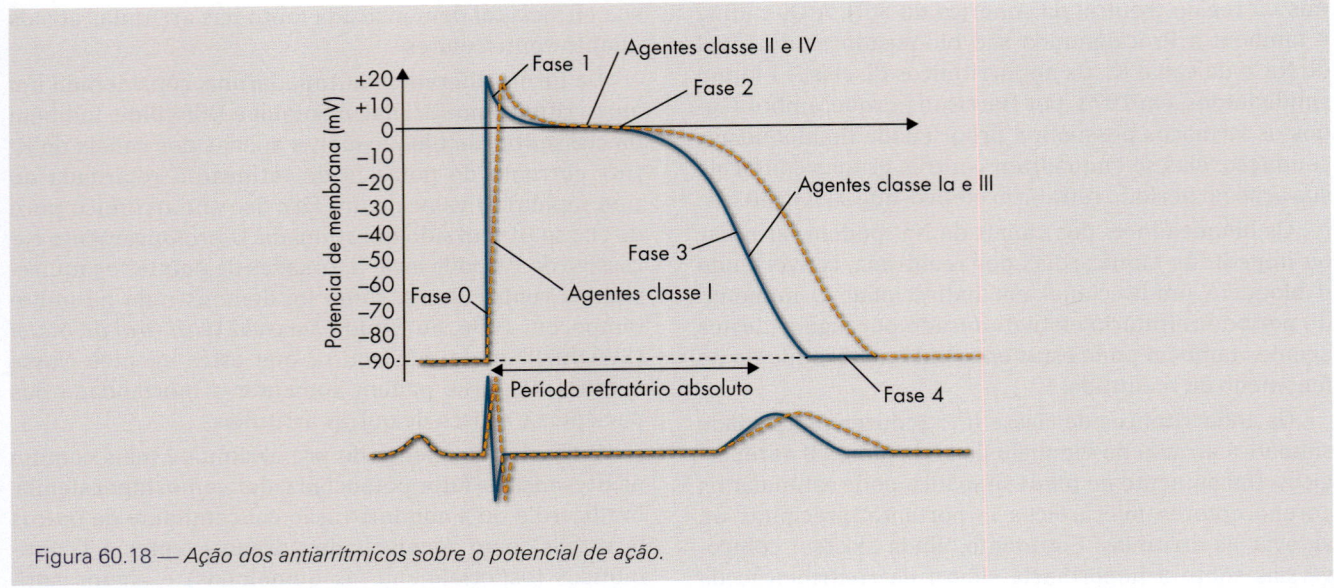

Figura 60.18 — *Ação dos antiarrítmicos sobre o potencial de ação.*

PRINCIPAIS FÁRMACOS ANTIARRÍTMICOS
O Efeito Pró-arrítmico dos Antiarrítmicos

Os fármacos antiarrítmicos podem exacerbar a arritmia cardíaca para a qual ele foi indicado ou induzir a nova arritmia, chamado de efeito pró-arrítmico. Isto pode ocorrer pelo uso isolado do fármaco ou devido a associação com outros fármacos e principalmente à cardiopatia estrutural subjacente. Em decorrência disto, constitui uma elevada preocupação o emprego clínico destes fármacos. A maioria dos estudos que avaliam este processo são antigos, mas são preocupações constantes até os dias atuais.

Os mecanismos eletrofisiológicos das pró arritmias provavelmente estão relacionados ao prolongamento do tempo de repolarização da célula, ao desenvolvimento de pós-repolarização precoce e alterações nos mecanismos de reentrada. O efeito pró-arrítmico pode ocorrer em 5% a 10% dos pacientes recebendo fármacos antiarrítmicos aproximadamente. Vários fatores elevam a incidência do fenômeno, entre os mais importantes pode-se citar: idade avançada, cardiopatia estrutural subjacente e os distúrbios eletrolíticos. Pacientes com FA tratados com fármacos antiarrítmicos tem risco relativo aumentado de morte de origem cardíaca 4.7 vezes maior e risco de morte por arritmia cardíaca de 3.7 vezes maior se apresentarem história de falência cardíaca, do que aqueles não apresentam este comemorativo.

O tratamento com digital e diurético da falência ventricular e o prolongamento do intervalo QT (síndrome do QT alongado) caracterizam um grupo de risco de fibrilação ventricular (FV) induzida por fármacos.

Cabe-se ressaltar que em determinadas condições, o bloqueio dos canais de Na$^+$ podem também ter efeito adverso, conforme já demonstrado a muito tempo em um estudo clássico conhecido como Ensaio de Supressão das Arritmias Cardíacas (CAST), de 1989. Este ensaio clínico envolveu vários centros a foi financiado pelos Institutos Nacionais de Saúde (NIH) dos Estados Unidos, com a finalidade de avaliar a eficácia de dois fármacos antiarrítmicos da classe I, a flecainida e a encainida. O resultado surpreendente foi que a mortalidade entre os pacientes tratados com flecainida/encainida se mostrou maior (7,7%) do que aquela dos pacientes que receberam placebo (3,0%). O estudo CAST demonstrou claramente que o tratamento com antiarrítmicos pode acarretar um risco considerável de pró-arritmia. As mortes ocorreram durante todo o período de tratamento, elevando a responsabilidade do efeito pró arrítmico dos fármacos estudados.

No estudo CAST II, o Moricizine, antidisrítmico da classe IB foi avaliado. Surpreendentemente o estudo teve de ser precocemente interrompido devido à elevada mortalidade.

Em 1996, no Estudo *Survival With Oral d-Sotalol* (SWORD)[16] onde mostrou-se que o Sotalol pode aumentar a mortalidade dos pacientes e o risco de pro arritmia.

Até 1970, quando tratamento cirúrgico da síndrome de Wolff-Parkison-White e TV foram introduzidos, a única alternativa que se possuía era o controle farmacológico das arritmias. A introdução dos cateteres de ablação e da terapia elétrica dos desfibriladores implantáveis abriu uma nova perspectiva do controle das arritmias cardíacas, destacando-se a FA, relegando os antiarrítmicos atualmente a um segundo plano. Aqueles pacientes que apresentam um sucesso incompleto do tratamento cirúrgico da arritmia podem se beneficiar de doses relativamente pequenas dos antiarrítmicos.

FÁRMACOS ANTIARRÍTMICOS

Fármacos da Classe IA

Quinidina[5]

Mecanismo de ação

Este fármaco tem efeitos vagolíticos leves. Também exibe algum grau de bloqueio α adrenérgico, de modo que é necessário cuidado quando se usa vasodilatadores em pacientes que estão recebendo Quinidina. Produz pós-despolarização precoce e pode induzir efeitos pró arrítmicos.

Indicações

A Quinidina é um antiarrítmicos utilizado em amplo espectro. Usualmente é indicada no tratamento dos complexos prematuros supraventriculares e ventriculares.

É empregada com relativo sucesso no Flutter Atriale (FA). Deve-se ressaltar que devido a seu efeito vagolítico pode precipitar uma elevada resposta ventricular nestas indicações, portanto é imperativo o bloqueio parcial do NAV prévio através do uso de digital ou de algum β bloqueador.

Pode ser indicada na taquicardia juncional por reentrada.

Precauções

Pode induzir a Torsades de Pointes. Devido ao seu efeito vasodilatador periférico pode levar a hipotensão (a bloqueio). Pode elevar o débito cardíaco secundário à diminuição da pós-carga. Administração intramuscular deve ser evitada, devido a absorção irregular e desencadeamento de necrose tecidual. A Quinidina por via venosa deve ser administrada lentamente. A dose deve ser corrigida na falência hepática e renal.

Os efeitos adversos mais comuns são os gastrintestinais e incluem; náusea, vômitos, diarreia, dor abdominal e anorexia. A toxicidade sobre o sistema nervoso inclui: tinnitus, perda da audição, distúrbios visuais, confusão e até delírio. O Cinchonismo é o termo aplicado a estes sintomas clínicos. Pode ocorrer anemia hemolítica, trombocitopenia e sincope.

Contraindicações

Alergia ao fármaco. Contudo, a anafilaxia é rara

Dosagem e administração

A Quinidina pode ser empregada por via venosa (não disponível no Brasil) na dose de ataque de 6 a 10 mg.kg^{-1}. Por via oral a dose de ataque é de 800 a 1.000 mg e manutenção de 300 a 600 mg a cada 6 horas

Farmacocinética

A concentração plasmática efetiva é de aproximadamente 5 a 6 µg.mL^{-1}. Sua meia vida é de 5 a 6 horas e apresenta uma biodisponibilidade de 60 a 80%. A principal via de eliminação se faz através da metabolização hepática (80%) (citocromo P450) e excreção renal (20%). O pico plasmático da administração oral ocorre entre 2 e 3 horas.

Procainamida[5]

Mecanismo de ação

A Procainamida lembra os efeitos da Quinidina. Deprime a automaticidade pela diminuição na inclinação da fase 4 de despolarização, assim como deprime a condução e excitabilidade da célula miocárdica. Pelo aumento na refratariedade (período refratário efetivo), ela pode prevenir a reentrada pela conversão de um bloqueio unidirecional em um bidirecional. Além disso, ao contrário da Quinidina exibe fraca ação anticolinérgica, que reduz os reflexos cardiovasculares e não afeta a automaticidade do nódulo S-A.

Indicações

As indicações são semelhantes à da Quinidina. Pode-se lembrar as arritmias supraventriculares (Taquicardia Supraventricular – TSV), contrações ventriculares prematuras (CVPs) e TV. É mais efetiva no controle da TV que a Lidocaína. Tem indicação especial nas arritmias refratárias a outros fármacos. Pode ser indicada também na FA e Flutter Atrial de início recente.

Precauções

Depressão miocárdica, hipotensão, prolongamento de QRS e intervalo QT, bloqueio cardíaco e ectopismo ventricular são os principais efeitos tóxicos agudos. A Procainamida reduz diretamente a frequência atrial no Flutter Atrialou FA. Devido ao pequeno, mas presente, efeito vagolítico a condução através do nódulo A-V pode estar aumentada. Isto pode resultar em um aumento paradoxal na resposta ventricular. A digitalização adequada reduz, mas não abole este risco.

A Procainamida pode levar a síndrome do QT prolongado, assim induz a pró arritmia como a Torsades de Pointes.

Pode ser observado fenômeno de Raynould, febre, rash cutâneo, agranulocitose e síndrome lupus like em seu uso crônico

Contraindicações

Doença de Raynould e síndrome do QT prolongado.

Dosagem e administração

A injeção deve ser lenta, com rigoroso controle hemodinâmico e monitorização de ECG. A administração rápida pode resultar em hipotensão importante, por depressão miocárdica e vasodilatação periférica. Uma dose de 100 mg, por via venosa, deve ser administrada lentamente em mais de 1 minuto e repetida a cada 5 minutos até o controle da arritmia, que frequentemente ocorre com uma dose total de 5 a 15 mg.kg^{-1}. Uma vez controlada a arritmia, uma infusão contínua deve ser iniciada com 2 a 6 mg.min^{-1}. Na doença renal, a dose de ataque se mantém, mas a dose de manutenção deverá ser reduzida. Se o paciente apresentar doença renal avançada, deve ser considerada a escolha de Quinidina, um fármaco do tipo IA, para a manutenção da terapia.

Por via oral a dose de ataque é de é de 500 a 1.000 mg e manutenção de 250 a 500 mg a cada 4 ou 6 horas.

Farmacocinética

O pico plasmático ocorre após a administração oral em 1 hora. A concentração sérica efetiva é de 4 a 10 µg.mL^{-1}. A biodisponibilidade do fármaco é de 70% a 85% ficando entre 30% e 15% ligado a proteínas séricas. Aproximadamente metade da dose é eliminada inalterada por excreção renal e metade pelo metabolismo hepático, com uma T1/2 β total de aproximadamente 4 horas. Deve ser lembrado que pacientes com insuficiência renal converterão aproximadamente todo o fármaco, via metabolismo hepático, para N-Acetil-ProcainAmida (NAPA), que é inteiramente excretada através dos rins e, portanto, demonstrarão níveis tóxicos se a Procainamida for administrada cronicamente.

O T1/2 α é menor que 10 minutos, após uma dose intravenosa.

Disopiramida

Mecanismo de ação

Embora estruturalmente diferente da Quinidina e Procainamida, a Disopiramida produz efeitos eletrofisiológicos semelhantes *in vitro*. O fármaco causa bloqueio dos canais de Sódio, uso dependente.

A Disopiramida tem efeito vagolítico importante, dose-dependente, que é revertido pela Neostigmine. É necessário estar consciente que este fármaco pode promover aumentos na TSV. Esta propriedade, junto com um efeito inotrópico negativo importante, pode, algumas vezes, precipitar ou exacerbar gravemente a insuficiência cardíaca congestiva. Portanto, a coadministração de Disopiramida e dos principais inotrópicos negativos (como β-bloqueadores ou Verapamil) deve ser executada com extremo cuidado.

Indicações

A Disopiramida é comparável à Quinidina e Procainamida na redução da frequência das CVP e efetivamente previne a recorrência da TV em determinados pacientes. Tem sido associada a outros antiarrítmicos, especialmente ao mexiletine, nas situações nas quais a resposta satisfatória não foi obtida com um único fármaco.

A Disopiramida previne a recorrência da FA após cardioversão, também é efetiva, como a Quinidina, na conversão do Flutter Atrial. De forma semelhante como a Quinidina o seu efeito vagolítico pode precipitar uma elevada resposta ventricular nestas indicações, portanto é imperativo o bloqueio prévio através do uso de digital ou β-bloqueador.

Precauções

A Disopiramida é um vasodilatador e inotrópico negativo, e deve ser evitado nos pacientes com baixa reserva cardiovascular. A necessidade de um grau de bloqueio do NAV já foi referida anteriormente devido a seu efeito vagolítico. Outros efeitos adversos são: boca seca, retenção urinária e constipação intestinal.

A Disopiramida tem efeito pro arrítmico secundário ao prolongamento do seguimento QT, desencadeamento de Torsades de Pointes.

Contraindicações

Se as precauções forem tomadas referentes aos efeitos adversos, não existe contraindicação. A hipersensibilidade ao fármaco é a única contraindicação conhecida.

Dosagem e administração

A dose usual é de 100 a 200 mg administrados por via oral a cada 6 horas, existe uma variação média de 400 a 1.200 mg/24 horas.

A administração venosa deve ser cautelosa. Um *bolus* de 1 a 2 mg.kg^{-1} é injetado em 5 a 10 minutos. A manutenção IV é realizada através de infusão de 1 mg.kg^{-1}.h^{-1}.

Farmacocinética

A Disopiramida é absorvida em 80 a 90% pela administração oral. O T1/2 β é de 8 a 9 horas em voluntários saudáveis, em pacientes com doença cardíaca grave pode ser mais prolongada. O metabolismo é misto, renal a hepático. A insuficiência renal e hepática prolonga o tempo de eliminação de forma importante e as doses devem ser corrigidas. A Eritromicina inibe o metabolismo da Disopiramida.

Fármacos da Classe IB

Lidocaína

Mecanismo de ação

Em concentrações terapêuticas, o efeito principal da Lidocaína é diminuir o declínio da fase 4 de despolarização nas fibras de Purkinje, reduzindo a sua automaticidade. Obtém este efeito através da diminuição da permeabilidade da membrana ao K^+ que ocorre naquela fase. Elevadas doses de Lidocaína resulta no lentificação da fase zero de despolarização, efeito resultante da inibição da entrada de sódio através da membrana celular da célula cardíaca.

A Lidocaína diminui o período refratário da célula miocárdica normal, ao contrário na célula isquêmica prolonga o período refratário. Estes fenômenos levam a uma uniformização dos períodos da despolarização inibindo o fenômeno de reentrada.

A efetividade da Lidocaína em inibir a contração ventricular prematura resultada diminuição da despolarização espontânea da fase 4 destas células. De modo contrário, ela não é efetiva nas contrações supraventriculares prematuras.

Indicações

A Lidocaína é a fármaco de primeira escolha para arritmias ventriculares, é ineficaz contra arritmias supraventriculares. A grande vantagem da Lidocaína frente a Quinidina e Procainamida é seu rápido início de ação e fácil titulação.

Precauções

Concentrações tóxicas, acima de 5 $\mu g \cdot mL^{-1}$ de plasma produzem vasodilatação e depressão miocárdica e consequente hipotensão arterial. Em doses tóxicas existe alentecimento da condução dos impulsos cardíacos com bradicardia e aumento do espaço PR e QRS.

A maior precaução em não atingir a dose tóxica reside da ação da Lidocaína sobre o sistema nervoso central. A estimulação sobre o sistema nervoso central é dose dependente. Os sintomas aparecem com doses plasmáticas acima de 5 $\mu g \cdot mL^{-1}$. As convulsões surgem em concentrações acima de 7 $\mu g \cdot mL^{-1}$ e finalmente o colapso cardiorrespiratório (apneia com PCR) ocorre com concentrações plasmática acima de 10 $\mu g \cdot mL^{-1}$. Estes níveis séricos podem ser consideravelmente menores na presença de hipóxia, acidose e hipercalcemia.

Contraindicações

A hipersensibilidade ao fármaco é a única contraindicação conhecida. Se as precauções forem tomadas referentes aos efeitos adversos do fármaco não existe outra contraindicação.

Dosagem e administração

A Lidocaína é administrada em *bolus* intravenoso de 1 a 1,5 $mg \cdot kg^{-1}$. As injeções devem ser dadas em intervalos de 5 a 8 minutos, quando necessário, numa dose total no máximo de 1,5 a 3 $mg \cdot kg^{-1}$. Quando há resposta terapêutica, uma infusão de 1 a 4 $mg \cdot min^{-1}$ deve ser iniciada para manutenção de uma concentração efetiva. Se não há resposta às injeções em *bolus*, outro fármaco pode ser utilizado. É necessário relembrar que doses menores devem ser usadas em idosos e naqueles pacientes com insuficiência cardíaca ou choque. Pacientes recebendo congêneres da Lidocaína (Mexiletina a Tocainida) requererão menores doses de ataque e de manutenção.

Farmacocinética

Após a injeção intravenosa, este fármaco distribui-se rapidamente, com uma meia-vida de distribuição (T1/2 a) de menos de 10 minutos. Cerca de 60% da Lidocaína plasmática é ligada à albumina. Ela é primariamente metabolizada (95%) no fígado, com uma meia-vida de eliminação (T1/2 b) de 2 a 3 horas. O aparente volume de distribuição (Vd) é diminuído e a T1/2 β está aumentada na insuficiência cardíaca congestiva, doença hepática ou choque.

O nível terapêutico da Lidocaína é de 1 a 5 $\eta g \cdot mL^{-1}$ de plasma.

Mexiletina

Mecanismo de ação

O Mexiletina e a Tocainamida são análogos à Lidocaína, contudo com atividade anticonvulsivante. São administrados por via oral para controle das arritmias cardíacas ventriculares.

Em doses elevadas *in vitro* encurta a duração do potencial de ação e do período refratário efetivo das fibras de Purkinge, sua atividade é modesta nas fibras miocárdicas e atriais. Em doses clínicas não parece ocorrer modificações importantes no intervalo QRS ao ECG.

Indicações

Mexiletina pode ser efetiva no tratamento das TVs agudas ou crônicas. Não apresenta nenhuma atividade nas TSVs. Contudo, o sucesso do controle das TVs é muito variado, de 6% a 60%. Este sucesso aumenta consideravelmente quando associado a outro fármaco antiarrítmico como a Procainamida, Quinidina, β-bloqueadores etc. Mexiletine é muito útil em crianças com doença cardíaca e grave arritmia ventricular. Pode ser útil no tratamento dos pacientes com aumento do intervalo QT.

Precauções

Aproximadamente 40% dos pacientes interrompem o tratamento, secundário aos efeitos adversos deste fármaco. Os efeitos adversos mais comuns são: tremores, dores articulares, parestesias, diplopia, ansiedade, náusea e dispepsia.

Apresenta atividade depressora sobre a Vmax de encurtamento da fibra miocárdica *in vitro*. Portanto, a redução na dose é apropriada nos pacientes que estão fazendo uso destes fármacos. Entretanto, nenhuma redução da dose é necessária na administração simultânea de Procainamida, β-bloqueadores ou Verapamil. Os efeitos sobre o estado inotrópico e tônus vascular são mínimos quando administrada por via oral, contudo pode ocasionar hipotensão e bradicardia quando a via de utilização é a venosa.

Contraindicações

A única contraindicação absoluta é a hipersensibilidade ao fármaco.

Dosagem e administração

A variação da dose para a Mexiletina é de 150 a 400 mg a cada 8 horas quando o controle rápido da arritmia não é essencial. A dose total não deve ser maior que 1.200 mg. Quando o controle rápido da arritmia é necessário, uma dose de 400 mg nas primeiras 8 horas pode ser utilizada.

Farmacocinética

A Mexiletina apresenta uma rápida e completa absorção por via oral, com um pico plasmático em 2 a 4 horas após a dose. A meia vida de eliminação em voluntários saudáveis é de 10 horas. Os níveis plasmáticos terapêuticos são de 0,5 a 2 $\mu g \cdot mL^{-1}$. A primeira passagem pelo fígado, após absorção oral, retém 10% do fármaco. Aproximadamente 70% da Mexiletina liga-se a proteínas plasmáticas. O clearance da Mexiletina é predominantemente hepático, 10% é eliminado pelos rins sem modificações estruturais.

Fenitoína

Mecanismo de ação

Este fármaco deprime a fase 4 de forma similar à Lidocaína. Também é efetiva para abolir as arritmias desencadeadas pelos digitálicos após despolarização nas fibras cardíacas de Purkinje, o que pode explicar sua eficácia contra certas arritmias decorrentes da intoxicação digitálica. Alguns dos efeitos da Fenitoína podem ser mediados através do sistema nervoso central, pois tem a característica de modular a atividade simpática e parasimpática.

Indicações

A Fenitoína é empregada para controle de crises convulsivas, sua ação como agente antiarrítmicos é limitada.

A Fenitoína é algumas vezes útil contra TV ou taquicardia paroxística atrial com bloqueio A-V induzida por digitálicos. CVPs isoladas não justificam o tratamento com Fenitoína.

Precauções

A administração rápida tem sido associada a parada respiratória, hipotensão grave, ectopismo ventricular e morte. Outros importantes efeitos tóxicos incluem torpor, nistagmo, vertigem e outros sinais cerebelares. Estes últimos sinais podem ser mascarados pela anestesia.

A administração intravenosa periférica é dolorosa e pode levar à flebite pelo elevado pH. Pelo mesmo motivo anterior a aplicação intramuscular é contraindicada, além de dor intensa provoca necrose muscular.

Contraindicações

A única contraindicação absoluta é a hipersensibilidade ao fármaco.

Dosagem e administração

A administração recomendada é por via intravenosa, através de um cateter venoso central. A administração periférica pode causar dor e flebite grave devido à diluição em solução altamente alcalina (pH = 11,0). Este fármaco deve ser dado somente em soluções salinas normais. O protocolo de administração é de 100 mg a cada 5 minutos até o controle da arritmia ou os efeitos adversos sejam observados. A dose limite é de 1.000 mg, pois acima desta cifra pode levar à efeitos de toxicidade. Infusões não são usadas devido à meia-vida longa e a dificuldades na administração intravenosa.

Quando a via oral é escolhida, deve-se iniciar com a dose de 1.000 mg no primeiro dia, 500 mg no segundo e terceiro dias e 300 ou 200 mg nos dias que se seguem.

Farmacocinética

Após a injeção intravenosa o $T1/2$ α é de cerca de 15 minutos, portanto menor do que a da Procainamida e Lidocaína. O fármaco é aproximadamente 85% ligado a proteínas séricas, principalmente à albumina, e, portanto, uma fração importante não se liga nos pacientes hipoalbuminêmicos. O fígado metaboliza aproximadamente 95% deste fármaco; entretanto seu metabolismo é relativamente lento, com um T1/2 β plasmático de aproximadamente 24 horas. Sua eliminação não é substancialmente alterada nas mudanças de fluxo sanguíneo hepático. Contudo, o T1/2 β pode se elevar expressivamente na administração concomitante com Fenilbutazona, Varfarina, Isoniazida e Cloranfenicol.

A absorção oral da Fenitoína é incompleta e seu nível plasmático deve ser monitorizado de forma frequente. Várias circunstâncias influenciam sua absorção e especialmente sua metabolização.

Fármacos da Classe IC

Flecainida

Mecanismo de ação

A Flecainida exibe um marcado efeito de bloqueio dos canais rápidos de Na$^+$ de modo dose dependente. A dissociação do canal é lenta (10 a 30 segundos). O marcante efeito do fármaco sobre o desempenho cardiovascular deve-se a este fato. Ela encurta a duração do potencial de ação nas fibras de Purkinge e prolonga o das fibras musculares. Situação que pode melhorar ou piorar a arritmia. Em elevada concentração também inibe os canais de Ca^{++}.

Indicações

A Flecainida é liberada pelo FDA para controle de arritmias ventriculares que ameaçam a vida assim como uma variedade de arritmias supraventriculares.

Precauções

A Flecainida é um depressor da função sistólica ventricular, especialmente dos pacientes que já se encontram com esta disfunção. A função ventricular esquerda diminui mesmo após administração oral.

Especialistas sugerem que a introdução do fármaco deve ser feita com o paciente hospitalizado e com monitorização do ECG devido à indução de pró arritmia.

Agentes tipos IC têm uma alta incidência de efeito pró arrítmico particularmente naqueles pacientes com infarto miocárdico pregresso, TV sustentada e/ou frações de ejeção diminuídas. Este fato sugere que o ECG necessita ser cuidadosamente monitorizado no período perioperatório.

Contraindicações

Pacientes com déficit da função sistólica ventricular moderado ou grave.

Dosagem e administração

A administração é apenas por via oral. Deve-se iniciar com a dose oral de 100 mg a cada 12 horas. Na necessidade de elevar a dose, deve-se aumenta-la apenas 50 mg a cada 12 horas após 3 a 4 dias de início do tratamento.

Farmacocinética

A Flecainida é absorvida em 90% pela via oral, apresenta um pico plasmático em 3 a 4 horas. O T1/2 b plasmático é de 20 horas em pacientes com arritmias ventriculares. A excreção urinária do fármaco sem nenhuma modificação, ou através de metabólitos, é de 85%. O T1/2b plasmático é prolongado em pacientes com insuficiência renal ou cardíaca. A ligação protéica é modesta e corresponde a apenas 40%. O Propranolol, a Quinidina e a Amiodarona podem elevar a concentração sérica da Flecainida.

Fármacos da Classe II

β-Bloqueadores

As propriedades antiarrítmicas dos β-bloqueadores resultam principalmente da inibição competitiva com as catecolaminas pelos receptores b adrenérgicos. No geral, eles produzem redução do efeito do agonista (aminas simpáticas) nos tecidos sensíveis. Na presença do β-bloqueador a curva dose resposta do agonista adrenérgico é desviada para a direita, ou seja, é necessária uma concentração maior do agonista para se obter uma determinada resposta. A estrutura química da maioria dos β-bloqueadores apresenta diversas características semelhantes ao agonista Isoproterenol. Eles existem como pares opticamente isoméricos e são comercializados na forma racêmica, as evidências apontam que o estéreo isômero dextrogiro positivo apresenta quase toda sua atividade β-bloqueadora.

De forma didática e superficial, pois foge ao escopo desse capítulo, os receptores das aminas simpáticas foram divididos conforme sua atividade e localização tecidual em a adrenérgicos e β-adrenérgicos. Por sua vez, os receptores b adrenérgicos podem ser subdivididos em β-1 adrenérgicos, presentes no coração, e β-2 adrenérgicos, presentes na circulação periférica e brônquios. Existe outros receptores e subdivisões que não tem interesse a esse capítulo.

Os β-bloqueadores também podem ser classificados em seletivos e não seletivos. Tal classificação baseia-se nas habilidades de antagonizar as ações das aminas simpáticas em doses mais baixas em determinados tecidos (β-1 seletivo ou β-2 seletivo). Deve-se enfatizar que a seletividade de determinados β-bloqueadores é parcial e só é observada em doses específicas, usualmente menores, naturalmente em doses elevadas a seletividade é perdida.

Outra característica interessante dos β-bloqueadores é que devido a sua estrutura química, semelhante ao Isoproterenol, alguns apresentam agonismo parcial nos receptores adrenérgicos em intensidade variável, mesmo quando estão impedindo de forma competitiva a ação das catecolaminas sobre estes receptores. Este fenômeno é conhecido como atividade simpoticomimética intrínseca do β bloqueador.

A atividade simpática intrínseca não interfere com a atividade antiarrítmica deste fármaco. Não considerando a insuficiência cardíaca, mas apenas os quadros de arritmia, não se conseguiu estabelecer, através de evidência científica inconteste, se os β-bloqueadores que possuem atividade simpoticomimética intrínseca apresentam vantagens sobre os outros. É sugerido que os β-bloqueadores com atividade simpática intrínseca apresentam menor efeito sobre o cronotropismo e menor depressão da função sistólica do coração.

Os efeitos fármaco terapêuticos dos β-bloqueadores são muito semelhantes (Tabela 60.4), contudo existem diferenças farmacocinéticas significativas, a ponto de influenciar a escolha clínica. O arquétipo dos β-bloqueadores é o Propranolol.

Com base na farmacocinética os β-bloqueadores podem ser divididos nos eliminados pela metabolização hepática e os eliminados de forma íntegra pelos rins. O primeiro grupo (Propranolol) é liposolúvel, completamente absorvido pelo intestino, metabolizado pelo fígado e apresentam grande variação em sua biodisponibilidade. O segundo grupo (Atenolol) é hidrossolúvel, parcialmente absorvido pelo intestino, eliminado de forma íntegra pelos rins e apresentam pouca variação em sua biodisponibilidade.

Mecanismo de ação

A estimulação simpática aumenta a automaticidade das fibras cardíacas pelo aumento na despolarização espontânea que ocorre na fase 4, aumento na velocidade de condução e encurtamento no período refratário, especialmente em tecidos supraventriculares.

O Propranolol, pelo bloqueio β-adrenérgico, leva a uma diminuição na frequência do nódulo S-A, prolongada a condução no nódulo A-V e a refratariedade. Outros β-bloqueadores, como o Metropolol ou Esmolol, têm mecanismos similares de ação, diferindo na seletividade pelos Adrenoreceptores, como já foi abordado.

Indicações

Os β-bloqueadores estão indicados nas taquicardias induzidas ou favorecidas pelas catecolaminas (tireotoxicose, feocromocitoma, etc), inclusive na síndrome do QT longo.

Os β-bloqueadores são usados para o controle de TSV e retardo na resposta ventricular na FA e Flutter Atrial. São efetivos ocasionalmente para arritmias ventriculares que não respondem às medidas convencionais com elevado tônus simpático.

Os β-bloqueadores também estão associados a diminuição da incidência de morte súbita dos pacientes com isquemia coronariana. O mecanismo deste efeito ainda não está totalmente esclarecido.

Precauções

Os efeitos adversos sobre o sistema cardiovascular é ocasionado pelo bloqueio β-adrenérgico. Pode ocorrer bradicardia profunda até a assistolia, especialmente em pacientes com síndrome do nódulo S-A. A insuficiência ventricular esquerda aguda pode ser precipitada nos pacientes com distribuição ventricular esquerda pré-existente. Pode induzir ao broncoespasmo agudo, secundariamente ao bloqueio de receptores β-2 no pulmão, nos pacientes que são asmáticos ou que têm bronquite crônica.

Nos pacientes acometidos de diabetes *mellitus* pode mascarar os episódios de hipoglicemia quando estes ocorrem e, por outro lado, eleva os níveis glicêmicos, dificultando seu controle.

Contraindicações

Os β-bloqueadores devem ser empregados com cautela nos pacientes com doença broncoespástica (bloqueio β-2 adrenérgico) e nos pacientes com insuficiência cardíaca congestiva (bloqueio β-1 adrenérgico).

TABELA 60.4
CARACTERÍSTICAS FÁRMACO TERAPÊUTICAS DOS FÁRMACOS ANTIARRÍTMICOS CLASSE II β-BLOQUEADORES.

Fármaco	Antagonismo β-1	Seletividade β-1	Atividade simpática intrínseca	Atividade antiarrítmica
Acebutolol	0,3	+	+	+
Carvedilol	0,8	+	++	+
Atenolol	1	++	0	+
Esmolol	0,02	++	0	+
Metoprolol	1	++	0	+
Timolol	6	0	0	+
Propranolol	1	0	0	+

Farmacocinética (Propranolol)

A administração intravenosa elimina a extensa captação hepática ("fenômeno da primeira passagem") que ocorre após a administração oral do Propranolol. Portanto, pequenas doses intravenosas podem ser muito eficazes. O T1/2 β é de aproximadamente 2 a 3 horas após a administração intravenosa, principalmente devido ao metabolismo hepático (95%). Aproximadamente 90% deste fármaco são ligados a proteínas plasmáticas. Sua eliminação é reduzida significativamente quando o fluxo sanguíneo hepático é diminuído, como na insuficiência cardíaca congestiva ou choque.

Dose e administração (Propranolol)

A administração por via venosa requer titulação cuidadosa, com monitorização da frequência cardíaca, pressão sanguínea e, ocasionalmente, pressão de enchimento ventricular esquerda. Este fármaco deve ser dado em doses de 0,5 a 1,0 mg, progressivamente, a cada 2 a 5 minutos, até uma dose total de 0,1 mg . kg^{-1} ou 5 mg. Doses menores (0,5 a 1,0 mg) são frequentemente eficazes para a TSV ou para o controle da resposta ventricular, no Flutter Atrial ou FA.

Na administração oral a dose habitual é de 20 a 40 mg a cada 8 ou 6 horas.

Farmacocinética (Propranolol)

O Propranolol pode ser administrado por via oral ou por via intravenosa (pouco disponível no comércio). Após a administração oral de uma formulação regular em comprimidos de Propranolol, a dose é absorvida quase totalmente, com as concentrações máximas em 60 a 90 minutos. A presença de alimentos pode atrasar a absorção de Propranolol, mas a quantidade total é absorvida. Existe formulações de liberação lenta do Propranolol por via oral, nesta formulação a biodisponibilidade é reduzida, e a absorção é atrasada, atingindo concentrações máximas no plasma após 6 horas. Depois de uma administração intravenosa, os efeitos farmacológicos ocorrem quase imediatamente e é mantido durante 2 a 4 horas.

O Propranolol é um fármaco muito lipofílico, e portanto, é amplamente distribuído por todo o corpo. Ele atravessa facilmente a placenta e a barreira sangue-cérebro e é excretada no leite materno. O fármaco liga significativamente às proteínas do plasma, sendo de ligação de 90% para a albumina. Ele não é significativamente removido por hemodiálise.

O Propranolol sofre metabolismo hepático de primeira passagem importante, portanto sua biodisponibilidade é dependente do fluxo de sangue para o fígado. Antes de atingir a circulação sistêmica, o fármaco satura pontos de ancoragem inespecíficos no fígado. O principal metabolito de Propranolol, 4-hidroxiPropranolol é farmacologicamente equipotente do fármaco inicial, mas a sua remoção é muito mais rápida, em especial no início de um tratamento oral. Intravenosamente ou depois de tratamento crônico, este metabolito é produzido em quantidades menores. Ao todo, pelo menos, 8 metabolitos de Propranolol são conhecidos, com diferenças significativas entre os grupos étnicos em relação ao comportamento metabólico desse fármaco, o que pode explicar a diferença observada na eficácia em alguns casos.

O Propranolol é eliminado principalmente pelos rins, principalmente na forma de metabolitos. Apenas 1 a 4% da dose de medicamento é recuperado inalterado nas fezes. O T1/2 β de eliminação do Propranolol é entre 2 e 6 horas, aumentando durante a administração crônica, provavelmente devido a um efeito de saturação de depuração renal hepática. Em doentes com disfunção renal extensiva, excreção urinária reduzida, a eliminação é parcialmente compensada por um aumento na produção fecal.

Sotalol[17]

Sotalol (MJ 1999) foi sintetizado em 1960, caracterizado como um antagonista do β-adrenoceptor competitivo que prolonga a ação duração do potencial de ação da células miocárdicas e período de refratário. De acordo com a classificação Vaughan Williams o Sotalol possui propriedades de Classe II e Classe fármacos III. Ele é desprovido de atividade estabilizadora de membrana, e propriedades de anestésico local, efeito simpatomimético intrínseco ou cardiosseletividade e também, não passa a barreira hemato-liquórica. Como um composto de classe II, Sotalol é um antagonista não seletivo b adrenérgico com ações sobre não preferential sobre o receptores β-1 ou β-2. Como classe de compostos III, Sotalol prolonga potencial de ação de forma dose-dependente, como também o período refratário, bem como repolarização ventricular *in vivo* em varias espécies de mamíferos, incluindo seres humanos. Em baixas doses não desencadeiam o prolongamento significativo do potencial refratário ventricular. Em doses elevadas induz a encurtamento do potencial de ação.

Fármacos da Classe III

Tosilato de Bretílio

Mecanismo de ação

O Tonsilato de Bretílio, um agente bloqueador adrenérgico neuronal, aumentava o limiar para a FV no miocárdio isquêmico ou normal. Foi descontinuado não é mais utilizado, por isso o interesse é pequeno.

A importância de seu bloqueio neuronal adrenérgico no tratamento de arritmias cardíacas e FV não foi bem estabelecida. Este fármaco também apresentava ação direta sobre as fibras miocárdicas.

Deve ser ressaltado que o referido bloqueio adrenérgico neuronal incluía intensa atividade simpática inicial, causada pela liberação de norepinefrina e só posteriormente observa-se a interrupção adrenérgica. Esta ação é secundária se dava pelo acúmulo seletivo do Tonsilato de Bretílio nos neurônios ganglionares e pós-ganglionares adrenérgicos (simpatectomia química).

Como ação direta sobre as fibras miocárdicas destacava-se o prolongamento proporcional da duração do potencial de ação e do período refratário.

Indicações

Este fármaco era indicado para o tratamento de arritmias ventriculares ameaçadoras à vida, principalmente a TV e FV que não respondem a doses adequadas de agentes antiarrítmicos, como a Procainamida e a Lidocaína.

Precauções

Observava-se uma resposta hemodinâmica, como foi apresentado, com aumento da frequência cardíaca e da pressão arterial, devido à liberação de Noradrenalina pelas terminações nervosas. Segue-se após um período de 15 a 30 minutos, redução da frequência cardíaca e da resistência vascular, portanto da pressão arterial.

A hipotensão era o efeito adverso mais consistente devido a sua ação bloqueadora sobre o sistema nervoso simpático; frequentemente havia um componente substancial ortostático. Náuseas e vômitos graves eram observados ocasionalmente após a administração intravenosa, especialmente na administração rápida.

O Tonsilato de Bretílio não provocava depressão da função miocárdica, diferente da maioria dos agentes antiarrítmicos.

Contraindicações

Doenças do coração consideradas de débito fixo como a estenose da válvula aórtica ou estenose da válvula mitral devido à incapacidade de compensar a vasodilatação periférica, era a sua contraindicação.

Dose e administração

Uma dose de 5 a 10 mg . kg^{-1} era infundida em cerca de 10 a 20 minutos após sua diluição. Uma ampola (500 mg em 10 mL de água) era diluída em um volume de 50 mL ou mais. Em emergências extremas, como durante a reanimação cardiorrespiratória, uma dose de 5 mg . kg^{-1} poderia ser injetada diretamente em *bolus*, podendo ser repetida em uma dose de 5 a 10 mg . kg^{-1} a cada 15 a 30 minutos até um total de 30 mg . kg^{-1}. Uma vez que tenha sido controlada a ectopia ventricular, poderia ser administrada uma dose adicional de 5 a 10 mg . kg^{-1} a cada 6 a 8 horas, ou uma infusão é iniciada, como alternativa, com 1 a 3 mg . kg^{-1}.

Farmacocinética

O Tonsilato de Bretílio apresentava propriedades farmacológicas complexas não bem definidas. A concentração plasmática se reduzia de forma exponencial, enquanto a concentração miocárdica aumenta por até seis horas. A relação entre a concentração miocárdica e plasmática de elevavam até 12 horas após a sua administração.

O Tonsilato de Bretílio ligava-se minimamente às proteínas (<1%) e apresentava uma biodisponibilidade variável de 20% a 25% quando utilizado pela via oral e de 100% pela via intravenosa.

A eliminação era quase totalmente por excreção renal (95%), sem metabolização significativa (< 0,5%). A T1/2 b era de cerca de 6 a 10 horas, com função renal normal.

Não foi detectada interação medicamentosa com outros fármacos.

Amiodarona e derivados

A Amiodarona é um derivado Benzofuran Iodinizado. Por sua capacidade de promover vasodilatação periférica e coronariana, foi inicialmente idealizado para tratamento da isquemia coronariana. Posteriormente verificou-se sua atividade antiarrítmica eficaz para um número grande de arritmias ventriculares e supraventriculares.

Mecanismo de ação

O mecanismo de ação da Amiodarona é complexo, pois apresenta várias atividades que se mesclam com vários grupos de antiarrítmicos (Tabela 60.5).

Quando administrada cronicamente a Amiodarona a atividade mais marcante é o prolongamento no potencial de ação e período refratário de todas as células miocárdicas sem alterar o potencial de repouso das células e sua amplitude. Ela se caracteriza também por induzir à mínima redução na velocidade de despolarização espontânea (fase IV) do potencial de ação.

Contudo, quando sua ação aguda é avaliada observa-se que ela e seu principal metabólito N-desetilAmiodarona prolonga o potencial de ação do músculo cardíaco, mas encurtam o potencial de ação das fibras de Purkinge.

Pode-se afirmar também que seu emprego agudo reduz a descarga do nódulo S-A e do nódulo A-V através do

TABELA 60.5
MECANISMOS POTENCIAIS DO ANTIARRÍTMICO AMIODARONA.

- Prolonga a duração do potencial de ação e do período refratário de todos os tecidos cardíacos – Bloqueio do canal de K$^+$ (Classe III).
- Redução mínima da velocidade de pico da fase 0 – Bloqueio do canal de Na$^+$ (Classe I)
- Bloqueio não competitivo dos receptores beta adrenérgicos (Classe II)
- Bloqueio não competitivo dos receptores alfa adrenérgicos
- Bloqueio dos canais de Ca^{++} (Classe IV)
- Bloqueio da atividade da tiroxina sobre o coração
- Vasodilatação arterial periférica – Redução da pós-carga ao ventrículo esquerdo
- Vasodilatação arterial coronariana – Aumento do fluxo coronariano
- Redução da frequência cardíaca
- Efeito inotrópico negativo discreto

prolongamento da despolarização diastólica (fase IV), assim como prolonga a condução A-V.

A Amiodarona apresenta efeitos bloqueadores a e b adrenérgicos não competitivos.

Indicações

A Amiodarona está indicada em uma grande variedade de arritmias. Devem-se destacar as arritmias ventriculares, especialmente as com ameaça à vida como: EVs, TV sustentada e FV.

Pode-se indicar também na FA, Flutter Atrial, TSV, Taquicardia Juncional, Síndromes de pré-excitação etc.

Precauções

Inúmeros são os efeitos adversos da Amiodarona administrada de forma crônica (Tabela 60.6). A frequência destes efeitos é proporcional à dose e a duração da terapia, ocorre em aproximadamente em 50% a 80% dos pacientes. Contudo, alguns dos efeitos adversos parecem ser mais comuns quando o nível sérico encontra-se acima de 2,5 µg . mL^{-1}. Cabe ressaltar que é necessário interromper a medicação somente em 10% dos pacientes com efeitos adversos. Portanto a grande maioria tolera bem os efeitos adversos da Amiodarona ou o problema é contornado de forma simples com a diminuição da dose.

Deve ser empregado com cautela na presença de doença do nódulo S-A, na presença de bradicardia e bloqueio A-V. Deve-se lembrar que a bradicardia induzida pela Amiodarona não é responsiva à Atropina. Merece cautela na presença de insuficiência renal e/ou hepática. Deve-se controlar a função da glândula tireoide a cada 3 meses.

A automaticidade do nódulo sinusal e a condução nodal A-V são deprimidas e, portanto, β-bloqueadores, antagonistas do Cálcio e Digoxina devem ser utilizados com cautela.

Contraindicações

Hipersensibilidade ao fármaco. Doença do nódulo S-A, Bradicardia e Bloqueio A-V de segundo ou terceiro graus, disfunção da glândula tireoide, insuficiência hepática e pneumonia intersticial.

Dose e administração

A dose de ataque para controle das arritmias em adultos pode variar entre 800 mg a 1.200 mg/dia por via oral, em 1 a 3 tomadas ao dia por períodos variáveis entre 5 dias até 1 mês com média de 10 a 14 dias, dependendo do tipo de arritmia.

A dose de manutenção varia da dose mínima efetiva entre 200 mg 600 mg diariamente ou de forma intermitente.

Nas arritmias que necessitam um controle rápido e endovenoso a dose de ataque de 5 mg . kg^{-1}, em bolo na PCR ou lentamente em outras arritmias. A dose de manutenção deve ser realizada através de infusão continua de 600 mg a 1 g por 24 horas, de preferencia em ambiente bem controlado, com bomba infusora e em veia profunda. A Amiodarona produz flebite em veia periférica.

TABELA 60.6
EFEITOS ADVERSOS DO USO CRÔNICO DA AMIODARONA.

Oculares
- Depósito na córnea (95%), presença de halo no campo visual, fotofobia, borramento visual (6% a 14%) e possível degeneração macular.

Dermatológicos
- Fotossensibilidade (25% a 75%), coloração azul-acinzentada da pele (5%-8%), urticária, rash cutâneo, alopecia.

Gastrintestinais
- Náuseas, anorexia, constipação, elevação de enzimas hepáticas (50%), hepatite (3%).

Cardiovasculares
- Bradicardia sintomática (6%) não responsiva a atropina, Bloqueio A-V, Inotropismo negativo, ICC (4%), Pró-arritmia (1%).

Tiroidianos
- Elevação do TSH (25%), Hipotiroidismo (1% a 22%), Hipertiroidismo (1 a 12%)

Pulmonares
- Pneumonia intersticial (3 a 7%)

Farmacocinética

A Amiodarona apresenta grande volume de distribuição, biodisponibilidade variável e meia vida pronunciadamente longa. Trata-se de um fármaco altamente lipofílico e, por isso, capaz de distribuir-se por vários tecidos, especialmente aqueles com alto teor de gordura. A T1/2 b extraordinariamente longa, por volta de 6 semanas, associada a sua vasta e difusa distribuição levam a necessidade de meses até que se obtenha o equilíbrio dos níveis plasmáticos.

O fármaco sofre a deionidização e extenso metabolismo hepático, de tal forma que a eliminação renal da Amiodarona e N-desetilamiodarona, seu principal metabólito, é praticamente desprezível. A eliminação hepática e gastrintestinal é mínima. A diálise não remove a Amiodarona e nem a N-desetilamiodarona. (Tabela 60.7)

TABELA 60.7
QUALIDADES FARMACOLÓGICAS DA AMIODARONA.

Velocidade de absorção oral	2-12h
Biodisponibilidade	Variável 22% a 66%
Pico de nível sérico oral	4-6h
Ligação protéica	96%
Volume de distribuição agudo	Variável 1,3 a 65,8 L.kg^{-1}
Volume de distribuição equilíbrio	5,0 L.kg^{-1}
Eliminação	Hepática e Intestinal
Meia vida de eliminação aguda	3-21 horas
Meia vida de eliminação equilíbrio	53 dias
Clearance	0,1-0,8 L.min−1
Metabólitos	Metabólitos deionizados Metabólito N-desetilamidarona
Nível sérico terapêutico	1,0-2,5 μg.mL^{-1}

Fármacos da Classe IV

Verapamil

Mecanismo de ação

Os bloqueadores dos canais de Cálcio bloqueiam seletivamente os canais lentos por inibição do influxo normal Ca^{++} às células. Dentro do sistema de condução, a atividade do Verapamil sobre os canais lentos é mais importante nos nódulos S-A e A-V, onde ele prolonga a condução nodal A-V e a refratariedade, também deprime a frequência de descarga do nódulo S-A. Ele tem pouco efeito sobre o sistema Hiss-Purkinje. A diminuição da resistência vascular sistêmica (RVS) e a queda na pressão sanguínea estão diretamente relacionadas à atividade de bloqueio dos canais de Cálcio nas arteríolas sistêmicas. A depressão da contratilidade miocárdica ocorre como resultado da interferência no acoplamento excitação-contração pelo Cálcio na fibra miocárdica.

Indicações

O Verapamil é útil no tratamento de taquicardias supraventriculares. Até recentemente ele era o fármaco de escolha para o tratamento de episódios agudos de taquicardia paroxísticas supraventriculares. Ele é muito eficaz no controle da frequência ventricular no Flutter Atrial e FA. A infusão intravenosa de Diltiazem pode ser empregado para controle da frequência no Flutter Atrial e na FA.

Precauções

Como foi discutida acima, a hipotensão pode ocrrer por queda na resistência vascular periférica, e é o principal efeito, embora bradicardia, assistolia a bloqueio A-V sejam observados usualmente em pacientes com doença pré-existente de condução ou síndrome do nódulo S-A. A depressão miocárdica é incomum em pacientes com função ventricular esquerda razoável. É aconselhável cuidado na sua administração em pacientes que fazem uso de β-bloqueadores e naqueles com disfunção ventricular esquerda grave. Os anestésicos depressores do inotropismo cardíaco precipitam e potencializam estes efeitos tóxicos.

Contraindicação

O cloridrato de Verapamil é contraindicado para: pacientes com hipersensibilidade conhecida a qualquer componente da fórmula; hipotensão grave (exceto quando por crise de arritmia); choque cardiogênico; insuficiência ventricular esquerda; bloqueio AV de segundo e terceiro graus; síndrome do nódulo sinusal; insuficiência cardíaca congestiva; bradicardia acentuada (abaixo de 50 b.p.m.); Flutter Atrial ou FA associada a feixe anômalo (Wolff-Parkinson-White e Lown-Ganong-Levine); administração simultânea de β-bloqueadores por via intravenosa.

Dose a administração

No período perioperatório recomenda-se iniciar com doses de 2,5 mg repetidas, se necessário, numa dose total de 7,5 a 15 mg.

Farmacocinética

O Verapamil é altamente ligado a proteínas, cerca de 90%. A presença de fármacos ligados a proteínas como Diltiazem, Lidocaína Propranolol pode aumentar significativamente sua fração livre (ativa). Seu T1/2 a é de apenas 3,5 minutos e sua duração de ação clínica após uma dose intravenosa e de apenas 10 a 20 minutos. O metabolismo é inteiramente hepático, com T1/2 b de 2 a 7 horas, embora ela se prolongue em pacientes com doença hepática.

Fármacos da Classe V (Miscelânea)

Digoxina

Mecanismo de ação

Como os digitálicos, a digoxina reduz a frequência ventricular na FA por prolongamento direto do período refratário efetivo no nódulo A-V a também indiretamente por aumento na atividade vagal a redução da atividade simpática. Frequências ventriculares são mais fáceis de controlar durante a FA do que o Flutter Atrial.

Indicações

Como um antiarrítmico, a Digoxina é indicada para o controle da frequência na FA e Flutter Atrial, assim como na a TSV.

Precauções

Alterações na frequência cardíaca e ritmo podem simular quase cada um dos distúrbios de ritmo conhecidos. As arritmias mais frequentes com a intoxicação pela digoxina são as CVPs, uni ou multifocais, frequentemente acopladas como bigeminismo ou trigeminismo. Outras arritmias comuns incluem os ritmos de escape juncionais A-V (regularização da frequência na FA), taquicardia juncional não paroxística, taquicardia paroxística atrial com bloqueio A-V, bloqueio de segundo grau, TV a fibrilação. A toxicidade cardíaca é aumentada no paciente hipocalêmico.

Contraindicação

O uso da digoxina está contraindicado em pacientes que apresentem bloqueio AV de segundo grau Mobitz II e terceiro grau; doença do nó sinusal sem proteção com Marca-passo e em síndromes de pré-excitação. Deve ser administrado com precaução em idosos, portadores de disfunção renal e pacientes com baixo peso. Cuidado adicional deve ser tomado em relação a interações medicamentosas (Amiodarona, quinidina, verapamil, diltiazem, quinolônicos) que podem elevar os níveis séricos da digoxina.

Dose a administração

A digoxina é comumente prescrita na dose de 0,125 mg ou 0,25 mg via oral por dia. Não há evidência que suporte o uso de doses de ataque ou doses adicionais. A maior parte dos pacientes deve receber 0,125 mg por dia. Em idosos, portadores de insuficiência renal e pacientes com peso baixo, especialmente mulheres, a dose de digoxina pode ser ainda menor (0,125 mg em dias alternados).

Os níveis de digoxina sangue ainda são valiosos para permitir controle adequado das respostas cardíacas, e possíveis interações medicamentosas.

Farmacocinética

Após a administração intravenosa, o tempo de início de ação é de 20 a 30 minutos, com ação máxima atingida dentro de 1,5 a 2 horas. A digoxina é aproximadamente 25% ligada à albumina plasmática. A eliminação é principalmente por filtração glomerular nos rins. A T1/2b é de aproximadamente 36 horas, embora esta possa ser prolongada em pacientes com déficit de função renal.

Adenosina

Mecanismo de ação

A adenosina é um nucleotídeo endógeno. No tecido cardíaco supraventriculares ela aumenta a condutância ao potássio, o que resulta no encurtamento da duração do potencial de ação, em hiperpolarização, lentificação das células nodais S-A e em depressão do potencial de ação no nódulo A-V. Os efeitos concorrem para a capacidade da adenosina de interromper certos tipos de TSV (veja adiante).

Indicações

A adenosina tem sido aprovada para uso no tratamento de TSV. Especificamente, ela é eficaz nas taquicardias reentrantes que usam o nódulo A-V como parte do circuito reentrante como: reentrada nodal A-V e taquicardia recíproca A-V. Para arritmias como o Flutter Atrial a FA causa bloqueio transitório A-V. Quando aplicada na taquicardia sinusal, ela resultará em alentesimento transitório do nódulo S-A.

A adenosina também tem utilidade como um instrumento diagnóstico. Por exemplo, em pacientes com taquicardia de complexos alargados a sua interrupção com adenosina sugere TSV com a aberrância na condução como mecanismo. O único tipo de TV que não responde à adenosina é um tipo raro que é devido a atividade desencadeada por catecolaminas.

Uma vez que a adenosina pode algumas vezes precipitar Flutter Atrial ou FA transitórios, deve-se ter cautela quando de sua administração em pacientes com pré-excitação manifesta. O início da FA poderá resultar em condução anterógrada rápida por uma via acessória.

Precaução

Os efeitos mais comuns são rubor facial, dispneia a pressão torácica. Estes sintomas cedem em menos de 60 segundos. A adenosina pode exacerbar broncoconstrição em pacientes asmáticos e, portanto, um tratamento alternativo é mais prudente.

Contraindicação

A Adenosina é contraindicada na presença de BAV de segundo e terceiro grau e na doença nódulo sinusal, excetuando, em ambos os casos, os pacientes com marca-passo artificial ativo e funcionante. Hipersensibilidade à adenosina.

Dosagem e administração

A adenosina só é disponível como agente intravenoso. Ela deve administrada em *bolus* rapidamente, seguida por um jato de solução salina. Os efeitos da adenosina são aparentes dentro de 10 a 20 segundos quando ela é administrada por cateter central. A resposta hemodinâmica à injeção em *bolus* é mínima. A dose inicial para o adulto usualmente é de 6 mg, aumentando para 12 mg se esta for ineficiente. Crianças devem receber doses progressivas, iniciando com 50 mg . kg^{-1}.

Pacientes em uso de teofilina, devido às suas propriedades antagonistas, poderão não responder à adenosina.

Farmacocinética

A adenosina tem uma meia-vida muito curta, menos de 1,5 s. Sua inativação ocorre por captação celular; nas células ela é desaminada à inosina ou fosforilada à monofosfato adenosina (AMP). As ações da adenosina são potencializadas pelos bloqueadores do transporte de nucleotídeos como o dipiridamol e são atenuadas pelos antagonistas da adenosina, como os derivados da metilxantina.

TRATAMENTO ELÉTRICO DAS ARRITMIAS

O tratamento elétrico das arritmias oferece múltiplas vantagens sobre a terapia com fármacos, pois embora o tratamento com fármacos constitua um meio eficaz no seu controle, problemas potenciais como os efeitos colaterais e de toxicidade cardiovascular estão sempre presentes. Sobre condições ótimas como: supervisão especializada, monitorização adequada e dose ideal de carga elétrica empregada a restauração do ritmo sinusal é rápida e mais segura.

Outro ponto importante que merece ser comentado é que na terapia elétrica a distinção entre arritmias supraventriculares e ventriculares é menos capital.

O Marca-passo

O uso clínico do marca-passo para controle das bradiarritmias teve início na década de 1960 e vem sendo empregado com sucesso para este fim até os dias atuais, posteriormente foi utilizado também em determinadas taquiarritmias.

Marca-passo overdrive para prevenção de arritmias

Átrio e ventrículo são colocados numa frequência mais rápida do que a espontânea. Isto pode ser útil na supressão de taquiarritmias de qualquer tipo, especialmente nas contrações ventriculares prematuras secundárias ao mecanismo de reentrada. ou de aumento da automaticidade.

Marca-passo atrial rápido para supressão de taquiarritmias

Duas são as possibilidades de implante do eletrodo no átrio, primeiramente através de fios suturados diretamente no coração durante o tempo cirúrgico ou através de cateter locado de forma percutânea. Um gerador de Marca-passo é necessário para gerar impulsos tão rápidos na frequência de 500 bpm.

No tratamento da TSV os átrios são estimulados em frequência 20 bpm mais rápido do que a frequência espontânea. Após a captura das contrações, o Marca-passo é abruptamente interrompido. Se isto falhar, o procedimento é repetido em frequências mais elevadas em incrementos de 10 bpm. As limitações desta técnica consistem na ineficácia para frequências maiores de 100 bpm acima da frequência da taquicardia e na indução de FA.

Para o tratamento do Flutter Atrial o procedimento usado é denominado *Ramp Atrial Pacing* (RAP). A frequência de estímulo do marca-passo é elevada de modo contínuo por 5 a 20 segundos, o que algumas vezes é eficaz para o término do Flutter Atrial. A frequência baixa final do RAP é a frequência do Flutter Atrial; as frequências altas variam de 50 a 125 bpm acima da frequência do Flutter Atrial. Quanto mais alta a frequência do marca-passo atrial, maior o risco de conversão do ritmo em FA. Deve ser fortemente enfatizado que marca-passo atrial rápido deve ser tentado apenas por pessoal experiente nesta técnica.

Marca-passo ventricular rápido para supressão de taquiarritmia

Como no marca-passo atrial duas são as possibilidades de implante do eletrodo no ventrículo, primeiramente através de fios suturados diretamente no coração durante o tempo cirúrgico ou através de cateter locado de forma percutânea. Esta técnica pode eventualmente ser aproveitada para interrupção de TV e mesmo na TSV. Há um risco de precipitação de uma TV mais rápida ou mesmo de FV. Os riscos inerentes a esta técnica restringe seus usos a eletrofisiologistas experientes.

Marca-passo para controle das bradiarritmias

O uso destes dispositivos para tratamento e controle das bradiarritmias é o mais clássico, e várias são suas indicações.

Algumas premissas devem ser lembradas quando se fala em indicações para a estimulação cardíaca artificial: a) Marca-passo definitivo está indicado sempre que existir bradicardia sintomática e irreversível ou risco de bradicardia grave relacionada a causas não removíveis; b) quando a causa é transitória ou removível deve-se tentar tratamento farmacológico ou Marca-passo temporário; c) os átrios devem ser estimulados e/ou detectados, sempre que possível, procurando-se manter o sincronismo atrioventricular em repouso e durante o exercício; d) os ventrículos devem ser estimulados na presença de bloqueio atrioventricular; e) a estimulação ventricular isolada somente é aceitável quando os átrios não são aproveitáveis, como na fibrilação atrial crônica ou em situações especiais (crianças, idade avançada, dificuldade técnica, doenças consumptivas, etc.); f) a resposta cronotrópica deve ser mantida, seja por seguimento do nó sinusal com marca-passo atrioventricular fisiológico ou por utilização sistemática de biossensores; g) além do sincronismo atrioventricular, deve-se zelar pelo sincronismo ventricular, procurando estimular com QRS estreito (aproveitando a condução atrioventricular normal com programação adequada, evitando ao máximo a estimulação ventricular/ou utilizando ressincronizadores). Esta recomendação é tanto mais importante quanto mais comprometido e dilatado for o ventrículo esquerdo.

Indicações de Marca-passo Permanente

A implantação destes dispositivos foi estabelecida pela *Task Force da American Heart Association e American College of Cardiology* e é periodicamente revisada. As indicações são categorizadas em classe I, II e III. A classe I incluem condições nas quais a maioria dos especialistas indicam o dispositivo devido ao elevado grau de certeza de seu benefício; a classe II abrange condições nas quais este dispositivos são frequentemente empregados, mas existe controvérsia sobre seu real benefício; a classe III envolve as situações nas quais a maioria dos especialistas aceitam a falta de benefício para o paciente.

A Cardioversão Elétrica e Desfibrilação Elétrica

A primeira desfibrilação de um coração humano com sucesso foi realizada em 1947 por Beck. Na década de 1960 o emprego de descargas elétricas para tratamento de arritmias cardíacas além da FV, chamada cardioversão, começou a ser estudada e entrou para a prática médica. A corrente alternada (AC) esteve em voga até 1962, quando Lown e colaboradores advogaram a corrente contínua (DC) como método de escolha para interromper a FA, pois uso da corrente contínua diminui significativamente a incidência de FV após a descarga elétrica.

Desfibriladores/cardioversores bifásicos e monofásicos

Desde o início da técnica, na década de 1950, os desfibriladores/cardioversores utilizavam corrente elétrica de pulso monofásico, amortecido em forma de sino para liberar a energia necessária para corrigir o ritmo cardíaco. Em 1990 a tecnologia bifásica foi introduzida, recentemente vem sendo consagrada como mais efetiva e aplicada aos novos dispositivos.

Diferente da tecnologia monofásica dos desfibriladores/cardioversores o gerador bifásico libera corrente em duas direções. Durante a primeira fase, a corrente elétrica trafega de um eletrodo a outro, de forma semelhante à onda monofásica. Entretanto, durante a segunda fase, a corrente trafega em direção contrária à primeira. Este modelo demonstra que, mesmo com menores níveis de energia, apresenta melhores resultados.

A descarga elétrica pode ser sincronizada (cardioversão) ou não sincronizado (desfibrilação) com relação ao complexo QRS. Na cardioversão o momento do choque é desencadeado pelo complexo QRS no ECG. Isto evita a liberação da descarga elétrica durante o período vulnerável da onda T. Na desfibrilação o choque (liberação da carga elétrica) é permitido sem vistas ao ECG uma vez que não existe um complexo QRS identificável.

Indicações e Contraindicações

O grau de comprometimento hemodinâmico usualmente determina a necessidade e a urgência para a seleção de tratamento com cardioversão ou tratamento medicamentoso

Entre as indicações de cardioversão podem-se distinguir as taquiarritmias geradas por reentrada, com instabilidade hemodinâmica, dor torácica ou compromisso da função respiratória e/ou cardiovascular. Também é utilizada quando a terapêutica farmacológica não foi efetiva. Cabe ressaltar que, não existe nenhum parâmetro específico que possa ser útil com este propósito, portanto a indicação deve ser realizada com base no caso específico.

A descarga elétrica interrompe de modo eficiente as taquiarritmias como o Flutter Atrial, FA, TSV, FV, e muitas outras.

O mecanismo de ação da descarga elétrica na correção das arritmias é pouco conhecido. Postula-se que despolariza todo o miocárdio excitável e possibilita o aumento do período refratário interrompendo circuitos reentrantes e induzindo a homogeneidade dos circuitos.

Esta terapêutica elétrica não está indicada nas arritmias de aumento da automaticidade devido a sua falta de efetividade como a taquiarritmia sinusal, a taquiarritmia atrial mutilfocal etc.

A suspensão do uso de digital para a cardioversão eletiva é controversa. A maioria concorda em suspender o digital somente na presença ou suspeição de intoxicação digitálica. Na ocorrência de intoxicação digitálica, a cardioversão deve ser postergada até o controle da situação. Deve-se enfatizar cautela em pacientes com doença do nódulo sinusal, a menos que um Marca-passo esteja instalado

A FV e TV sem pulso requerem desfibrilação. Taquicardias ventriculares rápidas requerem desfibrilação porque os complexos QRS individuais não são facilmente distinguidos das ondas T. Estes padrões assemelham-se a uma onda senoidal.

A gestação não constituiu contraindicação de cardioversão ou desfibrilação elétrica.

Técnica de Cardioversão

Na cardioversão eletiva um completo exame físico deve ser realizado, assim como ECG de 12 derivações antes e após o processo. Um registro em fita do período antes e após a cardioversão é obrigatório. O paciente deve ser mantido em jejum e, se possível, informado do procedimento. Uma análise recente do perfil metabólico e ácido-base é realizada, qualquer desvio é corrigido previamente.

Um acesso venoso é obtido e a injeção de solução salina balanceada é iniciada.

A desfibrilação é uma técnica emergencial, é utilizada de rotina na TV sem pulso e FV.

CONDUTA GERAL NO TRATAMENTO DAS ARRITMIAS CARDÍACAS

Avaliação

O efeito da arritmia sobre o desempenho hemodinâmico é avaliado inicialmente pelas medidas de pressão sanguínea arterial e, em alguns casos, pressões de enchimento direito e/ou esquerdo. O tratamento deve ser instituído prontamente se a arritmia causar distúrbio hemodinâmico. Por outro lado, a terapia agressiva também está indicada quando a arritmia é capaz de progredir para as arritmias mais graves ou quando pode levar à deterioração hemodinâmica posterior. Nesta última situação incluem frequências rápidas, independentemente do mecanismo, em situações em que o tempo de enchimento diastólico é importante (estenose mitral) ou a oferta de oxigênio miocárdico é limitada (doença arterial coronariana, estenose aórtica).

Fatores Etiológicos

Mesmo nos casos das arritmias perioperatórias mais comuns poderem ser atribuídas a causas simples e facilmente reversíveis, as causas habituais "suspeitas" devem ser consideradas.

Dados anormais de análise sanguínea arterial como: a hipóxia que tem uma influência arritmogênica potente, a isquemia miocárdica que estimula a liberação de catecolaminas e induz a regiões de reentrada; a hipercapnia que resulta em acidose respiratória e aumento da atividade do sistema nervoso simpático; a hipocapnia que resulta em alcalose e desvio de K^+ (a alcalose respiratória leva a diminuição do K^+ sérico e a acidose o oposto); a acidose metabólica com considerações semelhantes à hiper e hipocapnia; desvios eletrolíticos (particularmente K^+ e Ca^{++}).[18-21]

Desvios maciços de fluidos, perdas sanguíneas e suas reposições, desvios acidobásicos e ao uso de soluções cardioplégicas em cirurgia cardíaca são associados a distúrbios eletrolíticos e arritmias.[22,23]

A temperatura também pode induzir à arritmias. A hipotermia invariavelmente leva a bradicardia sinusal, ou FA ou Flutter Atrial. Contudo, as arritmias ventriculares costumam a aparecer quando a temperatura cai abaixo de 30 °C.[24,25] Por outro lado, na hipertermia induz a síndrome de Brugata,[26,27] em especial a hipertermia maligna induz a arritmia importantes que advêm de distúrbios metabólicos ácido-base e também do desenvolvimento de síndrome de Brugata.[28] Nesta última situação, a taquicardia sinusal é um achado precoce, arritmias ventriculares também podem estar presentes.

Desequilíbrio autonômico como a estimulação simpática ocorre com a intubação, anestesia superficial, hipoglicemia etc todos estes potenciais geradores de arritmias. Por outro lado, a estimulação parassimpática, usualmente reflexa em sua natureza, é uma causa comum de bradiarritmias. Ela pode resultar de tração visceral, laringoscopia (em crianças), massagem de seio carotídeo e tração muscular extra-ocular.[29]

Quando se estuda os fármacos anestésicos, os agentes inalados, principalmente o halotano, são lembrados como uma fonte geradora de arritmias cardíacas, contudo o halotano não está sozinho nestes efeitos adversos o sevoflurano e desflurano também podem ser responsabilizados.[30] O halotano interage com as catecolaminas causando arritmias ventriculares. Os anestésicos inalados, por afetar a condução do estímulo elétrico, frequentemente induzem a ritmos juncionais. Os relaxantes musculares como: o Pacurônio e a Galamina são vagolíticos e podem estimular a atividade autônoma adrenérgica por bloqueio inibitório de receptores muscarínicos localizados nos gânglios simpáticos. Doses sucessivas de Succinilcolina resulta em bradicardia sinusal, ritmos juncionais, arritmias ventriculares e até assistolia.

As arritmias preexistentes podem desaparecer sob a anestesia geral, embora o reaparecimento seja comum. A importância da manutenção da terapia antiarrítmica não pode ser por demais acentuada. Nos eventos isquêmicos do miocárdio as CVPs ou alterações na condução podem ser o primeiro sinal.

Alternativas Terapêuticas

É importante salientar que muitas arritmias são transitórias, não causam prejuízo hemodinâmico e resolvem-

-se com o passar do tempo. A manutenção de oxigenação e ventilação adequadas, alteração de profundidade da anestesia, manutenção do equilíbrio eletrolítico e diminuição dos reflexos inconvenientes são os meios habituais de tratamento. Quando ocorrer comprometimento circulatório, suporte hemodinâmico farmacológico ou mecânico podem ser necessários até o restabelecimento do ritmo sinusal.

Redução da frequência cardíaca

Na presença de uma taquicardia intensa o reconhecimento da arritmia subjacente fica difícil, além do comprometimento hemodinâmico. Nessa situação o controle (redução) da frequência cardíaca é fundamental.

A causa subjacente deve ser imediatamente tratada (hipóxia, retenção urinária, hipovolemia etc.). O aumento na profundidade anestésica, com exceção ao Isoflurano, Sevoflurano que elevam a frequência cardíaca. As manobras vagais têm valor limitado nos pacientes anestesiados (massagem do seio carotídeo, Valsalva) e deve ser sempre lembrado de suas contra-indicações. Fármacos com ação que induz à bradicardia podem ser utilizados como o Edofronio (Tensilon®) 10 mg IV, é especialmente útil na redução da resposta ventricular na FA aguda de elevada resposta ventricular. Alternativamente, a Neostigmina, 0,25 a 0,5 mg, por via venosa, pode ser empregada, embora o início seja lento e a duração mais longa. Deve ser lembrado que estes agentes são anticolinesterásicos causam a indesejável reversão do bloqueio neuromuscular. Os β-bloqueadores são utilizados para a taquicardia sinusal. Propranolol, 0,5 a 1,0 mg IV, numa dose total de 0,1 mg . kg^{-1}, ou Esmolol, 0,1 a 0,5 mg . kg^{-1}. Doses similares são frequentemente necessárias para taquicardias reentrantes envolvendo o nódulo A-V ou para a redução da resposta ventricular na FA.

A Digoxina pode ser usada para a FA de elevada resposta ventricular, Futter Atrial e TSV. É essencial o conhecimento de administração prévia de digital. O Verapamil é também especialmente útil na redução da resposta. Ele pode diminuir a frequência sinusal e é o fármaco de escolha em pacientes com doença reativa das vias aéreas. A Adenosina pode ser utilizada para a interrupção de taquicardia em que o nódulo A-V é parte do circuito reentrante. Também é útil no diagnóstico de TSV de tipo desconhecido. O marca-passo atrial, quando se utiliza em *overdrive*, é útil no tratamento de alguns casos de TSV e Flutter Atrial.

A Cardioversão elétrica é sempre necessária na FA aguda de elevada resposta ventricular, Flutter Atrial de elevada resposta ventricular, TV ou FV que causam o comprometimento hemodinâmico. De um modo grosseiro, pois existem exceções, a cardioversão elétrica é sempre uma alternativa na taquiarritmias com comprometimento hemodinâmico.

Aumento na frequência cardíaca

Reflexos vagais são comuns em determinados tipos de cirurgias. Na presença de uma bradicardia intensa, com repercussão hemodinâmica, a cessação da manipulação (tração músculo-ocular, laringoscopia etc.).[31-33] A Atropina, com seu efeito vagolítico, é de grande utilidade nesta indicação, a dose usual é de 0,4 a 2,0 mg IV. Os bloqueadores neuromusculares Pacurônio e Galamina têm um efeito vagolítico contribuindo expressivamente para elevação da frequência cardíaca. O Isoproterenol pode ser usado em infusão, 0,5 a 2 mcg/min. Ocorre também um aumento no inotropismo, que, quando combinado ao efeito cronotópico, pode aumentar significativamente o consumo de oxigênio miocárdico; portanto, ele não deve ser usado em pacientes com doença cardíaca isquêmica. A efedrina ou outras catecolaminas com propriedades b adrenérgicas podem ser usadas. Finalmente, o marca-passo transcutâneo (MPTC) ou transvenoso (MPTV), pode estar indicado nas bradiarritmias não responsivas a terapêutica medicamentosa.

RECONHECIMENTO DAS PRINCIPAIS ARRITMIAS

O reconhecimento correto dos distúrbios do ritmo cardíaco normal pode ser facilitado por uma abordagem sistemática. Deve-se identificar seis parâmetros fundamentais nesta identificação:

- Frequência cardíaca;
- Regularidade dos complexos QRS;
- Regularidade da onda P e sua relação com complexo QRS e,
- Morfologia do complexo QRS.

O ritmo cardíaco normal é caracterizado pela presença de onda P que precede o complexo QRS, a onda P invariavelmente é positiva nas derivações I, II e AVF. A ritmicidade é observada através do intervalo regular entre os complexos QRS (intervalo RR) e ondas Ps, onde se observa o perfeito acoplamento entre ambas. Uma frequência entre 60 e 100 bpm no adulto e um intervalo PR entre 120 e 200 ms é o usual. O complexo QRS é fino, ou seja, com uma duração menor que 120 ms. O seguimento ST está no mesmo nível da linha de base, é aceito um desvio de até 2 mm.

Alterações do Ritmo Sinusal Normal

Bradicardia sinusal

Na bradicardia sinusal é observado uma morfologia normal dos complexos (onda P, complexo QRS, intervalo RR, seguimento ST e onda T). A frequência cardíaca encontra-se abaixo de 60 bpm.

A bradicardia sinusal pode resultar efeitos de: fármacos anestésicos, como os opioides; bloqueio simpático alto; hipotermia, fármacos diversos, como os digitais e Propranolol; influências parasimpáticas.

A bradicardia sinusal não necessita de tratamento caso não de observe comprometimento hemodinâmico. Na presença de deterioração hemodinâmica pode se empregar parasimpaticolíticos, como a Atropina. Nos casos rebeldes ao tratamento com Atropina deve-se questionar o diagnóstico de bradicardia sinusal. Constituem uma alternativa de tratamento o marca-passo ou o Isoproterenol (Figura 60.19).

Taquicardia sinusal

Na taquicardia sinusal é observado uma morfologia normal dos complexos (onda P, complexo QRS, intervalo RR, seguimento ST, e onda T). A frequência cardíaca encontra-se acima de 100 bmp.

A hipovolemia é causa mais comum. A hipoxia, hipercarbia, dor, febre, sepse, aumento do metabolismo são causas também de taquicardia sinusal.

O tratamento é a correção da causa. Fármacos com atividade parasimpática ou β-bloqueadores podem ser utilizados eventualmente no controle da frequência cardíaca. Critérios devem ser empregados na decisão sobre um tratamento mais agressivo, alguns pacientes não toleram frequências elevadas como os com doença coronária e estenose mitral (Figura 60.20).

Arritmia sinusal

Na arritmia sinusal observa-se uma morfologia normal dos complexos (onda P, complexo QRS, seguimento ST, e onda T) contudo, o intervalo RR é variável. A frequência cardíaca encontra-se dentro dos limites normais.

A etiologia é devido à variação do tônus vagal, menor na inspiração com aumento da frequência cardíaca e maior na expiração com diminuição da frequência.

Este tipo de arritmia não requer tratamento (Figura 60.21).

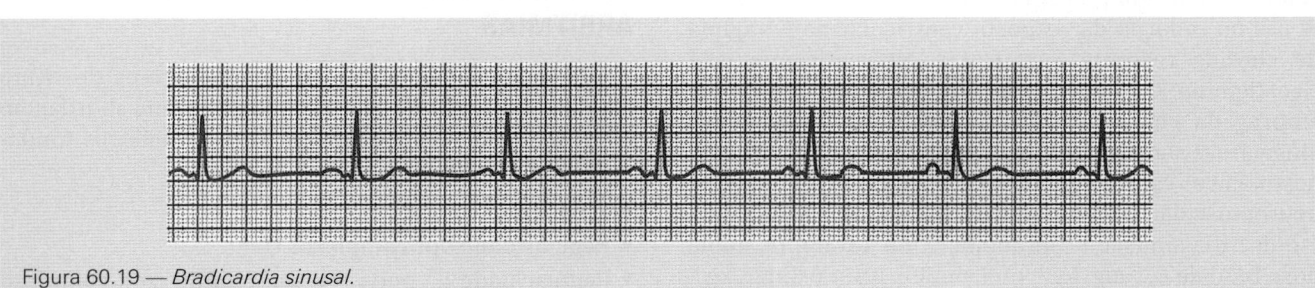

Figura 60.19 — *Bradicardia sinusal.*

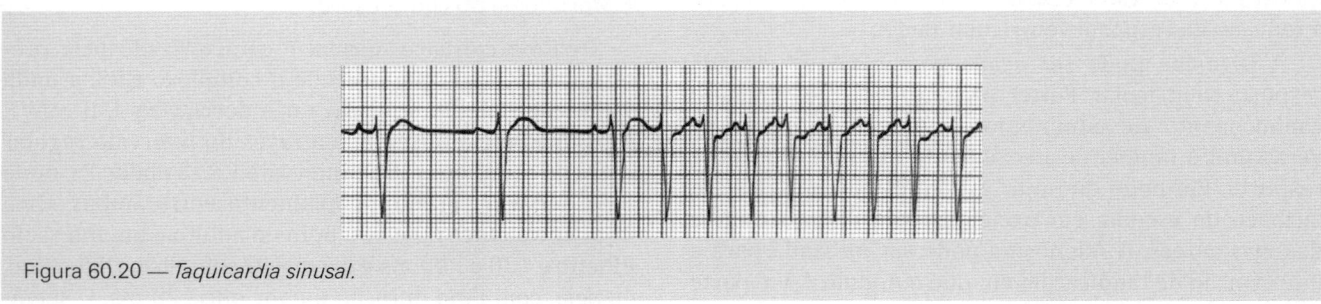

Figura 60.20 — *Taquicardia sinusal.*

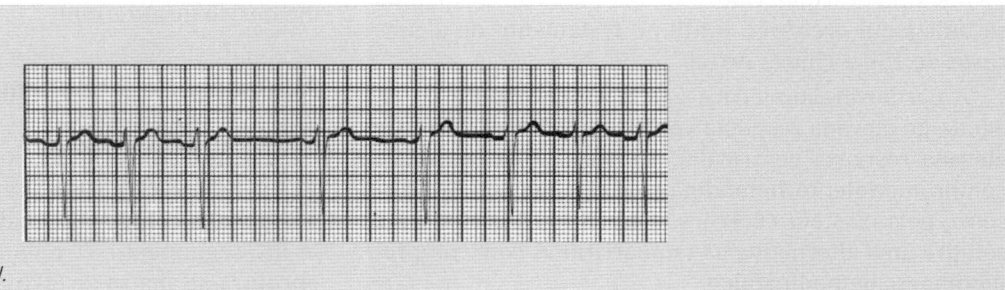

Figura 60.21 — *Arritmia sinusal.*

Arritmias Supraventriculares

Extrassistolia supraventricular

As Extrassistolias Supraventriculares (ESVs) são complexos elétricos prematuros que tem origem acima da junção A-V. Estes complexos podem se originar nos átrios (Extrassistolia Atrial) ou na região do nódulo A-V (Extrassistolia Juncional), sob estas circunstâncias a condução para as regiões inferiores (ventriculares) se faz pelos feixes normais de condução. Pode-se concluir que o complexo QRS nesta circunstância é semelhante ao complexo de base.

Este tipo de arritmia deve ser controlado somente se ocorre evolução para arritmias mais graves com sintoma clínico importante, fato raro de se observar, usualmente não necessita de tratamento (Figura 60.22)

Extrassistolia supraventricular com aberrância de condução

Nas arritmias supraventriculares com aberrância de condução é difícil, mas importante, o diagnóstico diferencial entre a origem supraventricular e ventricular das contrações prematuras. Infelizmente os critérios empregados não são infalíveis, se possível deve-se realizar o ECG de 12 derivações. Deve-se avaliar a presença de onda P, duração do complexo QRS, regularidade do complexo QRS, eixo cardíaco, configuração do QRS e presença de batimentos de fusão.

Ocasionalmente é possível a identificação de ondas Ps (EA com condução aberrante). O complexo QRS nos batimentos prematuros supraventriculares com aberrância de condução usualmente têm duração menor que 160 ms. O desvio do eixo cardíaco para a esquerda, especialmente quando associado à morfologia de bloqueio de ramo direito sugere origem ventricular. Na derivação V1, quando a onda R inicial é maior que a secundária R1 (R > R1) sugere origem ventricular. Estes critérios também são empregados na diferenciação entre as taquicardias de origem supraventriculares com aberrância de condução e as TVs (Figura 60.23).

Extrassistolia atrial

A Extrassistole Atrial (EA) ocorre em todas as faixas etárias, entretanto evidencias indicam uma maior prevalência em indivíduos mais idosos na vigência ou não de doença cardíaca. Várias são as condições cardiovasculares que se associam a este tipo de arritmia, deve-se destacar o prolapso mitral e o Infarto Agudo do Miocárdio (IAM) com disfunção do ventrículo esquerdo (VE). A EA com condução normal observa-se uma onda P prematura e muito achatada. O sítio de origem e a precocidade da EA podem afetar a condução através do nódulo A-V. O intervalo RR é variável entre o complexo normal de base e a contração atrial prematura. O complexo QRS, seguimento ST e onda T são normais. Não há uma pausa compensatória. A EA pode ser tão precoce que pode ficar mascarada pela onda T e conduzir de forma aberrante pelo sistema Hiss-Purkinge, devido a este se encontrar no período refratário relativo (Figura 60.24).

Ritmo juncional

No ritmo juncional, em consequência de alterações fisiopatológicas, as células de marca-passo da junção A-V assumem o comando cardíaco, observa-se uma frequência cardíaca que varia entre 40 e 110 bpm. A onda P está

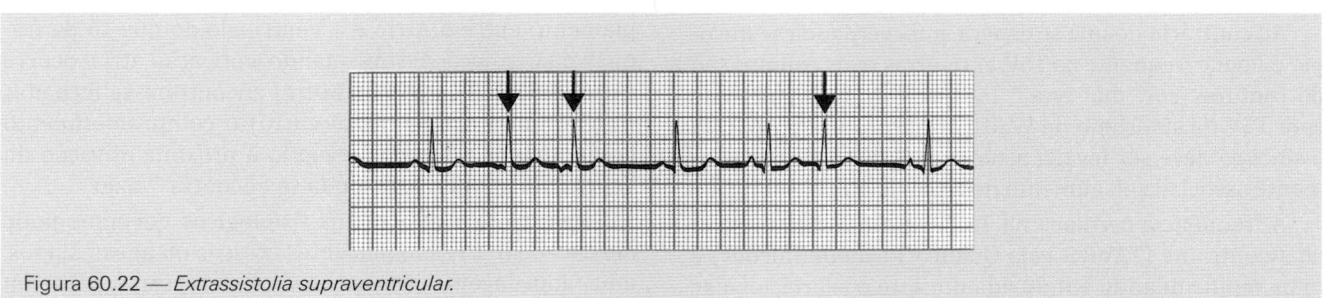

Figura 60.22 — *Extrassistolia supraventricular.*

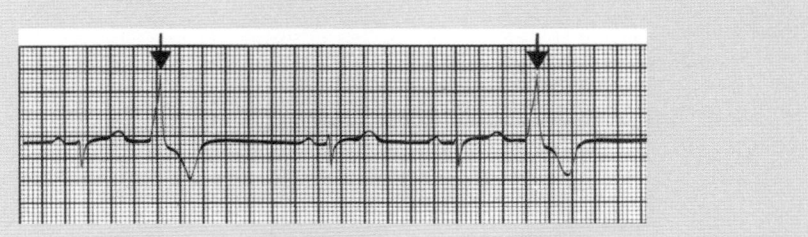

Figura 60.23 — *Extrassistolia supraventricular com aberrância de condução.*

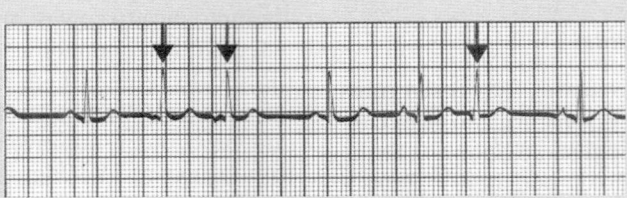

Figura 60.24 — *Extrassistole atrial.*

ausente ou é anormal (invertida e após o complexo QRS) pela condução retrógrada aos átrios. O complexo QRS, intervalo ST, onda T e intervalo RR são normais.

Constituí um ritmo comum durante o período de anestesia, principalmente quando se emprega o anestésico inalado halotano.

De forma rotineira não é necessário tratamento, caso ocorra deterioração hemodinâmica pode-se bloquear o tônus parassimpático com um fármaco vagolítico. As alternativas mais comuns são Atropina ou vasopressores simpatomiméticos como a efedrina (Figura 60.25).

Taquicardia supraventricular[34]

Os pacientes atendidos em consulta ambulatorial com queixa de palpitações, muitas vezes descrevem os sintomas com características sugestivos de taquicardia supraventricular (TSV), que podem orientar os médicos para indicar teste adequados e um diagnóstico definitivo.

Entretanto, o diagnóstico da TSV é muitas vezes feito no departamento de emergência, o início dos sintomas muitas vezes começa na idade adulta e a documentação de um ECG de 12 derivações é básico.

Ao contrário do que se espera, uma verdadeira "síncope" é pouco frequente na TSV, as queixas mais comuns são de tonturas em "mal-estar" inespecífico. Nos pacientes com TSV na síndrome de Wolf-Parkinson-White (WPW), a síncope deve ser levada a sério, mas não é necessariamente associada ao aumento do risco de morte súbita.

A frequência cardíaca na Taquicardia Atrioventricular Reentrante (TAVR – veja Quadro 11 de definições) é mais rápida quando é induzida durante o exercício, mas a frequência cardíaca elevada, não explica os sintomas de quase-síncope. Pacientes idosos com Taquicardia Nodal Atrioventricular Reentrante (TNAVR – veja Tabela 60.11 de definições) são mais propensas a síncope ou quase-síncope que os mais pacientes mais jovens, porém a taxa de taquicardia é geralmente mais lenta nos idosos. A queda da pressão arterial (PA) durante TSV é maior nos primeiros 10 a 30 segundos e recupera-se parcialmente dentro de 30 a 60 segundos, apesar das alterações mínimas na frequência cardíaca.

Sabe-se que quanto menor o intervalo atrioventricular de acoplamento, maior é a queda da PA. Estudos têm demonstrado uma relação entre alterações hemodinâmicas e o tempo relativo de ativação atrial e ativação ventricular.

Também na TNAVR atípica (TNAVR atípica – veja Tabela 60.11 de definições), quando apresenta um intervalo mais longo de acoplamento átrio e ventrículo, observa-se um menor grau inicial de hipotensão arterial, segue-se uma recuperação parcial. Nenhuma mudança significativa no Débito Cardíaco (DC) é observada.

Pelo que foi exposto o grau de comprometimento da hemodinâmica depende muito mais de um desacoplamento entre o Átrio e o Ventrículo do que só da frequência cardíaca. Assim, quando a ativação atrial ocorre e a válvula Tricúspide ou Mitral encontram-se fechadas (intervalo de acoplamento curto) o comprometimento hemodinâmico é maior, levando a próxima ativação do Ventrículo quando este ainda se encontra "vazio".

Uma cascata de eventos fisiológicos adversos pode desencadear TSV em pacientes críticos ou anestesiados, uma abordagem sistematizada é necessária para um

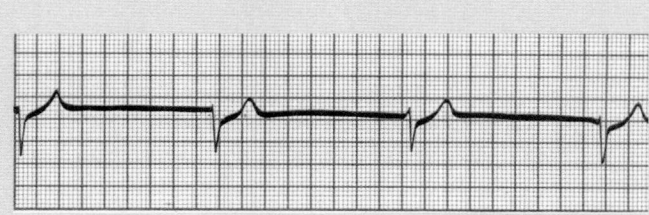

Figura 60.25 — *Ritmo juncional.*

correto tratamento e as condições críticas devem ser controladas antes que seja indicado fármaco antiarrítmicos como a hipoxemia, a acidose, a hipotensão etc.

Na TSV, a frequência cardíaca usualmente fica acima de 150 bpm pode chegar até a 200 bpm. Determinar o grau de comprometimento hemodinâmico devido a arritmia (TSV) e o ritmo correto é crítico para a adequada abordagem farmacológica ou elétrica. Várias são as possibilidades de erro diagnóstico, por exemplo, algumas vezes a TSV pode se manifestar ao ECG de forma semelhante a uma TV, devido a um bloqueio de ramo associado, e a interpretação errada pode levar o paciente a um tratamento desnecessário, sem efeito e de elevado risco.[35]

O diagnóstico diferencial de várias condições de taquicardia com complexo QRS alargado (QRS > 120 ms) devem ser lembrados (Tabela 60.8) e posteriormente os determinados critérios podem auxiliar nesta diferenciação.

Na TSV as ondas P são anormais, entretanto elas são frequentemente coincidentes com o QRS ou precedem as ondas T de forma não discernível. O QRS é normal, a menos que haja condução aberrante, caso em que usualmente um padrão de bloqueio de ramo direito está presente. O seguimento ST e a onda T podem estar alterados nesta arritmia.

Frequentemente é muito difícil distinguir a TSV com condução aberrante com a TV. Pode ser útil o posicionamento do eletrodo para melhorar a amplitude das ondas P.

A presença de dissociação atrioventricular de (AV) (com frequência ventricular mais rápida do que a taxa de atrial) ou complexos de fusão — que representa a dissociação da ativação supraventricular com os impulsos de um ritmo ventricular — fornece o diagnóstico de VT.

Outros critérios são úteis, mas não diagnóstico destas anormalidades da TSV. Concordância dos complexos QRS precordiais de tal forma que todos são positivos ou negativos sugere VT ou pré-excitação.

Considerando que os complexos alargados do QRS durante o episódio de TSV são idênticos aos observados durante o ritmo sinusal (por exemplo: ritmo sinusal com bloqueio de ramo direito) este achado é consistente com TSV.

Outros algoritmos foram desenvolvidos para distinguir TV de TSV de complexo alargado, tais como os critérios de Brugada de 1991, que dependem de um exame da morfologia do QRS nas derivações precordiais,[36] o algoritmo de Vereckei de 2008, é baseado no exame do complexo QRS em aVR[37] (Tabela 60.9).

A incapacidade de corretamente identificar TV, como já foi dito, pode ser potencialmente fatal, particularmente se o resultado do erro diagnóstico em TV for tratado com Verapamil ou Diltiazem.

A adenosina é sugerida como tratamento (Veja – *Part 8: adult advanced cardiovascular life support: 2010 American Heart Association Guidelines for Cardiopulmonary*

TABELA 60.8
DIAGNÓSTICO DIFERENCIAL DE TAQUICARDIA DE COMPLEXO QRS ALARGADO.[34]

- Taquicardia Ventricular (TV)
- TSV com bloqueio de ramo pré-existente ou defeito de condução intraventricular
- TSV com condução aberrante devido a taquicardia (QRS estreito – normal – quando o ritmo é sinusal)
- TSV com QRS alargado devido a desvios eletrolíticos ou metabólicos
- TSV com condução sobre uma via acessória (pré exicitação)
- Ritmo de marca-passo
- Artefato no ECG

TABELA 60.9
CRITÉRIOS DE DIFERENCIAÇÃO DE TV E TSV DE COMPLEXO ALARGADO.[34]

Achados e derivação no ECG	Interpretação
Complexo QRS alargados nas derivações de V1 a V6 (critério de Brugata)	• A ausência de qualquer complexo R-S implica em TV. • Intervalo R-S (início da onda R até o nadir da onda S) > 100 ms em qualquer derivação precordial implica em TV.
Complexo QRS em aVR (algoritmo de Vereckei)	• Presença de uma onda R inicial implica em TV. • Onda R inicial ou Q > 40 ms implica em TV. • Presença de um "nó" no início de ramo descendente de uma onda predominantemente negativa.
Dissociação AV (critério de Brugata)	Presença de dissociação AV (frequência ventricular maior que a atrial) ou complexos de fusão implica em TV
Complexos QRS nas derivações precordiais são todos positivos ou todos negativos (concordantes)	Implica em TV
QRS durante a taquicardia são idênticos aos presentes durante ritmo sinusal	Sugere TSV
Tempo do pico da onda R na derivação DII	Pico da onda R de duração maior que 50 ms sugere TV

Resuscitation and Emergency Cardiovascular Care),[38] se uma taquicardia de complexo alargado é monomórfica, regular, e hemodinamicamente tolerada. Nestes casos a Adenosina pode ajudar a converter o ritmo sinusal e ajudar no diagnóstico. Quando houver dúvida, é mais seguro assumir que qualquer taquicardia de complexo alargado é TV, especialmente em pacientes com doença cardiovascular conhecida, tais como infarto do miocárdio prévio.

Se for observada dissociação entre a ativação Atrial e Ventricular, o diagnóstico de TV é muito mais provável.

Fatores precipitantes pré-operatórios da TSV e FA incluem ansiedade, fumo, álcool e cafeína. Condição para desencadeamento desta arritmia no intraoperatório já foram referidas (hipoxemia, acidose, hipotensão etc), mas podem associar-se a doença da válvula mitral, síndrome de Wolff-Parkinson (WPW) ou doença cardíaca coronariana, hipertensiva ou mesmo congênita (Tabela 60.10).

A adenosina, manobras vagais, Propranolol, Verapramil, Tensilon, Digoxina, cardioversão e/ou marca-passo overdrive supression constituem o tratamento desta condição (Figura 60.26). Muitos pacientes que desenvolvem TSV no período perioperatório se mantêm estáveis hemodinamicamente e não necessitam cardioversão.

O ECG de 12 derivações potencialmente pode identificar o mecanismo da arritmia. A taquicardia primeiro deve ser classificada de acordo se há uma frequência ventricular regular ou irregular. A frequência Ventricular irregular sugere uma FA, Taquicardia Atrial Multifocal (TAM) ou Flutter Atrial com condução de AV variável que apresenta frequência ventricular variável.

Ressalta-se que quando a FA está associada com uma resposta ventricular muito rápida a irregularidade da resposta Ventricular fica difícil de ser definida no ECG e pode ser mal diagnosticada com TSV.

Se a frequência Atrial exceder a frequência Ventricular, o Flutter Atrial ou Taquicardia Atrial (TA) (focal – TAF ou multifocal – TAM) é usualmente presente (raros casos de TNAVR com condução 2: 1 foram descritos).[39]

Deve-se advertir que se a TSV é regular, ela pode verdadeiramente representar uma TA com condução AV de 1:1 ou um TSV que envolve o nó AV. Taquicardia Juncional (TJ) que se originam na junção AV (incluindo o feixe de His), pode ser regular ou irregular e com condução retrógrada variável para os Átrios. TSV, que envolve o nó AV, necessita de um circuito reentrante de origina este distúrbio do ritmo cardíaco e incluem a TNAVR e a TAVR.

No típico TNAVR, ativação Atrial retrograda é quase simultânea com o QRS. Muitas vezes nestas taquicardias reentrantes, a condução retrógrada da onda P pode ser difícil de discernir, especialmente se um bloqueio de ramo está presente (o prolongamento do QRS devido ao bloqueio esconde a onda P conduzida forma retrógrada). A porção terminal da onda P está normalmente localizada no final do complexo QRS, aparecendo como uma deflexão estreita e negativa nas derivações inferiores (uma pseudo onda S) e uma deflexão ligeiramente positiva no final do complexo QRS na derivação V1 (uma pseudo onda R'). Nas TAVR ortodrômicas (com condução anterógrada no nó AV para baixo), a onda P geralmente pode ser vista na parte inicial do segmento ST-T.

Em formas típicas de TNAVR e TAVR, porque a onda P está localizada mais próxima do complexo de QRS prévio do que o complexo QRS posterior, são as taquicardias referidas como tendo um intervalo "RP curto". Estas taquicardias também têm uma relação 1:1 entre a onda P e complexo QRS exceto nos casos raros de TNAVR na qual associa-se a um bloqueio AV 2:1 ou a vários graus

TABELA 60.10
CAUSAS COMUNS DE TSV INTRAOPERATÓRIA.

Causas reversíveis de TSV intraoperatória
Hipoxemia
Hipercarbia
Acidose
Distúrbios eletrolíticos
Hipotermia

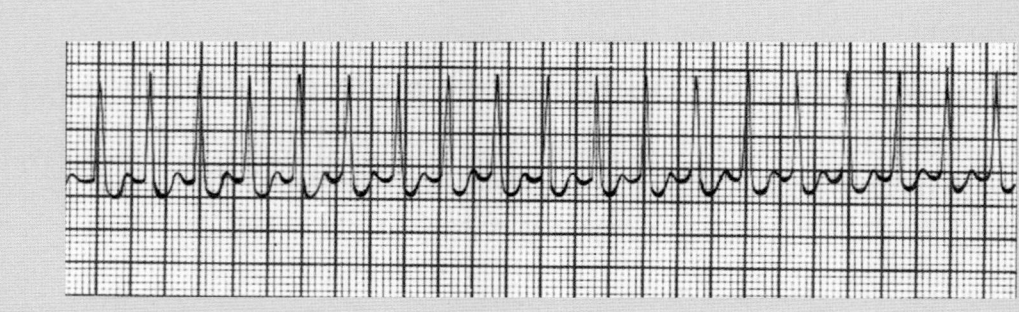

Figura 60.26 — *Taquicardia supraventricular.*

de bloqueio AV. Em casos incomuns de TNAVR (modelo "rápido-lento"), a onda P está mais perto do complexo de QRS posteriores, fornecendo um longo intervalo RP ("RP longo").

O intervalo RP também pode ser longo durante uma forma incomum de TAVR, conhecida como Taquicardia Juncional Permanente Reentrante (TJPR), no qual uma via acessória incomum faz o *bypass* AV de forma retrograda e decremental (condução lenta) durante a TAVR ortodrômicas. Assim TAVR ortodrômica produz um atraso na ativação Atrial e, portanto, um segmento RP longo.

Um longo intervalo RP também é típico da TA porque o estímulo e o ritmo são originados nos Átrios e é conduzido normalmente para os Ventrículos.

Na TA, o ECG de 12 derivações irá mostrar geralmente uma onda P com uma morfologia que difere do NSA e que geralmente é vista logo após a onda T ou no final do intervalo RP. Nas taquicardias de reentrada do NSA, uma forma da focal TA, a morfologia da onda P é idêntica da onda P do ritmo sinusal.

Flutter atrial

Os aspectos diagnósticos incluem uma frequência atrial de 250 a 350 bpm, uma onda P (onda F) com padrão serrilhado e, com frequência de condução A-V usualmente de 2:1. Podem ocorrer bloqueios mais altos (como 4:1) e bloqueio variável. O complexo QRS é normal, embora ocasionalmente seja vista a condução aberrante.

As causas mais comuns são: a doença da válvula mitral; tireotoxicose; doença miocárdica; hipóxia ou sequelas de cirurgia a coração aberto.

Um marca-passo atrial rápido pode ser tentado se os fios atriais estiverem instalados. A cardioversão é eficaz em quase 100% dos casos e está indicada quando ocorre compromisso hemodinâmico. Digoxina, Propranolol e verapramil, interrompem ocasionalmente a arritmia, mas comumente aumenta o grau de bloqueio A-V, lentificando a frequência ventricular. Os fármacos do tipo lA têm maiores chances de interromper esta arritmia (Figura 60.27).

Fibrilação atrial[40]

A FA é a arritmia cardíaca sustentada mais frequente. Sua prevalência aumenta com a idade e frequentemente está associada a doenças estruturais cardíacas, trazendo prejuízos hemodinâmicos e complicações tromboembólicas com grandes implicações econômicas e na morbimortalidade da população.

Aproximadamente 1% dos pacientes com FA tem menos que 60 anos de idade, enquanto até 12% dos pacientes com FA tem de 75 a 84 anos de idade. Mais do que um terço dos pacientes com FA têm mais de 80 anos de idade.

O risco de desenvolver FA depois de 40 anos de idade é de 26% para os homens e 23% para mulheres. A FA é frequentemente associada com doença cardíaca estrutural e outras condições crônicas.

Existem diferentes fatores de risco para a ocorrência de FA. No Estudo de Framinghan, o desenvolvimento de FA ocorreu com o aumento da idade e com a ocorrência de diabetes, hipertensão e valvulopatias. A FA está associada a aumento do risco de acidente vascular encefálico (AVE), insuficiência cardíaca, e mortalidade total. A taxa de mortalidade é o dobro em relação aos pacientes com ritmo sinusal, e está relacionada com a gravidade da doença estrutural cardíaca.

Em estudos clínicos envolvendo pacientes com insuficiência cardíaca, a FA é importante fator de risco independente de mortalidade e morbidade.

A FA é uma das taquiarritmias supraventriculares com ativação atrial descoordenada e da sua contração, consequentemente, ineficaz.

A atividade atrial irregular leva a consequências hemodinâmicas graves que pode resultar de muitas variáveis de combinações. Os sintomas apresentados mais comuns são de: de fadiga, palpitações, dispneia, hipotensão, síncope, ou ICC descompensada. Porém, o sintoma mais comum de FA é a fadiga.

O ECG, na FA, demonstra uma linha de base ondulante com o intervalo R-R irregular, a frequência ventricular geralmente varia de 60 a 170 bpm. O complexo QRS é usualmente normal, mas ocasionalmente irregular

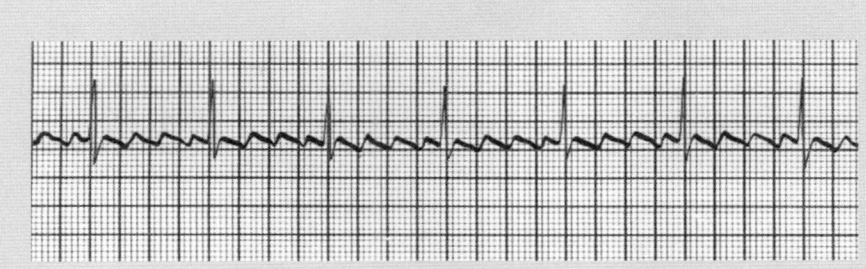

Figura 60.27 — Flutter *atrial*.

quando ocorre a aberrância na condução. A condução aberrante pode ser vista quando um intervalo R-R segue um longo intervalo (fenômeno de Ashman).

A FA pode ser classificada como: Paroxística, Persistente, Persistente de longa permanência, Permanente. Pode ser classificada também em FA não valvar e FA valvar.

Paroxística é a FA que termina espontaneamente ou com intervenção até sete dias de seu início. Os episódios podem ocorrer com frequência variável. Persistente é a FA sustentada por mais de sete dias com ou sem intervenção. Persistente de longa permanência é a FA que é mantida por mais de 12 meses. A FA permanente é quando o paciente e o médico tomam a decisão conjunta de parar novas tentativas de restaurar e/ou manter o ritmo sinusal. Aceitação da FA representa uma atitude terapêutica da parte do paciente e do médico em vez de um atributo inerente e fisiopatológico da FA.

A FA valvar é a FA relacionada com doença valvar reumática com estenose, prótese valvar cardíaca mecânica ou bioprótese e, finalmente, valvuloplastia. A FA não valvar é a FA fora daquelas condições.

Existem sólidas evidências de que a FA se baseia em circuitos de reentradas intra-atriais múltiplas e contínuas. A grande maioria destes circuitos reentrantes tem origem próxima as veias pulmonares, e dessa região se propagam a todo o Átrio.

Estes circuitos reentrantes podem aumentar ou diminuir sua atividade na dependência de inúmeros fatores, conhecidos como desencadeantes da FA (Figura 60.28)

O tratamento da FA leva em consideração quatro fatores de importância capital:

1. Anticoagulação – terapia antitrombótica baseada no risco;
2. Controle da frequência cardíaca ventricular,
3. Reversão para o ritmo sinusal, e a;
4. Prevenção da recidiva da FA e manutenção do ritmo sinusal, se possível.

Baseado nesses quatro fatores os algoritmos do tratamento da FA são vários.

Aqui será colocado somente as intervenções mais importantes. Para detalhes das intervenções consulte *2014 AHA/ACC/HRS Guideline for the Management of Patients With Atrial Fibrillation A Report of the American College of Cardiology/American Heart Association Task Force on Practice Guidelines and the Heart Rhythm Society.*[40]

Os tratamentos e intervenções são classificados em:

1. **Classe I:** Recomendado, é indicado, é útil, é efetivo o procedimento/tratamento e deve ser realizado/administrado. O benefício é extremamente maior que o risco. As evidências são bem determinadas e suficientes.
2. **Classe IIa:** É razoável ser recomendado, é plausível ser indicado, é possível ser útil, é possível ser efetivo o procedimento/tratamento é presumível ser realizado/administrado. O benefício é maior que o risco. Contudo, as evidências são um pouco conflitantes.

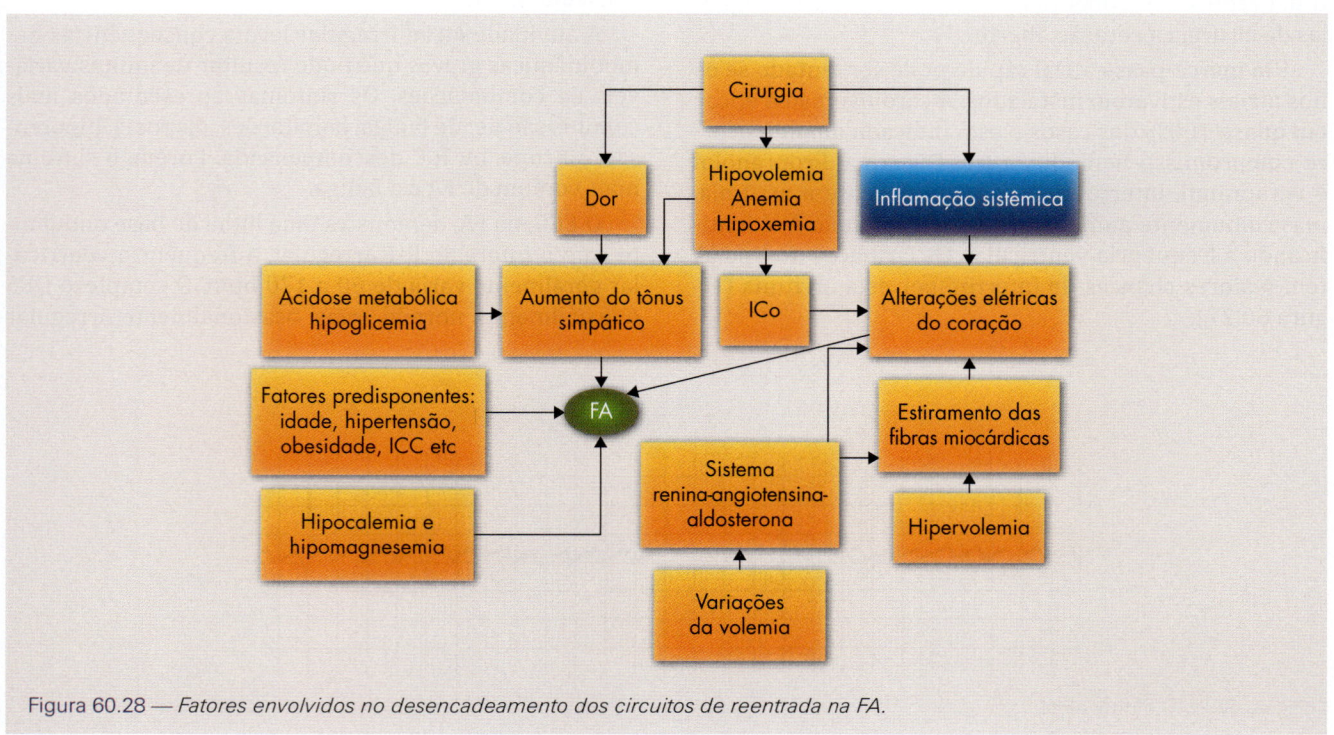

Figura 60.28 — Fatores envolvidos no desencadeamento dos circuitos de reentrada na FA.

3. **Classe IIb:** Pode ser considerado, pode ser indicado, pode ser que seja útil, pode ser que seja efetivo o procedimento/tratamento (mas é ainda desconhecido) e pode ser que seja realizado/administrado. O benefício é um pouco maior que o risco ou mesmo igual. Contudo, as evidências são muito conflitantes.
4. **Classe III sem benefício:** Não é recomendada, não é indicada, não é útil, não é efetivo o procedimento/tratamento e não deve ser realizado/administrado. Não há benefício. As evidências são bem determinadas e suficientes.
5. **Classe III com malefício:** Não é recomendada, não é indicada, é perigosa, o procedimento/tratamento aumenta a mortalidade/morbidade e não deve ser realizado/administrado. Há malefício. As evidências são bem determinadas e suficientes.

Terapia Antitrombótica Baseada no Risco – Recomendações

Classe I

- Em pacientes com FA, a terapia antitrombótica deve ser individualizada com base na tomada de decisão compartilhada após a discussão do risco absoluto e do risco relativo de Acidente Vascular Cerebral Embólico (AVCE) e hemorragia do paciente e suas preferências.
- A seleção da terapia antitrombótica deve ser baseada no risco de tromboembolismo independentemente se o padrão da FA é paroxística, persistente ou permanente.
- Em pacientes com FA e sem prótese cardíaca valvar, a pontuação do *score* CHA_2DS_2-VASc (Tabela 60.11)[41] é recomendada para avaliação do risco de AVCE (Tabela 60.12).[42]

TABELA 60.11 PONTUAÇÃO CHA_2DS_2-VASC.

C	**Congestive heart failure** Insuficiência cardíaca congestiva (disfunção sistólica do ventrículo esquerdo)	1
H	**Hypertension** Hipertensão consistentemente acima de 140/90 mmHg (ou hipertensão tratada com medicação0	1
A_2	**Age ≥ 75 years** Idade acima de 75 anos	2
D	**Diabetes** *Mellitus*	1
S_2	Prior **Stroke** or TIA or thromboembolism Pacientes com AVC ou ATI ou Tromboembolismo	2
V	**Vascular disease** Doença vascular (doença arterial periférica, infarto do miocárdio, placa aórtica)	1
A	**Age 65-74 years** Idade de 65 a 75 anos	1
Sc	**Sex category** Categoria de gênero - mulher	1

TABELA 60.12 RISCO ANUAL DE AVCE BASEADO NO *ESCORE* CHA_2DS_2-VASC.

Pontuação CHA_2DS_2-VASc	Risco anual de AVCE %
0	0
1	1,3
2	2,2
3	3,2
4	4,0
5	6,7
6	9,8
7	9,6
8	12,5
9	15,2

- Para os pacientes com FA e com prótese cardíaca mecânica valvar, a varfarina é recomendada, o alvo da Razão Normalizada Internacional (RNI) deve basear-se no tipo e localização da prótese (2,0 a 3,0 ou 2,5 a 3,5).
- Para os pacientes com FA e sem prótese cardíaca valvar com AVCE prévio, ataque isquêmico transitório (AIT), ou um *score* CHA_2DS_2-VASc com pontuação de 2 ou superior, anticoagulantes orais são recomendados. As opções incluem a varfarina (INR 2,0 a 3,0), ou Dabigatran, ou Rivaroxaban, ou Apixabana.
- Entre os pacientes tratados com varfarina, a RNI deve ser determinada pelo menos semanalmente durante o início da terapia antitrombótica e pelo menos mensalmente quando a anticoagulação encontra-se estável (RNI na faixa alvo).
- Para os pacientes com FA e sem prótese cardíaca valvar, incapaz de manter um nível da RNI terapêutico com varfarina, o uso de um inibidor direto da Trombina ou inibidor do Fator Xa (Dabigatrana, ou Rivaroxabana, ou Apixabana) é recomendado.
- Reavaliação da necessidade e escolha da terapia antitrombótica em intervalos regulares é recomendada para reavaliar os riscos de AVCE e sangramento.
- Uma ponte de terapia com Heparina não fracionada (UFH) ou Heparina de baixo peso molecular (HBPM) é recomendada para pacientes com FA e com prótese cardíaca mecânica valvar submetidos a procedimentos que requerem interrupção da Varfarina. A decisão sobre a terapia de ponte deve equilibrar os riscos de AVCE e hemorragia.
- Para os pacientes com FA e sem prótese mecânica cardíaca valvar que necessitam de interrupção de Varfarina ou dos novos anticoagulantes para determinados procedimentos, as decisões sobre a terapia da ponte (HBPM ou HNF) deve equilibrar os riscos de AVCE e sangramento associado com a duração que o paciente não será anticoagulado.
- A função renal deve ser avaliada antes do início de um anticoagulante inibidor direto da Trombina ou do Fa-

tor Xa e deve ser reavaliada quando clinicamente indicada ou pelo menos anualmente.
- Para os pacientes com Flutter Atrial, a terapia antitrombótica é recomendada de acordo com o mesmo perfil de risco utilizado para FA.

Classe IIa

- Para os pacientes com FA e sem prótese cardíaca valvar e uma pontuação no *score* CHA_2DS_2-VASc de 0, é razoável não indicar antitrombóticos.
- Para os pacientes com FA e sem prótese cardíaca valvar com uma pontuação no *score* CHA_2DS_2-VASc de 2 ou superior e que estão em estágio terminal da doença renal crônica (IRCT) (Clearance de Creatinina (CrCl) menor que 15 mL . min^{-1}) ou estão em regime dialítico, é razoável prescrever varfarina como anticoagulação oral (INR 2,0 a 3,0).

Classe IIb

- Pacientes com FA e sem prótese cardíaca valvar com uma pontuação no *score* CHA_2DS_2-VASc de 1, nenhuma terapia antitrombótica com anticoagulante oral ou aspirina deve ser considerada.
- Pacientes com FA e sem prótese cardíaca valvar com moderada ou grave IRC, com pontuação no *score* CHA_2DS_2-VASc de 2 ou superior, o tratamento com doses reduzidas dos inibidores diretos da Trombina ou inibidores do Fator Xa podem ser considerados (por exemplo, Dabigatran, Rivaroxaban, ou Apixaban), mas segurança e eficácia ainda não está estabelecida.
- Em doentes com FA submetidos a intervenção coronária percutânea os *stents* metálicos podem ser considerados para minimizar a duração da dupla terapia antiplaquetária necessária. A anticoagulação pode ser interrompida no momento do procedimento para reduzir o risco de hemorragia no local de punção arterial periférica.
- Após a revascularização coronária (percutânea ou cirúrgica) em pacientes com FA e uma pontuação CHA_2DS_2-VASc de 2 ou superior, pode ser razoável usar Clopidogrel (75 mg uma vez por dia) concomitantemente com anticoagulantes orais mas sem aspirina.

Classe III sem benefício

- O inibidor direto da Trombina, Dabigratana, e o inibidor direto do Fator Xa, Rivaroxabana, não são recomendados em doentes com FA e IRCT terminal ou em diálise por causa da falta de evidencias de ensaios clínicos sobre o cálculo de riscos e benefícios.

Classe III com malefícios

- O inibidor direto da Trombina, Dabigratana, não deve ser utilizado em doentes com FA e prótese mecânica cardíaca valvar.

Terapia para Controle da Frequência Ventricular – Recomendações

Classe I

- O controle da frequência ventricular usando um β-Bloqueador ou Bloqueador do Canal de Cálcio não dihidropiridinico é recomendada para pacientes com FA paroxística, persistente ou permanente.
- A administração intravenosa de um β-bloqueador ou Bloqueador do Canal de Cálcio não dihidropiridinico é recomendada para diminuir a frequência cardíaca ventricular no quadro agudo em pacientes sem síndrome de pré-excitação. Nos pacientes hemodinamicamente instáveis a cardioversão elétrica é indicada.
- Nos pacientes que apresentam sintomas relacionados com a FA durante uma atividade física, a adequação do controle da frequência cardíaca deve ser avaliada durante o esforço, ajustando o tratamento farmacológico como necessário para manter o ventrículo na variação da frequência fisiológica.

Classe IIa

- Um controle de frequência cardíaca (frequência cardíaca em repouso < 80 bpm) é uma estratégia razoável para tratamento sintomático da FA.
- A Amiodarona intravenosa pode ser útil para o controle da frequência ventricular em pacientes graves sem síndrome de pré-excitação.
- A ablação do NAV com a instalação de um marca-passo ventricular permanente é razoável para controlar frequência cardíaca ventricular na FA, quando a terapia farmacológica é ineficaz.

Classe IIb

- Uma estratégia de controle da frequência leniente (frequência cardíaca de repouso < 110 bpm) pode ser razoável, desde que os pacientes continuem assintomáticos e a função sistólica do ventrículo esquerdo preservada.
- A Amiodarona oral pode ser útil para o controle da frequência cardíaca ventricular quando outras medidas não forem bem-sucedidas ou contraindicadas.

Classe III sem benefícios

- Recomendações ausentes

Classe III com malefício

- A ablação NAV com estimulação ventricular permanente não deve ser realizada para melhorar o controle da frequência cardíaca ventricular sem tentativas anteriores para se conseguir a mesma através de medicamentos.

- Bloqueador do Canal de Cálcio não dihidropiridinico não deve ser utilizado em pacientes com Insuficiência Cardíaca descompensada (ICC) uma vez que estes podem levar a um maior comprometimento hemodinâmico.
- Nos pacientes com síndrome de pré-excitação e FA, a Digoxina, o Bloqueador do Canal de Cálcio não dihidropiridinico ou Amiodarona intravenosa não devem ser administrados, pois podem aumentar a resposta ventricular e pode resultar em FV.
- A Dronedarona não deve ser utilizada para controlar a frequência cardíaca ventricular em pacientes com FA permanente, uma vez que aumenta o risco de AVCE, infarto agudo do Miocárdio (IAM), embolia sistêmica, ou morte de origem cardiovascular.

Terapia para Reversão para o Ritmo Sinusal – Recomendações

Cardioversão elétrica e farmacológica da FA e Flutter Atrial

Prevenção de tromboembolismo – recomendações

Classe I

- Os pacientes com FA ou Flutter Atrial com tempo de duração de 48 horas ou mais, ou quando a duração de FA é desconhecida, a anticoagulação com varfarina (INR 2,0 a 3,0) é recomendada, no mínimo, 3 semanas antes de e 4 semanas após a cardioversão, independentemente da pontuação no score CHA_2DS_2-VASc e o método usado (elétrico ou farmacológico) para restaurar ritmo sinusal.
- Os pacientes com FA ou Flutter Atrial com tempo de duração de 48 horas ou mais, ou quando a duração de FA é desconhecida e que requerem cardioversão imediata devido a instabilidade hemodinâmica, a anticoagulação deve ser iniciada o mais cedo possível e continuar durante pelo menos 4 semanas após a cardioversão a não ser que seja contraindicada.
- Os pacientes com FA ou Flutter Atrial com tempo de duração inferior a 48 horas e com alto risco AVCE, Heparina venosa ou HBPM, ou a administração de um inibidor direto da Trombina ou do Factor Xa, é recomendado o mais cedo possível, antes ou imediatamente após a cardioversão, seguido de terapia de anticoagulação a longo prazo.
- Após a cardioversão de FA de qualquer duração, a decisão sobre a terapia de anticoagulação a longo prazo deve basear-se no perfil de risco tromboembólico ($CHAD_2VS_2$-VASc)

Classe IIa

Os pacientes com FA ou Flutter Atrial com tempo de duração de 48 horas ou mais, ou quando a duração de FA é desconhecida e que não foram anticoagulados nas últimas 3 semanas antes da cardioversão, é razoável executar um ecotransesofágico (ETE) antes da cardioversão, e deve-se prosseguir com cardioversão se nenhum trombo Atrial esquerdo for identificado, incluindo na Aurícula do Átrio esquerdo, deve-se providenciar que a anticoagulação seja iniciada mesmo antes de ETE e mantida após a cardioversão por pelo menos 4 semanas.

Os pacientes com FA ou Flutter Atrial com tempo de duração de 48 horas ou mais, ou quando a duração de FA é desconhecida, a anticoagulação com Dabigatrana, Rivaroxabana, ou Apixabana é razoável para anticoagulação, no mínimo, 3 semanas antes e 4 semanas após a cardioversão.

Classe IIb

- Os pacientes com FA ou Flutter Atrial com tempo de duração inferior a 48 horas e que são de baixo risco de tromboembolismo, a anticoagulação (Heparina venosa, HBPM, ou um novo anticoagulante oral) ou mesmo nenhuma terapia antitrombótica pode ser considerada antes da cardioversão, sem a necessidade de anticoagulação pós-cardioversão.

Classe III sem benefício e classe III com malefício

Recomendações ausentes.

Cardioversão Elétrica – Recomendações

Classe I

- Na sequência de uma estratégia para o controle do ritmo cardíaco, a cardioversão elétrica é recomendada para os pacientes com FA ou Flutter Atrial como um método para restaurar o ritmo sinusal. Se a primeira tentativa de cardioversão não tiver êxito, repetidas outras tentativas podem ser realizadas depois ajustar a localização dos eletrodos (pás), da pressão sobre os eletrodos ou após a administração de um fármaco antiarrítmico.
- A cardioversão elétrica é recomendada quando uma FA ou Flutter Atrial de elevada resposta ventricular não respondem prontamente às terapias farmacológicas e contribui para a isquemia miocárdica, hipotensão ou ICC.
- A cardioversão elétrica é recomendada quando uma FA ou Flutter Atrial de elevada resposta ventricular estão associados a síndrome pré-excitação e induzem a instabilidade hemodinâmica.

Classe IIa

- É razoável para executar cardioversões repetidas em pacientes com FA persistente, desde que o ritmo sinusal possa ser mantido durante um período clinicamente significativo entre os procedimentos de cardioversão. A gravidade dos sintomas da FA e a preferência do paciente devem ser consideradas, quando for decidida a estratégia que exige uma série de procedimentos de cardioversão.

Classe IIb, classe III sem benefício e classe III com malefício

Recomendações ausentes.

Cardioversão Farmacológica – Recomendações

Classe I

- Flecainida, Dofetilida, Propafenona, e Ibutilide venoso são úteis para cardioversão farmacológica da FA ou Flutter Atrial, desde de que as contraindicações ao fármaco referidos estejam ausentes.

Classe IIa

- A administração de Amiodarona via oral é uma opção razoável para cardioversão farmacológica da FA.
- Propafenona ou Flecainida ("pílula-in-the-pocket") associadas a um β-bloqueador ou Bloqueador do Canal de Cálcio não dihidropiridinico são razoáveis para terminar uma FA fora de um ambiente hospitalar, uma vez que este tratamento tem sido notado ser seguro em um local monitorado em pacientes selecionados.

Classe IIb e Classe III sem benefícios

Recomendações ausentes.

Classe III com malefícios

- Terapia medicamentosa com Dofetilide não deve ser iniciada fora de ambiente hospitalar devido ao risco de prolongamento do intervalo QT excessivo que pode causar *Torsades de Pointes*.

Agentes farmacológicos para prevenir a recidiva da FA e manutenção do ritmo sinusal

Antiarrítmicos para manter ritmo sinusal – Recomendações

Classe I

- É recomendado que antes de iniciar a terapêutica com fármacos antiarrítmicos, o tratamento de procurar e tratar as causas reversíveis de FA.
- Os seguintes fármacos antiarrítmicos são recomendados em pacientes com FA para manter o ritmo sinusal, dependendo de doença cardíaca subjacente e comorbidades: Amiodarona, Dofetilida, Dronedarona, Flecainida, Propafenona e Sotalol.
- Os riscos de fármacos antiarrítmicos, incluindo pró-arritmia, devem ser considerados antes de iniciar terapia com cada fármaco.
- Por causa de seus potenciais efeitos tóxicos, a Amiodarona só deve ser utilizada após a consideração dos riscos e quando outros agentes falharam ou são contraindicados.

Classe IIa

- A estratégia de controle do ritmo com terapia farmacológico pode ser útil em pacientes com FA com cardiomiopatia induzida pela taquicardia.

Classe IIb

É razoável continuar com o antiarrítmico usado na terapia medicamentosa quando a FA é de pouca recorrência e bem tolerada especialmente se o fármaco reduziu a frequência ou os sintomas de FA.

Classe III sem benefícios

Recomendações ausentes.

Classe III com malefícios

Medicamentos antiarrítmicos para controle do ritmo não devem ser continuados quando FA torna-se permanente, incluindo Dronedarone.

A Dronedarona não deve ser utilizada para o tratamento de FA em pacientes com Classificação de ICC da *New York Heart Association* (NYHA) classe III e IV ou pacientes que tiveram um episódio de ICC descompensada nas últimas 4 semanas.

Ressalta-se que, nos pacientes que vêm fazendo uso de digital, para controle da ICC, e evidentemente não para reversão do ritmo da FA, que caso a frequência ventricular se torna regular, a intoxicação digitálica deve ser considerada (ritmo juncional A-V não paroxístico).

A doença da Válvula Mitral, Insuficiência Cardíaca Congestiva, Embolismo Pulmonar, Tireotoxicose e Pericardite são as causas tratáveis mais comuns que precipitam a FA.

A ablação dos circuitos de reentrada, usualmente presentes nas veias pulmonares, é uma alternativa que deve ser considerada.

ABLAÇÃO POR CATETER PARA MANTER O RITMO SINUSAL – RECOMENDAÇÕES

Classe I

- A ablação por cateter é útil para FA paroxística sintomática e refratária, ou quando o paciente é intolerante a pelo menos um medicamento antiarrítmico classe I ou III e a estratégia de controle de ritmo é desejada.
- Antes de considerar a ablação por cateter da FA, avaliação dos riscos e resultados relevantes para o doente individual é recomendada.

Classe IIa

- A ablação por cateter para FA é razoável para alguns pacientes com FA persistente refratária, ou quando o paciente é intolerante a pelo menos um medicamento antiarrítmico classe I ou III e a estratégia de controle de ritmo é desejada.
- Em pacientes com FA paroxística sintomática recorrente, a estratégia de ablação com cateter para controle do ritmo inicial é razoável antes de tratamento terapêuticos com fármacos antiarrítmico, depois de pesar os riscos e os resultados dos fármacos e terapia de ablação.

Classe IIb

- A ablação por cateter pode ser considerado para a FA sintomática persistente de longa permanecia (> 12 meses) refratária, ou quando o paciente é intolerante a pelo menos um medicamento antiarrítmico classe I ou III e a estratégia de controle de ritmo é desejada.
- A ablação por cateter pode ser considerada antes do início da terapia com fármacos antiarrítmicos quando o paciente é intolerante a pelo menos um medicamento antiarrítmico classe I ou III e a estratégia de controle de ritmo é desejada.

Classe III sem benefício

Recomendações ausentes.

Classe III com malefício

- O tratamento por ablação por cateter da FA não deve ser realizada em pacientes que não podem ser tratados com anticoagulante terapia durante e após o procedimento.
- O tratamento por ablação por cateter da FA para restaurar o ritmo sinusal não deve ser realizado com a única intenção de prevenir a necessidade do uso de anticoagulação.

Nos casos de uma FA aguda é comum que a resposta ventricular seja elevada, levando determinados pacientes a descompensação cardíaca(Figuras 60.29 e 60.30).

O algoritmo de abordagem de uma FA instável, que de certo modo pode ser chamada de TSV irregular, pode ser visto na Figura 47 e a gestão de uma FA em paciente estável na Figura 48.

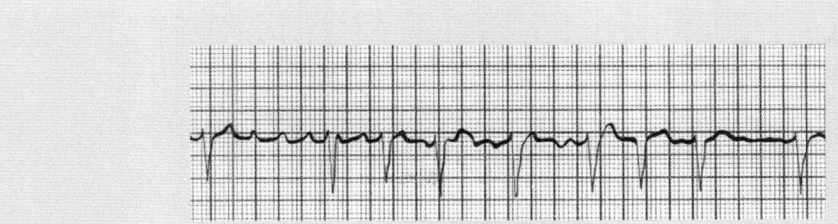

Figura 60.29 — *Fibrilação atrial de elevada resposta ventricular.*

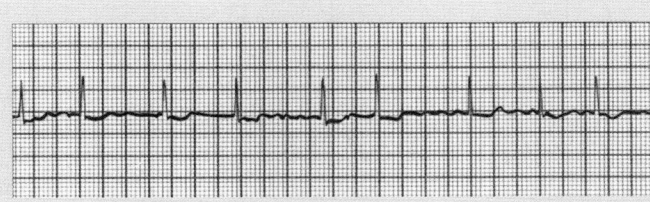

Figura 60.30 — *Fibrilação atrial de baixa resposta ventricular.*

Arritmias ventriculares

Extrassístoles ventriculares

As extrassístoles ventriculares (EV) podem ocorrer de forma secundária a desvios metabólicos, hipoxemia, hipotermia, isquemia coronariana etc. A tratamento do fator desencadeante é importante antes de se pensar em se aplicar fármacos antiarrítmicoss. Determinados padrões das EV deve alertar o médico de uma probabilidade maior de ocorrer deterioração da situação observada.

Taquicardia Ventricular

As taquicardias de complexo alargado são definidas quando o complexo QRS tem duração acima de 120 ms. Este modelo de arritmia é um verdadeiro desafio à medicina e um grave risco à vida. A TV é diagnosticada em apenas 30% dos casos de taquicardia de complexo largado. A TV pode ser desencadeada quando uma EV que ocorre sobre a onda T, fenômeno conhecido como R sobre T (Figuras 60.31 e 60.32).

Os critérios de diferenciação estão entre TV e TSV já foram vistos no Quadro 60.9.

A TV pode ser classificada em NÃO sustentada quando as contrações ventriculares prematuras ocorrem em numero de três ou mais contrações ventriculares prematuras em sucessão (ou por menos de 30 segundos), com uma frequência cardíaca maior do que 100 bpm sem causar compromisso hemodinâmico. As causas são muitas, mas as mais comuns são: hipóxia; isquemia; aneurisma ventricular; doença cardíaca grave.

O tratamento para TV NÃO sustentada é a correção da causa por outro lado, na TV sustentada, como se trata de uma arritmia que ameaça a vida além da correção da causa deve-se iniciar o controle com Lidocaína, Procainamida ou Amiodarona. Se a terapia com fármacos é mal tolerada ou falha em reverter à arritmia, a cardioversão deve ser usada. Nas situações onde ocorre comprometimento hemodinâmico grave (TV sem pulso), o que infelizmente é comum nesta arritmia.

Por outro lado, o tratamento da TV polimórfica depende o internato QT do ritmo sinusal que precede esta arritmia. Se o intervalo QT era normal, a TV está associada à doença cardiovascular e sua abordagem é semelhante ao cenário anterior. Contudo, se o intervalo QT encontra-se prolongado (*Torsades de Point*) o tratamento objetivo é a correção deste intervalo. O controle com Sulfato de Magnésio e reposição de potássio, na presença de hipocalemia, geralmente controla a situação.

Na situação em que ocorre grave comprometimento hemodinâmico como na TV sem pulso, a desfibrilação imediata está indicada pois, seu comportamento é semelhante à FV.

Se a TV é presenciada pelo médico, mas o cardioversor não está imediatamente disponível, deve-se golpear o tórax do paciente para interromper a arritmia ventricular.

Fibrilação ventricular

Constituí uma das mais graves arritmias, sendo um dos modos eletrocardiográficos de parada cardíaca. Os ventrículos descarregam de uma maneira completamen-

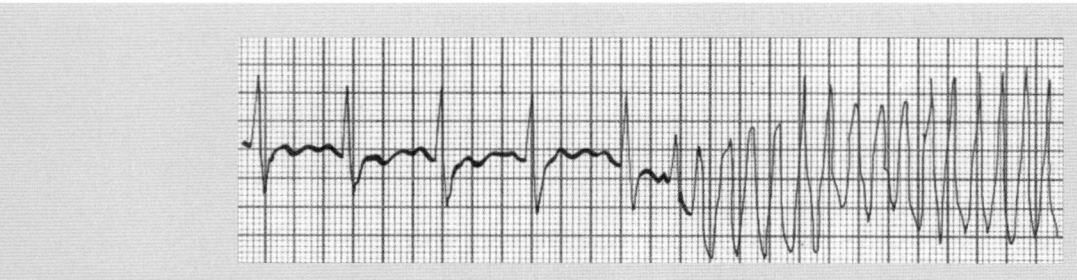

Figura 60.31 — *Taquicardia ventricular. Fenômeno R sobre T.*

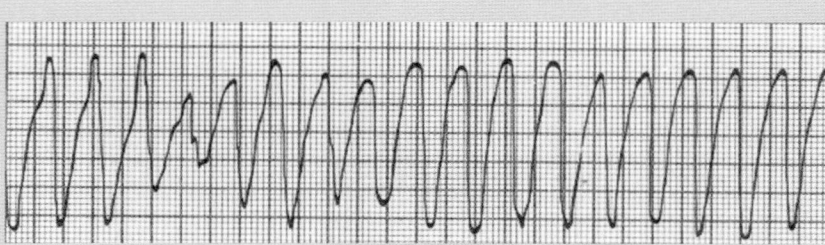

Figura 60.32 — *Taquicardia ventricular.*

te caótica e os complexos QRS não são vistos no ECG. A descarga caótica dos ventrículos imprime também contrações caóticas do miocárdio (fibrilações musculares). O coração é incapaz de exercer sua função de bomba.

Inúmeras etiologias podem desencadear a FV, a mais comum é a isquemia miocárdia. Pode-se ainda relacionar como causas também hipóxia, desequilíbrio eletrolítico, hipotermia e determinados fármacos.

O tratamento imediato é a desfibrilação elétrica para manutenção do ritmo. Com a descarga elétrica o coração entra em uma sístole forçada e reorganização de sua atividade elétrica. Após a desfibrilação a Lidocaína, Procainamida e/ou Sulfato de Magnésio podem ser empregados para estabilização das condições clínicas.

O complexo QRS é amplo e de forma sinuosa. A FV grosseira, com complexos de alta amplitude e frequência mais elevada, responde melhor à desfibrilação que a FV fina, com complexos de menor amplitude e frequência mais modesta (Figuras 60.33 e 60.34).

Outros padrões eletrocardiográficos de interesse são:

Atividade elétrica sem pulso

A Atividade Elétrica sem Pulso (AESP) (também conhecida como dissociação eletromecânica) constitui também um dos padrões eletrocardiográficos de parada cardíaca. O coração apresenta certa atividade elétrica sem qualquer atividade mecânica. A atividade elétrica é bizarra usualmente simulando ritmo juncional com bloqueio de ramo direito ou FA com aberrância de condução, entretanto pode até simular um ritmo sinusal normal.

O tratamento é a reanimação cardiorrespiratória (Figura 60.35).

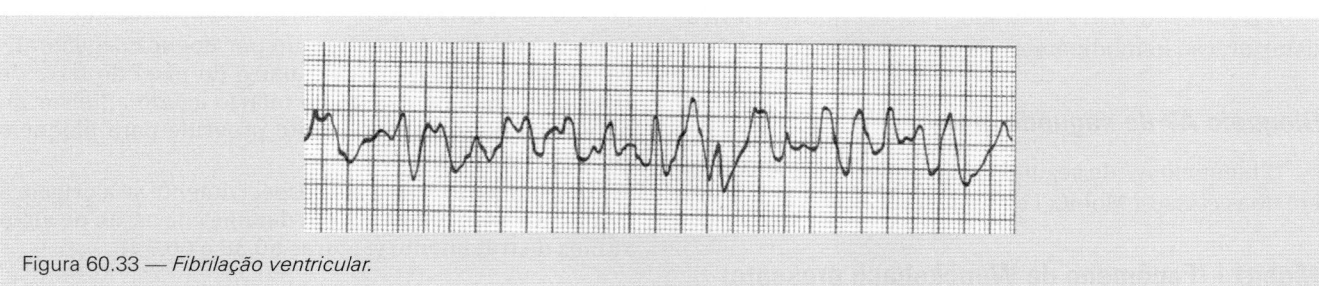

Figura 60.33 — *Fibrilação ventricular.*

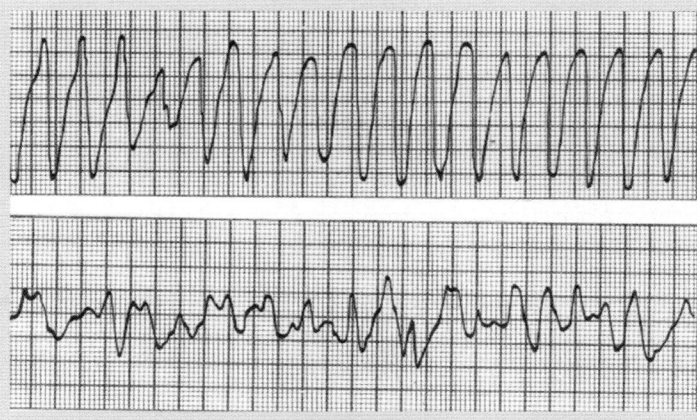

Figura 60.34 — *Fibrilação ventricular grosseira e fina respectivamente.*

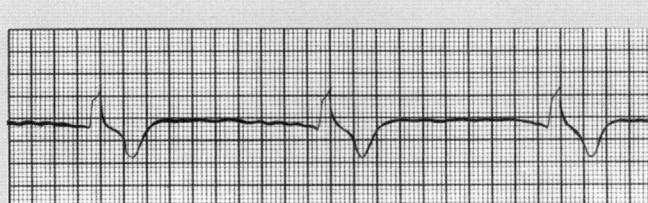

Figura 60.35 — *Atividade elétrica sem pulso.*

Assistolia

Na assistolia não se observa nenhuma atividade elétrica ou muscular do coração. O padrão é uma linha isoelétrica. Dos tipos eletrocardiográficos de parada cardíaca é a de pior prognóstico.

O tratamento é a reanimação cardiorrespiratória (Figura 60.36).

Bloqueios de condução intraventricular

Bloqueio AV de primeiro grau

O bloqueio AV de primeiro grau é caracterizado por: onda P normal, intervalo P-R > 0,20 segundos e complexo QRS normal.

Dentro das causas que podem levar a este tipo de bloqueio deve-se considerar a estimulação vagal, fármacos (como digoxina), miocardite e defeito do septo atrial.

O tratamento não é indicado, uma vez que não leva à deterioração hemodinâmica (Figura 60.37).

Bloqueio AV de segundo grau

O bloqueio AV de segundo grau pode ser subdividido em duas classes: Mobitz I e Mobitz II.

Mobitz I (Fenômeno de Wenckebach presente)

No bloqueio AV de segundo grau tipo Mobitz I a onda P é normal. Há um aumento progressivo no intervalo P-R com diminuição simultânea no intervalo R-P até que a onda P não é conduzida. Segue-se uma recuperação do ritmo ou um batimento de escape juncional ou ventricular. O complexo QRS é normal, a menos que haja um bloqueio de ramo coexistente.

O atraso geralmente é devido a fadiga juncional A-V. Estimulação vagal, intoxicação digitálica, infarto agudo inferior do miocárdio e doença miocárdica são fatores precipitantes.

O tratamento é usualmente desnecessário e quando indicado será abordado em detalhes na seção de algoritmos de tratamento.

Mobitz II

Os batimentos são consecutivamente conduzidos até que não se observa a condução. Ocorrem com ondas P normais e intervalos P-R constantes antes do aparecimento do batimento que não é conduzido. Com bloqueio avançado, múltiplas ondas P podem ser vistas pelo complexo QRS. O QRS pode ser normal ou prolongado.

Este bloqueio A-V é causado por doença degenerativa do sistema de condução abaixo do nível do feixe de Hiss, mas também é visto no infarto agudo anterior do miocárdio. Ele frequentemente progride para bloqueio cardíaco completo.

O tratamento é indicado, especialmente se a origem é isquêmica, será abordado em detalhes na seção de algoritmos de tratamento (Figuras 60.38 e 60.39).

Bloqueio AV de terceiro grau

No Bloqueio AV de terceiro grau (dissociação atrioventricular) observa-se uma frequência cardíaca de 30

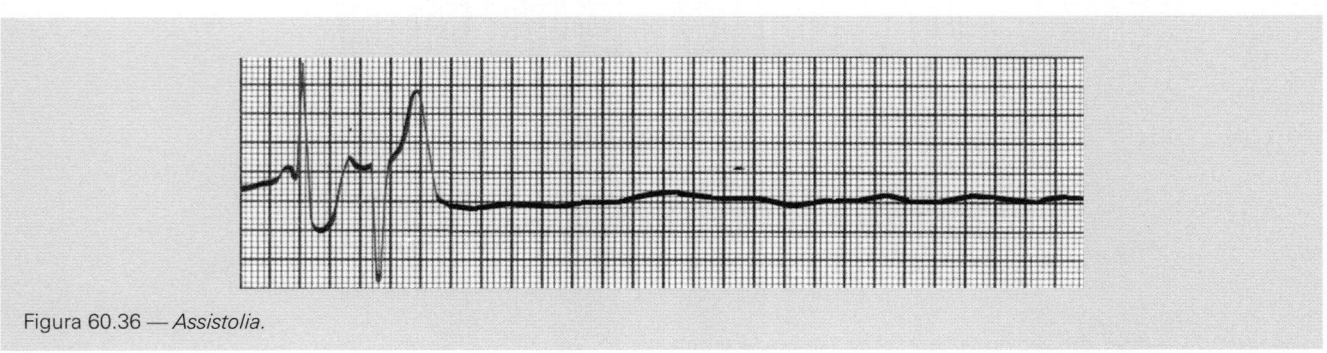

Figura 60.36 — *Assistolia.*

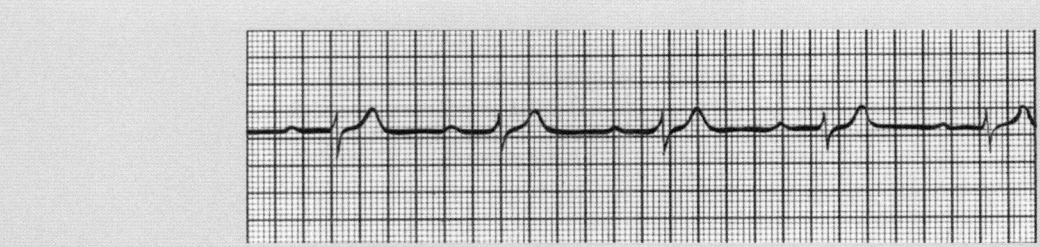

Figura 60.37 — *Bloqueio AV de primeiro grau.*

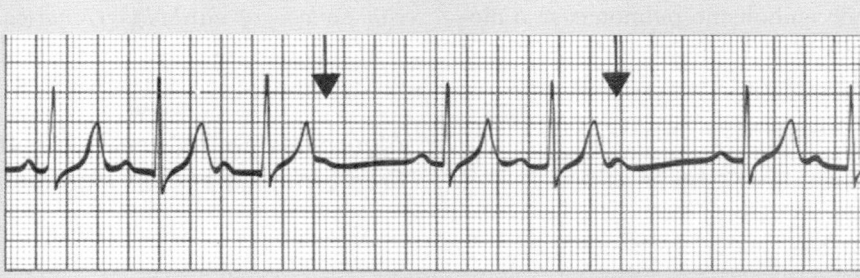

Figura 60.38 — *Bloqueio AV de segundo grau tipo Mobitz I (fenômeno de Wenckebach).*

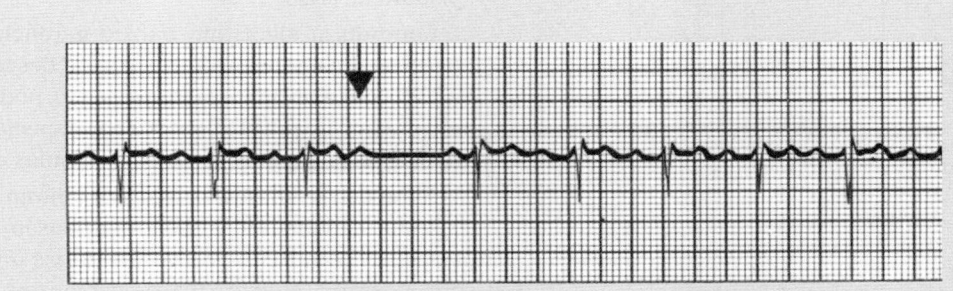

Figura 60.39 — *Bloqueio AV de segundo grau tipo Mobitz II.*

a 40 bpm. A onda P mostra morfologia normal, mas não se relaciona ao complexo QRS. O QRS é amplo, regular e totalmente independente das ondas P.

A principal causa é a doença degenerativa do sistema de condução. Pode ser causada também por: intoxicação digitálica; hipercalemia e infarto do miocárdio.

O tratamento é necessário e será abordado em detalhes na seção de algoritmos de tratamento Fenômenos de baixo fluxo cerebral, com sincope, são frequentes nestes casos (Figura 60.40).

Bloqueio de ramo esquerdo

A onda P é normal, o complexo QRS é prolongado (> 0,12 segundo), existe uma onda R ampla monofásica, ou uma onda R entalhada presente caracteristicamente nas derivações DI, V5 e complexo QS em V6, ou uma pequena onda R e uma grande onda S em V1.

As etiologias são: doença cardíaca isquêmica; doença valvular aórtica calcificada; degeneração do sistema de condução relacionado à idade.

Não é necessário tratamento (Figura 60.41).

Bloqueio de ramo direito

Observa-se uma onda P de morfologia normal e o complexo QRS prolongado (> 0,12 segundo); caracteristicamente RSR' está presente na derivação V1, e uma onda S ampla, nas derivações DI, V5 a V6.

O bloqueio de ramo direito pode ser normal ou pode refletir hipertrofia ventricular direita, embolismo pulmonar agudo ou doença arterial coronariana. Frequências cardíacas rápidas são comumente conduzidas com padrão de bloqueio de ramo direito (frequência relacionada). A condição pode ocorrer durante a passagem do cateter na artéria pulmonar.

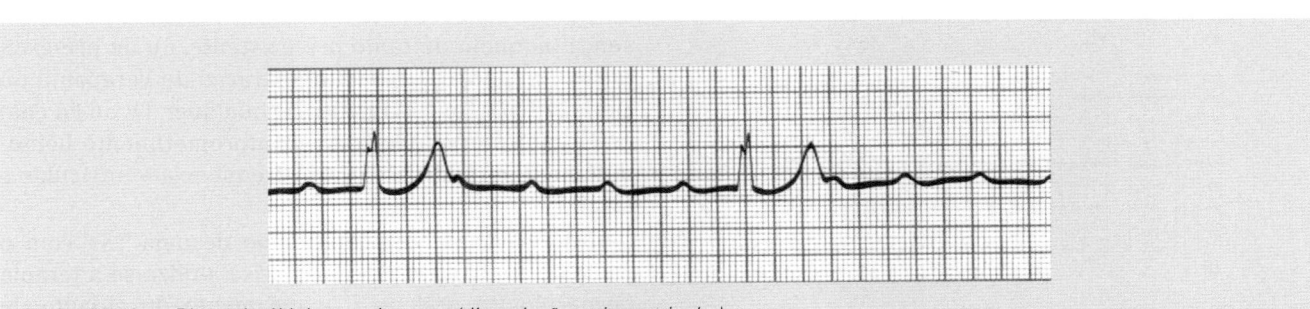

Figura 60.40 — *Bloqueio AV de terceiro grau (dissociação atrioventricular).*

O tratamento não é necessário, mas é obrigatório afastar a ocorrência de embolismo pulmonar se o bloqueio de ramo direito agudo ocorrer perioperatoriamente (Figura 60.42).

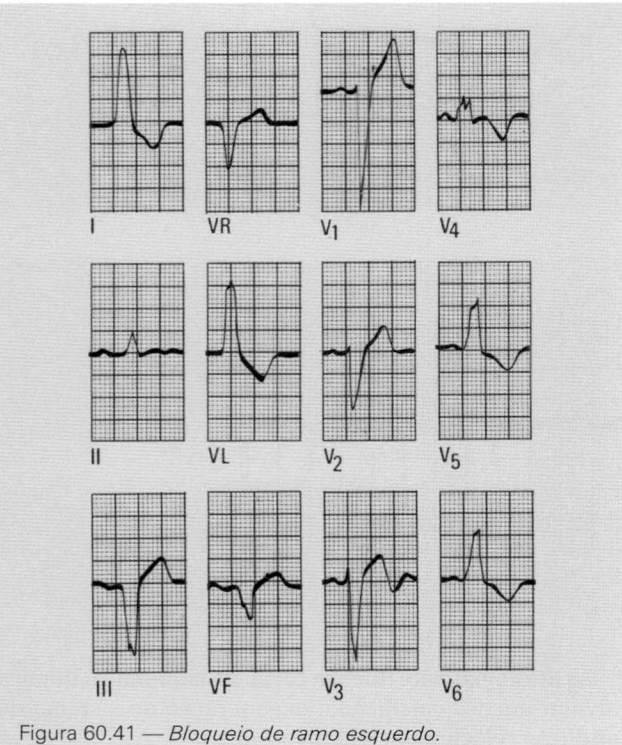

Figura 60.41 — *Bloqueio de ramo esquerdo.*

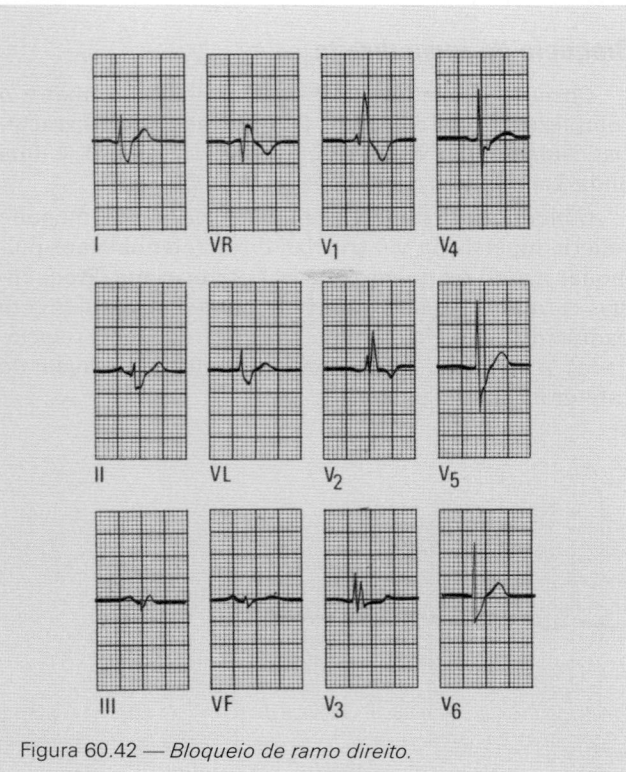

Figura 60.42 — *Bloqueio de ramo direito.*

Termos relevantes e definições segundo a *American College of Cardiology/American Heart Association Task Force on Clinical Practice Guidelines and the Heart Rhythm Society* (Tabela 60.13).

Algoritmos de tratamento das taquiarritmias e bradiarritmias agudas sintomáticas

Os algoritmos para o tratamento agudo de uma taquiarritmias agudas sintomática, de origem desconhecida (TSV ou TV) é empregado para uma abordagem inicial, usualmente por um médico de pronto socorro não especializado em arritmias cardíacas durante um episódio de crise.

Contudo, o algoritmo para o gerenciamento continuado de uma taquicardia de origem desconhecida (TSV ou TV), com o paciente já fora da crise, pode ser utilizado pelo médico do pronto socorro não especializado, ou por um consultor especializado em arritmias cardíacas.

Na abordagem inicial, aguda e sintomática, sem que se tenha incialmente uma compreensão do quadro da arritmia, é compreensível que se utilize uma abordagem com a terapia elétrica (cardioversão ou desfibrilação) e/ou terapia farmacológica intravenosa de emergência (ver Algoritmo do na Figura 60.43).

Por outro lado, quando a taquicardia é bem determinada no ECG como sendo supraventricular (TSV), a abordagem elétrica ou medicamentosa é melhor direcionada (ver Algoritmo do na Figura 60.44).

Os médicos no setor de emergência são os primeiros a avaliar os pacientes, o que se torna um grande desafio pois, o mecanismo da taquicardia é ainda desconhecido como também a sua melhor forma terapêutica.

Portanto, é importante na crise se obter de imediato um ECG de 12 derivações, a finalidade é documentar e, se possível, diferenciar mecanismos de taquicardia de forma adequada. De especial importância é diferenciar se tratasse de uma TSV com ou sem condução aberrante ou uma TV, e na presença da TSV há ou não envolvimento do NAV. A importância advém do fato que o tratamento da arritmia que tem como alvo o NAV não irá terminar de forma confiável.

Definir a duração do QRS, se é > 120 ms, e distinguir TV de TSV com condução aberrante, como foi dito, presença bloqueio de ramo pré-existente, ou de pré-excitação. Em particular, a administração de Verapamil ou Diltiazem para o tratamento de qualquer TV ou FA com pré-excitação pode levar ao comprometimento hemodinâmico ou pode acelerar a frequência ventricular e levar a FV.

No gerenciamento continuado de uma TSV com o paciente controlado e fora da crise, utiliza-se a terapia farmacológica oral ou o mapeamento do circuito de reentrada e sua ablação de forma eletiva.

TABELA 60.13
TERMOS RELEVANTES E DEFINIÇÕES IMPORTANTES.[34]

Glossário de termos relevantes e definições importante

Taquicardia supra ventricular (TSV)	Um termo genérico usado para descrever taquicardias (frequências atriais com respostas ventriculares elevadas maiores que 100 bpm em repouso), o mecanismo gerador envolve o tecido a partir do feixe de His ou acima desse. As TSV incluem taquicardia sinusal inapropriada, taquicardia atrial (TA) (TA incluindo focal e multifocal), TA macroreentrante (incluindo Flutter Atrial típico), Taquicardia Juncional (TJ), Taquicardia Reentrante do nó Átrio Ventricualr (TRNAV), e várias outras formas de taquicardias reentrantes mediada por vias acessórias. O termo não inclui a Fibrilação Atrial (FA).
Taquicardia paroxística supra ventricular (TPSV)	Uma síndrome clínica caracterizada pela presença de uma taquicardia regular e rápida de início abrupto e também do seu termino. Essas características são de TRNAV ou Taquicardia Reentrante Atrio Ventricular (TRAV), e, menos frequentemente, TA. TSVP representa um subconjunto da TSV.
Fibrilação atrial (FA)	A arritmias supraventriculares com a ativação descoordenada atrial e, consequentemente, a contração atrial é ineficaz. No ECG características incluem: 1) atividade atrial irregular, 2) a ausência de ondas P distintas, e 3) intervalos irregulares R-R (quando condução atrioventricular está presente).
Taquicardia sinusal (TS)	Ritmo resultante a partir do nó sinusal no qual a taxa de impulsos é superior a 100 bpm.
Taquicardia atrial focal (TAF)	É uma TSV decorrente de um local na região atrial, caracterizada por uma atividade atrial organizada regular com ondas P bem determinadas com um segmento isoelétrico entre ondas P. Às vezes, a irregularidade é vista, especialmente no início ("*warm-up*") e rompimento ("*warm-down*"). O mapeamento atrial revela um ponto focal de origem.
Taquicardia sinusal de reentrada (TSR)	Um tipo específico de TAF que é devido à microrreentrada resultante a partir do complexo do nódulo sinusal, caracterizada pelo aparecimento abrupto e de termino, resultando numa morfologia de onda P que é indistinguível do ritmo sinusal.
Taquicardia atrial multifocal (TAMF)	Um TSV irregular caracterizada por mais de três ondas P de morfologia diferenciada e/ou padrões de ativação atrial em taxas diferentes. O ritmo é sempre irregular.
Flutter atrial típico cavotricuspídeo istmo-dependente	TA macroreentrante com propagação em torno do anel tricúspide, procedendo estender superiormente ao longo do septo atrial, inferiormente ao longo da parede do átrio direito, e através do istmo cavo-tricúspideo entre o anel e a válvula tricúspide, válvula de Eustáquio e cume. Esta sequência de ativação produz "dente de serra" ondas predominantemente negativos ao ECG nas derivações DII, DIII e aVF e uma deflexão positiva no final de V1. A taxa atrial pode ser mais lenta do que o Flutter típico de 300 BPM (comprimento de ciclo de 200 ms) na presença de fármacos antiarrítmicos ou cicatrizes locais. É também conhecido como "fibrilação típico vibração "ou" cavotricuspídeo dependente do istmo flutter atrial "ou" flutter atrial anti-horário ".
Flutter atrial típico cavotricuspídeo istmo-dependente reverso.	TA macroreentrante que se propaga no sentido inverso ao da flutter atrial típico. Ondas do Flutter tipicamente aparecem positivas nas derivações inferiores e negativa em V1. Este tipo de Flutter Atrial é também referido como "reverso típico" ou "no sentido horário típico do Flutter Atrial."
Flutter Atrial atípico NÃO -cavotricuspídeo istmo-dependente	TA macroreentrante que não envolvem o istmo cavo-tricuspídeo. Uma variedade de circuitos de reentrada que podem incluir reentrada em torno do anel da valva mitral ou tecido cicatricial no interior do átrio esquerdo ou direito. Uma variedade de termos têm sido aplicadas a essas arritmias de acordo com a localização do circuito de reentrada, incluindo as formas particulares, tais como "Flutter Atrial esquerdo" e "Taquicardia macroreentrante esquerda" ou "Taquicardia de reentrada atrial incisional" devido à reentrada em torno de cicatrizes cirúrgicas.
Taquicardia juncional (TJ)	Um TSV não reentrantes que surge a partir da junção AV (incluindo o feixe de His).
Taquicardia nodal átrio ventricular reentrante (TNAVR)	Uma taquicardia de reentrada envolvendo duas vias funcionalmente distintas, geralmente referidos como via "lenta" e "rápida". Mais comumente, a via rápida está localizado próximo ao ápice do triângulo de Koch e a via lenta da região póstero-inferior do mesmo até o tecido nó AV compacto. Vias variantes tem sido descritas, permitindo TRNAV "lenta para lenta".
Taquicardia nodal átrio ventricular reentrante típica (TNAVR típica)	TRNAV em que uma via lenta serve como o membro anterógrado do circuito e da via rápida serve como o membro retrógrado (também chamado de "TRNAV lento-rápido").
Taquicardia nodal átrio ventricular reentrante atípica (TNAVR atípica)	TRNAV em que a via rápida serve como o membro anterógrado do circuito e uma via lenta serve como o membro retrógrada (também chamado de TRNAV "rápido-lento") ou uma via lenta serve como o membro anterógrada e um segundo percurso lento serve como o membro retrógrada (também chamado "TRNAV lento-lento").
Via acessória	Para efeitos da presente orientação, uma via acessória é definida como uma via AV extranodal que liga o miocárdio da aurícula para o do ventrículo, através de uma via anômala AV. Vias acessórias podem ser classificados pela sua localização, tipo de condução (decremental ou não decremental), e se eles são capazes de conduzir de forma anterograda, retrógrada, ou em ambas as direções. De nota, vias acessórias de outros tipos (como atriofasciculares, nodo-fascicular, nodo-ventricular, e as vias fasciculoventricular) são incomuns e são discutidos apenas brevemente em esse documento.
Pré-excitação	Padrão no ECG de pré-excitação na ausência de TSV ou sintomas consistentes com TSV documentada.
Síndrome de Wolff-Parkinson-White	Síndrome caracterizada por TSV ou sintomas documentados de acordo com TSV em um paciente com pré-excitação ventricular durante o ritmo sinusal.
Taquicardia átrio ventricular reentrante (TAVR)	Taquicardia por reentrada, esta via elétrica requer uma via acessória, o átrio, o nódulo atrioventricular (ou segunda via acessória) e o ventrículo.
Taquicardia átrio ventricular reentrante ortodrômica (TAVR ortodrômica)	Uma TAVR ortodrômica o impulso reentrante utiliza a via acessória na direção retrógrada do Ventrículo para o Átrio e do NAV na direção anterógrada. O complexo QRS é geralmente estreito ou pode ser alargado na presença de bloqueio de ramo ou condução aberrante pré-existente.
Taquicardia átrio ventricular reentrante antidrômica (TAVR antidrômica)	Uma TAVR antidrômica o impulso reentrante utiliza a via acessória na direção anterógrada do Átrio ao Ventrículo, e do NAV na direção retrógrada. Ocasionalmente, em vez do NAV, uma outra via acessória pode ser usada no sentido retrógrado, o que é referido como TAVR pré-excitada. O complexo QRS é alargado.
Taquicardia juncional permanente reentrante (TJPR)	Uma forma rara de TAVR orthodromic quase incessante envolvendo um feixe condução lento, usualmente uma via acessória posterolateral.
FA com pré-excitação	FA com pré-excitação ventricular causada por condução de mais de uma via acessória.

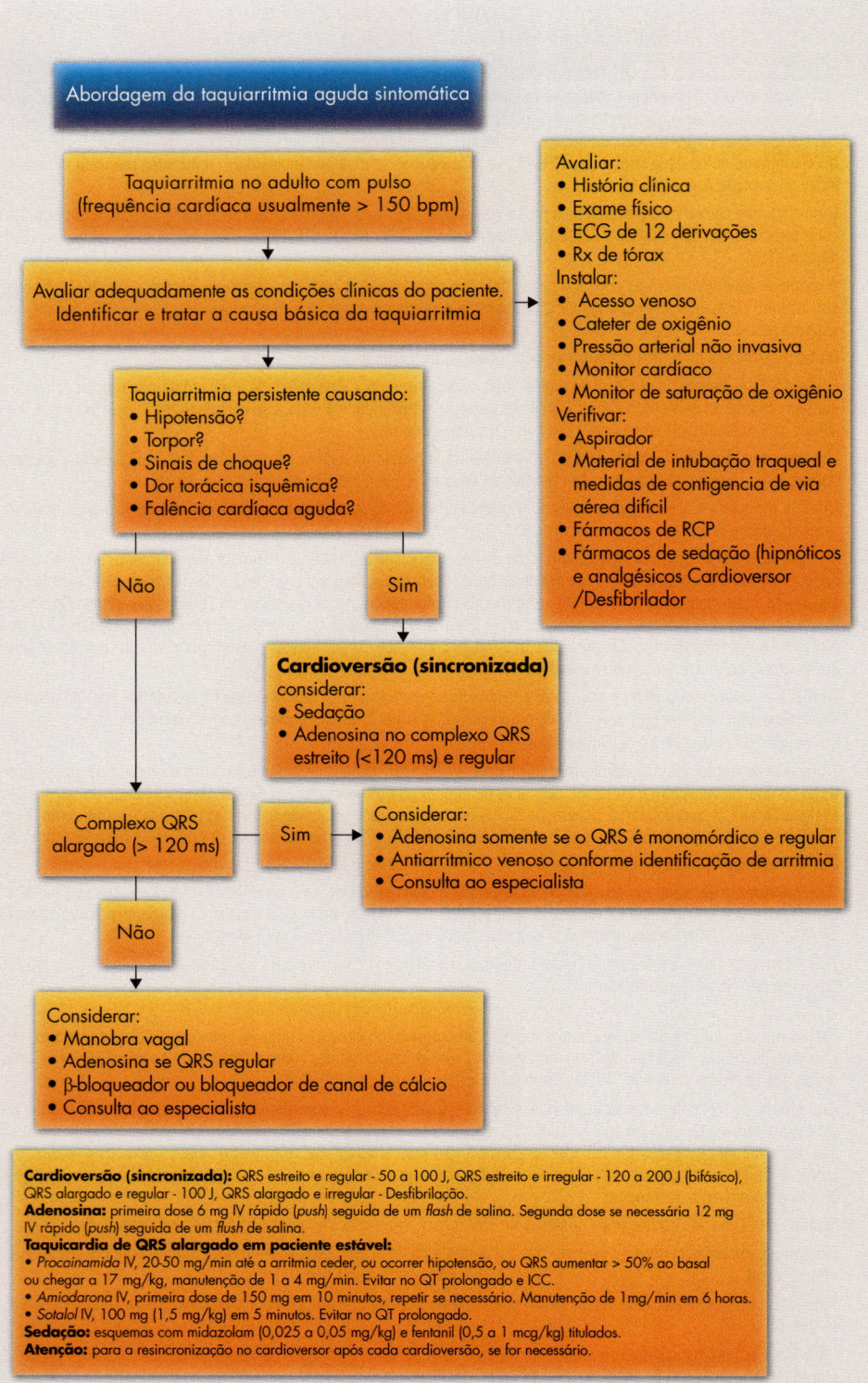

Figura 60.43 — *Algoritmo da abordagem da taquiarritmia aguda sintomática*[38]

Adaptada de Neumar RW, Otto CW, Link MS, Kronick SL, Shuster M, Callaway CW, et al. Part 8: adult advanced cardiovascular life support: 2010 American Heart Association Guidelines for Cardiopulmonary Resuscitation and Emergency Cardiovascular Care. Circulation. 2010;122(18 Suppl 3):S729-67.

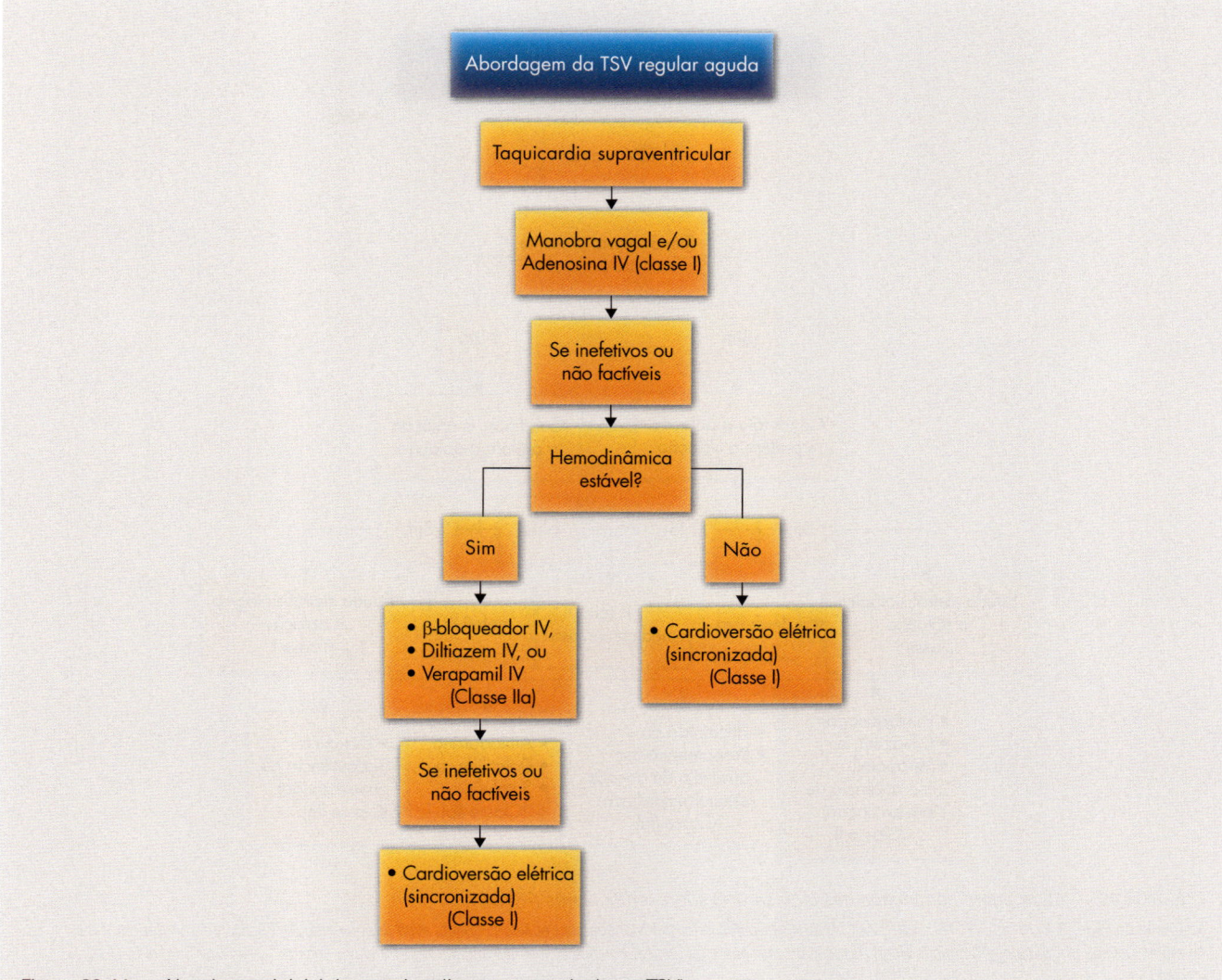

Figura 60.44 — *Abordagem inicial das taquicardias supraventriculares (TSV).*
Adaptada de Page, R. L., et al. (2016). "2015 ACC/AHA/HRS Guideline for the Management of Adult Patients With Supraventricular Tachycardia: A Report of the American College of Cardiology/American Heart Association Task Force on Clinical Practice Guidelines and the Heart Rhythm Society." *J Am Coll Cardiol* 67(13): e27-e115.

As recomendações e os algoritmos no gerenciamento continuado das TSV, destinam-se a incluir consideração das preferências do paciente e julgamento clínico; isso pode incluir a consideração de consulta com um cardiologista especialista em eletrofisiologia cardíaca, bem como o conforto do paciente com diagnóstico invasivo e possível intervenção terapêutica. Recomendações para o tratamento e opções (incluindo a terapia de fármaco, ablação – por radiofrequência ou crioablação –, ou conduta expectante) devem ser consideradas no contexto da frequência e duração arritmias, juntamente com manifestações clínicas das mesmas, como sintomas ou consequências adversas (por exemplo, o desenvolvimento de cardiomiopatia dilatada). (ver Algoritmo na Figura 60.45)

O diagnóstico diferencial das TSV de complexo QRS estreito envolve comumente as seguintes taquicardias: FA, Flutter Atrial, Taquicardia Atrial (TA), Taquicardia Atrial Multifocal (TAM), Taquicardia Juncional Permanente Reentrante (TJPR) e Taquicardia Nodal Átrio Ventricular Reentrante (TNAVR). (ver Algoritmo na Figura 60.46)

A Bradicardia é definida como uma frequência cardíaca baixo de 60 batimentos por minuto. No entanto, a Bradicardia sintomática, com: hipotensão, torpor, sudorese, dor torácica isquêmica e sinais de falência cardíaca ocorrem quando a frequência cardíaca cai abaixo de 50 batimentos por minuto. (ver Algoritmo na Figura 60.44)

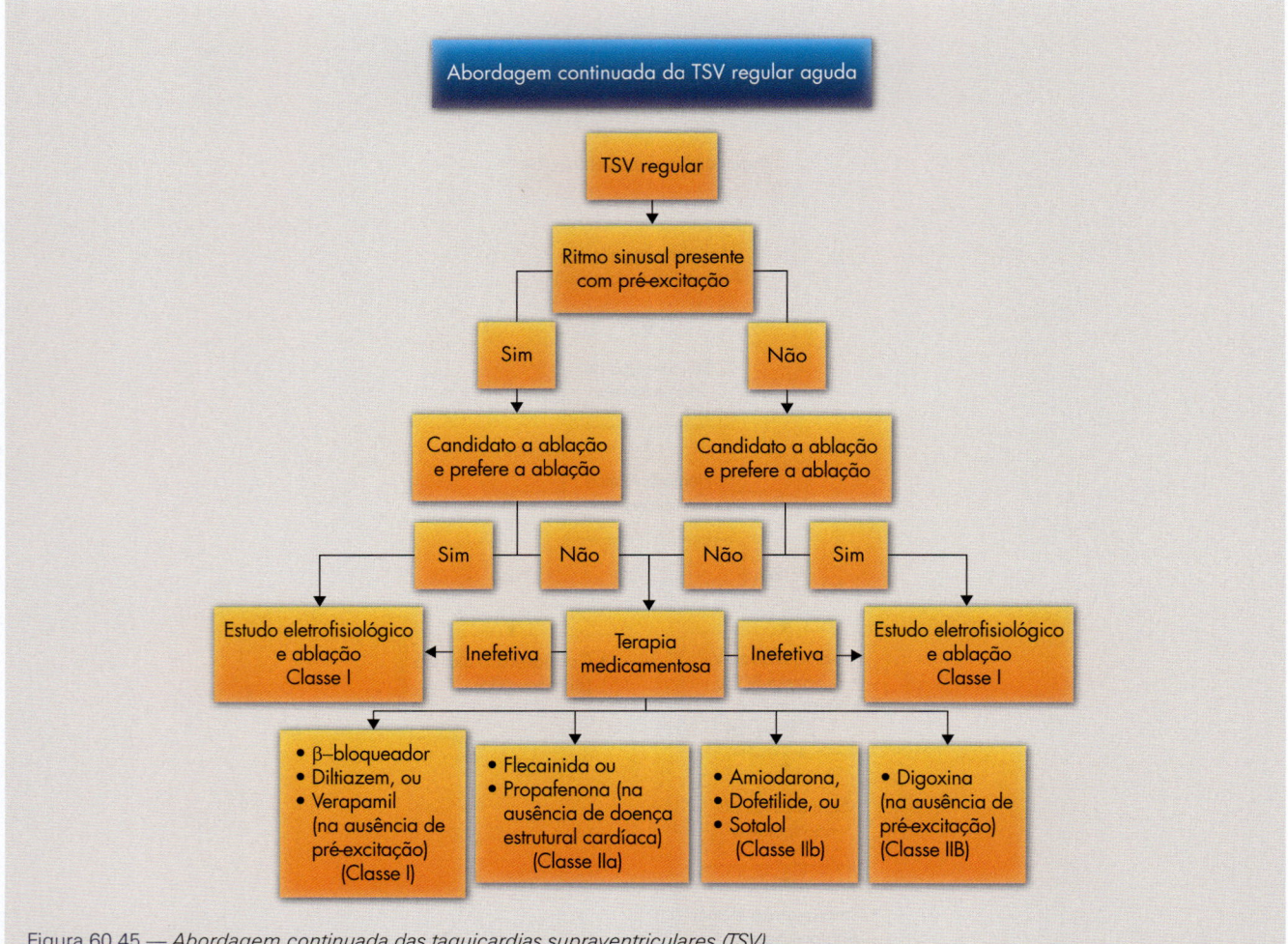

Figura 60.45 — *Abordagem continuada das taquicardias supraventriculares (TSV).*
Adaptada de Page, R. L., e col.. (2016). "2015 ACC/AHA/HRS Guideline for the Management of Adult Patients With Supraventricular Tachycardia: A Report of the American College of Cardiology/American Heart Association Task Force on Clinical Practice Guidelines and the Heart Rhythm Society." J Am Coll Cardiol 67(13): e27-e115.

A frequência cardíaca lenta pode ser fisiologicamente normal para alguns pacientes, enquanto as frequências cardíacas de 50 batimentos por minuto podem ser inadequadas para outros. O algoritmo Bradicardia concentra-se na gestão de Bradicardia aguda e clinicamente significativa

A hipoxemia é uma causa comum de bradicardia, assim a avaliação inicial de qualquer paciente com bradicardia deve se concentrar sobre os sinais de aumento do esforço respiratório.

Deve-se realizar uma breve história clínica e exame físico do paciente.

Na presença de uma oxigenação sanguínea inadequada ou no paciente que apresenta sinais de aumento do trabalho respiratório, deve-se ofertar Oxigênio suplementar e monitorar a saturação arterial de Oxigênio através da Oximetria de pulso. Instalar um monitor cardíaco no doente, avaliar a pressão sanguínea sequencial com um monitor de pressão não invasiva, e estabelecer acesso venoso, é fundamental. Se possível, deve-se obter um ECG de 12 derivações para melhor definir o ritmo e uma radiografia de tórax (AP) para se avaliar a área cardíaca e outros potenciais achados.

Na avaliação procurasse identificar as causas potencialmente reversíveis.

O médico deve identificar e ficar atento aos sinais e sintomas de má perfusão e determinar se os referidos sinais são causados pela Bradicardia. Se os sinais e os sintomas não são devido a mesma, devesse reavaliar a causa subjacente dos sintomas do paciente.

Lembra-se que os sinais e sintomas da Bradicardia podem ser discretos, assintomáticos ou minimamente sintomáticos e não requerem necessariamente um tratamento imediato. Contudo, mesmo nessa situação deve-

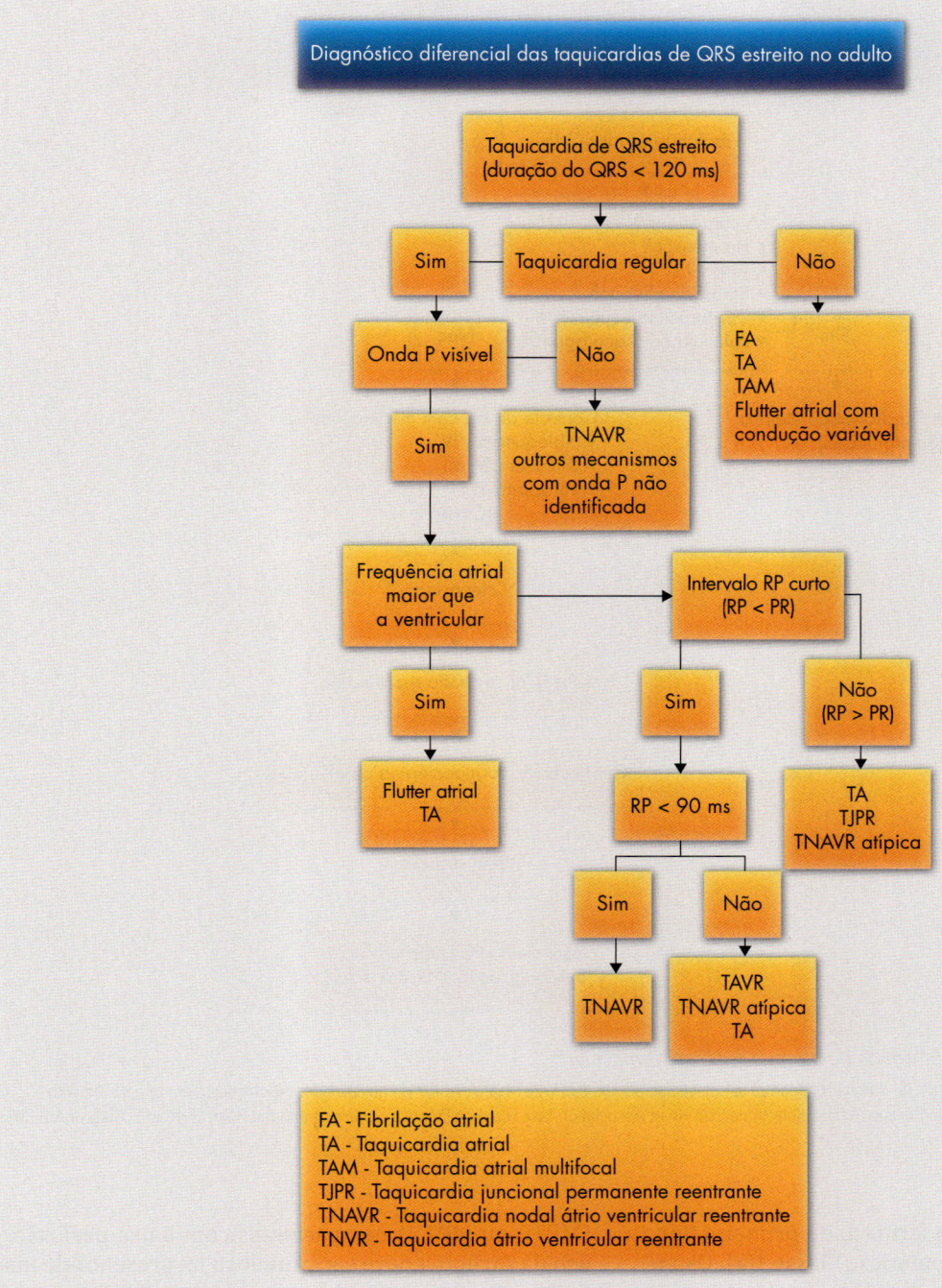

Figura 60.46 — *Diagnóstico diferencial das taquicardias de QRS estreito.*
Adaptada de Page, R. L., e col. (2016). "2015 ACC/AHA/HRS Guideline for the Management of Adult Patients With Supraventricular Tachycardia: A Report of the American College of Cardiology/American Heart Association Task Force on Clinical Practice Guidelines and the Heart Rhythm Society." J Am Coll Cardiol 67(13): e27-e115.

-se ficar atento se existe a suspeita de que o ritmo pode deteriorar tornando-se sintomático ou evoluir para ritmos de maior gravidade que leva o paciente a um risco de morte (por exemplo, bloqueio de AV de 2º grau tipo Mobitz II na presença de infarto agudo do miocárdio - IAM).

Se a Bradicardia é suspeitada de ser a causa do estado mental alterado, dor torácica isquêmica, insuficiência cardíaca aguda, hipotensão, ou outros sinais de choque, o paciente deve receber tratamento imediato. O tratamento envolve não apenas a causa base como também, nos casos mais graves, o emprego da Atropina.

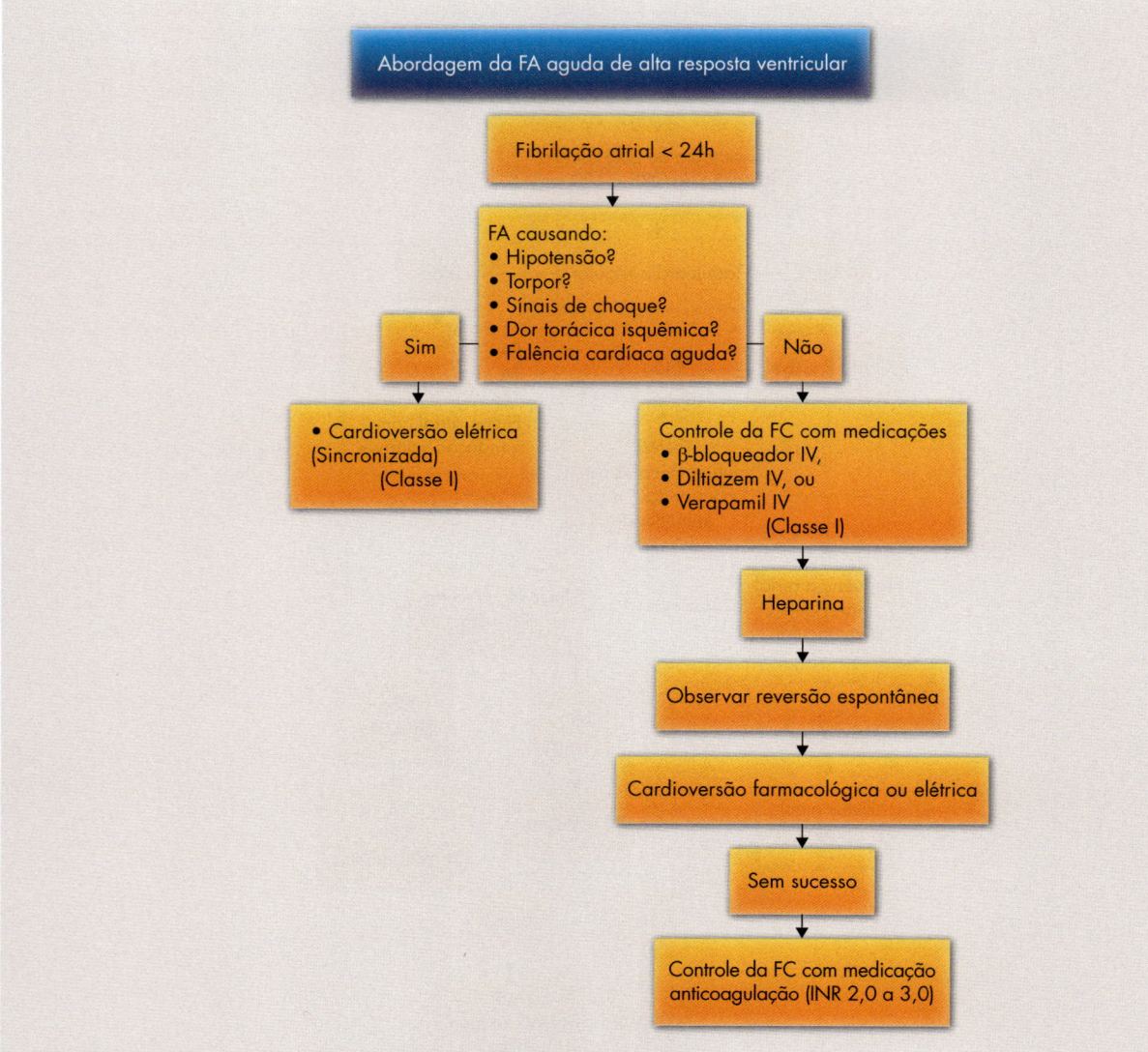

Figura 60.47 — *Abordagem da FA aguda de elevada resposta ventricular.*[40]
Adaptada de January CT, Wann LS, Alpert JS, Calkins H, Cigarroa JE, Cleveland JC, Jr., e col. 2014 AHA/ACC/HRS guideline for the management of patients with atrial fibrillation: a report of the American College of Cardiology/American Heart Association Task Force on Practice Guidelines and the Heart Rhythm Society. J Am Coll Cardiol. 2014;64(21):e1-76

Atropina continua a ser o fármaco de primeira linha para bradicardia aguda sintomática (Classe IIa). Os ensaios clínicos em adultos mostraram que Atropina venosa melhorou a frequência cardíaca, sintomas e sinais associados a bradicardia. O Sulfato de Atropina é considerado uma medida temporária enquanto aguardam um MPTC ou MPTV nos pacientes com sintomáticos.

A dose de Atropina recomendada é de 0,5 mg venosa a cada 3 a 5 minutos para uma dose máxima total de 3 mg.

Doses menores que 0,5 mg de Sulfato de Atropina podem paradoxalmente resultar em maior desaceleração do ritmo cardíaco. A administração de Atropina não deve atrasar a implementação da estimulação externa (MPTC ou MPTV) nos pacientes com baixa perfusão. O uso da Atropina deve ser cauteloso na presença de insuficiência coronariana (ICO) com ou sem IAM associado. O aumento da frequência cardíaca pode piorar ICO ou aumentar o tamanho do IAM.

Atropina provavelmente será ineficaz em pacientes que se submeteram a transplante cardíaco, isto se deve ao coração transplantado não tem inervação vagal. Ela pode até desacelerar o coração, mesmo em doses adequadas.

Deve-se evitar depender de Atropina nos Bloqueios AV 2º grau tipo Mobitz II e nos Bloqueios AV de 3º grau com a presença de um novo complexo QRS alargado, pois

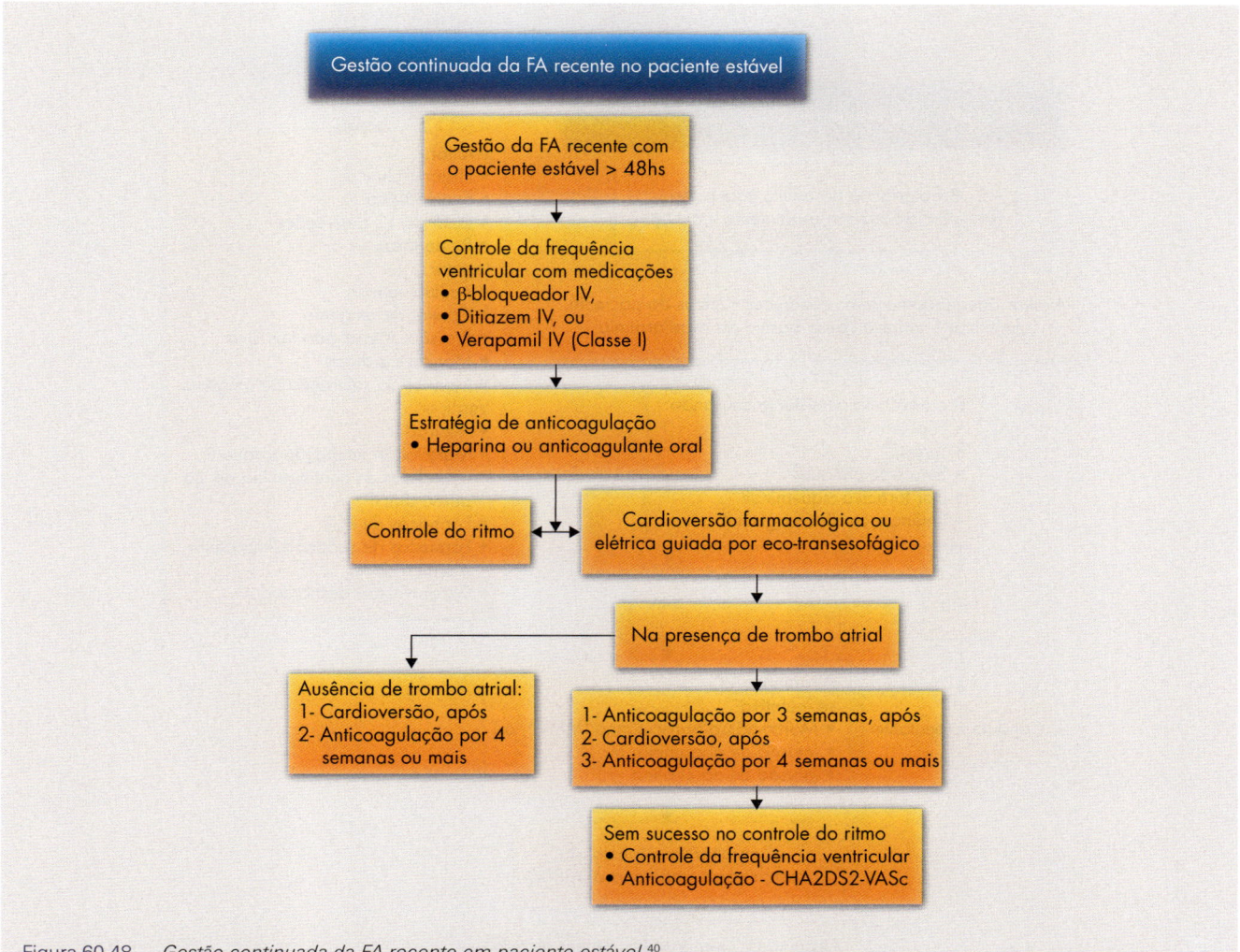

Figura 60.48 — *Gestão continuada da FA recente em paciente estável.*[40]
January CT, Wann LS, Alpert JS, Calkins H, Cigarroa JE, Cleveland JC, Jr., e col. 2014 AHA/ACC/HRS guideline for the management of patients with atrial fibrillation: a report of the American College of Cardiology/American Heart Association Task Force on Practice Guidelines and the Heart Rhythm Society. J Am Coll Cardiol. 2014;64(21):e1-76.

é muito provável que a localização do bloqueio se encontra em um tecido não nodal (no feixe de His ou mais abaixo no sistema de condução distal). Estas Bradiarritmias não são susceptíveis aos efeitos anticolinérgicos da Atropina e são tratadas preferencialmente com: MPTC, ou Dopamina ou Adrenalina como medidas temporárias, enquanto é preparado o MPTV.

Ressalta-se que na indicação do MPTC o paciente requer analgesia e, algumas vezes, hipnose.

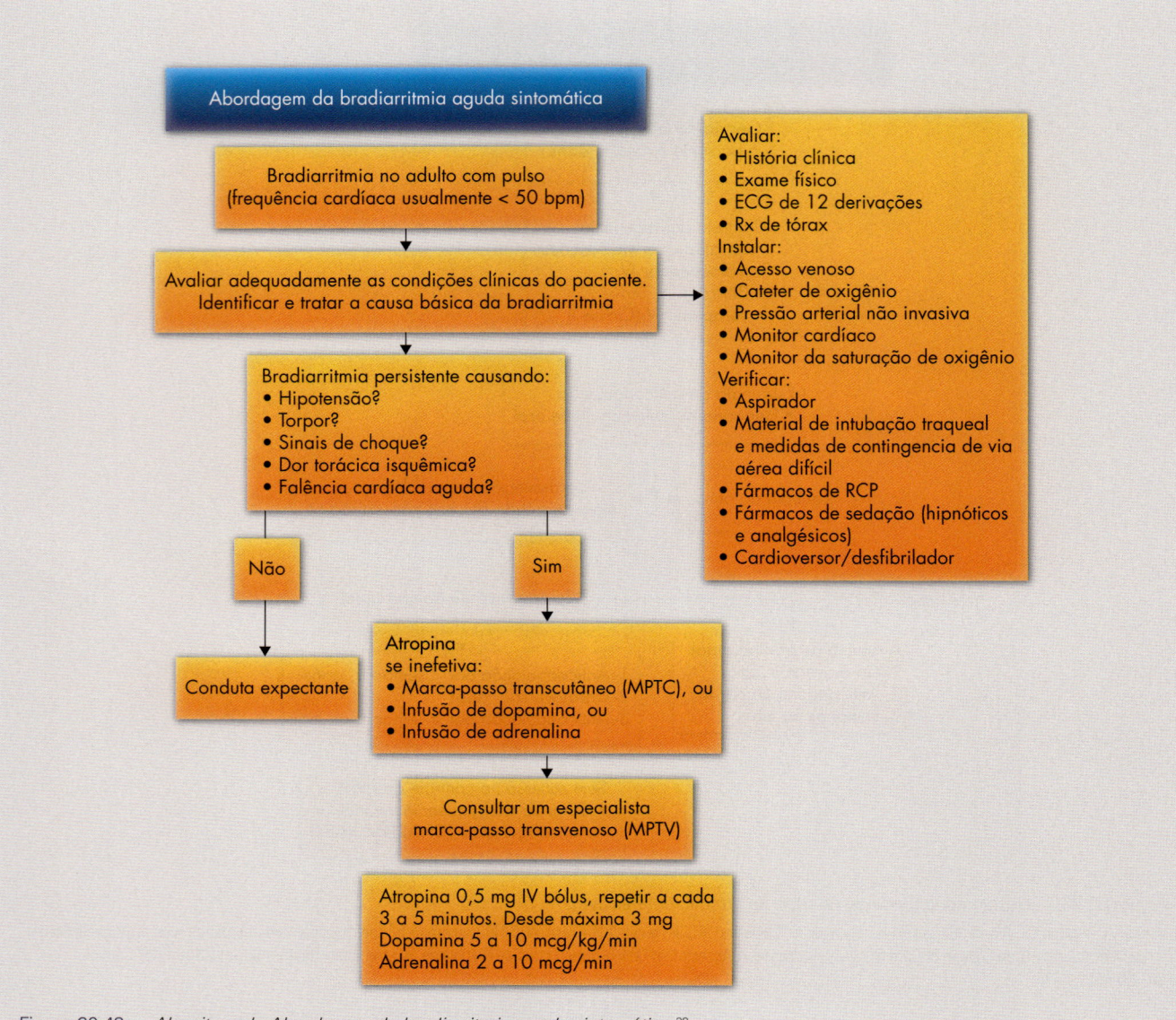

Figura 60.49 — *Algoritmo da Abordagem da bradiarritmia aguda sintomática.*[38]
Adaptada de *Neumar RW, Otto CW, Link MS, Kronick SL, Shuster M, Callaway CW, e col. Part 8: adult advanced cardiovascular life support: 2010 American Heart Association Guidelines for Cardiopulmonary Resuscitation and Emergency Cardiovascular Care. Circulation. 2010;122(18 Suppl 3):S729-67.*

REFERÊNCIAS

1. Pathak RK, Mahajan R, Lau DH, Sanders P. The implications of obesity for cardiac arrhythmia mechanisms and management. The Canadian journal of cardiology. 2015;31(2):203-10.
2. Chou HW, Wang JL, Chang CH, Lai CL, Lai MS, Chan KA. Risks of cardiac arrhythmia and mortality among patients using new-generation macrolides, fluoroquinolones, and beta-lactam/beta-lactamase inhibitors: a Taiwanese nationwide study. Clinical infectious diseases: an official publication of the Infectious Diseases Society of America. 2015;60(4):566-77.
3. Alp H, Narin C, Baysal T, Sarigul A. Prevalence of and risk factors for early postoperative arrhythmia in children after cardiac surgery. Pediatrics international: official journal of the Japan Pediatric Society. 2014;56(1):19-23.
4. Tongyoo S, Permpikul C, Haemin R, Epichath N. Predicting factors, incidence and prognosis of cardiac arrhythmia in medical, non-acute coronary syndrome, critically ill patients. Journal of the Medical Association of Thailand = Chotmaihet thangphaet. 2013;96 Suppl 2:S238-45.
5. ILO. BLPKBDB. Goodman & Gilman's. New York - USA: McGraw-Hill; 2008. 1331 p.
6. Martinez JP, Laguna P, Olmos S, Pahlm O, Pettersson J, Sornmo L. Assessment of QT-measurement accuracy using

6. ...the 12-lead electrocardiogram derived from EASI leads. Journal of electrocardiology. 2007;40(2):172-9.
7. Sejersten M, Wagner GS, Pahlm O, Warren JW, Feldman CL, Horacek BM. Detection of acute ischemia from the EASI--derived 12-lead electrocardiogram and from the 12-lead electrocardiogram acquired in clinical practice. Journal of electrocardiology. 2007;40(2):120-6.
8. Wehr G, Peters RJ, Khalife K, Banning AP, Kuehlkamp V, Rickards AF, et al. A vector-based, 5-electrode, 12-lead monitoring ECG (EASI) is equivalent to conventional 12-lead ECG for diagnosis of acute coronary syndromes. Journal of electrocardiology. 2006;39(1):22-8.
9. Kumar K, Zimetbaum PJ. Antiarrhythmic drugs 2013: state of the art. Current cardiology reports. 2013;15(10):410.
10. Lafuente-Lafuente C, Longas-Tejero MA, Bergmann JF, Belmin J. Antiarrhythmics for maintaining sinus rhythm after cardioversion of atrial fibrillation. The Cochrane database of systematic reviews. 2012;5:CD005049.
11. Ciszewski J, Maciag A, Kowalik I, Syska P, Lewandowski M, Farkowski MM, et al. Comparison of the rhythm control treatment strategy versus the rate control strategy in patients with permanent or long-standing persistent atrial fibrillation and heart failure treated with cardiac resynchronization therapy - a pilot study of Cardiac Resynchronization in Atrial Fibrillation Trial (Pilot-CRAfT): study protocol for a randomized controlled trial. Trials. 2014;15:386.
12. Hagens VE, Crijns HJ, Van Veldhuisen DJ, Van Den Berg MP, Rienstra M, Ranchor AV, et al. Rate control versus rhythm control for patients with persistent atrial fibrillation with mild to moderate heart failure: results from the RAte Control versus Electrical cardioversion (RACE) study. American heart journal. 2005;149(6):1106-11.
13. Perez A, Touchette DR, DiDomenico RJ, Stamos TD, Walton SM. Comparison of rate control versus rhythm control for management of atrial fibrillation in patients with coexisting heart failure: a cost-effectiveness analysis. Pharmacotherapy. 2011;31(6):552-65.
14. Roy D, Talajic M, Nattel S, Wyse DG, Dorian P, Lee KL, et al. Rhythm control versus rate control for atrial fibrillation and heart failure. The New England journal of medicine. 2008;358(25):2667-77.
15. Kass RS CC. Basis and Treatment of CardiacArrhythmias. 1st ed. Leipzig Germany: Springer-Verlag; 2004 2004. 360 p.
16. Waldo AL, Camm AJ, deRuyter H, Friedman PL, MacNeil DJ, Pauls JF, et al. Effect of d-sotalol on mortality in patients with left ventricular dysfunction after recent and remote myocardial infarction. The SWORD Investigators. Survival With Oral d-Sotalol. Lancet. 1996;348(9019):7-12.
17. Manoach M, Tribulova N. Sotalol: the mechanism of its antiarrhythmic-defibrillating effect. Cardiovasc Drug Rev. 2001;19(2):172-82.
18. Hool LC. Acute hypoxia differentially regulates K(+) channels. Implications with respect to cardiac arrhythmia. European biophysics journal: EBJ. 2005;34(5):369-76.
19. Fisch C. Arrhythmia due to hypoxia. The Journal of the Indiana State Medical Association. 1968;61(3):345.
20. Brown SJ, Barnes MJ, Mundel T. Effects of hypoxia and hypercapnia on human HRV and respiratory sinus arrhythmia. Acta physiologica Hungarica. 2014;101(3):263-72.
21. Thung N, Dammann JF, Jr., Diaz-Perez R, Thompson WM, Jr., Sanmarco M, Mehegan C. Hypoxia as the cause of hemorrhage into the cardiac conduction system, arrhythmia, and sudden death. The Journal of thoracic and cardiovascular surgery. 1962;44:687-95.
22. Salanova-Villanueva L, Bernis-Carro C, Alberto-Blazquez L, Sanchez-Tomero JA. Severe arrhythmia due to hypokalemia. Influence from diuretic substances. Nefrologia: publicacion oficial de la Sociedad Espanola Nefrologia. 2015;35(3):334-6.
23. Papademetriou V. Diuretics, hypokalemia, and cardiac arrhythmia: a 20-year controversy. Journal of clinical hypertension. 2006;8(2):86-92.
24. Salinas P, Lopez-de-Sa E, Pena-Conde L, Viana-Tejedor A, Rey-Blas JR, Armada E, et al. Electrocardiographic changes during induced therapeutic hypothermia in comatose survivors after cardiac arrest. World journal of cardiology. 2015;7(7):423-30.
25. Bassin L, Yong AC, Kilpatrick D, Hunyor SN. Arrhythmogenicity of hypothermia - a large animal model of hypothermia. Heart, lung & circulation. 2014;23(1):82-7.
26. Manohar S, Dahal BR, Gitler B. Fever-Induced Brugada Syndrome. Journal of investigative medicine high impact case reports. 2015;3(1):2324709615577414.
27. Rattanawong P, Vutthikraivit W, Charoensri A, Jongraksak T, Prombandankul A, Kanjanahattakij N, et al. Fever-Induced Brugada Syndrome Is More Common Than Previously Suspected: A Cross-Sectional Study from an Endemic Area. Annals of noninvasive electrocardiology: the official journal of the International Society for Holter and Noninvasive Electrocardiology, Inc. 2015.
28. Junttila MJ, Gonzalez M, Lizotte E, Benito B, Vernooy K, Sarkozy A, et al. Induced Brugada-type electrocardiogram, a sign for imminent malignant arrhythmias. Circulation. 2008;117(14):1890-3.
29. Struzkova K, Stourac P, Kanovsky J, Krikava I, Toukalkova M, Sevcik P. An unusual reason for severe bradycardia leading to cardiac arrest during general anaesthesia: a case report. Biomedical papers of the Medical Faculty of the University Palacky, Olomouc, Czechoslovakia. 2014;158(4):659-61.
30. Joo Y, Shin BS, Cho EA, Kim DK. Comparison of desflurane and sevoflurane anaesthesia in relation to the risk of vagally mediated reflex bradycardia during gastrectomy. The Journal of international medical research. 2012;40(4):1492-8.
31. Yong J, Hibbert P, Runciman WB, Coventry BJ. Bradycardia as an early warning sign for cardiac arrest during routine laparoscopic surgery. International journal for quality in health care: journal of the International Society for Quality in Health Care/ISQua. 2015;27(6):472-7.

32. Seo KC, Park JS, Roh WS. Factors contributing to episodes of bradycardia hypotension during shoulder arthroscopic surgery in the sitting position after interscalene block. Korean journal of anesthesiology. 2010;58(1):38-44.
33. Kim JK, Park JM, Lee CH, Kim DK. Dose fentanyl injection for blunting the hemodynamic response to intubation increase the risk of reflex bradycardia during major abdominal surgery? Korean journal of anesthesiology. 2012;63(5):402-8.
34. Page RL, Joglar JA, Caldwell MA, Calkins H, Conti JB, Deal BJ, et al. 2015 ACC/AHA/HRS Guideline for the Management of Adult Patients With Supraventricular Tachycardia: A Report of the American College of Cardiology/American Heart Association Task Force on Clinical Practice Guidelines and the Heart Rhythm Society. J Am Coll Cardiol. 2016;67(13):e27-e115.
35. Than M, Peacock WF. Supraventricular tachycardia: back to basics. Lancet. 2015;386(10005):1712.
36. Brugada P, Brugada J, Mont L, Smeets J, Andries EW. A new approach to the differential diagnosis of a regular tachycardia with a wide QRS complex. Circulation. 1991;83(5):1649-59.
37. Vereckei A, Duray G, Szenasi G, Altemose GT, Miller JM. New algorithm using only lead aVR for differential diagnosis of wide QRS complex tachycardia. Heart Rhythm. 2008;5(1):89-98.
38. Neumar RW, Otto CW, Link MS, Kronick SL, Shuster M, Callaway CW, et al. Part 8: adult advanced cardiovascular life support: 2010 American Heart Association Guidelines for Cardiopulmonary Resuscitation and Emergency Cardiovascular Care. Circulation. 2010;122(18 Suppl 3):S729-67.
39. Willems S, Shenasa M, Borggrefe M, Hindricks G, Chen X, Rotman B, et al. Atrioventricular nodal reentry tachycardia: electrophysiologic comparisons in patients with and without 2:1 infra-His block. Clin Cardiol. 1993;16(12):883-8.
40. January CT, Wann LS, Alpert JS, Calkins H, Cigarroa JE, Cleveland JC, Jr., et al. 2014 AHA/ACC/HRS guideline for the management of patients with atrial fibrillation: a report of the American College of Cardiology/American Heart Association Task Force on Practice Guidelines and the Heart Rhythm Society. J Am Coll Cardiol. 2014;64(21):e1-76.
41. Stroke Risk in Atrial Fibrillation Working G. Comparison of 12 risk stratification schemes to predict stroke in patients with nonvalvular atrial fibrillation. Stroke. 2008;39(6):1901-10.
42. Lip GY, Frison L, Halperin JL, Lane DA. Identifying patients at high risk for stroke despite anticoagulation: a comparison of contemporary stroke risk stratification schemes in an anticoagulated atrial fibrillation cohort. Stroke. 2010;41(12):2731-8.

61
Agonistas e Antagonistas Colinérgicos

Carlos Rogério Degrandi Oliveira

INTRODUÇÃO

A homeostase do sistema nervoso autônomo pode ser profundamente alterada pelos fármacos agonistas e antagonistas colinérgicos. Muitos apresentam usos clínicos bem estabelecidos e utilizados na prática clínica diária, por isso é importante que o anestesiologista esteja familiarizado com os seus efeitos. Outros fármacos são de uso clínico muito restrito, utilizados em condições clínicas específicas, como mecanismo farmacológico de pesquisa ou de interesse da toxicologia.

O termo colinérgico refere-se aos efeitos da acetilcolina, assim como adrenérgico refere-se aos efeitos da noradrenalina nos seus receptores. A acetilcolina é sintetizada no terminal do nervo pela enzima colina acetiltransferase, que catalisa a acetilação da acetilcoenzima A com a colina. Após a sua liberação, a acetilcolina é rapidamente hidrolisada pela acetilcolinesterase, originando acetato e colina. A colina é reciclada após a recaptação na terminação nervosa colinérgica e reutilizada para a síntese de acetilcolina.[1]

A acetilcolina é o neurotransmissor para todo o sistema nervoso parassimpático (gânglios parassimpáticos e células efetoras), parte do sistema nervoso simpático (gânglios simpáticos, medula suprarrenal e glândulas sudoríparas), alguns neurônios do sistema nervoso central (SNC) e inervação do músculo esquelético.[2]

RECEPTORES COLINÉRGICOS

Em 1914, Dale sugeriu que os receptores colinérgicos fossem subdivididos em dois grandes grupos com base em sua reação aos alcaloides muscarina e nicotina.[3]

A primeira substância estudada com efeito colinérgico foi a muscarina, um produto natural tóxico, extraído do cogumelo *Amanita muscaria*. A muscarina produz intenso efeito parassimpaticomimético periférico, e por ser uma substância polar não atravessa a barreira hematoencefálica. Esse alcaloide mimetiza os efeitos da acetilcolina nos receptores metabotrópicos colinérgicos. A ingestão da muscarina é seguida de intensa salivação, diaforese, lacrimejamento, e em grandes doses produz dor abdominal, náuseas, diarreia, visão borrada e dispneia. No gênero Amanita a muscarina ocorre em pequenas concentrações, cerca de 0,0003% do seu peso. O evento morte é raro, mesmo pela intoxicação dos cogumelos dos gêneros *Inocybe* e *Clytocibe*, que apresentam altas concentrações do composto. Os efeitos psicomiméticos que acompanham a estimulação parassimpática são decorrentes do efeito de outro alcaloide, o muscinol.

Os receptores muscarínicos são receptores acoplados à proteína G com uma configuração típica de sete domínios transmembrana. Os cinco subtipos identificados e classificados de receptores, de acordo com o seu grau de homologia, são encontrados em gânglios do sistema nervoso periférico e nos órgãos efetores autonômicos, como coração, músculos lisos, cérebro e glândulas exócrinas.[4]

Os receptores muscarínicos M1, M3 e M5, quando ativados por agonistas colinérgicos, acoplam-se preferencialmente com a proteína Gq, induzem a ativação da fosfolipase C, que promove a hidrólise de fosfoinositídeos presentes na membrana e a produção de segundos mensageiros (diacilglicerol e inositol trifosfato). De forma diferenciada, os receptores M2 e M4, quando ativados, acoplam-se preferencialmente à proteína Gi, que inibe a atividade da adenilciclase e reduz os níveis intracelulares de AMP cíclico.[5]

O subtipo M1 é encontrado principalmente nos gânglios autônomos, SNC e glândulas secretoras. Os receptores M2 são encontrados nos nodos sinoatrial e atrioventricular, e no tecido muscular cardíaco de várias espécies. A estimulação do receptor no tecido de condução cardíaco diminui a velocidade de despolarização espontânea e hiperpolariza o nodo SA, assim como diminui a velocidade de condução no nodo AV. Nos miócitos atriais e ventriculares, encurta a duração do potencial de ação, com diminuição da contratilidade atrial e ventricular.[4]

Os receptores M3 estão presentes nos músculos lisos e tecido glandular. Quando ativados levam a salivação, broncoconstrição e aumento da motilidade e secreção gastrintestinal.[6]

Os receptores M4 são abundantes no corpo estriado (núcleo caudado e putâmen) e hipocampo. Também modulam negativamente potenciais pós-sinápticos excitatórios em neurônios corticais.[4]

Os receptores M5 estão localizados principalmente na substância nigra, hipocampo, camada exterior do córtex cerebral e corpo estriado (núcleo caudado e putâmen). A localização desse receptor no cérebro, seu envolvimento na liberação de dopamina no corpo estriado e na estimulação cerebral gratificante sugerem um possível papel do M5 como alvo para o tratamento de distúrbios da saciedade e dependência de drogas.[7]

Os receptores muscarínicos com suas respectivas proteínas de acoplamento e localizações estão representados na Tabela 61.1.

A nicotina é um alcaloide natural originalmente retirado das folhas da *Nicotiniana tabacum*. Também é encontrada em pequenas quantidades nas folhas da coca (*Erythroxylum coca*). Esse alcaloide mimetiza os efeitos da acetilcolina nos receptores ionotrópicos colinérgicos. A nicotina é uma potente neurotoxina com especificidade para os insetos, e nos mamíferos atua como estimulante, sendo um dos principais fatores responsáveis pelo tabagismo.

Os receptores nicotínicos são canais iônicos pentaméricos que permitem a despolarização com um influxo de cátions monovalentes, Na^+ ou K^+, seguindo seus gradientes de concentrações (Figura 61.1). A passagem de íons Na^+ por meio do canal iônico, formado pelas cinco subunidades, através da membrana pós-sináptica provoca sua despolarização, com consequente estimulação da célula efetora. Já foram identificadas 17 subunidades distintas (α_{1-10}, β_{1-4}, δ, γ e ε) nos receptores nicotínicos musculares (N_M) e neurais (N_N).[1]

TABELA 61.1
TIPO DE RECEPTOR MUSCARÍNICO, PROTEÍNA DE ACOPLAMENTO E LOCALIZAÇÃO.

Receptor	Proteína de acoplamento	Localização
M1	G_q	Gânglios autônomos SNC Glândulas secretoras
M2	G_i	Nodos SA e AV Tecido muscular cardíaco
M3	G_q	Músculo liso Tecido glandular
M4	G_i	Corpo estriado (núcleo caudado e putâmen) Hipocampo
M5	G_q	Corpo estriado (núcleo caudado e putâmen) Substância nigra Hipocampo Córtex cerebral

A estimulação dos receptores N_M causa contração do músculo esquelético.[8] Isso ocorre quando cada uma das subunidades α_1 presentes no receptor N_M ($2\alpha_1$, β_1, δ e ε ou γ) se liga a um agonista (Figura 61.1).

Os receptores nicotínicos também ativam junções pós-ganglionares nos gânglios autônomos, tanto no sistema nervoso simpático quanto no parassimpático, e quando estimulados causam despolarização e deflagração dos neurônios pós-ganglionares. Esses receptores também são encontrados na medula suprarrenal e SNC. A função exata de muitos dos receptores N_N no SNC, não é totalmente conhecida. A julgar pela diversidade das subunidades e conformações homo e heteropentaméricas isoladas, os receptores N_N parecem estar envolvidos na regulação e liberação de neurotransmissores (acetilcolina, dopamina, noradrenalina, glutamato e 5-hidroxitriptamina).[1]

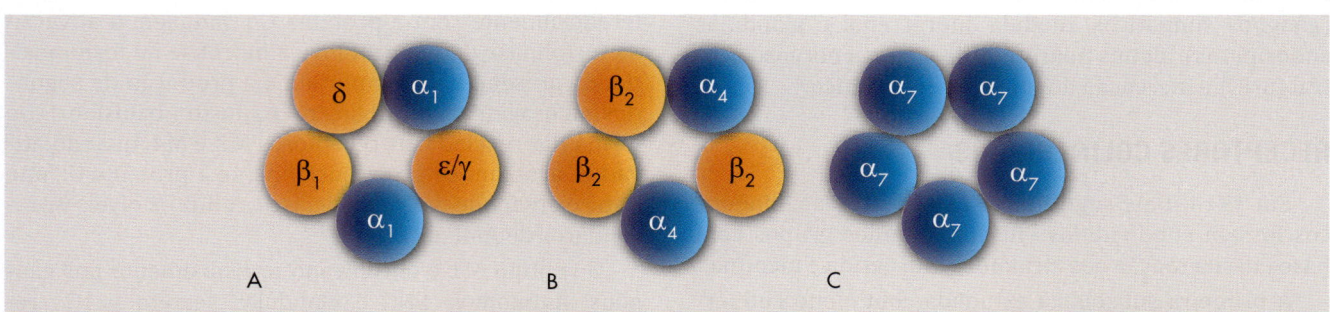

Figura 61.1 — *Receptores nicotínicos: a) Receptor N_M heteropentamérico adulto (ε)/fetal(γ); b) Receptor N_N heteropentamérico; c) Receptor N_N homopentamérico.*

AGONISTAS COLINÉRGICOS MUSCARÍNICOS

Os agonistas muscarínicos são divididos em dois grupos, agonistas diretos e agonistas indiretos. Os ésteres da colina (acetilcolina, metacolina, carbamilcolina e betanecol) e os alcaloides (pilocarpina, arecolina e muscarina) agem diretamente sobre os receptores muscarínicos. Os inibidores da acetilcolinesterase ou anticolinesterásicos (fisostigmina, neostigmina, piridostigmina, edrofônio e ecotiofato) atuam indiretamente pela inibição da hidrólise da acetilcolina (Tabela 61.2).

TABELA 61.2 PRINCIPAIS AGONISTAS COLINÉRGICOS.

Agonistas			
Muscarínicos	Ação direta	Ésteres da Colina	Acetilcolina
			Metacolina
			Carbacol
			Betanecol
		Alcaloides	Muscarina
			Pilocarpina
			Arecolina
	Ação indireta Anticolinesterásicos	Reversíveis Aminas Carbamatos	Edrofônio
			Neostigmina
			Piridostigmina
			Fisostigmina
		Irreversíveis Organofosforados	Ecotiofato
			Malation
			Paration
			Sarin
Nicotínicos	Acetilcolina		
	Succinilcolina		
	Nicotina		
	Epibatidina		
	Dimetilfenilpiperazinio		

Agonistas de Ação Direta

Devido à hidrólise rápida, agonistas de ação direta têm poucas aplicações clínicas, com a exceção da aplicação tópica em oftalmologia, como é o caso do colírio de acetilcolina, que pode ser utilizado em cirurgias que necessitem de rápida e completa constrição pupilar.[9]

Pequenas alterações estruturais dos compostos podem alterar acentuadamente as respostas nos receptores colinérgicos. A atividade mais longa do agonista direto pode ser conseguida pela metilação da colina, como observado com o fármaco sintético metacolina. Essa modificação impede os efeitos clínicos relevantes da ativação dos receptores nicotínicos e retarda o metabolismo da acetilcolinesterase. Seus efeitos muscarínicos são predominantemente cardiovasculares.

A carbamilcolina é sintetizada substituindo-se o grupo acetila por carbamila, conferindo resistência à hidrólise esterásica. Apresenta ação muscarínica, mas com predominância de atividade nicotínica em gânglios autonômicos. A carbamilcolina tem seu uso limitado a colírio para o tratamento de glaucoma de ângulo aberto.[9]

O betanecol é semelhante à metacolina e altamente específico para os receptores muscarínicos. Apresenta mínimo efeito cronotrópico e inotrópico negativo, sendo útil para o tratamento de íleo paralítico pós-operatório, retenção urinária e bexiga neurogênica decorrente de lesão medular.

A pilocarpina é uma amina terciária com ações semelhantes à metacolina. É o principal alcaloide extraído das folhas do jaborandi (*Pilocarpus microphyllus*), um arbusto sul-americano há muito conhecido pelos nativos pelo seu efeito diaforético e sialogogo. É empregada topicamente para produzir miose e reduzir a pressão intraocular com efeitos sistêmicos mínimos. Seu uso clínico inclui tratamento por via oral, da xerostomia e xeroftalmia induzidas por irradiação da cabeça e pescoço, e naquelas decorrentes da síndrome de Sjögren.[10]

A arecolina é o principal alcaloide extraído do fruto da palmeira de Areca (*Areca catechu*). É uma amina terciária que quando ingerida produz euforia e intensa salivação. É utilizada clinicamente como colírio para produzir miose.[10]

Agonistas de Ação Indireta (Anticolinesterásicos)

Esta classe inclui fármacos que atuam inibindo ou inativando a enzima acetilcolinesterase, também chamados de fármacos anticolinesterásicos. A maioria desses fármacos inibe tanto a acetilcolinesterase quanto pseudolinesterase. A inibição da acetilcolinesterase permite o acúmulo da acetilcolina, resultando em atividade parassimpática similar àquela produzida pelos agonistas colinérgicos de ação direta. Esse acúmulo produz, igualmente, estímulo dos receptores muscarínicos e nicotínicos. A ligação do anticolinesterásico aos sítios aniônicos ou esterásicos da acetilcolisterase (complexo inibidor-enzima) é mais estável que o complexo neurotransmissor-enzima, assim a hidrólise é retardada e a acetilcolina acumula-se.[9]

Uma superdosagem ou administração incorreta de anticolinesterásicos leva a uma crise colinérgica, manifestada com aumento da salivação, bradicardia, miose, diarreia e fraqueza muscular.[11] A atividade muscarínica é evocada com concentrações mais baixas de acetilcolina do que as necessárias para produzir um efeito nicotínico.

Em anestesia, os anticolinesterásicos são usados na reversão do bloqueio neuromuscular adespolarizante. No relaxamento muscular causado pela succinilcolina esses agentes terão efeito aditivo, reforçando a despolarização. Esse efeito é imputado a dois mecanismos: aumento da acetilcolina disponível e inibição da atividade da pseudocolinesterase.

A neostigmina reverte o bloqueio neuromuscular, aumentando a concentração da acetilcolina no receptor nicotínico da placa motora, entretanto é mandatória a utilização de um agonista muscarínico para se evitarem os efeitos adversos (bradicardia, hipotensão, broncoespasmo ou espasmo intestinal). Em contraposição, paralisia neuromuscular pode ser produzida ou aumentada pelo uso excessivo de um anticolinesterásico. O acúmulo de acetilcolina nas placas motoras produz um bloqueio despolarizante semelhante ao produzido pela succinilcolina ou nicotina.

Além disso, os anticolinesterásicos são fármacos utilizados no tratamento clínico da *miastenia gravis*, glaucoma e atonia do trato gastrintestinal e urinário.[12]

Classicamente, os fármacos anticolinesterásicos são subdivididos em dois grupos: reversíveis e irreversíveis (Tabela 61.2).[9]

Os anticolinesterásicos reversíveis apresentam duração variável da inibição do sítio aniônico ou esterásico da acetilcolinesterase. Os fármacos que inibem o sítio aniônico são chamados de inibidores competitivos prostéticos (edrofônio). Os fármacos que inibem o sítio aniônico e esterásico são chamados de inibidores transferidores de ácidos (neostigmina, piridostigmina e fisostigmina) e apresentam uma maior duração de ação.[9]

O edrofônio é um anticolinesterásico sintético de curta duração de ação. Em sua estrutura apresenta um amônio quaternário, e compete com a acetilcolina ao se ligar à acetilcolinesterase no sítio aniônico (Figura 61.2). A dose recomendada para o antagonismo do bloqueio neuromuscular é de 0,5 a 1 mg . kg^{-1}.[13] É também disponível nos EUA em uma combinação com a atropina (edrofônio 10 mg/atropina 0,14 mg . mL^{-1}). Os seus efeitos podem ser observados em 2 minutos, com uma duração de ação de aproximadamente 10 minutos. A curta duração de ação deve-se à reversibilidade da sua ligação com a acetilcolinesterase e à rápida eliminação renal. A sua potência e duração é menor que a da neostigmina, tornando-o impróprio para antagonizar agentes de ação prolongada.[14]

A neostigmina é um composto de amônio quaternário, inicialmente introduzido na prática clínica para o tratamento da atonia intestinal e *miastenia gravis*. O amônio quaternário impede a neostigmina de atravessar a barreira hematoencefálica. A neostigmina se liga aos dois sítios, aniônico e esterásico, da acetilcolinesterase. A formação do complexo éster-carbamil torna a inibição da acetilcolinesterase reversível. Usada principalmente para o antagonismo do bloqueio neuromuscular, a dose a ser administrada varia de 0,05 a 0,07 mg . kg^{-1}. Apresenta um início de ação de 1 minuto, com um efeito de pico em 10 minutos e duração de ação entre 20 e 30 minutos. A meia-vida de eliminação é de aproximadamente 77 minutos. A neostigmina é metabolizada por esterases plasmáticas originando álcool quaternário, e cerca de 60% do fármaco é excretado na urina. Na presença de insuficiência renal, a depuração plasmática é reduzida, e a meia-vida de eliminação é prolongada.[13] Foi demonstrado que a neostigmina provoca um aumento das náuseas e vômitos no pós-operatório.[14]

O seu uso no neuroeixo como adjuvante para a analgesia é desencorajado. Por via peridural apresentou menor incidência de náuseas e vômitos quando comparada com a administração intratecal, entretanto apresentou incidência aumentada de sedação quando usadas doses maiores que 100 ug.[15,16]

A piridostigmina é um análogo da neostigmina de menor potência. Esse fármaco não é usado para o antagonismo do bloqueio neuromuscular devido ao seu tempo de início lento superior a 15 minutos, apresentando

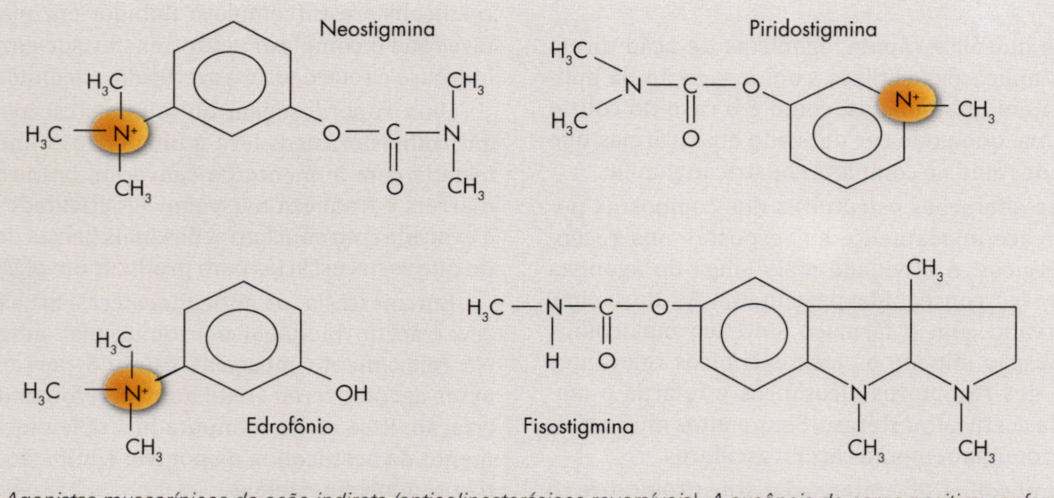

Figura 61.2 — *Agonistas muscarínicos de ação indireta (anticolinesterásicos reversíveis). A ausência de carga positiva confere lipossolubilidade à fisostigmina. Com a exceção do edrofônio (amina), os demais fármacos desse grupo são carbamatos (ésteres do ácido carbâmico).*

uma duração de ação longa, em torno de 6 horas. A dose a ser administrada varia de 0,1-0,4 mg . kg^{-1}.[14] A piridostigmina via oral é o anticolinesterásico de escolha no controle da *miastenia gravis*.

A fisostigmina foi utilizada inicialmente para o tratamento do glaucoma. Ela é um alcaloide natural derivado da fava-de-calabar (*Physostigma venenosum*). É um carbamato, mas não apresenta amônio quaternário na sua estrutura, portanto atravessa a barreira hematoencefálica (Figura 61.2). É usada para antagonizar a toxicidade anticolinérgica central causada por overdose anticolinérgica. Não é utilizada na reversão do bloqueio neuromuscular. Ao contrário dos outros anticolinesterásicos, a fisostigmina é metabolizada pelas esterases plasmáticas, e a eliminação não depende da excreção renal. A dose a ser administrada varia de 0,01 a 0,03 mg . kg^{-1}.[14]

A função cognitiva deteriorada pela destruição de neurônios colinérgicos e subsequente redução dos níveis de acetilcolina na doença de Alzheimer pode ser amenizada com novos fármacos anticolinesterásicos (tacrine, donepezil, galantamina e rivastigmina), capazes de atravessar a barreira hematoencefálica.[11]

Os anticolinesterásicos irreversíveis são compostos de fosfato orgânico (organofosforados) que produzem efeitos inibitórios que podem durar dias ou semanas. Também são considerados transferidores de ácido e produzem uma enzima fosforilada resistente à hidrólise. Dessa forma, a acetilcolina não é hidrolisada em qualquer grau.

Os organofosforados são utilizados na agricultura como inseticidas e geralmente são dispersos como aerossóis. Por conseguinte, os compostos podem ser absorvidos rapidamente através da pele, mucosas e pelos pulmões, após aspiração. Pelo seu caráter lipofílico, atravessam facilmente a barreira hematoencefálica.[12]

Na vigência de depressão ventilatória central e paralisia muscular, medidas de suporte ventilatório devem ser instituídas precocemente, assim como atropina em altas doses e anticonvulsivantes. A pralidoxima é um reativador colinesterásico, disponível nos Estados Unidos, que hidrolisa o complexo fosfato-enzima.[9] A exposição ocupacional aos organofosforados leva a polineurites.

Além de inseticidas (malation, paration), alguns organofosforados são reconhecidos como armas químicas potentes, os chamados "gases dos nervos" (VX, tabun, sarin, soman).[12]

O ecotiofato é um anticolinesterásico irreversível de ação prolongada que, instilado nos olhos, reduz a resistência ao fluxo do humor aquoso e diminui a pressão intraocular.[11] O uso tópico do ecotiofato leva à absorção sistêmica, com redução nos níveis da pseudocolinesterase. O eventual uso concomitante de succinilcolina prolongará sua duração de ação, permanecendo efetiva por um período de até 2 a 3 semanas.[9]

A ação dos anestésicos locais aminoésteres pode ser prolongada devido ao metabolismo mais lento em pacientes que utilizam ecotiofato. Ao contrário da maioria dos anticolinesterásicos irreversíveis, não é volátil nem mesmo penetra facilmente na pele íntegra.[12]

AGONISTAS COLINÉRGICOS NICOTÍNICOS

Além da acetilcolina, o agonista dos receptores N_M de interesse para a anestesiologia é a succinilcolina, fármaco que produz bloqueio neuromuscular despolarizante. Entretanto, ela também pode estimular gânglios autonômicos. Os fármacos bloqueadores neuromusculares e seus antagonistas serão estudados no Capítulo 64.

Na década de 1990, houve um interesse na epibatidina, um alcaloide isolado a partir da pele de uma rã venenosa, a *Epipedobates tricolor*. Estudos realizados em animais demonstraram seu intenso efeito analgésico, cerca de 200 vezes maior que a morfina. O fato de ser um agonista do receptor N_N, e não um opioide, significava que poderia ser usado sem receio de dependência. No entanto, logo foi verificado que seu efeito antinociceptivo nos seres humanos não poderia ser dissociado dos seus efeitos tóxicos.[17,18]

Outros agonistas dos receptores N_N, mas com pouco interesse clínico, são a nicotina, a cistina, o dimetilfenilpiperazinio e a anatoxina A.

ANTAGONISTAS COLINÉRGICOS MUSCARÍNICOS

Os fármacos antagonistas colinérgicos muscarínicos inibem competitivamente a ação da acetilcolina por ligação reversível com os receptores muscarínicos (Figura 61.3).[4] Os receptores nicotínicos não são afetados por doses normalmente utilizadas.

A ação clássica de um antagonista colinérgico muscarínico (antimuscarínico) é se contrapor aos efeitos vagais, produzindo aumento da frequência cardíaca e diminuição de secreções bronquiais.[14]

A atropina (*dl*-hiosciamina) é um composto nitrogenado terciário extraído da beladona (*Atropa belladonna*) e do estramônio (*Datura stramonium*). Estruturalmente, a atropina é um éster orgânico formado de ácido trópico e uma base orgânica, a tropina. A atropina é extraída na forma racêmica, mas a sua atividade antagonista muscarínica se deve ao isômero levogiro.[10]

Paradoxalmente, doses baixas de atropina aumentam o tônus vagal por bloqueio de receptores M1 dos neurônios vagais pós-ganglionares, resultando em bradicardia.[19] Em doses clínicas usuais, acima de 0,5 mg, a atropina atua nos receptores muscarínicos bloqueando a ação da acetilcolina, e assim produzindo aumento da frequência cardíaca, midríase, cicloplegia e inibição das secreções salivares e gastrintestinais.

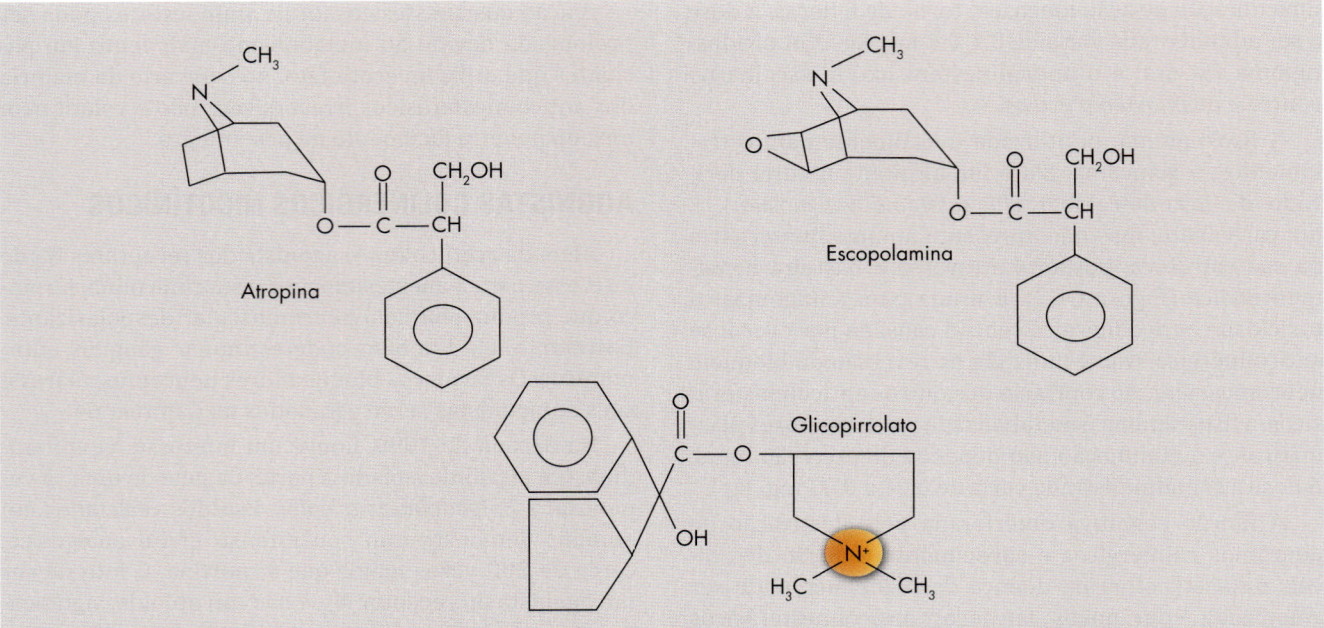

Figura 61.3 — *Principais antagonistas colinérgicos muscarínicos. O glicopirrolato é um composto de amônio quaternário e, desse modo, não produz efeitos colaterais anticolinérgicos sobre o SNC.*

Como pré-medicação é utilizada por via venosa ou muscular na dose de 0,5 mg, e como adjuvante, na reversão do bloqueio neuromuscular 0,01 a 0,02 mg . kg^{-1}, 30 a 60 segundos antes da neostigmina.[14]

A atropina reduz o tônus do esfíncter esofágico inferior predispondo a regurgitação do conteúdo gástrico. Mesmo em pequenas doses reduz a atividade das glândulas sudoríparas, devendo ser evitada em pacientes com hiperpirexia. Ela relaxa a musculatura lisa brônquica, reduz a resistência das vias aéreas, inibe o transporte mucociliar e aumenta a viscosidade de secreções brônquicas.[20]

A atropina atravessa a barreira hematoencefálica e placentária. Pode bloquear receptores muscarínicos pré-sinápticos em terminais adrenérgicos que conduzem a um efeito simpaticomimético. Esse fármaco deve ser evitado quando a taquicardia é potencialmente nociva (taquiarritmias, doença arterial coronariana, feocromocitoma). A atropina deve ser evitada em pacientes com glaucoma de ângulo fechado.[9,12]

A escopolamina (*l*-hioscina) é um composto nitrogenado terciário extraído do meimendro (*Hyoscyamus niger*). Estruturalmente, a escopolamina é um éster orgânico formado de ácido trópico e uma base orgânica, a escopina. A escopina difere da atropina pela presença de uma ponte de oxigênio entre os átomos de carbono 6 e 7. É utilizada nas doses clínicas de 0,3 a 0,6 mg.

A escopolamina apresenta forte ação antisialogoga, mas é menos potente que o glicopirrolato ou atropina para aumentar a frequência cardíaca.[21] Atravessa a barreira hematoencefálica de forma mais eficaz do que a atropina e é comumente associada a amnésia, fadiga e sonolência. Seus efeitos centrais poderiam explicar sua propriedade antiemética e controle de náuseas provocadas pelo sistema vestibular.[22] Ao contrário, a forma N-butilbrometo de escopolamina apresenta ínfima lipossolubilidade.

O glicopirrolato é uma amina quaternária sintética que não atravessa a barreira hematoencefálica, não produzindo efeitos colaterais no SNC como ocorre com a atropina e escopolamina (Figura 61.3). É mais potente e apresenta uma duração de ação maior nos receptores muscarínicos periféricos do que a atropina. É utilizado clinicamente como um antisialogogo, para tratar bradicardia e inibir efeitos muscarínicos cardíacos quando agentes anticolinesterásicos são utilizados para reverter os efeitos dos relaxantes musculares.

O efeito antisialogogo, na dose de 0,004 mg . kg^{-1}, pode durar até 8 horas. Semelhante à atropina, baixas doses podem causar bradicardia inicial.[4]

O glicopirrolato é o antagonista colinérgico de escolha e mais adequado ao tempo de ação da neostigmina. É utilizado na dose de 0,005 a 0,01 mg . kg^{-1}.[14]

A homatropina é um composto semissintético derivado dos alcaloides da beladona produzido por combinação da tropina com ácido mandélico. Por diminuir a hipersecreção e promover relaxamento muscular do trato gastrintestinal, é utilizada no alívio de cólicas abdominais.[10]

O ipratrópio, um derivado da metilatropina, é um anticolinérgico inalado que inibe subtipos de receptores muscarínicos, com um efeito máximo de 30 a 60 minutos e uma duração de ação de 3 a 6 horas.[23]

Doses baixas de ipratrópio produzem broncoconstrição pelo bloqueio preferencial dos receptores muscarínicos M2 neuronais. Entretanto, doses subsequentes maiores levam à broncodilatação, resultado do bloqueio de receptores muscarínicos M3 no músculo liso das vias respiratórias. Ao contrário da atropina, o ipratrópio não afeta o transporte mucociliar de secreções respiratórias. Na doença pulmonar obstrutiva crônica, o ipratrópio melhora a função pulmonar, sem produzir taquifilaxia no uso prolongado. Nas crises agudas de asma, o ipratrópio proporciona benefício adicional quando utilizado com β2-agonistas inalatórios.[24]

Entre os antagonistas colinérgicos muscarínicos mais potentes existentes na natureza, temos as dendrotoxinas, que são neurotoxinas potentes produzidas pelas serpentes do gênero *Dendroaspis* (mamba), apresentando uma afinidade antagonista específica pelos receptores colinérgicos muscarínicos M1, M2 e M4.[25]

Síndrome Anticolinérgica Central

Uma limitação imposta pelas ações centrais de doses mais elevadas de atropina e escopolamina é um efeito colateral denominado síndrome anticolinérgica central. Além dos alcaloides da beladona, anti-histamínicos, antipsicóticos, antidepressivos tricíclicos, antiparkinsonianos e opioides sintéticos (meperidina e metadona) podem produzir essa síndrome. A origem da síndrome é decorrente do bloqueio dos receptores muscarínicos abundantes no SNC, o que leva da inibição da transpiração até mesmo ao coma.[9,10] As manifestações clínicas das doses progressivas tóxicas da atropina estão sumarizadas na Tabela 61.3. Também pode se manifestar como sonolência e deve ser considerada no diagnóstico diferencial de retardo no despertar da anestesia. A fisostigmina é frequentemente utilizada como antagonista, uma vez que pode atravessar a barreira hematoencefálica, sendo administrada em doses intravenosas de 15 a 60 mg . kg^{-1}.[14] Por sua vez, uma dose excessiva de fisostigmina resulta em crise colinérgica, resultando em fraqueza muscular semelhante à crise miastênica.[12]

ANTAGONISTAS COLINÉRGICOS NICOTÍNICOS

Os fármacos antagonistas colinérgicos nicotínicos se resumem principalmente aos bloqueadores neuromusculares adespolarizantes utilizados na anestesiologia e discutidos no Capítulo 64.

O trimetafan é um bloqueador ganglionar, protótipo dos antagonistas dos receptores N_N, sem atividade sobre os receptores N_M. Em razão dos seus efeitos colaterais (taquifilaxia, midríase fixa) e do surgimento de fármacos com melhor perfil farmacológico, está em desuso.

TABELA 61.3
MANIFESTAÇÕES CLÍNICAS DAS DOSES PROGRESSIVAS TÓXICAS DA ATROPINA. (SÍNDROME ANTICOLINÉRGICA CENTRAL).

Efeitos da atropina em relação à dose (mg)	
0,5	Bradicardia transitória (efeito suprimido pela injeção IV rápida), discreta xerostomia e inibição da transpiração.
1	Xerostomia intensa, sede, taquicardia e discreta midríase.
2	Sintomas anteriores mais acentuados, palpitações e visão embaçada.
5	Sintomas anteriores mais acentuados, dificuldade em falar e engolir, inquietação, cefaleia, pele seca e quente, dificuldade de micção e reduzido peristaltismo intestinal.
10	Sintomas anteriores mais acentuados, pulso rápido e fraco, íris praticamente obliterada, pele escarlate (*flush*), alucinações, delírio e coma.

Adaptada de: Brown JH, Laiken N. Muscarinic receptor agonists and antagonists. Em: Goodman and Gilman's The Pharmacological Basis of Therapeutics, 12th ed. Brunton LL, Chabner BA, Knollmann BC. New York, McGraw-Hill, 2011;219-237.

A dihidro-β-eritroidina, um alcaloide isolado da planta *Erythrina sp*, apresenta uma afinidade antagonista do receptor N_N, com propriedade curaremimética.

Muitos fármacos desse grupo já foram utilizados como anti-hipertensivos ou para hipotensão induzida no transoperatório (trimetafan, hexametônio), mas atualmente mesmo os compostos mais recentes são mais utilizados como ferramentas farmacológicas de pesquisa (mecamilamina, erisodina, lofotoxina e metillicaconitina).

De interesse toxicológico ainda temos a α-bungarotoxina e α-conotoxina, que são polipeptídeos encontrados em venenos das espécies de serpentes do gênero *Bungarus* e caracóis marinhos do gênero *Conus*, respectivamente. Unem-se irreversível e competitivamente aos receptores N_M e N_N, causando parada respiratória e morte.

SUBSTÂNCIAS QUE ATUAM NA SÍNTESE E LIBERAÇÃO DA ACETILCOLINA

O hemicolínio é um fármaco sintético que bloqueia a recaptação de colina por apresentar afinidade elevada ao transportador de colina na terminação pré-sináptica. Sob muitas circunstâncias essa recaptação e disponibilidade de colina parecem servir como o passo limitante na velocidade da síntese de acetilcolina. É, portanto, classificado como um antagonista indireto da acetilcolina. As terminações nervosas afetadas pelo hemicolínio devem contar com o transporte de colina a partir do corpo celular em vez de dependerem da recaptação da colina proveniente da fenda sináptica. O hemicolínio não tem uso clínico, mas é frequentemente usado como uma ferramenta de pesquisa em animais e experimentos *in vitro*. A utilização clínica é limitada, uma vez que em situações fisiológicas basais seus efeitos são menos pronunciados. A inibição só se torna aparente em situações de maior demanda de acetilcolina.[1]

O magnésio é um íon intracelular que exerce múltiplos mecanismos de regulação, entre esses o antagonismo competitivo no canal de cálcio tipo L no terminal sináptico. Dessa forma, ocorre a inibição da liberação da acetilcolina na junção neuromuscular e relaxamento muscular, potencializando a ação dos bloqueadores neuromusculares adespolarizantes.[26,27]

O vesamicol causa um bloqueio competitivo e reversível do transportador vesicular responsável pelo transporte da acetilcolina recém-sintetizada para as vesículas de armazenamento no terminal pré-sináptico.[28]

A toxina botulínica, produzida pela bactéria *Clostridium botulinum*, impede a fusão da vesícula sináptica com a membrana do neurônio pré-sináptico. A intoxicação botulínica provoca paralisia motora e parassimpática progressiva, com ressecamento da boca, visão turva e dificuldade na deglutição. Ainda que os pacientes recebam ventilação artificial em decorrência da paralisia respiratória, os efeitos do bloqueio parassimpático são graves, duram várias semanas e geralmente levam à morte. O tratamento com antitoxina só é eficaz quando administrado antes do aparecimento dos sintomas, visto que, quando a toxina está ligada, sua ação não pode ser revertida. A injeção local, intradérmica ou intramuscular da toxina botulínica (tipo A e B) é usada no tratamento de certas condições oftalmológicas associadas a espasmos dos músculos oculares, nas distonias musculares, hiperidrose e na dermatologia estética.[1,29]

A β-bungarotoxina é uma neurotoxina presente no veneno da serpente *Bungaros multicinctus*. Ao contrário da α-bungarotoxina, que age no receptor nicotínico pós-sináptico, essa age no terminal pré-sináptico, inibindo a exocitose do neurotransmissor. Da mesma forma que a toxina botulínica, leva à paralisia motora prolongada.

A α-latrotoxina está presente no veneno de aranhas do gênero *Latrodectus*. Essa neurotoxina provoca a liberação pré-sináptica de íons monovalentes e divalentes, estimulando a liberação da acetilcolina nos receptores muscarínicos e nicotínicos. Essa exocitose maciça de vesículas leva a mialgia, sudorese profusa e agitação psicomotora, dor abdominal, priapismo, hipertensão e taquicardia. O veneno da *Latrodectus* potencializa a ação da bradicinina. A morte, ainda que rara, pode ocorrer por edema pulmonar, edema cerebral ou arritmias.[30]

REFERÊNCIAS

1. Westfall TC, Westfall DP. Neurotransmission: The autonomic and somatic motor nervous systems, em: Goodman and Gilman's Pharmacological Basis of Therapeutics, 12th ed. Brunton LL, Chabner BA, Knollmann BC. New York, McGraw-Hill, 2011;171-218.
2. Butterworth IV JF, Mackey DC, Wasnick JD. Cholinesterase inhibitors & other pharmacologic antagonists to neuromuscular blocking agents. Morgan & Mikhail's Clinical Anesthesiology, 5th ed, New York, McGraw-Hill, 2013;223-232.
3. Dale HH. The action of certain esters and ethers of choline, and their relation to muscarine. J Pharmacol Exp Ther, 1914;6:147-190.
4. Ebert TJ. Autonomic nervous. System pharmacology, em: Hemmings Jr HC, Egan TD, Pharmacology and physiology for anesthesia: foundations and clinical application, Philadelphia, Elsevier Saunders, 2013;218-34.
5. Caulfield MP. Muscarinic receptors-characterization, coupling and function. Pharmacol Ther. 1993;58(3):319-79.
6. Brown DA. Muscarinic acetylcholine receptors (mAChRs) in the nervous system: some functions and mechanisms. J Mol Neurosci. 2010;41:340-346.
7. Raffa RB. The M5 muscarinic receptor as possible target for treatment of drug abuse. J Clin Pharm Ther. 2009;34(6):623-9.
8. Ventura ALM, Abreu PA, Freitas RCC et al. Sistema colinérgico: revisitando receptores, regulação e a relação com a doença de Alzheimer, esquizofrenia, epilepsia e tabagismo. Rev Psiq Clín. 2010;37(2):66-72.
9. Grecu L. Autonomic nervous system: Physiology and pharmacology, em: Barash PG, Cullen BF, Stoelting RK et al. Clinical Anesthesia, 7th ed, Philadelphia: Lippincott Williams and Wilkins, 2013;362-407.
10. Brown JH, Laiken N. Muscarinic receptor agonists and antagonists. Em: Goodman and Gilman's The Pharmacological Basis of Therapeutics, 12th ed. Brunton LL, Chabner BA, Knollmann BC. New York, McGraw-Hill, 2011;219-237.
11. Tang D, Gupta A. Anticholinergics and anticholinesterases: Anticholinesterases, em: Gupta A, Singh-Radcliff N. Pharmacology in anesthesia practice, New York, Oxford University Press, 2013;83-90.
12. Taylor P. Anticholinesterase agents, em: Goodman and Gilman's Pharmacological Basis of Therapeutics, 12th ed. Brunton LL, Chabner BA, Knollmann BC. New York, McGraw-Hill, 2011;239-254.
13. Nair VP, Hunter JM - Anticholinesterases and anticholinergic drugs. Continuing Education in Anaesthesia, Critical Care & Pain. 2004:(4)5;164-8.
14. Gupta A, Mehdi A. Anticholinergics and anticholinesterases: Anticholinergics, em: Gupta A, Singh-Radcliff N. Pharmacology in anesthesia practice, New York, Oxford University Press, 2013;91-94.
15. Elsharkawy H, Naguib MA. Centrally acting nonopioid analgesics. Stoelting's pharmacology and physiology in anesthetic practice, Flood P, Rathmell JP, Steven Shafer S, 5th ed. Philadelphia, Wolters Kluwer Health, 2015. 377-399.
16. Kirdemir P, Ozkocak I, Demir T et al. Comparison of postoperative analgesic effects of preemptively used epidural ketamine and neostigmine. J Clin Anesth. 2000;12(7):543–548.
17. Traynor JR. Epibatidine and pain. Br J Anaesth. 1998; 61:69-76.
18. Gerzanich V, Peng X, Wang F et al. Comparative pharmacology of epibatidine: a potent agonist for neuro-

nal nicotinic acetylcholine receptors. Mol Pharmacol. 1995;48(4):774-782.
19. Raczkowska M, Ebert TJ, Eckberg DL. Muscarinic cholinergic receptors modulate vagal cardiac responses in man. J Autonomic Nerv Syst. 1983;7:271-278.
20. Ali-Melkkila T, Kanto J, Iisalo E. Pharmacokinetics and related pharmacodynamics of anticholinergic drugs. Acta Anaesthesiol Scand. 1993;37:633-642.
21. Renner UD, Oertel R, Kirch W. Pharmacokinetics and pharmacodynamics in clinical use of scopolamine. Ther Drug Monit. 2005;27:655-665.
22. Apfel CC, Zhang K, George E et al. Transdermal scopolamine for the prevention of postoperative nausea and vomiting: a systematic review and meta-analysis. Clin Ther. 2010;32:1987-2002.
23. Flynn RA, Glynn DA, Kennedy MP. Anticholinergic treatment in airways diseases. Adv Ther. 2009;26:908-919.
24. Gross NJ. Anticholinergic agents in asthma and COPD. Eur J Pharmacol. 2006;533:36-39.
25. Karlsson E, Jolkkonen M, Mulugeta E et al. Snake toxins with high selectivity for subtypes of muscarinic acetylcholine receptors. Biochimie, 2000, 82(9-10): 793-806.
26. Muñoz AE, Orejón RU, Calvo FJR et al. Magnesio en anestesia y reanimación. Rev Esp. Anestesiol Reanim, 2005;52:222-234.
27. Smith TC. Autonomic nervous system pharmacology, em: Fundamentals of Anaesthesia, 3rd ed. Smith T, Pinnock C, Lin T. Cambridge, Cambridge University Press, 2008. 644-658.
28. Prior C, Marshall IG, Parsons SM. The pharmacology of vesamicol: an inhibitor of the vesicular acetylcholine transporter. Gen Pharmacol, 1992;23(6):1017-1022.
29. Flynn TC. Update on botulinum toxin. Semin Cutan Med Surg, 2006, 25:115–121
30. Maretić Z. Latrodectism: variations in clinical manifestations provoked by Latrodectus species of spiders. Toxicon. 1983;21(4):457-466.

62

Bloqueadores Neuromusculares e Antagonistas

Angélica de Fátima de Assunção Braga
Glória Maria Braga Potério
Franklin Sarmento da Silva Braga
Derli Conceição Munhoz
Vanessa Henriques Carvalho

INTRODUÇÃO

Durante os últimos anos, modificações na estrutura da d-tubocurarina levaram ao aprimoramento do desempenho clínico e ao desenvolvimento de agentes com rápido início e curta duração de ação, assim como à ausência de efeitos colaterais indesejáveis e que sejam independentes da função orgânica para sua metabolização e excreção, características próximas àquelas recomendadas para um bloqueador ideal.[1]

Os novos bloqueadores neuromusculares (BNMs) introduzidos na clínica nas últimas décadas são classificados como limpos por serem destituídos de efeitos indesejáveis quando usados em doses clínicas. Essa característica é uma consequência das estruturas monoquaternárias desses compostos que lhes confere grande seletividade para os receptores colinérgicos nicotínicos.

Os BNMs constituem um grupo de fármacos cujo efeito mais importante é bloquear a transmissão do impulso nervoso na junção neuromuscular (JNM). São compostos de amônio quaternário, com estrutura similar à acetilcolina, o neurotransmissor endógeno. São carregados positivamente, característica química responsável pela atração das moléculas dos BNMs pelas subunidades alfa dos receptores colinérgicos pós-sinápticos da junção neuromuscular, que são carregadas negativamente. A atração eletrostática dos compostos de amônio quaternário por receptores colinérgicos também ocorre em outros sítios fisiológicos de ação da acetilcolina como receptores nicotínicos em gânglios autonômicos e em receptores muscarínicos do sistema nervoso autônomo simpático e parassimpático.[1]

A introdução desses agentes na clínica em 1942, quando a dTc foi utilizada para promover relaxamento muscular durante anestesia geral, constituiu um dos maiores avanços em anestesia e cirurgia.[2] Atualmente são usados para proporcionar relaxamento muscular adequado para a intubação traqueal e para o procedimento cirúrgico durante anestesias gerais, bem como para o manuseio de pacientes em ventilação pulmonar mecânica.[1]

Características Gerais

Os BNMs, considerados como auxiliares em anestesia geral, são desprovidos de efeitos depressores no sistema nervoso central, portanto não apresentam propriedades analgésicas, hipnóticas e amnesiantes. Apresentam alta taxa de ionização, baixa lipossolubilidade e baixa ligação proteica, além de serem solúveis em água com volume de distribuição limitado, que se aproxima do volume de líquido extracelular (200 mL.kg^{-1}).

A solubilidade em água inibe a captação pelo hepatócito, de modo que o metabolismo e/ou a excreção pelo fígado não constitui a maior via de inativação/eliminação dos BNMs. A via hepática constitui, portanto, uma via secundária de eliminação para a maioria dos bloqueadores neuromusculares competitivos. Excetuam-se alguns aminoesteroides para os quais essa via é predominante – por exemplo, o rocurônio e o vecurônio, cujos valores de fração metabolizada no fígado são de 90% e de cerca de 75% respectivamente. Os aminoesteroides sofrem desacetilação no fígado antes de serem eliminados. Dentre os demais, os benzilisoquinoleínicos são excretados pelos rins. Esses fármacos sofrem filtração glomerular e reabsorção tubular mínima, sendo facilmente excretados pela urina. O atracúrio é metabolizado espontaneamente no plasma, à temperatura e pH corpóreos, e por hidrólise-éster. A limitada lipossolubilidade dificulta a passagem dos relaxantes por meio de membranas biológicas, como a barreira hematoencefálica, a placenta, as células gastrintestinais e tubulares renais.[1,3]

MECANISMOS DE AÇÃO

Os bloqueadores neuromusculares combinam-se de forma altamente seletiva com as subunidades α dos receptores nicotínicos da placa motora, e a resposta inibitória da transmissão neuromuscular resulta de dois mecanismos diferentes: por competição e por despolarização. No primeiro caso, o BNM ocupa uma das subunidades α, ou as duas, sem causar alteração na configuração dos receptores colinérgicos, tornando-os inativos. Dessa forma impedem que o neurotransmissor promova a abertura dos canais iônicos dos receptores da placa motora, evitando o fluxo iônico – e em consequência impedem a despolarização da membrana muscular.[2]

Secundariamente, os bloqueadores neuromusculares se ligam a receptores pré-sinápticos e assim alteram o processo de mobilização e de liberação de acetilcolina.[4]

O bloqueio despolarizante resulta da ligação de substâncias agonistas, como a succinilcolina, com os receptores pós-sinápticos, mimetizando a ação da acetilcolina, ou seja, provocando a abertura dos canais iônicos desses receptores e a despolarização da membrana pós-juncional. Em comparação com a acetilcolina, a degradação da succinilcolina é mais lenta, resultando numa despolarização mantida (com o canal iônico dos receptores abertos). O bloqueio neuromuscular se desenvolve porque a membrana pós-juncional despolarizada não responde à acetilcolina liberada pelos impulsos nervosos subsequentes. Manifesta-se clinicamente por transitória fasciculação muscular seguida por bloqueio e paralisia.[2]

CLASSIFICAÇÃO

De acordo com o mecanismo de ação, os BNMs classificam-se em despolarizantes e não despolarizantes (ou competitivos). Quanto à estrutura química, são classificados em compostos benzilisoquinoleínicos e aminoesteroides. Outro modo de classificá-los relaciona-se com a duração de ação:[1] ultracurta (menor do que 8 minutos – succinilcolina); curta (entre 8 e 20 minutos – mivacúrio); intermediária (entre 20 e 50 minutos – atracúrio, vecurônio, cisatracúrio, rocurônio); e longa duração (acima de 50 minutos – dTc, pancurônio, pipecurônio, doxacúrio).[1]

Por definição, duração clínica é o tempo entre a injeção do bloqueador neuromuscular até a recuperação espontânea de 25% da altura da resposta-controle e corresponde ao retorno da terceira resposta à estimulação com sequência de quatro estímulos, sendo amplamente aceita, tendo em vista que, com esse grau de bloqueio residual, a descurarização com anticolinesterásicos instala-se prontamente.[5]

Para todos os BNMs, a recuperação do bloqueio neuromuscular ocorre quando a concentração na junção neuromuscular diminui até alcançar um limiar. Essa diminuição é controlada, em parte, pelo declínio da concentração no plasma, e para cada grupo de BNMs evolui de maneira diferente. Os de longa duração dependem de função hepática e função renal íntegras para o término de ação. A ineficiência relativa desses órgãos explica a duração prolongada dos fármacos.[6] Para os demais, o término do efeito depende da velocidade de redistribuição ou do fracionamento no plasma.

COMPLICAÇÕES

Os bloqueadores neuromusculares apresentam potencial para produzir efeitos colaterais adversos, como alterações cardiovasculares (Tabela 62.1). São vários os mecanismos responsáveis pelos efeitos cardiovasculares: estimulação autonômica, bloqueio ganglionar, ligação a receptores muscarínicos (atividade vagolítica), atividade simpaticolítica, liberação de histamina. Alterações cardiocirculatórias secundárias à atividade va-

TABELA 62.1
EFEITOS CARDIOVASCULARES DOS BLOQUEADORES NEUROMUSCULARES.

BNM	Efeitos cardiovasculares	Referências
Despolarizantes		
Succinilcolina	Estimulação autonômica, ganglionar; estimulação de receptores muscarínicos cardíacos; liberação de histamina	17
Adespolarizantes		
Doxacúrio	Nenhum	1,21
Atracúrio	Dependentes de liberação de histamina	50
Mivacúrio	Dependentes de liberação de histamina	81,92,99
Cisatracúrio	Nenhum	129,130
Gantacúrio	Alterações relacionadas à liberação de histamina que é dose-dependente	143
Pancurônio	Bloqueio de receptores muscarínicos no coração; ação simpatomimética	24,29,145
Pipecurônio	Nenhum	154
Vecurônio	Nenhum	158
Rocurônio	Atividade vagolítica discreta com a dose de 0,6 mg . kg^{-1}	159

golítica, típica dos BNMs com núcleo esteroide, podem ser atenuadas pela injeção lenta. Em algumas condições clínicas, o efeito vagolítico pode ser considerado vantajoso. Por exemplo, pode ser útil durante anestesias balanceadas para antagonizar o efeito bradicardizante de opioides, impedindo que se tornem evidentes.[1,7]

Em relação às alterações cardiovasculares que se seguem à liberação de histamina, desencadeada pelos BNMs de núcleo benzilisoquinoleínico, alguns cuidados resultam na sua atenuação e incluem: injeção lenta, administração de doses menores e uso prévio de antagonistas H_1 e H_2.[8-9]

A diferença entre a dose necessária para produzir bloqueio neuromuscular e aquela capaz de desencadear efeitos cardiovasculares define a margem de segurança dos BNMs. Esta usualmente é definida como a DE_{50} (para causar bloqueio cardíaco vagal, bloqueio autonômico e liberação de histamina) dividida pela DE_{95} (dose capaz de produzir 95% de bloqueio da resposta do adutor do polegar). Essa relação indica múltiplos da dose capaz de produzir 95% de bloqueio neuromuscular (DE_{95}), necessários para ocasionar efeitos cardiocirculatórios, podendo variar de 0,6 a mais de 100 vezes a DE_{95} do BNM.[10]

BLOQUEADOR NEUROMUSCULAR DESPOLARIZANTE

Succinilcolina

Introduzida na clínica em 1952 por Thesleff e Foldes, constitui o único bloqueador neuromuscular despolarizante atualmente disponível na clínica. Composta de duas moléculas de acetilcolina ligadas por meio de radical metilacetato, apresenta rápido início e curta duração de ação, características que a tornam de grande utilidade nos casos em que se pressupõe intubação difícil ou intubação de sequência rápida.[1,7,11]

A breve duração de ação deve-se à hidrólise da succinilcolina pela pseudocolinesterase, também chamada butirilcolinesterase ou colinesterase plasmática, ao contrário do que ocorre com a maioria dos competitivos que dependem de eliminação renal. Esse processo é muito rápido e faz com que apenas cerca de 10% da dose injetada, por via venosa, atinja a junção neuromuscular. Portanto, a duração de ação da succinilcolina é influenciada pela pseudocolinesterase à medida que essa enzima hidrolisa uma grande fração da dose total antes mesmo que o fármaco alcance o seu sítio de ação.[1,7] Da hidrólise resulta a succinilmonocolina, um derivado cuja potência é menor do que a da succinilcolina (5% a 10%). A succinilmonocolina também é hidrolisada pela colinesterase plasmática em succinato e colina. Como a pseudocolinesterase não é encontrada na fenda sináptica em quantidades significativas, o término de ação da succinilcolina depende da difusão, a partir do seu sítio de ação, para o líquido extracelular.[11-12]

A DE_{95} da succinilcolina é 0,5 a 0,6 mg·kg^{-1}. O uso concomitante com anestésicos voláteis diminui a DE_{95} de succinilcolina para 0,2 a 0,3 mg·kg^{-1}. Após a injeção da dose de 1,5 mg·kg^{-1} em adultos, o início de ação ocorre em 60 segundos. A succinilcolina pode ser empregada em infusão contínua, mas esse modo de administração não é recomendado em virtude do risco de instalação de bloqueio fase II.

O bloqueio por despolarização causado pela succinilcolina é precedido de abalos musculares conhecidos como fasciculações. Classicamente chamado de bloqueio fase I, apresenta respostas típicas à estimulação com os estimuladores de nervo periférico, tais como: a) diminuição da resposta muscular a estímulos indiretos de baixa frequência; b) resposta mantida à estimulação tetânica, mas com amplitude diminuída; c) relação T4:T1 > 0,7 quando da estimulação com sequência de quatro estímulos (TOF); d) ausência de facilitação pós-tetânica; e) potencialização do bloqueio neuromuscular após a administração de anticolinesterásicos.[11,13]

O bloqueio de fase II é também chamado de bloqueio dual ou bloqueio por dessensibilização. Geralmente é precedido do bloqueio fase I e é decorrente do uso de grandes doses, doses repetidas ou infusão contínua, prolongada. Clinicamente, o início do bloqueio fase II manifesta-se como taquifilaxia, implicando na necessidade do aumento da velocidade de infusão ou do aumento progressivo de doses subsequentes. As respostas musculares evocadas, obtidas por estimulação mecânica indireta, correspondem ao padrão de respostas típicas de bloqueios por competição, tais como: 1) fadiga; 2) facilitação pós-tetânica; 3) relação T4:T1 < 0,3 à estimulação com sequência de 4 estímulos; 4) antagonismo por anticolinesterásicos.[11,13]

O relaxamento muscular produzido pela succinilcolina é precedido por aumento do tônus muscular, principalmente nos músculos masseteres. Se acompanhado de rigidez generalizada, pode estar relacionado ao aparecimento de hipertermia maligna. No entanto, essa resposta parece ser normal em pacientes pediátricos.[14-16]

A succinilcolina produz vários efeitos colaterais, sendo o mais importante e grave a hipertermia maligna, descrita em 1966, a qual envolve maciça despolarização muscular, tornando o indivíduo hipermetabólico e hipercalêmico. O paciente desenvolve intensa rigidez muscular, aumento da frequência cardíaca, aumento na temperatura e Pet$_{CO2}$. Embora o pré-tratamento ou tratamento precoce com dantrolene evite muitos episódios de hipertermia maligna, essa síndrome pode ser fatal. Geralmente não existe história familiar para sugerir que o paciente apresente risco para essa complicação geneticamente transmitida, mas, se há evidências para o seu desenvolvimento, a biópsia muscular para teste de cafeína/halotano é indicada. Em 1% das crianças após indução anestésica com agentes inalatórios e o uso de succinilcolina pode ser observada rigidez dos músculos da mandíbula, que pode evoluir para hipertermia maligna.[16]

No aparelho cardiovascular, os efeitos da succinilcolina são variáveis. Inicialmente produz bradicardia e hipotensão arterial, devido à atividade em receptores muscarínicos do coração, seguida após alguns segundos de taquicardia e hipertensão, que se deve à estimulação ganglionar autonômica. Em crianças pequenas e em recém-nascidos, bradicardia acentuada é frequentemente observada.

Essas alterações, principalmente a bradicardia, ocorrem quando a segunda dose de succinilcolina é administrada 5 minutos após a primeira, sugerindo um possível papel dos metabólitos succinilmonocolina e colina, no desencadeamento da bradicardia.[17]

A succinilcolina provoca fasciculações decorrentes de sua ação pré-juncional produzindo despolarização e contração muscular desordenada, que em cerca de 30% a 85% dos casos leva a queixa de dores musculares no pós-operatório. A dor é mais intensa nos músculos esqueléticos do pescoço, dorso e abdome, especialmente em adultos jovens e no pós-operatório de procedimentos cirúrgicos que permitem a deambulação precoce.[7] Alguns dos efeitos colaterais da succinilcolina, como aumento das pressões intragástrica, intraocular e intracraniana, estão intimamente relacionados com a intensidade das fasciculações. A elevação da pressão intragástrica até níveis acima de 20 cmH_2O torna o esfíncter gastresofágico incompetente, predispondo a regurgitação e a aspiração de conteúdo gástrico. O mecanismo pelo qual a succinilcolina aumenta a pressão intraocular ainda não está totalmente elucidado. Um dos fatores é a compressão e a distorção do globo ocular decorrente da contração dos músculos extraoculares, portanto um fator mecânico extraocular. Outros fatores que podem explicar o aumento da pressão são: o efeito cicloplégico da succinilcolina com um aprofundamento da câmara anterior do olho e o aumento da resistência ao escoamento do humor aquoso; o discreto aumento do volume sanguíneo coroidal; e o aumento da pressão venosa central.[7,17]

Em indivíduos normais, a succinilcolina aumenta os níveis de potássio sérico (0,5 a 1 $mEq.L^{-1}$); aumentos maiores do que 5 $mEq.L^{-1}$, seguidos de parada cardíaca, são raros. Constituem fatores de risco para hiperpotassemia maciça: lesão de neurônio motor superior e inferior; denervação e atrofia muscular; distrofia muscular; grandes queimados; e traumas maciços, inclusive traumatismo craniano fechado.[7,17] Esses pacientes tornam-se vulneráveis à hiperpotassemia em alguns dias e assim permanecem por vários meses. As alterações nos níveis de potássio devem-se provavelmente à proliferação e ativação de receptores extrajuncionais em toda a membrana muscular.[7,18]

Embora a maioria desses efeitos – excetuando-se a hiperpotassemia – possa ser atenuada ou prevenida pela administração de doses subparalisantes de bloqueadores neuromusculares competitivos, eles podem limitar ou mesmo contraindicar o uso de succinilcolina.[19]

Redução na atividade da pseudocolinesterase com consequente aumento no tempo de recuperação do bloqueio produzido pela succinilcolina pode estar presente em várias situações, tais como: gravidez; doenças hepáticas; hipotireoidismo; câncer; plasmaférese; administração prévia ou simultânea de anticolinesterásicos; intoxicação por organofosforados; quimioterápicos; e alterações genéticas.[12]

Os indivíduos com pseudocolinesterase anormal ou níveis diminuídos permanecem mais tempo paralisados em relação aos indivíduos normais. Nos heterozigotos atípicos (1:480), a recuperação ocorre em 15 a 30 minutos, enquanto os homozigotos atípicos (1:3.200) mostram importante aumento na duração de ação da succinilcolina, que pode se estender por 2,5 a 3 horas.[1,7,10]

A utilização de técnicas de genética molecular permite a identificação precisa das variantes da colinesterase plasmática. A avaliação laboratorial inclui as medidas da atividade das colinesterases e o número de dibucaína. Esta é um anestésico local que inibe em cerca de 80% a atividade da enzima normal e somente em cerca de 20% a atividade da enzima atípica. O número de dibucaína igual a 80, que reflete 80% de inibição da enzima, confirma o diagnóstico de colinesterase plasmática normal, enquanto valores entre 40 e 60 indicam indivíduos heterozigóticos para colinesterase atípica; valores iguais a 20 indicam indivíduos homozigóticos atípicos. É importante reconhecer que o número de dibucaína reflete a qualidade quanto à capacidade de hidrolisar a succinilcolina, e não a quantidade de enzima circulante no plasma. Por exemplo, se os níveis plasmáticos de colinesterase estiverem diminuídos em virtude de doença hepática, o número de dibucaína deverá ser normal.[7,20]

Apesar de seus inúmeros efeitos colaterais indesejáveis, a succinilcolina foi por muitos anos o fármaco de escolha para facilitar a intubação traqueal em procedimentos eletivos e de urgência. Essa popularidade reflete a falta de outros bloqueadores neuromusculares com rápido início de ação e curta duração. Em função do aparecimento de novos bloqueadores competitivos que representam uma alternativa promissora, o uso da succinilcolina fica restrito ao tratamento de laringoespasmo e como adjuvante em intubação de pacientes com estômago cheio.

BLOQUEADORES NEUROMUSCULARES ADESPOLARIZANTES BENZILISOQUINOLEÍNICOS

Cloreto de Doxacúrio

Composto diéster bisquaternário benzilisoquinoleínico (Figura 62.1) com propriedade bloqueadora neu-

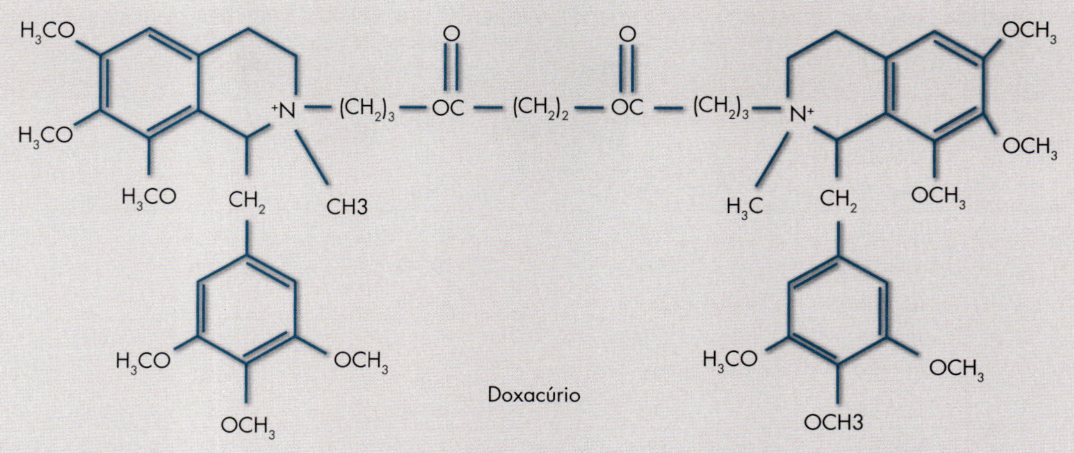

Figura 62.1 — *Fórmula estrutural do doxacúrio.*

romuscular adespolarizante de longa duração de ação, prontamente antagonizável pelos anticolinesterásicos e que não libera histamina. Caracteriza-se pela ausência de efeitos autonômicos e cumulativos indesejáveis. Pela grande estabilidade cardiovascular que proporciona, seu uso pode ser valioso em coronariopatas e em pacientes com valvopatias.[21-22]

O doxacúrio é o mais potente bloqueador neuromuscular atualmente disponível na clínica (DE_{95} = 0,03 mg . kg^{-1}), sendo 2 a 2,5 vezes mais potente do que o pancurônio e 16 vezes mais potente do que a d-tubocurarina.[21]

Cerca de 28% a 34% da dose de doxacúrio administrada liga-se às proteínas plasmáticas. O volume de distribuição em indivíduos normais é de 220 mL.kg^{-1}, a depuração plasmática é de 2,7 mL.kg^{-1}.min^{-1} e a meia-vida de eliminação é de 94 ± 54 minutos[1,23-24] aproximadamente (Tabela 62.2).

Diferentemente do atracúrio, o doxacúrio não é sensível à degradação de Hofmann, e sofre metabolismo hepático: cerca de 30% é excretado inalterado pelos rins e, em menor proporção, pela bile. A hidrólise éster pela pseudocolinesterase plasmática também contribui para o seu término de ação. Estudos *in vitro* realizados com altas concentrações de doxacúrio demonstraram metabolização mínima por um *pool* de colinesterase plasmática humana, correspondente a 6% daquela verificada com a succinilcolina.[25-27]

A instalação do bloqueio neuromuscular produzido pelo doxacúrio ocorre muito lentamente, e a exemplo de outros relaxantes o tempo para a obtenção do bloqueio máximo é dose-dependente. Na dose de 0,03 mg.kg^{-1} (1DE_{95}), o tempo é de aproximadamente 10 minutos, podendo ser encurtado para 6,5 minutos, 5,9 minutos e 3,5 minutos quando do emprego de doses a 0,04 mg.kg^{-1} (1,3DE_{95}), 0,05 mg.kg^{-1} (1,7DE_{95}) e 0,08 mg.kg^{-1} (2,7DE_{95}) respectivamente.[21,25,27] Como o rápido início de ação é de grande importância no que diz respeito à facilitação da intubação traqueal, o doxacúrio é, portanto, impróprio para indução em sequência rápida e intubação traqueal.[21]

Sua duração de ação é longa, semelhante à observada para doses equipotentes de pancurônio.[21,28-29] Essa característica o torna inadequado para procedimentos de curta duração. A duração clínica do bloqueio produzido pela DE_{95} do doxacúrio, definida como o tempo para recuperação de 25% da resposta normal, é de 84 minutos. Esse tempo aumenta para 90 e 160 minutos (Tabela 62.3) quando o doxacúrio é empregado em doses correspondentes a 2 e 2,7 vezes a sua DE_{95} respectivamente.[21,28] Seu índice de recuperação após o emprego de 2DE_{95} é de 60 minutos.[22]

TABELA 62.2
PROPRIEDADES FARMACOCINÉTICAS DOS BENZILISOQUINOLEÍNICOS.

	Volume de distribuição (mL.kg^{-1})	Meia-vida de eliminação (minuto)	Depuração (mL.kg^{-1}.min^{-1})	Ligação proteica (%)	Referências
Doxacúrio	220	94 ± 54	2,7	28-34	1,23-24
Atracúrio	87	20-30	6,6	82	1, 24,48-49
Mivacúrio	110	1,5 ± 0,8	70,4		81-82
Cisatracúrio	159	20-25	5,1		1, 23, 125,127

TABELA 62.3
CARACTERÍSTICAS FARMACODINÂMICAS DOS BLOQUEADORES NEUROMUSCULARES BENZILISOQUINOLEÍNICOS.

	DE_{95} (mg.kg^{-1})	Início de ação (minuto)	Duração de ação (minuto)	Índice de recuperação (minuto)	Referência
Doxacúrio	0,03 (1DE$_{95}$)	10	84	-	1, 21-22
	0,06 (2DE$_{95}$)	-	90	60	25, 28-29
	0,08 (2,7DE$_{95}$)	3,5	160	-	
Atracúrio	0,2 (1DE$_{95}$)	5 - 60	-	9 - 15	1, 22, 44
	0,4 (2DE$_{95}$)	2 - 4	30 - 40	15	57-58, 62
	0,6 (3DE$_{95}$)	1,2 - 1,3	51 - 76	-	
Mivacúrio	0,08 (1DE$_{95}$)	3 - 4	-	-	1, 22,
	0,15 (2DE$_{95}$)	2,5	16	6,6	81-82, 90
	0,25 (3DE$_{95}$)	2,3	15 - 20	6 - 7	
Cisatracúrio	0,05 (1DE$_{95}$)	7			1, 123
	0,1 (2DE$_{95}$)	5,2	45	14	
	0,2 (4DE$_{95}$)	2,7	68,3		
	0,4 (8DE$_{95}$)	1,9	91,3		
Gantacúrio	0,19 (1DE$_{95}$)	2	4,7	9,8	139
	0,30 (1,5DE$_{95}$)	1,7	7,0	11,9	

As alterações cardiovasculares ocasionadas pelos bloqueadores neuromusculares, secundárias aos efeitos autonômicos e à liberação de histamina,[1,7-9] correlacionam-se com a dose e a velocidade de injeção. O doxacúrio apresenta ampla margem de segurança autonômica e mínimo ou nenhum potencial para liberar histamina, sendo, portanto, em indivíduos hígidos, isento de efeitos cardiovasculares quando empregado em doses que variam de 1 até 3 vezes a sua DE$_{95}$, o que constitui a maior vantagem do seu uso.[1,21] Boa estabilidade cardiovascular foi observada durante cirurgias cardíacas em indivíduos considerados estado físico 3 e 4 da ASA.[30] A ausência de efeitos cardiovasculares associada à longa duração de ação tornam o doxacúrio potencialmente útil em pacientes cardiopatas submetidos a cirurgias prolongadas.[30]

Os pacientes renais são mais sensíveis ao doxacúrio, verificando-se efeitos mais duradouros provavelmente devido à diminuição do *clearance* (1,2 mL.kg^{-1}.min^{-1}). Outras alterações presentes nesses pacientes, como a hipoalbuminemia e o aumento do volume de distribuição (270 mL.kg^{-1}) com consequente aumento da meia-vida de eliminação ($t_{1/2\beta}$ = 221 min.), também explicariam a maior duração da sua ação.[1,21,31-32] Seus efeitos são muito pouco alterados em pacientes com doença hepática.[32]

Nos idosos, o doxacúrio apresenta potência similar àquela observada nos adultos jovens, apesar das alterações fisiológicas associadas à idade que podem afetar a distribuição e o metabolismo de fármacos, como a diminuição da massa muscular, da taxa de proteínas, da massa corporal total e do fluxo sanguíneo hepático e renal. Nesses pacientes, o início e a duração de ação do doxacúrio encontram-se prolongados.[27,33] O tempo necessário para o antagonismo do bloqueio neuromuscular pelos anticolinesterásicos varia diretamente com a velocidade de depuração do bloqueador neuromuscular, sendo o antagonismo do bloqueio residual produzido pelo doxacúrio mais lento do que o do atracúrio e o do mivacúrio. Nos pacientes idosos, o antagonismo pode ser incompleto, mesmo quando grandes doses de neostigmina são empregadas.[21,33-34]

As crianças apresentam certa resistência ao doxacúrio, representada pela necessidade de maiores doses para a obtenção de graus de relaxamento muscular comparáveis aos obtidos no adulto. A DE$_{95}$ do doxacúrio calculada para a faixa etária entre 2 e 12 anos é de cerca de 30 µg.kg^{-1} durante anestesias com halotano.[35-37] Com essa dose, a instalação do bloqueio ocorre em tempo mais curto do que no paciente adulto, e a duração de ação é menor (cerca de 28 minutos). Quando se utiliza dose correspondente a 2DE$_{95}$, esse tempo se amplia para 50 minutos. Nos adultos jovens, a duração de ação do bloqueio com 1DE$_{95}$ e 2DE$_{95}$ do doxacúrio é de 84 e 90 minutos respectivamente.[35]

A ação bloqueadora do doxacúrio é potencializada pelos anestésicos voláteis.[38] A exemplo do que ocorre com o atracúrio, vecurônio e pipecurônio, nas crianças a potencialização é maior com o isoflurano e em menor intensidade com o halotano, sem no entanto promoverem variação na duração de ação.[37,39-41] O mecanismo pelo qual ocorre a potencialização ainda é controverso. Estudos experimentais sugerem modificação nos canais dos receptores de acetilcolina presentes na sinapse neuromuscular, semelhante à produzida pelos anestésicos locais.[42]

Besilato de Atracúrio

Composto bisquaternário de amônio (Figura 62.2), consiste em uma mistura de 10 isômeros geométricos, com diferentes *clearance* e meias-vidas de eliminação.[43] Tem duração de ação e meia-vida de eliminação classificadas como intermediárias. De efeito altamente seletivo quando usado em doses suficientes para causar bloqueio neuromuscular, é desprovido de efeitos cardiovasculares diretos. Na dependência da dose administrada (> 2 DE_{95}), pode desencadear liberação de histamina com consequente hipotensão arterial e taquicardia.[44-46] A rápida recuperação, a ausência de efeitos cumulativos (mesmo quando administrado em infusão contínua) e de efeitos cardiocirculatórios em doses clínicas, associadas à independência do rim e do fígado para sua metabolização e eliminação, tornam o atracúrio indicado em pacientes graves ou de alto risco.[47]

Com DE_{95} = 0,2 mg . kg^{-1}, o atracúrio é mais potente do que a d-tubocurarina (2,5 vezes) e tem aproximadamente 1/3 a 1/4 da potência do pancurônio.[48] Cerca de 82% de uma determinada dose de atracúrio liga-se às proteínas plasmáticas, e em indivíduos sadios o volume de distribuição é de 87 mL.kg^{-1}, a depuração plasmática é de 6,6 mL.kg^{-1}.min^{-1} e a meia-vida de eliminação ($t_{1/2\beta}$) é de 20 a 30 minutos[1,24,49] (Tabela 62.2).

Com estrutura química particular e diferente da dos demais bloqueadores neuromusculares, sofre degradação espontânea no plasma, em pH fisiológico e à temperatura normal, a chamada degradação de Hofmann, processo facilitado por pH alcalino, que dispensa substrato biológico. Outro processo responsável pelo metabolismo do atracúrio é a hidrólise éster enzimática, facilitada por pH ácido e independente da colinesterase plasmática.[50] As razões que explicam a não influência da colinesterase plasmática na hidrólise éster podem ser assim resumidas: *in vitro,* a hidrólise éster se processa de maneira similar tanto em presença de níveis normais quanto com níveis diminuídos de colinesterase; *in vivo,* não existe correlação entre a duração de ação do atracúrio e a atividade da colinesterase plasmática[48,50] (Figura 62.3).

A hipotermia, por interferir na metabolização, diminuindo a degradação de Hofmann, pode ocasionar aumento na duração do bloqueio neuromuscular produzido pelo atracúrio.[51] Distúrbios do equilíbrio ácido-base como alcalose respiratória e acidose metabólica podem, respectivamente, acelerar ou diminuir a eliminação de Hofmann, enquanto em relação à hidrólise éster essas alterações ocorrem no sentido contrário às observadas para a eliminação de Hofmann. Portanto, as alterações de pH podem interferir muito pouco na duração de efeito do atracúrio, visto que os efeitos opostos entre os seus dois mecanismos de metabolização se contrabalançam.[12]

Os principais metabólitos resultantes da degradação de Hofmann são a laudanosina, uma amina terciária, e o monoacrilato, composto monoquaternário do amônio. Resultam da hidrólise éster, compostos monoquaternários do amônio. Esses produtos são desprovidos de efeito bloqueador neuromuscular.[52] Em animais de laboratório, foram observadas concentrações plasmáticas de laudanosina de até 17 µg . mL^{-1}, decorrentes do emprego de doses de atracúrio superiores a 4 mg . kg^{-1}, doses que não são usadas no homem e podem ocasionar convulsões.[53-54] Após uma dose de 0,5 mg . kg^{-1} em paciente com doença renal ou dose de 0,6 mg . kg^{-1}. h^{-1}, em infusão contínua, em pacientes com falência de múltiplos órgãos, encontram-se concentrações plasmáticas de laudanosina de 0,3 µg.mL^{-1} e 4,3 µg.mL^{-1} respectivamente; portanto, muito abaixo dos níveis necessários para o aparecimento de efeitos indesejáveis decorrentes da estimulação do sistema nervoso central.[55-56]

O bloqueio neuromuscular produzido pelo atracúrio instala-se lentamente, sendo o tempo de latência de 5 a 6 minutos após o emprego de DE_{95} (0,2 mg . kg^{-1}), que pode ser encurtado para 2 a 4 minutos e 1,2 a 1,3 minuto após a administração de $2DE_{95}$ (0,4 mg . kg^{-1}) e $3DE_{95}$ (0,6 mg . kg^{-1}) respectivamente.[22,44,57] A duração clí-

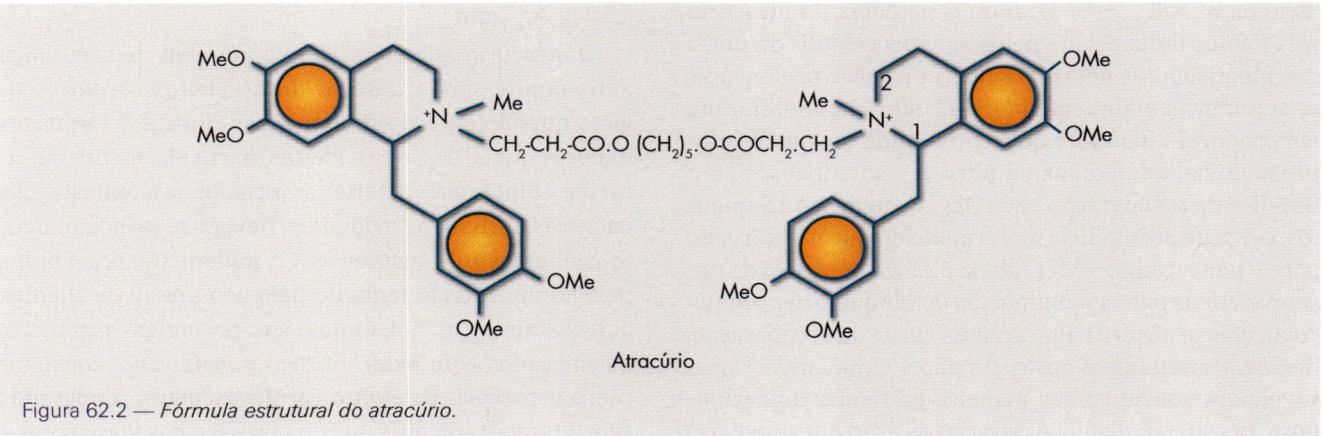

Figura 62.2 — *Fórmula estrutural do atracúrio.*

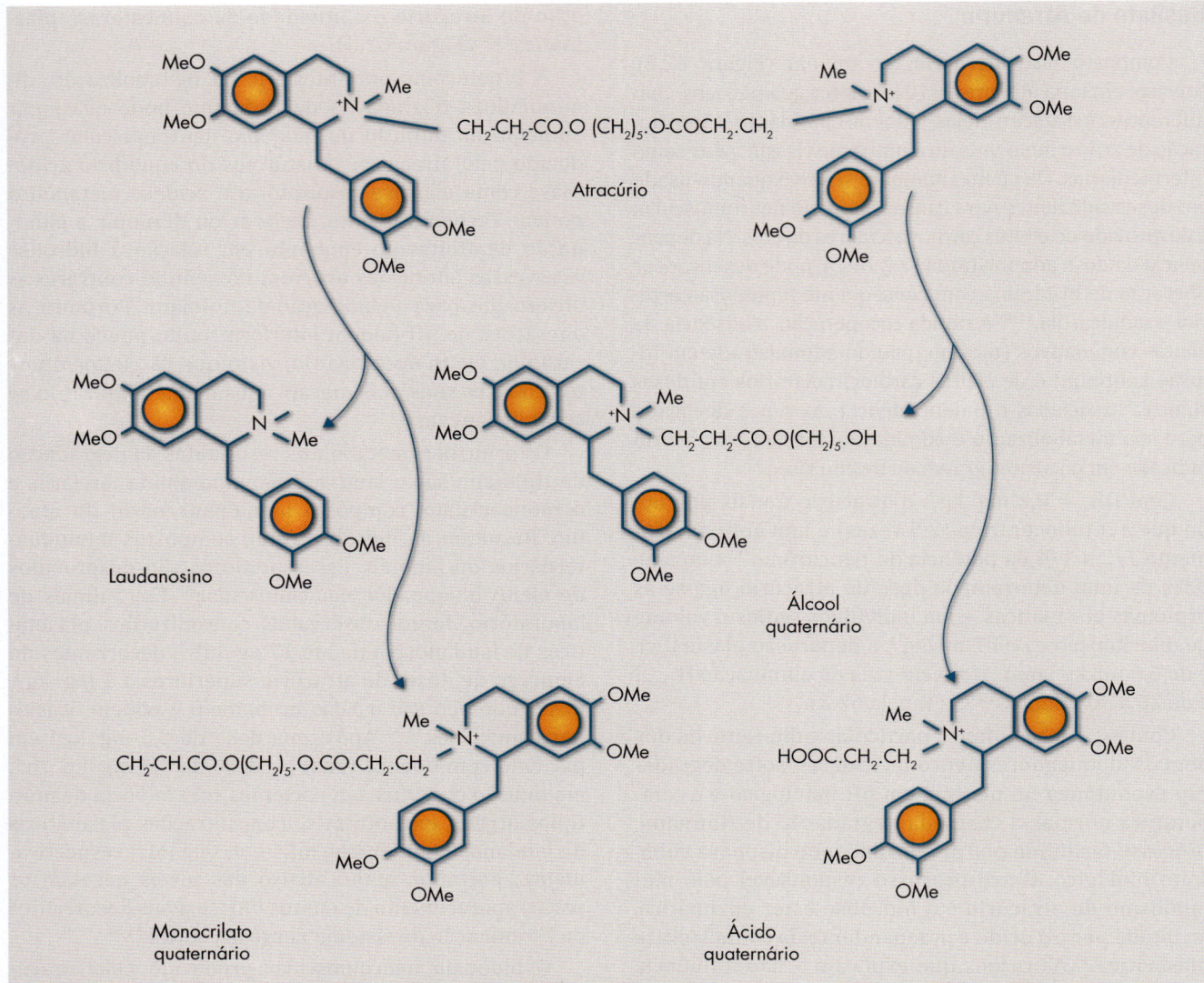

Figura 62.3 — *Metabolização do atracúrio: à esquerda, via de degradação de Hofmann com formação de laudanosiona e monoacrilato quaternário; à direita – via hidrólise –, éster enzimático com formação de álcool e éster monoquaternário.*

nica (DC_{25}) após o uso de $2DE_{95}$ de atracúrio é de 30 a 40 minutos, sendo prolongada quando do aumento da dose para $3DE_{95}$.[22,48,58] Embora a potência do atracúrio seja menos influenciada pelos agentes voláteis do que a dos bloqueadores neuromusculares de ação prolongada, essa potência é aumentada pelo isoflurano e enflurano em proporção maior do que a observada quando do emprego de halotano ou óxido nitroso e narcóticos.[24,45,59,60] O índice de recuperação após DE_{95} varia de 9 a 15 minutos, cerca de 30% a 50% mais rápido do que o observado para o pancurônio.[22,61-62] (Tabela 62.3). Após o uso de doses repetidas para a manutenção do bloqueio neuromuscular, não se observa alteração na curva de recuperação, demonstrando que o atracúrio não é cumulativo,[48] provavelmente devido a sua maneira particular de decomposição e metabolismo. A duração de ação intermediária associada à ausência ou mínimo efeito cumulativo possibilita o seu emprego em infusão contínua nas doses de 7 a 10 $\mu g.kg^{-1}.min^{-1}$.[63]

O atracúrio apresenta ampla margem de segurança autonômica, sendo desprovido de efeitos cardiovasculares quando empregado em doses clínicas.[50] Em doses maiores que $2DE_{95}$, esses efeitos, particularmente taquicardia e hipotensão arterial, associados às manifestações cutâneas, tornam-se evidentes. Devem-se principalmente à liberação de histamina[48] e podem ser prevenidos pela administração lenta ou pelo uso prévio de agentes anti-histamínicos.[64] Estudos em pacientes asmáticos, anestesiados com óxido nitroso e isoflurano, constataram a ocorrência de efeitos cardiovasculares moderados sem alterações significativas na pressão das vias aéreas e da saturação de oxigênio após o emprego de 0,5 mg . kg^{-1} de atracúrio.[65]

São múltiplas as vias de excreção do atracúrio, e somente 10% da dose administrada é excretada pela urina em 24 horas, sendo, portanto, baixo o risco de bloqueio neuromuscular residual em pacientes renais.[66] Nestes, a farmacocinética do atracúrio não se altera, constatando-se $t_{1/2\beta}$ de 23,7 minutos e *clearance* plasmático de 6,7 mL.kg^{-1}.min^{-1}, semelhantes aos observados nos pacientes com função renal normal. Assim, esse fármaco constitui uma excelente opção no manuseio anestésico dos renais crônicos.[67-69]

Nos pacientes com doença hepática, devido à retenção hídrica e consequente aumento do volume de distribuição, é comum observar-se resistência e paralisia muscular prolongada quando do emprego de bloqueadores neuromusculares com metabolização e excreção predominantemente hepática.[70-71] Nesses pacientes, o atracúrio apresenta farmacocinética e farmacodinâmica similares às observadas nos pacientes hígidos, em virtude das suas características de metabolização e excreção, sendo bastante útil nos portadores de doença hepática e doença biliar extra-hepática.[72]

Embora as funções renal e hepática encontrem-se diminuídas na idade avançada, o *clearance* do atracúrio não é afetado nesses pacientes, o que pode estar relacionado ao fato de a eliminação de Hofmann e a hidrólise éster, responsáveis pelo seu término de ação, não necessitarem de substrato biológico; portanto, esses processos não estão alterados nos idosos.[1,73] Não existe diferença entre as doses de atracúrio empregadas em pacientes jovens e velhos.[74] A potência do atracúrio em recém-nascidos e lactentes é similar àquela dos pacientes adultos, sendo menor nas crianças de mais idade.[75] Diversos estudos realizados em crianças mostraram DE$_{95}$ do atracúrio que variou de 170 a 280 μg . kg^{-1} de acordo com o agente anestésico empregado, sendo as maiores doses observadas quando do emprego do óxido nitroso e narcóticos, e as menores, quando em presença de agentes halogenados. Nos lactentes, a DE$_{95}$ varia de 100 a 170 μg.kg^{-1}.[76-78] A duração de ação do atracúrio parece ser mais curta nos lactentes do que em crianças de maior idade,[76,79] e deve-se aos seguintes fatores: maior *clearance* plasmático do atracúrio nessa faixa etária e volume líquido extracelular relativamente maior, além do fato de o metabolismo e a excreção do atracúrio serem independentes das funções viscerais. É também interessante ressaltar que os efeitos cardiovasculares indesejáveis do atracúrio, dependentes da liberação de histamina, ocorrem com menor frequência nas crianças do que nos adultos.[80]

Cloreto de Mivacúrio

O mivacúrio é um composto diéster bisquaternário que foi introduzido na clínica no início dos anos 1990 (Figura 62.4). É o único bloqueador neuromuscular adespolarizante de curta duração de ação atualmente disponível, com ampla margem de segurança autonômica e cardiovascular, cuja potência (DE$_{95}$ = 0,08 mg . kg^{-1}) é considerada como intermediária entre a do atracúrio e a do doxacúrio. Em indivíduos normais, o volume de distribuição é de aproximadamente 110 mL.kg^{-1} com $t_{1/2\beta}$ de 1,5 ± 0,8 minutos, e a depuração plasmática de 70,4 mL.kg^{-1}.min^{-1} é cerca de 10 vezes maior do que a do atracúrio (6,6 mL.kg^{-1}.min^{-1}), o que reflete a sua rápida degradação enzimática[81-82] (Tabela 62.2).

Produz bloqueio neuromuscular adespolarizante, antagonizável pela colinesterase plasmática humana purificada e pelos anticolinesterásicos,[81,83] sendo, nesse aspecto, o edrofônio mais efetivo que a neostigmina. Uma explicação provável é que a neostigmina, ao contrário do edrofônio, inibe de maneira significativa a atividade da colinesterase plasmática,[84-85] enzima responsável pela metabolização do mivacúrio, podendo prolongar a eliminação e a duração do bloqueio neuromuscular.[86]

O mivacúrio consiste na mistura de três estereoisômeros: trans-trans (57,4%), cis-trans (36,2%) e cis-cis (6,4%), que diferem entre si quanto às propriedades farmacológicas, entre elas as meias-vidas de eliminação

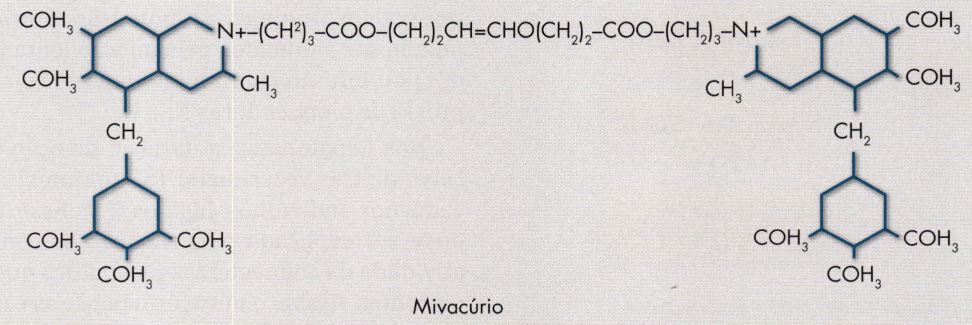

Figura 62.4 — *Fórmula estrutural do mivacúrio.*

($t_{1/2\beta}$). O isômero cis-cis é de 10 a 15 vezes menos potente e com $t_{1/2\beta}$ mais longa (52,9 minutos) do que os outros dois, e contribui de maneira pouco significativa para o bloqueio neuromuscular.[81] O *clearance* (4,6 mL.kg^{-1}.min^{-1}) desse isômero é similar ao do vecurônio.[87-88] O alto *clearance* dos isômeros cis-trans e trans-trans (106 e 56 a 63 mL.kg^{-1}.min^{-1} respectivamente), que reflete o grau de metabolização desses compostos pela colinesterase plasmática, associado ao pequeno volume de distribuição, contribui para as curtas $t_{1/2\beta}$ (1,8 e 1,9 minuto), para o cis-trans e trans-trans, respectivamente, são responsáveis pela curta duração de ação do mivacúrio.[87-88]

A hidrólise no plasma pela colinesterase plasmática (Figura 62.5) ocorre numa velocidade que é aproximadamente 70% a 88% daquela observada para a succinilcolina, propriedade que diferencia o mivacúrio dos demais bloqueadores neuromusculares adespolarizantes e lhe confere a curta duração de ação.[81,89] Seus principais metabólitos, farmacologicamente inativos, são excretados na urina e na bile, e compreendem um monoéster quaternário, um aminoálcool quaternário e um ácido dicarboxílico.[81,90] Uma pequena fração da dose administrada, cerca de 5% a 7%, é excretada inalterada na urina.[82,90]

O bloqueio neuromuscular produzido pelo mivacúrio tem um tempo de latência comparável ao do atracúrio e do vecurônio. É dependente da dose, sendo em média de 3 a 4 minutos, 2,5 minutos e 2,3 minutos após o emprego de doses equivalentes a DE_{95} (0,08 mg.kg^{-1}), $2DE_{95}$ (0,15 mg.kg^{-1}) e $3DE_{95}$ (0,25 mg.kg^{-1}) respectivamente.[21,81-82] No entanto, devido ao seu metabolismo pela colinesterase plasmática, o aumento da dose não tem grande repercussão na duração de ação, que aumenta somente 5 a 10 minutos. A duração da paralisia muscular, embora menor do que a do atracúrio (1/2 a 1/3), é cerca de 2 a 2,5 vezes a da succinilcolina.[81,91] Sua duração clínica após o emprego de $3DE_{95}$ é de 15 a 20 minutos, e o índice de recuperação é de aproximadamente 6 a 7 (Tabela 62.3), valor equivalente à metade do índice para o atracúrio.[48,90] Suas características, como a atividade bloqueadora neuromuscular transitória, a curta duração de ação e a ausência de efeitos cardiovasculares e cumulativos, o tornam um agente útil para o uso em infusão contínua na dose de 5 a 10 µg.kg^{-1}.min^{-1}. A recuperação é espontânea em velocidade similar à observada quando do seu emprego em *bolus*.[81,92]

Ostergaard e col.[93] relataram correlação inversa entre a atividade da colinesterase plasmática e a duração de ação do mivacúrio em pacientes com fenótipo normal para a colinesterase plasmática. Nos pacientes com atividade ou quantidade de colinesterase plasmática reduzida, o mivacúrio comporta-se como um bloqueador neuromuscular de longa duração de ação.[94] Pacientes homozigotos e heterozigotos, para o gene atípico da colinesterase plasmática, apresentam, respectivamente, sensibilidade extrema e moderada ao mivacúrio.[95] Em indivíduos heterozigotos, a monitorização da transmissão neuromuscular com TOF demonstra que o tempo para a recuperação de 25% de T1 após 0,2 mg.kg^{-1} de mivacúrio é de 32 minutos; em pacientes fenotipicamente normais, é de 20 minutos.[95] Nos homozigotos, pequenas doses de mivacúrio (0,03 mg.kg^{-1}) resultam em bloqueio prolongado com tempo médio para o reaparecimento de T1 de 62 minutos; quando do emprego de doses aproximadamente iguais a $2,9DE_{95}$,[96] esse tempo é de 235 minutos.

De forma semelhante aos outros compostos benzilisoquinoleínicos, os efeitos cardiovasculares indesejáveis do mivacúrio são mínimos e correlacionam-se com a liberação de histamina que depende da velocidade de injeção e da dose empregada.[81,92] Observa-se mais frequentemente diminuição transitória da pressão arterial sistólica após o emprego de doses superiores a três vezes a DE_{95}.[81,92,97] Em alguns casos, pode ser de tal gravidade que justifica o tratamento com vasopressores.[97] Embora transitórios, esses efeitos podem ser clinicamente importantes nos coronariopatas, particularmente naqueles que fazem uso de diuréticos e/ou betabloqueadores. Nestes, o volume intravascular diminuído e/ou a inibição dos reflexos compensatórios para o efeito vasodilatador periférico da histamina, induzido pelos betabloqueadores, podem prolongar a hipotensão arterial. Esses efeitos podem ser atenuados pela injeção lenta (30 a 60 segundos) ou infusão contínua do mivacúrio e administração prévia de bloqueadores H_1 e H_2.[8,98-99]

Nos hepatopatas, a duração de ação do mivacúrio é cerca de três vezes maior (57 minutos) do que a observada nos indivíduos hígidos.[82,100] Esse prolongamento pode ser explicado pela redução da concentração e da atividade da colinesterase plasmática que ocorre nesses pacientes. Assim, o mivacúrio perde as características de bloqueador neuromuscular de curta duração de ação, passando a ser similar ao atracúrio e ao vecurônio.[100]

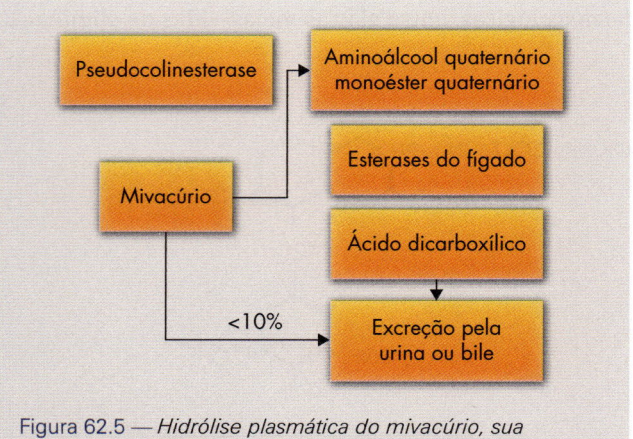

Figura 62.5 — *Hidrólise plasmática do mivacúrio, sua principal via de eliminação; a fração eliminada na forma inalterada corresponde a 5% a 7%.*

O tempo necessário para o início de ação do mivacúrio em pacientes com cirrose hepática, quando comparado àquele observado em pacientes normais, ainda é controverso. Nos pacientes cirróticos, as alterações hemodinâmicas, principalmente o aumento do débito cardíaco, contribuem para que uma maior fração da dose injetada alcance o seu local de ação, acelerando o início de ação[101]. Devlin e col.[100] observaram resistência ao mivacúrio em pacientes com disfunção hepática grave, de modo semelhante ao que ocorre com a d-tubocurarina, o pancurônio e o atracúrio, que pode ser devida ao aumento do volume de líquido extracelular nesses pacientes e maior volume de distribuição do mivacúrio, com consequente bloqueio neuromuscular de menor intensidade.[70,72]

Embora a eliminação do mivacúrio seja independente da função renal, a duração de ação é maior nos pacientes com doença renal, correspondendo a aproximadamente 1,5 vez aquela verificada em indivíduos sadios.[82] Essa alteração pode ser atribuída à reduzida atividade da colinesterase plasmática, possivelmente devido à diminuição da síntese hepática dessa enzima, observada nos pacientes com doença renal aguda ou crônica.[82,102] O rápido início de ação do mivacúrio que se observa nos pacientes renais pode também ser explicado pela diminuição da atividade da colinesterase e consequente menor velocidade de metabolização, tornando proporcionalmente maior a quantidade de mivacúrio que atinge a junção neuromuscular, um fator de grande importância para o início de ação dos bloqueadores neuromusculares.[101,103]

Nos idosos, tanto a farmacocinética como a farmacodinâmica do mivacúrio são pouco comprometidas pelas alterações fisiológicas próprias da idade, visto que sua eliminação não é influenciada pela função renal.[104] O *clearance* do mivacúrio pode estar discretamente reduzido, com aumento na duração de ação, provavelmente refletindo uma pequena redução na atividade da colinesterase plasmática, que ocorre com o aumento da idade.[105-107] Nas crianças, em todas as faixas etárias, a potência do mivacúrio é maior do que nos adultos.[81,108] Nelas, as DE_{50} (0,059 mg.kg^{-1}) e DE_{95} (0,11 mg.kg^{-1}) são 30% maiores do que nos pacientes adultos. As crianças necessitam, portanto, de doses de mivacúrio menores do que aquelas aplicadas aos adultos, para a obtenção de graus comparáveis de bloqueio neuromuscular.[108-109] Quando do emprego de doses equipotentes, apresentam início e recuperação de bloqueio (1,9 minuto e 8,4 minutos respectivamente) mais rápidos, em comparação aos adultos jovens.[81,91,109] Essas características podem ser explicadas pelo maior débito cardíaco e menor tempo circulatório verificados nas crianças,[109] assim como uma redistribuição mais rápida do mivacúrio, deslocando-o do seu local de ação. A atividade da colinesterase plasmática aumentada é o fator que explica o maior *clearance* do mivacúrio nessa faixa etária.[110-111] Os dados da literatura indicam que o mivacúrio é bem tolerado e de fácil administração nos pacientes pediátricos, tanto em *bolus* como em infusão contínua, com a vantagem adicional de poder ser utilizado na mesma dose em todas as crianças.[112]

Os efeitos neuromusculares do mivacúrio podem ser potencializados pelo isoflurano e pelo enflurano em concentrações iguais ou superiores a 1 CAM, verificando-se menor latência e bloqueio prolongado. Existem controvérsias quanto à possível interação com o halotano.[113-115] O efeito do halotano sobre a DE_{95} do mivacúrio é mínimo, mas a duração de ação pode ser prolongada em até 20%.[115] Durante anestesias com concentrações equipotentes de isoflurano e enflurano, a DE_{50} do mivacúrio é diminuída em cerca de 30%, e a duração do bloqueio é aumentada em aproximadamente 35% a 40%.[113,116-118] Trabalhos mostram que o desflurano pode potencializar os efeitos do mivacúrio, de maneira similar ao isoflurano.[119]

A recuperação espontânea da paralisia muscular que ocorre em curto espaço de tempo permite dispensar o antagonismo farmacológico do bloqueio neuromuscular produzido pelo mivacúrio. Essa propriedade é de particular importância em pacientes atendidos em regime ambulatorial, nos quais o emprego dos anticolinesterásicos pode levar à maior incidência de náuseas e vômitos no pós-operatório, efeitos indesejáveis nesses pacientes.[81,120-122]

Besilato de Cisatracúrio

O cisatracúrio (Figura 62.6) é um dos 10 isômeros do atracúrio, representando aproximadamente 15% da mistura do fármaco de origem.[1,123-124]

Dotado de potente propriedade bloqueadora neuromuscular, o cisatracúrio é cerca de 3 vezes mais potente que o atracúrio (DE_{95} = 0,05 mg.kg^{-1}), mas o início de ação, a duração de ação e o tempo de recuperação são similares aos do atracúrio.[123,125-127] A ausência de efeitos cumulativos, observada em adultos e crianças, pode ser constatada pelo padrão de recuperação, que se mantém constante independentemente da dose empregada ou da duração da administração por infusão contínua.[123-124,128] Somente as doses de cisatracúrio muitas vezes maiores do que a sua DE_{95} produzem efeitos adversos sobre a pressão arterial e a frequência cardíaca. Essas alterações, observadas em estudos experimentais, foram também constatadas em pacientes que receberam doses de cisatracúrio até 8 vezes maiores do que sua DE_{95}. Elas são de pequena intensidade até mesmo quando o cisatracúrio é administrado rapidamente e em pacientes com doenças cardiovasculares, refletindo maior relação autonômica/neuromuscular.[123-124,129-131]

Em indivíduos sadios, o cisatracúrio apresenta *clearance* (5,1 mL.kg^{-1}min^{-1}) e meia-vida de eliminação ($t_{1/2\beta}$ = 20-25 minutos) similares aos do atracúrio, com volume

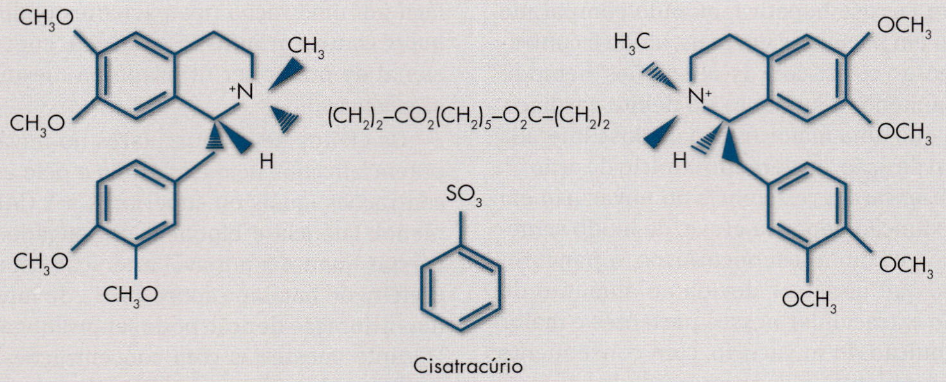

Figura 62.6 — *Fórmula estrutural do cisatracúrio.*

de distribuição de 159 mL.kg^{-1} (Tabela 62.2).[123,125,127,132] Nos pacientes renais, devido à redução do *clearance* em cerca de 13%, observa-se aumento significativo na sua meia-vida de eliminação.[133]

O bloqueio neuromuscular produzido por 1DE$_{95}$ do cisatracúrio instala-se em cerca de 7 minutos, sendo mais lento do que o produzido pelo atracúrio, porém mais rápido do que o observado com o doxacúrio (Tabela 62.3).[21,48,123] Esse tempo é dose-dependente, sendo encurtado de 5,2 minutos para 2,7 minutos e 1,9 minuto, quando do aumento da dose de 0,1 mg.kg^{-1} (2DE$_{95}$) para 0,2 mg.kg^{-1} (4DE$_{95}$) e 0,4 mg.kg^{-1} (8DE$_{95}$) respectivamente (Tabela 62.3).[123] A duração clínica após o emprego de 2DE$_{95}$ de cisatracúrio é de aproximadamente 45 minutos, similar à relatada para doses equipotentes do atracúrio. No entanto, é duas vezes mais longa do que a dose do mivacúrio e cerca da metade da dose do doxacúrio.[21,48,81,123] O aumento da dose prolonga a duração clínica em cerca de 150% (68,3 minutos) e 200% (91,3 minutos) após o emprego de doses iguais a 4DE$_{95}$ e 8DE$_{95}$ respectivamente.[123] O índice de recuperação do cisatracúrio é de aproximadamente 14 minutos, comparável ao de outros bloqueadores neuromusculares de duração de ação intermediária.[123]

Sendo um dos isômeros do atracúrio, o cisatracúrio sofre os mesmos processos de metabolização. É hidrolisado por esterases plasmáticas inespecíficas em intensidade menor do que a hidrólise do atracúrio e é menos sensível à degradação de Hofmann. Essa menor sensibilidade pode ser constatada pelas baixas concentrações plasmáticas de laudanosina, cerca de 5 vezes menores do que as observadas após o emprego de doses equipotentes de atracúrio. Isso contribui também para a maior excreção urinária desse isômero.[133,134]

O cisatracúrio foi criado para ser praticamente desprovido de liberação de histamina e ter menor potencial de desencadear reações alérgicas do que os demais BNMC. No entanto, há na literatura relatos de reações anafilactoides após o uso de doses clínicas e até mesmo reações graves após doses usadas para a precurarização, nas quais o cisatracúrio foi o fator desencadeante, diagnosticado por testes cutâneos realizados *a posteriori*. Na maioria dos casos, o quadro clínico iniciou-se entre 2 e 20 minutos após a injeção do cisatracúrio. Os pacientes evoluíram com aumento de resistência nas vias aéreas e hipoxemia arterial e alterações cardiovasculares como taquicardia ou bradicardia de gravidade variável, que em alguns casos necessitaram de reanimação cardiorrespiratória.[125,135] Yoon e col.[136] descreveram um caso de reação anafilactoide grave ao cisatracúrio, que evoluiu sem os indicativos clássicos de hipersensibilidade ou de anafilaxia. O paciente apresentou arritmia ventricular seguida de parada cardíaca, muito rapidamente. Foi reanimado, encaminhado para a UTI com diagnóstico de infarto do miocárdio e intubado, com suporte cardiocirculatório. O diagnóstico de reação anafilática como causa do infarto foi feito pelo aumento dos níveis de triptase sérica e pelos testes intradérmicos, que foram realizados alguns dias depois do incidente, com resultado positivo para o cisatracúrio e negativo para os demais fármacos empregados na indução da anestesia.[135-136]

Embora o cisatracúrio tenha menor capacidade de liberar histamina do que seu precursor, o atracúrio, seu potencial para desencadear reações anafilactoides não é desprezível, uma vez que pequenas doses como as usadas para a precurarização são capazes de desencadear reações graves. Por outro lado, como a associação entre anafilaxia e eventos adversos coronarianos agudos com colapso cardiovascular é relativamente frequente, é importante que se tenha em mente a possibilidade de hipersensibilidade individual frente aos casos de reações após o uso do cisatracúrio, mesmo na ausência do quadro clínico clássico.[135-136]

O cisatracúrio, quando usado em altas doses, pode ser empregado para intubação em sequência rápida como alternativa à succinilcolina. Nessa condição, a ocorrência de dor de garganta após a intubação traqueal é menor do que a observada após intubação com relaxamento muscular obtido pela succinilcolina.[137]

Suas características farmacocinéticas e farmacodinâmicas (maior potência do que o atracúrio, duração de ação intermediária, padrão de recuperação constante, ausência de efeitos cumulativos, além de ser antagonizável pelos anticolinesterásicos), assim como a ausência de efeitos autonômicos e cardiovasculares e seu mínimo potencial para liberar histamina, fazem com que o cisatracúrio seja uma boa opção quando se quer evitar a ocorrência de alterações cardiovasculares.

Gantacúrio (GW280430A)

O gantacúrio é um composto α-glicofumarato assimétrico e foi o primeiro BNMC diéster isoquinoleínico olefínico estudado em humanos (Figura 62.7). À semelhança do cisatracúrio, o gantacúrio é constituído de um único isômero.

É classificado como BNMC de duração de ação ultracurta, podendo ser considerado como alternativa à succinilcolina.[138-141] A curta duração pode ser explicada pela rápida inativação de suas moléculas no plasma, por duas diferentes vias. A principal delas é uma reação química não enzimática envolvendo a adução de L-cisteína ao fumarato central, que modifica as características estereoquímicas do gantacúrio, tornando-o incapaz de ligar-se ao receptor colinérgico. A segunda via é a mais lenta e consiste na hidrólise éster sensível ao pH, que gera a formação de dois metabólitos sem atividade bloqueadora neuromuscular.[142]

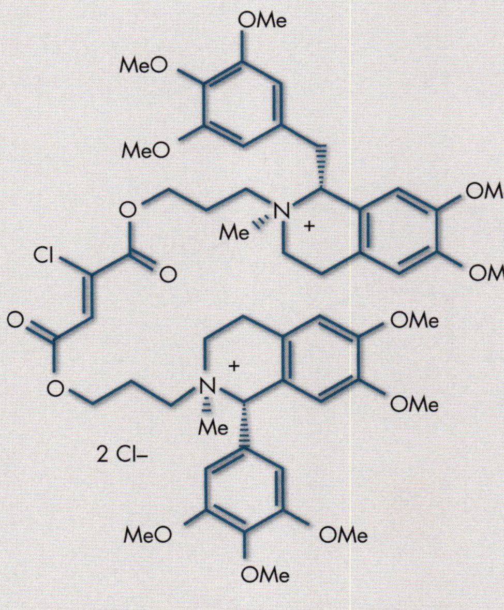

A DE_{95} é 0,19 mg . kg^{-1} com início de ação de dois minutos e duração total (T4:T1 ≥ 0,9) entre 12 e 14 minutos. Com maiores doses observam-se menor latência e aumento da duração de ação. O uso de 1,5DE_{95} encurta a latência para 1,5 minuto, mas doses maiores não são acompanhadas de uma correspondente alteração na latência. Uma dose equivalente a 4DE_{95} aumenta a duração de ação em cerca de 5 minutos somente, enquanto a natureza da recuperação (intervalos de recuperação 25% para 75% e de 25% para T4:T1 ≥ 0,9) permanece inalterada.[141]

Por ser um BNMC, o gantacúrio pode ter sua ação antagonizada pelos anticolinesterásicos. No entanto, como o pico de ação da neostigmina ocorre em 7 a 11 minutos, seu uso é desnecessário para a reversão de bloqueio produzido pelo gantacúrio, cuja recuperação espontânea é precoce. Uma opção é o uso do edrofônio (0,5 mg . kg^{-1}), cujo pico de ação é ≤ 2 minutos, podendo efetivamente facilitar a recuperação da função neuromuscular.[138-139] A inativação do gantacúrio pode ser aumentada pela administração de cisteína.

Quando usado em baixas doses, o gantacúrio não libera histamina. Na dose equivalente a 2,5DE_{95} aplicada em humanos, foram observadas alterações de pressão arterial e de frequência cardíaca sugestivas de liberação de histamina. O gantacúrio não provoca broncoespasmo, uma vez que não interage com os receptores M2 ou M3 da musculatura lisa do brônquio. Também não altera as pressões de insuflação pulmonar e inspiratória, a exemplo do que se observa com o cisatracúrio.[143]

BLOQUEADORES NEUROMUSCULARES ADESPOLARIZANTES AMINOESTEROIDES

Pancurônio

Primeiro bloqueador neuromuscular adespolarizante aminoesteroide introduzido na clínica. Composto bisquaternário de amônio, com longa duração de ação (60 a 90 minutos) (Figura 62.8) e com DE_{95} igual a 0,06 mg . kg^{-1}. O bloqueio neuromuscular máximo é obtido em 3 a 4 minutos após a sua administração.[1]

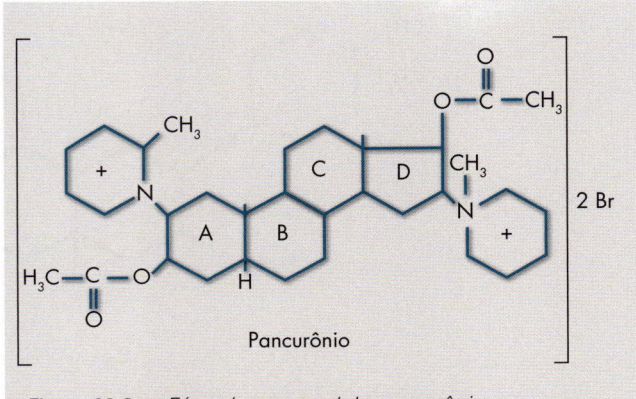

Figura 62.8 — *Fórmula estrutural do pancurônio.*

Figura 62.7 — *Fórmula estrutural do gantacúrio.*

Apresenta excreção biliar (10%), mas a principal via de eliminação é renal, sendo 80% da dose injetada eliminada inalteradamente pelos rins.[1] O restante (10% a 15%) sofre metabolização hepática, por meio de processo de desacetilação, resultando em metabólitos ativos, 3-desacetil-pancurônio, 17-desacetil-pancurônio e 3-17-desacetil-pancurônio, sendo o principal o 3-desacetil-pancurônio. Esse metabólito é solúvel em água, apresenta metade da potência bloqueadora neuromuscular do fármaco-padrão e é excretado na bile e na urina.[144]

Nos pacientes com obstrução biliar total, cirrose hepática e doença renal, o pancurônio apresenta aumento no volume de distribuição, diminuição no *clearance* e aumento na meia-vida de eliminação. Devido à propriedade cumulativa, a duração de ação pode ser aumentada quando do emprego de doses repetidas. Nos pacientes idosos, o bloqueio neuromuscular prolongado está relacionado à diminuição no *clearance* e na função renal, observada nessa faixa etária[24,29]. Características farmacocinéticas do pancurônio, em indivíduos hígidos, constam da Tabela 62.4.

Alterações cardiovasculares, tais como hipertensão arterial, taquicardia e aumento do débito cardíaco, causados pelo pancurônio, devem-se principalmente à atividade vagolítica, liberação de noradrenalina associada à diminuição da recaptura de noradrenalina pelas terminações nervosas simpáticas.[24,29,145] Essas alterações podem ser minimizadas pela administração lenta.[7] O pancurônio parece ser desprovido de atividade liberadora de histamina.[24]

Pipecurônio

Bloqueador neuromuscular competitivo do grupo aminoesteroidal, com estrutura bisquaternária, resultante de modificações na molécula do pancurônio. A substituição do anel piperidínico ligado às posições 2 e 16 do núcleo esteroide por um anel piperazínico resultou num BNM com atividade vagolítica 10 vezes menor do que a apresentada pelo pancurônio e menor ação em receptores nicotínicos cardíacos (Figura 62.9).

Com DE_{95} de 0,035 mg.kg^{-1}, tem potência 20% a 30% maior que a do pancurônio.[146,147] Os efeitos vagolíticos que ocorrem com o pancurônio não são evidentes com o pipecurônio, mesmo quando este é empregado em doses acima de $4DE_{95}$. Características farmacocinéticas do pipecurônio, em indivíduos hígidos, constam da Tabela 62.4.

O tempo para o início de ação e a duração de ação do pipecurônio são similares aos apresentados pelo pancurônio em doses equivalentes.[148] À semelhança dos outros bloqueadores neuromusculares com núcleo esteroidal, o pipecurônio apresenta baixa potência bloqueadora ganglionar e não libera histamina.[149] Apresenta baixo metabolismo, somente 5% sofre desacetilação na posição 3. Os rins constituem a principal via de eliminação (70% a 80%) e, em menor extensão, o fígado, estando a duração de ação prolongada nos pacientes renais e não alterada

TABELA 62.4
CARACTERÍSTICAS FARMACOCINÉTICAS DOS BLOQUEADORES NEUROMUSCULARES AMINOESTEROIDES.

BNM	Vol. de distribuição (mL.kg^{-1})	Meia-vida de eliminação (minutos)	Depuração (mL.kg^{-1}.min.$^{-1}$)	Ligação proteica (%)	Referência
Pancurônio	241	145	1,8	29	144
Vecurônio	199	62	5,3	30	31
Pipecurônio	350	137	3,0	30	147-148
Rocurônio	207	97,2	2,9	25	164

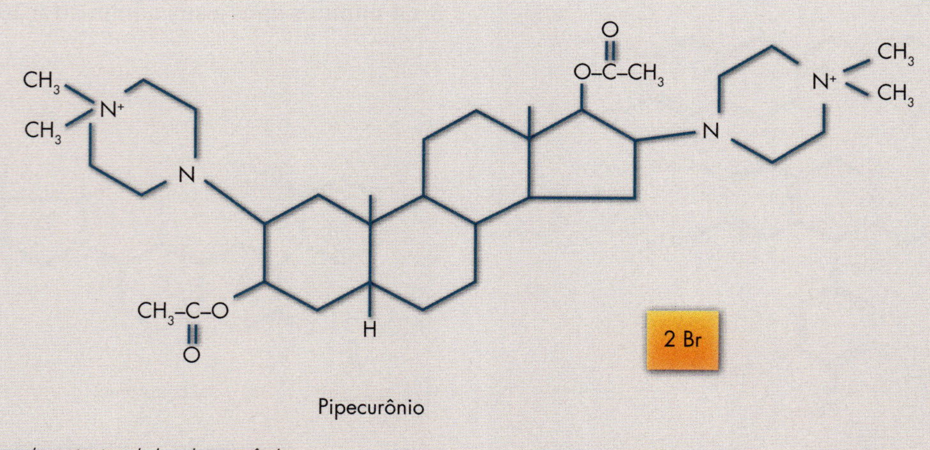

Figura 62.9 — *Fórmula estrutural do pipecurônio.*

nos hepatopatas. A duração do bloqueio também é aumentada após o emprego de doses repetidas ou em infusão contínua, não sendo alterada pela idade.[150-153]

O pipecurônio não apresenta efeitos cardiovasculares mesmo quando do emprego de 0,15 mg . kg^{-1}, constituindo o fármaco de escolha em pacientes nos quais devem ser evitadas alterações cardiovasculares, submetidos a cirurgias de longa duração.[154] Tem sido utilizado em terapia intensiva pelo fato de produzir bloqueio neuromuscular prolongado.[155]

Vecurônio

Bloqueador neuromuscular adespolarizante, monoquaternário, aminoesteroide com duração de ação intermediária,[1] resultante de alterações estruturais na molécula do pancurônio (Figura 62.10). A retirada do grupo metilquaternário do anel-A, do núcleo esteroide da molécula do pancurônio, contribui para menor propriedade vagolítica e potência ligeiramente maior, assim como maior propriedade lipofílica do vecurônio em relação ao pancurônio.

A maior propriedade lipofílica altera a distribuição do vecurônio no organismo, permite sua maior captação pelo fígado e maior excreção biliar.

Em doses correspondentes a $2DE_{95}$ (0,1 mg . kg^{-1}), o início de ação se dá em cerca de 3 minutos.[156]

O vecurônio depende do rim e do fígado para sua eliminação. Estima-se que 40% e 30% da dose administrada são excretadas de forma inalterada na bile e na urina respectivamente.[157] Embora a eliminação renal seja menos importante, quando há deficiência da função renal ocorre diminuição da depuração plasmática (cerca de 40%), e a duração de ação aumenta em cerca de 80%.[31] Igualmente, nos pacientes cirróticos a duração de ação do vecurônio está aumentada. Características farmacocinéticas do vecurônio, em indivíduos hígidos, constam da Tabela 62.4.

Parte da dose injetada é metabolizada no fígado por um processo de desacetilação, que resulta na produção de metabólitos ativos, sendo o mais potente o 3-desacetil-vecurônio, com cerca de 60% da potência do vecurônio. O acúmulo desse metabólito resulta em bloqueio neuromuscular prolongado, particularmente após a administração de doses repetidas ou em infusão contínua.[1]

O vecurônio não causa efeitos cardiocirculatórios, mesmo quando empregado em doses superiores a $3DE_{95}$, em virtude do seu discreto efeito vagolítico, da ausência de atividade bloqueadora ganglionar e da discreta capacidade de liberar histamina. No entanto, alguns pacientes apresentam bradicardia na indução de anestesias, após o uso associado de opioides e vecurônio. A explicação mais provável é que, em função da modesta atividade vagolítica do vecurônio, tornam-se evidentes os efeitos cardiovasculares diretos de outros fármacos.[158]

Rocurônio

Bloqueador neuromuscular adespolarizante, monoquaternário, aminoesteroide com duração de ação intermediária, resultante de modificações estruturais na molécula do vecurônio[1,159,160] (Figura 62.11).

A grande vantagem do rocurônio em relação aos demais bloqueadores adespolarizantes é o rápido início de ação, constituindo alternativa à succinilcolina quando da necessidade de intubação em sequência rápida, ou nos casos em que há limitação ou contraindicação ao uso da succinilcolina, como nos traumatismos cranianos ou perfurações oculares.[160-163] O rápido início de ação pode ser devido preliminarmente à baixa potência (6 a 12 vezes inferior à do vecurônio), resultado das modificações na molécula do vecurônio, como a substituição do grupo metil do nitrogênio quaternário pelo grupo alil, e da ausência de fragmento de acetilcolina no anel A do núcleo esteroide. Outros fatores que podem contribuir para a curta latência do rocurônio são a sua maior capacidade de difusão do plasma para os receptores pré e pós-sinápticos da junção neuromuscular e a menor ligação proteica em relação ao vecurônio e ao pancurônio.[163-166] Excelentes condições de intubação traqueal foram obti-

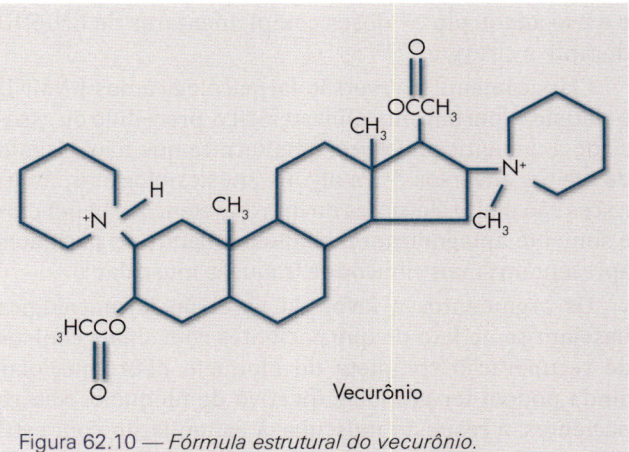

Figura 62.10 — Fórmula estrutural do vecurônio.

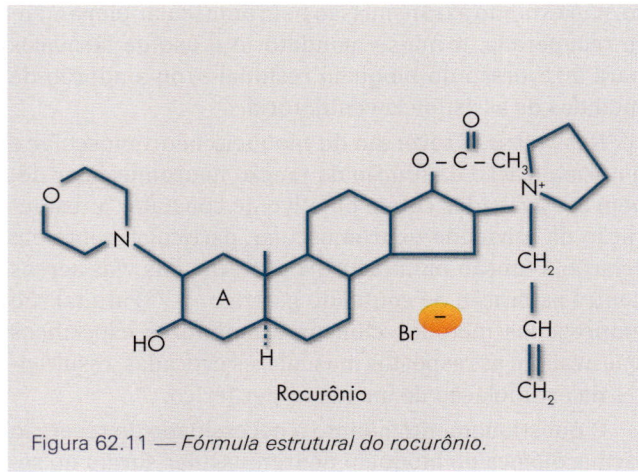

Figura 62.11 — Fórmula estrutural do rocurônio.

das 60 segundos após a administração de doses correspondentes a 2DE$_{95}$ (0,6 mg . kg^{-1}) do rocurônio.[167]

O rocurônio é eliminado predominantemente pela bile de forma inalterada, e cerca de 30% da dose é eliminada pelos rins. Nenhum metabólito ativo é formado. Na dose de 0,6 mg . kg^{-1} em indivíduos com função renal normal, o volume de distribuição é de 207 mL.kg^{-1}, a depuração plasmática é de 2,9 a 3,7 mL.kg^{-1}.min^{-1}, e a meia-vida de eliminação é de 57 a 98 minutos (Tabela 62.4). O menor volume de distribuição em relação ao vecurônio pode dever-se a sua menor lipossolubilidade.[168-169] Embora a depuração plasmática não esteja alterada nos pacientes com disfunção renal, o maior volume de distribuição presente nesses pacientes pode contribuir para a maior duração de bloqueio. Doenças hepáticas também aumentam o volume de distribuição do rocurônio, resultando em maior duração de ação, principalmente quando administrada em infusão contínua ou em doses repetidas.[169-170]

Apresenta discreta atividade vagolítica, que se manifesta pelo aumento da frequência cardíaca em torno de 30% quando o rocurônio é empregado na dose de 0,6 mg . kg^{-1}. Mesmo em doses acima de 4DE$_{95}$, não causa liberação de histamina.[159,171]

ANTAGONISMO DO BLOQUEIO NEUROMUSCULAR

A substituição dos BNMND de longa duração por outros de menor duração, independentemente da duração do procedimento cirúrgico, tornou-se cada vez mais frequente.[172-174] Essa conduta advém da necessidade de garantir que, ao final das cirurgias e no período pós-anestésico imediato, os pacientes estejam livres de ação residual dos BNMND, ou seja, que estejam aptos a respirar normalmente, mantenham a patência das vias aéreas superiores, tenham recuperado os reflexos protetores das vias aéreas e a capacidade de deglutir, integralmente. No entanto, nos pacientes que necessitam de suporte ventilatório ou que são encaminhados para a UTI ainda intubados, a presença de algum grau de bloqueio pode ser considerada útil. No período pós-anestésico imediato, não estando a transmissão neuromuscular plenamente recuperada, torna-se mandatório o uso de fármacos para a reversão do bloqueio residual e/ou a adoção de medidas de assistência ventilatória.[175]

Nessa fase, a reversão do bloqueio neuromuscular e a normalização da função da junção neuromuscular devem ser avaliadas com o objetivo de constatar a restauração da atividade neuromuscular, particularmente em relação à função pulmonar e à proteção das vias aéreas contra aspiração de conteúdo gástrico.[176-177] Para tal são empregados métodos clínicos e monitores específicos que avaliam as respostas musculares evocadas, resultantes da estimulação de um nervo periférico.

O questionamento quanto à necessidade de reversão farmacológica do bloqueio neuromuscular surgiu no século passado, ao final dos anos 1940 e início da década de 1950, em função de relatos de morte súbita associada com a administração de neostigmina. Naqueles relatos, a alta taxa de mortalidade, seis vezes maior no grupo que recebeu BNMND, foi atribuída à toxicidade inerente ao relaxante muscular.[178-179] Em 1965, Churchill-Davidson publicou um editorial que resumia o questionamento clínico surgido com a introdução da d-tubocurarina na prática clínica: *To reverse, or not to reverse: that is the question!*[180-181] Esse questionamento continua sem resposta, apesar do surgimento de BNMND de duração intermediária e de curta duração, e da possibilidade de monitorização quantitativa da transmissão neuromuscular. Atualmente, a pergunta a ser respondida é: ao final das cirurgias, o antagonismo é sempre necessário?

Considerando que a ausência de sinais clínicos não descarta efeitos residuais dos bloqueadores neuromusculares não despolarizantes, a prática de não reverter farmacologicamente o bloqueio ao final das cirurgias contribui para a ocorrência de bloqueio residual na fase de recuperação pós-anestésica. Quando não diagnosticado, o bloqueio residual desencadeia eventos adversos que, com frequência, são dependentes do comprometimento dos músculos respiratórios e/ou dos músculos ligados à proteção das vias aéreas. Assim, o risco de intercorrências respiratórias que contribuem para a morbimortalidade pós-operatória pode ser diminuído pelo uso adequado da monitorização da junção neuromuscular.[173,177,181-185]

Por muitos anos, a recuperação de cerca de 70% da razão T4:T1 (T4:T1 = 0,7) foi considerada como padrão adequado de reversão do bloqueio neuromuscular. Mais recentemente foi demonstrado que, com esse nível, a maioria dos pacientes ainda apresenta sinais de curarização residual, como dificuldade de deglutição, diplopia e dificuldade de acompanhar objetos em movimento, fraqueza muscular generalizada e depressão da resposta ventilatória à hipóxia.[174,179]

A estratégia de não reverter o bloqueio veio acompanhada de mudanças de atitude quanto ao uso clínico dos BNMND: por exemplo, a escolha de um BNMND de duração intermediária em dose única para a intubação e o uso adequado de doses complementares de BNMND durante a cirurgia.[181,184-185]

Classicamente, a reversão farmacológica dos BNMND é efetuada com um anticolinesterásico, precedido ou associado a um anticolinérgico, uma técnica que não é isenta de efeitos adversos. Para alguns anestesiologistas, esses riscos são mais relevantes do que os potenciais benefícios e somente antagonizam o bloqueio quando os pacientes apresentam sinais clínicos de fraqueza muscular.

Os argumentos a favor da reversão farmacológica baseiam-se no fato de que pacientes com sinais clínicos de recuperação completa do bloqueio neuromuscular ainda podem ter grau significativo de bloqueio. Nesses pacientes, a resposta muscular à estimulação com estímulos isolados pode estar normal (altura da resposta =

100% da resposta-controle), mas o percentual de receptores ainda ocupados pelo BNMND pode chegar a 75%, com comprometimento da margem de segurança da junção neuromuscular. Quando a opção for por antagonizar o bloqueio, a monitorização com estimulador de nervo periférico permite identificar o grau de bloqueio e, em consequência, definir a dose do antagonista a ser usado, um anticolinesterásico ou o sugamadex.[186-188]

A prática de não antagonizar baseia-se no risco inerente aos efeitos indesejáveis dos anticolinesterásicos e dos anticolinérgicos, assim como nas maiores taxas de morbidade verificadas nos grupos que receberam esses fármacos, quando comparados com grupos nos quais a recuperação foi espontânea. Os efeitos colaterais bradicardia, broncoconstrição, náuseas e vômitos, bem como íleo paralítico, entre outros, representam fatores de maior retenção dos pacientes ao leito com aumento do tempo de permanência na recuperação pós-anestésica e retardo na alta hospitalar.[184-185,189-192]

Quando a opção for por não antagonizar, recomenda-se que seja obtida a comprovação da ausência de bloqueio residual com a monitorização específica, qualitativa, com padrão TOF de estimulação, preferencialmente com o registro da amplitude das respostas evocadas.[188]

Embora a incidência relatada de bloqueio residual seja maior entre os pacientes cujo bloqueio não foi antagonizado, a administração de um anticolinesterásico não garante a completa recuperação da função neuromuscular. Payne e col. avaliaram a ocorrência de bloqueio residual na RPA entre pacientes que haviam recebido anticolinesterásicos e pacientes não antagonizados, considerando a recuperação da $T_4/T_1 < 0,8$. O percentual de ocorrência de $T_4/T_1 < 0,8$ foi cerca de 60% naqueles que não receberam anticolinesterásico e de 49% nos que receberam o antagonista.[189, 193]

Os Anticolinesterásicos

Os fármacos anticolinesterásicos, representados pela neostigmina, edrofônio e piridostigmina, são empregados para a reversão do bloqueio produzido pelos agentes adespolarizantes. São compostos de amônio quaternário, ionizáveis, solúveis em água e com baixa solubilidade em gordura, e por isso não atravessam facilmente membranas biológicas, como a barreira hematoencefálica. Outros compostos, como a fisostigmina e os organofosforados, são aminas terciárias e, por isso, mais solúveis em gordura do que o edrofônio, a neostigmina e a piridostigmina. Em função dessa lipossolubilidade, anticolinesterásicos têm efeitos estimulantes no SNC, o que limita sua indicação na clínica.[176, 194]

Mecanismo de ação

Os anticolinesterásicos atuam aumentando a concentração de acetilcolina na fenda sináptica por dois diferentes mecanismos. Na terminação nervosa, estimulam receptores pré-sinápticos, causando aumento da mobilização e da liberação de acetilcolina; na fenda sináptica, atuam inibindo a acetilcolinesterase.[188,194]

Ao nível da fenda sináptica, o principal mecanismo de ação é a inibição reversível da enzima acetilcolinesterase, responsável pela destruição da acetilcolina presente na fenda sináptica. Consequentemente, ocorre aumento na concentração de acetilcolina que compete com a molécula do bloqueador neuromuscular, que se encontra em concentração diminuída nos receptores colinérgicos pós-sinápticos.[194]

Os anticolinesterásicos diferenciam-se quanto à potência e quanto ao mecanismo de inibição da acetilcolinesterase. São dois os mecanismos de inibição. Um deles é típico da neostigmina e da piridostigmina, cujos grupamentos amoniacais quaternários se ligam ao sítio aniônico da enzima, enquanto o grupo carbamato se liga ao sítio esterásico. A carbamilação promove a inativação da enzima, de maneira reversível. O outro mecanismo, característico do edrofônio, não apresenta grupo carbamil e envolve apenas a ligação ao sítio aniônico da enzima.[194-195]

Quando a totalidade da enzima presente na fenda estiver inativada, foi atingida a eficácia máxima do anticolinesterásico. A partir desse ponto, doses suplementares não provocam aumento adicional da concentração de acetilcolina, caracterizando um efeito teto, e aumentam a incidência de efeitos colaterais.[188, 194, 196]

Esse efeito teto foi verificado em preparações nervo frênico-diafragma de rato, nas quais foram testados diferentes anticolinesterásicos durante bloqueio produzido pelo pancurônio, numa concentração ajustada para produzir 95% de depressão de T_1, à estimulação com o padrão TOF. Em condições experimentais, o aumento da dose do anticolinesterásico correspondeu ao aumento da intensidade do efeito até atingir uma dose teto, a partir da qual não ocorria equivalente antagonismo do bloqueio. Esse *plateau* correspondia a uma T_4/T_1 de 0,6.[197]

Na prática clínica, doses de neostigmina superiores a 0,07 mg . kg^{-1} não produzem qualquer efeito adicional em relação às menores doses.[181,198-199] Adicionalmente, na presença de bloqueio neuromuscular profundo a neostigmina não é eficaz, e recomenda-se que a injeção do anticolinesterásico seja postergada até o aparecimento de sinais de recuperação espontânea da transmissão neuromuscular.[181, 200]

Quando usados em altas doses, a neostigmina e o edrofônio atuam ainda na região pós-sináptica produzindo a dessensibilização dos receptores pós-sinápticos. Esse efeito se exterioriza pela intensificação da fraqueza muscular em consequência do bloqueio por dessensibilização que se instala.[195, 201-202]

Quando administrados na ausência de bloqueadores neuromusculares, os anticolinesterásicos geram potenciais de ação na terminação nervosa, que resultam em contrações musculares conhecidas como fasciculações.[176]

Farmacologia

O volume de distribuição, a meia-vida de eliminação e o *clearance* dos compostos de amônio quaternário são 0,7 a 1,4 L.kg^{-1}, 60 a 120 minutos e 8 a 16 mL.kg^{-1}.min^{-1} respectivamente. São excretados predominantemente pelos rins (cerca de 50% para a neostigmina e de 75% para os demais). O restante é metabolizado pelas colinesterases hepáticas e, em menor extensão, pela acetilcolinesterase na junção neuromuscular.[194] Na presença de alteração da função renal, o metabolismo hepático contribui para a eliminação de 50% da dose de neostigmina, 30% da dose de edrofônio e 25% da dose de piridostigmina. Nos pacientes com *clearance* reduzido, a meia-vida de eliminação está aumentada (duas vezes para a neostigmina e três vezes para o edrofônio). A duração de ação é maior, podendo ultrapassar amplamente o tempo necessário para a eliminação do bloqueador neuromuscular que foi antagonizado, o que representa uma vantagem, pois aumenta a margem de segurança clínica e diminui o risco de recurarização.[176,194-195]

A neostigmina apresenta grande afinidade pela acetilcolinesterase e é 5 vezes mais potente que a piridostigmina, além de ser 12 a 35 vezes mais potente do que o edrofônio. Este último, com menor afinidade pela acetilcolinesterase, atua predominantemente ao nível pré-sináptico, envolvendo maior mobilização e liberação de acetilcolina.[194, 203]

A neostigmina é mais eficaz do que o edrofônio e do que a piridostigmina no antagonismo de bloqueio neuromuscular profundo. A dose recomendada varia entre 40 e 70 µg.kg^{-1}.

O edrofônio empregado na dose de 0,5 mg.kg^{-1} é ineficaz no antagonismo de bloqueio neuromuscular profundo, mas as doses de 1 mg.kg^{-1} se mostraram efetivas.[7] O início de ação do edrofônio é mais rápido (1 a 2 minutos) do que o da neostigmina (7 a 11 minutos), que por sua vez é mais rápido que o da piridostigmina (16 minutos). Por ser de início de ação muito lento, o uso da piridostigmina torna-se inadequado na prática clínica.[175,176,194]

A duração de ação dos anticolinesterásicos depende da velocidade com a qual são eliminados do plasma. Nos casos da neostigmina e da piridostigmina, relaciona-se à inativação do fármaco pela acetilcolinesterase. No caso do edrofônio, está relacionada ao *clearance* plasmático.[175-176,194]

Os anticolinesterásicos, especialmente a neostigmina, também inibem a atividade da colinesterase plasmática e podem aumentar a duração de ação da succinilcolina e do mivacúrio.[1] Esse efeito é pouco evidente com o edrofônio, e por isso este pode ser considerado o fármaco de eleição para antagonizar o bloqueio neuromuscular produzido pelo mivacúrio.[176,194-195,203]

Os anticolinesterásicos também aumentam a concentração de acetilcolina em outros locais do organismo, como nos receptores muscarínicos, produzindo efeitos adversos tais como bradicardia, ritmo nodal, retardo de condução, aumento do tônus intestinal, broncoconstrição, aumento de secreções oral e brônquica, aumento do tônus vesical, náuseas e vômitos.[7,176,195] O tempo para o aparecimento desses efeitos é o mesmo para os efeitos neuromusculares e difere entre os anticolinesterásicos: é mais rápido com o uso do edrofônio do que com a neostigmina, cujo tempo é mais rápido do que com a piridostigmina.

Na reversão do bloqueio neuromuscular, é desejável que somente os efeitos nicotínicos dos anticolinesterásicos sejam alcançados. Os efeitos muscarínicos devem ser prevenidos ou atenuados pelo uso prévio de anticolinérgicos, tais como a atropina e o glicopirrolato. Esses fármacos bloqueiam seletivamente os efeitos da acetilcolina nos receptores muscarínicos, deixando intactos os efeitos nos receptores nicotínicos. A atropina, por ter rápido início de ação (1 minuto), é o anticolinérgico mais recomendado em nosso meio. Como os efeitos muscarínicos da neostigmina e da piridostigmina se instalam lentamente, podem ser prevenidos também pelo glicopirrolato, cujo início de ação é mais lento (2 a 3 minutos) do que o da atropina. Quanto à duração de ação, os dois fármacos são similares.[7,175-176,194-195]

A eficácia dos anticolinesterásicos quanto à reversão do bloqueio neuromuscular ainda depende – e principalmente – do grau do bloqueio no momento da reversão, das características, da dose do anticolinesterásico empregado e do bloqueador neuromuscular a ser antagonizado.

O tempo necessário para ocorrer a reversão do bloqueio varia de maneira inversa com o grau de bloqueio da junção neuromuscular no momento da injeção do anticolinesterásico. Em última análise, depende do grau de recuperação espontânea. Quanto maior for o grau de recuperação, mais rapidamente ocorre a reversão total do bloqueio, ou seja, bloqueios superficiais são mais rapidamente revertidos do que bloqueios profundos.

Esse tempo também é inversamente proporcional à dose do anticolinesterásico. Quando a recuperação espontânea é plena, o uso de grandes doses de anticolinesterásicos é desnecessário e tem como fator de risco a ocorrência de efeitos adversos.[176]

O bloqueador neuromuscular empregado influencia de maneira direta no tempo para reversão espontânea do bloqueio – é menor para os de curta duração de ação do que para os de duração de ação intermediária, e este, por sua vez, é menor do que para os de longa duração.[176,204]

A reversão do bloqueio neuromuscular pode ser dificultada por alguns fatores, tais como: acidose respiratória, hipotermia, hipopotassemia, hipocalcemia, hipermagnesemia, fármacos anestésicos (principalmente os agentes voláteis), antibióticos aminoglicosídeos, anestésicos locais, furosemida.[204]

Ciclodextrinas

Em virtude dos efeitos colaterais indesejáveis dos anticolinesterásicos e dos anticolinérgicos usados rotineiramente na técnica de reversão do bloqueio neuromuscular, bem como da incapacidade dessa técnica de reverter bloqueios profundos, foram feitas pesquisas para a produção de fármacos com mecanismos de ação diferentes, com maior segurança clínica.[175,186] Dessas pesquisas resultou a proposta de reversão do bloqueio neuromuscular com uma γ-ciclodextrina modificada (sugamadex) para torná-la capaz de encapsular o rocurônio.[205]

Normalmente, a hidrólise do amido resulta na formação de glicose, maltose e várias dextrinas lineares ou ramificadas. No entanto, sob a ação de enzimas chamadas ciclodextrinas-glicosiltransferases, formam-se produtos cíclicos, tridimensionais, denominados ciclodextrinas (CD). De acordo com o número de unidades d-(+)-glicopiranose, que compõem o seu anel estrutural, as ciclodextrinas naturais são denominadas alfa (α-CD), beta (β-CD) e gama (γ-CD), compostas de seis, sete e oito dessas unidades respectivamente (Figura 62.12).[205-206]

As ciclodextrinas têm a aparência esférica e apresentam na sua estrutura grupos hidroxil, que estão orientados para fora, tornando o exterior hidrofílico, enquanto a cavidade interna é relativamente hidrofóbica. As características da cavidade interna, que funcionalmente assemelha-se a uma caixa, permitem que as CD formem complexos com diferentes substâncias cujas dimensões sejam compatíveis. A capacidade de formarem complexos de inclusão (complexação) depende da compatibilidade esterioisomérica e da polaridade em relação ao fármaco.[207]

A complexação, ou seja, o encapsulamento químico, é dirigida por forças originárias da alta energia de repulsão da água na cavidade da CD e também da presença de pontes de hidrogênio, das interações de van der Waals e hidrofóbicas. Em função da complexação, os fármacos lipofílicos têm alteradas as suas propriedades físico-químicas, com aumento da solubilidade em água, da estabilidade e da biodisponibilidade. Como as CD são biologicamente melhor toleradas do que a maioria das moléculas testadas como hospedeiras e não apresentam repercussões sistêmicas, são usadas em preparações farmacêuticas para incrementar essas propriedades.[207]

Na clínica, a mais utilizada é a β-CD, cuja cavidade tem tamanho suficiente para acomodar um hexanel aromático. Essa CD é empregada para transportar fármacos antitumorais (doxorrubicina) corticosteroides (dexametasona e prednisolona) e pode ser administrada por diferentes vias (oral, nasal, dérmica, intravenosa e intramuscular, subaracnóidea e peridural).

Em anestesia, a β-CD foi testada como transportadora de agentes de indução, como o propofol e o etomidato, mas os resultados não mostraram desempenho significativamente superior às formulações não complexadas. Também foi usada para complexar o midazolam e permitir sua utilização por via nasal. Quando comparada com a apresentação em *spray*, apresentou melhores resultados quanto à sedação. A formulação nasal com β-CD se comportou como o midazolam, por via venosa, quanto a velocidade de absorção, concentração sérica e efeito sedativo, sem produzir efeitos adversos importantes. Os anestésicos locais, especialmente a bupivacaína e também os opioides, foram empregados na forma de soluções complexadas em anestesias espinhais em animais e tiveram seus efeitos otimizados.[206] É interessante salientar que esses ensaios clínicos visavam à oferta do fármaco ao seu local de ação de forma mais controlada, melhorando a biodisponibilidade.

O Sugamadex

A proposta mais recente de uso de uma ciclodextrina como antagonista do bloqueio neuromuscular pare-

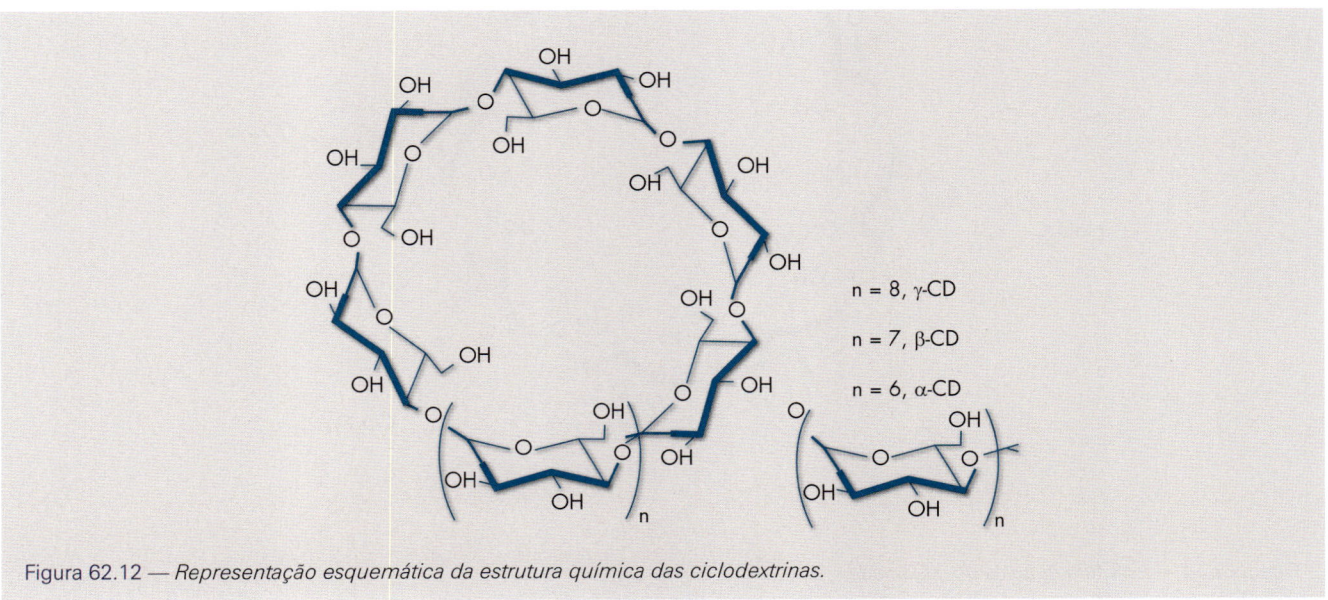

Figura 62.12 — *Representação esquemática da estrutura química das ciclodextrinas.*

ce bastante promissora. Nessa proposta, o sugamadex, uma γ-CD, é usado como um receptor sintético para o rocurônio, capaz de capturar o rocurônio livre no plasma formando complexos estáveis do tipo 1:1 (Figura 62.13).

Para otimizar a afinidade do rocurônio pela cavidade da CD, foram feitas modificações químicas na sua face interna. A escolha pela γ-CD foi baseada no tamanho da cavidade (9,5A), capaz de acolher a molécula do rocurônio. Também levou-se em conta a estrutura química da cavidade, com cadeias laterais de ácidos aromáticos e alifáticos que contêm grupos polares ou terminais ácidos. As 8 cadeias laterais de glicopiranoses apresentam cargas negativas e têm a função de aumentar a interação hidrofóbica. Os grupamentos ácidos foram introduzidos para formar ligações eletrostáticas com o nitrogênio da molécula do rocurônio, carregado positivamente. Por outro lado, os sais desses ácidos podem contribuir para aumentar a solubilidade em água do complexo formado. O comprimento das cadeias laterais foi modificado para aumentar a profundidade da cavidade e permitir que o anel esteroidal hidrofóbico da molécula do rocurônio ficasse totalmente encapsulado. O reposicionamento dos sítios de interações eletrostáticas foi feito para aumentar a afinidade das ligações com o rocurônio. Dentre as várias modificações testadas, resultou o composto sugamadex, uma γ-CD-mono-6-tiolatada cuja cavidade foi desenhada para encapsular e retirar da circulação as moléculas de rocurônio (Figura 62.14).[205,208-212]

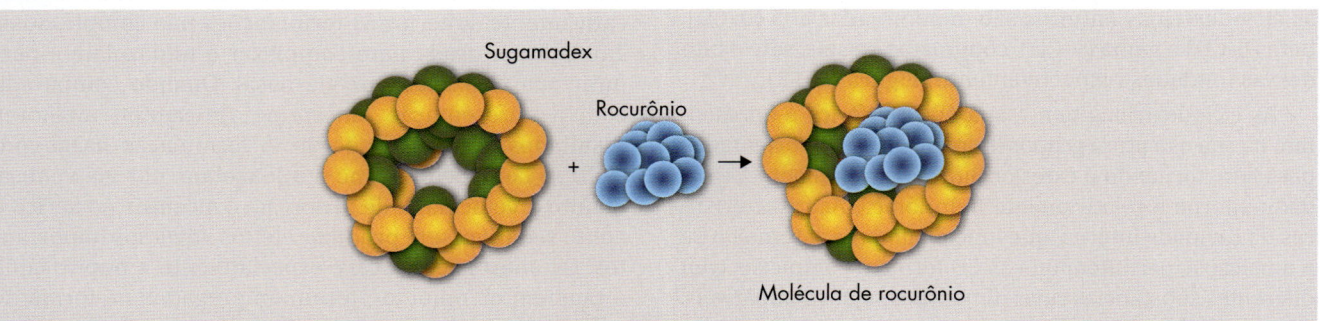

Figura 62.13 — *No plasma, cada molécula de sugamadex atua como um receptor e captura uma molécula de rocurônio, formando complexos estáveis.*

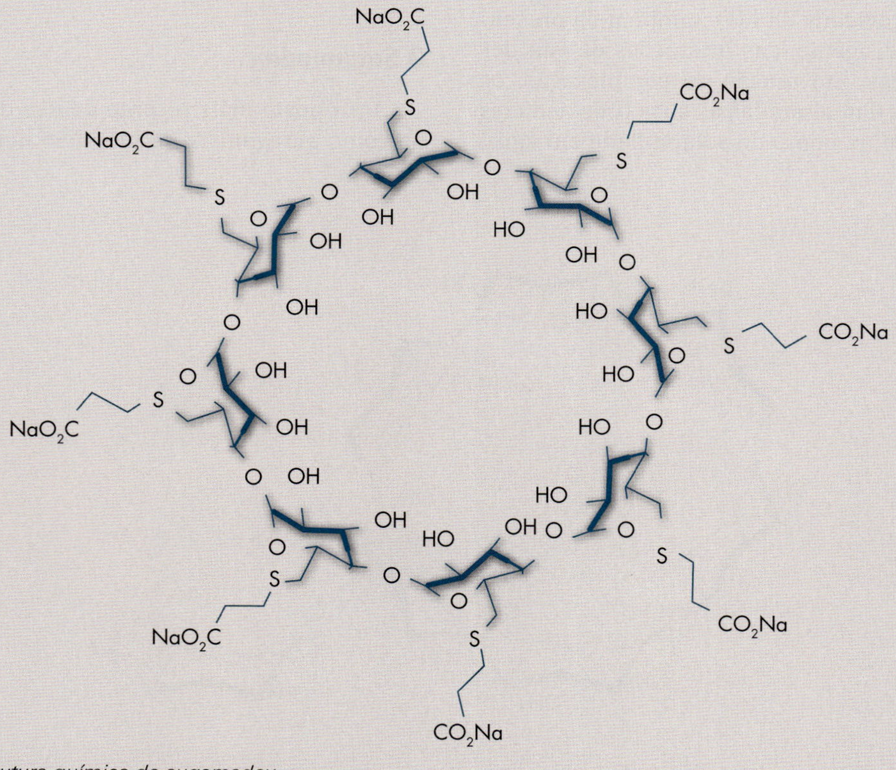

Figura 62.14 — *Estrutura química do sugamadex.*

Mecanismo de ação

A formação de complexos γ-CD/rocurônio resulta na pronta diminuição da concentração plasmática de rocurônio. Forma-se então um gradiente de concentração que favorece a migração para o plasma das moléculas remanescentes na junção neuromuscular e, em consequência, a diminuição da concentração do rocurônio na biofase.[191-192,213]

Cada molécula do sugamadex sequestra uma molécula do *pool* de moléculas de rocurônio livres no plasma, um processo também conhecido como complexação, provocando a rápida diminuição dos níveis plasmáticos. Uma vez encapsulado, o rocurônio é eliminado (Figura 62.15).

Progressivamente, um maior número de receptores fica livre, e a junção neuromuscular recupera sua função. Como a taxa de dissociação do complexo rocurônio-sugamadex é muito baixa, não há relatos de queixas de fraqueza muscular ou registro de recurarização nos estudos realizados em humanos, quando o sugamadex foi empregado nas doses recomendadas para antagonizar os diferentes níveis de bloqueio (Tabela 62.5).

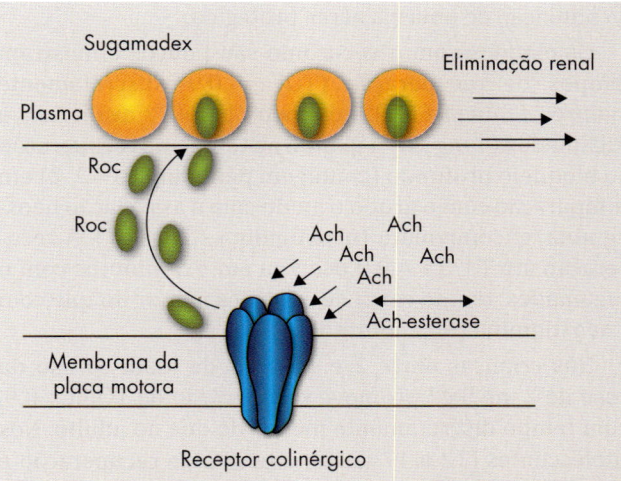

Figura 62.15 — *Representação esquemática do mecanismo de ação do sugamadex. Fluxo de moléculas de rocurônio a partir da junção neuromuscular para o plasma e complexação pelo sugamadex. Em consequência, ocorre liberação de receptores colinérgicos e recuperação da transmissão neuromuscular.*

TABELA 62.5
DOSES RECOMENDADAS DE SUGAMADEX PARA ANTAGONIZAR O BLOQUEIO PRODUZIDO PELO ROCURÔNIO E PELO VECURÔNIO.[213,226-229]

Grau de bloqueio	Sugamadex	Tempo para TOFR = 0,9	
		Rocurônio	Vecurônio
Moderado	2 mg.kg⁻¹	1,4-2,0 min.	2,3 min.
Profundo	4 mg.kg⁻¹	1,5-2,9 min.	3,0-4,5 min.
Não ventilo/não intubo	16 mg.kg⁻¹	1,5 min.	-

Com a administração de pequenas doses, consideradas inadequadas, pode haver sinais de recuperação da função neuromuscular e, a seguir, agravamento do bloqueio. Um exemplo é o relato de Eleveld e col.[214] de diminuição temporária da razão T_4/T_1 após o uso de baixa dose de sugamadex (0,5 mg.kg⁻¹), para antagonizar bloqueio produzido pelo rocurônio. A hipótese mais provável é que o pequeno número de moléculas de sugamadex foi suficiente para formar complexos com as moléculas de rocurônio livres no compartimento central, mas foi insuficiente para complexar as moléculas originárias de compartimentos periféricos que retornam ao compartimento central. A redistribuição dessas moléculas não complexadas refez o bloqueio neuromuscular.[191,214-216]

Um fator que contribui para a eficácia do antagonismo é a eliminação renal do complexo sugamadex-rocurônio. Na ausência do sugamadex, somente cerca de 20% da dose de rocurônio é eliminada por via renal. Na fase de testes desse novo fármaco, ficou comprovado, em estudos experimentais, que sua eliminação é muito rápida e o aumento da concentração na urina é dose-dependente. Esse achado sugere que a eliminação renal do rocurônio, na forma complexada, aumenta acentuadamente.[212]

Diferentemente dos anticolinesterásicos, o sugamadex não tem efeito anticolinesterásico e não é capaz de antagonizar o bloqueio produzido pelos bloqueadores benzilisoquinoleínicos e pela succinilcolina.[212, 215-216]

Farmacologia

O sugamadex tem peso molecular de 2.178 e é altamente solúvel em água. A apresentação em solução aquosa tem pH de 7,5 e osmolalidade entre 300 e 500 mOsmol.kg⁻¹. O sugamadex não tem atividade farmacológica intrínseca e não apresenta toxicidade, teratogenicidade ou genotoxicidade em animais. Nas doses correspondentes às empregadas na clínica (0,1 a 16 mg.kg⁻¹), a farmacocinética do sugamadex é dose-dependente de forma linear.[213,217]

O volume de distribuição do sugamadex é equivalente ao volume extracelular (cerca de 10 a 18 litros). A meia-vida de eliminação é de aproximadamente 100 a 150 minutos, e o *clearance* é 75-120 mL.min⁻¹, que é semelhante à taxa de filtração glomerular. O sugamadex tem baixa taxa de ligação às proteínas plasmáticas, e a fração que consegue atravessar as barreiras cerebral (< 3% nos ratos) e placentária (< 6% em coelhos) é mínima. Não é metabolizado no organismo, sendo excretado inalterado pelos rins. Cerca de 80% da dose administrada é eliminada na urina dentro de 24 horas. A porcentagem cumulativa média é de 48% a 96%, por 24 horas, após doses de 4-8 mg.kg⁻¹.[190-191,218-219]

A farmacocinética do complexo sugamadex-rocurônio é semelhante à farmacocinética do sugamadex sozinho. O complexo tem alta taxa de associação (10^7 M^{-1}) e taxa de dissociação muito baixa. Para cada 25 milhões de complexos sugamadex-rocurônio formados, apenas um sofre dissociação.[213]

Na presença do sugamadex, a eliminação do rocurônio por via renal, em indivíduos com função renal preservada, está aumentada (19% para 26% em 16 horas). Quando encapsulado, o rocurônio deixa de sofrer metabolização hepática e não mais é eliminado na bile.[191,219]

A avaliação clínica do sugamadex foi feita em três aspectos relacionados ao grau de bloqueio neuromuscular no momento do antagonismo. Foram consideradas condições de bloqueio moderado quando a injeção de sugamadex coincidiu com o aparecimento da segunda resposta (T2) à estimulação de quatro estímulos (TOF) ou 30 minutos após uma dose de rocurônio de 0,6 mg.kg^{-1} ou de vecurônio de 0,1 mg.kg^{-1}. O bloqueio profundo foi considerado quando não havia resposta ao TOF, mas havia uma ou duas respostas na contagem pós-tetânica (aproximadamente 10 a 15 minutos após a injeção do BNM). Numa terceira condição, o sugamadex foi administrado imediatamente após a injeção de grandes doses de rocurônio usadas para intubação traqueal na técnica de sequência rápida. Foi considerado o intervalo de tempo entre a injeção do sugamadex e uma razão TOF de 0,9, utilizada como indicativa de recuperação adequada da junção neuromuscular.[213,217,219]

De acordo com Schaller e col.,[220] o sugamadex, quando indicado para antagonizar bloqueios superficiais na dose de 0,22 mg.kg^{-1}, promove a recuperação da T4/T1 = 0,5 para T4/T1 ≥ 0,9 dentro de 5 minutos em cerca de 95% dos pacientes, sem a ocorrência de recurarização.[213,220]

Esses resultados indicam uma correlação entre a dose de sugamadex e o nível de bloqueio a ser antagonizado para a obtenção dos mesmos níveis de recuperação, ou seja, a obtenção de T4/T1 = 0,9 num intervalo de tempo de até 2 minutos. Assim, a escolha da dose recomendada para antagonizar diferentes graus de bloqueio torna indispensável a monitorização da transmissão neuromuscular no momento da reversão do bloqueio.[221]

Para reverter o bloqueio moderado, foram testadas doses entre 0,5 e 6 mg.kg^{-1}. O tempo de recuperação diminuiu de forma dependente da dose de sugamadex, mas a curva da dose-resposta atingiu um platô com a dose de 2 mg.kg^{-1}, não havendo maior ganho com doses mais elevadas.[219,222]

Para a reversão do bloqueio profundo, foram testadas doses entre 0,5 e 8 mg.kg^{-1}. A dose de 4 mg.kg^{-1} promoveu a recuperação para uma TOF = 0,9 em menos de 3 minutos, em voluntários e em estudos dose/resposta. Em estudo comparativo entre o sugamadex (4 mg.kg^{-1}) e a neostigmina (70 g.kg^{-1}), o tempo para a recuperação da TOF = 0,9 foi de 2,9 minutos com o sugamadex e de 50,4 minutos para a neostigmina, demonstrando que a recuperação com sugamadex é cerca de 17 vezes mais rápida. A dose de 4 mg.kg^{-1} é adequada para reversão do bloqueio neuromuscular profundo produzido pelo rocurônio, uma vez que não houve sinais de recorrência do bloqueio.[219,223]

Diferentemente dos anticolinesterásicos, o sugamadex pode ser empregado alguns minutos após o uso do BNMND. Na prática clínica, essa situação corresponde àquelas condições de não ventilo/não intubo nas quais é imprescindível a pronta recuperação da função motora. Foram testadas doses de sugamadex entre 2 e 16 mg.kg^{-1}. Nessas condições, a dose de 16 mg.kg^{-1} se mostrou adequada.[213,224-229] Lee e col.[224] avaliaram o sugamadex (16 mg.kg^{-1}) no antagonismo do bloqueio produzido pelo rocurônio (1,2 mg.kg^{-1}) quando empregado 3 minutos após o bloqueio. Eles consideraram como tempo de recuperação o intervalo entre o início da administração do sugamadex e a recuperação de 90% da amplitude de T1. Compararam com outro grupo de pacientes considerando o tempo necessário para a recuperação espontânea após a succinilcolina (1 mg.kg^{-1}). A recuperação após o sugamadex foi mais rápida do que após a succinilcolina (6,2 versus 10,9 minutos respectivamente), o que reforça a utilidade do sugamadex nas condições de dificuldades de obtenção de uma via aérea protegida.

Os estudos com o vecurônio são poucos e mostram tempos de recuperação (TOF = 0,9) discretamente maiores (Tabela 62.5). Lemmens e col.[200] avaliaram o sugamadex (4 mg.kg^{-1}) quanto ao tempo de recuperação do bloqueio profundo (contagem pós-tetânica = 1-2) em comparação com o grupo tratado com a associação neostigmina/glicopirrolato (neostigmina - 70g.kg^{-1}). A recuperação até T4/T1 = 0,9 ocorreu em 4,5 minutos com o sugamadex, tempo cerca de 15 vezes menor do que com a neostigmina (66,2 minutos).

Nas crianças entre 2 e 11 anos de idade, o uso da dose de 2 mg.kg^{-1} promove recuperação de TOFR = 0,9, num tempo discretamente menor do que no adulto. Nos adolescentes (12 a 17 anos), o tempo de recuperação é semelhante ao dos adultos. Nos idosos, o tempo de recuperação é significativamente maior (3,6 minutos), especialmente naqueles com idade acima de 75 anos. Embora esses resultados tenham sido compilados de pequeno número de estudos, pode-se entender que aparentemente a dose de 2 mg.kg^{-1} de sugamadex é adequada para reverter, nos diferentes grupos etários, o bloqueio moderado produzido pelo rocurônio. Um maior número de estudos, especialmente incluindo crianças menores, se faz necessário para a confirmação da eficácia e segurança do sugamadex nesses grupos.[219,230-232]

Uso de Rocurônio Após Reversão do BNMC com Sugamadex

Em algumas condições clínicas, por exemplo, sangramento no pós-operatório imediato com indicação de revisão cirúrgica, pode ser necessária a curarização do paciente pouco tempo após o uso de sugamadex. Este tem meia-vida de duração de cerca de 120 minutos e requer aproximadamente 24 horas para ser excretado. Esses dados e a ocorrência de um *lag time* imediatamente após o antagonismo com o sugamadex em doses altas tornam questionável a readministração de rocurônio para nova intubação. Como o intervalo de segurança para uma segunda administração do rocurônio ainda não está estabelecido, o relaxamento muscular poderá ser obtido com um BNMND benzilisoquinoleínico.[233] Nos casos em que se optar pelo rocurônio, a dose recomendada depende do tempo transcorrido após o uso do sugamadex. Quando o rocurônio for administrado num intervalo de até 5 minutos do uso do sugamadex, o bloqueio se instala mais lentamente – cerca de 4 minutos –, e a duração do bloqueio será reduzida para 15 minutos. Como o sugamadex é rapidamente eliminado, essa diferença se dissipa em cerca de 25 minutos (Tabela 62.6).[213,234-235]

TABELA 62.6
USO DE ROCURÔNIO APÓS REVERSÃO DO BNMC COM SUGAMADEX.[213]

Tempo após sugamadex	Rocurônio (dose recomendada)	
	(mg . kg^{-1})	DE$_{95}$
5 minutos	1,2	4
4 horas	0,6	2

Contraindicações e Interação com Outros Fármacos

A história de reação alérgica ao sugamadex é a única contraindicação absoluta para o seu uso. No entanto, para pacientes com função renal diminuída (*clearance* de creatinina < 30 mL . min^{-1} ou dependente de diálise), a indicação de sugamadex ainda é questionada. Nos pacientes com risco de sangramento por alterações de coagulação, induzidas por fármacos ou por déficit hereditário de fatores de coagulação, o possível efeito adicional anticoagulante do sugamadex pode ter significado clínico relevante. Ainda não há consenso quanto à indicação do sugamadex para os pacientes com alteração da coagulação, tornando necessária a realização de pesquisas clínicas para a avaliação da interação entre o sugamadex e o sistema de coagulação.[213,236-237]

O sugamadex pode formar complexos com outros compostos esteroidais e não esteroidais, como cortisona e hormônios contraceptivos, atropina, remifentanil, verapamil, antibióticos derivados do ácido fusídico e a flucloxacilina e toremifeno. Nas moléculas dos hormônios esteroidais endógenos e de fármacos esteroidais falta o nitrogênio quaternário presente nos bloqueadores neuromusculares, o que justifica a baixa afinidade do complexo formado. Os complexos formados com fármacos esteroidais têm menor afinidade quando comparados com os complexos sugamadex-rocurônio e sugamadex-vecurônio. No entanto, como o sugamadex tem uma afinidade muito alta por outras moléculas (por exemplo, flucloxacilina, ácido fusídico e toremifeno), elas podem deslocar o rocurônio ou o vecurônio do complexo com o sugamadex resultando no risco potencial de recurarização. A capacidade dessas moléculas de deslocar o rocurônio ou o vecurônio do sugamadex foi avaliada na clínica, pela influência no tempo para a recuperação de razão TOF = 0,9. Não houve evidência de deslocamento clinicamente relevante com a flucloxacilina.[238-239]

Nos pacientes que fazem uso desses fármacos, dois aspectos devem ser considerados. O primeiro é a diminuição da eficácia do sugamadex em virtude do menor número de moléculas disponíveis no plasma, que tem como consequência o prolongamento do tempo para a reversão do BNM. O segundo é a diminuição da eficácia dos fármacos eventualmente encapsulados. Por exemplo, a eficácia de contraceptivos hormonais pode estar diminuída de forma equivalente ao esquecimento de uma dose do contraceptivo, após a administração de sugamadex para a reversão do BNM. Recomenda-se que a paciente adote as medidas contraceptivas indicadas para o caso.[213,240]

Efeitos Adversos

Episódios de cefaleia, boca seca, náuseas e a ocorrência de sensação de frio e irritação moderada no local da injeção foram relatados em voluntários adultos, nos quais foram usadas doses que variaram entre 19 e 96 mg . kg^{-1}.[235,241] Valores anormais de N-acetil-glucosamidase (NAG) urinária, um indicador de lesão tubular, microalbuminúria e de β_2-microglobulina foram relatados em estudos que avaliaram a eficácia e a segurança do sugamadex. A ocorrência desses efeitos é baixa e relaciona-se com doses elevadas, e a comparação estatística com os valores controle não mostrou significância. Também foi descrita elevação da creatina fosfoquinase plasmática em um indivíduo que recebeu sugamadex na dose de 8 mg . kg^{-1} (CK 5.400 UI.L^{-1} após 24 horas da dose). Em relação a alterações hepáticas, foram relatados níveis plasmáticos elevados de aspartato amino transferase e de γ-glutamil transferase cerca de seis horas após 20 mg . kg^{-1} de sugamadex. Esses achados não estavam associados a evidências clínicas de disfunção orgânica, e sua significância ainda não foi esclarecida.[234-235,240]

Na fase I de testes com o sugamadex, foram descritos sinais de reação alérgica discreta, como taquicardia e *rush* cutâneo, indicativos de hipersensibilidade em voluntários sadios. Essas reações não necessitaram de tratamento e estavam relacionadas a altas doses de sugamadex (16 a 96 mg . kg^{-1}). Em pacientes asmáticos, com doença pulmonar, foram relatados broncoespasmos (2 casos dentre 77 pacientes), que foram atribuídos ao sugamadex.[191]

Em 2011, Menéndez e col.[241] descreveram um caso de alergia ao sugamadex num paciente que tinha antecedentes de asma e alergia à poeira caseira. Cerca de um minuto após a injeção do sugamadex (3,2 mg . kg⁻¹, diluído em 8 mL de soro fisiológico), surgiram eritema na parede anterior do tórax e edema de lábios e de pálpebras, seguidos de hipotensão arterial, taquicardia, dessaturação de oxigênio e sibilos disseminados à ausculta pulmonar. A reação foi tratada com corticoide, anti-histamínico e salbutamol. O paciente evoluiu bem, e na consulta com o alergista o único achado foi teste cutâneo, *prick test*, positivo para o sugamadex. A reação foi classificada como reação de hipersensibilidade grau-3, de acordo com a classificação de Laxenaire.

Com o crescimento da frequência de uso do sugamadex, surgiram outros relatos de reações de hipersensibilidade com testes cutâneos e laboratoriais positivos para o sugamadex.[242-245] Essas reações ocorreram nos primeiros 4 a 5 minutos após a injeção do fármaco, até mesmo na presença de baixas doses (1,9 a 4,0 mg . kg⁻¹). Esse fato alerta os anestesiologistas para o risco de eventos adversos graves no período de recuperação anestésica imediato, eventualmente com o paciente já extubado. O quadro clínico de gravidade variável (graus) sugere que o sugamadex pode causar hipersensibilidade local ou sistêmica ou reações não alérgicas.[243] Alguns pacientes não tinham história de alergia ou de exposição prévia ao sugamadex. A provável explicação é que tenha ocorrido sensibilização prévia pela ingesta alimentar de ciclodextrinas presentes em muitos alimentos. A ingesta diária de ciclodextrinas é de cerca de 4 g.[241, 245]

Sugamadex na Anafilaxia ao Rocurônio

As reações anafiláticas que ocorrem durante anestesias, embora sejam raras, representam um risco elevado de morbimortalidade. Na maioria dos casos, cerca de 58% a 69% são desencadeadas pelos BNM, sendo o rocurônio o mais apontado, talvez por ser usado com grande frequência.[246]

Nos protocolos para o manuseio de pacientes de risco de desenvolver reações anafiláticas, a conduta preventiva é a não exposição ao potencial antígeno. No entanto, quando a reação ocorre após injeção intravenosa do antígeno, a resposta anafilática pode se manter até que o agente seja eliminado totalmente do organismo. Considerando que o sugamadex atua formando complexos com o rocurônio, facilitando sua eliminação, alguns autores utilizaram esse fármaco como uma medida adicional no tratamento da anafilaxia ao rocurônio.[246-250] No entanto, a molécula do rocurônio não é totalmente encapsulada pelo sugamadex, e assim a região antigênica da molécula pode estar livre para promover a reação cruzada com a IgE quando se liga ao sugamadex.[246]

O mecanismo de ação e a eficácia do uso do sugamadex no tratamento das reações anafiláticas ao rocurônio ainda não foram estabelecidos em função das condições éticas e práticas que limitam as investigações clínicas com grupo-controle em humanos. Assim, Platt e col.[251] realizaram um estudo de caso-controle incluindo 13 casos de anafilaxia após o uso de rocurônio, nos quais o sugamadex foi utilizado para reverter a reação imunológica. Dentre eles, oito foram posteriormente confirmados como reação de hipersensibilidade do tipo I ao rocurônio, em três a anafilaxia foi causada por antibióticos e dois foram considerados como reações não imunologicamente mediadas. A recuperação dos parâmetros hemodinâmicos após o uso do sugamadex ocorreu em apenas seis casos, três dos quais não foram causados pelo rocurônio. Como houve resposta positiva em dois dos casos comprovadamente desencadeados por antibióticos, os autores sugeriram que a recuperação dos parâmetros cardiocirculatórios após o sugamadex pode ser atribuída à reversão do bloqueio neuromuscular. Com a recuperação do tônus muscular, aumenta a pressão nos vasos intra-abdominais e intramusculares, o que diminui a capacitância venosa e consequentemente aumenta o retorno venoso e o enchimento cardíaco.[251] Uma outra possibilidade é que, secundariamente à reposição de volume e com a melhora da circulação, o efeito vasoconstritor da epinefrina usada para tratar a hipotensão tenha se tornado evidente.[246,251]

Também ainda não foi estabelecida a dose ideal de sugamadex para uso nessas condições clínicas.[246-249] Em teoria, o objetivo do tratamento com sugamadex é encapsular todas as moléculas de rocurônio presentes na circulação, ou seja, deveria ser usado numa proporção de 1:1 em relação ao rocurônio. Por outro lado, nessa condição emergencial o objetivo principal é que o bloqueio neuromuscular seja prontamente revertido, o que justifica o emprego de grandes doses (14 a 16 mg . kg⁻¹).[246-249]

O sugamadex se liga a compostos esteroidais, como a hidrocortisona, e sua eficácia pode eventualmente diminuir no manuseio da reanimação. Como nas reações anafiláticas ocorre a liberação da cascata de mediadores, ainda não está esclarecido o real benefício da remoção das moléculas de rocurônio da circulação. Assim, até que se obtenham novas evidências, sugamadex pode ser considerado um adjuvante no tratamento de casos de reações anafiláticas supostamente induzidas pelo rocurônio, que não responderam ao tratamento convencional com vasoconstritor e reposição hídrica.[246]

Aminopiridinas

Outro grupo de fármacos com potencial para antagonizar o BNMND é representado pela 4-aminopiridina e a 3-4-diaminopiridina. Há relatos na literatura da utilização desses fármacos durante anestesias em adultos[252-253] e em crianças submetidas a anestesia com quetamina e diazepam.[254] Nessas crianças, o tempo para despertar foi encurtado de forma significativa, um sinal indicativo de que as aminopiridinas provocam estimulação do sistema nervoso central. A ação no sistema nervoso central e o fraco desempenho como antagonista dos BNMND são fatores que limitam o uso das aminopiridinas durante anestesias. Quando usadas em pequenas doses, potencializam a ação da neostigmina e da piridostigmina, e antagonizam o bloqueio neuromuscular[255] até mesmo na presença de antibióticos ou de fármacos que interagem com os BNMND.[255-257]

As aminopiridinas atuam produzindo aumento da acetilcolina na fenda sináptica. Durante alguns anos, admitiu-se que a ação das aminopiridinas estava ligada à diminuição da condutância ao potássio, o que prolonga a duração do potencial de ação do nervo, proporcionando maior influxo de cálcio para a terminação nervosa motora e, em consequência, maior liberação de acetilcolina.[249] Mais recentemente, Wu e col.[259] demonstraram que as aminopiridinas atuam estimulando canais de cálcio de alta voltagem, localizados na região pré-sináptica nas proximidades das zonas ativas. O aumento da concentração de cálcio na terminação nervosa é, portanto, dependente dessa ação.

Em função dessa ação pré-juncional, as aminopiridinas representam uma opção no tratamento da síndrome de Eaton Lambert, da intoxicação por toxina botulínica e na intoxicação por antagonistas de cálcio.[260-261] Mais recentemente, comprovou-se que a 4-aminopiridina pode ser útil no tratamento de pacientes com esclerose múltipla porque a ação pré-juncional das aminopiridinas está preservada em neurônios desmielinizados. Nesses pacientes, promove a melhora da qualidade de vida em consequência da melhora na dificuldade de marcha. Com o uso da 4-aminopiridina, ocorre aumento da velocidade e da coordenação da marcha, melhorando a capacidade de andar em curvas.[262-263]

RECOMENDAÇÕES PRÁTICAS

O bloqueio neuromuscular residual ainda constitui complicação frequente em anestesia geral, cuja ocorrência pode ser reduzida pelo emprego de monitorização da transmissão neuromuscular e uso adequado dos bloqueadores neuromusculares e seus antagonistas.

Para a tomada de decisão quanto ao antagonismo do bloqueio neuromuscular, é recomendável a utilização de um monitor da junção neuromuscular, de preferência com registro das respostas musculares evocadas. Durante avaliação com estimulador de nervo periférico, a ausência de respostas evocadas à estimulação com 0,1 Hz ou ao TOF caracterizando bloqueio profundo contraindica o uso de anticolinesterásicos para a reversão do bloqueio. Na ausência de efeitos residuais de fármacos que prolongam a duração do bloqueio neuromuscular – por exemplo, anestesia venosa pura –, a injeção de anticolinesterásicos pode ser feita quando do reaparecimento de T2. Na vigência de efeitos residuais de anestésicos inalatórios, deve-se aguardar o aparecimento de T4. Níveis mais superficiais de bloqueio, correspondentes a T4/T1 ≥ 0,9 proporcionam duas opções. Se a opção for por não antagonizar, o paciente deve ser mantido intubado até a obtenção de registro da T4/T1 ≥ 0,9 e realização de testes indicativos da recuperação da musculatura protetora das vias aéreas superiores (capacidade de deglutir) e da força do masseter (teste de retenção de um objeto entre os dentes). Se a opção for por antagonizar, como nos casos de necessidade de desintubação precoce, o anticolinesterásico deve ser usado em baixas doses (Tabela 62.7). Nesses pacientes, as maiores doses de neostigmina podem provocar diminuição da atividade muscular das vias aéreas superiores e do volume corrente.[188,264-266]

TABELA 62.7 DOSES DE NEOSTIGMINA E DE SUGAMADEX NECESSÁRIAS PARA ANTAGONIZAR DIFERENTES NÍVEIS DE BLOQUEIO NEUROMUSCULAR.[175,181,190,219-220,227-228,265-268]		
Tempo após sugamadex	Rocurônio (dose recomendada)	
	(mg.kg^{-1})	DE$_{95}$
5 min.	1,2	4
4 horas	0,6	2

REFERÊNCIAS

1. Hunter JM. New neuromuscular blocking drugs. N Engl J Med. 1995;332:1691-9.
2. Griffith HR, Johnson GE. The use of curare in general anesthesia. Anesthesiology. 1942;3:418-20.
3. Shanks CA. Pharmacokinetics of the nondepolarizing neuromuscular relaxants applied to calculation of *bolus* and infusion dosage regiments. Anesthesiology. 1986;64:72-86.
4. Bowman WC. Prejunctional and postjunctional cholinoceptors at the neuromuscular junction. Anesth Analg. 1980;59:935-43.
5. Donati F. Neuromuscular blocking drugs for the new millennium: current practice, future trends – Comparative pharmacology of neuromuscular blocking drugs. Anesth Analg. 2000;90:S2-S6.
6. Atherton DP, Hunter JM. Clinical pharmacokinetics of the newer neuromuscular blocking. Clin Pharmacokinetic. 1999; 36:168-89.
7. Fisher DM. Clinical pharmacology of neuromuscular blocking agents. Am J Health-Syst Pharm. 1999;56:S4-S9.
8. Savarese JJ, Ali HH, Basta SJ, et al. The cardiovascular effects of mivacurium chloride (BW B1090U) in patients receiving nitrous oxide-opioid-barbiturate anesthesia. Anesthesiology. 1989;70:386-94.

9. From RP, Pearson KS, Choi WW, et al. Neuromuscular and cardiovascular effects of mivacurium chloride (BW B1090U) during nitrous oxide-fentanyl-thiopentone and nitrous oxide-halothane anaesthesia. Br J Anaesth. 1990;64:193-8.
10. Lien CA, Savarese JJ, Kopman AF. Clinical pharmacology and Applications of Neuromuscular Blockers. In: Bowdle TA, Horita A, Kharasch ED. The Pharmacology Basis of Anesthesiology. New York: Churchill Livingstone, 1994. p.439-82.
11. Durant NN, Katz RL. Suxamethonium. Br J Anaesth. 1982;54:195-208.
12. Stoelting RK. Neuromuscular blocking drugs. In: Stoelting RK. Pharmacology & phisiology in Anesthetic practice. Philadelphia: Lippincott Williams Wilk, 1999. p.182-223.
13. Ali HH, Savarese JJ. Monitoring of neuromuscular function. Anesthesiology. 1978;45:216-49.
14. Saddler JM, Bevan JC, Plumley MH, et al. Jaw muscle tension after succinylcholine in children undergoing strabismus surgery. Can J Anaesth. 1990;37:21-5.
15. Leary NP, Ellis FR. Masseteric muscle spasm as a normal response to suxamethonium. Br J Anaesth. 1990;64:488-92.
16. Schwartz L, Rockoff MA, Koka BV. Masseter spasm with anesthesia: incidence and implications. Anesthesiology. 1984;61:772-5.
17. CooK DR. Can Succinylcholine be abandoned? Anesth Analg. 2000;90:S24-S28.
18. Martyn JA, White DA, Gronert GA, et al. Up-and-down regulation of skeletal muscle acetylcholine receptors. Effects on neuromuscular blockers. Anesthesiology. 1992;76:822-43.
19. Stoelting RK, Peterson C. Adverse effects of increased succinylcholine dose following d-tubocurarine pretreatment. Anesth Analg. 1975;54:282-8.
20. Ostergaard D, Jensen FS, Viby-Mogensen J. Reversal of intense mivacurium block with human plasma cholinesterase in patients with atypical plasma cholinesterase. Anesthesiology. 1995;82:1295-8.
21. Basta SJ, Savarese JJ, Ali HH, et al. Clinical pharmacology of doxacurium chloride. A new long acting nondepolarizing muscle relaxant. Anesthesiology. 1988; 69:478-86.
22. Bevan DR. Newer neuromuscular blocking agents. Pharmacol & Toxicol. 1994;74:3-9.
23. Parker CJR. Pharmacokinetics of neuromuscular blocking drugs. em: Harper NJN, Pollard BJ. Muscle relaxants in anaesthesia. London: Edward Arnold, 1995. p.26-54.
24. Pollard BJ. Non-depolarizing muscle relaxants. In: Harper NJN, Pollard BJ. Muscle relaxants in anaesthesia. London: Edward Arnold, 1995. p.77-96.
25. Scott RPF, Norman J. Doxacurim chloride: A preliminary clinical trial. Br J Anaesth. 1989;62:373-7.
26. Cashman JN, Luke JJ, Jones RM. Neuromuscular block with doxacurim (BWA938U) in patients with normal or absent renal function. Br J Anaesth. 1990;64:1186-92.
27. Dresner DL, Basta SJ, Ali HH, et al. Pharmacokinetics and pharmacodynamics of doxacurium in young and elderly patients during isoflurane anesthesia. Anesth Analg. 1990;71:498-502.
28. Lennon RL, Hosking MP, Houck PC, et al. Doxacurium chloride for neuromuscular blockade before tracheal intubation and surgery during nitrous oxide-oxygen-narcotic-enflurane anesthesia. Anesth Analg. 1989;68:255-60.
29. Katz RL. Clinical neuromuscular pharmacology of pancuronium. Anesthesiology. 1971;34:550-6.
30. Emmot RS, Bracev BJ, Goldhill DR. Cardiovascular effects of doxacurium, pancuronium, and vecuronium in anesthetized patients presenting coronary artery bypass surgery. Br J Anaesth. 1990;65:480-6.
31. Lynam DO, Cronelly R, Castagnoli KP, et al. The pharmacodynamics and pharmacokineties of vecuronium in patients anesthetized with isoflurane with normal renal function or with renal failure. Anesthesiology. 1988;69:227-31.
32. Cook DR, Freeman JA, Lai AA, et al. Pharmacokinetics and Pharmacodynamics of doxacurium in normal patients and in those with hepatic or renal failure. Anesth Analg. 1991;72:145-50.
33. Martlew RA, Harper JN. The clinical pharmacology of doxacurium in young adults and in elderly patients. Anaesthesia. 1995;50:779-82.
34. Koscielniak-Nielsen ZJ, Law-Min JC, Donati F, et al. Dose-Response relations of doxacurium and its reversal with neostigmina in young adults and healthy elderly patients. Anesth Analg. 1992;74:845-50.
35. Sarner JB, Brandom BW, Cook DR, et al. Clinical pharmacology of doxacurium chloride (BW A938U) in children. Anesth Analg. 1988;67:303-6.
36. Goudsouzian NG, Alifimoff JK, Liu MP, et al. Neuromuscular and cardiovascular effects of doxacurium in children anaesthetized with halothane. Br J Anaesth. 1989;62:263-8.
37. Kern C, Tassonyi E, Rouge JC, et al. Doxacurium pharmacodynamics in children during volatile and opioid-based anaesthesia. Anaesthesia. 1996;51:361-4.
38. Katz JA, Fragen RJ, Shamks CA, et al. Dose-response relation ships of doxacurium chloride in humans during anesthesia with nitrous oxide and fentanyl, enflurane, or halothane. Anesthesiology. 1989;70:432-6.
39. Stirt JA, Murray Al, Katz RL, et al. Atracurium during halothane anesthesia in humans. Anesth Analg. 1983;62:207-10.
40. Pittet JF, Tassonyi E, Morel DR, et al. Pipecuronium-induced neuromuscular blockade during nitrous oxide-fentayl, isoflurane and halothane anesthesia in adults and children. Anesthesiology. 1989;71:210-3.
41. Pittet JF, Melis A, Rouge JC, et al. Effect of volatile anesthetics on vecuronium induced neuromuscular blockade in children. Anesth Analg. 1990;70:248-52.
42. Brett RS, Dílger JP, Yland KF. Isoflurane cause a " flickenring" of the acetycholine receptor channels: observations using the patch clamp. Anesthesiology. 1988;69:161-70.
43. Tsui D, Graham GG, Torda TA. The pharcokineties of atracurium isomers in vitro and in humans. Anesthesiology. 1987;67:722-8.

44. Savarese JJ, Basta SJ, Ali HH, et al. Neuromuscular and cardiovascular effects of atracurium in patients under halothane anesthesia. Anesthesiology. 1982;57:A262.
45. Miller RD, Rupp SM, et al. Clinical pharmacology of vecuronium and atracurium. Anesthesiology. 1984;61:444-53.
46. Miller RD, Von Ehrenburg W. The contribution of muscle relaxants to the advancement of anaesthetic practice: what is required of new compounds? Eur J Anesthesiol. 1994;11:1-8.
47. Griffiths RB, Hunter JM, Jones RS. Atracurium infusions in patients with renal failure on an ITU. Anaesthesia. 1986;41:375-81.
48. Basta SJ, Ali HH, Savarese JJ, et al. Clinical pharmacology of atracurium besylate (BW 33A): A new nondepolarizing muscle relaxant. Anesth Analg. 1982;61:723-9.
49. Ward S, Neill EAM, Weatherley BC, et al. Pharmacokinetics of atracurium besylate in healthy patients (after a single i.v.) bolus dose. Br J Anaesth. 1983;55:113-8.
50. Hughes R, Chapple DJ. The pharmacology of atracurium a new competitive neuromuscular blocking agent. Br J Anaesth. 1981;53:31-44.
51. Flynn PJ, Hughes P, Walton B. The use of atracurium in cardiopulmonary bypass with induced hypothermia. Anesthesiology. 1983;59:A262.
52. Chapple DJ, Clark JS. Pharmacological action of breakdown products of atracurium and related substances. Br J Anaesth. 1983;55:11S-15S.
53. Chapple DJ, Miller AA, Ward JB, et al. Cardiovascular and neurological effects of laudanosine: studies in mice and rats, and in conscious and anaesthetized dogs. Br J Anaesth. 1987;59:218-25.
54. Shi WZ Fahey MR, Fisher DM, et al. Modifications of central nervous system effects of laudanosine by inhalation anaesthetics. Br J Anaesth. 1989;63:598-600.
55. Fahey MR, Rupp SM, Canfell C. Effect of renal failure on laudanosine excretion in man. Br J Anaesth. 1985;57:1049-51.
56. Parker CJR, Jones JE, Hunter JM. Disposition of infusions of atracurium and its metabolite, laudonosine, in patients in renal and respiratory failure in an ITU. Br J Anaesth. 1988;61:531-40.
57. Mirakhur RK, Lavery GG, Clarke RSJ, et al. Atracurium in clinical anaesthesia: Effect of dosage on onset, duration and conditions for tracheal intubation. Anaesthesia. 1985;40:801-5.
58. Katz RL, Stirt J, Murray AL, et al. Neuromuscular effects of atracurium in man. Anesth Analg. 1982;61:730-4.
59. Ramsey FM, Withe PA, Stulken EH, et al. Enflurane potentiation of neuromuscular blockade by atracurium. Anesthesiology. 1982;57:A255.
60. Rupp SM, Fahey MR, Miller RD. Neuromuscular and cardiovascular effects of atracurium during nitrous oxide-fentanyl and nitrous oxide-isoflurane anaesthesia. Br J Anaesth. 1983;55:67S-70S.
61. GramstadL, Lilleaasen P, Minsaas B. Comparative study of atracurium, vecuronium (Org NC 45) and pancuronium. Br J Anaesth. 1983;55:95S-96S.
62. Boyd AH, Eastwood NB, Parker CJR, et al. Pharmacodynamics of the IR cis l'R cis isomer of atracurium (51W89) in heath and chronic renal failure. Br J Anaesth. 1995;74:400-4.
63. Ali HH, Savarese JJ, Basta SJ, et al. Evaluation of cumulative properties of three new non-depolarizing neuromuscular blocking drugs BW A444U, atracurium and vecuronium. Br J Anaesth. 1983;55:107S-111S.
64. Scott RPF, Savarese JJ, Basta SJ, et al. Atracurium: Clinical strategies for preventing histamine release and attenuating the haemodynamic response. Br J Anaesth. 1985;57:550-3.
65. Caldwell JE, Lau M, Fisher DM. Atracurium versus vecuronium in asthmatic patients. A blinded, randomized comparison of adverse events. Anesthesiology. 1995;83:986-91.
66. Ward S, Boheimer N, Eeatherley BC, et al. Pharmacokinetics of atracurium and its metabolites in patients with normal renal function, and patients with renal failure. Br J Anaesth. 1987;59:697-706.
67. Fahey MR, Rupp SM, Fisher DM, et al. The pharmacokinetics and pharmacodynamics of atracurium in patients with and without renal failure. Anesthesiology. 1984;61:699-702.
68. Shearer ES, O'Sullivan EP, Hunter JM. Clearance of atracurium and laudanosine in the urine and by continuous venous haemofiltration. Br J Anaesth. 1991;67:569-73.
69. Hunter JM. Atracurium and laudanosine pharmacokinetics in acute renal failure. Intensive Care Med. 1993;19:S01-S93.
70. Duvaldestin P, Agoston S, Henzel D, et al. Pancuronium pharmacokinetics in patients with liver cirrhosis. Br J Anaesth. 1978;50:1131-6.
71. Lebrault C, Berger JL, D'Hollander AA, et al. Pharmacokinetics and pharmacodynamics of vecuronium (ORG NC 45) in patients with cirrhosis. Anesthesiology. 1985;62:601-5.
72. Parker CJR, Hunter JM. Pharmacokinetics of atracurium and laudanosine in patients with hepatic cirrhosis.Br J Anaesth. 1989;62:177-83.
73. Kent AP, Parker CJR, Hunter JM. Pharmacokinetics of atracurium and laudanosine in the elderly. Br J Anaesth. 1989;63:661-6.
74. D'Hollander A, Luyckx C, Barvais L, et al. Clinical evaluation of atracurium besylate requirement for a stable muscle relaxation during surgery: Lack of age-related effects. Anesthesiology. 1983; 59: 237-240.
75. McLoughlin CC, Mirakhur RK. Muscle relaxants in paediatric anaesthesia In: Harper NJN, Pollard BJ. Muscle relaxants in anaesthesia. London: Edward Arnold, 1995. p.198-220.
76. Brandom BW, Woelfel SK, Cook DR, et al. Clinical pharmacology of atracurium in infants. Anesth Analg. 1984;63: 309-12.
77. Goudsouzian NG, Liu LMP, Gionfriddo M, et al. Neuromuscular effects of atracurium in infants and children. Anesthesiology. 1985;62:75-9.
78. Goudsouzian NG. Atracurium in infants and children. Br J Anaesth. 1986;58:23S-28S.

79. Meakin G, Shaw EA, Baker RD, et al. Comparison of atracurium induced neuromuscular blockade in neonates, infants and children. Br. J Anaesth. 1988;60:171-5.
80. Goudsouzian NG, Young ET, Moss J, et al. Histamine release during the administration of atracurium of vecuronium in children. Br J Anaesth. 1986;58:1229-33.
81. Savarese JJ, Ali HH, Basta SJ, et al. The clinical neuromuscular pharmacology of mivacurium chloride (BW B1090U). A short-acting nondepolarizing ester neuromuscular blocking drug. Anesthesiology. 1988;68:723-32.
82. Cook DR, Freeman JA, Lai AA, et al. Pharmacokinetics of mivacurium in normal patients and in those with hepatic or renal failure. Br J Anaesth. 1992;69:580-5.
83. Bownes PB, Hartman GS, Chiscolm D, et al. Antagonism of mivacurium blockade by purified human butyryl cholinesterase in cats. Anesthesiology. 1992;77:A909.
84. Devcic A, Munshi CA, Gandhi SK, et al. Antagonism of mivacurium neuromucular block: neostigmina versus edrophonium. Anesth Analg. 1995;81:1005-9.
85. Naguib M, Selim M, Bakhamees HS, et al. Enzymatic versus pharmacologic antagonism of profound mivacurium-induced neuromuscular blockade. Anesthesiology. 1996;84:1051-9.
86. Szenohradszky J, Lau M, Brown R, et al. The effect of neostigmina on twictch tension and muscle relaxant concentration during infusion of mivacurium or vecuronium. Anesthesiology. 1995;83:83-7.
87. Lien CA, Schmith VD, Embree PB, et al. The pharmacokinetics and pharmacodynamics ot the stereoisomers of mivacurium in patients receiving nitrous oxide/opioid/barbiturate anesthesia. Anesthesiology. 1994;80: 1296-302.
88. Hull CJ. Pharmacokinetics and pharmacodynamics of the benzylisoquinolinium muscle relaxants. Acta Anaesthesiol Scand. 1995;39:13-7.
89. Cook DR, Stiller RL, Weakly JN, et al. In vitro metabolism of mivacurium chloride (BW B1090U) and succinylcholine. Anesth Analg. 1989;68:452-6.
90. Savarese JJ, Lien CA, Belmont MR, et al. The clinical and basic pharmacology of mivacurium: a short-acting nondepolarizing benzylisoquinolinium diester neuromuscular blocking drug. Acta Anaesthesiol Scand. 1995;39:18-22.
91. Caldwell JE, Heir T, Kitts JB, et al. Comparison of the neuromuscular block induced by mivacurium, suxamethonium or atracurium during nitrous oxide-fentanyl anesthesia. Br J Anaesth. 1989;63:393-9.
92. Ali HH, Savarese JJ, Embree PB, et al. Clinical pharmacology of mivacurium chloride (BW B1090U) infusion: comparison with vecuronium and atracurium. Br J Anaesth. 1988;61:541-6.
93. Ostergaard D, Jensen FS, Jensen E, et al. Influence of plasma cholinesterase activity on recovery from mivacurium induced neuromuscular blockade in phenotypically normal patients. Acta Anaesthesiol Scand. 1992;36:702-6.
94. Bevan DR. Prolonged mivacurium-induced neuromuscular block. Anesth Analg. 1993;77:4-6.
95. Ostergaard D, Jensen FS, Jensen E, et al. Mivacurium – induced neuromuscular blockade in patients with atypical plasma cholinesterase. Acta Anaesthesiol Scand. 1993;37:314-8.
96. Goudsouzian NG, D'Hollander AA, Viby-Mogensen J. Prolonged neuromuscular block from mivacurium in two patients with cholinesterase deficiency. Anesth Analg. 1993;77:183-5.
97. Stoops CM, Curtis CA, Kovach DA, et al. Hemodynamic effects of mivacurium choride administration to patients during oxygen-sufentanil anesthesia for coronary artery bypass grafting or valve replacement. Anesth Analg. 1989;68:333-9.
98. Moss J, Rosow CE. Histamine release by narcotics and muscle relaxants in humans. Anesthesiology. 1983;59:330-9.
99. Plaud B, Marty J, Debaene B, et al. The cardiovascular effects of mivacurium in hypertensive patients. Anesth Analg. 2002;95:379-84
100. Devlin JC, Head-Rapson AG, Parker CJR, et al. Pharmacodynamics of mivacurium chloride in patients with hepatic cirrhosis. Br J Anaesth. 1993;71:227-31.
101. Donati F. Onset of action of relaxants. Can J Anaesth. 1988;35:S52-S58.
102. Ryan RW. Preoperative serum cholinesterase concentration in chronic renal failure. Br J Anaesth. 1977;49:945-9.
103. Phillips BJ, Hunter JM. Use of mivacurium chloride by constant infusion in the anephric patient. Br J Anaesth. 1992;68:492-8.
104. Jones RM. Mivacurium in special patients groups. Acta Anaesthesiol Scand. 1995;39:47-54.
105. Sidell FR, Kaminskis A. Influence of age, sex and oral contraceptives on human blood cholinesterase activity. Clin Chem. 1975;21:1393-5.
106. Maddineni VR, Mirakhur RK, McCoy EP, et al. Neuromuscular and haemodynamic effects of mivacurium in elderly and young adult patients. Br J Anaesth. 1994;73:608-12.
107. Platt MW, Munday IT, Merrett KL, et al. Mivacurium in young adult and elderly patients. Br J Anaesth. 1994;73:263.
108. Goudsouzian NG, Alifimoff JK, Eberly C, et al. Neuromuscular and cardiovascular effects of mivacurium in children. Anesthesiology. 1989;70:237-42.
109. McCluskey A, Meakin G. Dose-response and minimum time to satisfactory intubation conditions after mivacurium in children. Anaesthesia. 1996;51:438-41.
110. Cook DR. Mivacurium in infants and children. J Drug Develop. 1993;1:7-14.
111. Meretoja AO, Olkkola KT. Pharmacodynamics of mivacurium in children, using a computer-controlled infusion. Br J Anaesth. 1993;71:232-7.
112. Meretoja AO, Taivainen T. Mivacurium chloride in infants and children. Acta Anaesthesiol Scand. 1995;39:41-4.
113. Kansanaho M, Olkkola KT. Quantifying the effects of isoflurane on mivacurium infusion requirements. Anaesthesia, 1996;51:133-6.

114. Alifimoff JK, Goudsouzian NG. Continuous infusion of mivacurium in children. Br J Anaesth. 1989;63:520-4.
115. Wirtavuori K, Meretoja AO, Taivainen T, et al. Time course on potentiation of halothane and isoflurane on mivacurium infusion. Anesthesiology. 1993;79:A939.
116. Weber S, Brandom BW, Powers DM, et al. Mivacurium chloride (BW B1090U) induced neuromucular blockade during nitrous oxide-narcotic anesthesia in adult surgical patients. Anesth Analg. 1988;67:495-9.
117. Caldwell JE, Kitts JB, Heir T, et al. The dose-response relationship of mivacurium chloride in humans during nitrous oxide-fentanyl of nitrous-oxide-enflurane anesthesia. Anesthesiology. 1989;70:31-5.
118. Choi WW, Mehta MP, Murray DJ, et al. Neuromuscular and cardiovascular effects of mivacurium chloride in surgical patients receiving nitrous oxide-narcotic or nitrous oxide-isoflurane anasthesia. Can J Anaesth. 1989;36:641-50.
119. Kumar N, Mirakhur RK, Symington MJ, et al. A comparison of the effects of isoflurane and desflurane on the neuromuscular effects of isoflurane and desflurane on the neuromuscular effects of mivacurium. Anaesthesia. 1996;51:547-50.
120. King MJ, Milazkiewicz R, Carli F, et al. Influence of neostigmina on postoperative vomiting. Br J Anaesth. 1988;61:403-6.
121. Watcha MF, Safavi FZ, McCulloch DA, et al. Effect of antagonism of mivacurium-induced neuromuscular block on postoperative emesis in children. Anesth Analg. 1995;80:713-7.
122. Tang J, Joshi GP, White PF. Comparison of rocuronium and mivacurium to succinylcholine during outpatients laparoscopic surgery. Anesth Analg. 1996;82:994-8.
123. Belmont MR, Lien CA, Quessy S, et al. The clinical neuromucular pharmacology of 51W89 in patients receiving nitrous oxide/opioid/barbiturate anesthesia. Anesthesiology. 1995;82:1139-45.
124. Lien CA, Belmont MR, Abalos A, et al. The cardiovascular effects and histamine-releasing properties of 51W89 in patients receiving nitrous oxide/opioid/barbiturate anesthesia. Anesthesiology. 1995;82:1131-38.
125. Hunter JM, Eastwood NB, Boyd AH, et al. Pharmacokinetics of 51W89: preliminary data. Acta Anaesthesiol Scand. 1995;39:94.
126. Lepage JY, Malinovsy JM, Malinge M, et al. 51W89: Dose response neuromuscular blocking profile and cardiovascular effects. Anesthesiology. 1993;79:A945.
127. Lien CA, Belmont MR, Abalos A, et al. Dose response relationships of 51W89 with nitrous oxide/opioid/barbiturate anesthesia. Anesthesiology. 1993;79:A948.
128. Meretoja AO, Taivainen T, Wirtavuori K. Pharmacodynamic effects of 51W80, an isomer of atracurium, in children under halothane anesthesia. Br J Anaesth. 1995;74:6-11.
129. Belmont M, Beemer G, Bownes P, et al. Comparative pharmacology of atracurium and one of its isomers, 51W89, in rhesus monkeys. Anesthesiology. 1993;79:A947.
130. Wastila WD, Maehr RB, Turner GL, et al. Compative pharmacology of cisatracurium (51W89), atracurium, five isomers in cats. Anesthesiology. 1996;85:169-77.
131. Konstadt SN, Reich DL, Stanley III TE, et al. A two-center comparison of the cardiovascular effects of cisatracurium (Nimbex TM) and vecuronium in patients with coronary artery disease. Anesth Analg. 1995;81:1010-4.
132. Belmont MR, Lien CA, Fagan M, et al. Continuous infusion of 51W89 in patients under nitrous-oxide-opioid-barbiturate anesthesia. Anesth Analg. 1994;78:S29.
133. Eastwood NB, Boyd AH, Parker CJR, et al. Pharmacokinetics of IR-cis 1'R-cis atracurium besylate (51W89) and plasma laudanosine concentrations in health and chronic renal failure. Br J Anaesth. 1995;75:431-5.
134. Savarese JJ, Wastila WB. The future of the benzylisoquinolinium relaxants. Acta Anesthesiol Scand. 1995;39:91-3.
135. Krombach J, Hunzelmann N, Köster F, et al. Anaphylactoid reactions after cisatracurium administration in six patients. Anesth Analg. 2001;93:1257-9.
136. Yoon SH, Bang JY, Seo H, et al. Sudden cardiovascular collapse caused by severe anaphylaxis after cisatracurium use: a case report. Korean J Anesthesiol. 2014;67:412-5.
137. Solatpour F, Teymourian H, Mohajerani SA, et al. Comparison of the incidence of sore throat after rapid sequence intubation with succinylcholine and cisatracurium. Anesth Pain Med. 2014;4:e20030.
138. Belmont MR, Lien CA, Tjan J, et al. Clinical pharmacology of GW280430A in humans. Anesthesiology. 2004;100:768-73.
139. Lien CA. Development and potential clinical impairment of ultra-short-acting neuromuscular blocking agents. Br J Anaesth. 2011;107(Suppl 1):i60-71.
140. Samano V, Ray JA, Thompson JB, et al. Synthesis of ultra-short-acting neuromuscular blocker GW 0430: a remarkably stereo and regioselective synthesis of mixed tetrahydroisoquinolinium chlorofumarates. Org Lett. 1999;1:1993-6.
141. Heerdt PM, Sunaga H, Savarese JJ. Novel neuromuscular blocking drugs and antagonists. Curr Opin Anaesthesiol. 2015;28:403-10.
142. Savarese JJ, McGilvra JD, Sunaga H, et al. Rapid chemical antagonism of neuromuscular blockade by L-cysteine adduction to and inactivation of the olefinic (double-bonded) isoquinolinium diester compounds gantacurium (AV430A), CW 002, and CW 011. Anesthesiology. 2010;113:58-73.
143. Sunaga H, Zhang Y, Savarese JJ, et al. Gantacurium and CW002 do not potentiate muscarinic receptor-mediated airway smooth muscle constriction in guinea pigs. Anesthesiology. 2010;112:892-9.
144. Miller RD, Agoston S, Booij LDHJ, et al. The comparative potency and pharmacokinetics of pancuronium and its metabolites in anesthetized man. Anesthesiology. 1978;207:539-43.

145. Ivankovick AD, Milevich DJ, Albrecht RF, et al. The effect of pancuronium on myocardial contraction and catecholamine metabolism. J Pharm Pharmacol. 1975;27:837-41.
146. Diefenbech C, Mellinghoff H, Buzello W, et al. Variability of pipecuronium neuromuscular blockade. Acta Anaesthesiol Scand. 1993;37:189-91.
147. Larijani GE, Bartkowski RR, Azad SS, et al. Clinical pharmacology of pipecuronium bromide. Anesth Analg. 1989;68:734-9.
148. Caldwell JE, Castagnoli KP, Canfell PC, et al. Pipecuronium and pancuronium comparison of pharmacokinetics and duration of action. Br J Anaesth. 1988;61:693-7.
149. Rathmell JP, Brooker RF, Prielipp RC, et al. Hemodynamic and pharmacodynamic comparison of doxacurium and pipecuronium with pancuronium during induction of cardiac anesthesia: does the benefit justify the cost? Anesth Analg. 1993;76:313-9.
150. Caldwell JE, Canfell PC, Castagnoli KP, et al. The influence of renal failure on the pharmacokinetics and duration of action of pipecuronium bromide. Anesthesiology. 1987;67:A612.
151. Ornstein E, Matteo RS, Schwartz AE, et al. Pharmacokinetics and pharmacodynamics of pipecuronium of pipecuronium bromide (Arduan) in eldery surgical patients. Anesth Analg. 1992;74:841-4.
152. D´Honneur G, Khalil M, Dominique C, et al. Pharmacokinetics and pharmacodynamics of pipecuronium in patients with cirrhosis. Anesth Analg. 1993;77:1203-6.
153. Wierda JM, Szenohradszky J, De Wit AP, et al. The pharmacokinetics and urinary and biliary excretion of pipecuronium bromide. Eur J Anaesthesiol. 1991;8:451-7.
154. Tassonyi E, Neidhart P, Pittet J, et al. Cardiovascular effects of pipecuronium and pancuronium in patients undergoing coronary artery bypass grafting. Anesthesiology. 1988;69:793-6.
155. Khuenl-Brady KS, Reitstatter B, Schlager A, et al. Long-term administration of pancuronium and pipecuronium in the intensive care unit. Anesth Analg. 1994;78:1082-6.
156. Tullock WC, Duana P, Cook DR, et al. Neuromuscular and cardiovascular effects of high-dose vecuronium. Anesth Analg. 1990;70:86-90.
157. Bencini AF, Scaf AHJ, Sohn YJ, et al. Disposition and urinary excretion of vecuronium bromide in anesthetized patients with normal renal function or renal failure. Anesth Analg. 1986;65:245-51.
158. Yeaton P, Teba L. Sinus node exit block following administration of vecuronium. Anesthesiology. 1988;68:177-8.
159. Hunter JM. Rocuronium: the newest aminosteroid neuromuscular blocking drug. Br J Anaesth. 1996;76:481-3.
160. Wierda MKH, De Wit APM, Kuizenga K, et al. Clinical observations on the neuromuscular blocking action of Org 9426, a new steroidal non-despolarizing agent. Br J Anaesth. 1990;64:521-3.
161. Chiu CL, Jaais F, Wang CY. Effect of rocuronium compared with succinylcholine on intraocular pressure during rapid sequence induction of anaesthesia. Br J Anaesth. 1999;82:757-60.
162. Heier T, Caldwell JE. Rapid tracheal intubation with large-dose rocuronium: a probability – based approach. Anesth Analg. 2000;90:175-9.
163. Foldes FF, Nagashima H, Nguyen HD, et al. The neuromuscular effects of Org 9426 in patients receiving balanced anesthesia. Anesthesiology. 1991;75:191-6.
164. Cooper R, Mirakhur RK, Clarke RSJ, et al. Comparison of intubating conditions after administration of Org 9426 (rocuronium) and suxamethonium. Br J Anaesth. 1992;69:269-73.
165. Bowman WC, Rodger IW, Houston J, et al. Structure: action relationships among some desacetoxy analogues of pancuronium and vecuronium in the anesthetized cat. Anesthesiology. 1988;69:57-62.
166. Lambalk LM, De Wit APM, Wierda JMKH, et al. Dose-response relationship and time course of action of Org 9426. Anaesthesia. 1991;46:907-11.
167. Magorian T, Flannery KB, Miller R. Comparison of rocuronium, succinylcholine, and vecuronium for rapid-sequence induction of anesthesia in adult patients. Anesthesiology. 1993;79:913-8.
168. Wierda JMKH, Kleef VW, Lambalk LM, et al. The pharmacodynamics and pharmacokinetics of Org 9426, a new non-despolarizing agent, in patients anaesthetized with nitrous oxide, halothane and fentanyl. Can J Anaesth. 1991;38:430-5.
169. Szenohradszky J, Fisher DM, Segredo V, et al. Pharmacokinetics of rocuronium bromide (ORG 9426) in patients with normal renal function or patients undergoing cadaver renal transplantation. Anesthesiology. 1992;77:899-904.
170. Servin FS, Lavaut E, Kleef U, et al. Repeated doses of rocuronium bromide administered to cirrhotic and control patients receiving isoflurane. Anesthesiology. 1996;84:1092-100.
171. Levy JH, Davis GK, Duggan J, et al. Determination of the hemodynamics and histamine release of rocuronium (Org 9426) when administered in increased doses under N2O/O2 – sufentanil anesthesia. Anesth Analg. 1994;78:318-21.
172. Murphy GS. Residual neuromuscular blockade: incidence, assessment, and relevance in the postoperative period. Minerva Anestesiol. 2006;72:97-109.
173. Murphy GS, Brull SJ. Residual neuromuscular block: lessons unlearned. Part I: definitions, incidence, and adverse physiologic effects of residual neuromuscular block. Anesth Analg. 2010;111:120-8.
174. Murphy GS, Szokol JW, Avram MJ, et al. Postoperative residual neuromuscular blockade is associated with impaired clinical recovery. Anesth Analg. 2013 Jul;117(1):133-41.
175. Bevan DR, Donati F, Kopman AF. Reversal of neuromuscular blockade. Anesthesiology. 1992;77:785-805.
176. Bevan DR. Clinical pharmacology of reversal of neuromuscular blockade. In: Bowdle TA, Horita A, Kharasch

ED. The pharmacology basis of anesthesiology. New York: Churchill Livingstone, 1994. p.483-95.

177. Mirakhur RK. Spontaneous recovery or evoked reversal of neuromuscular block. Acta Anaesthesiol Scand. 1995;106:62-5.

178. Pooler HE. Atropine, neostigmine and sudden deaths. Anaesthesia. 1957;12:198-202.

179. Kopman AF, Yee PS, Neuman GG. Relationship of the train-of-four fade ratio to clinical signs and symptoms of residual paralysis in awake volunteers. Anesthesiology. 1997;86:765-71.

180. Churchill-Davidson HC. The d-tubocurarine dilemma. Anesthesiology. 1965;26:132-3.

181. Kopman AF, Eikermann M. Antagonism of non-depolarising neuromuscular block: current practice. Anaesthesia. 2009;64 Suppl1:22-30.

182. Arbous MS, Meursing AE, van Kleef JW, et al. Impact of anesthesia management characteristics on severe morbidity and mortality. Anesthesiology. 2005;102:257-68.

183. de Boer HD, van Egmond J, Driessen JJ, et al. Update on the management of neuromuscular block: focus on sugammadex. Neuropsychiatr Dis Treat. 2007;3:539-44.

184. Butterly A, Bittner EA, George E, et al. Postoperative residual curarization from intermediate-acting neuromuscular blocking agents delays recovery room discharge. Br J Anaesth. 2010;105:304-9.

185. Naguib M, Kopman AF, Lien CA, et al. A survey of current management of neuromuscular block in the United States and Europe. Anesth Analg. 2010;111:110-9.

186. Ramsey FM. Reversal of neuromuscular blockade. Int Anesthesiol Clin. 1991;29:93-104.

187. Baillard C, Gehan G, Reboul-Marty J, et al. Residual curarization in the recovery room after vecuronium. Br J Anaesth. 2000;84:394-5.

188. Plaud B, Debaene B, Donati F, et al. Residual paralysis after emergence from anesthesia. Anesthesiology. 2010;112:1013-22.

189. Norton M, Xará D, Parente D, et al. Residual neuromuscular block as a risk factor for critical respiratory events in the post anesthesia care unit. Rev Esp Anestesiol Reanim. 2013 Apr;60(4):190-6.

190. Srivastava A, Hunter JM. Reversal of neuromuscular block. Br J Anaesth. 2009;103:115-29.

191. Craig RG, Hunter JM. Neuromuscular blocking drugs and their antagonists in patients with organ disease. Anaesthesia. 2009;64 Suppl1:55-65.

192. de Boer HD. Neuromuscular transmission: new concepts and agents. J Crit Care. 2009;24:36-42.

193. Payne JP, Hughes R, Al Azawi S. Neuromuscular blockade by neostigmine in anaesthetized man. Br J Anaesth. 1980;52:69-76.

194. Stoelting RK. Anticholinesterase Drugs and cholinergic agonists, em: Stoelting RK – Pharmacology & physiology in anesthetic practice. Philadelphia: Lippincott Williams & Wilkins, 1999. p.224-37.

195. Harper NJN. Reversal of neuromuscular blockade. In: Harper NJN, Pollard BJ. Muscle relaxants in anaesthesia. London: Edward Arnold, 1995. p.135-55.

196. Johnson RA. Reversal of neuromuscular blocking agents. Advances in the use of muscle relaxants. Anesth Clin North Am. 1993;391-408.

197. Bartkowski RR. Incomplete reversal of pancuronium neuromuscular blockade by neostigmine, pyridostigmine, and edrophonium. Anesth Analg. 1987;66:594-8.

198. Bowman WC. Neuromuscular block. Br J Pharmacol. 2006;147 Suppl1:S277-86.

199. Della Rocca G, Pompei L. A novel approach to reversal of neuromuscular blockade. Minerva Anestesiol. 2009;75:349-51.

200. Lemmens HJ, El-Orbany MI, Berry J, et al. Reversal of profound vecuronium-induced neuromuscular block under sevoflurane anesthesia: sugammadex versus neostigmine. BMC Anesthesiol. 2010;10:1-15.

201. Braga MFM, Rowan EG, Harvery AL, et al. Prejunctional action of neostigmine on mouse neuromuscular preparation. Br J Anaesth. 1993;70:405-10.

202. Yost CS, Maestrone E. Clinical concentrations of edrophonium enhance desensitization of the nicotinic acetylcholine receptor. Anesth Analg. 1994;78:520-6.

203. Arellano AG. Fármacos anticolinestesásicos. In: Gómez JAA, Miranda FG, Bozzo RB. Relajantes musculares en anestesia y terapia intensiva. Madrid: ELA Editorial Libro Del Ano SL, 1996. p.205-13.

204. Martins R. Reversão do bloqueio neuromuscular, em: Almeida MCS. Bloqueadores neuromusculares em anestesia e terapia intensiva. São Paulo: Editora Atheneu, 2003. p.99-107.

205. Sikharam S, Egan TD, Kern SE. Cyclodextrins as new formulation entities and therapeutic agents. Curr Opin Anaesthesiol. 2005;18:392-5.

206. Araujo DR. Desenvolvimento e avaliação farmacológica de formulações de liberação controlada com anestésicos locais amino-amidas cíclicos: bupivacaína, mepivacaína e ropivacaína. Campinas, 2005. (Tese de doutorado – Universidade Estadual de Campinas, 2005.)

207. Bibby DC, Davies NM, Tucker IG. Mechanisms by which cyclodextrins modify drug release from polymeric drug delivery systems. Int J Pharm. 2000;197(1-2):1-11.

208. Meistelman C, Fuchs-Buder T. Pharmacology of sugammadex. Ann Fr Anesth Reanim. 2009;28 Suppl 2:S51-6.

209. Tarver GJ, Grove SJ, Buchanan K, et al. 2-O-substituted cyclodextrins as reversal agents for the neuromuscular blocker rocuronium bromide. Bioorg Med Chem. 2002;10:1819-27.

210. Gijsenbergh F, Ramael S, Houwing N, et al. First human exposure of Org 25969, a novel agent to reverse the action of rocuronium bromide. Anesthesiology. 2005;103:695-703.

211. Shields M, Giovannelli M, Mirakhur RK, et al. Org 25969 (sugammadex), a selective relaxant binding agent for antagonism of prolonged rocuronium-induced neuromuscular block. Br J Anaesth. 2006;96:36-43.

212. Epemolu O, Bom A, Hope F, et al. Reversal of neuromuscular blockade and simultaneous increase in plasma rocuronium concentration after the intra¬venous infusion of the novel reversal agent Org 25969. Anesthesiology. 2003;99:632-7.
213. Schaller SJ, Fink H. Sugammadex as a reversal agent for neuromuscular block: an evidence-based review. Core Evid. 2013;8:57-67.
214. Eleveld DJ, Kuizenga K, Proost JH, et al. A temporary decrease in twitch response during reversal of rocuronium-induced muscle relaxation with a small dose of sugammadex. Anesth Analg. 2007;104:582-4.
215. Abrishami A, Ho J, Wong J, et al. Cochrane corner: sugammadex, a selective reversal medication for preventing postoperative residual neuromuscular blockade. Anesth Analg. 2010;110:1239.
216. Le Corre F, Nejmeddine S, Fatahine C, et al. Recurarization after sugammadex reversal in an obese patient. Can J Anaesth. [Internet] [Acesso em 23 nov 2015]. Disponível em: http://www.springerlink.com/content/d8953v4x548v86n8/fulltext.pdf
217. Nicholson WT, Sprung J, Jankowski CJ. Sugammadex: a novel agent for the reversal of neuromuscular blockade. Pharmacotherapy. 2007 Aug;27(8):1181-8.
218. Sparr HJ, Vermeyen KM, Beaufort AM, et al. Early reversal of profound rocuronium-induced neuromuscular blockade by sugammadex in a randomized multicenter study: efficacy, safety, and pharmacokinetics. Anesthesiology. 2007;106:935-43.
219. Mirakhur RK. Sugammadex in clinical practice. Anaesthesia. 2009;64 Suppl 1:45-54.
220. Schaller SJ, Fink H, Ulm K, et al. Sugammadex and neostigmine dose-finding study for reversal of shallow residual neuromuscular block. Anesthesiology. 2010;113:1054-60.
221. Naguib M. Sugammadex: another milestone in clinical neuromuscular pharmacology. Anesth Analg. 2007;104:575-81.
222. Sorgenfrei IF, Norrild K, Larsen PB, et al. Reversal of rocuronium-induced neuromuscular block by the selective relaxant binding agent sugammadex: a dose-finding and safety study. Anesthesiology. 2006;104:667-74.
223. Jones RK, Caldwell JE, Brull SJ, et al. Reversal of profound rocuronium-induced blockade with sugammadex: a randomized comparison with neostigmine. Anesthesiology. 2008;109:816-24.
224. Lee C, Jahr JS, Candiotti KA, et al. Reversal of profound neuromuscular block by sugammadex administered three minutes after rocuronium: a comparison with spontaneous recovery from succinylcholine. Anesthesiology. 2009;110:1020-5.
225. de Boer HD, Driessen JJ, Marcus MA, et al. Reversal of rocuronium-induced (1.2 mg/kg) profound neuromuscular block by sugammadex: a multicenter, dose-finding and safety study. Anesthesiology. 2007;107:239-44.
226. Chambers D, Paulden M, Paton F, et al. Sugammadex for reversal of neuromuscular block after rapid sequence intubation: a systematic review and economic assessment. Br J Anaesth. 2010;105:568-75.
227. Duvaldestin P, Kuizenga K, Saldien V, et al. A randomized, dose-response study of sugammadex given for the reversal of deep rocuronium or vecuronium-induced neuromuscular blockade under sevoflurane anesthesia. Anesth Analg. 2010;110:74-82.
228. Suy K, Morias K, Cammu G, et al. Effective reversal of moderate rocuronium- or vecuronium-induced neuromuscular block with sugammadex, a selective relaxant binding agent. Anesthesiology. 2007;106:283-8.
229. Pühringer FK, Gordon M, Demeyer I, et al. Sugammadex rapidly reverses moderate rocuronium- or vecuronium--induced neuromuscular block during sevoflurane anaesthesia: a dose-response relationship. Br J Anaesth. 2010;105:610-9
230. Caldwell JE, Miller RD. Clinical implications of sugammadex. Anaesthesia. 2009;64 Suppl 1:66-72.
231. Plaud B, Meretoja O, Hofmockel R, et al. Reversal of rocuronium-induced neuromuscular blockade with sugammadex in pediatric and adult surgical patients. Anesthesiology. 2009;110:284-94.
232. McDonagh DL, Benedict PE, Kovac AL, et al. Efficacy, safety, and pharmacokinetics of sugammadex for the reversal of rocuronium-induced neuromuscular blockade in elderly patients. Anesthesiology. 2011;114:318-29.
233. Sakai Y, Tsutsumi YM, Wakamatsu N, et al. A case where rocuronium was unable to achieve neuromuscular block immediately after sugammadex administration. J Med Invest. 2011;58:163-5.
234. Cammu G, de Kam PJ, De Graeve K, et al. Repeat dosing of rocuronium 1.2 mg kg-1 after reversal of neuromuscular block by sugammadex 4.0 mg kg-1 in anaesthetized healthy volunteers: a modelling-based pilot study. Br J Anaesth. 2010;105:487-92.
235. Cammu G, De Kam PJ, Demeyer I, et al. Safety and tolerability of single intravenous doses of sugammadex administered simultaneously with rocuronium or vecuronium in healthy volunteers. Br J Anaesth. 2008;100:373-9.
236. Raft J, Guerci P, Harter V, et al. Biological evaluation of the effect of sugammadex on hemostasis and bleeding. Korean J Anesthesiol. 2015;68:17-21.
237. Panhuizen IF, Gold SJ, Buerkle C, et al. Efficacy, safety and pharmacokinetics of sugammadex 4 mg kg-1 for reversal of deep neuromuscular blockade in patients with severe renal impairment. Br J Anaesth. 2015;114:777-84.
238. Zwiers A, van den Heuvel M, Smeets J, et al. Assessment of the potential for displacement interactions with sugammadex: a pharmacokinetic-pharmacodynamic modelling approach. Clin Drug Investig. 2011; 31:101-11.
239. Kam PJ, Heuvel MW, Grobara P, et al. Flucloxacillin and diclofenac do not cause recurrence of neuromuscular blockade after reversal with sugammadex. Clin Drug Investig. 2012;32:203-7
240. Park JY. Benefits and risks of sugammadex. Korean J Anesthesiol. 2015;68(1):1-2.

241. Menéndez-Ozcoidi L, Ortiz-Gómez JR, Olaguibel-Ribero JM, et al. Allergy to low dose sugammadex. Anaesthesia. 2011;66:217-9.
242. Soria A, Motamed C, Gaouar H, et al. Severe reaction following sugammadex injection: hypersensitivity? J Investig Allergol Clin Immunol. 2012;22:382.
243. Godai K, Hasegawa-Moriyama M, et al. Three cases of suspected sugammadex-induced hypersensitivity reactions. Br J Anaesth. 2012;109:216-8.
244. Tsur A, Kalansky A. Hypersensitivity associated with sugammadex administration: a systematic review. Anaesthesia. 2014;69:1251-7.
245. Takazawa T, Tomita Y, Yoshida N, et al. Three suspected cases of sugammadex-induced anaphylactic shock. BMC Anesthesiol. 2014 Oct 17;14:92-5.
246. McDonnell NJ, Pavy TJ, Green LK, et al. Sugammadex in the management of rocuronium-induced anaphylaxis. Br J Anaesth. 2011;106:199-201
247. Barthel F, Stojeba N, Lyons G, et al. Sugammadex in rocuronium anaphylaxis: dose matters. Br J Anaesth. 2012;109:646-7.
248. Barbosa FT, da Cunha RM. Case of anaphylaxis induced by rocuronium treated with sugammadex. Rev Bras Anestesiol. 2012;62:538-42.
249. Conte B, Zoric L, Bonada G, et al. Reversal of a rocuronium-induced grade IV anaphylaxis via early injection of a large dose of sugammadex. Can J Anaesth. 2014;61:558-62.
250. Sirieix D, Latreille S, Raft J. Rapid hemodynamic recovery after early epinephrine and sugammadex co-administration during rocuronium-induced anaphylactic reaction. Ann Fr Anesth Reanim. 2014;33:602-3.
251. Platt PR, Clarke RC, Johnson GH. Efficacy of sugammadex in rocuronium-induced or antibiotic-induced anaphylaxis. A case-control study. Anaesthesia. 2015;70:1264-7.
252. Miller RD, Booij LH, Agoston S, et al. 4-Aminopyridine potentiates neostigmine and pyridostigmine in man. Anesthesiology. 1979;50:416-20.
253. Agoston S, Salt PJ, Erdmann W, et al. Antagonism of ketamine-diazepam anaesthesia by 4-aminopyridine in human volunteers. Br J Anaesth. 1980;52:367-70
254. Martínez-Aguirre E. Antagonism of 4-aminopyridine to ketamine-diazepam anesthesia in children. Acta Anaesthesiol Belg. 1980;31:289-91.
255. Miller RD, Dennissen PA, van der Pol F, et al. Potentiation of neostigmine and pyridostigmine by 4-aminopyridine in the rat. J Pharm Pharmacol. 1978;30:699-702.
256. Booij LH, Miller RD, Crul JF. Neostigmine and 4-aminopyridine antagonism of lincomycin-pancuronium neuromuscular blockade in man. Anesth Analg. 1978;57:316-21.
257. Loyola YC, Braga A de F, Potério GM, et al. Influence of lidocaine on the neuromuscular block produced by rocuronium: study in rat phrenic-diaphragmatic nerve preparation. Rev Bras Anestesiol. 2006;56:147-56.
258. Soni N, Kam P. 4-aminopyridine-a review. Anaesth Intensive Care. 1982;10:120-6.
259. Wu ZZ, Li DP, Chen SR, et al. Aminopyridines potentiate synaptic and neuromuscular transmission by targeting the voltage-activated calcium channel beta subunit. J Biol Chem. 2009;284:36453-61
260. Mayorov AV, Willis B, Di Mola A, et al. Symptomatic relief of botulinum neurotoxin/a intoxication with aminopyridines: a new twist on an old molecule. ACS Chem Biol. 2010;5:1183-91.
261. Keogh M, Sedehizadeh S, Maddison P. Treatment for Lambert-Eaton myasthenic syndrome. Cochrane Database Syst Rev. 2011;(2):CD003279.
262. Keune PM, Cocks AJ, Young WR, et al. Dynamic walking features and improved walking performance in multiple sclerosis patients treated with fampridine (4-aminopyridine). BMC Neurol. 2015;15:171-4.
263. Lugaresi A. Pharmacology and clinical efficacy of dalfampridine for treating multiple sclerosis. Expert Opin Drug Metab Toxicol. 2015;11:295-306.
264. Brull SJ, Murphy GS. Residual neuromuscular block: lessons unlearned. Part II: methods to reduce the risk of residual weakness. Anesth Analg. 2010;111:129-40.
265. Herbstreit F, Zigrahn D, Ochterbeck C, et al. Neostigmine/glycopyrrolate administered after recovery from neuromuscular block increases upper airway collapsibility by decreasing genioglossus muscle activity in response to negative pharyngeal pressure. Anesthesiology. 2010;113:1280-8.
266. Fuchs-Buder T, Meistelman C, Alla F, et al. Antagonism of low degrees of atracurium-induced neuromuscular blockade:dose-effect relationship for neostigmine. Anesthesiology. 2010;112:34-40.
267. Staals LM, Driessen JJ, Van Egmond J, et al. Train-of-four ratio recovery often precedes twitch recovery when neuromuscular block is reversed by sugammadex. Acta Anaesthesiol Scand. 2011;55:700-7.
268. Makri I, Papadima A, Lafioniati A, et al. Sugammadex, a promising reversal drug. A review of clinical trials. Rev Recent Clin Trials. 2011;6:250-5.

63
Farmacologia Respiratória

João Manoel Silva Junior

INTRODUÇÃO

As principais afecções que acometem o trato respiratório de importância farmacológica são: asma (broncoespasmo), doença pulmonar obstrutiva crônica (DPOC), tosse e hipertensão pulmonar. No geral, os fármacos atuam na tentativa de manter o controle da respiração, o qual é mediado pela inervação parassimpática, simpática e por mediadores não adrenérgicos não colinérgicos (NANC). A inervação parassimpática atua nos receptores muscarínicos e particularmente nos receptores M3, causa constrição do músculo liso brônquico e estimula a secreção das glândulas.

Os efeitos simpáticos são causados pelas catecolaminas circulantes, visto que não há fibras simpáticas inervando o trato respiratório. Atuam sobre os receptores beta-adrenérgicos causando relaxamento do músculo liso e inibição da secreção glandular.

A Tabela 63.1 mostra os mecanismos de controle do calibre brônquico.

Portanto, pode-se resumir a utilização dos fármacos considerando as afecções da seguinte forma:

O tratamento da asma é feito com o uso de broncodilatadores e anti-inflamatórios. Os broncodilatadores usados podem ser: agonistas dos receptores beta2-adrenérgicos, xantinas, antagonistas do receptor de cistenil-leucotrienos e os antagonistas dos receptores muscarínicos.[1]

Os anti-inflamatórios utilizados no tratamento da asma crônica são principalmente os glicocorticoides e em menor grau o cromoglicato.

No mesmo sentido, o DPOC é uma doença caracterizada por inflamação dos brônquios e bronquíolos e enfisema, pode ser causada por poluentes e fumo. Seu tratamento inclui uso de broncodilatadores como o brometo de ipratrópio e o salbutamol, além de anti-inflamatórios como corticosteroides.

Todavia, a supressão da tosse é utilizada como medida paliativa, os principais fármacos antitussígenos são da classe dos analgésicos narcóticos: codeína, dextrometorfano e folcodina.

TABELA 63.1
MECANISMOS DO CONTROLE DO CALIBRE BRÔNQUICO.

Vias		Mediadores	Receptores	Resposta
Via colinérgica		Ach	Muscarínicos	Broncoconstrição
Via adrenérgica		Nor	α-adrenoreceptor	Broncoconstrição
		Adr	β-adrenoreceptor	Broncodilatação
Via NANC (Sistema não adrenérgico não colinérgico)	i-nanc (inibitório)	VIP (peptídeo intestinal vasoativo)	VIP receptor	Broncodilatação
		NO	Guanililciclase	Broncodilatação
	e-nanc (excitatório)	Taquicinas	NK receptor	Broncoconstrição

Por outro lado, não há atualmente nenhuma cura para a hipertensão pulmonar aguda (HP), no entanto, nas últimas duas décadas ocorreram avanços significativos com o desenvolvimento e implementação clínica de uma série de medicamentos que visam especificamente as mudanças regulatórias e estruturais aberrantes no leito arterial pulmonar. Três classes de fármacos foram desenvolvidas e aprovadas para o tratamento da hipertensão arterial pulmonar: prostanoides, antagonistas do receptor de endotelina-1 (AREs), e inibidores da fosfodiesterase tipo 5 (PDE5). Todas as três classes de medicação atuam favoravelmente nos parâmetros hemodinâmicos, bem como melhoram a capacidade funcional e a tolerância ao exercício. Embora todas as três classes de medicamentos tenham sido avaliadas em estudos clínicos bem desenhados, apenas o epoprostenol por via venosa foi capaz de melhorar a mortalidade em classe funcional III e IV de pacientes.[2]

A Figura 63.1 mostra um resumo dos principais fármacos respiratórios utilizados e ordem para tratamentos.

FÁRMACOS UTILIZADOS NO TRATAMENTO DA ASMA E DA DOENÇA PULMONAR OBSTRUTIVA CRÔNICA

Os agentes empregados com o objetivo de causar broncodilatação são beta2-agonistas, as metilxantinas, o brometo de ipratrópio, os corticosteroides, o cromoglicato de sódio e os inibidores de leucotrienos.

Os agentes beta2-agonistas são administrados quando há componente broncoespástico reversível nas vias aéreas. Os pacientes com história de tabagismo, atopia, alergias nas vias aéreas, DPOC e asma são beneficiados com essa terapia. Estes agentes promovem aumento de AMPc e essa substância proporciona relaxamento da musculatura lisa.[3]

As metilxantinas impedem a atividade da fosfodiesterase, e, dessa forma, aumentam a concentração do AMPc, com consequente efeito broncodilatador.[4]

O ipatrópio possui propriedades anticolinérgicas, pois atua sobre os receptores muscarínicos existentes na árvore traqueobrônquica. Ao inibir a ação da acetilcolina, promove como efeito farmacológico a broncodilatação.

Os corticosteroides podem ser administrados pelas vias inalatória, oral, ou intravenosa, no broncoespasmo grave. O mecanismo de ação desses fármacos envolve a modulação do processo inflamatório, redução do edema e inibição da liberação de substâncias com efeito broncoconstritor; além disso, esse fármaco pode proporcionar estabilização da membrana dos mastócitos e, portanto, a administração deve ser profilática e anteceder o broncoespasmo.[5]

Os inibidores de leucotrienos também permitem a modulação do processo inflamatório.[6]

O cromoglicato de sódio e o nedocromil são eficazes apenas para prevenção do broncoespasmo na maioria dos pacientes com asma extrínseca e alguns casos de asma intrínseca e são desprovidos de qualquer propriedade broncodilatadora. Ambos bloqueiam a desgranulação dos mastócitos.

A Figura 63.2 mostra o mecanismo de ação dos fármacos no tratamento da asma e da DPOC.

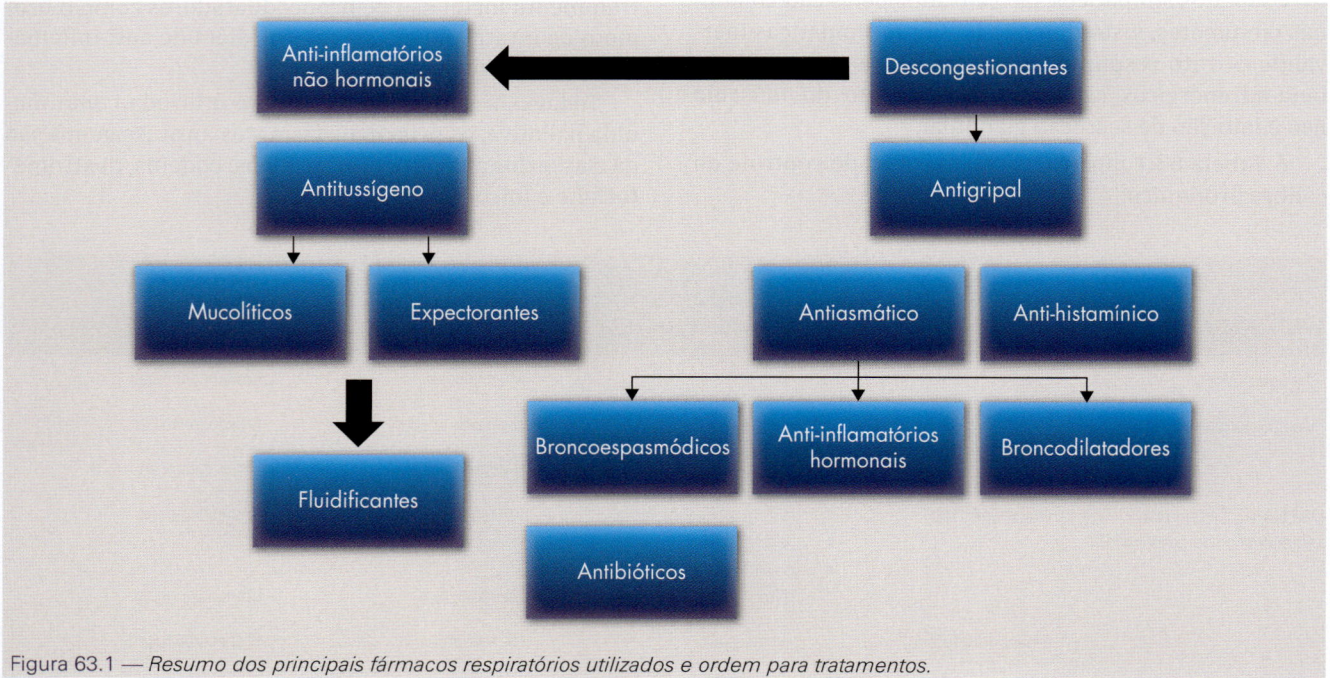

Figura 63.1 — *Resumo dos principais fármacos respiratórios utilizados e ordem para tratamentos.*

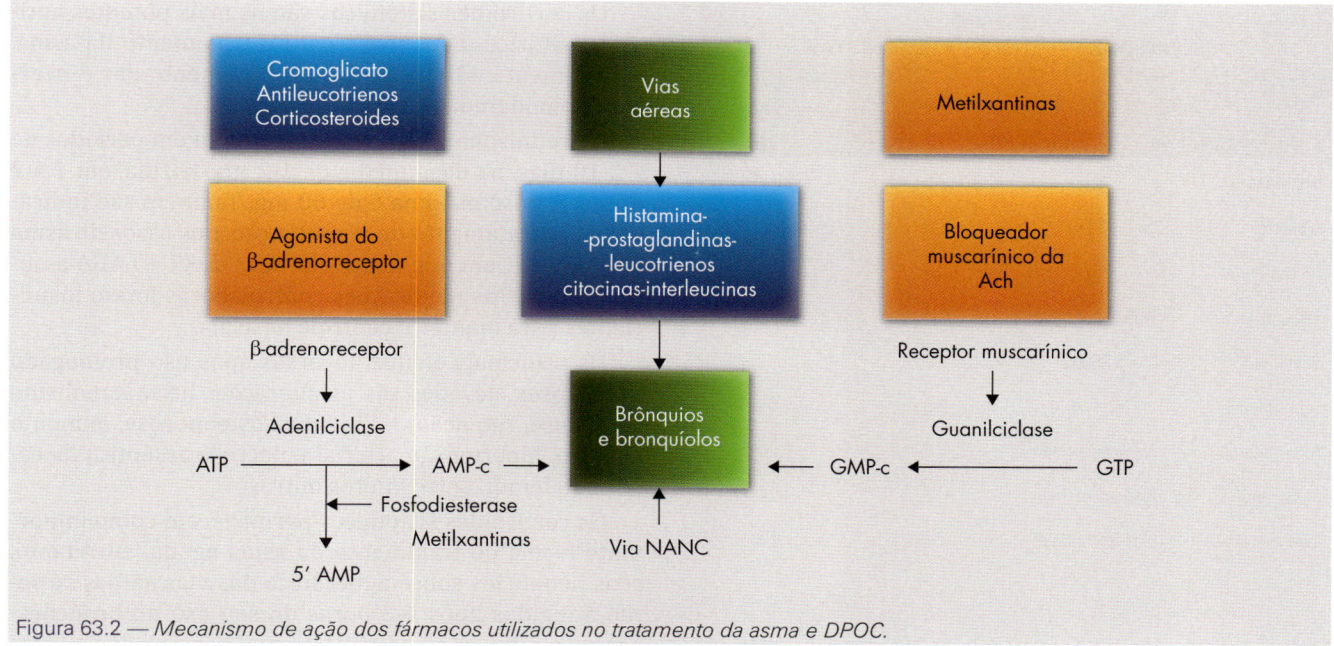

Figura 63.2 — Mecanismo de ação dos fármacos utilizados no tratamento da asma e DPOC.

Os medicamentos usados para tratamento da asma podem ser controladores da asma e os de alívio ou resgate. Entre os anti-inflamatórios ou controladores estão os corticoides inalatórios (CI), os de uso sistêmico, os antileucotrienos e a anti-IgE.

Os corticoides inalatórios são os mais eficazes em reduzir o processo inflamatório das vias aéreas, com menos efeitos colaterais.

Mais recentemente, os beta2-agonistas de ação prolongada (LABA) têm sido considerados medicamentos de controle, quando em associação com os corticoides inalatórios.[1]

Os medicamentos de alívio ou resgate incluem os beta2-agonistas de início de ação rápida e curta duração (SABA) ou de início rápido e ação prolongada (LABA).

Os SABA, salbutamol, terbutalina e fenoterol utilizados por via inalatória, são potentes broncodilatadores. São recomendados como fármacos de resgate para alívio dos sintomas ou para tratamento das exacerbações da asma. Podem ser administrados por via inalatória, por meio de dispositivos dosimetrados (bombinhas) ou nebulizadores.

Os dispositivos dosimetrados são a forma mais eficiente e segura. Nas exacerbações leves recomenda-se inalar de 4 a 6 jatos repetindo a cada 20 minutos até a reversão dos sintomas ou aparecimento dos efeitos colaterais. Exemplos dessa classe são o albuterol (salbuterol), levabuterol (levosalbutamol) e pirbuterol. O início de ação ocorre em 5 minutos, o pico do efeito em até 1 hora, e a duração de ação de 4 a 6 horas. Pacientes sob anestesia inalatória podem usar esses agentes com espaçador.

Esses agentes são recomendados por curto tempo de ação para alívio dos sintomas, ou, antes de apresentar os sintomas desencadeadores, como o exercício.[1]

Os beta2-agonistas não estão contraindicados em pacientes sob ação farmacológica de betabloqueadores para doença cardíaca.

Efeitos colaterais podem surgir como tremor, ansiedade, palpitação e taquicardia, mas não são comuns em doses usuais.

Os LABA, formoterol e salmoterol, apresentam ação broncodilatadora e broncoprotetora potente e prolongada. Seu uso isolado é contraindicado na asma. A associação entre LABA e os corticoides inalatórios (CI), mesmo em doses baixas, resulta em maior efeito anti-inflamatório do que o uso anti-inflamatório isolado dos CI em doses altas, porque facilitam a translocação do complexo glicocorticoide-proteína receptora para o núcleo da célula.[7]

A grande eficácia dessa combinação levou ao desenvolvimento dos dispositivos inalatórios que liberam doses fixas de LABA/CI. Quando usados por via inalatória e nas doses recomendadas, os efeitos adversos não são comuns e restringem-se a estímulos cardiovasculares, tremores de extremidades e hipopotassemia transitória, devido ao influxo transitório do potássio para o meio intracelular.

Os agentes de ação beta2-seletiva agonista como formoterol promovem broncodilatação prolongada > 12h (Tabela 63.2).

Os antagonistas de receptores de leucotrienos reduzem a inflamação, os sintomas e a frequência das agudizações.[8] São alternativas, mas não a preferida para o

TABELA 63.2
RESUMO DOS FÁRMACOS β_2-AGONISTAS.

β_2-agonistas	Seletividade ($B_2:B_1$ receptores)	Início de ação aproximado (min.)	Duração da ação aproximada (h)
Isoprenalina	1:1	2-5	< 20 min
Albuterol	1:1375	2-3	4-6
Fenoterol	1:120	2-4	4-6
Terbutalina	Não encontrado	2-4	4-6
Salmeterol	1:85000	30	> 12
Formoterol	1:120	2-3	> 12
Arformoterol	Não encontrado	< 5	≤ 24
Carmoterol	Não encontrado	< 5	≤ 24
Indacaterol	Não encontrado	< 5	> 24

tratamento da asma não controlada.[9] O montelucaste sódico é administrado na dose de 10 mg/dia por via oral. Essa classe de medicamentos não é usada para tratamento agudo do broncoespasmo.[10]

A teofilina (Tabela 63.3) e seus derivados são broncodilatadores com baixa potência, e sua efetividade como medicação anti-inflamatória é pouco expressiva. As xantinas devem ser utilizadas apenas em associação aos CI + LABA. Vários efeitos colaterais estão relacionados, tais como sintomas gastrintestinais, manifestações neurológicas e arritmias cardíacas.[11]

O anti-IgE, omalizumabe, é um anticorpo monoclonal recombinante específico. Caracteriza-se pela inibição da ligação entre IgE ao seu receptor de alta afinidade (FceRI). Inibe de forma eficiente a broncoconstrição induzida por alérgenos nas fases precoce e tardia da inflamação, o que reduz a hiper-responsividade das vias aéreas. É indicado para pacientes com asma de difícil controle.

Os corticoides sistêmicos são os mais potentes anti-inflamatórios disponíveis para o tratamento da asma. Formalmente, são indicados no tratamento das exacerbações moderadas a graves da asma.

A prednisona pode ser administrada em períodos de 7 a 10 dias, na dose média de 1-2 mg/kg/dia, em 1 a 2 doses. A dose máxima é de 60 mg. Também são indicados para tratamento de manutenção, nos casos de asma muito grave, em que doses elevadas de CI + LABA associadas a outras medicações controladoras forem insuficientes para manter o controle da asma.

Os principais efeitos adversos após uso prolongado e/ou doses elevadas são as alterações no metabolismo da glicose, retenção de líquidos, osteoporose, aumento de peso, hipertensão arterial e necrose asséptica da cabeça do fêmur, entre muitos outros.

Os corticoides sistêmicos permanecem como importante forma de tratamento da asma aguda, entretanto, seus benefícios sobre a mecânica das vias aéreas só serão atingidos após 4-6 horas do seu uso no broncoespasmo agudo. Já nos asmáticos mal controlados, outras formas de tratamento associadas em caráter de urgência precisam ser implementadas.

Apesar dos efeitos colaterais relacionados ao uso prolongado (Tabela 63.4), não tem sido observado aumento de infecções nos pacientes tratados com corticoides sistêmicos no período perioperatório. Pacientes em uso prolongado de corticoides sistêmicos por período maior que duas semanas durante menos de seis meses devem ser considerados de risco para desenvolverem supressão de suprarrenal nas situações de doença aguda grave, trauma ou cirurgia de grande porte.

Os corticoides inalatórios (CI), beclometasona, fluticasona e triancinolona são as bases da terapia para estabilizar e melhorar a asma persistente. Esses agentes têm contribuído efetivamente para a diminuição da morbidade e mortalidade observadas na asma, principalmente na incidência de broncoespasmo após intubação traqueal.[5]

TABELA 63.3
PRINCIPAIS CARACTERÍSTICAS DA TEOFILINA.

Mecanismo de ação	Fatores que aumentam clareamento da teofilina	Fatores que diminuem clareamento da teofilina	Efeitos colaterais
Inibição da fosfodiesterase	Indução enzimática (rifampicina, fenobarbital, etanol)	Inibição enzimática (cimetidina, eritromicina, alopurinol, ciprofloxacina, zafirlukast)	Náuseas e vômitos
Antagonista receptor adenosina (A2b receptor)	Tabagismo (cigarro e marijuana)	Insuficiência cardíaca congestiva	Cefaleia
Estimulação da liberação de epinefrina	Dieta baixo carboidrato e alta quantidade de proteínas	Doença hepática	Desconforto gástrico
Aumento da liberação de IL 10	Carne assada	Pneumonia	Poliúria
Inibição da liberação do cálcio intracelular	Infância	Infecção viral e vacinação	Arritmias cardíacas
		Dieta com alto teor de carboidratos	Crise epilética
		Idosos	

Algumas associações combinam esteroide e beta2-agonista de longa ação, por exemplo, budesonida-formoterol e fluticasona-salmoterol.[7] Supressão de suprarrenal com expressão clínica tem sido desprezível com doses baixas a moderadas. Não há aparentemente diferença terapêutica entre as formulações.

TABELA 63.4
EFEITOS COLATERAIS DE CORTICOIDES INALATÓRIOS E SISTÊMICOS.

Locais
- Disfonia
- Candidíase orofaríngea
- Tosse

Sistêmicos
- Supressão adrenal e insuficiência
- Osteoporose
- Catarata
- Glaucoma
- Anormalidades metabólicas (hiperglicemia, insulina e triglicerídeos)
- Distúrbios psiquiátricos (euforia, depressão)

Os agentes anticolinérgicos, como o ipratrópio, têm mais limitação na terapia do broncoespasmo asmático agudo do que os beta2-seletivos agonistas.

Os anticolinérgicos atuam pela inibição da formação do monofosfato de guanosina e bloqueiam o nervo vago, que é mediador da broncoconstrição e tem importante papel no broncoespasmo em paciente com DPOC.

Outras indicações incluem pacientes com intolerância aos beta2-agonistas, ou asmáticos graves, ou no broncoespasmo induzido por betabloqueador.

A inalação de glicopirrolato tem efeito broncoprotetor em asma e DPOC e diminui a hiper-responsividade das vias aéreas, com especial interesse na anestesia.

No intraoperatório o broncoespasmo pode ser confundido com outras enfermidades, então é necessário fazer o diagnóstico diferencial com outras doenças para depois iniciar o tratamento. Tubo traqueal dobrado ou obstruído, balonete hiperinsuflado, presença de secreções na árvore traqueobrônquica e edema de vias aéreas são situações que simulam o broncoespasmo.

O broncoespasmo brando a moderado pode ser tratado com beta2-adrenérgico, fornecido por aerossol, dentro do ramo inspiratório do circuito respiratório do aparelho de anestesia.

Os inaladores com dose fixa também podem ser utilizados, mas eles exigem um adaptador especial para a inserção entre o tubo traqueal e o circuito de respiratório anestésico. Além disso, 5-10 *puffs* podem ser necessários para liberar o medicamento dentro das vias aéreas inferiores de maneira eficaz, sendo que o gás transportador utilizado nas preparações disponíveis pode interferir na leitura da capnografia do tipo espectrômetro de massa.

A hidrocortisona, 1,5 a 2 mg.kg^{-1} por via venosa, também deve ser considerada, em especial nos pacientes com história de terapia com glicocorticoides.

Atualmente a aminofilina e teofilina não são recomendadas no tratamento da exacerbação aguda da asma ou DPOC no perioperatório.[11] Da mesma forma, agentes beta2-agonistas intravenosos em geral também devem ser usados com cautela, porque os agentes inalatórios promovem maior broncodilatação com menores efeitos colaterais.

A reversão dos bloqueadores neuromusculares não despolarizantes com agentes anticolinérgicos pode precipitar a broncoconstrição, porém quando precedida pela dose apropriada de um anticolinérgico é mais difícil de ocorrer.

A extubação sob plano anestésico profundo, isto é, antes que os reflexos das vias aéreas retornem, foi muito utilizada no passado, especialmente em crianças. Mas há perigo inerente à própria técnica, ela por si só pode desencadear emergência, mesmo quando a extubação for suave, além disso, tem risco de broncoaspiração.[3]

A lidocaína (1,5 a 2 mg.kg^{-1}) por via venosa, em bolus, pode ajudar a reduzir os reflexos das vias aéreas durante o despertar.[12]

O tratamento do broncoespasmo no pós-operatório inclui administração de oxigênio, nebulização com salbutamol (2,5 a 5 mg) a cada 15 minutos, associado ao ipratrópio (250-500 mg) a cada 6 horas e hidrocortisona.

Nebulização com adrenalina pode ser usada quando não há outro agonista beta2-adrenérgico, na dose de 2,5 mg.

Como a insuficiência respiratória pode ocorrer rapidamente, os equipamentos para ventilação mecânica e intubação traqueal devem estar disponíveis.

A Tabela 63.5 mostra as doses dos principais fármacos utilizados no tratamento do broncoespasmo.

TABELA 63.5
DOSES DOS PRINCIPAIS FÁRMACOS PARA TRATAMENTO DO BRONCOESPASMO.

Fármacos	Aerossol	Nebulização	*Bolus* IV	Infusão IV
Salbutamol	100-200 μg	2,5-5 mg		3-20 μg.min^{-1}
Terbutalina	250-500 μg	5-10 mg		1,5-5 μg.min^{-1}
Epinefrina		0,5 mg		
Ipatrópio		250 μg		
Aminofilina			5 mg.kg^{-1} em 20 min	0,5 mg.kg^{-1}.h^{-1}
Hidrocortisona		200 mg		

Aerossóis e nebulização são usualmente administrados 4 a 6 vezes ao dia, mas podem ser realizados com maior frequência se necessário.

As medidas fundamentais para confirmar o diagnóstico de asma são: a capacidade vital forçada ($CVF_{máxima}$ é a quantidade de ar expirada após expiração máxima) e o volume expiratório forçado no primeiro segundo (VEF_1). O diagnóstico de limitação ao fluxo de ar das vias aéreas é aceito quando a relação VEF_1/CVF é menor que 0,7 (< 70%) e o VEF_1 < 80% do valor médio de referência.[1]

A reversão total ou parcial da limitação ao fluxo de ar das vias aéreas, pelo broncodilatador inalatório de ação rápida, sugere o diagnóstico de asma.

A resposta broncodilatadora (Figura 63.3) é considerada significativa quando ocorre aumento ≥ 12% (valor percentual), desde que corresponda a 200 mL (valor absoluto) do VEF_1, 15 a 20 minutos após inalação de 200 a 400 µg de salbutamol ou equivalente.[1]

O VEF_1 é a medida isolada mais acurada para estabelecer a gravidade da limitação ao fluxo de ar e a resposta imediata ao uso do broncodilatador.[3]

A resposta asmática precoce envolve constrição do músculo liso, hipersecreção de muco e edema de mucosa. Na resposta tardia encontramos descamação epitelial, infiltrado de células inflamatórias da mucosa e submucosa e estímulo das terminações nervosas aferentes. Por esse motivo a utilização de beta-agonistas está mais indicada na fase precoce e os corticoides na fase tardia.

BRONCOESPASMO AGUDO INTRAOPERATÓRIO

Sinais de obstrução de vias aéreas consistentes com broncoespasmo incluem elevação do pico de pressão de vias aéreas, prolongada fase expiratória e visivelmente longo ou difícil retorno do tórax.

Os pacientes devem ser ventilados com oxigênio 100% e ventilação manual deve ser prontamente iniciada para evitar que a bolsa reservatória permaneça completamente inflada na expiração, se o broncoespasmo for grave. O tórax deve ser auscultado para confirmar sibilos. Diminuição ou ausência de ruídos sugere acentuada redução ao fluxo de vias aéreas.

O diagnóstico diferencial inclui muco espesso ou edema pulmonar. A ausculta de sibilos unilaterais pode sugerir a possibilidade de intubação endobrônquica, obstrução ou deslocamento ou pneumotórax hipertensivo. Se nenhuma dessas condições existe e o broncoespasmo persistir após tentativas de correções, o algoritmo para o tratamento do broncoespasmo deve ser instituído. Ele inclui monitorização invasiva da pressão arterial e da ventilação para avaliar hipoxemia e hipercarbia.

Os efeitos adversos sobre a circulação se somam ao componente da acidose respiratória. Hipercarbia, hipoxemia e acidose promovem arritmia e pioram a resposta da terapia broncodilatadora.

A vantagem da ventilação manual é promover expansão pulmonar, com expiração mais efetiva, se os recursos empregados para ajustar a ventilação convencional tiverem sido aplicados e mesmo assim permanece o quadro de resistência ao fluxo com broncoespasmo. Para obter rápidos fluxos inspiratórios é necessário prolongar o tempo expiratório.

O aumento da concentração de halogenados, sevoflurano e isoflurano, é recomendável.[13] Se essas medidas não forem efetivas, agonistas beta2-seletivos de ação rápida devem ser administrados via nebulização ou por adaptador para vias aéreas. Por causa da perda pelo tubo traqueal, doses mais elevadas, 8-10 *puffs*, devem ser administradas para obter adequado nível terapêutico. Um *puff* de salbutamol via inalatória corresponde a 0,1 mg.

A Tabela 63.6 mostra os efeitos proporcionados pelos beta2-agonistas.

Considerar administração de altas doses de esteroides, por exemplo, 125 mg de metilprednisolona por via venosa, sabendo-se que terão efeito em 4-6 horas.

Se o broncoespasmo permanecer refratário, epinefrina (5-10 mg IV), titulada lentamente, deve ser ad-

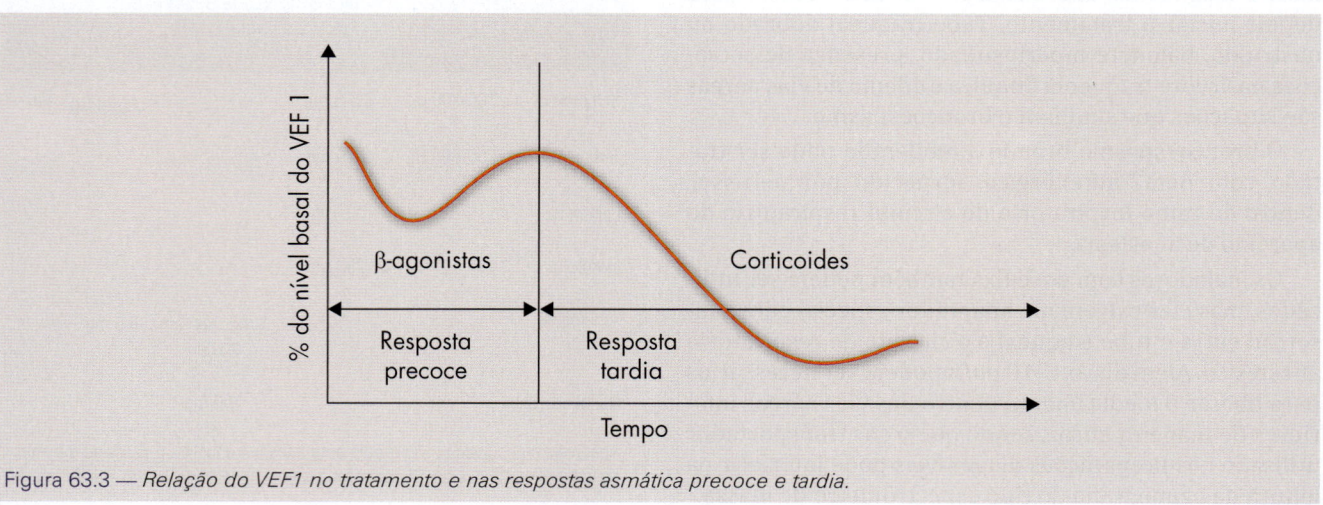

Figura 63.3 — *Relação do VEF1 no tratamento e nas respostas asmática precoce e tardia.*

TABELA 63.6
EFEITOS PROPORCIONADOS PELOS β_2 AGONISTAS.

Efeitos dos β_2-agonistas na via aérea	Efeitos colaterais dos β_2-agonistas
Relaxamento da musculatura lisa das vias aéreas (proximal e distal)	Tremor muscular (efeito direto nos β_2 receptores da musculatura esquelética)
Inibição da liberação de mediadores pelos mastócitos	Taquicardia (efeito direto nos β_2 receptores atriais, efeito reflexo do aumento da vasodilatação periférica via β_2 receptores)
Inibição da exsudação plasmática e edema das vias aéreas	Hipocalemia (efeito direto nos β_2 receptores da musculatura esquelética na captação de potássio)
Aumento do clareamento mucociliar	Inquietação
Aumento da secreção de muco	Hipoxemia (aumento da incompatibilidade de ventilação-perfusão devido à vasodilatação pulmonar)
Diminuição da tosse	Nenhum efeito na inflamação crônica

ministrada, embora apresente alto risco de exacerbar taquicardia e taquiarritmias.

Outra opção é a infusão contínua de epinefrina 0,5-2 µg . min¹ em adultos, que pode promover a manutenção do efeito broncodilatador com menos efeitos adversos.

Mistura de hélio e oxigênio (heliox) tem sido usada para manter o fluxo laminar no broncoespasmo agudo, mas relatos de usos no intraoperatório são raros.[14] A maior limitação do seu uso é que proporciona apenas 21-30% de oxigênio. Hélio facilita a ventilação, mas não reverte indefinidamente o broncoespasmo, mas pode promover uma ponte até que o efeito do corticoide ocorra.[14,15]

O sulfato de magnésio, 1,2 a 2 g por via venosa, pode ajudar nos casos difíceis. É acessível, de baixo custo e pode suprimir taquiarritmias. Contudo, altas doses induzem depressão do sistema nervoso central e fadiga muscular.[16]

A nitroglicerina é alternativa para reverter o broncoespasmo agudo, provavelmente por atuar diretamente no relaxamento muscular.[17]

BRONCOESPASMO NO PÓS-OPERATÓRIO

O broncoespasmo no pós-operatório pode ser decorrente de sangue, vômito ou reação alérgica, exacerbação de uma condição pulmonar prévia. Edema pulmonar e embolia pulmonar podem ter manifestações sugestivas de broncoespasmo.

Analgesia regional para controle da dor está relacionada com a redução do risco de complicações pulmonares. Sempre que esteja indicada, utilizar a analgesia pós-operatória controlada pelo paciente, que pode ser feita tanto por via peridural quanto venosa.

Manter o paciente intubado até obter a completa regressão dos agentes neuromusculares. Na unidade de recuperação pós-anestésica, a via aérea deve ser vigiada rigorosamente.

O uso da dexmedetomedina, associação da anestesia combinada, otimização da analgesia multimodal, encoraja a deambulação precoce, melhorando a mecânica respiratória e minimizando o uso de opioides que podem deprimir a ventilação.[18,19]

É prudente evitar anti-inflamatórios não esteroidais (AINE) no controle da dor pós-operatória, pois podem precipitar broncoespasmo agudo em cerca de 8-20% dos pacientes asmáticos adultos. Os AINEs bloqueiam a conversão do ácido araquidônico em prostaglandina, pela ação da cicloxigenase, e assim desviam o ácido araquidônico para formação de leucotrienos broncoconstritores.

A reabilitação respiratória pós-operatória precoce deve ser programada e incentivada desde o período pré-operatório.

As vias aéreas dos pacientes com DPOC permanecem vulneráveis cerca de 24 horas e hipoventilação pode ocorrer até o terceiro dia pós-operatório. Considerar o uso do CPAP para hipoxemia pós-operatória. Os pacientes devem permanecer aquecidos e hidratados.

TERAPIAS ALTERNATIVAS PARA CASOS REFRATÁRIOS

O tratamento mais utilizado e mais estudado a este respeito é o magnésio intravenoso. Ações farmacológicas do magnésio incluem a inibição da função do canal de cálcio no músculo liso e redução na libertação de acetilcolina, porém mecanismos precisos de ação permanecem obscuros. Em revisões sistemáticas, a administração de magnésio intravenoso reduziu a hospitalização em pacientes com exacerbações graves que não respondem ao tratamento inicial. Esse efeito é limitado ao início do tratamento e quando a resposta a beta-agonistas inalatórios é pobre.[16,20,21]

Outra opção interessante é a administração de misturas de hélio-oxigênio (heliox), que está associada à diminuição de pressões de pico das vias aéreas em 35% e significativa redução de PCO_2 em 33 mmHg. O hélio é mais viscoso e menos denso do que o ar e reduz o fluxo de ar turbulento, mas os efeitos são transitórios. Uma mistura 80:20 de heliox através de um sistema fechado para fornecer beta2-agonista a pacientes com asma aguda grave pode melhorar o VEF1 por 3 horas. O uso de heliox é recomendado principalmente em subgrupo de pacientes com pior função pulmonar, pois os resultados são melhores nessa população.[16,20,21]

Recentemente descobriu-se que o hidrogênio é um gás medicinal terapêutico em uma variedade de áreas biomédicas, tem potente ação antioxidante e anti-inflamatória, eliminando a geração de espécies reativas do oxigênio.[22] Embora o hidrogênio seja altamente inflamável, é seguro nas concentrações menores que 4,6%, quando misturado com o ar e nas concentrações menores que 4,1% quando misturado com o oxigênio. O hidrogênio é uma molécula estável e não reage com outros gases medicinais terapêuticos à temperatura ambiente, portanto, pode ser administrado na forma de um gás, em conjunto com outros gases terapêuticos ou agentes anestésicos inalatórios.[23] O hidrogênio não altera os níveis do óxido nítrico (NO).[24] As vias de NO endógeno são importantes para modular o tônus vascular pulmonar e leucócitos/endotélio. Tratamento de hidrogênio não elimina ânion superóxido (O_2^-) ou peróxido de hidrogênio (H_2O_2).[24] O_2^- e H_2O_2 têm funções importantes em neutrófilos e macrófagos, permitindo a fagocitose. Terapia de hidrogênio pode poupar o sistema imune inato, reduzindo a possibilidade de infecções.[25]

Em adição, embora não seja classicamente considerada como parte do tratamento farmacológico da asma aguda grave, a intubação e o período pós-intubação podem ser cheios de armadilhas. Hipotensão pós-intubação é comum e pode resultar de uma combinação de hiperinflação, auto--PEEP, vasodilatação relacionadas com hipercapnia, e depleção de volume. A hipotensão pode ser agravada pelos fármacos utilizados para intubação e ventilação mecânica na fase inicial.[26] A despeito de a succinilcolina ser o fármaco de escolha para intubação em sequência rápida, ela pode desencadear liberação de histamina, por esse motivo deve ser evitada. Alternativas para a indução incluem o etomidato como hipnótico e rocurônio como bloqueador neuromuscular de ação curta. Ambos têm efeitos hemodinâmicos mínimos e não promovem a liberação de histamina. Nos últimos anos houve algum entusiasmo para o uso da cetamina em asma aguda grave devido às suas propriedades broncodilatadoras.[27] Esse entusiasmo diminuiu devido aos efeitos adversos, incluindo estados dissociativos. Além disso, cetamina não bloqueia reflexos laríngeos e consequentemente aumenta secreções, e o laringoespasmo pode ocorrer, porém é raro. O propofol tem propriedades broncodilatadoras significativas, mas injeções em *bolus* estão associadas com hipotensão arterial em 20% dos pacientes. Assim, baixas doses com titulação gradual são recomendadas. Para analgesia, opioides sintéticos são preferidos à morfina devido à liberação de histamina associada.

A Tabela 63.7 mostra aspectos estabelecidos, controversos e prejudiciais no tratamento da asma.

ANTITUSSÍGENOS, MUCOLÍTICOS E EXPECTORANTES

A tosse (Figura 63.4) é reflexo protetor que visa eliminar corpos estranhos da árvore traqueobrônquica. Portanto, o uso de antitussígenos só está indicado em casos excepcionais, em que a tosse é muito incômoda.

Os opioides são os fármacos mais efetivos para o controle da tosse na fase aguda, sendo a codeína o opioide de escolha.

TABELA 63.7 TRATAMENTO DA ASMA GRAVE.

Estabelecidos
- β-agonistas inalatórios (intermitente ou contínuo)
- Corticoides sistêmicos ou inalatórios
- Anticolinérgicos inalatórios
- Magnésio intravenoso
- Ventilação não invasiva

Controversos
- β-agonistas sistêmicos (adrenalina ou terbutalina intravenosa)
- Inibidores da fosfodiesterase (aminofilina, teofilina)
- Montelucaste
- Heliox
- Anestésicos voláteis

Prejudiciais
- Antibióticos na ausência de infecções
- Agressiva hidratação
- Mucolíticos (acetilcisteína)
- Fisioterapia respiratória na fase aguda

A codeína, 3 metil-éter da morfina, é analgésico e sedativo fraco na dose de 5-20 mg via oral ou subcutâneo até 3/3 horas, eleva o limiar do centro da tosse e na dose de 30 mg ou mais provoca analgesia.

Os efeitos colaterais são sedação, sonolência, náuseas, vômitos, tonturas, constipação e xerostomia, caso de dependência é incomum.

Os efeitos depressores da codeína podem ser potencializados por sedativos-hipnóticos, fenotiazinas e antidepressivos tricíclicos. Pacientes com hipersensibilidade aos opioides e aqueles que utilizam inibidores da monoamino--oxidase (MAO) são contraindicados para uso de codeína.

O antitussígeno não narcótico é o dextrometafano, ele não tem efeitos analgésicos ou sedativos e é metabolizado pelo fígado, devendo ser evitado em hepatopatas. Os efeitos colaterais são náuseas, vômitos, diarreia, euforia, torpor e incoordenação da marcha. A dose recomendada é 15-30 mg até 6/6 horas.

Os anestésicos locais também têm efeitos no reflexo da tosse, pois agem nos terminais nervosos da laringe, diminuindo a excitabilidade da via aferente reflexa.[28]

Pacientes com DPOC estáveis não são indicados para uso de antitussígenos.

Por outro lado, a secreção brônquica, com função de aquecimento e umidificação do ar inspirado, pode atingir 100 mL em 24 horas, é formada por mucopolissacarídeos (mucoproteínas, proteínas, gorduras, água e eletrólitos) e produzida pelas células mucosas e epiteliais de superfície mucosa, glândulas submucosas e vasos sanguíneos. Os fatores que favorecem a eliminação das secreções são broncodilatação, drenagem postural, hidratação, nebulizações com soro fisiológico, mucolíticos e expectorantes.

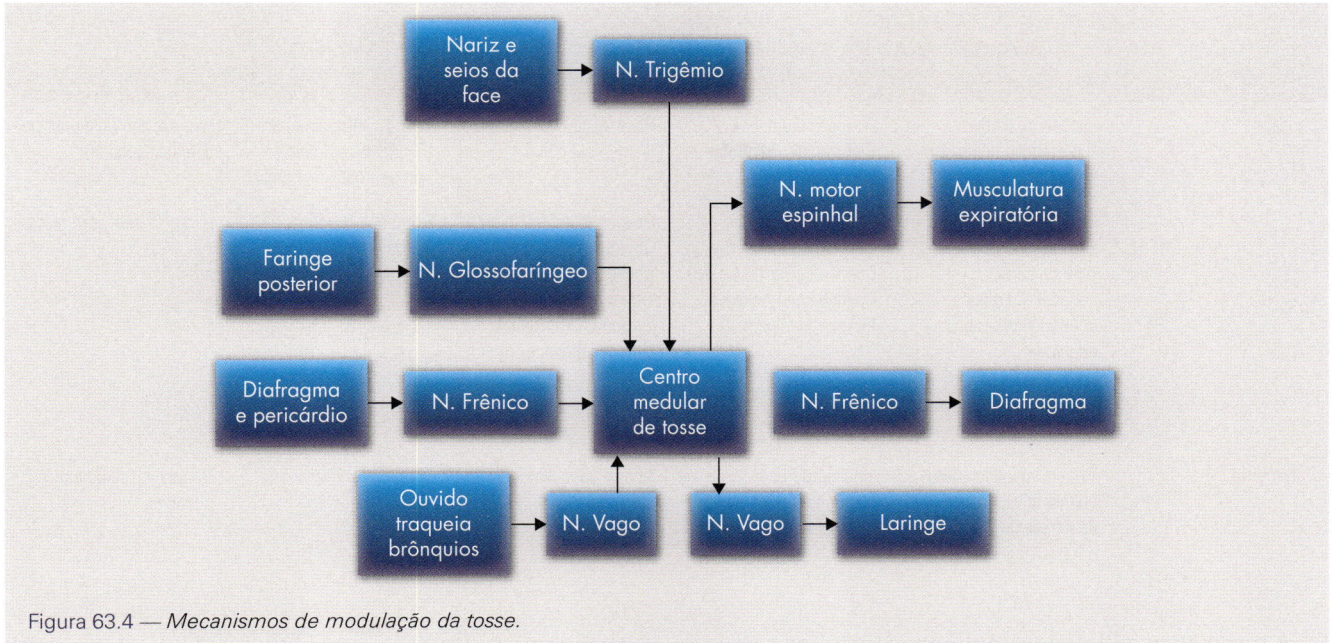

Figura 63.4 — *Mecanismos de modulação da tosse.*

Os mucolíticos e expectorantes não mostram efeitos terapêuticos importantes.

O iodeto de potássio composto dos xaropes atua como irritante das terminações parassimpáticas gástricas, estimula o reflexo da tosse e aumenta o volume de secreções brônquicas, salivares, lacrimais e nasal. Os efeitos colaterais são náuseas, vômitos, anorexia, rinite, lacrimejamento, conjuntivite, aumento do volume das glândulas salivares, erupção urticariforme e podem suprimir a função tireoidiana.

Em adição, o ambroxol derivado da bromexina libera enzimas lisossômicas que degradam os mucopolissarídeos. A dose para adultos é 30 mg por via oral, três vezes ao dia. Distinta é a N-acetilcisteína do grupo sulfidrilas rompe ponte dissulfeto das mucoproteínas; outras indicações são intoxicação pelo paracetamol, prevenção da nefrotoxidade por contrastes e efeito antioxidante. A dose recomendada é 600 mg por dia.

FÁRMACOS UTILIZADOS NA HIPERTENSÃO PULMONAR

A pressão normal média da artéria pulmonar (PAP) em repouso é de 14 mmHg, e o limite superior normal é de 20,6 mmHg,[29] no entanto, a HP é definida como um aumento da PAP ≥ 25 mmHg em repouso, tal como avaliado por cateterização do coração direito.[2] Nas últimas duas décadas, avanços na compreensão dos mecanismos básicos, características clínicas e opções de tratamento mudaram substancialmente a abordagem dessa doença (Tabela 63.8).

TABELA 63.8
MECANISMOS DETERMINANTES DO FUNCIONAMENTO DA CIRCULAÇÃO PULMONAR.

Vasoconstrição	Vasodilatação
Hipoxia	Bradicinina
Hipercapnia	Histamina
Tromboxano	Adenosina difosfato
Acidose metabólica	Acetilcolina
	Alcalose metabólica
	Isoproterenol

Apesar da escassez de dados, diuréticos e anticoagulantes são muitas vezes terapias apropriadas em pacientes com HP. A maioria das diretrizes recomenda utilização de varfarina com anticoagulação titulada para uma relação normalizada internacional de 1,5 a 2,5 em pacientes com hipertensão arterial pulmonar idiopática. Os diuréticos são indicados para controlar a sobrecarga de volume do ventrículo direito. Ocasionalmente, fármacos diuréticos por via venosa são necessários. Os eletrólitos séricos e a função renal devem ser acompanhados de perto. Há poucos dados relativos à digoxina, embora às vezes é usada em pacientes com insuficiência cardíaca direita e de baixo débito cardíaco e naqueles com arritmias atriais.

O epoprostenol foi o primeiro prostanoide aprovado pelo FDA para HP idiopática com favoráveis efeitos hemodinâmicos mesmo em outras formas de HP.[30]

A Tabela 63.9 mostra as causas, a classificação e o tratamento da hipertensão pulmonar.

TABELA 63.9
CLASSIFICAÇÃO DA HIPERTENSÃO PULMONAR, CAUSAS E TRATAMENTO

Classes	I	II	III	IV	V
Causas	Idiopática, Familiar, Hipertensão pulmonar primária	Doenças cardíacas, Hipertensão pulmonar venosa	Hipertensão secundária a doença pulmonar	Hipertensão pulmonar secundária a doença tromboembólica crônica	Hipertensão pulmonar por doenças variadas
	Doenças do colágeno, Hipertensão portal, Doença cardíaca congênita, Cocaína, Imunodeficiência adquirida	Defeitos septais congênitos (CIA e CIV), Doença valvar (EM e IM), Doença veno-oclusiva (fibrose mediastinal)	Doença Pulmonar Obstrutiva Crônica, Doença Pulmonar Intersticial, Apneia do Sono, Exposição a altitudes elevadas	Tromboembolismo pulmonar ♦ Coágulos ♦ Parasitas (esquistossomose) ♦ Tumor	Histiocitose X, sarcoidose
	Hipertensão pulmonar persistente do neonato				
Tratamento	Terapia vasodilatadora pulmonar e bloqueadores de canais de cálcio	Inodilatadores e bloqueadores de canais de cálcio	Terapia vasodilatadora pulmonar	Terapia vasodilatadora pulmonar	Terapia vasodilatadora pulmonar

A terapia vasodilatadora pulmonar inclui os seguintes fármacos: óxido nítrico, prostaglandinas inalatórias (PGI_2), iloprost inalatório (análogo PGI_2), inibidores da fosfodiesterase-5 oral e inalatório (Citrato de Sildenafila), antagonistas de endotelina, fator atrial natriurético e o adrenomedulin.[2]

O óxido nítrico é um potente vasodilatador da circulação pulmonar, atuando no GMPc e PDE-5. Quando inalado ele atua apenas nas áreas ventiladas e perfundidas, não proporcionando efeitos sistêmicos.[2]

A terapia inodilatadora envolve os catecolaminérgicos (β_1 e β_2), que são dobutamina, dopamina e salbutamol inalatório; outros são os inibidores da fosfodiesterase-3 (milrinone e enoximone) e, por fim, os sensibilizadores do cálcio (levosimendan).

CONCLUSÃO

As doenças relacionadas ao sistema respiratório são graves e muitas vezes fatais. Assim o conhecimento adequado dos mecanismos de ação e dos efeitos dos fármacos pode proporcionar a escolha correta da terapia, reduzindo a morbidade e a mortalidade dos pacientes durante o período perioperatório.

REFERÊNCIAS

1. Rogers L, Reibman J. Pharmacologic approaches to life-threatening asthma. Ther Adv Respir Dis. 2011;5:397-408.
2. McLaughlin VV, Shah SJ, Souza R, et al. Management of Pulmonary Arterial Hypertension. J Am Coll Cardiol. 2015;65:1976-97.
3. Woods BD, Sladen RN. Perioperative considerations for the patient with asthma and bronchospasm. Br J Anaesth. 2009;103(Suppl 1):i57-65.
4. Jonsson S, Kjartansson G, Gislason D, et al. Comparison of the oral and intravenous routes for treating asthma with methylprednisolone and theophylline. Chest. 1988;94:723-6.
5. Silvanus MT, Groeben H, Peters J. Corticosteroids and inhaled salbutamol in patients with reversible airway obstruction markedly decrease the incidence of bronchospasm after tracheal intubation. Anesthesiology. 2004;100:1052-7.
6. Camargo CA Jr, Gurner DM, Smithline HA, et al. A randomized placebo-controlled study of intravenous montelukast for the treatment of acute asthma. J Allergy Clin Immunol. 2010;125:374-80.
7. Barnes PJ. Scientific rationale for inhaled combination therapy with long-acting beta2-agonists and corticosteroids. Eur Respir J. 2002;19:182-91.
8. Morris CR, Becker AB, Pinieiro A, et al. A randomized, placebo-controlled study of intravenous montelukast in children with acute asthma. Ann Allergy Asthma Immunol. 2010;104:161-71.
9. Tecklenburg-Lund S, Mickleborough TD, Turner LA, et al. Randomized controlled trial of fish oil and montelukast and their combination on airway inflammation and hyperpnea-induced bronchoconstriction. PLoS One. 2010;5:e13487.
10. Mullol J, Callejas FB, Mendez-Arancibia E, et al. Montelukast reduces eosinophilic inflammation by inhibiting both epithelial cell cytokine secretion (GM-CSF, IL-6, IL-8) and eosinophil survival. J Biol Regul Homeost Agents. 2010;24:403-11.
11. Yamauchi K, Kobayashi H, Tanifuji Y, et al. Efficacy and safety of intravenous theophylline administration for treatment of mild acute exacerbation of bronchial asthma. Respirolog. 2005;10:491-6.
12. Chang HY, Togias A, Brown RH. The effects of systemic lidocaine on airway tone and pulmonary function in asthmatic subjects. Anesth Analg. 2007;104:1109-15.

13. Volta CA, Alvisi V, Petrini S, et al. The effect of volatile anesthetics on respiratory system resistance in patients with chronic obstructive pulmonary disease. Anesth Analg. 2005;100:348-53.
14. Gluck EH, Onorato DJ, Castriotta R. Helium-oxygen mixtures in intubated patients with status asthmaticus and respiratory acidosis. Chest. 1990;98:693-8.
15. Bag R, Bandi V, Fromm RE Jr, et al. The effect of heliox-driven bronchodilator aerosol therapy on pulmonary function tests in patients with asthma. J Asthma. 2002;39:659-65.
16. Rowe BH, Bretzlaff JA, Bourdon C, et al. Magnesium sulfate for treating exacerbations of acute asthma in the emergency department. Cochrane Database Syst Rev. 2000:CD001490.
17. Baraka A, Nawfal M, Haroun-Bizri S, et al. Nitroglycerin for intra-operative bronchospasm. Anaesthesia. 1999;54:395-6.
18. Guler G, Akin A, Tosun Z, et al. Single-dose dexmedetomidine attenuates airway and circulatory reflexes during extubation. Acta Anaesthesiol Scand. 2005;49:1088-91.
19. Guler G, Akin A, Tosun Z, et al. Single-dose dexmedetomidine reduces agitation and provides smooth extubation after pediatric adenotonsillectomy. Paediatr Anaesth. 2005;15:762-6.
20. Rowe B, Bretzlaff J, Bourdon C, et al. Magnesium sulfate is effective for severe acute asthma treated in the emergency department. West J Med. 2000;172:96.
21. Rowe BH, Bretzlaff JA, Bourdon C, et al. Intravenous magnesium sulfate treatment for acute asthma in the emergency department: a systematic review of the literature. Ann Emerg Med. 2000;36:181-90.
22. Huang CS, Kawamura T, Lee S, et al. Hydrogen inhalation ameliorates ventilator-induced lung injury. Crit Care. 2010;14:R234.
23. Huang CS, Kawamura T, Toyoda Y, et al. Recent advances in hydrogen research as a therapeutic medical gas. Free Radic Res. 2010;44:971-82.
24. Gong QH, Wang Q, Pan LL, et al. Hydrogen sulfide attenuates lipopolysaccharide-induced cognitive impairment: a pro-inflammatory pathway in rats. Pharmacol Biochem Behav. 2010;96:52-8.
25. Chen L, Xu B, Liu L, et al. Hydrogen peroxide inhibits mTOR signaling by activation of AMPKalpha leading to apoptosis of neuronal cells. Lab Invest. 2010;90:762-73.
26. Fisher MM, Ramakrishnan N, Doig G, et al. The investigation of bronchospasm during induction of anaesthesia. Acta Anaesthesiol Scand. 2009;53:1006-11.
27. Sato T, Matsuki A, Zsigmond EK, et al. Ketamine relaxes airway smooth muscle contracted by endothelin. Anesth Analg. 1997;84:900-6.
28. Sun HL, Wu TJ, Ng CC, et al. Efficacy of oropharyngeal lidocaine instillation on hemodynamic responses to orotracheal intubation. J Clin Anesth. 2009;21:103-7.
29. Kovacs G, Berghold A, Scheidl S, et al. Pulmonary arterial pressure during rest and exercise in healthy subjects: a systematic review. Eur Respir J. 2009;34:888-94.
30. Barst RJ, Rubin LJ, Long WA, et al. A comparison of continuous intravenous epoprostenol (prostacyclin) with conventional therapy for primary pulmonary hypertension. N Engl J Med. 1996;334:296-301.

64
Farmacologia Renal. Diuréticos

Eunice Sizue Hirata
Gentil Alves Filho

INTRODUÇÃO

Os diuréticos são usados para diminuir o volume plasmático nos estados edematosos de etiologia renal, cardíaca ou na ascite da cirrose hepática. Também são de grande importância no tratamento da hipertensão arterial, isolados ou associados a outras medicações anti-hipertensivas, no manuseio do excesso de volume em pacientes críticos e em situações excepcionais da injúria renal aguda (IRA).[1,2]

FISIOLOGIA DA REABSORÇÃO TUBULAR DE SÓDIO

Por meio dos processos de filtração glomerular, são recolhidos diariamente na cápsula de Bowman cerca de 25.000 mEq de sódio por dia; desse montante, menos de 1% é excretado na urina. O restante é reabsorvido nos túbulos renais e retorna aos capilares peritubulares e à circulação sistêmica. Processo semelhante ocorre com a água; são recolhidos na cápsula de Bowman cerca de 120 a 180 litros de filtrado glomerular por dia. Pequena porcentagem é excretada na urina; a maior parte retorna à circulação sistêmica após reabsorção nos túbulos renais, por processos que envolvem gradientes osmóticos e/ou de concentração.[3]

A reabsorção de sódio nos túbulos renais ocorre em duas etapas. Inicialmente, o sódio passa do líquido tubular para dentro da célula através da membrana apical, e a seguir atravessa a membrana basocelular em direção ao interstício renal. Por se tratar de uma partícula eletricamente carregada, o sódio requer mecanismos adequados de passagem através das membranas celulares. Na membrana apical, os principais mecanismos de transporte do íon sódio são três: por canais de água, em troca por íons hidrogênio (contratransporte) ou por um transportador (cotransporte). Esses processos se fazem a favor de gradientes elétrico e de concentração, não necessitando de energia para a sua realização.

A retirada do sódio de dentro da célula para o interstício renal se faz em troca de potássio, por transporte ativo pela bomba de $Na^+ K^+$ ATPase. Por esse mecanismo, para cada 3 Na^+ que saem da célula tubular, entram 2 K^+, o que torna a polaridade da membrana basocelular ligeiramente negativa em relação ao interstício renal. A combinação dessa eletronegatividade e da baixa concentração de sódio no interior da célula tubular resulta em um gradiente eletroquímico favorável à reabsorção de sódio da luz tubular[4] (Figura 64.1).

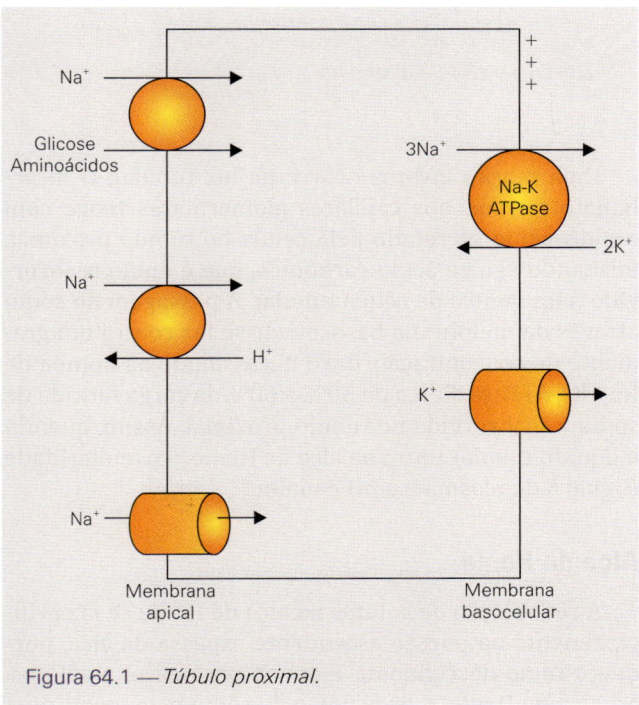

Figura 64.1 — *Túbulo proximal.*

Túbulo Proximal

No túbulo proximal, ocorre a absorção da maior carga filtrada de sódio, por meio de cotransportadores que carregam eletrólitos e outros solutos para o interior da célula, normalmente filtrados nos capilares glomerulares. São cotransportados junto com o sódio, o potássio, o cloro, a glicose, os aminoácidos, os radicais fosfatos e outros solutos orgânicos que passam para o interior da célula por gradiente osmótico, facilitado pelo gradiente elétrico gerado pela bomba de Na+ K+ ATPase[5-7] (Figura 64.2).

Quantitativamente, o mecanismo mais importante de reabsorção de sódio é aquele em que ele é trocado por hidrogênio formado dentro da célula tubular. Em reação catalizada pela anidrase carbônica, o hidrogênio é formado a partir da seguinte reação.

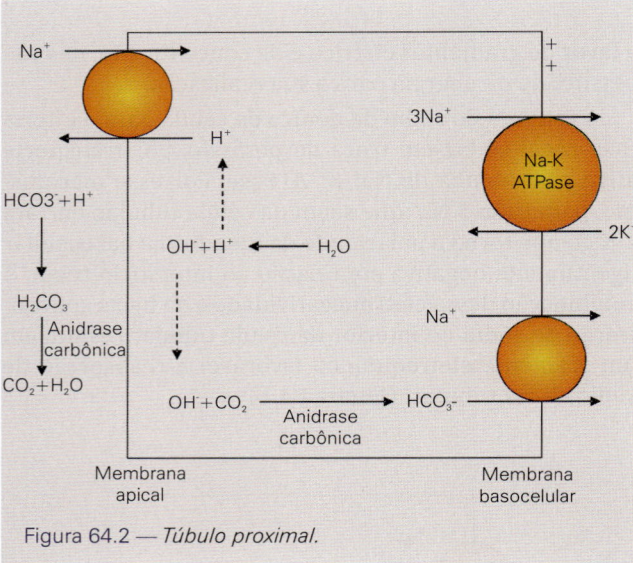

Figura 64.2 — Túbulo proximal.

Uma reação inversa ocorre na luz tubular. O bicarbonato filtrado nos capilares glomerulares reage com o hidrogênio secretado pela célula do túbulo proximal, formando água e ácido carbônico, que é então reabsorvido para dentro da célula tubular. A passagem do sódio através da membrana basocelular se faz contra um gradiente de concentração, daí a necessidade da bomba de Na+ K+ ATPase. Cerca de 50% a 60% da carga filtrada de sódio é reabsorvida no túbulo proximal. Assim, quando o líquido tubular entra na alça de Henle, a osmolaridade é igual à do plasma e o pH é maior.[8]

Alça de Henle

A reabsorção de solutos na alça de Henle se faz principalmente na porção ascendente espessa da alça, porque o ramo descendente é pouco permeável a solutos. Na alça de Henle, o transporte de sódio pela membrana apical é diferente do túbulo proximal. O principal mecanismo de passagem continua sendo o cotransporte; entretanto, como a maioria dos solutos já foi removida nos túbulos proximais, restam apenas íons potássio e cloro para serem cotransportados junto com o sódio. O potássio, escasso no líquido tubular, sai da célula por gradiente de concentração para ajudar no cotransporte do sódio. Todo o processo se inicia com o gradiente eletroquímico gerado pela bomba de 3 Na+ 2 K+ ATPase. Esse gradiente é suficiente para que cátions como o cálcio, o magnésio e o próprio sódio passem para o interstício renal por meio de canais de junção existentes nos espaços intercelulares.[3]

A alça de Henle é responsável pela reabsorção de 35% a 40% da carga filtrada de sódio. A reabsorção não é mais iso-osmolar ao plasma, porque a reabsorção de sódio no ramo ascendente é proporcionalmente maior que a de água no ramo descendente da alça de Henle. Assim, a osmolaridade do filtrado que chega ao túbulo contornado distal é menor que a do filtrado glomerular[3] (Figura 64.3).

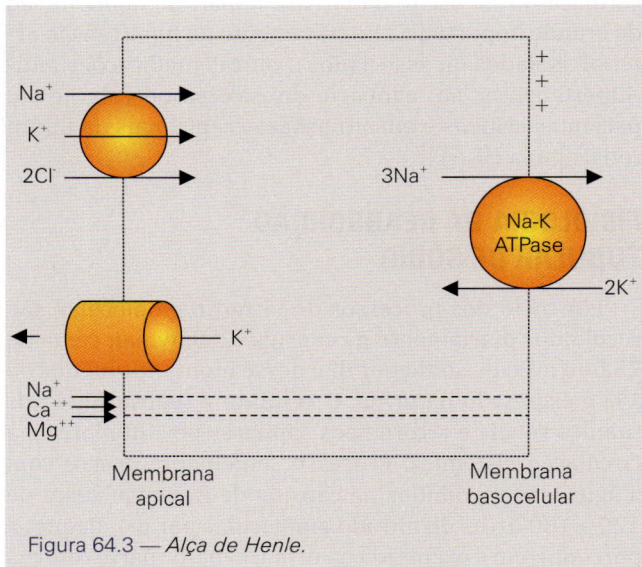

Figura 64.3 — Alça de Henle.

Túbulo Distal

O túbulo contornado distal responde pela reabsorção de 5% a 8% do sódio filtrado pelos capilares glomerulares. O principal mecanismo de reabsorção é o de cotransporte com íons cloro, cujos valores, nesse segmento, podem estar muito baixos. Essa escassez de cotransportadores é o principal fator limitante para a reabsorção de sódio no túbulo distal. Como nas outras porções do túbulo renal, o processo de difusão se inicia pelo gradiente eletroquímico gerado pela bomba de Na+ K+ ATPase. O túbulo distal, assim como o ramo ascendente da alça de Henle, é pouco permeável à água; assim, o líquido tubular tende a se tornar cada vez mais diluído, podendo ter sua osmolaridade reduzida a 50 a 100 mOsm.L^{-1} quando chega na porção cortical do túbulo coletor[9] (Figura 64.4).

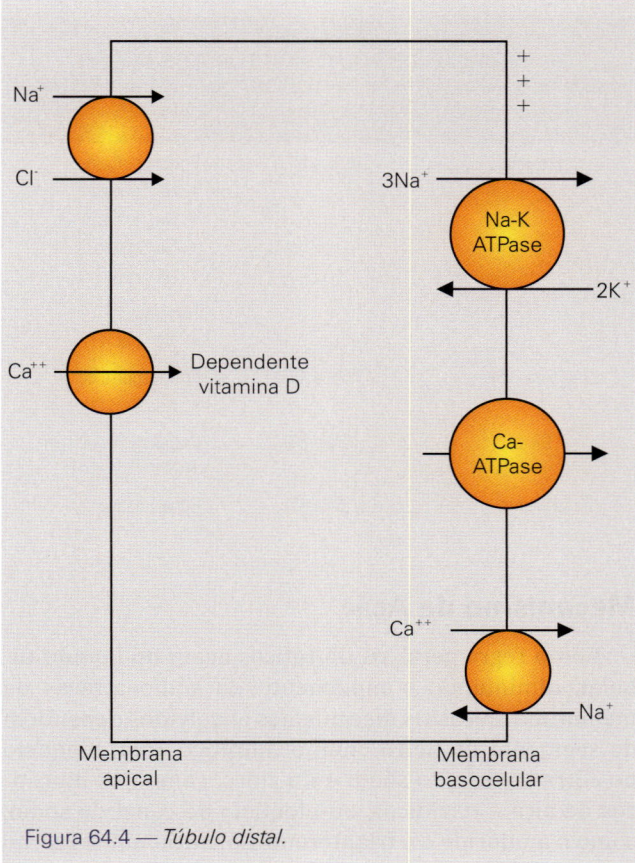

Figura 64.4 — *Túbulo distal.*

Túbulo Coletor

Nos túbulos coletores, existem dois tipos de células: as células intercalares, envolvidas primariamente na regulação do equilíbrio ácido-base; e as células principais, responsáveis pela reabsorção de sódio e água e a excreção de potássio. Nessa porção do túbulo renal, não existem mais cotransportadores para o sódio. Assim, a passagem pela membrana apical do sódio, do potássio e da própria água se faz por canais (Figura 64.5).

O túbulo coletor tem um papel importante na composição final da urina. Aqui, a reabsorção de sódio e de água não depende do fluxo tubular como nas outras porções do nefro. Por ação de diferentes hormônios, quantidades variáveis de sal e/ou de água são eliminadas, visando à manutenção da osmolaridade do meio interno.

Os hormônios que agem no túbulo coletor são a aldosterona, o peptídeo natriurético atrial e o hormônio antidiurético. A aldosterona chega à célula tubular através da membrana basocelular, promovendo dois eventos principais: o aumento da reabsorção de sódio e da excreção de potássio, devido à maior quantidade de canais na membrana apical; e o aumento da atividade da bomba de Na$^+$ K$^+$ ATPase, principalmente na membrana basocelular. A diminuição da osmolaridade do meio interno, a hipotensão arterial e a hiperpotassemia são os mais importantes estímulos à secreção da aldosterona pela suprarrenal.

O hormônio antidiurético liga-se a receptores existentes na membrana basocelular do túbulo coletor, fazendo com que canais de água pré-formados existentes no citoplasma das células renais migrem para a membrana apical e promovam rápido aumento da reabsorção de água. Os estímulos mais importantes para a secreção do hormônio antidiurético são o aumento da osmolaridade do plasma e a hipovolemia, que podem elevar em até 100 vezes a quantidade de canais de água na membrana apical.[10] A duração de ação do HAD é de 30 minutos e pode retardar o efeito dos diuréticos, quando usados concomitantemente com o hormônio.

O efeito fisiológico do peptídeo natriurético atrial é ainda muito discutido. Entretanto, em condições de aumento de pressão no átrio direito e na insuficiência cardíaca, ele se fixa aos receptores na membrana basocelular, promovendo uma diminuição da reabsorção de sódio e de água no túbulo coletor. O peptídeo natriurético atrial é secretado preferencialmente no átrio direito, podendo em situações especiais ser secretado nos ventrículos.

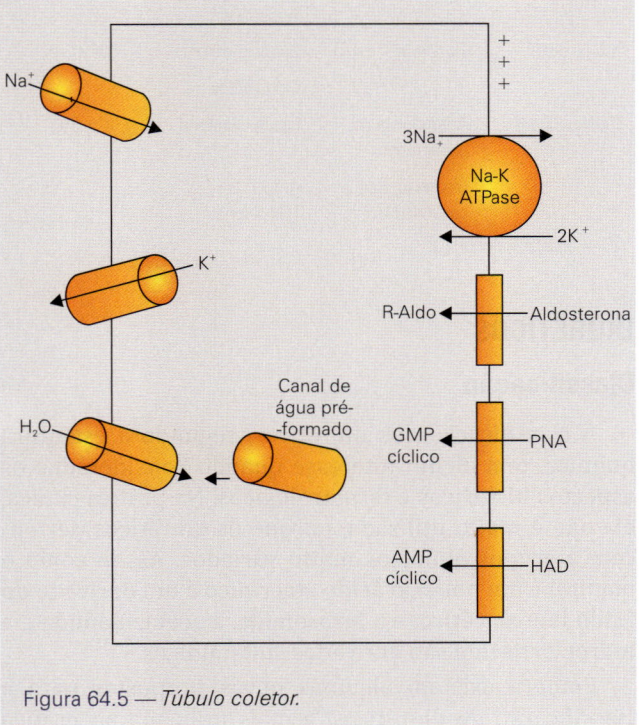

Figura 64.5 — *Túbulo coletor.*

Farmacologia Renal. Diuréticos

O túbulo coletor reabsorve 2% a 3% da carga filtrada de sódio. A osmolaridade tende a aumentar de 100 mOsm.L^{-1} nas suas porções iniciais do túbulo coletor até 1.200 a 1.400 mOsm.L^{-1} na papila renal. Quando o túbulo coletor penetra na medula renal, a osmolaridade do líquido tubular é de 300 mOsm.L^{-1}. O túbulo coletor medular tem um papel importante na manutenção da elevada osmolaridade da medula renal, no sistema multiplicador de contracorrente e na formação de urina concentrada.

A reabsorção de sódio nos diferentes segmentos do nefro é dependente do filtrado glomerular no túbulo proximal, do fluxo tubular na alça de Henle e no túbulo distal, e da secreção hormonal no túbulo coletor.

Esses fatores que determinam a reabsorção do sódio nos diferentes segmentos do nefro são particularmente importantes no entendimento da capacidade máxima de ação de um diurético, que teoricamente deverá ser semelhante à taxa de reabsorção daquele segmento do nefro. Este, inclusive, é um dos critérios que define a potência de um diurético[3] (Tabela 64.1).

TABELA 64.1
CLASSIFICAÇÃO DOS DIURÉTICOS SEGUNDO O LOCAL DE AÇÃO (MALNIC).

Local de Ação	Tipo	Diurético	Na$^+$ Excretado
Túbulo proximal	Osmóticos	Manitol	10%
	Inibidores da AC*	Acetazolamida	5%
Alça de Henle	Alça de Henle	Furosemida	≤ 20%
		Ácido etacrínico	
		Bumetamida	
		Torsemida	
Túbulo distal	Tiazídicos	Hidroclorotiazida	5% a 10%
		Clortalidona	
Túbulo coletor	Antagonista da aldosterona	Espironolactona	> 3%
	Bloqueador de canal de Na	Amilorida Trianterene	

*AC = anidrase carbônica.

DIURÉTICOS

Classificação

A classificação dos diuréticos, segundo a estrutura química, tem algum interesse quando considerados os aspectos históricos e farmacológicos. Na prática clínica, ela não é muito utilizada, porque os diuréticos pertencem a grupos químicos muito variados. Assim como o manitol é um poliol, o ácido etacrínico é um derivado do ácido fenoxiacético, e a furosemida, a acetazolamida e a hidroclortiazida são derivados sulfamídicos.[11]

Embora existam algumas novas propostas para a classificação de diuréticos, a mais utilizada na prática clínica é mista, porque utiliza o mecanismo de ação e o segmento do nefro onde o diurético exerce sua ação. Assim, os diuréticos são denominados genericamente como osmóticos, de alça, tiazídicos e poupadores de potássio (Tabela 64.2).

TABELA 64.2
REABSORÇÃO DE SÓDIO NOS TÚBULOS RENAIS.

Segmento de Túbulo	% de Na$^+$ Reabsorvida	Mecanismo de Reabsorção
Proximal	50% a 55%	Cotransporte de ♦ Na$^+$ glicose ♦ Na$^+$ fosfato ♦ Na$^+$ solutos ♦ Na$^+$ íons Troca de: ♦ Na$^+$ por H$^+$
Alça de Henle	35% a 40%	Cotransporte de: ♦ Na$^+$ K$^+$ 2Cl$^-$
Distal	5% a 8%	Cotransporte de: ♦ Na$^+$ Cl$^-$
Coletor	2% a 3%	Canais de Na$^+$

Mecanismo de Ação

Como regra geral, os diuréticos agem no líquido tubular, diminuindo o movimento do sódio através da membrana apical. Os mecanismos envolvidos dependem do segmento do nefro onde o diurético atua: bloqueio no cotransporte do sódio e do cloro, como nos diuréticos de alça e tiazídicos, ou bloqueio de canal de sódio, como o amiloride e o trianterene. Constitui uma exceção a espironolactona, que age dentro da célula tubular, diminuindo o número de canais de sódio disponíveis, e os inibidores da anidrase carbônica, que agem no líquido tubular e também dentro da célula inibindo a formação do hidrogênio e o contratransporte de sódio. Assim, os diuréticos tendem a aumentar o volume urinário e a excreção de sódio, de cloro e de outros eletrólitos e solutos que se utilizam de cotransporte ou não.[12]

Potência

São dois os principais fatores que determinam a potência de um diurético: o local de ação e a reabsorção de sódio nos segmentos tubulares subsequentes ao local de ação do diurético.

A potência diurética está diretamente relacionada à capacidade de reabsorção de sódio no segmento tubular comprometido. Assim, um diurético de alça teria uma potência diurética maior que um tiazídico, que também seria maior que um diurético poupador de potássio. O segundo fator está relacionado à capacidade de reabsorção dos nefros subsequentes. A alça de Henle e o túbulo distal reabsorvem juntos 40% a 50% da carga filtrada de sódio. Essa reabsorção é dependente do fluxo tubular. Quando se utiliza um diurético osmótico, o fluxo tubular aumentará nos segmentos tubulares subsequentes ao túbulo proximal. Consequentemente, uma quantidade maior de sódio e água será reabsorvida nesses segmentos, diminuindo a eficácia do diurético. Assim, a eficácia de um diurético osmótico é de certa forma limitada pela grande capacidade de reabsorção da alça de Henle.[3]

Os diuréticos apresentam uma curva dose-efeito de três fases. A primeira está relacionada ao uso de doses pequenas, em que não se observa efeito sobre a reabsorção de sódio, porque existe uma dose mínima que precisa ser atingida para se obter o efeito diurético. Aumentando-se a dose, começa a ocorrer o efeito esperado, que é mais intenso quanto maior a dose do fármaco utilizada. Finalmente, observa-se que os diuréticos apresentam uma dose-teto, em que a taxa máxima de inibição da reabsorção é alcançada e corresponde à fração de excreção de sódio do diurético. Nessa fase, qualquer aumento na dose não será mais acompanhada de aumento significativo da diurese, ao contrário: tornam-se cada vez mais evidentes os efeitos colaterais.[3]

A dose mínima e a dose-teto dos diuréticos variam com diferentes situações clínicas. Na doença renal crônica, na cirrose hepática e na insuficiência cardíaca congestiva, essas doses se encontraram muito elevadas.[13]

Farmacocinética

Os diuréticos são eliminados do organismo por metabolização hepática e/ou por excreção renal. Os diuréticos alcançam a luz tubular por filtração glomerular ou por secreção ativa nos túbulos proximais. O fator determinante é a ligação com as proteínas plasmáticas. Assim, à exceção dos diuréticos osmóticos, que são filtrados livremente nos capilares glomerulares, todos os outros que apresentam alta ligação com as proteínas do plasma alcançam a luz tubular por secreção ativa no túbulo proximal. Os diuréticos podem ser metabolizados por sistemas enzimáticos dentro da célula tubular ou podem ser transportados por ácidos ou bases orgânicas até sítios secretores da membrana apical, onde exercem sua ação e/ou são eliminados na urina.[14]

O túbulo proximal tem excelentes mecanismos de transporte para compostos químicos orgânicos. Assim, os diuréticos de alça, os tiazídicos e a acetazolamida são transportados até os sítios secretores por ácidos orgânicos, enquanto o amiloride e o triantereno são transportados por bases orgânicas.[1] Os diuréticos podem ter seus efeitos diminuídos quando utilizados simultaneamente com o probenecid, que também é transportado por um ácido orgânico,[15] e com a cimetidina, transportada por uma base orgânica.[16]

DIURÉTICOS QUE ATUAM NO TÚBULO PROXIMAL

Diuréticos Osmóticos

São fármacos que apresentam como características principais a facilidade de serem filtrados e a baixa reabsorção pelos túbulos renais. Administrado por via venosa, aumenta a osmolaridade do plasma e do líquido tubular, diminuindo a reabsorção de sódio, de cloro, de bicarbonato, de potássio e de água. O diurético osmótico mais conhecido é o manitol, embora o isosorbitol e a ureia também possam ser empregados como tal.[14]

O manitol aumenta a osmolaridade do plasma por deslocar água do espaço intra para o extracelular, causando uma expansão aguda do intravascular. O manitol é um polissacarídeo de peso molecular 182,17 e é filtrado livremente nos capilares glomerulares, sendo 80% excretado *in natura*. O restante é metabolizado no fígado ou eliminado pela bile.

Durante muito tempo, acreditou-se que o local de ação preferencial do manitol era o túbulo proximal.[17] Estudos mais recentes mostram que a ureia,[18] bem como o manitol,[19] tem uma ação muito discreta na reabsorção de sódio no túbulo proximal, e que o local de ação preferencial é a alça de Henle.

No túbulo proximal, a ação decorre do aumento da tonicidade do líquido tubular, que gera um gradiente osmótico e assim dificulta a reabsorção de sódio e de água. Outros solutos, como o cloro, o potássio, o cálcio, o fosfato e o bicarbonato, também são excretados em maior proporção, porque a reabsorção no túbulo proximal é iso-osmolar em relação ao plasma.[14]

O manitol aumenta a osmolaridade do plasma, extrai água do compartimento intracelular, expande o espaço extracelular e diminui a viscosidade do sangue. Esses efeitos são em geral acompanhados de inibição da liberação de renina, aumento do fluxo sanguíneo renal medular e cortical, e diminuição da tonicidade da medula renal. Embora a alça de Henle seja capaz de reabsorver o excedente de sódio que chega do túbulo proximal, isso não ocorre na intensidade esperada, porque a osmolaridade da medula renal se reduz e a do líquido tubular aumenta com o uso do manitol. A diminuição do gradiente osmótico entre o interstício renal e o líquido tubular diminui a reabsorção de sódio e de água na alça de Henle.[19]

O manitol aumenta a fração de excreção de sódio em 10%, sendo por isso considerado um diurético de média potência.[20] Por ser uma solução hipertônica, retira água do espaço extra e intracelular, incluindo eritrócitos e células cerebrais; daí seu uso no tratamento do edema, para reduzir a pressão intracraniana e a pressão intraocular.[21] Também é utilizado na profilaxia e tratamento de algumas formas de IRA.[22]

O manitol apresenta inúmeros efeitos benéficos sobre o rim isquêmico. Na nefrotoxicidade induzida por pigmentos, por aumentar o fluxo tubular, o manitol dilui as toxinas ao mesmo tempo que atenua a obstrução tubular induzida pela hemoglobina,[23] bilirrubina[24] e mioglobina.[25] O manitol reverte a vasoconstrição induzida pelos contrastes radiológicos, fundamental no mecanismo de lesão renal por contraste,[26] na profilaxia da IRA em cirurgias endovasculares de aorta,[27] na proteção renal contra os insultos isquêmicos decorrentes da reperfusão de rins transplantados[28] e na rabdomiólise, por diminuir a toxicidade tubular com o aumento do fluxo urinário.[29] Embora sejam práticas difundidas, não se recomenda o uso sistemático do manitol na profilaxia da IRA porque há muita controvérsia em trabalhos clínicos e experimentais, além de seu uso não ser desprovido de complicações.[30]

A principal complicação do manitol é a sobrecarga hídrica, mais comum em pacientes cardíacos e em urêmicos. O manitol produz distúrbios eletrolíticos variáveis. Inicialmente ocorre hipocloremia, hiponatremia e hipocalemia por hemodiluição. A hipopotassemia pode estar relacionada à maior oferta de sódio no túbulo coletor, onde o aumento na reabsorção de sódio ocorre em troca de íons potássio. Em doses mais elevadas, pode ocorrer hiperpotassemia grave por desidratação dos eritrócitos e morte da célula.[31,32]

O manitol é pouco absorvido pelo trato gastrintestinal. Após infusão venosa, distribui-se rapidamente no espaço extracelular e é excretado pelo rim. Consequentemente, a duração da ação depende do ritmo de filtração glomerular. A dose recomendada varia de 0,25 g até um máximo de 1,5 g/kg/dia. Doses mais elevadas em infusões rápidas estão associadas a complicações.

Os inibidores da anidrase carbônica são enzimas que catalisam a reação que forma ácido carbônico, a partir do dióxido de carbono e da água. Ela existe em grande quantidade no citoplasma e nas vilosidades da membrana apical das células do túbulo contornado proximal. Como resultado da inibição da enzima, a excreção dos íons hidrogênio para fora da célula tubular fica diminuída, e a perda de bicarbonato na urina fica aumentada, alcalinizando a urina à medida que o líquido tubular passa para o túbulo proximal.[33,34]

Os inibidores da anidrase carbônica aumentam a natriurese, a diurese e a excreção de bicarbonato na urina. Os inibidores da anidrase carbônica também apresentam pequeno efeito inibidor sobre o cotransporte de sódio, o que explica o aumento na excreção de cloro, potássio e bicarbonato. Parte significativa do excedente de sódio e cloro é reabsorvida na alça de Henle e no túbulo distal, diminuindo o efeito diurético do fármaco.[35] Os inibidores da enzima são classificados como diuréticos de baixa potência, sendo isoladamente pouco utilizados para esse fim.[21]

O túbulo proximal é o maior sítio de ação dos inibidores da anidrase carbônica; entretanto, ela também existe no túbulo coletor, sendo esse o segundo principal sítio da ação desse diurético. O mais representativo do grupo é a acetazolamida (Diamox), utilizada no tratamento do glaucoma agudo. A acetazolamida diminui o transporte de bicarbonato de sódio pelos processos ciliares, reduzindo consideravelmente a formação do humor aquoso e a pressão intraocular.[36] A metazolamida, outro inibidor da anidrase carbônica, apresenta vantagens sobre a acetazolamida, já que possui maior duração de ação e maior lipossolubilidade, sendo assim a preferida no tratamento do glaucoma.[37]

As complicações dos inibidores da anidrase carbônica estão relacionadas principalmente à alcalinização da urina e/ou à acidose metabólica, que pode ser grave nos pacientes com insuficiência renal e/ou diabéticos.[38] Distúrbios gastrintestinais, fraqueza, parestesia[37] e diminuição da libido[39] são descritos como efeitos adversos decorrentes do uso desses fármacos.

DIURÉTICOS QUE ATUAM NA ALÇA DE HENLE

Os diuréticos de alça agem inibindo o funcionamento do sistema de cotransporte $Na^+ K^+ 2Cl^-$ da membrana apical da célula tubular. Existem evidências de que o mecanismo de bloqueio está relacionado com a fixação do diurético aos sítios de ligação do cloro no transportador. O principal local de ação desses diuréticos é o ramo ascendente espesso da alça de Henle.[40]

Uma intensa excreção de sódio e de água é produzida pelos diuréticos de alça, que por isso são considerados de alta potência. A potência elevada está vinculada ao local de ação do diurético e também à limitada capacidade dos túbulos distal e coletor de reabsorver o excedente de solutos proveniente da alça de Henle.[14]

Os diuréticos de alça aumentam a excreção urinária de magnésio e de cálcio. Esse efeito é particularmente acentuado com o magnésio, cuja reabsorção é feita primordialmente na alça de Henle. O uso sistemático dos diuréticos de alça pode aumentar em até 60% a excreção urinária de magnésio[41] e em 30% a eliminação do cálcio, embora seja o túbulo distal o local de reabsorção mais importante desse cátion.[42] Os diuréticos de alça também reduzem discretamente a reabsorção de sódio no túbulo proximal, devido à discreta ação inibidora da enzima anidrase carbônica,[43] e no distal, por inibição do cotransporte $Na+ Cl-$ na membrana apical.[44]

A furosemida é o exemplo-padrão do grupo. É um derivado sulfonamídico de rápida absorção por via oral e parenteral. O início de ação é de 1 minuto a 1m30s por via oral, e de 10 a 30 minutos por via venosa. Cerca de 95% da furosemida liga-se a proteínas plasmáticas e chega ao líquido tubular por secreção ativa no túbulo proximal. Cerca de 50% da furosemida é metabolizado no fígado, e o restante é excretado *in natura* pelo rim. A duração do efeito é de duas a quatro horas. Pacientes com doença renal crônica apresentam resposta diminuída, e a duração do fármaco é mais prolongada nesses casos. A furosemida é indicada no tratamento dos vários tipos de edemas, em situações que necessitem de retirada rápida de líquidos, como na falência cardíaca, na cirrose hepática e na síndrome nefrótica. Também é utilizada junto a soluções salinas, para aumentar a excreção de cálcio em pacientes com hipercalcemia.[45]

O uso da furosemida na profilaxia e tratamento da IRA é controverso. Em animais, a furosemida tem vários efeitos benéficos no rim, protegendo o órgão de insultos isquêmicos e nefrotóxicos por elevar o fluxo plasmático renal, a taxa de filtração glomerular e o fluxo tubular. Tem também um efeito protetor das células da região justa medular, diminuindo o consumo de oxigênio e a gravidade das lesões nas células tubulares.[46]

Apesar disso, clinicamente a furosemida tem se mostrado pouco efetiva na profilaxia da IRA. Inúmeros estudos têm demonstrado que a furosemida tem efeitos deletérios no rim, aumentando o risco de IRA por precipitar uma lesão pré-renal e/ou nefrotóxica.[47] Em pacientes com IRA estabelecida, a furosemida não reduz a duração da doença e não diminui a necessidade de diálise,[48] estando associada a maior risco de morte e não recuperação da função renal.[49] Doses acumulativas de diurético, administradas durante a diálise, foram associadas a episódios de hipotensão arterial e alta mortalidade.[50] Pacientes idosos em UTI tiveram um risco três a cinco vezes maior de desenvolver IRA do que pacientes que não receberam furosemida.[51]

Por tudo isso, a furosemida tem uma utilização muito restrita na profilaxia e no tratamento da IRA. Porém, continua desempenhando um papel importante no manuseio do volume extracelular, porque o balanço hídrico é um importante preditor de efeitos adversos, em pacientes gravemente enfermos.

As complicações principais estão relacionadas a hipovolemia e a distúrbios eletrolíticos, a reações de hipersensibilidade e a ototoxicidade. Hipocalemia, hiponatremia, hipomagnesemia, alcalose metabólica e depleção de volume são as alterações mais comuns. A furosemida é um derivado sulfonamida e pode causar reações alérgicas com manifestações cutâneas na pele e no rim, como a nefrite intersticial aguda. Em grandes doses, está associada à perda da audição, reversível ou permanente. A gravidade do quadro varia com o pico sanguíneo do fármaco, daí a importância da dose e do tipo de administração. Pacientes com disfunção renal grave, insuficiência cardíaca ou pacientes que estão em uso de antibióticos aminoglicosídeos, quando necessitam de doses elevadas de furosemida, devem ser tratados com infusões contínuas de preferência às doses em *bolus*, para evitar aumentos bruscos do fármaco no sangue. É muito discutida a eficácia diurética de grandes doses de furosemida administrada em *bolus* ou em infusão contínua. Em situações específicas, como na falência cardíaca grave, a furosemida se mostrou mais eficaz em infusão contínua e menos propensa a causar distúrbios auditivos.[52]

A torsemida é um diurético de alça que apresenta propriedades farmacológicas especiais, que a tornam um diurético de grandes possibilidades terapêuticas na hipertensão arterial e nos estados edematosos. É um derivado da sulfamilureia que inibe o cotransporte de Na-Cl-K pela membrana apical do ramo ascendente espesso da alça de Henle. Produz intensa natriurese e diurese, processo não acompanhado de igual perda dos outros eletrólitos, como potássio, magnésio e cálcio, mesmo em tratamentos prolongados. Quinze minutos após sua administração, a torsemida já é detectada no sangue, e a duração do efeito é de seis a oito horas. Cerca de 80% da dose administrada é metabolizada no fígado, sendo o restante excretado *in natura* pelo rim.[53] A torsemida pode ser administrada por via oral e venosa. Existem dois tipos de comprimidos: um, de liberação normal, e outro, de liberação mais lenta. Embora as duas formas apresentem diurese e natriurese em 24 horas muito semelhantes, elas ocorrem de modo menos abrupto e mais contínuo na apresentação de liberação lenta. O uso crônico da torsemida de liberação lenta, no tratamento da hipertensão arterial leve ou moderada, tem-se demonstrado muito eficaz.[54] A torsemida possui potência duas a quatro vezes superior à furosemida e duração de ação mais prolongada, de seis a oito horas. Possui uma ação bloqueadora da aldosterona nos túbulos renais, inibindo a excreção de potássio, e tem um efeito anti-hipertensivo que independe da excreção de sódio e de água.[55] Esses fatores, associados à consistência na absorção, tornaram esse diurético uma alternativa à furosemida no tratamento da hipertensão arterial, leve e moderada. Também é muito útil em pacientes graves, no tratamento dos edemas da insuficiência cardíaca, da cirrose hepática e da síndrome nefrótica, de forma semelhante à furosemida. Considerando as complicações, a torsemida, por se tratar de uma sulfonilureia, pode causar reações de hipersensibilidade; entretanto, produz menos espoliação de eletrólitos do que a furosemida. Não há descrição de casos de ototoxicidade com a torsemida, mas é uma possibilidade que não se pode descartar.

Crescem as evidências de que a torsemida apresenta resultados favoráveis no tratamento da insuficiência cardíaca, se comparada à furosemida.[56] Entretanto, embora existam esses efeitos benéficos, a furosemida continua sendo o diurético de alça mais empregado no mundo para tratamento da hipertensão arterial e das doenças cardíacas, sugerindo que existem outros fatores que impedem uma maior difusão da torsemida no tratamento dessas doenças.[57]

DIURÉTICOS QUE ATUAM NO TÚBULO DISTAL

Os diuréticos tiazídicos são amplamente utilizados no tratamento de primeira linha da hipertensão arterial. Os mais conhecidos são os tiazídicos, derivados da sulfanilamida como a clortalidona e a hidroclorotiazida. O principal sítio de ação desse grupo de fármacos é a porção inicial do túbulo distal, onde podem bloquear até 40% da carga filtrada de sódio. O mecanismo de ação é a competição com o cloro no cotransporte Na$^+$ Cl$^-$ na membrana apical. Os tiazídicos possuem uma discreta ação inibidora da enzima anidrase carbônica, responsável pelo efeito diurético adicional no túbulo proximal. Os diuréticos tiazídicos promovem uma redução de 3% a 5% da carga filtrada de sódio, porque, além da baixa capacidade de reabsorção do túbulo distal, existe uma reabsorção compensatória no túbulo coletor – e por isso são considerados de média potência.

A utilização crônica desses fármacos pode acarretar alterações na concentração plasmática de eletrólitos. A mais comum é a hipopotassemia, pelo aumento da excreção de potássio, mas também pode haver um aumento na eliminação de bicarbonato e fosfato. Os diuréticos tiazídicos, quando utilizados por tempo prolongado, causam aumento da calcemia. O mecanismo, não completamente esclarecido, envolve aumento na reabsorção de cálcio no túbulo distal.[15] Os diuréticos tiazídicos, como a hidroclortiazida (Clorana) e a clortalidona (Higroton), são muito utilizados no tratamento da hipertensão arterial, quando é necessário um aumento discreto na excreção de sódio e água. São pouco empregados no tratamento dos edemas, pois nesses casos são exigidos diuréticos mais potentes. Após a administração, ligam-se em grande parte às proteínas plasmáticas, alcançando a luz tubular por secreção no túbulo proximal. A apresentação dos tiazídicos é em comprimidos. São bem absorvidos por via oral e já apresentam algum efeito cerca de uma hora após a administração. A hidroclorotiazida apresenta um pico de ação entre 4 e 6 horas após ingestão oral, e a duração do efeito é de 8 a 12 horas. A clortalidona apresenta um pico de ação entre 6 e 12 horas, e uma duração de 20 a 24 horas.

Além do efeito benéfico na pressão arterial, os tiazídicos estão associados à diminuição da morbidade e mortalidade por eventos cardiovasculares em pacientes hipertensos. Estudos mais recentes têm demonstrado que esses efeitos são diferentes com a hidroclortiazida e a clortalidona. Administrada isoladamente, a clortalidona está associada a menor risco de eventos coronarianos (12%), falência cardíaca (21%) e menor mortalidade global que a hidroclorotiazida.[58]

A terapêutica prolongada com os tiazídicos predispõe à hiponatremia, à hipocalemia e à hipercalcemia.[59] Outras complicações observadas com esses fármacos são a hiperglicemia,[60] a dislipidemia[61] e a hiperuricemia.[62]

DIURÉTICOS QUE ATUAM NO TÚBULO COLETOR

Também conhecidos como diuréticos poupadores ou retentores de potássio, agem no túbulo coletor diminuindo a reabsorção de sódio por dois mecanismos principais:[63]

- **Diminuindo a atividade dos canais de sódio na membrana luminal da célula tubular, reduzindo a reabsorção de sódio e a excreção de potássio.**[64] Os mais conhecidos são o amiloride (Amilorid) e o trianterene (Diurana). São diuréticos pouco potentes, raramente usados de forma isolada e frequentemente associados a outros mais potentes como os de alça e os tiazídicos, porque minimizam a espoliação de potássio induzida por esses fármacos. Assim, são medicações coadjuvantes no tratamento da hipertensão arterial e no edema. As complicações mais comuns são a hiperpotassemia e a acidose metabólica.[65]

  A toxicidade do amiloride e do trianterene está aumentada em pacientes com falência renal, porque parte da excreção é feita pelo rim.[66] O trianterene também tem efeito cumulativo em cirróticos, devendo ser evitado em hepatopatas crônicos.[67]

- **Competindo com o receptor para a aldosterona na membrana basocelular da célula tubular.** O protótipo do grupo é a espironolactona, que, embora de potência limitada, tem uma indicação específica nos estados edematosos refratários que cursam com hiperaldosteronismo secundário, como na cirrose hepática[68] e na insuficiência cardíaca congestiva.[69] Os antagonistas da aldosterona também são empregados em associação com outros diuréticos mais potentes para atenuar a perda de potássio.

O risco potencial da terapêutica com os diuréticos poupadores de potássio é a hiperpotassemia. Ela ocorre quando se utiliza doses elevadas do fármaco na disfunção renal grave, na acidose metabólica ou quando já existe alteração na excreção de potássio por outros fármacos, como na terapêutica com os inibidores da enzima conversora da angiotensina, com os anti-inflamatórios não esteroides e com os betabloqueadores.

REFERÊNCIAS

1. Brater DC. Drug therapy: diuretic therapy. N Engl J Med. 1998;339(6):1-18.
2. Junior na. Emprego Clínico dos Diuréticos. In: Junior NA, Santos OR. Doenças dos Rins. São Paulo: Fundo Editorial Byk, 1988. p.569-79.
3. Rose BD, Rennke HG. Renal Pathophysiology. 1.ed. Baltimore: Williams & Wilkins, 1994. p.1-28.
4. Knepper MA, Burg MB. Organization of nephron function. Am J Physiol. 1983;244:F579-89.
5. Warnock DG, Eveloff J. NaCl entry mechanism in the luminal membrane of thr renal tubule. Am J Physiol. 1982;242:F561-F574.
6. Silverman M. Glucose reabsorption in the kidney. Can J Physiol Pharmacol. 1981;59:209-24.
7. Schafer JA, Barfuss DW. Membrane mechanisms for tranepitelial amino acid absorption and secretion. Am J Physiol. 1980;238:F335-F346.

8. Preisig PA, Toto RD, Alpern RJ. Carbonic anhydrase inhibitors. Ren Physiol. 1987;10:136.
9. Guyton AC, Hall JE. Tratado de Fisiologia Médica. 9.ed. Philadelphia: W.B. Saunders Company, 1996. p.356-70.
10. Burg BB. Renal Handling of Sodium, Chloride, Water, Amino Acids and Glucose. In: Brenner BM, Rector FC. The Kidney. Philadelphia: W.B. Saunders Company, 1986. p.145-75.
11. Suki WN, Eknoyan G. Physiology of Diuretic Action. In: Seldin DW, Giebisch G. The Kidney: Physiology and Pathophysiology. New York: Raven Press, 1992. p.3629-70.
12. Rose BD. Diuretics. Kidney Int. 1991;39:336-52.
13. Won Oh S, Han SY. Loop Diuretics in clinical practice. Electrolyte Blood Press. 2015;13:17-21.
14. Jackson EK. Diuréticos. In: Gilman AG, Limbird LE. The Pharmacological Basis of Therapeutics. New York: McGraw Hill, 1996. p.757-87.
15. Chennavasin P, Seiwell R, Brater DC, et al. Pharmacodynamic analysis of furosemide-probenecid interaction in man. Kidney Int. 1979;6:187-95.
16. Besseghir K, Rennick B. Renal tubule transport and eletrolyte effects of amiloride in chicken. Clin Pharmacol Ther. 1981;219:435-41.
17. Wesson LG, Anslow WP Jr. Excretion of sodium and water during osmotic diuresis in the dog. Am J Phisiol. 1948;153:714-20.
18. Kauker ML, Lassiter WE, Gottschaik CW. Micropuncture study of effects of urea infusion on tubular reabsorption in the rat. Am J Phisiol. 1971;219:45-50.
19. Seely JF, Dirks JH. Micropuncture study of hypertonic mannitol diuresis in the proximal and distal tubule of the dog kidney. J Clin Invest. 1969;48:2330-40.
20. Furtado MR. Diuréticos. In: Malnic G, Marcondes M. Fisiologia Renal. São Paulo: Pedagógica e Universitária, 1986. p.337-67.
21. James HE. Methodolojy for the controlol of intracranial pressure with hipertonic manitol. Acta Neurochim. 1980;51:161-72.
22. Lieberthal W, Levinsky NG. Treatment of acute tubular necrosis. Semin Nephrol. 1990;10:571.
23. Goldfinger D. Acute hemolytic transfusion reaction- a fresh look at phatogenesis and considerations regarding therapy. Transfusion. 1977;17:985-98.
24. Gubern JM, Sancho JJ, Simo J, et al. A randomized trial on the effects of mannitol on pos operative renal function in patients with obstructive jaundice. Surgery. 1988;103:39-44.
25. Eneas JF, Schoenfeld PY, Hunphreys MH. The effect of infusion of mannitol-sodium bicarbonate on the clinical course of mioglobinuria. Arch Intern Med. 1979;139:801-5.
26. Johanston PA, Bernard DB, Perrin NS, et al. Prostaglandins mediated the vasodilatory effect of mannitol in the hypoperfused rat kidney. J Clin Invest. 1981;68:127-33.
27. Kalimeris K, Nicolakopoulos N, Riga M, et al. Mannitol and renal dysfunction: after endovascular aortic aneurysm repair procedures: a randomized Trial. J Cardioth Vasc Anesth. 2014;28(4):954-9.
28. Weimer W, Geerlings W, Bijnen AB, et al. A controlled study on the effect of mannitol on immediate renal function after cadaver donor kidney transplantation. Transplantation. 1983;35:99-101.
29. Scharman EJ, Troutman WG. Prevention of kidney injury following rhabdomyolisis: a systematic review. Ann Pharmacother. 2013:47:90-7.
30. Gadallah MF, Lynn M, Work J. Case report: Mannitol nephrotoxicity syndrome: role of hemodialysis and postulate of mecanism. Am J Sci. 1995;309:219-22.
31. Fanous AA, Tick RC, Gu EY, et al. Life-threatening mannitol-induced hyperkalemia in neurosurgical patients. Wold Neurosurg. 2016;91:672e5-9.
32. Sharma J, Salhotra RJ. Mannitol induced intraoperative hiperkalemia a little known clinical entity. Anaesthesiol Clin Pharmacol. 2012:28(4):546-7.
33. Maren TH. Carbonic anhydrase: chemistry, physiology and inhibition. Physiol Rev. 1967;47:595-781.
34. Maren TH. Current status of membrane bound carbonic anhydrase. Ann NY Acad Sci. 1980;341:246-58.
35. Coogan MG, Maddox DA, Warnock DG, et al. Effect of acetazolamide on bicarbonate reabsorption in proximal tubule of rat. Am J Physiol. 1979;237:F447-F454.
36. Maren TH. Carbonic anhidrase: general perspective and advances in glaucoma research. Drug Dev Res. 1987;10:255.
37. Wistrand PJ. The use of carbonic anhidrase inhibitors in ofhthalmology and clinical medicine. Ann NY Acad Sci. 1984;429:609-19.
38. Heller I, Halevy J, Cohen S, et al. Significant metabolic acidosis induce by acetazolamide. Not a raré complication. Arch Intern Med. 1985;145:1815-7.
39. Wallace TR, Fraunfelder FT, Petursson GJ, et al. Decreased libido-a side effect of carbonic anhidrase inibitor. Ann Ophthalmol. 1979;11:1563-6.
40. O'Grady SM, Palfrey HC, Field M. Characteristics and functions of Na-K-2Cl cotransport in epithelial tissues. Am J Physiol. 1987;253:C799.
41. Ryan MP, Devane J, Ryan MF. Effects of diuretics on the renal handling of magnesium. Drugs. 1984;28:167-81.
42. Quamme GA. Effect of furosemide on calcium and magnesium transport in the rat nephron. Am J Physiol. 1981;241:F340-F347.
43. Radtke HM, Rumrich G, Kinne-Saffran E, et al. Dual action of acetazolamide and furosemide on proximal volume absorption in the rat kidney. Kidney Int. 1972;1:100-5.
44. Velasquez H, Wright FS. Effects of diuretics on NA, Cl, and K transport by rat renal distal tubule. Am J Physiol. 1978;250:F1013-F1023.
45. Bilezikian JP. Drug herapy: Management of acute hypercalcemia. N Engl J Med. 1992;326:1196.
46. Heyman SN, Rosen S, Epstein FH, et al. Loop diuretics reduce hypoxic damage to proximal tubules of isolated perfused rat kidney. Kidney Int. 1994;45:981-5.

47. Ho KM, Sheridan DJ. Meta-analysis of frusemide to prevent or treat acute renal failure. BMJ. 2006;333:420-5.
48. Vander Voot PH, Boerma EC, Koopmans M, et al. Furosemide does not improve renal recovery after hemofiltração for acute renal failure in critically ill patients: a double blind randomized controlled trial. Crit Care Med. 2009;37:533-8.
49. Mehta RL, Pascual MT, Soroko S, et al. Diuretics Mortality and nonrecovery of renal function in acute renal failure. JAMA. 2002;288:2547-53.
50. Wu VC, Lai CF, Shiao CC, et al. Effect of diuretic use on 30 day postdialysis mortality in critically ill patients receiving acute dialysis. PLoS One. 2012;7e30836.
51. Levi TM, Rocha MS, Almeida DN, et al. Furosemide is associated with acute kidney injury in critically ill patients. Braz J Med Biol Res. 2012;45:827-33.
52. Leto L, Aspromonte N, Feola M. Efficacy and safety of loop diuretic therapy in acute decompensated heart failure: a clinical review. Heart Fail Rev. 2014;19(2):237-46.
53. Knauf H, Mutschler E. Clinical pharmacokinetics and pharmaco dynamics of torasemide. Clin Pharmacokinet. 1998:34(1):1-24.
54. Lyseng-Williamson K. Torasemide prolonged release. Drugs. 2009;69(10):1363-72.
55. Uchida T, Yamanaga K, Nishikawa M, et al. Anti-aldosteronergic effect of torasemide. Eur J Pharmacol. 1991;205:145-50.
56. Di Nicolantonio JJ. Should torsemide be the loop diuretic of choise in systolic heart failure? Future Cardiol. 2012;8(5):707-28.
57. Bikeli B, Strait KM, Dharmarajan K, et al. Dominance of furosemide for loop diuretic therapy in heart failure. J Am Coll Cardiol. 2013;61(14):1549-50.
58. Olde Engberink RHG, Frenkel WJ, Van Der Bogaard B, et al. Effects of thiazide-type and thiazide-like diuretics on cardiovascular events and mortality-Systematic review and meta-analysis. Hypertension. 2015;65:1033-40.
59. Suki WN. Effects of diuretics on calcium metabolism. Adv Exp Med Biol. 1982;151:493-500.
60. Fruman BL. Impairment of glucose intolerance produced by diuretics and other drugs. Pharmacol Ther. 1981;12:613.
61. Ames RP. The effects of antihypertensive drugs on serum lipids and lipoproteins. II Non-diuretics drugas. Drugs. 1986;32:335-57.
62. Langford HG, Blaufox MD, Borhani NO, et al. Is thiazide induced uric acid elevation harmful? Analysis of data from Hypertension Detection and Follow-up Program. Arch Intern Med. 1987;147:645-9.
63. Horisberger JD, Giebisch G. Potassium sparing diuretics. Ren Physiol. 1987;10:198.
64. Kleyman TR, Cragoe EJJ. The mechanism of action of amiloride. Semin Nephrol. 1988;8:242.
65. Hulter HN, Licht JH, Glynn RD, et al. Pathophysiology of chronic renal tubular acidosis induced by administration of amiloride. J Lab Clin Med. 1980;95:637-53.
66. Lynn KL, Bailey RR, Swainson CP, et al. Renal failure with potassium sparing diuretics. NZ Med J. 1985;98:629-33.
67. Villeneuve JP, Rocheleau F, Raymond G. Triamterene kinetics and dynamcs in cirrhosis. Clin Pharmacol Ther. 1984;35:831-7.
68. Ochs HR, Grenblatt DJ, Bodem G, et al. Spironolactone. Am Heart J. 1978;96:389-400.
69. Van Vliet AA, Donker AJM, Nauta JJP, et al. Spironolactone in cogstive heart failure refractory to high dose lop diuretic and low dose angiotensin converting enzyme inhibitor. Am J Cardiol. 1993;71:21A-28A.

Farmacologia dos Antieméticos, Procinéticos e Protetores da Mucosa Gastrintestinal

Múcio Paranhos de Abreu
Caio Funck Colucci

INTRODUÇÃO

Náuseas e vômitos pós-operatórios (NVPO) são os efeitos adversos mais comuns que podem aparecer após procedimentos anestésico-cirúrgicos, especialmente nas laparoscopias ginecológicas.[1-5] Embora a etiologia de NVPO não esteja completamente definida, sabe-se que ela tem caráter multifatorial.[4] Os fatores que podem aumentar a ocorrência de NVPO incluem aqueles relacionados ao paciente, como sexo, história pregressa de NVPO, *status* de não fumante, entre outros, e aqueles relacionados à cirurgia e à técnica anestésica, como uso de opioides, o local e a duração da cirurgia, e a utilização de fármacos com potencial emetogênico. Pacientes jovens submetidas à laparoscopia ginecológica diagnóstica ou cirúrgica constituem um grupo de risco elevado para desenvolverem NVPO.[6,7]

Se o efeito antiemético de alguns fármacos já é conhecido há mais de cem anos, a exemplo dos anticolinérgicos, novos fármacos vêm sendo estudados, bem como as suas interações com receptores específicos e os respectivos processos intracelulares envolvidos no mecanismo da náusea e vômito pós-operatório (NVPO), possibilitando novas abordagens no tratamento e controle desses desagradáveis eventos.

MECANISMO DA NÁUSEA E VÔMITO

O vômito é o meio pelo qual o conteúdo gástrico é expulso pela boca antes de ser absorvido pelo trato gastrintestinal. O ato de vomitar pode ser considerado como um reflexo protetor que ajuda a livrar o estômago e o intestino de substâncias tóxicas ou nocivas. Determinados estímulos visuais, olfativos ou psíquicos também podem desencadear o reflexo do vômito. Qualquer fator que cause irritação do trato superior, distensão gástrica ou excitação excessiva do duodeno poderá levar ao aparecimento da náusea e/ou vômito.

A náusea é definida como uma sensação subjetiva desagradável, quase sempre se manifestando como um pródromo do vômito. Após o vômito, geralmente ocorre alívio da sensação de náusea.

O vômito é o mecanismo pelo qual o tubo gastrintestinal superior promove expulsão de seu conteúdo por meio da boca. O excesso de distensão ou de irritação do duodeno constitui o mais forte estímulo para o vômito.[8]

O reflexo do vômito pode ser dividido em três fases: pré-ejeção, ejeção e pós-ejeção.

A fase de pré-ejeção compreende o período anterior ao ato de vomitar e é caracterizada pela sensação de náusea, acompanhada de alguns sinais autonômicos característicos, como palidez, sudorese fria, taquicardia, alterações pressóricas, dilatação pupilar e salivação. Os impulsos são transmitidos por fibras aferentes vagais e simpáticas, até o centro do vômito, localizado no bulbo, o qual está situado próximo ao feixe solitário.[8]

A seguir instala-se a fase de ejeção, por impulsos motores transmitidos do centro do vômito, através dos quinto, sétimo, nono, décimo e décimo segundo pares cranianos, até o tubo gastrintestinal superior, e pelos nervos espinhais até o diafragma e músculos abdominais.

Nos estágios iniciais da irritação gastrintestinal ou da distensão do tubo gastrintestinal, ocorre um movimento de *antiperistaltismo* que se inicia em regiões distais do intestino, na região ileal, em que a onda antiperistáltica promove o deslocamento do conteúdo intestinal até o duodeno ou o estômago.

O ato do vômito compreende os seguintes eventos: respiração profunda, elevação do osso hioide e da laringe para manter aberto o esfíncter esofágico superior, fechamento da glote e elevação do palato mole para fechar as fossas nasais posteriores. A seguir, ocorre contração dos músculos abdominais e do diafragma. O aumento da pressão gástrica promove expulsão do conteúdo gástrico após a abertura da glote e da boca.

Após a fase de ejeção, segue-se a fase de pós-ejeção, em que o organismo experimenta um período quiescente, com ou sem náuseas.[9]

O mecanismo do reflexo do vômito compreende três componentes: os detectores eméticos, mecanismo central de integração e o componente eferente.

Os detectores eméticos fazem parte da linha de defesa que o organismo utiliza para se proteger de substâncias nocivas que possam ser ingeridas acidentalmente. Os aferentes intestinais, através do nervo vago, são capazes de detectar o estímulo emético e ativar o reflexo do vômito. Dois tipos de aferentes vagais estão envolvidos com a resposta emética: 1) os mecanorreceptores, localizados na parede muscular dos intestinos e são ativados através da contração e/ou distensão intestinal; 2) quimiorreceptores, localizados na mucosa da parte proximal do intestino. Esses aferentes monitorizam as alterações que ocorrem no ambiente da luz intestinal, tais como agressões da mucosa provocadas por ácidos, soluções alcalinas, soluções hipertônicas, temperatura, ou irritantes.[9,10]

Na parte caudal do quarto ventrículo, localiza-se a área postrema. Nesta área encontra-se a Zona Quimiorreceptora de Gatilho (ZQG), na qual estão situadas células capazes de detectar estímulos aferentes e estimular o centro do vômito. A ZQG é facilmente ativada por substâncias circulantes no sangue ou no líquido cerebroespinhal, uma vez que a área postrema não possui uma barreira hematoencefálica efetiva. Vários receptores estão situados nessa área, incluindo os receptores para morfina, apomorfina e digitálicos, além de receptores para a acetilcolina, noradrenalina, dopamina, serotonina (5-Hidroxitriptamina – 5-HT), histamina, GABA, endorfinas e os receptores da neurocinina (exemplo: NK-1).

A ação antiemética dos antagonistas serotoninérgicos (especialmente o 5-HT_3), dopaminérgicos, anticolinérgicos muscarínicos e anti-histamínicos H_1 é explicada pela interação desses fármacos com os respectivos receptores, da mesma forma que a ação emética dos agonistas dopaminérgicos, como a apomorfina.

O aparelho vestibular está relacionado com a ativação do reflexo do vômito, através de estímulos gerados por bruscas mudanças na direção do movimento do corpo, chamados cinetoses. O mecanismo desse tipo de vômito ocorre através do movimento que estimula os receptores do labirinto e os impulsos são transmitidos principalmente por meio dos núcleos vestibulares para o cerebelo, que estimularão a ZQG e, por fim, o centro do vômito.

O centro do vômito está localizado na formação reticular lateral da medula e recebe estímulos provenientes das diversas áreas localizadas em todo o trato gastrintestinal, centros cerebrais superiores e ZQG. Os estímulos aferentes são integrados no centro do vômito e daí partem eferências motoras e viscerais que comporão o reflexo do vômito. Os estímulos eferentes partem do centro do vômito para o esôfago, estômago e diafragma através dos quinto, sétimo, nono, décimo e décimo segundo pares cranianos, nervos frênicos e espinhais. Essas eferências são responsáveis por várias alterações autonômicas que acompanham o reflexo do vômito, e são controladas pelo núcleo do trato solitário. Essas alterações incluem salivação, deglutição, frequência cardíaca, pressão arterial, respiração, motilidade gastrintestinal, entre outras.[9]

Na ZQG estão presentes grandes quantidades de receptores para serotonina (5HT_3), dopamina (D_2) e opioides. No núcleo do trato solitário (NTS), localizado próximo ao IV ventrículo, encontram-se os receptores para encefalina, histamina e ACh e alguns receptores 5HT_3. Vários neurotransmissores e respectivos receptores estão envolvidos no mecanismo das NVPO, e a compreensão desses mecanismos possibilitou uma abordagem racional ao tratamento farmacológico desses desagradáveis eventos.

CLASSIFICAÇÃO DOS ANTIEMÉTICOS

Os antieméticos podem ser classificados de acordo com os receptores farmacológicos nos quais predominantemente atuam (Tabela 65.1).

ANTAGONISTAS DOPAMINÉRGICOS

Os agonistas dopaminérgicos são substâncias com atividades farmacológicas que frequentemente causam náuseas (ex: levodopa e bromocriptina); por outro lado, os antagonistas dopaminérgicos têm propriedades antieméticas.

Os antagonistas dopaminérgicos que atuam bloqueando os receptores D_2 incluem certos neurolépticos, como as fenotiazinas e butirofenonas. A metoclopramida, que é uma benzamida, é outro antagonista dopaminérgico com atividade antiemética.

Fenotiazinas

As fenotiazinas são neurolépticos, usados como fármacos antipsicóticos, que em doses baixas, não sedativas, a exemplo da clorpromazina, podem prevenir vômitos de determinadas etiologias, incluindo vários distúrbios em que os vômitos são sintomas significativos, tais como uremia, gastroenterite, neoplasias, vômitos provocados por outros fármacos (opioides, quimioterápicos, tetraciclinas e dissulfiram).[11]

TABELA 65.1
CLASSIFICAÇÃO DOS ANTIEMÉTICOS DE ACORDO COM A AÇÃO SOBRE OS RECEPTORES FARMACOLÓGICOS.

1. **Antagonistas dopaminérgicos (D_2)**
    - Fenotiazinas
    - Clorpromazina
    - Ferfenazina
    - Proclorperazina
    - Butirofenonas
    - Droperidol
    - Haloperidol
    - Benzamidas
    - Metoclopramida
    - Trimetobenzamida
    - Derivados do benzimidazol
    - Domperidona
2. **Anti-histamínicos (H_1)**
    - Difenidramina e Dimenidrinato
    - Prometazina
    - Meclizina
3. **Anticolinérgicos**
    - Escopolamina
    - Benztropina
    - Glicopirrolato
4. **Antisserotoninérgicos (5-HT_3)**
    - Ondansetron
    - Granisetron
    - Tropisetron
    - Dolasetron
    - Ramosetron
    - Palonosetron
5. **Antagonistas dopaminérgicos (D_2)**
    - Canabinoides
    - Dronabinol
    - Nabilone
6. **Antagonistas dos receptores da neurocinina 1 (NK-1)**
    - Aprepitant
    - Fosaprepitant
    - Rolapitant
7. **Agonistas dos receptores GABA**
    - Propofol
    - Benzodiazepínicos
8. **Antagonistas dos receptores Opioides**
    - Alvimopan
9. **Corticosteroides**
    - Dexametasona
10. **Outros fármacos**
    - Efedrina

A clorpromazina, além de possuir atividade antiemética, apresenta efeitos sedativos, extrapiramidais e hipotensores que limitam seu uso como fármaco antiemético em anestesia.

Dos derivados fenotiazínicos, a proclorperazina e a perfenazina representam os fármacos desse grupo utilizados para controle de NVPO.

A proclorperazina vem sendo utilizada para prevenção de NVPO desde 1950. Embora não haja muitos estudos confirmando sua eficácia,[12] esse fármaco tem demonstrado razoável atividade no combate aos vômitos induzidos pelos opioides. É utilizada na dose de 10 mg, por via muscular, porém seu início de ação só aparece de meia hora a uma hora depois e dura aproximadamente quatro horas.[9] A dose máxima diária é de até 40 mg.[10]

A perfenazina é administrada na dose de 5 mg, por via muscular, a cada 6 horas, com bons resultados na prevenção e tratamento de náuseas e vômitos após o uso de opioides.[9]

A dixarizina é uma fenotiazina com menor ação sedativa, que vem sendo recomendada como antiemético para crianças submetidas à cirurgia para correção de estrabismo.[9,13]

Os efeitos colaterais determinados pelas fenotiazinas são fatores limitantes para seu uso como antieméticos. Esses efeitos incluem icterícia colestática, distúrbios hematológicos, hiperprolactinemia e principalmente distúrbios neurológicos, como distonia aguda, acatisia, parkinsonismo e síndrome neuroléptica maligna. Outro efeito importante está relacionado com o sistema cardiovascular, com episódios de hipotensão postural, que podem resultar em síncope.[9,12]

Butirofenonas

O droperidol e o haloperidol são butirofenonas com atividades neurolépticas e propriedades antieméticas. O droperidol é o representante desta classe que apresenta elevado potencial antiemético e é largamente usado em anestesia para prevenção ou tratamento de episódios de NVPO. Suas propriedades antieméticas se devem à sua ação antagonista junto aos receptores dopaminérgicos D_2. Possui também fraca atividade antagonista alfa-adrenérgica e causa hipotensão arterial menos acentuada que as fenotiazinas. Além disso, assim como as fenotiazinas, o droperidol pode causar sedação, disforia e efeitos extrapiramidais.[14]

Baixas doses de droperidol (0,625 a 1,25 mg) têm demonstrado um bom efeito antiemético, com sedação mínima, em cirurgias com moderada incidência de NVPO,[15] mas seu efeito é limitado nos procedimentos mais emetogênicos, como nas cirurgias para correção de estrabismo e quimioterapia para tratamento do câncer.[9]

O droperidol é um antiemético efetivo para o tratamento de NVPO e para o tratamento de náusea e vômito induzidos por opioides (NVIO). Apresenta eficácia similar contra náusea (RR – risco relativo – = 0,65) e vômitos (RR = 0,65).[16,17]

Devido à sua curta meia-vida (3 horas), quando for utilizado para prevenção de NVPO, deverá ser administrado no final da cirurgia.[18] A administração por via muscular, ou associada à via venosa durante a indução anestésica, mostrou-se efetiva.[12]

Os efeitos colaterais das butirofenonas são semelhantes aos dos fenotiazínicos, porém apresentam efeitos sedativos e hipotensores mais discretos.

Alguns estudos concluíram que há um retardo estatisticamente significo na emergência de anestesia em que se utilizou droperidol como antiemético, outros estudos não encontraram essa mesma relação.[15] Reações de liberação extrapiramidal são efeitos relativamente raros associados ao uso de baixas doses de droperidol e geralmente respondem bem ao tratamento com difenidramina.[12]

Em dezembro de 2001, o *US Food and Drug Administration* (FDA) lançou um alerta recomendando que o droperidol não fosse usado como fármaco de primeira escolha para controle de NVPO, baseado num pequeno número de casos descritos de prolongamento do intervalo QT e *torsades de pointes* associados ao uso do droperidol como antiemético. Recomenda ainda que, no caso de tratamento com droperidol, deverá ser realizada monitorização eletrocardiográfica antes do tratamento e continuada pelas próximas 2 a 3 horas, para monitorizar arritmias cardíacas.[19] Desde então, o droperidol passou a ser contraindicado nos pacientes com diagnóstico conhecido ou suspeito de prolongamento do espaço QT.

Por outro lado, nenhum caso de efeitos adversos cardíacos ou mortes causadas pelo uso do droperidol foi encontrado em revisão de artigos publicados desde a sua introdução como fármaco utilizado no controle de NVPO.[19]

O haloperidol, outra butirofenona empregada em determinados distúrbios psiquiátricos, vem sendo utilizado em baixas doses, como alternativa para o droperidol no controle de NVPO. Apresenta longa meia-vida plasmática, de 10 a 20 horas, e os mesmos efeitos adversos das butirofenonas, como efeitos extrapiramidais incluindo distonia aguda, pseudoparkinsonismo e acatisia.

Relatos de prolongamento do espaço QT, *torsades de pointes* e morte associados ao uso do haloperidol, similares aos efeitos do droperidol, fizeram com que o FDA publicasse um alerta em 2007 quanto ao uso do haloperidol. Somente a administração intramuscular desse fármaco é aprovada sem o alerta pelo FDA.

Benzamidas

A metoclopramida, um derivado da procainamida, é o principal representante deste grupo farmacológico. Foi desenvolvida na França, na década de 1960, como agente antiemético para uso durante a gravidez.

A metoclopramida atua sobre o SNC bloqueando os receptores dopaminérgicos (D_2), principalmente na Zona Quimiorreceptora de Gatilho (ZQG), produzindo antagonismo da êmese induzida pela apomorfina e pela ergotamina. Seus efeitos centrais ainda incluem hiperprolactinemia, que pode levar à galactorreia, à hipersensibilidade mamária e a irregularidades menstruais. Além disso, pode causar sintomas extrapiramidais significativos quando utilizadas altas doses venosas, os quais respondem bem ao tratamento com difenidramina ou benztropina. Sonolência, tontura e ansiedade são outros efeitos adversos de origem central.[11] Foi relatado risco de síndrome neuroléptica maligna, geralmente associada com as fenotiazinas e butirofenonas, em pacientes usando metoclopramida.[12]

A metoclopramida atua também nos receptores periféricos D_2, muscarínicos $5\text{-}HT_4$, exercendo atividade procinética. Os opioides podem causar retardo no esvaziamento gástrico, mas a metoclopramida aumenta a motilidade gástrica e o peristaltismo, o que reduz o risco de refluxo do conteúdo gástrico e a urgência do vômito.[18]

No trato gastrintestinal, a metoclopramida promove aumento do tônus do esfíncter esofágico inferior enquanto relaxa o piloro e o duodeno e aumenta as contrações antrais. Esses mecanismos combinados resultam na aceleração do esvaziamento gástrico e redução do refluxo do conteúdo duodenal para o estômago, e deste para o esôfago. Além disso, produz aumento da peristalse jejunal, diminuindo assim o tempo do trânsito intestinal. Esses efeitos pró-cinéticos podem ser bloqueados pela atropina.

A metoclopramida administrada por via oral é rapidamente absorvida, porém o efeito da primeira passagem no metabolismo hepático reduz a biodisponibilidade em 75%. É rapidamente distribuída pelos tecidos e atravessa a barreira hematoencefálica facilmente, atingindo seu local de ação. A meia-vida desse fármaco é de 4 a 6 horas, e sua eliminação se dá pela urina e pela bile, porém 30% da metoclopramida é eliminada inalterada na urina.[12]

A metoclopramida é comumente usada para fins antieméticos, prevenindo NVPO, para acelerar o esvaziamento gástrico, para o tratamento das náuseas e vômitos da gravidez, e ainda como pró-cinético em determinados casos de hipomotilidade gástrica.

Esse fármaco é também amplamente usado no controle da êmese provocada pela quimioterapia em pacientes oncológicos, geralmente associada com a dexametasona, por via venosa, mas os resultados são questionáveis.

Vários estudos têm sido realizados para investigar a eficácia da metoclopramida na prevenção de NVPO e muitos deles revelaram que esse fármaco não foi mais efetivo que o placebo. Estudos de metanálise demonstraram que 10 mg de metoclopramida não apresentam efeito antiemético relevante.[20] Esses resultados talvez sejam explicados pelo fato de, ao ser administrada por via venosa durante a indução da anestesia, a rápida redistribuição da metoclopramida resulta em baixas concentrações plasmáticas no período pós-operatório.[12]

Por outro lado, um estudo envolvendo dose-resposta em mais de 3.000 pacientes demonstrou que doses de 25 a 50 mg de metoclopramida foram efetivas para reduzir NVPO para taxas de 37% (RR = 0,63, uma eficácia similar a outros antieméticos comumente usados), enquanto a incidência de sintomas extrapiramidais foi menor que 1%.[21]

A dose recomendada para metoclopramida, na prevenção de NVPO para adultos e crianças, é de 0,1 a 0,2 mg.kg^{-1}. Em adultos, a dose venosa única de 10 a 20 mg, administrada tanto pela via muscular como venosa, é largamente aplicada, embora menos efetiva no controle de NVPO que doses maiores como 25 a 50 mg. Sua administração no final da cirurgia poderá garantir o efeito antiemético nas primeiras quatro horas do pós-operatório. Como pró-cinético, nos pacientes portadores de refluxo gastroesofágico ou gastroparesia diabética, recomenda-se a dose de 10 a 15 mg administrada 30 minutos antes das refeições e ao deitar-se. Para combater náuseas e vômitos desencadeados por tratamento com quimioterápicos em pacientes oncológicos, a dose recomendada de metoclopramida é de 1 a 3 mg.kg^{-1} por via venosa, administrada meia hora antes da quimioterapia, e doses subsequentes após 1,5 e 3,5 horas.[9] Em esquemas com agentes altamente emetogênicos, como a cisplatina ou a ciclofosfamida, recomenda-se a utilização por via venosa, associada à dexametasona, a um benzodiazepínico ou ao droperidol, juntamente com a difenidramina.[12]

As elevadas doses de metoclopramida utilizadas no tratamento dos vômitos relacionados à quimioterapia estão associadas com a maior incidência de reações extrapiramidais, que podem ser controladas com a difenidramina ou benztropina.

Além dos efeitos adversos centrais já citados, o uso da metoclopramida poderá estar associado a efeitos cardiovasculares, como hipotensão arterial, taquicardia supraventricular e bradicardia. Portanto, recomenda-se que a injeção venosa seja feita lentamente (1 a 2 minutos).[12]

A trimetobenzamida é um antiemético relativamente fraco, menos eficaz que as fenotiazinas ou metoclopramida. Pode ser administrada por via muscular para combater náuseas e vômitos induzidos pela quimioterapia oncológica de potencial emetogênico leve a moderado. Poderão ocorrer sintomas distônicos após sua administração parenteral.

ANTI-HISTAMÍNICOS

Vários dos anti-histamínicos com atividade bloqueadora dos receptores H_1 possuem atividade antiemética. São representados pelos grupos: etanolaminas (difenidramina, dimenidrinato e maleato de carboxamina), piperazinas (ciclinas, meclizina) e fenotiazinas (prometazina).

A maioria dos antagonistas H_1 tem ações farmacológicas semelhantes, uma vez que seus efeitos estão relacionados com bloqueio das respostas às histaminas que interagem com os receptores H_1. As fibras colinérgicas e histaminérgicas parecem estar envolvidas nas transmissões do aparelho vestibular ao centro do vômito, o que justifica a eficácia dos antagonistas muscarínicos e H_1 no tratamento das cinetoses. A capacidade de alguns desses fármacos produzirem efeito antiemético talvez esteja relacionada com sua atividade bloqueadora muscarínica. Dimenidrinato, difenidramina, prometazina e ciclizina são os anti-histamínicos mais usados na prevenção e tratamento das cinetoses.

Estudos demonstraram que 50 mg, por via venosa, de dimenidrinato foram tão efetivos quanto 4 mg de ondansetron na prevenção de NVPO em pacientes submetidas à colecistectomia por via laparoscópica.[22] A administração de dimenidrinato, na dose de 100 mg por via oral, foi superior à escopolamina transdérmica para o controle de cinetose, enquanto 50 mg pela mesma via foram efetivamente similares à escopolamina transdérmica para o controle de NVPO secundários à cinetose.[23]

Uma revisão sistemática envolvendo 18 ensaios clínicos e 3.045 pacientes demonstrou que a difenidramina está associada com a diminuição de NVPO, embora seu impacto sobre as náuseas pós-operatórias não seja significativo.[24] A difenidramina mostrou-se segura e efetiva quando administrada juntamente com a morfina em pacientes utilizando bomba de analgesia pós-operatória (analgesia controlada pelo paciente – ACP) ao reduzir a incidência de NVPO, sem, no entanto, aumentar os efeitos sedativos.[25]

Embora a escopolamina seja o fármaco mais eficaz na profilaxia e no tratamento da cinetose, os anti-histamínicos podem ser utilizados nas afecções mais leves, com a vantagem de produzirem menos efeitos colaterais.

Dessa forma, o dimenidrinato e a meclizina também podem ser úteis no tratamento de sintomas relacionados aos distúrbios vestibulares, como na Doença de Menière e outros tipos de vertigem verdadeira.

A prometazina, um derivado fenotiazínico, foi introduzida na prática anestésica em 1930. Possui propriedades hipnóticas e sua ação sedativa limita consideravelmente seu uso como medicação pré-anestésica, embora seu potencial antiemético tenha sido demonstrado.[12]

A prometazina parece ser o fármaco, dentre os anti-histamínicos, com maior atividade antimuscarínica. Essa característica lhe confere a qualidade de ser um antagonista H_1 eficaz também no tratamento de náuseas e vômitos relacionados à cinetose.[11]

A prometazina também é efetiva como resgate para o tratamento de NVPO já estabelecidos. Utilizada geralmente combinada com a administração de antagonistas dos receptores 5-HT_3 e escopolamina transdérmica, pode reduzir a severidade e a frequência de NVPO.[26,27]

Para a prevenção de NVPO, 12,5 mg a 25 mg podem ser administrados no final da cirurgia e a cada 4 horas, conforme a necessidade.[18] Os receptores H_1 estão envolvidos com o desenvolvimento da dor inflamatória e hiperalgesia, portanto a administração de anti-histamínicos, como a prometazina, pode reduzir o nível de dor, o consumo de opioides, além de reduzir a incidência de NVPO.[18]

O FDA publicou um alerta em 2004 proibindo a utilização desse fármaco em crianças menores de 2 anos de idade, devido ao potencial risco de depressão respiratória. Em 2009, o mesmo órgão alertou quanto ao uso do cloridrato de prometazina (apresentação injetável) pelo risco de lesões teciduais graves, incluindo gangrena, que poderiam raramente estar associadas à administração intravenosa de prometazina. Na prática anestésica, a administração de prometazina deverá ser realizada através de uma via venosa segura.[18]

Os efeitos colaterais dos antagonistas H_1 incluem sedação, tontura, zumbido, incoordenação, fadiga, euforia, nervosismo, vista turva, diplopia, insônia e tremores. Pode causar depressão respiratória grave em crianças menores de 2 anos de idade. Outros efeitos colaterais, causados provavelmente pela ação antimuscarínica de alguns fármacos, incluem xerostomia, retenção urinária ou polaciúria e disúria. Raramente podem causar complicações hematológicas.

ANTICOLINÉRGICOS

Os fármacos anticolinérgicos são conhecidos como antimuscarínicos, uma vez que inibem as ações muscarínicas da acetilcolina.

Os principais representantes anticolinérgicos são: atropina, escopolamina (hioscina) e glicopirrolato.[28]

A escopolamina é o anticolinérgico mais efetivo em atravessar a barreira hematoencefálica e produzir seu efeito no sistema nervoso central, quando comparada com a atropina e o glicopirrolato.

Os efeitos centrais da escopolamina são sedação profunda, atividade antissialagoga e vários graus de amnésia anterógrada. Em alguns pacientes, pode provocar agitação, alucinação e até delírio. Outros efeitos dos fármacos anticolinérgicos incluem redução da sudorese, das secreções brônquicas e da motilidade gastrintestinal. Midríase e taquicardia podem ocorrer quando altas doses forem utilizadas. Tanto a escopolamina quanto a atropina diminuem a resistência das vias aéreas.

A escopolamina é particularmente eficaz na profilaxia da cinetose. Sua ação antiemética talvez possa ser explicada pela ação bloqueadora que exerce junto aos receptores colinérgicos presentes próximos ao centro do vômito e no aparelho vestibular.

Recomenda-se que os agentes anticolinérgicos empregados para combater a cinetose sejam administrados profilaticamente, uma vez que seus efeitos são menos intensos quando o quadro de náuseas e vômitos já estiver instalado.

A escopolamina pode ser administrada por via oral, muscular ou transdérmica. A via transdérmica tem sido a mais empregada, com bons resultados na profilaxia das cinetoses e em cirurgias ginecológicas. A preparação para administração transdérmica de escopolamina é composta de um adesivo contendo 1,5 mg do fármaco, com liberação programada de 5 $\mu g.h^{-1}$ durante três dias.[9] O adesivo é aplicado na região mastóidea retroauricular.

Devido à liberação programada, a apresentação transdérmica diminui a incidência de efeitos colaterais quando comparados com as administrações parenterais ou orais.[29]

O pico plasmático efetivo para o controle de NVPO ocorre entre 8 e 12 horas após a aplicação transdérmica, portanto recomenda-se que a aplicação seja feita de 4 a 6 horas antes do momento em que se deseja o efeito antiemético.

O ressecamento da boca é um efeito colateral comum dessa apresentação e ocorre em 2/3 dos pacientes. A sonolência é frequente e alguns pacientes podem apresentar turvação visual. Raramente podem ocorrer episódios psicóticos graves em adultos.[30] Foram observadas reações de extrema agitação em crianças utilizando escopolamina transdérmica para prevenção de NVPO em cirurgias para correção de estrabismo,[14] portanto a escopolamina não é recomendada para administração em crianças e deve ser usada com cautela em pacientes idosos, devido aos seus efeitos sedativos e riscos de delírio.[18]

Embora ocorra diminuição da incidência de NVPO em cirurgias ginecológicas, os efeitos colaterais da escopolamina limitam seu uso nas anestesias ambulatoriais.

A atropina, outro anticolinérgico com propriedade antiemética, eventualmente é utilizada na medicação pré-anestésica. Seus efeitos colaterais, notadamente os efeitos cardiovasculares, também limitam seu uso como antiemético, especialmente em anestesias ambulatoriais.

A atropina pode ser administrada por via muscular ou venosa, sendo esta última a mais utilizada.

Os efeitos colaterais da atropina incluem xerostomia, midríase, taquicardia (ou bradicardia quando utilizada em subdoses), aumento transitório da temperatura, agitação e delírio.

ANTISSEROTONINÉRGICOS

A 5-Hidroxitriptamina ($5-HT_1$) é uma substância biogênica encontrada no soro (serotonina), nos intestinos (enteraminas) e no SNC. Mais especificamente, a 5-HT ocorre em altas concentrações nas plaquetas, nas células enterocromafins localizadas em todo o trato gastrintestinal e em nove núcleos subjacentes ou adjacentes às regiões mediana da ponte e da parte superior do tronco cerebral.[30]

Os receptores 5-HT são divididos em três tipos principais, denominados $5-HT_1$, $5-HT_2$ e $5-HT_3$.

As ações farmacológicas dos receptores 5-HT$_1$ estão relacionadas com estimulação e inibição de nervos e músculos lisos nos sistemas cardiovascular, respiratório e gastrintestinal. No sistema cardiovascular, a estimulação dos receptores 5-HT$_1$ pode causar vasodilatação por agir na musculatura lisa de alguns vasos. A presença de receptores 5-HT$_3$ no coração, nas terminações nervosas vagais, quando estimulados, pode levar à inibição do simpático eferente e ao aumento da atividade parassimpática, causando bradicardia e hipotensão arterial.[31] Estão ainda relacionados com os mecanismos da dor, náusea, vômitos, ansiedade e depressão.[9]

Os receptores 5-HT$_3$ estão presentes também em alta densidade na área postrema e no trato do núcleo solitário,[32] assim como nas terminações aferentes vagais. Esses receptores têm especial importância no mecanismo das náuseas e vômitos.

Os antagonistas seletivos dos receptores 5-HT$_3$ têm potente atividade antiemética e estão sendo usados para o controle e profilaxia das náuseas e vômitos, especialmente aqueles induzidos pela quimioterapia ou radioterapia em pacientes oncológicos, ou nos casos de náuseas e vômitos pós-operatórios.[33]

Vários procedimentos cirúrgicos podem provocar lesões da mucosa gastrintestinal e mobilizar os receptores 5-HT das células enterocromafins da mucosa. Provavelmente os receptores 5-HT excitam os receptores 5-HT$_3$ das aferentes vagais presentes na mucosa do trato gastrintestinal, e consequentemente ativam a cadeia neuronal do reflexo do vômito.[33]

O ondansetron é o principal representante dos antagonistas dos receptores 5-HT$_3$, atualmente usado no tratamento e prevenção de NVPO. Além do ondansetron, destacam-se o granisetron e o tropisetron, estes mais utilizados para controle de êmese induzida por terapia com citostáticos e quimioterapia oncológica, respectivamente. Bantanoprida, zacoprida e dolasetron são outros representantes dos antagonistas 5-HT$_3$.[32-38]

Ondansetron

O ondansetron, bem como os demais antagonistas 5-HT$_3$, são altamente seletivos e atuam inibindo os receptores localizados no SNC, especialmente aqueles próximos ao centro do vômito, assim como nas terminações periféricas dos aferentes vagais, localizados no tubo gastrintestinal.[32]

Para profilaxia ou tratamento de náuseas e vômitos em pacientes fazendo uso de quimioterapia ou radioterapia, a dose recomendada é de 8 mg de ondansetron, administrada por via oral, ou venosa, antes do tratamento, seguida de 8 mg por via oral, a cada oito horas. Em situações altamente emetogênicas, recomenda-se a associação desse fármaco com 20 mg de dexametasona.[9,30]

Alguns estudos demonstraram que a administração de 8 mg de ondansetron por via venosa, antes da indução da anestesia e oito horas depois dela, foi mais efetiva que o placebo na prevenção de náuseas e vômitos em pacientes cirúrgicos, sem efeitos colaterais significantes.[34] Outros estudos envolvendo mais de 5.000 pacientes concluíram que 4 mg de ondansetron por via venosa foram tão efetivos quanto 4 mg de dexametasona e 1,25 mg de droperidol para o controle de NVPO.[39] Por ter uma meia-vida relativamente curta, de 3 a 4 horas, sua administração no início da cirurgia pode ser menos eficaz no período pós-operatório se comparada com a administração no final da cirurgia.[40] Para o tratamento de náuseas e vômitos induzidos por opioides, os autores concluíram que 16 mg de ondansetron, administrados por via oral uma hora antes da anestesia, foi a dose mais efetiva.[41,42]

Ao contrário da impressão clínica comum de que o ondansetron é menos efetivo contra náusea do que contra vômito, o risco relativo do ondansetron é o mesmo para náusea e para vômito.[39]

A recomendação atual para profilaxia de NVPO para pacientes adultos é a administração lenta de 4 mg de ondansetron,[43] por via venosa, em dose única, no final da anestesia.[44] Para o tratamento de NVPO já estabelecido, recomenda-se uma dose única de 4 mg, por via venosa, administrada lentamente.[32]

Outra alternativa seria a administração de 8 mg de ondansetron, por via oral, uma hora antes da anestesia e mais duas doses subsequentes de 8 mg administradas em intervalos de 8 horas. A dose recomendada para o tratamento de crianças é de 50 µg.kg^{-1} de ondansetron, administrados em dose única durante a indução da anestesia, ou alternativamente 0,15 mg.kg^{-1}, por via oral.[9]

Os antagonistas dos receptores 5-HT$_3$ geralmente são superiores aos agentes antieméticos tradicionais para prevenção de NVPO e não apresentam os efeitos adversos destes.

Os efeitos colaterais com o uso do ondansetron, assim como dos demais antagonistas 5-HT$_3$, são de leves a moderados, e incluem cefaleia, tonturas, sedação moderada, constipação e sensação de calor após administração venosa. Pode ocorrer também a elevação transitória da alanina aminotransferase e aspartato aminotransferase. Em pacientes hepatopatas, recomenda-se não ultrapassar 8 mg de ondansetron.[9] Estudos recentes têm demonstrado que o ondansetron foi menos efetivo nos pacientes com aumento da atividade dos receptores P450$_{2D6}$ (metabolizadores rápidos). Além disso, a maioria dos antagonistas 5-HT$_3$ também está associada com prolongamento do segmento QT, e recentemente foi descrita a associação do dolasetron com arritmia grave.[45]

A Figura 65.1 mostra a estrutura química do ondansetron.

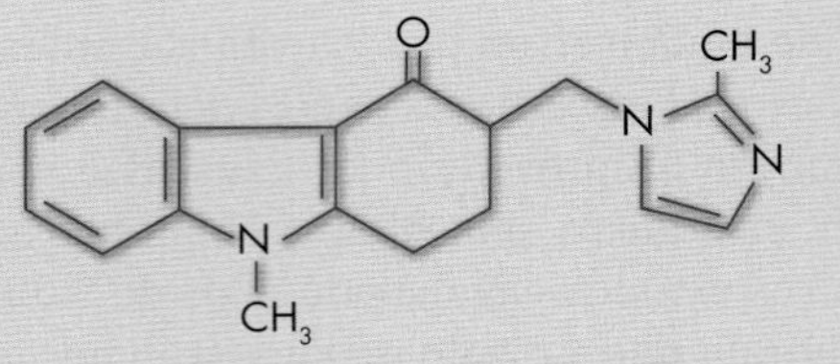

Figura 65.1 — *Estrutura química do ondansetron.*

Granisetron e Dolasetron

Granisetron e dolasetron são outros antagonistas seletivos dos receptores 5-HT$_3$, de primeira geração.

O granisetron foi considerado eficaz no controle de NVPO quando utilizado na dose de 40 µg.kg^{-1}, administrado por via venosa, imediatamente antes da indução da anestesia, para cirurgia de ouvido médio.[46] Essa mesma dose foi utilizada para prevenir NVPO em gestantes submetidas à cesariana sob anestesia espinhal. O fármaco foi administrado imediatamente após o pinçamento do cordão umbilical e mostrou-se eficaz na prevenção de NVPO.[47]

O dolasetron administrado em dose única, por via oral, foi comparado com placebo em estudo multicêntrico, prospectivo, duplamente encoberto, aleatório em 789 pacientes do sexo feminino, submetidas a cirurgia ginecológica, incluindo histerectomia abdominal, sob anestesia geral. Os autores concluíram que uma dose única de dolasetron, administrada de 1 a 2 horas antes da indução da anestesia, foi efetiva na prevenção de NVPO. A dose mais eficaz foi de 50 mg, administrada por via oral.[48] Uma alternativa é a administração de dose venosa única de 12,5 mg. Os efeitos colaterais mais comuns incluem cefaleia, tontura e hipotensão arterial, além da possibilidade de causarem alterações no eletrocardiograma, como prolongamento do intervalo PR e QT e prolongamento do complexo QRS.[9]

Tropisetron

Um novo antagonista dos receptores 5-HT$_3$, o tropisetron, tem sido estudado para prevenção e tratamento de NVPO. Estudos recentes concluíram que a dose de 5 mg, por via venosa, foi mais efetiva que a dose de 2 mg, também por via venosa, no controle de NVPO.[49] Tropisetron parece ser o fármaco de melhor escolha que o ondansetron, devido à sua longa meia-vida de 7 a 30 horas, comparada com a meia-vida de 3 a 4 horas do ondansetron. Ambos apresentam eficácia e efeitos adversos similares.[50]

Ramosetron

Ramosetron é outro antagonista dos receptores 5-HT$_3$, mais potente e com maior tempo de ação que o granisetron quando utilizado no tratamento de vômitos induzidos por quimioterapia. Estudos mostraram que a dose mínima efetiva de ramosetron para prevenir NVPO após cirurgia ginecológica foi de 0,3 mg, por via venosa.[51]

Palonosetron

O palonosetron é o mais novo e o mais efetivo antagonista do receptor 5-HT$_3$ para prevenção de vômitos agudos ou tardios associados à quimioterapia e para reduzir náuseas severas.[52] Apresenta 2.500 vezes maior afinidade que a serotonina e 100 vezes maior afinidade que outros antagonistas dos receptores 5-HT^3,[53] garantindo uma longa meia-vida de 40 horas.

Recentes pesquisas sugerem que a alta eficácia do palonosetron pode ser atribuída à forma como esse fármaco se liga ao receptor.[52]

Estudos demonstraram que doses de 0,25 mg e 0,075 mg de palonosetron foram efetivas para a prevenção de náusea e vômitos induzidos pela quimioterapia e NVPO, respectivamente, e que, devido à sua meia-vida de 40 horas, o palonosetron apresenta efeito terapêutico por um período de 72 horas.[54]

Devido às suas características relacionadas à longa meia-vida, o palonosetron parece ser um fármaco com potencial para a prevenção de NVPO tardios, após a alta hospitalar, mas ainda são necessários estudos para estabelecer essa relação.[18]

Diferente dos outros antagonistas 5-HT$_3$, o palonosetron não está associado com o prolongamento do intervalo QT.[18]

A Figura 65.2 mostra a estrutura química do palonosetron.

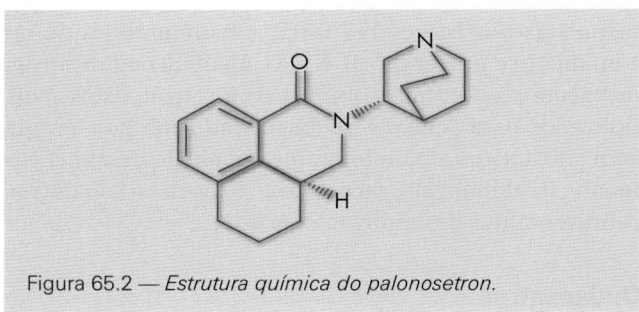

Figura 65.2 — *Estrutura química do palonosetron.*

ANTAGONISTAS DOS RECEPTORES DA NEUROCININA-1 (NK-1)

Os antagonistas dos receptores da Substância P – Neuroquinina-1 (NK-1) são os mais novos agentes disponíveis para a terapia antiemética. Os receptores NK-1 são encontrados no trato gastrintestinal e em maior concentração nas regiões responsáveis pela regulação do reflexo do vômito, incluindo o núcleo do tronco cerebral, núcleo do trato solitário e área postrema. A substância P (SP) é o ligante dominante dos receptores NK-1. A ativação da SP nos receptores NK-1 da área postrema induz o vômito, enquanto os antagonistas dos receptores NK-1 reduzem a êmese associada a uma gama de estímulos, incluindo o uso da cisplatina, ciclofosfamida, irradiação, opioides e movimentos.[26] A grande vantagem desse grupo de antieméticos é que eles agem principalmente pela via central do circuito emético, apresentando alta afinidade pelos receptores da Substância P, os receptores NK-1, exibindo, portanto, uma longa duração de ação. São fármacos antagonistas seletivos dos receptores NK-1, agindo, dessa forma, por meio de diferentes caminhos eméticos quando comparados com os outros antagonistas dos receptores $5\text{-}HT_3$. O primeiro representante desse grupo, aprovado pelo FDA, é o aprepitant, disponível apenas na formulação oral. Em janeiro de 2008, o FDA aprovou a forma venosa do aprepitant, com o nome de Fosaprepitant. O aprepitant está disponível na formulação oral nas doses de 40, 80 e 125 mg. A formulação intravenosa está disponível na dose de 150 mg. Estudos sugerem que a dose ideal do aprepitant para prevenir NVPO é de 40 mg, embora mais pesquisas sejam necessárias para se determinar a dose ótima dessa classe de antiemético.[55] O FDA aprovou a dose de 40 mg de aprepitant para a profilaxia de NVPO. Ainda não foram descritas alterações no segmento QT relacionadas com os antagonistas dos receptores NK-1.

Aprepitant apresenta excelente eficácia tanto no controle de NVPO agudos como nos tardios, bem como nas NVIQ.[56,57] O aprepitant pode ter a sua eficácia melhorada para o controle de vômitos precoces quando combinado com outros antieméticos, como os antagonistas dos receptores $5\text{-}HT_3$ e/ou dexametasona.[56,57] Sua eficácia para o controle de náuseas é comparável aos demais antieméticos.[45]

Canabinoides

Entre outros efeitos, o tetra-hidrocanabinol tem propriedades antieméticas equivalentes às da metoclopramida na redução de náuseas e vômitos ocasionados pela quimioterapia no tratamento do câncer.[58]

O tetra-hidrocanabinol é um derivado da maconha que atualmente vem sendo empregado na terapia antiemética para pacientes que apresentam náuseas e vômitos induzidos pela quimioterapia e que não responderam ao tratamento com outros antieméticos convencionais. Embora não se conheça seu mecanismo de ação, sabe-se que os canabinoides não são igualmente efetivos para o controle dos diversos estímulos eméticos.[9]

O dronabinol e a nabilona são representantes dos canabinoides empregados na terapia antiemética.

Alguns autores concluíram que o dronabinol, administrado por via sublingual, na dose de 5 a 7,5 mg.m² (superfície corporal), parece produzir bons resultados no tratamento de NVPO refratários ao tratamento com outros fármacos antieméticos.[25]

O fator limitante para difundir o uso dos canabinoides como antiemético se apoia nos efeitos colaterais, os quais incluem vertigem, ataxia, hipotensão postural, sonolência, tontura, distúrbios visuais, boca seca e reações disfóricas, como ansiedade, sensação de pânico e medo.[59]

AGONISTAS DOS RECEPTORES GABA
Propofol

O uso do propofol, tanto na indução como na manutenção da anestesia, está relacionado com menor incidência de NVPO.[14]

O propofol apresenta vários mecanismos de ação, incluindo a potenciação do receptor ácido gama-aminobutírico (GABA). A administração do propofol na técnica de Anestesia Venosa Total (AVT) pode reduzir a incidência de NVPO em até 20%.[60]

O propofol tem sido utilizado em doses sub-hipnóticas para o tratamento de NVPO. Os pacientes que apresentaram sensação de náusea e vômitos no pós-operatório, na sala de recuperação pós-anestésica, receberam uma dose de 10 mg (1 mL) de propofol ou placebo. Dos pacientes que receberam 10 mg de propofol, 81% tiveram alívio dos sintomas, comparados com 35% do grupo placebo.[14]

Benzodiazepínicos

Os benzodiazepínicos são frequentemente utilizados como ansiolíticos na medicação pré-anestésica. Esses fármacos interagem com os receptores GABA como agentes moduladores positivos, produzindo variados níveis de depressão do sistema nervoso central, incluindo sedação, hipnose, atividade ansiolítica, músculo relaxante, anticonvulsivante e amnésia. Somando-se à diminuição da ansiedade, acredita-se que o mecanismo de ação dos benzodiazepínicos envolve mediação dos receptores GABA reduzindo a dopamina e a atividade dos receptores $5\text{-}HT_3$ na ZQG.[61,62]

Estudos demonstraram que o diazepam[17] e o lorazepam[63] foram efetivos para profilaxia de NVPO.

Em estudo comparativo, os autores concluíram que o midazolam foi tão efetivo quanto o propofol na prevenção de vômitos induzidos pela apomorfina.[14]

EFEDRINA

A efedrina é um fármaco simpatomimético que, segundo estudos realizados, pode prevenir a cinetose ou tratar os vômitos decorrentes da hipotensão arterial associada à anestesia peridural e subaracnóidea.[9]

CORTICOSTEROIDES

A dexametasona e os outros glicocorticoides apresentam efeitos antieméticos e podem melhorar a eficácia da terapia antiemética em alguns pacientes oncológicos.[11] Dexametasona constitui um tratamento potente para NVPO e NVIQ.[18] Seu mecanismo de ação parece estar relacionado com a inibição de síntese de prostaglandinas[64] e liberação de endorfinas, resultando em sensação de bem-estar e estimulação do apetite.[65] A dexametasona apresenta meia-vida relativamente longa, de 36 a 72 horas, com eficácia prolongada, acima de 24 horas, demonstrando a vantagem adicional de prevenir NVPO no período pós-operatório tardio.[40] Quando associada ao ondansetron, o efeito antiemético é potencializado.[66] Cuidados especiais devem ser tomados quando se associa a dexametasona a outros antieméticos, especialmente o aprepitant. O aprepitant inibe, de forma moderada, a enzima CYP 3A4, responsável pela metabolização da dexametasona, fazendo com que a concentração plasmática de dexametasona possa até dobrar de valor. Dessa forma, recomenda-se que, ao associar a administração de dexametasona com aprepitant, se reduza a dose de dexametasona pela metade, a fim de se manter a concentração plasmática desse fármaco nos mesmos níveis que seriam encontrados sem o aprepitant.[18] Embora o mecanismo de ação da dexametasona não esteja bem esclarecido, acredita-se que ela age através do antagonismo de prostaglandinas e através da liberação de endorfinas. Estudos experimentais, realizados em modelos animais, sugerem que a dexametasona exerce seu efeito antiemético agindo nos receptores glicorticoides presentes no núcleo do trato solitário, isto é, no centro do vômito, mas não na área postrema.[67] Embora a dose de 8 mg seja a mais comumente empregada para prevenção de NVPO, estudos sugerem que a dose de 5 mg seja a mínima efetiva para profilaxia de NVPO.[68] No entanto, estudos envolvendo mais de 5.000 pacientes demonstraram que a dose de 4 mg de dexametasona apresentou eficácia similar a 4 mg de ondansetron ou 1,25 mg de droperidol para profilaxia de NVPO.[60] Diretrizes para profilaxia de NVPO em cirurgias ambulatórias recomendam 4 a 5 mg de dexametasona para esse fim.[69]

Não há evidências de que a dose única perioperatória de dexametasona esteja associada com os efeitos adversos provenientes desse fármaco.[69] Devido ao seu lento início de ação, recomenda-se que seja administrada no início da cirurgia com a finalidade de inibir NVPO tardios.[70]

Assim como outros fármacos intravenosos contendo ésteres de fosfato, a dexametasona pode estar associada com a sensação de queimação e prurido perineal, quando administrada em pacientes acordados.[71]

Os efeitos colaterais da administração crônica de esteroides podem incluir intolerância à glicose, supressão adrenal e infecção pós-operatória. Por outro lado, não há evidências de que dose única de dexametasona possa aumentar a incidência de infecção pós-operatória.[72]

ANTAGONISTAS DOS RECEPTORES OPIOIDES

Apesar de o FDA não ter aprovado especificamente o uso dos antagonistas dos receptores 5-HT$_3$ e D$_2$ para o controle de náuseas e vômitos induzidos pelos opioides (NVIO), esses agentes reduzem significativamente a incidência de náuseas e vômitos após a administração de opioides.[73,74]

Alvimopan

Alvimopan foi aprovado pelo FDA para reversão de íleo paralítico após colectomia.

A atividade dos agonistas opioides nos receptores periféricos dos intestinos inibe a liberação de acetilcolina do plexo mesentérico e estimula os receptores μ, reduzindo assim o tônus muscular e o peristaltismo, resultando no retardo do esvaziamento gástrico e distensão gástrica, estimulando os mecanorreceptores e quimiorreceptores, que servirão de gatilho para o desenvolvimento de náusea e vômito, através da via serotoninérgica.[18] O alvimopan apresenta 200 vezes mais afinidade pelos receptores μ periféricos, que pelos receptores centrais μ. Essa seletividade pelos receptores periféricos confere ao alvimopan a capacidade de prevenir os efeitos emetogênicos periféricos dos opioides, sem bloquear os seus efeitos analgésicos centrais.[75,76]

Alvimopan está disponível em cápsulas de 12 mg, para administração oral. Estudos mostraram que 12 mg de alvimopan reduziram a incidência de NVIO e foram bem tolerados pelos pacientes submetidos a cirurgias ambulatoriais, inclusive no período após a alta hospitalar.[76]

NOVOS ANTIEMÉTICOS

O sucesso dos novos antieméticos como o aprepitant e palonosetron abriu portas para novas pesquisas e desenvolvimento de novos fármacos que estão em estudo, incluindo os novos antagonistas dos receptores NK-1, como a apresentação endovenosa do aprepitant, com o nome de fosaprepitant, bem como a fase 3 do rolapitant, ambos desenvolvidos para prevenção de NVIQ.

Após a administração endovenosa, o fosaprepitant é rapidamente convertido em aprepitant, apresentando o mesmo mecanismo de ação deste a partir daí.[18]

O rolapitant, disponível apenas na apresentação oral, parece ter várias vantagens quando comparado ao aprepitant, incluindo a longa meia-vida de 180 horas, além de ser mais rapidamente absorvido e não inibir as enzimas CYP 2C9, 2C19, 2D6 e 3A4 *in vitro*, sugerindo que o rolapitant apresenta menor risco de interação com outros fármacos, como a dexametasona.[77] A apresentação oral do rolapitant parece ser rapidamente absorvida e bem tolerada, sem efeitos adversos significativos. Estudos mostraram que o rolapitant, em doses de 70 a 200 mg, reduziu VPO por mais de 120 horas após a cirurgia em pacientes de alto risco.[77] No entanto, a dose ideal ainda precisa ser estabelecida através de novos estudos.

A Tabela 65.2 mostra algumas propriedades dos fármacos antieméticos.

TABELA 65.2
PROPRIEDADES DOS FÁRMACOS ANTIEMÉTICOS.

Fármaco	Fórmula Empírica	Via Administ.	NVPO Dose (Mg)	Efeitos Adversos	Outros
Antagonistas dos receptores 5-HT$_3$				Constipação, cefaleia, prolongamento QT	Não sedativo
Ondansetron	$C_{18}H_{19}N_3O$	IV	4		
		IM	4		
		Oral	16		
		Sup	16		
Granisetron	$C_{18}H_{24}N_4O$	IV	1		
		Oral	1		
		TD	3,1		
Dolasetron	$C_{19}H_{20}N_2O_3$	IV	12,5		
		Oral	100		
Tropisetron	$C_{17}H_{20}N_2O_2$	IV	2		
		Oral	5		
Palonosetron	$C_{19}H_{24}N_{20}$	IV	0,075		Não associado a prolong. QT
		Oral	0,075		
Antagonistas dos receptores D$_2$					
Droperidol	$C_{22}H_{22}FN_3O_2$	IV	0,625-1,25		Alerta FDA
		IM	0,625-1,25		
Haloperidol	$C_{21}H_{23}ClFNO_2$	IV	1 – 2		
		IM			
		Oral			
Metoclopramida	$C_{14}H_{22}ClFNO_2$	IV	25 – 50	< 1% associado	10 mg insuficiente para NVPO
		IM	25 – 50	S. Extrapiramidal	
		Oral			
Corticosteroides					
Dexametasona	$C_{22}H_{29}FO_5$	IV	4	hiperglicemia	A maioria dos estudos sugere que 4 mg são suficientes
		IM			
		SC			
		Oral			
Antagonistas dos receptores NK-1					Não sedativo
Aprepitant	$C_{23}H_{21}N_4O_3$	Oral	40		
Anticolinérgicos					
Escopolamina transdérmica	$C_{17}H_{21}NO_4$	TD	0,5		
Antagonistas dos receptores opioides				sedação	Evidência limitada
Alvimopan	$C_{25}H_{32}N_2O_4$	Oral			
Agonistas GABA					
Diazepam	$C_{16}H_{11}ClN_{20}$	IV	5		
		IM			
		Oral			
		Sup			
Lorazepam	$C_{15}H_{10}Cl_2N_2O_2$	IV	2		
		IM			
		Oral			
Midazolam	$C_{18}H_{13}ClFN_3$	IV			
		IM			
		Oral			
Antagonistas dos receptores H$_1$					
Dimenidrinato	$C_{17}H_{21}NO$	IV	50		
		IM	50		
		Oral	25		
Prometazina	$C_{17}H_{20}N_2S$	IV	25	Necrose tecidual	Alerta FDA
		IM			

Modificada de Whelan R., Apfel C. – Pharmacology of Postoperative Nausea and Vomiting. In: Hemmings Jr HC, Egan TD. *Pharmacology and Physiology for Anesthesia: foundations and clinical application*. Philadelphia: Elsevier Saunders, 2013. p.503-522.

PROCINÉTICOS E PROTETORES DA MUCOSA GÁSTRICA

Embora a literatura revele que a incidência de aspiração pulmonar do conteúdo gástrico no período perioperatório seja relativamente baixa, quando esse evento ocorre pode causar efeitos deletérios devastadores no paciente acometido.[78]

O aumento de volume do conteúdo gástrico associado à diminuição do pH constitui fator de risco para a incidência de aspiração pulmonar durante o período perianestésico.

O esvaziamento gástrico, em presença de material sólido, depende da motilidade gástrica, a qual pode estar comprometida em situações de estresse, trauma e determinadas situações patológicas.

Acredita-se que a ansiedade pré-operatória possa diminuir a motilidade gástrica aumentando o tempo de esvaziamento gástrico e o volume do suco gástrico.[10] Essa condição seria provocada pelo aumento dos hormônios circulantes decorrentes do estresse.[23]

Algumas doenças podem ocasionar retardo do esvaziamento gástrico, predispondo ao aumento do risco de aspiração pulmonar. Tais doenças incluem estenose de piloro, obstrução gastrintestinal, colagenoses (ex.: esclerodermia), endocrinopatias (ex.: diabetes *mellitus*: gastroparesia), neuropatias, miopatias, uremia, peritonite, colecistite crônica e meningite.[5,10,24,25]

As situações clínicas associadas com o retardo do esvaziamento gástrico incluem: dor, ansiedade, trauma, ingestão de álcool, ingestão copiosa de alimentos gordurosos, gravidez e situações que possam desenvolver íleo paralítico.[10,11,25]

A prevenção da aspiração do conteúdo gástrico inclui o controle desse conteúdo, estimulando o esvaziamento gástrico, diminuição da acidez, redução do refluxo gastroesofágico e proteção das vias aéreas durante o período perianestésico.[78]

Vários estudos avaliaram o uso dos antagonistas dos receptores H_2 e bloqueadores da bomba de prótons e os seus efeitos no pH e volume gástricos. Estes estudos revelaram que esses fármacos aumentam o pH de maneira significativa, além de diminuírem o volume do conteúdo gástrico.[79] Quando administrados no período pré-operatório, os antiácidos diminuem a acidez gástrica, mas não há evidências de que eles diminuam o volume do conteúdo gástrico.[78] Recomenda-se evitar os antiácidos particulados porque, no caso de aspiração pulmonar, esses fármacos podem aumentar o risco de lesão pulmonar.[80]

Os procinéticos e os protetores da mucosa gástrica podem ser usados nos pacientes de risco para aspiração do conteúdo gástrico durante o preparo pré-operatório, a fim de diminuir o conteúdo e pH gástricos.

Nos pacientes com risco conhecido de aspiração de conteúdo gástrico, está indicada a administração de antiácidos não particulados, como o citrato de sódio. A administração dos antagonistas e dos receptores H_2, como a cimetidina, ranitidina ou famotidina, reduz o volume da secreção gástrica e aumenta o seu pH. A metoclopramida aumenta o tônus do esfíncter esofágico inferior e acelera o esvaziamento do estômago.

Estudos mostraram que a utilização de ranitidina e metoclopramida, se comparadas com placebo, foi efetiva em reduzir o volume e o pH gástrico em gestantes submetidas à anestesia geral.[81]

Bases Fisiológicas

Para entender a ação dos fármacos procinéticos, antiácidos e protetores da mucosa gástrica, é importante ter em mente alguns conceitos fisiológicos acerca das principais funções do trato gastrintestinal relacionadas ao conteúdo gástrico, que incluem, entre outras, secreção gástrica, motilidade do intestino e fisiologia do vômito.

Os principais fatores que estimulam a secreção gástrica são a gastrina, a acetilcolina e a histamina.

A gastrina tem como função principal estimular a secreção de ácido gástrico pelas células parietais, além de aumentar indiretamente a secreção de pepsinogênio, estimular a motilidade gástrica e o fluxo sanguíneo local.

A acetilcolina estimula a secreção de pepsinogênio pelas células pépticas, do ácido clorídrico pelas células parietais e do muco pelas células mucosas.

A histamina proveniente dos mastócitos localizados nas células parietais e através destas estimula a secreção ácida. A histamina funciona como um cofator de liberação da secreção gástrica quando estimula as células parietais juntamente com a gastrina e acetilcolina.

Quando há excesso de ácido no estômago, a secreção gástrica é inibida. Se o pH do suco gástrico diminui abaixo de 3, a secreção de gastrina também é diminuída.[82]

Células especializadas distribuídas entre as células superficiais por toda a mucosa gástrica produzem muco, ao qual se prendem os íons bicarbonato, criando um gradiente de pH de 1 a 2 na luz e 6 a 7 na mucosa. A solução de muco e bicarbonato forma uma camada inerte que protege a mucosa contra o suco gástrico.

As prostaglandinas estimulam a produção de muco e de bicarbonato e inibem a secreção de ácido clorídrico.

O ácido clorídrico é secretado pelas células parietais gástricas através de uma bomba de prótons. A gastrina, a histamina e a acetilcolina são os principais estimuladores do ácido clorídrico.

Os fármacos protetores da mucosa gástrica, procinéticos e antiácidos podem alterar a dinâmica da fisiologia e controle da secreção gástrica, diminuindo a acidez do conteúdo gástrico, protegendo a mucosa e acelerando seu esvaziamento, diminuindo o risco dos efeitos deletérios em casos de aspiração desse conteúdo.

Antagonistas dos Receptores H_2

Os inibidores H_2, representados pela cimetidina, ranitina, nizatidina e famotidina, inibem, por competição, as ações da histamina nos receptores H_2. São empregados clinicamente com a finalidade de inibir a secreção de ácido gástrico. Agem inibindo a secreção gástrica estimulada pela histamina e pela gastrina e reduzem a secreção ácida estimulada pela acetilcolina. A cimetidina inibe o citocromo P450 e pode prejudicar o metabolismo dos anticoagulantes orais, nifedipina, antidepressivos tricíclicos, entre outros, potencializando seus efeitos.

Inibidores da Bomba de Prótons

Representados pelo omeprazol, lanzoprazol e pantoprazol, os inibidores da bomba de prótons inibem de forma irreversível a atividade do sistema K+/H+-ATPase bloqueando as ações da gastrina, da acetilcolina e da histamina. Apresentam meia-vida curta, de cerca de uma hora, mas, quando administrados diariamente, apresentam um efeito antissecretório crescente, atingindo um platô no quinto dia de administração contínua. Os efeitos adversos, embora raros, incluem cefaleia, diarreia e erupções cutâneas.

Antiácidos

Vários fármacos são utilizados na clínica diária com o objetivo de neutralizar o ácido gástrico, elevando o pH gástrico.

São representados pelo hidróxido de magnésio, trissilicato de magnésio, hidróxido de alumínio, bicarbonato de sódio e alginatos.

Os sais de magnésio e de alumínio formam cloretos e elevam o pH gástrico. Enquanto os sais de magnésio causam diarreia, os sais de alumínio podem causar constipação. A mistura desses sais pode preservar a função intestinal.

Estudos concluíram que o uso profilático dos procinéticos como medida única para reduzir o risco de aspiração perioperatória do conteúdo gástrico apresenta evidência limitada.[83,84]

Estudos recentes comparando o uso dos antagonistas dos receptores H_2 (ranitidina) com os inibidores da bomba de prótons, utilizados como pré-medicação em pacientes de baixo risco, concluíram que a ranitidina foi mais eficaz em aumentar o pH gástrico e reduzir a secreção gástrica.[78,85]

Apesar desses resultados, a ASA Task Force não recomenda o uso rotineiro dos antagonistas dos receptores H_2 e bloqueadores de bomba de prótons para todos os pacientes, reservando-os apenas para aqueles que apresentam risco aumentado de aspiração do conteúdo gástrico.[78,80] Essas restrições baseiam-se no fato de que não existem evidências suficientes que apoiem o uso rotineiro desses fármacos, uma vez que não houve diminuição comprovada na incidência, morbidade ou mortalidade com o uso dos procinéticos e protetores da mucosa gástrica em pacientes saudáveis.[80]

REFERÊNCIAS

1. Kenny GN. Risk factors for postoperative nausea and vomiting. Anaesthesia. 1994;49:(Suppl):6-10.
2. Schmidt A, Bagatini A. Náusea e vômito pós-operatório: fisiopatologia, profilaxia e tratamento. Rev Bras Anestesiol. 1997;47:326-34.
3. Heyland K, Dangel P, Gerber AC. Postoperative nausea and vomiting (PONV) in children. Eur J Pediatr Surg. 1997;7:230-3.
4. Yuen HK, Chiu JW. Multimodal antiemetic therapy and emetic risck profiling. Ann Acad Med Singapore. 2005;34:196-205.
5. Lerman J. Surgical and patient factor involved in postoperative nausea and vomiting. Br J Anaesth. 1992;69:(Suppl7):24S-32S.
6. Abreu MP. Náuseas e Vômitos – Antieméticos. In: Cangiani LM. Anestesia Ambulatorial. São Paulo: Atheneu, 2001. p.339-57.
7. Ganem EM, Fabris P, Moro MZ, et al. Eficácia do ondansetron e da alizaprida na prevenção de náusea e vômito em laparoscopia ginecológica. Rev Bras Anestesiol. 2001;51:401-6.
8. Guyton AC. Tratado de Fisiologia Médica. 8.ed. Rio de Janeiro: Guanabara Koogan, 1992. p.650-1.
9. Carvalho WA, Vianna PTG, Braz JRC. Náuseas e vômitos em anestesia: fisiopatologia e tratamento. Rev Bras Anestesiol. 1999;49:65-79.
10. Andrews PLR. Physiology of nausea and vomiting. Br J Anaesth. 1992;69:(Suppl1):2S-19S.
11. Brunton LL. Agentes que Afetam o Fluxo de Água e a Motilidade Gastrintestinal, Digestivos e Ácidos Biliares. In: Gilman AG. As Bases Farmacológicas da Terapêutica. 8.ed. Rio de Janeiro: Guanabara Koogan, 1991. p.603-15.
12. Rowbotham DJ. Current management of postoperative nausea and vomiting. Br J Anaesth. 1992;69:(Suppl1):46S-59S.
13. Watcha MF, White PF. Postoperative nausea and vomiting: it's etiology, treatment and prevention. Anesthesiology. 1992;77:162-84.
14. Dershwitz M. Antiemetic Drugs. In: White PF. Ambulatory Anesthesia and Surgery. 1.ed. Philadelphia: WB Saunders, 1997. p.441-56.
15. Abreu MP, Vieira JL, Silva IF, et al. Eficácia do Ondansetron, Metoclopramida, Droperidol e Dexametasona na Prevenção de Náusea e Vomito após Laparoscopia Ginecológica em Regime Ambulatorial. Estudo Comparativo. Rev Bras Anestesiol. 2006;56(1):8-15.
16. Apfel CC, Kortilla K, Abdalla M, et al. Na interenational multicenter protocol to assess the single and combined

17. Carlisle J, Stevenson C. Drugs for preventing postoperative nausea and vomiting. Cochrane Database Syst Rev. 2006;3:CD004125.
18. Whelan R, Apfel C. Pharmacology of Postoperative Nausea and Vomiting. In: Hemmings Jr HC, Egan TD. Pharmacology and Physiology for Anesthesia: foundations and clinical application. Philadelphia: Elsevier Saunders, 2013. p.503-22.
19. Gan TJ. Postoperative nausea and vomiting – Can It Be Eliminated? JAMA. 2002;287:1233-6.
20. Henzi I, Walder B, Tramer MR. Metoclopramide in the prevention of postoperative nausea and vomiting: a quantitative systematic review of randomized, placebo-controlled studies. Br J Anaesth. 1999;83:761-71.
21. Wallenborn J, Gelbrich G, Bulst D, et al. Prevention of postopeerative náusea and vomiting by metoclopramide combined with dexamethasone: randomised double blind multicentre trial. Br Med J. 2006;333:324.
22. Kothari SN, Boyd WC, Bottcher ML, et al. Antiemetic effficacy of prophylactic dimenhydrinate (Dramamine) vs ondansetron (Zofran): a randomized, prospective trial inpatients undergoing laparoscopic cholecystectomy. Surg Endosc. 2000;14:926-9.
23. Nachum Z, Shupak A, Gordon CR. Transermal scopolamine for prevention of motion sickness: clinical pharmacokinetics and therapeutic applications. Clin Pharmacokin. 2006;45:543-66.
24. Kankre P, Morin AM, Roewer N, et al. Dimenhydrinate for prophylaxis of postoperative nausea and vomiting: a meta-analysis of randomized controlled trials. Acta Anaesthesiol Scand. 2002;46:238-44.
25. Lin TF, Yen YH, Wang YP, et al. Antiemetic and analgesic-sparing effects of diphenidramine added to morphine intravenous patient-controlled analgesia. Br J Anaesth. 2005;94:835-9.
26. Kalil S, Philbrook L, Rabb M, et al. Ondansetron/promethazine combination or promethazine alone reduces nausea and vomiting after middle ear surgery. J Clin Anesth. 1999;11:596-600.
27. Gan TJ, Candiotti KA, Klein SM, et al. Double-blind comparison of granisetron, promethazine, or a combination of both for the prevention of postoperative nausea and vomiting in females undergoing outpatient laparoscopies. Can J Anaesth. 2009;56:829-36.
28. Brown JH. Atropina, Escopolamina e Drogas Antimuscarínicas Relacionadas. In: Gilman AG. As Bases Farmacológicas da Terapêutica. 8.ed. Rio de Janeiro: Guanabara Koogan, 1991. p.98-108.
29. Price NM, Schmitt LG, McGuire J, et al. Transdermal scopolamine in the prevention of motion sickness at sea. Clin Pharmacol Ther. 1981;29:414-9.
30. Bloom FE. Transmissão Neuro-Humoral e o Sistema Nervoso Central. In: Gilman AG. As Bases Farmacológicas da Terapêutica. 8.ed. Rio de Janeiro: Guanabara Koogan, 1991. p.161-77.
31. Garrison JC. Histamina, Bradicinina, 5-Hidroxitriptamina e seus Antagonistas. In: Gilman AG. As Bases Farmacológicas da Terapêutica. 8.ed. Rio de Janeiro: Guanabara Koogan, 1991. p.378-94.
32. Russel D, Kenny GNC. 5-HT3 antagonists in postoperative nausea and vomiting. Br J Anaesth. 1992;69:(Suppl1):63S-68S.
33. Bunce KT, Tyers MB. The role of 5-HT in postoperative nausea and vomiting. Br J Anaesth. 1992;69:(Suppl1):60S-62S.
34. Wang SM, Hofstadter MB, Kain ZN. An alternative method to alleviate postoperative nausea and vomiting in children. J Clin Anesth. 1999;11:231-4.
35. Taylor AM, Rosen M, Diemunsch PA, et al. A double-blind, parallel-group, placebo-controlled, dose-ranging, multicenter study of intravenous granisetron in the treatment of postoperative nausea and vomiting in patients undergoing surgery with general anesthesia. J Clin Anest. 1997;9:658-63.
36. Kovac AL, Scuderi PE, Boerner TF, et al. Treatment of postoperative nausea and vomiting with single intravenous doses of dolasetron mesylate: a multicenter trial. Dolasetron Mesylate PONV treatment study group. Anesth Analg. 1997;85:546-52.
37. Polati E, Verlato G, Finco G, et al. Ondansetron versus metoclopramide in the treatment of postoperative nausea and vomiting. Anesth Analg. 1997;85:395-9.
38. Ploner F, Kainzwaldner A. Evaluation of the administration time of ondansetron, a preventive for postoperative nausea and vomiting: prospective, randomized, double blind study in 120 patients. Anaesthesist. 1997;46:583-7.
39. Jokela RM, Cakmakkaya OS, Danzeisen O, et al. Ondansetron has similar clinical efficacy against both nausea and vomiting. Anaesthesia. 2009;64:147-51.
40. Ho KY, Chiu JW. Multimodal antiemetic Therapy and Emetic Risk Profiling. Ann Acad Med Singapore. 2005;34:196-205.
41. Rung GW, Claybon L, Hord A, et al. Intravenous ondansetron for postsurgical opioid-induced nausea and vomiting. Anesth Analg. 1997;84:832-8.
42. Kenny GNC, Oates JDL, Leeser J, et al. Efficacy of orally administrate red ondansetron in the prevention of postoperative nausea and vomiting: a dose ranging study. Br J Anaesth. 1992;68:466-70.
43. Pearman MH. Single Dose Intravenous Ondansetron in the Prevention of Postoperative Nausea and Vomiting. Anaesthesia. 1994;49(suppl):11-5.
44. Tang J, Wang B, White PF, et al. The Effect of Timing of Ondansetron Administration on Its Efficacy, Cost-effectiveness, And Cost-benefit As a Prophylactic Antiemetic in the Ambulatory Setting. Anesth Analg. 1998;86:274-82.
45. Apfel CC, Malhotra A, Leslie JB. The role Of Neurokinin-1 Receptor Antagonists For The management Of Postoperative Nausea And vomiting. Curr Opnin Anaesthesiol. 2008;21:427-32.

46. Fujii Y, Toyooka H, Tanaka H. Granisetron reduces the incidence of nausea and vomiting after middle ear surgery. Br J Anaesth. 1997;79:539-40.
47. Fujii Y, Tanaka H, Toyooka H. Granisetron prevents nausea and vomiting during spinal anaesthesia for caesarian section. Acta Anaesthesiol Scand. 1998;42:312-5.
48. Diemunsch P, Korttila K, Leeser J, et al. Oral dolasetron mesylate for prevention of postoperative nausea and vomiting: a multicenter, double-blind, placebo-controlled study. The oral dolasetron PONV prevention study group. J Clin Anesth. 1998;10:145-52.
49. Chan MT, Chui PT, Ho WS, et al. Single-dose Tropisetron for Preventing Postoperative Nausea and Vomiting after Breast Surgery. Anest Analg. 1998;87:931-5.
50. Scholz J, Hennes HJ, Steinfath M, et al. Tropisetron or Ondansetron Compared With Placebo for the Prevention of Postoperative Nausea and Vomiting. Eur J Anaesthesiol. 1998;15:676-85.
51. Fujii y, Saitoh Y, Tanaka H, et al. Ramosetron for Preventing Postoperative Nausea and Vomiting in Women Undergoing Gynecological Surgery. Anesth Analg. 2000;90:472-5.
52. Rojas C, Thomas Ag, Alt J, et al. Palonosetron triggers 5OHt(3) receptor internalization and causes prolonged inhibition of receptor function. Eur J Pharmacol. 2010;626:193-9.
53. Wong EH, Clark R, Leung E, et al. The interaction of RS 25259-197, a potente and seletive antagonist, with 5-HT$_3$ receptors, in vitro. Br J Pharmacol. 1995;114:851-9.
54. Gralla R, Lichinistser M, Van Der Vegt S, et al. Palonosetron improves prevention of chemotherapy-induced nausea and vomiting following moderately emetogenic chemotherapy: results of a double-blind randomized phase III trial comparing single dose of palonosetron with ondanstron. Ann Oncol. 2003;14:1570-7.
55. Diemunsch P, Joshi GP, Brichant JF. Neurokinim 1 Receptor Antagonists In The Prevention Of Postoperative Nausea And Vomiting. Br J Anaesth. 2009;may 19:1-7.
56. Van Belle S, Lichinitser MR, Navari RM, et al. Prevention of cisplatin-induced acute and delayed emesis by selective neurokinin-1 antagonists, L-758,298 and MK-869. Cancer. 2002;94:3032-41.
57. Hesketh PJ, Grunberg SM, Gralla RJ, et al. The oral neurokinin-1 antagonist aprepitant for the prevention of chemotherapy-induced nausea and vomiting: a multimodal, randomized, double-blind, placebo-controlled trial in patients receiving high-dose cisplatin-the Aprepitant Protocol 052 Study Group. J Clin Oncol. 2003;21:4112-9.
58. Jaffe JH. Dependência a Drogas e Uso Abusivo de Drogas, em: Gilman AG – As Bases Farmacológicas da Terapêutica. 8.ed. Rio de Janeiro: Guanabara Koogan, 1991. p.344-76.
59. Heyland K, Dangel P, Gerber AC. Postoperative nausea and vomiting (PONV). Eur J Pediatr Surg. 1997;7:230-3.
60. Apfel CC, Kortila K, Abdalla M, et al. A factorial trial of six interventions for the prevention of postoperative nausea and vomiting. N Engl J Med. 2004;350:2441-51.
61. Phillis JW, Bender AS, Wu PH. Benzodiazepines inhibit adenosine uptake into rat brain synaptosomes. Brain Res. 1980;195:494-8.
62. Di Florio T. The use of midazolam for persistente postoperative nausea and vomiting. Anaesth Intens Care. 1992;20:383-6.
63. Jordan K, kasper C, Schmoll HJ. Chemotherapy-induced nausea and vomiting: current and new standards in the antiemetic prophylaxis and treatment. Eur J Cancer. 2005;41199-205.
64. Rich WM, Abdulhayoglu G, Di Saia PJ. Methylpredinisolone as Antiemetic during Cancer Chemotherapy: A Pilot Study. Gynecol Oncol. 1980;9:193-8.
65. Harris AL. Cytotoxic-therapy-induced Vomiting Mediated via Enkephalin Pathways. Lancet. 1982;1:1233-6.
66. Subramaniam B, Madan R, Sadhasivam S, et al. Dexamethasone is a Cost-effective alternative to Ondansetron in Preventing PONV after Paediatric Strabismus Repair. Br J Anaesth. 2001;86:84-9.
67. Ho CM, Ho ST, Wang JJ, et al. Dexamethasone has a central antiemetic mechanism in decerebrated cats. Anesth Analg. 2004;99:734-9.
68. Wang JJ, Ho ST, Lee SC, et al. The use of dexamethasone for preventing postoperative nausea and vomiting in females undergoing thyroidectomy: a dose-ranging study. Anesth Analg. 2000;91:1404-7.
69. Gan TJ, Meyer TA, Apfel CC, et al. Society for ambulatory anesthesia guidelines for the management of postoperative nausea and vomiting. Anesth Analg. 2007;105:1615-28.
70. Wang JJ, Ho ST, Tzeng JI, et al. The effect of timing of dexamethasone administration on its efficacy as a prophylactic antiemetic for postoperative nausea and vomiting. Anesth Analg. 2000;91:136-9.
71. Perron G, Dolbec P, Germain J, et al. Perineal pruritus after I.V. dexamethasone administration. Can J Anaesth. 2003;50:749-50.
72. Coloma M, Duffy LL, White PF, et al. Dexamethasone Facilitates Discharge after Outpatient Anorectal Surgery. Anesth Analg. 2001;92:85-8.
73. Rung GW, Claybon L, Hord A, et al. Intravenous ondansetron for postsurgical opioid-induced nausea and voimiting. Anesth Analg. 1997;84:832-8.
74. Herndon CM, Jackson KC 2nd, Hallim PA. Management of opioid-induced gastrointestinal effects in patients receiving palliative care. Pharmacotherapy. 2002;22:240-50.
75. Paulson DM, Kennedy DT, Donovick RA, et al. Alvimopan: an oral, peripherally acting, mu-opioid receptor antagonista for the treatment of opioid-induced bowel dysfunction—a 21 day treatment-randomized clinical trial. J Pain. 2005;6:184-92.
76. Herzog T, Coleman R, Guerrieri J. A double-blind, randomized, placebo-controlled phase III study of the safety of alvimopan in patients who undergo simple total abdominal hysterectomy. Am J Obstet Gynecol. 2006;195:445-53.

77. Gan TJ, Gu J, Singla N, et al. Rolapitant for the prevention of postoperative nausea and vomiting: a prospective, double-blinded, placebo-contolled randomized trial. Anesth Analg. 2011;112:804-12.
78. Moro ET. Prevenção da aspiração pulmonar do conteúdo gástrico. Rev Bras Anestesiol. 2004,54:2:261-75.
79. Nishina K, Mikawa K, Takao Y, et al. A comparison of rabeprazole, lansoprazole, and ranitidine for improving preoperative gastric fluid property in adults undergoing elective surgery. Anesth Analg. 2000;90:717-21.
80. American Society of Anesthesiologists Task Force on Preoperative Fasting. Practice guideline for preoperative fasting. and use of pharmacology agents to reduce the risk of pulmonary aspiration: application to health patients undergoing elective procedures. Anesthesiology. 1999;90:896-905.
81. Iqbal MS, Ashfaque M, Akram M. Gastric fluid volume and pH: a comparison of effects of ranitidine alone with combination of ranitidine and metoclopramide in patients undergoing elective caesarean section. Ann King Edward Med Coll. 2000;6:189-91.
82. Hall JE. Guyton & Hall Fundamentos de Fisiologia. 12.ed. Rio de Janeiro: Elsevier, 2012. p.489-95.
83. Smith I, Kranke P, Murat I, et al. Perioperative fasting in adults and children: guidelines from the European Society of Anaesthesiology. Eur J Anaesthesiol. 2011;28:556-69.
84. Practice Guidelines for Preoperative Fasting and the Use of Pharmacologic Agents to Reduce the Risk of Pulmonary Aspiration: Application to Healthy PatientsUndergoing Elective Procedures – An Updated Report by the American Society of Anesthesiologists Committee on Standards and Practice Parameter. Anesthesiology. 2011;114:495-511
85. Clark K, Lam LT, Gibson S, et al. The effect of ranitidine versus próton pump inhibitors on gastric secretions: a meta- -analysis of randomized control trials [review]. Anaesthesia. 2009;64:652-7.

66

Anticoagulantes e Antiagregantes

Heleno de Paiva Oliveira
Lucas Siqueira de Lucena
Milton Gotardo
Roseny dos Reis Rodrigues

INTRODUÇÃO

Os anticoagulantes permanecem como uma das principais estratégias na prevenção e manejo de eventos isquêmicos e embólicos como infarto agudo do miocárdio e embolia cerebral. Apesar de comum, o uso de anticoagulantes aumenta o risco de admissão no pronto-socorro devido a complicações relacionadas ao seu uso em até 35 vezes.[1] Médicos que lidam com esse perfil de paciente devem estar familiarizados com sua farmacocinética, farmacodinâmica, doses e monitorização.

O modelo celular (Figura 66.1) é o modelo vigente que explica como acontece o processo da coagulação. Neste modelo, a coagulação é entendida como a soma de três processos (iniciação, amplificação e propagação) que ocorrem em diferentes superfícies celulares. No entanto, o modelo clássico (Figura 66.2) que separa o processo de coagulação em vias extrínseca, intrínseca e comum não deve ser esquecido, pois, além de ajudar a entender o modelo atual, por meio dele pode-se observar, de modo didático, onde os fármacos anticoagulantes atuam.

A seguir, estão listados, de modo sumarizado, os fármacos anticoagulantes e antiagregantes mais comumente encontrados na prática clínica, suas implicações no ato anestésico e como lidar corretamente com elas no período perioperatório.

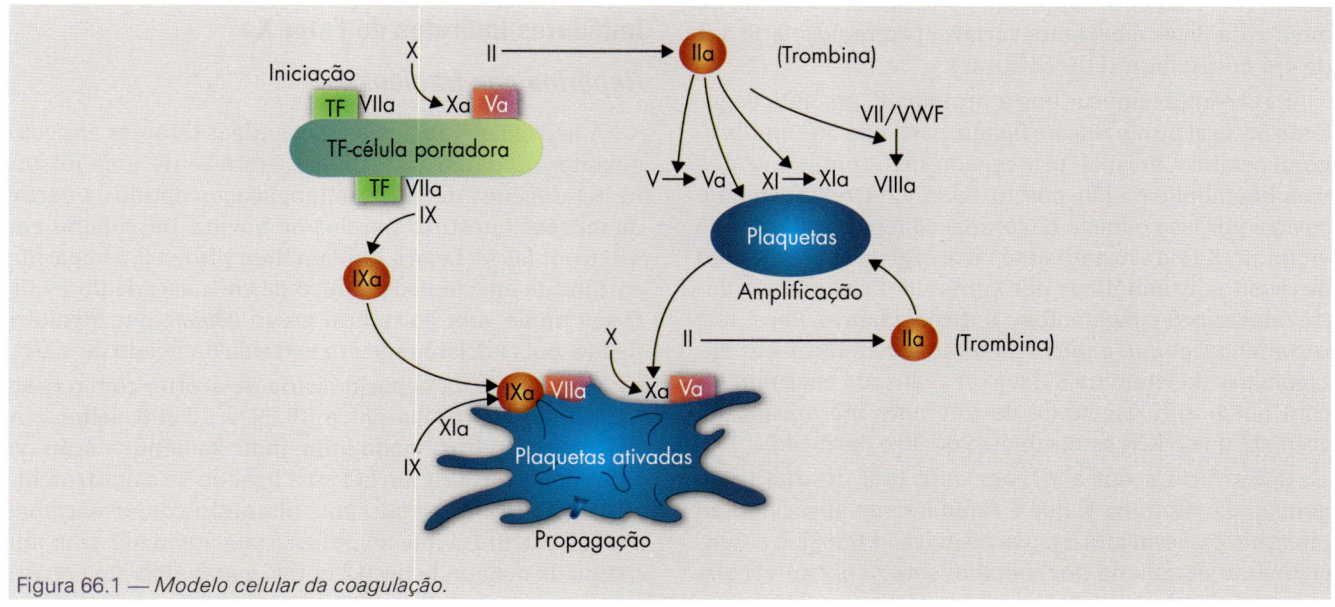

Figura 66.1 — *Modelo celular da coagulação.*

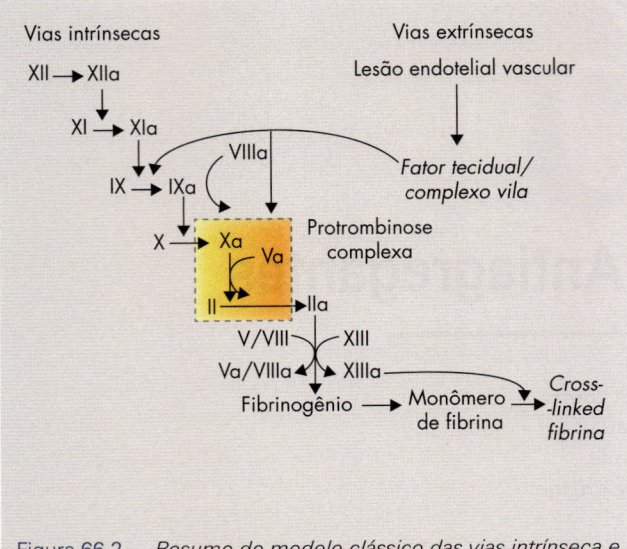

Figura 66.2 — *Resumo do modelo clássico das vias intrínseca e extrínseca da coagulação.*

ANTICOAGULANTES

Antagonistas da Vitamina K

Cumarínicos

Os antagonistas da vitamina K exercem seu efeito anticoagulante por inibir a conversão da vitamina K à sua forma ativa KH2. As proteínas da coagulação II, VII, IX, X necessitam da KH2 para serem gama-carboxiladas e manifestarem sua atividade biológica.[2] As proteínas C e S (anticoagulantes naturais) também necessitam da vitamina K para serem ativadas. Esses fármacos vão agir antagonizando os fatores que são sintetizados após o início da administração do cumarínico. Os fatores sintetizados previamente continuam funcionais, e o tempo de meia-vida deles é bastante variável (exemplos: fator VII de 4-6 horas; fator II de 72 horas).

É relevante lembrar que a proteína C, um anticoagulante natural produzido no fígado, participa no equilíbrio homeostático normal protegendo-nos contra eventos tromboembólicos. Ela possui meia-vida relativamente curta e por isso o início da terapia com o antagonista de vitamina-K cria um ambiente favorável ao aparecimento de eventos trombóticos por conta do desequilíbrio entre fatores pró-coagulantes e anticoagulantes. Por isso é recomendável que o início da terapia com fármacos antagonistas da vitamina K deve ser realizado em conjunto com outro anticoagulante de diferente mecanismo de ação até que o RNI esteja dentro do alvo desejado.

O warfarin é um anticoagulante oral do tipo antagonista da vitamina K que é rapidamente absorvido no intestino e possui alta ligação proteica (> 95%). É essencialmente eliminado por metabolismo hepático via sistema enzimático microssomal do citocromo P450-C29. Alterações genéticas desse citocromo ou mudanças na função hepática podem aumentar a sensibilidade ao warfarin.

Os fatores vitamina K dependentes estão inseridos nas vias extrínseca/comum e são monitorizados através do tempo de protrombina. Com o intuito de padronização do teste laboratorial, os alvos são ajustados segundo o RNI. Entre as complicações mais temidas, está a ocorrência de hemorragia, e o tratamento com anticoagulantes orais aumenta o risco de sangramentos em até 0,5% ao ano e de sangramentos intracranianos em até 0,2% ao ano quando comparado com grupos controle.[2] A reversão desse fármaco pode ser feita por sua suspensão com ou sem administração de vitamina K, administração de plasma fresco congelado (PFC) ou concentrado de complexo protrombínico (CCP).[2,3] A reversão por meio da suspensão exclusiva do fármaco pode levar vários dias para ocorrer. Em pacientes com sangramento clinicamente significativo, deve-se administrar vitamina K além do PFC ou CCP. Nos casos em que o RNI encontra-se entre 4,5 e 10 e não há sangramento importante, a dose do anticoagulante antagonista de vitamina K deve ser adiada e o RNI monitorado. Nos casos em que o RNI se encontra maior que 10 e não há sangramento importante, os protocolos orientam adiar a próxima dose da medicação e realizar a reposição oral de vitamina K.[3] Se houver necessidade de reversão imediata, a suplementação das proteínas de coagulação pode ser feita com PFC ou CCP. O complexo protrombínico (contém os fatores II, VII, IX, X e proteínas C e S) apresenta ainda melhor efetividade e segurança na reversão desses fármacos.[4]

Entre outras complicações relacionadas ao uso do warfarin estão necrose cutânea e a gangrena de membros, que podem ocorrer entre o terceiro e o oitavo dia após o início da terapia.

Inibidores Indiretos do Fator Xa

Heparina não fracionada

A heparina é uma das mais antigas terapias anticoagulantes ainda em uso clínico. Trata-se de uma mistura heterogênea de glicosaminoglicanos obtidos a partir da mucosa intestinal porcina ou bovina. Descoberta em 1916 por Jay McLean e William Henry Howell, a heparina é utilizada em contexto clínico desde a década de 1930. O seu nome vem do radical grego *hepar-*, que significa fígado, pois inicialmente era extraída do fígado de cães.

A atividade da heparina varia de acordo com o peso molecular, que oscila entre 50.00 e 30.000 daltons. A heparina não fracionada inibe indiretamente a ação da trombina e do fator Xa. Ela atua ligando-se à antitrombina-III (AT-III), causando uma alteração conformacional em sua estrutura que amplifica a sua atividade, com um tempo de meia-vida de 1-2 horas, metabolização hepática e excreção renal.

A eficácia e a segurança da terapia com heparina são monitorizadas com uso de testes laboratoriais, como o TTPA (Tempo de Tromboplastina Parcial Ativado) e o TCA (Tempo de Coagulação Ativado), ou por meio de tromboelastometria. A reversão dos efeitos da heparina é feita através da protamina (1 mg/100 UI de heparina não fracionada).

Pacientes podem ser resistentes à terapia com heparina não fracionada em casos de deficiência hereditária de AT-III ou por deficiência adquirida após terapia prolongada com heparina. Esses casos específicos podem ser tratados com plasma fresco congelado ou receber a antitrombina III em forma de pó liofilizado.

As principais complicações relacionadas ao uso clínico de heparina não fracionada são o sangramento e a síndrome HIT (*Heparin-Induced-Thrombocytopenia*).[5,6]

Profilaxia do tromboembolismo venoso profundo (TVP)

Heparina não fracionada, 5.000 UI subcutâneo, de 8/8 horas ou de 12/12 horas, é uma das estratégias adotadas para a profilaxia de TVP (trombose venosa profunda) em pacientes cirúrgicos. A terapia pode ser iniciada no pós-operatório e deve ser continuada até o paciente recuperar mobilidade plena ou até a alta hospitalar. Contudo, o momento exato para a suspensão da profilaxia não está bem definido.

A associação de outras modalidades não farmacológicas, como compressão pneumática intermitente de membros inferiores e deambulação precoce, diminui o risco de TVP e eventos tromboembólicos, sobretudo em pacientes de alto risco.[7]

Heparina de baixo peso molecular

A heparina de baixo peso molecular atua de forma semelhante à não fracionada, mas exerce inibição mais específica do fator Xa. Ela também atua por meio da AT-III. Esses fármacos são usados na profilaxia do tromboembolismo venoso e não necessitam de avaliação laboratorial tão rigorosa. O seu tempo de meia-vida mais longo permite a utilização de uma única dose por dia. A monitorização de sua ação pode ser feita pela dosagem laboratorial do anti-Xa, mas essa monitorização está indicada em situações específicas, como em pacientes obesos ou portadores de insuficiência renal, uma vez que essas condições prolongam o tempo de eliminação do fármaco.

A reversão de sua ação com protamina não está estabelecida, pois não pode ser feita de forma previsível ou confiável.

Enoxaparina

A enoxaparina é uma heparina de baixo peso molecular extraída da mucosa intestinal de porcos. Possui tempo de meia-vida de 4,5 horas, sendo metabolizada primariamente no fígado e excretada pelos rins. Sua ação ocorre por meio da interação com a antitrombina-III (AT-III), propiciando potencialização da sua ação, além de inibir o fator Xa. Em menor escala que a heparina não fracionada, ela também inibe o fator IIa (trombina).

A monitorização do efeito da enoxaparina pode ser feita por meio da dosagem laboratorial do anti-Xa. Entre os efeitos colaterais da enoxaparina estão principalmente o sangramento e a síndrome HIT (em até 5% dos pacientes tratados por 5 dias).[8]

A principal indicação do uso de enoxaparina é a profilaxia de eventos tromboembólicos, em especial a trombose venosa profunda (TVP) em dose única subcutânea ou como uso terapêutico em pacientes sob anticoagulação plena, como em pacientes portadores de fibrilação atrial, trombose venosa profunda, tromboembolismo pulmonar ou em portadores de válvulas mecânicas cardíacas.

Síndrome HIT

A síndrome HIT (*Heparin-Induced Thrombocytopenia*) é uma condição em que ocorre trombocitopenia após o uso de heparina. Acomete cerca de 1 a cada 5.000 pacientes em tratamento com heparina de baixo peso molecular e é mais prevalente quando tratados por mais de 7 dias. O cenário clínico se dá por diminuição de mais de 50% na contagem plaquetária associada a manifestação de tromboses em pacientes usando heparina. Em caso de suspeita de HIT, deve-se dosar o anticorpo fator plaquetário 4-heparina (anti-PF4-heparina) e modificar o tratamento com heparina para outro agente como argatroban, ou bivalirudina. O warfarin e plaquetas não devem ser usados para tratamento nesses casos.

Essa condição autoimune acontece porque anticorpos IgG ativam e agregam plaquetas causando aumento significativo na produção de trombina. Por essa razão a transfusão de plaquetas nesse tipo específico de plaquetopenia pode levar a piora do estado de hipercoagulabilidade. Os antagonistas da vitamina K propiciam uma diminuição dos níveis de proteína C, que nesse cenário aumenta o risco de gangrena venosa de membros.

Os protocolos recentes recomendam contagem de plaquetas a cada dois dias, entre o 4º e o 14º dia de uso de heparina para diagnóstico e monitorização da síndrome HIT. Essas recomendações são de baixa evidência devido aos poucos ensaios clínicos sobre o tema.[9,10]

Oligossacarídeos

Fondaparinux

É um pentassacarídeo sintético com meia-vida de 17-21 horas, excretado quase exclusivamente pelo rim e de maneira inalterada. Em casos de prejuízo moderado da função renal, ele deve ter sua dose ajustada e, quando o *clearence* de creatinina for menor que 30 mL . min^{-1}, seu uso deve ser evitado. De maneira similar à heparina de baixo peso molecular, apresenta alta biodisponibilidade após injeção subcutânea e sua ligação com outras proteínas além da antitrombina III é desprezível, o que o torna apropriado para administração única diária e dispensa monitorização dos níveis de anti-Xa. Não há ligação do fondaparinux com a protamina, o que dificulta sua reversão. Em casos de síndrome HIT, seu uso não é recomendado. Fondaparinux é tão seguro e eficaz quanto as heparinas (HBPM e HNF) no tratamento de trombose venosa profunda, embolia pulmonar e também para a tromboprofilaxia. A introdução pode ser feita após 6 horas do término cirúrgico, porém sempre deve ser levado em consideração o risco de sangramento de cada paciente individualmente.[11,12]

Idraparinux

O Idraparinux é usado no tratamento de trombose venosa profunda e embolia pulmonar. O principal diferencial está no tempo de meia-vida de 80-130 horas, o que permite sua aplicação subcutânea semanal, fato este que parece ser uma vantagem em termos de conforto para o paciente. Contudo, foi demonstrado que para a profilaxia de eventos tromboembólicos em pacientes com fibrilação atrial houve aumento do risco de sangramento. Em pacientes com trombose venosa profunda, o tratamento com Idraparinux parece ser igualmente eficaz quando comparado à heparina não fracionada e antagonistas da vitamina K, entretanto, o tratamento de embolismo pulmonar com idraparinux é menos eficaz do que o uso da terapia padrão. Devido ao aumento da chance de sangramento intracraniano, o idraparinux foi recentemente retirado do mercado.[13,14]

Inibidores Diretos do Fator Xa

Rivaroxaban

O rivaroxaban é um inibidor direto do fator Xa e é administrado via oral. O pico de ação acontece 4 horas após a ingestão, e os efeitos duram entre 8-12 horas, mas a atividade do fator Xa só retorna ao normal após 24 horas, o que permite seu uso em dose única diária. O fármaco foi aprovado para profilaxia de eventos tromboembólicos em pacientes com fibrilação atrial não valvular e após procedimentos cirúrgicos, especialmente após artroplastia de quadril ou joelho.[15,16] Para o tratamento de trombose venosa profunda, o rivaroxaban mostrou-se equivalente à terapia padrão com enoxaparina.[17] Ainda não há disponível no mercado um antagonista específico para casos de sangramento.

Apixaban

Foi aprovado para a profilaxia e tratamento de eventos tromboembólicos em pacientes com fibrilação atrial não valvular, inclusive como profilaxia de trombose após artroplastia de quadril e de joelho. A indicação mais forte é para FA não valvular associada a idade maior que 75 anos, diabetes, insuficiência cardíaca sintomática, ataque isquêmico transitório ou mesmo passado de acidente vascular cerebral. O tempo de meia-vida é de 9-14 horas, e a excreção é principalmente biliar e renal. Não existe um protocolo para sua reversão e nem um antídoto disponível.[18-20]

Edoxaban

O edoxaban é um dos mais recentes inibidores do fator Xa aprovados pelo FDA. Possui um tempo de meia-vida de 10-14 horas e sua eliminação é principalmente renal. Está aprovado para o tratamento de TVP e TEP após, no mínimo, cinco dias de terapia parenteral, além de servir na profilaxia de eventos isquêmicos cerebrais em pacientes com fibrilação atrial. Contudo, devido à sua eliminação renal, seu uso em pacientes com *clearence* de creatinina superior a 95 mL . min^{-1} mostrou uma maior incidência de eventos isquêmicos cerebrais. Sob o mesmo raciocínio, sugere-se usar metade da dose em pacientes com grave insuficiência renal.[21]

Inibidores Diretos da Trombina (IIa)

Univalentes

Dabigatran

Trata-se de um inibidor direto da trombina. Ainda não há uma maneira eficaz de reverter os efeitos desse fármaco em caso de sangramento importante. Um novo fármaco está sendo estudado para cumprir esse papel, o Idarucizumab, mas que ainda não está disponível para uso clínico. Existe a possibilidade de remoção do dabigatran por meio da hemodiálise em pacientes com sangramento ameaçador à vida, contudo deve-se avaliar o risco/benefício da punção do cateter de hemodiálise e também a estabilidade clínica do paciente para o procedimento.[22]

O tempo de meia-vida é de 10-14 horas e o pico de ação acontece em torno de 2-3 horas da ingestão.

O seu uso em profilaxia de eventos tromboembólicos como na fibrilação atrial não valvular se mostrou similar ao warfarin, com a vantagem adicional de haver menor risco de eventos isquêmicos, com o mesmo risco de sangramento. O seu uso em pacientes com próteses valvares metálicas, entretanto, mostrou-se inferior ao warfarin, com maior risco de eventos embólicos (trombose valvar, infarto do miocárdio e isquemia cerebral) e sangramento do trato digestivo.[23,24]

Argatroban

O argatroban é um fármaco de uso venoso que atinge o pico de concentração plasmática em aproximadamente 2 horas e tempo de meia-vida de cerca de 50 minutos. Sua metabolização é hepática e sua atividade pode ser avaliada pelo TTPa. O argatroban está aprovado para o tratamento e profilaxia de trombose em pacientes com síndrome HIT.[25,26]

Bivalentes

Bivalirudina

A bivalirudina é um fármaco obtido sinteticamente, extremamente semelhante à hirudina, que é a substância anticoagulante encontrada na saliva das sanguessugas medicinais (*Hirudo medicinalis*). A bivalirudina é de uso injetável e tem tempo de meia-vida de 25 minutos. É metabolizada via renal e por clivagem proteolítica. A coagulação retorna ao normal após cerca de uma hora da administração. Devido ao seu mecanismo de ação rápida, a bivalirudina é recomendada para uso em pacientes com angina que estão sendo submetidos a angioplastia coronariana percutânea. Nesses casos, foi demonstrada superioridade dessa terapia quando comparada à heparina não fracionada. Outra aplicabilidade importante desse fármaco está no cenário de pacientes submetidos a cirurgia cardíaca com uso de circulação extracorpórea (CEC) ou ECMO (*Excorporeal-Membrane-Oxygenation*) com síndrome HIT diagnosticada. A contraindicação ao uso de heparina faz da bivalirudina uma opção nesses casos.[27-30]

Outros

Drotecogina alfa

A Drotecogina alfa era um fármaco obtido pela técnica de DNA recombinante a partir da proteína C ativada humana. O mecanismo de ação desse fármaco potencialmente envolvia modulação dos fatores Va e VIIa e causava um efeito antitrombótico, pró-fibrinolítico e anti-inflamatório ao nível do endotélio, sendo esse o seu principal efeito clínico almejado quando foi indicado para o tratamento de sepse grave em 2008. Apesar de aprovado pelo FDA, em 2011 foi retirado do mercado devido a evidências apontarem risco aumentado de sangramento. Todavia, esse foi o único fármaco já produzido com esse mecanismo de ação e sua ação antitrombótica é importante e digna de mais estudos.[31-33]

ANTIAGREGANTES PLAQUETÁRIOS

Inibidores Glicoproteína IIb/IIIa

Abciximab

O Abciximab é um anticorpo quimérico murino/humano inibidor da glicoproteína IIb/IIIa. Seu mecanismo de ação ocorre por diminuição da agregação plaquetária. O abciximab está indicado para procedimentos de revascularização coronariana percutânea com ou sem colocação de *stents*, mas não é indicado para cirurgia cardíaca porque a melhoria do sistema de coagulação pode demorar até 12 horas para retornar ao normal. O tempo de meia-vida é de 10-30 minutos, porém a agregação plaquetária pode permanecer alterada por até 48 horas.

Entre os efeitos colaterais do abciximab está o sangramento especialmente relacionado ao trato digestivo. Contudo, há um risco raro, porém grave, de trombocitopenia. Nesses casos, o tratamento deve ser feito com transfusão de plaquetas, e mesmo essa terapia pode ser ineficaz devido ao fato de o fármaco se ligar às plaquetas transfundidas.[34,35]

Eptifabitide

O eptifabitide é um fármaco obtido do veneno de uma cobra crotálica endêmica dos Estados Unidos (*Sistrurus miliarius barbouri*). Possui tempo de meia-vida de 2,5 horas e a sua excreção principal é renal, por isso seu uso em pacientes renais crônicos deve ser ponderado em favor de outro fármaco da mesma classe.

Está atualmente indicado para pacientes sob risco de eventos isquêmicos coronarianos que já tenham tido angina instável ou infarto agudo do miocárdio sem supra de ST. Também está indicado para pacientes que irão fazer angioplastia coronariana percutânea. Após o fim da infusão, a coagulação deve retornar ao normal em até 4 horas.[36]

Tirofiban

Sua estrutura é uma versão modificada do veneno de uma víbora indiana (*Echis carinatus*). De uso exclusivamente venoso e com tempo de meia-vida de 2 horas, o tirofiban está indicado para reduzir o risco de eventos isquêmicos em pacientes que sofreram infarto agudo do miocárdio sem supra de ST. Recentemente tem sido usado também por administração intracoronária durante procedimento percutâneo com algumas vantagens quando comparado ao uso por via venosa.[37]

Inibidores do receptor ADP/P2Y$_{12}$

Tienopiridinas

Clopidogrel

O clopidogrel é um antiagregante plaquetário que se liga ao receptor de membrana da plaqueta ADP/P2Y$_{12}$ de forma irreversível. Trata-se de um pró-fármaco que requer enzimas do citocromo P450 (em especial CYP2C19) para sua ativação. Tem um tempo de meia-vida de 7-8 horas, metabolização hepática (com metabólito inativo) e excreção renal e biliar. Sua administração se faz por via oral. Seu uso está indicado como profilaxia de eventos embólicos e no tratamento de eventos coronarianos agudos.[38]

O uso concomitante de clopidogrel com inibidores da bomba de prótons parece mostrar diminuição dos efeitos do primeiro sobre a antiagregação.[39,40]

Análogos Nucleosídeos/nucleotídeos
Cangrelor

O Cangrelor é um fármaco de uso intravenoso que age por meio da inibição reversível do receptor ADP/$P2Y_{12}$. Trata-se de um fármaco de metabolização rápida, tendo um tempo de meia-vida de 3-6 minutos, com metabolização plasmática e excreção renal e biliar. Alguns estudos apontaram resultados negativos que abortaram precocemente dois ensaios clínicos. O fármaco segue em investigação e atualmente é indicado para procedimentos coronarianos percutâneos.[41,42]

Ticagrelor

Trata-se de um análogo de nucleosídeo similiar à adenosina. Ticragelor é atualmente indicado na profilaxia de eventos trombóticos em pacientes com síndrome coronariana aguda, especialmente em pacientes com IAM com supradesnivelamento do segmento de ST. Em pacientes sem supradesnivelamento de ST não há ainda evidências que suportem o uso. Trata-se de um fármaco de uso oral com metabolização hepática pela CYP3A4, tempo de meia-vida de 7 horas com um metabólito ativo com meia-vida de 8,5 horas e excreção biliar.

Devido a sua metabolização hepática, ocorrem importantes interações medicamentosas com fármacos que compartilhem do mecanismo de metabolização, em especial com cetoconazol, cuja associação pode levar a sangramento; a sinvastatina, cuja interação pode potencializar os seus efeitos colaterais, especialmente mialgia, e a rifampicina, que pode diminuir o efeito do ticagrelor.[43,44,45]

Inibidores da COX
Ácido acetilsalicílico

Ácido acetilsalicílico (AAS) pertence à classe dos anti-inflamatórios não hormonais e age por meio da inibição da produção do tromboxano, causando diminuição na agregação plaquetária. Trata-se de um dos fármacos mais antigos ainda em uso. É de uso oral, com metabolização hepática (CYP2C19) e excreção renal. O tempo de meia-vida é dose-dependente, com baixas doses mostrando meia-vida de 2-3 horas e altas doses mostrando meia-vida de 15-30 horas. Seu uso como antiagregante plaquetário está indicado na profilaxia primária e secundária de eventos embólicos.

Foi demonstrado recentemente que o AAS aumenta o risco de sangramento no pós-operatório, porém, houve também uma diminuição importante do risco de eventos embólicos cerebrais e de infarto agudo do miocárdio. Desse modo a recomendação atual é de não suspender o AAS para procedimentos cirúrgicos em pacientes com risco aumentado de eventos embólicos e isquêmicos e tratar o sangramento somente se este se manifestar clinicamente. Dessa forma, é compreensível que a transfusão profilática de plaquetas não pareça trazer benefício.[46-48]

Inibidores da Fosfodiesterase
Dipiridamol

O dipiridamol é um inibidor da fosfodiesterase inespecífico. A inibição dessa enzima faz que haja uma maior concentração de cAMP dentro da plaqueta e com isso diminua a sua resposta de agregação ao ADP na membrana.

É um fármaco de uso oral ou venoso, e sua metabolização é hepática com meia-vida de 10 horas. Além de inibir a agregação plaquetária, esse fármaco também promove a vasodilatação arterial.

A indicação do dipiridamol é para profilaxia secundária de eventos isquêmicos cerebrais e em pacientes com síndrome coronariana isquêmica. Contudo, o seu uso como vasodilatador ainda é debatido, pois pode ocorrer vasodilatação de múltiplos territórios vasculares sem que haja dilatação apropriada dos territórios estenosados, levando ao fenômeno de roubo de fluxo, que potencialmente pode piorar a condição isquêmica.[49,50]

Cilostazol

É um inibidor seletivo da fosfodiesterase tipo 3, que causa um aumento da proteína-cinase A e que por sua vez é um inibidor da agregação plaquetária. Esse fármaco também causa vasodilatação por meio da inibição do cAMP.

É um fármaco de apresentação oral, com metabolização hepática, tempo de meia-vida de 12 horas e excreção renal.

Ele é atualmente indicado para claudicação intermitente em pacientes com doença vascular periférica, porém há estudos apontando seu benefício em profilaxia de eventos embólicos cerebrais, havendo benefício duplo de vasodilatação e antiagregação plaquetária.

O seu uso em pacientes com insuficiência cardíaca é perigoso devido ao possível fenômeno de "roubo de fluxo coronariano".[51]

MANEJO DO SANGRAMENTO INTRAOPERATÓRIO

O manejo do sangramento dos pacientes usuários de fármacos anticoagulantes e antiplaquetários envolve cuidados que são comuns a qualquer outra população de pacientes que esteja sangrando. Os cuidados fundamentais são a manutenção da normotermia, a reposição adequada de cálcio e a restauração do pH fisiológico, por meio de adequada reposição volêmica e/ou restauração da hemodinâmica.

A temperatura abaixo dos 34 °C inibe o funcionamento fisiológico das plaquetas e dos fatores de coagulação. O sistema de coagulação é baseado em uma cascata de processos enzimáticos que, por sua vez, dependem de uma temperatura e de um pH "ótimos" para sua adequada atuação. Por essas razões, no cenário de sangramento, a temperatura deve ser mantida em valores normais.

O cálcio é um cofator da coagulação (Fator IV) e deve ser mantido em patamares normais durante eventos hemorrágicos. Em pacientes que estão sangrando e recebendo hemocomponentes, essa recomendação se torna ainda mais importante, devido ao alto conteúdo de citrato contido nesses preparados. O metabolismo do citrato é feito no fígado, porém algumas condições como insuficiência hepática, hipoperfusão tissular e hipotermia podem diminuir essa função e gerar a intoxicação por citrato com piora da acidose metabólica e consequentemente piora do sangramento.

O pH, assim como a temperatura, é um dos fatores fundamentais para o funcionamento apropriado das enzimas. Sangramentos importantes propiciam uma acidificação do meio secundário com piora do transporte de oxigênio, piora da função enzimática orgânica global, desequilíbrio dos mecanismos de oferta e extração de oxigênio e da perfusão tissular periférica. Desse modo, a recomendação atual é manter um pH normal no paciente que sangra utilizando para isso a reposição volêmica adequada, guiada por marcadores de microcirculação e iniciada com cristaloides, seguida de hemocomponentes e fármacos vasoativos/inotrópicos se necessário.

O complexo pró-trombínico deve ser administrado em situações de sangramento com necessidade de reversão de fármacos antagonistas da vitamina K, por ter se mostrado mais rápido e seguro que o plasma fresco. Em pacientes não usuários de antagonistas da vitamina K e que por causa de sangramento secundário à coagulopatia possuem necessidade de receber fatores de coagulação, o uso do complexo pró-trombínico deve ser guiado por tromboelastometria.

O ácido tranexâmico é um análogo sintético da lisina que exerce inibição competitiva sobre o plasminogênio, diminuindo, assim, a fibrinólise. Pode ser considerado no tratamento de pacientes com sangramento, usando dabigatran ou rivaroxabana, porém com evidências e resposta limitadas.

O uso do fator VII recombinante ativado ainda permanece sob grande debate. Seu uso está somente indicado nos casos de sangramento por coagulopatias graves e catastróficas, que não responderam a todas as demais terapias convencionais. O potencial de evento tromboembólico com essa terapia é alto, e por isso o seu uso como terapia em sangramento no cenário cirúrgico passa a ser limitado. Sua indicação maior continua sendo no tratamento de pacientes hemofílicos.[52]

A Tabela 66.1 mostra um resumo da farmacologia dos anticoagulantes e antiagregantes.

TABELA 66.1
FARMACOLOGIA DOS ANTICOAGULANTES E ANTIAGREGANTES.

Medicação	Via de administração	Mecanismo de ação	Tempo de meia-vida	Principal sítio de *Clearence*	Antídoto
Heparina NF	IV/SC	Inibição dos fatores IIa, IVa, Xa, XIa e XIIa	1,5h	Hepático	Protamina
Heparina BPM	SC	Inibição do fator Xa e IIa em menor grau	4,5h	Renal	Não há
Varfarina	Oral	Inibição dos fatores II, VII, IX, X e proteínas C e S	2-4 d	Hepático	Vitamina K Plasma Fresco CCP
Fondaparinux	SC	Inibição do fator Xa	14-17h	Renal	Não há
Rivaroxaban	Oral	Inibição direta do fator Xa	9-13h	Renal	Não há
Apixaban	Oral	Inibição direta do fator Xa	9-14h	Hepático	Não há
Dabigatran	Oral	Inibição direta da trombina (IIa)	14-17h	Renal	Hemodiálise (pesar risco x benefício)

(Continua)

(Continuação)

TABELA 66.1
FARMACOLOGIA DOS ANTICOAGULANTES E ANTIAGREGANTES.

Medicação	Via de administração	Mecanismo de ação	Tempo de meia-vida	Principal sítio de *Clearence*	Antídoto
Argatroban	IV	Inibição direta da trombina (IIa)	45 min	Hepático	Não há
Desirudin e Lepirudin	IV	Inibição direta da trombina (IIa)	1,5h	Renal	Não há
Aspirina	Oral	Inibição irreversível da ciclogenase	20 min	Hepático	Não há
Dipiridamol	Oral	Inibição da fosfodiesterase	40 min	Hepático	Não há
Cilostazol	Oral	Inibição da fosfodiesterase	12h	Renal	Não há
Clopidogrel	Oral	Antagonista do receptor ADP	7h	Hepático	Não há
Ticlopidina	Oral	Antagonista do receptor ADP	4 d	Hepático	Não há
Prasugrel	Oral	Antagonista do receptor ADP	7h	Sérico/Hepático	Não há
Ticagrelor	Oral	Antagonista do receptor ADP	7h	Hepático (Biliar)	Não há
Abciximab	IV	Inibição GP IIb-IIIa	30 min	Renal	Não há
Eptifibatide	IV	Inibição GP IIb-IIIa	2,5h	Renal	Não há
Tirofiban	IV	Inibição GP IIb-IIIa	2h	Renal	Hemodiálise (?)

ANTICOAGULANTES E ANESTESIA NO NEUROEIXO

Em 2014, a Sociedade Brasileira de Anestesiologia publicou recomendações de segurança na anestesia regional para pacientes em uso de anticoagulantes.[53] A Tabela 66.2 sumariza algumas dessas recomendações e acrescenta outras com fármacos mais recentes encontrados na nossa prática anestésica.

TABELA 66.2
RECOMENDAÇÕES DA SOCIEDADE BRASILEIRA DE ANESTESIOLOGIA SBA NA ANESTESIA REGIONAL PARA PACIENTES EM USO DE ANTICOAGULANTES.

Medicação	Antes da punção/cateter[I]	Com o cateter posicionado[II]	Antes de retirar o cateter[III]	Após retirar o cateter[IV]	Informações adicionais
Heparina NF					Solicitar contagem de plaquetas se uso > 5 d
-Intravenosa	TTPa < 40s e 4h	Evitar uso	Evitar uso	2h	
-SC > 10000U/d	Não estabelecido	Não estabelecido	Não estabelecido	Não estabelecido	
Heparina BPM					
Profilática	10-12h	PO 6-8h	10-12h	2h	A segunda dose PO só deve ser realizada 24h após a 1ª dose
Terapêutica	24h	PO 6-8h	24h	2h	A segunda dose PO só deve ser realizada 24h após a 1ª dose
Varfarina	5 d	Monitorização de RNI diário	RNI < 1,5	Não estabelecido	Monitorização neurológica por 24h após retirada do cateter

(Continua)

(Continuação)

TABELA 66.2
RECOMENDAÇÕES DA SOCIEDADE BRASILEIRA DE ANESTESIOLOGIA SBA NA ANESTESIA REGIONAL PARA PACIENTES EM USO DE ANTICOAGULANTES.

Medicação	Antes da punção/cateter[I]	Com o cateter posicionado[II]	Antes de retirar o cateter[III]	Após retirar o cateter[IV]	Informações adicionais
Fondaparinux	36-48h	Evitar uso	36h	12h	
Rivaroxaban	24h	Evitar uso	24h	4-6h	Adiar uso por 24h se punção traumática
Apixaban	20-30h	Evitar uso	20-30h	4-6h	
Dabigatran	7 d	Evitar uso	Evitar uso	6h	
Argatroban	4h	Evitar uso	Evitar uso	2h + TTPa	Se uso por HIT, não se deve descontinuar e o bloqueio está CI
Desirudin e Lepirudin	8-10h + TTPa	Evitar uso	8-10h + TTPa	2-4h	
Aspirina	Sem restrição	Sem restrição	Sem restrição	Sem restrição	
Aspirina e Dipiridamol	24h	Evitar uso	Evitar uso	2h	
Cilostazol	48h	Evitar uso	Evitar uso	5h	
Clopidogrel	7-10 d	Evitar uso	Evitar uso	2h	
Ticlopidina	10-14 d	Evitar uso	Evitar uso	2h	
Prasugrel	7-10 d	Evitar uso	Evitar uso	6h	
Ticagrelor	5 d	Evitar uso	Evitar uso	6h	

(I) – tempo mínimo entre a última dose do anticoagulante e a punção/introdução do cateter;
(II) – quando recomeçar a anticoagulação com o cateter ainda inserido;
(III) – tempo entre a última dose do anticoagulante e a retirada do cateter;
(IV) – quando recomeçar a anticoagulação após a retirada do cateter.

REFERÊNCIAS

1. Budnitz DS, Shehab N, Kegler SR, et al. Medication use leading to emergency department visits for adverse drug events in older adults. Ann Intern Med. 2007;147:755–65.
2. Ageno W, Gallus AS, Wittkowsky A, et al. Oral anticoagulant therapy: antithrombotic therapy and prevention of thrombosis, 9th ed: American College of Chest Physicians Evidence-Based Clinical Practice Guidelines. Chest. 2012;141:44S–88S.
3. Holbrook A, Schulman S, Witt DM, et al. Evidence-based management of anticoagulant therapy: Antithrombotic Therapy and Prevention of Thrombosis, 9th ed: American College of Chest Physicians Evidence-Based Clinical Practice Guidelines. Chest. 2012;141:152S–184S.
4. Sarode R. Four-factor prothrombin complex concentrate versus plasma for urgent vitamin K antagonist reversal: new evidence. Clin Lab Med. 2014 Sep;34(3):613-21.
5. Barash PG, et al. Clinical anesthesia. 7ª Ed. Philadelphia: LWW, 2013.
6. Levy JH, Key NS, Azran MS. Novel oral anticoagulants: implications in the perioperative setting. Anesthesiology. 2010;113(3):726-45.
7. Society of American Gastrointestinal and Endoscopic Surgeons (SAGES) Guidelines Committee. Guidelines for deep venous thrombosis prophylaxis during laparoscopic surgery. Surg Endosc. 2007;21(6):1007-9.
8. Levy JH, Tanaka KA, Hursting MJ. Reducing thrombotic complications in the perioperative setting: an update on heparin-induced thrombocytopenia. Anesth Analg. 2007;105(3):570-82.
9. Linkins LA, Dans AL, Moores LK, et al. Treatment and prevention of heparin-induced thrombocytopenia: Antithrombotic Therapy and Prevention of Thrombosis, 9th ed: American College of Chest Physicians Evidence-Based Clinical Practice Guidelines. Chest. 2012;141(2 Suppl):e495S-530S.
10. Greinacher A. Heparin-induced thrombocytopenia. N Engl J Med. 2015;16; 373:252-61.
11. Yusuf S, et al. Comparison of fondaparinux and enoxaparin in acute coronary syndromes. N Engl J Med. 2006;354:1464-76.
12. Peters RJ, Joyner C, Bassand JP, et al. The role of fondaparinux as an adjunct to thrombolytic therapy in acute myocardial infarction: a subgroup analysis of the OASIS-6 trial. Eur Heart J. 2008;29(3):324-31.

13. Buller HR, Cohen AT, Davidson B, et al. Idraparinux versus standard therapy for venous thromboembolic disease. N Engl J Med. 2007;357:1094-104.
14. Bousser MG, Bouthier J, Büller HR, et al. Comparison of idraparinux with vitamin K antagonists for prevention of thromboembolism in patients with atrial fibrillation: a randomised, open-label, non-inferiority trial. Lancet. 2008;26;371(9609):315-21.
15. Levitan B, Yuan Z, Turpie AG, et al. Benefit-risk assessment of rivaroxaban versus enoxaparin for the prevention of venous thromboembolism after total hip or knee arthroplasty. Vasc Health Risk Manag. 2014;26;10:157-67.
16. Eriksson BI, Borris LC, Friedman RJ, et al. Rivaroxaban versus enoxaparin for thromboprophylaxis after hip arthroplasty. N Engl J Med. 2008;358:2765-75.
17. Bauersachs R, Berkowitz SD, Brenner B, et al. Oral rivaroxaban for symptomatic venous thromboembolism, einstein program. N Engl J Med. 2010;363:2499-510.
18. Frost C, Wang J, Nepal S, et al. Apixaban, an oral, direct factor Xa inhibitor: single dose safety, pharmacokinetics, pharmacodynamics and food effect in healthy subjects. Br J Clin Pharmacol. 2013;75(2):476-87.
19. Gómez-Outes A, Terleira-Fernández AI, Calvo-Rojas G, et al. Dabigatran, rivaroxaban, or apixaban versus warfarin in patients with nonvalvular atrial fibrillation: a systematic review and meta-analysis of subgroups. Thrombosis. 2013;2013:640723.
20. Granger CB, Alexander JH, McMurray JJ, et al. Apixaban versus warfarin in patients with atrial fibrillation. N Engl J Med. 2011;15;365(11):981-92.
21. Yin OQ, Tetsuya K, Miller R, et al. Edoxaban population pharmacokinetics and exposure-response analysis in patients with non-valvular atrial fibrillation. Eur J Clin Pharmacol. 2014;70(11):1339-51.
22. Singh T, Maw TT, Henry BL, et al. Extracorporeal therapy for dabigatran removal in the treatment of acute bleeding: a single center experience. Clin J Am Soc Nephrol. 2013;8(9):1533-9.
23. Connolly SJ, Ezekowitz MD, Yusuf S, et al. Dabigatran versus warfarin in patients with atrial fibrillation. N Engl J Med. 2009;17;361(12):1139-51.
24. Eikelboom JW, Connolly SJ, Brueckmann M, et al. Dabigatran versus warfarin in patients with mechanical heart valves. N Engl J Med. 2013;26;369(13):1206-14.
25. Di Nisio M, Middeldorp S, Büller HR. Direct thrombin inhibitors. N Engl J Med. 2005;8;353(10):1028-40.
26. Hursting MJ, Lewis BE, Macfarlane DE. Transitioning from argatroban to warfarin therapy in patients with heparin-induced thrombocytopenia. Clin Appl Thromb Hemost. 2005;11(3):279-87.
27. Stone GW, McLaurin BT, Cox DA, et al. Bivalirudin for patients with acute coronary syndromes. N Engl J Med. 2006 Nov 23;355(21):2203-16.
28. Mehran R, Lansky AJ, Witzenbichler B, et al. Bivalirudin in patients undergoing primary angioplasty for acute myocardial infarction (HORIZONS-AMI): 1-year results of a randomised controlled trial. Lancet. 2009;3;374(9696):1149-59.
29. Lincoff AM, Bittl JA, Harrington RA, et al. Bivalirudin and provisional glycoprotein IIb/IIIa blockade compared with heparin and planned glycoprotein IIb/IIIa blockade during percutaneous coronary intervention: REPLACE-2 randomized trial. JAMA. 2003;19;289(7):853-63.
30. Bittl JA, Chaitman BR, Feit F, et al. Bivalirudin versus heparin during coronary angioplasty for unstable or postinfarction angina: Final report reanalysis of the Bivalirudin Angioplasty Study. Am Heart J. 2001;142(6):952-9.
31. Warren HS, Suffredini AF, Eichacker PQ. Risks and benefits of activated protein C treatment for severe sepsis. N Engl J Med. 2002;26;347(13):1027-30.
32. Eichacker PQ, Natanson C, Danner RL. Surviving sepsis--practice guidelines, marketing campaigns, and Eli Lilly. N Engl J Med. 2006;19;355(16):1640-2.
33. Angus DC, van der Poll T. Severe sepsis and septic shock. N Engl J Med. 2013;29;369(9):840-51.
34. Califf RM, et al. Use of a monoclonal antibody directed against the platelet glycoprotein IIb/IIIa receptor in high--risk coronary angioplasty. The EPIC Investigation. N Engl J Med. 1994;7;330(14):956-61.
35. Tcheng JE, Kandzari DE, Grines CL, et al. Benefits and risks of abciximab use in primary angioplasty for acute myocardial infarction: the Controlled Abciximab and Device Investigation to Lower Late Angioplasty Complications (CADILLAC) trial. Circulation. 2003;16;108(11):1316-23.
36. Labinaz M, Kilaru R, Pieper K, et al. Outcomes of patients with acute coronary syndromes and prior coronary artery bypass grafting: results from the platelet glycoprotein IIb/IIIa in unstable angina: receptor suppression using integrilin therapy (PURSUIT) trial. Circulation. 2002;22;105(3):322-7.
37. Tang X, Li R, Jing Q, et al. Efficacy and safety of intracoronary versus intravenous administration of tirofiban during percutaneous coronary intervention for acute coronary syndrome: a meta-analysis of randomized controlled trials. PLoS One. 2015;11;10(6):e0129718.
38. Gagne JJ, Bykov K, Choudhry NK, et al. Effect of smoking on comparative efficacy of antiplatelet agents: systematic review, meta-analysis, and indirect comparison. BMJ. 2013;17;347:f5307.
39. O'Gara PT, Kushner FG, Ascheim DD, et al. 2013 ACCF/AHA guideline for the management of ST-elevation myocardial infarction: a report of the American College of Cardiology Foundation/American Heart Association Task Force on Practice Guidelines. J Am Coll Cardiol. 2013;29;61(4):e78-140.
40. Ho PM, Maddox TM, Wang L, et al. Risk of adverse outcomes associated with concomitant use of clopidogrel and proton pump inhibitors following acute coronary syndrome. JAMA. 2009;4;301(9):937-44.
41. Bhatt DL, Stone GW, Mahaffey KW, et al. Effect of platelet inhibition with cangrelor during PCI on ischemic events. N Engl J Med. 2013;368(14):1303-13.

42. Angiolillo DJ, Capranzano P. Pharmacology of emerging novel platelet inhibitors. Am Heart J. 2008;156(2 Suppl):S10-5.
43. Lombo B, Díez JG. Ticagrelor: the evidence for its clinical potential as an oral antiplatelet treatment for the reduction of major adverse cardiac events in patients with acute coronary syndromes. Core Evid. 2011;6:31-42.
44. Wallentin L, Becker RC, Budaj A, et al. Ticagrelor versus clopidogrel in patients with acute coronary syndromes. N Engl J Med. 2009 Sep 10;361(11):1045-57.
45. Cannon CP, Harrington RA, James S, et al. Comparison of ticagrelor with clopidogrel in patients with a planned invasive strategy for acute coronary syndromes (PLATO): a randomised double-blind study. Lancet. 2010 Jan 23;375(9711):283-93.
46. Devereaux PJ, Mrkobrada M, Sessler DI, et al. Aspirin in patients undergoing noncardiac surgery. N Engl J Med. 2014 Apr 17;370(16):1494-503.
47. Hall SL, Lorenc T. Secondary prevention of coronary artery disease. Am Fam Physician. 2010 Feb 1;81(3):289-96.
48. Baigent C, Blackwell L, Collins R, et al. Aspirin in the primary and secondary prevention of vascular disease: collaborative meta-analysis of individual participant data from randomised trials. Lancet. 2009 May 30;373(9678):1849-60.
49. Sprigg N, Gray LJ, England T, et al. A randomised controlled trial of triple antiplatelet therapy (aspirin, clopidogrel and dipyridamole) in the secondary prevention of stroke: safety, tolerability and feasibility. PLoS One. 2008 Aug 6;3(8):e2852.
50. De Schryver EL, Algra A, van Gijn J. Dipyridamole for preventing stroke and other vascular events in patients with vascular disease. Cochrane Database Syst Rev. 2007 Jul 18;(3):CD001820.
51. Kwon SU, Cho YJ, Koo JS. Cilostazol prevents the progression of the symptomatic intracranial arterial stenosis: the multicenter double-blind placebo-controlled trial of cilostazol in symptomatic intracranial arterial stenosis. Stroke. 2005 Apr;36(4):782-6.
52. Spahn DR, Bouillon B, Cerny V, et al. Management of bleeding and coagulopathy following major trauma: an updated European guideline. Crit Care. 2013 Apr 19;17(2):R76.
53. Fonseca NM, Alves RR, Pontes JP, et al. SBA recommendations for regional anesthesia safety in patients taking anticoagulants. Braz J Anesthesiol. 2014;64(1):1-15.

Serotonina, Histamina e Antagonistas

Felipe Souza Thyrso de Lara
Celso Schmalfuss Nogueira

INTRODUÇÃO

A serotonina (5-hidroxitriptamina ou 5-HT) é uma importante amina biogênica que cumpre o papel de neurotransmissor e neuromodulador. A serotonina é sintetizada no Sistema Nervoso Central (SNC), nas células enterocromafins no trato gastrintestinal e nas plaquetas. Ela tem sido um foco de interesse na última década.[1] A diversidade de ações farmacológicas é ligada a uma grande variedade de receptores e mecanismos efetores. Sete famílias de receptores da serotonina foram identificadas. Esses receptores são geneticamente proteínas transmembranas diferentes, compostas por várias centenas de aminoácidos. A maioria destes é acoplada a uma proteína G, exceto os receptores 5-HT$_3$, os quais são fechados diretamente ligando-se a canais de íons rápidos. A serotonina está amplamente distribuída no corpo, particularmente dentro dos sistemas nervoso central e periférico, e dos músculos lisos e plaquetas. Por conseguinte, os seus efeitos são manifestos principalmente nesses órgãos e influenciam uma ampla variedade de atividade neural, vascular, muscular lisa e funções plaquetárias.[2]

Vários agonistas e antagonistas seletivos têm sido desenvolvidos para a serotonina, o que ajudou a classificação do subtipo do receptor serotonina. Alguns desses medicamentos são também utilizados no tratamento de enxaquecas (por exemplo, o sumatriptano, que é um agonista de receptor 5-HT$_1$), desordens vasculares (antagonistas 5-HT$_2$) e náuseas e vômitos (antagonistas de 5-HT$_3$, como dolasetron, granisetrona, ondansetrona, tropisetrona e a palanosetrona), e têm sido investigados em desordens da motilidade gastrintestinal (antagonistas 5-HT$_4$) e na psicopatologia comportamental (agonistas 5-HT$_1$ e 5-HT$_{2-4}$ antagonistas). Inibidores seletivos da recaptação da serotonina são de particular importância clínica no tratamento de doenças psiquiátricas.[3] A utilização futura desses fármacos também está prevista no tratamento de certos tipos de síndromes de dor.[4]

A consciência dos fármacos serotoninérgicos e reconhecimento de possíveis interações medicamentosas entre os medicamentos que influenciam mecanismos serotoninérgicos em humanos estão se tornando cada vez mais importantes na prática da anestesiologia.

As projeções serotoninérgicas para a medula espinhal estão envolvidas na percepção da dor, regulação visceral e controle motor, enquanto as projeções para o prosencéfalo são importantes na modulação do humor, na cognição e na função endócrina.

SEROTONINA

Síntese e Regulação da Serotonina

A serotonina é sintetizada a partir do aminoácido triptofano pela enzima triptofano hidroxilase (TPH), que converte o triptofano em 5-hidroxitriptofano. A seguir, a enzima L-aminoácido aromático descarboxilase converte o 5-hidroxitriptofano em serotonina. Essas enzimas são encontradas no citoplasma dos neurônios serotoninérgicos, tanto no corpo celular quanto nos processos celulares. A serotonina é concentrada e armazenada no interior de vesículas localizadas nos axônios, corpos celulares e dendritos.

O ciclo metabólico da serotonina (Figura 67.1) envolve a sua síntese, captação em vesículas sinápticas, exocitose, recaptação no citoplasma e, a seguir, captação em vesículas ou degradação. É importante assinalar que pode ocorrer regulação dos níveis de neurotransmissão da 5-HT em qualquer uma dessas etapas.

Para todas as monoaminas, a primeira etapa de síntese é que limita a velocidade. Assim, a síntese de 5-HT tem a sua velocidade limitada pela triptofano hidroxilase (TPH). Ambas as enzimas são estritamente reguladas por retroalimentação inibitória por meio de autorreceptores. Os autorreceptores pré-sinápticos de 5-HT res-

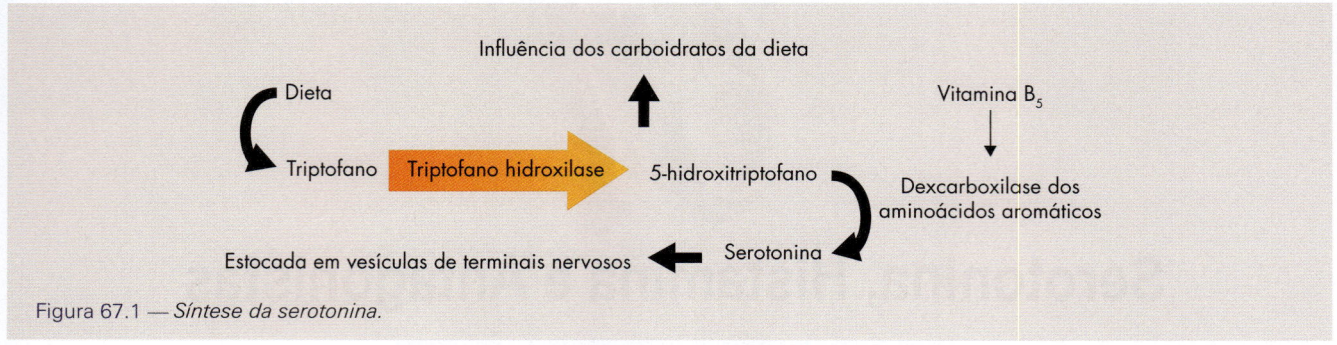

Figura 67.1 — *Síntese da serotonina.*

pondem aos aumentos locais das concentrações de 5-HT por meio de sinalização de proteínas G, o que leva a uma redução dos níveis de cAMP, resultando em atividade diminuída da proteinocinase A e da cálcio-CaM cinase II. Como a fosforilação da TPH aumenta a sua atividade, a redução da atividade da cinase resulta em síntese diminuída de 5-HT. Essa alça de autorregulação pode fornecer uma explicação para o tempo de ação dos antidepressivos observado clinicamente.

A serotonina é transportada em vesículas por intermédio do transportador de monoaminas vesicular (*Vesicular Monoamine Transporter* – VMAT). Esse é um transportador inespecífico de monoaminas, que é importante no acondicionamento vesicular da dopamina (DA) e da epinefrina (EPI), bem como da 5-HT.

A serotonina é removida da fenda sináptica por um transportador seletivo de 5-HT, bem como por transportadores não seletivos de recaptação. A serotonina pode estimular os autorreceptores 5-HT_{1D}, proporcionando uma inibição por retroalimentação. A 5-HT citoplasmática é sequestrada em vesículas sinápticas pelo VMAT ou degradada pela MAO mitocondrial.

A reserpina liga-se irreversivelmente ao VMAT e, portanto, inibe o acondicionamento da DA, da NE, da EPI e da 5-HT em vesículas.

Os transportadores de recaptação seletiva da serotonina reciclam a 5-HT da fenda sináptica de volta ao neurônio pré-sináptico. Ao contrário do VMAT, que é um transportador inespecífico de monoaminas, os transportadores de recaptação de monoaminas exibem seletividade, alta afinidade e baixa capacidade para cada monoamina específica. Os transportadores seletivos de monoaminas, que incluem o transportador de serotonina (SERT), o transportador de norepinefrina (NET) e o transportador de dopamina (DAT), também são capazes de transportar as outras monoaminas.

Quando a 5-HT retorna ao citoplasma neuronal, o neurotransmissor é transportado em vesículas pelo VMAT ou sofre degradação pelo sistema de monoamina oxidase (MAO). As MAO são enzimas mitocondriais que regulam os níveis de monoaminas nos tecidos neurais e que inativam as monoaminas (como a tiramina) circulantes e dietéticas no fígado e no intestino. As duas isoformas, a MAO-A e a MAO-B, diferem de acordo com a especificidade de substrato: a MAO-A oxida a 5-HT, a NE e a DA, enquanto a MAO-B oxida preferencialmente a dopamina. As monoamina oxidases inativam as monoaminas por meio de desaminação oxidativa, utilizando uma flavina funcional como aceptor de elétrons. A catecol-O-metiltransferase (COMT) no espaço extracelular é outra enzima importante de degradação das monoaminas, embora a COMT desempenhe um papel menos significativo no SNC do que na periferia.

Receptores de Serotonina

Foram caracterizados múltiplos subtipos de receptores de 5-HT, e todos eles, à exceção de um, estão acoplados à proteína G. Em geral, a classe de receptores 5-HT_1 inibe a adenilil ciclase, a classe 5-HT_2 aumenta a renovação do fosfatidilinositol, e as classes 5-HT_4, 5-HT_6 e 5-HT_7 estimulam a adenilil ciclase. O único canal iônico regulado por ligante conhecido é o receptor 5-HT_3, embora vários subtipos de receptores de 5-HT ainda não estejam totalmente caracterizados. O receptor 5-HT_{1A} é expresso tanto nos corpos celulares serotoninérgicos dos núcleos da rafe quanto em neurônios pós-sinápticos no hipocampo, e a sua ativação resulta em diminuição dos níveis de cAMP. O receptor 5-HT_{1D} pré-sináptico medeia os mecanismos autoinibitórios da neurotransmissão da 5-HT nos terminais axônicos. A sinalização dos receptores 5-HT_{2A} e 5-HT_{2C} é excitatória e baixa o limiar de descarga neuronal. Os vários subtipos de receptores estão diferencialmente expressos no cérebro.

Recaptação da Serotonina como um Alvo para Intervenção Farmacológica

A serotonina, por causa da sua constante de dissociação ácida de 10, é altamente carregada a pH fisiológico e não ultrapassa membranas plasmáticas. Por outro lado, o fato de o catabolismo de 5-HT depender inteiramente de enzimas intracelulares (monoamina oxidase e glucuronil-transferase) torna o transporte de 5-HT pelas membranas plásmaticas um mecanismo-chave para a determinação dos seus efeitos. O transportador de alta afinidade por 5-HT, conhecido como o transportador da serotonina (SERT), é amplamente expresso para além dos neurônios serotoninérgicos centrais ou periféricos, pelas células[5] epiteliais intestinais e plaquetas.[6]

Em particular, enterócitos expressam SERT em ratos, cobaias e seres humanos, e desempenham um papel importante na inativação de 5-HT na mucosa onde não há neurônios serotoninérgicos. A inibição da mucosa SERT por fluoxetina conduz rapidamente à potenciação de reflexos entéricos.[7] Curiosamente, os ratinhos transgênicos que carecem de SERT apresentam motilidade gastrintestinal anormal e geralmente exibem acelerada motilidade colorrectal associada a um aumento do teor de água nas fezes.[8]

Em relação a possíveis papéis fisiopatológicos da SERT, além de alterações na expressão ou perfil farmacológico de SERT associada a disfunções de transmissão serotoninérgica central (por exemplo, depressão e enxaqueca).

Por causa do papel fundamental desempenhado pela SERT no intestino, há uma forte razão para usar antidepressivos em distúrbios intestinais funcionais. Esses agentes, prolongando a disponibilidade de 5-HT fisiologicamente liberado, podem modular a função sensório-motora do intestino.

Os Antagonistas do Receptor 5-HT$_3$ na Terapêutica

Para além do seu conhecido efeito antiemético, os antagonistas do receptor 5-HT$_3$ têm várias ações terapêuticas potenciais em desordens do intestino:[9,10,11] modulação da sensibilidade visceral,[12] distensibilidade melhorada,[13] o bloqueio dos receptores 5-HT$_3$ excitatórios localizados em vias neuronais envolvidas no peristaltismo e aumento da absorção.[14] Por todas essas razões, antagonistas dos receptores 5-HT$_3$ podem retardar o trânsito.

Antagonistas do receptor de 5-HT$_3$ tornaram-se o tratamento de escolha para a náusea e vômitos pós-operatórios. Eles são eficazes, seguros e bem tolerados. A eficácia é melhorada pela utilização de um antagonista do receptor 5-HT$_3$ em combinação com um agente com um modo de ação diferente.

Atualmente, os antagonistas 5-HT$_3$ estão sendo utilizados também para a prevenção das náuseas e vômitos pós-operatórios. Segundo Apfel e col., estão implicados em utilização tanto na monoterapia como na terapia combinada.[15]

Atualmente, o lançamento da palanosetrona (Figura 67.2), antagonista 5-HT$_3$ de meia-vida longa – de até 40 horas –, permite administrar uma dose única no pré-operatório com efeitos antieméticos até o terceiro dia de pós-operatório. Esse antagonismo é altamente seletivo para o receptor 5-HT$_3$, alta afinidade de ligação (30 a 100 vezes maior) e longa meia-vida (aproximadamente 40 horas). A palonosetrona tem uma interação que leva a uma alteração e internalização do receptor 5-HT$_3$ atuando como antagonista alostérico do receptor 5-HT$_3$ (ligação em dois locais diferentes do receptor 5-HT$_3$, aumentando a afinidade da ligação), tornando a ligação formada mais estável e duradoura (maior afinidade).[16]

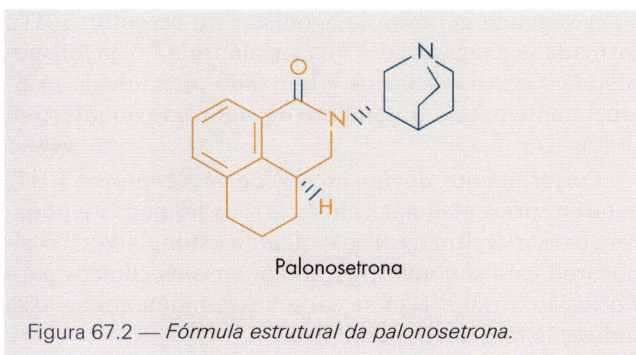

Figura 67.2 — *Fórmula estrutural da palonosetrona.*

A estimulação dos receptores 5-HT$_3$ pode, por um lado, exercer um efeito pró-cinético, mas também pode estimular náuseas e vômitos. Com efeito, os agonistas do receptor HT$_3$ podem acelerar o esvaziamento gástrico em modelos animais, mas foi recentemente relatado que retardam o esvaziamento gástrico em humanos.[17] Assim, agonistas 5-HT$_3$ atrasam o esvaziamento gástrico líquido em associação com o relaxamento do estômago proximal, acelerando pouco o trânsito intestinal.

Receptores 5-HT$_4$

Os receptores 5-HT$_4$ podem mediar várias respostas no intestino; a procinesia pode resultar de aumento da liberação de acetilcolina (e taquicininas) de neurônios excitatórios em intestino delgado e no estômago humano,[18,19] mas não conseguiu identificar essa via em músculos lisos circulares do cólon humano. Os receptores 5-HT$_4$ são outro alvo-chave para intervenção farmacológica: a sua estimulação induz procinesia e favorece a secreção de fluidos.

A serotonina liberada pela estimulação da mucosa inicia um reflexo peristáltico por meio da ativação de receptores 5-HT$_4$ em neurônios sensoriais que contêm calcitonina. Esses efeitos são imitados por aplicação da mucosa dos agonistas do receptor 5-HT$_4$ seletivos (prucaloprida e tegaserod).[20]

No cólon humano, músculos circulares são dotados com receptores 5-HT$_4$ localizados nas células do músculo liso, onde medeiam o relaxamento.[21,22,23]

De um ponto de vista farmacológico, é digno de nota que todos os agonistas do receptor 5-HT$_4$ até agora desenvolvidos para uso clínico são agonistas parciais (atividade intrínseca variando de 0,2, como no caso de tegaserod,[24] para 0,8, como no caso de prucaloprida[25,26]).

A segunda geração de agonistas do receptor 5-HT$_4$, formada por tegaserod[27,28] e prucaloprida,[29,30] já foi submetida a ensaios clínicos e tem sido direcionada principalmente para o tratamento da síndrome do intestino irritável.

Curiosamente, devido ao fato de os receptores 5-HT$_4$ estarem presentes nas células atriais humanas e poderem causar arritmias atriais quando estimulados,[31] o piboserod está sob investigação em ensaios clínicos para fibrilação atrial.[32] Não se sabe nesse momento se essa indicação terá um papel clínico.

Receptores 5-HT$_7$

Os receptores 5-HT$_7$ medeiam relaxamento na musculatura lisa colônica humana e no íleo.[33] Teoricamente, o bloqueio dos receptores de 5-HT$_7$ pode também aumentar a pressão-limite para desencadear o peristaltismo intestinal e diminuir a complacência da parede intestinal.[34]

Uma descoberta intrigante pode abrir novas perspectivas para ligantes do receptor 5-HT$_7$: esse subtipo de receptor é expresso por nociceptores aferentes primários de ratos que terminam nas camadas superficiais do corno dorsal da medula espinhal, e parece estar envolvido na ativação do nociceptor pela serotonina.[35] Ligantes de receptores 5-HT$_7$ podem oferecer oportunidades interessantes para o desenvolvimento de fármacos. Um conhecimento mais profundo da função dos receptores 5-HT$_7$ ao longo do eixo cérebro-intestino pode levar a novas utilizações na anestesiologia.

Síndrome da Serotonina

A síndrome da serotonina é um complexo de sintomas e sinais atribuíveis a alterações induzidas pelo fármaco na sensibilidade dos receptores de serotonina no sistema nervoso central. A síndrome é caracterizada por alterações nas funções autonômicas comportamentais, neurológicas e cognitivas, e parece resultar de excesso de estimulação dos receptores 5-HT$_{1A}$ e 5-HT$_2$ nos núcleos centrais e na medula cinzenta. Uma causa típica é a combinação de dois ou mais fármacos serotoninérgicos (SSRIs, TCAS, inibidores de MAO). O azul de metileno é um corante que pode ser usado tanto como um vasopressor como para a identificação intraoperatória das glândulas paratireoides. Um derivado do azul de metileno, a fenotiazina, pode aumentar as concentrações plasmáticas de serotonina e precipitar a síndrome serotoninérgica.

O diagnóstico é puramente clínico, segundo os critérios Sternbach (Tabela 67.1). Os recursos de diagnósticos mais úteis são hiper-reflexia e clônus. O principal diagnóstico diferencial é a síndrome neuroléptica maligna (SNM), uma reação idiossincrática aos fármacos que afetam o sistema dopaminérgico central. A SNM é muitas vezes mais lenta no início, é geralmente associada com hipertermia (> 38 °C) e tem uma mortalidade muito maior.

ENXAQUECA

A enxaqueca é um distúrbio neurovascular crônico, caracterizado por ataques de dor de cabeça forte, distúrbios visuais e náuseas/vômitos. Sinais neurológicos focais transitórios são comuns. Várias teorias têm sido sugeridas sobre a fisiopatologia da enxaqueca. Uma propõe que a deficiência do magnésio no cérebro desencadeia uma série de acontecimentos, começando com a agregação de plaquetas e a liberação de glutamato, culminando na liberação de serotonina. Mudanças bruscas de concentrações de 5-HT sistêmicos foram medidas durante os ataques.

Ataques ligeiros ou moderados de enxaqueca são geridos com analgésicos simples, complementados por

TABELA 67.1
CRITÉRIOS DE DIAGNÓSTICO (STERNBACH) PARA SÍNDROME SEROTONINÉRGICA. O DIAGNÓSTICO REQUER A IDENTIFICAÇÃO DE PELO MENOS QUATRO PRINCIPAIS SINTOMAS/SINAIS OU TRÊS GRANDES E DOIS PEQUENOS SINTOMAS/SINAIS (APÓS A ADIÇÃO DE UM AGENTE SEROTONINÉRGICO À TERAPIA EXISTENTE).

Sintoma	Maior	Menor
Mental	Confusão	Hiperatividade
	Humor exaltado	Agitação/nervosismo
	Coma	Inquietação
		Insônia
Autonômico	Febre/hipertermia	Taquicardia
	Hiperidrose	Taquipneia/dispneia
		Hipotensão ou hipertensão
		Rubor
Neurológico	Clônus/hiper-reflexia	Incoordenação
	Tremor	Midríase
	Rigidez	Acatisia
	Tremor	Ataxia

antieméticos, se necessário. A descoberta da eficácia terapêutica dos agonistas do receptor 5-HT$_{1B/1D}$ seletivos (triptanos) abriu novas perspectivas terapêuticas para o tratamento agudo. Triptanos trabalham por meio da produção de vasoconstrição carotídea seletiva pelos receptores 5-HT$_{1B}$ e por inibição pré-sináptica da resposta inflamatória trigeminovascular por meio de receptores 5-HT$_{1D/1F}$. O sumatriptano é o agente mais amplamente estudado; triptanos de segunda geração estão sob investigação.

A SÍNDROME CARCINOIDE

A síndrome carcinoide é causada por tumores originários das células enterocromafins da mucosa do intestino delgado. Esses tumores segregam, com níveis variáveis, peptídeos, cininas, prostaglandinas e serotonina, resultando em rubor, hipotensão, diarreia e ocasionalmente broncoespasmo.

A ondansetrona proporciona alívio sintomático (especialmente para a diarreia) para pacientes com síndrome carcinoide. O tratamento cirúrgico pode envolver a ressecção ou *debulking* de tumores carcinoides primários ou metastáticos. A consideração anestésica chave é a prevenção da liberação dos mediadores.[36] A octreotida, um análogo sintético da somatostatina, é usada antes da operação para neutralizar a atividade da serotonina e das cininas. Pequenas doses intravenosas podem ser utilizadas para tratar broncoespasmos súbitos ou hipotensão no tratamento do tumor. A resposta geralmente é vista dentro de cinco minutos.

PRÉ-ECLÂMPSIA

A pré-eclâmpsia é uma doença multissistêmica de disfunção endotelial. Uma teoria é que a isquemia placentária pode causar fragmentação trofoblástica. A agregação de plaquetas nesses fragmentos libera serotonina, resultando em vasoespasmo difuso e consequente disfunção das células endoteliais.

A quetanserina, um antagonista de 5-HT$_2$ seletivo, tem sido utilizada na Europa Continental. O seu efeito anti-hipertensivo é comparável ao da hidralazina, mas com uma menor incidência de dor de cabeça, queixas visuais, náuseas e vômitos.[37] O fármaco parece funcionar na interação entre plaqueta e endotélio celular, em vez de atuar como um mero vasodilatador.

Receptores 5-HT$_4$ foram identificados em células atriais, que quando estimuladas podem causar arritmias atriais. O piboserod, um antagonista de receptor 5-HT$_4$, está sob investigação clínica como um tratamento para a fibrilação atrial.[38] No futuro, a melhor caracterização dos subtipos do receptor de serotonina deve facilitar o desenvolvimento de fármacos com alvos altamente específicos.

HISTAMINA E ANTI-HISTAMÍNICOS

Esta seção tem por objetivo apresentar os recentes avanços nas três áreas da biologia dos anti-histamínicos (os mecanismos moleculares pelos quais os anti-histamínicos interagem com os receptores da histamina; a possível ação anti-inflamatória desses fármacos; e os mecanismos, tanto genéticos quanto farmacológicos, pelos quais surgem os efeitos adversos do uso desses fármacos), associados com sua importância na condução do procedimento anestésico-cirúrgico.

As ações combinadas da histamina sobre o músculo liso vascular, as células endoteliais vasculares e as terminações nervosas são responsáveis pela resposta de pápula e eritema observada após a liberação de histamina na pele. A contração das células endoteliais provoca a resposta de pápula edematosa, enquanto o eritema doloroso resulta da vasodilatação e estimulação dos nervos sensitivos.

Os efeitos cardíacos da histamina consistem em pequenos aumentos na força e frequência das contrações cardíacas. A histamina aumenta o influxo de Ca^{2+} nos miócitos cardíacos, resultando em aumento do inotropismo. O aumento da frequência cardíaca é produzido por um aumento na taxa de despolarização de fase 4 nas células do nó sinoatrial.

O principal papel da histamina na mucosa gástrica consiste em potencializar a secreção ácida induzida pela gastrina. A histamina é uma das três moléculas que regulam a secreção de ácido no estômago, sendo as outras duas a gastrina e a acetilcolina. A ativação dos receptores de histamina no estômago leva a um aumento do Ca^{2+} intracelular nas células parietais e resulta em secreção aumentada de ácido clorídrico pela mucosa gástrica. A histamina também atua como neurotransmissor no SNC.

Tanto a histidina-descarboxilase quanto os receptores de histamina estão expressos no hipotálamo, e os neurônios histaminérgicos do SNC possuem numerosas projeções difusas pelo cérebro e medula espinhal.

Enquanto os subtipos de receptores H$_1$ e H$_2$ foram bem caracterizados, os subtipos H$_3$ e H$_4$ e suas ações resultantes ainda constituem uma área de investigação ativa. Os receptores H$_3$ parecem exercer uma inibição por retroalimentação em certos efeitos da histamina. Eles foram localizados em vários tipos celulares, incluindo neurônios histaminérgicos pré-sinápticos no SNC e células enterocromafins-*like* no estômago. Nas terminações nervosas pré-sinápticas, os receptores H$_3$ ativados suprimem a descarga neuronal e a liberação de histamina. Os receptores H$_3$ também parecem limitar as ações histaminérgicas na mucosa gástrica e no músculo liso brônquico. Os efeitos distais da ativação dos receptores H$_3$ são mediados através de uma diminuição no influxo de Ca^{2+}.

A histamina é sintetizada a partir da histidina, numa reação de descarboxilação catalisada pela L-histidina descarboxilase (Figura 67.3). O fígado metaboliza a histamina em subprodutos inertes. A histamina pode ser metilada no anel imidazol ou desaminada de modo oxidativo. A seguir, esses produtos de degradação podem sofrer oxidação adicional ou conjugação com ribose. A diamina oxidase é também conhecida como histaminase e ácido imidazolacético.

Histamina e Seus Receptores

A histamina é sintetizada e liberada por diferentes células humanas, especialmente basófilos, mastócitos, plaquetas, neurônios histaminérgicos, linfócitos e células enterocromafínicas, sendo estocada em vesículas ou grânulos liberados sob estimulação.[40,41] A histamina (2-[4-imidazolil]etilamina) foi descoberta em 1910 por Dale e Laidlaw e identificada como mediadora da reação anafilática em 1932.

A histamina pertence à classe das aminas biogênicas e é sintetizada a partir do aminoácido histidina, sob ação da L-histidina decarboxilase (HDC), a qual contém piridoxal fosfato (vitamina B6). A histamina é um potente mediador de numerosas reações fisiológicas. Os efeitos da histamina são mediados pela sua ligação com quatro subtipos de receptores: receptor de histamina HR_1, HR_2, HR_3 e HR_4.[40] Todos esses receptores pertencem à família dos receptores acoplados à proteína G (G protein-coupled receptors – GPCRs).

A Tabela 67.2 mostra os receptores de histamina.

TABELA 67.2 HISTAMINA E SEUS RECEPTORES.			
Receptor	Célula e tecidos	Vias de sinalização intracelular	Proteínas G
H_1	Neurônios, via aérea, músculo liso vascular, células endoteliais, hepatócitos, células epiteliais, neutófilos, eosinófilos, DC, linfócitos B e T.	Aumento de Ca^{2+}	Gq/11
H_2	Neurônios, via aérea, músculo liso vascular, células endoteliais, hepatócitos, condrócitos, células epiteliais, neutófilos, eosinófilos, DC, Linfócitos B e T.	Aumento de AMPc	G+- S
H_3	Neurônios histaminérgicos, DC, eosinófilos, monócitos, baixa expressão em tecidos periféricos, inibição da liberação e síntese de histamina	Inibição de AMPc, aumento de Ca^{2+} e MAP Kinase	Gi/o
H_4	Medula óssea e tecido hematopoiético periférico, eosinófilos, DC, células t, basófilos, mastócitos, baixa expressão em células nervosas, hepatócitos, baço, timo, pulmão, intestino e coração. Estimula a quimiotaxia de mastócitos e eosinófilos.	Aumento de Ca^{2+} e inibição de AMPc	Gi/o

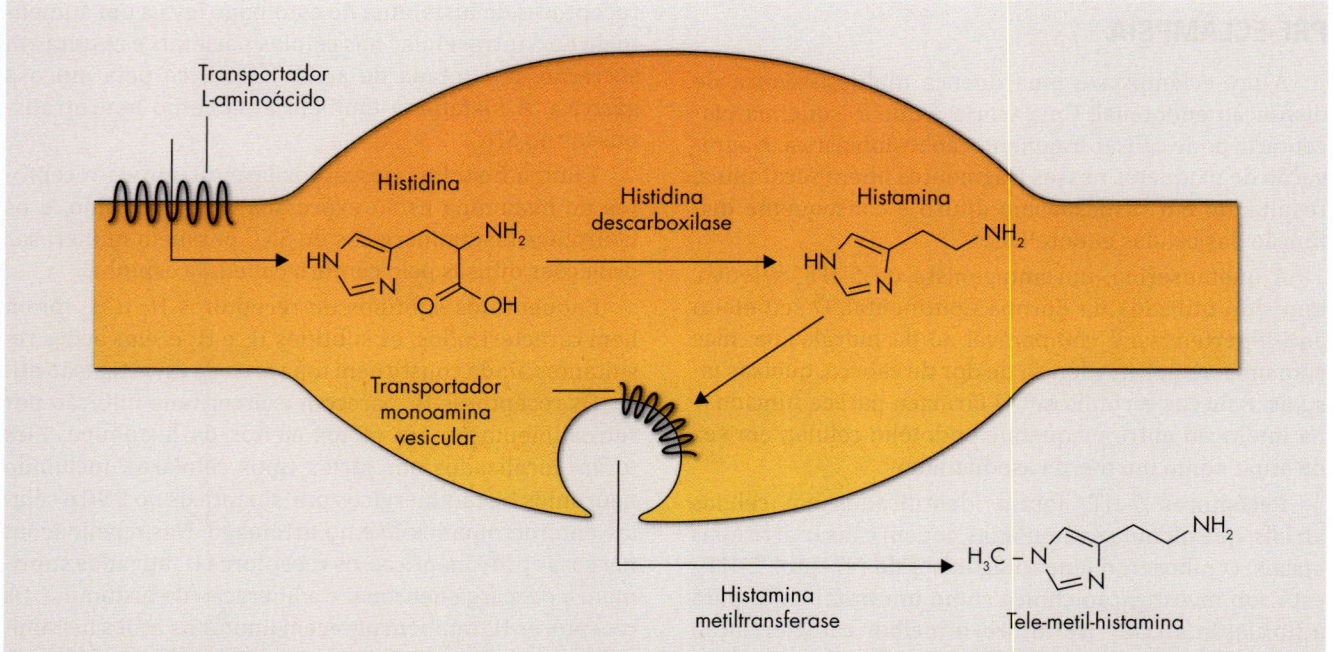

Figura 67.3 — Conversão de histidina em histamina por descarboxilação numa reação catalisada pela enzima histidina descarboxilase. (Adaptada de Haas e col. 2008).

A histamina possui um amplo espectro de ações, que envolvem numerosos órgãos e sistemas orgânicos. Para compreender as funções da histamina, é conveniente considerar seus efeitos fisiológicos em cada tecido. Esses efeitos incluem ações sobre o músculo liso, o endotélio vascular, as terminações nervosas aferentes, o coração, o trato gastrintestinal e o SNC.

As ações celulares da histamina sobre o músculo liso provocam contração de algumas fibras musculares e relaxamento de outras. A histamina causa contração do músculo liso brônquico nos seres humanos. A sensibilidade do músculo liso brônquico à histamina também varia entre indivíduos; pacientes com asma podem ser até 10 vezes mais sensíveis à broncoconstrição mediada pela histamina do que indivíduos não asmáticos. Outras ações da histamina sobre o músculo liso envolvem a dilatação ou a constrição de determinados vasos sanguíneos. A histamina dilata todas as arteríolas terminais e vênulas pós-capilares. Todavia, as veias sofrem constrição com exposição à histamina.

O efeito dilatador sobre o leito de vênulas pós-capilares constitui o efeito mais proeminente da histamina sobre a vasculatura. Na presença de infecção ou de lesão, a dilatação das vênulas induzida pela histamina faz com que a microvasculatura local seja ingurgitada com sangue, aumentando o acesso das células imunes que iniciam os processos de reparo na área lesada. Esse ingurgitamento explica o rubor observado nos tecidos inflamados. Embora outros músculos lisos – como os do intestino, da bexiga, da íris e do útero – sofram contração com a exposição à histamina, não se acredita que esses efeitos desempenhem um papel fisiológico ou clínico significativo.

A histamina também provoca contração das células endoteliais vasculares. A contração das células endoteliais vasculares induzidas pela histamina provoca a separação dessas células, permitindo o escape de proteínas plasmáticas e líquido das vênulas pós-capilares, com consequente formação de edema. Por conseguinte, a histamina é um mediador-chave das respostas locais nas áreas de lesão.

O receptor H_1 (HR_1) é codificado no cromossomo humano 3, sendo o responsável por muitos sintomas das doenças alérgicas, tais como o prurido, a rinorreia, o broncoespasmo e a contração da musculatura lisa intestinal.[16] A ativação do HR_1 estimula as vias sinalizadoras do fosfolípide inositol, culminando na formação do inositol-1,4,5-trifosfato (IP3) e do diacilglicerol (DAG), levando ao aumento do cálcio intracelular. Além disso, o HR_1, quando estimulado, pode ativar outras vias de sinalização intracelular, tais como a via da fosfolipase D e a da fosfolipase A. Recentemente demonstrou-se também que o estímulo do HR_1 pode levar à ativação do fator de transcrição nuclear NFκB, estando ambos envolvidos nas doenças alérgicas.[42]

Historicamente, a potência dos anti-histamínicos foi verificada por meio de ensaios farmacológicos padronizados, particularmente pela contração do íleo de porcos da Guiné ou do músculo liso traqueal.[42]

Nos últimos anos, houve um marcado avanço no conhecimento da biologia molecular, particularmente na expressão dos GPCRs em sistemas celulares recombinantes, o que alterou nossa compreensão a respeito de como os agentes anti-histamínicos interagem com os GPCRs para exercer seus efeitos. Os modelos clássicos de GPCRs necessitam da ocupação dos receptores da histamina por agentes agonistas que iniciam a ativação das vias de sinais de transdução. No entanto, recentemente se demonstrou que os GPCRs podem apresentar uma ativação espontânea, a qual independe da ocupação do receptor por um agente agonista. Isso é denominado atividade constitucional (fisiológica) do receptor, o que levou à reclassificação dos fármacos que atuam nos GPCRs.[43]

Fármacos (ligantes) tradicionalmente considerados como antagonistas agora são denominados agonistas inversos, isto é, substâncias que são capazes de reduzir a atividade constitucional dos GPCRs, ou antagonistas neutros, quando os ligantes não alteram a atividade basal desses receptores (GPCRs), porém interferem com a ligação dos seus agonistas. Como os anti-histamínicos podem ser tanto agonistas inversos como antagonistas neutros, pelo menos em teoria, não está ainda esclarecido se o termo "antagonistas do receptor H_1" é incorreto. Dessa forma, tem-se sugerido a adoção do termo "anti-histamínicos H_1".[42]

O modelo funcional dos GPCRs é constituído por um equilíbrio dinâmico entre sua conformação inativa (R) e ativa (R*). Segundo esse modelo, a isomerização espontânea dos HRs – de forma independente do agonista (histamina) –, que passam do estado de receptor inativo (R) ao estado ativo (R*), desloca o equilíbrio para o estado de atividade constitucional dos GPCRs.[42]

Os agonistas preferencialmente se ligam com os receptores de histamina em estado ativo a fim de aumentar a sua estabilidade e assim forçar o deslocamento do equilíbrio para o estado ativo, sendo que o grau desse deslocamento de equilíbrio dependerá de o agente ser um agonista completo ou parcial. Em oposição, um agonista inverso preferencialmente se liga ao estado inativo do receptor de histamina e desloca o equilíbrio na direção oposta; portanto, em direção ao estado de receptor inativo (R), sendo que o grau desse deslocamento de equilíbrio dependerá da natureza do agonista inverso.

Já o antagonista neutro não discrimina entre o estado ativo e inativo do receptor, consequentemente ligando-se a ambos, não alterando o equilíbrio entre os dois estados, porém interferindo com a ligação subsequente, tanto dos agonistas como dos agonistas inversos.

Já se demonstrou atividade constitucional para os quatro tipos de receptores de histamina.[44,45,46] Portanto, a identificação da atividade constitucional do receptor H_1 sugeriu que o agonismo inverso poderia ser o mecanismo de ação dos anti-histamínicos H_1.

Além disso, a atividade constitucional dos receptores H_1 não é restrita à ativação da fosfolipase C (PLC), mas também determina ativação de toda transcrição gênica mediada pelo fator nuclear kappa B (NFκB).

A atividade constitucional do receptor H_1 mediando a ativação do NFκB foi inibida por cetirizina, ebastina, epinastina, fexofenadina, loratadina e mezolastina, indicando que todos esses agentes atuam como agonistas inversos.

Desde que em 1953[47] se demonstrou a capacidade dos anti-histamínicos H_1 de inibir a liberação da histamina dos mastócitos, numerosos estudos in vitro e in vivo têm sido conduzidos para determinar se esses fármacos, além da inibição dos efeitos da histamina, possuem propriedades que poderiam contribuir na eficácia clínica do controle das doenças alérgicas. É postulado que alguns efeitos anti-inflamatórios dos anti-H_1 são subsequentes à sua interação com os receptores histaminérgicos, enquanto outros são independentes desses receptores. Esses efeitos anti-inflamatórios são questionados quando estudados in vivo.

Um possível mecanismo de ação para o efeito de inibição dos anti-H1 sobre o acúmulo de células inflamatórias e sua ativação nos tecidos é sua capacidade de suprimir a ativação do NFκB.

O NFκB é um fator de transcrição onipresente que se liga às regiões promotoras de muitos genes reguladores da produção de citocinas pró-inflamatórias e moléculas de adesão. O NFκB pode ser ativado pela histamina e pelo TNFα.[48]

Uma vez que esses importantes efeitos anti-inflamatórios sejam de fato secundários à sua interação com os receptores, então eles ocorrerão com todos os anti-H_1 clinicamente utilizados. No entanto, a intensidade desses efeitos será dependente da sua potência anti-histamínica e da dose na qual esses agentes são usados.

Farmacologia dos Anti-histamínicos

Embora a eficácia dos diferentes anti-H_1 no tratamento dos pacientes alérgicos seja similar, mesmo quando se comparam anti-histamínicos de primeira e de segunda geração percebe-se que eles são muito diferentes em termos de estrutura química, farmacologia e potencial tóxico.[49]

Dessa forma, o conhecimento sobre sua farmacocinética e características farmacodinâmicas torna-se importante para o uso clínico desses fármacos, particularmente em doentes nos extremos da idade, gestantes e pacientes com comorbidades.

Os antagonistas do receptor H_2 de histamina inibem competitivamente as ações da histamina em todos os receptores H_2, mas no seu principal uso clínico atuam como inibidores de secreção de acido gástrico, podendo inibir a secreção de ácido estimulada tanto pela histamina como também pela gastrina e pela acetilcolina – até mesmo a secreção de pepsina cai com a redução de volume do suco gástrico.[50]

Os fármacos usados são cimetidina, ranitidina, nizatidina e famotidina.

A **cimetidina** é um derivado metílico e cianoguanidínico básico de imidazol, que atua como antagonista competitivo da histamina nos receptores H_2 das células parietais gástricas produtoras de ácido. As doses terapêuticas revertem a secreção gástrica ácida, e a basal é estimulada em pelo menos 50%. Suprime também a secreção do fator intrínseco, e em doses elevadas aumenta a concentração sérica de prolactina. Provavelmente não exerce influência sobre o curso natural das doenças ulcerosas, e frequentemente os sintomas reaparecem quando se suspende o tratamento. Não há comprovação da eficácia na hemorragia gastrintestinal aguda. A meia-vida de eliminação da cimetidina é de duas a três horas. Tal fármaco é excretado na urina sem ser metabolizado.

A **ranitidina** é um medicamento antiulceroso, indicado principalmente no tratamento da úlcera duodenal e úlcera gástrica; promove uma diminuição da produção de ácido e pepsina no estômago, favorecendo a cicatrização da gastrite e das úlceras pépticas do estômago e do duodeno, além de prevenir suas complicações. A ligação a proteínas da ranitidina é baixa, cerca de 15%. A duração do efeito varia entre quatro e seis horas, podendo atingir uma duração noturna de efeitos de até 12 horas. É eliminada principalmente por biotransformação hepática. A meia-vida de eliminação da ranitidina é de aproximadamente duas horas. Após a administração oral de ranitidina, uma significante porção do fármaco sofre o efeito da primeira passagem. Aproximadamente 30% de uma dose oral e 68% a 79% de uma dose intravenosa são eliminados inalterados em 24 horas. É eliminada também pelo leite materno.

A **nizatidina** é um inibidor reversível, competindo com a histamina no nível dos receptores H_2 localizados nas células parietais do estômago. A nizatidina inibe a secreção gástrica noturna de ácido, assim como aquelas induzidas pela cafeína, por alimentos, pelo betazol e pela pentagastrina.

A **famotidina** é um antagonista da histamina de receptor H_2, semelhante à cimetidina e à ranitidina. Ela é ativada por via oral e parenteral.

Quanto à farmacocinética, a famotidina pode ser administrada por via oral e parenteral. Após a administração intravenosa, os efeitos máximos são observados em 30 minutos. Doses de 10 e 20 mg, por via venosa, inibem a secreção de ácido gástrico por 10 e 12 horas respectivamente.

Absorção

A maioria dos anti-H_1 apresenta boa absorção quando administrados via oral, como demonstrado pelo fato de que a maioria alcança níveis plasmáticos efetivos dentro de três horas após a administração.[50]

Como um grupo, os antagonistas H_2 são bem e rapidamente absorvidos após administração oral; os picos de concentração plasmática são obtidos após uma a duas horas. A duração de ação é de 4,5 horas para a administração durante o dia e 7 horas quando administrados durante a noite.

A famotidina apresenta uma biodisponibilidade de 65% a 80% com o segundo pico de absorção após 2 a 4 horas. A taxa – mas não a extensão da absorção – é retardada pela alimentação. Os alimentos e os antiácidos, de modo geral, não interferem com a absorção e biodisponibilidade da ranitidina. Cerca de 50% da dose oral é rapidamente absorvida no trato gastrintestinal.

A boa lipossolubilidade dessas moléculas permite que elas cruzem facilmente as membranas celulares, o que facilita sua biodisponibilidade. Em alguns casos, a administração desses fármacos concomitantemente à ingestão de alguns alimentos pode alterar suas concentrações plasmáticas. Isso é explicado pela presença dos mecanismos de transporte ativo das membranas celulares – sendo que os mais bem conhecidos são a glicoproteína P (gP) e os polipeptídeos transportadores de ânions orgânicos (OATP).[50] Essas glicoproteínas e polipeptídeos se encontram na membrana celular e atuam como sistemas de transporte ativo para outras moléculas, pelas quais mostram afinidade.

Alguns anti-histamínicos, como a fexofenadina,[51] se comportam como substratos desses sistemas de transporte. Já outros fármacos, como a desloratadina, não têm a sua absorção intestinal influenciada pelos sistemas de transporte.[52]

Para alguns anti-histamínicos, tais como a fexofenadina, variações na biodisponibilidade têm sido documentadas quando há ingestão junto com alguns alimentos que servem como substrato da glicoproteína P, como o suco de toranja, bem como a ingestão com fármacos que também têm essa mesma propriedade, tais como o verapamil, a cimetidina e o probenecide.[53]

Metabolismo e Excreção

A ranitidina é excretada por via renal, principalmente sob a forma livre e, em menor quantidade, sob a forma de metabólitos. A ligação a proteínas é baixa, cerca de 15%. Após a administração oral de ranitidina, uma significativa porção do fármaco sofre o efeito da primeira passagem. Aproximadamente 30% de uma dose oral e 68% a 79% de uma dose intravenosa são eliminados inalterados em 24 horas. É eliminada também pelo leite materno. O fármaco é excretado por via renal, principalmente sob a forma livre e, em menor quantidade, sob a forma de metabólitos. Seu principal metabólito é um N-óxido, havendo também pequenas quantidades de S-óxido e desmetilranitidina, ambos inativos. A taxa de excreção urinária de ranitidina livre e seus metabólitos em 24 horas é de 40%, quando o fármaco é administrado por via oral. Menos de 10% podem ser eliminados por hemodiálise e diálise peritoneal.

A famotidina é amplamente distribuída por todo o corpo, mas minimamente no líquido cefalorraquidiano. A maior parte da dose de famotidina é excretada na urina. A meia-vida é de 2,5 a 4 horas, significativamente aumentada em pacientes com disfunção renal.

A maioria dos anti-H_1 são metabolizados e detoxificados no fígado por um grupo de enzimas pertencentes ao sistema do citocromo P450 (CYP). Somente a acrivastina, a cetirizina, a levocetirizina, a fexofenadina e a desloratadina evitam essa passagem metabólica em grau relevante, o que as torna mais previsíveis do ponto de vista dos seus efeitos desejáveis e adversos.

A cetirizina e a levocetirizina são eliminadas na urina, principalmente em sua forma não alterada, enquanto a fexofenadina é eliminada nas fezes, após excreção via biliar, sem alterações metabólicas.[24]

O restante dos anti-H_1 sofre transformações no fígado, em metabólitos que podem ou não ser ativos, cujas concentrações no plasma dependem da atividade do sistema do CYP. Por sua vez, essa atividade é geneticamente determinada, fazendo que alguns indivíduos tenham uma elevada atividade intrínseca dessas vias, enquanto outros apresentam uma menor atividade desse sistema enzimático, a saber, o CYP3A4 ou CYP2D6.[15]

Além disso, esse sistema do CYP pode ser alterado em condições metabólicas especiais, tais como infância, idade avançada, doenças hepáticas ou, ainda, pela ação direta de outros fármacos acelerando ou retardando a ação dessas enzimas no metabolismo dos anti-H_1. As interações medicamentosas resultam em uma diminuição das concentrações plasmáticas dos anti-H_1 e consequentemente redução da sua eficácia clínica, tal como ocorre quando se administram indutores do CYP3A4 (como os benzodiazepínicos) com os anti-H_1.[54]

De forma oposta, podemos ter um aumento nas concentrações dos anti-H_1, aumentando sua biodisponibilidade e assim intensificando seus efeitos adversos, tal como acontece quando se administram fármacos que inibem competitivamente o seu metabolismo pelo CYP – por exemplo, o uso concomitante com macrolídeos, antifúngicos e antagonistas dos canais de cálcio.

Nesses casos, as margens de segurança dos anti-H_1 são mínimas, com os efeitos adversos sendo os mais prováveis, uma vez que os níveis plasmáticos são imprevisíveis.[50]

É relevante ressaltar que muitos fármacos ou substâncias que atuam como substratos ou moduladores da atividade da gP exercem as mesmas funções em outros sistemas metabólicos, como o CYP3A4 ou a família dos polipeptídeos de transporte de ânions orgânicos (OATP).[55]

Assim como os anti-H1 podem interagir metabolicamente com outros fármacos, também pode ocorrer com elementos presentes nos alimentos.

A excreção biliar é possível e mais intensamente realizada para a fexofenadina e a rupatadina; a primeira, sem metabolização; e a segunda, após extensa metabolização.

Particularmente nos casos em que a função renal ou hepática está diminuída, o ajuste de dose pode ser necessário, bem como em idosos ou doentes com insuficiência renal ou hepática.

Já os anti-H_1 de primeira geração são rapidamente absorvidos e metabolizados, o que significa que eles devem ser administrados três a quatro vezes ao dia.[56] São fármacos lipofílicos e classificados em diferentes grupos de acordo com sua estrutura química.[56] Estudos baseados no uso da difenidramina, como exemplo de anti-H_1 de primeira geração, demonstraram que esses fármacos não apenas são substratos do CYP2D6 como também inibem essa via do citocromo P450.[55]

Isso deve ser levado em consideração quando se administram concomitantemente outros medicamentos que necessitam dessa via metabólica, tais como metoprolol, antidepressivos tricíclicos e tramadol. Além disso, os anti-H_1 clássicos apresentam diversos efeitos adversos em decorrência das suas ações nos receptores muscarínicos (ação anticolinérgica), serotoninérgicos e adrenérgicos, entre outros.

Devido à sua estrutura molecular lipofílica, os anti--H1 de primeira geração cruzam mais facilmente a barreira hematoencefálica, além de não se comportarem como substrato da glicoproteína P no endotélio dos vasos da barreira hematoliquórica, ligando-se assim aos receptores H_1 cerebrais e originando seu principal efeito adverso: a sedação.

Temos também os anti-H_1 de segunda geração: são substâncias desenvolvidas nos últimos 25 anos, algumas derivadas dos anti-H_1 de primeira geração, porém oferecendo maiores vantagens em relação aos compostos de primeira geração, em decorrência de apresentarem menores efeitos anticolinérgicos ou sedativos.

Entretanto, não são livres de efeitos adversos, e alguns interagem com outros fármacos e substâncias.

As interações que ocorrem no metabolismo em relação aos anti-H_1 de segunda geração, tais como a terfenadina, o astemizol, a loratadina, a desloratadina, a ebastina, a fexofenadina, a cetirizina, a levocetirizina, a mizolastina, a epinastina e a rupatadina, têm sido intensivamente estudadas desde os relatos iniciais de graves arritmias cardíacas associadas com o uso da terfenadina.[57] Devido também a esse fato, os anti-H_1 de segunda geração apresentam muito menos efeitos sedativos que os de primeira geração, uma vez que são retirados do SNC pela gP.

Por sua vez, alguns anti-H_1 de segunda geração sofrem uma metabolização inicial relevante no fígado ou no intestino, mediada pelo CYP.

A atenção ao metabolismo dos anti-H_1 via CYP3A4 tornou-se relevante a partir da observação das interações medicamentosas entre a terfenadina e a eritromicina e o cetoconazol. A fexofenadina não é metabolizada via CYP, e 95% das moléculas são recuperadas na urina e nas fezes. Assim, não interage com os inibidores do CYP3A4 ou outras isoenzimas. A fexofenadina tem se mostrado um anti--H_1 de perfil seguro, uma vez que não apresenta efeitos cardíacos adversos mesmo em altas doses.

Quando a fexofenadina é coadministrada com um inibidor da gP, os seus níveis aumentam em três vezes no plasma. A fexofenadina é um potente substrato da gP, e como tal muito da sua biodisponibilidade e da sua eliminação depende desse sistema de transporte.

Fármacos ou substâncias que são capazes de induzir a gP, tais como a rifampicina, determinarão uma menor concentração de fexofenadina no sangue, o que diminui a eficácia do fármaco.

Há necessidade de ajuste da dose na presença de disfunção renal. A loratadina também sofre importante primeiro passo metabólico no fígado, uma vez que é quase completamente metabolizada pelo CYP, formando uma variedade de metabólitos.

Um dos seus metabólitos é a desloratadina, a qual, após metabolização, origina a molécula ativa denominada descarboetoxiloratadina, sendo sua formação mediada tanto pelo CYP3A4 como pelo CYP2D6.[58]

Com base nesse perfil, a loratadina é candidata a interações medicamentosas com outros fármacos metabolizadas pelo CYP.

A loratadina pode atuar tanto como substrato quanto como potente inibidor do sistema da gP, porém em menor monta se comparada ao verapamil e à ciclosporina. Cerca de 0,46% da dose terapêutica materna da loratadina é transferida ao leite.

Embora a desloratadina, quando coadministrada com inibidores do CYP (especialmente do CYP3A4, eritromicina e cetoconazol), tenha demonstrado um leve aumento nas concentrações plasmáticas,[59] não se observaram efeitos eletrocardiográficos adversos.[60,61]

A cetirizina é um ácido carboxílico, com mistura racêmica de enantiômeros R e S, derivados da hidroxizina. Não sofre metabolização hepática e assim não interage com metindutores ou inibidores do CYP no fígado.

Também não têm sido observadas alterações eletrocardiográficas quando a cetirizina é administrada em até seis vezes a dose recomendada.[62]

Efeitos Sobre o Sistema Nervoso Central

Os anti-H1 de primeira geração são fármacos lipofílicos com escassa afinidade com a gP, diferentemente dos de segunda geração, os quais são lipofóbicos e têm afinidade com a gP. A diferença entre esses dois grupos de fármacos, que se baseia no seu peso molecular (teoria de que moléculas menores cruzariam mais facilmente a barreira hematoencefálica), está se tornando menos relevante. A desloratadina, por exemplo, que tem peso molecular de 338,9, nesse contexto é similar à hidroxizina (peso molecular de 347,9); porém, esses dois fármacos têm permanência diferente nos tecidos cerebrais.[63]

Os critérios para classificar os efeitos sedativos de um anti-H_1 são baseados em três parâmetros que devem estar minimamente avaliados: (i) impacto subjetivo sobre a sonolência (presença dela); (ii) avaliação objetiva de alterações nas funções cognitivas e psicomotoras; e (iii) ocupação dos receptores H_1 centrais em estudos baseados em tomografia com emissão de pósitrons (PET).

Embora os dois últimos critérios sejam relevantes, todos os três devem estar presentes para classificar um fármaco como tendo ação sedativa.[64]

Para que um anti-H_1 seja considerado não sedativo, a sua ocupação dos receptores H_1 no SNC não deve exceder 20%, quando administrado na dose máxima recomendada.[40] As manifestações adversas centrais aparecem quando cerca de 50% dos receptores H_1 estão ocupados, embora alguns autores acreditem que isso ocorra com ocupação de 60% a 70% dos HR_1.[65,66]

Sabe-se que o bloqueio dos canais de potássio no coração (canais Kv11.1, codificados pelo gene HERG – *Human Ether-a-gogo Related Gene*) pode prolongar o intervalo QT no eletrocardiograma, originando arritmias potencialmente graves e fatais.[67]

A hidroxizina parece não induzir arritmias ventriculares, embora alterações nas ondas T tenham sido relatadas quando utilizadas altas doses.[68]

O seu metabólito cetirizina não bloqueia os canais Kv11.1, mesmo em elevadas concentrações e diferentes circunstâncias; assim, raramente é associado a efeitos cardíacos adversos. Dessa forma também parece comportar-se a levocetirizina. A ebastina é capaz de interagir com os canais Kv11.1, embora não se tenham relatado efeitos adversos cardíacos. A loratadina tem demonstrado certos efeitos sobre os canais Kv11.1.

O uso concomitante da loratadina com fármacos que inibem o CYP3A4 aumenta as concentrações da loratadina, embora geralmente sem prolongamento do intervalo QT, exceto quando é administrada com a nefazodona (antidepressivo). De forma geral, a loratadina parece não exercer efeito clínico sobre os canais de potássio. Por sua vez, a desloratadina parece não bloquear os canais de potássio.[6]

Entre os anti-H_1 de primeira geração licenciados para uso antes dos 2 anos de idade, temos apenas a hidroxizina e a clorfeniramina.[70]

Em idosos, os anti-H_1 de segunda geração propiciam alternativas excelentes, efetivas e seguras aos anti-H_1 clássicos nessa faixa etária. Como na escolha de todas as medicações, o fármaco a ser utilizado deve ser escolhido de acordo com as necessidades do doente. O tratamento deve ser planejado levando em consideração os fármacos coadministrados, o potencial de interações medicamentosas e as comorbidades presentes. Os anti-H_1 de primeira geração não devem ser usados no tratamento da urticária em idosos.[71]

Recentemente foi publicado um estudo sobre medicações potencialmente inadequadas para idosos,[72] e se concluiu que entre elas se destacam os anti-H_1 com efeitos anticolinérgicos e sedativos (primeira geração).

Quanto ao receptor H_2, sua principal função consiste em mediar a secreção de ácido gástrico no estômago. Os antagonistas do receptor H_2 têm seu uso difundido na anestesia baseado principalmente na resposta ao trauma e na prevenção de pneumonia aspirativa de alta mortalidade,[73,74] por meio do seu uso prévio em situações que demandam risco aumentado de broncoaspiração como doenças obstrutivas intestinais e trabalho de parto e suas formas de resolução. O grande risco na utilização crônica desses fármacos anti-H_2 está na propensão à peritonite bacteriana decorrente da manutenção do pH gástrico acima do fisiológico, permitindo a translocação bacteriana.

Os bloqueadores dos receptores H_2 agem por meio da ligação ao tipo de receptor H_2 na superfície antiluminal das células parietais gástricas basolaterais, interferindo com as vias de produção de ácido gástrico e secreção. A seletividade dos anti-H_2 é de fundamental importância, pois eles têm pouco ou nenhum efeito sobre os receptores H_1, que são bloqueados por anti-histamínicos típicos que são usados para o tratamento de reações alérgicas e têm pouco efeito na produção de ácido gástrico. Os bloqueadores H_2 seletivos são menos potentes na inibição da produção de ácido do que os inibidores da bomba de prótons; no entanto, suprimem a secreção de ácido gástrico – cerca de 70% – em 24 horas

O efeito dos anti-H_2 se dá em grande parte sobre a secreção ácida noturna, o que é importante no tratamento da úlcera péptica. Os bloqueadores H_2 seletivos foram desenvolvidos pela primeira vez no início de 1990, por Sir James Black, que posteriormente recebeu o Prêmio Nobel por seu trabalho no desenvolvimento de antagonistas seletivos do receptor para uso clínico (incluindo os β-bloqueadores, assim como os anti-H_2). Os efeitos colaterais são raros, geralmente pequenos, e incluem diarreia, constipação, fadiga, sonolência, dor de cabeça e dores musculares.

Os receptores H_3 parecem exercer uma inibição por retroalimentação em certos efeitos da histamina.

Reações Anafiláticas

A desgranulação de mastócitos sistêmicos pode causar uma condição potencialmente fatal, conhecida como anafilaxia. Tipicamente, o choque anafilático é desencadeado em um indivíduo previamente sensibilizado por uma reação de hipersensibilidade a uma picada de inseto, a um antibiótico (como a penicilina) ou à ingestão de certos alimentos altamente alergênicos (por exemplo, nozes). Um alérgeno de distribuição sistêmica, seja por meio de injeção intravenosa ou absorção da circulação, por exemplo, pode estimular os mastócitos e basófilos a liberar histamina em todo o corpo.

A histamina é um mediador essencial das respostas imunes e inflamatórias. Ela desempenha papel proeminente na reação de hipersensibilidade mediada por IgE, também conhecida como reação alérgica. Numa reação alérgica localizada, um alérgeno (antígeno) penetra inicialmente numa superfície epitelial (por exemplo, pele, mucosa nasal). O alérgeno também pode ser transportado sistemicamente, como no caso de uma resposta alérgica ao anestésico venoso. Com a ajuda das células T auxiliares (TH), o alérgeno estimula os linfócitos B a produzir anticorpos IgE, que são específicos contra esse alérgeno. A seguir, a IgE liga-se a receptores Fc sobre os mastócitos e os basófilos, em um processo conhecido como sensibilização. Uma vez em contato com anticorpos IgE, essas células imunes são capazes de detectar e de responder rapidamente a uma exposição subsequente a um mesmo alérgeno. Caso haja reexposição, o alérgeno liga-se e estabelece uma ligação cruzada dos complexos IgE/receptor Fc, desencadeando a desgranulação da célula.[75]

A histamina liberada pelos mastócitos e basófilos liga-se a receptores H_1 sobre as células musculares lisas vasculares e as células endoteliais vasculares. Assim, a ativação desses receptores aumenta o fluxo sanguíneo local e a permeabilidade vascular. Esse processo completa o estágio inicial da resposta inflamatória; a inflamação prolongada requer a atividade de outras células imunes. A vasodilatação local induzida pela histamina propicia um maior acesso dessas células imunes à área lesada, enquanto o aumento da permeabilidade vascular facilita o movimento das células imunes para o tecido. A desgranulação dos mastócitos também pode ocorrer como resposta à lesão tecidual local, na ausência de uma resposta imune humoral.

As ações combinadas da histamina sobre o músculo liso vascular, as células endoteliais vasculares e as terminações nervosas são responsáveis pela resposta de pápula e eritema observada após a liberação de histamina na pele. A contração das células endoteliais provoca a resposta de pápula edematosa, enquanto o eritema doloroso resulta da vasodilatação e estimulação dos nervos sensitivos.

Algumas substâncias, inclusive anestésicas, têm a capacidade de liberar apenas a histamina, diretamente dos mastócitos. Existem reações comprovadas desse tipo com morfina, succinilcolina, tiopental e bloqueadores neuromusculares. O quadro clínico advém da desgranulação dos mastócitos e basófilos de substâncias vasoativas, que são em seguida liberadas na circulação. Essas substâncias incluem os mediadores armazenados ou pré-formados e novos produtos proteicos e lipídicos sintetizados. Essas substâncias atuam nos receptores distribuídos pelos pulmões, coração e rim, levando ao quadro das reações anafiláticas. Tais reações serão pormenorizadas no capítulo respectivo.

CONSIDERAÇÕES FINAIS

A descoberta da histamina e de seus receptores ampliou significativamente as opções farmacológicas para o tratamento da alergia e da doença ulcerosa péptica. O uso seletivo de receptores como alvos permitiu o tratamento específico de cada um desses processos mórbidos sem afetar as outras ações fisiológicas da histamina. A seletividade do fármaco é obtida pela existência de subtipos de receptores de histamina (H_1, H_2, H_3 e H_4), que são utilizados como alvos.

A identificação e a elucidação dos receptores H_3 e H_4 deverão permitir o desenvolvimento de novos anti-histamínicos dirigidos a esses subtipos de receptores. Os antagonistas H_3 têm o potencial de aumentar o estado de vigília e melhorar a atenção e a aprendizagem. O receptor H_4 é um alvo molecular particularmente interessante para o desenvolvimento de fármacos, visto que se acredita que ele desempenha um importante papel em condições inflamatórias que envolvem os mastócitos e os eosinófilos. Agentes dirigidos contra os receptores H_4 poderão algum dia ser utilizados no tratamento de uma ampla variedade de condições inflamatórias, como asma, rinite alérgica e artrite reumatoide.

REFERÊNCIAS

1. Gyermek L. 5-HT3 receptors: pharmacologic and therapeutic aspects. J Clin Pharmacol. 1995;35(9):845-55.
2. Sanders-Bush, E Mayer SE. 5-Hydroxytryptamine (serotonin) receptor agonists and antagonists. In: Goodman & Gilman's. The Pharmacological Basis of Therapeutics. 10.ed. New York: McGraw-Hill, 2001. p.269-90.
3. Tatsumi M, Groshan K, Blakely RD, et al. Pharmacological profile of antidepressants and related compounds at human monoamine transporters. Eur J Pharmacol. 1997;340:249-58.
4. Lai J, Porreca F, Hunter JC, et al. Voltage-gated sodium channels and hyperalgesia. Annu Rev Pharmacol Toxicol. 2004;44:371-97.
5. Wade PR, Chen J, Jaffe B, et al. Localization and function of a 5-HT transporter in crypt epithelia of the gastrointestinal tract. J Neurosci. 1996;16:2352-64.
6. Bellini M, Rappelli L, Blandizzi C, et al. Platelet serotonin transporter in patients with diarrhea-predominant irritable bowel syndrome both before and after treatment with alosetron. Am J Gastroenterol. 2003;98:2705-11.

7. Chen JX, Pan H, Rothman TP, et al. Guinea pig 5-HT transporter: cloning, expression, distribution, and function in intestinal sensory reception. Am J Physiol. 1998;275:G433-48.
8. Chen JJ, Li Z, Pan H, et al. Maintenance of serotonin in the intestinal mucosa and ganglia of mice that lack the high-affinity serotonin transporter: Abnormal intestinal motility and the expression of cation transporters. J Neurosci. 2001;21:6348-61.
9. Feinle C, Read NW. Ondansetron reduces nausea induced by gastroduodenal stimulation without changing gastric motility. Am J Physiol. 1996;261:G591-7.
10. Simrén M, Simms L, D'Souza D, et al. Lipid-induced colonic hypersensitivity in irritable bowel syndrome: the role of 5-HT3 receptors. Aliment Pharmacol Ther. 2003;17:279-87.
11. Mayer EA, Berman S, Derbyshire SW, et al. The effect of the 5-HT3 receptor antagonist, alosetron, on brain responses to visceral stimulation in irritable bowel syndrome patients. Aliment Pharmacol Ther. 2002;16:1357-66.
12. Simrén M, Simms L, D'Souza D, et al. Lipid-induced colonic hypersensitivity in irritable bowel syndrome: the role of 5-HT3 receptors. Aliment Pharmacol Ther. 2003;17:279-87.
13. Talley NJ, Phillips SF, Haddad A, et al. Effect of selective 5HT3 antagonist (GR 38032F) on small intestinal transit and release of gastrointestinal peptides. Dig Dis Sci. 1989;34:1511-15.
14. Mayer EA, Berman S, Derbyshire SW, et al. The effect of the 5-HT3 receptor antagonist, alosetron, on brain responses to visceral stimulation in irritable bowel syndrome patients. Aliment Pharmacol Ther. 2002;16:1357-66.
15. Apfel CC, Korttila K, Abdalla M, et al. A factorial trial of six interventions for the prevention of postoperative nausea and vomiting. N Engl J Med. 2004;350(24):2441-51.
16. Rojas C, Stathis M, Thomas AG, et al. Palonosetron exhibits unique molecular interactions with the 5-HT3 receptor. Anesth Analg. 2008;107(2):469-78.
17. Stacher G, Weber U, Stacher-Janotta G, et al. Effects of the 5-HT3 antagonist cilansetron vs placebo on phasic sigmoid colonic motility in healthy man: a double-blind crossover trial. Br J Clin Pharmacol. 2000;49:429-36.
18. Coleman NS, Marciani L, Blackshaw E, et al. Effect of a novel 5-HT3 receptor agonist MKC-733 on upper gastrointestinal motility in humans. Aliment Pharmacol Ther. 2003;18:1039-48.
19. Schuurkes JAJ, Meulemans AL, Obertop H, et al. 5-HT4 receptors on the human stomach. J Gastrointest Motil. 1991;3:199abstract.
20. Borman RA, Burleigh DE. Evidence for the involvement of a 5-HT4 receptor in the secretory response of human small intestine to 5-HT. Br J Pharmacol. 1993;110:927-8.
21. Miyata K, Kamato T, Nishida A, et al. Role of serotonin3 receptor in stress-induced defecation. J Pharmacol Exp Ther. 1992;261:297-303.
22. Borman RA, Burleigh DE. Evidence for the involvement of a 5-HT4 receptor in the secretory response of human small intestine to 5-HT. Br J Pharmacol. 1993;110:927-8.
23. Foxx-Orenstein AE, Kuemmerle JF, Grider JR. Distinct 5-HT receptors mediate the peristaltic reflex induced by mucosal stimuli in human and guinea-pig intestine. Gastroenterology. 1996;111:1281-90.
24. Briejer MR, Akkermans LM, Meulemans AL, et al. Cisapride and a structural analogue, R 76,186, are 5-hydroxytryptamine4 (5-HT4) receptor agonists on the guinea-pig colon ascendens. Naunyn Schmiedeberg Arch Pharmacol. 1993;347:464-70.
25. Wardle KA, Sanger GJ. The guinea-pig distal colon—a sensitive preparation for the investigation of 5-HT4 receptor-mediated contractions. Br J Pharmacol. 1993;110:1593-9.
26. Prins NH, Akkermans LMA, Lefebvre RA, et al. Cholinergic 5-HT4 receptor stimulation enhances canine and human colon longitudinal muscle contractility. Neurogastroenterol Motil. 2000;12:267.
27. Schikowski A, Thewissen M, Mathis C, et al. Serotonin type-4 receptors modulate the sensitivity of intramural mechanoreceptive afferents of the cat rectum. Neurogastroenterol Motil. 2002;14:221-7.
28. Coffin B, Farmachidi JP, Rueegg P, et al. Tegaserod, a 5-HT4 receptor partial agonist, decreases sensitivity to rectal distension in healthy subjects. Aliment Pharmacol Ther. 2003;17:577-85.
29. Jones MP. Access options for withdrawn motility-modifying agents. Am J Gastroenterol. 2002;97:2184-8.
30. Camilleri M. Review article: tegaserod. Aliment Pharmacol Ther. 2001;15:277-89.
31. Poen AC, Felt-Bersma RJ, Van Dongen PA, et al. Effect of prucalopride, a new enterokinetic agent, on gastrointestinal transit and anorectal function in healthy volunteers. Aliment Pharmacol Ther. 1999;13:1493-7.
32. Houghton LA, Jackson NA, Whorwell PJ, et al. 5-HT4 receptor antagonism in irritable bowel syndrome: effect of SB-207266-A on rectal sensitivity and small bowel transit. Aliment Pharmacol Ther. 1999;13:1437-44.
33. Smith MI, Banner SE, Sanger GJ. 5-HT4 receptor antagonism potentiates inhibition of intestinal allodynia by 5-HT3 receptor antagonism in conscious rats. Neurosci Lett. 1999;271:61-4.
34. Carter D, Champney M, Hwang B, et al. Characterization of a postjunctional 5-HT receptor mediating relaxation of guinea-pig isolated ileum. Eur J Pharmacol. 1995;280:243-50.
35. Janssen P, Prins NH, Meulemans AL, et al. Pharmacological characterization of the 5-HT receptors mediating contraction and relaxation of canine isolated proximal stomach smooth muscle. Br J Pharmacol. 2002;136:321-9.
36. Veall GRQ, Peacock JE, Bax NDS, et al. Review of the anaesthetic management of 21 patients undergoing laparotomy for carcinoid syndrome. Br J Anaesth. 1994;72:335-41.
37. Bolte AC, van Eyck J, Kanhai HH, et al. Ketanserin versus dihydralazine in the management of severe early-onset pre-eclampsia: maternal outcome. Am J Obstet Gynecol. 1999;180:371-7.
38. Naccarelli GV. Advances in the treatment of atrial fibrillation: the future is now. J Interv Card Electrophysiol. 2004;10:77-78.

39. Katzung BG, Masters SB, Trevor AJ. A Basic and Clinical Pharmacology. 11.ed.. Pennsylvania: McGraw-Hill Medical, 2012.
40. Jutel M, Bblaser K, Akdis CA. Histamine in chronic allergic responses. J Invest Allergy Clin Immunol. 2005;15:1-8.
41. Maintz L, Novak N. Histamine and histamine intolerance. Am J Clin Nutr. 2007;85(5):1185-96.
16. Leurs R, Church MK, Taglialatela M. H1-antihistamines: inverse agonism, anti-inflammatory actions and cardiac effects. Clin Exp Allergy. 2002;32489-98.
42. Hill SJ, Ganelin CR, Timmerman H, et al. International Union of Pharmacology. XIII. Classification of histamine receptors. Pharmacol Rev. 1997;49:253-78.
43. Milligan G, Bond RA, Lee M. Inverse agonism: pharmacological curiosity or potential therapeutic strategy? Trends Pharmacol Sci. 1995;16:10-3.
44. Bakker RA, Schoonus SB, Smit MJ, et al. Histamine H(1)--receptor activation of nuclear factor-kappa B: roles for G beta gamma- and G alpha(q/11)-subunits in constitutive and agonistmediated signaling. Mol Pharmacol. 2001;60:1133-42.
45. Molimard M, Diquet B, Benedetti MS. Comparison of pharmacokinetics and metabolism of desloratadine, fexofenadine, levocetirizine and mizolastine in humans. Fundam Clin Pharmacol. 2004;18:399-411.
46. Leff P. The two-state model of receptor activation. Trends Pharmacol Sci. 1995;16:89-97.
47. Perzanowska M, Malhotra D, Skinner SP, et al. The effect of cetirizine and loratadine on codeine-induced histamine release in human skin in vivo assessed by cutaneous microdialysis. Inflamm Res. 1996;45:486-90.
48. Baldwin AS Jr. The NF-kappa B and I kappa B proteins: new discoveries and insights. Annu Rev Immunol. 1996;14:649-83.
49. Del Cuvillo A, Mullol J, Bartra J, et al. Comparative pharmacology of the H1 antihistamines. J Investig Allergol Clin Immunol. 2006;16(Suppl1):3-12.
50. Mills JG, Wood JR. The pharmacology of histamine H2--receptor antagonists. Methods Find Exp Clin Pharmacol. 1989;11 Suppl 1:87-95.
51. Tahara H, Kusuhara H, Fuse E, et al. P-glycoprotein plays a major role in the efflux of fexofenadine in the small intestine and blood-brain barrier, but only a limited role in its biliary excretion. Drug Metab Dispos. 2005;33:963-8.
52. Wang EJ, Casciano CN, Clement RP, et al. Evaluation of the interaction of loratadine and desloratadine with P-glycoprotein. Drug Metab Dispos. 2001;29:1080-3.
53. Yasui-Furukori N, Uno T, Sugawara K, et al. Different effects of three transporting inhibitors, verapamil, cimetidine, and probenecid, on fexofenadine pharmacokinetics. Clin Pharmacol Ther. 2005;77:17-23.
54. Hoen PA, Bijsterbosch MK, van Berkel TJ, et al. Midazolam is a phenobarbitallike cytochrome p450 inducer in rats. J Pharmacol Exp Ther. 2001;299:921-7.
55. Bartra J, Velero AL, del Curvillo A, et al. Interactions of the H1 antihistamines. J Investig Allergol Clin Immunol. 2006;16(Suppl 1):29-36.
56. de Benedictis FM, de Benedictis D, Canonica GW. New oral H1 antihistamines in children: facts and unmeet needs. Allergy. 2008;63:1395-404.
57. Davies AJ, Harindra V, McEwan A, et al. Cardiotoxic effect with convulsions in terfenadine overdose. BMJ. 1989;298:325.
58. Yumibe N, Huie K, Chen KJ, et al. Identification of human liver cytochrome P450 enzymes that metabolize the nonsedating antihistamine loratadine. Formation of descarboethoxyloratadine by CYP3A4 and CYP2D6. Biochem Pharmacol. 1996;51:165-72.
59. Henz BM. The pharmacologic profile of desloratadine: a review. Allergy. 2001;56 Suppl 65:7-13.
60. Banfield C, Hunt T, Reyderman L, et al. Lack of clinically relevant interaction between desloratadine and erythromycin. Clin Pharmacokinet. 2002;41 Suppl 1:29-35.
61. Banfield C, Herron J, Keung A, et al. Desloratadine has no clinically relevant electrocardiographic or pharmacodynamic interactions with ketoconazole. Clin Pharmacokinet. 2002;41 Suppl 1:37-44.
62. Sale ME, Barbey JT, Woosley RL, et al. The electrocardiographic effects of cetirizine in normal subjects. Clin Pharmacol Ther. 1994;56:295-301.
63. Montoro J, Sastre J, Bartra J, et al. Effect of H1 antihistamines upon the central nervous system. J Investig Allergol Clin Immunol. 2006;16 Suppl 1:24-8.
64. Holgate ST, Canonica GW, Simons FE, et al. Consensus Group on New-Generati on Antihistamines. Consensus Group on New-Generation Antihistamines (CONGA): present status and recommendations. Clin Exp Allergy. 2003;33:1305-24.
65. Chen C, Hanson E, Watson JW, et al. P-glycoprotein limits the brain penetration of nonsedating but not sedating H1--antagonists. Drug Metab Dispos. 2003;31:312-8.
66. Tagawa M, Kano M, Okamura N, et al. Neuroimaging of histamine H1- receptor occupancy in human brain by positron emission tomography (PET): a comparative study of ebastine, a second-generation antihistamine, and (+)-chlorpheniramine, a classical antihistamine. Br J Clin Pharmacol. 2001;52:501-9.
67. Tashiro M, Sakurada Y, Iwabuchi K, et al. Central effects of fexofenadine and cetirizine: measurement of psychomotor performance, subjective sleepiness, and brain histamine H1-receptor occupancy using 11C-doxepin positron emission tomography. J Clin Pharmacol. 2004;44:890-900.
68. Dávila I, Sastre J, Bartra J, et al. Effect of H1 antihistamines upon the cardiovascular system. J Investig Allergol Clin Immunol. 2006;16 Suppl 1:13-23.
69. Woosley RL. Cardiac actions of antihistamines. Annu Rev Pharmacol Toxicol. 1996;36:233-52.
70. Schatz M. H1-antihistamines in pregnancy and lactation. Clin Allergy Immunol. 2002;17:421-36.
71. Powell RJ, Du Toit GL, Siddique N, et al. BSACI guidelines for the management of chronic urticaria and angio-oedema. Clin Exp Allergy. 2007;37:631-50.
72. Chen YC, Hwang SJ, Lai HY, et al. Potentially inappropriate medication for emergency department visits by el-

derly patients in Taiwan. Pharmacoepidemiol Drug Saf. 2009;18:53-61.
73. Paranjothy S, Griffiths JD, Broughton HK, et al. Interventions at caesarean section for reducing the risk of aspiration pneumonitis. Cochrane Database Syst Rev. 2014;5(2):CD004943.
74. Chang SS, Lai CC, Lee MT, et al. Risk of spontaneous bacterial peritonitis associated with gastric Acid suppression. Medicine (Baltimore). 2015;94(22):e944.
75. Criado PR, Criado RFJ, Maruta CW, et al. Urticária. An Bras Dermatol. 2005;80:613-3.

5
parte

Equipamentos

68

Princípios Físico-químicos Aplicados à Anestesiologia

Marcelo Luis Abramides Torres
Ricardo Vieira Carlos

ESTRUTURA DA MATÉRIA

Toda substância é formada por um conjunto de elementos químicos e pode ser composta por um único elemento (p. ex., o gás hélio) ou por vários (glicose).

A molécula é a menor subdivisão da substância que ainda mantém suas propriedades e é composta por átomos. Os átomos são compostos de partículas elementares indivisíveis. O núcleo é formado por prótons, com cargas positivas, e nêutrons, que não possuem carga. Os prótons e nêutrons têm a mesma massa. Ao redor do núcleo dos átomos orbitam os elétrons, partículas carregadas negativamente e consideradas sem massa. Outras partículas que integram os átomos foram descobertas nos últimos anos (neutrinos, pósitrons etc.), porém para fins didáticos não serão consideradas.

Os átomos possuem uma massa resultante dos prótons e nêutrons presentes em seu núcleo, e essa massa é chamada peso atômico (PA). O oxigênio possui um peso atômico de 16, o nitrogênio 14, o carbono 12, o hidrogênio 1 e assim vai. A massa da molécula, resultado da soma dos pesos atômicos dos átomos que a compõem, é chamada de peso molecular[1] (PM).

ESTADOS DA MATÉRIA

A matéria pode existir na natureza em três estados físicos (Figura 68.1):

- **Sólido**: Estado físico no qual as moléculas apresentam uma grande coesão e uma pequena movimentação. No estado sólido a matéria apresenta forma própria;
- **Líquido**: Estado físico no qual existe movimentação e coesão média entre as moléculas; a força que as mantêm unidas é denominada força de Van der Walls. No estado líquido a matéria apresenta o formato do recipiente que a contém;

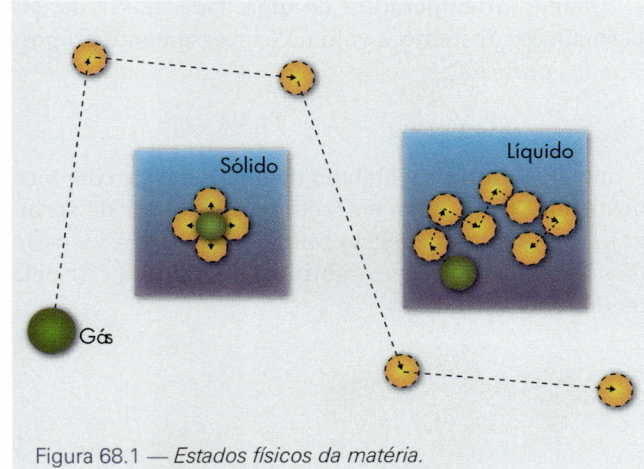

Figura 68.1 — *Estados físicos da matéria.*

- **Gasoso**: Estado físico no qual ocorre grande movimentação e pequena coesão entre as moléculas. No estado gasoso a matéria não apresenta formato próprio.

Nas moléculas de um gás, as forças de coesão são insuficientes para vencer o efeito de sua grande velocidade; colidem umas contra as outras e chocam-se contra as paredes do recipiente que as contêm, originando a pressão exercida pelo gás. Conceitualmente podemos diferenciar gás de vapor. *Gás* é a substância que, nas condições ambientais (1 atm e 20 ºC), encontra-se no estado gasoso (como oxigênio, nitrogênio), e *vapor* é a substância que, nas condições ambientais (1 atm e 20 ºC), encontra-se no estado líquido[1] (p. ex., halotano, enflurano).

De acordo com a quantidade de energia presente na substância, a mesma pode se encontrar no estado sólido, líquido ou gasoso. Quando fornecemos energia (calor) a uma substância no estado sólido, a mesma poderá passar para o estado líquido, ou gasoso, como mostra o esquema abaixo:

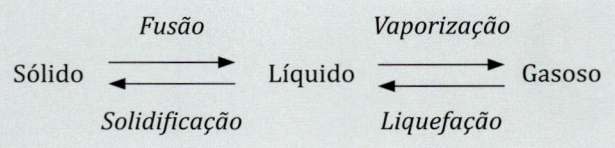

AS LEIS DOS GASES

As transformações gasosas obedecem a três leis físicas relacionadas às suas propriedades básicas: pressão, temperatura e volume. Pela descrição das leis, notaremos que, em cada caso, um dos parâmetros permanece fixo enquanto os outros variam.

Lei de Boyle

Quando a temperatura de uma dada massa de gás permanece constante, o volume é inversamente proporcional à pressão.

$$P_1 \cdot V_1 = P_2 \cdot V_2 = \ldots = P_n \cdot V_n = cte$$

Ao deslocarmos o êmbolo de uma seringa, com bico obstruído (não haverá entrada ou saída de ar da seringa), a pressão irá variar no sentido contrário à variação de volume. Se o volume dobrou, a pressão irá cair pela metade[1,2] (Figura 68.2).

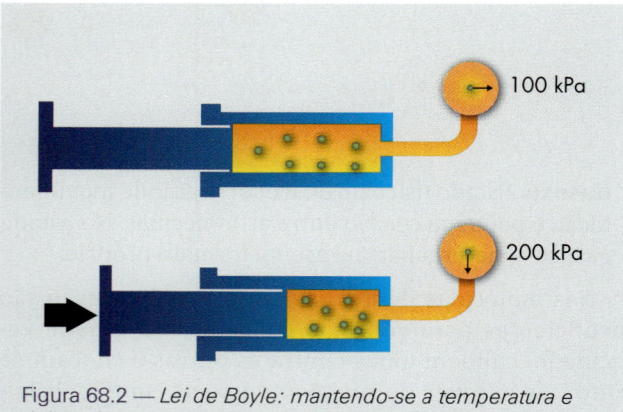

Figura 68.2 — *Lei de Boyle: mantendo-se a temperatura e dobrando-se o volume, a pressão diminui à metade.*

Lei de Charles

Quando a pressão de uma dada massa de gás permanece constante, o volume varia diretamente com a temperatura absoluta.

$$\frac{V_1}{T_1} = \frac{V_2}{T_2} = \ldots = \frac{V_n}{T_n} = cte$$

Ao aquecermos o ar contido no interior de uma seringa com o bico obstruído, seu êmbolo se desloca, aumentando o volume ocupado pelo gás, e a pressão se mantém constante[1,2] (Figura 68.3).

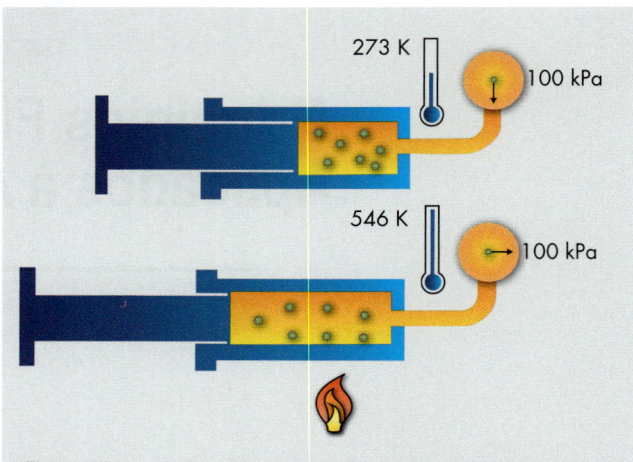

Figura 68.3 — *Lei de Charles: mantendo-se constante a pressão e dobrando-se a temperatura, o volume dobra.*

Lei de Gay-Lussac

Mantendo-se constante o volume de uma dada massa de gás, a temperatura absoluta e a pressão são diretamente proporcionais.

$$\frac{P_1}{T_1} = \frac{P_2}{T_2} = \ldots = \frac{P_n}{T_n} = cte$$

Aquecendo-se o ar contido no interior de uma seringa com o bico obstruído, e fixando-se o seu êmbolo, a pressão do gás contido em seu interior aumentará proporcionalmente ao aumento da temperatura absoluta[1,2] (Figura 68.4).

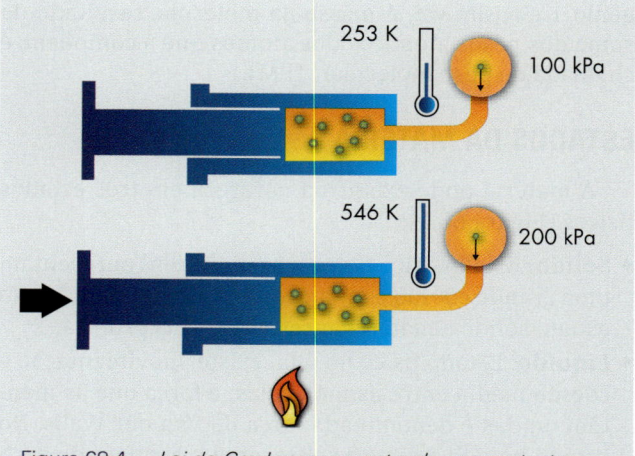

Figura 68.4 — *Lei de Gay-Lussac: mantendo-se constante o volume e dobrando-se a temperatura, a pressão dobra.*

Lei Geral dos Gases

Reúne as três leis citadas anteriormente, possibilitando que, na prática, não seja necessário lembrarmos o nome de cada lei. A lei geral dos gases é derivada da lei de Clapeyron (fórmula abaixo). Como "n" é o número de moles e "R" é igual a 0,082, o produto de n e R é constante.

$$\frac{P_1.V_1}{T_1} = \frac{P_2.V_2}{T_2} = ... = \frac{P_n.V_n}{T_n} = cte$$

Lei geral dos gases

$$PV = nRT \rightarrow \frac{nR}{T} \rightarrow \frac{PV}{T} = cte$$

Equação de Clapeyron

Lei de Avogadro

A uma dada temperatura e pressão, volumes iguais de quaisquer gases contêm o mesmo número de moléculas. Um mol de qualquer substância, nas CNTP (0 °C e 1 atm), ocupa 22,4 litros e possui $6,02 \times 10^{23}$ moléculas. *Mol* ou molécula-grama é a expressão do peso molecular da substância em gramas. Por exemplo, 1 mol de óxido nitroso equivale a 44 gramas (PM do óxido nitroso = 44), esteja ele no estado líquido ou gasoso. No estado gasoso o volume ocupado nas CNTP (0 °C e 1 atm) é de 22,4 litros.

Lei de Dalton ou das Pressões Parciais

Em uma mistura de gases, a pressão exercida por cada gás é a mesma que ele exerceria se ocupasse sozinho o recipiente da mistura, portanto a pressão de cada gás será proporcional a sua concentração na mistura (Figura 68.5). A soma das pressões parciais será igual à pressão total.

pressão parcial = concentração × pressão total

No ar ambiente, no nível do mar (pressão = 760 mmHg), a pressão parcial de O_2 é: $0,21 \times 760 = 159,6$ mmHg, e a do nitrogênio: $0,79 \times 760 = 600,4$ mmHg (Figura 68.5).

A partir das leis dos gases, podemos calcular a quantidade de oxigênio ou óxido nitroso a ser liberada dos cilindros. No caso do oxigênio, armazenado em cilindros somente no estado gasoso, bastará aplicarmos a lei de Boyle:

$$P_1.V_1 = P_2.V_2$$

Se estivermos utilizando um cilindro cujo volume interno é de 40 litros e no nanômetro a pressão registrada

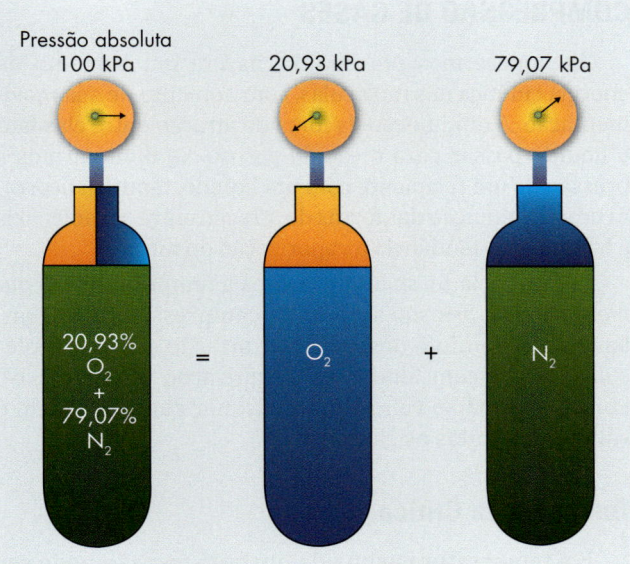

Figura 68.5 — *Lei de Dalton ou das pressões parciais: a pressão total é igual à soma das pressões parciais dos gases constituintes da mistura.*

for de 100 atm, o volume de gás liberado para a atmosfera será de 4.000 litros, pois:

100 atm × 40 litros = 1 atm × Vol final →
Vol final = 4.000 litros

Quando a pressão no interior dos cilindros se iguala à pressão atmosférica, o volume de gás resultante nos mesmos não poderá ser liberado. Portanto, para um cilindro de 40 litros, terão que ser descontados, no cálculo final, 40 litros do gás que não serão disponíveis para utilização.

No caso do óxido nitroso, armazenado em cilindros no estado líquido associado ao gasoso, devemos aplicar as leis de Avogadro e de Boyle.

Um mol de qualquer substância nas CNTP fornecerá 22,4 litros de gás; porém, a 20 °C, 1 mol irá fornecer 24 litros (quando se aquece um gás, o mesmo sofre expansão de volume). Como o peso molecular do óxido nitroso é 44, 44 gramas de líquido fornecerão 24 litros de gás à pressão atmosférica. Assim, se quisermos, por exemplo, saber quanto 10 kg de óxido nitroso líquido fornecem de gás, basta resolvermos uma regra de três:

44 g → 24 litros
10.000 g → X   X = 5.454,54l de N_2O gás

Quando a fase líquida do cilindro de óxido nitroso se esgotar, ainda permanece a fase gasosa a uma pressão de 51 atm; aplica-se então a lei de Boyle, à semelhança do exemplo para os cilindros de oxigênio.

Princípios Físico-químicos Aplicados à Anestesiologia **955**

COMPRESSÃO DE GASES

Ao aquecermos um líquido, haverá um aumento da energia cinética das moléculas, com aumento de sua movimentação. A diminuição da força de atração entre elas fará o líquido passar para o estado gasoso. Se diminuirmos a pressão de um recipiente com um líquido, também ocorrerá uma diminuição das forças de atração entre as moléculas e haverá uma tendência à vaporização do mesmo.

Por outro lado, se diminuirmos a temperatura ou *aumentarmos a pressão* através da compressão de um gás, haverá predomínio das forças de atração entre as moléculas do gás com tendência à liquefação (Figura 68.6). Porém, isso não é válido em quaisquer condições nem é válido para todos os gases.[3,4]

Temperatura Crítica

É a temperatura acima da qual um gás não pode ser liquefeito qualquer que seja a pressão exercida sobre ele. Para o óxido nitroso, a temperatura crítica é de + 36,5 °C; para o oxigênio é de –119 °C.

Normalmente os gases armazenados em cilindros estão pressurizados. Gases como o oxigênio e o nitrogênio possuem temperaturas críticas abaixo da temperatura ambiente (20 °C) e, portanto, encontram-se apenas no estado gasoso. Porém, gases com temperaturas críticas acima da temperatura ambiente podem ser armazenados também no estado líquido. É o caso do óxido nitroso, do gás carbônico e do gás de cozinha, que são armazenados em cilindros na fase líquida associada à fase gasosa.

Durante a fase de enchimento de um cilindro de óxido nitroso, a pressão em seu interior aumenta. Quando atinge 51 atm (pressão crítica do óxido nitroso a 20 °C) – Figura 68.6 –, o gás irá se liquefazer. Portanto, na temperatura ambiente não existe óxido nitroso no estado gasoso em pressão maior que 51 atm.

Como vimos, a temperatura crítica do oxigênio é –119 °C; portanto à temperatura ambiente não pode existir oxigênio líquido, mesmo sob altíssimas pressões. Porém, qualquer hospital de médio porte possui tanques de oxigênio líquido. O que acontece é que esses tanques são grandes "garrafas térmicas", que mantêm a temperatura em seu interior ao redor de –140 °C, permitindo que o oxigênio se mantenha no estado líquido a pressões de 10 a 12 atm. Durante a utilização, o processo de vaporização (mudança do estado líquido para o gasoso) resfria o ambiente no interior do tanque, ajudando a manter a temperatura nos níveis adequados.[5]

Lei de Henry

A lei de Henry rege a solubilidade de gases em líquidos. Em um recipiente com líquido, quanto maior a temperatura, menor a quantidade de gás dissolvido e vice-versa. Porém, quanto maior a pressão do gás, maior será a quantidade de gás em solução.[1]

Em regiões do oceano com águas frias, podemos encontrar maior quantidade de oxigênio, motivo pelo qual em geral são regiões com maior potencial para a pesca.

PRESSÃO DE VAPOR

Ver capítulo – Vaporizadores e Fluxômetros.

FLUXO

É a quantidade de fluido (gás ou líquido) que passa por um ponto numa unidade de tempo (Fórmula 1). É

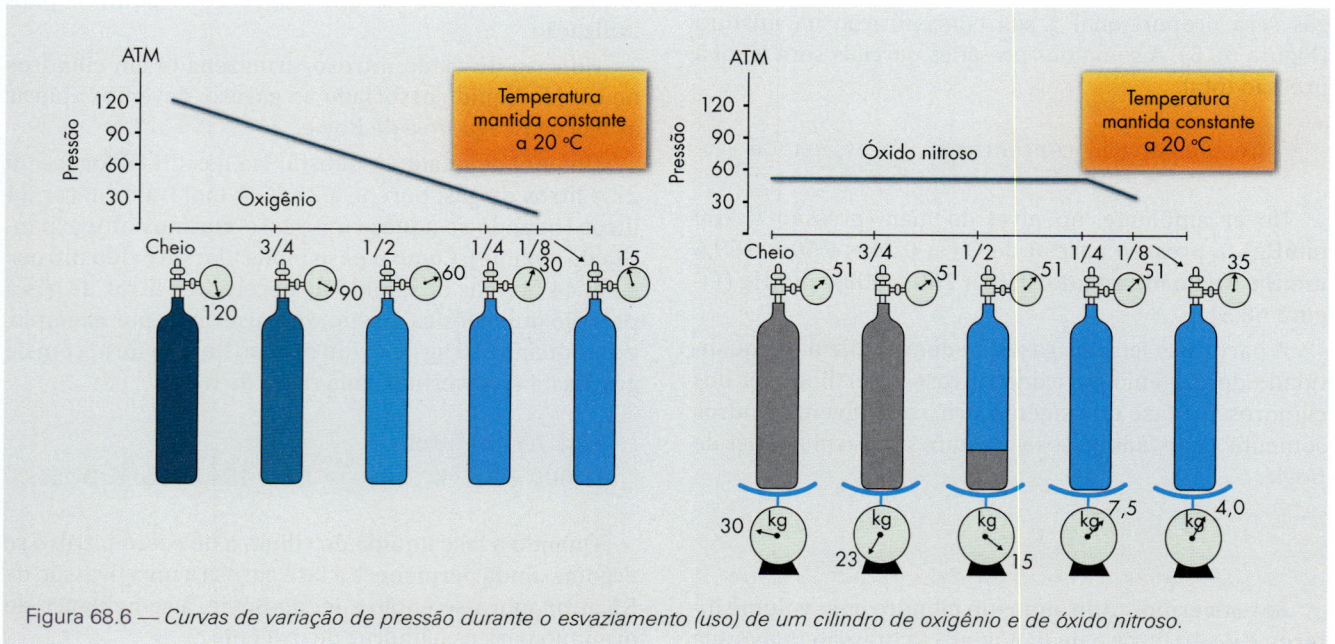

Figura 68.6 — Curvas de variação de pressão durante o esvaziamento (uso) de um cilindro de oxigênio e de óxido nitroso.

igual à razão entre a diferença de pressão e a resistência (Fórmula 2).

Fórmula 1	Fórmula 2
$\text{Fluxo} = \dfrac{\text{massa}}{\text{tempo}}$	$\text{Fluxo} = \dfrac{\Delta P}{\text{resistência}}$

O fluxo pode ser:

- **Laminar**: quando o fluido se move de maneira contínua, sem turbulências e em velocidades não muito elevadas (Figura 68.14). O fluxo laminar é inversamente proporcional à viscosidade do fluido.
- **Turbilhonar**: fluxo presente após estreitamentos ou acotovelamentos de um tubo ou em altas velocidades de fluxo (Figura 68.7). O fluxo turbilhonar é inversamente proporcional à densidade do fluido.

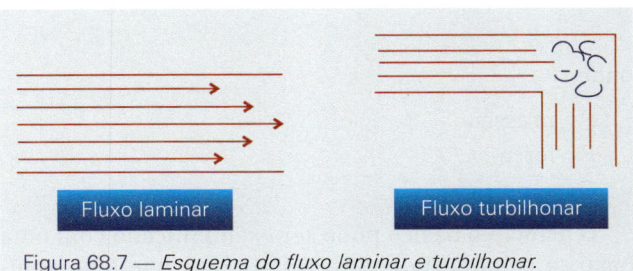

Figura 68.7 — *Esquema do fluxo laminar e turbilhonar.*

Com fluxos laminares a velocidade de fluxo é maior no centro e vai diminuindo em direção às paredes do tubo. Quando o fluxo se transforma em turbilhonar, perde essas características.[1]

Lei de Poiseuille – Fluxos Laminares

Esta lei somente é válida para fluxos laminares e segundo ela a pressão é diretamente proporcional ao fluxo e ao comprimento do tubo e inversamente proporcional à quarta potência do raio.

$$\text{Fluxo} = \frac{\pi \cdot r^4 \cdot P}{8 \cdot \eta \cdot l}$$

r – raio
P – pressão
η – viscosidade
l – comprimento do tubo

Com fluxos laminares, ao dobrarmos a pressão o fluxo também dobra. Porém, se diminuirmos o raio pela metade o fluxo cai 16 vezes e, se desejarmos manter o fluxo, a pressão deverá aumentar em 16 vezes. Este é o motivo por que se deve utilizar tubos traqueais do maior diâmetro possível. Quanto menor o calibre, maiores serão as pressões resultantes (Figura 68.8).

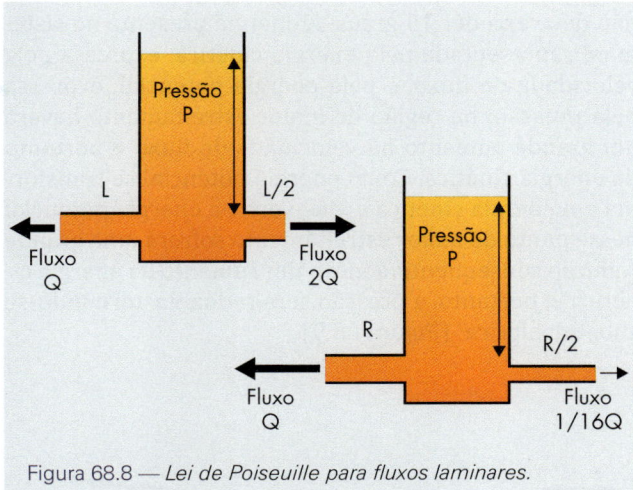

Figura 68.8 — *Lei de Poiseuille para fluxos laminares.*

Outra aplicação desta fórmula é a administração venosa de soluções. Se dobrarmos a altura de um frasco de solução, a pressão de infusão dobra e o fluxo aumenta duas vezes. Se dobrarmos o calibre da agulha de infusão, o fluxo aumenta 16 vezes.

FLUXO ATRAVÉS DE UM ORIFÍCIO

Define-se um tubo quando o comprimento excede o diâmetro. Em um orifício o diâmetro excede o comprimento.

Tubo Orifício

Em um orifício o fluxo é sempre turbilhonar e não é regido pela lei de Poiseuille, mas sim pela fórmula a seguir:

$$\text{Fluxo} = \frac{\kappa \cdot \sqrt{P} \cdot r}{l \cdot d}$$

P – pressão
d – densidade
r – raio
l – comprimento
κ – constante

Devemos evitar fluxos turbilhonares nas vias aéreas do paciente, bem como nos tubos e sistemas ventilatórios, pois, sendo diretamente proporcionais à raiz quadrada da pressão ($\sqrt{P}$), ao dobrar-se o fluxo a pressão quadruplica, diferente do que ocorre com os fluxos laminares, que são diretamente proporcionais à pressão.

Venturi

É um tubo com estreitamento e alargamento graduais, no qual o fluxo deve permanecer laminar (Figura 68.9). A menor pressão gerada ocorre na região de maior estreitamento e o ângulo do cone após o estreitamento não deve exceder 15 graus. A energia presente no sistema é representada pela energia cinética, expressa pela velocidade de fluxo, e pela energia potencial, expressa pela pressão; na região de maior estreitamento haverá um grande aumento na velocidade de fluxo e portanto da energia cinética. Como energia potencial se transforma em energia cinética e vice-versa, a energia potencial nesse ponto de maior estreitamento sofrerá uma grande redução consequentemente a um aumento da energia cinética e, portanto, a pressão será reduzida, tornando-se subatmosférica[1] (Figura 68.9).

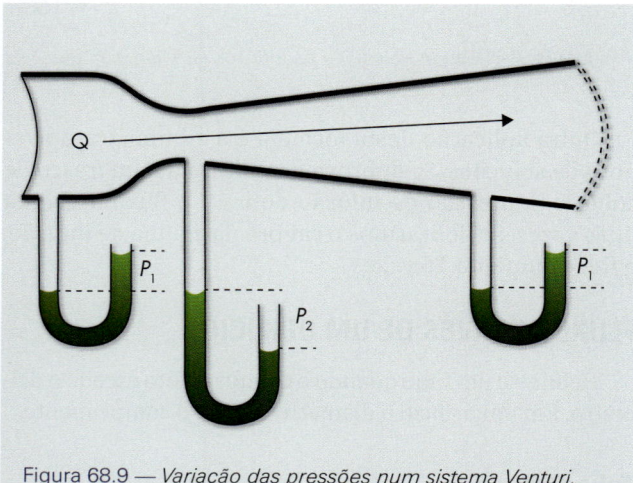

Figura 68.9 — *Variação das pressões num sistema Venturi.*

Injetores

Se no ponto mais estreito de um venturi colocarmos um tubo lateral, haverá aspiração de fluido para dentro do sistema, pois a pressão nesse ponto é subatmosférica. Podemos aplicar o injetor na construção de aspiradores, nebulizadores, ventiladores e diluidores de misturas gasosas (Figura 68.10).

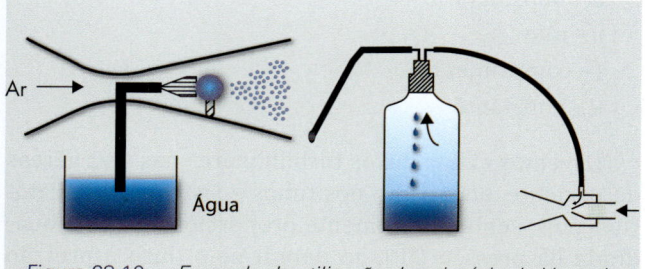

Figura 68.10 — *Exemplo da utilização do princípio de Venturi em nebulizadores e aspiradores.*

REDUTORES DE PRESSÃO

Os gases são armazenados em uma pressão muito acima da pressão atmosférica. Nos cilindros de oxigênio, por exemplo, a pressão pode chegar a 200 kgf/cm (aproximadamente 200 atm). Tais níveis pressóricos são incompatíveis com as pressões de vias aéreas e também com os equipamentos (ventiladores, nebulizadores, vaporizadores etc.). Os chamados redutores ou reguladores de pressão são os equipamentos que adequam estas pressões. É importante que não se imagine que um fluxômetro liberando fluxos muito baixos esteja também reduzindo a pressão. O fluxo será baixo, porém a pressão será a mesma que alimenta o fluxômetro.

O princípio básico de funcionamento de um redutor consiste em aplicar alta pressão (p. ex., a de um cilindro) sobre uma pequena área e estabelecer um equilíbrio com uma baixa pressão sobre uma grande área, pois:

$$P = \frac{F}{S} \rightarrow F = P \cdot S$$

onde,

P = pressão
F = força
S = superfície

O princípio básico pode ser exemplificado com uma balança como a da Figura 68.11. Para que haja equilíbrio, as forças geradas pelos pesos (pressões) das colunas líquidas em ambos os lados dos "braços" da balança devem ser iguais ($F_1 = F_2$). Como $F = P \times S$ e $S_2 = 2 \times S_1 \rightarrow P_1 \times S_1 = P_2 \times S_2 \rightarrow P_1 \times S_1 = P_2 \times 2S_1 \rightarrow P_1 = 2P_2$. Portanto, a aplicação de uma pressão maior sobre uma superfície menor produzirá uma força igual à força produzida por uma pressão menor sobre uma superfície maior. Quando é permitida a saída de água, a altura da coluna líquida H_2 diminui, levando à diminuição temporária de P_2 e permitindo passagem de água de H_1 para H_2, restabelecendo-se os níveis pressóricos anteriores, sendo novamente atingido um ponto de equilíbrio.

A Figura 68.12 exemplifica o funcionamento de um redutor de pressão. A pressão em "H", aplicada sobre a área "h", equilibra a pressão em "R", aplicada sobre a área "r". Quando se comprime a mola "S" (lembrar que se abre um redutor no sentido anti-horário), haverá deslocamento do eixo "B" e consequentemente da área "h", permitindo entrada de gases para a câmara "R", com aumento de pressão nessa câmara. Essa maior pressão aplicada sobre a área "r" levará a um deslocamento do eixo "B" para cima, fechando a entrada de gases no redutor.

Quando o gás escapa pela saída "T", a pressão na câmara "R" diminuirá, permitindo novamente a entrada de gases. Essa sequência de eventos ocorrerá muitas vezes por segundo, mantendo constante a pressão na câmara

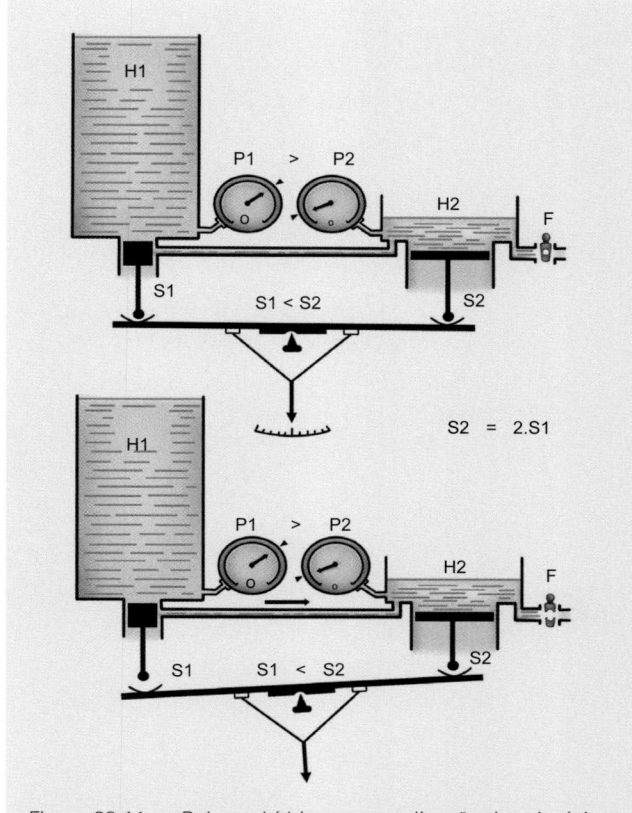

Figura 68.11 — *Balança hídrica para explicação do princípio de funcionamento de um redutor de pressão.*

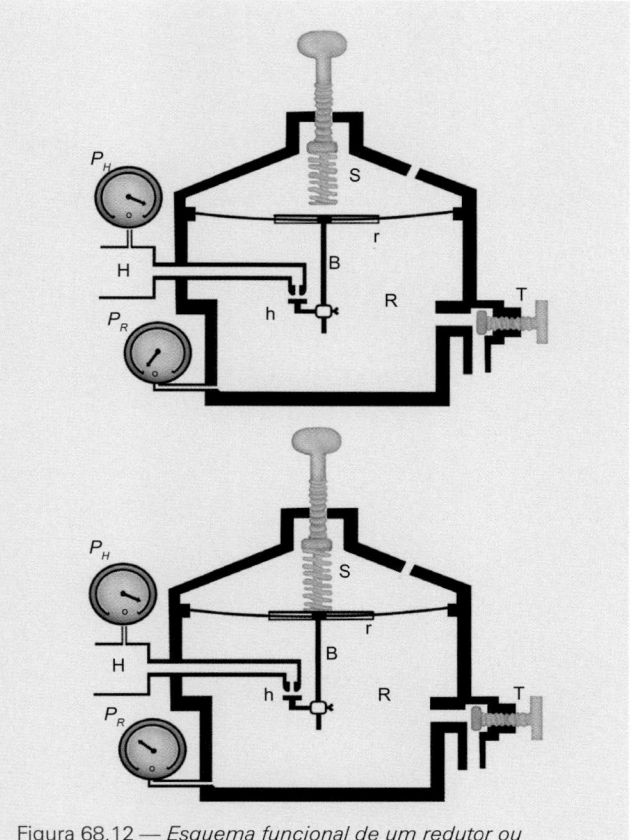

Figura 68.12 — *Esquema funcional de um redutor ou regulador de pressão.*

"R". Notar que essa pressão será reduzida em relação à pressão em "H" e essa redução dependerá da relação entre as áreas "h" e "r" e da força aplicada sobre a mola "S".[5,6]

REFERÊNCIAS

1. McIntosh R. Physics for the anaesthetist. Blackwell Scientific Publications. 4.ed. New Jersey: Willey-Blackwell Science, 1987.
2. Cagnolati CA. Física para o anestesiologista. Rev Bras Anestesiol. 1980;30:363-71.
3. Bengtson JP, Bengtson A, Stenqvist O. The circle system as a humidifier. Br J Anaesth. 1989;63:453-7.
4. Boaden RW. Coaxial tubing for conventional anaesthetic systems. Anesthesia. 1984;39:359-61.
5. Dorsch JA, Dorsch SE. Understanding Anesthesia Equipment Construction, Care and Complications. 3.ed. Baltimore: Williams & Wilkins, 1994. p.239-53.
6. Ward CS. Anaesthetic Equipament. Phisical principles and maintenance. 2.ed. Oxford: Bailliere Tindall, 1985.

Componentes dos Aparelhos de Anestesia

Marcelo Luis Abramides Torres
Ricardo Vieira Carlos

APARELHO DE ANESTESIA[1,2]

Equipamento destinado à administração de gases e/ou vapores anestésicos ao paciente, através de respiração espontânea ou controlada manual ou mecanicamente, sendo constituído de:

- seção de fluxo contínuo;
- sistema respiratório;
- ventilador.

Seção de Fluxo Contínuo

É a parte do aparelho de anestesia com a função de misturar gases e/ou vapores anestésicos que devem ser administrados ao paciente através do sistema respiratório. Situa-se entre a entrada de gases e a saída comum de gases. Podemos distinguir na seção de fluxo contínuo (Figura 69.1).

Estrutura do Aparelho de Anestesia

A estrutura do aparelho de anestesia deve ser tão leve quanto possível e deve ser facilmente mobilizável, não devendo ter bordas ou pinos agudos que possam causar acidentes ou ferimentos. A forma estrutural deve facilitar manutenção, reparos e limpeza.

Todos os controles e medidores devem estar claramente visíveis. Fluxômetros, manômetros, controles e outras peças que devem ser frequentemente examinadas precisam ser agrupadas em zona visual ótima, o mais próximo possível da linha de visão do operador.

O fabricante deve afixar, de modo visível no aparelho, uma sequência de ensaios a serem observados antes do início de seu uso.

O aparelho de anestesia que não tiver condições de segurança para uso com agentes inflamáveis deve ter rotulação visível de:

"Uso restrito a agentes não inflamáveis"

Se o aparelho de anestesia contiver monitores em sua estrutura, estes devem ser acionados sempre que o aparelho for ligado.

Admissão de Gases

O aparelho deve possuir conexões rosqueadas ou do tipo engate rápido para a rede hospitalar de gases de óxido nitroso e oxigênio. Podem existir conexões para outros gases e vácuo. Todas as conexões do aparelho de anestesia devem ser claramente identificadas por cor e/ou pelo símbolo químico ou nome do gás, de acordo com a NBR 11906.

O aparelho deve ter conexão para cilindro de válvula plana de reserva para oxigênio, podendo ter este tipo de conexão para outros gases. Estas conexões devem obedecer à NBR 12510. Cada conexão para cilindro deve ser identificada clara e permanentemente, com cor e/ou símbolo químico ou nome do gás que admite. A cada conexão de válvula plana deve ser associado um manômetro, apropriado para indicar a pressão do interior do cilindro a ela conectado. A válvula plana não deve permitir conexão estanque entre o grampo e o cachimbo antes que haja um engate correto do sistema de pinos de segurança.

Manômetros

Somente um tipo de manômetro (digital, aneroide ou linear) deve ser usado no aparelho. O ponto mínimo (0) da escala do manômetro deve estar:

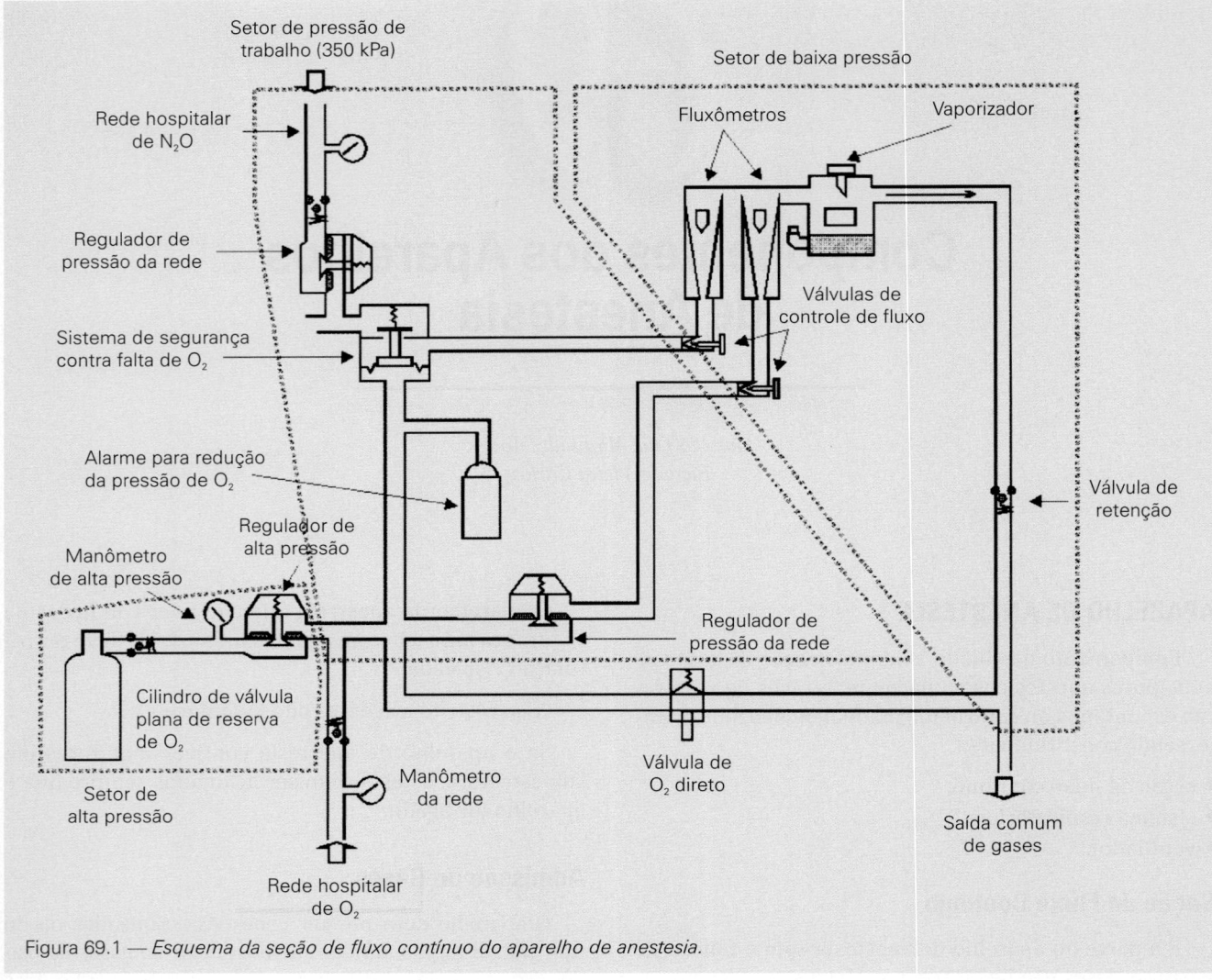

Figura 69.1 — *Esquema da seção de fluxo contínuo do aparelho de anestesia.*

a) nos aneroides: no canto esquerdo do mostrador do relógio (entre 6 horas e 9 horas);
b) nos lineares horizontais: na parte esquerda da escala;
c) nos verticais: na parte inferior da escala.

Os manômetros devem ser claramente identificados em seu mostrador, por símbolo químico ou nome e pela cor dos gases cuja pressão registram. As pressões dos gases fornecidos pela rede hospitalar devem ser monitoradas por manômetros próprios, colocados a montante das válvulas de retenção. O quilopascal (kPa × 100) é unidade obrigatória em todos os manômetros, devendo estar claramente marcada, podendo paralelamente ser colocada outra unidade de pressão.

Válvulas Reguladoras de Pressão

Dispositivo que reduz e controla a pressão de um gás, mantendo pressão constante de saída sob uma variedade de pressões e fluxos de admissão. O aparelho de anestesia deve possuir um regulador de pressão para cada gás da rede hospitalar.

Canalização

É o conjunto de tubos, conexões, uniões, válvulas unidirecionais e conectores situados entre os reguladores de pressão e as válvulas de controle de fluxo. Dela fazem parte a canalização dos alarmes pneumáticos, os manômetros e o oxigênio direto. Exceto onde as conexões não são intercambiáveis, o conteúdo de gás da canalização do aparelho de anestesia deve ser prontamente identificável em cada junção. Na identificação da canalização deve ser usado o nome, o símbolo ou a cor apropriada para cada gás.

Entre a saída dos vaporizadores e a saída comum de gases deve existir uma válvula de segurança que se abra a uma pressão de 35 kPa.

Sistemas de Controle de Fluxo (válvulas de agulha)

São dispositivos que permitem o controle do fluxo de gases.

Deve existir um sistema de controle de fluxo próprio para cada gás do aparelho de anestesia e somente um para cada gás liberado na saída comum de gases.

Cada válvula de controle deve aumentar continuamente o fluxo (pelo menos até o máximo indicado em seu fluxômetro associado), quando girada no sentido anti-horário e vice-versa, devendo ser capaz de ajustar o fluxo para qualquer valor dentro dos limites do fluxômetro associado.

O botão de controle de fluxo de oxigênio deve ser fisicamente distinguível dos demais, devendo seu perfil estar de acordo com a Figura 69.2, podendo projetar-se além dos botões dos outros gases, no bloco de fluxômetro. O diâmetro do botão de controle de fluxo de oxigênio não deve ser menor que o diâmetro dos demais botões.

O botão de controle dos demais gases (exceto o de oxigênio) deve ser arredondado; o acabamento de sua superfície deve ser denteado com a profundidade não maior que 0,5 mm.

Os botões de controle de fluxo devem ser claramente identificáveis através da fórmula química ou do nome do gás e da cor padrão específica do gás (Tabela 69.1). Quando existir um botão de controle de fluxo para fluxômetro de vaporizador, nele deve ser registrado "vaporizador"; no caso de o agente ser específico, o botão deve registrar o nome do agente para o qual o vaporizador é destinado.

Fluxômetros

São dispositivos que medem e indicam o fluxo de um gás específico que flui através deles. O aparelho de anestesia deve possuir, no mínimo, um fluxômetro para cada gás a ser administrado ao paciente e para cada vaporizador universal com fluxômetro. No caso de existirem dois

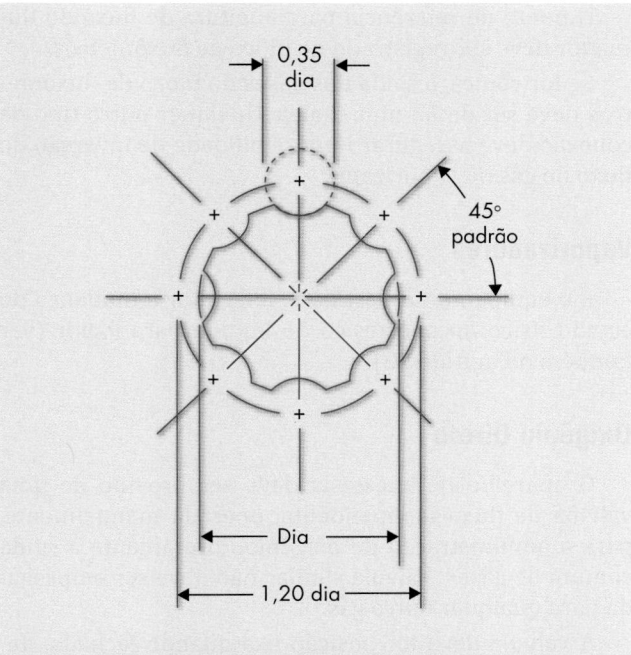

Figura 69.2 — *Perfil do botão de controle de fluxo de oxigênio.*

fluxômetros para um mesmo gás, eles devem possuir uma única válvula de controle de fluxo.

Cada fluxômetro deve ser calibrado em $L.min^{-1}$ ou $mL.min^{-1}$ ou frações decimais de $L.min^{-1}$ (com um zero antes do ponto). As unidades de medida devem estar marcadas na escala. Quando existirem dois fluxômetros para um mesmo gás, deve estar registrado "baixo fluxo" e "alto fluxo".

Os fluxômetros não devem ser compensados para pressão.

Quando o oxigênio e os demais gases tiverem uma tubulação comum após a saída de seus respectivos fluxômetros (bloco de fluxômetros), o fluxômetro de oxigênio deve estar colocado a jusante de todos os outros gases.

TABELA 69.1
CILINDROS DE VÁLVULA PLANA – CORES DE IDENTIFICAÇÃO (NBR 12176).

Gás	Símbolo químico	Cores de identificação	
		Munsell	Cor
Ar comprimido	AR	2,5 G 4/8-N 6,5	Verde/cinza claro/amarelo (A)
Dióxido de carbono	CO_2	–	Alumínio
Carbogênio	O_2/CO_2	2,5 G 4/8-N 0,5	Verde/alumínio
Hélio	He	2,5 YR 6/14	Alaranjado
Hélio/oxigênio	He/O_2	2,5 YR 6/14-2,5 G 4/8	Alaranjado/verde
Óxido nitroso	N_2O	5 PB 2/4	Azul marinho
Nitrogênio	N_2	N 6,5	Cinza claro
Oxigênio	O_2	2,5 G 4/8	Verde

(A) Amarelo para outros dispositivos que não cilindros.

O ponto de referência para a leitura de fluxo do flutuador deve ser registrado no bloco de fluxômetros.

Se for cônica, a saída dos gases do bloco de fluxômetros deve ser de 23 mm, fêmea. Qualquer outro tipo de conexão deve assegurar impossibilidade de inversão do fluxo de gás no vaporizador.

Vaporizadores

É o equipamento destinado a facilitar a mudança do estado físico do anestésico de líquido para vapor (ver também o Capítulo 72).

Oxigênio Direto

O aparelho de anestesia deve ser provido de uma válvula de fluxo independente, operada manualmente, para a administração de oxigênio, diretamente à saída comum de gases. Válvula similar não deve ser empregada para qualquer outro gás.

A válvula deve ter posição fixa quando fechada, devendo ser automático seu mecanismo de fechamento quando desativada (autofechamento).

O botão de controle da válvula de fluxo direto de oxigênio deve ser claramente identificado para demonstração de sua função, com uma das seguintes opções:

> Fluxo direto de oxigênio "X" L/min *ou*
> Oxigênio direto *ou*
> O_2 Direto *ou*
> O_2 +

O fluxo de oxigênio da válvula de oxigênio direto deve ser fornecido diretamente à saída comum de gases, sem passar por qualquer vaporizador. O fluxo de oxigênio direto liberado pela válvula deve variar entre 35 L/min e 75 L/min, medidos à pressão atmosférica.

SISTEMA DE SEGURANÇA CONTRA FALTA DE OXIGÊNIO

O aparelho de anestesia deve ser provido de um sistema que interrompa o fluxo de todos os outros gases, quando a pressão de oxigênio imediatamente a montante da válvula de controle de fluxo de oxigênio reduzir-se a valor abaixo da pressão normal deste gás (Figura 69.3). O fluxo de outros gases pode sofrer uma redução proporcional à redução do fluxo de oxigênio. Deve possuir ainda um alarme sonoro que seja ativado quando a pressão de fornecimento de oxigênio reduzir a um valor abaixo da pressão de trabalho. O alarme deve soar por pelo menos 7 s e também após o restabelecimento da pressão do gás. Não deve ser possível desligar este alarme.

A interrupção dos gases não deve ocorrer antes que o alarme sonoro de falta de oxigênio seja ativado. O úni-

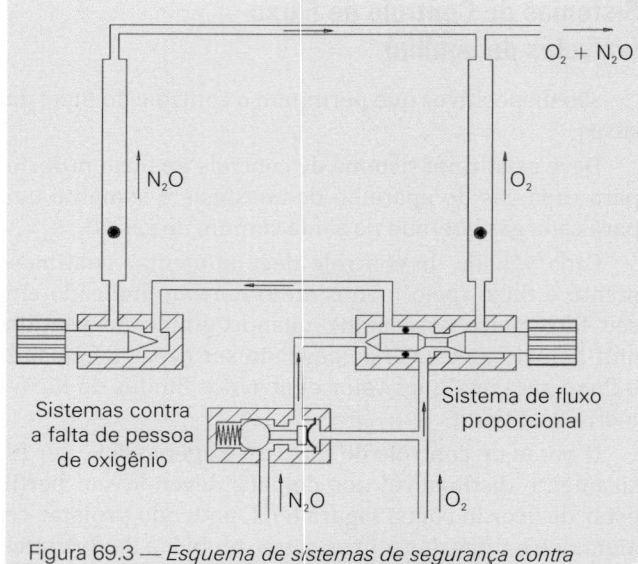

Figura 69.3 — *Esquema de sistemas de segurança contra misturas hipóxicas no aparelho de anestesia.*

co meio de restaurar o fluxo dos gases interrompidos pelo sistema de proteção deve ser o restabelecimento da pressão de oxigênio. Pode existir um sinal visual sob a forma de luz vermelha ou de um indicador vermelho, ativado juntamente com o alarme sonoro e devidamente rotulado. Este alarme visual deve ser automaticamente desativado com a restauração da pressão de oxigênio.

São optativos:

a) sistemas proporcionais: sistemas que mantêm pelo menos 25% de oxigênio na saída comum de gases, mesmo que acidentalmente se diminua o fluxo de oxigênio (Figura 69.3);

b) analisador de oxigênio fixado no aparelho, que registra concentração de oxigênio na saída comum de gases e que dispara o alarme quando esta fica abaixo de 21%.

Vale lembrar que todos estes sistemas de segurança, ainda que colaborem na redução dos acidentes hipóxicos, não são absolutos, podendo existir condições em que falham.

TESTES PARA DETECÇÃO DE VAZAMENTOS NA SEÇÃO DE FLUXO CONTÍNUO

Conecta-se uma pera de esfigmomanômetro vazia à saída comum de gases,[3] com os fluxômetros fechados. Se a pera for progressivamente se insuflando, é sinal de que há vazamento em algum ponto da seção de fluxo contínuo. O teste com pressão negativa é superior ao de pressão positiva, pois mesmo na presença de válvulas de retenção (atualmente é obrigatória sua presença) pode-se detectar vazamentos (Figura 69.4).

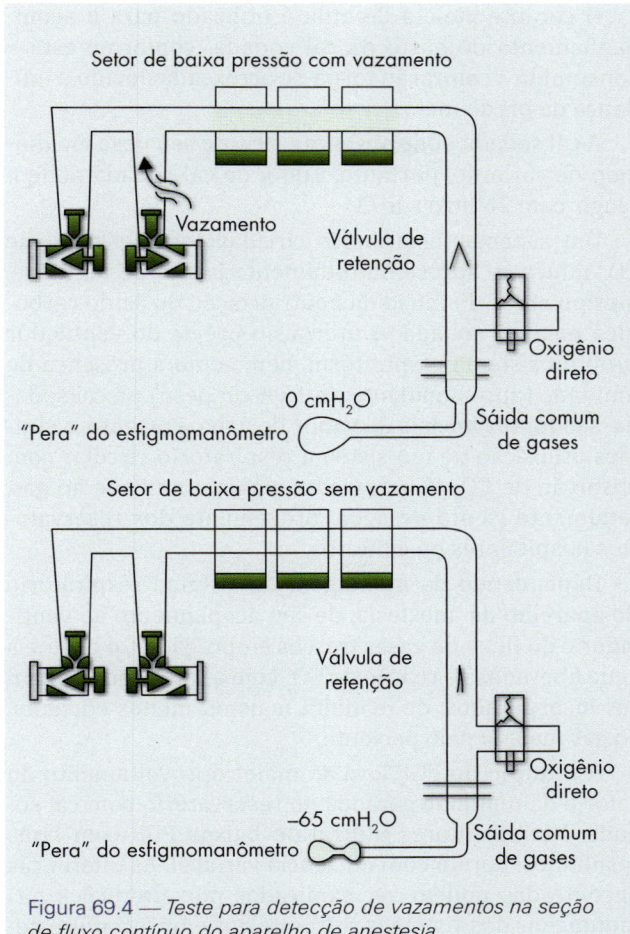

Figura 69.4 — *Teste para detecção de vazamentos na seção de fluxo contínuo do aparelho de anestesia.*

SISTEMAS RESPIRATÓRIOS

São equipamentos constituídos de tubos, conexões, válvulas e balão. Fazem a interface entre uma fonte contínua de gases frescos (FGF), geralmente da seção de fluxo contínuo do aparelho de anestesia, e o paciente.

A Sociedade Brasileira de Anestesiologia adota a classificação para os sistemas respiratórios apresentada na Figura 69.5.

Sistemas Circulares Valvulares com Absorvedor

Esquematicamente, temos, na Figura 69.6, um sistema respiratório com absorvedor de CO_2, circular e valvular.

Existem várias possibilidades para a montagem de um sistema com absorvedor circular valvular. Porém não é permitido colocar:

1) a admissão do fluxo de gases frescos entre o paciente e a válvula expiratória;
2) o balão reservatório entre o paciente e a válvula expiratória;

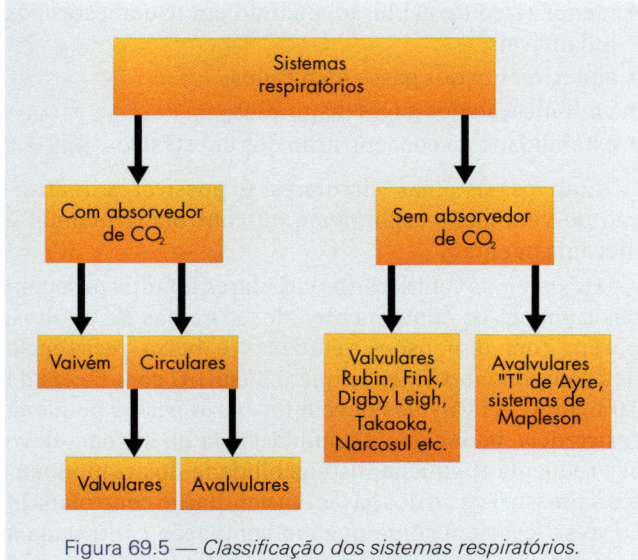

Figura 69.5 — *Classificação dos sistemas respiratórios.*

3) o balão reservatório entre o paciente e a válvula inspiratória;
4) a válvula de excesso (*pop-off*) entre o paciente e a válvula inspiratória.

Qualquer situação citada causará reinalação de gás carbônico pelo paciente.

Os sistemas ventilatórios com absorvedor de CO_2 valvulares possuem as vantagens:

♦ economia de anestésicos;
♦ menor poluição;

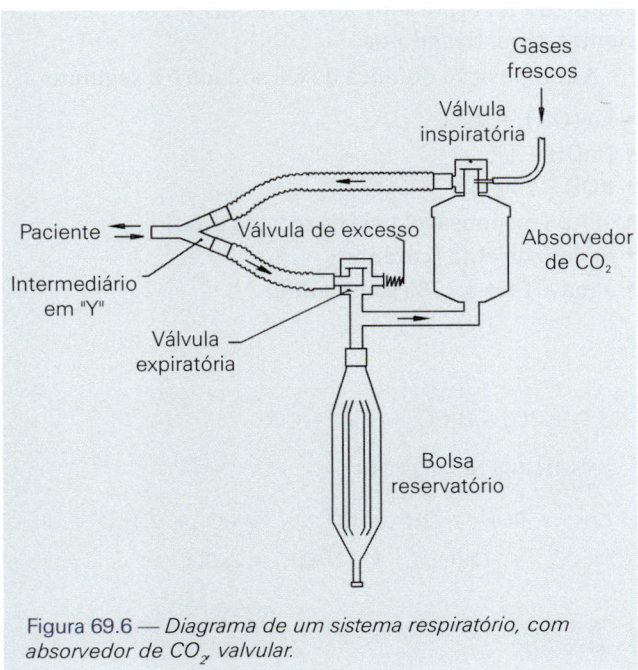

Figura 69.6 — *Diagrama de um sistema respiratório, com absorvedor de CO_2 valvular.*

Componentes dos Aparelhos de Anestesia

- menor risco de explosão, quando em uso anestésicos inflamáveis;
- aquecimento dos gases inspirados;
- umidificação dos gases inspirados;
- estabilidade da concentração dos anestésicos.

Com os sistemas circulares é possível a realização de ventilação espontânea ou controlada manual e mecanicamente.

Os sistemas ventilatórios circulares infantis possuem basicamente os componentes dos sistemas de adultos, porém com dimensões reduzidas e baixa resistência dos componentes (menor que 0,3 cmH_2O com fluxos de 10 L/min). As válvulas devem ter baixo peso e pequena resistência, bem como a complacência do sistema deve ser reduzida (pequena distensibilidade dos componentes à pressurização dos gases em ventilação controlada).[4] Deve-se levar em conta que em ventilação controlada a compressão dos gases no sistema ventilatório "rouba" fluxo do volume corrente que o aparelho libera para o paciente. Portanto, idealmente devemos dispor de um ventilômetro no ramo expiratório para corrigirmos a compressão dos gases e a redução do volume corrente pela distensibilidade do sistema ventilatório.[4]

ABSORVEDORES DE CO_2

O absorvedor de CO_2 mais usado no Brasil é a cal sodada. Sua função é retirar CO_2 da mistura a ser inalada pelo paciente através de reação de neutralização, em que a base é um hidróxido e o ácido é o ácido carbônico.[5,6] A reação do CO_2 com a cal sodada ou com outro absorvedor qualquer é uma reação química exotérmica, com formação de água (Figura 69.7). O calor e a umidade gerados são incorporados aos gases inspirados pelos pacientes, climatizando-os.[7]

A composição química da cal sodada é a seguinte:

- $Ca(OH)_2$ – 95%;
- $NaOH$ – 4%;
- KOH – 1%;
- sílica (responsável pela dureza do grão);
- violeta de etila (corante);
- água – 14% a 17% (umidade).

$$H_2O + CO_2 \rightarrow H_2CO_3 \rightarrow 2H^+ + CO_3^-$$

$$2 NaOH \rightarrow 2 Na^+ + 2 OH^-$$

$$2 Na^+ + 2OH^- + 2H^+ + CO_3^- \rightarrow Na_2CO_3 + 2 H_2O + calor$$

$$Na_2CO_3 + Ca(OH)_2 \rightarrow 2 NaOH + CaCO_3$$

Figura 69.7 — Reação química de neutralização do CO_2 pela cal sodada.

O corante violeta de etila é utilizado para o acompanhamento do gasto da cal sodada: conforme esta é consumida a coloração torna-se arroxeada devido à mudança de pH do meio.

A cal sodada pode absorver 19% de seu peso em dióxido de carbono, portanto, 100 g de cal sodada podem reagir com 26 litros de CO_2.

Um sistema respiratório circular com absorção de CO_2 nunca se apresenta totalmente isento de umidade, mesmo antes do início da neutralização do ácido carbônico pela cal sodada. A utilização prévia do ventilador e/ou do sistema respiratório, bem como a presença de umidade (aproximadamente 15% do peso) na cal sodada, são fontes iniciais de vapor de água. Portanto, a simples utilização de um sistema respiratório circular com absorção de CO_2 já acrescenta alguma umidade ao gás, totalmente isento de água, proveniente dos reservatórios hospitalares ou cilindros.

Dependendo da montagem do sistema respiratório do aparelho de anestesia, de seu acoplamento ao ventilador e do fluxo de gases frescos empregados, o calor e a água liberados na reação do CO_2 com a cal sodada podem ser incorporados, de maneira mais ou menos eficiente, ao gás inalado pelo paciente.

A redução do FGF leva ao maior aproveitamento do calor e da umidade gerados no reservatório com cal sodada. Vários autores utilizaram baixos FGF com bons resultados, porém com eficiência variável. As diferenças encontradas podem ser explicadas por alterações nas montagens dos sistemas respiratórios empregados e pelos diferentes métodos utilizados para medida da umidade presente nos gases inspirados.[8]

Outra forma de tornar mais eficiente o aproveitamento do calor e da umidade gerados na reação química da cal sodada é o aperfeiçoamento do projeto e da montagem dos componentes que integram o sistema respiratório do aparelho de anestesia.

Os sistemas respiratórios disponíveis nos aparelhos de anestesia raramente incorporam dispositivos para tornar mais eficiente o aquecimento e a umidificação do gás inalado. Várias melhorias no projeto do sistema respiratório foram propostas em publicações, porém as mesmas, por questões comerciais, normalmente não são incorporadas aos aparelhos de anestesia pelos seus fabricantes.

Convencionalmente o FGF é adicionado ao sistema respiratório próximo ao ramo inspiratório, após o reservatório de cal sodada. O direcionamento do FGF diretamente ao reservatório de cal sodada, ou antes da passagem dos gases pelo mesmo, poderá trazer grandes benefícios à umidificação dos gases. A modificação proposta por Chalon e col.[9] poderá aumentar em duas ou três vezes a umidade presente no gás inspirado.

O emprego de sistemas coaxiais, onde o ramo inspiratório está posicionado no interior do ramo expiratório, é outra modificação proposta.[9-11] O gás expirado transfere calor para o inspirado, mantendo sua temperatura aproximadamente 3 °C acima da temperatura da sala e sua umidade 20% maior que nos sistemas circulares convencionais.[9]

Outra modificação proposta foi a colocação de um vaporizador de água no interior do reservatório de cal sodada, por onde o FGF passa, para ser aquecido e umidificado, antes de ser admitido ao sistema respiratório do aparelho de anestesia. O calor produzido no absorvedor de CO_2 aquece a água, melhorando a eficiência da umidificação e do aquecimento do FGF[10, 12, 13] que, entretanto, pela complexidade, não apresenta interesse prático.

A utilização de absorvedores pequenos, com capacidade para 160 g de cal sodada, também se mostrou eficiente para a melhora do aproveitamento do calor e da umidade, tanto em sistemas vaivém,[1] quanto nos sistemas circulares convencionais.[1]

Outra proposta para a melhora do aquecimento e da umidificação dos gases inalados nos sistemas respiratórios dos aparelhos de anestesia[15-17] foi a reinalação parcial do gás expirado que ocupa o espaço morto ventilatório. O gás presente nessa região não possui CO_2, mas a umidade e o calor existentes são reaproveitados de maneira semelhante ao que ocorre nos sistemas de Mappleson.

Os aparelhos de anestesia da marca Dräger® utilizam um sistema respiratório circular com absorção de CO_2, no qual os gases, antes de serem inspirados, passam três vezes pela cal sodada, melhorando assim os níveis de umidade dos gases inalados.[7]

Sistemas Respiratórios Avalvulares. Sem Absorvedor[6]

São sistemas geralmente utilizados em anestesia pediátrica. São constituídos pelos sistemas de Mapleson, classificados de A a F. Esses sistemas são derivados do "T" de Ayre e compostos por um ou dois "T_s", uma entrada de gases frescos, um escape, um tubo corrugado e balão. As principais características dos sistemas mais frequentemente empregados são:

Mapleson A – Magill

- FGF próximo ao balão (Figura 69.8);
- escape próximo ao paciente;

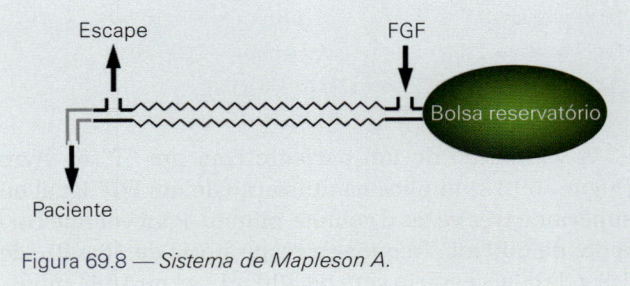

Figura 69.8 — *Sistema de Mapleson A.*

- fluxo mínimo = 1 vez o volume-minuto (teoricamente 1 vez o volume alveolar);
- tubo corrugado deve ter um volume pelo menos igual ao do volume alveolar (VC – EM);
- não deve ser utilizado em ventilação controlada.

Mapleson D

- FGF próximo ao paciente (Figura 69.9);
- escape próximo ao balão;
- volume do tubo corrugado + volume do balão > volume corrente;
- FGF = 2 a 3 vezes o volume-minuto;
- sistema de Bain é uma modificação do Mapleson D (sistema coaxial);
- pode ser usado em ventilação controlada.

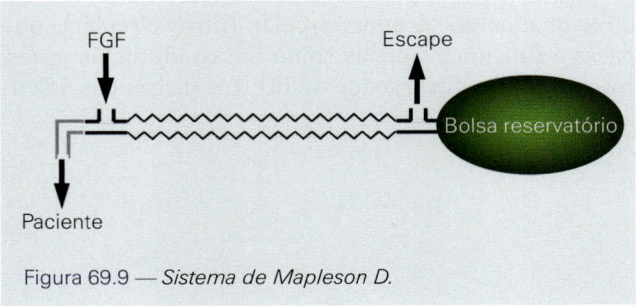

Figura 69.9 — *Sistema de Mapleson D.*

Mapleson F – Jackson Rees

- funcionalmente igual ao Mapleson D (Figura 7.10);
- escape de gases no fundo do balão;
- pode ser usado em ventilação controlada;
- FGF = 2 a 3 vezes o volume-minuto.

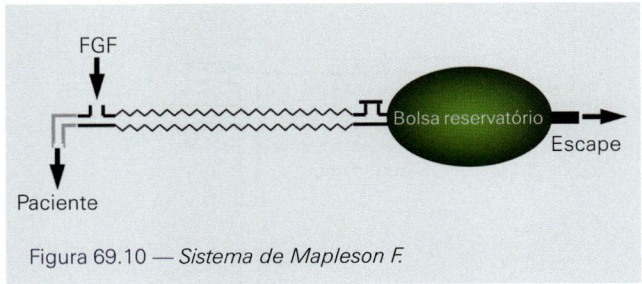

Figura 69.10 — *Sistema de Mapleson F.*

Sistemas Respiratórios Valvulares sem Absorvedor

Sistemas compostos por válvulas bidirecionais, em que o ramo inspiratório é alimentado por fluxo proveniente de um ventilador ou balão, que por sua vez recebem fluxo de gases da secção de fluxo contínuo do aparelho de anestesia, e o ramo expiratório que desvia o ar expirado para o ambiente. Com alguns é possível a realização de ventilação espontânea ou controlada, e em outros somente ventilação espontânea.

As válvulas podem ser de Ruben, Fink, Takaoka, Narcosul, Oxigel, HB, Calgimed etc.

Esses sistemas apresentam como desvantagens: poluição ambiental, inalação de gases frios e secos e grandes consumos de gases e anestésicos. Entretanto, apresentam menor complacência e, como consequência, menores perdas de volume corrente liberadas pelo ventilador.

Uma possibilidade interessante de acoplamento do sistema respiratório do aparelho de anestesia ao ventilador, que associa as vantagens dos sistemas respiratórios com absorção de CO_2, circulares, valvulares convencionais às vantagens dos sistemas respiratórios sem absorção de CO_2 e valvulares, seria a montagem denominada "descarga em sistema auxiliar ou descarga em paralelo" (Figura 69.11). Os gases expirados pelos pacientes são direcionados ao sistema circular (filtro circular), que passa a funcionar apenas como um condutor de gases, reservatório e absorvedor de CO_2 (os discos das válvulas são retirados). Dessa forma, o fluxo de gases frescos pode ser bastante reduzido (podem ser utilizados fluxos de basais de O_2), e a poluição ambiental e o consumo de gases e anestésicos são menores. Os gases inspirados são aquecidos e umidificados, bem como a complacência do sistema respiratório será baixa.

ANESTESIA COM BAIXO FLUXO DE GASES

O anestesiologista atual deve ser um profissional com conhecimentos profundos em Fisiologia e Farmacologia. A compreensão da anestesia com baixos fluxos e sua utilização com segurança passa obrigatoriamente por esses conhecimentos. Além disso, pressões sobre o custo da anestesia, sobre a poluição ambiental e a necessidade da climatização dos gases inalados pelos pacientes tornarão a utilização de baixos fluxos de gases uma obrigatoriedade.

A anestesia inalatória, por sua rápida reversão e/ou superficialização do plano anestésico, independente do metabolismo do organismo dos pacientes, associada à economia dos baixos fluxos e ao aparecimento de agentes inalatórios de melhor qualidade, deverá ser a técnica anestésica de eleição para os próximos anos.

Conceitos Teóricos

A realização de procedimento anestésico empregando um sistema respiratório do aparelho de anestesia (circuito), no qual o gás exalado pelo paciente é reinalado, passando por um absorvedor de CO_2, com fluxo de gases frescos (FGF) inferior ao volume alveolar do paciente, genericamente pode ser entendida como anestesia com baixos fluxos de gases frescos. Entretanto, na Tabela 69.2 podemos encontrar definições mais exatas de acordo com o fluxo de gases frescos empregado.

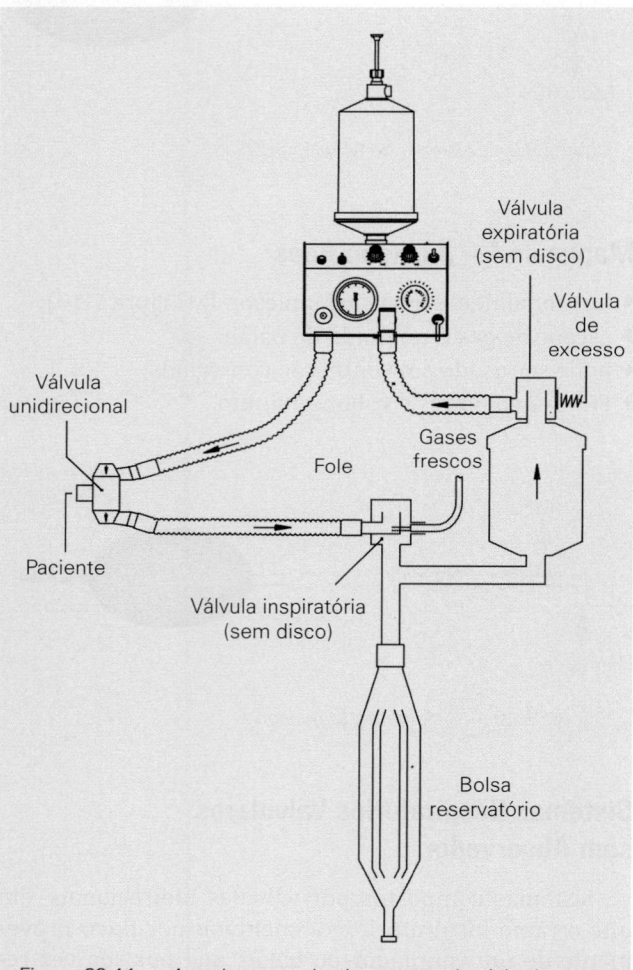

Figura 69.11 — *Acoplamento do sistema respiratório do aparelho de anestesia ao ventilador em sistema auxiliar.*

TABELA 69.2 CLASSIFICAÇÃO DOS FLUXOS DE GASES FRESCOS SEGUNDO VÁRIOS AUTORES.		
Fluxos	L/min	Autor
Altos	5	Grogono, 1995
Intermediário	3	Spence, 1981
Intermediário	2	Romo-Salas, 1979
Baixo fluxo	1	Romo-Salas, 1979
Fluxos mínimos	0,6	Grogono, 1995
Fluxos mínimos	0,5	Virtue, 1974
Fluxos basais	4 mL.kg^{-1}.min^{-1}	Orkin, 1987
"Circuito fechado"	242 mL (70 kg)	

A ventilação de um paciente com um "T" de Ayre (Figura 69.12) implica na utilização de um FGF igual ou superior a três vezes o volume-minuto. Para volume corrente de 600 mL, frequência respiratória de 10 e $R_{I/E}$ de 1:2, o FGF necessário será de 300 mL.s^{-1} ou 18 L.min^{-1}.

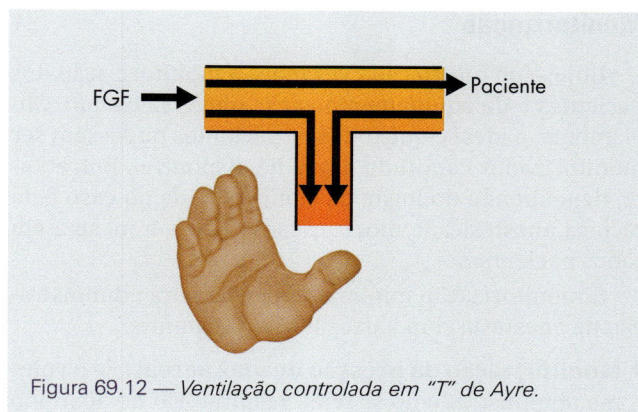

Figura 69.12 — *Ventilação controlada em "T" de Ayre.*

Quando utilizamos uma válvula bidirecional e uma bolsa reservatório, por exemplo, um "AMBU" ou um sistema respiratório do aparelho de anestesia sem absorvedor de CO_2 (na prática erroneamente conhecido como sistema aberto) (Figura 69.13), o FGF necessário deverá ser no mínimo igual ao volume-minuto do paciente. Esta redução do FGF é possível, pois, durante a fase expiratória, o fluxo que se perderia para a atmosfera fica armazenado na bolsa e é reaproveitado na próxima inspiração.

Entretanto, quando utilizamos um sistema respiratório com absorvedor de CO_2, circular, valvular, com oxigênio puro, o FGF mínimo necessário será igual ao consumo metabólico de oxigênio do paciente.

O consumo basal de oxigênio pode ser calculado em aproximadamente 4 mL . kg $^{-1}$min^{-1}, ou mais precisamente: $V' = 10 \times peso (kg)\ ¾$, em mL . min^{-1}. Isto significa dizer que para um paciente de 70 kg poderíamos empregar um FGF de 242 mL . min^{-1}; portanto, fluxos muito inferiores aos usualmente empregados na prática clínica na maioria dos hospitais. Não é raro observarmos anestesias sendo administradas com FGF de 5 ou 6 L . min^{-1}. Com tais fluxos nem seria necessária a utilização de um sistema circular com absorção de CO_2; um sistema valvular sem absorvedor teria o mesmo efeito. Quem emprega fluxos tão elevados observa que o consumo de cal sodada é extremamente baixo, pois o FGF elevado praticamente fornece todo volume-minuto respiratório necessário.

Quando se utiliza sistema circular com absorvedor de CO_2 (Figura 69.14), o paciente pode ser comparado a um astronauta dentro de uma cápsula espacial que respira continuamente em um ambiente confinado, no qual é acrescentado o consumo metabólico de oxigênio, sendo o CO_2 eliminado através de filtragem química. O paciente sob anestesia não se encontra em um ambiente confinado, porém respira de, e para um filtro circular "confinado", como na Figura 69.13.

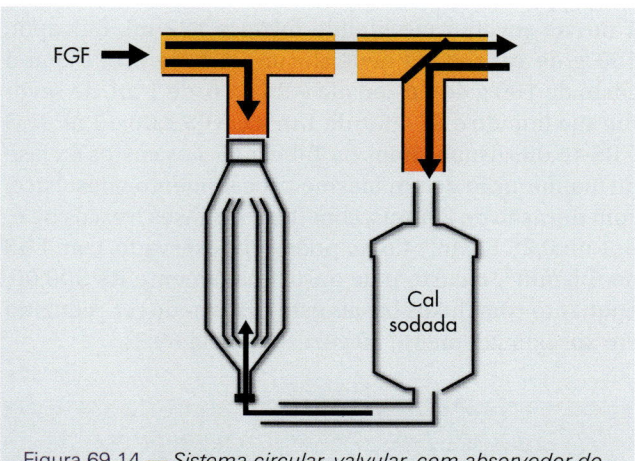

Figura 69.14 — *Sistema circular, valvular, com absorvedor de CO_2.*

Dependendo da montagem do sistema respiratório do aparelho de anestesia, de seu acoplamento ao ventilador e do fluxo de gases frescos empregados, o calor e a água liberados na reação do CO_2 com a cal sodada podem ser incorporados, de maneira mais ou menos eficiente, ao gás inalado pelo paciente.

A redução do FGF leva ao maior aproveitamento do calor e da umidade gerados no reservatório com cal sodada. Outra forma de tornar mais eficiente o aproveitamento do calor e da umidade gerados na reação química da cal sodada é o aperfeiçoamento do projeto e da montagem dos componentes que integram o sistema respiratório do aparelho de anestesia.

A utilização de absorvedores pequenos, com capacidade para 160 g de cal sodada, também se mostrou eficiente para a melhora do aproveitamento do calor e da umidade.

Durante a fase de indução da anestesia inalatória, os tecidos (sangue, músculos, gordura etc.) devem se saturar com os agentes. Portanto, nesta fase há uma gran-

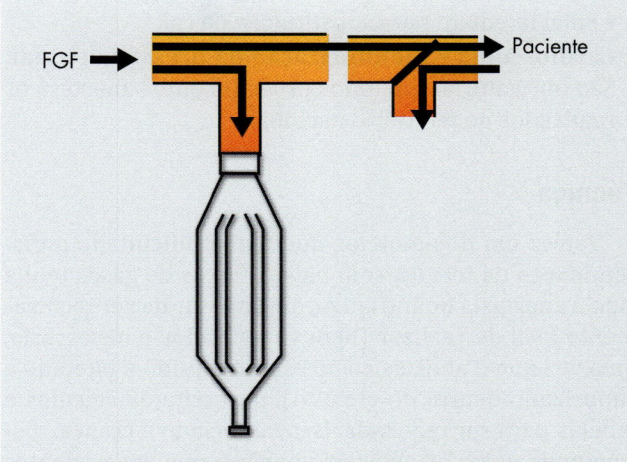

Figura 69.13 — *Sistema respiratório valvular sem absorvedor de CO_2.*

de necessidade de moléculas de anestésico, tanto para a anestesia com baixos quanto para a anestesia com altos FGF. Se tentarmos induzir uma anestesia inalatória com fluxos basais (como 250 mL/min), o tempo gasto será imenso, motivo pelo qual durante a indução sempre devemos empregar fluxos elevados. Já durante a fase de manutenção da anestesia, a utilização de baixos FGF levará a uma importante economia de gases. Nesta fase a saturação dos tecidos já está completa e, mesmo com fluxos basais, a concentração de anestésico nos tecidos será mantida.

Redução de Custos

Analisaremos, a seguir, exemplos de anestesia inalatória realizada com sevoflurano, com duração de 2 horas e com quatro FGF diferentes. Levando-se em conta que: 1 mL de sevoflurano líquido fornece 182 mL de vapor, 100 g de cal sodada neutralizam 26 L de CO_2, e que o custo de 100 g de cal sodada é R$ 1,16, de 1 mL de sevoflurano líquido é R$ 4,50, de 1 m^3 O_2 é R$ 3,00 e 1 m^3 N_2O é R$ 46,00, visualizamos na Tabela 16.3 os custos da fase de manutenção de um mesmo procedimento anestésico, com duração de 2 horas, com fluxo de gases frescos de 6, 3, 1 ou 0,25 $L.min^{-1}$. Como pode ser observado, com FGF de 6 $L.min^{-1}$, o custo é de aproximadamente R$ 500,00, enquanto com fluxos basais este custo pode ser reduzido em aproximadamente 20 vezes! (Tabela 69.3)

TABELA 69.3
CUSTOS DA FASE DE MANUTENÇÃO DE UM PROCEDIMENTO ANESTÉSICO COM DURAÇÃO DE 2 HORAS COM VÁRIOS FGF.

FGF L/min	O_2	N_2O	Sevoflurano ~ 2,5%	Cal sodada	Total
6 (2:4)	0,72	22,00	450,00	–	472,72
3 (1:2)	0,36	11,00	225,00	0,60	236,96
1 (0,5:0,5)	0,18	2,75	75,00	0,80	78,73
0,25	0,09	–	<<18,75	1,20	<<20,04

Essa substancial economia, além de beneficiar diretamente o paciente e o poder público, proporcionará recursos suficientes para aquisição de aparelhos de anestesia e monitores mais sofisticados, que permitirão a realização de anestesias com fluxos baixos ou basais com mais segurança.

Outro ponto ressaltado foi que, inicialmente, quando a técnica com baixos fluxos começa a ser introduzida em um serviço, não necessariamente todos devam realizar anestesias com fluxos basais. A redução para fluxos baixos (1 $L.min^{-1}$) já representa um ganho extraordinário e requer poucos cuidados além dos que usualmente são dispensados em qualquer procedimento anestésico.

Monitorização

Hoje, e no futuro cada vez mais, a monitorização dos pacientes e do equipamento vai se universalizando. Obviamente, o ideal é que todos os pacientes pudessem ser monitorizados com tudo o que há disponível. Entretanto, dependendo do lugar, da complexidade do caso e da técnica anestésica, a monitorização não é a mesma em todos pacientes.

A monitorização mínima requerida para administração de anestesia com baixos FGF é a seguinte:

- **Monitorização da pressão de vias aéreas**: Se o volume administrado no sistema respiratório do aparelho de anestesia for inferior ao extraído pelo paciente ou se houver vazamentos, ocorrerá uma tendência à geração de pressões negativas no circuito.
- **Monitorização da concentração de O_2 inspirado**: Quando o óxido nitroso é utilizado com FGF inferiores a 1 $L.min^{-1}$, a análise do oxigênio inspirado é fundamental. Como a captação do oxigênio é constante durante todo o procedimento e a do N_2O cai muito após a indução da anestesia (chegando próxima a zero após a segunda hora de anestesia), a tendência é que haja diluição do oxigênio se for mantida a proporção de 33% de O_2 e 66% de N_2O.
- **Monitorização da concentração de anestésico no gás inspirado**: É fundamental com fluxos abaixo de 1 $L.min^{-1}$, pois normalmente com fluxos próximos do basal as concentrações ajustadas no vaporizador são mais elevadas do que as realmente inaladas. Entretanto, quando o FGF é aumentado, poderá ocorrer sobredosagem de anestésicos inalatórios.
- **Oximetria de pulso:** É monitorização obrigatória.
- **Capnografia:** A nosso ver, também deve sempre ser utilizada, pois fornece uma monitorização contínua do padrão respiratório, mas principalmente pelo fato de que o consumo de cal sodada é alto, principalmente com fluxos basais, e a presença de CO_2 no gás inspirado é sinal imediato para substituição da cal.
- **Cardioscopia e monitorização da pressão arterial**: São obrigatórias em todos procedimentos anestésicos realizados no território nacional.

Técnica

Talvez um dos motivos que tenha dificultado a disseminação da técnica com baixos fluxos de gases tenha sido a anestesia quantitativa, que, apesar de ser tecnicamente fácil de realizar (nem vaporizador é necessário, uma vez que o anestésico no estado líquido é injetado e vaporizado dentro do circuito), necessita de cálculos e tabelas para ser realizada. Isso, associado à crença, disseminada entre os anestesiologistas, que em pacientes anestesiados com sistemas circulares com absorvedor de CO_2 o volume-minuto dos pacientes está relacionado com o FGF, criou inúmeras resistências. Entretanto, com o advento de aparelhos de anestesia mais sofisticados e precisos, associado à universalização da monitorização e à necessidade de redução de custos e diminuição da emissão de poluentes, as técnicas de baixo fluxo ganham importância.

A monitorização tornou a execução da técnica muito mais fácil. Se o paciente está inalando uma concentração de oxigênio adequada, o anestesiologista tem muito mais segurança.

Para realização de anestesia com baixos fluxos, além da monitorização discutida anteriormente, necessitamos de um aparelho de anestesia dotado de fluxômetros precisos para fluxos de, no mínimo, 200 mL, um sistema respiratório, circular, com absorvedor de CO_2, totalmente estanque e vaporizadores confiáveis. No caso de vaporizadores calibrados, é necessária precisão com FGF abaixo de 500 mL. Os vaporizadores controlados por fluxômetro (tipo Kettle) têm a vantagem da admissão de maiores "massas" de anestésicos, mesmo com baixos fluxos, quando comparados aos calibrados.

A técnica que empregamos consiste em desnitrogenar o paciente de forma efetiva e induzir a anestesia da maneira convencional (fármacos intravenosos associados ao óxido nitroso e halogenados). Após aproximadamente 20 minutos, inicia-se a redução dos fluxos de gases frescos. Se a FiO_2 for de 100%, o fluxo poderá ser reduzido até o consumo basal de oxigênio (ao redor de 300 mL por minuto para um adulto). Com fluxos dessa grandeza é necessária a análise dos gases e anestésicos inspirados. Se o vaporizador não estiver possibilitando a administração das concentrações desejadas, será necessário elevar o FGF para se obter um plano adequado. No caso da utilização de óxido nitroso, será muito importante termos em mente que a proporção de 33% de O_2 e 66% de N_2O não poderá ser empregada com FGF abaixo de 2 L.min^{-1}. Como discutido anteriormente, a captação do oxigênio é constante durante todo o procedimento e a do N_2O cai muito após a indução da anestesia (Figura 69.15), a tendência é que haja diluição do oxigênio se for mantida tal proporção.

Portanto, com FGF abaixo de 1 L.min^{-1}, a Fi O_2 deverá ser de 50%, sendo que nunca utilizamos óxido nitroso com FGF abaixo de 600 L.min^{-1}. Para os que não possuem analisador de gases no ramo inspiratório, achamos segura a utilização de fluxos até 1 L.min^{-1} de oxigênio puro, 2 L.min^{-1} com óxido nitroso e oxigênio a 50% e 3 L.min^{-1} com óxido nitroso a 66% e oxigênio a 33% (2 litros de N_2O e 1 litro de O_2). Vale ressaltar que utilizamos tais propostas de fluxos há muitos anos, desde quando não se dispunha de analisadores de gases, sem nenhum problema.

ANESTESIA COM CIRCUITO FECHADO[18,19]

Um sistema ventilatório circular é considerado fechado se o volume de gás fresco adicionado se iguala ao captado, ou seja, administra-se ao paciente o volume de oxigênio consumido. Outra denominação para essa técnica é anestesia quantitativa. As vantagens da anestesia com baixo fluxo se ampliam quando utilizado o sistema fechado. Como outra vantagem, pode-se citar que a anes-

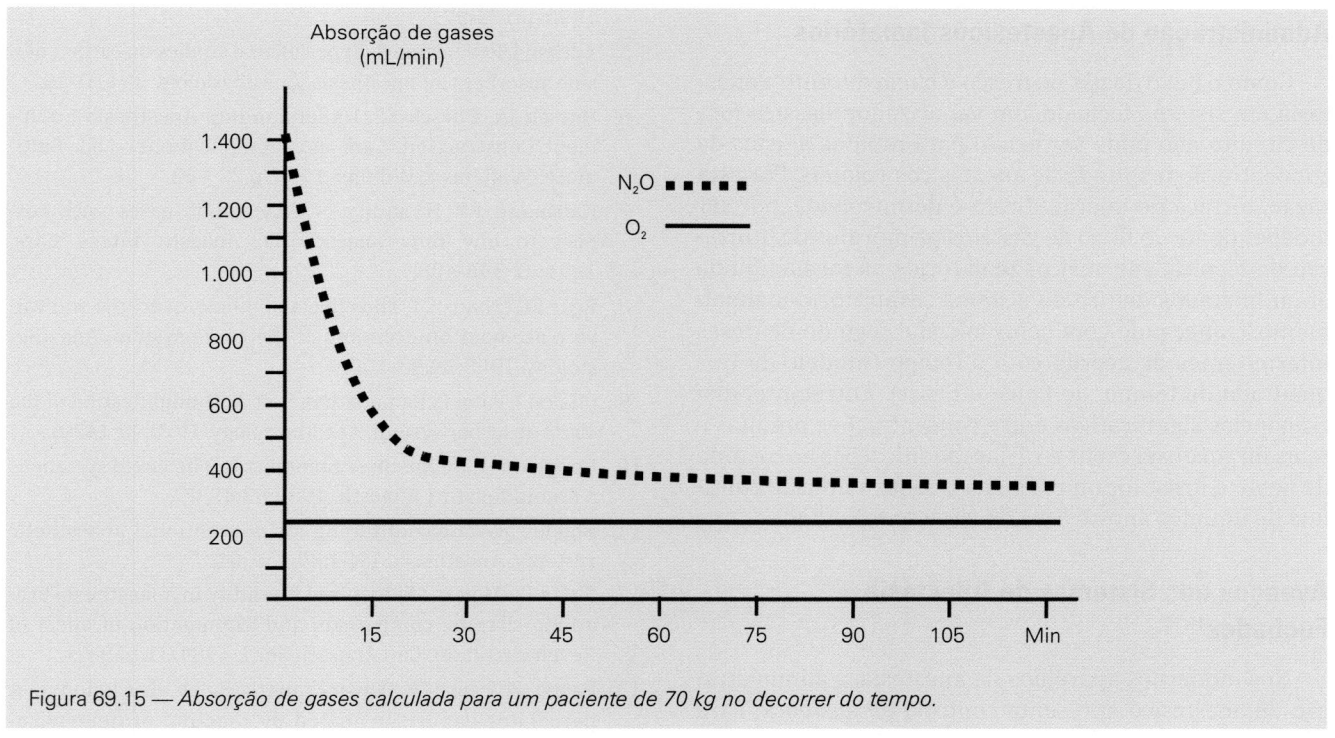

Figura 69.15 — *Absorção de gases calculada para um paciente de 70 kg no decorrer do tempo.*

tesia em circuito fechado permite estimativa do consumo de oxigênio e anestésicos voláteis.

A prática da anestesia em sistema fechado foi descrita muitas décadas atrás e a aplicação do sistema de respiração fechado para fins não anestésicos (como tratamento de indivíduos intoxicados por gases tóxicos) remonta ao século XVIII. A ideia do uso deste aparato se generalizou na era do ciclopropano, devido à alta inflamabilidade. Esta técnica, entretanto, não alcançou grande popularidade, pois controles confiáveis das frações inspiradas de oxigênio, óxido nitroso e anestésicos voláteis não estavam disponíveis. Recentemente, novos aparelhos são desenvolvidos, permitindo controle microprocessado da concentração destes gases.

Controle em Alça Fechada — *closed loop control*[18]

Nos sistemas respiratórios fechados, a concentração de gás pode ser diferente da concentração de gás fresco selecionada. Então, para que determinada mistura gasosa seja obtida, alguns aparelhos de anestesia de última geração controlam via retroalimentação a quantidade de anestésico a ser introduzida do sistema ventilatório. Pré-requisitos tecnológicos abrangem sistemas de dosagens eletrônicos, analisadores rápidos de gases, fluxo no circuito para mistura adequada dos gases, além de vários sensores e algoritmos reguladores apropriados para um confiável controle. O fluxo de gás fresco é ajustado automaticamente para compensar a perda de gás: gás captado pelo paciente e vazamento de gás no circuito respiratório.

Administração de Anestésicos Inalatórios

Como o fluxo de gás de fresco é baixo durante a anestesia em sistema fechado, um vaporizador clássico fora de circuito não pode ser usado para rápidos ajustes da concentração inspirada de anestésicos voláteis. Por esta razão, técnica de injeção direta é desenvolvida, por ser independente do fluxo de gás. Nos primórdios da utilização da técnica, anestésicos inalatórios na forma líquida eram injetados dentro do sistema respiratório manualmente, começando com *bolus* inicial e seguido de doses intermitentes de acordo com o tempo (modelo da raiz quadrada de tempo, de Lowe e Ernst). Entretanto, discrepâncias significativas entre concentrações preditas e reais foram observadas e várias modificações ao método de Lowe e Ernst foram propostas, como a infusão contínua de líquidos anestésicos no circuito fechado.

Avanços nos Sistemas de Anestesia Fechados[18,19]

Nos modernos aparelhos de anestesia, a administração de anestésico apresenta controle de *feedback*. Para alcançar e manter concentração desejada de anestésicos, o mais rápido e precisamente possível, os mesmos também são titulados diretamente no circuito respiratório. O novo ventilador Zeus (Dräger, Lübeck, Alemanha) foi projetado para trabalhar com sistema fechado. Este apresenta uma turbina microprocessada que não somente gera pressão para ofertar o fluxo correspondente para o paciente na fase inspiratória, mas também origina o fluxo necessário para misturar o gás ao circuito respiratório. Anestésicos voláteis são injetados por uma câmara de vaporização aquecida. Dois modos de controle para aplicação de agentes voláteis são oferecidos. No modo autocontrole (AC; fluxo de gás fresco se equipara exatamente ao captado), vapor anestésico é injetado diretamente no sistema; enquanto o modo controle de gás fresco (FGC) permite ajuste individual do fluxo de gás fresco. Durante o modo FGC, o vapor anestésico é misturado com o gás fresco, simulando o vaporizador fora de circuito clássico.

REFERÊNCIAS

1. Associação Brasileira de Normas Técnicas. Aparelho de anestesia – Secção de fluxo contínuo: NB1727. Rio de Janeiro: ABNT, 1988. p.50.
2. Associação Brasileira de Normas Técnicas. Sistemas respiratórios – I – Sistemas com absorvedores: Projeto 04:012.06-012. Rio de Janeiro: ABNT, 1991. p.21.
3. Clayton P. The anesthesia machine. 2.ed. London: Churchill Livingstone, 1987.
4. Ehrenwerth RJ, Eisenkraft JB. Anesthesia Equipment, Principles and Applications. 1.ed. St. Louis: Mosby-Year Book, 1993. p.172-97.
5. Adriani J, Rovenstine A. Experimental studies on carbon dioxide absorbers for anesthesia. Anesthesiology. 1941;1-19.
6. Dorsch JA, Dorsch SE. Understanding Anesthesia Equipment Construction, Care and Complications. 3.ed. Baltimore: Williams & Wilkins, 1994. p.239-53.
7. Kleemann PP. Humidity of anaesthetic gases with respect to low flow anaesthesia. Anaesth Intens Care. 1994;22:396-408.
8. Eger EI, Ethans CT. The effects of inflow, overflow and valve placement on economy of the circle system. Anesthesiology. 1968;29:93-100.
9. Chalon J, Patel C, Ramanathan S, et al. Humidification of the circle absorber system. Anesthesiology. 1978;48:142-6.
10. Bengtson JP, Bengtson A, Stenqvist O. The circle system as a humidifier. Br J Anaesth. 1989;63:453-7.
11. Boaden RW. Coaxial tubing for conventional anaesthetic systems. Anesthesia. 1984;39:359-61.
12. Flynn PJ, Morris LE. Inspired humidity in anaesthesia breathing circuits: comparison and examination of effect of Revell circulator. Can Anaesth Soc J. 1984;31:659-63.
13. Paspa P, Tang CK, Dwarakanath R, et al. Chalon J. A percolator vaporizer heated by reaction of neutraliza-

tion of lime by carbon dioxide. Anesth Analg. 1981;60:146-9.
14. Lockwood GG, Kadim MY, Chakrabarti MK, et al. Clinical use of a small soda lime canister in a low-flow to-and-for system. Anaesthesia. 1992;47:568-73.
15. Humphrey D. A new anaesthetic breathing system combining Mapleson A, D and E principles. Anaesthesia. 1983;38:61-72.
16. Rayburn RL, Watson RL. Humidity in children and adults using the controlled partial rebreathing anesthesia method. Anesthesiology. 1980;52:291-5.
17. Sasse FJ, Fleming DC, Hoff B. The "D circle": closed circuit operation of the Bain circuit. Can Anaesth Soc J. 1979;26:420-3.
18. Schober P, Loer SA. An innovative anaesthesia machine: the closed system. Curr Opin Anesthesiol. 2005;18:640-4.
19. Struys MMRF, Kalmar AF, De Baerdemaeker LEC, et al. Time course of inhaled anaesthetic drug delivery using a new multifunctional closed-circuit anaesthesia ventilator. In vitro comparison with a classical anaesthesia machine. Br J Anaesth. 2005;94:306-17.

70

Vaporizadores e Fluxômetros

Masashi Munechika

VAPORIZADORES

O que é um Vaporizador?

É um aparelho que transforma o estado do anestésico inalatório – originalmente mais apropriado para transporte e armazenamento – para aquela forma que é útil para o uso médico. Em outras palavras, transforma o agente anestésico líquido em gasoso.

Trata-se de um dos componentes da **seção de fluxo contínuo** do aparelho de anestesia moderno. Em alguns aparelhos de anestesia muito antigos, o vaporizador era colocado no ramo inspiratório ou expiratório do sistema respiratório (circuito) anestésico.

Como Funciona um Vaporizador?

Usando conhecimentos da termodinâmica, sabe-se que a **vaporização** pode ocorrer de três modos: (a) evaporação, (b) ebulição ou (c) calefação.

Na evaporação, as moléculas que estão em estado líquido partem para o estado gasoso **abaixo** da temperatura de ebulição. O fenômeno ocorre **apenas** na superfície do líquido.

Na ebulição, as moléculas em estado líquido partem para o estado gasoso em qualquer parte do líquido que está fervendo, formando bolhas que tipicamente agitam todo esse líquido.

A calefação ocorre quando um líquido é dirigido para uma superfície que está **acima** da temperatura de sua ebulição. O líquido costuma "pular" por essa superfície, devido à formação instantânea de um "colchão" de vapor entre o líquido e a superfície aquecida.

Das três formas, a evaporação é a mais utilizada, por não exigir, na maioria dos casos, um fornecimento ativo de energia, reduzindo o risco de incêndios ou explosões. Também não envolve temperaturas que podem desnaturar o agente anestésico ou causar problemas com aditivos necessários para alguns agentes, como o halotano, que exige a mistura de timol para ficar estável durante o armazenamento.

A evaporação foi utilizada desde os primórdios da anestesiologia, seja na forma do histórico inalador de éter de William Thomas Green Morton (1819-1868), ou nas famosas e amplamente utilizadas máscaras do Doutor Curt Schimmelbusch (1860-1895), além da lata de Paluel J. Flagg (1886-1970) (Figuras 70.1, 70.2, 70.3, 70.4 e 70.5).

Esses equipamentos precisavam ser relativamente pequenos, tanto para facilitar o transporte pelos anestesiologistas da época como para permitir a manobrabilidade para mantê-los aplicados bem próximo da face dos pacientes durante todo o procedimento cirúrgico.

Nesses pequenos aparelhos, a superfície de exposição do líquido onde ocorria a evaporação era também pequena, limitando a produção de vapor.

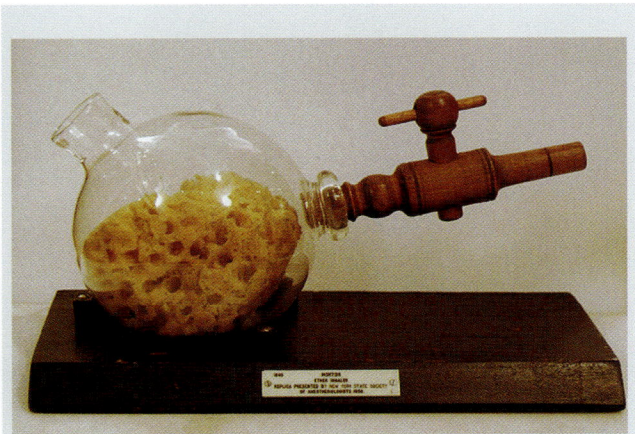

Figura 70.1 — *Réplica do inalador de Morton.*

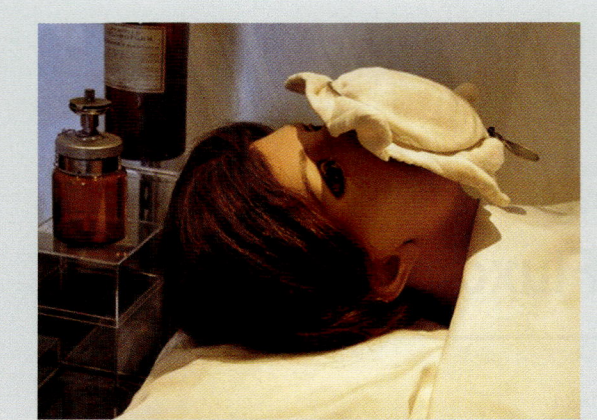

Figura 70.2 — *Simulação do uso de máscara de Schimmelbusch.*

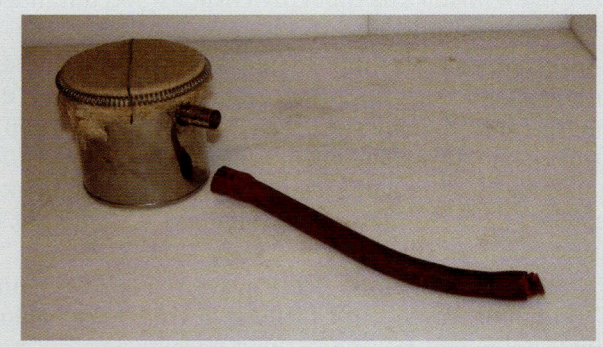

Figura 70.3 — *Fotografia de uma lata de Flagg.*

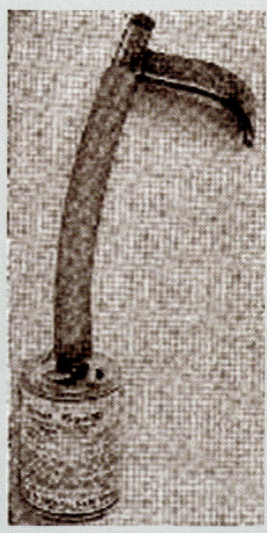

Figura 70.4 — *Mais uma fotografia de uma lata de Flagg. A mangueira de borracha conduzia o vapor para a cânula orofaríngea metálica. A indução era feita com uma máscara de Schimmelbusch até que se permitisse a inserção da cânula.*

Além disso, sabe-se que um líquido esfria conforme suas moléculas vão se evaporando. Tal esfriamento dificulta progressivamente a própria evaporação. Em ambientes ou locais muito frios, tal fenômeno podia inviabilizar a realização de anestesias inalatórias.

A fim de aumentar a superfície para a evaporação, Morton colocou uma esponja parcialmente mergulhada no éter do interior do seu inalador (veja a Figura 70.1).

Schimmelbusch gotejava éter sobre camadas de tecidos que formavam as paredes da sua máscara. Cada fibra embebida aumentava bastante a superfície de exposição do éter líquido ao ar inalado pelo paciente.

Esses dois processos são muito eficientes e capazes de produzir concentrações até excessivas de agentes anestésicos, especialmente no início da anestesia. Na verdade, conseguem até **saturar** o ar ou outro gás que estava **parado** no interior do aparelho. Nos primeiros ciclos respiratórios, o paciente irá inalar esse gás com concentrações elevadas de vapor do agente inalatório. Como dito anteriormente, o ambiente, o agente e os equipamentos devem estar numa temperatura adequada para a ocorrência de evaporação.

O que significa **saturar** uma mistura gasosa com vapor de anestésico inalatório?

Vamos imaginar o que acontece no interior do inalador com ou sem esponjas ou mechas de tecidos ensopadas com o líquido anestésico. Para essa colocação, é preciso imaginar o vaporizador fechado, tal qual um frasco tampado.

A **teoria da matéria** estabelece que as moléculas que compõem a matéria estão se movimentando constantemente. Diz também que tal movimentação aumenta com a temperatura. Tal fato resulta na existência dos quatro estados da matéria, i.e., sólido, líquido, gasoso e plasma.

Forças de atração e repulsão atuam em conjunto e mantêm relativamente constantes as posições das moléculas no meio de um líquido. No entanto, tal comportamento deixa de existir quando se coloca líquido e gás (ou um espaço com vácuo) num mesmo recipiente. Nessas condições, as moléculas que estão na superfície do líquido não encontram outras moléculas para se chocarem na face voltada para o gás ou vácuo. Assim, tenderão a ser "expulsas" da parte líquida em direção à outra parte do recipiente. Trata-se da evaporação.

Para uma dada temperatura qualquer, *menor* do que a temperatura de ebulição do agente anestésico, o processo de evaporação tem um limite máximo, a partir do qual o número de moléculas em cada fase (líquida ou gasosa) **não varia** mais. Na verdade, se estabelece um sistema de equilíbrio, em que para cada molécula que evapora outra tem que se condensar e voltar para a fase líquida. Nesse ponto de equilíbrio, dizemos que se chegou ao ponto de saturação. A força exercida pelas moléculas da parte (fase) gasosa sobre a área das paredes do recipiente é chamada de **pressão de vapor** (Figura 70.6).

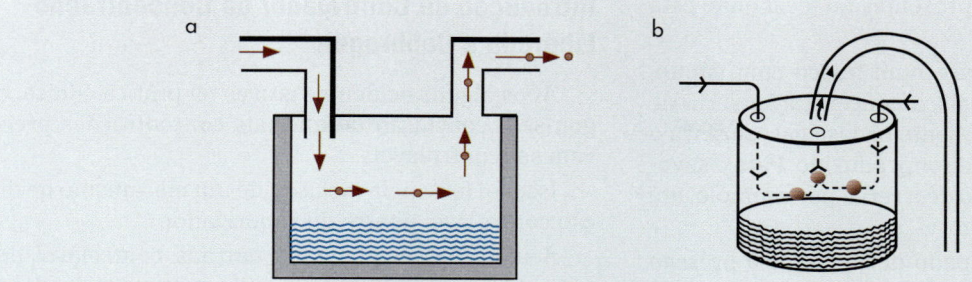

Figura 70.5 — *O esquema "a" representa conceitualmente o dispositivo usado por Morton; o esquema "b" representa conceitualmente o comportamento da lata de Flagg (Flagg's can).*

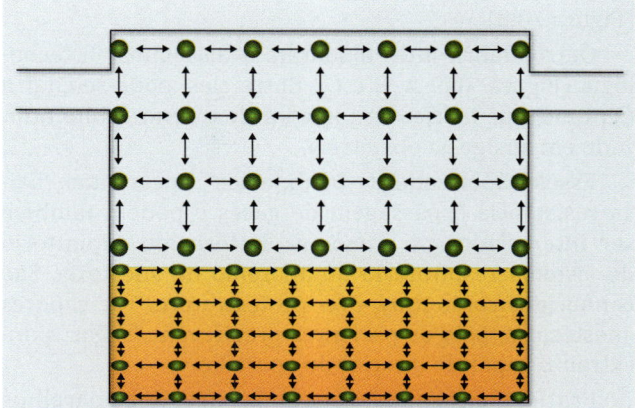

Figura 70.6 — *Forças de atração e repulsa mantêm relativamente constantes as posições das moléculas. Na superfície do líquido, também chamada de interface líquido-gás, a ausência de moléculas contra as quais se chocar provoca desequilíbrio dessas forças de atração e repulsa, fazendo as moléculas da superfície se "desprenderem" do líquido e partirem para a fase gasosa. No ponto de saturação, não cabem novas moléculas na fase gasosa, e, para cada molécula adicional que vier da fase líquida, outra deverá se condensar e voltar da fase gasosa para a líquida.*

Num inalador de Morton, numa máscara de Schimmelbusch ou numa lata de Flagg **em repouso** (i.e., **fora de uso**), o ar parado no interior certamente estaria **saturado** de vapor.

Agora, imaginemos o vaporizador sendo aplicado à face de uma pessoa.

Fluxos inspiratórios **vigorosos** tenderiam a reduzir a concentração inalada, por não darem tempo para o ar se saturar novamente de anestésico dentro do evaporador ou da máscara de pano.

Por outro lado, fluxos inspiratórios **lentos** (por exemplo, em pacientes entrando em depressão respiratória pelo anestésico) tenderiam a aumentar a concentração inalada, por permitir a saturação do ar inspirado com vapor do agente volátil. A 20 °C e 760 mmHg, isso corresponderia a inalar sevoflurano a 17,12%, desflurano a 46,81% ou isoflurano a 23,84%. Num evaporador, não é possível produzir concentrações maiores nessa temperatura e pressão atmosférica, pois esses são números que correspondem ao ponto de saturação. Obviamente, tais concentrações cairiam bastante a partir da segunda inspiração, pois não haveria tempo para esses equipamentos rudimentares se saturarem tão rapidamente.

Como esses valores foram calculados?

Num recipiente fechado, como em um frasco de sevoflurano, o vapor produzido pelo processo de evaporação irá exercer uma pressão na fase gasosa que ocupa o espaço acima do líquido. Essa pressão irá aumentar até a saturação. Nesse ponto, a pressão irá se estabilizar.

Esse acréscimo de pressão se deve à pressão de vapor do sevoflurano, e pode ser estimado pela **equação de Antoine** (Figura 70.7):

$$\log P = A - \frac{B}{C + T}$$

Figura 70.7 — *Equação de Antoine: "P" é a "pressão de vapor" e "T" é a temperatura em Kelvin. "A", "B" e "C" são coeficientes específicos para cada substância e constam nos tratados ou mesmo nas bulas da maioria dos fabricantes ou distribuidores.*

A 20 °C, as pressões de vapor seriam de aproximadamente 157 mmHg para sevoflurano; 669 mmHg para o desflurano; 238 mmHg para o isoflurano; 172 mmHg para o enflurano; 243 mmHg para o halotano; e 38.770 mmHg para o óxido nitroso.

A Pressão de Vapor Depende da Pressão Atmosférica?

Não!

No entanto, a **concentração** (%), dada por essa mesma pressão de vapor (mmHg), dependerá da soma das pressões de todos os gases presentes no local onde está ocorrendo a evaporação.

Se a evaporação ocorresse num frasco com **vácuo**, isto é, sem nenhum outro gás, a concentração seria de 100%, pois a única coisa presente na fase gasosa seria o próprio vapor que acabou de ser produzido. Para o sevoflurano a 20 °C, a evaporação ocorreria, por exemplo, até a pressão atingir 157 mmHg.

Num frasco que foi tampado deixando ar à pressão atmosférica no gargalo, ocorreria aumento progressivo da pressão no gargalo, correspondente à pressão exercida pelas moléculas que estão evaporando e penetrando nesse ar. A concentração saturada do agente evaporado deve ser calculada dividindo-se a pressão de vapor pela soma da pressão atmosférica com a própria pressão de vapor do agente. No exemplo anterior, em vez de "zero" do vácuo, a pressão partiria, por exemplo, de 760 mmHg ao nível do mar. Da mesma forma, o sevoflurano a 20 °C se evaporaria até atingir 157 mmHg. A pressão dentro do frasco aumentaria para 917 mmHg! Esses 157 mmHg de vapor de sevoflurano corresponderiam a 17,12% desses 917 mmHg. Por isso, sempre que destampamos um frasco ocorre um chiado de escape de gás, pois houve aumento da pressão dentro do frasco correspondente à pressão de vapor do agente volátil.

O ar saturado de vapor no inalador ou na máscara poderia ser administrado ao paciente?

Obviamente, não! As concentrações seriam excessivas e perigosas!

Introdução do Controlador da Concentração Liberada e Calibragem

Após alguns acidentes graves na prática clínica, chegou-se à conclusão de que tais concentrações precisavam ser controláveis.

Isso foi feito pela inclusão de um mecanismo de diluição controlável dentro do vaporizador.

A ideia foi instalar uma entrada controlável de ar para diluir a mistura produzida pelo vaporizador (ou máscara).

Por volta de 1907, Ombrédanne idealizou e construiu um inalador com tais características. Nesse inalador, era possível controlar a entrada de ar para aumentar ou diminuir a concentração inicial produzida pelo inalador (Figura 70.8).

Outros fabricantes ajudaram a disseminar a tecnologia (Figura 70.9 A, B e C). Entre eles, pode-se citar a Cyprane, que fabricou o inalador de trileno, muito utilizado em analgesia obstétrica.

Esses vaporizadores "compactos" apresentam baixa resistência à passagem de gases e podem também ser intercalados no ramo inspiratório ou expiratório do sistema respiratório do aparelho de anestesia. São conhecidos como *draw-over* ou "extratores" de vapores anestésicos, pois os pacientes precisavam "sugar" para extrair o vapor do interior do aparelho.

Praticamente não fazem mais parte dos aparelhos de anestesia modernos, pois, assim como o inalador de Morton, a máscara de Schimmelbusch ou a lata de Flagg, a extração de vapor varia bastante com a ven-

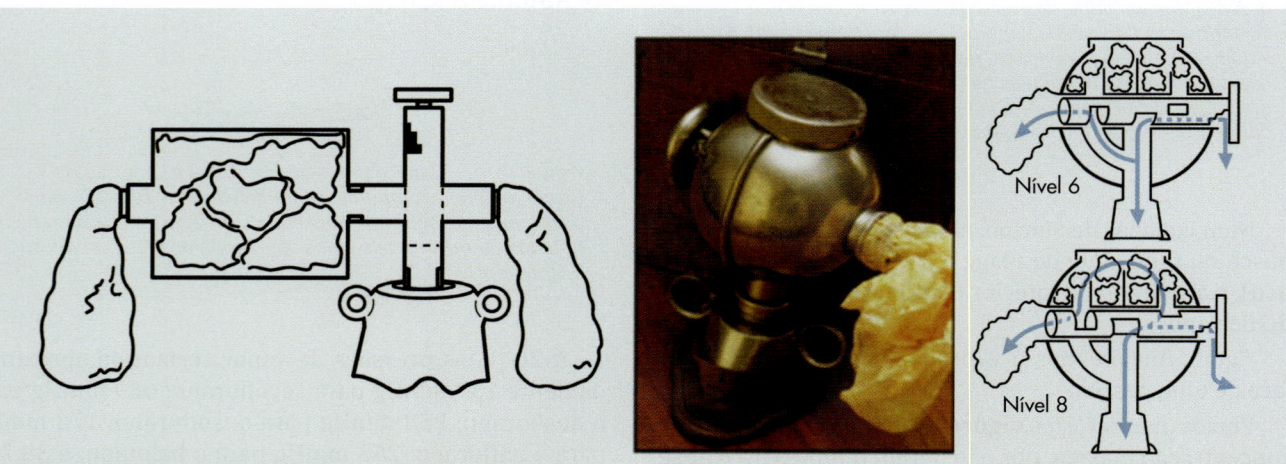

Figura 70.8 — Em 1907, após uma série de fatalidades anestésicas, o professor Auguste Nélaton deu a seu aluno Louis Ombrédanne a tarefa de criar um aparelho de anestesia seguro. O protótipo (à esquerda), feito por Ombrédanne e seu motorista, consistia de uma lata de metal de doce inglês que agiu como um reservatório, equipada com feltro para absorver éter. Formou-se então uma entrada de ar e também uma câmara de reserva respiratória. Modificações do projeto se seguiram até o reservatório elíptico se tornar esférico (centro) e a máscara e o reservatório se separarem, mas a ideia principal do desenho não se modificou ao longo de muitos anos de uso, além da adição de oxigênio e dióxido de carbono (Nível 0: apenas ar, sem éter [canto superior direito]; Nível 8: sem ar [inferior direito] completo e reinalação de éter). Foram vendidos mais de 80 mil desses pela Companhia Collins em todo o mundo. Graças a Ombrédanne, a anestesia inalatória caminhou e fez grandes progressos em direção à segurança, o que permitiu seu controle adequado. A simplicidade do dispositivo permitia a sua utilização por um grande número de médicos.

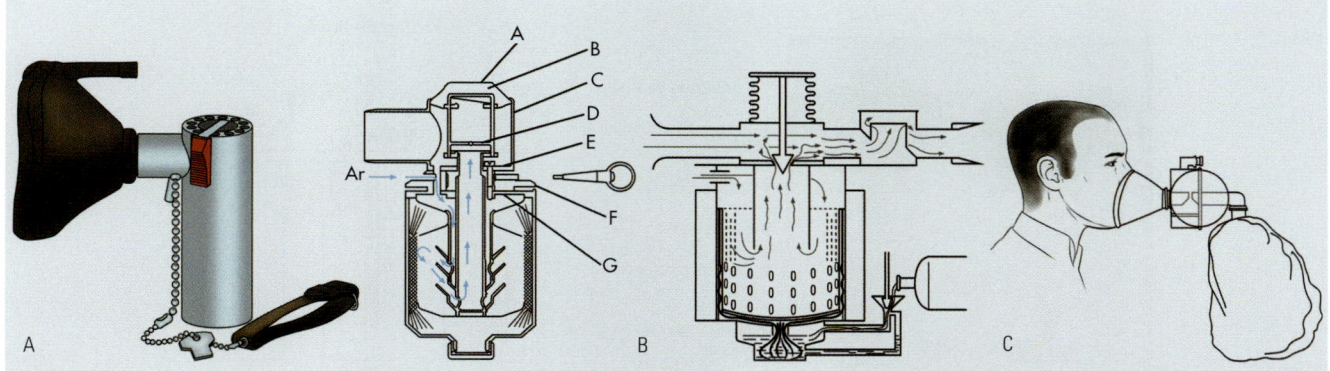

Figura 70.9 — Exemplos de inaladores com dispositivos para ajustar a concentração de vapor no gás inalado: **(A)** Inalador de Duke, com sua chave, para travar a concentração ajustada pelo anestesiologista. **(B)** Inalador tipo EMO (Epstein, Macintosh e Oxford). **(C)** Inalador de Clover.

tilação do paciente. O controlador de concentração introduzido por Ombrédanne permitia evitar a liberação de concentrações elevadas e perigosas, mas ajudava pouco quando o problema era depressão ventilatória e a consequente cessação da força que extraia o vapor.

Com isso os vaporizadores chegaram ao auge da evolução tecnológica?

Não!

Diversos problemas ainda persistiam. Entre eles:

1. redução progressiva da evaporação devido ao esfriamento causado pela própria evaporação;
2. condensação de vapor de água da respiração (devido ao esfriamento); e
3. redução da concentração de oxigênio dentro da máscara.

Também ocorria redução da concentração de oxigênio nas bolsas de reinalação do inalador de Ombrédanne. Veja a Figura 70.9, para entender o funcionamento dessas bolsas.

Como o uso de oxigênio suplementar já havia sido consolidado no século XIX, muitos contornavam o problema da hipóxia injetando esse gás ao ar inalado por meio dos inaladores e máscaras anestésicos da época. Curiosamente, muitos acrescentavam também dióxido de carbono, a fim de estimular a ventilação.

O fluxo desses gases ajudava no processo de evaporação quando, na forma de jatos dirigidos, "arrastavam" as moléculas do agente volátil que embebiam aquelas mechas de tecidos utilizadas para aumentar a área de evaporação. Assim, a vaporização deixava de depender totalmente da força motriz da ventilação do paciente, como ocorria nos extratores.

Vaporizadores de "Arrastamento" e de "Borbulhamento"

Além desse "arrastamento", a prática de acoplar uma fonte de gás à máscara fez surgir uma forma diferente de obter evaporação: o borbulhamento desse gás ou desses gases através do anestésico líquido. Surgiam, assim, dois tipos distintos de vaporizadores: os de "arrastamento" e os de "borbulhamento" (Figuras 70.10 e 70.11).

O borbulhamento era obtido forçando a passagem do oxigênio que seria dado ao paciente através de materiais porosos, tubos ou placas com centenas ou milhares de furos muito pequenos, mergulhados no agente anestésico ainda em forma líquida.

O processo de evaporação ocorre **da superfície** de cada bolha **para seu interior**; o volume da bolha irá aumentar com a entrada desse vapor até o ponto de saturação.

Nos borbulhadores mais eficientes, **todas** as bolhas se saturam completamente com o vapor do anestésico inalatório quando chegam à superfície do líquido.

Os vaporizadores de Morris (*copper-kettle*) e o modelo Vernitrol da Ohio Medical Products usavam o método de borbulhamento para evaporar os anestésicos.

O gás que sai desses vaporizadores precisa ser diluído por um fluxo à parte de oxigênio e/ou óxido nitroso ou ar, pois ele sai completamente saturado de vapor de anestésico. A partir deste ponto do capítulo, esse fluxo será chamado de **fluxo de diluição**.

O cálculo preciso da concentração do agente administrada ao paciente era possível devido ao fato de se conhecer o agente (e a sua **pressão de vapor**, pela equação de Antoine), a temperatura do líquido (com um termômetro mergulhado nele), o fluxo de borbulhamento e o fluxo de diluição. Tais cálculos eram facilitados por réguas de cálculos fornecidas com os produtos (Figura 70.11A).

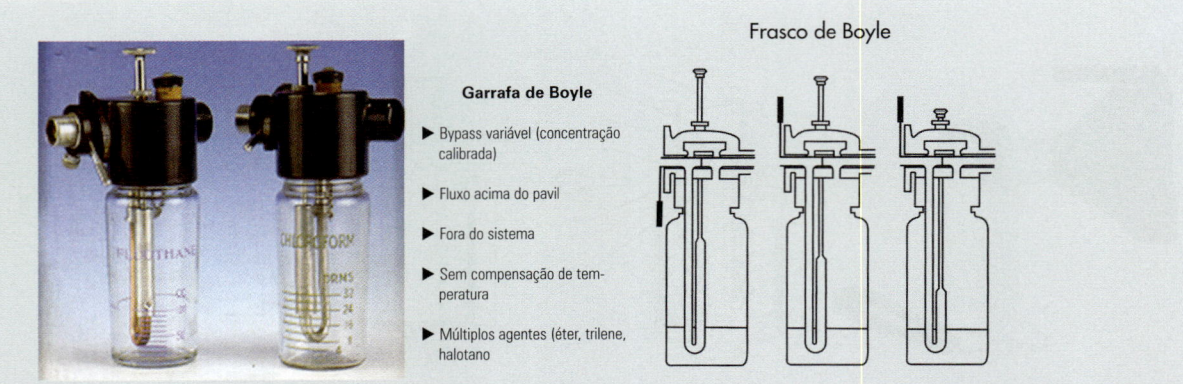

Figura 70.10 — *Vaporizador conhecido como garrafa de Boyle. O processo de borbulhamento ocorre na porção ascendente da alça mergulhada no líquido. Uma campânula móvel oclui parte dos orifícios de borbulhamento, permitindo ajustar a quantidade de vapor produzida.*

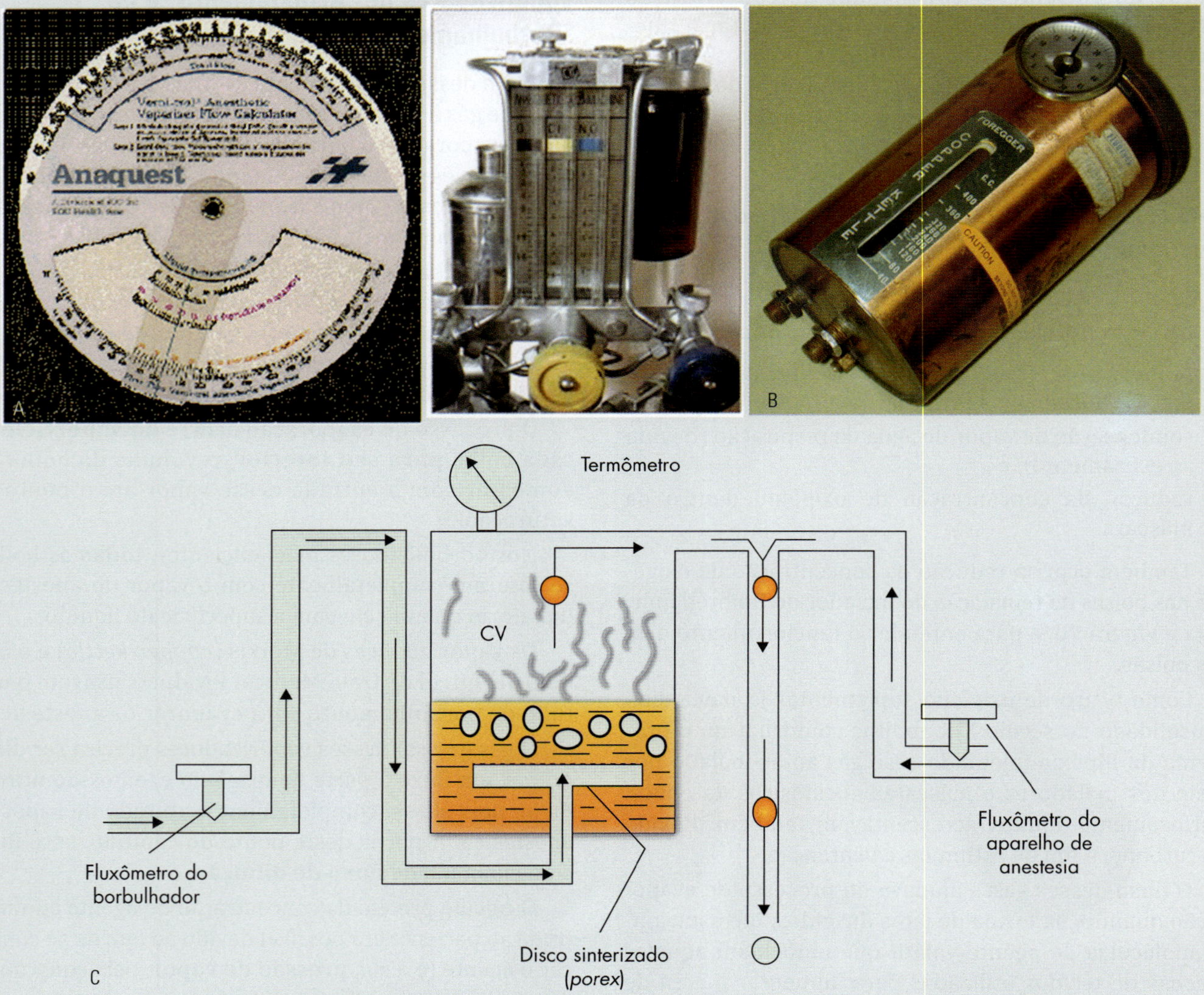

Figura 70.11 — **(A)** *vaporizador tipo Vernitrol com seu disco para determinar o fluxo de borbulhamento para um dado agente, temperatura e fluxo do aparelho de anestesia;* **(B)** *vaporizador de Morrys, também conhecido como "chaleira de cobre";* **(C)** *Componentes do copper kettle. CV = câmara de vaporização. Note que, nesta ilustração, é possível administrar concentrações muito elevadas e perigosas ao paciente, pois o fluxômetro do borbulhador* **independe** *do fluxômetro do aparelho de anestesia.*

Esses vaporizadores são classificados hoje como vaporizadores com fluxômetro integrado (fluxo controlado).

No entanto, para se manter uma determinada concentração administrada, era preciso fazer novo cálculo do fluxo de borbulhamento a cada alteração da temperatura. Deve-se lembrar, mais uma vez, que a temperatura do equipamento diminui conforme o agente vai se evaporando.

O mesmo era necessário quando se aumentava o fluxo de gases frescos. Nessa circunstância, ocorria maior diluição do vapor pelo fluxo de gases frescos. Assim, para se produzir mais vapor, era preciso aumentar o fluxo de borbulhamento por meio do fluxômetro integrado ao vaporizador.

Esquecer um vaporizador de borbulhamento ligado após uma anestesia, desligando apenas o fluxo de gases frescos (O_2/N_2O/ar), significava repletar progressivamente o sistema respiratório do aparelho de anestesia com gás completamente saturado de vapor de anestésico. Isso poderia consistir em grande risco para o paciente seguinte.

Tal risco foi contornado alimentando o fluxômetro integrado ao borbulhador com o fluxo de gases frescos proveniente do bloco de fluxômetros (O_2/N_2O/ar). Assim, a diminuição ou interrupção do fluxo de gases frescos também reduzia ou interrompia o fluxo de borbulhamento, uma vez que esse último era ramo do primeiro.

No entanto, a tática não funcionou bem.

Devido à resistência imposta pela canalização do desvio, pelo fluxômetro integrado e principalmente pelos minúsculos orifícios do borbulhador, pouco fluxo passava por essa ramificação, mesmo com o fluxômetro integrado totalmente aberto. Em outras palavras, havia formação de poucas bolhas e, consequentemente, obtenção de pouco vapor.

O problema foi resolvido colocando-se um obstáculo (resistência) na tubulação do fluxo de gases frescos, logo após aquela ramificação para a alimentação do fluxômetro integrado ao borbulhador (Figura 70.12).

Agora, o caminho preferencial, mais fácil de ser percorrido (com menos resistência), era através dos poros ou orifícios. Assim, bastava abrir a válvula de agulha para se obter uma farta quantidade de bolhas. O fluxo de borbulhamento, agora saturado de vapor, é "devolvido" ao fluxo de gases frescos em algum ponto após a resistência.

A concentração do agente é obtida num determinado intervalo de tempo, dividindo-se o volume de vapor extraído com o borbulhamento pelo volume de gases frescos (agora acrescido do volume de vapor).

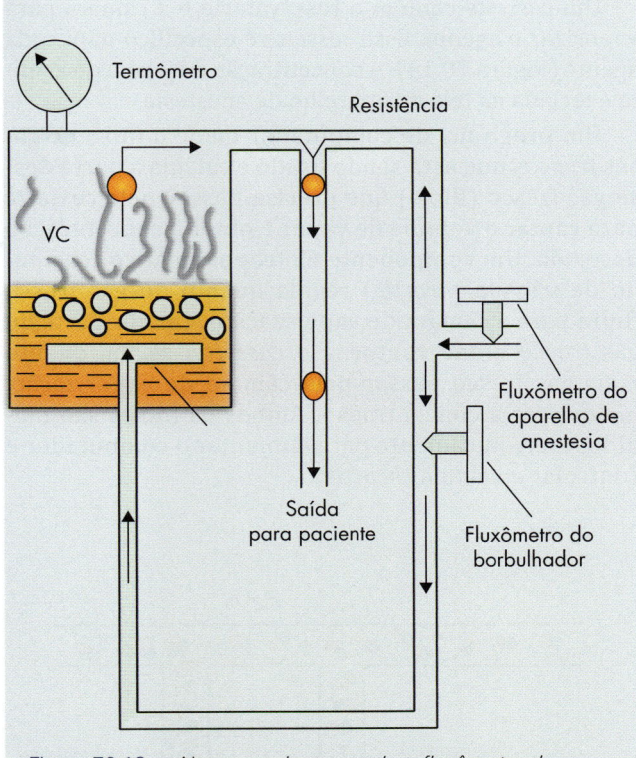

Figura 70.12 — Novo arranjo, tornando o fluxômetro do borbulhador dependente do fluxômetro do aparelho de anestesia. A resistência elevada torna preferencial o percurso através do fluxômetro do borbulhador.

Surgimento de um novo problema colateral

Agora, o problema passa a ser causado por aquela resistência colocada na passagem do fluxo de gases frescos. Essa resistência pressurizava a seção de fluxo contínuo do aparelho de anestesia, interferindo na precisão do bloco de fluxômetros (oxigênio, óxido nitroso e ar).

O *copper-kettle* e o Vernitrol foram conhecidos como vaporizadores "universais", pois bastava apenas ter a régua adequada para o agente utilizado. Os vaporizadores microprocessados (K. Takaoka, Brasil) constituíram a evolução dessa tecnologia, com detectores eletrônicos de temperatura e fluxos, além de um programa de computador para orientar uma regulagem manual do fluxo de borbulhamento conforme a concentração desejada.

Apesar do apelo da "universalidade", a tecnologia do borbulhamento ficou restrita comercialmente. Além disso, não era compatível com o desflurano.

Alguns vaporizadores modernos como o Aladin Cassettes da G&E ainda usam o conceito de fluxo controlado. Porém, não usam o borbulhamento para evaporação do agente (Figura 70.13).

Um *cassette* contém o reservatório e a câmara para vaporizar o agente. Esse *cassette* é específico para cada agente (Figura 70.14). A concentração desejada do agente é teclada na tela do aparelho de anestesia.

Um programa de computador mede o fluxo de gases frescos que está sendo usado e calcula a parte desse gás fresco (fluxo) que precisa passar pelo *cassette* para captar o volume de vapor e obter a concentração desejada. Um componente eletropneumático (chamado de válvula *throttle*) regula quanto do gás fresco fluirá para a câmara de vaporização. A maior parte do gás fresco então contorna o *cassette*; assim, quanto mais gás fresco passar pela câmara de vaporização, maior será a concentração. Ambos os fluxos são medidos eletronicamente para alimentar o computador e controlar a válvula *throttle*.

Paralelamente, os vaporizadores de arrastamento também evoluíram. Ganharam uma bifurcação, chamada de derivação variável interna, para dividir o fluxo de entrada em dois fluxos distintos: o de arrastamento e o de diluição.

Da mesma forma que os vaporizadores de borbulhamento, o fluxo de "saída" passou a ser composto pela soma desses fluxos de arrastamento, diluição com um fluxo de vapor surgido dentro do vaporizador.

O fluxo de arrastamento podia ser controlado por uma resistência variável (registro, válvula, torneira etc.) colocada tanto no caminho do fluxo de arrastamento como no do fluxo de diluição. No entanto, a sua colocação na saída da câmara de arrastamento, logo antes da confluência com o fluxo de diluição, mostrou ser mais vantajosa, como veremos adiante (Figura 70.15).

Os vaporizadores de arrastamento podem ser construídos sem aquela resistência interna permanente extremamente elevada, imprescindível nos vaporizadores de borbulhamento. Com resistências internas menores, vaporizadores de arrastamento interferem menos na leitura dos fluxômetros que compõem a seção de fluxo contínuo do aparelho de anestesia. No entanto, aquela resistência variável, colocada para controlar o fluxo de arrastamento, irá pressurizar um pouco o interior de qualquer vaporizador de arrastamento moderno.

O Problema da Temperatura

O processo de evaporação sempre provoca esfriamento do vaporizador e consequente redução da produção de vapor. O paciente tende a acordar pela redução progressiva da concentração inalada do agente anestésico.

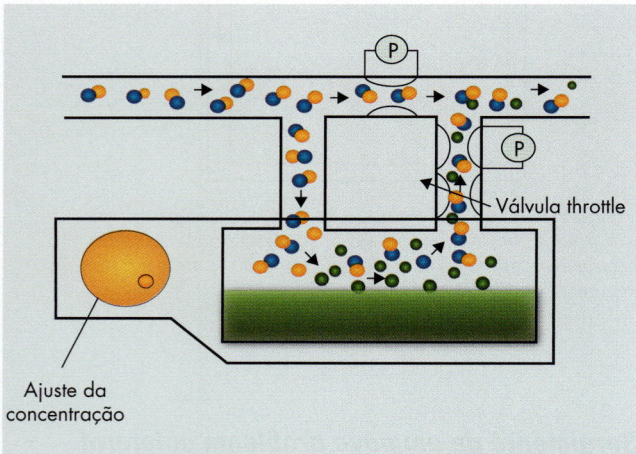

Figura 70.13 — *Esquema de um vaporizador com fluxo controlado moderno.*

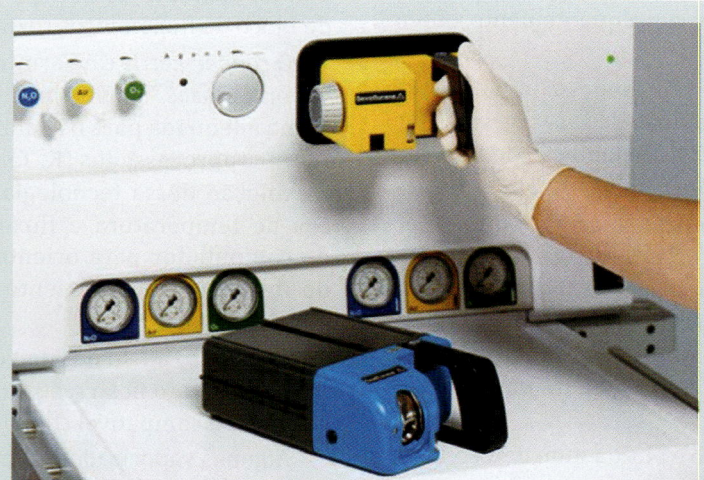

Figura 70.14 — *Cassettes, que atuam como reservatórios e câmaras de vaporização intercambiáveis de agentes anestésicos na forma líquida.*

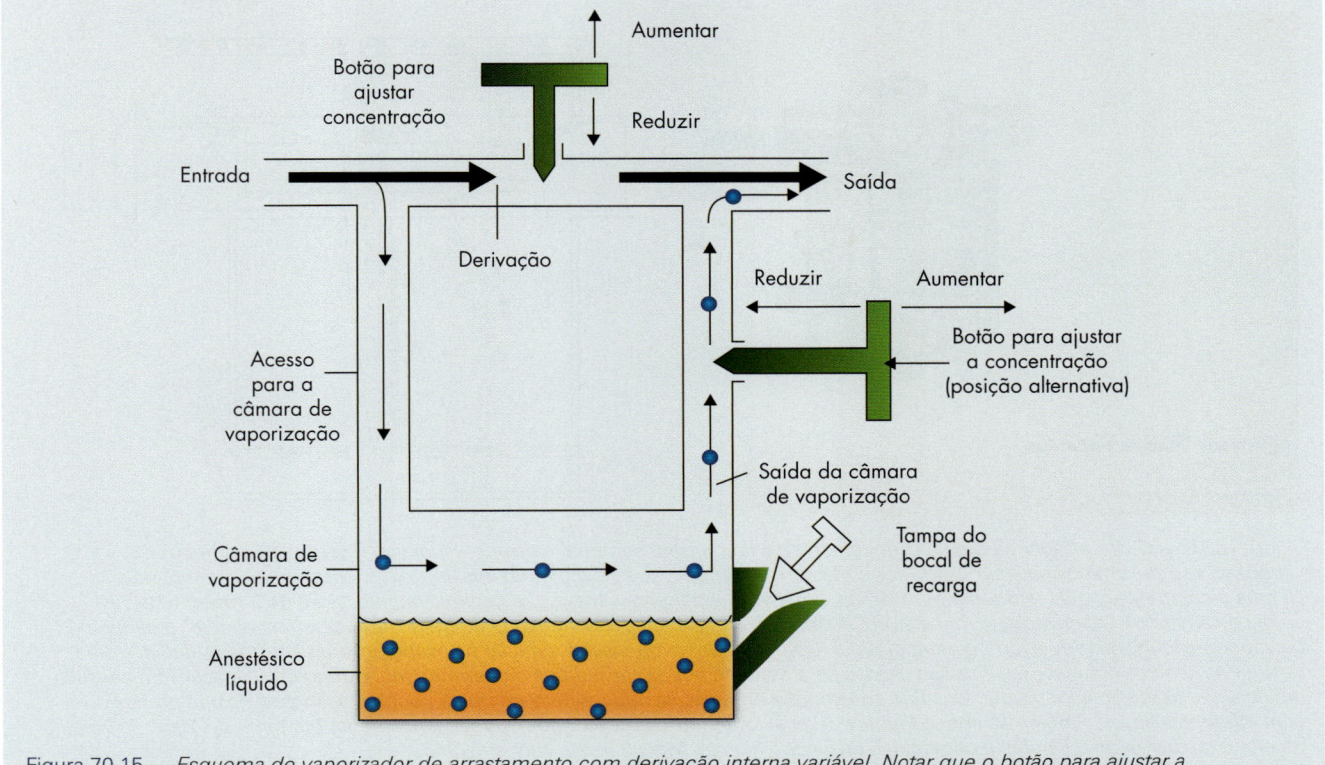

Figura 70.15 — *Esquema de vaporizador de arrastamento com derivação interna variável. Notar que o botão para ajustar a concentração pode ser colocado em dois locais.*

O processo de esfriamento pode ser retardado selecionando materiais de baixa capacidade térmica mássica (calor específico) para construir o vaporizador. Dada em calorias por grama por grau Celsius (cal/g. °C), tal grandeza física intensiva expressa quantas calorias precisam ser retiradas ou fornecidas para alterar a temperatura de 1 g do material em 1 °C. O cobre (0,094), o alumínio (0,22) e o vidro (0,16) são materiais considerados adequados para essa finalidade. Para fins de raciocínio, deve-se também levar em conta a densidade desses materiais. A água poderia até ser usada, mas, devido à baixa densidade e calor específico elevado, os vaporizadores com paredes cheias de água precisariam ser enormes para se obter efeito expressivo.

Da mesma forma, os vaporizadores devem ser construídos com materiais de alta condutividade térmica, que consigam "dissipar" o frio interno para o ambiente. O cobre (401 $W.m^{-1}.K^{-1}$) e o alumínio (237 $W.m^{-1}.K^{-1}$) conduzem bem o calor. O vidro (0,79 $W.m^{-1}.K^{-1}$) seria um condutor mediano. Já o ar (0,03 $W.m^{-1}.K^{-1}$) e o isopor (0,02 $W.m^{-1}.K^{-1}$) não dissipariam nenhum frio por serem isolantes térmicos, e não dissipadores.

Para evitar a redução da concentração do agente nos vaporizadores universais (sempre de borbulhamento), o anestesista precisa aumentar manualmente o fluxo de borbulhamento, consultando a régua de cálculo para a nova temperatura do equipamento.

Nos atuais vaporizadores de arrastamento, o anestesista não precisa se preocupar com tais reajustes manuais, pois o processo é automático.

Termocompensação

Trata-se de um recurso implementado nos vaporizadores de arrastamento modernos.

Consiste numa peça acrescentada no caminho do fluxo de arrastamento a fim de aumentá-lo automaticamente conforme a redução da temperatura do vaporizador. Tal peça também poderia ser colocada no caminho do fluxo de diluição, diminuindo-o conforme o esfriamento do vaporizador.

Chamada de termocompensador, essa peça é construída com material de alto coeficiente de dilatação. A engenhosidade consiste em dar um formato à peça cuja deformação com o frio seja capaz de aumentar automaticamente o fluxo de arrastamento, a fim de manter constante a concentração do agente na saída do vaporizador (Figuras 70.16 e 70.17).

Essa peça pode ser um minúsculo balão de borracha contendo gás freon ou vapor de éter. A ideia seria aproveitar a expansão desse balão com o calor e obstruir a passagem do fluxo de arrastamento. Com o esfriamento do vaporizador, o balão se contrairia e abriria automaticamente a passagem do fluxo de arrastamento, para compensar a redução da evaporação.

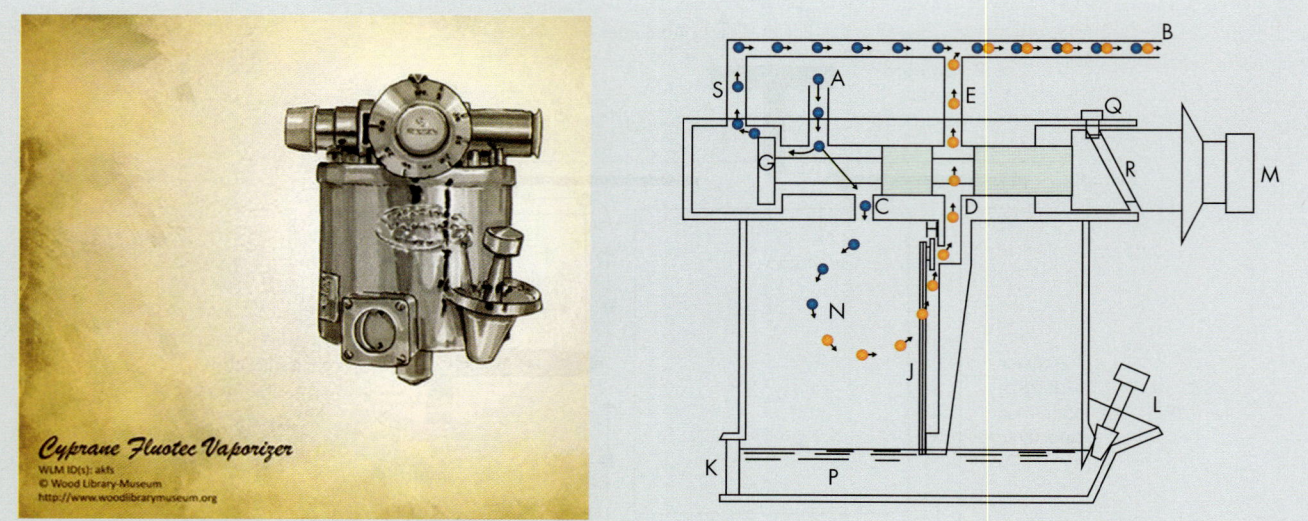

Figura 70.16 — O vaporizador Fluotec foi concebido para administrar somente halotano (Fluotane). Foi um dos primeiros vaporizadores construídos para ser usado somente com um agente anestésico e um dos primeiros a usar uma lâmina bimetálica (J) para a compensação da temperatura. A lâmina bimetálica é parte da válvula que controla quanto "fluxo de arrastamento" (H) entra na câmara de vaporização do anestésico. A lâmina bimetálica permite a entrada de mais "fluxo de arrastamento" à câmara de vaporização (N) quando a temperatura diminui no sentido de compensar a redução na evaporação do anestésico líquido que esfriou. As lâminas bimetálicas ainda são usadas para esse fim nos vaporizadores modernos. Um "cartão de calibração" de consulta rápida vinha fixado ao vaporizador. O cartão apresentava uma escala que permitia corrigir a concentração de halotano produzido com diferentes fluxos. Problemas com o Fluotec original foram descobertos logo após seu lançamento em torno de 1957. A Cyprane recolheu rapidamente o Fluotec e começou a divulgar o Fluotec Mark 2 (ilustração) em 1958.

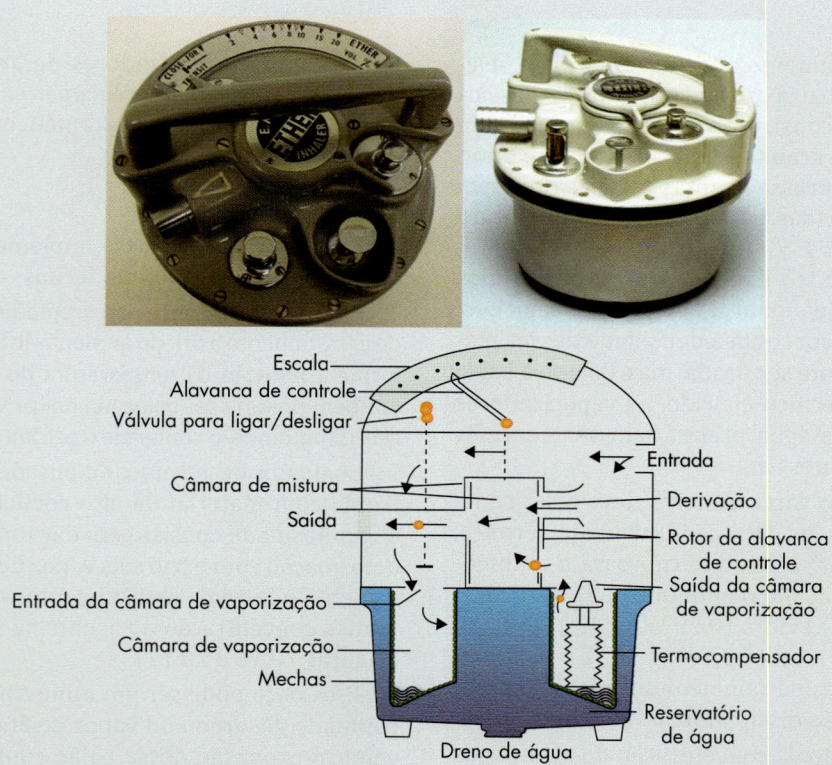

Figura 70.17 — Modelo de vaporizador EMO, com termocompensador em formato de fole preenchido com substância volátil, que obstrui a câmara de vaporização quando se expande (pela elevação da temperatura). Curiosamente, esse vaporizador usava água em vez de cobre ou outro material mais nobre para transferir/conduzir calorias para que o anestésico evaporasse.

Um método alternativo seria um par de lâminas metálicas, com coeficientes de dilatação bem diferentes, atadas pelas extremidades. O esfriamento faria a lâmina com maior coeficiente encolher mais do que a outra. Tal deformação seria usada para desobstruir a passagem do fluxo de arrastamento. Alternativamente, poderia ser usada para obstruir a passagem do fluxo de diluição.

Compensação de Fluxo

O fato de se ter colocado uma bifurcação dentro do vaporizador, para permitir o controle da concentração, trouxe (mais) outro problema: o mau funcionamento devido a fluxos de entrada muito baixos ou muito elevados.

Por exemplo, o que ocorreria se, ao aumentar o fluxo de entrada acima de um certo valor, o fluxo de arrastamento ficasse turbulento enquanto o fluxo de diluição ainda se mantivesse laminar? Uma vez que o fluxo turbulento oferece mais resistência do que o laminar, pela lógica ocorreria menor produção de vapor e maior diluição. Em outras palavras, a concentração administrada seria menor do que a ajustada.

Mais do que da invenção de uma peça capaz de compensar o fluxo, a tal compensação de fluxo dependeu mais da perfeição do projeto do vaporizador para evitar condições que o tornassem impreciso em determinadas faixas de fluxos de entrada (Figura 70.18).

Efeito de Bombeamento

Trata-se de um fenômeno secundário à variação de pressão na saída do vaporizador. Em circunstâncias normais, tal variação seria de 10 a 20 centímetros de água (pressão de ventilação de um paciente normal), mas pode atingir valores maiores em situações de dificuldade para ventilar um paciente.

Num vaporizador antigo, isso podia aumentar inadvertidamente a concentração do agente na saída do vaporizador. Como?

Inicialmente, é preciso prestar atenção nos volumes dos espaços percorridos pelos fluxos de arrastamento e diluição.

O volume do caminho percorrido pelo fluxo de arrastamento costuma ser bem maior do que o volume do caminho percorrido pelo fluxo de diluição, pois inclui a câmara de evaporação com seu depósito de anestésico líquido, mechas e o termocompensador.

O aumento da pressão no circuito (sistema) respiratório do aparelho, para se fazer um recrutamento alveolar, por exemplo, provocaria elevação da pressão dos espaços percorridos tanto pelo fluxo de arrastamento como pelo fluxo de diluição.

Ao aliviar a pressão no circuito (sistema) respiratório do aparelho, os dois espaços se despressurizariam.

Uma vez que o volume do caminho percorrido pelo fluxo de arrastamento é bem maior do que o volume do caminho percorrido pelo fluxo de diluição, o gás na saída do vaporizador conteria mais vapor do que o desejado.

A solução para esse "defeito" consistiu em acrescentar canais extras para pressurizar volumes proporcionais dos dois fluxos (arrastamento e diluição) ou então colocar uma válvula antirrefluxo (*check-valve*) para impedir a transmissão retrógrada da pressão do circuito (sistema) respiratório para o vaporizador (Figuras 70.19 e 70.20).

Ebulidores

Alguns vaporizadores modernos não usam a evaporação para produzir vapor de agentes voláteis. Esses equipamentos aquecem ativamente o líquido, funcionando mais como ebulidores. Na verdade, por funcionarem como panelas de pressão, em pressões próximas a 2 atm (dentro da câmara de ebulição), o agente líquido entra em ebulição em temperaturas mais elevadas do que entraria em condições normais.

Apenas como informação adicional, o desflurano entra em ebulição a 23,5 ºC. Como ocorre com qualquer líquido, nesse momento a pressão de vapor se iguala à pressão atmosférica (760 mmHg, ao nível do mar).

O vaporizador TEC-6 da Dräger aquece o líquido a 39 ºC, a fim de obter uma pressão de vapor de 1.500 mmHg. Esse vapor pressurizado é, em seguida, misturado com o fluxo de gases frescos proveniente do bloco de fluxômetros. A quantidade de vapor liberada para a mistura depende da concentração ajustada pelo anestesiologista e do fluxo de gases frescos empregado. Isso é feito automaticamente, usando a informação de um transdutor de diferencial de pressões acoplado a um controle eletrônico microprocessado.

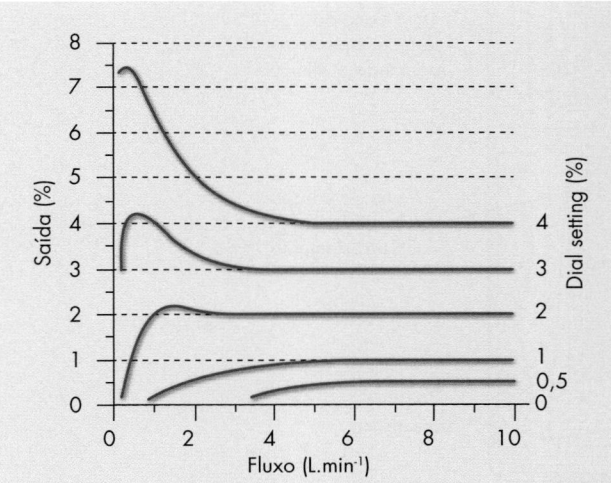

Figura 70.18 — *O Fluotec(R) era fornecido com um cartão para a correção da concentração liberada, conforme o fluxo de gases frescos utilizado. O projeto do vaporizador não incluía a correção automática desse efeito.*

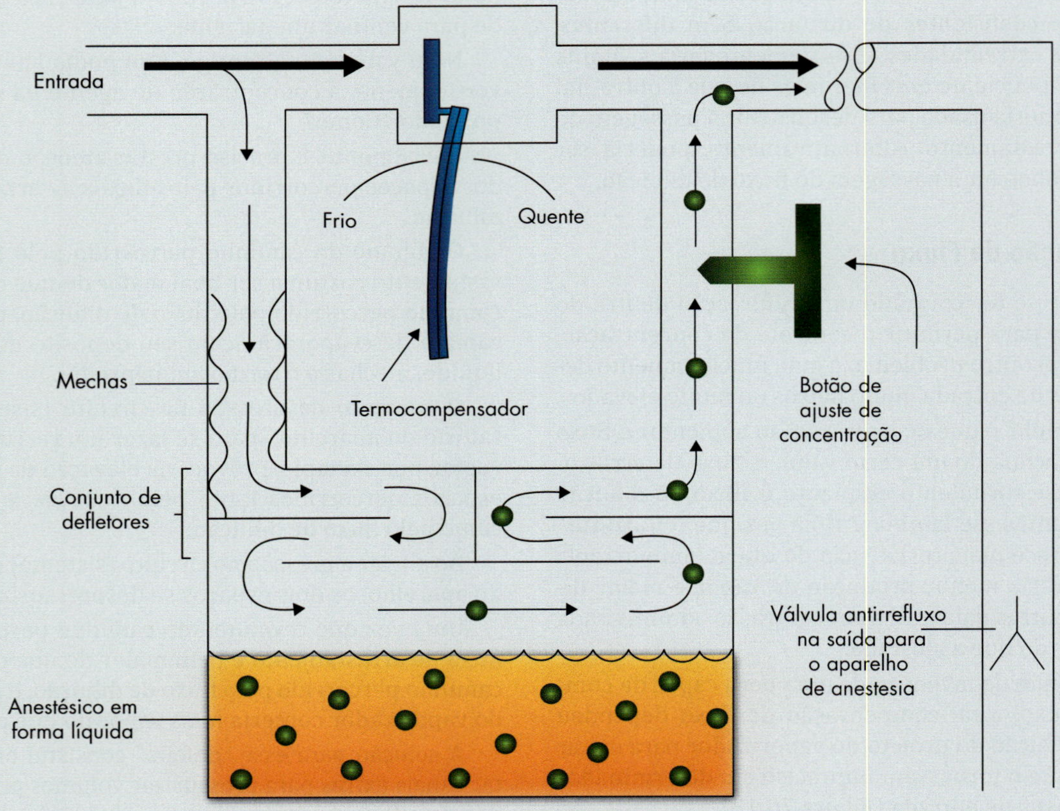

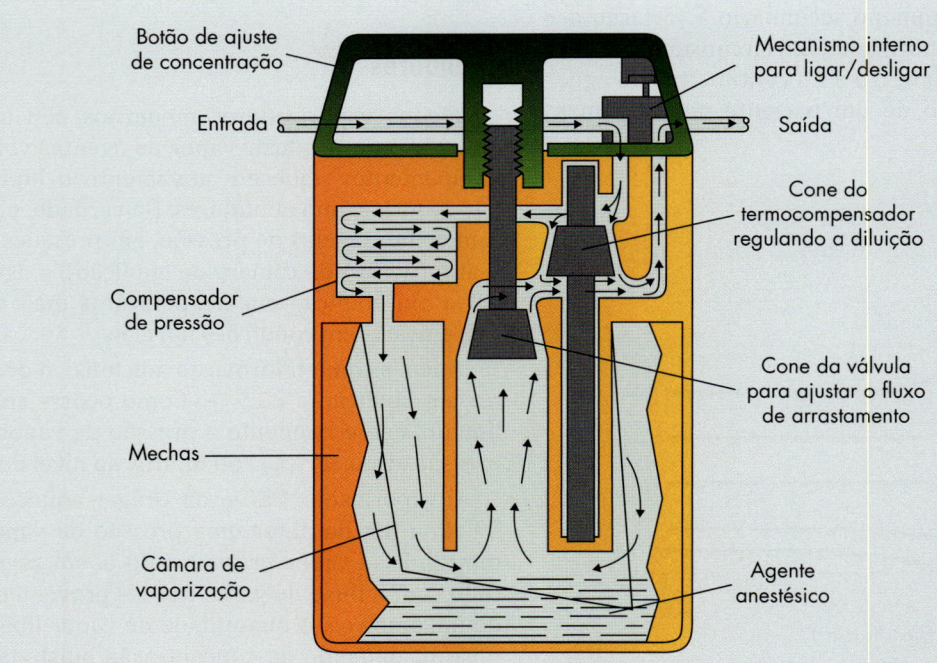

Figura 70.19 — *Arranjo para impedir o efeito de bombeamento com colocação de uma válvula antirrefluxo na saída do vaporizador.*

Figura 70.20 — *Arranjo para impedir o efeito de bombeamento, com colocação de um tubo espiralado longo que impede que o vapor refluído pela despressurização consiga atingir a saída do vaporizador. Lembrar que o efeito de bombeamento deve ocorrer com o cone da válvula para ajustar o fluxo de arrastamento em posição fechada.*

Os vaporizadores "comuns" podem ser empregados com o desflurano?

Não!

O desflurano apresenta uma pressão de vapor de 669 mmHg a 20 °C. Num frasco tampado com um pouco de ar no gargalo a 760 mmHg, a pressão nesse gargalo subiria até 1.429 mmHg devido ao acréscimo do vapor de desflurano. A concentração do agente seria de 46,81% nesses 1.429 mmHg!

Num inalador de Morton ou uma máscara de Schimmelbusch, que não são pressurizáveis como o frasco, o vapor expulsaria o ar sob a máscara e chegaria inicialmente a uma concentração de 88,02% de desflurano (aproximadamente 13 C.A.M.s).

De forma semelhante, a quantidade de vapor produzida por borbulhamento ou arrastamento seria enorme e praticamente incontrolável pelos componentes usados nos vaporizadores comuns.

Em decorrência disso, para o desflurano foi preciso empregar uma tecnologia diferente, na qual o vaporizador funciona como um misturador (*blender*) de gases (Figura 70.21).

Vaporizadores de Injeção Direta

A ideia de produzir um vaporizador sem câmara de vaporização (por arrastamento ou borbulhamento) não é recente (Figura 70.22).

Na década de 1980, uma empresa chamada Siemens produziu o modelo 950, que injetava uma névoa fina do anestésico líquido diretamente no fluxo de gases frescos (FGF) (Figura 70.23).

A resistência imposta ao fluxo de gases frescos (FGF) era tão grande que, curiosamente, o fluxômetro para controlá-lo precisava ser colocado depois do vaporizador. O fluxômetro era único e controlava a mistura de todos os gases do FGF (agente, oxigênio, óxido nitroso ou ar).

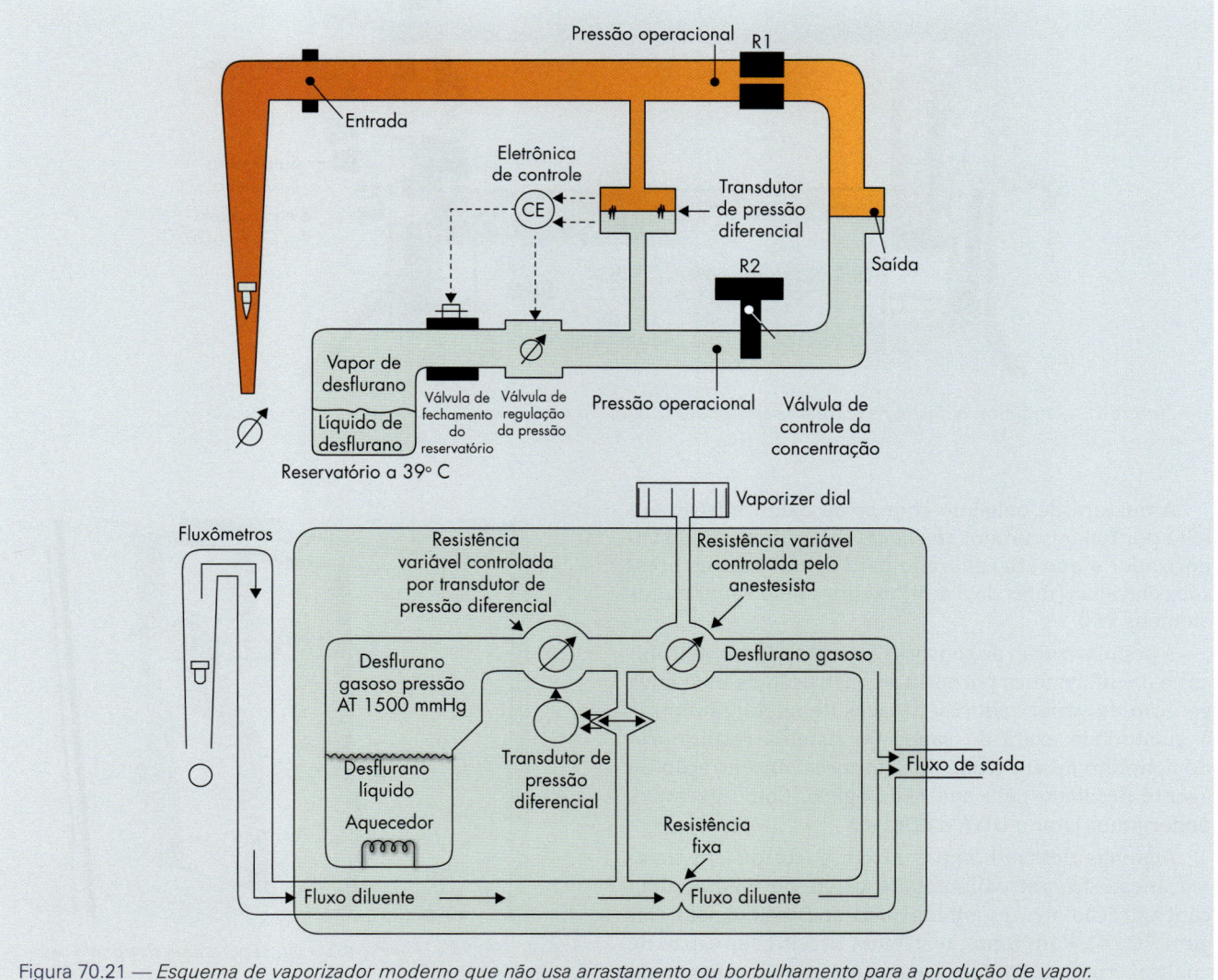

Figura 70.21 — *Esquema de vaporizador moderno que não usa arrastamento ou borbulhamento para a produção de vapor.*

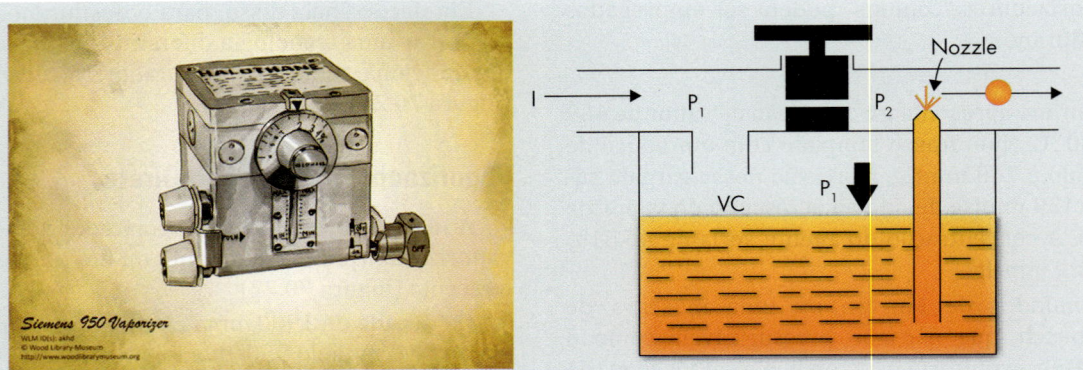

Figura 70.22 — *Vaporizador mecânico, de injeção direta.* A manopla para controlar a concentração do anestésico atuava por uma resistência enorme ao fluxo de gases (I); devido à dificuldade para passar pela resistência, ocorria pressurização de (I) proximal à resistência (P1); Essa pressão P1 empurrava o líquido do reservatório do vaporizador, forçando-o a sair por um tubo situado após a resistência; a extremidade de saída desse tubo era fina o suficiente para atomizar o líquido, formando uma névoa, que era evaporada pelo jato de gás que escapava pela resistência vinculada à manopla.

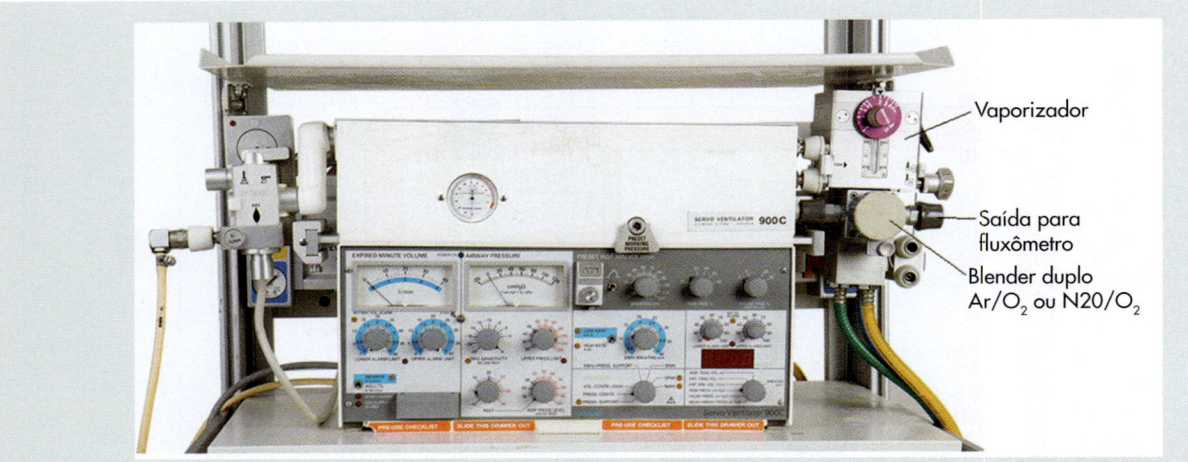

Figura 70.23 — *Vaporizador Siemens 950 com seu blender necessário para alimentá-lo com gás sob alta pressão.*

A mistura de oxigênio com ar ou óxido nitroso era feita por um misturador (*blender*) colocado antes do vaporizador e que era calibrado para operar com as pressões elevadas (mais de 3 atm) exigidas pelo vaporizador Siemens 950.

A popularização de sensores, processadores eletrônicos e da informática permitiu a construção de uma nova geração de vaporizadores, capazes de injetar/atomizar a quantidade exata de vapor no sistema respiratório do aparelho de anestesia para obter a concentração do agente desejado pelo anestesiologista. Como exemplo, poderíamos citar o DIVA da Dräger.

Algumas dessas bombas fazem parte de um sistema anestésico retroalimentado capaz de manter uma concentração-alvo escolhida pelo anestesiologista (Figura 70.24). Para tanto, o sistema precisa ser capaz de analisar continuamente a concentração do agente no

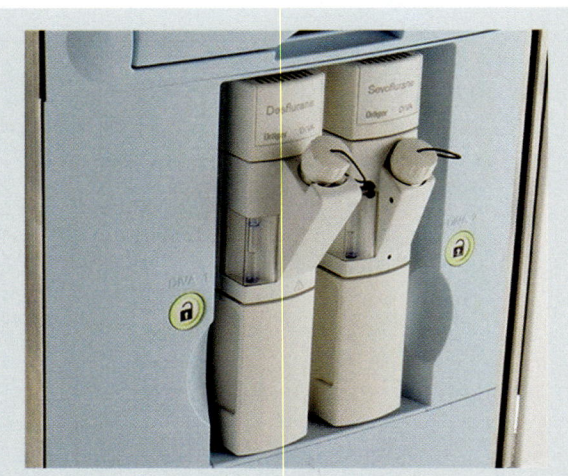

Figura 70.24 — *Ilustração de um vaporizador eletrônico de injeção direta.*

gás inspiratório. Uma nova análise fornecerá à bomba a quantidade de vapor necessária para repor a quantidade de vapor captado pelo paciente.

Características de Segurança dos Vaporizadores

As características de segurança atuais incluem:

1. dispositivo para impedir a colocação de agente errado no vaporizador;
2. desenho para impedir ou dificultar o transbordamento ou derramamento do agente durante a recarga;
3. desenho para impedir o espalhamento do líquido por toda a parte interna do vaporizador durante a remoção, troca ou transporte do vaporizador; e
4. sistema para impedir o uso simultâneo de dois vaporizadores.

Reabastecimento com agente errado

Para evitar isso, os fabricantes projetaram mangueiras com conexões nas extremidades, cujos formatos foram elaborados de modo a funcionar como mecanismo de chave-e-fechadura para impedir a troca inadvertida de agente durante o reabastecimento. Tais mangueiras são obrigatórias para conectar o frasco com o agente na forma líquida ao vaporizador. Elas também dificultam o transbordamento (Figuras 70.25 e 70.26).

Muitos hospitais ainda preferem vaporizadores que não usam tal sistema de segurança. Por isso, os fabricantes ainda vendem vaporizadores com bocais de recarga em formato de funil. Para o usuário, basta destampar um frasco com o agente anestésico líquido e entorná-lo no funil. No entanto, corre-se o risco de se entornar um líquido errado e, ainda, transbordá-lo, provocando perdas e poluição ambiental.

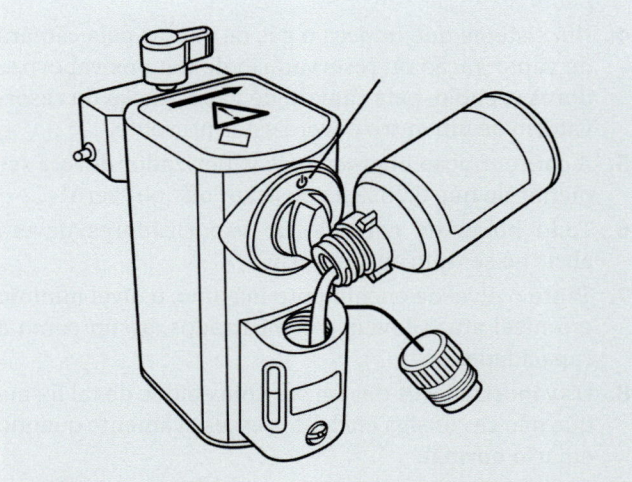

Figura 70.25 — *Sistema de reabastecimento genérico, com potencial para reabastecer o vaporizador com o agente errado.*

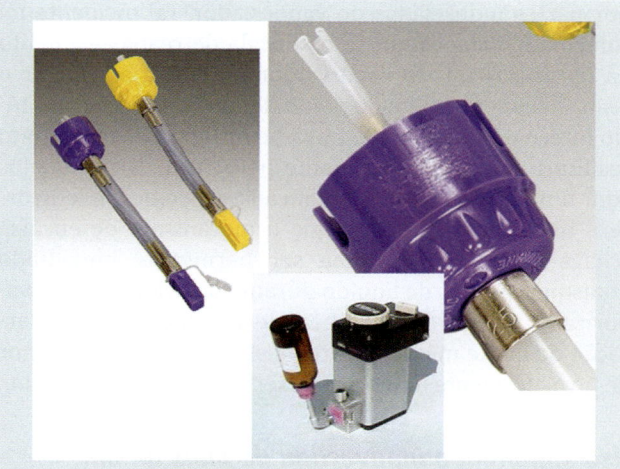

Figura 70.26 — *Sistema com bocal de reabastecimento codificado. Observe o formato das extremidades da mangueira de reabastecimento.*

Transbordamento

O transbordamento pode ocorrer também quando alguém tenta reabastecer um vaporizador que está em uso. O fluxo de gases, que passa pelo interior do vaporizador, tenderá a expelir qualquer líquido que se tentar colocar dentro do aparelho. Muitos fabricantes incorporaram uma posição "O" (de "off" ou "zero"), no botão de regulagem da concentração, para tirar o vaporizador de uso e permitir o reabastecimento.

Espalhamento do líquido dentro do vaporizador

O espalhamento do líquido por toda a parte interna do vaporizador é extremamente perigoso, pois pode resultar na infiltração de anestésico em forma líquida na tubulação (após o vaporizador) do aparelho de anestesia. Além da possibilidade de estragar ou corroer componentes sensíveis do aparelho de anestesia, a evaporação descontrolada desse líquido certamente resultaria em concentrações elevadíssimas e deletérias. No caso de uso de sistemas não valvulados, como o duplo-T, o agente na forma líquida poderia ser injetado nas vias aéreas da criança.

Tal espalhamento pode ser prevenido por mecanismos que isolam automaticamente o reservatório de anestésico líquido do resto do vaporizador durante a remoção, troca ou transporte do vaporizador. Tal mecanismo costuma também estar incorporado no botão de regulagem da concentração do vaporizador. Nos modelos mais seguros, o botão de regulagem apresenta uma posição «T», que deve ser usada para o transporte.

Outro mecanismo para causar espalhamento seria o reabastecimento excessivo. Isso resultaria no transbordamento interno do reservatório e espalhamento do líquido por partes indesejadas do vaporizador. Tal incidente foi solucionado colocando-se o «bocal» de reabastecimento na parte inferior do vaporizador, de forma a impedir o reabastecimento além do ponto de repleção do reservatório interno. Qualquer tentativa de ultrapassar esse ponto resultaria no transbordamento pelo bocal. Nos modelos com funil ou mangueira codificada específica, não ocorrerá transbordamento porque o mecanismo de encaixe (chave-fechadura) costuma ser hermético, impedindo quaisquer perdas de líquido durante o enchimento do vaporizador; o operador também deverá observar a demarcação de limite máximo de reabastecimento no indicador de nível de agente líquido no reservatório do vaporizador.

Uso simultâneo inadvertido de mais de um agente

O impedimento do uso simultâneo de dois vaporizadores foi conseguido por meio de: (1) criação de uma baia ou nicho para encaixe de modelos específicos de vaporizadores ao aparelho de anestesia. Tal especificidade foi obtida pela adoção de conectores com formatos, tamanhos e espaçamentos únicos para cada modelo de vaporizador; (2) incorporação de mecanismo que permita tirar o botão de regulagem da concentração da posição "0" (de "off" ou "zero") **somente** quando todos os vaporizadores encaixados estão com tal botão igualmente na posição "0". Se algum vaporizador estiver em uso, tal mecanismo impedirá o botão do vaporizador em posição "0" de girar para qualquer concentração diferente.

A necessidade de impossibilitar o uso simultâneo de dois vaporizadores é importante para impedir que, p.e., o vapor de halotano penetre num vaporizador contendo um éter halogenado (p.e. metoxiflurano). Isso é possível devido às características físico-químicas das duas substâncias. O vapor de halotano passaria a se dissolver no metoxiflurano líquido.

Numa anestesia subsequente, agora com metoxiflurano, as duas substâncias seriam vaporizadas juntas. Porém, como os pontos de ebulição são diferentes, o halotano seria vaporizado antes do metoxiflurano.

O metoxiflurano é relativamente difícil de ser vaporizado, exigindo um vaporizador com maior capacidade de produzir vapor.

No entanto, quando existe halotano misturado com metoxiflurano, essa maior capacidade de produzir vapor acabará produzindo uma concentração de halotano bem maior do que aquela ajustada pelo anestesista (que acha que está administrando metoxiflurano). As consequências poderiam ser indesejadas, principalmente num ambiente obstétrico, onde o metoxiflurano era bastante utilizado.

Atualmente, o metoxiflurano (Pentrane®) já foi abandonado, porém, o conceito do perigo de dois vaporizadores abertos simultaneamente deverá permanecer na mente de todo anestesiologista.

Além do mecanismo para impedir o uso simultâneo, os vaporizadores devem ser concebidos ou projetados para impedir que o vapor de um deles consiga penetrar no reservatório de líquido de qualquer outro que esteja encaixado juntamente no aparelho de anestesia.

Seria desejável também que o encaixe dos vaporizadores fosse possível somente numa ordem que impeça um agente mais solúvel de penetrar num vaporizador contendo um agente menos solúvel. Isso impediria a saída de concentrações indesejadas e perigosas do agente errado, por destilação fracionada.

Esse fenômeno poderá ocorrer também quando alguém reabastece um vaporizador com o agente errado. Daí a importância, descrita anteriormente, de bocais e bicos diferenciados (codificados) para impedir esse erro.

As Normas para Aparelhos de Anestesia da Sociedade Americana para Teste e Materiais (ASTM) estabelecem para os vaporizadores que:

1. Os efeitos das variações na temperatura e na pressão ambiental, bem como a movimentação/inclinação, a pressão retrógrada, a magnitude do fluxo de entrada e a composição da mistura gasosa no desempenho do vaporizador, devem constar nos documentos e manuais fornecidos com o aparelho.
2. A concentração média liberada pelo vaporizador não deve diferir do valor ajustado em mais do que ±20% ou ±5% do valor máximo possível de ser ajustado, na ausência de pressão retrógrada (bombeamento). Basta apenas uma das condições.
3. A concentração média liberada pelo vaporizador não deve diferir do valor ajustado em mais do que +30% ou −20% ou mais do que +7,5% ou −5% do valor **máximo** possível de ser ajustado; basta apenas uma dessas condições, com variações de pressão na saída comum de gases de 2 kPa com um fluxo total de gases de 2 L.min^{-1} ou 5 kPa e um fluxo total de gases de 8 L.min^{-1}.
4. Um sistema que impeça o gás de passar pela câmara de vaporização ou reservatório de um dos vaporizadores e, então, pela câmara de vaporização ou reservatório de um outro deverá estar presente.
5. A concentração liberada pelo vaporizador deverá ser menor do que 0,05% na posição "off" ou "zero".
6. Todo botão de controle de vaporizadores deverá abrir no sentido anti-horário.
7. Tanto o nível de enchimento máximo, o nível mínimo e o nível atual devem ser mostrados, assim como a capacidade.
8. Os vaporizadores devem ser concebidos de tal forma que não se consiga enchê-los excessivamente quando em uso normal.
9. Os vaporizadores que não podem ser usados dentro do sistema respiratório devem apresentar conectores especiais ou padrão de 23 mm. Os conectores padro-

nizados de 15 mm e 22 mm não podem ser usados. Quando se adota conectores de 23 mm, o conector de entrada de gases no vaporizador deverá ser macho, e o de saída, fêmea. A direção do fluxo de gases deverá estar assinalada.

10. Os vaporizadores possíveis de serem usados dentro do sistema respiratório deverão seguir o padrão cônico de 22 mm, de rosca, ou de engate por peso com entrada fêmea e saída macho. A direção do fluxo de gases deve estar indicada por setas, e o vaporizador, rotulado como "para uso no sistema respiratório".

FLUXÔMETROS

Trata-se de um equipamento concebido para **regular** e, ao mesmo tempo, **medir** o fluxo de gases num aparelho de anestesia.

Na versão mecânica, ainda presente na cabeceira da maioria dos leitos hospitalares, é composto por: (1) uma válvula de agulha que permite regular a magnitude do fluxo que será liberado, e (2) um tubo cônico transparente conhecido como tubo de Thorpe, onde o fluxo liberado será medido.

Esse tubo é cônico, apresenta uma área seccional pequena na sua extremidade inferior e uma área seccional ampla na sua extremidade superior.

Um indicador móvel, chamado tecnicamente de flutuador de nível, move-se no interior do tubo, indicando a magnitude do fluxo que está sendo liberado pela válvula de agulha.

A magnitude do fluxo é indicada numa escala pintada na parte externa do tubo de Thorpe (Figura 70.27).

Em alguns aparelhos de anestesia novos, o tubo de Thorpe foi substituído por um sensor eletrônico de fluxo.

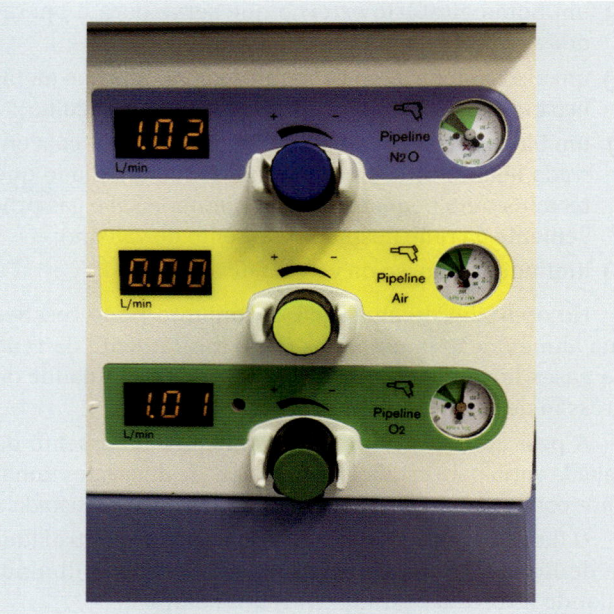

Figura 70.28 — *Conjunto (bloco) de fluxômetros com visores eletrônicos no lugar dos tubos de Thorpe tradicionais.*

O valor do fluxo é mostrado em formato numérico ou gráfico, ou uma combinação das duas formas (Figura 70.28).

Componentes do Fluxômetro

Válvula controladora de fluxo

A válvula controladora de fluxo (Figura 70.29) é constituída por:

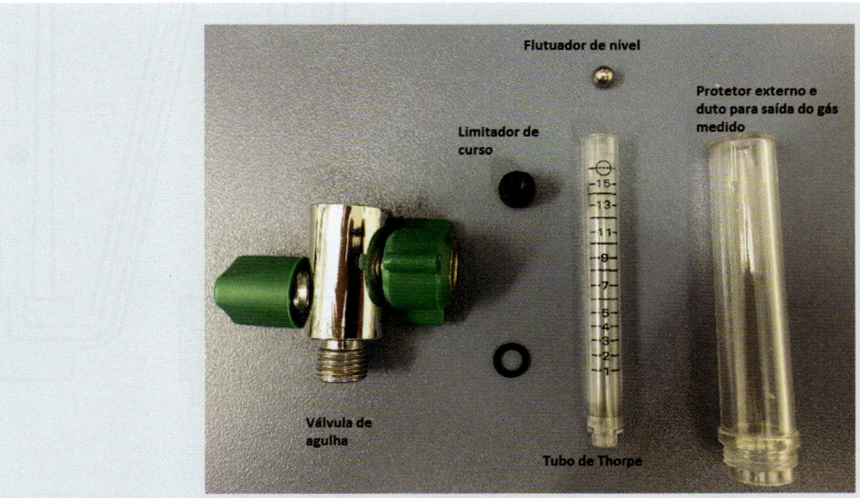

Figura 70.27 — *Componentes de um fluxômetro mecânico.*

a) um botão giratório externo que serve para o operador abrir ou fechar o fluxo de gás;
b) um eixo com formato de parafuso com um cone metálico em sua extremidade distal (a válvula de agulha);
c) um bloco metálico com uma cavidade longa – cuja entrada lembra uma porca –, e um fundo afunilado que termina num pequeno orifício por onde sai o gás proveniente da rede hospitalar (assento de válvula); e
d) limitador de curso da válvula de agulha.

No aparelho de anestesia, o conjunto pode receber sua alimentação pneumática tanto diretamente da rede de gases hospitalares (50 psig) ou de um regulador de pressão de segundo estágio.

A posição da válvula de agulha dentro do assento da válvula varia para estabelecer "fendas" de diferentes tamanhos conforme a válvula controladora de fluxo é ajustada.

O fluxo de gás aumenta quando a válvula controladora de fluxo é girada em sentido anti-horário, e diminui quando a válvula é girada em sentido horário.

Tubo de Thorpe

Os tubos de Thorpe atuais são feitos com vidro (Figura 70.30). A maioria possui apenas uma conicidade, e o diâmetro interno aumenta linearmente da base ao topo.

Os fabricantes costumam "dividir" os tubos de Thorpe para oxigênio e óxido nitroso em dois segmentos para propiciar melhor discriminação visual em fluxo baixos. O segmento inicial, mais delgado, mostrará fluxos de 0 a 1 L.min^{-1}. Já o segundo segmento, mais grosseiro, mostrará fluxos de 1 L/min^{-1} a 10 ou 12 L.min^{-1}.

Os dois segmentos dos tubos estão conectados em série e são alimentados por uma única válvula controladora de fluxo. O fluxo total do gás será aquele mostrado no tubo mais grosseiro.

Ao abrir a válvula de agulha de controle do fluxo (Figura 70.29), o gás começará a fluir para o espaço entre o flutuador e o tubo. Esse espaço é conhecido como espaço anular (Figura 70.31).

O flutuador de nível irá se mover até atingir um ponto de equilíbrio em que o empuxo para cima resultante do fluxo de gás se iguala com a atração do flutuador para baixo resultante da gravidade. O flutuador se moverá para uma outra posição de equilíbrio se o fluxo for alterado.

Esses fluxômetros são chamados normalmente de fluxômetros de orifício variável e pressão constante, porque o gradiente de pressão abaixo e acima do flutuador é sempre o mesmo, em qualquer altura dentro do tubo.

Os tubos são cônicos, com o diâmetro menor situado na parte inferior. O termo orifício variável designa esse tipo de fluxômetro porque o espaço anular entre o flutuador e a parede interna do tubo varia com a posição do flutuador. Já o fluxo que passa pelo estreitamento criado pelo flutuador pode ser laminar ou turbulento, dependendo da sua magnitude (Figura 70.32).

As características do gás que influem na magnitude do fluxo que passa por uma determinada constrição são a viscosidade (fluxo laminar) e a densidade (fluxo turbulento).

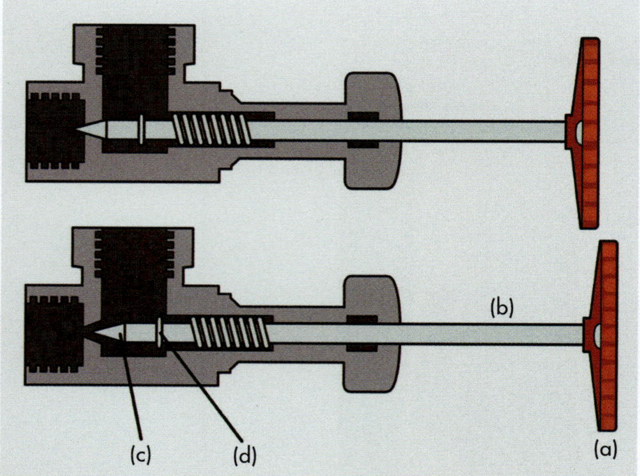

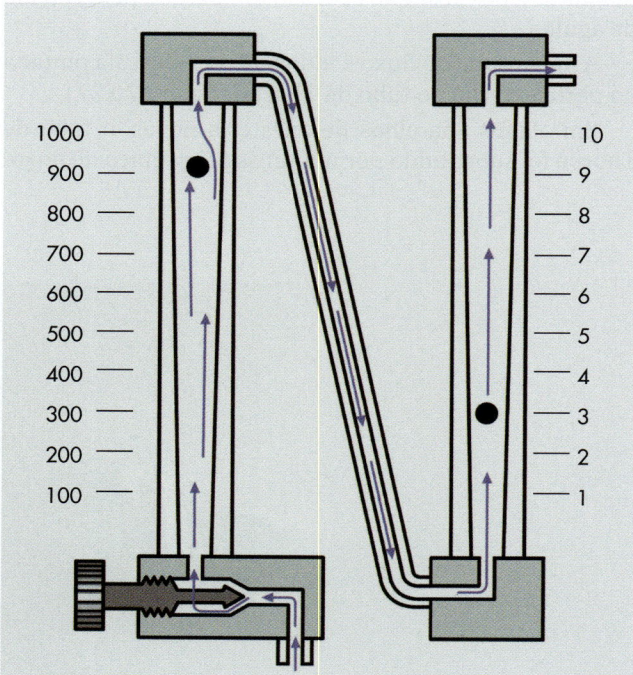

Figura 70.30 — *Tubo de Thorpe dividido em dois segmentos. O primeiro segmento permite a regulagem de fluxos baixos, enquanto o segundo segmento permite a leitura de fluxos grandes.*

Figura 70.29 — *Esquema de uma válvula controladora de fluxo.*

Pelo fato de o espaço anular ser tubular, o fluxo será laminar quando sua magnitude for pequena, e a viscosidade determinará a sua velocidade. O espaço anular imita um orifício quando o fluxo é elevado; tornando-se turbulento, dependerá predominantemente da densidade do gás.

Devemos lembrar que a equação que rege um fluxo laminar é diferente da equação que rege um fluxo turbulento, envolvendo constantes diferentes, tais como a viscosidade do gás ou sua densidade.

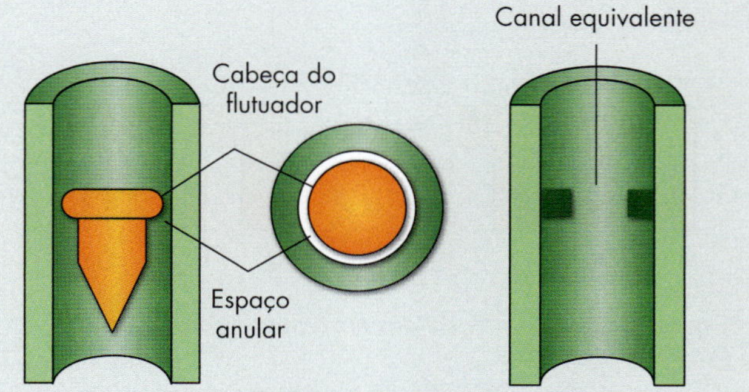

Flutuador de Nível e Limitadores

Existem atualmente diferentes tipos de flutuadores de nível, incluindo esferas, cilindros com aletas etc. A magnitude do fluxo deve ser lida no **topo** dos flutuadores não esféricos e no **centro** dos flutuadores esféricos.

Os tubos de Thorpe devem apresentar limitadores no topo e na base: o limitador superior impede o flutuador de ultrapassar o tubo – e eventualmente ficar entalado ou cair para fora.

Também assegura que o flutuador esteja visível no fluxo máximo em vez de desaparecer na cobertura do bloco de fluxômetros.

O limitador inferior deixa centralizado o flutuador quando a válvula controladora de fluxo está fechada.

Escala

A escala pode estar marcada diretamente no tubo de Thorpe ou gravada à direita do tubo.

As marcas que indicam um mesmo intervalo de fluxo ficam mais próximas umas das outras na parte superior do tubo porque o espaço anular aumenta mais rapidamente do que o diâmetro interno correspondente.

Estrias internas podem ser colocadas ao longo da superfície interna dos tubos a fim de dispensar essas escalas "não lineares". Geralmente são três estrias cuneiformes espaçadas uniformemente. As cunhas vão ficando maiores nas porções do tubo onde os diâmetros são maiores.

Na presença desses guias estriados, o espaço anular aumenta quase proporcionalmente em relação ao diâmetro da base e ao topo do tubo. Isso resulta numa escala praticamente linear. Guias estriadas são usadas em muitos tubos de fluxômetros da Dräger Medical.

Aspectos de Segurança

Os fluxômetros modernos possuem diversos aspectos de segurança. O botão para regular o fluxo de oxigênio é obrigatoriamente diferente dos botões dos outros gases. Possui um toque distinto (ranhuras), é mais proeminente do que os botões dos outros gases e possui diâmetro maior do que os botões controladores de fluxo dos outros gases.

Todos os botões são identificados por cores próprias para cada gás, e a fórmula química ou o nome do gás estão marcados permanentemente.

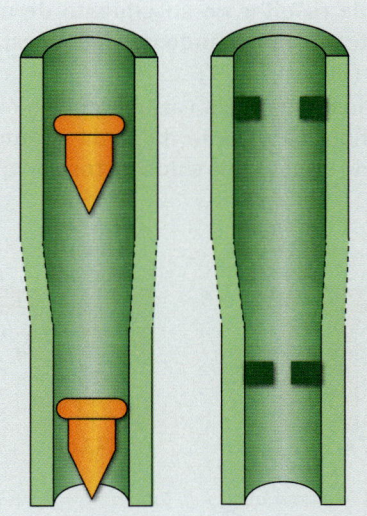

Figura 70.31 — *O espaço anular. A fenda entre a cabeça do flutuador e a parede do tubo é chamada de espaço anular. É considerada equivalente a um canal cilíndrico com a mesma área seccional.*
(Redesenhada de: Macintosh R, Mushin WW, Epstein HG. Physics for the Anaesthetist. 3rd ed. Oxford: Blackwell Scientific Publications; 1963.)

Figura 70.32 — *Estreitamento: a metade inferior da ilustração representa a porção inferior do tubo. A fenda entre a cabeça do flutuador e a parede do tubo é estreita. O canal equivalente seria tubular porque seu diâmetro é menor do que o comprimento. A viscosidade é dominante na determinação da magnitude do fluxo que passa pelo estreitamento tubular. A porção superior da ilustração representa a metade superior do tubo. O canal equivalente seria orificial porque seu comprimento é menor do que o diâmetro. A densidade é dominante na determinação da magnitude do fluxo que passa por esse estreitamento orificial.*
(Redesenhado de: Macintosh R, Mushin WW, Epstein HG. Physics for the Anaesthetist. 3rd ed. Oxford: Blackwell Scientific Publications; 1963.)

Os botões controladores de fluxo estão embutidos ou protegidos por anteparos para minimizar o desajuste acidental da regulagem desejada.

Se um único gás for mostrado em dois tubos, estes tubos devem estar arranjados em série, e o fluxo que passa por eles será controlado por uma única válvula controladora de fluxo.

Em muitos aparelhos novos, os fluxômetros foram substituídos por painéis eletrônicos de controle dotados de "teclas sensíveis ao toque" para a regulagem do fluxo.

Problemas com Fluxômetros

Vazamentos

Podem constituir problema importante pelo fato de os fluxômetros estarem localizados distalmente aos dispositivos de segurança do aparelho de anestesia, excetuando o analisador de oxigênio.

Os vazamentos podem ocorrer nos anéis ("O-rings") colocados nas junções entre o tubo de Thorpe e o corpo metálico do bloco de fluxômetro, ou ainda provocados por quebra ou rachadura desse tubo.

Os tubos de Thorpe feitos de vidro são os componentes pneumáticos mais frágeis do aparelho de anestesia.

Danos muito grosseiros ao tubo de Thorpe geralmente são bem visíveis, porém, os danos mais sutis e rachaduras podem passar despercebidos, resultando em erros na leitura dos fluxos liberados.

O uso de fluxômetros eletrônicos e a remoção dos tubos convencionais de vidro de alguns aparelhos novos podem ajudar a eliminar essas fontes potenciais de vazamentos.

Eger e col. demonstraram que, na ocorrência de vazamento do fluxômetro, a administração de uma mistura hipoxemiante será menos provável se o fluxômetro de oxigênio estiver localizado mais distalmente em relação aos outros fluxômetros.

A Figura 70.33 é uma versão atualizada da figura original publicada por Eger.

Na Figura 70.33, o fluxômetro de ar está fechado, porém, apresenta um grande vazamento. Os fluxos do óxido nitroso e do oxigênio estão ajustados numa proporção de 3:1.

A Figura 70.33 (em A e B) ainda mostra uma situação potencialmente perigosa porque o fluxômetro de óxido nitroso está localizado na saída da mistura gasosa.

Uma mistura hipóxica pode ser liberada porque uma porção substancial do fluxo de oxigênio escapa pelo vazamento enquanto todo o fluxo de óxido nitroso é direcionado para a saída comum de gases.

Configurações mais seguras são mostradas em C e D na Figura 70.33: nelas, o fluxômetro de oxigênio está posicionado distalmente.

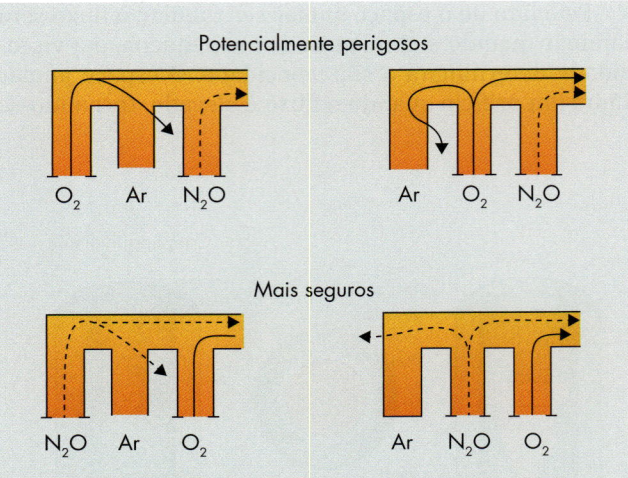

Figura 70.33 — *Sequência dos fluxômetros como causa potencial de hipóxia.*

(Modificado de: Eger EI 2nd, Hylton RR, Irwin RH, et al. Anesthetic flowmeter sequence – a cause for hypoxia. Anesthesiology. 1963;24:396.)

Uma parte do fluxo de óxido nitroso escapa pelo vazamento, e o resto é dirigido para a saída comum de gases.

Uma mistura hipóxica é menos provável porque todo o fluxo de oxigênio está além do fluxo de óxido nitroso.

Por outro lado, um vazamento no tubo do fluxo de oxigênio pode resultar no surgimento de uma mistura hipoxemiante mesmo quando o oxigênio está localizado distalmente (Figura 70.34).

O oxigênio escapa pelo vazamento, e o óxido nitroso continua a fluir na direção da saída comum, especialmente quando se usa mais óxido nitroso do que oxigênio.

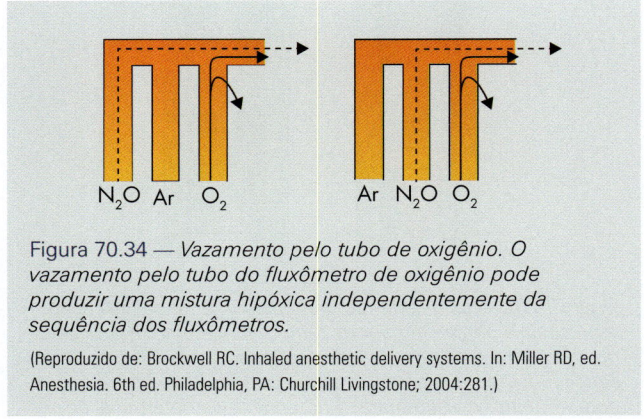

Figura 70.34 — *Vazamento pelo tubo de oxigênio. O vazamento pelo tubo do fluxômetro de oxigênio pode produzir uma mistura hipóxica independentemente da sequência dos fluxômetros.*

(Reproduzido de: Brockwell RC. Inhaled anesthetic delivery systems. In: Miller RD, ed. Anesthesia. 6th ed. Philadelphia, PA: Churchill Livingstone; 2004:281.)

Imprecisão

Erro na medida do fluxo pode ocorrer mesmo quando os fluxômetros são bem construídos, com materiais de boa qualidade. Sujeira ou eletricidade estática podem prender o flutuador de nível, e o fluxo real pode ser maior ou menor do que o indicado.

O flutuador fica preso mais comumente quando se usa fluxos baixos, porque o espaço anular está menor. Já um flutuador de nível estragado pode levar a leituras imprecisas devido ao comprometimento da estreita relação mecânica de precisão que precisa existir entre o flutuador e o tubo. Uma pressão retrógrada proveniente do circuito respiratório pode provocar uma queda do flutuador de modo a mostrar uma leitura menor do que a real.

E, por fim, se os fluxômetros não estiverem nivelados apropriadamente na posição vertical, as leituras podem ser imprecisas por causa da distorção do espaço anular devido ao desalinhamento.

Escala ambígua

Esse erro pode induzir o operador a ler a posição do flutuador de nível na escala do gás adjacente. Hoje, a ocorrência desse erro é mais improvável porque as escalas dos fluxômetros atuais estão grafadas diretamente no tubo de Thorpe ou imediatamente à sua direita.

A possibilidade de confusão é menor quando a escala está gravada diretamente no tubo.

Fluxômetros Eletrônicos

Os aparelhos de anestesia atuais como o GE-Datex-Ohmeda S/5 ADU, o Dräger Fabius GS e o Dräger Apollo (entre outros) possuem botões controladores de fluxo e válvulas controladoras de fluxo (agulha) convencionais, mas possuem sensores de fluxo eletrônicos e telas digitais em vez de tubos de fluxo feitos de vidro (Figura 70.35).

A magnitude do fluxo ajustada com a válvula controladora de fluxo é representada graficamente e/ou numericamente em litros por minuto na interface com o usuário, integrada no aparelho de anestesia.

Esses sistemas dependem de eletricidade para mostrar o fluxo de gases. No entanto, mesmo quando ocorre falta de energia elétrica, uma vez que as válvulas controladoras de fluxo em si são mecânicas (i.e., não eletrônicas), os ajustes dos fluxos de gases continuarão inalterados.

Uma vez que esses aparelhos não possuem tubos de Thorpe individuais para quantificar fisicamente o fluxo de cada gás, um pequeno fluxômetro convencional pneumático de "gases frescos" ou "fluxo total" é embutido para proporcionar ao usuário uma estimativa da quantidade total de gases frescos que está fluindo das válvulas controladoras de fluxo para a saída comum de gases, mesmo na falta de eletricidade (Figura 70.36).

No aparelho de anestesia GE Datex Aisys Carestation, a válvula controladora de fluxo de agulha tradicional e o botão com código de cor foram substituídos por um sistema eletrônico de controle que usa um misturador de gases. No aparelho, o segundo gás, seja N_2O ou ar, é inicialmente selecionado; depois, ajusta-se a concentração inspirada de oxigênio desejada (FIO_2) e, por fim, o fluxo total de gases frescos (FGF).

A escolha do FGF e FIO_2 é feita pressionando-se teclas de membrana no painel de controle, girando um botão para um lado ou para outro a fim de acertar o valor do FGF e FIO_2. Por fim, pressiona-se esse mesmo valor para confirmar o valor escolhido.

No Aisys Carestation, os controles para aumentar ou diminuir os fluxos (ou a concentração dos agentes) representam uma despedida do tradicionalismo.

As válvulas de agulha tradicionais para controlar fluxos foram projetadas por engenheiros mecânicos de

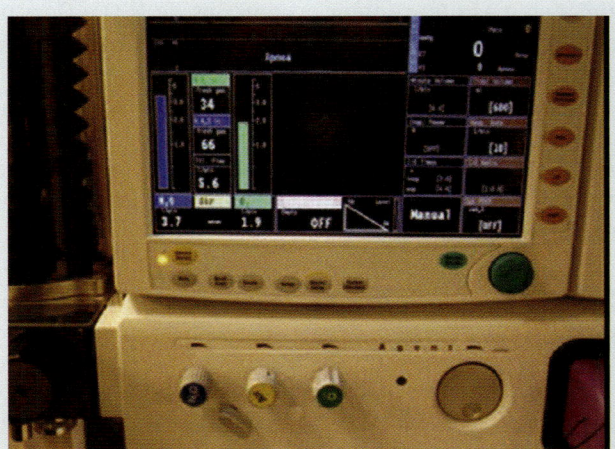

Figura 70.35 — Datex S5/ADU. Notar os botões de controle de fluxo das válvulas de agulha mecânicas – mas, com tela para apresentação eletrônica dos fluxômetros virtuais e leitura digital.

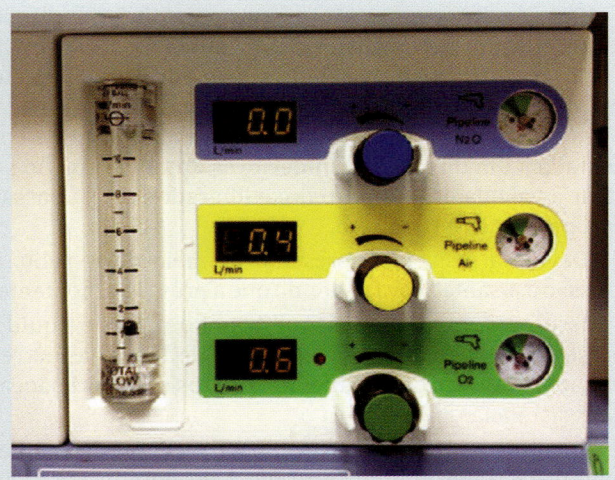

Figura 70.36 — Dräger Fabius GS. Notar os controles das válvulas de agulha, os mostradores digitais e os gráficos dos fluxos. O fluxômetro para o fluxo total de gases continua funcionando se ocorrer falta de eletricidade.

modo a aumentar o fluxo, girando-se o botão para controlar o fluxo no sentido anti-horário (para alargar a válvula).

O mesmo se aplica para aumentar a concentração do agente num vaporizador de derivação variável.

Os controles do Aisys Carestation são projetados por engenheiros elétricos que seguem normas estabelecendo que, para aumentar alguma coisa, os botões precisam ser girados em sentido horário.

Assim, quando se está aprendendo a usar o aparelho Aisys Carestation, o operador deve se adaptar a "girar em sentido horário para aumentar" e lembrar que é preciso pressionar o botão para confirmar o ajuste desejado, caso contrário o aparelho não aceitará o ajuste.

No caso de falha do misturador eletrônico de gases, o Aisys Carestation alternará para um sistema de reserva que permitirá liberar oxigênio para o sistema respiratório por meio de um fluxômetro alternativo de oxigênio, tradicional e mecânico.

Fluxômetros de Orifício Fixo

Esses fluxômetros foram utilizados em alguns aparelhos de anestesia bem antigos.

Em vez de usar um tubo de Thorpe, usavam um tubo de vidro dobrado em forma de "U", preenchido parcialmente com um líquido.

O fluxo era regulado da mesma forma que os fluxômetros de orifício variável, isto é, por meio de uma válvula de agulha.

A partir daí, nesses fluxômetros de orifício fixo, em vez de o fluxo ser dirigido para um tubo de Thorpe, era dirigido para um tubo reto com um estreitamento no meio. Esse estreitamento funcionava como uma resistência de formato orificial. Tratava-se do "orifício fixo" que dava nome ao equipamento.

Dois orifícios eram furados na parte inferior desse tubo reto. Um dos orifícios ficava antes da resistência, e o outro orifício ficava depois da resistência. Aquele tubo em formato de "U" com líquido dentro era acoplado a esse tubo, de forma que cada extremidade ficasse conectada a um dos orifícios inferiores do tubo reto. Ao se abrir a válvula de agulha, o fluxo liberado por ela passava a percorrer o tubo reto.

Devido à resistência presente no meio desse tubo, a pressão a jusante ficava maior do que a pressão a montante.

Isso provocava um desequilíbrio no nível do líquido presente no tubo de vidro em forma de "U", cujas extremidades estavam conectadas em pontos opostos ao local da resistência.

Quanto maior o fluxo liberado pela válvula de agulha, maior era o desequilíbrio do nível do líquido nos dois ramos do tubo em "U" (Figura 70.37).

A partir daí, bastava gravar no ramo ascendente o valor do fluxo liberado, usando um instrumento de calibragem.

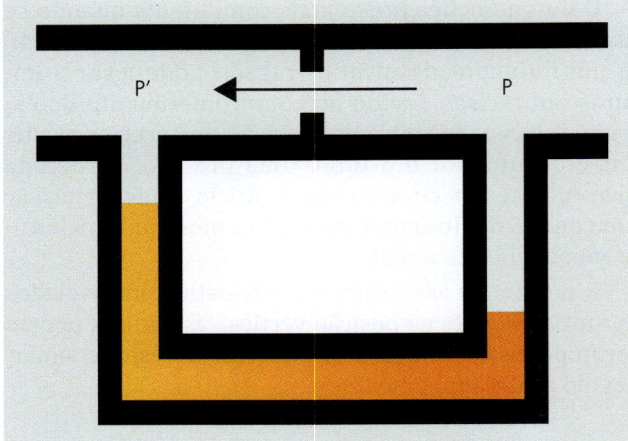

Figura 70.37 — *Fluxômetro de orifício fixo. Notar a diferença de pressões produzida pela resistência, durante a passagem de um determinado fluxo.*

Uma vez que a maioria dos líquidos usados eram voláteis, era preciso repor constantemente esses líquidos, para a leitura ser realizada corretamente.

Na evolução, esse tubo em "U" preenchido com líquido foi substituído por um manômetro. Em vez de a escala mostrar pressões, a escala mostrava fluxos, pois os dois parâmetros eram diretamente proporcionais quando a resistência era fixa (primeira lei de Ohm).

Em alguns fluxômetros eletrônicos modernos, as pressões a montante e jusante são medidas por transdutores, e o cálculo do fluxo é feito eletronicamente e mostrado digitalmente ou graficamente.

Mecanismos que Impedem a Produção de Misturas Hipóxicas

Os fabricantes equipam os aparelhos de anestesia com sistemas que contêm proporções de N_2O e O_2 projetados para evitar a liberação de uma mistura hipóxica quando se usa óxido nitroso.

O óxido nitroso e o oxigênio estão "conectados" mecanicamente e/ou pneumaticamente, ou eletronicamente (no GE Aisys Carestation), de modo que a concentração mínima de oxigênio na saída comum de gases esteja entre 23% e 25% dependendo do fabricante.

Sistema de controle Link-25 proportion-limiting da Ge-Datex-Ohmeda

Esses sistemas são usados nos aparelhos tradicionais da GE Datex-Ohmeda. O coração do sistema é um acoplamento mecânico das válvulas controladoras de fluxo de óxido nitroso e oxigênio.

Esse acoplamento permite ajustar as válvulas de forma independente, mas intercede automaticamente para manter uma concentração mínima de 25% de oxigênio limitando a proporção entre óxido nitroso e oxigênio a um máximo de 3:1.

O Link-25 aumenta automaticamente o fluxo de oxigênio para impedir a liberação de uma mistura hipóxica (Figura 70.38).

As válvulas de controle de fluxo do óxido nitroso e do oxigênio são idênticas. Uma engrenagem com 14 dentes é colocada no eixo da válvula de agulha do óxido nitroso, e uma com 29 dentes é colocada no eixo da válvula de agulha do oxigênio. Uma correia de aço inoxidável é usada para conectar fisicamente as duas engrenagens. Quando o eixo da válvula de agulha do óxido nitroso é girado 2,09 vezes, o eixo da válvula de agulha do oxigênio irá girar apenas uma vez, devido à proporção do engate.

A proporção final de 3:1 resulta também do fato de a válvula de agulha do óxido nitroso ser alimentada com uma pressão de aproximadamente 26 psig pelo regulador de segundo estágio do N_2O, enquanto a válvula de agulha do oxigênio é alimentada com uma pressão de apenas 14 psig pelo seu regulador de segundo estágio.

A combinação das características mecânicas e pneumáticas do sistema garante uma concentração final mínima de 25% de oxigênio. Quando o fluxo de óxido nitroso pode se tornar excessivo, o sistema Link-25 da GE-Datex-Ohmeda aumenta o fluxo de oxigênio por meio da abertura da válvula de agulha de O_2.

Por outro lado, se o fluxo de oxigênio for reduzido de modo a deixar o fluxo de óxido nitroso ficar excessivo, ele atuará reduzindo o fluxo de N_2O e diminuindo fisicamente a abertura da válvula de agulha do óxido nitroso.

Diversos artigos descreveram falhas do sistema Link-25. Os autores desses artigos relatam falhas resultantes tanto do bloqueio da administração de oxigênio na falta de óxido nitroso como outras causas que permitiram produzir uma mistura hipóxica.

Controlador do monitor de proporção de oxigênio da Dräger ou sistema de controle sensível à proporção de oxigênio

O sistema controlador de proporção da Dräger, chamado de Controlador do Monitor de Proporção de Oxigênio (ORMC), é usado nos aparelhos da série Narkomed da North American Dräger.

Um sistema equivalente, usado em aparelhos mais recentes da Dräger, como Fabius GS, Narkomed 6000 e Apollo, é conhecido como Controlador Sensível à Proporção de Oxigênio (S-ORC).

O ORMC e o S-ORC são sistemas pneumáticos de bloqueio recíproco envolvendo o oxigênio e o óxido nitroso. Foram projetados para manterem uma concentração de oxigênio de no mínimo 25 ±3%, quando o óxido nitroso é usado.

Eles também elevam automaticamente a concentração de oxigênio do fluxo de gases frescos para níveis substancialmente maiores do que 25% quando o fluxo de oxigênio é ajustado para magnitudes menores do que 1 L.min^{-1}.

O ORMC e o S-ORC limitam o fluxo de óxido nitroso para impedir a administração de uma mistura hipóxica por meio da redução da pressão desse gás quando da entrada em seu respectivo fluxômetro.

Isso é diferente no sistema Link-25, pois neste a pressão de óxido nitroso que alimenta o fluxômetro desse gás é mantida constante (pelo regulador de segundo estágio), e as intervenções sobre o fluxo de gases são feitas alterando-se fisicamente a abertura das válvulas de agulha.

Um esquema do ORMC é mostrado na Figura 70.39.

O dispositivo apresenta uma câmara de oxigênio, uma câmara de óxido nitroso e uma válvula "escrava", feita

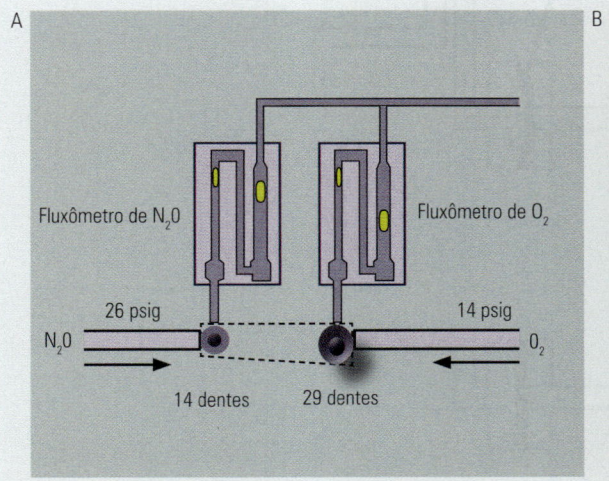
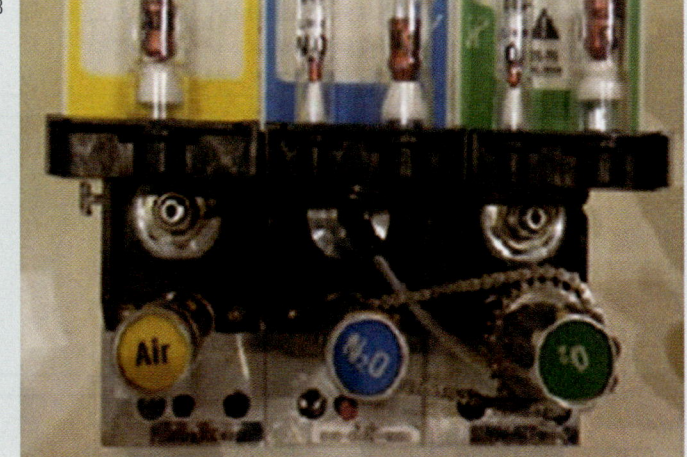

Figura 70.38 — Link-25 System da GE-Datex-Ohmeda.

Vaporizadores e Fluxômetros **997**

para ajustar o óxido nitroso. Todos esses componentes estão interconectados por um eixo móvel horizontal.

O sinal pneumático para o dispositivo vem dos fluxômetros de oxigênio e óxido nitroso. Esses fluxômetros são especiais por possuírem uma resistência colocada a montante das válvulas de agulha.

Essas resistências criam uma pressão retrógrada, transmitida para as câmaras do oxigênio e do óxido nitroso.

O valor da resistência do fluxômetro de oxigênio é de três a quatro vezes maior do que a resistência do fluxômetro do óxido nitroso, e a proporção dessas resistências determina a concentração de oxigênio no fluxo de gases frescos.

As pressões retrógradas nas câmaras de oxigênio e óxido nitroso são aplicadas contra diafragmas de borracha fixados ao eixo horizontal móvel.

O movimento do eixo ajusta a abertura da válvula "escrava" de controle do óxido nitroso que, por sua vez, ajusta a pressão de alimentação do fluxômetro de óxido nitroso.

Caso o fluxo de oxigênio e consequentemente a sua pressão retrógrada sejam proporcionalmente maiores do que a pressão retrógrada do óxido nitroso, a válvula "escrava" de controle deste último gás se abrirá mais amplamente, aumentando a pressão de óxido nitroso a montante do fluxômetro de óxido nitroso, resultando no aumento do fluxo de óxido nitroso.

Caso o fluxo de óxido nitroso seja aumentado manualmente, a pressão retrógrada exercida por esse gás forçará o eixo para a direita, na direção da câmara de oxigênio. A abertura da válvula "escrava" de controle do óxido nitroso então diminuirá, limitando a pressão de alimentação do fluxômetro de óxido nitroso, diminuindo o fluxo desse gás.

A Figura 70.39 ilustra o funcionamento de um ORMC/S-ORC em circunstâncias diferentes.

A pressão retrógrada exercida sobre o diafragma de oxigênio, na configuração da parte superior da figura, é maior do que a exercida no diafragma do óxido nitroso. Isso provoca o deslocamento do eixo horizontal para a esquerda, abrindo a válvula "escrava" de controle do óxido nitroso. O óxido nitroso pode, então, chegar ao seu fluxômetro e sair com o fluxo de gases frescos.

Na parte inferior da Figura 70.39, a válvula "escrava" de controle do óxido nitroso está fechada devido à falta de pressão retrógrada de oxigênio.

Para resumir, diferentemente do sistema Link-25 da GE-Datex-Ohmeda, que aumenta ativamente o fluxo

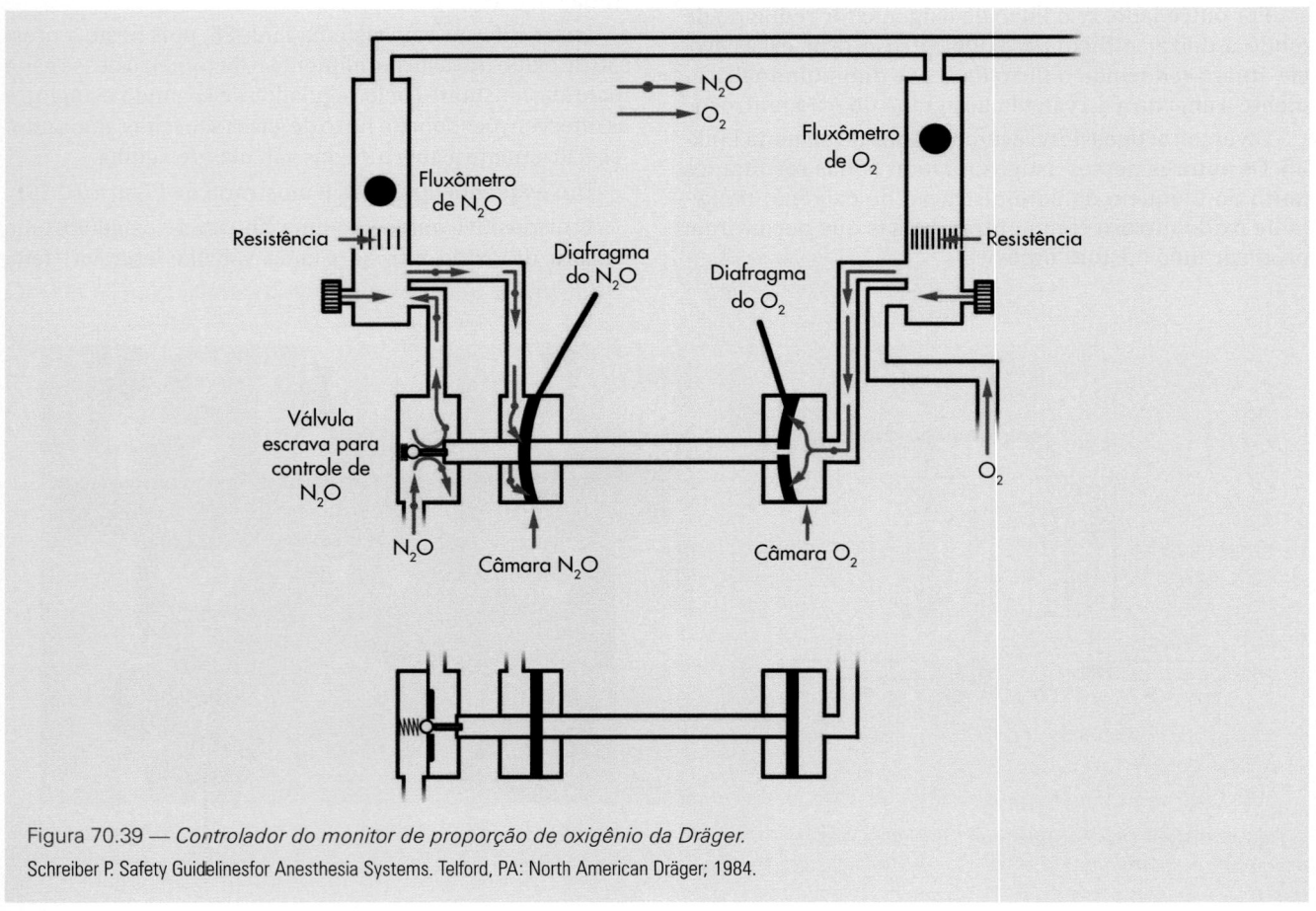

Figura 70.39 — *Controlador do monitor de proporção de oxigênio da Dräger.*
Schreiber P. Safety Guidelines for Anesthesia Systems. Telford, PA: North American Dräger; 1984.

de oxigênio para manter uma concentração de 25% de oxigênio no fluxo de gases frescos, o ORMC e S-ORC da Dräger limitam o fluxo de óxido nitroso para evitar a liberação de gás fresco com menos de 25% de oxigênio.

Limitações

Os sistemas controladores de proporção de N_2O/O_2 não são isentos de falha. Os aparelhos equipados com esses sistemas ainda podem liberar misturas hipóxicas sob certas condições.

A seguir serão descritas algumas situações em que isso pode ocorrer.

Erro no suprimento de gás

Tanto o Link-25 da GE-Datex-Ohmeda como o ORMC/S-ORC da Dräger irão falhar se a conexão da mangueira de oxigênio for trocada inadvertidamente por outro gás.

No sistema Link-25, as válvulas de controle do óxido nitroso e do oxigênio continuarão acopladas mecanicamente e funcionando "normalmente"; no entanto, uma mistura hipóxica poderá ser produzida.

No caso do ORMC ou S-ORC da Dräger, o diafragma de borracha do oxigênio informará uma pressão adequada do lado do oxigênio, mesmo que um gás errado esteja presente no lugar dele – e um fluxo misturado desse gás errado com o óxido nitroso será produzido.

O analisador de oxigênio é o único monitor do aparelho, além do analisador integrado de múltiplos gases, que detectaria essa condição nos dois sistemas.

Defeitos pneumáticos ou mecânicos

O funcionamento normal do Link-25 da Datex-Ohmeda e do ORMC/S-ORC da Dräger depende da integridade pneumática e mecânica.

A integridade pneumática nos sistemas da Datex-Ohmeda exige funcionamento adequado dos reguladores do segundo estágio. Uma proporção de óxido nitroso/oxigênio diferente de 3:1 pode ocorrer caso os reguladores estejam descalibrados.

Além disso, a corrente que liga as duas engrenagens precisa estar íntegra. Em caso de quebra dessa correia, uma concentração de 97% de óxido nitroso pode ser liberada.

No caso do sistema da Dräger, é necessária uma OFPD funcionando corretamente para fornecer uma pressão adequada para o ORMC.

Os detalhes mecânicos do ORMC/S-ORC, tais como diafragmas de borracha, resistências no tubo de fluxo e a válvula "escrava" de controle do óxido nitroso, também precisam estar íntegros.

Vazamento a montante

O ORMC/S-ORC e o Link-25 funcionam junto das válvulas para o controle de fluxos (agulhas) dos fluxômetros.

Um vazamento a montante desses sistemas, tal como um tubo de Thorpe de oxigênio quebrado, pode resultar na liberação de uma mistura hipóxica à saída comum de gases.

Nessa circunstância, o oxigênio escapará pelo vazamento e o gás predominante liberado será o óxido nitroso.

O monitor de oxigênio e/ou o analisador integrado de múltiplos gases serão os únicos dispositivos de segurança do aparelho de anestesia que poderão detectar esse problema.

Para a maioria de seus produtos, a Dräger Medical recomenda um teste com pressão positiva, antes de se usar o aparelho de anestesia para detectar tais vazamentos.

No entanto, além desse teste, para a maioria dos aparelhos da Dräger, a aplicação de um teste de vazamento com pressão negativa pode tornar a detecção desses vazamentos mais sensível.

A Datex-Ohmeda recomenda quase universalmente um teste de vazamento com pressão negativa antes do uso dos seus aparelhos, devido à válvula de segurança frequentemente presente e localizada na saída comum de gases.

Uso de gases inertes

A administração de um terceiro gás inerte, tal como hélio, nitrogênio ou dióxido de carbono, pode resultar numa mistura hipóxica pelo fato de os sistemas proporcionadores atuais envolverem apenas o óxido nitroso com o oxigênio.

O uso de um analisador de oxigênio para monitorar a concentração inspirada de oxigênio é obrigatório (ou um analisador de múltiplos gases) se o anestesiologista estiver usando um terceiro gás.

Diluição da concentração inspirada de oxigênio por anestésicos inalatórios voláteis potentes

Os anestésicos inalatórios voláteis são adicionados à atmosfera anestésica a montante dos fluxômetros e do sistema proporcionador.

As concentrações dos anestésicos inalatórios menos potentes tal como o desflurano (C.A.M. 7%) podem ser mais responsáveis por um percentual grande da composição do total dos gases frescos do que as concentrações de agentes mais potentes, tal como o isoflurano (C.A.M. 1,2%).

Isso pode ser constatado quando examinamos a concentração máxima de vapor que pode ser ajustada para os diversos agentes voláteis (por exemplo, maior valor ajustável para o desflurano de 18% *versus* valor máximo ajustável para o isoflurano de 5%).

Uma vez que as porcentagens significantes desses anestésicos inalados podem ser adicionadas a montante dos sistemas proporcionadores, a mistura resultante de gás/vapor pode conter concentrações inspiradas de oxigênio menores do que 21%.

Atenção para essa possibilidade: principalmente quando concentrações elevadas de desflurano são usadas, ela é essencial.

REFERÊNCIAS

1. Abraham ZA, Basagoitia B. A potentially lethal anesthesia machine failure. Anesthesiology. 1987;66:589-90.
2. American Society for Testing and Materials. Standard specification for particular requirements for anesthesia workstations and their components (ASTM F-1850-00). West Conshohocken: American Society for Testing and Materials, 2000.
3. Andrews JJ, Johnston RV Jr. The new Tec 6 desflurane vaporizer. Anesth Analg. 1993;76:1338-41.
4. Andrews JJ, Johnston RV Jr, Kramer GC. Consequences of misfilling contemporary vaporizers with desflurane. Can J Anaesth. 1993;40:71-6.
5. Ball C, Westhorpe R. The EMO vapourizer. Anaesth Intensive Care. 1998;26:347.
6. Barash PG, Cullen BF, Stoelting RK, et al. Clinical Anesthesia, The Anesthesia Workstation and Delivery Systems, Vaporizers. 6.ed. Philadelphia: Lippincott Williams and Wilkins, 2009. p.660-70.
7. Brook PN, Perndt H. Sevoflurane drawover anaesthesia with two Oxford miniature vapourizers in series. Anaesth Intensive Care. 2001;29:616-8.
8. Cartwright DP, Freeman MF. Vaporisers. Anaesthesia. 1999;54:519-20.
9. Cheng CJ, Garewal DS. A failure of the chain link mechanism of the Ohmeda Excel 210 anesthetic Machine. Anesth Analg. 2001;92:913-4.
10. Cheng CJ, Bailey AR. Flow reversal through the anaesthetic machine back bar: An unusual assembly fault. Anaesthesia. 2002;57:86-8.
11. Childres WF. Malfunction of Ohio modulus anesthesia machine. Anesthesiology. 1982;56:330.
12. Coleshill GG. Safe vaporizers. Can J Anaesth. 1988;35:667-8.
13. Connor DJ. Tec 6 vaporiser. Anaesthesia. 2001;56:184-5.
14. Craig GR, Berry CB, Yeats MJ. An evaluation of the Universal PAC and Oxford miniature vapourizers for paediatric field anaesthesia. Anaesthesia. 1995;50:789-93.
15. Diaz PD. The influence of carrier gas on the output of automatic vaporizers. Br J Anaesth. 1976;48:387-91.
16. Dwyer M, Holland R, Shepherd L, et al. Vaporizer and Selectatec leaks. Anaesth Intensive Care. 1994;22:739.
17. George TM. Failure of keyed agent-speciic filling devices. Anesthesiology. 1984;61:228-9.
18. Gould DB, Lampert BA, MacKrell TN. Effect of nitrous oxide solubility on vaporizer aberrance. Anesth Analg. 1982;61:938-40.
19. Eales M, Cooper R. Principles of anaesthetic vapourizers. Anaesth Intensive Care Med 2007;8:111-5.
20. Eger EI, II, Hylton RR, Irwin RH, et al. Anesthetic flowmeter sequence – a cause for hypoxia. Anesthesiology. 1963;24:396.
21. Hill DW. The design and calibration of vaporizers for volatile anaesthetic agents. Br J Anaesth. 1968;40:648.
22. Johnston RV Jr, Andrews JJ, Deyo DJ, et al. The effects of carrier gas composition on the performance of the Tec 6 deslurane vaporizer. Anesth Analg. 1994;79:548-52.
23. Lin CY. Assessment of vaporizer performance in flow-low and closed-circuit anesthesia. Anesth Analg. 1980;59:359-66.
24. Loeb R, Santos B. Pumping effect in Ohmeda Tec 5 vapourizers. J Clin Monit. 1995;11:348.
25. Mazze RI. Therapeutic misadventures with oxygen delivery systems: the need for continuous in-line oxygen monitors. Anesth Analg. 1972;51:787-92.
26. Miller R. Millers Anesthesia, Inhaled Anesthetic Delivery Systems, Vapourizers. 7.ed. Philadelphia: Churchill Livingstone Elsevier, 2010. p.683-92.
27. Morris LE. A new vapouriser for liquid anesthetic agents. Anesthesiology. 1952;13:587-93.
28. Morris LE. Problems in the performance of anesthesia vaporizers. Int Anesthesiol Clin. 1974;12:199-219.
29. Munson WM. Cardiac arrest: a hazard of tipping a vaporizer. Anesthesiology. 1965;26:235.
30. Nawaf K, Stoelting RK. Nitrous oxide increases enflurane concentrations delivered by ethrane vaporizers. Anesth Analg. 1979;58:30-2.
31. Palayiwa E, Sanderson MH, Hahn CEW. Effects of carrier gas composition on the output of six anaesthetic vaporizers. Br J Anaesth. 1983;55:1025-38.
32. Paterson GM, Hulands GH, Nunn JF. Evaluation of a new halothane vapouriser: The cyprane fluotec mark 3. Br J Anaesth. 1969;41:109-19.
33. Pedersen J, Nyrop M. Anaesthetic equipment for a developing country. Br J Anaesth. 1991;66:264-70.
34. Powell JF, Morgan C. Selectatec gas leak. Anaesth Intensive Care. 1993;21:892-3.
35. Prins L, Strupat J, Clement J, et al. An evaluation of gas density dependence of anaesthetic vapourizers. Can Anaesth Soc J. 1980;27:106-10.
36. Richards C. Failure of a nitrous oxide-oxygen proportioning device. Anesthesiology. 1989;71(6):997-8.
37. Riegle EV, Desertspring D. Failure of the agent-specific filling device [letter]. Anesthesiology. 1990;73:353-4.
38. Scheller MS, Drummond JC. Solubility of N2O in volatile anesthetics contributes to vaporizer aberrancy when changing carrier gases. Anesth Analg. 1986;65:88-90.
39. Sinclair A, van Bergen J. Vaporizer overilling. Can J Anaesth. 1993;40:1-3.
40. Stoelting RK. The effect of nitrous oxide on halothane output from Fluotec Mark 2 vaporizers. Anesthesiology. 1971;35:215-8.
41. Weiskopf RB, Sampson D, Moore MA. The desflurane (Tec 6) vaporizer: design, design considerations and performance evaluation. Br J Anaesth. 1994;72:474-9.

71

Sistemas de Infusão

Luís Otávio Esteves
Luiz Eduardo de Paula Gomes Miziara
Ricardo Francisco Simoni

INTRODUÇÃO

Desde o relato de WTG Morton[1], em 1846, a anestesia inalatória foi dominante por quase um século. A partir de 1930, com a descoberta dos barbitúricos, a anestesia venosa se tornou alvo de estudos e ganhou importância na prática clínica.

O primeiro grande avanço na anestesia venosa ocorreu em 1977 com a descoberta do propofol, o qual possui perfil farmacológico adequado para indução e manutenção anestésicas. Mais recentemente, a introdução dos opioides de ultracurta duração, como o remifentanil, permitiu o uso contínuo de analgésicos potentes sem o risco de depressão respiratória no pós-operatório. Concomitantemente ao avanço farmacológico, houve o desenvolvimento tecnológico dos sistemas de infusão, manualmente controlado e alvo-controle, que estabeleceu a base da anestesia venosa total (AVT) moderna.

A administração de um fármaco tem por objetivo determinado efeito clínico, o qual depende da concentração do medicamento no sítio efetor, ou biofase. Essa relação dose-efeito, esquematizada na Figura 71.1, pode ser dividida em 3 partes: a relação entre a dose administrada e a concentração sanguínea (fase farmacocinética), a relação entre a concentração no sítio efetor e o efeito clínico (fase farmacodinâmica) e a interação entre ambas.

Diferentemente da anestesia inalatória, na qual o anestesiologista controla a concentração sanguínea do agente por meio de sua fração expirada, a anestesia venosa não permite uma medida direta da concentração sanguínea ou sítio efetora. Além disso, a falta de conhe-

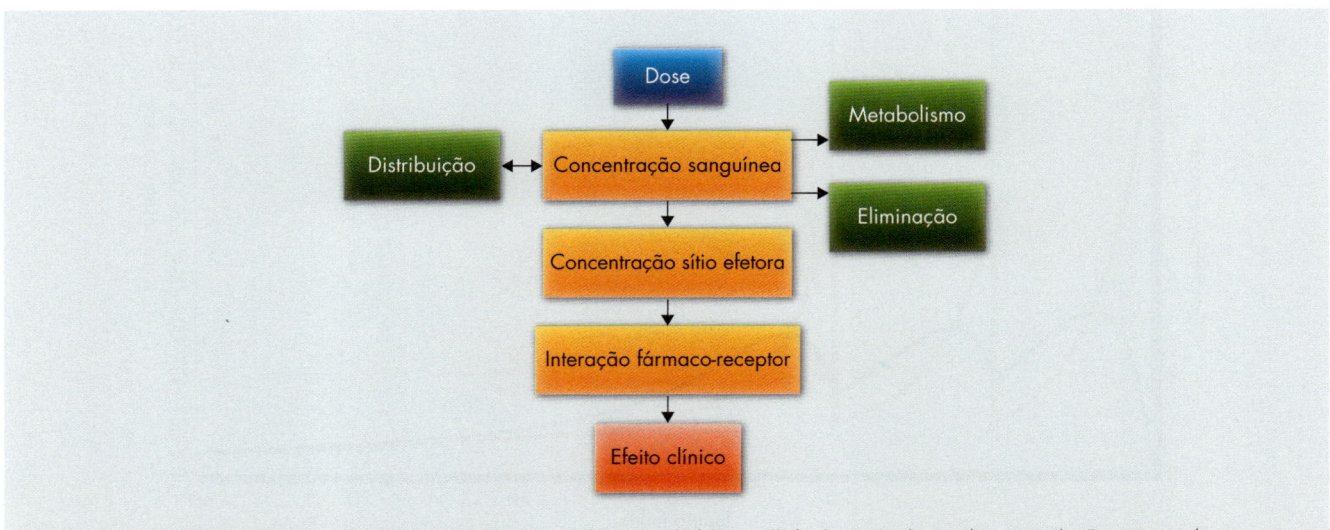

Figura 71.1 — *Representação esquemática dos processos farmacocinético e dinâmico que determinam a relação entre a dose administrada e o efeito clínico final.*

cimento da farmacocinética envolvida na AVT faz dessa técnica um fator de risco para despertar intraoperatório acidental[2]. Entretanto, o estudo do modelo tricompartimental aplicado ao desenvolvimento matemático dos modelos de infusão alvo-controlada possibilitou uma medida indireta das concentrações dos fármacos utilizados, tornando a AVT mais objetiva.

TIPOS DE INFUSÃO

Infusão Manualmente Controlada (*Manual Controlled Infusion* – MCI)

Tradicionalmente, o *bolus* intermitente é o método mais utilizado pelos profissionais da saúde para a administração de fármacos venosos. Entretanto, ao considerar as propriedades farmacocinéticas e as necessidades durante uma anestesia, observa-se que essa forma de infusão não é a ideal.[3]

Ao realizar *bolus* intermitentes, cria-se uma situação chamada de "picos e vales". Na Figura 71.2, observa-se uma simulação feita pelo Tivatrainer (www.eurosiva.eu) que ilustra esse efeito, o qual é caracterizado por alta concentração plasmática, imediatamente após o *bolus*, seguido do decaimento dessa concentração.[4] Esse ciclo se repetirá sempre que for injetado um *bolus*. Dessa forma, nos "picos" pode haver efeitos farmacodinâmicos intensos, dependendo do fármaco utilizado, como hipotensão arterial, bradicardia e depressão respiratória, ou efeitos colaterais indesejáveis como náuseas, vômitos, pruridos e despertar prolongado. Nos "vales", ocorre queda acentuada da concentração plasmática, podendo haver insuficiência do plano anestésico com alterações hemodinâmicas (hipertensão arterial e taquicardia) e despertar intraoperatório.

Atualmente, existem disponíveis equipamentos eletrônicos para administrar continuamente os medicamentos, chamados de bombas de infusão (Figura 71.3). A taxa de infusão é determinada pelo anestesiologista para cada paciente, podendo ser fixa ou ajustada, durante o procedimento cirúrgico. A grande vantagem é a manutenção da concentração plasmática dentro da faixa terapêutica com menores efeitos indesejáveis (Figura 71.4).

Na infusão manual, o equilíbrio entre as concentrações plasmáticas e efeito ocorre lentamente, principalmente se não houver *bolus* inicial, e o estado de equilíbrio para fármacos com grande volume de distribuição, como o propofol, levará muitas horas (Figura 71.5). Na práti-

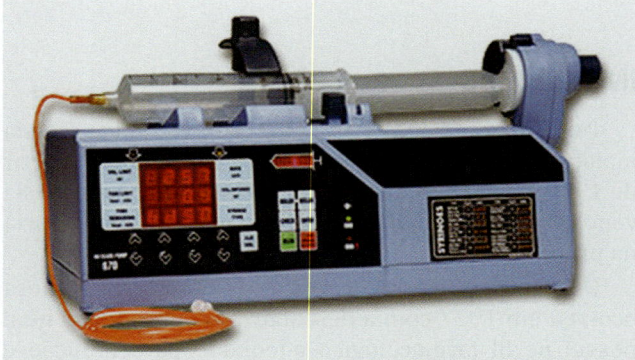

Figura 71.3 — *Bomba de infusão manual Samtronic 680 (Samtronic, Brasil).*

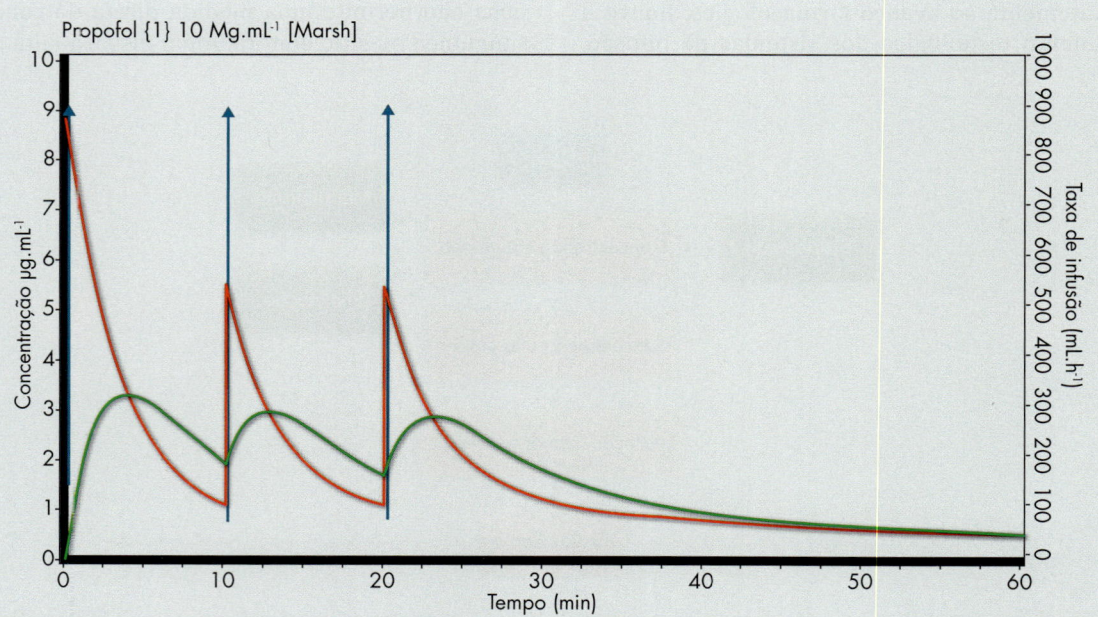

Figura 71.2 — *Simulação de bolus intermitentes seguidos do efeito de "picos e vales". Observa-se o bolus (azul), a concentração plasmática (vermelho) e a concentração no sítio efetor (verde).*

ca, observa-se um atraso entre os ajustes feitos na taxa de infusão e o efeito clínico desejado.[3] Além disso, a *MCI* não leva em consideração a variabilidade individual e os parâmetros farmacocinéticos, sendo apenas uma infusão fixa dependente da avaliação subjetiva do especialista, que modifica a velocidade quando julga necessário. Por esses motivos, os anestesiologistas preferem a infusão alvo-controlada.[5,6]

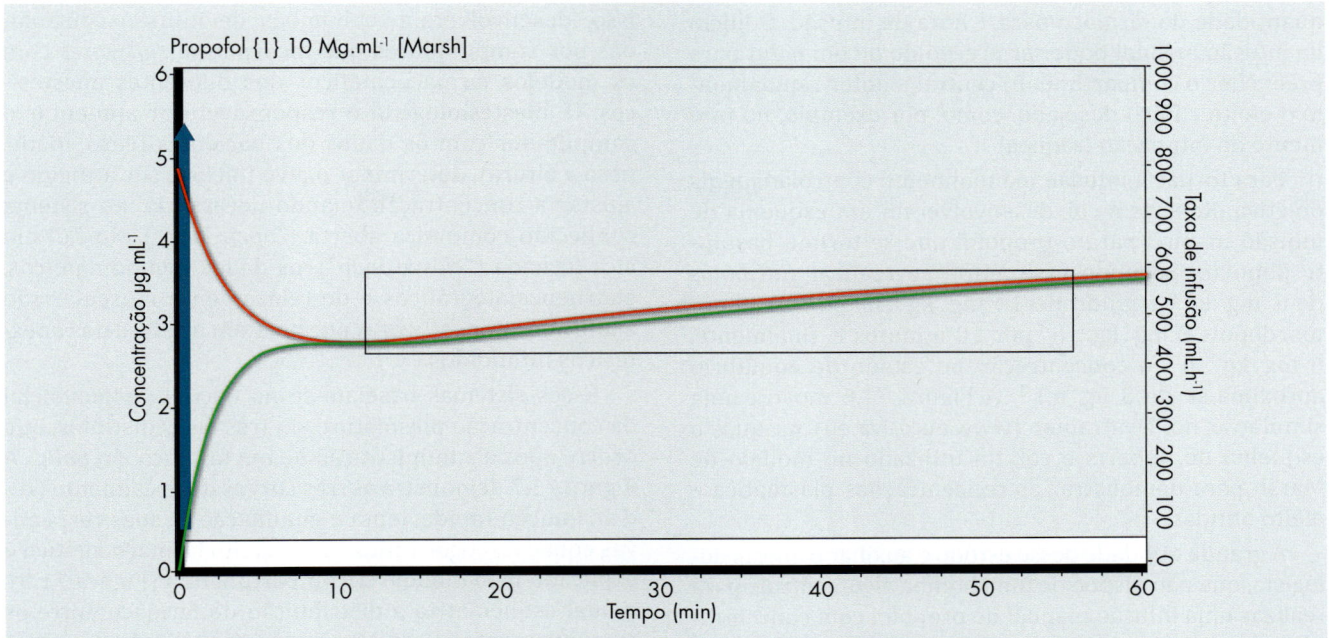

Figura 71.4 — *Simulação de infusão contínua demonstrando a permanência das concentrações plasmática (vermelho) e sítio efetora (verde) dentro de uma faixa constante (azul: bolus; barra branca: velocidade de infusão).*

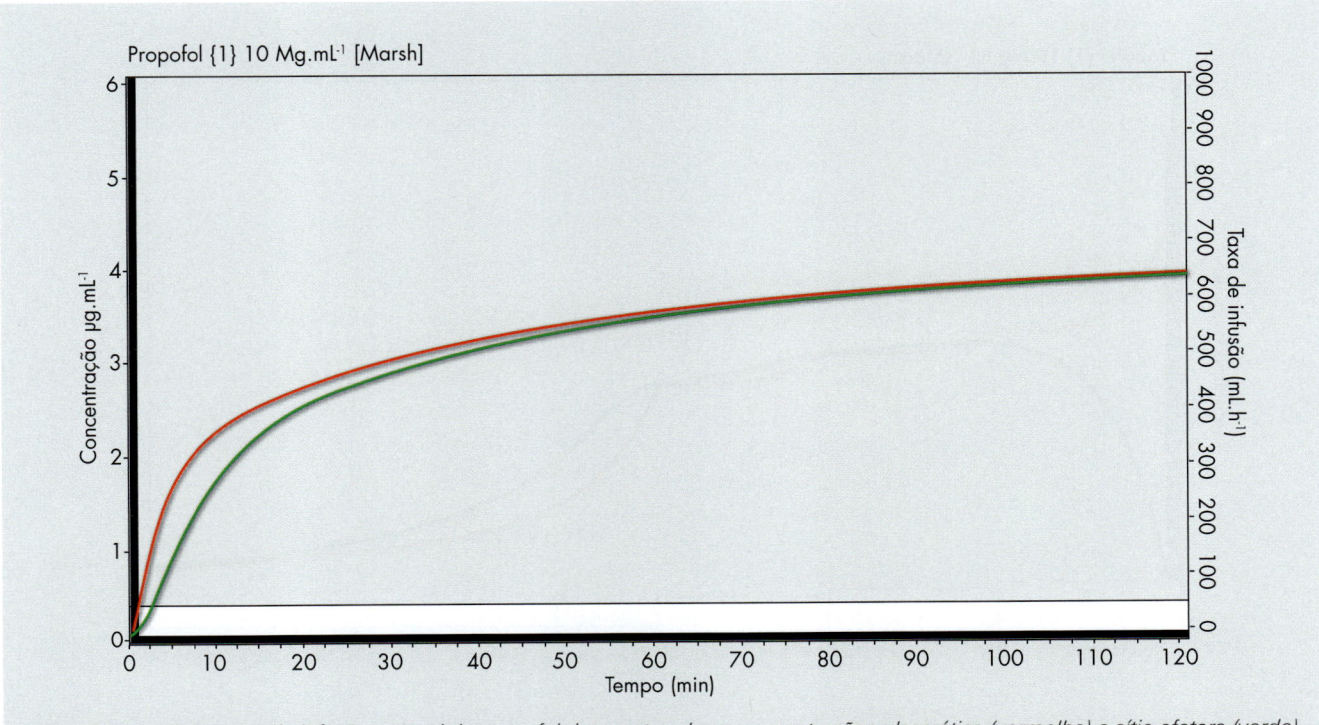

Figura 71.5 — *Simulação da infusão manual de propofol demonstrando as concentrações plasmática (vermelho) e sítio efetora (verde) (barra branca: velocidade de infusão).*

Sistemas de Infusão **1003**

A *MCI* é comumente utilizada em μg.kg^{-1}.min^{-1}, mg.kg^{-1}.h^{-1} ou mL.h^{-1}. Nas duas primeiras unidades, deve-se inserir na bomba o peso do paciente, concentração do fármaco, tipo de seringa e a quantidade a ser administrada por unidade de tempo. Quando se escolhe infundir em mL.h^{-1}, é necessário calcular previamente a quantidade do fármaco para 1 hora de infusão. O início da infusão manual pode ser precedido de um *bolus* para preencher o compartimento central e obter rapidamente o efeito clínico desejado, como, por exemplo, no momento da intubação traqueal.

Para tornar a infusão manualmente controlada mais objetiva, Roberts e col. desenvolveram um esquema de infusão manual para o propofol que se tornou bastante popular.[7] Segundo esse autor, ao realizar um *bolus* de 1 mg.kg^{-1} seguido de 10 mg.kg^{-1}.h^{-1} por 10 minutos, depois 8 mg.kg^{-1}.h^{-1} por 10 minutos e, finalmente, 6 mg.kg^{-1}.h^{-1}, a concentração no estado de equilíbrio aproxima-se de 3 μg.mL^{-1}. A Figura 71.6 mostra uma simulação no Tivatrainer (www.eurosiva.eu) na qual o esquema de Roberts e col. foi utilizado no modelo de Marsh para demonstrar as concentrações plasmática e efeito obtidas.

A grande utilidade desse estudo é auxiliar o anestesiologista, que não dispõe de uma bomba alvo-controle para realizar uma infusão manual de propofol com concentrações constantemente dentro da faixa terapêutica adequada. Outros estudos estabelecem esquemas diferentes para propofol, em adultos e crianças, e opioides.[3,4,8,9]

Infusão Alvo-controlada
(*Target Controlled Infusion* – TCI)

O conceito de infusão alvo-controlada é a administração de fármacos objetivando atingir uma concentração específica no plasma ou na biofase (efeito). Para isso, desenvolveram-se bombas de infusão controladas por computadores que incorporam *softwares* com os modelos farmacocinéticos dos diferentes anestésicos. O anestesiologista é responsável por alimentar o computador com os dados dos pacientes (sexo, idade, peso e altura), determinar o alvo inicial a ser atingido e ajustar a concentração quando necessário, no sistema conhecido como alça aberta ("*open loop*"). No *TCI* em alça fechada ("*closed loop*"), os dados hemodinâmicos, eletroencefalográficos e de relaxamento muscular são analisados por *softwares* que ajustam os alvos dos anestésicos infundidos.

Esses sistemas baseiam-se no declínio exponencial da concentração plasmática, em três fases distintas, que ocorre após a administração de um fármaco em *bolus*. A Figura 71.7 demonstra as três curvas de decaimento (redistribuição rápida, lenta e eliminação) e suas respectivas equações logarítmicas. Esse efeito farmacocinético é explicado pelo modelo tricompartimental (Figura 71.8), o qual esquematiza a distribuição do fármaco entre os compartimentos e sua eliminação. A análise matemática permite os cálculos dos volumes dos compartimentos e as constantes de transferência entre eles.[10]

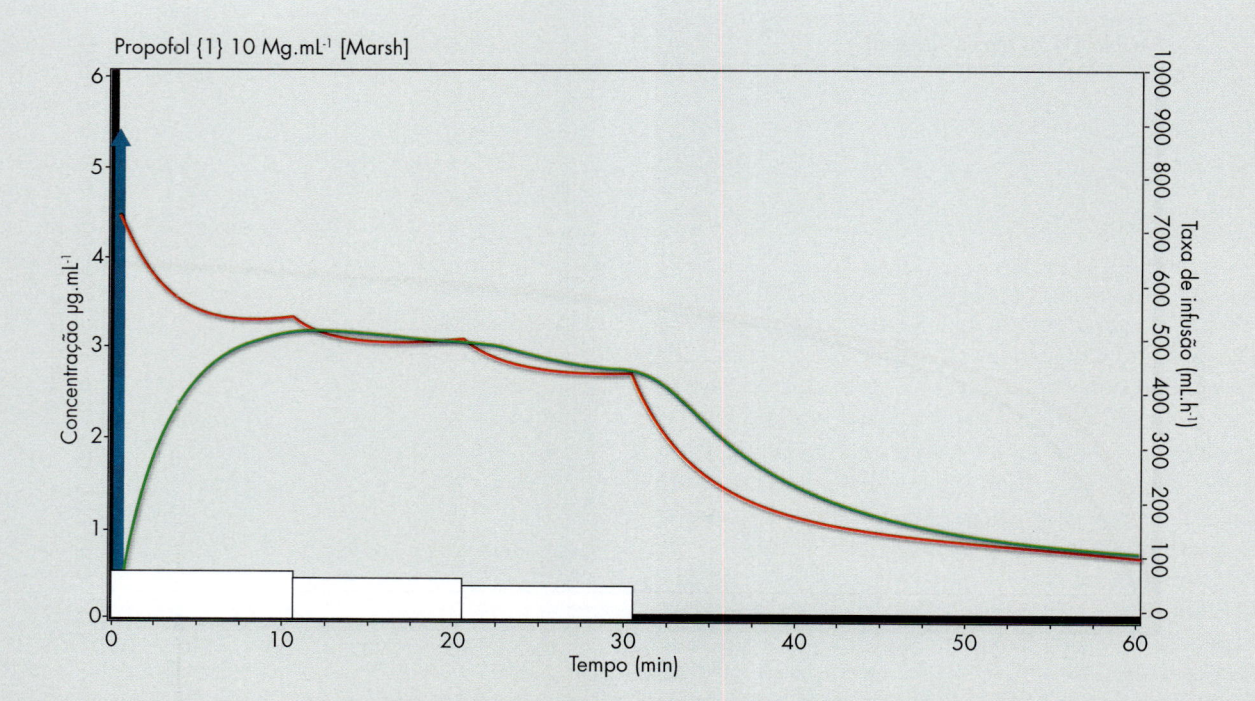

Figura 71.6 — Demonstração da infusão manual proposta por Roberts e col. para o propofol. Observa-se o bolus (azul), a concentração plasmática (vermelho) e a sítio efetora (verde), e as velocidades de infusão (barras brancas).

História

O termo "infusão alvo-controle" foi proposto para os primeiros sistemas controlados por computador e usados em anestesia.[11] O princípio teórico da infusão alvo-controle foi descrito por Kruger-Thiemer em 1968,[12] sendo baseado no modelo farmacocinético bicompartimental, e aperfeiçoado por Vaughane e Tucker em 1975.[13,14] A primeira aplicação clínica ocorreu em 1981 com o sistema C.A.T.I.A. ("*computer-assisted total intravenous anaesthesia*"), realizada por Schwilden[15] e conhecida como B.E.T. ("*Bolus, Elimination, Transfer*"), em que se administra um *bolus* inicial para atingir a concentração plasmática-alvo, seguida de duas infusões para repor a eliminação e a redistribuição do fármaco.[16]

No final da década de 80, após a constatação das desvantagens do sistema B.E.T., foram desenvolvidos algoritmos e sistemas baseados no modelo farmacocinético tricompartimental.[17,18] Esses estudos permitiram que diferentes centros de pesquisa produzissem *softwares* de infusão alvo-controle: Stanford (STANPUMP), Stellenbosch (STELPUMP), Duke (CACI) e Ghent (RUGLOOP). Simultaneamente, programas de simulação farmacocinética foram criados, como o Tivatrainer. Finalmente, em 1996 disponibilizou-se a primeira bomba *TCI* para uso comercial: Diprifusor (Astra Zeneca, UK).[19,20] Esse sistema foi baseado no protótipo proposto por Kenny[21] e é utilizado em muitos países, com exceção dos EUA. Ele funciona com seringas comercializadas pelo fabricante, preenchidas de propofol 1% ou 2% e identificadas com chip para serem utilizadas exclusivamente nesses equipamentos (Figura 71.9).

A segunda geração de bombas alvo-controle, chamada de sistema "*Open TCI*", foi desenvolvida para permitir o uso de diferentes tipos de seringas e fármacos (Figura 71.10). Essas bombas permitem que o anestesiologis-

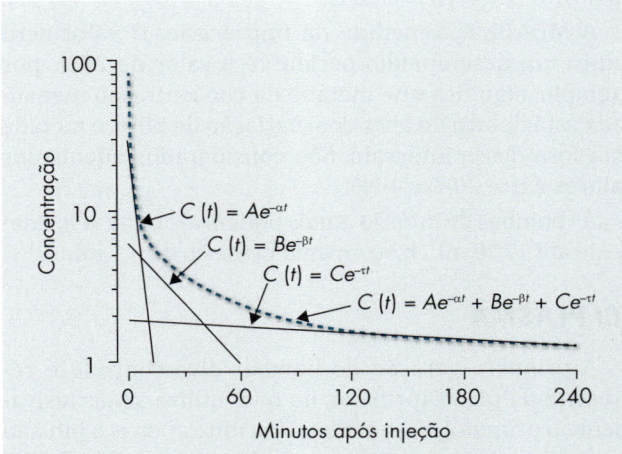

Figura 71.7 — *Curva triexponencial da concentração plasmática pelo tempo após injeção em bolus (Ct: Concentração plasmática pelo tempo; t: tempo; A, B e C: concentrações inicias de cada fase, ou interceptos; α, β e γ: constantes de redistribuição e eliminação; e: logaritmo natural).*

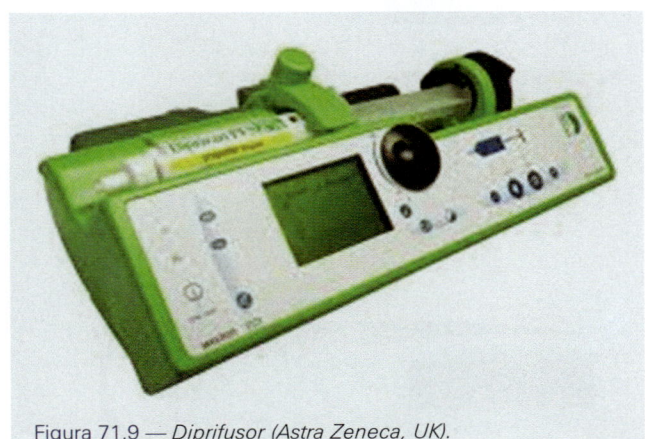

Figura 71.9 — *Diprifusor (Astra Zeneca, UK).*

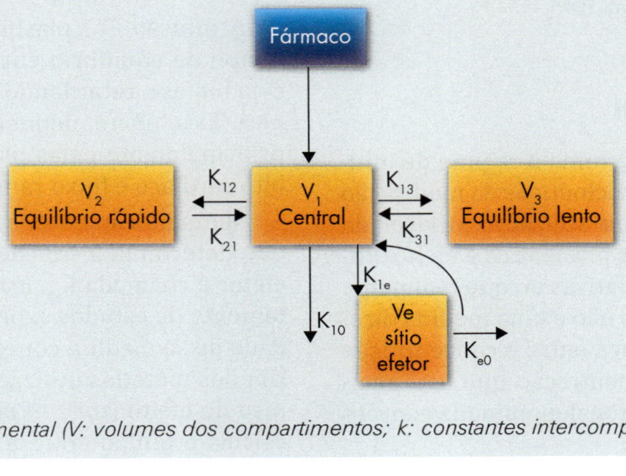

Figura 71.8 — *Modelo tricompartimental (V: volumes dos compartimentos; k: constantes intercompartimentais).*

ta preencha as seringas com propofol, proporcionando uma economia de até 80%. São muito utilizadas na Europa e estão se tornado uma realidade no Brasil.

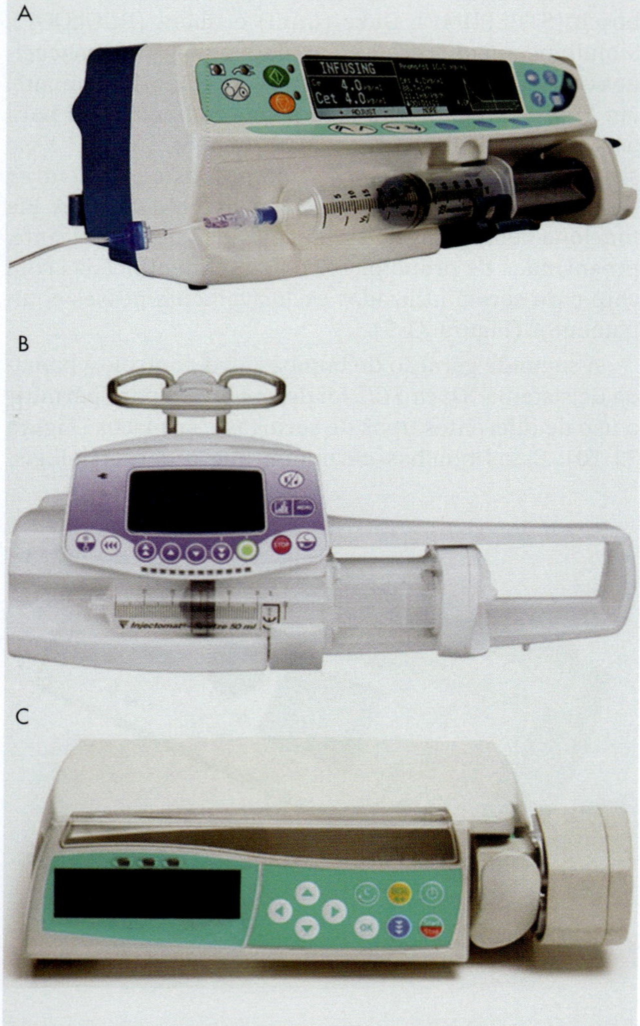

Figura 71.10 — Sistemas *"Open TCI"* – (A) Alaris PK (CareFusion, UK); (B) Injectomat TIVA Agilia (Fresenius, France); (C) Perfusor Space (B. Braun, Alemanha).

ACURÁCIA DO SISTEMA TCI

O sistema alvo-controle determina o regime de infusão baseado nos estudos farmacocinéticos da medicação na população geral. Durante sua utilização, o visor da bomba mostra as concentrações plasmática e efeito. Entretanto, esses valores são estimativas do que realmente está acontecendo no organismo, não é uma medida direta. Dessa forma, há uma diferença entre a concentração prevista pelo *software* e a concentração que está realmente no plasma ou no sítio efetor, denominada concentração mensurada.

Com o aparecimento de diversos modelos farmacocinéticos, foi necessária a criação de um método para avaliar o desempenho destes. Quatro critérios foram propostos, em 1992, por Vervel e col.[22]

- **MDPE:** medida do desempenho de erro (viés);
- **MDAPE:** medida absoluta do desempenho de erro (imprecisão);
- ***Wobble:*** medida da variabilidade intraindividual;
- **Divergência:** medida da tendência de erro (tamanho e magnitude) durante o tempo.

A MDPE indica se a concentração mensurada no sangue supera a prevista pela bomba, valor positivo, ou se a concentração mensurada não atinge a prevista, valor negativo. O sistema alvo-controle, bomba mais modelo farmacocinético, é considerado adequado com valores da MDPE entre 10% e 20%.

A MDAPE é a medida da imprecisão. O valor zero indica um desempenho perfeito e o valor de 20%, por exemplo, significa que metade da concentração mensurada está dentro do alvo, com variação de 20%, e metade está fora desse intervalo. São considerados adequados valores entre 20% e 40%.

As bombas de infusão atuais podem alcançar velocidade de até 1200 mL . h^{-1} com uma precisão de 0,1 mL . h^{-1}.[3]

TCI PLASMA

A primeira geração de bombas alvo-controle é representada pelo Diprifusor, no qual utiliza-se exclusivamente o propofol. Esse sistema permite apenas a infusão baseada na concentração plasmática, denominada *TCI* plasma.

Ao iniciar a infusão, o equipamento administra um *bolus* para preencher o compartimento central e elevar a concentração plasmática rapidamente. Uma vez atingido o alvo plasmático desejado, o programa diminui a infusão para manter esse alvo constante. A alteração da concentração resulta em novo *bolus* para elevá-la ou interrupção da infusão para diminuí-la. Esse processo é representado na Figura 71.11.

A infusão *TCI* plasma caracteriza-se por um maior tempo de equilíbrio entre as concentrações plasmática e na biofase, retardando o aparecimento da resposta clínica. Esse efeito, denominado histerese, é influenciado principalmente pelas propriedades farmacológicas, débito cardíaco e fluxo sanguíneo cerebral.[23]

Matematicamente, a constante de primeira ordem que determina a transferência do fármaco para o sítio efetor é chamada k_{e0}. Essa constante foi extraída indiretamente de estudos experimentais devido à impossibilidade de se medir a concentração do fármaco na biofase. Um dos métodos utilizados é por meio do tempo para o pico de efeito (*time to peak effect – TTPE*), pelo qual se calcula o tempo entre a injeção do fármaco em *bolus* e

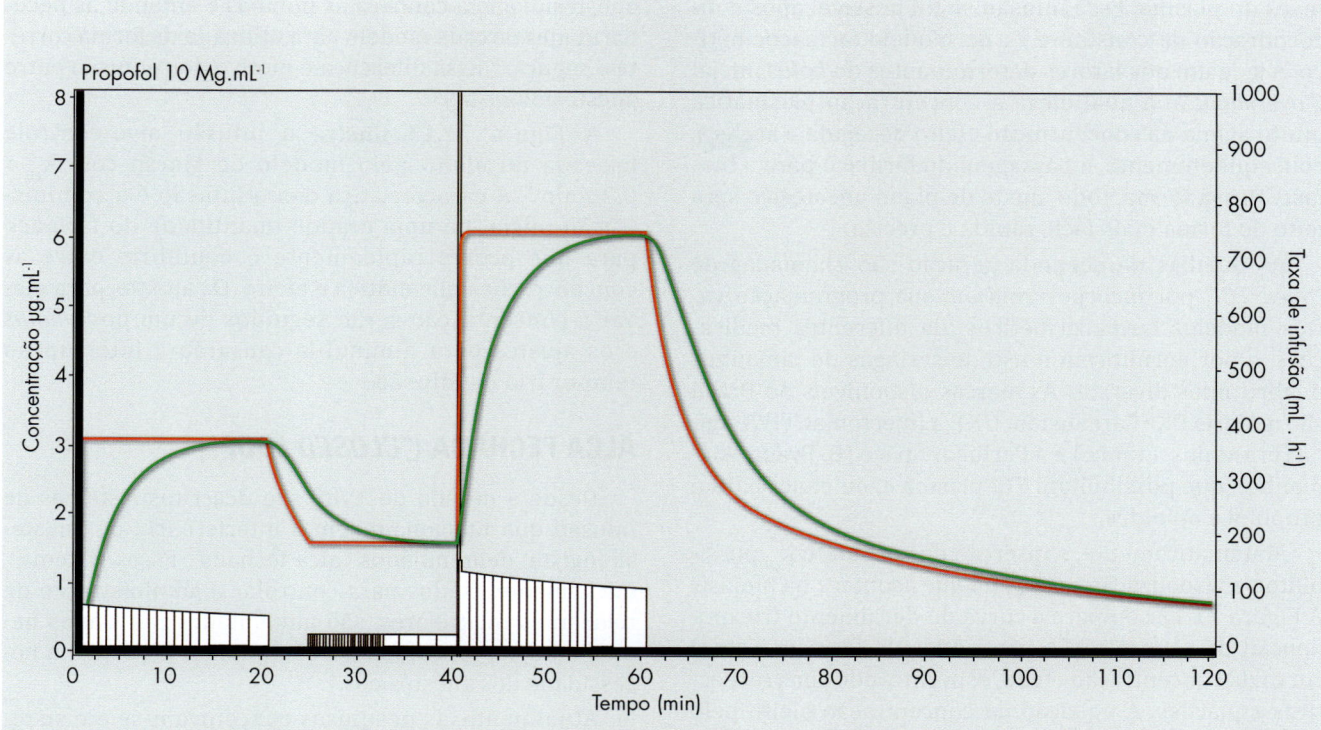

Figura 71.11 — Infusão *TCI* plasma de propofol pelo modelo de Marsh com o $k_{e0} = 0{,}26$ min^{-1} (Vermelho: concentração plasmática; Verde: concentração sítio efetora; Barras brancas: velocidades de infusão).

seu efeito clínico máximo, medido tipicamente por um monitor de atividade cerebral. Esse dado é analisado com as curvas de concentração plasmática e efeito do fármaco, no momento em que elas se cruzam, para determinar o valor da k_{e0}.[10]

A partir dessa constante, estabeleceu-se o $t_{1/2}k_{e0}$, calculado pela fórmula $0{,}693/k_{e0}$ e definido como o tempo necessário para ocorrer 50% de equilíbrio entre o plasma e a biofase. Após a definição do valor do k_{e0}, o visor da bomba passou a mostrar a concentração estimada no sítio efetor, mas sem permitir a infusão baseada no efeito.[24]

Para o modelo de Marsh original, utilizado no Diprifusor, os valores são: $k_{e0} = 0{,}26$ min^{-1} e $t_{1/2}k_{e0} = 2{,}6$ min.[25,26]

Portanto, ao aplicar a fórmula da histerese ($t_{1/2}k_{e0} \cdot 4{,}32$), calcula-se que o propofol plasmático entrará em equilíbrio com o sítio efetor em aproximadamente 12 minutos.

A taxa de infusão após a concentração ser atingida é decrescente e tem a função de repor a perda por redistribuição e eliminação. Esse processo é altamente dinâmico, portanto o sistema *TCI* é desenhado para repetir os cálculos a cada 10 segundos e ajustar a velocidade de infusão sempre que necessário.[18]

O cálculo para a reposição da redistribuição é regido por equação exponencial, na qual C_{ter} = concentração-alvo; V_1 = volume central; k = constantes entre compartimentos; e = logaritmo natural; t = unidade de tempo:[27]

$$\text{Taxa de manutenção} = C_{ter} \cdot V_1 \cdot (k_{10} + [k_{12} \cdot e^{-k21 \cdot t}] + [k_{13} \cdot e^{-k31 \cdot t}])$$

A perda por eliminação é calculada de forma mais simples, sendo o produto da concentração-alvo pelo *clearance* (Cl), o qual pode ser representado pelo produto do V_1 pelo k_{10}. No estado de equilíbrio total, esta será a única reposição necessária:

$$\text{Taxa de manutenção} = C_{ter} \cdot Cl = C_{ter} \cdot V_1 \cdot k_{10}$$

Na prática, essa complexidade resulta em ajustes rápidos de concentração, alta previsibilidade e menor consumo de anestésicos. Por esses motivos, a infusão alvo-controle é o "padrão-ouro" em anestesia venosa total.

Atualmente, diferentes modelos farmacocinéticos estão disponíveis para propofol, em adultos e crianças, e opioides.[28-33] Esses programas estão inseridos nas bombas "*open TCI*" e permitem infusões alvo-controle plasmática ou efeito.

TCI EFEITO

A infusão *TCI* efeito tem por objetivo atingir uma determinada concentração no local de ação do fármaco ao invés do plasma. Essa infusão só foi possível após a incorporação da constante k_{e0} no modelo farmacocinético. A k_{e0} é um dos fatores determinantes do *bolus* inicial ("*overshoot*"), o qual eleva a concentração plasmática muito acima da concentração efeito desejada e acelera, consequentemente, a passagem do fármaco para a biofase. Dessa forma, todo ajuste de plano anestésico será feito de forma mais fácil, rápida e precisa.

As bombas da segunda geração são chamadas de "*open TCI*" por incorporarem em sua programação vários modelos farmacocinéticos, de diferentes medicações, e por permitirem o uso de seringas de tamanhos e fabricantes diversos. As marcas disponíveis no Brasil são a Alaris PK (CareFusion, UK), a Injectomat TIVA Agilia (Fresenius, France) e a Perfusor Space (B. Braun, Alemanha), que possibilitam TCI plasma e/ou efeito para o propofol e opioides.

Matematicamente, a inserção da constante k_{e0} possibilitou a visualização gráfica do que acontece na biofase. A Figura 71.12 compara a curva do decaimento triexponencial da concentração plasmática do fármaco com a curva da concentração efeito, especificando suas respectivas equações. A equação da concentração efeito pelo tempo recebe o nome de "equação diferencial".[34]

Como descrito anteriormente, a k_{e0} do propofol foi extraída de estudos experimentais. Na tentativa de melhorar a performance do modelo farmacocinético, têm sido publicados estudos com diferentes valores de k_{e0}.[35,36] Consequentemente, variações do modelo original foram desenvolvidas, utilizando essas novas constantes, e instaladas nas bombas de segunda geração.

Ao utilizar a infusão efeito, deve-se estar atento para os efeitos indesejados no sistema cardíaco e respiratório, os quais terão relação direta com o *bolus* inicial. O uso de k_{e0} diferentes determinará doses diferentes do fármaco administrado, portanto é fundamental que o anestesiologista conheça as bombas e entenda as peculiaridades de cada modelo para utilizá-lo de forma correta e segura.[24] Essa diferença é motivo de confusão entre anestesiologistas.[23]

A Figura 71.13 ilustra a infusão alvo-controle baseada no efeito pelo modelo de Marsh com k_{e0} = 0,26min^{-1}. A característica dessa infusão é a administração inicial de uma grande quantidade do fármaco para que ocorra rapidamente o equilíbrio entre as concentrações plasmática e efeito. Os ajustes para elevar a concentração serão seguidos de um novo *bolus* e os ajustes para diminuí-la causarão a interrupção temporária da infusão.

ALÇA FECHADA ("*CLOSED LOOP*")

Desde a década de 1980 são descritos sistemas de infusão que funcionam sem a interferência do anestesiologista, denominados "alça fechada". Esses sistemas, inicialmente usados para controlar a administração de relaxantes musculares, são alimentados por dados hemodinâmicos que ajudam o computador a calcular a necessidade dos anestésicos.[37-39]

Atualmente, as pesquisas concentram-se em sistemas alimentados por monitores da atividade cerebral como o índice bispectral e os potenciais evocados. Essas informações são analisadas por um processador que controla automaticamente a infusão dos medicamentos para manter um plano anestésico adequado. Estudos inicias, como os de Liu e col., mostram tempos de indução prolongados, mas com melhor estabilidade hemodinâmica e menores consumo de propofol e tempo de recuperação.[40,41]

Esses sistemas, usados até o momento de forma experimental, têm o potencial de oferecer um controle anestésico mais preciso, entretanto há a necessidade da comprovação de sua eficiência e segurança na prática clínica.

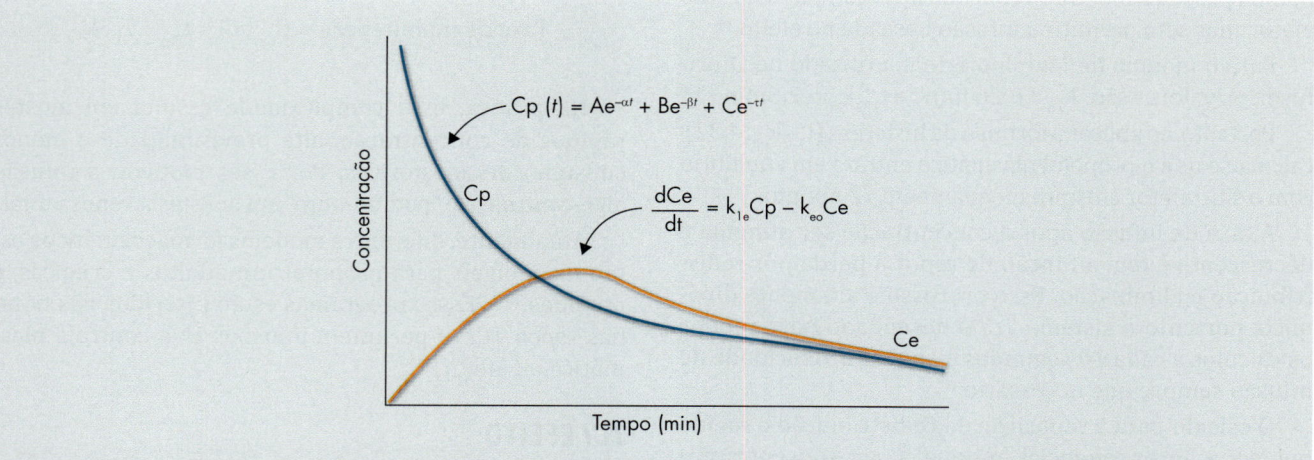

Figura 71.12 — *Curvas da concentração plasmática, mostrada na Figura 71.7, e efeito pelo tempo após injeção em* **bolus** *(Cp: concentração plasmática; Ce: concentração efeito; t: tempo; k: constantes intercompartimentais).*

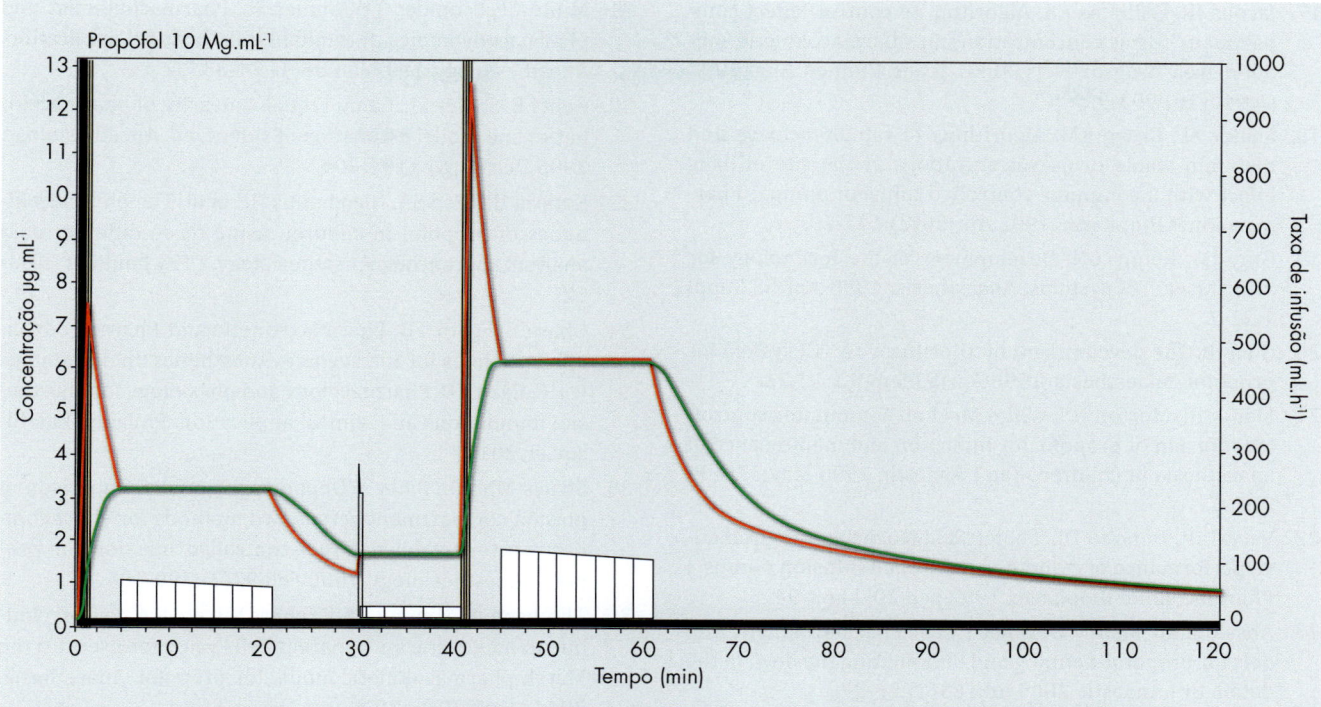

Figura 71.13 — Infusão **TCI** efeito de propofol pelo modelo de Marsh com o $k_{e0} = 0{,}26\,min^{-1}$ (Vermelho: concentração plasmática; Verde: concentração sítio efetora; Barras brancas: velocidades de infusão).

REFERÊNCIAS

1. Lee JA. History of anaesthesia. In: Atkinson RS, Rushman GB, Davies NJH. Lee's Sysnopsis of Anaesthesia. 11.ed. London: Butterworth Heinemann, 1996. p.875-915.
2. Nimmo AF, Cook TM, Andrade J, et al. The 5th National Audit Project (NAP5) on accidental awareness during general anaesthesia: patient experiences, human factors, sedation, consent and medicolegal issues. Anaesthesia. 2014;69(10):1102-16.
3. Absalom A, Struys MM. An Overview of TCI & TIVA. 2.ed. Gent: Academia Press, 2007.
4. Vianna PTG, Simoni RF, Oroz JEB, et al. Anestesia Venosa Total. In: Cangiani LM. Tratado de Anestesiologia - SAESP. 7.ed. São Paulo: Atheneu, 2000. p.1419-36.
5. Taylor I, White M, Kenny GN. Assessment of the value and pattern of use of a target controlled propofol infusion system. Int J Clin Monit Comput. 1993 Oct;10(3):175-80.
6. Russell D, Wilkes MP, Hunter SC, et al. Manual compared with target-controlled infusion of propofol. Br J Anaesth. 1995 Nov;75(5):562-6.
7. Roberts FL, Dixon J, Lewis GT, et al. Induction and maintenance of propofol anaesthesia. A manual infusion scheme. Anaesthesia. 1988 Mar;43 Suppl:14-7.
8. McFarlan CS, Anderson BJ, Short TG. The use of propofol infusions in paediatric anaesthesia: a practical guide. Paediatr Anaesth. 1999;9(3):209-16.
9. Vuyk J, Mertens MJ, Olofsen E, et al. Propofol anesthesia and rational opioid selection: determination of optimal EC50-EC95 propofol-opioid concentrations that assure adequate anesthesia and a rapid return of consciousness. Anesthesiology. 1997 Dec;87(6):1549-62.
10. Al-Rifai Z, Mulvey D. Principles of Total Intravenous Anaesthesia: Basic Pharmacokinetics and Model Descriptions. BJA Education. 2016;16(3):92-7.
11. Glass PS, Glen JB, Kenny GN, et al. Nomenclature for computer-assisted infusion devices. Anesthesiology. 1997 Jun;86(6):1430-1.
12. Kruger-Thiemer E. Continuous intravenous infusion and multicompartment accumulation. Eur J Pharmacol. 1968 Oct;4(3):317-24.
13. Vaughan DP, Tucker GT. General theory for rapidly establishing steady state drug concentrations using two consecutive constant rate intravenous infusions. Eur J Clin Pharmacol. 1975 Dec 19;9(2-3):235-8.
14. Vaughan DP, Tucker GT. General derivation of the ideal intravenous drug input required to achieve and maintain a constant plasma drug concentration. Theoretical application to lignocaine therapy. Eur J Clin Pharmacol. 1976;10(6):433-40.
15. Schwilden H. A general method for calculating the dosage scheme in linear pharmacokinetics. Eur J Clin Pharmacol. 1981;20(5):379-86.
16. Struys MM, De Smet T. Principles of drug actions: target-controlled infusions and closed-loop administration. In: Evers AS, Maze M, Kharasch ED. Anesthetic pharmacology: basic principles and clinical practice. Cambridge: Cambridge University Press, 2011. p.103.

17. Jacobs JR, Williams EA. Algorithm to control "effect compartment" drug concentrations in pharmacokinetic model-driven drug delivery. IEEE Trans Biomed Eng. 1993 Oct;40(10):993-9.
18. Shafer SL, Gregg KM. Algorithms to rapidly achieve and maintain stable drug concentrations at the site of drug effect with a computer-controlled infusion pump. J Pharmacokinet Biopharm. 1992 Apr;20(2):147-69.
19. Gray JM, Kenny GN. Development of the technology for 'Diprifusor' TCI systems. Anaesthesia. 1998 Apr;53 Suppl 1:22-7.
20. Glen JB. The development of 'Diprifusor': a TCI system for propofol. Anaesthesia. 1998 Apr;53 Suppl 1:13-21.
21. Marsh BJ, Morton NS, White M, et al. A computer controlled infusion of propofol for induction and maintenance of anaesthesia in children. Can J Anaesth. 1990 May;37(4 Pt 2):S97.
22. Varvel JR, Donoho DL, Shafer SL. Measuring the predictive performance of computer-controlled infusion pumps. J Pharmacokinet Biopharm. 1992 Feb;20(1):63-94.
23. Absalom AR, Mani V, De Smet T, et al. Pharmacokinetic models for propofol-defining and illuminating the devil in the detail. Br J Anaesth. 2009 Jul;103(1):26-37.
24. Cortinez LI. What is the ke0 and what does it tell me about propofol? Anaesthesia. 2014 May;69(5):399-402.
25. Marsh B, White M, Morton N, et al. Pharmacokinetic model driven infusion of propofol in children. Br J Anaesth. 1991 Jul;67(1):41-8.
26. Billard V, Cazalaa JB, Servin F, et al. [Target-controlled intravenous anesthesia]. Ann Fr Anesth Reanim. 1997;16(3):250-73.
27. Gepts E. Pharmacokinetic concepts for TCI anaesthesia. Anaesthesia. 1998 Apr;53 Suppl 1:4-12.
28. Absalom A, Amutike D, Lal A, et al. Accuracy of the 'Paedfusor' in children undergoing cardiac surgery or catheterization. Br J Anaesth. 2003 Oct;91(4):507-13.
29. Schnider TW, Minto CF, Gambus PL, et al. The influence of method of administration and covariates on the pharmacokinetics of propofol in adult volunteers. Anesthesiology. 1998 May;88(5):1170-82.
30. Minto CF, Howe C, Wishart S, et al. Pharmacokinetics and pharmacodynamics of nandrolone esters in oil vehicle: effects of ester, injection site and injection volume. J Pharmacol Exp Ther. 1997 Apr;281(1):93-102.
31. Minto CF, Schnider TW, Shafer SL. Pharmacokinetics and pharmacodynamics of remifentanil. II. Model application. Anesthesiology. 1997 Jan;86(1):24-33.
32. Gepts E, Shafer SL, Camu F, et al. Linearity of pharmacokinetics and model estimation of sufentanil. Anesthesiology. 1995 Dec;83(6):1194-204.
33. Kataria BK, Ved SA, Nicodemus HF, et al. The pharmacokinetics of propofol in children using three different data analysis approaches. Anesthesiology. 1994 Jan;80(1):104-22.
34. Obara S, Egam TD. Pharmacokinetic and Pharmacodynamic Principles for Intravenous Anesthetics. In: Hemmings Jr HC, Egan TD. Pharmacology and physiology for anesthesia: foundations and clinical application. Philadelphia: Elsevier, 2013.
35. Struys MM, De Smet T, Depoorter B, et al. Comparison of plasma compartment versus two methods for effect compartment--controlled target-controlled infusion for propofol. Anesthesiology. 2000 Feb;92(2):399-406.
36. Thomson AJ, Nimmo AF, Engbers FH, et al. A novel technique to determine an 'apparent ke0 ' value for use with the Marsh pharmacokinetic model for propofol. Anaesthesia. 2014 May;69(5):420-8.
37. Edwards ND, Mason DG, Ross JJ. A portable self-learning fuzzy logic control system for muscle relaxation. Anaesthesia. 1998 Feb;53(2):136-9.
38. O'Hara DA, Derbyshire GJ, Overdyk FJ, et al. Closed-loop infusion of atracurium with four different anesthetic techniques. Anesthesiology. 1991 Feb;74(2):258-63.
39. Olkkola KT, Schwilden H, Apffelstaedt C. Model-based adaptive closed-loop feedback control of atracurium-induced neuromuscular blockade. Acta Anaesthesiol Scand. 1991 Jul;35(5):420-3.
40. Liu N, Chazot T, Trillat B, et al. Feasibility of closed-loop titration of propofol guided by the Bispectral Index for general anaesthesia induction: a prospective randomized study. Eur J Anaesthesiol. 2006 Jun;23(6):465-9.
41. Liu N, Chazot T, Genty A, et al. Titration of propofol for anesthetic induction and maintenance guided by the bispectral index: closed-loop versus manual control: a prospective, randomized, multicenter study. Anesthesiology. 2006 Apr;104(4):686-95.

Bases Ultrassonográficas

Pablo Escovedo Helayel
Gustavo Meurer

CONCEITOS GERAIS

O som é caracterizado por uma onda de energia sonora mecânica que se propaga em um meio com uma determinada frequência ou vibrações (variações de pressão) e uma velocidade ligeiramente constante em cada meio. A velocidade do som é constante e específica em cada meio, pois é diretamente proporcional à proximidade das moléculas, ou seja, a densidade do meio. A Tabela 72.1 mostra a velocidade do som em diferentes meios.

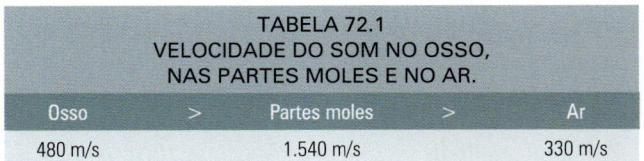

TABELA 72.1 VELOCIDADE DO SOM NO OSSO, NAS PARTES MOLES E NO AR.				
Osso	>	Partes moles	>	Ar
480 m/s		1.540 m/s		330 m/s

Logo, sendo a velocidade do som ligeiramente constante nos tecidos moles do corpo humano (1.540 m.s^{-1}) e o seu valor obtido pelo produto da frequência *vs.* o comprimento de onda, sons com uma maior frequência terão um menor comprimento de onda. Como a atenuação das ondas sonoras em um meio é dependente da frequência (aproximadamente 0,75 dB/cm/MHz), a penetração de ondas sonoras de alta frequência nos tecidos profundos acaba sendo limitada. A Figura 72.1 mostra ondas dos sons de alta e baixa frequência.

A frequência das ondas sonoras utilizadas atualmente nos aparelhos de ultrassonografia é muito alta, variando de 2 a 14 MHz, muito acima da faixa de som que é possível ser captada pelo ouvido humano, entre 20 e 20.000 Hz. Assim, todo som com frequência abaixo de 20 Hz é considerado um infrassom, enquanto sons com frequência acima de 20.000 Hz ou 20 KH são denominados ultrassons (Figura 72.2).

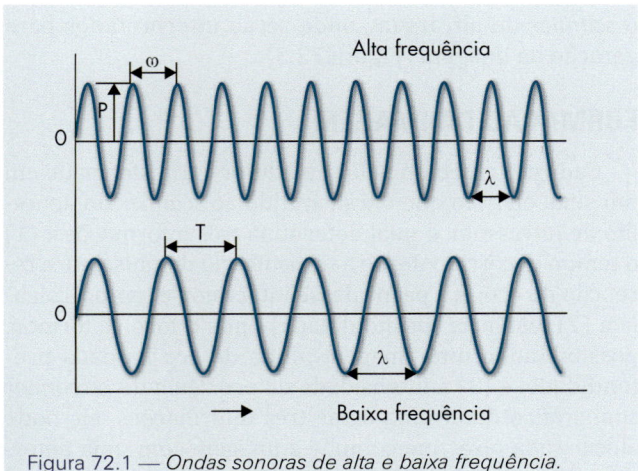

Figura 72.1 — *Ondas sonoras de alta e baixa frequência.*

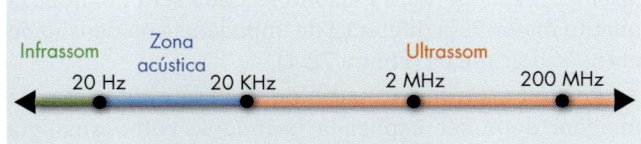

Figura 72.2 — *Frequência das ondas sonoras.*

A criação de uma imagem digital pelo aparelho de ultrassom ocorre por três etapas: em primeiro lugar existe a produção da onda sonora pelo transdutor; em segundo, a recepção do eco gerado pela reflexão das ondas; e por último, a interpretação do eco recebido com a formação da imagem.

COMO É GERADA A ONDA DE ULTRASSOM?

Na superfície do transdutor, existe um arranjo de cristais piezo-elétricos que após serem submetidos a um campo elétrico sofrem um processo de distorção e começam a vibrar produzindo pulsos de onda sonora com uma determinada frequência. Cada pulso consiste de dois ou três ciclos sonoros com uma determinada frequência, sendo que pulsos com uma frequência maior possuem um comprimento de pulso menor, melhorando a visualização de estruturas mais superficiais. Além disso, a frequência entre um pulso e outro precisa fornecer tempo suficiente para que a onda sonora atinja seu alvo e retorne ao transdutor antes que o novo pulso seja gerado.

RECEPÇÃO DO ECO

A onda sonora emitida pelo transdutor é parcialmente refletida pelas camadas formadas por diferentes tecidos do corpo, ou seja, o eco é formado em qualquer lugar onde exista uma interface em que a densidade do corpo muda. O retorno das ondas sonoras faz vibrar novamente os cristais piezo-elétricos do transdutor, transformando as vibrações em sinais elétricos que se deslocam para o *scanner* de ultrassom, onde serão interpretados para geração da imagem (Figura 72.3).

FORMAÇÃO DA IMAGEM

Cada eco recebido pelo transdutor é transformado em um sinal elétrico que é transmitido ao *scanner* do aparelho de ultrassom, o qual determina três informações: (1) o tempo decorrido desde a transmissão do pulso até a recepção do eco; e, a partir desse intervalo de tempo, calcula a (2) distância (profundidade) onde o foco se formou, possibilitando uma imagem nítida do eco na dada profundidade; e (3) a intensidade do eco. Quando o *scanner* sonográfico determina essas três informações, ele pode alocar cada *pixel* que compõe a imagem com uma determinada intensidade. Basicamente, a intensidade do eco gerado em uma interface é que irá determinar a cor do *pixel* correspondente, e essa intensidade será tão intensa quanto maior for a diferença de impedância ou densidade entre os dois meios (Figura 72.4).

Portanto, a transformação do sinal recebido em uma imagem pode ser explicada usando-se como analogia uma planilha na qual o transdutor está localizado acima da primeira linha, ocupando várias colunas. Ele manda pulsos para baixo percorrendo cada coluna da planilha e aguarda o retorno dos ecos. Assim, quanto maior o tempo decorrido para o retorno do eco, mais para baixo na coluna correspondente o sinal se desloca. Além disso, a intensidade do eco é que irá determinar a cor que a célula vai ter: branco para um eco forte, preto para um muito fraco, e graduações de cinza para as intensidades intermediárias. Quando todos os ecos retornam e toda a informação é armazenada na planilha, a imagem está pronta (Figura 72.5).

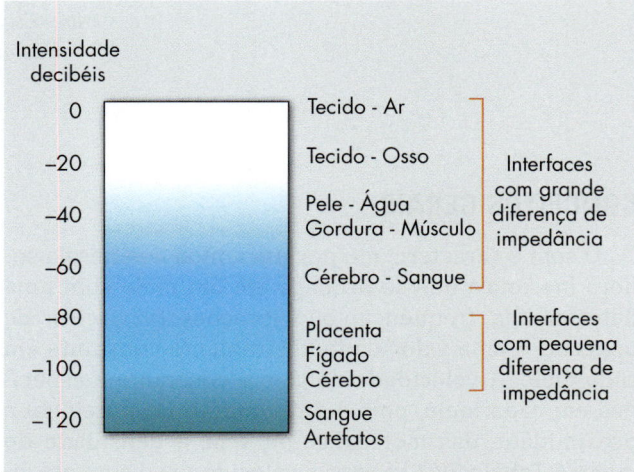

Figura 72.4 — *As interfaces e as diferenças de impedância.*

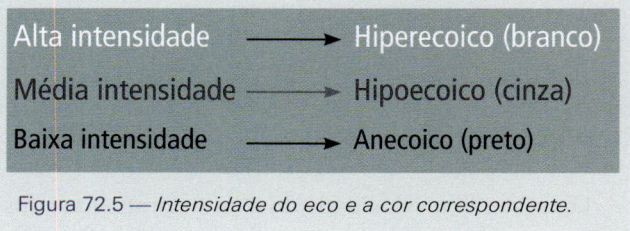

Figura 72.5 — *Intensidade do eco e a cor correspondente.*

A medida que o feixe de ultrassom atravessa as camadas de tecido em direção à profundidade, a amplitude do sinal original vai sendo atenuada. Essa perda progressiva de energia ocorre devido à *absorção*, *reflexão* e *dispersão* nas interfaces.

A atenuação da onda sonora por meio da *absorção* resulta na formação de calor, sendo essa a principal forma de atenuação em tecidos moles. O grau de atenuação sofrido por determinada onda sonora é diretamente proporcional ao coeficiente de atenuação, o qual é expresso em decibéis por centímetro e é específico para cada tecido. Tecidos como água e sangue possuem coeficientes de atenuação baixos, diferentemente do osso, que possui o mais alto coeficiente de atenuação, limitando a transmissão das ondas sonoras. Além disso, como citado anteriormente, o grau de atenuação sofrido por

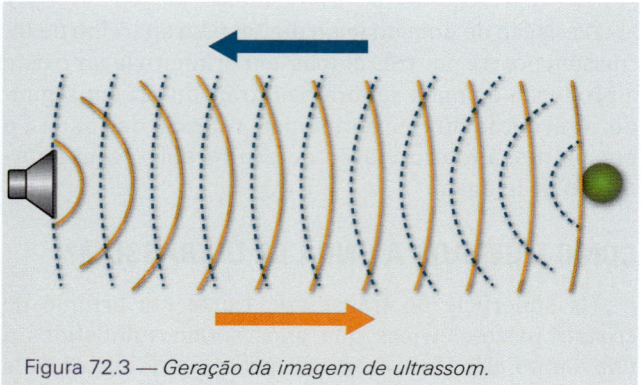

Figura 72.3 — *Geração da imagem de ultrassom.*

uma onda também é diretamente proporcional à sua frequência. Isso explica porque ondas sonoras com alta frequência terão uma menor penetração nos tecidos, enquanto ondas sonoras com baixa frequência terão maior penetração nos tecidos, já que sofrem menor atenuação. Assim, o coeficiente de atenuação pode ser expresso em unidades de dB/cm/MHz. Nos tecidos ricos em água, a constante de atenuação é de 0,75 dB/cm/MHz. Apesar da alta taxa de absorção desses tecidos, uma perda significativa da capacidade de configuração de imagens somente ocorre com frequências acima de 15 MHz.

Uma das formas de melhorar a imagem formada para compensar a atenuação sofrida nos tecidos é aumentar o chamado "ganho" no aparelho de ultrassom. Como o próprio nome diz, o ganho provoca uma amplificação na intensidade do eco que retorna ao transdutor sem aumentar a intensidade do sinal emitido, gerando assim um aumento geral no brilho da imagem. Outra forma de atenuação sofrida pela onda de ultrassom diz respeito ao grau de *reflexão* gerado na interface entre dois tipos diferentes de tecido, sendo esta tanto maior quanto maior a diferença de impedância entre os dois tecidos. A *impedância acústica* é a resistência oferecida por um tecido à passagem do ultrassom e é determinada pelo produto da sua densidade pela velocidade de propagação. Assim sendo, nas interfaces entre dois meios acústicos com grande diferença de impedância, a reflexão das ondas sonoras será intensa. Entretanto, na presença de meios com impedâncias muito próximas, a reflexão das ondas sonoras estará diminuída, pois grande parte dessas ondas sofre uma mudança de direção (refração), não retornando ao transdutor.

A intensidade de reflexão ou eco classifica as estruturas com alta reflexão como hiperecoicas, as de baixa reflexão como hipoecoicas e as que não refletem as ondas de ultrassom como anecoicas. Estruturas hiperecoicas refletem mais as ondas sonoras e são representadas por áreas brancas como ossos, tendões e fáscias. Estruturas hipoecoicas são representadas na tela por regiões acinzentadas onde as ondas são atenuadas, como nos tecidos ricos em água (nervos, fígado e músculos) e na gordura. Estruturas anecoicas não refletem ondas sonoras, conduzindo-as perfeitamente. São representadas por áreas pretas, como nos líquidos (sangue, anestésicos locais e urina).

Nas interfaces entre os tecidos ricos em água e o ar, e entre esses tecidos e os ossos, as diferenças de impedância acústica são tão amplas que praticamente toda energia emitida é refletida formando imagens hiperecoicas e posteriormente anecoicas chamadas de "sombras acústicas". Isso explica porque é clinicamente importante a aplicação de gel de condução estéril (um meio de acoplamento acústico) na superfície do transdutor e sobre a região a ser examinada para eliminar quaisquer bolhas de ar entre o transdutor e a superfície da pele, eliminando essa interface que teria uma grande diferença de impedância acústica – caso contrário, a maioria das ondas de ultrassom emitidas seriam refletidas, o que limitaria a penetração nos tecidos. A Tabela 72.2 mostra as variações da impedância acústica com os tecidos do corpo:

TABELA 72.2
VARIAÇÕES DA IMPEDÂNCIA ACÚSTICA COM OS TECIDOS DO CORPO.

Tecidos	Impedância acústica (10^6 Rayls)
Ar	0,0004
Pulmão	0,18
Tecido adiposo	1,34
Fígado	1,65
Sangue	1,65
Rim	1,63
Músculo	1,71
Osso	7,8

O ângulo de inclinação do feixe de ultrassom em relação à estrutura-alvo também influencia sua atenuação, pois é um fator determinante da reflexão sofrida pela onda. O ângulo de 90º entre o feixe de ultrassom e a estrutura-alvo é o ideal para que se tenha a menor atenuação possível (isotropia). De acordo com a mudança de angulação, ocorre uma progressiva atenuação da imagem da estrutura insonada (anisotropia), pois, quando uma onda incide em uma interface com um ângulo inferior a 90º, como resultado haverá um desvio para longe do transdutor em um ângulo igual ao ângulo de incidência, mas no sentido oposto. Isso explica o porquê da dificuldade de visualização da agulha durante a realização de um bloqueio a uma estrutura mais profunda, em que a agulha é inserida em um ângulo maior do que 45º em relação à superfície da pele.

As estruturas podem ser classificadas de acordo com a maneira que refletem as ondas sonoras. Dessa forma, estruturas que possuem superfícies regulares e lisas refletem intensamente a onda transmitida em uma única direção, dependendo do ângulo de incidência, e são chamadas *especulares*. São exemplos de refletores especulares: bainhas fasciais, o diafragma e as paredes dos grandes vasos. Por outro lado, superfícies irregulares refletem as ondas ultrassonográficas de forma difusa, diminuindo a intensidade do brilho da estrutura, sendo assim chamadas de difusoras. As agulhas de bloqueio exemplificam estruturas refletoras especulares, enquanto os nervos periféricos representam estruturas difusoras.

Essas limitações da ultrassonografia bidimensional motivaram o desenvolvimento da tecnologia para geração de imagens ultrassonográficas tridimensionais. Essas imagens são geradas pela reconstrução simultânea dos 2 planos ortogonais padrão (eixos X e Y) somados à dimensão de altura (eixo Z). A ultrassonografia tridimensional é capaz de visualizar relações espaciais de toda a região anatômica, espessura do nervo e distribuição da solução de anestésico local em todos planos de 360°. A principal limitação da ultrassonografia tridimensional é seu elevado custo de aquisição comparado aos equipamentos de tecnologia bidimensional.

Após o processo de reflexão e dispersão, o restante do feixe que incide sobre uma interface é refratado com uma mudança na direção do feixe transmitido, sendo que o grau de mudança ou flexão gerada é dependente da diferença da velocidade do som nos dois meios. Clinicamente, a intensa refração gerada pelo tecido adiposo causa distorção da imagem e é um dos fatores que contribui para algumas das dificuldades encontradas na realização de bloqueios em pacientes obesos.

O efeito Doppler decorre da diferença entre a frequência recebida e a frequência emitida gerada pelo movimento de distanciamento ou aproximação da fonte emissora de eco (sangue) em relação à unidade receptora imóvel (transdutor). Se a fonte de eco se move em direção ao receptor (transdutor), a frequência percebida é interpretada como superior, estabelecendo por convenção a cor vermelha para a estrutura. Por outro lado, quando a fonte de eco está se movendo no sentido contrário ao do transdutor, afastando-se dele, a frequência é percebida como inferior à emitida, atribuindo-se a cor azul à estrutura. Dessa forma, é possível medir a velocidade do fluxo sanguíneo do vaso, e, quando necessário, diferenciá-lo das estruturas nervosas.

A resolução determina o grau de nitidez da imagem, que pode ser dividida em cinco tipos: axial, lateral, espacial, temporal e de contraste. A resolução axial representa a capacidade de distinção entre duas estruturas refletoras alinhadas longitudinalmente ao feixe de ultrassom. A resolução lateral representa a capacidade de distinção entre duas estruturas alinhadas transversalmente ao feixe de ultrassom. Ambas são diretamente proporcionais à frequência de ultrassom e, juntas, originam a resolução espacial. Dessa forma, a ultrassonografia de alta resolução requer frequências altas de ultrassom obtidas mediante o encurtamento do seu comprimento de onda, possibilitando a visualização de estruturas superficiais com alta qualidade de imagem. Nos bloqueios profundos, a ultrassonografia de alta resolução não é aplicável, sendo necessária a diminuição da frequência de ultrassom empregada com consequente queda na qualidade de imagem das estruturas.

Os transdutores de alta frequência (10 a 17,5 MHz) visualizam estruturas superficiais com profundidade de até 2 a 3 cm, como o plexo braquial nas vias interescalênica, supraclavicular e axilar. Os transdutores com frequências intermediárias de 4 a 7 MHz são ideais para estruturas com profundidades de 4 a 5 cm, como o nervo isquiático, na fossa poplítea, e o plexo braquial, na região infraclavicular. Quando se procura identificar estruturas mais profundas como o nervo isquiático na região glútea, o plexo lombar e o espaço peridural em adultos, utilizam-se transdutores de baixa frequência (2 a 5 MHz).

A resolução temporal expressa o número de quadros gerados num determinado intervalo de tempo, sendo capaz de retratar imagens sequenciais em tempo real. A diminuição dessa frequência de quadros obscurece as imagens de eventos ligados aos movimentos gerando imagens não correspondentes ao momento presente. Dessa forma, altas frequências de quadros gerados são indispensáveis para o rastreamento seguro da agulha de bloqueio e da dispersão da solução de anestésico local. A resolução de contraste distingue a estrutura insonada do meio ao seu redor pela capacidade de gerar diferentes tonalidades de cinza.

PLANOS DE VISUALIZAÇÃO DAS ESTRUTURAS NERVOSAS E DA AGULHA DE BLOQUEIO

Visualização de Estruturas Nervosas

A nitidez das imagens geradas das estruturas nervosas é dependente da qualidade do *software* do equipamento de ultrassom; da frequência do transdutor escolhido; da habilidade do operador para realização e interpretação do exame; e dos ajustes realizados no aparelho, que maximizam a resolução das imagens.

Os nervos periféricos podem ter formas ovais, triangulares ou arrendondadas, e alguns apresentam essas três formas ao longo do seu trajeto. Além disso, podem apresentar características ecogênicas (hipoecoicas ou hiperecoicas) dependentes da localização, do tamanho do nervo, da frequência do transdutor e da angulação do feixe de ultrassom. As estruturas nervosas podem ser visualizadas em cortes longitudinais ou transversais.

Em um corte longitudinal, os nervos periféricos são visualizados como múltiplas áreas hipoecoicas paralelas descontínuas (tecido nervoso) separadas por bandas hiperecoicas (tecido conjuntivo). Ao corte transversal, os nervos periféricos são representados como nódulos hipoecoicos (tecido nervoso) circundados por um fundo hiperecoico (tecido conjuntivo), configurando um padrão fascicular ou em "favo de mel". Entretanto, essa ecotextura fascicular não apresenta uma correlação histológica exata com o exame microscópico, sendo capaz de gerar a imagem de 1/3 dos fascículos existentes. A Figura 72.6 mostra identificação ultrassonográfica do nervo ulnar.

As possíveis razões aventadas para a ocorrência desse fenômeno seriam: a incapacidade de visualizar os fascículos, caso não estejam perpendiculares ao feixe de ultrassom; e uma baixa resolução lateral condensando estruturas refletoras adjacentes. Em alguns casos, a estrutura nervosa deve ser visualizada nos dois cortes e ser seguida distalmente para que se obtenha sua identificação positiva. Esse rastreamento dos nervos perifé-

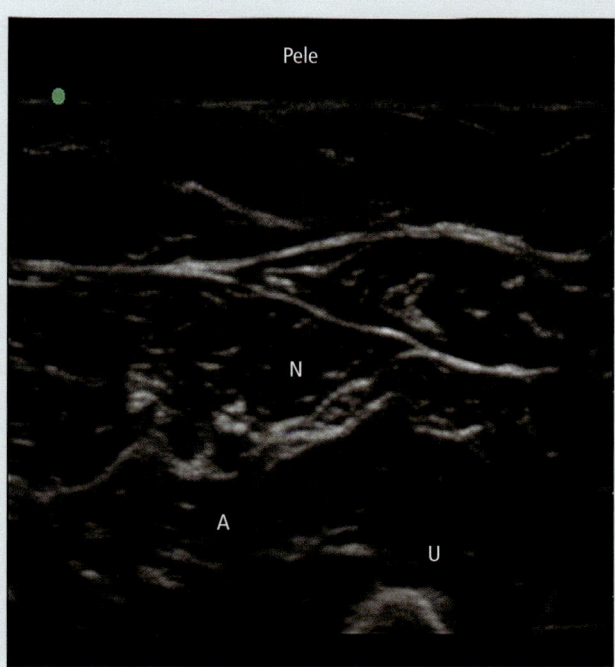

Figura 72.6 — *Identificação ultrassonográfica do nervo ulnar no terço médio do antebraço.*

ricos é dificultado por sua alta mobilidade, sendo mais facilmente realizado no corte transversal.

Algumas estruturas, como tendões e pequenos vasos, podem ser confundidas com nervos periféricos. Entretanto, utilizando-se transdutores com frequências superiores a 10 MHz, observa-se nos tendões um padrão fibrilar, com finas bandas hiperecoicas contínuas (semelhantes a fibrilas) e bandas hipoecoicas (menos proeminentes que nos nervos). O ângulo de inclinação do feixe de ultrassom influencia a ecogenicidade dos nervos periféricos, pois estes são compostos por tecido nervoso (hipoecoico) e tecido conjuntivo como o epineuro e perineuro (hiperecoico).

Quando o feixe está perpendicularmente disposto ao nervo, obtém-se a ecogenicidade ideal, compondo a imagem de padrão fascicular. Conforme a angulação se altera, a imagem adquire características ambíguas de reflexão das ondas sonoras e tem sua ecogenicidade atenuada (anisotropia). Os pequenos vasos são distinguidos dos pequenos nervos por meio de sua compressão pelo transdutor e pelo emprego do *Doppler* colorido ou *power Doppler*.

Um fator importante para a identificação de nervos periféricos do membro superior é sua proximidade com vasos de médio porte, como as artérias axilar e subclávia e suas veias, que servem como referência para sua localização. No membro inferior, os nervos periféricos são mais hiperecoicos e possuem um trajeto mais oblíquo.

Além disso, com exceção do nervo femoral, os nervos encontram-se embebidos na musculatura e acompanhados por vasos de pequeno porte, dificultando sua visualização. Assim sendo, o contraste de sua hiperecogenicidade com a hipoecogenicidade dos músculos e da gordura ao seu redor, bem como o uso do Doppler colorido, atuam como elementos facilitadores para sua identificação.

Planos de Visualização da Agulha de Bloqueio

Os nervos periféricos podem ser visualizados por meio de cortes longitudinais ou transversais. Contudo, para a realização de bloqueios de nervos periféricos é mais adequada a utilização de cortes transversais. Isso por causa da maior facilidade técnica para obtenção e manutenção da imagem durante o bloqueio, da melhor visualização de estruturas adjacentes e da capacidade de avaliar a distribuição do anestésico local ao redor do nervo. Existem duas técnicas que utilizam cortes transversais para visualização da posição da agulha em relação ao transdutor. A primeira a ser descrita foi a técnica de alinhamento transversal ao feixe de ultrassom (Figura 72.7), em que a agulha é introduzida transversalmente ao transdutor, sendo possível apenas a visualização da ponta da agulha e da sua sombra acústica acompanhada do deslocamento dos tecidos durante sua passagem. Muitas vezes, são necessárias injeções-teste para auxiliar a visualização da ponta da agulha.

A segunda é a técnica de alinhamento longitudinal ao feixe de ultrassom, que possibilita a visualização da ponta e do corpo da agulha durante sua progressão (Figura 72.8). Essa técnica requer uma longa curva de aprendizado e maior precisão de movimentos para manter o alinhamento, além de necessitar que uma maior distância seja percorrida entre o local de entrada da agulha e o nervo.

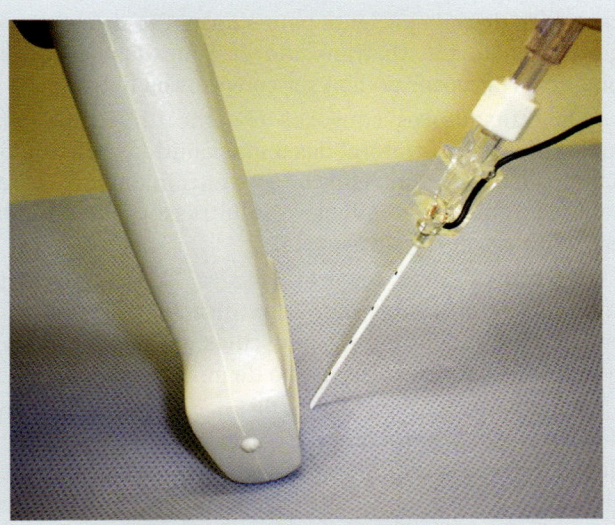

Figura 72.7 — *Alinhamento transversal da agulha.*

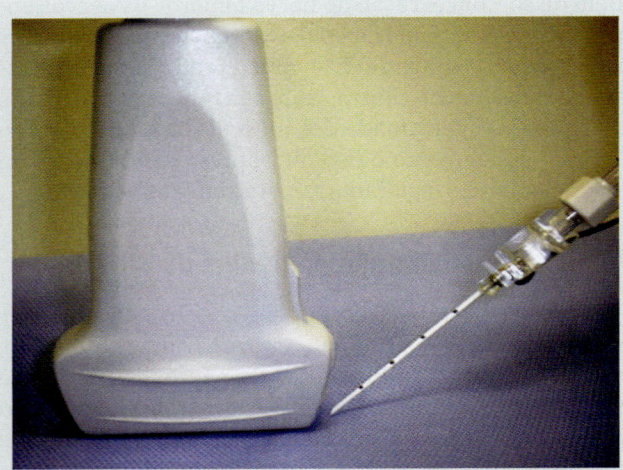

Figura 72.8 — *Alinhamento longitudinal da agulha.*

manter o adesivo bem esticado e tensionado durante a colocação e alisar a superfície do transdutor de modo a garantir que esteja firmemente aderido e que não existam rugas ou bolhas de ar, o que poderia comprometer a qualidade da imagem (Figuras 72.11 e 72.12).

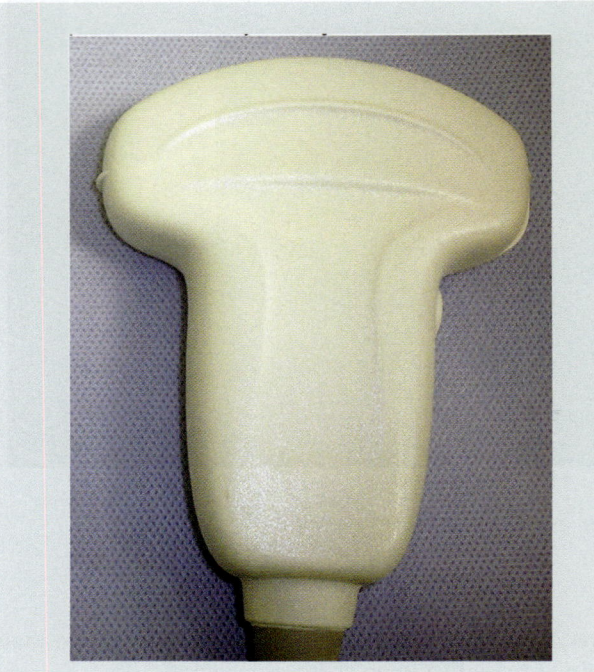

Figura 72.9 — *Transdutor convexo.*

A escolha do plano de introdução da agulha pode ser influenciada pelas características anatômicas da região de bloqueio. Por exemplo, na região infraglútea, a ausência de estruturas anatômicas nobres adjacentes ao nervo pode tornar menos necessária a visualização integral da agulha durante sua progressão. Entretanto, nos bloqueios supraclaviculares, a técnica de alinhamento longitudinal pode permitir um rastreamento do corpo e da ponta da agulha, possivelmente diminuindo a morbidade desse bloqueio.

PREPARO E OTIMIZAÇÃO DO EQUIPAMENTO

Os aparelhos de ultrassom são formados pelo conjunto transdutores, monitor, teclado e processador de imagens. Esses equipamentos possuem comandos para ajustar e otimizar a definição das imagens de acordo com a sua configuração tecnológica, procurando atender à necessidade de cada paciente para a formação de uma imagem de qualidade. Os transdutores utilizados para guiar bloqueios nervosos podem ser convexos ou lineares.

Os transdutores convexos (Figura 72.9) têm uma maior divergência lateral das ondas emitidas com maior campo de visão. Entretanto, convencionalmente apresentam frequências menores de ultrassom, resultando em baixa resolução de espacial.

Os transdutores lineares (Figura 72.10) são mais comumente utilizados para identificação de estruturas superficiais (como nervos, músculos, tendões e vasos), por possuírem maior resolução de imagem.

Para bloqueios com técnica de injeção única, os cuidados de assepsia não são tão rigorosos quanto na técnica de inserção de cateter para analgesia contínua. O anestesiologista veste apenas luva estéril e cobre o transdutor com adesivo estéril enquanto este é segurado de maneira firme por um assistente. Deve-se tomar o cuidado de

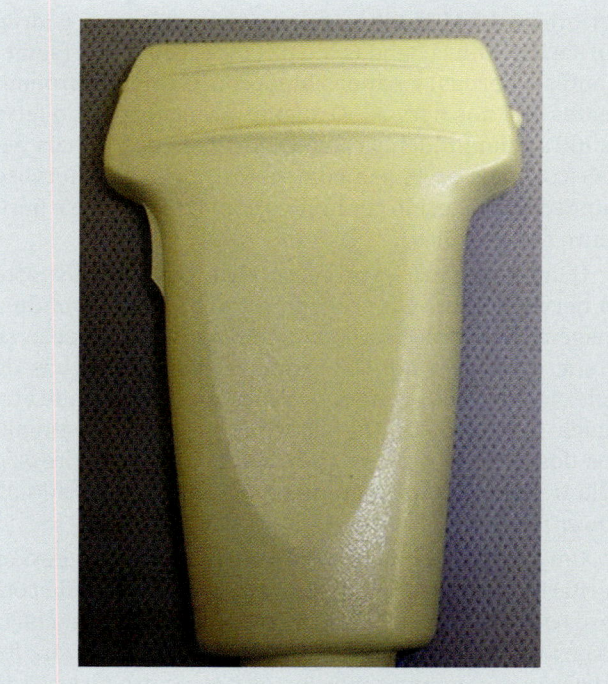

Figura 72.10 — *Preparo do transdutor para bloqueios simples.*

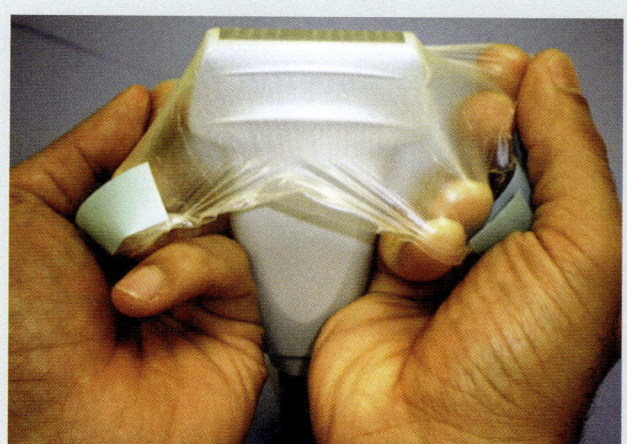

Figura 72.11 — *Preparo do transdutor para técnicas com punção única.*

PREPARO DO TRANSDUTOR PARA BLOQUEIOS CONTÍNUOS

Como a inserção de cateter exige uma técnica de assepsia mais rigorosa, o anestesiologista deve estar paramentado com avental e luva estéril, e não só o transdutor como também o seu cabo devem estar no interior de um invólucro estéril. Enquanto um assistente segura firmemente o transdutor e aplica gel sobre sua superfície, o anestesiologista prepara uma capa plástica estéril que será usada para cobrir o transdutor. O anestesiologista então envolve o transdutor com a capa e prende-a de forma tensa (evitando a presença de ar entre a superfície de contato do transdutor e a cobertura plástica) com um elástico estéril, enquanto o assistente segura a capa por sua extremidade, desenrolando-a até cobrir todo o cabo (Figura 72.12).

OTIMIZAÇÃO DE IMAGEM

No menu de opções do equipamento de ultrassom existem várias modalidades para visualização de diferentes tipos de estruturas, obedecendo uma programação preestabelecida de características ultrassonográficas capazes de reproduzir a melhor imagem das estruturas desejadas. O modo "pequenas partes" oferece condições ótimas para geração de imagens e para identificação de nervos periféricos e estruturas superficiais. Essa programação ressalta as características ultrassonográficas das estruturas superficiais, favorecendo a visualização das estruturas nervosas. Alguns aparelhos mais modernos já oferecem um modo específico para visualização de nervos periféricos, evidenciando ainda mais suas características ao exame ultrassonográfico. A profundidade das imagens pode ser aumentada para permitir a visualização de uma perspectiva mais ampla da região estudada e, posteriormente, diminuída para dar mais detalhes da dinâmica do bloqueio. O "ganho de imagem" pode ser regulado para intensificar os contrastes da imagem como um todo ou separadamente, em níveis superficiais ou profundos. Assim, o brilho das estruturas adjacentes aos nervos pode ser regulado para sua melhor definição. O ajuste do foco é utilizado para diminuir a dispersão lateral das ondas de ultrassom em determinada profundidade, melhorando a resolução lateral da estrutura visualizada. O ajuste do *zoom* é usado para ampliar os detalhes de uma região da imagem, mas não necessariamente mantém a sua definição. Nos transdutores de banda larga pode-se regular a frequência de ultrassom, objetivando sempre a maior resolução possível permitida pela profundidade da estrutura nervosa.

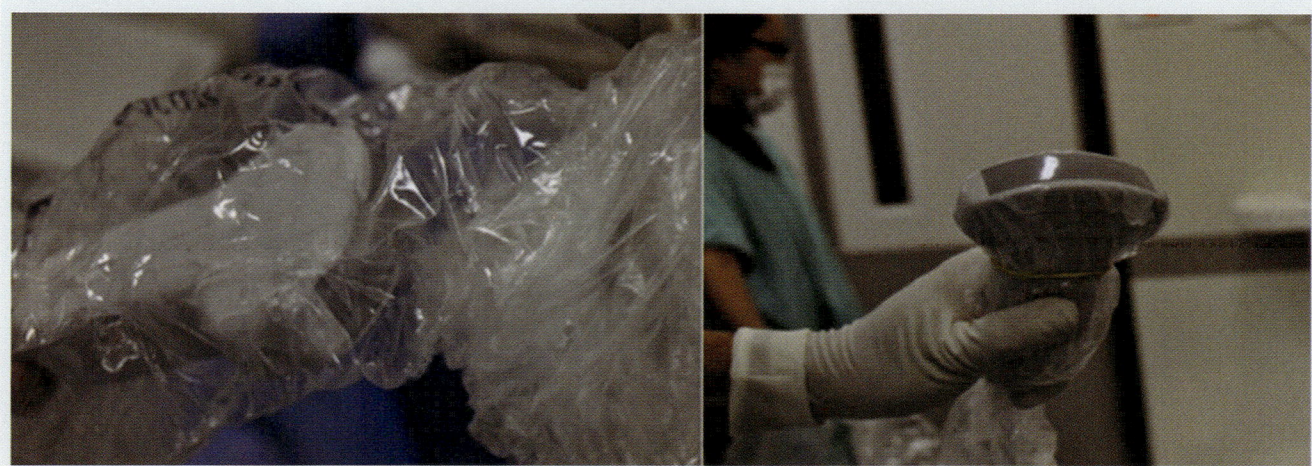

Figura 72.12 — *Preparo do transdutor para técnicas de bloqueios contínuos.*

REFERÊNCIAS

1. Kimachi PP, Segurado AVR, Menezes CC, et al. Ultrassom e Bloqueios Anestésicos. Em Cangiani LM, Slulitel A Poterio GMB, Tratado de Anestesiologia SAESP, 7ed, São Paulo, Atheneu. 2011: 1559-1618.

2. Helayel PE Meurer G. Ultrassonografia. Em Cangiani LM Nakashima ER, Gonçalves TAM, Atlas de Técnicas de Bloqueios Regionais. 3ed, Rio de Janeiro, Sociedade Brasileira de Anestesiologia, 19-27.

73
Equipamentos Eletromédicos na Sala de Cirurgia

Marcelo Luis Abramides Torres
Ricardo Vieira Carlos

INTRODUÇÃO

Os equipamentos eletromédicos são de uso cada vez mais frequente no ambiente hospitalar. Particularmente na sala de cirurgia, o paciente é conectado a inúmeros deles, pois são muito úteis ao anestesiologista e à equipe cirúrgica.

O risco de acidentes elétricos em pacientes anestesiados aumentou consideravelmente nos últimos anos e tais acidentes são descritos em várias estatísticas, com maior ou menor incidência.

O risco elevado se deve principalmente a: a) rede elétrica hospitalar inadequada, pois não foi projetada para o uso desses equipamentos; b) variedade dos equipamentos, cuja fiação, direta ou indiretamente, coloca o paciente sob potenciais elétricos diversos, possibilitando a passagem de corrente por vias indesejáveis e/ou perigosas para a integridade física do organismo; c) incapacidade do paciente de se defender de um estímulo agressor.[1]

É necessário, portanto, que toda a equipe envolvida na assistência aos pacientes conheça alguns princípios básicos de eletricidade e o funcionamento dos equipamentos mais frequentemente utilizados na sala de operações, com o objetivo de entender as situações de risco para o paciente e fazer a profilaxia dos acidentes.

CORRENTE ELÉTRICA

A natureza elétrica da matéria é conhecida desde a antiguidade. O termo "eletricidade" deriva da palavra grega "elektron", que significa âmbar. Aproximadamente 600 anos a.C., o filósofo grego Tales de Mileto percebeu que, quando atritado com a pele ou lã, o âmbar atraía pequenos objetos ou emitia um brilho azulado no escuro.

Por volta de 1780, Luigi Galvani descobriu que, quando um bisturi de metal tocava o nervo ciático de um sapo, levava à contração do membro inferior. Poucos anos depois, seu colega, Alessandro Volta, encontrou a razão: quando banhados em meio de condução (como o fluido intersticial), dois metais diferentes geravam corrente elétrica; este modelo de pilha é o precursor das baterias modernas. Durante o século XIX, cientistas como Faraday, Henry, Ohm e Maxwell descobriram os princípios básicos da eletricidade e suas interações. Aplicações práticas desses achados culminaram com o desenvolvimento da luz elétrica e sistemas de distribuição de energia por Edison, Westinghouse, Tesla e Steinmetz.[1-4]

O ambiente perioperatório apresenta riscos elétricos únicos para os pacientes. Eletricidade está presente em tudo: mesas cirúrgicas, lâmpadas, monitores e bisturi elétrico. Todos constituem riscos potenciais, além disso, grandes quantidades de líquidos condutores de eletricidade (fluidos intersticiais, soluções de irrigação e intravenosa) aumentam o risco de choque elétrico. Finalmente, pacientes anestesiados são incapazes de relatar ou reagir à corrente elétrica dolorosa, elevando os riscos de queimadura e parada cardíaca.[1,2]

PRINCÍPIOS BÁSICOS

Os átomos, dos quais toda matéria é composta, consistem de um núcleo carregado com cargas positivas circundado por uma "nuvem" de elétrons carregada negativamente. Em alguns materiais (tipicamente metais), os elétrons mais afastados se perdem de seus núcleos correspondentes e podem se mover livremente; estes materiais são chamados "condutores" de eletricidade. Soluções de íons como a água salgada também podem conduzir eletricidade; neste caso, os íons são livres para se mover pela solução. Entretanto, o número de partículas carregadas disponíveis (sejam elétrons ou íons) em um dado sistema é fixo.

Por analogia, pode-se comparar um circuito elétrico simples a uma cascata ornamental, na qual a água é bombeada do reservatório na base para o topo, onde é despejada na queda artificial, para retornar ao reservatório. A interrupção do fluxo de água em qualquer ponto do circuito interromperá a queda d'água, assim como a obstrução ao fluxo de eletricidade em qualquer parte do circuito elétrico causará o fim da corrente elétrica por este circuito.

A Figura 73.1 mostra um desenho esquemático de uma cascata ornamental. O fluxo de água no "circuito" da cascata é limitado pelo fluxo através do orifício na base do reservatório; conforme o orifício se estreita, a resistência ao fluxo de água aumenta e o fluxo diminui. Em contrapartida, quanto maior o nível de água no reservatório, o nível de pressão que "empurra" a água através do orifício aumenta e o fluxo cresce. Nesta analogia hidráulica, o fluxo é medido em litros/segundo, onde a pressão corresponde à energia necessária para bombear cada litro de água (joules/litro). A relação entre fluxo, pressão e resistência é dada pela fórmula:

$$\text{Pressão} = \text{Resistência} \times \text{Fluxo}$$

A qual é uma analogia mecânica à lei de Ohm.[1,2]

Agora considere a Figura 73.2. Neste caso, a bateria elétrica faz o papel de bomba, empurrando cargas elétricas pelo circuito. A carga elétrica é medida em Coulomb

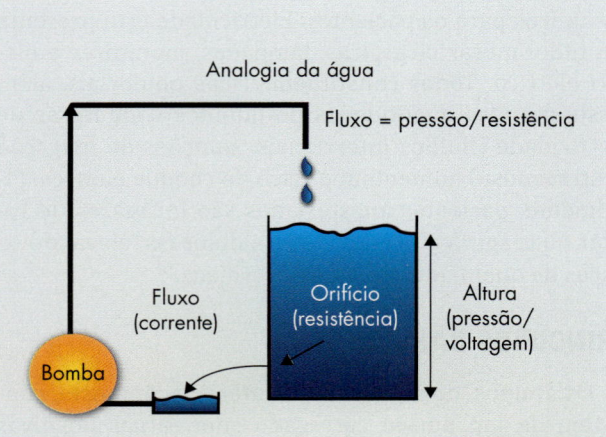

Figura 73.1 — Analogia hidráulica do circuito elétrico. A bomba oferece energia potencial para a água. Esta energia é dissipada conforme a água desce pelo reservatório e sai pelo orifício. O fluxo é diretamente proporcional à pressão (altura) da água e inversamente proporcional à resistência imposta pelo orifício. Interrupção do fluxo em qualquer ponto do "circuito" rapidamente causará o fim de todo fluxo.

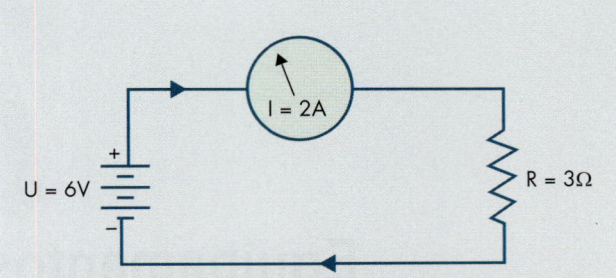

Figura 73.2 — Circuito elétrico simples. A bateria fornece energia potencial (U) de 6 J para Coul de carga (6 V = 6 J/Coul). A corrente (I) que flui no circuito é de 2 A (2 Coul/s) de acordo com a lei de Ohm (I = U/R). A potência dissipada no resistor é 12 w (P = I x V; 6 J/Coul × 2 Coul/s = 12 J/s = 12 W).

(1 Coul = $6{,}2 \times 10^{18}$ elétrons), e o fluxo de carga elétrica (designado pela letra "I") é medido em amperes (1A = 1 coul/s). A pressão elétrica (a quantidade de energia imposta a cada Coul de carga pela bateria) é representada pela letra "U" e medida em Volts (1 V = 1 J/Coul). A quantidade de corrente que fluirá para qualquer voltagem dada depende da resistência "R", de acordo com a lei de Ohm:

$$I = U/R$$

O produto da corrente (I) e voltagem (U) é a energia (potência) ofertada pela bateria ao circuito:

$$P = I \times U \Rightarrow \text{coul/s} \times \text{J/coul} \Rightarrow \text{J/s} \Rightarrow \text{Watts}$$

Por substituição algébrica, pode-se escrever:

$$P = I \times U \Rightarrow P = I \times R \times I \Rightarrow P = I^2 \times R$$

OS PRIMEIROS SISTEMAS DE ENERGIA ELÉTRICA

A pele é a primeira barreira do organismo à corrente elétrica. A pele seca tem resistência de 1.000 a 1.000.000 Ohms. No desenho original do sistema de distribuição elétrica, Edison limitou a voltagem a 100 volts, de tal maneira que qualquer contato acidental com os fios levaria o indivíduo a receber uma corrente de não mais que 0,1 A (100 V/1.000 Ohms), abaixo do limite de desencadeamento de arritmia cardíaca. Entretanto, o limite de voltagem de 100 volts gerou problemas na distribuição da energia. As linhas de força apresentam alguma resistência ao fluxo de eletricidade (para minimizar isto, Edison utilizou condutores de cobre de grosso calibre enterrados sob as calçadas). Apesar disso, alguma parte da energia ofertada ao circuito é dissipada nas linhas de força antes de chegar ao consumidor. No exemplo da Figura 73.3, com um simples usuário utilizando 100 watts de energia a 100 volts, a corrente é 1 A:

$$P = I \times U \Rightarrow 100\ w = I \times 100\ v \Rightarrow I = 1\ A$$

De acordo com a fórmula anteriormente citada, no exemplo apresentado, 1 watt é perdido nas linhas de força, portanto o sistema é 99% eficiente. Quando um segundo usuário entra no sistema, usando energia adicional de 100 watts, a corrente aumenta para 2 amperes, e a energia dissipada na linha de força é:

$$P = I \times U \Rightarrow P = I^2 \times R \Rightarrow P = 2^2 \times 1 \Rightarrow P = 4\ watts$$

Quando um terceiro usuário liga outra lâmpada de 100 watts, as perdas na linha de força se elevam para 9 watts:

$$P = I^2 \times R \Rightarrow P = 3^2 \times 1 \Rightarrow P = 9\ watts$$

Portanto, as perdas na linha de força ocorrem proporcionalmente à segunda potência. Com esse sistema de Edison, era necessário que as linhas de força se mantivessem as mais curtas possíveis (para minimizar a resistência); para isso ocorrer, as estações de força deveriam se localizar em intervalos de 1,5 quilômetro ou menos. Como os usuários encontraram cada vez mais utilidades para a eletricidade, a engenharia procurou meios mais eficientes para sua distribuição.

Tornou-se claro que altas voltagens poderiam solucionar o problema de perda de energia ao longo da linha. Se no exemplo citado anteriormente a voltagem fosse 1.000 volts em vez de 100 volts, a corrente necessária para uma lâmpada de 100 watts seria de 0,1 A, e a perda na linha de força seria de 0,01 watt.

$$P = I \times U \Rightarrow 100 = I \times 1.000 \Rightarrow I = 0,1\ A$$
$$P = I^2 \times R \Rightarrow P = 0,01 \times 1 \Rightarrow P = 0,01\ watt$$

Mesmo se três usuários (cada um utilizando uma lâmpada de 100 watts) estivessem no sistema ao mesmo tempo, a dissipação de energia na linha seria somente 0,09 watts, 100 vezes menor. O problema foi que 1.000 volts era muito perigoso para a utilização doméstica. Entretanto, nas linhas de transmissão elétrica, observamos altas tensões, pois é um sistema com menores perdas. Antes de utilizarmos a energia em nossas casas ou hospitais, existem transformadores que reduzem a tensão para 110 ou 220 volts.[1-4]

A CORRENTE ALTERNADA

Faraday demonstrou a relação entre eletricidade e magnetismo: quando um campo magnético variável passa através de um fio ou mola, uma corrente elétrica é gerada; quando uma corrente elétrica variável passa através de um fio ou mola, um campo magnético é produzido. A utilização dessas duas informações levou à invenção do transformador elétrico. Este dispositivo permite que a voltagem elétrica seja alterada, pois a relação de voltagem "entrada/saída" do transformador é a mesma taxa de voltas nas molas primárias/secundárias (Figura 73.4). A única condição é que a corrente que alimenta o sistema deve ser constantemente variável.[1,2]

Com a utilização de correntes que fluem em padrão sinusoidal (primeiro em uma direção e após na direção oposta), Tesla e Westinghouse projetaram um sistema de oferta de energia de corrente alternada ou "AC" (Figura 73.5), em que a energia é transmitida por longas distâncias em altas voltagens e, então, reduzida para níveis seguros de voltagens por um transformador próximo ao consumidor (Figura 73.6). Dentro do transformador, apesar de as molas primárias e secundárias serem ligadas magneticamente, elas são isoladas eletricamente uma da outra.[3]

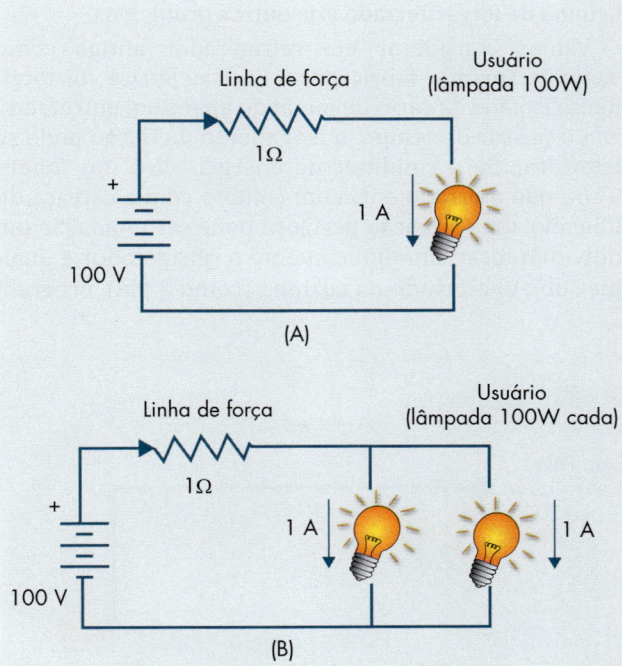

Figura 73.3 — (A) Sistema elétrico oferta 100 W de energia para um único usuário. Neste caso, a energia perdida na linha de força a caminho do consumidor é dada pela fórmula $P = I^2 \times R = 1\ W$. (B) Quando um segundo usuário, também utilizando 100 W de energia, entra no circuito, a corrente total sobe para 2 A, e pela lei, $P = I^2 \times R$, a perda de energia sobe para 4 W. Quanto mais longa, mais energia é perdida na linha de força.

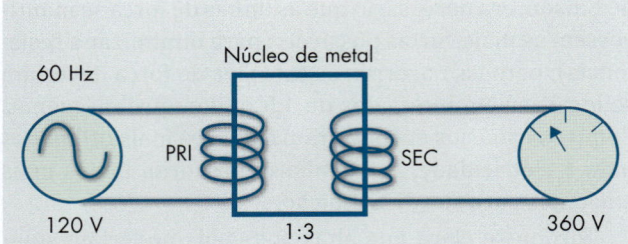

Figura 73.4 — *Esquema de um transformador elétrico. As espirais primária e secundária são eletricamente isoladas entre elas, mas são enroladas ao redor de um centro metálico, proporcionando um campo magnético comum. A relação de voltagem nas espirais primária e secundária é igual à proporção de voltas nas espirais. Note que a quantidade de energia permanece inalterada; se a voltagem no circuito secundário é três vezes maior que no primário, a corrente no secundário será 1/3 do circuito primário.*

No Brasil, onde a eletricidade doméstica apresenta uma frequência (ciclagem) de 60 Hertz, essa inversão acontece 60 vezes por segundo. Numa tomada elétrica, um dos polos é energizado ("polo vivo") e o outro é neutro, devendo ter o mesmo potencial da "terra", que por convenção foi definido como sendo zero. Nas localidades onde o potencial elétrico ou tensão elétrica é 110 volts, o polo energizado apresenta uma alternância entre +110 V e –110 V, essa alternância ocorrerá 60 vezes em um segundo. No momento em que o polo energizado for +110 V, o polo neutro será o doador de elétrons, quando o polo energizado apresentar um potencial de –110 V, o polo neutro será um receptor de elétrons.

Pode-se ver na Figura 73.6 que a corrente "transportada" a 2.000-8.000 volts é reduzida pelo transformador para 220 V, sendo o centro do transformador conectado à terra. Através desse aterramento obtido no poste que suporta o transformador, origina-se o chamado fio "neutro".

Nas residências ou nos hospitais recebe-se, portanto, a energia por três fios, que chamamos: +110, –110 e neutro. A diferença de potencial entre os fios +110 e –110 é 220 V, e entre qualquer um deles e o neutro, 110 V.

Como o neutro é obtido a alguma distância do local do uso (residências, hospitais), pode ter potencial um pouco diferente de zero em relação à "terra".

Os primeiros sistemas de oferta de energia AC apresentaram riscos significativos para seus usuários. A energia era transmitida da estação para o consumidor em voltagem de 2.400 volts e, então, reduzida para 120 volts por transformador 20:1 próximo ao usuário (Figura 73.7). Para economizar dinheiro (metal cobre, engenheiros usaram a terra como um dos condutores. Como o funcionamento normal dos transformadores não promove conexão física entre circuitos primário e secundário, a voltagem de 120 volts ofertada ao usuário era perfeitamente segura. Isto é, a não ser que a umidade no transformador permitisse que alguma energia de 2.400 volts escapasse para o lado secundário do circuito.

Após vários acidentes com mortes, engenheiros descobriram como tornar o sistema AC seguro: um lado da linha de força de 120 volts que chega à residência foi diretamente conectado ao solo; mesmo hoje em dia, a caixa de fusíveis, onde a energia chega ao domicílio, é diretamente conectada a uma haste aterrada. Apesar de esta inovação prevenir que altas voltagens cheguem à casa, ter um lado da linha de força aterrado cria outros problemas.

Vamos considerar um refrigerador antigo como exemplo. Quando fabricada, a fiação elétrica foi totalmente isolada da caixa de metal do aparelho; entretanto, com o passar do tempo, o isolamento da fiação pode se deteriorar. Se o condutor de energia "vivo" ou "quente" ou não aterrado entra em contato com a carcaça do utensílio, uma situação perigosa pode ser criada. Se um indivíduo tocar simultaneamente o refrigerador e qualquer objeto aterrado da cozinha (como a pia), ocorrerá

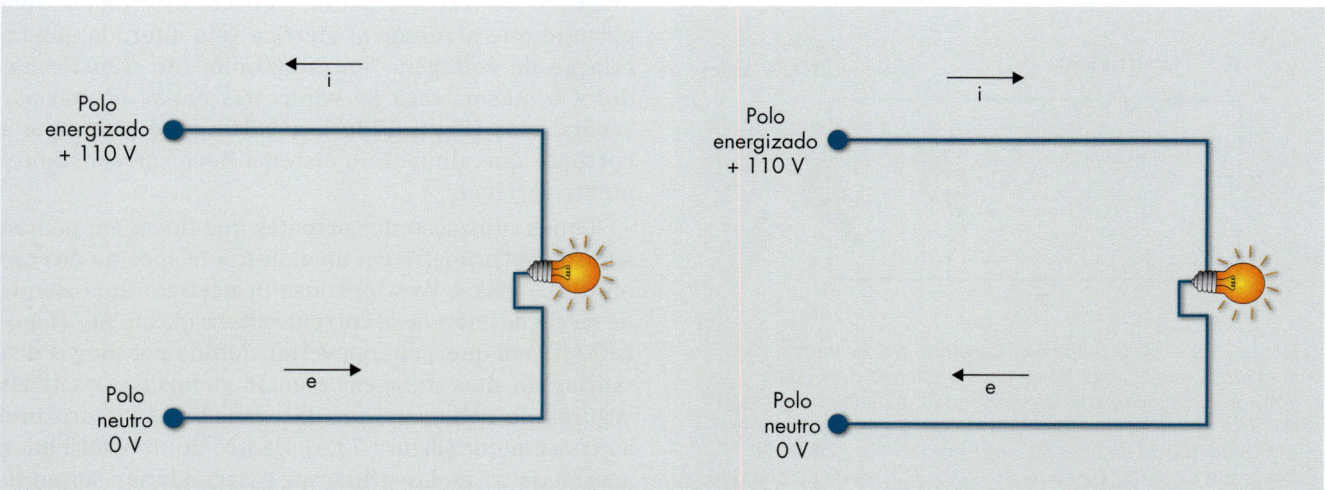

Figura 73.5 — *Diagrama de uma lâmpada operada por corrente alternada. Observar a alternância do sentido de circulação da corrente e da polaridade do polo energizado.*

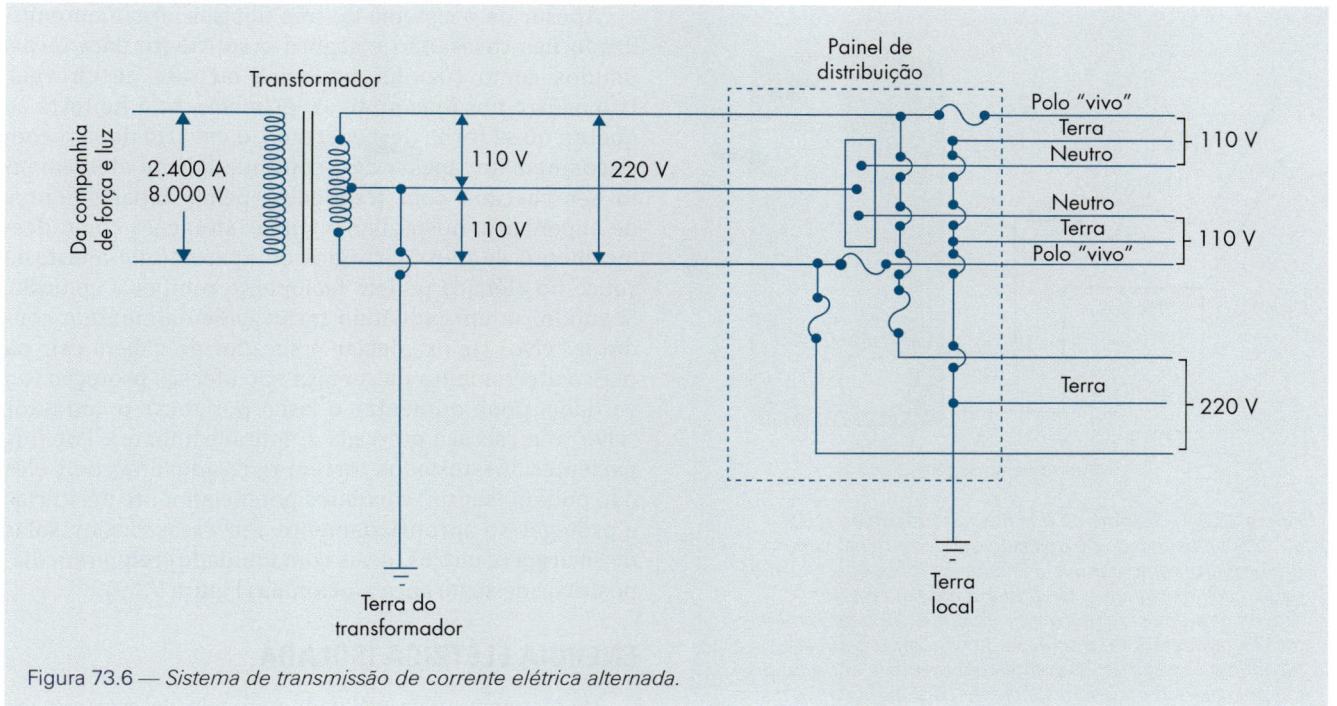

Figura 73.6 — *Sistema de transmissão de corrente elétrica alternada.*

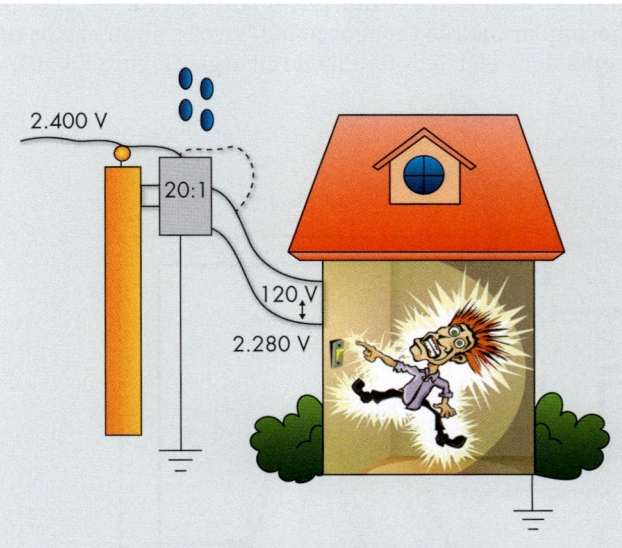

Figura 73.7 — *Sistema de energia elétrica de corrente alternada. Em operação normal, o condutores secundários que chegam à casa têm 120 volts de diferença entre eles, e são isolados do solo pelo transformador de energia. Entretanto, se o isolamento do transformador falhar (como em uma tempestade), alta voltagem do lado primário (2.400 volts em relação ao solo) pode "passar" para o lado secundário. Ainda assim, haverá 120 volts de diferença entre os dois condutores, eles serão 2.280 e 2.400 volts acima do potencial terra. Como o isolamento da instalação elétrica e interruptores geralmente se rompem ao redor de 600 volts, o usuário pode sofrer um choque se tocar o interruptor. Nas instalações modernas, um lado da linha de força é conectado diretamente ao solo no local onde a eletricidade entra na construção.*

o fechamento do circuito e, também, provavelmente, eletrocussão. Além disso, o refrigerador pareceria estar em perfeito funcionamento, pois os fusíveis da casa são projetados para "estourar" quando a corrente excede a capacidade de segurança de 15 a 30 A, muito maior que a corrente extra de 0,1 A, necessária para causar fibrilação ventricular. Situação perigosa poderia existir mesmo se a fiação do aparelho não estivesse em contato direto com a carcaça. A umidade poderia facilmente conduzir corrente suficiente para a caixa de metal e criar risco elétrico. O risco de energização da carcaça de utensílios domésticos leva frequentemente ao conselho dos pais de nunca tocar dispositivos elétricos com as mãos/pés úmidos (e potencialmente aterrados).[1-4]

ATERRAMENTO SEGURO — TRÊS FIOS

Por volta de 1950, o risco foi reconhecido e chegou-se à solução: utensílios cujas carcaças pudessem se tornar energizadas foram preparados com conectores elétricos de três pinos (Figura 73.8). O terceiro pino, levemente maior que os outros dois utilizados para eletricidade, serve para conectar a caixa de metal do aparelho diretamente ao solo; desta forma, qualquer voltagem perdida que encontre seu caminho pela carcaça seria direcionada para a terra, não expondo o usuário a risco. Se o condutor de energia "vivo" ou "quente" for direcionado para a caixa de metal, uma alta corrente elétrica ocorrerá, com a queima do fusível principal; se o problema for "vazamento" por meio de umidade ou conexão indireta, o fusível não queimará, mas o usuário ainda estaria seguro, pois a corrente seria desviada com segurança para o solo pelo terceiro fio (fio terra).

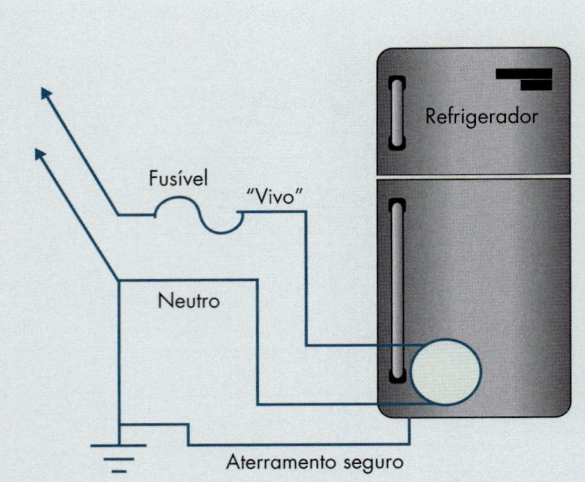

Figura 73.8 — *Sistema de três fios introduzido ao redor de 1950. Observe que a conexão de aterramento seguro preferencialmente conduz qualquer corrente que "escape" da carcaça do refrigerador diretamente para o solo, prevenindo de acidentes o indivíduo que simultaneamente tocar o refrigerador e o solo. Se o condutor "vivo" está tocando a carcaça do aparelho diretamente, a corrente que flui pelo aterramento será suficiente para "queimar" o fusível ou fazer "cair" a rede de energia, indicando um problema. Entretanto, se há conexão incompleta (pela umidade) do condutor "vivo" para a carcaça, o refrigerador continuará a funcionar normalmente. Sob estas circunstâncias, se o fio terra for danificado, o usuário correrá risco.*

Apesar de o sistema de três fios ser largamente utilizado nas casas, não é seguro o suficiente para locais úmidos como cozinha, banheiro ou sala de cirurgia. Isto ocorre por dois motivos: primeiro, se o fio terra se quebra ou se torna desconectado, o usuário depara com risco imediato; apesar de a continuidade do aterramento ser checada com frequência pelos departamentos de engenharia hospitalar, algumas situações como deslocamento de mesa cirúrgica ou aparelho de anestesia sobre fio elétrico podem facilmente romper a conexão. Segundo, se um indivíduo tocar acidentalmente o condutor "vivo" (p. ex., deixar o secador de cabelo cair na pia), o aterramento da carcaça não oferece proteção (na verdade, pode aumentar o risco por tocar o condutor "vivo" e a carcaça aterrada simultaneamente). Por fim, pacientes anestesiados correm risco adicional, pois eles não podem "sentir" correntes potencialmente deletérias e proteger-se apropriadamente. Por essas razões, salas de cirurgia (e outros locais com umidade) requerem dispositivos de segurança adicionais (Figura 73.9).[1-5]

ENERGIA ELÉTRICA ISOLADA

Os sistemas mais utilizados na sala de cirurgia são de "energia elétrica isolada". Nesse sistema, um segundo transformador 1:1 é interposto entre a rede de energia hospitalar padrão (com os polos "vivo" e neutro) e os receptáculos elétricos da sala de cirurgia (Figura 73.10).

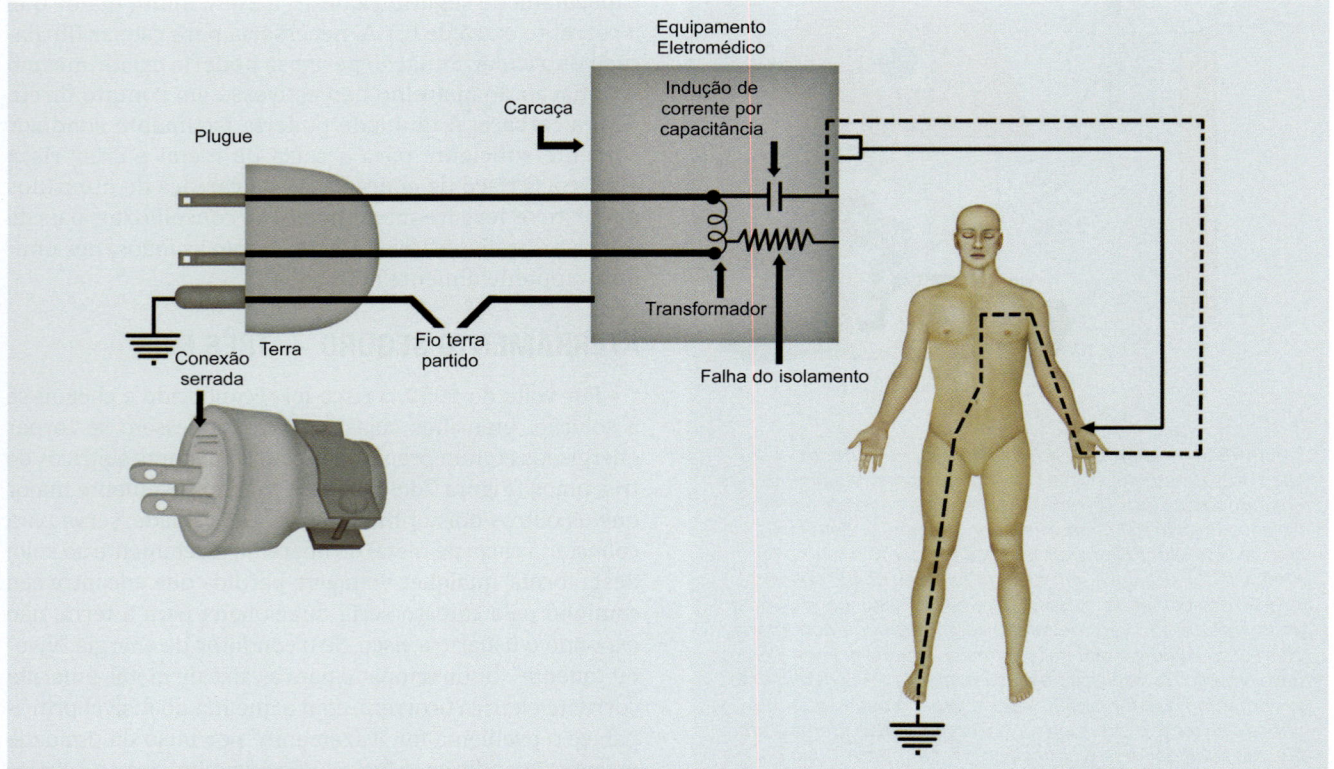

Figura 73.9 — *Falha no aterramento de um equipamento elétrico. A falha pode acontecer se, acidentalmente, o fio terra se partir, ou intencionalmente, quando o terceiro pino do plugue é retirado para viabilizar a conexão em tomadas comuns.*

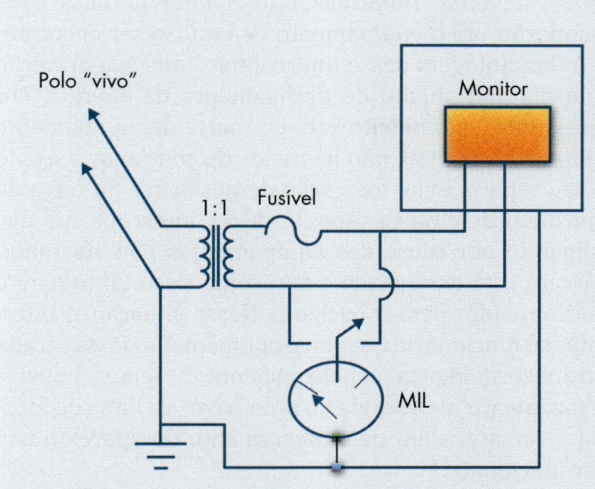

Figura 73.10 — *Sistema de energia elétrica isolado. Observe que a saída de voltagem de 1:1 no transformador de isolamento é a mesma voltagem de entrada (120 volts), mas nenhum dos condutores de saída é aterrado. Então, como a situação do pássaro sentado na linha de energia, pode-se tocar cada condutor de força isolado e o solo simultaneamente sem risco. Entretanto, se um lado do sistema isolado se tornasse aterrado (através de conexão direta ou por meio de "vazamento" de energia por umidade), o toque de um condutor de força e o solo simultaneamente criaria risco. O monitor de isolamento de linha (MIL) mostra a quantidade de corrente que flui se um lado da linha de força se torna aterrado direta ou indiretamente.*

Nenhum dos condutores de energia é aterrado; então, pode-se tocar cada um dos condutores de energia e o solo simultaneamente sem risco algum. Isso alivia os problemas relacionados aqui: mesmo se o fio terra estiver defeituoso, um curto circuito (ou vazamento) entre um dos condutores de energia e a carcaça do monitor não apresenta risco, pois o outro condutor de energia não está aterrado. Então, ao tocar a caixa de metal energizada e o solo simultaneamente, não haverá um circuito completo (Figura 73.11). Entretanto, se um dos condutores de energia tocar o monitor, agora esse condutor está aterrado, e a energia na sala de cirurgia não está mais eletricamente isolada.

É importante que se saiba se o isolamento está efetivo, por isso, sistemas de energia isolada são equipados com "monitores de isolamento de linha". Eles realizam a verificação contínua do sistema de energia para determinar se há vazamento de corrente de cada lado da linha de força e o solo (o vazamento só ocorre se o outro lado da linha de força estiver em contato com o solo). Esses dispositivos medem a corrente que flui para o solo se o outro lado da linha de força tocar o solo. A leitura do monitor indica o risco ao qual o anestesiologista ou o paciente estariam expostos se houvesse uma segunda peça defeituosa do equipamento a qual o outro lado da linha de força estivesse conectado diretamente à carcaça. O fio terra tem papel importante nos sistemas elétricos isolados; a corrente que flui pelo fio aterrado proporciona o registro nos monitores de linha. Se estes dispositivos registram vazamento de corrente somente quando o operador (ou paciente) toca o dispositivo, uma condição muito mais séria existe: não só há conexão entre os condutores de energia e a carcaça, mas a mesma não está aterrada efetivamente.

Monitores de isolamento de linha são desenhados com o objetivo de disparar alarme sonoro caso haja corrente entre cada lado do sistema de energia isolado e o solo acima de 5 mA. Correntes perigosas abaixo deste

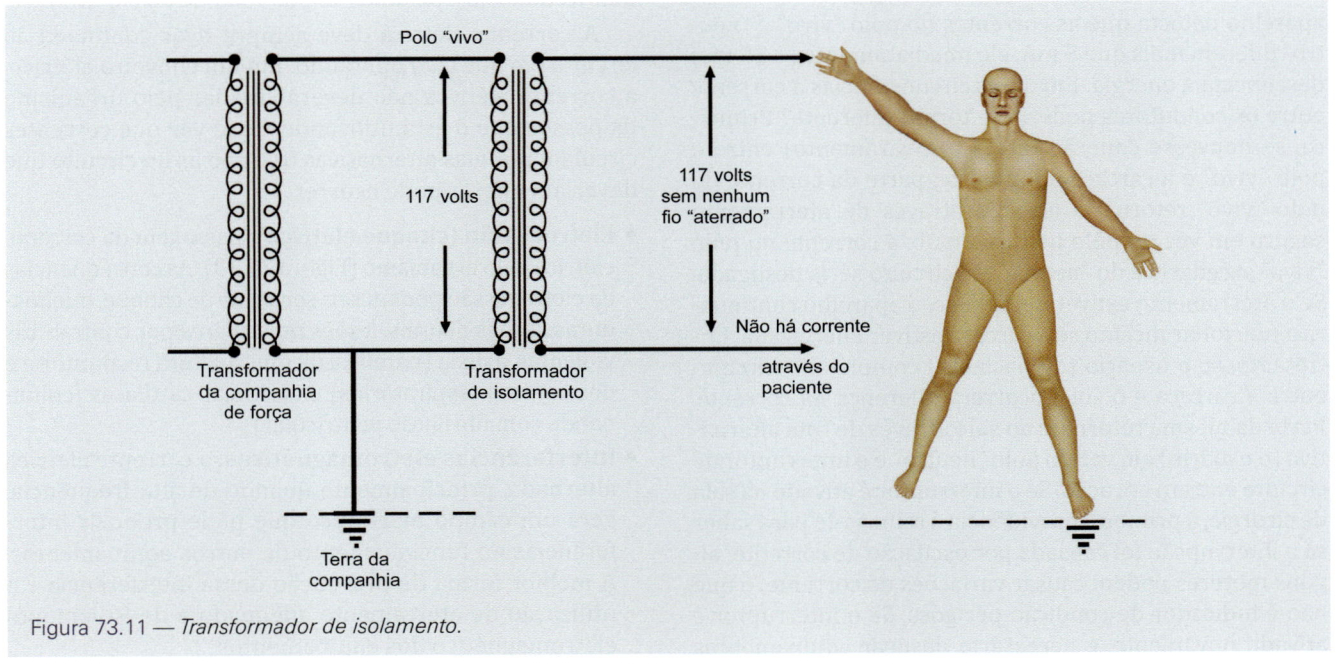

Figura 73.11 — *Transformador de isolamento.*

Equipamentos Eletromédicos na Sala de Cirurgia 1025

nível são alcançadas rapidamente, mas não apresentam riscos quando aplicadas externamente. Os sistemas de energia isolados não protegem contra microchoques, os quais podem ocorrer com correntes de magnitude duas vezes menor. No caso de o monitor de isolamento de linha disparar, a equipe da sala cirúrgica deve localizar e remover o defeito do circuito elétrico. Isso pode ser realizado desconectando os equipamentos um a um (iniciando pelos mais recentemente conectados ou com aqueles que, por acidente, foram expostos a líquidos) até que o dispositivo defeituoso seja localizado. É importante lembrar que correntes lesivas são cumulativas, ou seja, o "vazamento" elétrico de vários dispositivos, cada qual com correntes abaixo de 5 mA, podem se combinar e causar situações perigosas. Se, após todos os dispositivos terem sido desligados, o monitor de linha ainda indicar condição perigosa, o problema provavelmente se encontra na fiação da sala ou em dispositivos fixos, como lâmpadas. Equipamentos que não têm bateria não devem ser desligados na tentativa de determinar a causa de o alarme disparar. Apesar de o monitor de linha indicar que a energia elétrica não está isolada (ou seja, o que acontece na lavanderia, na cozinha e no banheiro até a década de 1980), ainda é preciso ter um segundo defeito elétrico para colocar o paciente em risco imediato.[1-5]

INTERRUPTORES DE CIRCUITO COM FALHA DE ATERRAMENTO

Com o advento da microeletrônica nas décadas de 1970 e 1980, uma nova opção se tornou disponível para prevenir choques elétricos em locais de risco: os interruptores de circuito com falha de aterramento. Estes dispositivos monitoram continuamente a corrente nos condutores "vivo" e "neutro" de um sistema de energia aterrado. Se o aparelho detecta que as correntes no polo "vivo" e "neutro" diferem mais que 5 mA, ele imediatamente (< 25 ms) desconecta a energia. Em quais circunstâncias a corrente entre os condutores poderia se tornar diferente? Primeiro, se houvesse conexão direta (ou vazamento) entre o polo "vivo" e a carcaça do monitor, parte da corrente do polo "vivo" retornaria ao solo através de aterramento seguro em vez do polo neutro. Então, a corrente no polo "vivo" excederia a do "neutro" e o circuito seria desligado. Se o aterramento estiver defeituoso, o aparelho continuará a funcionar mesmo se a carcaça estiver energizada. Entretanto, se o usuário (ou paciente) completar o circuito entre a carcaça e o solo, ocorrerá diferença na corrente. Parte da mesma retornará ao solo através de rota alternativa (o usuário) em vez do polo "neutro", e o interruptor de circuito entrará em ação. Se o interruptor é ativado na sala de cirurgia, a primeira providência é reiniciá-lo para saber se a interrupção foi causada por oscilação de corrente; alguns motores podem causar variações de corrente, o que não é indicador de condição perigosa. Se o interruptor é ativado novamente, é necessário desligar equipamentos sequencialmente, reinicializando o interruptor a cada desconexão, até o equipamento defeituoso ser encontrado. A desvantagem desse interruptor é que sua proteção se dá por intermédio de desligamento da energia. Por conseguinte, se o defeito está em parte de equipamento de importância vital, não há meios de continuar a usá-lo até seu reparo. Evite essa ação de desligar o fio terra do dispositivo defeituoso. Apesar de os interruptores não desligarem por causa dos equipamentos não aterrados, a carcaça está energizada e apresenta risco tanto para o usuário quanto para o paciente. Nessa situação, o interruptor só funcionaria quando o equipamento fosse tocado pelo anestesiologista ou pelo paciente, ou seja, se houvesse "vazamento" de energia do polo "vivo" da linha de força para a carcaça, além de o aterramento do aparelho não estar funcional.[1-5]

RISCOS DA CORRENTE ELÉTRICA

Para o organismo humano, a corrente alternada impõe maiores riscos do que a corrente contínua; a aplicação de 100 mA de corrente alternada pode desencadear fibrilação ventricular, enquanto 3 A de corrente contínua poderão não causar mal.

A frequência da corrente alternada é outro fator a ser analisado; correntes elétricas com altas frequências são mais seguras que com 60 Hz. Estudos animais comprovaram que são necessárias intensidades de corrente 22 a 28 vezes maiores para desencadear uma fibrilação ventricular a 3.000 Hz (3 KHz), do que com correntes de 60 Hz. A faixa onde o risco da corrente elétrica alternada para o organismo é maior situa-se entre 10 e 200 Hz (Figura 73.12). Porém, em termos de qualidade de luminosidade e de eficiência na transmissão da energia elétrica, a melhor frequência é justamente por volta de 50 a 60 Hz.

A corrente elétrica deve sempre ficar confinada ao circuito em que está operando. Em um chuveiro elétrico, a corrente elétrica não deverá circular pelo organismo da pessoa que o está utilizando. Toda vez que correntes circulam por vias alternativas que não as do circuito que deveriam operar pode ocorrer:

- **Eletrocussão (choque elétrico):** passagem da corrente elétrica pelo organismo (Figura 73.13). As consequências da eletrocussão podem ser: sensação de choque, queimaduras, lesões neurais, lesões musculares por contraturas violentas, asfixia (paralisia da musculatura respiratória e dos centros respiratórios) e arritmias cardíacas (culminando com fibrilação ventricular);
- **Interferências eletromagnéticas:** a corrente elétrica alternada, principalmente quando de alta frequência, gera um campo magnético que pode produzir interferências no funcionamento de outros equipamentos. A melhor forma de prevenção dessa interferência é a utilização de aterramento adequado e de isolamento eletromagnético dos equipamentos;

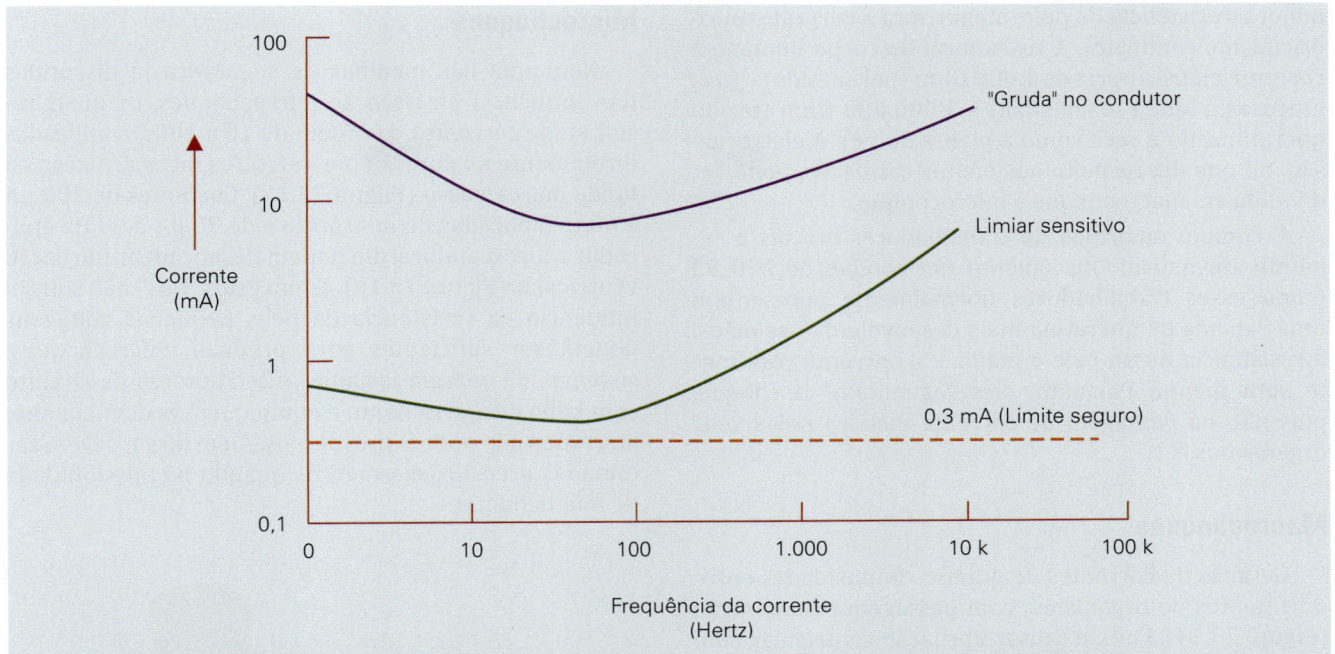

Figura 73.12 — *Efeitos deletérios da intensidade e da frequência da corrente sobre o organismo. ("Gruda" no condutor = corrente que paralisa a musculatura estriada, impossibilitando que o indivíduo solte o condutor. Limite seguro = corrente que não tem ação sobre o coração).*

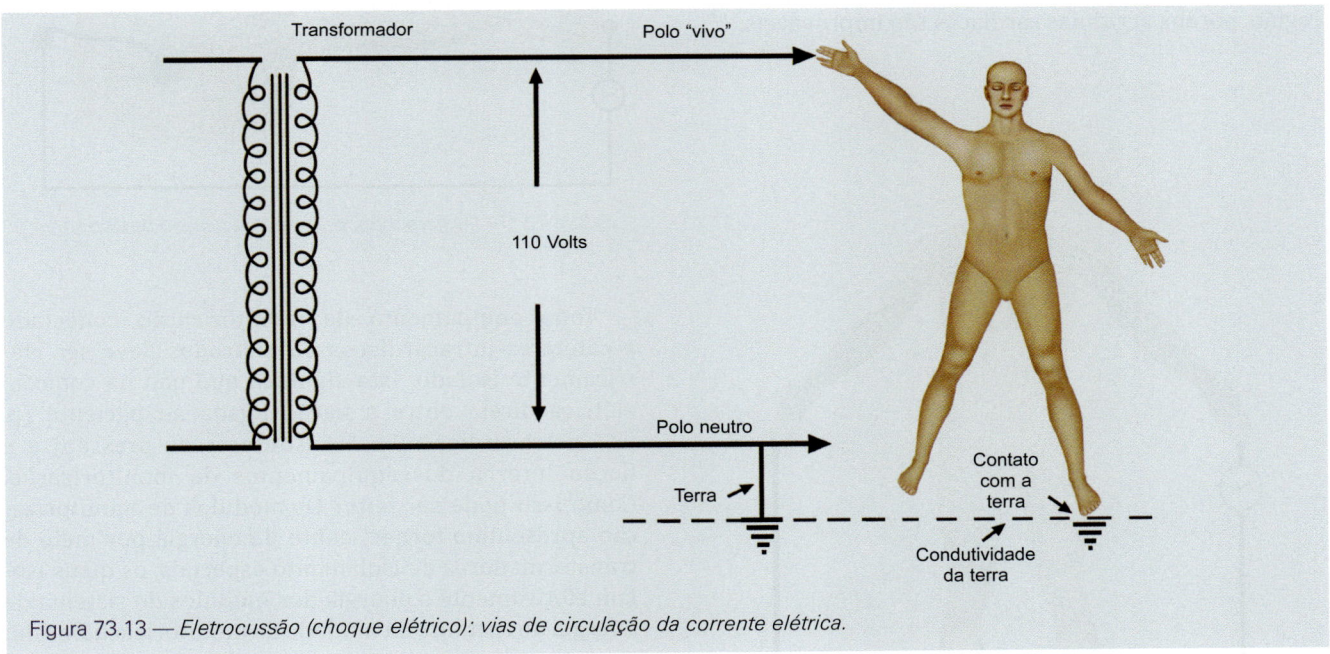

Figura 73.13 — *Eletrocussão (choque elétrico): vias de circulação da corrente elétrica.*

- **Incêndios e explosões:** a produção de uma faísca elétrica num ambiente rico em gases e vapores inflamáveis poderá produzir acidentes catastróficos. Atualmente, não utilizamos mais anestésicos inalatórios inflamáveis (éter, ciclopropano) e o risco desses acidentes diminuiu muito. Porém, materiais pouco inflamáveis (borracha, plástico) na presença de atmosferas ricas em gases comburentes (oxigênio e óxido nitroso) poderão entrar em combustão rapidamente com uma simples faísca elétrica.[6,7]

ELETROCUSSÃO E OS RISCOS PARA O ORGANISMO

A passagem da corrente elétrica pelo organismo (eletrocussão) respeita a lei de Ohm ($I = V/R$). Quanto maior a resistência da pele, menor será a corrente que o organismo conduzirá. A resistência do corpo humano à corrente elétrica varia de 1.000 Ohm (pele úmida) – (nas mucosas é ainda mais baixa) a 1.000.000 Ohm (tecido queratinizado e seco como a planta do pé). A eletrocussão, no que diz respeito aos efeitos cardíacos, pode ser dividida em macrochoque e microchoque.

É comum ouvirmos de trabalhadores braçais a seguinte afirmativa: "Eu aguento um choque de 220 V". Como esses trabalhadores normalmente apresentam uma camada de queratina mais desenvolvida nas mãos, a resistência dessa pele é maior e a corrente resultante será menor. Portanto, eles "aguentam" o choque, pois não há passagem de corrente elétrica pelos seus organismos.[6,8,9]

Macrochoques

Geração de correntes de grandes intensidades entre dois pontos do organismo, com passagem pelo coração (Figura 73.14). Podem causar fibrilação ventricular, com correntes de 100 mA a 60 Hz (Figura 73.14).

Se a corrente, por exemplo, for aplicada na mão direita e sair pelo cotovelo direito, podem ocorrer contraturas musculares intensas ou queimaduras graves na região, porém, arritmias cardíacas são improváveis.[6,8,9]

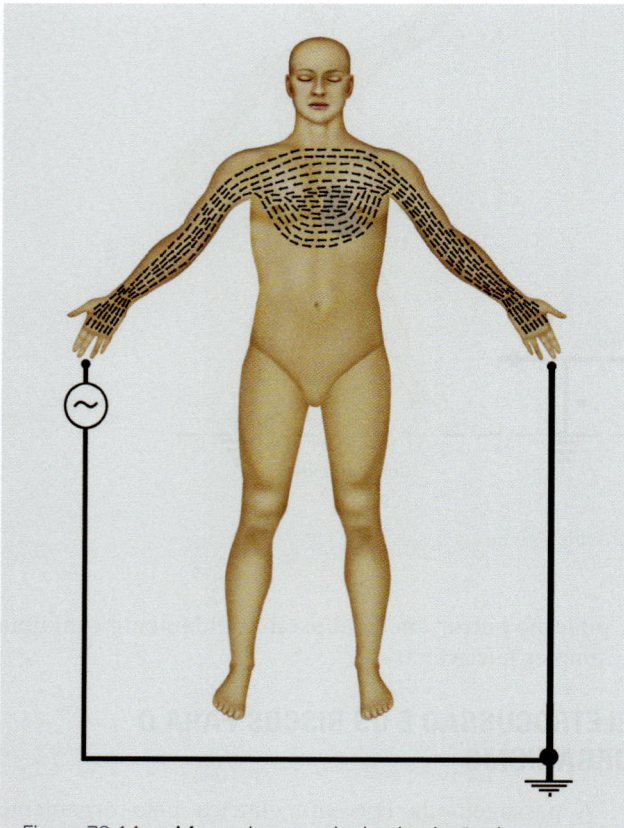

Figura 73.14 — *Macrochoque: via de circulação da corrente.*

Microchoques

Nenhuma das medidas de segurança já discutidas tem influência no risco de microchoques, os quais resultam de correntes da ordem de 10 a 100 µA aplicadas diretamente no coração por cateteres intracardíacos ou fio de marca-passo (Figura 73.15). Correntes de 200 µA a 60 Hz aplicadas no miocárdio e de 70 µA a 60 Hz aplicadas sobre o endocárdio podem desencadear fibrilação ventricular (Figura 73.16). Como estes "fios" não sofrem influência da resistência da pele, pequenas voltagens podem ser suficientes para produzir microchoques; sistemas de energia isolados, interruptores de circuito com falha de aterramento e equipamentos devidamente aterrados não podem preveni-los. Além disso, devem ser tomadas precauções especiais quando há possibilidade de microchoque.

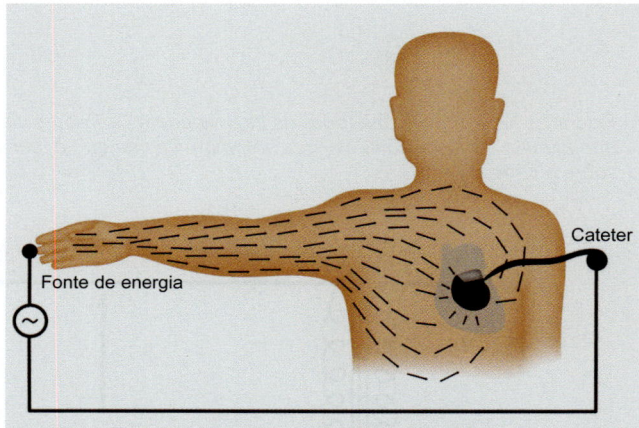

Figura 73.15 — *Microchoque: via de circulação da corrente.*

Todo equipamento de monitorização conectado a cateteres intracardíacos ou eletrodos deve ser eletricamente isolado. Isto significa que não há conexão elétrica direta entre a fiação ligada ao paciente (p. ex., eletrocardioscopia, transdutores de pressão) e a fiação interna dos equipamentos de monitorização. Como isso pode ser feito? Os módulos de monitorização apresentam fornecimento de energia por meio de transformadores de isolamento especiais, os quais isolam efetivamente a energia dos módulos do sistema de energia do restante da unidade de monitorização, assim como do solo. Os sinais monitorizados são transmitidos pelo módulo para a parte principal do monitor através de "optoisoladores". Esses dispositivos convertem o sinal elétrico correspondente ao traçado de eletrocardioscopia ou pressão em feixes de luz (cuja intensidade é relacionada à força do sinal); o feixe de luz incide em um fotodetector que converte a intensidade da luz de volta ao sinal elétrico, o qual é apresentado na tela do monitor. Dessa maneira, uma corrente máxima de 50 µA pode fluir através de eletrodo intracardíaco, mesmo

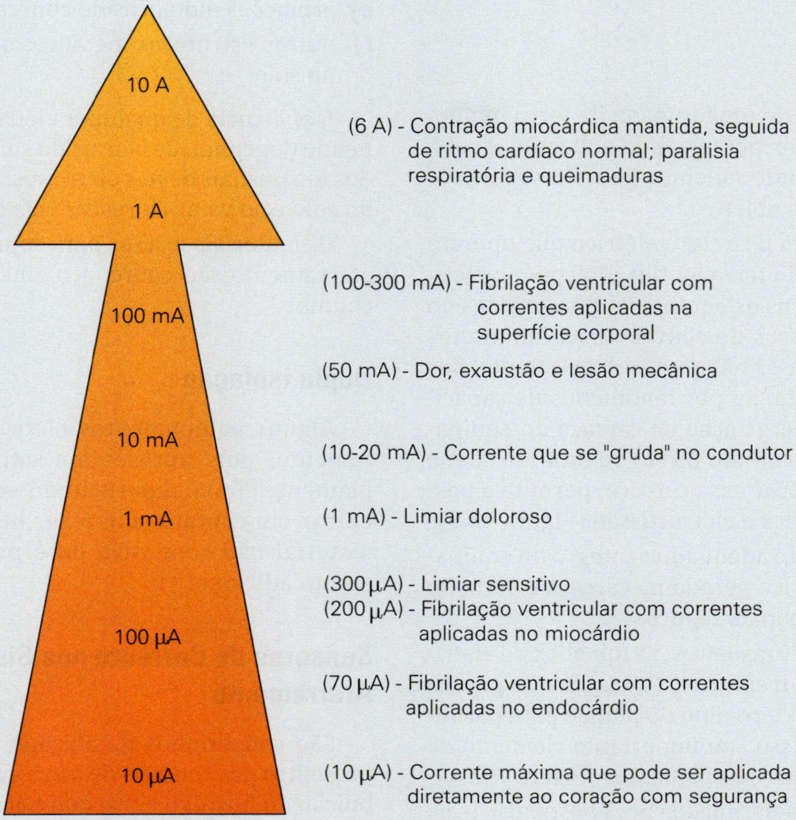

Figura 73.16 — *Respostas fisiológicas à corrente de 60 hz (6 a = corrente normalmente aplicada para desfibrilação cardíaca).*

- (6 A) - Contração miocárdica mantida, seguida de ritmo cardíaco normal; paralisia respiratória e queimaduras
- (100-300 mA) - Fibrilação ventricular com correntes aplicadas na superfície corporal
- (50 mA) - Dor, exaustão e lesão mecânica
- (10-20 mA) - Corrente que se "gruda" no condutor
- (1 mA) - Limiar doloroso
- (300 µA) - Limiar sensitivo
- (200 µA) - Fibrilação ventricular com correntes aplicadas no miocárdio
- (70 µA) - Fibrilação ventricular com correntes aplicadas no endocárdio
- (10 µA) - Corrente máxima que pode ser aplicada diretamente ao coração com segurança

se o paciente está ligado diretamente ao polo "vivo" de um sistema padrão de energia aterrado. Marca-passo externo temporário é tipicamente alimentado por bateria, ou seja, eletricamente isolado, a não ser que um dos fios do marca-passo ou um componente interno entre em contato com o condutor de energia. Além disso, estes dispositivos não devem ter seu fornecimento de energia através de eliminadores de bateria, a menos que sejam projetados para promover adequado isolamento nesta situação.

O aterramento de cateteres ou eletrodos intracardíacos não promove aumento da margem de segurança; pelo contrário, isso aumentaria o risco de microchoque. A razão é que outros dispositivos com os quais os pacientes podem estar em contato podem não estar eletricamente isolados. Por exemplo, se a pele do paciente está eletricamente em contato com a mesa cirúrgica pela umidade nos campos cirúrgicos. Se a mesa cirúrgica apresenta falha no aterramento, um "vazamento" de corrente de vários mA pode ocorrer sem indicação no monitor de isolamento de linha. Entretanto, a passagem desta corrente para o solo através do cateter intracardíaco pode ser suficiente para causar fibrilação ventricular. A mesma situação pode ocorrer se fios de marca-passo cardíaco tocarem a mesa cirúrgica acidentalmente, inclusive se esta estiver, teoricamente, isolada.

O período de maior vulnerabilidade cardíaca à passagem de correntes é o pico da onda T (Figura 73.17). O risco de desenvolvimento de fibrilação ventricular é proporcional à intensidade da corrente e à sua duração.

Correntes elétricas de alta frequência, como as geradas por bisturis elétricos, não impõem riscos ao organismo humano em termos de ritmo cardíaco ou sensação de choque.[6,8,9]

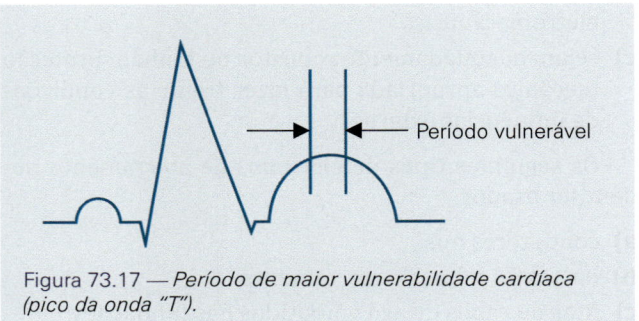

Figura 73.17 — *Período de maior vulnerabilidade cardíaca (pico da onda "T").*

PROTEÇÃO CONTRA ELETROCUSSÃO (CHOQUE ELÉTRICO)

Aterramento

Tanto o polo neutro de uma tomada de força quanto o fio terra devem possuir potencial de voltagem igual a zero. Todavia, é importante salientar que não devem ser utilizados com o mesmo objetivo.

O polo neutro integra o circuito elétrico que operará qualquer aparelho e o fio terra é utilizado com o objetivo de tornar mais seguros os equipamentos elétricos no que diz respeito aos riscos de eletrocussão. Em muitos aparelhos elétricos, ou por falha no isolamento dos fios que alimentam o circuito, ou por fenômenos de capacitância, pode ocorrer energização da carcaça do equipamento. Uma pessoa em contato direto ou indireto com o potencial da terra, ao tocar essa carcaça, permite a passagem de corrente elétrica e eletrocussão (Figura 73.9).

Se existir aterramento adequado e íntegro do equipamento, o potencial elétrico gerado na carcaça é escoado para a terra, tornando-o mais seguro.

Em muitos hospitais brasileiros, as tomadas de eletricidade não possuem o terceiro pino (terra), sendo prática comum a retirada do terceiro pino do plugue para permitir a sua conexão. Com isso, um importante elemento de segurança é eliminado dos equipamentos (Figura 73.9).

O aterramento para determinada área hospitalar (sala cirúrgica, enfermaria, recuperação, UTI) deve ser derivado sempre de um mesmo ramal, para que em todas as tomadas os terminais de aterramento tenham exatamente o mesmo potencial. Fios terra com pequenas diferenças de potencial, conectados a um mesmo paciente (vários monitores), podem gerar correntes elétricas, com risco de eletrocussão.

A utilização do fio terra como polo neutro pode danificar outros aparelhos elétricos ligados ao sistema de aterramento de uma instalação elétrica.

O fio terra é obtido por intermédio da colocação de eletrodos no solo ou na estrutura do prédio.

Segundo a NBR 5410,[10] "Instalações elétricas de baixa tensão", os componentes do aterramento devem ser tais que:

a) o valor da resistência de aterramento obtida não se modifique consideravelmente ao longo do tempo;
b) resistam às solicitações térmicas, termomecânicas e eletromecânicas;
c) sejam adequadamente robustos ou tenham proteção mecânica apropriada para fazer frente às condições de influências externas.

Os seguintes tipos de eletrodos de aterramento podem ser usados:

a) condutores nus;
b) hastes ou tubos de aterramento;
c) fitas ou cabos de aço embutidos nas fundações;
d) barras ou placas metálicas;
e) armações metálicas do concreto;
f) outras estruturas metálicas apropriadas, enterradas no solo.

A eficiência de qualquer eletrodo de aterramento depende das condições locais do solo; devem ser selecionados um ou mais destes eletrodos, adaptados às condições do solo e ao valor da resistência de aterramento obtida.

Os materiais usados para construção de eletrodos de aterramento são cobre, aço zincado, aço galvanizado e chumbo.[9-11]

Dupla Isolação

Alguns equipamentos elétricos dispensam o aterramento, pois apresentam uma carcaça isolada duplamente. Toda superfície do equipamento que possa entrar em contato com o ser humano é construída de material não condutivo ou é protegida por um isolamento adicional.[9-11]

Sensores de Corrente nos Sistemas de Aterramento

São constituídos de alarmes luminosos ou sonoros presentes nas centrais de força e/ou nas caixas de distribuição do hospital e alertam para a presença de correntes no sistema de aterramento. Indicam que algum dos equipamentos conectados à rede apresenta falha e que o fio terra não mais apresenta potencial zero.[9-11]

TIPOS DE EQUIPAMENTOS ELÉTRICOS PERMITIDOS EM AMBIENTES HOSPITALARES

Segundo o projeto 3:62.1-014, da ABNT, "Diretrizes para o pessoal administrativo, médico e de enfermagem envolvido na utilização segura de equipamento eletromédico", são os seguintes os tipos de equipamentos elétricos permitidos em ambientes hospitalares:

- **Equipamento classe I** – isolação básica e aterramento para proteção. Cabo com três condutores;
- **Equipamento classe II** – isolação básica e isolação suplementar – isolação dupla. Ausência de aterramento.
- **Equipamento energizado internamente** – retira a potência necessária para operar de uma fonte elétrica interna, como por exemplo uma bateria. Tal *equipamento* não possui cabo de alimentação pela rede elétrica, a não ser para, opcionalmente, carregar uma bateria.

Bisturi Elétrico – Princípios de Funcionamento

Bisturi elétrico é um equipamento que a partir da energia elétrica alternada comum, de baixa frequência

(60 Hz), gera correntes elétricas de altíssimas frequências e voltagens elevadas (400 a 500 V). Na modalidade coagulação a frequência atinge valores de 600.000 a 700.000 ciclos por segundo (600 a 700 KHz), e na de corte, 1.000.000 a 2.000.000 de ciclos por segundo (1 a 2 MHz). Para se ter uma ideia da magnitude dessas frequências, lembrar que as rádios de ondas médias transmitem na faixa de 500 a 1.600 KHz (Figura 73.18).

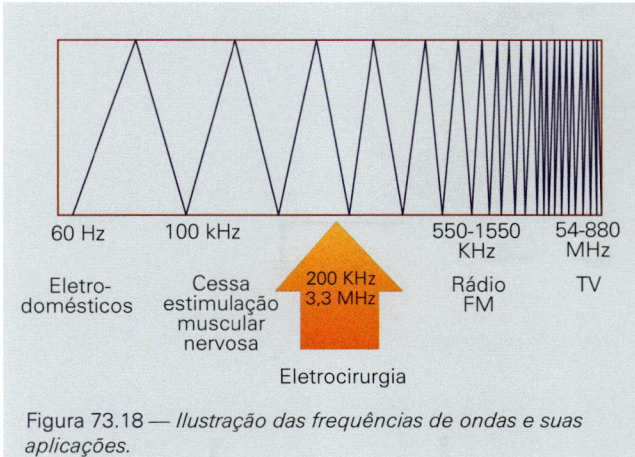

Figura 73.18 — *Ilustração das frequências de ondas e suas aplicações.*

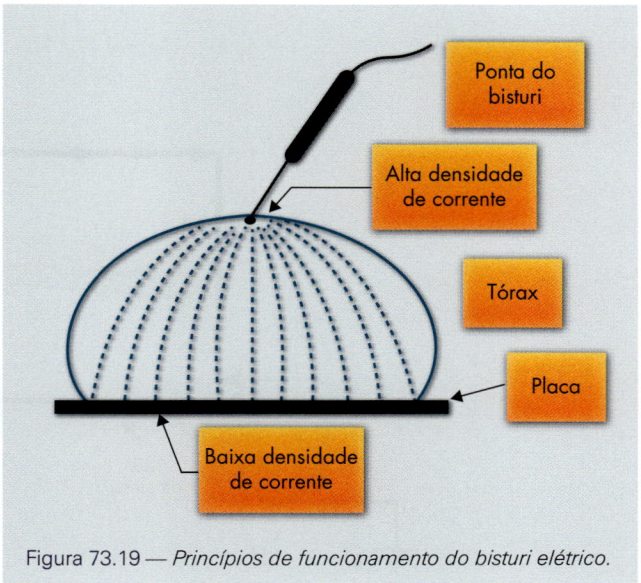

Figura 73.19 — *Princípios de funcionamento do bisturi elétrico.*

O plugue de conexão do bisturi elétrico à rede elétrica deve possuir três pinos: ativo, neutro e terra. O aterramento é obrigatório. O eletrodo de dispersão (placa) nunca deve ser conectado diretamente à terra.

O bisturi elétrico possui duas conexões de saída: uma para a faca ou ponta (polo energizado ou ativo) e outra para a placa (polo neutro). O polo neutro do bisturi elétrico (placa) normalmente possui contato com o neutro da tomada de força e, portanto, um potencial igual a zero.

Princípio de funcionamento: a corrente elétrica, ao circular por um condutor, gera calor numa proporção igual ao produto da resistência pelo quadrado da corrente:

$$POTÊNCIA = R \cdot i^2$$

Claro que, durante a utilização do bisturi elétrico, a intensidade da corrente que circula pela ponta do bisturi é a mesma da placa. Então, por que somente ocorre a "lesão" (corte ou coagulação) na ponta e não na placa? A resposta é simples e pode ser entendida observando a Figura 73.19. Como a ponta apresenta uma pequena área de contato com o paciente, ocorre aí uma grande concentração de corrente, a temperatura local aumenta muito e o tecido é "lesado" (cortado ou coagulado). Na placa, a densidade de corrente é pequena e o calor gerado pela passagem de corrente é distribuído e dissipado pela circulação sanguínea da pele em contato.

A corrente circula pelos organismos vivos, principalmente pelos vasos sanguíneos e líquidos corporais, por mecanismos iônicos. Consequentemente, para que não haja risco de acidentes, a corrente deve ficar confinada no circuito em que está operando, ou seja, bisturi elétrico, ponta (eletrodo ativo), paciente, placa (eletrodo de dispersão) e novamente bisturi elétrico (Figura 73.20). Se ocorrer fuga da corrente por outras vias pode ocorrer um acidente. Como visto anteriormente, a corrente elétrica de alta frequência, gerada pelo bisturi elétrico, não apresenta risco para o coração.

Na modalidade *coagulação*, a energia liberada pelo bisturi elétrico não é contínua, e, mesmo com o acionamento contínuo do equipamento, o resultado é uma onda pulsátil (Figura 73.21). A modalidade coagulação gera potenciais mais elevados que a modalidade corte, porém, a potência transmitida aos tecidos é menor, pois a onda é pulsátil e, por mais da metade do tempo de acionamento, o potencial é zero. Além disso, a energia é dissipada por muitas células simultaneamente, levando a um aumento da temperatura mais lento que no corte, provocando desidratação e coagulação das proteínas intracelulares (Figura 73.22).

Na modalidade *corte* os potenciais são mais baixos que na coagulação, porém, como a onda na modalidade corte é contínua, a potência transmitida aos tecidos é maior que na coagulação (Figura 73.21). A energia liberada promove rápido aquecimento da água intracelular (ebulição), levando à explosão da célula. Nesta modalidade a lesão produzida pelo bisturi elétrico é mais delimitada, poupando as células adjacentes[8,14,15] (Figura 73.22).

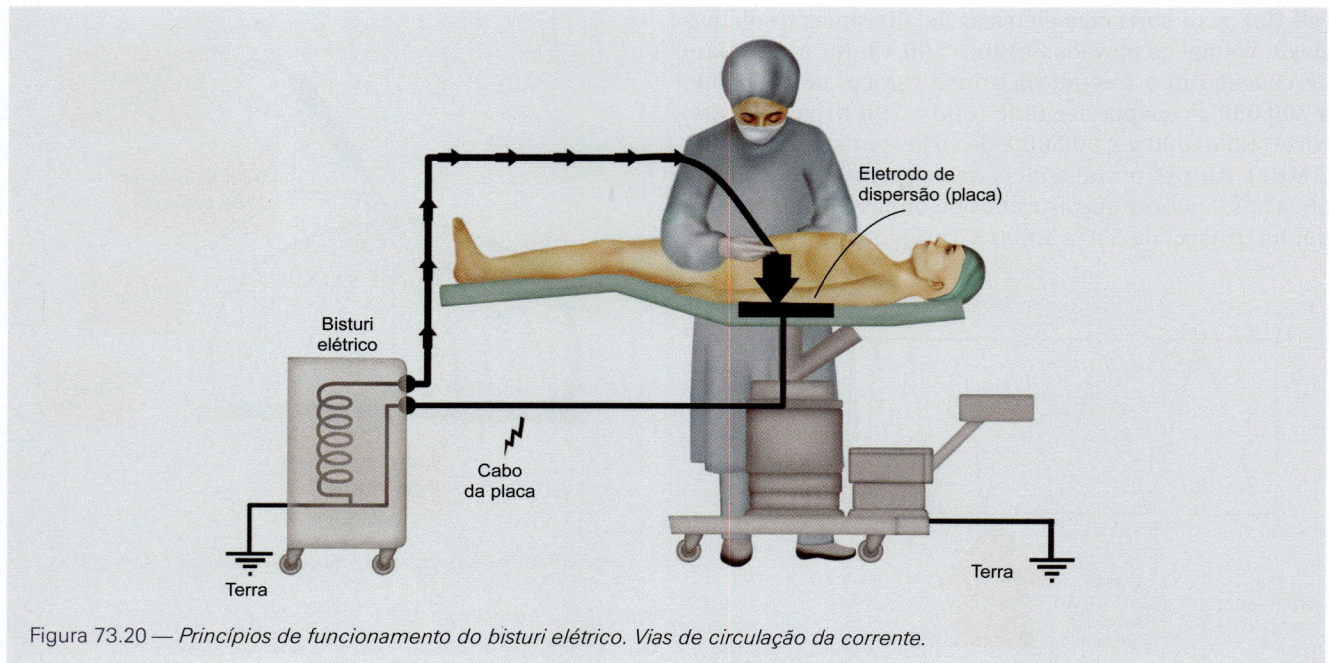

Figura 73.20 — *Princípios de funcionamento do bisturi elétrico. Vias de circulação da corrente.*

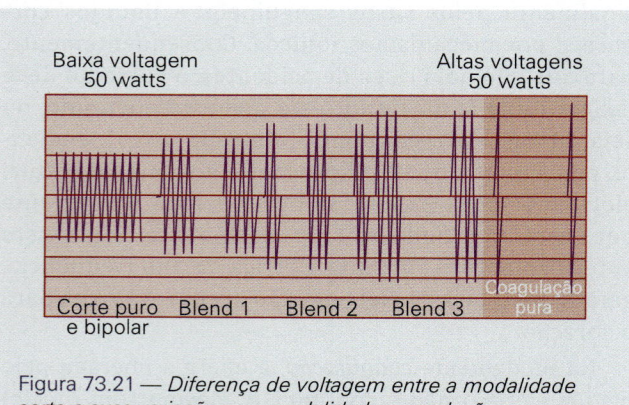

Figura 73.21 — *Diferença de voltagem entre a modalidade corte e suas variações e a modalidade coagulação.*

SITUAÇÕES COM RISCO DE ACIDENTES

Contato Inadequado da Placa com a Superfície Corporal

A placa (eletrodo de dispersão) deve ter uma superfície de contato de acordo com a potência gerada pelo bisturi elétrico, sendo no mínimo de 1 cm² para cada 1,5 watt de energia. Porém, de nada adianta a placa obedecer aos limites acima, mas não entrar totalmente em contato com o paciente.

Os bisturis de grande potência, quando funcionando no máximo, geram uma potência ao redor de 300 watts e, nessas condições, a placa deve ter uma área de contato com o paciente de pelo menos 200 cm². Situações de risco podem ocorrer quando:

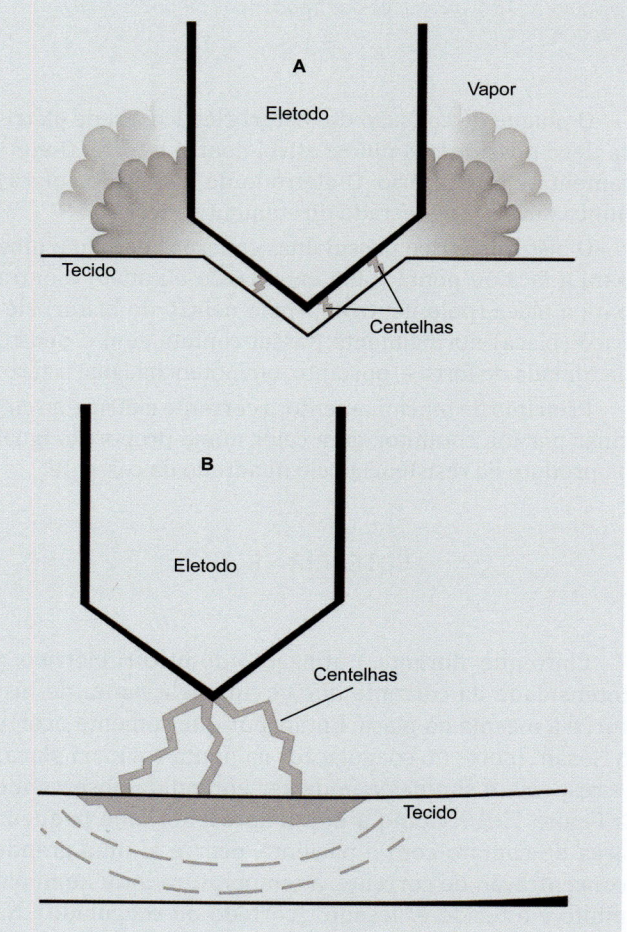

Figura 73.22 — *Mecanismos envolvidos na coagulação (B) e corte do tecido (A).*

1032 Tratado de Anestesiologia – SAESP

1. Houver interposição inadvertida de campos cirúrgicos entre o paciente e a placa, diminuindo a área efetiva de contato. Nesta situação, duas coisas podem acontecer:
    * a corrente se concentra em pontos da placa, causando queimaduras nestes locais (Figura 73.23); e/ou
    * a corrente escoa por vias alternativas (mesa cirúrgica, eletrodos do ECG), com risco de queimaduras nesses locais (Figura 73.24).[16]
2. A placa for colocada em locais com protuberâncias ósseas. Neste caso, a corrente se concentra nessas regiões, e com a isquemia existente pelo excesso de pressão não existe dissipação adequada de calor e consequente queimadura (Figura 73.23).

Interrupção Parcial ou Total do Contato da Placa com o Bisturi Elétrico

A interrupção do contato da placa com o bisturi elétrico pode ser consequente à desconexão do cabo, quebra do fio no interior da blindagem ou defeitos nos plugues de conexão. A falta do contato entre a placa e o bisturi elétrico possibilita a circulação de corrente por vias alternativas.

Todos os pontos de contato do corpo do paciente com o potencial de terra são vias alternativas para a circulação de corrente. Entre as mais comuns, podemos citar:

* contato direto da superfície corporal com a mesa cirúrgica aterrada (Figura 73.24);
* eletrodos conectados ao paciente que possibilitem contato com o potencial de terra (Figura 73.25);
* contato do paciente com materiais condutivos, de plástico ou de borracha (tubos, colchões), para dissipação de eletricidade estática.

As consequências são queimaduras nos locais por onde a corrente flui alternativamente. Se a superfície de contato nesses locais for pequena, haverá grande concentração de energia, aumento de temperatura e lesão tecidual, muitas vezes graves.

O maior número de acidentes relatados com bisturi elétrico se dá em razão de um cabo de placa partido e

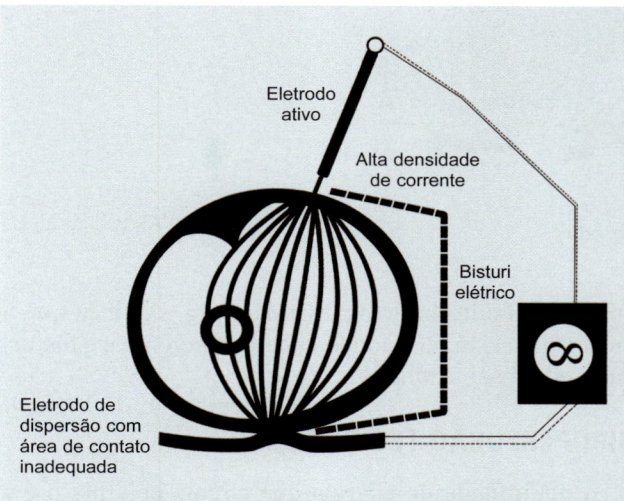

Figura 73.23 — *Concentração da corrente no local de saída.*

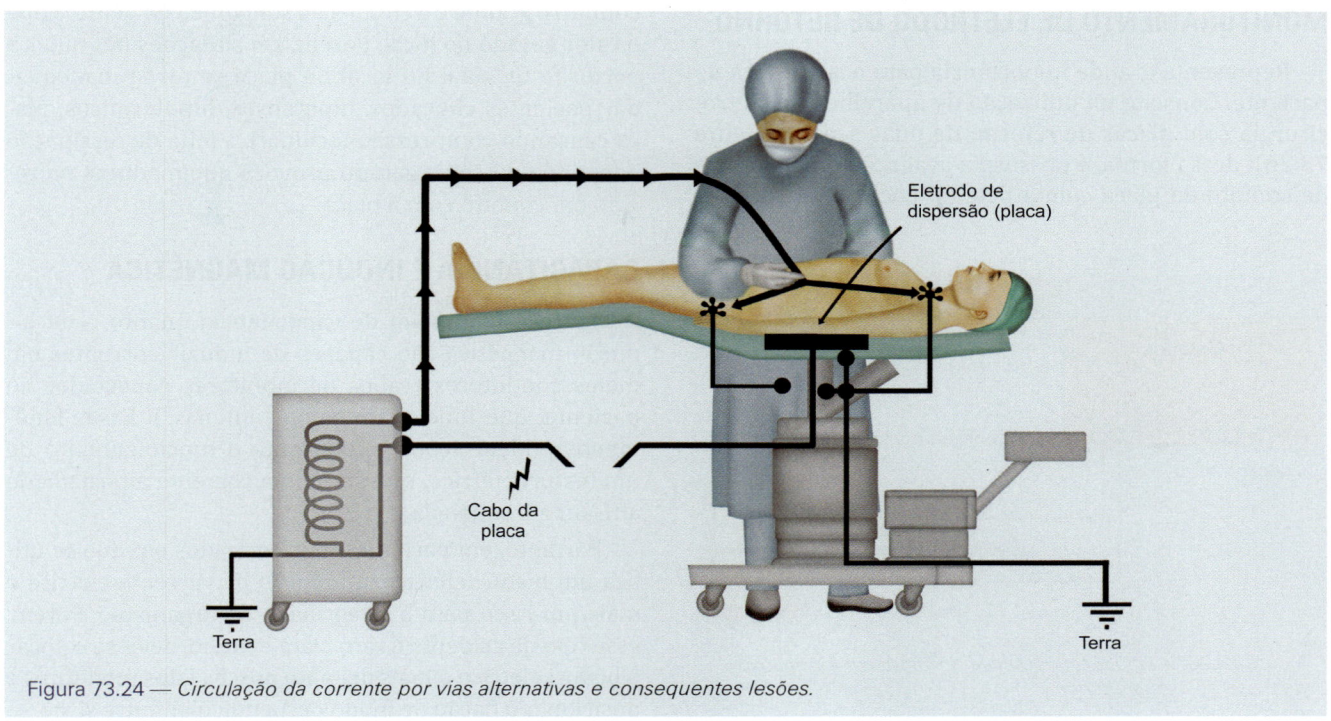

Figura 73.24 — *Circulação da corrente por vias alternativas e consequentes lesões.*

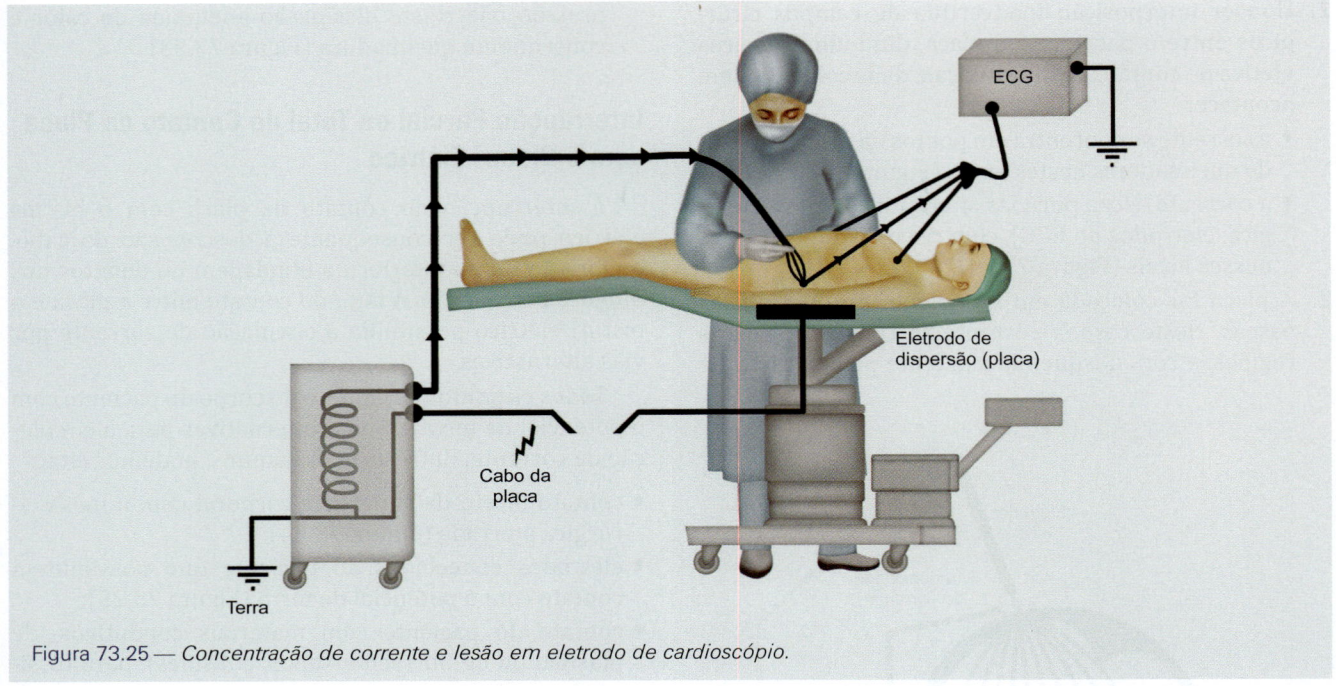

Figura 73.25 — *Concentração de corrente e lesão em eletrodo de cardioscópio.*

fuga da corrente pelo eletrodo terra do cardioscópio (Figura 73.25). A lesão provocada na região do eletrodo do cardioscópio geralmente é muito profunda e de cicatrização demorada, pois, cada vez que o bisturi é acionado, a mesma região sofre as consequências citadas.

Para que o contato entre a placa e o paciente seja mais uniforme e eficiente, recomenda-se a utilização de soluções condutivas (gel contato).

MONITORAMENTO DE ELETRODO DE RETORNO

Representa grande importância para a segurança do paciente. Consiste na utilização de aparelhos de eletrocirurgia com placas de retorno de duas seções (Figura 73.26); dessa forma, é possível a avaliação da qualidade de contato da placa com a pele do paciente. Se houver falha no circuito interrogativo da placa, significa que a mesma não está posicionada adequadamente e o bisturi não poderá ser acionado.

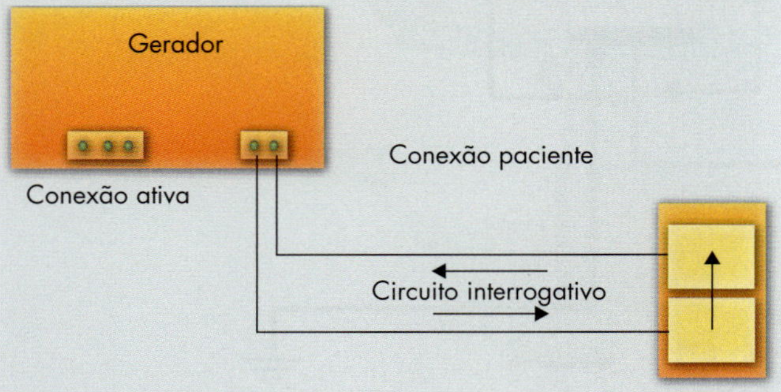

HIPOPERFUSÃO TECIDUAL

A quantidade de energia que circula pela placa é a mesma que circula pela ponta do bisturi. Normalmente não há queimadura na região da placa porque a área de contato é grande e a circulação sanguínea da pele dissipa o calor gerado no local. Porém, em situações nas quais a perfusão tecidual no local da placa se torna inadequada (pacientes chocados, hipotensos, hipotérmicos, placa causando compressão tecidual), a falta de dissipação adequada do calor gerado provoca queimaduras na região em contato com a placa.

CAPACITÂNCIA E INDUÇÃO MAGNÉTICA

Tanto o fenômeno de capacitância quanto o de indução magnética são capazes de induzir correntes em meios condutores (cabos de monitores conectados ao paciente, que funcionam como "antenas"). Esses fenômenos podem acontecer durante o funcionamento de um bisturi elétrico, que gera uma corrente alternada de altíssima frequência.

Portanto, em pacientes monitorizados em que se utiliza um bisturi elétrico, a indução de corrente elétrica é mais um risco para a integridade do organismo. Porém, esse tipo de acidente é raro. Para evitá-lo, deve-se colocar o bisturi elétrico o mais distante possível dos monitores e posicionar a fiação de modo perpendicular entre si.

Figura 73.26 — *Figura esquemática do circuito interrogativo da placa do bisturi elétrico.*

BISTURIS ELÉTRICOS MONOPOLAR E BIPOLAR

O bisturi elétrico referido, e mais frequentemente utilizado, é o monopolar. No bisturi bipolar, tanto o polo ativo quanto o polo neutro localizam-se na pinça utilizada pelo cirurgião (Figura 73.27). Neste caso, a corrente elétrica de alta frequência circula de um braço ao outro da pinça e, portanto, numa área restrita ao local onde se deseja coagular o tecido. As potências geradas pelo bisturi bipolar são menores que as geradas pelo monopolar, que é indicado em intervenções cirúrgicas delicadas.

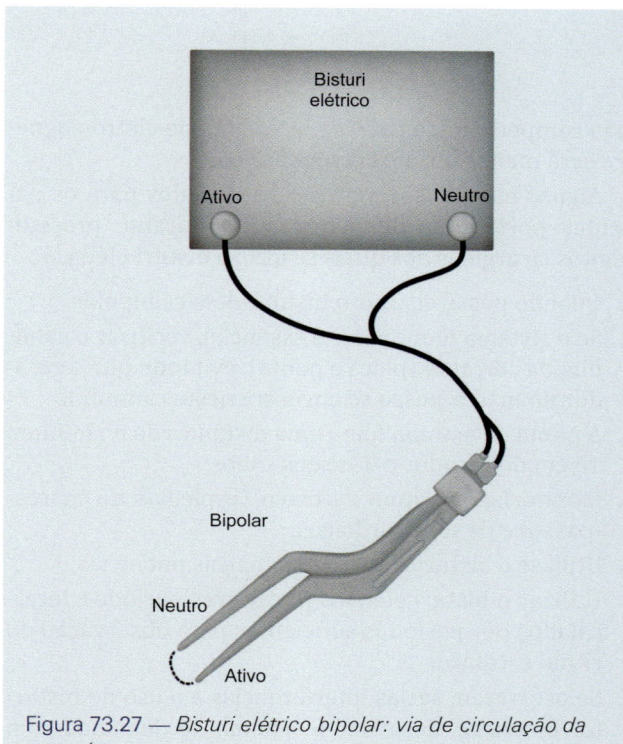

Figura 73.27 — *Bisturi elétrico bipolar: via de circulação da corrente.*

O bisturi elétrico bipolar dispensa o uso da placa e não deve ser confundido com a pinça, muitas vezes utilizada no local da faca do bisturi monopolar e que, erroneamente, é denominada "bipolar".

Em resumo, a prevenção de acidentes com o bisturi elétrico baseia-se em:

1. Respeitar as dimensões adequadas da placa (1,5 cm^2 por watt de potência gerada);
2. Evitar a colocação da placa em áreas de protuberâncias ósseas (calcanhar, tornozelo, joelho, cristas ilíacas, cotovelo); as melhores regiões para sua colocação são nádegas, coxas, panturrilhas, abdome;
3. Conferir o posicionamento da placa toda vez que houver mudança da posição do paciente;
4. Não utilizar placas com superfícies irregulares. Atualmente existem eletrodos de dispersão (placas) adesivos à superfície corporal;
5. Utilizar soluções eletrolíticas de contato;
6. Presença de alarmes de desconexão de placa. Os bisturis elétricos mais modernos possuem sistemas de segurança que alertam para a desconexão da placa do bisturi elétrico. Esses bisturis possuem cabos duplos de conexão da placa e soam um alarme quando um dos fios está partido ou desconectado da placa;
7. Testar a integridade dos cabos da placa e da ponta do bisturi elétrico (pelo pessoal de enfermagem) durante a preparação do material;
8. Evitar a proximidade dos cabos do bisturi elétrico com os cabos de outros monitores (fenômenos de indução magnética e capacitância);
9. Utilizar o bisturi nas menores potências possíveis para se obter os efeitos desejados;
10. Utilizar tomada de três pinos para aterramento adequado do bisturi elétrico.

BISTURI ELÉTRICO BIPOLAR COM SISTEMA DE SELAGEM DE VASOS

É uma unidade eletrocirúrgica com resposta instantânea controlada por computador (Ligasure-Valleylab®). Ele possui elaborados algoritmos que são especificamente projetados para selar feixes de tecido e vasos de até 7 mm de diâmetro por intermédio de tecnologia bipolar. O gerador libera a quantidade de energia adequada com base na configuração das extremidades da pinça e variações de pressão proporcionadas pelos diferentes tipos da mesma. Um "pulso" de energia é emitido com a função de diagnosticar qual é a impedância inicial do tecido preso entre as extremidades da pinça e, com isso, o equipamento determina qual é o nível de potência inicial adequado para se criar uma selagem eficaz. A energia, agora, é liberada ao tecido em "pulsos". O gerador continua a monitorar a impedância tecidual a cada pulso emitido, aproximadamente a cada cinco milissegundos (200 vezes por segundo).

Por monitorar constantemente o efeito clínico exercido sobre o tecido, o sistema não promove uma "sub" ou "super" dissecção, mesmo em tecidos muito espessos ou vasos isolados. A rapidez na liberação de energia aliada à pressão mecânica adequada proporcionada pelo uso correto da pinça resulta no melhor efeito tecidual, com mínimo "espalhamento térmico". A baixa voltagem e elevada corrente com que trabalha o gerador mantém a temperatura baixa, resultando em menor efeito de aderência e arraste tecidual.

BISTURI ULTRASSÔNICO

Este dispositivo (Autosonix® – Valleylab; Ultracision® – Ethicon) é um sistema cirúrgico projetado para prover coagulação ultrassônica em vasos de pequeno calibre. A vibração mecânica produzida pelo sistema permite a coagulação eficiente de vasos de até 3 mm de diâmetro.

Energia ultrassônica é a vibração mecânica produzida pela passagem de energia elétrica através de um transdutor piezoelétrico, produzindo vibrações de alta frequência na ordem de 55.500 Khz (55.500 vezes por segundo). Esta vibração ultrassônica se amplifica à medida que atravessa a sonda de titânio contida no interior do instrumento para níveis que tornam possível ablação, cauterização e corte do tecido. A coagulação ocorre através da desnaturação proteica quando a lâmina vibra a 55,5 kH, unindo as proteínas das paredes dos vasos. Este processo gera um coágulo que proporciona a hemostasia dos vasos. A temperatura de trabalho se situa entre 50 °C e 100 °C, ao passo que bisturi elétrico e *laser* utilizam coagulação obliterativa, com temperaturas que variam de 150 °C a 400 °C.

Como vantagens desse sistema, pode-se citar: menor dano térmico nas adjacências do que eletrocautério, não deixa corpo estranho, não utiliza energia elétrica, não produz fumaça e menor troca de instrumentos.

"BISTURI" DE ARGÔNIO

O elemento argônio é um gás inerte, não combustível, facilmente ionizável e que é capaz de criar uma ponte entre o eletrodo e o tecido. A coagulação por gás argônio (Force Argon II – Valleylab®) oferece uma liberação de energia (calor) precisa para uma eficiente coagulação sem contato sobre áreas superficiais muito vascularizadas. Esse tipo de coagulação tem como principais benefícios uma coagulação rápida, uniforme, com escaras flexíveis, ressangramento reduzido, perda tecidual minimizada, pouca fumaça e odor.

MARCA-PASSOS E USO DE BISTURI ELÉTRICO

Quando deparamos com um doente portador de marca-passo cardíaco artificial e que terá de se submeter a uma cirurgia, sempre vem a pergunta: o uso do bisturi elétrico é ou não permitido? A resposta a essa pergunta merece algumas considerações.

Os marca-passos, quanto à sua localização, podem se classificar em internos e externos; quanto ao mecanismo de funcionamento, em não competitivos (frequência fixa) e competitivos.

Nos marca-passos competitivos existem mecanismos sensíveis aos estímulos gerados no próprio coração (nó SA, nó AV e sistema de condução). Esses mecanismos ou inibem a geração do estímulo (marca-passo de demanda), ou desencadeiam o estímulo (marca-passo de disparo).

Dependendo dessas características, serão diferentes as complicações decorrentes do uso de equipamentos eletromédicos[9] (Tabela 73.1).

Os marca-passos mais modernos possuem blindagem suficiente para bloquear a interferência eletromagnética gerada pelo bisturi elétrico. Em alguns casos, no entanto, desconhecemos o tipo de marca-passo implantado no paciente. Se o marca-passo for de frequência fixa

TABELA 73.1
PROBLEMAS COM MARCA-PASSO DURANTE CIRURGIAS COM UTILIZAÇÃO DE BISTURI ELÉTRICO.

Localização	Mecanismo de funcionamento	Complicações	Dano ao marca-passo
Interno	Competitivo	Interferência eletromagnética	Relatado
		Desprogramação do marca-passo	
Externo	Não competitivo	Pouco frequente	Relatado
	Não competitivo	Eletrocussão por 60 Hz	
		Distúrbios de ritmo cardíaco e fibrilação ventricular	Relatado

(não competitivo), o risco de interferência eletromagnética será menor que nos competitivos.

Alguns cuidados devem ser observados para os pacientes portadores de marca-passo durante procedimentos cirúrgicos nos quais se utiliza bisturi elétrico:

1. Quando possível, usar o bisturi elétrico bipolar;
2. Se o sistema monopolar é essencial, verificar o caminho da corrente (placa e ponta), evitando que o gerador do marca-passo se encontre neste caminho;
3. A ponta deve trabalhar a uma distância de no mínimo 15 cm do gerador e dos seus cabos;
4. Monitorizar o ritmo cardíaco (espículas do marca-passo) e os sons cardíacos;
5. Utilizar o bisturi elétrico com baixas potências;
6. Utilizar o bisturi elétrico por breves períodos, intercalados por períodos suficientes para observação do ritmo cardíaco;
7. Se ocorrerem sérias interferências e o uso do bisturi for essencial, desativar o sistema de demanda com magneto, fixando a frequência de estímulo;
8. Após o uso de bisturi elétrico em um paciente com marca-passo programável, deve-se testá-lo.

PRÁTICAS RECOMENDADAS PARA UTILIZAÇÃO SEGURA DO EQUIPAMENTO ELETROMÉDICO

Segundo o projeto 3:62.1-014, da ABNT, "Diretrizes para o pessoal administrativo, médico e de enfermagem envolvido na utilização segura de equipamento eletromédico", algumas práticas são recomendadas para a utilização segura do equipamento eletromédico:

1. Certificar-se de que a aceitação técnica do *equipamento* tenha sido feita pelo Departamento de Engenharia Hospitalar ou, na falta deste, por elemento técnico autorizado;
2. Antes da utilização, ler as instruções do Manual;
3. Verificar a disponibilidade de material de consumo necessário;

4. Evitar a utilização de cordões ou cabos de extensão e adaptadores múltiplos ("benjamins"; insistir para que sejam instaladas tomadas de corrente em número e qualidade suficientes.
5. Nunca puxar um plugue pelo cordão ou cabo.
6. Solicitar a substituição de tomadas de corrente, plugues e cordões ou cabos danificados.
7. Providenciar a verificação do *equipamento* e/ou das partes que tenham sido submetidas a solicitações mecânicas indevidas (p. ex., queda e impacto).
8. Não colocar recipientes com líquidos, bolsas de infusão ou similares sobre o *equipamento*.
9. Solicitar a verificação do *equipamento*, quando existir suspeita de penetração acidental de líquido.
10. Ao limpar, desinfetar ou esterilizar um *equipamento*, certificar-se de que o procedimento não o danificará.
11. Não prejudicar a circulação de ar do *equipamento*.
12. Evitar luz solar direta sobre o *equipamento*, para impedir sobreaquecimento.
13. Ao empilhar *equipamento*, ter o cuidado de assegurar a circulação de ar e a estabilidade mecânica.
14. Ter sempre presente que o risco de fogo aumenta quando se usa oxigênio e/ou óxido nitroso.
15. *Equipamento* eletrodoméstico operado sob tensão da rede elétrica (secador de cabelo, barbeador, rádio, receptor de TV) pode causar risco a um *paciente* ligado a *equipamento eletromédico*.
16. A utilização de equipamento elétrico não médico pode igualmente oferecer riscos a outros *pacientes*, quando ligado a uma tomada disponível reservada a *equipamento eletromédico* (energização do sistema de aterramento).
17. Em caso de dúvida, solicitar assessoria técnica pertinente.

REFERÊNCIAS

1. Gross JB. Less jolts from your volts: electrical safety in the operating room. In: Schwartz AJ. ASA Refresher Course. Philadelphia: Lippincott Williams and Wilkins; 2005;(33):101-14.
2. Gross JB, Seifert HA. Electrical, fire and compressed gases safety for the patient and anesthesist. In: Healy TEJ, Cohen PJ. (eds.) Wylie and Churchill-Davidson's A Practice of Anesthesia. 6 ed. London: Edward Arnold; 1995.
3. Jonnes J. Empires of light. Edison, Tesla, Westinghouse and the race to electrify the world. New York: Random House; 2003.
4. Cheney M, Uth R. Tesla: Master of lightning. New York: Barnes and Noble Books; 1999.
5. NFPA 70: National Electrical Code. New York: American National Standards Institute; 1999.
6. Bruner, JMR. Hazards of elec trical Apparatus. Anesthesiology, 1967;28:396-429.
7. Ehrenwerth J, Eisenkraft JB. Anesthesia equipment, principles and applications. 1. ed., St. Louis, MO: Mosby-Year Book, 1993;7: 172-97.
8. Bruner, JMR. Common abuses and failures of electrical equipment. Anesthesia and Analgesia, 1972;51:810-20.
9. Bruner,JMR, Leonard PF. Electricity, safety and the patient. Year Book Medical Publishers. 1. ed.
10. Associação Brasileira de Normas Técnicas - Instalações elétricas de baixa tensão: NBR 5410 (NB-3). Rio de Janeiro; 1990.
11. Hull CJ. Electrocution hazards in the operating theatre. Br J Anaesth, 1978;50:647-57.
12. Leonard PF. Characteristics of electrical hazards. Anesthesia and Analgesia, 1972;51:797-809.
13. McIntosh RR, Mushin WW, Epstein. Physics for the anaesthetist. 4 ed. rev. e atual. por Mushin WW e Jones, PL. Blackwell Scientific Publications, 1987.
14. Becker CM, Malhotra IV. The distribution of radiofrequency current and burns. Anesthesiology, 1973;38: 106-22.
15. Wald SW, Mazzia VDB, Spencer FC. Accidental burns associated with electrocautery. Jama, 1971;217:916-21.
16. Poso IP, Cromberg S, Cremonesi E. Queimadura acidental durante cirurgia (Apresentação de um caso). Rev Bras Anest, 1975;25:163-4.

74

Inovação, Avaliação e Incorporação Tecnológica

Fernando Augusto Tavares Canhisares
Ana Maria Malik
Matheus Fachini Vane
Maria José Carvalho Carmona

O CONCEITO DE TECNOLOGIA

"Tecnologia" é termo de origem grega, "τεχνολογία": "tekne", "τέχνη", que significa arte, técnica ou ofício; "logia", "λογία", que significa conjunto de saberes.[1]

É um termo de conotação ampla, que se refere à utilização e ao conhecimento de ferramentas e instrumentos e à sua interferência na capacidade de transformar e adaptar o ambiente em que vivemos.[1]

"Tecnologia" pode, assim, se referir a objetos materiais de uso humano, como máquinas, ferramentas ou utensílios, mas também pode englobar temas mais amplos como processos, métodos de organização e técnicas. O termo pode ser aplicado tanto de uma forma geral como para áreas específicas[1] como por exemplo tecnologia de construção civil, tecnologia de saúde, tecnologia de aviação, entre outros.

Na saúde, o termo "tecnologia" também pode se referir a diferentes componentes do sistema de atenção à saúde: equipamentos (como máquinas, instalações prediais e infraestrutura), medicamentos, vacinas, protocolos assistenciais (clínicos, cirúrgicos, radiológicos etc.), processos administrativos ou operacionais, sistemas de informação, prontuários eletrônicos.

Políticas de atenção à saúde, além de sistemas organizacionais e de suporte dentro dos quais os cuidados com a saúde são oferecidos, também são tecnologias[2] e, no sentido mais amplo, o próprio sistema de saúde em si.

A INCORPORAÇÃO DE TECNOLOGIAS NA SAÚDE E NA ANESTESIOLOGIA

Há menos de um século, a imagem clássica do médico era a de um profissional vestido de branco com uma maleta, visitando seus pacientes em domicílio. Ainda hoje, no contexto de programas assistenciais de medicina de família, este cenário figura no cotidiano das pessoas. Entretanto, mesmo o médico de família pode, e muitas vezes deve, recorrer a exames complementares, medicamentos e tratamentos indisponíveis outrora. Tais recursos se tornaram possíveis graças ao avanço tecnológico que ocorreu na área da saúde nas últimas décadas.

Do início do século XX e mais claramente após sua segunda metade até os dias de hoje, observa-se uma busca contínua por novas descobertas e soluções na saúde,[3] dentre as quais muitas passaram a ser incorporadas ou aprimoradas no cuidado com o paciente. Uma diversidade de exames diagnósticos, equipamentos, técnicas, processos administrativos, protocolos clínicos, medicações, avanços na biologia molecular, na genética e na farmacologia passaram a fazer parte da prática clínica e de pesquisa, gerando sua própria demanda, seja porque são realmente melhores, mais caros, mais lucrativos, seja porque salvam mais vidas ou melhoram a qualidade de vida das pessoas.[3]

Na saúde, porém, diferentemente de outros setores da economia, o surgimento de uma inovação não determina necessariamente a exclusão da tecnologia que se propõe substituir.[3] Ao contrário. Em vez de se substituírem, as tecnologias mais novas e as mais antigas frequentemente passam a somar-se. Um novo método de exame de imagem, por exemplo, não necessariamente inutiliza um método anterior, no entanto pode contribuir para o aumento dos custos assistenciais na medida em que, por exemplo, o resultado de um exame pode demandar a realização de outro, muitas vezes mais moderno e mais custoso.

Na Anestesiologia, o processo de evolução e incorporação tecnológica também é evidente. No início, contava-se com um arsenal bastante reduzido de fármacos e de equipamentos, os quais eram relativamente precários se comparados ao que se tem disponível atualmente. Oxímetros de pulso, capnógrafos e cardioscópios, que hoje são itens indispensáveis, simplesmente não existiam. Outros avanços podem ser citados: novos fármacos, novas modalidades ventilatórias e alarmes incorporados aos aparelhos de anestesia, dispositivos de manejo de via aérea, cateteres venosos centrais e arteriais maleáveis com menor risco de lesão, agulhas específicas para bloqueio de neuroeixo, agulhas com capacidade de neuroestimulação, incorporação de novos equipamentos, como o uso de ultrassonografia para guiar a passagem de acessos vasculares e bloqueios perineurais, monitores do nível de consciência e da junção neuromuscular, além da incorporação de protocolos de manejo de crise desenvolvidos com base em evidências científicas, que permitem um domínio mais preciso dos equipamentos e proporcionam mais segurança aos pacientes.

Os avanços tecnológicos na Anestesiologia permitiram a expansão das fronteiras no cuidado com o paciente cirúrgico. Novas abordagens, tanto em anestesia geral quanto em anestesia regional, viabilizaram o manejo de pacientes com condições fisiológicas e anatômicas complexas (via aérea difícil, por exemplo) e também de pacientes mais críticos e em extremos de idade.[4] Permitiram também o desenvolvimento de novas técnicas cirúrgicas e ofereceram subsídios para a viabilização de procedimentos menos invasivos, com resultados cirúrgicos e melhora significativa.[4]

Paralelamente, a participação de anestesiologistas vem contribuindo para a criação de conhecimento em reanimação cardiopulmonar, desenvolvimento técnico de equipamentos de gasometria arterial, de oximetria de pulso, para os avanços no tratamento da dor e medicina transfusional, além de medicina do sono e cuidados paliativos.[4] A Anestesiologia, ainda, passou a ser reconhecida por seu comprometimento com a segurança do paciente e por suas bem-sucedidas iniciativas para assegurar uma prática médica segura.[4]

Certamente, tudo isso contribuiu para o acesso a uma prática mais eficaz e também com mais proteção ao paciente. Contudo, a incorporação de tecnologias na saúde como um todo, mesmo que paralela ao aumento da expectativa de vida das pessoas, também levou ao aumento dos custos dos sistemas sanitários.[1,2,3,4,5,6,7] A cada lançamento de um novo produto, seja ele uma máquina, um exame diagnóstico, um fármaco ou uma vacina, o custo total do cuidado tende a aumentar. As novas tecnologias são frutos de investimentos financiados por governos ou pela iniciativa privada e esses investimentos precisam ser compensados, a fim de que a cadeia de produção inovadora possa persistir de forma perene, o que explica em parte o alto preço de tais produtos. As compensações podem ser medidas tanto por parâmetros financeiros quanto por meio de indicadores epidemiológicos e de qualidade de vida, como será discutido mais detalhadamente a seguir em "Métodos de Avaliação de Tecnologias de Saúde".

As novidades tecnológicas na área da saúde são sedutoras *per si*.[6-10] Pacientes e familiares depositam nelas suas esperanças de cura ou de conforto, e os profissionais de saúde vislumbram nelas a possibilidade de melhores resultados assistenciais. Isso conflita diretamente com uma realidade nem sempre lembrada pelos profissionais nem pelos usuários dos sistemas de saúde, mas que é o grande desafio diário dos gestores destes sistemas: que "o orçamento é finito, a demanda é infinita e os pleitos são justos".[7] Equalizar recursos finitos, dentro de uma demanda infinita, de forma a entregar serviços de saúde efetivos é a grande questão das políticas de saúde. Na euforia por novas descobertas e tratamentos, por exemplo, já se testemunhou distorções como a utilização de tecnologias fora das condições em que apresentam eficácia significativa ou em condições nas quais apresentam muito baixa eficácia/acurácia.[6,11,12]

Todo esse cenário de intensa incorporação tecnológica, aliado ao vigoroso aumento nos custos assistenciais que a acompanhou, levou sistemas de saúde públicos e privados a perceberem a necessidade de amparar tecnicamente as decisões de aquisição de tecnologias e inovações tecnológicas a serem financiadas por eles. Isso impulsionou, na década de 1980, o desenvolvimento de metodologias de avaliação de tecnologias em saúde (ATS) estimulado e financiado por governos e grandes corporações[6], visando otimizar o uso dos recursos destinados à saúde.

AVALIAÇÃO DE TECNOLOGIAS DE SAÚDE (ATS)

As primeiras considerações sobre o uso racional de tecnologias em saúde são as reflexões de A. Cochrane sobre o Sistema Nacional de Saúde da Inglaterra (*National Health System – NHS*)[6] divulgadas em 1972. Na mesma época, os Estados Unidos da América também se debruçavam na questão por meio do Escritório de Avaliação de Tecnologias (*Office of Technology Assessment – OTA*), um escritório do Congresso estadunidense de 1972 a 1995.[1,13]

Tal uso racional supõe a seleção de tecnologias a serem financiadas, bem como a identificação das condições de saúde ou dos subgrupos em que elas devem ser utilizadas, com o intuito de tornar o sistema de saúde mais eficiente a fim de proteger e recuperar a saúde da população.

Em conceituação amplamente aceita de ATS formulada e proposta por Banta e Luce (1993), "ela é a síntese do conhecimento produzido sobre as implicações da utilização das tecnologias médicas, constituindo subsídio técnico importante para ajuizar a oportunidade de incorporar uma tecnologia com o objetivo de tomar decisões sobre sua difusão e incorporação (financiamento)".[6] A ATS oferece subsídio técnico para regulação do ciclo de vida das tecnologias (Figura 74.1), financiamento do seu uso e para a elaboração de diretrizes clínicas.[6]

É importante salientar que os resultados e as conclusões da avaliação de determinada tecnologia podem variar, a depender do método de avaliação utilizado e do enfoque pretendido.[1,3,6] Isso, todavia, pode gerar situações conflituosas entre as partes interessadas dentro dos sistemas de saúde, sejam elas usuários, financiadores, gestores, fabricantes ou fornecedores de produtos e serviços. No Brasil, os litígios muitas vezes são a única forma de se definir o acesso de pacientes a determinados serviços ou medicamentos, tanto no serviço público como no privado[6], já que pode haver argumentos válidos que justifiquem a utilização ou não de determinado tratamento. Entretanto, a decisão judicial final não necessariamente estará suficientemente embasada em análises médicas adequadas para cada caso, o que pode levar a um delicado processo de judicialização da saúde que testemunhamos hoje[3,14,15], no qual decisões do Judiciário também vêm influenciando a utilização de tecnologias de alto custo.[6]

Dimensões da ATS[13]

A ATS investiga e analisa diferentes aspectos, impactos ou outros atributos e aplicações de tecnologias de saúde, os quais incluem: propriedades técnicas, segurança, eficácia e/ou efetividade, atributos econômicos ou impactos, além de impactos sociais, legais, éticos e políticos (Tabela 74.1).

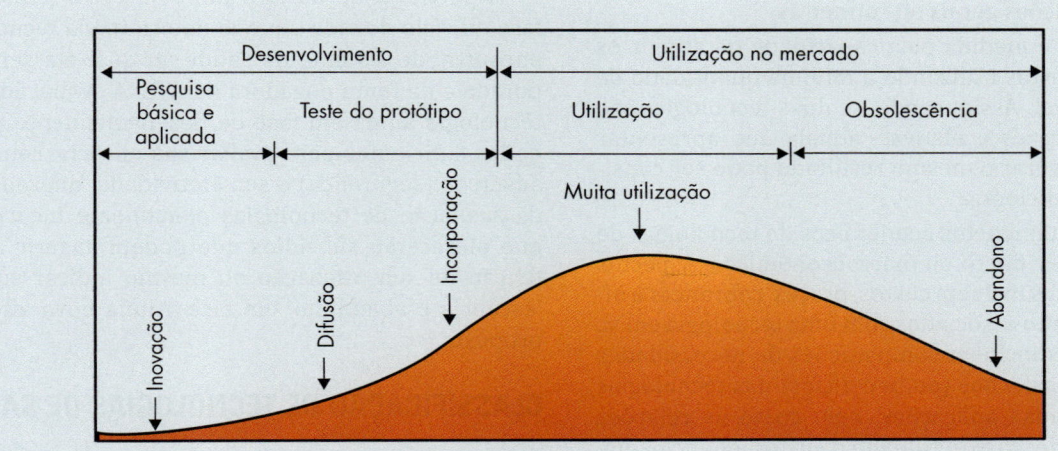

Figura 74.1 — *Ciclo de vida das tecnologias em saúde.*[5]
Fonte: Adaptada de BANTA HD & LUCE BR, 1993.

TABELA 74.1
DIMENSÕES DA ATS.[2,5,13]

Eficácia	Probabilidade de que indivíduos de uma população definida obtenham um benefício da aplicação de uma tecnologia a um determinado problema em condições ideais de uso.
Efetividade	Probabilidade de que indivíduos de uma população definida obtenham um benefício da aplicação de uma tecnologia a um determinado problema em condições normais de uso.
Eficiência	Caracteriza-se pela capacidade de atingir os objetivos propostos, utilizando a mínima quantidade de recursos possíveis.
Risco	Medida da probabilidade de um efeito adverso ou indesejado associado ao uso de uma tecnologia aplicada em um dado problema de saúde em condições específicas de uso, bem como a gravidade desse efeito à saúde de indivíduos em uma população definida.
Segurança	Risco aceitável em uma situação específica.
Custos	Custo (de oportunidade) em saúde é o valor da melhor alternativa não concretizada em consequência de se utilizar recursos escassos na produção de um dado bem e/ou serviço.
Impacto social, ético e legal	São todos os impactos não relacionados à efetividade, à segurança e aos custos, incluindo as consequências econômicas secundárias para indivíduos e comunidades.

Fonte: Adaptada de Brasil 2009, *Avaliação de tecnologias em saúde: ferramentas para a gestão do SUS.*

As propriedades técnicas das tecnologias de saúde compreendem: características de desempenho e de conformidade com especificações de *design*, de composição e de fabricação.

O quesito segurança é avaliado mediante um julgamento de aceitabilidade de risco, isto é, a medida da probabilidade de um desfecho adverso e sua gravidade, associado ao uso de uma tecnologia em uma determinada situação: num paciente com um problema de saúde, por um profissional de saúde com certo nível de treinamento.

Eficácia e efetividade ambas se referem a quão bem uma tecnologia funciona, ou seja, se ela atinge o resultado esperado quando utilizada dentro das especificações adequadas. Uma tecnologia pode funcionar corretamente em condições bem controladas, mas não funcionar tão bem sob condições mais heterogêneas ou menos controladas.

Em ATS, a eficácia está ligada ao benefício da utilização de uma tecnologia para um problema específico sob condições ideais. Já a efetividade refere-se ao benefício da utilização de uma tecnologia para um problema específico sob condições gerais ou rotineiras.

A eficiência é medida pela capacidade de atingir os objetivos propostos utilizando a mínima quantidade de recursos possível. Assim sendo, se duas tecnologias são igualmente eficazes e efetivas, aquela que apresentar menor custo e gerar o mesmo resultado pode ser considerada a mais eficiente.[2]

Atributos ou impactos econômicos de tecnologias de saúde podem ser micro ou macroeconômicos. Aspectos microeconômicos incluem custos, preços, cobranças e níveis de pagamento associados com uma tecnologia em si. Outros aspectos incluem comparações de necessidades de recursos e desfechos (ou benefícios) das tecnologias para determinadas aplicações, bem como as relações custo-efetividade, custo-utilidade e custo-benefício, que serão mais bem descritas adiante neste capítulo.

Tecnologias de saúde podem interferir num amplo espectro de impactos macroeconômicos, entre eles: o PIB de um país, os custos nacionais com saúde e alocação de recursos em saúde e em outros setores industriais, e comércio internacional. Tecnologias de saúde também podem influenciar padrões globais de investimento, de inovação, de competitividade, de emprego (por exemplo, tamanho da força de trabalho e mobilidade da força de trabalho) e de transferência de tecnologia.

Outras questões macroeconômicas que circundam as tecnologias de saúde incluem os efeitos de políticas que regem propriedade intelectual (por exemplo, proteção de patentes), regulação, pagamento a terceiros e outras políticas que afetem inovação, adoção, difusão e uso de tecnologias.

Finalmente, e igualmente importantes, as considerações éticas, legais e sociais aparecem na ATS sob a forma de conceitos normativos (por exemplo, valoração da vida humana); escolhas sobre como e quando utilizar tecnologias; pesquisa e avanço de conhecimento; alocação de recursos. Tudo isso deve estar contido dentro dos preceitos éticos, sem ferir a legislação e de forma a oferecer o melhor retorno possível à sociedade e às principais partes interessadas.

As dimensões da ATS são interdependentes.[6,13] Numa situação, por exemplo, em que o custo de determinada tecnologia for muito alto, seu impacto social pode ser prejudicado, já que seu acesso tenderá a ser limitado à parcela da população que tiver condição de pagar por ela ou cujo acesso seja disponibilizado pelo sistema público de saúde, não necessariamente de forma equânime.

Os estudos de ATS são, em geral, parciais, pois cobrem apenas as dimensões de maior relevância para o objetivo do estudo.[6] Estudos encomendados pela fonte pagadora (governos ou planos de saúde), pelo fabricante/fornecedor ou pelo prescritor inevitavelmente terão dimensões distintas priorizadas, o que torna ainda maior o desafio de se avaliar as tecnologias de saúde.

A parcialidade da ATS também é consequência da fase do ciclo de vida em que determinada tecnologia se encontra, do sistema de saúde ao qual ela será incorporada e da fonte pagadora da ATS. A avaliação de uma tecnologia ainda em fase de desenvolvimento não terá dados suficientes para avaliar sua eficácia, seus efeitos adversos (segurança) e sua efetividade, diferentemente da avaliação de tecnologias plenamente incorporadas, que oferecerão subsídios que podem sugerir a manutenção de sua utilização ou mesmo indicar sua obsolescência e abandono, em face a uma nova alternativa proposta.[6]

CLASSIFICAÇÃO DE TECNOLOGIAS DE SAÚDE[13]

Tecnologias de saúde podem ser classificadas de acordo com seu propósito e seu estágio de difusão.

Quanto ao propósito:

- **Prevenção:** visa a proteção dos indivíduos contra uma doença/agravo ou limitar a extensão de uma sequela (exemplos: imunização, controle de infecção hospitalar, etc.);
- **Triagem/*Screening*:** visa a detecção da doença, anormalidade ou fatores de risco em pessoas assintomáticas (mamografia, exame de Papanicolau);
- **Diagnóstico:** visa a identificação da causa, natureza ou extensão de uma doença em pessoas com sinais clínicos ou sintomas (eletrocardiograma, densitometria óssea);
- **Tratamento:** visa a melhora ou manutenção do estado de saúde, a prevenção de uma deterioração maior, ou a atuação como paliativo;
- **Reabilitação:** visa a restauração, manutenção ou melhora da função de uma pessoa com uma incapacidade física ou mental.

Quanto ao estágio de difusão (conforme o ciclo de vida das tecnologias):

- **Futura:** em estágio de concepção ou nos estágios iniciais de desenvolvimento;
- **Experimental:** quando está submetida a testes em laboratório usando animais ou outros modelos;
- **Investigacional:** quando está submetida a avaliações clínicas iniciais em humanos;
- **Estabelecida:** considerada pelos provedores como uma abordagem padrão para uma condição particular e difundida para uso geral;
- **Obsoleta/abandonada/desatualizada:** sobrepujada por outras tecnologias, ou porque foi demonstrado que elas são inefetivas ou prejudiciais.

CICLO DE VIDA DAS TECNOLOGIAS

Na Saúde, poucas tecnologias trouxeram respostas definitivas para abordar uma doença ou agravo.[2] Na busca por essas respostas, há um contínuo processo de inovações tecnológicas, que, por outro lado, muitas vezes não inutilizam a tecnologia que pretendem substituir, passando a somar-se a ela no processo de entrega do cuidado. Quando a substituição ocorre, no entanto, a tecnologia obsoleta deve ser abandonada por esta ou outras razões.

O ciclo de vida das tecnologias (Figura 74.1), o qual tem sido gradativamente mais regulado/influenciado pelos governos e planos de saúde (principais fontes de financiamento), pode ser dividido nas seguintes fases: desenvolvimento da inovação; registro da inovação; difusão inicial; financiamento (cobertura/acesso); obsolescência; abandono.[6,13,16,17,18,19,20] Ou de forma mais simples, conforme mostra o gráfico a seguir: inovação, difusão inicial, incorporação, difusão em larga escala e abandono.[2]

Inovação

O processo de inovação tecnológica se inicia com a invenção de um novo produto, de um novo processo ou método e termina na sua primeira utilização prática. Entre esses dois pontos, avalia-se a nova tecnologia sob aspectos econômicos, de segurança, riscos e benefícios.[2,13] Outras avaliações posteriores serão necessárias para mensurar os impactos da introdução da nova tecnologia após sua difusão em larga escala.

Os principais fatores que impulsionam a inovação no setor de saúde são a persistência da doença e das incapacidades, os fatores econômicos, as pesquisas biomédicas e a legislação.[2,13]

Difusão Inicial

Assim que uma nova tecnologia é introduzida, ela gera grandes expectativas nos pacientes, nos prescritores e nos públicos e privados.[2,6,13] Nessa fase, ela passa a ser adotada e colocada em uso gradativamente.

Incorporação e Utilização em Larga Escala

À medida que uma nova tecnologia passa a ser reconhecida pelos provedores como uma tecnologia estabelecida, e quando as fontes pagadoras, como o governo e as operadoras de planos de saúde, passam a financiá-la, convencidos de seus benefícios ao usuário ou à qualidade da atenção à saúde, a nova tecnologia entra na fase de incorporação. É nesta fase em que mais pessoas passam a utilizá-la que os efeitos adversos estão mais propensos a serem detectados.[2,13]

Abandono/Obsolescência

É o momento em que determinada tecnologia deixa de ser utilizada. O abandono pode ocorrer pelo surgimento de uma nova tecnologia que a substitua ou por falta de segurança evidenciada após sua utilização em larga escala.[2,13]

A ATS adota um enfoque abrangente da tecnologia e realiza análises nas diferentes fases do ciclo de vida da tecnologia – inovação, difusão inicial, incorporação, ampla utilização e abandono[19] – a partir de diferentes perspectivas. A avaliação de uma tecnologia em saúde deveria considerar primariamente os impactos sociais, éticos e legais associados à tecnologia, contudo outros atributos (eficácia, efetividade, segurança e custo) são básicos e acabam por anteceder os anteriores, dado que um resultado negativo em algum deles pode ser suficiente para impedir a comercialização da tecnologia.[2]

MÉTODOS DE AVALIAÇÃO DAS TECNOLOGIAS DE SAÚDE[13]

A ATS envolve métodos variados, mas os métodos de coleta de dados primários e os métodos secundários (ou integrativos) são os dois principais.

Os métodos de dados primários compreendem a coleta dos dados originais, como ensaios clínicos e estudos observacionais. Os métodos integrativos, secundários ou, ainda, métodos de síntese, envolvem a combinação de dados ou informações de fontes já existentes, incluindo os dados de estudos primários. Métodos de análise econômica podem englobar tanto métodos primários, como métodos secundários ou integrativos.

A maioria dos programas de ATS utiliza abordagens integrativas, porém é comum que alguns programas de ATS coletem dados primários ou façam parte de organizações maiores que coletem dados primários. Nem sempre é possível conduzir ou basear uma avaliação nos estudos mais rigorosos. Na verdade, algumas políticas frequentemente acabam sendo elaboradas antes da conclusão de estudos definitivos ou mesmo na ausência deles. Em função de suas orientações variadas, restrições de recursos, entre outros fatores, programas de ATS tendem a se embasar em diferentes combinações de métodos. Mesmo assim, a tendência geral em ATS é se embasar nos métodos mais rigorosos e sistemáticos.

Métodos de Dados Primários

Os métodos de dados primários compreendem a coleta de dados originais, variando desde abordagens mais rigorosas do ponto de vista científico para determinar o efeito causal de tecnologias de saúde, como ensaios controlados aleatórios, a outras menos rigorosas como uma série de casos. Tais desenhos de estudos podem ser descritos e baseados em diferentes atributos e dimensões:

- Comparativos *vs*. Não comparativos;
- Grupo-controle separado (externo) *vs*. Grupo-controle não separado;
- Participantes do estudo (população em estudo/grupo em estudo) definidos pelo desfecho de saúde *vs*. Definidos pela exposição a uma intervenção;
- Prospectivo *vs*. Retrospectivo;
- Com intervenção *vs*. Observacional;
- Experimental *vs*. Não experimental;
- Intervenção aleatória *vs*. Intervenção não aleatória de pacientes a tratar e de grupos-controle;

Todos os estudos experimentais são, por definição, estudos de intervenção. Estudos não experimentais podem ter intervenção, por exemplo: se pesquisadores utilizarem determinada tecnologia num grupo de pacientes, sem um grupo-controle ou com um grupo-controle não randomizado e, então, avaliar seus desfechos.

Métodos Integrativos

Métodos integrativos (ou métodos secundários, ou métodos de síntese) envolvem a combinação de dados de fontes já existentes, incluindo aqueles de estudos de dados primários. Eles podem variar desde abordagens quantitativas/estruturadas como metanálises, revisões sistemáticas da literatura e até revisões informais e não estruturadas de literatura.

Após considerar os méritos de alguns estudos individuais, o grupo avaliador deverá, então, integrar, sintetizar e consolidar os achados disponíveis relevantes. Para muitos assuntos em ATS, não existe um estudo primário definitivo único, que, por exemplo, dirá se determinada tecnologia é melhor que outra para abordar uma condição clínica. Mesmo que haja estudos primários definitivos, seus achados podem ser combinados ou considerados em contextos socioeconômicos mais amplos.

Métodos usados para combinar ou integrar dado de fontes primárias incluem os seguintes:

- Revisão sistemática de literatura;
- Metanálise;
- Modelagem (por exemplo, árvores de decisão, modelos de doenças infecciosas);
- Julgamento de grupo (consenso entre autoridades no assunto);
- Revisão não estruturada de literatura;
- Opinião do especialista.

Certos vieses inerentes aos meios tradicionais de consolidar literatura (por exemplo, revisões de literatura não quantitativas ou não estruturadas e editoriais) são bem reconhecidos, contudo, maior ênfase deve ser dada a métodos mais estruturados, quantificados e melhor documentados.

Revisões sistemáticas, metanálises e alguns tipos de modelagens consolidam os achados de pesquisas relevantes já existentes no intuito de resolver inconsistências ou ambiguidades entre tais estudos e salientar achados que não tenham sido aparentes ou significativos em estudos individuais. Por outro lado, embora revisões sistemáticas, metanálises e modelagens possam produzir novas percepções sobre evidências existentes, elas não geram novos dados. Critérios de inclusão ou exclusão bem formulados ajudam a diminuir diversas fontes de vieses que podem ser introduzidos pelos estudos de dados primários ou pela seleção desses estudos para estudos integrativos.

Métodos de Análise Econômica

Estudos de custo e suas implicações econômicas compreendem um importante grupo de métodos utilizados em ATS. Esses estudos podem envolver tanto a coleta de dados primários quanto métodos integrativos. Dados de custo podem ser coletados, por exemplo, diretamente das contas médicas de convênios ou do faturamento do sistema público. Dados de custo de uma ou mais fontes são frequentemente combinados com dados de estudos clínicos primários, estudos epidemiológicos e outras fontes para se conduzir estudos de análise de custo-efetividade e outras análises que busquem ponderar os impactos na saúde e os impactos econômicos das tecnologias em saúde.

O interesse na análise de custos é acompanhado pelas preocupações acerca dos crescentes dispêndios com assistência médica, pela pressão sobre os responsáveis pelas políticas de saúde para a alocação de recursos e pela necessidade dos fabricantes de produtos de saúde, além de outros interessados na incorporação de tecnologias que desejam demonstrar as vantagens econômicas de suas tecnologias. Esse conjunto de interesses é refletido pelo grande aumento de relatórios de análise de custo na literatura e o consequente refinamento de tais métodos.

PRINCIPAIS TIPOS DE ANÁLISE ECONÔMICA EM ATS

Existe uma variedade de abordagens em análises econômicas. O uso adequado de cada uma depende do propósito/objetivo da ATS em questão e da disponibilidade de dados e outros recursos. Raramente é possível ou necessário identificar e quantificar todos os custos e desfechos (ou resultados e benefícios). Além disso, as unidades utilizadas para quantificá-los ou medi-los podem ser diferentes entre si.

Os principais tipos de análises econômicas que podem ser utilizadas em ATS incluem os seguintes:

- **Análise do custo da doença:** a determinação do impacto econômico de uma doença ou agravo (tipicamente atribuído a uma dada população, região ou país). Por exemplo, tabagismo, artrite ou diabetes, incluindo-se os custos associados do tratamento.
- **Análise de minimização de custo:** busca determinar a alternativa menos custosa dentre aquelas que se assume produzirem desfechos equivalentes.
- **Análise de custo-efetividade (ACE):** é uma comparação de custos em unidades monetárias com desfechos em unidades quantitativas não monetárias, como a redução de mortalidade ou de morbidade, por exemplo.
- **Análise de custo-utilidade (ACU):** é uma forma de ACE que compara custos em unidades monetárias com desfechos em termos de sua utilidade, normalmente para o paciente, medidos, por exemplo, em QALYs (*quality adjusted life year*, isto é, anos de vida ajustados pela qualidade). Análise de custo-consequência: é uma forma de ACE que apresenta custos e desfechos em categorias discretas, sem agregá-las ou ponderá-las.
- **Análise de custo-benefício (ACB):** compara custos e benefícios, sendo ambos quantificados nas mesmas unidades monetárias.
- **Análise de impacto orçamentário (AIO):** determina o impacto de se implementar ou se adotar o uso de uma determinada tecnologia (ou uma política relacionada ao uso de uma determinada tecnologia) para um orçamento definido, por exemplo, uma lista de medicamentos a serem distribuídos ou a implementação de um plano de saúde para os funcionários de uma empresa.

As diferenças na valoração de custos e desfechos dentre as alternativas acima são mostradas na Tabela 74.2.

Análise de minimização de custo, ACE e ACU necessariamente envolvem comparações entre intervenções alternativas. Uma tecnologia não pode simplesmente ser custo-efetiva por si só, mas sim ser custo-efetiva em relação a outra.

Por medir custos e desfechos em termos financeiros (e não especificamente de uma determinada doença ou agravo), a ACB permite a comparação de tecnologias não relacionadas, como cirurgia de revascularização miocárdica e rastreamento de câncer de mama, por exemplo. Uma desvantagem da ACB é a dificuldade de se atribuir valores monetários a todos os desfechos pertinentes, como mudanças da longevidade ou qualidade de vida. A ACE evita essa limitação utilizando unidades mais diretas ou naturais de desfechos, como vidas salvas ou derrames revertidos, por exemplo. Dessa maneira, a ACE consegue apenas comparar tecnologias cujos desfechos sejam medidos nas mesmas unidades. Na ACU, estimativas (ou aproximações) de utilidade são atribuídas para desfechos de saúde, permitindo a comparação de tecnologias não relacionadas entre si.

Fórmulas Básicas para ACE, ACU e ACB

A: Tecnologia A
C: Tecnologia C (um comparativo ou referência)

TABELA 74.2
TIPOS DE ANÁLISE ECONÔMICA UTILIZADOS EM ATS.

Tipo de análise	Valoração dos custos*		Valoração dos desfechos
Custo da doença	$	vs.	Nenhuma
Minimização de custo	$	vs.	Adotar a mesma moeda
Custo-efetividade	$	dividido por	Unidades naturais
Custo-consequência	$	vs.	Unidades naturais
Custo-utilidade	$	dividido por	Utilidade (por exemplo, QALYs)
Custo-benefício	$	dividido por ou subtração**	$
Impacto orçamentário	$	vs.	Nenhuma*** ou maximizar várias****

Adaptada de Goodman CS. 2014, *HTA 101: Introduction to Health Technology Assessment*. Bethesda, MD: National Library of Medicine (US); 2014.
* Qualquer unidade monetária.
** Taxa de custo-benefício (divisão, taxa) ou diferença líquida de custos e benefícios (subtração).
*** Isto é, determinar o impacto de uma intervenção/programa num determinado orçamento não fixado.
**** Isto é, maximizar algum desfecho com um determinado orçamento limitado.

Taxa de custo-efetividade

$$\text{Taxa CE} = \frac{(\$ \text{ Custo A} - \$ \text{ Custo C})}{(\text{Efetividade A} - \text{Efetividade C})}$$

Por exemplo: "$45.000 por ano-vida salvo" ou "$10.000 por caso de câncer de pulmão curado".

Taxa de custo-utilidade

$$\text{Taxa CU} = \frac{(\$ \text{ Custo A} - \$ \text{ Custo C})}{(\text{Utilidade A} - \text{Utilidade C})}$$

Utilidade, unidades de utilidade são frequentemente medidas em QALY. Então, por exemplo: "$150.000 por QALY ganho" ou "$12.000 por QALY ganho".

Custo-benefício, abordagem da taxa

$$\text{Taxa de CB} = \frac{(\$ \text{ Custo A} - \$ \text{ Custo C})}{(\$ \text{ Benefício A} - \$ \text{ Benefício C})}$$

Por exemplo: "Taxa de custo-benefício de 1,2".

Custo-benefício, abordagem do benefício líquido

$$\text{CB líquido} = \frac{(\$ \text{ Custo A} - \$ \text{ Custo C})}{(\$ \text{ Benefício A} - \$ \text{ Benefício C})}$$

Por exemplo: "Custo líquido de $10.000".

Dependendo do enfoque que se pretende atingir, as abordagens para contabilizar custos e desfechos em análises de custos podem variar num grande número de aspectos, como a escolha do comparador/referência, perspectiva da análise econômica e o horizonte de tempo da análise. Com isso, cada aspecto a ser analisado deve ser considerado cuidadosamente pelos investigadores/pesquisadores que desenham e conduzem análises, assessores que fazem a revisão da análise ou desenvolvem relatórios com base nessas análises, e também os responsáveis pelas decisões de políticas públicas que pretendem utilizar os resultados dessas análises. Dado que custos e desfechos podem ser determinados de formas diferentes, todos os estudos devem deixar bem claras as suas metodologias.

INCORPORAÇÃO DE TECNOLOGIAS NO SUS

"A CONITEC é a Comissão Nacional de Incorporação de Tecnologias no SUS, regulamentada pela Lei 12.401 de 28 de abril de 2011 e pelo Decreto 7.646 de 21 de dezembro de 2011, e tem por finalidade assessorar o Ministério da Saúde na incorporação, alteração ou exclusão pelo Sistema Único de Saúde (SUS) de tecnologias em saúde, como medicamentos, produtos e procedimentos, assim como na constituição ou na alteração de protocolos clínicos e diretrizes terapêuticas."[21]

"O papel da CONITEC difere bastante do papel da Anvisa na avaliação das tecnologias. A Anvisa realiza uma avaliação de eficácia e segurança de um medicamento ou produto para a saúde visando à autorização de comercialização no Brasil. No entanto, para que essas tecnologias possam ser utilizadas na rede pública de saúde (SUS), além de receber o registro da Anvisa, elas precisam ser avaliadas e aprovadas pela CONITEC, que considerará a análise da efetividade da tecnologia, comparando-a aos tratamentos já incorporados no SUS."[21]

"Caso a nova tecnologia demonstre superioridade em relação às tecnologias já ofertadas no SUS, serão avaliados também a magnitude dos benefícios e riscos esperados, o custo de sua incorporação e os impactos orçamentário e logístico que trará ao sistema."[22]

"Para proferir suas recomendações, a CONITEC se baseia na análise das melhores evidências científicas disponíveis sobre a eficácia, efetividade, acurácia e a segurança de medicamentos, assim como na avaliação de estudos econômicos dessas tecnologias, elaborados sob a perspectiva do Sistema Único de Saúde. Antes da emissão de parecer final sobre cada tecnologia analisada, os relatórios da CONITEC são submetidos à Consulta Pública por 20 dias. Após esse período, as contribuições recebidas são analisadas pela comissão, que, então, profere a recomendação final sobre a incorporação da tecnologia no SUS."[21]

"Cabe ressaltar que a decisão de incorporar, ou não, a nova tecnologia no SUS é do Secretário de Ciência, Tecnologia e Insumos Estratégicos (SCTIE/MS), conforme determina a legislação que regula as ações da CONITEC."[21]

INOVAÇÃO

O ordenamento legal brasileiro considera inovação a introdução de novidade ou aperfeiçoamento no ambiente produtivo ou social que resulte em novos produtos, processos ou serviços (Lei 10.973 de 2014).

A inovação também é tratada como um processo que inclui as atividades técnicas, a concepção, o desenvolvimento, a gestão e que resulta em produtos novos ou inovados. Ou seja, a inovação pode ser tão simples quanto um processo de fazer mais com menos gastos por permitir ganhos de eficiência, quer estes sejam produtivos ou administrativos.

A inovação permite o aumento da competitividade e pode ser um fator fundamental no processo econômico de crescimento de uma sociedade.[22]

Uma forma de proteger o inventor de um dispositivo para evitar que este seja copiado é a patente. Patente é um título de propriedade temporária, oficial, concedido pelo estado, por força de lei (Lei 9.279/1996), ao seu titular. Os titulares da patente passam a ter direitos exclusivos sobre o bem. Terceiros só poderão explorar a patente com permissão do titular. Esta permissão é conhecida pelo termo "licença". Durante a vigência da patente, o titular é recompensado pelos esforços e gastos despendidos na sua criação. A concessão da patente é um ato administrativo declarativo ao se reconhecer o direito do titular.[23]

No Brasil, todas as criações que gerem desenvolvimento ou solução de problemas podem ser patenteadas e protegidas. Cabe ressaltar que técnicas cirúrgicas, anestésicas e terapêuticas aplicadas sobre o corpo humano ou animal, planos de cálculos, financiamentos ou créditos, obras de arte, música, livros e filmes, ideias abstratas, partes de seres vivos, incluindo proteínas e genes, não são alvos de patentes.

Algumas características são fundamentais para o processo de patenteamento. A primeira característica determina que a propriedade é limitada temporalmente. No Brasil, a vigência de patentes é de 20 anos, caso seja uma patente de invenção. Caso seja uma patente de modelo de utilidade, isto é, quando há uma carga inventiva menor (por exemplo, tesouras para canhotos), a vigência é de 15 anos. Além disso, deve haver interesse público na divulgação contida no pedido de patente, ou seja, é permitido o livre acesso ao conhecimento do objeto da patente. Esse ponto permite que concorrentes acessem o conteúdo da patente e possam desenvolver outras pesquisas, promovendo o desenvolvimento tecnológico do país. Assim, caso não haja interesse em divulgação, deve-se manter o achado em sigilo ou segredo industrial.[23]

Para um objeto ser patenteado, é necessário preencher três requisitos básicos (art. 8° da LPI):

- **Novidade:** O objeto precisa ser novo, ou melhor, não ter sido revelado publicamente previamente (inclui via oral, uso ou escrita, como publicações científicas).
- **Atividade Inventiva:** Os resultados da pesquisa não podem ser óbvios para um técnico especializado no assunto, ou seja, não podem ser resultantes de uma mera combinação de fatores já pertencentes ao estado da técnica sem que haja um efeito técnico novo e inesperado, nem uma simples substituição de meios ou materiais conhecidos por outros que tenham a mesma função reconhecida.
- **Aplicação Industrial:** O objeto deve ter aplicação seriada e industrial em qualquer meio produtivo.

Já para um modelo de utilidade, novidade, aplicação industrial e um ato inventivo que resulte em melhoria funcional no seu uso ou na sua fabricação (art. 9° LPI), um ponto de destaque refere-se ao fato de que a solicitação de patente não necessita de protótipos já prontos, podendo ser solicitada antes mesmo da confecção do objeto. Uma vez concedida a patente, a validade se aplica apenas aos países onde foi requerida e concedida a proteção. Cada país é soberano para conceder ou não a patente. Um exemplo deste fato seria patentear um equipamento X no Brasil, mas não protegê-lo na Argentina; se algum argentino desejar produzir seu equipamento, ele o fará sem violar nenhuma patente, entretanto não poderá exportá-lo para o Brasil.[23]

O órgão responsável pela concessão de patentes é o Instituto Nacional de Propriedade Intelectual (INPI). Outro destaque é que uma vez depositada no INPI, o direito não é concedido. O direito de patente será analisado e, se preencher os critérios, só então a patente será concedida. Atualmente, o tempo médio para aprovação de uma patente é de 11 anos. Dependendo da área em que o direito de patente é requerido, a demora pode ser maior. No ano passado, os registros que mais esperaram pela concessão foram os de Telecomunicações (14,2 anos), seguidos pelos de Alimentos e Plantas (13,6 anos), Biologia Molecular (13,4 anos), Física e Eletricidade (13 anos), Bioquímica (12,9 anos), Computação e Eletrônica (12,6 anos), Farmácia (12,3 anos) e Agroquímicos (12,2 anos). O país mais rápido na concessão de patentes são os Estados Unidos, com tempo médio de 2 anos.[24]

Entretanto, pouco adianta ter estratégias inovadoras e almejar o desenvolvimento se o ambiente não for favorável à inovação. Marcos regulatórios, políticas públicas, programas de governo, fomento e ação de instituições de Ciência e Tecnologia afetam diretamente a capacidade inovadora.

Como todos os países desenvolvidos, o Brasil dispõe de leis que viabilizam a inovação em âmbito nacional:[22]

- Lei de Incentivos Fiscais para P&D (Lei 11.196/2005), também conhecida como a "Lei do Bem", que permite que as empresas deduzam do imposto de renda devido, dentro de determinados limites, os valores gastos com atividades de pesquisa e desenvolvimento, tanto internas quanto contratadas em universidades ou institutos de pesquisa;
- Lei de Informática (Lei 11.077/2004) que concede isenções e reduções de impostos para empresas dos setores de microeletrônica, telecomunicações e informática, obriga as empresas a investirem 5% em atividades de P&D, sendo que 2,3% devem necessariamente ser aplicados em pesquisas em universidade ou institutos;
- Lei de Inovação (Lei 10.973/2004, regulamentada pelo Decreto 5.563, de 11/10/2005) estabelece medidas de incentivo à pesquisa científica e tecnológica no ambiente produtivo, com vistas à capacitação, ao alcance da autonomia tecnológica e ao desenvolvimento industrial do país. Tem como objetivo estimular a construção de ambientes especializados e cooperativos de inovação, além de propor a criação de um novo marco re-

gulatório, que visa estimular a geração de patentes e a transferência de tecnologia das universidades públicas para o setor privado. (PDF4, livro verde).

A inovação em um país é muito dependente de incentivos. O Brasil teve oportunidade de confirmar essa hipótese em 1997, quando houve redução nos incentivos, o que levou as empresas a diminuirem expressivamente os interesses. No entanto, até 2015, o país vivia um momento de estabilização econômica, permitindo o incentivo à inovação por meio das leis supracitadas. Todavia, no final de 2015, por meio da MP690/15, a "Lei do Bem" foi revogada. Junto com a "Lei do Bem", esta MP também revogou o programa de inclusão digital, o que provocará aumento nos preços de computadores e smartphones.[22]

REFERÊNCIAS

1. Banta D. What is technology assessment? Int J Technol Assess Health Care. 2009;25:Supplement 1:7-9.
2. Brasil 2009, Avaliação de tecnologias em saúde: ferramentas para a gestão do SUS/Ministério da Saúde, Secretaria-Executiva, Área de Economia da Saúde e Desenvolvimento. Brasília: Editora do Ministério da Saúde, 2009. p.110.
?. Tecnologia em saúde. 2. Gestão em Saúde. 3. Sistema Único de Saúde. I. Título. II. Série.
3. Vecina Neto G, Malik AM. Tendências na assistência hospitalar. Cien Saude Colet. 2007;12(4):825-39.
4. Eriksson LI, Wiener-Kronish JP, Cohen NH, Miller RD. Scope of Modern Anesthetic Practice. 8.ed. Miller's Anesthesia, 2015.
5. Sônego FS. Estudo de Métodos de Avaliação de Tecnologias em Saúde Aplicada a Equipamentos Eletromédicos. Dissertação submetida á Universidade Federal de Santa Catarina como parte dos requisitos para a obtenção do grau de Mestre em Engenharia Elétrica. Dissertação de Mestrado submetida à Universidade Federal de Santa Catarina, 2007.
6. Silva LK. Metodologias e Diretrizes para a Incorporação de Tecnologias (Revisão do Rol) pela Agência Nacional de Saúde Suplementar (ANS), Fórum de Saúde Suplementar (ANS/MS), Julho de 2003.
7. Soares CS. Saúde não se vende. Será? [Internet] [Acesso em 28 apr 2016]. Disponível em: http://www.medicinanet.com.br/conteudos/revisoes/1614/saude_nao_se_vende_sera_de_a_sua_opiniao.htm
8. Garber AM. Evidence-based coverage policy. Health Aff. 2001;20(5):62-82.
9. Wennberg JE. On Patient Need, Equity, supplier-induced Demand, and the Need to Assess the Outcome of Common Medical Practices. Med Care. 1985;23(5):512-20.
10. Wennberg JE, Mulley AG Jr, Hanley D, et al. An assessment of prostatectomy for benign urinary tract obstruction: geographic variations and the evaluation of medical care outcomes. JAMA. 1988;259:3027-30.
11. Banta HD, Luce BR. Health Care Technology and its Assessment: An International Perspective. New York: Oxford University Press, 1993. p.352.
12. Panerai RB, Mohr JP. Health Technology Assessment Methodologies for Developing Countries. Washington: Pan American Health Organization, 1989.
13. Goodman CS. HTA 101: Introduction to Health Technology Assessment. Bethesda: National Library of Medicine, 2014.
14. Dalari S. A judicialização da Saúde. Revista do GV saúde da FGV-EAESP,2010.
15. Trettel DB. O Direito do Consumidor e a Saúde. Revista do GV saúde da FGV-EAESP, 2010.
16. US Congress, Office of Technology Assessment 1994, Identifying Health Technologies That Work: Searching for Evidence. US Government Printing Office. Washington. p.308.
17. O'Brien JA Jr, Jacobs LM, Pierce D. Clinical practice guidelines and the cost of care. Int J Technol Assess Health Care. 2000;16:1077-91.
18. Chaix-Couturier C, Durand-Zaleski I, Jolly D, et al. Effects of financial incentives on medical practice: results from a systematic review of the literature and methodological issues. Int J Qual Health Care. 2000;12(2):133-42.
19. Banta D, Behney CJ, Willems JS. Toward rational technology in medicine. New york: Springer Publ. Co., 1981.
20. Banta HD, Perry S. A history of ISTAHC. A personal perspective on its first 10 years International Society of Technology Assessment in Health Care. Int J Technol Assess Health Care. 1997;13(3):430-53.Report from the EUR-ASSESS project, [S.l.], v. 13, n. 2, 1997. Special Section.
21. Brasil 2015; Entenda a CONITEC. [Internet] [Acesso em 29 apr 2016]. Disponível em: http://conitec.gov.br/index.php/2014-08-07-13-22-56
22. Brasil. Ministério da Saúde. Secretaria de Ciência, Tecnologia e Insumos Estratégicos. Inovação em temas estratégicos de saúde pública/Ministério da Saúde. Secretaria de Ciência, Tecnologia e Insumos Estratégicos, Organização Pan-Americana da Saúde – Brasília: Ministério da Saúde, 2011. 1 v.: il. - (Série B. Textos Básicos de Saúde). Conteúdo: v. 1. Coletânea de textos.
23. Brasil. (Ministério do Desenvolvimento, da Indústria e Comércio Exterior Instituto Nacional da Propriedade Industrial INPI Manual para o depositante de patentes diretoria de patentes DIRPA 2015). [Internet] [Acesso em 28 apr 2016]. Disponível em: www.uspto.gov/main/faq/index.html
24. Gouveia F. Inovação e patentes: o tempo de maturação no Brasil. Inovação Uniemp. 2007;3(3):24-5.

LEITURA RECOMENDADA

Nita EM. Avaliação de Tecnologias em Saúde – Evidência Clínica, Análise Econômica e Análise de Decisão. São Paulo: Artmed Editora SA, 2010.

parte 6

Assistência Ventilatória

75
Avaliação da Via Aérea

Antonio Vanderlei Ortenzi
Pedro Paulo Tanaka

INTRODUÇÃO

A avaliação da via aérea é um aspecto obrigatório de toda avaliação pré-anestésica de um paciente submetido a anestesia geral ou regional. O médico anestesiologista tem a responsabilidade de identificar e planejar apropriadamente a manutenção e proteção da via aérea.[1]

Historicamente um em cada 2.000 pacientes não se consegue intubar. As potenciais consequências de não se conseguir intubar um paciente vão depender da possibilidade de manter adequada ventilação. Quase metade das paradas cardiorrespiratórias devidas à anestesia foram vinculadas a inadequada ventilação.[2] Entre as causas apontadas para esses desfechos, pode-se citar a inabilidade de avaliação das vias aéreas de maneira preditiva, ausência de treinamento adequado e de equipamentos essenciais.[3]

Obviamente o fato de o paciente ter em sua história relato de dificuldade de intubação traqueal se sobrepõe aos demais fatores na avaliação da via aérea.[4] Para Reed, o preditor de via aérea difícil, simples e mais seguro, é a história de via aérea difícil. Não necessariamente isso é sempre possível ou verdadeiro. Uma história sem problemas no manuseio da via aérea é sugestiva de facilidade futura, mas não é garantia.[5]

Este capítulo tem como objetivo rever os aspectos da anamnese e do exame físico relacionados à previsibilidade de dificuldade de ventilação, à dificuldade de intubação traqueal ou à associação de ambas.

ELEMENTOS DA HISTÓRIA CLÍNICA E EXAME FÍSICO

Algumas considerações relacionadas a patologias associadas à dificuldade na abordagem das vias aéreas devem ser revistas. Por exemplo, a obesidade mórbida não se apresenta como fator independente importante para a intubação ser difícil.[6] Pode-se esperar algum grau de dificuldade na ventilação facial por máscara em função de esses pacientes terem acúmulo de gordura na região maxilar, pequena mobilidade de pescoço, língua alargada e depósito de tecido adiposo na faringe. Outro fator, não diretamente relacionado à via aérea difícil (VAD), mas com importância clínica, é que esses pacientes apresentam um tempo de dessaturação da hemoglobina mais rápido que outros indivíduos com índice de massa córpórea (IMC) dentro da normalidade.[7]

A incidência de intubação difícil não é maior nos pacientes com patologia da hipófise que na população geral, exceto para aqueles com acromegalia.[8] Essa patologia é associada com macroglossia, laringe aumentada e distorcida e prognatismo. A incidência de intubação difícil é de quatro a cinco vezes maior.[9]

Nos pacientes com diabetes *mellitus* de longa data, estima-se que a dificuldade de intubação é dez vezes maior do que nos pacientes normais.[10]

Em pacientes com artrite reumatoide, o envolvimento das articulações na cabeça e no pescoço pode resultar em situação de via aérea difícil, em virtude da complexidade em se executarem as manobras necessárias para a intubação traqueal. É essencial, portanto, antes da anestesia, tentar avaliar a extensão do envolvimento da coluna cervical, da articulação temporomandibular e da articulação cricoaritenoide.[11]

Na avaliação pré-anestésica, os dados obtidos devem ser registrados na ficha apropriada. Na anamnese, é importante perguntar sobre anestesia anterior e eventuais dificuldades com a VA, história de diabetes (pode haver dificuldade de movimentação do pescoço), de hipotireoidismo (a língua pode ser excessivamente grande, dificultando a intubação). No exame físico deve-se observar a boca, o nariz e a orofaringe, atentar para permeabilidade nasal, condições dos dentes (frouxos – avisar que poderá cair durante a intubação; ou ausentes), próteses dentárias (fixas ou móveis), arcadas dentárias protrusas, língua grande, tamanho das amídalas (se muito grandes, como no grau III, podem obstruir as vias aéreas na indução e dificultar a colocação da cânula de Guedel), alterações anatômicas, ou patologias que impeçam a abertura da boca (tumores, abscessos, trismo). Durante a anamnese e o exame físico, devem ser usados os sentidos de visão, audição, olfato e tato para procurar indícios de patologia.[12]

PREVISÃO DE VENTILAÇÃO DIFÍCIL SOB MÁSCARA

Em avaliação prospectiva feita por Langeron e col. (2000), na qual foram incluídos 1.502 pacientes, a ventilação difícil (VD) foi relatada em 75 deles (5%), com um caso em que a ventilação foi impossível (VI). Somente em 17% dos pacientes o anestesiologista antecipou essa dificuldade. Utilizando análise multivariada, cinco critérios foram reconhecidos como fatores independentes para VD: idade acima de 55 anos, índice de massa corpórea maior do que 26 kg.m^{-2}, presença de barba, ausência de dentes e história de ronco. A presença de dois ou mais fatores indica uma alta probabilidade de VD.[13]

Numa tentativa de quantificar a dificuldade de ventilação sob máscara, Han e col. propuseram uma escala de quatro graus: a) grau 1 – ventilação sem dificuldades; b) grau 2 – ventilação utilizando cânula oral associada ou não a relaxante muscular; c) grau 3 – ventilação inadequada para manter a oxigenação instável ou requer duas pessoas; d) grau 4 – ventilação impossível notada pela ausência de CO_2 expirado e falta de movimentos perceptíveis da caixa torácica durante tentativas de ventilação com pressão positiva apesar de auxiliares.[14]

Em estudo com objetivo de estabelecer os fatores de risco para ventilação inadequada (caracterizada pela necessidade de duas pessoas para ventilar) e impossível ventilação, Kheterpal e col. (2006) fizeram uma análise de vários fatores da história clínica e exame físico. Durante o intervalo de dois anos foram recolhidas informações de mais de 22.000 pacientes. Índice de massa corpórea maior do que 30 kg.m^{-2}, protrusão mandibular severamente limitada, presença de barba, classificação de Mallampati III ou IV, idade maior do que 57 anos e história de ronco foram associados como fatores preditivos independentes para ventilação inadequada. Já o ronco e a distância tireomentoniana menor do que 6 cm foram considerados fatores preditivos independentes para uma ventilação impossível. Como conclusão, pode-se perceber que a presença de barba é o único fator modificável, e que o teste da protrusão mandibular é um elemento essencial na avaliação da via aérea.[15]

Posteriormente, Kheterpal e col. (2009) publicaram um estudo observacional envolvendo 53.041 tentativas de ventilação sob máscara. Encontraram 77 casos de ventilação sob máscara impossível (definida como inabilidade de trocas gasosas apesar de vários profissionais, auxiliares de via aérea ou relaxante muscular), correspondendo a 0,15% dos pacientes. Em 19 destes 77 pacientes, a intubação foi difícil (25%). Após regressão logística completa, identificaram cinco preditores independentes de ventilação sob máscara difícil impossível (ordem decrescente de importância): alterações do pescoço por radiação, sexo masculino, apneia do sono, Mallampati III/IV e presença de barba.[16]

A Tabela 75.1 traz um resumo dos estudos relatados acima.

TABELA 75.1 FATORES RELACIONADOS À DIFICULDADE OU À IMPOSSIBILIDADE DE VENTILAÇÃO.	
Dificuldade de ventilação	Impossibilidade de ventilação
Idade > 57 anos	Sexo masculino
IMC > 30 kg.m^{-2}	
Presença de ronco	Apneia do sono
Ausência de dentes	
Presença de barba	Presença de barba
Mallampati III ou IV	Mallampati III ou IV
Protrusão mandibular	Radiação na região do pescoço

Mais uma vez Kheterpal e col., em 2013, num estudo observacional sobre tentativa de ventilação sob máscara e laringoscopia direta em 176.679 pacientes, foram capazes de identificar um grupo de fatores preditivos para a combinação de dificuldade em ventilação e intubação.[17] A grande maioria desses fatores já havia sido descrita anteriormente como fatores de VD ou VI. A novidade foi a inclusão da instabilidade da coluna cervical ou limitada extensão do pescoço, circunferência do pescoço aumentada, limitada distância tireomentoniana e presença de massa também na região do pescoço. Os fatores estão descritos na Tabela 75.2.

De maneira geral, a incidência para VD/VI associada a DI foi de 0,4%. Em 85% desses casos foram encontrados seis ou mais fatores preditivos. Com isso temos à disposição uma estratificação de risco que possibilita ao anestesiologista antecipar uma situação de risco nas vias aéreas. Cabe agora definir um algoritmo que seja simples de utilizar, de fácil aprendizado e implementação. Um algoritmo que requeira um mínimo número de passos e utilize técnicas amplamente fundamentadas na literatura. Com isso pode-se evitar e minimizar as complicações provenientes da não antecipação de uma via aérea potencialmente difícil.[18]

Pelo exposto, vê-se a importância da detecção de apneia do sono. Deve-se perguntar ao paciente e/ou a seu cônjuge. Com esse objetivo, Chung e col. propuseram o questionário *STOP-Bang* pelo qual há alto risco de apneia obstrutiva do sono se forem obtidos três ou mais respostas "sim", e baixo risco, se menos do que três. *STOP (Questionnaire)*: *S*noring (ronco); *T*iredness during daytime (fadiga diurna); *O*bserved apnea (apneia observada); high blood *P*ressure (hipertensão arterial). *Bang: B*ody Mass Index > 35 (IMC maior do que 35); *A*ge > 50 (idade maior do que 50 anos); *n*eck Circumference > 40 cm (circunferência do pescoço maior do que 40 cm); *G*ender masculine (sexo masculino).[19]

Ramachandran e col. (incluindo Kheterpal) propuseram o escore P-SAP (*Perioperative Sleep Apnea Prediction*) com os seguintes itens: sexo masculino; história de ronco; pescoço grosso; Mallampati classe III ou IV; hipertensão arterial; diabetes *mellitus* tipo 2; IMC igual ou maior do que 30; idade igual ou maior do que 43 anos e distância tireomentoniana diminuída.[20]

TABELA 75.2 — FATORES INDEPENDENTES DE RISCO PARA VD/VI E DI.

Fatores independentes de risco para VD/VI e DI
Mallampati III ou IV
Radiação ou massa na região do pescoço
Sexo masculino
Limitada distância tireomento
Presença de dentes
IMC > 30 kg . m^{-2}
Idade > 46 anos
Presença de barba
Apneia do sono
Instabilidade da coluna cervical ou limitada extensão do pescoço
Limitada protrusão mandibular
Circunferência do pescoço aumentada

PREVISÃO DE INTUBAÇÃO TRAQUEAL DIFÍCIL

A avaliação pré-operatória é essencial para considerar qual o melhor método para manter e proteger a via aérea (VA) durante a cirurgia, bem como quando problemas são prováveis. Nos pacientes cirúrgicos, em geral, a prevalência de intubação difícil é baixa e os testes têm fraco poder preditivo. Isso significa que o paciente pode ser avaliado como normal mas se mostre difícil.[21]

Nos pacientes com diabetes *mellitus* de longa data, a síndrome de limitação da movimentação da articulação ocorre em 30% a 40% dos insulinodependentes e parece ser devida à glicosilação de proteínas tissulares nos pacientes com hiperglicemia crônica. Essa limitação é mais bem vista quando as mãos do paciente assumem a posição de "sinal da prece" (Figura 75.1). Tipicamente, é incapaz de estender as articulações interfalangeanas dos quarto e quinto dedos. Postula-se que esse mesmo processo afeta a coluna cervical, a articulação temporomandibular e a laringe.[10]

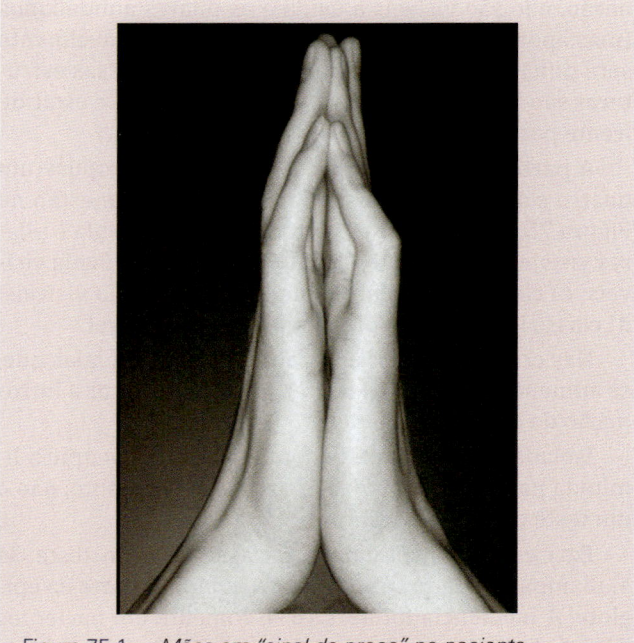

Figura 75.1 — *Mãos em "sinal da prece" no paciente diabético.*

A Resolução CFM nº 1.802/2006, sobre a prática do ato anestésico, no seu Anexo I, determina aos médicos anestesiologistas que na ficha de avaliação pré-anestésica conste exame físico, incluindo avaliação das vias aéreas. Se houver previsão de VAD, o paciente deverá ser esclarecido durante a obtenção do consentimento informado específico para a anestesia.[1]

O *Practice Advisory for Preanesthesia Evaluation – An Updated Report by the American Society of Anesthesiologists Task Force on Preanesthesia Evaluation*, publicado em 2002 e atualizado em 2012, também enfatiza a avaliação da via aérea no exame físico.[22]

Situações como trauma de vias aéreas ou face, instabilidade da coluna cervical, pequena abertura da boca, boca pequena, pescoço curto e musculoso, sequelas de queimaduras, anormalidades congênitas, tumores, abscessos, trismo, síndromes congênitas, história de intubação difícil, etc. costumam ser associadas à dificuldade na intubação traqueal.

Por outro lado, há pacientes nos quais a dificuldade não é tão óbvia, mas a intubação poderá ser difícil, inesperada (se não foi prevista), eventualmente complicada por dificuldade de ventilação, tornando a situação ainda mais dramática e com maior possibilidade de aspiração pulmonar.[12]

A ultrassonografia pode ser aplicada antes da indução da anestesia e diagnosticar várias condições que afetam o manuseio da via aérea, mas ainda não se sabe seu valor preditivo.[23]

Mallampati e col.,[24] em 1985, mostraram que, naqueles pacientes nos quais em posição sentada, boca totalmente aberta e língua totalmente protraída, sem fonação, não são visíveis a úvula e os pilares amidalianos (mas apenas o palato mole), a intubação provavelmente será difícil, ao contrário daqueles nos quais essas estruturas são facilmente visíveis. O observador deve estar de frente para o paciente e ao nível de seus olhos.

A partir daí, Samsoon e col.,[25] em 1987, propuseram quatro classes para o teste de Mallampati que estão na Figura 75.2: a) classe I – palato mole, fauce, úvula e pilares visíveis; b) classe II – palato mole, fauce e úvula visíveis; c) classe III – palato mole e base da úvula visíveis; d) classe IV – palato mole totalmente não visível.

Nas crianças, observar o tamanho das amídalas que, se aumentadas (grau III ou IV), podem dificultar a introdução da cânula de Guedel.[12]

Isoladamente o teste de Mallampati tem acurácia limitada na previsão de via aérea difícil e, portanto, não é um teste de triagem útil.[26]

Ezri e col. conceituaram a classe zero no teste de Mallampati quando se visualizava qualquer parte da epiglote. A incidência foi de 1,18%, somente em pacientes do sexo feminino, e a laringoscopia foi mais fácil que nas Mallampati I[27] (Figura 75.3).[28]

Na gestante durante o trabalho de parto, o teste de Mallampati modificado por Samsoon e col. é "dinâmico", podendo variar de I a IV na mesma paciente entre o início do trabalho de parto e o pós-parto. Por essa razão, um exame cuidadoso da via aérea é essencial imediatamente antes de administrar a anestesia em vez de obter essa informação antes do trabalho de parto.[29]

O índice de Wilson e col.[30] leva em conta peso (menor que 90 kg ou maior que 110 kg), movimento da cabeça e pescoço, movimento da mandíbula, retração ou não da mandíbula, dentes protrusos ou não. O índice de Arné e col.[31] considera prévio conhecimento de intubação difícil, patologias associadas com intubação difícil, sintomas clínicos de patologia de vias aéreas, distância entre os incisivos e luxação de mandíbula, movimento máximo de cabeça e pescoço, classe no teste de Mallampati.

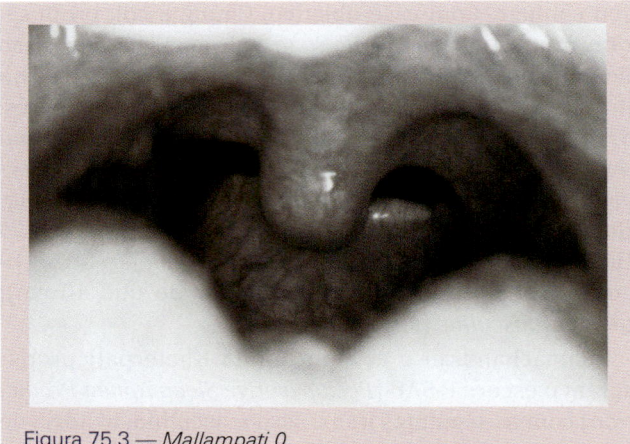

Figura 75.3 — *Mallampati 0.*

Se com a cabeça totalmente estendida a distância entre o bordo inferior do mento e a proeminência da cartilagem tireoide, também chamada de espaço mandibular,[32,33] for menor que 6 cm[34-36] (aproximadamente a largura de 3 dedos de diâmetro médio[32]), ou a distância entre o bordo inferior do mento e o bordo superior do esterno, com a cabeça totalmente estendida e boca fechada, for de 12,5 cm ou menor,[36] provavelmente a intubação será difícil.

Lewis e col.[33] recomendam que a visualização das estruturas da orofaringe seja feita com fonação, ao contrário de outros autores, inclusive Mallampati, e a distância tireomentoniana seja medida entre a cartilagem tireoide e a parte interna do mento.

Via aérea difícil nas diretrizes práticas de manuseio da *American Society of Anesthesiologists* (ASA) é uma situação clínica em que um anestesista convencionalmente treinado experimenta dificuldade com a ventilação da via aérea superior, com a intubação traqueal ou ambas. É uma complexa interação entre fatores do paciente, situação clínica e habilidade do anestesista. A Tabela 75.3 apresenta 11 exames pré-operatórios rotineiros e essenciais de via aérea e os achados inaceitáveis.[37] Essa avaliação não necessita de equipamento, é totalmente não invasiva e leva

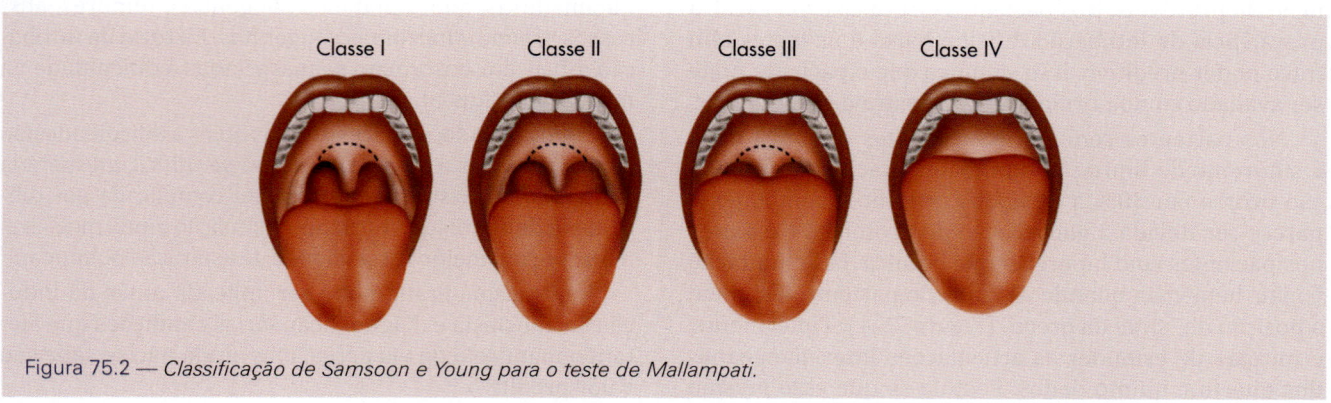

Figura 75.2 — *Classificação de Samsoon e Young para o teste de Mallampati.*

menos de um minuto para ser realizada. O exame focaliza inicialmente os dentes (itens 1 a 4), depois dentro da boca (itens 5 e 6), o espaço mandibular (itens 7 e 8) e, finalmente, o pescoço (itens 9 a 11). A decisão de examinar alguns ou todos esses componentes vai depender da avaliação clínica e do julgamento do médico.[32, 37]

Nenhum desses 11 exames pode ser considerado infalível na previsão de intubação difícil, e vários estudos mostram que, quanto maior o número de exames, melhor será a previsão. Usualmente é a combinação/integração dos achados que determina o índice de suspeição de dificuldade da via aérea. Apenas ocasionalmente um achado isolado do exame da via aérea é tão anormal que, sozinho, resulta em diagnóstico de via aérea difícil. Além disso, a presença de uma situação patológica (neoplasia, infecção, sangramento, etc.), bem como de barba, mamas grandes e obesidade são importantes determinantes da dificuldade de intubação e ventilação sob máscara.[32]

Idealmente esses testes devem ter alto grau de sensibilidade (identificar os casos difíceis) e de especificidade (baixo índice de falsos positivos). Os testes aqui descritos foram estudados basicamente em adultos.[34]

Várias limitações, destes testes preditivos, têm sido identificadas. Os pacientes do setor de emergência, que necessitam de intubação traqueal, podem estar embotados ou não cooperativos, tornando testes preditivos inadequados.[38]

Ovassapian e col. mostraram que a hiperplasia das amídalas linguais pode interferir na visualização com o laringoscópio de lâmina rígida e na ventilação sob máscara. O exame físico rotineiro da via aérea não identifica essa condição cuja prevalência é desconhecida.[39]

A análise facial computadorizada associada à distância tireomentoniana pode classificar uma intubação fácil vs. uma difícil.[40]

Brodsky col. estudando pacientes obesos com índice de massa corpórea (IMC) maior do que 40 concluíram que os únicos preditivos de dificuldades na intubação foram circunferência do pescoço (medida no nível da cartilagem tireoide) e classe alta de Mallampati; obesidade isoladamente não. Circunferência de 40 cm se associou com 5% de probabilidade de intubação problemática, e 60 cm, aproximadamente 35%.[6]

Para os pacientes obesos portadores de apneia obstrutiva do sono, artigo de revisão (2002) relata evidências na literatura de que são, em geral, mais difíceis de intubar.[41] Entretanto, estudo de 2009 concluiu não haver relação entre presença e severidade da apneia, IMC ou circunferência do pescoço e intubação traqueal difícil ou grau da laringoscopia; apenas Mallampati III ou IV e sexo masculino previram intubação traqueal difícil.[42]

Em pacientes obesos, a incidência de intubação difícil foi duas vezes mais frequente na UTI do que no centro cirúrgico (16,3% × 8,2%). Fatores de risco para intubação difícil foram Mallampati III ou IV, apneia obstrutiva do sono e mobilidade cervical diminuída, enquanto abertura limitada da boca, hipoxemia grave e coma apareceram somente na UTI.[43]

TABELA 75.3
AVALIAÇÃO PRÉ-ANESTÉSICA DAS VIAS AÉREAS E ACHADOS NÃO DESEJÁVEIS (ADAPTADA DE *PRACTICE GUIDELINES FOR THE MANAGEMENT OF THE DIFFICULT AIRWAY*, ASA 2013).

Parâmetro	Achados não desejáveis
1) Comprimento dos incisivos superiores	Relativamente longos
2) Relação entre incisivos maxilares e mandibulares durante o fechamento normal da mandíbula	Arcada superior protrusa (incisivos maxilares anteriores aos mandibulares)
3) Relação entre incisivos maxilares e mandibulares durante protrusão voluntária da mandíbula	Paciente não consegue trazer os incisivos mandibulares adiante (ou em frente) dos incisivos maxilares
4) Distância interincisivos	Menor do que 3 cm
5) Visibilidade da úvula	Não visível quando a língua é protraída com o paciente em posição sentada (ex.: Mallampati classe maior que II)
6) Conformação do palato	Altamente arqueado ou muito estreito
7) Complacência do espaço mandibular	Firme, endurecido, ocupado por massa, ou não elástico
8) Distância tireomentoniana	Menor que a largura de 3 dedos médios
9) Comprimento do pescoço	Curto
10) Largura do pescoço	Grosso
11) Extensão do movimento de cabeça e pescoço	Paciente não consegue tocar a ponta do queixo no tórax, ou não consegue estender o pescoço

OBS.: essa tabela apresenta alguns achados do exame físico da via aérea que podem sugerir a presença de uma intubação difícil. A decisão de examinar alguns ou todos esses componentes depende da situação clínica e do julgamento do profissional. A tabela não é planejada como uma lista obrigatória ou exaustiva de componentes de um exame das vias aéreas. A ordem de apresentação dessa tabela segue a "linha de visão" que ocorre durante a laringoscopia convencional por via oral. A decisão de examinar alguns ou todos estes componentes vai depender da avaliação clínica e do julgamento do médico.

A previsão de via aérea difícil deve ser realizada em todos os pacientes, mesmo que a anestesia proposta não seja geral. Esses métodos de previsão são incapazes de detectar problemas intratorácicos das vias aéreas (estenose, compressão de traqueia) ou condições ocultas (cisto de epiglote).

Na dúvida, sob anestesia tópica sem sedação ou com a mais leve possível, fazer a laringoscopia antes da indução e do relaxamento muscular. "Vou examinar sua garganta".[12]

VENTILAÇÃO SOB MÁSCARA E INTUBAÇÃO DIFÍCIL

Estudo envolvendo 188.064 casos do banco de dados dinamarquês para avaliar a acurácia diagnóstica da previsão de difícil manuseio das vias aéreas por anestesistas na prática clínica diária mostrou que: de 3.391 intubações difíceis, 3.154 (93%) não foram antecipadas; de 929 antecipadas, 229 (25%) foram difíceis; de 857 ventilações difíceis sob máscara (VDM), 808 (94%) não foram antecipadas; de 218 VDM antecipadas, ocorreram 49 (22%). A conclusão é que a previsão de dificuldade da via aérea continua um desafio e que é importante sempre estar preparado para dificuldades não esperadas.[44]

PACIENTES PEDIÁTRICOS

Apresentam-se em todos os tamanhos e, muitos deles, têm o tamanho de um adulto.[34] Não há evidências que permitam extrapolar os achados em adultos para crianças de maior idade, mas o índice de Mallampati se mostrou aplicável em crianças de 4 a 8 anos.[45]

A avaliação da via aérea pediátrica é muitas vezes difícil porque a criança frequentemente é incapaz de colaborar com a história e o exame clínicos. Investigações clínicas podem da mesma forma ser difíceis de se realizar nas crianças.[12]

Na anamnese, pesquisar sua história médica, doenças respiratórias prévias, traumas e cirurgias envolvendo a via aérea, complicações eventuais, como é a respiração, alimentação e fonação, presença de tosse. Respiração ruidosa frequentemente significa anormalidades na via aérea pediátrica. Adenoides e amídalas aumentadas são associadas com roncos e fala nasalada. No exame físico observar a aparência geral da criança, particularmente IMC e características da face. Respiração bucal ou salivação ocorrem frequentemente na presença de amídalas ou adenoides aumentadas. Pode haver sinais de cirurgia ou trauma prévios na cabeça e no pescoço. Avaliar eventuais secreções e se as aberturas nasais são pérvias. Inspecionar língua, dentes, faringe e palato, deformidade de pescoço, mobilidade limitada da coluna cervical ou linfadenopatia cervical. Observar a voz ou o choro.[46]

Em crianças, a microssomia hemifacial é associada com via aérea difícil.[47]

Num estudo retrospectivo americano com 6.094 crianças com idade média de 11,9±5,2 anos, havia sobrepeso e obesidade em 31,6% delas. Estas apresentavam maior incidência de: a) hipertensão arterial, diabetes tipo 2 e asma no pré-operatório; b) via aérea difícil (laringoscopia e ventilação sob máscara difíceis) no intraoperatório; c) obstrução de via aérea superior, permanência maior do que 3 horas e necessidade de 2 ou mais antieméticos na RPA.[48]

REFERÊNCIAS

1. Conselho Federal de Medicina - Resolução CFM N° 1.802/2006. Disponível em: http://www.portalmedico.org.br/resolucoes/cfm/2006/1802_2006.html
2. Keenan RL, Boyan CP. Cardiac arrest due to anesthesia: A study of incidence and cause. JAMA. 1985;253:2373-7.
3. Cook TM, Woodall N, Frek C. Major complications of airway management in the UK: results of the Fourth National Audit Project of the Royal College of Anaesthetists and the Difficult Airway Society. Part 1: Anaesthesia. Br J Anaesth. 2011;106(5):617-31.
4. Lundstrom LH, Moller AM, Rosenstock C, et al. A documented previous difficult tracheal intubation as a prognostic test for a subsequent difficult tracheal intubation in adults. Anaesthesia. 2009;64:1081-8.
5. Reed AP. Evaluation and Recognition of the Difficult Airway. In: Hagberg C. Benumof and Hagberg's Airway Management. 3nd ed. Philadelphia: Elsevier Saunders, 2013. p.209-221.
6. Brodsky JB, Lemmens HJ, Brock-Utne JG, et al. Morbid obesity and tracheal intubation. Anesth Analg. 2002;94:732-6.
7. Farmery AD, Roe PG. A model to describe the rate of oxyhaemoglobin desaturation during apnoea. Br J Anaesth. 1996;76:284-91.
8. Nemergut EC, Zuo Z. Airway management in patients with pituitary disease: a review of 746 patients. J Neurosurg Anesthesiol. 2006;18(1):73-7.
9. Ali Z, Bithal PK, Prabhaker H, et al. An assessment of the predictors of difficult intubation in patients with acromegaly. J Clin Neurosci. 2009;16:1043-5.
10. Finucane BT, Tsui BCH, Santora AH. Evaluation of the Airway. In: Finucane BT, Tsui BCH, Santora AH. Principles of Airway Management. New York: Springer, 2011. p.27-58.
11. Vieira EM, Goodman S, Tanaka PP. Anestesia e Artrite Reumatoide. Rev Bras Anestesiol. 2011;61(3):367-75.
12. Ortenzi AV. Avaliação pré-anestésica. In: Cangiani LM, Slullitel A, Potério GMB, et al. Tratado de Anestesiologia SAESP. 7a Ed. São Paulo: Editora Atheneu, 2011. p.1301-22.
13. Langeron O, Masso E, Huraux C, et al. Prediction of difficult mask ventilation. Anesthesiology. 2000;92:1229-36.
14. Han R, Tremper KK, Kheterpal S, et al. Grading scale for mask ventilation. Anesthesiology. 2004;101(1):267.
15. Kheterpal S, Han R, Tremper KK, et al. Incidence and predictors of difficult and impossible mask ventilation. Anesthesiology. 2006;105:885-91.

16. Kheterpal S, Martin L, Shanks AM, et al. Prediction and Outcomes of Impossible Mask Ventilation. A Review of 50,000 Anesthetics. Anesthesiology. 2009(4);110:891-7.
17. Kheterpal S, Healy D, Aziz MF, et al. Incidence, predictors, and outcome of difficult mask ventilation combined with difficult laryngoscopy: a report from the multicenter perioperative outcomes group. Anesthesiology. 2013;119:1360-9.
18. Tanaka PP, Pessoa R, Fernandes R, Brodsky J. What is missing for Difficult Airway Management in the 21st century. Rev Bras Anestesiol. 2015;65:235-6.
19. Chung F, Yegneswaran B, Liao P, et al. STOP Questionnaire. A Tool to Screen Patients for Obstructive Sleep Apnea. Anesthesiology. 2008;108(5):812-21.
20. Ramachandran SK, Kheterpal S, Consens F, et al. Derivation and Validation of a Simple Perioperative Sleep Apnea Prediction Score. Anesth Analg. 2010;110(4):1007-15.
21. Pearce A. Evaluation of the airway and preparation for difficulty. Best Pract Res Clin Anaesthesiol. 2005;19(4):559-79.
22. Practice Advisory for Preanesthesia Evaluation - An Updated Report by the American Society of Anesthesiologists Task Force on Preanesthesia Evaluation. Anesthesiology. 2012;116(3):522-38.
23. Kristensen MS. Ultrasonography in the management of the airway. Acta Anaesthesiol Scand. 2011;55(10):1155-73.
24. Mallampati SR, Gatt SP, Gugino LD, et al. A clinical sign to predict difficult tracheal intubation. Can Anaesth Soc J. 1985;32(4):429-34.
25. Samsoon GLT, Young JRB. Difficult tracheal intubation: a retrospective study. Anaesthesia. 1987;42(5):487-90.
26. Lee A, Fan LTY, Gin T, et al. A Systematic Review (Meta-Analysis) of the Accuracy of the Mallampati Tests to Predict the Difficult Airway. Anesth Analg. 2006;102:1867-78.
27. Ezri T; Warters RD, Szmuk P, et al. The Incidence of Class "Zero" Airway and the Impact of Mallampati Score, Age, Sex, and Body Mass Index on Prediction of Laryngoscopy Grade. Anesth Analg. 2001;93(4):1073-5.
28. Ortenzi AV, Cavalca LE. Mallampati class zero in man: case report. CD-Rom 13th World Congress of Anaesthesiologists. Paris, 2004:CD200.
29. Kodali B, Chandrasekhar S, Bulich L, Topulos G, et al. Airway Changes during Labor and Delivery. Anesthesiology. 2008;108(3):357-62.
30. Wilson ME, Spiegelhalter D, Robertson JA et al. Predicting difficult intubation. Br J Anaesth. 1988;61(2):211-6.
31. Arné J, Descoins P, Fusciardi J, et al. Preoperative assessment for difficult intubation in general and ENT surgery: predictive value of a clinical multivariate risk index. Br J Anaesth. 1998;80(2):140-6.
32. Benumof JL. The ASA difficult airway algorithm: new thougts/considerations. ASA Annual Refresher Course Lectures. 1999. p.134.
33. Lewis M, Keramati S, Benumof JL, et al. What is the best way to determine oropharyngeal classification and mandibular space length to predict difficult laryngoscopy? Anesthesiology. 1994;81(1):69-75.
34. Gregory GA, Riazi J. Classification and assessment of the difficult pediatric airway. Anesth Clin N Am. 1998;16:729-41.
35. Patil VU, Stehling LC, Zauder HL. Fiberoptic endoscopy in anesthesia. Year Book Medical Publishers, Chicago, 1983.
36. Savva D. Prediction of difficult tracheal intubation. Br J Anaesth. 1994;73(2):149-53.
37. Apfelbaum JL, Hagberg CA, Caplan RA. Practice guidelines for management of the difficult airway. Un update report by the American Society of Anesthesiologists Task Force on Management of the Difficult Airway. Anesthesiology. 2013;118(2):251-70.
38. Baker P. Assessment Before Airway Management. Anesthesiology Clin. 2015:33:257-78.
39. Ovassapian A, Glassenberg R, Randel G, et al. The Unexpected Difficult Airway and Lingual Tonsil Hyperplasia. A Case Series and a Review of the Literature. Anesthesiology. 2002;97(7):124-32.
40. Connor CW, Segal S. Accurate Classification of Difficult Intubation by Computerized Facial Analysis. Anesth Analg. 2011;112(1):84-93.
41. Benumof JL. Obesity, sleep apnea, the airway, and anesthesia. In: Schwartz AJ. ASA Refresher Courses, vol. 30. Philadelphia: Lippincott, 2002.
42. Neligan PJ, Porter S, Max B, et al. Obstructive Sleep Apnea Is Not a Risk Factor for Difficult Intubation in Morbidly Obese Patients. Anesth Analg. 2009;109(4):1182-6.
43. De Jong A, Molinari N, Pouzeratte Y, et al. Difficult intubation in obese patients: incidence, risk factors, and complications in the operating theatre and in intensive care units. British J Anaesth. 2015;114(2):297-306.
44. Nørskov AK, Rosenstock CV, Wetterslev J, et al. Diagnostic accuracy of anaesthesiologists' prediction of difficult airway management in daily clinical practice: a cohort study of 188 064 patients registered in the Danish Anaesthesia Database. Anaesthesia. 2015;70:272-81.
45. Santos APSV, Mathias LAST, Gozzani JL, et al. Intubação Difícil em Crianças: Aplicabilidade do Índice de Mallampati. Rev Bras Anestesiol. 2011;61(2):156-62.
46. Adewale L. Anatomy and assessment of the pediatric airway. Paediatr Anaesth. 2009 Jul;19 Suppl 1:1-8.
47. Nargozian C, Ririe DG, Bennun RD, et al. Hemifacial microsomia: anatomical prediction of difficult intubation. Paediatr Anaesth. 1999;9(5):393-8.
48. Nafiu OO, Reynolds PI, Bamgbade AO, et al. Childhood body mass index and perioperative complications. Paediatr Anaesth. 2007;17(5):426-30.

76
Controle da Via Aérea

Cláudia Lütke
Gustavo Felloni Tsuha
Raimundo Rebuglio

INTRODUÇÃO

O controle da via aérea desempenha papel fundamental para a adequação das trocas gasosas e consequente oxigenação dos tecidos. É um dos pilares da prática anestésica sendo também presente nas unidades de terapia intensiva, salas de emergência e atendimento pré-hospitalar. Entende-se por "controle da via aérea" cada uma das diferentes manobras, associadas ou não ao emprego de diferentes dispositivos, realizadas para assegurar a permeabilidade da mesma. Pode significar tão somente a elevação do mento e/ou anteriorização da mandíbula com oferta de oxigênio suplementar, como o controle definitivo da via aérea através da intubação traqueal (por via translaríngea ou transtraqueal).

CONTROLE DA VIA AÉREA

Existem diferentes níveis de intervenção para se estabelecer o controle das vias aéreas, ou a permeabilidade das vias aéreas superiores:

1. Elevação do mento/anteriorização da mandíbula
2. Emprego de cânulas faríngeas
3. Ventilação manual sob máscara facial
4. Emprego de dispositivos supraglóticos
5. Intubação traqueal
   orotraqueal
   nasotraqueal
   traqueostomia

Elevação do Mento e Anteriorização da Mandíbula

Quando da perda da consciência, a musculatura das vias aéreas, sobretudo a faríngea, relaxa-se, e tanto a língua como o palato mole deslocam-se posteriormente – em direção ao componente fixo do conduto aéreo conferido pelas vértebras cervicais, levando a uma obstrução parcial ou total das vias aéreas superiores. A elevação manual do mento e/ou anteriorização da mandíbula (*"chin lift/jaw thrust"*) nesta condição consegue restabelecer a via aérea natural em razão de parte da musculatura extrínseca da língua – músculo genioglosso – inserir-se na sínfise mandibular. É a primeira medida a ser tomada frente a uma condição de obstrução das vias aéreas superiores.

Emprego de Cânulas Faríngeas[1]

Não resolvida a condição que leva a obstrução da via aérea superior, faz-se necessário o emprego de dispositivos que garantam a sua abertura, as cânulas faríngeas. Estas podem ser introduzidas através das fossas nasais – cânula nasofaríngea (Figura 76.1) – ou através da cavidade oral – cânula orofaríngea (cânula de Guedel) (Figura 76.2). Suas aberturas distais alcançam a faringe posterior, acima da epiglote e além da base da língua. Além da estimativa de tamanho em função da idade – 00 para recém-natos prematuros; 0 para recém-natos; 1 para lactentes; 2 para pré-escolares; 3 para adolescentes ou mulheres pequenas; 4 para adultos e 5 para adultos grandes, é possível escolher o tamanho da cânula orofaríngea colocando-a junto à porção externa lateral da face, com a extremidade distal da cânula junto ao ângulo da mandíbula e a extremidade proximal 0,5 a 1,0 cm acima dos incisivos centrais superiores. Em pacientes despertos ou com plano anestésico superficial, as cânulas orofaríngeas podem desencadear reflexos de engasgo (*"gag"*), vômito, tosse e até laringoespasmo.

A cânula nasofaríngea, apesar de pouco difundida em nosso meio, é melhor tolerada em pacientes conscientes

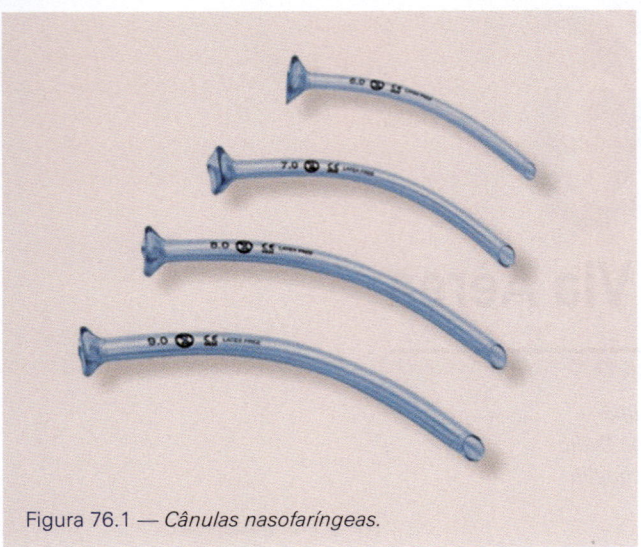

Figura 76.1 — *Cânulas nasofaríngeas.*

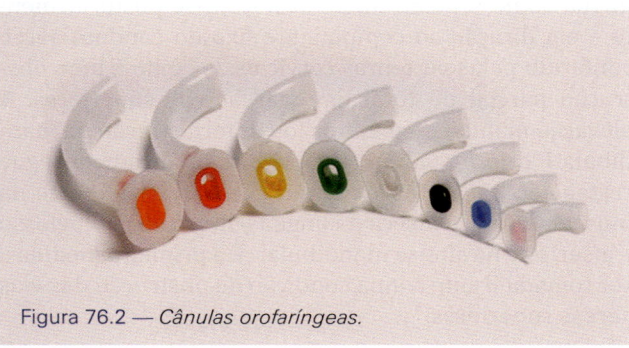

Figura 76.2 — *Cânulas orofaríngeas.*

- **Cateter nasal ou faríngeo:** administra baixos fluxos (3 a 5 L.min^{-1}) de oxigênio, geralmente não umidificado. Vale considerar que para cada litro de O_2 ofertado, a FiO_2 eleva-se em aproximadamente 4%.
- **Máscara facial:** oferece concentrações de oxigênio entre 30% e 50%, porém sem precisão.
- **Máscara de Venturi (Figura 76.3):** é um sistema de alto fluxo, no qual o oxigênio passa por um orifício sob pressão, causando aspiração do ar ambiente para o interior da máscara. Desta forma, o paciente inala a mistura de ar ambiente mais oxigênio. Pela máscara de Venturi são fornecidas diferentes concentrações de O_2 controladas por meio de diluidores codificados em seis cores para diferentes concentrações de 24%, 28%, 31%, 35%, 40%, 50% (Tabela 76.1). Exige perfeito acoplamento da máscara sobre a face (nariz e boca).

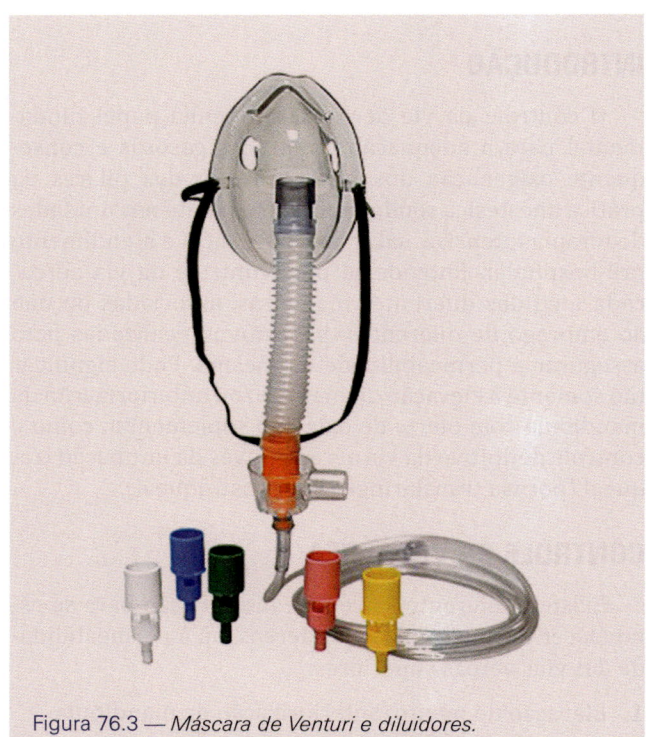

Figura 76.3 — *Máscara de Venturi e diluidores.*

ou superficialmente sedados. Pode ser empregada quando da limitação da abertura oral. Seu emprego deve ser evitado na presença (ou suspeita) de fratura da base do crânio em razão da possibilidade – ainda que remota – de a cânula ganhar posição encefálica. Deve-se evitá-la ainda, quando da presença de distúrbios da coagulação, bacteremia e deformidades nasais. A distância entre a ponta nasal e o lobo da orelha indica o comprimento aproximado da cânula nasofaríngea a ser empregada. A lubrificação das cânulas com gel lubrificante hidrossolúvel ou anestésico local, desde que não haja contraindicação, auxilia sua introdução. A cânula nasofaríngea é inserida perpendicularmente à face, enquanto a inserção da orofaríngea é feita em dois tempos: introdução na cavidade oral com a concavidade voltada em sentido cefálico, progressão até alcançar a região da base da língua e então rotação de 180°.

Neste grau de intervenção (ou mesmo antes, apenas com a elevação do mento e/ou anteriorização da mandíbula) e ainda com ventilação espontânea presente, é sempre desejável que se faça administração de oxigênio suplementar através de um dos seguintes métodos:

**TABELA 76.1
CONCENTRAÇÕES OFERECIDAS
PELA MÁSCARA DE VENTURI.**

Cor do conector	Concentração de oxigênio	Fluxo de O_2
Azul	24%	4 L.min^{-1}
Amarelo	28%	4 L.min^{-1}
Branco	31%	4 L.min^{-1}
Verde	35 %	6 L.min^{-1}
Vermelho	40%	8 L.min^{-1}
Laranja	50%	12 L.min^{-1}

Ventilação Manual sob Máscara Facial

A instituição de ventilação com pressão positiva faz-se necessária quando a ventilação espontânea encontra-se ausente ou insuficiente. As máscaras faciais podem ser descartáveis (fabricadas em PVC) (Figura 76.4) ou autoclaváveis (fabricadas em silicone) (Figura 76.5). São encontradas em diversos modelos e tamanhos, sendo mais comum o formato cônico, com borda insuflável. O orifício externo da máscara conecta-se ao sistema ventilatório. Máscaras pediátricas são desenhadas para que tenham mínimo espaço morto.

As máscaras transparentes permitem a visibilização da condensação do gás umidificado exalado, identificação de secreções ou possível conteúdo gástrico.

É fundamental que haja perfeito acoplamento da máscara sobre a face do paciente, caso contrário ocorrerá vazamento. A extremidade superior deve apoiar-se sobre a ponte ou raiz nasal, a inferior deve ser posicionada entre o lábio inferior e o mento e as bordas laterais devem coincidir com a protuberância dos malares. O acoplamento ideal da máscara deve seguir o padrão exposto na Figura 76.6: os dedos polegar e indicador fazem o selo da máscara sobre a face – vetor de força ântero-posterior, enquanto os dedos médio, anular e mínimo seguram o corpo e ramo da mandíbula – vetor de força caudo-cranial.

Há, entretanto, situações como obesidade, retrognatismo, barba e outras, que exigem o concurso de um auxiliar para ventilação, enquanto o instrumentador coapta a máscara à face e anterioriza a mandíbula com ambas as mãos. Cânulas orotraqueais ou nasofaríngeas contribuem para manter a permeabilidade das vias aéreas e facilitam a ventilação sob máscara.

Durante a ventilação manual sob máscara devem ser evitadas pressões muito elevadas (acima de 20 cmH$_2$O) para evitar a abertura do esfíncter esofágico superior e consequente distensão gástrica daí resultante.

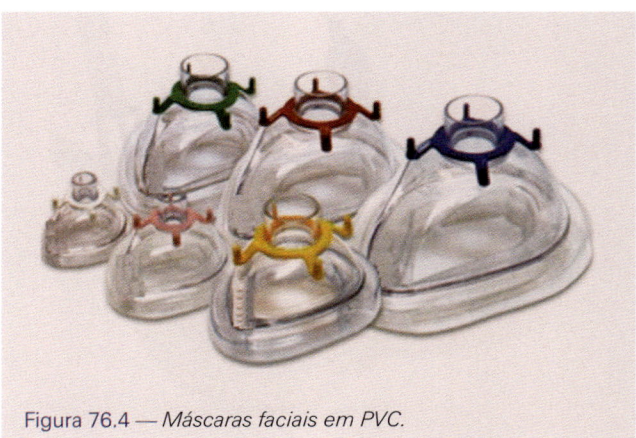

Figura 76.4 — *Máscaras faciais em PVC.*

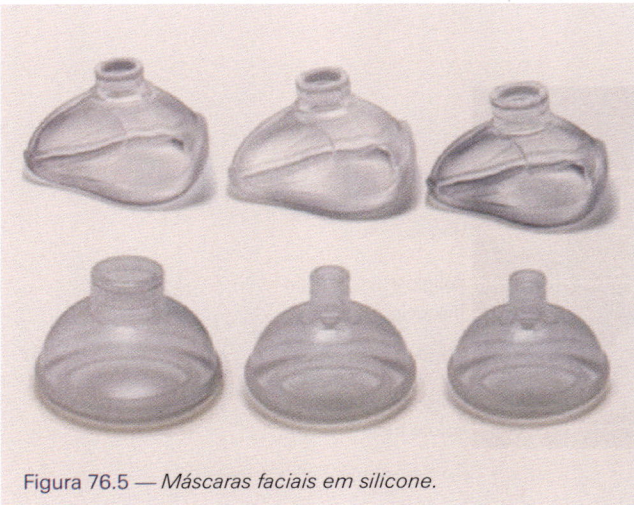

Figura 76.5 — *Máscaras faciais em silicone.*

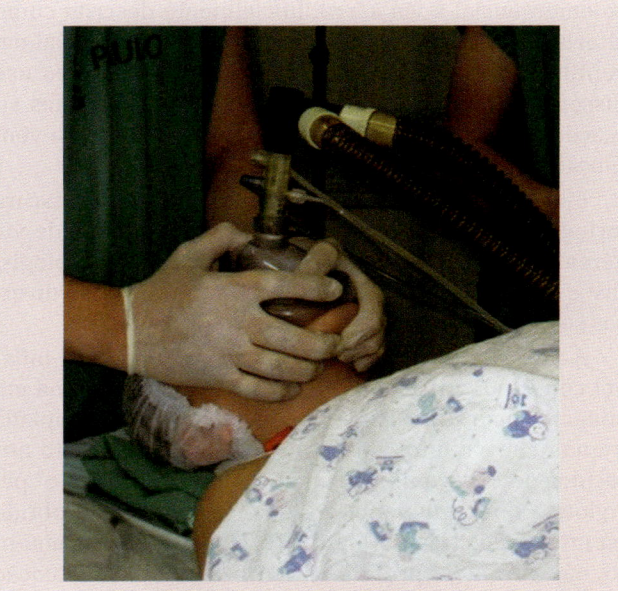

Figura 76.6 — *Acoplamento ideal da máscara facial.*

Dispositivos Supraglóticos (DSG)

Dispositivos supraglóticos são dispositivos que tem em comum as seguintes características:

- São inseridos às cegas através da cavidade oral
- Dispensam laringoscopia
- Promovem rápido acesso à via aérea
- Possibilitam ventilação com pressão positiva
- Funcionam como VA artificial em Anestesia Clínica
- Funcionam como técnica de resgate na via aérea difícil (VAD)

Existem dezenas de modelos de DSG disponíveis no mercado. Estes podem ser descartáveis ou reutilizáveis. Vários modelos são disponíveis em tamanhos que vão desde o recém-nascido ao adulto. A grande maioria possui manguito pneumático insuflável, alguns possuem formato anatômico prévio (formato em L) e outros ainda formato facilitador da intubação traqueal.

MÁSCARA LARÍNGEA

A máscara laríngea clássica (LMA®-Teleflex®, Morrisville, E.U.A.) foi o primeiro modelo de dispositivo supraglótico (DSG) a ser desenvolvido. Criada por Archie Brain em 1981, após anos de pesquisa e mais de sessenta modelos de protótipos testados. Disponível comercialmente no Reino Unido apenas em 1988, e aprovada pelo FDA *(Food and Drug Administration)* nos Estados Unidos em 1991, em pouco tempo ganhou popularidade e seu uso espalhou-se por diversos países.

Publicações de milhares de casos confirmam seu importante papel tanto em anestesia clínica como no acesso emergencial à via aérea. Inicialmente descrita como alternativa para o tubo traqueal ou à máscara facial em ventilação espontânea ou controlada, hoje tem seu uso disseminado tanto em situações eletivas, como nas situações de urgência e emergência para resgate da ventilação e oxigenação.

Em 1996, Benumof sugere a introdução da máscara laríngea em cinco pontos possíveis do algoritmo de via aérea difícil da Sociedade Americana de Anestesiologistas[2] e desde então integra os algoritmos de VAD de diversas sociedades.

A máscara laríngea (ML) consiste de máscara inflável conectada a conduto de ventilação que termina em conector padrão de 15mm, podendo assim ser acoplada a qualquer circuito ventilatório. Acomoda-se junto aos tecidos do espaço hipofaríngeo formando um "selo" periglótico diferentemente do "selo" intratraqueal obtido na intubação clássica (Figura 76.7). Este selo, no entanto, não garante a proteção das vias aéreas em situação de regurgitação do conteúdo gástrico, razão pela qual muitos ainda se sentem inseguros com o emprego deste importante dispositivo ventilatório.

O projeto inicial continuou a evoluir e no início da década de noventa foi lançado o modelo "flexível" (LMA Flexible™), no qual o conduto de ventilação é mais longo e possui estrutura aramada, possibilitando a utilização da ML em procedimentos oftalmológicos, otorrinolaringológicos, cirurgia de cabeça e pescoço e algumas intervenções plásticas de face. Por volta de 1997 foi lançado o modelo facilitador da intubação (LMA Fastrach™) (Figura 76.8) e em 2000, o modelo inovador que trouxe maior segurança contra aspiração do conteúdo gástrico: a máscara laríngea Proseal™ (Figura 76.9).

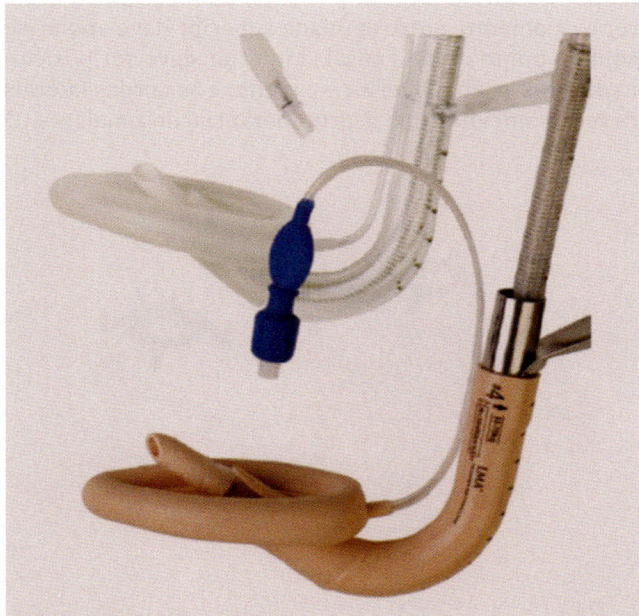

Figura 76.8 — *Máscara laríngea Fastrach. Versão descartável (em PVC) e re-utilizável (em silicone).*

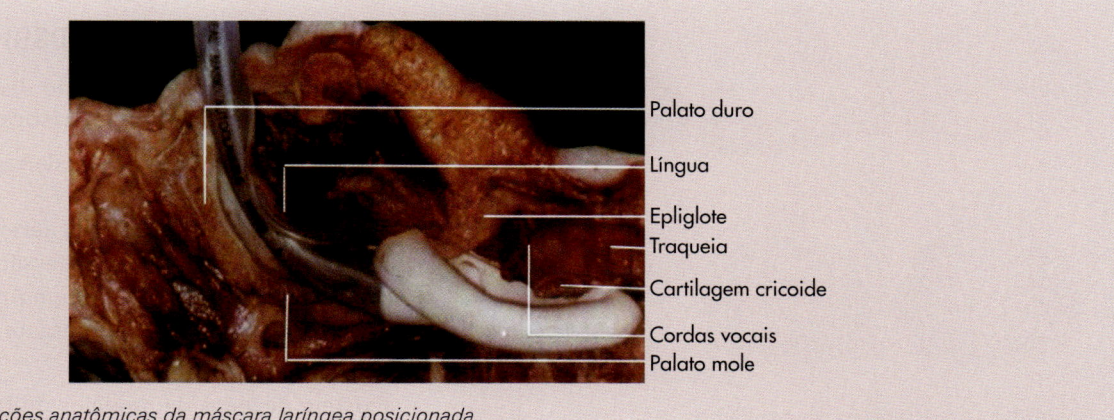

Figura 76.7 — *Relações anatômicas da máscara laríngea posicionada.*

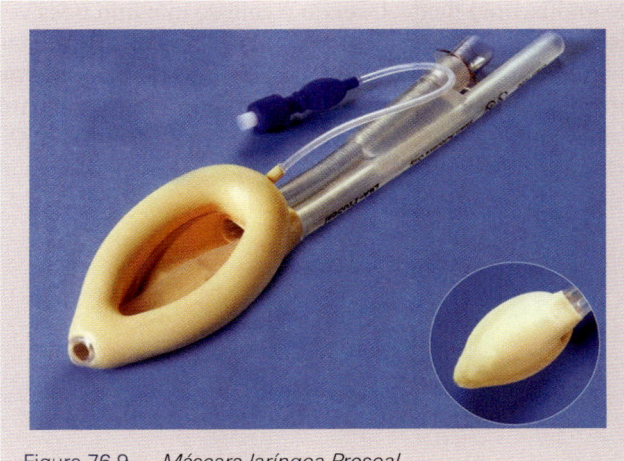

Figura 76.9 — Máscara laríngea Proseal.

apresenta aspecto semelhante a um gel transparente. Possui conector de 15 mm compatível com qualquer conexão ventilatória padrão, uma marcação (linha preta transversal) para orientar a profundidade ótima de inserção, protetor anti-mordedura, suporte epiglótico e canal gástrico. É disponível em sete tamanhos, desde o neonatal até o adulto.

As máscaras laríngeas Ambu (Ambu A/S, Ballerup, Dinamarca) (Figura 76.11), família Aura, possuem formato anatômico em L, balonete com extremidade reforçada facilitando seu acoplamento distal ao esfíncter esofágico superior e são igualmente disponíveis em tamanhos desde neonatos até adultos. Podem ser de uso único (Aura Once™), autoclaváveis (Aura 40™), flexíveis (AuraFlex™), com canal de drenagem gástrica (Aura

Este modelo possui manguito reforçado em sua face posterior, aumentando a pressão de acoplamento contra a parede posterior da hipofaringe, além de possuir um canal "gástrico", que consiste em uma via de saída independente do conduto ventilatório a partir do esfíncter esofágico superior. Por este canal é possível a introdução de uma sonda para esvaziamento e despressurização do conteúdo gástrico. Este conceito foi incorporado em diversos outros DSG que se sucederam – LMA Supreme™, i-gel™, LTS – II™ e LTS-D™, AuraGain™, airQ-Blocker™, LMA Protector™ – e que conjuntamente são denominados dispositivos supraglóticos de segunda geração.

A i-Gel™ (*Intersurgical, Wokingham*, Reino Unido), (Figura 76.10), é um dispositivo supraglótico de uso único anatomicamente pré-moldado. Possui balonete não insuflável feito com elastômero termoplástico, que

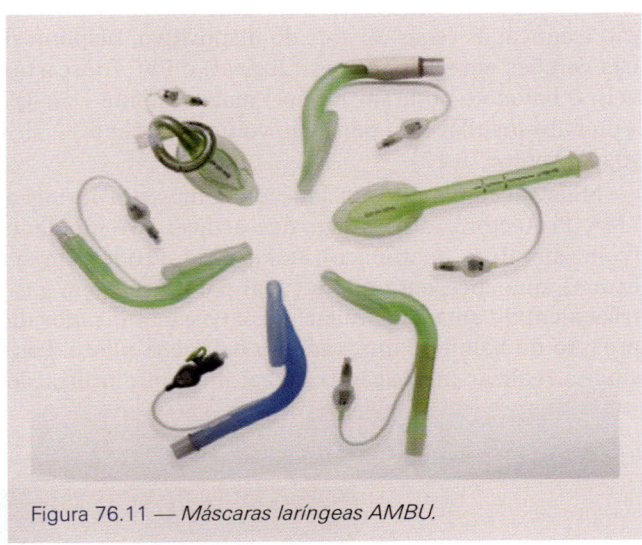

Figura 76.11 — *Máscaras laríngeas AMBU.*

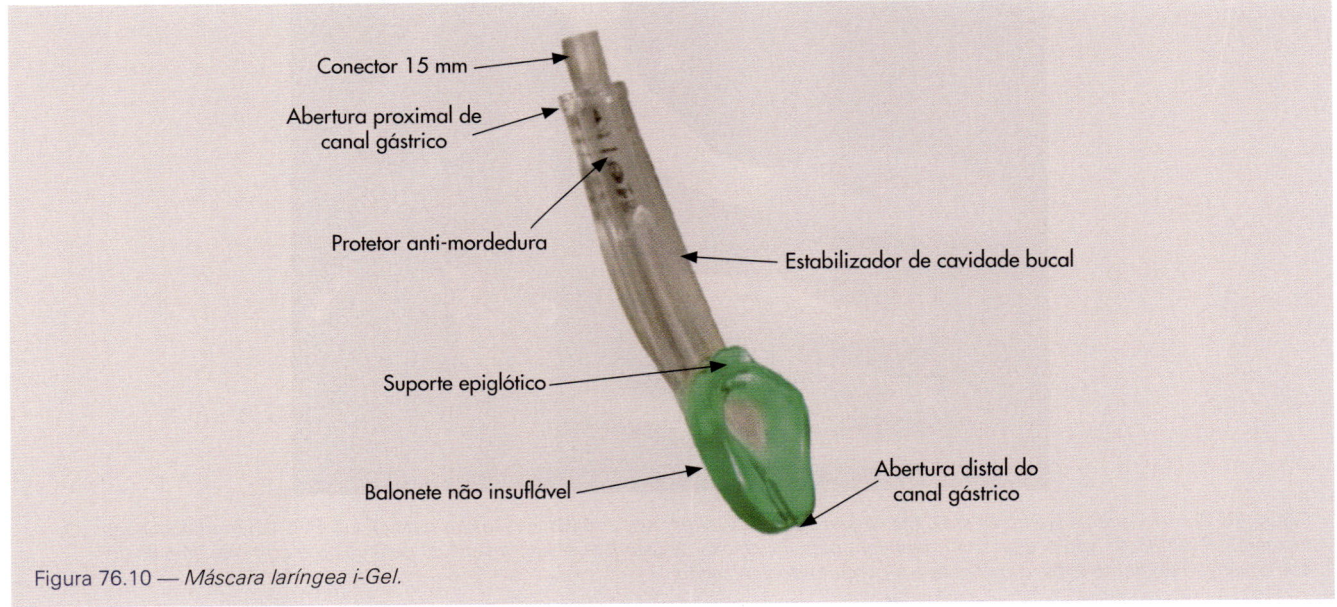

Figura 76.10 — *Máscara laríngea i-Gel.*

Gain™) e facilitadoras da intubação (Aura-i™). No caso de intubação através da Aura-i™, esta deve ser sempre realizada com auxílio do broncofibroscópio flexível – de fibra óptica ou descartável (Ambu AScope™ (ver adiante).

A máscara laríngea de intubação Air-Q™ (Cookgas, St Louis, E.U.A.) podem ser usadas como dispositivo ventilatório primário ou como facilitador da intubação traqueal. Seu balonete possui formato elíptico, ligeiramente curvo. Possui características próprias como tubo de inserção menor e relativamente mais largo (o que possibilita passagem de tubos traqueais um tamanho superior ao empregado com a Fastrach™ de tamanho correspondente), conector distal de 15mm removível e uma pequena rampa de elevação na sua porção mais distal do conduto de ventilação, o que auxilia no direcionamento anterior do tubo traqueal no caso de tentativa de intubação traqueal às cegas através do dispositivo. Disponível nas versões em silicone (re-utilizável) e PVC (descartável). O balonete pode ser inflável manualmente – air-Q™ – ou auto-insuflável (a partir do volume corrente) – air-Qsp™ (Figura 76.12).

Mais recentemente foi lançada a máscara laríngea LMA Protector™, dispositivo descartável pré-moldado (com curvatura anatômica), ftalato-free (100% em silicone), que apresenta duplo canal para drenagem gástrica além de uma câmara faríngea. Possui indicador da pressão do balonete integrado ao balonete–piloto. Possibilita realizar intubação traqueal mediante utilização de endoscópio flexível, sendo o calibre máximo possível de tubo o 7,5. Disponível (ainda não no Brasil) nos tamanhos 3, 4 e 5 (Figura 76.13). A tecnologia de integrar um medidor de pressão ao balonete-piloto está presente também nos modelos LMA Guardian™, LMA Unique EVO™ e LMA Unique™ c/cuff de silicone.

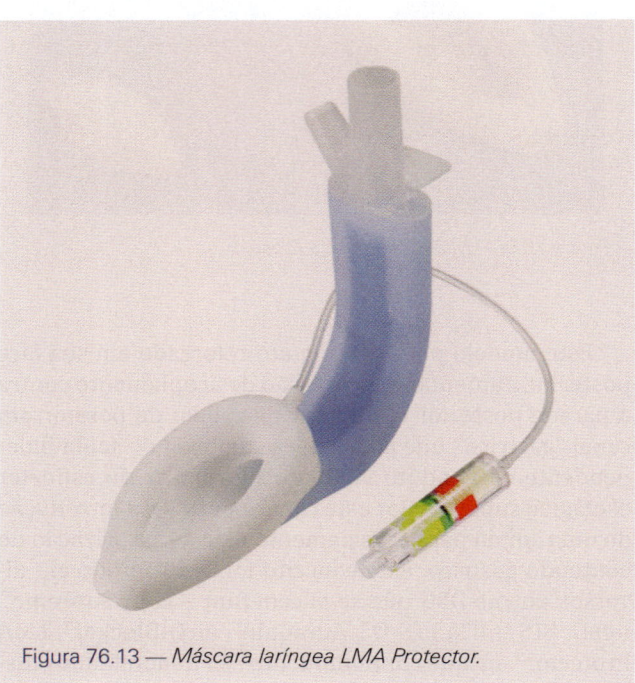

Figura 76.13 — Máscara laríngea LMA Protector.

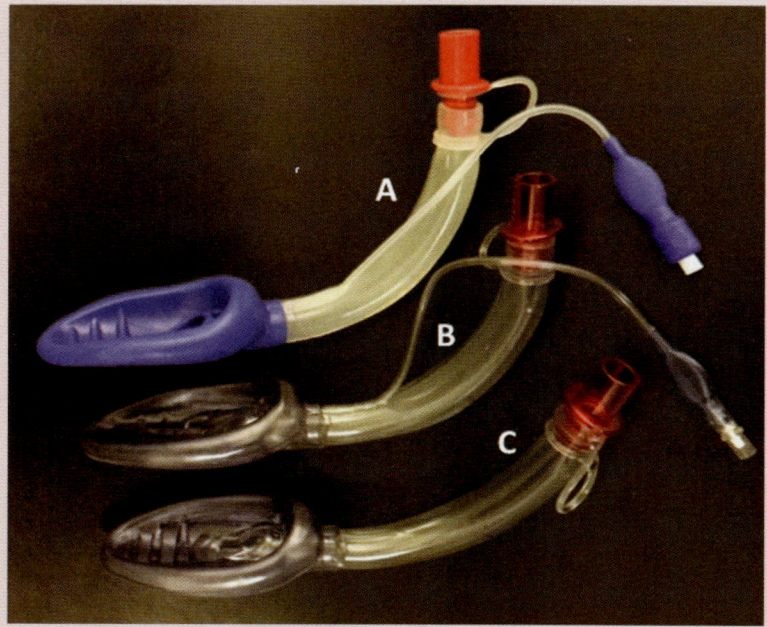

Figura 76.12 — Máscaras laríngeas airQ. **(A)** versão autoclavável em silicone **(B)** versão descartável em PVC **(C)** modelo airQsp: descartável, em PVC. Não possui balonete piloto para insuflação. O balonete é auto-insuflável pelo volume corrente através de comunicação existente entre o balonete e o conduto de ventilação.

Técnica de Inserção

Se a máscara laríngea possuir manguito inflável, este deve ser totalmente desinflado antes de sua inserção, por meio de aspiração e compressão sobre uma superfície plana (Figura 76.14). As bordas da máscara laríngea devem estar lisas, sem pregas. As bordas laterais e a face posterior, que desliza sobre o palato e parede posterior da faringe, devem ser lubrificadas com gel hidrossolúvel.

O paciente é posicionado como se candidato à intubação orotraqueal convencional, porém, neste caso, o coxim occipital é dispensável. O instrumentador estende a cabeça do paciente com sua mão não dominante e introduz a máscara laríngea com a mão dominante, segurando-a como se fosse uma caneta, com o dedo indicador na junção do manguito com o conduto de ventilação. A extremidade distal da máscara é pressionada contra o palato duro durante sua introdução, em um movimento contínuo, com o dedo indicador realizando o direcionamento até a hipofaringe, sua posição final. A resistência à progressão da máscara indica ter-se alcançado o esfíncter esofágico superior. Em seguida, o dedo indicador é retirado da cavidade oral e o manguito é insuflado até que se obtenha discreto movimento de exteriorização (retorno) da máscara. Este movimento indica seu correto posicionamento. A linha preta longitudinal existente no conduto de ventilação deve ficar alinhada com o nariz do paciente. É uma referência de que a abertura da máscara encontra-se voltada anteriormente, isto é, esta não sofreu rotação.

Esta técnica é descrita para as máscaras que não possuem formato anatômico em "L". Para estas últimas, também chamadas de pré-moldadas, basta segurar no conduto de ventilação com a mão dominante, estender a cabeça ou elevar a mandíbula com a mão não dominante e inserir a máscara após lubrificação de sua face posterior em um movimento único, semicircular, até sua posição final.

Quando a máscara laríngea é corretamente posicionada e seu tamanho é o adequado para o paciente em questão, o volume máximo de insuflação não deve exceder a pressão de 60cm H_2O (30 cm H_2O para a air-Q™). A hiperinsuflação do balonete pode aumentar o escape aéreo, uma vez que, em razão da maior rigidez e tensão do manguito, a máscara laríngea tende a sofrer extrusão. A observação da expansão torácica sob pressões discretas (até 20 cm H_2O), sugere posicionamento satisfatório da máscara laríngea. Um protetor de mordida – que pode ser um rolo de gaze enrolado firmemente e de diâmetro maior que o conduto de ventilação da máscara - é mantido entre as arcadas dentárias superior e inferior, lateralmente à máscara laríngea. Este protetor só se faz necessário para os modelos desprovidos de reforço na porção proximal do conduto de ventilação, "dispositivo antimordedura".

As máscaras laríngeas de intubação – que possuem formato anatômico em "L" ou pré-moldadas, são inseridas com um movimento único, em semicírculo, movimento este que acompanha sua própria curvatura. Após a insuflação do manguito, inicia-se a ventilação. Uma vez verificado o posicionamento correto do dispositivo, introduz-se o tubo traqueal através do conduto de ventilação, caso a intubação traqueal seja o objetivo. Podem ser empregados os seguintes modelos de tubo:

* **Específico para LMA Fastrach:** aramado, com conector removível, de comprimento mais longo que o habitual, balonete piloto em formato elíptico e ponta atraumática em silicone.
* **Tubo de Parker:** bisel terminando em posição centralizada para facilitar a entrada e deslocamento do tubo através da abertura glótica.
* **Tubo tradicional em PVC:** comum ou aramado, também pode ser utilizado, porém apresenta menor taxa de sucesso de intubação e maior possibilidade de traumas às estruturas glóticas que os anteriormente citados.

Deve ser lembrado que a maioria dos tubos aramados comuns possui o conector proximal colado ao tubo. Caso esta seja a escolha, deve-se fazer o descolamento do conector antes de introduzir o tubo na máscara laríngea de intubação. Após confirmação da intubação traqueal através de capnografia, desinsufla-se o manguito da máscara laríngea. A ventilação é realizada através do tubo traqueal mesmo antes da retirada da máscara laríngea. Para evitar desintubação acidental durante a remoção da máscara, mantém-se o tubo traqueal em posição com o auxílio de uma barra estabilizadora própria de cada dispositivo (Figura 76.15) ou com tubo traqueal de fino calibre com balonete. Assim que o manguito da máscara alcançar a cavidade oral, deve-se fazer preensão do tubo (que se mostra visível ante-

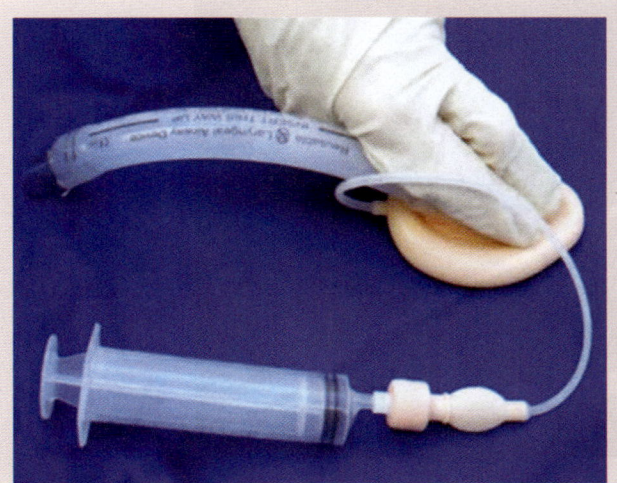

Figura 76.14 — *Aspiração do balonete da máscara laríngea antes da inserção.*

riormente à mascara) utilizando-se preferencialmente de uma pinça de Maggil. A intubação traqueal através das máscaras laríngeas de intubação também pode ser realizada com auxílio de fibroscopia, o que eleva a taxa de sucesso de intubação para valores próximos a 97%.

Contraindicações e Complicações do Uso da Máscara Larígea

A máscara laríngea é contraindicada eletivamente quando há risco aumentado de regurgitação do conteúdo gástrico, como nos portadores de hérnia de hiato, obesidade mórbida, obstrução intestinal, neuropatias com retardo do esvaziamento gástrico, hipertensão intracraniana, estenose pilórica, politrauma, gestação acima de 14 semanas e em situações onde o tempo de jejum seja insuficiente. Também contraindicada em pacientes com baixa complacência ou alta resistência do sistema respiratório como DPOC, broncoespasmo, edema pulmonar, fibrose, trauma torácico e grandes tumores cervicais. Alterações que impossibilitem a abertura da boca ou prejudiquem a extensão cervical, como artrite reumatóide, espondilite anquilosante, instabilidade da coluna cervical, afecções faríngeas, laríngeas e orais (tumores, hematomas abscessos, obstrução laríngea ou subglótica) também constituem contraindicações para o uso da máscara laríngea. Algumas dessas contraindicações vêm se tornando cada vez mais relativas devido ao desenvolvimento anatômico-funcional dos novos dispositivos.

Entre as complicações associadas à inserção ou manutenção da máscara laríngea encontra-se a dor na hipofaringe (10% a 20%) relacionada principalmente à elevadas pressões de enchimento do balonete ou uso de tamanhos inadequados. Trauma da epiglote ou úvula, laringoespasmo, mau posicionamento com prejuízo ou impossibilidade de ventilação, distensão gástrica, regurgitação, vômito e aspiração pulmonar são outros complicações que podem ocorrer. Tais complicações estão relacionadas principalmente à pouca familiaridade com a técnica correta de utilização de cada dispositivo.

Em publicação de 1996, Verghese e Brimacombe avaliaram retrospectivamente 11.910 usos de máscara laríngea em anestesia geral realizando, entre outras observações, o levantamento das complicações relacionadas às vias aéreas. Foram identificados 18 casos (0,15%) de eventos adversos, sendo laringoespasmo o mais frequente (8 casos ou 0,06%), seguido de regurgitação (4 casos ou 0,03%), broncoespasmo (3 casos ou 0,025%), vômito (2 casos ou 0,016%) e aspiração do conteúdo gástrico (1 caso ou 0,008%)[4.] Portanto, a incidência de aspiração de conteúdo gástrico com uso de máscara laríngea é comparável à incidência de aspiração durante anestesia geral com intubação traqueal em procedimentos eletivos.[5]

DISPOSITIVOS FARÍNGEOS COM OBTURADOR ESOFÁGICO

Em meados da década de oitenta (1987), Michael Frass, um médico austríaco, desenvolveu um dispositivo que combinava as funções de tubo traqueal e obturador esofágico. Tal dispositivo foi denominado Combitube™ e demonstrou-se promissor nas necessi-

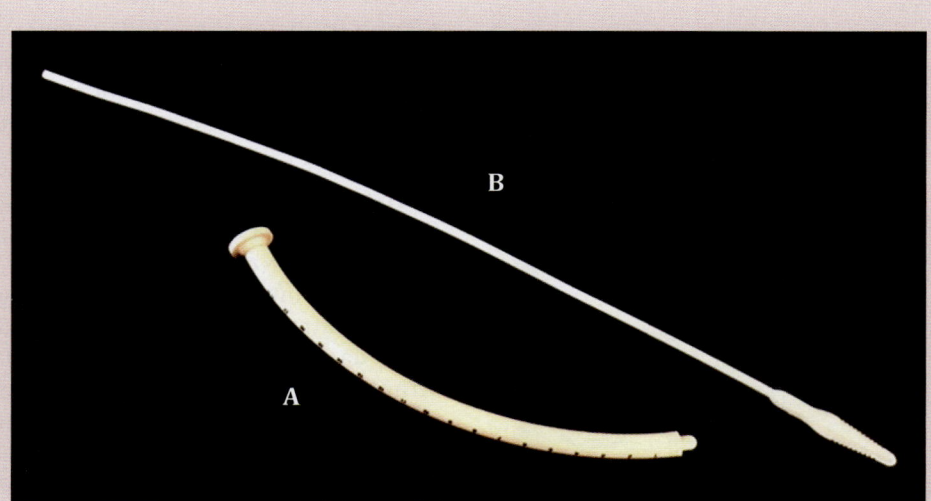

Figura 76.15 — *Estabilizadores de tubo traqueal. Auxiliam a manutenção do tubo traqueal em posição no momento em que a máscara laríngea de intubação é removida (para evitar extubação).* **(A)** *para intubação realizada através da LMA® Fastrach™;* **(B)** *para intubação realizada através da airQ®.*

dades de acesso emergencial à via aérea, particularmente no contexto pré-hospitalar. Todavia, a despeito de diversas vantagens teóricas, tais como: fácil aprendizado, inserção rápida e às cegas, sem necessidade de extensão cervical ou qualquer instrumental adicional, possibilidade de ventilação pulmonar tanto em posição esofágica como traqueal, e prevenção de aspiração do conteúdo gástrico em razão da insuflação do balonete distal e drenagem através do lúmen aberto na extremidade distal, na prática observaram-se problemas com sua utilização, tais como dificuldade de retenção dos princípios de utilização, e desencadeamento de vômito e broncoaspiração.[6] Mesmo sendo fabricado em PVC, o Combitube™ tem estrutura rígida e robusta, sendo associado a complicações como lesão do seio piriforme e laceração esofágica (com consequentes enfisema subcutâneo, pneumomediastino e mediastinite.[7] Além destes problemas, acrescenta-se o fato de ser disponível apenas em dois tamanhos – 37F e 41F – para adultos com estatura superior a 1,40m. São contraindicações ao Combitube™: baixa estatura (aquém de 1,40 cm), afecções do esôfago (estenose, varizes), trauma, tumores, doença do esôfago proximal, ingestão de substâncias cáusticas e presença de reflexos laríngeos.

Posteriormente (2003) surgiu o Easytube™ (Teleflex Rusch, Research Triangle Park, E.U.A.), praticamente idêntico ao Combitube™, porém disponível para indivíduos um pouco menores – estatura superior a 1,30m, com balonetes em silicone (em contraposição ao látex do Combitube™) e abertura para passagem de fibroscópio flexível. A técnica de posicionamento, vantagens, desvantagens, complicações, indicações e contraindicações são idênticas às do Combitube™.

O tubo laríngeo (VBM Medizintechnik, Sulz, Alemanha) (Figura 76.16), foi introduzido na Europa em 1999 e nos Estados Unidos em 2003. É mais curto que seus antecessores, levemente curvo e possui igualmente dois balonetes, sendo estes de alto volume e baixa pressão: um distal esofágico menor e outro proximal faríngeo maior. Um único balão piloto permite a insuflação simultânea de ambos. Uma vez insuflados, o balonete distal oblitera o esôfago próximo à região do esfíncter superior, minimizando portanto a probabilidade de laceração esofágica, e o balonete proximal ocupa a hipofaringe, permitindo a ventilação através de orifícios presentes na porção do tubo situada entre os dois balonetes (Figura 76.17). Possibilita ainda "ponte" para intubação traqueal (iLTS-D), uma vez que permite a passagem de fibroscópio flexível através do qual pode ser introduzido fio guia metálico ou Guia de Aintree™(Cook Medical®). O tubo laríngeo é disponível tanto na versão descartável (LT-D) quanto re-utilizável (LT), e também nas versões que possibilitam drenagem gástrica (LTS-D e LTS II) sendo, neste caso, considerado dispositivo supraglótico de segunda geração. Outra vantagem sobre os tubos esôfago-traqueais que o precederam, é a de ser disponível em tamanhos pediátricos, inclusive recém-nascidos (vide Tabela 76.2).

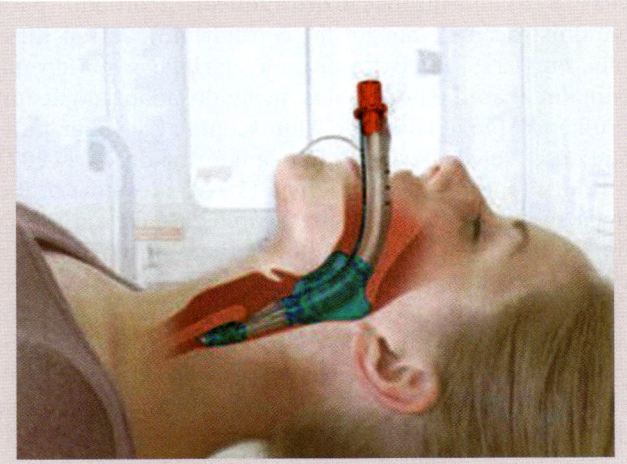

Figura 76.17 — *Tubo laríngeo posicionado.*

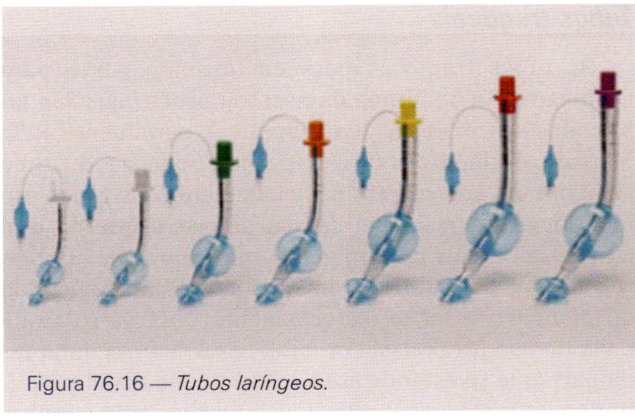

Figura 76.16 — *Tubos laríngeos.*

TABELA 76.2 TUBOS LARÍNGEOS – TAMANHOS			
Tamanho	Paciente	Peso/altura	Cor do conector
0	RN	< 5 kg	Transparente
1	Lactente	5-12 kg	Branco
2	Lactente/pré-escolar	12-25 kg	Verde
2,5	Lactente/pré-escolar	125-150 cm	Laranja
3	Adolescente/adulto	< 155 cm	Amarelo
4	Adulto	155-180 cm	Vermelho
5	Adulto	> 180 cm	Roxo

INTUBAÇÃO TRAQUEAL

Denomina-se intubação traqueal, o ato de introduzir um tubo na luz da traqueia para assegurar a ventilação pulmonar (trocas gasosas). Esta pode ser realizada por via oral, nasal ou transtraqueal (traqueostomia).

Histórico[8,9]

Atribui-se a Hipócrates (460 – 370 a.C.) o que vem a ser provavelmente o primeiro relato de intubação traqueal ante um quadro de "sufocação iminente". Vesalius, o pai da Anatomia moderna, usou-se de um pedaço de junco para ressuscitar um animal em parada cardíaca (1543). Através deste "tubo", foi possível a "introdução de ar forçado nos pulmões", isto é, a instituição de ventilação sob pressão positiva. Cerca de um século mais tarde, em 1667, Robert Hooke apresenta a técnica de intubação traqueal na Real Sociedade de Londres. William Macewen, um cirurgião escocês, realizou pela primeira vez (1878) uma intubação orotraqueal – acordado - para administração de anestesia (clorofórmio). Alfred Kirstein, em 1895, realiza a primeira laringoscopia direta, com um aparelho por ele desenvolvido, adaptado de um esofagoscópio, e chamado "autoscópio". Chevalier Jackson desenvolve o laringoscópio em forma de "U" (1907) e Henry Janeway, pouco depois (1910), desenha o que mais se aproxima dos laringoscópios atuais, em forma de "L". Em 1920, Maggil e Rowbotham desenvolvem a técnica da intubação nasotraqueal, em razão da necessidade de anestesiar casos de graves lesões de face para reconstrução durante o período em que serviram na Royal Army. Nessa época, Maggil desenvolve ainda um fórceps angulado para facilitar o direcionamento da ponta do tubo para a traqueia. O desenho original segue sendo fabricado até os dias de hoje ("pinça de Maggil"). Robert Miller, em 1941, cria a lâmina reta com discreta angulação da ponta para facilitar a passagem do tubo pela fenda glótica. Dois anos mais tarde, em 1943, Robert Macintosh cria "por acidente" a lâmina curva, ao observar a exposição das pregas vocais durante amigdalectomia na qual foi empregado abridor de boca de Boyle-Davis maior que o ideal. Diferentemente dos laringoscópios desenvolvidos até então, a lâmina de Macintosh é posicionada sobre a valécula e não sob a epiglote.

Indicações

As indicações mais comuns de intubação traqueal são:

- Situações em que exista risco real ou potencial de obstrução das vias aéreas, tais como:
  - Afecções de vias aéreas superiores
  - Queimaduras de vias aéreas
  - Trauma de vias aéreas
  - Trauma cervical
  - Trauma de face
  - Debilidade dos músculos respiratórios
  - Choque
  - Fraturas múltiplas de arcos costais
- Intervenções cirúrgicas próximas às vias aéreas ou em posição operatória desfavorável para pronto acesso às vias aéreas
  - Dificuldade de manutenção da abertura das vias aéreas com outros métodos
- Deficiência dos mecanismos de proteção da laringe
- Atenuar o risco de aspiração do conteúdo gástrico
- Facilitar a aspiração traqueal
- Facilitar ventilação sob pressão positiva

Materiais Empregados para Intubação Convencional

Laringoscópio convencional

O laringoscópio é composto de cabo e lâmina dotada de sistema de iluminação. O cabo do laringoscópio forma com a lâmina um ângulo de 90°. A lâmina é composta de três partes: espátula, flange ou rebordo e ponta.

A espátula e flange servem para orientar a instrumentação e deslocar os tecidos moles – sobretudo a língua – objetivando criar uma linha de visão direta da laringe. A extremidade distal eleva a epiglote – direta (lâmina reta) ou indiretamente (lâmina curva) e, para evitar traumas, tem característica romba.

As lâminas retas de Miller ou curvas de Macintosh são encontradas em diversos tamanhos. As lâminas são escolhidas em função, das dimensões da via aérea, o que via de regra, varia com a idade principalmente na faixa pediátrica e das características morfológicas de cada paciente.

A extremidade distal da lâmina curva deve ser posicionada na valécula, entre a base da língua e a epiglote, enquanto a lâmina reta é posicionada sob a epiglote. Em ambos os casos, ao elevar o laringoscópio, expõe-se a fenda glótica.

Tubos traqueais

Os tubos traqueais possuem formato curvo para acompanhar a anatomia da naso ou orofaringe. São fabricados em material biocompatível, geralmente PVC. Marcas centimetradas na superfície externa do tubo auxiliam em seu correto posicionamento. Os tubos são identificados em função de seu diâmetro interno (em mm) e, ao menos para tubos de tamanho igual ou inferior a 6,0, é obrigatória também a impressão da medida do diâmetro externo. Externamente observa-se ainda a via de uso (oral, nasal ou oral/nasal) e uma linha radiopaca que se estende até a extremidade distal permitindo contrastar o tubo traqueal à radiografia simples.

A Tabela 76.3 relaciona os diâmetros internos de tubos apropriados para crianças com idade até 2 anos de idade. Para crianças maiores, faz-se os seguintes cálculos: idade (anos)/4 + 4 ou (16 + idade em anos)/4.

TABELA 76.3
CALIBRES DE TUBOS TRAQUEAIS PARA RECÉM-NASCIDOS E LACTENTES.

Idade	Diâmetro interno TT
RN prematuro Peso < 1,0 kg	2,5
RN prematuro Peso de 1,0 a 2,5 kg	3,0
RN e lactentes até 6 meses	3,0 – 3,5
Lactentes de 6 meses a 1 ano	3,5 – 4,0
De 1 a 2 anos	4,0 – 4,5

Durante muito tempo deu-se preferência para o uso de tubos sem balonete para recém-natos, lactentes e pré-escolares. A conduta era justificada pela crença de que o balonete estaria associado a maior trauma sobre a mucosa das vias aéreas na criança pequena além de, no caso de utilizarem-se estes tubos, ter-se que empregar calibres menores, o que poderia dificultar a aspiração de secreções. Outra razão para se evitar os tubos com balonete no passado devia-se ao fato destes (os balonetes) serem relativamente longos e distantes da extremidade distal, em razão da presença do olho de Murphy. Isto aumentava o risco de que o tubo se deslocasse para o brônquio fonte direito, ocasionando uma intubação seletiva, ou de que o balonete ficasse posicionado sobre as pregas vocais, o que poderia acarretar em trauma sobre as mesmas além de impedir o selo adequado.

Existem hoje no mercado tubos cujos balonetes são fabricados em poliuretano, material mais delicado que o PVC, além destes serem mais curtos e próximos da extremidade distal do tubo (Figura 76.18). A utilização de tubos com balonete reduz a necessidade de re-intubação quando da inadequação do calibre do tubo sem balonete em uma primeira intubação. Por todas estas razões, a recomendação atual é pela utilização de tubos com balonete mesmo em crianças pequenas.[10,11]

Os tubos traqueais produzem compressão na arcada dentária superior, base da língua, parede posterior da laringe e parede anterior da traqueia. A detecção do CO_2 expirado seja por capnografia ou capnometria é o método mais confiável para confirmação do posicionamento do tubo traqueal na via aérea, porém não exclui a possibilidade de intubação endobrônquica causada por sua introdução excessiva (intubação seletiva). A intubação endobrônquica é detectada pelo aumento do pico de pressão inspiratória e ausculta pulmonar assimétrica.

Antes da intubação, o balonete do tubo traqueal deve ser examinado em busca de vazamentos ou deformidades. O balonete não deve ser posicionado acima do nível da cartilagem cricóide, uma vez que sua posição intralaríngea pode ocasionar rouquidão no pós-operatório.

O conteúdo gástrico, presente em eventual regurgitação passiva durante anestesia com intubação traqueal, pode acumular-se sobre o balonete do tubo. Com o intuito de minimizar o volume deste conteúdo, recomenda-se que o balonete fique posicionado logo abaixo das pregas vocais.[12]

A perfusão da mucosa traqueal é interrompida quando submetida a pressões acima de 37 mmHg, nível que varia segundo as condições hemodinâmicas.[13]

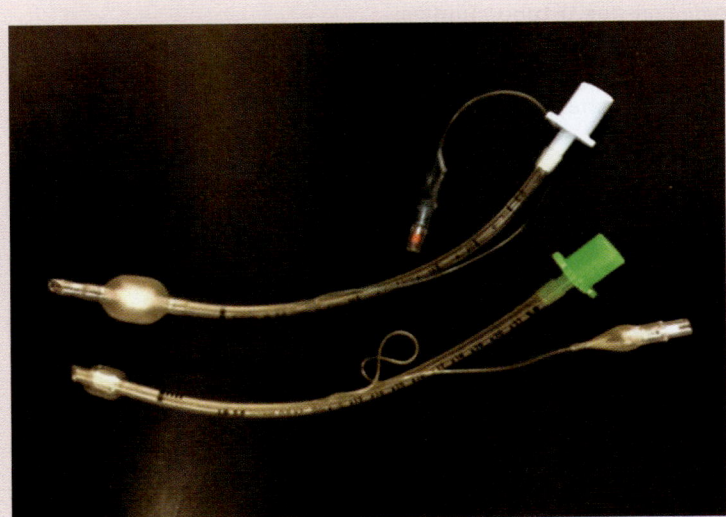

Figura 76.18 — *Tubos traqueais pediátricos. Convencional X Microcuff. O tubo Microcuff® possui balonete menor e mais próximo da extremidade distal do tubo, quando comparado ao convencional de mesmo calibre.*

Desinsuflações periódicas do balonete parecem não oferecer proteção contra lesões isquêmicas, mas a monitoração constante das pressões no balonete previne tais complicações. Vale lembrar que, ao equilibrar-se após difusão, o óxido nitroso aumenta o volume e a pressão dos balonetes, exigindo retirada do volume excedente A pressão de 25 cmH$_2$O é eficaz para garantir o selo necessário para ventilação com pressão positiva na imensa maioria dos casos. Não deve ser excedida a pressão de 30 cm H$_2$O (22 mmHg).

Acredita-se que o desenvolvimento de pneumonia associada à ventilação mecânica (PAV) em pacientes internados em unidades de terapia intensiva esteja associada aos tubos traqueais, mais especificamente aos balonetes. Isto porque o principal mecanismo associado à gênese desta complicação é a microaspiração através das pregas formadas pelo balonete insuflado em contato com a parede traqueal.[14,15] Em razão disto, têm sido propostas modificações nos balonetes dos tubos, tais como substituição do PVC por poliuretano e formato cônico em substituição ao cilíndrico.[16] Estas modificações estruturais reduziram a incidência de microaspiração em alguns estudos, todavia sem reduzir a incidência de PAV [17]. Medidas gerais como a utilização de pressão expiratória final positiva (PEEP) e cabeceira elevada são medidas efetivas na redução da incidência de PAV.[15]

Outros tipos de tubos traqueais[18]

- **Tubo aramado**: possui estrutura metálica em espiral distribuída por toda extensão do tubo. O conector proximal não é removível, sendo firmemente colado ao PVC. Para um mesmo diâmetro interno, possui maior diâmetro externo que o tubo simples. Não é susceptível a dobras porém pode danificar-se permanentemente em caso de mordedura, provocando obstrução da luz (Figura 76.19). É mais maleável que o tubo simples; frequentemente necessita estilete guia ou bougie para sua introdução. Indicados para uso em intervenções cirúrgicas que exigem rotação da cabeça – como neurocirurgias e cirurgia de cabeça e pescoço – e também nas realizadas em decúbito ventral. Não disponível em tamanhos para recém-nascidos e pré-escolares. Para a maioria dos fabricantes a menor numeração produzida é o 6,0.

- **Uso em RNM**: Pode gerar interferência nas imagens obtidas por ressonância magnética caso a região a ser examinada seja próxima ao tubo (cabeça, coluna cervical). Não sofre hiper-aquecimento gerado pelo campo magnético, não havendo necessidade de substituição por tubo simples, caso o paciente já se encontre intubado com este tipo de tubo e a região a ser avaliada na RM seja distante da cabeça e região cervical.

- **Tubos pré-formados**: Bastante úteis para intervenções cirúrgicas em região da face, mandíbula ou cavidade oral. Também chamados de "polar sul"(orotraqueal) com formato em C (Figura 76.20), e "polar norte" (nasotraqueal) com formato e S (Figura 76.21).

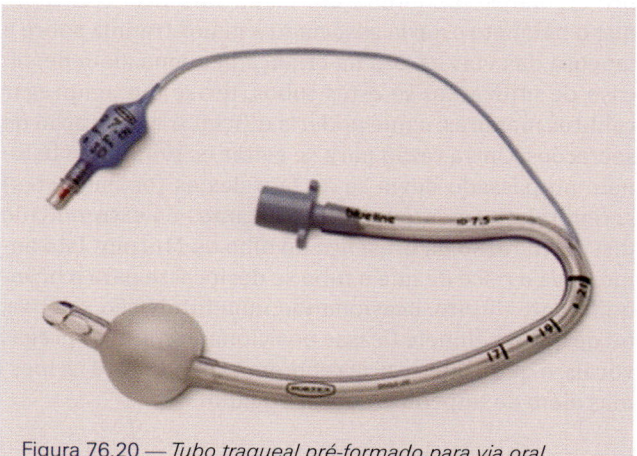

Figura 76.20 — *Tubo traqueal pré-formado para via oral.*

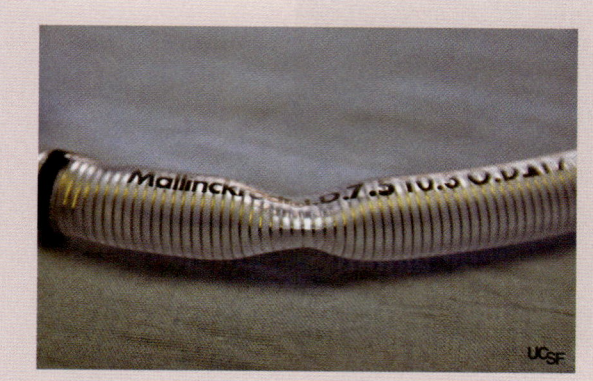

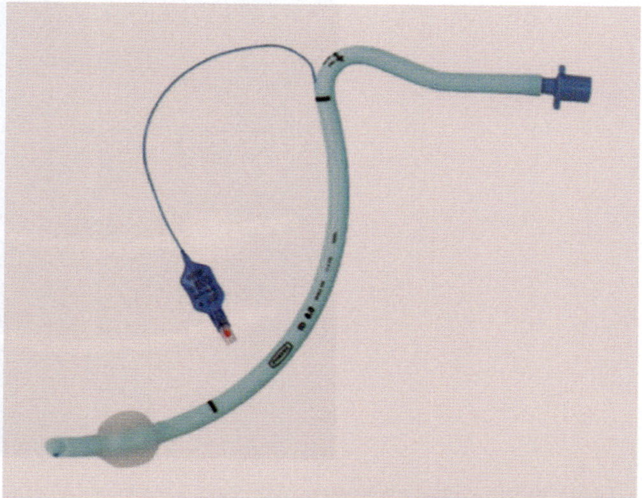

Figura 76.19 — *Tubo aramado deformado por mordida.*

Figura 76.21 — *Tubo traqueal pré-formado para via nasal.*

- **Tubos bibalonados de duplo lúmen** (Figura 76.22) – Empregados quando da necessidade de ventilação monopulmonar, afecção pulmonar unilateral (abcesso, infecção, hemorragia) ou ventilação independente. Atualmente não possuem mais gancho carineal, presente nos antigos tubos de Carlens. A abertura do lúmen brônquico localiza-se na extremidade distal do tubo, conferindo o "nome" ao tubo de DL. A abertura do lúmen contralateral localiza-se logo abaixo do balonete traqueal (Figura 76.23). Na maioria dos casos utilizam-se tubos esquerdos, pois é grande a probabilidade de se fazer oclusão do óstio do lobo superior direito com o balonete endobrônquico no caso dos tubos direitos. Mesmo para intervenções cirúrgicas à esquerda, o tubo esquerdo deve ser preferido.[19]

- **Tubo de Parker** (Parker Flex-Tip™) (Figura 76.24) possui a extremidade do bisel voltada para a luz do tubo além de possuir característica flexível. O objetivo deste formato é facilitar a passagem do tubo pela fenda glótica, sem trauma sobre as cartilagens aritenóides, corniculadas e mesmo sobre as pregas vocais, principalmente quando utilizados através de guias de intubação traqueal como bougie ou com o auxílio da fibroscopia.

- **Tubos NIM® EMG** (Figura 76.25) – Disponível apenas em três tamanhos (6,0, 7,0 e 8,0), possui dois pares de eletrodos que devem ficar em contato com as pregas vocais. Os eletrodos comunicam-se com um equipamento que registra a eletromiografia das pregas vocais. Utilizado para monitorização do nervo laríngeo recorrente e nervo vago em intervenções cirúrgicas que envolvem dissecções na região do pescoço. São exemplos deste tipo de intervenções: tireoidectomia, paratireoidectomia, endarterectomia de carótida, etc.

- **Tubos para procedimentos a laser** (Figura 76.26) – Feitos em material não inflamável – aço inoxidável – possuem balonete duplo ou são desprovidos de balonete. O balonete geralmente é insuflado com solução salina para minimizar o risco de chama. Disponíveis nos tamanhos 4,5 a 6,0 (versão com balonete duplo) e de 3,0 a 4,0 (versão sem balonete).

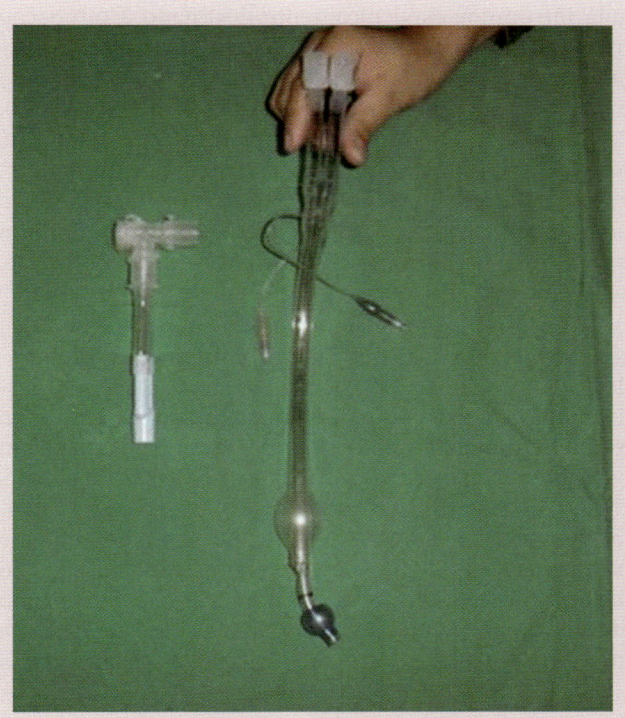

Figura 76.22 — *Tubo endobrônquico de duplo-lúmen esquerdo.*

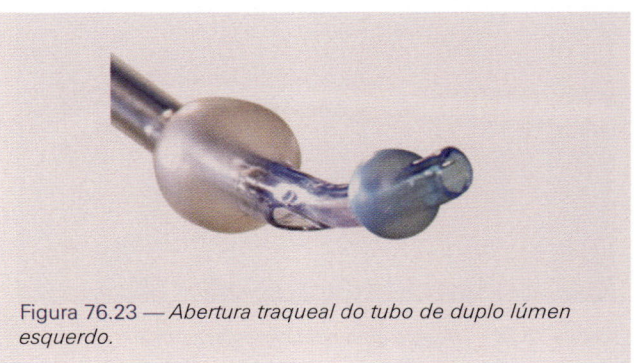

Figura 76.23 — *Abertura traqueal do tubo de duplo lúmen esquerdo.*

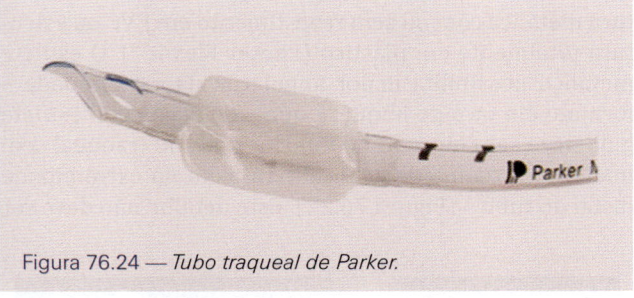

Figura 76.24 — *Tubo traqueal de Parker.*

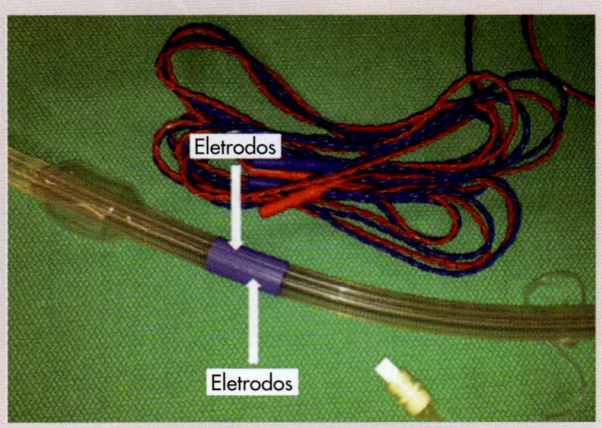

Figura 76.25 — *Tubo traqueal NIM EMG.*

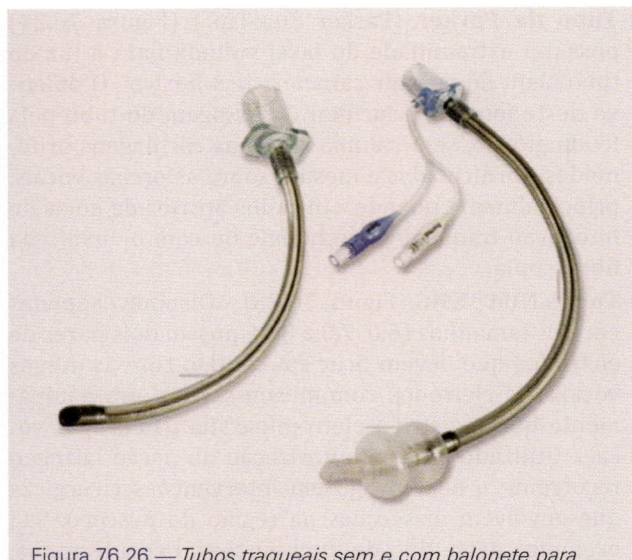

Figura 76.26 — *Tubos traqueais sem e com balonete para procedimentos a laser.*

Estiletes e Guias Introdutores da Intubação Traqueal

Frequentemente ocorre a necessidade de "moldar" o tubo traqueal de acordo com a anatomia do paciente, em especial nas aberturas glóticas anteriorizadas, o que dificulta a introdução do tubo na traqueia. Esta alteração no formato do tubo é conferida por estilete maleável – estrutura metálica com ou sem revestimento em PVC ou estrutura totalmente em plástico (Parker Flex-it™). O estilete metálico possibilita maior angulação da extremidade – formato em taco de hóquei – que o de plástico. O estilete guia deve ser colocado no interior do tubo traqueal sem que sua extremidade avance para além da extremidade distal do tubo – (Figura 76.27). Este detalhe não deve ser esquecido, tendo em vista a ocorrência de complicações graves como perfuração de estruturas faríngeas e parede posterior da traqueia, desencadeando enfisema subcutâneo, pneumotórax ou pneumomediastino.[20,21]

No final da década de 40, Robert R. Macintosh descrevera a utilização de um cateter urinário *("bougie")* para auxiliar a intubação traqueal.[22] Empregou o bougie de goma elástica por dentro do tubo traqueal de forma a que a ponta do bougie ficasse posicionada para além da extremidade do tubo. Julgou ser este recurso particularmente útil nas situações em que a visão da fenda glótica era obstruída pelo tubo traqueal, ou quando havia desalinhamento acentuado dos eixos oral, laríngeo e faríngeo, devido a dentes incisivos proeminentes ou ainda visão incompleta da glote durante a laringoscopia (classes II/III de Cormack & Lehane). Posteriormente a empresa britânica Eschmann Bros. & Walsh iniciou a fabricação de um guia introdutor especificamente destinado à intubação traqueal, que passou a ser chamado de *gum elastic bougie*, a despeito de não se tratar de um bougie (dilatador) e nem ser feito de goma elástica. No início dos anos 70, Paul Hex Venn, anesthesiologista consultor da empresa, propôs duas sutis, porém cruciais modificações no formato original do introdutor de Eschmann: a angulação da ponta a 30° (Figura 76.28) e o maior comprimento (em torno de 70 cm), além de mudar a técnica de utilização, sendo introduzido inicialmente o bougie e depois o tubo.

Ao ser colocado no interior da traqueia, este deve ser introduzido suavemente. Neste momento, o operador pode perceber os "cliques" característicos do deslizamento da extremidade do bougie em contato com os anéis traqueais. Caso os cliques traqueais não sejam percebidos e não ocorra parada na progressão do bougie, chegando-se a 45-50 cm de introdução, deve-se suspeitar de posição esofágica. Uma vez posicionado o bougie na traqueia, um auxiliar segura a ponta exteriorizada do mesmo e o operador desliza o tubo traqueal lubrificado através do guia enquanto mantém a laringoscopia. Ante uma resistência à progressão do tubo, é possível que a

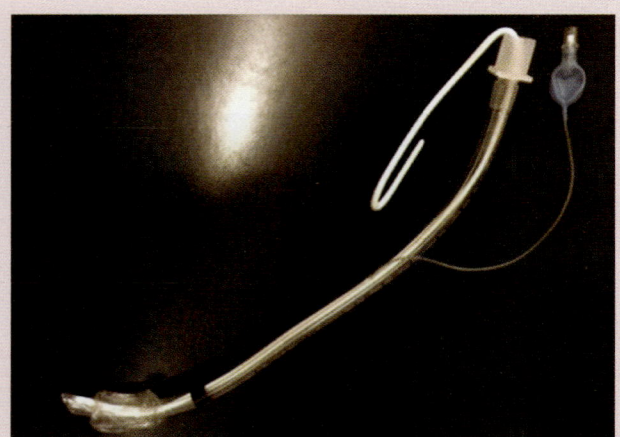

Figura 76.27 — *Tubo traqueal com estilete-guia metálico. Tubo traqueal com a extremidade curvada por estilete–guia metálico colocado em seu interior. Notar que a extremidade do guia NÃO ultrapassa a extremidade do tubo.*

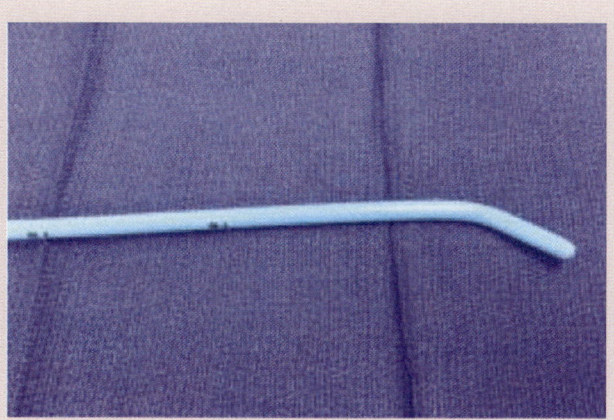

Figura 76.28 — *Bougie com ponta angulada em 30°.*

extremidade biselada esteja encontrando a cartilagem aritenóide direita ou seio piriforme direito. Uma rotação anti-horária de 90° do tubo sobre o guia geralmente corrige o problema (Figura 76.29).

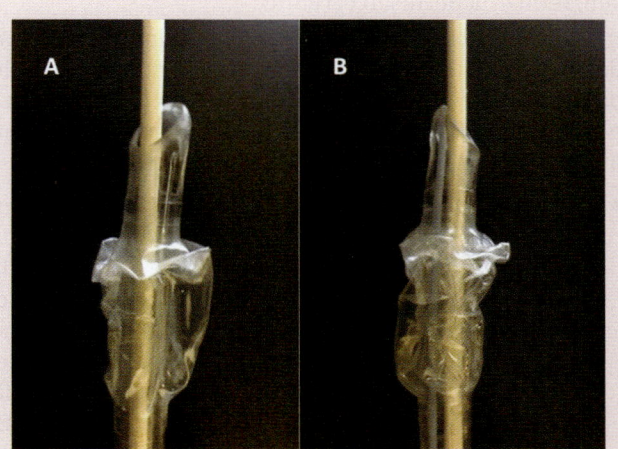

Figura 76.29 — Rotação do tubo sobre o bougie. Uma rotação de 90° em sentido anti-horário força a ponta do tubo a se dirigir medialmente, otimizando o alinhamento do tubo e facilitando sua progressão.

Em 1996, Gataure e col. avaliaram o sucesso da intubação traqueal comparando o bougie *versus* estilete em laringoscopia classe III. O bougie foi 30% mais eficiente que o estilete para colocação do tubo em posição traqueal.[23]

Mais recentemente, o bougie foi incorporado como auxiliar na locação da máscara laríngea ProSeal (Figura 76.30). Neste caso, a extremidade reta do bougie é introduzida no esôfago e a seguir desliza-se o conduto digestivo da máscara devidamente lubrificado por sobre o bougie até a locação final da máscara.[24,25]

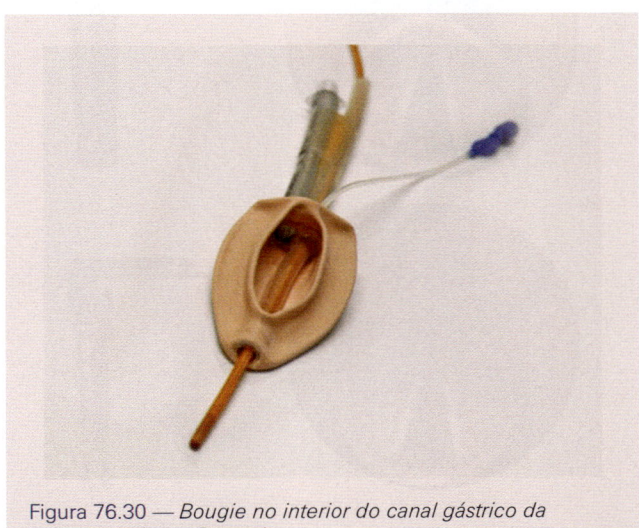

Figura 76.30 — Bougie no interior do canal gástrico da máscara laríngea Proseal.

Alguns modelos de bougie possuem lúmen interno e conector proximal de 15 mm ou engate para ventilação a jatos (VBM®, Cook®). Isto possibilita oxigenação durante o procedimento ou observação da capnografia para auxiliar na confirmação da posição. Os modelos com lúmen são obrigatoriamente descartáveis.

O material de que é constituído o bougie pode variar de um fabricante para outro. Pode ser uma estrutura em Dacron revestido por resina como no guia de Eschmann ou toda a estrutura em polietileno. Porém as características essenciais que necessariamente precisam apresentar são:

- Estrutura maleável, porém não excessivamente flexível
- Revestimento com material isento de atrito
- Angulação em torno de 30° a 2 cm da extremidade distal
- Comprimento igual ou superior a 65 cm
- Material que permita a transmissão de estímulo táctil

Eventos adversos como sangramento das vias aéreas, perfuração da faringe e laringe, lesão traumática do pulmão (pneumotórax), lesão traumática do esôfago, transmissão de doenças e infecções[26] são decorrentes do emprego de força frente às resistências encontradas durante sua manipulação nas vias aéreas.

Os guias introdutores de intubação traqueal, constituem-se atualmente em recurso de extrema importância, como auxiliar à intubação em condições de visão incompleta da glote.

Preparo para Intubação Traqueal

Ao lado da avaliação clínica prévia, o preparo tem grande importância no êxito da intubação traqueal. Equipamentos devem estar prontamente acessíveis e funcionantes. Integram o preparo os seguintes ítens:

- Monitorização – oximetria de pulso e capnografia ou capnometria
- Fonte de oxigênio
- Máscara facial de tamanho adequado
- Sistema de ventilação
- Cânulas faríngeas
- Lâmina de laringoscópio de tamanho e tipo adequados para o paciente
- Tubo traqueal de calibre adequado com integridade do balonete verificada
- Guia introdutor traqueal (bougie) ou Estilete guia
- Sistema de aspiração operante

Adjuvantes farmacológicos

- Hipnóticos ou sedativos
- Analgésicos opioides
- Bloqueador neuromuscular
- Anestésico local (para o caso de intubação acordado)

Posicionamento

- Posição olfativa otimizada – flexão do pescoço sobre o tórax (obtida pela utilização de coxim occipital) associada à extensão da cabeça sobre o pescoço (realizada manualmente)
- Compressão laríngea externa (BURP: *back-up-right-pressure*)

Via Orotraqueal

A intubação orotraqueal através de laringoscopia direta é o procedimento mais comumente adotado para o acesso à via aérea inferior. Em condições eletivas ela é realizada em jejum, sob anestesia geral com bloqueio neuromuscular ou preparo farmacológico para intubação acordado.

Em pacientes que se encontrem sob sondagem gástrica, deve ser realizada a aspiração e/ou retirada da sonda antes de submetê-lo à laringoscopia. Na impossibilidade de aguardar o tempo de jejum necessário, é recomendável a administração de metoclopramida e bloqueador de receptor H_2 objetivando, respectivamente, acelerar o esvaziamento gástrico e reduzir a secreção ácida. Menos viável de ser administrado no contexto de urgência, uma vez ser administrado por via oral, é o neutralizador de ácido gástrico citrato de sódio.

O correto posicionamento do paciente é ítem fundamental para o sucesso da técnica e para redução de eventos traumáticos associados à intubação traqueal.

A visão da laringe requer o alinhamento dos três eixos que constituem as vias aéreas superiores: oral, faríngeo e laríngeo. Isto é obtido com anteriorização e extensão do polo cefálico (posição olfativa). A elevação da cabeça (através da colocação de coxim sob o occipital) alinha os ângulos faríngeo e laríngeo. A extensão do pescoço, no ponto da articulação atlânto-occipital, alinha o eixo oral com os demais. Esta manobra não deve ser realizada em pacientes com trauma cervical, devido ao risco de lesão medular. Em idosos, a extensão da cabeça pode bloquear o fluxo sanguíneo através das artérias vertebrais e, assim, reduzir a perfusão cerebral.

Para orientar o tamanho ideal do coxim a ser utilizado devemos traçar uma linha que une o tragus ao ângulo da mandíbula com a cabeça em extensão máxima sobre o coxim occipital. Esta linha deve ser paralela ao plano onde o paciente se encontra apoiado (Figura 76.31).

- **Intubação orotraqueal propriamente dita** — Com a cabeça do paciente apoiada sobre coxim occipital, a mão direita do instrumentador promove a extensão da mesma. Estando o paciente adequadamente relaxado, este movimento é suficiente para abrir a cavidade oral para que seja possível inserir a lâmina do laringoscópio. Alternativamente pode-se empregar o polegar e o indicador da mão direita para separar as arcadas dentárias. A lâmina do laringoscópio é então inserida na cavidade oral através do canto direito da comissura labial. Esta desliza ao longo da borda direita da língua, deslocando-a (com cuidado para não comprimir os lábios entre esta e os dentes) até inserir-se na valécula (quando usadas lâminas curvas) ou ultrapassá-la e sobrepor-se à epiglote (lâminas retas) (Figura 76.32). O cabo do laringoscópio é, então, tracionado para cima e para frente num plano perpendicular à mandíbula. O movimento de alavanca não deve ser realizado, pois resulta em traumatismo dentário (incisivos superiores) e desloca a glote anteriormente, dificultando a visibilização da fenda glótica.

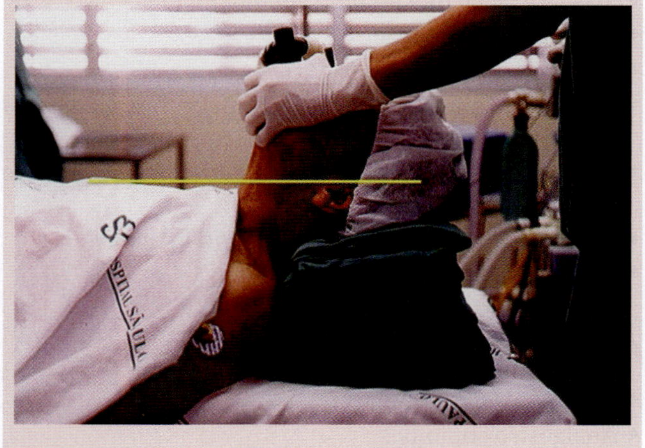

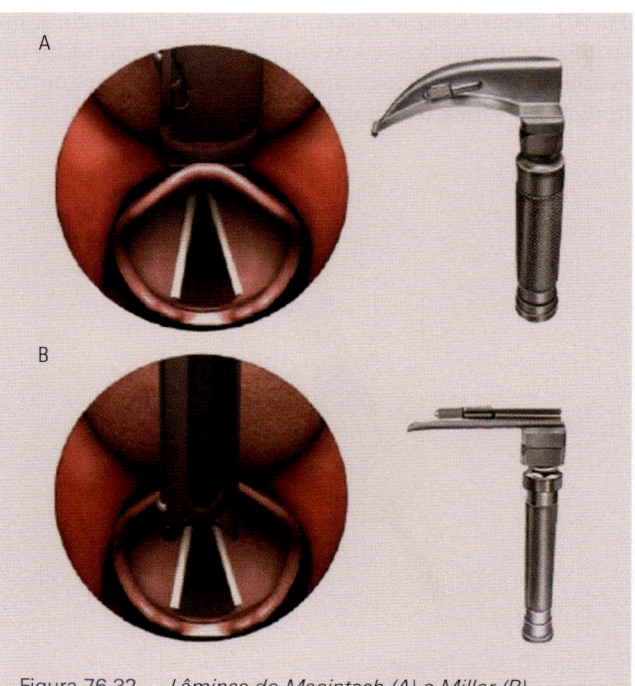

Figura 76.31 — *Determinação da altura ideal do coxim occipital.*

Figura 76.32 — *Lâminas de Macintosh (A) e Miller (B).*

A visão da laringe pode ser melhorada com a manobra de compressão laríngea externa também conhecida como BURP (**B**ack **U**p **R**ight **P**ressure) (Figura 76.33). Esta manobra consiste na realização de uma pressão aplicada para trás, para cima e, frequentemente para a direita, sobre a cartilagem tireóide (90% das vezes), cricóide ou eventualmente osso hióide.[27]

- **Grau de visão laringoscópica** – Cormack e Lehane, em artigo sobre intubação difícil em Obstetrícia (1984),[28] propuseram uma escala para classificar o grau de visão sob laringoscopia direta com lâmina de Macintosh (Figura 76.34). Esta classificação é importantíssima para uniformizar as informações contidas nas publicações sobre intubação, sendo amplamente utilizada ainda hoje.

Classificação de Cormack e Lehane para o grau de visão laringoscópica

- **Grau 1:** epiglote e fenda glótica totalmente visíveis
- **Grau 2:** epiglote e comissura posterior da fenda glótica visíveis
- **Grau 3:** apenas a epiglote visível
- **Grau 4:** nenhuma estrutura laríngea visível (apenas palato mole e/ou língua visíveis)

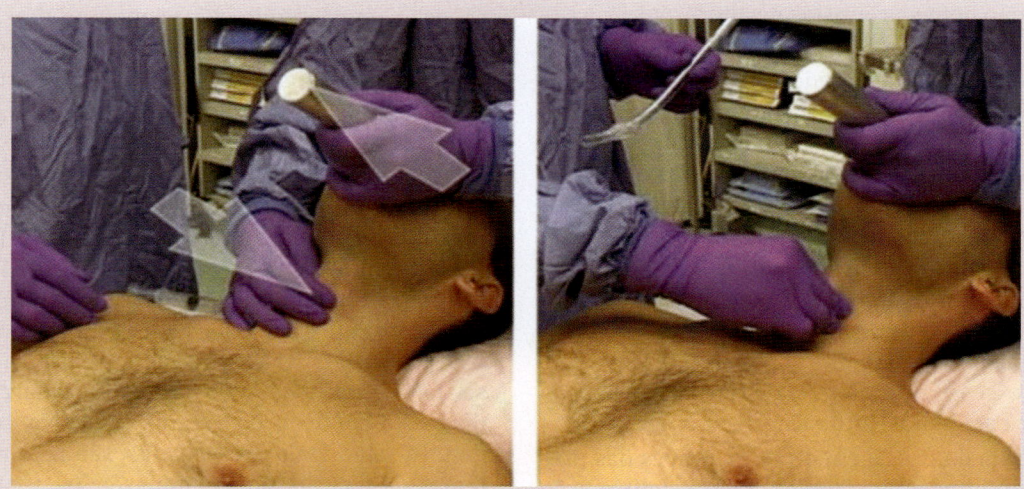

Figura 76.33 — *Manobra de compressão laríngea externa (BURP). Quem realiza a laringoscopia busca manualmente a melhor exposição da fenda glótica através de manipulação da região anterior do pescoço com a mão direita. A manobra é reproduzida por um auxiliar no momento em que o laringoscopista solta a compressão para realizar a intubação.*

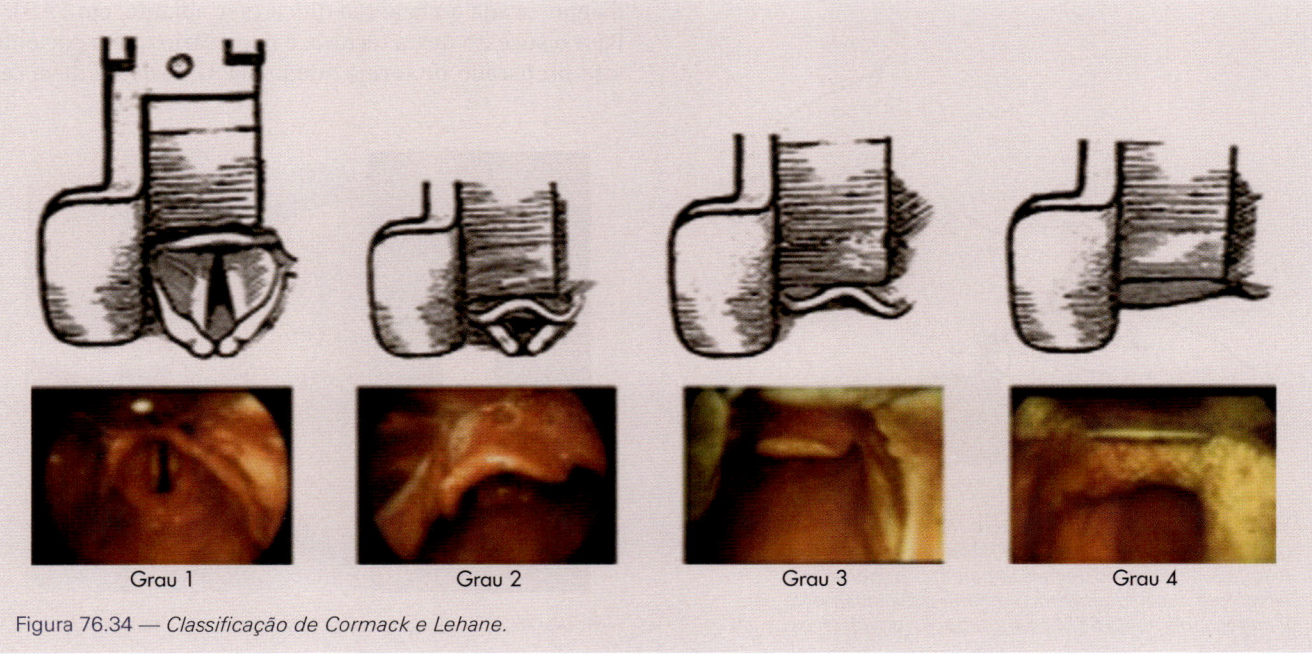

Figura 76.34 — *Classificação de Cormack e Lehane.*

Tim Cook, em 2000, propõe uma subdivisão nos graus II e III da classificação de Cormack e Lehane, atribuindo valores "qualitativos" – fácil (classes I e IIa), restrito (classes IIb e IIIa) e difícil (classes IIIb e IV) – para o grau de visão laringoscópica. Sugere ainda a técnica de intubação mais adequada para cada um dos três grupos – respectivamente intubação direta, indireta (via bougie) e "alternativa" (métodos ópticos). A classe IIa evidencia a comissura posterior da fenda glótica; na classe IIb, apenas as cartilagens aritenóides e/ou corniculadas. Na classe IIIa apenas a epiglote é visível e há espaço entre a extremidade livre da epiglote e a parede posterior da faringe. Na classe IIIb este espaço inexiste; a epiglote está apoiada sobre a parede posterior da hipofaringe. Para as classes I e IV não houve propostas de alterações.[29]

Nos recém-nascidos e lactentes, o alinhamento dos eixos das vias aéreas é dificultado pela posição mais cefálica da laringe, maior volume da língua, pescoço curto e epiglote pouco maleável, em forma de "U". Em razão das pequenas dimensões no recém nato, é possível – e bastante comum – realizar a compressão laríngea externa com o quarto ou quinto dedo da mão esquerda durante a manobra de laringoscopia (Figura 76.35).

Uma vez obtida a visão da fenda glótica, introduz-se então o tubo na luz da traqueia, atentando para que a borda proximal do balonete ultrapasse as pregas vocais. A introdução excessiva do tubo traz o risco de intubação endobrônquica acidental (intubação seletiva).

A visão direta da passagem do tubo através das pregas vocais é um importante elemento para confirmação da intubação. Todavia, o padrão "ouro" é a presença de CO_2 no gás exalado. A monitoração do $P_{ET}CO_2$ para confirmação da intubação traqueal reduziu drasticamente a incidência de intubação esofágica nos Estados Unidos, como demonstram dados do ASA *Closed Claims Project*[30] tendo se tornado uma recomendação para a Sociedade Americana de Anestesiologistas.[31] Mesmo em situações de baixo débito cardíaco, como por exemplo durante manobras de reanimação cardio-pulmonar, é possível a identificação de curva capnográfica, ainda que com traçado anormal.[32] Por sua vez, a técnica de ausculta associada à observação da radiografia de tórax avalia a possibilidade de intubação seletiva.

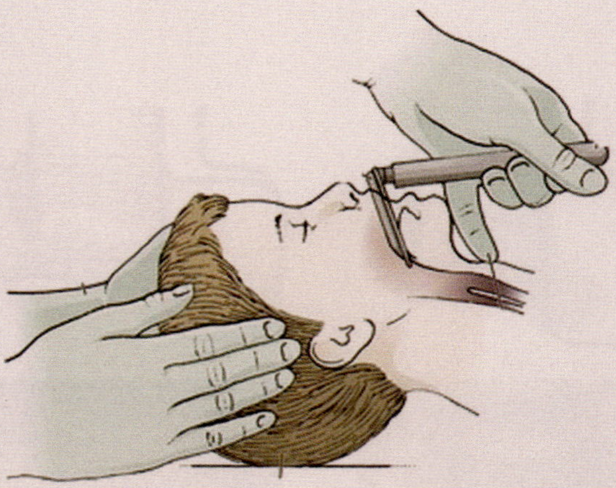

O tubo traqueal deve ter sua extremidade distal posicionado entre 3 e 5 cm da carina, com a cabeça em posição neutra, visto ser esta a amplitude de deslocamento que o mesmo pode sofrer com a flexão (desloca o tubo para baixo) ou extensão (desloca o tubo para cima) da cabeça. Considerando-se pacientes adultos, a medida da distância a ser fixado externamente o tubo é 22 cm na altura dos segundos molares ou 24 cm nos incisivos. Para crianças utiliza-se o cálculo idade/2 + 12 ou peso(kg)/5 + 12 (arcadas dentárias).[33]

A fixação do tubo no contexto da anestesia é geralmente realizada com fita adesiva microporosa (Micropore™), transparente (Transpore™), flexível (Tensoplast™) ou especificamente desenvolvida para esta finalidade (Multifix®) (Figura 76.36). Esta deve ser feita preferencialmente sobre a maxila, já que a mandíbula possibilita maior mobilidade. Na presença de barba a fixação pode ser feita através de amarração com cadarço ou fita cardíaca. No contexto da Terapia Intensiva, para períodos de intubação mais prolongados, são recomendados sistemas de fixação mais complexos, para garantir maior segurança contra extubação acidental, e fabricação em material mais delicado para evitar lesões cutâneas.

A intubação traqueal pode ser realizada com o paciente acordado e em ventilação espontânea, uma vez diagnosticada a via aérea difícil (ver adiante, em VAD).[34] Para o sucesso desta técnica, é necessário que o paciente seja preparado de forma adequada. O paciente deve ser

Figura 76.35 — *Laringoscopia em RN e lactentes. O quarto ou quinto dedo da mão esquerda fazem a compressão laríngea externa enquanto os demais seguram o laringoscópio. Notar que nesta faixa etária o melhor posicionamento para laringoscopia se dá SEM o empregoção de coxim occipital.*

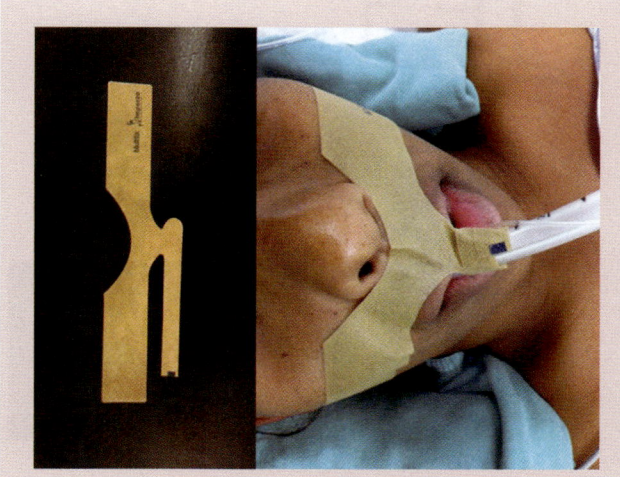

Figura 76.36 — *Fixação específica para tubo traqueal.*

informado do motivo da escolha desse procedimento e a sua concordância é fundamental, pois a não cooperação, hipertonia e presença de reflexos de vias aéreas dificulta ou mesmo impossibilita a execução do procedimento. O incômodo de uma intubação traqueal com o paciente desperto pode ser atenuado através de sedação consciente associada à anestesia tópica e/ou bloqueios nervosos. A sedação consciente atenua as respostas autonômicas (como taquicardia e hipertensão) e pode ser obtida com diferentes classes de fármacos: benzodiazepínicos, opioides, alfa-2 agonistas e até hipnóticos em doses tituladas. Seja qual for a escolha, o fundamental é que não ocorra depressão respiratória. A preservação da ventilação espontânea associada à oferta de oxigênio suplementar é o pilar da intubação com o paciente acordado.

Via Nasotraqueal

A via nasotraqueal foi utilizada no passado em pacientes críticos sob ventilação mecânica prolongada. A preferência por esta via justificava-se em razão da maior facilidade para higiene oral e também por permitir melhor fixação do tubo, resultando em menos trauma sobre a mucosa traqueal e maior tolerância à intubação – possibilitando, em muitos casos, reduzir os níveis de sedação.

Relatos de associação da intubação nasotraqueal à infecção dos seios da face (sinusite) reduziram a utilização desta via para intubação prolongada, a despeito de estudos controlados não terem confirmado esta correlação.[35] A intubação nasotraqueal é hoje praticamente restrita a procedimentos cirúrgicos intraorais (dentais) e mandibulares.

Fraturas de base do crânio e fraturas faciais (Lefort II e III) frequentemente associam-se à ruptura da placa cribiforme do etmóide. Em razão desta constatação "anatômica" associada a casos isolados de meningite e inserção intracraniana de sonda nasogástrica, cânula nasofaríngea ou tubo traqueal relatados na literatura,[36] difundiu-se como contraindicação absoluta a introdução de qualquer tubo, sonda ou cateter por via nasal nestas condições. Desta forma, para intervenções cirúrgicas corretivas da(s) fratura(s), era tradicionalmente recomendada realização de traqueostomia ou intubação submentoniana. Ainda que em muitos centros ainda haja esta recomendação, esta parece não se justificar ante a evidências ulteriores.[37,38] Com o recurso da fibroscopia flexível evita-se a passagem às cegas do tubo traqueal pela nasofaringe.

A INT não é isenta de riscos de complicações. Tendo em vista a mucosa ricamente vascularizada do nariz, o sangramento é a complicação mais frequente. Daí a necessidade de utilização de vasoconstritores nasais (fenilefrina, oximetazolina, nafazolina) antes da introdução do tubo na cavidade nasal.

Trauma ou mesmo avulsão de cornetos é outra complicação descrita, assim como lesão da mucosa nasofaríngea criando falso trajeto durante a progressão do tubo em direção à orofaringe. Uma rara – e grave – complicação possível de ocorrer é a avulsão da adenóide com obstrução do tubo pela mesma. Medidas como aquecimento do tubo com soro morno para tornar o PVC mais maleável e flexível tornando-o menos traumático, opção pelo tubo de Parker, esvaziamento completo do balonete e cobertura do bisel com um dedo de luva cortado (Figura 76.37) minimizam a probabilidade de ocorrência destas complicações.

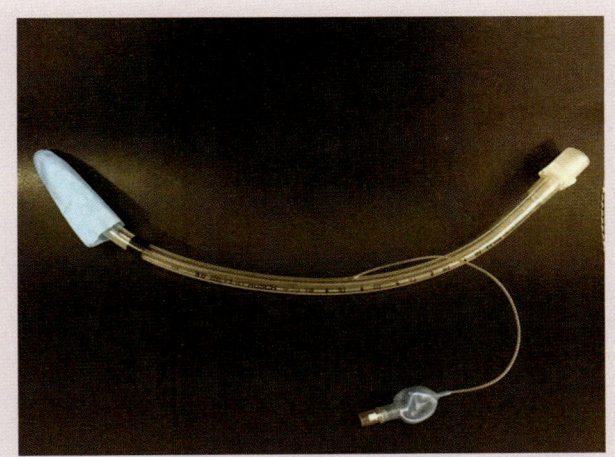

Figura 76.37 — *Proteção do bisel do tubo traqueal com dedo de luva para INT.*

Passo a passo da intubação nasotraqueal:

1. Perguntar ao paciente se há alguma narina pela qual respire melhor. Desvio de septo nasal é condição bastante frequente. Na ausência de informação do paciente, fazer exploração digital após indução da anestesia para verificar qual lado possui maior diâmetro.
2. Instilar 1 a 2 gt de vasoconstritor.
3. Banhar o tubo nasal ou pré-formado "polar norte" – máximo DI: 7,5 no adulto - em soro morno e cobrir o bisel com um dedo de luva cortado.
4. Calçando luva cirúrgica, o operador aplica anestésico local (lidocaína a 2%) em gel sobre a narina escolhida e a espalha digitalmente pelo interior da cavidade nasal.
5. Iniciar a introdução do tubo em direção posterior, caudal e medial. Alcançando a orofaringe, encontra-se resistência à progressão do tubo (aproximadamente 15 cm). Neste momento deve-se realizar discreta rotação em sentido anti-horário se o acesso for através da narina direita e horário se for através da esquerda. Acentuar a extensão da cabeça é outra medida que facilita a progressão do tubo. Sob nenhuma hipótese deve ser forçada progressão intempestiva do tubo contra resistência!

6. Posicionar o laringoscópio na cavidade oral para visibilizar o tubo.
7. Retirar o dedo de luva da extremidade do tubo utilizando pinça de Maggil (Figura 76.38). Deve-se ter cuidado nesta manobra para evitar perfurar o balonete
8. Apreender o tubo com a pinça de Maggil evitando a região do balonete.
9. Direcionar o tubo para a fenda glótica enquanto uma auxiliar completa a introdução do mesmo.

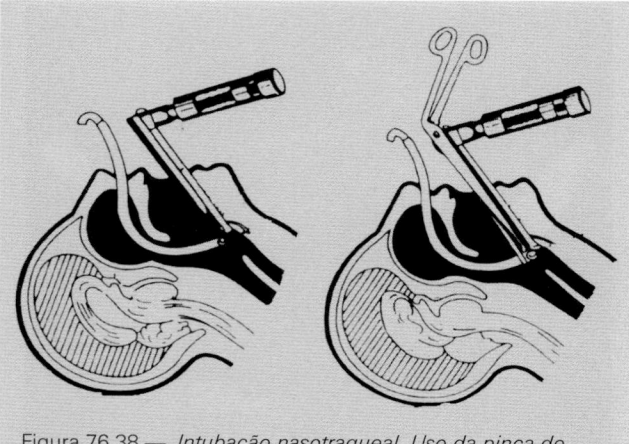

Figura 76.38 — *Intubação nasotraqueal. Uso da pinça de Magill.*

Traqueostomia

A traqueostomia já havia sido citada nos escritos e ilustrações de Galeno (130-200 DC), porém data de mil e trezentos anos após, em 1546, o primeiro relato de uma traqueostomia bem sucedida. Esta foi realizada pelo médico italiano Antonio Musa Brasavola.

A traqueostomia – ou abertura da traqueia cervical – pode ser obtida por incisão (traqueostomia) ou por punção seguida de dilatação (traqueostomia dilatacional percutânea). Trata-se de procedimento eletivo ou semi-eletivo. No contexto da emergência, no qual não foi possível a intubação traqueal nem a introdução de dispositivo supraglótico, a cricotireoidostomia – e não a traqueostomia - deve ser realizada prontamente.

As principais indicações para realização de traqueostomia são:

* Obstrução fixa de laringe, como, estenose subglótica, paralisia bilateral de pregas vocais, etc;
* Pós-operatórios de laringectomias e outras intervenções cirúrgicas extensas de cabeça e pescoço;
* VAD previamente reconhecida na qual técnicas menos invasivas tenham falhado ou não sejam disponíveis;
* Intubação prolongada;

* Proteção de vias aéreas em doença neurológica grave;
* Facilitação da aspiração de secreções;
* Facilitação do desmame da ventilação mecânica.

A traqueostomia cirúrgica é preferencialmente realizada em sala cirúrgica por cirurgião experiente. Complicações imediatas tais como hemorragia, lesão de traqueia e insucesso do procedimento, com perda da via aérea definitiva, e óbito são descritas.[39]

A traqueostomia percutânea e as técnicas de dilatação podem ser realizadas no leito, geralmente dentro da Unidade de Terapia Intensiva. A associação da técnica de fibroscopia flexível contribui para maior segurança do procedimento, prevenindo perfurações acidentais da parede posterior da traqueia.[40]

INDUÇÃO E INTUBAÇÃO EM SEQUÊNCIA RÁPIDA

Desde a publicação de Mendelson, em 1946, é sabido que a aspiração do conteúdo gástrico em pacientes anestesiados correlaciona-se à elevada mortalidade. Foi a principal causa de morte associada ao manuseio das vias aéreas no NAP4 (4th *National Audit Project*), no Reino Unido.[41] Em 2011, o *Closed Claims Project* da ASA identificou a aspiração do conteúdo gástrico como a terceira causa mais frequente de evento adverso de natureza respiratória geradora de processos contra anestesiologistas.[30]

Em publicação de 1961, Sellick já propunha que fosse realizada a compressão manual da cartilagem cricóide contra as vértebras cervicais com o intuito de impedir a regurgitação do conteúdo gástrico durante a indução de anestesia geral.[42] No início da década de setenta, Salem recomenda "medidas preventivas" contra regurgitação e aspiração do conteúdo gástrico em pacientes com estômago cheio. Em linhas gerais, estas dividiam-se em dois extremos: evitar anestesia geral, preservando os reflexos protetores das vias aéreas ou realizar anestesia geral com intubação traqueal utilizando tubo com balonete.[43] A técnica de indução e intubação em sequencia rápida (IISR) foi definitivamente incorporada como padrão após a publicação de Peter Safar sobre o assunto no mesmo ano.[44] Dentre os quinze passos da IISR listados por Safar, destacaremos alguns que, ao longo dos anos, ainda são objeto de polêmica.

Descompressão Gástrica

A descompressão e esvaziamento do conteúdo gástrico em pacientes com "estômago cheio" é sempre desejável. A controvérsia recai sobre a manutenção ou não da sonda gástrica durante a IISR. Para Sellick, a presença da sonda impedia não apenas o fechamento dos esfíncteres esofágicos superior e inferior como também o colapso completo da luz esofageana durante a compressão cricóide. A justificativa para mantê-la apoia-se na vantagem de proporcionar uma descompressão gástrica contínua, mantendo a possibilidade de um canal de drenagem constante entre o estômago e o meio externo.

Pré-oxigenação

A intubação no contexto da emergência associa-se a maior incidência de intubação difícil[45] e, portanto, uma duração mais prolongada da intubação. A pré-oxigenação permite maior tempo em apneia sem que ocorra dessaturação crítica. No paciente com estômago cheio deve ser evitada a ventilação com pressão positiva durante a fase da pré-indução em razão do risco de regurgitação. Nestes casos, a pré-oxigenação é realizada em ventilação espontânea ou oxigenação apneica.

- **Ventilação espontânea** – o tempo para que ocorra a substituição do ar contido nos alvéolos por oxigênio depende da ventilação alveolar (diretamente) e da capacidade residual functional (inversamente). Em média, em um adulto normal, após 3 minutos ventilando em seu volume corrente (VC) normal, ocorre substituição de 95% do gás alveolar, o que acarreta em uma fração expirada de oxigênio superior a 90% (FEO_2 > 90%). A medida da FEO_2 é mais fiel para assegurar a eficácia da pré-oxigenação do que apenas arbitrar um determinado período de tempo (3 a 5 min, p.e.). Se houver demora excessiva para atingir uma FEO_2 superior a 90%, muito provavelmente há vazamento no circuito e este, frequentemente encontra-se no selo inadequado da máscara facial sobre a face do paciente.[46] São necessários fluxos elevados (10 a 12 L.min^{-1}) de oxigênio a 100% alimentando o circuito para evitar a re-inalação. Na eventualidade de emergência absoluta, é possível reduzir o período da pré-oxigenação para um minuto. Neste caso o paciente realiza oito manobras de capacidade vital (CV) ou seja, oito inspirações e expirações máximas. Quatro manobras de CV em trinta segundos **não** alcançam a mesma FEO_2 que três minutos em VC ou oito manobras de CV em um minuto.[47]

- **Oxigenação apneica** – a colocação de um cateter faríngeo conectado a uma fonte de oxigênio aliado à uma via aérea desobstruída permite que ocorra oxigenação uma vez que o consumo de oxigênio pelos tecidos "retira" continuamente este gás do espaço alveolar criando um gradiente pressórico. Por sua vez, o CO_2 não consegue ser exalado em razão do movimento de massas do oxigênio, acumulando-se na razão de 8 a 16 mmHg no primeiro minuto de apneia, e 3 mmHg.min^{-1} nos minutos subsequentes.[48] Mais recentemente tem sido desenvolvidos sistemas que oferecem altos fluxos de O_2 – 60 a 70 L.min^{-1} – através de cateter nasal (Optiflow™). Além da manutenção da SaO_2 por períodos de tempo consideravelmente superiores à oxigenação apneica clássica, esta técnica, descrita como THRIVE (*Transnasal Humidified Rapid-Insufflation Ventilator Exchange*), é capaz de retirar o CO_2 do espaço morto retardando o surgimento de hipercarbia.[49]

Posição do Paciente

Originalmente, Salem e Safar em suas publicações, recomendavam a posição em "V". Isto porque o cefaloaclive era recomendado como tentativa de impedir que uma eventual regurgitação alcançasse a laringe. Os membros inferiores elevados visavam assegurar o retorno venoso durante a hipotensão desencadeada pelo tiopental, agente indutor utilizado à época. Por sua vez, há quem advogue que a posição em cefalodeclive seria mais segura, uma vez que, para estes, a elevação do dorso e cabeça não impediriam uma eventual regurgitação e, neste caso, a aspiração seria uma certeza devido à ação da gravidade. Na posição de cefalodeclive o conteúdo gástrico regurgitado acumular-se-ia na cavidade oral sendo passível de ser removido através de sucção externa. Para os que advogam a manutenção do paciente em DDH a prioridade é a facilitação da intubação traqueal.

Pré-curarização ou Desfasciculação

A fasciculação provocada pela succinilcolina leva a aumento da pressão intragástrica que poderia provocar regurgitação. Em razão disto é que, classicamente, recomenda-se a utilização de pequena dose de bloqueador neuromuscular adespolarizante (BNMA) – aproximadamente 1/20 da dose que seria empregada para intubação – 3 minutos antes da administração da succinilcolina. Algumas limitações desta técnica têm sido levantadas:

1. Se o cálculo preciso desta subdose de BNMA é perfeitamente factível de acontecer em um ambiente eletivo, o mesmo não se verifica no contexto da urgência e emergência. A administração de doses inadvertidamente mais elevadas de BNMA pode provocar paralisia da musculatura faríngea com comprometimento da ventilação espontânea além de desconforto extremo para o paciente. Além disto, o relaxamento do esfíncter esofágico superior e a dificuldade para deglutir favorecem a aspiração pulmonar.

2. Dependendo da emergência do caso pode não ocorrer a espera do tempo necessário para ação do BNMA (pelo estresse da situação) o que pode comprometer o objetivo da técnica, ou seja, ocorre a fasciculação mesmo c/administração prévia de BNMA.

3. O emprego de BNMA objetivando evitar a fasciculação da succinilcolina exige que seja empregada dose maior deste fármaco: de 1,5 a 2,0 mg.kg^{-1}. A dose usual de 1mg.kg^{-1} pode não oferecer as melhores condições para intubação e a instrumentação das vias aéreas nesta condição é um potente estímulo para regurgitação.[50]

Emprego de Hipnótico Venoso

A utilização de agente hipnótico por via venosa é o pilar da técnica de IISR. Uma indução inalatória acarretaria um tempo de apneia inaceitavelmente longo com a via aérea desprotegida. A controvérsia neste caso recai sobre qual agente empregar. O tiopental empregado nos primórdios da descrição da técnica de IISR[44] não mais se justifica frente às vantagens de agentes indutores como propofol, etomidato e cetamina. Na verdade, em razão da cardioestabilidade proporcionada pelo etomidato, este foi o agente indutor de escolha para IISR durante muito tempo. Todavia, a partir das evidências de supressão adrenal mesmo após dose única de etomidato acarretando em maior gravidade para pacientes sépticos, passou-se a indicar a cetamina como fármaco de escolha neste cenário (pacientes criticamente enfermos nos quais há evidência de infeccção).[51,52] Se a IISR é indicada em contexto diferente deste, tanto o etomidato como o propofol podem ser empregados como agente indutor. O primeiro, melhor indicado em condições de instabilidade cardiovascular.

Manobra de Sellick ou Compressão Cricoide[50]

Este é seguramente o tópico mais polêmico da IISR. A partir da descrição de Sellick em 1961, a compressão da cartilagem cricóide sobre as vértebras cervicais passou a ser obrigatória como medida preventiva contra regurgitação do conteúdo gástrico durante a indução de anestesia geral. Vários estudos relataram, entretanto, que a manobra é realizada de forma equivocada na maior parte das vezes. Os equívocos ocorrem:

1. Em relação ao local de aplicação da compressão – em pescoços longilíneos é menor a dificuldade de identificação da cartilagem cricóide. Em pescoços curtos porém, esta identificação pode não ser tão simples e frequentemente aplica-se a pressão sobre a cartilagem tireóide, confundindo-se a manobra de Sellick com a manobra BURP (ver acima).
2. Em relação à intensidade da força aplicada – a descrição original de Sellick indicava a realização de "pressão moderada" enquanto o paciente estivesse consciente, e uma "firme pressão" logo após a perda da consciência. É fácil deduzir o quão imprecisa é esta descrição e o quão difícil é a sua reprodutibilidade. Estudos posteriores propuseram que a pressão de 44N seria a eficaz para oclusão da luz esofageana e outros ainda afirmaram que este valor incorreria no risco de compressão da via aérea, propondo portanto os valores de 10N com o paciente acordado e 30N após a indução. Mas o problema permanece: como é possível aferir este nível de pressão no momento da aplicação da manobra?
3. Em relação ao momento da aplicação – nem sempre é precisa a avaliação do momento da perda da consciência. A aplicação precoce da compressão cricóide pode desencadear náuseas o que, aliado à redução da pressão do esfíncter esofágico inferior em resposta à compressão cricóide, pode se converter em vômito ativo.
4. Estudos empregando imagens de ressonância magnética evidenciaram que o esôfago desloca-se lateralmente em 90% das vezes em que é aplicada a compressão cricóide.[53] De fato, Sellick salientava a importância de se deixar a cabeça e o pescoço em extensão para evitar este deslocamento. Na prática, este posicionamento não é realizado, pois entende-se que a posição olfativa (ver acima) como elemento da tentativa ótima de laringoscopia é a prioridade, sorte a abreviar o tempo para conclusão da intubação.
5. Em relação à distorção da via aérea, os estudos são conflitantes: alguns identificam piora da visibilização laríngea enquanto outros referem melhora. Porém, em relação à inserção de dispositivo supraglótico, é consenso que a aplicação da compressão cricóide dificulta ou mesmo impede esta locação.[54,55]

Ante tantos fatores limitantes para o emprego da manobra de Sellick cabe a pergunta: ainda devemos executá-la como parte integrante da técnica de IISR? A recomendação atual é que sim, deve ser realizada. No entanto, se a intubação traqueal estiver sendo retardada devido ao comprometimento da visão laringoscópica por distorção da via aérea em razão da compressão cricóide, deve-se imediatamente aliviar a força de compressão.[56,57]

Succinilcolina × Rocurônio

A succinilcolina foi por muito tempo considerada o bloqueador neuromuscular ideal para ser empregado na IISR devido a seu rápido início de ação e curta duração. Vimos acima as considerações a favor e contra a utilização de agente adespolarizante previamente à administração de succinilcolina. Além disso, pode haver restrições para seu uso, como por exemplo em indivíduos susceptíveis à hipertermia maligna, hipercalemia, grandes queimados, hepatopatia grave (possibilidade de baixos níveis de pseudocolinesterase plasmática), miopatias com elevação de CPK, glaucoma de ângulo fechado e lesões oculares penetrantes (por elevação da pressão intraocular). O rocurônio apresenta-se como alternativa à succinilcolina devido a seu rápido início de ação (cerca de 60 seg) em doses elevadas (1,0 a 1,2 mg.kg^{-1}). Entretanto, em razão da duração prolongada de seu efeito, é recomendável que o mesmo só seja empregado se houver disponibilidade conjunta do sugamadex – antagonista específico do rocurônio – para a eventualidade de não ser possível a intubação.[58]

Importante ressaltar que apenas a disponibilidade do sugamadex não é garantia de proteção, pois relatos demonstram que o tempo entre a tomada de decisão para reversão do bloqueio, a identificação e cálculo da dose, são prolongados e poderiam expor o paciente a episódios prolongados de apneia e dessaturação em situações críticas no manejo da via aérea.[59]

Ventilação Manual Pré-intubação

Havendo pré-oxigenação eficaz e sobretudo se após o período de desnitrogenação alguma forma de oxigenação apneica for mantida, é muito provável que não seja necessária a ventilação manual sob máscara mesmo se a intubação for difícil, trabalhosa ou prolongada. No entanto, fazendo-se necessária a ventilação, esta deve ser realizada com compressão cricóide aplicada – como exposto no artigo original de Sellick[42] e sem ultrapassar o valor de pressão de 20 cmH$_2$O. Na eventualidade de falha de intubação, a forma mais eficaz de resgate da ventilação, é através de um dispositivo supraglótico, preferencialmente de segunda geração. Para seu correto posicionamento pode ser necessário aliviar ou até suprimir a compressão cricóide.[56,57]

EXTUBAÇÃO (OU DESINTUBAÇÃO) E TROCA DE TUBO TRAQUEAL

Em rápida reflexão a respeito do termo que nomeia o ato de retirar o tubo traqueal chega-se à pergunta: qual termo é o correto? Extubação ou desintubação? Ambas são palavras formadas por derivação prefixal e empregam os prefixos latinos "ex" e "des", que significam respectivamente "para fora" e "ação contrária". Sendo assim, o termo desintubação seria mais correto, já que se trata de desfazer uma ação previamente realizada – a intubação. Extubação poderia significar a exteriorização do tubo em seu sentido amplo, não necessariamente intencional. Porém, como ambos os termos são encontrados na literatura nacional, consideraremos ambos como corretos.

Na imensa maioria das vezes, a retirada do tubo traqueal ao final da anestesia ocorre desprovida de complicações. Em certos grupos de pacientes, no entanto, a desintubação pode ser o fator causal de aumento da morbimortalidade associada ao controle da via aérea.

Através do banco de dados do *Closed Claims Project* da ASA identificou-se que se por um lado houve redução no número de processos movidos contra anestesiologistas no momentos da indução anestésica, fruto de melhor avaliação prévia da via aérea e antecipação de possíveis dificuldades, por outro houve aumento no número de processos relacionados ao momento do pós-anestésico imediato, quando comparados dois períodos de tempo (1985-1992/1993-99).[60] Problemas relacionados à extubação foram a terceira complicação mais frequente relatada pelo NAP 4, sendo a obstrução das vias aéreas o principal fator envolvido. Identificou-se que o retardo no diagnóstico e a falta de antecipação e planejamento foram decisivos para o desfecho adverso.[41] Em 2012 foram publicadas as diretrizes de extubação pela DAS (*Difficult Airway Society*), com foco no processo de extubação em geral e não apenas na via aérea difícil. Propõe que as ações sejam fundamentadas em quatro etapas: planejamento, preparo, execução e cuidados pós-extubação. Tais diretrizes *(guidelines)* exploram a fisiopatologia dos eventos que comumente ocorrem no momento do despertar e da desintubação além de levar em conta tanto fatores gerais como os diretamente relacionados à via aérea: presença de via aérea difícil conhecida, obesidade, síndrome da apneia obstrutiva do sono, trauma de vias aéreas, risco de aspiração, entre outros. Dentre os fatores gerais encontram-se a condição dos diferentes aparelhos e sistemas e particularidades cirúrgicas, como a posição de trendelemburg no intraoperatório, inacessibilidade às vias aéreas, etc. A partir destas considerações classifica-se o paciente como baixo ou alto risco para desenvolver eventos adversos.[61]

Como parte da monitorização recomendada durante a fase de preparo, é sugerido que se faça o teste de vazamento (*"cuff-leak test"* – ver Tabela 76.3), sobretudo em condições de maior possibilidade de haver edema e/ou hematoma de ou próximo às vias aéreas (intervenções cirúrgicas de cabeça e pescoço, posição ventral ou cefalodeclive). Entretanto, o valor preditivo deste teste para obstrução de vias aéreas pós-extubação é controverso principalmente quando aplicado na população pediátrica.[62]

TABELA 76.4 VALORES DE REFERÊNCIA PARA O TESTE DE VAZAMENTO.[62]
Volumes acima dos quais a extubação é considerada "segura"
◆ 10% a 25% do VC medido antes da desinsuflação do balonete (100 × [VCEbi − VCEbd]/VCEbi)
ou
◆ 110 a 130 mL para adultos

Obs.: VC: volume corrente; VCEbi: volume corrente exalado com balonete insuflado; VCEbd: volume corrente exalada com balonete desinsuflado.

O uso de corticosteróides em pacientes internados em unidades de Terapia Intensiva objetivando redução de obstrução laríngea pós-extubação foi estudado em metanálise publicada em 2009. A terapêutica mostrou-se benéfica apenas nos pacientes identificados como de alto risco pelo teste de vazamento e nos quais o fármaco havia sido administrado pelo menos 4 horas antes da desintubação.[63]

A Tabela 76.5 fornece o passo a passo para desintubação acordado em paciente de baixo risco para obstrução de vias aéreas. Comentaremos alguns destes itens a seguir:

- **Protetor de mordida:** É comum em nosso meio se fazer uso da cânula orofaríngea (Guedel) para esta finalidade. Esta no entanto não é uma boa prática, uma vez que a abertura entre as arcadas dentárias promovida pela cânula orofaríngea é inferior ao diâmetro do tubo traqueal e portanto, em princípio, não evita a mordida sobre o tubo. É recomendada a utilização de um rolo de gaze firme ou o bocal usado em endoscopia para esta finalidade.
- **Posição do paciente para desintubação:** Ainda que não haja evidências a favor de uma determinada posição específica, há uma tendência à utilização do dorso elevado (posição semi-sentada)[64,65] e com a cabeça neutra (sem flexão, extensão ou rotação do pescoço) com intuito de evitar o colapso das vias aéreas.[66]
- **Reversão do bloqueio neuromuscular (BNM):** Diversos estudos já demonstraram que a avaliação da reversão do BNM através de testes clínicos é falha. Para se evitar o risco de aspiração do conteúdo gástrico, a recomendação é que seja feita a monitorização do BNM, objetivando-se uma relação T4/T1 igual ou superior a 0,9 para proceder à desintubação, tendo em vista a maior sensibilidade da musculatura respiratória, em especial a musculatura faríngea, à ação dos agentes bloqueadores neuromusculares.[67]

Uma interessante consideração a ser feita é a de que a desintubação é uma ação totalmente *eletiva*, ao contrário da intubação que, frequentemente, precisa ser realizada em caráter de urgência. Portanto é fundamental que ao se pretender desintubar um paciente classificado como de alto risco, se responda à pergunta: o tubo pode ser removido com segurança?

TABELA 76.5
SEQUÊNCIA DE AÇÕES NA DESINTUBAÇÃO ACORDADA EM PACIENTE DE BAIXO RISCO.

1. Ofertar oxigênio a 100%
2. Aspirar secreções de orofaringe sob visão direta
3. Inserir protetor de mordida
4. Posicionar o paciente adequadamente
5. Reverter o BNM
6. Aguardar padrão ventilatório regular e volume minuto adequado
7. Aguardar abertura ocular e obediência a comandos
8. Evitar movimentação da cabeça
9. Aplicar pressão positiva, desinflar o balonete e retirar o tubo com o pulmão insuflado próximo à CV
10. Ofertar oxigênio a 100%, confirmar a desobstrução da VA e a adequação da ventilação
11. Manter a oferta de oxigênio até a plena recuperação.

Por vezes é preferível postergar a desintubação ou decidir por uma traqueostomia, quando um quadro clínico de maior gravidade ainda não se encontra resolvido.

Se, ao contrário, não existirem motivos que justifiquem a manutenção do tubo traqueal, a desintubação mais segura, novamente, é a que é realizada com o paciente acordado. Todavia, se houver indicação clínica ou cirúrgica para um despertar mais suave, três são as técnicas sugeridas: substituição do tubo traqueal por máscara laríngea antes do despertar (a chamada manobra de Bailey ou Bailey modificada),[68] desintubação com manutenção de infusão de remifentanil ou desintubação através de cateter guia.

Os guias trocadores são um valioso recurso para se fazer uma desintubação "em dois tempos", isto é, quando se tem dúvidas se o paciente apresentará autonomia ventilatória após a desintubação. São longos e possuem quatro diferentes calibres (Figura 76.39). O guia é inserido no interior do tubo enquanto este ainda se encontra no interior da traqueia. Retira-se o tubo traqueal e observa-se o paciente durante um período de trinta minutos. Havendo estabilidade cardiovascular e respiratória, o guia é retirado após este período. Caso contrário, serve para orientar a re-intubação.

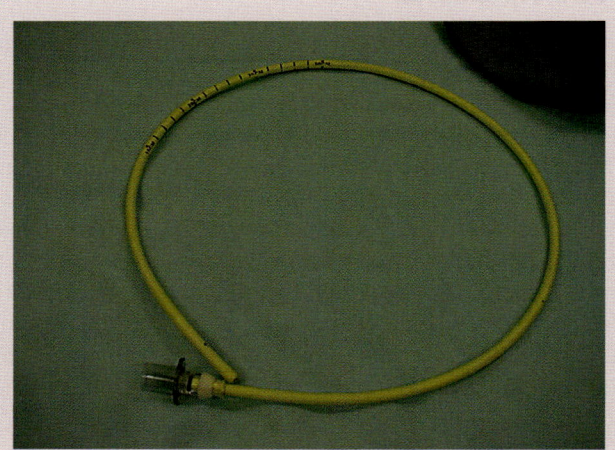

Figura 76.39 — *Trocador de tubo traqueal.*

Outra indicação para os guias trocadores é a que o próprio nome sugere: a substituição com maior segurança de um tubo traqueal por outro: pacientes críticos portadores de VAD nos quais o balonete do tubo é acidentalmente perfurado, troca de tubo simples para duplo-lúmen ou vice-versa, troca de tubo aramado por simples em pós-operatório imediato de procedimento neurocirúrgico ou cabeça e pescoço antes de encaminhar para a Unidade de Terapia Intensiva, entre outras indicações.

A VIA AÉREA DIFÍCIL

Como visto no início do capítulo, o controle da via aérea significa, em última análise, garantir um "caminho livre", isto é, uma via aérea desobstruída para que o fluxo aéreo possa se fazer e possibilitar as trocas gasosas.

Existem características anatômicas – não necessariamente patológicas – que impõem dificuldades para que este controle se faça. Desde o início do emprego da intubação traqueal em anestesia, há mais de sessenta anos, relatam-se casos de intubação difícil,[69] alguns correlacionando a dificuldade de laringoscopia a achados anatômicos[70] e à necessidade de instrumentos auxiliares, em alguns casos, para realizar a intubação traqueal.[71,72] No entanto, somente a partir da década de noventa é que intensificaram-se as publicações relacionadas ao assunto, surgindo um novo tópico de estudo dentro da Anestesia: a "Via Aérea Difícil". O marco inicial para este movimento foi a publicação, por parte da Sociedade Americana de Anestesiologistas, dos dados obtidos a partir da análise dos processos judiciais encerrados movidos contra anestesiologistas.[73] O estudo trouxe à luz dados contundentes: um terço (34%) do total de processos deveu-se a eventos adversos de natureza respiratória e destes, a imensa maioria (85%) teve o óbito ou lesão cerebral irreversível como desfecho.

Nos anos seguintes, diversas sociedades publicaram suas diretrizes e algoritmos de conduta, objetivando reduzir a incidência de eventos adversos relacionados ao controle da via aérea (Tabela 76.6). Destas, destacam-se as da *American Society of Anesthesiologists* (ASA) e da *Difficult Airway Society* (DAS), em razão do número de citações.

TABELA 76.6

American Society of Anaesthesiologists – ASA	1993/2003/2013[1,2,3]
Société Française d'Anesthésie et de Réanimation – SFAR	1996/2008[4,5]
Società Italiana di Anestesia, Analgesia, Rianimazione e Terapia Intensiva – SIAARTI	1998/2005[6,7]
Canadian Airway Focus Group	1998/2013[8,9]
Difficult Airway Society – DAS	2004/2015[10,11]
Sociedade Brasileira de Anestesiologia – SBA	2007[12]

1. Practice Guidelines for Management of the Difficult Airway. American Society of Anesthesiologists Task Force on Management of the Difficult Airway. Anesthesiology 1993, 78(3): 597-602. 2 Practice Guidelines for Management of the Difficult Airway. An updated report by the American Society of Anesthesiologists Task Force on Management of the Difficult Airway. Anesthesiology 2003, 98(5): 1269-77. 3.Practice Guidelines for Management of the Difficult Airway. An updated report by the American Society of Anesthesiologists Task Force on Management of the Difficult Airway. Anesthesiology 2013, 118(2): 251-70. 4.Société Française d'Anesthésie et de Réanimation – Expertise Collective. Intubation difficile. Ann Fr Anesth Réanim 1996, 15:207-214. 5. Société Française d'Anesthésie et de Réanimation – Conférence d'Experts. Réactualisation de la conférence d'experts sur l'intubation difficile. Ann Fr Anesth Réanim 2008, 27:1-62. 6.SIAARTI – Gruppo di Studio "Vie aeree difficili". L'intubazione difficile e la difficoltà di controllo dele vie aeree nell'adulto. Minerva Anestesiol 1998, 64: 361-71. 7. Gruppo di studio SIAARTI "Vie aeree difficili". Recommendations for airway control and difficult airway management. Minerva Anestesiol 2005, 71: 617-57. 8..Crosby ET, Cooper RM, Douglas MJ et al. The unanticipated difficult airway with recommendations for management. Can J Anaesth 1998, 45(8): 757-76.9. Law JA, Broemling N, Cooper RM et al. the difficult airway with recommendations for management. Can J Anaesth 2013, 60: 1089-1138. 10. Henderson JJ, Popat MT, Latto IP et al. Difficult Airway Society guidelines for management of the unanticipated difficult intubation. Anaesthesia 2004, 59(7): 675-94. 11. Frerk C, Mitchell VS, McNarry AF et al. Difficult Airway Society 2015 guidelines for management of unanticipated difficult intubation in adults. Br J Anaesth 2015, 115(6): 827-48. 12. Lütke C, Fortuna VBM, Tsuha GF. Via Aérea Difícil. Em: Manual de algoritmos e fórmulas úteis em Anestesiologia. Vane LA, Cavalcanti IL, Estrela JAR (editores). Rio de Janeiro: Sociedade Brasileira de Anestesiologia/SBA, 2007.

Definição e Incidência de Via Aérea Difícil

Não é fácil encontrar na literatura uma definição satisfatória para "Via Aérea Difícil" (VAD). Como bem colocado nas diretrizes da ASA, classificar uma via aérea como difícil depende de uma *"complexa interação entre fatores relacionados ao paciente, o contexto clínico em que se encontra e a habilidade do operador"*.[74]

Uma vez que o controle da via aérea pode ser realizado através de diferentes técnicas e/ou dispositivos – máscara facial, dispositivo supraglótico ou intubação traqueal – parece-nos mais adequado definir a dificuldade separadamente para cada um deles.

Definição e Incidência de Ventilação Difícil sob Máscara Facial (VDMF)

A VDMF é entendida como a impossibilidade de prevenir ou reverter sinais de oxigenação inadequada durante ventilação com pressão positiva instituída através de sistema bolsa-válvula-máscara com ou sem bloqueio neuromuscular. A VDMF ocorre, invariavelmente em razão de um ou ambos dos seguintes problemas: acoplamento (selo) inadequado da máscara sobre a face possibilitando vazamento, ou obstrução faríngea, laríngea ou traqueal.

Compreendem sinais clínicos de VDMF:

- Ausência ou inadequação de expansibilidade torácica, sons respiratórios, $ETCO_2$ e expirometria;
- Ausculta de ruído compatível com obstrução de via aérea superior
- Cianose
- Distenção gástrica
- Redução na SpO_2
- Alterações hemodinâmicas associadas à hipóxia e/ou hipercarbia: hipertensão, taquicardia, arritmias.

Com o intuito de classificar o nível de difculdade da VMF e uniformizar as informações, assim como ocorre na classificação da visão laringoscópica, Han e colaboradores propuseram uma gradação para os níveis de dificuldade de VMF (Tabela 76.7).[75]

Langeron, em 2000, publica o primeiro estudo que estabelece correlação entre sinais propedêuticos e di-

TABELA 76.7
VENTILAÇÃO SOB MÁSCARA DIFÍCIL: GRADAÇÃO DA DIFICULDADE.[75]

Grau I	ventilação sem dificuldades
Grau II	ventilação utilizando cânula orofaríngea com ou sem BNM
Grau III	ventilação inadequada para manter oxigenação ou requerendo dois operadores
Grau IV	ventilação impossível – ausência de CO_2 expirado e ausência de expansibilidade torácica mesmo com dois operadores

ficuldade de VMF. Posteriormente, Kheterpal, com uma casuística consideravelmente maior, corrobora os achados de Langeron e Han. Tais estudos demonstraram que, em pacientes submetidos a anestesia geral com intubação traqueal, a incidência de VDMF (grau III de Han) situa-se entre 0,5% e 2%, enquanto a VMF impossível ocorre entre 0,05% e 0,15%.[76-78]

Definição e Incidência de Dificuldade de Inserção de Dispositivo Supraglótico (DSG)

No caso dos DSG, a dificuldade é associada ao tempo ou ao número de vezes necessárias para locação correta do dispositivo, à impressão subjetiva de facilidade, ou dificuldade, e à ocorrência de trauma durante a inserção. Entretanto, para A. Brain, criador da máscara laríngea, as dificuldades relatadas advêm de erros de utilização como plano anestésico inadequado, direcionamento digital para a base da língua ao invés de para o palato, abertura oral insuficiente, força excessiva para introdução, etc.[79]

A incidência de dificuldade para inserção da máscara laríngea parece ser discretamente maior com os modelos Classic™ e Flexible™ que com os modelos Fastrach™ e Proseal™.[80]

É possível que esta maior dificuldade esteja associada à necessidade de um ângulo maior que noventa graus entre os eixos oral e faríngeo para que ocorra correta locação daqueles modelos (Classic™ e Flexible™), como demonstrado por Ishimura e cols.[81]

Definição e Incidência de Dificuldade de Laringoscopia e Intubação

Para muitos a definição de intubação difícil ainda está centrada no número de tentativas (> 3) e/ou no tempo necessário para conclusão da intubação (> 10 minutos). Para outros, o conceito de intubação e de laringoscopia difícil se confundem, já que uma dificuldade de laringoscopia acarreta em dificuldade de intubação. Por sua vez, é imprescindível que a classificação da laringoscopia e intubação seja feita após obtenção da tentativa ótima de laringoscopia. Caso contrário a dificuldade encontrada pode ser devida a erro de técnica e não a uma condição intrínseca do paciente. Entende-se por tentativa ótima de laringoscopia aquela realizada:

- por operador experiente no manuseio das vias aéreas
- em paciente não combativo, isto é, que possibilite a instrumentação e mobilização atraumáticas da cavidade oral, cabeça e pescoço,
- com posicionamento adequado (posição olfativa – ver acima)
- com utilização de lâmina de laringoscópio de tamanho e tipo adequados

- com emprego de compressão laríngea externa (manobra BURP) se necessário

Considera-se laringoscopia difícil à visibilização de classe III ou IV de Cormack e Lehane, as quais possuem, respectivamente incidências em torno de 0,05% e 0,002%.

Em 1997, Adnet e colaboradores propuseram a criação de um escore – *Intubation Difficulty Scale* (IDS) – para avaliação quantitativa da dificuldade de intubação em diferentes cenários, o que possibilitaria criar uma uniformização do conceito de intubação difícil para comparação. São considerados sete parâmetros – número de tentativas, número de operadores, número de técnicas alternativas, classificação de Cormack e Lehane menos 1, intensidade da força aplicada, emprego ou não de compressão laríngea externa e posição das pregas vocais. Uma pontuação superior a 5 configura uma intubação difícil segundo o IDS. Tal índice é empregado por alguns autores. No entanto, sabemos que parâmetros como número de tentativas e classe de visão laringoscópica são diretamente dependentes do posicionamento, que não é considerado no índice. A posição das pregas vocais em adução ou abdução depende, por sua vez, muito mais do plano anestésico ou de lesão nervosa que de uma característica anatômica intrínseca. E o grau de força aplicado na manobra de laringoscopia ainda que seja intensificado em casos realmente difíceis, é comumente maior em operadores com pouca experiência no manuseio das vias aéreas (graduandos e residentes de primeiro ano).[82]

A incidência de falha de intubação, por sua vez, possui avaliação mais precisa. Situa-se entre 0,05% e 0,35%, podendo chegar até 3% na população obstétrica.[83]

A associação entre dificuldade de ventilação manual sob máscara facial e dificuldade de intubação também foi estudada por alguns autores. Estima-se que a incidência de VDMF combinada à dificuldade de intubação chegue a 0,4%[84] enquanto nos casos de VMF impossível, esta chega a 25%.[78]

O cenário mais temido é a situação atualmente chamada "CICO" (do inglês *can't intubate, can't oxygenate*, antes chamada "CICV *can't intubate, can't ventilate*), com incidência de até 0,2%.[78] Nesta situação – emergência máxima em via aérea – se a falta de oxigenação não for corrigida em até três a cinco minutos, - se lesão neuronal irreversível.

Como visto no capítulo anterior, não existe precisão nos testes empregados à beira-leito para avaliar a probabilidade de intubação ou ventilação difíceis. Em estudo realizado na Dinamarca utilizando o banco de dados nacional para Anestesia, a intubação foi efetivamente difícil em apenas 25% dos casos nos quais havia sido antecipada dificuldade na avaliação pré-anestésica, enquanto em 93% esta foi imprevista. O mesmo aconteceu com a previsão de VDMF. Em apenas 22% dos casos antecipados como prováveis de fato o foram, enquanto em 94% dos casos a dificuldade não havia sido prevista.[85]

Tais achados corroboram a necessidade de treinamento continuado visando a capacitação profissional para lidar com dificuldades inesperadas no manuseio das vias aéreas. Ainda assim, a avaliação prévia da via aérea é recomendação dos principais *guidelines*, do 4th *National Audit Project* (NAP4 – Reino Unido) e também da resolução 1802/2006 do Conselho Federal de Medicina. A antecipação de dificuldades permite traçar plano(s) estratégico(s) de abordagem e por esta razão a avaliação da VA deve incluir a pesquisa de complicadores potenciais como risco de aspiração e dificuldade ou impossibilidade para o uso de determinados dispositivos e/ou técnicas de resgate: deformidades importantes de face que impeçam o acoplamento da máscara facial, impossibilidade de abertura bucal inviabilizando uso de DSG ou ainda tumorações, hematomas ou flexão mantida da coluna cervical que dificultem o acesso invasivo à região anterior do pescoço.

SISTEMATIZAÇÃO PARA ABORDAGEM À VIA AÉREA DIFÍCIL

O manuseio adequado da VAD apoia-se necessariamente sobre dois pilares: a antecipação, que permite traçar a melhor estratégia, e a proficiência do anestesista, que torna possível sua execução.

Via Aérea Difícil Prevista

Desde as publicações dos primeiros *guidelines*, há mais de 25 anos, a intubação acordado (IA) é preconizada como a técnica mais segura para acessar a VAD previamente reconhecida (Tabela 76.3). Quanto maior for a probabilidade de ventilação sob máscara difícil ou impossível e havendo "sinais maiores" sugestivos de intubação difícil, mais precisa será a indicação para intubação acordado. São considerados sinais maiores a restrição da abertura oral (< 3 cm) e da mobilidade cervical (extensão da cabeça < 35°), redução da distância tireo-mentoniana (< 6 cm) e classe de Mallampati III ou IV.[86] Sinais menores de intubação difícil porém associados a sinais que possam sugerir dificuldade ou até impossibilidade de utilização de dispositivo supraglótico, dificuldade para acesso emergencial invasivo (técnicas de "resgate") ou risco de aspiração também direcionam a estratégia de abordagem a favor da intubação acordado.

Intubação acordado, neste contexto, significa a associação de leve sedação e anestesia tópica das vias aéreas, oferta de oxigênio suplementar e *preservação da ventilação espontânea*. O maior fator limitante para a prática desta técnica comprovadamente eficaz na redução da morbimortalidade associada ao manuseio das vias aéreas é o próprio anestesiologista. A falta de conhecimento teórico e prático da técnica acaba por gerar resistência à indicação da IA. Daí a necessidade de treinamento específico desde o início da formação da especialidade. Uma vez preparado, o paciente pode ser intubado por meio de qualquer técnica, inclusive a laringoscopia convencional.

Preparo para Intubação Acordado

Frequentemente nos vemos limitados na aplicação integral de diretrizes elaboradas em países estrangeiros em razão de diferenças locais no que concerne a características populacionais, disponibilidade de fármacos além de recursos técnicos e materiais.

Faremos a seguir uma sugestão das etapas que devem compor o preparo para intubação acordado baseado nas publicações sobre o assunto e adaptado para a realidade brasileira.

Informação ao paciente

A avaliação pré-anestésica deve compreender a análise do prontuário (sobretudo no que diz respeito a anestesias prévias), entrevista e exame físico. Se após esta avaliação houver elementos que indiquem a técnica de intubação acordado como sendo a mais segura, deve-se explicar o procedimento ao paciente. Neste momento, é importante transmitir segurança e empatia. Há diferentes formas de se dizer a mesma coisa. Deve-se ter a sensibilidade para perceber o nível de detalhamento da informação que cada paciente deseja receber. A confiança do paciente é fundamental para sua cooperação e, consequentemente, para o sucesso da técnica. É recomendável que se obtenha o consentimento informado do paciente.

Redução das secreções

O segundo passo é promover a redução da salivação. O emprego de antisialagogo deve preceder a administração do anestésico local, caso contrário este pode ser diluído ou deglutido junto com a saliva não promovendo o efeito desejado. Os antisialagogos previnem a liberação de secreções, porém não eliminam as secreções já acumuladas (estas devem ser removidas através de sucção).

Farmacodinamicamente, estes agentes são anticolinérgicos e antimuscarínicos. O agente de escolha para esta finalidade é o glicopirrolato, um amônio quaternário semissintético que não ultrapassa a barreira hemato-encefálica, possui duas vezes mais efeito antisialagogo e menos taquicardia que a atropina. A dose preconizada é 0,1 a 0,2 mg (4 a 6 mcg.kg^{-1}) por via endovenosa e o pico de ação ocorre em torno de cinco minutos. Infelizmente este fármaco não é disponível até o momento no Brasil.

Outro antisialagogo potente é a escopolamina, uma amina terciária capaz de ultrapassar a barreira hemato-encefálica e portanto exercer efeitos sobre o SNC, como sedação e delírio. Empregada na dose de 0,6 a 0,65 mg (0,006 mg.kg^{-1}). Possui pico de ação dentro de um minuto e duração do efeito sedativo de até oito horas. Assim como o glicopirrolato, também não é disponível no Brasil.

A única alternativa de antisialagogo disponível portanto até o momento no mercado nacional é a atropina. Empregada na dose de 0,4 a 1,0 mg (7 a 10 µg.kg^{-1}) por via venosa, tem pico de ação em 2 a 4 minutos. Possui menor efeito antisialagogo que glicopirrolato e escopolamina, além de ação vagolítica, ocasionando taquicardia. Este efeito indesejado pode ser uma limitação de uso em cardiopatas. Além disso, por ser uma amina terciária, cruza a barreira hemato-encefálica podendo, assim como a escopolamina, levar à síndrome anticolinérgica causando delírio, especialmente em pacientes idosos.

Como os demais agentes, reduz o tônus do esfíncter esofágico inferior e, em baixas doses pode provocar bradicardia paradoxal (devido ao seu fraco efeito agonista colinérgico muscarínico periférico). Tem-se visto em nosso meio a utilização de colírio oftálmico de atropina por via sublingual para redução de salivação em pacientes internados em unidades de Terapia Intensiva, sobretudo naqueles cuja doença principal acomete o sistema nervoso. Em estudo realizado com pequeno número de voluntários que avaliou a biodisponibilidade e os efeitos produzidos por esta via de administração, foram necessários dez minutos em média para o início da sensação de "boca seca" enquanto o efeito máximo foi obtido em torno de trinta minutos.[87] A concentração da solução de atropina empregada no estudo foi o dobro da concentração encontrada nas soluções oftálmicas em nosso meio, que é a 1%. Não encontramos na literatura estudos que recomendem esta prática no contexto do preparo para intubação acordado em VAD.

Sedação

Para surpresa de muitos, este não é o passo mais importante no preparo para intubação acordado. O sucesso da técnica depende muito mais da anestesia tópica das vias aéreas que da sedação. Na verdade, se não forem escolhidos os agentes e doses adequados, toda a estratégia pode fracassar, seja por tornar o paciente não cooperativo (sonolência excessiva ou agitação) ou por desencadear depressão ventilatória.

Diversos são os fármacos possíveis para utilização neste contexto. Os fatores mais importantes na escolha do agente são o conhecimento da farmacodinâmica e a familiaridade (experiência de uso) com o mesmo. Dá-se preferência para a via endovenosa pela praticidade, facilidade de titulação e rapidez na obtenção dos efeitos desejados.

Benzodiazepínicos

O midazolam é o agente de escolha nesta classe de sedativos. Oferece excelente ansiólise e amnésia anterógrada. São utilizadas doses de 0,1 a 0,2 mg.kg^{-1} repetidas a cada 5 minutos conforme a necessidade. Possui início de ação em 1 a 5 minutos e pico de efeito em 5 a 7 minutos. Em razão da maior sensibilidade do idoso ao efeito indutor do sono do midazolam, preferimos o diazepam para este grupo de pacientes. Também utilizado em incrementos de 0,1 mg.kg^{-1}. Raramente são necessárias doses superiores a 2 mg.

Opioides

- **Fentanil:** de fácil titulação, baixo custo e amplamente utilizado em anestesia. A dose total não deve ultrapassar 1 a 2 µg.kg^{-1}, devendo ser administrada em pequenos incrementos (p.e., de 0,3 µg.kg^{-1})
- **Remifentanil:** ação ultra-curta, metabolizado pelo plasma e esterases teciduais, com meia-vida de 9 minutos. Na dose de 0,05 a 0,5 µg.kg^{-1}h^{-1}, seu início de ação se dá em torno 1 minuto com duração de ação de 5 a 10 minutos. Doses em *bolus* não são recomendadas devido ao risco de depressão respiratória e rigidez muscular.

Alfentanil e sufentanil também podem ser empregados, porém com cautela em razão da maior incidência de rigidez muscular associada a estes opioides.

Alfa2 agonistas

- **Clonidina:** agonista seletivo dos receptores alfa 2 (200:1). Promove efeito sedativo dose-dependente sem causar depressão respiratória. Causa hipotensão e bradicardia. Deve ser usado na dose de 2 a 4 µg.kg^{-1} (IV) em dez minutos. Tem início de ação em 5 a 10 minutos e pico de ação em 30 a 60 minutos.
- **Dexmedetomidina:** desenvolvida no início dos anos 2000, pode ser classificada como agonista alfa 2 super-seletivo, pois apresenta seletividade oito vezes maior pelos receptores alfa 2 quando comparada à clonidina, porém com ação mais curta. Apresenta também potente efeito antisialagogo, algo bastante desejável no preparo para intubação acordado. Promove sedação e analgesia sem depressão respiratória. Deve ser administrada em infusão venosa, na dose de 1 µg.kg^{-1} em dez minutos ou 0,5 µg.kg^{-1} em 20 minutos.

Hipnóticos

Classe menos recomendada, em razão da necessidade de manter o paciente contactante e responsivo às solicitações durante a intubação acordado.

- **Propofol:** Embora seja um agente indutor típico, em doses de 0,25 mg.kg^{-1} intravenoso, é também excelente sedativo. Pode causar agitação em razão de a injeção ser dolorosa em veias periféricas de menor calibre. Possui efeito atenuador dos reflexos de vias aéreas (mecanismo desconhecido), e rápida superficialização (porém não tanto quanto a dexmedetomidina).

Produz amnésia, ansiólise e ação antiemética. Assim como os outros agentes, seu uso na intubação acordado exige titulação cautelosa para se evitar apneia. Caso seja o fármaco de escolha, deve ser preferencialmente empregado em infusão contínua (TCI ou TIVA).

• **Cetamina:** potente efeito analgésico. Possui como desvantagens a intensificação da salivação e secreções traqueobrônquicas, o que é particularmente prejudicial ao preparo para intubação acordado. Por ser um estimulante simpático central direto, a cetamina aumenta a frequência cardíaca, a pressão arterial, o débito cardíaco e o consumo de oxigênio pelo miocárdio. Além disso, determina aumento no fluxo sanguíneo cerebral (por vasodilatação) e aumento da pressão intracraniana.

As doses para sedação variam de 0,2 a 0,5 mg.kg^{-1} IV com picos plasmáticos em menos de 1 minuto e duração de 5 a 10 minutos.

Anestesia tópica

O anestésico local disponível em nosso meio que melhor se aplica para anestesia da via aérea é a solução isobárica de lidocaína a 2% (nos E.U.A. existe a apresentação a 4%). A melhor forma de administração do AL é através do MAD – *mucosal atomization device* – com todas as suas variantes (MADgic®, MAD nasal™, MADgicWand®, MADgic Airway™). Trata-se de estilete maleável recoberto por PVC. (Figura 76.40). A versão longa é extremamente útil para anestesia da fenda glótica e traqueia quando empregada, p. e., juntamente com a técnica de videolaringoscopia (MADgic® laringo-traqueal) (Figura 76.41).

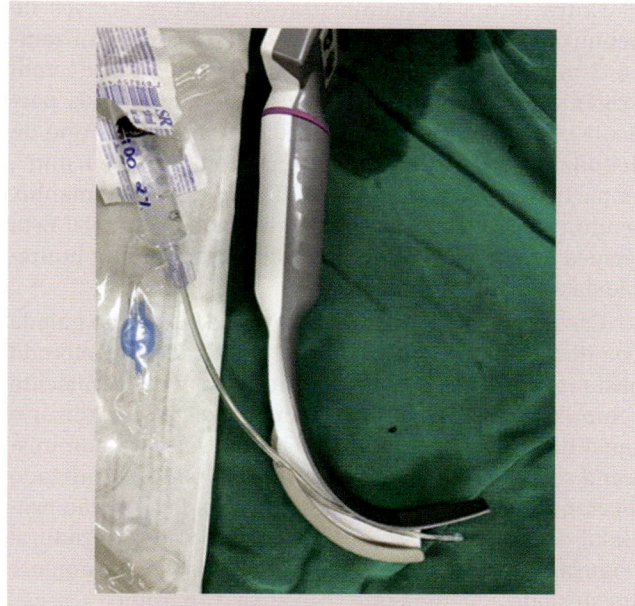

Figura 76.41 — *MADgic + videolaringoscópio. O atomizador laringotraqueal pode ser moldado com a mesma curvatura da lâmina do videolaringoscópio para uso combinado.*

Apesar de muito popular, a apresentação de lidocaína em *spray* a 10% não é a melhor escolha, tendo em vista a haste do aplicador não permitir ser moldada em curva e possuir uma concentração desnecessariamente elevada para o objetivo (cada jato libera 0,1 mL ou 10 mg). Em pacientes acordados, o nível plasmático tóxico da lido-

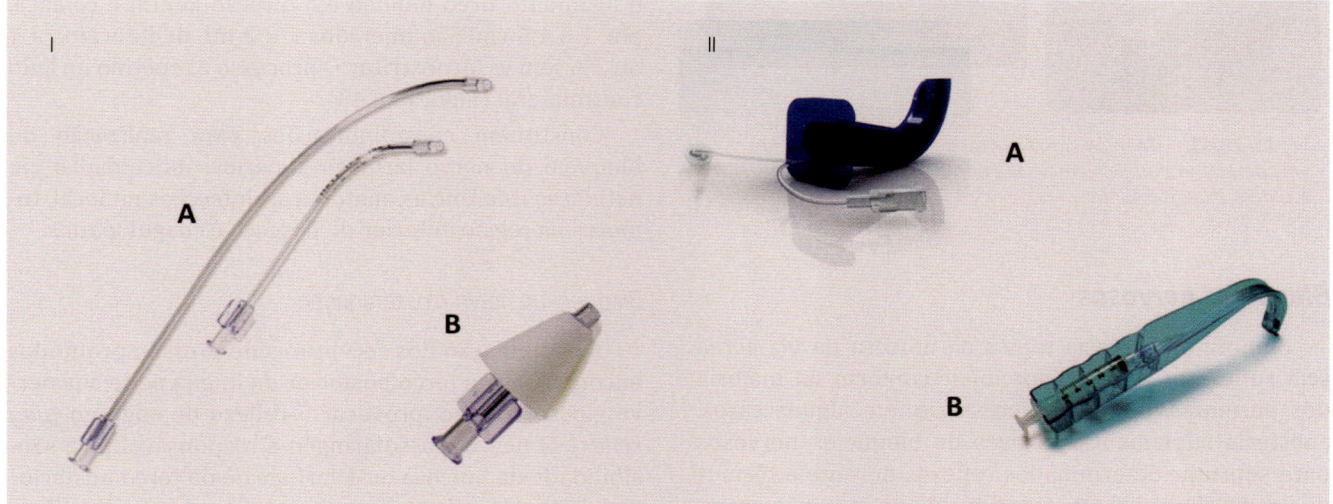

Figura 76.40 — *Atomizadores "MAD"(Mucosal Atomization Device).* **(I-A)** *MADgic® – atomizador laringo-traqueal adulto e pediátrico. Destinado também à anestesia tópica da cavidade oral, base da língua, oro e hipofaringe.* **(I-B)** *MAD nasal™ – anestesia tópica e vasoconstrição da mucosa nasal.* **(II-A)** *MADgic Airway™ – cânula orofaríngea para fibroscopia. Possibilita oxigenação juntamente com a anestesia tópica.* **(II-B)** *MADgicWand® – MADgic® acoplado a retrator da base da língua. Para anestesia tópica de laringes muito anteriorizadas.*

caína é de 5 μg.mL^{-1}. Sintomas de toxicidade grave com uso de lidocaína incluem convulsões, falência respiratória, e colapso circulatório.

Outra forma de administração de AL é através de nebulização. Trata-se de técnica fácil e segura. Utilizam-se 5 mL de solução de lidocaína a 2% nebulizada com oxigênio sob fluxo de 6 a 8 L.min^{-1}. O tamanho da partícula obtida depende do fluxo de oxigênio e do tipo de nebulizador. Com fluxo de oxigênio menor que 6 L.min^{-1}, as partículas podem alcançar 30 a 60 μm de tamanho, sendo possível alcançar até a mucosa da traqueia. Esta técnica é particularmente útil em pacientes com limitação da abertura oral.

Caso tenha sido optada a técnica de intubação guiada por fibroscopia flexível, pode ser utilizado um método bastante eficiente para anestesiar a via aérea conhecido como *"spray as you go"*. O mesmo consiste em utilizar o canal de trabalho do fibroscópio flexível para administrar a solução de anestésico local. Este pode ser injetado diretamente através de seringa conectada à porção proximal do canal de trabalho ou então a cateter epidural (Figura 76.42). A via aérea vai sendo progressivamente anestesiada à medida que se avança o aparelho.

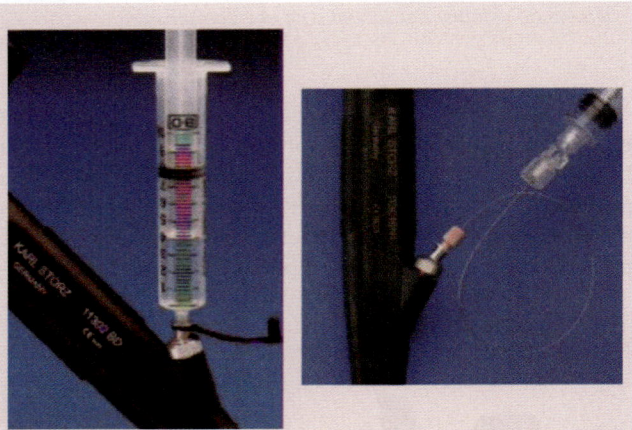

Figura 76.42 — *Técnica spray-as-you-go para anestesia das vias aéreas. A punção é realizada sobre a membrana tireo-hióidea, bilateralmente*

Bloqueios nervosos

Embora a anestesia tópica da mucosa da via aérea seja suficiente para proporcionar conforto na maioria dos pacientes, pode ser necessário, em alguns casos, anestesia suplementar através de bloqueios nervosos para suprimir determinados reflexos durante a técnica de intubação acordado. O reflexo de náusea, por exemplo, é desencadeado pela estimulação de receptores profundos, encontrados no terço posterior da língua, os quais não são alcançados pela difusão do anestésico local através da mucosa.

Os mais comumente realizados são o bloqueio do nervo laríngeo superior, nervo glossofaríngeo e anestesia translaríngea.

Bloqueio do nervo laríngeo superior

A inervação geral da laringe é fornecida primariamente pelo nervo laríngeo superior. Este fornece inervação sensorial para a base da língua, valécula, epiglote, pregas ariepiglóticas, cartilagens aritenóides e região supraglótica. Origina-se como um ramo do nervo vago, bifurcando-se ao nível do corno do osso hióide em dois novos ramos: um sensorial (ramo interno), e outro motor (externo). Este último inerva o músculo cricotireóideo. O objetivo desta anestesia é bloquear o ramo sensorial, que passa através da membrana tireo-hióidea.

O paciente deve estar em posição supina, com o pescoço ligeiramente estendido, e o operador posicionado a seu lado. As duas estruturas a serem identificadas por meio de palpação são o corno do osso hióide e o corno superior da cartilagem tireóide.

O corno do osso hióide localiza-se abaixo do ângulo da mandíbula e anteriormente à artéria carótida. Pode ser palpado transversal e bilateralmente com o polegar e o dedo indicador ao lado do pescoço como uma estrutura arredondada. Pode tornar-se mais proeminente se o lado contralateral for deslocado em direção ao lado a ser bloqueado.

O corno superior da cartilagem tireóide pode ser identificado através da palpação do "nó tireóideo" (pomo-de-Adão) e a partir deste, desliza-se o dedo lateralmente, acompanhando a borda superior da cartilagem tireóide até que seja percebida, uma estrutura arredondada, logo abaixo do osso hioide. Neste ponto é introduzida agulha de 2,5 cm e 25 G (insulina). A agulha perfura o ligamento tireo-hióideo em direção lateral e cefálica, por 1 a 1,5 cm. São injetados 1 a 2 mL de lidocaína a 1 ou 2% sem vasoconstritor. O processo é repetido no lado contralateral (Figura 76.43).

Constituem contraindicações para realização do bloqueio do nervo laríngeo superior: dificuldades em definir as referências anatômicas, infecções no local, tumores na região anterior do pescoço e coagulopatias.

Bloqueio do nervo glossofaríngeo

A estimulação dos receptores de pressão profundos encontrados no terço posterior da língua pode, via nervo glossofaríngeo, provocar o reflexo de engasgo (*gag reflex*). O nervo glossofaríngeo é responsável pela sensibilidade da mucosa oral, faríngea e do terço posterior da língua. Além de evitar o desencadeamento de reflexo de vômito/engasgo devido à pressão sobre esta região, como a provocada pela lâmina do laringoscópio durante a laringoscopia direta, o bloqueio do nervo glossofaríngeo pode auxiliar na tentativa de minimizar este reflexo.

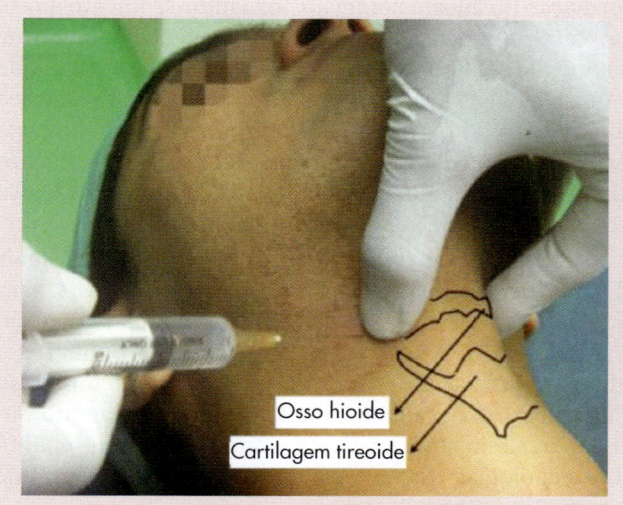

Figura 76.43 — *Bloqueio do nervo laríngeo superior. A punção é realizada sobre a membrana tireo-hióidea, bilateralmente.*

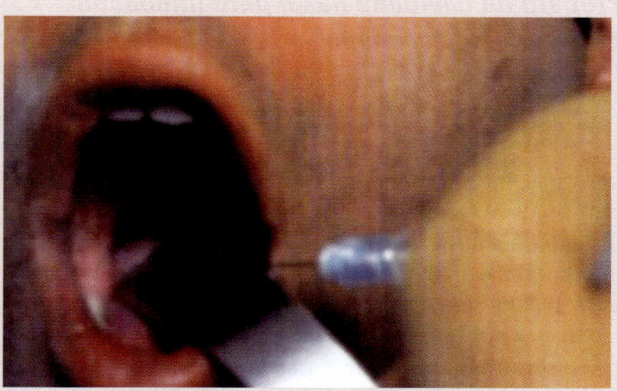

Figura 76.44 — *Bloqueio do nervo glossofaríngeo.*

Entretanto, não se trata de técnica muito acessível ao anestesiologista, já que, idealmente, deve ser realizado utilizando-se uma agulha amigdaliana, instrumento familiar ao otorrinolaringologista (curva). A opção de utilizar uma agulha raquidiana deve ser evitada, pois sendo muito longa, fina e desprovida de curvatura, pode não oferecer precisão à punção, com risco de punção acidental da carótida homolateral. O ponto de maior acessibilidade ao nervo glossofaríngeo encontra-se na base dos pilares amigdalianos. O anestesiologista deve ficar face a face com o paciente. O paciente deve ser orientado para abrir a boca ao máximo, para permitir que a língua seja afastada com o auxílio de um abaixador de língua seguro pela mão não dominante. Expõe-se assim a base do arco palatofaríngeo (estrutura bilateral em forma de U ou J, que se estende da base do palato à margem da língua). A mão dominante segura uma agulha amigdaliana (23 G) acoplada a seringa com 3 mL de lidocaína a 2%. A agulha é colocada posteriormente ao arco palatofaríngeo em seu ponto médio e inserida na parede lateral da orofaringe. É importante realizar teste de aspiração antes da injeção de AL. Se houver refluxo de sangue ou se o paciente se queixar de cefaleia, a agulha deve ser removida e reposicionada. O procedimento deve ser repetido no lado oposto. (Figura 76.44)

Podem ocorrer complicações como cefaleia, abscesso faríngeo, paralisia dos músculos faríngeos com obstrução da via aérea, hematoma, arritmias, convulsões e injeção intra-arterial.

Anestesia translaríngea

Assim como os demais bloqueios, esta técnica é dispensável no caso de se dispor de condições ideais para anestesia tópica – anatomia e condição clínica favoráveis e disponibilidade do MAD *(mucosal atomization device)*.

O paciente deve estar em posição supina, com o pescoço ligeiramente estendido. A membrana crico-tireóidea é localizada por palpação com a mão não dominante enquanto a mão dominante segura seringa contendo de 3 a 4 mL de anestésico local e conectada à agulha hipodérmica 30G ou cateter agulhado 20G. É feita então a punção da membrana, aspiração para confirmação da posição (presença de ar na seringa) e injeção do anestésico. A tosse provocada pela injeção do anestésico auxilia na dispersão do mesmo na traqueia. No caso de se empregar o cateter agulhado, após a confirmação da posição, a agulha é removida e injeta-se o anestésico apenas através da porção plástica do cateter (Figura 76.45)

A anestesia tópica da mucosa traqueal permite que tanto a passagem como a permanência do tubo sejam indolores e arreflexógenas.

São contraindicações para a anestesia translaríngea: pacientes com alto risco de elevação da pressão intracraniana e da pressão intraocular (devido ao desencadeamento de tosse), doença cardíaca grave, tosse crônica e instabilidade da coluna cervical.

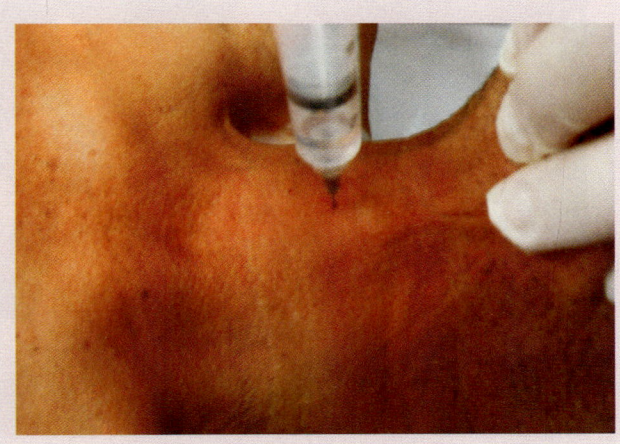

Figura 76.45 — *Anestesia transtraqueal.*

Preparo da cavidade nasal para intubação nasotraqueal acordado

A mucosa nasal é ricamente vascularizada. A ocorrência de sangramento pode dificultar ou mesmo inviabilizar a técnica de intubação escolhida caso esta tenha sido, p.e., intubação com auxílio de fibroscopia flexível. O emprego de vasoconstritores nasais não só minimizam o risco de sangramento como aumentam o diâmetro da luz das fossas nasais. O vasoconstritor mais eficiente e acessível em nosso meio é a oximetazolina.

As fossas nasais e nasofaringe são inervadas pelo nervo etmoidal anterior e nervo esfenopalatino. A atomização da cavidade nasal com lidocaína a 2% com vasoconstritor (única concentração disponível no Brasil para solução isobárica) utilizando-se o MAD nasal é bastante eficaz. Na falta deste recurso ou como complementação da técnica, podem ser posicionados cotonetes embebidos na mesma solução de lidocaína a 2% ou lidocaína pomada a 5% (Figura 76.46). A direção dos cotonetes deve ser orientada para cima, em direção à placa cribiforme, e para trás. São neessários pelo menos cinco minutos para início de ação do anestésico. Passado este tempo, é momento de explorar a cavidade nasal para se escolher qual lado oferece menor resistência à passagem do tubo traqueal. Esta exploração pode ser digital (dedo mínimo) ou utilizando-se de cânula nasofaríngea. Em ambos os casos deve ser utilizada lubrificação com lidocaína a 2%.

O plano estratégico para acesso à VAD prevista pode ser resumido no algoritmo da Figura 76.47.

DISPOSITIVOS E TÉCNICAS ALTERNATIVAS PARA ACESSO À VIA AÉREA DIFÍCIL

A sequência indução + intubação convencional é uma das primeiras habilidades a ser aprendida ao longo da formação do anestesiologista, tornando-se um ato quase "visceral" em nossa prática diária. Uma ação que talvez seja a mais frequentemente associada à especialidade (Anestesiologia). O correto manuseio de uma via aérea difícil, entretanto, pressupõe o domínio de habilidades em técnicas alternativas para acesso à via aérea. E principalmente saber o momento de abandonar a técnica convencional e decidir por uma alternativa.

Desde o início das discussões sobre o assunto, há mais de três décadas, surgiram inúmeros dispositivos para auxiliar no acesso à via aérea difícil. Alguns já não são mais disponíveis – caso da COPA® (cuffed oropharyngeal airway), máscara laríngea CTrach™, estilete luminoso (Trachlight®), para citar apenas alguns – enquanto outros persistem até hoje. Há um contínuo aprimoramento das tecnologias existentes além do desenvolvimento de novos dispositivos e técnicas.

Descreveremos a seguir algumas das técnicas possíveis de serem aplicadas ao algoritmo ilustrado na Figura 76.47. Não consideramos o uso do guia introdutor maleável (bougie, ver acima) uma técnica alternativa. Tendo em vista a simplicidade da técnica e os alcances que este recurso possibilita, preconizamos o emprego do bougie para todos os casos de visão laringoscópica classes IIb ou IIIa (ver acima). Recomendamos que a disponibilidade deste dispositivo seja a mesma que a do laringoscópio convencional; que faça parte do *kit* para intubação de rotina.

TÉCNICAS DE INTUBAÇÃO ÀS CEGAS

Intubação Nasotraqueal às Cegas[88]

Bastante utilizada no passado, antes do advento da fibra ótica flexível, esta técnica ainda hoje possui suas indicações. A principal delas, os casos onde primariamente estaria indicada a intubação nasotraqueal com

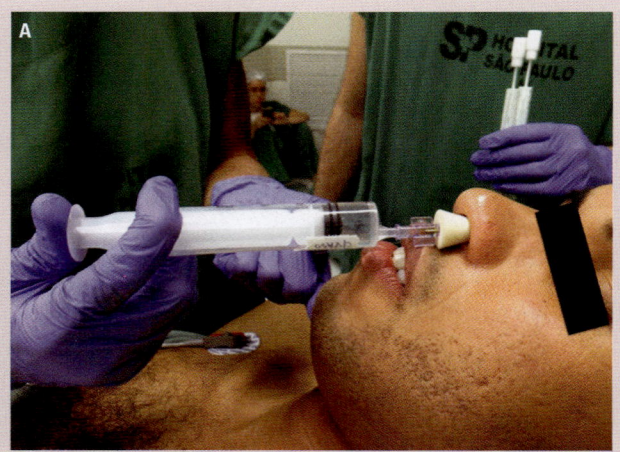
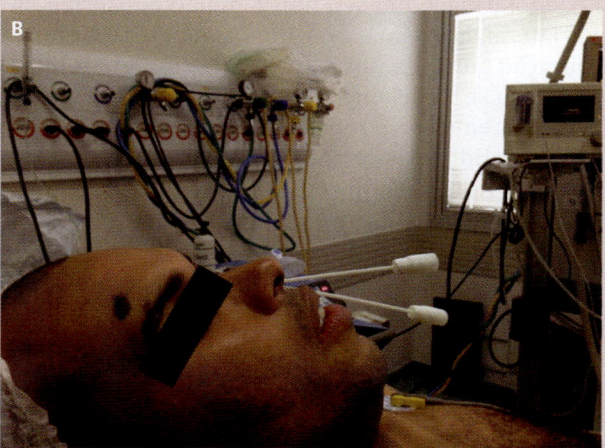

Figura 76.46 — **(A)** *Com MAD nasal.* **(B)** *Com cotonetes embebidos em solução de anestésico local.*

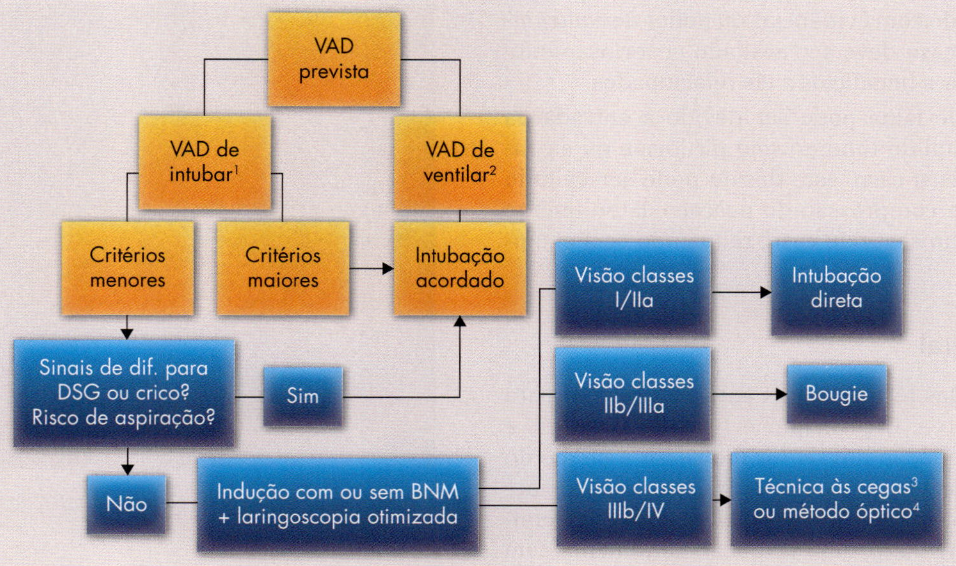

Figura 76.47 — Estratégia de abordagem à VAD prevista.

1) VIA AÉREA DIFÍCIL DE INTUBAR
- Abertura bucal reduzida (< 3 cm)*
- Distância tireo-mentoniana < 6 cm*
- Mobilidade cervical reduzida (extensão < 35o)*
- Mallampati modificado ≥ III*
- Retrognatismo passivo
- Incisivos superiores longos
- Limitação protrusão mandibular
- Pescoço curto e largo (> 40 cm de circunferência)
- Complacência espaço mandibular reduzida
- Palato ogival

2) VIA AÉREA DIFÍCIL DE VENTILAR
- IMC > 30 kg/m2
- História de ronco (ou SAOS confirmada)
- Distância tireo-mentoniana < 6 cm
- Mallampati III ou IV
- Limitação grave da protrusão mandibular
- Radioterapia prévia em região de cabeça ou pescoço
- Idade > 57 anos
- Sexo masculino
- Barba
- Falta de dentição

3) EXEMPLOS DE TÉCNICAS DE INTUBAÇÃO À CEGAS
- Intubação nasal às cegas
- Intubação através de máscara laríngea de intubação (Fastrach™ ou air-Q™)
- Intubação retrógrada

4) EXEMPLOS DE MÉTODO ÓPTICO PARA INTUBAÇÃO
- Fibroscópio flexível
- Videolaringoscópio
- Estilete óptico

* critérios maiores para intubação difícil

auxílio de fibroscopia flexível, porém esta técnica está contraindicada ou não disponível. Consiste na introdução do tubo traqueal através de uma das narinas – para evitar a angulação excessiva necessária quando se adota a via oral - com o paciente em ventilação espontânea. Se por um lado a técnica baseia-se na simplicidade, por outro depende de elementos subjetivos, como a percepção da mudança na característica do som e a presença de vapor no interior do tubo como indicativos da posição deste no interior da via aérea. Para aumentar a acurácia do método, pode-se empregar a capnografia – sensor "main stream" ou "side stream" conectados diretamente ao tubo.[89] Neste caso, o objetivo é obter a curva de $P_{ET}CO_2$ mais próxima do padrão. Outro recurso é utilizar um redutor de diâmetro junto ao conector do tubo traqueal. O fluxo aéreo proveniente da traqueia produz um som bastante agudo ao ser turbilhonado pelo orifício, tal como um apito, auxiliando na correta locação do tubo (Figura 76.48).

É recomendável a preparação da cavidade nasal com uso de vasoconstritores e gel lubrificante para evitar hemorragias (ver acima – preparo para intubação acordado).

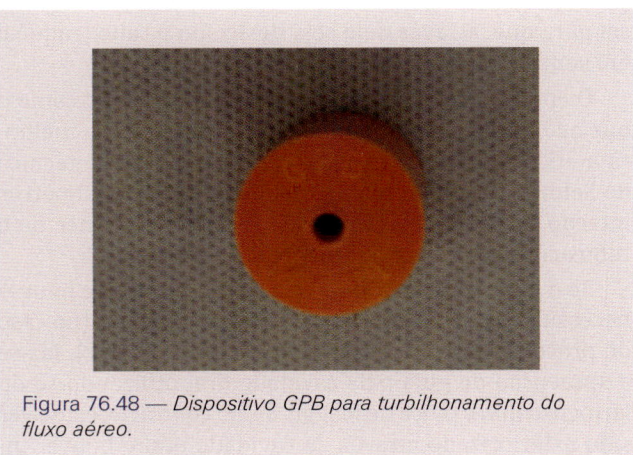

Figura 76.48 — Dispositivo GPB para turbilhonamento do fluxo aéreo.

biforme. Esta todavia é complicação extremamente rara, não se justificando com evidências ou poder de contraindicação.[90] Cada caso deve ser avaliado criteriosamente quanto aos riscos e benefícios a ele relacionados.

Uma causa de falha pode ser devido à entrada da extremidade distal do tubo no seio piriforme ou na valécula. No primeiro caso, este desvio pode ser evitado através de suave compressão do pescoço, lateralmente ao osso hióide; no segundo caso, reduzindo-se a extensão da cabeça.

Intubação Digital

Talvez uma das técnicas mais antigas descritas para acesso à via aérea. O princípio é bastante simples, e consiste na introdução dos dedos indicador e médio do operador no interior da cavidade oral do paciente, até que seja possível a preensão da epiglote com a extremidade do dedo médio. O tubo traqueal, geralmente sem balonete e amolecido em soro morno é então introduzido através da cavidade oral ou nasal e guiado com o dedo indicador até a entrada da fenda glótica. Em razão da menor distância entre a abertura labial e a base da língua nos recém-nascidos e lactentes, é nesta população que se concentram as publicações com esta técnica.[91,92]

O paciente deve estar anestesiado ou inconsciente para realização da intubação digital. Caso contrário poderia haver desencadeamento de reflexo de vômito ou engasgo *(gag)*, além do risco de mordida sobre os dedos do operador.

Intubação Retrógrada

Técnica realizada a partir da punção da membrana crico-tireóidea ou ligamento crico-traqueal. Diversas variantes são descritas, porém todas consistem no princípio de se introduzir um guia longo, fino e flexível através do local da punção em sentido cefálico. Geralmente são empregados guias metálicos endovasculares com ponta em "j" ou cateteres epidurais.

O guia é exteriorizado através da cavidade oral ou nasal para que, através dele seja deslizado o tubo traqueal em sentido inverso (caudal).

O emprego de "espessador" sobre o guia – tal como o que acompanha o kit comercial (Figura 76.49) – melhora a eficácia da técnica, já que, por se tratar de técnica de Seldinger, quanto mais próximos forem os diâmetros interno do tubo e externo do guia, maior a chance de o tubo acompanhar corretamente o trajeto do guia.[93,94]

Se o guia exteriorizar-se pela cavidade nasal e houver necessidade de que a intubação seja por via oral (no caso de procedimentos cirúrgicos envolvendo o nariz), faz-se a apreensão do guia pela cavidade oral utilizando-se do laringoscópio e pinça de Maggil. Se, ao contrário, este tiver sido exteriorizado através da cavidade oral e houver in-

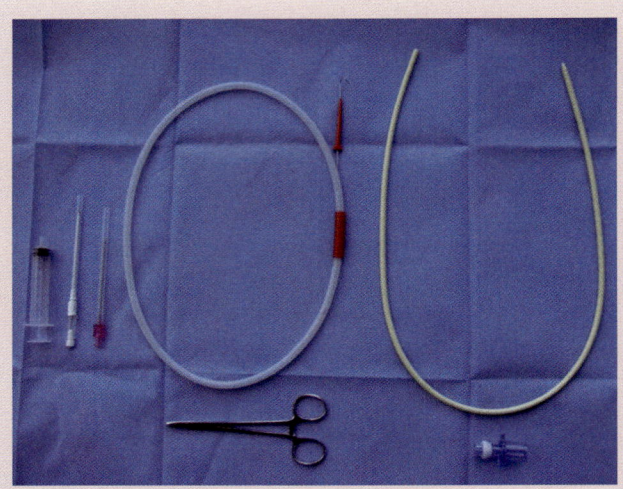

Figura 76.49 — *Kit comercial para intubação retrógrada.*

dicação da via nasal para intubação, passa-se uma sonda gástrica (ou de aspiração traqueal) através do nariz, faz-se a apreensão da mesma na cavidade oral utilizando-se novamente do laringoscópio e pinça de Maggil e insere-se o fio guia metálico no interior da sonda. A seguir, a sonda é tracionada pelo nariz até a exteriorização do guia.

A intubação traqueal pela técnica retrógrada é uma boa alternativa para os casos não emergenciais de acesso à via aérea difícil, quando outros recursos (como o fibroscópio, p.e.) não estão disponíveis ou são contraindicados. É uma técnica que consome tempo – ao menos cinco minutos em mãos hábeis e com uso de material apropriado – não devendo jamais ser a escolha na situação *CICO (can't intubate, can't oxygenate)*.

Poucas são as complicações relatadas com esta técnica sendo, na maioria, auto-limitadas. Sangramento no local da punção, hematoma peritraqueal e epistaxe são as complicações hemorrágicas mais frequentes, assim como o enfisema subcutâneo.

Intubação Através de Máscaras Laríngeas de Intubação (MLI)

Certos modelos de máscaras laríngeas possuem características em seu formato que facilitam a passagem de um tubo pelo seu interior em direção à traqueia.

Encontramos na literatura relatos desta utilização com diferentes modelos – igel®, Supreme™, Proseal™. No entanto, apenas a LMA Fastrach™, airQ® e Ambu® Aura-i™ foram projetadas para esta finalidade até o momento. Dentre as características que possuem em comum estão o formato pré-moldado em "L" e conduto de ventilação curto. LMA Fastrach™ e airQ® possuem elevação distal no interior do conduto de ventilação que visa direcionar anteriormente o tubo. A airQ® possui conector proximal removível. Destes três modelos, todavia, apenas a LMA Fastrch™ possui a opção de intubação às cegas como uma alternativa sugerida pelo fabricante. As orientações de uso da airQ® recomendam que uma vez inserida a máscara e posicionado o tubo em seu interior, este deve ser avançado através de bougie ou fibroscópio flexível. A Ambu® recomenda que o modelo Aura-i™ seja utilizado conjuntamente com o endoscópio flexível descartável AScope™. Obviamente pode ser empregado o fibroscópio flexível em substituição ao AScope™, mas a intubação às cegas não faz parte da recomendaçãoo do fabricante.

Em estudo comparativo para avaliar o sucesso da intubação às cegas através de máscaras laríngeas, a airQ® obteve 57% de sucesso contra 95% da LMAFastrach™. É importante salientar que esta taxa de sucesso de intubação às cegas através da LMA Fastrach leva em conta segundas ou terceiras tentativas. Para este modelo de máscara laríngea foi descrita a manobra de Chandy, que consiste em encontrar o melhor ponto de ventilação através de inserções e exteriorizações (de pequena amplitude) em forma de semicírculo, seguida de tração anterior para facilitar a passagem do tubo para a traqueia.[95]

MÉTODOS ÓPTICOS

É inegável que os métodos ópticos têm ganhado mais destaque nas últimas décadas quando comparados às técnicas às cegas. A falta de visão sempre traz consigo a possibilidade de lesão sobre estruturas das vias aéreas sem um pronto diagnóstico, o que não ocorre quando se tem uma visão direta das mesmas.

O padrão ouro destes métodos continua a ser a fibroscopia flexível. A excepcional qualidade de imagem obtida por fibras ópticas combinada com a versatilidade de uma haste flexível que se molda à anatomia do paciente asseguram esta posição de destaque. Os videolaringoscópios por sua vez, tem se disseminado universalmente em razão da portabilidade e elevada taxa de sucesso de intubação. Na revisão de 2013 do algoritmo de VAD da ASA, p.e., a videolaringoscopia é a primeira sugestão após falha de intubação por laringoscopia convencional com ventilação adequada.[74]

Fibroscopia de Fibra Óptica Flexível

Foi a partir dos anos oitenta que a broncofibroscopia flexível passou a ser incorporada definitivamente ao instrumental do anesthesiologista como importante recurso auxiliar nos casos de intubação difícil. As características de ser uma técnica atraumática, adaptável às mais diversas variações das via aéreas e das que menos repercussão hemodinâmica provoca, fez da intubação traqueal com auxílio da fibroscopia flexível o padrão ouro para VAD antecipada.

Está particularmente indicada nas situações em que a via aérea é difícil em razão de limitação da abertura oral, dificuldade ou impossibilidade de extensão da cabeça (como no trauma cervical), macroglossia e retrognatismo (presente p.e. em várias síndromes congênitas).

A via nasal oferece maior facilidade que a via oral em razão da menor angulação que é preciso impor ao aparelho. Oferece ainda menor interferência dos movimentos da língua e proteção contra eventual mordida do tubo de inserção. A língua rechaçada posteriormente no paciente induzido dificulta a técnica, uma das razões pelas quais preconiza-se a técnica de intubação acordado (ver acima) quando a opção é a utilização da fibroscopia. Para o acesso por via oral, recomenda-se a utilização de cânulas orofaríngeas adaptadas para fibroscopia – cânulas de Ovassapian, Williams, Berman e Vama. Tais cânulas impedem a oclusão dental, impedem o deslocamento posterior da língua e mantêm o fibroscópio na linha média, direcionando-o diretamente à hipofaringe (Figura 76.50).

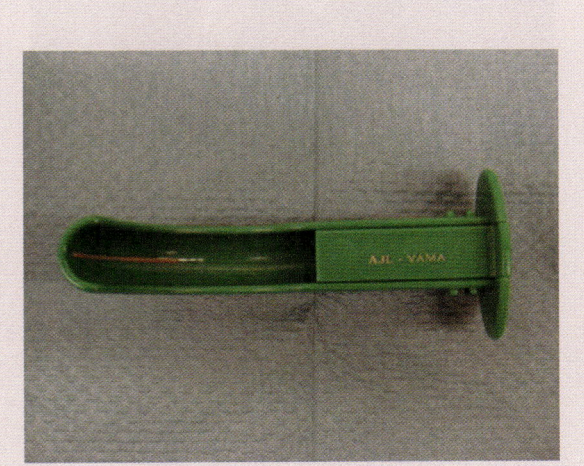

Figura 76.50 — *Cânula VAMA. Cânula VaMa (Valentin Madrid). A porção ventral superior é destacável para facilitar a remoção da cânula após conclusão da intubação.*

Outro recurso facilitador é o uso combinado com uma máscara laríngea, sobretudo as que possuem modelo facilitador da intubação (ver acima). Máscaras de endoscopia (Figura 76.51) são úteis para realização da fibroscopia em crianças, pois nestas não é possível realizar a intubação acordado. Nestes casos é feita indução inalatória através desta máscara (sevoflurano), preservando a ventilação espontânea. O fibroscópio flexível é introduzido através de um pertuito existente na membrana que ocupa a parte superior da máscara evitando que haja escapes e mantendo portanto constante a concentração do halogenado. Conectores em cotovelo com diafragma podem ser adaptados a máscaras faciais comuns (Figura 76.52).

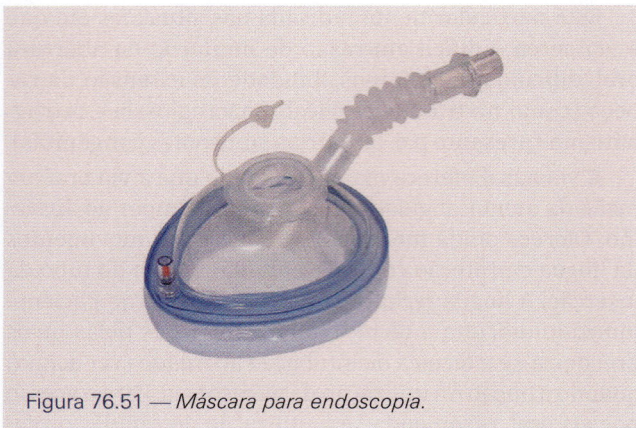

Figura 76.51 — *Máscara para endoscopia.*

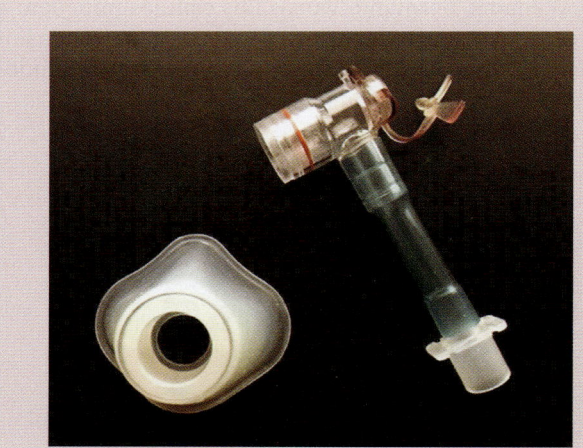

Figura 76.52 — *Conector de tubo endobrônquico + máscara facial infantil. A porção em cotovelo precisa necessariamente ser formada de material elástico para comportar a passagem do fibroscópio sem permitir escape aéreo.*

Além do preparo para intubação acordado, antes de se iniciar o procedimento deve-se atentar para a pronta disponibilidade de:

- sistema de aspiração
- fonte de oxigênio adaptável ao canal de aspiração do aparelho
- seringa com anestésico local e, idealmente, cateter epidural (para anestesiar a via aérea com a técnica *"spray as you go"*)
- lubrificante (para ser aplicado no interior do tubo traqueal e possibilitar o livre deslizar deste ao longo do fibroscópio)
- desembaçante (ou simplesmente água destilada sobre gaze para limpar a objetiva distal se necessário)

Outro aspecto primordial é atentar para o calibre do fibroscópio disponível e o tubo traqueal que será utilizado. Os broncofibroscópios mais empregados para intubação possuem tubos de inserção com calibres entre 3,5 e 5,5 mm. É recomendável que exista uma diferença de pelo menos 0,5 mm entre o diâmetro externo do fibroscópio e o diâmetro interno do tubo traqueal para que seja possível o deslize suave do tubo facilitando a instrumentação e sem risco de lesar as fibras ópticas do tubo de inserção. Em lactentes, para os quais utilizam-se tubos de diâmetro interno < 4,5 mm, pode ser necessário o emprego de fio guia metálico flexível locado através do canal de trabalho do aparelho para servir de guia para intubação. O cateter guia de Aintree™ (Cook® Medical Inc, Bloomington, E.U.A.) (Figura 76.53 é particularmente útil na intubação através de mascara laríngea e ainda para a função de "espessador", quando o tubo possui diâmetro interno muito maior que o calibre do aparelho, facilitando a correta locação do tubo. Infelizmente, o tubo de Aintree™ não está mais disponível no mercado nacional.

De todas as técnicas alternativas para acesso à via aérea, a intubação traqueal com auxílio da fibroscopia flexível é a que possui curva de aprendizado mais longa.

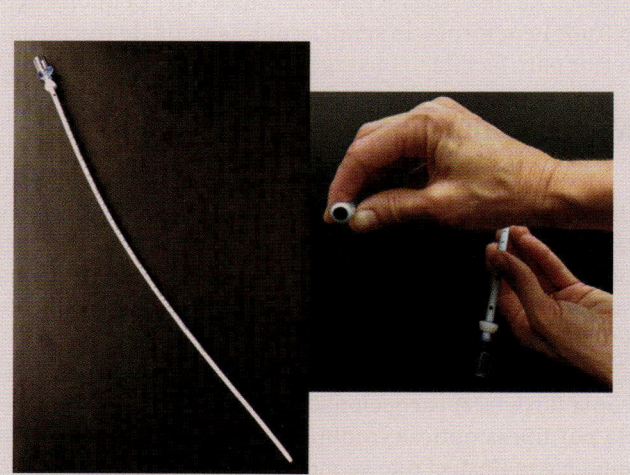

Figura 76.53 — *Cateter de Aintree. O diâmetro interno de 4,7 mm permite a passagem de fibroscópio de calibre até 4,2 mm em seu interior. O comprimento de 56 cm – aproximadamente 10 cm mais curto que o broncofibroscópio – possibilita a livre movimentação da extremidade distal do aparelho ("up and down").*

Videoendoscópios Flexíveis Descartáveis

A dificuldade de se dispor de um fibroscópio flexível totalmente autoclavável e o elevado custo de aquisição e manutenção destes aparelhos especialmente em locais onde são muito raramente utilizados levou ao desenvolvimento de endoscópios flexíveis descartáveis. O representante desta classe de dispositivos existente até o momento é o Ambu® aScope™ (Ambu A/S, Ballerup, Denmark). Integra a tecnologia de um chip CMOS conectado a uma haste flexível com um LED na extremidade distal.

Possui uma manopla com um botão que aciona o movimento de "up and down" da ponta. Esta haste descartável é então conectada a um monitor de vídeo portátil. Em sua primeira versão, lançada em 2010, o aScope era desprovido de canal de trabalho. Na versão 2 – a versão disponível no Brasil no momento – apresenta canal de trabalho porém com calibre de 0,8 mm, incompatível com a passagem de cateter epidural. O anestésico local precisa, necessariamente, ser injetado através de seringa conectada a uma saída existente no corpo do aparelho. É fornecido conector para ser encaixado no mesmo local, caso se queira instalar sucção. Todavia, com este fino calibre, a aspiração de secreções não é eficaz. O aScope™2 possui calibre de 5,4 mm prestando-se apenas para intubações que utilizem tubos de diâmetro interno maior ou igual a 6,0 mm. O monitor compatível com esta versão é uma tela de LCD de 6,5" que possui um mecanismo capaz de prendê-lo em um suporte de soro, p.e. Em países da Europa e também nos Estados Unidos a versão atual disponível do aScope é a 3. Esta versão possui três possibilidades de calibre – 3,8, 5,0 e 5,8 mm, com canais de trabalho respectivamente de 1,2, 2,2 e 2,8 mm. O monitor possui interface "touch screen" e bateria com autonomia para pelo menos três horas (Figura 76.54).

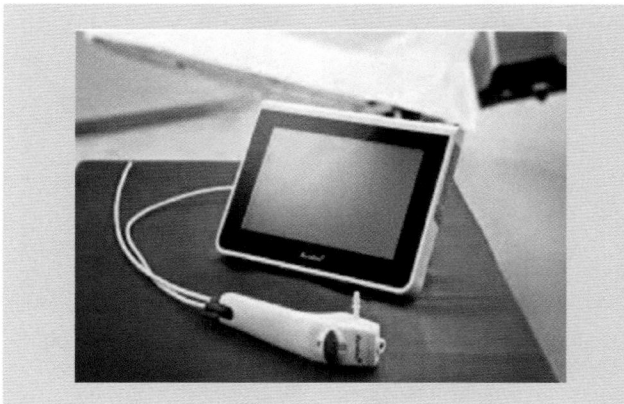

Figura 76.54 — *Endoscópio descartável aScope 3 com monitor aView.*

Videolaringoscopia

A laringoscopia direta é a técnica mais praticada de intubação traqueal. Embora permaneça ainda como técnica padrão, tem sido demonstrado que a chance de sucesso de intubação na primeira tentativa é maior com a videolaringoscopia quando comparado à laringoscopia direta convencional.[96-97] Este dado é extremamente relevante, pois é sabido que a incidência de complicações graves associadas à intubação traqueal na emergência (hipoxemia, aspiração do conteúdo gástrico e parada cardíaca, p.e.) é diretamente relacionada ao número de tentativas de laringoscopia e intubação.[98]

Como alternativa ao laringoscópio com a lâmina de Macintosh convencional, novos dispositivos ópticos – os videolaringoscópios (VLs) – vêm sendo oferecidos pela indústria para realização da intubação traqueal difícil prevista e imprevista em Anestesia, em Medicina de Urgência e Terapia Intensiva.

Com eles, o desafio passou a ser então o de não depender somente da visão direta e do alinhamento dos três eixos para conseguir a intubação traqueal. A visualização e identificação das vias aéreas superiores, glote e estruturas adjacentes é indireta, em tempo real, através do monitor ao invés de se olhar para a cavidade oral do paciente. O primeiro modelo de VL a ser lançado foi o Glidescope, em 2003.

Os VLs apresentam vantagens em relação à laringoscopia direta, como por exemplo, possibilidade de ensino e aprendizagem, melhor interação para realização de manobras externas de auxílio à intubação e menor mobilização cervical. Elimina-se a necessidade de alinhamento dos três eixos (oral, faríngeo e laríngeo) uma vez que a câmera (ou outro dispositivo óptico) fica localizada na extremidade da lâmina, contornando as estruturas.[99]

São disponíveis em vários formatos e configurações, mas a principal diferença entre eles reside no tipo de lâmina que é incorporada ao sistema. Os VLs que utilizam a lâmina convencional de Macintosh têm a possibilidade da visualização glótica de forma direta ou indireta através do monitor. Outros VLs são disponíveis com lâminas de angulação bastante acentuadas que permitem contornar as estruturas e visualizar indiretamente a abertura glótica (Figura 76.55). Devido à grande angulação das lâminas a intubação através desses VLs devem sempre acompanhar o uso de guias introdutores.

Uma outra divisão também pode ser feita entre aqueles com canal guia lateral incorporado à lâmina ou aqueles sem este canal. Nos VLs com canal lateral não há necessidade do uso de guias introdutores para conduzir o tubo até a abertura glótica. Por outro lado, é praticamente impossível modificar o direcionamento do tubo.

Os sistemas estão disponíveis com monitores externos ou acoplados ao laringoscópio. Os monitores externos são maiores e permitem uma melhor orientação assim como a possibilidade de interação da equipe através de manobras de auxílio como a compressão laríngea externa. Nos sistemas integrados, os monitores são menores limitando um pouco a visualização porém ocupam menos espaço e sua portabilidade favorece o uso no atendimento pré-hospitalar. Como todos os sistemas operam com baterias, especial atenção deve ser dispensada à sua carga, evitando assim indesejados "apagões" durante as manobras de intubação.

Descreveremos a seguir os modelos de videolaringoscópios disponíveis para uso no Brasil.

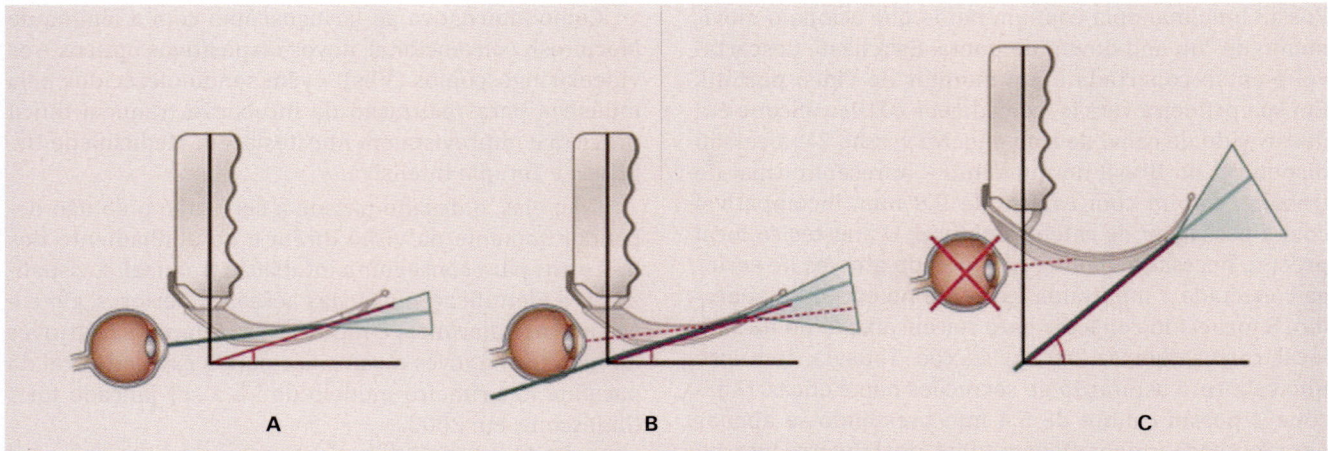

Figura 76.55 — *Ângulo de visão-laringoscopia direta X videolaringoscopia.* **(A)** *Laringoscopia direta com lâmina de Macintosh convencional.* **(B)** *Laringoscopia direta e indireta com lâmina de Macintosh em videolaringoscopia.* **(C)** *Laringoscopia indireta com lâmina angulada em videolaringoscopia.*

VIDEOLARINGOSCÓPIOS ESTRUTURADOS A PARTIR DA LÂMINA DE MACINTOSH

C-MAC Videolaringoscópio

O C-MAC VL (Karl Storz, Tuttlingen, Germany) é uma importante ferramenta para intubações tanto em anestesias gerais de rotina como na via aérea difícil (Figura 76.56). Baseia-se em uma lâmina de Macintosh com a mesma curvatura do modelo original mas com uma espessura menor (máximo de 14 mm) garantindo um perfil mais fino. Sua extremidade proximal arredondada diminui o risco de lesões dentárias e facilita a inserção em pacientes com abertura oral limitada. Ao módulo eletrônico inserido no cabo do laringoscópio é possível acoplar lâminas autoclaváveis próprias de Macintosh 2, 3 e 4 ou lâminas de Miller 0 e 1. É disponível também uma lâmina com angulação acentuada (D-Blade) (Figura 76.57), para os casos de vias aéreas muito anteriori-

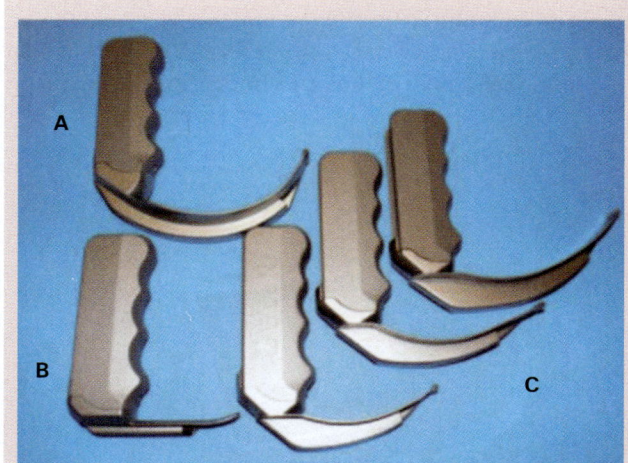

Figura 76.57 — *Lâminas para videolaringoscópio C-MAC.* **(A)** *D-Blade. Lâmina de curvatura acentuada, para visibilização de laringes muito anteriorizadas.* **(B)** *Lâmina de Miller.* **(C)** *Lâminas de Macintosh (tamanhos 2,3 e 4).*

zadas. Com esta lâmina porém a visualização direta da glote torna-se muito difícil. Ainda no cabo do laringoscópio existem comandoa (botões) que permitem capturar imagens e registrar o procedimento. Esse conjunto conecta-se a um monitor externo permitindo a visualização do procedimento por outros membros da equipe. Atualmente encontra-se também disponível o "C-MAC Pocket Monitor (PM)" (Figura 76.58), que usa um sistema acoplado com visor LCD de 2,4" ao cabo do laringoscópio e com encaixe para as mesmas lâminas da versão original. Vários trabalhos demonstraram uma melhor visualização da glote com o C-MAC quando comparado à laringoscopia direta. A maioria das intubações foi realizadas sem o auxílio de guia introdutor e mesmo quando

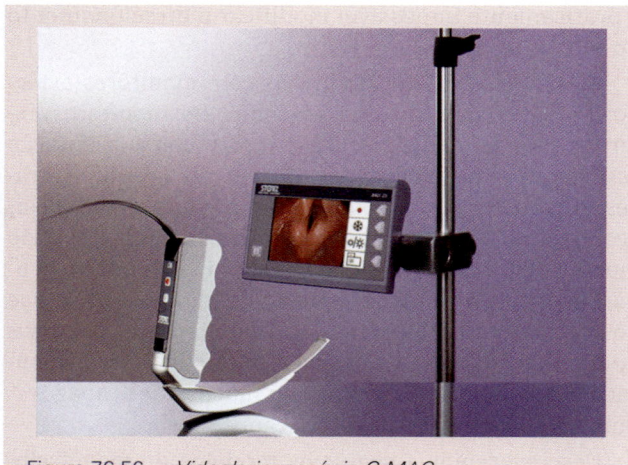

Figura 76.56 — *Videolaringoscópio C-MAC.*

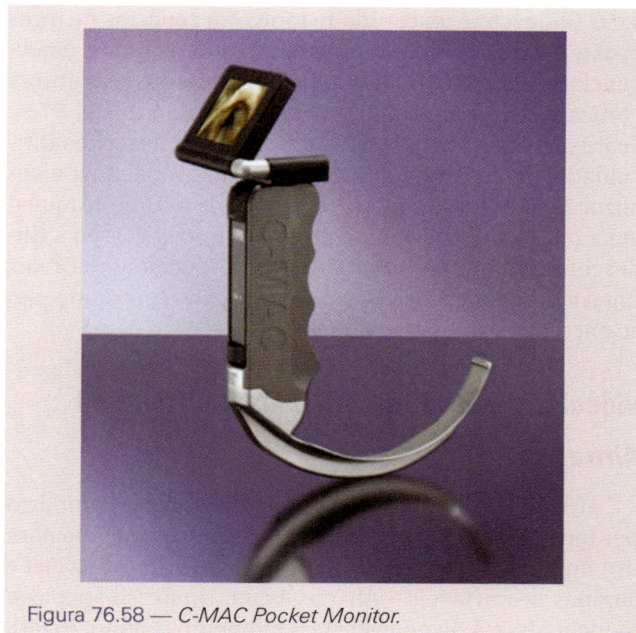

Figura 76.58 — *C-MAC Pocket Monitor.*

houve falha de intubação com a lâmina de Macintosh, a intubação foi obtida com êxito em 100% dos casos com a utilização da D-Blade.[100]

McGrath MAC Videolaringoscópio

O McGrath MAC (Covidien – Medtronic, Minneapolis, E.U.A.)) é um videolaringoscópio portátil que consiste de um cabo acoplado a um monitor LCD de 2,5" (Figura 76.59). Funciona com bateria interna com duração de até 250 minutos. Possui corpo interno metálico onde acoplam-se as lâminas acrílicas descartáveis compatíveis com os tamanhos 2, 3 e 4 de Macintosh e a nova X blade™ número 3, com angulação mais acentuada. Possui um perfil fino de 11,9 mm garantindo seu uso em pequenas aberturas de boca com menor risco de traumas dentários. Pode ser usado tanto para laringoscopia direta como indireta. Nos casos de intubações indiretas o uso de guia introdutor rígido deve sempre ser utilizado.

TruView

O TruView videolaringoscópio (Truphatek International Limites, Netanya, Israel) consiste de tubo óptico integrado à uma lâmina com 42° de angulação em sua porção distal e uma ocular de 15mm (Figura 76.60). Possui uma fonte de LED que é transmitida à extremidade da lâmina. Há 5 tamanhos disponíveis de lâminas (0, 1, 2, 3, 4). É possível também seu uso através da laringoscopia direta. As lâminas possuem canal de oxigênio que pode ser conectado a uma fonte externa permitindo um fluxo de 4-6 L.min^{-1}. A laringoscopia através do TrueView fornece melhor visualização da fenda glótica que a laringoscopia convencional, porém foi documentado tempo maior para conclusão da intubação.[101]

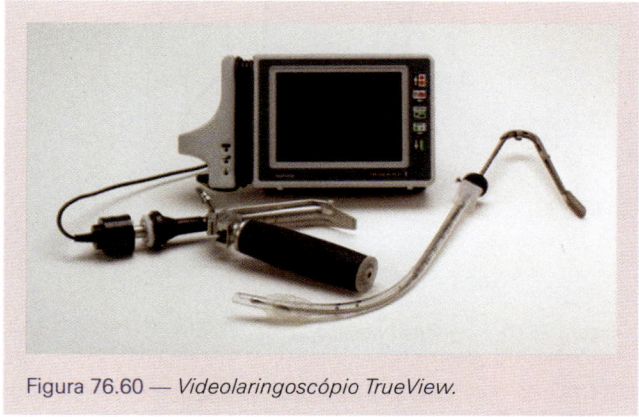

Figura 76.60 — *Videolaringoscópio TrueView.*

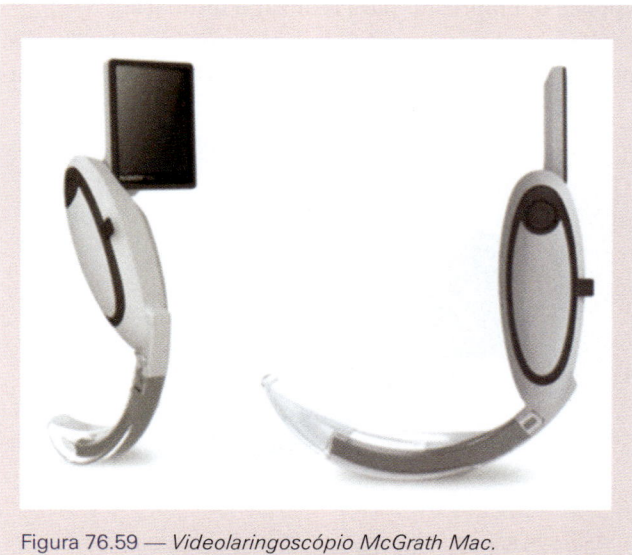

Figura 76.59 — *Videolaringoscópio McGrath Mac.*

VIDEOLARINGOSCÓPIOS COM LÂMINAS DE ANGULAÇÃO ACENTUADA

Com essas lâminas, o alinhamento dos três eixos, torna-se desnecessário, já que a lâmina contorna as estruturas (língua e base da língua) garantindo uma ótima visualização da glote sem manipulações adicionais do pescoço. Isso torna-se muito importante em pacientes com imobilização cervical, micrognatia e rigidez das articulação têmporo-mandibular. Devido à angulação acentuada, a visualização direta torna-se praticamente impossível e obriga o uso de guias introdutores específicos para guiar o tubo até a abertura glótica. É importante que se mantenha a visualização direta do tubo durante sua introdução na boca até o surgimento de sua imagem no monitor do VL. Caso contrário, corre-se o risco de provocarem-se lesões sobre o palato, oro e hipofaringe. Frente a qualquer resistência deve-se parar a progressão e reposicionar o tubo com o guia introdutor.

Glidescope

O Glidescope (Verathon Medical, Bothell, WA) foi o precursor dos videolaringoscópios com monitor externo (Figura 76.61). Composto de um bastão nos tamanhos adulto e pediátrico, que contém uma câmera de vídeo miniatura com sistema antiembaçamento e lâminas descartáveis que se acoplam ao sistema, nos tamanhos 1, 2, 3 e 4. A metade distal das lâminas possui perfil de 16mm e angulação de 60°, o que permite laringoscopias com mínima manipulação dos tecidos adjacentes. As imagens são transmitidas a um monitor externo de LCD de 7 polegadas por um cabo de vídeo conectado ao bastão do cabo do laringoscópio. Para a intubação é necessária a utilização de um guia introdutor maleável o qual deve ser moldado com a mesma curvatura da lâmina (Figura 76.62) e inserido após posicionamento desta.

O Glidescope foi estudado tanto em cenários de intubação normal como difícil, situações de rotina e emergenciais. Garante excelente visibilização das estruturas glóticas com taxas de sucesso de intubação de até 97%. Scores de antecipação de intubação difícil descritos Dificuldades na intubação são relacionadas à falha na visualização e impossibilidade de progredir o tubo traqueal até a imagem mostrada no monitor. A nova versão – Glidescope Titanium – com lâminas de perfis ainda mais finos e versões de uso único ou autoclaváveis ainda não se encontra disponível no Brasil.

Videolaringoscópios com Canal Guia Lateral

Airtraq

Airtraq (Prodol Meditec, Ghecho, Spain) é composto por um sistema de lentes e prismas, sendo projetado para uso único – Airtraq SP – ou aparato óptico re-utilizável e laminas descartáveis – Airtraq Avant. No Brasil apenas o modelo SP está disponível até o momento (Figura 76.63). Possui dois canais paralelos: um canal óptico leva a imagem até o visor proximal enquanto o outro serve como conduto -guia para o tubo traqueal. Conceitualmente deveria ser chamado de "laringoscópio óptico". Passa a ser classificado como "videolaringoscópio" quando a ele é acrescentado um sistema de vídeo-câmera.

Esta pode ser uma câmera que fornece a imagem para uma tela "flip" de 2,8" que permite rotação em dois eixos e a transmite via wi-fi para notebooks, tablets, etc.

Outra possibilidade é a utilização de câmeras que integram os sistemas de endoscopia. Esta é uma alternativa que oferece bastante praticidade, sobretudo se o procedimento cirúrgico para o qual se está anestesiando o paciente for programado para ser por vídeo. O rack geralmente já se encontra na sala de cirurgia; o anestesista apenas o "empresta" para realizar a intubação.

Uma terceira possibilidade é através de aplicativo para smartphones (Airtraq Mobile). O aplicativo é gra-

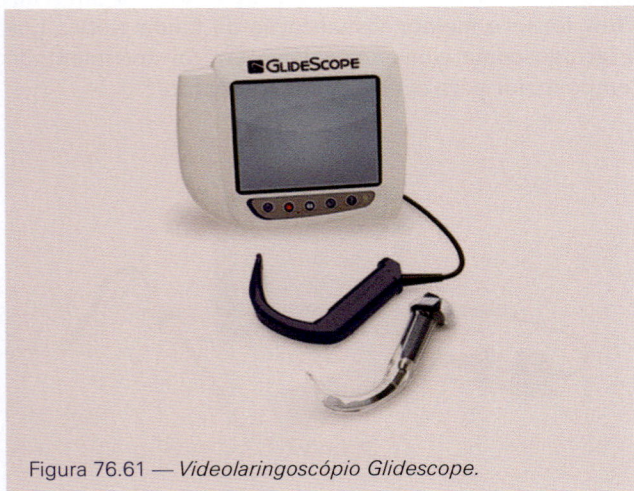

Figura 76.61 — *Videolaringoscópio Glidescope.*

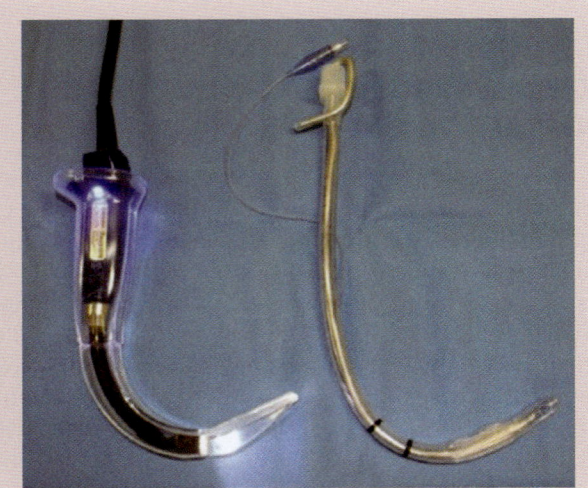

Figura 76.62 — *Lâmina do Glidescope e conjunto tubo + estilete-guia. Assim como os demais modelos de videolaringoscópios desprovidos de canal guia lateral, é essencial o emprego de estilete metálico para moldar o tubo traqueal com a mesma curvatura da lâmina.*

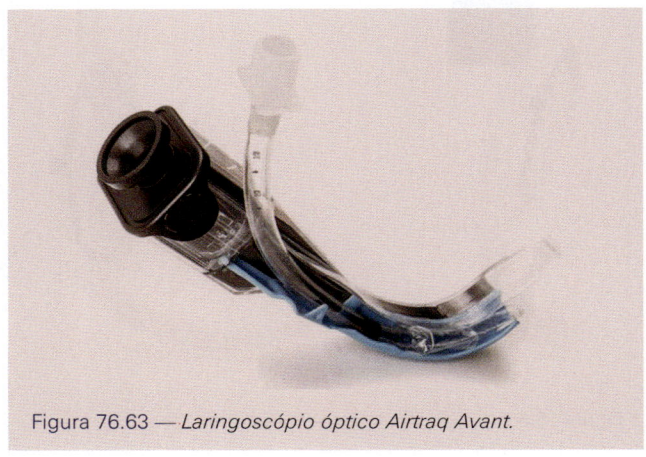

Figura 76.63 — *Laringoscópio óptico Airtraq Avant.*

tuito, porém é necessária a aquisição de adaptador específico (www.airtraq.com).

O tubo adequadamente lubrificado deve ser inserido no canal lateral antes de introduzir o dispositivo na cavidade oral do paciente. Deve ser atentado para que a extremidade distal do tubo não avance para além da lente distal neste momento, para não comprometer a visão das estruturas laríngeas. A técnica preconizada orienta que se realizem as manobras de inserção, rotação e elevação para melhor exposição da fenda glótica. O Airtraq apresenta ótimos resultados tanto em situações normais como em casos de via aérea difícil.[102]

King Vision

O King Vision (King Systems, Noblesville, E.U.A) é um videolaringoscópio totalmente portátil, wireless com o diferencial de possuir lâminas anguladas descartáveis com canal guia lateral ou não. Disponível apenas no tamanho 3. Assim como o Airtraq, o tubo traqueal deve ser colocado antes de se realizar a laringoscopia. Caso a lâmina escolhida seja a sem canaleta, faz-se necessário o uso de estilete-guia para direcionamento do tubo. A abertura oral mínima para possibilitar a introdução da lâmina do King Vision é de 13 mm (Figura 76.64).

Os desempenhos dos diversos tipos e modelos de VLs são parecidos, mas suas características ainda são diferentes. A estratégia de escolha quando da aquisição de um VL deve, primeiramente, levar em conta o tipo e complexidade de cada estrutura hospitalar a ser equipada. As características individuais de cada paciente, a preferência da equipe local, assim como o custo, também são fatores que devem ser levados em conta na hora da escolha do videolaringoscópio a ser adquirido.[103]

A videolaringoscopia é o começo de uma revolução na prática anestésica. A intubação da totalidade dos pacientes através desta técnica é a segunda fase desta revolução. O alto custo dos novos dispositivos e a incerteza sobre a superioridade dos VLs, atualmente ainda constituem uma barreira à sua utilização como técnica padrão de intubação traqueal. Os novos dispositivos ópticos de intubação podem melhorar o atendimento aos pacientes com intubação difícil, mas o seu lugar dentro dos algoritmos de VAD ainda precisa ser melhor estudado e estabelecido. A manutenção das habilidades com as técnicas convencionais de intubação traqueal é de extrema importância e portanto não devem ser abandonadas.[104]

Estiletes Ópticos (EO)

Estes dispositivos combinam a facilidade de manuseio dos estiletes de intubação com a qualidade da imagem fornecida pela fibra óptica. Esta encontra-se "protegida" dentro de estrutura metálica rígida ou semi-rígida, sendo portanto menos susceptível a sofrer danificações durante seu manuseio.[105]

Apesar de vários modelos já terem sido desenvolvidos, apenas o Bonfils™ (Karl Storz®) (Figura 76.65) e o Shikani™ (Clarus Medical®) (Figura 76.66). são disponíveis no Brasil no momento. A técnica de utilização lembra bastante o estilete luminoso (Trachlight®): o EO é inserido na luz do tubo traqueal lubrificado, e seguro pela mão dominante. A mão não dominante

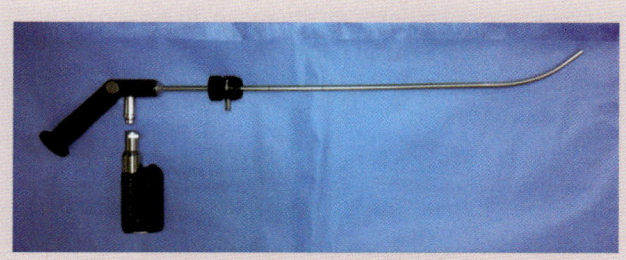

Figura 76.65 — *Endoscópio Bonfils para Intubação Retromolar.*

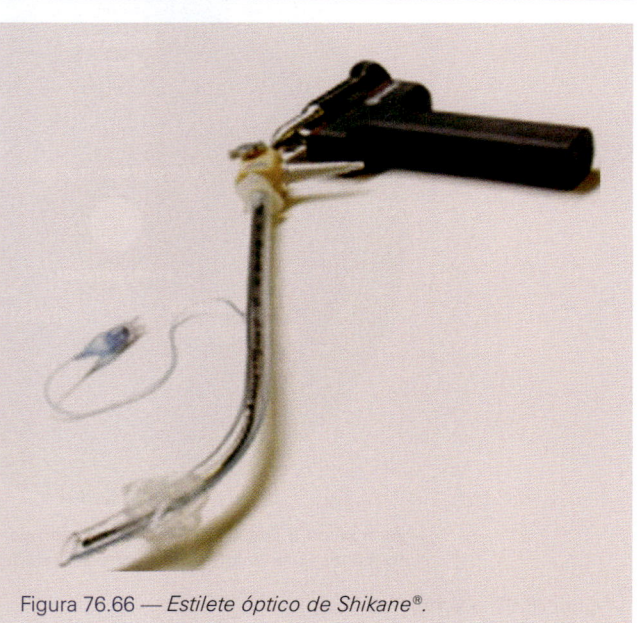

Figura 76.66 — *Estilete óptico de Shikane®.*

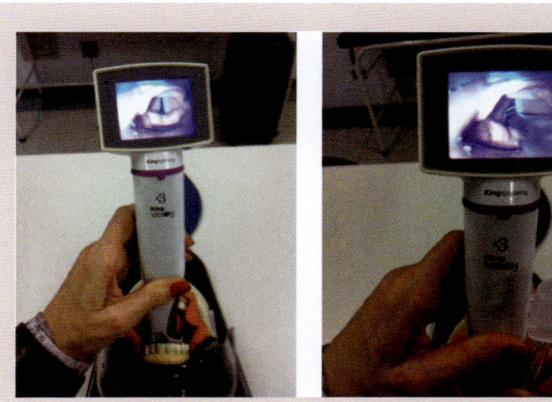

Figura 76.64 — *Videolaringoscópio King Vision.*

eleva a mandíbula do paciente antes da introdução do conjunto EO-tubo na cavidade oral. Neste momento há uma diferença entre os dois moldelos de EO. Enquanto o Shikani® é inserido pela linha média e possui extremidade moldável para se obter a curvatura desejada, o Bonfils™ possui angulaçãofixa da extremidade tendo sido desenvolvido para abordagem retro-molar. Uma vez obtida a visão da fenda glótica, é deslizado o tubo em direção a ela. Não é recomendável adentrar a laringe com o estilete, pois, uma vez tratar-se de estrutura rígida, pode provocar lesão traumática na parede da laringe ou traqueia.

ESTRATÉGIA DE RESGATE PARA VIA AÉREA DIFÍCIL IMPREVISTA

Como visto anteriormente, a ocorrência de VAD não antecipada pode ser elevada mesmo quando se realiza avaliação propedêutica das vias aéreas.[85]

E mesmo em situações em que foi antecipada, pode ser necessário valer-se de um plano de resgate, seja em virtude da natureza emergencial da situação, que não permite a realização de preparo para intubação acordado, seja porque este preparo não foi satisfatório ou ainda por se tratar de paciente não colaborativo e/ou não comunicativo (crianças e portadores de alteração do estado mental).

Talvez por esta razão os *guidelines* mais recentes tenham priorizado este cenário – a VAD imprevista – em seus algoritmos.[106]

Entretanto, na prática clínica diária, poucos algoritmos conseguem ser lembrados. Talvez em razão de quase sempre serem extensos e/ou complexos, o que dificulta a memorização, sobretudo sob condições de stress. A primeira ideia de simplificar os algoritmos de VAD foi proposta por Combes e colaboradores, que demonstraram a eficácia de um algoritmo com poucas técnicas – no caso o bougie, a máscara laríngea de intubação e a cricotireoidostomia – porém empregadas pela totalidade dos profissionais envolvidos.[107,108]

Mais recentemente, em 2013, um anestesiologista e um emergencista australianos (Nicholas Chrimes e Peter Fritz) propuseram uma forma bastante simples para abordagem da VAD imprevista, o chamado "VORTEX APPROACH".[109] Trata-se de uma "ferramenta cognitiva" que guia o profissional no uso de quatro técnicas básicas no manejo da via aérea de emergência: máscara facial, dispositivo supraglótico, intubação traqueal e cricotireoidostomia. O recurso visual empregado é um funil dividido em três partes (Figura 76.67) em sua porção mais larga – que representam as três possibilidades de acesso não invasivo à via aérea - e a porção da extremidade inferior representando o acesso cirúrgico emergencial. A parte plana superior, de cor verde, representa a área de segurança, na qual o resgate da VA foi bem sucedido.

Os destaques desta proposta são as tentativas ótimas de utilização das técnicas não invasivas (máscara facial, supraglótico, intubação) até um máximo de três tentativas e o direcionamento precoce para o acesso emer-

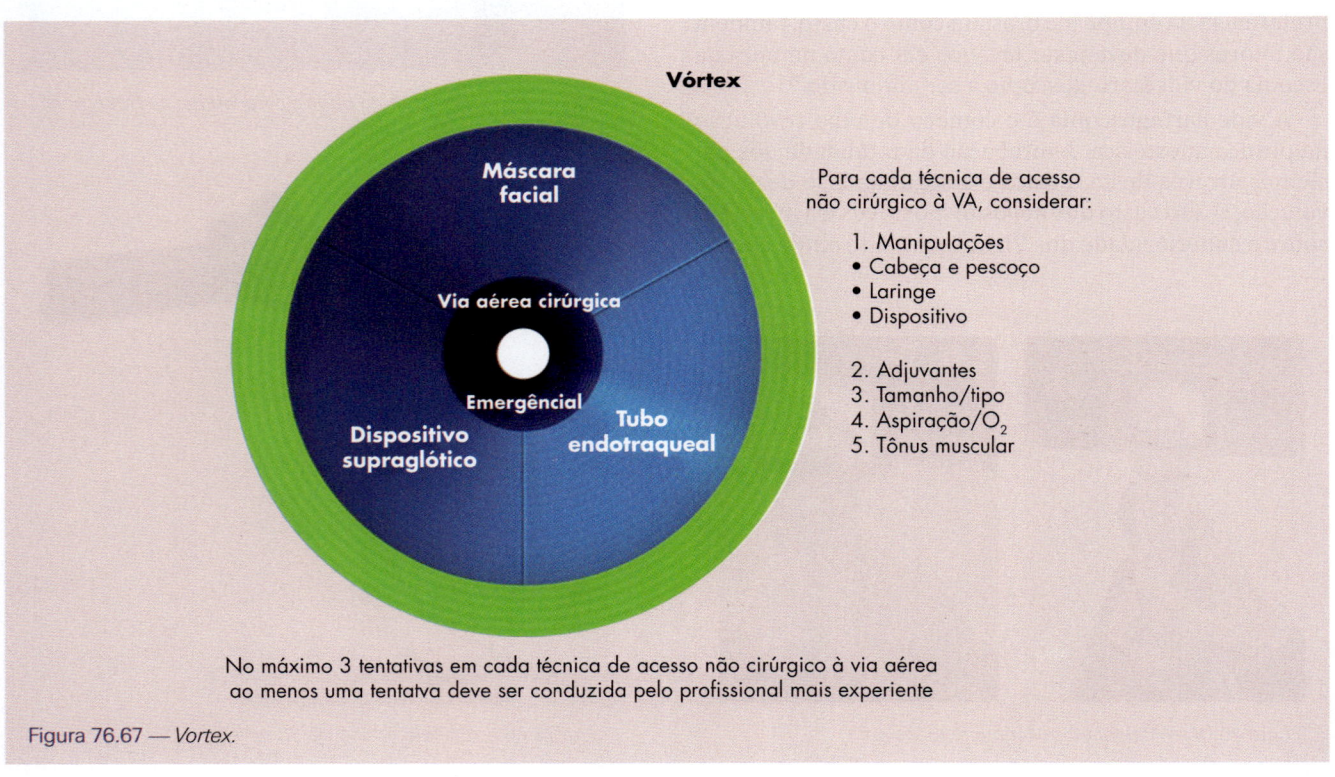

Figura 76.67 — Vortex.

gencial infraglótico – cricotireoidostomia. Ressalta que o momento de decidir pela realização da crico é o momento em que que se constata a falha das técnicas não invasivas previamente empregadas e não o momento do início da dessaturação. Treinar-se em seguir efetivamente esta orientaçãoo do Vortex Approach minimiza as chances de surgimento do erro de fixação na modalidade "tudo menos isso", na qual há uma relutância em se aceitar o diagnóstico – no caso, a situação

CICO *(can't intubate, can't oxygenate)* e consequentemente há demora na tomada de decisão – a realização da cricotireoidostomia.[110]

Por sua vez, além da tomada de decisão – quando fazer – é fundamental estar-se treinado na técnica – como fazer. Dos 25 casos relatados no NAP 4 que tiveram cricotireoidostomias realizadas por anestesistas, apenas 9 foram bem sucedidas. A interpretação destes achados pode traduzir tanto a falta de treinamento como a preferência, por parte dos anestesiologistas, pela técnica de punção da membrana cricotireóidea com cateter agulhado de fino calibre. Esta técnica demonstrou-se ser mais sujeita a falhas qua a cricotireoidostomia cirúrgica.[41]

A Via Aérea Emergencial: Acessos Invasivos a Partir da Membrana Cricotireóidea (MCT)

As técnicas invasivas são indicadas como técnicas de resgate quando as tentativas de se estabelecer uma via aérea emergencial não invasiva – uso de dispositivo supraglótico – falharam. Didaticamente podem ser divididas em três categorias quanto a sua execução. A primeira consiste na introdução de cateteres agulhados através de punção da MCT. O cateter é usado para ventilação transtraqueal ou mais corretamente para ventilação translaríngea.[111] A segunda inclui as técnicas que usam a introdução de um fio guia após a punção da MCT e posterior dilatação para facilitar a introdução de cânulas de maior diâmetro interno que possibilitam melhor ventilação. A terceira técnica consiste na cricotireoidostomia cirúrgica. A realização de uma cricotireoidostomia rápida e segura requer o conhecimento da anatomia da região. A membrana cricotireóidea (Figura 76.68) é um ligamento de tecido elástico amarelado medindo aproximadamente 10mm de comprimento por 22mm de largura, localizado na face anterior do pescoço entre a cartilagem tireóide superiormente e a cartilagem cricóide inferiormente. É o ponto mais superficial da via aérea abaixo da glote.

Ventilação à Jato Transtraqueal (VJTT)

Trata-se de técnica rápida e efetiva administrada através de cateter posicionado imediatamente antes na via aérea através de punção da MCT. Nesta técnica, a inspiração ocorre através da insuflação de oxigênio pres-

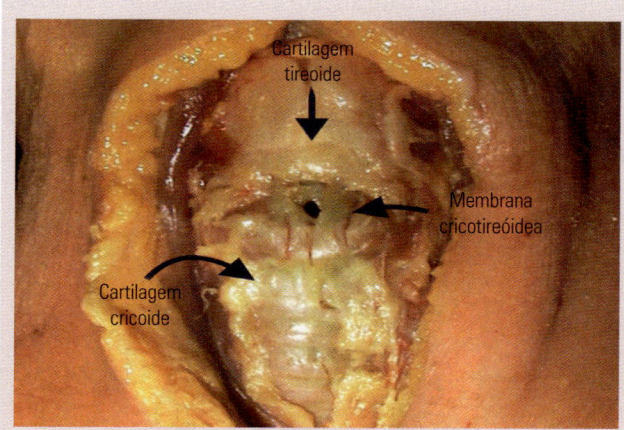

Figura 76.68 — *Membrana crico-tireóidea.*

surizado através de um sistema modulador de pressão conectado ao cateter inserido por punção cricotireóidea. A expiração ocorre de forma passiva através do recolhimento elástico do pulmão e parede torácica.. É de extrema importância garantir tempo suficiente para a expiração (rel. I:E > 1:3) e uma via aérea superior desobstruída através de elevação do mento e/ou mandíbula ou emprego de cânulas faríngeas. Desta forma evita-se o risco de barotrauma e consequente pneumotórax devido ao aprisionamento aéreo.

A VJTT deve ser evitada em pacientes que apresentam lesões diretas na cartilagem cricóide ou laringe ou em pacientes com obstrução completa das vias aéreas superiores. Outras contraindicações relativas incluem coagulopatias, doença pulmonar obstrutiva crônica (DPOC) e distorção da anatomia que pode prejudicar a correta identificação e punção da MCT.

Normalmente, são utilizados cateteres reforçados 12-16 G desenvolvidos especificamente para a VJTT, evitando-se assim acotovelamentos e facilitando o fluxo de oxigênio a altas pressões. Estes são introduzidos por punção da MCT em direção caudal através da aspiração continua. O retorno de ar confirma o posicionamento intratraqueal antes de iniciar a ventilação à jato. Os aparelhos de ventilação à jato disponíveis (Manujet™ - VBM® Medizintechnik GmbH, Germany) (Figura 76.69) possuem válvulas reguladoras de pressão (30-50 psi) para garantir uma ventilação eficaz (10-12 irm) e também para evitar altas pressões que possam resultar em barotrauma. Outras complicações da VJTT incluem enfisema subcutâneo e mediastinal, hemorragias, aspiração e perfuração da parede posterior da traqueia e esôfago [112]. Sistemas de baixa pressão (circuito de anestesia, bolsa-válvula, etc.) são incapazes de promover expansão pulmonary através deste tipo de cateteres. O sistema modulador de fluxo de ENK (Figura 76.70) (Cook Critical Care, Bloomington, IN) possui prática conexão à saída de oxigênio do aparelho de anestesia. O dispositivo Ventrain (Figura 76.71) (Dolphys Medical, Denmark) usa um sistema semelhante ao de Venturi para promover uma assistência expiratória ativa, minimizando as chances de aprisionamento aéreo. Estes dois últimos dispositivos, de uso único, não são disponíveis no Brasil.

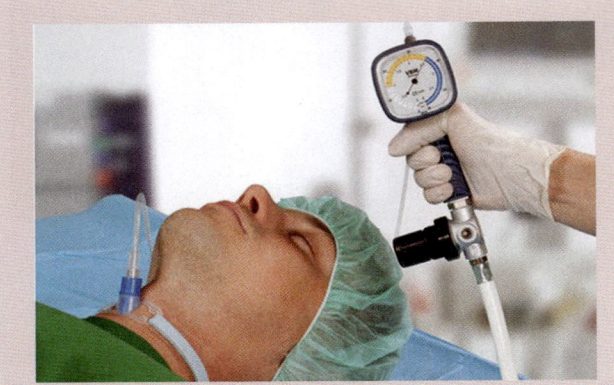

Figura 76.69 — *Manujet VBM. Empunhadura com válvula reguladora de pressão e extensor com conector distal "luer-lock".*

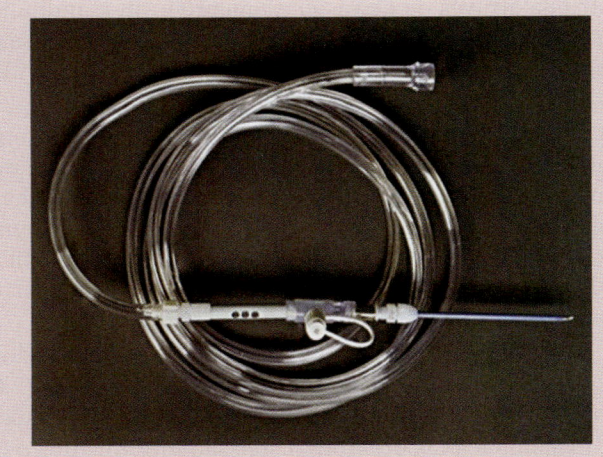

Figura 76.70 — *Modulador de fluxo ENK (Cook) conectado a cateter agulhado.*

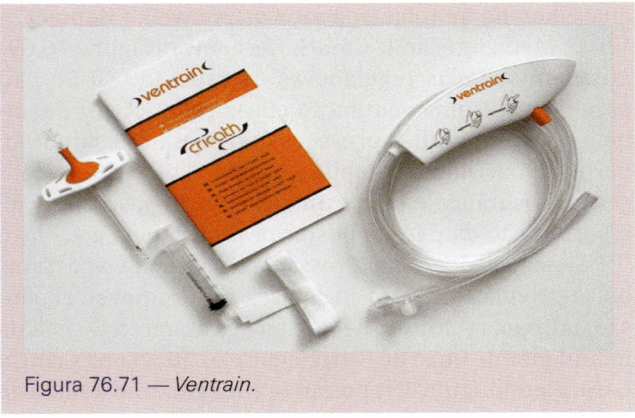

Figura 76.71 — *Ventrain.*

Cricotireoidostomia por Punção e Dilatação

Diversos kits de punção e dilatação percutânea estão disponíveis comercialmente. (Figura 76.72). O procedimento consiste basicamente na identificação e estabilização da MCT, punção com aspiração contínua através de agulha, em sentido caudal, com seringa contendo solução salina para melhor percepção da presença de ar e confirmação do correto posicionamento. Introdução do fio guia em sentido caudal, retirada da agulha, introdução do dilatador juntamente com a cânula na via aérea. Retirada do conjunto introdutor + fio guia mantendo segura a cânula. Inicia-se então a ventilação e oxigenação confirmando a correta posição da cânula através da capnografia e expansão torácica. Outros kits possuem a cânula já revestida na agulha de punção, tornando o procedimento mais rápido, porém com riscos aumentados principalmente de lesões da parede posterior da traqueia (Figura 76.73).

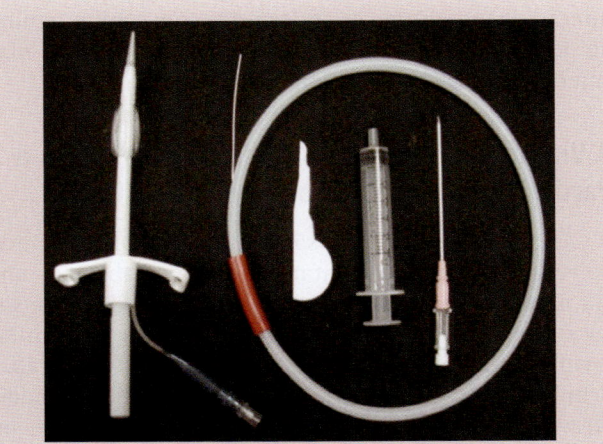

Figura 76.72 — *Kit Melker para cricotireoidostomia dilatacional percutânea (Cook).*

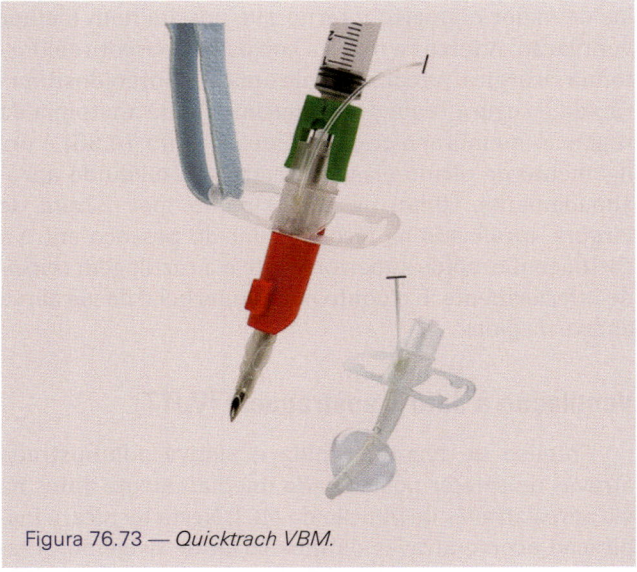

Figura 76.73 — *Quicktrach VBM.*

Cricotireoidostomia Cirúrgica

Para esta técnica utilizam-se uma lâmina de bisturi montada (com cabo), uma pinça hemostática curva ou tesoura e um tubo traqueal pediátrico ou cânula de traqueostomia infantil. Em pescoços "fáceis", é possível se fazer a incisão na pele no sentido transversal, exatamente sobre o local onde foi identificada a MCT por palpação. Quando a anatomia porém é mais difícil de ser identificada, é mais prudente realizar incisão longitudinal na pele (com o cuidado de não lesar as cartilagens tireóide e cricóide) para poder explorar digitalmente o espaço subcutâneo na tentativa de identificar a MCT (a cartilagem tireóide é segura entre os dedos polegar e médio da mão não dominante enquanto o dedo indicador faz a exploração táctil).

Identificada a MCT, é feita incisão na mesma e ampliado o pertuito utilizando-se da pinça hemostática, tesoura ou ainda do cabo do bisturi em rotação de 90°. A seguir é introduzida a cânula ou tubo traqueal através desta abertura.

A colocação da cânula no tecido subcutâneo pode levar a enfisema mediastinal e subcutâneo com consequências desastrosas. A associação de guias de intubação traqueal como o bougie, vem ganhando destaque devido ao menor risco de se obter falso trajeto no momento da introdução do tubo. O bougie é introduzido pelo orifício feito na MCT e, na sequência, introduz-se o tubo traqueal tendo o bougie como guia.

A cricotireoidostomia cirúrgica é contraindicada em crianças menores de seis anos de idade em razão de a cartilagem cricóide ser a região de maior estreitamento da via aérea, além do fato de o istmo da glândula tireóide alcançar a borda superior da MCT.

Seja qual for a técnica empregada, deve-se ressaltar que a cricotireoidostomia não é uma via aérea permanente, e portanto, após controle da situação crítica emergencial, planos devem ser traçados para conversão em uma via aérea definitiva.

Complicações da técnica incluem hemorragia, lesão da parede posterior da traqueia ou das cordas vocais e lacerações da tireóide Complicações tardias incluem infecções, alterações da voz e estenose de traqueia numa incidência de 2% a 8%.[113]

Dentre os inúmeros kits disponíveis para uso comercial no mercado, a escolha deve levar em conta o ambiente (hospitalar/pré-hospitalar/emergência) no qual sera utilizado e principalmente o conhecimento e familiaridade do operador com o material. É importante salientar que situações emergenciais não são propícias para o aprendizado de novas técnicas.

CUIDADOS PÓS-ANESTÉSICOS

Casos confirmados de VAD merecem, inicialmente, uma comunicação verbal ao paciente e familiares. A ficha anestésica deve conter o detalhamento da condução do caso. Todavia tais medidas são insuficientes, uma vez que o paciente pode esquecer-se de reportar a informação em uma intervenção futura, ou ser uma situação grave na qual esteja inconsciente e desacompanhado de familiar que conheça seu histórico de VAD. Outra possibilidade de falha na transmissão das informações é o fato de o paciente poder ser atendido em um momento futuro em serviço diferente daquele onde consta seu registro prévio.

É recomendado portanto a adoção de objetos de "alerta" para uso pessoal, como pulseiras ou cartões de bolso para minimizar o risco de perda de informações.[114,115]

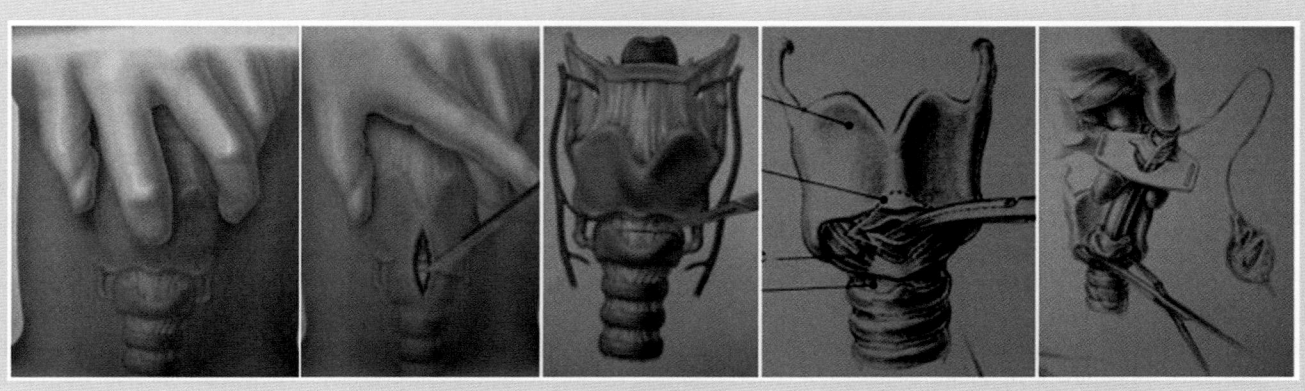

Figura 76.74 — *Cricotireoidostomia cirúrgica – técnica.*

REFERÊNCIAS

1. Matten EC, Shear T, Vender JS. Nonintubation management of the airway: airway maneuvers and mask ventilation, em: Hagberg CA. Airway Management, 3ª Ed, Philadelphia, Elsevier – Saunders, 2013; 324-39.e1.
2. Benumof JL. Laryngeal Mask Airway and the ASA Difficult Airway Algorithm. Anesthesiology 1996; 84: 686-99.
3. Brimacombe JR, Brain AIJ, Berry AM. Indications and contraindications, em: Brimacombe JR, Brain AIJ. The Laryngeal Mask Airway – A review and practical guide, London, Saunders, 1997; 114-16.
4. Verghese C and Brimacombe JR. Survey of laryngeal mask airway usage in 11.910 patients: safety and efficacy for conventional and nonconventional usage. Anesth Analg 1996; 82: 129-33.
5. Bernardini A and Natalini G. Risk of pulmonary aspiration with laryngeal mask airway and tracheal tube: analysis of 65.712 procedures with positive pressure ventilation. Anaesthesia 2009; 64: 1289-94.
6. Atherton GL and Johnson JC. Ability of paramedics to use the Combitube™ in prehospital cardiac arrest. Ann Emerg Med 1993; 22:1263-68.
7. Vézina D, Lessard MR, Bussières J et al. Complications associated with the use of the esophageal-tracheal Combitube. Can J Anaesth 1998; 45:76-80.
8. Rebuglio R, Amaral JLG, Slikta Fº. J. Intubação Traqueal, em: Cangiani LM, Slullitel A, Potério GMB et al, Tratado de Anestesiologia SAESP, 7ª Ed, São Paulo, Atheneu, 2011;1349-96.
9. Smith HM and Bacon DR. The History of Anesthesia, em: Barash PG, Cullen BF, Stoelting RK. Clinical Anesthesia, 5ª Ed, Philadelphia, Lippincott Williams & Wilkins, 2006; 3-26.
10. Crankshaw D, McViety J, Entwistle M. A review of cuffed vs uncuffed endotracheal tubes in children. Ped Anesth Crit Care J 2014; 2: 70-3.
11. Litman RS and Maxwell LG. Cuffed versus uncuffed endotracheal tubes in pediatric anesthesia – the debate should finally end. Anesthesiology 2013; 118: 500-1.
12. Latto IP, Vaughan RS. The cuff, em: Latto IP, Vaughan RS. Difficulties in Tracheal Intubation, 2ª Ed, London, Saunders, 1997; 51-78.
13. Seegobin RD and van Hasselt GL. Endotracheal cuff pressure and tracheal mucosal blood flow: endoscopic study of effects of four large volume cuffs. Br Med J (Clin Res Ed) 1984; 288:965-968.
14. Pneumatikos IA, Dragoumanis CK, Bouros DE. Ventilator-associated pneumonia or endotracheal tube-associated pneumonia? Anesthesiology 2009; 110:673-80.
15. Blot SI, Poelaert J, Kollef M. How to avoid microaspiration? A key element for the prevention of ventilator-associated pneumonia in intubated ICU patients. BMC Infectious Diseases 2014; 14:119-24.
16. Madjdpour C, Mauch J, Dave MH et al. Comparison of air-sealing characteristics of tapered – vs. cylindrical-shaped high-volume, low-pressure tube cuffs. Acta Anaesthesiol Scand 2012; 56:230-35.
17. Deem S, Treggiari MM. New endotracheal tubes designed to prevent ventilator-associated pneumonia: do they make a difference? Respir Care 2010; 55:1046-55.
18. Haas CF, Eakin RM, Konkle MA et al. Endotracheal tubes: old and new. Respir Care 2014; 59:933-52.
19. Brodsky JB, Lemmens JM. Left double-lumen tubes: clinical experience with 1,170 patients. J Cardiothorac Vasc Anesthesia 2003; 17: 289-98.
20. Grape S, Schoettker P. The role of tracheal tube introducers and stylets in current airway management. J Clin Monit Comput DOI 10.1007/s10877-016-9879-8. Publicado on line em 16 de abril, 2016.
21. Hagberg C, Georgi R, Krier C. Complications of managing the airway. Best Pract Res Clin Anaesth 2005; 19:641-59.
22. Viswanathan S, Campbell C, Wood DG et al. The Eschmann tracheal tube introducer (Gum Elastic Bougie). Anesthesiology Review 1992; 9: 29-34.
23. Gataure PS, Vaughan ER, Latto IP. Simulated difficult intubation: comparison of the gum elastic bougie and the stylet. Anaesthesia 1996; 51:935-38.
24. Howath A, Brimacombe J, Keller C. Gum elastic bougie-guided insertion of the ProSeal laryngeal mask airway: a new technique. Anaesth Intensive Care 2002; 30: 624-7.
25. Brimacombe J, Keller C, Judd DV. Gum elastic bougie-guided insertion of the ProSeal laryngeal mask airway is superior to the digital and introducer tool technique. Anesthesiology 2004; 100: 25-9.
26. Reis LI, Reis GFFTSA, Oliveira MRM, Ingarano LEB, Bougie. Rev Bras Anestesiol 2009; 59: 618-23.
27. Melhado VB, Fortuna AO. Via Aérea Difícil em Curso de Educação à Distância em Anestesiologia. Comissão de Ensino e Treinamento – Sociedade Brasileira de Anestesiologia. São Paulo, Office Editora, 2004. Vol IV: 15-107.
28. Cormack RS, Lehane J. Difficult tracheal intubation in obstetrics. Anaesthesia 1984; 39:1105-1111.
29. Cook TM. A new practical classification of laryngeal view. Anaesthesia 2000; 55: 274-79.
30. Bailie R, Posner KL. New trends in adverse respiratory events. ASA Newsletter 2011; 75:28-9.
31. Salem MR, Baraka AS. Confirmation of endotracheal intubation, em: Hagberg CA. Airway Management, 3ª Ed, Philadelphia, Elsevier – Saunders, 2013; 657-82.e4
32. Bogod D, Popat M. Tracheal Intubation. Tracheal Intubation, em: Cook T, Woodall N, Frerk C. 4th National Audit Project of the Royal College of Anaesthetists and the Difficult Airway Society: Major complications of airway management in the United Kingdom. 2011; Section 2: 96-104.
33. Coté CJ, Todres ID. The Pediatric Airway, em: Coté CJ, Ryan JF, Todres ID, Goudsouzian NG. A practice of Anesthesia for Infants and Children, 2ª Ed, Philadelphia, W.B. Saunders Co., 1993; 55-83.
34. Rosenblatt WH. Awake intubation made easy! Refresher Course Lectures 2013; 407: 1-4.

35. Holzapfel L, Chevret S, Madinier G et al. Influence of long-term oro- or nasotracheal intubation on nosocomial maxillary sinusitis and pneumonia: results of a prospective, randomized clinical trial. Crit Care Med 1993; 21: 1132-8.
36. Fremstad JD, Martin SH et al. Lethal complication from insertion of nasogastric tube after severe basilar skull fracture. J Trauma. 1978;18:820-2.
37. Bahr W, Stoll P. Nasal intubation in the presence of frontobasal fractures: A retrospective study. J Oral Maxilofac Surg. 1992; 50: 445-7.
38. Arrowsmith JE, Robertshaw HJ, Boyd JD. Nasotracheal intubation in the presence of frontobasal skull fracture. Can J Anaesth 1998; 45: 71-5.
39. Cheung NH, Napolitano LM. Tracheostomy: epidemiology, indications, timing, technique and outcomes. Respiratory Care 2014; 59:895-919.
40. Kost KM. Endoscopic Percutaneous Dilatational Tracheotomy: a prospective evaluation of 500 consecutive cases. Laryngoscope 2005; 115(supplement S107): 1-30.
41. Cook TM, Woodall N, Frerk C. Major complications of airway management in the UK. Results of the Fourth National Audit Project of the Royal College of Anaesthetists and the Difficult Airway Society. Part 1: Anaesthesia. BJA 2011; 106: 617-31.
42. Sellick BA. Cricoid pressure to control regurgitation of stomach contents during induction of anaesthesia. Lancet 1961; 278(7199):381-442. (originalmente publicado como volume 2, fascículo 7199 – agosto 1961
43. Salem MR. Anesthetic management of patients with a "full stomach". A critical review. Anesth Analg 1970; 49: 47-55.
44. Stept WJ, Safar P. Rapid induction/intubation for prevention of gastric-content aspiration. Anesth Analg 1970; 49: 633-36.
45. Dörges V. Airway management in emergency situations. Best Pract Res Clin Anaesth 2005; 19:699-715.
46. Gagnon C, Fortier LP, Donati F. When a leak is unavoidable, preoxygenation is equally ineffective with vital capacity or tidal volume breathing. Can J Anesth 2006; 53: 86-91.
47. Tanoubi I, Drolet P, Donati F. Optimizing preoxygenation in adults. Can J Anesth 2009; 56: 449-66.
48. Baraka AS, Salem MR. Preoxygenation, em: Hagberg CA. Airway Management, 3ª Ed, Philadelphia, Elsevier – Saunders, 2013; 280-97.e3
49. Patel A, Nouraei SAR. Transnasal Humidified Rapid-Insufflation Ventilator Exchange (THRIVE): a physiological method of increasing apnoea time in patients with difficult airways. Anaesthesia 2015; 70:323-9.
50. El-Orbany M, Connolly LA. Rapid sequence induction and intubation: current controversy. Anesth Analg 2010; 110:1318-25.
51. Warner KJ, Cuschieri J, Jurkovich GJ et al. Single-dose etomidate for rapid sequence intubation may impact outcome after sevre injury. J Trauma 2009; 67:45-50.
52. Jabre P, Combes Xavier, Lapostolle F et al. Etomidate versus ketamine for rapid sequence intubation in acutely ill patients: a multicenter randomized controlled trial. Lancet 2009; 374: 293-300.
53. Smith KJ, Dobranowski J, Yip J et al. Cricoid pressure displaces the esophagus: an observational study using magnetic resonance imaging. Anesthesiology 2003; 99:60-4.
54. Asai T, Barclay K, Power I et al. Cricoid pressure impedes placement of laryngeal mask airway. Br J Anaesth 1995; 74:521-25.
55. Aoyama K, Takenaka I, Sata T et al. Cricoid pressure impedes positioning and ventilation through laryngeal mask airway. Can J Anaesth 1996; 43:1035-40.
56. Henderson JJ, Popat MT, Latto IP et al. Difficult airway society guidelines fo management of the unanticipated difficult intubation. Anaesthesia 2004; 59:675-94.
57. Frerk C, Mitchell VS, McNarry AF et al. Difficult Airway Society 2015 guidelines for management of unanticipated difficult intubatios in adults. Br J Anaesth 2015; 115:827-48.
58. Sorensen MK, Bretlau C, Gätke MR et al. Rapid sequence induction and intubation with rocuronium-sugammadex compared with succinylcholine: a randomized trial. Br J Anaesth 2012; 108: 682-9.
59. Bisschops MMA, Holleman C, Huitinik JM. Can Sugammadex save a patient in a simulated "cannot intubate, cannot ventilate" situation? Anaesthesia 2010; 65:936-941.
60. Peterson GN, Domino KB, Caplan RA et al. Management of the difficult airway: a closed claims analysis. Anesthesiology 2005; 103:33-9.
61. Popat M, Mitchell V, Dravid R et al. Difficult Airway Society Guidelines for the management of tracheal extubation. Anaesthesia 2012; 67:318-40.
62. Cavallone LF, Vanucci A. Extubation of the difficult airway and extubation failure. Anesth Analg 2013; 116: 368-83.
63. Jaber S, Jung B, Chanques G et al. Effects of steroids on reintubation and post-extubation stridor in adults: meta-analysis of randomised controlled trials. Crit Care 2009; 13:R49.
64. Martin SE, Mathur R, Marshall I et al. The effect of age, sex, obesity and posture on upper airway size. Eur Respir J 1997; 10:2087-90.
65. Tagaito Y, Isono S, Tanaka A et al. Sitting posture decreases collapsibility of the passive pharynx in anesthetized paralyzed patients with obstructive sleep apnea. Anesthesiology 2010; 113:812-8.
66. Walsh JH, Maddison KJ, Platt PR et al. Influence of head extension, flexion and rotation on collapsibility of the passive upper airway. SLEEP 2008; 31:1440-7.
67. Donati F, Bevan DR. Neuromuscular blocking agentes, em: Barash PG, Cullen BF, Stoelting RK. Clinical Anesthesia, 5ª Ed, Philadelphia, Lippincot Williams & Wilkins, 2006; 421-52.
68. Verghese C. Three maneuvers for any clinical situation. Anesthesiology News 2010; 15-6.
69. Doutriaux J. Some difficult intubations. Anesth Analg 1956; 13: 143-6.

70. Cass NM, James NR, Lines V. Difficult direct laryngoscopy complicating intubation for anaesthesia. Br Med J 1956; 1(4965):488-9.
71. Bourne JG. Oro-tracheal tube introducer. Br Med J 1949; 1(4604):586.
72. Deutsch EV. A stilet for endotracheal intubation. Anesthesiology 1951; 12:667-70.
73. Caplan RA, Posner KL, Ward RJ et al. Adverse respiratory events in Anesthesia: a closed claims analysis. Anesthesiology 1990; 72: 828-33.
74. Practice guidelines for management of the difficult airway. An updated report of the American Society of Anesthesiologists task force on management of the difficult airway. Anesthesiology 2013; 118:251-70.
75. Han R, Tremper KK, Kheterpal S et al. Grading scale for mask ventilation. Anesthesiology 2004; 101:267.
76. Langeron O, Masso E, Huraux C et al. Prediction of difficult mask ventilation. Anesthesiology 2000; 92:1229-36.
77. Kheterpal S Han S, Tremper KK. Incidence and predictors of difficult and impossible mask ventilation. Anesthesiology 2006; 105:885-91.
78. Kheterpal S, Martin L, Shanks AM et al. Predictions and outcomes of impossible mask ventilation – a review of 50,000 anesthetics. Anesthesiology 2009; 110:891-7.
79. Brimacombe JR, Brain AIJ, Berry AM. Progressing along the LMA learning curve, em: Brimacombe JR, Brain AIJ. The Laryngeal Mask Airway – A review and practical guide, London, Saunders, 1997; 248-57.
80. Ramachandran SK, Klock Jr A. Definition and incidence of the difficult airway, em: Hagberg CA. Airway Management, 3ª Ed, Philadelphia, Elsevier – Saunders, 2013; 201-8.
81. Ishimura H, Minami K, Sata T et al. Impossible insertion of the laryngeal mask airway and oropharyngeal axes. Anesthesiology 1995; 83:867-9.
82. Adnet F, Borron SW, Racine SX et al. The Intubation Difficulty Scale. Proposal and evaluation of a new score characterizing the complexity of endotracheal intubation. Anesthesiology 1997; 87: 1290-7.
83. Munnur U, de Boisblanc B, Suresh SM. Airway problems inpregnancy. Crit Care Med 2005; 33: S259-68.
84. Kheterpal S, Healy D, Aziz MF et al. Incidence, predictors and outcome of difficult mask ventilation combined with difficult laryngoscopy: a report from the multicenter perioperative outcomes group. Anesthesiology 2013;119: 1360-9.
85. Norskov AK, Rosenstock JW, Astrup G et al. Diagnostic accuracy of anaesthesiologists'prediction of difficult airway management in daily clinical practice: a cohort study of 188.064 patients registered in the Danish Anaesthesia Database. Anaesthesia 2015; 70: 272-81.
86. Rose DK, Cohen MM. The airway: problems and predictions in 18,500 patients. Can J Anaesth 1994; 41: 372-83.
87. MPharm SR, MPharm RA, Bhatnagar A et al. Clinical and bioavailability studies of sublingually administered atropine sulfate. Am J Emerg Med 2010; 28: 143-50.
88. Lütke C. Via Aérea Difífil, em: Valiatti JLS, Amaral JLG, Falcão LFR. Ventilação Mecânica: fundamentos e prática clínica, 1ª Ed, Rio de Janeiro, Roca, 2016; 70-7.
89. Harris RD, Gillet MJ, Joseph AP et al. An aid to blind nasal intubation. J Emerg Med 1998; 16: 93-5.
90. WALLS RM. Blind nasotracheal intubation in the presence of facial trauma – is it safe? J Emerg Med 1997; 15: 243-4.
91. Woody NC, Woody HB. Direct digital intratracheal intubation for neonatal resuscitation. J Pediatr 1968; 73:903-5.
92. Moura JHS, Silva GAP. Neonatal laryngoscope intubation and the digital method: a randomized controlled trial. J Pediatr 2006; 148:840-1.
93. Sanchez AF, Morrison DE. Retrograde Intubation, em: Hagberg CA. Handbook of Difficult Airway Management, Philadelphia, Churchill Livingstone, 2000; 115-148.
94. Dhara SS. Retrograde tracheal intubation. Anaesthesia 2009; 64:1094-104.
95. Gerstein NS, Braude DA, Hung O et al. The Fastrach Intubating Laryngeal Mask Airway: an overview and update. Can J Anaesth 2010; 57:588-601.
96. Hirabayashi Y, Otsuka Y, Seo N. Glidescope videolaryngoscope reduces the incidence of erroneous esophageal intubation by novice laryngoscopists. J Anesth 2010; 24:303-5.
97. Narang AT, Oldeg PF, Medzon R et al. Comparison of intubation success of video laryngoscopy versus direct laryngoscopy in the difficult airway using high-fidelity simulation. Simul Healthc 2009; 4:160-5.
98. Mort TC. Emergency tracheal intubation: complications associated with repeated laryngoscopic attempts. Anesth Analg 2004; 99:607-13.
99. Sakles JC, Brown III CA, Bair AE. Video laryngoscopy, em: Walls RM. Manual of Emergency Airway Management, 4ª Ed, Philadelphia, Lippincott Williams & Wilkins, 2012; 140-157.
100. Cavus E, Kieckhaefer J, Doerges V, et al: The C-MAC videolaryn- goscope: First experiences with a new device for videolaryngoscopy- guided intubation. Anesth Analg 2010; 110:473–477.
101. Li JB, Xiong YC, Wang XL et al. An evaluation of the TrueView EVO_2 laryngoscope. Anaesthesia 2007; 62:940-3.
102. Maharaj CH, Costello JF, Higgins BD et al. Learning and performance of tracheal intubation by novice personnel: a comparison of the Airtraq® and Macintosh laryngoscope. Anaesthesia 2006, 61:671-77.
103. Schimidt U, Eikermann M. Organizational Aspects of Difficult Airway Management. Anesthesiology. 2011;114:3-6.
104. Levitan RM, Heitz JW, Sweeney M, et al. The complexities of tracheal intubation with direct laryngoscopy and alternative intubation devices. Ann Emerg Med 2011; 57:240–7.
105. Hagberg CA. Current concepts in the management of the difficult airway. www.anesthesiologynews.com. Special edition/educational reviews. May 2012; 38:5.
106. Law A, Broemling N, Cooper R et al. The difficult airway with recommendations for management – Part 1: Difficult tracheal intubation encountered in an unconscious/induced patient. Can J Anesth 2013; 60:1089-1118.

107. Combes X, Le Roux B, Suen P et al. Unanticipated difficult airway in anesthetized patients. Anesthesiology 2004; 100: 1146-50.
108. Combes X, Jabre P, Margenet A et al. Unanticipated difficult airway in the prehospital emergency setting. Anesthesiology 2011; 114: 105-10.
109. *vortexapproach.com*
110. Fanning RM, Gaba DM. Principles of Anesthesia crisis resource management, em: Gaba DM, Fish KJ, Howard SK, Burden AR. Crisis Management in Anesthesiology, 2ª Ed, Philadelphia, Elsevier Saunders, 2015; 25-53.
111. Mace SE, Khan N: Needle cricothyrotomy. Emerg Med Clin North Am 2008; 26:1085-1101.
112. Normand KC: Percutaneous transtracheal jet ventilation, em: Hagberg CA, Artime CA, Daily WH. The Difficult Airway: a practical guide, Oxford, Oxford University Press, 2013; 117.
113. Normand KC: Cricothyrotomy, em: Hagberg CA, Artime CA, Daily WH. The Difficult Airway: a practical guide, Oxford, Oxford University Press, 2013; 125.
114. Haigh FP, Swinton FW, Dalgleish DJ. Documentation and communication of the "difficult airway". Anaesthesia 2006; 61:817.
115. Schaeuble JC, Caldwell JE. Effective communication of difficult airway management to subsequent anesthesia providers. Anesth Analg 2009; 109: 684-5.

Ventilação Não Invasiva

João Manoel Silva Junior
Miguel Rogério de Melo Gurgel Segundo
Henrique Tadashi Katayama
Luiz Marcelo Sá Malbouisson

INTRODUÇÃO

Muitos fatores têm papel importante nas modificações respiratórias durante o procedimento cirúrgico. A anestesia geral está associada a mudanças significativas na mecânica respiratória e na troca de gases pulmonar. Esse processo resulta em redução do tônus muscular, perda relevante do volume pulmonar, fechamento da via aérea, formação de rolhas de muco, alterações da relação ventilação-perfusão e desenvolvimento de atelectasias, condições agravadas em caso de cirurgias torácicas ou do andar superior do abdome. O maior impacto dessas mudanças é a atelectasia e o maior esforço ventilatório, que elevam os riscos de reintubação traqueal, ventilação mecânica e pneumonia nosocomial e culminam em tempo de internação prolongado.[1] Além disso, dor pós-operatória,[2] sobrecarga hídrica[3] e transfusão sanguínea[4] podem alterar ainda mais a função pulmonar em pacientes cirúrgicos.

Estima-se que 30% a 50% das cirurgias abdominais apresentem complicada hipoxemia, mesmo em procedimentos que ocorreram sem intercorrências.[5] Desses casos, 8% a 10% dos pacientes necessitam de intubação e ventilação mecânica.[6,7] Da mesma forma, a mortalidade de pacientes com insuficiência respiratória aguda depois de ressecção pulmonar é elevada (60% a 80% dos pacientes) e parte pode ser atribuída a reintubação e ventilação mecânica, com consequente aumento de infecção pulmonar.[8,9]

A ventilação não invasiva por pressão positiva (VNIPP), termo que inclui CPAP – pressão positiva contínua em vias aéreas – e BiPAP – pressão positiva na via aérea em dois níveis –, pode ser utilizada na sala de recuperação pós-anestésica (SRPA), na UTI[10] ou no pronto-socorro para tratar e prevenir a insuficiência respiratória e a necessidade de intubação e ventilação mecânica invasiva.[11]

A VNIPP melhora a troca gasosa pulmonar, minimiza a formação de atelectasia e aumenta a capacidade residual funcional, sem a necessidade de ventilação invasiva artificial.[12] É estabelecido que a VNIPP em pacientes com edema pulmonar cardiogênico e doença pulmonar obstrutiva crônica exacerbada encontra-se como a primeira linha de tratamento.[13] Em adição, ela é utilizada com excelentes resultados em pacientes com doença do sono.

Nota-se também incidência extremamente baixa de pneumonia bacteriana quando a VNIPP evita a intubação endotraqueal nos casos de insuficiência respiratória aguda.[14] Esse fato é importante para pacientes imunossuprimidos, pós-transplantes, entre outros.[11]

Os principais fatores limitantes para aplicação de VNIPP são dificuldade do ajuste da máscara facial, grandes vazamentos e desconforto dos pacientes. Essas ocorrências têm sido minimizadas com a evolução dos equipamentos, como melhora da interface e aparelhos mais modernos próprios para ventilação não invasiva.[12]

Diante do exposto, o melhor entendimento dos mecanismos que acarretam problemas respiratórios em pacientes cirúrgicos, bem como a aplicação correta da VNIPP para esses pacientes, é relevante.

FISIOPATOLOGIA RESPIRATÓRIA DURANTE O PERIOPERATÓRIO

Distúrbios da relação ventilação-perfusão podem ocorrer em todos os pacientes que são submetidos a anestesia geral e procedimentos cirúrgicos maiores,[15] não importando se a ventilação é espontânea ou mecânica ou ocorreu a utilização de agentes venosos ou inalatórios.[16] Imediatamente após a indução anestésica, há redução de 16% a 20% da capacidade residual funcional,[17] que continua a cair durante os 5 a 10 minutos seguintes;[18] redução essa que se correlaciona com a idade e com a elastância da parede torácica. O formato da caixa torácica se altera, havendo um deslocamento do diafragma no sentido cefálico. A atelectasia, ou o colapso total ou parcial de partes do pulmão, ocorre em até 90% dos pacientes e é a causa da maior parte dos casos de *shunt*.[19] Após a indução anestésica, até 20% das bases pulmonares já apresentam atelectasia.[20] Alguns pacientes apresentam riscos maiores de atelectasias maciças, como idosos e obesos, e as cirurgias de abdome superior, cardíacas e torácicas elevam os riscos.[20]

Oxigênio e Atelectasia

A pré-oxigenação aumenta a segurança durante o período de apneia, para que não ocorra hipoxemia. Ela é obtida por meio da ventilação com alta fração inspirada de oxigênio (FiO_2).[21] A capacidade vital forçada se torna um reservatório para a oxigenação durante a apneia e, dependendo das características dos pacientes, provê de 2 a 10 minutos de tempo de apneia sem hipoxemia. Entretanto, essa alta FiO_2 causa atelectasia (de absorção). Ela resulta da presença de grande gradiente de oxigênio entre o alvéolo e o sangue venoso misto. No ar ambiente, a presença de nitrogênio evita o colabamento dos alvéolos. Na ausência dele, o oxigênio flui rapidamente em virtude do gradiente de concentração e a parede alveolar se desestabiliza e desaba (Figura 77.1). A compressão do tecido pulmonar também gera atelectasia (de compressão), principalmente no lobo inferior esquerdo – comprimido pelo coração – e na região próxima ao diafragma.[22] Evitar a pré-oxigenação previne a formação de atelectasia na indução anestésica, mas também leva à perda de margem de segurança durante um período crítico de apneia.

Hipoxemia pós-operatória

O maior problema associado à atelectasia intraoperatória é a hipoxemia pós-operatória. Na chegada à sala de recuperação pós-anestésica, 20% dos pacientes apresentam saturação de oxigênio menor que 92%, e 10% saturação abaixo de 90% (quando não transportados com oxigênio suplementar).[23] Em pacientes submetidos a cirurgia abdominal alta, a incidência de hipoxemia (saturação de oxigênio periférica – SpO_2 – entre 86% e 90%) pode ocorrer em 38%, e hipoxemia grave (SpO_2 85% ou menor) em 3%. Em pacientes submetidos a cirurgia toracoabdominal, a incidência de hipoxemia e hipoxemia grave foi de 52% a 20%.[24]

A atelectasia pós-operatória associada à hipoxemia e a maior trabalho pulmonar é um grave problema para pacientes obesos mórbidos. A obesidade mórbida se relaciona à redução importante da complacência do sistema respiratório. Obesos mórbidos sofrem mais atelectasia do que pacientes não obesos, tanto antes da indução como após a extubação e mesmo até 24 horas após cirurgia laparoscópica.[25]

A capacidade vital forçada (CVF) e a capacidade residual funcional (CRF) estão diminuídas após a extubação, numa relação linear com o índice de massa corporal (IMC).[26] A atelectasia aumenta o esforço respiratório. Na sala de recuperação pós-anestésica, a combinação de bloqueio neuromuscular parcial, opioides e colapso de partes do pulmão pode levar à falência respiratória, o que demanda reintubação e ventilação mecânica. Outro fator preocupante é o aumento progressivo da atelectasia que acontece durante as primeiras 24 horas do período pós-

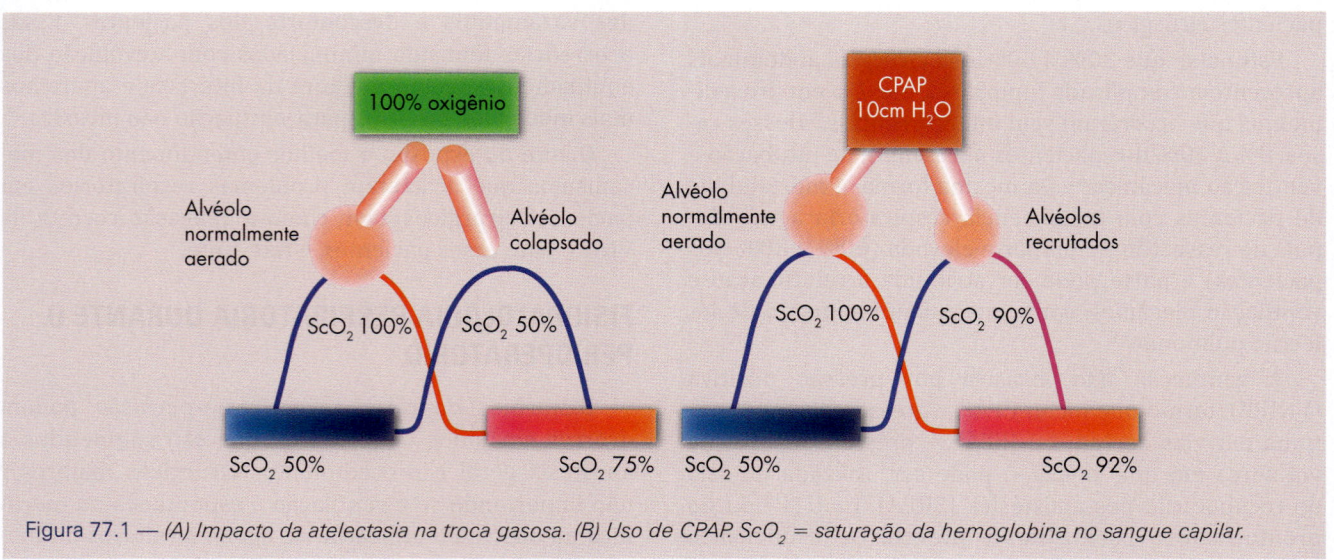

Figura 77.1 — (A) Impacto da atelectasia na troca gasosa. (B) Uso de CPAP. ScO_2 = saturação da hemoglobina no sangue capilar.

-operatório nos pacientes bariátricos. A confluência de atelectasia e hipoventilação induzida por opioides causa hipercapnia, que gera sonolência e pode levar à obstrução de vias aéreas e parada cardiorrespiratória.

Uma hora após a admissão na SRPA, os pacientes apresentam redução significativa dos volumes pulmonares à espirometria, o que sugere que a atelectasia ocorre imediatamente após a extubação traqueal.[27] Algumas intervenções têm sido utilizadas no período intraoperatório para reduzir o risco de atelectasia. CPAP antes da indução, pressão positiva ao final da expiração (PEEP), manobras de recrutamento alveolar e posicionamento cefaloaclive são os principais recursos utilizados.[28]

Determinantes de insuficiência respiratória aguda na SRPA

Uma variedade de problemas pode levar à insuficiência respiratória aguda na sala de recuperação pós-anestésica (SRPA). A chave para fazer o diagnóstico é olhar para o padrão de respiração do paciente. Se o paciente está com respirações rápidas (> 30 respirações por minuto), mas com volumes correntes de aparência normal, a causa não pulmonar deve ser considerada, que inclui: dor, ansiedade, delírio, bexiga cheia, e assim por diante. Se o paciente está com respirações superficiais lentas, com sincronia normal entre a abertura da boca para inalar e movimentos do tórax de fora para baixo, o problema mais provável é insuficiência ventilatória secundária a depressão respiratória central. Essa falha geralmente resulta da administração de opioides, mas também pode acompanhar a administração de midazolam/lorazepam ou descontinuação de uma infusão de propofol. Se o paciente está respirando rápido e superficialmente, o problema é insuficiência ventilatória secundária a problema periférico ou insuficiência de oxigenação secundária a incompatível perfusão/ventilação. Desse modo, a circunstância clínica e a presença ou ausência de hipoxemia (baixa SpO_2 ou exigência de alta FiO_2) têm um papel importante para diferenciar os problemas. Na ausência de hipoxemia, algum problema neuromuscular deve ser considerado, como bloqueio neuromuscular residual ou bloqueio peridural que paralisa os músculos intercostais. Vê-se também esse padrão em pacientes com baixa reserva fisiológica, como o desnutrido e os doentes críticos. Em pacientes que se submeteram a cirurgia torácica ou cirurgia retroperitoneal, alta suspeita clínica de pneumotórax deve ser considerada; esta é caracterizada por hipoxemia, unilaterais sons de respiração e, em casos graves, hipotensão.

Respiração rápida e superficial com hipoxemia é causada por incompatibilidade de ventilação-perfusão, geralmente causada por secreções retidas e/ou atelectasia. Essa condição ocorre mais comumente em pacientes que tenham sido submetidos a cirurgia abdominal ou torácica, obesos mórbidos ou que tenham sido posicionados no intraoperatório na posição de cefalodeclive.

A embolia pulmonar deve ser suspeitada em pacientes que tenham sido submetidos a cirurgia pélvica ou quadril e têm respiração rápida e superficial e hipoxemia, associadas com taquicardia e hipotensão arterial.

Um padrão de respiração obstrutiva é sugestivo de anormalidade das vias aéreas intermediárias ou superiores. O problema é causado pela perda central do tônus da faringe e pela obstrução dos tecidos moles (associada com depressão do nível de consciência e anestesia) ou obstrução mecânica para as vias aéreas: acima, no nível da glote, ou abaixo desta. Classicamente o paciente tem batimento de asa nasal, retração supraclavicular ou intercostal e movimento de gangorra no peito (respiração paradoxal): o peito se move para o interior enquanto o diafragma desce. O paciente pode ter estridor inspiratório (obstrução supraglótica), estridor expiratório (obstrução glótica ou subglótica) ou sibilância expiratória (broncoespasmo). Normalmente hipoxemia é uma complicação tardia da obstrução das vias aéreas. Esse aspecto é importante, como a hipóxia pode ser rapidamente seguida de bradicardia e assistolia.

VENTILAÇÃO NÃO INVASIVA COM PRESSÃO POSITIVA

A VNIPP inclui CPAP e BiPAP, descritos daqui em diante como ventilação não invasiva (VNI). A CPAP se refere à pressão basal elevada na via aérea durante todo o ciclo respiratório, principalmente durante o fim da expiração. Ela possui três efeitos: (1) ao restringir o movimento de gases para fora do alvéolo, ela os mantém abertos, prevenindo a formação de atelectasia; (2) ao aumentar o gradiente entre a pressão pleural negativa e a pressão na via aérea, há diminuição do esforço respiratório para pacientes com fraqueza, o que acaba recrutando alvéolos colapsados; (3) a pressão positiva força a abertura das vias aéreas, tanto distais, evitando o fechamento e o alçaponamento de gases durante a expiração, quanto proximais, evitando obstruções de vias aéreas altas. A CPAP pode ser obtida por meio de máscara facial ou nasal bem acoplada ligada à válvula de PEEP e um aparelho gerador de fluxo ou ventilador não invasivo. A CPAP também pode ser obtida com sistema patenteado de máscara e válvula conhecido como Boussignac (Vygon, Montgomenryville, PA, EUA) usando apenas uma fonte de oxigênio. Esse equipamento usa o princípio de Bernoulli, como motores a jato.[29] A Tabela 77.1 mostra sistemas de distribuição para ventilação mecânica não invasiva na sala de recuperação anestésica.

As maiores complicações do CPAP são dificuldade de adaptação do paciente, hiperexpansão pulmonar com aumento do volume morto alveolar e do trabalho respiratório e elevação da pressão intratorácica, que leva à diminuição do retorno venoso e hipotensão.

TABELA 77.1
SISTEMAS DE DISTRIBUIÇÃO PARA VENTILAÇÃO MECÂNICA NÃO INVASIVA NA SALA DE RECUPERAÇÃO ANESTÉSICA.

- CPAP
- CPAP Máscara com válvula de pressão positiva ao final da expiração e sistema de alto fluxo
- Máquina doméstica de BiPAP
- Ventilador não invasivo autônomo (como BiPAP *Vision*)
- Sistema CPAP *Boussignac*
- VNI
- Máquina doméstica de BiPAP
- Ventilador não invasivo autônomo (como BiPAP *Vision*)
- Ventilador de cuidados intensivos em modo VNI

Pode-se agregar à CPAP pressão de suporte inspiratória, num modo ventilatório disparado pelo paciente, ciclado pelo fluxo. A pressão de suporte pode ser entregue por aparelho de anestesia, ventilador mecânico de UTI ou ventilador não invasivo. Ela diminui o esforço respiratório ao auxiliar a ventilação espontânea em pacientes impossibilitados de obter volume corrente adequado. A pressão de suporte deve buscar um alvo de 5 a 7 mL . kg^{-1} de volume corrente. Quando ela é obtida de maneira não invasiva com ventilador mecânico, a pressão de *plateau* (Pplat) é a pressão de suporte somada à PEEP ou à CPAP. Portanto, um paciente que recebe pressão de suporte de 10 cmH$_2$O e PEEP de 5 cmH$_2$O possui uma Pplat de 15 cmH$_2$O. Num ventilador não invasivo, BiPAP, pode ser obtido com níveis diferentes de pressão nas vias aéreas na inspiração (IPaP) e na expiração (EPaP). Nessa situação, a Pplat é a IPaP acima da pressão atmosférica. Por exemplo, um paciente que recebe 10 cmH$_2$O de IPaP e 5 cmH$_2$O de EPaP está com uma Pplat de 10 cmH$_2$O.

Ventiladores não invasivos possuem vantagens para uso na SRPA. Eles possuem correção de vazamentos superior à dos ventiladores normais de UTI, de modo que, na presença de sondas nasogástricas ou enterais, ou mesmo de acoplamento deficiente da máscara ao paciente, o aparelho é capaz de fornecer a pressão programada corrigindo perdas. Em comparação aos aparelhos projetados para uso doméstico por pacientes com apneia obstrutiva do sono ou doença pulmonar obstrutiva crônica, eles são capazes de ofertar uma fração inspirada de oxigênio alta e, se necessário, ventilação mecânica. As vantagens sobre a máscara de CPAP são a capacidade de aferir a frequência respiratória e o volume corrente e a presença de alarme de apneia. As desvantagens dos ventiladores não invasivos são o custo e a necessidade de profissionais treinados para seu manuseio.

A VNI pode ser ofertada por meio de máscara facial, máscara nasal ou capacete. O capacete é muito utilizado na Europa e parece estar associado ao conforto do paciente.[30] Entretanto, o uso de capacete na SRPA pode dificultar a comunicação e elevar o risco de náusea e vômito no período pós-operatório. A Figura 77.2 mostra um VNI com máscara e capacete e a Tabela 77.2 mostra indicações e contraindicações gerais de VNI.

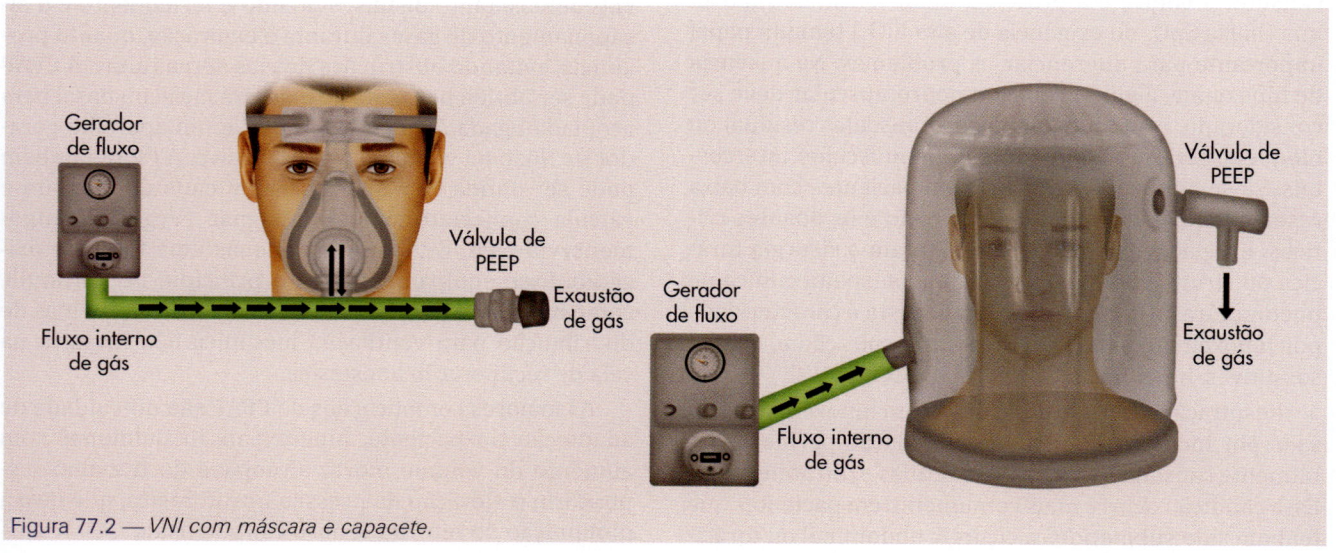

Figura 77.2 — *VNI com máscara e capacete.*

TABELA 77.2
VNI COM MÁSCARA E CAPACETE.

Indicações

- Doença pulmonar obstrutiva crônica exacerbada
- Edema pulmonar cardiogênico
- Insuficiência respiratória em pacientes imunossuprimidos
- Prevenção e tratamento de falência respiratória aguda no pós-operatório
- Doença neuromuscular
- Asma
- Trauma torácico
- Paliação em pacientes não recomendados para intubação

Contraindicações

- Parada cardiorrespiratória
- Sangramento gastrintestinal
- Instabilidade hemodinâmica ou arritmias graves
- Deformidade, trauma ou cirurgia facial
- Lesões no esôfago ou recente cirurgia gastresofágica
- Inabilidade para manejo de secreções
- Crise convulsiva
- Agitação ou não cooperação do paciente
- Síndrome da angústia respiratória do adulto (relativa)

VNI na Sala de Recuperação Pós-anestésica (SRPA)

A VNI pode ser utilizada na SRPA de várias formas, tanto profiláticas quanto terapêuticas. Embora haja estudos avaliando a VNI no pós-operatório, eles são em sua maioria pequenos, poucos são randomizados e a maior parte deles procura apenas resultados de curto prazo. A literatura disponível se divide entre estudos sobre uso profilático em pacientes de alto risco para complicações pulmonares e estudos sobre VNI de resgate em pacientes com falência respiratória pós-operatória. Também existem estudos que avaliaram VNI contínua após a extubação ou intermitente por uma ou duas horas ou por dois ou três dias após a cirurgia.

Prevenção de Complicações Pulmonares (VNI Profilática)

Pacientes submetidos a cirurgias abdominais altas, cardíacas, torácicas e bariátricas possuem risco elevado de insuficiência respiratória no período pós-operatório. Para eles, a prevenção e a reversão da atelectasia usando VNI são uma proposta interessante.

Cirurgias Cardíacas

Pacientes submetidos a cirurgia cardíaca geralmente possuem atelectasias pós-operatórias facilmente detectáveis na radiografia. Há estudos sobre o uso de VNI nesse cenário. Em um deles, 30 pacientes que passaram por cirurgia de revascularização do miocárdio (RM) foram randomizados para receber terapia de oxigênio com CPAP por oito horas após a extubação. A oxigenação era significativamente melhor no grupo submetido à CPAP ao final desse período. Entretanto, no segundo dia pós-operatório, a oxigenação em ambos os grupos era igualmente ruim, insinuando que CPAP pós-operatória precoce falhou em prevenir atelectasia tardia.[31]

Thomas e col.[32] demonstraram que uma hora de CPAP após cirurgia de RM reduziu a fração de *shunt* e reduziu o esforço respiratório. Matte e col.[33] demonstraram que CPAP e VNI melhoraram a oxigenação e os volumes pulmonares em pacientes após cirurgia de RM nos dois primeiros dias pós-operatórios. Pinilla e col.[34] randomizaram pacientes submetidos a cirurgia cardíaca em grupos de CPAP nasal por 12 horas ou oxigênio suplementar após a extubação. Embora a oxigenação tenha sido melhor no grupo CPAP nas primeiras 24 horas, o benefício não persistiu após esse período.

Em relação à efetividade, foi feito um estudo com 150 pacientes em pós-operatório de cirurgia cardíaca; eles foram divididos em dois grupos e randomizados em CPAP (5 cmH_2O) ou BiPAP por 30 minutos, quatro vezes ao dia. O BiPAP foi associado à redução de atelectasias ao exame radiológico, mas não houve diferenças na oxigenação, em testes de função pulmonar ou em tempo de internação entre os dois grupos.[35] Portanto, nesse cenário, a BiPAP não é superior à CPAP na prevenção de disfunções pulmonares. Zarbock e col.[36] randomizaram 500 pacientes submetidos a cirurgia cardíaca em dois grupos, um que recebeu CPAP nasal a 10 cmH_2O intermitentemente por 10 minutos a cada quatro horas, e outro que recebeu 10 cmH_2O contínua por seis horas. A CPAP nasal profilática contínua (CPAPPCn) melhorou a oxigenação arterial (PaO_2/FiO_2) significativamente sem efeitos hemodinâmicos adversos. Complicações pulmonares, incluindo hipoxemia, pneumonia e reintubação, foram reduzidas nesse grupo em relação aos pacientes do grupo-controle. A taxa de readmissão à UTI foi significativamente menor no grupo CPAPPCn. Esse estudo demonstra que, se a CPAP pode ser efetiva, ela deve ser fornecida continuamente por períodos de tempo prolongados no pós-operatório.

Cirurgias Torácicas

A VNI tem sido usada extensivamente após cirurgias torácicas e toracoabdominais nas UTIs. Aguiló e col.[37] estudaram 19 pacientes que haviam sido submetidos a cirurgia de ressecção pulmonar e os randomizaram em VNI (BiPAP) ou oxigênio por uma hora no período pós-operatório imediato. No grupo do estudo, a VNI aumentou a PaO_2 e diminuiu o gradiente de pressão de oxigênio alveolar e arterial. A melhora se manteve por uma hora após o fim da VNI e não houve complicações associadas à VNI. Resultados similares foram obtidos em pacientes submetidos a transplante bilateral de pulmões.[38]

Em outro estudo, 70 pacientes submetidos a esofagectomia toracoabdominal foram randomizados em dois grupos, resistência inspiratória à pressão expiratória positiva (IR-PEP) ou CPAP. Um número significativamente menor de pacientes do grupo CPAP precisou de reintubação.[39]

Kindgen-Milles e col.[40] estudaram 56 pacientes submetidos a cirurgia de correção de aneurisma aórtico toracoabdominal, randomizados em CPAP por 12 a 24 horas após a extubação e terapêutica convencional. O uso de CPAP foi associado a menos complicações pulmonares em comparação com o grupo-controle. Pacientes do grupo CPAP permaneceram por menos tempo no hospital (22 ± 2 dias versus 34 ± 5 dias, $P = 0,048$) e apresentaram oxigenação melhor, sem complicações hemodinâmicas.

Por outro lado, poucos dados estão disponíveis sobre os benefícios de VNI pré-operatória em cirurgias torácicas. Perrin e col.[41] estudaram 32 pacientes com plano de lobectomia pulmonar eletiva, randomizados em grupo-controle com tratamento padrão e grupo VNI pré e pós-operatória (três dias). A VNI melhorou a oxigenação e as provas de função pulmonar tanto no período pré-operatório quanto no primeiro dia pós-operatório. O tempo de internação foi significativamente mais longo no grupo-controle.

Cirurgias abdominais

Em cirurgias abdominais, Bagan e col.[42] randomizaram pacientes para VNI *versus* terapia com oxigênio após cirurgia aórtica. A incidência de complicações pulmonares e o tempo de internação hospitalar foram menores para o grupo VNI. Böhner e col.[43] fizeram um estudo prospectivo com 204 pacientes submetidos a laparotomia mediana para cirurgia vascular. Os pacientes foram randomizados para receber CPAP ou terapia convencional durante a primeira noite pós-operatória. A CPAP diminui significativamente o número de pacientes com hipoxemia grave. Apesar disso, não houve nenhuma outra diferença nos desfechos.

Stock e col.[44] administraram CPAP intermitentemente em pacientes submetidos a cirurgia de andar superior do abdome. Em comparação com a terapia convencional, o grupo CPAP recuperou a CRF mais rapidamente e teve menos atelectasias ao exame radiológico após 72 horas. Deheny e col.[45] fizeram estudo similar, em que um grupo recebeu CPAP quatro vezes ao dia e o outro não recebeu VNI. Não houve diferenças nos desfechos dos dois grupos. Ricksten e col.[46] demonstraram que CPAP intermitente por três dias diminui a atelectasia na comparação com controles; a significância clínica continua pouco clara. É possível que a VNI contínua seja superior à intermitente nesse subgrupo de pacientes.

Entretanto, a seleção dos pacientes é claramente importante para a correta indicação de VNI. Carlsson e col.[47] randomizaram 24 pacientes submetidos a colecistectomia eletiva para quatro horas de uso de CPAP após a cirurgia ou terapia com oxigênio. Ambos os grupos apresentaram redução da capacidade vital e da PaO_2 e evidências radiológicas de atelectasia e não houve diferenças nos desfechos.

Com o aumento das cirurgias bariátricas realizadas no mundo nas últimas duas décadas, complicações respiratórias também passaram a ocorrer. Embora problemas graves sejam relativamente raros, esses pacientes apresentam alto risco de insuficiência respiratória pós-operatória. Ebeo e col.[48] avaliaram o efeito de VNI (BiPAP) na função pulmonar de pacientes obesos após cirurgia laparotômica de *bypass* gástrico. Dos 27 pacientes estudados, 14 receberam VNI e 13 receberam o tratamento pós-operatório convencional. A CVF e o VEF1 dos pacientes em VNI foram significativamente mais altos nos três dias pós-operatórios. A SpO_2 estava significativamente diminuída no grupo-controle no mesmo período. No entanto, a melhora dos parâmetros não se traduziu em redução do tempo de internação ou da incidência de complicações.

Joris e col.[49] estudaram 30 pacientes submetidos a cirurgia bariátrica, divididos em três grupos: um que não recebeu VNI, um com níveis baixos de VNI (8/4 cmH_2O) e o terceiro com níveis mais altos de VNI (12/4 cmH_2O). Foi realizada espirometria no dia anterior à cirurgia, 24 horas após o fim do procedimento, no segundo e no terceiro dia do período pós-operatório. Também foram obtidos dados sobre a saturação periférica durante a respiração espontânea em ar ambiente. Os pacientes que receberam VNI sob os parâmetros mais altos tiveram espirometrias e SpO_2 significativamente melhores, um benefício que continuou evidente durante os outros dois dias. Outro estudo[50] de VNI após *bypass* gástrico e Y-de-Roux mostrou que pacientes que receberam VNI tinham espirometria e oxigenação melhores no primeiro dia pós-operatório.

Gaszynski e col.[51] randomizaram 19 pacientes submetidos a *bypass* gástrico a CPAP por Boussignac e terapia convencional. O grupo CPAP apresentou oxigenação significativamente melhor no pós-operatório, sem diferença na $PaCO_2$.

Portanto, a VNI pós-operatória parece melhorar a oxigenação dos pacientes obesos mórbidos submetidos a cirurgia bariátrica. Em relação a outras cirurgias nessa mesma população, Zoremba e col.[52] randomizaram 60 pacientes obesos (IMC entre 30 e 45 kg/m²) submetidos a cirurgias de extremidades para VNI ou terapia convencional. Os pacientes do grupo VNI tiveram resultados de espirometria e oxigenação melhores na alta para a enfermaria, que persistiram por mais 24 horas.

Nesse sentido, a dúvida relacionada ao melhor momento para VNI nos casos de cirurgias bariátricas foi estudada por Neligan e col.,[27] que avaliaram 40 pacientes submetidos a cirurgia bariátrica e receberam CPAP antes da indução,

PEEP intraoperatória e manobras de recrutamento alveolar. Um grupo recebeu CPAP pelo sistema Boussignac imediatamente após a extubação. O outro grupo recebeu CPAP apenas 30 minutos após a chegada à SRPA. O primeiro grupo teve resultados de provas de função pulmonar muito melhores, que, novamente, se mantiveram por 24 horas. Assim, há perda importante de capacidade pulmonar em pacientes bariátricos após a extubação, mas uma parcela dela pode ser prevenida se a CPAP for aplicada mais precocemente na extubação dos pacientes.

VNIPP Terapêutica em Pacientes com Insuficiência Respiratória Pós-operatória

Para pacientes que desenvolvem insuficiência respiratória aguda no período pós-operatório da SRPA ou na UTI, a VNI tem o potencial de diminuir o tempo de permanência na UTI e o surgimento de outras complicações, ao evitar a reintubação traqueal.

Insuficiência respiratória após cirurgia torácica está associada a desfechos negativos. Auritant e col.[8] compararam VNI e terapia clínica para insuficiência respiratória após ressecção pulmonar: cinco dos 24 pacientes (20,8%) colocados aleatoriamente no grupo VNI contra 12 dos 24 (50%) pacientes do grupo não VNIPP precisaram de intubação (P = 0,035), três (12,5%) pacientes do grupo VNI morreram, enquanto no grupo que não recebeu VNI esse número foi de nove (37,5%) (P = 0,045).

Um estudo prospectivo[53] observacional conduzido durante quatro anos em pacientes similares mostrou que a VNI tem sucesso nesses contextos em 85,3% dos casos. Em pacientes que apresentaram falha terapêutica à VNI, a taxa de mortalidade foi de 46%. Os maiores fatores de risco para falha foram comorbidades cardíacas e ausência precoce de resposta. Assim, a falha da VNI após ressecção pulmonar é um preditor de desfechos adversos.

Michelet e col.[54] desenvolveram um estudo de caso-controle em pacientes que receberam VNI ou terapia de oxigênio para insuficiência respiratória após esofagectomia. A VNI estava associada à taxa menor de reintubação e à menor frequência de síndrome da angústia respiratória aguda (Sara). Os pacientes submetidos a VNI também tiveram menos deiscência da anastomose.

Garcia-Delgado e col.[55] avaliaram retrospectivamente 1.225 pacientes submetidos a cirurgia cardíaca, dos quais 63 (5,1%) receberam VNI para insuficiência respiratória após a extubação, com um atraso significativo entre a extubação e a VNI, numa mediana de 40 horas. Houve falha da VNI em 52,4% dos pacientes e uma associação com mortalidade hospitalar mais elevada. A falha da VNI tinha como preditores a falência respiratória precoce (a menos de 24 horas da extubação) e acidose. Atelectasia e obesidade foram associadas a melhores resultados com o uso de VNI.

Numa coorte[56] de 72 pacientes que foram readmitidos na UTI com insuficiência respiratória após a cirurgia abdominal, a VNI preveniu a reintubação em 67% dos casos. Narita e col.[57] realizaram um estudo retrospectivo de pacientes com angústia respiratória ou atelectasia significativa que receberam ou não receberam VNI após ressecção de fígado. A mortalidade por causas respiratórias foi significativamente menor no grupo que recebeu VNI em comparação ao grupo que não recebeu. Não houve diferença estatisticamente significativa em relação à mortalidade geral. A oxigenação foi significativamente melhor após VNI depois de 24 horas. A taxa de reintubação foi significativamente menor no grupo VNI (12,5% vs. 50%, P = 0,04). Embora esses resultados pareçam impressionantes, trata-se de um estudo de coorte retrospectivo, com tendência a vieses sistemáticos.

Antonelli e col.[11] randomizaram 40 pacientes que desenvolveram insuficiência respiratória aguda após transplante de órgão sólido em grupo VNI ou terapia com oxigênio. O uso de VNI estava associado com melhor oxigenação e reduções significativas das taxas de intubação (20% vs. 70%, P = 0,002), de complicações graves (20% vs. 50%, P = 0,05), de mortalidade na UTI (20% vs. 50%, P = 0,05) e no tempo de permanência em UTI dos sobreviventes (5,5 ± 3 dias vs. 9 ± 4 dias, P = 0,03). A mortalidade hospitalar não apresentou diferenças entre os grupos.

Quando avaliada a forma de aplicação do método, Redondo Calvo e col.[58] descreveram os desfechos sobre pacientes tratados com VNI com capacete em UTI pós-cirúrgica durante dois anos, 99 pacientes foram tratados com o capacete, com uma taxa de sucesso de 75%. Os investigadores reportaram três fatores de risco independentes para falha de VNI: Sara, pneumonia e ausência de melhora com uma hora de tratamento. Conti e col.[59] mostraram resultados melhores em pacientes com insuficiência respiratória após cirurgia abdominal que receberam VNI por meio do capacete do que com controles históricos que receberam por meio da máscara facial. O capacete parece ser mais bem tolerado e houve menos falhas do tratamento nesse grupo.

Squadrone e col.[7] estudaram 209 pacientes consecutivos que haviam sido submetidos a cirurgia abdominal de grande porte eletiva e desenvolveram hipoxemia pós-operatória. Os pacientes foram randomizados para receber terapia com oxigênio ou CPAP com capacete na SRPA. Pacientes que receberam oxigênio e CPAP apresentaram taxas menores de reintubação (1% vs. 10%, P = 0,005) e menor incidência de pneumonia (2% vs. 10%, P = 0,02), infecção (3% vs. 10%, P = 0,03) e sepse (2% vs. 9%, P = 0,03) do que pacientes tratados apenas com oxigênio. Deve-se notar que os pacientes desse estudo receberam opioides de maneira intramuscular em vez de analgesia peridural.

Keenan e col.[60] randomizaram 81 pacientes em pós-operatório que desenvolveram angústia respiratória dentro de 48 horas da extubação para terapia clínica ou VNI. Não houve diferenças na taxa de reintubação (72% vs. 69%, RR 1,04, IC95 0,78-1,38) ou de mortalidade hospitalar (31% para ambos os grupos, RR 0,99, IC95 0,52-

-1,91). Entretanto, este deve ser considerado um estudo de VNI numa situação de cuidados intensivos cirúrgicos, e não sobre cuidados pós-operatórios. Os pacientes permaneceram intubados por média de 3,4 e 5 dias, para o grupo VNI e grupo-controle, respectivamente. Pacientes tinham Sara e *scores* Apache II muito altos (acima de 20). Esses dados estão de acordo com as evidências de que a VNI seria pouco eficaz em caso de Sara ou sepse.

A Tabela 77.3 mostra as indicações específicas para a ventilação mecânica não invasiva na sala de recuperação anestésica.

Aplicações Clínicas para Uso de VNI

A decisão de usar a VNI na SRPA para a terapia profilática em pacientes de alto risco é geralmente recomendada no pré-operatório, conforme planejamento prévio dos pacientes que apresentam alto risco para complicações respiratórias. Por outro lado, a quantidade de pressão aplicada nas vias aéreas dependerá de cada paciente (por exemplo, maior índice de massa corporal vai requerer maior quantidade de pressão positiva). Além disso, a avaliação da oxigenação no intraoperatório tem papel fundamental para o emprego de VNI. Para os pacientes com obesidade mórbida (índice de massa corporal ≥ 40 kg/m^2), recomenda-se CPAP de pelo menos 10 cmH$_2$O.

Tratamento das complicações respiratórias na SRPA

O paciente deve ser colocado na posição vertical ou sentado: o efeito da gravidade recruta tecido pulmonar e aumento da capacidade residual funcional. Oxigênio deve ser administrado e os pacientes devem ser encorajados a tossir, para mobilizar secreções, e respirar fundo. Deve ser dada atenção ao potencial de reversibilidade de processos. Se o paciente está com respirações superficiais lentas causadas por opioides ou benzodiazepinas, deve-se considerar a naloxona ou a administração de flumazenil. Se o paciente tem estridor, secundário ao edema de laringe, ele pode se beneficiar de epinefrina, esteroides e, se disponível, heliox (mistura gasosa de hélio e oxigênio) para melhorar o fluxo de oxigênio ofertado. Se o paciente tem respiração rápida e superficial, deve ser considerado imediatamente bloqueio neuromuscular parcial, e reversão administrada: neostigmina ou sugamadex. Se o paciente demonstrou anteriormente um padrão de obstrução respiratória e agora tem respiração rápida e superficial, deve ser considerado edema pulmonar por pressão negativa pós-extubação: furosemida 20 a 40 mg por via intravenosa pode melhorar os sintomas. Em cada caso, se a reversão imediata do problema não for possível, deve-se considerar a ventilação não invasiva. Como um exercício de transição, o anestesiologista pode apoiar a via aérea usando um circuito Mapleson C ou dispositivo similar, com o APL (liberação de pressão) válvula parcialmente fechada.

Quando se inicia a VNI, o mecanismo da insuficiência respiratória deve ser considerado. Ela é adequada apenas para pacientes cujo problema seria esperado resolver em quatro a seis horas. Assim, um paciente hipoxêmico e com atelectasia é um bom candidato para a VNI; um paciente que aspirou conteúdo gástrico, com um quadro clínico semelhante, não é. Coma ou doentes agitados gravemente e aqueles com estômagos cheios (pacientes grávidas ou de emergência) não são adequados para a VNI. Também não são indicados pacientes com secreções orais ou nasais abundantes ou com sangramento na boca, nos pulmões ou no trato gastrintestinal superior.

Pacientes com respiração rápida e superficial ou padrões respiratórios obstrutivos estão propensos a responder à CPAP: isso restaura a capacidade residual

TABELA 77.3
INDICAÇÕES ESPECÍFICAS PARA A VENTILAÇÃO MECÂNICA NÃO INVASIVA NA SALA DE RECUPERAÇÃO ANESTÉSICA.

Profilático
1. Prevenção da obstrução das vias aéreas
a. Síndrome da apneia e hipopneia obstrutiva do sono
b. Traqueomalacia pós-tireoidectomia
2. Prevenção de atelectasia em pacientes cirúrgicos de alto risco, como aqueles submetidos a cirurgia bariátrica
Terapêutico
3. Tratamento de hipoxemia pós-operatória
a. Atelectasia
b. Obstrução por muco
4. Tratamento de hipercarbia pós-operatória ou fraqueza respiratória
a. Bloqueio neuromuscular residual
b. Fraqueza muscular diafragmática
c. Retorno tardio da anestesia
d. Paralisia do nervo frênico (ex., pós-bloqueio interescalênico)
e. Bloqueio alto do neuroeixo
5. Tratamento de edema pulmonar por pressão negativa pós-extubação (ex., vácuo)

funcional, ajuda a recrutar o pulmão e impede o colapso das vias aéreas e o aprisionamento aéreo. CPAP de 5 a 10 cmH_2O é geralmente suficiente; a pressão de suporte é titulada de acordo com a frequência respiratória do paciente e SpO_2. O aumento excessivo da pressão do fim da expiração aumenta o espaço morto e o trabalho respiratório. Se a oxigenação do paciente melhora a mecânica respiratória, mas continua com frequência elevada (> 30 min.), a pressão de suporte pode ser adicionada (BiPAP).

Pacientes com respiração superficial lenta tendem a hipoventilar e reter CO_2; eles são mais propensos a se beneficiar de VNI. Pressão de suporte é titulada com o volume corrente do paciente: a faixa-alvo é de 5-7 mL kg^{-1}. Os valores típicos são de 5 a 10 cmH_2O acima do nível de PEEP.

Com exceção dos pacientes com doença pulmonar por enfisema bolhoso grave, a PEEP é sempre adicionada porque, independentemente do mecanismo de lesão, todos os pacientes com desconforto respiratório pós-operatório estão em risco de desenvolver atelectasias.

Em geral, se os pacientes respondem à VNI, os seus sintomas se estabelecerão rapidamente, geralmente dentro de 15 minutos. Se após 15 a 20 minutos a frequência respiratória do paciente continuar exceder a 30 respirações por minuto, se a SpO_2 é inferior a 90% ou se o paciente torna-se hipotenso ou em coma, ele deve ser intubado e transferido para a UTI.

A Figura 77.3 mostra um fluxograma para o atendimento dos pacientes com complicações respiratórias na SRPA e aplicação de VNI.

CONCLUSÃO

Anestesia geral e cirurgia estão associadas a mudanças na ventilação que resultam em atelectasias, esse é

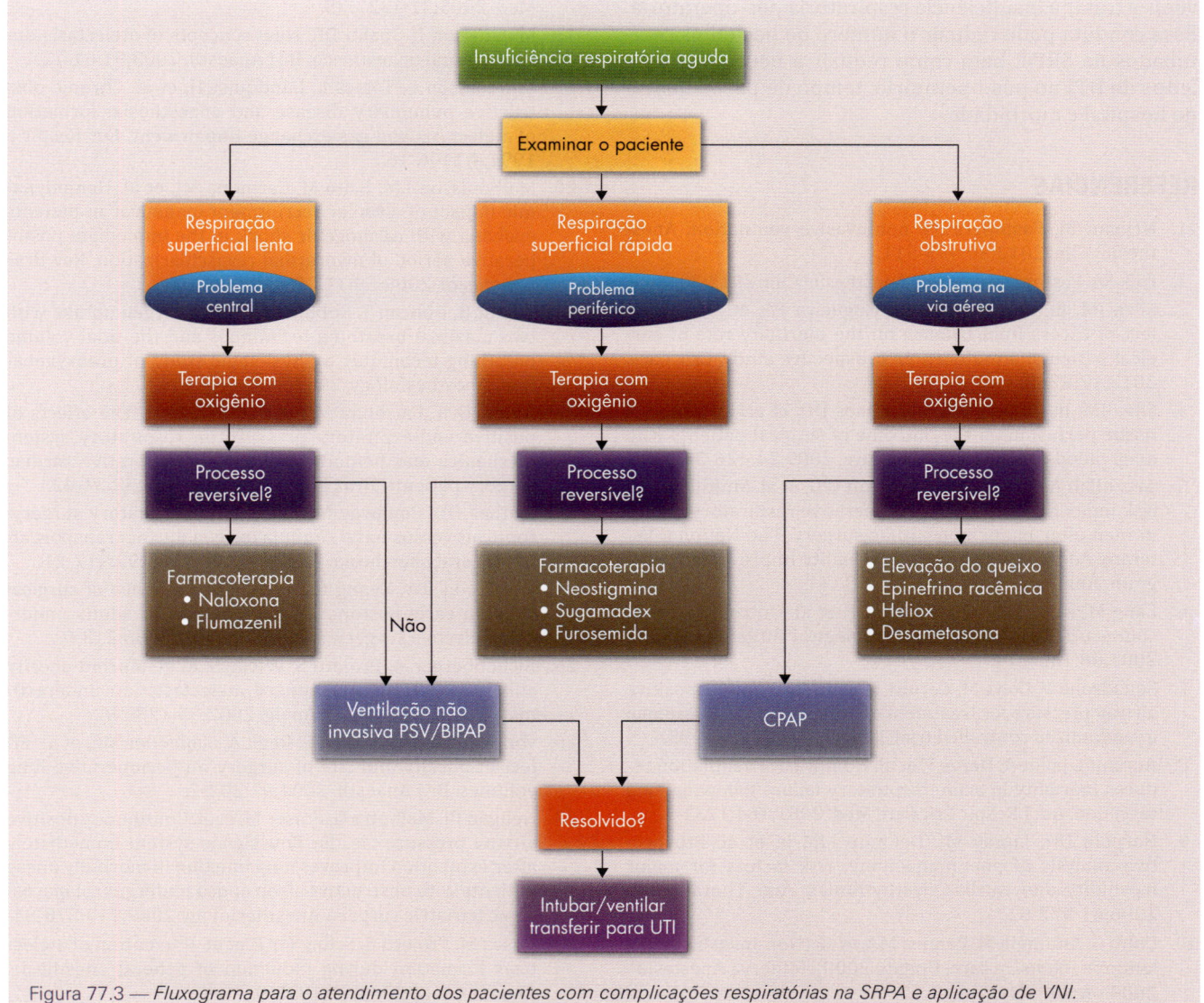

Figura 77.3 — *Fluxograma para o atendimento dos pacientes com complicações respiratórias na SRPA e aplicação de VNI.*

um fator de risco importante para o desenvolvimento de insuficiência ventilatória pós-operatória.

A ventilação não invasiva por pressão positiva pós-operatória (VNIPP) melhora a oxigenação e a ventilação em pacientes de alto risco.

A ventilação não invasiva com pressão positiva (VNIPP) tem sido utilizada como terapia de resgate para pacientes que desenvolvem problemas respiratórios agudamente no período pós-operatório, e parece ter sucesso com mais frequência em pacientes cujo diagnóstico é atelectasia ou obesidade.

O uso de capacetes com pressão positiva contínua em via aérea pode melhorar o conforto do paciente e diminuir o número de intubações.

Ausência de resposta à VNIPP após 20 minutos na SRPA é, em geral, uma indicação de intubação traqueal, ventilação mecânica e encaminhamento à UTI.

VNI é uma ferramenta útil que pode ser usada em alguns pacientes na SRPA. VNI pode ser utilizada para prevenir e tratar a insuficiência respiratória pós-operatória. Essa conduta pode reduzir o número de pacientes reintubados na SRPA, bem como reduzir a necessidade de leitos de UTI no pós-operatório, tempo de permanência no hospital e morbidade.

REFERÊNCIAS

1. Neligan PJ. Postoperative noninvasive ventilation. Anesthesiol Clin. 2012;30:495-511.
2. Falk SA. Postoperative care. Anesthesiol Clin. 2012;30:xi-xii.
3. Silva JM, Jr., de Oliveira AM, Nogueira FA, et al. The effect of excess fluid balance on the mortality rate of surgical patients: a multicenter prospective study. Crit Care. 2013;17:R288.
4. Silva JM, Jr., Toledo DO, Magalhaes DD, et al. Influence of tissue perfusion on the outcome of surgical patients who need blood transfusion. J Crit Care. 2009;24:426-34.
5. Arozullah AM, Daley J, Henderson WG, et al. Multifactorial risk index for predicting postoperative respiratory failure in men after major noncardiac surgery. The National Veterans Administration Surgical Quality Improvement Program. Ann Surg. 2000;232:242-53.
6. Lang M, Niskanen M, Miettinen P, et al. Outcome and resource utilization in gastroenterological surgery. Br J Surg. 2001;88:1006-14.
7. Squadrone V, Coha M, Cerutti E, et al. Continuous positive airway pressure for treatment of postoperative hypoxemia: a randomized controlled trial. JAMA. 2005;293:589-95.
8. Auriant I, Jallot A, Herve P, et al. Noninvasive ventilation reduces mortality in acute respiratory failure following lung resection. Am J Respir Crit Care Med. 2001;164:1231-5.
9. Harpole DH, Liptay MJ, DeCamp MM Jr, et al. Prospective analysis of pneumonectomy: risk factors for major morbidity and cardiac dysrhythmias. Ann Thorac Surg. 1996;61:977-82.
10. Conti G, Antonelli M, Pennisi MA, et al. [Non-invasive ventilation in intensive care. Update 2000]. Minerva Anestesiol. 2000;66:867-74.
11. Antonelli M, Conti G, Bufi M, et al. Noninvasive ventilation for treatment of acute respiratory failure in patients undergoing solid organ transplantation: a randomized trial. JAMA. 2000,283:235-41.
12. Landoni G, Zangrillo A, Cabrini L. Noninvasive ventilation after cardiac and thoracic surgery in adult patients: a review. J Cardiothorac Vasc Anesth. 2012;26:917-22.
13. Nava S, Hill N. Non-invasive ventilation in acute respiratory failure. Lancet. 2009;374:250-9.
14. Ambrosino N, Rubini F, Callegari G, et al. Noninvasive mechanical ventilation in the treatment of acute respiratory failure due to infectious complications of lung transplantation. Monaldi Arch Chest Dis. 1994;49:311-4.
15. Strandberg A, Tokics L, Brismar B, et al. Constitutional factors promoting development of atelectasis during anaesthesia. Acta Anaesthesiol Scand. 1987;31:21-4.
16. Lundquist H, Hedenstierna G, Strandberg A, et al. CT-assessment of dependent lung densities in man during general anaesthesia. Acta Radiol. 1995;36:626-32.
17. Hedenstierna G, Edmark L. The effects of anesthesia and muscle paralysis on the respiratory system. Intensive Care Med. 2005;31:1327-35.
18. Magnusson L, Spahn DR. New concepts of atelectasis during general anaesthesia. Br J Anaesth. 2003;91:61-72.
19. Gunnarsson L, Tokics L, Lundquist H, et al. Chronic obstructive pulmonary disease and anaesthesia: formation of atelectasis and gas exchange impairment. Eur Respir J. 1991;4:1106-16.
20. Malbouisson LM, Brito M, Carmona MJ, et al. Hemodynamic impact of alveolar recruitment maneuver in patients evolving with cardiogenic shock in the immediate postoperative period of myocardial revascularization. Rev Bras Anestesiol. 2008;58:112-23.
21. Pandit JJ, Duncan T, Robbins PA. Total oxygen uptake with two maximal breathing techniques and the tidal volume breathing technique: a physiologic study of preoxygenation. Anesthesiology. 2003;99:841-6.
22. Auler JO Jr, Carmona MJ, Barbas CV, et al. The effects of positive end-expiratory pressure on respiratory system mechanics and hemodynamics in postoperative cardiac surgery patients. Braz J Med Biol Res. 2000;33:31-42.
23. Mathes DD, Conaway MR, Ross WT. Ambulatory surgery: room air versus nasal cannula oxygen during transport after general anesthesia. Anesth Analg. 2001;93:917-21.
24. Xue FS, Li BW, Zhang GS, et al. The influence of surgical sites on early postoperative hypoxemia in adults undergoing elective surgery. Anesth Analg.1999;88:213-9.
25. Eichenberger A, Proietti S, Wicky S, et al. Morbid obesity and postoperative pulmonary atelectasis: an underestimated problem. Anesth Analg. 2002;95:1788-92.
26. von Ungern-Sternberg BS, Regli A, Schneider MC, et al. Effect of obesity and site of surgery on perioperative lung volumes. Br J Anaesth. 2004;92:202-7.
27. Neligan PJ, Malhotra G, Fraser M, et al. Continuous positive airway pressure via the Boussignac system immediately after extubation improves lung function in morbidly obese patients with obstructive sleep apnea undergoing laparoscopic bariatric surgery. Anesthesiology 2009;110:878-84.
28. Rusca M, Proietti S, Schnyder P, et al. Prevention of atelectasis formation during induction of general anesthesia. Anesth Analg. 2003;97:1835-9.

29. Moritz F, Benichou J, Vanheste M, et al. Boussignac continuous positive airway pressure device in the emergency care of acute cardiogenic pulmonary oedema: a randomized pilot study. Eur J Emerg Med. 2003;10:204-8.
30. Chiumello D, Pelosi P, Carlesso E, et al. Noninvasive positive pressure ventilation delivered by helmet vs. standard face mask. Intensive Care Med. 2003;29:1671-9.
31. Jousela I, Rasanen J, Verkkala K, et al. Continuous positive airway pressure by mask in patients after coronary surgery. Acta Anaesthesiol Scand. 1994;38:311-6.
32. Thomas AN, Ryan JP, Doran BR, et al. Nasal CPAP after coronary artery surgery. Anaesthesia. 1992;47:316-9.
33. Matte P, Jacquet L, Van Dyck M, et al. Effects of conventional physiotherapy, continuous positive airway pressure and non-invasive ventilatory support with bilevel positive airway pressure after coronary artery bypass grafting. Acta Anaesthesiol Scand. 2000;44:75-81.
34. Pinilla JC, Oleniuk FH, Tan L, et al. Use of a nasal continuous positive airway pressure mask in the treatment of postoperative atelectasis in aortocoronary bypass surgery. Crit Care Med. 1990;18:836-40.
35. Pasquina P, Merlani P, Granier JM, et al. Continuous positive airway pressure versus noninvasive pressure support ventilation to treat atelectasis after cardiac surgery. Anesth Analg. 2004;99:1001-8, table of contents.
36. Zarbock A, Mueller E, Netzer S, et al. Prophylactic nasal continuous positive airway pressure following cardiac surgery protects from postoperative pulmonary complications: a prospective, randomized, controlled trial in 500 patients. Chest. 2009;135:1252-9.
37. Aguilo R, Togores B, Pons S, et al. Noninvasive ventilatory support after lung resectional surgery. Chest. 1997;112:117-21.
38. Rocco M, Conti G, Antonelli M, et al. Non-invasive pressure support ventilation in patients with acute respiratory failure after bilateral lung transplantation. Intensive Care Med. 2001;27:1622-6.
39. Fagevik Olsen M, Wennberg E, Johnsson E, et al. Randomized clinical study of the prevention of pulmonary complications after thoracoabdominal resection by two different breathing techniques. Br J Surg. 2002;89:1228-34.
40. Kindgen-Milles D, Muller E, Buhl R, et al. Nasal-continuous positive airway pressure reduces pulmonary morbidity and length of hospital stay following thoracoabdominal aortic surgery. Chest. 2005;128:821-8.
41. Perrin C, Jullien V, Venissac N, et al. Prophylactic use of noninvasive ventilation in patients undergoing lung resectional surgery. Respir Med. 2007;101:1572-8.
42. Bagan P, Bouayad M, Benabdesselam A, et al. Prevention of pulmonary complications after aortic surgery: evaluation of prophylactic noninvasive perioperative ventilation. Ann Vasc Surg. 2011;25:920-2.
43. Bohner H, Kindgen-Milles D, Grust A, et al. Prophylactic nasal continuous positive airway pressure after major vascular surgery: results of a prospective randomized trial. Langenbecks Arch Surg. 2002;387:21-6.
44. Stock MC, Downs JB, Gauer PK, et al. Prevention of postoperative pulmonary complications with CPAP, incentive spirometry, and conservative therapy. Chest. 1985;87:151-7.
45. Denehy L, Carroll S, Ntoumenopoulos G, et al. A randomized controlled trial comparing periodic mask CPAP with physiotherapy after abdominal surgery. Physiother Res Int. 2001;6:236-50.
46. Ricksten SE, Bengtsson A, Soderberg C, et al. Effects of periodic positive airway pressure by mask on postoperative pulmonary function. Chest. 1986;89:774-81.
47. Carlsson C, Sonden B, Thylen U. Can postoperative continuous positive airway pressure (CPAP) prevent pulmonary complications after abdominal surgery? Intensive Care Med. 1981;7:225-9.
48. Ebeo CT, Benotti PN, Byrd RP Jr, et al. The effect of bi-level positive airway pressure on postoperative pulmonary function following gastric surgery for obesity. Respir Med. 2002;96:672-6.
49. Joris JL, Sottiaux TM, Chiche JD, et al. Effect of bi-level positive airway pressure (BiPAP) nasal ventilation on the postoperative pulmonary restrictive syndrome in obese patients undergoing gastroplasty. Chest. 1997;111:665-70.
50. Pessoa KC, Araujo GF, Pinheiro AN, et al. Noninvasive ventilation in the immediate postoperative of gastrojejunal derivation with Roux-en-Y gastric bypass. Rev Bras Fisioter. 2010;14:290-5.
51. Gaszynski T, Tokarz A, Piotrowski D, et al. Boussignac CPAP in the postoperative period in morbidly obese patients. Obes Surg. 2007;17:452-6.
52. Zoremba M, Kalmus G, Begemann D, et al. Short term non-invasive ventilation post-surgery improves arterial blood-gases in obese subjects compared to supplemental oxygen delivery - a randomized controlled trial. BMC Anesthesiol. 2011;11:10.
53. Lefebvre A, Lorut C, Alifano M, et al. Noninvasive ventilation for acute respiratory failure after lung resection: an observational study. Intensive Care Med. 2009;35:663-70.
54. Michelet P, D'Journo XB, Seinaye F, et al. Non-invasive ventilation for treatment of postoperative respiratory failure after oesophagectomy. Br J Surg. 2009;96:54-60.
55. Garcia-Delgado M, Navarrete I, Garcia-Palma MJ, et al. Postoperative respiratory failure after cardiac surgery: use of noninvasive ventilation. J Cardiothorac Vasc Anesth. 2012;26:443-7.
56. Jaber S, Delay JM, Chanques G, et al. Outcomes of patients with acute respiratory failure after abdominal surgery treated with noninvasive positive pressure ventilation. Chest. 2005;128:2688-95.
57. Narita M, Tanizawa K, Chin K, et al. Noninvasive ventilation improves the outcome of pulmonary complications after liver resection. Intern Med. 2010;49:1501-7.
58. Rabec C, Langevin B, Rodenstein D, et al. Ventilatory modes. What's in a name? Respir Care. 2012;57:2138-9; author reply 9-50.
59. Conti G, Cavaliere F, Costa R, et al. Noninvasive positive-pressure ventilation with different interfaces in patients with respiratory failure after abdominal surgery: a matched-control study. Respir Care. 2007;52:1463-71.
60. Keenan SP, Powers C, McCormack DG, et al. Noninvasive positive-pressure ventilation for postextubation respiratory distress: a randomized controlled trial. JAMA. 2002;287:3238-44.

78
Ventilação Artificial

Marcos Rodrigues Furtado de Mendonça

INTRODUÇÃO

Nos dias atuais, é impensável tentar manter a vida de um paciente com uma doença aguda ou grave sem contar com a ajuda da ventilação mecânica, principalmente nos casos extremos, como na disfunção de múltiplos órgãos e sistemas.

A ventilação artificial é um procedimento de substituição temporária da função respiratória normal, realizado em situações que, por diversos motivos, essa função não cumpre os objetivos fisiológicos que lhe são próprios. Tal comportamento alternativo é exercido por meio de ventiladores mecânicos, aparelhos que, por diversos sistemas, proporcionam ciclicamente uma pressão na via aérea suficiente para ultrapassar as resistências ao fluxo aéreo e vencer as propriedades elásticas tanto do pulmão como da caixa torácica.

Antes de comentar sobre a ventilação artificial, é necessário comentar sobre a ventilação espontânea ou natural, que é a base do ato de ventilar.

O processo da respiração espontânea pode ser dividido em quatro eventos principais:[1]

1. Ventilação pulmonar, que significa a entrada e saída do ar entre a atmosfera e os alvéolos;
2. A difusão de oxigênio e dióxido de carbono entre os alvéolos e o sangue;
3. O transporte de oxigênio e dióxido de carbono no sangue e nos líquidos corporais para dentro e para fora das células;
4. A regulação da ventilação.

O ar entra nos pulmões devido a um gradiente de pressão. Esse gradiente é obtido durante a inspiração, quando, sob a ação da musculatura respiratória (diafragma + musculatura inspiratória – esternocleidomastóideos, denteados anteriores, escalenos e intercostais externos), há aumento do diâmetro da caixa torácica e consequentemente pressão negativa no espaço pleural. A pressão intra-alveolar torna-se ligeiramente negativa em relação à pressão atmosférica, normalmente menor que –1 mmHg, fazendo o ar entrar pelas vias respiratórias. Na expiração, por outro lado, a pressão intra-alveolar se eleva a quase +1 mmHg, pela ação da retração elástica das estruturas pulmonares previamente distendidas.[1] Nota-se como é pequena a pressão necessária para mover o ar para dentro e para fora dos pulmões, efeito que, com frequência, fica seriamente comprometido em muitas enfermidades pulmonares, necessitando-se muitas vezes de dispositivos auxiliares como a ventilação artificial.

O auxílio à ventilação pulmonar, por meio da ventilação mecânica, faz parte do suporte de vida e é prática corrente em todos os hospitais que prestam assistência a pacientes graves, em tratamento eletivo ou de urgência.

O suporte ventilatório altera o trabalho muscular respiratório, a resistência e o fluxo aéreo, o espaço morto fisiológico e a troca gasosa pulmonar.

Os aparelhos de ventilação são desenvolvidos com a finalidade de mover gás para dentro dos pulmões. Isso pode ser conseguido mediante a geração de um gradiente de pressão positiva ou negativa.

APARELHOS DE VENTILAÇÃO À PRESSÃO NEGATIVA

Usam princípio similar ao da respiração espontânea. Todo o corpo ou somente o tórax é envolvido por uma caixa ou um colete que, por sua vez, gera uma pressão negativa por meio da ação de bomba de sucção (conforme a Figura 78.1A e B). Isso produz diminuição da pressão na região ao redor do tórax; consequentemente, essa pressão negativa é transmitida até a pleura e os alvéolos. Como resultado, ocorre inspiração até o equilíbrio das pressões, finalizando, assim, a inspiração. A fase expiratória ocorre passivamente por retração elástica pulmonar.

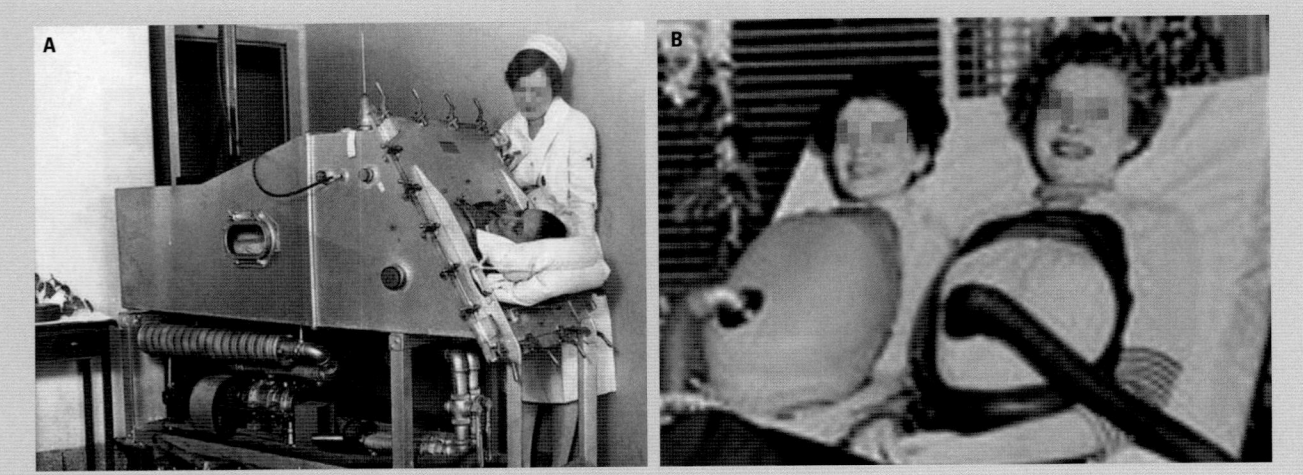

Figura 78.1 — **(A)** *Pulmão de aço – 1930. Todo o corpo envolvido.* **(B)** *Pulmão de aço – 1930. Apenas o tórax.*

Esse tipo de aparelho era chamado de pulmão de aço, e data do século XIX; foi usado amplamente nos pacientes com sequelas de poliomielite durante as décadas de 1930 e 1940.

Limitações ao seu uso:[2]

- Dificuldade de acesso ao paciente para exame físico, higiene e procedimentos médicos;
- Formação de escaras em regiões de decúbito e regiões de contato com a máquina (pescoço, abdome, tórax);
- Dificuldade de ventilar pneumopatias com alterações de complacência e resistência.

Atualmente, o uso clínico da ventilação a pressão negativa pode estar indicado em doenças da caixa torácica, paralisia diafragmática bilateral, doenças degenerativas neuromusculares, hipoventilação induzida pelo sono, assistência ventilatória domiciliar em alguns pacientes com insuficiência respiratória não obstrutiva, e pneumopatias crônicas para alívio da hipercapnia associada à fadiga da musculatura respiratória.

APARELHOS DE VENTILAÇÃO À PRESSÃO POSITIVA

Usam princípio similar ao da respiração boca a boca. Uma pressão positiva supra-atmosférica é aplicada na via aérea superior. O ar é injetado por um gradiente de pressão positiva (pressão da boca > pressão alveolar) nos pulmões. Conforme o ar entra nos pulmões, a pressão alveolar tende a aumentar, e o gradiente de pressão tende a diminuir. A inspiração termina quando o gradiente de pressão se torna zero (pressão da boca = pressão alveolar).

A expiração é um mecanismo passivo, realizado por meio da retração elástica das estruturas pulmonares.

Os aparelhos de ventilação a pressão positiva utilizam um processo chamado de VPPI – ventilação com pressão positiva intermitente. Esse processo compreende quatro funções básicas:

- **Fase inspiratória:** insuflação de ar nos pulmões; mudança de fase inspiratória para expiratória – cessa a insuflação pulmonar;
- **Fase expiratória:** esvaziamento dos pulmões;
- **Mudança da fase expiratória para inspiratória:** reinicia a insuflação pulmonar (conforme Figura 78.2).

CONCEITOS BÁSICOS DA VENTILAÇÃO MECÂNICA

Pressão

A pressão (P) é o resultado da aplicação de uma força (F) sobre uma superfície (S).

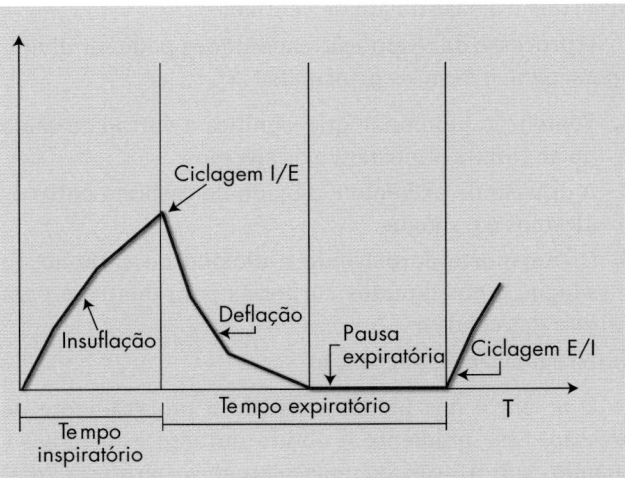

Figura 78.2 — *Variação do volume pulmonar em função do tempo.*

$$P = F/S$$

Denomina-se gradiente de pressão qualquer diferença no valor absoluto de pressão entre dois pontos de um gás entre os quais não existe solução de continuidade. Em ventilação mecânica, os gradientes se estabelecem entre o ventilador e a via aérea e entre a via aérea e o alvéolo. O gradiente de pressão é considerado um parâmetro indireto da ventilação.

A pressão inspiratória do sistema respiratório pode ser definida por:[3]

$$P = (Raw, sr \times VI) + (VC \times 1/Cst, sr) + PEEP\ total$$

Em que:

P = gradiente de pressão;
Raw, sr = resistência aérea do sistema respiratório;
V1 = fluxo inspiratório médio;
VC = volume corrente;
Cst, sr = complacência estática do sistema respiratório;
PEEP total = pressão positiva expiratória final total (PEEP extrínseca + PEEP intrínseca).

A unidade internacional do gradiente de pressão é o Pascal (Pa) ou Newton/m^2 e é equivalente a 20 dinas/cm^2, e seu múltiplo é o quilopascal (Kpa = 1.000 Pa), apesar de ser medida usualmente em cmH_2O

$$1\ cmH_2O = 0,09806\ KPa = 0,73\ mmHg = 1\ mbar$$

O que na prática assemelha-se a:

$$1\ cmH_2O = 0,1 KPa$$

Fluxo

O fluxo (V1) se define como o movimento de fluido consequente ao aparecimento de um gradiente de pressão, que tende a compensar esse gradiente.[4]

Trata-se da velocidade de enchimento dos pulmões. Envolve o conceito de volume de fluido passando em um determinado local em determinado tempo. Também é considerado um parâmetro indireto da ventilação.

Pode ser obtido da seguinte forma:

$$V1 = VC/T1$$

Em que:
T1 = tempo inspiratório;
VC = volume corrente.

Dependendo da viscosidade do fluido, as moléculas exercem um atrito entre si e contra as paredes do recipiente, opondo-se ao fluxo; por isso, adotam uma disposição em camadas laminares que deslizam umas sobre as outras. Quando a velocidade do fluxo e/ou atrito aumenta, chega-se a um ponto (números de Reynolds) em que se perde essa disposição em camadas (fluxo laminar) e há então um fluxo turbulento, o que se traduzirá em uma resistência maior ao fluxo.

A unidade internacional é o m^3/s, enquanto em medicina utiliza-se o $L.min^{-1}$ e o $L.s^{-1}$.

$$1\ m^3/s = 10^3\ L/s = 6 \times 10^4\ L.min^{-1}$$

Volume Corrente (VC)

É o volume de gás que entra nos pulmões, ou deles sai, em cada ciclo respiratório. Conhece-se como volume morto instrumental (ou espaço morto mecânico) aquele composto pelo tubo orotraqueal, filtros, umidificadores e o próprio ventilador, que deverá subtrair-se do volume corrente administrado ao se calcular a ventilação alveolar, que, por sua vez, dependerá do volume corrente, espaço morto (mecânico + fisiológico) e frequência respiratória.[5] O espaço morto fisiológico é o volume de ar que se encontra na árvore respiratória, mas não participa da troca gasosa, como aquele na traqueia, brônquios e bronquíolos. O espaço morto fisiológico é considerado uma medida direta da ventilação. Seu nível normal é de 0,40 (40%), e o volume corrente normal é de 5 $mL.kg^{-1}$ a 6 $mL.kg^{-1}$ de peso corporal.

Na ventilação mecânica, por causa do espaço morto (fisiológico + mecânico), aumenta-se o volume corrente para 7 $mL.kg^{-1}$ a 9 $mL.kg^{-1}$ em média.

Frequência Respiratória (F)

A produção de gás carbônico é contínua, portanto o processo de administração e retirada do volume corrente deverá ser repetido continuamente. Define-se frequência respiratória como o número de ciclos respiratórios completos realizados em um minuto, que por sua vez é variável com a idade.

Deve-se adaptar a frequência respiratória ao volume-minuto (VC × f) desejado e às condições do paciente. Quando possível, utiliza-se uma f de 12 ipm a 14 ipm, e, nas doenças obstrutivas, de 10 ipm a 12 ipm. É considerada uma medida direta da ventilação.

Relação Inspiração-expiração (I:E)

O ciclo respiratório padrão tem três fases distintas: insuflação, deflação e pausa expiratória (Figura 78.3), definindo assim o tempo inspiratório (duração em se-

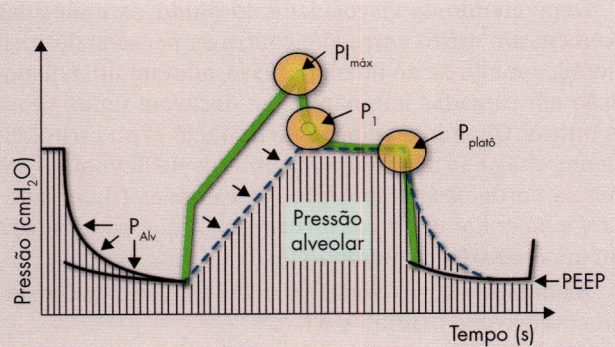

Figura 78.3 — Curva de pressão – tempo; PALV = Pressão alveolar; $PI_{máx}$ = pressão inspiratória máxima ou pressão de pico; P_1 = menor pressão antes de iniciar a $P_{platô}$; $P_{platô}$ = pressão de platô; PEEP = pressão expiratória final positiva. Listas = complacência dinâmica – indica resistência da via aérea. Pontilhado = complacência estática – indica dureza do parênquima.

gundos da fase de insuflação pulmonar) e o tempo expiratório (duração em segundos da fase de deflação pulmonar somada à pausa expiratória). A I:E é considerada uma medida direta da ventilação.

A relação inspiração-expiração é definida como a proporção entre os tempos inspiratórios e expiratórios. A I:E usual é de 1:2 a 1:3. Em doenças obstrutivas, deve ser maior ou igual a 1:3.

O tempo inspiratório varia com a intensidade do fluxo e o volume corrente. O tempo inspiratório pode ser aumentado com o uso de um platô inspiratório, o uso de pausa inspiratória ou alterando-se a relação inspiração-expiração do ventilador. O tempo total do ciclo respiratório (TTOT.) varia com a frequência respiratória.

Sabe-se que:

$$TI = VC/V1$$

Em que:

TI = tempo inspiratório;
VC = volume corrente;
V1 = fluxo inspiratório.

$$TTOT. = 60/f$$

Em que:

TTOT = tempo total do ciclo respiratório;
F = frequência respiratória.

$$TTOT. = TI + TE = 60/f$$

Em que:

TI = tempo inspiratório;
TE = tempo expiratório.

$$TE = 60/f - (VC/V1)$$

Exercício: Qual é o TI e o TE de um paciente ventilado com um VC de 1.000 mL; um V1 60 L.min^{-1} e uma f de 15 ipm?

V1 = 60 L.min^{-1} = 60.000 mL/60 s = 1.000 mL.s^{-1}
TI = VC/V1
TI = 1.000/1.000 = 1 s
TE = 60/f – (VC/V1) = 4 – 1 = 3 s

Resistência (R)

Na física dos gases, a resistência (R) é definida como o conjunto de determinantes existentes entre dois pontos de um gradiente de pressão e que modulam o fluxo circulante.

A resistência (para fluxos lineares) é diretamente proporcional ao comprimento do tubo e inversamente proporcional à quarta potência do raio interno do tubo (Lei de Poiseuille), daí a indicação do uso de tubos largos (diâmetro interno > 8 mm).

$$R = \frac{viscosidade \times comprimento\ do\ tubo \times 8}{\pi (raio)^4}$$

A resistência do sistema respiratório varia de acordo com o método utilizado para ventilar; por exemplo, se for invasivo (intubação traqueal, traqueostomia) ou não invasivo (máscara facial ou nasal, dispositivos orais). A resistência aérea do sistema respiratório (Raw, sr) varia significativamente durante as fases do ciclo respiratório e com o volume pulmonar, e é influenciada pela turbulência do fluxo inspiratório.[6] O tubo traqueal aumenta a resistência aérea e consequentemente aumenta também a pressão gerada pelo ventilador ou pelo músculo respiratório para manter o mesmo fluxo inspiratório e o volume corrente.

$$Raw, sr = (PI_{máx} - P_{platô})/V1$$

Em que:

Raw, sr = resistência aérea do sistema respiratório;
$PI_{máx}$ = pressão inspiratória máxima (pressão de pico);
$P_{platô}$ = pressão após término do fluxo inspiratório e adaptação do sistema (pressão de platô);
V1 = fluxo inspiratório médio.

É importante recordar os dois tipos de resistências: as fixas (ocasionadas pelo circuito do respirador, tubulações e tubo orotraqueal) e as variáveis, que por sua vez são subdivididas em resistências elásticas (devidas ao parênquima pulmonar e à caixa torácica) e resistivas (em relação ao diâmetro efetivo das vias aéreas).[7]

A resistência aérea é maior na expiração. A resistência entre a extremidade do tubo próximo à carina e na conexão externa do circuito do ventilador pode ser significativa, principalmente se houver aderência de secreções ou coágulos na parede do tubo.[8]

Quando há aumento da resistência aérea, observa-se no *display* do ventilador aumento da diferença entre a pressão de pico ($PI_{máx}$ ou P_{pico}) e a pressão de platô (Figuras 78.4 e 78.5).

Sua unidade internacional é o $Pa/m^3/s = 1,6 \times 10^7$ $cmH_2O/L/min$.

Trabalho Respiratório (W)

É o determinante primário da necessidade de suporte ventilatório.[9] Pode ser definido como força × distância ou pressão × volume. O produto cumulativo de pressão e volume gasoso a cada instante é igual ao trabalho ($W = P.$"V).

Como a expiração é usualmente passiva, provocada pela retração elástica dos pulmões e das estruturas da caixa torácica, não gera trabalho. Portanto, os músculos respiratórios normalmente executam trabalho apenas para efetuar o movimento inspiratório. O trabalho da inspiração pode ser dividido em três partes diferentes: 1) aquele requerido para expandir os pulmões contra as forças elásticas, denominado trabalho da complacência; 2) o requerido para superar a viscosidade do pulmão e estruturas da parede do tórax, denominado trabalho da resistência tecidual; e 3) o necessário para superar a resistência das vias aéreas durante o movimento de ar para os pulmões, denominado trabalho da resistência das vias aéreas.

O trabalho respiratório corresponde ao gradiente de pressão gerado para vencer as resistências do sistema, produzir fluxo aéreo e ventilação alveolar. Pode ser realizado de forma total (ventilação controlada), parcial (ventilação assistida ou por pressão de suporte) e integral pela musculatura respiratória do paciente (ventilação espontânea). Assim, o trabalho respiratório dependerá da atividade muscular respiratória e da participação do ventilador mecânico.

$$W = W_{vent} + W_{músc}$$

Em que:

W_{vent} = trabalho gerado pelo ventilador;
$W_{músc}$ = trabalho gerado pelo músculo.

A pressão inspiratória do sistema respiratório pode ser definida por:

$$P = (Raw, sr \times VI) + (VC \times 1/Cst,sr) + PEEP\ total$$

Em que:

P = gradiente de pressão;
Raw, sr = resistência aérea do sistema respiratório;
V1 = fluxo inspiratório médio;
VC = volume corrente;
Cst, sr = complacência estática do sistema respiratório;
PEEP total = pressão positiva expiratória final total (PEEP extrínseca + PEEP intrínseca).

$$V1 = VC/T1$$

Em que:

T1 = tempo inspiratório;
VC = volume corrente.

Aumentos da resistência aérea, do fluxo inspiratório e do volume corrente da PEEP total e a diminuição da complacência aumentam a pressão necessária para a ventilação.

A carga de trabalho muscular respiratório depende do modo de suporte ventilatório. Na fadiga respiratória,

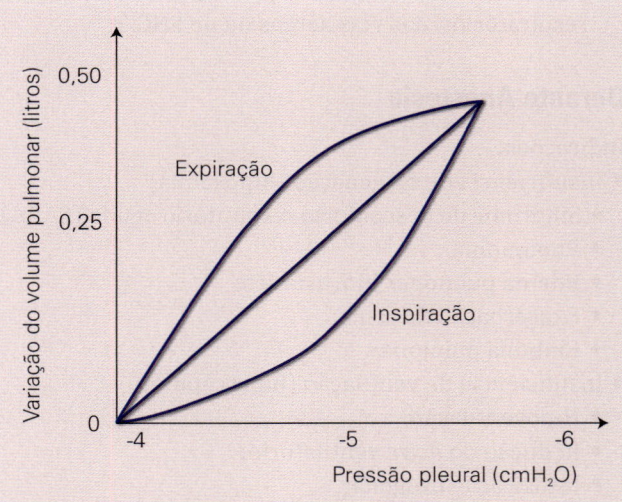

Figura 78.4 — *Diagrama da complacência em uma pessoa normal. Esse diagrama mostra a complacência apenas dos pulmões.*

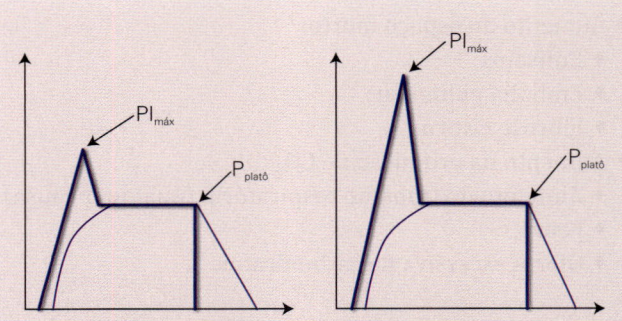

Figura 78.5 — *Aumento da $PI_{máx}$ (pressão de pico ou pressão inspiratória máxima), indicando aumento de resistência e condutância das vias aéreas proximais.*

indica-se repouso muscular por meio de ventilação controlada (CMV). Na atenuação do trabalho muscular, são indicadas respectivamente a CMV, a ventilação assistida (AMV), a ventilação por suporte pressórico (PSV) e a ventilação mandatória intermitente sincronizada (SIMV). Aumentam o trabalho muscular a dessincronia (desajuste) entre o paciente e o ventilador, o tubo traqueal de diâmetro pequeno (para homens adultos, diâmetro menor que 8,0 mm) e as conexões angulosas, a PEEP intrínseca e o fluxo inspiratório reduzido (fome de fluxo).

Complacência Toracopulmonar (C)

É a relação entre a variação do volume gasoso mobilizado (ΔV) e a pressão motriz (ΔP) necessária para manter o pulmão insuflado. A pressão motriz é representada pela diferença entre as pressões na abertura das vias aéreas e no ar atmosférico. Assim, a complacência mede o grau de distensibilidade do pulmão.

$$C = \Delta V / \Delta P$$

É expressa como o aumento de volume nos pulmões para cada aumento unitário na pressão intra-alveolar. A complacência combinada dos pulmões e da parede torácica normal é de 0,13 L/cmH$_2$O.[1] Sendo que, cada vez que a pressão alveolar aumenta 1 cmH$_2$O, os pulmões se expandem 130 mL.

Há dois tipos de complacência:

1. **Complacência pulmonar:** é obtida dividindo-se a variação de volume do pulmão pela pressão transpulmonar (diferença entre a pressão na abertura das vias aéreas e a pressão intrapleural).

Diferenças entre as complacências pulmonares:

- **Complacência dinâmica:** relaciona-se com o pico de pressão (PI$_{máx}$) das vias aéreas proximais e indica indiretamente a resistência e condutância das vias aéreas. Relaciona-se com o deslocamento de ar (veja a Figura 78.3).

$$CD_{in} = \frac{VC \text{ efetivo}}{PI_{máx} - PEEP_{ext.} - PEEP_{intr}}$$

- **Complacência estática:** relaciona-se com a pressão de platô (P$_{platô}$), obtida com pausa inspiratória de 2,0 segundos; indica a complacência do parênquima em si, a fluxo zero; ou seja, indica a "dureza" do parênquima, após a redistribuição do ar nas vias aéreas inferiores. Será indicadora de gravidade da lesão pulmonar (veja a Figura 71.3).

$$C_{Estát.} = \frac{VC \text{ efetivo}}{P_{platô} - PEE_{Pext.} - PEEP_{intr}}$$

2. **Complacência da parede torácica:** é obtida dividindo-se a variação do volume do pulmão pela pressão transtorácica (diferença entre a pressão intrapleural e a pressão ao redor do tórax). É importante porque se apresenta alterada em diversas enfermidades. Por exemplo: cifoescoliose acentuada, anquilose vertebral, obesidade, mamas extremamente volumosas etc.

Obs.: A pressão intrapleural pode ser estimada pela medição da pressão esofágica.

INDICAÇÕES DE VENTILAÇÃO MECÂNICA[10-13]

Basicamente, tem três propósitos:

1. Oferecer suporte ventilatório durante um período crítico, principalmente na doença pulmonar aguda ou crônica descompensada;
2. Oferecer suporte ventilatório em doenças não primariamente pulmonares, aguardando-se a recuperação e a reabilitação;
3. Substituir uma falência irreversível dos músculos respiratórios, das vias aéreas ou do SNC.

Durante Anestesia

Indicações:
- Insuficiência de oxigenação (hipoxemia)
  - Síndrome de desconforto respiratório agudo (SARA);
  - Pneumonia;
  - Edema pulmonar hidrostático;
  - Exacerbação da asma;
  - Embolia pulmonar.
- Insuficiência de ventilação (hipercapnia)
  - Hipoventilação;
  - Redução do *drive* ventilatório;
  - Intoxicação exógena;
  - Trauma craniano, acidente vascular cerebral (AVC).
- Piora da bomba respiratória
  - Fadiga dos músculos respiratórios;
  - Doença neuromuscular;
  - Trauma torácico/deformidade torácica.
- Aumento do espaço morto
  - Enfisema;
  - Embolia pulmonar;
  - Fibrose cística.
- Aumento da produção de CO_2
  - Aumento do trabalho respiratório (qualquer causa);
  - Febre;
  - Oferta excessiva de carboidratos.

Anestesia geral

Os objetivos da ventilação mecânica podem ser divididos em fisiológicos e clínicos.

Fisiológicos

- Suporte mecânico para a troca gasosa pulmonar (adequando a ventilação alveolar e a oxigenação arterial);
- Aumento do volume pulmonar (aumentando a capacidade residual funcional);
- Redução do trabalho respiratório (diminuindo a sobrecarga dos músculos respiratórios).

Clínicos

- Reversão da hipoxemia;
- Reversão da acidose respiratória aguda;
- Alívio do desconforto respiratório;
- Prevenção ou reversão de atelectasias;
- Reversão da fadiga dos músculos respiratórios;
- Permitir sedação e/ou bloqueio neuromuscular;
- Redução do consumo de oxigênio miocárdico e sistêmico;
- Diminuição da pressão intracraniana;
- Estabilização da parede torácica.

VENTILADOR IDEAL[14]

O ventilador ideal deve ter:

- Capacidade elevada de gerar pressões, volumes e fluxos;
- Versatilidade em modos de ventilação, situações clínicas e necessidades do paciente;
- Confiabilidade;
- Simplicidade de uso;
- Aceitabilidade pelo paciente;
- Facilidade para ser adquirido (baixo custo).

Avaliação da Capacidade do Ventilador

Capacidade do fluxo inspiratório:

- Espontâneo;
- Mecânico;
- Incrementos de fluxos;
- Capacidade de o intensivista controlar fluxo e onda de fluxo.

Resposta da válvula:

- Tipos de válvula inspiratória/expiratória;
- Tempo de resposta.

Controle do gás inspirado:

- Acurácia da variação da FiO_2;
- Dispositivo em *blender* ou acessório;
- Capacidade de usar composições alternativas de gás (CO_2, óxido nítrico, hélio-oxigênio);
- Variação do volume corrente;
- Variação da frequência respiratória.

Sensibilidade:

- Pressão;
- Fluxo;
- Algoritmo para detectar o esforço do paciente;
- Fator de demora.

Variação de pressão:

- Pico de pressão inspiratório;
- PEEP;
- Capacidade de suspiro;
- Limitações da relação inspiração/expiração.

Os inúmeros modos de ventilação atualmente disponíveis resultaram em preocupações. Inovações são necessárias para melhorar o suporte ventilatório e reduzir complicações. Os benefícios de alguns desses modos não foram comprovados em ensaios clínicos randomizados. A escolha de um modo sobre outro frequentemente é baseada em descrições de casos e/ou experiências pessoais.

MECANISMOS GERADORES DE PRESSÃO POSITIVA[15]

A ventilação a pressão positiva depende da geração de uma pressão positiva que será aplicada à via aérea do paciente. Existem vários mecanismos geradores de pressão positiva e, cada um deles, possibilita um padrão de pressão que resulta em diferentes ondas de fluxo e pressão aplicadas ao paciente. O padrão ideal que mimetiza a respiração natural não foi obtido até a atualidade.

Os aparelhos de ventilação microprocessados podem gerar qualquer padrão de onda de pressão ou fluxo, com o uso de mecanismos geradores de pressão muito simples. Com objetivo histórico, relata-se a seguir os principais tipos possíveis de mecanismos geradores de pressão.

Fole Movido por Pesos

A pressão é resultante de uma força (peso) agindo sobre uma área (corte seccional do fole). Como o peso é constante e a área seccional também é constante, a pressão resultante será constante (Figura 78.6).

$$Pressão = \frac{Força}{Área}$$

Figura 78.6 — *Fole movido por pesos.*

Válvula Redutora de Pressão (VRP)

São válvulas de largo uso prático. Sua função é reduzir a pressão de entrada dos gases do aparelho, gerando uma pressão de saída menor. Há dois tipos:

- **Pré-calibradas:** a pressão de saída é determinada pelo fabricante e não se pode modificá-la.
- **Reguláveis:** a alta pressão de entrada (fornecida pela rede de gases do hospital ou por cilindros) é aplicada sobre uma válvula de entrada composta por uma mola tensora não regulável (MT_1 e um bico injetor de área modificável – A). Essa válvula de entrada alimenta uma câmara interna de volume modificável (V) por meio de uma mola tensora regulável (MT_2) que age sobre um diafragma (D) e uma haste (H) que modifica a área do bico injetor da válvula de entrada. A pressão gerada (= pressão de saída) é calculada da seguinte forma:

$$\text{Pressão de saída} = \frac{\text{Força } MT_1 - \text{Força } MT_2 - (\text{Pressão de entrada} - \text{Área})}{\text{Volume}}$$

A pressão gerada é constante (Figura 78.7).

- **Ventoinha:** uma hélice movida por motor pode gerar a pressão constante positiva necessária. A pressão é constante em função da rotação da hélice (Figura 78.8).

Injetores ou Venturi

Baseiam-se no princípio de Venturi. Este é um princípio hidrodinâmico que postula que o fluxo em tubos com entrada convergente e saída divergente produz um gradiente de pressão entre as duas partes do tubo, gerando uma pressão subatmosférica (queda de pressão) no tubo convergente. Essa queda de pressão é explicada pela energia presente no sistema, representada pela energia cinética (velocidade de fluxo) e energia potencial (pressão); na região de maior estreitamento, haverá um grande aumento na velocidade de fluxo e, portanto, da energia cinética. Como energia potencial se transforma em energia cinética e vice-versa, a energia potencial nesse ponto de maior estreitamento sofrerá grande redução consequente ao aumento da energia cinética; portanto, a pressão será reduzida, tornando-se subatmosférica.

Assim, apresenta-se a seguinte situação: fonte de gás a uma pressão constante é aplicada no centro da entrada de um tubo. O tubo possui entrada convergente e outra saída divergente. Assim, há diferença de pressão entre as duas partes do tubo, sendo a pressão subatmosférica (explicada anteriormente) gerada na parte convergente (entrada) do tubo. O ar ao redor é aspirado, ampliando fluxo gasoso na parte divergente (saída) do tubo.

Os injetores são usados na prática para ampliar a capacidade de fluxo do respirador. As características de um injetor são:

- O fluxo resultante na saída é maior que o fluxo de entrada;
- A pressão de saída é menor que a pressão de entrada;
- A pressão de saída é constante em função do fluxo de entrada.

Pistão de Curso Linear

Nesse tipo de sistema, um pistão é conectado a motor por um sistema de pinhão e cremalheira, produzindo um movimento uniforme. Assim, a pressão gerada é constante.

$$\text{Pressão} = \frac{\text{Força}}{\text{Área}}$$

Em que:

Área: seria o corte seccional de um pistão (área constante);
Força: seria o resultado do movimento do pistão contra um volume inicial predeterminado.

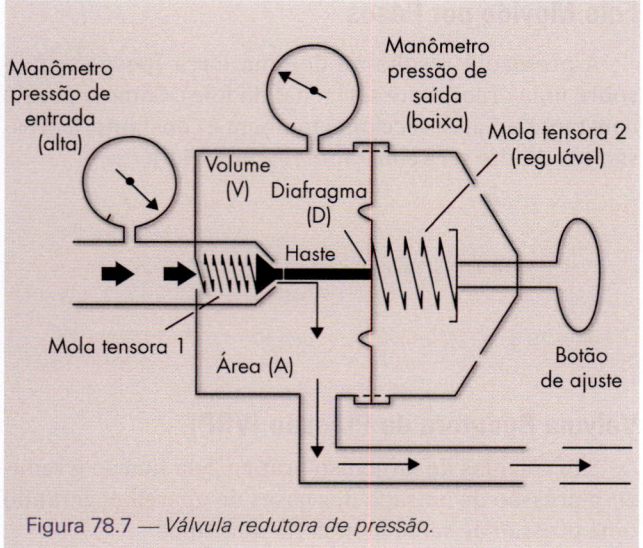

Figura 78.7 — *Válvula redutora de pressão.*

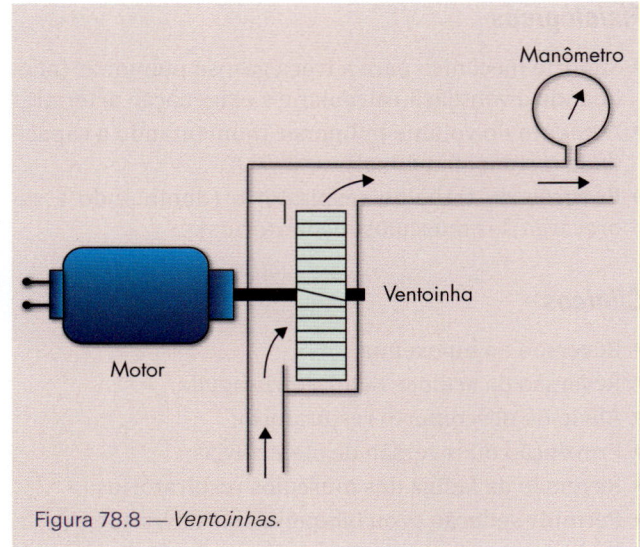

Figura 78.8 — *Ventoinhas.*

Pistão de Curso Não Linear

O movimento do pistão não é uniforme em virtude dos mecanismos de conexão pistão-motor. O movimento não uniforme gera uma força não constante e, assim, uma pressão não constante.

Fole Tensionado por Mola

O fole é tensionado por mola. Assim, a força é variável e não constante. Ao se distender durante o curso respiratório, a mola vai relaxando e diminuindo a força exercida sobre o fole.

CLASSIFICAÇÃO DOS MODOS DE VENTILAÇÃO

A terminologia é um problema bem reconhecido. De acordo com o documento da *American Association for Respiratory Care*,[16,17] as características de uma respiração realizada por um ventilador de pressão positiva classificam-se em três variáveis da fase do ciclo respiratório. São elas:

- **Variável de disparo/deflagração/desencadeamento (*trigger*):** é a variável que inicia o ciclo, ou seja, responsável pelo início da inspiração, a qual pode ser pela pressão, fluxo ou tempo;
- **Variável de limite ou variável de controle:** é a variável cujo valor-alvo de pressão, volume ou fluxo não pode ser ultrapassado. Sua função é controlar a administração de ar e ser responsável pela interrupção da inspiração se um valor prefixado de volume, pressão ou fluxo for excedido;
- **Variável de ciclagem:** é a variável que termina o ciclo.

Denomina-se respiração controlada quando a respiração é iniciada, limitada e ciclada pelo ventilador; respiração assistida, quando é iniciada pelo paciente e limitada e ciclada pelo ventilador; respiração em pressão de suporte, quando é iniciada e ciclada pelo paciente e limitada pelo ventilador; e respiração espontânea, quando o disparo, a ciclagem e o limite recaem sobre o paciente, que é quem realiza a maior parte do trabalho respiratório.

Assim, os modos básicos podem ser classificados em:

1. Substituição total da respiração
    - CMV (ventilação mandatória controlada). Subdividida em:
        - PCV (ventilação por pressão controlada). Desencadeada por tempo, limitada por pressão e ciclada por tempo;
        - VCV (ventilação por volume controlada). Desencadeada por tempo, limitada por fluxo, ciclada por volume.
    - ACV (ventilação assistida-controlada). Desencadeada pelo paciente no modo assistido (pressão ou fluxo) e por tempo no modo mandatório. Subdividida em:
        - PCV (ventilação por pressão controlada) – desencadeada por pressão ou fluxo, ciclada por tempo, limitada por pressão;
        - VCV (ventilação por volume controlada) – desencadeada por pressão ou fluxo, ciclada por volume, limitada por fluxo.
2. Substituição parcial da respiração:
    - IMV (ventilação mandatória intermitente) e SIMV (IMV sincronizado). Desencadeada por tempo, limitada por fluxo e ciclada por volume no modo mandatório (IMV); desencadeada pelo paciente, limitada por pressão e ciclada por pressão no modo espontâneo (SIMV);
    - PSV (ventilação com pressão de suporte). Desencadeada pelo paciente (pressão ou fluxo), limitada por pressão e ciclada por fluxo.
    - CPAP (ventilação espontânea com pressão positiva contínua).

Ver Figuras 78.9, 78.10, 78.11, 78.12 e Tabela 78.1.

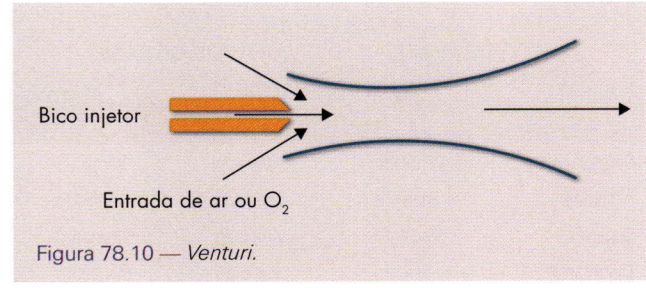

Figura 78.10 — *Venturi.*

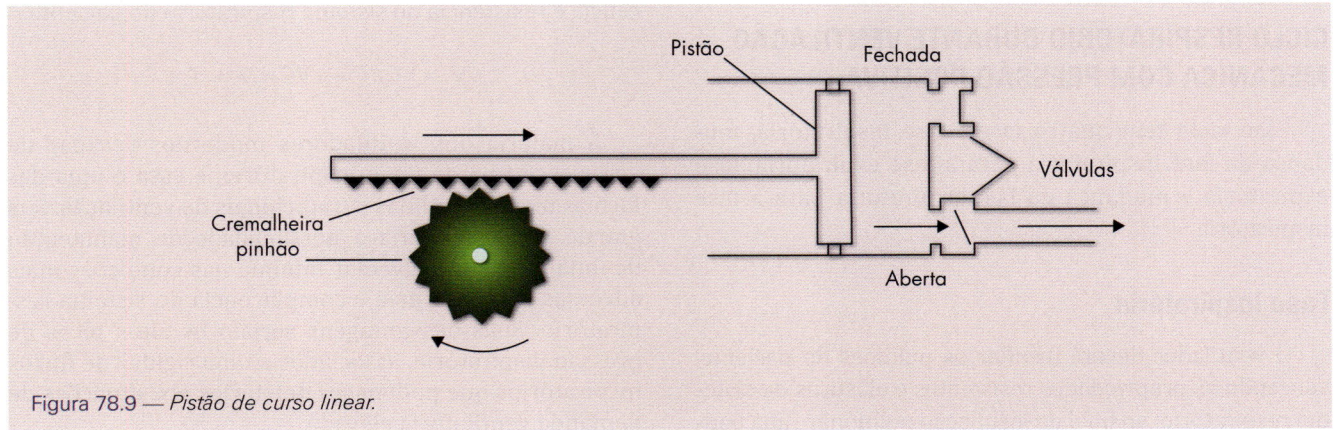

Figura 78.9 — *Pistão de curso linear.*

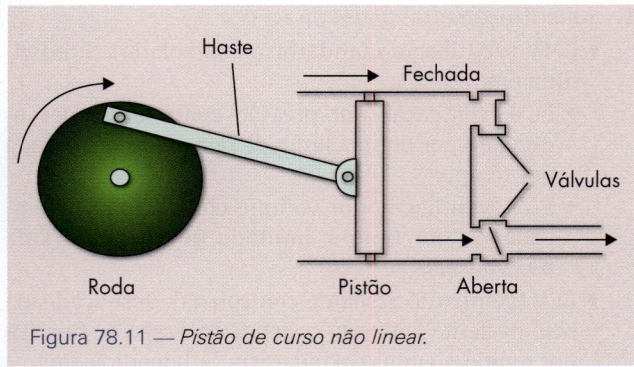

Figura 78.11 — *Pistão de curso não linear.*

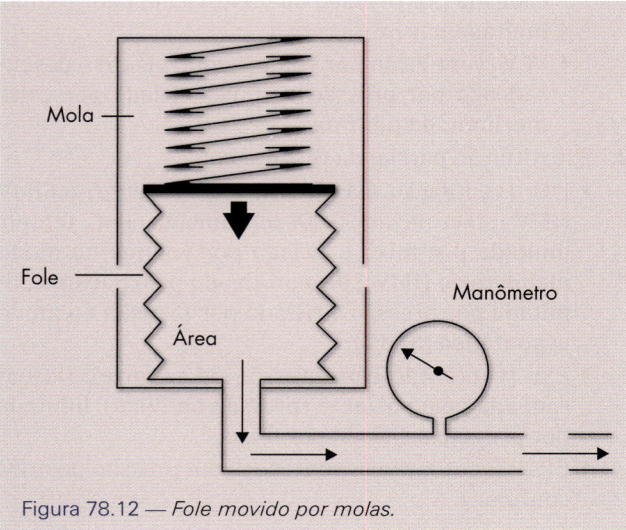

Figura 78.12 — *Fole movido por molas.*

TABELA 78.1
TIPOS DE VENTILAÇÃO E VARIÁVEIS DE FASE.

Tipo de ventilação	Variáveis de fase		
	Disparo	Limite	Ciclagem
Controlada	Ventilador	Ventilador	Ventilador
Assistida	Paciente	Ventilador	Ventilador
Suporte	Paciente	Ventilador	Paciente
Espontânea	Paciente	Paciente	Paciente

CICLO RESPIRATÓRIO DURANTE VENTILAÇÃO MECÂNICA COM PRESSÃO POSITIVA

Esse ciclo tem quatro fases: fase inspiratória, mudança da fase inspiratória para a fase expiratória, fase expiratória e mudança da fase expiratória para a fase inspiratória.[2,15,18]

Fase Inspiratória

O ventilador deverá insuflar os pulmões do paciente, vencendo as propriedades resistentes e elásticas do sistema respiratório; ao final da insuflação pulmonar, uma pausa inspiratória poderá ainda ser utilizada, prolongando-se essa fase de acordo com o necessário para uma melhor troca gasosa. A maneira como o ventilador programa essa oferta de gás pode ser classificada basicamente em:

1. Geradores de pressão constante;
2. Geradores de pressão variável;
3. Geradores de fluxo constante;
4. Geradores de fluxo variável.

Geradores de Pressão Constante

São capazes de aplicar uma pressão constante na via aérea do paciente durante toda a inspiração. Nesse tipo de ventilação, o fluxo inspiratório a qualquer momento é uma consequência direta do potencial de pressão gerado (diferença entre a pressão dentro do fole e a pressão já presente no interior dos alvéolos), dividido pela resistência do sistema paciente + ventilador.

$$\text{Fluxo inspiratório} = \frac{\text{pressão gerada dentro do ventilador} - \text{pressão intra-alveolar resistência total}}{(\text{paciente} + \text{ventilador} + \text{circuito})}$$

Exemplos: a ventilação com pressão controlada e a pressão de suporte. O CPAP, APRV ou BiPAP seriam variantes dessa forma de ventilação.

Geradores de Fluxo Constante

Também chamados de ventiladores volumétricos, caracterizam-se pela capacidade de gerar um fluxo inspiratório constante, independentemente das características do sistema respiratório do paciente. Esses ventiladores produzem um padrão de fluxo quadrado, em virtude da constância desse fluxo no decorrer do tempo inspiratório (Figuras 78.13, 78.14 e 78.15).

Essa constância do fluxo inspiratório permite que o volume de gás liberado para os pulmões possa ser estimado a partir do produto do fluxo inspiratório pelo tempo inspiratório, independentemente dos valores de complacência e resistência do sistema respiratório do paciente.

$$V_1 = VC/T_1 \leftrightarrow VC = V_1 \times T_1$$

A maioria dos ventiladores modernos é capaz de gerar esse tipo de fluxo inspiratório, e essa é uma das formas mais difundidas e tradicionais de ventilação. Sua grande vantagem seria a possibilidade de manutenção de uma ventilação alveolar mínima nas condições mais adversas de resistência e complacência do sistema respiratório. Suas desvantagens seriam os altos picos de pressão inspiratória, associados a uma rigidez de fluxos inspiratórios que podem ser deletérios em situações de demanda ventilatória elevada.

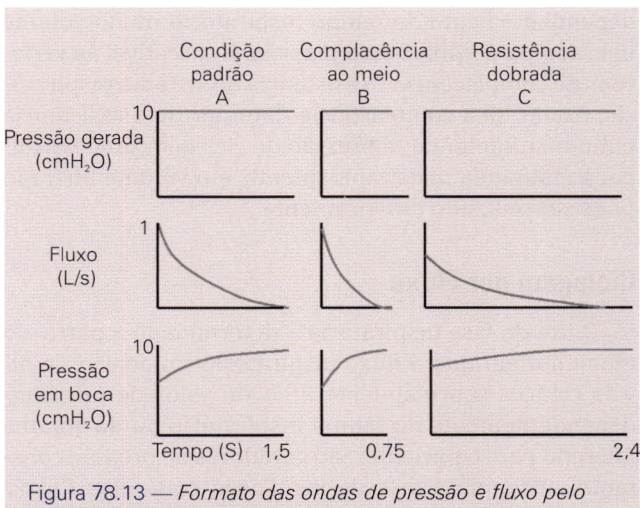

Figura 78.13 — Formato das ondas de pressão e fluxo pelo aparelho gerador de pressão constante.

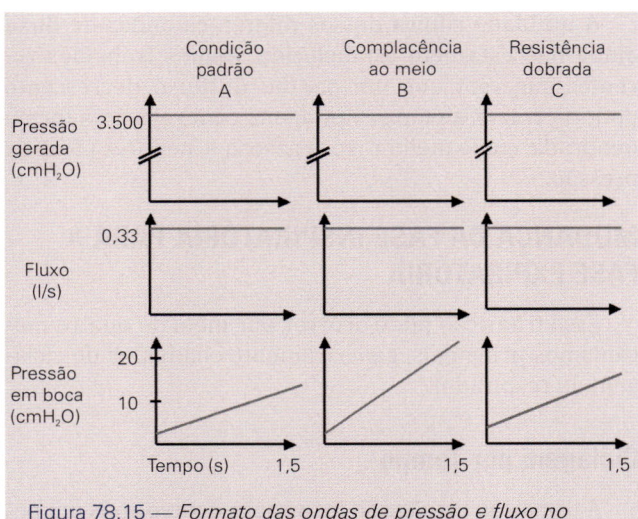

Figura 78.15 — Formato das ondas de pressão e fluxo no aparelho gerador de fluxo constante.

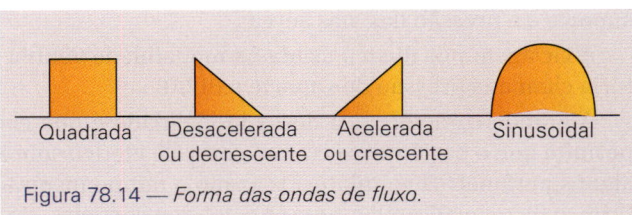

Figura 78.14 — Forma das ondas de fluxo.

Geradores de Pressão Variável

Esse tipo de ventilador normalmente se caracteriza pelo fornecimento de uma pressão em vias aéreas que se eleva progressivamente com o decorrer da inspiração. Como nos ventiladores de pressão constante, o fluxo e o volume liberados variam de acordo com a complacência e a resistência do sistema respiratório, dependendo também do critério de ciclagem adotado.

Apesar de esse tipo de ventilador vir caindo em desuso com o passar dos anos (em função, sobretudo, das vantagens propiciadas pelos ventiladores geradores de pressão constante), uma variante sua continua em pleno uso em neonatologia: é a ventilação com escape de pressão, em que a pressão e fluxo inspiratório são limitados.

Geradores de Fluxo Variável

Alguns ventiladores microprocessados são capazes de gerar padrões de onda de fluxos fixos e predeterminados, porém com várias formas de onda: quadrada, sinusoidal, acelerada e desacelerada. Da mesma forma que nos geradores de fluxo constante, as pressões internas geradas e os valores de resistência interna do próprio ventilador são muito elevados, o que significa que o fluxo inspiratório é pouco influenciado pelas condições de complacência e resistência do paciente (Figuras 78.16 e 78.17).

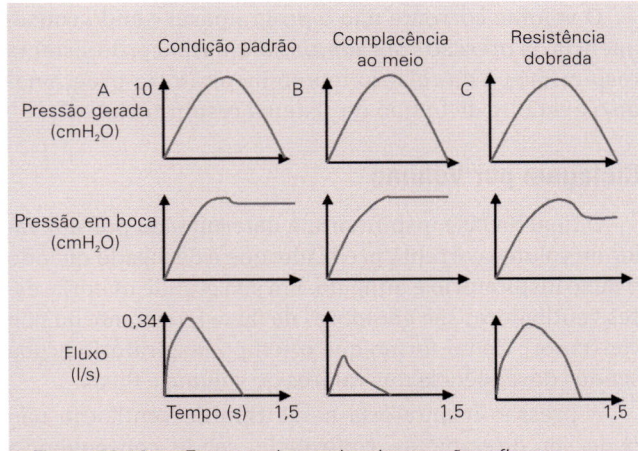

Figura 78.16 — Formato das ondas de pressão e fluxo no aparelho gerador de pressão variável.

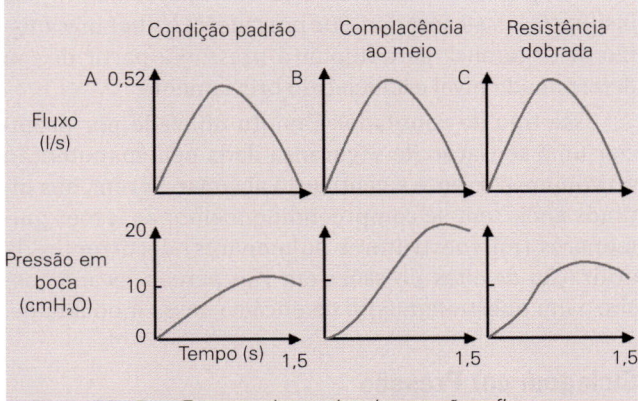

Figura 78.17 — Formato das ondas de pressão e fluxo no aparelho gerador de fluxo variável.

Ventilação Artificial 1131

A utilidade clínica dessas diferentes ondas de fluxo ainda não está bem estabelecida. Alguns trabalhos recentes sugerem que um padrão de fluxo decrescente poderia trazer algumas vantagens com relação à forma quadrada, como melhor troca gasosa e menores picos de pressão.

MUDANÇA DA FASE INSPIRATÓRIA PARA A FASE EXPIRATÓRIA

Essa transição pode ocorrer por meio de quatro mecanismos principais, genericamente chamados de ciclagem do respirador.

Ciclagem por Tempo

A transição inspiração/expiração ocorre após um período de tempo prefixado não influenciado pelas características elástico-resistentes do sistema respiratório. São normalmente geradores de pressão constante (pressão controlada) ou simplesmente limitados por pressão.

O volume corrente não é programável, sendo consequência da pressão aplicada, da complacência do sistema respiratório e da relação tempo inspiratório programado/constante de tempo do sistema respiratório.

Ciclagem por Volume

O final da fase inspiratória é determinado por um valor de volume corrente prefixado, que é desligado quando o fluxo inspiratório é atingido. Em sua grande maioria, esses ventiladores são geradores de fluxo (constante ou não constante), de tal forma que o tempo inspiratório acaba sendo consequência dos valores de volume e fluxo.

A pressão inspiratória nesse tipo de ventilação não pode ser diretamente controlada, sendo consequência dos valores de volume e fluxo ajustados, e das condições de complacência e resistência do sistema respiratório. Assim, quanto maior a resistência pulmonar, quanto menor a complacência ou ainda quanto maiores o fluxo e o volume inspiratórios, maiores serão os valores de pressão inspiratórios alcançados. Por precaução, há um mecanismo de segurança para limitar a pressão a partir de um determinado nível estabelecido previamente.

Esse tipo de ventilador é muito utilizado por propiciar uma sensação de segurança dada pela manutenção do volume corrente e ventilação alveolar. Porém, nos últimos anos, tem-se compreendido melhor as lesões pulmonares (microestruturas pulmonares) decorrentes da utilização de altas pressões em vias aéreas, levando assim a um questionamento da eficácia dessa modalidade.

Ciclagem por Pressão

O final da fase inspiratória é determinado quando se atinge uma pressão inspiratória predeterminada, independentemente do tempo inspiratório ou do volume liberado para atingir essa pressão. É suscetível às variações de complacência e resistência do sistema respiratório. Assim, se a complacência diminuir ou a resistência pulmonar aumentar, a pressão de ciclagem predeterminada é atingida mais rapidamente, e o volume liberado pode ser reduzido drasticamente.

Ciclagem por Fluxo

O fim da fase inspiratória é determinado a partir do momento em que o fluxo inspiratório cai abaixo de níveis críticos (normalmente 25% do valor de pico), independentemente do tempo inspiratório ou do volume liberado para o paciente. São geradores de pressão constante, iniciando a fase de insuflação com altos fluxos. Tais fluxos costumam cair rapidamente, pois os pulmões cheios oferecem resistência à entrada de gases. O fluxo chega a zero quando ocorre equilíbrio entre a pressão de suporte e a pressão das vias aéreas.

A ciclagem por fluxo é usada na modalidade ventilatória chamada pressão de suporte e BiPAP.

A grande característica dessa modalidade é que ela permite que o paciente exerça um controle efetivo sobre alguns parâmetros ventilatórios, como o tempo inspiratório, o fluxo inspiratório e ainda o volume corrente, significando que o esforço inspiratório do doente terá papel crítico não apenas para o início da fase inspiratória mas também para seu término.

Fase Expiratória

O ventilador deve permitir o esvaziamento do gás contido nos pulmões. Os respiradores têm incorporado vários mecanismos para permitir que o esvaziamento pulmonar se faça contra uma pressão constante acima da atmosfera (PEEP – pressão expiratória final positiva).

O final da fase de deflação marcará o início da fase da pausa expiratória. A fase da pausa é caracterizada pela ausência de fluxo em qualquer sentido. No entanto, a pausa expiratória poderá ser realizada sob a pressão ambiente, acima da pressão ambiente e/ou em condições subatmosféricas, constituindo assim o PEEP, NEEP, ZEEP (P = positivo, N = negativo, Z = zero).

Mudança da Fase Expiratória para a Fase Inspiratória

Após a fase de pausa expiratória, é preciso reiniciar o ciclo respiratório. Isso normalmente é feito por meio de mecanismos ativados por tempo, por pressão ou por fluxo. Quando o mecanismo de deflagração é exclusivamente por tempo, a ventilação se faz de forma controlada. Quando o mecanismo não envolve nenhum critério temporal, a ventilação é espontânea. Quando há uma ativação mista por critérios temporais e mais pressão ou fluxo, a ventilação é assistida ou controlada.

Disparo por tempo – ventilação controlada

O ventilador determina o início da inspiração por um critério de tempo, estipulado a partir do ajuste do comando frequência respiratória. Na maioria dos ventiladores, quando se ativa o comando ventilação controlada, que pode ser pressão controlada ou volume controlado, não se permite um mecanismo alternativo de ciclagem. O botão de sensibilidade do aparelho fica normalmente desligado.

Disparo por pressão

Sempre que se ativa algum modo de ventilação espontânea ou assistida/controlada, o botão de sensibilidade do ventilador passa a ficar operante. No disparo por pressão, a sensibilidade é graduada em cmH_2O. Esse mecanismo é sensível a uma despressurização provocada pelo próprio paciente nos tubos do ventilador.

Quanto maior a complacência do circuito, quanto mais distante o transdutor estiver do paciente e quanto maior o fluxo, maior será o esforço do paciente.

Quanto menor o valor, de $-0,5$ cmH_2O a $-2,0$ cmH_2O em valores absolutos, menor será o esforço inspiratório capaz de disparar o aparelho e mais sensível estará o ventilador.

Disparo por fluxo

A sensibilidade é graduada em litros/min, e o valor indicado corresponde à magnitude da diferença de fluxos detectados entre o fluxômetro do circuito inspiratório e o fluxo expiratório.

Evita-se o uso de disparo por fluxo em ventilação não invasiva e em pacientes com fístula broncopleural.

CARACTERÍSTICAS DA MONITORIZAÇÃO[16]

A expansão da capacidade de monitorização é a mudança mais significativa dos ventiladores mecânicos da última década. A geração anterior de ventiladores dependia dos dispositivos mecânicos com pouca acurácia. A tecnologia de microprocessadores permite ao ventilador medir rapidamente, processar e mostrar os sinais de pressão, fluxo e volume.

As variáveis monitorizadas são:

- **Pressão:** pico de pressão inspiratória, pressão média das vias aéreas, pressão expiratória final positiva, pressão de platô e PEEP intrínseco.
- **Volume:** volume corrente expirado pelo ventilador, volume corrente expirado espontaneamente, volume corrente inspirado espontaneamente.
- **Tempo:** fluxo mecânico e espontâneo, relação inspiração/expiração, frequência respiratória espontânea e mecânica.
- **Concentração do gás:** FiO_2.
- **Mecânica pulmonar:** complacência efetiva, resistência das vias inspiratórias e expiratórias, pressão inspiratória máxima.
- **Características do circuito:** complacência do tubo.

CARACTERÍSTICAS DOS ALARMES[16]

Embora a poluição sonora da UTI seja intensa, os alarmes são essenciais.

Existem três tipos de alarme:

- **Nível I:** pode ser indicativo de risco de vida iminente. O tipo de alarme é audível intenso e visual. Os eventos que detecta são: falha na parte elétrica (incluindo quando a bateria está em uso), ausência da liberação de gás (apneia), falta da fonte de gás, liberação excessiva de gás, falha na válvula exalatória, falha no tempo.
- **Nível II:** pode ser indicativo de risco de vida em potencial. O tipo de alarme é audível discreto e visual. Os eventos detectados são: perda do poder da bateria, escape no circuito, falha no *blender*, circuito parcialmente ocluído, falha no aquecimento e/ou umidificador, falha ou excesso de PEEP, autociclagem, alteração do sistema elétrico ou pneumático.
- **Nível III:** não é indicativo de risco de vida. O tipo de alarme é visual. Os eventos que detecta são: alterações do *drive* do sistema nervoso central (SNC), alterações na impedância e PEEP intrínseco maior que 5 cmH_2O.

UMIDIFICAÇÃO E AQUECIMENTO DO GÁS ADMINISTRADO[19]

Sempre que as vias aéreas superiores não forem usadas, como na intubação traqueal, a mistura gasosa deve ser aquecida e umidificada.

A exclusão do muco das vias aéreas depende do funcionamento dos cílios das células epiteliais e da adequação dos mucos periciliar e viscoso. A profundidade e a viscosidade dos leitos de muco dependem da temperatura e da umidade da árvore traqueobrônquica.

A administração de gás seco na ventilação provoca uma constante necessidade de evaporação de água pelas vias aéreas na tentativa de umidificá-lo, podendo assim gerar hipotermia. O quadro será mais grave nas crianças com imaturidade do centro termorregulatório e nos pacientes gravemente enfermos. A hipotermia aumentará o consumo de oxigênio e provocará vasoconstrição no pós-operatório.

A deficiência de umidade poderá levar à destruição dos cílios e danificação das glândulas mucosas, além de desorganizar e achatar o epitélio colunar pseudoestratificado e o epitélio cuboide, desorganizar a membrana basal e causar degeneração citoplasmática e nuclear, descamação celular, ulceração da mucosa e hiperemia reativa. Em consequência, ocorrerão retenção de secreções, redução da atividade do surfactante, colapso bronquiolar e atelectasia.

Existem três tipos de dispositivos umidificadores de gases: umidificadores, nebulizadores e filtros umidificadores.

Os umidificadores podem ser aquecidos ou não aquecidos. Os não aquecidos são usados somente nos pacientes que recebem uma suplementação de oxigênio nasal, impedindo que o gás chegue muito seco às vias aéreas. Os aquecidos são usados em pacientes intubados, ou seja, que tiveram suas vias aéreas superiores excluídas do circuito percorrido pelos gases. Esses aparelhos propiciam umidade relativa de 100% e umidade absoluta próxima do normal. No entanto, representam fonte potencial de infecção e aumentam a complacência do circuito.

Os nebulizadores mais utilizados produzem gotículas de água pelo efeito Venturi ou por vibração ultrassônica. Devem ser capazes de produzir partículas de água com diâmetros adequados, ou seja, suficientemente pequenas para não colidir com as paredes do circuito respiratório, porém suficientemente grandes para se evaporar nas vias aéreas.

Os filtros umidificadores, chamados HMEs – *heat and moisture exchangers* – são colocados entre a válvula do ventilador e o intermediário da sonda traqueal. Existem HMEs higroscópicos e hidrofóbicos. Os HMEs higroscópicos são constituídos por um filtro impregnado de cloreto de cálcio ou lítio que condensa a umidade do gás expirado, devolvendo a umidade ao gás inspirado; os HMEs hidrofóbicos são constituídos por um material que repele a água do gás expirado, devolvendo-a também ao gás inspirado. O material hidrofóbico também atua como um filtro microbiológico. Os HMEs não são eficientes quando o fluxo de gás fresco é muito elevado.

A Conferência de Consenso da Associação Americana de Fisioterapeutas Respiratórios[16] recomenda uma mistura gasosa com 25 mmHg a 35 mmHg de H_2O/litro e monitorização da secreção para assegurar umidificação adequada.

REPERCUSSÕES HEMODINÂMICAS DA VENTILAÇÃO MECÂNICA

A ventilação mecânica e espontânea induz mudanças na pressão pleural ou intratorácica que podem independentemente afetar os determinantes-chave da *performance* cardiovascular. Mudanças na pressão intratorácica são transmitidas para as estruturas intratorácicas, ou seja, coração, pericárdio, grandes artérias e veias.

As variações hemodinâmicas são frequentes durante a ventilação artificial e dependem do estado cardiovascular prévio do paciente, da volemia, da doença pulmonar, do modo de ventilação e dos parâmetros determinados para o suporte ventilatório.[20,21]

Os efeitos hemodinâmicos dependem:

1. Diretamente da pressão das vias aéreas;
2. Indiretamente da transmissão da pressão das vias aéreas à pleura e às estruturas intratorácicas.

Existem também outros fatores determinantes da repercussão hemodinâmica, como a hipoxemia e a hipercapnia, que estimulam o sistema nervoso autônomo e liberam catecolaminas, levando ao aumento do débito cardíaco e da Resistência Vascular Sistêmica (RVS). Assim, quando o paciente é ventilado e oxigenado, a melhora da oxigenação gera diminuição da estimulação do sistema nervoso autônomo, com consequente redução da RVS e do débito cardíaco, podendo haver hipotensão arterial. Do mesmo modo, fármacos vasoativos, sedativos e analgésicos também podem produzir alterações hemodinâmicas no paciente ventilado mecanicamente, como vasoconstrição, vasodilatação e hipotensão arterial.[22]

Durante a ventilação espontânea, também podem ocorrer alterações hemodinâmicas, como aumento da frequência cardíaca (FC) na inspiração e diminuição da FC na expiração. Porém, nos pacientes ventilados artificialmente, as insuflações pulmonares maiores que 15 mL/kg produzem diminuição da frequência cardíaca.[23] Vasodilatação reflexa pode ocorrer com a hiperinsuflação pulmonar.[24]

Como o pulmão se encontra dentro da caixa torácica, as repercussões hemodinâmicas durante a ventilação mecânica podem ser divididas entre as alterações intratorácicas e extratorácicas, sendo que a repercussão hemodinâmica intratorácica se subdivide em alterações pulmonares e cardíacas.

Intratorácicas

As repercussões intratorácicas dependem do volume pulmonar, do gradiente de pressão intratorácica, do tipo (pressão positiva ou negativa) e do tempo da fase em que atua a pressão.

Sabe-se que, durante a ventilação espontânea, a fase inspiratória gera uma pressão negativa (subatmosférica) de −3 cmH_2O a −5 cmH_2O, que se transmite para as estruturas da caixa torácica, gerando assim um aumento do gradiente de pressão venosa entre as veias extratorácicas e o átrio direito, facilitando o retorno venoso e aumentando o volume sistólico ventricular direito. No entanto, na ventilação mecânica, a pressão positiva diminui o retorno venoso, a pré-carga ventricular e o débito cardíaco. Nos pacientes hipovolêmicos, esses efeitos são mais acentuados, podendo levar a hipotensão arterial e hipoperfusão tecidual. O contrário acontece quando é retirada a ventilação mecânica, principalmente nos pacientes com disfunção cardíaca, em que há um aumento do retorno venoso, aumento da pré-carga e da pós-carga ventricular esquerda, desencadeando o edema agudo do pulmão.

PULMONARES

Pressão e Resistência Arterial Pulmonar

Alterações dessas variáveis hemodinâmicas são ocasionadas pelas variações do volume pulmonar e do débito cardíaco.[25]

Os vasos pulmonares podem ser divididos em alveolares e extra-alveolares. Os vasos extra-alveolares são os localizados no interstício e são submetidos à pressão intratorácica. Os vasos alveolares são os localizados na parede alveolar e são submetidos à pressão alveolar. A ação das forças intersticiais pulmonares tende a distender o alvéolo e, assim, dilatar os vasos extra-alveolares. O contrário, porém, acontece com os vasos alveolares, que se contraem pela insuflação pulmonar. Esse movimento de contrair e dilatar dos vasos alveolares e extra-alveolares pode influenciar a resistência vascular pulmonar (RVP).

O resistor de Starling diz que a pressão aumenta quando o tubo é comprimido pelo manguito que o envolve (Figura 78.18).

Aumentos de volume pulmonar representam insuflação do manguito do resistor de Starling; dessa maneira, funcionam nos pequenos vasos pulmonares.

A pressão alveolar varia com a pressão das vias aéreas, o volume-minuto e as resistências aéreas expiratórias e inspiratórias. A PEEP aumenta a capacidade residual funcional e assim influencia na resistência vascular pulmonar.

$$P_{alv} = P_{aw} + VM(R_E - R_I)/60$$

Em que:

P_{alv} = pressão alveolar;
P_{aw} = pressão das vias aéreas;
VM = volume-minuto;
R_E = resistência aérea expiratória;
R_I = resistência aérea inspiratória.

Durante o suporte ventilatório, a pressão inspiratória máxima, a pressão de platô, o volume corrente, a frequência respiratória, a relação entre a inspiração-expiração e a PEEP extrínseca e intrínseca podem influenciar a RVP, a pressão arterial pulmonar e a função do ventrículo direito. Como os ventrículos são estruturas intimamente relacionadas, alterações do ventrículo direito podem influenciar o ventrículo esquerdo (interdependência ventricular).

Capilares

Os capilares são submetidos a vários fatores que podem lesá-los, como a pressão transmural, variações da pressão de insuflação pulmonar e a distensão da sua parede.

Os fatores que determinam o estresse circunferencial (ao redor da parede) são a pressão transmural, a espessura da parede e o raio do capilar.

Pacientes submetidos a altos volumes pulmonares e a altos PEEPs podem desenvolver aumento da permeabilidade capilar por falência de estresse.[26]

Cardíacas

O coração fica dentro da caixa torácica e sofre influências das variações da pressão intratorácica.

A pressão pleural varia de acordo com o local em que é determinada. Para uniformização, denomina-se pressão pleural justacardíaca a pressão intratorácica em torno do coração e dos grandes vasos. Normalmente, a pressão pericárdica corresponde à pressão pleural justacardíaca.

As repercussões da pressão positiva intermitente e da PEEP sobre o coração decorrem do aumento da pressão intratorácica, do volume pulmonar, da diminuição do retorno venoso e da interação coração-pulmão.[27] A compressão direta do coração pela expansão pulmonar excessiva pode alterar a complacência ventricular e ter repercussões hemodinâmicas, como mostra a Figura 78.19.

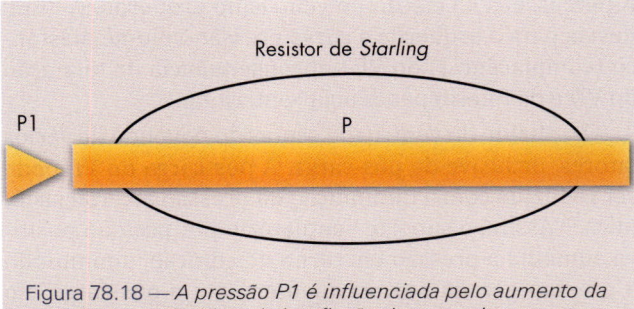

Figura 78.18 — A pressão P1 é influenciada pelo aumento da resistência produzido pela insuflação do manguito.

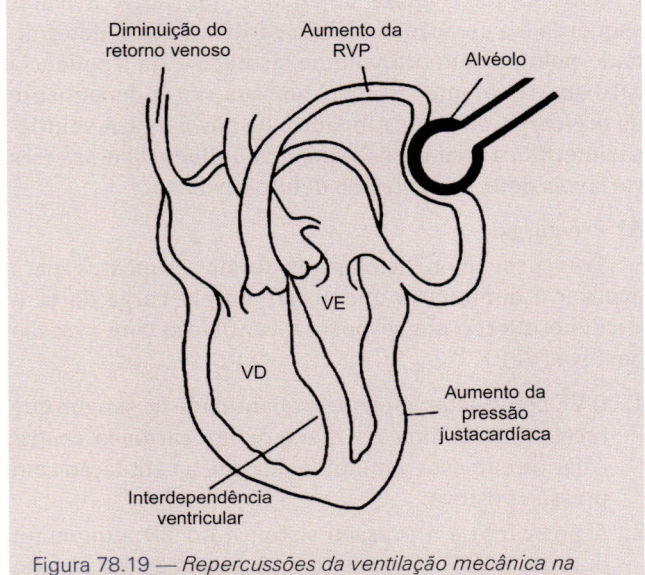

Figura 78.19 — Repercussões da ventilação mecânica na interação coração-pulmão.

Ventrículo direito (VD)

O sangue flui passivamente do reservatório venoso sistêmico, de baixa pressão, para dentro do átrio direito. A pressão no reservatório está em função do volume sanguíneo, do tônus vasomotor periférico e da distribuição do sangue na vasculatura.

Os efeitos da pressão positiva e da PEEP na função do ventrículo direito são consequentes à diminuição do retorno venoso e do aumento da resistência vascular pulmonar.[28]

A pós-carga ventricular direita pode ser definida como todo estresse de parede à sístole do ventrículo direito que varia com a pressão transmural (pressão intraluminal menos a pressão extracavitária). A repercussão hemodinâmica da pós-carga na função ventricular dependerá do estado prévio do VD e do nível de aumento da pressão transmural. A ventilação mecânica pode influenciar na pós-carga de VD por modificar o volume pulmonar e a resistência arterial pulmonar.

A PEEP aumenta o trabalho ventricular direito. O uso de PEEPs altas produz redução do débito cardíaco, aumento das pressões pericárdica e da pressão arterial pulmonar e aumento das resistências arteriais pulmonares e sistêmicas.[29]

A dilatação do VD associa-se à diminuição da função diastólica ventricular esquerda consequente à interação ventricular. A tendência à dilatação aguda do VD, limitada pelo pericárdio, pode desviar o septo interventricular em direção ao ventrículo esquerdo e reduzir o volume dessa câmara (síndrome de Berheim invertida).[25,30,31]

Ventrículo esquerdo (VE)

Sabe-se que o maior objetivo da função ventricular esquerda é a geração de débito cardíaco, que é determinado pelo produto do volume sistólico e da frequência cardíaca. O volume sistólico, por sua vez, é dependente da pré-carga, da contratilidade e da pós-carga. A ventilação mecânica com pressão positiva influencia essas três variáveis determinantes do débito cardíaco.

A) Pré-carga

Três princípios fisiológicos foram propostos para explicar a diminuição que ocorre na pré-carga do ventrículo esquerdo em resposta à ventilação com pressão positiva (VPP):

1. O VE pode ejetar somente a quantidade de sangue que recebe do VD, uma vez que o débito cardíaco ventricular direito está diminuído durante a ventilação com pressão positiva;
2. A pós-carga e a pressão sistólica do VD aumentam durante a VPP. O aumento na pressão do VD resulta em mudanças conformacionais no septo interventricular, e ocorre uma diminuição na complacência e pré-carga do VE;
3. A compressão direta do VE decorrente do aumento da pressão intratorácica pode reduzir ainda mais a pré-carga.

Nos quadros de hipovolemia, como os de desidratação, hemorragia, grandes queimaduras e sepse, a pré-carga está diminuída, assim como na ventilação mecânica positiva há atenuação da pré-carga por diminuição do retorno venoso.[32]

A ventilação por pressão positiva tende a diminuir o débito cardíaco, efeito esse mais pronunciado quando há hipovolemia e quando são administradas altas pressões e altos volumes correntes.[33] Esses efeitos deletérios podem ser evitados com maior reposição volêmica.

O uso de PEEP e da ventilação por pressão positiva contínua pode causar diminuição do retorno venoso, da pressão transmural das cavidades cardíacas esquerdas, do volume diastólico final de VE, da pressão de enchimento ventricular (pré-carga), da complacência ventricular, do volume sistólico e do débito cardíaco.[34]

B) Pós-carga

A pós-carga do VE depende da tensão na parede miocárdica do VE. Essa tensão é gerada durante a sístole e pode ser estimada pela diferença da pressão sistólica do VE e da pressão intratorácica (PIT).

> Pressão da parede do VE = PSVE – PIT

Durante a ventilação por pressão positiva intermitente, quando a complacência pulmonar é alta e a resistência das vias aéreas é baixa, são usadas baixas pressões no suporte ventilatório, e quando as variações da pressão intratorácica são pequenas, a pressão transmural (pressão intracavitária – pressão em torno da cavidade) do ventrículo esquerdo aproxima-se da pressão aórtica. Entretanto, quando as alterações da pressão intratorácica são acentuadas, como pode ser observado em determinadas patologias e ao se usar grandes volumes correntes e altos níveis de PEEP, os efeitos decorrentes do aumento da pressão podem ter importantes repercussões na ejeção do ventrículo esquerdo. A PEEP desvia para a esquerda a curva pressão-volume diastólico (complacência) do VE em consequência da dilatação do VD e da interdependência ventricular.[35]

O trabalho do ventrículo esquerdo depende de vários fatores, inclusive da pós-carga. A pós-carga do VE pode ser reduzida com a diminuição da pressão arterial sistêmica.[36] Assim, o suporte ventilatório por pressão positiva aumenta a pressão em torno do coração, diminuindo a pressão gerada e consequentemente a pós-carga e o trabalho ventricular esquerdo.

Se, por um lado, a ventilação por pressão positiva diminui a pós-carga e a pré-carga do VE, o inverso ocorre durante o desmame da prótese ventilatória, quando sua retirada aumenta a pré-carga e a pós-carga. Esse fato é de grande importância nos pacientes que têm significativa disfunção ventricular esquerda e pode ocasionar diminuição do débito cardíaco e edema pulmonar agudo.

Extratorácicas

Sistêmicas

As repercussões sistêmicas da ventilação mecânica são aquelas consequentes à ação mecânica, que dependem diretamente da pressão positiva, e aquelas consequentes aos níveis de oxigênio e gás carbônico sanguíneo.

Nos pacientes em que se usa PEEP acima de 10 cmH_2O, altas pressões e grandes volumes correntes, há diminuição do débito cardíaco, aumento da resistência vascular sistêmica e diminuição da oferta tecidual de oxigênio (DO_2).[37] Quando a redução da DO_2 é muito importante, para manter o mesmo consumo de oxigênio (VO_2) há aumento da taxa de extração de oxigênio (TEO_2) e diminuição da pressão de oxigênio do sangue venoso misto.

Os modos de suporte ventilatório mais usados em ventilação mecânica são a ventilação assistida-controlada (ACV), a ventilação mandatória intermitente sincronizada (SIMV) isolada e a ventilação por suporte pressórico (PSV). Para um mesmo volume-minuto, a SIMV e a PSV geralmente utilizam pressões menores do que o modo ACM por volume, havendo uma tendência para débito cardíaco, DO_2 e VO_2, mais altos com a SIMV isolada e a PSV.[38]

Um aspecto importante a ser considerado é a PEEP intrínseca. Na presença de dificuldade expiratória e aumento da resistência aérea, quando se usam grandes volumes correntes e altas frequências respiratórias, quando o tempo expiratório está encurtado e há alteração da constante de tempo, ocorrem retenção gasosa pulmonar e PEEP intrínseca.

Existem repercussões também regionalizadas, como no fígado, rins, sistema nervoso central e trato gastrintestinal, apesar de serem ainda pouco conhecidas.

A PEEP pode dificultar o deságue venoso do órgão, aumentar a pressão venosa sistêmica local, produzir edema e diminuir a volemia. Nos pacientes com hipotensão arterial, a PEEP deve ser evitada.

As alterações no SNC incluem aumento da pressão venosa e da pressão intracraniana (PIC). Variações da complacência encefálica e outros parâmetros ventilatórios podem influenciar significativamente a PIC, motivo pelo qual ela deve ser usada sob controle (monitorização) adequado.

CONSIDERAÇÕES FINAIS

A ventilação mecânica trouxe uma nova era no tratamento de diversas doenças na prática médica moderna. Porém, como toda terapia moderna, também tem seus efeitos colaterais e complicações, exigindo do médico conhecimento fisiopatológico preciso e indicação correta.

A ventilação por pressão positiva é um procedimento invasivo, necessitando invariavelmente de internação hospitalar. Toda hospitalização gera no paciente um processo de despersonalização e fragmentação, ocasionando dependências e regressões no indivíduo já fragilizado pela doença. E isso, normalmente, é consequência de uma abordagem quase exclusivamente física da doença, quer no tratamento do doente, quer na preparação do pessoal, na estrutura administrativa estratificada e na sobrecarga e na divisão crescente do trabalho clínico, criando assim um clima antissocial, em que as pessoas sentem dificuldades em analisar o impacto emocional do seu trabalho nos pacientes e em si próprias. Visando atingir uma filosofia humanista e comportamental, a ciência médica precisa despertar para a necessidade de entender o paciente como um todo, e não somente como parte. Entender que o ser humano é mais complexo do que somente um conjunto de células interligadas e sincronizadas, compreender que essa harmonia fisiológica é comandada com perfeita maestria pela vontade que a preside. Conceitos estes que, segundo Thomas Kuhn,[39] exigem do médico constante modificação dos seus paradigmas e a noção de sua capacidade humana de transformá-la em arma de revolução permanente.

REFERÊNCIAS

1. Guyton AC, Hall JE. Tratado de fisiologia médica. 10.ed. Guanabara: Koogan, 2002. p.406-9.
2. Carvalho WB, Hirschheimer MR, Proença Filho JO, et al. Ventilação pulmonar mecânica em pediatria e neonatologia. 2.ed. São Paulo: Editora Atheneu, 2004. p.49-97.
3. David CM. Medicina intensiva. 1.ed. Rio de Janeiro: Editora Revinter, 2004. p.374-87.
4. Sullivan WJ, Peters GM, Enright PL. Pneumotacographs: theory and clinical application. Respir Care. 1984;29: 736-49.
5. Johnson B, Nordström L, Olsson SG, et al. Monitoring of ventilation and lung mechanics during automatic ventilation. A new device. Bull Physiopath Resp. 1975;11:729-53.
6. David CMN. Ventilação: efeitos fisiológicos. In: David CMN. Ventilação mecânica: da fisiologia à prática médica. Rio de Janeiro: Revinter, 2001. p.261-74.
7. Milic-Emili J. Elastancia y resistencia del sisterna respiratprio. In: Net A, Benito S. Función pulmonar en el paciente ventilado. Barcelona: Doyma SA, 1990. p.49-63.
8. Laver MB, Morgan J, Bendixen HH, et al. Lung volume, compliance and arterial oxygen tensions during controlled ventilation. J Appl Physiol. 1964;19:725.

9. Marini JJ, Michael Rodriguez R, Virnita L. Bedside estimation of the inspiratory work of breathing during mechanical ventilation. Chest. 1986;89:56.
10. Slutsky A. ACCP Consensus conference on mechanical ventilation. Chest. 1993;104:1883-9.
11. Aldrich TK, Prezant DJ. Indications. In: Tobin MJ. Principles and practice of mechanical ventilation. New York: McGraw-Hill, 1994. p.155-89.
12. Hess DR, Kacmarek RM. Indications and initial settings for mechanical ventilation. In: Essentials of mechanical ventilation. New York: McGraw-Hill, 1996. p.67-72.
13. Tung A. Indications for mechanical ventilation. Int Anesthesiol Clin Winter. 1997;35:1-17.
14. Grace K. The ventilator: selection of mechanical ventilators. Crit Care Clin. 1998;14(4):563-80.
15. Dupuis YG. Ventilators. Theory and clinical application. 1.ed. St.Louis: Mosby, 1986.
16. AARC Document: Consensus Statement on the Essentials of Mechanical Ventilation 1992. American Association for Respiratory Care. 1992;37:999-1008.
17. Branson RD. Monitoring ventilator function. Crit Care Clin. 1995;11(1):127-50.
18. Amato MBP, Barbas CSV. Princípios da ventilação mecânica. Barcelona: Permanyer Publications, 1998.
19. Shelly MP. Humidification. In: Zeneca. Pharmaceuticals-Intensive Care Rounds. Oxfordshire: The Medicine Group (Education)Ltda, 1993. p.23.
20. Hedley-White J, Burgess GE, Feeley TW, et al. Applied Physiology of Respiratory Care. Boston: Little, Brown & Co., 1976. p.13.
21. CCM/AMIB. Ventilação mecânica. In: SCCM/AMIB. Fundamentos da terapia intensiva. Rio de Janeiro: Revinter, 2000. p.27.
22. Amaral JLG, Rodrigues Jr, Rocha RGA, et al. Sedação. In: Amaral JLG. Sedação, Analgesia e Bloqueio Neuromuscular em UTI. Vol2. São Paulo: Editora Atheneu, 1997. p.13-46.
23. Persson MG, Lonnqvist PA, Gustafsson LE. Positive end-expiratory pressure ventilation elicits increases in endogenously formed nitric oxide as detected in air exhaled by rabbits. Anesthesiology. 1995;82:969-74.
24. Vatner SF, Rutheford JD. Control of the myocardial contractile state by carotid chemo-and baroreceptor and pulmonary inflation reflexes in conscious dogs. J Clin Invest. 1978;61:1593-601.
25. Santak B, Radermacher P, Sandman W, et al. Influence of SIMV plus inspiratory pressure support on VA/Q distributions during postoperative weaning. Intens Care Med. 1991;17:136.
26. Marini JJ. Strategies to minimize breathing effort during mechanical ventilation. Crit Care Med. 1990;6(3):635.
27. Bandolese R, Borseghini C, Polese G, et al. Effects of intrinsic PEEP on pulmonary gas exchange in mechanically ventilated patients. Eur Respir J. 1999;6:358.
28. Dawson CA, Linehan JH. Dynamics of blood flow and pressure-flow relationship. In: Crystal RG, West FB, Weibel ER, et al. The Lung. Philadelphia: Lippincott-Raven, 1997. p.1503.
29. David CMN. Ventilação mecânica: efeitos hemodinâmicos. In: David CMN. Ventilação mecânica: da fisiologia à prática clínica. Rio de Janeiro: Revinter, 2001. p.277-89.
30. Marini JJ, Culver BH, Butler J. Mechanical effect of lung distension with positive pressure on cardiac function. Ann Rev Respir Dis. 1980;124:382-6.
31. Wallis TW, Robotham JL, Compean R, et al. Mechanical heart-lung interaction with positive end expiratory pressure. J Appl Physiol. 1983;54:1039-47.
32. Johnson EW, Vinten-Johansen J, Santamore WP, et al. Mechanism of reduced cardiac output during positive end expiratory pressure in dog. Am Rev Respir Dis. 1989;140:1257-64.
33. Bhattacharya J, Nanjo S, Staub NC. Micropuncture measurement of lung microvascular pressure during 5-HT infusion. J Appl Physiol. 1982;52;634-7.
34. Schulmann DS, Biondi JW, Cecchetti A, et al. Left ventricular diastolic function during positive end expiratory pressure. Am Rev Respir Dis. 1992;145:515-21.
35. Sternberg R, Sahebjami H. Hemodynamic and oxygen transport characteristics of common ventilatory modes. Chest. 1994;105(6):1798-83.
36. Rasamen J, Heikkila J, Downs J, et al. Continuous airway pressure by face mask in acute cardiogenic pulmonary edema. Am Cardiol. 1985;55:296-300.
37. Fessler H, Brower R, Wise R, et al. Effects of systolic and diastolic positive pleural pressure on cardiac output with altered cardiac contractility. Am Rev Resp Dis. 1988;137(suppl.):293.
38. Wise RA, Robotham JL, Bromberger-Barnea P, et al. Effect of PEEP on left ventricular function in right-heart bypassed dogs. J Appl Physiol. 1981;51:541-6.
39. Kuhn TS. A estrutura das revoluções científicas. 3.ed. São Paulo: Perspectiva, 1995.

79
Estratégias Protetoras de Ventilação Mecânica Intraoperatória

Raphael Augusto Gomes de Oliveira
Estevão Bassi
Luiz Marcelo Sá Malbouisson

INTRODUÇÃO

Complicações pulmonares pós-operatórias (CPPs) são, atualmente, uma importante causa de morbimortalidade hospitalar após grandes cirurgias[1,2]. Segundo dados epidemiológicos europeus, 5% dos pacientes submetidos a anestesia geral e ventilação mecânica durante ato cirúrgico desenvolverão algum tipo de CPPs[1]. Adicionalmente a maiores taxas de morbimortalidade hospitalar observada nesse grupo de pacientes, o número de CPPs é fortemente associado a maior tempo permanência hospitalar e maiores taxas de mortalidade a longo-prazo.[1,2]

DEFINIÇÃO E EPIDEMIOLOGIA

Embora não haja consenso a cerca da definição das complicações pulmonares pós-operatórias, a maioria dos autores a definem como um grupo de condições heterogêneas que incluem eventos respiratórios fatais e não fatais de inicio agudo que se desenvolvem no período pós-operatório[3]. Esses eventos precisam necessariamente estar relacionados a anestesia e/ou cirurgia. Dessa forma, considera-se CPPs apenas os eventos respiratórios que se desenvolvem dentro de 5 a 7 dias após a cirurgia[4] (Tabela 79.1).

Alguns autores propõem uma definição mais ampla, com objetivo de aumentar a sensibilidade diagnóstica, como um quadro de insuficiência respiratória pós-operatória de inicio agudo, marcada pelo desenvolvimento de hipoxemia com ou sem hipercapnia, com necessidade de oxigenioterapia, ventilação mecânica não invasiva ou invasiva.[5,6]

A incidência atual das complicações pulmonares pós-operatórias é estimada entre 5% a 25% e obviamente é variável de acordo com os diferentes tipos de cirurgia.[1,2,7] As cirurgias cardíacas são as que apresentam maiores taxas de CPPS (40%), seguida pelas cirurgias torácicas (30%), abdominais (7%) e vasculares (6%).[7] A mortalidade estimada das CPPs é também elevada e descrita entre 8% a 24%.[1,2,7]

TABELA 79.1
DEFINIÇÃO DE COMPLICAÇÕES PULMONARES PÓS-OPERATÓRIAS.

Eventos respiratórios	Insuficiência respiratória aguda
	Hipoxemia
	Pneumonia
	Broncoespasmo
	Derrame pleural
	Pneumotórax
	Pneumonite aspirativa
	SDRA
	Necessidade inexplicada de oxigênio, VNI ou VMI
	Atelectasias
Tempo de início	5 a 7 dias após a cirurgia

SDRA: Síndrome do desconforto respiratório agudo; VNI: Ventilação mecânica não invasiva; VMI: Ventilação mecânica invasiva.

FATORES PREDITIVOS DE CPPS

A possibilidade de identificação de fatores de risco e preditivos de CPPs é fundamental para adoção de estratégias para sua prevenção e redução de desfechos clínicos desfavoráveis e custos em saúde.[8] Atualmente, conhece-se uma série de fatores de risco relacionados a CPPs (Tabela 79.2).[3] Aproximadamente, 50% dos fatores de riscos são atribuíveis à condições do paciente e os demais 50% ao procedimento cirúrgico e manejo anestésico.[5]

Baseado nos fatores de risco, uma série de escores pré-operatórios foram desenvolvidos pra predição de CPPs. Dentre eles, destaca-se o ARISCAT (*Assess Respiratory Risk in Surgical Patients in Catalonia*).[7] Trata-se em escore de fácil aplicação pré-operatória com dados clínicos e laboratoriais facilmente encontrados. Sete variáveis são identificáveis no escore ARISCAT: idade, valores de oximetria de pulso no pré-operatório em ar ambiente, valores de hemoglobina no pré-operatório, presença de infecção respiratória no ultimo mês anterior à cirurgia, duração da cirurgia, local da incisão cirúrgica e procedimento de emergência. Recentemente, o escore ARISCAT recebeu validação externa em grande coorte europeia e foi capaz de discriminar três níveis de risco de CPPs (baixo risco < 26 pontos: taxa predita de CPPs 0,87%; intermediário 26 a 44 pontos: taxa predita de CPPs 7,82%; e alto risco ≥ 45 pontos: taxa predita de CPPs 38,1%).[6] Atualmente, baseado em recentes evidências, o escore ARISCAT representa possivelmente a melhor ferramenta para predição de CPPs[3] (Tabela 79.3).

TABELA 79.2
FATORES DE RISCO PARA DESENVOLVIMENTO DE COMPLICAÇÕES PULMONARES PÓS-OPERATÓRIAS.

Características do paciente	Idade
	Sexo masculino
	ASA ≥ 3
	Infecção pulmonar prévia
	Dependência funcional
	Insuficiência cardíaca congestiva
	Doença pulmonar obstrutiva crônica
	Tabagismo
	Insuficiência renal
	Doença do refluxo gastroesofágico
	Perda de peso
Exames laboratoriais pré-operatórios	Albumina sérica baixa
	Oximetria de pulso < 96% ar ambiente
	Anemia (Hb < 10 g/dL)
Características da cirurgia	Cirurgia torácica aberta
	Cirurgia cardíaca
	Cirurgia abdominal aberta
	Cirurgia vascular
	Neurocirurgia
	Cirurgias urológicas
	Duração cirurgia > 2 horas
	Cirurgias de emergência
Características da anestesia	Anestesia geral
	Driving pressure elevada (>14 cmH$_2$O)
	Altas frações inspiradas de oxigênio
	Administração excessiva de fluidos
	Transfusão de concentrado de hemácias
	Bloqueio neuromuscular residual
	Presencia de sonda nasogastrica

Driving pressure: diferença entre pressão de platô e pressão positiva expiratória final; ASA: American Society of Anesthesiology; Hb: concentração sérica de hemoglobina.
Adaptada de Güldner A, Kiss T, Serpa Neto A, Hemmes SN, Canet J, Spieth PM, et al. Intraoperative protective mechanical ventilation for prevention of postoperative pulmonary complications: a comprehensive review of the role of tidal volume, positive end-expiratory pressure, and lung recruitment maneuvers. Anesthesiology. 2015;123(3):692–713.

TABELA 79.3
ESCORE PREDITIVO ARISCAT PARA DESENVOLVIMENTO DE CPPS.

Variáveis	Pontuação
Idade (anos)	
≤ 50	0
51-80	3
> 80	16
SpO$_2$ pré-operatório (%)	
≥ 96	0
91-95	8
≤ 90	24
Infecção respiratória no último mês	
Não	0
Sim	17
Anemia pré-operatória (Hb ≤ 10 g/dL)	
Não	0
Sim	11
Incisão cirúrgica	
Periférica	0
Abdominal	15
Intratorácica	24
Duração da cirurgia (horas)	
< 2	0
2-3	16
> 3	23
Cirurgia de emergência	
Não	0
Sim	8

ARISCAT: Asses Respiratory Risk in Surgical Patients in Catalonia; SpO$_2$: oximetria de pulso; Hb: concentração sérica de hemoglobina.
Adaptada de Mazo V, Sabate – S, Canet J, et al. Prospective external validation of a predictive score for postoperative pulmonary complications. Anesthesiology 2014; 121:219 – 231.

FISIOPATOLOGIA

A fisiopatogenia das CPPs é multifatorial e dependente de fatores relacionados ao paciente, ao tipo de cirurgia e das diferentes técnicas anestésicas, incluindo ventilação mecânica e fatores agravantes secundários.[3,5] A indução da anestesia geral e ventilação mecânica com pressão positiva induz aumento de pressão pleural e compressão de estruturas pulmonares, levando à áreas de colapso alveolar.[9-11] As áreas de baixa ventilação-perfusão tendem a ficar aeradas apenas devido a presença de misturas de gases ricas em nitrogênio. Contudo, com a utilização de altas frações inspiradas de oxigênio durante a indução e manutenção da anestesia, o colapso alveolar pode ser ainda potencializado devido a reabsorção de gases. Adicionalmente, devido ao bloqueio neuromuscular, o relaxamento da musculatura intercostal pode levar a redução da capacidade residual funcional.[12,13] Essas alterações decorrentes da anestesia geral desenvolvem um parênquima pulmonar não homogêneo, com áreas de colapso, áreas recrutáveis e áreas de distensão alveolar.[3]

Essa heterogeneidade do parênquima pulmonar é um fator fundamental para o desenvolvimento da lesão pulmonar induzida pela ventilação mecânica (VILI) pois o torna mais susceptível aos efeitos deletérios de estresse e *strain* secundários a ventilação mecânica.[3] O aumento das pressões de vias aéreas (Pva) e aplicações de altos volumes correntes (Vt) durante a ventilação mecânica, conhecidos como barotrauma e volutrauma, respectivamente, podem levar dano às células epiteliais alveolares, através de altas pressões transpulmonares (*stress*) que excedem as propriedades elásticas do parênquima pulmonar acima da capacidade residual funcional (*strain*).[14,15] Adicionalmente, devido áreas de atelectasias, a ventilação mecânica pode levar a injuria pulmonar através da abertura e fechamento cíclico das unidades alveolares, conhecido como atelectrauma.[16]

Esses três mecanismos descritos (barotrauma, atelectrauma e volutrauma) podem promover dano às células endoteliais e epitelial vascular[17,18] (barreira alvéolo-capilar), levando à fragmentação da matriz extracelular.[19,20] Essa fragmentação, por sua vez, promove edema intersticial com subsequente disfunção de surfactante e comprometimento das propriedades resistivas e elásticas pulmonar, com impacto nas trocas gasosas levando a hipoxemia e hipercapnia.[21] Por outro lado, a lesão da matriz extracelular pode levar a ativação de metaloproteinases, retroalimentando a lesão matricial e promovendo a ativação de mediadores inflamatórios que levam a efeitos pro-apoptóticos e pro-fibróticos (biotrauma).[22]

Dessa forma, a anestesia geral pode levar a alterações estruturais e funcionais do parênquima pulmonar, como atelectasias e a síndrome restritiva, que o expõem a injuria pulmonar induzida pela ventilação mecânica não protetora.

ESTRATÉGIAS DE VENTILAÇÃO MECÂNICA PROTETORAS

Devido o potencial efeito deletério da ventilação mecânica intraoperatória em desenvolver injuria pulmonar e consequentemente acarretar complicações pulmonares pós-operatórias, sabe-se que podemos minimizar as CPPs com a adoção de estratégias protetoras de ventilação mecânica na sala cirúrgica. Discutiremos a seguir o papel do volume corrente, da pressão positiva expiratória final e das manobras de recrutamento alveolar, e das frações inspiradas de oxigênio nesse cenário.

Volume Corrente (Vt)

Como a atelectasia é extremamente frequente durante anestesia geral (90%)[23], advogou-se por longo período que o uso de altos Vt (até 15 m/kg peso corporal predito – PBW) com o objetivo de aumentar o volume pulmonar expiratório final poderia minimizar a atelectasia no período intraoperatório.[24] Contudo, dados de um pequeno ensaio clinico randomizado demonstraram que pacientes submetidos a ventilação mecânica durante anestesia com baixos volumes correntes (6 mL/kg PBW) não apresentaram maiores taxas de atelectasia, evidenciados na tomografia computadorizada de tórax, quando comparados a pacientes manejados com alto volume corrente (10 mL/kg PBW).[25] Outro ponto frequentemente indicado quanto a arguição a favor do uso de alto Vt no intraoperatório, seria o curto período de tempo no qual o parênquima pulmonar seria exposto a essa estratégia durante a anestesia geral. Contudo, sabe-se atualmente, a partir de modelos animais com pulmões saudáveis, que altos Vt são associados ao desenvolvimento de injuria pulmonar mesmo por curtos períodos de curto tempo.[26]

Dessa forma, existe um corpo crescente de evidências que sugerem que o uso de menores volumes correntes seriam mais apropriados para proteção pulmonar durante anestesia geral[27], como fortemente demonstrado no contexto de pacientes críticos.[28] Esse racional é embasado, atualmente, por grandes ensaios clínicos randomizados em pacientes submetidos a cirurgias eletivas que demonstraram que estratégia ventilatória com uso de baixos níveis de volume corrente (6 a 8 mL/kg de peso corporal predito) previne o desenvolvimento de complicações pulmonares pós-operatórias.[29-31]

Dessa forma, de acordo com evidências atuais, acreditamos que volume corrente de 6 a 8 mL/kg de peso corporal predito (PBW) deva ser utilizado como estratégia protetora durante ventilação mecânica intraoperatória em pacientes não obesos com pulmões sadios durante cirurgias abdominais abertas.[29-31] Caso esses pacientes apresentem síndrome do desconforto respiratório do adulto (SDRA) no período peri-operatório, o volume corrente inicial utilizado deverá ser de 6 mL/kg PBW, podendo ser reduzido até valores menores (4 mL/kg PBW) para manutenção do pressão de platô (Pplatô) abaixo de 30 cmH_2O e *driving pressure* (Pplatô – PEEP) abaixo de 15 cmH_2O.[28]

Pressão Positiva Expiratória Final (PEEP) e Manobras de Recrutamento Alveolar

O racional uso de PEEP durante a ventilação mecânica intraoperatória embasa-se na potencial abertura das áreas colapsadas atelectásicas decorrentes do ato anestésico e da possibilidade de manutenção dos alvéolos abertos durante todo o ciclo respiratório frente aos baixos volumes correntes atualmente preconizados.[32] Por outro lado, o uso de PEEP pode conceitualmente, a partir de princípios de interação cardiopulmonar, levar a instabilidade hemodinâmica com maior necessidade de fluidos e fármacos vasoativos.[33]

Existe uma série de evidências de estudos clínicos que demonstram que PEEP de 10 cmH_2O pode ser necessário para redução de atelectasias[34], melhora da complacência sem aumento de espaço morto[35,36] e manutenção do volume expiratório final em pacientes obesos e não obesos sob anestesia geral[37]. Da mesma forma, a utilização de PEEP associada a manobras de recrutamento alveolar (atingindo Pplatô de até 40 cmH$_2$O em pacientes não obesos[38] e de 40 a 50 cmH$_2$O em pacientes obesos[39], ambos grupos sem injuria pulmonar) tem sido considerada a forma mais eficiente de preservar função pulmonar durante anestesia geral. Por outro lado, existe uma estratégia alternativa de atelectasia permissiva intraoperatória, na qual os níveis de PEEP são mantidos em valores baixos sem manobras de recrutamento alveolar associados, com o racional de minimizar pressão de vias aéreas e o estresse no epitélio pulmonar.[3]

Assim, recentemente, foi publicado um ensaio clinico randomizado controlado em pacientes não obesos submetidos a cirurgia abdominal aberta eletiva, que comparou ventilação intraoperatória com Vt baixo (8 mL/Kg PBW) com estratégia de baixo PEEP (≤ 2 cmH$_2$O) sem manobras de recrutamento alveolar com estratégia de alto PEEP (PEEP 12 cmH$_2$O) com manobras de recrutamento alveolar. Como resultado, não foi observado diferença de complicações pulmonares pós-operatórias entre os dois grupos. Contudo, o grupo que recebeu ventilação mecânica com maiores valores de PEEP apresentou maiores taxas de hipotensão arterial intraoperatória e maior necessidade de fármacos vasoativos quando comparado ao grupo que recebeu a estratégia de baixo PEEP.[33] Da mesma forma, recentes dados metanalíticos demonstram que ventilação mecânica intraoperatória com elevados valores de PEEP em paciente ventilados com baixos níveis de Vt não promovem redução de CPPs.[27]

Assim, de acordo com evidencias atuais, acredita-se que pacientes submetidos a cirurgia abdominal aberta eletiva se beneficiem de ventilação intraoperatória com valores de PEEP até 2 cmH$_2$O sem o uso de manobras de recrutamento alveolar.[33] Provavelmente, a maioria dos pacientes submetidos a anestesia geral também se beneficiem dessa estratégia, com possibilidade de ajustes dos valores de PEEP a partir de analises individuais, como índices de oxigenação e mecânica respiratória, por exemplo.

Contudo, em pacientes que desenvolvem hipoxemia após a intubação, ou durante o período perioperatório, frequentemente como consequência de atelectasias, o uso de manobras de recrutamento alveolar acompanhado de levarão dos valores de PEEP como manobra de resgate promove aumento da capacidade residual funcional e da pressão parcial de oxigênio arterial.[13,24]

No momento, apesar de embasamento fisiológico, não há evidências robustas sobre a utilização de altos valores de PEEP em populações que podem potencialmente se beneficiar dessa estratégia, como pacientes obesos ou aqueles submetidos à cirurgia laparoscópica.

Fração Inspirada de Oxigênio (FiO$_2$)

A utilização de elevadas frações inspiradas de oxigênio são associados a aumento da incidência de atelectasias de reabsorção e ao aumento na produção de espécies reativas de oxigênio que poderiam levar a lesões em estruturas celulares.[40] Dessa forma, tenta-se habitualmente utilizar as menores FiO$_2$ possíveis para prevenir hipóxia e evitar a hiperóxia. Em detrimento do potencial risco deletério de utilização de altas frações inspiradas de oxigênio durante a ventilação intraoperatória, não há atualmente evidencias cientificas robustas de que a hiperóxia possa levar a maior incidência de complicações pulmonares pós-operatórias.

CONCLUSÕES

As complicações pulmonares pós-operatórias trazem elevada morbimortalidade aos pacientes cirúrgicos submetidos anestesia geral. Para sua prevenção e consequente melhoria dos desfechos clínicos, deve-se adotar a utilização de estratégias ventilatórias protetoras com o intuito de minimizar a injuria pulmonar decorrente da ventilação intraoperatória. Atualmente, conforme as evidencias cientificas disponíveis, a utilização de baixos níveis de volume corrente, baixos valores de PEEP e uso de baixas frações inspiradas de oxigênio parecem ser a melhor estratégia ventilatória disponível pra evitar CPPs.

REFERÊNCIAS

1. Mazo V, Sabate´ S, Canet J, et al. Prospective external validation of a predictive score for postoperative pulmonary complications. Anesthesiology. 2014;121:219-31.
2. Gallart L, Canet J. Postoperative pulmonary complications: understanding definitions and risk assessment. Best Pract Res Clin Anaesthesiol. 2015;29:315-30.
3. Güldner A, Kiss T, Serpa Neto A, et al. Intraoperative protective mechanical ventilation for prevention of postoperative pulmonary complications: a comprehensive review of the role of tidal volume, positive end-expiratory pressure, and lung recruitment maneuvers. Anesthesiology. 2015;123(3):692-713.
4. Jammer I, Wickboldt N, Sander M, et al. Standards for definitions and use of & outcome measures for clinical effectiveness research in perioperative medicine: European Perioperative Clinical Outcome (EPCO) definitions: a statement from the ESA-ESICM joint taskforce on perioperative outcomemeasures. Eur J Anaesthesiol. 2015;32:88-105.
5. Canet J, Gallart L. Postoperative respiratory failure: pathogenesis prediction and prevention. Curr Opin Crit Care. 2014;20:56-62.
6. Canet J, Sabate´ S, Mazo V, et al. Development and validation of a score to && predict postoperative respiratory failure in a multicentre European cohort: a prospective, observational study. Eur J Anaesthesiol. 2015;32:458-70.

7. Canet J, Gallart L, Gomar C, et al. Prediction of postoperative pulmonary complications in a population-based surgical cohort. Anesthesiology. 2010;113:1338-50.
8. Sabaté S, Mazo V, Canet J. Predicting postoperative pulmonary complications: Implications for outcomes and costs. Curr Opin Anaesthesiol. 2014;27:201-9.
9. Ball L, Dameri M, Pelosi P. Modes of mechanical ventilation for the operating room. Best Pract Res Clin Anaesthesiol. 2015;29:285-99.
10. Hubmayr RD. Perspective on lung injury and recruitment: a skeptical look at the opening and collapse story. Am J Respir Crit Care Med. 2002;165:1647-53.
11. Randtke MA, Andrews BP, Mach WJ. Pathophysiology and prevention of intraoperative atelectasis: a review of the literature. J Perianesthesia Nurs. 2015;30:516-27.
12. DiMarco F, Bonacina D, Vassena E, et al. The effects of anesthesia muscle & paralysis, and ventilation on the lung evaluated by lung diffusion for carbon monoxide and pulmonary surfactant protein B. Anesth Analg. 2015;120:373-80.
13. Hedenstierna G, Edmark L. Effects of anesthesia on the respiratory system. Best Pract Res Clin Anaesthesiol. 2015;29:273-84.
14. Chiumello D, Carlesso E, Cadringher P, et al. Lung stress and strain during mechanical venti- lation for acute respiratory distress syndrome. Am J Respir Crit Care Med. 2008;178:346-55.
15. Protti A, Cressoni M, Santini A, et al. Lung stress and strain during mechanical ventilation: Any safe threshold? Am J Respir Crit Care Med. 2011;183:1354-62.
16. Davidovich N, DiPaolo BC, Lawrence GG, et al. Cyclic stretch-induced oxidative stress increases pulmonary alveolar epithelial permeability. Am J Respir Cell Mol Biol. 2013;49:156-64.
17. Hussein O, Walters B, Stroetz R, et al. Biophysical determinants of alveolar epithelial plasma membrane wounding associated with mechanical ventilation. Am J Physiol Lung Cell Mol Physiol. 2013;305:L478-84.
18. Suki B, Hubmayr R. Epithelial and endothelial damage induced by mechanical ventilation modes. Curr Opin Crit Care. 2014;20:17-24.
19. Moriondo A, Pelosi P, Passi A, et al. Proteoglycan fragmentation and respiratory mechanics in mechanically ventilated healthy rats. J Appl Physiol (1985). 2007;103:747-56.
20. Moriondo A, Marcozzi C, Bianchin F, et al. Impact of respiratory pattern on lung mechanics and interstitial proteoglycans in spontaneously breathing anaesthetized healthy rats. Acta Physiol (Oxf). 2011;203:331-41.
21. Spieth PM, Bluth T, Gama De Abreu M, et al. Mechanotransduction in the lungs. Minerva Anestesiol. 2014;80:933-41.
22. Uhlig S. Ventilation-induced lung injury and mechanotransduction: Stretching it too far? Am J Physiol Lung Cell Mol Physiol. 2002;282:L892-6.
23. Lundquist H, Hedenstierna G, Strandberg A, et al. CT-assessment of dependent lung densities in man during general anaesthesia. Acta Radiol. 1995;36:626-32.
24. Bendixen HH, Hedley-Whyte J, Laver MB. Impaired oxygenation in surgical patients during general anesthesia with controlled ventilation. A concept of atelectasis. N Engl J Med. 1963;269:991-6.
25. Cai H, Gong H, Zhang L, et al. Effect of low tidal volume ventilation on atelectasis in patients during general anesthesia: A computed tomographic scan. J Clin Anesth. 2007;19:125-9.
26. Serpa Neto A, Simonis FD, Schultz MJ. How to ventilate patients without acute respiratory distress syndrome? Curr Opin Crit Care. 2015;21(1):65-73.
27. Serpa Neto A, Hemmes SN, Barbas CS, et al. Protective versus conventional ventilation for surgery: a systematic review and individual patient data meta-analysis. Anesthesiology. 2015;123(1):66-78.
28. Briel M, Meade M, Mercat A, et al. Higher vs lower positive end-expiratory pressure in patients with acute lung injury and acute respiratory distress syndrome: Systematic review and meta-analysis. JAMA. 2010;303:865-73.
29. Severgnini P, Selmo G, Lanza C, et al. Protective mechanical ventilation during general anesthesia for open abdominal surgery improves postoperative pulmonary function. Anesthesiology. 2013;118(6):1307-21.
30. Futier E, Constantin JM, Paugam-Burtz C, et al. A trial of intraoperative low-tidal-volume ventilation in abdominal surgery. N Engl J Med. 2013;369(5):428-37.
31. Ge Y, Yuan L, Jiang X, et al. [Effect of lung protection mechanical ventilation on respiratory function in the elderly undergoing spinal fusion]. Zhong Nan Da Xue Xue Bao Yi Xue Ban (Chinese). 2013;38(1):81-5.
32. Dreyfuss D, Saumon G. Ventilator-induced lung injury: lessons from experimental studies. Am J Respir Crit Care Med. 1998;157(1):294-323.
33. Hemmes SN, Gama de Abreu M, Pelosi P, et al. High versus low positive end-expiratory pressure during general anaesthesia for open abdominal surgery (PROVHILO trial): a multicentre randomised controlled trial. Lancet. 2014;384(9942):495-503.
34. Reinius H, Jonsson L, Gustafsson S, et al. Prevention of atelectasis in morbidly obese patients during general anesthesia and paralysis: A computerized tomography study. Anesthesiology. 2009;111:979-87.
35. Maisch S, Reissmann H, Fuellekrug B, et al. Compliance and dead space fraction indicate an optimal level of positive endexpiratory pressure after recruitment in anesthetized patients. Anesth Analg. 2008;106:175-81.
36. Satoh D, Kurosawa S, Kirino W, et al. Impact of changes of positive end-expiratory pressure on functional residual capacity at low tidal volume ventilation during general anesthesia. J Anesth. 2012;26:664-9.
37. Futier E, Constantin JM, Petit A, et al. Positive end-expiratory pressure improves end-expiratory lung volume but not oxygenation after induction of anaesthesia. Eur J Anaesthesiol. 2010;27:508-13.
38. Rothen HU, Neumann P, Berglund JE, et al. Dynamics of re-expansion of atelectasis during general anaesthesia. Br J Anaesth. 1999;82:551-6.

39. Tusman G, Groisman I, Fiolo FE, et al. Noninvasive monitoring of lung recruitment maneuvers in morbidly obese patients: The role of pulse oximetry and volumetric capnography. Anesth Analg. 2014;118:137-44.

40. Serpa Neto A, Hemmes SN, Barbas CS, et al. Incidence of mortality and morbidity related to postoperative lung injury in patients who have undergone abdominal or thoracic surgery: a systematic review and meta-analysis. Lancet Respir Med. 2014;2(12):1007-15.

7 parte

Avaliação e Preparo Pré-operatório

80
Avaliação Pré-anestésica. Visão Geral

Lígia Andrade da Silva Telles Mathias
Ricardo Caio Gracco de Bernardis
Mauro Prado da Silva

INTRODUÇÃO

A avaliação pré-anestésica (APA) está sempre inserida num contexto maior, que é o da avaliação pré-operatória (APO) como um todo, e ambas têm como objetivo principal reduzir desfechos adversos (diminuir a mortalidade associada com a cirurgia, ou com procedimentos terapêuticos e diagnósticos), aumentar a qualidade, reduzir o custo do atendimento perioperatório e possibilitar ao paciente a recuperação de suas funções em ritmo adequado.

Segundo recomendações de APA da Força Tarefa (FT) da *American Society of Anesthesiologists* (ASA), a APA é considerada elemento básico do cuidado perioperatório, é definida como o processo de avaliação clínica que precede a entrega dos cuidados da anestesia para a cirurgia e procedimentos não cirúrgicos e consiste em ponderar a informação de múltiplas origens, que abrange os registros médicos do paciente, a anamnese, o exame físico e os achados de testes e de avaliações médicas.[1]

Publicações, desde as mais antigas até as mais recentes, sobre APA propõem que esta deve ser obrigatoriamente realizada nos pacientes eletivos e, mesmo nos pacientes submetidos a procedimentos de urgência/emergência, sempre que a situação assim o permitir. No entanto, essa mesma vasta literatura não apresenta resultados da comparação da realização da APA *versus* a não realização em relação à evolução intra e pós-operatória.[1,2]

Até a década de 1980, a APA consistia em realizar bateria padrão de exames em todos os pacientes cirúrgicos e avaliar o paciente na véspera da cirurgia ou, quando isso não fosse possível, na sala cirúrgica. Essa rotina de realização da APA começou a ser reavaliada e foram desenvolvidos estudos, demonstrando que essa situação determinava custos desnecessários envolvidos com a suspensão ou adiamento de procedimentos sob anestesia e desgaste emocional dos pacientes, assim como os benefícios de realizar a avaliação do paciente com antecedência e de solicitar exames seletivos.[3,4]

Nesse mesmo período, fatores econômicos e tecnológicos promoveram aumento progressivo dos procedimentos cirúrgicos ambulatoriais, e hospitais decidiram alterar o processo de APA, tornando obrigatória sua realização antes da internação, nos "ambulatórios ou consultórios de avaliação pré-anestésica". Essa mudança provou ser eficiente, diminuiu o tempo médio de permanência e de internação pré-operatória, o número de cirurgias suspensas e de interconsultas, o atraso do início das cirurgias e o custo dos sistemas de saúde, além de aumentar a satisfação dos pacientes. Com isso, estabeleceu-se como padrão de APA a realização, sempre que possível, em nível ambulatorial. A APA ambulatorial não exclui a APA após a internação.[1,5-7]

Nas recomendações de APA das Forças Tarefas (FT) da ASA e da *European Society of Anesthesiology* (ESA), os autores concluem que não há evidências relevantes na literatura quanto ao intervalo de tempo adequado entre o atendimento do paciente no consultório de APA e o procedimento a ser realizado sob anestesia. No entanto, nessa mesma publicação os autores propõem ser a gravidade da doença e o grau de invasividade do procedimento os fatores determinantes desse intervalo de tempo, sendo que, em pacientes portadores de doenças graves, a APA deveria ser sempre realizada antes do dia do procedimento e, naqueles portadores de doenças não graves e/ou procedimentos pouco ou não invasivos, a APA poderia ser realizada antes ou no dia do procedimento.[1,8]

Na Resolução do Conselho Federal de Medicina CFM Nº 1.802/2006 que dispôs sobre a prática do ato anestésico, consta no Art. 1º que o médico que realizar a APA pode ou não ser o mesmo que vai administrar a anestesia, e a ESA conclui nas suas recomendações sobre APA que não existem evidências suficientes para indicar que o paciente deve ser atendido pelo mesmo anestesiologista desde a APA até a administração da anestesia.[8,9]

HISTÓRIA CLÍNICA

Na literatura até os dias de hoje, não se verificaram ensaios clínicos randomizados evidenciando o impacto na evolução peroperatória, da avaliação clínica do paciente no pré-operatório. Entretanto, é consenso mundial que todo paciente deve ser avaliado quanto à sua história clínica, presença de comorbidades atuais e anteriores e fatores de risco, anestesias precedentes, uso de medicamentos e/ou terapias alternativas, uso/abuso de outras substâncias lícitas ou ilícitas, assim como deve ser realizado exame físico e solicitados exames complementares e consultas com especialistas.[1,8,10,11]

A APA deve se iniciar sempre com o diálogo com o paciente e/ou familiares, como uma consulta médica comum. A anestesia é um dos maiores fatores de ansiedade no período pré-operatório, e o momento da APA é quando os pacientes podem expor seus medos e dúvidas. Para que isso aconteça, no entanto, eles precisam se sentir próximos do médico.

As perguntas a serem feitas na APA sobre doenças associadas incluem os diversos sistemas e órgãos, a saber: cardiovascular, respiratório, nervoso-ósseo-muscular, digestório, endócrino, gênito-urinário, hematopoiético e coagulação. Deve-se formular as perguntas em linguagem compreensível para o paciente (perguntar se o paciente tem "dispneia" pode resultar numa resposta negativa, por desconhecimento do significado da palavra e vergonha de dizer que não sabe – por outro lado, perguntar sobre "falta de ar" certamente resulta numa resposta confiável). Quando o paciente responde afirmativamente perguntas sobre determinado sintoma/sinal sugestivo de uma doença, deve-se continuar com perguntas mais específicas (p. ex. a falta de ar ocorre em que situação – deitado, de pé, realizando exercício (que tipo de exercício)?).[11]

Devem também ser inquiridos: data da última menstruação no caso de mulheres em idade fértil; procedimentos anestésico-cirúrgicos anteriores para verificar se houve intercorrências durante o período peroperatório; antecedentes pessoais e familiares, atentando para eventos adversos em anestesias anteriores, história sugestiva de hipertermia maligna e deficiência de pseudocolinesterase e doenças crônicas; presença de quadro infeccioso atual e histórico de infecções. Devem também ser avaliados:

1. **Possíveis fatores de risco**, abrangendo, p. ex., tabagismo, alcoolismo, uso/abuso de drogas ilícitas e suplementos vitamínicos.
   a) **Tabagismo:** revisão sistemática seguida de metanálise concluiu que: um período maior ou igual a quatro semanas é necessário para reduzir as complicações respiratórias e que um período de pelo menos três a quatro semanas é necessário para reduzir as complicações relacionadas à cicatrização da ferida operatória; que a abstinência de curto prazo não aumenta nem diminui o risco de complicações respiratórias, não sendo possível demonstrar correlação da abstinência do tabagismo na prevenção de complicações cardiovasculares. Na APA, deve-se conversar com o paciente sobre os riscos do tabagismo, as vantagens de parar de fumar e estimular sua interrupção, mesmo que por pouco tempo, corroborando recomendações da Sociedade Brasileira de Pneumologia, Sociedade de Anestesiologia do Estado de São Paulo, Sociedade Brasileira de Anestesiologia e da ASA, que tem inclusive um *site* separado, denominado "*ASA Stop Smoking Initiative*", com estratégias de cessação do tabagismo no pré-operatório.[12-15]
   b) **Drogas e álcool:** é importante conhecer alguns dados em relação ao uso/abuso de álcool e drogas para investigar adequadamente na APA, uma vez que o alcoolismo está entre as cinco doenças mais incapacitantes do mundo, levando a grande morbimortalidade devido a complicações clínicas e transtornos psiquiátricos.

   Pesquisas mostram que no Brasil as drogas ilícitas mais frequentemente usadas são: maconha, solventes, benzodiazepínicos, orexígenos, estimulantes e cocaína. Jovens e adultos de melhor condição econômica fazem uso de cocaína ou *club drugs* (flunitrazepam, usado no chamado "boa noite cinderela"; metilenedioximetanfetamina, conhecido como *ecstasy*, "droga do amor" ou "E"; cetamina; gama-hidroxibutirato (GHB); cristal (metanfetamina) e sais de banho ("*bath salts*": alucinógenos similares ao *ecstasy*), enquanto os de menor poder aquisitivo fazem uso dos agentes inalatórios (crack, colas, aerossóis, fluido de isqueiro, propano, solventes, merla e oxi (derivados da cocaína)).[16]

   Fica evidente a importância, na APA, de o paciente ter confiança plena no anestesiologista e relatar o uso/abuso de drogas e/ou álcool. Nesses casos, é essencial alertar para a possibilidade de intercorrências graves durante o período peroperatório. Além disso, é importante lembrar que na APA desses pacientes deve-se investigar os efeitos do uso/abuso das drogas sobre os diferentes órgãos e sistemas e realizar planejamento adequado da anestesia, em função dos potenciais riscos, da técnica de analgesia adequada e da possibilidade de abstinência.[17,18]

2. **História atual ou antiga de alergia:** a identificação do(s) fármaco(s) ou substância(s) envolvido(s) em quadros rotulados costumeiramente como alérgicos

é fundamental na prevenção de situações clínicas mais graves. Havendo dúvida quanto ao diagnóstico e/ou conduta, o paciente deve ser encaminhado para um alergista/imunologista. No caso de informação do nome do agente pressuposto ou confirmadamente envolvido em quadro alérgico (p. ex. anti-inflamatórios, antibióticos, derivados do látex), esta deve constar em local visível da ficha de anestesia. Na suspeita de choque anafilático anterior sem possibilidade de análise de cada um dos agentes/substâncias utilizados, a conduta é não utilizar nenhum deles na anestesia a ser realizada.[11]

3. **Alergia aos derivados do látex:** o aumento do número de reações aos derivados do látex (RL) nas últimas décadas torna obrigatória sua investigação de rotina na APA, principalmente naqueles pacientes com risco de sensibilização ao látex, quais sejam: crianças com defeitos do tubo neural, em especial meningomielocele; pacientes submetidos a múltiplas cirurgias e/ou com sondagens repetidas; profissionais/funcionários da área da saúde; trabalhadores que utilizam luvas no exercício da profissão ou que manipulam diretamente o látex até seus produtos finais e também nos pacientes atópicos e com história de reações a alimentos como banana, kiwi, abacaxi, batata e frutas secas, entre outros. Nos casos suspeitos, o paciente deve ser encaminhado para um alergista ou imunologista. Quando não há essa possibilidade, ou nos casos de confirmação de sensibilização aos derivados do látex, toda equipe de profissionais da saúde do hospital que terá contato com o paciente deve ser alertada para que todos os materiais derivados de látex sejam substituídos por materiais isentos de látex no centro cirúrgico, na terapia intensiva, na enfermaria, etc.[19,20]

4. **Outros itens:** deve-se verificar se há redução/perda da acuidade de visão e audição, pois nessas situações pode haver falhas nas informações prestadas pelo paciente no momento da APA, que podem ser diagnosticadas como déficit de cognição; além disso, deve-se anotar essa informação na ficha de APA para que no momento da anestesia não haja também má interpretação da situação por dificuldade de comunicação.

Ainda na história clínica, deve-se estimar a condição cardiorrespiratória, considerada preditor da evolução pós-operatória. Isso pode ser feito por meio da avaliação da capacidade funcional ou atividade física, que é quantificada em termos de equivalentes metabólicos consumidos nas tarefas (metabolic equivalent tasks = METs), os quais estão associados ao consumo de oxigênio gastos nessas atividades. Para tanto, são feitas perguntas sobre a capacidade ou não do paciente de realizar determinadas atividades físicas, e as respostas afirmativas são relacionadas a valores de METs específicos (Tabela 80.1).[21,22]

TABELA 80.1
NÚMERO DE METS E RESPECTIVA CAPACIDADE FUNCIONAL.

METs	Nível equivalente de exercício
1	Alimentar-se; vestir-se; usar o banheiro
2	Caminhar, andar em casa; varrer carpetes e pisos em geral
3	Cuidar de criança de pé: vestir, dar banho, levantar, alimentar
4	Varrer garagem, calçada ou fora de casa
5	Andar de *skate*, cavar, remover terra, renovar terra do jardim
6	Mudar móveis de lugar, fazer faxina
7	Patinar; andar de bicicleta ergométrica/intensidade moderada
8	Jogar vôlei de praia; jogar handebol
9	Correr 8 km.h^{-1}
10	Nadar rapidamente; jogar futebol de campo

METs = *metabolic equivalent tasks*. Adaptada de http://web.unifoa.edu.br/praxis/numeros/07/69.pdf [22]

EXAME FÍSICO

A FT da ASA define que a realização do exame físico na APA deve conter: sinais vitais, avaliação da permeabilidade das vias aéreas e exame cardiopulmonar, incluindo a ausculta.[1]

Devem ser verificados: pressão arterial (PA); frequência cardíaca; frequência e padrão respiratório; temperatura; saturação periférica de oxigênio (se possível); peso; altura; índice de massa corporal (IMC = peso . altura^{-2}); estado nutricional; presença de anemia, cianose e icterícia.

No exame do sistema cardiopulmonar, além da ausculta, deve-se averiguar: turgescência das veias jugulares; presença de tiragem nas regiões intercostal, supraesternal ou supraclavicular e edema de membros inferiores; inspeção de pulsos periféricos; temperatura e coloração das extremidades. A avaliação do nível de consciência é importante, pois quadros neurológicos pós-operatórios, como disfunção cognitiva pós-operatória e *delirium*, podem ocorrer principalmente em pacientes idosos, recebendo medicações de ação no SNC, ou usuários de drogas e/ou álcool.[1,8,11]

Pressão Arterial

A principal causa clínica de suspensões ou adiamentos de procedimentos cirúrgicos é a hipertensão arterial, doença associada mais frequentemente a pacientes cirúrgicos. A ESA em 2012 e, mais recentemente (2016), a *Association of Anaesthetists of Great Britain and Ireland* (AAGBI) e a *British Hypertension Society* (BHS) publicaram recomendações sobre a mensuração da pressão arterial (PA) e o manejo do paciente hipertenso antes de cirurgia eletiva.[8,23] Estão incluídas entre elas:

♦ A PA deve ser medida em ambiente calmo, com temperatura agradável e aparelho de PA calibrado.

- Se na primeira medida a PA for maior que 140/90 mmHg, deve-se realizar a segunda medida, pelo menos um minuto após a primeira. A menor medida das duas será considerada como a PA válida.
- Se a PA for menor que 140 × 90 mmHg, o paciente é considerado normotenso.
- Se a PA estiver entre 140 × 90 mmHg e 179/109 mmHg, é considerada hipertensão de 1º ou 2º grau. Estes pacientes não devem ter seu procedimento sob anestesia postergado ou suspenso, mas devem ser encaminhados para tratamento ou compensação clínica (pacientes já em tratamento). É sempre preciso refletir sobre a possibilidade da hipertensão do "avental branco" (*white coat hypertension*) e, quando o caso permitir, indicar medidas seriadas da PA em casa ou no posto de saúde e retorno posterior para confirmação ou não do diagnóstico de hipertensão.
- Se a PA for maior ou igual a 180 × 110 mmHg, o paciente é considerado hipertenso grave, deve ter seu procedimento sob anestesia postergado ou suspenso e ser encaminhado imediatamente para tratamento ou compensação clínica (paciente já em tratamento).

Essas recomendações (AAGBI e BHS) finalizam considerando que a morbimortalidade pós-operatória pode não ser afetada pelo adiamento do procedimento cirúrgico para compensação da hipertensão e que os anestesiologistas não devem se preocupar apenas com a PA de forma isolada, mas sim com o risco de longo prazo de eventos adversos cardiovasculares.[8,23]

Avaliação da Permeabilidade das Vias Aéreas

A principal causa de morbimortalidade no período peroperatório é a falha na manutenção das vias aéreas (VA). O *4th National Audit Project of the Royal College of Anaesthetists and Difficult Airway Society* (NAP4) estimou uma complicação grave relacionada com o manejo das vias aéreas em 22.000 anestesias gerais, com morte ou lesão cerebral em 1:150.000 pacientes. Diferentes estratégias têm sido propostas para identificar pacientes com possível dificuldade de intubação orotraqueal (IOT), mas nenhuma delas é eficaz em 100% das vezes, o que indica que se deve sistematizar a coleta de informações sobre as vias aéreas e condições clínicas que possam interferir no momento da ventilação e intubação e fazer uso de diferentes testes de previsibilidade de intubação e ventilação difícil em todos os pacientes submetidos à APA.[8,25]

Os testes de previsibilidade de intubação difícil disponíveis são de fácil realização e deve-se respeitar as normas de execução. São exemplos: teste de Mallampati modificado; distância esternomento; distância tireomento; distância inter-incisivos durante protrusão voluntária; grau de mobilidade atlânto-occipital; forma do palato (muito arqueado ou estreito) e largura do pescoço.[26]

- **Teste de Mallampati modificado**: é realizado com o paciente sentado, com o pescoço em posição normal (perpendicular ao chão), boca em abertura total e língua em protrusão máxima (Figura 80.1). O observador deve estar sentado, com os olhos à mesma altura do paciente. A cavidade oral é classificada em quatro classes: I – palato mole, fauces, úvula e pilares visíveis; II – palato mole, fauces e úvula visíveis; III – palato mole e base da úvula visíveis; IV – palato mole parcialmente ou não visível.

As classes III e IV são sugestivas de intubação difícil. Nas gestantes, entretanto, verificou-se um aumento do número de casos de Mallampati IV, sem correlação com o aumento dos casos de intubação difícil, o que torna esse índice de uso limitado na gestação, podendo ser valorizado quando outros índices também estão alterados.[26]

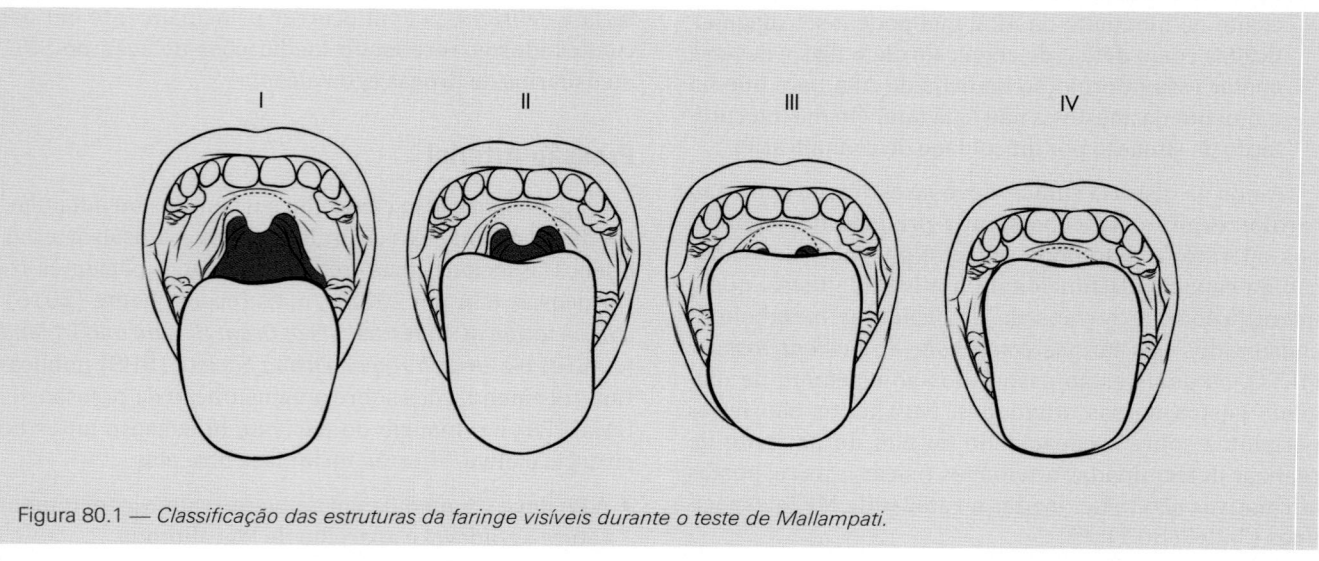

Figura 80.1 — *Classificação das estruturas da faringe visíveis durante o teste de Mallampati.*

* **Distância esterno-mento**: com o paciente sentado, pescoço em extensão máxima, boca fechada, mede-se a distância entre o bordo superior do esterno (manúbrio) e o queixo. Distância igual ou menor que 12,5 cm é considerada sugestiva de intubação difícil (Figura 80.2).[11,26]

A ventilação difícil sob máscara facial é definida como uma condição em que não é possível sua consecução pelo anestesiologista devido à vedação ineficiente ou ineficaz entre a máscara e a face do paciente e/ou excessiva resistência à entrada do fluxo de ar gerado pelo balão de ventilação. Segundo diferentes autores, são preditores de ventilação difícil a presença de dois ou mais fatores: ausência de dentes; barba; IMC > 26 ou 30 kg.m^{-2}; idade > 55 ou 57 anos; Mallampati III ou IV; protrusão mandibular limitada e histórico de apneia do sono ou roncos. Circunferência do pescoço maior que 45 cm é sinal de atenção.[8,27]

Devem também ser inquiridas informações sobre as condições da dentição, observando-se a presença de dentes falhos, anômalos e próteses e anormalidades da boca, cavidade oral, queixo e pescoço.

Outros Itens de Importância no Exame Físico

Deve-se verificar a visualização de veias periféricas, pois às vezes ela é problemática em crianças pequenas e pacientes obesos ou desnutridos. Nessa avaliação também é possível identificar usuários de drogas, que apresentam múltiplas marcas de picadas de injeção.

No caso da escolha por anestesia regional, deve-se avaliar mais atentamente a região a ser anestesiada, procurando sinais inflamatórios e de infecção e alterações ósseas locais; marcha, sensibilidade e força motora dos membros, pesquisando possíveis sinais de doença osteomuscular ou neurológica despercebida na anamnese. Deve-se também avaliar a pele, pois a presença de equimoses, petéquias e hematomas pode sugerir distúrbio de coagulação não relatado na anamnese. Tatuagens no local da punção também devem ser observadas.

CONDIÇÃO EMOCIONAL DO PACIENTE

Pacientes que vão se submeter a procedimentos sob anestesia frequentemente experimentam forte angústia no período pré-operatório, que pode ser influenciada pela presença de transtornos psiquiátricos prévios. A ansiedade, mais comumente definida pelos pacientes como o "medo ou angústia do desconhecido", está relacionada com o tipo de procedimento cirúrgico e de anestesia e tem sua base na insegurança quanto à possibilidade de desconforto e dor no pós-operatório, complicações, incapacitação e medo da morte. A ansiedade e a depressão no pré-operatório podem levar ao aumento do consumo de anestésicos e da demanda por analgésicos no pós-operatório, e parecem ter influência significativa sobre o sistema imunológico e no desenvolvimento de infecções.[28,29]

Por conseguinte, no momento da APA, ao final da avaliação clínica, deve ser priorizada a avaliação das condições emocionais. Há também que atentar para o fato de que pacientes no pré-operatório com frequência apresentam sintomas/sinais de ansiedade e/ou depressão que se confundem com os sintomas da doença que originou a intervenção cirúrgica. Nesses casos, para avaliação mais acurada, podem ser utilizados escalas, inventários ou questionários de ansiedade e depressão, entre os quais é muito prática a Escala Hospitalar de Ansiedade e Depressão (*Hospital Anxiety and Depression Scale* – HADS), que é de fácil manuseio e rápida execução.[30]

MEDICAMENTOS EM USO

Pacientes que utilizam medicações de uso contínuo devem ser avaliados criteriosamente para decisão de manutenção ou interrupção das mesmas no período pré-procedimento sob anestesia. A orientação de se manter as medicações de uso contínuo nesse período vale para a maioria dos fármacos, devendo-se anotar as doses e horários de administração e verificar as possíveis interações com os agentes anestésicos. Serão abordados a seguir aqueles mais frequentemente utilizados ou de maior chance de interação com anestésicos.

Antiarrítmicos, Anti-Hipertensivos, Betabloqueadores, Digitálicos, Estatinas e Diuréticos

A conduta é a não suspensão, inclusive no dia do procedimento anestésico-cirúrgico.[21,31,32]

Consideração especial

Inibidores da enzima conversora da angiotensina e bloqueadores do receptor da angiotensina: quando

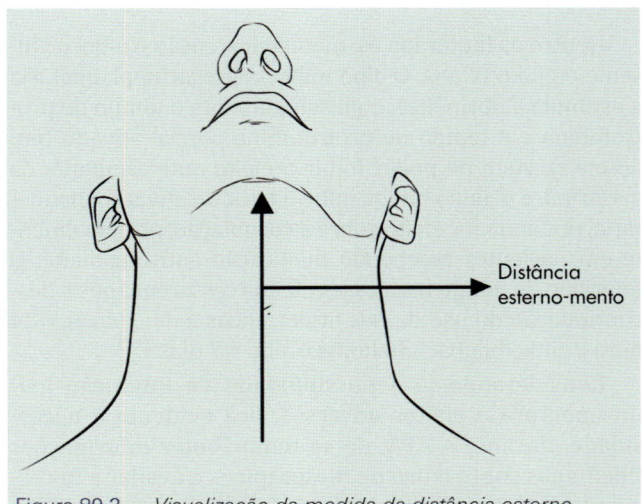

Figura 80.2 — *Visualização da medida da distância esterno-mento*

continuados até o dia da cirurgia, têm sido associados a quadros de hipotensão arterial intraoperatória grave, com resposta inadequada ao tratamento com hidratação, efedrina e fenilefrina. Pacientes submetidos a procedimentos cirúrgicos de grande porte, com possibilidade de sangramento e aqueles com condição clínica de perigo de instabilidade cardiovascular (não toleram hipotensão) devem ter essa classe de anti-hipertensivos suspensa de 12 a 24 horas antes da cirurgia, mas devem ser reintroduzidos assim que possível no pós-operatório.[21,31,32]

O uso de betabloqueadores não deve ser suspenso. Entretanto, também não deve ser iniciado no dia do procedimento sob anestesia, mas sim, de preferência, vários dias antes. Em pacientes com doença cerebrovascular, o uso é discutido devido à possibilidade de acidente vascular encefálico.[21,31,32]

Hipoglicemiantes

A literatura mundial ainda é controversa em relação à manutenção ou suspensão dos hipoglicemiantes orais (HO) no pré-operatório.

Consenso e revisão sistemática da Sociedade de Anestesia Ambulatorial (*Society for Ambulatory Anesthesia* – Samba) referem que não existem evidências suficientes para subsidiar as recomendações sobre o manejo do paciente diabético submetido a cirurgias em regime ambulatorial. Os autores concluem que a ocorrência de hipoglicemia é rara com o uso de HO, exceto ocasionalmente com sulfonilureias e meglitinidas e que as tiazolidinedionas devem ser reintroduzidas após recuperação pós-operatória completa.[33]

O mesmo consenso sugere a suspensão dos HO no dia da cirurgia até que alimentação normal seja restabelecida. As recomendações do *National Health Service* (NHS) sobre Manejo Perioperatório do Paciente Diabético Adulto (2012) indicam que os HO devem ser mantidos até a véspera da cirurgia e, dependendo da classe do fármaco e do momento do procedimento, devem ser suspensos ou não no dia do procedimento, enquanto as Diretrizes da Sociedade Brasileira de Diabetes (20113/2014) propõem que os HO devem ser suspensos de 48 a 72 horas antes do procedimento sob anestesia.[33-35]

Ainda não há concordância quanto à manutenção/suspensão do uso da metformina no pré-operatório. O consenso e a revisão sistemática da Samba concluem que não existem evidências de que a metformina esteja associada a aumento do risco de acidose láctica, mas em pacientes com disfunção renal e naqueles que serão submetidos a exame com contraste por via venosa, ela deve ser suspensa entre 24 e 48 horas antes do procedimento, e o NHS propõe que a metformina seja mantida até o dia da cirurgia e, somente quando o procedimento incluir a administração de contraste, seja reintroduzida após 48 horas.[33,35]

Insulina

Apesar de nas décadas passadas os estudos sugerirem controle agressivo da glicemia no peroperatório, atualmente considera-se que o fator mais importante para a manutenção da glicemia perioperatória em pacientes diabéticos é a definição de valores desejados de glicemia durante o período perioperatório e a monitoração dos níveis sanguíneos de glicose, em frequência suficiente para poder ajustar a terapia insulínica de modo a alcançar essa meta.[33,36,37]

Anticoagulantes

O uso de anticoagulantes (AC) é cada vez mais frequente devido ao aumento progressivo da vida média da população e, por conseguinte, da frequência de doenças cardiovasculares e do uso de *stents* cardiovasculares e também devido às estratégias de tromboprofilaxia peroperatória. Além disso, outras medicações e fitoterápicos utilizados com outras finalidades têm como efeitos colaterais alteração da coagulação, tais como anti-inflamatórios não esteroides (AINEs). As recomendações de 2010 da *American Society of Regional Anesthesia and Pain Medicine* (ASRA) sobre indicação de bloqueio regional em pacientes recebendo tromboprofilaxia indicam que os AINEs são contraindicados e devem ser suspensos quando do uso concomitante com outros AC, tais como ticlopidina, clopidogrel, heparina não fracionada e heparina de baixo peso molecular. Nas recomendações da ASRA de 2015, consta que o uso de AINEs em procedimentos de alto risco deve ser descontinuado por pelo menos 24 horas (diclofenaco, cetorolaco, ibuprofeno), chegando a dez dias (piroxicam). As Tabelas 80.2 e 80.3 apresentam um resumo das recomendações da ASRA sobre o uso de anticoagulantes e punção do neuroeixo e inserção ou retirada de cateter peridural.[38-40]

Fitoterápicos e Suplementos Vitamínicos

Dentre os fitoterápicos, merecem atenção o alho, o ginsen e o ginko biloba. O alho inibe a agregação plaquetária e estimula a fibrinólise; o ginsen aumenta o tempo de protrombina e o tempo de protrombina parcial ativado (em animais), além de poder inibir o efeito anticoagulante da varfarina, e o ginko biloba inibe o fator de ativação plaquetária, podendo ter efeito sobre a coagulação, principalmente em pacientes recebendo medicação anticoagulante. O intervalo de tempo para esses efeitos cessarem após a descontinuação do uso desses fitoterápicos é de: ginsen = 24 horas; ginko biloba = 36 horas e alho = 7 dias.[38,42]

Considerando-se a possibilidade de interação medicamentosa e efeitos adversos, fica evidente a necessidade, durante a APA, de se tentar obter informações fidedignas sobre o uso de fitoterápicos e avaliar a necessidade de descontinuação do uso antes do procedimento anestésico.

TABELA 80.2
RECOMENDAÇÕES SOBRE O USO DE ANTICOAGULANTES E PUNÇÃO DO NEUROEIXO E INSERÇÃO OU RETIRADA DE CATETER PERIDURAL

Anticoagulante (AC)	Intervalo mínimo (ΔMin) entre: dose do AC e punção do NE ou dose do AC e inserção de CP	Intervalo mínimo entre: punção do NE e início de terapia AC ou inserção CP e início de terapia AC	Intervalo mínimo entre: última dose do AC e retirada do CP	Intervalo mínimo entre: remoção do CP e o reinício do AC
Anticoagulação Plena				
Heparina não fracionada (HNF) dose terapêutica (EV ou SC)*	TTPa < 40s e ΔMin > 12h após DT SC ou ΔMin > 2-4h após IV	24h após inserção CP	TTPa < 40 s e ΔMin > 12h após DT SC ou ΔMin > 2-4h após IV	6-8h**
Enoxaparina DP 1 mg.kg⁻¹ 12/12h	24h	Evitar enquanto o CP estiver em uso	Evitar enquanto o CP estiver em uso	6-8h**
Enoxaparina DT 1,5 mg.kg⁻¹ a cada 24h	30h	Evitar enquanto o CP estiver em uso	Evitar enquanto o CP estiver em uso	6-8h**
Fondaparinux DT ou DP	36-48h	Evitar enquanto o CP estiver em uso	Evitar enquanto o CP estiver em uso	6-8h**
Varfarina	5 dias e INR 1,4***	Evitar enquanto o CP estiver em uso	Evitar enquanto o CP estiver em uso	24h
Anticoagulação profilática				
Enoxaparina DP 40 mg SC a cada 24h	12h	6-8h PO ou 8h após punção de NE	12h	2h
Enoxaparina DP 30 mg SC 12/12h	12h	Evitar enquanto o CP estiver em uso	Evitar enquanto o CP estiver em uso	2h e ΔMin 24h após inserção CP
HNF DP 5.000 UI SC 12/12h*	Sem restrições quanto ao ΔMin, mas ideal: 8h	2h	4h	2h
HNF DP 5.000 UI SC 8/8h*	Sem restrições quanto ao ΔMin, mas ideal: 8h	Evitar enquanto o CP estiver em uso	Evitar enquanto o CP estiver em uso	2h
Antiagregação plaquetária				
Abcximabe	24-48h	Evitar enquanto o CP estiver em uso	Evitar enquanto o CP estiver em uso	6-8h**
Eptifibatide/Tirofiban	4-8h	Evitar enquanto o CP estiver em uso	Evitar enquanto o CP estiver em uso	6-8h**
Clopidogrel	7 dias****	Evitar enquanto o CP estiver em uso	Evitar enquanto o CP estiver em uso	6-8h
Aspirina	Sem restrições quanto ao ΔMin	Sem restrições quanto ao ΔMin	Sem restrições quanto ao ΔMin	Sem restrições quanto ao ΔMin

ΔMin = intervalo mínimo; AC = anticoagulante; NE = neuroeixo; CP = cateter peridural; DT = dose terapêutica; DP = dose profilática; HNF = heparina não fracionada; TTPa = tempo de tromboplastina parcial ativada; TP = tempo de protrombina; SC = subcutânea; EV = endovenosa; s = segundos; h = horas; IV = infusão venosa; PO = pós-operatório

* Se heparina estiver em uso 4 dias – TP, TTPA e contagem plaquetária são obrigatórios antes da punção do NE.

** Na ocorrência de sangramento no CP ou punção do NE – postergar o ΔMin por mais 6 horas antes de reiniciar AC.

*** Se o cumarínico for completamente revertido com o uso de vitamina K, pode-se considerar anestesia no NE antes de 5 dias, sendo imperativa a avaliação pelo anestesiologista.

**** Considerar o uso de DDAVP (vasopressina) 0,3 µg.kg⁻¹ IV antes da punção do NE para melhorar a agregação plaquetária (efetivo durante 4h após administração).

Obs: pacientes com disfunção renal apresentam maior tempo de eliminação dos anticoagulantes; antiagregantes plaquetários (inclusive aspirina) não devem ser administrados concomitantemente com AC em pacientes com CP.

Adaptada de: Horlocker TT, Wedel DJ, Rowlingson JC et al. Regional anesthesia in the patient receiving antithrombotic or thrombolytic therapy: American Society of Regional Anesthesia and Pain Medicine Evidence-Based Guidelines (Third Edition). Reg Anesth Pain Med, 2010;3:64-101.[38]

TABELA 80.3
RECOMENDAÇÕES SOBRE USO DE ANTICOAGULANTES E PUNÇÃO DO NEUROEIXO E INSERÇÃO OU RETIRADA DE CATETER PERIDURAL (ATUALIZAÇÃO DA ASRA 2016)

Medicação	Intervalo mínimo entre: dose do AC e punção do NE ou dose do AC e inserção de CP	Intervalo mínimo entre: punção do NE e início de terapia AC ou inserção/remoção CP e início de terapia AC
Dabigatran	5 dias	6h
Apixaban	3 dias	6h
Rivaroxaban	3 dias	6h
Prasugrel	7-10 dias	6h
Ticagrelor	5-7 dias	6h

AC = anticoagulante; NE = neuroeixo; CP = cateter peridural
Adaptada de: https://www.asra.com/advisory-guidelines/article/1/anticoagulation-3rd-edition - draft 4th edition. 28/02/2016.[41]

O hormônio do crescimento (GH) e os suplementos vitamínicos têm se tornado de uso extremamente frequente entre o grupo de homens jovens, com a finalidade de promover aumento do desempenho físico e sexual. No entanto, pode levar a complicações principalmente cardiovasculares no período intraoperatório devido a interações medicamentosas. É importante, portanto, insistir no questionamento nesse grupo de pacientes, explicando os riscos da não informação ao anestesiologista.

Medicamentos de Ação Sobre o Sistema Nervoso Central

Antidepressivos, antiepilépticos, antipsicóticos, antiparkinsonianos e benzodiazepínicos são medicamentos que atuam no sistema nervoso central.

A conduta atual é a de se manter essas medicações até o dia do procedimento anestésico-cirúrgico. Em relação ao uso de inibidores da monoaminooxidase (iMAO), a conduta ainda é controversa: alguns autores propõem que esses inibidores devem ser mantidos até o dia do procedimento sob anestesia, porque o padrão de suspensão de 15 a 21 dias antes mostrou levar à descompensação do quadro psicótico, com relatos de casos de tentativa de suicídio e depressão grave. As recomendações da ESA sugerem a manutenção dos iMAOs reversíveis e, no caso de uso dos iMAOs irreversíveis, a troca destes pelos reversíveis. Indicam também a descontinuação do uso do lítio 72 horas antes do procedimento cirúrgico. Deve-se atentar para o fato de que a suspensão desses medicamentos só pode ser decidida de comum acordo com o médico que indicou a medicação.[8,43]

Analgésicos Não Opioides, Opioides e Coadjuvantes

Pacientes com dor crônica em uso de opioides, benzodiazepínicos, gabapentinoides e relaxantes musculares (p. ex. baclofeno) devem ter esses medicamentos mantidos até o dia da cirurgia para evitar síndrome de abstinência, a não ser que haja um plano específico para cobrir essa retirada. Sabe-se que o uso crônico de opioides antes da cirurgia está associado a aumento do consumo de analgésicos no período pós-operatório. Portanto, é importante realizar em conjunto com o paciente e a equipe anestésico-cirúrgica o planejamento da analgesia pós-operatória.[44]

Outras Medicações

Medicamentos para tratamento de asma, hipotireoidismo, hipertireoidismo, *miastenia gravis*, regimes antirretrovirais e corticoides: a conduta é a não suspensão, inclusive no dia do procedimento anestésico-cirúrgico.

Medicamentos contra obesidade: inibidores de apetite e aceleradores do metabolismo

É frequente entre os pacientes obesos o uso de fármacos com a finalidade de perder peso, principalmente anorexígenos, sacietógenos, termogênicos e inibidores da lípase intestinal, como p. ex. anfetaminas, sibutramina e orlistate, associados ou não a algum tipo de antidepressivo e/ou ansiolítico. A literatura ainda não apresenta evidências sobre a necessidade de suspensão antes do procedimento cirúrgico, mas seus efeitos colaterais e possíveis interações com agentes anestésicos devem ser de conhecimento do anestesiologista.[45]

Quimioterápicos

A associação entre anestesia regional e menor recorrência de câncer foi sugerida em grandes estudos, e a explicação para esse possível efeito benéfico seria a atenuação da resposta endócrina e metabólica ao trauma cirúrgico, levando a menor imunossupressão no pós-operatório. Entretanto, o uso de cisplatina, suramin, taxane ou alcaloides da vinca pode levar a neuropatias semanas após sua suspensão. Assim, deve-se avaliar criteriosamente os riscos/benefícios da anestesia do neuroeixo nesses pacientes.[46,47]

A seguir encontram-se orientações sobre o uso ou suspensão de medicamentos no pré-operatório (Tabela 80.4).[21,31,32,38,41,48,49]

EXAMES PRÉ-OPERATÓRIOS

Atualmente preconiza-se que os exames pré-operatórios devem ser solicitados segundo informações da história clínica e/ou do exame físico; de acordo com a necessidade de avaliação sequencial de exames que podem sofrer alterações durante o procedimento cirúrgico, conforme a inclusão do paciente em população de alto risco para alguma condição específica e de acordo com o tipo e grau de invasividade do procedimento cirúrgico.[1, 50-52]

Embora inúmeros estudos sobre o assunto e exames pré-operatórios tenham sido publicados nas últimas

TABELA 80.4
ORIENTAÇÕES SOBRE O USO OU SUSPENSÃO DE MEDICAMENTOS NO PRÉ-OPERATÓRIO

Medicamentos que devem ser tomados no dia da cirurgia: orientar para tomar com um gole de água apenas	
Antiarrítmicos, digitálicos, estatinas	Manutenção até o dia da cirurgia
Betabloqueadores	Manutenção até o dia da cirurgia: pacientes em uso crônico – atenção: > chance de ⇓ FC, ⇓ PA e acidente vascular encefálico – exceção: uso inicial no pré ou intraoperatório discutido apenas se paciente com alto risco de complicações cardíacas
Anti-hipertensivos	Manutenção até o dia da cirurgia – exceção: inibidores da ECA e bloqueadores do RA: suspensão de 12 a 24h antes da cirurgia nos casos de procedimentos cirúrgicos de grande porte com previsão de sangramento ou condição clínica de perigo de instabilidade cardiovascular
Antiepilépticos, antipsicóticos, antiparkinsonianos e BZD	Manutenção até o dia da cirurgia
Antidepressivos	Manutenção até o dia da cirurgia - atenção: iMAO: manutenção até o dia do procedimento sob anestesia, evitar o uso de meperidina e vasopressores de ação indireta; trocar iMAO irreversíveis por reversíveis; suspender lítio 72h antes
Anticoagulantes	Atenção: intervalo de tempo para bloqueio do NE: HNF = 4h; enoxaparina DP = 10-12h; DT ≥ 24h; fondaparinux DP = sem restrições; DT = 36-42h; varfarina = 4-5 d; clopidogrel = 7 d; prasugrel = 7-10 d; ticlopidina = no mínimo 10-14 d; eptifibatide = 8-10h; tirofiban = 8 h; abciximab = 2-5 d; rivaroxaban = 3 d; apixaban = 3-5 d; dabigatran = 4-5 d; ticagrelor = 5-7 d
Antiagregantes plaquetários	Pacientes com *stent* coronariano de metal – recomendação: manter clopidogrel e aspirina até intervalo ótimo (30 dias após colocação do *stent*).
	Até 30 dias ou 6 semanas após colocação do *stent*: proc. cirúrgico eletivo: adiar; proc. de U/E: manter clopidogrel e aspirina no peroperatório, suspender somente se risco de sangramento > risco de trombose.
	Pacientes com *stent* coronariano eluído com fármacos – recomendação: manter clopidogrel e aspirina até intervalo ótimo (12 meses após colocação do *stent*).
	Até 6 semanas após colocação do *stent*: proc. cirúrgico eletivo: adiar; proc. de U/E: manter clopidogrel e aspirina no peroperatório, suspender somente se risco de sangramento > risco de trombose.
	Entre 6 semanas e 365 d (1 ano) após colocação do *stent* – procedimento eletivo: risco de adiar procedimento > risco de trombose: realizar cirurgia após 180 d – se risco de adiar < risco de trombose: aguardar 365 d (1 ano)
Aspirina	Considerar a manutenção do uso da aspirina quando: risco de evento cardíaco/tromboembólico adverso > risco de sangramento. Em geral, a aspirina deve ser mantida em todo paciente com *stent* coronariano, independente do intervalo de tempo entre a implantação e o proc. cirúrgico.
Anti-inflamatórios não esteroides	Atenção para pacientes com insuficiência renal e hepática; uso de drogas e álcool: suspensão antes de bloqueio do NE - assunto ainda controverso.
Inibidores da COX-2; opioides	Manutenção até o dia da cirurgia – atenção: valdecoxibe em cirurgia cardíaca e aumento do risco de evento cardíaco
Anticoncepcionais; colírios	Manutenção até o dia da cirurgia
Anorexígenos, sacietógenos, termogênicos e inib. lipase intestinal	Manutenção até o dia da cirurgia (?) – sem evidência da literatura
Medicamentos para regimes antirretrovirais	Manutenção até o dia da cirurgia
Corticoides (inalados e por via oral)	Manutenção até o dia da cirurgia – dose a ser discutida com o clínico
Sildenafil e similares	Suspensão 24h antes da cirurgia

BZD = benzodiazepínicos; inibidores da ECA = inibidores da enzima de conversão da angiotensina; bloqueadores do RA = bloqueadores do receptor de angiotensina; intraop. = intraoperatório; PO = pós-operatório; cvasvular = cardiovascular; proc. de U/E = procedimento de urgência ou emergência; NE = neuroeixo; HNF = heparina não fracionada; DT = dose terapêutica; DP = dose profilática; COX-2 = ciclooxigenase-2; inib. = inibidores; h = horas; sem. = semanas; d = dias.

décadas, os mais importantes são: as recomendações do *National Institute for Health and Clinical Excellence* (NICE, 2003) e da FT da ASA (2012), e as revisões sistemáticas (Health Technol Assess (HTA 1997; 2013) e Johansson e col. (2013)). Em 2015, Bock e col. publicaram também uma revisão sistemática, mas com foco apenas nos exames de glicemia e hemoglobina glicada.[1,52-55]

Nessas publicações foram avaliados diferentes exames pré-operatórios, entre outros: hematócrito e hemoglobina; testes de coagulação; dosagem sérica de sódio, potássio, ureia, creatinina e glicose; eletrocardiograma; radiografia de tórax e teste de urina tipo I e de gravidez. Foram definidos como exames "de rotina" aqueles solicitados com a finalidade de identificar condições não detectadas pela história clínica e exame físico, em pacientes assintomáticos, ASA 1, e na ausência de qualquer indicação clínica.

A conclusão das publicações é que a literatura científica disponível não contém informações suficientemente rigorosas sobre exames pré-operatórios de rotina que permitam recomendações que não sejam equívocas; que os exames pré-operatórios não devem ser solicitados de rotina e, sim, de acordo com o propósito básico de guiar e otimizar o cuidado perioperatório e deve ser baseada nas informações obtidas do prontuário do paciente, história clínica, exame físico, tipo e porte do procedimento cirúrgico.[1,52-55]

A Tabela 80.5 apresenta um resumo das recomendações e conclusões dessas publicações em relação aos exames: radiografia de tórax; hematócrito; hemoglobina; hemograma; testes de coagulação; dosagem sérica de sódio, potássio, ureia, creatinina e glicose; hemoglobina glicada; teste de urina tipo I e de gravidez.[1,52-55]

TABELA 80.5
EXAMES PRÉ-OPERATÓRIOS – RECOMENDAÇÕES E CONCLUSÕES DAS DIFERENTES PUBLICAÇÕES

	Força tarefa da *American Society of Anesthesiologists* (ASA –2012) e revisão sistemática de Johansson e cols (2013)		Revisão sistemática da *Health Technology Assessment* (1997) e *Guideline do National Collaboratina Centre for Acute Care* (NICE – 2003)			
			Risco baixo	Risco moderado	Risco alto	Cirurgia vascular
Rx tórax	ASA I		Não é recomendado; independente da idade	Não é recomendado, independente do EF e idade	Deve ser considerado mesmo em pacientes ASA 1 > 60 a	
	ASA ≥ II ou com fatores de risco	Deve ser considerado				
Outros exames de avaliação	Indicados em situações específicas					
Hb e Ht	ASA I		Não é recomendado, independente da idade			
	ASA ≥ II ou com fatores de risco e de acordo com o risco cirúrgico e nos extremos de idade	Deve ser considerado				
Hemograma				Deve ser considerado em pacientes ASA I (≥ 60) e ASA ≥ II	Deve ser sempre solicitado	
Testes de coagulação*	ASA I		Não é recomendado, independente da idade			
	ASA ≥ II ou com fatores de risco e de acordo com o risco cirúrgico e nos extremos de idade	Deve ser considerado				
Dosagem sérica de sódio, potásio, função renal e hepática ***	ASA I		Não é recomendado, independente da idade	Deve ser considerado – idade ≥ 60 a	Deve ser sempre solicitado	
	ASA ≥ II ou com fatores de risco	Deve ser considerado				
Dosagem sérica de glicose	ASA I		Não é recomendado, independente da idade	Deve ser considerado – idade ≥ 60 a	Deve ser sempre solicitado	
	ASA ≥ II ou com fatores de risco	Deve ser considerado				
Urina tipo I	Indicado apenas em procedimentos urológicos ou se infecção urinária presente		Deve ser considerado em todos os pacientes adultos, independente do EF e do risco da cirurgia			
Teste de gravidez	Deve ser oferecido a todas pacientes em idade fértil e nas quais o resultado pode alterar a conduta		Deve ser considerado em todas as pacientes com história de atraso menstrual e deve ser solicitado quando há possibilidade de estarem			
Glicemia e hemoglobina aplicada	Rev. Sist.; Deve ser considerado em pacientes de alto risco a serem submetidos a cirurgias de grande porte ortopédicas ou vasculares					

FT da ASA: Commitee on Standards and Practice Peameters. Anesthesiology. 2012;116:522-38;HTA: Munro J, Booth A, Nicholl J. Health Technol Assess, 1997;1-62. NICE: http//www.nice.org.uk/pdf/CG3NICEguideline.pdt, "Revisão Sistemática – Johansson T, Fritsch G, Glamm M, *et al*. Br J Anesth. 2013;110:926-39; "Revisão sistemática – Bock M, Johansson T, Fritsch G, *et al*. Eur J Anesthesiology. 2015;32:152-9.
*O uso de medicação anticoagulante e terapias alternativas pode aumentar o risco peripeatório; ** Dependendo da doença associada, deve se considerar a solicitação do exame ou não; *** Nos extremos de idade os valores desses exames podem diferir do padrão de normalidade.

Em relação aos exames cardíacos, essas mesmas publicações têm recomendações diversas, que são:

Eletrocardiograma (ECG)

- **FT ASA:** não deve ser solicitado com base apenas na idade do paciente. Deve ser considerado em pacientes com fatores de risco cardiovascular e/ou doença cardiovascular e respiratória e de acordo com o tipo e invasividade da cirurgia.[1]
- **HTA e NICE:** em cirurgias de baixo risco não deve ser solicitado de rotina em pacientes ASA I (idade < 40 anos); deve ser considerado em pacientes entre 40 e 80 anos e deve ser realizado naqueles com idade ≥ 80 anos. Em cirurgias de moderado e alto risco deve ser considerado mesmo em pacientes ASA I, e em cirurgia cardiovascular deve ser sempre solicitado.[52,53]
- A *American Heart Association* (AHA), a *American College of Cardiology* (ACC), a *European Society of Cardiology* (ESC) e a ESA propuseram recomendações sobre a avaliação cardiovascular e manejo de pacientes a serem submetidos a cirurgias não cardíacas e concluíram que o ECG pré-operatório:[21,31]
    - É indicado em pacientes com doença coronariana ou outra doença cardíaca a serem submetidos a cirurgias de moderado e alto risco;
    - Pode ser considerado em pacientes assintomáticos, com fator(es) de risco, a serem submetidos a cirurgias de baixo risco;
    - Pode ser considerado em pacientes assintomáticos, sem fator(es) de risco, com idade maior que 65 anos, a serem submetidos a cirurgias de moderado e alto risco;
    - Não é recomendado em pacientes assintomáticos, sem fator(es) de risco, a serem submetidos a cirurgias de baixo risco.

Outros Exames Cardíacos

- **FT ASA:** em função de literatura escassa quanto ao impacto na evolução perioperatória de exames de avaliação cardiológica, tais como ecocardiograma, teste de estresse, teste ergométrico, propõe que sejam indicados em situações específicas após consulta com especialistas.[1]
- Segundo as mesmas recomendações da AHA, ACC, ESC e ESA, o ecocardiograma pré-operatório:[21,31]
    - Pode ser indicado em pacientes assintomáticos a serem submetidos a cirurgias de alto risco;
    - Não é recomendado em pacientes assintomáticos, sem fator(es) de risco, a serem submetidos a cirurgias de baixo risco.

Prazo de Validade dos Exames Pré-operatórios

A FT da ASA não encontrou evidências na literatura que permitam definir um prazo de validade dos exames pré-operatórios. Propõe que são aceitáveis resultados de exames realizados até seis meses antes do procedimento anestésico-cirúrgico, se a condição clínica do paciente não sofreu mudanças significativas.[1]

Exames Pré-operatórios para Cirurgia de Catarata

A revisão sistemática da Cochrane (2012), realizada com o objetivo de investigar evidências de redução de eventos adversos por meio da realização de exames pré-operatórios de rotina (pacientes ASA I) e estimar os custos desses exames em pacientes submetidos a cirurgia de correção de catarata, concluiu que esta prática de realização de exames pré-operatórios não diminuiu o risco de eventos adversos intra e pós-operatórios nem a taxa de cancelamento de cirurgias, mas aumentou o custo. Em 2014, a Academia Americana de Oftalmologia (*American Academy of Ophthalmology*) endossou a Revisão da Cochrane, da ASA e HTA, propondo a realização de exames pré-operatórios apenas quando indicados pela história clínica e/ou exame físico.[1,53,56,57]

Análise Custo/benefício dos Exames Pré-operatórios

Em 2013, a ASA liberou uma lista de exames pré-operatórios e procedimentos comumente solicitados, mas nem sempre necessários, aderindo a uma campanha nacional da *American Board of Internal Medicine* (ABIM) (2012), "*Choosing Wisely Campaign*". Esta lista identifica cinco recomendações baseadas na literatura que podem auxiliar no diálogo entre médico e paciente sobre o que é realmente necessário. Entre elas encontra-se: não obter exames pré-operatórios em pacientes ASA I ou II a serem submetidos a cirurgias de baixo risco (especificamente hemograma, bioquímica sanguínea e exames de coagulação) quando é esperada perda mínima de volume; não realizar exames de avaliação cardiológica diagnóstica (ecocardiografia transtorácica/esofágica) ou teste de estresse cardíaco em pacientes cardíacos estáveis, a serem submetidos a cirurgias não cardíacas de baixo ou moderado risco.

A despeito de estudos terem mostrado que os exames pré-operatórios em cirurgias de baixo risco não são preditores da evolução intra e pós-operatória e têm mínimo impacto sobre a conduta anestésica, o que levou às recomendações de não realização de exames pré-operatórios de rotina e, ainda, apesar da campanha "Choosing Wisely Campaign", estes continuam sendo solicitados amiúde. Este fato pode ser observado em pesquisa multicêntrica retrospectiva publicada em 2016, que inclui em torno de 900.000 pacientes submetidos a mais de um milhão de procedimentos cirúrgicos ambulatoriais, mostrando que estes são feitos com frequência, com taxas variadas dependendo das instituições, que não podem ser explicadas por fatores relacionados aos tipos de pacientes ou institucionais.[54,58,59]

Pode-se inferir a partir dessas publicações que, ainda em 2016, faz-se necessário um esforço das sociedades médicas para que os médicos, anestesiologistas, cirurgiões e clínicos solicitem exames pré-operatórios de acordo com as evidências da literatura.

RISCO INTRA E PÓS-OPERATÓRIO

Há décadas médicos procuram desenvolver métodos ou sistemas de classificação de risco de diferentes complicações e/ou de óbito nos períodos intra e pós-operatório, de curto e longo prazo. O modelo ou classificação ideal é aquele que é de rápida e fácil execução na avaliação pré-anestésica, pode ser adotado por todos os hospitais e pode predizer o risco em todos pacientes, em qualquer cenário, cirurgia eletiva, de urgência ou emergência.

Um dos mais antigos, descrito na literatura em 1941, é a classificação do estado físico da *American Society of Anesthesiologists* (ASA), conhecida como classificação da ASA. Embora tenha sido proposta como classificação de estado físico, é utilizada como avaliação do risco peroperatório em todo o mundo por médicos em geral (anestesiologistas, cirurgiões e clínicos) (Tabela 80.6), e vários estudos mostraram a correlação entre os escores da ASA e morbimortalidade. Tem como vantagens a facilidade de classificação e o fato de ser de uso amplamente difundido, e como desvantagens o fato de que avalia somente a presença ou não de comorbidades do paciente, sem considerar o procedimento cirúrgico, além da subjetividade, que torna a interpretação muito variada e individual, a não avaliação dos riscos cirúrgicos propriamente ditos e o fato de o escore valer para o momento da realização da APA, podendo ser diferente no ato da anestesia.[60,61]

A classificação em cirurgias de baixo, moderado e alto risco é baseada no risco de morte por complicações cardíacas e infarto do miocárdio (IM) nos primeiros 30 dias de PO de acordo apenas com o tipo de intervenção cirúrgica, sem considerar as comorbidades do paciente. Essa classificação é utilizada como um dos critérios para a avaliação do risco cardíaco em cirurgias não cardíacas em várias recomendações de sociedades de especialidades (Tabela 80.7).[31]

Várias classificações de risco peroperatório avaliaram a probabilidade de complicações cardiovasculares e/ou de óbito após cirurgia não cardíaca ou cardíaca, em paciente cardíaco ou não cardíaco. São exemplos os índices de Goldman, de Detsky e o RCRI (*Revised Cardiac Risk Index*); o projeto *American College of Surgeons National Surgical Quality Improvement Project* (NSQIP – *risk calculator*), o EuroSCORE II e o escore de risco em cirurgia torácica e cardíaca da *Society of Thoracic Surgeons* (STS). Alguns dos estudos citados utilizam bases de dados de hospitais para desenvolver os índices ou escores de risco

TABELA 80.6
SISTEMA DE CLASSIFICAÇÃO DO ESTADO FÍSICO SEGUNDO A ASA
APROVADA PELA *ASA HOUSE OF DELEGATES* EM 15/10/2014
(AS DEFINIÇÕES PERMANECEM AS MESMAS DA ÚLTIMA PUBLICAÇÃO E OS EXEMPLOS SÃO NOVOS)

Classificação ASA	Definição	Exemplos, incluídos, mas não limitados a:
ASA I	Paciente com saúde normal	Saudável, não tabagista, nenhum ou mínimo uso de álcool
ASA II	Paciente com doença sistêmica leve	Doenças leves, sem limitações funcionais significativas. Tabagista atual; etilista social; gestação; obesidade (30 < IMC < 40); hipertensão ou DM controladas; doença pulmonar leve
ASA III	Paciente com doença sistêmica grave	Limitações funcionais significativas; uma ou mais doenças moderadas ou graves. Hipertensão ou DM não controladas; DPOC; obesidade mórbida (IMC ≥ 40); hepatite ativa; dependência ou abuso de álcool; uso de marca-passo; redução moderada da fração de ejeção; insuficiência renal terminal com diálise regular; prematuridade; história de IAM (> 3 meses); acidente cardiovascular; acidente isquêmico transitório; doença coronariana com colocação de *stent*
ASA IV	Paciente com doença sistêmica grave com ameaça constante de morte	Eventos recentes (< 3 meses): IAM, acidente cardiovascular, acidente isquêmico transitório, doença coronariana com colocação de *stent*; isquemia coronária atual; disfunção valvar grave; redução grave da fração de ejeção; sepse; insuficiência respiratória aguda; insuficiência renal terminal sem diálise regular; coagulação intravascular disseminada
ASA V	Paciente moribundo sem expectativa de sobrevida se não for operado	Aneurisma abdominal/torácico roto, trauma maciço, sangramento intracraniano, isquemia mesentérica devida a doença cardíaca grave ou disfunção de múltiplos órgãos
ASA VI	Paciente com morte encefálica declarada, cujos órgãos estão sendo removidos para doação	

IMC = índice de massa corporal; DPOC = doença pulmonar obstrutiva crônica; DM = diabetes *mellitus*; IAM = infarto agudo do miocárdio. *A adição da letra "E" significa cirurgia de emergência.

TABELA 80.7
RISCO CIRÚRGICO DE ACORDO COM O TIPO DE INTERVENÇÃO CIRÚRGICA

BAIXO RISCO – risco < 1%	RISCO INTERMEDIÁRIO – risco entre 1% e 5%	ALTO RISCO – risco > 5%
Procedimentos endoscópicos	Endarterectomia de carótida; angioplastia periférica	Cirurgias de emergência de grande porte, especialmente no idoso
Procedimentos superficiais	Cirurgias de cabeça e pescoço; cirurgias ortopédicas	Cirurgias vasculares de grande porte, incluindo aórticas
Cirurgias de pequeno porte (ginecológicas; urológicas; ortopédicas)	Cirurgias ginecológicas ou urológicas de grande porte	Revascularização de MMII ou amputação ou embolectomia
Cirurgias oftalmológicas (p. ex. correção de catarata)	Cirurgias intraperitoneais (p. ex. esplenectomia, colecistectomia)	Procedimentos prolongados associados a grandes perdas de volume
Cirurgias de mama	Transplante renal	Pneumectomia; transplante hepático ou pulmonar; adrenalectomia

Adaptada de Kristensen SD, Knuuti J, Saraste A, et al. 2014 ESC/ESA Guidelines on non-cardiac surgery: cardiovascular assessment and management. Eur Heart J 2014;35:2383–431.[31]

ou necessitam de acesso à internet no momento da APA, o que torna difícil seu uso rotineiro (p. ex. NSQIP *risk calculator* e EuroSCORE II).[32,62-64]

Outros índices, como o APACHE II (*Acute Physiology and Chronic Health Evaluation II*), SAPS II (*Simplified Acute Physiology Score-II*), POSSUM (*Physiologic and Operative Severity Score for Enumeration of Morbidity and Mortality*) e P-POSSUM (*Portsmouth-POSSUM*) são modelos que pressupõem o uso de variáveis intra e pós-operatórias, portanto só podem ser utilizados no pós-operatório e terapias intensivas.[65]

Por outro lado, outros pesquisadores têm procurado encontrar modelos de avaliação do risco de morte por qualquer causa, no período pós-operatório. O estudo de Glance e col. (2012) propôs e validou o escore de risco de morte nos primeiros 30 dias de PO, S-MPM (*Surgical Mortality Probability Model*), tendo identificado três fatores preditores principais: estado físico (classificação da ASA); cirurgia de emergência ou não e risco cirúrgico (baixo, intermediário e alto). Segundo este modelo, o escore pode variar de 0 a 9. Quando o escore final situa-se entre 0 e 4, o risco de mortalidade por qualquer causa é menor que 0,5%; escore 5 ou 6, risco entre 1,5% e 4,0%, e escore maior ou igual a 7, risco maior que 10%.

A classificação de risco Johns Hopkins avaliou o risco peroperatório empregando como critérios a invasividade do procedimento e a perda sanguínea estimada. Os escores variam de 1 a 5, sendo classificado como "1" o menor risco, que consta de procedimentos considerados minimamente invasivos com pouca ou nenhuma perda sanguínea prevista, e "5" o risco maior, os procedimentos altamente invasivos com previsão de 1.500 mL de perda sanguínea.[66,67]

Recentemente estudos têm sido realizados na busca de desenvolver modelos estatísticos para complicações de outros órgãos, tais como: índice de risco de complicações renais e pulmonares; escore de risco de *delirium* pós-operatório; escore de fragilidade e escore de risco de acidente vascular encefálico, o que deve aprimorar ainda mais a avaliação completa dos riscos inerentes ao ato anestésico-cirúrgico.[68-72]

CONSULTAS COM ESPECIALISTAS

Existe uma escassez de evidências em relação ao impacto das consultas com especialistas no período pré-operatório na morbimortalidade peroperatória; no entanto, é lógico o raciocínio de que a otimização clínica pré-operatória com o auxílio dos colegas de outras áreas médicas seja benéfica.[73]

Hipertensão e DM não tratadas ou, apesar de tratamento, descompensadas são a principal causa de consultas clínicas em pacientes a serem submetidos a procedimentos oftalmológicos cirúrgicos, o que justificaria, segundo alguns autores, a indicação dessas consultas para todos os pacientes, independente da condição clínica prévia. Entretanto, outros autores não concordam com essa conduta e propõem que a avaliação pré-operatória seja planejada como um processo com organização e coordenação adequadas, o que permitiria a identificação de pacientes com essas comorbidades e, nestes casos, o encaminhamento para consultas clínicas.

Vários estudos mostram o excesso de encaminhamentos para consultas clínicas em pacientes de baixo risco cirúrgico e, por outro lado, um grupo de pacientes submetido a procedimentos cirúrgicos sob anestesia em condições clínicas não adequadas.[73-74]

Provavelmente, ainda sem evidências de literatura, os pacientes que devem ter maiores benefícios da consulta clínica são aqueles a serem submetidos a cirurgia de alto risco e aqueles de alto risco clínico que serão submetidos a cirurgias de risco moderado e alto. Estes pacientes devem ser encaminhados para as consultas dias ou, de preferência, semanas antes da data prevista para a cirurgia, para que possa haver otimização da condição clínica pré-operatória. As solicitações devem ser feitas por escrito, de forma clara e contendo toda informação necessária para o adequado atendimento pelo clínico. Do mesmo modo, o documento do atendimento, a conduta proposta e as conclusões devem ser de fácil e rápido acesso à equipe cirúrgica e anestésica.

INFORMAÇÕES PARA O PACIENTE

Fornecer as informações de forma adequada reduz o nível de ansiedade dos pacientes, aumenta o grau de satisfação e a adesão a tratamentos e instruções pré-operatórias. Segundo as recomendações da ESA, a quantidade de informação dada ao paciente deve ser baseada no que o paciente deseja saber; as informações devem ser fornecidas mediante consulta preferencialmente direta, podendo adicionalmente serem entregues na forma escrita ou de vídeo, as quais constituem métodos efetivos de redução da ansiedade, mas de pouco efeito clínico.[8,75]

CONSENTIMENTO INFORMADO

Todos os pacientes a serem submetidos à anestesia ou à sedação têm o direito moral e legal de serem informados sobre o que vai acontecer durante o ato anestésico. Embora o conceito de consentimento informado seja variado de acordo com o país, é consenso que o paciente e/ou responsável legal têm que entender os riscos e benefícios dos procedimentos a que serão submetidos, sendo que estes devem ter sido explicados apropriadamente pelo anestesiologista, lembrando-se das diferenças possíveis de grau de entendimento.

A Resolução CFM Nº 1.802/2006 nos seus diversos artigos determinou aos médicos anestesiologistas os itens a serem cumpridos numa anestesia, desde a APA até a alta da recuperação pós-anestésica. No anexo I, pode-se verificar que consta, entre os documentos da anestesia considerados obrigatórios, o consentimento informado (CI) específico para a anestesia. O consentimento informado para o procedimento anestésico inclui o esclarecimento de todos os procedimentos que se pretende realizar, seus benefícios e riscos, de forma clara e acessível à compreensão do paciente e à aprovação do mesmo. Existem vários modelos de CI, e o fundamental é que toda Instituição ou local de realização de procedimentos sob anestesia disponibilize um CI padrão específico para anestesia.[9,76]

PLANEJAMENTO DA ANESTESIA

O anestesiologista responsável pela APA deve determinar a condição clínica do paciente e planejar o cuidado ou manejo desse paciente em todo o período peroperatório (pré, intra e pós-anestésico) até a alta hospitalar do paciente.

Alguns itens são básicos no planejamento do ato anestésico:

1. Fornecimento de informações detalhadas ao paciente, se necessário por escrito, sobre a continuação ou suspensão de medicações de uso contínuo.
2. Avaliação da possibilidade de o paciente ter risco aumentado de:

   Tromboembolismo: embolia pulmonar fatal no período peroperatório ocorre numa frequência que varia de acordo com o tipo de cirurgia, condições clínicas e idade do paciente, entre 0,1% e 0,8% em cirurgias gerais, e de 4% a 7% em cirurgias de emergência de fratura de quadril. A conduta de tromboprofilaxia reduz significativamente esses números e é o escopo de outro capítulo. No entanto, deve-se avaliar sempre o risco de tromboembolismo venoso (TEV) na APA para que medidas adequadas sejam instituídas nos períodos pré e intraoperatório, utilizando, por exemplo, as recomendações do *American College of Chest Physicians* (2012);[77]

   Aspiração pulmonar do conteúdo gástrico: a aspiração do conteúdo gástrico é rara em pacientes submetidos à anestesia geral, entre 1:3.000 e 1:6.000 anestesias, aumentando para 1:600 em anestesias para cirurgias de emergência. Entre os principais fatores predisponentes à aspiração situam-se, em ordem decrescente: cirurgia de emergência; anestesia insuficiente; doenças abdominais; obesidade; uso de opioides; déficit neurológico; posição de litotomia; situação de intubação difícil; doença do refluxo gastresofágico e hérnia de hiato. O jejum pré-operatório é a principal medida para evitar a aspiração do conteúdo gástrico nos pacientes a serem anestesiados, e a ASA e a ESA propõem recomendações do tempo de jejum mínimo de acordo com o tipo de alimento ingerido para pacientes a serem submetidos a procedimentos eletivos, as quais serão abordadas no capítulo respectivo;[8-79]

   Náuseas e vômitos pós-operatórios: este assunto está incluído em outro capítulo, mas é preciso frisar que, já na APA, deve-se identificar os fatores de risco para náusea e vômito pós-operatórios (NVPO), entre os quais constam: gênero feminino; não tabagismo; obesidade; idade (mais frequente em adultos); ansiedade pré-operatória; história prévia de NVPO; doenças associadas; tipo de cirurgia e previsão de uso de opioides no intra ou PO. O escore de risco de NVPO de Apfel estabelece a incidência prevista de NVPO e com isso pode-se instituir uma estratégia de prevenção de NVPO.[80]

3. **Preparo psicológico e farmacológico do paciente:** Conforme já comentado neste capítulo, muitos pacientes apresentam no período pré-operatório sintomas/sinais de ansiedade e/ou depressão. Durante a APA, no momento de esclarecer as dúvidas dos pacientes e fornecer as informações sobre o procedimento anestésico, o uso de estratégias não

farmacológicas, como brinquedos e aplicativos de *smartphone*, no caso de pacientes pediátricos, e de folheto informativo e vídeo para adultos, mostrou ser um método efetivo de redução da ansiedade.[81,82]

A eficácia da APA, quanto à redução da ansiedade, sem necessidade de medicação pré-anestésica (MPA) encontra-se embasada na literatura. Entretanto, em alguns pacientes seu uso torna-se indicado, especialmente naqueles que demonstram alto nível de ansiedade. A MPA será abordada em capítulo à parte.

Essas ideias traduzem a importância da APA, considerada em algumas ocasiões como secundária no contexto geral peroperatório, mas que é parte vital de toda e qualquer anestesia. É na avaliação pré-anestésica que se demonstra todo o comprometimento com o paciente. Por isso a busca da efetividade e da eficácia na avaliação pré-operatória e, mais especificamente, na avaliação pré-anestésica é fundamental para a melhora da qualidade do ato anestésico.[11]

REFERÊNCIAS

1. Committee on Standards and Practice Parameters, Apfelbaum JL, Connis RT, Nickinovich DG; ASA Task Force on Preanesthesia Evaluation. Practice advisory for preanesthesia evaluation: an updated report by the American Society of Anesthesiologists Task Force on Preanesthesia Evaluation. Anesthesiology. 2012;116(3):522-38.
2. Solca M. Evidence-based preoperative evaluation. Best Pract Res Clin Anaesth. 2006;20(2):231-46.
3. Parker BM, Tetzlaff JE, Litaker DL, et al. Redefining the preoperative evaluation process and the role of the anesthesiologist. J Clin Anesth. 2000;12(5):350-6.
4. Pasternak LR. ASA practice guidelines for preanesthetic assessment. Int Anesthesiol Clin. 2002;40(2):31-46.
5. François C. Public demand for greater safety: What solutions can be proposed? Curr Opin Anaesthesiol. 2002;15(2):225-6.
6. Pollard JB. Economic aspects of an anesthesia preoperative evaluation clinic. Curr Opin Anaesthesiol. 2002;15(2):257-61.
7. Florentino FFM, Mathias LAST, Duval Neto GF, et al. Impacto da implantação de clínica de avaliação pré-operatória em indicadores de desempenho. Rev Bras Anestesiol. 2005;55(2):175-87.
8. De Hert S, Imberger G, Carlisle J, et al. Preoperative evaluation of the adult patient undergoing non-cardiac surgery: guidelines from the European Society of Anaesthesiology. Eur J Anaesthesiol. 2011;28(10):684-722.
9. Sociedade Brasileira de Anestesiologia. Resolução CFM 1802/2006. CFM garante maior segurança ao ato anestésico e paciente. [Internet] [Acesso em 01 apr 2016]. Disponível em: http://www.sba.com.br/normas_e_orientacoes/res_1802_2006.asp
10. McAlister FA, Bertsch K, Man J, et al. Incidence of and risk factors for pulmonary complications after nonthoracic surgery. Am J Respir Crit Care Med. 2005;171(5):514-7.
11. Mathias LAST, Mathias RS. Avaliação pré-operatória: Um fator de qualidade. Rev Bras Anestesiol. 1997;47(1):335-49.
12. Wong J, Lam DP, Abrishami A, et al. Short-term preoperative smoking cessation and postoperative complications: a systematic review and meta-analysis. Can J Anaesth. 2012;59(3):268-79.
13. Mirra AP, Meirelles RHS, Godoy I, et al. Diretriz sobre Tabagismo – parte I. Rev Assoc Med Bras. 2010;56(2):127-43.
14. SAESP – COPA 2016 Congresso Paulista de Anestesiologia. [Internet] [Acesso em 01 apr 2016]. Disponível em: https://www.saespcongressos.org.br/naofume
15. ASA Stop Smoking Initiative. [Internet] [Acesso em 01 apr 2016]. Disponível em: http://www.asahq.org/resources/clinical-information/asa-stop-smoking-initiative
16. National Institute on Drug Abuse – The Science of Drug Abuse & Addiction. [Internet] [Acesso em 01 apr 2016]. Disponível em: https://www.drugabuse.gov/
17. Pulley DD. Preoperative Evaluation of the Patient with Substance Use Disorder and Perioperative Considerations. Anesthesiol Clin. 2016;34(1):201-11.
18. Vadivelu N, Mitra S, Kaye AD, et al. Perioperative analgesia and challenges in the drug-addicted and drug-dependent patient. Best Pract Res Clin Anaesthesiol. 2014;28(1):91-101.
19. AAAAI – Latex Allergy. [Internet] [Acesso em 01 apr 2016]. Disponível em: https://www.aaaai.org/conditions-and-treatments/allergies/latex-allergy
20. Siracusa A, Folletti I, Gerth van Wijk R, et al. Occupational anaphylaxis--an EAACI task force consensus statement. Allergy. 2015;70(2):141-52.
21. Fleisher LA, Fleischmann KE, Auerbach AD, et al. 2014 ACC/AHA guideline on perioperative cardiovascular evaluation and management of patients undergoing noncardiac surgery: executive summary. J Nucl Cardiol. 2015;22(1):162-215.
22. Monteiro TCA, Alves AF. Reabilitação Cardíaca no cotidiano: Orientações para médicos e profissionais de Educação Física. Revista Práxis. Ano IV, n7 – Janeiro 2012. [Internet] [Acesso em 01 apr 2016]. Disponível em: http://web.unifoa.edu.br/praxis/numeros/07/69.pdf
23. Hartle A, McCormack T, Carlisle J, et al. The measurement of adult blood pressure and management of hypertension before elective surgery: Joint Guidelines from the Association of Anaesthetists of Great Britain and Ireland and the British Hypertension Society. Anaesthesia. 2016;71(3):326-37.
24. Cheney FW, Posner KL, Lee LA, et al. Trends in anesthesia-related death and brain damage: A closed claims analysis. Anesthesiology. 2006;105(6):1081-6.
25. Hagberg CA, Gabel JC, Connis RT. Difficult Airway Society 2015 guidelines for the management of unanticipated difficult intubation in adults: not just another algorithm. Br J Anaesth. 2015;115(6):812-4.
26. Apfelbaum JL, Hagberg CA, Caplan RA, et al. ASA Task Force on Management of the Difficult Airway. Practice guidelines

for management of the difficult airway: an updated report by the American Society of Anesthesiologists Task Force on Management of the Difficult Airway. Anesthesiology. 2013;118(2):251-70.

27. Shah PN, Sundaram V. Incidence and predictors of difficult mask ventilation and intubation. J Anaesthesiol Clin Pharmacol. 2012;28(4):451-5.

28. Maranets I, Kain Z N. Preoperative anxiety and intraoperative anesthetic requirements. Anesth Analg. 1999;89(6):1346-51.

29. Mavridou P, Dimitriou V, Manataki A, et al. Patient's anxiety and fear of anesthesia: effect of gender, age, education, and previous experience of anesthesia. A survey of 400 patients. J Anesth. 2013;27(1):104-8.

30. Bjelland I, Dahl AA, Haug TT, et al. The validity of the hospital anxiety and depression scale: an updated literature review. J Psychosomatic Res. 2002;52(2):69-77.

31. Kristensen SD, Knuuti J, Saraste A, et al. 2014 ESC/ESA Guidelines on non-cardiac surgery: cardiovascular assessment and management. Eur Heart J. 2014;35(35):2383-431.

32. Wijeysundera DN, Duncan D, Nkonde-Price C, et al. Perioperative beta blockade in noncardiac surgery: a systematic review for the 2014 ACC/AHA guideline on perioperative cardiovascular evaluation and management of patients undergoing noncardiac surgery: a report of the American College of Cardiology/American Heart Association Task Force on practice guidelines. J Am Coll Cardiol. 2014;9;64(22):2406-25.

33. Joshi GP, Chung F, Vann MA, et al. Consensus Statement on Perioperative Blood Glucose Management in Diabetic Patients Undergoing Ambulatory Surgery. Anesth Analg. 2010;111(6):1378-87.

34. Diretrizes da Sociedade Brasileira de Diabetes. [Internet] [Acesso em 01 apr 2016]. Disponível em: http://www.diabetes.org.br/images/pdf/diretrizes-sbd.pdf

35. Dhatariya K, Levy, Kilvert A, et al. NHS Diabetes guideline for the perioperative management of the adult patient with diabetes. Diabet Med. 2012;29(4):420-33.

36. Lazar HL. How important is glycemic control during coronary artery bypass? Adv Surg. 2012;46:219-35.

37. Joint Commission Online. [Internet] [Acesso em 01 apr 2016]. Disponível em: http://www.jointcommission.org/assets/1/23/jconline_January_28_15.pdf

38. Horlocker TT, Wedel DJ, Rowlingson JC, et al. Regional anesthesia in the patient receiving antithrombotic or thrombolytic therapy: American Society of Regional Anesthesia and Pain Medicine Evidence-Based Guidelines (Third Edition). Reg Anesth Pain Med. 2010;35(1):64-101.

39. American Society of Anesthesiologists Task Force on Perioperative Blood Management. Practice guidelines for perioperative blood management: an updated report by the American Society of Anesthesiologists Task Force on Perioperative Blood Management. Anesthesiology. 2015;122(2):241-75.

40. Narouze S, Benzon HT, Provenzano DA, et al. Interventional spine and pain procedures in patients on antiplatelet and anticoagulant medications: guidelines from the American Society of Regional Anesthesia and Pain Medicine, the European Society of Regional Anaesthesia and Pain Therapy, the American Academy of Pain Medicine, the International Neuromodulation Society, the North American Neuromodulation Society, and the World Institute of Pain. Reg Anesth Pain Med. 2015;40(3):182-212.

41. ASRA – American Society of Regional Anesthesia and Pain Medicine. [Internet] [Acesso em 01 apr 2016]. Disponível em: https://www.asra.com/advisory-guidelines/article/1/anticoagulation-3rd-edition

42. Williamson EM. Drug interactions between herbal and prescription medicines. Drug Saf. 2003;26(15):1075-92.

43. Desan P, Poswner S. Assessment and managment of patients with psychiatric disorders. Crit Care Med. 2004;32(4):S166-73.

44. Chou R, Gordon DB, de Leon-Casasola OA, et al. Management of Postoperative Pain: A Clinical Practice Guideline From the American Pain Society, the American Society of Regional Anesthesia and Pain Medicine, and the American Society of Anesthesiologists' Committee on Regional Anesthesia, Executive Committee, and Administrative Council. J Pain. 2016;17(2):131-57.

45. Ogunnaike BO, Jones SB, Jones DB, et al. Anesthetic considerations for bariatric surgery. Anesth Analg. 2002;95(6):1793-805.

46. Horlocker TT, Wedel DJ. Regional anesthesia in the immunocompromised patient. Reg Anesth Pain Med. 2006;31:334-45.

47. I Diretriz Brasileira de Cardio-Oncologia da Sociedade Brasileira de Cardiologia. [Interne] [Acesso em 01 apr 2016]. Disponível em: http://publicacoes.cardiol.br/consenso/2011/diretriz_cardio_oncologia.pdf

48. Nussmeier NA, Whelton AA, Brown MT, et al. Complications of the COX-2 inhibitors parecoxib and valdecoxib after cardiac surgery. N Engl J Med. 2005;352(11):1081-91.

49. Gerstein N, Carey MC, Cigarroa JE, et al. Perioperative aspirin management after POISE-2: some answers, but questions remain. Anesth Analg. 2015;120(3):570-5.

50. Fritsch G, Flamm M, Hepner DL, et al. Abnormal pre-operative tests, pathologic findings of medical history, and their predictive value for perioperative complications. Acta Anaesthesiol Scand. 2012;56(3):339-50.

51. Bock M, Fritsch G, Hepner DL. Preoperative Laboratory Testing. Anesthesiol Clin.2016;34(1):43-58.

52. National Collaborating Centre for Acute Care - Preoperatíve tests - the use of routine preoperative tests for electíve surgery. Evidence, methods & guidance, London: Nice. [Internet] [Acesso em 01 apr 2016]. Disponível em: http//www.nice.org.uk/pdf/CG3NICEguideline.pdf

53. Munro J, Booth A, Nicholl J. Routine preoperative testing: a systematic review of the evídence. Health Technol Assess. 1997;1(12):1-62.

54. Johansson T, Fritsch G, Flamm M, et al. Effectiveness of non-cardiac preoperative testing in non-cardiac elective surgery: a systematic review. Br J Anaesth. 2013;110(6):926-39.

55. Bock M, Johansson T, Fritsch G, et al. The impact of preoperative testing for blood glucose concentration and haemoglobin A1c on mortality, changes in management and complications in noncardiac elective surgery: a systematic review. Eur J Anaesthesiol. 2015;32(3):152-9.
56. Keay L, Lindsley K, Tielsch J, et al. Routine preoperative medical testing for cataract surgery. Cochrane Database Syst Rev. 2012;14;3:CD007293.
57. [Internet] [Acesso em 01 apr 2016]. Disponível em: http://www.aao.org/clinical-statement/routine-preoperative-laboratory-testing-patients.
58. Kirkham KR, Wijeysundera DN, Pendrith C, et al. Preoperative Laboratory Investigations: Rates and Variability Prior to Low-risk Surgical Procedures. Anesthesiology. 2016 Jan 28. [Epub ahead of print]
59. Onuoha OC, Arkoosh VA, Fleisher LA. Choosing wisely in anesthesiology: the gap between evidence and practice. JAMA Intern Med. 2014;174(8):1391-5.
60. Asa-physical-status-classification-system. [Internet] [Acesso em 01 apr 2016]. Disponível em: http://www.asahq.org/resources/clinical-information/asa-physical-status-classification-system.
61. Cuvillon P, Nouvellon E, Marret E, et al. American Society of Anesthesiologists' physical status system: a multicentre Francophone study to analyse reasons for classification disagreement. Eur J Anaesthesiol. 2011;28(10):742-47.
62. Riskcalculator.facs.org. American College of Surgeons National Surgical Quality Improvement Project (NSQIP). [Internet] [Acesso em 01 apr 2016]. Disponível em: http://riskcalculator.facs.org
63. Sessler DI, Sigl JC, Manberg PJ, et al. Broadly applicable risk stratification system for predicting duration of hospitalization and mortality. Anesthesiology. 2010;113(5):1026-37.
64. Nashef SA. EuroSCORE II. Eur J Cardiothorac Surg. 2012;41(4):734-44.
65. Yan J, Wang YX, Li ZP. Predictive value of the POSSUM, P-POSSUM, cr-POSSUM, APACHE II and ACPGBI scoring systems in colorectal cancer resection. J Int Med Res. 2011;39(4):1464-73.
66. Glance LG, Lustik SJ, Hannan EL, et al. The Surgical Mortality Probability Model: derivation and validation of a simple risk prediction rule for noncardiac surgery. Ann Surg. 2012;255(4):696-702.
67. Pasternak LR, Johns A. Ambulatory gynaecological surgery: risk and assessment. Best Pract Res Clin Obstet Gynaecol. 2005;19(5):663-79.
68. Trabold B, Metterlein T. Postoperative delirium: risk factors, prevention, and treatment. J Cardiothorac Vasc Anesth. 2014;28(5):1352-60.
69. Ishag S, Thakar CV. Stratification and Risk Reduction of Perioperative Acute Kidney Injury. Anesthesiol Clin. 2016;34(1):89-99.
70. Sündermann SH, Dademasch A, Seifert B, et al. Frailty is a predictor of short- and mid-term mortality after elective cardiac surgery independently of age. Interact Cardiovasc Thorac Surg. 2014;18(5):580-5.
71. Lakshminarasimhachar A, Smetana GW. Preoperative Evaluation: Estimation of Pulmonary Risk. Anesthesiol Clin. 2016;34(1):71-88.
72. Mashour GA, Moore LE, Lele AV, et al. Perioperative care of patients at high risk for stroke during or after non-cardiac, non-neurologic surgery: consensus statement from the Society for Neuroscience in Anesthesiology and Critical Care. J Neurosurg Anesthesiol. 2014;26(4):273-85.
73. Thilen SR, Wijeysundera DN, Treggiari MM. Preoperative Consultations. Anesthesiol Clin. 2016:34(1):17-33.
74. Fleisher LA. Preoperative consultation before cataract surgery: are we choosing wisely or is this simply low-value care? JAMA Intern Med. 2014;174(3):389-90.
75. Tipotsch-Maca SM, Varsits RM, Ginzel C, et al. Effect of a multimedia-assisted informed consent procedure on the information gain, satisfaction, and anxiety of cataract surgery patients. J Cataract Refract Surg. 2016;42(1):110-6.
76. Callegari DC, OI RA. Consentimento livre e esclarecido na anestesiologia. Rev Bioetica. 2010;18(2):363-72.
77. Kahn SR, Lim W, Dunn AS, et al. Prevention of VTE in nonsurgical patients: Antithrombotic Therapy and Prevention of Thrombosis, 9th ed: American College of Chest Physicians Evidence-Based Clinical Practice Guidelines. Chest. 2012;141(2 Suppl):e195S-226S.
78. Smith I, Kranke P, Murat I, et al. Perioperative fasting in adults and children: guidelines from the European Society of Anaesthesiology. Eur J Anaesthesiol. 2011;28(8):556-69.
79. American Society of Anesthesiologists Committee. Practice guidelines for preoperative fasting and the use of pharmacologic agents to reduce the risk of pulmonary aspiration. Anesthesiology. 2011;114(3):495-511.
80. Dalila V, Pereira H, Moreno C, et al. Postoperative nausea and vomiting: Validation of the Portuguese version of the Postoperative Nausea and Vomiting Intensity Score. Braz J Anesthesiol. 2013;63(4):340-6.
81. Cumino DO, Cagno G, Gonçalves VF, et al. Impact of pre-anesthetic information on anxiety of parents and children. Braz J Anesthesiol. 2013;63(6):473-82.
82. Tipotsch-Maca SM, Varsits RM, Ginzel C, et al. Effect of a multimedia-assisted informed consent procedure on the information gain, satisfaction, and anxiety of cataract surgery patients. J Cataract Refract Surg. 2016;42(1):110-6.

Avaliação do Sistema Nervoso

Atsuko Nakagami Cetl
Luiz Daniel Marques Neves Cetl

INTRODUÇÃO

O objetivo deste capítulo é mostrar que muitos aspectos do exame neurológico podem auxiliar no diagnóstico de alguns situações em que o anestesiologista pode e deve atuar; e quando existir alguma alteração no exame, pedir a avaliação de um especialista, para que haja um diagnóstico preciso, permitindo o tratamento rápido e efetivo. Este capítulo visa também lembrar que o exame neurológico, na verdade, está presente no dia-a-dia do anestesiologista, e que deve ser explorado ainda mais, lembrando que o exame deve ser feito de forma prática e direcionada, sempre procurando por sinais que possam auxiliar na condução da anestesia.

Ainda tem com objetivo saber sobre as condições neurológicas antes do procedimento anestésico-cirúrgico para que seja possível comparar com o estado do paciente no pós-operatório. É importante realizar uma avaliação clínica neurológica de forma objetiva, e anotar alterações encontradas previamente ao procedimento anestésico. Anormalidades encontradas após o procedimento podem sinalizar a necessidade de chamar um especialista ou de realizar algum exame complementar, considerando as alterações esperadas do procedimento anestésico-cirúrgico. As condições neurológicas (p. ex. nível de consciência) em que o paciente chegou à sala de cirurgia e o procedimento cirúrgico podem ser utilizados como parâmetros na decisão de despertar o paciente ou de mantê-lo sedado com assistência ventilatória no pós-operatório.

Portanto, o exame neurológico é importante para:

1. Avaliação no pré-operatório, sinalizando alterações que o anestesiologista poderá tratar imediatamente, melhorando o prognóstico do paciente;
2. Reavaliação no pós-operatório para observar se houve alguma alteração em relação ao pré-operatório (deve-se aguardar o momento adequado para se realizar esta avaliação);
3. Decidir por não despertar o paciente devido a questões cirúrgicas (como nas cirurgias de coluna alta ou fossa posterior) ou por alteração da consciência prévia à cirurgia ou por intercorrências que possam ter ocorrido no intraoperatório.

EXAME NEUROLÓGICO GERAL

Avaliação do Estado de Consciência

O anestesiologista deve avaliar se o paciente se encontra consciente ou não, contactuante, confuso ou agitado, e analisar as causas prováveis destas alterações. Quadros confusionais, associados à agitação podem preceder o quadro de coma.[1,2]

Causas comuns de coma: hipoglicemia, hiperglicemia, hipóxia, acidose, deficiência de tiamina, insuficiência hepática, insuficiência renal, hipercapnia, hipoadrenalismo, intoxicação, álcool, encefalites, encefalopatia hipertensiva, TCE (trauma crânio-encefálico), embolia gordurosa, pós comicial, hipotermia, HSA (hemorragia subaracnóidea), meningite, lesões supra e infratentoriais.[1]

O nível de consciência pode ser analisado com a Escala de Coma de Glasgow, que consiste na avaliação da abertura ocular, reação motora e resposta verbal (Tabela 81.1), sendo que o estadiamento varia de 3 a 15, considerando sempre a melhor resposta.[1,2,3] Originalmente utilizada para trauma, essa escala pode ser utilizada na prática diária pelo anestesiologista em pacientes com alteração do sistema nervoso central.

Avaliação da Pupila

Em relação às pupilas, deve-se observá-las antes da indução anestésica, pois além de sinalizar lesão do

TABELA 81.1
ESCALA DE COMA DE GLASGOW.

Parâmetro	Resposta	Escore
Abertura ocular	Abertura espontânea	4
	Estímulos verbais	3
	Estímulos dolorosos	2
	Ausente	1
Resposta verbal	Orientado	5
	Confuso	4
	Palavras inapropriados	3
	Sons ininteligíveis	2
	Ausente	1
Resposta motora	Obedece comandos verbais	6
	Localiza estímulos	5
	Retirada inespecífica	4
	Padrão flexor	3
	Padrão extensor	2
	Ausente	1

sistema nervoso, alguns pacientes podem ter anisocoria constitucional, principalmente pacientes com olhos claros (ou por uso de medicamento tópico ou doença oftalmológica), o que é um importante diagnóstico diferencial ao término do procedimento anestésico-cirúrgico; observam-se, portanto, o diâmetro das pupilas, sua simetria (isocoria) ou assimetria (anisocoria), e reflexo fotomotor (no olho examinado haverá reflexo fotomotor direto, e no olho oposto, reflexo consensual), além da discoria (alteração da forma da pupila). Os pares cranianos e estruturas relacionados à avaliação da pupila são o I par (nervo óptico) e o III par (nervo oculomotor), e o mesencéfalo. Pode-se dizer que midríase surge por lesão do III nervo, e miose na lesão do sistema nervoso simpático cervical.[1-4]

Tipos de pupilas

1. Pupila midriática não fotorreativa (chamado de uncal, por herniação bilateral ou encefalopatia anóxica); pupilas desiguais e não reativas (anisocoria por paralisia do terceiro nervo craniano, ou herniação uncal unilateral sendo que neste caso a midríase é, em geral, do mesmo lado);
2. Pupilas puntiformes (extremamente mióticas, podem ser sinal de lesões na ponte, ou devido a opioides);
3. Pupilas com flutuações no seu diâmetro sem reflexo fotomotor pode ser sinal de lesão mesencefálica;
4. Pupilas mióticas com reflexo fotomotor podem indicar alteração metabólica ou do SNC;
5. Na síndrome de Claude Bernard-Horner existe a anisocoria devido a miose ipsilateral à lesão ou bloqueio da via simpática, sendo que o reflexo fotomotor se mantém, e além da miose, apresenta semiptose palpebral e pseudoenoftamia.[3,5]

EXAME NEUROLÓGICO QUE O ANESTESIOLOGISTA PODE REALIZAR ROTINEIRAMENTE

Avaliação Motora

É importante notar fraquezas musculares ou alterações motoras relatadas pelo paciente antes de um procedimento anestésico. É aconselhável realizar um exame da força motora de forma sucinta: solicitar que o paciente movimente: o pescoço (extensão, flexão e lateralizações) para se localizar alguma limitação ou dor à movimentação, devido a sua importância no momento da intubação; em relação aos membros superiores, pedir para fechar e abrir as mãos, fletir e estender o punho e antebraço, e em seguida, realizar os movimentos contra resistência; em se tratando dos membros inferiores, solicitar que o paciente realize movimentos de flexão e extensão dos pés, pernas e coxas, e realizar contra resistência também. Deve-se comparar a força entre os lados direito e esquerdo.[3,5,6] A graduação da força de cada membro é feita de forma sucinta como descrita na Tabela 81.2.

TABELA 81.2
GRADUAÇÃO DA FORÇA MUSCULAR.

Grau	Força
0	Nenhuma contração muscular
1	Alguma contração muscular
2	Não vence a gravidade, movimento no plano horizontal
3	Vence a gravidade, não vence a resistência
4	Vence parcialmente a resistência
5	Normal

Exame Sensitivo

Perguntar se existe alguma área que sente anestesia ou parestesia (sensações de formigamento e queimação, por exemplo, em pacientes com diagnóstico de diabetes, que podem apresentar polineuropatia periférica). Relato de alterações devem ser anotado na ficha anestésica, pela possibilidade de lesão do nervo periférico após procedimento anestésico-cirúrgico devido a isquemia por compressão ou tração do nervo periférico. A lesão de nervo ulnar é o mais comum; e em segundo lugar, vem o plexo braquial. Outros nervos que podem sofrer lesão durante o intraoperatório são: radial, mediano, ciático, nervo fibular comum, nervo tibial anterior, nervo femoral, nervo safeno, e nervo obturador.[7] Portanto, mais do que saber sobre as lesões possíveis, é fazer com que o paciente fique adequadamente posicionado com a utilização de protetores como os coxins.

Acuidade Auditiva

Perguntar ao paciente se há algum déficit auditivo (se é recente ou não, e se a causa é sabida), o que deve ser anotado na ficha do paciente. Se optar pelo exame no pré-operatório, o mesmo pode ser realizado aproximando-se em cada ouvido, alternadamente, objetos que façam ruídos baixos como um relógio, e avaliar a simetria. Pode-se comparar a audição do examinador com a do paciente também.[1,4]

Nistagmo

O nistagmo é uma oscilação dos olhos; pode ser induzido ou espontâneo, e este último, geralmente, é o que chama a atenção do anestesiologista; pode ser adquirido ou congênito (o que deve ser anotado na ficha anestésica); o adquirido, geralmente está relacionado com anormalidade do sistema vestibular, e alguns medicamentos podem causar o nistagmo, tais como hipnóticos e anticonvulsivantes, além do álcool. Geralmente, o nistagmo pendular (movimentação em ambas as direções com a mesma velocidade) costuma não ser patológico; assim o nistagmo bifásico, no qual apresenta uma fase lenta para uma direção e outra fase rápida para a direção oposta, pode se correlacionar a uma alteração patológica.[1,2]

Déficit Visual (pela possibilidade de cegueira no PO[7])

Perguntar ao paciente se apresenta algum déficit visual (a opinião subjetiva que o paciente tem de seu campo visual é bastante importante), se sofreu alguma cirurgia oftalmológica recente ou utiliza alguma medicação como colírios. Para uma avaliação objetiva, peça para que o paciente identifique palavras ou números ou objetos, com cada olho alternadamente (não apertar o olho que está sendo tapado).[4] A avaliação no pós-operatório deve ser realizado quando o paciente estiver bem desperto, na sala de recuperação pós-anestésica.

Alteração de Fala

Relatar alteração de fala na ficha anestésica de forma sucinta; é avaliada durante toda a avaliação pré-anestésica. Afasia (ausência total da fala, que pode ser de Broca ou afasia de expressão, de Wernicke ou sensorial, e afasia nominal ou anômica); disfonia (distúrbio de produção da voz, sendo as causas local ou alteração das cordas vocais, e lesão do nervo vago); disartria (alteração na coordenação da respiração, cordas vocais, laringe, palato, língua e lábios, dificultando a integração dos processos da fala); por exemplo, paciente com parkinsonismo pode apresentar disartria extrapiramidal; quando há intoxicação alcoólica ou por fenitoína, pode haver a disartria cerebelar).[1,3,6]

Avaliação da Marcha/coordenação

Na avaliação pré e pós-anestésica o exame do equilíbrio pode ser dificultoso, pois é importante que o paciente esteja na atitude ereta e que a marcha seja observada; portanto, é aconselhável que o paciente relate alguma dificuldade de forma subjetiva, e que isso seja registrado. O médico cirurgião pode relatar alguma alteração que o paciente possa apresentar. As causas de alteração da marcha podem ser: doença de Parkinson (perguntar se houve melhora com o tratamento), doença cerebrovascular, paralisia cerebral, esclerose múltipla, compressão medular, neuropatia periférica, medicamentos como a fenitoína, álcool, hidrocefalia de pressão normal, acidente vascular cerebral, lesão piramidal; em relação à coordenação. Pode-se fazer o teste índice-nariz (solicitar ao paciente que toque o dedo do examinador com o dedo indicador e depois toque o próprio nariz, e repetir mais rapidamente), movimentos repetidos, teste calcanhar-joelho (com o paciente deitado, peça que levante a perna e coloque o calcanhar no joelho e depois desliza o calcanhar ao longo da outra perna); as causas de alteração da coordenação podem ser: síndromes cerebelares, desmielinização, trauma, tumor, anticonvulsivantes, álcool, doença vascular, hipotiroidismo.[1,3,4]

Reflexo Cutaneoplantar

A estimulação da planta do pé no sentido póstero-anterior, provoca a flexão do hálux e artelhos após o primeiro ano de vida; o reflexo cutaneoplantar em extensão (ou sinal de Babinski) significa que ocorreu lesão dos neurônios motores superiores.[1,2,4] Pode sinalizar lesão (como hematomas) do SNC em pacientes que não despertam de uma sedação.

AVALIAÇÃO NO PÓS-OPERATÓRIO

Repetir a avaliação realizada no pré-operatório, fazer a comparação, e correlacionar com alterações anestesiológicas esperadas. O exame neurológico pode ser realizado quando o paciente estiver desperto na sala de recuperação anestésica. No entanto, deve-se lembrar que alguns sinais neurológicos anormais podem persistir por mais de 60 a 120 minutos, sem que haja algum dano neurológico: são as alterações transitórias do exame neurológico no período pós-anestésico. Dependendo do anestésico utilizado, essas alterações podem variar de acordo com o sinal neurológico utilizado e o tempo de duração. Essa variabilidade pode ser devido a recuperação em tempos diferentes das estruturas do SNC (sistema nervoso central).[8] Durante a indução anestésica e a superficialização da consciência, é possível que ocorram alterações pupilares que podem ser confundidas com lesões do Sistema Nervoso.[9] Alguns estudos demonstraram que a recuperação anestésica correlaciona-se com o retorno à normalidade dos reflexos pupilar e ciliar.[8]

O paciente pode apresentar delirium pós-operatório, além da cegueira no PO. Portanto, o exame neurológico sucinto prévio do paciente é importante para que possa dizer se a alteração está relacionada com o procedimento anestésico-cirúrgico ou não.

No caso do delírium pós-operatório (PO), os pacientes podem se apresentar hipoativos ou hiperativos, e pode estar associada a alterações como a demência preexistente ou história prévia de delirium no PO. Pode ocorrer também a disfunção cognitiva pós-operatório, no qual qualquer aspecto do paciente pode ser afetado, como personalidade, memória, motivação, e performance nas atividade diárias, e pode ocorrer após qualquer tipo de anestesia ou cirurgia.[10]

Paciente submetido a cirurgia de fossa posterior (por exemplo, devido a tumor cerebral) poderá apresentar dificuldade para deglutir, falar e proteger a via aérea, devendo-se considerar a manutenção do suporte ventilatório.[11] A extubação pode ser postergada se o procedimento cirúrgico for realizado na região cervical alta (acima de C_4) por manipulação e edema.[12]

O nível de consciência prévio ao procedimento anestésico-cirúrgico, deve ser levado em consideração para se optar pela extubação ou não.

CAUSAS NEUROLÓGICAS QUE PODEM EXIGIR AÇÃO IMEDIATA DO ANESTESIOLOGISTA

AVC Isquêmico e Hemorrágico

Neste caso poderá apresentar déficit motor, e alterações de consciência ou fala; e o paciente pode apresentar história de AVC prévio. Considerar avaliação de um especialista.

Síndrome Epiléptica

Descobrir possível causa (metabólica, alteração do SNC, febre, epilepsia prévia), determinar tipo de crise (parcial simples ou complexa, generalizada), frequência das crises (controlado ou não), e perguntar sobre medicamentos em uso (que pode ser mantida durante o intraoperatório). No período pós-ictal, poderá haver alteração de nível de consciência após um estado epiléptico tônico-clônico generalizado; neste caso o anestesiologista poderá dar suporte clínico como reintroduzindo a medicação em uso e auxiliá-lo na parte ventilatória. Considerar orientações de um especialista.

Parkinson

É importante saber sobre os aspectos farmacológicos do efeito do medicamento (o que controla o tremor), observar efeitos anômalos do medicamento (discinesia ou movimentos anômalos), retomar o tratamento o quanto antes.[3]

TCE (Trauma Cranioencefálico)

Pode ser grave, moderada ou leve. Se o paciente estiver com diagnóstico de TCE grave (glasgow abaixo de 8) considerar agir rapidamente (uso de manitol, ventilação, sedação, manutenção da pressão arterial adequada para a perfusão cerebral, e liberar o mais rapidamente possível para que o cirurgião possa iniciar o procedimento, como a drenagem do hematoma cerebral.)[11]

HSA (Hemorragia Subaracnóidea)

O anestesiologista deve saber o significado das escalas de Hunt-Hess e de Fisher (que é definido à partir da tomografia computadorizada) para que possa avaliar a gravidade da doença[11] (Tabelas 81.3 e 81.4).

TABELA 81.3 CLASSIFICAÇÃO DE HUNT E HESS.	
Grau	Descrição
1	Assintomático, cefaleia leve, discreta rigidez de nuca
2	Cefaleia moderada a grave, rigidez de nuca, paralisia de nervo craniano sem outro déficit neurológico
3	Sonolência, confusão mental, déficit focal neurológico leve
4	Estupor, hemiparesia moderada a grave, possível rigidez precoce em decerebração e distúrbios vegetativos
5	Coma profunda, rigidez em decerebração, aparência moribunda

TABELA 81.4 ESCALA DE FISHER.	
Grupo	Tomografia computadorizada
1	Ausência de sangue
2	Sangramento difuso ou com espessura menor ou igual a 1 mm
3	Coágulo com espessura maior que 1 mm
4	Coágulo intraparenquimatoso ou intraventricular, com ou sem HSA

Cefaleia

Se o paciente não tem histórico de cefaleia prévia, investigar outro fator que possa estar causando a cefaleia (metabólica ou alteração do SNC).

Tontura e Síncope

Verificar possíveis etiologias (alteração cardíaca ou alteração do SNC)

Alteração Metabólica

Ficar atento ao sinal de tetania como o sinal de Chvostek (estimulando o nervo facial) e sinal de Trousseau (com a compressão do braço com torniquete ou esfigmomanômetro, ocorrerá flexão do punho e da região metacarpofalangeana); eles podem sinalizar hipocalcemia, alcalose ou hipomagnesemia.[2]

Alteração Infecciosa (meningite, abscesso cerebral)

Pode apresentar sinais de irritação meníngea como rigidez de nuca, sinal de Brudzinski (ao fletir passivamente o pescoço, ocorre flexão das coxas e dos joelhos), e sinal de Kernig (paciente apresenta dor e reação à extensão passiva das pernas quando o paciente está em decúbito dorsal e as coxas estão semifletidas).[1,2,4]

INTOXICAÇÃO EXÓGENA E EXAME NEUROLÓGICO

Outro aspecto em que o anestesiologista deve estar atento no seu dia-a-dia é quanto a intoxicação exógena, que pode alterar a condução do procedimento anestésico. Alguns sinais relacionados a esta situação devem ser lembrados:

1. Podem causar alterações oculares:
   - **Miose:** agentes colinérgicos (como a fisostigmina, inseticida de carbamato, nicotina, organofosfatos, pilocarpina), opioides, barbitúricos, fenotiazinas, álcool, ácido valproico, clonidina, tetra-hidrozolina, oximetazolina;
   - **Midríase:** simpaticomiméticos (anfetamina, cocaína, dopamina, inibidores de monoaminoxidase, LSD ou dietilamida do ácido lisérgico, nicotina), anticolinérgicos (anti-histamínicos, antidepressivos tricíclicos, atropina, carbamazepina, glutetimida), vegetais beladonados[13,14]
   - **Nistagmo:** podem causar nistagmo horizontal, os barbitúricos, o álcool, a carbamazepina, e a fenitoína; fenciclidina pode causar nistagmo horizontal, vertical e rotatório[2,13,14]

2. Podem causar síndromes tóxicas com alterações neurológicas:
   - **Síndrome anticolinérgica** (caracterizada po alteração do estado mental, como confusão e agitação, pupilas dilatadas e fixas, e cicloplegia ou incapacidade de acomodação para a visão de perto, além de mucosas seca, hipertermia e rubor, retenção urinária e diminuição do ruído hidro-aéreo), que pode ser causada por anti-histamínico, antidepressivo tricíclico, fármaco antipsicótico, relaxante muscular, fármaco antiparkinsoniano, atropina, escopolamina.[13,14]
   - **Síndrome simpaticomimética** (caracterizada por agitação, pupilas dilatadas, tremores, convulsões, além de hipertensão, taquicardia, hipertermia, sudorese, e arritmias), que pode ser causada por cocaína, teofilina, anfetaminas, cafeína, efedrina, pseudoefedrina, fenciclidina, inibidores de monoaminoxidase, antipsicóticos (no caso de síndrome neuroléptica maligna), inibidores de recaptação de serotonina (no caso de síndrome serotoninérgico)[13,14];
   - **Síndrome colinérgica muscarínica:** bradicardia, miose, sudorese, broncoespasmo, salivação excessiva, incontinência urinária (p. ex. o betanecol)[13]

REFERÊNCIAS

1. Fuller G. Exame neurológico simplificado. [Tradução Joaquim Pereira Brasil Neto]. 5.ed. Rio de Janeiro: Elsevier, 2014.
2. Campbell WW. The DeJong's Neurologic Examination. 7.ed. Philadelphia: Lippincott Williams & Wilkins, 2013.
3. Nitrini R, Bacheschi LA. A neurologia que todo médico deve saber. 2.ed. São Paulo: Atheneu, 2003.
4. Speciali JG. Semiotécnica neurológica. Ribeirão Preto: Medicina, 1996.
5. Saraiva Martins H, Brandão Neto RA, Scalabrini Neto A, et al. Emergências Clínicas – Abordagem prática. 10.ed. Baruerí/SP: Manole, 2015.
6. Brust JCM. A prática da neurociência. [Tradução de Marcio Moacyr Vasconcelos]. 1.ed. Rio de Janeiro: Reichmann & Affonso Ed, 2000.
7. Miller RD. Miller's Anesthesia. 8.ed. Philadelphia: Elsevier, 2015.
8. Soares LF, Helayel PE, Oliveira Filho GR, et al. Alterações transitórias do exame neurológico durante o despertar da anestesia com enflurano, isoflurano ou sevoflurano. Rev Bras Anestesiol. 2001;51(6):465-73.
9. Silva MCSAJ. Anisocoria durante anestesia geral – relato de 3 casos. Rev Bras Anestesiol. 1987;37(6):409-11.
10. Spoors C, Kiff K. Training in Anaesthesia – the essential curriculum. 1.ed. Oxford: Oxford University Press, 2010.
11. Mongan PD, Soriano III SG, Sloan TB. A practical Approach to neuroanesthesia. 1.ed. Philadelphia: Lippincott Williams & Wilkins, 2013.
12. Farag E. Anesthesia for spine surgery. 1.ed. Cambridge: Cambridge University Press, 2012.
13. Oslon KR. Manual de toxicologia clínica. [Tradução de Denise Costa Rodrigues, Maria Elisabete Costa Moreira]. 6.ed. Porto Alegre: Artmed/McGraw Hiil Education, 2014.
14. Andrade Filho A, Campolina D, Borges Dias M. Toxicologia na prática clínica. 2.ed. Belo Horizonte: Folium, 2013.

82

Avaliação do Sistema Respiratório

Luiz Fernando dos Reis Falcão
Luiza Helena Degani Costa Falcão

INTRODUÇÃO

Complicação pós-operatória é a ocorrência de uma alteração inesperada que acarreta prejuízo ao bem-estar do doente ou desvio do resultado esperado após um procedimento operatório. As complicações pulmonares pós-operatórias (CPP) ocorrem até trinta dias após o procedimento cirúrgico, alteram o quadro clínico do doente e podem ou não necessitar de intervenção terapêutica medicamentosa.

Sabe-se que a maioria dos procedimentos cirúrgicos está relacionada a alteração da função pulmonar[1-3], geralmente leve ou moderada, mas ocasionalmente grave.[4] Tais complicações pulmonares são causas importantes de morbimortalidade perioperatória[5,6] e têm sido relatadas em 1 a 2% de todos os pacientes submetidos a cirurgias de pequeno ou médio porte, podendo chegar a 10% a 20% naqueles submetidos a cirurgia abdominal alta ou torácica.[5,6] Há relatos de ocorrência de 3% de lesão pulmonar aguda (LPA) após cirurgias eletivas, sendo esta uma importante causa de insuficiência respiratória pós-operatória[4]. No estudo mais recente sobre o assunto, chamado LAS VEGAS Study (*Local Assessment of Ventilatory Management During General Anesthesia for Surgery and Effects on Postoperative Pulmonary Complications*", foi identificado a incidência de 10,4% de CPP na população geral, chegando a 21% nos pacientes de alto risco para complicações pulmonares identificado com o escore ARISCAT > 26.

As complicações pulmonares podem ser classificadas de acordo com seu potencial de morte em maiores (insuficiência respiratória aguda, ventilação mecânica e ou intubação traqueal por tempo superior a 48 horas e pneumonia) ou menores (traqueobronquite purulenta, atelectasia com repercussão clínica e broncoespasmo). A realização de adequada avaliação pré-operatória do risco pulmonar permite a instituição de medidas capazes de reduzir tais complicações e consequentemente a morbimortalidade perioperatória e o tempo de internação hospitalar. Via de regra, é recomendável que pacientes com doenças respiratórias prévias sejam avaliados por um pneumologista. Vale ressaltar que pacientes pneumopatas, a exemplo dos portadores de doença pulmonar obstrutiva crônica (DPOC), e aqueles portadores de síndrome de apneia obstrutiva do sono (SAOS) geralmente apresentam outras comorbidades como hipertensão, diabetes *mellitus*, doença arterial coronariana, arritmias e insuficiência cardíaca, que aumentam também o risco de complicações cardiovasculares, metabólicas e renais no pós-operatório. Desta forma, a avaliação perioperatória deve invariavelmente traçar um perfil clínico global do doente.

Diversos fatores preditivos foram identificados para CPP e estão relacionados às condições clínicas prévias e às características do procedimento anestésico-cirúrgico. Idade superior a 60 anos, doença pulmonar pré-existente, tabagismo e alterações espirométricas prévias (VEF_1 < 1L) se associam a alto risco pulmonar. Da mesma forma, a duração da anestesia (> 3 horas), cirurgias de cabeça e pescoço, tórax e de abdome superior e uso de sonda nasogástrica no pré-operatório aumentam a incidência de eventos respiratórios.

Dado que complicações pulmonares estão associadas à piora do desfecho pós-operatório,[7] neste capítulo discutiremos os principais fatores clínicos e as estratégias perioperatórias visando a redução das complicações pulmonares do paciente cirúrgico.

AVALIAÇÃO PRÉ-OPERATÓRIA DO CANDIDATO À PROCEDIMENTOS CIRÚRGICOS GERAIS

Na avaliação do risco pulmonar pré-operatório, deve-se levar em conta as condições clínicas, as características do procedimento cirúrgico, a técnica anestésica e o caráter da cirurgia (eletiva *versus* urgência/emergência).

O caráter emergencial da cirurgia não exime o médico da realização da avaliação pré-operatória, mesmo que sucinta, tendo em vista a possibilidade da instituição de medidas preventivas de complicações.

Não existem modelos de estratificação de risco pulmonar validados. Apresentamos neste capítulo uma sugestão de avaliação inicial com base nas diretrizes do *American College of Physicians*[8] e na experiência do ambulatório de avaliação pré-operatória das disciplinas de Pneumologia e Anestesiologia, Dor e Medicina Intensiva da Escola Paulista de Medicina (EPM-Unifesp).

Toda a avaliação depende fundamentalmente da anamnese e exame físico, considerando os exames complementares *a posteriori*, que serão solicitados de forma direcionada. A seguir, serão discutidos de forma sistematizada os fatores de risco.

Aspectos Relacionados à Cirurgia

Em geral, em procedimentos cirúrgicos nos quais não há abertura de cavidades ou manipulação da via aérea, o risco para ocorrência de CPP é baixo. Procedimentos realizados dentro de cavidades induzem maiores alterações no sistema respiratório quando comparados a procedimentos periféricos. Cirurgias torácicas e abdominais (principalmente com incisões em andar superior do abdome) são os procedimentos não cardíacos com maior risco de complicações pulmonares.[8-10] A abordagem por via laparoscópica pode minimizar estas alterações, mas não abole o risco de CPP.

A cirurgia cardíaca apresenta risco peculiar para CPP. Na revascularização do miocárdio, a dissecção da artéria torácica interna pode predispor a lesões temporárias ou perenes do nervo frênico. Após a circulação extracorpórea (CEC), a disfunção pulmonar é bem descrita, mas pobremente compreendida.[11] Embora a incidência de síndrome do desconforto respiratório agudo (SDRA) após CEC ser baixa (< 2%), a mortalidade é alta (> 50%).[12] Durante a CEC, ambos os pulmões são mantidos colapsados. Se não forem tomadas medidas imediatamente após o término da CEC, os pulmões serão recrutados lentamente e mais da metade do pulmão pode permanecer com atelectasia um a dois dias após a cirurgia, com *shunt* intrapulmonar ao redor de 20 a 30% do débito cardíaco.[13] A duração da CEC tem relação direta com a incidência de complicações respiratórias pós-operatórias,[14] assim como a intensidade do edema intersticial pulmonar.[15] Alterações pulmonares graves com edema intersticial e alveolar podem ocorrer quando o período da CEC excede 150 minutos.[14]

Duração do procedimento cirúrgico maior do que 3 horas é fator de risco independente para a ocorrência de complicações pulmonares pós-operatórias. Cirurgias realizadas em caráter emergencial também se associam à maior incidência de CPP, uma vez que não há tempo hábil para a estabilização de doenças de base e preparo adequado para o procedimento.[8]

Aspectos Relacionados à Anestesia

A anestesia geral é apontada em diversos estudos como fator de risco para a ocorrência de CPP. A utilização de bloqueadores neuromusculares para adequado relaxamento cirúrgico pode ser uma importante causa de complicação respiratória e surgimento de hipoxemia no pós-operatório. Isto ocorre principalmente devido à presença de bloqueio neuromuscular residual.[16] O uso de bloqueador neuromuscular de longa duração aumenta esta incidência, por deprimir o reflexo de tosse e permitir microaspirações do conteúdo gástrico.[17] A exposição prolongada aos anestésicos gerais é capaz de promover alterações de trocas gasosas e imunossupressão temporária devido à redução da produção de surfactante, aumento da permeabilidade alveolocapilar, comprometimento da função de macrófagos alveolares e lentificação da depuração mucociliar.

Durante a anestesia geral, a posição supina e a ventilação invasiva promovem alterações na mecânica ventilatória por prejudicarem a ação do diafragma, o que resulta em redução dos volumes e capacidades pulmonares. Como consequência, em até 90% dos pacientes anestesiados ocorrem atelectasias, que promovem distúrbios na relação ventilação-perfusão (V_A/Q), prejudicam a complacência pulmonar e explicam o aparecimento da hipoxemia. A persistência das áreas de atelectasia no pós-operatório, associada à disfunção transitória da musculatura respiratória e eventual dor ventilatório-dependente após procedimentos torácicos e/ou abdominais, resulta em aumento do trabalho respiratório[11] (Tabela 82.1).

TABELA 82.1
EFEITOS DA ANESTESIA NO SISTEMA RESPIRATÓRIO.

1	**Parênquima pulmonar** Diminuição dos volumes pulmonares e da capacidade vital Aumento do volume de fechamento Diminuição da complacência pulmonar Aumento do trabalho ventilatório
2	**Vias aéreas** Broncodilatação (anestésicos inalatórios) Broncoconstrição Diminuição da depuração ciliar de muco
3	**Controle ventilatório** Diminuição da resposta ventilatória à hipercapnia, hipoxemia e acidose
4	**Circulação Pulmonar** Diminuição da vasoconstrição reflexa à hipóxia (anestésicos inalatórios)
5	**Troca gasosa** Aumento do gradiente de O_2 alveolar-arterial secundário à alteração da relação V_A/Q
6	**Função Imunológica** Diminuição da atividade bactericida dos macrófagos alveolares e brônquicos Aumento da liberação de citocinas pró-inflamatórias

Na anestesia regional, os efeitos ventilatórios irão depender do tipo e extensão do bloqueio motor. Em anestesia peridural ou subaracnóidea extensa, com bloqueio de segmentos torácicos, há redução da capacidade inspiratória e do volume de reserva expiratório de 20% para zero[18]. A função diafragmática, entretanto, geralmente é poupada mesmo nos casos de extensão inadvertida do bloqueio de neuroeixo para níveis cervicais[19]. Habitualmente, a anestesia regional altera minimamente as trocas gasosas. Assim, a oxigenação arterial e a eliminação de dióxido de carbono durante a raquianestesia e peridural estão preservadas. Isso corrobora com o fato de não existir redução da capacidade residual funcional e alteração da relação V_A/Q durante a anestesia peridural. Exceção ocorre com os pacientes obesos mórbidos, em que o bloqueio da musculatura abdominal provoca redução de até 25% do volume expiratório forçado no primeiro segundo (VEF_1) e da capacidade vital forçada (CVF), além de interferir com a habilidade de tossir e eliminar secreções traqueobrônquicas.[20] A anestesia peridural tem como vantagens adicionais a redução da necessidade de opioides e contribuir para a adequada analgesia pós-operatória.

O bloqueio do plexo braquial via interescalênica associa-se frequentemente ao bloqueio do nervo frênico ipsilateral[21, 22], devido a dispersão cefálica do anestésico e a proximidade do feixe nervoso, que tem origem nas raízes cervicais C_3 a C_5. Após o bloqueio interescalênico, a incidência da paralisia hemidiafragmática chega a 100%.[21, 23-26] Daí resultam alterações da mecânica pulmonar, potencialmente deletérias em pacientes com limitação da reserva ventilatória. A redução do volume de anestésico local de 20 para 5 mL, por meio do bloqueio de plexo braquial guiado por ultrassom reduz a incidência da paralisia diafragmática de 100 para 45%.[27] Em pacientes saudáveis, a paralisia diafragmática associada ao bloqueio do plexo braquial, habitualmente, não traz sintomas. Desaconselha-se, entretanto, realizar este bloqueio em pacientes portadores de doença pulmonar grave.[28] *Urmey* e *McDonald*[23] contraindicam o bloqueio interescalênico em pacientes que não tolerem 25% de redução na função pulmonar. Entretanto, Falcão e colaboradores[29] demonstraram a possibilidade do bloqueio de plexo braquial guiado por ultrassom com 2 a 4 mL de bupivacaína 0,5% com vasoconstritor e menor disfunção pulmonar no pós-operatório. Estudos, ainda em fase de andamento, do nosso grupo de pesquisa da EPM-Unifesp, utilizando a tecnologia da tomografia por impedância elétrica, têm demonstrado que mesmo utilizando baixo volume de 4 mL de anestésico local no bloqueio interescalênico ainda há disfunção diafragmática, porém com a recuperação da função pulmonar sendo mais precoce quando comparado ao volume padrão de 15 mL de anestésico local (Figura 82.1).

Altintas e col.,[30] observaram que o bloqueio interescalênico com bupivacaína associa-se a maior redução da CVF, VEF_1 e pico de fluxo expiratório (PFE) que o encontrado em pacientes anestesiados com ropivacaína. Em doses equipotentes, no que concerne à analgesia, a ropivacaína produz menor grau de bloqueio motor e maior capacidade para bloquear as fibras A-delta e C que a bupivacaína.[31]

Aspectos Relacionados ao Paciente

A idade avançada está associada ao maior risco de desenvolvimento de CPP, mesmo quando ajustada para comorbidades. Este risco aumenta significativamente a cada década de vida, a partir dos 60 anos.[8] A dependência parcial ou total para a realização de atividades de vida diária e atividades instrumentais de vida diária também se associam ao maior risco de CPP.[8]

O tabagismo é um fator de risco independente para a ocorrência de CPP, mesmo que não haja doença pulmonar crônica concomitante. O impacto do mesmo é maior nos doentes com carga tabágica superior a 20 anos/maço e naqueles que persistiram fumando nos 2 meses antes do procedimento cirúrgico.[8, 32]

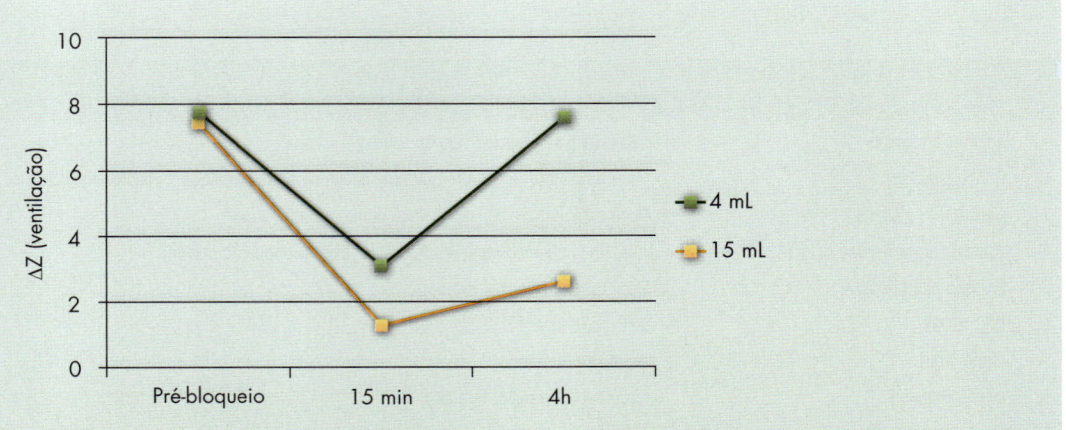

Figura 82.1 — Alterações na ventilação pulmonar regional antes, 15 min e 4h após o bloqueio de plexo braquial via interescalênico guiado por ultrassom com 4 mL (verde) e 15 mL (laranja) de bupivacaína 0,5% com vasoconstritor.

O efeito prejudicial do tabagismo no pós-operatório é multifatorial e influenciado pelo monóxido de carbono, pela nicotina e por outros elementos com capacidade de induzir processo inflamatório e estresse oxidativo. O efeito pró-inflamatório da fumaça do cigarro aumenta a incidência de complicações cardiovasculares, infecciosas e dificulta a cicatrização da ferida cirúrgica, além de estar associado à maiores tempo de internação hospitalar e em unidade de terapia intensiva.[33]

Pacientes com IMC ≥ 40 kg.m^{-2} apresentam até 30% de chance de desenvolver atelectasias e/ou pneumonia no pós-operatório de cirurgias abdominais. O estudo LAS VEGAS aponta a incidência de 14,1% de CPP nos pacientes com IMC > 35 kg.m^{-2}. Adicionalmente, esses doentes têm risco aumentado de tromboembolismo e infecção de ferida operatória quando comparados aos indivíduos eutróficos[34]. De forma semelhante, pacientes evoluindo com perda aguda de peso e/ou desnutridos com hipoalbuminemia (albumina sérica < 3,5 g.L^{-1}) também apresentam maior incidência de CPP.[8]

Pacientes com doenças pulmonares crônicas preexistentes (ex.: DPOC), mesmo clinicamente estável e com a doença controlada, apresentam risco substancialmente aumentado de CPP. A instrumentação da via aérea nestes doentes pode levar à exacerbação do processo inflamatório brônquico, com piora da hiperreatividade e maior risco de broncoespasmo. A colonização bacteriana crônica das vias aéreas, associada à imunossupressão temporária induzida pelo procedimento cirúrgico e aumento do trabalho respiratório também contribuem para o aumento de complicações.[33] De maneira geral, o risco e a gravidade das complicações pós-operatórias são proporcionais ao grau de comprometimento clínico e espirométrico pré-cirúrgico (moderado se VEF$_1$ entre 50% e 80% e grave se VEF$_1$ < 50%). O prognóstico é pior nos doentes que já apresentam hipertensão arterial pulmonar e necessidade de oxigenoterapia domiciliar.[35, 36]

Embora as pneumopatias restritivas pareçam se associar aos eventos adversos respiratórios, a literatura ainda apresenta resultados controversos. A anestesia geral e a ventilação mecânica podem aumentar o risco de exacerbação inflamatória de doenças parenquimatosas fibrosantes e promover a SDRA.[37] Da mesma forma, há uma diminuição de até 60% das variáveis espirométricas em cirurgias de correção de escoliose e muitos destes pacientes já apresentam distúrbio ventilatório restritivo grave pregresso, o que contribui para maior demora na sua extubação. O pico de queda dos volumes pulmonares ocorre no terceiro dia de pós-operatório e a recuperação dos valores aos níveis basais pode demorar até dois meses.[38]

Além de identificar a presença de doenças pulmonares crônicas, é necessário avaliar o grau de controle dos sintomas com o tratamento específico utilizado naquele momento. Muito frequentemente os pacientes tendem a superestimar sua condição pulmonar, motivo pelo qual se sugere que os sintomas respiratórios sejam indagados ativamente pelo médico, de preferência utilizando questionários padronizados.

A síndrome da apneia obstrutiva do sono (SAOS) está presente em até 22% da população adulta submetida a tratamento cirúrgico, porém quase 70% desses não tem diagnóstico antes da avaliação pré-operatória.[39] Sendo assim, a investigação ativa de sintomas como roncos, episódios de apneia observados pelo acompanhante e sono não reparador com sonolência diurna excessiva deve ser rotineiramente incluída na anamnese pré-operatória. As características observadas que predispõem à existência de SAOS incluem gênero masculino, idade acima de 50 anos, IMC > 30 kg.m^{-2}, circunferência do pescoço maior que 40 cm, desvio de septo, hipertrofia tonsilar, laringomalácia, traqueomalácia, síndrome de Down, micrognatia, acondroplasia, acromegalia e macroglossia. Existem questionários validados para rastreamento de SAOS no período perioperatório, tais como o questionário de Berlin,[40] o *ASA OSA scoring checklist*[41] e o STOP-Bang[42] (Tabela 82.2). A Figura 82.2 mostra as etapas sugeridas no manuseio dos pacientes com SAOS submetidos a cirurgia eletiva.[43]

TABELA 82.2
ESCORE STOP-BANG UTILIZADO COMO TRIAGEM DE SAOS NA AVALIAÇÃO PRÉ-OPERATÓRIA.

	Variável analisada	Pergunta a ser feita/achado ao exame
S	Ronco (*snoring*)	Você ronca alto? Mais alto que uma conversa ou tão alto que é possível escutá-lo com a porta fechada?
T	Cansaço (*tiredness*)	Você está sempre cansado? Você dorme durante o dia?
O	Apneia comprovada (*observed apnea*)	Alguém já observou que você para de respirar enquanto dorme?
P	Pressão alta (*pressure*)	Você tem hipertensão arterial?
B	IMC (*BMI*)	IMC > 35 kg.m^{-2}
A	Idade (*age*)	Acima de 50 anos
N	Pescoço (*neck*)	Circunferência maior que 40 cm
G	Gênero (*gender*)	Masculino

Alto risco para SAOS: ≥ 3 repostas positivas.
Baixo risco para SAOS: < 3 respostas positivas.

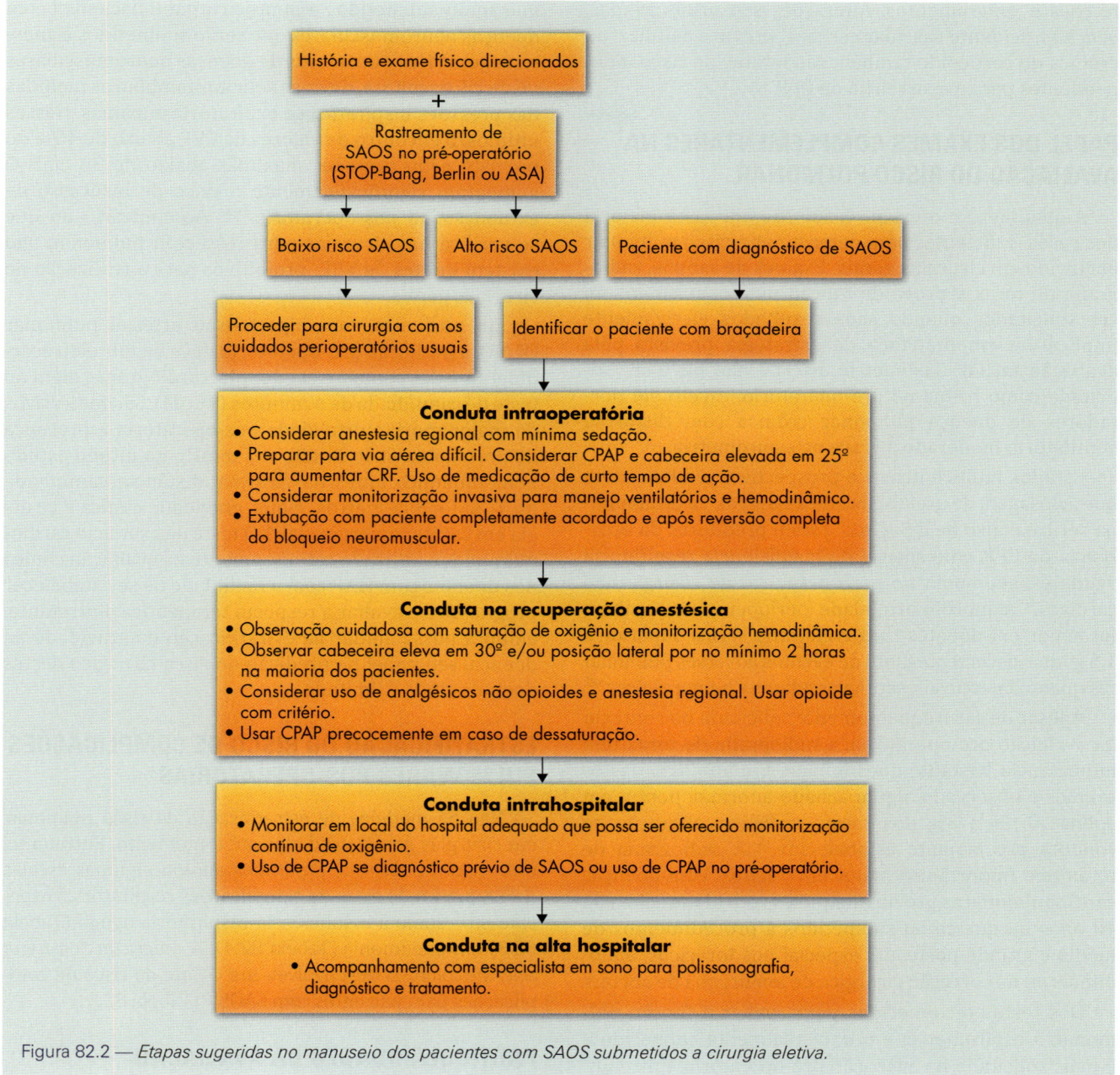

Figura 82.2 — *Etapas sugeridas no manuseio dos pacientes com SAOS submetidos a cirurgia eletiva.*

No primeiro dia pós-operatório há fragmentação e diminuição do tempo total de sono, com abolição do sono REM. Nos dias subsequentes, o rebote de sono REM e a consequente piora da apneia do sono têm sido associados à ocorrência de CPP e complicações cardiovasculares. O uso de analgésicos e sedativos (especialmente opioides e benzodiazepínicos) também contribuem na medida em que diminuem o tônus faríngeo. A presença de SAOS aumenta o tempo de internação e as chances de hipoxemia e reintubação no pós-operatório, além de se associar à maior incidência de arritmias, síndrome coronariana aguda e morte súbita.[43]

Portadores de doenças clinicamente controladas (estado físico ASA PII) sabidamente apresentam menor morbimortalidade perioperatória (0,2%).[8] Dessa forma, aqueles doentes em que se identificam controle clínico inadequado dos sintomas (ASA PIII e IV) devem primeiramente ter a terapêutica maximizada antes de serem submetidos a procedimentos anestésico-cirúrgico, salvo em situações em que a cirurgia tem caráter emergencial.

O etilismo crônico com consumo superior a 60 g.dia^{-1} de etanol aumenta em até duas vezes o risco de lesão pulmonar aguda perioperatória em candidatos a cirurgias de ressecção pulmonar,[44] além de predispor à infecções e sangramentos. Alterações sensoriais agudas, *delirium*, acidente vascular cerebral prévio e a utilização crônica de corticoide também são fatores de risco independentes para a ocorrência de CPP.

PAPEL DOS EXAMES COMPLEMENTARES NA AVALIAÇÃO DO RISCO PULMONAR

A anamnese e o exame físico são, na vasta maioria dos casos, suficientes para determinar o risco pulmonar envolvido em cirurgias gerais. Exames de sangue, radiografia de tórax e prova de função pulmonar só devem ser solicitados quando seus resultados efetivamente implicarem em mudança da estratégia prevista pela avaliação inicial. Gasometria arterial não deve ser solicitada como rotina no pré-operatório, exceto em portadores de doença pulmonar crônica com distúrbio ventilatório moderado a grave na espirometria.

Estudos multicêntricos e prospectivos evidenciaram que a dosagem de ureia acima de 21 mg.dL^{-1} e de albumina sérica abaixo de 3,5 g.dL^{-1} foram preditores da ocorrência de CPP, em especial de insuficiência respiratória aguda e pneumonia no pós-operatório de cirurgia não cardíaca.[8] A morbimortalidade perioperatória também foi maior em doentes com creatinina sérica superior a 1,5 g.dL^{-1}, decorrente tanto de eventos adversos pulmonares quanto infecciosos, cardiovasculares e hemorrágicos.[45]

Apesar de ser frequentemente solicitada no contexto da avaliação pré-operatória, a radiografia de tórax tem importância bastante questionada. Em até 23% destes exames é observado algum achado anormal, porém em apenas 0,1% a 3% dos casos, realiza-se alteração na conduta previamente estabelecida.[46] A radiografia de tórax tem importância maior em doentes com doenças cardiopulmonares prévias, naqueles com idade acima de 40 anos ou que serão submetidos a procedimentos de médio e grande porte, em especial nos torácicos, abdominais ou na correção cirúrgica de aneurisma de aorta.[47]

Dos testes reconhecidos para avaliar a função pulmonar, a espirometria é o universalmente conhecido e o mais solicitado na avaliação pré-operatória. Entretanto, de maneira geral, não é tão bom preditor de eventos adversos pulmonares no pós-operatório quanto a avaliação clínica. Sua utilização no contexto de procedimentos torácicos sem ressecção pulmonar e nos intra-abdominais tem sido reservada às seguintes situações: doentes sabidamente portadores de doenças pulmonares crônicas, pacientes tabagistas ou com exposição à inalantes por tempo suficiente para ocasionar lesão estrutural pulmonar, sintomáticos respiratórios crônicos ou com achados no exame físico ou radiológico sugestivos de doença pulmonar crônica.[48] Outras situações em que se considera solicitar a espirometria são: candidatos à cirurgias bariátricas, portadores de cifoescoliose que serão submetidos à anestesia geral, pneumopatas crônicos que serão submetidos a neurocirurgia e pacientes com doenças neuromusculares que serão submetidos à anestesia geral. Nos portadores de doenças neuromusculares ou de cifoescoliose, deve-se solicitar também as medidas das pressões inspiratória e expiratória máximas. Nesses últimos, o encontro de valores da CVF abaixo de 40% do previsto e/ou pressões máximas abaixo de 30 cmH$_2$O aumentam significativamente o risco de insucesso de extubação no pós-operatório.[46,48] Ao contrário do que se verifica nas cirurgias para ressecção pulmonar, não existem limites de VEF$_1$ proibitivos para a realização de cirurgias gerais.

Em pacientes com hipertensão arterial pulmonar (HAP), a avaliação pré-operatória deve incluir eletrocardiograma de repouso e ecodopplercardiograma, além do teste de caminhada de 6 minutos (TC6M). São indicativos de maior morbimortalidade pós-operatória a presença de pressão de átrio direito > 7 mmHg no último estudo hemodinâmico antes da cirurgia, distância caminhada no TC6M < 399 metros, maior gravidade clínica e cirurgia em caráter emergencial.[49] O teste de exercício cardiopulmonar é utilizado rotineiramente na avaliação clínica dos doentes com HAP com a finalidade de se estabelecer prognóstico e avaliar a resposta terapêutica. Entretanto, embora possa ajudar na estratificação da gravidade da doença, seu papel na predição do risco cirúrgico destes doentes ainda é limitado.

ESTRATIFICAÇÃO DO RISCO DE COMPLICAÇÕES PULMONARES PÓS-OPERATÓRIAS

Não há modelos de estratificação de risco pulmonar em cirurgias gerais validados até o momento. Entretanto, o *American College of Physicians* adotou algumas escalas de estimativa do risco de complicações respiratórias específicas,[9,10] como a insuficiência respiratória aguda (Tabela 82.3) e a pneumonia (Tabela 82.4). A *American Society of Anesthesiologists* desenvolveu um escore de risco de complicações para pacientes com SAOS[41] (Tabela 82.5).

PARTICULARIDADES DA AVALIAÇÃO PRÉ-OPERATÓRIA PARA CIRURGIAS DE RESSECÇÃO PULMONAR

Existe uma associação clara entre a extensão da ressecção pulmonar e a morbimortalidade perioperatória. A mortalidade pós-pneumectomia é até duas vezes superior à da lobectomia. De forma semelhante, segmentectomias e nodulectomias apresentam mortalidades inferiores à lobectomia, especialmente se realizadas por toracoscopia.[50]

Diferentemente das cirurgias gerais, a avaliação pré-operatória de doentes em programação para ressecção pulmonar deve obrigatoriamente se valer de dados espirométricos e, se necessário, do teste de exer-

TABELA 82.3
FATORES DE RISCO PARA OCORRÊNCIA DE INSUFICIÊNCIA RESPIRATÓRIA AGUDA NO PÓS-OPERATÓRIO DE CIRURGIA GERAL NÃO CARDÍACA.

Fator de risco	Pontos
Reparo de aneurisma da aorta abdominal	27
Torácica	14
Neurocirurgia, abdominal alta, periférica ou vascular	21
Pescoço	11
Cirurgia de emergência	11
Albumina < 3,0 mg.dL^{-1}	9
Ureia plasmática > 30 mg.dL^{-1}	8
Estado funcional total ou parcialmente dependente	7
DPOC	6
Idade ≥ 70 anos	6
Idade 60 a 69 anos	4

Estimativa de risco para ocorrência de Insuficiência respiratória aguda no pós operatório de cirurgia geral não cardíaca

Classe	Pontuação	% Risco
1	≤ 10	0,5
2	11 a 19	1,8
3	20 a 27	4,2
4	28 a 40	10,1
5	≥ 40	26,6

Modo 1: Valor ppo = (valor pré-operatório/T) × R

T = 19 – número de segmentos obstruídos

R = T – número de segmentos funcionantes a ser ressecado

Modo 2: Valor ppo = valor pré-operatório × (1 – a/b)

a = número de segmentos não obstruídos a ser ressecado

b = número total de segmentos não obstruídos

TABELA 82.4
FATORES DE RISCO PARA OCORRÊNCIA DE PNEUMONIA NO PÓS OPERATÓRIO DE CIRURGIA GERAL NÃO CARDÍACA.

Fator de risco	Pontos
Tipo de cirurgia	
Reparo de aneurisma da aorta abdominal	15
Torácica alta	14
Abdominal alta	10
Pescoço ou neurocirurgia	08
Vascular	03
Idade (anos)	
≥ 80	17
70 a 79	13
60 a 69	09
50 a 59	04
Estado funcional	
Totalmente dependente	10
Parcialmente dependente	06
Perda de peso acima de 10% nos últimos 6 meses	7
DPOC	5
Anestesia geral	4
Sensório alterado	4
AVC pregresso	4
Ureia (mg.dL^{-1})	
< 8	4
22 a 30	2
≥ 30	3
Transfusão sanguínea acima de 4 unidades	3
Cirurgia de emergência	3
Uso crônico de corticosteroides	3
Tabagismo no último ano	3
Ingestão de álcool > 2 doses nas 2 semanas anteriores	2

Estimativa de risco de ocorrência de pneumonia no pós operatório de cirurgia geral não cardíaca

Classe	Pontos	% Risco
1	0 a 15	0,24
2	16 a 25	1,2
3	26 a 40	4,0
4	41 a 55	9,4
5	> 55	15,8

cício cardiopulmonar (TECP). Para a avaliação ser completa é necessário aliar aos exames funcionais dados da tomografia computadorizada do tórax, da cintilografia pulmonar de perfusão e dados de broncoscopia. O intuito da análise destes exames é avaliar se a área a ser ressecada ainda participa das trocas gasosas pulmonares e o cálculo final deve ser feito para estimar os valores residuais de função pulmonar após a ressecção programada. O VEF_1 é o parâmetro espirométrico utilizado mais frequentemente para tal, seguido ou da difusão de monóxido de carbono (DLCO) ou do VO_2 máximo (consumo máximo de oxigênio) obtido no TECP. Aos valores estimados acrescenta-se a designação *ppo* para indicar que o parâmetro foi estimado para o pós-operatório tardio, ou seja três a seis meses após o procedimento operatório (VEF_1 ppo, DLCO ppo e VO_2 máximo ppo).

O cálculo mais simples utiliza o número de segmentos pulmonares funcionantes (lobo superior direito = 3, lobo médio = 2, lobo inferior direito = 5, lobo superior esquerdo = 3 da divisão superior + 2 da língula e lobo inferior esquerdo = 4) e considera que todos os segmentos contribuem de forma igual na troca gasosa, o que raramente é verdade em pulmões doentes[51]. Este é o método utilizado para estimar a função após uma lobectomia, podendo-se aplicar as seguintes fórmulas:

TABELA 82.5
ESCORE DA SOCIEDADE AMERICANA DE ANESTESIOLOGISTAS PARA ESTIMAR COMPLICAÇÕES PÓS-OPERATÓRIAS EM PORTADORES DE SAOS.

A: Gravidade da apneia do sono baseada em estudo do sono (ex. índice de apneia-hipopneia) ou indicações clínicas se estudo do sono não disponível
Nenhum = 0, SAOS suave = 1, SAOS moderada = 2, SAOS grave = 3
Subtrair 1 ponto em pacientes usando CPAP ou BiPAP
Adicionar 1 ponto em pacientes com $PaCO_2 > 50$ mmHg

B: Cirurgia e anestesia
Cirurgia superficial com anestesia local ou bloqueio de nervo periférico = 0
Cirurgia superficial com sedação moderada ou anestesia geral ou cirurgia periférica com anestesia peridural (até sedação moderada) = 1
Cirurgia periférica com anestesia geral ou cirurgia de vias aéreas com sedação moderada = 2
Cirurgia maior ou cirurgia de vias aéreas com anestesia geral = 3

C: Necessidade de opioide pós-operatório
Nenhum = 0, baixa dose oral = 1, alta dose oral ou parenteral ou neuroaxial = 3

D: Estimativa do risco perioperatório
Risco global = escore A + maior pontuação de B ou C.
♦ Pacientes com risco global ≥ 4 podem ter o risco SAOS perioperatório aumentado.
♦ Pacientes com risco global ≥ 5 podem estar com risco SAOS significativamente aumentado.

Para pneumonectomia, o cálculo deve ser feito utilizando o resultado da cintilografia de perfusão ou de ventilação pulmonar, sendo o exame perfusional a modalidade mais utilizada para este fim. Neste caso, a fórmula utilizada para o cálculo é:

Valor ppo = valor pré-operatório × (1 – fração de perfusão do pulmão a ser ressecado)

Tradicionalmente, valores estimados de VEF_1 e/ou DLCO pós-operatórios inferiores a 30% eram considerados contraindicações absolutas à cirurgia de ressecção pulmonar devido à alta incidência de complicações cardiorrespiratórias e óbito no pós-operatório. Da mesma forma, valores entre 30% e 40% frequentemente confeririam riscos maiores do que os benefícios antecipados pela cirurgia, de maneira que o teste de exercício cardiopulmonar (TECP) se tornava obrigatório nesse grupo de pacientes.[52]

Entretanto, o advento de técnicas cirúrgicas minimamente invasivas como a cirurgia torácica vídeo-assistida (VATS) e a possibilidade de realizar ressecções poupadoras de parênquima pulmonar viável, vêm permitindo que pacientes com VEF_1 e/ou DLCO ppo < 40% sejam submetidos a esses procedimentos com taxas de morbidade relativamente baixa (15% a 25%) e mortalidade pós-operatória que varia de 1% a 15% na literatura.[53-55] Nesses pacientes, cirurgias para tratamento de câncer de pulmão em estadio I, mesmo com ressecções menores, ou seja sublobares, resultam em aumento da sobrevida comparado aos pacientes que não realizaram o procedimento.[56] Além disso, ressecções de neoplasia em pacientes com DPOC grave podem ter impacto funcional reduzido em duas situações: (1) a neoplasia se localiza em lobo superior, local também de maior acometimento de enfisema centrolobular, e portanto, com menor perda funcional ou (2) se houver possibilidade de combinar a ressecção do tumor com cirurgia redutora de volume pulmonar caso o paciente seja candidato a esse procedimento.[57-61]

Nesse sentido, tornou-se necessário desenvolver um método de avaliação pré-operatória mais amplo para cirurgias de ressecção pulmonar, que permitisse estratificação de risco menos focada em parâmetros de função pulmonar simples e mais relacionada à capacidade do indivíduo de realizar as suas atividades de vida diária. O fluxograma desenvolvido e recentemente publicado nas diretrizes de câncer de pulmão do *American College of Chest Physicians* (Figura 82.3) baseia-se nesse conceito.[62] Segundo as novas diretrizes, pacientes com VEF_1 e/ou DLCO ppo > 60% são considerados de baixo risco para a cirurgia, com mortalidade estimada < 1% e não precisam de avaliação pulmonar adicional. Pacientes com VEF_1 e/ou DLCO ppo entre 30 e 60% devem ser submetidos a testes simples de tolerância ao exercício como método de rastreamento. Aqueles que alcançarem distância de caminhada > 400 metros no *shuttle walk test* ou forem capazes de subir > 22 metros no teste de subida de escada são também considerados de baixo risco e não necessitam de avaliação pulmonar adicional. Por outro lado, caso esses valores de corte não sejam alcançados, o TECP deve ser obrigatoriamente realizado para a estratificação de risco cirúrgico. Da mesma forma, pacientes com VEF_1 e/ou DLCO ppo < 30% também têm indicação absoluta de realizar o TECP.

A ergoespirometria portátil tem disponibilidade bastante limitada na prática clínica diária, mas é um importante instrumento de avaliação pré-operatória de indivíduos em programação de cirurgias de ressecção pulmonar. Valores de $VO_{2máx}$ (consumo de oxigênio no pico do exercício) acima de 20 mL . kg^{-1} . min^{-1} ou > 75% do previsto permitem uma abordagem cirúrgica segura (baixo risco).[63] Esse valor indica que a reserva funcional do doente é suficiente para suportar o estresse cirúrgico e a realização de atividades de vida diária no pós-operatório tardio. Pacientes com $VO_{2máx}$ entre 10 e 20 mL . kg^{-1} . min^{-1} ou entre 35 e 75% do previsto apresentam moderado risco de complicações perioperatórias, mas tais valores não são impeditivos desde que o benefício da cirurgia seja considerado superior aos riscos.[64] Valores abaixo de 10 mL . kg^{-1} . min^{-1} ou < 35% do previsto significam alto risco e, em geral, são considerados contraindicação ao procedimento cirúrgico devido à alta mortalidade (>10%).[65]

O TECP fornece dados sobre o desempenho cardiovascular durante o esforço que têm importância prog-

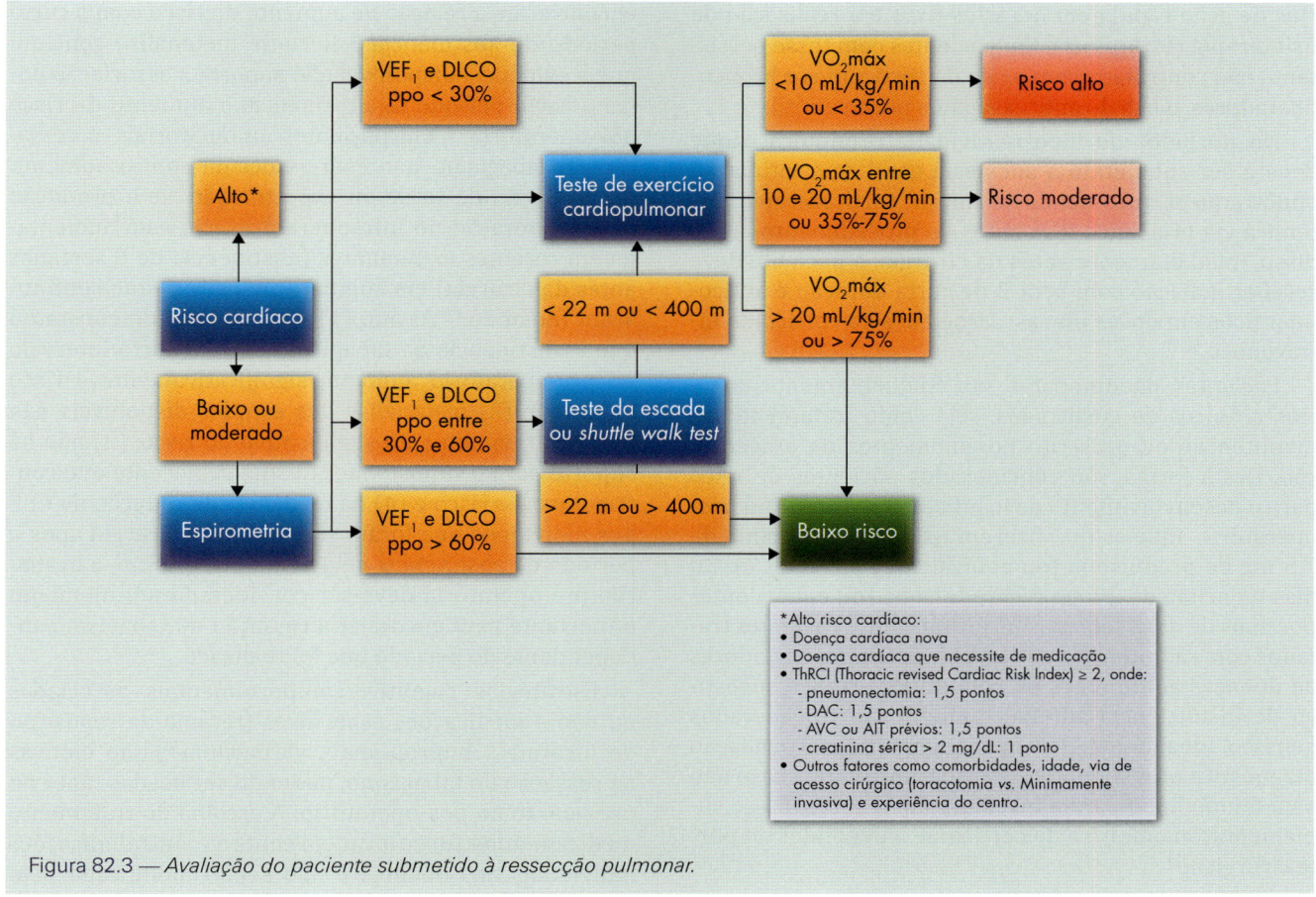

Figura 82.3 — *Avaliação do paciente submetido à ressecção pulmonar.*

nóstica e podem influenciar direta ou indiretamente na estratificação de risco. Esse é o caso, por exemplo, de parâmetros como eficiência aeróbica (VO_2/W), pulso de oxigênio (VO_2/FC) e da razão volume-minuto/produção de CO_2 (VE/VCO_2). Com base nisto, foi incluído no novo protocolo de avaliação funcional para cirurgias de ressecção pulmonar a adoção do risco cardíaco como indicação para a realização de TECP. Pacientes com ThRCRI (*Thoracic Revised Cardiac Risk Index*)[66, 67] ≥ 2, que não consigam subir 2 lances de escada ou que tenham doença cardíaca que necessite de medicação ou que seja de diagnóstico recente devem receber avaliação inicial do cardiologista e ser submetidos a exames diagnósticos e tratamentos segundo protocolos de avaliação perioperatória das sociedades de cardiologia. Após esse passo inicial, todos os pacientes considerados de alto risco cardíaco devem ser submetidos a um TECP.

ESTRATÉGIAS PERIOPERATÓRIAS PARA A REDUÇÃO DO RISCO DE COMPLICAÇÕES PULMONARES PÓS-OPERATÓRIAS

O maior objetivo da avaliação pré-operatória e da estimativa de risco de ocorrência de CPP repousa na individualização de estratégias perioperatórias capazes de diminuir o risco calculado. Em algumas situações nas quais o risco é elevado e não há estratégias capazes de diminuí-lo, deve-se ter atenção especial para o diagnóstico precoce das CPP e tratá-las agressivamente com o objetivo de reduzir a mortalidade. Didaticamente procuramos agrupar as estratégias em pré, intra e pós-operatórias.

Estratégias Pré-operatórias

A terapêutica específica deve ser otimizada para garantir que o paciente tenha atingido a melhor condição clínica e funcional possível. Se houver evidência de exacerbação, o uso de corticoide associado ou não a antimicrobianos pode ser necessário e, nesses casos, recomenda-se que a cirurgia seja postergada pelo menos por 30 dias após a resolução do processo.

Em pacientes estáveis, deve-se orientar a não suspender a medicação mesmo no dia da cirurgia. Em pacientes sintomáticos mesmo com a medicação otimizada e que serão submetidos a cirurgias eletivas de médio e grande porte, a internação 3 a 5 dias antes do procedimento pode ser benéfica ao permitir a administração de corticoterapia endovenosa, broncodilatadores inalatórios de ação rápida em horários fixos e a realização de fisioterapia respiratória. Em pacientes com tosse persistente não controlada com o uso de corticoides e broncodilatadores, o uso de antitussígenos pode ser útil.

No portador de hiperreatividade brônquica e que deverá ser submetido à anestesia geral com intubação endotraqueal, recomenda-se iniciar corticoterapia sistêmica via oral cinco dias antes do procedimento. Além disso, imediatamente antes da cirurgia, o paciente deve receber inalação com beta-2 de curta duração e anticolinérgicos em doses plenas, associados ao corticoide intravenoso.[68-70]

Pacientes pneumopatas são frequentemente usuários crônicos de corticoides, seja como tratamento de manutenção ou prescrito nos momentos de exacerbação. Desta forma, são considerados pacientes de risco para o desenvolvimento de insuficiência adrenal no pós-operatório aqueles que fizerem uso de doses acima de 7,5 mg de prednisona (ou equivalente) por mais de 30 dias ou acima de 20 mg de prednisona (ou equivalente) por mais de duas semanas no último ano.[47] Pacientes tratados com radioterapia na região hipofisária, portadores de doenças autoimunes ou com quadro clínico sugestivo de insuficiência adrenal também são considerados de risco. Idealmente, devem ser submetidos à avaliação diagnóstica previamente à cirurgia; entretanto, caso não haja tempo hábil para a investigação, recomenda-se suplementação empírica de corticoide a depender do porte cirúrgico:[47]

- **Estresse cirúrgico leve:** dobrar ou triplicar a dose diária de corticoide usada por pacientes com diagnóstico prévio de insuficiência adrenal ou em usuários crônicos de corticoide. No caso de jejum, prescrever hidrocortisona 50 mg imediatamente antes da cirurgia com manutenção de 25 mg a cada 12h por até 24h após o procedimento.
- **Estresse cirúrgico moderado:** hidrocortisona parenteral 25 mg a cada 8h, iniciando-se na manhã da cirurgia e com redução da dose no pós-operatório em 50% ao dia, até suspender ou atingir a dose habitual.
- **Estresse cirúrgico elevado:** hidrocortisona parenteral 50 mg a cada 6h, iniciando-se na manhã da cirurgia e redução da dose no pós-operatório em 50% ao dia, até suspender ou atingir a dose habitual.

O tabagismo aumenta o risco perioperatório de complicações cardíacas e pulmonares. A abstinência do tabagismo pode reduzir a taxa de tais complicações.[71] No entanto, a duração de abstinência pré-operatória necessária para este benefício não está estabelecida. Alguns especialistas sugerem que a abstinência por um breve período antes da cirurgia (muitas vezes definida como menos de 8 semanas) pode apresentar um risco maior de CPP. O suposto mecanismo do maior risco é o aumento transitório de tosse e produção de muco após abstinência. Entretanto, existem diversos estudos que não encontraram a relação de aumento do risco com o curto período de abstinência.[72] Recente metanálise concluiu que a evidência disponível não suporta a associação entre o curto período de abstinência e aumento do risco pós-operatório.[73] Em pacientes ambulatoriais, a cessação do tabagismo não está associada com o aumento da produção de tosse ou expectoração[74] e a produção de expectoração no intraoperatório não está aumentada em recentes ex-fumantes (abstinência de 8 semanas antes da cirurgia) em comparação com os que continuaram fumando.[75] Assim, (1) nenhum estudo constatou que a abstinência ao tabagismo em um curto intervalo no pré-operatório aumenta significativamente o risco pulmonar, (2) metanálise dos estudos disponíveis não encontraram aumento significativo do risco, (3) não há suporte para o suposto mecanismo subjacente que contribui para o risco e (4) há evidência de redução de CPP nos indivíduos que foram submetidos a cirurgia após o período de abstinência de 4 semanas.[76] Assim, a avaliação pré-operatória deve ser considerada um momento importante para encorajar a cessação do tabagismo, independente do período que foi realizada.

Estratégias cognitivo-comportamentais associadas ou não a medicações específicas (terapia de reposição de nicotina[77], bupropiona[77], vareniclina[78]) são efetivas na cessação do tabagismo, podendo ser usadas tanto no pré quanto no pós-operatório. A escolha do tratamento medicamentoso deve levar em conta as contraindicações individuais dos doentes e não sendo modificada pelo tipo cirúrgico. Adesivos de nicotina podem ser usados inclusive no pós-operatório imediato.[47]

A fisioterapia respiratória é de fundamental importância na redução do risco de complicações pulmonares perioperatórias. Pode ser iniciada antes da cirurgia e mantida durante toda a internação hospitalar como forma de maximizar a função pulmonar e minimizar os sintomas respiratórios. O treino da musculatura respiratória no pré-operatório é capaz de reduzir a incidência de atelectasias e aumentar em até 10% a média da pressão inspiratória máxima no pós-operatório.[79]

As estratégias passíveis de serem aplicadas pelos fisioterapeutas são variadas e incluem: inspirômetro de incentivo, exercícios de respiração profunda sustentada, tosse assistida, drenagem postural, vibração e percussão e o uso de ventilação não invasiva intermitente (CPAP ou BiPAP). Metanálise evidenciou redução de 50% de complicações perioperatórias com o uso de inspirômetro de incentivo e exercícios de respiração profunda, mas, até o momento, não há evidências de superioridade de uma estratégia sobre as demais.

Estratégias Intraoperatórias

A anestesia provoca comprometimento respiratório, seja o paciente mantido em ventilação espontânea ou mecânica. Este comprometimento impede a adequação da ventilação alveolar e da perfusão e, consequentemente, da oxigenação arterial. Um importante fator para o comprometimento respiratório durante a anestesia geral com paciente em ventilação espontânea é a redução da sensibilidade ao CO_2 causado pelos anestésicos inalatórios,[80] barbitúricos[81] e opioides.[82] A resposta é dose dependente, havendo relação direta entre a redução da ventilação e a profundidade anestésica. Isso não impede o uso da ventilação espontânea durante a anestesia inalatória em crianças[83] e adultos,[84] feita sob monitorização e ajuste apropriado.

A utilização de bloqueadores neuromusculares para adequado relaxamento cirúrgico no período intraoperatório pode ser uma importante causa de complicação respiratória e surgimento de hipoxemia no pós-operatório. Isto ocorre principalmente devido à presença de bloqueio neuromuscular residual.[16] Assim, deve-se considerar a avaliação dos pacientes com o uso de monitores quantitativos do bloqueio neuromuscular,[17, 85-89] particularmente quando utilizado bloqueadores de longa ação como o pancurônio.

Existem evidências de que os anestésicos inalatórios, p. ex., isoflurano[90] e sevoflurano,[91] podem reduzir a lesão pulmonar induzida por ventilação (VILI). O pré-condicionamento com isoflurano nos pulmões e em outros órgãos simula o efeito cardioprotetor do pré-condicionamento isquêmico,[92] por meio da ativação dos receptores de adenosina[93] e canais de potássio sensíveis ao ATP.[94] O isoflurano induz efeitos protetores durante isquemia-reperfusão[95] e lesão pulmonar induzida por endotoxina[96] ou zymosan.[97] Também há benefício na redução da liberação de citocinas ocasionada pela ventilação mecânica,[98] além de efeito protetor contra a lesão pulmonar por evitar respostas pró-inflamatórias.[90]

A anestesia balanceada deve ser utilizada em pacientes portadores de doenças pulmonares obstrutivas, devido a ação broncodilatadora dos inalatórios. Deve-se ter parcimônia no uso do desflurano pelo efeito de tosse, laringoespasmo, broncoespasmo e hipersecreção brônquica.[99, 100]

Especificamente no intraoperatório um dos danos pulmonares que ocorrem mais frequentemente é devido a ventilação pulmonar com alto volume corrente. Historicamente os anestesiologistas ventilavam seus pacientes com volumes correntes altos, cerca de 15 mL . kg^{-1} de peso predito. Porém mais recentemente os conceitos de ventilação protetora (com menor volume corrente) vem sendo incorporado ao hábito diário do anestesiologista já que mesmo no pulmão normal, sem lesão, ao ser ventilado com alto volume corrente, mesmo que por breves períodos, apresentam uma resposta inflamatória pulmonar.[101, 102] Adicionalmente, o trauma e a lesão de isquemia-reperfusão são associados a uma cascata de resposta inflamatória, podendo gerar uma síndrome de resposta inflamatória sistêmica (SRIS) e lesão pulmonar associado a ventilação (LPAV). A LPAV pode ser considerada uma inflamação intra-alveolar e os principais agentes em nível molecular têm sido identificados.[103]

Após a lesão inflamatória, iniciada sistêmica ou localmente no pulmão, são ativados os macrófagos alveolares, e o endotélio vascular causando quebra da barreira alveolocapilar e assim desenvolvendo edema alveolar e consequentemente hipoxemia. A partir da ativação dos macrófagos alveolares são recrutados neutrófilos através de mediadores bioativos que induzem a apoptose das células epiteliais alveolares tipo 2.[104] Existe uma grande variedade de biomarcadores na LPAV, sendo alguns diagnósticos e preditores de mortalidade, tais como a IL-8, IL-6, FvW e PAI-1. Outros ainda carecem de mais estudos para serem consolidados como marcadores da lesão pulmonar aguda. Importante é que todos os biomarcadores convergem em demonstrar que existe um processo inflamatório com aumento da permeabilidade endotelial, lesão da célula epitelial pulmonar, alteração da coagulação localmente, angiogênese e finalmente o início do processo fibrogênico[105]. Desta forma, é imperativo a realização da ventilação mecânica protetora no intraoperatório para todos os tipos de pacientes submetidos a anestesia geral.[106] Esta deve ser realizada com baixo volume corrente de 6 a 8 mL . kg^{-1} de peso predito,[106, 107] baixos valores de PEEP de 2 a 5 cm . H_2O^{-1} [108, 109], baixa pressão de platô[108] e *driving pressure* (diferença da pressão de platô – a PEEP) menor que 13 cmH_2O^{-1}.[110]

Na anestesia regional para cirurgias do membro superior, o bloqueio de plexo braquial por via interescalênica com grandes volumes de anestésico local deve ser evitado em pacientes pneumopatas crônicos graves, já que há risco de paralisia diafragmática ipsilateral. Preferencialmente, o bloqueio de plexo deve ser realizado sob visualização direta com ultrassom e mínimos volumes de anestésico.[29]

Tanto no intraoperatório quanto no pós-operatório deve-se ter cautela com a reposição volêmica, devendo-se evitar a administração excessiva de fluidos e o balanço hídrico positivo. O volume intravascular excessivo leva ao extravasamento de líquido para o interstício e predispõe à lesão pulmonar aguda e insuficiência respiratória[111], infecção de ferida operatória, deiscência de anastomoses e íleo prolongado. Além disso, o balanço positivo frequentemente gera dificuldade de extubação, resultando em maior tempo de intubação e internação em UTI. Dessa forma, a reposição volêmica deve preferencialmente ser baseada em parâmetros macro e micro hemodinâmicos.[112]

O uso de sonda nasogástrica (SNG) aumenta o risco de microaspirações e, consequentemente, de infecções pulmonares no pós-operatório. Sendo assim, seu uso rotineiro deve ser abandonado e a passagem de SNG deve ficar restrita aos doentes com indicação precisa.[113]

Estratégias Pós-operatórias

A decisão de solicitar que os primeiros cuidados pós-operatórios sejam feitos em UTI depende do porte da cirurgia, da gravidade do doente e do seu risco de desenvolver complicações perioperatórias. Assim, sua recomendação deve ser feita de forma criteriosa a partir de cuidadosa avaliação pré-operatória.

É fundamental que se estabeleça uma adequada analgesia no pós-operatório, especialmente em cirurgias torácicas e abdominais. A ocorrência de dor impede adequada incursão respiratória com predisposição ao aumento ou surgimento de novas áreas de atelectasia.

Analgésicos que deprimam o sistema respiratório devem ser evitados sempre que possível. Em pacientes com SAOS, o uso de opioides sistêmicos sabidamente piora o quadro de obstrução das vias aeras e aumenta a incidência de complicações pós-operatórias. Sendo assim, recomenda-se o uso de analgésicos simples (dipirona, paracetamol) e anti-inflamatórios hormonais ou não hormonais para os casos de dor leve. Quando a dor for moderada a intensa, o uso de cetamina ou dexmedetomidina é capaz reduzir as necessidades de opioides.[114] Nos casos em que a cirurgia foi realizada com anestesia regional, a manutenção de cateteres para analgesia local pós-operatória é recomendada.

No pós-operatório, pacientes em respiração espontânea devem ser avaliados quanto à necessidade de suplementação de oxigênio por cateteres ou máscaras através de gasometrias arteriais e oximetria de pulso. Especialmente em portadores de DPOC, SAOS e/ou insuficiência cardíaca, o uso de ventilação não invasiva caso ocorra desconforto respiratório pode evitar a reintubação. Pacientes com SAOS têm maior risco de desenvolver hipoxemia e hipercapnia no pós-operatório e devem ser manuseados com CPAP rotineiramente assim que forem admitidos na UTI ou enfermaria.

Pacientes recebidos em ventilação mecânica invasiva devem imediatamente ser incluídos em protocolos de desmame ventilatório e, sempre que possível, ventilados na modalidade de pressão de suporte. Deve-se evitar a sedação e analgesia profundas, objetivando-se escores 2 ou 3 na escala de Ramsay, e respeitar o protocolo de interrupção diária de sedação. A fisioterapia respiratória e os treinos de *endurance* também ajudam a reduzir o tempo de intubação.

Exceto em casos de contraindicação devido à natureza do procedimento cirúrgico, a cabeceira deve ser mantida em inclinação de 30°. Essa medida não só ajuda a prevenir a obstrução das vias aéreas em pacientes em ventilação espontânea, como também comprovadamente reduz a incidência de pneumonia associada à ventilação mecânica.

CONCLUSÕES

A avaliação pré-operatória dos sistema respiratório, especialmente nos pacientes portadores de doenças respiratórias, deve ser realizada em candidatos às cirurgias eletivas ou de urgência, uma vez que há a possibilidade de instituir medidas redutoras do risco de complicações no intra e no pós-operatório. Em qualquer uma destas situações, a avaliação inicial é clínica e os exames complementares devem ser solicitados guiados por esta avaliação. No procedimento eletivo, os objetivos da avaliação pré-operatória podem ser mais amplamente obtidos, quais sejam, a estabilização clínica da doença pulmonar, a maximização da função pulmonar, a cessação do tabagismo e a instituição precoce de fisioterapia respiratória no pré-operatório.

Por fim, os doentes pneumopatas frequentemente apresentam outras comorbidades e devem ser avaliados globalmente quanto aos riscos cardiovasculares, metabólicos, renais e de tromboembolismo venoso envolvidos no procedimento anestésico-cirúrgico a ser realizado.

REFERÊNCIAS

1. Hedenstierna G and Edmark L. Mechanisms of atelectasis in the perioperative period. Best Pract Res Clin Anaesthesiol. 2010; 24: 157-69.
2. Valenza F, Chevallard G, Fossali T, Salice V, Pizzocri M and Gattinoni L. Management of mechanical ventilation during laparoscopic surgery. Best Pract Res Clin Anaesthesiol. 2010; 24: 227-41.
3. Duggan M and Kavanagh BP. Perioperative modifications of respiratory function. Best Pract Res Clin Anaesthesiol. 2010; 24: 145-55.
4. Fernandez-Perez ER, Sprung J, Afessa B, et al. Intraoperative ventilator settings and acute lung injury after elective surgery: a nested case control study. Thorax. 2009; 64: 121-7.
5. Kroenke K, Lawrence VA, Theroux JF, Tuley MR and Hilsenbeck S. Postoperative complications after thoracic and major abdominal surgery in patients with and without obstructive lung disease. Chest. 1993; 104: 1445-51.
6. Licker M, Diaper J, Villiger Y, et al. Impact of intraoperative lung-protective interventions in patients undergoing lung cancer surgery. Crit Care. 2009; 13: R41.
7. Lawrence VA, Hilsenbeck SG, Mulrow CD, Dhanda R, Sapp J and Page CP. Incidence and hospital stay for cardiac and pulmonary complications after abdominal surgery. J Gen Intern Med. 1995; 10: 671-8.
8. Smetana GW, Lawrence VA and Cornell JE. Preoperative pulmonary risk stratification for noncardiothoracic surgery: systematic review for the American College of Physicians. Ann Intern Med. 2006; 144: 581-95.

9. Arozullah AM, Daley J, Henderson WG and Khuri SF. Multifactorial risk index for predicting postoperative respiratory failure in men after major noncardiac surgery. The National Veterans Administration Surgical Quality Improvement Program. Ann Surg. 2000; 232: 242-53.
10. Arozullah AM, Khuri SF, Henderson WG and Daley J. Development and validation of a multifactorial risk index for predicting postoperative pneumonia after major noncardiac surgery. Ann Intern Med. 2001; 135: 847-57.
11. Apostolakis EE, Koletsis EN, Baikoussis NG, Siminelakis SN and Papadopoulos GS. Strategies to prevent intraoperative lung injury during cardiopulmonary bypass. J Cardiothorac Surg. 2010; 5: 1.
12. Ng CS, Wan S, Yim AP and Arifi AA. Pulmonary dysfunction after cardiac surgery. Chest. 2002; 121: 1269-77.
13. Tenling A, Hachenberg T, Tyden H, Wegenius G and Hedenstierna G. Atelectasis and gas exchange after cardiac surgery. Anesthesiology. 1998; 89: 371-8.
14. Hachenberg T, Tenling A, Hansson HE, Tyden H and Hedenstierna G. The ventilation-perfusion relation and gas exchange in mitral valve disease and coronary artery disease. Implications for anesthesia, extracorporeal circulation, and cardiac surgery. Anesthesiology. 1997; 86: 809-17.
15. Ratliff NB, Young WG, Jr., Hackel DB, Mikat E and Wilson JW. Pulmonary injury secondary to extracorporeal circulation. An ultrastructural study. J Thorac Cardiovasc Surg. 1973; 65: 425-32.
16. Sauer M, Stahn A, Soltesz S, Noeldge-Schomburg G and Mencke T. The influence of residual neuromuscular block on the incidence of critical respiratory events. A randomised, prospective, placebo-controlled trial. Eur J Anaesthesiol. 2011; 28: 842-8.
17. Berg H, Roed J, Viby-Mogensen J, et al. Residual neuromuscular block is a risk factor for postoperative pulmonary complications. A prospective, randomised, and blinded study of postoperative pulmonary complications after atracurium, vecuronium and pancuronium. Acta Anaesthesiol Scand. 1997; 41: 1095-103.
18. Yamakage M, Namiki A, Tsuchida H and Iwasaki H. Changes in ventilatory pattern and arterial oxygen saturation during spinal anaesthesia in man. Acta Anaesthesiol Scand. 1992; 36: 569-71.
19. Warner DO, Warner MA and Ritman EL. Human chest wall function during epidural anesthesia. Anesthesiology. 1996; 85: 761-73.
20. Regli A, von Ungern-Sternberg BS, Reber A and Schneider MC. Impact of spinal anaesthesia on peri-operative lung volumes in obese and morbidly obese female patients. Anaesthesia. 2006; 61: 215-21.
21. Urmey WF, Talts KH and Sharrock NE. One hundred percent incidence of hemidiaphragmatic paresis associated with interscalene brachial plexus anesthesia as diagnosed by ultrasonography. Anesth Analg. 1991; 72: 498-503.
22. Casati A, Fanelli G, Cedrati V, Berti M, Aldegheri G and Torri G. Pulmonary function changes after interscalene brachial plexus anesthesia with 0.5% and 0.75% ropivacaine: a double-blinded comparison with 2% mepivacaine. Anesth Analg. 1999; 88: 587-92.
23. Urmey WF and McDonald M. Hemidiaphragmatic paresis during interscalene brachial plexus block: effects on pulmonary function and chest wall mechanics. Anesth Analg. 1992; 74: 352-7.
24. Al-Kaisy A, McGuire G, Chan VW, et al. Analgesic effect of interscalene block using low-dose bupivacaine for outpatient arthroscopic shoulder surgery. Reg Anesth Pain Med. 1998; 23: 469-73.
25. Singelyn FJ, Seguy S and Gouverneur JM. Interscalene brachial plexus analgesia after open shoulder surgery: continuous versus patient-controlled infusion. Anesth Analg. 1999; 89: 1216-20.
26. Urmey WF and Gloeggler PJ. Pulmonary function changes during interscalene brachial plexus block: effects of decreasing local anesthetic injection volume. Reg Anesth. 1993; 18: 244-9.
27. Riazi S, Carmichael N, Awad I, Holtby RM and McCartney CJ. Effect of local anaesthetic volume (20 vs 5 mL) on the efficacy and respiratory consequences of ultrasound-guided interscalene brachial plexus block. Br J Anaesth. 2008; 101: 549-56.
28. Gottardis M, Luger T, Florl C, et al. Spirometry, blood gas analysis and ultrasonography of the diaphragm after Winnie's interscalene brachial plexus block. Eur J Anaesthesiol. 1993; 10: 367-9.
29. Falcao LF, Perez MV, de Castro I, Yamashita AM, Tardelli MA and Amaral JL. Minimum effective volume of 0.5% bupivacaine with epinephrine in ultrasound-guided interscalene brachial plexus block. Br J Anaesth. 2013; 110: 450-5.
30. Altintas F, Gumus F, Kaya G, et al. Interscalene brachial plexus block with bupivacaine and ropivacaine in patients with chronic renal failure: diaphragmatic excursion and pulmonary function changes. Anesth Analg. 2005; 100: 1166-71.
31. Heavner JE. Cardiac toxicity of local anesthetics in the intact isolated heart model: a review. Reg Anesth Pain Med. 2002; 27: 545-55.
32. Warner MA, Divertie MB and Tinker JH. Preoperative cessation of smoking and pulmonary complications in coronary artery bypass patients. Anesthesiology. 1984; 60: 380-3.
33. Licker M, Schweizer A, Ellenberger C, Tschopp JM, Diaper J and Clergue F. Perioperative medical management of patients with COPD. Int J Chron Obstruct Pulmon Dis. 2007; 2: 493-515.
34. von Ungern-Sternberg BS, Regli A, Schneider MC, Kunz F and Reber A. Effect of obesity and site of surgery on perioperative lung volumes. Br J Anaesth. 2004; 92: 202-7.
35. Jaber S, Delay JM, Chanques G, et al. Outcomes of patients with acute respiratory failure after abdominal surgery treated with noninvasive positive pressure ventilation. Chest. 2005; 128: 2688-95.
36. Ramakrishna G, Sprung J, Ravi BS, Chandrasekaran K and McGoon MD. Impact of pulmonary hypertension on the

outcomes of noncardiac surgery: predictors of perioperative morbidity and mortality. J Am Coll Cardiol. 2005; 45: 1691-9.

37. Honma K, Tango Y and Isomoto H. Perioperative management of severe interstitial pneumonia for rectal surgery: a case report. Kurume Med J. 2007; 54: 85-8.

38. Yuan N, Fraire JA, Margetis MM, Skaggs DL, Tolo VT and Keens TG. The effect of scoliosis surgery on lung function in the immediate postoperative period. Spine (Phila Pa 1976). 2005; 30: 2182-5.

39. Finkel KJ, Searleman AC, Tymkew H, et al. Prevalence of undiagnosed obstructive sleep apnea among adult surgical patients in an academic medical center. Sleep Med. 2009; 10: 753-8.

40. Chung F, Ward B, Ho J, Yuan H, Kayumov L and Shapiro C. Preoperative identification of sleep apnea risk in elective surgical patients, using the Berlin questionnaire. J Clin Anesth. 2007; 19: 130-4.

41. Gross JB, Bachenberg KL, Benumof JL, et al. Practice guidelines for the perioperative management of patients with obstructive sleep apnea: a report by the American Society of Anesthesiologists Task Force on Perioperative Management of patients with obstructive sleep apnea. Anesthesiology. 2006; 104: 1081-93; quiz 117-8.

42. Chung F, Yegneswaran B, Liao P, et al. STOP questionnaire: a tool to screen patients for obstructive sleep apnea. Anesthesiology. 2008; 108: 812-21.

43. Adesanya AO, Lee W, Greilich NB and Joshi GP. Perioperative management of obstructive sleep apnea. Chest. 2010; 138: 1489-98.

44. Licker M, de Perrot M, Spiliopoulos A, et al. Risk factors for acute lung injury after thoracic surgery for lung cancer. Anesth Analg. 2003; 97: 1558-65.

45. O'Brien MM, Gonzales R, Shroyer AL, et al. Modest serum creatinine elevation affects adverse outcome after general surgery. Kidney Int. 2002; 62: 585-92.

46. Archer C, Levy AR and McGregor M. Value of routine preoperative chest x-rays: a meta-analysis. Can J Anaesth. 1993; 40: 1022-7.

47. Gualandro DM, Yu PC, Calderaro D, et al. II Guidelines for perioperative evaluation of the Brazilian Society of Cardiology. Arq Bras Cardiol. 2011; 96: 1-68.

48. Zibrak JD, O'Donnell CR and Marton K. Indications for pulmonary function testing. Ann Intern Med. 1990; 112: 763-71.

49. Meyer S, McLaughlin VV, Seyfarth HJ, et al. Outcome of non-cardiac, non-obstetric surgery in patients with pulmonary arterial hypertension: results from an international prospective survey. Eur Respir J. 2012.

50. Damhuis RA and Schutte PR. Resection rates and postoperative mortality in 7,899 patients with lung cancer. Eur Respir J. 1996; 9: 7-10.

51. Wyser C, Stulz P, Soler M, et al. Prospective evaluation of an algorithm for the functional assessment of lung resection candidates. Am J Respir Crit Care Med. 1999; 159: 1450-6.

52. Beckles MA, Spiro SG, Colice GL, Rudd RM and American College of Chest P. The physiologic evaluation of patients with lung cancer being considered for resectional surgery. Chest. 2003; 123: 105S-14S.

53. Lau KK, Martin-Ucar AE, Nakas A and Waller DA. Lung cancer surgery in the breathless patient--the benefits of avoiding the gold standard. European journal of cardio-thoracic surgery: official journal of the European Association for Cardio-thoracic Surgery. 2010; 38: 6-13.

54. Linden PA, Bueno R, Colson YL, et al. Lung resection in patients with preoperative FEV1 < 35% predicted. Chest. 2005; 127: 1984-90.

55. Martin-Ucar AE, Fareed KR, Nakas A, Vaughan P, Edwards JG and Waller DA. Is the initial feasibility of lobectomy for stage I non-small cell lung cancer in severe heterogeneous emphysema justified by long-term survival? Thorax. 2007; 62: 577-80.

56. Donington J, Ferguson M, Mazzone P, et al. American College of Chest Physicians and Society of Thoracic Surgeons consensus statement for evaluation and management for high-risk patients with stage I non-small cell lung cancer. Chest. 2012; 142: 1620-35.

57. Bobbio A, Chetta A, Carbognani P, et al. Changes in pulmonary function test and cardio-pulmonary exercise capacity in COPD patients after lobar pulmonary resection. European journal of cardio-thoracic surgery: official journal of the European Association for Cardio-thoracic Surgery. 2005; 28: 754-8.

58. Brunelli A, Xiume F, Refai M, et al. Evaluation of expiratory volume, diffusion capacity, and exercise tolerance following major lung resection: a prospective follow-up analysis. Chest. 2007; 131: 141-7.

59. Kushibe K, Takahama M, Tojo T, Kawaguchi T, Kimura M and Taniguchi S. Assessment of pulmonary function after lobectomy for lung cancer--upper lobectomy might have the same effect as lung volume reduction surgery. European journal of cardio-thoracic surgery: official journal of the European Association for Cardio-thoracic Surgery. 2006; 29: 886-90.

60. Luzzi L, Tenconi S, Voltolini L, et al. Long-term respiratory functional results after pneumonectomy. European journal of cardio-thoracic surgery: official journal of the European Association for Cardio-thoracic Surgery. 2008; 34: 164-8.

61. Varela G, Brunelli A, Rocco G, Jimenez MF, Salati M and Gatani T. Evidence of lower alteration of expiratory volume in patients with airflow limitation in the immediate period after lobectomy. The Annals of thoracic surgery. 2007; 84: 417-22.

62. Brunelli A, Kim AW, Berger KI and Addrizzo-Harris DJ. Physiologic evaluation of the patient with lung cancer being considered for resectional surgery: Diagnosis and management of lung cancer, 3rd ed: American College of Chest Physicians evidence-based clinical practice guidelines. Chest. 2013; 143: e166S-90S.

63. Brunelli A, Belardinelli R, Refai M, et al. Peak oxygen consumption during cardiopulmonary exercise test improves

risk stratification in candidates to major lung resection. Chest. 2009; 135: 1260-7.

64. Win T, Jackson A, Sharples L, et al. Cardiopulmonary exercise tests and lung cancer surgical outcome. Chest. 2005; 127: 1159-65.

65. Holden DA, Rice TW, Stelmach K and Meeker DP. Exercise testing, 6-min walk, and stair climb in the evaluation of patients at high risk for pulmonary resection. Chest. 1992; 102: 1774-9.

66. Brunelli A, Varela G, Salati M, et al. Recalibration of the revised cardiac risk index in lung resection candidates. The Annals of thoracic surgery. 2010; 90: 199-203.

67. Ferguson MK, Celauro AD and Vigneswaran WT. Validation of a modified scoring system for cardiovascular risk associated with major lung resection. European journal of cardio-thoracic surgery: official journal of the European Association for Cardio-thoracic Surgery. 2012; 41: 598-602.

68. Barnes PJ. Muscarinic receptor subtypes in airways. Life Sci. 1993; 52: 521-7.

69. Groeben H, Silvanus MT, Beste M and Peters J. Combined lidocaine and salbutamol inhalation for airway anesthesia markedly protects against reflex bronchoconstriction. Chest. 2000; 118: 509-15.

70. Groeben H, Schlicht M, Stieglitz S, Pavlakovic G and Peters J. Both local anesthetics and salbutamol pretreatment affect reflex bronchoconstriction in volunteers with asthma undergoing awake fiberoptic intubation. Anesthesiology. 2002; 97: 1445-50.

71. Warner DO. Perioperative abstinence from cigarettes: physiologic and clinical consequences. Anesthesiology. 2006; 104: 356-67.

72. Theadom A and Cropley M. Effects of preoperative smoking cessation on the incidence and risk of intraoperative and postoperative complications in adult smokers: a systematic review. Tob Control. 2006; 15: 352-8.

73. Myers K, Hajek P, Hinds C and McRobbie H. Stopping smoking shortly before surgery and postoperative complications: a systematic review and meta-analysis. Arch Intern Med. 2011; 171: 983-9.

74. Warner DO, Colligan RC, Hurt RD, Croghan IT and Schroeder DR. Cough following initiation of smoking abstinence. Nicotine Tob Res. 2007; 9: 1207-12.

75. Yamashita S, Yamaguchi H, Sakaguchi M, et al. Effect of smoking on intraoperative sputum and postoperative pulmonary complication in minor surgical patients. Respir Med. 2004; 98: 760-6.

76. Nakagawa M, Tanaka H, Tsukuma H and Kishi Y. Relationship between the duration of the preoperative smoke-free period and the incidence of postoperative pulmonary complications after pulmonary surgery. Chest. 2001; 120: 705-10.

77. Billert H, Gaca M and Adamski D. [Smoking cessation as regards anesthesia and surgery]. Przegl Lek. 2008; 65: 687-91.

78. Wong J, Abrishami A, Yang Y, et al. A Perioperative Smoking Cessation Intervention with Varenicline: A Double-blind, Randomized, Placebo-controlled Trial. Anesthesiology. 2012.

79. Dronkers J, Veldman A, Hoberg E, van der Waal C and van Meeteren N. Prevention of pulmonary complications after upper abdominal surgery by preoperative intensive inspiratory muscle training: a randomized controlled pilot study. Clin Rehabil. 2008; 22: 134-42.

80. Sakai EM, Connolly LA and Klauck JA. Inhalation anesthesiology and volatile liquid anesthetics: focus on isoflurane, desflurane, and sevoflurane. Pharmacotherapy. 2005; 25: 1773-88.

81. von Ungern-Sternberg BS, Frei FJ, Hammer J, Schibler A, Doerig R and Erb TO. Impact of depth of propofol anaesthesia on functional residual capacity and ventilation distribution in healthy preschool children. Br J Anaesth. 2007; 98: 503-8.

82. Pattinson KT. Opioids and the control of respiration. Br J Anaesth. 2008; 100: 747-58.

83. Ansermino JM, Magruder W and Dosani M. Spontaneous respiration during intravenous anesthesia in children. Curr Opin Anaesthesiol. 2009; 22: 383-7.

84. Luginbuhl M, Vuilleumier P, Schumacher P and Stuber F. Anesthesia or sedation for gastroenterologic endoscopies. Curr Opin Anaesthesiol. 2009; 22: 524-31.

85. Herbstreit F, Peters J and Eikermann M. Impaired upper airway integrity by residual neuromuscular blockade: increased airway collapsibility and blunted genioglossus muscle activity in response to negative pharyngeal pressure. Anesthesiology. 2009; 110: 1253-60.

86. Murphy GS, Szokol JW, Marymont JH, et al. Intraoperative acceleromyographic monitoring reduces the risk of residual neuromuscular blockade and adverse respiratory events in the postanesthesia care unit. Anesthesiology. 2008; 109: 389-98.

87. Berg H. Is residual neuromuscular block following pancuronium a risk factor for postoperative pulmonary complications? Acta Anaesthesiol Scand Suppl. 1997; 110: 156-8.

88. Bissinger U, Schimek F and Lenz G. Postoperative residual paralysis and respiratory status: a comparative study of pancuronium and vecuronium. Physiol Res. 2000; 49: 455-62.

89. Murphy GS, Szokol JW, Franklin M, Marymont JH, Avram MJ and Vender JS. Postanesthesia care unit recovery times and neuromuscular blocking drugs: a prospective study of orthopedic surgical patients randomized to receive pancuronium or rocuronium. Anesth Analg. 2004; 98: 193-200, table of contents.

90. Faller S, Strosing KM, Ryter SW, et al. The volatile anesthetic isoflurane prevents ventilator-induced lung injury via phosphoinositide 3-kinase/Akt signaling in mice. Anesth Analg. 2012; 114: 747-56.

91. Schlapfer M, Leutert AC, Voigtsberger S, Lachmann RA, Booy C and Beck-Schimmer B. Sevoflurane reduces severity of acute lung injury possibly by impairing formation of alveolar oedema. Clin Exp Immunol. 2012; 168: 125-34.

92. Belhomme D, Peynet J, Louzy M, Launay JM, Kitakaze M and Menasche P. Evidence for preconditioning by isoflurane in coronary artery bypass graft surgery. Circulation. 1999; 100: II340-4.

93. Roscoe AK, Christensen JD and Lynch C, 3rd. Isoflurane, but not halothane, induces protection of human myocardium via adenosine A1 receptors and adenosine triphosphate-sensitive potassium channels. Anesthesiology. 2000; 92: 1692-701.
94. Jiang MT, Nakae Y, Ljubkovic M, Kwok WM, Stowe DF and Bosnjak ZJ. Isoflurane activates human cardiac mitochondrial adenosine triphosphate-sensitive K+ channels reconstituted in lipid bilayers. Anesth Analg. 2007; 105: 926-32, table of contents.
95. Fujinaga T, Nakamura T, Fukuse T, et al. Isoflurane inhalation after circulatory arrest protects against warm ischemia reperfusion injury of the lungs. Transplantation. 2006; 82: 1168-74.
96. Li QF, Zhu YS, Jiang H, Xu H and Sun Y. Isoflurane preconditioning ameliorates endotoxin-induced acute lung injury and mortality in rats. Anesth Analg. 2009; 109: 1591-7.
97. Mu J, Xie K, Hou L, et al. Subanesthetic dose of isoflurane protects against zymosan-induced generalized inflammation and its associated acute lung injury in mice. Shock. 2010; 34: 183-9.
98. Vaneker M, Santosa JP, Heunks LM, et al. Isoflurane attenuates pulmonary interleukin-1beta and systemic tumor necrosis factor-alpha following mechanical ventilation in healthy mice. Acta Anaesthesiol Scand. 2009; 53: 742-8.
99. Dikmen Y, Eminoglu E, Salihoglu Z and Demiroluk S. Pulmonary mechanics during isoflurane, sevoflurane and desflurane anaesthesia. Anaesthesia. 2003; 58: 745-8.
100. Volta CA, Alvisi V, Petrini S, et al. The effect of volatile anesthetics on respiratory system resistance in patients with chronic obstructive pulmonary disease. Anesth Analg. 2005; 100: 348-53.
101. Choi G, Wolthuis EK, Bresser P, et al. Mechanical ventilation with lower tidal volumes and positive end-expiratory pressure prevents alveolar coagulation in patients without lung injury. Anesthesiology. 2006; 105: 689-95.
102. Determann RM, Royakkers A, Wolthuis EK, et al. Ventilation with lower tidal volumes as compared with conventional tidal volumes for patients without acute lung injury: a preventive randomized controlled trial. Crit Care. 2010; 14: R1.
103. Cohen MJ, Brohi K, Calfee CS, et al. Early release of high mobility group box nuclear protein 1 after severe trauma in humans: role of injury severity and tissue hypoperfusion. Crit Care. 2009; 13: R174.
104. Castro CY. ARDS and diffuse alveolar damage: a pathologist's perspective. Seminars in thoracic and cardiovascular surgery. 2006; 18: 13-9.
105. Han S and Mallampalli RK. The acute respiratory distress syndrome: from mechanism to translation. Journal of immunology. 2015; 194: 855-60.
106. Serpa Neto A, Hemmes SN, Barbas CS, et al. Protective versus Conventional Ventilation for Surgery: A Systematic Review and Individual Patient Data Meta-analysis. Anesthesiology. 2015; 123: 66-78.
107. Futier E, Constantin JM, Paugam-Burtz C, et al. A trial of intraoperative low-tidal-volume ventilation in abdominal surgery. The New England journal of medicine. 2013; 369: 428-37.
108. Ladha K, Vidal Melo MF, McLean DJ, et al. Intraoperative protective mechanical ventilation and risk of postoperative respiratory complications: hospital based registry study. Bmj. 2015; 351: h3646.
109. Anaesthesiology PNIftCTNotESo, Hemmes SN, Gama de Abreu M, Pelosi P and Schultz MJ. High versus low positive end-expiratory pressure during general anaesthesia for open abdominal surgery (PROVHILO trial): a multicentre randomised controlled trial. Lancet. 2014; 384: 495-503.
110. Neto AS, Hemmes SN, Barbas CS, et al. Association between driving pressure and development of postoperative pulmonary complications in patients undergoing mechanical ventilation for general anaesthesia: a meta-analysis of individual patient data. The Lancet Respiratory medicine. 2016; 4: 272-80.
111. Holte K, Jensen P and Kehlet H. Physiologic effects of intravenous fluid administration in healthy volunteers. Anesth Analg. 2003; 96: 1504-9, table of contents.
112. Grocott MP, Mythen MG and Gan TJ. Perioperative fluid management and clinical outcomes in adults. Anesth Analg. 2005; 100: 1093-106.
113. Nelson R, Edwards S and Tse B. Prophylactic nasogastric decompression after abdominal surgery. Cochrane Database Syst Rev. 2005; CD004929.
114. Carollo DS, Nossaman BD and Ramadhyani U. Dexmedetomidine: a review of clinical applications. Curr Opin Anaesthesiol. 2008; 21: 457-61.

83
Avaliação Cardiovascular

Célio Gomes de Amorim
Beatriz Lemos da Silva Mandim
Rodrigo Penha de Almeida

INTRODUÇÃO

Embora a maioria das situações críticas vivenciadas no perioperatório possa ser relacionada a falhas na manutenção da ventilação mecânica invasiva, como desconexão acidental e intubação seletiva,[1] mecanismos inerentes à função cardiovascular também devem ser considerados como sendo relevantes, pois, quando as condições clínicas prévias se associam à cirurgia, dependendo do procedimento proposto, podem provocar aumento da probabilidade de ocorrência de desfecho desfavorável.[2] Nesse sentido, fatores como hábitos, comorbidades, exposição a diferentes condições de qualidade do ar, questões ocupacionais, farmacoterapia, além de outros, são variáveis determinantes, que induzem a alterações do sistema cardiovascular,[3,4] as quais podem passar despercebidas, sendo aventadas apenas no momento em que tais eventos estejam ocorrendo.[5,6]

No entanto, não é uma relação de causa e efeito de fácil compreensão, sendo esse um pensamento que pode ser corroborado quando, por meio de um modelo, se extrai alguns fatores de risco cardiovasculares, como idade, por exemplo, identificados em uma população, após o que, ao aplicá-los utilizando o mesmo modelo, porém em uma população diferente, na tentativa de presumir qual será o comportamento dessa, os resultados não se repetem.[7,8]

Tal complexidade é tão verdadeira que, há décadas, deflagrado pelo advento da cirurgia cardíaca, tem-se buscado aprimorar o entendimento sobre as causas das complicações cardiovasculares perioperatórias, associadas tanto a cirurgias cardíacas quanto não cardíacas. Mesmo tendo o referido advento alavancado a medicina na década de 1950, e já sendo observando a existência de complicações associadas, foram necessários quase 30 anos, para que autores de um grande estudo estabelecessem quais seriam as probabilidades de ocorrência dos eventos relacionados, a partir do porte da cirurgia e das condições apresentadas pelos pacientes, por meio de uma criteriosa avaliação clínica prévia.[9] Contudo, apenas nos idos de 1980, por meio de outro clássico estudo, foi possível demonstrar, após a realização de cateterismo coronariano em 1000 indivíduos, que somente 8% deles tinham artérias coronárias sem alterações[5]. A partir daí, reunindo todo o contexto de até então, criou-se um cenário cuja análise mostrou ser necessário, por um lado, elaborar protocolos mais completos, objetivando avaliação clínica mais fidedigna do risco pré-operatório, assim como, por outro, estabelecer as condições suficientes para justificar indicação de exames adicionais, menos invasivos ou não.

Consequentemente, o resultado se caracterizou pela instituição de um planejamento mais seguro, o qual serve atualmente tanto para a execução do procedimento, com ou sem devidas ressalvas, como de monitorização adequada, quanto para sua postergação, uma vez que isso seja possível, claro, a fim de primeiro tratar as lesões coronarianas identificadas.[10] Partindo desse processo, pesquisas interessantes ainda continuam demonstrando resultados preditivos promissores, primeiro, por agregarem nos seus modelos procedimentos mais sofisticados, como modernos exames de imagens, e, segundo, por utilizarem banco de dados com maior poder amostral, fatores que se mostram como valiosas ferramentas, na construção de um cenário, no qual seja possível fazer inferência, cuja área que a represente, quando plotada graficamente, seja mais a próxima possível de 1.[7,8,10,11]

Diante disso, visando propiciar uma leitura adicional, relacionada ao que se deve considerar da função cardiovascular, para a adoção de um cuidado perioperatório mais seguro, o capítulo atual procura abordar desde os fatores de risco inerentes ao contexto clínico, no qual se encontra o paciente, até os detalhes do exame físico a ser feito, passando, também, pela propedêutica, a qual deve obrigatoriamente ser a mais apropriada possível, considerando-se a relação custo/benefício.

ANAMNESE E EXAME FÍSICO

O exame clínico é o elo de união entre a ciência e a arte da medicina, muitas vezes subestimado, quanto maior o avanço da tecnologia médica. No entanto, os métodos complementares são melhores aproveitados por aqueles que mais dominam o método clínico, e isso é particularmente relevante na medicina perioperatória.[12]

Na consulta e avaliação pré-operatória, a entrevista e exame clínico, especialmente relacionados ao sistema cardiovascular, devem levar em conta o interrogatório sintomatológico de palpitações, dispneia, edemas periféricos, dor, claudicação e alterações tróficas das extremidades. São igualmente relevantes os hábitos de vida como alimentação, atividades físicas e vícios.

O anestesiologista deve tentar reconhecer os sinais e sintomas de hipertensão e doenças cardíacas instáveis, tais como isquemia miocárdica, insuficiência cardíaca congestiva, doenças valvares e arritmias cardíacas significantes.[12]

A história e o exame clínico, quando realizados de forma criteriosa, direcionam o anestesiologista quanto à solicitação dos exames pré-operatórios, que realmente sejam necessários para cada paciente, lembrando que, em certos pacientes, tais como os idosos, mulheres e diabéticos, os sintomas de dor torácica e outros sintomas cardiovasculares são atípicos. Doenças valvares causam sintomas de angina, dispneia, síncope e de insuficiência cardíaca,[12] algo que, por si só, já indica avaliação multidisciplinar. Ademais, o anestesiologista deve procurar identificar pacientes que foram submetidos a implantes intra-arteriais (stents) e marca-passo, para que possa planejar adequadamente o perioperatório.[6]

Os sintomas que devem ser investigados são, primeiramente, a dor precordial, observando-se: caráter, duração e intensidade, lembrando que a dor isquêmica é constritiva, geralmente com localização retroesternal, podendo situar-se à esquerda ou mais raramente à direita da linha esternal, assim como irradiar para pavilhões auriculares, maxilar inferior, nuca, membros superiores, região epigástrica e interescapulovertebral, sendo mais típica a dor que irradia para a face interna do braço esquerdo. A duração na angina clássica é curta, 2 a 3 minutos, raramente ultrapassando 10 minutos, pode ser relacionada ao esforço físico ou ao estresse emocional, e que melhora com o repouso ou ao uso de nitroglicerina sublingual enquanto a angina instável é mais prolongada chegando a durar até 20 minutos.[13]

Palpitações devem ser analisadas quanto à frequência, ritmo, horário de aparecimento. Há três tipos principais: as palpitações de esforço, as que traduzem alterações do ritmo cardíaco e as que acompanham os distúrbios emocionais, relativamente comuns no paciente que será submetido a cirurgia e que está ansioso. Dentre as principais causas de palpitação estão as taquicardias, arritmias extrassistólicas, fibrilação atrial, hipertensão arterial, miocardiopatias, insuficiência cardíaca, hipertireoidismo, anemias, ansiedade e medicamentosas.[12]

Outro sintoma importante é a dispneia, que, no cardiopata, indica uma congestão pulmonar, decorrente da insuficiência ventricular esquerda, apresentando características particulares, pois é relacionada ao esforço, tipo mais comum nessa condição. Há também a dispneia de decúbito, desencadeada pelo aumento da congestão pulmonar, em virtude do maior afluxo de sangue proveniente dos membros inferiores e da área esplâncnica, que ocorre tão logo o paciente se deite. Não custa lembrar, é diferente da dispneia paroxística noturna, a qual surge após o paciente dormir algumas horas, acordando de madrugada com dispneia intensa, tosse e sensação de opressão torácica. No entanto, ambas são relacionadas a patologias cardiovasculares, principalmente à insuficiência cardíaca e às doenças valvares como, a estenose mitral e insuficiência aórtica.[14]

A tosse na insuficiência ventricular esquerda constitui um mecanismo de manutenção da permeabilidade da árvore traqueobrônquica e caracteriza-se por tosse seca, mais intensa à noite. Pode ter como causa a congestão pulmonar e quase sempre está associada à dispneia. Ainda associado ao sistema cardiovascular, pode ocorrer síncope, cujas principais causas são as arritmias, diminuição do débito cardíaco, diminuição mecânica do retorno venoso e a hipovolemia.

O edema, resultante do aumento do líquido intersticial, nos pacientes cardiopatas, não se restringe ao tecido subcutâneo, podendo acumular-se também nas cavidades serosas, no abdome (ascite), no tórax (hidrotórax), no pericárdio (hidropericárdio) e na bolsa escrotal. Localiza-se primeiramente nos membros inferiores, pela ação da gravidade, iniciando-se em torno dos maléolos, atingindo máxima intensidade à tarde. Vale lembrar que, muitas vezes está associado à presença de varizes ou trombose venosa.[12]

Em se tratando do exame físico, embora seja o básico incluir a medida da pressão arterial, é interessante inclusive medida nos dois braços, quando apropriado. Também é necessário deve levar em conta os efeitos da ansiedade pré-operatória que pode alterar as medidas da PA no pré-operatório. No entanto, a PA de admissão tem maior valor preditivo para alterações da FC e da PA em resposta à laringoscopia.[15]

Sobre a ausculta cardíaca, investigar murmúrio irradiando para carótida, o qual pode ser estar associado à estenose aórtica, às arritmias ao ritmo de galope, esse sugestivo de insuficiência cardíaca. A presença de murmúrios sobre as carótidas sugerem que avaliação mais rigorosa deve ser realizada para determinar o risco de acidente vascular cerebral (AVC).[12,14]

DOENÇA ARTERIAL CORONARIANA

Segundo o American College of Cardiology (ACC/AHA), independente do gênero, todo indivíduo reconhecidamente portador de doença arterial coronariana (DAC) deve ser submetido a uma avaliação de risco, visando estabelecer o status físico vigente, algo que deve ser "combinado" com o porte cirúrgico proposto.[6] Por outro lado, indivíduos com

50 anos ou mais, assintomáticos no que se refere ao sistema cardiovascular, devem ser adequadamente avaliados, primeiro, quanto à detalhada história clínica, incluindo hábitos, ocupação, comorbidades, farmacoterapia, dentre outros, de tal forma que, ainda no pré-anestésico, seja possível caracterizar a classificação na qual está enquadrado o paciente.

Quando se fala que um indivíduo hipertenso, em uso regular de medicação, conferindo tratamento eficaz, necessita ser avaliado pelo cardiologista, objetivando endossar o procedimento, deve-se ter em mente que as orientações no retorno de fato mudarão a conduta, justificando assim sua utilidade. Com isso, seguir ou não com o planejamento passa a ser responsabilidade de uma equipe multidisciplinar, pois vai além da capacidade que possui o anestesiologista, em diagnosticar e tratar determinada condição clínica, eventualmente vigente, apenas a partir da sua avaliação. Por outro lado, não é infrequente, ao retorno, que as recomendações não passem de "Sem recomendações", "Manter medicações", "Liberado para a cirurgia", como bem diz a própria *ACC/AHA*.[6,16] Segundo estudo que avaliou o processo de solicitação de inter-consultas, apenas 3,4% das avaliações cardiológicas resultam em novos achados, ao passo que 42,5% não acrescentam recomendações,[17] além das que o anestesiologista já poderia ter estabelecido.

Dessa forma, por mais que se imagine ser a avaliação pré-anestésica insuficiente, num contexto de multidisciplinaridade, é preciso lembrar que uma adequada história, um exame clínico detalhado e uma leitura satisfatória dos exames subsidiários de rotina, incluindo aí a correta leitura o ECG de 12 derivações, representam poderosos instrumentos de quantificação de probabilidade de risco. De um modo geral, o paciente deve ser considerado como sendo portador de Doença Arterial Coronariana Isquêmica Estável, se tiver história de tabagismo, ativo ou recente, for portador de comorbidades como dislipidemia, hipertensãoarterial, diabetes *mellitus*, obesidade/síndrome metabólica ou se possuir história familiar de evento (pai, irmão ou filho, abaixo de 55 anos, ou mãe, irmã ou filha, abaixo de 65 anos). Por exemplo, um indivíduo do sexo masculino, 64 anos, que tiver passado por um quadro de dor típica precordial, tem 94% de probabilidade de ter estenose coronariana.[18]

Porém, também é verdade que os sinais e sintomas desencadeados pela Isquemia Miocárdica (IM) variam amplamente, com isso, dificultando o diagnóstico preciso, o que justifica a realização de uma investigação minuciosa sobre a história pregressa, procurando dados pertinentes, objetivando a quantificação do risco. Por outro lado, assim como a prevalência de DAC em portadores de Doença Vascular Periférica (DVP) pode variar de 14 a 90%, as probabilidades relacionadas ao diagnóstico também são caracterizadas por relações bastante distintas entre a Sensibilidade (S) e a Especificidade (E), construídas a partir dos diferentes métodos utilizados como ferramentas, dificultando ainda mais a análise do risco perioperatório.[19] Por exemplo, dependendo da população em estudo, com uma a história bem colhida, analisada em conjunto com o ECG, a DAC pode ser constatada em uma taxa que varia de 19 a 47%. No entanto, utilizando-se como método diagnóstico o Teste de Estresse, tais valores podem variar de 62 a 63%, índice diagnóstico que chega a 90%, quando se utiliza a angiografia coronariana.[19] A Figura 83.1 mostra divergências quanto ao diagnóstico, plotadas a partir da análise de diferentes tipos de estudos.

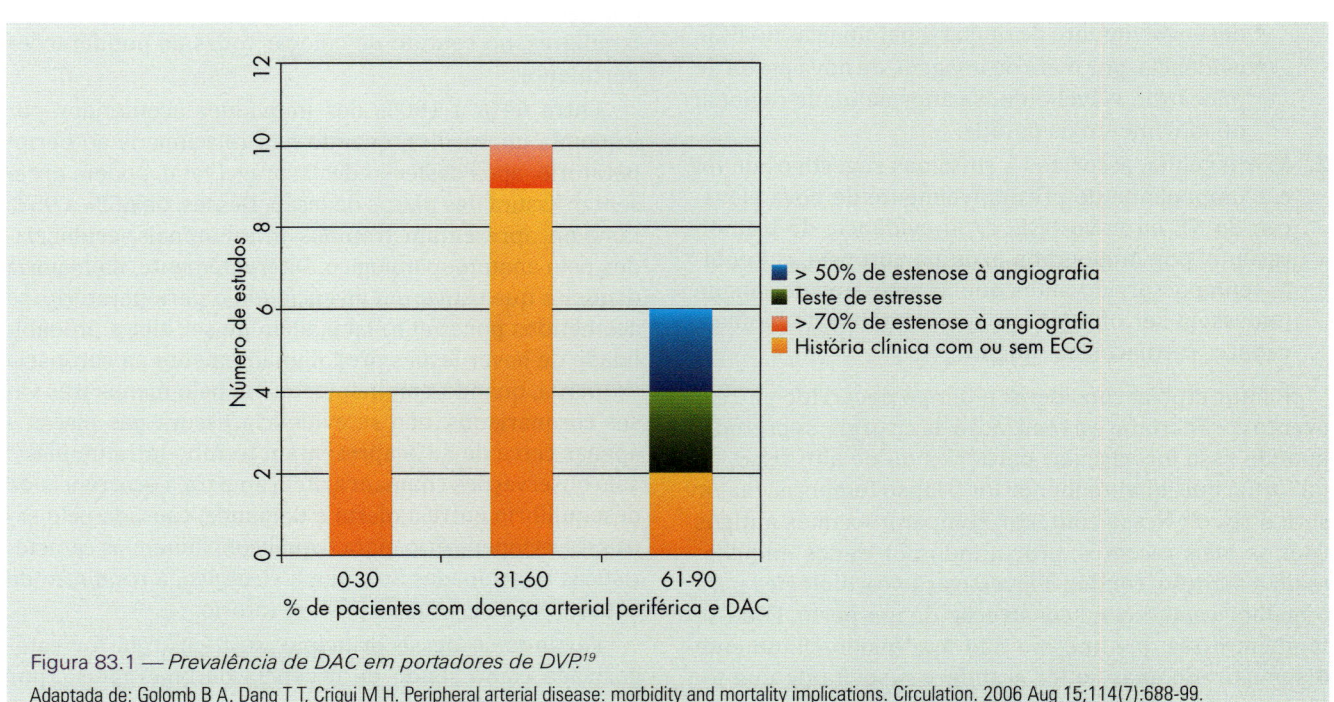

Figura 83.1 — *Prevalência de DAC em portadores de DVP.*[19]
Adaptada de: Golomb B A, Dang T T, Criqui M H. Peripheral arterial disease: morbidity and mortality implications. Circulation. 2006 Aug 15;114(7):688-99.

A partir da Figura 83.1, percebe-se o quanto pode haver confusão, durante a avaliação pré-anestésica, quando o quadro não tiver sido clássico.[19] No que se refere ao ECG, estudos divergem sobre qual deve ser o padrão de alteração a ser considerado para o diagnóstico, se demonstra presença ou não de alteração do segmento ST, o quanto o segmento deve estar desnivelado, se maior que 0,5 mm ou maior que 1 mm e, ao mesmo tempo, em quantas derivações. Igualmente, se é necessário evidenciar ou não a onda Q, assim como o bloqueio de ramo. Além disso, também há divergência de critérios quando a variável analisada deriva de algum marcador de lesão, ao serem considerados a característica da curva e o valor de corte utilizado.[6,20,21]

De um modo geral, "o termo infarto agudo do miocárdio deve ser usado quando há evidência de necrose miocárdica em um ambiente clínico consistente com isquemia miocárdica.", segundo as diretrizes que o definiram.[22] Nestas condições a seguir, qualquer critério satisfaz a condição diagnóstica, embora existam mais (para maiores detalhes, sugerimos leitra complementar):[22]

1. Detecção de aumento e/ou queda de biomarcadores cardíacos (preferencialmente troponina) com pelo menos um valor acima do 99º percentil do limite superior de referência, juntamente com evidência de isquemia miocárdica, caracterizada a partir de pelo menos um dos seguintes itens:
    ♦ sintomas de isquemia;
    ♦ alterações do ECG indicativas de novo episódio de isquemia:
        ♦ novas alterações ST-T ou novo bloqueio do ramo esquerdo,
        ♦ desenvolvimento de ondas Q patológicas no ECG,
        ♦ evidência, por meio de imagem, de nova perda de miocárdio viável ou nova anormalidade regional do movimento da parede;
2. Morte súbita, associada a sintomas sugestivos de IM e acompanhada de presumivelmente de nova elevação do ST, ou novo BRE, e/ou evidência de trombo recente, por Angiografia e/ou na autópsia, cujo óbito tenha ocorrido antes que as amostras de sangue pudessem ser obtidas, ou aparecimento de biomarcadores cardíacos no sangue.

É fator crucial considerar o tempo decorrido entre o evento coronariano e a realização da cirurgia, sobretudo, quando essa for vascular periférica ou de alto risco, de tal forma que, quanto menor for o lapso temporal, maior será o risco.[6] Nesse contexto, comparar exames antigos com os mais recentes, procurando por dados que chamem a atenção, conduz a investigação cardiológica para o melhor caminho, na construção de um perfil. Pode-se também dizer que, mesmo não tendo sido claramente diagnosticado, mas se for grande a suspeita de que tenha ocorrido IAM nos seis meses anteriores à cirurgia, faz-se necessário realizar uma profunda discussão sobre caso, algo que deve incluir a opinião do restante da equipe, pois haverá, muito provavelmente, mudança de conduta, antes de dar continuidade com o planejamento cirúrgico.[6,19,20,23,24] Porém, em todo o processo, deve ser considerado, na medida do possível, o custo/benefício, como também orienta o *ACC/AHA*.[6]

A Figura 83.2 mostra um fluxograma que orienta a sequência da avaliação, quando há suspeita de Doença Isquêmica.[25] Já a Figura 83.3 mostra o fluxograma que dita a condução, quando há o diagnóstico.

Não é infrequente que pacientes enquadrados em alguma das fases dos fluxogramas, das Figuras 83.2 e 83.3, vivenciem alguma condição clínica, cuja resolução do quadro requeira procedimento cirúrgico. Diante dessa situação, um grande dilema está proposto, uma vez que se deve confrontar risco com benefício, de cada conduta, seja cirúrgica ou não. Por exemplo, a respeito do risco, de 8 a 38% dos indivíduos vasculopatas, submetidos à correção de Aneurisma de Aorta Abdominal (AAA), têm probabilidade de sofrer IAM, de 0 a 30 dias pós-operatório (PO), cuja mortalidade de 30 dias chega a 10,3%.[24] Dados adicionais de IAM e mortalidade de 30 dias são mostrados na Tabela 83.1.[24] Observar que, em cirurgia de colecistectomia, cujo procedimento teoricamente é de baixo risco, quando o tempo decorrido entre o evento coronariano e a realização da cirurgia for de, no máximo, um mês, a probabilidade de IAM é de cerca de 28%, *versus* 0,9%, quando não há história de lesão coronariana identificada. Observar, também, que a mortalidade de 30 dias, se tiver ocorrido evento prévio, chega a 10,5%, *versus* 2,3%, caso não tenha ocorrido. Tais situações obrigam a uma ampla discussão com o paciente e seus familiares, no sentido de colocar todas as ponderações pertinentes

Entre 64% a 100% dos indivíduos acometidos por isquemia miocárdica, quando não relacionada ao perioperatório, após desfecho desfavorável fatal, podem apresentar fissura nas placas de lesão. Desses, de 65% a 95% também apresentam trombos intraluminais, evidenciados pelo anatomopatológico. Diferentemente, na maioria daqueles que estiverem vivenciando o perioperatório, se acometidos por evento fatal, além de ser alta a probabilidade de haver lesões predominantemente na coronária esquerda, quando dominante, ou em pelo menos três vasos coronarianos, não se evidencia fissura nas placas e apenas cerca de 33% apresentam trombo intraluminal.[26] Tais observações chamam a atenção para a ocorrência de desequilíbrio entre a oferta e demanda, causada pelo estresse perioperatório, para o qual contribuem as características relacionadas ao trauma cirúrgico, à condução da anestesia e ao manuseio pós-operatório.

Partindo-se desse princípio, se a cirurgia for categorizada como sendo de urgência ou emergência, por exemplo, em indivíduos sabidamente Vasculopatas, por-

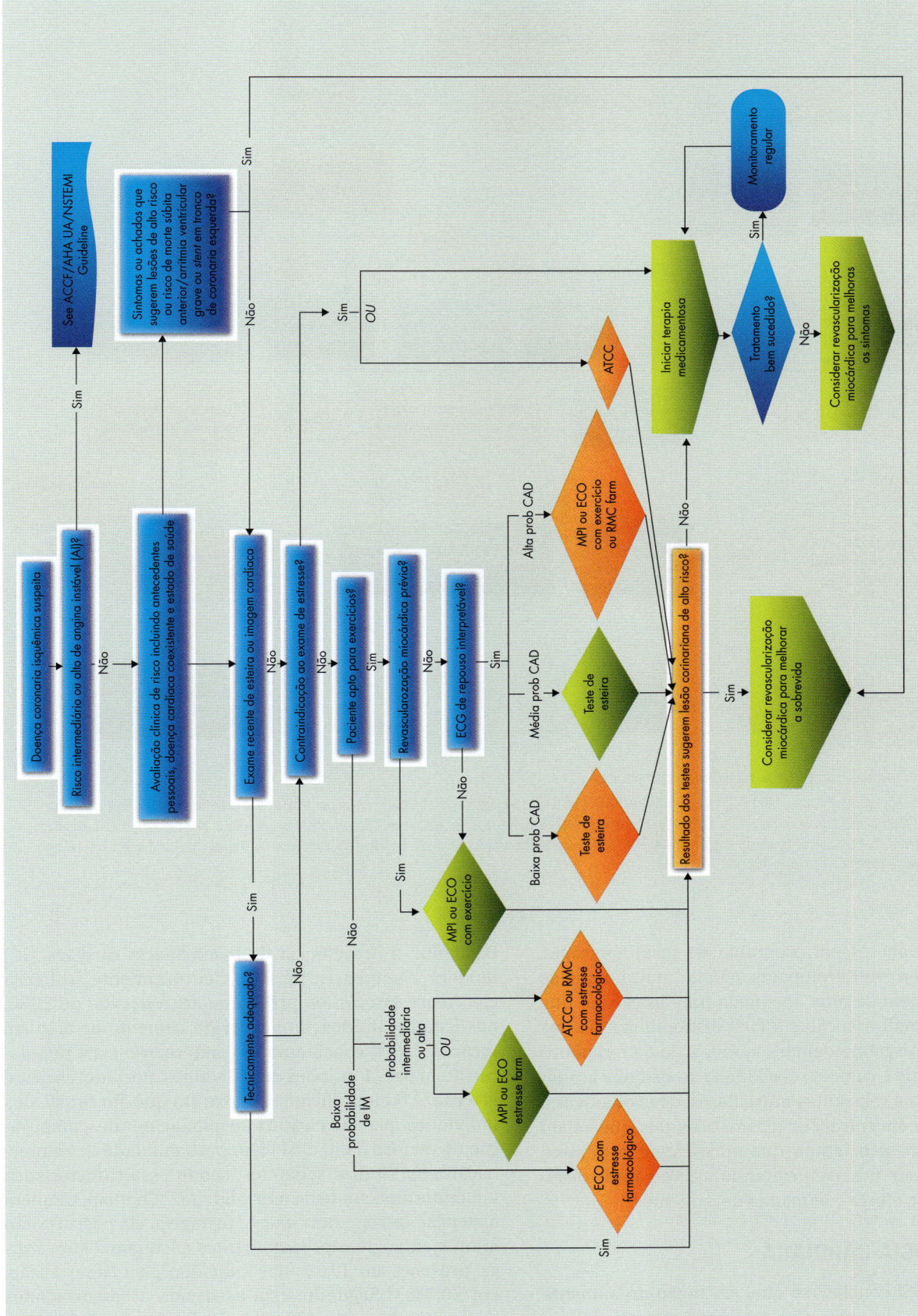

Figura 83.2 — Doença coronariana isquêmica suspeita.[25] IM – isquemia miocárdica; MPI – Perfusão miocárdica por imagem; ATCC – Angiografia coronariana por tomografia computadorizada; ECO – Ecocardiograma; CRM – Ressonância magnética cardíaca.

Adaptada de: Fihn SD, Gardin JM et al. 2012 ACCF/AHA/ACP/AATS/PCNA/SCAI/STS guideline for the diagnosis and management of patients with stable ischemic heart disease: a report of the American College of Cardiology Foundation/American Heart Association task force on practice guidelines, and the American College of Physicians, American Association for Thoracic Surgery, Preventive Cardiovascular Nurses Association, Society for Cardiovascular Angiography and Interventions, and Society of Thoracic Surgeons. Circulation 126(25): e354-471.

Avaliação Cardiovascular

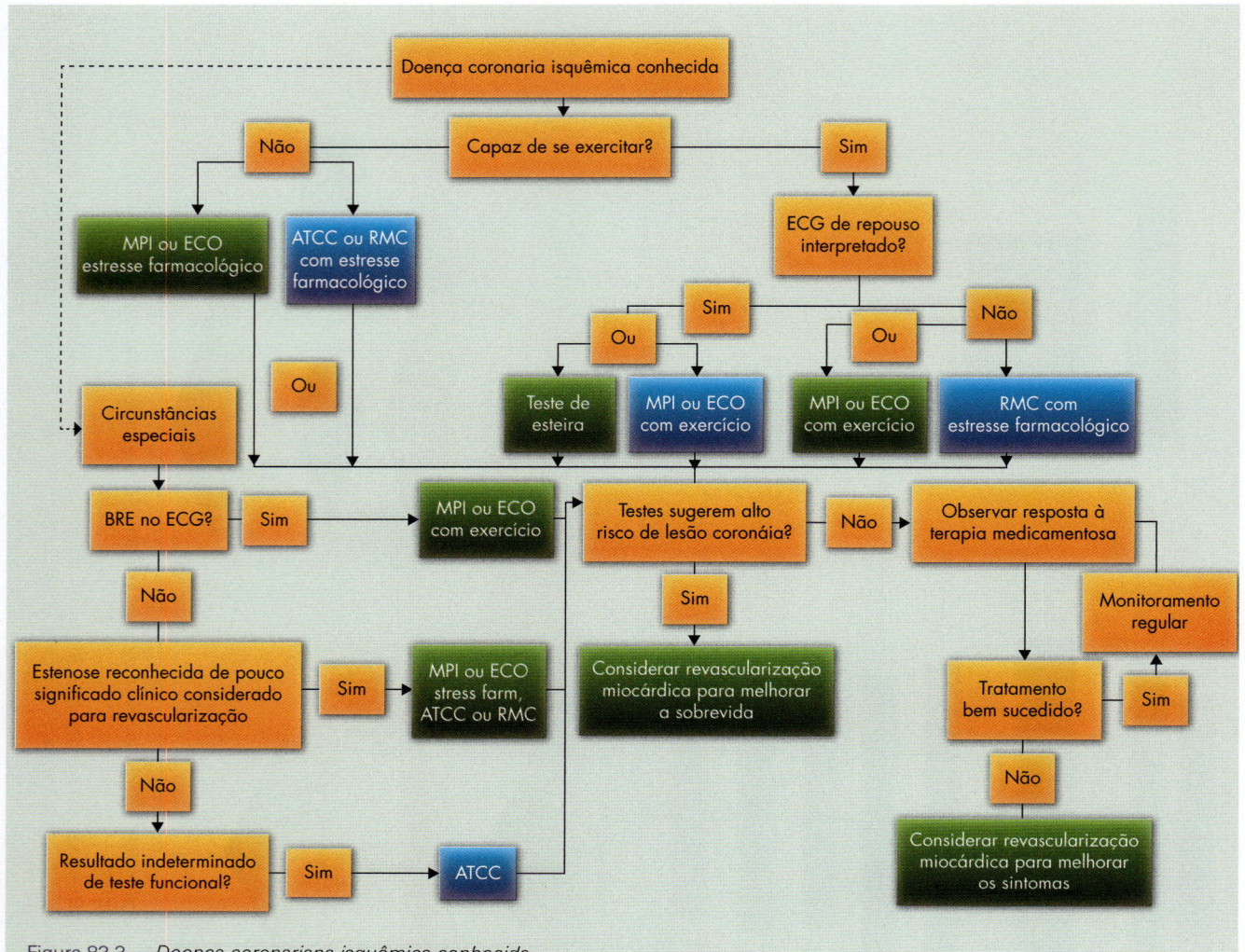

Figura 83.3 — *Doença coronariana isquêmica conhecida.*
Adaptada de: Fihn SD, Gardin JM et al. 2012 ACCF/AHA/ACP/AATS/PCNA/SCAI/STS guideline for the diagnosis and management of patients with stable ischemic heart disease: a report of the American College of Cardiology Foundation/American Heart Association task force on practice guidelines, and the American College of Physicians, American Association for Thoracic Surgery, Preventive Cardiovascular Nurses Association, Society for Cardiovascular Angiography and Interventions, and Society of Thoracic Surgeons. Circulation 126(25): e354-471.

tadores de Diabetes em programa de insulinoterapia, Pneumopatas e/ou Cardiopatas, não há muito o que se possa fazer, além de uma adequada preparação, no que se refira à monitorização e à facil disponibilização dos fármacos de resgate. Ademais, a utilização da terapêutica farmacológica, como a relacionada ao uso dos hipnóticos, opioides e relaxantes musculares, deve objetivar a obtenção de concentrações plasmáticas tais que sejam eficazes, ao mesmo tempo que apresentem o mínimo efeito depressor possível, evitando assim causar desequilíbrio entre oferta e demanda de oxigênio.[6,27]

INSUFICIÊNCIA CARDÍACA

Não é difícil concluir-se que, em razão do aumento da expectativa de vida, uma realidade vivenciada globalmente, a prevalência da insuficiência cardíaca (IC) tenderá a aumentar. De fato, cientificamente, a *American Heart Association* prevê que até a década de 2030, nos Estados Unidos, terá ocorrido aumento de algo em torno de 46%, considerando como referência a população atual de 5,1 milhões de indivíduos, portadores de tal afecção.[28] Dados adicionais mostram que, no Brasil, dos indivíduos que dão entrada hospitalar, por descompensação do quadro de IC, 50% têm probabilidade de reinternação nos 90 dias seguintes, sendo essa característica um fator impactante de mortalidade.[29] Chamam também a atenção os seguintes dados: primeiro, ela possui como fatores eitológicos predominantes a Isquemia Miocárdica, presente em 30,1% dos indivíduos, e a Hipertensão, em 20,3%.[29] Segundo, está associada a comorbidades como Hipertensão (70,8%), Dislipidemia (36,7%) e

TABELA 83.1
INFARTO DO MIOCÁRDIO PÓS-OPERATÓRIO E TAXA DE MORTALIDADE PARA PACIENTES SUBMETIDOS A CIRURGIA E O TEMPO APÓS IAM RECENTE.

Desfechos pós-operatórios	Tempo decorrido de IAM recente	Operação				
		Cirurgia de quadril	Colecistectomia	Colectomia	Reparo AAA	Amputação
IAM de 30 dias	0-30 dias	38,4%[†]	28,8%[†]	32,6%[†]	37,9%[†]	30,5%[†]
	31-60 dias	20,7%[†]	17,8%[†]	20,5%[†]	13,0%[†]	18,2%[†]
	61-90 dias	9,9%[†]	6,5%[†]	10,2%[†]	7,7%[†]	7,7%[†]
	91-180 dias	5,7%[†]	5,7%[†]	6,5%[†]	5,5%[†]	6,1%[†]
	181-365 dias	6,2%[†]	3,9%[†]	7,9%[†]	4,3%[†]	6,8%[†]
	Sem IAM recente	1,2%[†]	0,9%[†]	1,2%[†]	3,3%[†]	3,6%[†]
Mortalidade de 30 dias	0-30 dias	13,1%[†]	10,5%[†]	16,6%[†]	10,3%[†]	17,2%[†]
	31-60 dias	12,8%[†]	6,9%[†]	14,6%[†]	9,1%[†]	12,7%[†]
	61-90 dias	10,3%[†]	5,9%[†]	9,5%[*]	12,3%[*]	13,9%
	91-180 dias	8,7%[†]	4,8%[†]	12,1%[†]	7,5%[†]	15,2%[†]
	181-365 dias	7,9%[†]	5,9%[†]	10,0%[†]	3,9%	11,0%
	Sem IAM recente	3,8%	2,3%	4,1%	4,6%	9,9%
Mortalidade de 1 ano	0-30 dias	42,9%[†]	28,0%[†]	39,9%[†]	22,4%[*]	53,2%[†]
	31-60 dias	43,6%[†]	26,4%[†]	38,9%[†]	20,8%[*]	50,0%[†]
	61-90 dias	38,6%[†]	19,9%[†]	26,8%[†]	16,9%	49,4%[†]
	91-180 dias	33,9%[†]	18,7%[†]	31,5%[†]	14,5%	49,4%
	181-365 dias	28,1%[†]	19,2%[†]	29,4%[†]	13,3%[†]	44,3%[†]
	Sem IAM recente	14,1%	8,0%	13,5%	10,6%	34,9%

AAA, aneurisma aórtico abdominal; IAM, infarto do miocárdio.
*P < 0,01 (comparado com pacientes sem IAM recente pelo mesmo período de tempo e procedimento)
[†]P < 0,01 (comparado com pacientes sem IAM recente pelo mesmo período de tempo e procedimento)
Adaptada de: Livhits M, Ko CY et al. (2011). "Risk of surgery following recent myocardial infarction." Ann Surg 253(5): 857-64.

Diabetes (34%). Terceiro, 58,7% dos portadores de IC apresentam Disfunção Sistólica do Ventrículo Esquerdo. Quarto, considerando os perfis clínicos hemodinâmicos, dos quais, os mais comuns são:

1. quente e úmido, caracterizado pela presença de congestão pulmonar, sem sinais de hipoperfusão;
2. frio e úmido, pela presença de congestão pulmonar, associada à hipoperfusão;
3. frio e seco, pela presença de hipoperfusão, sem congestão pulmonar, o estudo mostra que 67,4% dos indivíduos são admitidos apresentando o perfil quente e úmido.[29]

A Tabela 83.2 mostra outros dados para consulta, os quais derivam de um grande levantamento brasileiro sobre a IC, uma sugestão de leitura complementar.

Nesse sentido, a inferência diagnóstica pode ser feita pelo anestesiologista, na avaliação pré-operatória, uma vez que os pacientes podem ter história de dispneia paroxística noturna, edema periférico cardiogênico, distensão venosa jugular a 45°, presença de terceira bulha ou ritmo de galope à ausculta, além de sinais associados sugestivos de edema pulmonar, tais como a presença de estertores crepitantes à ausculta dos campos pulmonares. Ademais, o Rx pode evidenciar tanto a redistribuição

TABELA 83.2
RESULTADOS GERAIS DO I REGISTRO BRASILEIRO DE IC.

Variáveis	Respiratória (n = 1.261)
Idade média ± DP*)	64,1 ± 15,9
Sexo masculino (%)	40,0
Infarto agudo do miocárdio prévio (%)[†]	26,6
Hipertensão arterial (%)[†]	70,8
Dislipidemia (%)[†]	36,7
AVC[‡]/AIT[§] prévios (%)[†]	12,6
Fibrilação atrial (%)[†]	27,3
Depressão (%)[†]	13,5
Doença arterial oclusiva periférica (%)[†]	10,8
Insuficiência renal crônica (%)[†]	24,1
Diabetes mellitus (%)[†]	34,0
Doença pulmonar obstrutiva crônica/asma (%)[†]	12,7
Fração de ejeção do ventrículo esquerdo (média ± DP)	38,8 ± 16,5
Sódio (média ± DP)	137 ± 16
Creatinina (média ± DP)	1,7 ± 4,8
BNP[¶] (mediana/[IQR[†]])	1.075 (518;1.890)

*DP: Desvio padrão; [†]Valores calculados com total de 1.255 pacientes com informação completa; [‡]AVC: acidente vascular cerebral; [§]AIT: acidente isquêmico transitório; BNP: peptídeo natriurético cerebral; [¶]QR: variação interquartil.
Adaptada de: Albuquerque D, Neto J, et al. "I Brazilian Registry of Heart Failure – Clinical Aspects, Care Quality and Hospitalization Outcomes." (Arq Bras Cardiol. 2014; [online]. ahead print, PP.0-0).

do fluxo sanguíneo, com cefalização da trama vascular, inclusive podendo-se observar as linhas B de Kerley, padrão de infiltração intertício-alveolar, sinais de derrame pleural, assim como aumento do índice cardiotorácico, normalmente, de 0,5.

Uma vez que não é infrequente deparar-se com indivíduos portadores de IC, no perioperatório, para facilitar, a Figura 83.4 mostra, por meio de um fluxograma, os vários estágios nos quais eles podem ser classificados. Pode-se observar, também, que cada estágio possui terapia correspondente, cujo conjunto representa orientações estabelecidas pelo *American College of Cardiology*, a partir de questionamentos a respeito da classificação estabelecida pela *New York Heart Association* (*NYHA*).[30]

Embora seja variável o número de sinas e sintomas utlizados pelos estudos, para categorizar o risco relacionado ao perioperatório, tem sido aceito que a probabilidade de ocorrência de Maiores Eventos Cardíacos Adversos (*MACE*), considerando a mortalidade de 30 dias ou a readmissão hospitalar nesse período, quando o indivíduo é submetido a um de 13 tipos de cirurgia, é de 50 a 100% maior do que para indivíduos idosos, sem DAC ou IC.[31] Há que se considerar, também, a prerrogativa de serem praticamente iguais as probabilidades de ocorrência de desfecho desfavorável, quando se compara a cardiopatia de etiologia não isquêmica (9,3%), com a que é origem isquêmica (9,2%).[32] Nesse sentido, o anestesiologista deve ter em mente que a conduta objetiva não só a manutenção de um débito cardíaco (DC) que garanta a perfusão sistêmica, mas também uma perfusão coronairana adequada. Isso pode se transformar em situação delicada, uma vez que, normalmente, pacientes cardiopatas já apresentam tendência à hipotensão, devido à disfunção miocárdica, condição que pode piorar com a anestesia.[14,30]

Em se tratando de risco relacionado ao estágio de evolução da doença, no qual se encontra o paciente, é um raciocínio lógico associar os estágios mais avançados (C e D) com piores desfechos. Porém, ter a noção de um patamar de Fração de Ejeção do Ventrículo Esquerdo (FEVE), a partir do qual é mais nítida tal associação,

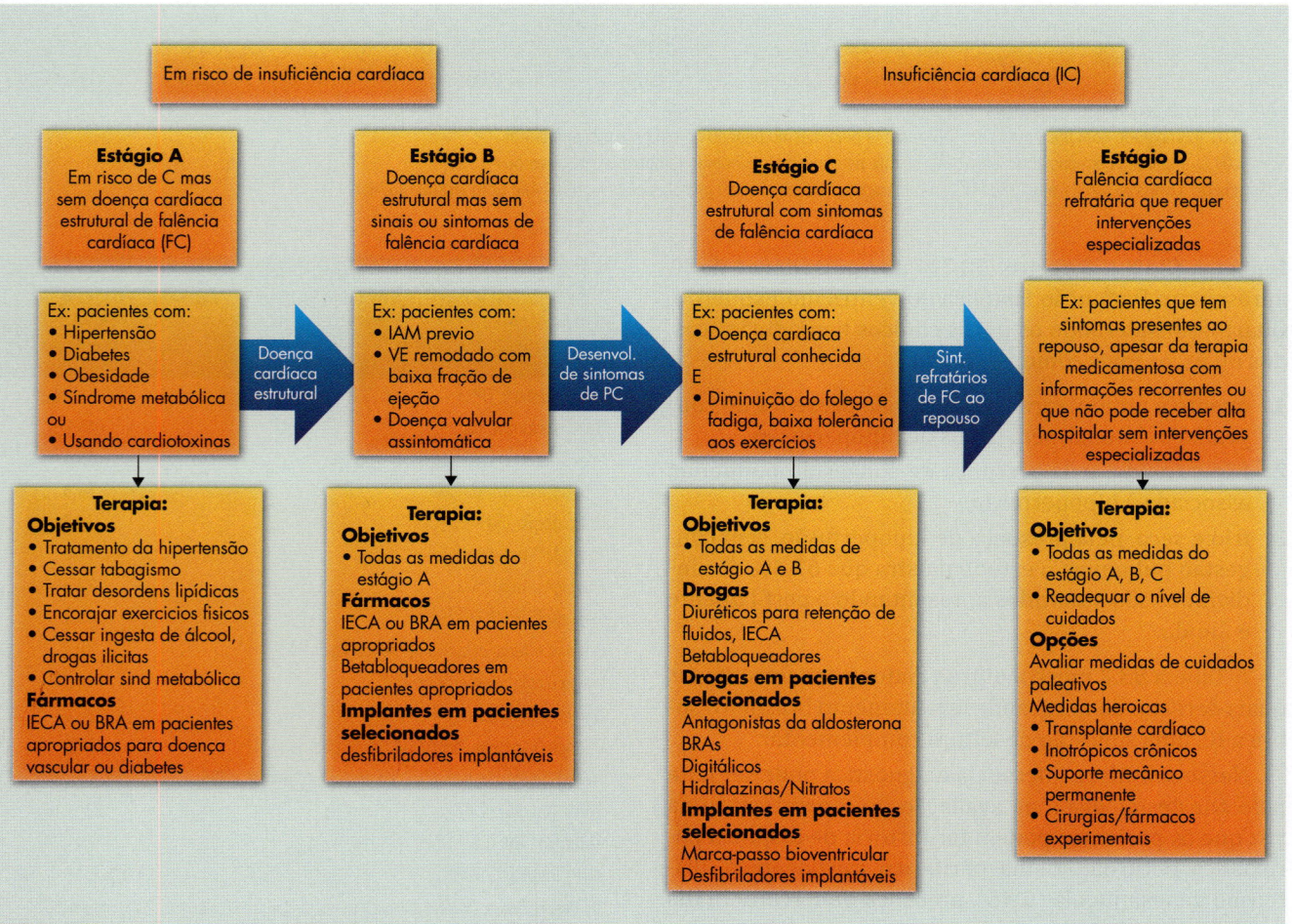

Figura 83.4 — *classificação estabelecida pela NYHA.*
Adaptada de: Hunt SA, Abraham WT, et al.. "2009 Focused update incorporated into the ACC/AHA 2005 Guidelines for the Diagnosis and Management of Heart Failure in Adults A Report of the American College of Cardiology Foundation/American Heart Association Task Force on Practice Guidelines Developed in Collaboration With the International Society for Heart and Lung Transplantation." J Am Coll Cardiol 53(15): e1-e90.

oferece ao anestesiologista embasamento para ser mais ou menos invasivo, na monitorização, conforme o porte cirúrgico, claro. Nesse sentido, embora classicamente tenha sido dito que FE ≤ 29% seja determinante, no desfecho,[33] estudo mais recente mostra que a mortalidade por todas as causas cresce de forma significativa, quando a FE se encontra abaixo de 40%.[34] Igualmente, pode ser dito que cerca de 80% dos indivíduos com FE abixo de 50% têm perfil assintomático, devendo, portanto, a caracterização do quadro, como dito, ser inicialmente inferida a apartir do detalhamento da história clínica e do exame físico.[35] A título de ilustração, observar os dados relativos à FE, obtidos na pesquisa que gerou a Tabela 83.2,[29] mostada anteriormente.

Pode-se acrescentar elementos a serem utilizados na construção de um perfil clínico, a partir da análise da Área Sob a Curva (AUC). Nessa linha de pensamento, sabe-se que a acurácia de uma variável reflete a relação mais adequada entre S e E, consequentemete, garantindo Valor Preditivo Positivo (VPP) e Valor Preditivo Negativo (VPN) que sejam os mais satisfatórios possíveis.[36] Em se tratando de biomarcadores, o Peptídeo Atrial do tipo B (*BNP*) e o Peptídeo Natriurético Plasmático N-terminal tipo pró-B (*NT-proBNP*) têm sido associados a desfechos desfavoráveis pós-operatórios, portanto, enquadrando-se ao proposto.[37,38] A título de exemplo, as Tabelas de 85.3 a 85.5 mostram dados a respeito das referidas considerações. No estudo que as originou,[37] num primeiro momento, os valores do BNP foram plotados em quatro faixas de concentrações (pg.mL^{-1}), conforme mostra a Tabela 83.4, dada a ampla variabilidade encontrada na dosagem, enquanto foi estabelecida a categorização dos riscos associados a eventos desfavoráveis, ocorridos no perioperatório, da seguinte forma: Zero risco (0), Baixo risco (1), Risco intermediário (2) e alto Risco (3). A seguir, tais estratos foram associados ao número de eventos ocorridos, o que gerou a construção da curva *ROC* (*Receiver Operator Characteristic Curve*), a qual permitiu dividir os grupos em 2 subgrupos, a partir de um ponto de corte, o BNP_{189} (concentração que definiu a melhor *AUC*).

Posteriormente, os resultados das *AUC*s do BNP e do índice de Goldman *et al.*[9] foram analisados em conjunto.

TABELA 83.3
CRITÉRIOS DE RISCO SEGUNDO A CLASSIFICAÇÃO DE GOLDMAN E COL.[9]

Critério	Escore
1. História	
Idade > 70 anos	5
Infarto do miocárdio nos últimos 6 meses	10
2. Exame físico	
Galope de terceira bulha cardíaca ou dilatação da veia jugular	11
Estenose aórtica valvular importante	3
3. ECG	
Ritmo que não o sinusal ou extrassístoles atriais no último ECG pré-operatório	7
>5 extrassístoles ventriculares/min documentadas a qualquer momento no pré-operatório	7
4. Estado geral	
PO_2 < 60 ou PCO_2 > 50 mmHg, K <3,0 ou HCO_3 < 20 mMol/L, ureia > 50 ou creatinina > 265 µmol/L, TGOS anormal, sinais de doença hepática crônica ou paciente restrito ao leito para causas não cardíacas	3
5. Operação	
Operação intraperitoneal, intratorácica ou aórtica	3
Operação de emergência	4
Total	53

PCO_2, pressão parcial de dióxido; PO_2, pressão parcial de oxigênio; TGOS, transaminase glutâmico-oxalacética sérica
Adaptada de: Dernellis, J. and M. Panaretou (2006). Assessment of cardiac risk before non-cardiac surgery: brain natriuretic peptide in 1590 patients. Heart 92(11): 1645-50.

TABELA 83.4.
DISTRIBUIÇÃO DOS EVENTOS A PARTIR DE DIFERENTES CONCENTRAÇÕES DOSADAS, OBTIDAS PELA PESQUISA CITADA.[37]

BNP (pg/mL)	Número	Mortes cardíacas (n=21)	IAM não fatal (n=20)	EPA (n=41)	TV (n=14)	Total (n=96)
<100	954	0 (0%)	0 (0%)	0 (0%)	0 (0%)	0 (0%)
100-200	349	1 (1%)	3 (3%)	10 (20%)	2 (9%)	16 (5%)
200-300	223	4 (2%)	7 (5%)	12 (45%)	5 (53%)	283 (13%)
>300	64	16 (50%)	10 (71%)	19 (80%)	7 (96%)	52 (81%)

EPA, edema pulmonar agudo; BNP, peptídeo natriurético cerebral (Peptídeo Atrial do tipo B); IAM, infarto agudo do miocárdio; TV, taquicardia ventricular.
Adaptada de: Dernellis, J. and M. Panaretou (2006). Assessment of cardiac risk before non-cardiac surgery: brain natriuretic peptide in 1590 patients. Heart 92(11): 1645-50.

Nesse último, os escores foram obtidos através das somas parciais dos pontos recebidos em cada categoria, a partir da inclusão dos pacientes nos 5 cinco critérios definidos, preditores de risco, conforme mostra a Tabela 83.3.[9] Nela, a definição dos escores ocorreu com base na pontuação em cada classe e foi a seguinte: Classe I (0 a 5), Classe II (6 a 12), Classe III (13 a 25), Classe IV (maior que 26).

Pois bem, no pós-teste, momento que define o Valor Preditivo de um teste, a Tabela 83.5, resultado da análise das duas variáveis, mostrou melhor acurácia do BNP, como preditor de risco, em relação ao índice de Goldman,[9] o que pode ser caracterizado pela maior *AUC*. Completando o raciocínio, nesta fase, a Figura 83.5 mostra a probabilidade pós-teste (Valor Preditivo), comparando a taxa de eventos nas duas faixas de concentração do BNP, com a taxa obervada de eventos, considerando as quatros classes de escores de risco, discutida anteriormente.

Optamos por aprofundar a discussão, a respeito do último tema abordado, por julgá-lo relevante como uma demonstração do que se faz, quando um critério de mensuração de risco passa a ser utilizado, comparativamente a outro, esse considerado, até então, como sendo classicamente adotado. Nessa linha, tem sido dito que o Ecocardiograma (ECO), segundo o *ACC/AHA*, "é o teste simples mais usado na avaliação de pacientes com IC...", uma vez que é um método não invasivo, capaz tanto de mensurar todos os componentes relacionados à função, quanto de identificar as alterações estruturais.[39] Indubitavelmente, a sua aplicabilidade ainda não se esgotou, na medida em que existe uma tendência a utilizá-lo com outras finalidades além das que têm sido rotineiramente feitas.[6,39] Como mensura desde o *status* de volume, até a quantificação das funções sistólica e diastólica, passando pela avaliação da anatomia das válvulas, do fluxo transvalvar e da contratilidade miocárdica, também pode ser útil como importante instrumento de monitorização, durante cirurgias nas quais se faz necessário avaliar tais variáveis em tempo real, o que pode influenciar positivamente a conduta anestésica.[6,39] Por exemplo, a partir da análise dos resultados obtidos após ajuste volêmico e da terapêutica farmacológica, podem ser observadas alterações desejadas e indesejadas, como melhora do desempenho da função sistólica ou o aparecimento de discinesias segmentares. Exemplos de algumas utilidades são ilustrados na mostrado na Figura 83.6.

No entanto, assim como aconteceu com a validação do BNP, frente ao índice de risco mostrado, naturalmente era previsível que os resultados preditivos do ECO fossem comparados aos do BNP, algo que foi feito na pesquisa cujos resultados das *AUCs* são mostrados na Figura 83.7.[40] Ao observá-la, considerando o que foi discutido, a respeito da relação entre o diagnóstico de IC e o risco relacionado ao perioperatório, que também há melhor acurácia diagnóstica do BNP em relação à Fração de Ejeção (FE), estimada pelo ECO, o que o torna uma variável bastante promissora, a ser incorporada nos exames de rotina, principalmente, à admissão hospitalar.[40]

TABELA 83.5. VALORES PREDITIVOS DO BNP E DO ÍNDICE DE GOLDMAN OBTIDOS PELA PESQUISA.

	BNP	Índice de Goldman
Número de pacientes	1590	1590
Evento presente/ausente	96/1494	96/1494
Sensibilidade	100%	100%
Especificidade	75%	0%
Valor preditivo positivo	26%	6%
Valor preditivo negativo	99%	Infinidade
Área ROC	0,84	0,61
95% IC	0,83 a 0,87	0,54 a 0,68
Ponto de corte	189	Classe IV

BNP, peptídeo natriurético cerebral; ROC, *Receiver Operator Characteristic Curve*.
Adaptada de: Dernellis, J. and M. Panaretou (2006). Assessment of cardiac risk before non-cardiac surgery: brain natriuretic peptide in 1590 patients. Heart 92(11): 1645-50.

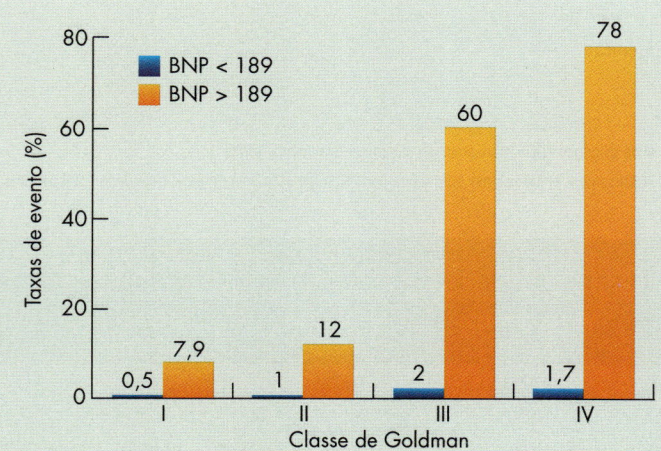

Firgura 83.5 — *Gráfico comparando BNP (<189 e >189) e Classificação de Goldman, obtido pela pesquisa.*
Adaptada de: Dernellis, J. and M. Panaretou (2006). Assessment of cardiac risk before non-cardiac surgery: brain natriuretic peptide in 1590 patients. Heart 92(11): 1645-50.

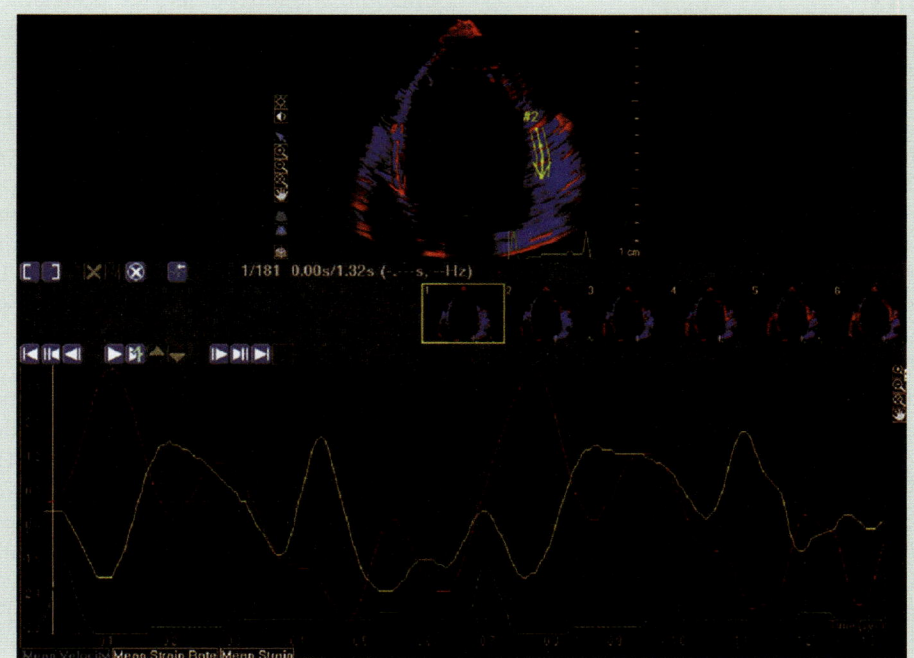

Figura 83.6 — *Utilidade do ECO, dentro de em um contexto geral de aplicabilidade.*[39]

Imagem de Doppler Tecidual e Avaliação de Função Regional. Incidência apical em 4 câmaras com imagem Doppler tecidual mostrando análise regional dos padrões de contração das paredes septal e lateral em um paciente com cardiomiopatia dilatada. As regiões de interesse (ROI) são desenhadas nas porções médias das paredes septal e lateral e as velocidades de contração dentro de cada ROI no plano vertical são graficamente exibidas ao longo do tempo.

Adaptada de: Kirkpatrick JN, Vannan MA, et al. Echocardiography in heart failure: applications, utility, and new horizons. J Am Coll Cardiol 50(5): 381-96.

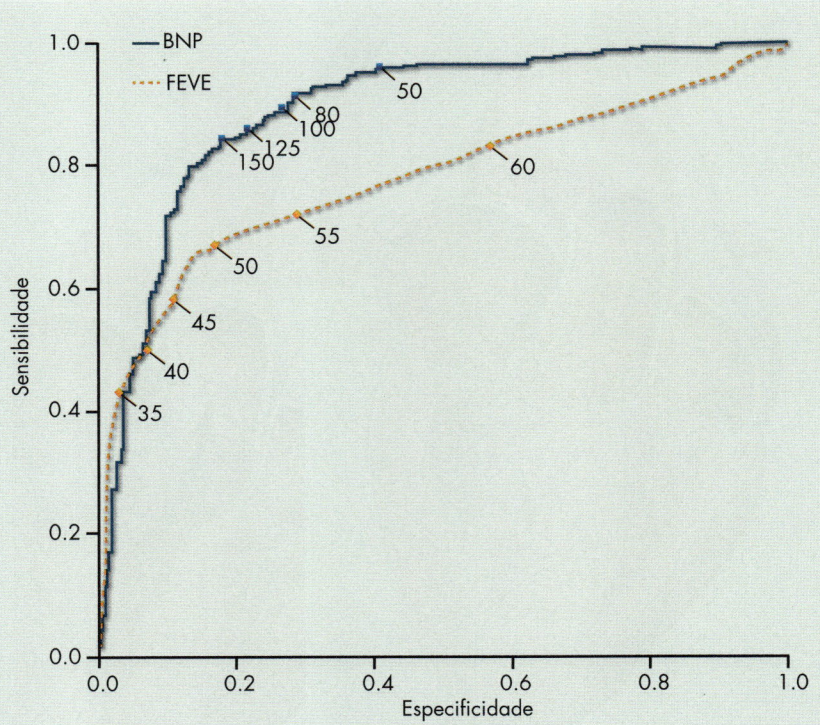

Figura 83.7 — *Comparação, por meio da curva ROC, do BNP com o ECO. FEVE – Fração de Ejeção do Ventrículo Esquerdo.*

Adaptada de: Steg, P. G., L. Joubin, et al. (2005). B-type natriuretic peptide and echocardiographic determination of ejection fraction in the diagnosis of congestive heart failure in patients with acute dyspnea. Chest 128(1): 21-9.

Avaliação Cardiovascular

CARDIOMIOPATIAS

Embora as evidências sobre a relação das cardiomiopatias com o risco perioperatório ainda não sejam claras,[6] procura-se aqui fazer uma avaliação geral, objetivando entender alguns dos mecanismos subjacentes, de tal forma que se possa planejar o mais adequadamente possível a instituição da conduta anestésica. Nessa linha, a Cardiomiopatia Periparto, observada em um para cada 1.000 partos, é uma condição que ocorre desde antes do parto até meses após, podendo levar a um grave comprometimento da função cardíaca. Dois dos aspectos mais relevantes, relacionados à conduta do anestesiologista, dizem respeito, primeiro, ao ajuste volêmico, o qual deve ser rigoroso, e, segundo, à terapêutica farmacológica necessária, a qual obriga a utilização de dosagens que, como dito, exerçam efeitos minimamente cardiodepressores.[27] Por ocasião da necessidade de intervenção, motivada pela descompesação do quadro clínico da gestante, sobretudo, ao final da gestação, devido à sobrecarga de volume imputada, é que tal situação de risco se configura.

A Cardiomiopatia Hipertrófica Obstrutiva, que é uma doença autossômica dominante, apresenta frequência de observação de um caso para cada 500 pessoas, tem como manifestações clínicas dispneia, *Angina pectoris*, episódios de Síncope e está associada à Morte Súbita, e está associada à morte súbita, merece, por essas razões, comentário no capítulo atual.[41] Considerando os mecanismos fisiopatológicos relacionados, leva à Obstrução da Via de Saída, à IM, à Regurgitação Mitral, à Disfunção Diastólica e a quadros de Arritmia.[6] A manutenção de uma adequada estabilidade da função cardiovascular requer atenção especial, no que se refere a fatores como perda de volume, utilização de vasodilatadores, qualquer mecanismo que leve à redução da pré-carga ou da tensão de parede, assim como da pressão intratorácica, pois a inobservância desses aspectos, sobretudo quando a monitorização não é invasiva, pode ser levar a sérias complicações perioperatórias.[41,42] A título de exemplo, na Figura 83.8, o painel A representa um coração acometido pela Cardiomiopatia Hipertrófica Obstrutiva, delimitada pela linha tracejada, mostrando obstruçao à saída do fluxo para a aorta e a regurgitação mitral associada. No painel B, embora exista técnica cirúrgica complementar,[43] é mostrado o procedimento cirúrgico e, no painel C, o resultado funcional.[42] Por sua vez, a Figura 83.9 mostra a monitorização das pressões intracavitária do VE e da Artéria Femoral, antes e após a realização da manobra de Valsalva. Observar a divergência que ocorre quando a pressão é mensurada no VE e quando é na Artéria Femo-

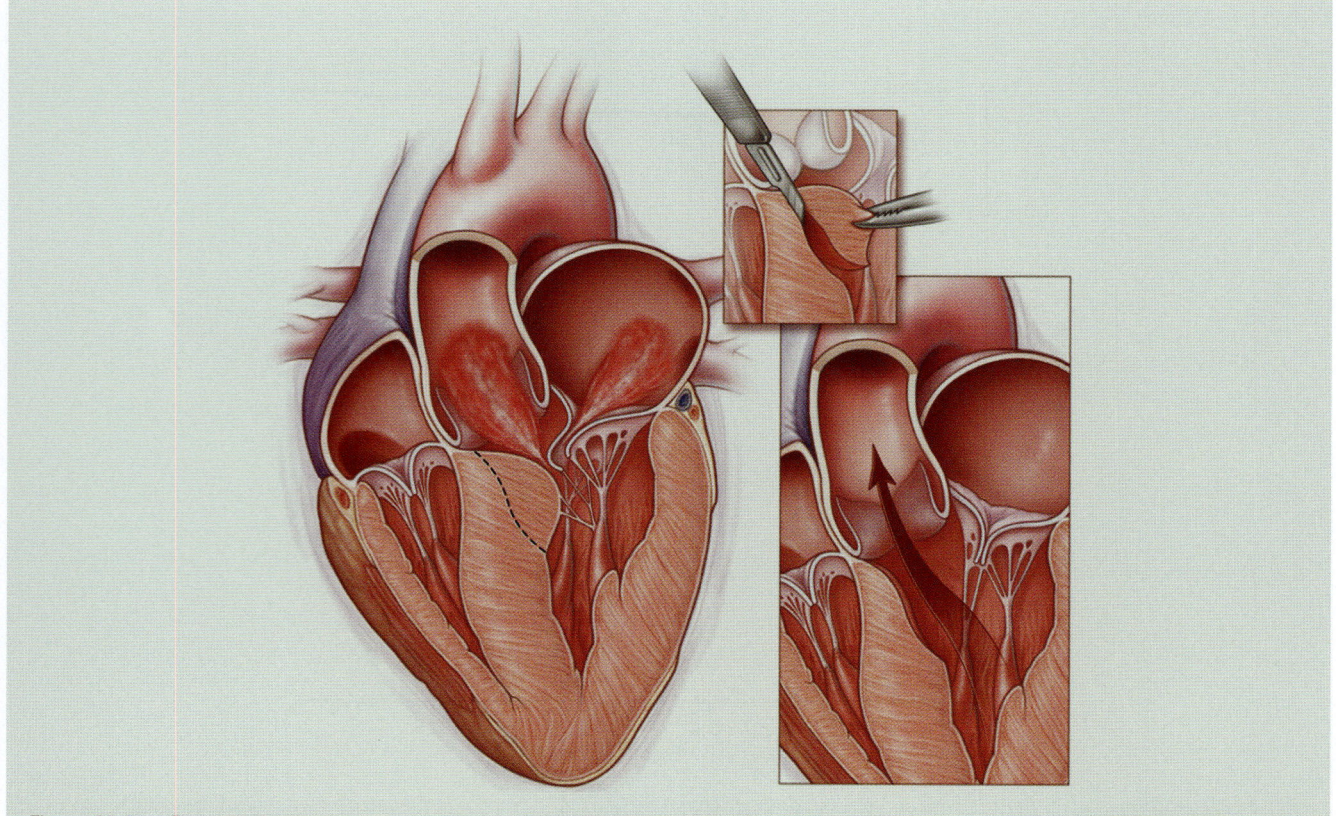

Figura 83.8 — *Representação de um coração com Cardiomiopatia Hipertrófica Obstrutiva, o procedimento cirúrgico e o resultado.*
Adaptada de: Nishimura RA and Holmes Jr DR. Clinical practice. Hypertrophic obstructive cardiomyopathy." N Engl J Med 350(13): 1320-7.

ral, consequente a alterçãoes pressóricas intratorácicas, algo a ser muito considerado no perioperatório, em razão das possíveis estratégias ventilatórias utilizadas.

Ainda nessa linha de discussão, as Cardiomiopatias Restritivas, associadas à Amiloidose, à Sarcoidose e à Hemocromatose, têm características comuns, que se associam com a condução da anestesia. Uma vez que o Débito Cardíaco (DC) é restrito, há dependência de manutenção satisfatória tanto da pré-carga quanto da Frequência Cardíaca (FC). Por isso, implica na necessidade de observação rigorosa do *status* de volume e da tensão de parede, estando aí, condições propícias, como abordado anteriormente, para a instituição do ECO transesofágico perioperatório e de monitorização mais invasiva, a depender, claro, das condições clínicas nas quais se encontra o paciente, assim como do porte cirúrgico[44]. Vale lembrar que, a respeito da FC, há baixa tolerância tanto para bradicardia quanto para a taquicardia, além ser necessário, na medida do possível, manter o ritmo sinusal ou, no máximo, estabelecer rígido controle da resposta ventricular, pois, caso contrário, pode levar a eventos indesejados.[6,39]

Há também a Displasia Arritmogênica e/ou Cardiomiopatia Arritmogênica do Ventrículo Direito (DAVD), condição sobre a qual, até há alguns anos, pouco se sabia. Em análise anatomopatológica retrospectiva de 200 casos, nos quais ocorreu Morte Súbita (MS), foi observado que havia deposição de tecido adiposo e fibrose, localizada no VD, em 9,5% dos casos, ocorridos no perioperatório.[4] Na sua forma típica, a DAVD acomete indivíduos jovens, na terceira ou quarta décadas de vida, sem antecedentes cardiovasculares característicos, exceto, pela história de episódios de mal-estar, tontura, palpitação e síncope, consequentes, mais comumente, à ocorrência de Taquicardia Ventricular (TV).[4,45] Guarda relação entre o início dos sintomas e o esforço físico e tem sido associada à MS em atletas. Como informações complementares, a respeito do ECG, em 54% dos casos, é possível observar inversão da onda T nas derivações precordiais à direita, duração do QRS acima de 110 ms, sendo que, esse último achado, em indivíduo jovem, sem doença cardíaca prévia, confere probabilidade diagnóstica caracterizada por S de 55% e E de 100%.[46] Além disso, o QRS observado, durante o episódio de TV, tem padrão de Bloqueio de Ramo Esquerdo (BRE).

Consequentemente, é necessário realizar a prévia avaliação eletrofisiológica, pois pode ser imperativo a Implantação de Dispositivo Cardioversor-Desfibrilador (CDI), isso segundo o *ACC/AHA*,[6] razão pela qual esse tema é abordado no capítulo atual. Tal condição é prerrogativa embasada na observação de que, a arritmia deflagrada pela DAVD é conhecida por ser de difícil controle, algo temeroso, se ocorrido no perioperatório, sobretudo, de cirurgia eletiva. Faz-se necessário lembrar, também, que, historicamente, as autópcias normalmente são solicitadas pela família, por meio de processo legal, uma vez que se considera altamente improvável que indivíduos jovens, sem diagnóstico prévio, apresentem episódio de MS, no perioperatório.[4]

A título de ilustração, a Figura 83.10 mostra um ECG normal (olhar o padrão da onda T).[47] Lembrar que, como variação do normal, em crianças e adolescentes, a onda T pode ser negativa (onda T juvenil), da mesma forma que ocorre com indivíduos obesos e brevilíneos.[47] A Figura 83.11 mostra o ECG de um paciente portador de DAVD e a Figura 83.12 mostra as características histopatológicas.[45]

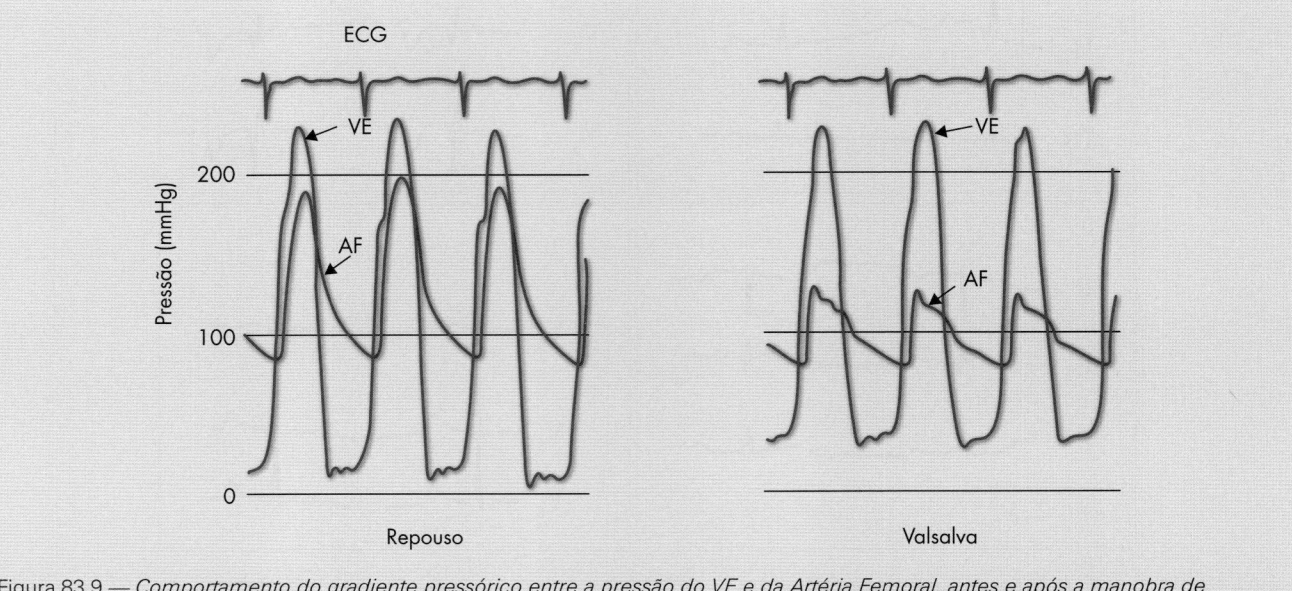

Figura 83.9 — *Comportamento do gradiente pressórico entre a pressão do VE e da Artéria Femoral, antes e após a manobra de Valsalva.*

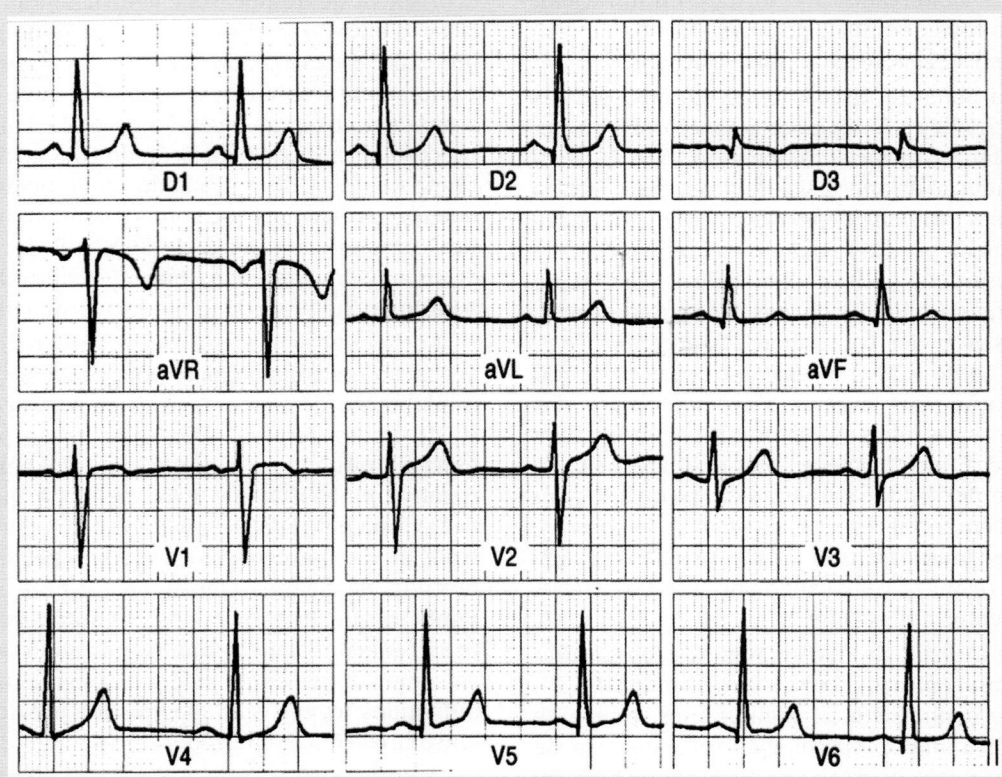

Figura 83.10 — *ECG normal.*
Adaptada de: Goldwasser G. O Eletrocardiograma Orientado para o Clínico Geral, 1ª Ed, Rio de Janeiro, Livraria e Editora Revinter Ltada,1997.

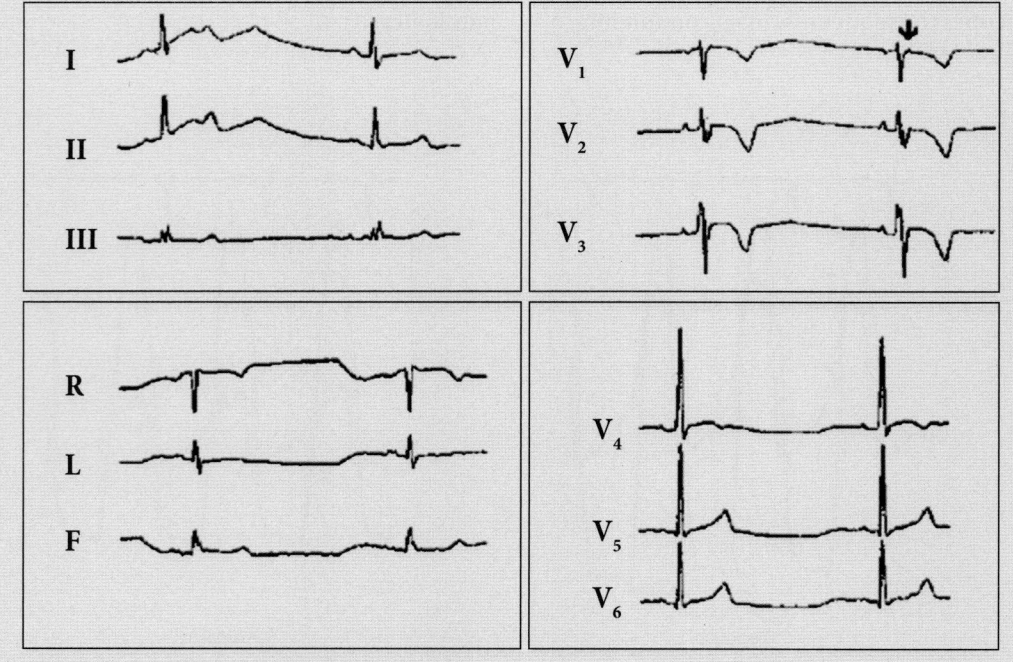

Figura 83.11 — *ECG de paciente portador de DAVD.*
Adaptada de: Elias J, Tonet J, et al. (1998). Arrhythmogenic right ventricular dysplasia. Arq Bras Cardiol 70(6): 449-56.

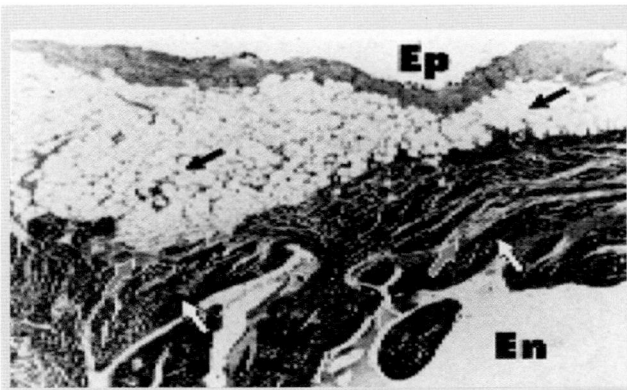

Figura 83.12 — *Características histológicas da DAVD. Aspecto histológico da parede livre do ventrículo direito. Presença de infiltrado adiposo de predomínio epicárdico e com envolvimento médio-mural (setas pretas). Traves de tecido fibrótico (setas cinzas) entrecortando tecido endocárdico normal (setas brancas). Ep-epicárdio; En-endocárdio.*

Adaptada de: Elias J, Tonet J, et al. (1998). Arrhythmogenic right ventricular dysplasia. Arq Bras Cardiol 70(6): 449-56.

ESTENOSE AÓRTICA

Embora nos tópicos referentes à anestesia para cirurgia cardíaca as valuvulopatias recebam abordagem abrangente, no capítulo atual, devido ao que foi proposto, optamos por discutir alguns pontos que foram considerados como sendo pertinentes. Nesse sentido, segundo o *ACC/AHA*,[6] há recomendação para realização de ECO pré-operatório em indivíduos com suspeita clínica de grau acentuado de estenose valvar (ou regurgitação) se, primeiro, o paciente não tiver realizado o exame no último ano ou, segundo, se houver mudança no *status* clínico ou no exame físico desde a última avaliação (Classe I, nível de evidência: C). Como leitura complementar, a respeito do método utilizado para a categorização da evidência científica, recomenda-se avaliar o estudo no qual ela está referenciada, pois ele contém a padronização utilizada.

À medida que a população envelhece, doenças de origem vascular ganham números mais expressivos de prevalência, por consequência da esclerose vascular e de outros aspectos, como ocorre com a Estenose Aórtica (EA), a qual pode acometer de 3 a 9% da população, conforme a idade aumenta de 59 para acima de 75 anos, respectivamente.[48] Além do fenômeno degenerativo, ela se caracteriza por apresentar evolução ativa e progressiva, sustentada por mecanismos relacionados a processo inflamatório, à cascata da coagulação e a fenômenos osteogênicos, justificando o observado.[48]

Dados de estudo mais antigo mostraram que, comparado a indivíduos não portadores de EA, os quais apresentaram risco de mortalidade perioperatória de 1,6%, os portadores EA grave apresentaram índice de 13%.[9] Nessa linha, mesmo que estudo mais recente tenha mostrado taxa de mortalidade de 30 dias de 2,1%, em indivíduos portadores de EA, moderada a severa (área valvar de 1 a 1,5 cm^2 e menor que 1 cm^2, respectivamente), *versus* 1,0% em não portadores de EA, ainda assim parece haver maior probabilidade de ocorrência de IAM e pior desfecho primário (composto por IAM e mortalidade de 30 dias), de até 5,7%, nesse caso, observado em portadores de EA severa, *versus* 2,7%, nos controles.[49] Em razão de tais observações, ainda que o paciente esteja assintomático, ao submeter-se a cirurgia de alto risco, se a estenose for severa, há a necessidade de monitorização hemodinâmica invasiva no intra e no pós-operatório (Classe IIa, nível de evidência: B).[6] Igualmente, se houver indicação de cirurgira de troca valvar, mas o paciente for inelegível para o procedimento, deve ser considerado que ele primeiro passe por otimização do quadro, utilizando o balão de dilatação, por via percutânea. No entanto, tal estratégia apresenta mortalidade de 2% a 3%, além de apresentar incidência de Acidente Vascular Cerebral (AVC) de 1% a 2% e recorrência/mortalidade que podem chegar a 50%, em 6 meses, dependendo da casuística a ser considerada.[50]

Levando-se em conta a alta mortalidade, acima de 50% em até um ano de pós-operatório, as condições clínicas subjacentes, as quais supostamente não se resolverão com o procedimento cirúrgico, assim como o estágio de calcificação no qual se encontra a Aorta ("Aorta de porcelana"), todos fatores impeditivos de elegibilidade para a cirurgia, tem sido bastante discutido a implantação da válvula transcateter (*TAVR – Transcatheter aortic valve replacement*). Ao que tudo indica, seus resultados parecem ser mais favoráveis (ou no mínimo equiparáveis) do que os da cirurgia invasiva, pois vêm mostrando mortalidade de 2 anos de 43,5%, *versus* 68%, observada após a cirurgia.[48] Objetivando ilustrar, a Figura 83.13 mostra um desenho de coração com EA, especificando as alterações associadas.[48]

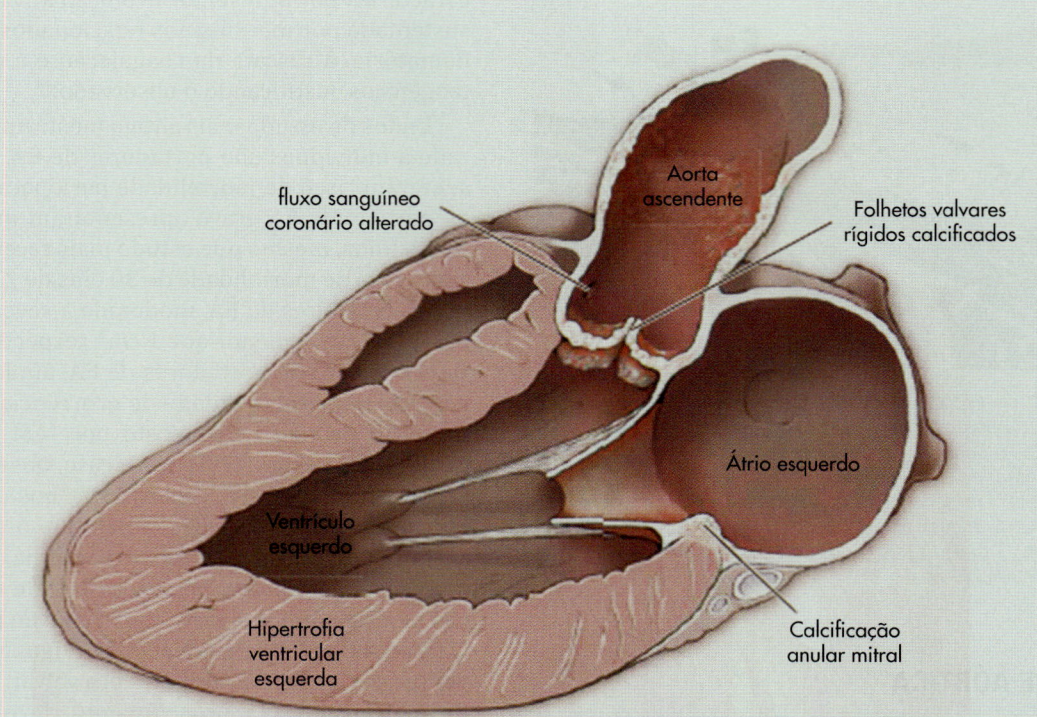

Figura 83.13 — *Desenho de coração com EA e as alterações associadas.*
Alterações anatômicas associadas a estenose aórtica.

A estenose de valva aórtica está associada a hipertrofia ventricular esquerda, disfunção diastólica e encurtamento longitudinal reduzido, embora a fração de ejeção permaneça normal na maioria dos pacientes. É comum um aumento atrial esquerdo decorrente das pressões de enchimento ventricular esquerdo elevadas. Uma calcificação é frequentemente observada na aorta ascendente e ânulo mitral, bem como nos folhetos valvares. A calcificação anular mitral é frequentemente acompanhada de regurgitação mitral leve-a-moderada e pode estender-se para os folhetos, causando obstrução do influxo ventricular esquerdo. Os pacientes com aorta ascendente calcificada, rígida e frágil ("porcelana") apresentam desfechos melhores com implante de valva aórtica transcateter do que com reposição cirúrgica. Os padrões de fluxo sanguíneo coronarianos são anormais devido a um aumento da massa ventricular esquerda e um gradiente de pressão diastólica reduzido.
Adaptada de: Otto CM and Prendergast B(2014). Aortic-valve stenosis-from patients at risk to severe valve obstruction. N Engl J Med 371(8): 744-56.

De todo jeito, ainda que o paciente esteja assintomático, ao se submeter a cirurgia de alto risco, se a estenose for severa, há a necessidade de monitorização hemodinâmica no intra e no pós-operatório (Classe IIa, nível de evidência: B).[6] Tal conduta é bastante procedente, pois, principalmente na EA severa, as repercussões clínicas desencadeadas pela taquicardia e pela hipotensão podem ser catastróficas, uma vez que, ao dificultarem o enchimento coronariano, acarretam isquemia, cujo desdobramento é a injúria celular, induzindo à falência cardíaca e, consequentemente, ao óbito.

Com o intuito de chamar a atenção do anestesiologista, quando deparar-se com paciente portador de EA, a Figura 83.14 mostra um ECG com características que devem ser levadas em consideração. Observar o ritmo sinusal, com FC de aproximadamente 80 batimentos por minuto (bpm), os eixos tanto da onda P quanto do QRS, sem desvios do normal, com duração do intervalo PR, de cerca de 160 ms, e do QRS, de cerca de 110 ms. Como características a serem observadas, existem critérios de hipertrofia ventricular esquerda (HVE), os quais podem ser caracterizados como:

- Índice de Sokolow-Lyon positivo:
  - S de V1 somado a R de V5 ou V6 (15 mm com 30 mm) perfazendo valor acima de 35 mm;
- Depressão convexa de ST associada a ondas T invertidas e assimétricas em V5 e V6;
- Presença de maiores ondas R em V1 e V2, sem, no entanto, mostrar um padrão R/S maior ou igual a 1, ao mesmo tempo que um nítido aumento de R, se comparado ao normal, geralmente com padrão rS.

Embora tais observações possam ser características da EA, também podem estar asscoiadas a outros diagnósticos, como miocardiopatia, dilatada e hipertrófica, ou hipertrofia de origem hipertensiva.[47]

Já na Figura 83.15, em V1 e V2, o padrão é rS, mas também é possível observar a presença de discreto infradensnivelamento do ponto J e do segmento ST, nas derivações V5 e V6, associados à onda T negativa e assimétrica nas mesmas derivações, que caracterizam o que é chamado de "esforço" ou padrão *strain*, devido ao aumento da massa muscular, que ocorre em resposta a uma condição de estresse.[47]

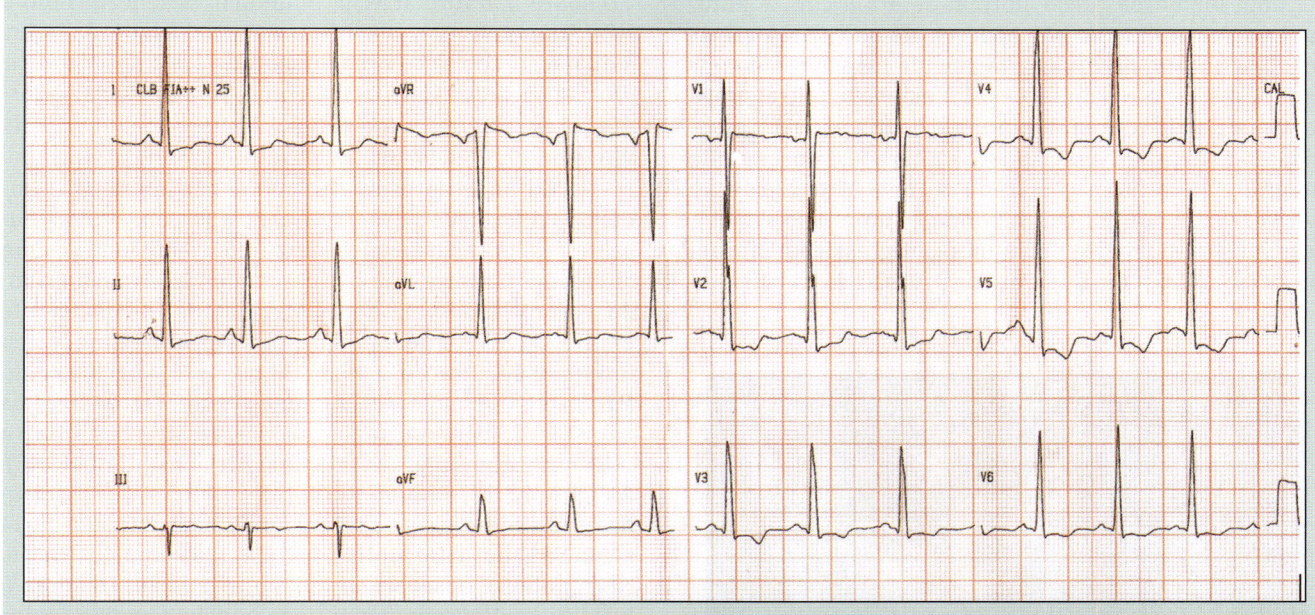

Figura 83.14 — *ECG mostrando crescimento sistólico do VE.*
Adaptada de: Otto CM and Prendergast B(2014). Aortic-valve stenosis-from patients at risk to severe valve obstruction. N Engl J Med 371(8): 744-56.

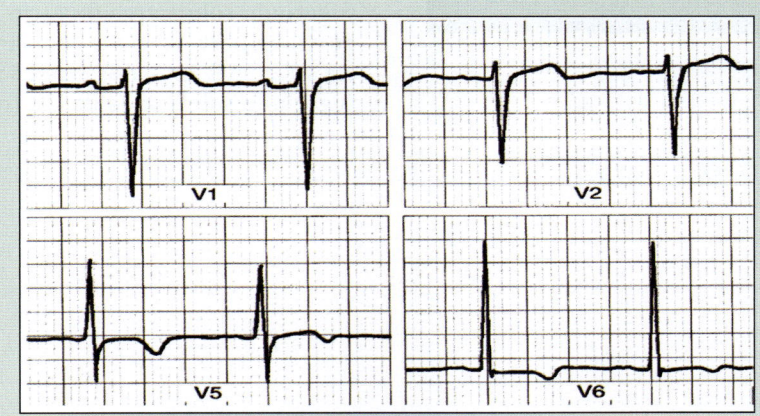

Figura 83.15 — *ECG mostrando crescimento sistólico do VE.*
Adaptada de: Goldwasser G. O Eletrocardiograma Orientado para o Clínico Geral, 1ª Ed, Rio de Janeiro, Livraria e Editora Revinter Ltada,1997.

ESTENOSE MITRAL

Embora possa não ser fator preponderante na casuística de outros países, como dos EUA, ao mesmo tempo, não se fazendo aqui alusão aos mecanismos genéticos, na brasileira, a estenose Mitral é marcadamente associada à Febre Reumática,[14,51] assim como acomete mais o gênero feminino.[52] Ademais, após o quadro infeccioso, inicia-se um lento e contínuo processo de degeneração da válvula, que perdura nesse ritmo evolutivo por anos, progredindo mais rapidamente na fase tardia.[14,52] Em razão dessa característica, pode haver um período de latência de muitos anos, até que se iniciem os sintomas. Nos pacientes assintomáticos ou naqueles minimamente sintomáticos, apresenta sobrevida de 10 anos de 80%, após o diagnóstico, que cai expressivamente para 15%, quando há sintomatologia mais pronunciada, em ambos os casos, se não tratados. Igualmente, quando já está associada a Hipertensão Pulmonar (HP) severa, a sobrevida é de cerca de 3 anos.[52] Embora possa ocorrer congestão pulmonar consequente à embolia pulmonar e à infecção, cerca de 60% dos portadores de EM grave não tratada evoluem para um processo de congestão pulmonar, algo que exerce grande fator de impacto na mortalidade.[14]

Com uma área valvar normal de 4 a 6 cm², a sintomatologia geralmente não aparece até que a área valvar esteja em torno de 2 a 2,5 cm², sendo caracterizada por fadiga, dispneia e palpitações.[52] A estenose mitral grave ocorre quando a área diminui de 1 cm², estando associada a congestão venocapilar retrógrada, consequente ao gradiente pressórico gerado entre o Átrio Esquerdo (AE) e o VE, o que faz, com o tempo, o interstício alvéolo-capilar ser inundado com líquido. Progressivamente, tal processo induz a um aumento da pressão do trabalho do VD sobre a árvore árterial pulmonar, desencadeando a HP.[14] Enquanto isso, a sobrecarga atrial esquerda induz à dilatação, condição predisponente para a desencadear Fibrilação Atrial (FA), assim como para propiciar a formação de trombos.[14] A Figura 83.16 mostra a imagem de um trombo, visualizado pelo ECO transesofágico.

O ECG pode apresentar ritmo sinusal ou FA, dependendo da fase evolutiva. Se ainda estiver em ritmo sinusal, apresenta eixo elétrico entre +30° e −30°, onda P com alterações no ápice e na fase descendente da curva, criando o formato de uma onda "M achatada", normalmente em D1, D2, AVL e de V4 a V6, portanto, aumentando seu intervalo de duração, acima de 120 ms, conhecida como *P mitrale*.[47] Igualmente, ela pode ser uma onda bifásica em V1 e V2, mas com pedomínio da fase negativa sobre a positiva, o que sugere Sobrecarga Atrial Esquerda (SAE). A Figura 83.17, embora tenha outras alterações associadas, mais complexas de serem analisadas, também apresenta SAE, por esse motivo, foi inserida como ilustração. Nela, pode-se obsevar: onda P entalhada em DI, onda P bifásica em V1, com aumento da porção negativa, maior que 0,04 s, intervalo PR abaixo de 0,2 s, precedendo o QRS, portanto, em ritmo sinusal.

Ainda sobre a Figura 83.17, pode ser observado: – em DII, onda P apresenta amplitude maior que 2,5 mm, sugerindo sobrecarga de Átrio Direito (AD); – eixo QRS desviado para a direita, com cerca de +95°; – padrão qR em V1, com R ampla, associado a S mais profundo em V6, sugerindo sobrecarda de VD (quando associado, indica

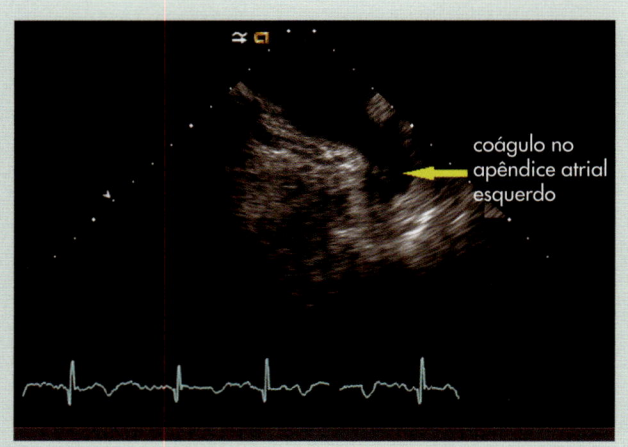

Figura 83.16 — *Imagem de trombo no átrio esquerdo visualizado pelo ECO.*

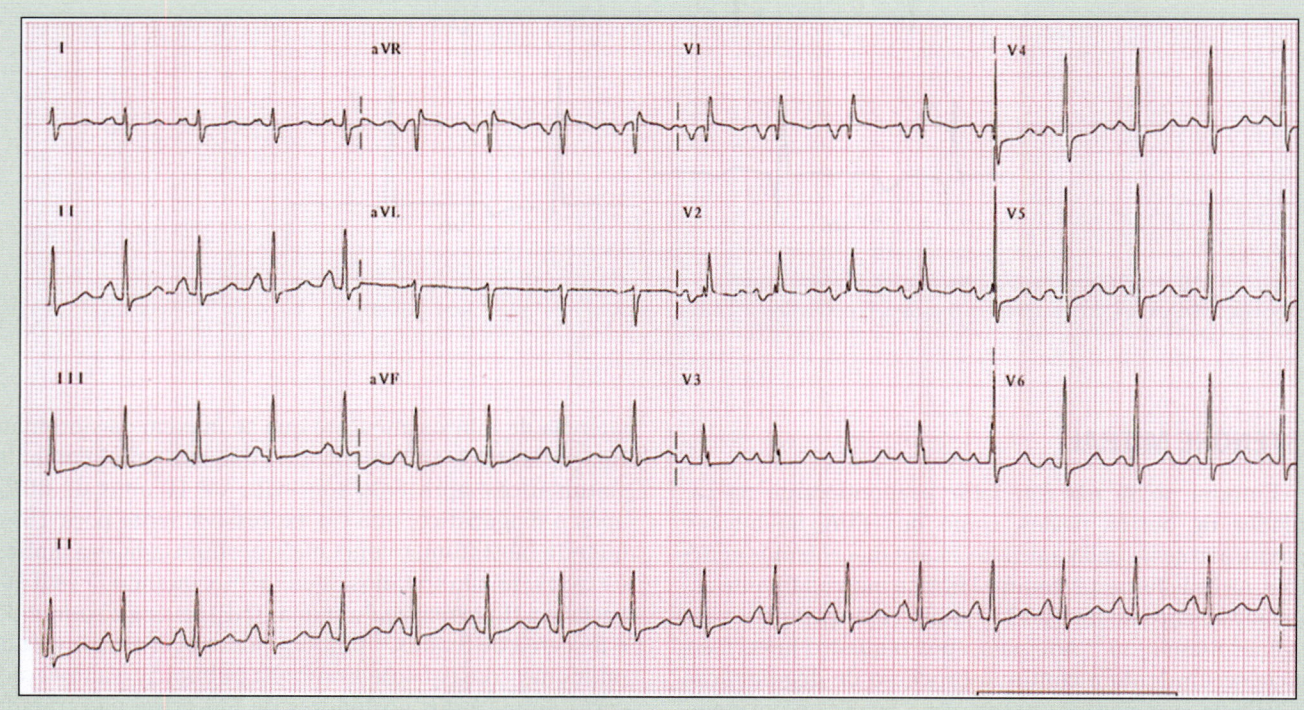

Figura 83.17 — *ECG apresentando, além de SAE, SVD e SVE.*
Figura obtida da internet (MedicinaNET), em discussão clínica de caso suspeito de EM, posteriormente confirmado.

pior prognóstico, pois reflete fase avançada); – ondas R amplas em V5 e V6, sinal de Sobrecarga do Ventrículo Esquerdo (SVE); – onda T achatada em aVL, sem sinais de padrão *strain*.

Logo, especificamente no caso a que se refere o ECG da Figura 83.17, parece haver sobrecarga biatrial e sobrecarga biventricular. A paciente apresentava dispneia, cansaço fácil e palpitações. Posteriormente, foi confirmado diagnóstico de EM.

Assim como acontece com a EA, indivíduos portadores de EM que se submeterão a cirurgia não cardíaca, primeiro, devem ser avaliados quanto à possibilidade de realização de comissurotomia mitral aberta, troca valvar ou comissurotomia por balonamento percutâneo.[53] Se isso não for possível, ou se a cirurgia for indicada por quadro de urgência/emergência, deve-se tomar os mesmos cuidados que foram discutidos anteriormente, relativos à condução anestésica de indivíduos portadores de EA. Assim, deve-se evitar, por um lado, queda no débito cardíaco e, por outro, aumentos excessivos da pressão do AE e da rede capilar pulmonar, o que obriga ao controle rigoroso tanto da FC quanto da volemia.[6]

Em se tratando de risco relacionado ao perioperatório, embora, haja noção geral de risco aumentado, mesmo o *ACC/AHA* não traz uma literatura com dados específicos, relativos ao tópico atual,[6] exceto pela discussão que faz sobre a gestação de alto risco, em portadoras de EM. Tais pacientes quando submetidas previamente à comissurotomia mitral percutânea, por balonamento, apresentam melhor desfecho.[54] Portanto, deve o anestesiologista sempre ter em mente que é preciso procurar manter o máximo possível a estabilidade hemodinâmica, mesmo que para isso seja necessário tanto proceder à monitorização mais invasiva, quanto lançar mão de toda a terapêutica farmacológica de resgate, disponível atualmente.

Ademais, a respeito das valvulopatias que resultam em padrão de regurgitação, por predomínio de insuficiência, por exemplo, da válvula Aórtica ou da Mitral, embora também mereça profunda discussão, no contexto da função cardiovascular. Pode-se dizer que, por um lado, indubitavelmente, apresentam risco perioperatório aumentado, mas, por outro, a condução do ato anestésico tende a ser mais tranquila, na medida em que toleram maiores alterações hemodinâmicas, por exemplo, como as que são relacionadas à taquicardia.[55] Sobre os riscos, indivíduos portadores de lesão tanto mitral quanto aórtica apresentam maior probabilidade de desfecho desfavorável, quando comparados a controles, não portadores de lesão, tanto no que se refere à mortalidade (9,0% versus 1,8%), quanto à morbidade (16,2% versus 1,8%), que inclui tempo de intubação, IAM, AVC e arritmia.[55] Nesse sentido, pontos cruciais para a obtenção de sucesso, durante a anestesia, estão relacionados à adequada manutenção da pré-carga, devido à dilatação de câmara, inclusive, exercendo efeito sobre a complacência ventricular, além de ser necessário obter-se melhor controle da Resistência Vascular Periférica (RVP). O objetivo é evitar queda excessiva de ambas, pré-carga e RVP, uma vez que isso reduz o volume de regurgitação, causando repercussão negativa. Lembrar também que, em havendo lesões graves, há uma consequente expressiva queda no DC, devido ao grande volume de regurgitação.

TESTES PERIOPERATÓRIOS DA FUNÇÃO CARDIOVASCULAR

Pode-se dizer, genericamente, que há associação entre a reduzida capacidade funcional e o aumento do risco perioperatório, principalmente de longo prazo. Contrariamente, boa capacidade funcional apresenta melhor desfecho, observação que permite ao anestesiologista seguir com o planejamento, sem que seja necessário a realização de testes adicionais, com as devidas ressalvas. Nessa linha, informações pertinentes à classificação do *status* pdem ser facilmente obtidas no pré-anestésico, pois derivam da forma como o paciente lida fisicamente com suas atividades cotidianas, possibilitando, com isso, traduzi-las comparativamente ao Equivalente Metabólico (MET).[56] A Tabela 83.6 mostra como obter estimativas da quantificação do MET, a partir de vários tipos de atividades.[16] Assim, o paciente apresentará classificação excelente, se obtiver resultado maior que 10 METs, boa, de 7 a 10 METs, moderada, de 4 a 6 METs e baixa se obtiver valor menor que 4 METs.

Ademais, outros testes também validam o que foi inferido anteriormente. Por exemplo, é possível ser construída um condição de *status*, a partir da análise de uma escala de atividades, cuja soma dos valores obtidos em cada linha resulta em um índice, quando se utiliza a escala *DASI (Duke activity Status Index)*.[6] Já segundo o *American College of Surgeons National Surgical Quality Improvment (NSQIP)*, discutido mais adiante, as complicações estão mais relacionadas a um baixo *status* funcional, o qual é caracterizado pela maior dependência dos cuidadores, para a execução de atividades diárias.[6]

Teste de Estresse para Avaliar a Capacidade Funcional

Segundo o *ACC/AHA*, "Para para pacientes com elevado risco e excelente capacidade funcional (maior que 10 METs), é razoável esquecer testes adicionais com imagem cardíaca e proceder com a cirurgia."(Classe IIa, nível de evidência: B), indicando que deve haver critério de escolha, o qual, como dito, leva em conta a história clínica, o exame físico, os fatores de risco e o porte cirúrgico. Igualmente, "*Screening* de rotina com teste não invasivo de estresse não é útil para pacientes de baixo risco submetendo-se a cirurgia não cardíaca." (Classe III – não

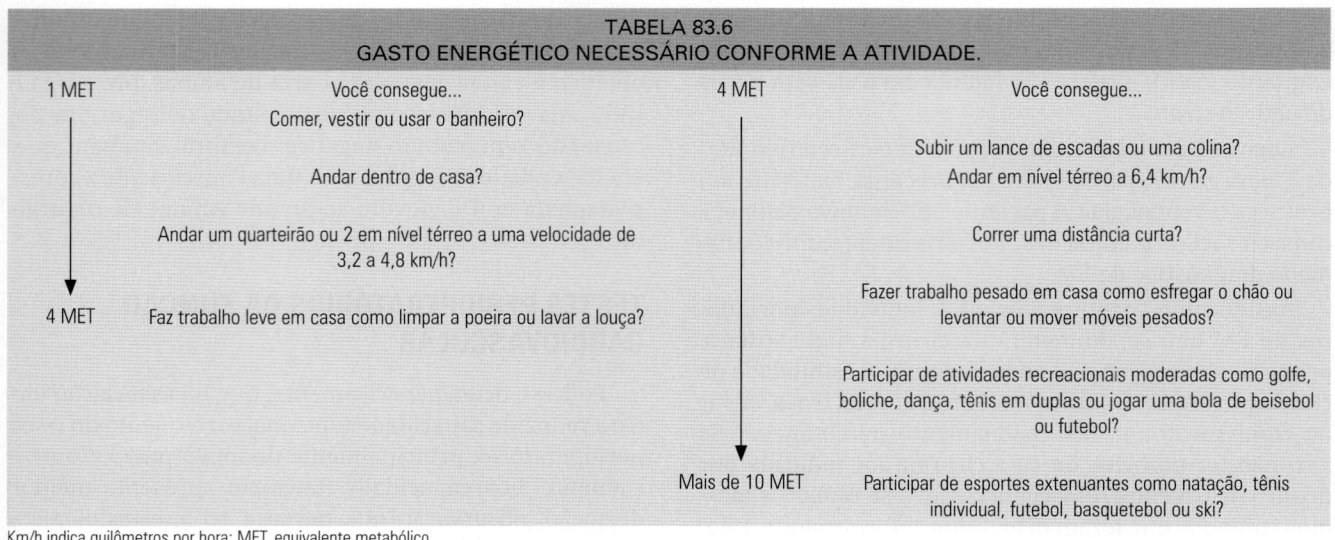

Km/h indica quilômetros por hora; MET, equivalente metabólico.
*Modificada de Hlatky et al.,[11] copyright 1989, com autorização da Elsevier, e adptado de Fletcher et al.[12]
Adaptada de Fleisher L A, Beckman J A, Brown K A, et al.[16]

benefício –, nível de evidência: B), reforçando a primeira orientação.[6]

Tais recomendações foram criadas a partir da análise de estudos realizados, principalmente, em portadores de vasculopatias periféricas, em razão de possuírem maior risco. Diferentemente do que se esperava, mesmo tendo oferecido grandes contribuições, os testes rotineiros de estresse por exercício não mostraram poder confiável, relacionado à análise de risco. Isso aconteceu em razão de vários aspectos, dentre os quais se destacaram o método de escolha do teste e as dificuldades de interpretação de desvios já existentes do segmento ST, principalmente, nas derivações V5 e V6.[57,58]

Embora a detecção de DAC, a partir do teste, possa estar relacionada ao grau de estenose arterial e à extensão da doença, logicamente justificando um teste positivo, paradoxalmente, 50% dos indivíduos portadores de doença coronariana, com capacidade física adequada, podem apresentar teste de estresse por esforço físico normal.[16,58,59] A partir dessas informações, então, não é de se esperar que o referido teste mostre relação satisfatória entre S e E, o que de fato pode ser confirmado, pois apresenta S de 68% e E de 77%, para doença em um único vaso. Nessa linha, à medida que mais vasos são comprometidos, S aumenta, no máximo, para 86%, no entanto, com E caindo para 53%, quando há doença em 3 vasos ou quando a coronária esquerda é dominante e esteja acometida.[60,61]

Assim, se o paciente tem história suspeita ou confirmada de coronariopatia, além de boa capacidade funcional, o teste de estresse por exercício deverá ser realizado se existir probabilidade considerável de mudança na conduta, justificando uma profunda avaliação do quadro clínico geral. Porém, é notório que os pacientes vasculopatas, por exemplo, pela própria condição que induziu à vasculopatia, já possuem capacidade funcional debilitada, o que pode gerar dúvidas.[58] Nesse sentido, uma vez que o paciente esteja exposto a alto risco, quando tiver que ser submetido a cirurgia não cardíaca, se apresentar baixa capacidade funcional (menor que 4 METs), é razoável submetê-lo ao teste de estresse farmacológico, tanto pelo ECO estresse farmacológico, com Dobutamina ou Adenosina/Dipiridamol/Regadenoson, quanto pelo teste de perfusão miocárdica cintilográfica por imagem (*MPI – Myocardial Perrfusion Image*), com *Thallium-201*, *Tecnetium-99* ou *Rubidium-82* (Classe IIa, nível de evidência: B).[6] No primeiro procedimento, a Dobutamina é infundida em dosagens progressivamente maiores, começando com 5μg.kg.$^{-1}$min^{-1}, subindo, a cada 3 minutos, para 10, 20, 30 e 40 μg.kg.$^{-1}$min^{-1}, enquanto são avaliadas as anormalidades da musculatura miocárdica.[62] Já no segundo, a perfusão miocárdica é avaliada por meio da infusão de uma solução contendo pequena quantidade de contraste radioativo, a partir de quando é possível observar a existência ou não de diferenças regionais na perfusão miocárdica. Quando elas são detectadas, então procura-se averiguar se são fixas ou transitórias.[63]

No entanto, se há dúvida sobre qual deve ser o melhor teste a ser utilizado, pode-se dizer que, se comparados ambos os testes, primeiro, o resultado do ECO *estresse* com dobutamina mostra mostra probabilidade de ocorrência de IAM ou óbito perioperatório, a partir de um teste positivo para anormalidades de parede, mais que duas vezes maior do que o faz o *MPI*, embora o VPN, como ocorre para muitos tipos de teste, seja bem mais expressivo que o VPP.[64,65] Na mesma linha, considerando a probabilidade de ocorrência de eventos adversos perioperatórios, em indivíduos submetidos a cirurgia vascular não cardíaca, os resultados do ECO *estresse* também são impactantes, como preditivos.[23] No entanto, nesse último caso, se os pacientes forem usuários de beta-bloqueador, tais observações ocorrem apenas quando os pacientes apresentam risco cirúgico moderado ou alto, logo, sem efeito para aqueles que se submetem a cirurgia de baixo risco. Consequentemente, essa condição naturalmente leva a questionamentos sobre a utilização do exame de forma indiscriminada.

Considerando-se que o *MPI* identifica áreas em que há reversibilidade da isquemia, indicando lesão, assim como locais nos quais o defeito de captação pode ser fixo, mostrando áreas infartadas, tais dados também são analisados como preditores de risco. Pode-se dizer que, havendo moderado a grande déficit reversível de perfusão, implica em alto risco para desfecho perioperatório desfavorável. Por outro lado, havendo defeito fixo de captação, o risco é baixo. Porém, nessa última condição, quando se considera o risco tardio, se comparado a indivíduos com exame normal, a probabilidade de evento desfavorável aumenta expressivamente, algo esperado, como foi discutido anteriormente, uma vez que tal fenômeno caracteriza evento coronariano, prévio ao procedimento cirúrgico.[66]

De um modo geral, segundo o *ACC/AHA*, os resultados de um ou de outro teste, no que se refere ao ECO estresse ou ao MPI, induzem às seguintes obsevações:

♦ "A presença de moderadas a grandes áreas sugestivas de IM são associadas com risco perioperatório aumentado;
♦ Um estudo normal apresenta alto VPN para a ocorrência de eventos adversos (IAM ou morte) perioperatórios;
♦ A presença de IAM antigo, identificado na fase de descanço, prévia à provocação do estresse, tem pouco valor preditivo para a ocorrência dos eventos desfavoráveis.", nesse caso, de curto prazo.

Optamos por limitar a discussão a esses três tipos de exames, por acreditar que sejam executados de forma mais difundida, portanto merecendo destaque no capítulo. No entanto, exmes de vanguarda, como a Angiotomo Coronariana e a Ressonância Magnética Miocárdica, como citados nas Figuras 83.2 e 83.3, estão trazendo novos conceitos, tanto para a avaliação da função, quanto dos riscos relacionados. A partir disso, objetivando uma leitura contextual, a Tabela 83.7 mostra um sumário das recomendações de avaliação pré-operatória.[25]

TABELA 83.7
TESTES DIAGNÓSTICOS.

Teste	Estado de Exercício		ECG Interpretável		Probabilidade Pré-teste de Doença Isquêmica		
	Capaz	Incapaz	Sim	Não	Baixo	Intermediário	Alto
Pacientes capazes de fazer exercícios*							
ECG com exercício	x		x			x	
Exercício com CPM nuclear ou Eco	x			x		x	x
ECG com exercício	x		x		x		
Exercício com CPM nuclear ou Eco	x		x			x	x
RMC com estresse farmacológico	x			x		x	x
ATCC	x		Qualquer			x	
Eco com exercício	x		x			x	
Estresse farmacológico com CPM nuclear, Eco ou RMC	x		x		Qualquer		
Estresse por exercício com CPM nuclear	x		x		x		
Pacientes incapazes de fazer exercícios							
Estresse farmacológico com CPM nuclear ou Eco		x	Qualquer			x	x
Eco com estresse farmacológico		x	Qualquer		x		
ATCC		x	Qualquer		x	x	
RMC com estresse farmacológico		x	Qualquer			x	x
ECG com exercício		x		x	x		Qualquer
Outro							
ATCC	Qualquer		Qualquer			x	
Se paciente tem qualquer dos seguintes: a) Sintomas continuados com teste anterior normal, ou b) Exercício inconclusivo ou estresse farmacológico, ou c) Incapaz de passar por estresse com CPM ou Eco							
Escore de CAC	Qualquer		Qualquer		x		

Adaptada de: Fihn SD, Gardin JM, et al. 2012 ACCF/AHA/ACP/AATS/PCNA/SCAI/STS guideline for the diagnosis and management of patients with stable ischemic heart disease: a report of the American College of Cardiology Foundation/American Heart Association task force on practice guidelines, and the American College of Physicians, American Association for Thoracic Surgery, Preventive Cardiovascular Nurses Association, Society for Cardiovascular Angiography and Interventions, and Society of Thoracic Surgeons. Circulation 126(25): e354-471.

ÍNDICES UTILIZADOS PARA ANÁLISE DO RISCO PERIOPERATÓRIO

Segundo o *ACC/AHA*, "uma ferramenta validada de análise de risco pode ser útil na predição da ocorrência dos maiores eventos adversos cardiovasculares, considerando o perioperatório de cirurgias não cardíacas (Classe IIa, nível de evidência: B).[6]" No entanto, em se tratando de pacientes expostos a baixo risco, "testes adicionais não são recomendados, antes da cirurgia planejada (Classe III – sem benefício -, nível de evidência: B)."

A partir da observação de que era necessário considerar as probabilidades de eventos desfavoráveis, a que estavam expostos os pacientes, ao serem submetidos a procedimento cirúrgico, estudos têm aglomerado cada vez mais variáveis nos modelos, objetivando buscar mais precisão nas inferências estabelecidas. No capítulo atual, a proposta é discutir alguns deles.

A Tabela 83.3 representa o resultados das análises discriminativas, uni e multivariada, que identificaram os fatores independentes citados nas linhas, aos quais foram conferidas pontuações específicas, de acordo como o que apontou o modelo. A partir daí, as classes de risco foram estabelecidas, conforme também exemplificado anteriormente no texto, através da soma das linhas, tendo sido então esse o primeiro modelo criado e validado, para quantificar riscos.[9] Na sequência, outro estudo incluiu a presença de angina e IAM antigo, aumentando a validade do modelo.[67]

Embora outros índices foram desenvolvidos ao longo dos anos seguintes, como o Escore de Aneurisma de Glasgow, visando avaliar complicações apenas relacionadas a cirurgias vasculares, utilizando como referência a correção do Aneurisma de Aorta Abdominal,[68] o mais amplamente utilizado, até os dias atuais, considerando a avaliação de risco no pré-operatório de cirurgia não cardíaca, foi desenvolvido por Lee e col. (*Revised Cardiac Risk Index*).[10] Nele, são considerados seis fatores identificadores de complicações cardíacas, os quais são: (1) - cirurgia de alto risco; (2) – história de IM; (3) – história de falência cardíaca congestiva; (4) – história de doença cerebrovascular; (5) – insulinoterapia perioperatória; (6) – creatinina sérica maior que 2 mg.dL^{-1}. A partir daí, considerando-se a presença de zero, um, dois ou mais fatores, o paciente é estratificado de acordo com as classes I, II, III, IV, as quais são associadas a diferentes taxas de risco perioperatório, que variam de 0,5 a 9%.

Mais recentemente, no entanto, utilizando um universo de mais de um milhão de cirurgias, foi desenvolvido o "*American College of Surgeons National Surgical Quality Improvement* (*NSQIP*)".[69] Tal ferramenta calcula as ORs (*Odds Ratio*) ajustadas para diferentes tipos de cirurgia, após o que obtém o risco relacionado a oito outros desfechos, além daqueles relacionados às causas cardiovasculares. Nela, o IAM é caracterizado pela presença de um ou mais dos seguintes critérios:

- Elevação do segmento ST de mais de 1 mm, em mais de uma derivação;
- Presença de um novo Bloqueio de Ramo;
- Presença de nova onda Q em mais de uma derivação;
- Elevação da Troponina, maior que 3 vezes o normal, em situação sugestiva de IM.

Como característica diferencial, comparando com o banco de dados, compila 21 variáveis representadas pelas características dos pacientes, após o que, *on-line* (http://www.riskcalculator.facs.org), estima a probabilidade de risco de eventos cardiovasculares com precisão considerável, segundo o *ACC/AHA*.[6] Contudo, mesmo apresentando todas as características referidas, há críticas sobre a validade externa do referido modelo, pois, além de não ter sido utilizado em população externa ao NSQIP, as considerações sobre o diagnóstico de IAM são derivadas apenas da visualização das alterações do segmento ST e da elevação da troponina, excluindo portanto pacientes assintomáticos. Outra questão considerada é relativa aos critérios de classificação ASA utilizado, o qual pode, segundo o *ACC/AHA*, divergir de um profissional para outro, portanto, gerando viés.

REFERÊNCIAS

1. Ellis SJ, Newland MC, Simonson JA, Peters KR, Romberger DJ, Mercer DW, Tinker JH, Harter RL, Kindscher JD, Qiu F, Lisco SJ: Anesthesia-related cardiac arrest. Anesthesiology; 120: 829-38.

2. Wijeysundera D: Preoperative Cardiac Evaluation and Management of the Patient Undergoing Major Vascular Surgery. INTERNATIONAL ANESTHESIOLOGY CLINICS 2016; 54: 1–32.

3. Gouveia N, de Freitas CU, Martins LC, Marcilio IO: [Respiratory and cardiovascular hospitalizations associated with air pollution in the city of Sao Paulo, Brazil]. Cad Saude Publica 2006; 22: 2669-77.

4. Tabib A, Loire R, Miras A, Thivolet-Bejui F, Timour Q, Bui-Xuan B, Malicier D: Unsuspected cardiac lesions associated with sudden unexpected perioperative death. Eur J Anaesthesiol 2000; 17: 230-5.

5. Hertzer NR, Beven EG, Young JR, O'Hara PJ, Ruschhaupt WF, 3rd, Graor RA, Dewolfe VG, Maljovec LC: Coronary artery disease in peripheral vascular patients. A classification of 1000 coronary angiograms and results of surgical management. Ann Surg 1984; 199: 223-33.

6. Fleisher LA, Fleischmann KE, Auerbach AD, Barnason SA, Beckman JA, Bozkurt B, Davila-Roman VG, Gerhard-Herman MD, Holly TA, Kane GC, Marine JE, Nelson MT, Spencer CC, Thompson A, Ting HH, Uretsky BF, Wijeysundera DN: 2014 ACC/AHA guideline on perioperative cardiovascular evaluation and management of patients undergoing noncardiac surgery: a report of the American College of Cardiology/American Heart Association Task Force on practice guidelines. J Am Coll Cardiol 2014; 64: e77-137.

7. Cadore MP, Guaragna JC, Anacker JF, Albuquerque LC, Bodanese LC, Piccoli Jda C, Petraco JB, Goldani MA: A score proposal to evaluate surgical risk in patients submitted to myocardial revascularization surgery. Rev Bras Cir Cardiovasc 2010; 25: 447-56.

8. Gupta PK, Gupta H, Sundaram A, Kaushik M, Fang X, Miller WJ, Esterbrooks DJ, Hunter CB, Pipinos, II, Johanning JM, Lynch TG, Forse RA, Mohiuddin SM, Mooss AN: Development and validation of a risk calculator for prediction of cardiac risk after surgery. Circulation 2011; 124: 381-7.

9. Goldman L, Caldera DL, Nussbaum SR, Southwick FS, Krogstad D, Murray B, Burke DS, O'Malley TA, Goroll AH, Caplan CH, Nolan J, Carabello B, Slater EE: Multifactorial index of cardiac risk in noncardiac surgical procedures. N Engl J Med 1977; 297: 845-50.

10. Lee TH, Marcantonio ER, Mangione CM, Thomas EJ, Polanczyk CA, Cook EF, Sugarbaker DJ, Donaldson MC, Poss R, Ho KK, Ludwig LE, Pedan A, Goldman L: Derivation and prospective validation of a simple index for prediction of cardiac risk of major noncardiac surgery. Circulation 1999; 100: 1043-9.

11. Bertges DJ, Goodney PP, Zhao Y, Schanzer A, Nolan BW, Likosky DS, Eldrup-Jorgensen J, Cronenwett JL: The Vascular Study Group of New England Cardiac Risk Index (VSG-CRI) predicts cardiac complications more accurately than the Revised Cardiac Risk Index in vascular surgery patients. J Vasc Surg 2010; 52: 674-83, 683 e1-683 e3.

12. Porto C, Porto A: Exame Clínico – Bases para a Prática Médica, 7ª Ed, Editora Guanabara Koogan, Rio de Janeiro, 2012, 554p. 2012.

13. Amsterdam EA, Wenger NK, Brindis RG, Casey DE, Jr., Ganiats TG, Holmes DR, Jr., Jaffe AS, Jneid H, Kelly RF, Kontos MC, Levine GN, Liebson PR, Mukherjee D, Peterson ED, Sabatine MS, Smalling RW, Zieman SJ: 2014 AHA/ACC guideline for the management of patients with non-ST-elevation acute coronary syndromes: a report of the American College of Cardiology/American Heart Association Task Force on Practice Guidelines. Circulation; 130: e344-426.

14. Nishimura RA, Otto CM, Bonow RO, Carabello BA, Erwin JP, 3rd, Guyton RA, O'Gara PT, Ruiz CE, Skubas NJ, Sorajja P, Sundt TM, 3rd, Thomas JD: 2014 AHA/ACC guideline for the management of patients with valvular heart disease: a report of the American College of Cardiology/American Heart Association Task Force on Practice Guidelines. J Am Coll Cardiol 2014; 63: e57-185.

15. Bedford RF, Feinstein B: Hospital admission blood pressure: a predictor for hypertension following endotracheal intubation. Anesth Analg 1980; 59: 367-70.

16. Fleisher LA, Beckman JA, Brown KA, Calkins H, Chaikof EL, Fleischmann KE, Freeman WK, Froehlich JB, Kasper EK, Kersten JR, Riegel B, Robb JF, Smith SC, Jr., Jacobs AK, Adams CD, Anderson JL, Antman EM, Buller CE, Creager MA, Ettinger SM, Faxon DP, Fuster V, Halperin JL, Hiratzka LF, Hunt SA, Lytle BW, Nishimura R, Ornato JP, Page RL, Riegel B, Tarkington LG, Yancy CW: ACC/AHA 2007 guidelines on perioperative cardiovascular evaluation and care for noncardiac surgery: a report of the American College of Cardiology/American Heart Association Task Force on Practice Guidelines (Writing Committee to Revise the 2002 Guidelines on Perioperative Cardiovascular Evaluation for Noncardiac Surgery) developed in collaboration with the American Society of Echocardiography, American Society of Nuclear Cardiology, Heart Rhythm Society, Society of Cardiovascular Anesthesiologists, Society for Cardiovascular Angiography and Interventions, Society for Vascular Medicine and Biology, and Society for Vascular Surgery. J Am Coll Cardiol 2007; 50: e159-241.

17. Katz RI, Cimino L, Vitkun SA: Preoperative medical consultations: impact on perioperative management and surgical outcome. Can J Anaesth 2005; 52: 697-702.

18. Fihn SD, Gardin JM, Abrams J, Berra K, Blankenship JC, Dallas AP, Douglas PS, Foody JM, Gerber TC, Hinderliter AL, King SB, 3rd, Kligfield PD, Krumholz HM, Kwong RY, Lim MJ, Linderbaum JA, Mack MJ, Munger MA, Prager RL, Sabik JF, Shaw LJ, Sikkema JD, Smith CR, Jr., Smith SC, Jr., Spertus JA, Williams SV: 2012 ACCF/AHA/ACP/AATS/PCNA/SCAI/STS Guideline for the diagnosis and management of patients with stable ischemic heart disease: a report of the American College of Cardiology Foundation/American Heart Association Task Force on Practice Guidelines, and the American College of Physicians, American Association for Thoracic Surgery, Preventive Cardiovascular Nurses Association, Society for Cardiovascular Angiography and Interventions, and Society of Thoracic Surgeons. J Am Coll Cardiol 2012; 60: e44-e164.

19. Golomb BA, Dang TT, Criqui MH: Peripheral arterial disease: morbidity and mortality implications. Circulation 2006; 114: 688-99.

20. Javierre C, Ricart A, Manez R, Farrero E, Carrio ML, Rodriguez-Castro D, Torrado H, Ventura JL: Age and sex differences in perioperative myocardial infarction after cardiac surgery. Interact Cardiovasc Thorac Surg 2012; 15: 28-32.

21. Devereaux PJ, Chan MT, Alonso-Coello P, Walsh M, Berwanger O, Villar JC, Wang CY, Garutti RI, Jacka MJ, Sigamani A, Srinathan S, Biccard BM, Chow CK, Abraham V, Tiboni M, Pettit S, Szczeklik W, Lurati Buse G, Botto F, Guyatt G, Heels-Ansdell D, Sessler DI, Thorlund K, Garg AX, Mrkobrada M, Thomas S, Rodseth RN, Pearse RM, Thabane L, McQueen MJ, VanHelder T, Bhandari M, Bosch J, Kurz A, Polanczyk C, Malaga G, Nagele P, Le Manach Y, Leuwer M, Yusuf S: Association between postoperative troponin levels and 30-day mortality among patients undergoing noncardiac surgery. Jama 2012; 307: 2295-304.

22. Thygesen K, Alpert JS, White HD: Universal definition of myocardial infarction. J Am Coll Cardiol 2007; 50: 2173-95.

23. Boersma E, Poldermans D, Bax JJ, Steyerberg EW, Thomson IR, Banga JD, van De Ven LL, van Urk H, Roelandt JR: Predictors of cardiac events after major vascular surgery: Role of clinical characteristics, dobutamine echocardiography, and beta-blocker therapy. Jama 2001; 285: 1865-73.

24. Livhits M, Ko CY, Leonardi MJ, Zingmond DS, Gibbons MM, de Virgilio C: Risk of surgery following recent myocardial infarction. Ann Surg 2011; 253: 857-64.

25. Fihn SD, Gardin JM, Abrams J, Berra K, Blankenship JC, Dallas AP, Douglas PS, Foody JM, Gerber TC, Hinderliter AL, King SB, 3rd, Kligfield PD, Krumholz HM, Kwong RY, Lim MJ, Linderbaum JA, Mack MJ, Munger MA, Prager RL, Sabik JF, Shaw LJ, Sikkema JD, Smith CR, Jr., Smith SC, Jr., Spertus JA, Williams SV, Anderson JL: 2012 ACCF/AHA/ACP/AATS/PCNA/SCAI/STS guideline for the diagnosis and management of patients with stable ischemic heart disease: a report of the American College of Cardiology Foundation/American Heart Association task force on practice guidelines, and the American College of Physicians, American Association for Thoracic Surgery, Preventive Cardiovascular Nurses Association, Society for Cardiovascular Angiography and Interventions, and Society of Thoracic Surgeons. Circulation 2012; 126: e354-471.

26. Devereaux PJ, Goldman L, Cook DJ, Gilbert K, Leslie K, Guyatt GH: Perioperative cardiac events in patients undergoing noncardiac surgery: a review of the magnitude of the problem, the pathophysiology of the events and methods to estimate and communicate risk. Cmaj 2005; 173: 627-34.

27. Mihic S, Harris R: Hipnóticos e sedativos. In:Brunton LL, Cabner BA, Knollman BC. As bases farmacológicas da terapêutica de Goodman & Gilman. 12 Ed. Porto Alegre: AMG Editora Ltda, 2012. p.457-79.

28. Heidenreich PA, Albert NM, Allen LA, Bluemke DA, Butler J, Fonarow GC, Ikonomidis JS, Khavjou O, Konstam MA, Maddox TM, Nichol G, Pham M, Pina IL, Trogdon JG: Forecasting the impact of heart failure in the United States: a policy statement from the American Heart Association. Circ Heart Fail 2013; 6: 606-19.

29. Albuquerque D, Neto J, Bacal F, Rohde L, Bernardez-Pereira S, Berwanger O, Almeida D: I Brazilian Registry of Heart Failure – Clinical Aspects, Care Quality and Hospitalization Outcomes. (Arq Bras Cardiol. 2014; [online].ahead print, PP.0-0) 2014.

30. Hunt SA, Abraham WT, Chin MH, Feldman AM, Francis GS, Ganiats TG, Jessup M, Konstam MA, Mancini DM, Michl K, Oates JA, Rahko PS, Silver MA, Stevenson LW, Yancy CW: 2009 Focused update incorporated into the ACC/AHA 2005 Guidelines for the Diagnosis and Management of Heart Failure in Adults A Report of the American College of Cardiology Foundation/American Heart Association Task Force on Practice Guidelines Developed in Collaboration With the International Society for Heart and Lung Transplantation. J Am Coll Cardiol 2009; 53: e1-e90.

31. Hammill BG, Curtis LH, Bennett-Guerrero E, O'Connor CM, Jollis JG, Schulman KA, Hernandez AF: Impact of heart failure on patients undergoing major noncardiac surgery. Anesthesiology 2008; 108: 559-67.

32. van Diepen S, Bakal JA, McAlister FA, Ezekowitz JA: Mortality and readmission of patients with heart failure, atrial fibrillation, or coronary artery disease undergoing non-cardiac surgery: an analysis of 38 047 patients. Circulation 2011; 124: 289-96.

33. Kazmers A, Cerqueira MD, Zierler RE: Perioperative and late outcome in patients with left ventricular ejection fraction of 35% or less who require major vascular surgery. J Vasc Surg 1988; 8: 307-15.

34. Doughty R, Berry C, Granger C, Køber L, Massie B, McAlister F, McMurray J, Pocock S, Poppe K, Swedberg K, Somaratne J, Whalley G: The survival of patients with heart failure with preserved or reduced left ventricular ejection fraction: an individual patient data meta-analysis. European Heart Journal 2011; European Heart Journal Advance Access published August 6, 2011.

35. Flu WJ, van Kuijk JP, Hoeks SE, Kuiper R, Schouten O, Goei D, Elhendy A, Verhagen HJ, Thomson IR, Bax JJ, Fleisher LA, Poldermans D: Prognostic implications of asymptomatic left ventricular dysfunction in patients undergoing vascular surgery. Anesthesiology 2010; 112: 1316-24.

36. Fletcher R, Fletcher S, Fletcher G: Epidemiologia clínica: elementos essenciais. 5.ed. Porto Alegre: ArtMed, 2014. p116. 2014.

37. Dernellis J, Panaretou M: Assessment of cardiac risk before non-cardiac surgery: brain natriuretic peptide in 1590 patients. Heart 2006; 92: 1645-50.

38. Feringa HH, Bax JJ, Elhendy A, de Jonge R, Lindemans J, Schouten O, van den Meiracker AH, Boersma E, Schinkel AF, Kertai MD, van Sambeek MR, Poldermans D: Association of plasma N-terminal pro-B-type natriuretic peptide with postoperative cardiac events in patients undergoing surgery for abdominal aortic aneurysm or leg bypass. Am J Cardiol 2006; 98: 111-5.

39. Kirkpatrick JN, Vannan MA, Narula J, Lang RM: Echocardiography in heart failure: applications, utility, and new horizons. J Am Coll Cardiol 2007; 50: 381-96.

40. Steg PG, Joubin L, McCord J, Abraham WT, Hollander JE, Omland T, Mentre F, McCullough PA, Maisel AS: B-type natriuretic peptide and echocardiographic determination of ejection fraction in the diagnosis of congestive heart failure in patients with acute dyspnea. Chest 2005; 128: 21-9.

41. Hreybe H, Zahid M, Sonel A, Good CB, Shaver J, Saba S: Noncardiac surgery and the risk of death and other cardiovascular events in patients with hypertrophic cardiomyopathy. Clin Cardiol 2006; 29: 65-8.

42. Nishimura RA, Holmes DR, Jr.: Clinical practice. Hypertrophic obstructive cardiomyopathy. N Engl J Med 2004; 350: 1320-7.

43. Hensley N, Dietrich J, Nyhan D, Mitter N, Yee MS, Brady M: Hypertrophic cardiomyopathy: a review. Anesth Analg 2015; 120: 554-69.

44. Huttemann E: Transoesophageal echocardiography in critical care. Minerva Anestesiol 2006; 72: 891-913.

45. Elias J, Tonet J, Frank R, Fontaine G: [Arrhythmogenic right ventricular dysplasia]. Arq Bras Cardiol 1998; 70: 449-56.

46. Fontaine G, Umemura J, Di Donna P, Tsezana R, Cannat JJ, Frank R: [Duration of QRS complexes in arrhythmogenic right ventricular dysplasia. A new non-invasive diagnostic marker]. Ann Cardiol Angeiol (Paris) 1993; 42: 399-405.

47. Goldwasser G: O Eletrocardiograma Orientado para o Clínico Geral, 1ª Ed, Rio de Janeiro, Livraria e Editora Revinter Ltda, 1997.

48. Otto CM, Prendergast B: Aortic-valve stenosis--from patients at risk to severe valve obstruction. N Engl J Med 2014; 371: 744-56.

49. Agarwal S, Rajamanickam A, Bajaj NS, Griffin BP, Catacutan T, Svensson LG, Anabtawi AG, Tuzcu EM, Kapadia SR: Impact of aortic stenosis on postoperative outcomes after noncardiac surgeries. Circ Cardiovasc Qual Outcomes 2013; 6: 193-200.

50. Ben-Dor I, Pichard AD, Satler LF, Goldstein SA, Syed AI, Gaglia MA, Jr., Weissman G, Maluenda G, Gonzalez MA, Wakabayashi K, Collins SD, Torguson R, Okubagzi P, Xue Z, Kent KM, Lindsay J, Waksman R: Complications and outcome of balloon aortic valvuloplasty in high-risk or inoperable patients. JACC Cardiovasc Interv 2010; 3: 1150-6.

51. Peixoto A, Linhares L, Scherr P, Xavier R, Siqueira S, Pacheco T, Venturinelli G: Rheumatic fever: systematic review. Rev Bras Clin Med. São Paulo. 2011; mai-jun;9: 234-8.

52. Carabello BA: Modern management of mitral stenosis. Circulation 2005; 112: 432-7.

53. Reyes VP, Raju BS, Wynne J, Stephenson LW, Raju R, Fromm BS, Rajagopal P, Mehta P, Singh S, Rao DP, et al.: Percutaneous balloon valvuloplasty compared with open surgical commissurotomy for mitral stenosis. N Engl J Med 1994; 331: 961-7.

54. Esteves CA, Munoz JS, Braga S, Andrade J, Meneghelo Z, Gomes N, Maldonado M, Esteves V, Sepetiba R, Sousa JE, Palacios IF: Immediate and long-term follow-up of percutaneous balloon mitral valvuloplasty in pregnant patients with rheumatic mitral stenosis. Am J Cardiol 2006; 98: 812-6.

55. Lai HC, Lai HC, Lee WL, Wang KY, Ting CT, Hung CJ, Liu TJ: Impact of chronic advanced aortic regurgitation on the perioperative outcome of noncardiac surgery. Acta Anaesthesiol Scand 2010; 54: 580-8.

56. Reilly DF, McNeely MJ, Doerner D, Greenberg DL, Staiger TO, Geist MJ, Vedovatti PA, Coffey JE, Mora MW, Johnson TR, Guray ED, Van Norman GA, Fihn SD: Self-reported exercise tolerance and the risk of serious perioperative complications. Arch Intern Med 1999; 159: 2185-92.

57. Gregoratos G: Current guideline-based preoperative evaluation provides the best management of patients undergoing noncardiac surgery. Circulation 2008; 117: 3134-44; discussion 3134.

58. Gibbons RJ, Balady GJ, Bricker JT, Chaitman BR, Fletcher GF, Froelicher VF, Mark DB, McCallister BD, Mooss AN, O'Reilly MG, Winters WL, Jr., Gibbons RJ, Antman EM, Alpert JS, Faxon DP, Fuster V, Gregoratos G, Hiratzka LF, Jacobs AK, Russell RO, Smith SC, Jr.: ACC/AHA 2002 guideline update for exercise testing: summary article: a report of the American College of Cardiology/American Heart Association Task Force on Practice Guidelines (Committee to Update the 1997 Exercise Testing Guidelines). Circulation 2002; 106: 1883-92.

59. Chaitman B: The changing role of the exercise electrocardiogram as a diagnostic and prognostic test for chronic ischemic heart disease. J Am Coll Cardiol 1986; 8: 1195-210.

60. Detrano R, Gianrossi R, Mulvihill D, Lehmann K, Dubach P, Colombo A, Froelicher V: Exercise-induced ST segment depression in the diagnosis of multivessel coronary disease: a meta analysis. J Am Coll Cardiol 1989; 14: 1501-8.

61. Detrano R, Gianrossi R, Froelicher V: The diagnostic accuracy of the exercise electrocardiogram: a meta-analysis of 22 years of research. Prog Cardiovasc Dis 1989; 32: 173-206.

62. Pellikka PA, Nagueh SF, Elhendy AA, Kuehl CA, Sawada SG: American Society of Echocardiography recommendations for performance, interpretation, and application of stress echocardiography. J Am Soc Echocardiogr 2007; 20: 1021-41.

63. Hendel RC, Berman DS, Di Carli MF, Heidenreich PA, Henkin RE, Pellikka PA, Pohost GM, Williams KA: ACCF/ASNC/ACR/AHA/ASE/SCCT/SCMR/SNM 2009 Appropriate Use Criteria for Cardiac Radionuclide Imaging: A Report of the American College of Cardiology Foundation Appropriate Use Criteria Task Force, the American Society of Nuclear Cardiology, the American College of Radiology, the American Heart Association, the American Society of Echocardiography, the Society of Cardiovascular Computed Tomography, the Society for Cardiovascular Magnetic Resonance, and the Society of Nuclear Medicine. J Am Coll Cardiol 2009; 53: 2201-29.

64. Beattie WS, Abdelnaem E, Wijeysundera DN, Buckley DN: A meta-analytic comparison of preoperative stress echocardiography and nuclear scintigraphy imaging. Anesth Analg 2006; 102: 8-16.

65. Sicari R, Ripoli A, Picano E, Djordjevic-Dikic A, Di Giovanbattista R, Minardi G, Matskeplishvili S, Ambatiello S, Pulignano G, Accarino M, Lusa AM, Del Rosso GF, Pedrinelli R, Buziashvili Y: Perioperative prognostic value of dipyridamole echocardiography in vascular surgery: A large-scale multicenter study in 509 patients. EPIC (Echo Persantine International Cooperative) Study Group. Circulation 1999; 100: II269-74.

66. Younis LT, Aguirre F, Byers S, Dowell S, Barth G, Walker H, Carrachi B, Peterson G, Chaitman BR: Perioperative and long-term prognostic value of intravenous dipyridamole thallium scintigraphy in patients with peripheral vascular disease. Am Heart J 1990; 119: 1287-92.

67. Detsky AS, Abrams HB, McLaughlin JR, Drucker DJ, Sasson Z, Johnston N, Scott JG, Forbath N, Hilliard JR: Predicting cardiac complications in patients undergoing non-cardiac surgery. J Gen Intern Med 1986; 1: 211-9.

68. Samy AK, Murray G, MacBain G: Glasgow aneurysm score. Cardiovasc Surg 1994; 2: 41-4.

69. Bilimoria KY, Liu Y, Paruch JL, Zhou L, Kmiecik TE, Ko CY, Cohen ME: Development and evaluation of the universal ACS NSQIP surgical risk calculator: a decision aid and informed consent tool for patients and surgeons. J Am Coll Surg 2013; 217: 833-42 e1-3.

84
Avaliação do Sistema Renal

Leonardo Figueiredo Camargo
Pedro Henrique França Gois
Jean Carlo Tibes Hachmann

INTRODUÇÃO

De forma simples, a avaliação do sistema renal deve ser feita seguindo-se a propedêutica médica usual:

- Anamnese
- Exame físico
- Exames laboratoriais complementares
- Exames de imagem complementares

No entanto, como nas avaliações dos demais órgãos e sistemas, há de ser feitas considerações específicas ao sistema renal.

A anamnese e o exame físico buscarão sempre os sinais e sintomas sugestivos de doença renal crônica (DRC), tais como:

- histórico de alterações prévias da função renal (histórico de lesão renal aguda prévia, presença de nefrolitíase, presença de elevação persistente de ureia e creatinina séricas);
- fatores associados à DRC (histórico familiar de DRC, hipertensão arterial sistêmica primária ou secundária, diabete *mellitus*, uso frequente de anti-inflamatórios);
- fatores associados à progressão e avanço da DRC (presença de espuma urinária sugerindo proteinúria, hematúria macroscópica, hipertensão resistente ou refratária, má aderência medicamentosa);
- comorbidades associadas (edema, ortopneia, anemia de doença crônica, acidose metabólica não medicamentosa, osteodistrofias, hiperparatireoidismo secundário).

Tais aspectos são a base para condução da avaliação e tratamento do paciente portador de doença renal em qualquer cenário.[1]

No entanto, vale ressaltar que a doença renal, mesmo em estágios avançados, pode ser assintomática ou apresentar achados inespecíficos, como hipertensão arterial, sinais de hipervolemia, prurido, astenia, hiporexia, emagrecimento sem causa evidente.[2] Sinais sugestivos de doença renal crônica como urina espumosa e hematúria macroscópica são pouco prevalentes. Isso leva a chamar atenção para a importância dos exames complementares laboratoriais na avaliação do sistema renal. Portanto, todo paciente deve ter avaliação laboratorial mínima do sistema renal, com dosagem da creatinina sérica e análise do sedimento urinário, como triagem para doença renal. Pacientes diabéticos ou hipertensos devem ter pesquisa de microalbuminúria incluída nessa avaliação inicial. Pacientes portadores de outras condições de risco para doença renal, como história familiar, idosos, pacientes portadores de uropatias e portadores de doenças sistêmicas devem ter investigação renal ampliada individualmente a cada caso. Esse é o caso dos exames complementares de imagem que serão comentados em tópico específico.

Estima-se que 10% da população adulta do mundo apresenta doença renal crônica. Essa prevalência elevada deve-se ao aumento do número de pacientes diabéticos e hipertensos, responsáveis por mais de 60% dos casos de doença renal, e pelo envelhecimento da população (Censo de diálise – Sociedade Brasileira de Nefrologia).

Nas últimas décadas, doenças renais primárias como glomerulopatias e nefropatias tubulointersticiais crônicas têm se tornado progressivamente menos prevalentes, perdendo espaço para doenças renais secundárias aos distúrbios do cardiometabolismo – diabetes *mellitus*, hipertensão arterial e arteriosclerose.

Ao avaliar pacientes com DRC, devemos sempre considerar a alta prevalência de doenças cardiovasculares, especialmente doença arterial coronária, responsável pela maioria dos óbitos entre os pacientes renais. Como regra, pacientes portadores de doença renal crônica devem ser submetidos rotineiramente à estratificação de risco cardiovascular com exames complementares.[3]

AVALIAÇÃO DA FUNÇÃO RENAL

O funcionamento dos rins influencia o controle da volemia, o equilíbrio hidroeletrolítico e ácido-básico, o metabolismo mineral e a eritropoiese. A taxa de filtração glomerular (TFG) é a variável que melhor se relaciona com a função renal global. Sua determinação é fundamental para a individualização do controle clínico do paciente, ajuste dos medicamentos de excreção renal, no acompanhamento da função renal, na previsão do risco de complicações da doença renal, na previsão do risco de lesão renal aguda e na estratificação do risco cardiovascular.[4,5]

O padrão ouro de avaliação da TFG é a medida do *clearence* de inulina, que preenche os critérios de marcador ideal por ser depurada do sangue via filtração glomerular exclusiva e não sofrer secreção ou reabsorção tubular renal, porém seu uso não é viável na prática clínica devido à complexidade do método, ficando o seu uso exclusivamente nos casos de estudos clínicos.

Métodos radioisotópicos, como iodotalamato-I 135 e EDTA-Cr51, e métodos de medida depuração de iohexol e cistatina C são métodos de custo elevado, difícil execução e mesmo desnecessários.

A medida pelo *clearence* de creatinina exige a dosagem da creatinina na urina de 24 horas, cuja coleta é inconveniente e frequentemente imprecisa, além do que a creatinina sofre secreção tubular ativa que superestima a creatinina urinária filtrada, tornando o método inadequado para avaliação e acompanhamento da função renal.[5]

Por isso, o mais usado para estimativa da TFG continua sendo a medida sérica de creatinina.[4,6]

Na prática clínica, a função renal é avaliada pela dosagem da creatinina sérica e a estimativa de TFG é calculada por meio de fórmulas específicas.

A creatinina sérica é derivada da creatina encontrada nas células musculares, sua produção é constante e diretamente proporcional à massa muscular do indivíduo, sofre pouca influência da ingesta proteica, é livremente filtrada nos glomérulos, não reabsorvida, e sofre secreção tubular ativa de até 20%.[5]

Existe boa relação entre os níveis séricos de creatinina e a TFG, exceto em indivíduos em que a massa muscular foge da média da população, como em crianças, idosos, amputados e desnutridos, em que a cretinina sérica pode superestimar a TFG ou em indivíduos musculosos em que a cretinina sérica pode subestimar a TFG.[3]

Para evitar interpretações muito longe da realidade, foram desenvolvidas equações que estimam a TFG por meio da cretinina sérica e características antropométricas dos indivíduos, tais como peso, idade, sexo e raça.

As equações mais utilizadas na prática clínica são (Tabela 84.1):

- Cockcroft-Gault;
- CKD-EPI;
- MDRD;
- Schwartz (uso exclusivamente para crianças).

A equação de MDRD foi desenvolvida para pacientes com disfunção renal crônica e seu uso em indivíduos com TFG acima de 60 mL/ min 1,73 m² perde a precisão, podendo subestimar a TFG.

A fórmula de Cockcroft-Gault, devido a sua facilidade de uso ainda é conhecida como a "fórmula do clínico", porém não é aconselhada, uma vez que possui grande risco de superestimar a TFG.

Atualmente, a equação de CKD-EPI é considerada a mais sensível para estimar a taxa de filtração glomerular, especialmente em indivíduos com função renal próxima do normal, e vem ganhando cada vez maior uso, uma vez que surgem aplicativos de cálculo facilitando seu uso.

Apesar das limitações, o uso de equações, pela simplicidade e acurácia, continua sendo o método recomendado de avaliação da TFG na prática clínica. Entretanto, as equações devem ser usadas em pacientes com função renal estável.

Em pacientes clinicamente instáveis ou com insuficiência renal aguda, o funcionamento dos rins deverá

TABELA 84.1
FÓRMULAS – ESTIMATIVA TFG.

Fórmula	Equação	Fator de correção
Cockcroft-Gault	140 − idade × peso/cr × 72	Em caso de • sexo feminino: resultado × 0,85
CKD-EPI	141 × min (cr /κ, 1)^α × max(S_{cr}/κ, 1)$^{-1,209}$ × 0,993^{idade}	α = -0,329 mulheres e -0,411 homens κ = 0,7 mulheres e 0,9 homens
MDRD	186 × (cr)$^{-1,154}$ × (idade)$^{-0,203}$	Em caso de: • negros: resultado × 1,21 • mulheres: resultado × 0,742
Schwartz	0,413 × (altura/cr)	Não há constantes

(Fonte: *The National Kidney Foundation*).

ser avaliado pela cretinina sérica interpretada à luz dos achados clínicos, podendo ser necessário o auxílio de profissional especializado para melhor avaliação.

Além da função renal quantitativa medida pela TFG, a avaliação qualitativa feita pela dosagem das proteínas urinárias agrega informações importantes para o diagnóstico e prognóstico da DRC.

A combinação da estimativa da TFG (quantitativa) e proteinúria (qualitativa) é a base da estratificação da gravidade e do risco da doença renal e deve ser rotineiramente empregada.

PROTEINÚRIA

A presença de proteinúria persistente é sempre de natureza patológica, e importante marcador prognóstico de doença renal. Portanto, a pesquisa de proteína urinária é mandatória na avaliação do sistema renal.

Como triagem, pode ser usado o exame de urina de rotina conhecido como urina I, EAS ou sumário de urina, a depender da região do país. Nesse exame é feita a pesquisa semiquantitativa de proteínas por meio de tiras reagentes (*dipsticks* – quantidade apresentada por método subjetivo) ou pelo teste com adição de ácido sulfossalicílico (ASS). A diferença entre os dois métodos é que as tiras reagentes são sensíveis apenas à albumina, ou seja, à proteinúria exclusivamente glomerular, enquanto o teste com ASS é também sensível às proteínas não glomerulares, como cadeias leves de imunoglobulinas e microglobulinas tubulares.

O exame de rotina de urina em amostra isolada é o método simples e suficientemente sensível para uso clínico em pacientes de baixo risco.

Pacientes com resultado positivo para proteínas no exame de triagem devem ter complementação com avaliação quantitativa das proteínas urinárias.

Métodos quantitativos detectam tanto albumina quanto proteínas não glomerulares e podem ser feitos na amostra de urina de 24 horas ou na amostra isolada pela relação proteína/creatinina urinária. A quantificação na amostra isolada elimina os inconvenientes e o risco de imprecisão da coleta da urina de 24 horas, sendo confiável tanto para diagnóstico como para o acompanhamento evolutivo.

Dependendo do contexto clínico, pode ser necessária a avaliação qualitativa da proteinúria.

Se a albumina é a proteína predominante, caracteriza-se lesão glomerular, ou seja, proteinúria glomerular. Quando maior de 3,5 gramas nas 24 horas, é considerada proteinúria maciça e configura a proteinúria nefrótica. Esse nível de proteinúria pode ultrapassar a capacidade de produção hepática de albumina, resultando em hipoalbuminemia, diminuição da pressão oncótica e edema generalizado, aumento compensatório da produção de lipoproteínas e hipercolesterolemia, caracterizando síndrome nefrótica.[7-10]

O predomínio de proteínas de baixo peso molecular, como beta-2-microglobulina, proteína carregadora de retinol, alfa-1-microglobulina e cadeias leves de imunoglobulinas, entre outras, caracterizam proteinúria tubular. Essas proteínas passam livremente pela barreira glomerular do plasma para o espaço urinário, e em condições normais são quase totalmente reabsorvidas pelas células tubulares renais proximais. Acontece em casos de disfunção tubular renal como nas nefropatias tubulointersticiais. Raramente excedem 2,0 gramas nas 24 horas.

Situação especial são as gamopatias monoclonais, como o mieloma múltiplo, em que a produção monoclonal de cadeia leve de imunoglobulinas, livremente filtradas, ultrapassa a capacidade normal de reabsorção tubular, resultando na proteinúria de Bence-Jones, às custas de cadeia leve monoclonal, que frequentemente atinge valores de proteinúria nefrótica mesmo se trantando de proteinúria tubular. Na suspeita de gamopatias, a confirmação deve ser feita por eletroforese e imunofixação de proteínas séricas e urinárias (Figura 84.1).[6,9,10]

Microalbuminúria

Na urina normal são encontradas pequenas quantidades de albumina (até 30 mg nas 24 horas), proteínas de Tamm-Horsfall originárias dos túbulos renais e proteínas do trato urinário, cujo limite normal da soma dessas proteínas é de 150 mg nas 24 horas.

Microalbuminúria é definida por albuminúria acima de 30 mg por dia, e abaixo do limite mínimo de detecção pelos métodos convencionais, 300 mg por dia. Pode ser pesquisada na urina de 24 horas ou em amostra isolada na primeira urina da manhã (utilizando a relação albumina/creatinina urinária), com boa sensibilidade.

Significa lesão glomerular inicial em pacientes diabéticos e em pacientes com risco de desenvolver glomerulopatias progressivas. Além disso, é importante marcador de evolução para doença renal avançada e de risco cardiovascular, devendo ser pesquisada no mínimo anualmente em pacientes diabéticos.

Hematúria

Definida como a presença de hemáceas na urina acima do limite de normalidade, cuja referência não é universal, mas comumente considerada acima de 10 hemáceas por campo microscópico de aumento 400x ou acima de 10.000 hemáceas por mL em câmaras de contagem.

As hematúrias são divididas em macroscópicas (visíveis ao olho nu) geralmente associadas a causas urológicas e mecânicas como litíase, tumores urológicos, e hematúria microscópica (detectável apenas no exame de urina). Essa última a qual daremos maior relato.

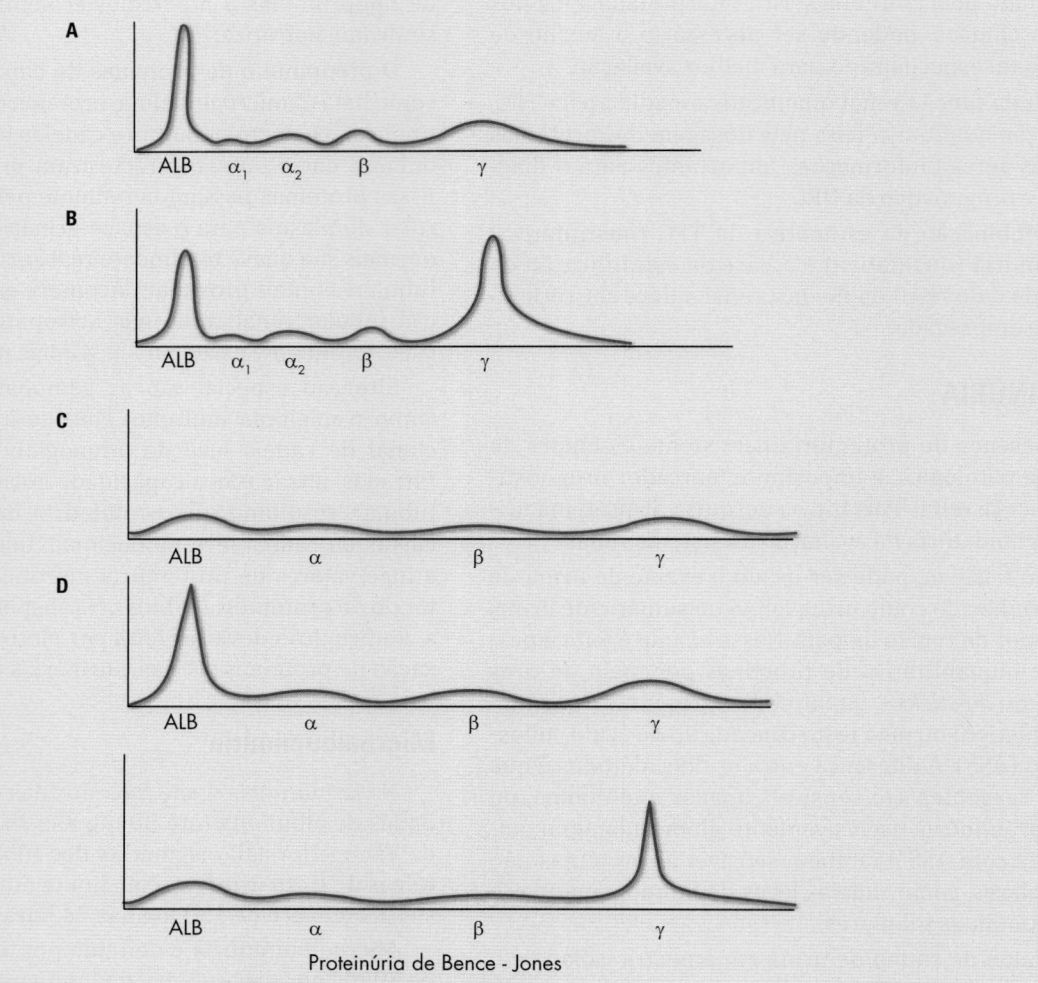

Figura 84.1 — *Gráficos de eletroforese.* **(A)** *Eletroforese sérica normal;* **(B)** *Mieloma múltiplo;* **(C)** *Eletroforese urinária normal;* **(D)** *Eletroforese urinária em síndrome nefrótica.*

Hematúria microscópica pode ser classificada em hematúria glomerular, isto é, devido à glomerulopatia ou hematúria não glomerular, devido a processos distais ao glomérulo e das vias urinárias, como tumores, litíase e outras condições urológicas.[11-13]

O achado mais específico de hematúria de origem glomerular são cilindros hemáticos na análise do sedimento urinário por microscopia óptica comum. Apesar de achado muito raro, possui alta especificidade para diagnóstico de hematúria. Mais sensível é a presença de hemáceas dismórficas na análise do sedimento urinários pela microscopia de fase. Acantócitos e codócitos são consideradas hemáceas dismórficas e sua presença acima de 5% das hemáceas urinárias são muito sugestivas de hematúria de causa glomerular (Figura 84.2).

Outro achado associado com doença glomerular é a associação com proteinúria, especialmente se maior que 0,5 g nas 24 horas.

Presença de coágulos na urina e sintomas para urinar estão associadas a causas urológicas.

Todo paciente com hematúria necessita avaliação complementar com exame de imagem dos rins e vias urinárias. Ultrassonografia é suficiente em casos sugestivos de glomerulopatia, porém em casos suspeitos de causa urológica pode ser necessária a tomografia computadorizada ou a cistoscopia, conforme estratificação de risco.

Avaliação por Imagem

Seguindo a propedêutica introduzida para avaliação do sistema renal, os pacientes com suspeita clínica de alteração no sistema renal, durante anamnese, exame físico, ou de exame laboratorial de *screening*, devem ser submetidos à complementação diagnóstica por exame de imagem.

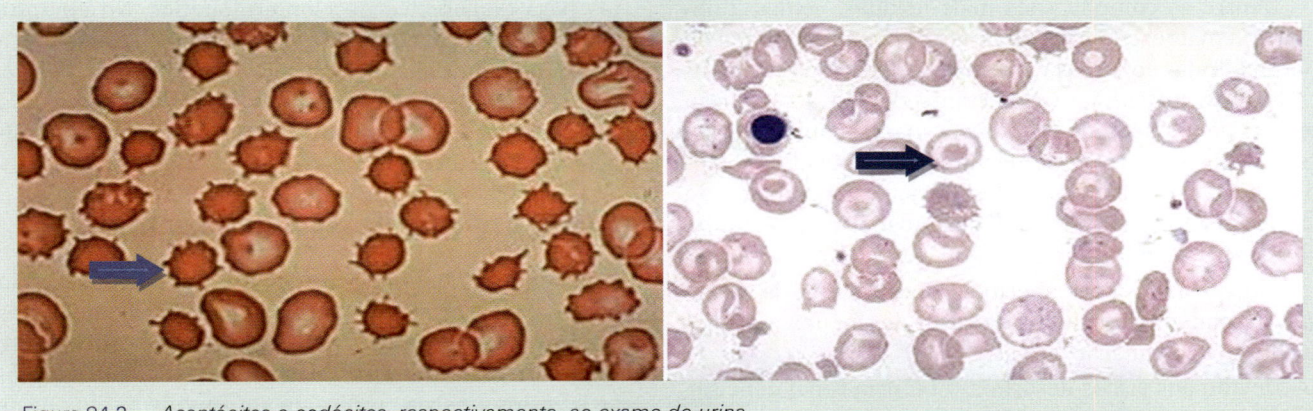

Figura 84.2 — *Acantócitos e codócitos, respectivamente, ao exame de urina.*

O ultrassom é o principal exame de imagem usado na avaliação dos rins e trato urinário. Por não ser invasivo e ter mínimo ou nenhum preparo do paciente, é o exame de imagem mais prático, acessível, e de menor risco na avaliação inicial do sistema urinário.[14,15]

Apesar de sua baixa acurácia, fornece informações fundamentais como sinais de cronicidade renal, assimetria cortical, hidronefrose, presença de litíase, nódulos, cistos, e mesmo espessamento vesical.

Quando a suspeita da patologia renal requer imagem de maior definição por alterações urológicas, por exemplo, a tomografia pode ser o primeiro exame, como em casos de cólica renal e litíase urinária, trauma renal, massas renais, abscesso renal, hematúria não glomerular e anormalidades uroteliais. A Tabela 84.2 resume os principais métodos de avaliação por imagem do sistema urinário.

Medicina Nuclear

Os exames de medicina nuclear mais rotineiramente empregados na avaliação do sistema urinário são:

- **Cintilografia renal dinâmica com DTPA:** método que sofre excreção por filtração glomerular exclusiva, dessa forma, traz informações tanto sobre a filtração glomerular (estimativa de *clearence*, e de função tubular) quanto o trânsito urinário de cada rim (obstruções urinárias anatômicas ou funcionais);
- **Cintilografia renal estática com DMSA:** método que se fixa nos túbulos renais proximais e no córtex renal, sofrendo quase nehuma excreção. Esse exame adiciona informações sobre o parênquima renal, como a função relativa de cada rim e presença de cicatrizes fibrosas (pós-nefrites infecciosas ou autoimunes).

Em ambos os casos, os radiofármacos usados nesses exames não são nefrotóxicos e podem ser usados em qualquer grau de disfunção renal.

Biópsia Renal

Em casos selecionados, o conjunto anamnese, exame físico e exame de imagem complementar não são suficientes para elucidação diagnóstica, principalmente quando a maior suspeita da lesão renal recai sobre causas glomerulares (hematúria, proteinúria acima descritos). Nessa situação, a biópsia renal deve ser solicitada com o objetivo de avaliar o diagnóstico histológico, o grau de atividade da patologia em questão, e mesmo o percentual de glomérulos esclerosados na amostra tecidual (conhecido pelo termo "grau de cronicidade"). Essas são as características fundamentais para definição terapêutica e prognóstica do caso.

Atualmente o procedimento de rotina é feito por agulha via percutânea guiada por ultrassonografia, em regime ambulatorial, com baixíssima taxa de complicação.

TABELA 84.2 — PRINCIPAIS MÉTODOS DE IMAGEM PARA AVALIAÇÃO DO SISTEMA RENAL.

Exame	Vantagens	Desvantagens
Ultrassom	• Não invasivo; • Sem nefrotoxicidade; • Sem necessidade de preparo; • Baixo custo e rápido; • Fácil disponibilidade.	• Baixa acurácia técnica; • Operador dependente.
Tomografia	• Acurácia técnica alta; • Padronizável; • Rápida realização; • Independente do examinador.	• Nefrotoxicidade; • (se uso de contraste); • Disponibilidade moderada; • Necessidade de preparo.
Ressonância	• Altíssima acurácia técnica; • Padronizável; • Independente do examinador.	• Nefrotoxicidade (se uso de contraste); • Alto custo; • Baixa disponibilidade; • Longo tempo de realização.

Dentre as complicações mais listadas, vemos a hematúria macroscópica, hematoma perirenal e anemia de perdas. Todas com baixa gravidade, tendo seu tratamento apenas em conduta expectante devido à resolução expontânea. Casos de hematúria macroscópica persistente, com anemia de perdas graves, associada à instabilidade hemodinâmica podem levar à necessidade de intervenção cirúrgica percutânea ou aberta, no entanto, são descritas em taxas de 1:1.000 casos.[10,12]

Biópsia renal a céu aberto é procedimento de excessão, geralmente indicado para casos de rim único ou distúrbios de coagulação graves.

Devido aos riscos descritos, a biópsia renal deve ser sempre indicada levando-se em conta o risco benefício do procedimento. O utrassom prévio indica tamanho renal (ajudando a definir grau de cronicidade), descarta possíveis causas anatômicas de lesão renal aguda como hidronefrose, pielonefrites, e mesmo axilia na etiologia de hematúrias não glomerulares, como em casos de litíase ou tumores urológicos. Vale resaltar que rins muito diminuídos de tamanho possuem maior incidência de complicações pós-biópsia e menor chance de material adequado para análise devido ao avançado grau de cronicidade.

A Tabela 84.3 resume as indicações mais frequentes de biópsia renal.

Em caso de portadores de transplante renal, há também indicação de biópsia por suspeita de rejeição celular, infecções virais ou de nefrotoxicidade do enxerto renal.

A análise histológica do fragmento renal pode ser feita por três técnicas: microscopia óptica, imunofluorescência e microscopia eletrônica. As técnicas de microscopia óptica e imunofluorescência são consideradas obrigatórias para diagnóstico de glomerulopatias. No entanto, por vezes há a necessidade da microscopia eletrônica para o adequado diagnóstico, assim recomenda-se que, sempre que possível, o material deve ser encaminhado para serviços de patologia renal com recursos para aplicação das três técnicas.

O PACIENTE COM DOENÇA RENAL CRÔNICA

A doença renal crônica (DRC) é definida por lesão renal e perda progressiva e irreversível da função dos rins, por mais de 3 meses (KDIGO).[3] Caracteristicamente insidiosa e assintomática, permite uma eficiente adaptação dos rins à perda crônica de néfrons, de modo que as principais funções renais são mantidas até fases avançadas da DRC. As Tabelas 84.4 e 84.5 mostram respectivamente os fatores de risco e os sinais e sintomas da doença.

O estágio da DRC deve ser determinado pelo nível de função renal, ou seja, pela taxa de filtração glomerular (TFG):

♦ **Estágio 1**: Lesão renal crônica sem perda de filtração glomerular.

TABELA 84.4
FATORES DE RISCO PARA DOENÇA RENAL CRÔNICA (DRC).

Elevado	♦ Diabetes *mellitus*
	♦ Hipertensão arterial sistêmica
	♦ Histórico familiar de DRC
Médio	♦ Enfermidades sistêmicas
	♦ Infecções urinárias de repetição
	♦ Litíase urinária de repetição
	♦ Uropatias
	♦ Adultos > 60 anos

TABELA 84.3
INDICAÇÕES MAIS FREQUENTES DE BIÓPSIA RENAL.

Indicação clínica	Clínica e exame complementar	Hipótese diagnóstica
Síndrome nefrótica	Proteinúria 24h > 3,5 g + hipoalbuminemia	♦ Glomeruloesclerose segmentar e focal; ♦ GN membranosa; ♦ Lesão mínima.
Síndrome nefrítica	Hematúria dismórfica persistente + HAS	♦ Nefropatia por Ig A ♦ (sd Berger); ♦ Glomerulonefrite difusa aguda; ♦ Glomerulonefrite membranoproliferativa; ♦ Lúpus Eritematoso.
Lesão renal aguda (sem causa evidente)	Elevação de Cr e U progressiva sem etiologia	♦ Glomerulonefrite rapidamente progressiva; ♦ Nefrite tubulointersticial; ♦ Pielonefrites.
Proteinúrias não nefróticas	Proteinúria > 0,5 g + elevação progressiva de Cr e U	♦ Diabetes *mellitus*; ♦ Hipertensão arterial; ♦ Mieloma múltiplo; ♦ Gamopatias monoclonais; ♦ Glomerulonefrite membranoproliferativa.

TABELA 84.5
SINAIS E SINTOMAS DA DRC.

Principais funções dos rins	Problemas correlacionados
Controle da pressão arterial	Hipertensão arterial
Manutenção do equilíbrio de sódio e água no organismo	Retenção de sódio e água no organismo, favorecendo o aparecimento de edema
Manutenção do equilíbrio de potássio e fósforo no organismo	Aumento dos níveis de fósforo (hiperfosfatemia) e potássio (hipercalemia)
Manutenção do equilíbrio ácido-básico	Acidose metabólica
Eliminação dos produtos finais do metabolismo	Uremia
Ativação da vitamina D em sua forma ativa	Deficiência de vitamina D, hiperparatireoidismo secundário
Produção de eritropoetina	Anemia

- TFG > 90 mL/min/1,73 m², associado à presença de proteinúria no exame de urina, definida por microalbuminúria > 30 mg.dL⁻¹ ou proteinúria > 150 mg.dL⁻¹. Corresponde às fases iniciais de lesão renal, ainda com filtração glomerular preservada.
- Nessa fase é importante o controle intensivo dos fatores de risco de progressão da doença renal e redução do risco cardiovascular como controle de hipertensão arterial, proteinúria, dislipidemia, glicemia e obesidade.

♦ **Estágio 2**: Lesão renal com insuficiência renal leve.
- TFG entre 89 e 60 mL/min/1,73 m², associado à presença de proteinúria no exame de urina.
- Nesse estágio os rins ainda conseguem manter controle razoável do meio interno e geralmente não há sinais ou sintomas clínicos significativos de insuficiência renal. No entanto, há fácil propensão à lesão renal aguda, uma vez que a reserva funcional se encontra comprometida.
- Também aqui é importante intensificar medidas para reduzir a progressão da DRC e o risco cardiovascular, não se esquecendo dos cuidados para profilaxia da lesão renal aguda, como evitar hipovolemia, nefrotóxicos (como contrastes radiológicos e anti-inflamatórios não hormonais) e otimizar tratamento de condições sistêmicas como infecções e disfunção cardíaca.

♦ **Estágio 3**: Insuficiência renal crônica moderada.
- TFG entre 59 e 30 mL/min/1,73 m², associado ou não a proteinúria.
- Já podem estar presentes complicações secundárias à insuficiência renal, como anemia, distúrbios minerais e ósseos com hiperfosfatemia, hipocalcemia e hiperparatireoidismo, porém geralmente ainda leves, mas que exigem medidas de controle específicas, preferencialmente com especialista. Possuem elevado risco cardiovascular. Necessitam dos mesmos cuidados sugeridos nas fases anteriores, com profilaxia da lesão renal aguda e redução da progressão da DRC, mas também cuidadosa estratificação cardiovascular.

♦ **Estágio 4**: Insuficiência renal grave.
- TFG entre 29 e 15 mL/min/1,73 m², com ou sem presença de proteinúria.
- Certamente há sinais ou sintomas sugestivos de DRC (acidose metabólica, anemia, hipervolemia, distúrbios minerais e ósseos, comprometimento nutricional). Apresenta o mais alto risco de lesão renal aguda (com potencial progressão para terapia dialítica) e alta prevalência de doença arterial coronária, disfunção ventricular. Os cuidados clínicos de prevenção devem ser intensos e a estratificação cardiovascular minuciosa, geralmente invasiva.

♦ **Estágio 5**: Insuficiência renal crônica terminal.
- TFG < 15 mL/min/1,73 m².
- Nessa fase da DRC há desequilíbrio do meio interno e da homeostase, com apresentação clínica de síndrome urêmica. Conforme o estado clínico, nutricional e de comodidades associadas, estarão indicados os tratamentos de substituição renal – hemodiálise, diálise peritoneal ou transplante renal.

O PACIENTE EM DIÁLISE

A indicação da terapia de substituição renal (TRS) envolve critérios clínicos e laboratoriais. De forma geral,

TABELA 84.6
ESTADIAMENTO DA DRC ATUALIZADA PELA *NATIONAL COLLABORATING CENTER FOR CHRONIC CONDITION*

Estadiamento	TFG (mL/min/1,73 m²)	Proteinúria	Sintomas comuns
0	≥ 90	Ausente	Fatores de risco ou familiares
1	≥ 90	Presente	Anemia; HAS
2	60-89	Presente	Anemia; HAS
3 A	45-59	Ausente/Presente	Anemia; HAS
3 B	30-44	Ausente/Presente	Anemia; HAS, elevação fósforo
4	15-29	Ausente/Presente	Anemia; HAS; Uremia
5	< 15	Ausente/Presente	Anemia; HAS; Uremia

estará indicada TRS para pacientes com doença renal crônica e TFG < 10 mL/min/1,73 m². Pacientes diabéticos, crianças, pacientes com comprometimento nutricional avançado, insuficiência cardíaca, ou dificuldade de controle adequado em tratamento conservador, há indicação de iniciar diálise com função renal mais preservada (15 mL/min/1,73 m²).

A escolha do método de TRS (hemodiálise ou diálise peritoneal) deve considerar aspectos clínicos, socioeconômicos, preferência do paciente e experiência do profissional assistente.[19]

Se não houver contraindicação, a diálise peritoneal poderá ser o método de escolha inicial, nos dois primeiros anos de tratamento. Mas normalmente com a perda da função renal residual e falência da membrana peritoneal em realizar as trocas eletrolíticas, esse método passa a ser ineficaz e frequentemente ocorre a conversão para hemodiálise. Se o método optado for hemodiálise, é importante a confecção do acesso vascular (fístula arteriovenosa), evitando a necessidade de cateter venoso central e suas complicações.[16-19]

No Brasil há grande variação regional, mas menos de 20% dos pacientes em TRS estão em programa de diálise peritoneal, e até 40% dos pacientes em hemodiálise não possuem fístula arteriovenosa, realizando as sessões por cateter venoso central (Censo Brasileiro de Diálise – SBN).

O programa de hemodiálise deve ser individualizado. O padrão de três sessões por semana, com duração de 3 a 4 horas, ainda é o mais usado, pois serve para pacientes com função renal residual, poucas comorbidades e boa aderência. Para os demais pacientes, como obesos, diabéticos ou com baixo volume residual de diurese, programas mais frequentes de 4 a 6 sessões por semana promovem melhor adequação metabólica, volêmica e de qualidade de vida, associadas a menor mortalidade.[20-28]

Com o passar do tempo de tratamento, caracteristicamente ocorre perda progressiva da função renal residual e, pacientes com mais de dois anos em TRS, geralmente apresentam função residual desprezível. Pacientes em hemodiálise que serão submetidos a procedimentos cirúrgicos e anestésicos precisam ser dialisados na véspera para adequação metabólica e volêmica. Para pacientes em diálise peritoneal é importante manter o programa até a manhã do procedimento, quando a cavidade peritoneal deve ser completamente drenada. Em caso de cirurgias abdominais, há indicação de mudar o método para hemodiálise no pós-operatório até que a cavidade abdominal esteja plenamente recuperada.

> **Lembrete 1:**
> Atentar para a presença de fístula arteriovenosa nos membros superiores ou inferiores, evitando punções ou compressão prolongada do membro em questão, especialmente manguitos de pressão, devido ao risco de trombose do acesso vascular para hemodiálise.

> **Lembrete 2**
> Individualizar a reposição volêmica no intraoperatório e na recuperação anestésica, evitando sobrecarga hídrica em um paciente frequentemente anúrico com risco de edema pulmonar. Evitar soluções que contenham potássio.

O PACIENTE TRANSPLANTADO RENAL

O Brasil é o segundo país em número absoluto de transplantes renais no mundo, perdendo apenas para os EUA (fonte – Registro Brasileiro de Transplantes da ABTO). No entanto, essa modalidade de terapia renal substitutiva ainda atinge uma parcela muito pequena dos portadores de DRC no país.

Normalmente os pacientes transplantados possuem algum grau de disfunção do enxerto, sendo por isso também portadores dos sinais e sintomas típicos da DRC mencionados anteriormente. Assim, esses pacientes devem ser encarados como os demais portadores de DRC, tanto do ponto de vista cardiovascular como dos cuidados clínicos. À semelhança dos pacientes com DRC, os cuidados clínicos devem ser intensificados conforme avançam os estágios de perda da função renal, aqui chamada de Disfunção Crônica do Enxerto (NcTx).[26]

A NcTx possui como principais fatores de risco o tempo de transplante renal, a idade do receptor, a presença de função tardia do enxerto, a ocorrência de rejeições prévias, e a presença de infecções oportunistas específicas do transplante de órgãos sólidos, como é o caso de citomegalovírus (CMV) e poliomavírus renal (Bkvírus).[23]

Um ponto fundamental dos pacientes portadores de transplante de órgãos sólidos é a imunossupressão de manutenção de uso contínuo. Habitualmente são usados esquemas tríplices para evitar rejeição: inibidores de calcineurina (tacrolimus, ciclosporina); antiproliferativos (micofenolato, azatioprina), e corticosteroides esteroidais. Outra opção é o uso de inibidores dos receptores de *mamalian target* (In-MTOR) como sirolimus e everolimus para substituir os antiproliferativos.

Essas são medicações individualizadas para cada caso e devem sempre que possível ser discutidas com a equipe de transplante renal responsável pelo paciente. Em casos de impossibilidade de uso da via oral, como em pós-operatórios, a modificação das medicações com conversão para corticosteroide parenteral em alta dose (equivalente a prednisona 0,25 a 0,5 mg/kg/dia) em esquema de monoterapia normalmente é a alternativa adotada.

A rejeição celular aguda do enxerto renal é a mais comum encontrada, sendo caracterizada pelo infiltrado linfocitário no parênquima renal. Deve ser suspeitada toda vez que houver alteração recente na medicação, falha de aderência, associada à piora laboratorial e clínica da função do enxerto. O tratamento consiste em pulsoterapia com corticosteroide em altas doses (metilprednisolona 500 mg venoso por três a cinco dias). Menos frequente, porém tão agressiva quanto a anterior, é a rejeição mediada por anticorpo, em que os componentes que predominam são de lesão vascular nos capilares do enxerto. O tratamento adequado deve ser realizado com plasmaferese e imunoglobulina venosa para reduzir os anticorpos contra o enxerto, circulantes na corrente sanguínea. Em todos os casos o diagnóstico é confirmado por biópsia renal, e um profissional experiente em transplante renal deve ser consultado.[24-26, 28]

A Tabela 84.7 resume as principais características dos portadores de enxerto renal.

> **Lembrete 1:**
> Atenção especial deve ser dada a insuficiência adrenal, devido ao uso prolongado e contínuo de corticosteroides. Sua suspensão, quando necessária, deve ser feita de forma gradual, com reduções progressivas a cada 5 dias até a dose mínima de 5 mg de prednisona oral ou seu equivalente venoso.[27]

NEFROPATIA POR CONTRASTE E PROFILAXIA

Pacientes portadores de DRC apresentam alta prevalência de comorbidades e complicações, especialmente cardiovasculares. Na prática clínica atual, essa população frequentemente necessita de métodos diagnósticos ou procedimentos intervencionistas com utilização de contraste.

A fisiopatologia da lesão renal por contraste é complexa e não é totalmente esclarecida, mas envolve principalmente vasoconstrição intrarrenal e isquemia, especialmente na região medular renal.

A redução da TFG é o principal fator de risco para lesão renal aguda associada ao contraste, com risco progressivo abaixo de 60 mL/min/1,73 m². Outros fatores bem conhecidos são a presença de diabetes, insuficiência cardíaca e pacientes idosos. Condições também associadas ao aumento de risco são o tipo e volume de contraste infundido, intervalo entre exames repetidos, desidratação, hepatopatias e uso concomitante de fármacos nefrotóxicos, especialmente anti-inflamatórios não hormonais.[16,20]

O melhor tratamento para lesão renal aguda por contraste é a prevenção, e pacientes com estratificação de maior risco devem receber profilaxia.

A principal medida de prevenção é a hidratação com solução salina isotônica venosa, antes, durante e após a exposição. Existe uma ampla variedade de protocolos descritos para hidratação, mas todos convergem para expansão volêmica conforme a condição clínica do paciente.

Nos casos de pacientes internados, deve-se iniciar a expansão 12 horas antes, mantê-la durante e após o procedimento por no mínimo mais 12 horas. Pacientes ambulatoriais e casos de urgências devem receber hidratação rápida antes do procedimento, que deve ser mantida por um mínimo de 6 horas.

Hidratação com soluções hipotônicas ou por via oral são menos eficazes e não recomendadas. Hidratação com solução isotônica de bicarbonato também pode ser usada, porém exige manipulação para o preparo da solução e não é comprovadamente superior à solução salina, ficando restrito uso aos pacientes que não toleram expansão volêmica significativa como cardiopatas.

Outra medida de profilaxia adotada na maioria dos protocolos é o uso de acetilcisteína, por seus efeitos vasodilatadores indiretos e antioxidantes. As doses descritas são variáveis, mas doses maiores parecem ser mais protetoras. Casos de urgência podem receber uma primeira dose oral antes da exposição ao contraste ou mesmo em infusão intravenosa, devendo ser mantida por no mínimo 24 horas.

O tipo e a dose de contraste também são importantes. A preferência é de contraste não iônico iso-osmolar ou de baixa osmolaridade, sempre na menor dose necessária. Quanto menor a dose de contraste infundida, menor o risco de lesão renal.[14,16]

Uso de diuréticos como manitol e furosemida tem efeitos deletérios, sendo proscritos na situação.

Outras medidas de profilaxia descritas na literatura ainda necessitam comprovação da eficácia e não estão estabelecidas para uso rotineiro.

TABELA 84.7 — CARACTERÍSTICA DA REJEIÇÃO NO TRANSPLANTE RENAL.

Tipo de Rejeição	Sinais e sintomas	Laboratório	Tratamento
Rejeição celular	♦ Dor ou inchaço sob seu rim transplantado; ♦ Febre; ♦ Hipervolemia; ♦ Disúria, Urina fétida; hematúria macroscópica; ♦ Hipertensão arterial.	♦ Elevação de escórias renais; ♦ Hematúria dismórfica; ♦ Proteinúria variável; ♦ Presença de infiltrado linfocitário à biópsia renal.	♦ Pulsoterapia com corticosteroide venoso em altas doses.
Rejeição mediada por anticorpo	♦ Hipervolemia; ♦ Diminuição do volume urinário; ♦ Hipertensão arterial.	♦ Elevação de escórias renais; ♦ Hematúria dismórfica; ♦ Capilarite na biópsia; ♦ Presença de anticorpos específicos contra o DNA do doador.	♦ Plasmaferese; ♦ Imunoglobulina venosa.

Hemodiálise ou hemofiltração como medidas profiláticas não estão indicadas, mesmo em pacientes em estágios avançados de insuficiência renal.[15]

Não há consenso, mas pacientes em programa de hemodiálise devem ser dialisados após receber contraste, a maioria concorda que devem ser submetidos à sessão dentro de 24 horas após o exame, para ajuste metabólico e volêmico.

A ressonância magnética pode ser uma alternativa para evitar lesão renal aguda por contraste, porém são necessárias algumas considerações. O gadolínio sofre excreção renal, e seu uso em pacientes com taxa de filtração glomerular abaixo de 30 mL/min/1,73 m² está contraindicado devido ao risco de desenvolvimento da grave síndrome de fibrose nefrogênica sistêmica. Nesses pacientes, quando o uso for imprescindível, deve ser usado gadolíneo de moléculas macrocíclicas, na menor dose possível, seguida por hemodiálise por três dias consecutivos, que retira até 99% do gadolíneo administrado, e mesmo assim esse protocolo não significa proteção segura. Por esse motivo, para pacientes com filtração glomerular < 30 mL/min/1,73 m², é preferível usar contraste iodado, com todos os recursos de prevenção disponíveis, ao risco da grave síndrome de fibrose nefrogênica sistêmica.

Contrastes paramagnéticos quando usados em baixas doses, em pacientes de baixo risco, têm pouca ou nenhuma nefrotoxicidade, e podem ser alternativas aos contrastes iodados. Porém, quando usados em altas doses, podem ser nefrotóxicos, similar aos radiofármacos iodados, por isso recomenda-se os mesmos critérios e cuidados de prevenção para lesão renal aguda usados para os contrastes iodados.

O protocolo de profilaxia abaixo pode servir de exemplo.

Para pacientes de risco, avaliar risco benefício da indicação de exame contrastado e, se possível, preferir ultrassonografia, ressonância magnética sem contraste ou tomografia sem contraste.

- Usar contraste não iônico iso-osmolar ou baixa osmolariade, na menor dose necessária.
- Evitar repetir exames ou procedimentos contrastados, por no mínimo 72 horas após o primeiro exame.
- Evitar anti-inflamatórios não hormonais.
- Evitar diuréticos de alça e manitol um dia antes e depois do procedimento.
- Evitar desidratação. Estimular ingesta hídrica vigorosa, sempre que possível.
- Para pacientes internados: Hidratação com solução salina isotônica 1.000 mL cada 8 horas, iniciando 12 horas antes do procedimento, mantido por 24 horas, ou à critério clínico, para evitar hipervolemia. Iniciar acetilcisteína 1.200 mg, via oral, cada 12 horas, iniciando um dia antes do procedimento e manter por até 48 horas.
- Para pacientes ambulatoriais: Hidratação com solução salina isotônica 1.000 mL em 2 horas antes do procedimento e manter 1.000 mL nas 6 horas após, ou à critério clínico. Iniciar ambulatorialmente N-acetilcisteína 1.200 mg, por via oral, a cada 12 horas, iniciando um dia antes do procedimento e manter por até 48 horas.
- Para casos de urgência: Hidratação salina isotônica 3,5 mL . kg^{-1} . h^{-1} uma hora antes e durante o procedimento, e manter 1,5 mL . kg^{-1} . h^{-1} por no mínimo 6 horas após, ou à critério clínico.
- Se não houver contraindicação, administrar N-acetilcisteína 1.200 mg, por via oral ou venosa, antes do procedimento e mantido a cada 12 horas, durante 48 horas.
- Pacientes que estão em programa de hemodiálise geralmente não têm indicação de receber hidratação, pelo risco de hipervolemia, e são submetidos à sessão de diálise logo após o procedimento, assim que estejam em condições clínicas.

REFERÊNCIAS

1. Chi-yuan Hsu. Epidemiology of kidney disease. In: Brenner BM. Brenner and Rectors The Kidney. Philadelphia: W.B. Saunders, 2012. p.728-41.
2. Emmett M, Fenves AZ, Schwartz JC. Approach to the Patient with Kidney Disease. In: Brenner BM. Brenner and Rectors The Kidney. Philadelphia: Saunders, 2012. p.844-67.
3. National Kidney Foundation. KDOQI clinical practice for chronic kidney disease: avaluation, classification, and stratification. Am J Kidney Dis. 2002;39 (2, Suppl 2):S1-S266.
4. Stevens LA, Coresh J, Greene T, et al. Assessing kidney function - measured and estimated glomerular filtration rate. N Engl J Med. 2006;354:2473.
5. Mastroianni Kirsztajn G, Nishida SK. Avaliação da função renal. In: Mastroianni Kirszajn G. Diagnóstico Laboratorial em Nefrologia. São Paulo: Sarvier, 2010. p.209-14.
6. Mastroianni Kirsztajn G, Souza E. Creatinina. In: Diagnóstico laboratorial em Nefrologia. São Paulo: Sarvier, 2010. p.25-31.
7. Israni AJ, Kasiske BL. Laboratory Assessment of Kidney Disease: Filtration Rate, urinalyses, and Proteinuria. In: Brenner BM. Brenner and Rectors The Kidney. Philadelphia: Saunders, 2012. p.868-96.
8. Constantiner M, Sehgal AR, Humbert L, et al. A dipstick protein and specific gravity algorithm accurately predicts pathological proteinuria. Am J Kidney Dis. 2005;45:833.
9. Freedman BI, Langefeld CD, Lohman KK, et al. Relationship between albuminuria and cardiovascular disease in type 2 diabetes. J Am Soc Nephrol. 2005;16:2156.
10. Eknoyan G, Hostetter T, Bakris GL, et al. Proteinuria and others markers of chronic kidney disease. Am J Kidney Dis. 2003;42:617.

11. Cohen RA, Brown RS. Clinical Practice. Microscopic hematuria. N Engl J Med. 2003;348:2330.
12. Hogan JJ, Mocanu M, Berns JS. The Native Kidney Biopsy: Update and Evidence for Best Practice. Clin J Am Soc Nephrol. 2016;11:351.
13. KDOQI clinical practice guidelines and clinical practice recommendations for diabetes and chronic kidney disease. Am J Kidney Dis. 2007;49 (2 suppl 2):S12.
14. KDIGO 2012 Clinical Practice Guideline for the Evaluation and management of Chronic Kidney Disease. Kidney Int Suppl. 2013;3:5.
15. Moody WE, Edwards NC, Chue CD, et al. Arterial disease in chronic kidney disease. Heart. 2013;99:365.
16. Katzberg RW, Haller C. Contrast-inducet nephrotoxicity: clinical landscape. Kidney Int. 2006;69:S3-S7.
17. Jain AK, Blake P, Cordy P, et al. Global trends in rates of peritoneal dialysis. J Am Soc Nephrol. 2012;23:533.
18. Panagoutsos S, Kantartzi K, Passakadis P, et al. Timely transfer of peritoneal dialysis patients to hemodialysis improves survival rates. Clin Nephrol. 2006;65:42.
19. National Kidney Foundation. KDOQI Clinical Practice Guideline for Hemodialysis Adequacy: 2015 update. Am J Kidney Dis. 2015;66:884.
20. KDOQI clinical practice guidelines for cardiovascular disease in dialysis patients. Am J Kidney Dis. 2005;45:S1.
21. Chertow GM, Levin NW, Beck GJ, et al. In center hemodialisys six times per week versus three times per week. N Engl J Med. 2010;363:2287.
22. Ting GO, Kjesllstrand C, Freitas T, et al. Lomg-term study of high-comorbidity ESRD patients converted from conventional to short daily hemodialysis. Am J Kidney Dis. 2003;42:1020.
23. Hartono C, Muthukumar T, Suthanthiran M, Noninvasive diagnosis of acute rejection of renal allografts. Curr Opin Organ Transplant 2010;15:35-41
24. KDIGO. Chapter 6: Treatment of acute rejection. Am J Transplant 2009;9 (S3):21-2
25. Nankinvell BJ, Alexander SI. Rejection of the Kidney allograft. N Engl J Med 2010;363:1451-62
26. Aquino-Dias EC, Joelsons G, da Silva DM, Berdichevski R, Ribeiro AR, Veronese FJ et al. Non-invasive diagnosis of acute rejection in kidney transplants with delayed graft function. Kidney Int 2008; 73:877-84
27. Cohen D, Galbraith C. General health management and long-term care of the renal transplant recipient. Int: Am J Kidney Dis 2001, 38: S10-S24
28. Danovitch GM (ed). Handbook of kidney transplantation. 5.ed. Philadelphia: Lippincott Williams & Wilkins, 2010
29. Sana F. Khan and Kambiz Kalantari.The Use of Iodinated Contrast Media in Patients with End-Stage Renal Disease. Seminars in Dialysis—Vol 27, No 6 (November–December) 2014 pp. 607–610 DOI: 10.1111/sdi.12268.

85
Avaliação do Sistema Digestório

Rita de Cássia Calil Campos Rossini

INTRODUÇÃO

O Sistema Digestório é composto por boca, faringe, esôfago, estômago, intestinos (grosso e delgado), reto e ânus. Há também os órgãos digestórios acessórios: dentes, língua, glândulas salivares, fígado, vesícula biliar e pâncreas.[1]

As doenças do aparelho digestório podem se agudizar pelo estresse cirúrgico.

A abordagem desse sistema será feita através dos órgãos.

BOCA

Avaliar a presença de dentes, assim como suas condições.

A higienização dental ou periodontal inadequada, bem como as infecções periapicais, periodontais e da mucosa bucal, pode produzir bacteremias transitórias mesmo na ausência de procedimentos odontológicos. A incidência e a magnitude das bacteremias de origem bucal, de modo geral, são proporcionais ao grau de inflamação ou infecção.

Pacientes que apresentam risco de desenvolver endocardite bacteriana devem ser orientados a obter e manter a melhor qualidade de saúde bucal possível, reduzindo dessa forma as fontes de colonização e crescimento bacterianos.[2]

ESÔFAGO

A investigação de doenças relacionadas a esse órgão deve ser criteriosa, pois podem estar relacionadas a um maior risco de broncoaspiração de conteúdo gástrico.

Megaesôfago, doença do refluxo gastroesofágico, acalasia são situações que demandam maior atenção ao tempo de jejum antes da cirurgia. Sugere-se sempre considerar "estômago cheio" em pacientes portadores dessas doenças.

Em portadores de cirrose hepática, indagar sobre presença de varizes esofágicas e história de hemorragia digestiva, assim como terapias intervencionistas (esclerose, ligadura e outras) e intervalos de acompanhamento através de endoscopia digestiva alta.

ESTÔMAGO

O estresse cirúrgico pode levar a um aumento da acidez gástrica. Estratégias protetoras, como a utilização de protetor gástrico, são recomendadas no período perioperatório.

A administração de dose única de 150 mg de ranitidina, poucas horas antes da indução da anestesia, aumenta significativamente o pH gástrico, além de reduzir seu volume.[3-4]

A prescrição de bloqueadores da bomba de prótons, porém, exige o conhecimento de sua farmacologia. Estudos têm mostrado que esses fármacos são mais efetivos se administrados em duas doses sucessivas: uma na noite anterior e outra na manhã da anestesia.

Embora seja possível demonstrar que esses fármacos aumentam o pH gástrico e diminuem o seu volume, a *ASA Task Force* considera que não existem evidências que apoiem seu uso rotineiro em pacientes saudáveis, mas apenas em pacientes de risco, já que não há diminuição comprovada na incidência de aspiração, morbidade ou mortalidade com o uso desses fármacos nos pacientes saudáveis.[5]

INTESTINOS

Indagar sobre doenças preexistentes como: moléstia diverticular, neoplasias de cólon com tratamentos coadjuvantes, doença celíaca, doença de Crohn e retocolite ulcerativa; no caso das duas últimas, avaliar o estado geral do paciente, assim como o último surto da doença e sua manutenção medicamentosa.

RETO E ÂNUS

Indagar sobre a existência de doença hemorroidária e possíveis sangramentos.

Em pacientes que foram submetidos à radioterapia por neoplasia de cólon ou de próstata[6] no passado, considerar a possibilidade de retite actínica.

ÓRGÃOS DIGESTÓRIOS ACESSÓRIOS: DENTES, LÍNGUA, GLÂNDULAS SALIVARES, FÍGADO, VESÍCULA BILIAR E PÂNCREAS

Como já foi dito no início, a condição dentária satisfatória é de grande importância antes de uma cirurgia.

A inspeção da língua é de fundamental importância durante o exame físico de vias aéreas.

Anamnese criteriosa sobre doenças hepáticas deve ser feita, pois, nos casos de hepatites virais, a equipe cirúrgica deve ter atenção redobrada no quesito de contaminação intraoperatória.

Em pacientes portadores de cirrose hepática, atentar para os exames de coagulação e para os níveis plaquetários.[7]

Indagar sobre a existência de colelitíase assintomática.

Indagar sobre episódio de pancreatite aguda e sua etiologia.

Toda essa anamnese é de extrema importância, pois o anestesiologista deve ter conhecimento de doenças preexistentes do sistema digestório que possam descompensar no período intra e pós operatório.

REFERÊNCIAS

1. Aula de anatomia – Sistema digestório. [Internet] [Acesso em 19 oct 2015]. Disponível em: http://www.auladeanatomia.com/digestorio/sistemadigestorio.htm
2. Andrade ED, Passeeeri LA. Prevenção da endocardite bacteriana: novas recomendações da American Heart Association. Rev Assoc Paul Cir Dent, 1998
3. Nishina K, Mikawa K, Takao Y, et al. A comparison of rabeprazole, lansoprazole, and ranitidine for improving preoperative gastric fluid property in adults undergoing elective surgery. Anesth Analg. 2000;90:717-21.
4. Escolano F, Castano J, Lopez R, et al. Effects of omeprazole, ranitidine, famotidine and placebo on gastric secretion in patients undergoing elective surgery. Br J Anaesth. 1992;69:404-6.
5. American Society of Anesthesiologists Task Force on Preoperative Fasting. Practice guideline for preoperative fasting and use of pharmacology agents to reduce the risk of pulmonary aspiration: application to health patients undergoing elective procedures. Anesthesiology. 1999;90:896-905.
6. Calixto IMA. Retite Actínica como Complicação após radioterapia Pélvica deee carcioma de Próstata: Relato de Caso. I Congresso Norte e Nordeste da Sociedade Brasileira de Cirurgia Oncológica, 2014.
7. Dittrich S. Correlação entre a contagem de plaquetas no sangue e o gradiente de pressão venosahepática em pacientes cirróticos. S Dittrich Arq Gastroenterol, 2005.

Avaliação do Sistema Endócrino

Silvia Corrêa Soares
Nelson Mizumoto
Rita de Cássia Calil Campos Rossini

INTRODUÇÃO

O presente capítulo será dividido em quatro partes: doenças da hipófise; doenças das adrenais; doenças da tireoide e diabetes *mellitus*.

AVALIAÇÃO PRÉ-ANESTÉSICA EM DOENÇAS DA HIPÓFISE

A interpretação da neuroimagem, reconhecendo as estruturas do sistema nervoso central, auxilia o anestesiologista quanto às dificuldades que possam surgir durante a cirurgia, pois o manuseio cirúrgico de estruturas hipotalâmicas próximas à região da sela túrcica pode acarretar arritmias cardíacas e hipo/hipertensão arterial. O eixo hipotálamo-hipofisário, localizado na região selar, está adjacente às estruturas na base do encéfalo como os grandes vasos e nervos cranianos, ou próximo às estruturas como ponte e bulbo. Em tumores mais extensos que crescem em direção ao tronco cerebral, a manipulação cirúrgica durante a ressecção do tumor pode comprometer o nível de consciência e/ou padrão respiratório quando a ponte ou o bulbo são manuseados. Além disso, o entendimento das alterações que esses tumores da região selar exercem sobre o corpo, tanto na anatomia quanto da fisiologia, é imprescindível para escolher a técnica anestésica mais adequada.

O eixo hipotálamo-hipofisário é responsável por transportar os estímulos do encéfalo para as glândulas alvos que secretam hormônios para a periferia; uma vez que esses hormônios entram na circulação sistêmica, eles atuam com mecanismo de *feedback* interagindo com a função encefálica. O neuroeixo hipotálamo-hipofisário é constituído de estruturas localizadas no hipotálamo que controlam a liberação ou inibição de neuro-hormônios na hipófise, que por sua vez é composta de neuro-hipófise e adeno-hipófise.[1-3] A Figura 86.1 mostra o eixo hipotálamo-hipofisário, com neurônios que liberam ocitocina e vasopressina na neuro-hipófise, e o sistema venoso portal, que carreia os peptídeos do hipotálamo para adeno-hipófise e desse local liberam os hormônios para as glândulas alvos no corpo.

Neuro-hipófise – As células que originam o eixo neuro-hipofisário estão localizadas nos núcleos paraventricular e supraóptico do hipotálamo, que produzem peptídeos sob a influência da osmolaridade e das características do sangue que perfunde os neurônios desses núcleos. Esses peptídeos são transportados através de axônio pouco mielinizado, atravessam a porção infundibular da haste hipofisária e desembocam no lobo posterior da glândula pituitária (neuro-hipófise),[4,5] no qual liberam: a) oxitocina, que facilita a contração do músculo liso do útero e estimula a contração mioepitelial das células de lactação, b) vasopressina (hormônio antidiurético – HAD) que é produzida quando se aumenta a osmolaridade no meio ao redor desses núcleos hipotalâmicos.[6,7] O HAD promove a reabsorção renal de água ao aumentar a permeabilidade do tubo contornado distal dos rins. O HAD também tem efeito vasopressor aumentando a resistência periférica ao atuar sobre as fibras musculares lisas das arteríolas.

Se existe lesão dos núcleos paraventriculares e supraópticos, ou lesão da haste hipofisária, ocorre a redução da liberação de HAD, impedindo a reabsorção de água nos túbulos contornados distais do rim, resultando em diabetes *insipidus*, que causa perda de água livre, evoluindo para hipovolemia, hipernantremia, hiperosmolaridade, hemoconcentração e acidose metabólica. O tratamento consiste na administração de vasopressina sintética (DDAVP),[8] infusão de volume hipossódico e

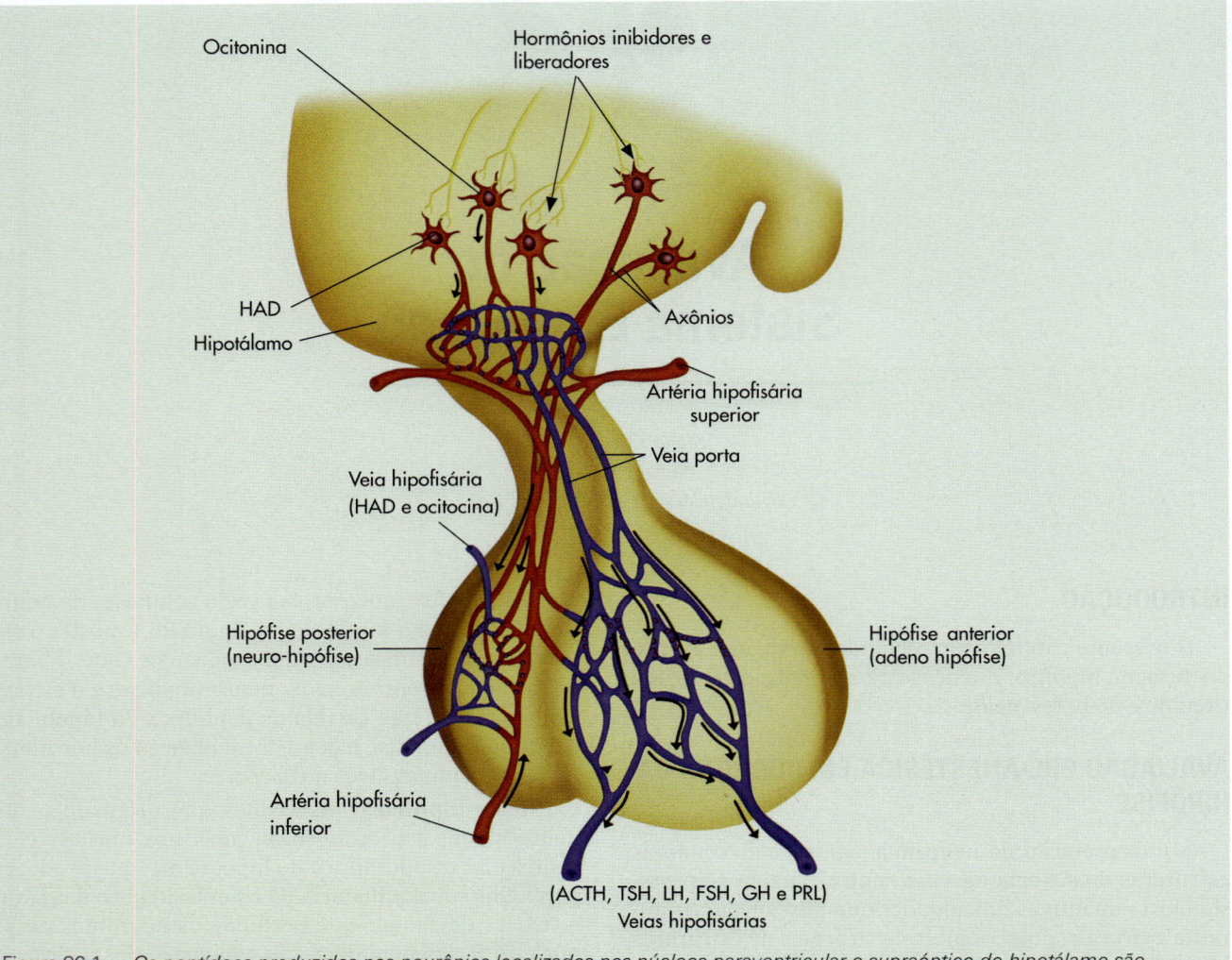

Figura 86.1 — *Os peptídeos produzidos nos neurônios localizados nos núcleos paraventricular e supraóptico do hipotálamo são conduzidos para a hipófise por duas vias: a) através dos axônios para a hipófise posterior (neuro-hipófise) e b) através do sistema venoso portal para a hipófise anterior (adeno-hipófise).*

correção de acidose metabólica, caso necessário. O quadro de diabetes *insipidus* é caracterizado por perda de água livre com diurese de 15-20 mL . kg^{-1} . h^{-1}, tornando o paciente hipovolêmico, consequente hipernatremia com sódio plasmático de 155 a 160 mEq . L^{-1} e aumento de osmolaridade plasmática para 310-315 mEq . L^{-1}.

Adeno-hipófise – Conforme os estímulos recebidos no hipotálamo, as neurossecreções hipotalâmicas são liberadas dentro do sistema de circulação portal hipofisário e a seguir para o sistema venoso portal da hipófise, no qual libera os neuro-hormônios que regulam as atividades secretórias das células da hipófise anterior (adeno-hipófise).[9,10] Os hormônios da adeno-hipófise controlam a liberação para a circulação corpórea dos hormônios:[11,12] luteotrófico (prolactina), luteinizante (LH), folículo estimulante (FSH), somatotrófico (STH) e do crescimento (GH), estimulante de melanócito (MSH), estimulante da tireoide (TSH) e adrenocorticotrófico (ACTH).

As alterações das características físicas e funcionais no corpo dependem do tipo de tumor localizado na sela túrcica e quais hormônios da hipófise sofrem alteração na liberação. O tumor produtor de hormônio adrenocorticotrófico (ACTH) traz acúmulo de gordura localizada, atrofia muscular, resistência à insulina, alterações ósseas e cardiovasculares. O tumor produtor de hormônio de crescimento (GH) acarreta alterações físicas devido ao crescimento dos órgãos como vísceras, músculos e ossos na idade adulta. O prolactinoma leva à produção de prolactina e, portanto, à lactação. Embora as alterações causadas pelo prolactinoma não interfiram diretamente com o sistema cardiovascular como no acromegálico e na doença de Cushing, o prolactinoma pode atuar de modo semelhante aos tumores não funcionantes (meningeoma, craniofaringeoma), quando o aumento do volume do adenoma comprime a haste hipofisária e causa pan-hipopituitarismo, então ocorre déficit de outros hormônios e pode surgir instabilidade hemodinâmica durante a anestesia.

Os tumores não funcionantes, ao comprometerem o neuroeixo, podem reduzir a liberação de vasopressina, resultando em diabetes *insipidus*. Apesar de não existir prolactinoma, os tumores volumosos, ao comprometerem o neuroeixo, podem reduzir a liberação do fator de inibição da prolactina (PIF), o que resulta em aumento de prolactina. O pan-hipopituitarismo resulta na redução geral de hormônios, o que pode cursar com: a) aumento da sensibilidade aos fármacos anestésicos, o que dificulta o despertar após a anestesia, b) hipotensão arterial após a indução anestésica, sendo necessário corrigir com volume e vasopressores, c) menor necessidade de bloqueadores neuromusculares, decorrente da menor quantidade de massa muscular, d) suscetibilidade de ocorrer hipotermia, o que dificulta o despertar. Como a hipófise está situada abaixo e entre o quiasma óptico, o aumento de tumor nessa região pode comprimir a parte medial do nervo óptico e causar perda da visão temporal, o que se evidencia com a avaliação do campo visual. Essa condição requer a indicação imediata da cirurgia para ressecar o tumor e descomprimir o quiasma óptico, pois torna-se iminente o risco de perda total da visão.[13,14]

Doença de *Cushing*

O excesso de glicocorticoide causa aumento de gordura no corpo de forma centrípeta,[15,16] principalmente no tórax e abdome, acúmulo de gordura na face (*moon-face*) e com característica pletórica, na região supraclavicular e dorsocervical (giba). Pode ocorrer vermelhidão e calor na pele. A pele fina deve-se à atrofia da epiderme e do tecido conectivo subcutâneo; ao tornar-se extremamente fina, pode ser removida ao se retirar o adesivo de curativo. Os capilares da pele são visíveis e pequenos traumas causam equimoses. A cateterização venosa torna-se difícil devido à sua espessura e à fragilidade. As estrias surgem no abdome, flancos, tórax, quadril e axilas,[17] e presença de acnes. Os mecanismos de defesa contra infecções diminuem com o hipercortisolismo crônico, podendo ocorrer infecções pulmonares e de pele.[15]

O excesso de glicocorticoides causa alterações metabólicas graves que induzem eventos cardiovasculares e aumentam a mortalidade.[18] Na avaliação anestésica, considerar que esses pacientes têm hipertensão arterial decorrente do efeito do hipercortisolismo,[19,20] nesses casos considerar o uso de betabloqueadores e/ou alfabloqueadores para controle hemodinâmico, pois a avaliação inadequada do plano anestésico pode levar à sobredosagem de anestésicos. Em casos mais graves de hipertensão arterial crônica pode existir hipertrofia cardíaca,[21,22] entretanto, alguns casos podem desenvolver insuficiência cardíaca. Na doença de Cushing, podem surgir placas na parede das artérias carótidas,[18,23] aumento de trombose de vasos sanguíneos e alterações de coagulação[24,25] com elevação de fatores VIII, IX e Von Willebrand. O excesso de glicocorticoide induz a estimulação de neoglicogênese no fígado, inibe a sensibilidade da insulina nas fibras musculares e pode também reduzir a secreção de insulina das células beta do pâncreas, causando diabetes *mellitus*.[26]

O excesso de glicocorticoide atua também no metabolismo do lipídeo, levando à dislipidemia,[27] atua na quebra de proteína e na inibição da síntese de proteína com consequente redução de massa muscular,[18] causando atrofia muscular, o que leva facilmente à fadiga.[28,29] Portanto, deve-se considerar reduzir a quantidade de relaxante muscular para evitar dificuldade na reversão do bloqueio neuromuscular. A osteoporose surge devido à perda de cálcio do osso,[30-32] reduzindo a densidade óssea, e, portanto, a mobilização do paciente deve ser cuidadosa, pois ele é suscetível a fraturas patológicas, mais frequente em costelas, quadril e corpos vertebrais da coluna.[33,34]

O hirsutismo surge com aumento de secreção adrenocortical andrógeno, que, associado ao aumento de cortisol, suprime a função gonadotrófica, a maioria das mulheres tem oligo-amenorreia, amenorreia e infertilidade. Na performance sexual, ocorrem perda de pelos genitais e redução de testículos.

Algumas alterações psiquiátricas podem surgir, e essas variam na forma de expressão e na gravidade.[35-37] Em geral, são ansiedade, instabilidade emocional, irritabilidade e euforia, distúrbios do sono e, eventualmente, sintomas psicóticos, depressão e doença maníaca.

O grau de gravidade da doença de Cushing está mais associado à sensibilidade individual do paciente ao glicocorticoide do que à taxa de secreção de cortisol.

As alterações laboratoriais evidenciam aumento de hemoglobina e de neutrófilos, e redução de linfócitos e eosinófilos.[16] Em geral, os eletrólitos plasmáticos estão em valores normais, porém em casos mais graves podem surgir alcalose, queda de potássio e aumento de sódio séricos em resposta aos altos níveis de cortisol. A tolerância à glicose está reduzida.[17,38] A concentração plasmática de cálcio está dentro dos limites normais, pois o cálcio mobilizado dos ossos é eliminado na urina, o que gera cálculos renais[16,17] e, em casos extremos, evolui para insuficiência renal. Com frequência a doença de Cushing na criança causa atraso no crescimento.[39-41]

Acromegalia

As manifestações clínicas que surgem na acromegalia devem-se aos efeitos que o excesso de GH e IGF-I causa no organismo, como complicações cardiovasculares e cerebrovasculares, disfunção das gônadas, apneia do sono, disfunção respiratória, neoplasia de cólon, doenças de ossos e articulações e intolerância a glicose e diabetes.[42] Entretanto, quando o tumor aumenta de tamanho e atinge um volume que comprime as estruturas adjacentes, podem-se acrescentar os efeitos sobre a compressão da glândula pituitária, ou seja, efeitos resultantes do pan-

-hipopituitarismo. Eventualmente, alterações hipotalâmica e do lobo frontal aparecem com o efeito expansivo do tumor, a cefaleia pode ser grave e debilitante. O crescimento do tumor também pode comprometer os nervos cranianos III, IV e VI, causando diplopia, ou o nervo craniano V, causando dor facial; a disfunção visual surge com a compressão do quiasma óptico.[13,42]

Os efeitos do hipersomatotrofismo no crescimento das extremidades ósseas e dos tecidos ocorrem de forma insidiosa em anos.[43,44] Em geral, o diagnóstico ocorre quando o paciente procura tratamento para doenças reumatológicas, ortopédicas ou dentais. A artropatia ocorre com edema, atua na mobilidade das juntas e redução da cartilagem,[45] causando dor. A retenção de fluido localizado e edema nos tecidos moles do punho, causando espessamento neural, pode levar à síndrome do túnel do carpo.[46,47] Nesse caso o teste de Allen deve ser realizado antes de cateterizar a artéria radial.

Ocorre espessamento da pele, crescimento e alargamento do nariz, aumento da dobra naso-labial e das rugas faciais, aumento da glabela e da mandíbula. A preocupação do paciente com a aparência facial ou aumento de extremidades como mãos e pés[48] não é a causa mais frequente para o diagnóstico de acromegalia, apesar de ocorrer redução da autoestima que surge com o quadro progressivo de desfiguração facial e corpórea.[49] A perda de visão temporal e a má oclusão dentária com aumento do espaço entre os dentes devido aumento do osso da mandíbula são alterações que levam o paciente a procurar assistência, que, por sua vez, leva ao diagnóstico. Com o aumento das extremidades, os anéis e os sapatos ficam apertados. Ocorre hipertrofia da fibra de músculo esquelético na acromegalia,[50] e, caso surja aumento nos níveis de creatina fosfoquinase (CPK), pode estar havendo necrose de fibra esquelética, que se manifesta clinicamente com fraqueza nos músculos proximais.[51,52] A visceromegalia surge, manifestando-se com aumento da língua, glândulas salivares, tireoide, coração, fígado e baço.

Complicações respiratórias ocorrem com o prognatismo, macroglossia e hipertrofia das estruturas nasais que podem levar à obstrução das vias aéreas.[53] Essas alterações dificultam a intubação traqueal. A hipertrofia irregular da mucosa da laringe e da cartilagem pode contribuir para a fixação da corda vocal ou estenose da laringe, que, junto com o aumento dos seios paranasais, traz alteração da voz.[53,54]

As complicações cardiovasculares na acromegalia são a principal causa de morbidade e mortalidade. A retenção de sódio e fluido leva à expansão do volume extracelular.[55] O ECG pode mostrar anormalidades no segmento S-T, na onda T, alterações de condução, podendo surgir arritmias cardíacas, hipertensão arterial, doença valvular, hipertrofia septal assimétrica, hipertrofia miocárdica concêntrica, falência do ventrículo esquerdo.[55,56] O coração é requisitado para aumentar o débito cardíaco devido ao aumento dos órgãos, mas na acromegalia ocorre miocardite linfomonocitária infiltrativa nas fibras musculares cardíacas, o que prejudica a contratilidade cardíaca, podendo evoluir para insuficiência cardíaca. Fármacos que atuam estimulando ou deprimindo o sistema cardiovascular devem estar disponíveis para o procedimento anestésico-cirúrgico, para tratar qualquer intercorrência hemodinâmica. Com aumento do tumor na acromegalia, o eixo hipotálamo-hipofisário pode ficar comprometido e surgir pan-hipopituitarismo, o que cursa com amenorreia e impotência sexual, falência da tireoide ou da adrenal.[57,58] A hipotensão arterial pode ocorrer na indução anestésica. Outras causas que aumentam a morbidade e a mortalidade na acromegalia são a ocorrência de alterações cerebrovasculares e diabetes. A mortalidade na acromegalia está diretamente relacionada às complicações do excesso de GH; a normalização da secreção de GH e/ou IGF-1 reverte o aumento da mortalidade.[59-61]

Ao comprimir a haste hipofisária, o adenoma reduz a liberação do fator inibidor da prolactina (PIF).[62] Nos pacientes com acromegalia, um terço tem o nível sérico de prolactina aumentado. Alguns tipos de adenomas secretores de GH também podem secretar concomitantemente a prolactina.[63] Intolerância a carbo-hidratos é causada pelo efeito anti-insulina do GH, sendo que o paciente pode desenvolver diabetes *mellitus* com hiperglicemia e com necessidade de insulina.[64]

Prolactinoma

Como cerca de 95% dos prolactinomas são microadenomas, com diâmetro menor que 10 mm,[65] os efeitos sobre as estruturas adjacentes são causados, em geral, mais por infiltração dessas estruturas ao redor do que por compressão do neuroeixo hipotálamo-hipofisário[66] devido ao tamanho do tumor.

Na mulher em pré-menopausa, os sintomas são galactorreia, amenorreia e infertilidade. No homem, os macroprolactinomas são mais frequentes que nas mulheres, pois o diagnóstico do prolactinoma não se faz mesmo que os sintomas de hipogonadismos estejam presentes desde o início. No homem os sintomas que fazem o diagnóstico devem-se ao tamanho do macrotumor, que comprime as estruturas adjacentes,[67-69] tais como perda da visão temporal e/ou compressão da haste hipofisária causando pan-hipopituitarismo.

O prolactinoma pode ser tratado com agonista dopaminérgico.[70] Nesses casos deve-se estar atento quanto à interação desses fármacos dopaminérgicos com anestésicos.

Tumor Produtor de TSH

O hormônio estimulante da tireoide (TSH) é uma glicoproteína produzida na adeno-hipófise. Sua síntese é regulada por estímulos do sistema nervoso central através do TRH produzido no hipotálamo e transportado através do sistema portal hipotálamo-hipofisário para a hipófise anterior. O *feedback* é regulado através do nível sérico de hormônio da tireoide na circulação periférica. O TSH circulante se liga em receptores específicos da glândula tireoide, onde estimula a produção de L-tirosina (T4) e L-triiodotironina (T3), que atuam nos múltiplos órgãos e tecidos modulando os processos metabólicos, além de atuar como inibição negativa para a liberação de TSH.

A incidência dos adenomas produtores de TSH é muito baixa quando comparada aos outros tumores de hipófise, cerca de 0,6% a 2,8% entre os tumores hipofisários.[71-73]

A deficiência de TSH adquirida resulta em hipotireoidismo de origem central e ocorre com lesão da adeno-hipófise ou do hipotálamo. A causa mais frequente de deficiência de TSH é a compressão da hipófise anterior por neoplasia como craniofaringeoma ou metástase, mas também pode ocorrer com infecção, isquemia ou hemorragia. A compressão neoplásica pode comprometer também o hipotálamo e causar deficiências de LH, FSH, GH e ACTH. O hipotireoidismo de etiologia central se manifesta com nível sérico de T3 e T4 livre, em geral associado com nível basal normal ou reduzido de TSH.[74]

Fármacos como dopamina e seus agonistas inibem a secreção de TSH; por outro lado, agentes bloqueadores de receptor dopaminérgico, como droperidol e metoclopramida, aumentam a concentração de TSH no paciente hipo ou eutireóide.[75]

Pacientes com tumor secretor de TSH apresentam os sinais e sintomas idênticos aos do hipertireoidismo, sendo o diagnóstico mal interpretado como doença de Graves. Embora não apareça oftalmopatia, mixedema pré-tibial e acropatia como na doença de Graves, por vezes, o paciente é erroneamente submetido a tireoidectomia ou ablação da tireoide com iodo radioativo.[76] São raros os sintomas cardiovasculares relacionados à tireotoxicose, como taquicardia, fibrilação atrial e falência cardíaca.[77,78]

AVALIAÇÃO PRÉ-ANESTÉSICA NAS DOENÇAS DAS GLÂNDULAS ADRENAIS

As glândulas adrenais, também denominadas glândulas suprarrenais, fazem parte do sistema endócrino e produzem uma ampla variedade de hormônios. Estão localizadas na parte superior do rim e são compostas por duas partes: a mais externa, o córtex adrenal e a mais interna a medula adrenal. O córtex é dividido em 3 camadas distintas: glomerulosa, fasciculada e reticulada que sintetizam respectivamente: aldosterona, cortisol e andrógenos. A medula adrenal é formada por células cromafins, está diretamente ligada ao sistema nervoso simpático e é responsável pela síntese de catecolaminas[79] (Figura 86.2).

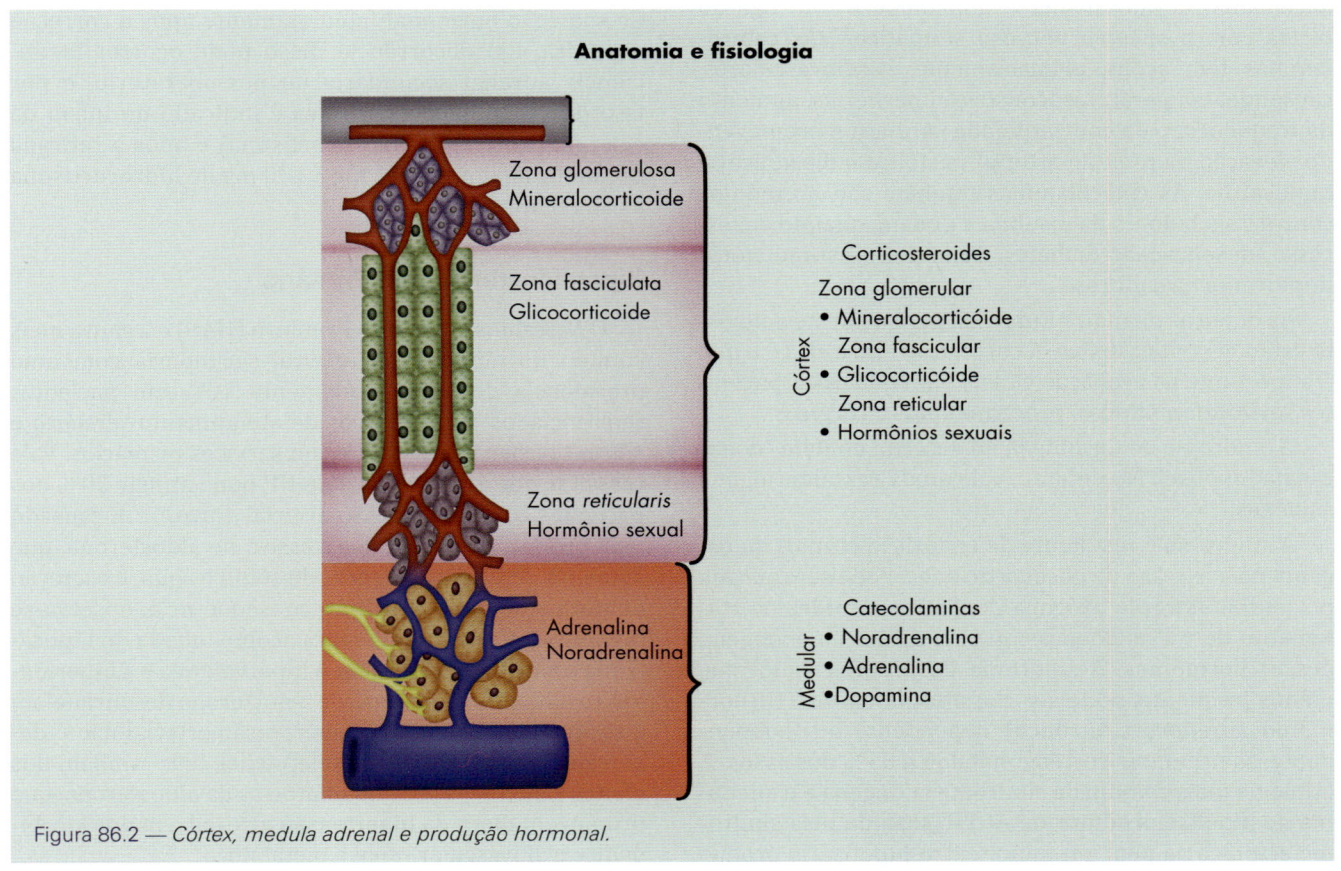

Figura 86.2 — *Córtex, medula adrenal e produção hormonal.*

Os diferentes hormônios corticais adrenais têm diferentes funções:

a) Aldosterona, produzida na glomerulosa, é um hormônio mineralocorticoide que atua principalmente na conservação de sódio e água e na excreção de potássio e íons hidrogênio, e por esse motivo o seu excesso pode levar à hipertensão arterial, associada à hipocalemia e à alcalose metabólica.

b) Cortisol, produzido na fasciculada, é também chamado de glicocorticoide, pela sua atuação importante no metabolismo glicídico (glicogenólise, neoglicogênse e resistência à insulina), mas promove outras ações no metabolismo intermediário de proteínas e gorduras, e da água e na atividade do sistema imune. Excesso desse hormônio leva à intolerância à glicose/diabetes, proteólise importante, que se manifesta por fragilidade de pele, vasos e ósseo (osteopenia/osteoporose), aumento do apetite com lipogênese diferenciada central (obesidade centrípeta), retenção de sal e água (hipertensão arterial) e disfunção do sistema autoimune e de reações inflamatórias.

c) Andrógenos, produzidos na reticulada, têm ação anabolizante e virilizante.[80]

A medula da adrenal é o centro da glândula e está envolta pelo córtex. Ela é composta por células cromafins responsáveis pela liberação de catecolaminas como adrenalina, noradrenalina e dopamina, e tem ligação direta com o sistema nervoso simpático.[81] As catecolaminas têm ações, primariamente, cardiovasculares, causando, em geral, vasoconstrição periférica, aumento da frequência e da contratilidade cardíaca e promovendo elevação da pressão arterial (sistólica e diastólica) e taquicardia. As catecolaminas também são hormônios contrarreguladores da insulina e podem, quando em excesso, desencadear diabetes. Têm efeito estimulatório importante na sudorese.

As doenças de maior interesse para o anestesiologista estão descritas abaixo. A correlação entre elas e o que é importante na avaliação clínica para que esses pacientes sejam submetidos a procedimentos cirúrgicos.

A Síndrome de Cushing já foi descrita no item "doenças da hipófise". No entanto, vale ainda ressaltar alguns aspectos.

A síndrome é resultante da exposição crônica do organismo a excesso de glicocorticoides. Pode ser causada pela administração exógena de glicocorticoides no tratamento de várias doenças ou pela produção endógena desses hormônios. A síndrome de Cushing endógena, menos frequente, pode ser classificada em ACTH (hormônio adrenocorticotrófico) dependente ou independente, as primeiras correspondendo a 85% dos casos. A etiologia mais comum da síndrome endógena é o adenoma de hipófise produtor de ACTH, seguida pela síndrome ectópica na qual um tumor extra-hipofisário produz ACTH. Nas ACTH independentes, a produção adrenal de cortisol é autônoma e nessa categoria estão incluídos os tumores adrenais, benignos ou malignos, e as hiperplasias adrenais micro ou macronodulares.[4]

O diagnóstico é clínico,[82-85] e a confirmação laboratorial é realizada pela dosagem de cortisol urinário, cortisol sérico após depressão com dexametasona e cortisol salivar de 24 horas. Após a realização dos exames laboratoriais, o próximo passo é o diagnóstico etiológico. Nas ACTH dependentes, o principal exame é a ressonância magnética (RM) de hipófise para a identificação de eventual tumor hipofisário. Outros exames como o cateterismo de seios petrosos e imagens de tórax e abdome podem ser necessários para a identificação do tumor produtor de ACTH. Nas ACTH independentes, o principal exame é a tomografia computadorizada (TC) das adrenais.

Independente da etiologia, o tratamento da Síndrome de Cushing é cirúrgico (hipófise ou adrenal).

O manejo anestésico deve ser traçado de acordo com a situação clínica de cada paciente. Pode ser necessária a suplementação de potássio, a correção da hipertensão e hipervolemia. O uso de bloqueadores musculares deve ser cauteloso, uma vez que esses pacientes já apresentam fraqueza muscular.

Considerar que no estado de hipercortisolismo crônico ocorre supressão dos corticotrofos hipofisários normais e que essas células não recuperam sua função de secreção hormonal imediatamente após a correção cirúrgica. Em decorrência disso pode ocorrer insuficiência adrenal secundária no pós-operatório, e por isso o uso de glicocorticoides é indicado no início da cirurgia (100 mg de hidrocortisona) e após a retirada do tumor na dose de 50 mg a 100 mg de hidrocortisona a cada 8 horas.

Hiperaldosteronismo Primário

O Hieraldosteronismo Primário (HAP) é a causa mais comum de hipertensão arterial secundária com uma prevalência de aproximadamente 10% em pacientes referenciados para serviços de atendimento terciário e 4% em pacientes atendidos em serviços primários. Vale ressaltar que a prevalência de HP pode atingir 20% dos pacientes com hipertensão arterial grave.[86,87] É causado pela produção autônoma excessiva de aldosterona, que aumenta a reabsorção renal de sódio e água, e excreção de potássio e íons H^+. Como consequê-ncia, observa-se hipertensão arterial por vezes acompanhada de hipocalemia e alcalose metabólica. A hipervolemia e a hipertensão resultantes do excesso de aldosterona desencadeiam a supressão da renina. A hipertensão arterial não é decorrente apenas desse efeito epitelial, mas também dos efeitos sistêmicos pró-inflamatórios da aldosterona, que promovem piora da hipertensão arterial e maior morbidade cardiovascular renal e metabólica.[86,88,89]

As duas principais causas do hiperaldosteronismo primário são: hiperplasia das adrenais (hiperplasia adrenal bilateral idiopática) e tumor benigno de adrenal (síndrome de Conn). Causas mais raras são: genéticas, a hiperplasia adrenal unilateral, os carcinomas adrenais e os tumores não adrenais produtores de aldosterona. Todas se apresentam com hipertensão arterial, em geral grave e de difícil controle, algumas vezes acompanhada de hipocalemia e alcalose metabólica.[88,89]

No rastreamento de HAP são determinadas a aldosterona sérica (A) e a atividade de renina plasmática (ARP) ou a renina sérica (R) para se calcular a relação entre os dois hormônios (A/ARP ou A/R). Um rastreamento é considerado positivo se o valor da A/ARP for ≥ 30 ng/dL/ng/mL/hr. O diagnóstico deve ser confirmado com testes de sobrecarga salina. Após a confirmação do diagnóstico de HAP, deve-se proceder à investigação etiológica da síndrome com exames de imagem adrenal (tomografia computadorizada) e, se necessário, a realização do cateterismo seletivo de veias adrenais para determinar se a produção de aldosterona é uni ou bilateral. Nos casos de tumor adrenal unilateral, o tratamento é cirúrgico. O tratamento clínico com a administração de bloqueadores de receptores mineralocorticoides (espironolactona) está indicado para os casos de hiperplasia bilateral.

As manifestações clínicas do HAP com repercussões no perioperatório são: hipertensão arterial; alterações cardiovasculares; alterações função renal; hipopotassemia.

A dieta pobre em sódio e a reposição de potássio (VO ou EV) devem ser instituídas no pré-operatório evitando-se hipercalemia, que pode correr com a administração concomitante de espironolactona. A reposição de potássio é importante devido ao uso de bloqueadores neuromusculares, e os despolarizantes certamente terão um tempo de ação mais longo.

Insuficiência Adrenal

A insuficiência adrenal (IA) é um estado crônico de deficiência de glicorticoide. Ela pode ser causada por uma doença adrenal primária (IAP) ou ser secundária à deficiência do ACTH (IAS). Na IAP, verifica-se diminuição do cortisol, andrógenos e de aldosterona. Na IAS observam-se deficiência de cortisol e andrógenos com preservação do setor mineralocorticoide. A IAP pode ter origem autoimune, infecciosa (tuberculose, blastomicose, histoplasmose etc.), neoplásica, genética etc. A causa mais comum é a autoimune, em que o próprio organismo produz anticorpos contra as células do córtex adrenal. Um sinal frequente na IAP é a hiperpigmentação cutânea e de mucosas devido ao aumento importante do ACTH. Em decorrência da falta do mineralocorticoide ocorre perda importante de sal e água e retenção de íons H^+ e K^+, com consequente hiponatremia, hipercalemia e acidose metabólica.[80] Na IAS não ocorrem hipercalemia e desidratação, mas pode ocorrer hiponatremia dilucional.

Manifestações clínicas com repercussões no perioperatório são: fraqueza muscular, anemia, fadiga, tendência à hipoglicemia, hipotensão, hipovolemia e perda de peso.

O estresse cirúrgico pode desencadear crise aguda de insuficiência adrenal e para se evitar essa ocorrência os pacientes devem receber reposição intraoperatória de hidrocortisona na dose de 50 mg de 8 em 8 horas.[90]

O uso de etomidato deve ser evitado pois causa supressão da adrenal ao inibir as enzimas que são essenciais para a produção de hormônios corticosteroides.[80,91]

Incidentalomas

Muitas vezes, os tumores adrenais são achados durante investigação clínica por imagem feita para o diagnóstico de outra doença. Por esse motivo são denominados incidentalomas. Na maioria dos casos são tumores benignos não funcionantes do córtex adrenal, mas podem ser tumores malignos ou de outra natureza (feocromocitoma, cistos adrenais, mielolipoma etc.). O anestesiologista deve estar atento para a avaliação da funcionalidade do tumor que deve ter sido feita no pré-operatório. Se o tumor for produtor de glicocorticoide e estiver associado à síndrome de Cushing subclínica, pode ocorrer insuficiência adrenal secundária no pós-operatório, e o paciente deve ser tratado com hidrocortisona, por via venosa, da mesma forma como foi discutido na síndrome de Cushing. Se o tumor for um feocromocitoma, deve-se ficar atento para as eventuais complicações que podem ocorrer durante o manuseio cirúrgico desse tumor.

Feocromocitoma e Paraganglioma

Esses são tumores do tecido cromafim que produzem, em geral, catecolaminas: noradrenalina(NA), adrenalina (A) e dopamina (DOPA). Os feocromocitomas são tumores adrenais, e os paragangliomas são extra-adrenais.

A produção excessiva de catecolaminas pelo tumor resulta no quadro clínico de hipertensão arterial acompanhada de taquicardia. Em geral, a hipertensão é mantida e a ela se sobrepõem crises paroxísticas com aumento importante da pressão arterial acompanhada de outras manifestações relacionadas ao excesso de catecolaminas, como sudorese, cefaleia, palpitação e palidez. Menos frequentemente, esses pacientes apresentam apenas hipertensão arterial mantida sem outros sintomas, e mais raramente o paciente só apresenta as crises com normotensão nos períodos intercrises.[84] Em 85% dos casos os tumores se localizam nas adrenais (feocromocitomas), e em 15% dos casos eles se localizam em regiões extra-adrenais (paragangliomas). Embora a maioria dos tumores seja esporádica, cerca de 30% dos casos têm origem genética decorrente de mutações em vários genes e se manifestam como neoplasia endócrina múltipla

2A e 2B, doença de Von Hippel-Lindau, neurofibromatose tipo 1, paragangliomas familiares.[91-96]

Os paragangliomas localizam-se, preferencialmente, na região abdominal (peri-hilar renal, paraórtico), mas podem estar na pelve, no tórax (mediastino, coração) e, mais raramente, na região cervical. A malignidade do feocromocitoma é de 15% a 20%, e ela ocorre com maior frequência nos paragangliomas.

O diagnóstico clínico se baseia na existência de hipertensão arterial associada a outros sintomas e sinais.[92,97,98]

Manifestações clínicas

- Hipertensão arterial;
- Cefaleia;
- Sudorese;
- Palpitação;
- Hipotensão ortostática;
- Palidez;
- Ansiedade;
- Náusea;
- Perda de peso;
- Incidentaloma.

Exames laboratoriais

- Dosagem de metanefrinas e normetanefrinas plasmáticas e urinárias.
- Dosagem de catecolaminas plasmáticas e urinárias.

Exames de imagem

- **Ressonância magnética:** a ressonância magnética é o método de escolha para identificação dos tumores. Tem como vantagem não utilizar radiação ionizante e contrastes iodados, além de excelente caracterização e resolução tecidual, particularmente na avaliação do comprometimento de grandes vasos e nas localizações extra-adrenais.[99]
- **Tomografia computadorizada:** identifica com bastante sensibilidade os feocromocitomas e paragangliomas abdominais.
- **Ultrassonografia abdominal:** a ampla disponibilidade e a praticidade da ultrassonografia abdominal têm corroborado para sua utilização como método propedêutico na impossibilidade de realização dos outros exames descritos anteriormente.
- **Cintilografia**: a cintilografia com metaiodobenzilguanidina (MIBG) marcada com iodo 131 é um exame altamente específico. Embora seja mais frequentemente positivo nos feocromocitomas, ela pode identificar os paragangliomas, eventuais metástases e recidivas tumorais.[100,101]
- PET-FDG pode ser útil na identificação de metástases.

Outros exames importantes na avaliação dos pacientes são: eletrocardiograma, que pode estar dentro dos limites da normalidade ou apresentar alterações inespecíficas sugestivas de isquemia, sobrecarga ventricular esquerda ou arritmias diversas, sendo que a maioria dessas alterações pode desaparecer após o tratamento cirúrgico; e a monitorização ambulatorial da pressão arterial de 24 horas (MAPA), que pode registrar os picos hipertensivos, as quedas pressóricas, a ausência ou atenuação do descenso pressórico fisiológico do sono e uma relação negativa entre frequência cardíaca e pressão arterial.[102]

Manifestações clínicas do feocromocitoma com repercussão no perioperatório

Crises paroxísticas de hipertensão arterial podem ser desencadeadas durante a indução anestésica e o manuseio cirúrgico do tumor. Por esse motivo o anestesiologista deve estar preparado para o tratamento da emergência hipertensiva intracirúrgica, que pode ser altamente mórbida, pode ser causa de acidente vascular encefálico, infarto do miocárdio, edema agudo pulmonar, taquiarritmias graves, insuficiência cardíaca ou renal agudas e até morte súbita.[97]

Deve-se considerar que a produção crônica elevada de catecolaminas leva a *down regulation* dos receptores adrenérgicos com eventual hipovolemia, que pode ser mais acentuada nos pacientes que apresentam sudorese excessiva; por esses motivos, de 30% a 40% dos pacientes apresentam hipotensão postural e podem apresentar choque hipovolêmico após a retirada do tumor, provocado tanto pela hipovolemia como pela plegia vascular. (Ver Capítulo 175).

No pós-operatório imediato, pode ocorrer hipoglicemia, devido à hipersecreção de insulina, cuja liberação estava anteriormente bloqueada pelo excesso de catecolaminas. Por esse motivo o paciente deve ter sua glicemia capilar monitorizada nas primeiras 48 horas do pós-operatório.

AVALIAÇÃO PRÉ-ANESTÉSICA DO PACIENTE COM TIREOPATIA

A doença de tireoide é uma situação clínica muito comum e, em áreas endêmicas, a incidência de bócio é de 15% a 30% da população adulta.

Os pacientes portadores de tireopatias devem ser minuciosamente avaliados antes do procedimento cirúrgico, não só do ponto de vista clínico, pois os distúrbios hormonais podem ser fonte de considerável morbimortalidade, como também um exame criterioso de vias aéreas deve ser realizado, para estimar-se uma possível dificuldade durante a intubação traqueal.

Hipotireoidismo

A prevalência de hipotireoidismo é estimada em 05 para 1.000 pacientes, e a de hipotireoidismo subclínico é três vezes maior. O acometimento é dez vezes maior no sexo feminino. A causa mais frequente é iatrogênica (radioiodoterapia ou ressecção cirúrgica), sendo a segunda causa a tireoidite autoimune (Hashimoto). Além das manifestações clínicas, as dosagens de TSH, T4 livre e T3 livre são necessárias para diagnóstico. No período perioperatório, as complicações são raras quando o hipotireoidismo é subclínico (TSH < 10 mU . dL^{-1}), leve ou moderado, porém em casos graves a chance de complicações é maior.[103,104]

Manifestações clínicas do hipotireoidismo no perioperatório

- Hipotermia;
- Depressão miocárdica;
- Diminuição da frequência respiratória e dificuldade no desmame ventilatório;
- Diminuição da frequência cardíaca;
- Resposta anormal de barorreceptores;
- Hipotensão ou hipertensão;
- Angina, infarto do miocárdio;
- Redução de volemia;
- Anemia;
- Hipoglicemia;
- Hiponatremia (síndrome de secreção inapropriada de hormônio antidiurético);
- Distensão abdominal;
- Diminuição da metabolização hepática do fármaco.

O procedimento eletivo só deverá ser realizado quando o paciente estiver eutireoideano. Em paciente com quadro de hipotireoidismo leve, a cirurgia não deve ser adiada, porém deve-se iniciar reposição hormonal oral. Nesses casos pode haver chance de insuficiência adrenal, e orienta-se administração de hidrocortisona à base de 100 mg cada 8 horas em 24 horas.

Paciente que vem fazendo uso de tetraiodotironina (T4) não precisa tomá-lo no dia da cirurgia, pois a meia-vida desse medicamento é de 7 dias, o que não ocorre com aquele que faz uso de tri-iodotironina (T3), do qual deve fazer uso no dia da cirurgia, pois sua meia-vida é de 1,5 dia.

São recomendações para a cirurgia de urgência em pacientes com hipotireoidismo grave ou coma mixedematoso. Grau de recomendação I, nível de evidência C:

- Administrar 200 a 500 μg de L-tiroxina ou 40 μg de T3 endovenoso ou 10 a 25 μg de T3 a cada 8 horas no pré-operatório, o que corrige as alterações hemodinâmicas e eletrocardiográficas. No perioperatório, dividir a dose em 50% de T4 e 50% de T3;
- A dose de manutenção deverá ser de 40 a 100 μg de T4 ou 10 a 20 μg de T3 por via venosa a cada 24 horas;
- Administrar 100 mg a cada 6 horas de hidrocortisona por tempo prolongado;
- Logo que possível, iniciar reposição hormonal por via digestiva nas doses terapêuticas descritas acima.

Hipertireoidismo

As causas mais comuns são: doença de Graves-Basedow, bócio nodular tóxico, tireoidites e iatrogênicas. Os efeitos adrenérgicos são de alto risco para complicações como arritmias cardíacas (10% a 15% de fibrilação atrial). A mortalidade do hipertireoidismo está relacionada a evento cardiovascular.[103,104] Para o diagnóstico, deve haver confirmação laboratorial em associação à suspeita clínica. O valor de TSH deve ser baixo e o de T4 livre normal (hipertireoidismo subclínico) ou alto. Em casos de tireoidectomia, podem ocorrer complicações específicas: pacientes com grandes bócios podem apresentar complicações na intubação e extubação (até 35% deles apresentam algum grau de obstrução de vias aéreas), lesão de laríngeo recorrente, traqueomalácea e edema de glote, e pode ocorrer hipocalcemia até 36 horas após a tireoidectomia em 20% dos casos. Apenas 3% ficam hipocalcêmicos permanentemente, e o cálcio deve ser reposto por via venosa nessa fase.

Manifestações clínicas no hipertireoidismo com repercussões no perioperatório

- **Cardiovasculares:** aumento do inotropismo e cronotropismo cardíacos com queda da resistência vascular sistêmica, hipertrofia de ventrículo esquerdo, maior incidência de angina, insuficiência cardíaca, arritmias e eventos embólicos;
- **Hematológicas:** anemia, plaquetopenia, neutropenia, aumento de fator III, diminuição de fatores dependentes de vitamina K, sangramentos;
- **Gastrointestinais:** absorção inadequada de medicamentos;
- **Metabólicas/renais:** hipercalcemia, hipoalbuminemia, cetoacidose, aumento do *clearance* de medicamentos;
- **Pulmonares:** miopatia com disfunção ventilatória;
- **Endócrinas:** aumento da produção e utilização de cortisol, intolerância à glicose, perda de peso e catabolismo proteico.

Recomendações gerais. Grau de recomendação I, Nível de evidência C

- Solicitar avaliação de endocrinologista no caso de pacientes não compensados do ponto de vista clínico e laboratorial, que serão submetidos a cirurgias eletivas.

Os medicamentos antitireoidianos mais utilizados são:

- **Propiltiouracil (PTU) e metimazol:** inibem a síntese de hormônios tireoideanos, impedindo a oxidação e organificação do iodo. O PTU traz o benefício adicional de inibir a conversão periférica de T4 a T3 em doses altas, sendo por esse motivo mais utilizado no perioperatório. A dose habitual é de 100 mg a cada 8 horas, e a dose máxima é de 400 mg no mesmo tempo. As doses de metimazol variam de 10 a 120 mg ao dia em dose única. A dose deve ser reavaliada a cada 4 a 6 semanas;

- **Betabloqueadores:** o mais utilizado é o propranolol na dose de 10 a 80 mg a cada 6 a 8 horas (1,0 mg venoso no intraoperatório). O esmolol pode ser administrado no intraoperatório com dose de ataque de 500 $\mu g \cdot kg^{-1}$ em um minuto e manutenção de 25 a 300 $\mu g \cdot kg^{-1} \cdot min^{-1}$.

Devem ser mantidos no dia da cirurgia.

Recomendações para procedimentos cirúrgicos de urgência ou emergência. Grau de recomendação I, Nível de evidência C

- Fármacos antitireoideanos: o medicamento de escolha é o PTU em doses altas (1.000 a 1.200 mg ao dia, divididas em três tomadas);
- Betabloqueadores: preferir utilização por via venosa;
- Iodo: pode ser usado no máximo por 10 dias, já que a inibição da organificação (efeito Wolff-Chaikoff) é transitória, e, após esse tempo, ocorre escape e piora do hipertireoidismo;
- A solução de Lugol, que contém 5% de iodo e 10% de iodeto de potássio, é a mais utilizada, sendo a dose de 0,1 a 0,3 mL a cada 8 horas (3 a 5 gotas);
- Contrastes iodados: o ipodato de sódio e o ácido iopanoico são utilizados para compensação, com a vantagem de darem menos escape e inibirem a conversão periférica de T4 a T3. A dose é de 500 mg a cada 8 horas;
- Corticosteroide: deve ser administrado quando não houver compensação do hipertireoidismo no intra e no pós-operatório por maior degradação periférica do cortisol. A dose é de 100 mg na indução e 100 mg a cada 8 horas nas primeiras 24 horas;
- Anestesia: deve ser dada atenção especial ao aumento de metabolização de medicamentos anestésicos e para o risco de intubação difícil por causa de bócio;
- Tempestade tireotóxica: associa-se a índices de mortalidade de 20% a 30%. Diante do quadro clínico abrupto, o tratamento descrito abaixo deve ser iniciado prontamente, mesmo sem confirmação laboratorial.

Tratamento da tempestade tireotóxica:

- Hidratação;
- Resfriamento;
- Inotrópicos;
- PTU ataque (1.000 mg por via digestiva);
- PTU manutenção (200 mg cada 6 horas);
- Suporte ventilatório;
- Controle metabólico por via digestiva;
- Hidrocortisona ataque (300 mg por via venosa);
- Hidrocortisona manutenção (100 mg a cada 8 horas);
- Iodo na forma de Lugol por via digestiva ou iodo endovenoso na dose de 1 g a cada 8 horas;
- Se necessário, plasmaférese, diálise ou colestiramina para remover hormônios da circulação.

Diabetes

Avaliação do paciente com diabetes mellitus

Preparo perioperatório do paciente com diabetes *mellitus*.

Pacientes portadores de diabetes *mellitus* têm mais probabilidade de serem submetidos a intervenção cirúrgica em relação aos que não apresentam essa doença.

A avaliação perioperatória torna-se uma oportunidade adicional de ajuste de doses de medicações, educação do indivíduo e melhora do controle metabólico.

A hiperglicemia não é só deletéria ao sistema cardiovascular, como aumenta a chance de risco para complicações dele no período perioperatório, assim como uma maior possibilidade de infecção.

A preocupação de complicação cardiovascular ainda é maior, pelo fato de o paciente diabético cursar com doença coronariana de forma silenciosa.

Avaliação das funções cardiovascular, renal, neurológica, respiratória e hepática deve ser realizada no período pré-operatório.

- Avaliação da função cardiovascular.[105-109]

A doença cardiovascular (DCV) é comumente encontrada em pacientes diabéticos, e mais de 50% desses pacientes morrerão dessa complicação. Essa situação agrava-se ainda mais com a idade e com a duração do diabetes.

Recomenda-se avaliação detalhada da função cardiovascular nesse período. A solicitação de avaliação clínica no período perioperatório muitas vezes se faz mandatória, dependendo da duração do diabetes e em cirurgias de médio e grande porte.

Fatores de risco clínico para DCV em diabéticos (Escores de Risco de Framingham):

- Presença de manifestação clínica prévia de doença aterosclerótica: doença coronariana, cerebrovascular ou vascular periférica;
- Sexo feminino: o risco relativo aumenta 5 vezes de acordo com a idade (acima de 40 anos para homens e acima de 50 anos para mulheres);
- Duração elevada do diabetes: para cada 10 anos de diagnóstico, o risco aumenta 86%, segundo o estudo de Framingham;
- Presença de doença renal (perda de proteína na urina, perda de função renal);

- Presença de neuropatia diabética autonômica;
- Presença de fatores de risco: hipertensão arterial sistêmica, dislipidemia, tabagismo, sedentarismo, aterosclerose precoce na família e síndrome metabólica;
- Presença de fibrilação atrial – risco elevado de AVC embólico;
- Avaliação da função renal.

Como a nefropatia diabética está presente em grande número de pacientes diabéticos, tipo 1 ou 2, a avaliação da função renal se impõe nesse período. Dosagem de ureia, creatinina e eletrólitos (Na, K, Mg), além da urinálise, é em geral suficiente. Em pacientes com diabetes de longa evolução, que serão submetidos a cirurgias de grande porte, e também naquelas em que é necessário o uso de grande massa de contraste iodado, é válida a realização do *clearance* de creatinina com a urina de 24 horas.

Avaliação neurológica

Tem como principal objetivo detectar a presença de neuropatia autonômica, complicação comumente encontrada sobretudo em pacientes com diabetes de longa duração. A presença de hipotensão postural e a frequência cardíaca fixa, tal como em transplantados, são alguns sinais que podem advertir quanto à presença de neuropatia autonômica cardiovascular. Deve-se investigar neuropatia gastrintestinal, como gastroparesia diabética e genitourinária (bexiga neurogênica).

Alterações metabólicas

O trauma cirúrgico acarreta efeitos metabólicos, como aumento dos hormônios da contrarregulação insulínica, e tais como catecolaminas, cortisol, glucagon e hormônio do crescimento (GH). Essas alterações são responsáveis pelo intenso catabolismo, fenômeno observado no período pós-operatório.

Glossário específico

- **Insulina prandial:** dose de insulina rápida (regular) ou ultrarrápida (lispro, asparte, gluilisina) usada para controlar a glicemia pós-prandial, antes da refeição.
- **Insulina basal:** dose de insulina intermediária (NPH) ou lenta (determir ou glargina) para controle de glicemia em jejum e no período interprandial. Utilizada em vários esquemas: em jejum, ao dormir, pré-refeição, dividida em 1 a 2 doses ao dia (determir e glargina) e de 1 a 4 doses ao dia (NPH).
- **Insulina de correção ou suplementar:** dose de insulina rápida (regular) ou ultrarrápida (lispro, asparte, gluilisina) usada para tratar a hiperglicemia que ocorre antes ou entre as refeições, ou quando o paciente está em jejum.
- **Esquema escalonado:** conhecido como "insulina de demanda", "insulina conforme dextro". Esquema de doses de insulina rápida (regular) ou ultrarrápida (lispro, asparte, gluilisina), conforme a glicemia capilar para tratar as hiperglicemias quando acontecem.
- **Esquema basal:** uso de insulina intermediária ou lenta que se dá isoladamente.
- **Esquema basal-*bolus* ou basal-prandial:** uso de insulinas basal e prandial combinadas.

Controle glicêmico pré-operatório no paciente ambulatorial (Grau de recomendação I)[110]

- Solicitar glicemia em jejum e hemoglobina glicada para todos os pacientes diabéticos. Nível de evidência C;
- Solicitar glicemia em jejum para pacientes sem história de DM. Nível de evidência C;
- Manter os resultados da glicemia em jejum entre 90 e 130 mg·dL^{-1}, da glicemia pós-prandial (2h) até 180 mg·dL^{-1} e da hemoglobina glicada < 7%. Nível de evidência A;
- A individualização de metas deve ser considerada para idosos, portadores de ICC, crianças e gestantes. Nível de evidência C;
- Não há evidência suficiente que fundamente o adiamento de cirurgia eletiva com base no valor da glicemia de jejum e da hemoglobina glicada, entretanto, HbA1c > 9% representa média de glicemia de > 212 mg·dL^{-1}, sendo razoável ajustar o controle antes da cirurgia. Nível de evidência C.

Manejo da terapia medicamentosa no período perioperatório

Momento ideal de suspensão de medicações: Grau de recomendação I, nível de evidência C

- Biguanidas (metfomina): 24 a 48 horas antes;
- Sulfonilureias:
  - 1ª geração (clopropramida): 48 a 72 horas antes;
  - 2ª e 3ª gerações (glicazida, glibemclamida, glipizida, glimepirida): no dia da operação.
- Tiazolidinedionas (rosiglitazona, pioglitazona): no dia da intervenção;
- Acarbose: 24 horas antes;
- Glinidas (repaglinida, nateglinida): no dia da cirurgia;
- Insulinas NPH, detemir e glargina: dose noturna pode ser mantida; na manhã da cirurgia administrar:
  - 2/3 da dose da insulina NPH ou lenta se for operar no primeiro horário;
  - 1/2 da dose da insulina NPH ou lenta se for operar pela manhã;
  - 1/3 da dose da insulina NPH ou lenta se for operar à tarde.

- Insulina rápida ou ultrarrápida: suspender as doses prandiais fixas e manter esquema escalonado enquanto estiver em jejum;
- O ajuste de doses de medicações objetivando melhor controle glicêmico pode necessitar de auxílio do especialista, principalmente nos usuários de insulinoterapia.

Controle glicêmico pré-operatório no paciente internado

Se o paciente diabético, ou com hiperglicemia relacionada ao estresse metabólico, estiver internado e for submetido a procedimento cirúrgico, o controle glicêmico deve ser instituído de forma breve, minimizando a chance de hipoglicemias (abaixo de 70 mg.dL^{-1})

Grau de recomendação I

- Monitoração da glicemia capilar em pacientes diabéticos. Nível de evidência A;
- Avaliar a Hb glicada realizada ambulatorialmente desses pacientes diabéticos, se possível;
- Metas de controle para pacientes com hiperglicemia. Nível de evidência C:
    - Glicemias pré-prandiais, entre 100 e 140 mg.dL^{-1};
    - Glicemias aleatórias, até 180 mg.dL^{-1};
    - Evitar hipoglicemias, abaixo 70 mg.dL^{-1};
    - Evitar variabilidade (picos e vales).
- As metas podem ser diferentes em subgrupos específicos, tais como gestantes, idosos, portadores de comorbidades severas, insuficiência cardíaca;
- Monitorar a glicemia capilar em jejum e aleatória em pacientes usuários de medicações orais com Hb glicada < 9%. Nível de evidência C;
- Em pacientes usuários de medicações orais com Hb glicada ≥ 9%, considerar adiar a cirurgia ou controlar esse índice de forma breve com insulina, e realizar consulta com especialista para controle breve com insulina, glicemia capilar antes das refeições e ao dormir. Nível de evidência C;
- Em pacientes usuários de insulinas, realizar glicemia capilar antes das refeições e ao dormir;
- O ajuste ou introdução de medicações orais não são indicados para um rápido controle glicêmico intra-hospitalar. As medicações orais têm lento início de ação, além de possuir limitações para alguns pacientes, como portadores de insuficiência cardíaca e/ou insuficiência renal. A melhor forma de fazê-lo é por meio da insulinização em diversos esquemas (insulina basal-prandial com correção de glicemias). Nível de evidência C. Se necessário, solicitar auxílio do especialista.

Controle glicêmico no dia da cirurgia (em jejum) para pacientes que cursam com hiperglicemia (Grau de recomendação I)

- Os portadores de diabetes devem ser preferencialmente operados no primeiro horário do dia, especialmente os usuários de insulina. Nível de evidência C;
- Deve-se evitar hipoglicemias e a variabilidade glicêmica;
- Monitorar a glicemia capilar a cada 6 horas em pacientes usuários de hipoglicemiantes orais e a cada 4 horas em usuários de insulina. Nível de evidência C;
- Manter glicemias entre 100 e 180 mg.dL^{-1}. Nível de evidência C;
- Sugestão de esquema escalado, enquanto estiver em jejum:
    - 141 a 180 mg.dL^{-1} = 01 UI;
    - 181 a 200 mg.dL^{-1} = 02 UI;
    - 201 a 250 mg.dL^{-1} = 03 UI;
    - 251 a 300 mg.dL^{-1} = 04 UI;
    - 301 a 350 mg.dL^{-1} = 06 UI;
    - 351 a 400 mg.dL^{-1} = 08 UI.
- Acima de 401 mg.dL^{-1} = considerar o uso de insulina endovenosa em bomba ou adiar a cirurgia eletiva até melhor controle;
- Se a glicemia estiver abaixo de 100 mg.dL^{-1} = instalar aporte de glicose em 5 a 10 g/hora (p. ex.: 100 mL/h de SG a 5%);
- Se a glicemia estiver abaixo de 70 mg.dL^{-1} = *bolus* de 60 mL glicose hipertônica a 25% intravenosa, instalar aporte de glicose em 5 a 10 g/hora (preferir 10 g/hora), repetir HGT a cada 15 minutos até que a glicemia fique acima de 80 mg.dL^{-1}.

Portadores de diabetes mellitus tipo 1

- Recomenda-se avaliação pré e acompanhamento intra-hospitalar com especialista, se disponível;
- Monitorar a glicemia capilar: pré-refeição e às 22 h, enquanto se alimentar; a cada 4 horas durante o jejum; e a cada uma hora ou duas horas, se em uso de insulinização intravenosa contínua;
- Jamais substituir as insulinas basal-*bolus* no pré-operatório por esquema escalonado isoladamente – risco de cetoacidose diabética;
- Cirurgia deve ser feita preferencialmente no primeiro horário da manhã;
- Em cirurgia de médio a grande porte, ou com tempo cirúrgico acima de uma hora, idealmente utilizar insulina intravenosa contínua em bomba assim que iniciar o jejum ou na manhã da cirurgia, mantendo essa terapêutica no intra e no pós-operatório imediato, enquanto estiver em jejum;

- Sabendo-se das limitações para o uso de insulinização intravenosa contínua fora do ambiente de terapia intensiva, alternativamente se pode utilizar:
  - Manter as insulinas na noite anterior à cirurgia;
  - No dia da cirurgia, pela manhã, reduzir a insulina basal, conforme item 6.6.1.2;
  - Retirar insulinas prandiais, mantendo a basal, com a glicemia capilar a cada 3 ou 4 horas, e acrescentar esquema escalonado (preferir insulinas ultrarrápidas);
  - Instalar aporte de glicose na manhã da cirurgia (antes do habitual horário do café da manhã), manter aporte de 5 a 10 g/hora. A opção de quantidade de gramas por hora depende do controle glicêmico.

Cirurgia de emergência em diabéticos

- Avaliar a glicemia antes da cirurgia;
- Corrigir hipoglicemia e manter aporte de glicose de 5 a 10 g/hora de glicose. Preferencialmente, controlar as hiperglicemias com insulinização intravenosa e manter glicemias entre 80 e 140 mg.dL^{-1};
- Atenção à correção de potássio.

CONCLUSÕES

O número de procedimentos cirúrgicos em pacientes diabéticos vem aumentando, provavelmente pelo aumento da sobrevida. Consequentemente, tais pacientes são passíveis de sofrer mais intervenções (cardiovasculares, oftalmológicas e vasculares periféricas). Por outro lado, a morbimortalidade vem reduzindo, sem dúvida em razão dos cuidados pré e pós-operatórios, pela vigilância rigorosa da glicemia com a utilização de insulina venosa, além dos cuidados pós-operatórios em unidades apropriadas. Foi publicado o estudo denominado *Nice-Sugar* (*Normoglycemia in Intensive Care Evaluation Survival Using Glucose Algorithm Regulation*),[111] em que foram randomizados mais de 6.000 pacientes em 2 grupos:

- **Grupo 1:** insulinização intensiva, com alvo glicêmico entre 81 e 108 mg.dL^{-1}
- **Grupo 2:** controle convencional, com glicemia < 180 mg.dL^{-1}

Cerca de 20% dos pacientes estudados, em ambos os grupos, eram diabéticos. Foi encontrado um aumento significativo da mortalidade, bem como do número de hipoglicemias severas (< 40 mg.dL^{-1}) no grupo de insulinização intensiva.

Com base nessas informações, devemos ser menos rigorosos em alvos glicêmicos tão estritos quando utilizarmos insulinização venosa em UTIs.

REFERÊNCIAS

1. Reichlin S. Regulation of the hypophysiotropic secretions of the brain. Arch Intern Med. 1975;135(10):1350-61.
2. Fink G. The development of the releasing factor concept. Clin Endocrinol (Oxf). 1976;5 Suppl:245S-260S.
3. Ambach G, Palkovits M, Szentagothai J. Blood supply of the rat hypothalamus. IV. Retrochiasmatic area, median eminence, arcuate nucleus. Acta Morphol Acad Sci Hung. 1976;24:93-119.
4. Harris GW. Neural control of the pituitary gland I. Theneurohypophysis. Br Med J. 1951;2:559-64.
5. Wilson Y, Nag N, Davern P, et al. Visualization of functionally activated circuitry in the brain. Neurobiology. Proc Natl Acad Sci U S A. 2002;99(5):3252–7.
6. Bourque CW, Ciura S, Trudel E, et al. Neurophysiological characterization of mammalian osmosensitive neurones. Exp Physiol. 2007;92(3):499-505.
7. Bourque CW. Central mechanisms of osmosensation and systemic osmoregulation. Nat Rev Neurosci. 2008;9:519-31.
8. Nemergut EC, Zuo Z, Jane Jr JA, et al. Predictors of diabetes insipidus after transsphenoidal surgery: A review of 881 patients. J Neurosurg. 2005;103:448-54.
9. Page RB. Pituitary blood flow. Am J Physiol. 1982;243:E427-42.
10. Ciofi P, Garret M, Lapirot O, et al. Brain-Endocrine Interactions: A Microvascular Route in the Mediobasal Hypothalamus. Endocrinology. 2009;150(12):5509-19.
11. Knigge KM, Joseph SA, Silverman AJ, et al. Further Observations on the Structure and Function of Median Eminence, With Reference to the Organization of RF-producing Elements in the Endocrine Hypothalamus. Progress in Brain Research. 1973;39;7-20.
12. Shaver SW, Pang JJ, Wainman DS, et al. Morphology and function of capillary networks in subregions of the rat tuber cinereum. Cell Tissue Res. 1992;267:437-48.
13. Semple PL, Webb MK, de Villiers JC, et al. Pituitary apoplexy. Neurosurgery. 2005;56(1):65-72; discussion 72-3.
14. Masui K, Yonezawa T, Shinji Y, et al. Pituitary apoplexy caused by hemorrhage from pituitary metastatic melanoma: case report. Neurol Med Chir (Tokyo). 2013;53(10):695-8.
15. Plotz CM, Knowlton AL, Ragan C. The natural history of Cushing's syndrome. Am J Med. 1952;13:597-614.
16. Ross EJ, Marshall-Jones P, Friedman M. Cushing's syndrome: Diagnostic criteria. Q J Med. 1966;35:149-92.
17. Ross EJ, Linch DC. Cushing's syndrome-killing disease: Discriminatory value of signs and symptoms aiding early diagnosis. Lancet. 1982;646-9.
18. Ferraù F, Korbonits M. Metabolic comorbidities in Cushing's syndrome. Eur J Endocrinol. 2015 Oct;173(4):M133-57. doi: 10.1530/EJE-15-0354.

19. Newell-Price J, Bertagna X, Grossman AB, et al. Cushing's syndrome. Lancet. 2006;367(9522):1605-17.
20. Muiesan ML, Lupia M, Salvetti M, et al. Left ventricular structural and functional characteristics in Cushing's syndrome. J Am Coll Cardiol. 2003;41:2275-9.
21. Sugihara N, MD, Shimizu M, MD, Kita Y, et al. Cardiac characteristics and postoperative courses in Cushing's syndrome. Am J Cardiol. 1992;17:1475-80.
22. Kamenický P, Redheuil A, Roux C, et al. Cardiac Structure and Function in Cushing's Syndrome: A Cardiac Magnetic Resonance Imaging Study. J Clin Endocrinol Metab. 2014 Nov; 99(11): E2144–E2153. Published online 2014 Aug 5. doi: 10.1210/jc.2014-1783
23. Faggiano A, Pivonello R, Spiezia S, et al. Cardiovascular risk factors and common carotid artery caliber and stiffness in patients with Cushing's disease during active disease and 1 year after disease remission. J Clin Endocrinol Metab. 2003;88:2527-33.
24. Boscaro M, Sonino N, Scarda A, et al. Anticoagulant prophylaxis markedly reduces thromboembolic complications in Cushing's syndrome. J Clin Endocrinol Metab. 2002;87:3662-6.
25. Van Zaane B, Nur E, Squizzato A, et al. Hypercoagulable state in Cushing's syndrome: A systematic review. J Clin Endocrinol Metab. 2009;94(8):2743-50.
26. Pivonello R, De Leo M, Vitale P, et al. Pathophysiology of diabetes mellitus in Cushing's syndrome. Neuroendocrinology. 2010;92 Suppl 1:77-81. doi: 10.1159/000314319. Epub 2010 Sep 10.
27. Arnaldi G, Scandali VM, Trementino L, et al. Pathophysiology of dyslipidemia in Cushing's syndrome. Neuroendocrinology. 2010;92 Suppl 1:86-90. doi: 10.1159/000314213. Epub 2010 Sep 10.
28. Luton JP, Valcke JC, Turpin G, et al. Muscle et syndrome de Cushing, Ann Endocrinol. 1970;31:157-69.
29. Gupta A, Gupta Y. Glucocorticoid-induced myopathy: Pathophysiology, diagnosis, and treatment. Indian J Endocrinol Metab. 2013 Sep;17(5):913-6. doi: 10.4103/2230-8210.117215.
30. Hermus AR, Smals AG, Swinkels LM, et al. Bone mineral density and bone turnover before and after surgical cure of Cushing's syndrome. J Clin Endocrinol Metab. 1995;80:2859-65.
31. Bolanowski M, Halupczok J, Jawiarczyk-Przybyłowska A. Pituitary Disorders and Osteoporosis. Int J Endocrinol. 2015;2015:206853. Published online 2015 Mar 19. doi: 10.1155/2015/206853
32. Godang K, Ueland T, Bollerslev J. Decreased bone area, bone mineral content, formative markers, and increased bone resorptive markers in endogenous Cushing's syndrome. Eur J Endocrinol. 1999;141:126-31.
33. Fitzpatrick LA. Secondary causes of osteoporosis. Mayo Clin Proc. 2002 May;77(5):453-68.
34. Ohmori N, Nomura K, Ohmori K, et al. Osteoporosis is more prevalent in adrenal than in pituitary Cushing's syndrome. Endocr J. 2003;50:1-7.
35. Lindholm J, Juul S, Jørgensen JO, et al. Incidence and late prognosis of Cushing's syndrome: A population-based study, J Clin Endocrinol Metab. 2001;86(1):117-23.
36. Sonino N, Bonnini S, Fallo F et al. Personality characteristics and quality of life in patients treated for Cushing's syndrome. Clin Endocrinol (Oxf). 2006;64(3):314-8.
37. Webb SM, Badia X, Barahona MJ, et al. Evaluation of healthrelated quality of life in patients with Cushing's syndrome with a new questionnaire. Eur J Endocrinol. 2008;158(5):623-30.
38. Mancini T, Kola B, Mantero F, et al. High cardiovascular risk in patients with Cushing's syndrome according to 1999 WHO/ISH guidelines. Clin Endocrinol (Oxf). 2004;61(6):768-77.
39. Savage MO, Chan LF, Grossman AB, et al. Work-up and management of paediatric Cushing's syndrome. Curr Opin Endocrinol Diabetes Obes. 2008;15(4):346-51.
40. Magiakou MA, Mastorakos G, Oldfield EH, et al. Cushing's syndrome in children and adolescents. Presentation, diagnosis, and therapy. N Engl J Med. 1994;331(10):629-36.
41. Kaltsas G, Makras P. Skeletal diseases in Cushing's syndrome: osteoporosis versus arthropathy. Neuroendocrinology. 2010;92 Suppl 1:60-4. doi: 10.1159/000314298. Epub 2010 Sep 10.
42. Adelman DT, Liebert KLP, Nachtigall LB, et al. Acromegaly: the disease, its impact on patients, and managing the burden of long-term treatment. Int J Gen Med. 2013;6:31-8. doi: 10.2147/IJGM.S38594.
43. Molitch ME. Clinical manifestations of acromegaly. Endocrinol Metab Clin North Am. 1992;21(3):597-614.
44. Nachtigall L, Delgado A, Swearingen B, et al. Changing patterns in diagnosis and therapy of acromegaly over two decades. J Clin Endocrinol Metab. 2008;93(6):2035-41.
45. Lieberman SA, Bjorkengren AG, Hoffman AR. Rheumatologic and skeletal changes in acromegaly. Endocrinol Metab Clin North Am. 1992 Sep;21(3):615-31.
46. Oktayoglu P, Nas K, Kilinç F, et al. Assessment of the Presence of Carpal Tunnel Syndrome in Patients with Diabetes Mellitus, Hypothyroidism and Acromegaly. J Clin Diagn Res. 2015 Jun;9(6):OC14-OC18. Published online 2015 Jun 1. doi: 10.7860/JCDR/2015/13149.6101.
47. Baum H, Lüdecke DK, Herrmann HD. Carpal tunnel syndrome and acromegaly. Acta Neurochir (Wien). 1986;83(1-2):54-5.
48. Nabarro JD. Acromegaly. Clin Endocrinol (Oxf). 1987;26(4):481-512.
49. De Sousa A. Depression in Acromegaly Treated with Escitalopram and Cognitive Therapy. Indian J Psychol Med. 2009 Jan-Jun;31(1):50-1. doi: 10.4103/0253-7176.53317.
50. Freda PU, Shen W, Reyes-Vidal WCM, et al. Skeletal muscle mass in acromegaly assessed by magnetic resonance imaging and dualphoton x-ray absorptiometry. J Clin Endocrinol Metab. 2009;94(8):2880-6.
51. Nagulesparen M, Trickey R, Davies MJ, et al. Muscle changes in acromegaly. Br Med J. 1976;2(6041):914-5.

52. Lopes AJ, Guedes da Silva DP, Ferreira Ade S, et al. What is the effect of peripheral muscle fatigue, pulmonary function, and body composition on functional exercise capacity in acromegalic patients? J Phys Ther Sci. 2015 Mar;27(3):719-24. doi: 10.1589/jpts.27.719. Epub 2015 Mar 31.

53. Camilo GB, Guimarães FS, Silva DP, et al. Pulmonary function testing and chest tomography in patients with acromegaly. Multidiscip Respir Med. 2013 Nov 13;8(1):70. doi: 10.1186/2049-6958-8-70.

54. Trotman-Dickenson B, Weetman AP, Hughes JM. Upper airflow obstruction and pulmonary function in acromegaly: Relationship to disease activity. QJ Med. 1991;79(290):527-38.

55. Colao A, Cuocolo A, Marzullo P, et al. Effects of 1-year treatment with octreotide on cardiac performance in patients with acromegaly. J Clin Endocrinol Metab. 1999;84(1):17-23.

56. Giustina A, Boni E, Romanelli G, et al. Cardiopulmonary performance during exercise in acromegaly, and the effects of acute suppression of growth hormone hypersecretion with octreotide. Am J Cardiol. 1995;75 (15):1042-7.

57. Fernandez A, Karavitaki N, J Wass JA. Prevalence of pituitary adenomas: A community-based, cross-sectional study in Banbury (Oxfordshire, UK). Clin Endocrinol (Oxf). 2009;72:377-82.

58. Kaltsas GA, Mukherjee JJ, Jenkins PJ et al. Menstrual irregularity in women with acromegaly. J Clin Endocrinol Metab. 1999;84(8):2731-5.

59. Rajasoorya C, Holdaway IM, Wrightson P, et al. Determinants of clinical outcome and survival in acromegaly. Clin Endocrinol (Oxf). 1994 Jul;41(1):95-102.

60. Sheppard MC. GH and mortality in acromegaly. J Endocrinol Invest. 2005;28(11 Suppl International):75-7.

61. Holdaway IM, Bolland MJ, Gamble GD. A meta-analysis of the effect of lowering serum levels of GH and IGF-I on mortality in acromegaly. Eur J Endocrinol. 2008 Aug;159(2):89-95. doi: 10.1530/EJE-08-0267. Epub 2008 Jun 4.

62. Barkan AL. Acromegaly. Diagnosis and therapy. Endocrinol Metab Clin North Am. 1989;18(2):277-310.

63. Kovacs K, Horvath E, Asa SL, et al. Pituitary cells producing more than one hormone. Trends Endocrinol Metab. 1989;1:104-8.

64. Baldelli R, De Marinis L, Bianchi A, et al. Microalbuminuria in insulin sensitivity in patients with growth hormone-secreting pituitary tumor. J Clin Endocrinol Metab. 2008;93(3):710-4.

65. Ciric I, Mikhael M, Stafford T, et al. Transsphenoidal microsurgery of pituitary macroadenomas with long-term follow-up results. J Neurosurg. 1993;59(3):395-401.

66. Cottier JP, Destrieux C, Brunereau L, et al. Cavernous sinus invasion by pituitary adenoma: MR imaging. Radiology. 2000;215(2):463-9.

67. Berezin M, Shimon I, Hadani M. Prolactinoma in 53 men: Clinical characteristics and modes of treatment (male prolactinoma). J Endocrinol Invest. 1995;18(6):436-41.

68. Nishioka H, Haraoka J, Akada K. Growth potential of prolactinomas in men: Is it really different from women? Surg Neurol. 2003;59(5):386-90, discussion 390-1.

69. Ramot Y, Rapoport MJ, Hagag P, et al. A study of the clinical differences between women and men with hyperprolactinemia. Gynecol Endocrinol. 1996;10(6):397-400.

70. Colao A, Sarno AD, Cappabianca P, et al. Gender differences in the prevalence, clinical features and response to cabergoline in hyperprolactinemia. Eur J Endocrinol. 2003;148(3):325-31.

71. Buurman H, Saeger W. Subclinical adenomas in postmortem pituitaries: Classification and correlations to clinical data. Eur J Endocrinol. 2006;154:753-8.

72. Saeger W, Ludecke DK, Buchfelder M, et al. Pathohistological classification of pituitary tumors: 10 years of experience with the German Pituitary Tumor Registry. Eur J Endocrinol. 2007;156:203-16.

73. Beck-Peccoz P, Brucker-Davis F, Persani L, et al. Thyrotropin-secreting pituitary tumors. Endocr Rev. 1996;17:610-38.

74. Patel YC, Burger HG. Serum thyrotropin (TSH) in pituitary and/or hypothalamic hypothyroidism: Normal or elevated basal levels and paradoxical responses to thyrotropin releasing hormone. J Clin Endocrinol Metab. 1973;37:190-6.

75. Dunne FPM, Feely MP, Ferriss JB, et al. Hyperthyroidism, inappropriate plasma TSH and pituitary adenoma in three patients, two receiving long-term phenothiazine therapy. Q J Med. 1990;75:345-54.

76. Beck-Peccoz P, Brucker-Davis F, Persani L, et al. Thyrotropin-secreting pituitary tumors. Endocr Rev. 1996;17:610-38.

77. George JT, Thow JC, Matthews B, et al. Atrial fibrillation associated with a thyroid stimulating hormone-secreting adenoma of the pituitary gland leading to a presentation of acute cardiac decompensation: A case report. J Med Case Reports. 2008;28:67.

78. Zuniga S, Mendoza V, Espinoza IF, et al. A plurihormonal TSH-secreting pituitary microadenoma: Report of a case with an atypical clinical presentation and transient response to bromocriptine therapy. Endocr Pathol. 1997;8:81-6.

79. Ross M, Pawlina W. Histology: A Text and Atlas 6th Edition. Philadelphia: Lippincott Williams & Wilkins, 2011.

80. Melmed S, Polansky KS, Larsen PR, Kronemberg HM. Williams Textbook of Endocrinology (12th Edition). Saunders, 2011.

81. Dunn RB, Kudrath W, Passo SS, Wilson LB. Kaplan USMLE Step 1 Physiology Lecture Notes. Kaplan Publishing, 2011.

82. Longo D, Fauci A, Kasper D, HAuser S, Jameson J, Loscalzo J. Harrison's principles of Internal Medicine (18th Ed). New York: McGraw-Hill, 2012.

83. Lampe GH. Cushing´s Syndrome. In: Roizen MF, Fleisher LA. Essence of Anesthesia Practice. Philadelphia: Saunders, 1997. p.545.

84. Tyrell JB. Cushing´s Syndrome. In: Wyngaarden JB, Smith LH, Bennet JC. Cecil Textbook of Medicine - 18th Ed1988.

85. Funder JW, Carey RM, Fardella C, Gomez-Sanchez CE, Mantero F, Stowasser M, et al. Case detection, diagnosis, and treatment of patients with primary aldosteronism: an endocrine society clinical practice guideline. The Journal of clinical endocrinology and metabolism. 2008;93(9):3266-81.
86. Rossi GP, Bernini G, Caliumi C, Desideri G, Fabris B, Ferri C, et al. A prospective study of the prevalence of primary aldosteronism in 1,125 hypertensive patients. Journal of the American College of Cardiology. 2006;48(11):2293-300.
87. Pitt B, Remme W, Zannad F, Neaton J, Martinez F, Roniker B, et al. Eplerenone, a selective aldosterone blocker, in patients with left ventricular dysfunction after myocardial infarction. The New England journal of medicine. 2003;348(14):1309-21.
88. Hannemann A, Bidlingmaier M, Friedrich N, Manolopoulou J, Spyroglou A, Volzke H, et al. Screening for primary aldosteronism in hypertensive subjects: results from two German epidemiological studies. European journal of endocrinology/European Federation of Endocrine Societies. 2012;167(1):7-15.
89. Hannemann A, Wallaschofski H. Prevalence of primary aldosteronism in patient's cohorts and in population-based studies--a review of the current literature. Hormone and metabolic research = Hormon- und Stoffwechselforschung = Hormones et metabolisme. 2012;44(3):157-62.
90. Reilly CS. Adrenal Disease: Cortex and Medulla. In: Hall GM, Hunter JM, Cooper MS. Core Topics in Endocrinology in Anaesthesia Critical Care. United Kingdom: Cambridge University Press, 2010.
91. Cangiani LM, Slullitel A, Portério GMB, Pires OC, Posso IP, Nogueira CS, et al. Tratado de Anestesiologia: Atheneu, 2011.
92. Malachias MVB, Victoria IMN. Atualização em Feocromocitoma Rev Bras Cardiol. 2001;2:52-60.
93. Pacak K, Linehan WM, Eisenhofer G, Walther MM, Goldstein DS. Recent advances in genetics, diagnosis, localization, and treatment of pheochromocytoma. Annals of internal medicine. 2001;134(4):315-29.
94. Shapiro B, Fig LM. Management of pheochromocytoma. Endocrinology and metabolism clinics of North America. 1989;18(2):443-81.
95. Shapiro B, Gross MD. Endocrine crises. Pheochromocytoma. Critical care clinics. 1991;7(1):1-21.
96. Sheps SG, Jiang NS, Klee GG, van Heerden JA. Recent developments in the diagnosis and treatment of pheochromocytoma. Mayo Clinic proceedings. 1990;65(1):88-95.
97. Kaplan NM. Pheochromocytoma. In: Kaplan NM. Clinical Hypertension (6th Edition). Philadelphia: Willians & Wilkins, 1994. p.367-87.
98. Ito Y, Fujimoto Y, Obara T. The role of epinephrine, norepinephrine, and dopamine in blood pressure disturbances in patients with pheochromocytoma. World journal of surgery. 1992;16(4):759-63; discussion 63-4.
99. Whalen RK, Althausen AF, Daniels GH. Extra-adrenal pheochromocytoma. The Journal of urology. 1992;147(1):1-10.
100. Faical S, Shiota D. [Pheochromocytoma: update on diagnosis and treatment]. Revista da Associacao Medica Brasileira. 1997;43(3):237-44.
101. Bravo EL. Pheochromocytoma: new concepts and future trends. Kidney international. 1991;40(3):544-56.
102. Gallen IW, Taylor RS, Salzmann MB, Tooke JE. Twenty-four hour ambulatory blood pressure and heart rate in a patient with a predominantly adrenaline secreting phaeochromocytoma. Postgraduate medical journal. 1994;70(826):589-91.
103. Mostbeck A, Galvan G, Bauer P, Eber O, Atefie K, Dam K, et al. The incidence of hyperthyroidism in Austria from 1987 to 1995 before and after an increase in salt iodization in 1990. Eur J Nucl Med. 1998;25(4):367-74.
104. Stehling LC. Anesthetic management of the patient with hyperthyroidism. Anesthesiology. 1974;41(6):585-95.
105. American Diabetes Association. Standards of medical care in diabetes – 2011. Diabetes Care. 2010;34(Supplement 1):S11-S61.
106. Fox CS, Sullivan L, D'Agostino Jr RB, Wilson PWF. The significant effect of diabetes duration on coronary heart disease mortality the Framingham Heart Study. Diabetes Care. 2004;27:704-8.
107. D'Agostino Jr RB, Vasan RS, Pencina MJ, Wolf PA, Cobain M, Massaro JM, et al. General cardiovascular risk profile for use in primary care: The Framingham Heart Study. Circulation. 2008;117:743-53.
108. Stevens RJ, Kothari V, Adler AI, Straton IM, Holman RI. On behalf of the United Kingdom Prospective Diabetes Study (UKPDS) Group. The UKPDS risk engine: A model for the risk of coronary heart disease in type II diabetes (UKPDS 56). Clinical Science. 2001;101:671-9.
109. Bax JJ, Young LH, Frye RL, Bonow RO, Steinberg HO, et al. Screening for coronary artery disease in patients with diabetes. Diabetes Care. 2007;30:2729-36.
110. Gualandro DM, Yu PC, Calderano D, Marques AC, Pinho C, Caramelli B, et al. II Diretriz de avaliação perioperatória da Sociedade Brasileira de Cardiologia. Arq Bras Cardiol. 2011;96(3 supl.1):1-68.
111. Finfer S (The Nice Sugar Study Investigators). Intensive versus conventional glucose control in critically ill patients. N Eng J Med. 2009;360:1283-97.

Avaliação do Sistema Hematológico

César de Araujo Miranda
Reinaldo Vargas Bastos Miranda
José Fernando do Amaral Melleti
Daniel de Carli

INTRODUÇÃO

A avaliação hematológica é de suma importância para o adequado manejo dos pacientes submetidos a procedimentos cirúrgicos, sobretudo quando são de grande porte.

O sangue nada mais é do que um órgão fluido, responsável por diversas e fundamentais funções para a manutenção da homeostase. Dentre essas funções, pode-se citar: transporte de oxigênio, defesa imunológica, coagulação e manutenção do equilíbrio ácido-base. Portanto, negligenciar tal avaliação significa negligenciar o conhecimento a respeito de funções essenciais para se obter um desfecho clínico favorável.

Todavia, o sistema hematológico é por demais complexo, e por isso a vasta gama de alterações será resumida aos aspectos pertinentes ao perioperatório.

ANEMIAS CAUSADAS POR DEFICIÊNCIAS NUTRICIONAIS

Já é bem estabelecido que a anemia pré-operatória é frequente e, mesmo quando discreta, resulta em aumento da morbimortalidade.[1,2] A transfusão de hemácias, por exemplo, é um fator de risco significativo para o aumento da morbimortalidade, sendo mais frequente em pacientes anêmicos no pré-operatório.[3,4] Dessa forma, razões como essa fazem com que a anemia pré-operatória sem tratamento constitua uma contraindicação para a realização de cirurgias eletivas.[4]

Paradoxalmente, mesmo com os riscos e prejuízos que proporciona, a anemia frequentemente deixa de ser tratada no pré-operatório,[5] fazendo com que uma porção significativa de pacientes receba transfusão sanguínea no pós-operatório para tratar anemia que poderia ter sido evitada.[5]

A Organização Mundial de Saúde (OMS) define anemia como níveis de hemoglobina (Hb) menores do que 13 mg . dL^{-1} nos homens, e menores do que 12 mg . dL^{-1} nas mulheres. Tal faixa de normalidade foi estabelecida por meio de amostras colhidas em determinada população, e a partir delas os valores normais foram estatisticamente definidos. Entretanto, existe uma grande diferença entre o significado de valores considerados normais na população geral e o que é normal na população a ser submetida a procedimentos cirúrgicos com expectativa de grandes perdas sanguíneas. Essa sutil diferença conceitual fica evidente quando se constata que a probabilidade de transfusão em mulheres é maior do que em homens, como, por exemplo, nas artroplastias de membros inferiores e nas cirurgias cardíacas.[6,7] A explicação para esse comportamento reside no fato de que o sangramento independe do gênero, porém o volume circulante no gênero feminino é menor do que no masculino, explicando porque a mesma perda sanguínea tem maiores repercussões na população feminina.[5] Ou seja, a própria definição de anemia da OMS tem que ser analisada por outra perspectiva, em que o tipo de cirurgia e a perda sanguínea esperada têm que ser levadas em consideração. Visto por essa óptica, alguns autores questionam se de fato homens e mulheres deveriam ter valores normais de hemoglobina diferentes quando há risco de sangramento volumoso, questionando, também, se há a necessidade de se estabelecer outros valores de referência para a população cirúrgica.[5] Esses questionamentos tornam-se plausíveis quando verificamos no estudo OSTHEO[7], que demonstrou que mulheres submetidas a artroplastias de membros inferiores tinham um risco de 40% de receber transfusão quando tinham hemoglobina de 12 g.dL^{-1} (valor considerado normal) e de 24% quando a hemoglobina era de 14 g.dL^{-1}. Tais observações sugerem que a tradicional definição de anemia talvez não seja irrestritamente aplicável na classificação da população cirúrgica feminina.

De acordo com a OMS, em 2010, cerca de 32,9% da população mundial – algo em torno de dois bilhões de pessoas – era portadora de algum tipo de anemia, sendo a deficiência de ferro a principal causa[8]. Essa estatística evidentemente sofre interferência de aspectos socioeconômicos, sendo naturalmente agravada pela pobreza.[5] Tal agravante deve ser levado em consideração na avaliação pré-anestésica, uma vez que fazemos parte do grupo de países em desenvolvimento, e como tal, temos expressiva parte da população vivendo em situação de pobreza ou miséria.

A idade avançada é outro importante agravante da incidência de anemia. Segundo o estudo *Third National Health and Nutrition Examination Survey (NHANES III)*, a incidência de anemia aumenta progressivamente com a idade, atingindo 6%-8% da população até 74 anos e 23% dos idosos com mais de 85 anos[9]. Essa incidência é maior ainda nos idosos que necessitam de cuidadores ou que são institucionalizados, atingindo cerca de 40% dessa população[10]. Considerando que a população geriátrica vem aumentando, assim como as intervenções cirúrgicas nessa faixa etária, mais frequentemente se depara com idosos anêmicos e com outras sérias comorbidades.

Como dito anteriormente, o tratamento da anemia é frequentemente negligenciado. As razões para isso vão desde o desconhecimento do impacto do problema até conceitos equivocados que permeiam o pensamento de muitos anestesiologistas. Muitos acreditam, por exemplo, que a incidência de anemia na população "cirúrgica" é a mesma da população geral, porém basta lembrar que há uma infinidade de patologias cirúrgicas causadoras de anemia que, por si só, já justificam a maior incidência de anemia nos pacientes cirúrgicos.[5] Muitas dessas patologias cirúrgicas, ou ainda, outras condições clínicas prévias podem ser responsáveis pela chamada "anemia da doença crônica", em que a resposta inflamatória interfere na absorção de ferro, e portanto muda a abordagem do tratamento da anemia pré-operatória, uma vez que a suplementação de ferro via oral será ineficaz.[11]

Por essa razão, diretrizes recentes recomendam que os pacientes a serem submetidos a cirurgias de grande porte deveriam ter uma contagem completa das células sanguíneas (incluindo reticulócitos), avaliação do ferro (ferro sérico, ferritina e saturação de transferrina) e um marcador de inflamação, preferencialmente 30 dias antes da cirurgia.[5, 12]

Considerando a importância da anemia nos desfechos clínicos, é fundamental na avaliação pré-anestésica identificar de maneira rápida e simples os distúrbios que mais frequentemente causam anemia, com o objetivo de nortear o tratamento e preparar os pacientes adequadamente. Nesse sentido, o algoritmo proposto por Muños e cols.[11] simplifica sobremaneira essa análise (Figura 87.1):

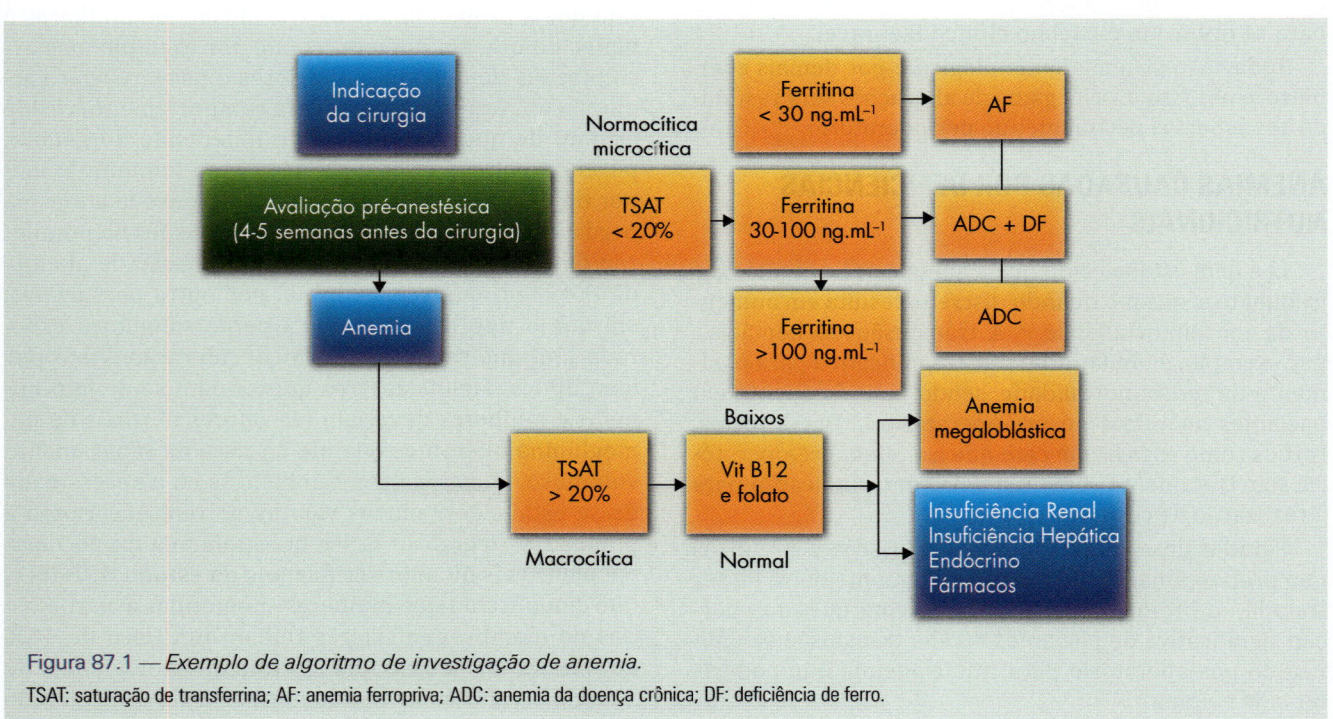

Figura 87.1 — *Exemplo de algoritmo de investigação de anemia.*
TSAT: saturação de transferrina; AF: anemia ferropriva; ADC: anemia da doença crônica; DF: deficiência de ferro.

Esse algoritmo permite identificar rapidamente, por meio da saturação de transferrina (proteína plasmática transportadora de ferro) e dos valores de ferritina (proteína citoplasmática armazenadora de ferro), se a anemia é megaloblástica, ou causada por deficiência de ferro e/ou por processo inflamatório subjacente.

A investigação de deficiências nutricionais também é importante na avaliação hematológica que antecede cirurgias de grande porte. Os pacientes não anêmicos, porém com baixas concentrações de ferritina (< 100 ng . mL^{-1}), beneficiam-se da administração de ferro pré-operatória para as cirurgias com expectativa de grande ou moderado sangramento, pois os estoques de ferro podem não ser suficientes para repor as perdas sanguíneas perioperatórias.[13] A administração de ferro por via oral é a maneira mais fácil de se tratar a anemia ferropriva ou o déficit de ferro, porém, para ser de fato eficaz, deverá ser feita por um período de pelo menos 4 a 6 semanas antes da cirurgia e na ausência de sangramento ativo ou condição inflamatória.[5] As preparações de ferro intravenosas estão indicadas quando as suplementações por via oral não podem ser utilizadas ou falharam, especialmente nos pacientes com insuficiência renal dialítica, com doenças disabsortivas ou antes/após cirurgias.[14] Essas preparações intravenosas permitem uma resposta hematológica mais rápida e mais completa, além de repor os estoques de ferro de forma mais eficaz, com novas e diversas formulações e diferentes sais de ferro,[14] com posologias mais simples, que facilitam o tratamento nos hospitais-dia. As formulações atuais são consideradas seguras e com excelente relação risco-benefício no tratamento da anemia ferropriva, crônica ou aguda, quando utilizadas de maneira apropriada.[14] Da mesma forma, apresentam também boa relação custo-benefício quando se analisam os custos de uma internação prolongada ou em unidade de terapia intensiva que a anemia pode motivar.[5] Ainda em relação às deficiências nutricionais, convém lembrar que a reposição de vitamina B12 e ácido fólico é importante não só no tratamento da anemia megaloblástica, mas também para prover adequado suporte ao processo de hematopoese consequente ao tratamento da deficiência de ferro.[15]

Outra estratégia no tratamento da anemia pré-operatória consiste na utilização da eritropoietina recombinante humana (EPOrh). Na Europa, essa estratégia é utilizada para estimular a eritropoese nos pacientes com Hb entre 10 e 13 g . dL^{-1}, com estoques de ferro adequados, que serão submetidos a procedimentos ortopédicos com expectativa de sangramento importante.[16] Nos EUA essa indicação estende-se à outras cirurgias eletivas, excetuando-se as cirurgias cardíacas e vasculares.[5]

A EPOrh pode ser utilizada de acordo com diversos esquemas terapêuticos a depender do tempo de tratamento planejado. Entretanto, é obrigatório o seguimento estreito dos pacientes tratados com EPOrh, com mensurações semanais da hemoglobina, a fim de permitir uma otimização e individualização da posologia e evitar a ocorrência de poliglobulia, um importante fator de risco para trombose. Esse acompanhamento é importante porque na presença de estoques adequados de ferro, a eritropoetina é capaz de aumentar em até 10 vezes a eritrogênese. A *US Food and Drug Administration (FDA)* tem alertado a respeito do risco de fenômenos tromboembólicos com o uso da EPOrh, entretanto, metanálise recente mostrou que não há risco aumentado de trombose quando se realiza tromboprofilaxia concomitante ao uso de EPOrh nos pacientes com baixo risco cardiovascular e trombogênico.[5] Nesse sentido, é fundamental tratarmos a deficiência de ferro, ácido fólico e vitamina B12 quando utilizamos a EPOrh, uma vez que estoques adequados desses nutrientes otimizam a terapêutica e reduzem a quantidade de doses necessárias, reduzindo também o tempo de tratamento e, portanto, o risco de trombose.

ANEMIAS CAUSADAS POR HEMOGLOBINOPATIAS

As principais representantes desse grupo são a anemia falciforme e a talassemia, cuja base da doença é a anormalidade das moléculas de globina.

Na anemia falciforme, um defeito nas cadeias beta leva à redução da solubilidade e instabilidade da hemoglobina, levando à formação da hemoglobina S, cuja principal característica é a "foicização" da hemácia, e consequente hemólise, quando ocorrem baixas tensões de oxigênio. O diagnóstico é feito por meio da eletroforese da hemoglobina.

Muitos aspectos da fisiopatologia da anemia falciforme continuam incompreendidos, porém, o risco que o período perioperatório oferece é bem estabelecido. Dessa forma, dadas as características da doença, recomendações, como evitar hipotermia, hipóxia, desidratação e acidose são naturalmente aceitas. Entretanto, questões a respeito de qual concentração de hemoglobina ou qual percentual máximo de hemoglobina S são seguros no perioperatório[17] não compartilham dessa naturalidade, não havendo consenso a respeito do assunto. Esse dissenso deu origem à diferentes recomendações concernentes à estratégia transfusional, em que alguns autores recomendavam uma estratégia agressiva, enquanto outros recomendavam uma postura mais conservadora.[17] Essa polêmica foi dirimida pelo trabalho de Vichinsky,[18] que mostrou que a incidência de síndrome torácica aguda no perioperatório foi a mesma tanto no grupo com 31% de hemoglobina S quanto no grupo com 59%. Além disso, ocorreram óbitos somente no grupo submetido à estratégia agressiva de transfusão, bem como o dobro de complicações associadas à transfusão. Portanto, não existe evidência que suporte a estratégia agressiva de transfusão, sobretudo no preparo pré-operatório.

Considerando a natureza da doença, onde microinfartos atingem os mais diversos órgãos e um processo inflamatório atinge o endotélio, é fundamental a avaliação da função renal, da função miocárdica e de eventual coronariopatia, no pré-operatório.[17]

A Talassemia é outro importante representante das hemoglobinopatias. As beta-talassemias são causadas por uma deficiência na síntese das cadeias beta, determinando 3 fenótipos com diferentes gravidades.

A talassemia *major* é a forma mais grave, cuja apresentação clínica ocorre entre os 6 a 24 meses de vida. Esses pacientes necessitam de transfusões frequentes, e por essa razão estão sujeitos a toda sorte de complicações transfusionais que vão desde os riscos infecciosos até a sobrecarga de ferro. Esse depósito de ferro é responsável por diversas repercussões clínicas, como o retardo no crescimento e na maturação sexual na infância.[19] Nas idades mais avançadas, esse depósito de ferro causa fibrose em diversos órgãos, podendo causar cirrose, diabetes *mellitus*, hipogonadismo, hipoparatireoidismo, hipopitutitarismo, hipotireoidismo e miocardiopatia dilatada, sendo o acometimento cardíaco, secundário à siderose miocárdica, a causa de óbito de mais de 70% dos portadores de talassemia *major*.[19] Portanto, essa constelação de problemas demanda criteriosa e detalhada avaliação pré-anestésica, em que os níveis baixos de hemoglobina podem ser, paradoxalmente, em alguns casos, o menor dos problemas nesse tipo de anemia. A talassemia *major* causa osteoporose, fraturas patológicas e uma série de deformidades ósseas crânio-faciais e nos ossos longos, razões pelas quais o acesso à via aérea e o posicionamento na mesa de cirurgia devem ser atentamente planejados.

As outras formas de talassemia são a talassemia intermédia e a talassemia *minor*. São formas muito mais discretas e com apresentação clínica muito mais branda. A forma intermédia eventualmente necessita de transfusão, enquanto os pacientes com talassemia *minor* são, muitas vezes, portadores assintomáticos.

AVALIAÇÃO DA COAGULAÇÃO

Nos últimos anos houve uma revolução no entendimento da fisiologia da coagulação, de maneira que o antigo modelo da "cascata da coagulação" vem sendo contestado pelo atual modelo "celular da coagulação".

Esse entendimento cada vez mais completo a respeito da fisiologia da coagulação tem proporcionado o desenvolvimento de novos anticoagulantes e antiagregantes plaquetários, com perfis farmacocinéticos e farmacodinâmicos melhores.

Entretanto, embora o conhecimento da fisiologia e o desenvolvimento de novas medicações tenham se expandido consideravelmente, os testes laboratoriais tradicionais para monitorizar a coagulação não acompanharam esse rápido progresso, de maneira que os testes disponíveis atualmente são incapazes de prover as informações necessárias.

Atualmente, os principais testes pré-operatórios que se dispõe são o Tempo de Pró-trombina (TP) e o Tempo de tromboplastina parcial ativada (TTPa), porém, antes de usarmos esses exames, temos que nos perguntar sobre qual tipo de informação esse teste é capaz de fornecer. De fato, esses testes plasmáticos foram desenvolvidos para monitorizar a heparina, os antagonistas da vitamina K e determinados fatores da coagulação.[20] Esses exames não são capazes de monitorizar distúrbios perioperatórios da coagulação, predizer sangramento ou guiar a hemoterapia no cenário perioperatório.[20] Ou seja, na falta de testes melhores para estudarmos a coagulação, passamos a utilizar um teste que não foi concebido para tal função e, portanto, nesse "improviso", estamos sujeitos a avaliações incompletas ou errôneas. O coagulograma, por exemplo, consegue avaliar somente o início do processo de coagulação, sendo incapaz de avaliar a consistência e firmeza do coágulo, que são importantes para a hemostasia definitiva. Da mesma maneira, são incapazes de detectar a anticoagulação realizada por determinadas classes de anticoagulantes como os inibidores do fator Xa, por exemplo.

Entretanto, observa-se na prática clínica a solicitação indiscriminada do coagulograma como exame pré-operatório em diversas situações em que é absolutamente dispensável. Como consequência, a avaliação clínica pode ser prejudicada devido à grande probabilidade de ocorrer um resultado falso-positivo.

Essa interferência fica evidente quando se avalia o valor dos exames pré-operatórios à luz da Análise Bayesiana. Considerando que não existe exame 100% sensível e 100% específico, e que o valor anormal é definido como os valores que estão fora de um intervalo de confiança de 95%, cerca de 5% de indivíduos normais podem ter resultados "anormais". Por essa razão, o valor de determinado exame terá mais valor se interpretarmos seu resultado em conjunto com a prevalência da doença na população. Em outras palavras, o resultado positivo de um exame diagnóstico para uma doença rara em determinada população provavelmente será um resultado falso-positivo; enquanto um resultado negativo numa população com alta prevalência de determinada doença provavelmente será um resultado falso-negativo. Dessa forma, a análise Bayesiana conclui que um exame diagnóstico será mais útil em uma população com probabilidade moderada de doença. Portanto, considerando que as coagulopatias são raras na população em geral, que não existem exames infalíveis e que o coagulograma não é um exame ideal na avaliação da coagulação, é fundamental uma história clínica de anormalidade da coagulação, ou algum fator de risco, para nortear a indicação do coagulograma e assim reduzir o risco de resultados falso-positivos que podem mais prejudicar do que auxiliar no preparo pré-operatório. Dessa forma, a solicitação racional do coagulograma, além de trazer melhor orientação de conduta, diminui significativamente os custos com exames desnecessários tanto no sistema público quanto no privado.

A ineficácia desse tradicional exame pode ser explicada pelo fato de serem testes *in vitro* que ignoram a contribuição do endotélio e a interação das plaquetas, que são componentes fundamentais em todo o processo da coagulação. Evidentemente os fatores de coagulação são importantes, entretanto, o conceito atual é que a coagulação não é uma "cascata", mas, sim, uma "orquestra sinfônica" em que muitos de seus integrantes não são vistos pelo tradicional coagulograma. Um desses componentes é o fibrinogênio.

O fibrinogênio é uma proteína plasmática fundamental para formação do coágulo. Além disso, é também uma proteína de fase aguda com atividades modulatórias nos processos inflamatórios. Os valores normais de fibrinogênio ficam numa faixa entre 150 a 400 mg . L^{-1}, podendo atingir maiores concentrações em condições específicas como a gestação e nos processos inflamatórios. Dessa forma, o fibrinogênio é importantíssimo na coagulação não só ao ser polimerizado em fibrina, mas também porque, antes disso, facilita a agregação plaquetária por meio da ligação aos receptores IIb/IIIa, e por essa razão é fundamental que se tenham concentrações normais de fibrinogênio, sobretudo nas plaquetopenias.[21]

A concentração de fibrinogênio pode predizer o sangramento em cirurgias cardíacas[22] e mostrou-se o marcador mais consistentemente associado ao risco de hemorragia no pós-parto.[23] Além disso, a importância atual do fibrinogênio fica evidente quando observamos as recomendações de diversas diretrizes sobre manejo da coagulação e do sangramento focarem na monitorização e reposição de fibrinogênio, mostrando o atual entendimento da fisiologia da coagulação. Portanto, fica evidente que, na avaliação pré-anestésica, a dosagem de fibrinogênio é um importante aliado no estudo da coagulação e na orientação da hemoterapia por ser um elemento-chave na hemostasia.

DISTÚRBIOS DA COAGULAÇÃO

Os distúrbios da coagulação podem ser divididos em doenças que interferem na hemostasia e doenças que promovem trombose. Além das patologias que levam à coagulopatia, frequentemente deparamos na avaliação pré-anestésica com pacientes usuários dos mais diversos e novos tipos de anticoagulantes e antiagregantes plaquetários (ver Capítulo 66 – Anticoagulantes e Antiagregantes).

Distúrbios Herdados da Hemostasia

As principais doenças desse grupo são as hemofilias e a doença de von Willebrand.

Hemofilia A e Hemofilia B

São doenças hereditárias, recessivas e ligadas ao sexo, razão pela qual raramente atingem o gênero feminino, com uma relação mulher:homem de 1:10.000. A hemofilia A é causada pela deficiência do fator VIII e é o tipo mais comum, correspondendo a 85% dos casos de hemofilia. A hemofilia B tem uma incidência bem menor e é causada pela deficiência do fator IX, com as mesmas características de hereditariedade da hemofilia A. Aumentos do TTPa com TP e TS normais levantam a suspeita para a hemofilia A, cuja confirmação se dá por meio da mensuração do fator específico.

A gravidade do sangramento correlaciona-se diretamente com o grau de deficiência do fator de coagulação: sangramento espontâneo, sendo as hemartroses as manifestações mais comuns, ocorre nos casos graves em que há menos de 2% de fator VIII, enquanto as formas intermediárias (fator VIII entre 2% e 10%) e brandas (fator VIII > 10%) sangram excessivamente somente se houver trauma ou nos procedimentos cirúrgicos.[24]

Recomendam-se para as cirurgias de grande porte que a concentração de fator VIII esteja em 100% inclusive até o 5º dia de pós-operatório, enquanto nas cirurgias de menor porte, concentrações de 50% até o primeiro dia de pós-operatório são suficientes[24]. Para atingir esse objetivo, podemos utilizar o 1-deamino-8-D-arginina-vasopressina (DDAVP) somente em pacientes com hemofilia discreta a moderada para cobertura de cirurgias de pequeno porte, pois muitos desses pacientes chegam a ter um incremento de 2 a 4 vezes nas concentrações de fator VIII com essa terapêutica.[24] Quando concentrações mais elevadas são necessárias, opta-se preferencialmente pela reposição do fator específico, deixando a utilização do plasma para situações e locais que não dispõem desse arsenal terapêutico.

Doença de von Willebrand

É o distúrbio hemorrágico mais comum, acometendo, em diferentes graus de intensidade, cerca de 1% da população geral. Destes, somente 10% são sintomáticos[24]. É um distúrbio tão frequente que estima-se que cerca de 20% das mulheres com menorragia seja portadora da doença.[24]

O fator de von Willebrand é uma proteína produzida pelo endotélio e pelas plaquetas, cujas funções são proporcionar a adesão plaquetária às camadas subendoteliais e transportar o fator VIII. Por esse detalhe fisiológico, as formas graves da doença, isto é, com baixíssimas concentrações de fator de von Willebrand, podem ter uma apresentação clínica semelhante à hemofilia A.

A suspeita clínica da doença se faz por meio de uma história de sangramento fácil de mucosa, hematomas frequentes e tempo de sangramento (TS) aumentado, sem outras alterações no coagulograma. O diagnóstico é confirmado por meio da mensuração do fator VIIIc, do antígeno do fator de von Willebrand e por meio de testes específicos que estimam a atividade plaquetária. Caso essas mensurações estejam abaixo de 40% do normal, com TS aumentado e com contagem de plaquetas normal, confirma-se o diagnóstico.[24]

A doença de von Willebrand é causada na maioria das vezes por um defeito quantitativo. Por essa razão, a recomendação atual é que se administre DDAVP (0,3 µg.kg^{-1}) cerca de 90 minutos antes do procedimento cirúrgico para aumentar a concentração do fator. Recomenda-se também a utilização do ácido tranexâmico, principalmente no período pós-operatório. Para os casos em que o distúrbio é qualitativo, e portanto muito mais grave, o DDAVP é ineficaz, sendo necessária a administração de produtos derivados do plasma capazes de fornecer fator VIIIc e o antígeno do fator de von Willebrand.[24]

O Estado Hipercoagulável

Via de regra, os principais fatores de risco para a ocorrência de trombose estão relacionados com o estilo de vida, características clínicas e com o tipo de cirurgia a qual o paciente será submetido. Dessa forma, a obesidade, a imobilidade, o tabagismo, e outros estados pró-trombóticos como a gravidez, determinadas neoplasias e a poliglobulia, são os fatores de risco mais frequentemente associados à ocorrência de fenômenos tromboembólicos. Entretanto, existem outros fatores de risco, muitos deles genéticos, passíveis de serem identificados na avaliação pré-anestésica e que, assim como todos os outros fatores de risco, devem receber adequada profilaxia.

Desses fatores genéticos, a deficiência de antitrombina III, proteína C e proteína S são importantes causas de trombofilia, sobretudo no período perioperatório, exigindo, portanto, eficiente tromboprofilaxia.

A mutação do fator V (de Leiden), a mutação do gene da protrombina e a hiperhomocisteinemia são outros fatores de risco para trombose. A incidência da mutação do gene da protrombina na população geral é de 2%, e a incidência da mutação do fator V chega a 5%. Entretanto, chama a atenção a discrepância entre a incidência do defeito genético e a ocorrência de trombose, o que leva a crer que é necessária a conjunção de outros fatores, além do defeito genético, para que ocorra a trombose. Por essa razão, a história clínica de trombose é mais importante do que a identificação de um fator de risco isolado. Porém, é importante ressaltar que, embora a história clínica seja mais importante, a identificação de quaisquer desses fatores de risco para trombose obriga a instituição de tromboprofilaxia.[24]

ANORMALIDADES DAS CONTAGENS DAS PLAQUETAS

Púrpura Trombocitopênica Idiopática (PTI)

É um distúrbio hemorrágico autoimune, caracterizado pelo desenvolvimento de anticorpos contra as próprias plaquetas, sendo a seguir destruídas no baço e, em menor extensão, no fígado. O baço é o principal local de destruição das hemácias, além de ser o principal local de síntese de anticorpos contra as plaquetas.

Nas infância, inicia-se de forma aguda, geralmente após a recuperação de uma infecção viral, e é autolimitada, com 70% das crianças recuperando-se quatro a seis semanas após.

Nos adultos, o padrão é diferente, iniciando-se de maneira mais lenta. São diversas opções de tratamento, que vão desde o uso de esteroides e imunoglobulinas até esplenectomia e quimioterápicos, porém nem sempre ocorre remissão permanente, e a doença pode persistir. Nesse cenário, portanto, podemos lidar com pacientes com PTI que serão submetidos à esplenectomia, ou com pacientes cujo tratamento foi ineficaz e que serão submetidos a procedimento cirúrgico que não guarda relação nenhuma com a doença. De qualquer maneira, em ambas as situações, já existe um acompanhamento com o hematologista, o que facilita o preparo pré-operatório.

Púrpura Trombocitopênica Trombótica (PTT)

É uma doença rara e de etiologia desconhecida, que se caracteriza por trombocitopenia grave, anemia hemolítica microangiopática, anormalidades neurológicas e comprometimento renal geralmente reversível. Ocorrem oclusão arteriolar e capilar por trombos plaquetários e fibrina em qualquer órgão, ocorrendo exacerbações e melhoras do quadro presumivelmente pela agregação/desagregação plaquetária. Trata-se de doença com elevada mortalidade se não for tratada precocemente, sendo a plasmaférese de grande volume o tratamento de escolha, atingindo a cura em cerca de 70% dos pacientes. A transfusão de plaquetas está contraindicada.[24] Dada a gravidade da doença, os pacientes em investigação de PTT dificilmente serão submetidos a procedimentos cirúrgicos eletivos.

Síndrome Hemolítico-urêmica (SHU)

É um distúrbio de lactentes e crianças pequenas, que causa anemia hemolítica microangiopática e plaquetopenia discreta a moderada. Diferentemente da PTI, não ocorrem acometimentos neurológicos, porém ocorrem hipertensão arterial grave e injúria renal importante que invariavelmente leva à hemodiálise. Assim como na PTT, a transfusão de plaquetas é contraindicada.[24]

DISTÚRBIOS HEMATOLÓGICOS SECUNDÁRIOS

Insuficiência Renal

A característica redução da produção de eritropoietina nos pacientes portadores de insuficiência renal naturalmente leva à anemia e redução do hematócrito. Além disso, também podem ocorrer redução da adesividade plaquetária, secundariamente à uremia, com consequente aumento do risco de sangramento.[25] Dessa forma, esses pacientes beneficiam-se da administração de EPOrh e potencialmente melhoram a coagulação, se houver prejuízo desta, quando recebem DDAVP.[25]

Doença Hepática

O fígado é o órgão responsável pela produção da maioria dos fatores de coagulação e, por essa razão, o acometimento hepático naturalmente causa importante prejuízo à coagulação. Na cirrose hepática existem outros agravantes na avaliação hematológica, uma vez que a mudança da citoarquitetura do fígado e o hiperesplenismo causado pela hipertensão portal, além de sequestrarem plaquetas e consequentemente piorarem a coagulação, também reduzem a meia-vida das hemácias em pacientes que já têm uma eritropoese reduzida.

Entretanto, embora os pacientes cirróticos frequentemente sejam coagulopatas pelas razões anteriormente expostas, paradoxalmente também são uma população com risco de sofrer fenômenos tromboembólicos. Esse aparente paradoxo pode ser explicado pelo fato de que na hepatopatia perdem-se tanto os fatores pró-coagulantes quanto os fatores anticoagulantes. Dessa forma, diferentemente do que se acreditava, os pacientes hepatopatas, ainda que com distúrbio da coagulação, não podem ser considerados "naturalmente" anticoagulados.[24]

Lúpus Eritematoso Sistêmico (LES)

Os pacientes portadores dessa doença podem apresentar diferentes alterações hematológicas, da coagulopatia à pancitopenia. Alguns pacientes podem se apresentar com um distúrbio hemorrágico secundário à trombocitopenia imune. Outros, porém, podem desenvolver anticorpos contra o receptor Ib da membrana plaquetária, causando a Síndrome do Anticorpo Antifosfolípide, um distúrbio caracterizado por trombose venosa e arterial recorrentes. Por essa razão, esses pacientes frequentemente se apresentam na avaliação pré-anestésica utilizando alguma terapia anticoagulante, sendo importante ressaltar que são pacientes de risco para a ocorrência de fenômenos tromboembólicos, sobretudo no período perioperatório.

Em relação à anemia, a principal causa é o processo inflamatório crônico que leva à "anemia da doença crônica", que enseja uma abordagem terapêutica diferente, pois, conforme discutido anteriormente, a suplementação de ferro via oral será ineficaz.

Plaquetopenia Induzida pela Heparina

É um distúrbio caracterizado pela redução da contagem de plaquetas em associação com uma progressiva tendência trombótica que afeta grandes veias e artérias.[26] A trombocitopenia é causada por uma anticorpo específico contra um fator plaquetário que promove e inicia a adesão plaquetária e a trombose. Inicia-se geralmente entre o 5º e o 10º dia de utilização da heparina, sendo mais frequente com a heparina não fracionada do que com a heparina de baixo peso molecular. O diagnóstico é clínico e a heparina deverá ser interrompida assim que houver a suspeita.[26] O conhecimento dessa síndrome é muito importante porque a tromboprofilaxia com heparina é muito utilizada nos pacientes internados, e portanto deve-se atentar a esse risco na avaliação pré-anestésica desses pacientes.

Malignidades Hematológicas

São diversas as malignidades existentes e, da mesma forma, diversas são as alterações hematológicas. As doenças mais comuns são as mieloproliperativas, sendo a trombocitose a alteração mais frequente. Ironicamente, embora no pré-operatório a preocupação seja a trombose, no intraoperatório, esses pacientes com elevadas contagem de plaquetas não necessariamente reagem bem ao sangramento, apresentando muitas vezes disfunção plaquetária.[24] Dessa forma, no preparo pré-operatório pode ser necessário reservar concentrados de plaquetas para eventual uso em caso de hemorragia significativa no intraoperatório, mesmo para pacientes com plaquetose secundária a doenças mieloproliferativas. Evidentemente, esse tipo de paciente necessitará de uma avaliação mais detalhada no introperatório para orientar essas condutas.

Pré-eclâmpsia/Síndrome HELLP

A grande parte dos sintomas associados com a Pré-eclâmpsia são decorrentes da vasoconstrição sistêmica e aumento da agregação plaquetária. Tais alterações são explicadas em parte pelo desequilíbrio na relação entre tromboxano e prostaciclina, que acabam por levar à isquemia hepática, consumo de plaquetas e hemólise.[27] Portanto, tais condições devem ser investigadas, pois são determinantes da conduta anestésica a ser adotada.

REFERÊNCIAS

1. Musallam KM, Tamim HM, Richards T, et al. Preoperative anaemia and postoperative outcomes in non-cardiac surgery: a retrospective cohort study. Lancet. 2011;378:1396-407.

2. Baron DM, Hochrieser H, Posch M, et al. Preoperative anaemia is associated with poor clinical outcome in non-cardiac surgery patients. Br J Anaesth. 2014;113:416-23.
3. Gombotz H, Rehak PH, Shander A, et al. Blood use in elective surgery: the Austrian benchmark study. Transfusion. 2007;47:1468-80.
4. Spahn DR, Goodnough LT. Alternatives to blood transfusion. Lancet. 2013;381:1855-65.
5. Muñoz M, Gómez-Ramírez S, Kozek-Langenecker S, et al. 'Fit to fly': overcoming the barriers to preoperative haemoglobin optimization in surgical patients. Br J Anaesth. 2015;115:15-24.
6. Gombotz H, Rehak PH, Shander A, Hofmann A. Blood use in elective surgery: the Austrian benchmark study. Transfusion. 2007;47:1468-80.
7. Rosencher N, Kerkkamp HE, Macheras G, et al. Orthopedic Surgery Transfusion Hemoglobin European Overview (OSTHEO) study: blood management in elective knee and hip arthroplasty in Europe. Transfusion. 2003;43:459-69.
8. Kassebaum NJ, Jasrasaria R, Naghavi M, et al. A systematic analysis of global anemia burden from 1990 to 2010. Blood. 2014;123:615-24.
9. Guralnik JM, Eisenstaedt RS, Ferrucci L, et al. The prevalence of anemia in persons aged 65 and older in the United States: evidence for a high rate of unexplained anemia. Blood. 2004;104:2263-8.
10. Gaskell H, Derry S, Andrew Moore R, McQuay HJ. Prevalence of anaemia in older persons: systematic review. BMC Geriatr. 2008;8:1.
11. Muñoz M, Garcia-Erce JA, Remacha AF. Disorders of iron metabolism. Part II: iron deficiency and iron overload. J Clin Pathol. 2011;64:287-96.
12. Kozek-Langenecker SA, Afshari A, Albaladejo P. Management of severe perioperative bleeding: guidelines from the European Society of Anaesthesiology. Eur J Anaesthesiol. 2013;30:270-382.
13. Beris P, Muñoz M, García-Erce JA, et al. Perioperative anemia management: consensus statement on the role of intravenous iron. Br J Anaesth. 2008;100:599-604.
14. European Medicines Agency. New Recommendations to Manage Risk of Allergic Reactions with Intravenous Iron-Containing Medicines. London: European Medicines Agency. [Internet] [Acesso em 03 nov 2016]. Disponível em:http://www.ema.europa.eu/ema/index.jsp?curl=pages/news_and_events/news/2013/06/newsdetail_001833.jsp&mid=WC0b01ac058004d5c1.
15. Theusinger OM, Kind SL, Seifert B, et al. Patient Blood Management in Orthopaedic surgery- a four year follow up from 2008 to 2011 at the Balgrist University Hospital in Zurich, Switzerland on transfusion requirements and blood loss. Blood Transfusion. 2014;12:195-203.
16. Kozek-Langenecker SA, Afshari A, Albaladejo P, et al. Management of severe perioperative bleeding: guidelines from the European Society of Anaesthesiology. Eur J Anaesthesiol. 2013;30:270-382.
17. Tobin JR, Butterworth J. Sickle Cell disease: Dogma, Science and Clinical Care. Anesth Analg. 2004;98:283-4.
18. Vichinsky EP, Haberkern CM, Neumayr L, et al. A comparison of conservative and aggressive transfusion regimens in the perioperative management of sickle cell disease. N Engl J Med. 1995;333:206-13.
19. Borgna-Pignatti C. Thalassemias and related disorders: quantitative disorders of hemglobin synthesis. Wintrobe's Clinical Hematology. Philadelphia: Lippincott Williams & Wilkins, 2004. p.1319-65.
20. Haas T, Fries D, Tanaka KA, et al. Usefulness of standard plasma coagulation tests in the management of perioperative coagulopathic bleeding: is there any evidence? Br J Anaesth. 2015;114(2):217-24.
21. Lang T, Johanning K, Metzler H, et al. The effects of fibrinogen levels on thromboelastometric variables in the presence of thrombocytopenia. Anesth Analg. 2009;108:751-8
22. Karlsson M, Ternstrom L, Hyllner M et al. Plasma fibrinogen level, bleeding, and transfusion after on-pump coronary artery bypass grafting surgery: a prospective observational study. Transfusion. 2008;48:2152-8.
23. Charbit B, Mandelbrot L, Samain E, et al. The decrease of fibrinogen is an early predictor of the severity of postpartum hemorrhage. J Thromb Haemost. 2007;5:266-73.
24. Martlew VJ. Perioperative management of patients with coagulation disorders. Br J Anaesth. 2000;84:446-55.
25. Livio M, Benigni A, Ramuzzi G. Coagulation abnormalities in uremia. Semin Nephrol. 1985;5:82-90.
26. Chong BH. Heparin induced trombocytopenia. Br J Haematol. 1995;89:421-39.
27. Wang Y, Walsh SW, Kay HH. Placental lipid peroxides and thromboxane are increased and prostacyclin is decreased in women with preeclampsia. Am J Obstet Gynecol. 1992;167:946.

88

Avaliação das Doenças do Tecido Conectivo e Musculoesqueléticas

Helga Cristina Almeida da Silva
Marcelo Wajchenberg

INTRODUÇÃO

Pacientes com doenças do tecido conectivo e musculoesqueléticas podem apresentar reações atípicas ou mesmo piora da sua condição clínica após procedimentos anestésicos.[1] Assim, no momento pré-operatório é preciso identificar as alterações sugestivas dessas doenças, de forma a solicitar a avaliação do respectivo especialista e os exames subsidiários necessários para verificar os agravos que cada paciente apresenta.[2] De posse desses dados, o anestesiologista poderá planejar a técnica mais segura para cada caso, expondo ao paciente e à família os riscos e benefícios das opções disponíveis, bem como garantindo o acompanhamento para possíveis complicações no pós-operatório – momento em que pode ser necessário reserva de vaga na UTI.[3]

ANAMNESE, EXAME FÍSICO E EXAMES LABORATORIAIS

A anamnese detalhada é importante para o diagnóstico etiológico e ao mesmo tempo para o anestesiologista estabelecer empatia com o paciente e sua família, procurando obter detalhes dos exames e tratamentos realizados anteriormente. Os pacientes com doenças do tecido conectivo e musculoesqueléticas e suas famílias geralmente já passaram por várias consultas, terapias e até cirurgias prévias, causando grande estresse. O médico deve estar atento a todos esses fatores e ainda na identificação das causas da doença e suas possíveis intercorrências.

O exame físico deve ser feito em local calmo, temperatura ambiente agradável (a espasticidade aumenta durante o frio) e o paciente, principalmente se for criança, deve estar bastante tranquilo (o choro e o nervosismo interferem no tônus muscular).

Durante o exame físico os seguintes aspectos devem ser investigados:

a) Grau de força muscular e controle seletivo de face, tronco e membros.

b) Análise do tônus e trofismo muscular, com atenção à presença de diminuição (hipotonia, hipotrofia) ou aumento (espasticidade, distonia, rigidez, atetose, hipertrofia).

c) Investigação da mobilização passiva e alongamento, com possibilidade de aumento (hiperextensibilidade articular) ou diminuição (contraturas e deformidades flexíveis ou fixas das grandes articulações dos pés e torcionais dos grandes ossos).

d) Avaliação do equilíbrio do tronco e das posturas sentada e ortostática. Exame da coluna vertebral, obliquidade pélvica e articulações.

e) Exame da marcha. Esse exame permite avaliar as posturas dinâmicas dos membros que, com frequência, são diferentes do exame estático na posição supina.

f) Pesquisa dos reflexos osteotendíneos.

g) Observação de dismorfismos.

Em particular, a força muscular deve ser avaliada de forma detalhada, procurando isolar grupos musculares, por meio dos movimentos produzidos, cabendo ao examinador graduar de acordo com a resposta do paciente. Devem-se examinar isoladamente os membros superiores e inferiores, considerando o porte e a força do paciente, graduando da seguinte forma cada um dos grupos examinados (Kendall & McCreary, 1990):[4]

- **GRAU 0:** Ausência de movimento (fasciculações involuntárias são incluídas neste grupo)
- **GRAU 1:** Esboço de movimento

- **GRAU 2:** Movimento efetivo sem superar a força da gravidade
- **GRAU 3:** Movimento efetivo que vence a gravidade, mas não a força do examinador
- **GRAU 4:** Consegue vencer parcialmente a força do examinador
- **GRAU 5:** Movimento normal, vencendo a força do examinador

Alterações Musculares[5-17]

As doenças musculares, ou miopatias, podem se manifestar como fraqueza muscular evidente ou queixas mais subjetivas, como intolerância ao esforço físico, dor muscular (mialgia), cãibras ou até incapacidade de relaxar a musculatura após uma contração (miotonia). As queixas podem seguir sempre o mesmo padrão, ou pode haver variabilidade decorrente do grau de atividade física, temperatura ambiente ou mesmo tipo de alimentação.

A instalação é variável, desde aguda, como nas miopatias infecciosas, até crônica, como nas miopatias degenerativas (ou distrofias); raramente a instalação é episódica, como nas paralisias periódicas, em que períodos de normalidade são entremeados com instalação de paralisia aguda que pode durar dias ou semanas. O início dos sintomas pode ir desde o período gestacional (diminuição do movimento fetal), até o período neonatal (atraso do desenvolvimento motor), a infância ou a vida adulta; ocasionalmente o paciente não se dá conta de sua limitação física e restringe inconscientemente seu nível de atividade física, assumindo uma vida sedentária. Comumente podem-se constatar outros familiares acometidos, indicando hereditariedade.

O exame físico tipicamente revela diminuição da força muscular, com atrofia e diminuição do tônus à palpação, reflexos osteotendíneos diminuídos ou ausentes, e alterações posturais e da marcha, como cifose, escoliose, acentuação da lordose lombar, andar com báscula de quadril (marcha anserina) e levantar miopático ou sinal de Gowers (para se levantar do chão, o paciente apoia as mãos em pernas e depois em coxas, como que escalando os membros inferiores). Alterações faciais e estigmas corporais podem ocorrer, tais como orelha evertida e/ou com implantação abaixo da linha dos olhos, estrabismo, ptose palpebral e palato ogival. A fraqueza muscular pode se associar com retrações articulares e deformidades congênitas como luxação de quadril e/ou pé torto. O acometimento da musculatura da orofaringe pode levar a engasgos e disfagia, e a dispneia resulta do envolvimento dos músculos intercostais e diafragma.

A investigação laboratorial nas miopatias inicia-se com a medida das enzimas musculares séricas, como a creatinofosfoquinase ou creatinoquinase (CPK ou CK), que podem estar normais ou levemente aumentadas (até cinco vezes o valor normal) na maioria das miopatias, ou muito aumentadas nas distrofias musculares (10 a 20 vezes o valor normal). Pela possibilidade de insuficiência respiratória restritiva, é mandatória a realização de prova de função pulmonar (espirometria), para avaliação de capacidade vital forçada (CVF), e de gasometria, para análise de hipoxemia e retenção de gás carbônico. Miopatas em fases mais avançadas da doença podem ser dependentes de ventilação mecânica não invasiva, como CPAP ou BIPAP. Devido ao fato de várias miopatias afetarem o músculo cardíaco, deve-se realizar eletrocardiograma, radiografia de tórax, ecocardiograma e, no caso de alterações, avaliação com cardiologista e estudos funcionais com tomografia ou ressonância cardíaca. Insuficiência cardíaca congestiva e distúrbios de condução com necessidade de marca-passo ou desfibrilador implantável podem ocorrer em miopatias específicas.

Em nosso meio, muitas vezes o paciente tem a suspeita diagnóstica de miopatia, mas ainda não foi definido o subtipo específico, o que é feito com a colaboração do neurologista/neuropediatra e/ou geneticista, usando exames como eletroneuromiografia (revela padrão miopático, pode evidenciar miotonia subclínica), biopsia muscular com estudo histoquímico e imunoistoquímico, exames de imagem muscular como ultrassonografia e ressonância magnética de encéfalo, teste de contratura muscular *in vitro* (diagnóstico da suscetibilidade à hipertermia maligna) e genética (encontro da mutação específica).

Alterações Articulares e Esqueléticas[18]

As alterações descritas nesta seção representam aquelas típicas do paciente com espasticidade (por paralisia cerebral, por exemplo). A espasticidade leva a acometimento mais generalizado em um membro, geralmente desencadeado por um estímulo, às vezes mínimo, presente na lesão do SNC. Pacientes com doenças musculares apresentam alterações articulares mais bem descritas como contraturas, que são mais localizadas e relacionadas com determinada articulação, como na artrogripose. A contratura pode ser fixa ou não, independendo do estímulo externo, podendo ser ainda aguda ou crônica. As alterações esqueléticas mais frequentes serão abordadas por grupo articular ou ósseo.

Quadril: o mecanismo das deformidades do quadril depende da musculatura em contratura ou espástica, principalmente do psoas e dos adutores, que, associada à falta de carga nos não deambuladores, determina o aparecimento do valgismo e da anteversão do colo femoral. O valgismo do quadril, causado pela intensa contratura dos músculos adutores, é uma situação extremamente difícil para os pacientes, pois força a coxa em direção do eixo axial, na direção da genitália e ânus, prejudicando imensamente a higiene do paciente. Concomitantemente está associada fraqueza ou mesmo paralisia dos músculos glúteos médio e máximo, piorando a situação descrita. A avaliação radiográfica dos quadris é imprescindível e deve ser realizada principalmente nos não deambuladores e também nos deambuladores que apresentam qualquer desequilíbrio muscular ao redor dos quadris, pois uma das metas principais do tratamento ortopédico é manter os quadris centrados.

Inicialmente deve-se verificar o nivelamento da bacia, em posição supina, considerando que a bacia oblíqua pode ser o sinal de uma escoliose. A manobra de Thomas, realizada em decúbito dorsal, flexionando-se ambos os quadris, até retificação da lordose lombar e estendendo progressivamente o quadril examinado até o ponto em que este não progrida mais, determina o grau de flexão fixa dos quadris ocasionada principalmente pela contratura ou espasticidade do músculo psoas e secundariamente do fáscia lata e reto anterior. A seguir testa-se a rotação interna e externa com o paciente em decúbito ventral; as alterações de rotação dependem das contraturas musculares dos adutores e rotadores, mas, principalmente quando a rotação interna está acima de 30 graus, também são uma boa indicação do grau de anteversão dos colos femorais, que é exagerada nas crianças com doenças neuromusculares, principalmente nas não deambuladoras.

A tríade de flexão – adução – anteversão é a principal causa de subluxação-luxação do quadril. A subluxação ou luxação do quadril, apesar de estar presente nos diplégicos, é mais comum nos tetraparéticos não deambuladores. Nas escolioses com obliquidade pélvica, a luxação do quadril é frequente do lado mais elevado da pelve. A subluxação ou luxação do quadril são causa de artrodese precoce por alterações na cabeça femoral e podem se tornar extremamente dolorosas e incapacitantes.

Outra alteração frequente é a associação da flexão do quadril com a flexão do joelho, rotação externa da tíbia e pé valgo abduto – que produz a marcha agachada ou em *crouch* –, que é agravada quando existe fraqueza do gastro-sóleo.

Joelho: durante a marcha o joelho tem uma ampla mobilidade na fase de balanço até uma semirrigidez na fase de apoio. Nas doenças que afetam essa articulação, o joelho pode apresentar-se mais rígido em flexão durante todo o ciclo da marcha – é a marcha com o joelho rígido em flexão (*stiff knee gait*). Basicamente, o mecanismo do joelho rígido é co-espasticidade ou contratura do reto anterior e dos flexores.

O teste de Elly-Duncan serve para determinar o grau de contratura ou espasticidade do reto anterior. O teste é realizado com o paciente em decúbito ventral com o joelho em extensão; nessa situação, o joelho é rapidamente flexionado; quando existe espasticidade do reto, a pelve eleva-se acima do nível da mesa e o examinador sente concomitantemente uma dificuldade para flexionar o joelho.

A medida do ângulo poplíteo permite avaliar os componentes fixo e flexível do joelho em flexão. O teste é realizado em decúbito dorsal com o quadril em flexão de 90 graus, em seguida o joelho é levado à extensão até o limite permitido pela espasticidade da musculatura flexora. O ângulo poplíteo é medido a partir de 90 graus e vai diminuindo até o ângulo zero (180 graus). Na criança normal o ângulo é de 5 graus; o ângulo de 20 graus é considerado de espasticidade/contratura leve (sem indicação cirúrgica) e, quando é de 30 graus ou mais, a deformidade deve ser tratada cirurgicamente. O alongamento exagerado dos flexores pode levar o joelho para recurvo, que é pior para a marcha do que o joelho em flexão.

Ainda no joelho, verificamos a mobilidade patelar e verificamos se existe patela alta, que é consequência da espasticidade/contratura do reto anterior, o qual traciona a patela superiormente causando um estiramento do tendão patelar, que pode ser causa de dor no joelho por artrodese femoropatelar precoce. A patela alta é consequência do joelho em flexão na presença de espasticidade do reto (co-contração do reto e dos flexores do joelho).

Tíbia: a rotação externa da tíbia é mais frequente que a rotação interna e surge como consequência do valgismo dos pés e também como compensação à rotação interna do quadril.

Tornozelo e pé: o equino do tornozelo, em flexão plantar do pé (queda do pé), o valgismo (posição para fora) e o verismo (para dentro) do pé são, pela ordem, as deformidades mais frequentes nessa região. Seguem-se o hálux valgo e a garra dos artelhos.

O teste para a avaliação do pé equino é feito com o joelho em flexão e em extensão. Se a dorsiflexão do pé com o joelho em flexão for maior do que aquela obtida com o joelho em extensão, isto é indicação de que os gastrocnêmios estão mais espásticos ou com maior contratura que o solear. Se o equino se mantiver com o joelho em flexão é sinal que o solear também está comprometido. Geralmente o acometimento é mais frequente nos gastrocnêmios.

O valgismo do pé está associado à espasticidade dos fibulares e com frequência vem associado ao equinismo. Estas deformidades são progressivas no paciente deambulador e levam o pé à deformidade em "mata-borrão", deformidade inversa à fisiológica relacionada à manutenção do arco plantar normal.

O pé varo, com a planta do pé voltada para dentro, em relação ao eixo axial, surge principalmente por predominância do músculo tibial posterior, mas também do tibial anterior. Tal deformidade é mais frequente nos hemiplégicos. Se a responsabilidade pelo varismo depende do tibial anterior ou posterior, deve ser avaliada por um minucioso exame clínico. O laboratório de marcha associado à eletroneuromiografia pode contribuir para o diagnóstico.

Alterações do Tecido Conectivo[19,20]

A capacidade de desenvolver movimentos articulares com amplitude maior que o normal é conhecida como hipermobilidade articular e pode ser tanto uma característica benigna, presente em até 20% da população normal, como manifestação de defeitos genéticos na formação do tecido conectivo, como a osteogênese imperfeita e as síndromes de Ehrles Danlos e de Marfan (hipermobilidade articular, dilatação aórtica, *ectopia lentis* e aspecto marfanoide: escoliose, *pectus carinatum/excavatum*, dedos/mãos e pés longos, envergadura maior que altura). Nessas doenças aumenta a chance de deslocamentos, subluxações e traumas articulares. Para a avaliação da hipermobilidade articular podem ser empregados desde a medida da amplitude de movimentação articular com instrumentos específicos (goniometria) e testes lineares (avaliam a amplitude de movimento com escala métrica, como o teste de sentar e alcançar os dedos dos pés), até escalas padronizadas, das quais a mais simples é o *Questionário de Cinco Partes para Identificar Hipermobilidade* (hipermobilidade articular presente se duas ou mais respostas afirmativas):

1. Você consegue (ou já conseguiu) colocar as palmas das mãos no chão sem dobrar os joelhos?
2. Você consegue (ou já conseguiu) dobrar o polegar até tocar o seu antebraço?
3. Quando criança você divertia seus amigos contorcendo o seu corpo em posições estranhas ou podia abrir completamente as pernas, como os bailarinos?
4. Quando criança ou adolescente, você já deslocou o ombro ou a patela do joelho em mais de uma ocasião?
5. Você se considera mais flexível que o normal?

DOENÇAS E CUIDADOS NA ANESTESIA

Neste item serão discutidas peculiaridades de algumas doenças que necessitam cuidados especiais na anestesia, seja por riscos e dificuldades no posicionamento, seja por reações atípicas na anestesia.

Artrogripose[21,22]

Doença caracterizada por contraturas articulares congênitas em mais de duas áreas do corpo, que ocorre durante a formação do feto e não na embriogênese. As causas estão relacionadas a fatores que limitem a mobilidade fetal intrauterina, de forma que há adequada formação articular, porém, devido à falta de mobilidade, as superfícies articulares são danificadas, piorando a mobilidade e agravando as contraturas.

Os danos intrauterinos podem ser causados por fatores miopáticos (formação muscular alterada), neuropáticos (falhas do tubo neural), anomalias do tecido conjuntivo (tendões, ossos e articulações), mecânicos (limitação de espaço), vasculares (sangramentos, tentativas de aborto) e doenças maternas (diabetes, esclerose múltipla, miastenia grave).

Essa doença é classificada de acordo com as contraturas nos membros, sendo dividida em:

- Amioplasia:
    Tipo A: acometimento de membros superiores e inferiores
    Tipo B: apenas membros superiores
    Tipo C: apenas membros inferiores
- Artrogripose distal:
    Tipo I: acometimento predominante de mãos e pés
    Tipo II: acometimentos não ortopédicos
    a) Baixa estatura e palato fendido
    b) Ptose palpebral
    c) Palato fendido e lábio leporino
    d) Escoliose
    e) Trismo

As principais preocupações na anestesia, além das dificuldades para posicionamento, estão ligadas às formas associadas a miopatias e neuropatias subjacentes, onde há o risco de reações atípicas na anestesia após o uso de succinilcolina, que deve ser evitada.

Ehrles Danlos[23]

Neste grupo estão doenças do tecido conjuntivo caracterizadas principalmente pelo caráter hereditário (mutações em genes ligados à síntese do colágeno fibrilar) e hipermobilidade articular; associadamente, o comprometimento generalizado do tecido conjuntivo pode levar a alterações de outros tecidos e órgãos como a pele (fragilidade cutânea, cicatrização deficiente) e vasos sanguíneos (propensão a hematomas). É importante definir previamente à anestesia qual dos seis subtipos de Ehrles Danlos cada paciente apresenta, devido a peculiaridades na apresentação. Por exemplo, na forma hipermóvel de Ehrles Danlos predomina a dor crônica musculoesquelética por hipermobilidade cutânea e articular; já na forma vascular de Ehrles Danlos predominam as lesões de vasos sanguíneos, com hematomas, e a ruptura espontânea de estruturas, como estômago, intestino, baço, fígado, pulmões e útero gravídico.

Durante a anestesia, as principais preocupações são o risco de sangramento grave e rotura de órgãos, além da possibilidade de lesões no posicionamento (luxação articular, lesão ocular ou de plexos nervosos, instabilidade atlanto-occipital). Em relação às hemorragias, deve-se ter em mente a possibilidade de hematoma peridural na anestesia espinhal e ficar atento à instalação de síndromes compartimentais em massas musculares; a desmopressina (DDAVP) tem sido usada para melhorar a coagulação. Particular cuidado deve ser tomado na prevenção de náuseas e vômitos pós-operatórios, para evitar roturas teciduais. As cicatrizes difusas podem diminuir a efetividade da anestesia local e do uso EMLA.

Finalmente, há maior chance de cefaleia pós-raquianestesia e síndrome de taquicardia ortostática postural. Mesmo em cirurgias ambulatoriais, esses pacientes devem ser observados por pelo menos 24 horas, devido à possibilidade de complicações tardias.

Osteogênese Imperfeita[22,24]

Osteogênese imperfeita resulta de mutação nos genes codificadores do colágeno tipo I e caracteriza-se por problemas na formação óssea. Clinicamente, ocorre grande variabilidade, desde fragilidade óssea extrema com múltiplas fraturas levando à morte intrauterina ou neonatal (tipos II e III) até fragilidade óssea menos acentuada que pode ser confundida com abuso infantil (tipos I e IV). Características adicionais são a dentinogênese imperfeita, o déficit auditivo, as escleras azuladas, as malformações cardíacas associadas – tanto congênitas como adquiridas (persistência canal arterial, defeito septo atrial e ventricular, insuficiência valvar crônica ou aguda, degeneração aórtica) –, além de alteração plaquetária com risco de sangramentos. As fraturas patológicas repetidas acabam por levar a deformidade pélvica e vertebral.

Devido às fraturas recorrentes, esses pacientes frequentemente necessitam de cirurgias ortopédicas. Na avaliação pré-anestésica sugere-se avaliação de insuficiência respiratória restritiva e cardiopatia, com espirometria e ecocardiograma. É importante solicitar avaliação de acuidade visual (associação de acometimento da artéria central da retina) e exame de imagem da coluna cervical e transição vertebrobasilar (possibilidade de instabilidade atlanto-axial, hipoplasia ou fratura de processo odontoide, compressão medular ou do tronco encefálico). Alguns pacientes cursam com miopatia subclínica e elevação das enzimas musculares, podendo apresentar reações atípicas na anestesia, de forma que a succinilcolina está contraindicada. Os pacientes com osteogênese imperfeita podem apresentar hipertermia que responde ao resfriamento; no passado alguns autores referiam risco de hipertermia maligna nesses pacientes, mas o consenso atual é de que não há risco de hipertermia maligna, de forma que os halogenados poderiam ser usados. Deve-se ter um cuidado excepcional no posicionamento e na manipulação de via aérea, pela fragilidade do tecido conjuntivo (olhos, tendões) e pelo risco de fraturas patológicas (mandíbula, maxila e coluna cervical); por isso sugere-se o uso de fibroscopia ou máscara laríngea. Na anestesia regional, atentar ao risco de fraturas e injeção intraóssea com intoxicação por anestésico local. Programar um despertar suave para evitar fraturas.

Miopatias

As miopatias são divididas em cinco grupos principais, detalhados na Tabela 88.1. Para cada um desses grupos há diretrizes publicadas para diagnóstico e manejo clínico-cirúrgico,[5-15] incluindo cuidados específicos para anestesia na maioria delas.[25-36] Além disso, informações específicas sobre várias doenças raras, entre elas as doenças do tecido conjuntivo e musculoesqueléticas, podem ser encontradas no site *Orphan Anesthesia*, iniciativa da Sociedade Alemã de Anestesiologia e Terapia Intensiva (www.orphananesthesia.eu).

TABELA 88.1			
Classificação das miopatias	Características básicas	Biópsia muscular	Subgrupos
Distrofias musculares[5-10]	Degenerativas Progressivas Hereditariedade	Necrose Fibrose Infiltração gordurosa	Duchenne-Becker[5-6] Congênita[7] Cinturas (escapular/pélvica)[8] Fascio-escápulo-umeral[9] Miotônica (Steinert)[10] Óculo-faríngea Emery Dreyfuss
Miopatias congênitas[11]	Bebê hipotônico Hereditárias	Alterações estruturais da fibra muscular	Acúmulo proteína (p. ex.: nemalínica) Cores (p. ex.: CCD) Centralização nuclear (p. ex.: centronuclear) Variação tamanho fibra (p. ex.: DCTF)
Miopatias metabólicas[12,13]	Hereditariedade	Acúmulo glicogênio Acúmulo gordura Mitocôndrias anormais	Glicogenose[12] Mitocondrial[13]
Miopatias inflamatórias[14]	Autoimunes Esporádicas	Infiltrado inflamatório	Polimiosite Dermatomiosite Miosite corpo inclusão
Canalopatias[15] (Doenças de canal iônico)	Miotonia e/ou Paralisia ocasional Rabdomiólise Hereditariedade	Normal Vacúolos na crise de paralisia Inespecífica	Miotonias Paralisias periódicas (hipo/normo/hipercalêmica) Hipertermia maligna

CCD: *central core disease*; DCTF: desproporção congênita de tipo de fibra.

De forma geral, há cinco recomendações gerais aplicáveis a todas as miopatias: verificar problemas ventilatórios prévios, pesquisar cardiopatia subjacente, planejar o posicionamento de forma individualizada, monitorizar cuidadosamente e não usar succinilcolina.

Em pacientes com miopatias, a presença de insuficiência respiratória restritiva demanda cuidados a fim de evitar depressão respiratória com a medicação pré-anestésica (evitando benzodiazepínicos de longa ação e com a opção pelos de curta ação ou pelo uso de clonidina) e minimizar o risco de dificuldades de extubação (com uso de hipnóticos e analgésicos de curta ação, como propofol e remifentanil).[1] Pode ser necessária a transição para extubação com uso de ventilação não invasiva e fisioterapia intensiva.[37] Pacientes com miopatias podem também apresentar síndrome de apneia obstrutiva do sono e via aérea difícil.

Cardiopatias associadas às miopatias implicam em risco de instabilidade hemodinâmica e arritmias durante a anestesia, devendo estar disponível equipamento específico para ressuscitação e suporte hemodinâmico, além de marca-passo.[38]

O posicionamento adequado deve ser cuidadosamente revisto em função de retrações osteoarticulares e deformidades de coluna vertebral e caixa torácica.

A monitorização deve sempre incluir a temperatura, além da oximetria, cardioscopia, capnografia e pressão arterial; no caso de miopatias mitocondriais com acidose lática, sugere-se a pressão arterial invasiva para acompanhamento da gasometria. O monitoramento do bloqueio neuromuscular é de grande ajuda frente à alteração de resposta aos bloqueadores neuromusculares adespolarizantes encontrada nos miopatas; nesses casos, a análise da junção neuromuscular na avaliação pré-anestésica serve como parâmetro de comparação, e o método de escolha é a mecanografia, já que o acelerômetro pode apresentar resultados errôneos nesses pacientes.

Via de regra, a succinilcolina está proscrita nas miopatias, pelo risco de reação atípica. Em pacientes com miopatias, os bloqueadores neuromusculares adespolarizantes (preferencialmente de curta ação) e o sugamadex geralmente podem ser usados, com a ressalva do risco de bloqueio atrioventricular descrito em miopatias mitocondriais. Além disso, os pacientes podem apresentar retardo do início da ação do bloqueador neuromuscular, ao lado de feito prolongado, motivo pelo qual está indicada a monitorização do grau de bloqueio neuromuscular.

Além dessas cinco recomendações básicas e gerais, há particularidades em entidades específicas de cada um dos cinco grupos de miopatias, em particular em relação às distrofias miotônicas, miopatia da parte central ou *central core disease* (CCD), miopatia de Brody, síndrome de Kink Denborough, glicogenoses, canalopatias e miopatias mitocondriais.

As distrofias miotônicas são doenças que, além de comprometerem o músculo esquelético, levam a comprometimento cardíaco (bloqueios e arritmias), do músculo liso (alterações gastrintestinais) e sistêmico, com endocrinopatias associadas, tais como hipotireoidismo e diabetes *mellitus*.[32]

A miopatia tipo CCD, a miopatia de Brody e a síndrome de King Denborough apresentam risco de hipertermia maligna quando da exposição a halogenados e succinilcolina, que devem ser evitados nesses pacientes.

A miopatia tipo CCD é uma miopatia congênita geralmente não progressiva, expressa clinicamente por hipotonia congênita, hérnias e anormalidades osteoarticulares como pé torto, cifoescoliose, luxação congênita de quadril e contraturas.[39] A expressividade clínica é muito variável, desde pacientes com quadro clínico progressivo de início tardio até pacientes totalmente assintomáticos, descobertos durante investigação de suscetibilidade à hipertermia maligna anestésica. O diagnóstico é feito pelo estudo anatomopatológico do músculo estriado esquelético, que mostra predomínio de fibras tipo I e *cores*, regiões centrais sem atividade oxidativa, e parcial ou totalmente desprovidas de glicogênio e fosforilases. A miopatia CCD é hereditária com transmissão geralmente autossômica dominante, mas formas mais graves de transmissão recessiva já foram descritas, inclusive no Brasil. A miopatia CCD e a hipertermia maligna compartilham mutações no mesmo gene rianodina, e de 70% a 100% dos portadores de miopatia CCD apresentam resultados positivos no teste para pesquisa de suscetibilidade à hipertermia maligna (teste de contratura muscular em resposta ao halotano e cafeína). Quando os *cores* são múltiplos e pequenos usa-se o termo miopatia multiminicore, que está associada principalmente a mutações no gene rianodina, mas também a mutações em outros genes não relacionados à hipertermia maligna, como o gene da selenoproteína. Outra forma de expressão de mutações no gene rianodina é a miopatia com uniformidade de fibras tipo I na biopsia muscular. As mutações no gene rianodina já foram descritas mais raramente em outras miopatias congênitas, tais como miopatia nemalínica, miopatia centronuclear e desproporção congênita de tipo de fibra.

A miopatia de Brody é causada por mutação do gene ATP2A1, que codifica o canal de cálcio dependente de ATPase do retículo sarcoplasmático, responsável por bombear o cálcio do citoplasma de volta ao retículo sarcoplasmático após o fim da contração muscular. Os pacientes apresentam cãibras e rigidez muscular após atividade física.

A síndrome de King Denborough é de caráter hereditário, geralmente autossômico dominante, e caracteriza-se por baixa estatura, *pectus carinatum*, cifose dorsal, lordose lombar, criptorquidismo, frouxidão ligamentar, aumento da frequência de entorses, escápula alada, hérnias congênitas e atrofia muscular; alguns pacientes apresentam atraso mental.[40] A fácies é típica: orelhas de implantação baixa, micrognatismo, ptose, estrabismo, obliquidade antimongoloica das fendas palpebrais e implantação anárquica dos dentes.

As glicogenoses são divididas em mais de dez subtipos, a depender da enzima envolvida na glicólise que é afetada pela mutação; em geral se associam com alto risco de rabdomiólise em situações como o uso de torniquetes e calafrios, que devem ser evitados.[33] Em geral, recomenda-se infusão de glicose para aumentar a oferta de substratos durante a cirurgia. Especificamente na glicogenose tipo I (doença de Von Gierke), há relatos de hipoglicemia e acidose metabólica após propofol; como há déficit de enzimas responsáveis pela metabolização da glicose, esses pacientes dependem do metabolismo oxidativo, que é bloqueado pelo propofol. Na glicogenose tipo II (doença de Pompe), há relatos de arritmias após propofol e sevoflurano. Na glicogenose tipo V, há relatos de associação com hipertermia maligna, assim os pacientes não devem receber halogenados e succinilcolina.

REPERCUSSÕES NO PROCEDIMENTO ANESTÉSICO

Reações Anestésicas Atípicas em Miopatias

Pacientes com doenças neuromusculares em geral, e miopatias em particular, podem apresentar, no intra e pós-operatório, vários efeitos deletérios sobre a sua musculatura. A lesão do músculo esquelético pode acarretar desde alteração hipermetabólica tipo hipertermia maligna, até rabdomiólise generalizada ou focal, com instalação de problemas tão variados como síndrome compartimental em membros inferiores, insuficiência respiratória restritiva ou disfagia com risco de aspiração. Muitas vezes a lesão da musculatura esquelética está associada ao comprometimento da musculatura cardíaca, com o aparecimento de arritmias e insuficiência cardíaca. Finalmente, o dano ao músculo liso pode levar ao surgimento de sintomas e sinais sugestivos de disautonomia.

As reações anestésicas atípicas em pacientes com miopatias são caracterizadas por alterações que lembram a hipertermia maligna, daí serem chamadas de reações semelhantes à HM (*malignant hyperthermia-like reactions*); entretanto, não existe o hipermetabolismo típico da hipertermia maligna, com aumento do consumo de oxigênio e da produção de gás carbônico. No período perioperatório, essas reações semelhantes à HM se caracterizam por alterações clínicas geralmente isoladas, tais como hipertermia, insuficiência respiratória, espasmos musculares, rabdomiólise, mioglobinúria levando à insuficiência renal aguda e, nos casos mais graves, parada cardíaca súbita por hiperpotassemia.

Reações anestésicas atípicas foram descritas em várias miopatias, como distrofia muscular progressiva tipo Becker e tipo Duchenne, distrofia muscular congênita, distrofia miotônica, distrofia fascio-escápulo-umeral, distrofia tipo cinturas, miotonia congênita, paralisia periódica familiar, síndrome de Schwartz-Jampel, polimiosite, miopatia mitocondrial, miopatia por deficiência de mioadenilato-desaminase, miopatia por deficiência de miofosforilase B (doença de McArdle) e deficiência de glicose 6-fosfatase (glicogenose tipo 1b).

O significado dessas associações era incerto, e no passado chegou-se a sugerir que esses pacientes eram suscetíveis à hipertermia maligna. Hoje essas reações anestésicas são atribuídas a três tipos de fenômenos, quais sejam, presença de suprarregulação dos receptores de acetilcolina (AChRs) na membrana da fibra muscular, crises mitocondriais e reações miotônicas. A Tabela 88.2 apresenta a relação entre doenças neuromusculares e as complicações anestésicas possíveis, medicamentos de risco e medidas adicionais para a segurança do paciente.

Suprarregulação dos receptores de acetilcolina

Enquanto o tratamento da crise de hipertermia maligna se baseia no dantrolene, nas reações anestésicas atípicas por suprarregulação dos AChR o foco é a redução imediata dos níveis séricos de potássio.

O fenômeno da suprarregulação dos AChRs caracteriza-se por aparecimento de formas imaturas e neuronais desse receptor, em localização extrajuncional (fora da junção neuromuscular) e em maior número que o normal. Essas formas atípicas do AChR não dessensibilizam e apresentam hipersensibilidade ao estímulo de despolarização da membrana, provocando saída excessiva de potássio da fibra muscular, o que leva à hipercalemia e à lesão muscular. Na anestesia, quando essa fibra muscular sofre a ação do relaxante muscular despolarizante succinilcolina, há hiperestimulação dos AChRs atípicos e esse processo pode ser fatal.

A suprarregulação do AChR foi descrita em situações de aumento do catabolismo muscular – como as doenças neuromusculares em geral, na lesão de neurônio motor inferior ou superior, quando há imobilidade física (pacientes em UTI) ou química (uso de toxina botulínica), em pacientes queimados, na sepse e no uso prolongado de bloqueadores neuromusculares.

Quando o bloqueio neuromuscular na anestesia desses pacientes é realizado com fármacos adespolarizantes, não há risco de hipercalemia, mas deve-se evitar o uso de anticolinesterásico para reverter o bloqueio, pelo risco de também ativar os AChRs atípicos.

A distrofia muscular de Duchenne-Becker representa uma situação especial nesse grupo, pois, além de apresentar reações atípicas na anestesia com o uso de succinilcolina, alguns pacientes apresentaram reações também ao uso

TABELA 88.2
DOENÇAS NEUROMUSCULARES E REAÇÕES ATÍPICAS NA ANESTESIA: MEDICAÇÕES A EVITAR E TRATAMENTOS.

Doença neuromuscular	Reação anestésica	Medicações a evitar	Manejo básico
Doenças neuromusculares em geral[25-27]	Reação HM-*like*	Succinilcolina Anticolinesterásico	Tratar hipercalemia Reserva UTI
Miopatias associadas ao RYR1 (CCD, MMC, DPTF, MCN, nemalínica, uniformidade de fibras tipo 1) Doença de Brody	Hipertermia maligna	Succinilcolina Halogenados (sevoflurano, isoflurano, desflurano, halotano, enflurano) Anticolinesterásico	Preparo prévio (sala/máquina) Dantrolene Medidas gerais Reserva UTI
Distrofia muscular de Duchenne-Beckler[28-31]	Hipercalemia fatal (reação HM-*like* e hipernitrosilação do RYR1)	Succinilcolina Halogenados Anticolinesterásico	Preparo prévio (sala/máquina) Tratar hipercalemia Reserva UTI
Doença mitocondrial[34-35]	Síndrome da infusão do propofol Reação tóxica ao anestésico local no bloqueio do neuroeixo Descompensação por estresse cirúrgico Reação HM-*like*	Propofol (principalmente prolongado) Anestésicos locais no bloqueio do neuroeixo Ringer com lactato Succinilcolina Anticolinesterásico	Evitar acidose e hipoglicemia Usar mínima dose e duração de anestésico
Canalopatias[36] (miotonias e paralisias periódicas)	Reação miotônica	Succinilcolina Anticolinesterásico	Lidocaína, Mexiletina

Like: semelhante; CCD: *central core disease*; MMC: *multiminicore*; DCTP: desproporção congênita de tipo de fibra; MCN: miopatia centronuclear; BNM: bloqueador neuromuscular.

de halogenados. Dessa forma, muitos autores passaram a contraindicar o uso de halogenados, de forma indiscriminada, em todas as miopatias, incluindo todas as distrofias, o que não seria necessário. Entretanto, é recomendado não usar ou usar com muita cautela e na menor dose os halogenados em distrofia muscular de Duchenne-Becker, tendo em vista o risco de reação atípica *versus* o benefício do uso de halogenado em termos de proteção tecidual.

Crises mitocondriais[3,13,34,35]

Pacientes com miopatias mitocondriais podem apresentar mutações no DNA mitocondrial ou no núcleo celular, e essas mutações podem afetar a estrutura e/ou o funcionamento da mitocôndria, em particular a produção de energia por meio da cadeia respiratória. Por esse motivo, os órgãos com maior consumo de energia são os mais afetados (coração, musculoesquelético e cérebro), e os pacientes são dependentes do metabolismo anaeróbio (glicólise), gerando aumento do lactato sérico (acidose metabólica). Assim, recomenda-se evitar jejum nesses pacientes, o que pode desencadear rabdomiólise, bem como o uso de soluções com lactato, que podem piorar a acidose; pode-se administrar glicose venosa durante o período de jejum e na cirurgia, exceto em pacientes usuários de dieta cetogênica para tratamento de epilepsia.

Devido aos relatos de deterioração clínica, acidose e envolvimento multissistêmico agudo durante o uso prolongado de propofol, e ao fato de esse agente bloquear o metabolismo mitocondrial, geralmente preconiza-se evitá-lo em pacientes com miopatia mitocondrial. De forma geral, todos os anestésicos afetam o complexo 1 da cadeia respiratória, com exceção do óxido nitroso, de modo que deve-se usar a menor dose possível de agentes anestésicos, e pelo menor tempo. Em particular, há aumento da sensibilidade a halogenados, com necessidade de menores doses para mesmo efeito. Além disso, a percentagem de mitocôndrias que apresentam o DNA afetado varia dentro da mesma família, no próprio paciente e em cada tecido. Esse fenômeno é conhecido como heteroplasmia e faz com que pacientes com a mesma mutação possam apresentar quadros clínicos e reações anestésicas diferentes, de forma que anestesias que foram bem-sucedidas em um paciente podem não ser em outro.

Finalmente, deve-se minimizar o estresse durante a anestesia e a cirurgia, evitando torniquetes ou qualquer zona de compressão, procurando evitar oscilações de temperatura e minimizando as náuseas e vômitos pós-operatórios.

Reações miotônicas

Em pacientes com canalopatias, o uso de succinilcolina tem sido associado com o desenvolvimento de crises miotônicas, em que não há relaxamento muscular e o paciente apresenta rigidez muscular isolada, sem o hipermetabolismo da hipertermia maligna. Nesses casos, o tratamento baseia-se no bloqueio dos canais de sódio da fibra muscular, usando mexiletina ou lidocaína. Quando o bloqueio neuromuscular na anestesia é realizado com fármacos adespolarizantes, não há risco de hipercalemia, mas deve-se evitar o uso de anticolinesterásico para reverter o bloqueio, pelo risco de também desencadear reações miotônicas.

REAÇÕES ANESTÉSICAS ATÍPICAS: RECURSOS NO BRASIL

No Brasil, desde a década de 1990 há um sistema de atendimento telefônico disponível 24 horas por dia para orientar o atendimento a reações atípicas à anestesia (11-5575-9873), conhecido como HOTLINE, vinculado ao Cedhima (Centro de Estudo, Diagnóstico e Investigação de Hipertermia Maligna) da Universidade Federal de São Paulo, em que as famílias são acompanhadas e a investigação é feita por meio do estudo da suscetibilidade à hipertermia maligna pelo teste de contratura muscular *in vitro* e da investigação das doenças neuromusculares associadas.[41,42] Especificamente em São Paulo, a partir de 2004, a HM passou a ser doença de notificação compulsória e criou-se o Programa Estadual de Prevenção, Diagnóstico e Tratamento da Hipertermia Maligna.[43]

REFERÊNCIAS

1. Klingler W, Lehmann-Horn F, Jurkat-Rott K. Complications of anaesthesia in neuromuscular disorders. Neuromuscul Disord. 2005;15:195–206.
2. Hachenberg T, Schneemilch C. Anesthesia in neurologic and psychiatric diseases: is there a 'best anesthesia' for certain diseases? Curr Opin Anesthesiol. 2014;27:394–402.
3. Driessen JJ. Neuromuscular and mitochondrial disorders: what is relevant to the anaesthesiologist? Curr Opin Anaesthesiol. 2008;21:350–5.
4. Kendall FP, McCreary EK. Muscles testing and function. Baltimore: Williams& Wilkins,1990. 5.
5. Bushby K, Finkel R, Birnkrant DJ, et al. Diagnosis and management of Duchenne muscular dystrophy, part 1: diagnosis, and pharmacological and psychosocial management. Lancet Neurol. 2010;9(1):77-93.
6. Bushby K, Finkel R, Birnkrant DJ, et al. Diagnosis and management of Duchenne muscular dystrophy, part 2: implementation of multidisciplinary care. Lancet Neurol. 2010;9(2):177-89..
7. Kang PB, Morrison L, Iannaccone ST, et al. Evidence-based guideline summary: Evaluation, diagnosis, and management of congenital muscular dystrophy. Neurology. 2015;84:1369–78.
8. Rocha CT, Hoffman EP. Limb-girdle and congenital muscular dystrophies: current diagnostics, management, and emerging technologies. Curr Neurol Neurosci Rep. 2010 l;10(4):267-76.
9. Tawil R, van der Maarel S, Padberg GW, et al. 171st ENMC International Workshop: Standards of care and management of facioscapulohumeral muscular dystrophy. Neuromuscul Disord. 2010;20(7):471–5.
10. Meola G. Clinical aspects, molecular pathomechanisms and management of myotonic dystrophies. Acta Myologica. 2013;32(3):154-65.
11. Wang CH, Dowling JJ, North K, et al. Consensus statement on standard of care for congenital myopathies. J Child Neurol. 2012;27(3):363-82.
12. Oldfors A, Di Mauro S. New insights in the field of muscle glycogenoses. Curr Opin Neurol. 2013;26(5):544-53.
13. Rahman S, Hanna MG. Diagnosis and therapy in neuromuscular disorders: diagnosis and new treatments in mitochondrial diseases. J Neurol Neurosurg Psychiatry. 2009;80(9):943-53.
14. Statland J, Phillips L, Trivedi JR. Muscle channelopathies. Neurol Clin. 2014;32(3):801-15.
15. Dalakas MC. Inflammatory muscle diseases. N Engl J Med. 2015;372(18):1734-47.
16. Silva HCA. Rabdomiólise. In: Tratamento das Doenças Neurológicas. 2 ed. Rio de Janeiro: Guanabara Koogan, 2008. p.622-3.
17. Levy JA, Silva HCA. Miopatias. In: A Neurologia que todo médico deve saber. 1ª Ed. São Paulo: Atheneu, 2003. p.355-62.
18. Ferraretto I. Paralisia cerebral. In: Ortopedia Pediátrica. 1 ed. Rio de Janeiro: Revinter, 2004. p.50-4.
19. Malfait F, Hakim AJ, De Paepe A, et al. The genetic basis of the joint hypermobility syndromes. Rheumatology. 2006;45(5):502-7.
20. Moraes DA, Baptista CA, Cripá JAS, et al. Tradução e validação do the five part questionnaire for identifying hypermobility para a língua portuguesa do Brasil. Bras Reumatol. 2011;51(1):53-69.
21. Hall JG, Reed SD. Teratogens associated with congenital contractures in humans and in animals. Teratology. 1982;25:173-91.
22. Benca J, Hogan K. Malignant hyperthermia, coexisting disorders, and enzymopathies: risks and management options. Anesth Analg. 2009;109(4):1049-53.
23. Wiesmann T, Castori M, Malfait F, et al. Recommendations for anesthesia and perioperative management in patients with Ehlers-Danlos syndrome(s). Orphanet J Rare Dis. 2014;9:109.
24. Oakley I, Reece LP. Anesthetic implications for the patient with osteogenesis imperfecta. AANA Journal. 2010;78(1):47-53.
25. Brandom BW, Veyckemans F. Neuromuscular diseases in children: a practical approach. Paediatr Anaesth. 2013;23(9):765-9.
26. Turakhia P, Barrick B, Berman J. Patients with neuromuscular disorder. 2013;97(6):1015-32.
27. Trevisan CP, Accorsi A, Morandi LO, et al. Undiagnosed myopathy before surgery and safe anaesthesia table. 2013;32(2):100-5.
28. Hayes J, Veyckemans F, Bissonnette B. Duchenne muscular dystrophy: an old anesthesia problem revisited. Pediatr Anesth. 2008;18:100–6.
29. Hopkins PM. Anaesthesia and the sex-linked dystrophies: between a rock and a hard place. Br J Anaesth. 2010;104(4):397–400.

30. Larach MG, Rosenberg H, Gronert GA, et al. Hyperkalemic cardiac arrest during anesthesia in infants and children with occult myopathies. Clin Pediatr. 1997;36:9-16.
31. Segura LG, Lorenz JD, Weingarten TN, et al. Anesthesia and Duchenne or Becker muscular dystrophy: review of 117 anesthetic exposures. Paediatr Anaesth. 2013;23(9):855-64.
32. Veyckemans F, Scholtes JL. Myotonic dystrophies type 1 and 2: anesthetic care. Paediatr Anaesth. 2013;23(9):794-803.
33. Bollig G. McArdle's disease (glycogen storage disease type V) and anesthesia--a case report and review of the literature. Paediatr Anaesth. 2013;23(9):817-23.
34. Rivera-Cruz B. Mitochondrial diseases and anesthesia: a literature review of current opinions. AANA J. 2013;81(3):237-43.
35. Niezgoda J, Morgan PG. Anesthetic Considerations in Patients with Mitochondrial Defects. Paediatr Anaesth. 2013;23(9):785–93.
36. Bandschapp O, Iaizzo PA. Pathophysiologic and anesthetic considerations for patients with myotonia congenita or periodic paralyses. Paediatr Anaesth. 2013;23(9):824-33.
37. Blatter JA, Finder JD. Perioperative respiratory management of pediatric patients with neuromuscular disease. Paediatr Anaesth. 2013;23(9):770-6.
38. Hermans MC, Pinto YM, Merkies IS, et al. Hereditary muscular dystrophies and the heart. Neuromuscul Disord. 2010;20(8):479-92.
39. Denborough MA, Dennett X, Anderson R. Central core disease and malignant hyperpyrexia. Br Med J. 1973;1:272-3.
40. D'Arcy CE, Bjorksten A, Yiu EM, et al. King-denborough syndrome caused by a novel mutation in the ryanodine receptor gene. Neurology. 2008;71(10):776-7.
41. Almeida Silva HC, Almeida CS, Brandão JCM, et al. Hipertermia Maligna no Brasil: análise da atividade do Hotline em 2009. Rev Bras Anestesiol (Impresso), 2013.
42. Anais do VI curso do Hotline de Hipertermia Maligna 2013. Revista de Neurociências. 2014;22(04):478-97. [Internet] [acesso em 20 aug 2015]. Disponível em http://www.revistaneurociencias.com.br/edicoes/2014/2204/VI_curso_HIPERTERMIA%20VOL%2022%2004%202014.pdf
43. Resolução SS – 23, de 27 de fevereiro de 2004. Aprova Norma Técnica relativa às diretrizes para o diagnóstico, tratamento, prevenção, notificação e investigação epidemiologia dos casos de Hipertermia Maligna. D.O.E.; Poder Executivo, Seção I, São Paulo, 114(39), p.17-19.

89

Jejum Pré-anestésico

Susana Barbosa de Miranda Teruya

INTRODUÇÃO

Há muito tempo, a restrição da ingesta de sólidos e líquidos previamente a uma anestesia geral é tida como essencial à segurança do paciente, sendo um método de diminuir o risco de regurgitação do conteúdo gástrico.

Durante a indução anestésica, ocorre depressão dos reflexos de deglutição, engasgo e tosse. O grau de depressão desses reflexos depende do nível de anestesia, mas pode atingir a ausência completa dos reflexos laríngeos e faríngeos. Esses reflexos normalmente protegem a via aérea e sua redução acarreta um risco de aspiração pulmonar, caso ocorra regurgitação ou vômito de conteúdo gástrico. Nos casos em que ocorre broncoaspiração de conteúdo gástrico, os pacientes podem desenvolver pneumonia ou até mesmo evoluir para a morte. O jejum pré-anestésico priva os pacientes da nutrição e da hidratação. É crescente a preocupação dos profissionais de saúde com a hidratação, bem-estar e conforto dos pacientes, a fim de estabelecer níveis seguros de jejum pré-anestésico, minimizando os malefícios do jejum prolongado.

No início do século XIX, pacientes tinham a permissão de beber um pequeno copo de chá poucas horas antes da operação.[1]

O jejum pré-operatório de oito horas foi instituído a partir da correlação feita por Mendelson em 1946, entre alimentação e aspiração pulmonar do conteúdo gástrico em pacientes ginecológicas submetidas à anestesia geral.[2]

Mendelson descreveu duas síndromes: a primeira consiste na aspiração de alimentos sólidos levando à obstrução das vias respiratórias e à morte, ou atelectasia maciça; a segunda, que leva o seu nome, decorre da aspiração do conteúdo gástrico líquido quando os reflexos laríngeos estão deprimidos pela anestesia geral. Mendelson demonstrou, em coelhos, que o desenvolvimento da síndrome dependia do material aspirado e do pH ácido.

Os valores críticos de volume e pH gástricos nos quais ocorre aumento do risco de broncoaspiração associado a aumento da morbimortalidade não são claros. Em 1974, Roberts estabeleceu de forma arbitrária valores críticos para um ser humano adulto do sexo feminino, um valor de pH < 2,5 e um volume > 0,4 mL . kg^{-1}, usando como referência um estudo não publicado com macacos rhesus.[3] Porém, muito se questiona a acurácia desses valores em seres humanos. Eticamente, pode ser impossível estabelecer precisamente os valores do volume gástrico e pH que aumentam o risco de aspiração relacionada a complicações. No entanto, os parâmetros de conteúdo gástrico intraoperatórios são frequentemente utilizados como medidas representativas na avaliação de diferentes regimes de jejum pré-operatório.[4-6]

As recomendações acerca do jejum pré-anestésico podem variar em diferentes hospitais ou até mesmo em diferentes enfermarias. A orientação tradicional é a de não ingerir nada por boca a partir da meia-noite se a cirurgia estiver agendada pela manhã. Caso a cirurgia deva ocorrer no período da tarde, frequentemente permite-se que o paciente faça uma refeição leve logo cedo. O jejum absoluto após a meia-noite é uma política de jejum facilmente administrável que permite a alteração na ordem das cirurgias e normalmente não é questionada pelos profissionais do ambiente cirúrgico nem pelos pacientes. No entanto, o tempo de jejum é frequentemente considerado excessivo e há indícios de recentes alterações na pratica clínica.

ASPIRAÇÃO PULMONAR

A aspiração pulmonar pode ocorrer por meio de dois mecanismos: regurgitação, quando o conteúdo gástrico alcança a traqueia e os pulmões devido à diminuição da pressão do esfíncter esofágico inferior, fenômeno passivo; ou vômito, quando ocorre a participação da contração de músculos como o diafragma e os músculos abdominais.

A regurgitação é a mais frequente e ocorre geralmente na indução da anestesia ou na extubação do paciente.

A incidência de aspiração pulmonar em pacientes submetidos a procedimentos eletivos, adultos ou crianças sem fatores de risco associados, é baixa.[7]

Os fatores de risco para o desenvolvimento da síndrome de aspiração pulmonar podem ser divididos em:[8]

- Fatores que interferem com a motilidade e o esvaziamento gástrico, como diabetes *mellitus* e o refluxo gastresofágico;
- Fatores que promovem a incompetência do esfíncter esofágico inferior, como os tumores de esôfago;
- Fatores que aumentam a pressão abdominal e intragástrica, como obstrução intestinal, estenose hipertrófica de piloro e ascite;
- Fatores que diminuem o pH intragástrico, como hipersecreção gástrica;
- Fatores que diminuem os reflexos das vias aéreas, como alteração do nível de consciência.

Outros fatores estão fortemente associados a casos de aspiração pulmonar, sendo eles cirurgia de emergência; anestesia superficial ou resposta inesperada a estímulos; afecção do trato gastrintestinal, aguda ou crônica; obesidade; uso prévio de opioides; posição de litotomia; via aérea difícil; doença do refluxo gastresofágico e hérnia de hiato esofágico.[9] Em pacientes com esses fatores de risco, sequência rápida de intubação é fortemente indicada.

RECOMENDAÇÕES DE JEJUM – ADULTOS E CRIANÇAS

Recentemente, diversos autores têm questionado a real importância, bem como os benefícios do jejum prolongado.[10,11] Desde 1986, quando Maltby[11] publicou um estudo pioneiro, diversas foram as evidências acumuladas sugerindo que, em pacientes sadios, o estômago se esvazia rapidamente após a ingesta de líquidos claros, sem resíduos, sendo assim seguro que esses líquidos sejam ingeridos até duas horas antes da indução anestésica. Portanto, a orientação de não se ingerir nada por boca a partir da meia-noite para cirurgias eletivas pôde ser ajustada conforme novas recomendações.[10,13-19]

Essas novas recomendações têm como objetivo:

- Diminuir a frequência e a gravidade das complicações decorrentes da pneumonia aspirativa;
- Balancear melhor o custo e efeito da utilização de medicações de prevenção pré-operatória;
- Aumentar a satisfação do paciente;
- Diminuir os atrasos e cancelamentos cirúrgicos;
- Diminuir o risco de desidratação e hipoglicemia pelo jejum prolongado;
- Minimizar a morbidade perioperatória.

A Sociedade Americana de Anestesiologia (ASA)[13], em 2011, estabeleceu o seguinte protocolo (Tabela 89.1).

TABELA 89.1 JEJUM PRÉ-ANESTÉSICO – PROTOCOLO DA SOCIEDADE AMERICANA DE ANESTESIOLOGIA (ASA).[13]	
Líquidos claros (sem resíduos)	2h
Leite materno	4h
Fórmula infantil	6h
Leite não humano	
Refeição leve	
Refeição (com gorduras, frituras e carnes)	8h

As recomendações da Tabela 89.1 são para pacientes saudáveis submetidos a cirurgias eletivas. Não contemplam mulheres em trabalho de parto e pacientes com retardo no tempo de esvaziamento gástrico (obesos, pacientes com refluxo gastresofágico etc.), e se estendem a pacientes de todas as idades.

Com relação às medicações pré-operatórias, seu uso como rotina não é recomendado, incluindo antiácidos, bloqueadores da secreção gástrica, procinéticos, antieméticos e anticolinérgicos. Exceção a pacientes que serão submetidas à cesárea eletiva, que devem receber antagonista dos receptores H2 na noite anterior e na manhã da cirurgia.

Líquidos Claros (Sem Resíduos)

São considerados aqueles sem resíduo, como água, chá, gelatina, sucos de frutas sem polpa, bebidas gaseificadas e café.

O protocolo da Sociedade Europeia de Anestesiologia considera ainda como líquido claro o acréscimo de leite ao chá ou ao café, contanto que o leite perfaça no máximo um quinto do total do volume.

Os líquidos claros e as secreções gástricas movem-se rapidamente para fora do estômago; a meia vida de eliminação, ou seja, o tempo para o esvaziamento de 50% da água ingerida é de cerca de 12 minutos.[20] Fluidos contendo glicose inicialmente têm um tempo de esvaziamento mais lento, porém, após 90 minutos, o estômago estará vazio independentemente do tipo de líquido claro.[21] A média do volume residual gástrico é de cerca de 25 mL em pessoas que permaneceram em jejum durante a noite antes da cirurgia.[22] Esse volume mantém-se inalterado em pacientes que bebem líquidos claros até duas horas antes da cirurgia.[11,20,23-24] Os valores de pH também permanecem inalterados em indivíduos saudáveis após a ingesta de líquidos claros.

Leite Materno

O tempo de jejum recomendado para o leite materno é mais prolongado do que para líquidos claros. Isto se deve ao fato de o tempo de esvaziamento gástrico para o leite materno ser significativamente, e variavelmente, maior quando comparado aos líquidos claros, possivelmente por seu maior teor de gordura.[25,26]

Leite Não Humano e Fórmulas

Os pacientes não podem beber líquidos não claros no prazo de seis horas antes do procedimento. O leite não diluído é considerado um sólido para fins de protocolo de jejum pré-operatório, pois pode atuar como um sólido que se coagula no estômago e porque contém quantidades variáveis de proteínas e gorduras. Líquidos não claros parecem se esvaziar mais lentamente do estômago, podendo deixar nele partículas residuais. Estudos demonstraram aumento no tempo de esvaziamento gástrico quando a gordura é adicionada aos líquidos.[27,28]

- **Refeição leve:** consiste em torrada, pão, alimentos sem gorduras, acompanhados de líquidos claros.
- **Refeição contendo carnes e alimentos gordurosos:** O intervalo de jejum deve ser aumentado para pelo menos oito horas após uma refeição grande ou gordurosa. Alimentos sólidos levam mais tempo do que os líquidos para deixarem o estômago. Os tempos de esvaziamento são muito variáveis e dependem do teor, do volume e dos nutrientes da refeição. O esvaziamento gástrico é retardado pelo aumento do peso dos alimentos, pela densidade calórica, e pela adição de gorduras, além de ser mais lento nas mulheres e nos idosos.[29-32]

Vale ressaltar com relação à liberalidade dos protocolos que a ênfase destes está mudando, de acordo com a concretização de que o jejum prolongado é um modo inapropriado de preparar o paciente para o estresse cirúrgico. A falta da ingesta de fluidos por períodos prolongados é prejudicial aos pacientes, principalmente para os idosos e crianças pequenas.

É importante e seguro encorajar os pacientes a ingerirem líquidos até duas horas antes da cirurgia, minimizando assim o tempo do jejum, reduzindo seu desconforto e aumentando seu bem-estar.

- **Chicletes e doces:** Gomas de mascar geram saliva e estimulam a secreção gástrica, por isso podem ser consideradas equivalentes a líquidos claros. Instruímos pacientes a parar de mascar a goma duas horas antes da anestesia. No entanto, pacientes não devem ter seu procedimento cirúrgico cancelado ou postergado porque estão mascando chiclete, ou bala, antes da indução da anestesia, pois estudos têm demonstrado nenhum efeito sobre o volume e pH gástrico, ou no máximo um efeito pequeno.[31-33] Se o paciente engoliu um pedaço de goma de mascar, deve-se tratá-lo como ingestão sólida e, assim, atrasar o processo por 6 horas.
- **Pacientes com retardo do esvaziamento grástrico:** Um grande número de fatores pode potencializar o retardo no esvaziamento gástrico. Eles incluem obesidade, refluxo gastresofágico e diabetes *mellitus*. Os estudos sobre jejum pré-operatório não avaliaram esse grupo adequadamente, de modo a promover evidência significativa. Esse pacientes podem seguir as recomendações acima, porém com nível de evidência 2 e grau de recomendação D. Esse fatores, contudo, podem alterar o manejo anestésico.
- **Gravidez:** As recomendações acima podem ser seguidas por pacientes grávidas que não estejam em trabalho de parto. Estudos mostram que o esvaziamento gástrico dessas pacientes está normal[34-36]. O mesmo não ocorre em vigência do trabalho de parto, quando o esvaziamento gástrico encontra-se lentificado [37].

BENEFÍCIOS DA ABREVIAÇÃO DO JEJUM

Atualmente, sabe-se que a resposta metabólica ao trauma cirúrgico é potencializada pelo jejum pré-operatório prolongado. A diminuição dos níveis de insulina e aumento dos níveis de glucagon determinam a utilização rápida da pequena reserva de glicogênio hepático. Deste modo, a gliconeogênese é ativada e a proteína muscular passa a ser utilizada para prover glicose aos tecidos que dependem exclusivamente dela como fonte de energia (SNC, medula renal e eritrócitos).[38]

Somado a isso, há piora da resistência à insulina no pós-operatório, o que pode levar a aumento da glicemia, especialmente porque o tempo de jejum é frequentemente maior do que as 6 a 8 horas preconizadas, podendo chegar a até 10 a 16 horas. Comumente, ocorre também graus variáveis de desidratação, a depender do tempo de jejum.

Pacientes saudáveis submetidos a cirurgias eletivas foram objeto de diversos estudos controlados e randomizados que concluíram que a ingesta de água e outros líquidos claros (chá, café, refrigerante e suco de fruta sem polpa) até 2 horas antes da indução anestésica não aumenta o volume nem a acidez do conteúdo gástrico.[11,38-41] Uma bebida rica em carboidratos, quando administrada 2 horas antes da cirurgia, foi capaz de diminuir a resistência à insulina em cerca de 50%, bem como a resposta metabólica ao trauma.[42] Essa diminuição na resistência à insulina pode melhorar o prognóstico de pacientes por ajudar a controlar os níveis glicêmicos no pós-operatório, com redução da morbimortalidade.[43]

A abreviação do jejum está associada a um efeito benéfico na sede, fome e ansiedade perioperatórias dos pacientes[44] e também na força muscular.[45] Na atualidade, muito se discute a respeito de programas multimodais de otimização da recuperação pós-operatória (*fast-track*), que provaram eficácia na redução da morbidade e mortalidade após grandes cirurgias.[46,47] Esses protocolos incluem, entre outras medidas, o não preparo intestinal, a redução do tempo de jejum e o uso da anestesia peridural, com o objetivo de diminuir o estresse cirúrgico, otimizar a analgesia pós-operatória e ajustar os cuidados pós-operatórios, a fim de reduzir as complicações e os custos.[48]

REFERÊNCIAS

1. Lister J. On anaesthetics, part III. In: Holmes' system of surgery. Vol 3. 3.ed. London: Longmans Green and Company, 1883.
2. Mendelson CL. The aspiration of stomach contents into the lungs during obstetric anesthesia. Amer I Obstet Gynecol. 1946;52:191-205.
3. Roberts RB, Shirley MA. Reducing the risk of acid aspiration during cesarean section. Anesth Analg. 1974;53(6):859-68.
4. Gibbs CP, Modell JH. Pulmonary aspiration of gastric contents: Pathophysiology, prevention, and management. In: Miller RD. Anesthesia. 4.ed. New York: Churchill Livingstone, 1994. p.17626-8067.
5. Wynne JW, Modell JH. Respiratory aspiration of stomach contents. Ann Int Med. 1977;87:466-74.
6. James CF, Modell JH, Gibbs CP, et al. Pulmonary aspiration- effects of volume and PH in the rat. Anesth Analg. 1984;63:665-8.
7. Cote CJ. A practice of Anesthesia for Infants and Children. Amsterdã: Elsevier, 2009. p.37-70.
8. Ortenzi AV. Recomendações para o jejum pré-anestésico. In: Ferrez D, Vane LA. Atualização em Anestesiologia. São Paulo: Office Editora, 2003. p.13-28.
9. Kluger MT, Short TG. Aspiration during anaesthesia: a review of 133 cases from the Australian Anaesthetic Incident Monitoring Study (AIMS). Anaesthesia. 1999;54:19-26.
10. Nygren J, Thorell A, Ljungqvist O. Are there any benefits from minimizing fasting and optimization of nutrition and fluid management for patients undergoing day surgery? Curr Opin Anaesthesiol. 2007;20(6):540-4.
11. Maltby JR, Sutherland AD, Sale JP, et al. Preoperative oral fluids: is a five-hour fast justified prior to elective surgery? Anesth Analg. 1986;65:1112-6.
12. Aguilar-Nascimento JE, Dock-Nascimento DB, Faria MSM, et al. Ingestão pré-operatória de carboidratos diminui a ocorrência de sintomas gastrointestinais pós-operatórios em pacientes submetidos à colecistectomia. ABCD Arq Bras Cir Dig. 2007;20(2):77-80.
13. Practice guidelines for preoperative fasting and the use of pharmacologic agents to reduce the risk of pulmonary aspiration: application to healthy patients undergoing elective procedures: an updated report by the American Society of Anesthesiologists Committee on Standards and Practice Parameters. Anesthesiology. 2011;114(3):495-511.
14. Arun BG, Korula G. Preoperative fasting in children: an audit and its implications in a tertiary care hospital. J Anaesthesiol Clin Pharmacol. 2013;29(1):88-91.
15. Royal College of Nursing. Perioperative fasting in adults and children: an RCN guideline for the multidisciplinary team. [Internet] [Acesso em 03 nov 2016]. Disponível em: http://www.rcn.org.uk/__data/assets/pdf_file/0009/78678/002800.pdf
16. Aguilar-Nascimento EJ, Dock-Nascimento BD. Reducing fasting time: a trend based on evidence. World J Gastrointest Surg. 2010;2(3):57-60.
17. Sharma V, Sharma R, Singh G, et al. Preoperative fasting duration and incidence of hypoglycemia and hemodynamic response in children. J Chem Pharm Res. 2011;3(6):382-91.
18. Preoperative fasting guideline for adult elective surgery. London: St. Mary's Hospital, 2007.
19. Emerson BM, Wrigley SR, Newton M. Preoperative fasting for paediatrics anaesthesia: a survey of current practice. Anaesthesia. 1998;53:326-30.
20. Hunt JN. Some properties of an alimentary osmoreceptor mechanism. J Physiol. 1956;132:267.
21. Nygren J, Thorell A, Jacobsson H, et al. Preoperative gastric emptying. Effects of anxiety and oral carbohydrate administration. Ann Surg. 1995;222:728.
22. Sutherland AD, Stock JG, Davies JM. Effects of preoperative fasting on morbidity and gastric contents in patients undergoing day-stay surgery. Br J Anaesth. 1986;58:876.
23. Agarwal A, Chari P, Singh H. Fluid deprivation before operation. The effect of a small drink. Anaesthesia. 1989;44:632.
24. McGrady EM, Macdonald AG. Effect of the preoperative administration of water on gastric volume and pH. Br J Anaesth. 1988;60:803.
25. Søreide E, Holst-Larsen H, Veel T, et al. The effects of chewing gum on gastric content prior to induction of general anesthesia. Anesth Analg. 1995;80:985.
26. Ouanes JP, Bicket MC, Togioka B, et al. The role of perioperative chewing gum on gastric fluid volume and gastric pH: a meta-analysis. J Clin Anesth. 2015;27:146.
27. Houghton LA, Mangnall YF, Read NW. Effect of incorporating fat into a liquid test meal on the relation between intragastric distribution and gastric emptying in human volunteers. Gut. 1990;31:1226.
28. Edelbroek M, Horowitz M, Maddox A, et al. Gastric emptying and intragastric distribution of oil in the presence of a liquid or a solid meal. J Nucl Med. 1992;33:1283.
29. Moore JG, Christian PE, Coleman RE. Gastric emptying of varying meal weight and composition in man. Evaluation by dual liquid- and solid-phase isotopic method. Dig Dis Sci. 1981;26:16.
30. Bennink R, Peeters M, Van den Maegdenbergh V, et al. Comparison of total and compartmental gastric emptying and antral motility between healthy men and women. Eur J Nucl Med. 1998;25:1293.
31. Clegg M, Shafat A. Energy and macronutrient composition of breakfast affect gastric emptying of lunch and subsequent food intake, satiety and satiation. Appetite. 2010;54:517.
32. Datz FL, Christian PE, Moore J. Gender-related differences in gastric emptying. J Nucl Med. 1987;28:1204.

33. Dubin SA, Jense HG, McCranie JM, et al. Sugarless gum chewing before surgery does not increase gastric fluid volume or acidity. Can J Anaesth. 1994;41:603.
34. Macfie AG, Magides AD, Richmond MN, et al. Gastric emptying in pregnancy. Br J Anaesth. 1991;67:54.
35. Wong CA, Loffredi M, Ganchiff JN, et al. Gastric emptying of water in term pregnancy. Anesthesiology. 2002;96:1395.
36. Scrutton MJ, Metcalfe GA, Lowy C, et al. Eating in labour. A randomised controlled trial assessing the risks and benefits. Anaesthesia. 1999;54:329.
37. Phillips S, Hutchinson S, Davidson T. Preoperative drinking does not afect gastric contentes. Br J Anaesth. 1993;70:6-9.
38. Nygren J. The metabolic effects of fasting and surgery. Best Pract Res Clin Anaesthesiol. 2006;20(3):429-38.
39. Maltby JR, Koehli N, Ewen A, et al. Gastric fluid volume, pH, and emptying in elective inpatients. Influences of narcotic-atropine premedication, oral fluid, and ranitidine. Can J Anaesth. 1988;35:562-6.
40. Maltby JR, Lewis P, Martin A, et al. Gastric fluid volume and pH in elective patients following unrestricted oral fluid until three hours before surgery. Can J Anaesth. 1991;38:425-9.
41. Soreide E, Holst-Larsen H, Reite K, et al. Effects of giving water 20-450 ml with oral diazepam premedication 1-2h before operation. Br J Anaesth. 1993;71:503-6.
42. Faria MS, de Aguilar-Nascimento JE, Pimenta OS, et al. Preoperative fasting of 2 hours minimizes insulin resistance and organic response to trauma after vídeo-cholecystectomy: a randomized, controlled, clinical trial. Word J Surg. 2009;33:1158-64.
43. van den Berg G, Wouters P, Weekers F, et al. Intensive insulin therapy in the critically ill patients. N Engl J Med. 2001;345:1359-67.
44. Hause J, Nygren J, Lagerkranser M, et al. A carbohydrate-rich drink reduces preoperative discomfort in elective surgery patients. Anesth Analg. 2001;93:1344-50.
45. Henriksen MG, Hessov I, Dela F, et al. Effects os preoperative oral carbohydrates and peptides on postoperative endocrine response, mobilization, nutrition and muscle function in abdominal surgery. Acta Anaesthesiol Scand. 2003;47:191-9.
46. Fearon KC, Ljungqvist O, Von Meyenfeldt M, et al. Enhanced recovery after surgery: a consensus review of clinical care for patients undergoing colonic resection. Clin Nutr. 2005;24:466-77.
47. de Aguilar-Nascimento JE, Bicudo-Salomão A, Caporossi C, et al. Acerto pós-operatório: avaliação dos resultados da implantação de um protocolo multidisciplinar de cuidados peri-operatórios em cirurgia geral. Rev Col Bras Cir. 2006;33:181-8.
48. Kehlet H, Wilmore DW. Multimodal strategies to improve surgical outcome. Am J Surg. 2002;183:630-41.

90
Profilaxia das Náuseas e Vômitos. Grupos de Risco

Múcio Paranhos de Abreu

INTRODUÇÃO

Embora tenham ocorrido avanços das técnicas cirúrgicas e anestésicas utilizando fármacos com menor potencial emetogênico, náuseas e vômitos pós-operatórios (NVPO) ainda são importante causa de retardo na alta hospitalar e motivo de insatisfação do paciente no período pós-operatório. Ainda hoje, esses desagradáveis sintomas afetam anualmente cerca de 25 milhões de pacientes em todo o mundo, com consequente impacto financeiro, envolvendo vários milhões de dólares para o tratamento.[1] Esses pacientes necessitam de maior tempo de permanência na sala de recuperação pós-anestésica (SRPA), maior atenção dos médicos e da enfermagem, consumo de fármacos e fluidos adicionais, gerando importantes implicações de ordem econômica.[2] Somam-se a isso complicações como: aumento de tensão nas linhas de sutura durante o esforço do vômito e risco de deiscência, aumento da pressão intracraniana, risco de aspiração pulmonar de conteúdo gástrico, desidratação e distúrbio hidroeletrolítico.[3]

Náuseas e vômitos pós-operatórios ainda são os efeitos adversos mais comuns que podem aparecer após o procedimento anestésico-cirúrgico.[1,2,4-7] A incidência geral dessa complicação chegou a atingir de 75% a 80% dos pacientes, quando as anestesias eram realizadas com fármacos potencialmente emetogênicos, como o éter.[2]

Atualmente, com novas técnicas anestésicas, associadas à profilaxia e à seleção de fármacos com menor potencial emético, a incidência de vômitos diminuiu para cerca de 30%,[2,8-10] sendo que 0,1% a 0,18% desses pacientes poderá apresentar náuseas e vômitos de difícil controle, refratários aos tratamentos ambulatoriais.[2,3] A incidência de náusea é de aproximadamente 50%, e nos grupos de pacientes classificados como de alto risco as NVPO ainda podem ser tão altas quanto 80%.[10]

O objetivo da profilaxia das NVPO é diminuir a incidência dessas complicações, bem como evitar o desconforto dos pacientes no período pós-operatório, além de evitar custos hospitalares adicionais gerados com o tratamento das NVPO persistentes.[10]

Diversos estudos têm sido publicados apresentando novos fármacos com propriedades antieméticas ou alternativas para a profilaxia e controle de náuseas e vômitos no pós-operatório.[3]

Embora haja extensa literatura sobre o assunto, a interpretação e comparação entre esses estudos tornam-se difíceis, visto que se trata de uma complicação multifatorial, e muitas vezes o método usado não permite tais análises.

Recentes atualizações das diretrizes para os cuidados pós-operatórios relacionados com as NVPO foram realizadas através da *American Society of Anesthesiologists task force on postopertive* care.[11]

As mais novas diretrizes para a profilaxia e controle das NVPO foram sugeridas recentemente através de estudos e atualizações dos dados apontados nas diretrizes de 2003 e 2007, publicados pelos mesmos autores,[10] e incluem abordagens relacionadas com novos antieméticos, como os antagonistas dos receptores neurocinina-1 (NK-1), e novas pesquisas relacionadas com os efeitos adversos desses fármacos, como o prolongamento do espaço QT provocado por alguns antieméticos.[10]

As náuseas e vômitos são manifestações desagradáveis e debilitantes, desencadeadas por múltiplos fatores inerentes ao paciente, associados ao trauma anestésico-cirúrgico (técnica anestésica, tipo e duração da cirurgia) e a fatores pós-operatórios (dor de forte intensidade, hipotensão arterial, desidratação, movimentos bruscos, realimentação precoce etc.).[2,9,12]

ETIOLOGIA

Embora a etiologia das náuseas e dos vômitos pós-operatórios não esteja completamente definida, sabe-se que tem caráter multifatorial.[13] Os fatores que podem aumentar o risco da ocorrência de náusea e vômitos pós-operatórios incluem: fatores relacionados ao paciente e fatores relacionados ao ato anestésico cirúrgico.

FATORES DE RISCO PARA NVPO EM ADULTOS

Alguns fatores de risco são considerados fatores preditivos para a ocorrência de NVPO, conforme mostra a Tabela 90.1.

**TABELA 90.1
FATORES DE RISCO PARA NVPO EM ADULTOS.[10]**

Evidência	Fator de risco
Totalmente positiva	Sexo feminino
	História de NVPO ou cinetose
	Não fumantes
	Idade jovem
	Uso de anestésicos voláteis e óxido nitroso
	Uso de opioides no pós-operatório
	Duração da anestesia
	Tipo de cirurgia (colecistectomia, laparoscópica, ginecológica)
Conflitante	Estado físico ASA
	Ciclo menstrual
	Experiência do anestesiologista
	Antagonista de relaxantes musculares
Desaprovada ou Relevância clínica	IMC
	Ansiedade
Limitada	Sonda nasogástrica
	Oxigênio suplementar
	Jejum pré-operatório
	Migrânia

IMC = Índice de massa corporal.

FATORES RELACIONADOS AO PACIENTE

Sexo

Idade menor que 50 anos em pacientes do sexo feminino, adultas, constitui forte fator para o aparecimento de NVPO.[10] Essas pacientes apresentam incidência de NVPO duas a quatro vezes maior que os pacientes adultos do sexo masculino.[14-16] Acredita-se que essa diferença se deva, em parte, à flutuação da concentração dos hormônios sexuais femininos durante o ciclo menstrual. Estudos anteriores sugeriram que a suscetibilidade a náuseas e vômitos pode aumentar por volta do quinto dia do ciclo, quando o nível de estrogênio está alto e o de FSH está baixo;[17] por outro lado, recentes estudos classificam o ciclo menstrual como um fator de risco com nível de evidência "incerto".[10]

História Prévia de Náuseas e Vômitos Pós-operatórios

Estudos sugerem que pacientes que já apresentaram história pregressa de náuseas e vômitos são mais suscetíveis a essa mesma complicação após anestesia subsequente, quando comparados àqueles sem história prévia de náuseas e vômitos pós-operatórios.[12,18]

Idade

A incidência de náuseas e vômitos pós-operatórios varia com a idade.[12] Crianças de até um ano de idade apresentam incidência muito baixa, em torno de 5%. Essa taxa aumenta gradativamente, atingindo cerca de 51% dos pacientes até 16 anos,[19-21] dependendo do tipo de cirurgia. A incidência tende a diminuir na idade adulta, atingindo de 14% a 40%, variando de acordo com o grupo estudado, a técnica anestésica e o procedimento cirúrgico.[19,22-24] Nos pacientes idosos, acima de 70 anos, a taxa diminui significativamente. Recentes estudos identificaram que pacientes do sexo feminino com idade menor ou igual a 50 anos constituem fator de risco importante para NVPO se comparados com aquelas acima de 50 anos.[10]

Obesidade

Alguns estudos sugerem que a obesidade possa ter influência no aumento da incidência de náuseas e vômitos e que essa incidência pode ser maior nos pacientes obesos do que nos não obesos.[9,25] Essa teoria fundamenta-se no fato de que os anestésicos lipossolúveis se acumulam no abundante tecido adiposo presente nos obesos, expondo o paciente aos efeitos colaterais dos anestésicos,[25] que incluem náuseas e vômitos.

Outra hipótese estaria ligada à dificuldade de ventilar o paciente obeso durante a indução anestésica, predispondo-o à hipoxemia, hipercapnia, hipotensão arterial ou distensão gástrica e, consequentemente, a náuseas e vômitos.[12]

Por outro lado, vários estudos não encontraram relação entre o índice de massa corporal (IMC) e a incidência de NVPO,[22] e os mais recentes estudos categoricamente não mais classificam a obesidade como um critério com nível de evidência científica aceitável.[10]

Ansiedade

A influência da ansiedade pré-operatória como mais um fator determinante para o aumento do risco de náuseas e vômitos pós-operatórios ainda não está bem estabelecida.

Acredita-se que a ansiedade pré-operatória possa diminuir a motilidade gástrica, aumentando o tempo de esvaziamento gástrico e o volume do suco gástrico.[12] Essa condição seria provocada pelo aumento dos hormônios circulantes decorrentes do estresse.[26] Durante a indução anestésica, crianças que se apresentam ansiosas podem deglutir quantidades consideráveis de ar e gases anestésicos. Esses gases, em combinação com os efeitos do óxido nitroso no trato gastrintestinal, podem contribuir para maior incidência de náuseas e vômitos.

Recentes estudos apontaram que a ansiedade, comumente considerada um possível fator de risco para NVPO, passou a ser classificada como um fator de risco com nível de evidência clinicamente não relevante.[10]

FATORES RELACIONADOS À CIRURGIA

Local da Cirurgia

Acredita-se que o tipo e a localização da cirurgia possam ser fatores de risco independentes para desenvolver NVPO.[12,13,28] Certos tipos de cirurgia frequentemente podem estar associados com maior incidência de NVPO, como as cirurgias abdominais, possivelmente devido à longa exposição aos anestésicos gerais inalatórios e altas doses de opioides. Recentes estudos sugerem que as cirurgias laparoscópicas, ginecológicas e colecistectomias por si só são consideradas fatores de risco independentes que podem aumentar o risco de NVPO.[10,34]

As cirurgias abdominais (intestinais e da vesícula biliar) estão associadas à elevada incidência (70%) de náuseas e vômitos pós-operatórios,[12,13,30] comparadas com incidência de 15% nas cirurgias da parede abdominal,[12,28] 58% nas cirurgias ginecológicas maiores,[15] 40% a 70% nas cirurgias laparoscópicas ginecológicas,[12,13] 47% nas cirurgias de ouvido e 25% a 33% nas cirurgias de cabeça e pescoço.[12,28]

As cirurgias superficiais periféricas ou em extremidades apresentam baixa incidência de náuseas e vômitos pós-operatórios.[12,13]

Acredita-se que a elevada incidência de náuseas e vômitos após cirurgias intra-abdominais se deva à estimulação dos aferentes vagais (localizados nos intestinos e no peritônio), por manipulação intestinal ou distensão da cavidade peritoneal durante cirurgias laparoscópicas, promovendo estimulação do centro do vômito.

As cirurgias de ouvido podem estimular o nervo aurículo-temporal, ramo do nervo facial, bem como o labirinto, e desencadear reflexo de náuseas e vômitos.[13]

Em crianças, a maior incidência de náuseas e vômitos pós-operatórios está relacionada com as cirurgias para correção de estrabismo. Os vômitos geralmente ocorrem de duas a oito horas após a cirurgia, persistindo por aproximadamente 24 horas.[12,13] O caráter emético desse tipo de cirurgia é causado pela estimulação do reflexo óculo-emético durante a tração da musculatura extraocular, ou como resultado de uma imagem visual distorcida secundária à correção aguda do alinhamento dos eixos visuais.[12,13]

Hérnia, orquidopexia e adenoamigdalectomia representam a segunda maior taxa de incidência de náuseas e vômitos em cirurgias pediátricas.[24,28,31]

Nas adenoamigdalectomias em crianças, essa taxa varia de 36% a 76%.[32,33] As principais causas dessa alta incidência são o efeito irritante do sangue nos quimiorreceptores esofagogástricos, irritação do nervo trigêmeo durante a cirurgia e a administração de opioides.[12]

Duração da Cirurgia

Embora não sejam unânimes os resultados dos estudos de diferentes autores, sobre a influência da duração da cirurgia como um fator significante para aumento da incidência de náuseas e vômitos pós-operatórios, a maioria deles apresenta resultados que confirmam essa relação.[10,12]

Vários fatores podem contribuir para o aumento da incidência de náuseas e vômitos pós-operatórios em cirurgias de duração prolongada: exposição do paciente por tempo prolongado aos efeitos dos agentes anestésicos inalatórios, incluindo o óxido nitroso; necessidade de doses complementares de agentes anestésicos venosos e adjuvantes (opioides, neostigmina); maior manipulação cirúrgica e consequente liberação de catecolaminas, entre outros.

Ventilação sob Máscara

A ventilação manual sob máscara, durante a indução da anestesia geral, pode provocar inadvertida distensão gástrica e intestinal como resultado da pressão manual exercida sobre a bolsa de ventilação para promover a insuflação dos pulmões. Essa distensão poderá ser tanto maior quanto maior for a dificuldade para ventilar o paciente, especialmente os pacientes obesos e lactentes (língua volumosa). Alguns estudos, embora escassos, sugerem que a incidência de náuseas e vômitos pós-operatórios é maior nos pacientes mantidos com ventilação sob máscara do que naqueles com intubação traqueal.[12] Outros estudos recentes não citam a ventilação sob máscara como um fator de risco para NVPO.

Aspiração Gástrica

A efetividade da aspiração gástrica para prevenir náuseas e vômitos no pós-operatório é controversa, embora possa ser um meio de atenuar as náuseas e os vômitos devido à insuflação inadvertida do estômago e intestinos durante a ventilação sob máscara. Por outro lado, a sonda gástrica poderá enrolar dentro do estômago ou passar para o duodeno, e, neste caso, não prevenirá, mas sim estimulará o reflexo do vômito, até que seja retirada.[12]

Alguns autores recomendam que, quando a sonda gástrica for utilizada, deverá ser inserida após a intubação traqueal e retirada antes da emergência da anestesia, a fim de diminuir a estimulação faríngea.[5]

Estudos recentes classificaram a utilização da sonda para descompressão gástrica como um fator de risco, com limitada relevância clínica, portanto com evidência científica refutada.[10]

Doenças Associadas

Algumas doenças podem ocasionar retardo do esvaziamento gástrico, predispondo ao aumento da incidência de náuseas e vômitos. Tais doenças incluem estenose de piloro, obstrução gastrintestinal, colagenoses (ex.: esclerodermia), endocrinopatias (ex.: diabetes *mellitus*: gastroparesia), neuropatias, miopatias, uremia, peritonite, colecistite crônica e meningite.[5,12,27,28]

Outras situações clínicas podem estar associadas ao aumento da suscetibilidade a náuseas e vômitos, tais como enxaqueca, menstruação, distúrbios vestibulares (cinetoses), aumento da pressão intracraniana.[28,29]

Retardo do Esvaziamento Gástrico

A incidência de náuseas e vômitos é mais elevada nos pacientes que apresentam prolongado tempo de esvaziamento gástrico.[13,27]

As situações clínicas que estão associadas com esvaziamento gástrico retardado incluem: dor, ansiedade, trauma, ingestão de álcool, ingestão copiosa de alimentos gordurosos, gravidez, situações que possam desenvolver íleo paralítico, além das doenças citadas anteriormente (obstrução gastrintestinal, estenose de piloro e diabetes).[12,13,28]

OUTROS FATORES

Dos fatores de risco independentes do paciente, provavelmente os anestésicos voláteis, óxido nitroso e uso de opioides no pós-operatório aparecem como os maiores causadores das NVPO. O efeito dos anestésicos voláteis sobre a incidência de NVPO é dose-dependente e particularmente importante nas primeiras 2 a 6 horas após a cirurgia. Da mesma maneira, os opioides administrados no período pós-operatório aumentam o risco de NVPO, de forma dose-dependente.[10]

A posição cirúrgica do paciente também é citada em determinados estudos como um dos fatores implicados na gênese de NVPO, embora alguns autores não tenham encontrado relação desse fator com o aumento da incidência de NVPO em mulheres submetidas à cirurgia ginecológica.[12]

A técnica anestésica está intimamente relacionada com a maior ou menor incidência de NVPO. A escolha de fármacos com menor potencial emetogênico poderá contribuir para diminuir a incidência de NVPO. Por outro lado, fármacos empregados no tratamento de comorbidades poderão influenciar no aumento da frequência de vômitos. Os opioides, quimioterápicos e digitálicos geralmente estão associados com maior incidência de NVPO.

Das várias técnicas anestésicas, a anestesia geral balanceada resulta em maior incidência de NVPO, quando comparada com a anestesia geral venosa total (AGVT) ou com anestesia geral inalatória. Dentre os agentes anestésicos utilizados na anestesia geral balanceada, o etomidato e a cetamina representam os de maior potencial emetogênico[28] e, dentre os agentes inalatórios, essa mesma característica é atribuída ao óxido nitroso.

A anestesia regional geralmente apresenta menor incidência de NVPO. A sedação venosa é comumente utilizada para produzir ansiólise, amnésia e analgesia durante a anestesia regional. NVPO são mais frequentes nos bloqueios subaracnóideo e peridural, quando comparados com os bloqueios de nervos periféricos.[28] Acredita-se que a hipotensão arterial observada na anestesia subaracnóidea e peridural, decorrente do bloqueio simpático extenso, associado à hipoxemia, seja o fator agravante para a estimulação do centro do vômito.

Os opioides, associados aos anestésicos locais, são utilizados para potencializar a analgesia durante os bloqueios lombares, ou em bombas de infusão contínua (analgesia controlada pelo paciente – ACP) para promover analgesia pós-operatória ou para tratamento da dor crônica. Embora apresentem excelentes resultados analgésicos, essa associação contribui para o aumento da incidência de NVPO. Essa incidência ainda é maior quando se utiliza a morfina por via peridural, comparada com a utilização do fentanil pela mesma via.[28]

IDENTIFICAÇÃO DOS FATORES DE RISCO RELATIVOS AO PACIENTE PARA NVPO EM ADULTOS

No intuito de identificar e classificar os pacientes quanto ao grau de risco para apresentarem NVPO, Apfel e col. criaram uma tabela simplificada, identificando quatro fatores de risco primários para NVPO, em pacientes recebendo anestesia geral balanceada[35] (Figura 90.1).

Esses quatro fatores incluem:

1. Sexo feminino;
2. História pregressa de NVPO;
3. Pacientes não fumantes;
4. Utilização de opioides.

A incidência de NVPO relacionada com a presença de nenhum, um, dois, três ou quatro desses fatores de risco foram aproximadamente de 10%, 20%, 40%, 60% e 80%, respectivamente. Dessa forma, pode-se classi-

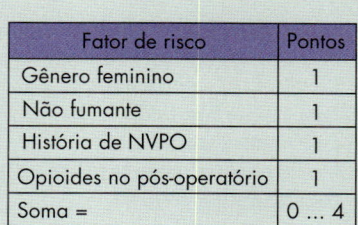
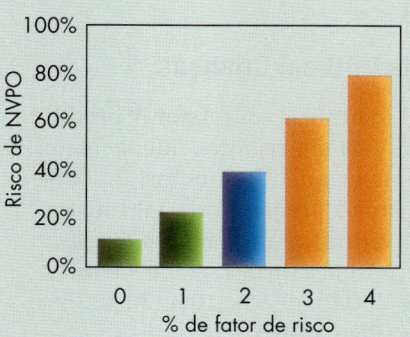

Figura 90.1 — *Escore simplificado de risco para NVPO em adultos sugerido por Apfel e col.*[10]
Quando 0, 1, 2, 3, e 4 fatores de risco estiverem presentes, o risco correspondente para NVPO é de aproximadamente 10%, 20%, 40%, 60%, e 80%, respectivamente. NVPO = náusea e vômito pós-operatório.

ficar como de baixo risco aqueles que não apresentam nenhum ou apenas um fator de risco; de moderado risco aqueles que apresentarem dois fatores e de alto risco aqueles que apresentarem de três a quatro fatores.

A utilização da tabela de fatores de riscos para determinação do grau de risco para ocorrência de NVPO diminuiu significativamente a taxa de incidência de NVPO.[36]

A profilaxia antiemética está indicada para aqueles pacientes que apresentarem dois ou mais fatores de risco.[10]

O número de antieméticos e a escolha desses fármacos deverão ser baseados na classificação de risco, de acordo com o escore de cada paciente, conforme algoritmo apresentado mais adiante neste capítulo.

Recentes estudos de metanálise reafirmaram a importância desses fatores de riscos, embora com ordem de relevância diferente da que foi estabelecida por Apfel.[10] Dessa forma, de acordo com esses estudos, o gênero feminino é considerado o mais forte preditivo específico relacionado ao paciente, seguido da história pregressa de NVPO, *status* de não fumante, história de cinetose e idade. O uso de anestésicos voláteis foi considerado o mais forte preditivo relacionado à anestesia, seguido da duração da anestesia, uso de opioides no período pós-operatório e utilização do óxido nitroso.[10]

PROFILAXIA DE NVPO EM CIRURGIAS AMBULATORIAIS

As cirurgias ambulatoriais são geralmente pouco invasivas e de curta duração, portanto estão envolvidas com menor incidência de NVPO durante a recuperação do paciente na unidade ambulatorial. No entanto, recentes estudos concluíram que ocorre alta incidência de NVPO após a alta dos pacientes ambulatoriais, da ordem de 37% nas primeiras 48 horas após a alta, e identificaram 5 fatores de riscos preditivos independentes para ocorrência de NVPO após a alta ambulatorial, que incluem: sexo feminino, idade menor que 50 anos, história de NVPO, utilização de opioides na SRPA ou unidade ambulatorial e náusea na unidade ambulatorial.[37]

A avaliação e a profilaxia desses pacientes podem ser realizadas utilizando a tabela de escore simplificada de Apfel para classificação do risco de NVPO após a alta ambulatorial conforme a Figura 90.2.

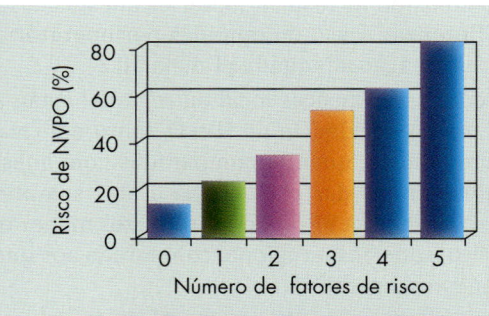

Figura 90.2 — *Escore simplificado de risco para NVPO em adultos sugerido por Apfel e col.*[37]

Quando 0, 1, 2, 3, 4 e 5 fatores de risco estiverem presentes, o risco correspondente para NVPAH é de aproximadamente 10%, 20%, 30%, 50%, 60%, e 80%, respectivamente. NVPAH = náusea e vômito pós-alta hospitalar; NVPO = náusea e vômito pós-operatório; SRPA = sala de recuperação pós-anestésica.

PROFILAXIA DE VÔMITOS PÓS-OPERATÓRIOS (VPO) EM CRIANÇAS

Avaliação do Risco de VPO em Crianças

Estudos anteriores[38] identificaram 4 fatores preditivos independentes para VPO em crianças que incluem: 1. duração da cirurgia maior que 30 minutos; 2. idade maior que 3 anos; 3. história pregressa de VPO do paciente, pais ou irmãos; 4. cirurgia para correção de estrabismo. Considerando a presença de 0, 1, 2, 3 e 4 fatores, o risco da ocorrência de VPO foi de 9%, 10%, 30%, 55% e 70%, respectivamente (Figura 90.3).

Outros estudos confirmaram a validação desses escores aplicando-os em pacientes pediátricos submetidos a cirurgias diferentes daquelas para correção de estrabismo[39] e concluíram que a incidência de VPO, quando a profilaxia não foi realizada, foi 3,4%, 11,6%, 28,2% e 42,3%, respectivamente, na presença de 0, 1, 2, ou 3 fatores.

Estratégias para Reduzir a Incidência de VPO em Crianças

Algumas medidas para prevenir VPO em crianças podem diminuir significativamente a incidência dessa complicação indesejável.

Essas medidas incluem: 1. Evitar o uso de anestesia geral e preferir o uso da anestesia regional sempre que possível; 2. Utilizar propofol em infusão contínua; 3. Evitar o uso do óxido nitroso; 4. Evitar os anestésicos voláteis; 5. Minimizar o uso do opioides perioperatórios; 6. Garantir hidratação adequada (Tabela 90.2).

As técnicas anestésicas local ou regional estão associadas à menor incidência de NVPO, tanto em crianças quanto em adultos, quando comparadas com anestesia geral,[40] devendo-se dar preferência a elas sempre que possível. O risco para VPO pode ser 9 vezes menor quando se utiliza a anestesia regional comparada aos que utilizam a anestesia geral.[41]

TABELA 90.2
ESTRATÉGIAS PARA REDUZIR RISCO DE VPO EM CRIANÇAS.[10]

- Evitar anestesia geral e preferir anestesia regional sempre que possível
- Uso do propofol para indução e manutenção da anestesia
- Evitar o uso do óxido nitroso
- Evitar os anestésicos voláteis
- Minimizar o uso de opioide no período perioperatório
- Garantir hidratação adequada

Nos pacientes pediátricos, a associação da anestesia regional com a anestesia geral pode ser utilizada como forma de minimizar as doses necessárias dos agentes que podem aumentar a incidência de VPO, como os opioides e anestésicos voláteis. A anestesia regional geralmente é realizada enquanto a criança já está recebendo a anestesia geral, evitando que o paciente pediátrico experimente o estresse da inserção da agulha. Crianças que receberam bloqueio peribulbar ou lidocaína tópica associada a anestesia geral durante cirurgia para correção de estrabismo apresentaram menor incidência de VPO que o grupo controle.[42]

Em anestesia geral utiliza-se a associação de vários fármacos com elevado potencial emético (p. ex.: opioides, anestésicos voláteis[43]).

Quando a anestesia geral estiver indicada, a indução e a manutenção com propofol em infusão contínua diminuem a incidência de VPO precoces que podem ocorrer nas primeiras 6 horas após o procedimento anestésico-cirúrgico.[44]

Estudos concluíram que a combinação do propofol com a mistura de ar/oxigênio (Anestesia Venosa Total – AVT) apresenta efeitos aditivos, reduzindo o risco de VPO em aproximadamente 25%.[45]

Os benefícios do propofol utilizado em *bolus* de 1 mg·kg^{-1} na indução da anestesia, associado a infusão contínua de doses sub-hipnóticas de 20 μg·kg^{-1}·min^{-1}, combinado com dexametasona, foram demonstrados

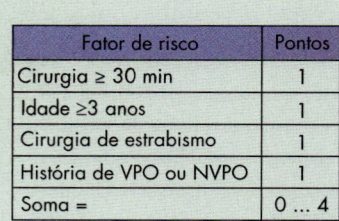
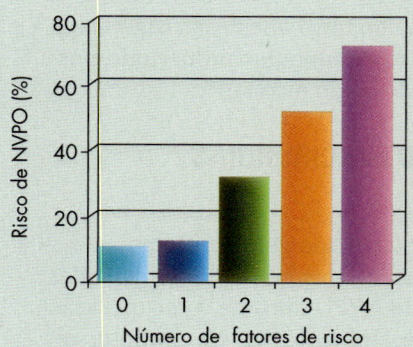

Figura 90.3 — *Escore simplificado de risco para POV em crianças sugerido por Ebearth e col.*[39]
Quando 0, 1, 2, 3 ou 4 fatores estiverem presentes, o risco correspondente para VOP é de aproximadamente 10%, 10%, 30%, 50%, ou 70%, respectivamente. NVPO = náusea e vômito pós-operatório.

em crianças submetidas a amigdalectomias, já que essas crianças apresentaram menor incidência de vômitos que aquelas que receberam apenas dexametasona.[46]

Outros estudos demonstraram que evitar o uso do óxido nitroso diminui o risco de VPO em crianças e que os anestésicos voláteis são considerados causas primárias para ocorrência NVPO precoces (0 a 2 horas após a cirurgia). Por outro lado, os anestésicos voláteis não têm impacto significativo nas NVPO tardias (2 a 24 horas após a cirurgia)[47] e apresentam pouca influência nas crianças com baixo risco para VPO.[48]

Outra medida para reduzir a incidência de VPO é minimizar a utilização de opioides no período perioperatório,[47] dando preferência por garantir a analgesia adequada através do uso dos anti-inflamatórios não esteroidais (AINS) e inibidores da cilclooxigenase-2 associados a baixas doses de cetamina.[10,49]

A administração de hidratação adequada é mais uma estratégia simples, utilizada para reduzir a incidência de VPO. Estudos mostraram que a hidratação generosa de $30\ mL \cdot k^{-1}$ estava associada com menor incidência de VPO do que aqueles que receberam a hidratação convencional de $10\ mL \cdot kg^{-1}$.

Estudos de metanálise anteriores[50] concluíram que altas doses de neostigmina (maior que 2,5 mg) estavam associadas ao aumento da incidência de VPO, e que a redução da dose diminuiria essa incidência. No entanto, recentes estudos contestaram a importância clínica do efeito da neostigmina nos VPO,[51] consequentemente a recomendação para minimizar o uso de neostigmina como estratégia para diminuir a incidência de NVPO foi removida.[10]

Várias revisões sistemáticas demonstraram que a suplementação de oxigênio não apresenta nenhum efeito na incidência de NVPO, embora possa reduzir a incidência de vômitos precoces.[52] Baseados nesses resultados, diretrizes atuais não recomendam a suplementação de oxigênio como medida para diminuir a incidência de VPO.[10]

Outras estratégias consideradas como não efetivas na prevenção das NVPO incluem: descompressão gástrica intraoperatória, uso de canabinoides (nabilona e tetra-hidrocanabinol) e administração de oxigênio suplementar durante a cirurgia.[10]

PROFILAXIA PARA NVPO EM ADULTOS

As náuseas e os vômitos são complicações que comumente podem aparecer no período pós-anestésico, trazendo considerável desconforto ao paciente, retardando sua alta hospitalar, mobilizando profissionais da área da saúde (médicos, enfermeiras), utilizando maior arsenal de fármacos antieméticos e, por fim, onerando os custos hospitalares.

As causas relacionadas ao aparecimento de NVPO são multifatoriais, portanto cabe ao anestesiologista buscar a identificação das possíveis causas para atuar profilaticamente ou tratar um quadro de náuseas e vômitos já instalado.

A profilaxia inclui prevenção e correção de situações que possam estimular o centro do vômito. Essas situações incluem: hipotensão arterial, hipoglicemia, hipovolemia, hipoxemia, distensão gástrica e dor.

A prevenção começa desde a preparação do paciente, da seleção dos fármacos e técnicas anestésicas até sua completa recuperação pós-anestésica.

A preparação do paciente para cirurgias eletivas inclui a observância do jejum pré-operatório, a escolha da medicação pré-anestésica e aporte de soluções cristaloides e/ou coloides para repor as possíveis perdas durante o período perioperatório.

Outro fator que pode estimular a ocorrência de NVPO está relacionado com a mobilização brusca no período pós-operatório imediato. A suave passagem do paciente da mesa operatória para a maca e o cuidadoso transporte até a sala de recuperação pós-anestésica são cuidados que ajudam a prevenir a incidência de NVPO, principalmente nos pacientes suscetíveis à cinetose.

Fármacos com acentuado potencial emetogênico (p. ex.: etomidato) devem ser evitados em pacientes com elevado risco para apresentar NVPO, enquanto o emprego de fármacos com atividade antiemética (ex: propofol) deverá ser estimulado.

Os antieméticos, assim como qualquer outro fármaco, não estão isentos de efeitos adversos. São descritos desde efeitos adversos menos graves, como cefaleias moderadas, até efeitos mais graves, como prolongamento do intervalo QT, que raramente pode estar associado com falência cardíaca.[53] Portanto, é preciso considerar os riscos e benefícios, bem como os custos adicionais, ao utilizar a medicação antiemética profilática.

O uso profilático de fármacos antieméticos de forma rotineira em pacientes que serão submetidos à anestesia para cirurgia eletiva é controverso.[6] Vários autores consideram a profilaxia medicamentosa antiemética de forma rotineira como um procedimento não indicado,[54] uma vez que os sintomas eméticos nos pacientes classificados como de baixo risco para apresentarem NVPO são transitórios e pouco frequentes.[27] Outros estudos demonstraram que houve redução na incidência de NVPO nos grupos de pacientes tratados profilaticamente com fármacos antieméticos (ex: metoclopramida, droperidol), embora tais resultados não sejam unânimes nos estudos realizados por diferentes autores.[6]

É consenso que a profilaxia antiemética está indicada para aqueles pacientes que apresentam maior risco de desenvolver náuseas e vômitos no período pós-operatório (Figuras 90.2 e 90.3) ou para os pacientes que serão submetidos a cirurgias em que a ocorrência de vômitos poderia trazer consequências danosas. Pode-se citar como exemplos cirurgias para correção de hérnia de hiato, em que o esforço do vômito poderia causar deiscência da fundoplicatura gástrica; cirurgias bucomaxilofaciais com fixação temporária da mandíbula à maxila, nas quais a impossibilidade de expulsar o vômito pela boca aumenta o risco de aspiração, ou ainda nos casos de hipertensão intracraniana.

As evidências atuais não permitem afirmar que se faça a profilaxia em todos os pacientes submetidos a todo e qualquer procedimento cirúrgico.

As recomendações farmacológicas para o uso de antieméticos na prevenção de NVPO em adultos incluem os antagonistas dos receptores 5-hidroxitriptamina (5-HT_3): ondansetron, dolasetron, granisetron, tropisetron, ramosetron e palonosetron; antagonistas dos receptores neurocinina-1 (NK-1): aprepitant, casopitant e rolapitant; corticosteroides: dexametasona e metilprednisolona; butirofenonas: droperidol e haloperidol; anti-histamínicos: dimenidranato e meclizine; e anticolinérgicos: escopolamina transdérmica,[10] entre outros.

Existe a preocupação de que a maioria dos antagonistas 5-HT_3 de primeira geração esteja associada com prolongamento do segmento QT. Recentemente foi descrita a associação do dolasetron com arritmia grave,[55] o qual deixou de ser comercializado nos Estados Unidos devido ao risco de prolongamento do intervalo QT e *Torsade de pointes*. O único antagonista 5-HT_3 que não parece estar ligado ao prolongamento do segmento QT é o palonosetron, que tem ainda a vantagem de apresentar uma longa meia-vida (aproximadamente 40 horas nas náuseas e vômitos induzidos por quimioterapia e de aproximadamente 24 horas nas NVPO).[55]

Outros estudos levantaram preocupações referentes ao efeito da dexametasona relacionada ao risco de infecção pós-operatória, bem como do seu efeito na glicemia durante as primeiras 6 a 12 horas após a cirurgia.[10]

Aparentemente não existe diferença quanto à efetividade quando se compara o ondansetron, droperidol e dexametasona nas doses de 4 mg, 1,25 mg e 4 mg, respectivamente. Cada um, utilizado separadamente, reduz o risco de NVPO em aproximadamente 25%.[56]

As doses profiláticas e o momento da administração dos antieméticos em adultos são mostrados na Tabela 90.3.

ANTAGONISTAS DOS RECEPTORES 5-HT_3

Ondansetron

Quando comparado com os outros antieméticos, o ondansetron é considerado "*gold standart*". Apresenta ótimo efeito tanto antináusea quanto antivômito. As atuais recomendações para as doses profiláticas são de 4 mg (NNT de aproximadamente 6 para prevenção de vômito nas primeiras 24 horas, NNT de aproximadamente 7 para prevenção de náusea[57]). Ondansetron é tão efetivo quanto os outros inibidores 5-HT_3 e não apresenta diferenças quanto ao efeito no intervalo QT. O ondansetron foi menos efetivo que o aprepitant para reduzir os vômitos e menos efetivo que o palonosetron para reduzir a incidência de NVPO.[10]

TABELA 90.3 DOSES E MOMENTO DE ADMINISTRAÇÃO PARA PROFILAXIA DE NVPO EM ADULTOS.

Fármaco	Dose e via	Momento
Aprepitant	40 mg, oral	Na indução
Casopitant	150 mg, oral	Na indução
Dexametasona	4 – 5 mg, venosa	Na indução
Dimenidrinato	1 mg . kg^{-1}, venosa	
Dolasetron	12,5 mg, venosa	Final da cirurgia
Droperidol	0,625 – 1,25 mg, venosa	Final da cirurgia
Efedrina	0,5 mg . kg^{-1} IM	
Granisetron	0,35 – 3 mg, venosa	Final da cirurgia
Haloperidol	0,5 – 2 mg muscular/ven.	
Metilprednisolona	40 mg, venosa	
Ondansetron	4 mg IV, 8 mg, oral	Final da cirurgia
Palonosetron	0,075 mg, venosa	Na indução
Perfenazina	5 mg, venosa	
Prometazina	6,25 – 12,5 mg, venosa	
Ramosetron	0,3 mg, venosa	Final da cirurgia
Rolapitant	70 – 200 mg, oral	Na indução
Escopolamina	*Patch* transdérmico	2 horas antes da cirurgia
Tropisetron	2 mg, venosa	Final da cirurgia

Adaptada de *Consensus Guidelines for the Management of Postoperative Nausea and vomiting*.[10]

Dolasetron

Estudos mostraram que a dose profilática de 12,5 mg de dolasetron foi tão efetiva quanto 4 mg de ondansetron na prevenção das NVPO.[10]

Desde dezembro de 2010, o dolasetron deixou de ser comercializado nos Estados Unidos para controle de náusea e vômitos induzidos pela quimioterapia, tanto em crianças quanto em adultos, devido às recomendações do FDA baseadas na possibilidade de seus efeitos adversos poderem provocar aumento do intervalo QT e *torsade de pointes*. Apesar dessas recomendações, o dolasetron continua disponível em outros países.[10]

Granisetron

O granisetron utilizado na dose de 0,35 mg a 3 mg, venosa (5 a 20 µg . k^{-1}), mostrou-se tão efetivo quanto os outros antagonistas dos receptores 5-HT_3 de primeira geração, e a sua associação com dexametasona apresentou melhores resultados no controle das NVPO do que quando utilizado isoladamente.[10]

Tropisetron

Utilizado na dose de 2 mg IV, o tropisetron mostrou-se tão efetivo quanto o ondansetron e granisetron, e apresentou melhores resultados quando associado à dexametasona. O tropisetron ainda não está aprovado para o uso nos Estados Unidos.[10]

Ramosetron

Ramosetron é outro antagonista dos receptores 5-HT_3, mais potente e com maior tempo de ação que o granisetron, quando utilizado no tratamento de vômitos induzidos por quimioterapia. Estudos mostraram que a dose mínima efetiva de ramosetron para prevenir NVPO após cirurgia ginecológica foi de 0,3 mg, por via venosa.[58]

O Ramosetron ainda não foi aprovado para comercialização nos Estados Unidos, mas está disponível em outros países.

Palonosetron

O palonosetron faz parte da segunda geração dos antagonistas dos receptores $5HT_3$ e apresenta uma meia-vida de 40 horas. A dose de 0,075 mg, por via venosa, mostrou-se ser mais efetiva que granisetron (1 mg) e ondansetron (4 mg) no controle das NVPO.[10]

Momento da Administração

Ondansetron, dolasetron, granisetron e tropisetron se mostraram mais efetivos para profilaxia das NVPO quando administrados no final da cirurgia, e o palonosetron geralmente é administrado no início da cirurgia.[10]

ANTAGONISTAS DOS RECEPTORES NK-1

Aprepitant

Os antagonistas dos receptores da Substância P – Neuroquinina-1 (NK-1) são os mais novos agentes disponíveis e/ou ainda em estudos para a terapia antiemética. A grande vantagem desse grupo de antieméticos é que eles agem principalmente pela via central do circuito emético, apresentando alta afinidade pelos receptores da Substância P, as NK-1, portanto exibem uma longa duração de ação. São fármacos antagonistas seletivos dos receptores NK-1, e dessa forma agem por meio de diferentes caminhos eméticos quando comparados com os outros antagonistas dos receptores 5-HT_3. O primeiro representante desse grupo, aprovado pelo FDA, é o Aprepitant, disponível apenas na formulação oral, nas doses de 80 mg e 125 mg. Em janeiro de 2008, o FDA aprovou a forma intravenosa do aprepitant, com o nome de Fosaprepitant. A formulação intravenosa está disponível na dose de 115 mg. Ainda não foram descritas alterações no segmento QT, relacionado com esses fármacos.

Aprepitant apresenta meia-vida de 40 horas.

Estudos sugerem que a dose ideal do aprepitant para prevenir NVPO é de 40 mg, embora mais pesquisas sejam necessárias para se determinar a dose ótima dessa classe de antiemético.[59]

Outros estudos revelaram que, embora a experiência clínica com o uso do aprepitant no controle das NVPO ainda seja limitada, a dose de 40 mg a 80 mg VO mostrou-se similar ao ondansetron no controle completo das NVPO (sem náuseas e sem vômitos), nas primeiras 24 horas após a cirurgia. No entanto, estudos mostraram que o aprepitant foi significativamente mais efetivo que o ondansetron na prevenção dos vômitos de 24 a 48 horas após a cirurgia e reduziu o aparecimento de náuseas severas nas primeiras 48 horas.[10] Outros estudos concluíram que o aprepitant (40 mg, oral) associado a dexametasona foi mais efetivo que o ondansetron associado a dexametasona na prevenção de VPO em pacientes submetidos a craniotomia.[60] A dose de 80 mg para prevenção de NVPO após laparotomia ginecológica mostrou-se mais efetiva que a dose de 40 mg, por via oral.[61]

Casopitant

Casopitant ainda não está aprovado para o uso na clínica diária, mas a fase 3 dos estudos mostrou que a combinação de 50 a 150 mg, por via oral, de casopitant, associado a 4 mg de ondanseron, foi mais efetivo que o ondansetron isoladamente.[62]

Rolapitant

Embora ainda não esteja aprovado para o uso, o rolapitant apresenta uma meia-vida de 80 horas. Estudos mostraram que não houve diferença entre os grupos que receberam ondansetron 4 mg, por via venosa, e rolapitant, por via oral, nas primeiras 24 horas após a cirurgia, mas o rolapitant na dose de 70 mg e 200 mg apresentou melhor efeito que o ondansetron no controle de náuseas por 72 a 120 horas, respectivamente.[63]

CORTICOSTEROIDES

Dexametasona

Estudos comprovam que a dexametasona efetivamente previne náuseas e vômitos no período pós-operatório.[64]

Embora seu mecanismo de ação não esteja bem esclarecido, parece estar relacionado com a inibição de síntese de prostaglandinas[65] e liberação de endorfinas, resultando em sensação de bem-estar e estimulação do apetite.⁶⁶ A dexametasona apresenta meia-vida relativamente longa, de 36 a 72 horas, e a sua eficácia tardia, acima de 24 horas, garante a vantagem adicional de prevenir NVPO no período pós-operatório tardio.³ Quando associada ao ondansetron, o seu efeito antiemético é potencializado.⁶⁷ A dose profilática recomendada para os pacientes com risco aumentado de apresentarem NVPO é de 4 mg a 5 mg, por via venosa, administrada durante a indução da anestesia.¹⁰ Essa dose mostrou-se tão eficaz quanto 4 mg de ondansetron e 1,25 mg de droperidol para profilaxia de NVPO.⁶⁸

A dexametosona na dose de 8 mg, administrada na indução da anestesia, melhora a qualidade de recuperação após a alta hospitalar, além de reduzir a náusea, dor e fadiga.⁶⁹ A melhora na qualidade da recuperação é dose-dependente. Os pacientes que receberam 0,1 mg . kg⁻¹ *versus* 0,05 mg . kg⁻¹ necessitaram de menos opioides e apresentaram menores incidências de náuseas, dor na garganta, mialgia e insônia.⁷⁰

Os estudos são inconclusivos quanto à segurança da administração da dexametasona no período perioperatório. Alguns autores demonstraram que a dexametasona administrada em dose única parece não ter aumentado o risco de infecção da ferida cirúrgica,⁷⁰,⁷¹ outro estudo concluiu que a dexametasona, nas doses de 4 mg a 8 mg, pode estar relacionada com o aumento do risco de infecção pós-operatória.⁷² Significativo aumento da glicemia, que pode ocorrer entre 6 e 12 horas do período pós-operatório, foi observado nos pacientes que receberam 8 mg de dexametasona para profilaxia de NVPO.¹⁰ Recente editorial, ao avaliar os riscos e benefícios, sugeriu que a dose única de 4 mg a 8 mg de dexametasona é segura quando usada na profilaxia das NVPO.⁷³

Metilprednisolona

A metilprednisolona, na dose de 40 mg, por via venosa, mostrou-se efetiva na prevenção das NVPO tardios.⁷⁴ Não há evidências de que os efeitos colaterais da metilprednisolona sejam diferentes dos efeitos colaterais da dexametasona.

BUTIROFENONAS

Droperidol

Baixas doses profiláticas de droperidol (0,625 mg a 1,25 mg, venoso) são suficientes para prevenir NVPO.⁷⁵,⁷⁶

O droperidol é uma butirofenona com atividade neuroléptica e elevada propriedade antiemética. É largamente usado em anestesia para prevenção ou tratamento de episódios de NVPO. Suas propriedades antieméticas se devem à sua ação antagonista junto aos receptores dopaminérgicos D_2. Possui também fraca atividade antagonista α-adrenérgica e causa hipotensão arterial menos acentuada que as fenotiazinas. Além disso, assim como as fenotiazinas, o droperidol pode causar sedação, disforia e efeitos extrapiramidais.² Devido às baixas doses empregadas, os riscos desses efeitos adversos são baixos.

Mesmo em baixas doses o droperidol demonstrou um bom efeito antiemético, com sedação mínima, em cirurgias com moderada incidência de NVPO, mas seu efeito é limitado nos procedimentos mais emetogênicos, como nas cirurgias para correção de estrabismo e quimioterapia para tratamento do câncer.²⁸

O droperidol é mais efetivo quando administrado no final da cirurgia, e sua eficácia profilática é similar à do ondansetron.⁷⁶

Em dezembro de 2001, o *US Food and Drug Administration* (FDA) recomendou a não utilização do droperidol como fármaco de primeira escolha para controle de NVPO, com base num pequeno número de casos descritos de prolongamento do intervalo QT e *torsades de pointes* associados ao uso do droperidol como antiemético. Recomenda ainda que, no caso de tratamento com droperidol, deverá ser realizada monitorização eletrocardiográfica antes do tratamento e continuada por 2 a 3 horas após, para monitorizar arritmias cardíacas.⁷⁷ Desde então, o droperidol deixou de ser usado como fármaco de primeira escolha em vários países.

No entanto, as doses utilizadas para o controle de NVPO são extremamente baixas e não parecem estar associadas a eventos cardiovasculares significativos. Pesquisas recentes revelaram que, em 19 de 24 países europeus, o droperidol tem sido utilizado regularmente como antiemético.⁷⁸

Nenhum caso de efeitos adversos cardíacos ou mortes causadas pelo uso do droperidol foi encontrado em revisões de artigos publicados desde a sua introdução como fármaco utilizado no controle de NVPO.⁷⁷

Haloperidol

Assim como o droperidol, o haloperidol é uma butirofenona que também apresenta propriedades antieméticas e vem sendo estudado como uma alternativa para o droperidol.⁷⁹

O haloperidol mostrou-se efetivo para prevenir as NVPO quando utilizado em baixas doses (0,5 mg a 2 mg IM ou IV).⁸⁰ Essas doses são significativamente menores do que aquelas usadas no tratamento dos transtornos psíquicos e não foram descritos efeitos adversos, como sedação e arritmias cardíacas, quando administradas na profilaxia de NVPO.¹⁰ Uma vez que os efeitos adversos relacionados com prolongamento do intervalo QT estão descritos na bula do haloperidol, recomenda-se que não seja utilizado como fármaco de primeira escolha. Na dose de 1 mg, por via muscular ou venosa, o haloperidol pode ser considerado uma alternativa para o uso do droperidol, e sua eficácia aumenta quando associado com ondansetron ou dexametasona.¹⁰

Estudos mostraram que não houve diferença na eficiência do controle de NVPO tardios ou precoces, tanto quando foram utilizadas baixas doses de holoperidol (1 mg) quanto quando foi utilizado o droperidol (0,625 mg), ambos administrados após a indução da anestesia. Não houve relatos de sintomas extrapiramidais relacionados com a administração de ambos os fármacos.⁸¹

Estudos de revisão da literatura revelaram que o FDA, ao relacionar os efeitos adversos do haloperidol, recomenda que se utilizem doses menores que 2 mg a fim de reduzir os efeitos colaterais e o risco de prolongamento do intervalo QT.⁸² O FDA não recomenda a utilização do haloperidol como antiemético ou sua administração pela via venosa.¹⁰

Anti-histamínicos

Vários dos anti-histamínicos com atividade bloqueadora dos receptores H_1 possuem atividade antiemética. São representados pelos grupos: etanolaminas (difenidramina, dimenidrinato e maleato de carboxamina), piperazinas (ciclinas, meclizina) e fenotiazinas (prometazina).

A maioria dos antagonistas H_1 tem ações farmacológicas semelhantes, uma vez que seus efeitos estão relacionados com bloqueio das respostas às histaminas que interagem com os receptores H_1. As fibras colinérgicas e histaminérgicas parecem estar envolvidas nas transmissões do aparelho vestibular ao centro do vômito, o que justifica a eficácia dos antagonistas muscarínicos e H_1 no tratamento das cinetoses. A capacidade de alguns desses fármacos produzirem efeito antiemético talvez esteja relacionada com sua atividade bloqueadora muscarínica.

Dimenidrinato

O dimenidrinato é um anti-histamínico com propriedades antieméticas, utilizado no controle das NVPO, úteis também no tratamento de sintomas relacionados aos distúrbios vestibulares, como na doença de Menière e outros tipos de vertigem verdadeira.

A dose recomendada é de $1\ mg \cdot kg^{-1}$, por via venosa, e sua eficácia é similar à dos antagonistas dos receptores $5HT_3$, dexametasona e droperidol.⁸³

Meclizine

Meclizine, outro representante do grupo dos anti-histamínicos, apresenta efeito antiemético com duração maior que o ondansetron. Estudos mostraram que a dose 50 mg de meclizine associado com 4 mg de ondansetron foi mais efetiva na profilaxia de NVPO do que ondansetron ou meclizine administrados isoladamente.⁸⁴

Anticolinérgicos
Escopolamina

A escopolamina pode ser administrada por via oral, muscular ou transdérmica. A via transdérmica é a via mais empregada, com bons resultados na profilaxia das cinetoses e em cirurgias ginecológicas. As revisões bibliográficas mostraram que a escopolamina transdérmica é bastante utilizada como adjuvante nas terapias antieméticas e apresenta boa eficácia na prevenção de NVPO por mais de 24 horas. Pode ser aplicada até 2 a 4 horas antes do início da anestesia.⁸⁵

A preparação para administração transdérmica de escopolamina é composta de um adesivo contendo 1,5 mg do fármaco, com liberação programada para três dias.²⁸ O adesivo pode ser aplicado na região mastóidea retroauricular, 2 a 4 horas antes do início da anestesia devido ao seu lento início de ação.⁸⁵

O ressecamento da boca é um efeito colateral comum dessa apresentação e ocorre em 2/3 dos pacientes, principalmente no primeiro dia de uso.⁸⁵ A turvação visual e sonolência são outros efeitos adversos comuns nos pacientes em uso de escopolamina. Raramente podem ocorrer episódios psicóticos graves em adultos.⁸⁶ Foram observadas reações de extrema agitação em crianças utilizando escopolamina transdérmica para prevenção de NVPO em cirurgias para correção de estrabismo.²

Fenotiazinas
Perfenazina

A perfenazina é um derivado fenotiazídico utilizado para prevenção de NVPO.¹⁰

Pode ser administrada na dose de 2,5 mg a 5 mg, por via muscular ou venosa, a cada 6 horas, com bons resultados na prevenção e tratamento de náuseas e vômitos após o uso de opioides.²⁸

Os efeitos colaterais produzidos pelas fenotiazinas foram descritos como fatores limitantes para seu uso como antieméticos. Esses efeitos incluem icterícia colestática, distúrbios hematológicos, hiperprolactinemia e principalmente distúrbios neurológicos como distonia aguda, acatsia, parkinsonismo e síndrome neuroléptica maligna. Outro efeito importante está relacionado com o sistema cardiovascular, com episódios de hipotensão postural, que podem resultar em síncope.²⁸,⁸⁷

Por outro lado, uma revisão sistemática recente recomendou a dose de 5 mg, por via venosa, IV, uma vez que essa dose não aumentou a incidência de sedação e boca seca, quando comparado com o placebo.⁸⁸

Metoclopramida

A metoclopramida é uma benzamida considerada um fraco antiemético quando utilizada na dose de 10 mg e não efetiva na redução da incidência de náusea e vômitos.⁸⁹

Estudos mostraram que a metoclopramida apresenta efeito antiemético semelhante ao do ondansetron 4 mg, quando utilizada em doses maiores de 25 mg e 50 mg e associada a 8 mg de dexametasona, para a profilaxia de NVPO precoces, mas não para NVPO tardios. Os efeitos adversos, como discinesia e sintomas extrapiramidais, aumentam com o aumento da dose.[90]

OUTROS ANTIEMÉTICOS
Propofol

O uso do propofol, um hipnótico sedativo, tanto na indução como na manutenção da anestesia, está relacionado com menor incidência de NVPO.[2]

Estudos demonstraram que os pacientes que apresentaram sensação de náusea e vômitos no pós-operatório, na sala de recuperação pós-anestésica, receberam uma dose de 10 mg (1 mL) de propofol ou placebo. Dos pacientes que receberam propofol, 81% tiveram alívio dos sintomas, comparados com 35% do grupo placebo.[2]

A média de concentração plasmática de propofol em infusão contínua, que produziu resposta antiemética, foi de 343 ng.mL^{-1}, muito menor que os níveis de concentração plasmática necessários para manutenção da anestesia geral (3 a 6 mcg.mL^{-1}) ou sedação (1 a 3 µg.mL^{-1}), demonstrando a propriedade antiemética do propofol em doses subhipnóticas.[91]

O propofol utilizado na técnica de Anestesia Geral Venosa Total (AGVT) é recomendado nas diretrizes para diminuir a incidência de NVPO. O propofol usado na indução e manutenção da anestesia diminui a incidência das NVPO preococes.[92]

Midazolam

Alguns autores admitem que os benzodiazepínicos possam ter atividade antiemética. Em estudo comparativo, os autores concluíram que o midazolam foi tão efetivo quanto o propofol na prevenção de vômitos induzidos pela apomorfina.[2]

Comparado com o placebo, o midazolam diminui a incidência de náusea e vômitos.[93]

O midazolam mostrou-se mais efetivo que a metoclopramida na profilaxia de NVPO.[94]

Efedrina

A efedrina é um fármaco simpatomimético que pode prevenir a cinetose ou tratar os vômitos decorrentes da hipotensão arterial associada à anestesia peridural e subaracnóidea.[28]

Alfa2-agonista

A clonidina e a dexmedetomidina, administradas no período perioperatório, mostraram significativo efeito antiemético, embora fraco e com curta meia-vida. O mecanismo de ação antiemético desses fármacos ainda é obscuro.[95]

ASSOCIAÇÃO DE FÁRMACOS ANTIEMÉTICOS

Muitas vezes a monoterapia pode não ser suficiente no controle das NVPO, uma vez que a etiologia é multifatorial e complexa. Nesses casos, estudos sugerem a associação de dois ou mais agentes antieméticos para obtenção de melhores resultados. Alguns autores concluíram que o uso profilático de granisetron (3 mg) associado à dexametasona (8 mg), administrados por via venosa, é mais efetivo que o granisetron isolado na redução de NVPO em pacientes submetidas à operação cesariana sob anestesia espinhal.[96]

Outros estudos concluíram que a terapia profilática com granisetron associada à dexametasona foi mais efetiva que cada antiemético empregado separadamente, para prevenção de vômitos após cirurgias pediátricas.[97]

A associação de droperidol (1,25 mg) e ondansetron (4 mg), administrados por via venosa, foi significativamente superior ao emprego do droperidol isoladamente no controle de NVPO em mulheres submetidas a cirurgia ginecológica laparoscópica.[98]

Pacientes adultos, classificados com moderado ou alto risco para desenvolverem NVPO, devem receber terapia antiemética combinada, utilizando fármacos de diferentes classes, uma vez que os diferentes mecanismos de ação poderão otimizar a eficácia da profilaxia.[10]

Os antagonistas dos receptores 5HT$_3$ apresentam melhor propriedade antivômito do que antináusea, enquanto o droperidol tem melhor efeito antináusea.[99] Dessa forma, a associação desses dois fármacos promove melhores resultados do que quando administrados isoladamente.[10] A associação dos antagonistas dos receptores 5HT$_3$ com a dexametasona também melhora a eficácia da profilaxia antiemética.[64]

A combinação de 2 mg de haloperidol com 5 mg de dexametasona mostrou-se mais efetiva que esses dois fármacos administrados isoladamente na prevenção de NVPO.[100]

Nos pacientes de alto risco para o desenvolvimento de NVPO, recomenda-se a abordagem multimodal para minimizar esses riscos.

A abordagem multimodal inclui a associação de medidas farmacológicas e não farmacológicas. Estudos mostraram que os pacientes que receberam abordagem multimodal – incluindo utilização de midazolam como medicação pré-anestésica produzindo ansiólise; profilaxia antiemética utilizando droperidol na indução da anestesia e ondansetron no final da cirurgia; AGVT com propofol e não utilização de óxido nitroso; infiltração local com anestésico local e utilização de cetoloraco – tiveram 80% de completa resposta antiemética se comparados a outros que receberam anestesia inalatória ou somente AGVT e tiveram de 43% a 63% de completa resposta antiemética.[101]

Especial atenção deve ser dada à associação de fármacos antieméticos na profilaxia de NVPO em anestesias ambulatoriais, a fim de se evitar a ocorrência de efeitos colaterais aditivos, retardando assim a alta hospitalar.[102]

TERAPIA ANTIEMÉTICA NÃO MEDICAMENTOSA

Estudos de metanálise concluíram que a estimulação de P6 com diferentes modalidades de acupuntura reduz náusea, vômitos e a necessidade de antieméticos de resgate. A eficácia da estimulação de P6 foi similar à eficácia da profilaxia realizada com antieméticos como ondansetron, droperidol, metoclopramida, ciclizine e proclorperazine.[10]

PROFILAXIA ANTIEMÉTICA EM CRIANÇAS

A incidência de VPO em crianças pode ser duas vezes mais alta do que nos adultos, o que justifica a necessidade de se fazer profilaxia antiemética nas crianças com moderado a alto risco.[10]

Crianças que apresentarem de moderado a alto risco para VPO poderão receber terapia profilática antiemética com dois ou mais fármacos de diferentes classes (Tabela 90.5).

Vários estudos confirmam a eficácia dos antagonistas dos receptores $5HT_3$ nos pacientes pediátricos.[10] Estudos baseados em evidência para profilaxia utilizando o ondansetron incluíram crianças com idades entre 1 e 24 meses.[103]

A combinação dos antagonistas dos receptores $5HT_3$ com esteroides pode ser administrada nas crianças com alto risco para VPO, a menos que haja alguma contraindicação.[10]

As combinações recomendadas e respectivas doses em crianças estão na Tabela 90.4.

TABELA 90.4 COMBINAÇÃO FARMACOLÓGICA PARA TERAPIA PROFILÁTICA EM CRIANÇAS.
Ondansetron 0,05 mg . kg⁻¹ + dexametasona 0,015 mg . kg⁻¹
Ondansetron 0,1 mg . kg⁻¹ + droperidol 0,015 mg . kg⁻¹
Tropisetron 0,1 mg . kg⁻¹ + dexametasona 0,5 mg . kg⁻¹

Extraída de *Consensus Guidelines for The Management of PONV*.[10]

EFEITOS ADVERSOS DOS FÁRMACOS ANTIEMÉTICOS EM CRIANÇAS

Ondansetron

Foram descritas complicações cardiovasculares em crianças que receberam ondansetron na terapia antiemética, incluindo taquicardia ventricular em criança submetida à cirurgia para excisão de cisto tireoglosso, após administração de ondansetron e dimenidrinato. Estudos subsequentes revelaram que a mesma criança era portadora de Síndrome de QT longo não diagnosticado.[10] Outros estudos relataram um caso de morte por taquicardia ventricular em criança que recebeu ondansetron no departamento de emergência e outro caso de bradicardia severa durante incisão para drenagem de abscesso.[10]

É importante que os anestesiologistas estejam atentos a esses riscos, especialmente nas crianças portadoras de Síndrome do QT longo.[10]

Dexametasona

Existem relatos que associam a administração de dexametasona perioperatória em criança portadora de leucemia com o desenvolvimento da Síndrome da lise tumoral.[104]

Estudos de metanálise e revisões bibliográficas não conseguiram relacionar o aumento de sangramento pós-operatório entre os pacientes que receberam dexametasona e os controles.[105] Apesar de o aumento de sangramento durante a cirurgia não ter sido comprovado, houve aumento de reintervenção cirúrgica, por sangramento, em crianças que receberam dexametasona durante tonsilectomia.[106]

A *American Academy of Otolaringology-Head and Neck Surgery* recomenda, em suas mais recentes diretrizes, a administração de dose única de dexametasona nas crianças submetidas à tonsilectomia.[107] Essa recomendação baseia-se no fato de que os benefícios da dexametasona superam os riscos. Esses benefícios incluem a diminuição da dor no pós-operatório, diminuição da incidência de VPO e diminuição no tempo para realimentação oral.[107]

TERAPIA ANTIEMÉTICA PARA NVPO JÁ ESTABELECIDOS EM ADULTOS

Quando ocorrer NVPO em pacientes que receberam terapia antiemética profilática, eles deverão ser tratados com antieméticos de diferentes classes daquelas administradas para profilaxia. Vários estudos sugerem que é inefetivo repetir o mesmo fármaco antiemético em espaço de tempo menor que 6 horas.[10]

Caso o paciente que apresente NVPO não tenha recebido nenhum antiemético profilático, a recomendação é administrar pequenas doses de antagonistas dos receptores $5HT_3$ (ondansetron 1,0 mg; granisetron 0,1 mg; tropisetron 0,5 mg), uma vez que a dose usada para o tratamento de NVPO instalados é menor do que a usada para profilaxia.[10] Não é recomendado repetir a administração de dexametasona para o controle de NVPO se ela já foi utilizada como profilaxia.[10]

Uma alternativa para tratar NVPO já estabelecidos inclui dexametasona (2 a 4 mg IV), droperidol (0,625 mg IV) ou prometazina (6,25 mg a 12,5 mg IV). Propofol (20 mg) pode ser considerado como fármaco de resgate na Sala de Recuperação da Anestesia para pacientes com NVPO, embora o seu efeito antiemético seja fugaz.[10]

Não existem estudos consistentes para recomendação de terapia antiemética de resgate em crianças cuja profilaxia tenha falhado.[10]

A Figura 90.4 mostra as diretrizes para o controle de NVPO no adulto e na criança.

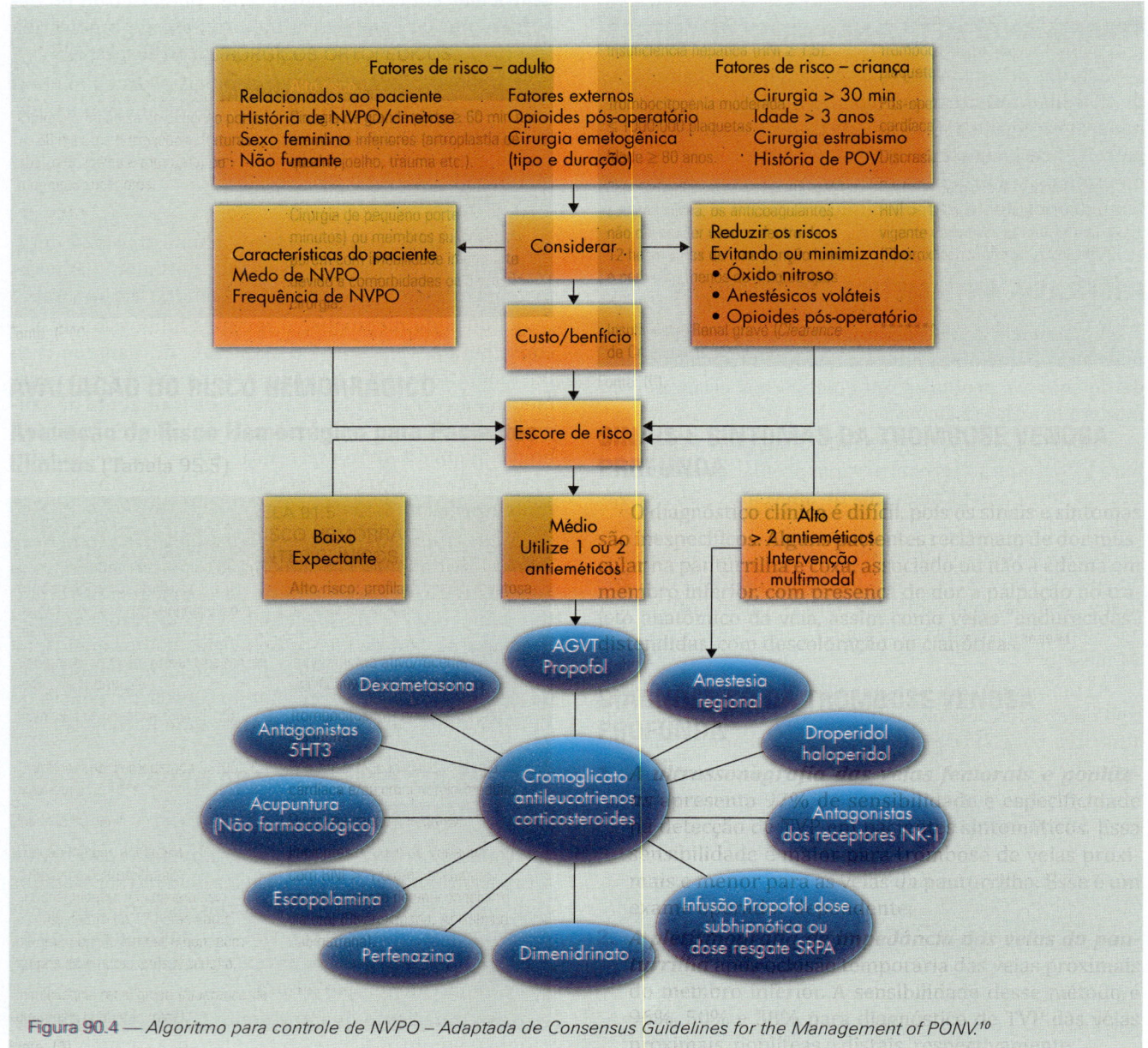

Figura 90.4 — Algoritmo para controle de NVPO – Adaptada de Consensus Guidelines for the Management of PONV.[10]

REFERÊNCIAS

1. Wender RH. Do Current Antiemetic Practices Result In Positive Patients Outcomes? Results Of A New Study. Am J Health-Syst Pharm. 2009;66(spp 1):S3-S10.
2. Dershwitz M. Antiemetic Drugs, em: White PF – Ambulatory Anesthesia and Surgery, 1st Ed. Philadelphia: WB Saunders, 1997. p.441-56.
3. Ho KY, Chiu JW. Multimodal antiemetic Therapy and Emetic Risk Profiling. Ann Acad Med Singapore. 2005;34:196-205.
4. Schmidt A, Bagatini A. Náusea e vômito pós-operatório: fisiopatologia, profilaxia e tratamento. Rev Bras Anestesiol. 1997;47:326-34.
5. Wetcher BV. Problem Solving in the Postanesthesia Case Unit. In: Wetcher BV. Anesthesia for Ambulatory Surgery, 2nd Ed. Philadelphia: JB Lippincott, 1991. p.375-436.

6. Wetcher BV. Postoperative nausea and vomiting in day case surgery. Br J Anaesth. 1992;69:(Suppl1)335-9.
7. Heyland K, Dangel P, Gerber AC. Postoperative nausea and vomiting (PONV). Eur J Pediatr Surg. 1997;7:230-3.
8. Orkin FK, Cooperman LH. Complications in Anesthesiology, 1st Ed. Phyladelphia: Lippincott Company, 1983. p.429-35.
9. Watcha MF, White PF. Postoperative nausea and vomiting: it's etiology, treatment and prevention. Anesthesiology. 1992;77:162-84.
10. Gan TG, Diemunasch P, Habib AS, et al. Concensus Guidelines for the Management of Postoperative Nausea and Vomiting. Anesth Analg. 2014;118:85-113.
11. Apfelbaum JL, Silverstein JH, Chung FF, et al. Practice guidelines for postanesthetic care: an undated report by the American Society od Anesthesiologists Task Force on Postanesthetic Care. Anesthesiology. 2013;118(2):291-307.
12. Lerman J. Surgical and patient factor involved in postoperative nausea and vomiting. Br J Anaesth. 1992;69:(Suppl1):24S-32S.
13. Kenny GNC. Risk factors for postoperative nausea and vomiting. Anaesthesia. 1994;496-510.
14. Zelcer J, Wells DG. Anaesthetic-related recovery room complications. Anaesth Intensive Care. 1987;15:168-74.
15. Van Vlymen JM, White PF. Outpatient Anesthesia. In: Miller RD. Anesthesia, 5th Ed. New York, Philadelphia: Churchill Livingstone, 2000. p.2213-40.
16. Beattie WS, Lindbland T, Buckley DN, et al. The incidence of nausea and vomiting in women undergoing laparoscopy is influenced by the day of the menstrual cycle. Can J Anesth. 1991;38:298-302.
17. Berthie WS, Bercklei DN, Forrest JB. The incidence of postoperative nausea and vomiting in women undergoing laparoscopy is influenced by the day of menstrual cycle. Can J Anaesth. 1991;38:298-302.
18. Kamath B, Curram J, Hawkey C, et al. Anaesthesia, movement and emesis. Br J Anaesth. 1990;64:728-30.
19. Cohen MM, Cameron CB, Duncan PG. Pediatric anesthesia morbidity and mortality in the perioperative period. Anesth Analg. 1990;70:160-7.
20. Schreiner MS, Nicolson SC, Martin T, et al. Should children drink before discharge from day surgery? Anesthesiology. 1992;76:528-33.
21. Woods AM, Berry FA, Carter BJ. Strabismus surgery and postoperative vomiting: clinical observations and review of the current literature; a medical opinion. Pediatric Anesth. 1992;2:223-9.
22. Muir JJ, Warner MA, Offord KP, et al. Role of nitrous oxide and other factors in postoperative nausea and vomiting: a randomized and blinded prospective study. Anesthesiology. 1987;66:513-8.
23. Vance JP, Neill RS, Norris W. The incidence and etiology of postoperative nausea and vomiting in a plastic surgical unit. Br J Plastic Surg. 1973;26:336-9.
24. Van Wijk MGF, Smalhout B. A postoperative analysis of the patient's view of anaesthesia in a Netherland's teaching hospital. Anaesthesia. 1990;45:679-82.
25. Terra ESH. Náusea e Vômito Pós-Operatório. In: Auler JOC, Vane LA. SAESP-TSA- Curso de Atualização. São Paulo: Atheneu, 1994. p.1-8.
26. Ong BY, Plahniuk RJ, Cumming M. Gastric volume and pH in outpatients. Can Anaesth Soc J. 1978;25:36-9.
27. Patel RI, Hannallah RS. Anesthetic complication following pediatric ambulatory surgery: A 3-yr study. Anesthesiology. 1988;69:1009-12.
28. Carvalho WA, Vianna PTG, Braz JRC. Náuseas e vômitos em anestesia: fisiopatologia e tratamento. Rev Bras Anestesiol. 1999;49:65-79.
29. Stonham J, Ross S. Antiemetics. Br J Hosp Med. 1984;31:354-9.
30. Dupeyron JP, Conseiller C, Levarlet M, et al. The effect of oral ondansetron in the prevention of postoperative nausea and vomiting after major gynaecological surgery performed under general anaesthesia. Anaesthesia. 1993;48:214-8.
31. Mecca RS. Postoperative Recovery. In: Barash PG, Cullen BF, Stoelting RK. Clinical Anesthesia, 3rd Ed. Philadelphia: Lippincott-Raven, 1996. p.1279-303.
32. Grunwald Z, Scheiner MS, Parness J, et al. Droperidol decreases vomiting after tonsillectomy and adenoidectomy in children. Anesth Analg. 1990;70:S138.
33. Pandit U, Pryn S, Randel G, et al. Nitrous oxide does not increase postoperative nausea/vomiting in pediatric outpatients undergoing tonsillectomy-adenoidectomy. Anesthesiology. 1990;73:A1245.
34. Apfel CC, Heidrich FM, Jukar-Rao S, et al. Evidence-based analysis of risk factors for postoperative náusea and vomiting. Br J Anaesth. 2012;109:742-53.
35. Apfel CC, Laara E, Koivuranta M, et al. A Simplified risk Score For Predicting Postoperative Nausea And Vomiting. Anesthesiology. 1999;91:693-700.
36. Pierre S, Benais H, Pouymayou J. Apfel´s simplified score may favourably predict the risk of postoperative nausea and vomiting – a continuous quality improvement initiative. N J Anaesth. 2002;49:237-42.
37. Apfel CC, Philip BK, Cakmakkaya OS, et al. Who is at risk for postdischarge nausea and vomiting after ambulatory surgery? Anesthesiology. 2012;117:475-86.
38. Gan TJ, Meyer TA, Apfel CC, et al. Society for Ambulatory Anesthesia. Society for Ambulatory Anesthesia guidelines for the management of postoperative nausea and vomiting. Anesth Analg. 2007;105:1615-28.
39. Kranke P, Eberhart LH, Toker H, et al. A prospective evaluation of the POVOC score for the prediction of postoperative vomiting in children. Anesth Analg. 2007;105:1592-7.
40. Rabey PG, Smith G. Anaesthetic factors contributing to postoperative nausea and vomiting. Br J Anaesth. 1992;69:(Suppl1):40S-45S.
41. Sinclair DR, Chung F, Mezei G. Can postoperative nausea and vomiting be predicted? Anestesiololgy. 1999;91:693-700.

42. Gupta N, Kumar R, Kumar R, et al. A prospective randomisede double blind study to evaluate the effect of peribulbar block or topical application of local anaesthesia combined with general anaesthesia on intra-operative and postoperative complications during paediatric strabismus sugery. Anaesthesia. 2007;62:1110-3.
43. Apfel CC, Krnake P, Katz MH, et al. Volatile Anaesthetics May Be the Main Cause of Early but Not Delayed Postoperative Vomiting: A Randomized Controlled Trial of Factorial Design. Br J Anaesth. 2002;88:659-68.
44. Visser K, Hassink EA, Bonsel GJ, et al. Randomized controlled trial of total intravenous anestesia with propofol versus inhalation anesthesia with isoflurane-nitrous oxide: postoperative nausea with vomiting and economic analysis. Anesthesiology. 2001;95:616-26.
45. Apfel CC, Korttila K, Abdalla M, et al. A factorial trial of six interventions for the prevention of postoperative nausea and vomiting. N Engl J Med. 2004;350:2441-51.
46. Erdem AF, Yoruk O, Aalici HA, et al. Subhypnotic propofol infusion plus dexamethasone is more effective thandexamethasone alone for the prevention of vomiting in children after tonsillectomy. Paediatr Anaesth 2008;18:878-83.
47. Apfel CC, Kranke P, Katz MH, et al. Volatile anaesthetics may be the main cause of early but not delayd posotoperative vomiting: a randomized controlled trial of factorial design. Br J Anaesth. 2002;88:659-68.
48. Tramèr M, Moore A, McQuay H. Meta-analytic comparison of prophylactic antiemetic efficacy for postoperative nausea and vomiting: propofol anaesthesia vs omitting nitrous oxide vs total i.v. anaesthesia with propofol. Br J Anaesth. 1997;78:256-9.
49. Elia N, Tramèr MR. Ketamine and postoperative pain – a quantitative systematic review of randomised trials. Pain. 2005;113:61-70.
50. Tramèr MR, Fuchs-Buder T. Omitting antagonismo of neuromuscular bloc: effect on postoperative nausea and vomiting and risk of residual paralysis. A systematic review. Br J Anaesth. 1999;82:379-86.
51. Cheng Cr, Sessler DI, Apfel CC. Does neostigmine administration produce a clinically important increase in postoperative nausea and vomiting? Anesth Analg. 2005;101:1349-55.
52. Orhan-Sungur M, Kranke P, Sessler D, et al. Does supplemental oxygen reduce postoperative nausea and vomiting? A meta-analysis of randomized controlled trials. Anesth Analg. 2008;106:1733-8.
53. Charbit B, Albaladejo P, Funck-Brentano C, et al. Prolongation of QTc interval after postoperative nausea and vomiting, treatment by droperidol or ondansetron. Anesthesiology. 2005;102:1094-100.
54. Andrews PLR – Physiology of nausea and vomiting. Br J Anaesth. 1992;69:(Suppl1):2S-19S.
55. Apfel CC, Malhotra A, Leslie JB. The role Of Neurokinin-1 Receptor Antagonists For The management Of Postoperative Nausea And vomiting. Curr Opnin Anaesthesiol. 2008;21:427-32.
56. Apfel CCk, Korttila K, Abdalla M, et al. A factorial trial of six interventions for the prevention of postoperative nausea and vomitng. N Engl J Med. 2004;350:2441-51.
57. Tramèr MR, Reynolds DJ, Moore RA, et al. Efficacy, dose-response, and safety of ondansetron in prevention of postoperative nausea and vomiting: a quantitative systematic review of randomized placebo-controlled trials. Anestehesiology. 1997;87:1277-89.
58. Fujii y, Saitoh Y, Tanaka H, et al. Ramosetron for Preventing Postoperative Nausea and Vomiting in Women Undergoing Gynecological Surgery. Anesth Analg. 2000;90:472-5.
59. Diemunsch P, Joshi GP, Brichant JF. Neurokinim 1 Receptor Antagonists In The Prevention Of Postoperative Nausea And Vomiting. Br J Anaesth. 2009;may 19:1-7.
60. Habib AS, Keifer JC, Borel CO, et al. A comparison of the combination of apreptitant and dexamenthasone versus the combination of ondansetron and dexamethasone for the prevention of postoperative nausea and vominting in patients undergoing craniotomy. Anesth Analg. 2011;112:813-8.
61. Gin T, Lai L, Tang Y, et al. Aprepitant for preventing postoperative nausea and vomiting: a dose finding study. Eur J Anaesthesiol. 2009;26:128.
62. Altorjay A, Melson T, Chinachoit T, et al. Casopitant and ondansetron for postoperative nausea and vomiting prevention in women at high risk for emesis: a phase 3 study. Arch Surg. 2011;146:201-6.
63. Gan TJ, Gu J, Singla N, et al. Rolapiptant for the prevention of postoperative nausea and vomiting: a prospective, double-blinded, placebo-controlled randomized trial. Anesth Analg. 20011;112:804-12.
64. Henzi I, Walder B, Trammèr MR. Dexamenthasone for the prevention of postoperative nausea and vomiting: a quantitative systematic review. Anesth Analg. 2000;90:186-94.
65. Rich WM, Abdulhayoglu G, Di Saia PJ. Methylpredinisolone as Antiemetic during Cancer Chemotherapy: A Pilot Study. Gynecol Oncol. 1980;9:193-8.
66. Harris AL. Cytotoxic-therapy-induced Vomiting Mediated via Enkephalin Pathways. Lancet. 1982;1:1233-6.
67. Subramaniam B, Madan R, Sadhasivam S, et al. Dexamethasone is a Cost-effective alternative to Ondansetron in Preventing PONV after Paediatric Strabismus Repair. Br J Anaesth. 2001;86:84-9.
68. Apfel CCk, Korttila K, Abdalla M, et al. A factorial trial of six interventions for the prevention of postoperative nausea and vomitng. N Engl J Med. 2004;350:2441-51.
69. Murphy GS, Szokol JW, Greenberg SB, et al. Preoperative dexamethasone enhances quality of recovery after laparoscopic cholecystectomy effect on in-hospital and postdischarge recovery outcomes. Anesthesiology. 2011;114:882-90.
70. De Oliveira GS Jr, Ahmad S, Fitzgerald PC, Marcus RJ, et al. Dose ranging study on the effect of preoperative dexamethasone on postoperative quality of recovery and opioid consumption after ambulatory gynaecological surgery. Br J Anaesth. 2011;107:362-71.

71. Coloma M, Duffy LL, White PF, et al. Dexamethasone Facilitates Discharge after Outpatient Anorectal Surgery. Anesth Analg. 2001;92:85-8.
72. PercivalVG, Riddell J, Corcoran TB. Single dose dexamethasone for postoperative nausea and vomiting – a matched case-control study of postoperative infection risk. Anaesth Intensive Care. 2010;38:661-6.
73. Ali Kn S, McDonagh DL, Gan TJ. Wound complications with dexamethasone for postoperative nausea and vomiting prophylaxis: a moot point? Anesth Analg. 2013;116:966-8.
74. Miyagawa Y, Ejiri M, Kuzuya T, et al. Methylprednisolone reduces postoperative nausea in total knee and arthroplasty. Clin Pharm Ther. 2010;35:679-84.
75. Abreu MP, Vieira JL, Silva IF, et al. Eficacia do Ondansetron, Metoclopramida, Droperidol e Dexametasona na Prevencao de Nausea e Vomito apos Laparoscopia Ginecologica em Regime Ambulatorial. Estudo Comparativo. Rev Bras Anestesiol. 2006;56(1):8-15.
76. Henzi I, Sonderegger J, Tramèr MR. Efficacy, dose-response, and adverse effects of droperidol for prevention of postoperative nausea and vomiting. Can J Anaesth. 2000;47:537-51.
77. Gan TJ. Postoperative Náusea and vomiting – Can It Be Eliminated? JAMA. 2002;287:1233-6.
78. Schaub I, Lysakowski C, Elia N, et al. Low-dose droperidol (≤1 mg ou ≤15µg.kg⁻¹) for the prevention of postoperative nausea and vomiting in adults: quantitative systematic review of randomised controlled trials. Eur J Anaethesiol. 2012;29:286-94.
79. Smith JC 2nd, Wright EL. Haloperidol: na alternative butyrophenone for nausea and vomiting prophylaxis in anestesia. AANA J. 2005;73:273-5.
80. Büttner M, Walder B, von Elm E, et al. Is low-dose haloperidol a useful antiemetic?: a meta-analysis of published and unpublished randomized trials. Anesthesiology. 2004;101:1454-63.
81. Wang TF, Liu YH, Chu CC, et al. Low-dose haloperidol prevents post-operative nausea and vomiting after ambulatory laparoscopic surgery. Acta Anaesthesiol Scand. 2008;52:280-4.
82. Meyer-Massetti C, Cheng CM, Sharpe BA, et al. The FDA extended warning for intravenous haloperidol and torsades de pointes: how should institutions respond? J Hosp Med. 2010;5:E8-16.
83. Kranke P, Morin AM, Roewer N, et al. Dimenhydrinate for prophylaxis of postoperative nausea and vomiting: a meta-analysis of randomized controlled trials. Acta Anaesthesiol Scand. 2002;46:238-44.
84. Forrester CM, Benfield DA Jr, Matern CE, et al. Meclizine in combination with ondansetron for prevention of post-operative nausea and vomiting in a high-risk population. AANA J. 2007;75:27-33.
85. Apfel CC, Zhang K, George E, et al. Transdermal scopolamine for the prevention of postoperative nausea and vomiting: a systematic review and meta-analysis. Clin Ther. 2010;32:1987-2002.
86. Bloom FE. Transmissão Neuro-Humoral e o Sistema Nervoso Central, em: Gilman AG – As Bases Farmacológicas da Terapêutica, 8ª Ed. Rio de Janeiro: Guanabara Koogan, 1991. p.161-77.
87. Rowbotham DJ. Current management of postoperative nausea and vomiting. Br J Anaesth. 1992;69:(Suppl1):46S-59S.
88. Schnabel A, Eberhart LH, Muellenbach R, et al. Efficacy of perphenazine to prevent postoperative nausea and vomiting: a quantitative systematic review. Eur J Anaesthesiol. 2010;27:1044-51.
89. Henzi I, Walder B, Tramèr MR. Metoclopramide in the prevention of postoperative naus and vomiting: a quantitative systematic review of randomized, placebo-controlled studies. Br J Anaesth. 1999;83:761-71.
90. Wallenborn J, Gelbrich G, Bulst D, et al. Prevention of postoperative nausea and vomiting by metoclopramide combined with dexamethasone: randomised double blind multicentre trial. BMJ. 2006;333:324.
91. Gan TJ, Glass OS, Howell ST, et al. Determination of plasma concentrations of propofol associated with 50% reduction in postoperative nausea. Anesthesiology. 1997;87:779-84.
92. Tramèr M, Moore A, McQuay H. Propofol anaesthesia and postoperative nausea and vomiting: quantitative systematic review of randomized controlled studies. Br J Anaesth. 1997;78:247-55.
93. Jung JS, Park JS, Kim SO, et al. Prophylatic antiemetic efffect of midazolam after middle ear surgery. oProphylatic antiemetic efffect of midazolam after middle ear surgery. Otolaryngol Head Neck Surg. 2007;137:753-6.
94. Shahriari A, Khooshideh M, Heidari MH. Prevention of nausea and vomiting in caesarean section under spinal anaesthesia with midazolam or metoclopramide? J Pak Med Assoc. 2009;59:756-9.
95. Blaudszum G, Lysakowski C, Elia N, et al. Effect of Perioperative systemic α2 agonists on postoperative morphine comsumption and pain intensity: systematic review and meta-analysis of randomized controlled trials. Anesthesiology. 2012;116:1312-22.
96. Fujii Y, Saitoh Y, Tanaka H, et al. Granisetron/dexametasone combination for reducing nausea and vomiting during and after spinal anesthesia for cesarean section. Anesth Analg. 1999;88:1346-50.
97. Fujii, Saitoh, Tanaka H, et al. Prophylactic therapy with combined granisetron and dexametasone for the prevention of post-operative vomiting in children. Eur J Anaesthesiol. 1999;16:376-9.
98. Mckenzie R, Uy NT, Riley TJ, et al. Droperidol ondansetron combinations controls nausea and vomiting after tubal banding. Anesth Analg. 1996;83:1218-22.
99. Henzi I, Scnderegger J, Tramer MR. Efficacy, Dose-response, and Adverse Effects of Droperidol for the Prevention of Postoperative Nausea and Vomiting. Can J Anesth. 2000;47:537-51.

100. Chu CC, Shieh JP, Tzeng JI, et al. The prophylatic effect of haloperidol plus dexamethasone on postoperative nausea and vomiting in patients undergoing laparoscopically assisted vaginal hysterectomy. Anesth Analg. 2008;106:1402-6.
101. Habib AS, White WD, Eubanks S, et al. A randomized comparison of a multimodal management strategy versus combination antiemetics for the prevention of postoperative nausea and vomiting. Anesth Analg. 2004;99:77-81.
102. Abreu MP. Náusea e Vômitos – Antieméticos. In: Cangiani LM. Anestesia Ambulatorial. São Paulo: Editora Atheneu, 2001. p.339-57.
103. Khalil SN, Roth AG, Cohen IT, et al. A double-blind comparison of intravenous ondansetron and placebo for preventing postoperative emesis in 1- to 24-month-old Pediatric patients after surgery under general anestesia. Anesth Analg. 2005;101:356-61.
104. Osthaus WA, Linderkamp C, Bünte C, et al. Tumor lysis associated with dexamethasone use in a child with leucemia. Paediatr Anaesth. 2008;18:268-70.
105. Geva A, Brigger MT. Dexamethasone and tonsillectomy bleending: a meta-analysis. Otolaryngol Head Neck Surg. 2011;144:838-43.
106. Plante J, Turgeon AF, Zarychanski R, et al. Effect of systemic steroids on post-tonsyllectomy bleending and reinterventions: systematic review and meta-analysis of randomised controlled trials. BMJ. 2012;345: e5389.
107. Baugh RF, Archer SM, Mitchell RB, et al. American Academy of Otolaryngology-Head and Neck Surgery Foundation. Clinical practice guideline: tonsillectomy in children. Otoryngol Head Neck Surg. 2011;144: S1-30.

91

Prevenção do Tromboembolismo Venoso

Milton Gotardo
Daniel Ibanhes Nunes

INTRODUÇÃO

Com a melhora da expectativa de vida da população, os anestesistas se deparam cada vez mais com pacientes apresentando patologias de alto risco cirúrgico. O tromboembolismo venoso (TEV) é uma dessas condições. Ele compreende a trombose de veias profundas (TVP) e a embolia pulmonar (EP).[1]

O que TEV implica para o anestesista? O anestesista deve examinar todo o paciente, procurando avaliar os riscos que podem desencadear a uma TVP e/ou EP2.

INCIDÊNCIA

Atualmente, o TEV é o maior problema de saúde pública internacional.[3,4]

A trombose é a causa mais frequente de mortalidade mundial e está intimamente ligada à hemostasia sanguínea, que é um mecanismo biológico que interrompe um sangramento após a injúria a um vaso sanguíneo[5].

Sua incidência está aumentando em pessoas idosas; e na população que está envelhecendo é esperado um aumento do número de casos, se medidas preventivas não forem instituídas [6].

É a primeira causa de morte em pacientes hospitalizados e a terceira causa cardiovascular de óbito em pacientes, depois do infarto do miocárdio e do choque cardiogênico, com uma incidência estimada entre 0,7 a 2,0% por 1.000 pessoas/ano.[7]

É a primeira causa de readmissão hospitalar após cirurgia de quadril e a primeira causa de óbito durante a gestação.[8]

Segundo Stein e col. (2005), a incidência de TVP em pacientes hospitalizados elevou-se de 0,8% para 1,3% num período de 20 anos.[9]

Arcelus e col (1999) descrevem que em pacientes cirúrgicos que não recebem tromboprofilaxia, a incidência de TVP em cirurgias ginecológicas está em torno de 14%, nas neurocirurgias por volta de 22%, nas cirurgias abdominais gira em torno de 26% e é de 45% a 60% em pacientes submetidos a cirurgias de joelho e quadril.[10]

Por outro lado, para cada diagnóstico de EP sintomática efetiva, dois casos e meio não são diagnosticados. Além isso, entre 40% a 60% dos óbitos, devido ao TEV, ocorreram em pacientes que não tinham um diagnóstico prévio de TVP, sendo que 20% desses pacientes tiveram uma morte súbita, secundária a uma embolia maciça, como seu primeiro e único sintoma.[11]

ETIOLOGIA

O TEV ocorre quando células vermelhas, fibrina, plaquetas e leucócitos formam uma massa dentro de uma veia intacta. Em 1856, o patologista alemão Rudolph Virchow descreveu a tríade da TVP, compreendendo três fatores: alteração do fluxo sanguíneo (estase ou turbulência), injúria endotelial vascular e alterações da coagulabilidade sanguínea.[2]

A associação de estase venosa, com baixa tensão de oxigênio, a ativação do endotélio, a ativação da imunidade inata (envolvendo monócitos e granulócitos) e adquirida, a ativação plaquetária, a concentração e natureza de micropartículas e a concentração individual de proteínas pró e anticoagulantes desempenham papel fundamental na formação da TVP.[12,13]

FORMAÇÃO DA TROMBOSE VENOSA PROFUNDA

A TVP nos membros inferiores pode se formar nas veias da panturrilha ou junto às veias proximais da perna. O trombo pode estender-se proximalmente para os vasos ilíacos e veia cava inferior. Pode ocorrer TVP também em veias pélvicas ou renais. Com uma maior utilização de cateteres venosos centrais está se elevando o número de casos de TVP em membros superiores.[1]

O quadro clínico de EP fatal ocorre mais com TVP dos vasos proximais do que os distais da perna. Ela surge em 50% dos pacientes com TVP nos vasos proximais,[14] enquanto a trombose assintomática dos membros inferiores tem sido observada em 70% dos pacientes com EP[15].

A síndrome pós-trombótica pode desenvolver-se em 25% dos pacientes, dois anos depois de um diagnóstico inicial, mesmo com tratamento adequado para TVP. Atribui-se à lesão valvar dessas veias a causa da congestão venosa crônica.[16]

O tratamento inadequado da TVP resulta num risco de 20% a 50% de TEV recorrente, com desenvolvimento de veias colaterais no segmento trombosado.[17]

Um trombo crônico pode desenvolver uma hipertensão pulmonar tromboembólica crônica, com falência do lado direito do coração em 3,8% dos pacientes em dois anos, mesmo após o diagnóstico e tratamento adequado.[18]

FATORES DE RISCO PARA O TROMBOEMBOLISMO VENOSO

O TEV é um evento clínico frequente que ocorre espontaneamente ou secundário a outras condições clínicas. Sua pior manifestação clínica é a embolia pulmonar.[19]

Existem vários estados inerentes ou adquiridos de hipercoagulabilidade, que predispõem a TVP e a EP, conforme descritos Tabela 93.1:

O risco de tromboembolismo em pacientes com câncer é sete vezes maior, quando comparado aos pacientes que não tem câncer.[29]

Esse risco também está substancialmente aumentado em pacientes hospitalizados, em idosos e naqueles com mais comorbidades clínicas (incluindo obesidade, doença pulmonar e falência renal) apresentando câncer.[29]

Em pacientes com idade inferior a 40 anos, a incidência anual é de 1/10.000; de 60 a 69 anos é de 1.1.000; e na faixa etária acima de 80 anos a incidência é de 1/100. Na obesidade o risco é de duas a três vezes maiores se IMC for > 30 kg/m^2.[30]

Em pacientes com veias varicosas o risco é de 1,5 a 2,5 vezes maiores, após cirurgia geral ou ortopédica de grande porte.[30]

Com uso de contraceptivos orais, o risco para TEV está aumentado de 3 a 6 vezes. Pacientes em uso de terapia de reposição hormonal via oral, com estrógeno, tem o risco elevado em 2,5 vezes. Quando se utiliza tamoxifeno e raloxifeno, o risco se eleva em 2 a 3 vezes. Na gestação, o risco se eleva em 10 vezes, quando comparado às mulheres não grávidas; já no puerpério o risco se eleva em 25 vezes, quando comparado às mulheres não grávidas ou que não estão no puerpério.[30]

TABELA 91.1
FATORES INERENTES E ADQUIRIDOS PARA TROMBOEMBOLISMO VENOSO – TEV.

Fatores inerentes?*
- Fator V de Leiden;
- Mutação de Cambridge (resistência da proteína C ativada);
- Mutação do gene protrombina (20210A);
- Deficiência congênita de antitrombina III, proteína C e proteína S;
- Desfibrogenemia;
- Hiper-homocisteinemia;
- Grupo sanguíneo ABO Não O;
- Elevação do Fator VIII;
- Elevação do Fator IX;
- Elevação do Fator XI.

Fatores adquiridos:
- História pregressa de TEV;
- Câncer;
- Idade > 40 anos;
- Obesidade (IMC > 30 kg/m^2);
- Veias varicosas;
- Imobilização prolongada;
- Paresia ou paralisia de membros inferiores;
- Internação em unidade de terapia intensiva;
- Insuficiência arterial;
- Desidratação;
- Infarto agudo do miocárdio;
- Insuficiência cardíaca congestiva grau III ou IV;
- Falência cardíaca;
- Síndrome nefrótica;
- AVC;
- Hemoglobinúria paroxística noturna;
- Trombofilia (inerente ou adquirida);
- Cateteres;
- Processos infecciosos (agudos);
- Doença inflamatória intestinal;
- Doença respiratória grave;
- Doença reumática ativa;
- Síndrome mieloproliferativa;
- Gravidez;
- Puerpério;
- Contraceptivos orais, contendo estrógeno;
- Terapia de reposição hormonal;
- Síndrome do anticorpo antifosfolípide;
- Quimioterapia;
- Fumo;
- Meio ambiente;
- Cirurgias (pacientes internados e ambulatoriais);
- Trauma;
- Gravidez/Pós-parto;
- Moduladores seletivos dos receptores de estrógeno;
- Agentes estimulantes da eritropoiése;
- Viagem.

* Uma anormalidade inerente pode não ser encontrada em 40% a 60% dos pacientes com tromboembolismo venoso idiopático.

Fonte: [20-27].

A imobilidade eleva em 10 vezes o risco quando o paciente fica acamado por mais de três dias, ou esteja imobilizado com gesso, ou quando apresenta paralisia.[30]

A imobilidade durante uma viagem eleva o risco em 2 a 3 vezes. A hospitalização aumenta o risco em 10 vezes. A anestesia geral aumenta o risco de TEV de 2 a 3 vezes se comparado ao bloqueio subaracnóideo e/ou peridural. O cateter venoso central femoral eleva em 11,5 vezes, quando comparado ao acesso subclávio. A recorrência de TEV sem causa prévia é de 5% ao ano.[30]

Observou-se que em viagens aéreas acima de 4 horas o risco de TVP é potencialmente perigoso, principalmente para as pessoas submetidas a tratamento cirúrgico recente, pacientes com câncer, naquelas com mobilidade limitada, nos grandes obesos, nos passageiros acima de 70 anos, nas mulheres em uso de contraceptivos orais e nas gestantes. A associação de álcool e desidratação eleva esse risco.[31]

ESTRATIFICAÇÃO DE RISCO PARA TROMBOEMBOLISMO VENOSO

Estratificação de Risco de Tromboembolismo Venoso para o Paciente Clínico (Tabela 91.2)

TABELA 91.2 — ESTRATIFICAÇÃO DE RISCO DE TROMBOEMBOLISMO VENOSO PARA O PACIENTE CLÍNICO.

Fatores de risco	Pontos
Câncer ativo	3
História pessoal de TEV (com exclusão de trombose de veias superficiais)	3
Redução de mobilidade (não deambula ou deambula pouco, maior parte do dia acamado)	3
Condições de trombofilia (hipercoagulabilidade)	3
História recente de cirurgia ou trauma há menos de um mês	2
Idade ≥ 70 anos	1
Insuficiência pulmonar ou cardíaca	1
IAM ou AVC recente (menos de um mês)	1
Infecção aguda e/ou doença reumatológica	1
Obesidade (IMC ≥ 30)	1
Uso de contraceptivo, terapia de reposição ou terapia hormonal	1
Total de pontos	
Classificação de risco para TEV: 0-3 pontos – baixo risco (0,3%) ≥ 4 pontos – alto risco (11%)	

Fonte: ([32-34]).

Estratificação de Risco para Tromboembolismo Venoso em Pacientes Cirúrgicos

Caprini[35,36] descreveu vários fatores predisponentes para TEV, dando-lhes pontos de 1 a 5 (Tabela 91.3). Ao resultado dessa somatória, atribui-se o regime de profilaxia a ser adotado.

TABELA 91.3 — ESTRATIFICAÇÃO DE RISCO PARA TROMBOEMBOLISMO VENOSO EM PACIENTES CIRÚRGICOS.

Fatores de risco representando 1 ponto
- Idade entre 41 e 60 anos
- Cirurgia de pequeno porte agendada
- História de cirurgia de grande porte com menos de 1 mês
- Varizes de membros inferiores
- História de doença inflamatória abdominal
- Edema de membros inferiores atual
- Obesidade (IMC > 25)
- Infarto agudo do miocárdio com menos de 1 mês
- Falência cardíaca congestiva com menos de 1 mês
- Sepse com menos de 1 mês
- Doença pulmonar grave, incluindo pneumonia, com menos de 1 mês
- Teste de função pulmonar alterado (p. ex.: doença pulmonar obstrutiva crônica)
- Paciente atualmente acamado

Somente para mulheres
- Terapia de reposição hormonal e uso de contraceptivo oral
- Gravidez e pós-parto, com menos de 1 mês
- História de parto natimorto inexplicada, aborto espontâneo recorrente (3, ou mais de 3), nascimento prematuro com toxemia ou com restrição de crescimento

Fatores de risco representando 2 pontos
- Idade entre 60 e 74 anos
- Cirurgia de artroscopia
- Tumor (presente ou prévio)
- Cirurgia de grande porte com duração maior de 45 minutos
- Cirurgia laparoscópica com duração maior de 45 minutos
- Paciente confinado ao leito a mais de 72 horas
- Paciente com imobilização (gesso) com menos de 1 mês
- Acesso venoso central

Fatores de risco representando 3 pontos
- Idade acima de 75 anos
- História de trombose venosa profunda ou embolia pulmonar
- História familiar de trombose (fator de risco frequentemente não lembrado)
- Fator V de Leiden positivo
- Fator protrombínico 20210A positivo
- Homocisteína sérica elevada
- Fator anticoagulante para lúpus positivo
- Anticorpo anticardiolipina elevado
- Trombocitopenia induzida por heparina
- Outras trombofilias congênitas ou adquiridas

Fatores de risco representando 5 pontos
- Artroplastia eletiva de grande porte em membros (superiores e/ou inferiores)
- Fratura em arcos costais, cintura pélvica ou membros inferiores com menos de 1 mês
- Acidente vascular cerebral com menos de 1 mês
- Politrauma com menos de 1 mês
- Lesão medular aguda (paralisia) com menos de 1 mês

Somatória total dos fatores de risco	Incidência de TVP	Nível de risco	Regime de profilaxia
0-1	Menos de 10%	Baixo risco	Medidas não específicas. Deambulação precoce.
2	10%-20%	Risco moderado	ME ou CPI ou HNF em baixas doses ou HBPM.
3-4	20%-40%	Alto risco	CPI ou HNF em baixas doses ou HBPM somente ou em combinação com ME ou CPI.
5 ou mais pontos	40%-80% 1%-5% de mortalidade	Altíssimo risco	Tto. farmacológico: HNF em baixas doses, HBPM, varfarina, ou IFXa somente ou em combinação com ME ou CPI.

Legenda: ME: meia elástica; CPI: compressão pneumática intermitente; HNF: heparina não fracionada; HBPM: heparina de baixo peso molecular; IFXa: inibição do fator Xa. Fonte: ([35,36]).

Estratificação de Risco para TEV em Pacientes Cirúrgicos Ortopédicos

Além do procedimento cirúrgico, o tempo de cirurgia é relevante para o risco de TEV (Tabela 91.4).

TABELA 91.4
ESTRATIFICAÇÃO DE RISCO PARA TEV EM PACIENTES CIRÚRGICOS ORTOPÉDICOS.

Baixo risco	Alto risco
Cirurgia ortopédica de pequeno porte < 60 minutos (artroscopia, fraturas abaixo do joelho e tornozelo) ou membros superiores.	Cirurgia de grande porte ≥ 60 min nos membros inferiores (artroplastia de quadril, joelho, trauma etc.).
********	Cirurgia de pequeno porte (< 60 minutos) ou membros superiores, porém com imobilidade importante devido à comorbidades ou à própria cirurgia.

Fonte: (24,37).

AVALIAÇÃO DO RISCO HEMORRÁGICO

Avaliação de Risco Hemorrágico para Pacientes Clínicos (Tabela 95.5)

TABELA 91.5
AVALIAÇÃO DE RISCO HEMORRÁGICO PARA PACIENTES CLÍNICOS.

Moderado risco: profilaxia medicamentosa recomendável com atenção	Alto risco: profilaxia medicamentosa não recomendável
Sangramento maior prévio três meses antes da internação.	Sangramento ativo/recente significativo que ofereça risco.
Insuficiência hepática (RNI ≥ 1,5).	Trombocitopenia grave ≤ 50.000 plaquetas.
Trombocitopenia moderada ≤ 100.000 plaquetas.	Pós-operatório inicial de cirurgia cardíaca e/ou craniotomia/medula.
Idade ≥ 80 anos.	Discrasia sanguínea grave.
Punção lombar, anestesia subaracnóidea/peridural: anticoagulantes não devem ser usados dentro de 12 horas antes de uma punção lombar e nem com menos de 4 horas após a punção.	Pacientes em uso de Varfarina com RNI > 1,8 e/ou pacientes em uso vigente de anticoagulante via oral (Rivaroxabana, Apixabana, Dabigatrana).
Insuficiência renal grave (*Clearance* de creatinina ≤ 30 mL.min⁻¹).	*******

Fonte: (38).

Avaliação de Risco Hemorrágico para Pacientes Cirúrgicos e Ortopédicos

Não é em todos os procedimentos cirúrgicos que envolvem risco de sangramento que a profilaxia medicamentosa para TEV pode ser realizada (Tabela 91.6).

TABELA 91.6
AVALIAÇÃO DE RISCO HEMORRÁGICO PARA PACIENTES CIRÚRGICOS E ORTOPÉDICOS.

Moderado risco: profilaxia medicamentosa recomendável COM ATENÇÃO	Alto risco: profilaxia medicamentosa NÃO RECOMENDÁVEL
Sangramento maior prévio três meses antes da internação.	Sangramento ativo/recente significativo que ofereça risco.
Insuficiência hepática (RNI ≥ 1,5).	Trombocitopenia grave ≤ 50.000 plaquetas.
Trombocitopenia moderada ≤ 1000.000 plaquetas.	Pós-operatório inicial de cirurgia cardíaca e/ou craniotomia/medula.
Idade ≥ 80 anos.	Discrasia sanguínea grave.
Punção lombar, anestesia peridural/subaracnóidea: os anticoagulantes não devem ser usados dentro de 12 horas antes de uma punção lombar e nem com menos de 4 horas após a punção.	Pacientes em uso de varfarina com RNI > 1,8 e/ou pacientes em uso vigente de anticoagulante via oral (Rivaroxaban, Apixaban, Dabigatran).
Insuficiência Renal grave (*Clearance* de Creatinina ≤ 30 mL.min⁻¹).	*******

Fonte: (38).

SINAIS E SINTOMAS DA TROMBOSE VENOSA PROFUNDA

O diagnóstico clínico é difícil, pois os sinais e sintomas são inespecíficos. Alguns pacientes reclamam de dor muscular na panturrilha e coxa, associado ou não à edema em membro inferior, com presença de dor à palpação no trajeto anatômico da veia, assim como veias "endurecidas", distendidas, com descoloração ou cianóticas.[30,39-41]

DIAGNÓSTICO DA TROMBOSE VENOSA PROFUNDA

1. *A ultrassonografia das veias femorais e poplíteas* apresenta 97% de sensibilidade e especificidade na detecção de TVP em pacientes sintomáticos. Essa sensibilidade é maior para trombose de veias proximais e menor para as veias da panturrilha. Esse é um exame operador dependente;

2. *A pletismografia de impedância das veias da panturrilha* após oclusão temporária das veias proximais do membro inferior. A sensibilidade desse método é 96%, 50% e 38% para diagnóstico de TVP das veias proximais, poplíteas e distais, respectivamente;

3. *A venografia contrastada* permanece sendo o padrão "ouro" para o diagnóstico de TVP. Ela é capaz de detectar todas as formas clínicas de TVP, incluindo as veias da panturrilha, pelve e veia cava inferior;

4. *A venografia ascendente com radionúcleos* avalia o tamanho do trombo na circulação da femoral, da ilíaca, da cava e da circulação pulmonar. Ela possui 90% de sensibilidade e 92% de especificidade na detecção de TVP em veias proximais dos membros inferiores;

5. *O plasma D-dímero* é um marcador de produtos de degradação da fibrina. Um resultado negativo para D--dímero pode excluir TVP e EP em um paciente com suspeita de TEV.

Uma vez diagnosticada a TEV, mais testes devem ser realizados antes de se dar inicio à anticoagulação; como avaliar o tempo de protrombina, o tempo de tromboplastina parcial ativado e a contagem de plaquetas. É importante também identificar se os riscos inerentes que desencadeiam TEV estão presentes, podendo ser necessário o acompanhamento desses pacientes por um longo período ou mesmo por toda a vida.[39,42-45]

EMBOLIA PULMONAR

A maioria dos pacientes que apresentam TEV relatam unicamente sintomas de TVP, porém os trabalhos clínicos revelam uma EP silenciosa em 60% dos pacientes com TEV. Por outro lado, a maioria dos pacientes que morrem de EP primária apresentam unicamente sintomas pulmonares isolados.[19]

O diagnóstico clínico de EP aguda apresenta sinais e sintomas inespecíficos. Os diagnósticos tornam-se mais difíceis se o paciente apresenta doenças cardíacas e/ou pulmonares. As manifestações clínicas mais frequentes são: dispneia, taquipneia, dor pleurítica, tosse e hemoptise. Nos casos mais graves pode ocorrer cianose (nos lábios e dedos), instabilidade e colapso circulatório que se manifestam isoladamente ou associados entre si em 97% dos casos.[30,46-48]

Atualmente são utilizados índices para orientar sobre um provável diagnóstico de EP (Tabelas 93.7, 93.8 e 93.9):

TABELA 91.7
ESCORE MODIFICADO DE WELLS.

Variável	Escore
Suspeita clínica de TVP	3
Outro diagnóstico alternativo menos comum do que EP	3
Frequência cardíaca > 100 bpm	1,5
Imobilização (> ou = 3 dias) e/ou cirurgia prévia nos últimos 30 dias	1,5
História de TVP ou EP	1,5
Hemoptise	1,0
Patologia maligna (com tratamento nos últimos 6 meses) ou paliativa	1,0
Escore de probabilidade tradicional para EP	Escore de probabilidade alternativo para EP
< 2 = pouca (15%)	> 4 = EP provável. Considerar diagnóstico de imagem.
2-6 = moderada (29%)	< ou = 4 = EP pouco provável. Considerar Dímero-D para excluir EP.
> 6 = alta (59%)	

Fonte: ([49-51]).

TABELA 91.8
ESCORE REVISADO DE GENEVA.

Variável	Escore
– Fatores de risco	
Idade > ou = 65 anos	1
TVP ou EP prévio	3
Tratamento cirúrgico (com anestesia geral) ou fratura (em mmii) nos últimos dias	2
Patologia maligna ativa	2
– Sintomas	
Dor unilateral em membros inferiores	3
Hemoptise	2
– Sinais clínicos	
Frequência cardíaca entre 75 e 94 bpm	3
Frequência cardíaca > ou = 95 bpm	5
Dor à palpação profunda nos membros inferiores e edema unilateral	4
Escore de probabilidade revisado de Genova para Embolia Pulmonar	
0-3 = pouca probabilidade (8%)	
4-10 = média probabilidade (28%)	
> ou = 11 = alta probabilidade (74%)	

Fonte: ([45,50-52]).

Critérios Diagnósticos Utilizados em Embolia Pulmonar

1. No **Eletrocardiograma**, uma onda S na derivação DI, uma onda Q na derivação DIII e uma onda T invertida na derivação DIII são algumas das características de mudança na EP aguda (padrão: S1, Q3, T3). Também podem estar presentes arritmias, sobrecarga ventricular direita, P "pulmonale", hipertrofia ventricular direita e bloqueio de ramo direito em alguns casos. Anormalidades não específicas do segmento ST ou da onda T podem ocorrer em mais de 49% dos casos;

2. Nas **radiografias de tórax** podem ocorrer atelectasias ou anormalidades no parênquima pulmonar em 68% dos pacientes. Também pode estar presente: uma elevação hemidiafragmática, extravasamento pleural ou edema pulmonar;

3. Na **gasometria arterial**, PaO_2 menor ou igual a 80 mmHg pode estar presente em 26% dos pacientes;

4. A **interpretação da relação ventilação-perfusão**, usando os critérios da "National Collaborative Study of the Prospective Investigation of Pulmonary Embolism Diagnosis", mostrou resultados indicativos com alta probabilidade para EP em 87% dos pacientes. Uma relação ventilação-perfusão sem nenhuma alteração exclui EP;

5. A **angiografia pulmonar** é o padrão "ouro", no entanto, a dificuldade de acesso a esse exame faz com que se associe a evolução clínica, a relação ventilação-perfusão e avaliação para TVP, reduzindo de 72% para 33% o número de pacientes submetidos à angiografia;

6. A tomografia, a ressonância e a angiografia tomográfica possuem uma alta especificidade para a identificação de embolia lobar e podem excluir outras doenças pulmonares;
7. Se o plasma D-dímero apresenta resultado negativo, pode-se excluir TVP e EP em pacientes com suspeita de TEV;
8. A presença de TVP confirmada por ultrassom duplex, em veias proximais ou distais dos membros inferiores, realizada dentro de 30 dias antes da queixa atual, associado à dor torácica ou respiração superficial, confirma o diagnóstico em pacientes com suspeita de EP.[42,45,47,50,54-59]

INCIDÊNCIA DE TROMBOSE VENOSA PROFUNDA E EMBOLIA PULMONAR APÓS CIRURGIA

A ausência de uma avaliação acurada e a falta de uma profilaxia para TEV são determinantes na sobrevida do paciente e no sucesso terapêutico (clínico e/ou cirúrgico) programado. A Tabela 91.10 mostra a incidência de trombose venosa profunda e embolia pulmonar após cirurgia.

CATEGORIAS DE RISCO CLÍNICO/CIRÚRGICO

Existe uma alta incidência de TEV em pacientes hospitalizados, particularmente em pacientes com fatores de risco (trombofilia adquirida ou inerente) que são submetidos a procedimentos cirúrgicos. Dependendo do fator de risco clínico, os pacientes podem ser classificados como tendo alto, médio ou baixo risco (Tabela 91.11).

No tratamento de pacientes cirúrgicos, a deambulação precoce, a tromboprofilaxia mecânica ou farmacológica têm reduzido a incidência de TEV. No pós-operatório, a deambulação precoce deve ser encorajada em todos os pacientes possíveis de fazê-la, pois pode ser o único método permitido para pacientes com fatores de risco submetidos a procedimentos de baixo risco cirúrgico.

TABELA 91.9
PESI (PULMONARY EMBOLISM SEVERITY INDEX).

Parâmetros	Versão original	Versão simplificada
Idade	Idade em anos	1 ponto (se > de 80 anos)
Sexo masculino	+ 10 pontos	-
Câncer	+ 30 pontos	1 ponto
Falência cardíaca crônica	+ 10 pontos	1 ponto
Doença pulmonar crônica	+ 10 pontos	1 ponto
Frequência cardíaca > ou = 110 por minuto	+ 20 pontos	1 ponto
Pressão sistólica < 100 mmHg	+ 30 pontos	1 ponto
Frequência respiratória > 30 por minuto	+ 20 pontos	-
Temperatura < 36 °C	+ 20 pontos	-
Alteração do estado mental	+ 60 pontos	-
Saturação arterial da oxi-hemoglobina < 90%	+ 20 pontos	1 ponto
	Estratificação de risco	Estratificação de Risco
	Classe I: < ou = 65 pontos Risco muito baixo de mortalidade em 30 dias (0-1,6%)	0 ponto: Risco de mortalidade em 30 dias (95% de intervalo de confiança: 0,0%-2,1%)
	Classe II: 66-85 pontos Risco baixo (1,7-3,5%)	> ou = 1 ponto: Risco de mortalidade em 30 dias: 10,9% (95% de intervalo de confiança 8,5%-13,2%)
	Classe III: 86-105 pontos Risco moderado (3,2-7,1%)	
	Classe IV: 106-125 pontos Risco alto (4,0-11,4%)	
	Classe V: > 125 pontos Risco muito alto (10,0-24,5%)	

Fonte: [53].

TABELA 91.10
INCIDÊNCIA DE TROMBOSE VENOSA PROFUNDA E EMBOLIA PULMONAR APÓS CIRURGIA.

Evento	Cirurgia de baixo risco	Cirurgia de médio risco	Cirurgia de alto risco
TVP sem profilaxia	2%	10%-40%	40%-80%
EP sintomática	0,2%	1%-8%	5%-10%
EP fatal	0,002%	0,1%-0,4%	1%-5%

Fonte: [23,39,60].

TABELA 91.11
CATEGORIAS DE RISCO EM CIRURGIA GERAL DE ACORDO COM OS FATORES CLÍNICOS.

Categorias de risco em cirurgia geral de acordo com os fatores clínicos		
Risco alto (40%-80%)	Risco moderado (10%-40%)	Risco baixo (<10%)
Artroplastia de quadril, artroplastia de joelho, fratura de quadril, cirurgia oncológica, trauma raquimedular, politrauma, história de TVP ou EP em pacientes com idade entre 40-60 anos.	Cirurgias de grande porte em pacientes com idade entre 40-60 anos sem fator de risco para o TEV.	Cirurgias de grande porte em pacientes com idade menor de 40 anos, sem fator de risco para TEV.
Cirurgias de grande porte em pacientes com mais de 60 anos.	Cirurgias de pequeno porte em pacientes entre 40-60 anos com estória de TVP ou EP ou terapia estrogênica.	Cirurgia de pequeno porte em pacientes entre 40-60 anos, sem fator de risco.
Trombofilia.	Cirurgias de pequeno porte em pacientes com mais de 60 anos.	

Obs.: % = risco de TEV sem profilaxia. Fonte: [23,60].

CONSIDERAÇÕES PARA TROMBOPROFILAXIA SEGURA

A terapia antitrombótica é graduada conforme se desenvolve a trombogênese vascular. Isto é, reduzem-se os fatores de risco para se evitar a lesão endotelial, utilizam-se antiplaquetários para evitar a adesão e ativação plaquetária, prescrevem-se anticoagulantes para evitar a formação de trombina e fibrina e lança-se mão de fibrinolíticos para evitar a formação de fibrina e, subsequente fibrinólise[61].

Antes de se estabelecer um plano de tromboprofilaxia, deve-se atentar para alguns aspectos clínicos do paciente, como se observa nas tabelas 93.12 e 93.13.

TABELA 91.12
ANTICOAGULANTES: FATORES ASSOCIADOS COM AUMENTO DE SANGRAMENTO.

Anticoagulantes: Fatores associados com aumento de sangramento
O paciente está apresentando qualquer sangramento ativo?
O paciente apresenta (ou já apresentou) trombocitopenia induzida por heparina?
O paciente apresenta contagem de plaquetas menor do que 100.000/mm³?
O paciente está tomando anticoagulante oral e/ou inibidor plaquetário (p. ex.: AINH, clopidogrel, salicilatos)?
O paciente esta com *clearance* de creatinina alterado?
Se em qualquer de uma das arguições a resposta for sim, o paciente pode não ser um candidato à terapia com anticoagulantes, devendo-se considerar outras formas de medidas profiláticas.

Legenda: AINH – Anti-inflamatório não hormonal. Fonte: [36].

TABELA 91.13
COMPRESSÃO PNEUMÁTICA INTERMITENTE.

Compressão pneumática intermitente
O paciente apresenta doença arterial periférica grave?
O paciente apresenta falência cardíaca congestiva?
O paciente apresenta trombose venosa aguda superficial e/ou profunda?
Se em qualquer de uma das arguições a resposta for sim, o paciente pode não ser um candidato para a utilização da terapia com o uso de compressão pneumática intermitente, devendo-se considerar outras formas de medidas profiláticas.

Fonte: [36].

Um Plano de Tromboprofilaxia Proposto para TEV

A proposta de tratamento sugerida para o controle do TEV vai depender do tempo de surgimento deste:

♦ Na fase aguda (5 a 10 dias), utiliza-se heparina venosa, ou heparina de baixo peso molecular via subcutânea, ou fondaparinux (inibidor do fator X) subcutâneo ou anticoagulantes orais [apixabana (inibidor do fator X), dabigatran (inibidor direto da trombina; este necessita da introdução de heparina nos primeiros 5 a 10 dias), rivaroxabana (inibidor do fator X)] e filtro de veia cava;

♦ No período de 3 a 6 meses, utiliza-se varfarina via oral, heparina de baixo peso molecular subcutâneo (em pacientes oncológicos) ou anticoagulantes orais;

♦ Acima de 6 meses utiliza-se varfarina via oral, heparina de baixo peso molecular via subcutâneo, ácido acetilsalicílico, anticoagulantes orais ou nenhum fármaco.

Os anticoagulantes orais possuem a facilidade da tomada via oral, não necessitam de monitorização laboratorial de rotina e tem pouca interação medicamentosa. No entanto, pacientes com função hepática ou renal comprometidas, gestantes ou lactentes, trombocitopênicos com alto risco de sangramento ou com interação farmacológica conhecida não devem fazer uso destes medicamentos.[27]

Em relação aos filtros de veia cava, estes são indicados nas seguintes situações: TEV recorrente, apesar de anticoagulação adequada e contraindicação para anticoagulação, como trauma cranioencefálico. Benefícios clínicos foram recentemente documentados em pacientes instáveis hemodinamicamente com EP.[62]

Como complicações de sua utilização, temos: trombose no local do acesso, trombose de veia profunda, embolização ou migração do filtro, perda do filtro (por estar fora do local desejado), quebra da estrutural do filtro, aprisionamento do fio guia, trombose na veia cava inferior, penetração na veia cava inferior, embolia pulmonar e inabilidade para remover o filtro retrátil.[27]

Tromboprofilaxia Farmacológica para TEV

O uso de medicamentos (Tabela 91.14) para a profilaxia de TVP e EP, procurando diminuir a incidência de complicações potencialmente fatais, baseia-se em um diagnóstico acurado e no permanecer alerta para a ocorrência ou existência prévia de TEV.

TABELA 91.14 — TROMBOPROFILAXIA FARMACOLÓGICA PARA TEV.

Agente	Via	Mecanismo de ação	Tempo de meia-vida	Metabolismo e excreção	Reversão
Antiplaquetários					
AAS	VO	Inibidor inespecífico da COX1 (inibe a formação do tromboxano A2).	Antitérmico: 2 a 4h; Anti-inflamatório: até 12h; Doses > : 12h a 15h	Metabolismo digestivo, plasmático e hepático (80%); Excreção renal.	Não tem antídoto específico. Carvão ativado, alcalinização da urina, hemodiálise.
CLOPIDOGREL (TIENOPIRIDINAS)	VO	Pró-fármaco. Inibe irreversivelmente P2Y12 (receptor de ADP, localizado na superfície das plaquetas).	6h	Metabolismo hepático; Excreção renal (50%) e fecal (46%).	Não tem. Parar com 7 a 10 dias antes da cirurgia.
PRASUGREL (TIENOPIRIDINAS)	VO	Pró-fármaco. Inibe irreversivelmente P2Y12.	7h	Metabolismo hepático; excreção renal.	Não tem. Parar 7 a 10 dias antes da cirurgia.
TICAGRELOR	VO	Inibe reversivelmente a P2Y12.	6h	Metabolismo hepático (cyp3a4); excreção biliar.	Ligação reversível com as plaquetas. Parar 5 dias antes da cirurgia.
DIPIRIDAMOL	VO	Inibidor da fosfodiesterase. Atua mais na agregação plaquetária.	10h	Metabolismo hepático; excreção biliar.	Inibição reversível.
CILOSTAZOL	VO	Inibidor da fosfodiesterase.	11h	Metabolismo hepático; Excreção renal (74%) e fecal (20%).	Inibição reversível.
ABCIXIMAB	EV	Ligação não seletiva, inibindo a atividade dos receptores GPIIb/IIIa das plaquetas.	30 min	Metabolismo por lise proteolítica; excreção renal.	Transfusão plaquetária. Leva 72h para restauração da função hemostática, após parada de infusão.
EPTIFIBATIDE	EV	Ligação seletiva, competindo com o fibrinogênio e FVa nos receptores GPIIb/IIIa das plaquetas.	1,5-2h	Metabolismo e excreção renal.	Não tem. Leva de 6 a 12h para restauração da função hemostática após parada de infusão.
TIROFIBANA	EV	Inibidor competitivo com o fibrinogênio nos receptores GPIIb/IIIa das plaquetas.	1,5-2h	Metabolismo e excreção renal e fecal.	Hemodiálise. Leva de 3 a 4h para restauração da função hemostática após parada de infusão.
Antagonista da vitamina K					
VARFARINA	VO	Inibe os fatores pró-coagulantes dependentes da vitamina K, diminuindo a síntese dos fatores ii, vii, ix, x e da proteína C e S.	20-60h (depende do paciente. A dose é ajustada pelo INR).	Metabolismo hepático; excreção renal.	Vitamina K; plasma fresco congelado; Concentrado de complexo protrombínico; fator recombinante VIIa (a=ativado).
Heparina não fracionada					
HEPARINA	SC OU EV	Potencializa a ação da antitrombina III, levando à inativação da trombina e também inativa diretamente a trombina.	30-120 min (depende da dose e do paciente).	Endotelial e hepática. Cuidado com a trombocitopenia induzida pela heparina.	Protamina (1 mg/100u; máximo 50 mg).

(Continuação)

TABELA 91.14
TROMBOPROFILAXIA FARMACOLÓGICA PARA TEV. (Continuação)

Agente	Via	Mecanismo de ação	Tempo de meia-vida	Metabolismo e excreção	Reversão
Heparina de baixo peso molecular					
ENOXAPARINA	SC	Potencializa a ação da antitrombina III, levando à inativação da trombina, sendo essa ação maior que a inativação direta da trombina.	2-6h	40% renal (10% são fragmentos ativos). Não recomendado em pacientes com clearance < 30 mL.min⁻¹ e obesos > 150 kg.	Não utilizar em pacientes em hemodiálise.
DALTEPARINA	SC	Potencializa a ação da antitrombina III, levando à inativação da trombina, sendo essa ação maior que a inativação direta da trombina.	2-5h	Excreção renal.	Não utilizar em pacientes em hemodiálise.
Inibidores do fator Xa					
FONDAPARINUX	SC	Potencializa seletivamente a ativação da antitrombina III.	17h	Aproximadamente 80% renal.	Não utilizar em pacientes em hemodiálise.
RIVAROXABANA	VO	Inibidor direto do fator Xa. Inibidor potente da CYP3A4 e da glicoproteína P.	9h	66% excreção renal; 33% metabólito ativo.	Não tem. Andexanet alfa (em teste)
Inibidores direto da trombina					
DABIGATRANA	VO	Inibidor direto da trombina (IIa).	14-17h	80% renal; 20% hepática.	Idarucizumab (em teste). Hemodiálise.
APIXABANA	VO	Inibidor direto do fator Xa.	8-15h	25% metabolismo fecal; 27% renal.	Não tem.
ARGATROBAN	EV	Inibidor direto da trombina (IIa).	45 min	Hepático.	Não tem.
DESIRUDIN	EV	Inibidor direto da trombina (IIa).	90 min	Renal.	Não tem.
LEPIRUDIN	EV	Inibidor direto da trombina (IIa).	90 min	Renal.	Não tem.

Obs.: VO: via oral; EV: via endovenosa (uso hospitalar); SC: via subcutânea.
Fonte: [62-66].

Agentes Fibrinolíticos

O efeito trombolítico dos fibrinolíticos, que incluem o fator ativador do plasminogênio tecidual e a uroquinase, é alcançado pela indução da conversão do plasminogênio inativo em enzima plasmina ativa, que degrada a matriz de fibrina, responsável pela estabilização do trombo.[67]

O uso comum desses fármacos inclui o tratamento de acidentes vasculares cerebrais, o infarto do miocárdio, a embolia pulmonar e a dissolução de trombos em cateteres.[67]

Os fibrinolíticos dividem-se em não fibrino-específicos e fibrino-específicos.

A estreptoquinase, APSAC e o scu-PA induzem a geração de grande quantidade de plasmina sistêmica, e como esta possui uma ampla gama de substratos específicos, ela degrada várias proteínas plasmáticas, como o fibrinogênio, fatores da coagulação V, VIII, XII e fator de von Willebrand. Por isso, esses agentes são considerados não fibrino-específicos.[68]

Como efeito adverso, pode ocorrer sangramento, sendo que o risco de hemorragia intracraniana com deterioração neurológica pode ocorrer nas primeiras 24 horas.[69]

Os agentes t-PA, rt-PA, tcu-PA e os derivados mutantes do t-PA (r-PA, TNK-tPA) são fibrino-específicos, porque ativam o plasminogênio, preferencialmente, na superfície da fibrina e menos na circulação.[68]

A hemorragia é a mais comum e temida complicação, principalmente intracraniana. Pode ocorrer também reação anafilática por hipersensibilidade imune, sendo que o angioedema de língua é raro, porém potencialmente perigoso, podendo levar à obstrução das vias aéreas, com risco à vida.[69]

As Contraindicações para Tromboprofilaxia Farmacológica

As contraindicações são divididas entre absolutas e relativas (Tabela 91.15).

TABELA 91.15
CONTRAINDICAÇÕES PARA TROMBOPROFILAXIA FARMACOLÓGICA.

Absolutas:
- Em uso de anticoagulação;
- Hipersensibilidade aos anticoagulantes;
- Plaquetopenia induzida por heparina ≤ 100 dias;
- Sangramento ativo.

Relativas:
- Cirurgia intracraniana ou ocular recente;
- Coleta de LCR nas últimas 24h;
- Diátese hemorrágica (plaquetas < 50.000 uL ou coagulograma);
- Plaquetopenia induzida por heparina > 100 dias;
- Hipertensão não controlada;
- Insuficiência renal grave (clearance < 30 mL.min^{-1}).

Fonte: [70,71].

Como a heparina não fracionada é o medicamento mais utilizado na anticoagulação, deve-se relembrar suas contraindicações (Tabela 91.16).

TABELA 91.16
CONTRAINDICAÇÕES PARA O USO DA HEPARINA.

Contraindicações à heparina
- Alergia à heparina;
- Diminuição de plaquetas por heparina;
- Cirurgia craniana ou ocular inferior a duas semanas;
- Coagulopatia: diminuição de plaquetas ou INR > 1,5;
- Coleta de Líquido Cefalorraquidiano < 24 horas;
- Hipertensão arterial não controlado: > 180 × 110 mmHg;
- Clearance de creatinina < 30 mL.min^{-1};
- Sangramento ativo;
- Úlcera péptica ativa.

Fonte: [72; 73].

TROMBOPROFILAXIA MECÂNICA

A utilização da tromboprofilaxia mecânica pode ser isolada ou estar associada à farmacológica. Os dispositivos existentes aumentam o fluxo sanguíneo venoso e, portanto, previnem a estase venosa nas veias dos membros inferiores. Nas meias de compressão graduada, a pressão varia da perna para a coxa, sendo maior no tornozelo e diminuindo gradativamente até a raiz da coxa. O gradiente de pressão deve ser suficiente para evitar a estase venosa. Na compressão pneumática intermitente ocorre uma alternância de insuflação, prevenindo a estase venosa. Os mecanismos de insuflação instalada na região plantar dos pés aumentam o fluxo sanguíneo para as veias das pernas.[1,74]

Contraindicações para Tromboprofilaxia Mecânica

Nem todos os pacientes podem se utilizar da tromboprofilaxia mecânica (Tabela 91.17).

TABELA 91.17
CONTRAINDICAÇÕES PARA A PROFILAXIA MECÂNICA.

Contraindicações para a profilaxia mecânica
- Fratura exposta;
- Infecção ou úlcera em membros inferiores;
- Insuficiência arterial periférica em MMII;
- Insuficiência cardíaca grave;
- TVP presente.

Fonte: [38].

A tromboprofilaxia para procedimentos cirúrgicos deve ser guiada pelo coeficiente risco/benefício entre profilaxia e sangramento, e deve ser individualizada para todo o paciente.

A TÉCNICA ANESTÉSICA

Dois grupos de pacientes podem estar presentes para cirurgia. Os primeiros são pacientes sem histórico de TEV, programados para cirurgias de longa duração e/ou de alto risco. Os pacientes do segundo grupo já possuem uma história pregressa de TVP ou EP, com ou sem utilização de filtro de veia cava.

O Preparo Pré-operatório

Avaliar a história pregressa de comorbidades, com especial atenção para os fatores de risco descritos para TEV. Uma avaliação física completa é mandatória. Detalhes de fármacos anticoagulantes, como o nome, o tipo, a dose, a farmacologia desta (observando o tempo de sua ação, seu metabolismo, suas contraindicações e seus antídotos), a duração do tratamento, a última dose e a duração de sua descontinuidade antes do procedimento devem ser anotados. Os riscos e benefícios da descontinuidade dos anticoagulantes devem ser explicados ao paciente, assim como um consentimento informado por escrito deve ser realizado.[75-77]

Os antidepressivos inibidores da recaptação (serotoninérgicos e não serotoninérgicos) têm sido associados com o aumento do risco de sangramento. Os antidepressivos tricíclicos e outros não serotoninérgicos parecem não estar associados com risco de sangramento.[78,79]

Os inibidores da recaptação da serotonina (IRS) diminuem a recaptação das serotoninas pelas plaquetas no sangue. Como as plaquetas não sintetizam serotonina e são dependentes dessa recaptação, ocorre uma depleção de seus estoques, resultando em uma inibição da agregação plaquetária mediada pela serotonina, com aumento do sangramento. Supõe-se também que ocorre diminuição da afinidade da ligação plaquetária, inibição da mobilização do cálcio e mobilização plaquetária reduzida em resposta ao colágeno.[79-81]

Além disso, a fluoxetina, a paroxetina e a flouroxamina têm um potente efeito inibidor sobre as enzimas do citocromo P450, podendo inibir o metabolismo dos anti-inflamatórios não hormonais (AINHS) e de medicamentos antiplaquetários, elevando seus níveis séricos no sangue, contribuindo para um aumento do risco de sangramento. Pode haver também um risco adicional de sangramento gastrintestinal por aumento de secreção gástrica, induzida pelos IRS.[79]

O risco de sangramento com IRS isoladamente é modesto, equivalente a uma baixa dose de ibuprofeno, no entanto, esse risco se eleva em pacientes idosos, nos portadores de cirrose hepática e naqueles em uso de medicamentos anticoagulantes ou antiplaquetários.[78,79]

O risco de reoperações devido a sangramento em cirurgias de câncer de mama aumenta em 7% nas usuárias de IRS, comparativamente a 2,6% e 2,7% daquelas que nunca usaram ou que deixaram de utilizar. Em outro trabalho, o risco de hematoma foi 4 vezes maior nas pacientes recebendo IRS, comparados aos pacientes não usuários.[81]

Os IRS também estão associados ao aumento de risco de sangramento no perioperatório de cirurgias ortopédicas. Em um estudo retrospectivo, o risco de transfusão sanguínea no intraoperatório quadruplicou em pacientes tomando IRS, comparados aos não usuários. Uma metanálise também sugeriu que os IRS estavam associados com aumento do risco de hemorragia intracerebral e intracraniana.[79]

A associação dos IRS com ácido acetilsalicílico (AAS) e outros medicamentos antiagregantes plaquetários aumentam o risco de sangramento gastrintestinal, assim como seu uso associado com anticoagulantes.[78,79]

Diante do exposto, recomenda-se:[79]

1. Pacientes com depressão estável que são de alto risco de sangramento relacionado com o uso de IRS (idoso, doença hepática avançada, uso de AAS, AINH, antiplaquetários e anticoagulantes) devem reduzir a dose gradualmente de IRS e descontinuá-la entre 1 a 2 semanas do procedimento cirúrgico;
2. A fluoxetina é uma exceção, porque ela tem um metabólito ativo com uma meia-vida longa. Ela deve ser descontinuada 5 semanas antes do procedimento;
3. Pacientes com depressão instável com alto risco de suicídio e alto grau de sangramento associado ao uso de IRS devem trocar por antidepressivos não serotoninérgicos (bupropiona, mirtazapina, antidepressivos tricíclicos);
4. A redução da dose dos IRS deve ser gradual para evitar a Síndrome da Descontinuação (sintomas físicos e psicossomáticos, incluindo estado gripal, náuseas, desconforto gastrintestinal, tonturas, irritação, agitação, ansiedade e distúrbios do sono);
5. Os IRS devem ser reiniciados assim que possível (quando desaparecer o risco de sangramento no pós-operatório);
6. Solicitar o acompanhamento de psiquiatra, explicando a este os riscos de sangramento envolvido com o uso dos IRS.

Alguns fitoterápicos podem atuar sobre os mecanismos da coagulação, alterando o tempo de hemostasia (Tabela 91.18).

A Avaliação Pré-anestésica

Como o número de pessoas tratadas com medicamentos que interferem na hemostasia vem aumentando, o anestesista deve procurar analisar todos os fatores envolvidos e planejar o melhor ato anestésico para seu paciente. Seja a opção pela anestesia geral ou regional, além da história atual e pregressa, assim como dos exames subsidiários, deve-se levar em consideração o tipo de cirurgia, a urgência desta e os níveis de anticoagulação.[83]

Antes de iniciar o procedimento anestésico, deve ser feita uma avaliação pormenorizada:

TABELA 91.18
EFEITOS NO PROCESSO DE COAGULAÇÃO PELOS FITOTERÁPICOS.

Fitoterápico	Efeito na coagulação	Tempo normal de hemostasia depois da interrupção do uso
Alho	Inibe agregação plaquetária por redução à inibição da formação de produtos do tromboxane e lipoxigenase, inibição da atividade da fosfolipase e inibição da incorporação de ácido aracdônico dentro dos fosfolipídios plaquetários.	7 dias; o teste da função plaquetária é recomendado quando doses excessivas são tomadas ou na presença de outros fármacos antiplaquetários (AAS, anti-inflamatórios não hormonais, antidepressivos e inibidores da receptação da serotonina).
Dong Quai (Angélica-chinesa)	Contém derivados cumarínicos naturais; potencializa os efeitos do warfarin.	Verificar o RNI se o paciente estiver fazendo uso de warfarin.
Danshen	Diminui a eliminação do warfarin; inibe a agregação plaquetária.	Verificar o RNI se o paciente estiver fazendo uso de warfarin.
Ginkgo biloba	Inibição do fator de ativação da plaqueta.	36h; Verificar a função plaquetária na presença de outros antiplaquetários.
Panax ginseng	Reduz o efeito da varfarina.	

Fonte: [78,79,82].

1. Paciente com fator específico para sangramento no intraoperatório:
    1.1. História pregressa, sinais, sintomas e exame físico sugestivos de alteração da coagulação;
        ♦ História inexplicada de sangramento nasal (epistaxe) ou de menorragias;
        ♦ Sinais de petéquias, sangramento de mucosas, púrpura ou equimose;
    1.2. História familiar de alteração de coagulação;
    1.3. Avaliação laboratorial guiada para medicamentos antiplaquetários, antitrombóticos ou terapia trombolítica;
    1.4. Avaliação do uso de antidepressivos e terapia fitoterápica que alteram a coagulação;
    1.5. Verificar a utilização de AAS e AINHS como terapia única ou associada a outros medicamentos que interferem na coagulação;
2. Pacientes em uso de AAS:
    2.1. Profilaxia primária: ausência de doença cardiovascular estabelecida ou fator de risco;
    2.2. Profilaxia secundária: presença de doença cardiovascular;
3. Localização anatômica do procedimento cirúrgico, para realização de bloqueios anestésicos:
    3.1. Avaliar entre procedimento punção subaracnoidea ou peridural;
    3.2. Avaliar as estruturas vasculares junto ao local do bloqueio para dimensionar risco de lesão.
4. Revisão de imagens radiográficas para identificar mudanças anatômicas:
    4.1. Alterações anatômicas que alteram o canal espinhal (estenoses);
    4.2. Intervenções cirúrgicas prévias levando a retração cicatricial e fibrose em região epidural.
5. Identificação e tratamento farmacológico da tromboprofilaxia:
    5.1. Entender a eliminação do medicamento e o tempo apropriado para sua descontinuação;
    5.2. Determinar o tempo apropriado para reiniciar a tromboprofilaxia;

Informar ao paciente sobre os riscos de seu procedimento e o tratamento profilático apropriado. Obter consentimento informado e esclarecido por escrito.

Os Exames Pré-operatórios

Para pacientes com fatores de risco ou cirurgias complexas, além dos exames pré-operatórios necessários para cada paciente, deve-se também realizar o tempo de sangramento, a contagem de plaquetas, o tempo de protrombina e tempo de tromboplastina parcial ativada. Os resultados dos exames obtidos por meio da tromboelastografia apresentam a vantagem de ser um preditor de sangramento no intraoperatório.[80,84]

A Monitorização Intraoperatória

A palpação do pulso, a medida da pressão sanguínea, a oximetria (SpO_2), a capnografia ($P_{ET}CO_2$), a medida da temperatura central (p. ex.: termômetro nasofaríngeo), o ECG e a análise do segmento ST, assim como o estimulador de nervo periférico e o uso do índice bispectral (BIS), são suficientes na maioria dos casos. Em pacientes de alto risco ou cirurgias de longa duração, a instalação de um cateter venoso central e a punção de uma artéria para medida pressórica contínua e coleta de exames seriados tornam-se mandatórias. A avaliação cardíaca por meio da ecocardiografia transesofágica, assegura um melhor manejo dos parâmetros hemodinâmicos. Por outro lado, é imperativo a monitorização dos perfis de coagulação em pacientes com sangramento ativo ou naqueles que potencialmente possam vir a ter uma discrasia sanguínea.[85-88]

A Anestesia Geral

Se a anestesia geral for a escolhida, a anestesia balanceada é a melhor opção na maioria das cirurgias. As comorbidades do paciente, aliado à observação de sinais e sintomas de TEV, devem persistir por todo ato anestésico.

Em pacientes recebendo anestesia geral ocorre uma elevação de marcadores dos fatores teciduais, vWF, fator inibidor-1 da ativação do plasminogênio (PAI-1) e fator ativador do plasminogênio tecidual, resultando em um estado de hipercoagulabilidade e hipofibrinólise no pós-operatório. Isto é demonstrado pela elevação dos níveis dos complexos trombina-antitrombina e do fibrinopeptídeo A. Os níveis de PAI-1 em pacientes recebendo anestesia peridural não se alteram, portanto, quando bem indicada, ela é útil na prevenção dos estados de hipercoagulabilidade e na TVP.[89]

Além do procedimento cirúrgico, outros fatores como imobilidade, infecção, tumores malignos, fármacos anestésicos, hipotermia, acidose metabólica, coloides e circulação extracorpórea podem imunossuprimir o paciente e alterar o seu perfil de coagulação.[90]

A Anestesia Regional

Se a anestesia regional for a indicada, deve-se planejá-la observando seus riscos e benefícios, assim como avaliar o uso de medicamentos que podem alterar o perfil de coagulação do paciente.[91]

Em um artigo, Fonseca e col.[92] descrevem com propriedade os fatores de risco associados ao hematoma espinhal/peridural:

1. Relacionados ao paciente:
    1.1. Idade (idosos);

1.2. Sexo feminino;
1.3. Coagulopatias congênitas;
1.4. Coagulopatias adquiridas (insuficiência renal e hepática, doenças malignas, Síndrome de HELLP, coagulação intravascular disseminada);
1.5. Trombocitopenia;
1.6. Anormalidades espinhais (espinha bífida, estenose de canal espinhal, osteoporose, espondilite anquilosante).
2. Relacionados ao procedimento:
2.1. Inserção ou remoção do cateter;
2.2. Procedimento traumático (múltiplas tentativas);
2.3. Presença de sangue no cateter durante inserção ou remoção;
2.4. Inserção de cateter peridural > Punção peridural simples > Punção subaracnóidea simples.
3. Relacionado a fármacos:
3.1. Fármacos anticoagulantes, antiplaquetários ou fibrinolíticas;
3.2. Administração do fármaco imediatamente antes ou após técnica do neuroeixo;
3.3. Uso de terapia antiplaquetária e anticoagulante dupla.

Para melhor compreensão, observe a Tabela 91.19:

TABELA 91.19
PERFIL DOS FÁRMACOS QUE ALTERAM O PROCESSO DE COAGULAÇÃO.

Agente	Tempo para o pico do agente	Meia-vida de eliminação	Tempo aceitável após a realização da última dose, para efetuar o bloqueio	Administração do agente enquanto o cateter espinhal ou de peridural esteja instalado	Tempo aceitável para reintrodução do agente após bloqueio ou retirada do cateter
Antiplaquetários					
Anti-inflamatórios não hormonais	1-12h	1-12h	Sem precauções adicionais.	Sem precauções adicionais.	Sem precauções adicionais.
AAS	12-24h	Não relevante; efeito irreversível.	Sem precauções adicionais.	Sem precauções adicionais.	Sem precauções adicionais.
Clopidogrel (Tienopiridinas)	12-24h	Não relevante; efeito irreversível.	7 dias	Não recomendado	6h
Prasugrel (Tienopiridinas)	15-30 min	Não relevante; efeito irreversível.	7-10 dias	Não recomendado	6h
Ticagrelor	2h	8-12h	5 dias	Não recomendado	6h
Dipiridamol	75 min	10h	Sem precauções adicionais.	Sem precauções adicionais	6h
Cilostazol		11-13h	5 dias	Não recomendado	24h
Abciximab (Inibidor da glicoproteína IIB/IIIa)	< 5 min	24-48h	48h	Não recomendado	6h
Eptifibatide (Inibidor da glicoproteína IIB/IIIa)	< 5 min	4-8h	8-10h	Não recomendado	6h
Tirofibana (inibidor da glicoproteína IIB/IIIa)	< 5 min	4-8h	8-10h	Não recomendado	6h
Antagonista da vitamina K					
Varfarina	3-5 dias	4-5 dias	4-5 dias e inr < ou = 1,4	Não recomendado	Após remoção do cateter
Heparina não fracionada					
Heparina SC profilática	< 30 min	1-2h	4h ou ttpa normal	Cuidado; não recomendado	1h
Heparina IV tratamento	< 5 min	1-2h	4h ou ttpa normal	Cuidado; não recomendado	4h
Heparina de baixo peso molecular					
Profilaxia SC enoxiparina; dalteparina	3-4h	3-7h	12h	Cuidado; não recomendado	24h
Tratamento SC enoxiparina; dalteparina	3-4h	3-7h	24h	Não recomendado	24h
Inibidores do fator Xa					
Fondaparinux profilático	1-2h	17-20h	36-42h (dosar fator anti-xa)	Não recomendado	6-12h
Fondaparinux tratamento	1-2h	17-20h	Evitar (dosar fator anti-xa)	Não recomendado	12h
Rivaroxabana profilático (ClCr > 30 mL.min^{-1})	3h	7-9h	18h	Não recomendado	6h

(Continua)

TABELA 91.19
PERFIL DOS FÁRMACOS QUE ALTERAM O PROCESSO DE COAGULAÇÃO. *(Continuação)*

Agente	Tempo para o pico do agente	Meia-vida de eliminação	Tempo aceitável após a realização da última dose, para efetuar o bloqueio	Administração do agente enquanto o cateter espinhal ou de peridural esteja instalado	Tempo aceitável para reintrodução do agente após bloqueio ou retirada do cateter
Inibidores do fator Xa					
Rivaroxabana tratamento (ClCr > 30 mL.min)	3h	7-11h	72h	Não recomendado	6h
Inibidor direto da trombina					
Dabigatrana (Profilaxia ou tratamento)					
ClCr > 80 mL.min^{-1}	0,5-2,0h	12-17h	48h	Não recomendado	6h
ClCr 50-80 mL.min^{-1}	0,5-2,0h	15h	72h	Não recomendado	6h
ClCr 30-50 mL.min^{-1}	0,5-2,0h	18h	96h	Não recomendado	6h
Apixabana profilático	3-4h	12h	24-96h	Não recomendado	6h
Argatroban	< 30 min	30-35 min	4 h ou ttpa normal	Não recomendado	6h
Desirudin		40 MIN EV	8-10h E ttpa normal (função renal normal)	Não recomendado	4h
Lepirudin	10 min	60 min ev	8-10h e ttpa normal (função renal normal)	Não recomendado	4h
Trombolíticos					
Estreptoquinase; alteplase; reteplase; anistreplase	< 5 min	4-24 min	10 dias	Não recomendado	10 dias

Fonte: [93-98].

O MANUSEIO PÓS-OPERATÓRIO

Para os pacientes que não estão anticoagulados, devido ao procedimento cirúrgico, deve-se reiniciar o tratamento com anticoagulantes o mais rápido possível.

Para os pacientes que foram submetidos a bloqueio espinhal ou peridural, devem-se monitorar os sinais e sintomas de compressão medular. Estes podem estar presentes como bloqueio motor e sensitivo persistentes, assim como apresentar disfunção vesical ou intestinal. O intervalo entre as avaliações não deve ultrapassar duas horas. No caso de se confirmar compressão de raiz medular, esta deve ser descomprimida no máximo em 8 horas (01).

Tempo de Tromboprofilaxia

O tempo de tromboprofilaxia vai depender de fatores associados inerentes ou adquiridos do paciente e sua patologia atual, como se verifica nas Tabelas 93.20, 93.21 e 93.22.

A CIRURGIA DE EMERGÊNCIA

Em procedimentos de emergência, pode não ser possível normalizar o perfil de coagulação de um paciente em uso de anticoagulantes ou fibrinolíticos, antes deste ser encaminhado ao centro cirúrgico. Nessas condições, deve-se avaliar muito bem a situação, pois revertê-los completamente pode não ser uma boa opção, pela sua prévia indicação devido a uma patologia do paciente.

TABELA 91.20
TEMPO RECOMENDADO PARA ANTICOAGULAÇÃO NA TVP.

HISTÓRIA CLÍNICA DE TVP	DURAÇÃO DA ANTICOAGULAÇÃO
1ª TVP com fator de risco temporário reversível.	3 meses.
1ª TVP sem fator de risco identificado.	6 – 12 meses.
1ª TVP sem fator de risco irreversível.	6 – 12 meses; considerar terapia indefinidamente.
TVP recorrente ou 1ª TVP com tumor maligno avançado.	Terapia indefinidamente.

Fonte: [99].

TABELA 91.21
TEMPO RECOMENDADO DE ANTICOAGULAÇÃO NO TRATAMENTO DA EP.

História clínica de EP	Duração da anticoagulação
1ª EP com fator de risco temporário reversível.	6 meses.
1ª EP sem fator de risco identificado.	6 – 12 meses.
1ª EP com fator de risco identificado.	6 – 12 meses; considerar terapia indefinidamente.
EP com tumor maligno avançado.	Heparina de baixo peso molecular nos 3 primeiros meses e a seguir trocar por varfarina.
EP recorrente.	Terapia indefinidamente.

Fonte: [99].

TABELA 91.22
TEMPO RECOMENDADO DE TROMBOPROFILAXIA NO PÓS-OPERATÓRIO.

Tempo recomendado de tromboprofilaxia	
Artroplastia e fratura de quadril	4 a 5 semanas
Artroplastia de joelho	Pelo menos 10 dias
Cirurgia oncológica	3 a 4 semanas
Cirurgia geral	3 a 4 semanas
Cirurgia bariátrica	4 semanas
Politrauma	Até recuperação
Trauma raquimedular	Até recuperação
Demais	7 a 10 dias

Fonte: [36,100-104].

Por exemplo, a suspensão do uso do warfarin antes de uma cirurgia vai apresentar níveis de INR entre 2 e 3, após 4 a 5 dias da parada. Por outro lado, o sulfato de protamina pode reverter a heparina não fracionada em dose equimolar, no entanto, não existe recomendação para o uso de sulfato de protamina para reverter as heparinas de baixo peso molecular (antifator Xa e antifator IIa), pois, após o término de sua ação, essas heparinas podem voltar a atuar, devido à liberação de depósito do subcutâneo.[105]

Havendo necessidade de se normalizar o processo de coagulação, o plasma fresco congelado e o complexo protrombínico concentrado podem ser utilizados para normalizar o RNI dentro de minutos, já o fator VIIa recombinante-ativado pode normalizar o RNI rapidamente.[105,106]

REFERÊNCIAS

1. Narani KK. Deep vein thrombosis and pulmonar embolism – Prevention, management, and anaesthetic considerations. Indian J Anaesth. 2010;54(1):8-17.
2. Barker RC, Marval P. Venous thromboembolism: risks and prevention. Cont Educ Anaesth Crit Care Pain. 2011;2(1):18-23.
3. Geerts WH, Bergqvist D, Pineo GF, et al. Prevetion of venous thromboembolism: American College of Chest Physicians Evidence-Based Clinical Practice Guidelines (8th Edition). Chest. 2008;133:381-453.
4. Maynard G, Stein J. Designing and implementing effective venous thromboembolism prevention protocols: lessons from collaborative efforts. J Thromb Thrombolysis. 2010;29:159-66.
5. Engelmann B, Massberg S. Thrombosis as an intravascular effector of innate immunity. Nat Rev Immunol. 2013;13:34-45.
6. Bratzler DW. Development of national performance measures on the prevetion and treatment of venous thromboembolism. J Thromb Thrombolysis. 2010;29:148-54.
7. Tagalakis V, Patenaude V, Kahn SR, et al. Incidence of and Mortality from Venous Thromboembolism in a Real-word Population: The Q-VTE Study Cohort. Am J Med. 2013;126(9):832.e13-21.
8. Heit JA, Melton LJ, Lohse CM, et al. Incidence of venous thromboembolism in hospitalized patients vs. Community residents. Mayo Clin Proc. 2001;76:1102-10.
9. Stein PD, Beemath A, Olson RE. Trends in the incidence of pulmonar embolism and deep venous thrombosis in hospitalized patients. Am J Cardiol. 2005;95:1525-6.
10. Arcelus JI, Caprini JA, Motykie GD, et al. Matching risk with treatment strategies in deep vein thrombosis. Blood Coagul Fibrinolysis. 1999;10:37-43.
11. Bottaro FJ, Ceresetto JM, Emery J, et al. Cross-sectional study of adherence to venous thromboembolism prophylaxis guidelines in hospitalized patients. The Trombo-Brit study. Thromb J. 2012;10(1):7.
12. Reitsma PH, Versteeg HH, Middeldorp S. Mechanistic View of Risk Factors for Venous Thromboembolism. Arterioscler Thromb Vasc Biol. 2012;32:563-8.
13. Hoffman M, Pawlinski R. Hemostasis: Old System, New Players, New Directions. Thromb Res. 2014;133:S1-S2.
14. Plate G, Ohlin P, Eklöf B. Pulmonary embolism in acute iliofemoral venous thrombosis. Br J Surg. 1985;72:912-5.
15. Hirsh J, Hoak J. Management of deep vein thrombosis and pulmonar embolism. Circulation. 1996;93:2212-45.
16. Padroni P, Lensing AW, Cogo A, et al. The long term clinical course of acute deep venous thrombosis. Ann Intern Med.1996;125:1-7.
17. Brandjes DP, Heijboer H, Buller HR, et al. Acenocoumarol and heparina compared with acenocoumarol alone in the initial treatment of proximal vein thrombosis. N Engl J Med. 1992;327:1485-9.
18. Pengo V, Lensing AW, Prins MH, et al. Incidence of chronic thromboembolic pulmonary hypertension after pulmonary embolism. N Engl J Med. 2004;350(22):2257-64.
19. Hoffmann B, Gross CR, Jöckel K-H, et al. Trends in mortality of pulmonary embolism – an international comparison. Thromb Res. 2010;125:303-8.
20. Hagstrom JN, Walter J, Bluebond-Langner R, et al. Prevalence of the factor V Leiden mutation in children and neonates with thromboembolic disease. J Pediatr. 1998;133(6):777-81.
21. Geerts W, Pineo GF, Heit JA, et al. Prevention of venous thromboembolism. The Seventh ACCP Conference on Antithrombotic and Thrombolytic Terapy. Chest. 2004;126:338s-400s.
22. Rocha AT, Vasconcelos AG, Luz Neto ER, et al. Risk of Venous Thromboembolism and Efficacy of Thromboprophylaxis in Hospitalized Obese Medical Patients Undergoing Bariatric Surgery. Obes Surg. 2006;16(12):1645-55.
23. Stashenko G, Lopes RD, Garcia D, et al. Prophylaxis for venous thromboembolism: guidelines translated for the clinician. J Thromb Thrombolysis. 2011;31:122-32.
24. Rosendaal FR. Etiology of venous thrombosis: the need for small original studies. J Thromb Haemost. 2012;10:2189-90.

25. Goldhaber SZ. Venous thromboembolism: Epidemiology and magnitude of the problem. Best Pract Res Clin Haematol. 2012;25:235-42.
26. Martinelli I, De Stefano V, Mannucci PM. Inherited risk factors for venous thromboembolism. Nat Rev Cardiol. 2014;11:140-56.
27. Streiff BM, Agnelli G, Connors JM, et al. Guidance for the treatment of deep vein thrombosis and pulmonary embolism. J Thromb Thrombolysis. 2016;41:32-67.
28. Weinmann EE, Salzman EW. Deep vein thrombosis. N Engl J Med. 1994;331:1630-42.
29. Kuderer NM, Lyman GH. Guidelines for treatment and prevention of venous thromboembolism among patients with cancer. Thromb Res. 2014;133(S2):S122-S27.
30. Scottish Intercollegiate Guidelines Network. Prevention and management of venous thromboembolism. 2010. updated, 2014. [Internet] [Acesso em 03 nov 2016]. Disponível em: http://www.sign.ac.uk/pdf/sign122.pdf
31. Mandal A. New Guidelines for travellers to avoid DVT on long flights. [Internet] [Acesso em 03 nov 2016]. Disponível em: http://www.news-medical.net/news/20120207/New-guidelines-for-travellers-to-avoid-DVT-on-long-flights.aspx.
32. Barbar S, Noventa F, Rosseto V, et al. A risk assessment model for the identification of hospitalized medical patients at risk for venous thromboembolism. The padua prediction score. J Thromb Haemost. 2010;2(8):2450-7.
33. Rosendaal FR. Etiology of venous thrombosis: the need for small original studies. J Thromb Haemost. 2012;10:2189-90.
34. Burnett AE, Mahan CE, Vazquez SR, et al. Guidance for the practical management of the direct oral anticoagulants (DOACs) in VTE treatment. J Thromb Thrombolysis. 2016;41:206-32.
35. Caprini JA. Thrombosis risk assessment as a guide to quality patient care. Dis Mon. 2005;2(51):70-8.
36. Caprini JA. Risk assessment as a guide to thrombosis prophylaxis. Curr Opin Pulm Med. 2010;16:448-52.
37. Falck-Ytter Y, Francis CW, Johanson NA, et al. Prevention of TVE in orthopedic surgery patients: Antithrombotic Terapy and Prevention of Thrombosis, 9th ed. American College of Chest Physicians Evidence-Based Clinical Practice Guidelines. Chest. 2012;141(2 Suppl):278S-325S.
38. National Institute for Health and Clinical Excellence – NICE clinical guideline 92. Venous thromboembolism: reducing the risk for patients in hospital. London. 2010;92:1-25. [Internet] [Acesso em 03 nov 2016]. Disponível em: https://www.nice.org.uk/guidance/cg92
39. Stoelting RK, Dierdorf SF. Anaesthesia and co-existing disease. 4.ed. Philadelphia: Churchill Livingstone 2003. p.169-76.
40. Raskob GE, Hull RD, Pineo GF. Venous thrombosis. In: Lichtman MA, Beutler E, Kipps TJ, et al. Hematology. 7.ed. New York: McGraw-Hill Medical, 2006. p.2055-65.
41. Parakh R, Kakkar VV, Kakkar AK. Management of venous thromboembolism. J Assoc Physicians India. 2007;55:45-70.
42. Stein PD, Hull RD, Patel KC, et al. D-dimer for the exclusion of acute venous thrombosis and pulmonary embolism: A systematic review. Ann Intern Med. 2004;140:589-602.
43. Raskob GE, Hull RD, Pineo GF. Venous thrombosis. In: Lichtman MA, Beutler E, Kipps TJ, et al. Hematology. 7.ed. New York: McGraw-Hill Medical, 2006. p.2055-65.
44. Parakh R, Kapadia S, Agarwal S, et al. Assessment of Total Thrombus Load in Symptomatic Patients With Venous Thromboembolism. Clin Appl Thromb Hemost. 2006;12(32):369-72.
45. Huisman MV, Klok FA. Diagnostic management of acute deep vein thrombosis and pulmonary embolism. J Thromb Haemost. 2013;11:412-22.
46. Stein PD, Terrin ML, Hales CA, et al. Clinical, Laboratory, Roentgenographic, and Electrocardiographic Findings in Patients with Acute Pulmonary Embolism and No pre-existing Cardiac or Pulmonary Disease. Chest. 1991;100:598-603.
47. Goldhaber SZ. Pulmonary thromboembolism. In: Kasper DL, Braunwald E, Faucis AS, et al. Harrison's principles of internal medicine. Philadelphia: McGraw Hill, 2005. p.1561-5.
48. Parakh R, Kapadia SR, Sen I, et al. Pulmonary embolism: A frequent occurrence in Indian patients with symptomatic lower limb venous thrombosis. Asian J Surg. 2006;29:86-91.
49. Chagnon I, Bounameaux H, Aujesky D, et al. Comparison of Two Clinical Prediction Rules and Implicit Assessment Among Patients with Suspected Pulmonary Embolism. Am J Med. 2002;113:269-75.
50. Pollack CV, Schreiber D, Goldhaber SZ, et al. Clinical Characteristics, Management, and Outcomes of Patients Diagnosed With Acute Pulmonary Embolism in the Emergency Department. J Am Coll Cardiol. 2011;57(6):700-6.
51. Le Gal G, Carrier M, Rodger M. Clinical decision rules in venous thromboembolism. Best Pract Res Clin Haematol. 2012;25:303-7.
52. Le Gal G, Righini M, Roy PM, et al. Prediction of pulmonar embolism in the emergency department: the revised Geneva score. Ann Intern Med. 2006;144(3):165-71.
53. Konstantinides S, Torbicki A, Agnelli G, et al. 2014 ESC Guidelines on the diagnosis and management of acute pulmonar embolism. Eur Heart J. 2014;35(43):3033-69.
54. Huisman MV, Büller HR, ten Cate JW, et al. Unexpected high prevalence of silent pulmonary embolism in patients with deep venous thrombosis. Chest. 1989;95:498-502.
55. Stein PD, Terrin ML, Hales CA, et al. Clinical, Laboratory, Roentgenographic, and Electrocardiographic Findings in Patients with Acute Pulmonary Embolism and No pre-existing Cardiac or Pulmonary Disease. Chest. 1991;100:598-603.
56. Stein PD, Coleman RE, Gottschalk A, et al. Diagnostic utility of ventilation/perfusion lung scans in acute pulmonary embolism is not diminished by pre-existing cardiac or pulmonary disease. Chest. 1991;100:604-6.
57. Stein PD, Hull RD, Saltzman HA, et al. Strategy for diagnosis of patients with suspected acute pulmonary embolism. Chest. 1993;103:1553-9.

58. Garcia D, Ageno W, Libby E. Update on the diagnosis and management of pulmonary embolism. Br J Haematol. 2005;131:301-12.
59. Hines LR, Marschall KE. Handbook for Stoelting's Anesthesia and Co-Existing Disease. Chapter 9. Respiratory Diseases. IX - Pulmonary Thromboembolism. 4.ed. Philadelphia: Elsevier Saunders, 2013. p.118-9.
60. Kakkos SK, Tsolakis IA, Katsamouris A, et al. Risk Stratification Approaches for Venous Thromboembolism (VTE) Prophylaxis in surgical Patients. Hellenic J Surg. 2013;85(1):18-27.
61. Maróstica E. Anticoagulantes, Antiplaquetários e Antitrombóticos. Universidade Federal Fluminense. Departamento de Fisiologia e Farmacologia. Disciplina de Farmacologia Básica. [Internet] [Acesso em 03 nov 2016]. Disponível em: www.docplayer.com.br
62. Vandermeulen E. Regional anaesthesia and anticoagulation. Best Pract Res Clin Anaesthesiol. 2010;24:121-31.
63. Horlocker TT. Regional anaesthesia in the patient receiving antithrombotic and antiplatelet therapy. Br J Anaesth. 2011;107(S1):P.i96-i106.
64. Oprea AD, Popescu WM. Perioperative management of antiplatelet therapy. Br J Anaesth. 2013;111(S1):i3-i17.
65. Benzon HT, Avram DG, Bonow RO. New oral anticoagulants and regional anaesthesia. Br J Anaesth. 2013;111(S1):i96-i113.
66. Fonseca NM, Alves RR, Pontes JPJ.SBA recommendations for regional anestesia safety in patients taking anticoagulants. Braz J Anesthesiol. 2014;64(1):1-15.
67. Harter K, Levine M, Henderson SO. Anticoagulation Drug Terapy: A Review. West J Emerg Med. 2015;16(1):11-7.
68. Oliveira CC. Trombolíticos. Revista da Socerj (Sociedade de Cardiologia do Estado do Rio de Janeiro). 2001;14(1):48-52.
69. Cheng-Ching E, Samaniego EA, Naravetla BR, et al. Update on pharmacology of antiplatelets, anticoagulants, and thrombolytics. Neurology. 2012;79(suppl 1):68-76.
70. Agency for Healthcare Research and Quality. Guideline Summary NGC-9541: Venous Thromboembolism prophylaxis. U.S. Department of Health & Human Services, 2011.
71. Martin LTCMJ, Salim A. Vena Cava Filters in Surgery and Trauma. Surg Clin North Am. 2007;87:1229-52.
72. Baglin T, Barrwcliffe TW, Cohen A, et al. Guidelines on the use and monitoring of heparina. Br J Haematol. 2006;133:19-34.
73. Mehra P, Cottrell DA, Bestgen SC, et al. Management of Heparin Therapy in the High-Risk, Chronically Anticoagulated, Oral Surgery Patient: A Review and a Proposed Normogram. J Oral Maxillofac Surg. 2000;58:198-202.
74. Caprini JA. Mechanical Methods for Thrombosis Prophylaxis. Clin Appl Thromb Hemost. 2010;16(6):668-73.
75. Gray CE, Baruah-Young J, Payne CJ. Preoperative assessment in patients presenting for elective surgery. Anaesth Intensive Care Med. 2015;16(9):425-30.
76. Lake C. Assessment of the emergency surgical patient. Anaesth Intensive Care Med. 2015;16(9):431-4.
77. Chan SSP, Irwin MG. Preoperative assessment of the orthopaedic patient. Anaesth Intensive Care Med. 2014;16(3):85-8.
78. Schulman S. Drugs that can cause bleending. World Federation of Hemophilia. [Internet] [Acesso em 03 nov 2016]. Disponível em: http://www.wfh.org/en/page.aspx?pid=639.
79. Narouze S, Benzon HT, Provenzano DA, et al. Interventional Spine and Pain Procedures in Patients on Antiplatelet and Anticoagulant Medications: guidelines from the American Society of Regional Anesthesia and Pain Medicine, the European Society of Regional Anaesthesia and Pain Therapy, the American Academy of Pain Medicine, the International Neuromodulation Society, the North American Neuromodulation Society, and the World Institute of Pain. Reg Anesth Pain Med. 2015;40(3):182-212.
80. Halperin D, Reber G. Influence of antidepressants on hemostasis. Dialogues Clin Neurosci. 2007;9(1):47-59.
81. Hougardy DMC, Egberts TCG, Graaf FVD, et al. Serotonin transporter polymorphism and bleeding time during SSRI therapy. Br J Clin Pharmacol. 2008;65(5):761-6.
82. Tsai HH, Lin HW, Lu YH, et al. A Review of Potential Harmful Interactions between Anticoagulant/Antiplatelet Agents and Chinese Herbal Medicines. PLOS One. 2013;8(5):11p,e64255.
83. Kumar VRH, Saraogi A, Parthasarathy S, et al. A useful mnemonic for pre-anesthestic assessment. J Anaesthesil Clin Pharmacol. 2013;29(4):560-1.
84. Bagge A, Schött U, Kander T. Effects of naturopathic medicines on Multiplate and ROTEM: a prospective experimental pilot study in healthy volunteers. BMC Complement Altern Med. 2016;16(64):1-8.
85. Miller RD Jr, Pardo MC. Basics of Anesthesia, Chapter 20: Anesthetic Monitoring. 6.ed. Amsterdã: Elsevier, 2011.
86. Ganter MT, Hofer CK. Coagulation Monitoring: Current Techniques and Clinical Use of Viscoelastic Point-of-Care Coagulation Devices. Anesth Analg. 2008;106(5):1366-75.
87. Johansson PI. Coagulation monitoring of the bleeding traumatized patient. Curr Opin Anesthesiol. 2012;25(2):235-41.
88. Cascella M. Mechanisms underlying brain monitoring during anestesia: limitations, possible improvements, and perspectives. Korean J Anesthesiol. 2016;69(2):113-20.
89. Khafagy HF, Hussein NA, Radwan KG, et al. Effect of general and epidural anesthesia on hemostasis and fibrinolysis in hepatic patients. Hematology. 2010;15(5):360-7.
90. Tavare AN, Perry NJS, Benzonana LL, et al. Cancer recurrence after surgery: direct and indirect effects of anesthetic agents. Int J Cancer. 2011;130:1237-50.
91. Hahnenkamp K, Theilmeier G, Van Aken HK, et al. The effects of Local Anesthetics on Perioperative Coagulation, Inflammation, and Microcirculation. Anesth Analg. 2002;94:1441-7.
92. Fonseca NM, Alves RR, Pontes JPJ. SBA recommendatios for regional for regional anestesia safety in patients taking anticoagulants. Braz J Anesthesiol. 2014:64(1):1-15.

93. Gogarten W, Vandermeulen E, Aken HV, et al. Regional anaesthesia and antithrombotic agentes: recommmendations of the European Society of Anaesthesiology. Eur J Anaesthesiol. 2010;27(12):999-1015.
94. Vandermeulen E. Regional anaesthesia and anticoagulation. Best Pract Res Clin Anaesthesiol. 2010;24:121-31.
95. Horlocker TT. Regional anaesthesia in the patient receiving antithrombotic and antiplatelet therapy. Br J Anaesth. 2011;107(S1):P.i96-i106.
96. Harrop-Griffiths W, Cook T, Gill H, et al. Regional anaesthesia and patients with abnormalities of coagulation. Anaesthesia. 2013;68:966-72.
97. Wells PS, Forgie MA, Rodger MA. Treatment of Venous Thromboembolism. JAMA. 2014;311(7):717-28.
98. Volk T, Kubulus C. New oral anticoagulants and neuraxial regional anestesia. Curr Opin Anesthesiol. 2015;28(5):605-9.
99. Rice KR, Brassell SA, McLeod DG. Venous Thromboembolism in Urologic Surgery: Prophylaxis, Diagnosis, and Treatment. Rev Urol. 2010;12(2/3):e111-e124.
100. Friedman SM, Uy JD. Venous Thromboembolism and Postoperative Management of Anticoagulation. Clin Geriatr Med. 2014;30:285-91.
101. Saragas NP, Ferrao PNFF, Saragas E, et al. The impact of risk assessment on the implementation of venous thromboembolism prophylaxis in foot and ankle surgery. Foot Ankle Surg. 2014;20:85-9.
102. Rasmussen MS. Preventing thromboembolic complications in cancer patients after surgery: a role for prolonged thromboprophylaxis. Cancer Treat Rev. 2002;28: 141-4.
103. Bouras G, Burns EM, Howell AM, et al. Risk of Post-Discharge Venous Thromboembolism and Associated Mortality in General Surgery: A Population-Based Cohort Study Using Linked Hospital and Primary Care Data in England. PLoS One. 2015;10(12):e0145759.
104. Pryorll HI, Singleton A, Lin E, et al. Practice patterns in high-risk bariatric venous thromboembolism prophylaxis. Surg Endosc. 2013;27(3):843-8.
105. Pollack Jr CV. Managing Bleeding in anticoagulated patients in the emergency care setting. J Emerg Med. 2013;45(3):467-77.
106. Ferrandis R, Castillo J, Andrés J de, et al. The perioperative management of new direct oral anticoagulants: a question without answers. Thromb Haemost. 2013:110(3):515-22.

parte 8

Monitorização

Princípios da Monitorização e Instrumentação Intraoperatória

Antonio Roberto Carraretto

INTRODUÇÃO

Há 30 anos a monitoração básica do paciente era feita sob a observação de sinais visuais (movimento das pupilas, coloração da pele, coloração das mucosas e campo cirúrgico), sinais táteis (pulso, ruídos ventilatórios e temperatura), sinais auscultatórios (sons: cardíacos, ventilatórios e peristalse). Os instrumentos disponíveis eram o estetoscópio, o aparelho pneumático manual para a medida da pressão arterial, o termômetro para a medida da temperatura e, em situações mais avançadas, a medida da pressão venosa central (por uma coluna líquida) e a medida da pressão arterial com o uso de uma coluna de mercúrio (ou o próprio manômetro aneroide do aparelho de pressão pneumático).

Com a evolução da eletrônica e do conhecimento dos sinais biológicos, os equipamentos médicos (EM) passaram a monitorar outras variáveis de modo mais preciso e seguro.

A monitoração dos sinais vitais como pressão arterial, frequência e ritmo cardíaco, saturação da hemoglobina pelo oxigênio, temperatura corporal, intensidade do bloqueio neuromuscular, profundidade da anestesia, análise das concentrações e volumes dos gases inspirados e expirados são fundamentais para o controle dos efeitos dos fármacos sobre a homeostase.

Apesar de existirem diversas classificações para os EM, uma das mais simples é:

1. Equipamentos para fins diagnósticos (monitores para anestesia e outros).
2. Equipamentos para fins terapêuticos (aparelho de anestesia, bombas de infusão, eletrocautério, equipamento de videocirurgia e outros).

Os EM para fins diagnósticos podem ser classificados considerando a grandeza física da medida que será monitorada.

1. Pressão (arterial, venosa, vias aéreas, intracraniana, intra-abdominal).
2. Potencial bioelétrico (ECG-Eletrocardiografia, EEG-Eletroencefalografia, EMG-Eletromiografia, TIE-Tomografia por Impedância Elétrica).
3. Temperatura (pele, esofagiana, sanguínea, timpânica, retal).

O avanço da tecnologia levou à fabricação de equipamentos que monitoram diversos parâmetros (multiparamétricos) já configurados pelo fabricante e monitores modulares, que apresentam uma configuração básica e permitem a adição de módulos de expansão para novas necessidades. Estes apresentam melhor relação custo-benefício quando comparados à aquisição de monitores específicos para cada parâmetro.

PRINCÍPIOS DE FUNCIONAMENTO E CHECAGEM

A relação dos parâmetros monitorados, durante a anestesia, e os seus princípios físicos, estão listados na Tabela 92.1.

A mesma evolução tecnológica que possibilita a criação e fabricação de novos equipamentos, que monitoram cada vez mais sinais, também produz equipamentos mais complexos e com a necessidade do aprendizado e treinamento para a sua operação, ministrados por pessoal técnico com qualificação.

O Manual de Instruções, por vezes denominado Manual do Usuário, que, por força de lei, deve acompanhar os equipamentos e estarem disponíveis para a consulta do anestesiologista, precisa conter informações para que o usuário possa montar, testar e utilizar o equipamento, com segurança. A não observância das instruções contidas no(s) manual(ais) pode ocasionar lesões e danos aos pacientes, aos usuários e aos equipamentos. É pratica comum nos estabelecimentos assistenciais de

TABELA 92.1
PARÂMETROS MONITORADOS E PRINCÍPIOS FÍSICOS.

Monitoração	Princípio físico
Pressão arterial não invasiva Medida indireta	Ausculta – sons
	Palpação – tato
	Oscilometria – variação de pressão
	Oscilometria + microfone – variação de pressão + sons
	Doppler
Pressão arterial invasiva Medida direta	Transdutor eletromecânico
Eletrocardiograma Eletroencefalograma Profundidade da anestesia	Corrente elétrica
Bloqueio neuromuscular	Estímulo elétrico, aceleração, força, deformação
SpO_2 $P_{Et}CO_2$ Anestésicos halogenados + N_2O Hemoglobina	Espectrofotometria
O_2	Célula galvânica
	Paramagnético
Espirometria	Variação de pressão
	Variação de resistência (fio térmico)
Temperatura	Variação de resistência
	Emissão infravermelha

saúde brasileiros a retenção ou a perda do manual do equipamento ou a retenção deste em setores que não o usam, sem disponibilizá-los para o usuário. Essa prática deve ser revertida com a organização dos manuais em local próximo ao uso e a facilidade do acesso a qualquer momento que seja necessário.

"O serviço de anestesiologia deve manter os manuais de instruções em local de fácil acesso para a consulta."

Os modernos equipamentos de anestesia (aparelho de anestesia, monitores e bombas de infusão) são equipamentos eletromecânicos – circuitos eletrônicos que controlam dispositivos mecânicos –, portanto, sujeitos a ajustes e falhas. É importante que o anestesiologista conheça como funciona o equipamento que utiliza, para ter certeza de que o funcionamento e os valores que são monitorizados estão corretos, já que eles irão influenciar na condução da anestesia.

A maioria dos estabelecimentos assistenciais de saúde possuem um setor (serviço, departamento, empresa terceirizada ou outra denominação) de engenharia clínica, responsável pela verificação do equipamento em relação às normas técnicas vigentes, permissões de uso e funcionamento adequado. Esse serviço também é responsável pela correta instalação, controle de um plano de manutenção – nos prazos previstos pelo fabricante e/ou legislação. Devemos prestigiar e consultar esse serviço sempre que necessário e, principalmente, em caso de dúvidas ou falhas nos equipamentos e instalações.

É recomendado que se evite o uso de improvisações (extensões elétricas múltiplas – fora do padrão, adaptações de conectores de gases, uso de válvulas de controle de pressão ou fluxo quebradas ou defeituosas) para se evitar a ocorrência de eventos adversos. Também é recomendado que as instalações de EM sejam orientadas pelo serviço de engenharia clínica e que este obedeça às normas técnicas vigentes.

"É MUITO IMPORTANTE que as instalações elétricas estejam em conformidade com as normas técnicas e sejam inspecionadas com frequência, por pessoal qualificado."

A verificação da montagem e do funcionamento dos equipamentos (checagem) faz parte da prática de uma "anestesia segura", portanto, obrigatória, e deve ser realizada antes do ato anestésico. Deixar para montar, verificar, regular, resolver problemas e aprender a utilizar durante o ato anestésico (já iniciado) consome tempo, desvia a atenção ao paciente e pode levar à ocorrência de eventos adversos.

O entendimento, a montagem e a verificação dos equipamentos de anestesia é importante para uma anestesia segura.

Como rotina básica para o uso dos EM, pode-se considerar importante:

1. Verificação do estado geral do equipamento (quebras, limpeza, cabo de alimentação elétrica, cabos de ligação ao paciente, cabos de interconexão com outros equipamentos, suportes e fixações, bateria e seu funcionamento, sensores e demais componentes).
2. Verificação se o equipamento pode ser utilizado no paciente, por exemplo, com relação à faixa etária (neonatal, pediátrico ou adulto).
3. Conexão do equipamento à fonte de alimentação elétrica (110/220 Volts) e/ou pneumática (gases: O_2, Ar, Óxido nitroso) adequadas.
4. Antes do transporte de pacientes: verificar o estado das baterias e o suprimento de gases que alimentam o ventilador para que sejam compatíveis com o tempo/distância do transporte.
5. Observação da rotina de pré-teste realizada pelo equipamento – quando existir. Observação de mensagens de erros e resolução das indicações.
6. Ajuste dos alarmes para os limites adequados ao caso. Nunca desligue os alarmes – eles são "alarmes" e ajudarão na detecção de desvio dos padrões estabelecidos.
7. Instalação do equipamento ao paciente. Verificação dos dados adquiridos e a interpretação com a clínica. Caso ocorra discordância, verifique a instalação até que ocorra a conformidade.

8. Em caso de defeito, solicite a substituição do equipamento. Um paciente não pode ser atendido por um equipamento defeituoso, que poderá causar danos. Cuidado com improvisos.

A "segurança em anestesia" refere-se não só à segurança do paciente, mas também a toda a equipe envolvida no ato.

MONITORES DA PRESSÃO

Durante a anestesia, a medida de pressões é um procedimento padrão, preconizado por recomendações do Conselho Federal de Medicina (Resolução CFM N° 1.802/2006)[1] e várias sociedades de anestesiologia do mundo. É um dos primeiros sinais vitais que foi utilizado, logo após a descoberta de sua importância, e é de fácil aquisição com técnica simples.

As principais pressões a serem medidas são:

1. Pressão arterial;
2. Pressão venosa;
3. Pressão intracraniana.

Medida da Pressão Arterial

A pressão arterial pode ser medida por:

1. Método indireto (não invasivo); ou
2. Método direto (invasivo).

Método indireto da medida da pressão arterial

O acesso indireto é mais o mais utilizado na prática diária e tem como principal vantagem de ser um método não invasivo, de fácil instalação, de baixo custo e com poucas intercorrências que possam provocar danos.

O método principal consiste da aplicação de um manguito pneumático que circunda um membro. Quando o manguito é inflado com ar, ocorre a compressão da(s) artéria(s) até o momento em que a pressão exercida pelo manguito interrompa o fluxo sanguíneo, distal ao manguito. Em um segundo momento, a deflação progressiva do manguito (por meio do alívio progressivo da pressão em seu interior) diminui a pressão sobre a artéria (então comprimida) e faz retornar o fluxo sanguíneo distal. A abertura progressiva da artéria ocluída gera o fluxo sanguíneo que, ao ser identificado, atribui valores à pressão de oclusão da artéria, que pode ser medida por diferentes métodos (Figura 92.1):

1. **Palpação:** Palpação do pulso arterial, distal ao manguito, até o momento em que haja a identificação da presença do pulso, convencionado como a pressão arterial sistólica. Nesse método não se consegue determinar a pressão média ou a diastólica.[2]
2. **Ausculta:** Neste método, a ausculta dos sons de Korotkoff,[3] resultantes da presença de fluxo turbilhonar, com a liberação progressiva do fluxo sanguíneo, permite a identificação da pressão arterial sistólica (no aparecimento dos primeiros ruídos) e a pressão arterial diastólica (com o desaparecimento dos ruídos). O uso de microfone junto ao manguito para a identificação dos sons pelo equipamento também pode ser encontrado.
3. **Oscilação:** Este é o principal método usado para a medida nos equipamentos atuais. O monitor possui um compressor de ar que de modo manual (quando determinado pelo usuário) ou de modo automático (em intervalos de tempo predeterminados) infla o

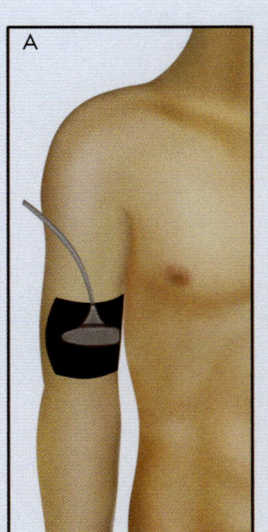
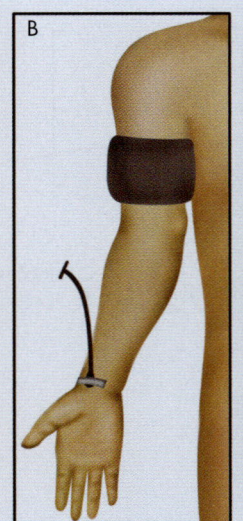
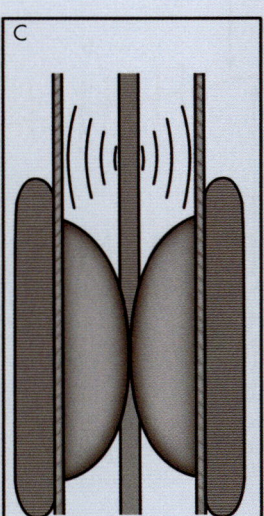
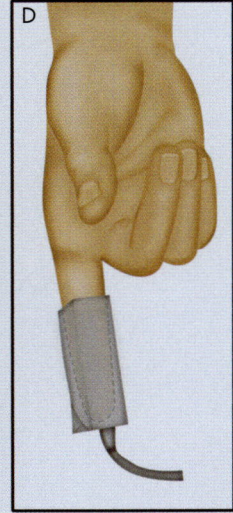

Figura 92.1 — *Métodos para a detecção do fluxo liberado pela descompressão do manguito pneumático, para a medida da pressão arterial:* **(A)** *ausculta-estetoscópio;* **(B)** *Doppler;* **(C)** *Oscimoletria;* **(D)** *Foto-pletismografia.*

manguito pneumático, por meio de um tubo condutor do ar do aparelho para o manguito, para ocluir a(s) artéria(s) até um valor preestabelecido. Um mecanismo com sensor de pressão e uma válvula de controle de fluxo diminui gradativamente a pressão no circuito (manguito – equipamento), e no momento em que a pressão exercida pelo manguito for menor que a pressão arterial, a restauração do fluxo sanguíneo provocará um aumento das oscilações sobre o manguito, que serão transmitidas para o circuito sensor (de pressão) que determinará a pressão arterial (sistólica). Na continuidade da deflação progressiva do manguito, o sistema registra a variação das oscilações e a pressão correspondente. No momento da maior amplitude de variação é determinada a pressão arterial média. Em continuidade ao processo, no momento da perda das oscilações (artéria sem compressão do manguito) é determinada a pressão arterial diastólica. Como o equipamento detecta oscilações (variações de pressões), durante o procedimento de medida, movimentos sobre o manguito ou pulsos irregulares (arritmias) podem dificultar ou anular o processo de medida (Figura 92.2).

O tamanho do manguito, de acordo com as características do membro onde está sendo aplicado, é fundamental para a obtenção dos valores corretos. A largura do manguito e o comprimento da câmara pneumática devem ser observados (Tabela 92.2).[4]

TABELA 92.2
TAMANHOS DOS MANGUITOS DE ACORDO COM O PACIENTE.

Paciente	Perímetro (cm)	Manguito (cm)
RN	6-11	2,5 × 5
Criança	10-19	6 × 12
Adolescente	18-26	9 × 18
Adulto	25-35	12 × 23
	33-47	15 × 33
	46-66	18 × 36

RN: recém-nato. (Fonte: Modificada de Datex-Ohmeda[4]).

Como regra, utiliza-se um manguito com a largura de 1,2 vezes (20%) do diâmetro do braço. Se o manguito for mais estreito, a pressão apresentará valores artificialmente elevados.

A deflação da pressão do manguito deverá ser lenta, com cerca de 3 mmHg $\cdot$ s^{-1} ou 2 mmHg a cada batimento cardíaco, para que ocorra melhor precisão na medida. A deflação rápida do manguito leva à obtenção de valores menores que os reais.

"A instalação correta do manguito, observando-se tamanho, posicionamento e fixação, é de importância para a obtenção dos valores corretos da pressão arterial."

Membros com forma cônica acentuada, como em pacientes obesos, dificultam a colocação e a fixação do manguito no local próprio para a medição.

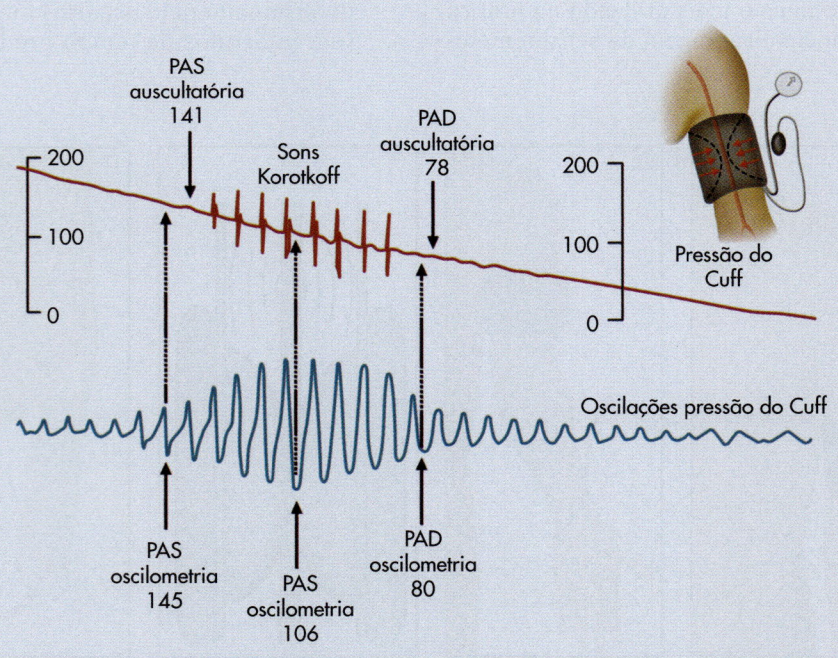

Figura 92.2 — Medida não invasiva da pressão arterial. No método auscultatório, a pressão sistólica e a pressão diastólica são determinadas pelo início e fim dos sons de Korotkoff. Na técnica oscilométrica, a pressão média é determinada pela maior oscilação na pressão do cuff. Os algoritmos para determinar a pressão sistólica, média e diastólica variam. (Fonte: Modificada de Graveinstein JS, 1982[5])

As principais desvantagens da utilização do método oscilométrico são:

1. Falhas na medida durante a movimentação do paciente, tremores e movimentações externas sobre o manguito.
2. Arritmias cardíacas.
3. Dor por pressão excessiva (principalmente em trauma sob o manguito).
4. Intervalo de repouso entre as medidas com aumento do tempo entre as medidas.
5. Demora de 30 a 50 segundos (em média) para a medição. Impróprio para a medição de variações rápidas (p. ex. choque).

Equipamentos (não muito comuns no mercado) que utilizam tecnologia híbrida, da detecção de sons por meio de um microfone associado à oscilometria, se justificam para diminuir as interferências dos movimentos pela oscilometria e confirmar a presença dos sons de Korotkoff, diminuindo as falhas em medições.

Métodos que utilizam a aplicação de microfone, fotometria do fluxo sanguíneo, pletismografia ou dispositivos com Doppler para a detecção da presença e do tipo de fluxo sobre o manguito (distal ao ponto de pressão) também podem ser usados e existem com menor frequência nos equipamentos atuais (Figura 92.1).

A correlação entre diferentes métodos de medida da pressão arterial por técnica não invasiva está mostrada na Figura 92.2.[5]

A posição do membro, onde está instalado o manguito, em relação ao coração interfere no valor da medida a ser interpretada. Caso o posicionamento do paciente obrigue a essa medição, um novo cálculo da pressão deverá ser realizado. Como 10 cm de altura equivale a 7,3 mmHg, se o manguito estiver abaixo do nível do coração, para cada 10 cm de altura diminui-se aproximadamente 7 mmHg. De modo inverso, para cada 10 cm de altura acima do nível do coração, acrescenta-se aproximadamente 7 mmHg ao valor da pressão medida, para que o valor seja o mais próximo do real (Figura 92.3).[6]

Método direto da medida da pressão arterial

A medida da pressão arterial por método direto é um procedimento invasivo que consiste da instalação de um cateter intra-arterial e a conexão deste a um sistema de medição. Quando a tecnologia eletrônica ainda não era disponível, os sistemas de medição eram conectados, por meio de uma linha de líquido (solução fisiológica), a uma coluna contendo mercúrio (Hg) dotada de uma escala de medição em milímetros (mm) – mmHg. Atualmente esses sistemas estão proibidos para o uso, principalmente

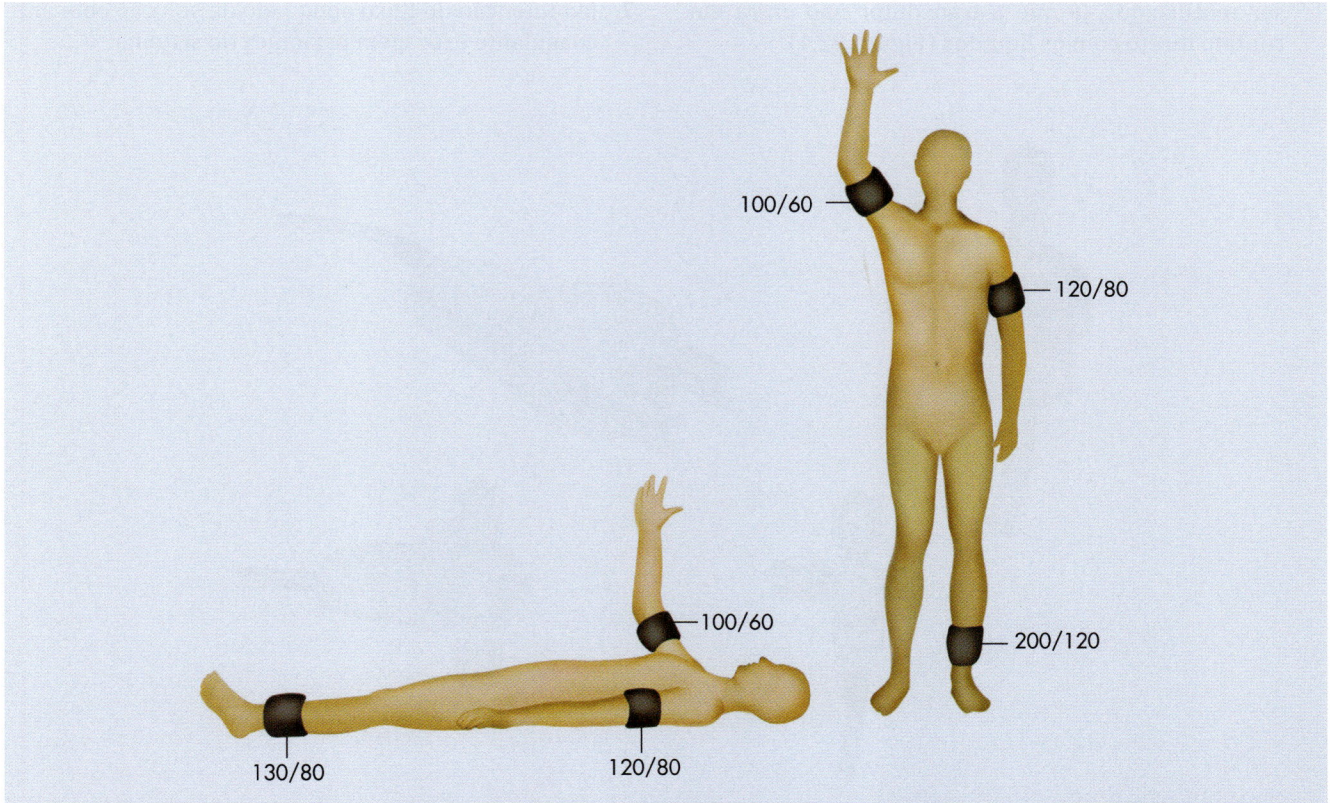

Figura 92.3 — *A posição do membro influencia nos valores da pressão sanguínea. Os valores estão em mmHg. (Fonte: Modificada de Geddes LA, 1984[6])*

pelo risco de intoxicação/contaminação ao paciente e ao operador, sobretudo pelo mercúrio.

Atualmente esse sistema de medição é conectado a um transdutor eletrônico de pressão que, conectado ao monitor, fornece os valores da pressão e a curva gerada por sua variação.

O sistema para a medição e o registro de curvas da pressão arterial são constituídos basicamente de 3 módulos:

1. Sistema de tubos com rigidez, diâmetro e comprimento adequado, que é conectado ao cateter intra-arterial e ao transdutor de pressão. Esse sistema é acoplado a um sistema de infusão contínua (por pressurização) de uma solução anticoagulante e válvulas controladoras de fluxos (torneiras do tipo 3 vias) para a calibragem, lavagem e coleta de amostras de sangue (para gasometria arterial). Nesse sistema pode existir uma câmara que entra em contato com o transdutor de pressão e transfere as oscilações (ondas de pulso) para o dispositivo eletrônico. O sistema de tubos é de uso único.

2. Transdutor de pressão – dispositivo sensível à pressão (deformação), com barreira impermeável (para evitar a contaminação), ligado por meio de um cabo elétrico ao módulo de medição e geração das curvas de pressão. Existem transdutores já acoplados ao sistema de tubos (uso único) e transdutores que podem ser reutilizados, já que o transdutor não entra em contato direto com os líquidos (Figura 92.4).[6]

3. Monitor de pressão – equipamento de interpretação, filtragem, análise e exibição dos valores e das curvas de pressão com *display* (tela). É comum um registro dos valores monitorados em uma memória eletrônica para recuperação e registro físico. Pode existir um sistema de registro em papel (saída para impressora) ou um sistema de armazenamento de dados para a construção do registro eletrônico da anestesia.

Faz parte desse sistema um mecanismo de infusão de fármaco anticoagulante (heparina) para a manutenção da permeabilidade do sistema, evitando a coagulação do sangue e interferência em seu funcionamento.

Para a medição direta da pressão arterial, recomenda-se:

1. Preparo do material com solução estéril e enchimento completo dos tubos, sem a presença de bolhas de ar.
2. Conexão do transdutor ao sistema.
3. Técnica asséptica para a punção arterial.
4. Conexão e fixação do sistema ao cateter arterial, para evitar a perda.
5. Nivelamento do transdutor ao coração ou sítio da pressão a ser verificada.
6. Calibração do monitor para pressão "ZERO" ao conectar o transdutor com a pressão atmosférica. Essa calibração deverá ser repetida periodicamente ou sempre que necessário.
7. Manutenção do fluxo adequado da solução com anticoagulante e lavagem periódica do sistema.

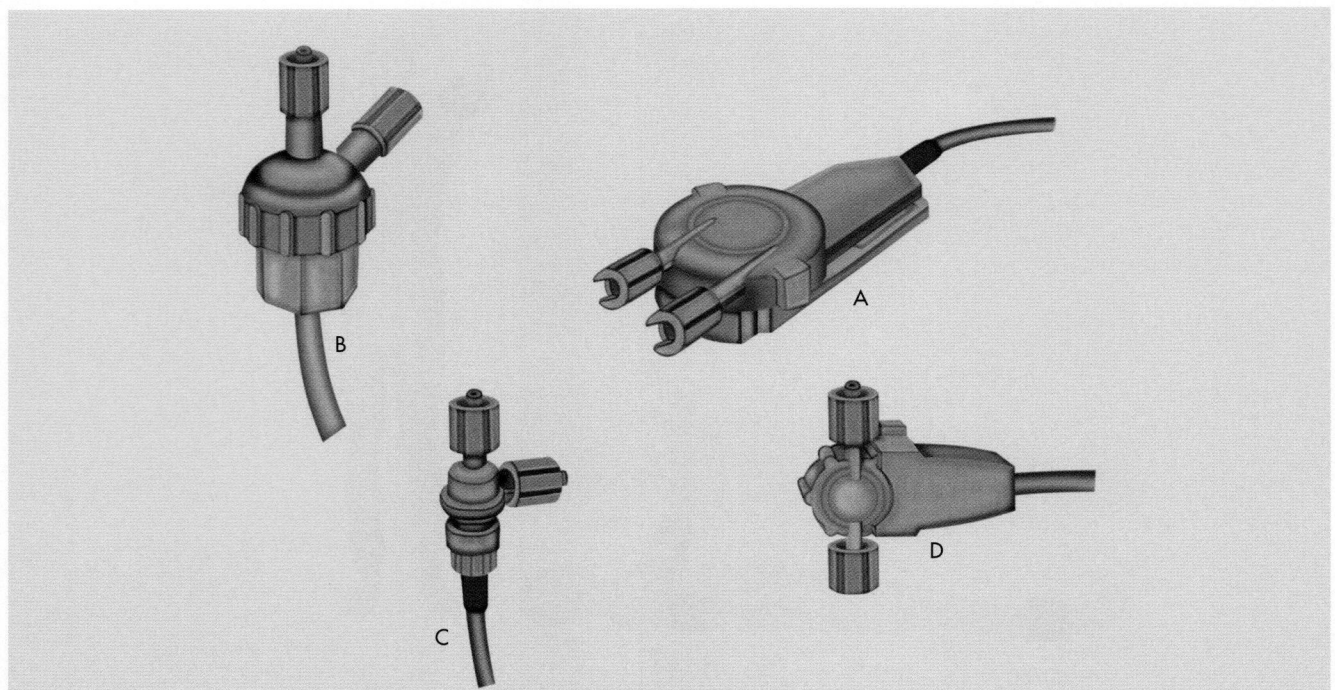

Figura 92.4 — *Tipos de transdutores:* **(A)** *transdutor de pressão plano;* **(B)** *transdutor reutilizável com "domo" de uso único;* **(C)** *transdutor pequeno com baixo volume de fluido e diafragma sensível;* **(D)** *transdutor de uso único. (Fonte: Modificada de Geddes LA, 1986[6])*

8. Observação criteriosa do nível do transdutor após as mudanças de posicionamento do paciente ou sempre que verificar alterações não justificadas pelo acompanhamento clínico.

Obs.: Os itens de 6 a 8 devem ser verificados com frequência.

Os mesmos critérios aplicados ao manguito pneumático, com relação ao seu nível com o coração, são aplicados ao transdutor de pressão, com a vantagem que este pode ser nivelado facilmente com qualquer região do corpo (p. ex. o cérebro) (Figura 92.5).[6]

Para melhor visualização da curva de pressão, pode ser necessário o ajuste da escala de pressão para os níveis de pressão do paciente ou escolha do modo automático, em que o monitor ajusta automaticamente a escala e amplitude das curvas de acordo com o nível de pressão medido.

Os monitores para a medida direta da pressão (invasiva) podem possuir mais de um canal, permitindo a medida simultânea de pressões em diversas partes do sistema cardiovascular (venosa central, atrial, artéria pulmonar e artéria pulmonar ocluída) ou nervoso central (pressão intracraniana). O princípio de funcionamento é o mesmo com alteração do tipo e local onde o cateter está instalado (Figura 92.6).[7]

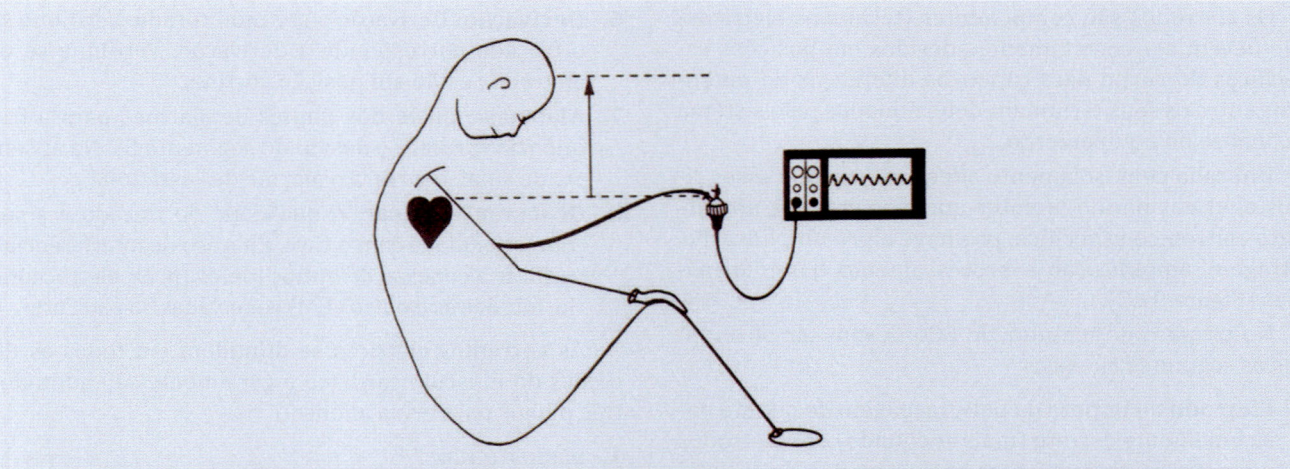

Figura 92.5 — A relação entre o transdutor e a pressão a ser medida. Quando a pressão a ser medida é a do coração, o transdutor deve ser colocado ao nível deste. Em pacientes, em posição sentada, a monitoração da pressão ao nível da cabeça pode ser necessária e o transdutor deve ser colocado no nível apropriado.(Fonte: Modificada de Geddes LA, 1984[6])

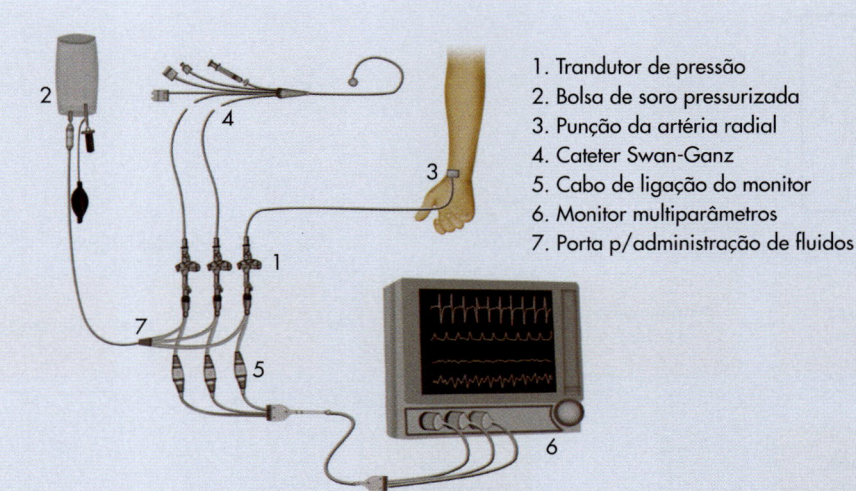

1. Trandutor de pressão
2. Bolsa de soro pressurizada
3. Punção da artéria radial
4. Cateter Swan-Ganz
5. Cabo de ligação do monitor
6. Monitor multiparâmetros
7. Porta p/administração de fluidos

Figura 92.6 — Montagem do equipamento para a medida direta de vários canais de pressão. Cada transdutor de pressão é ligado a uma linha, preenchida com líquido, conectada a cada cateter (ou luz do cateter) para a transferência do sinal pulsátil. Esse sistema é lavado continuamente por uma solução anticoagulante. As curvas de pressões são mostradas no display do monitor junto com os valores das pressões e suas variações. (Fonte: Modificada de McGee WT, 2014[7])

Os monitores de pressão possuem sistemas de alarmes com regulagem dos limites (superiores e inferiores) que alertam quando os valores atingem esses limites. É importante o ajuste desses limites, adequados ao caso, para se evitar a ocorrência de alarmes falsos, que levam ao estresse da equipe. Os alarmes devem ser ajustados e não desligados.

ELETROCARDIOSCÓPIO

O eletrocardiograma (ECG) analisa a atividade elétrica do coração, medindo o potencial elétrico produzido, com eletrodos colocados na superfície do corpo. O ECG reflete a atividade elétrica do coração, a função (normal ou anormal) do coração, os efeitos da anestesia e da cirurgia na função cardíaca.

Os eletrodos são componentes (terminais elétricos) que devem ser corretamente aderidos em posições específicas do corpo para captar as diferenças de potenciais entre os seus terminais, determinados pelo sistema de análise do equipamento.

Um cabo com isolamento adequado conduz esses sinais elétricos para o monitor que, por meio de um circuito eletrônico específico, promove a pré-amplificação, filtragem, amplificação e processamento das informações (Figura 92.7).

No preparo do monitor de ECG devem ser observados os seguintes ajustes:

1. **Eletrodos:** Limpeza da pele, raspagem de pelos e posicionamento correto (mais adequado) dos eletrodos no corpo do paciente, bem como a qualidade dos eletrodos e sua fixação. Pelos, gordura e sujidade interferem na qualidade do sinal.
2. **Cabo:** Tipo do cabo (3 eletrodos, 5 eletrodos ou 12 eletrodos).
3. **Eletrodos/Cabo:** A correta ligação de cada terminal do cabo ao respectivo eletrodo. A inversão dos terminais leva ao erro das informações monitoradas

> **Atenção:** Esse é um erro muito frequente.

4. **Ganho:** Ajuste da amplificação (2N), da onda padrão (N) ou da redução (N/2) da onda do ECG.
5. **Filtro:** Filtro para a redução de possíveis interferências com melhor visualização do traçado. 1) Monitor – para a situação normal de monitoração, 2) Diagnóstico – fornece mais detalhes para facilitar o diagnóstico em situações específicas, 3) Segmento ST – quando usado na análise do segmento ST.
6. **Derivação:** Derivação a ser monitorada. Verifique se o traçado corresponde à derivação. Verifique se os eletrodos estão em posição correta.
7. **Alarmes:** Ajuste dos limites de alarmes para a frequência cardíaca e desvio do segmento ST. Na ausência de sinal, ocorrerá o alarme de "assistolia".
8. **Observar/verificar:** A qualidade do traçado e a sua compatibilidade com o caso. Em caso de interferências, verificar a conexão de outras fontes (p. ex. eletrocautério, furadeiras e outros EM) conectadas ao paciente.

As correntes elétricas se difundem em todas as direções do músculo cardíaco e geralmente são adotados três planos para a sua análise:

1. plano frontal,
2. plano horizontal ou transverso e
3. plano sagital.

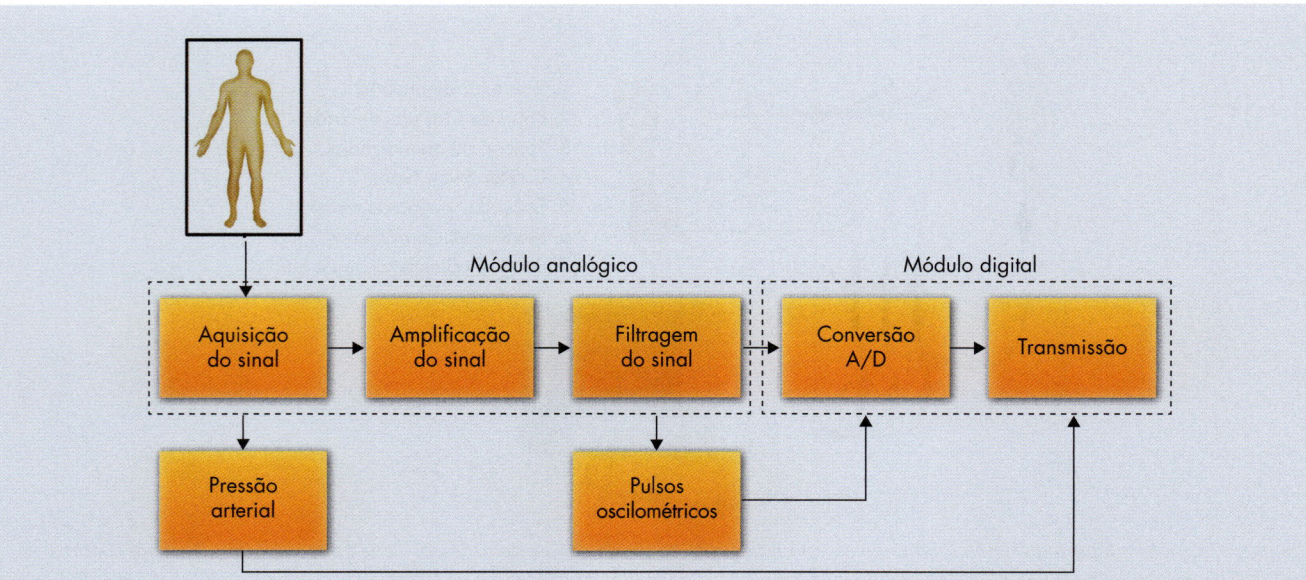

Figura 92.7 — *Diagrama em bloco de um ECG e um módulo de medida da pressão arterial por oscilometria, mostrando as várias fases que o sinal passa.*

É de fundamental importância a colocação dos eletrodos em posicionamento padrão para a comparação dos sinais obtidos durante a anestesia com os de um ECG obtido anteriormente, em consultório. Durante o ato anestésico cirúrgico, o campo operatório, o posicionamento do paciente e/ou a colocação dos campos cirúrgicos podem interferir com a localização padrão dos eletrodos e forçar o deslocamento destes. A alteração do posicionamento dos eletrodos deve ser considerada na análise e/ou comparação do ECG (Figura 92.8).[4]

Ocorre com frequência a ligação errônea dos terminais, mesmo aos eletrodos em posicionamento corretos (p. ex.: ligar o terminal RA – *right arm* – no eletrodo do braço esquerdo, ou qualquer outra combinação). Quando olhar para o ECG, é importante verificar se o traçado do ECG está compatível para o paciente e, em caso de dúvida, verifique todo o sistema.

O eletrocardioscópio produz o traçado do ECG captado a partir dos eletrodos, mostra a frequência cardíaca (verificando e calculando o intervalo entre as ondas "R"). Os modernos equipamentos permitem avaliar arritmias e detectar alterações de (des)nivelamento de segmentos, importantes no diagnóstico de isquemias. A instalação dos eletrodos em posicionamentos incompatíveis ou com cabos dos eletrodos trocados dificulta e interfere nessa análise, impedindo que resultados importantes sejam mostrados.

O mais comum no ambiente anestésico-cirúrgico é a utilização de cabos de ECG com três ou cinco eletrodos, mas cabos com até 12 eletrodos podem ser utilizados para fins específicos.

O cabo de três eletrodos é constituído de um cabo bipolar, entre dois eletrodos, e o terceiro eletrodo é o aterramento. É o sistema mais simples, mais fácil de ser usado, mas é limitado na detecção da isquemia miocárdica.

Existem outros posicionamentos dos três eletrodos, diferentes do posicionamento convencional, para maximizar a amplitude da onda "p", para diagnosticar arritmias atriais e detectar a isquemia miocárdica. A posição subclavicular central (CS5) é mais indicada para a detecção de isquemia da parede miocárdica anterior, onde o eletrodo do braço direito é colocado abaixo da clavícula direita, o eletrodo do braço esquerdo é colocado na posição precordial V_5 e o eletrodo da perna esquerda na posição usual – funciona como aterramento (Figura 92.9).[8] Para os pacientes que possuem doença cardíaca isquêmica, que são mais suscetíveis a desenvolverem arritmias no perioperatório, o posicionamento "central dorsal" (CB5) é mais indicado para as avaliações das arritmias supra-

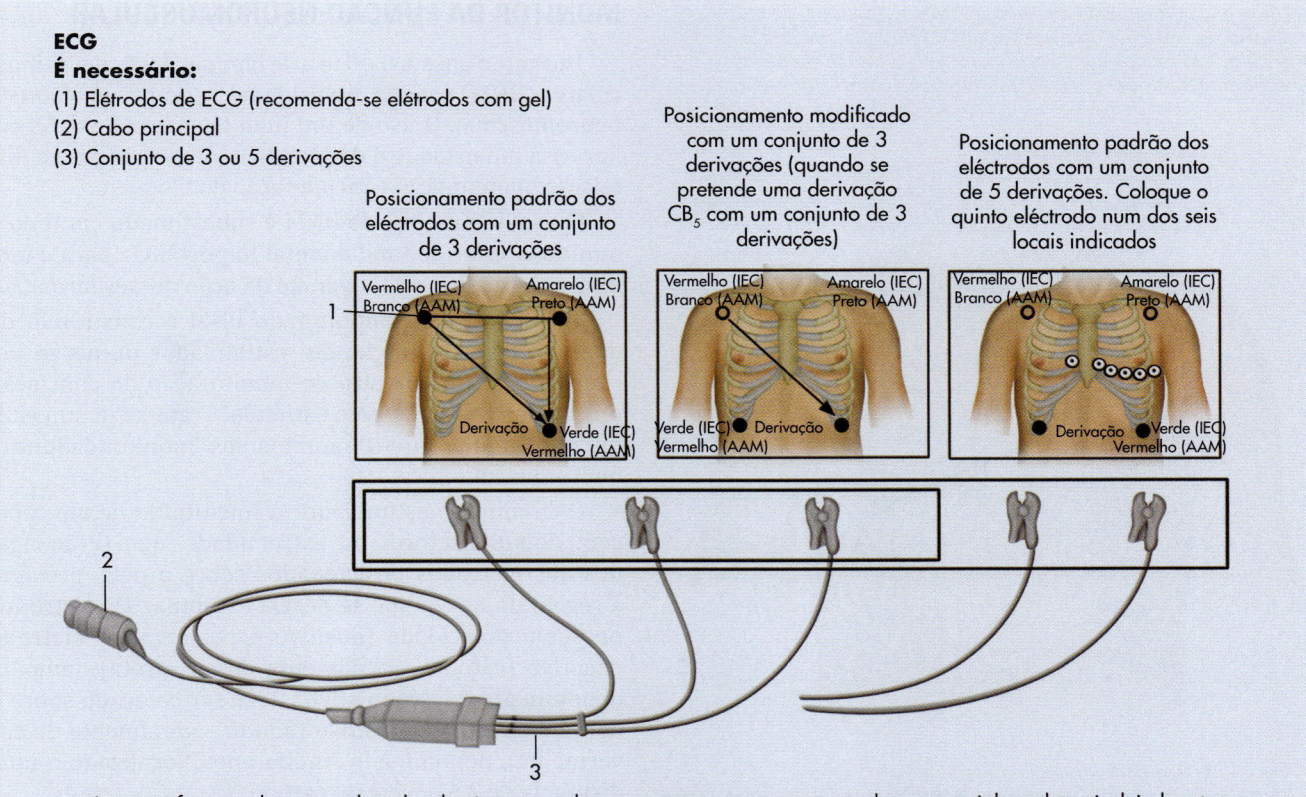

Figura 92.8 — É importante a colocação correta dos cabos dos eletrodos. Após escolhido o cabo de 3 ou de 5 eletrodos, estes devem ser ligados conforme o código de cores usado pelo fabricante (Fonte: Modificada de Datex-Ohmeda,[4]).

ventriculares onde o eletrodo do braço direito é colocado sobre o centro da escápula direita e o eletrodo do braço esquerdo na posição de V_5 (Figura 92.10).[9]

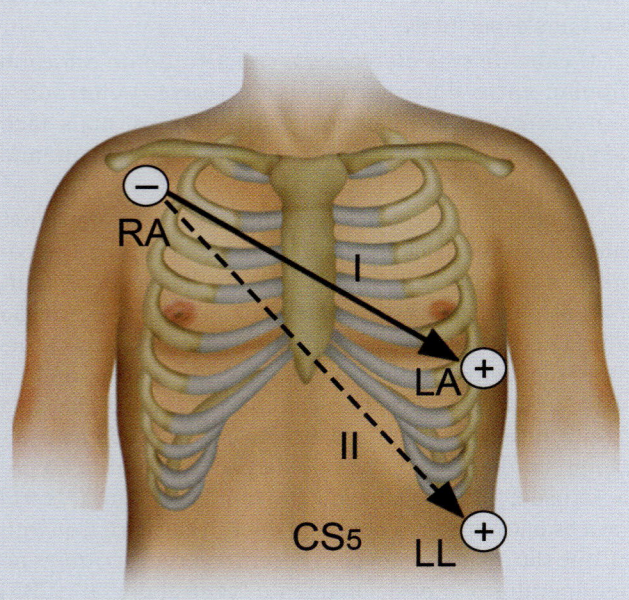

Figura 92.9 — *Configuração da posição subclavicular central (CS5) é indicada para a detecção de isquemia da parede miocárdica anterior. O eletrodo do braço direito é colocado abaixo da clavícula direita e o eletrodo do braço esquerdo é colocado na posição precordial V_5 e o eletrodo da perna esquerda na posição usual, que funciona como aterramento.*

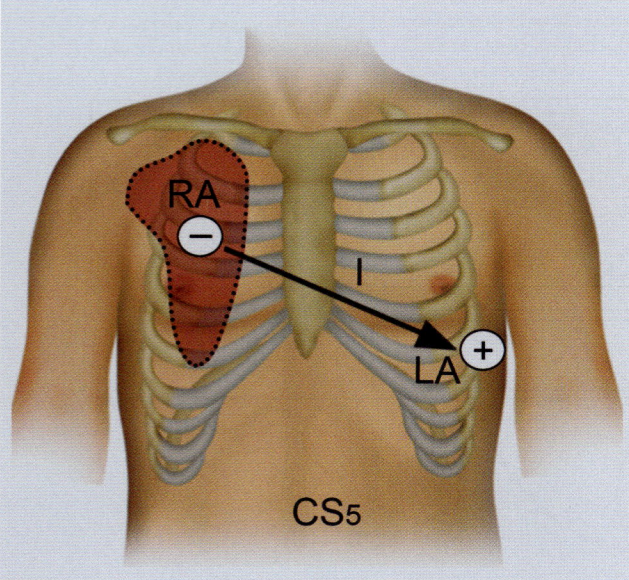

Figura 92.10 — *Configuração para a posição central dorsal (CB5) indicada para a detecção das arritmias supraventriculares, onde o eletrodo do braço direito é colocado sobre o centro da escápula direita e o eletrodo do braço esquerdo na posição de V_5.*

A monitoração com um cabo de cinco eletrodos permite a visualização de seis padrões (DI, DII, DIII, aVR, aVL, aVF) e ainda uma visão precordial (V) unipolar, geralmente colocada em V_5. Essa configuração permite avaliar várias áreas isquêmicas do miocárdio e diferenciar as arritmias entre atriais e ventriculares.

A monitorização do ECG também pode ser realizada por meio de eletrodos colocados no esôfago, instalados em sondas específicas ou acoplados a estetoscópios esofágicos.

Com o crescente número de pacientes em uso de marca-passo e desfibriladores implantados, o ECG torna-se de fundamental importância para acompanhar o funcionamento desses dispositivos durante o pré e pós-operatório. Deve-se consultar o manual do ECG para fazer um melhor uso dessa função quando o marca-passo/desfibrilador estiver funcionando.

Nos monitores de multiparâmetros, a frequência cardíaca, mostrada no *display*, poderá ser obtida por meio de diversos módulos (ECG, oxímetro de pulso, onda do pulso arterial da pressão invasiva). Em caso de interferência, como no uso do eletrocautério, a fonte de aquisição da frequência cardíaca (para o *display*) poderá ser alterada para outra que possua menor interferência (p. ex. oximetria de pulso).

MONITOR DA FUNÇÃO NEUROMUSCULAR

Durante a anestesia, o uso de bloqueadores neuromusculares (BNM) produz intensidades variadas de bloqueio neuromuscular. O uso de um monitor capaz de determinar essa intensidade é de grande importância para a instalação, manutenção e recuperação do bloqueio.

O uso do monitor de BNM é subestimado em todo o mundo, apesar de fundamental importância para a monitoração do uso e da reversão da ação desses fármacos.

Tecnicamente, o monitor do BNM é constituído de duas partes: 1) um circuito estimulador de nervo periférico e 2) um circuito de monitoração da contração muscular provocada pelo estímulo. Trata-se de um estimulador-monitor que denominamos "monitor da função neuromuscular".

O circuito do estimulador é constituído de um cabo, com dois conectores na extremidade, que serão ligados aos eletrodos posicionados sobre a pele, próximo à região do nervo que se deseja estimular. Os eletrodos possuem polaridade (positivo e negativo). O eletrodo negativo (cátodo – geralmente de cor preta), também denominado "eletrodo ativo", deve ser colocado sobre o nervo e o eletrodo positivo (ânodo – geralmente de cor vermelha), denominado "indiferente", localizado a uma distância de 2,5 a 5 cm do cátodo.

O ideal é que o estimulador seja um gerador de corrente constante para manter a estimulação, mesmo com o aumento da resistência da pele (> 5 kOhm).

Os principais locais de colocação dos eletrodos, os nervos estimulados e suas respostas são mostrados na Tabela 92.3,[10] e as figuras 92.11 e 92.12 mostram os posicionamentos de eletrodos.

TABELA 92.3
POSICIONAMENTO DOS ELETRODOS, NERVO ESTIMULADO E RESPOSTA MUSCULAR.

Local do eletrodo	Nervo estimulado	Resposta muscular
Punho	Ulnar	Adução do polegar
Próximo ao lóbulo auricular	Facial	Contração m. orbicular
Posterior maléolo tibial	Tibial posterior	Flexão plantar hálux

Fonte: Modificada Tardelli MA, 2002.[10]

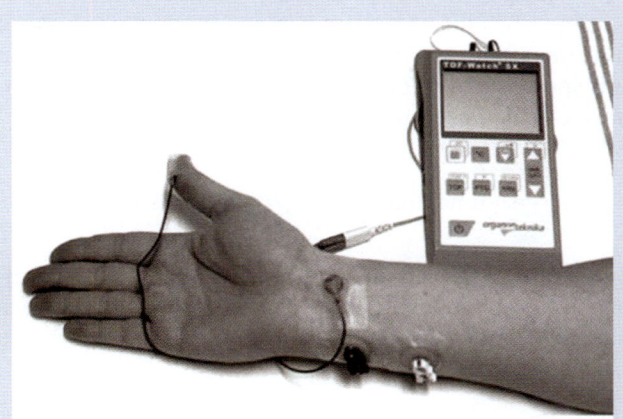

Figura 92.11 — *Posicionamento do transdutor e eletrodos para a monitoração do BNM.*

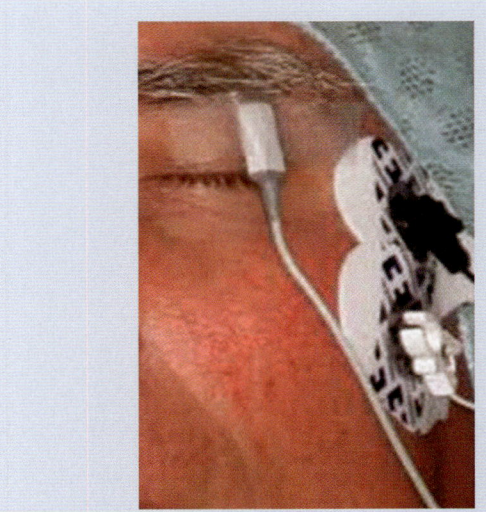

Figura 92.12 — *Posicionamento orbicular do transdutor para a monitoração do BNM.*

Modalidades de estimulação liberadas:

1. Estímulo isolado (Simples) (0,1 e 1 Hz);
2. Sequência de quatro estímulos (*Train-of-Four* – TOF);
3. Estimulação tetânica;
4. Contagem pós-tetânica (50 e 100 Hz);
5. *Double-Burst* (3.3 e 3.2).

A avaliação do estímulo pode ser:

1. **Subjetiva:** o avaliador usando: 1) a visão verifica a movimentação do segmento ou 2) o tato quantifica o movimento. Esses métodos de avaliação podem ser difíceis de serem determinados com resultados conflitantes entre avaliadores;
2. **Objetiva:** É aplicado um mecanismo de sensoriamento que mede a intensidade da contração, permitindo uma melhor avaliação.

Os principais métodos de monitoração objetiva são:

1. **Mecanomiografia:** mede a contração isométrica do músculo, geralmente o adutor do polegar, como resposta ao estímulo do nervo ulnar;
2. **Aceleromiografia:** mede a aceleração do dedo em resposta ao estímulo do nervo ulnar ou da musculatura orbicular em resposta ao estímulo de sua inervação;
3. **Eletromiografia:** mede a atividade elétrica gerada pelo potencial de ação das fibras musculares.

Alguns monitores do BNM podem ter registradores em papel e/ou gravação da monitoração em memória, para a posterior recuperação e uso. O monitor do BNM pode ser um equipamento em módulo único ou ser um módulo de um monitor multiparâmetro.

A colocação correta dos eletrodos, a instalação do mecanismo sensor, a liberação do segmento monitorado para que este possa ter livre movimentação (de lençóis, campos cirúrgicos, fixações) e o controle da temperatura são importantes para resultados satisfatórios e confiáveis.

OXÍMETRO DE PULSO

O oxímetro de pulso determina a saturação periférica da hemoglobina pelo oxigênio (SpO_2) em local que haja a presença de pulso detectável pelo sensor do equipamento. Para realizar essa mensuração, são combinados os princípios de oximetria (medida do oxigênio) e pletismografia (construção de uma curva relativa à onda de pulso gerada pelo componente pulsátil).

Quando a luz passa através de um meio (transiluminação), ela é transmitida, absorvida ou refletida. A medida da absorção relativa ou da reflexão, em diferentes comprimentos de onda, é usada em diversos equipamentos de monitoração, para estimar a concentração de substâncias dissolvidas como: CO_2, N_2O, agentes halogenados e hemoglobina.[11]

A luz vermelha e a infravermelha possuem, respectivamente, comprimentos de onda de 0,6 e 1 micra e são utilizadas para medir as concentrações de substâncias de interesse do anestesiologista como: CO_2, N_2O, agentes anestésicos halogenados e saturação da hemoglobina pelo oxigênio.[11]

Esses cálculos são regidos pela lei da absorção de Beer-Lambert, que postula: "a concentração de uma substância dissolvida, em uma câmara, pode ser determinada conhecendo-se as intensidades de luz incidente e transmitida através do meio".

Nos adultos são encontrados quatro tipos de hemoglobinas, sendo as duas primeiras em maiores quantidades: 1) hemoglobina oxidada (HbO_2); 2) hemoglobina reduzida (Hb); e duas em menores quantidades, que são conhecidas como dis-hemoglobinas: 3) meta-hemoglobina (metHb) e 4) carboxi-hemoglobina (COHb). Cada uma dessas hemoglobinas apresenta um padrão diferente de absorção luminosa que, conhecido, permite a determinação da sua concentração (Figura 92.13).[11]

Para a medição das quantidades dos quatro tipos de hemoglobinas são necessários equipamentos com quatro comprimentos de ondas distintos. Na prática, a maioria dos oxímetros de pulso existentes no mercado possuem apenas a medida de dois comprimentos de ondas (660 e 940 nm), para a medida da HbO_2 e da Hb. A oxi-hemoglobina absorve mais luz infravermelha (940 nm), enquanto a desoxihemoglobina absorve mais luz vermelha (660 nm).

A absorção de luz, nesses comprimentos de onda, com intensidades diferentes pela HbO_2 e pela Hb, possibilita o cálculo da saturação hemoglobina. A relação entre a absorção da luz vermelha e a infravermelha é analisada por um microprocessador e a saturação de oxigênio do sangue arterial é calculada.

O percentual de saturação da hemoglobina pelo oxigênio ($O_2Hb\%$) é a relação entre esta e a hemoglobina total:

$$O_2Hb\% = HbO_2/(HbO_2 + Hb + metHb + COHb)$$

Por razões de custo, entre outras, os oxímetros de pulso que possuem apenas dois comprimentos de ondas – os mais usados na prática clínica – medem a saturação funcional (SaO_2), já que a metHb e a COHb não atuam no transporte de oxigênio. Assim sendo, a saturação funcional é calculada como:

$$\% SaO_2 \text{ funcional} = (HbO_2/(HbO_2 + Hb)) \times 100$$

Se o oxímetro de pulso possuir quatro ou mais comprimentos de ondas, capaz de medir as concentrações da metHb e da COHb, a saturação fracional (a HbO_2 como

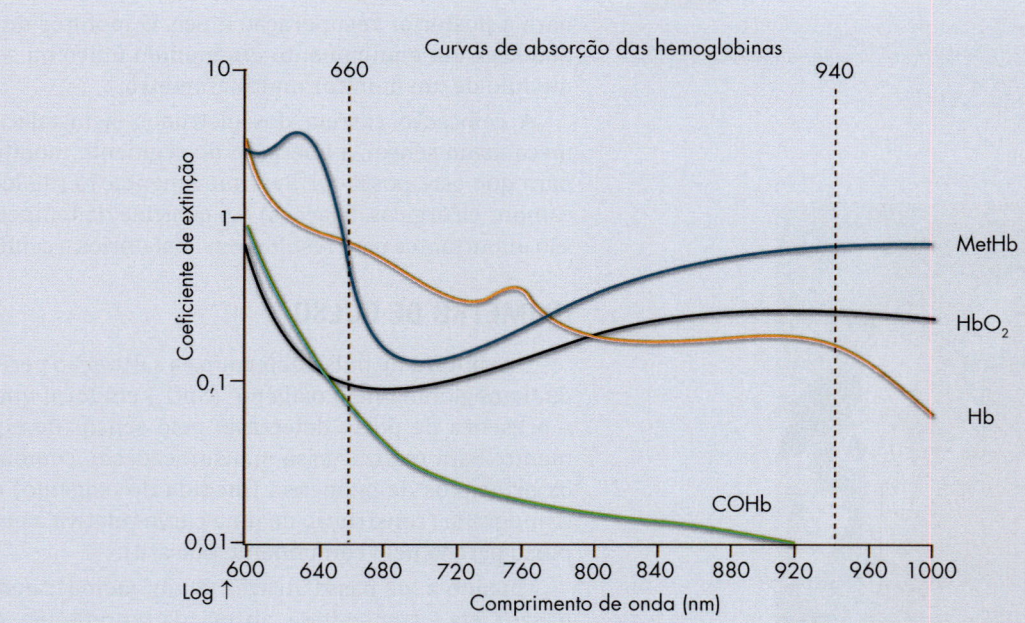

Figura 92.13 — *Curvas de extinção dos diferentes tipos de hemoglobinas. O oxímetro de pulso usa os comprimentos de ondas de 660 nm e 940 nm por estarem esses comprimentos disponíveis em dispositivos de estado sólido. A carboxi-hemoglobina e a oxi-hemoglobina absorvem igualmente 660 nm. A carboxi-hemoglobina e a oxi-hemoglobina são lidas como saturação de oxigênio, em um oxímetro de pulso convencional. A meta-hemoglobina e a hemoglobina reduzida também absorvem igualmente a 660 nm e interferem com a medida da saturação arterial do oxigênio. (Fonte: Modificada de Szocik J, 2015[11]).*

fração da hemoglobina total – levando em consideração o não carregamento do O_2 pela metHb e COHb) é calculada como:

$$\% \text{SaO}_2 \text{ fracional} = (\text{HbO}_2/(\text{HbO}_2 + \text{Hb} + \text{metHb} + \text{COHb})) \times 100$$

A diferença entre funcional (que transporta o O_2) e fracional (que considera todos os tipos de hemoglobinas) deve ser considerada durante a leitura do resultado mostrado pelo oxímetro de pulso. Em caso de intoxicação pelo CO, como a COHb absorve luz a 660 nm, de modo idêntico à HbO_2, os oxímetros que possuem apenas dois comprimentos de onda mostram um falso valor, a maior, da SaO_2, por computar o valor da COHb. A metHb tem o mesmo coeficiente de absorção para a luz vermelha e a infravermelha. A metHb causa uma leitura falsa, a menor, quando a saturação é maior que 85%, e a maior, quando a saturação é menor que 85%.

O sensor do oxímetro de pulso possui em um de seus lados uma fonte emissora de luz, com os comprimentos de ondas adequados, e no outro lado um receptor dessa fonte. Quando um tecido vascularizado pulsátil, como o dedo ou o lobo da orelha, é interposto entre o emissor e o receptor, a luz emitida atravessa todo o tecido composto de meios diferentes (pele, tecidos moles, sangue venoso e capilar) que propiciam sua absorção. Esta será calculada baseada na quantidade de luz que chega ao receptor (Figura 92.14).[12]

O cálculo da saturação é realizado por meio do processamento do sinal recebido analisando a variação do componente pulsátil, que é o de menor variação. O trajeto da luz e os meios que ela atravessa são mostrados na Figura 92.15.[13]

Outra modalidade de oximetria de pulso, ainda não muito comum em nosso meio, é a "oximetria por reflexão", em que os elementos emissores de luz (vermelha e infravermelha) situam-se ao lado do elemento receptor. A luz emitida penetra no tecido e a sua reflexão (e não mais a transmissão) é captada pelo receptor, que está situado ao lado dos emissores. Essa técnica permite a avaliação da oximetria em diversas regiões do corpo, tais como: região frontal, tórax, lateral do braço e outras.

A variação do pulso permite a construção de uma onda de pulso (curva pletismográfica) que informa sobre a amplitude do pulso. A curva visualizada na tela pode ser construída com os valores adquiridos da pulsação – onde um aumento ou uma diminuição da amplitude do pulso significa um aumento ou uma diminuição na curva observada – ou pode ser corrigida para manter um sinal visual constante, independente do aumento ou diminuição do pulso arterial.

O *software* considera apenas as pulsações arteriais, desconsiderando a absorção de luz pelos componentes não pulsáteis do sangue arterial, venoso e outros tecidos. A frequência cardíaca é determinada pela variação pletismográfica.

Um oxímetro de pulso básico fornece três importantes informações para o anestesiologista: saturação periférica da hemoglobina pelo oxigênio (SpO_2), onda de pulso e frequência cardíaca.

A evolução da engenharia da pletismografia, da oximetria e análise da onda de pulso tem possibilitado o desenvolvimento da monitoração de outros parâmetros.

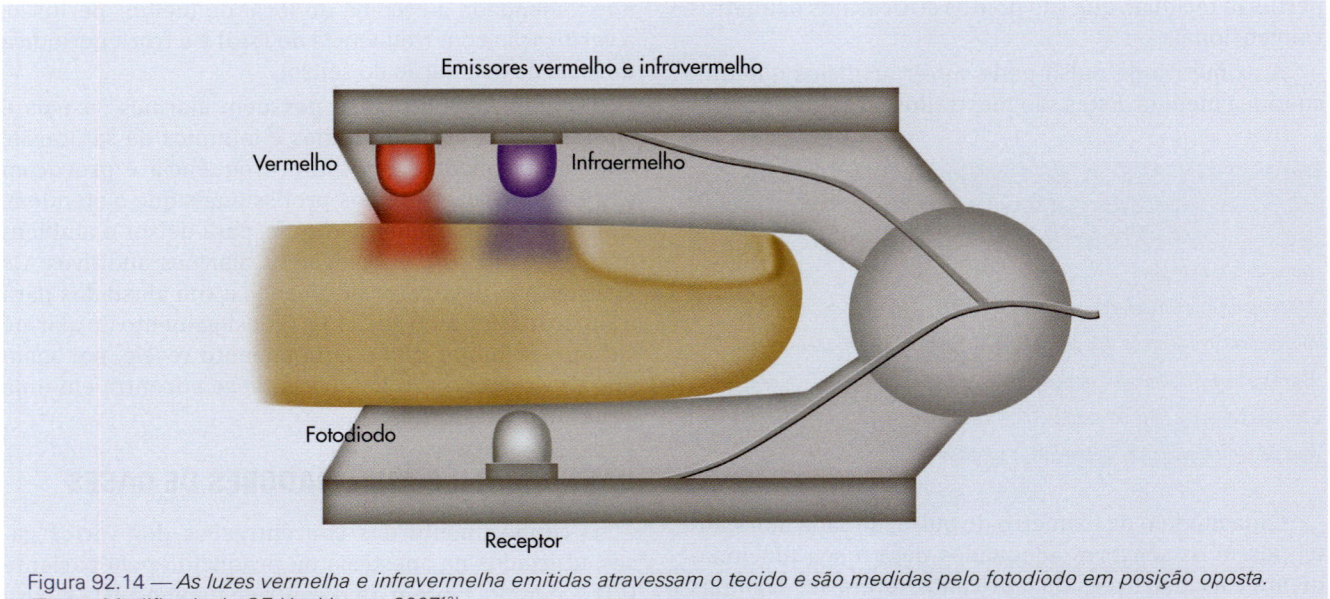

Figura 92.14 — *As luzes vermelha e infravermelha emitidas atravessam o tecido e são medidas pelo fotodiodo em posição oposta. (Fonte: Modificada de GE Healthcare, 2007[12])*

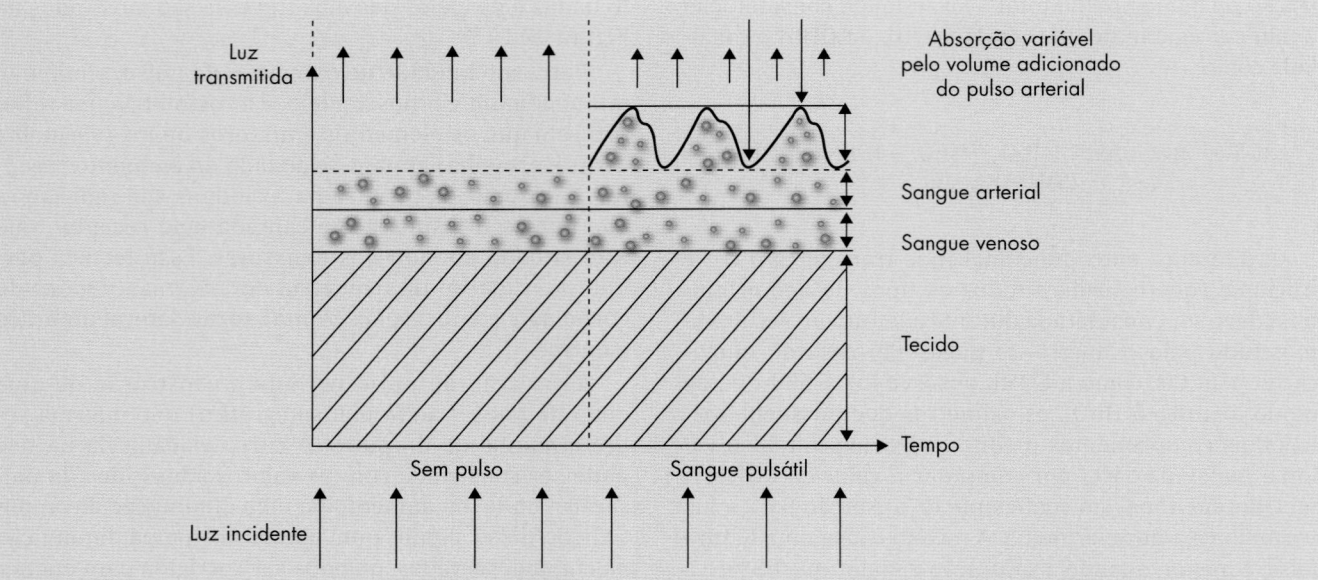

Figura 92.15 — *Entre a luz incidente e a luz recebida pelo sensor, existem componentes que absorvem luz (tecidos, ossos, sangue venoso e sangue arterial não pulsátil). O sangue arterial adicionado pelo pulso (componente pulsátil) é medido e computado para o cálculo de saturação arterial. (Fonte: Modificada de Costa EL, 2009[14]).*

Um diferencial entre os oxímetros de pulso é um equipamento produzido pela Masimo® (Masimo Corporation, Irvine, Califórnia – EUA), que é capaz de medir, por meio do aperfeiçoamento do *software* do equipamento e dos sensores, saturação do oxigênio (SpO_2), meta e carboxi-hemoglobinas (metHb e COHb), hemoglobina total (SpHb), conteúdo de oxigênio (SpOC), índice de perfusão (PI), índice de variação pletismográfica (PVI), frequência cardíaca e frequência respiratória (método acústico). O equipamento também apresenta melhoria na captação dos sinais em situações de movimento do sensor e baixa perfusão tecidual, que são pontos críticos nos oxímetros convencionais.

A oximetria de pulso pode sofrer artifícios que dificultam a medida. Estes são mostrados na Tabela 92.4.

TABELA 92.4
PRINCIPAIS CAUSAS DE ARTIFÍCIOS NA LEITURA DA OXIMETRIA DE PULSO.

Luz ambiente excessiva

Movimentação excessiva do sensor

Deslocamento do sensor: mal colocado, vazamento de luz emissor-receptor

Baixa perfusão: hipotensão, vasoconstrição, frio, anemia

Uso de contrastes (azul de metileno)

Uso de esmaltes de coloração intensa nas unhas

Cada modelo de oxímetro de pulso, de cada fabricante, possui os sensores adequados para o seu funcionamento e as instruções do fabricante devem ser seguidas para se evitar eventos adversos. Existem sensores de diversos tamanhos e propósitos para serem utilizados em diferentes regiões, de pacientes neonatais, pediátricos e adultos. Também existem sensores descartáveis e sensores que resistem a diversos usos. Na troca dos sensores entre diversos pacientes, devem ser adotadas as medidas de limpeza do sensor conforme recomendações do fabricante.

Uma das complicações mais frequentes, do uso do oxímetro de pulso, é a queimadura da pele, principalmente quando esta encontra-se fragilizada e/ou com baixa perfusão tecidual. Para se evitar as queimaduras é recomendada a escolha do local de melhor perfusão, a verificação com frequência do local e a troca periódica do local de instalação do sensor.

Os oxímetros de pulso possuem alarmes, visuais e auditivos, dos níveis máximos e mínimos de saturação, que são acionados com muita frequência e provocam estresse ao paciente e aos profissionais que o atendem. Normalmente a primeira atitude, para deixar o ambiente mais silencioso, é desligar os alarmes auditivos. Os alarmes não devem ser desligados e sim ajustados para a situação clínica do paciente. O desligamento do alarme vai impossibilitar que o equipamento revele, por meio dos sinais sonoros, que o paciente se encontra em uma situação de dessaturação.

CAPNÓGRAFO E ANALISADORES DE GASES

O conhecimento das concentrações dos vários gases, utilizados na anestesia ou produzido pelo paciente (CO_2), é importante para o controle da anestesia e para a homeostase. Os analisadores de gases medem a concentração dos gases inspirados e expirados durante a ventilação.

A resolução do CFM número 1802/2006 em seu Art. 3º, parágrafo III, que trata sobre as Condições Mínimas de Segurança para a Prática da Anestesia, inclui o capnógrafo como equipamento necessário para a "monitoração contínua da ventilação".[1]

Os analisadores de gases podem analisar as concentrações do(s):

1. Dióxido de carbono (CO_2)
2. Oxigênio (O_2)
3. Óxido nitroso (N_2O)
4. Anestésicos halogenados (halotano, isoflurano, sevoflurano e desflurano)

Existem dois modos de avaliar a amostra dos gases respiratórios:

1. **Mainstream** é a técnica que usa um sensor de "estado sólido" que é instalado diretamente no dispositivo da via aérea ou no circuito do aparelho de anestesia. Os sensores "mainstream" só medem a concentração de um único gás – o CO_2.

   Em caso de uso do N_2O, com um sensor *mainstream* de um capnógrafo, o monitor deve ser ajustado informando a concentração do N_2O, para evitar erros de avaliação. A principal vantagem desse sistema é a resposta imediata da avaliação e a ausência de obstrução de tubos coletores por umidade condensada. As principais desvantagens são o peso do sensor, a avaliação de um único gás (CO_2) e o alto custo de reposição do sensor em caso de quebra.

   Sensores de O_2 instalados no aparelho de anestesia podem ser classificados como "mainstream", pois ficam no circuito do aparelho.

2. **Sidestream** é a técnica mais utilizada para a medida das concentrações dos gases. A aspiração da amostra gasosa é feita em um conector próximo ao dispositivo da via aérea (tubo traqueal, dispositivo supraglótico ou máscara facial), que é conduzida por um tubo fino (específico) para uma câmara de análise de gases, no interior do monitor. A principal vantagem desse sistema é a leveza desse conector, por vezes já incorporado ao conector "Y" do circuito do sistema ventilatório. A principal desvantagem é a obstrução do fino tubo coletor da amostra por condensação de umidade e/ou secreções. Como a amostra é analisada no interior do monitor, existe um retardo (*delay*) entre o atual ciclo ventilatório e o gráfico mostrado (Figura 92.16).[13]

Com a evolução e diminuição de custo dos monitores, vem crescendo a utilização dos monitores *sidestream*, pois possibilitam a análise de diversos gases (O_2, N_2O, CO_2 e agentes halogenados).

Os monitores ou os módulos de "análise de gases" possuem, em seu interior, uma bomba de aspiração com um fluxo aspirativo que varia de 150 a 300 mL·min^{-1}, que continuamente coleta os gases (inspirados e expirados), próximo ao dispositivo da via aérea (conector "Y"), e por um tubo fino são conduzidos para uma câmara de análise. Na câmara, as concentrações são medidas e as informações enviadas ao *display* (tela do monitor), sob a forma de valores e/ou de curvas.

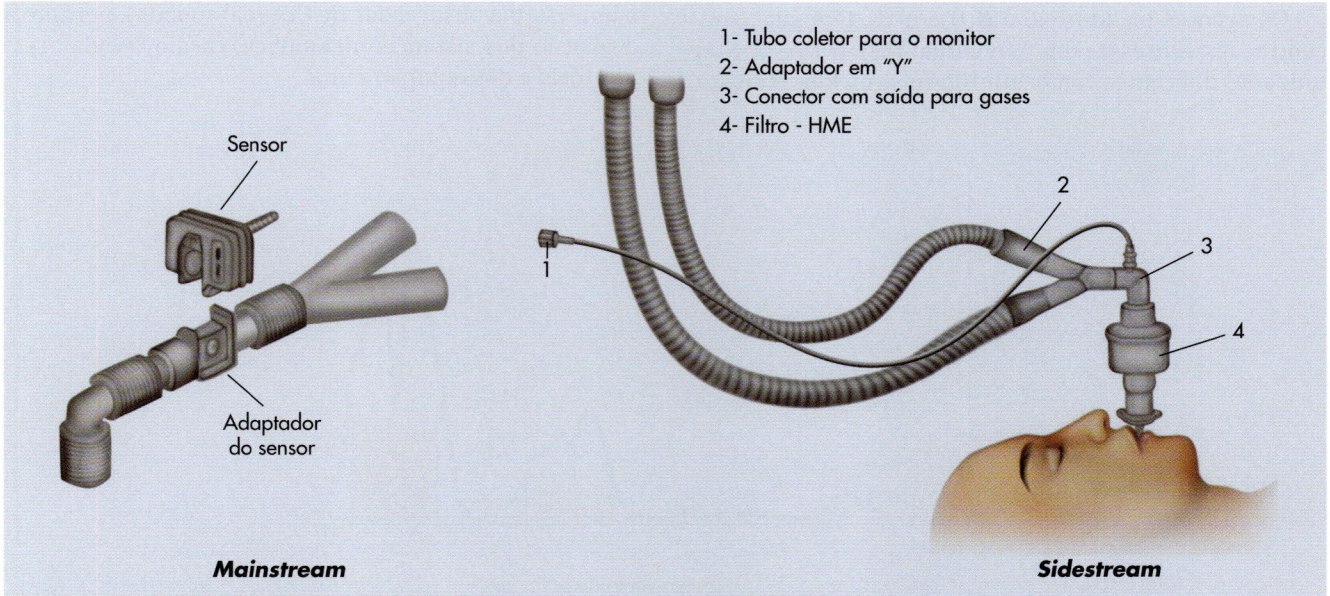

Figura 92.16 — *Principais tipos de coleta de amostra de gases:* Mainstream – *sensor colocado diretamente sobre o adaptador da via aérea;* Sidestream – *conector colocado no adaptador da via aérea e um tubo que coleta a amostra para ser analisada no monitor.* (Fonte: Modificada de GE Healthca, 2007[13])

O comprimento do tubo de coleta, que conduz o gás do conector "Y" até o monitor, pode variar de 3 a 6 m e, quanto maior, maior será o retardo (*delay*) para mostrar o resultado, podendo variar de 3 a 4,5 segundos. Esse tubo é específico para o monitor e só deve ser substituído pelo recomendado pelo fabricante.

O gás aspirado pelo monitor, do sistema respiratório do aparelho de anestesia/paciente, é descartado em um conector (geralmente na parte posterior do monitor) e pode ser retornado ao sistema respiratório do aparelho de anestesia em local apropriado (ver manual do equipamento) ou por meio de um sistema de exaustão de gases. O fluxo, como mencionado, pode variar de 150 a 300 mL . min^{-1} e contém importante quantidade de poluentes e até microrganismos.

O analisador de gases possui um filtro na entrada e no monitor para filtrar impurezas e principalmente a umidade e condensados da amostra. É importante realizar a troca do filtro da entrada do monitor periodicamente. A limpeza do filtro com "jatos de ar/oxigênio" pode danificar o filtro e posteriormente o monitor. O uso de filtros bacterianos e trocadores de calor e umidade (HME), no circuito do paciente, ajuda a eliminar vapores condensados no circuito de aspiração do monitor e melhora o seu uso.

Para a monitoração adequada das concentrações dos gases é necessário o aquecimento prévio do monitor, para estabilização da temperatura na câmara de medição. Recomenda-se ligar o monitor pelo menos 5 minutos antes de sua utilização e não o desligar entre casos subsequentes com pequeno intervalo de tempo. Durante o uso, o monitor fará, automaticamente, calibrações para manter o ajuste e a qualidade da monitoração.

Os agentes inalatórios, o N_2O e o O_2, têm suas concentrações expressas em percentual (%). O CO_2 por ter unidades diferentes como: mmHg, Vol% ou kPa. O ajuste, para definir qual a unidade a ser utilizada, é realizado em um "menu de ajustes" ou pelo técnico especializado. Na impossibilidade desse ajuste, lembrar que a $P_{ET}CO_2$ (End Tidal CO_2) padrão de 40 mmHg = 5,33 kPa = 5,2 atm (%), já que: 760 mmHg = 101,32 kPa = 1 atm.

A acurácia típica desses monitores é de ± 0,2 Vol% para os agentes inalatórios e o CO_2, de ± 1 Vol% de O_2 e de ± 2 Vol% para o N_2O, ou seja, são relativamente precisos para a prática clínica.

Capnógrafo

O capnógrafo é o equipamento que analisa, mede (capnômetro) e mostra uma curva (capnografia) relativa à concentração do dióxido de carbono (CO_2) nos gases inspirados e expirados. O principal valor de importância para o anestesiologista é o da concentração do CO_2 ao fim da expiração (End Tidal CO_2 = $P_{ET}CO_2$). Como o capnógrafo (grafia = curva) mostra uma curva da variação da concentração do CO_2 durante todo o ciclo ventilatório (inspiração e expiração), também é possível verificar qualquer alteração no fluxo do gás que irá refletir no valor de sua concentração.

A absorção de luz em intensidades diferentes e em diferentes comprimentos de onda permite à espectrofotometria identificar e medir as concentrações dos gases respiratórios e anestésicos inalatórios. A Figura 92.17 mostra as diferentes curvas de absorvância do CO_2 e do N_2O e a Figura 92.18, dos agentes anestésicos inalatórios.[13]

A medida contínua da concentração de um gás, proveniente do metabolismo corporal, expelido pelo sistema respiratório por meio de um equipamento (aparelho de anestesia-ventilador), por um circuito de tubos, válvulas e um sistema absorvedor de CO_2 (cal sodada), permite a avaliação dos sistemas metabólico, cardiovascular, respiratório e dos equipamentos.

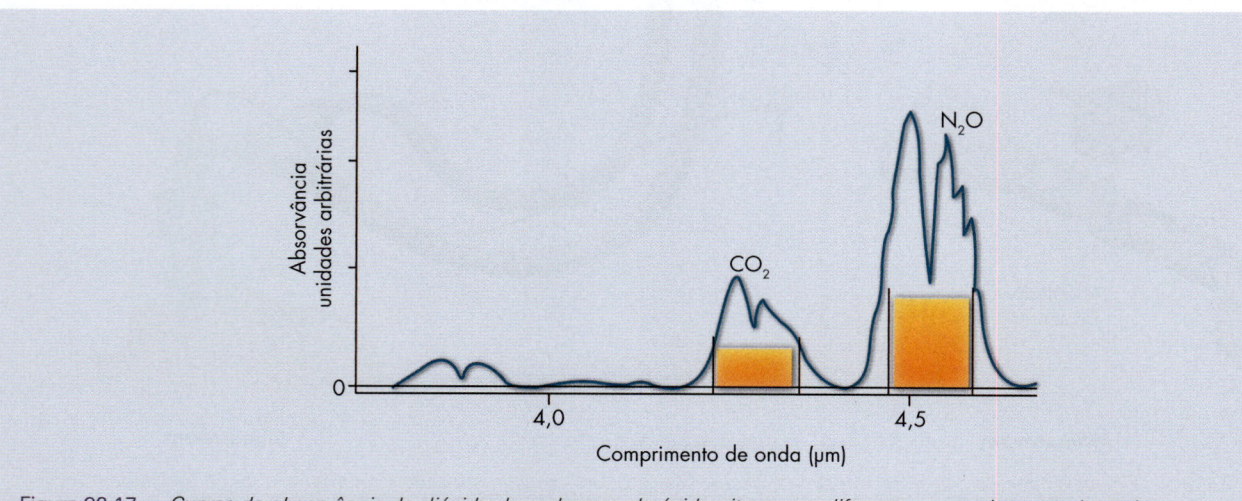

Figura 92.17 — Curvas de absorvância do dióxido de carbono e do óxido nitroso em diferentes comprimentos de ondas. (Fonte: Modificada de GE Healthca, 2007[13])

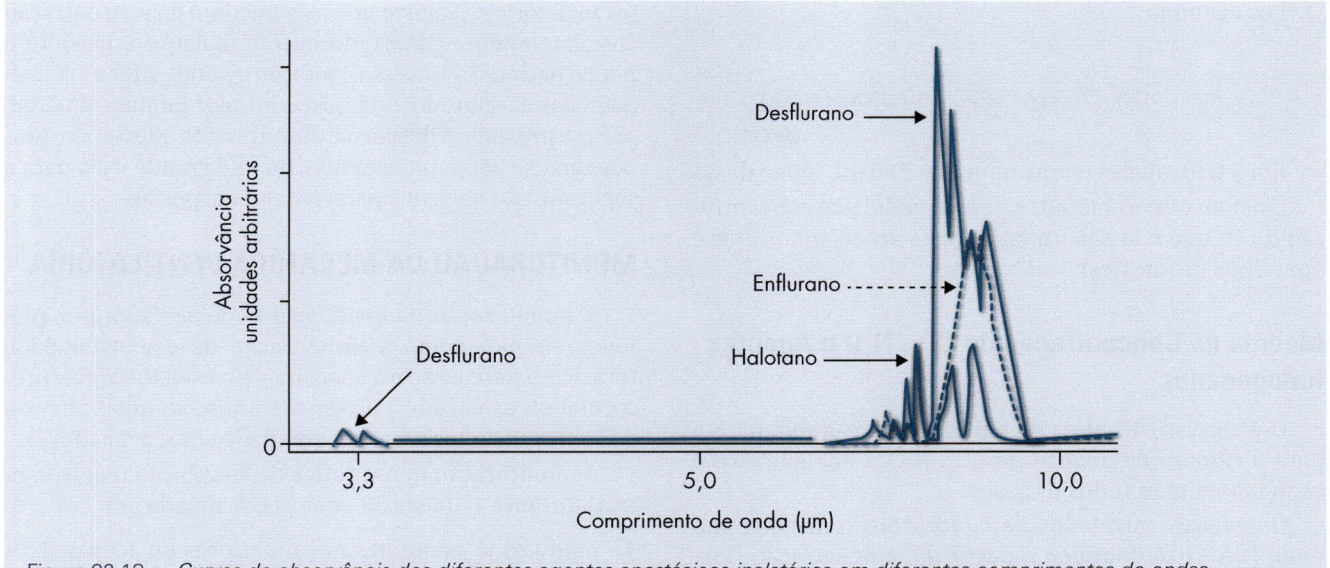

Figura 92.18 — *Curvas de absorvância dos diferentes agentes anestésicos inalatórios em diferentes comprimentos de ondas.* (Fonte: Modificada de GE Healthca, 2007[13])

Os eventos que podem ser monitorados pelo capnógrafo estão listados na Tabela 92.5.

TABELA 92.5
EVENTOS MONITORADOS PELA CAPNOGRAFIA.

Equipamentos	Intubação	Circulação e metabolismo
Fluxo de gases	Posição	Parada cardíaca
Desconexão de tubos	Seletividade	Débito cardíaco
Vazamentos	Desintubação	Embolia pulmonar
Obstrução de tubos	Vazamento	Hipotensão
Válvulas do sistema		Hipertensão
Cal sodada	Ventilação	Tireotoxicose
	Apneia	Hipertermia
	Hipo/Hiperventilação	Hipotermia
	Reinalação	Injeção NaHCO$_3$
	Broncoespasmo	
	Obstrução das vias aéreas	

Medida da Concentração do Oxigênio

A concentração do oxigênio pode ser medida em dois locais:

1. Circuito do sistema respiratório do aparelho de anestesia.

    Esta é uma monitoração do aparelho de anestesia/ventilador, geralmente colocada no ramo inspiratório do circuito, para evitar a administração de mistura hipóxica, independente do uso de um monitor multiparâmetros. Geralmente nesse processo é utilizado uma célula galvânica que tem funcionamento similar a uma bateria, cuja voltagem é proporcional à concentração de oxigênio a que é exposta. O monitor realiza uma calibração em ar atmosférico (atribuindo uma concentração de 21% de O$_2$) e uma calibração em O$_2$ a 100%. Essa calibração pode ser automática ou pode necessitar do operador para realizá-la, segundo as instruções do fabricante. O operador pode, ou não, ser solicitado a retirar a célula galvânica de seu local e deixá-la exposta ao ar ambiente (21% – O$_2$). Essa célula galvânica, como toda bateria, tem uma vida útil e deve ser trocada quando necessário.

2. Conector próximo à via aérea ("Y").

    Os gases inspirados e expirados (entre eles o O$_2$) são coletados por um tubo para ser analisado em uma câmara, no interior do monitor.

Paramagnético – Baseia-se no princípio físico que o oxigênio é atraído por um campo magnético. No analisador, o oxigênio desloca um gás de referência e o grau de deslocamento está relacionado com a quantidade de oxigênio presente (concentração O$_2$). Esse método apresenta a vantagem de ser preciso, possuir resposta rápida e não necessitar de trocar o elemento de medição, como no uso da célula galvânica.

A diferença de concentração de O$_2$ entre o gás inspirado e o expirado, em condições de estabilidade do fluxo e concentração dos gases, reflete o consumo de O$_2$ pelo paciente. Se aplicarmos a diferença da concentração (%) no volume minuto, temos o consumo em mililitros por minuto (mL.min^{-1}).

Por exemplo:

O_2 ins = 40%, O_2 exp = 35%, diferença = 5%

Em 5.000 mL de volume minuto = 250 mL . min^{-1} de O_2.

Existem outros métodos para a medida da concentração do O_2 que não são utilizados nos atuais monitores e aparelhos de anestesia.

Medida da Concentração do CO_2, N_2O e Agentes Halogenados

O processo de coleta da amostra e encaminhamento para a câmara de análise do CO_2, N_2O e halogenados é semelhante para todos os gases.

Os valores calculados da concentração alveolar mínima (CAM) são obtidos a partir da concentração (inspirada ou expirada) do agente anestésico utilizado e, se houver a presença de N_2O, sua concentração será adicionada ao cálculo. Caso haja mistura de agentes halogenados, os valores proporcionais de cada gás na mistura serão considerados. Quando não informado, os valores utilizados para o cálculo da CAM são baseados em um paciente de 40 anos, portanto devem ser corrigidos para a idade do paciente atual. Em sistemas em que a idade do paciente é informada no início do caso é comum a utilização dessa informação para o cálculo da CAM. Uma consulta ao manual do usuário é necessária para a utilização correta dessa importante informação.

É comum uma diferença entre a concentração mostrada no dial do vaporizador e a que é medida proximal ao conector "Y", principalmente nos momentos próximos à mudança da concentração no dial. Essa diferença é ocasionada pelo efeito de diluição (volume) que o sistema respiratório–ventilador–paciente provoca sobre a concentração dos vapores. Uma melhor maneira de realizar uma avaliação (aproximada) é captar a amostra de vapores, momentaneamente só para teste, na saída comum de gases – antes que ocorra a diluição.

Os filtros bacterianos e trocadores de calor e umidade (HME), colocados próximo ao dispositivo da via área, possuem um volume interno que pode variar de aproximadamente 10 mL, 30 mL, 50 mL até 90 mL. É importante lembrar que esse volume adiciona um espaço morto que provoca alterações nos valores das concentrações (diluição) e nas curvas monitoradas. Principalmente nos pacientes neonatais e pediátricos, a escolha do filtro de tamanho apropriado para o volume corrente do paciente minimiza essas alterações.

Os analisadores de gases possuem sistemas de alarmes ajustáveis para valores máximos e mínimos para cada parâmetro monitorizado. O ajuste deve ser realizado para os limites de mistura hipóxica e hiperóxica, hipercarbia, hipocarbia e concentrações excessivas ou baixas dos agentes inalatórios. O ajuste do valor máximo da concentração alveolar mínima (CAM), do agente inalatório, permitido para o paciente avisa essa condição e pode evitar as consequências da sobredose. O ajuste do valor mínimo, da CAM, para se prevenir o despertar durante o ato anestésico, propõe um uso não muito comum, mas de grande valia para a segurança do paciente, para evitar o despertar.

MONITORAÇÃO DA MECÂNICA VENTILATÓRIA

A monitoração da ventilação pode ser feita por métodos simples como a visualização da expansibilidade torácica, a percussão e a ausculta pelo estetoscópio (precordial ou esofagiano). Esses métodos são qualitativos e podem apresentar uma subjetividade entre avaliadores.

A monitoração quantitativa da ventilação (espirometria) durante a anestesia pode ser realizada por:

1. módulos já existentes nos monitores ou acopláveis a esses;
2. módulos existentes nos modernos ventiladores eletrônicos e nas *workstations* ou;
3. ou a combinação entre os dois processos.

Os ventiladores eletrônicos dos modernos aparelhos de anestesia geralmente são equipados com monitores da ventilação que fornecem os valores e até gráficos, dependendo do equipamento, constantes na Tabela 92.6.

TABELA 92.6
VALORES, TIPOS DE GRÁFICOS E VALORES CALCULADOS.

Valores	Unidades
Frequência respiratória	ipm – incursões por minuto
Tempo inspiratório/expiratório	segundos
Relação inspiração/expiração	Relação
Volume corrente	mL
Volume inspirado/expirado	mL
Volume minuto	L
Pressão inspiratória – pico	cmH_2O
Pressão inspiratória – platô	cmH_2O
Pressão média vias aéreas	cmH_2O
PEEP (Pressão positiva ao fim da expiração)	cmH_2O
Gráficos (variável × tempo)	
Pressão (pressão.tempo)	cmH_2O
Volume (volume.tempo)	mL
Fluxo (fluxo.tempo)	$L.s^{-1}$
Gráficos (combinação de variáveis)	
Volume × pressão	$mL.cmH_2O^{-1}$
Volume × fluxo	$L.s^{-1}$
Valores calculados	
Complacência	$mL.cmH_2O^{-1}$
Resistência	$cmH_2O.L^{-1}.s$

O processo de medição pode variar entre diferentes equipamentos:

1. Conector para ser instalado proximal ao paciente, conectado ao monitor por um par de tubos finos, que usa a técnica de diferencial de pressão. Os medidores de pressão (pressostatos) ficam localizados no interior do monitor e realizam as medições de pressão. A diferença de pressão entre os dois tubos é diretamente proporcional ao fluxo e à resistência. A resistência (fixa) é conhecida pelo fabricante e é usada para a calibração do conjunto conector-monitor. Os dois tubos se situam na linha do fluxo de gases (inspiratório e expiratório), com uma resistência conhecida. O conector é desenhado e o é monitor calibrado para que, durante a passagem do fluxo (fluxo × tempo = volume), sejam calculados o volume e o fluxo, além da medida da pressão.

2. Sensores de pressão instalados nos ramos inspiratório e expiratório do circuito do paciente, do aparelho de anestesia, que usa a técnica de diferencial de pressão e medidores de pressão (pressostatos) e realizam as medições de pressão, fluxo e volume. A técnica de medição é semelhante a anterior, diferindo no posicionamento do conector/sensor (proximal ao dispositivo de via aérea do paciente ou no circuito do aparelho de anestesia).

3. Sensor de fio térmico, que responde a alterações de temperatura provocadas pelo fluxo de gás que passa por ele (para medir fluxo e volume), acoplado com sensor de pressão para a medida da pressão.

Os valores provenientes desses sensores, diferenças de pressões e temperatura, permitem as medidas da pressão, volume e fluxo de gases. A "curva" é a representação gráfica da variável (eixo y) através do tempo (eixo x):

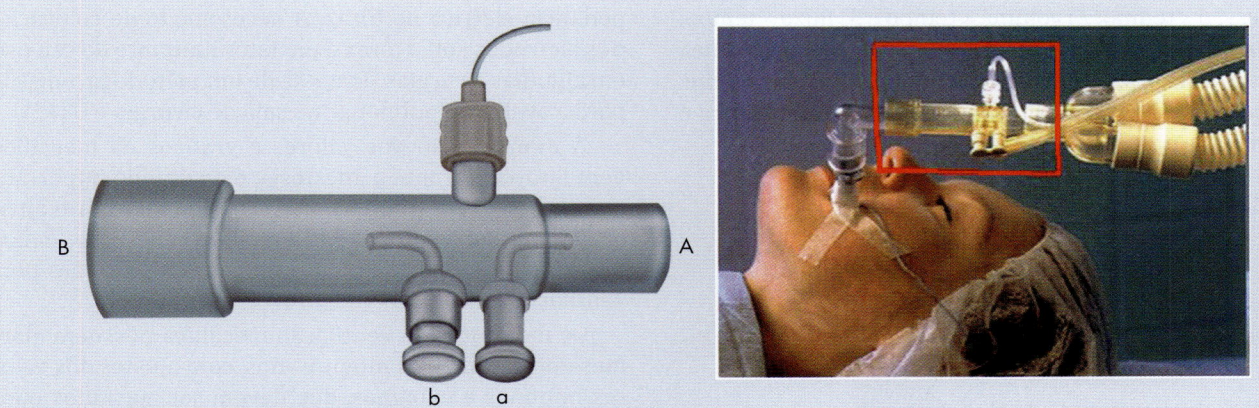

Figura 92.19 — *Conector ligado por um tubo duplo ao sensor de diferencial de pressão, no interior do monitor, fornece os dados da espirometria na tela do monitor. Durante a inspiração, o fluxo passa no sentido de A para B e a pressão no ponto "a" é maior que a pressão no ponto "b"(diferencial de pressão). Durante a expiração, o fluxo passa no sentido de B para A e a pressão no ponto "b" é maior que a pressão no ponto "a". Esses diferenciais de pressão entre "a" e "b", e vice-versa, permitem o cálculo do volume e do fluxo de gases por meio do conector.*

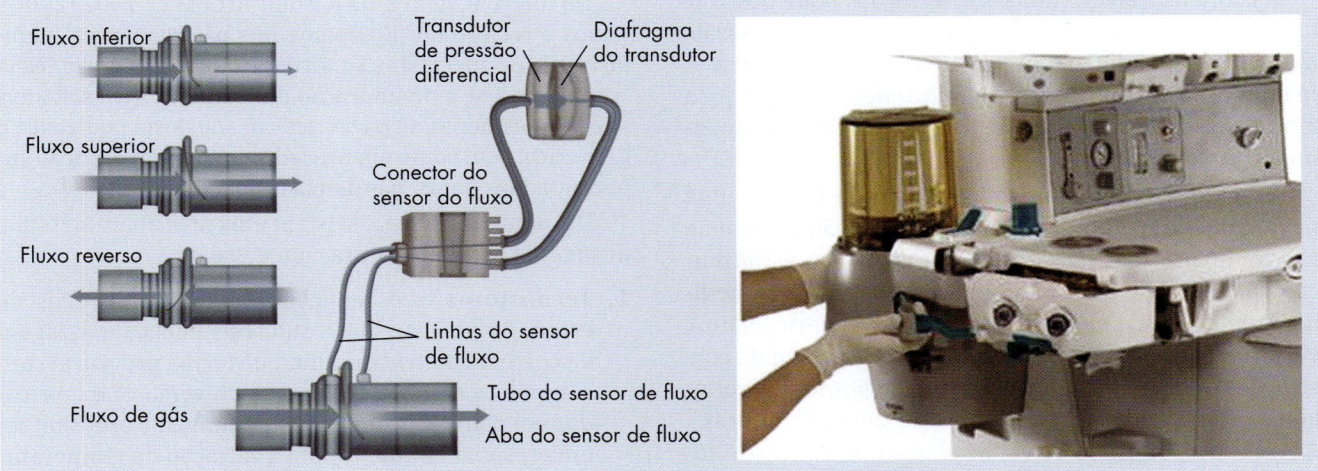

Figura 92.20 — *Sensores de diferencial de pressão instalados nos ramos inspiratório e expiratório, do sistema de absorção de CO_2 do aparelho de anestesia, enviam dados para o funcionamento do ventilador e informações para o monitor do painel do ventilador.*

Princípios da Monitorização e Instrumentação Intraoperatória

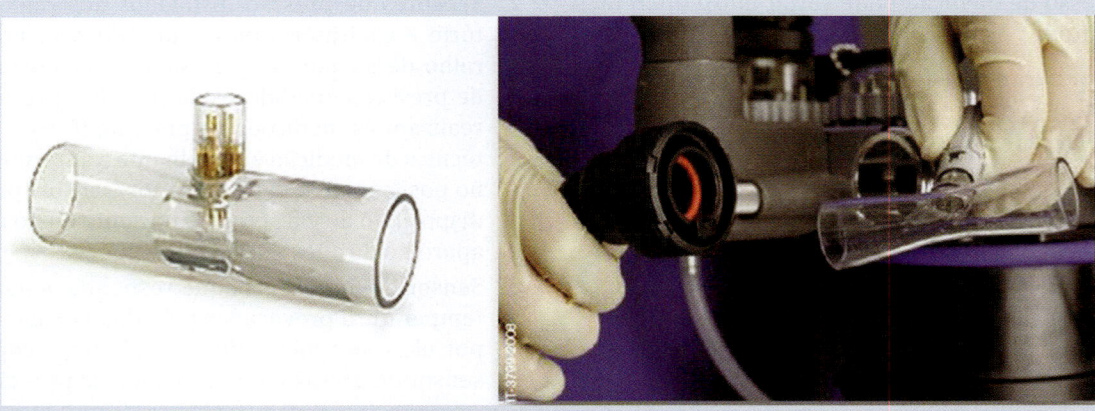

Figura 92.21 — *Sensor com fio térmico que sofre variação da temperatura durante a passagem do fluxo de gases e determina o fluxo e o volume dos gases inspirados e expirados.*

1) pressão × tempo; 2) volume × tempo e 3) fluxo × tempo. Os "*loops*" ou "alças" representam a evolução simultânea de duas variáveis: 1) pressão × volume; 2) fluxo × volume. O monitor realiza o cálculo das complacências (estática e dinâmica) e da resistência.

$C_{dinâmica}$ = Volume/($Pressão_{pico}$ − PEEP) : $mL \cdot cmH_2O^{-1}$
$C_{estática}$ = Volume/($Pressão_{platô}$ − PEEP) : $mL \cdot cmH_2O^{-1}$
Resistência = ($Pressão_{pico}$ − $Pressão_{platô}$)/Fluxo: $cmH_2O^{-1} \cdot L \cdot s$

Além de monitorar os valores e as alterações da mecânica ventilatória, é possível verificar vazamentos e o mau funcionamento do ventilador-sistema ventilatório do aparelho de anestesia. A possibilidade de gravar as curvas e os *loops*, durante a anestesia, permite a comparação entre mudanças na mecânica ventilatória.

A condensação de vapores e secreções pode obstruir os finos tubos dos conectores e sensores de pressão, impedindo a medição ou levando a erros do sistema. A manutenção e calibração periódica, determinada pelo fabricante, deve ser obedecida para o correto funcionamento do monitor.

A Tomografia por Impedância Elétrica (TIE) é uma nova modalidade de monitoração da função pulmonar, não muito utilizada na sala de cirurgia. É uma monitoração não invasiva, isenta de radiações, baseada na medida da impedância elétrica. A impedância elétrica é uma variável física que reflete a oposição à passagem da corrente elétrica quando uma diferença de potencial (voltagem) é aplicada através de um corpo (no caso: o tórax). As correntes elétricas são aplicadas na superfície do tórax, em um padrão rotatório, para gerar uma diferença de potencial na superfície, que pode ser transformado em uma imagem bidimensional da distribuição da impedância elétrica no tórax. A necessidade de colocação dos eletrodos sob o tórax é um fator limitante do seu uso em algumas cirurgias. Trata-se de um método promissor para a avaliação pulmonar na sala de cirurgia e UTI.[14]

A monitoração dos valores e gráficos da mecânica ventilatória, durante a anestesia, é de grande importância para orientar sobre as alterações e melhorar o ajuste do ventilador, propiciando melhor ventilação, maior proteção pulmonar e diminuição das complicações pela ventilação mecânica.

Os monitores da ventilação mecânica possuem alarmes dos parâmetros monitorados, com ajustes dos valores mínimos e máximos, que devem ser ajustados para maior segurança do paciente.

TERMÔMETROS

Os termômetros são equipamentos destinados à medida da temperatura e a sua variação.

No Anexo II, item 3, da Resolução CFM nº 1802/2006[1], temos a relação de "Equipamentos básicos para a administração da anestesia e suporte cardiorrespiratório". Nela "recomenda-se a monitoração da temperatura e sistemas para aquecimento de pacientes em anestesia pediátrica e geriátrica, bem como em procedimentos com duração superior a duas horas, nas demais situações".

Durante a anestesia, existem dois principais métodos de medida da temperatura com o uso de:

1. **Termistores:** são semicondutores (dispositivos de estado sólido) em que a sua resistência, à passagem da corrente elétrica, diminui de forma previsível com o aumento da temperatura e vice-versa. São fabricados em pequenos tamanhos (volumes) e apresentam uma resposta muito rápida à variação da temperatura. A maioria dos sensores de termômetros eletrônicos usados na clínica e incorporados em sondas e cateteres é termistor.

2. **Termoacoplamento:** são transdutores formados de dois metais unidos, com respostas térmicas diferentes, que geram uma diferença de potencial em resposta à variação da temperatura.
3. **Infravermelho:** termômetros de mão que podem ser direcionados para a superfície corpórea e determinação da temperatura. Não são muito utilizados na prática da anestesia, sendo o seu uso mais intenso em consultórios, para a medida da temperatura timpânica.

Os locais mais comuns para a instalação dos sensores são: membrana timpânica, nasofaringe, esôfago, bexiga, reto e pele. Existem sensores específicos para as diferentes regiões e faixa etária (pediátrico, adulto). Os sensores também podem ser instalados em sondas vesicais, estetoscópios esofágicos e cateteres intravasculares, que devem ser usados segundo as recomendações dos fabricantes.

Devemos ficar atentos para o correto posicionamento e contato do sensor com a região em que é instalado (por exemplo a colocação de um sensor esofageano na orofaringe). O deslocamento do sensor e a instalação incorreta levam a erros de avaliação. A quebra dos fios e danos ao sensor, como perda do revestimento, são fatores que levam ao não funcionamento e valores errôneos.

Os termômetros de mercúrio com encapsulamento em vidro não são práticos para a monitoração contínua durante a anestesia, além dos danos provocados pela toxicidade da substância em casos de quebra e acidentes. Os termômetros com tecnologia infravermelha são usados geralmente para medir a temperatura timpânica em adultos ou crianças (em casa, no consultório ou serviços de emergências). Embora apresentem boa precisão, quando bem instalados, não são práticos para a medida contínua da temperatura durante a anestesia.

MONITORES DA PROFUNDIDADE ANESTÉSICA

Um dos mais importantes ganhos na anestesia foi admitir que anestesia superficial com despertar, consciência intraoperatória e memória são problemas reais com consequências psicológicas deletérias para uma importante parcela dos pacientes.[15] Por outro lado, a anestesia profunda parece estar associada ao aumento da morbimortalidade.[16]

O eletroencefalograma (EEG) bruto apresenta bandas de frequências características, classificadas de acordo com faixas de oscilação em: Gamma, Beta, Alpha, Theta, Delta e Slow.[17-18] Quando avaliadas sem que haja um processamento, dificultam a análise intraoperatória dos parâmetros relacionados à profundidade da anestesia.[19]

Os monitores de profundidade da anestesia (MPA) ajudam a quantificar alguns aspectos dos efeitos da anestesia. Um dos aspectos de particular interesse é o componente hipnótico (consciência e formação de memória). Esses equipamentos têm sido desenvolvidos para usar os componentes do eletroencefalograma (EEG), que em algumas circunstâncias têm uma associação com algumas medidas da profundidade anestésica.[20]

Cada equipamento de avaliação da profundidade anestésica apresenta algoritmo próprio, com diversos indicadores e faixas de análises diferentes.[19]

Índice Biespectral

O *Bispectral Index* (BIS) é baseado em processamento complexo do EEG, desenvolvido pela Aspect Medical Systems®. Inicialmente foram colhidos dados de aproximadamente 1.500 pacientes, durante 5.000 horas, de sinais de EEG, sob a ação de diversos tipos de fármacos usados em anestesia. O EEG foi processado, removendo sinais de artefatos de alta e de baixa frequência, sinais ECG, picos de marca-passo, piscar de olhos, oscilações em torno da linha de base e corrente alternada. Os sinais foram avaliados com três técnicas diferentes: 1) análise espectral de Fourier, 2) análise biespectral e 3) análise em domínio do temporal (*time domain*). A partir desse processo complexo de aquisição, filtragem e processamento de dados, é fornecido um índice (0 a 100).

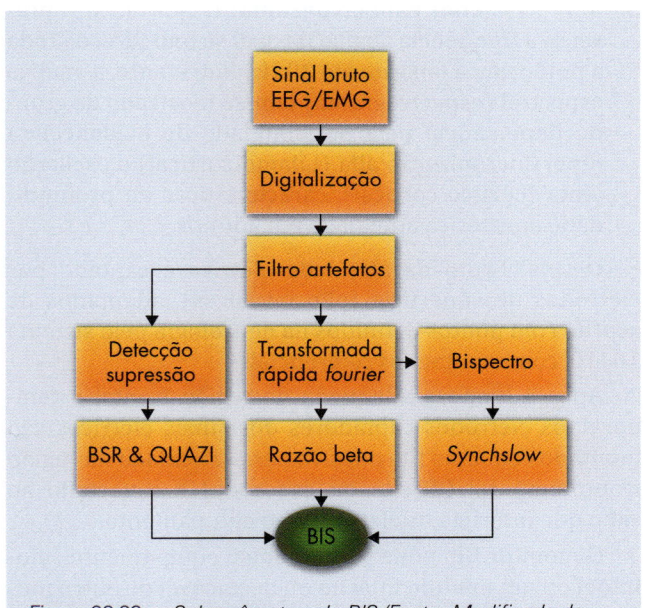

Figura 92.22 — *Subparâmetros do BIS (Fonte: Modificada de Nunes RR, 2015[19]).*

Para o cálculo dos índices relacionados ao equipamento são usadas frequências de até 47 Hz (sistema nervoso e eletromiografia) e 70 a 110 Hz para eletromiografia (EMG), no qual o sinal é captado em janelas de dois segundos (*epocs*). Os índices são:

1. **Bispectral bilateral:** O número BIS é obtido da análise ponderada de quatro subparâmetros: 1) taxa de supressão de surtos, 2) supressão QUAZI, 3) potência relativa beta e 4) sincronização rápido/lenta (Figura 92.19), na qual se aplica um modelo estatístico multivariado com uma função não linear. O *delay time* é de 7,5 segundos e a taxa de atualização é de um segundo.[20]

2. **Taxa de supressão:** A supressão de surtos é definida como intervalos maiores de 0,5 segundo, nos quais a voltagem do EEG encontra-se abaixo de ± 5 microV nos últimos 60 segundos. Assim, o normal é taxa de supressão igual a zero.[17,21]
3. **Potência eletromiográfica:** Essa variável é calculada como a soma de todas as RMS (raiz média quadrática), no intervalo de 70-110 Hz, normalizado para 0,01 microVRMS e expresso em decibel (dB). É um parâmetro importante, pois mensura a atividade elétrica no núcleo do nervo facial (região bulbopontina). Durante anestesia geral, normalmente, os valores situam-se abaixo de 30 dB. Valores, durante anestesia geral, acima de 30 representam atividade elevada do núcleo do facial.[21]
4. **Assimetria:** Representa variações de potências entre os hemisférios cerebrais direito e esquerdo, sendo sinalizada com indicador branco para o lado de maior potência. Em adultos, considera-se como normais variações de até 20%.[21]
5. **SEF 95% com espectrograma:** O SEF 95% representa a frequência abaixo da qual se tem 95% de toda a potência na faixa de até 30 Hz. Entretanto, a análise espectral (espectrograma) tem-se mostrado de grande importância pela possibilidade de evidenciar a hipersincronização alfa (tálamo-cortical) e oscilação lenta (córtico-cortical), características da profundidade anestésica adequada em adultos.[22]

O sinal bruto da atividade elétrica é captado por eletrodos de superfície (não invasivos), adaptados de acordo com pontos definidos na neurologia pelo sistema 10/10, com montagens referenciais.[17]

Após a limpeza adequada da região frontal e temporal, os eletrodos captadores dos sinais elétricos são montados em uma fita adesiva para ser colada na região frontotemporal (direita ou esquerda) e conectado ao cabo que interliga os eletrodos ao equipamento.

O monitor BIS pode ser um único equipamento (monitor) ou um módulo interno ou destacável de outro monitor multiparâmetro.

Ao ligar o monitor, ele executa um autoteste e avalia a conexão com o paciente, indicando quais eletrodos estão corretamente ligados (*Pass*) ou se existe algum problema de conexão. Se houver erro, este deve ser corrigido pressionando-se firmemente o eletrodo em questão, por alguns segundos, até que haja a indicação de funcionamento correto (*Pass*) em todos os eletrodos.

O Consenso Brasileiro sobre Monitoração da Profundidade Anestésica publicado na Revista Brasileira de Anestesiologia,[18] em 2015, mostra na Tabela 92.7 os principais parâmetros fornecidos por cada equipamento.

O equipamento mostra diversos parâmetros que podem variar dependendo do modelo ou do módulo.

Entropia

A entropia monitora e fornece a informação do estado do sistema nervoso central durante a anestesia geral.

A entropia é baseada na aquisição e processamento dos sinais do raw EEG e eletromiografia frontal (FEMG – *frontalis electromiography*) por um algoritmo próprio (Datex-Ohmeda®), pela medida da atividade elétrica cortical baseada no princípio de que o EEG se altera, de padrões irregulares para mais regulares, à medida que aumenta a profundidade anestésica. A FEMG também diminui à medida que o cérebro se torna saturado de anestésico.

A entropia mede a irregularidade dos sinais do EEG e dos músculos faciais (FEMG).

Existem dois tipos de entropia:

1. **Entropia de Resposta (RE):** reação rápida, sensitiva à ativação dos músculos faciais (FEMG).
2. **Entropia de Estado (SE):** estimativa do efeito hipnótico dos fármacos, no cérebro, durante a anestesia geral.

É necessária a limpeza adequada da pele e a instalação correta dos eletrodos, seguindo as recomendações do fabricante (Figura 92.20).[19]

Após a conexão dos eletrodos, o monitor realiza medições para verificar a integridade e o nível de impedância. O eletrodo é de uso único e sofre degradação após o uso.

Durante o estado de alerta e na indução, existe uma diferença entre as duas entropias (RE e SE).

A escala de entropia e o seu significado, sugerida pelo fabricante, está na Tabela 92.8.

O Consenso Brasileiro sobre Monitoração da Profundidade Anestésica, publicado na Revista Brasileira de Anestesiologia, em 2015,[18] utilizando uma metodologia de Qualidade de Evidências (A, B, C e D) e Força de Reco-

TABELA 92.7
PRINCIPAIS PARÂMETROS FORNECIDOS PELOS EQUIPAMENTOS.[19]

Equipamento	Limites anestesia	TS/limites	EMG/limites	Assimetria	SEF 95%	Espectrograma	*Delay time*
BIS vista bilateral	40-60	±5 μv	70-110 Hz	Sim	Sim	Sim	7,5 s
SEDLine-PSI bilateral	25-50	ND	ND	Não	Sim	Sim	6,4 s
Entropia resposta	40-60	ND	ND	Não	Não	Não	Variável
CSM	40-60	±3,5 μv	75-85 Hz	Não	Não	Não	15 s

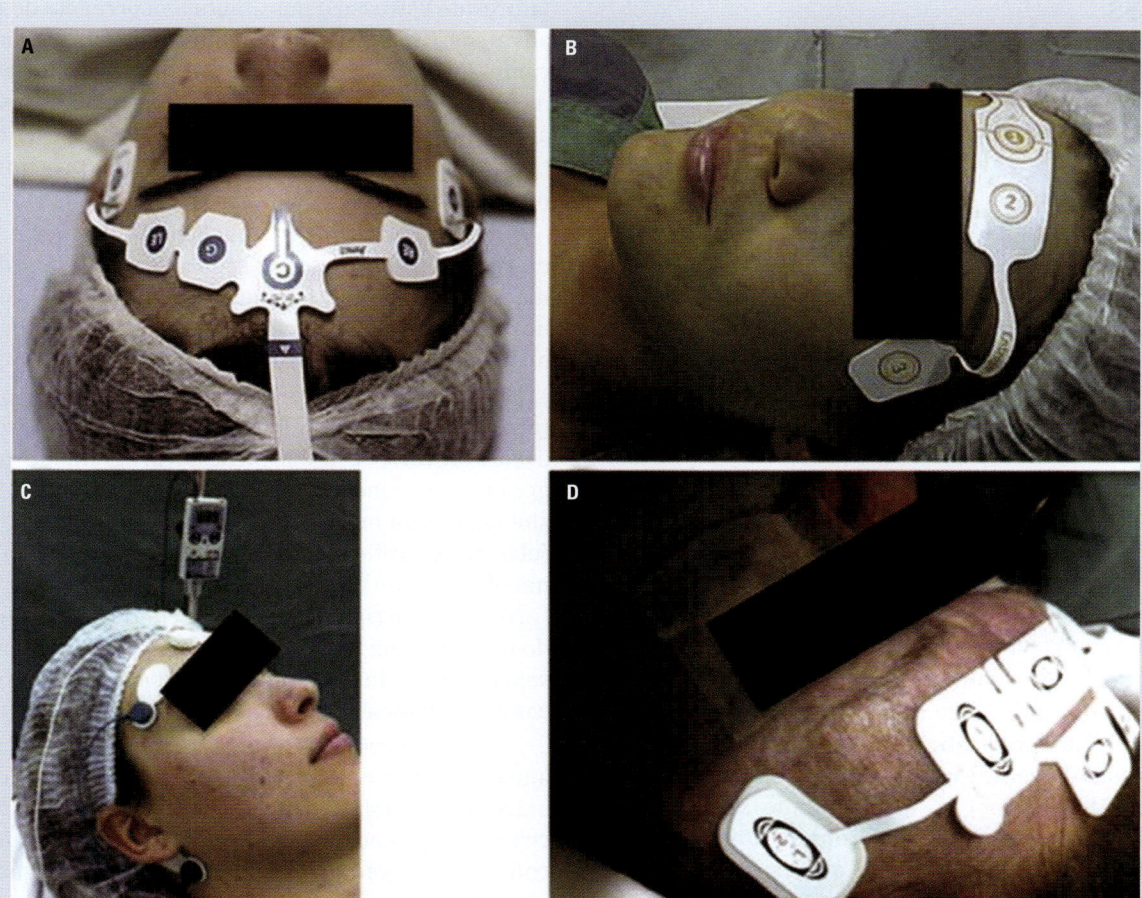

Figura 92.23 — *Posicionamento dos sensores de acordo com o fabricante:* **(A)** *BIS;* **(B)** *Entropia;* **(C)** *CSM; e* **(D)** *SEDLine.* (Fonte: Modificada de Nunes RR, 2015[19]).

TABELA 92.8 GUIA DOS VALORES DA ENTROPIA.	
100	Acordado e responsivo
60	Efeitos clínicos da anestesia
40	Baixa probabilidade de consciência
0	Supressão da atividade elétrica cortical

mendação (1: Forte e 2: Fraca), baseado em publicações científicas sobre o uso dessa monitoração, postulou algumas situações clínicas e eventos:

1. **Consumo de anestésico:** Recomendação: O uso de equipamentos para monitoração da profundidade anestésica, tais como BIS, entropia, PSA 4000 e CSM, é associado com redução do consumo de anestésicos, tanto inalatórios quanto venosos, assim como redução do tempo de recuperação anestésica, comparada com o método de monitoração por sinais e sintomas clínicos (1 A e 1 B).
2. **Despertar intraoperatório:** Recomendação: Para prevenção de despertar intraoperatório, o uso de monitores da atividade elétrica cerebral é sugerido para pacientes de alto risco sob anestesia geral balanceada (2 B). Para pacientes sob anestesia venosa total, uma vez que constitui fator de risco para despertar intraoperatório, o uso da monitoração da atividade elétrica cerebral é altamente recomendado (1 A).
3. **Morbimortalidade:** Recomendação: A atividade elétrica do sistema nervoso avaliada predominantemente pelo índice BIS (sem considerar outros possíveis componentes, como taxa de supressão, espectrograma ou ambos), isoladamente ou em combinação com outras variáveis, como PAM e percentual da CAM, tem uma fraca associação com mortalidade (2 B).
4. *Delirium* **pós-operatório (DPO) e disfunção cognitiva pós-operatória (DCPO):** Recomendação: A monitoração da profundidade anestésica com o monitor BIS facilita a titulação dos anestésicos e diminui a exposição do cérebro do idoso a doses elevadas dos agentes anestésicos e, assim, pode contribuir para redução de DPO (1 A) e DCPO (2 A e 2 B).

ALARMES

A monitoração é, por definição, o ato de vigiar. A administração da anestesia é predominantemente uma tarefa de monitoração complexa que requer vigilância contínua.

O anestesiologista deve continuamente avaliar o estado do paciente enquanto verifica os efeitos da anestesia e da intervenção cirúrgica. Infelizmente, os humanos não são bons monitores porque são suscetíveis a erros e a nossa vigilância é suscetível à degradação por uma série de fatores humanos, ambientais e por falhas em equipamentos.

Os monitores permitem a captação, quantificação e a visualização de sinais biológicos e a eletrônica moderna permite a avaliação desses valores com a determinação de faixas de "normalidade". Um programa (*software*) pode determinar quando os valores ultrapassam essas faixas de normalidade, nos limites inferiores e superiores, gerando mensagens de alarmes auditivas e/ou visuais.

Geralmente os monitores são configurados de fábrica para ativar o alarme de cada parâmetro monitorado dentro de faixas preestabelecidas como "normais". Em toda a ocasião (evento) que o valor monitorado estiver abaixo (limite inferior) ou acima (limite superior) do valor preestabelecido, um sinal sonoro e/ou um sinal visual será ativado para notificar o anestesiologista de sua ocorrência.

Os valores limites de cada valor monitorado podem e devem ser ajustados pelo anestesiologista. Deixar alarmes com a emissão contínua desses sinais, sem ajustar os valores ou corrigir o evento que gerou o alarme, são fatores de estresse e possibilita a ocorrência de eventos adversos. Os alarmes foram feitos para a proteção do paciente, para avisar que um determinado valor está fora da faixa determinada. O anestesiologista deve responder ao alarme verificando a causa, corrigindo o evento e reativando (*reset*), para que ele continue a procura de um novo evento.

Desligar (*silenciar totalmente*) os alarmes é abdicar do seu uso e, portanto, da segurança que ele proporciona. A melhor conduta é ajustar os novos valores para a nova situação, principalmente quando ela é recorrente ou faz parte da fisiologia do paciente.

A Figura 92.24 mostra um gráfico da relação Tempo (eixo x) *versus* Perigo (eixo y) de quando se inicia um evento adverso e o alarme está programado para ser gerado após um intervalo (alarme gerado). O anestesiologista leva mais um tempo para identificar o alarme (alarme identificado), identificar o problema (problema identificado) e mais um tempo para corrigir a causa (problema corrigido) até que a condição de segurança do paciente seja reestabelecida. Caso essa sequência não seja identificada em tempo hábil, o evento adverso pode caminhar para a lesão do paciente.[23]

Os monitores podem apresentar a possibilidade de ajustes de diversos parâmetros de acordo com a faixa etária (neonatal, pediátrico, adulto) ou com o tipo de cirurgia (cardíaca, obstétrica), ou ainda permitir uma configuração personalizada pelo anestesiologista, para se evitar que todas as vezes sejam necessários os ajustes das configurações de vários parâmetros a serem monitorados.

Um estudo encontrou que os anestesiologistas afastam a sua atenção do paciente em 42% do tempo de

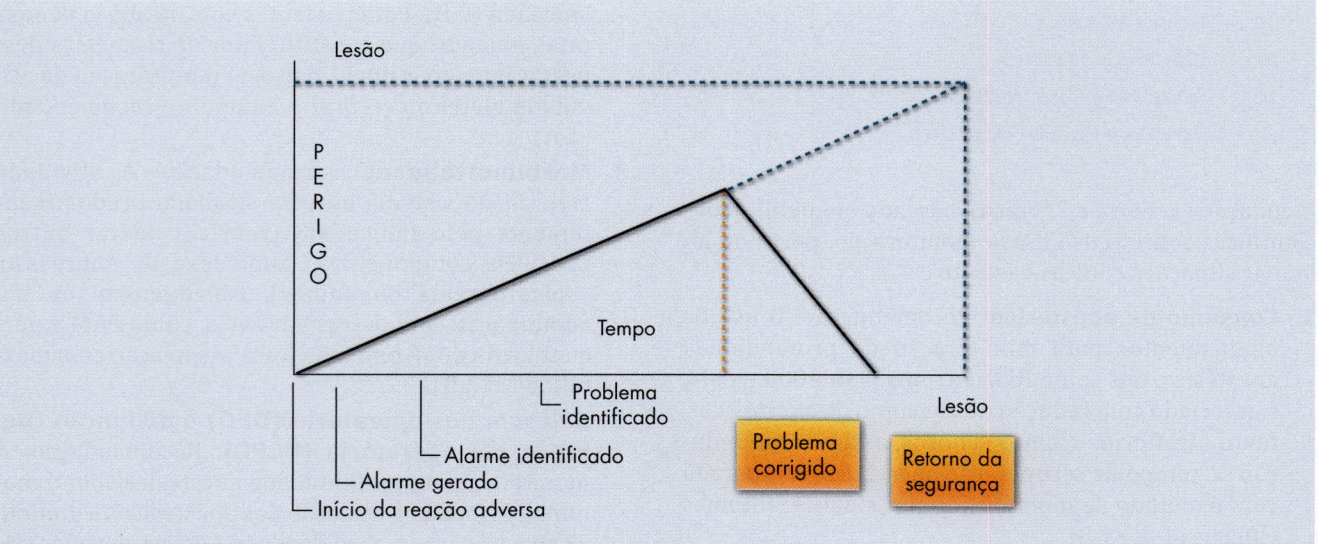

Figura 92.24 — *Potencial de lesão em relação ao tempo para a geração e a identificação do alarme, identificação e correção do problema e retorno à segurança ou evolução para a lesão. (Fonte: Modificada de Schreiber P., 1987[23])*

cuidados.[24] Weinger e cols. demonstraram que um residente de anestesia iniciante é mais lento em detectar um alarme luminoso, colocado no monitor, do que um anesthesiologista mais experiente. O comprometimento é ainda maior nos momentos de maior carga de trabalho como, por exemplo, durante a indução.[25]

A necessidade de incorporar cada vez mais alarmes nos monitores deve-se principalmente a: 1) aumento do número de variáveis a serem monitoradas; 2) os equipamentos para coletar e mostrar essas variáveis tornaram-se extremamente sofisticados; 3) complexidade das tarefas e o estresse envolvido, tornando a detecção dos parâmetros fora da faixa da normalidade praticamente impossível, sem uma assistência de equipamento.

Se as telas dos monitores (*displays*) fossem eficientes, elas poderiam apresentar todas as informações clínicas necessárias e, provavelmente, não precisaríamos dos alarmes auditivos, que provocam o maior estresse. Como tal situação ainda não existe, o número de alarmes tem crescido exponencialmente ao número de monitores e parâmetros monitorados.

Os alarmes servem para diversas funções:[26] 1) ajudar o anesthesiologista na detecção de eventos adversos ou condições não antecipadas, tanto para o paciente como para o equipamento; 2) ajudar o anesthesiologista fadigado e não vigilante; e 3) ajudar em situações complicadas pelo estresse, excesso de trabalho, falta de treinamento ou outros fatores que afetam negativamente a habilidade de detectar ou responder a condições indesejáveis.

Quando um alarme é ativado, a próxima tarefa é identificar a causa. Um alarme não tem benefício se ele não fornecer ao usuário as informações suficientes para que ele corrija o problema, a condição detectada e até indique onde procurar: É a saturação de O_2? É a pressão arterial sistólica baixa (ou alta)? É a concentração do agente anestésico halogenado alta ou baixa (quando se quer prevenir o despertar)?[26]

Quando a origem do alarme não é identificada, cria-se uma situação de distração que pode exacerbar o estresse da situação clínica.

Várias situações clínicas podem disparar um alarme:[27] 1) falhas em equipamentos; 2) artefato e/ou interferências; 3) alteração fisiológica de um ou mais parâmetros; 4) resposta inesperada ou indesejada do paciente a uma intervenção.

Na Tabela 92.9 estão alguns monitores e equipamentos relativamente comuns em um ato anestésico de médio porte que podem gerar alarmes auditivos e visuais dos diversos parâmetros monitorados e controlados. A geração de alarmes em dois ou mais desses equipamentos, em posições distintas (equipamentos diferentes), pode dificultar a localização do problema gerando um atraso na correção e um estresse adicional ao anesthesiologista e à equipe. A esse cenário podem ser somados os alarmes gerados pelos equipamentos da equipe cirúrgica (equipamentos de vídeo, insufladores, eletrocautério e outros).

Quanto maior o número de dispositivos isolados, sem uma integração (ou centralização) dos alarmes, maior é a dificuldade do anesthesiologista em identificar a fonte, obter a informação sobre o que está ocorrendo e corrigir o problema. Quanto maior a integração entre aparelho de anestesia, ventilador, monitores e dispositivos de infusão que tenham uma única central de alarme – com indicação visual e auditiva – precisa, mais rápida será a identificação e correção do evento com menor estresse. O conceito de *workstation*, que é uma unidade de trabalho que tenha integrado todos os monitores, equipamentos para a administração de anestésicos, inalatórios e venosos, e ventilador, permite uma melhor integração dos alarmes com segurança para o paciente e redução da carga de trabalho e estresse para o anesthesiologista.

CONCLUSÃO

A monitoração dos parâmetros regulamentados pela legislação e o acréscimo dos parâmetros necessários, pela complexidade do caso, fazem parte da boa prática da anestesia.

TABELA 92.9
PRINCIPAIS MONITORES E EQUIPAMENTOS USADOS EM ANESTESIA E OS PARÂMETROS MONITORADOS QUE GERAM ALARMES.

Monitor/Equipamento	Parâmetros
ECG	Frequência cardíaca / Eletrodos desconectados
Pressão arterial não invasiva (PANI)	Limites de pressão / Erro na medição
SpO_2	Dessaturação / Posição do sensor / Falta de pulso – medida da PANI
$EtCO_2$ – Agentes anestésicos	Limites dos ajustes / Linha obstruída
BIS ou Entropia	Limites dos ajustes
Monitor bloqueio neuromuscular (BNM)	Reversão do bloqueio
Aparelho de anestesia – Ventilador	Pressão dos gases / Concentração do O_2 / Pressão nas vias aéreas / Volume corrente/minuto expirado / Baixo fluxo de gases no sistema
Bombas de infusão	Posição do sensor/equipo/seringa / Falta de fluido / Obstrução do fluxo / Parada e sem operar / Volume administrado
Dispositivos de aquecimento	Desligado / Temperatura alta

Conhecer e entender o que está sendo e como está sendo monitorado ajuda a interpretar, diagnosticar e resolver as intercorrências mais rapidamente.

A interpretação dos valores fornecidos pelos monitores deve ser relacionada com o quadro clínico do paciente.

Os monitores, como qualquer equipamento, necessitam de manutenção e instalação correta para a segurança do paciente e da equipe.

Os alarmes devem ser ajustados para as situações específicas e não devem ser desligados.

REFERÊNCIAS

1. CFM. RESOLUÇÃO N° 1.802/2006. Publicado no D.O.U. de 01 novembro 2006, Seção I, pg. 102, Retificação publicada no D.O.U. de 20 de dezembro de 2006, Seção I, pg. 160.
2. Riva-Rocci S: Un nuovo sfigmomanometro. Gaz Med Torino 47:981, 1896
3. Korotkoff N S (1905) - On the subject of methods of determining blood pressure. Bull Imp Med Acad St Petersburg 11: 365, 1905.
4. Datex-Ohmeda Cardiocap/5. Guia do Usuário – Monitor multiparamétrico Cardiocap 5 - http://www3.gehealthcare.com/en/specialties/anesthesia. P. 37.
5. Graveinstein JS, Paulus DA. Arterial Pressure, em: Gravenstein JS, Paulus DA. Clinical Monitoring Practice. 2a. Ed., Philadelphia, J.B. Lippincott Company, 1982, p 53-84.
6. Geddes LA. Cardiovascular Devices and Their Applications. New York, NY: John Wiley; 1984: Fig. 3-6
7. McGee WT, Headley JM, Frazier JA. Quick Guide to Cardiopulmonary Care. 3rd Ed. Edwards Lifesciences. 2014. Arizona (USA). http://edwards.com/education - acesso 31/01/2016.
8. Veldkamp, Rolf F. et al. Performance of an automated real-time ST-segment analysis program to detect coronary occlusion and reperfusion. Journal of Electrocardiology, Volume 29, Issue 4, 257-263.
9. Bazaral MG, Norfleet EA. Comparison of CB5 and V5 leads for intraoperative electrocardiographic monitoring. Anesth Analg. 1981 Dec;60(12):849-53.
10. Tardelli MA. Monitorização do bloqueio neuromuscular. In: Cavalcanti IL., Diego LAS. Bloqueadores Neuromusculares. Rio de Janeiro. EPM-Editora de Projetos Médicos, 2002. p. 35-53.
11. Szocik J, Barker SJ, Tremper KK. Fundamental Principles of Monitoring Instrumentation. In: Miller's Anesthesia. 8 Ed. Philadelphia: Churchill Livingstone – Elsevier. 2015. p. 1331.
12. Meletti JFA, Miranda RVB, Miranda CA. Eletrocardiografia perioperatória, em: Potério GM, Pires OC, Callegari DC, Slullitel A. Monitorização em Anestesia – Volume 14, São Paulo, SAESP, 2011, 86-109.
13. GE Healthcare. Datex-Ohmeda. Cardiocap/5 Technical Reference Manual. Finland. 2007. Section 6.
14. Costa EL, Lima RG, Amato MB: Electrical impedance tomography, Curr Opin Crit Care 15:18-24, 2009.
15. Aceto P, Perilli V, Lai C, et al. Update on post-traumatic stress syndrome after anesthesia. Eur Rev Med Pharmacol Sci. 2013;17:1730-7.
16. Monk TG, Saini V, Weldon BC, et al. Anesthetic management and one-year mortality after noncardiac surgery. Anesth Analg. 2005;100:4-10.
17. Rampill IJ. A primer for EEG signal processing in anesthesia. Anesthesiology. 1998;89:980-1002.
18. Montenegro MA, Cendes F, Guerreiro MM, et al. EEG na prática clínica. 2.a ed. Rio de Janeiro: Revinter; 2012.
19. Nunes RR. et al. Consenso Brasileiro sobre Monitoração da Profundidade Anestésica. Rev Bras Anestesiol. 2015;65(6):427-436.
20. Davidson AJ1, Huang GH, Rebmann CS, et al. Performance of entropy and Bispectral Index as measures of anaesthesia effect in children of different ages. Br J Anaesth. 2005 Nov;95(5):674-9.
21. Nunes RR, Chaves IMM, Alencar JCG et al. Bispectral index and other processed parameters of electroencephalogram: na update. Rev Bras Anestesiol. 2012;62(1): 105-17.
22. Purdon PL, Pierce ET, Mukamel EA, et al. Electroencephalogram signatures of loss and recovery of consciousness from propofol. PNAS. 2013:E1142-51.
23. Schreiber P., Schreiber J.: Safety Guidelines: Anesthesia Systems - Risk Analysis and Risk Reduction. Edited by North American Drager, 1987.
24. Weinger MB, Herndon OW, Gaba DM: The effect of electronic record keeping and transesophageal echocardiography on task distribution, workload, and vigilance during cardiac anesthesia, Anesthesiology 87: 144–155, 1997.
25. Weinger MB, Herndon OW, Paulus MP, et al: An Objective methodology for task analysis and workload assessment of anesthesia providers, Anesthesiology 80:77–92, 1994.
26. Beneken JEW, van der Aa JJ: Alarms and their limits in monitoring, J Clin Monit 5:205–210, 1989.
27. Hagenouw RR: Should we be alarmed by our alarms? Curr Opin Anaesth 20(6):590–594, 2007.

93
Monitorização do Sistema Nervoso

Rogean Rodrigues Nunes
Cristiane Gurgel Lopes

INTRODUÇÃO

Considerando-se a gravidade dos danos neurológicos, sua correlação com resultados pós-operatórios e potencial de reabilitação, todas as técnicas de monitorização que possam reduzir, reverter e prevenir a injúria neurológica são importantes.

No ambiente anestésico-cirúrgico, há uma gama de técnicas e procedimentos para a monitorização do *status* neurológico. As formas de avaliação recaem sobre a condição funcional do sistema nervoso ou sobre o metabolismo, incluindo o fluxo sanguíneo e a oxigenação.[1]

MONITORES DO FLUXO SANGUÍNEO E OXIGENAÇÃO CEREBRAL

A adequação do fluxo sanguíneo cerebral pode ser avaliada por dois métodos, aferindo o fluxo propriamente dito ou a oferta de oxigênio. Em cérebros normais, considera-se adequado um fluxo de $50mL.100g^{-1}min^{-1}$, para que ocorra uma boa oxigenação tecidual. Valores inferiores a 20 ou $25 mL . 100g^{-1} . min^{-1}$ podem associar-se à falha na função e lesão estrutural cerebral. É importante salientar que ambas, estrutura e função, sofrem modificações durante o procedimento operatório e por ação dos fármacos anestésicos.

Marcadores Intravasculares

Verifica diretamente o fluxo sanguíneo cerebral, através da administração de um isótopo radioativo, o Xenônio-133 (^{133}Xe) e da medida do *wash-out* radioativo, que utiliza detectores gama, posicionados sobre regiões especificas do cérebro. Tem sido utilizada em alguns centros como monitorização intraoperatória em endarterectomia de carótida. A técnica apresenta diversas limitações, dentre elas, a impossibilidade de oferecer uma monitorização contínua, e sim instantânea durante os procedimentos.[1,2]

Ultrassom Transcraniano com *Doppler*

É uma técnica sensível de monitorização em tempo real da velocidade de fluxo sanguíneo nas artérias de maior condutância do cérebro, através de um *probe* posicionado geralmente no osso temporal. Tem sido utilizado em cirurgias cardíacas abertas, cirurgias vasculares, correções de aneurismas intracranianos e operações cardíacas congênitas.[1,3,4] (Figura 93.1A e B)

No intraoperatorio, a técnica mais utilizada em pacientes de todas as idades é monitorizar a artéria cerebral média, através da janela temporal. Ela é usualmente encontrada logo acima do zigoma e anterior ao tragus da orelha e podem ser identificadas alterações no fluxo, ou presença de êmbolos. Como estudo diagnóstico, outros vasos além da artéria cerebral média, como artéria cerebral anterior, comunicante anterior, cerebral posterior e comunicante posterior, podem ser avaliadas, através da janela óssea temporal. Artérias basilar, oftálmica e carótida interna também podem ter seus fluxos mensurados pelo doppler através do forâmen magno.

Uma importante limitação da técnica ultrassonográfica com doppler está no fato da monitorização ser realizada através do osso temporal e este pode, em 10% a 20% dos pacientes, ser espesso o suficiente para comprometer a avaliação.[1]

A técnica de monitorização com doppler é a única técnica contínua a evidenciar precocemente a hipoperfusão cerebral e a presença de êmbolos.[5]

Saturação Venosa da Hemoglobina no Bulbo Jugular

No cérebro, a saturação venosa da hemoglobina no bulbo jugular ($SjvO_2$) mede o grau de extração de oxi-

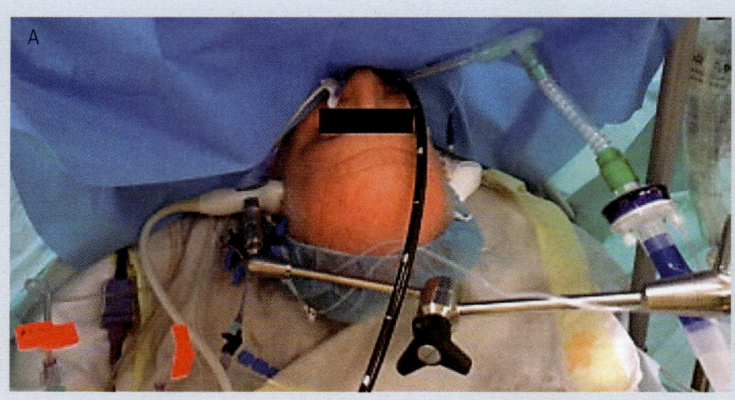 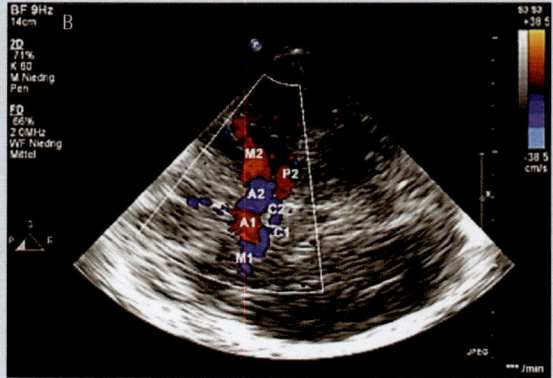

Figura 93.1 — **(A)** *Colocação do equipamento e* **(B)** *sonografia com doppler transcraniano antes da perfusão cerebral seletiva, mostrando a artéria cerebral média direita (M1), artéria cerebral média esquerda (M2), as artérias cerebrais anteriores direita e esquerda (A1 e A2, respectivamente).*

gênio pelo cérebro e traduz o equilíbrio entre o suprimento de oxigênio e a demanda cerebral[1]. Um cateter venoso central pediátrico com fibra óptica é inserido na veia jugular dominante, retrogradamente, de forma que a ponta do cateter fique ao nível do primeiro ou segundo corpo vertebral, para prevenir contaminação com sangue venoso proveniente da veia jugular externa. O cateter requer calibração a cada 8 a 12 horas para garantir a acurácia do método. Além da $SjvO_2$, a amostra de sangue do bulbo jugular pode oferecer o valor da pressão venosa de oxigênio (PvO_2)[6], e com a concentração de hemoglobina teremos outras informações:

$$CvO_2^* = (1,34 \times Hb\ concentração \times SjvO_2) + (0,003 \times PvO_2)$$

O metabolismo cerebral pode ser estimado da seguinte forma:

$$CMRO_2 = CBF \times (CaO_2^{**} - CvO_2).$$

*Conteúdo venoso de oxigênio
**Conteúdo arterial de oxigênio

A $SjvO_2$ varia entre 60% e 80% e valores inferiores indicam baixo fluxo sanguíneo cerebral, isquemia ou alta taxa metabólica, como ocorre na febre ou convulsões. $SjvO_2$ superior a 80% pode significar hiperemia, alto fluxo cerebral, baixo metabolismo, baixa descarga de oxigênio ou inabilidade para utilização do oxigênio ofertado (injúria mitocondrial ou infarto extenso). A $SjvO_2$ mostra as alterações na utilização do oxigênio de uma forma global e alterações regionais podem passar desapercebidas. Assim, falsas interpretações podem advir de alterações importantes da saturação arterial de oxigênio ou da hemoglobina, ou ainda quando houver extensas áreas de infarto cerebral.[7,8]

Oximetria Cerebral

Oximetria cerebral é uma técnica não invasiva de avaliar a oxigenação cerebral da hemoglobina em tempo real. A leitura utiliza normalmente dois a cinco comprimentos de onda de luz infravermelha, de 700 nm a 1.000 nm. Admite-se que 75% do volume de sangue cerebral é venoso. A maioria dos equipamentos disponíveis no mercado utiliza um sensor que deve ser posicionado na região frontal, abaixo da linha do cabelo (linha pilosa). Considerando-se que a demanda de oxigênio pelo cérebro sob anestesia mantém-se relativamente estável, alterações na saturação significam reduções no suprimento de oxigênio cerebral devido, normalmente, a reduções na pressão arterial, na pressão parcial de CO_2, no débito cardíaco, na concentração de hemoglobina ou no conteúdo arterial de oxigênio.[1,9] (Figura 93.2)

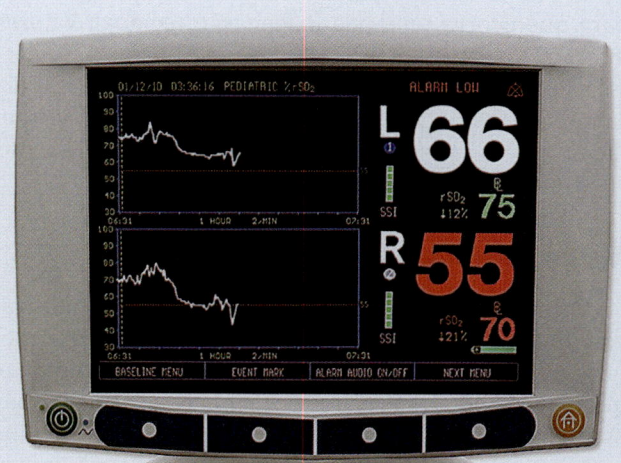

Figura 93.2 — *Oximetria cerebral bilateral evidenciando redução da saturação da hemoglobina cerebral à direita.*

A facilidade na utilização da oximetria cerebral permitiu que esses monitores fossem adotados em operações que potencialmente causam redução do fluxo cerebral. Mas ainda há varias considerações acerca do uso clínico da tecnologia e uma delas é a contaminação do sinal da oximetria pelo sangue extracraniano, reduzindo a acurácia da leitura.[10] A utilização de dois diodos e ajustes no algoritmo dos equipamentos pode contornar essa limitação. Há ainda uma variabilidade interpessoal e intrapessoal dos valores de saturação regional, considerando-se o intervalo de normalidade entre 60% e 75%, com coeficiente de variação para os valores basais de aproximadamente 10%. Portanto, o monitor de oximetria cerebral é melhor usado como um monitor de tendências. Como os equipamentos utilizam sensores na região frontal, alterações em regiões distantes podem não ser detectadas pela monitorização.[11]

Nas endarterectomias de carótidas, operações que têm um risco maior que 2% de acidente vascular encefálico, por conta de êmbolos ou pela isquemia durante o piçamento do vaso, vários métodos podem ser adotados para aferir a oxigenação cerebral. Quando o procedimento ocorre sob anestesia regional, a avaliação clínica da consciência é o melhor parâmetro para verificar isquemia e necessidade de *shunt*. Sob anestesia geral, a oximetria cerebral parece uma opção atrativa pela simplicidade de seu uso, mas na literatura encontram-se evidências de que sua acurácia em identificar isquemia cerebral crítica é equivalente à de outros métodos, como eletroencefalograma, doppler transcraniano e potencial somatossensorial evocado.[12]

Em operações cardíacas a ocorrência de acidentes vasculares encefálicos pode ser observada em 2% a 3% e a disfunção cognitiva pós-operatória ocorre em mais de 50% dos pacientes. Os mecanismos de lesão são semelhantes (embolia e hipoperfusão cerebrais). A oximetria cerebral mostrou-se, de início, uma promessa muito boa para titulação e manutenção de níveis adequados de perfusão cerebral. Apesar de estudos prospectivos com alvos de saturação cerebral, guiados pela oximetria cerebral, não terem obtido bons resultados na prevenção de declínio cognitivo pós-operatório,[13] o método tem sido utilizado como ferramenta na neuroproteção, pela possibilidade de otimizar o controle da pressão arterial e guiar os limites da autorregulação cerebral durante *bypass* cardiopulmonar.[14] Em relação ao distúrbio cognitivo e desfechos neurológicos, parece haver uma relação mais forte desses eventos com a condição clínica subjacente do paciente (doença cerebrovascular e doença arterial sistêmica, p. ex.) submetido à operação de revascularização do miocárdio que propriamente ser uma repercussão das variáveis do ato operatório.[5]

Técnicas Invasivas

Os métodos invasivos de monitorização da perfusão cerebral têm como premissa o implante de sondas através de técnica cirúrgica, que são posicionadas no tecido cerebral ou no sistema ventricular. As técnicas associam-se a riscos de 1% a 2% de infecção, sangramento ou isquemia. Para uso clínico, tem-se a monitoração do fluxo sanguíneo cerebral por difusão térmica, que utiliza um cateter fino com dois termístores que devem ser posicionados na substância branca subcortical e avaliam a dissipação do calor como reflexo do fluxo sanguíneo cerebral. Dispõe-se, também, de monitor da pressão parcial de oxigênio onde se utiliza um eletrodo sensível a oxigênio, posicionado na substância branca subcortical. São registrados os níveis de oxigênio no tecido cerebral (P_cO_2) que apresentam boa correlação com o fluxo sanguíneo cerebral.[1]

MONITORES DE FUNÇÃO NEUROLÓGICA

Os monitores que avaliam função do sistema nervoso mais frequentemente utilizados são: potenciais evocados (PE)-resposta sensitiva evocada e resposta motora evocada, eletromiografia (EMG) e eletroencefalograma (EEG).

Potenciais Evocados

São atividades elétricas geradas em resposta a um estímulo sensitivo ou motor externo. Os potenciais evocados são, em geral, menores do que outras atividades elétricas geradas em tecidos adjacentes (músculo e cérebro) e podem ficar obscurecidos diante de tais sinais, havendo a necessidade de amostras repetidas (somação elétrica e uso de técnicas de média) para extrair o sinal desejado dos outros sinais biológicos, no caso dos potenciais sensitivos. Já para os potenciais motores, que têm maiores potências, essas estratégias não são necessárias.[15]

Potencial Evocado Sensitivo (PES)

A utilidade dos potenciais evocados está na possibilidade de avaliar função sensitiva anormal, em revelar lesões insuspeitas clinicamente, particularmente no diagnóstico de esclerose múltipla, mas também em definir a extensão anatômica das lesões e monitorizar de forma contínua a integridade da via neural, a qual não pode ser vista clinicamente devido à anestesia. No ambiente cirúrgico-anestésico, o PES é o mais comumente monitorizado. Existem três tipos distintos de PES: potencial evocado somatossensorial (PESS), potencial evocado auditivo do tronco encefálico (PEAT) e potencial evocado visual (PEV). Para todas essas técnicas, são colocados eletrodos de registro corticais no couro cabeludo, usando o mesmo sistema 10 a 20 padrão do utilizado no registro de EEG, enquanto os registros para sinais subcorticais e periféricos são colocados em várias localizações anatômicas padronizadas.[1] As alterações possíveis de serem encontradas no PES são variações nas amplitudes das ondas, aumento da latência e perda da onda. Essas alterações podem traduzir isquemia, invasão tumoral, efeito de fármacos anestésicos, alterações de temperatura ou de perfusão.[15]

Potencial Evocado Somatossensorial (PESS)

É pesquisado através de um estimulo elétrico de um nervo periférico ou craniano e avalia a função do nervo periférico, as faces posterior e lateral da medula espinhal, uma parte do tronco encefálico, o núcleo posterolateral ventral do tálamo com sua comunicação com o córtex e uma porção do córtex sensitivo.

O sistema somatossensorial consiste na via lemniscal da coluna dorsal, ou via da coluna posterior e a via espinotalâmica. Apesar de outras vias poderem contribuir, incluindo trato espinocerebelar dorsal, coluna anterolateral e nervo vago. O estímulo elétrico percorre a extensão do nervo periférico e, chegando ao gânglio sensitivo dorsal, entra na coluna posterior da medula, ascende para o núcleo da coluna dorsal. Um segundo neurônio conduz o estímulo ao tálamo via lemnisco medial e um terceiro neurônio leva o estímulo do tálamo ao córtex sensitivo.[16] O PESS registrado a partir do estímulo do nervo mediano ou ulnar no punho é utilizado no intraoperatório de endarterectomia de carótida e operações cranianas para lesões vasculares na circulação cerebral anterior, enquanto o registro a partir de estímulo do nervo tibial posterior, no tornozelo, ou do nervo fibular comum, na fossa poplítea, é utilizado durante operações envolvendo lesões na circulação cerebral posterior. A monitorização nervosa simultânea em membros superiores e inferiores é útil em operações de escoliose, tumores medulares e ainda em operações na aorta descendente.[17,18] As alterações de resposta de PESS são consideradas quando ocorre redução em 50% ou mais dos potenciais cortical ou espinhal e aumento da latência em 10% do basal.

Os anestésicos podem influenciar o PESS e, dependendo do mecanismo de ação dos fármacos, alguns deprimem o sinal, enquanto outros o intensificam, apesar de eles compartilharem o mesmo mecanismo depressor da função sináptica e da condução axonal. Os potenciais corticais são mais sensíveis aos efeitos anestésicos que as vias subcorticais, espinhais e nervosas periféricas. Os fármacos inalatórios têm ação sobre o PESS no tálamo e no córtex, aumentando a latência da resposta e reduzindo a amplitude das ondas, com pouca ação sobre vias subcorticais e periféricas.[19] Os anestésicos venosos, em doses clínicas, com exceção da cetamina e do etomidato, influenciam pouco o PESS. O etomidato produz um importante aumento da amplitude PESS cortical e um discreto aumento da latência. A cetamina age incrementando as amplitudes corticais, mas não altera a latência ou os potenciais subcorticais. Os opioides em geral reduzem discretamente as amplitudes corticais e aumentam a latência, com mínimos efeitos nas vias subcorticais e periféricas. No neuroeixo, estes exercem mínimo efeito sobre o PESS.[1]

Potencial Evocado Auditivo do Tronco Encefálico (PEAT)

A estimulação consiste em uma série de sons (cliques) rápidos, emitidos próximo ao canal auditivo. O estímulo sonoro tem intensidade superior ao limiar auditivo do paciente (60 dB a 70 dB a mais), apesar de, na prática, muitos laboratórios utilizarem a monitorização durante a anestesia e começarem com 90 dB nan (nível auditivo normal). Eletrodos são posicionados no couro cabeludo, embora os registros também possam ser feitos a partir de estruturas internas e nervos auditivos. O PEAT avalia o aparato auditivo, o VIII par craniano, núcleo coclear, pequena parte do tronco encefálico rostral, o colículo inferior e o córtex auditivo.[1]

O sistema auditivo pode ser danificado durante os procedimentos operatórios que acessam e manipulam a fossa craniana posterior. A monitorização com PEAT pode oferecer condições de avaliar estruturas anatômicas críticas e oferecer cuidado precoce, evitando danos neurológicos permanentes. A via do estímulo ocorre com a chegada da energia acústica do som, que é conduzida até a cóclea, localizada no ouvido interno, onde é convertida em um sinal eletroquímico codificado. Este é transmitido ao longo da via auditiva, através do VIII nervo craniano, ao tronco cerebral (mesencéfalo) e depois ao córtex auditivo primário. A cóclea converte a onda sonora em potenciais de ação, que podem ser registrados e avaliados (eletrococleograma). Picos no registro de PEAT podem ser graduados de I a VII, e como no PESS, a latência, amplitudes das ondas e latências interpicos podem ser quesitos para avaliação da integridade do sistema auditivo. O PEAT pode sofrer alterações durante operações de fossa posterior devido ao pinçamento ou compressão de artérias que suprem a via auditiva ou o tronco cerebral. Pacientes que experimentem tais alterações persistentes até o fim da operação, quase sempre apresentarão *deficits* neurológicos pós-operatórios.

PEATs são muito resistentes aos efeitos anestésicos, então geralmente não há necessidade de mudança na abordagem anestésica com essa monitorização.[20]

Potencial Evocado Visual (PEV)

É pesquisado através da estimulação da retina com *flashes* de luz, posicionando-se eletrodos na região parietal, occipital e central do escalpo (lobo occipital). Utilizado para avaliar lesões em pacientes com suspeita de esclerose múltipla e em procedimentos cirúrgicos que envolvam o aparelho visual (retina, nervo óptico, quiasma óptico, trato óptico, núcleo geniculado lateral no tálamo e córtex occipital).[15,21] PEV é a técnica de potencial evocado menos utilizada no intraoperatório.[1]

Potencial Evocado Motor (PEM)

O aumento de procedimentos cirúrgicos envolvendo o sistema nervoso assim como sua complexidade impuseram a necessidade de avaliação da integridade motora em separado. O PEM avalia a integridade da via motora descendente através da cápsula interna, tronco encefálico, medula espinhal, nervo periférico e, finalmente, o músculo. Para a avaliação das respostas, os eletrodos de estimulação também são colocados de acordo com o sistema 10 a 20, como no eletroencefalograma, só que no córtex motor.[1] Uma sequência de estímulos elétricos transcranianos é aplicada e as respostas são registradas por eletrodos que podem ser colocados sobre a coluna vertebral, nervo periférico e, mais comumente, músculo inervado. A estimulação elétrica transcranial normalmente consiste de 3 a 7 estímulos elétricos de 100 a 400 V, que duram de 0,2 a 0,5 ms. O tempo gasto para se obter um PEM é inferior a 10 s.[22]

Uma monitorização multimodal durante operações de coluna é uma conduta adequada e o PEM é considerado essencial sempre que o parênquima medular estiver em risco, ou seja, procedimentos que possam comprometer a perfusão medular, com dano direto aos tratos motores e raízes nervosas. Há evidências suficientes para recomendar o uso do PEM nos seguintes procedimentos:

- Deformidades de coluna, com escolioses com mais de 45° de rotação.
- Anormalidades congênitas de coluna.
- Ressecções de tumores intra e extramedulares.[22]

Paraplegia é a mais temida complicação da operação de aneurisma toracoabdominal e, apesar de não haver ainda evidências para suportar a recomendação para uso do PEM em todos os procedimentos, a monitorização mostra-se útil em predizer paraplegia em pacientes que perdem sua resposta ao PEM e não o recobram até o final da cirurgia.[23]

Para as operações de escoliose, o consenso é que o uso de PESS associado a PEM seja a monitorização mínima padrão.[24] Para outros tipos de operações de coluna os níveis de evidência são variados. Para os procedimentos lombares não complicados, como descompressão e dissectomia, a indicação da monitorização é controversa.[25]

Eletromiografia (EMG)

Reconhece-se hoje que a utilização da eletromiografia como técnica de monitorização intraoperatória tem sua importância em melhorar desfechos operatórios sob vários aspectos, ressaltando-se a possibilidade de identificação de estruturas neurais e a redução de lesões causadas pelo próprio procedimento.

A eletromiográfica intraoperatória pode ser realizada tanto em nervos cranianos como em nervos periféricos, para avaliar a integridade e localizar os nervos a partir dos músculos que eles suprem. São utilizados eletrodos de superfície ou eletrodos de agulha posicionados diretamente no músculo inervado de interesse, sendo a sensibilidade do exame melhor com os últimos. A monitorização por EMG pode ser ativa ou passiva. Na modalidade ativa, faz-se uma estimulação elétrica do nervo craniano ou periférico e registra-se a resposta de EMG do músculo. A monitorização passiva avalia a integridade funcional de um nervo durante procedimentos cirúrgicos, através do registro contínuo das respostas geradas pelos grupos musculares inervados. A partir de um certo limiar de voltagem da EMG, a equipe é informada do risco de lesão da estrutura, através de um alerta sonoro emitido pelo equipamento.

Considerações devem ser feitas em relação do uso de bloqueadores neuromusculares, uma vez que podem comprometer as respostas musculares.[1]

A monitoração motora do nervo trigêmeo (eletrodos posicionados no musculo temporal ou masseter) tem sido usada durante a secção do nervo para neuralgia do trigêmeo, para preservação do ramo motor do nervo e juntamente com a monitoração do nervo facial durante a ressecção de grandes lesões na fossa posterior.

EMG espontânea em músculos inervados pelo VII par craniano também é rotineiramente utilizada durante operações para ressecção de tumores no ângulo cerebelopontino, como o Schwannoma vestibular, com o objetivo de prevenir ou minimizar os prejuízos ao nervo facial, já que paresia persistente nesse nervo é uma complicação comum desse procedimento.[26,27] Apesar de oferecer menor risco de tal complicação, a operação para descompressão microvascular para a neuralgia do trigêmeo também merece monitorização da função do nervo facial com EMG.[28] Embora não haja um consenso sobre a previsão funcional satisfatória de diferentes critérios eletrofisiológicos, incluindo a EMG, a falta de padronização na montagem dos eletrodos e parâmetros de estimulação ainda são problemas para uma conclusão definitiva sobre a utilização dos métodos.[29]

Uma das complicações de maior impacto nas cirurgias de tireoide é a lesão de nervo laríngeo recorrente e, por isso, a neuromonitorização com EMG tem recebido atenção e sido encorajada pela literatura. Entretanto, os estudos ainda mostram-se inconsistentes em comprovar a superioridade do método sobre aqueles de identificação anatômica tradicional utilizada nesse tipo de operação. Enquanto maiores critérios não forem estabelecidos, a indicação da neuromonitorização fica reservada para os casos de "risco" para lesão nervosa, que inclui os pacientes submetidos à reoperação, bócio massivo ou subesternal, doença de Graves e câncer avançado.[30]

Lesão de nervo acessório é um desfecho desfavorável durante operações na região cervical, principalmente em grandes ressecções oncológicas. A prevalência de disfunção do ombro seguindo o esvaziamento cervical com preservação do nervo acessório é tão alta quanto 67%. A utilização da EMG intraoperatória parece ser uma ferramenta útil no sentido de otimizar esses desfechos. Assim, estudos com métodos mais robustos ainda são necessários para sedimentar a recomendação. Em uma revisão sistemática, McGarvey e col. mostraram que evidências relacionadas à utilização da monitorização intraoperatória para redução da prevalência de lesão do nervo acessório ainda são inconsistentes.[31]

Embora as EMGs dos músculos oculares e da língua sejam viáveis para monitorização do III, IV, VI e XII nervos, raramente são adotadas.

A monitoração de nervos motores periféricos tem sido realizada posicionando-se eletrodos de agulha nos músculos inervados por nervos sob risco de lesão que atravessam a área operatória.[1]

MONITORIZAÇÃO DA PROFUNDIDADE DA ANESTESIA

Um dos mais importantes ganhos na anestesia nos últimos tempos foi admitir que anestesia superficial com despertar, consciência intraoperatória e memória é um problema real com consequências psicológicas deletérias para uma importante parcela dos pacientes.[32] Por outro lado, a anestesia profunda parece estar associada a aumento da morbimortalidade.[33]

Manter o nível adequado da profundidade da anestesia é fundamental. Níveis demasiadamente superficiais ou profundos podem ser desastrosos a curto e longo prazo. O paciente espera que seu procedimento seja absolutamente indolor e que toda a cirurgia aconteça enquanto ele dorme, sem qualquer tipo de percepção ou memória sobre o que ocorreu durante aquele período. É importante reforçar que esse conceito é aplicado para a anestesia geral, e o paciente deve sempre ser bem orientado caso o planejamento anestésico seja para anestesia regional associada à sedação, situação esta que pode ter episódios de despertar não associados à dor ou imobilidade.

A consciência intraoperatória acidental (CIOA) é o desfecho final indesejável de anestesia insuficiente. A pesquisa da consciência leva em consideração a capacidade de um indivíduo em apresentar respostas a estímulos e/ou a comandos.

A monitorização cerebral se faz necessária na prática clínica atual da anestesiologia. Evitar o excesso de doses anestésicas é de grande importância, não só pela possibilidade de diminuir os efeitos adversos imediatos dos anestésicos, tais como depressão cardiovascular e respiratória, mas também para evitar prejuízos cognitivos em pacientes com baixa reserva neuronal. A CIOA é a intercorrência anestésica mais temida no que se refere à administração inadequada de agentes anestésicos. Sinais autonômicos não são capazes de orientar no ajuste dos fármacos, uma vez que há diversos componentes do contexto clínico que interferem na função autonômica.

Conceitos

Com o intuito de prevenir o despertar não intencional e os prejuízos da anestesia profunda, o avanço no campo da monitorização cerebral e a compreensão mais adequada dos processos neurobiológicos que envolvem consciência e memória foram necessários. Para um adequado entendimento dessa abordagem, alguns conceitos são importantes:

a. **Consciência:** termo de significado amplo. Para a neurociência traduz a relação entre o indivíduo e o meio, suas respostas aos estímulos externos e sua autopercepção. Tem dois componentes: nível e conteúdo de consciência.[34]
b. **Nível de consciência** (arousal/wakefulness): refere-se a estar adormecido ou vigil. Existe uma integração entre determinados núcleos presentes no tronco cerebral, hipotálamo, núcleos da base, que irão estimular ou inibir o córtex e o tálamo, regulando o ciclo sono-vigília.[35]
c. **Conteúdo de consciência** (awareness): refere-se ao conjunto de informações estabelecido em bases funcionais do sistema cortical e tálamo-cortical. Enquanto as estruturas subcorticais interagem para manter o córtex acordado e estimulado, determinadas regiões do córtex têm o papel de processar o conteúdo de consciência.[36]

O nível de consciência pode não se relacionar ao conteúdo de consciência. Um paciente comatoso tem nível e conteúdo de consciência reduzidos. O paciente em estado vegetativo possui o ciclo sono-vigília intacto, mas o conteúdo de consciência comprometido, não sendo capaz de interagir voluntariamente, reconhecer pessoas ou processar informações.[37,38] (Figura 93.3)

d. **Memória:** é a aquisição, formação, conservação e evocação de informações. São classificadas quanto à duração, função e conteúdo.[39]
e. **Memória declarativa ou explícita:** refere-se a informações resgatadas voluntaria ou espontaneamente.
f. **Memória não declarativa implícita:** refere-se a informações que não são resgatadas voluntaria ou espontaneamente, capazes de gerar alterações comportamentais.[40]
g. **Amnesia:** *déficit* na formação ou resgate de memórias. Os anestésicos podem afetar tanto a memória

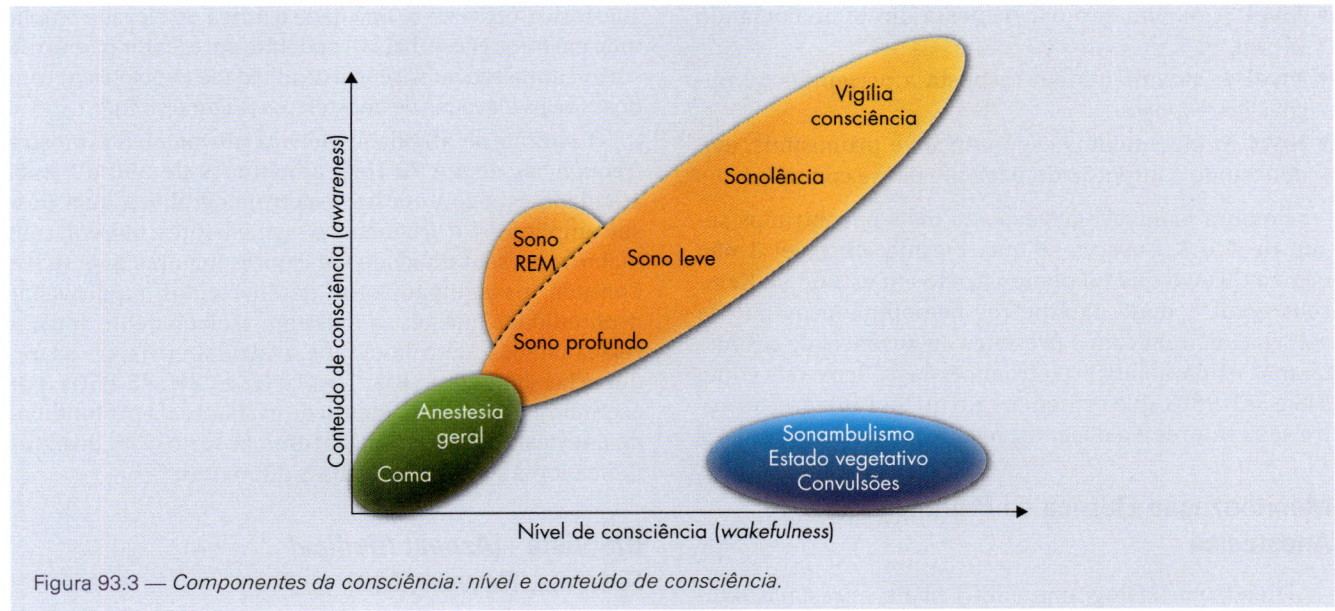

Figura 93.3 — *Componentes da consciência: nível e conteúdo de consciência.*

explícita como a implícita, mas a memória explícita parece ser mais suscetível à amnesia induzida pelos fármacos.[41]

Monitorização Clínica da Profundidade Anestésica

Alguns parâmetros fisiológicos são empregados para medir a profundidade anestésica e orientar a escolha e o ajuste das doses dos anestésicos. São utilizados a pressão arterial, frequência cardíaca, alterações do padrão respiratório, atividade motora somática e esquelética, sudorese, lacrimejamento, diâmetro pupilar e reflexos cutâneos vasomotores.[42] No entanto, a depender das condições clínicas do paciente, assim como das medicações utilizadas, esses parâmetros podem ter pouca representatividade na avaliação da profundidade anestésica.[43]

Taquicardia, hipertensão, sudorese e lacrimejamento usualmente são considerados sinais de analgesia inadequada. No entanto, a estimulação simpática nem sempre é consequência da percepção do estímulo doloroso. Há situações em que o parassimpático pode ser predominantemente estimulado, como na resposta autonômica decorrente de estímulo nociceptivo no esôfago. Neste caso, fibras vagais estão predominantemente envolvidas, desencadeando diminuição da frequência cardíaca.[42]

Domino e col.[44], avaliando 4.183 casos de processos encerrados nos EUA entre 1961 e 1995, identificaram 79 casos (1,9%) de despertar com memória. A maioria dos casos de despertar era de mulheres, pacientes com mais de 60 anos de idade, estado físico (ASA) P1 e P2 e cirurgias eletivas. Além disso, experientes anestesiologistas foram incapazes de distinguir casos de despertar, baseados em sinais clínicos, avaliando as fichas de anestesia desse estudo.

A presença de movimento em resposta ao estímulo doloroso tem sido um dos métodos de avaliação da potência dos agentes anestésicos. Ainda que a resposta motora seja mediada por reflexos medulares, sua presença é sinal importante de inadequação anestésica, o que torna o paciente suscetível ao risco de despertar e ter consciência intraoperatória.[42]

Durante as cirurgias sob anestesia geral, é a resposta motora que possibilita saber se o paciente é capaz de atender voluntariamente a comandos, assim como reagir a estímulos dolorosos. Quando é empregado bloqueador neuromuscular, este agente inviabiliza resposta motora em atender voluntariamente aos comandos, ou de resposta reflexa motora a estímulos dolorosos.

O uso do bloqueador neuromuscular está relacionado à consciência intraoperatória acidental (CIOA) e, quando não utilizado, raramente ocorre.[45]

Para preservar as respostas motoras de pacientes cirúrgicos e farmacologicamente paralisados, a utilização da técnica do antebraço isolado (TABI) é a alternativa padrão. Consiste no isolamento de um dos antebraços com manguito pneumático, insuflado antes da injeção venosa do bloqueador neuromuscular, impedindo a ação do fármaco no membro temporariamente isquemiado[45].

A ocorrência de resposta motora com a TABI é graduada em cinco níveis:

- **Nível 0:** ausência de resposta ou de movimento espontâneo;
- **Nível 1:** movimentos aleatórios, não associados a quaisquer estímulos;
- **Nível 2:** movimentos em resposta a estímulos táteis, incluindo os dolorosos (2a: movimento não localizado, 2b: movimento que localiza o estímulo);

- **Nível 3:** movimento em resposta direta ao comando verbal;
- **Nível 4:** movimento em resposta a perguntas ou opções de resposta.
- **Nível 5:** movimentos espontâneos e propositais, evidenciando a intenção do paciente em se comunicar;

Embora os níveis de resposta mais encontrados sejam de 0 e 3, observa-se que, mesmo em nível 3 não ocorre CIOA, o que foi demonstrado em estudo de Kerssens e col.[46], onde parâmetros hemodinâmicos não se correlacionaram com a presença ou ausência de resposta, mas os parâmetros eletroencefalográficos, tais como BIS e SEF 95%, que evidenciaram melhor integração entre seus valores e a observação clínica através da TABI.[35]

Monitorização Elétrica da Profundidade Anestésica

O eletroencefalograma (EEG) bruto apresenta bandas de frequências características, classificadas de acordo com faixas de oscilação, em: Gamma, Beta, Alpha, Theta, Delta e Slow (Figura 93.4).[47,48]

Quando avaliadas sem processamento, dificultam a análise intraoperatória dos parâmetros relacionados à profundidade anestésica. Com o aumento da profundidade anestésica, observa-se atividade elétrica de elevada amplitude em frequências baixas, podendo apresentar padrão de surto-supressão ou ausência de atividade (isoelétrico) com doses mais elevadas de anestésicos (Figura 93.5).[49]

O padrão de atividade elétrica normalmente mostra frequências de até 70 Hz e amplitudes de ±50 µV. Essa atividade está sobreposta à eletromiografia, a qual possui amplitudes e frequências semelhantes, porém com maior representatividade em valores maiores que 50 Hz. Contudo, os equipamentos desenvolvidos para avaliar profundidade anestésica mostram, isoladamente, índices relacionados à eletromiografia, avaliados em faixas de frequências diferentes (BIS: 70-110 Hz e CSM: 75-85Hz, por exemplo). Cada equipamento de avaliação da profundidade anestésica apresenta algoritmo próprio, com diversos indicadores e faixas de análises diferentes.[50-52]

BIS Vista® (*Aspect Medical Systems*, Newton, MA)

Para o cálculo dos índices relacionados ao equipamento são utilizadas frequências de até 47 Hz (sistema nervoso e eletromiografia) e 70 a 110 Hz para eletromiografia (EMG), onde o sinal é captado em janelas de 2 segundos (epocs). Os índices são: bispectral bilateral; taxa de supressão; SEF 95% com espectograma.

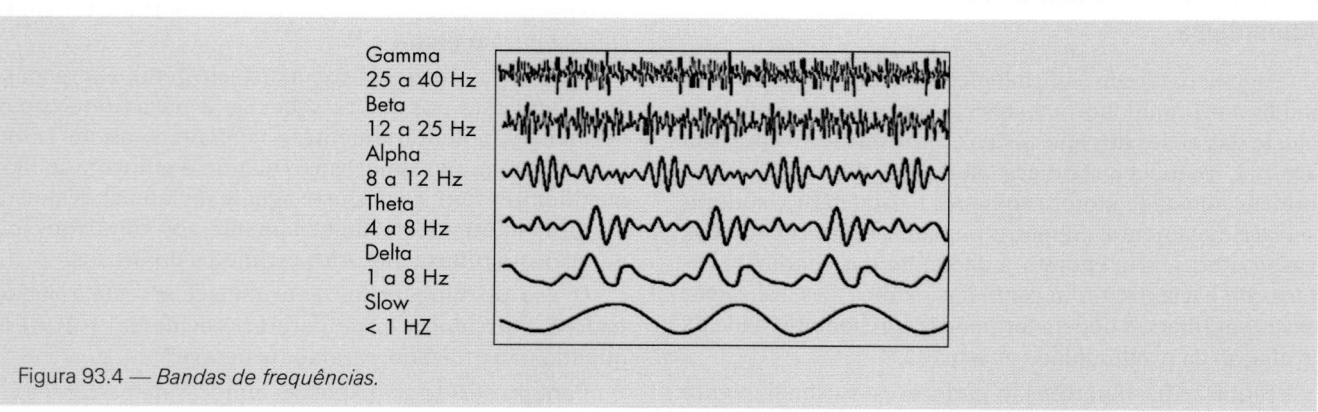

Figura 93.4 — *Bandas de frequências*.

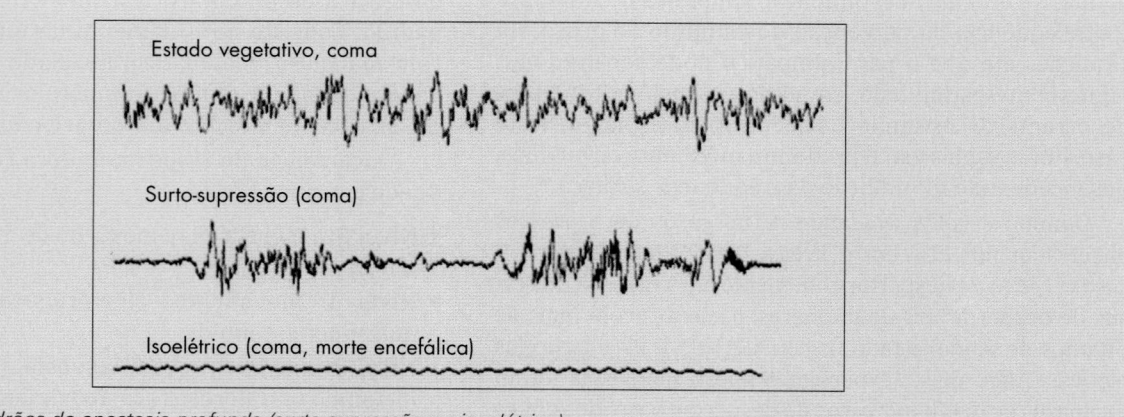

Figura 93.5 — *Padrões de anestesia profunda (surto-supressão ou isoelétrico)*.

Bispectral bilateral

O número BIS é obtido da análise ponderada de quatro subparâmetros: taxa de supressão de surtos, supressão QUAZI, potência relativa beta e sincronização rápido/lenta (Figura 93.6)[47], onde se aplica um modelo estatístico multivariado utilizando uma função não linear. O *delay time* é de 7,5 segundos e a taxa de atualização é de 1 segundo.[52]

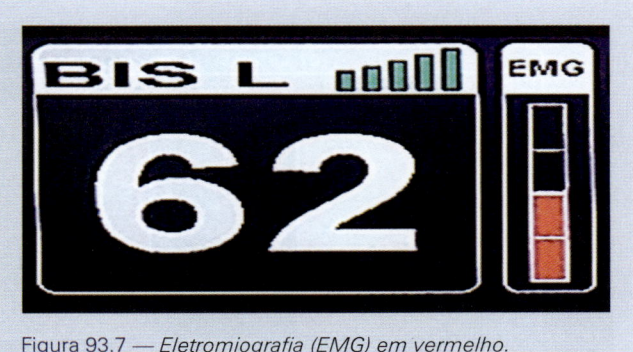

Figura 93.7 — *Eletromiografia (EMG) em vermelho.*

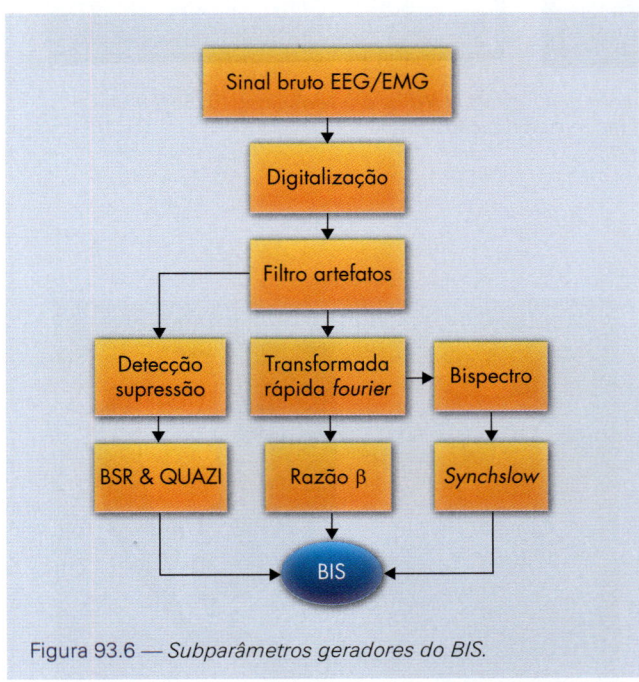

Figura 93.6 — *Subparâmetros geradores do BIS.*

Assimetria

Representa variações de potências entre os lados direito e esquerdo, sendo sinalizada com indicador branco para o lado de maior potência. Em adultos, considera-se como normal variações de até 20%[52] (Figura 93.8).

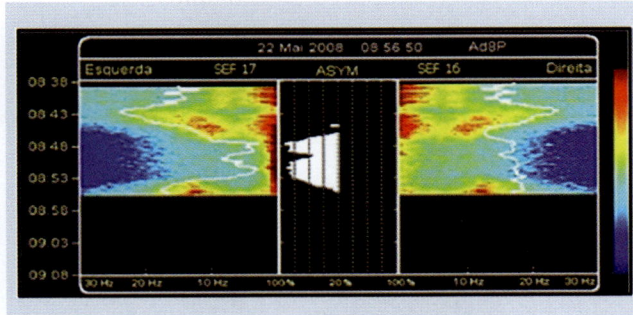

Figura 93.8 — *Assimetria, em branco, sinalizando para a esquerda.*

Taxa de supressão

A supressão de surtos é definida como intervalos maiores a 0,5 segundo, nos quais a voltagem do EEG encontra-se abaixo ±5 µV nos últimos 60 segundos. Assim, o normal é taxa de supressão igual a zero.[47,52]

Potência eletromiográfica (EMG)

Esta variável é calculada como a soma de todas as RMS (raiz média quadrática), no intervalo de 70 a 110 Hz, normalizado para 0,01 µVRMS e expresso em decibel (dB). Por exemplo: Se RMS (70 a 110 Hz) = 1 µV; EMG = 20 * log (1/0,01) = 40 dB. O intervalo de visualização, mostrado em um gráfico de barra, está entre 30 e 55 dB. É um parâmetro importante, pois mensura a atividade elétrica no núcleo do nervo facial (região bulbopontina). Durante anestesia geral, normalmente, os valores situam-se abaixo de 30 dB. Valores, durante anestesia geral, acima de 30 representam atividade elevada do núcleo do facial[52] (Figura 93.7).

SEF 95% com espectrograma

O SEF 95% é uma análise quantitativa que representa a frequência abaixo da qual tem-se 95% de toda potência na faixa de até 30 Hz. Entretanto, a análise espectral (espectrograma-qualitativa) tem-se mostrado de grande importância pela possibilidade de evidenciar a hipersincronização alfa (tálamo-cortical) e oscilação lenta (córtico-cortical) – (Figura 93.9A e B), características da profundidade anestésica adequada em adultos.[35,52]

CARACTERÍSTICAS DE EQUIPAMENTOS DE MONITORIZAÇÃO DISPONÍVEIS NO BRASIL

O sinal bruto da atividade elétrica é captado por eletrodos de superfície (não invasivos), adaptados de acordo com pontos definidos na neurologia pelo sistema 10/10, com montagens referenciais (Figura 93.10).[48] A Tabela 93.1 mostra as características principais de cada equipamento.[52-55]

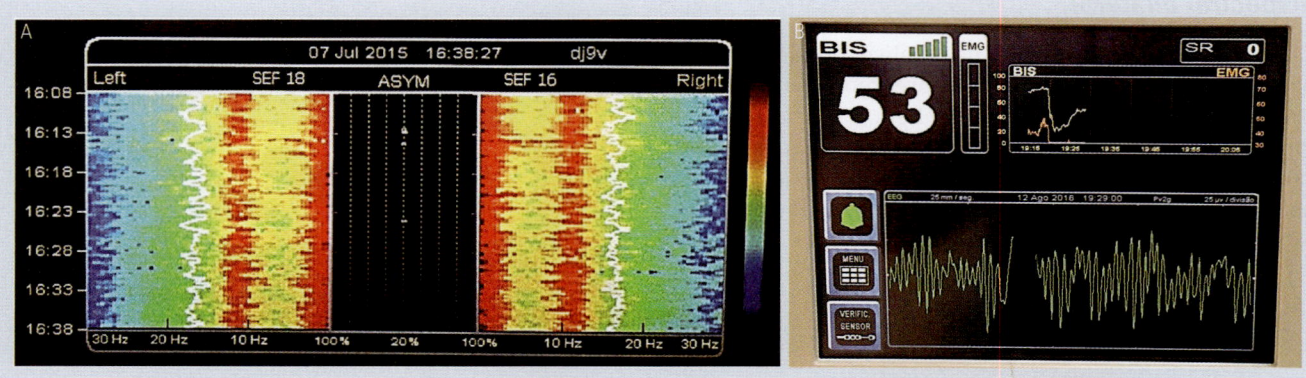

Figura 93.9 — **(A)** SEF 95% bilateral e espectrograma bilateral com hipersincronização alfa (10 Hz em vermelho). **(B)** EEG bruto evidenciando predomínio de banda alfa (EEG bruto), correspondente à hipersincronização alfa.

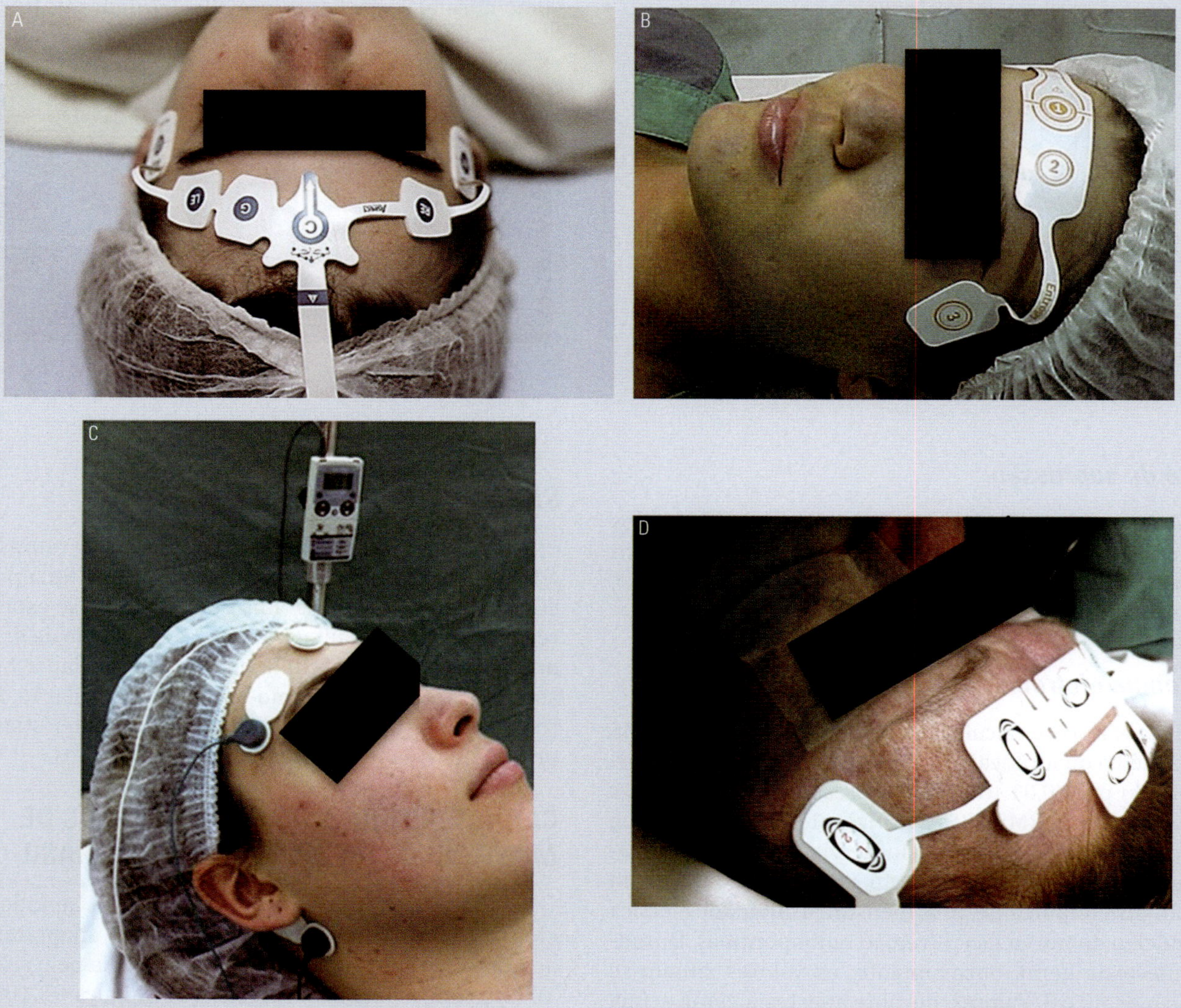

Figura 93.10 — *Posicionamento dos sensores de acordo com o fabricante: (A) BIS, (B) Entropia, (C) CSM e (D) SEDLine.*

TABELA 93.1
PARÂMETROS PRINCIPAIS DE CADA EQUIPAMENTO.

Equipamento	Limites anestesia	TS/limites	EMG/limites	Assimetria	SEF 95%	espectrograma	delay time
BIS vista Bilateral	40-60	±5 μV	70-110 Hz	Sim	Sim	Sim	7,5 s
SEDLine-PSI Bilateral	25-50	ND	ND	Não	Sim	Sim	6,4 s
Entropia resposta	40-60	ND	ND	Não	Não	Não	variável
CSM	40-60	±3,5 μV	75-85 Hz	Não	Não	Não	15 s

ND: não disponível.

A monitorização da profundidade anestésica não deve envolver apenas um número, mas um conjunto de índices disponibilizados que, associados, resultam em melhor condução do ato anestésico. Assim, durante anestesia geral, seja venosa ou baseada em agentes inalatórios, pode-se observar o seguinte fluxo (Figura 93.11).[56]

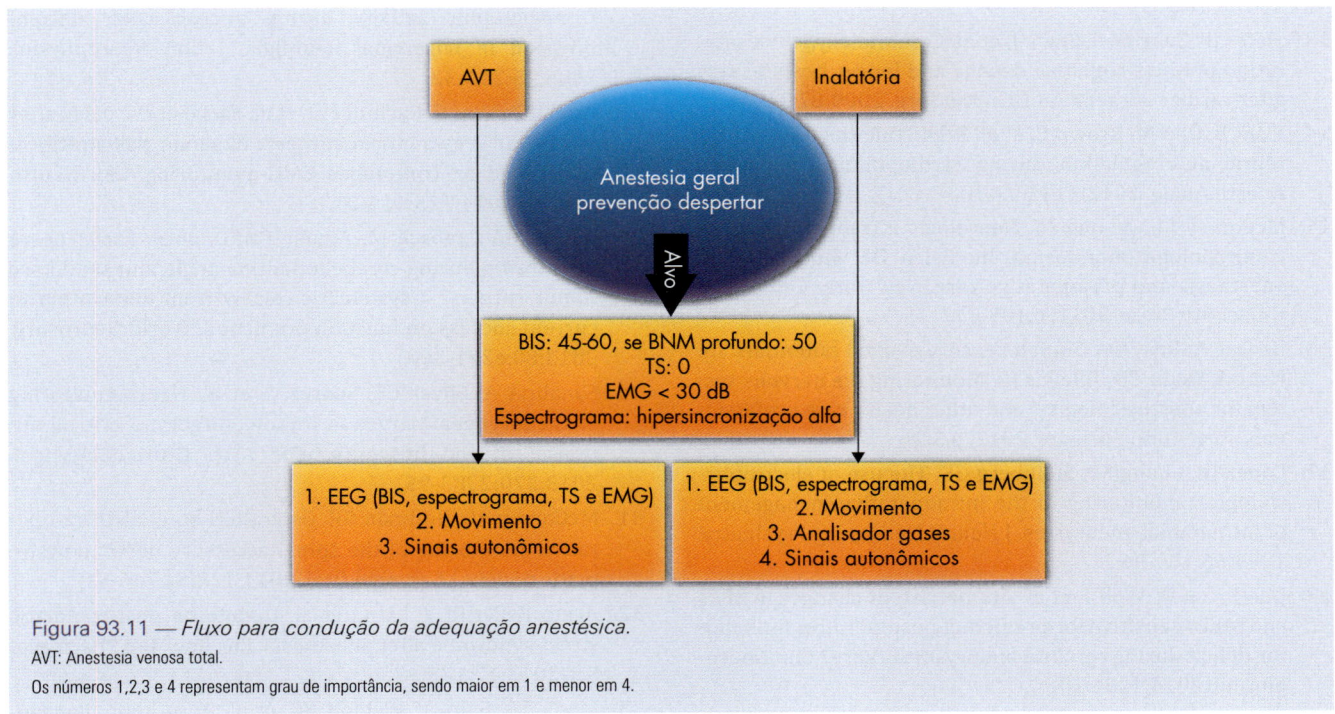

Figura 93.11 — *Fluxo para condução da adequação anestésica.*
AVT: Anestesia venosa total.
Os números 1,2,3 e 4 representam grau de importância, sendo maior em 1 e menor em 4.

REFERÊNCIAS

1. Seubert CN, Mahla ME. Neurologic monitoring. In: Miller RD. Miller's Anesthesia. 8.ed. Philadelphia: Elsevier Saunders, 2015. p.1487-523.
2. Zampella E, Morawetz RB, McDowell HA, et al. The importance of cerebral ischemia during carotid endarterectomy. Neurosurgery. 1991;29:727-31.
3. Andropoulos DB. Transcranial Doppler. In: Reich DL. Monitoring in anesthesia and perioperative care. New York: Cambridge University Press, 2011. p.226-36.
4. Ghazy T, Darwisch A, Schmidt T, et al. Transcranial doppler sonography for optimization of cerebral perfusion in aortic arch operation. Ann Thorac Surg. 2016;101:e15-6.
5. Selnes OA, Gottesman RF, Grega MA, et al. Cognitive and neurologic outcomes after coronary-artery bypass surgery. N Engl J Med. 2012;366:250-7.
6. Gopinath SP, Valadka AB, Uzura M, et al. Comparison of jugular venous oxygen saturation and brain tissue PO2, as monitors of cerebral ischemia after head injury. Crit Care Med. 1999;27:2337-45.
7. Samra SK, Rajajee V. Monitoring of jugular venous oxygen saturation. In: Koht A, Sloan TB, Toleikis JR. Monitoring the nervous system for anesthesiologists and other health care professionals. New York: Springer, 2012. p.255-77.
8. Hu Z, Xu L, Zhu Z, et al. Effects of hypothermic cardiopulmonary bypass on internal jugular bulb venous oxygen saturation, cerebral oxygen saturation, and bispectral index

in pediatric patients undergoing cardiac surgery: a prospective study. Medicine. 2016;95:e2483-8.

9. Andropoulos DB. Near-infrared spectroscopy. In: Reich DL. Monitoring in anesthesia and perioperative care. New York: Cambridge University Press, 2011. p.262-73

10. Davie SN, Grocott HP. Impact of extracranial contamination on regional cerebral oxygen saturation -a comparison of three cerebral oximetry technologies. Anesthesiology. 2012;116:834-40.

11. Ghosh A, Elwell C, Smith M. Review article: cerebral near-infrared spectroscopy in adults: a work in progress. Anesth Analg. 2012;115:1373-83.

12. Moritz S, Kasprzak P, Arlt M, et al. Accuracy of cerebral monitoring in detecting cerebral ischemia during carotid endarterectomy: a comparison of transcranial Doppler sonography, near-infrared spectroscopy, stump pressure, and somatosensory evoked potentials. Anesthesiology. 2007;107:563-9.

13. Slater JP, Guarino T, Stack J, et al. Cerebral oxygen desaturation predicts cognitive decline and longer hospital stay after cardiac surgery. Ann Thorac Surg. 2009;87:36-44.

14. Joshi B, Ono M, Brown C, et al. Predicting the limits of cerebral autoregulation during cardiopulmonary bypass. Anesth Analg. 2012;114:503-10.

15. McGarvey M, Cheung AT. Neurologic intraoperative electrophysiologic monitoring. In: Reich DL. Monitoring in anesthesia and perioperative care. New York: Cambridge University Press, 2011. p.199-217.

16. Becker A, Rusy DA. Somatosensory evoked potentials. In: Koht A, Sloan TB, Toleikis JR. Monitoring the nervous system for anesthesiologists and other health care professionals. New York: Springer, 2012. p.3-26

17. Lopez JR, Chang SD, Steinberg GK. The use of electrophysiological monitoring in the intraoperative management of intracranial aneurysms. J Neurol Neurosurg Psychiatry. 1999;66:189-96.

18. Guo L, Cui W, Wolf F, et al. Are persistent changes in SEPs and MEPs sensitive for predicting postoperative limb motor deficit during cerebral aneurysm surgery? Clin Neurophysiol. 2014;125:e20

19. Sloan TB. General anesthesia for monitoring. In: Koht A, Sloan TB, Toleikis JR. Monitoring the nervous system for anesthesiologists and other health care professionals. New York: Springer, 2012. p.319-35

20. Seubert CN, Herman M. Auditory evoked potentials. In: Koht A, Sloan TB, Toleikis JR. Monitoring the nervous system for anesthesiologists and other health care professionals. New York: Springer, 2012. p.47-68.

21. Toleikis SC, Toleikis JR. VEP. In: Koht A, Sloan TB, Toleikis JR. Monitoring the nervous system for anesthesiologists and other health care professionals. New York: Springer, 2012. p.69-93.

22. Jameson LC. Transcranial motor evoked potentials. In: Koht A, Sloan TB, Toleikis JR. Monitoring the nervous system for anesthesiologists and other health care professionals. New York: Springer, 2012. p.27-45

23. Fok M, Jafarzadeh F, Sancho E, et al. Is there any benefit of neuromonitoring during descending and thoracoabdominal aortic aneurysm repair? Innovations (Phila). 2015;10:342-8.

24. Lall RR, Lall RR, Hauptman JS, et al. Intraoperative neurophysiological monitoring in spine surgery: indications, efficacy, and role of the preoperative checklist. Neurosurg Focus. 2012;33(5):E10.

25. Li F, Gorji R, Allott G, et al. The usefulness of intraoperative neurophysiological monitoring in cervical spine surgery: a retrospective analysis of 200 consecutive patients. J Neurosurg Anesthesiol. 2012;24:185-90.

26. Anderson DE, Leonetti J, Wind JJ, et al. Resection of large vestibular schwannomas: facial nerve preservation in the context of surgical approach and patient-assessed outcome. J Neurosurg. 2005;102:643-9.

27. Prell J, Rampp S, Rachinger J, et al. Spontaneous electromyographic activity during microvascular decompression in trigeminal neuralgia. J Clin Neurophysiol. 2008;25:225-32.

28. Prell J, Strauss C, Rachinger J, et al. Facial nerve palsy after vestibular schwannoma surgery: dynamic risk-stratification based on continuous EMG-monitoring. Clin Neurophysiol. 2014;125:415-21.

29. Acioly MA, Liebsch M, Aguiar PHPD, et al. Facial nerve monitoring during cerebellopontine angle and skull base tumor surgery: a systematic review from description to current success on function prediction. World Neurosurg. 2013;80:e271-300

30. Sanabria A, Silver CE, Suárez C, et al. Neuromonitoring of the laryngeal nerves in thyroid surgery: a critical appraisal of the literature. Eur Arch Otorhinolaryngol. 2013;270:2383-95.

31. McGarvey AC, Hoffman GR, Osmotherl PG et al. Intra-operative monitoring of the spinal accessory nerve: a systematic review. J Laryngol Otol. 2014;128(9):746-51.

32. Aceto P, Perilli V, Lai C, et al. Update on post-traumatic stress syndrome after anesthesia. Eur Rev Med Pharmacol Sci. 2013;17:1730-7.

33. Monk TG, Saini V, Weldon BC, et al. Anesthetic management and one-year mortality after noncardiac surgery. Anesth Analg. 2005;100:4-10.

34. Mashour GA, Orser BA, Avidan MS. Intraoperative awareness from neurobiology to clinical practice. Anesthesiology. 2011;114:1218-33.

35. Purdon PL, Pierce ET, Mukamel EA, et al. Electroencephalogram signatures of loss and recovery of consciousness from propofol. Proc Natl Acad Sci USA. 2013;110:E1142-E51.

36. Koch C, Mormann F. The neurobiology of consciousness. In: Mashour GA. Consciousness, awareness, and anesthesia. New York: Cambridge University Press, 2010. p.24-46.

37. Sebel PS, Bowdle TA, Ghoneim MM, et al. The incidence of awareness during anesthesia: a multicenter United States study. Anesth Analg. 2004;99:833-9.

38. Laureys S. The neural correlate of (un)awareness: lessons from the vegetative state. Trends Cogn Sci. 2005;9:556-9.
39. Izquierdo I. Memória. 2.ed. São Paulo: Artmed, 2011.
40. Kerssens C, Alkire M. Memory formation during general anesthesia. In: Mashour GA. Consciousness, awareness, and anesthesia. New York: Cambridge University Press, 2010. p.47-73.
41. Moore J, Kelz M. Brain anatomy of relevance to the anesthesiologist. In: Mashour GA, Lydic R. Neuroscientific foundation of anesthesiology. New York: Oxford University Press, 2011. p.7-16.
42. Guinard B. Monitoring analgesia. Best Pract Res Clin Anaesthesiol. 2006;20:161-80.
43. Nunes RR. Componentes da atividade anestésica: uma nova visão. Rev Bras Anestesiol. 2003;53:145-9.
44. Domino KB, Posner KL, Caplan RA, et al. Awareness during anesthesia: a closed claims analysis. Anesthesiology. 1999;90:1053-61.
45. Pandit JJ, Russell IF, Wang M. Interpretations of response using the isolated forearm technique in general anaesthesia: a debate. Br J Anaesth. 2015;115:i32-i45.
46. Kerssens C, Klein J, Bonke B. Awareness: monitoring versus remembering what happened. Anesthesiology. 2003;99:570-5.
47. Rampil IJ. A primer for EEG signal processing in anesthesia. Anesthesiology. 1998;89:980-1002.
48. Montenegro MA, Cendes F, Guerreiro MM, et al. EEG na prática clínica. 2.ed. Rio de Janeiro: Revinter, 2012.
49. Brown EN, Lydic R, Schiff ND. General anesthesia, sleep, and coma. N Engl J Med. 2010;363:2638-50.
50. Zouridakis G, Papanicolaou AC. A concise guide to intraoperative monitoring. Boca Raton: CRC Press, 2001.
51. Jensen EW, Litvan H, Revuelta M, et al. Cerebral state index during propofol anesthesia: a comparison with the bispectral index and the A-line ARX index. Anesthesiology. 2006;105:28-36.
52. Nunes RR, Chaves IMM, Alencar JCG, et al. Índice bispectral e outros parâmetros processados do eletroencefalograma: uma atualização. Rev Bras Anestesiol. 2012;62:111-7.
53. Drover DR, Lemmens HJ, Pierce ET, et al. Patient State Index: tritation of delivery and recovery from propofol, alfentanil and nitrous oxide anestesia. Anesthesiology. 2002;97:82-9.
54. Nunes RR, Almeida MP, Sleigh JW. Entropia espectral: um novo método para adequação anestésica. Rev Bras Anestesiol. 2004;54:404-22.
55. Nunes RR, Fonseca NM, Simões CM, et al. Consenso brasileiro sobre monitoração da profundidade anestésica. Rev Bras Anestesiol. 2015;65:427-36.
56. Nunes RR. Monitorização do estado anestésico. In: Carneiro AF, Albuquerque MAC, Nunes RR. Bases da Anestesia Venosa. Rio de Janeiro: Sociedade Brasileira de Anestesiologia, 2016. p.41-50.

94

Monitorização da Função Respiratória

Fernando Antonio Nogueira da Cruz Martins
Alexandre Slullitel
César Romão Martins
Ademir Bonassa

INTRODUÇÃO

A insuficiência respiratória, condição em que o sistema respiratório é incapaz de manter a adequada troca de gases para satisfazer as demandas metabólicas (oxigenação e/ou eliminação de dióxido de carbono), é causa frequente de internações hospitalares e admissão em unidades de terapia intensiva.

Várias condições clínicas podem interferir sobre a função do sistema respiratório e, embora o tratamento específico para essas disfunções possam ser distintos, a habilidade para reconhecer, interpretar e monitorizar as alterações fisiológicas da função respiratória é fundamental para permitir o suporte clínico e para a detecção da resposta fisiológica ao tratamento instituído.

O objetivo deste capítulo é descrever as diferentes maneiras de se realizar a monitorização respiratória. A monitorização será, aqui considerada, como a abordagem de um paciente em intervalos predeterminados, repetidamente ou continuamente, com a intenção de detectar anormalidades e/ou acompanhar a evolução clínica de um tratamento instituído.

Obviamente, a abordagem inicial do paciente com insuficiência respiratória requer o conhecimento de sua história clínica e a realização do exame físico em conjunto com investigações subsidiárias. A monitorização respiratória é necessária para observar a ocorrência das anormalidades e para determinar a resposta ao tratamento.

COMO RECONHECER DOENÇAS PULMONARES

É fundamental a realização do exame completo e sistemático de todos os pacientes com disfunção respiratória. O exame clínico permite a determinação do ponto referencial para as hipóteses diagnósticas e o tratamento planejado.

Assim, o exame clínico completo do sistema respiratório compreende a obtenção da história clínica, a execução do exame físico (inspeção, palpação, percussão e ausculta) e a avaliação de dados laboratoriais e de imagem.

História Clínica e Exame Físico

A história clínica inclui o passado médico, os fatores de risco associados, as medicações em uso e as queixas atuais. Deve-se ter em conta que doenças não pulmonares podem também apresentar repercussões sobre o sistema respiratório, a oxigenação do sangue e a eliminação do gás carbônico.

Quanto ao exame físico, os principais sinais e sintomas de disfunção respiratória são: tosse, secreção em vias aéreas, hemoptise, dispneia, cianose e dor torácica.

Outros achados físicos envolvem: "dedos em baqueta", cifoescolioses, alterações da expansão torácica, retrações inspiratórias intercostais, linfonodos palpáveis cervicais e supraclaviculares, alargamento da caixa torácica, edema periférico, enfisema subcutâneo, alterações dos sons de percussão e modificação dos ruídos auscultatórios.[1-3]

Exames de Imagem e Broncoscopia

Dentre os exames de imagem, a radiografia do tórax é a ferramenta mais utilizada clinicamente. Vários estudos demonstraram que radiografias diárias frequentemente demonstram anormalidades novas e inesperadas durante a monitorização do paciente com insuficiência respiratória. Entretanto, os estudos mais recentes indicam que a adoção da estratégia de realização do exame de acordo com a necessidade clínica deva ser preferida.[4,5]

A tomografia computadorizada (CT) é uma técnica frequentemente empregada nas unidades de terapia intensiva. Tanto a tomografia computadorizada convencional quanto aquela de alta resolução (HRCT) são úteis para diagnosticar doenças pleuropulmonares, anormalidades musculoesqueléticas da parede torácica e alterações das estruturas vasculares.[6,7]

Em relação à ressonância nuclear magnética (RNM), algumas indicações se estendem além daquelas da tomografia. Habitualmente a ressonância não necessita da infusão venosa de contrastes para identificação dos vasos sanguíneos. As indicações para uso da ressonância em lugar da tomografia são: avaliações da aorta torácica, massas mediastinais, linfonodos e malformações ou lesões vasculares.[8]

A tomografia de impedância elétrica (EIT) é uma técnica de imagem que visualiza a distribuição regional da ventilação pulmonar por meio da avaliação da condutividade pulmonar. A condutividade pulmonar é obtida pela aplicação de pequenas correntes elétricas direcionadas ao órgão e a medida das diferenças de potenciais elétricos por eletrodos posicionados circunferencialmente ao longo do tórax. Essas diferenças de resistência elétrica são coletadas e convertidas em imagens bidimensionais por um algoritmo matemático. As mudanças na resistência elétrica indicam alterações na aeração pulmonar e podem ser representadas numericamente ou graficamente, usando uma escala térmica. As alterações na aeração podem indicar distúrbios do volume pulmonar corrente ou ao final da expiração. A EIT permite a geração de imagens representativas de alterações globais ou regionais da aeração dos pulmões.[9]

O método de visualização direta do sistema respiratório é a broncofibroscopia. Sua utilidade reside na detecção de anormalidades anatômicas das vias aéreas e na obtenção de amostras de secreção e parênquima pulmonar. A broncoscopia oferece também a oportunidade de instituição de alguns tipos de tratamento, como exérese de corpo estranho e lavagem broncopulmonar.[10]

MONITORIZAÇÃO DA FUNÇÃO RESPIRATÓRIA

A monitorização respiratória envolve a avaliação da oxigenação do sangue e a capacidade de eliminação do gás carbônico pelos pulmões. Para efeito didático, nesta seção serão discutidas, separadamente, as análises da oxigenação e da eliminação do dióxido de carbono.

Análise da Oxigenação

A análise da oxigenação do sangue envolve a coleta de amostra sanguínea para reconhecimento do conteúdo e a estimativa do consumo do gás, além da medida da oximetria de pulso.

Pressão parcial arterial de oxigênio (PaO_2)

A pressão parcial de um gás deriva da atividade cinética das moléculas da fase gasosa dessa substância no recipiente que as contém. No sangue, a pressão parcial do oxigênio decorre da atividade das moléculas na fase gasosa do gás, ou seja, da cinética das moléculas não dissolvidas (fase líquida). Isso significa que, quanto menos dissolvido no sangue, maior será a pressão parcial do oxigênio. A PaO_2 determinará o porcentual de hemoglobina saturada com oxigênio e, portanto, o conteúdo de oxigênio no sangue.

Trocas gasosas eficientes resultam da adequada relação ventilação-perfusão pulmonar. A presença de áreas mal ventiladas em que a perfusão é adequada resulta em *shunt* intrapulmonar e reduz a PaO_2, aumentando a hipoxemia.[11]

Em condições normais, a quantidade de ventilação alveolar (VA), em litros por minuto, é aproximadamente igual ao débito cardíaco ou perfusão pulmonar (Q) nessa mesma unidade (litros por minuto). A resultante é que a relação ventilação-perfusão (VA/Q) global é próxima à unidade (VA/Q = 1). Entretanto, cada pulmão tem a sua própria relação VA/Q, variando desde áreas com *shunt* (VA/Q = zero) até áreas em que a ventilação é adequada, porém não existe perfusão para troca gasosa, ou seja, áreas de *espaço morto alveolar* (VA/Q = infinito).[11]

O impacto do *shunt* intrapulmonar, ou seja, da redução da relação VA/Q, sobre a PaO_2, em algumas situações clínicas, independe da fração inspirada de oxigênio (FiO_2). Algumas vezes, mesmo aumentando-se a FiO_2, pode-se observar que não ocorre aumento proporcional da PaO_2, o que leva à conclusão de que o *shunt* intrapulmonar é significativo.[11] A Figura 94.1 mostra a relação entre a FiO_2

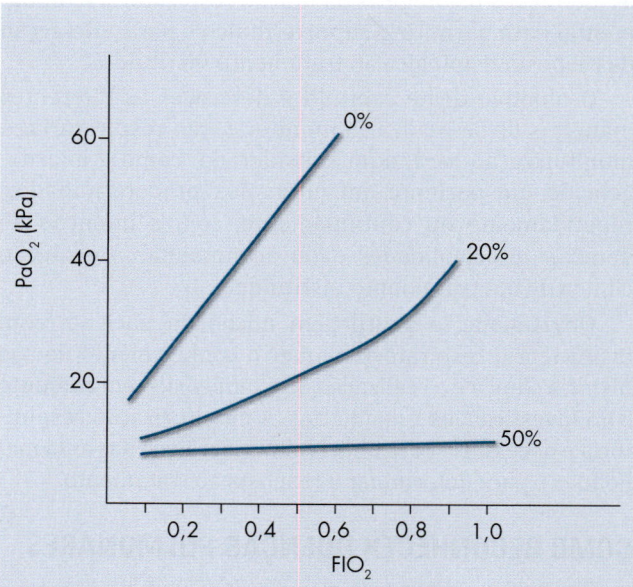

Figura 94.1 — *Correlação entre a PaO_2 e FiO_2 em diferentes intensidades de shunt intrapulmonar. Em situações de shunt 50%, o aumento da FiO_2 não é seguido por aumento da PaO_2. Na ausência de shunt (0%) pequenos incrementos da FiO_2 aumentam consideravelmente a PaO_2.*

e a PaO$_2$ em diferentes níveis de *shunt*. Pode-se observar, por exemplo, na linha inferior, em que o *shunt* intrapulmonar é de 50%, que a PaO$_2$ permanece muito reduzida apesar do aumento progressivo da FiO$_2$ até 1,0.

Clinicamente, para que se tenha uma ideia aproximada do valor do *shunt* intrapulmonar, basta realizar a medida da PaO$_2$ por meio da coleta de amostra de sangue arterial e construir o gráfico da relação dessa variável em função da FiO$_2$ conhecida que está sendo administrada ao paciente.

Fração de shunt

Conforme discutido acima, o pulmão apresenta áreas em que a relação VA/Q varia desde o *shunt* até o espaço morto, passando por regiões em que a ventilação e a perfusão estão adequadamente combinadas. Tanto o espaço morto quanto a fração de *shunt* podem ser calculadas.

A fração de *shunt* corresponde à quantidade do débito cardíaco que sofre mistura do sangue venoso, não oxigenado, e seu valor normal é de cerca de 3% do débito cardíaco. Esse valor decorre da drenagem das veias brônquicas e das veias tebesianas no lado esquerdo do coração e pode também ser denominado *shunt* intracardíaco. Esse tipo de mistura venosa é apenas parcialmente responsável pela diferença da concentração de oxigênio entre os alvéolos e o sangue arterial, ou seja, o gradiente alvéolo-arterial de oxigênio (A-aO$_2$), cujo valor normal é de 5 a 10 mmHg, em um indivíduo respirando ar ambiente. Outro contribuidor do A-aO$_2$ é a heterogeneidade da relação VA/Q do tipo *shunt*, a qual ocorre no interior dos pulmões.[12,13]

A fração de *shunt* (Q_S/Q_T) pode ser calculada pela seguinte fórmula: $Q_S/Q_T = (Cc'O_2 - CaO_2)/(CcO_2 - CVO_2)$.

Nessa equação a fração de *shunt* é igual à diferença entre o conteúdo capilar de oxigênio e o conteúdo arterial do gás, dividida pela diferença entre o conteúdo capilar do oxigênio e o conteúdo venoso do gás.

Em um indivíduo normal, em que a saturação de oxigênio capilar é próxima a 100%, pode-se fazer a seguinte aproximação da equação: $Q_S/Q_T = (1 - SaO_2)/(1 - SvO_2)$, onde SaO$_2$ e SvO$_2$ são, respectivamente, as saturações arterial e venosa mista de oxigênio, facilmente obtidas pela gasometria de amostras de sangue.

É importante salientar que a fração de *shunt* calculada por essas equações não corresponde verdadeiramente às alterações da relação VA/Q intrapulmonares, mas sim ao *shunt* total, o qual inclui também o *shunt* intracardíaco, discutido acima.[12,13]

Diferenciar o *shunt* total da redução da relação VA/Q (efeito-*shunt* intrapulmonar) é especialmente importante para o anesthesiologista porque o risco de hipoxemia pós-operatória está relacionado à redução da relação VA/Q, ou seja, ao *shunt* intrapulmonar. A maneira prática de determinar a magnitude da redução da relação VA/Q é a construção do gráfico que correlaciona a FiO$_2$ com a PaO$_2$, conforme já explicado (Figura 94.1).

Como as moléculas de oxigênio são transportadas, em sua vasta maioria (98,5%), ligadas à hemoglobina, também pode-se lançar mão da correlação entre a PaO$_2$ e a saturação da hemoglobina pelo oxigênio, conforme demonstra a Figura 94.2. A redução da relação VA/Q, ou seja, o *shunt* intrapulmonar, desvia a curva de dissociação da hemoglobina do oxigênio para a direita.[14]

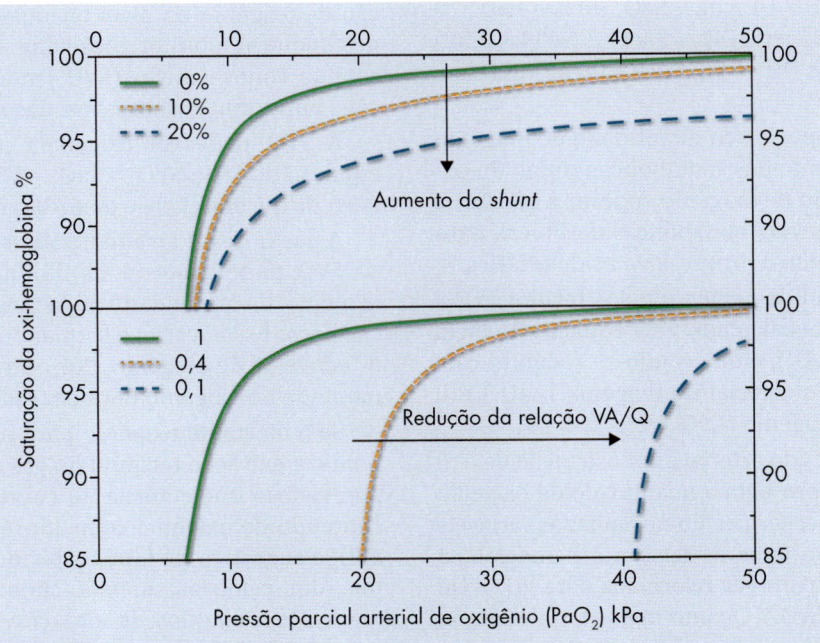

Figura 94.2 — *Relação entre a PaO$_2$ e a saturação da hemoglobina pelo oxigênio e influência do efeito-*shunt *intrapulmonar (acima) e da redução da relação VA/Q (abaixo), desviando a curva de dissociação hemoglobina/oxigênio para a direita.*

Conteúdo arterial de oxigênio

A grande maioria das moléculas de oxigênio são transportadas pela hemoglobina e, somente uma pequena parte, dissolvida no plasma. Sendo assim, o conteúdo arterial de oxigênio (CaO_2) é determinado, principalmente, pela saturação (SaO_2) e quantidade da hemoglobina (Hb) presente no sangue.

O CaO2 pode ser definido pela fórmula CaO_2 = (SaO_2 × Hb × 1,34) + (0,003 × PaO_2 mmHg). Onde 1,34 corresponde à capacidade de ligação da hemoglobina ao oxigênio, a qual é de 1,34 mL de O_2 para cada grama de hemoglobina. E 0,003 é o valor, em mililitros de oxigênio, que se dissolve em 100 mL de plasma por cada milímetro de mercúrio de PaO_2 (0,135 kPa). O conteúdo normal de oxigênio arterial é de aproximadamente 16 a 20 mL de oxigênio para cada 100 mL de sangue.[15]

Consumo de oxigênio

Conhecer apenas o CaO_2 de um paciente pode não ser suficiente para se avaliar a adequação da oxigenação tecidual. Em situações de débito cardíaco (DC) reduzido, a "oferta" ou "*delivery*" de oxigênio (DO_2) aos tecidos pode estar comprometida. A DO_2 pode ser calculada pela seguinte fórmula: DO_2 = DC × CaO_2. É possível também indexar-se o débito cardíaco como índice cardíaco, ou seja, o débito em relação à superfície de área corporal.[15]

Sabendo-se os valores do índice cardíaco, da hemoglobina, da saturação da hemoglobina pelo oxigênio e da pressão parcial arterial de oxigênio, pode-se calcular a DO_2. Por exemplo, em um indivíduo normal com índice cardíaco 3 L.min.m^{-2}, Hb 14 g.dL^{-1}, SaO_2 98% e PaO_2 70 mmHg, o cálculo da DO_2 será: DO_2 = 3 × (1,34 × 14 × 0,98) + (0,003 × 70), ou seja, DO_2 = 55,7 dL/min/m² ou DO_2 = 557 L/min/m².

A DO_2 é o limite superior da quantidade de oxigênio disponível para as demandas metabólicas totais do organismo. Se a utilização de oxigênio superar a oferta, as células irão desviar as vias metabólicas aeróbicas para vias anaeróbicas, levando à progressiva acidose lática.[15]

Também o consumo de oxigênio pelos tecidos (VO_2) pode ser indiretamente calculado pela equação de Fick: VO_2 = DC × (CaO_2 − CvO_2), conhecendo-se o débito cardíaco (DC), o conteúdo arterial de oxigênio (CaO_2) e o conteúdo venoso de oxigênio (CvO_2).[15]

A diferença de conteúdo arterial e venoso misto de oxigênio (CaO_2 − CvO_2) representa a quantidade de oxigênio extraído pelos tecidos periféricos. Como ambas as variáveis compartilham o mesmo fator de ligação à hemoglobina (1,34 × Hb), a equação pode ser reformada para VO_2 = DC × 1,34 × Hb × (SaO_2 − SvO_2). Quanto maior for a extração tecidual de oxigênio, maior será o valor da CaO_2 − CvO_2.[15]

Quando a DO_2 diminui e a extração de oxigênio atinge seu valor máximo, o VO_2 se torna dependente da DO_2. Porém, vários estudos nos quais se tentou aumentar o "*delivery*" de oxigênio falharam em aumentar o consumo. Mesmo em estudos em que a DO_2 aumentada induziu aumento do VO_2, não se observou diminuição da morbidade e da mortalidade dos pacientes. Dessa forma, intervenções clínicas que visam atingir valores supranormais da DO_2 e VO_2 em pacientes críticos não estão recomendadas.

Relação PaO_2/FiO_2

A pressão parcial arterial de oxigênio (PaO_2) é um reflexo da capacidade dos pulmões em oxigenar o sangue, mas depende diretamente da quantidade de oxigênio oferecida no momento da inspiração.

Desta forma, os valores absolutos da PaO_2 devem sempre ser analisados em função da fração inspirada de oxigênio (FiO_2). Por exemplo, PaO_2 de 100 mmHg pode ser considerada normal em um indivíduo que está respirando ar ambiente (FiO_2 = 21%). No entanto, em um paciente que respira oxigênio puro (FiO_2 = 100%), o mesmo valor pode indicar insuficiência respiratória grave.

A relação PaO_2/FiO_2 é usada para classificar o grau de insuficiência respiratória que leva à redução da oxigenação sanguínea. Assim, a insuficiência respiratória será leve se a relação PaO_2/FiO_2 for maior do que 200 mmHg; moderada, entre 100 e 200 mmHg; ou grave, se menor ou igual a 100 mmHg.[16]

Oximetria do sangue venoso misto

O desequilíbrio entre o consumo, a oferta e a utilização de oxigênio no nível tecidual representa a situação de choque. A monitorização da saturação de oxigênio no sangue venoso misto (SVO_2) pode promover informações importantes sobre esse desequilíbrio.

A SVO_2 pode ser calculada por uma derivação da equação de Fick: SVO_2 = SaO_2 − VO_2/(Hb × 1,39 × DC). A faixa de normalidade é de 65% a 75%.

A partir dessa fórmula, pode-se inferir que a redução da SVO_2 pode decorrer da diminuição da saturação de oxigênio, da quantidade de hemoglobina e/ou do débito cardíaco. Essas variáveis, quando reduzidas, diminuem o "*delivery*" de oxigênio. Por outro lado, o consumo aumentado de oxigênio também reduz a SVO_2.[17]

Se a oferta de oxigênio para os tecidos estiver diminuída, a extração tecidual do gás deve aumentar. O sangue venoso que retorna ao coração, nesse caso, terá o conteúdo de oxigênio reduzido. Portanto, a redução da SVO_2 é sugestiva de hipóxia tecidual. Estresse, hipertermia, dor, calafrios, anemia, choque e insuficiência cardíaca são exemplos de situações clínicas que levam à redução da SVO_2.[17]

Por outro lado, fatores que reduzem o consumo ou que aumentam a oferta de oxigênio podem causar valores aumentados da SVO_2. Por exemplo: hipotermia, anestesia, aumento dos níveis de hemoglobina, aumento do débito cardíaco e intoxicação por cianeto. É importante ter em conta que, em pacientes sépticos, embora a SVO_2 possa estar aumentada, a utilização tecidual de oxigênio está inadequada.[18]

Outra informação importante é definir se a SVO_2, determinada a partir da análise de amostra sanguínea colhida por um cateter de artéria pulmonar, corresponde à saturação do oxigênio medida por coleta de sangue de um cateter venoso central ($ScvO_2$). Até o presente momento, a maioria dos estudos apresenta evidências de que a $ScvO_2$ não deve ser utilizada em substituição à SVO_2. Devendo-se inclusive considerar que valores normais da $ScvO_2$ ainda não estão bem estabelecidos.[19-21]

Diferença alvéolo-arterial de oxigênio

A diferença alvéolo-arterial de oxigênio, $D(A-aO_2)$, também é útil para revelar a presença de insuficiência respiratória com hipoxemia.

A $D(A-aO_2)$ é calculada pela equação do gás alveolar: $PAO_2 = (P_{atm} - PH_2O) \times FiO_2 - (PaCO_2)/QR$, onde PAO_2 é a pressão alveolar de oxigênio, P_{atm} é a pressão atmosférica, PH_2O, a pressão do vapor d'água (47 mmHg a 37 °C) e QR, o quociente respiratório (0,8 em ar ambiente ou 1,0 em ventilação mecânica).[22]

Por exemplo, em um indivíduo saudável, respirando ar ambiente, no nível do mar, com pressão parcial arterial de oxigênio (PaO_2) 90 mmHg, obtemos:

$PAO_2 = (760 \text{ mmHg} - 47 \text{ mmHg}) \times 0,21 - 40/0,8 = 100 \text{ mmHg}$.

Nessa condição, a diferença alvéolo-arterial de oxigênio, $D(A-aO_2)$, é de 10 mmHg (100 mmHg – 90 mmHg).

Sendo assim, aumentam o gradiente alvéolo-arterial de oxigênio: grandes altitudes (pressão barométrica), hipotermia (reduz a pressão de vapor da água), aumento da FiO_2, redução da $PaCO_2$ e aumento do quociente respiratório.

Para cada acréscimo de 10% na FiO_2, a $D(A-aO_2)$ aumenta 5 a 7 mmHg, podendo chegar a 60 a 65 mmHg com FiO_2 100%. A explicação para esse fato é que, em situações de excesso de oxigênio alveolar, o mecanismo da vasoconstrição pulmonar hipóxica fica inibido, levando ao aumento do fluxo em áreas mal ventiladas e geração de *shunt*.[22]

Oximetria de pulso

A oximetria de pulso usa os princípios da espectrofotometria para promover monitorização contínua e não invasiva da saturação da hemoglobina pelo oxigênio no sangue arterial periférico (SaO_2).

O *probe* do oxímetro de pulso consiste, em um dos lados, de dois diodos emissores de luzes com dois diferentes comprimentos de onda, 660 e 940 namômetros (nm), vermelha e infravermelha, respectivamente. Do lado oposto aos diodos fototransmissores do *probe* está localizado um diodo fotorreceptor (Figura 94.3).[23]

O oxímetro de pulso pode distinguir somente dois tipos de hemoglobina, baseado na diferença de absorção de luz: a oxi-hemoglobina absorve mais luz infravermelha do que luz vermelha, enquanto a desoxi-hemoglobina apresenta padrão inverso de absorção das luzes. Assim, o cálculo da saturação da hemoglobina depende da relação entre a absorção das luzes vermelha/infravermelha.[23]

Entretanto, existe hemoglobina saturada nos tecidos e nas veias. Para eliminar os erros criados pela reflexão de luz em estruturas não pulsáteis, como as veias e os tecidos, o oxímetro determina o componente pulsátil da absorção de luz por meio de fotopletismografia. A diferença na razão de absorção de luz entre a sístole e a diástole é usada para calcular a saturação arterial da hemoglobina.[23]

Embora sejam claras as vantagens do uso do oxímetro de pulso, não invasivo, baixa morbidade associada à satisfação do paciente e custo mais baixo do que a medida de gases sem amostras sanguíneas, esse é um aparelho que também apresenta limitações. Entre estas, destacam-se:[24]

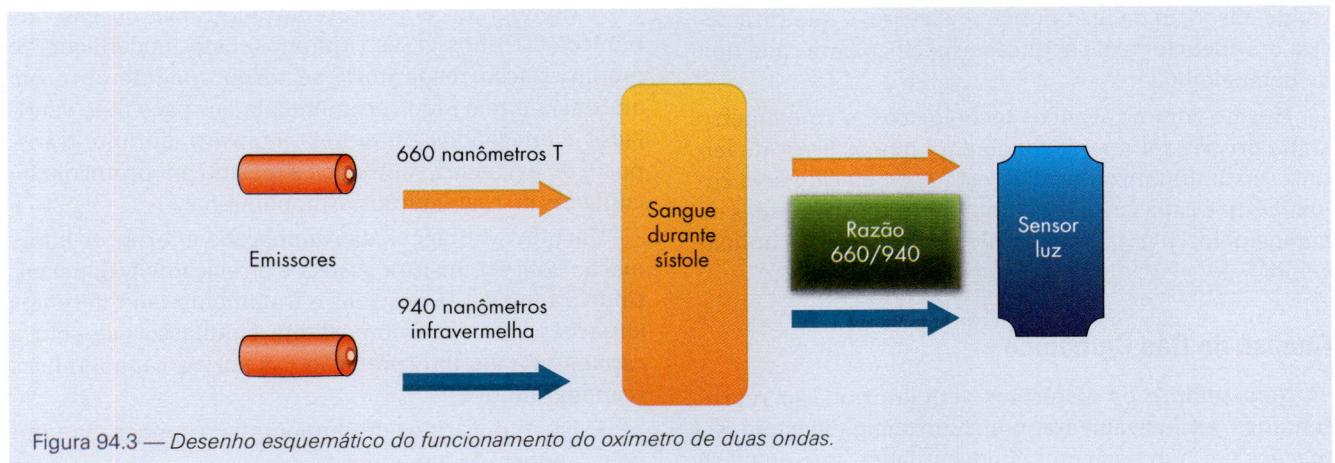

Figura 94.3 — Desenho esquemático do funcionamento do oxímetro de duas ondas.

a) artefato por movimento: tremor, balão intraórtico de contrapulsação e durante transporte do paciente;
b) hemoglobinas anormais: presença predominante de carboxi-hemoglobina leva a leituras falsamente aumentadas da saturação, enquanto a metemoglobina promove leituras falsamente diminuídas da saturação quando esta se encontra acima de 85% ou falsamente aumentada quando abaixo de 85%;
c) ausência da leitura quando o *probe* é exposto à iluminação ambiente direta;
d) mau funcionamento em situações de baixa perfusão: hipotensão, choque, vasoconstrição por frio etc.;
e) pigmentação excessiva da pele onde está posicionado o *probe*;
f) cobertura das unhas (esmalte ou unhas decorativas) com o uso do *probe* nos dedos;
g) inabilidade em detectar saturações menores do que 83% com a mesma acurácia e precisão observada em valores mais altos (embora o nível de discrepância não seja clinicamente importante).

Tradicionalmente a medida da saturação da hemoglobina pelo oxigênio tem sido utilizada com os oxímetros de pulso. No entanto, analisadores de gases com módulos integrais de co-oximetria têm sido desenvolvidos e comercializados com sucesso. Mais recentemente oxímetros periféricos tornaram possível não só a análise da hemoglobina ligada ao oxigênio, mas também a medida da carboxi-hemoglobina, da hemoglobina reduzida e da metemoglobina, com a utilização de tecnologia não invasiva semelhante àquela usada no oxímetro de pulso clássico.

O co-oxímetro mede a concentração de diferentes tipos de hemoglobina no sangue por meio da espectrofotometria, utilizando diferentes comprimentos de onda. A tecnologia usada se baseia, assim como o oxímetro tradicional, na lei de Lambert-Beer, a qual relaciona o soluto (hemoglobina) com a intensidade de luz transmitida através da solução (sangue).[25]

Como em cada espécie de hemoglobina o radical "heme" assume estrutura molecular diferente, o espectro de absorção da luz também é diverso, o que caracteriza um coeficiente de extinção específico para cada tipo de hemoglobina.[26]

Mesmo com os avanços tecnológicos, o co-oxímetro ainda precisa ser aperfeiçoado para que os erros de leitura sejam minimizados. Não está estabelecido se o co-oxímetro é capaz de discriminar moléculas alteradas de hemoglobina parcial ou completamente ligadas ao oxigênio.[27]

Análise do Gás Carbônico

Nem sempre os distúrbios ventilatórios são representados exclusivamente por hipoxemia. Existem situações em que pacientes hipoventilados, aos quais se administra oxigênio, apresentam melhora da oxigenação do sangue, todavia desenvolvem aumento significativo dos valores sanguíneos do gás carbônico.

Espaço morto

Parte do volume inspirado por um indivíduo, ao longo de um determinado período de tempo, não alcança os alvéolos. Em um indivíduo adulto, respirando espontaneamente em repouso, cerca de 100 a 150 mL de gás não participa das trocas gasosas. Esse espaço morto corresponde a cerca de 30% do volume corrente ($V_D/V_T = 0,3$).

O espaço morto pode ser calculado pela equação de Bohr:[28]

$$V_D/V_T = (PaCO_2 - E_TCO_2)/PaCO_2;$$

Onde E_TCO_2 é o valor do gás carbônico expirado.

A fração calculada inclui o espaço morto anatômico, alveolar e o circuito respiratório, os quais representam o espaço morto fisiológico. Como descrito acima para a fração de *shunt*, o espaço morto determinado pela equação não inclui a contribuição indeterminada dos alvéolos que apresentam relação V/Q aumentada.[28]

O aumento do espaço morto tende a comprometer a eliminação de gás carbônico. Algumas situações em que se observa aumento do espaço morto alveolar são: embolia pulmonar maciça, hipotensão grave ou choque e parada cardiorrespiratória. O espaço morto anatômico é aumentado pela distensão excessiva dos pulmões e o espaço morto instrumental, pela presença de tubo traqueal, trocadores de calor e outros conectores ventilatórios.[28]

Alguns estudos têm indicado o aumento do espaço morto como fator de risco para mortalidade na síndrome do desconforto respiratório agudo.[29,30]

Capnografia

A capnografia é a apresentação gráfica do gás carbônico (CO_2) nos gases expirados. Essa modalidade de monitorização respiratória se tornou padrão-ouro em anestesia e tem sido recomendada em pacientes ventilados e internados em terapia intensiva, durante transporte de pacientes ventilados e mesmo em protocolo de cuidados de reanimação cardiopulmonar.

Uma das vantagens da capnografia é fornecer informação sobre a mistura gasosa e a relação VA/Q, permitindo a tomada de decisões e tratamento em diferentes situações clínicas. É importante familiarizar-se com a capnografia e a interpretação das curvas capnográficas (capnograma).

Existem dois tipos de capnografia: capnografia-tempo e capnografia volumétrica.

Capnografia-tempo

A concentração de CO_2 em gases inspirados e expirados é demonstrada ao longo do tempo. Essa é a forma de capnografia mais comumente usada na prática clínica.

Como cada alvéolo possui sua própria constante de eliminação de gás carbônico e sua própria relação ventilação/perfusão, é comum se observar variações nas inclinações e nas amplitudes dos ângulos dos segmentos do capnograma. No entanto, é possível identificar alguns padrões constantes em formas de onda do capnograma. Assim, podem ser identificadas as fases inspiratória e expiratória no gráfico (Figura 94.4).[31]

A primeira fase (fase I) representa o início da expiração. O gás expirado é originário inicialmente das áreas de espaço morto anatômico, ou seja, faringe, laringe, traqueia e brônquios. Em pacientes ventilados mecanicamente pode-se incluir o tubo traqueal ou a cânula de traqueostomia. Portanto, a concentração de gás carbônico nessas regiões é próxima a zero.

A partir desse ponto, a segunda fase (fase II) inicia-se, representando uma mistura de ar do espaço morto e do gás alveolar (zona mista de ar). Esse segmento tem o formato de letra "S" e determina a depleção rápida do gás alveolar, misturada ao ar do espaço morto.

A terceira fase (fase III), denominada fase de platô, representa a exalação do gás alveolar sem mistura, aumentando lentamente em virtude das diferenças da relação ventilação/perfusão e das diferentes concentrações de gás carbônico nos alvéolos. O maior valor do CO_2 durante a fase de platô é denominado CO_2 do final da expiração, do inglês "end-tidal" CO_2 ($P_{ET}CO_2$).

Encerrada a fase III, o capnograma apresenta uma curva descendente em direção ao zero. A porção da curva entre o final da expiração anterior e o início da próxima expiração corresponde à fase inspiratória e compreende o ramo descendente do capnograma e a parte inicial da linha basal (fase 0).

Além desses segmentos, dois ângulos podem ser identificados no capnograma. Um ângulo entre as fases II e III (ângulo alfa) e outro, entre as fases III e 0 (ângulo beta). O ângulo alfa se torna mais amplo quanto maior for o distúrbio da relação ventilação/perfusão. Na presença de reinalação do gás carbônico ou aumento do espaço morto anatômico, o ângulo beta se torna mais aberto.

A análise das curvas de capnografia pode fornecer informações valiosas para o diagnóstico de várias situações clínicas. A Figura 94.5 mostra diferentes formas de curvas e as respectivas hipóteses diagnósticas.[31]

Capnografia volumétrica

Na capnografia volumétrica, a concentração expirada do CO_2 é demonstrada em função do fluxo expiratório para que seja estabelecida a relação entre CO_2 e fluxo. Isso permite o cálculo da produção total de CO_2 e do espaço morto.

A capnografia volumétrica descreve a pressão parcial de CO_2 exalado em relação ao volume expirado em uma única respiração. A curva é dividida em três fases, semelhantes à capnografia-tempo (Figura 94.6).[32]

Utilizando-se os componentes do capnograma volumétrico: os volumes de cada fase, as curvas das fases II e III e o cálculo do espaço morto em relação ao volume corrente, pode-se determinar o espaço morto anatômico e fisiológico.[32,33]

Se o gráfico da capnografia volumétrica for dividido em três áreas, como mostra a Figura 94.7, pode-se inferir que X representa o volume expirado de CO_2, o qual é um reflexo do volume no qual existe ventilação em alvéolos perfundidos. A área Z reflete o espaço morto anatômico e a área Y corresponde ao espaço morto alveolar. A soma das áreas Z + Y indica o espaço morto fisiológico.[32,33]

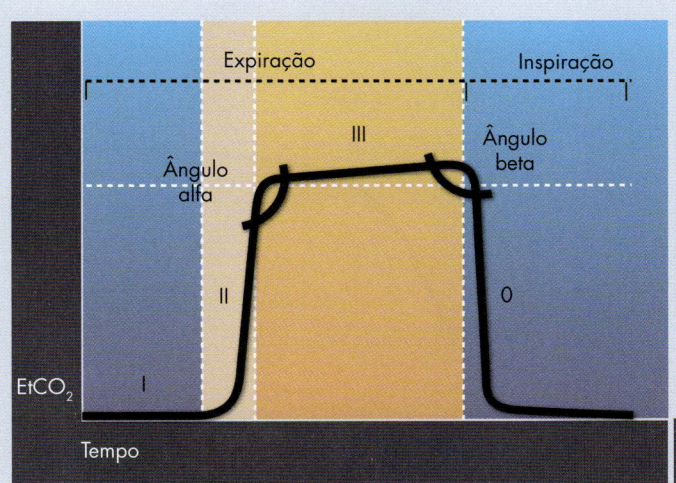

Figura 94.4 — Gráfico capnografia X tempo normal, demonstrando as fases respiratórias e os ângulos entre as fases.

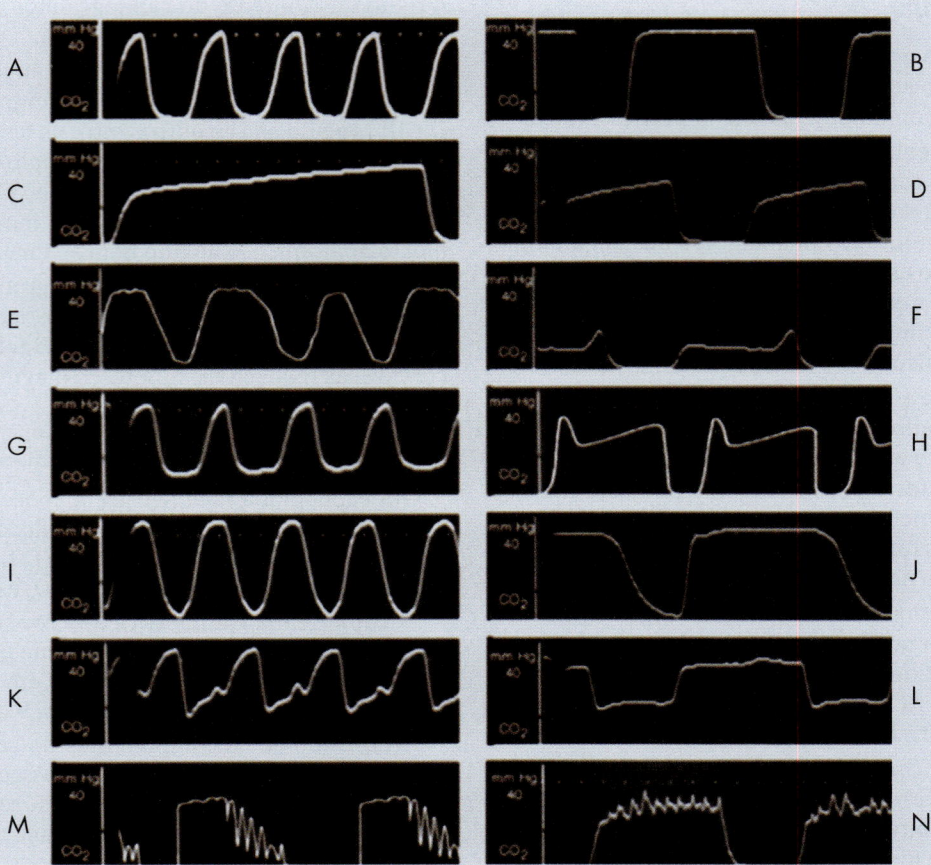

Figura 94.5 — Diferentes curvas de capnografia e as hipóteses diagnósticas. **(A)** Respiração espontânea normal. **(B)** Ventilação mecânica normal. **(C)** Expiração prolongada. **(D)** Aumento da inclinação da fase III em paciente com enfisema. **(E)** Espaço morto durante ventilação espontânea. **(F)** Diluição do gás alveolar por vazamento em ventilação mecânica. **(G)** Exaustão do absorvedor de gás carbônico. **(H)** Duplo pico de CO_2 em paciente com transplante monopulmonar (primeiro pico do pulmão normal transplantado). **(I)** Válvula inspiratória aberta durante ventilação espontânea aumenta o CO_2 inspirado. **(J)** Válvula inspiratória aberta em ventilação mecânica leva ao aumento do CO_2 no ramo inspiratório e retarda o decaimento da curva. **(K e L)** Válvula expiratória aberta em ventilação espontânea e mecânica causa inalação do CO_2 expirado. **(M)** Oscilações cardiogênicas em ventilação espontânea. **(N)** Interferência elétrica por mau funcionamento (causa não biológica).

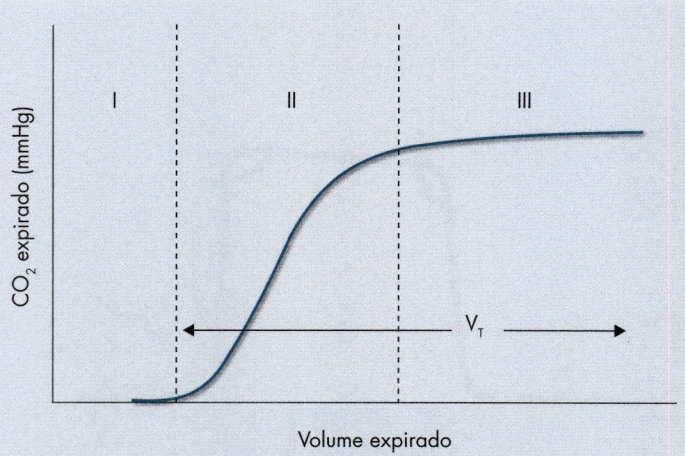

Figura 94.6 — Capnografia volumétrica mostrando as curvas I, II e III, semelhantes àquelas observadas na capnografia tempo. O CO_2 expirado é relacionado, entretanto, ao volume de gás expirado e ao volume corrente (V_T).

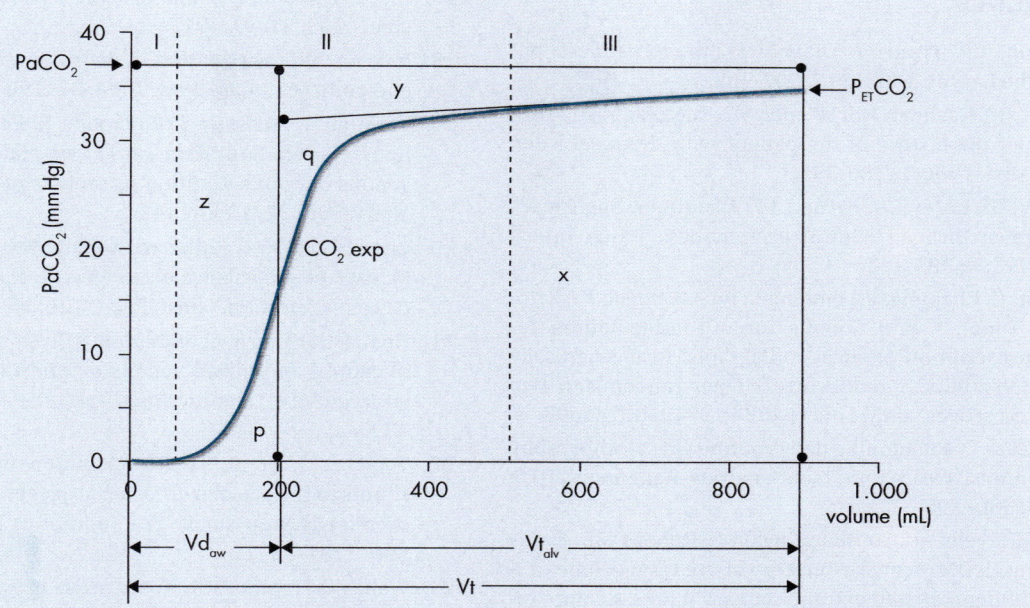

Figura 94.7 — *Capnograma volumétrico demonstrando as áreas relacionadas ao espaço morto anatômico (Z) e espaço morto alveolar (Y). A soma das áreas Z + Y corresponde ao espaço morto fisiológico. X representa o volume efetivo de CO_2 exalado. Vd_{aw}: volume do espaço morto anatômico; Vt_{alv}: volume corrente alveolar; Vt: volume corrente total.*

Além disso, a quantidade total da eliminação de CO_2 pode ser visualizada como a área entre as curvas expiratória e inspiratória (Figura 94.8).[32,33]

CONCLUSÃO

A monitorização respiratória evoluiu bastante nas últimas décadas oferecendo ferramentas bem estabelecidas para diagnóstico e acompanhamento terapêutico de pacientes submetidos à anestesia ou internados em unidades de terapia intensiva.

Novas tecnologias, entretanto, também têm surgido, mas ainda requerem comprovação da sua utilidade e eficiência.

O desafio, atualmente, além de desenvolver ferramentas diagnósticas e com previsão de evolução médica do paciente, é aumentar o conhecimento fisiopatológico de cada processo respiratório e traduzir tal entendimento em condutas que sejam eficazes do ponto de vista clínico.

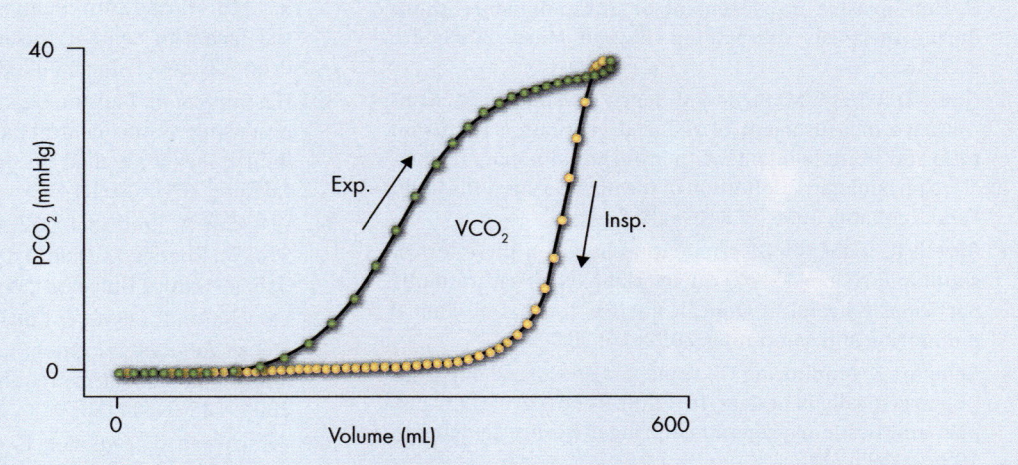

Figura 94.8 — *Gráfico da capnografia volumétrica demonstrando a quantidade efetiva de CO_2 eliminado (VCO_2) em um único ciclo respiratório, entre a expiração (Exp.) e inspiração do ciclo subsequente (Insp.).*

REFERÊNCIAS

1. Mustchin, CP, Tiwari I. Diagnosing the breathless patient. The Lancet, 1982; 319: 907-908.
2. Schmitt BP, Kushner MS, Wiener SL: The diagnostic usefulness of the history of the patient with dyspnea. J Gen Intern Med, 1986, 1: 386-393.
3. Mulrow CD, Lucey CR, Farnett LE: Discriminating causes of dyspnea through clinical examination. J Gen Intern Med, 1993; 8: 383-392.
4. Hejblum G, Chalumeau-Lemoine L, Ioos V, Boëlle PY, Salomon L, Simon T, et al. Comparison of routine and on-demand prescription of chest radiographs in mechanically ventilated adults: a multicentre, cluster-randomised, two period crossover study. Lancet, 2009; 374: 1687–1693.
5. Oba Y, Zaza T. Abandoning daily routine chest radiography in the intensive care unit: meta-analysis. Radiology, 2010; 255(2): 386–395.
6. Desai SR, Wells AU, Suntharalingam G, Rubens MB, Evans TW, Hansell DM. Acute respiratory distress syndrome caused by pulmonary and extrapulmonary injury: a comparative CT study. Radiology, 2001; 218(3): 689–693.
7. Gattinoni L, Caironi P, Pelosi P, Goodman LR. What has computed tomography taught us about the acute respiratory distress syndrome? Am J Respir Crit Care Med, 2001; 164(9): 1701–1711.
8. Hatabu H, Stock KW, Sher S, et al. Magnetic resonance imaging of the thorax. Past, present, and future. Radiol Clin North Am, 2000; 38: 593.
9. Moerer O, Hahn G, Quintel M. Lung impedance measurements to monitor alveolar ventilation. Curr Opin Crit Care, 2011; 17(3): 260–267.
10. Du Rand, IA. et al. Summary of the British Thoracic Society guideline for diagnostic flexible bronchoscopy in adults. Thorax, 2013; 68: 786-787.
11. Whiteley JP, Gavaghan DJ, Hahn CE. Variation of venous admixture, SF6 shunt, PaO2, and the PaO2/FIO2 ratio with FIO2. B Journ Anaesth, 2002; 88: 771-778.
12. Peyton PJ, Poustie SJ, Robinson GJB, Penny DJ, Thompson B. Non-invasive measurement of intrapulmonary shunt during inert gas rebreathing. Physiol Meas, 2005; 26: 309–16.
13. Quine D, Wong CM, Boyle EM, Jones JG, Stenson BJ. Non-invasive measurement of reduced ventilation perfusion ratio and shunt in infants with bronchopulmonary dysplasia: a physiological definition of the disease. Arch Dis Child Fetal Neonatal, 2006; 9: F409–14.
14. Gareth JJ, Jones SE. Discriminating between the effect of shunt and reduced VA/Q on arterial oxygen saturation is particularly useful in clinical practice. Journal of clinical monitoring and computing, 2000; 16: 337-350.
15. Reinhart K. Monitoring O2 transport and tissue oxygenation in critically ill patient. In: Clinical aspects of O2 transport and tissue oxygenation. Springer Berlin Heidelberg, 1989. p. 195-211.
16. Force, ARDS Definition Task. Acute respiratory distress syndrome. Jama, 2012; 307: 2526-2533.
17. Bloos F, Reinhart K. Venous oximetry. Intensive care medicine, 2005; 31: 911-913.
18. Ince C - Microcirculation in distress: a new resuscitation end point? Crit Care Med, 2004; 32: 1963-1964.
19. Varpula M, Karlsson S, Ruokonen E, Pettilä V. Mixed venous oxygen saturation cannot be estimated by central venous oxygen saturation in septic shock. Intensive Care Med, 2006; 32: 1336-1343.
20. Chawla LS, Zia H, Gutierrez G, Katz NM, Seneff MG, Shah M: Lack of equivalance between central and mixed venous oxygen saturation. Chest, 2004; 126: 1891-1896.
21. Ho KM, Harding R, Chamberlain J, Bulsara M: A comparison of central and mixed venous oxygen saturation in circulatory failure. J Cardiothorac Vasc Anesth, 2010; 24: 434-439.
22. Vogiatzis I, et al. The contribution of intrapulmonary shunts to the alveolar-to-arterial oxygen difference during exercise is very small. The Journal of Physiology, 2008; 586: 2381-2391.
23. Wahr JA, Tremper KK. Noninvasive oxygen monitoring techniques. Crit Care Clin, 1995; 11(1): 199–217.
24. ymen AA et al. Analysis of the ear pulse oximeter waveform. Journal of clinical monitoring and computing, 2006; 20: 175-184.
25. Brunelle JA, Degtiarov AM, Moran RF, Race LA. Simultaneous measurement of total hemoglobin and its derivatives in blood using CO-oximeters: analytical principles; their application in selecting analytical wavelengths and reference methods, a comparison of the results of the choices made. Scand J Clin Lab Invest, 1996; 56 (Suppl 224): 47-69.
26. Haymond S, Cariappa R, Eby CS et al. Laboratory assessment of oxygenation in methemoglobinemia. Clin Chem, 2005; 51: 434-444.
27. Zijlstra WG — Clinical assessment of oxygen transport-related quantities. Clin Chem, 2005; 51: 291-292.
28. Lucangelo U, Blanch L. Dead space. Intensive care medicine, 2004; 30: 576-579.
29. Nuckton TJ, Alonso JA, Kallet RH, Daniel BM, Pittet JF, Eisner MD, Matthay MA: Pulmonary dead-space fraction as a risk factor for death in the acute respiratory distress syndrome. N Engl J Med, 2002; 346: 1281-1286.
30. Hassan S et al. Bedside quantification of dead-space fraction using routine clinical data in patients with acute lung injury: secondary analysis of two prospective trials. Critical Care, 2010; 14: R141.
31. Wagstaff A. End-tidal CO2 Monitoring. In: Waldmann C, Soni N, Rhodes A. Oxford Desk Reference: Critical Care. Oxford: Oxford University Press, 2008. pp. 92–93.
32. Verschuren F, Liistro G, Coffeng R, Thys F, Roeseler J, Zech F, et al. Volumetric capnography as a screening test for pulmonary embolism in the emergency department. Chest, 2004; 125(3): 841–850.
33. Verschuren F, Heinonen E, Clause D, Roeseler J, Thys F, Meert P, et al. Volumetric capnography as a bedside monitoring of thrombolysis in major pulmonary embolism. Intensive Care Med, 2004; 30(11): 2129–2132.

95

Monitorização Cardiovascular

Raphael Matheus de Souza Makiyama Lopes
Matheus Fachini Vane
Luiz Marcelo Sá Malbouisson
Maria José Carvalho Carmona

INTRODUÇÃO

A monitorização do sistema cardiovascular é fundamental durante qualquer tipo de anestesia, pois os anestésicos modificam as funções cardiovasculares e a cirurgia pode produzir alterações agudas e marcantes na hemodinâmica em consequência da posição corporal, manipulação cirúrgica, perda sanguínea e redistribuição de líquidos. A maioria dos acidentes relacionados à anestesia apresenta sinais premonitórios, e as alterações cardiovasculares estão entre os indicadores mais importantes. Além disso, existe um predomínio de doenças cardiovasculares ou de doenças que indiretamente afetam a hemodinâmica entre os pacientes cirúrgicos, e as interações desses estados mórbidos com os anestésicos nem sempre é previsível.

A monitorização do sistema cardiovascular engloba um grande número de técnicas que diferem em seu grau de precisão, complexidade, segurança e custo. Raramente existe apenas um meio correto de se monitorar determinado paciente, mas o objetivo é sempre o de proporcionar informações com precisão e rapidez capazes de possibilitar a tomada de decisão adequada ao caso.[4,5,6]

AUSCULTA CARDÍACA

A utilização de estetoscópio precordial ou esofágico durante anestesia permite a monitorização tanto dos sons cardíacos como respiratórios.[2] O estetoscópio esofágico é utilizado quando a anestesia ou o tipo de cirurgia não permitem a utilização do estetoscópio precordial, por problemas anatômicos, qualidade superior da ausculta ou preferência pessoal.

Sabe-se que a intensidade e natureza do batimento cardíaco se alteram quando o coração é submetido a diferentes concentrações de anestésicos inalatórios, e informações sobre o ritmo, a frequência e a intensidade do batimento cardíaco podem ser obtidas através da ausculta. Esta constitui-se em técnica simples, barata e extremamente útil, mesmo quando outras técnicas de monitorização falham.

ELETROCARDIOGRAFIA CONTÍNUA

A monitorização da atividade elétrica cardíaca é rotina na anestesiologia atual. Baseia-se no conhecimento da eletrofisiologia cardíaca, utilizando-se eletrodos devidamente posicionados que permitem monitorização das derivações DI, DII, DIII, aVR, aVL, aVF e V, com o objetivo de verificar:

- **Atividade cardíaca:** tanto para acompanhamento da frequência cardíaca durante anestesia como para diagnóstico em situações em que a atividade cardíaca não é detectada pela ausculta com estetoscópio esofágico, palpação do pulso ou medida da pressão arterial. Deve ser feito um diagnóstico diferencial entre contrações cardíacas presentes, mas com débito cardíaco insatisfatório (QRS presente), assistolia e fibrilação ventricular.

- **Arritmias:** grande número de pacientes são arrítmicos desde o período pré-operatório ou desenvolvem algum tipo de arritmia durante a anestesia, sendo as mais frequentes a taquicardia durante a intubação traqueal e a bradicardia devida à estimulação vagal. Porém, os diferentes tipos de arritmias podem ocorrer secundariamente à estimulação simpática ou parassimpática, hipóxia, hipo ou hipercarbia, alterações hidroeletrolíticas, hipo e hipertermia, e à própria ação de agentes anestésicos e relaxantes musculares. Na atualidade, alguns modelos de monitores multiparamétricos apresentam um *software* que permite a detecção e a interpretação dos principais tipos de arritmia.

- **Alterações eletrolíticas:** alterações dos níveis séricos de potássio e cálcio causam alterações eletrocardiográficas específicas que podem ser suspeitadas mesmo antes da dosagem laboratorial desses eletrólitos.
- **Função de marca-passo artificial:** a espícula de atividade elétrica do marca-passo pode ser observada na maioria das derivações e deve-se observar se está havendo resposta cardíaca adequada ao estímulo e possíveis interferências no funcionamento do marca-passo (exemplo: bisturi elétrico).
- **Isquemia:** hipóxia grave causa bradicardia acompanhada de hipotensão arterial e fibrilação ventricular. A isquemia limitada ao miocárdio, secundária à coronariopatia, requer análise das ondas do ECG, sendo a derivação V5 bastante sensível para esse fim. Se for possível a utilização de três derivações simultâneas (D2, V4 e V5), a sensibilidade do método pode ser de até 96%. A alteração do nível do segmento ST, com presença de infra ou supradesnivelamento, é sugestiva de processo isquêmico, que deve ser adequadamente tratado antes do desencadeamento de complicações como arritmias complexas e baixo débito cardíaco. Atualmente, a possibilidade de utilização de múltiplas derivações eletrocardiográficas tornou mais sensível o diagnóstico intraoperatório de isquemia miocárdica. É importante o conhecimento do eletrocardiograma pré-operatório e a avaliação da derivação eletrocardiográfica basal a ser monitorizada, para avaliação de possíveis alterações de segmento ST ao longo da anestesia. O critério clássico para o diagnóstico de isquemia subendocárdica é a presença de infradesnivelamento de 0,1 mV (1 mm), que ocorre até 80 ms após o ponto J. O supradesnivelamento do segmento ST traduz um processo isquêmico transmural, e no intraoperatório ocorre devido a espasmos coronarianos e com intensidade de 0,1 a 0,2 mV (1 a 2 mm). Os critérios de especificidade de um infradesnivelamento variam conforme a característica de inclinação do segmento ST (horizontal, ascendente ou descendente). O diagnóstico de isquemia miocárdica pode ser feito quando tais alterações duram pelo menos 20 segundos.

PRESSÃO ARTERIAL

A utilização desse tipo de monitorização é constante em qualquer tipo de anestesia por ser um dos sinais vitais que pode indicar precocemente alterações da função cardiovascular, além de ser importante variável na avaliação do nível da anestesia. É importante lembrar, entretanto, que pressão arterial não equivale a fluxo sanguíneo e que a pressão arterial pode ser normal quando a função cardiovascular está deprimida.

A pressão sistólica faz inferir a necessidade de oxigênio pelo miocárdio, pois uma alta pressão gerada requer um maior consumo de oxigênio. O produto pressão-frequência é obtido pelo produto da frequência cardíaca pela pressão arterial sistólica, e valores maiores que 12.000 são indesejáveis em pacientes coronariopatas.

A pressão arterial diastólica está intimamente relacionada à perfusão do ventrículo esquerdo, que se dá basicamente durante a diástole.

A pressão arterial média reflete a oferta sanguínea aos diferentes órgãos e é também utilizada no cálculo da resistência vascular sistêmica.

A medida da pressão arterial pode ser feita de forma direta ou indireta.

Medida Indireta

Feita com um esfigmomanômetro, que mede a pressão necessária para ocluir uma grande artéria em uma extremidade. Uma vesícula pneumática fechada em um manguito é posicionada sobre a artéria e inflada até uma pressão acima da pressão arterial sistólica. O ar na vesícula é lentamente liberado, e utilizam-se quatro técnicas básicas para a detecção da pressão sistólica:

- ausculta dos sons de Korotkoff;
- oscilação da pressão do manguito;
- detecção ultrassônica do movimento da parede arterial;
- detecção do fluxo sanguíneo distal ao manguito do esfigmomanômetro pela palpação de um pulso, ultrassom com Doppler, pletismografia fotoelétrica ou outros meios.

A monitorização não invasiva da pressão arterial é a forma mais utilizada de medida da pressão arterial, porém diversos fatores podem alterar sua precisão, como a sensibilidade individual para auscultar os sons de Korotkoff ou para palpação do pulso e o posicionamento do estetoscópio. A largura do manguito deve ser 20% a 30% maior que o diâmetro do membro, pois manguitos estreitos dão valores falsamente elevados e manguitos largos dão valores menores que os reais. A calibração dos manômetros, a velocidade do esvaziamento do *cuff*, além das divergências de medidas encontradas em situações de hipertensão, obesidade, hipotermia e choque, limitam muitas vezes a utilização do método.

Medida Direta

Indicada quando há necessidade de medida contínua da pressão arterial e/ou quando se necessita amostras repetidas de sangue arterial para análise. Hipotermia e hipotensão deliberadas durante anestesia, cirurgias intracranianas, cirurgias cardiovasculares, cirurgias com perspectiva de grandes perdas sanguíneas, pacientes com doença cardiovascular ou hemodinamicamente instáveis e incapacidade de medida indireta da pressão arterial são indicações frequentes de monitorização direta da pressão arterial.

A medida direta é feita através da cateterização arterial, sendo as artérias mais frequentemente utilizadas a radial, a pediosa e a femural (Figura 95.1). A artéria mais frequentemente utilizada para cateterização é a radial, devendo-se realizar previamente à punção o teste de Allen para testar a permeabilidade da artéria ulnar homolateral. Deve-se dar preferência à cateterização da artéria do lado não preferencial do paciente. Em pacientes com dissecção prévia de artéria braquial (p. ex.: cateterismo cardíaco), deve-se utilizar o lado contralateral.

As complicações mais frequentes da canulação arterial incluem dor local, isquemia distal, hematoma e infecção local. Tais complicações são raras quando se utiliza técnica adequada.

Os sistemas de medida pressórica consistem de um acoplamento líquido-mecânico, um transdutor de pressão devidamente calibrado, um amplificador e uma unidade de processamento do sinal, e um ou mais meios para apresentar os dados. O transdutor de pressão deve ser colocado em um nível adequado em relação à posição do paciente (linha axilar média no paciente em DDH e ao nível do coração no paciente em posição sentada, considerando, nesse caso, a defasagem entre pressão na raiz da aorta e pressão de perfusão cerebral).

Manômetros de mercúrio não são sistemas ideais de medida da pressão arterial por fornecerem apenas a pressão arterial média, não permitirem análise da curva de pressão e possibilitarem embolia de mercúrio. Além disso, trazem o risco de doenças profissionais em indivíduos que manipulam o equipamento, principalmente durante a esterilização do metal, estando por isso proscritos da utilização clínica diária.

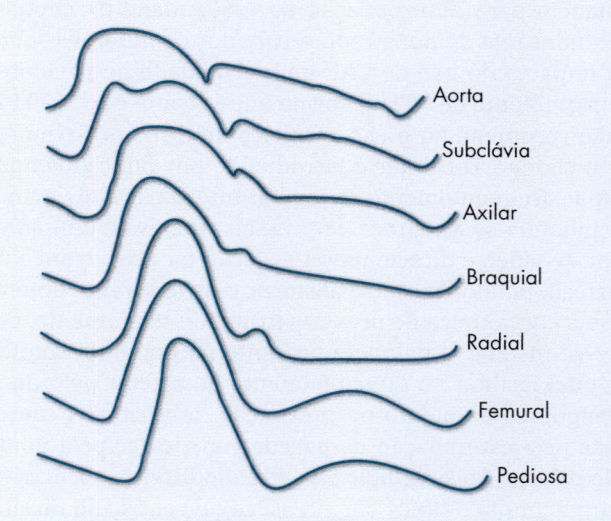

Figura 95.1 — *Registro de curvas de pressão arterial mostrando alteração da amplitude da onda de pulso. Na periferia, a pressão sistólica é maior, enquanto a pressão diastólica e a pressão média são menores e com maior amplitude da onda de pulso.*

Variação da Pressão Arterial Sistólica Sob Ventilação Controlada

A variação da pressão arterial sistólica corresponde à diferença existente entre a pressão arterial máxima e a pressão arterial mínima registradas durante um ciclo respiratório sob ventilação controlada. Um breve período de 10 segundos de apneia durante a fase expiratória, sem desconexão do ventilador, permite anular a variação da pressão arterial sistólica e definir o nível de referência da pressão arterial. A partir desse nível, é possível individualizar um componente de variação negativa (*D down*); variação expressa em mmHg que existe entre a PAS mínima e o nível de pressão arterial de referência obtido durante a apneia. Atualmente, nenhum sistema de monitorização permite o cálculo automático da variação da pressão sistólica. Para se obter um valor das variações da pressão sistólica, é necessário configurar o monitor cardíaco para a exibição da curva de pressão a velocidades menores. O congelamento da imagem permite visualizar e quantificar a variação da pressão sistólica. A medida precisa da variação da pressão sistólica e sua componente negativa requer registro em papel da curva de pressão arterial sistólica. A variação da pressão arterial sistólica através de seu componente negativo constitui um método que se correlaciona com a magnitude da hipovolemia. Quando se retira um litro de sangue de pacientes, 80% deles mostram variação de pressão sistólica superior a 12 mmHg, um provável valor-limite para detecção de hipovolemia. A variação da pressão sistólica reflete a variação do volume de ejeção do ventrículo esquerdo determinado pela insuflação pulmonar. Portanto, esse método não se aplica a pacientes com diminuição da complacência pulmonar e com complacência torácica elevada (edema pulmonar e tórax aberto, respectivamente).

A análise da curva de pressão fornece, além das pressões sistólica, diastólica e média, informações sobre a contratilidade miocárdica, o volume de ejeção, a resistência vascular sistêmica, a frequência cardíaca, as arritmias e seu significado hemodinâmico, o volume sanguíneo circulante e as alterações hemodinâmicas provocadas pela ventilação espontânea ou artificial.

Há necessidade de individualizar as metas de ressuscitação durante o estado de choque, porém a meta de PAM acima de 65 mmHg tem sido recomendada para início de ressuscitação. Há também uma tolerância relativa em relação a níveis mais baixos de pressão arterial para pacientes com sangramento importante no intraoperatório (p. ex. pacientes vítimas de politrauma) sem que haja neurotrauma.

PRESSÃO VENOSA CENTRAL

No indivíduo normal, a pressão venosa central reflete o equilíbrio entre o volume sanguíneo, a capacitância venosa e a função cardíaca direita; indiretamente, reflete a função ventricular esquerda, em indivíduos com função cardíaca normal. É um tipo de monitorização útil em intervenções cirúrgicas nas quais se espera grandes flutuações do volume sanguíneo, em pacientes hipovolêmicos ou potencialmente hipovolêmicos (p. ex. obstrução intestinal, pré-eclâmpsia), pacientes em choque e pacientes politraumatizados.

Além da monitorização da PVC, a canulação venosa central pode estar indicada em diversas outras circunstâncias, como a administração rápida de líquidos; a inserção de cateter de artéria pulmonar e de marca-passo transvenoso; a infusão de substâncias irritantes às veias periféricas, como a glicose hipertônica e o potássio; a hemodiálise temporária, quando não se consegue venóclise periférica; em cirurgias nas quais é previsível a ocorrência de embolia aérea e quando se necessita amostras de sangue venoso misto.

Numerosas vias e técnicas são descritas para canulação venosa central, considerando-se as características do paciente, a facilidade técnica e a habilidade e preferência do médico. As abordagens mais frequentes são as veias jugular interna (preferencialmente à direita), jugular externa, subclávia, basílica e femoral. A punção da veia jugular interna oferece vantagens como a possibilidade remota de ocorrência de pneumotórax e a punção simples e fácil, com baixo risco de punção arterial. Ao nível da linha axilar média (que corresponde ao nível dos átrios), o valor normal da PVC situa-se entre 4 e 8 mmHg ou 6 e 10 cm de H_2O.

A curva da PVC normal consiste de três ondas ascendentes (a, c, v) e duas descendentes (x e y). A mais proeminente é a onda a, resultante da contração atrial seguindo-se à inscrição da onda P do ECG no final da diástole. A onda c resulta da contração isovolumétrica do ventrículo direito, marcando o início da sístole, que promove um fechamento da valva tricúspide e determina um abaulamento desta para dentro do átrio, seguido por discreto aumento da pressão atrial. O átrio se relaxa durante a sístole ventricular e produz a onda x, que representa o colapso sistólico da pressão atrial. A onda v é determinada pelo aumento do retorno venoso pelas cavas na fase telessistólica no momento em que a valva tricúspide encontra-se ainda fechada. A pressão atrial diminui com a abertura da valva tricúspide, e o sangue flui do átrio para o ventrículo, determinando a onda y resultante do colapso diastólico na pressão atrial.

Em pacientes com cardiopatia ou disfunção ventricular esquerda, a avaliação da pressão venosa central deixa de ser uma boa variável para avaliação da volemia e da função ventricular. Impõe-se muitas vezes, então, a monitorização com cateter de artéria pulmonar (cateter de Swan-Ganz).

A interpretação dos valores de PVC, assim como a POAP obtida através do CAP, deve ser feita em conjunto com outras variáveis.

MONITORIZAÇÃO ATRAVÉS DE CATETER EM ARTÉRIA PULMONAR (CATETER DE SWAN-GANZ)

Um dos maiores progressos na monitorização do sistema cardiovascular ocorreu com a utilização do cateter de artéria pulmonar (CAP) com extremidade em balão e introdução dirigida pelo fluxo.[4,5,8] Os cateteres de Swan-Ganz são atualmente produzidos com características que permitem a medida da PVC, das pressões sistólica, diastólica e média da artéria pulmonar (PAP) e da pressão em cunha ou ocluída da artéria pulmonar (PoAP). A presença de um termossensor na extremidade do cateter permite a medida do débito cardíaco (DC) pela técnica da termodiluição e o cálculo das resistências vasculares pulmonar (RVP) e sistêmica (RVS). A incorporação de fios de derivação elétrica permite monitorizar ECG atrial ou ventricular ou estimular o coração através de um gerador externo de marca-passo. Alguns modelos de cateter dispõem de via paralela para medida contínua da saturação venosa de oxigênio, que é indicador indireto da função ventricular.

As indicações para cateterização da artéria pulmonar são muito amplas, como o infarto agudo do miocárdio com instabilidade hemodinâmica, cardiopatias instáveis, choque, trauma e outras situações onde a volemia e o estado hemodinâmico são de difícil avaliação. Pode-se ponderar o uso em cirurgias de grande porte, principalmente em pacientes com patologias cardiopulmonares, tais como doenças valvulares, hipertensão pulmonar e determinadas cardiopatias congênitas. O conjunto de recomendações de Ceconni e col. (2014) inclui: uso em pacientes com choque refratário, casos com disfunção de ventrículo direito e pacientes complexos de difícil manejo para determinação da modalidade de choque. Estudos têm demonstrado resultados conflitantes sobre o impacto do uso de CAP na mortalidade de pacientes em ambiente de UTI, de forma que Ceconni e col. (2014) não recomendam o uso rotineiro de CAP em pacientes em choque. O cateter é introduzido por punção venosa (mais frequentemente na jugular interna direita), acompanhando-se as curvas de pressão através de um monitor de vídeo e direcionando-se o cateter até o tronco da artéria pulmonar. Ao se alcançar o átrio direito, obtém-se a curva típica de pressão atrial. Nesse momento, deve-se insuflar o balonete presente na ponta do cateter, o qual facilitará o direcionamento do cateter pelo fluxo sanguíneo e ajudará na prevenção de arritmias causadas pela estimulação da parede ventricular pela ponta do cateter. Ao se atingir o ventrículo direito, observa-se curva ampla e típica das pressões de ventrículo direito. Prosseguindo-se na introdução do cateter, ao se atingir a artéria pulmonar, observa-se curva típica, com pressão diastólica superior à do ventrículo direito. Quando o cateter com o balonete insuflado obstrui o fluxo sanguíneo de um ramo da artéria pulmonar, obtém-se a pressão de oclusão da artéria pulmonar (Figura 95.2). A insuflação do balonete deve ser realizada apenas intermitentemente, quando se deseja a avaliação da pressão de oclusão da artéria pulmonar. A pressão de oclusão da artéria pulmonar (PoAP) mostra estreita correlação com a pressão atrial esquerda (PAE). Entretanto, quando a pressão atrial esquerda ultrapassa 15 mmHg, essa correlação se distancia. Do mesmo modo, a presença de PEEP acima de 10 cm/H_2O pode interferir na medida da PoAP.

As complicações relacionadas à monitorização com utilização de cateter de Swan-Ganz incluem pneumotórax, arritmias, infarto pulmonar, ruptura do balão e infecções, entre outras que geralmente podem ser evitadas com utilização de técnica adequada.

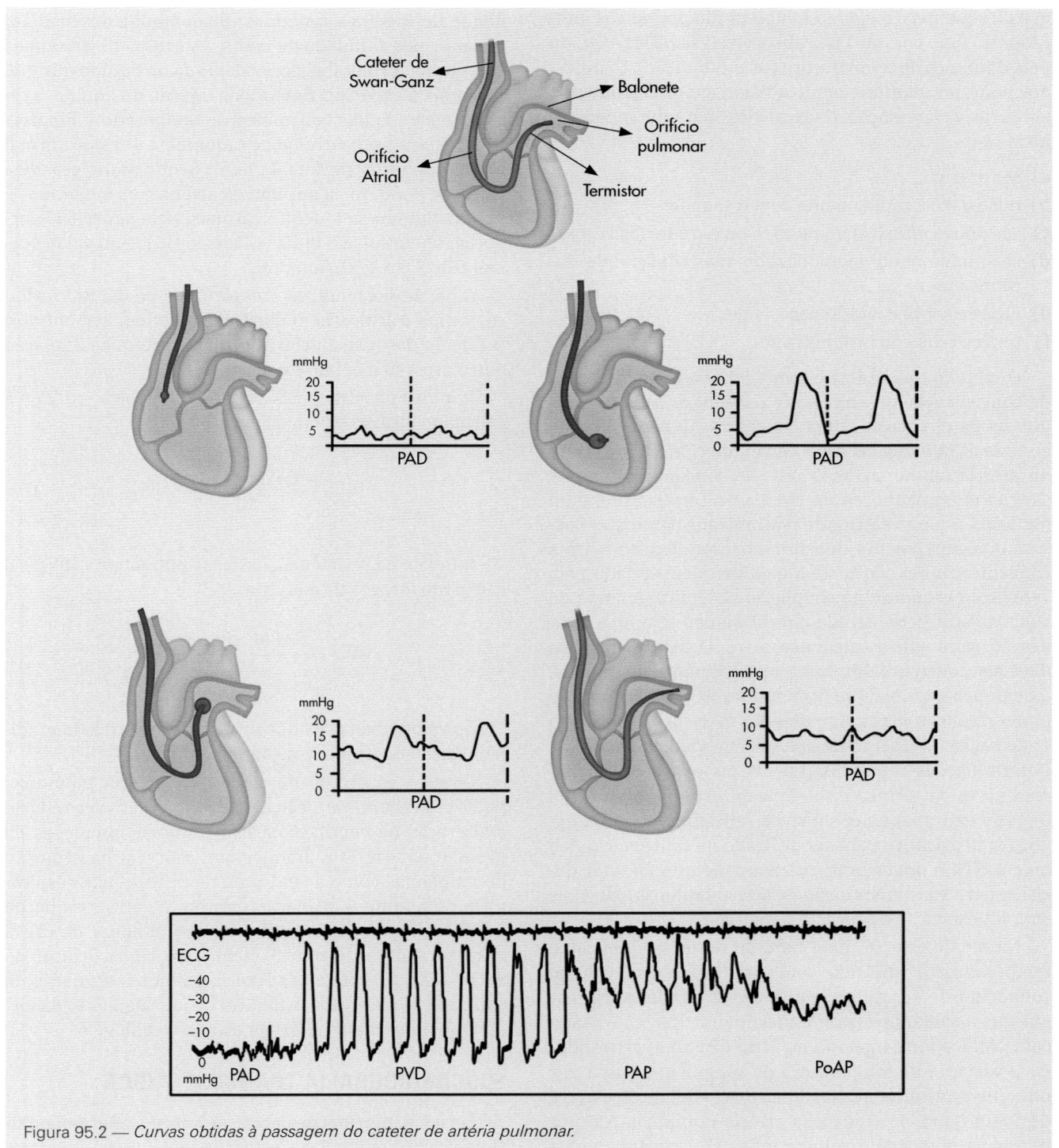

Figura 95.2 — Curvas obtidas à passagem do cateter de artéria pulmonar.

Débito Cardíaco

A mensuração do débito cardíaco (DC) permite a análise da função ventricular e, quando acompanhada de medidas pressóricas (PVC, PAP, PAoP), permite avaliação indireta da contratilidade ventricular.

Existem vários métodos para a medida do débito cardíaco, a maior parte deles baseados no princípio de Fick, que utiliza o consumo de oxigênio. Nos métodos de uso mais frequente, o oxigênio é substituído por outros indicadores como corantes não absorvíveis (*cardiogreen*) ou pela diferença de temperatura (termodiluição). O indicador pode ser continuamente adicionado ou introduzido em *bolus* na circulação. Os requisitos para um indicador ideal são:

a) ser atóxico;
b) misturar-se rapidamente com o sangue;
c) ser pouco difusível no pulmão ou parede dos vasos;
d) ser rapidamente metabolizado, mas conservado durante a medida;
e) fácil de ser preparado para a injeção;
f) ter recirculação insignificante.

O método que utiliza corante baseia-se na diferença de concentração desse corante (*cardiogreen*) entre dois pontos da circulação. Uma concentração conhecida do corante é injetada na veia cava superior, átrio direito ou artéria pulmonar, aspirando-se concomitantemente sangue de outro ponto da circulação (artéria radial ou femoral), a uma velocidade padronizada. O sangue passará a seguir por um densitômetro que determinará a concentração do contraste à medida que é ejetado pelo ventrículo esquerdo na circulação sistêmica. A curva de concentração é registrada em relação ao tempo, e através de planimetria calcula-se o DC. O débito cardíaco deve ser constante durante o procedimento de medida, e qualquer arritmia que ocorra durante a determinação poderá causar erros. Igualmente, o ciclo respiratório pode causar variações de até 20% no valor mensurado. Determinações repetidas (três vezes consecutivas) fazem parte da técnica e minimizam erros. Embora seja método extremamente sensível, reprodutível e fidedigno, é pouco prático para ser utilizado no centro cirúrgico ou em UTI. A pouca praticidade do método foi fator decisivo para sua substituição pela termodiluição, de mais simples execução e acurácia semelhante.

Na medida do DC pelo método da termodiluição, a temperatura é utilizada como indicador. Um volume conhecido de soro glicosado a 5% a temperatura menor que a sanguínea (preferencialmente a 0 ºC) é usado como indicador e injetado no átrio direito, registrando-se a variação de temperatura do sangue que passa por um sensor térmico localizado na extremidade do cateter de Swan-Ganz, no tronco da artéria pulmonar. Na prática, alguma parte do volume injetado é perdida na luz do cateter e a temperatura do líquido injetado pode se alterar pelo contato com a mão durante a injeção, e um fator de correção é inserido no instrumento de medida do débito cardíaco para compensar essas alterações. A fórmula matemática da termodiluição é uma integral da variação da temperatura em relação ao tempo de um minuto. As vantagens do método da termodiluição sobre o *cardiogreen* são o preço; a menor recirculação do indicador térmico; nenhum acúmulo do indicador; possibilidade de medidas repetidas; disponibilidade imediata e menor possibilidade de erros. As causas de erro mais comuns na termodiluição são a perda de líquido durante a injeção, a excessiva demora na injeção do líquido, a digitação errada das constantes de temperatura, hipotermia, respiração controlada e taquipneia. O valor normal do DC é ao redor de 4 a 6 L.min^{-1}. Sendo muito grande a variação ponderal, a normatização entre os indivíduos é feita dividindo-se o débito cardíaco pela superfície corpórea, obtendo-se o índice cardíaco (IC), cujo valor normal é de 3,0 a 4,5 L/min/m^2.

A partir das medidas pressóricas e do débito cardíaco, vários cálculos hemodinâmicos podem ser obtidos. O cálculo das resistências vasculares refere-se à relação entre pressão e débito cardíaco.

O índice da resistência vascular sistêmica – IRVS – é calculado através da equação:

$$IRVS = \frac{PASM - PAD}{IC} \times 80$$

O índice da resistência vascular pulmonar – IRVP – é calculado através da equação:

$$IRVS = \frac{PAPM - PoAP}{IC} \times 80$$

Os valores normais dos principais atributos hemodinâmicos encontram-se na Tabela 95.1.

Quando se dispõe de cateter de artéria pulmonar, pode-se avaliar a variação de débito cardíaco secundário à alteração da ventilação, assim como as alterações da pressão da artéria pulmonar que ocorrem na evolução de patologias como a síndrome de desconforto respiratória do adulto. A avaliação da pressão atrial esquerda permite diferenciação entre edema pulmonar de causa intrínseca ou cardiogênica. Além disso, com a oclusão do balão distal do cateter de artéria pulmonar e injeção de contraste, é possível a avaliação de um segmento da circulação pulmonar através de estudo radiológico.

ECOCARDIOGRAFIA TRANSESOFÁGICA

Fornece informações precisas sobre a anatomia e fisiologia cardiovascular, com a vantagem de ser um méto-

TABELA 95.1
VALORES NORMAIS DOS PRINCIPAIS ATRIBUTOS HEMODINÂMICOS.

	Valor normal	Unidade
Frequência cardíaca – FC	60-90	Bat/min
Pressão arterial sistêmica		mmHg
Sistólica – PASS	110-113	
Diastólica – PASD	60-80	
Média – PASM	70-100	
Pressão arterial pulmonar		mmHg
Sistólica – PAPS	15-30	
Diástólica – PAPD	8-12	
Média – PAPM	9-16	
Pressão de átrio direito – PAD ou PVC	4-8	mmHg
Pressão de oclusão da artéria pulmonar – PoAP	6-10	mmHg
Índice cardíaco – IC	3,0 a 4,5	mmHg
Índice de resistência vascular sistêmica – IRVS	1.970-2.300	$Dyn/s/cm^5/m^2$
Índice de resistência vascular pulmonar – IRVP	225-315	$Dyn/s/cm^5/m^2$

do pouco invasivo. O princípio básico da ecocardiografia baseia-se na utilização de cristais de quartzo que vibram quando eletricamente estimulados, produzindo sons de alta frequência; essas ondas, ao interagirem com tecidos de diferentes densidades, geram imagens. Através da ecocardiografia bidimensional é possível estimar o enchimento ventricular e sua ejeção, assim como a espessura da parede e a massa ventricular, podendo-se então calcular o volume diastólico final, a fração de ejeção, o estresse sistólico e os índices de contratilidade, como a velocidade de encurtamento circunferencial das fibras.

A ecocardiografia foi introduzida na sala de operações na década de 1970, inicialmente utilizando transdutores epicárdicos. A utilização de ecocardiografia transesofágica foi inicialmente descrita em 1980, sendo pouco utilizada até que transdutores de alta frequência e imagens color-Doppler se tornassem disponíveis em meados da década de 1980. A melhora da imagem acústica permitiu a anestesiologistas e cirurgiões utilizarem a ecocardiografia transesofágica intraoperatória para diagnosticar isquemia miocárdica, confirmar a adequação da cirurgia de reconstrução valvar e outras reparações cirúrgicas, determinar a etiologia de desordens hemodinâmicas e outras complicações intraoperatórias e permitir informações diagnósticas que não foram possíveis no período pré-operatório. A avaliação em tempo real permite que o cirurgião corrija reparações inadequadas antes que o paciente saia da sala de operações, reduzindo a necessidade de reoperação e facilitando a prevenção e tratamento precoce de complicações intraoperatórias.

Entretanto, há importantes limitações à ecocardiografia transesofágica. Algumas regiões do coração e grandes vasos não podem ser bem visualizados, embora o avanço tecnológico tenha suplantado algumas dessas limitações. A ecocardiografia não se constitui em método ideal da avaliação da função ventricular por depender de variáveis como a frequência cardíaca, condições de volemia e função valvar. O procedimento é geralmente seguro, mas a inserção e manipulação do *probe* do aparelho pode produzir irritação faríngea, lesão dentária, trauma ou sangramento esofágico, arritmias, desconforto respiratório e alterações hemodinâmicas. A interpretação incorreta de imagens ecocardiográficas por pessoas inexperientes pode resultar em decisões inapropriadas tomadas pelos anestesiologistas. Além disso, a realização do ecocardiograma pelo próprio anestesiologista pode consumir tempo e atenção que deveriam ser dispensadas a outras responsabilidades intraoperatórias. Em nosso meio, a grande limitação ao método é o preço do equipamento e a disponibilidade de especialistas para a realização do exame durante o período intraoperatório.

Em 1993, a *American Society of Anesthesiologists and Society of Cardiovascular Anesthesiologists* estabeleceu as indicações para realização de ecocardiografia transesofágica durante o período intraoperatório:

- **Avaliação de isquemia miocárdica**: as alterações hemodinâmicas durante o período intraoperatório aumentam o risco de isquemia miocárdica, especialmente entre pacientes com insuficiência coronária, múltiplos fatores de risco para doença coronária ou doença vascular periférica. Métodos tradicionais para monitorização da isquemia coronariana durante cirurgia com o ECG contínuo têm sensibilidade limitada na detecção precoce de lesão tecidual. Há evidências de que o desenvolvimento de disfunção ventricular regional durante a cirurgia aumenta o risco de o paciente desenvolver isquemia miocárdica intraoperatória e apresentar morte súbita. Tais alterações da movimentação da parede ocorrem antes das alterações eletrocardiográficas; entretanto, vistas no ecocardiograma, tais alterações são mais sujeitas à análise subjetiva que a alteração quantitativa de alteração do segmento ST no ECG.
- **Avaliação hemodinâmica**: a ecocardiografia transesofágica tem sido utilizada intensamente para avaliação hemodinâmica e da função ventricular global. É exame principalmente qualitativo. Entretanto, a análise quantitativa da ecocardiografia transesofágica pode aumentar sua sensibilidade em detectar pequenas alterações nas dimensões ou ejeção ventricular, melhorando as informações prestadas por outros métodos de monitorização.
- **Cirurgia valvar**: principalmente para avaliação da adequação de plásticas valvares.
- **Embolia aérea**: a ecocardiografia transesofágica é extremamente sensível para detectar bolhas tão pequenas quanto 2 micras. Entretanto, o significado clínico dessas bolhas ainda não é claro. Estudos em animais

sugerem que a entrada de ar superior a 1 mL.kg⁻¹ aumenta o risco de complicações neurológicas, mas o limiar de segurança não é claro. A ecocardiografia transesofágica poderia ser útil em pacientes que necessitam de craniotomia e procedimentos diversos na posição sentada. O método pode detectar embolia aérea em 8% a 60% dos pacientes submetidos à neurocirurgia e em 11% a 79% dos pacientes submetidos à cirurgia cardíaca. Essa evidência é inadequada, entretanto, para determinar se essa embolia aérea aumenta o risco de complicações neurológicas ou se a monitorização com ecocardiografia melhora o prognóstico dos pacientes.

- **Outras indicações**: avaliação de cirurgias para correção de cardiopatias congênitas; miocardiopatias (cardiopatia hipertrófica, cardiopatia restritiva); aneurisma de ventrículo; endocardites; tumores cardíacos; trombos intracavitários; embolia pulmonar; embolia durante procedimentos ortopédicos; traumatismo cardíaco; aneurisma e dissecção de aorta torácica; pericardite; tamponamento cardíaco; corpo estranho intracavitário.

BIOIMPEDÂNCIA TORÁCICA

Quando uma corrente elétrica alternada de alta frequência e baixa voltagem é aplicada ao tórax por um sistema tetrapolar de eletrodos, cria-se um campo eletromagnético cujo inverso da condutividade expressa a impedância. Ocorrem variações da impedância quando há distensão cíclica da aorta torácica, relacionada ao volume sistólico. A bioimpedância torácica é um método não invasivo de avaliação hemodinâmica, medindo indiretamente o volume sistólico e outras variáveis como fração de ejeção, volume diastólico final, período de pré-ejeção, índice cardíaco, índice sistólico, resistência vascular periférica e frequência cardíaca.

Os dados de bioimpedância são obtidos através do posicionamento de oito eletrodos de prata descartáveis na região cervical e torácica, conectados ao aparelho que emite corrente alternada, delimitando o campo eletromagnético onde são processadas as variações da impedância, que é captada e varia toda vez que ocorre fluxo pulsátil intermitente na aorta torácica, diretamente relacionado ao volume sistólico. O processamento eletrônico da variação de impedância permite calcular o volume sistólico em mililitros que, multiplicado pela frequência cardíaca, fornece o débito cardíaco. Para se obter a duração do ciclo cardíaco, os intervalos sistólicos e diastólicos, o período de contração ventricular isométrica, a fração de ejeção ventricular esquerda e o volume diastólico final, basta acoplar o aparelho de bioimpedância torácica a um aparelho de ECG.

Existem várias situações clínicas nas quais os resultados obtidos através da bioimpedância podem não corresponder exatamente aos valores obtidos por métodos como a termodiluição e a ecocardiografia, sendo as mais comuns as arritmias cardíacas, incluindo a taquicardia, a valvopatia aórtica, a sepse, o uso concomitante de eletrocautério e a presença de abalos musculares. Além disso, a necessidade de disposição de eletrodos no tórax e a utilização concomitante de bisturi elétrico limitam seu uso rotineiro em anestesia.

AVALIAÇÃO DA ADEQUAÇÃO DA PRÉ-CARGA

O princípio de Frank-Starling descreve que, quanto maior for o estiramento da fibra miocárdica antes do início da sístole, dentro dos limites fisiológicos, maior será a contratilidade e, por conseguinte, o débito cardíaco. Essa propriedade contrátil da fibra miocárdica é dependente do volume de sangue dentro dos ventrículos no final da diástole, também definido como pré-carga ventricular, e está diretamente relacionado à capacidade do sistema cardiovascular em manter adequada perfusão tecidual e transporte de oxigênio. A manutenção de volemia adequada é essencial para prevenção de *deficits* de oxigênio tecidual e desenvolvimento de insuficiências orgânicas em pacientes submetidos a cirurgias de grande porte nos quais ocorrem grandes perdas volêmicas súbitas e transferência de fluidos entre os compartimentos intra e extravascular. Diversos métodos com o intuito de avaliar a pré-carga, como mensuração da PCV, POAP, volume diastólico final de VD e VE, entre outros, têm sido propostos em pacientes submetidos à anestesia e procedimentos cirúrgicos de grande porte. Contudo, a acurácia desses métodos é influenciada por uma série de situações como ventilação mecânica com pressão positiva e PEEP, cirurgias torácicas ou em abdome superior (Figura 95.3).

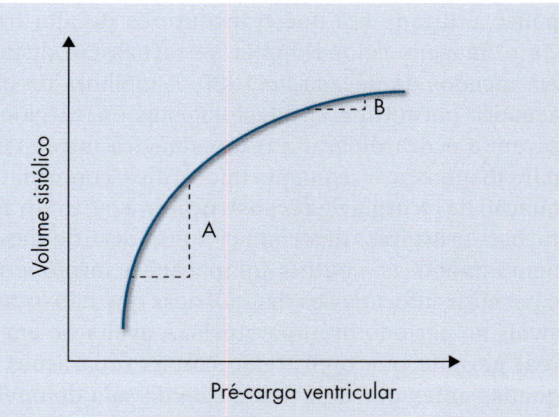

Figura 95.3 — *Relação entre a pré-carga e o volume sistólico: em condição de hipovolemia, a infusão de volume com pequenos aumentos na pressão de enchimento promove aumento no volume ejetado (**A**); em condições de adequação volêmica, não haverá aumento do volume sistólico com aumento da pré-carga (**B**).*

Em estudo postal realizado na Alemanha por Boldt e col., foi observado que pressão venosa central e a pressão de oclusão da artéria pulmonar eram os métodos mais frequentemente utilizados pelos médicos intensivistas no processo de tomada de decisão de reposição volêmica – em 93% e 58% dos casos respectivamente –, pela praticidade e disponibilidade do método. Contudo, a PVC e a POAP nem sempre refletem acuradamente as pressões transmurais em pacientes com ventilação mecânica e PEEP. Numa outra situação, em pacientes com alteração da complacência ventricular, como os pacientes com isquemia coronariana ou cardiomiopatias hipertróficas e restritivas, em que pode haver disfunção diastólica, as leituras de pressão intravascular não serão acuradas. Uma vez que as pressões nas vias aéreas ou a redução da complacência das câmaras cardíacas irão promover aumentos das pressões intravasculares, a leitura de PVC ou POAP elevadas não irá mensurar adequadamente as pressões de enchimento.

A utilização de provas de infusão de alíquotas de volume, uma vez que as pressões de enchimento PVC e POAP tenham atingido valores de 12 a 15 mmHg, pode evidenciar quadros de hipovolemia quando a elevação dessas pressões for menor que 2 a 5 mmHg após a infusão de uma determinada alíquota de volume.

É importante ressaltar que nenhuma medida de pré-carga vista pontualmente pode ser interpretada sem o contexto clínico no que diz respeito ao quadro clínico e outras variáveis hemodinâmicas. Por exemplo, um indivíduo normal com o volume vascular adequado e com uma PVC baixa não requer volume adicional; em contrapartida, indivíduos com uma PVC alta podem se beneficiar de fluidos adicionais. Deve-se considerar as mudanças que ocorrem nesses parâmetros após as intervenções, que podem ser mais úteis do que tão somente a medida pontual.

Há evidências que apontam uma fraca correlação entre PVC e POAP e a responsividade a fluidos. Dessa forma, Ceconni e col. (2014) apresentam a recomendação de que medidas de pré-carga (como PVC e POAP) não devem ser usadas sozinhas para guiar a ressuscitação volêmica.

Outro método utilizado para avaliar a presença de hipovolemia é a mensuração das variações de volumes intracavitários através da mensuração dos volumes diastólicos finais por cateter de artéria pulmonar dotado de capacidade de mensuração do volume diastólico do VD ou por ecocardiografia. Esses últimos métodos permitem avaliar a interação entre as alterações pressóricas e volumétricas possibilitando a avaliação da complacência das câmaras. Com o cateter de artéria pulmonar volumétrico, espera-se que um paciente considerado normovolêmico tenha um volume diastólico final do VD entre 120 e 160 L/m². Uma das limitações previsíveis nesse método é a presença de hipertensão pulmonar ou a necessidade de PEEP elevadas, que poderão determinar o aparecimento de insuficiência tricúspide, invalidando as medidas. Através da ecocardiografia transesofágica, é possível avaliar os volumes e diâmetros de VD e VE, possibilitando a detecção de hipovolemia mesmo em pacientes que tenham disfunção de VD, hipertensão pulmonar ou estejam necessitando de PEEP elevada. Contudo, apesar de ser capaz de detectar hipovolemia importante em situações de alteração da complacência ventricular ou pacientes com importantes alterações das pressões intratorácicas, a ecocardiografia foi incapaz de detectar pacientes que iriam responder ao volume, conforme dados publicados por Reuse e col., Squara e col., Tavernier e col., Diebel e col. e Wagner e col.

Considerando que as medidas de pressão e volume têm suas próprias limitações, parâmetros dinâmicos adicionais têm sido aplicados para avaliar a responsividade a fluidos com conseguinte otimização do volume sistólico. São parâmetros dinâmicos, tais como variação da pressão de pulso e variação de volume sistólico (via pressão arterial invasiva ou via pletismografia), e outros índices derivados da ecocardiografia.

Uma análise das variações na pressão de pulso induzidas pela respiração mecânica tem sido proposta como método acurado para avaliar hipovolemia em pacientes submetidos à ventilação mecânica e pode representar uma análise interessante para avaliar a adequação volêmica em pacientes submetidos a cirurgias de grande porte. A pressão de pulso definida como a diferença entre a pressão sistólica e a pressão diastólica é proporcional ao volume sistólico e inversamente proporcional à complacência vascular. A pressão de pulso não é influenciada pelas pressões intratorácicas, pois aumento na pressão pleural induzido pela insuflação da ventilação mecânica irá afetar ambas as pressões – sistólica e diastólica. Nesse sentido, as mudanças induzidas pela ventilação mecânica no volume sistólico do VE são refletidas na pressão de pulso periférica ao longo do ciclo respiratório. Com base nessas premissas, tem sido proposto que a resposta à infusão de volume pode ser avaliada pelas alterações da pressão de pulso ao longo do ciclo respiratório mecânico (ΔPP), computadas através da fórmula:

$$\Delta PP\ (\%) = 100 \times (PP_{max} - PP_{min})/(PP_{max} + PP_{min})/2$$

Na fórmula, PPmax e PPmin são a maior e menor pressão de pulso observadas ao longo do ciclo respiratório, como pode ser observado na Figura 95.4.

O cálculo da DPP pode ser de grande auxílio no processo de avaliação da hipovolemia em pacientes nos quais os parâmetros convencionais estão otimizados ou são inadequados para avaliar a volemia. Se a DPP estiver menor que 13%, então é improvável que infusão de volume adicional seja necessária; se houver ainda

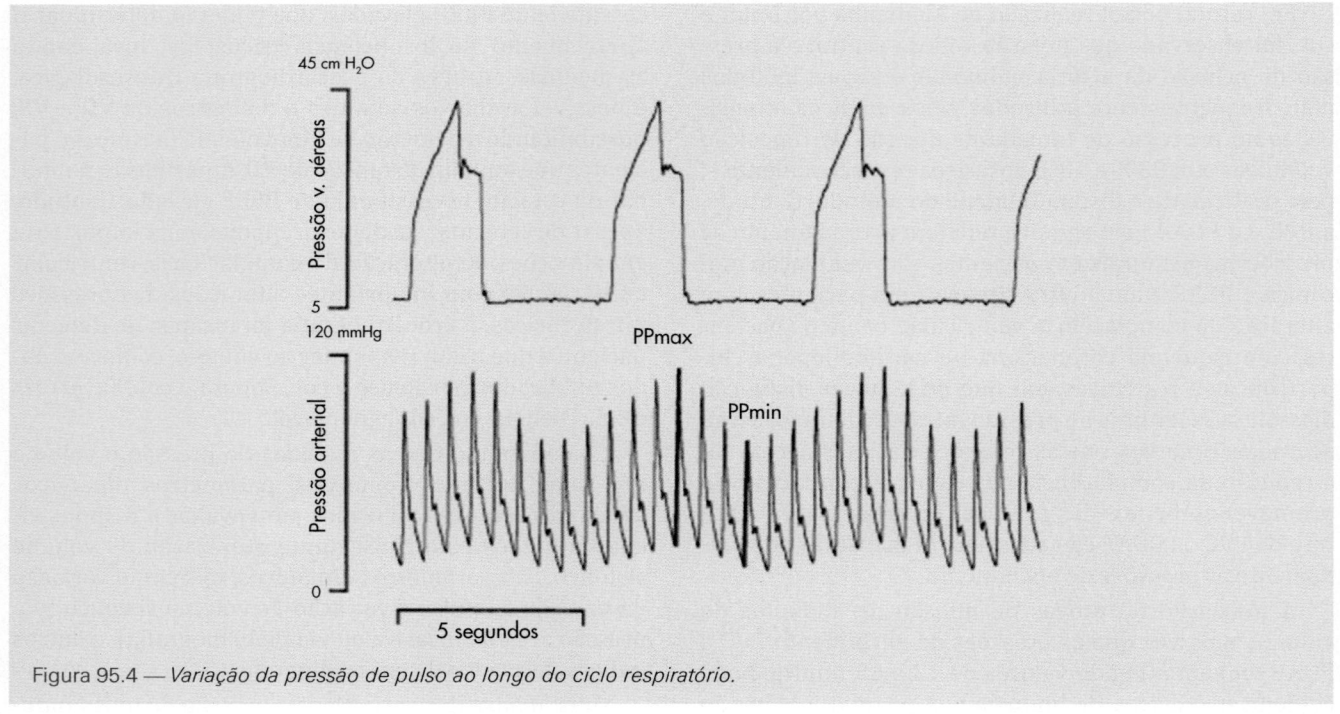

Figura 95.4 — Variação da pressão de pulso ao longo do ciclo respiratório.

marcadores de hipóxia tecidual, o tratamento deverá ser baseado na utilização de inotrópicos e fármacos vasoativos para otimização do transporte de oxigênio. Por outro lado, valores de DPP maiores que 13% indicam presença de hipovolemia e sinalizam aumento no débito cardíaco após infusão de volume. Contudo, a decisão a respeito da reposição volêmica deve respeitar também a eficiência das trocas gasosas, visto que pacientes hipovolêmicos podem apresentar permeabilidade pulmonar e piora da oxigenação com infusão de grandes quantidades de fluidos. Ressalta-se a importância de que o paciente seja ventilado na modalidade volume-controlado a 8 mL . kg^{-1} para que o valor de DPP seja fidedigno. Um número importante de estudos tem mostrado que medidas dinâmicas de responsividade a fluidos como DPP e Variação de Volume Sistólico (VVS) são melhores preditores de responsividade a fluido do que medidas estáticas.

AVALIAÇÃO DA ADEQUAÇÃO DO TRANSPORTE DE OXIGÊNIO

Deficit de oxigenação celular ou disóxia é a condição na qual os níveis teciduais de oxigênio estão abaixo do necessário para manutenção da respiração mitocondrial e síntese de fosfatos ricos em energia para manutenção do metabolismo celular. Uma vez estabelecida a disóxia celular, os mecanismos de manutenção da integridade celular dependentes de energia, assim como as suas organelas, entram em falência, evoluindo com morte celular, morte do tecido e falência orgânica.

Em condições de adequada perfusão tecidual, glicose e principalmente oxigênio estão disponíveis para as células em quantidades suficientes para a manutenção do metabolismo oxidativo. Após a entrada da glicose na célula, ocorre glicólise anaeróbica, na qual a glicose é metabolizada em piruvato, produzindo 2 mol de ATP como balanço energético. Na presença de oxigênio, o piruvato entra para o ciclo da fosforilação oxidativa, em que serão produzidos 38 mol de ATP. O oxigênio molecular é introduzido no ciclo da fosforilação oxidativa mitocondrial na cadeia de transporte de elétrons via citocromo aa3, quando serve como um aceptor do íon hidrogênio essencial para a produção de energia. A cadeia mitocondrial de transporte de elétrons é responsável por cerca de 90% da utilização total de oxigênio corporal, e outras oxigenases são responsáveis pelos outros 10%. O ATP gerado no processo de fosforilação oxidativa irá prover a energia necessária para manutenção do metabolismo celular normal. Como resultado da quebra do ATP, além da liberação de energia, irão se acumular íons hidrogênio e ADP no citoplasma, que serão reconvertidos em ATP através da fosforilação oxidativa. Se a cadeia de transporte de elétrons está limitada pela disponibilidade de oxigênio, a produção de ATP será diminuída e o efeito inibitório sobre a fosfofrutocinase será removido, havendo estímulo para a glicólise anaeróbica. Na situação de redução da disponibilidade de oxigênio, irá ocorrer um aumento dos níveis celulares de lactato, uma vez que o piruvato irá funcionar como aceptor de íons hidrogênio. Essa conversão é catalisada pela enzima lactato desidrogenase. A glicólise anaeróbica é muito menos efetiva na geração de energia, gerando um *deficit* energético intracelular: à medida que cai o consumo celular de oxigênio, aumenta o lactato intracelular e a taxa lactato/piruvato. Os íons hidrogênio acumulados no citoplasma irão reagir com o bicarbonato intracelular produzindo CO_2 e água, mantendo a acidose intracelular e contribuindo para a falência da homeostase celular. O resultado invariável da hipoperfusão celular não diagnosticada e nem tratada adequadamente é a falência orgânica.

Em cirurgias de grande porte, como cirurgias cardiovasculares ou abdominais, a condição de *deficit* de oxigênio tecidual está associada ao desenvolvimento de insuficiência renal per-operatória, isquemia intestinal ou mesentérica com translocação bacteriana em condições mais graves com isquemia miocárdica e desenvolvimento de lesão pulmonar aguda. Essa condição de deficiência de oxigênio ao nível tecidual pode ser secundária a diversos mecanismos, como hipovolemia, disfunção miocárdica, vasoplegia secundária à resposta inflamatória sistêmica ou sepse, anemia grave ou insuficiência respiratória hipoxêmica grave. Alguns marcadores podem sugerir a presença de disóxia tecidual, e o seu tratamento precoce deve ser feito durante o ato cirúrgico e no período pós-operatório. Quanto menor e menos duradouro o *deficit* de oxigenação tecidual desenvolvido pelo paciente, menor a chance de desenvolvimento de insuficiências orgânicas.

Os marcadores clássicos de hipoperfusão tecidual, como pele moteada, cianose, oligúria, alterações do estado mental e aparecimento de gradientes de temperatura central – periférica, só irão estar presentes em estágios avançados de hipoperfusão tecidual, podendo já existir lesão orgânica associada. Marcadores do metabolismo celular e da extração tecidual de oxigênio proveem índices de oxigenação mais precoces do *deficit* de oxigênio tecidual que os marcadores clínicos de hipoperfusão tecidual.

Lactato

O lactato é o marcador mais comumente utilizado para detecção de *deficit* de oxigênio tecidual. É um marcador sistêmico e, por isso, tardio de hipóxia tecidual. A relação entre as concentrações séricas de piruvato e lactato representa melhor a oxigenação tecidual do que o valor individual do lactato. A dosagem do piruvato é difícil de ser executada, enquanto já existem aparelhos para a dosagem do lactato sanguíneo. Hipóxia tissular importante pode ser demonstrada pela elevação do lactato sanguíneo, embora valores normais não afastem a possibilidade de hipóxia. Altas concentrações podem ocorrer apenas tardiamente em situações de hipóxia ou isquemia, ou podem surgir fora de tais circunstâncias, tais como o aumento do piruvato como substrato metabólico. Níveis sanguíneos superiores a 1,5 a 2,0 mEq . L^{-1} devem alertar para a possibilidade de diminuição da oferta de oxigênio aos tecidos. Níveis acima de 1,5 mMol.L^{-1} em pacientes com choque séptico estão associados com maior mortalidade. O valor prognóstico do lactato tem sido demonstrado para diferentes modalidades de choque. O *clearance* dos valores de lactato pode indicar a progressiva resolução da hipóxia tissular global e tem sido associado com diminuição de mortalidade. Ceconni e col. (2014) sugerem na prática clínica medidas seriadas de lactato/BE não apenas para avaliar prognóstico e desfecho, mas também para guiar a terapia; as medidas de lactato podem ser realizadas a cada 2 horas nas primeiras 8 horas e depois a cada 8 a 12 horas.

Diferença Venoarterial de CO_2 (ΔCO_2)

Durante estados de isquemia (diminuição de perfusão) ou hipóxia tecidual (diminuição da PaO_2), as moléculas de hidrogênio iônico provenientes da quebra do ATP em compostos fosfatados de baixa energia irão reagir com o bicarbonato intracelular resultando em água e CO_2. O dióxido de carbono é altamente difusível pelas membranas celulares, equilibrando-se rapidamente com o fluxo sanguíneo capilar. Aumentos na diferença venosa central-arterial de CO_2 maiores que 6 a 8 mmHg sinalizam presença de hipóxia tecidual e metabolismo anaeróbico.

Conforme Ceconni e col. (2014), mesmo a $SvcO_2$ maior que 70% quando a ΔCO_2 é menor que 6 mmHg sugere hipoperfusão tissular. Dessa forma, recomenda-se que em pacientes com CVC sejam feitas as medidas de $SvcO_2$ e ΔCO_2 a fim de contribuir para avaliação dos fatores desencadeantes do choque e do débito cardíaco e, por fim, ajudar a guiar a terapêutica.

Tonometria Gástrica

Constitui-se em método de avaliação indireta do pH da mucosa gástrica (pHi) como parâmetro da avaliação da perfusão tecidual, pressupondo-se que ocorram reduções concomitantes dos fluxos sanguíneos celíaco, hepático e mesentérico em situações de redução global do débito cardíaco. Baseado no mesmo princípio da diferença venoarterial de CO_2, a tonometria gástrica irá refletir o acúmulo intracelular de ácidos. É uma técnica minimamente invasiva que envolve a passagem de uma sonda nasogástrica cuja extremidade distal contém um balão permeável ao CO_2. O balão é preenchido com uma solução salina, e o CO_2 produzido pela mucosa gástrica difunde-se para o interior do balão até uma situação de equilíbrio. A solução salina é então aspirada, e seu conteúdo de CO_2 é medido. O pHi é então calculado utilizando-se a equação de Henderson-Hasselbalch:

$$pHi = C \times (HCO_3^-/Pi\ CO_2)$$

Na fórmula, C = constante, HCO_3^- = valor do bicarbonato arterial, Pi CO_2 = pressão do CO_2 no balão.

Contudo, a tonometria irá sinalizar hipoperfusão tecidual em territórios mais precocemente hipoperfundidos em condições de choque, sendo teoricamente um método mais sensível para detecção de *deficit* de oxigenação tecidual.

Saturação Venosa Central e Mista

A saturação venosa colhida de cateter venoso localizado na cava superior, átrio direito ou artéria pulmonar é um marcador sistêmico da extração tecidual de oxigênio, sendo utilizadas diversas condições clínicas para avaliar a adequação do transporte de oxigênio e do débito cardíaco em pacientes graves e cirurgias de grande porte. Fisiologicamente, quando o corpo está em repouso, apenas 25% de todo o oxigênio transportado é utilizado pelas células. Espera-se que a saturação venosa nessa situação esteja em torno de 75%, sendo toleráveis valores até 70%. Os pacientes submetidos à cirurgia de grande porte têm intensa redução do consumo de oxigênio devido à anestesia e curarização, que promovem intensa redução da atividade da musculatura. Nesses pacientes, quedas da saturação venosa abaixo de 70% sinalizam aumento da extração periférica de oxigênio e, por consequência, inadequação da oferta em relação à demanda momentânea de oxigênio. Diversos fatores podem contribuir para queda da saturação venosa, como anemia, hipoxemia, hipertermia ou redução do débito cardíaco por qualquer causa. Uma vez detectada a queda da saturação venosa, deve-se investigar qual o mecanismo que induziu essa alteração, seja anemia, hipovolemia, disfunção miocárdica ou outros, através das outras técnicas de monitorização cardiovascular, com intuito de iniciar o tratamento o mais precocemente possível. Os estudos multicêntricos ProCESS e ARISE demonstraram menor mortalidade para grupos com valores médios de $SvcO_2$ (71% no ProCESS e 73% no ARISE). Na prática clínica, valores altos de $SvcO_2$ associados à hiperlactatemia têm valor limitado para identificar se o transporte de oxigênio está adequado. Conforme citado anteriormente, a interpretação conjunta do $SvcO_2$ com o ΔCO_2 pode contribuir para o melhor entendimento da perfusão tissular. A combinação entre a $SvcO_2$ maior ou igual a 70% e a ΔCO_2 menor que 6 mmHg sugere hipoperfusão tissular. Dessa forma, segundo Cecconi e col., recomenda-se que em pacientes com CVC sejam feitas as medidas de $SvcO_2$ e ΔCO_2 a fim de que estas contribuam para a avaliação dos fatores desencadeantes do choque e do débito cardíaco e, por fim, ajudem a guiar a terapêutica.

MONITORIZAÇÃO MINIMAMENTE INVASIVA DO DÉBITO CARDÍACO

A monitorização hemodinâmica se desenvolveu consideravelmente na última década. As tecnologias evoluíram a partir do invasivo para o minimamente invasivo. O período perioperatório é caracterizado por uma grande variação do consumo total de oxigênio (VO_2). O principal objetivo nesse período é manter uma oferta tecidual de oxigênio (DO_2) adequada para atender a demanda tecidual flutuante de oxigênio.

A DO_2 global é determinada pelo débito cardíaco e o conteúdo arterial de oxigênio. Após corrigirmos a hipoxemia e a anemia, a manutenção do DC adequado é o próximo passo lógico para aumentar a DO_2. Existem inúmeras técnicas para monitorar o débito cardíaco, algumas já discutidas anteriormente (ecocardiografia transesofágica, termodiluição transpulmonar através do cateter de artéria pulmonar, bioimpedância); também se pode avaliar o débito cardíaco através da análise do contorno no pulso (sistemas calibrados e não calibrados) ou por mecanismos mistos (termodiluição transpulmonar e análise do contorno do pulso).

Análise do Contorno do Pulso

A análise da pressão de pulso usa a forma da onda de pressão arterial obtida através da cateterização arterial com a finalidade de calcular o volume sistólico e a resistência vascular periférica. Embora os sistemas comercialmente disponíveis que utilizam o sistema da análise do contorno do pulso façam uso de diferentes algoritmos de conversão pressão-volume, todos se baseiam nesse mesmo princípio.

O local de mensuração da pressão arterial quando interpretamos o DC medido através da análise do contorno do pulso é um fator relevante. Discrepâncias entre as pressões sanguíneas periférica e central têm sido descritas em inúmeras circunstâncias clínicas: circulação extracorpórea, em pacientes em choque séptico tratados com alta dose de vasoconstritores e pacientes sob reperfusão após transplante de fígado.

As diferenças entre a pressão arterial em diferentes locais podem ser grandes e, em condições de intensa vasoconstrição, a pressão arterial medida na artéria radial pode subestimar a real pressão arterial aórtica, resultando em um falso baixo valor de DC. Ademais, tem sido demonstrado que em pacientes responsivos ao volume há uma redistribuição do fluxo sanguíneo para a circulação cerebral com um percentual de aumento significantemente menor no fluxo sanguíneo da artéria braquial. Isso pode levar a erros significativos quando o pulso radial é utilizado na análise do contorno de pulso para estimativa do DC.

Os sistemas podem ser divididos em três categorias:

1. Sistemas de análise do contorno do pulso que requerem medidas dos indicadores de diluição do DC para calibrar o contorno do pulso (*sistema LiDCO™, sistema PiCCO™, sistema EV1000™*).
2. Análise do contorno de pulso requerendo características físicas e demográficas dos pacientes para

estimação de impedância arterial (*FloTrac System™*, *Edward Lifesciences*).
3. Análise do contorno de pulso sem necessidade de calibração ou dados preestabelecidos (*MostCare system™*).

Sistemas Calibrados

O sistema *PiCCO plus™/PiCCO 2™* (*Pulsion Medical Sistemas*, Munique, Alemanha) consiste de um cateter com ponta de termistor que normalmente é colocado na artéria femoral, embora cateteres para artérias radial, axilar ou braquial também estejam disponíveis. O dispositivo *PiCCO™* mede o DC por termodiluição transpulmonar, que fornece adicionalmente o cálculo de parâmetros volumétricos como pré-carga global, volume diastólico final (VDF), volume de sangue intratorácico e água pulmonar extravascular. O DC medido pelo princípio Stewart-Hamilton através da curva de termodiluição é usado para calibrar um algoritmo de contorno de pulso, que mede a área sob a curva de pressão de pulso, e por conseguinte calcula o VS a fim de proporcionar a cada batimento a medida de DC. O sistema tem de ser recalibrado frequentemente, pelo menos a cada 8 horas em doentes hemodinamicamente estáveis e mais frequentemente se ocorrerem alterações no suporte vasoativo. O sistema foi validado em uma variedade de cenários clínicos.

O sistema *EV1000™/Volume View™* (*Edwards Lifesciences*, Irvine, CA, Estados Unidos), mais recentemente introduzido, análogo ao monitor PiCCO™, utiliza a análise da onda de pulso para calcular o DC. Um cateter de artéria femoral com ponta de termistor e um sensor separado são os principais componentes do sistema. Esse sistema exige calibração por termodiluição transpulmonar. Foi validado em relação ao monitor PiCCO™ e também à termodiluição transpulmonar em pacientes criticamente doentes.

O sistema *LidCO plus* utiliza a análise da intensidade (energia) do pulso com o lítio como indicador para calcular o VS. O algoritmo se baseia no princípio de conservação da massa. O sistema requer a correção da complacência vascular para realizar a calibração e usa a técnica de diluição transpulmonar com o lítio como indicador. O sistema foi validado em pacientes críticos.

Sistemas Não Calibrados (Sem Calibração Externa) que Utilizam Base de Dados Preestabelecidos

O sistema *PulsioFlex* mostra tendências do DC estimado utilizando características antropométricas e demográficas do paciente – necessárias para a calibração interna –, análise do traçado da pressão arterial e o algoritmo próprio para a análise de dados. O sistema *LiDCO™ rapid* (LiDCO Ltd.) usa o mesmo algoritmo que o sistema *LiDCO™ plus*, mas em vez de diluição de lítio, são utilizados nomogramas, baseados na idade, peso e altura do paciente, para estimar VS e DC (o chamado VS "nominal" e o DC). Um DC estimado externamente pode ser utilizado para calibrar o dispositivo.

O sistema *Vigileo™ FloTrac™* (*Edwards Lifesciences*) consiste de um transdutor (*FloTrac™*) ligado a um padrão (cateter arterial femoral ou radial). Variáveis individuais (idade, sexo, altura e peso) e demográficas associadas a um banco de dados contendo DC variáveis, derivados através da utilização do cateter de artéria pulmonar (CAP), são utilizados para calcular uma impedância VS "normal". Correlaciona-se o desvio-padrão da pressão de pulso calculado durante um intervalo de 20 segundos com a impedância VS "normal" a fim de estimar o DC. A análise da forma de onda arterial é usada para calcular a resistência e a complacência vascular. O sistema *Vigileo™ FloTrac™* demonstrou ser adequado para a integração de protocolos de otimização perioperatórios.

Dispositivos Não Calibrados (Sem Calibração Externa) e que Não Utilizam Base de Dados Preestabelecidos

O sistema *MostCare™* (*Vytech*, Pádua, Itália), é alimentado pela gravação do método analítico da pressão, executando uma estimativa batimento a batimento do VS e DC, e analisando a forma de onda de pressão, exposta em alta resolução (1.000 pontos por segundo = 1 kHz). A área sob a onda de pressão é determinada durante todo o ciclo cardíaco. Em cada fase, o método identifica pontos específicos ("pontos de instabilidade") caracterizados por modificações na velocidade e aceleração em relação ao ponto anterior e subsequente. Todos esses "pontos de instabilidade" causados principalmente por ondas refletidas a partir da periferia (ondas viajando para trás) resultam em um perfil específico do pulso arterial, o qual é analisado pelo sistema *MostCare™* para a estimativa da impedância vascular (Zt).

A capacidade de atualizar o Zt durante cada batimento cardíaco torna o sistema extremamente reativo quando alterações abruptas ocorrem na impedância (por exemplo, mudanças no tônus vascular). Embora alguns dados clínicos promissores estejam disponíveis, são necessários estudos de validação maiores para confirmar essas observações.

Armadilhas na interpretação do valor de débito cardíaco?

Apesar de o débito cardíaco poder ser medido com uma precisão razoável em alguns desses sistemas, é difícil avaliar o DC ótimo para cada doente individualmente. Um DC "normal" ou até mesmo alto não exclui a presença de fluxos regionais ou de microcirculação inadequados, assim como um baixo DC pode ser adequado em um contexto de baixa demanda metabólica, especialmente durante cirurgias sob anestesia geral.

Além disso, a simples identificação de um baixo débito cardíaco não nos diz o que fazer com essa informação. Para interpretar corretamente os dados obtidos por qualquer um dos dispositivos descritos, precisamos combinar diversas variáveis para ajudar a decidir se o DC/VS é adequado e como ele pode ser otimizado da forma mais eficaz.

Como selecionar o melhor sistema?

Todos os sistemas de monitorização têm características únicas em termos de exatidão, precisão, validade, estabilidade e confiabilidade. Nem todos os dispositivos de controle foram avaliados com o mesmo conjunto de critérios. A incerteza permanece sobre os limites de aceitação para o desempenho de monitores de DC e as técnicas de referência utilizadas. Na assistência clínica, devemos considerar: técnica, limitações de cada sistema de monitorização, vantagens e desvantagens de métodos mais precisos – porém, mais invasivos em comparação com métodos menos invasivos e menos precisos. Diversas questões podem ser levantadas quando se considera a escolha da monitorização do DC no período perioperatório:

1. *Estamos prontos para aceitar uma medição menos precisa e utilizarmos um sistema menos invasivo?*

   Ao menos a medição precisa ser aceitável, e a análise de tendências, confiável. A análise de custo também deve ser considerada.

2. *Qual a periodicidade de medidas: contínua, semicontínua ou intermitente?*

   A maioria das complicações pós-operatórias não tem um início súbito (exceto infarto do miocárdio, embolia pulmonar, dentre outras) ou uma causa evidente (por exemplo, hemorragia maciça durante a cirurgia); não obstante, desenvolvem-se lentamente. Portanto, medições semicontínuas ou intermitentes podem ser aceitáveis. No entanto, deve-se notar que somente a mensuração do VS a cada batimento permite a avaliação da resposta a intervenções na pré-carga, como o teste de elevação passiva das pernas e a prova volêmica.

3. *Qual sistema é preferível: calibrado ou não calibrado?*

   Sistemas não calibrados são aceitáveis para a sala de cirurgia ou para a recuperação pós-anestésica (RPA), mas podem não ser adequados para casos mais complexos, especialmente na UTI. Em pacientes instáveis, há uma necessidade de "recalibrar" muitas vezes por causa de mudanças frequentes no tônus vascular e também porque as variáveis derivadas (por exemplo, água pulmonar extravascular e volume diastólico final global) precisam ser recalculadas. Uma opção prática pode ser a utilização de um sistema não calibrado na sala de cirurgia/RPA e sua substituição por um sistema calibrado na UTI.

4. *Quais alarmes são necessários e como interpretá-los?*

   Um grande problema para vigilância por monitoramento telemétrico do paciente é a alta frequência de artefatos. Qualquer sistema com muitos alarmes falsos é propenso a falhas; pode, por exemplo, tornar os profissionais insensíveis aos alertas.

5. *Qual o tipo de monitorização para cada paciente?*

   Não é possível escolher uma técnica de monitorização que seja válida para todos pacientes; em vez disso, a técnica de monitorização ideal para cada paciente varia dependendo do grau de risco e a extensão do procedimento cirúrgico.

6. *Quais as características do sistema de monitorização ideal?*

   As propriedades fundamentais de um sistema de monitorização ideal incluem: mensurar variáveis relevantes; proporcionar medidas acuradas e reprodutíveis; gerar dados interpretáveis; ser de uso fácil; estar facilmente disponível; operador independente; rápido tempo-resposta; mínimas complicações advindas do uso; custo-efetivo e geração de metas úteis para guiar terapias.

Por conseguinte, a adequada monitorização do comportamento hemodinâmico de pacientes submetidos a cirurgias ou necessitando de cuidados intensivos, permitindo que sejam detectadas precocemente reduções na oferta tecidual de oxigênio, seja por arritmias, hipovolemia ou qualquer outro mecanismo, pode contribuir para a redução da morbidade e mortalidade dos pacientes cirúrgicos.

REFERÊNCIAS

1. Gravenstein JS, Paulus DA. Clinical Monitoring Practice. Philadelphia: JB Lippincott Company, 1987
2. Blitt CD. Monitoring in Anesthesia and Critical Care Medicine. London: Churchill Livingstone, 1985.
3. Gravenstein JS, Paulus DA. Clinical Monitoring Practice. 2.ed. Philadelphia: J.B. Lippincott Company, 1987
4. Wiedemann HP, Matthay MA, Matthay RA. Cardiovascular-pulmonary monitoring in the intensive care unit (part 1). Chest. 1984;85(4):537-48
5. Wiedemann HP, Matthay MA, Matthay RA. Cardiovascular-pulmonary monitoring in the intensive care unit (part 2). Chest. 1984;85(5)656-67.
6. Shoemaker WC, Ayres S, Grenvik A, et al. Textbook of Critical Care. 2.ed. Philadelphia: W.B. Saunders Company, 1989.
7. Coriat P. Détection de l'hypovolémie périopératoire. In: Les contraintes circulatoires et le risque cardiaque de l'anesthésie. Paris: Ed.Arnette, 1997.
8. Gomez CMH, Palazzo MGA. Pulmonary artery catheterization in anaesthesia and intensive care. Br J Anaesth. 1998;81:945-56.

9. Hanawell LH, Anderson JT, Kraut EJ, et al. Transesophageal ecocardiography in the perioperative assessment of intravascular volume. Semin Anesth Perioper Med Pain. 1998;17:252-66.
10. Coriat P. Complications cardiaques per et postopératoires: l'ischémie myocardique. In: Les contraintes circulatoires et le risque cardiaque de l'anesthésie. Paris: Ed. Arnette, 1997.
11. Shapiro BA. Arterial Blood gas monitoring. Crit Care Clin. 1998;4:479-92.
12. Tobin MJ. State of art: Respiratory monitoring in the intensive care unit. Am Rev Respir Dis. 1988;138:1625-42.
13. Macnaughton PD. Assesment of lung function in the ventilated patient. Int Care Med. 1997;23:810-18.
14. Barker SJ, Tremper KK, Hyatt J. Effects os methemoglobinemia on pulse oximetry and mixed venous oximetry. Anesthesiology. 1989;70:112-7.
15. Kuff JV, Vaughn S, Yang SC, et al. Continuous monitoring of mixed venous oxygen saturation in patients with acute myocardial infarction. Chest. 1989;95:607-11.
16. Journois D, Safran D. Monitorage continu de la saturation du sang veineux melé en oxygène. Ann Fr Anesth Réanim. 1993;12:393-408.
17. Vincent JL. Monitoring tissue perfusion. Can J Anaesth. 1996;43:R55-57.
18. Knichwitz G, Aken HV, Brussel T. Gastrointestinal monitoring using measurement of intramucosal PCO_2. Anesth Analg. 1998;87:134-42.
19. Breen PH. Carbon dioxide kinetics during anesthesia: Pathophysiology and monitoring. Anesth Clin North Am. 1998;16:259-93.
20. Snyder JV, Elliot FL, Grenvik A. Capnografy. Clin Crit Care Med. 1982;4:100-21.
21. Mc Lellan PA, Goldstein RS, Ramcharan V, et al. Transcutaneous carbon dioxide monitoring. Am Rev Respir Dis. 1981;124:199-201.
22. Derenne JP, Mackelem PT, Roussos C. The respiratory muscles: mechanics, control and pathophisiology. Am Rev Respir Dis. 1988;118:119-33, 373-90, 581-601.
23. Benito S, Net A. Pulmonary Function in Mechanically Ventilated Patients. In: Update in Intensive Care and Emergency Medicine. Berlin: Springer-Verlag, 1991
24. Sasson CSH, Te TT, Mahute CK, et al. Airway oclusion pressure: an importatnt indicator for successful weaning in patients with chronic obstrutive pulmonary disease. Am Rev Respir Dis. 1987;135:107-13.
25. Milic-Emili J, Gottfried SB, Rossi A. Non invasive measurement of respiratory mechanics in ICU patient. Int J Clin Monit Comput. 1987;4:11-20.
26. Zin WA. Métodos e técnicas para a monitorização das propriedades elásticas e resistivas dos pulmões e da parede torácica na insuficiência respiratória aguda. J Pneumol. 1990;16:91-6.
27. Marini JJ, Rodriguez M, Lamb V. Bedside estimation of the inspiratory work of breathing during mechanical ventilation. Chest. 1986;89:56-63.
28. Bloom M. EEG monitoring:Intraoperative application. Anesth Clin North Am. 1997;15:551-71.
29. Rampil IJ. A primer for EEG signal processing in anesthesia. Anesthesiology. 1998;89:980-1002.
30. Kalkman CJ. Monitorização do sistema nervoso central. Clin Anestesiol Am Norte. 1994;2:163-86.
31. Wahr JA, Tremper KK, Samra S, et al. Near-infrared Spectroscopy: Theory and applications. J Cardiothorac Vasc Anesth. 1996;10:406-18.
32. Marshall WK. Monitoring of intracranial pressure. In: Clinical monitoring for anesthesia and critical care. Philadelphia: W.B.Saunders, 1994.
33. Soinne L, Roine RO. Blood tests for cognitive decline? Acta Anaesthesiol Scand. 1999;43:491-3.
34. Thornton C. Evoked responses in anaesthesia. Br J Anaesth. 1998;81:771-81.
35. Tempe DK, Siddiquie RA. Awareness during cardiac surgery. J Cardiothorac Vasc Anesth. 1999;13:214-9.
36. Mclaren ID, Crider BA. Monitorização do sistema de coagulação. Clin Anestesiol Am Norte. 1994;2:201-26.
37. Boldt J, Lenz M, Kumle B, et al. Volume replacement strategies on intensive care units: results from a postal survey. Intensive Care Med. 1998;24:147-51.
38. Reuse C, Vincent JL, Pinsky MR. Measurements of right ventricular volumes during fluid challenge. Chest. 1990;98:1450-4.
39. Squara P, Journois D, Estagnasié P, et al. Elastic energy as an index of right ventricular filling. Chest. 1997;111:351-8.
40. Tavernier B, Makhotine O, Lebuffe G, et al. Systolic pressure variation as a guide to fluid therapy in patients with sepsis-induced hypotension. Anesthesiology. 1998;89:1313-21.
41. Diebel L, Wilson RF, Heins J, et al. End-diastolic volume versus pulmonary artery wedge pressure in evaluating cardiac preload in trauma patients. J Trauma. 1994;37:950-5.
42. Wagner JG, Leatherman JW. Right ventricular end-diastolic volume as a predictor of the hemodynamic response to a fluid challenge. Chest. 1998;113:1048-54.
43. Ramsingh D, Alexander B, Cannesson M. Clinical review: Does it matter which hemodynamic monitoring system is used?. Crit Care. 2013;17(2):208.
44. Vincent JL, Rhodes A, Perel A, et al. Clinical review: Update on hemodynamic monitoring-a consensus of 16. Crit Care. 2011;15(4):229.
45. Vincent JL, Pelosi P, Pearse R, et al. Perioperative cardiovascular monitoring of high-risk patients: a consensus of 12. Crit Care. 2015;19:224.
46. Marik PE, Cavallazzi R, Vasu T, et al. Dynamic changes in arterial waveform derived variables and fluid responsiveness in mechanically ventilated patients: a systematic review of the literature. Crit Care Med. 2009;37(9):2642-7.
47. Cecconi M, De Backer D, Antonelli M, et al. Consensus on circulatory shock and hemodynamic monitoring. Task force of the European Society of Intensive Care Medicine. Intensive Care Med. 2014;40(12):1795-815.

96

Ecocardiografia em Anestesia

Carolina Baeta Neves Duarte Ferreira

INTRODUÇÃO

Em artigo publicado na revista *Critical Care* no primeiro semestre de 2015, Vincent e col. revisaram diferentes métodos de monitorização hemodinâmica em pacientes de alto risco.[1] Analisaram criticamente a combinação entre acurácia e grau de invasão de cada método, além da possibilidade de escolha de cada um deles de acordo com o risco perioperatório do paciente. Concluíram que o uso de dispositivos para monitorização hemodinâmica por si só não reduz morbimortalidade, embora a interpretação adequada de variáveis cardiovasculares possa guiar condutas e, aí sim, melhorar os desfechos. Nesse contexto, os autores mencionam o uso crescente de ecocardiografia como uma ferramenta de primeira opção na identificação de problemas e escolha do tratamento inicial.

A ecocardiografia surgiu como meio de monitorização em anestesiologia na década de 1980 nos Estados Unidos. No início, era usada apenas em cirurgias cardíacas para monitorização da função ventricular esquerda. Com o passar do tempo, seu uso alcançou a Inglaterra e depois outros países da Europa. Da monitorização do ventrículo esquerdo, a ecocardiografia passou a ser mandatória nas cirurgias de plastia valvar e ganhou campo nas cirurgias não cardíacas de pacientes cardiopatas, nas cirurgias de grande porte em que se prevê períodos de instabilidade hemodinâmica, como nas cirurgias vasculares, nos transplantes hepáticos e nas cirurgias onde o risco de eventos tromboembólicos é grande, como ortopédicas e neurológicas. Do centro cirúrgico, a ecocardiografia tornou-se importante na monitorização hemodinâmica nas unidades de terapia intensiva e atualmente tem ganhado as salas de emergência.[2-6]

O uso da ecocardiografia é um excelente método para guiar reposição volêmica, avaliar pacientes hemodinamicamente instáveis, além ser útil no diagnóstico das causas e manuseio da parada cardíaca. Por esses motivos, tem sido incorporado nos algoritmos de suporte avançado de vida em cardiologia.[7]

A demanda de treinamento para anestesiologistas e intensivistas tem aumentado progressivamente e baseia-se em trabalhos que mostraram redução da mortalidade em cirurgias não cardíacas, mudança de condutas tanto anestésicas quanto cirúrgicas em cirurgias cardíacas e também acesso rápido em tempo real ao *status* hemodinâmico e cardiovascular no período intraoperatório e no cenário da terapia intensiva.[6, 8-14]

O ecocardiograma transesofágico (ETE) é mais utilizado do que o transtorácico no período intraoperatório, uma vez que ele não requer que o anestesiologista fique todo o tempo segurando um transdutor. A sonda transesofágica pode ser colocada no paciente logo após a indução anestésica e a intubação traqueal e permanecer durante todo o procedimento cirúrgico, sem risco de lesões. Deve-se atentar apenas para manter o aparelho em modo de espera. Desse modo, não ocorrerá aquecimento da sonda, que pode provocar queimadura da mucosa esofágica se a temperatura ultrapassar 40 °C. Além disso, o uso de um aparelho transesofágico não interfere com o campo cirúrgico.[2]

No período intraoperatório, a ecocardiografia tem a vantagem de oferecer informações em tempo real e ser um procedimento pouco invasivo e de baixo custo. A ecocardiografia intraoperatória fornece informações quanto às funções sistólica e diastólica de ambos os ventrículos, do volume das cavidades cardíacas, da função das valvas cardíacas, análise da pré-carga e das pressões de enchimento, do estado volêmico, das cavidades pericárdica e pleural, dos grandes vasos, além de auxiliar o posicionamento de dispositivos intracavitários. No entanto, o custo inicial para aquisição do aparelho e dos transdutores, a formação necessária para a manipulação do aparelho, a interpretação e a análise adequadas das imagens e o fato de ser um exame operador-dependente são algumas das desvantagens dessa técnica.

Além disso, com o aumento da expectativa de vida, pacientes com idade mais avançada são submetidos a cirurgias não cardíacas de grande porte com maior risco de eventos cardíacos adversos, em que a ETE, pelas suas características, passou a ser utilizada com mais frequência para monitorização hemodinâmica.[2, 6, 8, 13]

Embora seus benefícios sejam bem conhecidos, a utilização da ETE deve ser feita por anestesiologistas treinados e que saibam reconhecer suas limitações, solicitando ajuda dos especialistas sempre que houver dúvida. O anestesiologista deve ter condições de reconhecer anormalidades na função e no enchimento ventricular, isquemia ou infarto do miocárdio, embolia aérea com repercussão hemodinâmica, disfunção valvar grave, trombos ou massas intracavitárias, derrame pericárdico e lesões nos grandes vasos.

Alguns órgãos internacionais têm estabelecido programas de treinamento e certificação para a prática da ETE, como mostra a tabela abaixo.[2, 15-16] Além disso, esses órgãos fazem exigências para a renovação da certificação, visando à manutenção da qualidade dos profissionais certificados.

Desde que a prática da ecocardiografia se iniciou na década de 1980, várias recomendações para sua realização e certificação foram propostas. Em 1996, as Sociedades Americanas de Anestesiologia e Ecocardiografia dividiram, pela primeira vez, habilidades para um exame básico e para um exame avançado. Esse *guideline* foi atualizada em 2010 e será citada adiante. Em 1998, foi criado o *National Board of Echocardiography* (NBE), num esforço conjunto dessas duas sociedades, com o objetivo de certificar os profissionais e garantir a educação continuada e o treinamento deles. Em 2002, foi elaborado o primeiro *guideline* que incluiu um número específico de exames supervisionados para obtenção do certificado em ecocardiografia básica ou avançada. Esse trabalho foi complementado em 2006, com as diretrizes para a melhora contínua dos programas de treinamento em ecocardiografia. O que difere fundamentalmente a prática básica da avançada é que o exame básico está voltado para a monitorização intraoperatória, enquanto o avançado visa à realização de diagnósticos específicos e tomada de condutas principalmente durante cirurgias cardíacas.[17]

No Brasil, existe o grupo de Ecocardiografia Intraoperatória da Sociedade Brasileira de Anestesiologia, que está ligado ao "Núcleo Vida" da SBA. Esse grupo realizou o primeiro curso em 2011; desde então, houve diversas modificações. Hoje, são realizados quatro cursos anuais, sendo 2 Módulos I e II em cada semestre, sempre no Rio de Janeiro. O curso está estruturado com aulas teóricas, laboratório com modelo de coração porcino (*Wetlab*), manequim de simulação realística de ecocardiografia transesofágica com mais de 20 patologias e um *workshop* de monitorização hemodinâmica com a ecocardiografia transtorácica. Os objetivos do grupo nesse momento são incentivar os CETs a se equiparem com essa monitorização, para preparar os médicos em especialização no uso dessa ferramenta, e promover uma força-tarefa perante a Sociedade Brasileira de Cardiologia para que possamos ser a área de atuação em ecocardiografia intraoperatória e termos diretrizes brasileiras bem estabelecidas.

O último *guideline* em conjunto da Sociedade Americana de Ecocardiografia (ASE) e Sociedade de Anestesiologia Cardiovascular (SCA) americana publicada em 2014, relaciona, então, uma série de competências e habilidades técnicas e cognitivas necessárias para a prática da ecocardiografia intraoperatória, tanto num nível básico quanto avançado.[16] Entre as competêncais cognitivas, são citados desde o conhecimento sobre a manipulação do aparelho, indicações, contraindicações, complicações, até capacidade de reconhecer a anatomia e as alterações ecocardiográficas, chegando ao conhecimento de outros métodos de diagnóstico cardiovascular e suas correlações com a ecocardiografia. Entre as competências técnicas, são citados os cuidados com a inserção da sonda, reconhecimento de alterações básicas da função ventricular, e chega-se até a habilidade de avaliar intervenções cirúrgicas em cardiopatias congênitas e inserção de dispositivos de assistência ventricular.

TABELA 96.1
NÚMERO DE EXAMES NECESSÁRIOS PARA O PROCESSO DE ACREDITAÇÃO E REACREDITAÇÃO EM DIFERENTES ORGANIZAÇÕES.[16]

Instituição	Número de exames	Prova	Recertificação (exames/EMC)
ASE/SCA	150 para certificação básica e 300 para avançada	NA	15 horas em 3 anos de EMC; 50 exames interpretados e 25 exames realizados/ano
ESE/EACTA	250 exames sob supervisão	Sim	50 exames/ano e 30 horas de EMC durante 5 anos
CAS/CSE	150 para certificação básica e 300 para avançada		50 horas de EMC em 2 anos seguidos de 50 horas em 4 anos; 50 exames/ano

ASE, American Society of Echocardiography; CAS, Canadia7n Anesthesiologists' Society; CSE, Canadian Society of Echocardiography; EMC, Educação Médica Continuada; EACTA, European Society of Cardiothoracic Anesthesiologists; ESE, European Society of Echocardiography; NA não se aplica; SCA, Society of Cardiovascular Anesthesiologists.

As indicações para o uso da ETE perioperatória são constantemente revistas. Em 2010 foi publicado um *guideline*[18] breve, porém muito didática, que dividiu três grandes áreas: procedimentos cardíacos e aórticos, cirurgias não cardíacas e cuidados pós-operatórios imediatos.

Para os procedimentos cardíacos e aórticos, a ETE deve ser usada em todas as cirurgias valvares e da aorta torácica e deve ser considerada nos casos de revascularização miocárdica, assim como para confirmar e reavaliar o diagnóstico pré-operatório, detectar doenças novas e/ou não suspeitadas, reajustar o planejamento anestésico e cirúrgico e avaliar os resultados cirúrgicos. Para as cirurgias pediátricas, deve-se avaliar caso a caso e considerar a relação custo-benefício, dado que a população infantil está mais sujeita à obstrução brônquica durante o exame. Além disso, a ETE deve ser usada nos casos de procedimentos transcateteres intracardíacos.

Nas cirurgias não cardíacas, a ETE deve ser utilizada de acordo com a cirurgia ou com as comorbidades do paciente ou sempre que se suspeitar de alguma doença cardiovascular que possa resultar em comprometimento hemodinâmico, pulmonar ou neurológico grave. Nos casos de instabilidade hemodinâmica grave e persistente, a despeito da instituição da terapia adequada, a ETE deve ser realizada se estiverem disponíveis equipamento e pessoal treinado.

Finalmente, durante os cuidados pós-operatórios iniciais, a ETE deve ser usada quando se espera uma informação diagnóstica que possa alterar a conduta terapêutica e não possa ser utilizada a ecocardiografia transtorácica ou outra modalidade de monitorização/diagnóstico em tempo hábil.

Em 2013, a ASE e SCA publicaram as diretrizes para realização perioperatória de um exame ecocardiográfico básico.[17] O intuito da realização de um exame não focado é, principalmente, a monitorização voltada para causas cardíacas de instabilidades hemodinâmicas e ventilatórias, em especial nos casos de choque não responsivos às terapêuticas instituídas. A abordagem deve incluir avaliação do tamanho e função biventricular e valvar, estado volêmico, anormalidades pericárdicas, tromboembolismo pulmonar, trauma torácico, doenças congênitas simples em adultos e complicações de procedimentos invasivos.

Já em 2014, essas duas sociedades concordaram que uma lista de indicações específicas não é factível nos dias de hoje, dado as diversidades de procedimentos, doenças e cenários clínicos onde a ecocardiografia pode (e deve!) ser realizada. Por esse motivo, uma breve tabela, muito semelhante ao *guideline* de 2010 citada anteriormente com indicações gerais, foi elaborada e citada:[16]

1. **Exame intraoperatório:** todas as cirurgias com coração aberto (por exemplo: valvares) e da aorta torácica; em casos selecionados de revascularização miocárdica; nas cirurgias não cardíacas em que o paciente tenha doença cardiovascular suspeita ou diagnosticada que pode impactar no desfecho;

2. **Avaliação de estruturas cardíacas e da aorta nos casos em que os achados podem alterar a conduta e o exame transtorácico não é capaz de esclarecer o diagnóstico:** avaliação de abscessos perivalvares, de próteses valvares, de aorta torácica, da auriculeta esquerda, de pacientes em ventilação mecânica, vítimas de trauma torácico, de fontes cardíacas de êmbolos;

3. **Guia para procedimentos transcateter:** fechamento de comunicações septais, oclusão de auriculeta, implantes valvares transcateter, ablação por radiofrequência;

4. Pacientes críticos em que as informações possíveis de serem obtidas com o exame transesofágico possam alterar a conduta.

As contraindicações à realização da ETE podem ser divididas em absolutas e relativas. As absolutas são: perfuração de vísceras, estenose esofágica, sangramento ativo do trato gastrintestinal, tumor esofágico, divertículo esofágico, escleroderma esofágico, cirurgia gástrica ou esofágica recente e laceração ou perfuração do esôfago. As contraindicações relativas são: doença atlantoaxial, artrite cervical grave, varizes de esôfago, história de cirurgia do trato gastrintestinal, sangramento gastrintestinal recente, esôfago de Barrett, história de disfagia, radioterapia torácica ou cervical prévias, coagulopatia ou trombocitopenia, esofagite ativa, doença péptica ativa e hérnia de hiato sintomática.[2,15-16]

As complicações relacionadas à realização do exame e à presença da sonda no esôfago são muito raras: odinofagia, hemorragia digestiva alta, dano odontológico, perfuração esofágica, laringoespasmo, broncoespasmo, disfagia, algum sangramento faríngeo menor, arritmia e mau posicionamento do tubo orotraqueal.[2,15-16] Durante o período intraoperatório, o transdutor pode permanecer por longo período no esôfago, desde que fique em modo de espera quando não for utilizado e que retorne ao modo de espera caso a temperatura do transdutor ultrapasse 40 °C. Essas medidas evitam queimadura da mucosa esofágica. É importante salientar que, quando a ETE é utilizada em cirurgia cardíaca, deve-se ter o cuidado de não inserir o transdutor após a heparinização e só retirá-lo após reversão da heparina pela protamina e após realização do tempo de coagulação ativado, que deve ser menor do que 150 segundos ou o valor basal do paciente.

PRINCÍPIOS FÍSICOS BÁSICOS

Para aperfeiçoar a realização do exame e reconhecer os limites da técnica, é necessário um conhecimento básico sobre os princípios físicos que regem o exame ecocardiográfico.[19-22]

A ecocardiografia bidimensional gera imagens dinâmicas a partir de reflexões de ondas ultrassônicas transmitidas. A reflexão do som pela estrutura anatômica retorna ao transdutor, que registra o intervalo de tempo de cada reflexão devolvida. Como a velocidade do som no tecido é constante, o intervalo de tempo permite o cálculo das distâncias.

O ultrassom é o som com frequências maiores do que as audíveis pelo ouvido humano (maior que 20.000 Hz). Em ecocardiografia são usadas frequências de 2 MHz a 10 MHz. As ondas sonoras são caracterizadas pela frequência (expressa em ciclos por segundo ou Hertz) e pelo comprimento da onda. Esses fatores têm grande importância na escolha dos transdutores e nos ajustes do aparelho, uma vez que, quanto maior a frequência do transdutor, menor o comprimento de onda e maior a resolução da imagem, mas à custa de uma menor penetração das ondas nos tecidos, ou seja, menor é a profundidade que pode ser estudada. Existem três tipos de resolução que são avaliados em um sistema ultrassônico: a resolução dos objetos localizados ao longo do eixo do feixe de ondas do ultrassom (resolução axial), a resolução dos objetos localizados horizontalmente ao feixe de ondas (resolução lateral) e a resolução dos objetos localizados verticalmente ao feixe (resolução elevacional).

A propagação de uma onda de som pelos tecidos é influenciada pelas interações com as diferentes densidades de tecidos encontradas. Essas interações resultam nos fenômenos de reflexão, refração, difusão e atenuação do sinal do ultrassom e é a forma como o som é afetado que determina a aparência resultante da imagem.

O transdutor é composto de cristais piezoelétricos que podem funcionar tanto como um transmissor quanto como um receptor ultrassônico, ou seja, quando as partículas do cristal são estimuladas por corrente elétrica alternada elas vibram gerando ultrassom. Inversamente, quando uma onda ultrassônica atinge o cristal, as vibrações resultantes das partículas polarizadas geram uma corrente elétrica alternada.

Uma grande porção de energia sonora é perdida conforme a onda ultrassônica viaja, e o sinal elétrico deve ser amplificado para que possa ser mais bem processado. Essa amplificação é manipulada pelo controle de ganho do sistema. Além disso, a compensação de ganho de tempo permite amplificar seletivamente sinais de profundidades variadas. Desse modo, os sinais de alvos distantes e refletores mais fracos são aumentados de forma que suas amplitudes são mais precisamente compatíveis com aquelas de estruturas próximas.

O EXAME BIDIMENSIONAL

Como mencionado anteriormente, o transdutor pode ser colocado logo após a indução anestésica e intubação traqueal da mesma maneira que uma sonda orogástrica.

Imaginando o paciente em posição supina, há quatro movimentos possíveis. Quando são citadas estruturas superiores, quer dizer em direção à cabeça do paciente; inferiores, em direção aos pés. Para trás, em direção à coluna vertebral, e para frente, em direção ao esterno. A sonda transesofágica possui duas rodas na parte superior. A maior e mais externa faz movimentos de ante e retroflexão. A menor e mais interna gira o transdutor para a direita e para a esquerda. Quando a sonda é girada como um todo para a direita e para a esquerda, conceituamos os movimentos em horário e anti-horário, respectivamente. O plano da imagem pode ser obtido pela rotação axial do feixe de ondas de ultrassom do transdutor, que vai de 0 a 180 graus e adquire diferentes cortes anatômicos sem mudar a posição do transdutor; os botões para a mudança desse ângulo ficam na lateral da sonda.[23]

Existem duas maneiras de abordagem. A primeira consiste em iniciar a aquisição de imagens na posição transgástrica, normalmente obtida quando o transdutor está de 40 cm a 45 cm dos dentes incisivos do paciente, e então puxá-lo de modo a examinar o coração do ápice para a base. A segunda abordagem consiste em iniciar pela base do coração a cerca de 25 cm a 30 cm dos dentes incisivos e progredir até a visão transgástrica. Para a realização da ETE, a posição da sonda varia, então, do esôfago superior ao estômago. No esôfago superior, as estruturas mais próximas ao transdutor são os grandes vasos (aorta e artéria pulmonar); mais abaixo, no plano do esôfago médio, são visualizadas as câmaras e as válvulas cardíacas, e, na posição transgástrica, é visto principalmente o ventrículo esquerdo. Para a visualização da aorta, é necessária uma rotação posterior do transdutor de 180 graus (Figura 96.1).[24] Com isso em mente, não é necessário preocupar-se com a distância ou a profundidade de inserção do transdutor; a análise das estruturas visualizadas é mais importante e já é suficiente.

Para determinar a orientação da imagem no monitor, é importante ter em mente que o feixe de ondas do ultrassom sempre se origina do esôfago ou do estômago e se projeta perpendicularmente à sonda. Assim, no monitor, o ápice do setor exibe as estruturas que estão mais próximas à sonda, ou seja, as estruturas mais posteriores, e aquelas mais próximas do arco do setor serão as anteriores. A varredura da imagem de zero para 180 graus ocorre em sentido horário e as estruturas que aparecem à esquerda do monitor correspondem àquelas do lado direito do paciente e vice-versa, quando são realizados cortes transversais. Ao mudarmos o ângulo para 90 graus, em um corte longitudinal, as estruturas que aparecem à direita do monitor são as mais cefálicas e à esquerda são as mais caudais (Figura 96.2).

Os transdutores mais modernos permitem a visualização simultânea em tempo real de imagens bidimensionais em planos ortogonais diferentes. A primeira imagem, que aparece à esquerda da tela, é a escolhida pelo examinador, e à direita está a imagem ortogonal. Ambas são mostradas em tempo real.

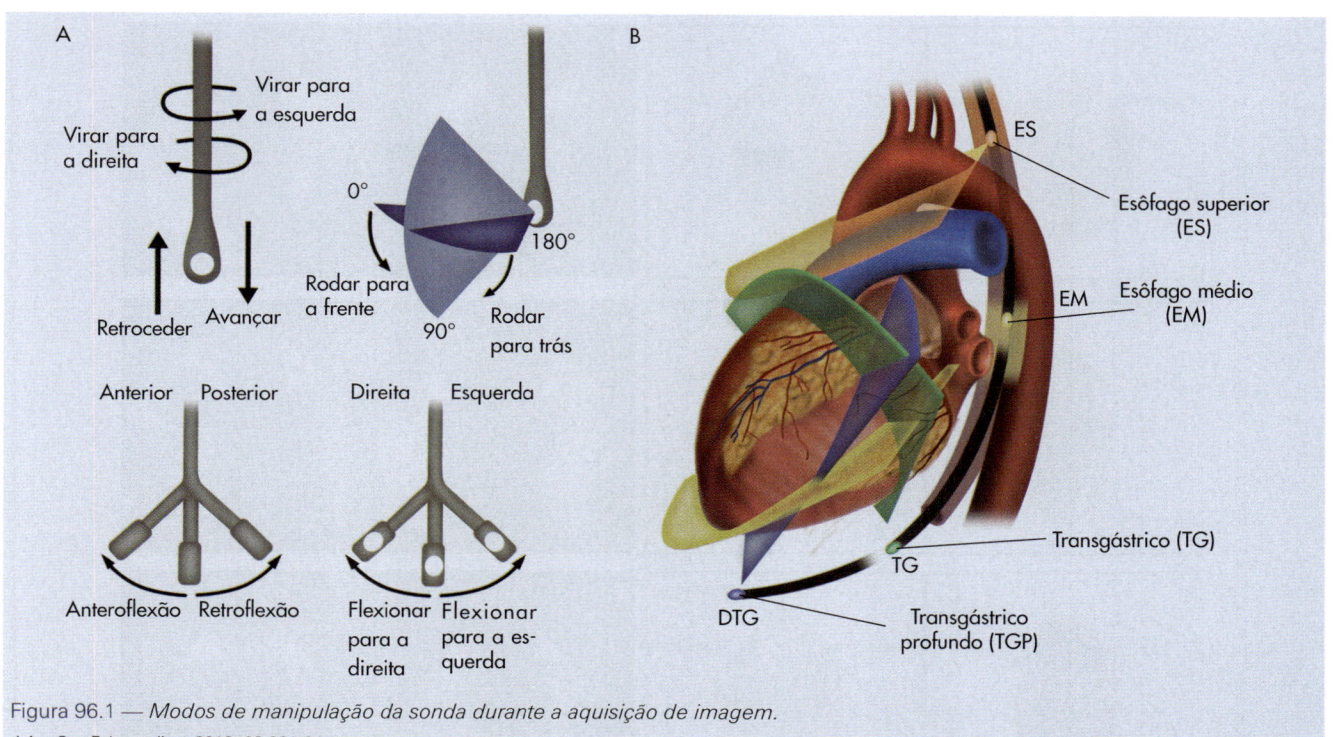

Figura 96.1 — *Modos de manipulação da sonda durante a aquisição de imagem.*
J Am Soc Echocardiogr 2013; 26:921-64.

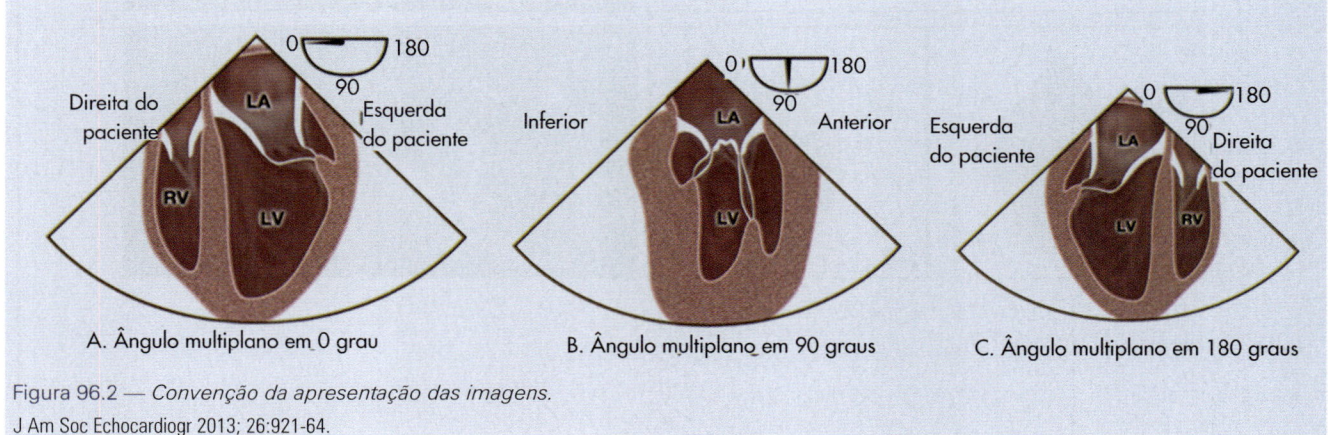

Figura 96.2 — *Convenção da apresentação das imagens.*
J Am Soc Echocardiogr 2013; 26:921-64.

A Figura 96.3 mostra como podem ser vistas as diferentes paredes do ventrículo esquerdo e as estruturas da valva mitral em planos ortogonais. Nota-se que, apenas mudando o ângulo do feixe de ultrassom, é possível visualizar todas as paredes ventriculares e inspecionar as cúspides anterior e posterior da valva mitral em toda sua extensão (o que é fundamental nas cirurgias de plastia mitral).

No conjunto de diretrizes publicado em 1999 pelas Sociedades Americanas de Ecocardiografia e de Anestesiologia Cardiovascular,[24] há um roteiro sobre como executar um exame de ETE intraoperatório abrangente (Figura 96.4). Embora os autores quisessem fornecer um guia que pudesse abranger um número satisfatório de janelas ecocardiográficas e facilitasse a visão de diferentes planos, frequentemente são necessárias manobras adicionais para avaliar uma anormalidade em particular, ou, ao contrário, o exame pode ficar abreviado em determinados planos pela rapidez necessária em se obter uma resposta. Desse modo, não se chegou a um consenso sobre se todas as 20 seções descritas nas diretrizes devem ser obtidas de cada paciente cirúrgico. Esse trabalho foi um clássico muito citado em outros artigos e também em cursos de ecocardiografia intraoperatória. Mas, buscando melhorar a qualidade do exame e a segurança do paciente, em 2013 essas duas sociedades publicaram dois *guidelines* distintos.

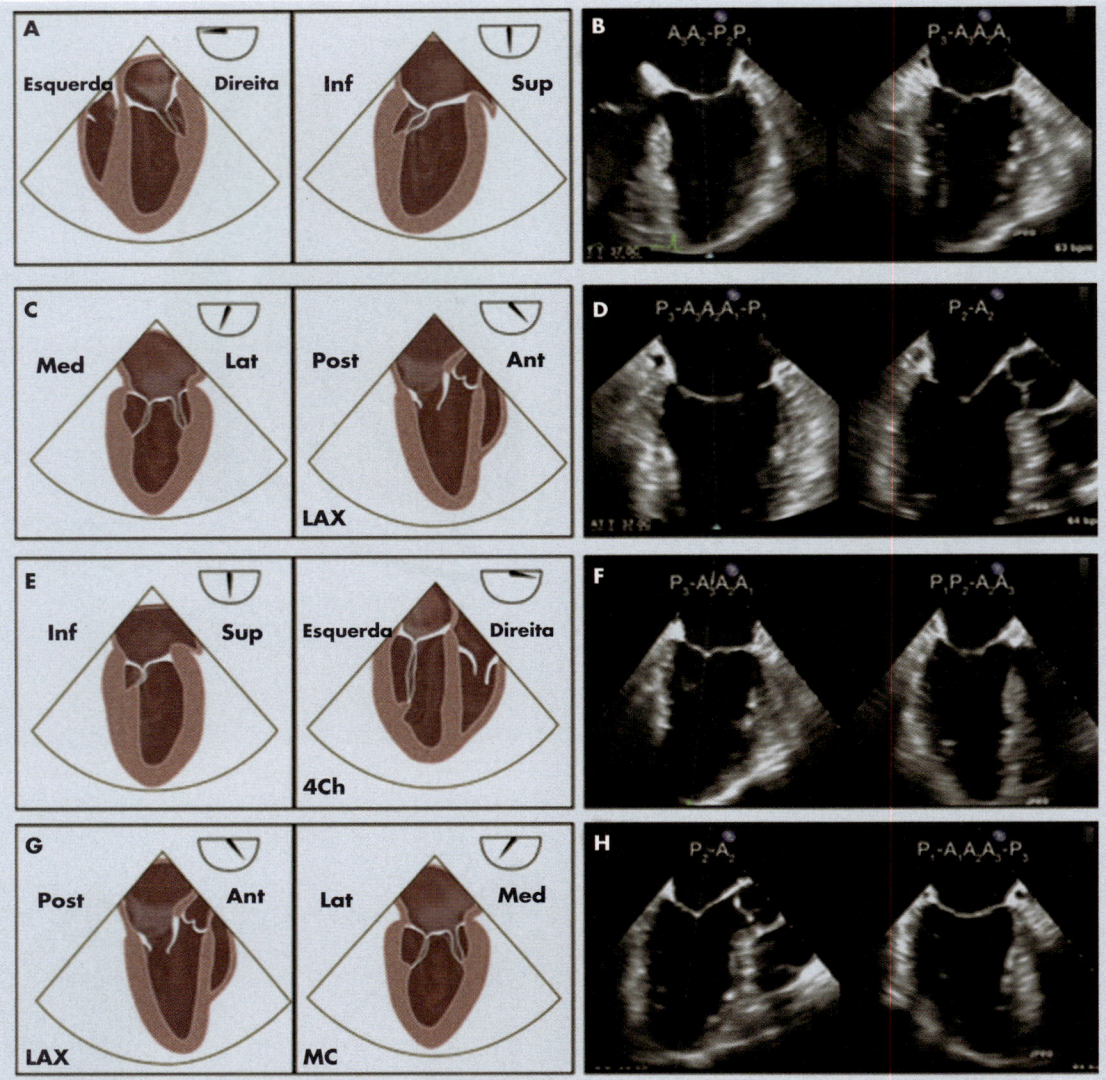

Figura 96.3 — *Exibição das imagens multiplanas simultâneas.*
J Am Soc Echocardiogr 2013; 26:921-64.

Um deles refere-se ao exame básico e recomenda a aquisição de apenas 11 janelas (Figura 96.5).[17] O outro objetiva um exame detalhado, recomenda 28 janelas e, ainda assim, menciona que elas podem ser insuficientes, além de abordar o uso da ecocardiografia tridimensional (Figura 96.6).[23] As oito janelas adicionais são cortes em eixo longo e eixo curto das quatro valvas, quatro câmaras e dos grandes vasos. De qualquer forma, é importante que se tente avaliar cada estrutura em diferentes janelas ou cortes. Por exemplo, para avaliar a contratilidade ventricular, é fundamental que sejam vistas diferentes janelas, uma vez que cada uma delas mostra paredes diferentes. Para avaliação valvar, o mesmo raciocínio deve ser levado em conta, visto que o prolapso de uma cúspide, por exemplo, pode ser visualizado em uma dada janela, e em outra não.

As Figuras 96.4, 96.5 e 96.6 mostram uma sequência de cortes que pode ser realizada pelo anestesiologista assim que a sonda é inserida no paciente. Estão representadas em sequência as 20 janelas do trabalho clássico de 1999 e as 11 e 28 janelas dos consensos mais recentes. Mas se trata apenas de uma sugestão, para que nenhuma estrutura deixe de ser visualizada. É importante que se tente avaliar o máximo possível de janelas, principalmente em anestesia para cirurgia cardíaca, uma vez que, em cerca de 20% dos casos, novos diagnósticos são encontrados.

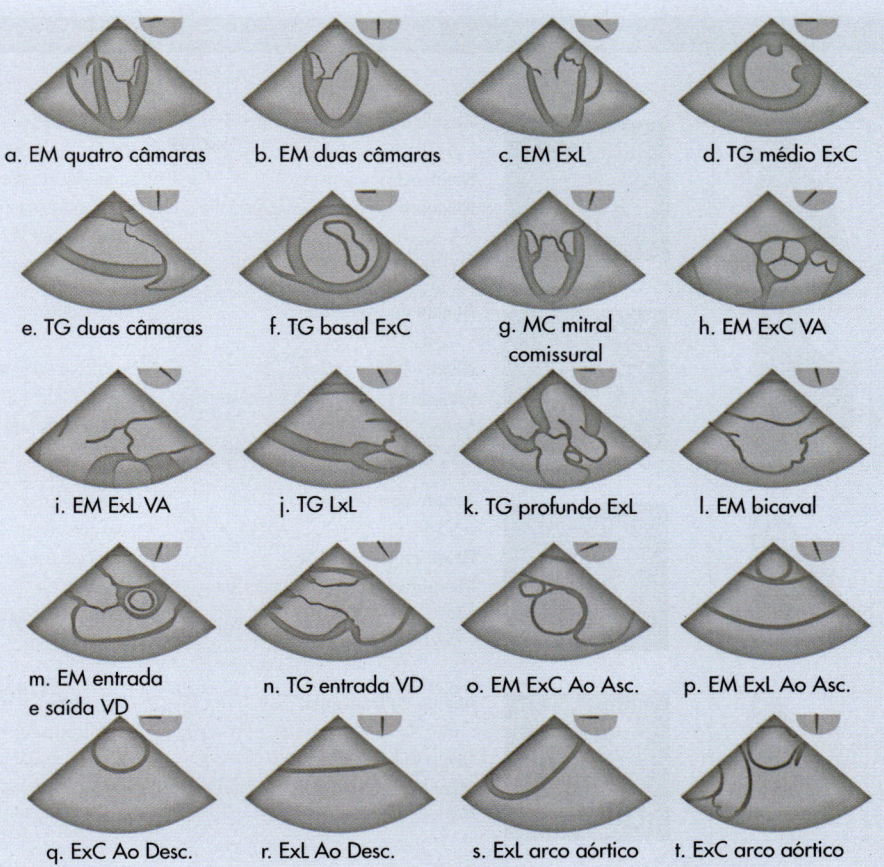

Figura 96.4 — *20 janelas ecocardiográficas.*
Anesth Analg 1999; 89: 870 – 884.

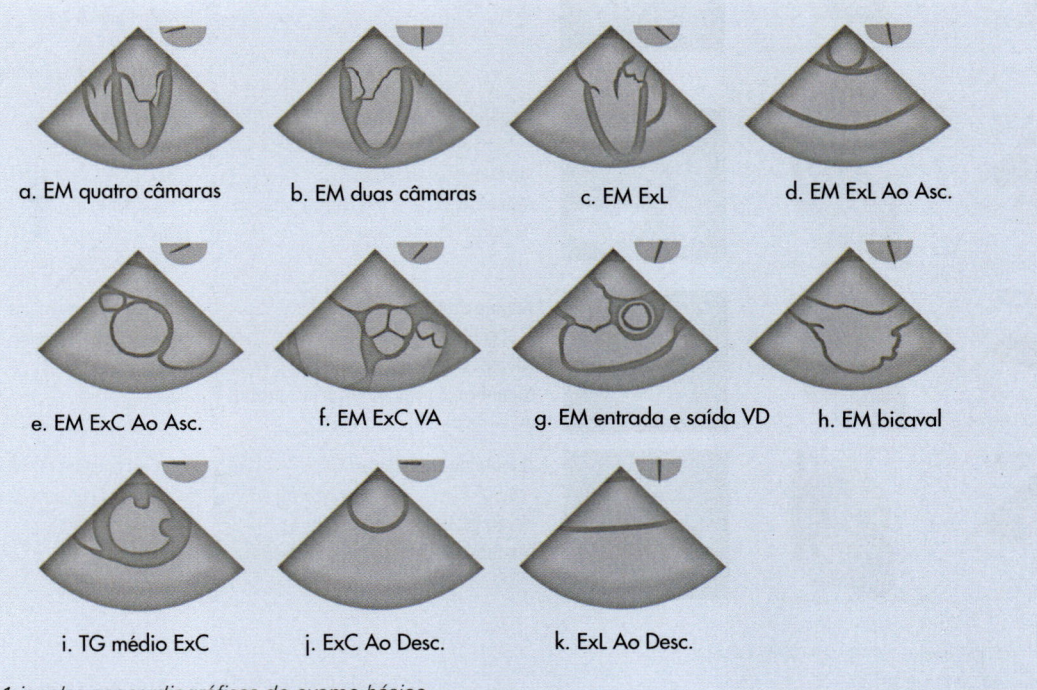

Figura 96.5 — *11 janelas ecocardiográficas do exame básico.*
Anesth Analg 2013; 117(3): 543 – 558.

Ecocardiografia em Anestesia

Plano de imagem	Modelo 3D	Imagem de ETE 2D	Protocolo de Aquisição	Estruturas visualizadas na imagem
Incidências esofágicas médias				
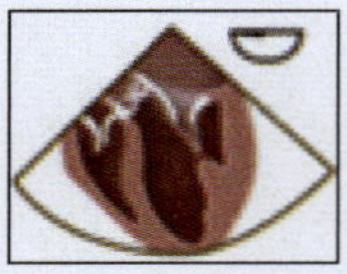 1. incidência EM 5 câmeras	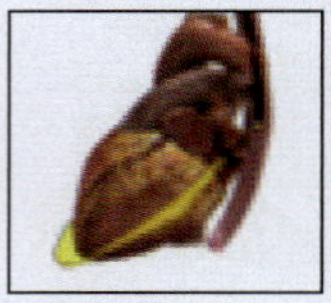	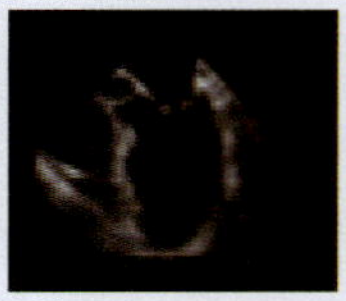	**Ângulo do transdutor:** ~0-10° **Nível:** esofágico médio **Manobra** (a partir da imagem anterior): NA	Válvula aórtica VSVE Átrio esquerdo/átrio direito Ventrículo esquerdo/ventrículo direito/SVI Válvula mitral (A2A1-P1) Válvula tricúspide
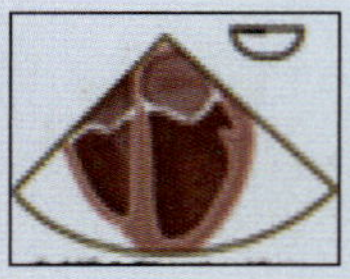 2. incidência EM 4 câmeras	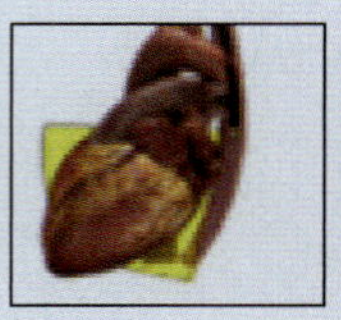	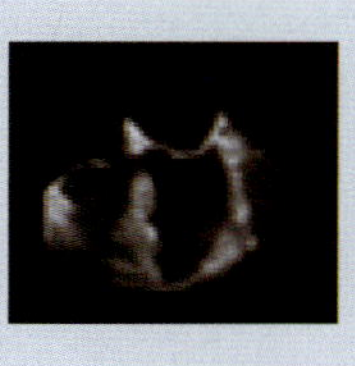	**Ângulo do transdutor:** ~0-10° **Nível:** esofágico médio **Manobra** (a partir da imagem anterior): Avançar ± Retroflexão	Átrio esquerdo/átrio direito SIA Ventrículo esquerdo/ventrículo direito/SVI Válvula mitral (A2A1-P2P1) Válvula tricúspide
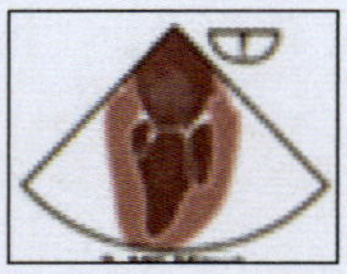 3. incidência EM comissural mitral	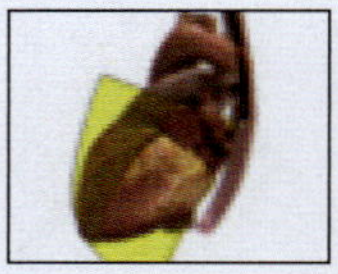	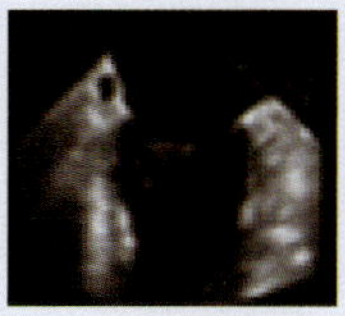	**Ângulo do transdutor:** ~50-70° **Nível:** esofágico médio **Manobra** (a partir da imagem anterior): NA	Átrio esquerdo Seio coronário Ventrículo esquerdo Válvula mitral (P3-A3-A2A1-P1) Músculos papilares Cordão tendíneo
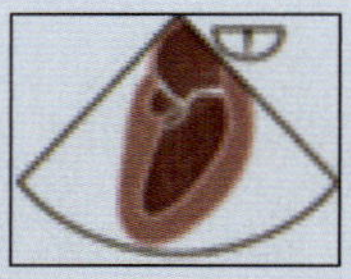 4. Incidência EM 2 câmeras	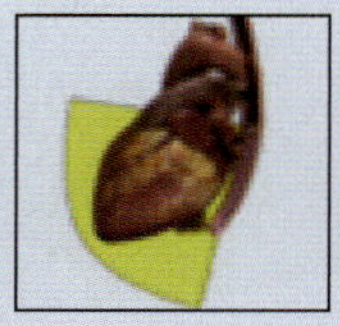	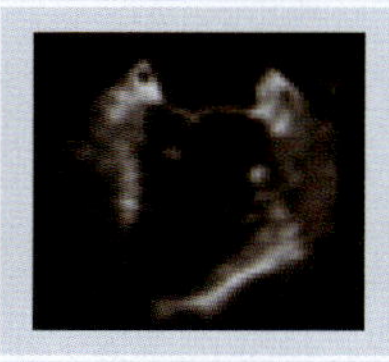	**Ângulo do transdutor:** ~80-100° **Nível:** esofágico médio **Manobra** (a partir da imagem anterior): NA	Átrio esquerdo Seio coronário Apêndice atrial esquerdo Ventrículo esquerdo Válvula mitral (P3-A3A2A1)
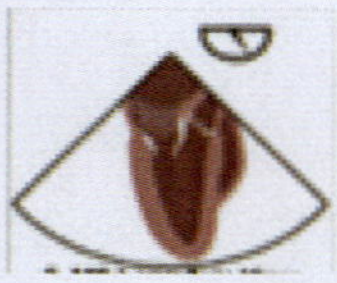 5. Incidência EM eixo longo	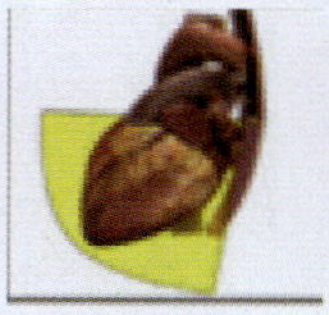	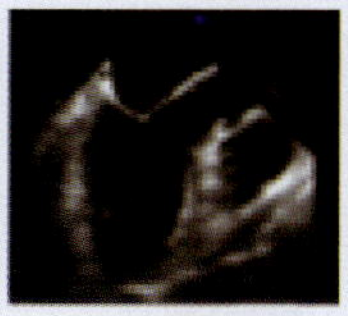	**Ângulo do transdutor:** ~120-140° **Nível:** esofágico médio **Manobra** (a partir da imagem anterior): NA	Átrio esquerdo Ventrículo esquerdo VSVE VSVD Válvula mitral (P2-A2) Válvula aórtica Aorta ascendente proximal
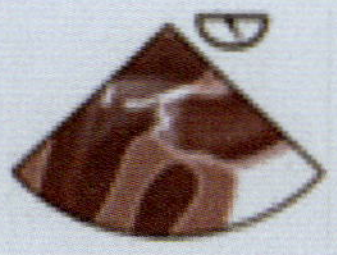 6. Incidência EM Eixo longo AV	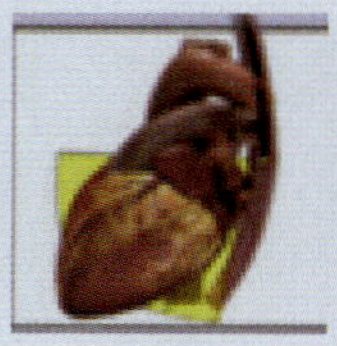	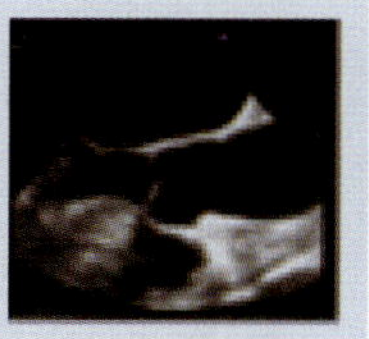	**Ângulo do transdutor:** ~120-140° **Nível:** esofágico médio **Manobra** (a partir da imagem anterior): retroceder ± anteflexão	Átrio esquerdo VSVE VSVD Válvula mitral (A2-P2) Válvula aórtica Aorta ascendente proximal
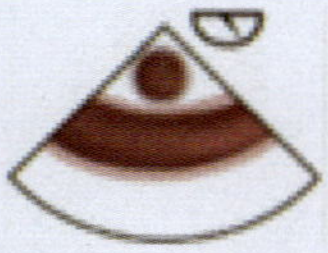 7. Incidência EM 2 câmeras	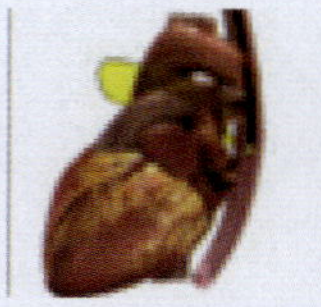	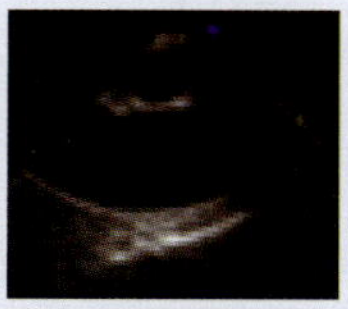	**Ângulo do transdutor:** ~90-110° **Nível:** esofágico superior **Manobra** (a partir da imagem anterior): retroceder	Aorta ascendente média Artéria pulmonar direita
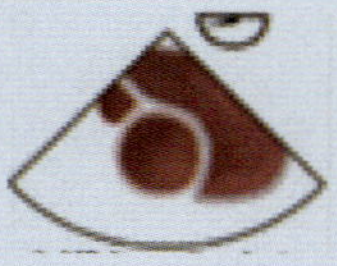 8. Incidência EM	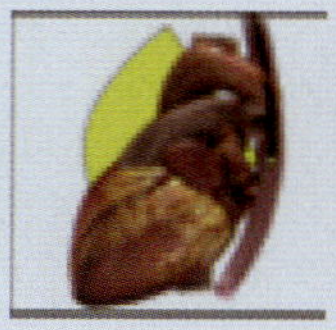	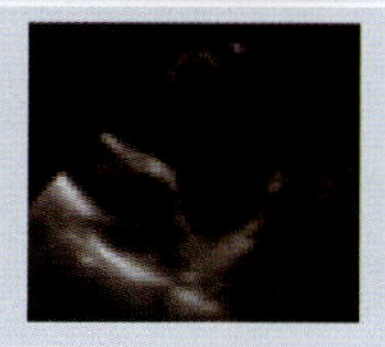	**Ângulo do transdutor:** ~0-30° **Nível:** esofágico superior **Manobra** (a partir da imagem anterior): CW	Aorta ascendente média (SAX) Artéria pulmonar principal/bifurcação Veia cava superior

Figura 96.6 — *Janelas de um exame compreensível.*
J Am Soc Echocardiogr 2013; 26:921-64.

Plano de imagem	Imagem de ETE 2D	Protocolo de Aquisição	Estruturas visualizadas na imagem
Incidências esofágicas médias			
9. Incidência EM Veias pulmonares Direitas		**Ângulo do transdutor:** ~0-30° **Nível:** esofágico superior **Manobra** (a partir da imagem anterior): CW, Avançar	Aorta ascendente média Veia cava superior, Veias pulmonares direitas
10. Incidência EM AV eixo curto (SAX)		**Ângulo do transdutor:** ~25-45° **Nível:** esofágico superior **Manobra** (a partir da imagem anterior): CVW, Avançar, Anteflexão	Válvula aórtica Átrio direito Átrio esquerdo SAI superior VSVD Válvula pulmonar
11. Incidência EM Via de entrada e de saída VD		**Ângulo do transdutor:** ~50-70° **Nível:** esofágico médio Manobra (a partir da imagem anterior): CW, Avançar	Válvula aórtica Átrio direito Átrio esquerdo SAI superior Válvula tricúspide VSVD Válvula pulmonar
12. Incidência EM Via de entrada e de saída VD		**Ângulo do transdutor:** ~50-70° **Nível:** esofágico médio **Manobra** (a partir da imagem anterior): CW	Átrio direito Átrio esquerdo SAI médio Válvula tricúspide Veia cava superior, Veia cava inferior/seio coronário
13. Incidência EM bicaval		**Ângulo do transdutor:** ~90-110° **Nível:** esofágico médio **Manobra** (a partir da imagem anterior): CW	Átrio esquerdo Átrio direito/apêndice SAI Veia cava superior Veia cava inferior
14. Incidência EM Veia pulmonar direita e esquerda		**Ângulo do transdutor:** ~90-110° **Nível:** esofágico superior **Manobra (a partir da imagem anterior):** Retroceder, CW para veias direitas, CCW para veias esquerdas	Veia pulmonar (superior e inferior) Artéria pulmonar
15. Incidência EM de Apêndice Atrial Esquerdo		**Ângulo do transdutor:** ~90-110° **Nível:** esofágico médio **Manobra** (a partir da imagem anterior): Avançar	Apêndice atrial esquerdo Veia pulmonar superior esquerda

(Continuação) Figura 96.6 — *Janelas de um exame compreensível.*
J Am Soc Echocardiogr 2013; 26:921-64.

Plano de imagem	Modelo 3D	Imagem de ETE 2D	Protocolo de Aquisição	Estruturas visualizadas na imagem
Transgastric Views				
16. Incidência TG SAX Basal			**Ângulo do transdutor:** ~0-20° **Nível:** transgástrico **Manobra (a partir da imagem anterior):** Avançar ± Anteflexão	Ventrículo esquerdo (base) Ventrículo direito (base) Válvula mitral (SAX) Válvula tricúspide (eixo curto)
17. Incidência TG SAX Papilar média			**Ângulo do transdutor:** ~0-20° **Nível:** transgátrico **Manobra** (a partir da imagem anterior): Avançar ± Anteflexão	Ventrículo esquerdo (médio) Músculos papilares Ventrículo direito (médio)
18. Incidência TG Via de entrada e de saída VD			**Ângulo do transdutor:** ~0-20° **Nível:** transgástrico **Manobra** (a partir da imagem anterior): Avançar ± Anteflexão	Ventrículo esquerdo (ápice) Ventrículo direito (ápice)
19. Incidência TG Basal VD			**Ângulo do transdutor:** ~0-20° **Nível:** transgástrico **Manobra** (a partir da imagem anterior): Anteflexão	Ventrículo esquerdo (médio) Ventrículo direito (médio) Via de saída ventricular direita Válvula tricúspide (SAX) Válvula pulmonar
20. Incidência TG de Via de entrada e de saída VD			**Ângulo do transdutor:** ~0-20° **Nível:** transgástrico **Manobra** (a partir da imagem anterior): Avançar ± Anteflexão	Átrio direito Ventrículo direito Via de saída ventricular direita Válvula pulmonar Válvula tricúspide
21. Incidência TG profunda 5 câmeras			**Ângulo do transdutor:** ~0-20° **Nível:** transgástrico **Manobra** (a partir da imagem anterior): Esquerdo-flexão, Avançar, Anteflexão	Ventrículo esquerdo Via de saída ventricular esquerda Ventrículo direito Válvula aórtica Raiz aórtica Válvula mitral
22. Incidência TG 2 câmeras			**Ângulo do transdutor:** ~90-110° **Nível:** transgástrico **Manobra** (a partir da imagem anterior): flexão neutra, retroceder	Ventrículo esquerdo Átrio esquerdo/apêndice Válvula mitral
23. Incidência TG de Via de entrada VD			**Ângulo do transdutor:** ~90-110° **Nível:** transgástrico **Manobra** (a partir da imagem anterior): CW	Ventrículo direito Átrio direito Válvula tricúspide
24. Incidência TG LAX			**Ângulo do transdutor:** ~120-140° **Nível:** transgástrico **Manobra** (a partir da imagem anterior): CCW	Ventrículo esquerdo Via de saída ventricular esquerda Ventrículo direito Válvula aórtica Raiz aórtica Válvula mitral

(*Continuação*) Figura 96.6 — *Janelas de um exame compreensível.*

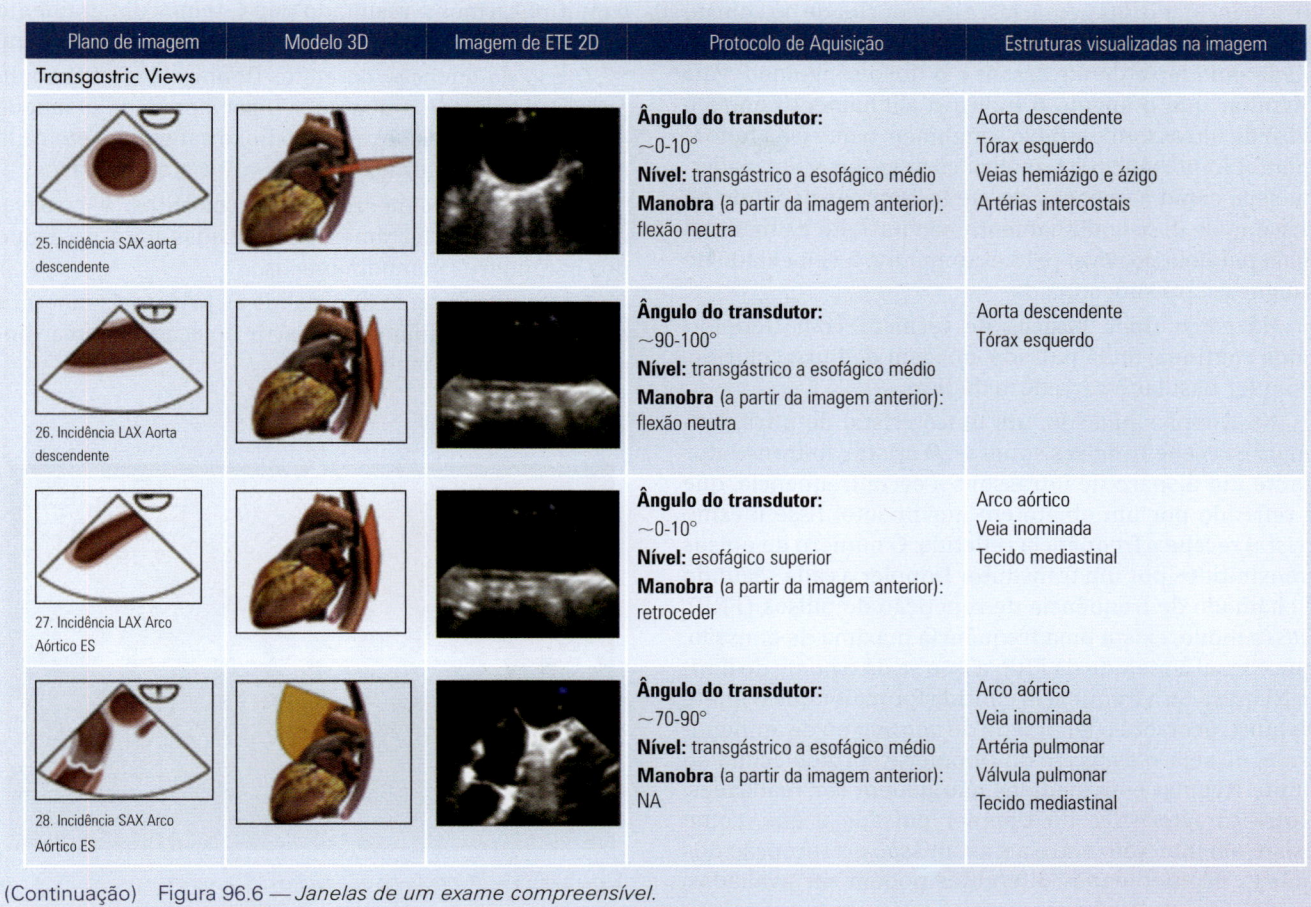

(Continuação) Figura 96.6 — *Janelas de um exame compreensível.*
J Am Soc Echocardiogr 2013; 26:921-64.

AVALIAÇÃO HEMODINÂMICA

A avaliação hemodinâmica é um dos objetivos principais da ecocardiografia, tanto no centro cirúrgico quanto na terapia intensiva. Medidas como o volume sistólico, o débito cardíaco, as pressões intracardíacas, os gradientes de pressão e a resistência vascular podem ser determinadas pela combinação da ecocardiografia bidimensional, do Doppler e das imagens em fluxos coloridos.

Diversos trabalhos mostraram que o estudo ecocardiográfico é factível e seguro quando realizado por anestesiologistas e intensivistas treinados.[3-5,8,10-12] A ecocardiografia traz medidas hemodinâmicas não invasivas, que não só podem ser comparadas às medidas invasivas, como também podem ser superiores a estas em determinados casos. Além disso, existem trabalhos que comparam o uso do cateter de artéria pulmonar (CAP) com a ecocardiografia – tanto transtorácica quanto transesofágica – em relação à análise hemodinâmica e à decisão terapêutica e revelam que a ecocardiografia pode trazer mais benefícios do que o CAP, com uma incidência bem menor de eventos adversos relacionados ao procedimento.[25-27]

No início da ecocardiografia, a avaliação hemodinâmica era feita predominantemente em modo M (modo de movimento – apesar de mostrar uma imagem unidimensional, fornece uma taxa de quadros muito alta, permitindo uma exibição superior do movimento dinâmico). Atualmente, a combinação das imagens em modo bidimensional (2D) com o estudo Doppler é o método de escolha. A ecocardiografia tridimensional vem ganhando força como uma técnica fidedigna e por isso muito promissora.

O efeito Doppler foi descrito pelo físico austríaco Christian Doppler em 1842.[28-30] Ele estudou o fenômeno de que o timbre do som é afetado pela movimentação, seja em direção ao ouvinte, seja para longe do ouvinte. De modo simplificado, ele nos diz que a frequência sonora aumenta à medida que a fonte de som se aproxima de um dado observador e, de modo inverso, diminui à medida que a fonte de som se afasta do observador. No caso da ecocardiografia e do sistema cardiovascular, a fonte sonora são as hemácias e o observador é o transdutor. Desse modo, pela velocidade das hemácias em relação ao transdutor, pode-se quantificar o fluxo sanguíneo a partir da seguinte equação:

$$\Delta f = 2\, fo\, \frac{v \times \cos \theta}{c}$$

Onde Δf é a variação entre a frequência transmitida e a recebida pelo transdutor, fo é a frequência transmitida, *v* é a velocidade das hemácias, *c* é a velocidade do som no sangue (conhecida como 1.540 m/s) e θ é o ângulo formado pelo feixe de ultrassom e o fluxo sanguíneo. Vale ressaltar que o ângulo θ indica o alinhamento entre o feixe de ultrassom e o fluxo sanguíneo, o que é de fundamental importância na análise correta das velocidades, ou seja, como a equação do efeito Doppler depende do cosseno de θ, se o alinhamento não for feito da maneira mais paralela possível pelo examinador, a velocidade do sangue estará subestimada.

Há cinco tipos básicos de técnicas com Doppler: onda contínua, onda pulsada, imagem de fluxo colorido, Doppler tissular e varredura dúplex.

No Doppler pulsado, um único cristal de ultrassom envia e recebe os feixes sonoros. O cristal do transdutor emite um disparo de ultrassons a certa frequência, que é refletido por um objeto em movimento. Esse mesmo cristal recebe a frequência refletida. O número de pulsos transmitidos por um transdutor Doppler a cada segundo é chamado de frequência de repetição de pulsos (FRP). Desse modo, existe uma frequência máxima de emissão, que é igual à metade da FRP; a isso se dá o nome de limite Nyquist. Se a frequência emitida for maior que o limite Nyquist, ocorrerá o fenômeno de *aliasing* ou de ambiguidade, ou seja, o espectro do Doppler é cortado acima do limite Nyquist e as medidas não podem ser realizadas. Outra característica do Doppler pulsado é que, como existe um intervalo entre a transmissão e a recepção dos pulsos, profundidades diferentes podem ser avaliadas, o que cria um "volume-amostra" num ponto específico ao longo do feixe. Pode-se concluir então que o Doppler pulsado mede fluxos de baixas velocidades numa localização intracardíaca específica.

Já no Doppler contínuo, dois cristais estão envolvidos: um que emite e outro que recebe a frequência dos objetos móveis. Assim, há um movimento contínuo de transmissão e recepção, que permite uma frequência ilimitada de repetição de pulsos e também a análise de vários pontos ao longo do feixe. Logo, o Doppler contínuo permite a análise de fluxos com velocidades maiores através de orifícios intracardíacos.

A Figura 96.7 mostra o aspecto da aplicação do Doppler para medir a velocidade do fluxo sanguíneo na valva aórtica. Observa-se que a velocidade é expressa no eixo das abscissas e o tempo no eixo das ordenadas.

A aplicação da equação do fenômeno Doppler permite determinar a velocidade das hemácias, ou seja, do fluxo sanguíneo, que pode ser convertida em gradiente de pressão pela equação simplificada de Bernoulli:

$$\Delta P = 4v^2$$

No canto superior direito da Figura 96.7, vemos a aplicação dessa equação. Temos uma velocidade máxima de 5,35 m · s⁻¹. Se elevarmos essa velocidade ao quadrado e multiplicarmos o resultado por 4, temos um gradiente máximo de pressão de 114 mmHg, como mostra a figura.

O uso da equação do efeito Doppler e de Bernoulli pode ser aplicado a qualquer lugar por onde o sangue passa. Logo, é possível medir o fluxo sanguíneo em cada uma das quatro valvas cardíacas e nos grandes vasos.

Com o conhecimento desses conceitos, é possível compreender as ferramentas utilizadas para o cálculo dos parâmetros hemodinâmicos.

Neste tópico serão abordados os principais métodos de análise hemodinâmica a partir do ecodopplercardiograma bidimensional.

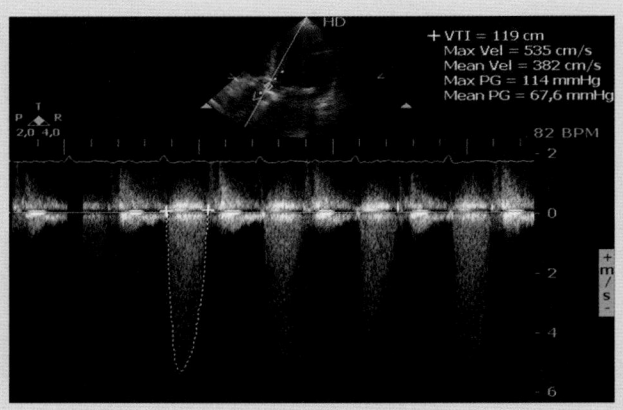

Figura 96.7 — *Aspecto da aplicação do Doppler.*

Gradientes Transvalvares[28-33]

Uma das aplicações mais importantes do método com Doppler contínuo é medir gradientes transvalvares de pressão. A equação de Bernoulli é válida em muitas situações clínicas e se correlaciona bem com as medidas invasivas de pressão. A maior aplicação dessa técnica é a classificação da gravidade de estenose valvar (Figura 96.7).

Para que a medida do gradiente de pressão tenha a maior acurácia possível, é necessário o ajuste adequado do ganho, o alinhamento ideal do feixe e a procura cuidadosa e meticulosa da melhor imagem.

Pressões Intracardíacas[28-33]

A análise dos fluxos transvalvares pode ser usada para estimar as pressões intracardíacas. Alguns exemplos dessa aplicação são:

1. **Medida da pressão sistólica do ventrículo direito (VD) e da artéria pulmonar (AP):** a velocidade de uma regurgitação pela valva tricúspide reflete a diferença entre as pressões sistólicas no VD e no átrio direito (AD). Logo, com a curva de velocidade *versus* tempo do fluxo de regurgitação tricúspide, pode-se

usar a equação de Bernoulli e obter-se o gradiente de pressão máximo desse fluxo. Somando-se a medida da pressão no AD a esse gradiente, obtém-se a pressão sistólica do VD (PSVD). Se não houver nenhuma alteração na via de saída do VD, pode-se dizer que a PSVD é igual à pressão sistólica da artéria pulmonar. Mas como é feita a estimativa da pressão no átrio direito? Pela análise da veia cava inferior. Se o vaso estiver normal quanto ao tamanho e colapsar em resposta a uma inspiração forçada, a pressão atrial direita está em menos de 10 mmHg; se não se alterar com a respiração, pode-se estimar 10 mmHg a 15 mmHg, e se dilatada (> 2,5 cm), sem resposta à inspiração, a pressão é maior que 15 mmHg. Caso o paciente tenha um cateter venoso central, pode-se medir a pressão venosa central (PVC) a acrescentá-la ao gradiente de pressão através da valva tricúspide para obter a pressão sistólica da artéria pulmonar;

2. **Pressão média na artéria pulmonar e pressão diastólica final na artéria pulmonar:** seguindo a mesma linha de raciocínio, com o valor da velocidade de pico de um jato de regurgitação na valva pulmonar e da velocidade de regurgitação pulmonar no final da diástole, pode-se estimar a pressão média na artéria pulmonar e a pressão diastólica final na artéria pulmonar, respectivamente;

3. **Pressão no átrio esquerdo e pressão diastólica final no ventrículo esquerdo:** de modo análogo ao lado direito, a velocidade de um jato de regurgitação mitral reflete a diferença de pressão sistólica entre o ventrículo esquerdo (VE) e o átrio esquerdo (AE). Em pacientes sem obstrução à via de saída do VE, pode-se afirmar que a pressão arterial sistólica (PAS) é igual à pressão sistólica final no VE. Logo, a pressão no AE é igual à diferença entre a PAS e o gradiente de pressão máximo dado pelo jato de regurgitação mitral. Já um jato de insuficiência aórtica reflete a diferença entre a pressão arterial diastólica (PAD) e a pressão diastólica final do VE (PDFVE). Assim sendo, a PDFVE é igual à diferença entre a PAD e o gradiente de pressão máximo do jato de regurgitação aórtico.

A Tabela 96.2 mostra o resumo dos cálculos das pressões intracardíacas.

VOLUME SISTÓLICO E DÉBITO CARDÍACO[28-33]

Um determinado volume sanguíneo pode ser obtido a partir do produto entre a área seccional de um orifício e a velocidade do fluxo sanguíneo que passa por essa área. No caso do volume sistólico, pode-se medir a área da via de saída do VE e multiplicar pela integral da velocidade-tempo (IVT) do fluxo que passa por ela (Figura 96.8).

Mede-se o diâmetro da via de saída do VE (VSVE) no plano do esôfago médio em eixo longo a 120°. Após, no plano transgástrico em eixo longo a 135° ou no trans-gástrico profundo a zero graus, mede-se o fluxo pelo Doppler pulsado, também na via de saída, que nos dará a IVT. Multiplicando-se a área da VSVE pela IVT, obtém-se o volume sistólico, que, quando multiplicado pela frequência cardíaca, será igual ao débito cardíaco.

TABELA 96.2 CÁLCULO DAS PRESSÕES INTRACARDÍACAS.

Pressão	Equação
PSVD ou PSAP	$4(v_{RT})^2 + PAD$
PMAP	$4(v_{inicial}IP)^2 + PAD$
PDAP	$4(v_{final}IP)^2 + PAD$
PAE	$PSS - 4(v_{RM})^2$
PDFVE	$PAD - 4(v_{IA\,final})^2$

PSVD = pressão sistólica do ventrículo direito; PSAP = pressão sistólica da artéria pulmonar; v = velocidade de pico; RT = regurgitação tricúspide; PAD = pressão no átrio direito; PMAP = pressão média da artéria pulmonar; IP = insuficiência pulmonar; PDAP = pressão diastólica da artéria pulmonar; PAE = pressão no átrio esquerdo; PSS = pressão sanguínea sistólica; RM = regurgitação mitral; PDFVE = pressão diastólica final do ventrículo esquerdo; PSD = pressão sanguínea diastólica; IA = insuficiência aórtica.

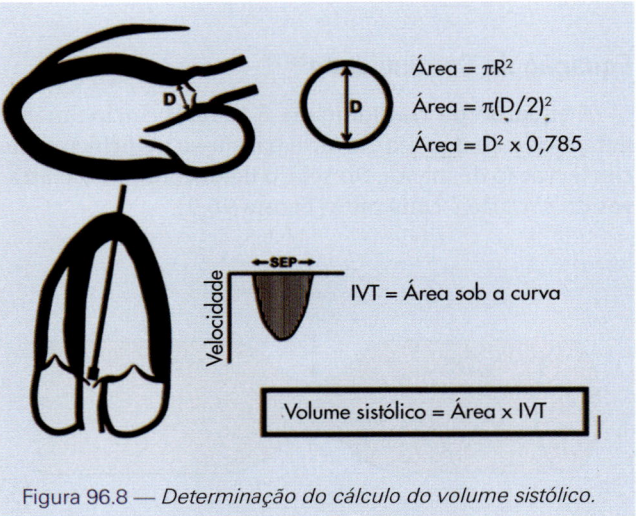

Figura 96.8 — *Determinação do cálculo do volume sistólico.*

Na prática, apenas a medida do IVT pode ser suficiente. Em primeiro lugar, porque a área da via de saída do VE não mudará. E depois, porque com o advento da ecocardiografia tridimensional e a análise de outros exames de imagem, como a tomografia computadorizada e a ressonância nuclear magnética, pode-se ver que a VSVE não é um círculo perfeito; longe disso, ela é elíptica. Logo, pela ecocardiografia bidimensional não é possível saber se estamos medindo o maior ou o menor eixo. Levando-se em consideração que a fórmula para cálculo da área da VSVE eleva o raio encontrado ao quadrado, um erro de medida pode tornar o cálculo do débito cardíaco por esse método bastante equivocado. Por esse motivo, a análise isolada do IVT pode, além de mais rápida, ser mais fidedigna. Interpretamos uma redução do IVT como uma redução do DC e vice-versa.

Essa medida também pode ser realizada no ventrículo direito, mas, pela facilidade de aquisição de imagens e alinhamento entre o fluxo sanguíneo e o feixe de ultrassom, a via de saída do VE é a mais comumente utilizada.

Relação entre os Fluxos Pulmonar e Sistêmico[28,29]

A aplicação do princípio utilizado acima para calcular o volume sistólico do lado esquerdo também pode ser usada para o lado direito, basta medir o diâmetro da via de saída do VD (VSVD) no plano do esôfago médio em eixo curto, na visualização da valva aórtica. Na tela durante o exame, à direita da valva aórtica, pode-se visualizar a VSVD e, se for possível um correto alinhamento, calcular a IVT através da valva pulmonar utilizando o Doppler pulsado. Com os volumes sistólicos esquerdo e direito, tem-se a razão entre eles, ou seja, o Qp/Qs. Esse cálculo é importante para avaliar a gravidade dos desvios intracardíacos, principalmente em lesões congênitas, e para orientar o tratamento.

Equação da Continuidade[28,29]

A equação da continuidade é usada principalmente para o cálculo da área valvar e baseia-se no princípio de conservação de massa. Ou seja, o fluxo volumétrico através do coração é constante (Figura 96.9).

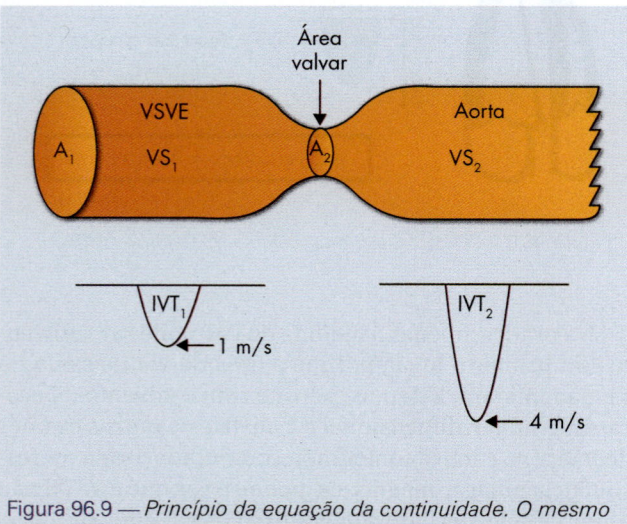

Figura 96.9 — *Princípio da equação da continuidade. O mesmo volume que passa por A_1 também passa por A_2.*

Logo, se A_2 representar uma área estenótica, por exemplo, pode-se demonstrar que:

$$A_2 \times IVT_2 = A_1 \times IVT_1 \rightarrow A_2 = A_1 \times IVT_1 / IVT_2$$

Tempo de meia-pressão[28,29]

O tempo de meia-pressão é o tempo necessário para que o gradiente máximo de pressão transvalvar caia à metade. Em geral, quanto maior o orifício, mais curto é o tempo de meia-pressão, porque a pressão pode se equalizar mais rapidamente. A avaliação da gravidade da estenose mitral e da insuficiência aórtica pode ser auxiliada pelo tempo de meia-pressão (Figura 96.10).

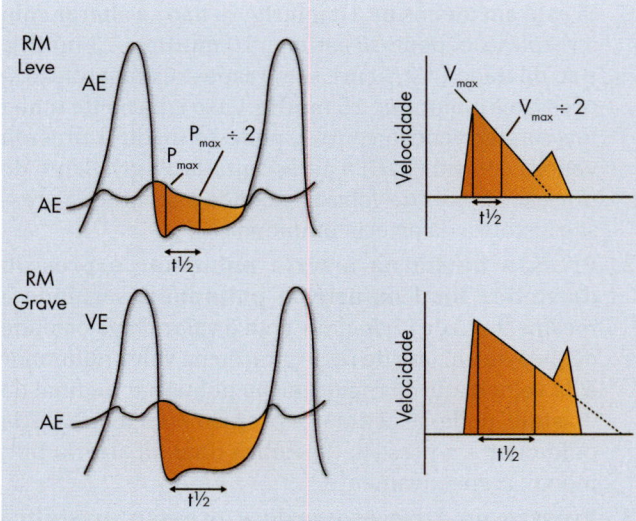

Figura 96.10 — *Determinação do tempo de meia-pressão do jato de estenose mitral. Acima, observa-se uma estenose leve, com tempo de meia-pressão curto. Abaixo, nota-se um tempo de meia-pressão aumentado, quando a estenose se torna mais grave.*

dP/dT[28,29]

Este é um índice de contratilidade do ventrículo esquerdo. Ele correlaciona a variação de pressão causada pelo VE, num dado intervalo de tempo. Para a medida do dP/dT, é usado o jato de regurgitação mitral. A partir da aplicação do Doppler, observa-se o tempo para a velocidade do refluxo mitral sair de $1\ m \cdot s^{-1}$ para $3\ m \cdot s^{-1}$, ou seja, sair de um gradiente de 4 mmHg para 36 mmHg, ou ainda, variar 32 mmHg. Quanto maior o tempo que o VE demora em atingir essa variação de gradiente pressórico, pior é a contratilidade. Logo, quanto maior a relação dP/dT, melhor a contratilidade, sendo que o valor ideal atualmente utilizado é de $1.200\ mmHg \cdot s^{-1}$ ou mais (Figura 96.11).

Resistências Vasculares[28,29]

De acordo com a lei de Ohm, a diferença de potencial entre 2 pontos é proporcional à corrente:

$U = R \times i$, onde "U" é a diferença de potencial, "R" é a resistência e "i" é a intensidade da corrente.

Aplicando esse conceito ao sistema cardiovascular, temos que a diferença de pressão entre 2 pontos é proporcional ao fluxo sanguíneo:

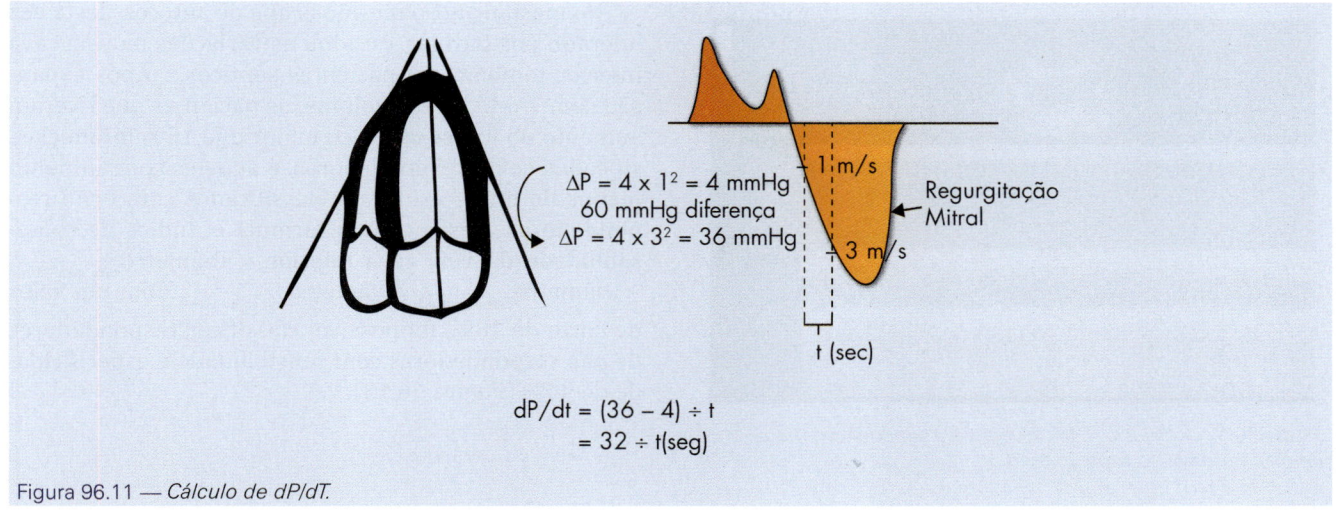

Figura 96.11 — *Cálculo de dP/dT.*

$$R = \frac{\text{diferença de pressão}}{\text{débito cardíaco}}$$

Se medir o débito cardíaco, como demonstrado anteriormente, e tendo os valores da pressão arterial média e da pressão venosa central, pode-se, então, calcular a resistência vascular sistêmica.

A resistência vascular pulmonar (RVP) pode ser estimada dividindo-se a velocidade máxima do jato de regurgitação tricúspide (VRT) pela IVT da via de saída do VD, uma vez que a RVP tem relação direta com a alteração na pressão e relação indireta com o fluxo pulmonar. A equação utilizada é:

$$RVP = VRT/IVT_{VSVD} \times 10 + 0{,}16$$

A aplicação dessa equação pode ser útil em diferenciar pressão arterial pulmonar alta decorrente de aumento do fluxo pulmonar e hipertensão pulmonar decorrente de resistência vascular pulmonar aumentada. Se a pressão da artéria pulmonar estiver alta, mas a relação VRT/IVT_{VSVD} estiver baixa (< 0,2), há maior probabilidade de resistência vascular pulmonar baixa, com pressão elevada secundária a fluxo aumentado.

Variação da Pressão de Pulso[28,29,34]

Com o transdutor no plano transgástrico em eixo longo ou no transgástrico profundo, logo nos mesmos locais onde se obtêm as medidas para o cálculo do volume sistólico, pode-se correlacionar a variação do fluxo pela valva aórtica com o ciclo respiratório para avaliar a responsividade à infusão de líquidos. Isso é possível, uma vez que o fluxo sanguíneo aórtico é diretamente proporcional ao volume ejetado pelo VE e a variação respiratória nesse fluxo revela a interdependência ventricular, ou seja, a responsividade volêmica.

Em trabalho publicado em 2001, Feissel e col. demonstraram que a variação na velocidade de pico do fluxo sanguíneo aórtico > 12% ($\Delta V_{pico} = (V_{pico\,máx} - V_{pico\,min})/(V_{pico\,máx} + V_{pico\,min})2$) em pacientes com diagnóstico de choque séptico, mas com função ventricular prévia normal, é um método eficiente de avaliar a responsividade volêmica.[35] Vale ressaltar que a $V_{pico\,máx}$ é aferida durante a expiração e a $V_{pico\,min}$ é aferida durante a inspiração, e, para que se obtenham as medidas mais precisas, é necessário acoplar um capnógrafo ao aparelho de ecocardiografia.

Análise da Veia Cava[34, 36-40]

Seguindo a ideia descrita no item anterior, de que variações nas pressões intratorácicas durante o ciclo respiratório no paciente em ventilação mecânica são transmitidas para as estruturas vasculares, pode-se analisar as variações do diâmetro das veias cavas com a respiração. Tal conceito é baseado na seguinte premissa: as mudanças induzidas no retorno venoso pela insuflação mecânica são mais acentuadas nos pacientes hipovolêmicos do que nos normovolêmicos.

A veia cava inferior pode ser visualizada no plano bicaval do esôfago médio ou no plano transgástrico profundo com rotação da sonda para a direita. A veia cava superior é visualizada apenas no plano bicaval (Figura 96.12).

A variação dos diâmetros máximo e mínimo da veia cava superior durante a expiração e inspiração, respectivamente, é calculada através da fórmula: Índice de colapsabilidade da veia cava superior = $\text{Diâmetro}_{máx\,expiratório} - \text{Diâmetro}_{min\,inspiratório}/\text{Diâmetro}_{máx\,expiratório}$. Segundo Vieillard-Baron e col. (2004), valores até 36% permitem separar pacientes sépticos respondedores dos não respondedores, com sensibilidade de 90% e especificidade de 100%.[37]

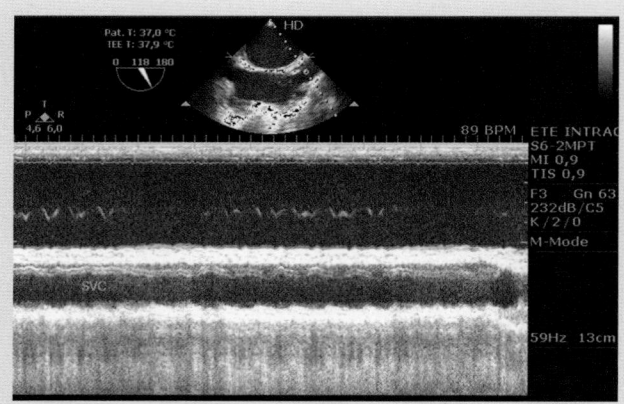

Figura 96.12 — *Visualização da veia cava superior em modo M no plano bicaval no esôfago médio.*

No mesmo ano, o mesmo grupo de autores, desta vez liderado por Barbier, estudou as variações na veia cava inferior também em pacientes sépticos.[38] Após expansão com 7 mL.kg^{-1} de volume, os pacientes que tiveram aumento do índice cardíaco maior que 15% foram classificados como respondedores, e aqueles com aumento menor do que 15% foram classificados como não respondedores. Nesse caso, a fórmula é: Índice de colapsabilidade da veia cava inferior = Diâmetro$_{\text{máx inspiratório}}$ – Diâmetro$_{\text{min expiratório}}$/Diâmetro$_{\text{min expiratório}}$. Com um valor de corte de 18%, foi possível classificar respondedores de não respondedores com sensibilidade e especificidade de 90% (Figura 96.13).

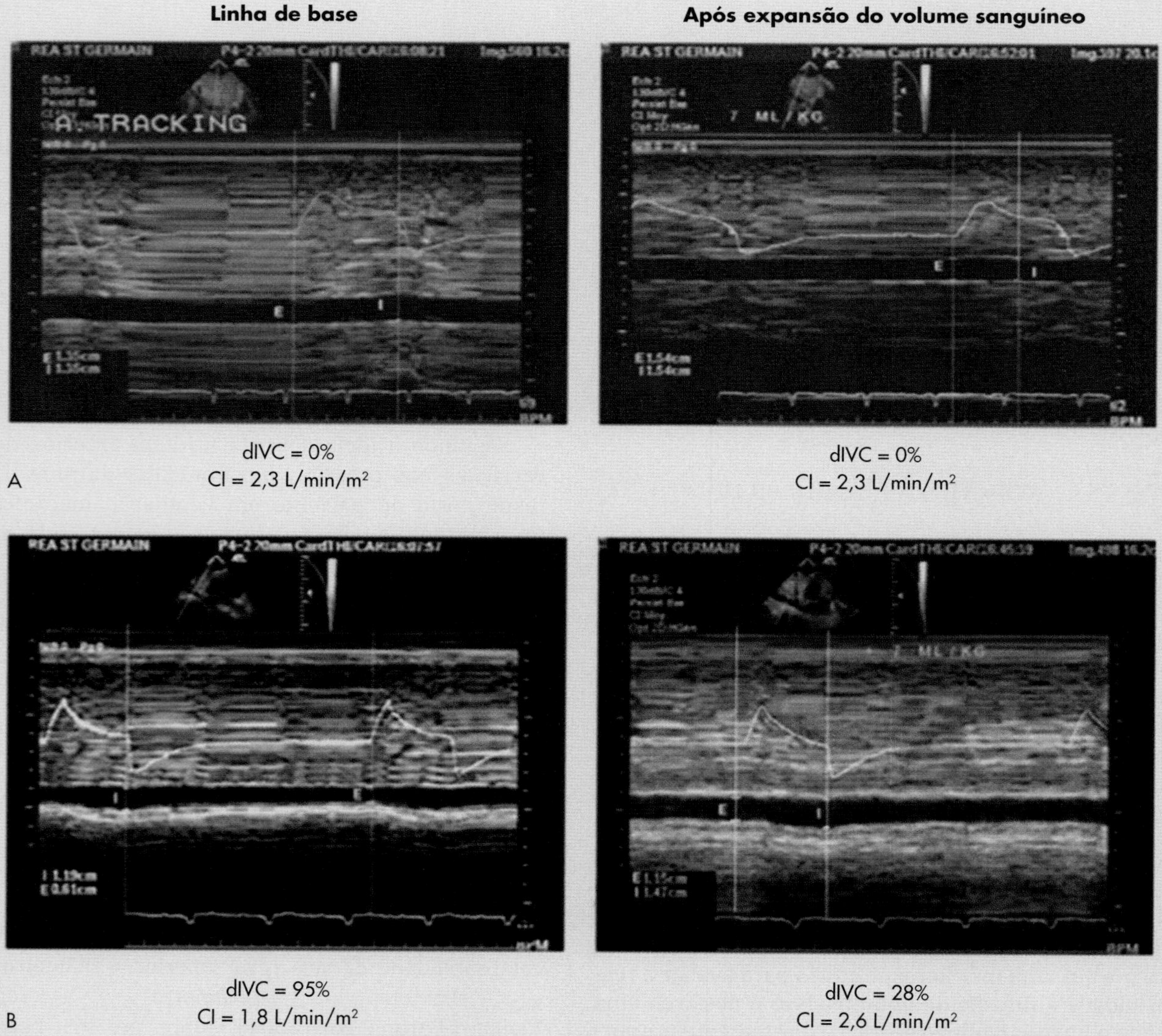

Linha de base / **Após expansão do volume sanguíneo**

A dIVC = 0% CI = 2,3 L/min/m²   dIVC = 0% CI = 2,3 L/min/m²

B dIVC = 95% CI = 1,8 L/min/m²   dIVC = 28% CI = 2,6 L/min/m²

Figura 96.13 — *Medida da distensibilidade da VCI em pacientes não respondedores (A) e respondedores (B).*
Intensive Care Med. 2004; 30(9): 1740-6.

Pacientes com uso de fármacos vasoativos em altas doses, com hipertensão pulmonar grave ou com aumento importante da pressão intra-abdominal devem ter esse parâmetro analisado com ressalvas.

Estimativa da Pressão de Enchimento do Ventrículo Esquerdo[29,30]

A pressão de enchimento ventricular esquerda é um parâmetro importante da função diastólica, além de ser usada para avaliar a volemia. Ela pode ser avaliada em diferentes pontos do coração esquerdo, desde que não existam alterações anatômicas ou funcionais preexistentes das estruturas envolvidas nesse trajeto. Assim, a expressão da pressão de enchimento do VE pode ser dada por: pressão diastólica ventricular esquerda, pressão média atrial esquerda ou pressão de capilar pulmonar.

O enchimento do VE ocorre durante a diástole, no momento em que a valva mitral se abre em consequência do aumento da pressão do AE (Figura 96.14).

Existem duas ondas mostradas pelo modo Doppler durante a diástole. A primeira é chamada de onda E e representa o enchimento rápido ventricular. A segunda é a onda A, que revela a fase de enchimento dependente da contração atrial. A velocidade da onda E se correlaciona com a diferença de pressão entre o AE e o VE durante a abertura da valva mitral. Logo, quanto maior for a pressão do AE no momento da abertura da mitral, maior será a velocidade da onda E. Além disso, o tempo de desaceleração da onda E também está relacionado à pressão atrial esquerda: se a pressão no AE aumentar, ocorrerá um aumento na diferença de pressão entre o AE e o VE, o que irá caracterizar uma onda E mais alta e com tempo de desaceleração menor. No entanto, essa análise sofre múltiplas interferências e pode variar com o grau de complacência ventricular esquerda, com a idade e com a função atrial esquerda.

O estudo do anel mitral com Doppler tissular também revela um padrão de ondas semelhante ao estudo Doppler da valva propriamente dita. A colocação do volume-amostra do Doppler tecidual na junção do anel mitral com o ventrículo esquerdo, tanto do lado medial quanto lateral, registra três ondas: uma sistólica, uma diastólica rápida e uma diastólica tardia, como mostra a Figura 96.15.

A relação entre a onda E mitral (E) e a onda E tissular (Ea) tem mostrado boa correlação com a pressão atrial esquerda e a pressão de enchimento ventricular esquerda. Quando ocorre um aumento da pressão no AE, a onda E aumenta, como mencionado anteriormente. Tal fato decorre do aumento do gradiente de pressão entre AE e VE. Por outro lado, a onda Ea tende a diminuir devido a um aumento compensatório na pressão atrial esquerda que acompanha o relaxamento comprometido. Assim, a relação aumentará significativamente. Uma relação normal é menor do que 10. Se estiver maior que 15, correlaciona-se com uma pressão de enchimento do VE (ou pressão de oclusão de capilar pulmonar) acima de 15 mmHg. Se estiver menor que 10, correlaciona-se com uma pressão de enchimento menor do que 10.

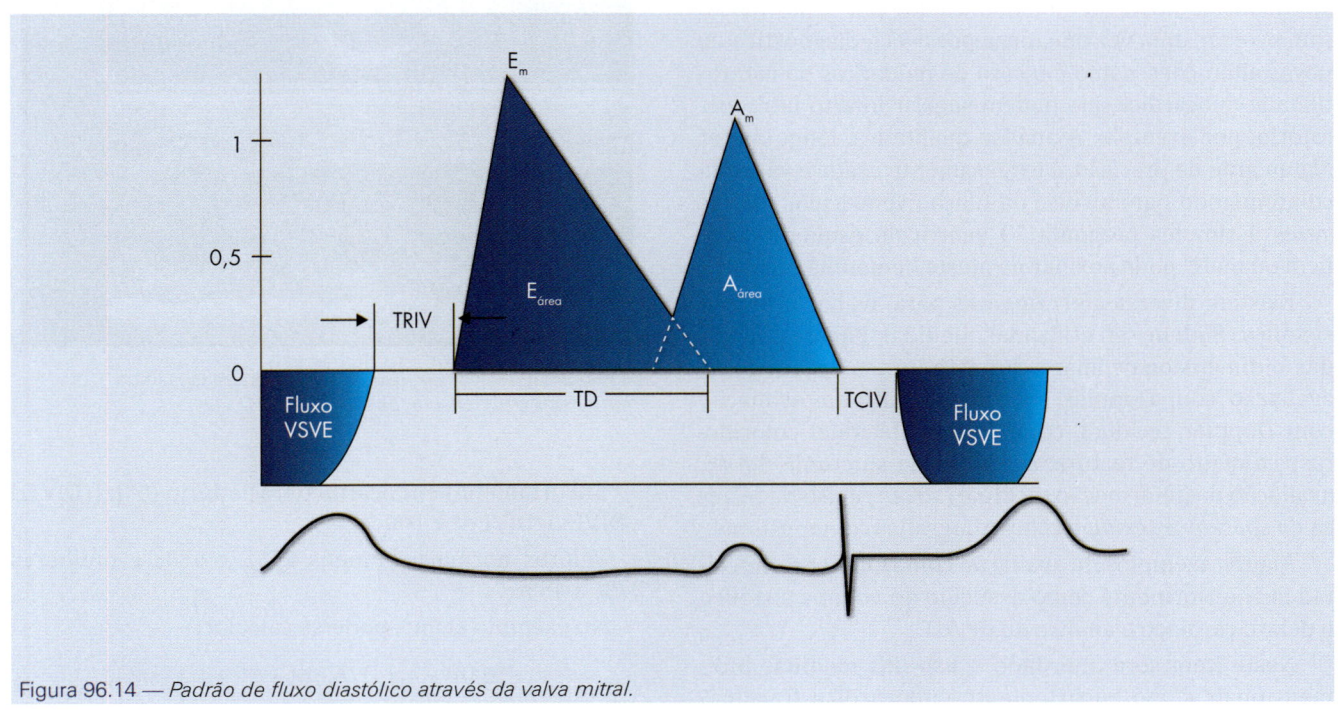

Figura 96.14 — Padrão de fluxo diastólico através da valva mitral.

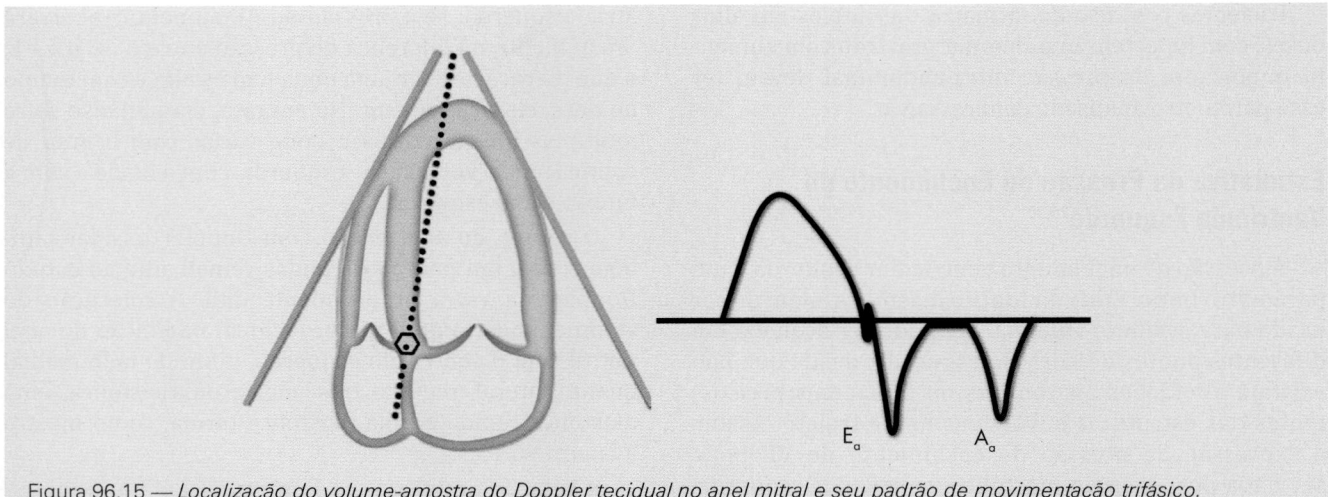

Figura 96.15 — *Localização do volume-amostra do Doppler tecidual no anel mitral e seu padrão de movimentação trifásico.*

DESEMPENHO SISTÓLICO DO VENTRÍCULO ESQUERDO, AVALIAÇÃO DE ISQUEMIA E DE HIPOTENSÃO ARTERIAL[12,41-47]

Um dos objetivos mais frequentes do uso da ecocardiografia é a avaliação da função sistólica. Mesmo se não for o foco principal do exame, o desempenho ventricular sistólico deve ser avaliado. No período intraoperatório, a avaliação da função sistólica logo no início do procedimento cirúrgico pode ajudar o anestesiologista na decisão de condutas como uso de fármacos vasoativos e inotrópicas e planejamento da infusão de líquidos. Além disso, conhecer a função sistólica do paciente antes do trauma cirúrgico e das perdas volêmicas é fundamental nos casos de instabilidade hemodinâmica que por ventura possam ocorrer, uma vez que torna possível o diagnóstico de novas alterações, como é o caso de mudanças da contratilidade miocárdica que podem sugerir infarto intraoperatório, por exemplo. A análise qualitativa, longe de ter algum grau de precisão, é extensamente usada e validada como método para análise da função ventricular. Muitas vezes a simples pergunta "O ventrículo esquerdo bate bem ou mal?" pode auxiliar no ajuste hemodinâmico.

Existem diversas ferramentas para avaliar a função sistólica. Podem ser utilizadas medidas lineares, medidas bidimensionais, marcadores indiretos em modo M, avaliação com Doppler contínuo e pulsado, avaliação com Doppler tecidual, com Doppler tecidual colorido, rastreamento de textura, avaliação da sincronia do VE, avaliação da deformação tecidual (*strain*) e uso da técnica de *speckle-tracking* e ecocardiografia tridimensional.

Alguns exemplos de avaliação com Doppler foram citados anteriormente como o cálculo do volume sistólico e débito cardíaco e análise do dP/dT.

Neste item será abordado o uso das medidas bidimensionais como encurtamento endocárdico fracionário, mudança na área fracionária e método de discos (ou regra de Simpson modificada).

Encurtamento Endocárdico Fracionário

Para cálculo do encurtamento endocárdico fracionário são necessárias as medidas do diâmetro interno do VE na diástole (DIVEd) e do diâmetro interno do VE na sístole (DIVEs). As medidas são obtidas no plano transgástrico em eixo curto na altura dos músculos papilares da valva mitral e analisadas em modo M (Figura 96.16).

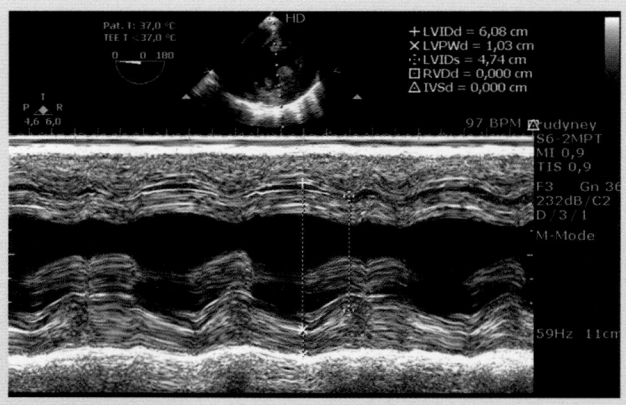

Figura 96.16 — *Visualização do eixo curto transgástrico demonstrando mensurações de modo M.*

Encurtamento endocárdico fracionário (%): [(DIVEd − DIVEs)/DIVEd] × 100

Valores normais: homens 25% a 43% e mulheres 27% a 45%.

No exemplo acima, pode-se calcular:

$$[(6{,}08 - 4{,}74)/6{,}08] \times 100 = 22{,}03\%$$

Medidas lineares como essa têm algumas desvantagens. Uma das mais óbvias é evidenciada quando são analisados pacientes com variação regional da contratilidade como aqueles portadores de doença arterial coronária. A avaliação em modo M fornece informações relacionadas com o tamanho e a contratilidade ao longo de uma única linha. Desse modo, se uma porção normal do coração for avaliada, o encurtamento endocárdico fracionário estará superestimado e, ao contrário, se avaliar uma porção comprometida, ele estará subestimado. Outra limitação do modo M é que nem sempre é aferida a porção verdadeira em eixo curto, o que geralmente leva a medidas superestimadas.

No entanto, essa é uma medida rápida e simples da função sistólica e que pode ser realizada no começo do exame para fins de comparação.

Vale ressaltar que esse mesmo princípio é aplicado para o cálculo da fração de ejeção pelo método de Teichholz no ecocardiograma transtorácico. O método de Teichholz consiste em fazer o corte paraesternal longitudinal no modo M. Do mesmo modo, esse método avalia a contratilidade miocárdica ao longo de uma só linha, o que pode fornecer uma interpretação errônea em casos de pacientes com alterações segmentares da contratilidade.

Mudança na Área Fracionária

Assim como o encurtamento endocárdico fracionário, a mudança na área fracionária utiliza medidas obtidas no plano transgástrico em eixo curto. Nesse caso, a área da cavidade do VE é medida ao final da sístole (AVEs) e ao final da diástole (AVEd). O endocárdio é manualmente investigado ao redor da cavidade ventricular, ignorando-se os músculos papilares (Figuras 96.17, 98.18, 96.19 e 96.20).

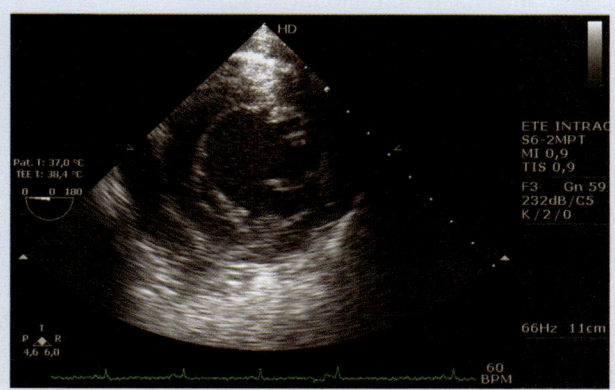

Figura 96.18 — *Visualização do eixo curto transgástrico demonstrando o VE no final da diástole.*

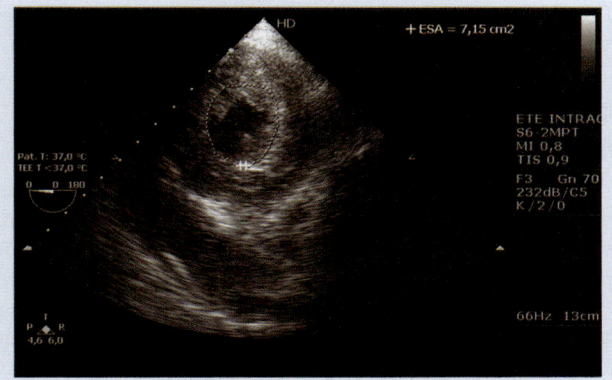

Figura 96.19 — *Visualização do eixo curto transgástrico demonstrando o traçado VE no final da sístole, sem incluir os músculos papilares.*

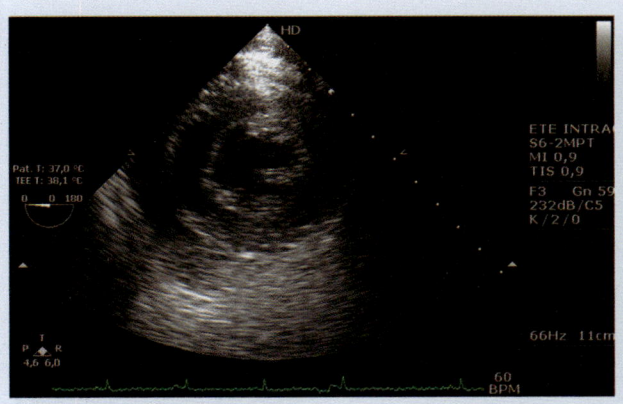

Figura 96.17 — *Visualização do eixo curto transgástrico demonstrando o VE no final da sístole.*

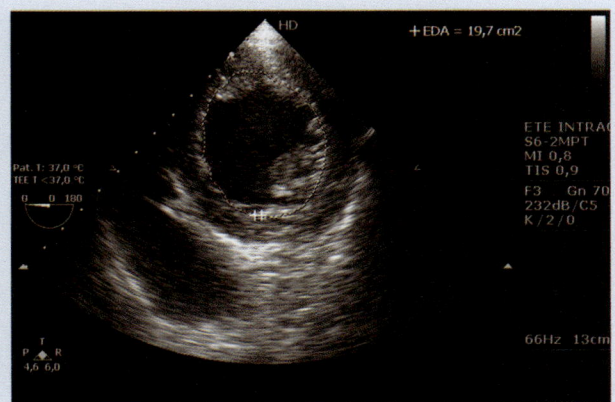

Figura 96.20 — *Visualização do eixo curto transgástrico demonstrando o traçado VE no final da diástole sem incluir os músculos papilares.*

Mudança na área fracionária (%)

$$[(AVEd - AVEs/AVEd] \times 100$$

Valores normais: homens 56% a 62% e mulheres 59% a 65%.

No exemplo acima, pode-se calcular:

$$[(19,7 - 7,15)/19,7] \times 100 = 63,7\%.$$

Embora esse método possa ter uma interpretação mais ampla com relação ao anterior, ou seja, avaliação da área em vez de diâmetro, ele ainda avalia a área apenas no nível que está sendo interrogado (no nível dos músculos papilares). Logo, se houver uma disfunção regional fora desse plano, ela não será considerada. Ainda assim, é mais uma medida rápida e simples que pode ser utilizada para fins de comparação.

Outra aplicação dessa modalidade é a medida da área diastólica final como parâmetro de responsividade volêmica e de hipovolemia aguda por perda sanguínea.[34]

Método de Discos (ou Regra de Simpson Modificada)

É método mais comum para determinar volumes ventriculares. Essa técnica requer as visualizações de quatro e de duas câmaras do esôfago médio, nas quais a borda endocárdica é delineada ao final da sístole e da diástole. O ventrículo é dividido em uma série de 20 discos da base para o ápice. O *software* do aparelho calcula o volume de cada um dos discos e os volumes são somados para dar o volume final do VE (Figuras 96.21 A e 96.21 B).

Fração de ejeção (%): $[(VVEd - VVEs/VVEd] \times 100$
No exemplo acima, pode-se calcular:

$$[(277 - 156)/277] \times 100 = 43,7\%.$$

A avaliação em 4 e 2 câmaras aumenta a acurácia do método, que é o mais recomendado para as mensurações volumétricas do VE, particularmente em pacientes com anormalidades regionais do movimento da parede ou aneurismas.

Essa é uma técnica que exige um corte fiel do eixo longitudinal do VE, que é mais fidedigna na ecocardiografia transtorácica do que na transesofágica. Além disso, é mais trabalhosa de ser realizada, tornando sua aplicação pouco factível no período intraoperatório.

Avaliação de Isquemia

A ETE é uma ferramenta valiosa para a detecção de isquemia perioperatória, capaz de fornecer diagnóstico precoce e auxiliar na conduta terapêutica. O reconhecimento qualitativo das alterações segmentares da parede ventricular é a base para a detecção de isquemia.

Sabe-se que a ETE pode melhorar o resultado perioperatório em subgrupos de paciente de alto risco. Há alguns anos, houve grande euforia como o uso da ETE em cirurgias não cardíacas com o intuito de diagnosticar isquemia perioperatória. No entanto, essa é uma técnica que exige um custo inicial alto para a aquisição do equipamento, além de treinamento específico da equipe, o que demandou a realização de estudos que revelaram um valor preditivo baixo da ETE quando seu único objetivo é a avaliação de isquemia. Atualmente, a ETE não tem sido recomendada com a finalidade única de monitorizar isquemia perioperatória em cirurgias não cardíacas. Como mencionado no início deste capítulo, ETE deve ser utilizada de acordo com o porte cirúrgico ou com as comorbidades do paciente ou nos casos de instabilidade

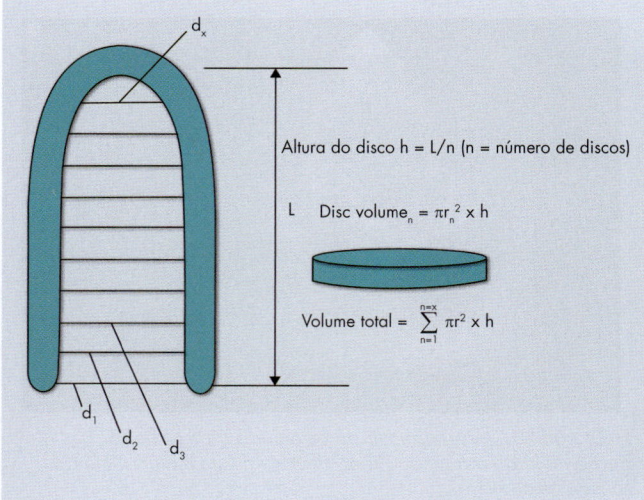

A: Representação esquemática.

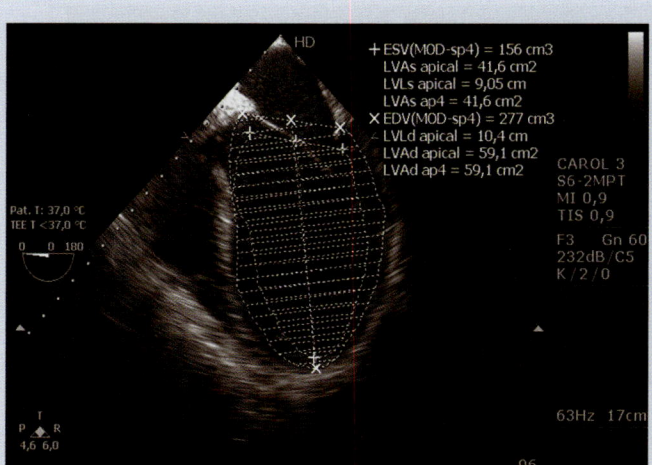

B: Aspecto durante a realização do exame.

Figura 96.21 — *Representação do método para determinar o volume do VE a partir da regra dos discos.*

hemodinâmica grave e persistente, apesar de instituição de terapia adequada.

Por outro lado, continua a aumentar o uso da ETE para monitorização de isquemia em cirurgia de revascularização miocárdica, em especial nas cirurgias sem circulação extracorpórea. Nesse caso, é uma ferramenta valiosa para avaliar os resultados cirúrgicos e possíveis complicações como incapacidade do paciente em tolerar a oclusão temporária de um vaso coronário e as consequências hemodinâmicas de deslocamento cardíaco para a realização das anastomoses.

A redução ou desaparecimento do espessamento sistólico da parede ventricular é a mudança mais sensível quando ocorre isquemia. Em geral, esta é uma avaliação visual em que se compara o espessamento de diferentes paredes em um mesmo corte. Deve-se ter em mente dois principais diagnósticos diferenciais, que são miocárdio atordoado e miocárdio hibernante. Para diferenciar um miocárdio isquêmico de um atordoado e de um hibernante, pode-se iniciar infusão de dobutamina. No primeiro caso, não há resposta do segmento comprometido, e a isquemia se torna mais evidente porque os outros segmentos normais ficam mais hipercinéticos. Quando se trata de miocárdio atordoado, há melhora da função segmentar com baixas doses de dobutamina, o que indica a presença de um miocárdio viável, com reserva contrátil (isso é comum de acontecer em pacientes com estenose aórtica que já têm comprometimento da função sistólica, mas que ainda tem reserva miocárdica). Por fim, o miocárdio hibernante mostra uma resposta bifásica da contratilidade, com melhora da função com doses baixas de inotrópico e deterioração em doses mais altas.

Além disso, alterações segmentares ocorrem com frequência em casos de hipotensão grave, taquicardia, aumento acentuado da pós-carga. Nessas situações, como a causa da alteração não é trombose coronária, há melhor resposta ao tratamento clínico imediato.

Os planos da ETE mostram diferentes paredes ventriculares em diferentes cortes, sejam eles longitudinais ou transversais. Em cada um desses cortes é possível identificar as partes basais, médias e apicais e correlacionar com a artéria coronária responsável pelo suprimento sanguíneo. A avaliação da mobilidade das paredes do endocárdio geralmente é subjetiva e descrita em termos de espessamento, mudança de raio e direção da mudança com relação à cavidade ventricular esquerda durante a sístole. Divide-se em normal, hipocinesia, hipocinesia grave, acinesia e discinesia (Tabela 96.3).

É importante saber reconhecer o território de irrigação das principais artérias coronárias e avaliá-las em cada uma das paredes e segmentos ventriculares. Isso torna possível o diagnóstico precoce de alterações isquêmicas (Figura 96.22).

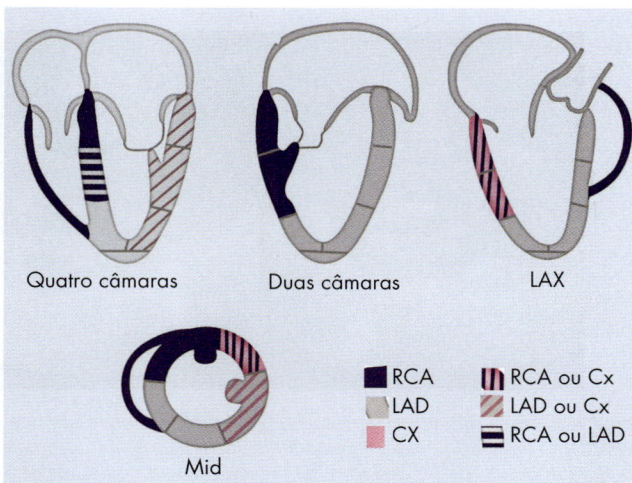

Figura 96.22 — *Distribuição dos territórios de irrigação das artérias coronárias direita (RCA), esquerda (LCA) e circunflexa (Cx) nos planos esofágicos em 4 câmaras, 2 câmaras e eixo longo e no plano transgástrico.*

Anesth Analg. 2013; 117(3): 543 – 558.

TABELA 96.3
AVALIAÇÃO DA MOBILIDADE SEGMENTAR DE ACORDO COM O ESPESSAMENTO E A MUDANÇA DE RAIO DO ENDOCÁRDIO.

Classificação	Espessamento da parede	Mudança no raio
Normal	Bem marcado	30% para dentro da cavidade ventricular
Hipocinesia	Moderado	10% a 30% para dentro da cavidade ventricular
Hipocinesia grave	Mínimo	< 10%, mas > 0 para dentro da cavidade ventricular
Acinesia	Nenhum	Nenhum
Discinesia	Adelgaçado	Movimentação para fora da cavidade ventricular durante a sístole

A ecocardiografia transesofágica tem limitações relevantes quanto à análise da função ventricular. Em primeiro lugar, o ápex ventricular esquerdo está longe do transdutor e pode ser visualizado de forma inadequada, comprometendo todos os métodos de avaliação que incluam a geometria do ventrículo. Além disso, o alinhamento para os cálculos com Doppler pode ser um desafio, em especial os que necessitam da valva aórtica, o que torna os índices de função baseados nesse princípio não precisos.[16]

A ecocardiografia tridimensional com aquisição de imagens em tempo real permite avaliar a função ventricular esquerda de forma mais fidedigna.[16] Atualmente é possível obter dados dos volumes ventriculares totais e, após análise *off-line*, delimitar as bordas endocárdicas sem suposições geométricas. Desse modo, medidas precisas dos volumes diastólicos e sistólicos finais podem ser feitas e prestam-se ao cálculo dos índices de função com base em volume, como volume sistólico e fração de ejeção (Figura 96.23).

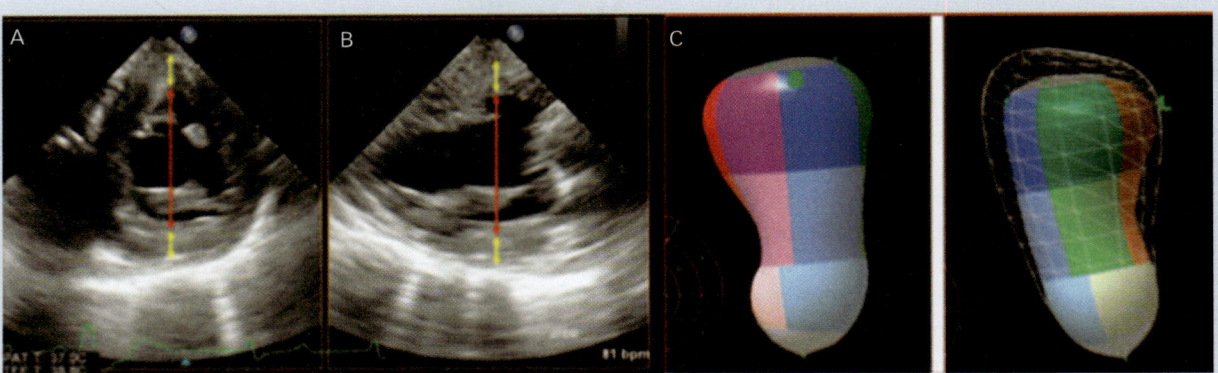

Figura 96.23 — Recomendações para a medição da espessura da parede do VE e dimensão interna. Imagens multiplano simultâneas do ventrículo esquerdo ao nível das pontas dos folhetos mitrais mostra as medidas recomendadas na janela transgástrica em eixo curto (A) e plano ortogonal (B). (C) Imagem 3D do volume ventricular esquerdo e quantificação semiautomática realizadas pela criação de volumes fechados pela concha 3D do endocárdio do VE derivado de traçados das bordas (manuais ou automáticas).
Anesth Analg. 2014; 118 (1): 21-68

Avaliação de Hipotensão Arterial

Além da observação de alterações estruturais e anatômicas das estruturas cardíacas e dos grandes vasos, o diagnóstico diferencial de hipotensão arterial baseia-se fundamentalmente num tripé em que os pilares são: alterações da pré-carga, diminuição da contratilidade e alterações da pós-carga.

Com as metodologias descritas até agora, é possível montar uma tabela simplificada (Tabela 96.4), que auxilia na identificação rápida da alteração de um ou mais desses pilares.

TABELA 96.4 AVALIAÇÃO DA HIPOTENSÃO ARTERIAL GUIADA PELA ETE.		
	Área diastólica final	Fração de ejeção
Hipovolemia	↓↓↓	↑↑↑
↓ Contratilidade	↑↑↑	↓↓↓
↓ RVS	Normal ou ↓	↑↑↑

↓ Diminuição; ↑ Aumento; RVS, resistência vascular sistêmica.

Avaliação do Ventrículo Direito[48,49]

O ventrículo direito é dotado de geometria complexa e assimétrica e em forma de crescente. Por esse motivo, a avaliação quantitativa de padrões de fluxo, de mensurações volumétricas e análises segmentares é extremamente difícil. Corrobora com esse aspecto o fato de o VD ser de difícil visualização pelo ETE quando comparado ao exame transtorácico. Os valores para recomendações específicas de medidas do VD, tanto bidimensionais quanto pelo modo Doppler, ainda não foram validados para o exame transesofágico.

Para o anestesiologista, uma análise qualitativa, procurando observar a forma do VD, sua relação com o VE, a comparação entre o tamanho do VD com relação ao VE, o comportamento do septo interventricular e avaliação da tricúspide, é suficiente durante o período perioperatório.

Sinais de disfunção do VD incluem:

- Espessura da parede maior que 5 mm no final da diástole, o que pode ocorrer em pacientes com pressão da artéria pulmonar aumentada ou estenose da valva pulmonar;
- Mudança da forma do VD de triangular para redonda, com área transversal maior que 60% da área transversal do VE, normalmente presente nos casos de sobrecarga de volume para o ventrículo direito;
- Diminuição da mobilidade da parede livre do VD;
- Achatamento ou abaulamento do septo interventricular. O septo tem um comportamento diferente quando a sobrecarga do VD é de volume ou de pressão. No primeiro caso, a distorção do septo é máxima ao final da diástole, o que corresponde ao tempo de enchimento de pico diastólico do VD. Durante a sístole, esse achatamento se reverte com o movimento septal paradoxal em direção à cavidade do VD. Quando a sobrecarga é pressórica, a distorção septal máxima é produzida no final da sístole e começo da diástole, o que corresponde ao tempo de pico sistólico de pós-carga do VD (Figura 96.24);
- A avaliação com Doppler contínuo do refluxo tricúspide também fornece informações importantes sobre o lado direito do coração, conforme foi discutido no item sobre avaliação hemodinâmica (Figura 96.25). Foi demonstrado que a velocidade de uma regurgitação pela valva tricúspide reflete a diferença entre as pressões sistólicas no VD e no AD. Medindo o gradiente de pressão máximo desse refluxo e a ele somando a pressão do átrio direito, obtém-se a pressão sistólica da artéria pulmonar. Algumas ressalvas são importantes: a primeira delas é que dificilmente um quadro de hipertensão pulmonar ou disfunção do VD graves não levam à regurgitação tricúspide. Logo, sua ausência torna

pouco prováveis esses diagnósticos. No entanto, pode haver disfunção primária da valva sem alteração da função do VD ou da pressão arterial pulmonar. Assim, um refluxo tricúspide deve ser avaliado dentro do contexto clínico do paciente. Outro método que também envolve a valva tricúspide é o TAPSE (*tricuspid annular plane systolic excursion*). Ele analisa a movimentação da valva tricúspide pelo modo M ou pelo Doppler tecidual do anel tricúspide e mede a distância percorrida pelo anel entre a sístole e a diástole. Se esse valor for menor que 2 cm, pode-se inferir que há disfunção ventricular direita.

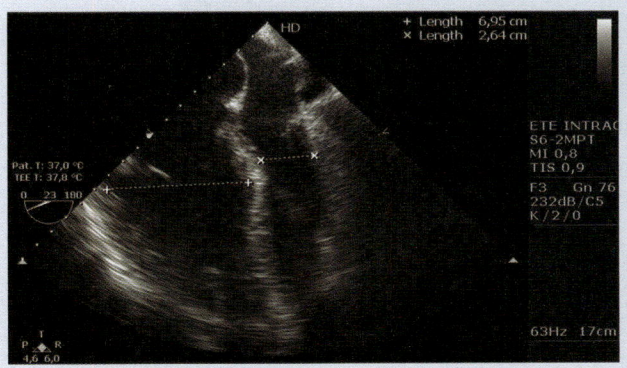

Figura 96.24 — *Plano esofágico em 4 câmeras mostrando dilatação ventricular direita importante, com abaulamento dos septos interatrial e interventricular para a esquerda.*

Avaliação do Átrio Direito e Conexões Venosas[16]

A avaliação do AD e suas conexões venosas tornou-se de suma importância com o crescimento das intervenções transcateteres que requerem ETE como as punções transeptais e ablações de arritmias. A identificação do seio coronário também é fundamental quando for realizada punção para realização de retroplegia.

O AD recebe sangue pelas veias cavas superior e inferior e pelo seio coronário. Além dessas três estruturas, é possível identificar remanescentes embrionários como a válvula de Eustáquio, rede de Chiari e *crista terminalis*. O conhecimento dessas estruturas evita confusão com diagnósticos equivocados com a presença de trombos.

A janela bicaval é uma das mais adequadas para identificação do AD e suas conexões. Além disso, é possível visualizar o septo interatrial e avaliar a presença de comunicação interatrial ou forâmen oval patente (FOP) (Figura 96.26). A presença de FOP nem sempre é fácil de identificar. Se existir dúvida, pode ser feito o teste da microbolha, em que pequena quantidade de soro, agitado com mínima quantidade de ar, é injetado por via venosa. Se houver visualização de bolhas no átrio esquerdo, está confirmada a existência de FOP (Figura 96.27).

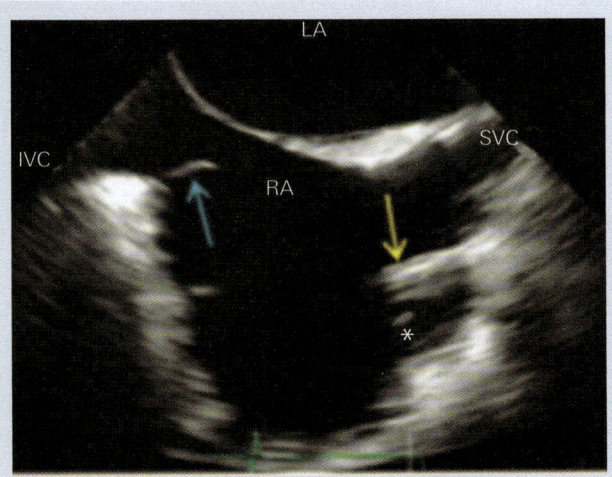

Figura 96.26 — *Janela bicaval. À esquerda observa-se a veia cava inferior e a seta azul indica a válvula de Eustáquio. À direita observa-se a veia cava superior, a seta amarela indica a **crista terminalis** e o asterisco, o apêndice atrial direito. Nesse plano também é possível visualizar adequadamente o septo interatrial.*
Anesth Analg. 2014; 118 (1): 21-68

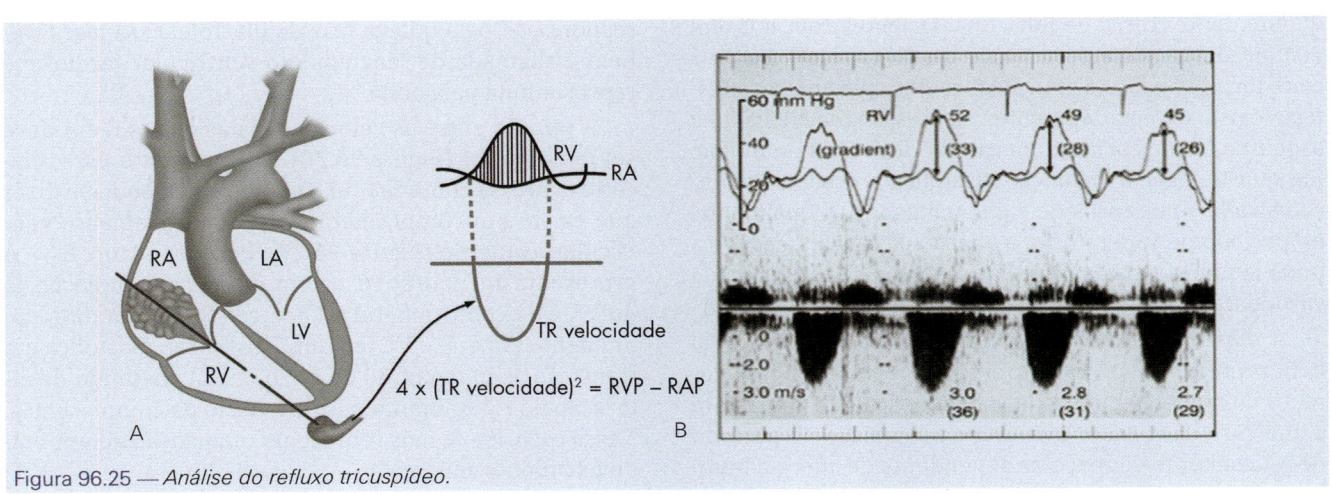

Figura 96.25 — *Análise do refluxo tricuspídeo.*

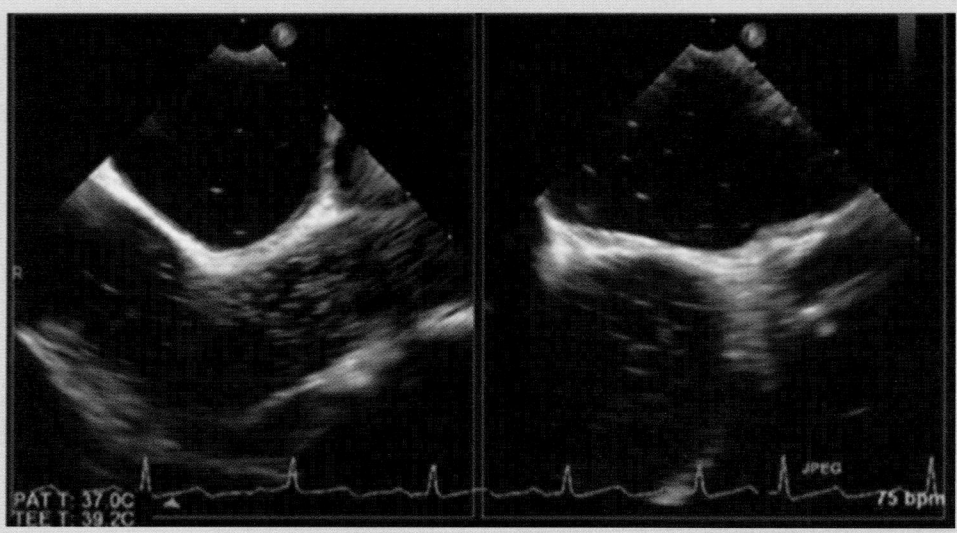

Figura 96.27 — *Teste de microbolhas. Após a opacificação do lado direito, observamos a presença de bolhas no átrio esquerdo.*
Anesth Analg. 2014; 118 (1): 21-68

Desempenho Diastólico do Ventrículo Esquerdo[12,50]

A diástole deixou de ser vista como um período passivo de enchimento do VE para ganhar importância como um período complexo, que depende de adequado relaxamento ventricular, complacência e função sistólica, pressão intratorácica, interação ventricular, ritmo cardíaco e função atrial.

O estudo da função diastólica é importante por uma série de motivos. Em primeiro lugar, a disfunção diastólica é um achado que aparece em conjunto com uma série de doenças cardiovasculares que vão desde a hipertensão arterial até doenças infiltrativas como a amiloidose. Em segundo lugar, casos de insuficiência cardíaca por disfunção diastólica são diagnosticados cada vez mais frequentemente (cerca de 50% dos pacientes com ICC têm disfunção diastólica e fração de ejeção normal). Em terceiro lugar, a análise da função diastólica permite ao anestesiologista detectar aumentos na pressão diastólica final esquerda na ausência de um cateter de artéria pulmonar. Em quarto lugar, a disfunção diastólica precede a disfunção sistólica nos casos de isquemia aguda. E finalmente, no período perioperatório, a análise da função diastólica pode ajudar a guiar a terapêutica, como a instituição de vasodilatadores no lugar de inotrópicos.[51,52]

A diástole é dividida em quatro fases. Todas estão bem representadas na Figura 96.14. A primeira fase começa com o fechamento da valva aórtica e termina com a abertura da valva mitral. Como no começo do período de relaxamento ventricular dependente de energia tanto a valva aórtica como a valva mitral estão fechadas, esse período é denominado "tempo de relaxamento isovolumétrico" (TRIV). Quando a pressão ventricular esquerda cai abaixo da pressão atrial esquerda, a valva mitral se abre a começa a segunda fase da diástole, ou seja, o "enchimento ventricular rápido". Essa fase é representada pela onda "E" na análise pelo Doppler pulsado durante o fluxo diastólico pela valva mitral (visto no tópico de avaliação do enchimento ventricular esquerdo). O tempo de desaceleração (TD) representa o tempo necessário para a pressão cair do pico da onda E para a linha de base. A pressão no VE aumenta durante o enchimento rápido, e o gradiente de pressão entre o VE e o AE cai. Essa redução do gradiente de pressão retarda o enchimento ventricular, nessa terceira fase da diástole conhecida como "diástase". Esse período é seguido pela contração atrial, responsável pela quarta fase da diástole. Essa fase também é chamada de "enchimento ventricular tardio" e é representada pela onda "A".

A relação entre as velocidades das ondas E e A deve ser maior que 1 (Figura 96.28). Normalmente, essa relação é expressa como E/A >1. Quando E < A, pode-se dizer que existe um comprometimento do relaxamento ventricular esquerdo (Figura 96.29). Por outro lado, E >> A representa um padrão restritivo, ou seja, a complacência do VE está comprometida. Pode existir, no entanto, um momento em que o VE tem uma disfunção diastólica em transição, com o padrão de fluxo mitral passando de alteração do relaxamento para alteração da complacência. Nesse caso, E > A, mas representa um padrão denominado pseudonormal.

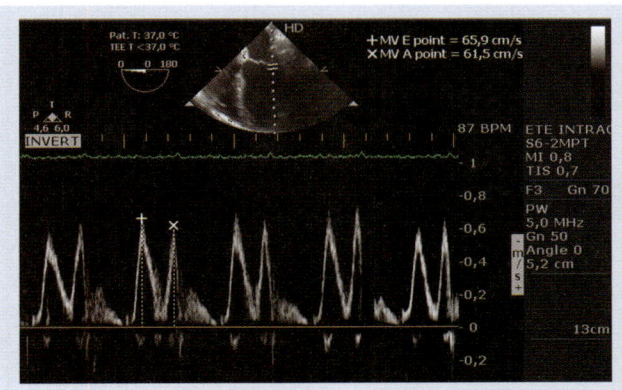

Figura 96.28 — Perfil de velocidade do Doppler pulsado do fluxo transmitral.

No exemplo acima, E/A = 65,9/61,5 = 1,07, uma relação normal.

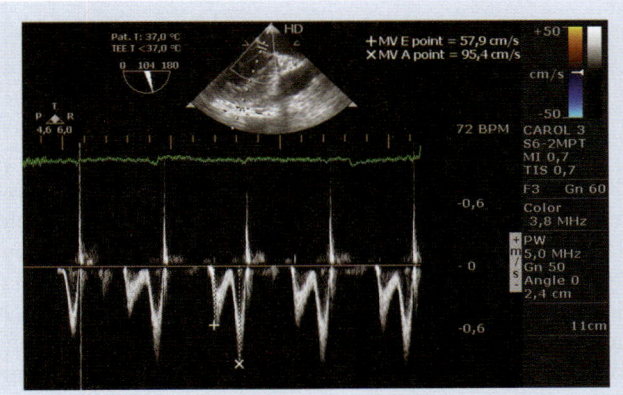

Figura 96.29 — Perfil de velocidade do Doppler pulsado do fluxo transmitral.

No exemplo acima, E/A = 57,9/95,4 = 0,6, há alteração do relaxamento.

Para diferenciar um padrão normal de pseudonormal, lança-se mão da análise do Doppler tecidual do anel mitral e do Doppler pulsado do fluxo pelas veias pulmonares.

No item "estimativa da pressão de enchimento do ventrículo esquerdo", também foi demonstrado o modo para realização do Doppler tecidual do anel mitral. Essa análise pode ajudar a diferenciar um padrão normal de um pseudonormal, porque o Doppler tecidual do anel mitral (TDI mitral) permanece reduzido com a pseudonormalização, inclusive nos casos de alteração da complacência. Desse modo, a análise de E' ou Ea (onda E do Doppler tecidual do anel mitral) é uma medida relativamente insensível à pré-carga da função diastólica do VE, que pode ser útil no intraoperatório, quando as condições de carga podem variar consideravelmente.

Já o padrão de fluxo pelas veias pulmonares (PVV) também possui um componente sistólico e um diastólico. O componente sistólico pode ser dividido em dois: um primeiro momento onde o fluxo acompanha o relaxamento atrial e um segundo que acompanha o deslocamento do anel mitral em direção ao ápice ventricular esquerdo. O componente diastólico ocorre quando a valva mitral se abre. No final da diástole, coincidente com a contração atrial, pode-se visualizar um fluxo reverso que representa sangue partindo do átrio em direção às veias pulmonares. A análise desse fluxo reverso também é importante para a avaliação da função diastólica.

Por fim, o tempo de desaceleração, que reflete a complacência média entre o átrio esquerdo e o VE e está diminuído em pacientes com alteração da complacência e aumentado em pacientes com alteração do relaxamento ventricular.

A Figura 96.30 representa a análise combinada do fluxo diastólico mitral, do Doppler tecidual do anel mitral e do fluxo pelas veias pulmonares para a determinação do grau de disfunção diastólica.

Esquematicamente, seguem os padrões da função diastólica:

1. Normal:
   a) TRIV = 70 a 90 milissegundos
   b) E/A = 1 a 2 (em jovens saudáveis e/ou atletas, E/A > 2)
   c) DT = 150 a 220 milissegundos
   d) PVV = onda sistólica > diastólica (em jovens saudáveis e/ou atletas, sistólica < diastólica)
   e) Duração da onda A = mitral > pulmonar
   f) TDI mitral = E' > 8 -10 cm . s^{-1}

2. Alteração do relaxamento:
   g) TRIV > 90 milissegundos
   h) E/A < 1
   i) DT > 240 milissegundos
   j) PVV = onda sistólica >>> diastólica
   k) Duração da onda A = mitral >, =, < pulmonar (depende do padrão de carga)
   l) TDI mitral = E' < A'

3. Pseudonormal:
   m) TRIV < 90 milissegundos
   n) E/A = 1 a 1,5
   o) DT = 160 a 220 milissegundos
   p) PVV = onda sistólica < diastólica
   q) Duração da onda A = mitral < pulmonar
   r) TDI mitral = E' < 8 cm . s^{-1}

4. Restritivo:
   s) TRIV < 70 milissegundos
   t) E/A > 2
   u) DT < 160 milissegundos
   v) PVV = onda sistólica <<< diastólica
   w) Duração da onda A = mitral < pulmonar
   x) TDI mitral = E' < 8 cm . s^{-1}

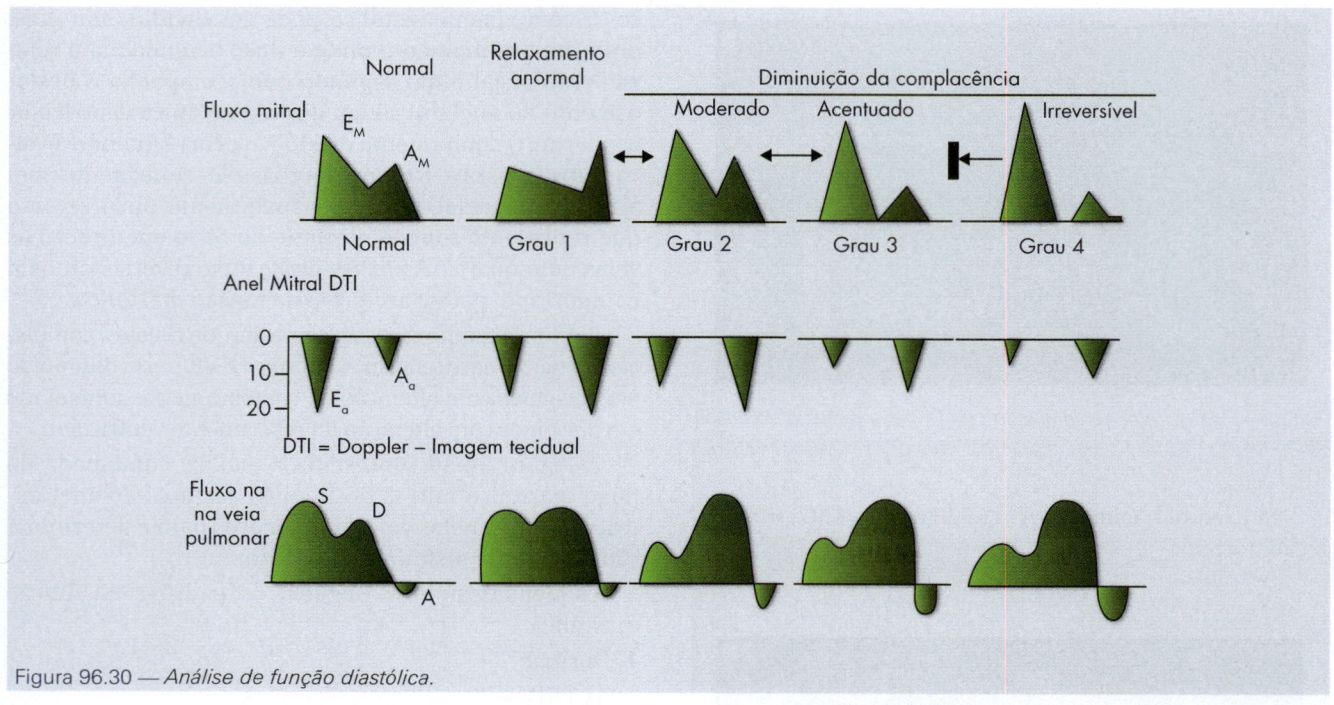

Figura 96.30 — *Análise de função diastólica.*

ECOCARDIOGRAFIA TRANSESOFÁGICA TRIDIMENSIONAL – 3D[54]

Os avanços tecnológicos permitem atualmente a realização de exame ecocardiográfico tridimensional em tempo real. O *software* analítico permite a rápida reconstrução *off-line* de conjuntos de dados 3D proporcionando melhor avaliação de estruturas como a valva mitral e quantificação da função ventricular esquerda. A tecnologia 3D envolve a aquisição, o armazenamento e o processamento dos dados e a seguir a apresentação das imagens. A Figura 96.31 abaixo mostra a diferença entre os transdutores 2D e 3D.

A aquisição das imagens pode ocorrer de três maneiras diferentes: a primeira é feita *on-line*, em tempo real. É denominada *live-3D* e só é possível mudar as imagens por meio da manipulação do transdutor, e não do ângulo multiplano. Assim, como em qualquer forma de ultrassom, o *live-3D* é limitado pela interdependência entre a taxa de quadros, o tamanho do setor e a resolução das imagens. Qualquer tentativa de melhorar um desses três parâmetros resultará na perda dos outros dois. Esse tipo de aquisição de imagens é extremamente útil para guiar procedimentos intervencionistas intracardíacos como o fechamento de CIA por dispositivos percutâneos, tratamento percutâneo de vazamentos periprotéticos valvares (especialmente mitrais) etc.

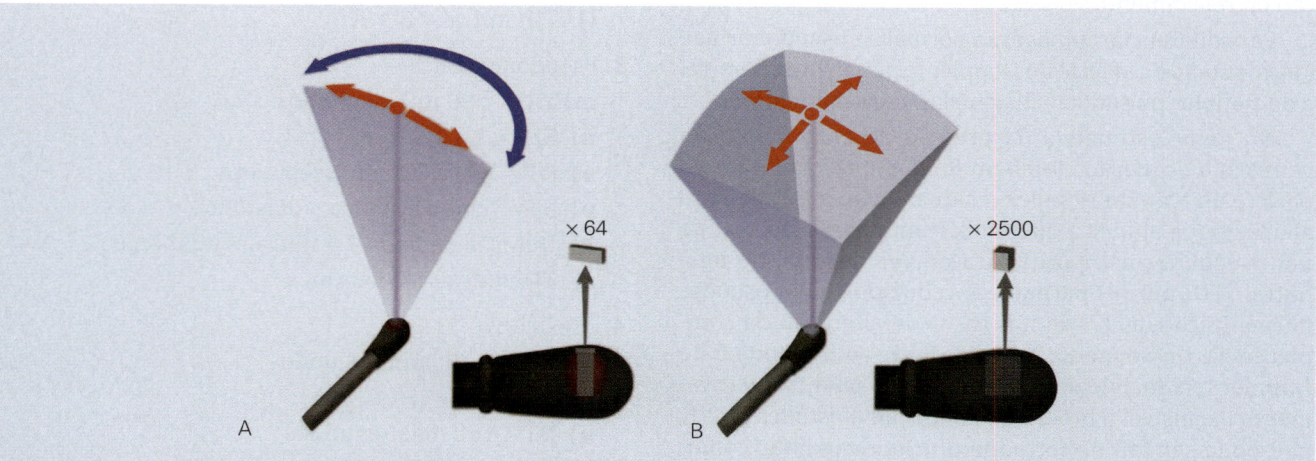

Figura 96.31 — *(A) transdutor multiplano padrão de matriz linear; (B) transdutor tridimensional com 2.500 cristais piezoelétricos com escaneamento piramidal.*
Anesth Analg 2010; 110: 1548–73.

O segundo modo chama-se *3D-Zoom*. A partir de uma imagem biplanar (dois planos ortogonais), um terceiro plano é criado e o aparelho reconstrói a imagem tridimensional (Figura 96.32). Nesse modo, há perda da resolução temporal e da taxa de quadros, mas ganha-se em resolução espacial. Dessa forma, ele se presta ao exame anatômico detalhado de estruturas de interesse, como valvas cardíacas, septo interatrial e apêndice atrial esquerdo.

A Figura 96.33 a seguir ilustra como o *3D-Zoom* pode mostrar com riqueza a valva mitral e suas alterações. Na imagem A, temos uma valva mitral normal. Ao centro, o diagnóstico de um prolapso de P2 (parte central do folheto posterior da mitral). E à direita, uma falha de coaptação das cúspides num paciente com miocardiopatia isquêmica dilatada.

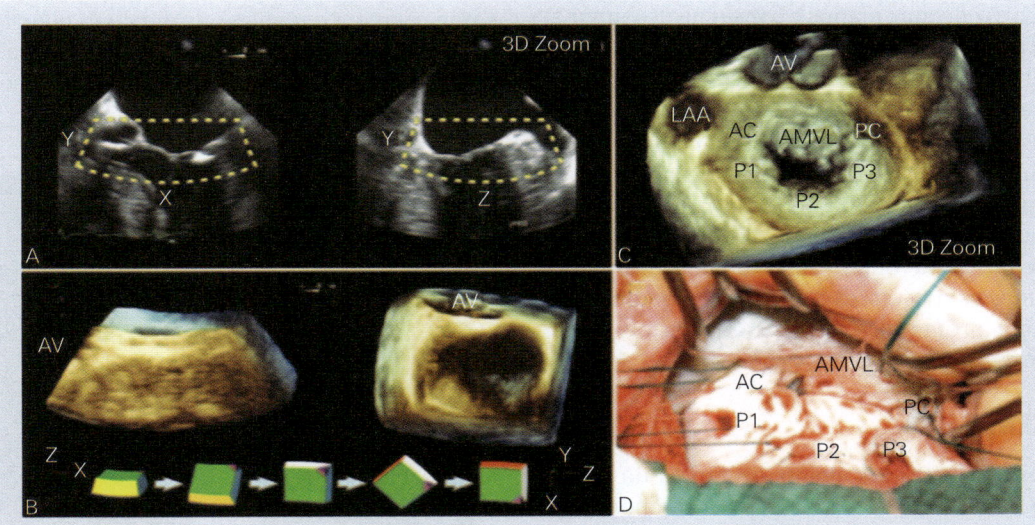

Figura 96.32 — *Modo 3D-Zoom*.
Anesth Analg 2010; 110: 1548–73.

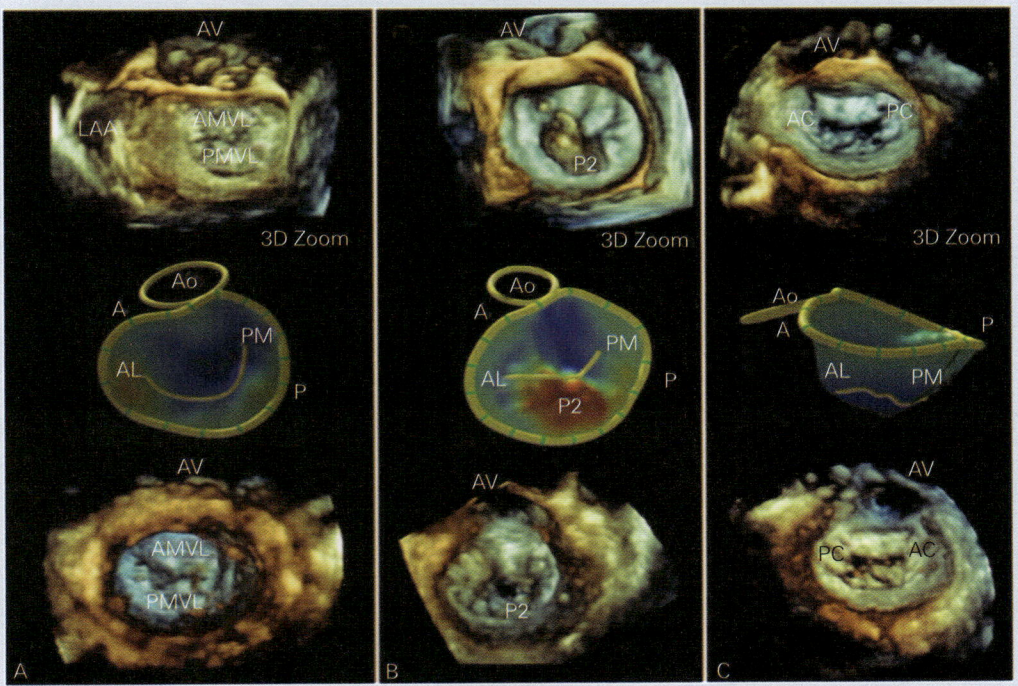

Figura 96.33 — *Visualização da valva mitral em 3D-Zoom*.
Anesth Analg 2010; 110: 1548–73.

Por último, o modo *full-volume* exige que o paciente seja monitorizado com eletrocardiograma e adquire as imagens a partir da captura de 4 a 7 batimentos. Nesse modo, perde-se em resolução espacial, enquanto a taxa de quadros e a resolução temporal são otimizadas. Essas características fazem com que o *full-volume* se adeque à análise da função ventricular. A Figura 96.34 mostra como o *full-volume* pode fazer uma análise quantitativa ricamente detalhada da função ventricular esquerda. Um *software* chamado *QLAB* usa o conjunto de dados volumétricos a partir de dois planos e consegue desenhar a cavidade ventricular e analisar separadamente cada um dos 17 segmentos ventriculares. O gráfico gerado permite avaliar a mobilidade regional e qualquer dissincronia.

Segundo Vegas e col., o exame tridimensional levou a ETE para uma dimensão fascinante e desafiadora. A riqueza de imagens, a possibilidade de precisão diagnóstica, de guia em procedimentos intervencionistas, de análise quantitativa objetivamente mensurável da função e volumes ventriculares tornam essa modalidade uma ferramenta promissora para os anestesiologistas cardiovasculares.

ALGUNS EXEMPLOS

A seguir estão ilustrados alguns exemplos de casos em que o uso da ETE no intraoperatório foi importante para o diagnóstico de outros achados diferentes do motivo principal da realização do exame.

No primeiro caso (Figuras 96.35, 96.36 e 96.37), estão algumas imagens de placas ateromatosas na aorta que podem levar à mudança de conduta na cirurgia cardíaca, quanto ao local de canulação para entrada em circulação extracorpórea (CEC) e também quanto à decisão de se tentar realizar a revascularização miocárdica sem CEC pelo risco de embolização e dano neurológico.

As próximas imagens (Figuras 96.38 e 96.39) mostram extensos derrames pleurais. Na Figura 96.38, observa-se a aorta como uma imagem circular no ápice do setor, rodeada embaixo por derrame pleural em preto e a imagem do pulmão em branco à esquerda. Nesses dois casos, a drenagem do derrame melhorou sensivelmente a ventilação mecânica.

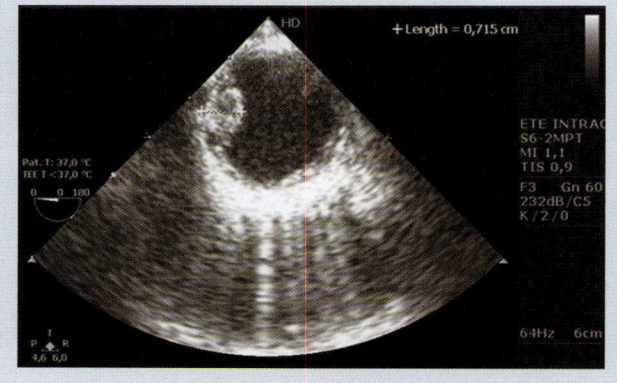

Figura 96.35 — *Placa ateromatosa na aorta descendente.*

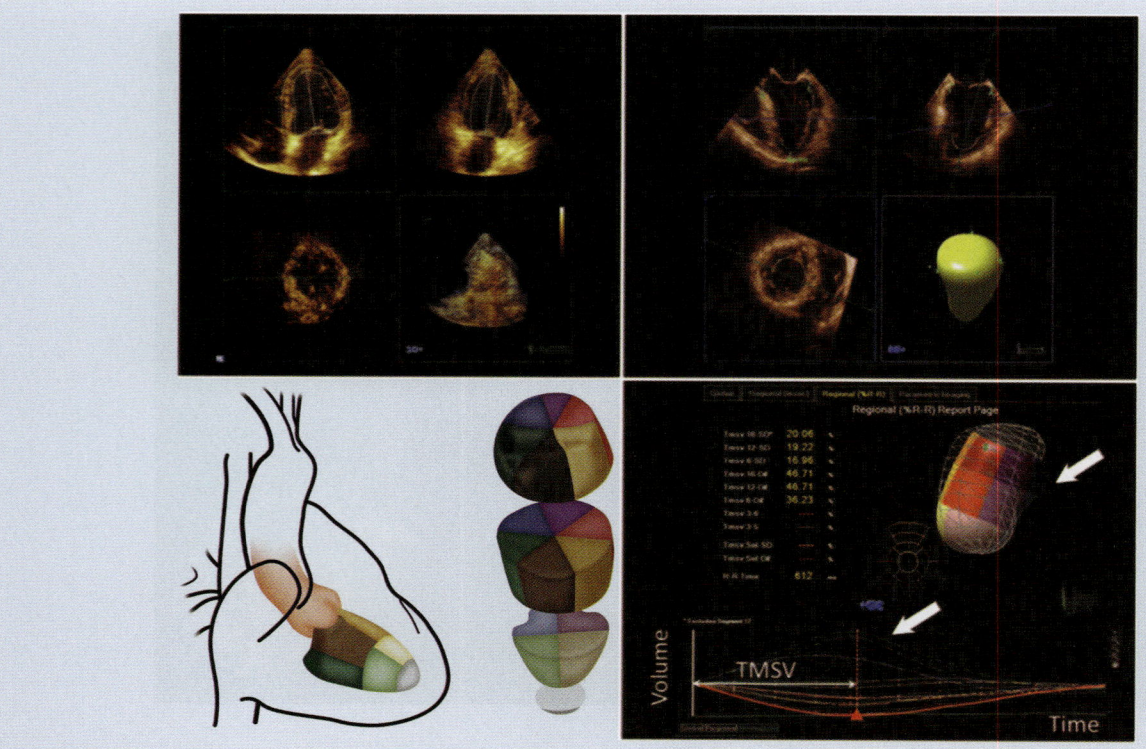

Figura 96.34 — *Análise da função ventricular esquerda a partir do modo* full-volume.

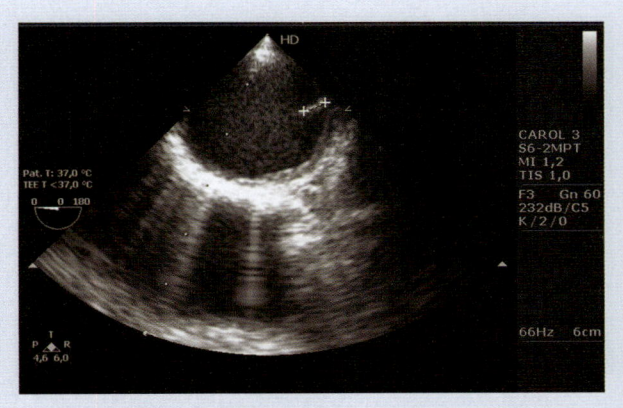
Figura 96.36 — *Placa ateromatosa (móvel) na aorta descendente.*

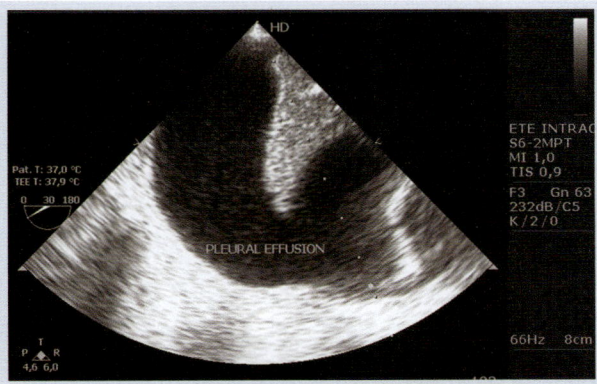
Figura 96.39 — *Imagem de derrame pleural. Em branco à direita está o pulmão, e o líquido aparece em preto.*

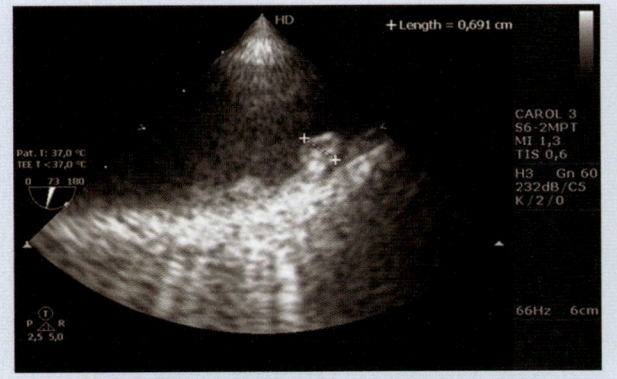
Figura 96.37 — *Placa ateromatosa no arco aórtico.*

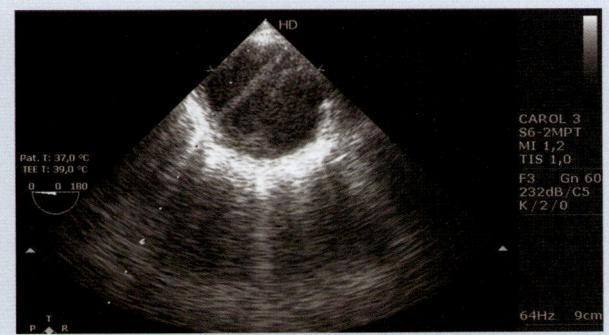
Figura 96.40 — *Imagem de um corte transversal da aorta torácica descendente dissecada e evidência de uma luz verdadeira (menor) e de uma falsa luz.*

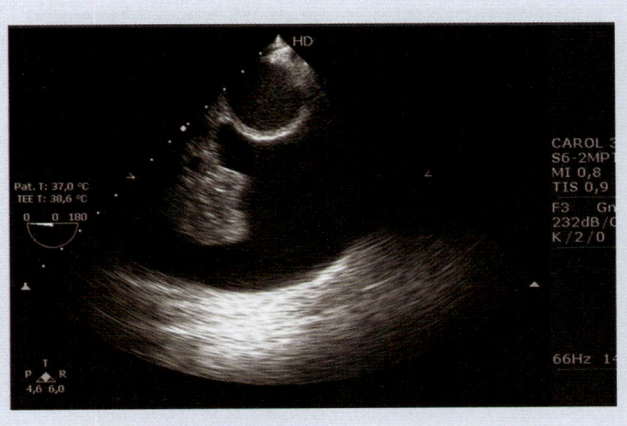
Figura 96.38 — *Imagem de derrame pleural.*

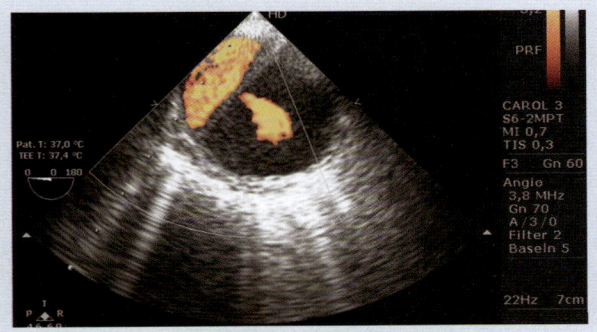
Figura 96.41 — *Imagem de um corte transversal da aorta torácica descendente dissecada e evidência de uma comunicação entre os dois lúmens com fluxo da luz verdadeira para a falsa.*

As dissecções de aorta são muitas vezes causa de instabilidade hemodinâmica refratária. A ETE é capaz de avaliar a aorta torácica descendente, e a aorta ascendente até a porção proximal do arco (Figuras 96.40, 96.41 e 96.42). A partir desse ponto a visualização fica prejudicada, devido à justaposição da traqueia e do brônquio fonte esquerdo, o que pode levar a resultados falsos negativos. Além disso, é possível avaliar complicações associadas, como insuficiência aórtica, derrame pericárdico e envolvimento coronariano.

Ecocardiografia em Anestesia **1399**

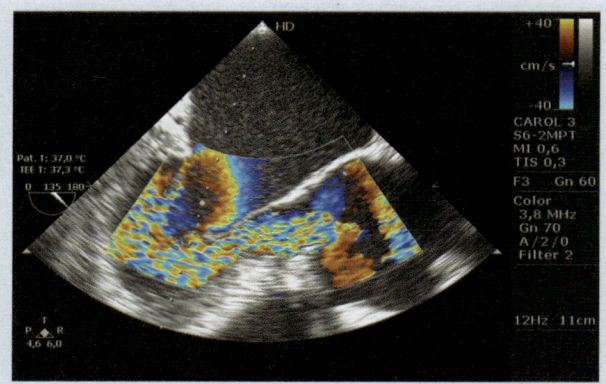

Figura 96.42 — *Imagem no plano do esôfago médio em eixo longo da valva aórtica com insuficiência. Pode-se observar também a dilatação da aorta ascendente à direita.*

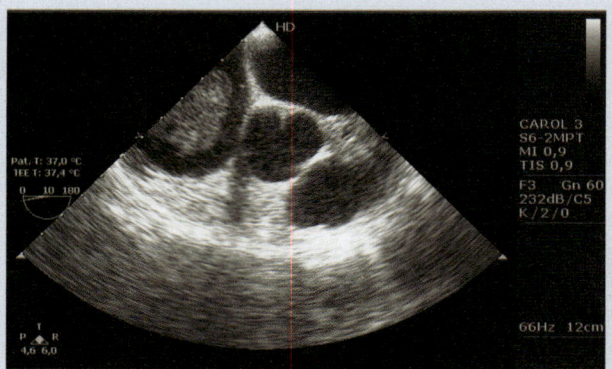

Figura 96.44 — *Imagem no plano do esôfago médio em eixo curto da valva aórtica (no centro) e presença do trombo (imagem ecodensa à esquerda) no átrio direito.*

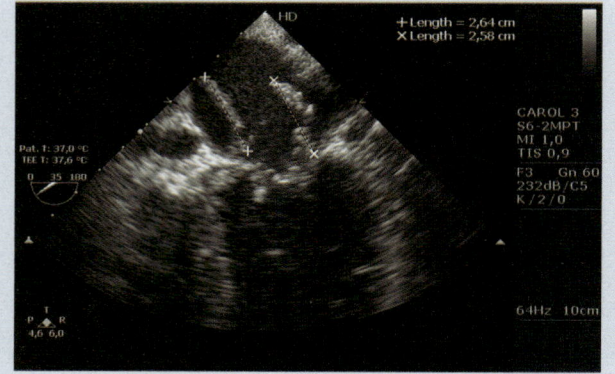

Figura 96.43 — *Imagem no plano do esôfago médio em duas câmaras mostrando endocardite extensa na valva mitral.*

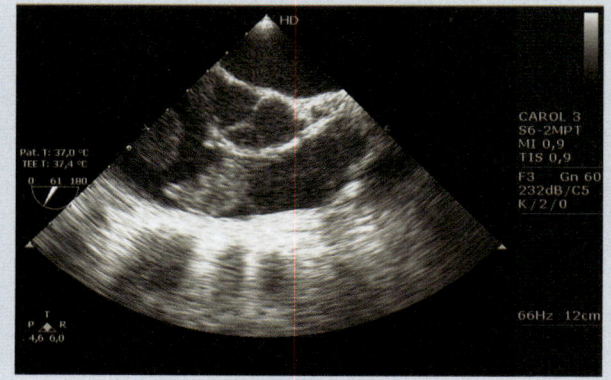

Figura 96.45 — *Imagem no plano do esôfago médio em eixo curto da valva aórtica (no centro) e presença do trombo no átrio direito em contato com a tricúspide.*

Nos casos de endocardite, é possível não apenas fazer o diagnóstico, bem como avaliar com a ETE a extensão do comprometimento valvar e o resultado após a troca da valva (Figura 96.43).

Nas cirurgias de nefrectomia com trombectomia de veia cava inferior, o uso da ETE permite observar não apenas a extensão do tumor, mas também complicações que podem ser fatais, como embolia aérea e tromboembolismo pulmonar, em que a instituição imediata do tratamento altera o prognóstico. Além disso, serve para monitorização hemodinâmica, particularmente durante o pinçamento da veia cava inferior. As Figuras 98.44, 98.45 e 98.46 mostram uma sequência do ciclo cardíaco em que se visualiza o trombo no átrio direito, depois em contato com a valva tricúspide e, no momento da diástole, o trombo invadindo o VD e se aproximando da valva pulmonar.

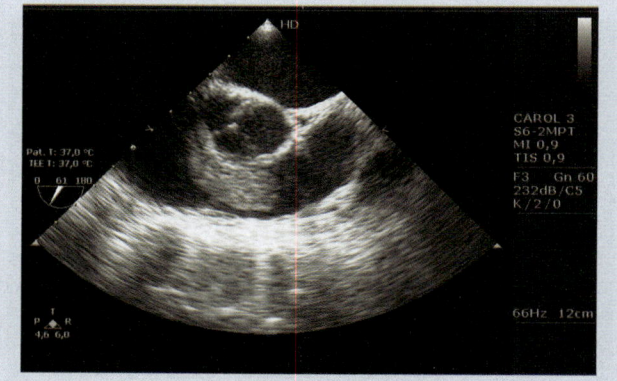

Figura 96.46 —*Imagem no plano do esôfago médio em eixo curto da valva aórtica (no centro) e presença do trombo invadindo o VD durante a diástole.*

CONCLUSÃO

A ETE é um método valioso de monitorização perioperatória que permite significativa melhora na qualidade dos cuidados ao paciente com impacto nos resultados clínico e cirúrgico.[53] O anestesiologista está otimamente posicionado para oferecer a melhor interpretação dos dados ecocardiográficos, uma vez que ele é o profissional que naturalmente integra os dados clínicos e cirúrgicos no período perioperatório. Ou seja, ele está habituado a analisar e correlacionar: a) os efeitos cardiovasculares das medicações anestésicas, dos fármacos vasoativos e das medicações prévias em uso pelo paciente; b) o estado hemodinâmico e ventilatório atual; c) as perdas e a reposição volêmicas; d) as demandas e as características hemodinâmicas dos diferentes tempos cirúrgicos.

REFERÊNCIAS

1. Vincent JL, Pelosi P, Pearse R, et al. Perioperative cardiovascular monitoring of high-risk patients: a consensus of 12. Critical Care. 2015;19:224-36.
2. Kneeshaw JD. Transoesophageal echocardiography (TOE) in the operating room. Br J Anaesth. 2006;97:77–84.
3. Beaulieu Y. Bedside echocardiography in the assessment of the critically ill. Crit Care Med. 2007;35(5 Suppl):S235-49.
4. Beaulieu Y, Marik PE. Bedside Ultrasonography in the ICU Part 1. CHEST. 2005;128:881-95
5. Beaulieu Y, Marik PE. Bedside Ultrasonography in the ICU Part 2. CHEST. 2005;128:1766-81.
6. Schmidlin D, Bettex D, Bernard E, et al. Transoesophageal echocardiography in cardiac and vascular surgery: implications and observer variability. Br J Anaesth. 2001;86(4):497-505.
7. Labovitz AJ, Noble VE, Bierig M, et al. Focused Cardiac Ultrasound in the Emergent Setting: A Consensus Statement of the American Society of Echocardiography and American College of Emergency Physicians. J Am Soc Echocardiogr. 2010;23:1225-30.
8. Canty DJ, Royse CF. Audit of anaesthetist-performed echocardiography on perioperative management decisions for non-cardiac surgery. Br J Anaesth. 2009;103:352–8.
9. Kapoor PM, Chowdhury U, Mandal B, et al. Trans-esophageal echocardiography in off-pump coronary artery bypass grafting. Ann Card Anaesth. 2009;12:174-83.
10. Manasia AR, Nagaraj HM, Kodali RB, et al. Feasibility and Potential Clinical Utility of Goal-Directed Transthoracic Echocardiography Performed by Noncardiologist Intensivists Using a Small Hand-Carried Device (SonoHeart) in Critically Ill Patients. Journal of Cardiothoracic and Vascular Anesthesia. 2005;19(2):155-9.
11. Micka PV, Frank MBJ, Lesage J, et al. Hand-held echocardiography with doppler capability for the assessment of critically-ill patients: is it reliable? Intensive Care Med. 2004;30:718-23.
12. Melamed R, Sprenkle MD, Ulstad VK, Herzog CA, Leatherman JW. Assessment of Left Ventricular Function by Intensivists Using Hand-Held Echocardiography. CHEST. 2009;135:1416-20.
13. F. Guarracino, Baldassarri R. Transesophageal echocardiography in the OR and ICU. Minerva Anestesiol. 2009;75:518-29.
14. Kolev N, Brase, R, Swanevelder J, Oppizzi M, Riesgo MJ, Van Der Maaten JMAA, et al. The influence of transoesophageal echocardiography on intra-operative decision making. A European multicenter study. Anaesthesia. 1998;53:767-73.
15. Flachskampf FA, Badano L, Daniel WG, et al. Recommendations for transoesophageal echocardiography: update 2010. European Journal of Echocardiography. 2010;11:557-76.
16. Hahn RT, Abraham T, Adams MS, et al. Guidelines for Performing a Comprehensive Transesophageal Echocardiographic Examination: Recommendations from the American Society of Echocardiography and the Society of Cardiovascular Anesthesiologists. Anesthesia Analgesia. 2014;118(1):21-68.
17. Reeves ST, Finley AC, MD, Skubas NJ, et al. Basic Perioperative Transesophageal Echocardiography Examination: A Consensus Statement of the American Society of Echocardiography and the Society of Cardiovascular Anesthesiologists. Anesthesia Analgesia. 2013;117(3):543-58.
18. An Updated Report by the American Society of Anesthesiologists and the Society of Cardiovascular Anesthesiologists Task Force on Transesophageal Echocardiography. Practice Guidelines for Perioperative Transesophageal Echocardiography. Anesthesiology. 2010;112:1084-96.
19. Rengasamy S, Subramaniam B. Basic Physics of Transesophageal Echocardiography. International Anesthesiology Clinics. 2008;46:11-29.
20. Feigenbaum H, Armstrong W, Ryan T. Physics and Instrumentation. In: Feigenbaum's Echocardiography 6th Edition. Philadelphia: Williams & Wilkins, 2005. p.12-45.
21. Maslow A, Perrino AC. Princípios e Tecnologia de Ecocardiografia Bidimensional. In: Ecocardiografia Transesofágica. Uma abordagem prática. Segunda edição. Philadelphia: Williams & Wilkins, 2010. p.3-23.
22. Perrino Jr AC. Tecnologia e Técnica Doppler. In: Ecocardiografia Transesofágica. Uma abordagem prática. Segunda edição. Philadelphia: Williams & Wilkins, 2010. p.109-26.
23. Hahn RT, Abraham T, Adams MS, et al. Guidelines for Performing a Comprehensive Transesophageal Echocardiographic Examination: Recommendations from the American Society of Echocardiography and the Society of Cardiovascular Anesthesiologists. J Am Soc Echocardiogr. 2013;26:921-64.
24. Shanewise JS, Cheung AT, Aronson S, et al. ASE/SCA Guidelines for Performing a Comprehensive Intraoperative Multiplane Transesophageal Echocardiography Examination: Recommendations of the American Society of Echocardiography Council for Intraoperative Echocardiography and the Society of Cardiovascular Anesthesiologists Task Force for Certification in Perioperative Transesophageal Echocardiography. Anesth Analg. 1999;89:870-84.
25. Benjamin E, Griffin K, Leibowitz AB, et al. Goal-Directed Transesophageal Echocardiography Performed by Intensivists to Assess Left Ventricular Function: Comparison With Pulmonary Artery Catheterization. Journal of Cardiothoracic and Vascular Anesthesia. 1998;112(1):10-5.
26. Marik PE. Pulmonary Artery Catheterization and Esophageal Doppler Monitoring in the ICU. CHEST. 1999;116:1085-91.
27. Dabaghi SF, Rokey R, Rivera JM, et al. Comparison of Echocardiographic Assessment of Cardiac Hemodynamics in the Intensive Care Unit With Right-Sided Cardiac Catheterization. Am J Cardiol. 1995;76:392-5.
28. Maslow A, Perrino Jr AC. Doppler Quantitativo e Hemodinâmica. In: Ecocardiografia Transesofágica. Uma abordagem prática. Segunda edição. Philadelphia: Williams & Wilkins, 2010. p.127-45.

29. Feigenbaum H, Armstrong W, Ryan T. Hemodynamics. In: Feigenbaum's Echocardiography 6th Edition. Philadelphia: Williams & Wilkins, 2005. p.215-46.
30. Schober P, Loer SA, Schwarte L. Perioperative Hemodynamic Monitoring with Transesophageal Doppler Technology. Anesth Analg. 2009;109:340-53.
31. Brown JM. Use of echocardiography for hemodynamic monitoring. Crit Care Med. 2002;30:1361-4.
32. Poelaert JI, Schüpfer G. Hemodynamic Monitoring Utilizing Transesophageal Echocardiography. The Relationships Among Pressure, Flow, and Function. CHEST. 2005;127:379-90.
33. Ahmed SN, Syed FM, Porembka DT. Echocardiographic evaluation of hemodynamic parameters. Crit Care Med. 2007;35(8)(Suppl.).
34. Silva AA. Monitorização intraoperatória com a ecocardiografia transesofágica. In: Potério GMB, Pires OC, Callegari DC, Slullitel A. Monitorização em Anestesia. Coleção Atualização em Anestesiologia. 2011;14:110-29.
35. Feissel M, Michard F, Mangin I, et al. Respiratory Changes in Aortic Blood Velocity as an Indicator of Fluid Responsiveness in Ventilated Patients With Septic Shock. CHEST. 2001;119:867-73.
36. Cavallaro F, Sandroni C, Antonelli M. Functional hemodynamic monitoring and dynamic indices of fluid responsiveness. Minerva Anestesiol. 2008;4:23-35.
37. Vieillard-Baron A, Chergui K, Rabiller A, et al. Superior vena caval collapsibility as a gauge of volume status in ventilated septic patients. Intensive Care Med. 2004;30(9):1734-9.
38. Barbier C, Loubières Y, Schmit C, et al. Respiratory changes in inferior vena cava diameter are helpful in predicting fluid responsiveness in ventilated septic patients. Intensive Care Med. 2004;30(9):1740-6.
39. Boyd JH, Walley KR. The role of echocardiography in hemodynamic monitoring. Curr Opin Crit Care. 2009;15:239-43.
40. Gerstle J, Shahul S, Mahmood F. Echocardiographically Derived Parameters of Fluid Responsiveness. International Anesthesiology Clinics. 2010;48:37-44.
41. Garwood S. Desempenho Sistólico do Ventrículo Esquerdo e Patologia. In: Ecocardiografia Transesofágica. Uma abordagem prática. Segunda edição. Philadelphia: Williams & Wilkins, 2010. p.53-86.
42. London MJ. Diagnóstico de Isquemia Miocárdica. In: Ecocardiografia Transesofágica. Uma abordagem prática. Segunda edição. Philadelphia: Williams & Wilkins, 2010. p.87-106.
43. Feigenbaum H, Armstrong W, Ryan T. Evaluation of Systolic and Diastolic Function of the Left Ventricle. In: Feigenbaum's Echocardiography 6th Edition. Philadelphia: Williams & Wilkins, 2005. p.139-80.
44. Feigenbaum H, Armstrong W, Ryan T. Coronary Artery Disease. In: Feigenbaum's Echocardiography 6th Edition. Philadelphia: Williams & Wilkins, 2005. p.438-87.
45. Shanewise JS. How to Reliably Detect Ischemia in the Intensive Care Unit and Operating Room. Seminars in Cardiothoracic and Vascular Anesthesia. 2006;10(1):101-9.
46. Galal W, Hoeks SE, Flu WJ, et al. Relation between Preoperative and Intraoperative New Wall Motion Abnormalities in Vascular Surgery Patients. Anesthesiology. 2010;112:557-66.
47. Subramaniam B, Talmor D. Echocardiography for management of hypotension in the intensive care unit. Crit Care Med. 2007;35(8)(Suppl.).
48. Schroeder RA, Sreeram GM, Mark SJ. Ventrículo Direito, Átrio Direito, Válvula Tricúspide e Válvula Pulmonar. In: Ecocardiografia Transesofágica. Uma abordagem prática. Segunda edição. Philadelphia: Williams & Wilkins, 2010. p.281-95.
49. Feigenbaum H, Armstrong W, Ryan T. Left Atrium, Right Atrium, and Right Ventricle. In: Feigenbaum's Echocardiography 6th Edition. Philadelphia: Williams & Wilkins, 2005. p.182-213.
50. Shernan SK. Uma abordagem prática à Avaliação Ecocardiográfica da Função Diastólica Ventricular. In: Ecocardiografia Transesofágica. Uma abordagem prática. Segunda edição. Philadelphia: Williams & Wilkins, 2010. p.146-68.
51. Matyal R, Skubas NJ, Shernan SK, Mahmood F. Perioperative Assessment of Diastolic Dysfunction. Anesth Analg. 2011;113:449-72.
52. Nicoara A, Whitener G, Swaminathan M. Perioperative Diastolic Dysfunction: A Comprehensive Approach to Assessment by Transesophageal Echocardiography. Seminars in Cardiothoracic and Vascular Anesthesia. 2014;18(2):218-36.
53. Cahalan MK. Transesophageal echocardiography for the occasional cardiac anesthesiologist. In: The ASA Refresher Courses in Anesthesiology CME Program, volume 35. Philadelphia: Williams & Wilkins, 2007. p.31-40.
54. Vegas A, Meineri M. Three-Dimensional Transesophageal Echocardiography Is a Major Advance for Intraoperative Clinical Management of Patients Undergoing Cardiac Surgery: A Core Review. Anesth Analg. 2010;110:1548-73.

97
Monitorização do Sistema Renal

Norma Sueli Pinheiro Módolo
André Roberto Bussmann

INTRODUÇÃO

Os rins são responsáveis pela manutenção do volume extracelular, equilíbrio ácido-base, concentração extracelular de potássio, pressão osmótica, além de eliminar produtos indesejáveis do metabolismo.

Exerce funções endócrinas como a produção de eritropoetina e a forma ativa da vitamina D, além de participar da regulação da pressão arterial. A manutenção da normalidade de sua função é essencial para a sobrevivência do organismo.[1-3]

Antes do século XVIII, existem poucas referências à doença renal aguda. Nos tempos antigos, Galen definiu o diagnóstico de débito urinário. Em 1796, Batista Morgagni foi o primeiro a introduzir a terminologia "*ischuria*", que era baseada na doença do órgão. No começo do século XX, após extensa avaliação da anatomia patológica envolvendo a micro e a macroscopia, a doença renal aguda ficou conhecida como "*Bright's disease*".[4]

Em 1941, durante a II Guerra Mundial, Bywaters e Beal publicaram um artigo que se tornou referência para estudos sobre doença renal aguda. Além da descrição da história natural da doença, demonstraram a lesão tubular e as castas existentes dentro do lúmen do túbulo.[4]

Em 1951, Homer W. Smith introduziu o termo "falência renal aguda" (FRA). Durante os anos de 1950, o conhecimento a respeito dessa doença aumentou muito e três médicos tiveram grande contribuição para isso.

William J. Kolff, que inventou os rins artificiais; John P. Merril, que ilustrou o curso clínico e tratamento da FRA e George E. Schreiner, que descreveu e encorajou o tratamento dessa doença complexa.[4]

LESÃO RENAL AGUDA

Durante muitos anos, uma diminuição aguda e potencialmente reversível no ritmo de filtração glomerular foi chamada de insuficiência renal aguda (IRA). O termo insuficiência renal aguda (IRA) foi usado inicialmente em 1951 por Homer W. Smith referindo-se à IRA relacionada com lesão traumática. A IRA é uma síndrome que se caracteriza por rápida diminuição do ritmo de filtração glomerular (RFG),[5] associada ao acúmulo de resíduos como ureia e creatinina.[6] As mudanças na função renal são manifestações comuns em doenças graves e sua importância é refletida nos cuidados com a monitorização fisiológica e bioquímica. A incidência de lesão renal aguda alcançou proporções epidêmicas, afetando entre 5% e 6% dos pacientes internados em unidades de terapia intensiva, nos quais é um preditor independente de morbidade e mortalidade. Apesar dos avanços alcançados nos últimos anos, as taxas de morbidade e de mortalidade da lesão renal permanecem altas, podendo chegar a mais de 60%.[7]

Infelizmente o progresso nessa área durante muito tempo foi prejudicado pelas definições imprecisas de disfunção renal, cuja classificação e definição não eram universalmente aceitas, existindo mais de 35 definições diferentes na literatura.[8] O grupo de estudos *Acute Dialysis Quality Initiative* (ADQI) propôs, em 2004, algumas mudanças na descrição e terminologia de IRA.

A primeira modificação sugerida foi o uso do termo lesão renal aguda (LRA), que inclui o espectro inteiro da doença, englobando lesão renal direta, pequena diminuição aguda e potencialmente reversível na taxa de filtração glomerular até a necessidade de terapia de reposição renal. A troca do termo utilizado foi baseada em dados que sugerem fortemente que apenas alterações discretas na creatinina sérica estão relacionadas com morbidade e mortalidade clinicamente significantes.

A segunda alteração foi na definição de IRA. Com o intuito de desenvolver uma diretriz para o manejo de LRA, o mesmo grupo (ADQI) sugeriu, em 2002, a classificação de RIFLE (Risk/Injury/Failure/Loss/End-stage kidney desease).[9,10] Nessa nova classificação proposta, os três primeiros estágios representam o grau de gravidade da lesão e os últimos dois estágios representam critérios de prognóstico. O uso desses critérios para diagnóstico de LRA também tem demonstrado ser um bom preditor do prognóstico, uma vez que a mortalidade aumenta com a piora da classe RIFLE.[11,12]

Após a publicação da classificação de RIFLE, muitos grupos vêm estudando e validando os seus critérios, porém, de acordo com dados mais atuais, notou-se que mudanças nos níveis séricos de creatinina menores que os descritos no sistema RIFLE podem estar associadas com desfechos adversos. Levando em consideração esses estudos, o grupo Acute Kidney Injury Network (AKIN) propôs algumas modificações na classificação de RIFLE.[13] As alterações incluem:

a) os critérios de prognóstico foram removidos e os critérios de gravidade são designados como estágio 1, 2 e 3;
b) a categoria "*Risk*" do RIFLE foi ampliada para incluir um aumento na creatinina sérica de no mínimo 0,3 mg . dL^{-1};
c) uma janela de 48 horas é determinada para documentação de qualquer estágio. As duas classificações estão descritas na Figura 97.1.

Posteriormente, o grupo *Kidney Disease: Improving Global Outcomes* (KDIGO) sugeriu a unificação da definição de LRA, uma vez que as duas definições são baseadas na creatinina sérica e no débito urinário e ambas foram validadas em estudos posteriores. Além disso, existe a necessidade de uso de uma única definição nas pesquisas e prática clínica[14].

Os critérios usados pelo grupo KDIGO são os seguintes:

1. LRA é definida como qualquer dos critérios:
   - Aumento na creatinina sérica em 0,3 mg . dL^{-1} em 48 horas
   - Aumento na creatinina sérica para 1,5 vezes a basal conhecida ou presumida, ocorrida nos 7 dias prévios
   - Débito urinário < 0,5 mL . kg^{-1}h^{-1} durante 6 horas.
2. LRA é estadiada para gravidade conforme os critérios da Tabela 97.1. Para atingir o estágio 3 (Cr > 4 mg . dL^{-1}), ao invés de se considerar um aumento na creatinina de ≥ 0,5 mg . dL^{-1} em um período não especificado, é necessário que o paciente primeiro atinja os critérios para estágio 1.

TABELA 97.1 ESTADIAMENTO DA LRA.

Estágio	Creatinina sérica	Débito urinário
1	1,5-1,9 vezes basal OU ≥ 0,3 mg . dL^{-1}	< 0,5 mL . kg^{-1} . h^{-1} por 6-12h
2	2,0-2,9 vezes basal	< 0,5 mL . kg^{-1} . h^{-1} por ≥ 12h
3	3 vezes basal OU ≥ 4,0 mg . dL^{-1} OU Início de TRR OU (em menores de 18 anos) diminuição na RFG para < 35 mL/min/1,73 m^2	< 0,3 mL . kg^{-1} . h^{-1} por ≥ 24h OU anúria por ≥ 12h

Adaptada de KDIGO, 2012.[14]

Lesão de Isquemia/Reperfusão

As causas de LRA são tradicionalmente divididas em três categorias: pré-renal, renal intrínseca e pós-renal.

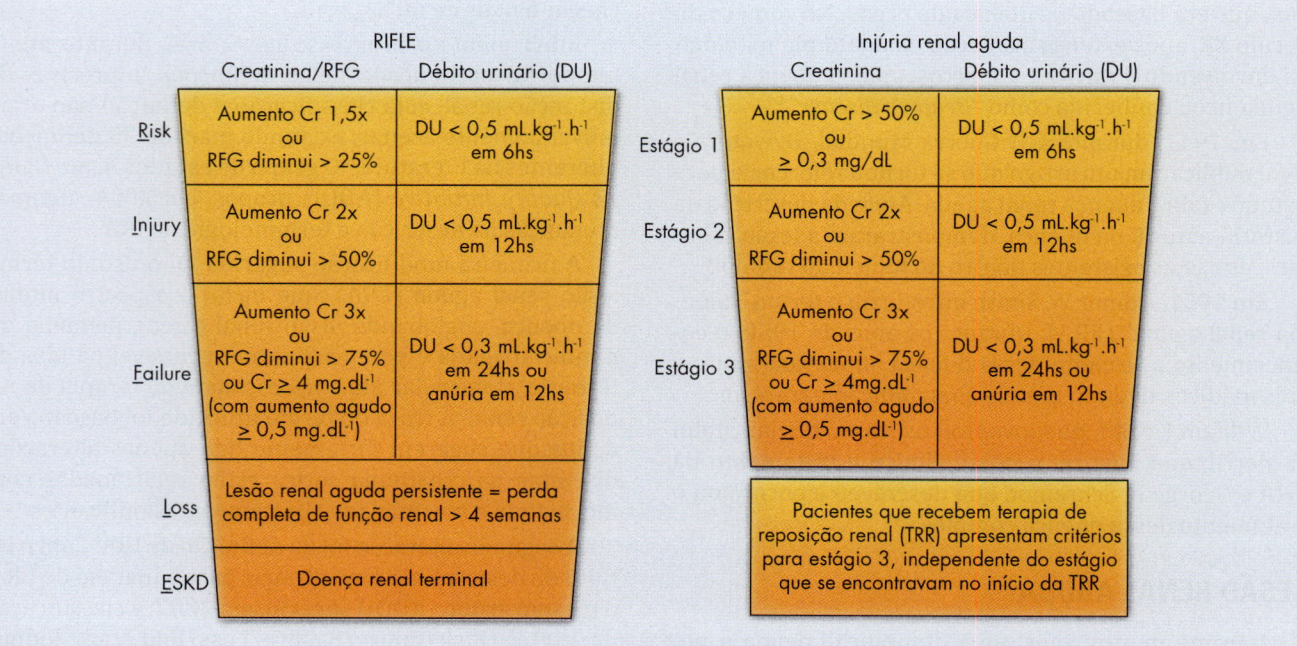

Figura 97.1 — Comparação entre os critérios de RIFLE e AKIN. Adaptada de Bellomo 2004[6] e Mehta 2007[13].
Risk – Risco; Injury – Dano; Failure – Falência; Loss – Perda; ESKD – Doença renal terminal; Cr – Creatinina.

Lesão Renal Aguda Pré-renal

Na forma pré-renal ocorre elevação da ureia e creatinina séricas como uma resposta fisiológica à hipoperfusão renal, nessa forma a integridade do tecido renal está preservada.[15]

É a forma mais comum e é devida à resposta fisiológica da hipoperfusão renal. A integridade do parênquima renal está mantida e o RFG corrigido rapidamente com a restauração da perfusão renal e da pressão de ultrafiltração glomerular. Se isso não acontecer e houver grave hipoperfusão, poderá evoluir para necrose tubular aguda. Poderá ocorrer por perdas gastrintestinais, queimaduras, hemorragias, uso de diuréticos, diurese osmótica, insuficiência cardíaca congestiva, doença hepática avançada, peritonites, hipotensão arterial, choque sepse de qualquer etiologia, trauma, tamponamento cardíaco etc.[16-18]

Lesão Renal Aguda Renal

Na forma renal, a necrose tubular aguda (NTA) é a responsável por 75% das causas de LRA. Em pacientes graves, o choque séptico (47,5%) é a principal etiologia, seguido por LRA pós-cirúrgica (34%), choque cardiogênico (27%), hipovolemia (26%) e fármacos nefrotóxicos (19%), com mais de um fator envolvido em muitos casos.[7] No período perioperatório, lesão por isquemia e reperfusão (I/R) permanece como a primeira causa de LRA.[19]

A LRA pré-renal e a NTA fazem parte de um espectro de manifestações de hipoperfusão renal. Pode ser desencadeada por isquemia, toxinas (antifúngicos, imunossupressores, antivirais, anti-inflamatórios, contrastes radiológicos, pigmentos como hemoglobina, mioglobinas, bilirrubinas), peçonhas animais, metais pesados etc.

A nefrite intersticial aguda é outra forma de LRA renal e suas causas mais prevalentes são: alergia a medicamentos e uso de anti-inflamatórios não hormonais, além de infecções, doenças infiltrativas, como linfomas, leucemia, sarcoidoses etc.[16-18]

As doenças vasculares, como as inflamatórias (vasculites) e as microangiopáticas, as glumerolopatias (pós-infecciosas) ou mesmo a sepse por desencadear a síndrome da resposta inflamatória sistêmica, também desencadeiam LRA de causa renal.[16-18]

Lesão Renal Aguda Pós-renal

A forma pós-renal ocorre por obstrução intrínseca ou extrínseca das vias urinárias. Assim, coágulos, tumores, fibroses ou mesmo ligadura inadvertida dos ureteres são os desencadeantes desse tipo de LRA. São situações facilmente encontradas no intraoperatório, portanto, fazer o diagnóstico e quantificar o grau de lesão renal para poder intervir precocemente faz parte de uma boa prática do médico anestesiologista[16-18].

A Tabela 97.2 mostra o diagnóstico diferencial das síndromes renais.

ANÁLISE DA URINA

O débito urinário é de grande auxílio para avaliar o estado de hidratação do paciente.

Diurese menor do que 0,5 mL.kg^{-1} é caracterizada como oligúria. A cor da urina normalmente apresenta-se amarela, pela presença do pigmento urocromo e também urobilina e urocritina. As alterações na coloração poderão ser determinadas pela presença de hemácias, mioglobulina, urobionogênio etc.

Poderá ter alteração na sua transparência devido à presença de cristais, muco, leucócitos, fungos, linfa, sêmen, cremes vaginais, talco, material fecal etc. A densidade urinária alterada (acima de 1.015) pode fornecer indícios de compostos como glicose, hemácias, proteínas etc.

O pH urinário varia de 4,5 a 8,0 e pode estar associado a alterações do equilíbrio ácido-base, infecções etc.

No sedimento urinário, a presença de cilindros hialinos e traços de proteínas ocorrem com mais frequência

TABELA 97.2
DIAGNÓSTICO DIFERENCIAL DAS SÍNDROMES RENAIS.[20]

Síndrome	Volume urinário	Concentração urinária	EFNa ou IIR	RFG	Reversibilidade
LRA pré-renal	↓	> 500 mOsm	< 1%	100-40	Imediata
S. intermediária	↓	↑	< 1%	60-20	1 a 3 dias
Necrose tubular aguda					
a) não oligúrica	> 400 mL/24h	Isostenúria	Variável	25-2	1 a 3 semanas
b) oligúrica	< 400 mL/24h	Isostenúria	>1%	20-0	2 a 3 semanas
Anúria	< 100 mL/24h				Remota

$$EFNa = \frac{UNa \times PCR \times 100}{PNa \times UCr}; \quad IIR = \frac{UNa \times UCr}{PCr}$$

EFNa: excreção fracionária de sódio; IIR: índice de insuficiência renal; UNa: sódio urinário; PCr: creatinina plasmática; UCr: creatinina urinária; RFG: ritmo de filtração glomerular (mL/min).

na LRA pré-renal. Na LRA renal aparecem com frequência cilindros granulosos e células tubulares.

Diagnóstico de rabdomiólise com mioglobinúria poderá ser feito por fitas reagentes urinárias positivas para sangue, sem a presença de hematúria.[21]

MEDIDA DO RITMO DE FILTRAÇÃO GLOMERULAR

O ritmo de filtração glomerular (RFG) é definido como a capacidade renal de depurar uma substância a partir do sangue e é expressa como o volume de plasma que pode ser depurado na unidade de tempo.[1-3]

Em um adulto normal, a taxa de filtração glomerular aproxima-se de 120 mL . min^{-1}, que corresponde a mais de 170 L por dia.

O volume plasmático corresponde a 3 L aproximadamente, portanto o plasma é filtrado mais de 50 vezes no decorrer de um único dia.

Como o volume urinário situa-se em torno de 1,5 L/dia, os rins absorvem mais de 99% do volume filtrado.[3]

O RFG pode diminuir em até 50% antes dos níveis séricos de creatinina aumentarem. Isso se deve ao fato que inicialmente a diminuição da filtração de creatinina pelo glomérulo aumenta a secreção dessa substância nas células tubulares. Existe uma associação inversa entre a idade e o RFG (Inker LA).

O padrão-ouro para a determinação do RFG é a medida da depuração da substância que seria livremente filtrada no glomérulo, atóxica e que não seja secretada nem reabsorvida nos túbulos renais, nem sofra mudança durante a sua excreção renal. A substância ideal é a inulina, entretanto ela deve ser infundida continuamente, além de ser necessária à cateterização vesical e coletas venosas para a determinação do RFG.[1-3]

Outras substâncias, como o iotolamato iohexol ou o radiofármaco DTPA poder ser também utilizadas, porém com as mesmas restrições da inulina.

Na prática clínica, a avaliação da TFG é realizada utilizando substâncias de produção endógena e que são eliminadas pelo rim.[1-3]

A fórmula utilizada para calcular o *clearance* de uma substância é:

$$C = \frac{U \times V}{P}$$

C = *clearance* da substância (mL . min^{-1})
U = concentração urinária da substância (mg/100 mL)
V = volume urinário da substância (mL . min^{-1})
P = concentração plasmática da substância (mg/100 mL)

A creatinina é a substância mais utilizada para a medida do RFG. É produzida pelo metabolismo da creatinina no músculo esquelético e por ingestão de carne. É liberada na circulação em taxa relativamente constante. Entretanto, a creatinina, além de filtrada, é também secretada pelo túbulo contornado proximal, levando a uma superestimativa do RFG.[1-3]

Quando a secreção de creatinina pelos túbulos renais, a ingestão de creatinina e a massa muscular forem constantes, a redução do RFG levará à retenção de creatinina e ao aumento da concentração plasmática. No entanto, essa relação não é linear. A faixa de normalidade para a creatinina sérica varia de 0,6 a 1,3 mL . dL^{-1}.[1-3]

As limitações do uso da creatinina sanguínea e a sua depuração na avaliação clínica levaram ao aparecimento de fórmulas que estimam o RFG. A mais utilizada é a de Crockcroft & Gault[22], cujo coeficiente de correlação entre a fórmula e o *clearance* real da creatinina é de 0,83, considerada como satisfatória.[1-3,20]

$$\text{RFG estimado de creatinina}^{22} = \frac{140 - \text{idade} \times \text{peso (kg)}}{72^* \times \text{Crp (mg . dL}^{-1})}$$

* Em mulheres, substituir por 85

Medida do Ritmo de Filtração Glomerular pela Cistatina C

A Cistatina C é uma proteína de baixo peso molecular, pertence à superfamília das cistatinas, que inibem as proteases.[1-3]

É produzida por todas as células nucleadas e seu ritmo de produção é constante, sendo livremente filtrada pelo glomérulo e totalmente metabolizada pelos túbulos renais. Quando existe diminuição do RFG (em torno de 88 mL . min^{-1} ou 70 a 90 mL . min^{-1}), os níveis plasmáticos de Cistatina C começam a aumentar, o que não acontece com a creatinina. Parece não sofrer interferência da dieta, estado nutricional, inflamação ou doença maligna, o que a torna atrativa.[23]

A fórmula para o cálculo do RFG pela Cistatina C é:

$$\text{RFG} = 77,24 \times \text{Cistatina C plasmática (mg . L}^{-1})$$

Biomarcadores

A creatinina sérica e o DU são comumente usados para avaliação da função renal, apesar das limitações conhecidas. A creatinina é uma substância endógena e a dosagem da sua concentração plasmática é utilizada como uma forma indireta de aferir a adequação da filtração glomerular. Ela é produto do metabolismo da creatinina e fosfocreatina no músculo esquelético, porém seus níveis são influenciados por uma série de fatores não relacionados ao rim como idade, gênero, massa muscular, metabolismo muscular, medicações em uso, estado de hidratação, qualidade de ingesta alimentar, apresentando uma produção e liberação no sangue variáveis[24]. Em pacientes com função renal estável, os níveis plasmáticos da creatinina são quase constantes, com variação de cerca de 8%.[25]

O aumento dos níveis séricos de creatinina é observado quando ocorre lesão dos néfrons funcionantes, entretanto, para ocorrer esse aumento, o tempo necessário pode variar entre 24 a 72 horas. Em situações quando o diagnóstico e tratamento precoces de isquemia renal são determinantes de morbimortalidade e prognóstico, esse período é muito longo e a creatinina sérica tem sido sistematicamente questionada como marcador ideal da função renal.

A creatinina e o DU têm sensibilidade e especificidade limitadas e o nível de creatinina tem uma velocidade de alteração muito baixa, restringindo o seu uso no diagnóstico de LRA.[1-3,25] A creatinina é útil nos casos em que o organismo alcançou estado de equilíbrio, o que pode levar dias para ocorrer.[26] Além disso, a alteração na creatinina sérica não consegue discriminar entre modificações na função renal devido à depleção de volume, mudanças hemodinâmicas na perfusão renal, obstrução urinária ou lesão renal intrínseca.[27]

Sabemos que as modificações moleculares induzidas pela lesão ocorrem antes do dano celular e do desenvolvimento da síndrome clínica, por isso a detecção de biomarcadores pode nos fornecer um diagnóstico precoce e preciso de LRA.[28]

O biomarcador ideal deveria:[29]

- diagnosticar disfunção renal rapidamente;
- distinguir LRA pré-renal de dano apoptótico e necrótico;
- ter capacidade de localizar o dano;
- ser específico para lesão renal na presença de lesão concomitante de outros órgãos;
- ter capacidade de distinguir LRA de doença renal crônica;
- classificar de acordo com o grau de gravidade;
- predizer o prognóstico;
- permitir a modificação da doença;
- ser de baixo custo e fácil execução;
- ser capaz de medir o desfecho.

Entre os biomarcadores em fase de estudos, pode-se citar a Lipocalina Associada à Gelatinase dos Neutrófilos (*Neutrophil Gelatinase-Associated Lipocalin*/NGAL) urinária (NGALu) e plasmática (NGALp), Molécula de Lesão Renal1 (*Kidney Injury Molecule-1*/KIM1) urinária, cistatina-C urinária e plasmática, Interleucina-18 urinária (IL18) e LFABP urinária e plasmática. Esses marcadores têm contribuído para diagnóstico precoce da LRA.[28]

Lipocalina Associada à Gelatinase dos Neutrófilos (NGAL)

As lipocalinas constituem uma família de mais de 20 pequenas proteínas que são definidas levando-se em consideração as suas estruturas tridimensionais, caracterizadas por 8 cadeias β que formam um β barril com um cálice anexado. A NGAL é uma dessas proteínas pertencentes à família das lipocalinas, é constituída de uma cadeia única de polipeptídeos com 178 aminoácidos e possui uma massa molecular de 25 kDa.[29,30] Ocorre na forma monomérica (25 kDa), na forma de dímeros ligadas por pontes dissulfítos (45 kDa) e na forma de heterodímeros (135 kDa) covalentemente ligados à gelatinase (matrix metalloproteinase-9).[31]

Resultados de experimentos *in vitro* indicam que neutrófilos ativados liberam a forma dimérica de NGAL e em grau inferior à forma monomérica. Em contraste, células epiteliais renais lesadas liberam a forma monomérica e, aparentemente, são incapazes de formar dímeros. Essas conclusões são sustentadas pela observação do aumento dos níveis urinários da forma homodimérica em pacientes com infecção do trato urinário e uma abundância relativa da forma monomérica de NGAL em pacientes com LRA.[30,31]

Em condições fisiológicas, o mRNA da NGAL é expresso em vários tecidos humanos, incluindo rim, medula óssea, próstata, útero, glândula salivar, estômago, cólon, pulmões e fígado.[26,28] Ela é hiperproduzida por esses tecidos em resposta a diversas condições inflamatórias com aumento significativo nos níveis de expressão local e sistêmico. Ela é secretada em baixas concentrações pela alça ascendente do túbulo renal e, devido ao seu baixo peso molecular, a NGAL circulante é filtrada pelo glomérulo e quase totalmente reabsorvida nos túbulos proximais, tendo como consequência níveis urinários normais muito baixos.[32]

Acredita-se que a NGAL seja bacteriostática em estados patológicos por formar complexos com siderófo-ros ligantes do ferro. A função fisiológica da NGAL na isquemia renal parece ser diminuir a lesão por reduzir a apoptose e aumentar a proliferação de células tubulares renais normais.[32]

Uma diminuição no RFG induz ao aumento nos níveis de NGALp. NGALu aumenta devido à reabsorção inadequada nos túbulos proximais, ao aumento na síntese de células tubulares estressadas e à liberação por neutrófilos infiltrados.[32] Os níveis de NGALp e NGALu podem ser de grande importância diagnóstica, uma vez que essa proteína representa um biomarcador precoce de lesão renal,[30] porém deve-se lembrar que os níveis de NGALp são menos específicos para doença renal, pois níveis altos também são encontrados na inflamação, sepse ou câncer. Níveis urinários são muito menos afetados por essas situações, já que a NGAL que aparece na urina é secretada pelos túbulos.[32]

Tem sido demonstrado a NGALu como um novo biomarcador de lesão isquêmica renal, apresentando um aumento de aproximadamente 4 vezes apenas 3 horas após o início da reperfusão, ocorrência de pico transcorridas

24 horas e declínio a valores normais após 72 horas.[33] As pesquisas têm indicado que os valores de corte entre 100 a 270 ng.mL[-1] são os níveis que têm apresentado maior sensibilidade e especificidade para predizer LRA, com maiores valores aceitos em adultos (170 ng.mL[-1]), comparados com crianças (100.135 ng.mL[-1]), sendo de maior aceitação valores > 150 ng.mL[-1] para ambas as populações.[34]

Estudos denotam a NGAL como uma poderosa ferramenta que se mostrou ser preditor independente de LRA, com uma surpreendente AURoC (*Area Under Receiver Operating Characteristic Curve*) de 0,998 para a NGALu e 0,91 para a NGALp em medidas realizadas 2 horas após *bypass* cardiopulmonar em crianças[35] e, mais recentemente, apresentou valores de 0,95.[36] Já em adultos que se submeteram à cirurgia cardíaca, a AURoC constatada é de 0,74 para NGALu coletada 3 horas após o término da cirurgia e 0,8 para NGALu coletada 18 horas após o término da cirurgia.[37] Há outro trabalho que encontrou resultados mais promissores com valores da AURoC de 0,87.[38]

Estudos recentes têm tentado estabelecer o intervalo aceito como valores de referência, levando em consideração idade, sexo, etnia e horário do dia. Bennett e col.[39] estabeleceram valores de referência em população pediátrica saudável para NGALu, KIM-1, IL-18 e LFABP, levando em consideração o gênero e a idade. Foi descrito que existe uma variabilidade nas concentrações influenciada pela idade, sendo encontrados maiores valores com o aumento da idade. Níveis significativamente diferentes também foram influenciados pelo gênero, mesmo após ajuste pela idade, sendo encontrados níveis maiores nos indivíduos do sexo feminino.[39] Outros autores chegaram à conclusão semelhante usando valores normalizados para creatinina urinária.[40] As razões biológicas de encontrarmos níveis maiores de biomarcadores no sexo feminino atualmente são desconhecidas, mas representam um assunto interessante para estudos posteriores.

Em uma revisão sistemática, os autores concluíram que a NGAL parece ser uma ferramenta prognóstica útil em relação ao início da terapia de reposição renal, porém com algumas limitações em relação à morte intra-hospitalar.[34]

Deve-se ter conhecimento das limitações do uso do NGAL:[24]

◆ Valores de NGALu podem ser confundidos pelo grau de hidratação e débito urinário;
◆ Valores de NGALp podem ser confundidos por infecções sistêmicas;
◆ O tipo de ensaio influencia, uma vez que a forma monomérica de NGAL é a secretada por rins agudamente lesados, enquanto os dímeros são predominantemente secretados pelos neutrófilos;

Molécula de Lesão Renal1 (KIM1)

O KIM1 é uma glicoproteína de membrana que contém, na sua porção extracelular, um domínio *Ig-like* e um domínio de proteína *mucin-like*. Inicialmente, pensou-se que a KIM-1 apresentava propriedades de moléculas de adesão devido a sua estrutura semelhante a outra molécula de adesão celular, a *mucosal adressin*.[41] O gene KIM-1 ou a expressão da proteína é indetectável em rins normais ou na urina e, após sofrer dano isquêmico ou tóxico, o mRNA de KIM1 é rapidamente sintetizado e a proteína gerada é localizada em níveis altos na membrana apical das células desdiferenciadas do túbulo proximal.[42]

Muitas transmembranas sofrem clivagem proteolítica, liberando o seu domínio extracelular, podendo apresentar uma função de sinalização autócrina ou parácrina, sendo o ectodomínio da KIM1 uma delas. Ela é clivada de um modo dependente de metaloproteinases e seu domínínio solúvel é liberado na urina. A clivagem da molécula transmembrana KIM1 é regulada pela região justamembrana e por MAP kinases.[43]

KIM1 proporciona às células epiteliais a habilidade de reconhecer e fagocitar células mortas presentes no rim pós-isquêmico que contribuem para a obstrução do lúmen do túbulo. Além de facilitar o *clearance* de debris apoptóticos do lúmen tubular, a KIM1 também ajuda a limitar a resposta autoimune à lesão, uma vez que a fagocitose de corpos apoptóticos é um mecanismo que limita a resposta pró-inflamatória.[44]

A forma solúvel de KIM1, que é a porção externa da proteína, é encontrada na urina de pacientes com necrose tubular aguda e pode servir como um biomarcador útil. De fato, níveis urinários altos de KIM1 estão associados com desfecho clínico adverso (morte e necessidade de diálise) em pacientes com LRA,[42] além disso, a extensão do dano túbulo-glomerular e fibrose também têm sido associadas às concentrações urinárias altas de KIM-1.[45] Os níveis ótimos que devem ser usados como ponto de corte para o diagnóstico de LRA ainda precisam ser estabelecidos.

Interleucina-18 Urinária (IL18)

A IL18 é uma citocina pró-inflamatória de 18 kDa que é produzida no túbulo proximal, é detectada na urina após vários processos patológicos renais, incluindo I/R, rejeição de transplante, infecção, malignidade e condições autoimunes.[28] Ela é sintetizada como um precursor biologicamente inativo (pró-IL18) que sofre clivagem e é convertida na forma ativa pela enzima intracelular caspase-1.[46,47] Após ser clivada no túbulo proximal, a forma ativa de IL18 é secretada pela célula e vai para a urina.[47]

Os valores urinários de IL18 (pg.mL[-1]) mostraram-se significativamente maiores em paciente com LRA 24 e 48 horas antes do evento diagnosticado por creatinina sérica. O nível urinário de IL18 apresenta pico de 6 horas após o dano isquêmico e a AURoC do teste. Em pacientes com síndrome do desconforto respiratório do adulto, foi encontrado de 0,73, demonstrando uma boa eficácia para o diagnóstico de LRA dentro das próximas 24 horas. A performance para diagnóstico precoce, antes de 48 horas, foi de 65% e também tem se mostrado útil como preditor independente de mortalidade.[48] Recentemente foi demonstrado que a IL18 parece ser um bom biomarcador urinário no pós-operatório imediato, fornecendo informação prognóstica adicional sobre o risco de morte em 3 anos em pacientes com e sem LRA clínica.[49] Os níveis ótimos que devem ser usados como ponto de corte para o diagnóstico de LRA também ainda não foram definidos.

CONSIDERAÇÕES FINAIS

A lesão renal aguda é frequente e aumenta a morbidade, mortalidade e os custos hospitalares. A detecção precoce, principalmente quando o dano é reversível, deve ser a meta de todos.

O início de nossa avaliação deverá ser sempre com a história clínica, pesquisando doenças concomitantes, utilização de fármacos/substâncias sabidamente lesivas ao rim (contrastes, anti-inflamatórios, antibióticos, imunossupressores etc.), cirurgias com circulação extracorpórea, cirurgias vasculares com pinçamento, pacientes sépticos, hipovolêmicos, politraumatizados, choque circulatório de qualquer natureza, doenças obstrutivas do trato renal adquiridas ou congênitas, diabetes, ICC etc.

Com relação aos biomarcadores, continua a procura intensa pela "troponina" do rim.

Alge e col.[50], em 2015, publicaram artigo de revisão com uma interessante discussão sobre o assunto. Esses autores discutem sobre a diferença entre o infarto agudo do miocárdio (IAM), que tem mecanismo muito bem estabelecido, e a LRA, que é uma síndrome clínica com uma miríade de insultos renais e, frequentemente, multifatorial. Portanto, é pouco provável que um único biomarcador possa ser considerado com acurácia semelhante à troponina para o IAM. Entretanto, os novos biomarcadores contribuem para o melhor conhecimento da complexidade e heterogeneidade da LRA.

A creatinina, apesar da sua descrita limitação, continua a ser o biomarcador mais utilizado na prática clínica diária. As dosagens são baratas, os laboratórios têm o método de dosagem validado e os valores de referência muito bem estabelecidos.

A utilização dos critérios de Rifle e Akin permite maior sensibilidade e detecção mais precoce do grau de lesão a qual o rim está sendo submetido e o acompanhamento dessa lesão.

Entretanto, pode ser que novos biomarcadores possam, em algum momento, preencher as lacunas que os atuais não conseguem detectar.

REFERÊNCIAS

1. David-Neto E, Medeiros FSR. Marcadores da taxa de filtração glomerular e proteinúria. In: Riella MC. Princípios de Nefrologia e distúrbios hidroeletrolíticos. 5.ed. Rio de Janeiro: Guanabara Koogan, 2010. p.304-15.
2. Bastos MG. Biomarcadores de função renal na DRC. In: Abensur H. Biomarcadores na Nefrologia. 2011. [Internet] [Acesso em 03 nov 2016]. Disponível em: http://arquivos.sbn.org.br/pdf/biomarcadores.pdf
3. Zatz R. Filtração glomerular. In: Zatz R, Seguro AC, Malnic G. Bases fisiológicas da Nefrologia. São Paulo: Atheneu, 2011. p.1-24.
4. Srisawat N, Hoste EE, Kellum JA. Modern classification of acute kidney injury. Blood Purif. 2010;29(3):300-7
5. Venkataraman R. Can we prevent acute kidney injury? Crit Care Med. 2008;36(4Suppl):S166-71.
6. Lameire NH, Vanholder R. Pathophysiology of ischaemic acute renal failure. Best Pract Res Clin Anaesthesiol. 2004;18(1):21-36.
7. Uchino S, Kellum JA, Bellomo R, et al. Acute renal failure in critically ill patients: a multinational, multicenter study. JAMA. 2005 17;294(7):813-8.
8. Kellum JA, Mehta RL, Angus DC, et al. The first international consensus conference on continuous renal replacement therapy. Kidney Int. 2002;62(5):1855-63.
9. Bellomo R, Kellum JA, Mehta R, et al. Acute Dialysis Quality Initiative II: the Vicenza conference. Curr Opin Crit Care. 2002;8(6):505-8.
10. Bellomo R, Ronco C, Kellum JA, et al. Acute renal failure – definition, outcome measures, animal models, fluid therapy and information technology needs: the Second International Consensus Conference of the Acute Dialysis Quality Initiative (ADQI) Group. Crit Care. 2004 Aug;8(4):R204-12.
11. Mosier MJ, Pham TN, Klein MB, et al. Early acute kidney injury predicts progressive renal dysfunction and higher mortality in severely burned adults. J Burn Care Res. 2010;31(1):83-92.
12. Hoste EA, Clermont G, Kersten A, et al. RIFLE criteria for acute kidney injury are associated with hospital mortality in critically ill patients: a cohort analysis. Crit Care. 2006;10(3):R73.
13. Mehta RL, Kellum JA, Shah SV, et al. Acute Kidney Injury Network: report of an initiative to improve outcomes in acute kidney injury. Crit Care. 2007;11(2):R31.
14. Section 2: AKI Definition. Kidney Int Suppl. 2012;2(1):19-36.
15. Blantz RC. Pathophysiology of pre-renal azotemia. Kidney Int. 1998;53(2):512-23.
16. Yu L, Burdmann EA, Seguro AC, et al. Insuficiência (injúria) renal aguda. In: Zatz R, Seguro AC, Malnic G. Bases fisiológicas da Nefrologia. São Paulo: Atheneu, 2011. p.291-300.
17. Brady HR, Brenner BM, Clarkson MR, et al. Acute renal failure. In: Brenner BM. The kidney. 7.ed. Philadelphia: WB Saunder Company, 20--. p.1201-62.
18. Santos OFP, Durão Jr M, Neto MC, et al. Insuficiência renal aguda (Lesão Renal Aguda). In: Riela MC. Principios de Nefrologia e distúrbios hidroeletrolíticos. 5.ed. Rio de Janeiro: Guanabara Koogan, 2010. p.365-8.

19. Mahon P, Shorten G. Perioperative acute renal failure. Current Op Anaesthesiol. 2006;19(3):332-8.
20. Vianna PTG, Castiglia YMM. Monitorização da função renal. In: Potério GMB, Pires OC, Callegari DC, et al. Monitorização em anestesia. São Paulo: Manole, 2011. p.8-16.
21. DellVale AM. Sumário de urina. In: Abensur H. Biomarcadores na Nefrologia. e-book. 2011. [Internet] [Acesso em 03 nov 2016]. Disponível em: http://arquivos.sbn.org.br/pdf/biomarcadores.pdf
22. Cockcroft DW, Gault MH. Prediction of creatinine clearance from serum creatinine. Nephron. 1976;16(1):31-41.
23. Herget-Rosenthal S, Marggraf G, Husing J, et al. Early detection of acute renal failure by serum cystatin C. Kidney Int. 2004;66(3):1115-22.
24. Devarajan P. NGAL for the detection of acute kidney injury in the emergency room. Biomark Med. 2014;8(2):217-9.
25. Traynor J, Mactier R, Geddes CC, et al. How to measure renal function in clinical practice. BMJ. 2006;333(7571):733-7.
26. Nguyen MT, Devarajan P. Biomarkers for the early detection of acute kidney injury. Pediatr Nephrol. 2008;23(12):2151-7.
27. Schrier RW. Need to intervene in established acute renal failure. J Am Soc Nephrology. 2004;15(10):2756-8.
28. Soni SS, Ronco C, Katz N, et al. Early diagnosis of acute kidney injury: the promise of novel biomarkers. Blood Purif. 2009;28(3):165-74.
29. Tsigou E, Psallida V, Demponeras C, et al. Role of new biomarkers: functional and structural damage. Crit Care Res Pract. 2013;2013:361078.
30. Makris K, Kafkas N. Neutrophil gelatinase-associated lipocalin in acute kidney injury. Adv Clin Chem. 2012;58: 141-91.
31. Martensson J, Bellomo R. The rise and fall of NGAL in acute kidney injury. Blood Purif. 2014;37(4):304-10.
32. Bouquegneau A, Krzesinski JM, Delanaye P, et al. Biomarkers and physiopathology in the cardiorenal syndrome. Clin Chim Acta. 2015;443:100-7.
33. Mishra J, Ma Q, Prada A, et al. Identification of neutrophil gelatinase-associated lipocalin as a novel early urinary biomarker for ischemic renal injury. J Am Soc Nephrology. 2003;14(10):2534-43.
34. Haase M, Bellomo R, Devarajan P, et al. Accuracy of neutrophil gelatinase-associated lipocalin (NGAL) in diagnosis and prognosis in acute kidney injury: a systematic review and meta-analysis. Am J Kidney Dis. 2009;54(6):1012-24.
35. Mishra J, Dent C, Tarabishi R, et al. Neutrophil gelatinase-associated lipocalin (NGAL) as a biomarker for acute renal injury after cardiac surgery. Lancet. 2005;365(9466): 1231-8.
36. Fadel FI, Abdel Rahman AM, Mohamed MF, et al. Plasma neutrophil gelatinase-associated lipocalin as an early biomarker for prediction of acute kidney injury after cardio-pulmonary bypass in pediatric cardiac surgery. Arch Med Sci. 2012(2):250-5.
37. Wagener G, Jan M, Kim M, et al. Association between increases in urinary neutrophil gelatinase-associated lipocalin and acute renal dysfunction after adult cardiac surgery. Anesthesiology. 2006;105(3):485-91.
38. Liu S, Che M, Xue S, et al. Urinary L-FABP and its combination with urinary NGAL in early diagnosis of acute kidney injury after cardiac surgery in adult patients. Biomarkers. 2013;18(1):95-101.
39. Bennett MR, Nehus E, Haffner C, et al. Pediatric reference ranges for acute kidney injury biomarkers. Ped nephrology. 2015;30(4):677-85.
40. McWilliam SJ, Antoine DJ, Sabbisetti V, et al. Reference intervals for urinary renal injury biomarkers KIM-1 and NGAL in healthy children. Biomarkers Med. 2014;8(10):1189-97.
41. Ichimura T, Bonventre JV, Bailly V, et al. Kidney injury molecule-1 (KIM-1), a putative epithelial cell adhesion molecule containing a novel immunoglobulin domain, is up-regulated in renal cells after injury. J Biol Chemistry. 1998;273(7):4135-42.
42. Obermuller N, Geiger H, Weipert C, et al. Current developments in early diagnosis of acute kidney injury. Int urol nephrol. 2013. Int Urol Nephrol. 2014;46(1):1-7.
43. Zhang Z, Humphreys BD, Bonventre JV. Shedding of the urinary biomarker kidney injury molecule-1 (KIM-1) is regulated by MAP kinases and juxtamembrane region. J Am Soc Nephrol. 2007;18(10):2704-14.
44. Bonventre JV. Kidney injury molecule-1 (KIM-1): a urinary biomarker and much more. Nephrol Dial Transplant. 2009;24(11):3265-8.
45. Maisel AS, Katz N, Hillege HL, et al. Biomarkers in kidney and heart disease. Nephrol Dial Transplant. 2011;26(1):62-74.
46. Parikh CR, Jani A, Melnikov VY, et al. Urinary interleukin-18 is a marker of human acute tubular necrosis. Am J Kidney Dis. 200;43(3):405-14.
47. Leslie JA, Meldrum KK. The role of interleukin-18 in renal injury. J Surg Res. 2008;145(1):170-5.
48. Parikh CR, Abraham E, Ancukiewicz M, et al. Urine IL-18 is an early diagnostic marker for acute kidney injury and predicts mortality in the intensive care unit. J Am Soc Nephrol. 2005;16(10):3046-52.
49. Coca SG, Garg AX, Thiessen-Philbrook H, et al. Urinary biomarkers of AKI and mortality 3 years after cardiac surgery. J Am Soc Nephrol. 2014;25(5):1063-71.
50. Alge JL, Arthur JM. Biomarkers of AKI: a review of mechanistic relevance and potential therapeutic implications. Clin J Am Soc Nephrol. 2015 7;10(1):147-55.

98

Monitorização do Sistema Endócrino

Raquel Pei Chen Chan

INTRODUÇÃO

O impacto da cirurgia sobre as funções endócrinas, somado ao aumento crescente de pacientes com doenças endócrinas que se apresentam para cirurgias, faz com que os desafios pré, intra e pós-operatórios cresçam exponencialmente para o anestesiologista.[1-4]

Anestesias para cirurgias endócrinas diferem das cirurgias de rotina, pois a secreção perioperatória de neurotransmissores e hormônios em um meio endócrino desarranjado pode ser muito variável e imprevisível, com impacto na morbimortalidade do paciente. Órgãos e tecidos que liberam hormônios, como, por exemplo, os pituitários, tireoidianos, paratiroidianos e pancreáticos, têm impacto direto no prognóstico de cirurgias endócrinas e não endócrinas.[1,4,5]

Além disso, há de se levar em conta que existem endocrinopatias que não levam à doença crônica, pois o tratamento clínico ou cirúrgico para controle ou erradicação da doença já é o suficiente, como, por exemplo, no feocromocitoma. Outras endocrinopatias, no entanto, podem resultar em doenças crônicas mesmo com o tratamento, por causa das comorbidades associadas, como no caso do diabetes *mellitus*, acromegalia e doença carcinogênica recorrente.[6]

Um dos aspectos das orientações de sociedades e comitês de Anestesiologia que devem ser ressaltados é a importância da integração das informações pertinentes, para que se possa acessar corretamente a gravidade das morbidades do paciente antes do procedimento cirúrgico. O completo cuidado dos pacientes com doença endócrina, em conjunto com o manejo perioperatório, deve incluir informações relacionadas à estratificação de risco, o grau de controle da doença, o estado atual do balanço metabólico hormonal e as orientações farmacológicas e médicas.[6]

Nesse sentido, a interação fármaco-terapêutica de medicamentos pré-operatórios e de fármacos anestésicos deve ser levada em conta durante o ato anestésico; medicamentos como a dopamina, TSH, T4 e glicocorticoides levam à hiperglicemia durante a cirurgia e são o melhor exemplo dessa interação. Por outro lado, muitos fármacos endócrinos passaram a ser utilizados durante a cirurgia: vasopressina, insulina, telelepressina, glicocorticoides, entre outros.[1,7]

Sabe-se que as complicações endócrinas são mais comuns em pacientes com endocrinopatias, porém podem ocorrer em qualquer tipo de paciente. Sendo assim, o anestesiologista deve conhecer a fundo as doenças e complicações endócrinas que porventura surjam durante o ato anestésico, de modo a suspeitar, prevenir, diagnosticar e manejar apropriadamente o paciente. Hipo e hiperglicemia, hipo e hiperpotassemia, hipo e hipercalcemia e outras alterações eletrolíticas e metabólicas ocorrem frequentemente durante a cirurgia e seu correto manejo permite um melhor prognóstico cirúrgico.[1]

Entretanto, a execução sucessiva de exames laboratoriais no período perioperatório com o único intuito de documentação pode tornar-se financeiramente proibitiva e inútil. Testes específicos podem ser repetidos se as informações obtidas ajudarem na otimização do cuidado ou alterarem a conduta perioperatória.[6]

DIABETES *MELLITUS*

O estresse cirúrgico por si só causa hiperglicemia, resultado de modificações endócrinas caracterizadas por defeito da síntese de insulina, diminuição periférica da sensibilidade à insulina e aumento simultâneo dos hormônios contrarreguladores: glucagon, cortisol, hormônio do crescimento e adrenalina.[8-12]

Todos os processos induzidos por esses hormônios resultam em glicogenólise, neoglicogênese, lipólise e proteólise no período perioperatório, e ocorrem de forma semelhante em cirurgias, trauma, queimaduras, infecções graves e exercícios extenuantes.[8-12] Pacientes diabéticos, entretanto, têm menor capacidade de resposta frente aos hormônios contrainsulino reguladores, o que contribui para a piora da hiperglicemia.[4]

Hiperglicemia no período perioperatório, independente do diabetes, pode causar desidratação, deslocamento de fluidos, alterações eletrolíticas, predisposição à infecção, dificuldade na cicatrização de feridas, cetoacidose e coma hiperosmolar. Sugere-se que a hiperglicemia possa ser um marcador da gravidade da doença e do grau de resposta dos hormônios contra insulino reguladores.[12,13]

Diabetes *mellitus* é uma das doenças crônicas mais comuns na atualidade, e sua prevalência tem aumentado continuamente; acomete no mínimo 20% da população cirúrgica. Somado ao estresse cirúrgico, sabe-se que o diabetes mal controlado é fator de risco independente de eventos adversos graves (eventos cardíacos, pulmonares, renais, neurológicos, infecciosos e cirúrgicos) e de mortalidade hospitalar.[4,12,14,15]

É bem estabelecido que pacientes diabéticos submetidos a cirurgias de grande porte, cardíacos e não cardíacos (ortopédicos, vasculares, gastrintestinais, trauma entre outros), têm aumento da morbimortalidade. A mortalidade perioperatória de pacientes diabéticos pode chegar a até 50% acima dos não diabéticos e sugere-se que o diabetes não diagnosticado tem risco maior que o diagnosticado.[4,12,15-18]

Essas diferenças são multifatoriais e incluem: hipoglicemia e hiperglicemia, complicações micro e macrovasculares (neuropatia, retinopatia, nefropatia e vasculopatia), mau uso da insulina, infecção, falta de cuidado apropriado pelos profissionais de saúde e erros no manejo dos diferentes tipos de insulina. É muito comum erros na prescrição da insulina, que foi identificada como uma das cinco medicações consideradas de alto risco em hospitais.[4,12,15-18]

Atualmente o diagnóstico de diabetes é feito através de quatro índices: glicemia em jejum >= 126 mg.dL^{-1} ou glicemia a qualquer tempo (casual) >= 200 mg.dL^{-1} ou hemoglobina glicosilada (HbA1c) >= 6,5% ou glicemia 2 horas pós carga de glicose >= 200 mg.dL^{-1} (Tabela 98.1).[12,18,19]

O diabetes pode ser classificado nas seguintes categorias:[18]

1. Diabetes tipo 1 (destruição das células betapancreáticas, geralmente levando à deficiência absoluta de insulina).
2. Diabetes tipo 2 (defeito progressivo da secreção de insulina em um ambiente de resistência à insulina).
3. Diabetes gestacional (diabetes no segundo ou terceiro trimestre de gestação que não seja diabetes evidente.
4. Tipos específicos de diabetes devido à outras causas (síndromes diabéticas monogênicas, doenças exócrinas do pâncreas, diabetes induzido por medicamentos, entre outras).

A Tabela 98.1 mostra os critérios de diagnóstico do diabetes *mellitus*.

TABELA 98.1
CRITÉRIOS DE DIAGNÓSTICO DE DIABETES *MELLITUS*.

Critério	Observações
HbA1c >= 6,5%	Teste feito em laboratório usando método certificado pelo NGSP e padronizado pelo DCCT (*Diabetes Control and Complications Trial*)
Glicemia de jejum >= 126 mg.dL^{-1}	Jejum > 8h
Glicemia 2h pós carga de glicose >= 200 mg.dL^{-1}	Teste de carga de glicose de 75 g via oral, feito de acordo com a recomendação da Organização Mundial de Saúde
Glicemia casual >= 200 mg.dL	Deve estar acompanhado de sintomas clássicos de hiperglicemia ou crise hiperglicêmica

Nível de Glicemia Ideal

O nível de glicemia considerado ideal tem variado com o tempo, acompanhando o surgimento de inúmeros novos estudos sobre esse tema de vital importância. Em 2001, estudo de Van den Bergh e col. causou grande impacto na comunidade científica ao advogar o controle intensivo da glicemia, ou seja, a manutenção da glicemia entre 80 e 110 mg.dL^{-1} em vez de <= 180 mg.dL^{-1}, considerado este último como tratamento convencional. Glicosúria ocorre com glicemias >= 180 mg.dL^{-1}.[20]

Esse estudo mostrou os benefícios do controle intensivo da glicemia de pacientes diabéticos e não diabéticos, no período pós-operatório de diferentes tipos de cirurgia. Constatou-se diminuição de uma variedade de morbidades, entre elas infecção e necessidade de transfusão sanguínea, e principalmente mortalidade.[20]

Contudo, essa mesma equipe em 2006, em um estudo em pacientes clínicos, não conseguiu demonstrar os benefícios anteriormente obtidos. Observou-se que houve melhora em algumas morbidades, entre elas tempo de estadia em UTI e alta hospitalar, porém somente após três dias seguidos de controle intensivo da glicemia.[21]

E ainda mais, o trabalho mostrou que eram precisos cinco dias de controle intensivo para que haja benefícios em relação às outras morbidades e principalmente para a diminuição da mortalidade.[21]

A hipoglicemia não detectada derrubou o controle intensivo da glicemia. O grupo *The Nice Sugar Study Investigators* mostrou em seu trabalho de 2009 que, em um universo de mais de 6.000 pacientes em estado crítico, sendo 37% destes em período pós-operatório e 20% diabéticos, o controle intensivo da glicemia aumentava a mortalidade e que a causa desse aumento era a hipoglicemia grave não detectada a tempo.[22]

Desse modo, atualmente a glicemia considerada ideal pela Associação Americana de Diabetes (ADA) é: HbA1c < 7%, glicemia de jejum entre 80 e 130 mg.dL^{-1} e glicemia a qualquer tempo < 180 mg.dL^{-1}. A Tabela 98.2 mostra a correlação entre o nível de HbA1c e a glicemia correspondente.[19]

TABELA 98.2
CORRELAÇÃO ENTRE HBA1C E GLICEMIA.

HbA1c (%)	Glicemia em mg.dL^{-1}	Glicemia em mMol.L^{-1}
6	126	7,0
7	154	8,6
8	183	10,2
9	212	11,8
10	240	13,4
11	269	14,9
12	298	16,5

Cuidado Pré-operatório

A Sociedade para a Anestesia Ambulatorial (SAMBA) desenvolveu em 2010 um consenso sobre o manejo perioperatório da glicemia em pacientes submetidos à cirurgia ambulatorial. A recomendação primária é a de evitar a hipoglicemia e manter controle adequado da glicemia. Esse objetivo é alcançado com a mínima alteração do tratamento antidiabético, monitorização frequente da glicemia e alimentação por via oral o mais rápido possível.[23]

A identificação pré-operatória de pacientes diabéticos ou com risco para disglicemia (hiperglicemia, hipoglicemia, hiperglicemia induzida por estresse e glicose variável) abre uma oportunidade para diminuir a morbimortalidade nesse cenário.[4,12,14,15,17,19,23]

Deve-se conhecer detalhadamente a história da doença: tipo de diabetes, duração da doença, presença de comorbidades, grau de controle da glicemia através da HbA1c (cujo valor reflete o controle crônico da glicemia, dos 3 a 4 meses prévios), do tipo e dose das medicações antidiabéticas, da frequência e hospitalizações por causa da hipoglicemia e o entendimento e manejo pelo paciente da sua doença.[4,12,14,15,17,19,23]

Avaliação laboratorial

A avaliação laboratorial depende das sequelas causadas pelo diabetes e focaliza-se nas complicações mais comuns, como doença coronariana, vascular periférica, cerebrovascular e renovascular. Eletrocardiograma, glicemia, potássio, ureia e creatinina séricas e análise da urina são mandatórios.[4,19]

Diabetes é a principal causa de insuficiência renal, portanto a monitorização da função renal permite a visualização da gravidade da doença. Além disso nefropatas são mais propensos à hipoglicemia, pelo efeito prolongado da insulina e das sulfonilureias.[4,19] Microalbuminúria (30-299 mg em 24 horas) é o marcador mais precoce do desenvolvimento da nefropatia. A creatinina sérica, por seu lado, permite uma boa estimativa estática da função renal, através da equação de Cockcroft-Gault:

$$\text{Taxa de filtração glomerular} = \frac{(140-\text{idade}) \times \text{peso (kg)} \times (0{,}85 \text{ se mulher})}{72 \times \text{creatinina sérica}}$$

A HbA1c pré-operatória elevada é variável independente de mau prognóstico em diferentes tipos de cirurgias; HbA1c > 8,6% aumenta em 4 vezes a mortalidade em cirurgias cardíacas. Entretanto, não existe nível limite da HbA1c acima do qual deva-se suspender cirurgias. HbA1c < 7% é advogada pela ADA, mas HbA1c < 8% a 9% é considerada aceitável.[4,12,14,17,18]

Medicações antidiabéticas

É incomum a hipoglicemia causada pelos antidiabéticos orais e injetáveis não insulínicos, com exceções ocasionais das sulfonilureias, meglitinides e injetáveis não insulínicos. Em geral não é necessário suspender o uso dos antidiabéticos orais antes da cirurgia, porém estes e os injetáveis não insulínicos não devem ser usados no dia da cirurgia até o retorno da alimentação efetiva.[4,12,14,15,17,23]

Não há evidências de que a metformina cause aumento da acidose lática; sua suspensão em casos de uso de contrastes durante a cirurgia é controversa. A sociedade real britânica de radiologistas considera a suspensão desnecessária; exceção se dá em pacientes com insuficiência renal (taxa de filtração glomerular < 60 mL.min), em que se recomenda a retirada de seu uso nas primeiras 24 a 48 horas antes da cirurgia.[4,12,14,15,17,23]

Pacientes em uso de insulina por sua vez têm como objetivo, no período pré-operatório, o bom controle da glicemia e, o mais importante, evitar a hipoglicemia. Insulina basal não deve ser retirada no dia anterior à cirurgia a não ser que haja episódios de hipoglicemia noturno, diurno, perda de refeição ou sob dieta restritiva.[12,14,15,17,23,24]

Por outro lado, pacientes que utilizam insulina combinada com antidiabéticos orais ou insulina de ação intermediária com efeito pico podem ter hipoglicemia se perderem alguma refeição. Recomendam-se alteração moderada em insulinas de longa duração (diminuir 20%

da dose se dado na noite anterior à cirurgia ou se dose diurna, na manhã da cirurgia) e retirada das insulinas de curta duração no dia da cirurgia (Tabela 98.3).[12,14,15,17,23,24]

Hiperglicemia Aguda

Cirurgias eletivas devem ser adiadas em casos de graves complicações da hiperglicemia como a cetoacidose diabética (CAD) e a coma hiperosmolar (CHO). Recomenda-se postergar cirurgias não urgentes se houver subida aguda da glicemia > 400 mg.dL.[15,19,25]

CAD é diagnosticada através de certos critérios: glicemia > 250 mg.dL^{-1}, pH arterial < 7,30, bicarbonato sérico (bic) < 18 mEq.l, presença de cetonas sérias e urinárias, ânion *gap* > 10 e estado mental entre alerta e coma.[15,19,25]

CHO, por seu lado, diagnostica-se com glicemia > 600 mg.dL^{-1}, pH > 7,30, bic > 18 mEq/l, pouca cetona séria e urinária, osmolalidade > 320 mOsm.kg, ânion *gap* variável e estupor ou coma.[15,19,25]

O fator precipitante mais comum de CHO e CAD é a infecção. Outros fatores são a falta de insulina, a pancreatite, o infarto do miocárdio, o acidente vascular cerebral e os medicamentos. A decisão de operar pacientes diabéticos mal controlados deve ser tomada em conjunto com o cirurgião, levando-se em conta as comorbidades, a urgência da cirurgia e o risco potencial de complicações cirúrgicas como deiscência e infecção de feridas. Medidas para que o paciente seja cuidado em UTI no pós-operatório devem ser tomadas.[15,17,19,23-25]

O tratamento de ambas as complicações se baseia na correção da desidratação, da hiperglicemia e do desbalanço eletrolítico. A CHO responde bem a pequenas doses de insulina regular (0,1 U.kg EV) e reidratação com 1 a 2 litros de soro fisiológico (SF) em 1 a 2 horas, se a função cardiovascular permitir, até glicemia < 300 mg.dL^{-1}. Infunde-se, a partir disso, SF acrescido de G5% (glicose 5%), em proporções iguais, na velocidade de 150 a 250 mL.h. Corrige-se o bicarbonato quando este for <= 6,9 e o potássio se < 3,3 mEq.L.[19,24,25]

A CAD, por sua vez, se leve ou moderada, pode ser tratada com insulina subcutânea ou EV, em *bolus*; entretanto, se for grave, trata-se insulina EV contínua, reposição volêmica e eletrolítica (Tabela 98.4).[19,24]

TABELA 98.4 PROTOCOLO DE TRATAMENTO DA CETOACIDOSE DIABÉTICA.

Manejo da cetoacidose diabética
Iniciar 0,1U.kg^{-1} EV *bolus* e depois 0,1U.kg^{-1}.h^{-1} até glicemia < 250 mg.dL^{-1}
Quando glicemia < 250 mg.dL^{-1}, acrescentar G5% 100 mL.h^{-1}
Iniciar reposição volêmica com SF 1L em 1h, passar para 500 mL.h^{-1} e depois mais gradualmente, guiado pelos sinais vitais e diurese; antecipar *deficit* de 4-10L
Quando a diurese for > 0,5 mL.kg^{-1}.h^{-1}, iniciar reposição de potássio 10-40 mEq.L^{-1}.h^{-1} com monitorização de ECG se reposição > 10 mEq.L^{-1}
Considerar reposição de bicarbonato se pH < 6,9

TABELA 98.3 MANEJO DAS MEDICAÇÕES ANTIDIABÉTICAS PARA CIRURGIA.

	Noite antes da cirurgia	Dia da cirurgia
Antidiabéticos orais	Tomar dose habitual	Suspender medicação
Injetáveis não insulínicos	Tomar dose habitual	Suspender medicação
Bombas de insulina subcutânea	Continuar somente taxa basal	• Continuar somente taxa basal • Se jejum e episódios de hipoglicemia, reduzir em 20% a taxa de infusão, temporariamente • Se cirurgia prolongada, trocar por insulina EV contínua
Insulinas de ação curta e rápida (regular, lispro, aspart, glulisine)	Tomar dose habitual	Suspender medicação
Insulinas de ação intermediária (NPH, insulina zinco, insulina zinco extendida)	• Tomar dose habitual, se dose diurna • Tomar 75% da dose, se dose noturna	Tomar 50%-75% da dose habitual diurna
Insulinas de ação longa (glargina, detemir)	• Se detemir, tomar dose habitual • Se glargina como medicação única, tomar 50%-100% da dose habitual (depende dos episódios de hipoglicemia) • Se glargina como parte de regime *bolus*-basal, tomar 80%-100% da dose habitual (depende dos episódios de hipoglicemia)	• Se detemir e glargina como medicação única, tomar 50%-100% da dose habitual (depende dos episódios de hipoglicemia) • Se glargina como parte de regime *bolus*-basal, tomar 80%-100% da dose habitual (depende dos episódios de hipoglicemia)
Insulinas mistas (Novolin, Humulin, Novolog, Humalog)	Tomar dose habitual	• Tomar 33% da dose habitual ou 50%-75% da dose diurna do componente de ação intermediária • Humalog (lispro protamina) existe somente em combinação, portanto, trocar por NPH

Cuidado Intraoperatório

A monitorização depende das complicações nos órgãos-alvo. Pacientes cardiopatas, por exemplo, podem necessitar de monitorização invasiva; aqueles com hiperglicemia aguda grave são manejados como em UTI com glicemia de 1 em 1 hora, pH arterial, eletrólitos e balanço hídrico.[19]

Cirurgia ambulatorial

Pacientes diabéticos não devem ser internados, desnecessariamente, no dia anterior à cirurgia. Devem ser priorizados e escalados para a primeira cirurgia do dia, a fim de evitar alterações da sua rotina e jejum prolongado e permitir o rápido retorno ao seu regime medicamentoso e alimentar.[4,15,17,23] Os pacientes devem trazer toda sua insulina habitual e também ter em mãos sucos claros, sem resíduo, para evitar hipoglicemia durante o trajeto para o hospital; deve-se evitar barra ou gel de glicose por serem particulados. Estimula-se a hidratação adequada com água até 2 horas antes da cirurgia.[4,15,17,23]

Não existem estudos quanto ao nível de glicemia que se deve manter durante o período intraoperatório de cirurgias ambulatoriais. Sugere-se manter glicemia < 180 mg.dL^{-1} em geral e ter como alvo glicemia entre 108-180 mg.dL^{-1}, sendo aceitáveis, no entanto, glicemias entre 72 e 216 mg.dL^{-1}.[14,17,23,24]

Em contrapartida, a ADA sugere níveis maiores de glicemia para evitar a hipoglicemia. Pacientes não críticos hospitalizados devem ser mantidos com glicemia < 140 mg.dL^{-1} em jejum e < 180 mg.dL^{-1} a qualquer tempo.[12,18,24]

A via considerada segura no ambiente ambulatorial é a insulina subcutânea de ação curta, não se recomendando nem insulina regular intravenosa em *bolus* ou contínua. Não há protocolo considerado seguro e efetivo nesses casos. Geralmente utiliza-se a escala móvel ou a regra do 1.800 (ou 1.500): 1.800 (ou 1.500) dividido pela dose diária de insulina, levando-se a quanto 1 unidade de insulina vai diminuir a glicemia. Sendo assim, paciente que utiliza, por exemplo, uma dose diária de insulina de 60 U vai verificar que 1 U de insulina diminuirá a sua glicemia em 25 a 30 mg.dL^{-1}.[17,23]

Cirurgia de médio e grande porte

A ADA sugere que pacientes críticos hospitalizados em UTI devem iniciar o controle da hiperglicemia quando esta for > 180 mg.dL^{-1} e a glicemia deve ser mantida entre 140 e 180 mg.dL^{-1}. Glicemias-alvo < 110 mg.dL^{-1} não são mais recomendadas. Essa recomendação pode ser transportada para cirurgias de médio e grande porte.[12,14,15,17,23,24]

Ressalta-se que pacientes mal controlados devem manter glicemias semelhantes ao pré-operatório e não se deve reduzir a glicemia agudamente, já que sintomas de hipoglicemia e lesão orgânica são variáveis e mais deletérios que a hiperglicemia. A ADA recomenda glicemia entre 150 e 200 mg.dL^{-1} em CAD e 250 a 300 mg.dL^{-1} em CHO até que se resolva a complicação que originou a hiperglicemia aguda.[15,22,25]

Na maioria dos casos de pacientes hospitalizados, o método preferencial de controle da glicemia é através do uso de insulina. Em cirurgias de grande porte e UTI a via escolhida é a infusão EV, através de protocolos que evitem a hipoglicemia. Recomenda-se que, em cirurgias que necessitam de jejum prolongado, pacientes com complicações graves da hiperglicemia e pacientes críticos utilizem protocolo de insulina EV.[11,15,16]

A Tabela 98.5 dá exemplo de um protocolo de glicemia. Há protocolos que recomendam o acréscimo de soro glicosado e potássio na solução.[17,18,23]

Monitorização da glicemia

Monitorização da glicemia de diabéticos bem controlados, escalados para cirurgias de pequeno porte, pode ser feita na admissão, entrada em cirurgia e saída do paciente do hospital. Cirurgias de < 2 horas de duração não necessitam de controle intraoperatório; em outros casos monitora-se a cada 1 a 2 horas. Cirugias extensas, pacientes com complicações da hiperglicemia e pacientes em uso de insulina contínua recomenda-se controle de até 30 em 30 minutos.[12,18,19,23]

Glicemias feitas em laboratório são mais fidedignas, entretanto fitas de glicemia podem ser utilizadas, com exceção de pacientes hemodinamicamente ou metabolicamente instáveis; por superestimar a glicemia, considera-se hipoglicemia < 70 mg.dL^{-1} quando se utilizam as fitas de glicemia.[6,12,18,23,26]

O uso de aparelhos de medição contínua da glicemia subcutânea ou intravenoso, durante o período perioperatório, é ainda controverso, há estudos promissores quanto à sua utilidade nesse universo, porém o maior problema desses aparelhos continua sendo sua acurácia. Esses aparelhos não necessitam ser retirados, se não atrapalharem a cirurgia, mas seus resultados não são confiáveis.[6,12,18,23,26]

Hipoglicemia

A hipoglicemia é definida como glicemia < 70 mg.dL^{-1} e a hipoglicemia grave como < 40 mg.dL^{-1}, valor que é considerado fator independente de mortalidade. Hipoglicemia em pacientes anestesiados pode ser de difícil diagnóstico, já que não há sintomas de neuroglicopenia como sonolência e dificuldade na fala e sinais de ativação do sistema simpático como palpitações, tremores e fome.[12,18,19]

TABELA 98.5
PROTOCOLO EXEMPLIFICATIVO DE CONTROLE ENDOVENOSO DA GLICEMIA NO PERÍODO INTRAOPERATÓRIO.

Iniciar protocolo quando glicemia > 180 mg.dL^{-1}	mg.dL^{-1}	Unidade.hora de insulina (U/h)
Glicemia	<= 180	Zero
	181-220	1
	221-259	2
	260-299	3
	300-349	4
	>= 350	5

Resultado da glicemia	Conduta
Se glicemia < 80 mg.dL^{-1}	Suspender insulina e dar glicose 50% 20 mL Fazer dextro em 30 minutos Se glicemia > 140 mg.dL^{-1}, reiniciar a infusão em 50% da dose
Se glicemia entre 80-140 mg.dL^{-1}	Suspender insulina Fazer dextro em 30 minutos Se glicemia > 140 mg.dL^{-1}, reiniciar a infusão em 50% da dose
Se glicemia entre 141-199 mg.dL^{-1}	Se glicemia menor que medida anterior, manter a dose de infusão Se glicemia maior que medida anterior, aumentar infusão em 0,5 U.h^{-1}
Se glicemia entre 200-250 mg.dL^{-1}	Se glicemia menor que medida anterior, manter a dose de infusão Se glicemia maior que medida anterior, aumentar a infusão em 1 U.h^{-1}
Se glicemia > 250 mg.dL^{-1}	Dobrar a dose de infusão se não houver diminuição da glicemia após 3 horas seguidas de aumento progressivo da infusão

Solução de infusão: diluir 100 unidades de insulina em 99 mL de soro fisiológico

1 mL da solução tem 1 U.h^{-1} de insulina

Glicemia-alvo = 140 mg.dL

Medidas de fita de glicemia (dextro) de 1-1h

1 unidade insulina diminui 36-50 mg.dL^{-1} da glicemia

10 g de glicose aumenta 36-50 mg.dL^{-1} da glicemia

70 mg.dL^{-1} da glicemia = 3,9 mMol.L^{-1}

Sendo assim, somente o controle frequente da glicemia e o alto grau de suspeição podem prevenir essa complicação. O tratamento se faz através da infusão de glicose 15 a 20 g por via venosa (EV), com a possibilidade de repetir-se a dose em 15 minutos e, se necessário, a infusão de glucagon 20 µg.kg^{-1} por via venosa, com dose máxima de 0,5 a 1 mg. A glicemia-alvo é > 100 m.dL^{-1}.[12,18,19]

Cuidados Pós-operatórios

No período pós-operatório de cirurgias ambulatoriais, o tratamento antidiabético só deve ser retomado após a ingestão alimentar regular e deve-se tomar cuidado com a hipoglicemia. Nesse cenário é possível corrigir a hipoglicemia com ingesta de 10 a 25 g de glicose na forma de sucos, refrigerantes e soluções eletrolíticas ou, se não tiver acesso EV, fazer glucagon 1 mg subcutâneo.[23]

Pacientes internados, não críticos, podem receber insulina subcutânea programada no pós-operatório em dose basal, nutricional e de correção, aliado à boa ingesta de carboidratos. A administração de hipoglicemiantes orais depende da ingestão calórica, da presença de íleo e da dificuldade para se titular as medicações.[12,18]

Metformina só deve ser administrada 48 horas após a cirurgia quando não houver insuficiência renal ou náuseas e vômitos. Pacientes bem controlados podem voltar a usar antidiabéticos orais 1-2 dias antes da alta hospitalar, e aqueles em uso de insulina podem retornar ao seu esquema prévio pelo menos um dia antes da alta.[12,18]

A transição de pacientes em uso de protocolo de insulina por via venosa, no pós-operatório, por seu lado, também baseia-se em insulina subcutânea basal, nutricional e correção programada. Não é recomendado o uso de escala móvel como tratamento único da glicemia. A transição, entretanto, só deve ser implementada quando os pacientes receberem alimentação regular, não tiverem mais edema periférico e forem retirados os vasopressores.[12,18]

Diabetes na Infância

A ADA recomenda no caso das crianças e adolescentes com diabetes tipo 1 glicemia pré-prandial entre 90 e 130 mg.dL^{-1}, noturna entre 90 e 150 mg.dL^{-1} e HbA1c < 7,5%. Diabetes tipo 2 segue orientação dos pacientes adultos.[18]

A Sociedade Internacional para o Diabetes Pediátrico e do Adolescente (ISPAD) advoga a manutenção da glicemia entre 90 e 180 mg.dL^{-1} para a faixa pediátrica submetida a cirurgias. Inicia-se insulina quando a glicemia for > 250 mg.dL^{-1}, com insulina regular EV contínua ou insulina de ação rápida subcutânea, dependendo do porte da cirurgia e regime insulínico habitual.[27]

Crianças e adolescentes diabéticos tipo 1 e 2 em uso de insulina devem ser hospitalizados se submetidos à anestesia geral. Devem ser programados para ser a primeira cirurgia do dia e prevê-se a dificuldade para intubação se sinal de *stiff-joint* e sinal da reza positivas. Necessitam de insulina mesmo em jejum para evitar cetoacidose.[19,27]

Podem receber fluidos EV sem glicose, se cirurgias de pequeno porte (que dure < 2 horas) e em uso de insulina no regime *bolus*-basal ou bomba de insulina subcutânea. Devem receber fluidos com glicose se cirurgias de grande porte (que dure no mínimo 2 horas) ou se em uso de insulina NPH. No período intraoperatório, deve-se monitorar a glicemia de 1 em 1 hora e utilizar SF ou ringer lactato para repor volemia e retornar ao tratamento habitual do diabetes após nutrição oral.[19,27]

Crianças com diabetes tipo 2 em uso de metformina devem suspender seu uso 24 horas antes no caso de cirurgia de grande porte e no dia da cirurgia, no caso de cirurgia de pequeno porte, e permanecer suspenso por 48 horas pós-operatório. Outras medicações antidiabéticas orais devem ser suspensas no dia da cirurgia.[27]

Pacientes em uso de insulina, submetidos a cirurgias de grande porte, devem receber insulina habitual noturna e no dia da cirurgia, insulina EV contínua. Em cirurgias de pequeno porte, na manhã da cirurgia deve-se dar 50% da dose de NPH ou 100% da dose de insulina de ação longa e suspender a insulina de ação curta e rápida.[27]

Paciente em uso de bomba de insulina subcutânea beneficia-se com a continuação do seu uso durante a cirurgia ou, alternativamente, trocar por insulina EV contínua.[27]

Em cirurgias de emergência, a ISPAD orienta que se cheque a glicemia, beta-hidroxibutirato ou concentração urinária de cetonas, eletrólitos séricos e gasometria. Paciente com cetoacidose deve, se possível, adiar a cirurgia e instituir protocolo de correção da cetoacidose até que a volemia e eletrólitos normalizem. Paciente sem cetoacidose segue manejo semelhante à cirurgia eletiva, com insulina e fluidos.[27]

Diabetes Gestacional

A fisiologia gravídica se caracteriza pela hipoglicemia em jejum, causada pela captação de glicose pela placenta e pela hiperglicemia pós-prandial e intolerância a carboidratos, resultantes dos hormônios placentários diabetogênicos. Além disso, a resistência à insulina cresce exponencialmente do segundo para o terceiro trimestres da gestação.[18]

A maior parte dos casos de pacientes grávidas com diabetes é causada pelo DG. Diabetes tipo 1 e 2, pré-gestacional, conferem riscos muito maiores que o próprio DG.[18,19]

Entretanto, mesmo leve e bem controlado o DG pode afetar a placenta. A hiperglicemia materna é notada instantaneamente pelo feto, já que a glicose passa rapidamente pela placenta e a glicemia fetal se iguala à materna. A hiperglicemia fetal, por sua vez, leva ao hiperinsulinismo com aumento do consumo de oxigênio que não é suprido a contento, resultando em hipóxia e acidose fetal.[28]

DG gera riscos à mãe e ao bebê. A adaptação cardíaca de pacientes diabéticas à gravidez está comprometida. Os aumentos induzidos pela gravidez do ventrículo esquerdo, do volume sistólico e da frequência cardíaca estão diminuídos.[28]

Esse quadro pode ser causado por uma cardiomiopatia diabética e neuropatia autonômica preexistente. Hipertensão arterial e pré-eclâmpsia são comuns no DG. A pré-eclâmpsia grave em pacientes nefropatas pode levar a edema pulmonar.[28]

O estudo multinacional HAPO mostrou que os riscos maternos, fetais e neonatais aumentam paralelamente à glicemia materna nas 24 a 28 semanas de gestação, mesmo que a glicemia esteja nos níveis normais, anteriormente. Não existe nível de glicemia-alvo para a maioria das complicações, o que levou à cuidadosa reconsideração dos critérios de diagnóstico para DG.[18,29]

Sabe-se dos riscos ao feto causados pelo diabetes materno (Tabela 98.6). Esses riscos estão diretamente relacionados ao nível de HbA1c. Recomenda-se, portanto, HbA1c < 7% na pré-concepção e < 6% durante a concepção.[18,28]

Classificação do diabetes gestacional

Classicamente define-se DG quando este é diagnosticado durante a gravidez. No entanto, a ADA define, atualmente, como diabetes gestacional somente quando ele ocorre no segundo ou terceiro trimestre de gravidez e que a paciente não tenha diabetes evidente (*overt diabetes*).[18,29]

No primeiro trimestre, mulheres que têm diabetes são classificadas como com diabetes tipo 2, dado a epidemia de obesidade em mulheres em idade reprodutiva.[18,29]

O diagnóstico de DG pode ser feito por meio de duas estratégias, chamadas estratégia de passo único e estratégia de 2 passos (Tabelas 98.7 e 98.8).[18,29]

Cetoacidose Diabética

A cetoacidose diabética (CAD) ocorre mais frequentemente no segundo e terceiro trimestre de gravidez. É uma das principais causas de mortalidade fetal e de

TABELA 98.6
RISCOS DO DIABETES GESTACIONAL PARA O FETO.

Durante a gravidez e puerpério	Alterações	Órgãos	Complicações clínicas
Crônico	Macrossomia (grande) para a idade gestacional		Distocia do ombro
			Trauma ou lesão ao nascer
	Má formação estrutural	SNC	Anencefalia
			Encefalocele
			Meningomielocele
			Espinha bífida
			Holoprosencefalia
		Cardíaco	Transposição dos grandes vasos
			Defeito do septo ventricular
			Situs inversus
			Ventrículo único
			Hipoplasia do ventrículo esquerdo
		Esquelético	Regressão caudal
		Renal	Agenesia
			Displasia multicística
		Gastrintestinal	Atresia anal ou retal
			Cólon esquerdo pequeno
		Pulmonar	Hipoplasia
Agudo	Morte intrauterina ou neonatal		
	Síndrome da angústia respiratória do neonato		
	Hipoglicemia neonatal		
	Hiperbilirrubinemia neonatal		
Após a gravidez			
Intolerância à glicose			
Possível retardo do desenvolvimento cognitivo			

TABELA 98.7
ESTRATÉGIA DE PASSO ÚNICO NO DIAGNÓSTICO DO DIABETES GESTACIONAL.

Estratégia de passo único

- Gestante na 24ª a 28ª semana de gestação, sem diagnóstico prévio de *overt* diabetes
- Após jejum noturno de 8h, administrar 75 g de glicose via oral de manhã
- Antes da dose de glicose e 1 e 2h pós glicose, colher glicemia
- DG está caracterizada quando a glicemia estiver:
    - Jejum $>= 92$ mg.dL^{-1}
    - 1h $>= 180$ mg.dL^{-1}
    - 2h $>= 153$ mg.dL^{-1}

TABELA 98.8
ESTRATÉGIA DE DOIS PASSOS NO DIAGNÓSTICO DO DIABETES GESTACIONAL.

Estratégia de dois passos

Passo 1

- Gestante na 24ª a 28ª semana de gestação, sem diagnóstico prévio de overt diabetes
- Dar 50 g de glicose via oral, sem jejum
- Medir glicemia 1h após
- Se glicemia for $>= 140$ mg.dL^{-1}, seguir para passo 2

Passo 2

- Dar 100 g de glicose via oral, com paciente em jejum
- Medir glicemia com paciente em jejum, 1h, 2h, 3h após a dose de glicose
- DG está caracterizada quando pelo menos 2 glicemias estiverem:
    - Jejum $>= 95$ mg.dL^{-1} (CC) ou 105 mg.dL^{-1} (NDDG)
    - 1h $>= 180$ mg.dL^{-1} (CC) ou 190 mg.dL^{-1} (NDDG)
    - 2h $>= 155$ mg.dL^{-1} (CC) ou 165 mg.dL^{-1} (NDDG)
    - 3h $>= 140$ mg.dL^{-1} ou 145 mg.dL^{-1} (NDDG)

CC – critério de Carpenter e Coustan
NDDG – critério do *National Diabetes Data Group*

morbidade materna. A perda fetal chega a 50% dos casos. Os fatores precipitantes são: infecção bacteriana, má nutrição, uso de tocolíticos com betamiméticos, difícil manejo dos medicamentos, entre outros.[19,28]

A doença se apresenta com anorexia, náuseas, poliúria, polidipsia, taquicardia, dor abdominal e cãibra. Casos graves podem cursar com hiperventilação de Kussmaul, hipovolemia, letargia e coma. A CAD pode ocorrer mesmo com glicemias baixas (200 mg.dL^{-1}).[19,28]

O diagnóstico da CAD é confirmado com a presença de cetonas, pH materno < 7,30, diminuição do bicarbonato sérico e aumento do ânion *gap*. O tratamento se faz com:[28]

1. Hidratação EV com SF 15 a 20 mL.kg^{-1}.h^{-1} por 2 horas e depois 7,5 mL.kg.h de acordo com a clínica e a diurese. Acrescenta-se G5% quando a glicemia chegar a 250 a 300 mg.dL^{-1}, insulina EV.
2. Tratar a causa de base.
3. Monitorização cuidadosa da glicemia e eletrólitos
4. Administrar bicarbonato quando pH < 7,10.
5. Manter deslocamento esquerdo do útero.
6. Oxigênio suplementar.

Hipoglicemia

Hipoglicemia é uma ameaça constante nas grávidas diabéticas, principalmente naquelas que utilizam insulina. Pacientes com neuropatia autonômica podem ter resposta diminuída à hipoglicemia. Deve-se evitar o uso de bloqueadores beta-adrenérgicos.[28]

Episódios de hipoglicemia são mais frequentes em pacientes com insuficiência renal e aquelas em jejum para cirurgias. O controle pós-prandial da glicemia pode ser difícil pelo esvaziamento gástrico imprevisível e retardado, fruto dos níveis aumentados de progesterona. Hipoglicemia grave no final da gravidez pode estar associado com bradicardia fetal moderada (< 100 batimentos.min).[28]

Nível de Glicemia Ideal

O nível de glicemia considerado ideal no DG difere entre as instituições e as pacientes (Tabela 98.9). Por seu lado, pacientes com diabetes tipo 1 e 2, pré-concepção, têm como alvo glicêmico: jejum, ao dormir e durante à noite = 60 a 99 mg.dL^{-1}, pico pós-prandial = 100 a 129 mg.dL^{-1} e HbA1c < 6%.[18]

A HbA1c costuma cair na gravidez, dado o alto *turnover* das hemoglobinas, e por ser uma média pode não representar um parâmetro confiável. HbA1c é um parâmetro secundário nesse cenário, semelhante à glicemia automonitorada. Recomenda-se HbA1c < 6%, se não houver hipoglicemia. A monitorização desse parâmetro pode ser mensal, pois há alto *turnover* das hemoglobinas na gravidez.[18]

Cuidados Perioperatórios

DG é, historicamente, tratado com insulina, porém há estudos que mostram a eficácia em curto prazo do gliburida e da metformina, porém não há estudos em longo prazo. Esses medicamentos cruzam a placenta.[18]

O cuidado pré-operatório foca-se nas áreas de maior risco, como hipertensão arterial, pré-eclâmpsia, septicemia e disfunção renal. A avaliação laboratorial depende da lesão dos órgãos-alvo. Na manhã da cirurgia administra-se um terço da dose habitual de NPH.[19,28]

No período intraoperatório há maior risco de neuropatia autonômica com hipotensão ortostática, gastroparesia e diminuição de resposta a medicamentos. Intubação difícil, aspiração e hipoglicemia devem ser prevenidos. Há também maior instabilidade hemodinâmica e risco de edema pulmonar. A otimização glicêmica é de vital importância e faz-se com insulina de ação curta EV, com controle glicêmico de 1 em 1h. A glicemia ideal é < 120 mg.dL^{-1}.[19,28]

Pacientes com pré-eclâmpsia grave e aqueles com nefropatia diabética associado à hipertensão arterial necessitam de monitorização invasiva para acessar a função cardiovascular e a volemia. Oximetria, diurese, coagulação e avaliação das vias aéreas também são fundamentais.[28]

Após o parto, pacientes com risco de edema o fazem nessa fase, sendo interessante a continuação da monitorização no período pós-parto imediato. Cuida-se também de infecção nessa fase. Pacientes com DG têm maior chance de novo DG numa próxima gravidez e de desenvolver *overt* diabetes.[28]

CÓRTEX ADRENAL

O córtex adrenal secreta três classes de hormônios: andrógenos, glicocorticoides e mineralocorticoides. O cortisol e a aldosterona são hormônios essenciais, não sendo esse o caso dos andrógenos, nos adultos. A disfunção do córtex adrenal pode impedir a resposta adequada ao estresse cirúrgico ou à doença grave.[19,24]

Pacientes com secreção excessiva de andrógenos (androstenediona e dehidroepiandrosterona) não necessitam de monitorização perioperatória específica, a não ser que haja associação com alteração glicocorticoide e mineralocorticoide.[19,24]

Hormônios Mineralocorticoides

A aldosterona é o principal mineralocorticoide produzido pelo ser humano, sua função é regulada pelo sis-

TABELA 98.9 NÍVEIS DE GLICEMIA RECOMENDADOS.			
Nível de glicemia	5a CWDG	ACOG	ADA
Jejum	< 95 mg.dL^{-1}	< 90 mg.dL^{-1}	< 105 mg.dL^{-1}
1h pós-prandial	<= 140 mg.dL^{-1}	< 130-140 mg.dL^{-1}	< 155 mg.dL^{-1}
2h pós-prandial	<= 120 mg.dL^{-1}	< 120 mg.dL^{-1}	< 130 mg.dL^{-1}

5a CWDG = quinta Conferência-*Workshop* Internacional de Diabetes Gestacional
ACOG = Colégio Americano de Obstetras e Ginecologistas
ADA = Pacientes que não toleram glicemias mais baixas, a ADA sugere níveis mais altos

tema renina angiotensina e pelo nível de potássio sérico. Ela tem um papel importante no controle da pressão arterial e da volemia, na fisiopatologia da doença cardiovascular e renal e leva à reabsorção de sódio e secreção de potássio e hidrogênio. A secreção endógena de aldosterona é de 0,1 mg.dia.[4,19,24,30]

Hiperaldosteronismo

Hiperaldosteronismo pode ser primário, chamado de síndrome de Conn, ou secundário a excesso de glicocorticoide. Consideram-se doses suprafisiológicas de cortisol e cortisona quando => 30 mg/dia. A principal causa de hipertensão secundária deve-se à síndrome de Conn, responsável por até 28% das hipertensões resistentes a tratamento convencional. Pacientes nessa condição têm alta incidência de isquemia miocárdica, hipertrofia miocárdica, acidente vascular cerebral e insuficiência renal.[24,30-32]

O diagnóstico laboratorial inicial se faz por meio do nível sanguíneo matutino da concentração da aldosterona (PAC) dividido pela atividade da renina, cujo resultado deve ser >= 555 pmol/L.ng.mL.h. Confirmada essa alteração, que não é definitiva para o diagnóstico, passa-se aos testes específicos: teste da carga de sódio, teste da supressão da fludrocortisona, tomografia computadorizada, entre outros.[24,30-32]

Restabelecem-se a volemia e os eletrólitos no período pré-operatório com espironolactona, um antimineralocorticoide, cujo efeito leva até duas semanas para ocorrer. Outra medicação que pode ser utilizada é a eplerenone, que tem menos efeito colateral que a espironolactona. Geralmente associam-se tiazídicos ou diuréticos sulfonamidas para controlar a hipervolemia. A reposição de potássio pode levar até 24 horas para ser efetuada. A dieta deve ser pobre em sódio (< 100 mEq/dia).[19,24,30-32]

A monitorização hemodinâmica no período perioperatório se faz guiada pelo grau de lesão cardiovascular e renal. Mede-se o nível de PAC 1-2 dias após a cirurgia para confirmar a cura. Monitora-se o nível de potássio durante quatro semanas e a dieta passa a ser rica em sódio por possível hipoaldosteronismo rebote.[19,24,30-32]

Hipoaldosteronismo

Hipoaldosteronismo pode ser congênito ou causado por adrenalectomia unilateral, uso crônico de heparina, insuficiência renal e diabetes. A característica comum em todos os casos de hipoaldosteronismo é o não aumento da aldosterona em resposta à restrição sódica e à hipovolemia.[19,24,31]

Os sintomas são causados pela acidose hipercalêmica e hipotensão arterial. O tratamento se faz com fluorocortisol 0,05 a 0,1 mg.dia. A reposição deve ser feita com cuidado em pacientes hipertensos e com insuficiência cardíaca congestiva. Anti-inflamatórios não esteroidais, por inibir a síntese de prostaglandina, pioram o hipoaldosteronismo.[19,24,31]

Hormônios Glicocorticoides

Cortisol é o glicocorticoide endógeno mais potente produzido pelo córtex adrenal, sob controle do ACTH (corticotropina) liberado pela pituitária anterior. O ACTH por sua vez é regulado pelo CRH (fator liberador de corticotropina). A produção diária do cortisol é de 20 mg em média, podendo chegar a 15 a 300 mg/dia.[19,24,33]

A medida mais precisa da atividade do cortisol é através do nível de cortisol urinário, ou seja, a quantidade de cortisol não ligado à transcortina filtrado pelo rim. O nível sérico normal do cortisol varia entre 28 e 120 n.mL^{-1}. A meia-vida sérica do cortisol é de 80 a 110 minutos, porém o nível sérico não reflete a atividade deste, de maneira que o tratamento com glicocorticoide baseia-se em seu efeito no órgão-alvo.[19,24,33] A potência relativa dos glicocorticoides está relacionada na Tabela 98.10.

	TABELA 98.10 POTÊNCIA E DOSE EQUIVALENTE DOS GLICOCORTICOIDES.		
Esteroides	Potência relativa (vezes) Anti-inflamatória	Potência relativa (vezes) Mineralocorticoide	Dose equivalente (mg)
Ação curta			
Cortisona	0,8	0,8	20
Cortisol (hidrocortisona)	1,0	1,0	25
Predinisona	4,0	0,25	5
Predinisolona	4,0	0,25	5
Metilpredinisolona	5,0	——	4
Ação intermediária			
Triamcinolona	5,0	——	4
Ação longa			
Betametasona	25,0	——	0,6
Dexametasona	30,0	——	0,75
Parametasona	10	——	2

Excesso de glicocorticoides

A síndrome de Cushing, ou excesso de glicocorticoides, resulta da hipersecreção endógena causada por tumores ou mais comumente pelo uso de corticoide exógeno e atrofia adrenal secundária, com inabilidade para responder a situações de estresse. Cerca de 65% a 75% dos tumores são causados pela produção de ACTH pela pituitária anterior, denominado doença de Cushing.[19,24,33,34]

O paciente com essa síndrome tem face pletórica em forma de lua, hirsutismo, estrias, distribuição centrípeta da gordura, fraqueza muscular, osteopenia, hipertensão arterial e hiperglicemia.[19,24,33,34]

O diagnóstico é confirmado através do nível sérico e urinário de cortisol, do nível do 17-hidroxicorticoide urinário, do nível sérico de ACTH (nível normal varia entre 20 e 113 pg.mL^{-1}), pelo teste de supressão da dexametasona, pela angiotomografia, ultrassom e ressonância magnética.[19,33,34]

Em casos de tumor da adrenal, há ACTH baixo, não há resposta ao teste do CRH e ao teste de supressão com dexametasona de 8 mg. A doença de Cushing cursa com ACTH normal ou aumentado, teste de CRH positivo, assim como o teste de supressão com dexametasona.[19,33,34]

Todas as medicações do paciente devem ser mantidas até a manhã da cirurgia, incluindo os inibidores enzimáticos da adrenal como cetoconazol, metirapone, mitotane e aminoglutetimida. Exceção se faz aos inibidores da conversão da angitensina e bloqueadores do receptor da angiotensina II, por hipotensão grave associada à anestesia. Clopidrogel deve ser suspenso de 5 a 7 dias antes da cirurgia. Os antidiabéticos seguem recomendação supracitada.[33-36]

A monitorização perioperatória, nessa situação, baseia-se no cuidado do diabetes, da obesidade, da hipertensão arterial, do equilíbrio hidroeletrolítico (há retenção de sódio e alcalose hipocalêmica), do posicionamento do paciente e da infecção. Esses pacientes são mais propensos à hipercoagulabilidade (com aumento de risco para trombose venosa profunda e embolia pulmonar), dificuldade para intubação, complicações cardiorrespiratórias, fraturas, lesão de pele e aspiração gástrica.[19,24,33,34]

No período intraoperatório, monitorização padrão é mandatória: pressão não invasiva, temperatura, CO_2 expiratória, oximetria de pulso e eletrocardiograma. Pressão arterial invasiva, cateter de Swan-Ganz e ecocardiograma transesofágico devem ser considerados, dependendo da reserva cardíaca, local e extensão da cirurgia. Se submetidos à cirurgia de adrenalectomia, a reposição de corticosteroide segue recomendação para pacientes sob estresse cirúrgico máximo.[19,24,33,34]

No cuidado pós-operatório, continua-se a monitorar o cortisol, a glicemia e os eletrólitos e previne-se as complicações respiratórias como atelectasias e hipoxemia através da analgesia, mobilização precoce e exercícios respiratórios.[33,34]

Insuficiência Adrenal

Existem três tipos de insuficiência adrenal (IA) baseados no local de disfunção no eixo hipotalâmico-pituitário-adrenal. IA primária, ou doença de Addison, resulta da falência da glândula adrenal e tem como causas mais comuns: adrenalite autoimune, infecção (tuberculose, HIV, fungo etc.), septicemia e após retirada cirúrgica da glândula. IA secundária resulta da falta de estímulo do ACTH sobre a adrenal. Duas são as razões para essa falta: atrofia da adrenal e supressão da pituitária por glicocorticoide exógena (asma, transplantes, doença inflamatória, doença autoimune etc.). IA terciária resulta da inabilidade do hipotálamo de secretar o CRF.[6,19,24,30]

O diagnóstico de IA se faz através da medida do nível de cortisol antes, 30 minutos e 60 minutos após a administração de 250 ug de ACTH sintético. IA se caracteriza pela falta de aumento do cortisol, pois normalmente o cortisol aumenta no mínimo 500 nmol.L^{-1} em 60 minutos pós ACTH.[19]

A monitorização pré-operatória de pacientes com IA inclui histórico médico da doença (etiologia da IA, causas de agudização e medicações), eletrólitos, ureia, creatinina e glicemia. Não há necessidade de repetir os testes de função adrenal para se efetuar cirurgias. Esses pacientes, em geral, não apresentam problemas perioperatórios a não ser sob estresse, denominada crise addisoniana, com hiponatremia, hipovolemia, hipercalemia, fraqueza, fadiga, hipotensão, náuseas, vômitos e diarreia.[6,24]

A reposição diária de corticosteroide em pacientes com IA se faz em dose fisiológica, consistindo em dose basal e dose para estresse leve. Geralmente utiliza-se predinisona 5 mg de manhã e 2,5 mg à noite ou hidrocortisona em doses equivalentes. Acrescenta-se fludrocortisona 0,05 a 0,1 mg/dia se IA primária e ingesta livre de sal na IA secundária.[19]

A reposição extra de corticosteroides durante cirurgias de pacientes com IA, que já recebem dose fisiológica destes, é controversa: varia entre a desnecessidade até 100 mg de hidrocortisona por dia. Sabe-se que a glândula adrenal secreta no período perioperatório entre 116 e 185 mg de cortisol por dia e, sob estresse máximo, até 200 a 500 mg/dia.[6,24,35,36]

Uma das recomendações é a de administrar 50 mg de hidrocortisona EV, dose única, em cirurgias de pequeno porte e 50 mg de hidrocortisona EV de 8 em 8 horas por 48 a 72 horas, em cirurgias de grande porte. Não se pode esquecer, porém, que a reposição de corticosteroides pode levar à piora da hipertensão arterial, retenção de volume, úlceras de estresse, distúrbios psiquiátricos, dificuldade de cicatrização e aumento da taxa de infecção.[6,24,35,36]

Estresse Cirúrgico

A administração ou não de dose suplementar de corticosteroides no estresse cirúrgico segue discussão movida por seu amplo uso nas mais variadas doenças, entre elas as doenças autoimunes, inflamatórias, pulmonares e transplantes. É difundida a crença de que no uso crônico terapêutico, ou seja, predinisona >= 20 mg.dia por >

5 dias, necessita-se administrar dose extra de corticoides no período perioperatório.[19,24,33,34-37]

Presume-se que há supressão do eixo hipotalâmico-pituitário-adrenal e que a não suplementação pode levar à crise addisoniana. Acredita-se que o uso de corticoide por um mês pode levar à supressão do eixo por até 6 a 12 meses após o término do tratamento e que qualquer via de administração (tópico, inalatório, regional ou EV) pode suprimir o eixo.[19,24,33,34-37]

Não existe regime de reposição considerado ideal nesse cenário. Estudo de revisão sistemática de 2008, reforçado por estudo posterior, não recomenda o uso rotineiro de dose de estresse para pacientes em uso de corticoides em dose terapêutica nem a colheita do nível de cortisol sérico, já que o teste é muito sensível e pouco eficaz para prever casos de crise adrenal.[6,19,36,37]

Entretanto, deixa claro para o anestesiologista que esses pacientes necessitam de monitorização adequada durante todo o período perioperatório. Se o paciente apresentar hipovolemia refratária a volume, colhe-se o cortisol sérico e então administra-se hidrocortisona 100 mg EV e em seguida 50 mg a cada 6 horas até que o estresse se resolva (geralmente 48 horas).[6,19,36,37]

Ressalta que pacientes em tratamento com corticoides em dose fisiológica, ou seja, predinisona <= 5 mg . dia por qualquer tempo, devem receber ou não dose extra de corticoides conforme discussão acima.[6,19,36,37]

Outro estudo,[4] no entanto, advoga que pacientes em uso de dose terapêutica de corticoide e aqueles com evidência importante de IA e que vão se submeter a cirurgias de emergência devem receber dose extra de corticoide nas seguintes doses:

1. Cirurgias de pequeno porte, 25 mg de hidrocortisona (ou equivalente) EV;
2. Cirurgias de médio porte, 50 mg EV;
3. Cirurgias de grande porte, 100 mg EV.

Repetem-se as doses a cada 8 horas por 48 horas.

Esses mesmos pacientes, se submetidos a cirurgias de urgência ou eletiva de médio e grande porte, devem realizar o teste curto de estimulação do ACTH. Se o teste for normal, não é necessária a suplementação de corticoide. Se, no entanto, o teste for anormal ou houver suspeita de IA no período intraoperatório, repõem-se em dose e forma semelhantes às cirurgias de emergência supracitadas. Cirurgias de pequeno porte não necessitam do teste ou reposição de corticoide, a não ser que haja clínica de IA. Nesse caso, repõem-se também como em cirurgias de emergência.[4]

O teste curto de ACTH consiste na administração EV de 250 ug de ACTH sintético e coleta do nível plasmático de cortisol em 30 minutos. A função adrenal é considerada normal quando o nível de cortisol >= 18 a 20 µg.dL^{-1}.[4]

MEDULA ADRENAL

A medula adrenal faz parte do sistema nervoso simpático. Ela sintetiza e secreta adrenalina (80%) e noradrenalina (20%) na forma de hormônios, com meia-vida circulante de 10 a 30 segundos. Os maiores produtos da biotransformação dessas catecolaminas são a metanefrina e o ácido vanilmandélico.[19,38]

Feocromocitomas são tumores neuroendócrinos que se apresentam com sintomas de excesso adrenérgico, como resultado da produção, armazenamento e secreção de catecolaminas, principalmente noradrenalina e seus metabólicos.[4,6,19,24,32,38-40]

Geralmente encontram-se na medula adrenal, como tumor solitário benigno à direita, mas podem ocorrer em qualquer local. No diagnóstico devem-se considerar outras síndromes hereditárias como MEN-2 (neoplasia endócrina múltipla), paraganglioma familiar, neurofibromatose tipo 1, entre outros.[4,6,19,24,32,38-40]

Cuidados Pré-operatórios

Esses pacientes apresentam-se geralmente com hipertensão sustentada, podendo ter paroxismos de hipertensão grave com palpitações, cefaleia, sudorese, diaforese e palidez, que pode ser confundida com hipertermia maligna. Por serem sintomas inespecíficos, o diagnóstico bioquímico confirma a suspeita da doença.[4,6,18,19,24,32,38-40]

Verificam-se o nível sérico de catecolaminas e da metanefrina fracionada e a excreção urinária de 24 horas de catecolaminas, metanefrinas e ácido vanilmandélico. A localização do tumor se faz, a princípio, por meio da tomografia computadorizada ou da ressonância magnética.[4,6,18,19,24,32,38-40]

Apesar de ser causa de menos de 1% das hipertensões arteriais, essa doença pode levar de 25% a 50% de mortalidade durante a indução anestésica ou no período intraoperatório. Crises hipertensivas podem acarretar acidente vascular cerebral, arritmias e infarto do miocárdio. O órgão-alvo mais afetado é o sistema cardiovascular, e a condição mais comum é a cardiomiopatia hipertrófica.[4,6,19,24,32,38-41]

A extirpação do tumor é curativa em > 90% dos casos. A avaliação pré-operatória inclui sinais e sintomas da doença, tratamento médico atual, dose e frequência das medicações, rastreamento e manejo das disfunções orgânicas subjacentes à doença, como a cardiovascular, a neurológica, a renal e a endócrina.[4,6,19,24,32,38-41]

O controle da doença é baseado no controle da pressão arterial e de outros sintomas com alfabloqueio, no mínimo 10 a 14 dias antes da cirurgia e, se necessário, betabloqueio 3 a 5 dias antes da cirurgia, após alfabloqueio adequado. O alfabloqueio é considerado adequado quando a pressão arterial for < 169   90 mmHg, 24 horas antes da cirurgia, quando houver presença de hipotensão ortostática, quando não houver alteração da onda ST-T no ECG, uma semana antes da cirurgia e quando não tiver mais que uma contração prematura em 5 minutos.[4,6,19,24,32,38-41]

A inadequação do alfabloqueio pode levar à crise hipertensiva rebote por vasoconstrição não inibida. O alfabloqueio é feito geralmente com fenoxibenzamina ou prazosin e o betabloqueio, com propanolol. É importante saber qual a indicação do betabloqueio: angina, arritmia ou doença coronariana. Todas as medicações devem ser mantidas no pré, intra e pós-operatório imediato.[4,6,19,24,32,38-41]

A avaliação de doença cardíaca relacionada é essencial, já que o excesso de catecolaminas pode levar à cardiomiopatia, arritmias, acidente vascular cerebral, infarto do miocárdio e doença coronariana. Eletrocardiograma de repouso e ecocardiograma são armas no manejo perioperatório desses pacientes. Outros exames cardiológicos devem ser individualizados, baseados na clínica do paciente. Repõe-se a depleção volumétrica até 7 dias antes da cirurgia. Hiperglicemia pode se desenvolver no decurso do excesso de catecolaminas e deve ser controlada.[4,6,19,38-40]

Cuidados Intraoperatórios

Crises hipertensivas podem sobrevir no período pré e intraoperatório e devem ser tratadas com nitroprussiato, fentolamina ou nicardipina. Taquiarritmias são tratadas com propanolol e esmolol. Monitorização hemodinâmica e cardiovascular deve ocorrer durante todo o período perioperatório com monitorização padrão e pressão arterial invasiva, cateter venoso central e, se necessário, cateter de artéria pulmonar, em casos de doença cardiovascular instalada. Monitorização da profundidade da anestesia com BIS permite a racionalização do cuidado hemodinâmico.[4,19,32,38,39]

Furta-se ao uso de qualquer medicação que provoque a liberação ou iniba a recaptura das catecolaminas. No caso de ressecção do tumor, pode haver hipotensão após a retirada do tumor que deve ser corrigida com volume e doses intermitentes de vasopressor. Insuficiência adrenal deve ser considerada causa de hipotensão se adrenalectomia bilateral.[4,19,32,38,39]

Cuidados Pós-operatórios

No período pós-operatório imediato, após ressecção do tumor, deve-se monitorizar a glicemia, já que pode haver hipoglicemia rebote. A pressão arterial geralmente retorna ao normal.[4,19,24,30,38,39]

Entretanto, há pacientes que continuam hipertensos por 4-8 semanas, por excesso de catecolaminas nas terminações adrenérgicas. Outros pacientes se tornam hipotensos, geralmente durante 24 a 48 horas, por bloqueio adrenérgico residual da fenoxibenzamina.[4,19,24,30,38,39]

TIREOIDE

Os principais hormônios tireoidianos são a tiroxina (T4), pró-hormônio produzido pela tireoide, e a 3,5,3-triiodotironina (T3), produto da deodinação do T4 e 85% produzido fora da tireoide. A tireoide secreta 80 a 100 ug.dia de T4, que tem meia-vida de 6 a 7 dias e nível plasmático de 5 a 12 ug.dL^{-1}. O T3 tem, por sua vez, meia-vida de 24 a 30 horas e nível plasmático de 60 a 180 ng.dL^{-1}.[19,24]

O T3 é mais potente e menos ligado às proteínas (principalmente com a globulina ligador de tiroxina) e é o hormônio que faz a mediação dos efeitos tiroidianos. O hipotálamo produz o TRH (hormônio liberador de tirotropina), que estimula a pituitária a produzir o TSH (hormônio estimulante da tireoide), que por sua vez estimula a produção de T3 e T4. Os hormônios tiroidianos, em contrapartida, estimulam negativamente a produção de TRH e TSH (Figura 98.1).[19,24]

O diagnóstico da doença é confirmado pelos seguintes exames bioquímicos: nível de T4 livre, T4 total, T3 e T4 livre estimado, porcentagem de ligação do T3 e nível de TSH. A captação de iodo radioativo indica a atividade glandular e está sob controle do TSH.[19,24] A arquitetura tireoidiana e a presença de nódulos são avaliadas através do ultrassom e, se necessário, tomografia computadorizada.[42]

O propósito principal no manejo da disfunção tiroidiana crônica no período pré-operatório é o de estabelecer e manter o estado eutiroideo. Esse propósito é atingido através do acesso aos sintomas, documentação das medicações em uso, verificação detalhada dos sintomas cardiovasculares à procura de arritmias, falência cardíaca ou isquemia cardíaca e colheitas das comorbidades.[6,19,43]

Hipertireoidismo

O hipertireoidismo é causado pelo aumento da síntese e secreção do hormônio tiroidiano, que leva ao aumento do metabolismo basal e termogênese, diminuição da resistência vascular sistêmica, perda de peso, taquicardia, fibrilação atrial, insuficiência cardíaca, labilidade emocional, tremores, irritabilidade, diarreia e fraqueza muscular.[4,6,19,24,44]

A causa mais comum de hipertiroidismo é a doença de Graves, ou bócio multinodular difuso, causado por anticorpo antirreceptor do TSH, mas pode ocorrer também na gravidez, tiroidite, adenoma e administração exógena de amiodarona. O diagnóstico bioquímico básico se faz com o aumento do T3 e T4 e diminuição do TSH.[4,6,19,24,44]

Cuidados pré-operatórios

Leva-se de 6 a 8 semanas para alcançar o estado eutiroideo com o uso dos medicamentos antitiroidianos

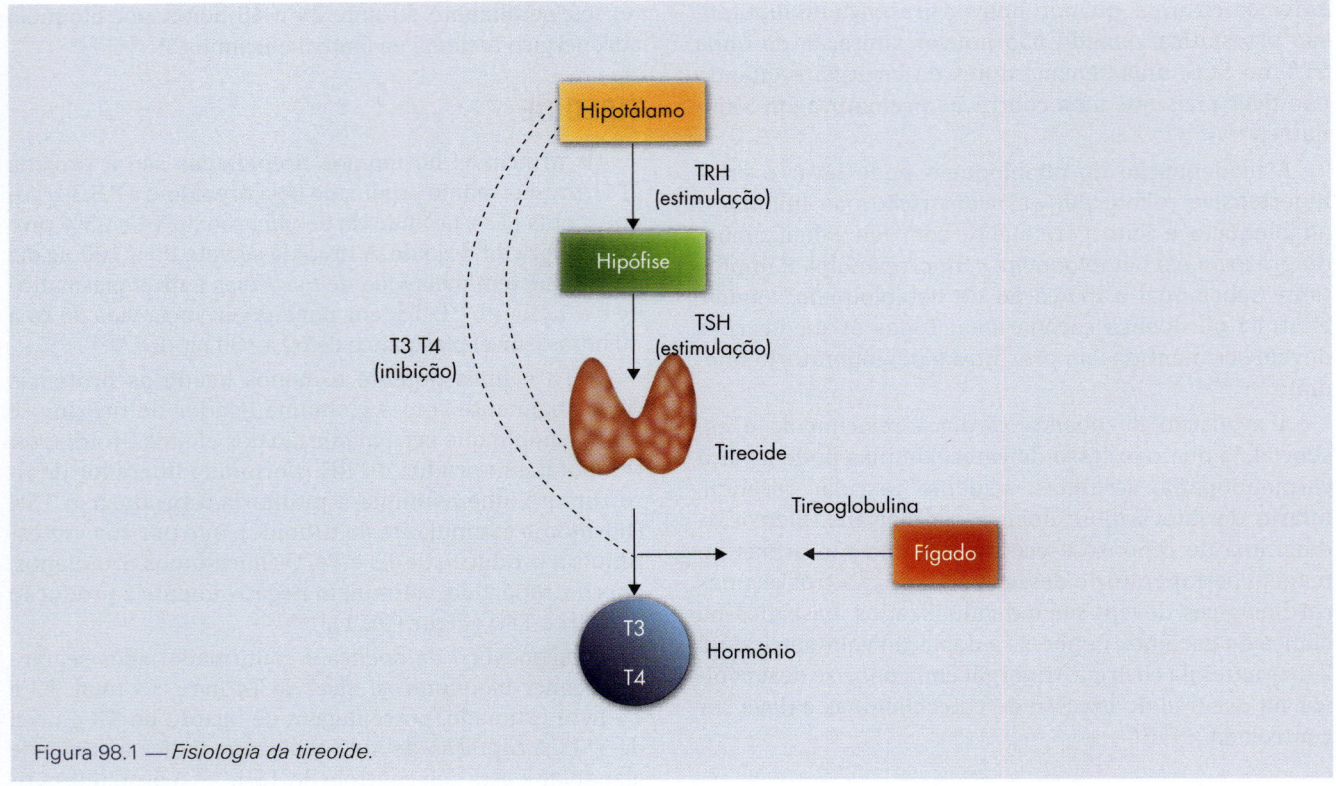

Figura 98.1 — *Fisiologia da tireoide.*

propiltiuracil, metimazole e iodeto de potássio. Atenuam-se os sintomas do hipertiroidismo com o controle da frequência cardíaca quando esta estiver acima de 90 batimentos/minuto ou quando houver doença cardiovascular. Utiliza-se para esse fim o betabloqueador ou o bloqueador de canal de cálcio, se houver contraindicação de betabloqueadores. A combinação de propanolol com iodeto de potássio por 7-14 dias melhora os sintomas cardiovasculares e diminui T3 e T4 circulantes, possibilitando a cirurgia.[6,19,24,43,44]

No período perioperatório deve-se continuar o betabloqueador e as outras medicações antitiroidianas, inclusive no dia da cirurgia. Na triagem laboratorial pré-operatória inclui-se o hemograma completo, plaquetas e eletrólitos, incluindo o cálcio.[4,6,19,24,43,44]

As funções renal, tireoidiana e hepática também são avaliadas, já que o propiltiuracil pode levar à agranulocitose, e o metimazole, o propiltiuracil e o próprio hipertiroidismo levam ao aumento das enzimas hepáticas. O hipertiroidismo cursa com anemia leve, trombocitopenia e hipercalcemia.[4,6,19,24,43,44]

Cuidados intraoperatórios

Paciente com bócio de grande proporção pode levar ao comprometimento das vias aéreas, com traqueomalácia, dificuldade na intubação e na ventilação. O manejo intraoperatório desse paciente segue o algoritmo das vias aéreas difíceis, em que os equipamentos para uma intubação segura incluem a broncoscopia rígida, a fibroscopia, a videolaringoscopia e a máscara laríngea.[6,19,24,42-45]

O exame físico inclui movimentação do pescoço em todos os planos, posição da traqueia, presença de disfagia, estridor e dispneia posicional. Radiografia, tomografia computadorizada, ressonância magnética e fibroscopia flexível ajudam na avaliação do grau de compressão e deslocamento da traqueia, posição da laringe, glote e cordas vocais.[6,19,24,42-45]

O cuidado intraoperatório não cursa com dificuldades já que o paciente é operado sob estado eutiroideo. Entretanto, deve-se evitar a estimulação do sistema nervoso simpático através da anestesia profunda e furta-se ao uso de medicamentos como pancurônio, cetamina, atropina e vasopressores de ação indireta.[19,24,43,44,47]

A monitorização hemodinâmica e respiratória é mandatória, assim como a monitorização do relaxamento muscular e da temperatura. Pacientes hipertiroideos têm incidência maior de *miastenias gravis*, de até 17,5%, por coestimulação entre anticorpos contra TSH e acetilcolina e superposição de sinais e sintomas.[19,24,43,44,47]

Cuidados pós-operatórios

No cuidado pós-operatório, a extubação após tireoidectomia só deve ser feita sob condições ideais, pois pode haver colapso das traqueias por fraqueza dos anéis traqueais (traqueomalácia).[19,24,42-44,48,49]

Na monitorização das complicações nessa fase incluem-se a tempestade tiroidiana; o trauma bilateral do nervo recorrente, com estridor e obstrução laríngea, necessitando-se de intubação de emergência; a tetânia hipocalcêmica por lesão inadvertida das paratiroides; hemorragia, que pode requerer cirurgia de emergência para descompressão do hematoma; náuseas e vômitos.[19,24,42-44,48,49]

Tempestade Tiroidiana

É a tirotoxicose possivelmente fatal, com 10% a 75% de mortalidade, que no período pré-operatório relaciona-se à suspensão abrupta dos fármacos antitiroidianos, tirotoxicose mal tratada ou não reconhecida e ingestão de iodo. No período perioperatório relaciona-se com cirurgia, trauma e infecção.[4,6,19,24,44,45]

Cursa com sintomas similares a feocromocitoma, hipertermia maligna e síndrome neuroléptica. O diagnóstico necessita de alto grau de suspeição, já que não há diagnóstico laboratorial específico. Há disfunção termorregulatória, labilidade hemodinâmica, sintomas gastrintestinais e distúrbios do sistema nervoso central. Colhem-se culturas de sangue, urina e escarro, já que a causa precipitante mais comum é a infecção, mas não se recomenda antibioticoterapia profilática.[4,6,19,24,44,45]

O tratamento objetiva cada passo da síntese, liberação e local de ação do hormônio tiroidiano. Utiliza-se betabloqueador (esmolol 50 a 500 $\mu.kg^{-1}$), propiltiuracil, corticoides (dexametasona 8 a 12 mg/dia), metimazol, iodo, ácido iopanoico, tionamida e magnésio.[4,6,19,24,44]

O tratamento sintomático inclui acetoaminofen, esfriamento, reposição volumétrica e eletrolítica. É essencial tratar ou retirar o evento precipitante. Cirurgias eletivas devem ser postergadas até que o paciente se torne eutiroideo. A monitorização baseia-se na alteração cardiovascular com pressão arterial invasiva e cateter de artéria pulmonar.[4,6,19,24,44]

Hipotireoidismo

Hipotireoidismo é uma doença comum, principalmente em mulheres, cujos sintomas podem ser subclínicos ou evidentes, sendo os mais comuns a pele seca, sensibilidade ao frio, fadiga, constipação, alterações na voz, cãibra e letargia. Pode estar associado a síndrome do túnel do carpo, bradicardia, apneia do sono e depressão. Casos extremos cursam com cardiomegalia, insuficiência cardíaca, edema pleural e pericárdica, diminuição da volemia, anemia e hipoglicemia.[4,6,19,24,44]

Há inúmeras causas de hipotireoidismo, sendo a mais comum a falência primária da glândula com TSH normal ou aumentado e diminuição dos hormônios tiroidianos (95% dos casos). Outras causas incluem doença autoimune, retirada cirúrgica, tiroidite de Hashimoto e a anestesia geral que podem levar à diminuição do T3 total por até 24 horas, a chamada síndrome do eutiroideo doente.[4,19]

Cuidados pré-operatórios

O aumento do TSH é o marcador primário da doença, com níveis entre 5-15 mUI/L (normal entre 0,3 a 4,5), indicando falência da função tireoidiana. O tratamento baseia-se na reposição com L-tiroxina e tem como alvo o fim dos sintomas, com normalização da frequência cardíaca, colesterol, ansiedade, ciclo menstrual, transaminases hepáticas e nível do TSH.[4,6,24,44]

A reposição rápida do medicamento pode levar à isquemia cardíaca, de modo que o consenso é de postergar a reposição ou iniciar dose baixa de T4 sob supervisão do cardiologista, em pacientes que necessitam de cirurgias cardíacas de urgência.[4,6,24,44]

Cuidados intraoperatórios

A reposição hormonal deve continuar no dia da cirurgia e depois também. O cuidado intraoperatório cursa com a dificuldade de intubação pelo aumento da língua, por associação frequente com amiloidose, e ocasionalmente por bócios de grande proporção, cujo manejo se assemelha ao hipertiroidismo acima descrito.[4,6,19,24,43,44,47]

Se o paciente não estiver em estado eutiroideo, este pode cursar com depressão do *drive* respiratório, levando à hipóxia e hipercapnia, depressão da função miocárdica, comprometimento do reflexo barorreceptor, hipoglicemia e alteração da função hepática.[4,6,19,24,43,44,46-47]

A frequente associação com a doença de Addison leva à possível necessidade de reposição de corticoides. Se o paciente cursar com hipotensão arterial no período perioperatório, associado com as *miastenia gravis*, sugere a monitorização com estimuladores periféricos para guiar o uso de bloqueadores neuromusculares musculares.[4,6,19,24,43,44,47]

Cuidados pós-operatórios

No cuidado pós-operatório monitoriza-se a função respiratória, principalmente em pacientes com comorbidades como doença pulmonar e obesidade. Íleo pode ocorrer por diminuição da mobilidade gastrintestinal.[19]

Coma Mixematoso

Pacientes em coma mixematoso que necessitem de cirurgias de emergência devem receber terapia suporte procurando restaurar o volume intravascular, a temperatura corporal, a função cardíaca e respiratória e o balanço eletrolítico. Pode-se administrar levotiroxina 200 a 500 ug EV em 30 minutos, seguido de 50 a 100 ug/dia, porém tomando cuidado com isquemia miocárdica e insuficiência cardíaca congestiva.[4,624,43,44]

As causas precipitantes do coma incluem infecção, exposição ao frio, sedação e uso de analgésicos. A mortalidade da doença pode chegar a 80% dos casos com sintomas de depressão mental grave, hipotermia, bradicardia, hiponatremia, insuficiência cardíaca, derrame pericárdio e hipopneia.[4,624,43,44]

PARATIREOIDES

O adulto normal tem entre 1 e 2 kg de cálcio no seu corpo, sendo 99% armazenado no esqueleto. O cálcio é o principal mineral do corpo, forma a estrutura do esqueleto e participa da transmissão neuronal, sinalização intracelular, coagulação sanguínea e funcionamento neuromuscular.[19,24]

O hormônio paratireoide (PTH), a calcitonina (antagonista do PTH) e a vitamina D regulam as concentrações séricas do cálcio, fosfato e magnésio. A secreção do PTH é regulada principalmente pela concentração sérica do cálcio ionizado, cujo valor normal varia entre 8,8 e 10,4 mg.dL^{-1}. Esse mecanismo de *feedback* negativo mantém o cálcio em seus limites normais.[19,24]

O PTH, por seu lado, aumenta a concentração do cálcio extracelular através de efeitos diretos de reabsorção óssea e inibição da excreção renal do cálcio e efeitos indiretos sobre a síntese da vitamina D, através do aumento da conversão em hormônio ativo.[19,24]

A secreção do PTH também é regulada pelo nível de fosfato, magnésio e catecolaminas. Hipomagnesemia aguda leva à liberação do PTH e a depleção crônica inibe o funcionamento da paratireoide. A vitamina D é absorvida do trato gastrintestinal e produzida sob irradiação ultravioleta na pele; esse hormônio estimula a absorção óssea, renal e intestinal de cálcio e fosfato. A deficiência da vitamina D pode levar a hiperparatiroidismo secundário.[19]

Hiperparatireoidismo

Hiperparatireoidismo primário ocorre em 0,1% da população, geralmente em mulheres entre 30 e 50 anos, e é causado principalmente por adenoma benigno único em 90% dos casos. Pode ser parte da síndrome MEN e outras síndromes genéticas. Quando ocorre na gravidez, tem alta mortalidade materna e fetal (50%).[19,24,49,50]

A hipercalcemia pode também ser resultante da produção ectópica de PTH ou de substância semelhante a PTH de tumores pulmonares, linfoproliferativas, gastrintestinais e da mama. Hiperparatiroidismo secundário resulta de condições que levam à hipocalcemia ou à hiperfosfatemia, como na doença renal crônica e na doença gastrintestinal com má absorção. Hiperparatireoidismo terciário ocorre em pacientes com desregulação do PTH por alteração adenomatosa da glândula secundária a hiperparatireoidismo secundário crônico.[19,24]

Sinais e sintomas

Os sintomas são causados pela hipercalcemia que acompanha a doença. Incluem-se neles a nefrolitíase, poliúria, polidipsia, demineralização e reabsorção óssea subperiostal, fraqueza muscular, anorexia, vômitos, constipação, fadiga, depressão, confusão, psicose e hipertensão arterial.[19,2419,24]

O *turnover* ósseo é 5 vezes maior que o normal. O eletrocardiograma mostra intervalo QT curto, prolongamento do complexo QRS e segmento PR que podem levar a bloqueio cardíaco ou de ramo e bradicardia. A hipercalcemia leva à calcificação do miocárdio, vasos sanguíneos, cérebro e rins.[19,2419,24]

Diagnóstico

A hipercalcemia é indicadora da doença, sendo o nível sérico de fosfato inespecífico (geralmente baixo) e a acidose hiperclorêmica muito variável, geralmente com cloro > 102 mEq.L^{-1}. O diagnóstico definitivo do hiperparatireoidismo primário é feito através da demonstração do aumento do nível de PTH via radioimunoensaio, em presença de hipercalcemia e função renal normal.[19,24,49]

Há aumento do monofosfato adenosina cíclico nefrogênico em > 90% dos pacientes. Localiza-se o tumor através de ultrassom cervical, cintilografia nuclear e tomografia computadorizada.[19,24,49]

Cuidado pré-operatório

O tratamento definitivo e curativo da doença é a cirurgia de retirada do tumor. No preparo pré-operatório focaliza-se a correção das alterações eletrolíticas e da volemia. Monitoram-se nessa fase os efeitos da hipercalcemia crônica sobre os sistemas nervoso central, cardíaco e renal. A avaliação física do pescoço, mediastino e cordas vocais à procura de radiação, cirurgia ou presença de bócio é crítica para o planejamento da anestesia e da cirurgia.[19,24,49,50]

Cuidados Intraoperatórios

A monitorização intraoperatória geralmente segue o padrão das anestesias gerais, não necessitando de equipamentos especiais. A monitorização com estimuladores periféricos é mandatória, pois a hipercalcemia leva à resposta imprevisível dos bloqueadores neuromusculares. Pacientes osteopênicos demandam posicionamento cuidadoso.[19,24,49,50]

A monitorização da retirada adequada da glândula funcionante pode ser feita através do ensaio rápido de PTH, pois este tem meia-vida de 3,4 a 4 minutos. A confirmação da cura operatória se faz através do critério de Miami que requer 50% de queda do nível de PTH, comparado ao nível máximo prévio à manipulação e à excisão.[19,24,49,50]

Cuidados pós-operatórios

No período pós-operatório pode haver sangramento, hipoparatireoidismo transitório ou permanente e lesão do nervo laríngeo recorrente unilateral, com rouquidão, ou bilateral com afonia e necessidade de intubação de emergência.[19,49]

A cirurgia da glândula considerada bem-sucedida leva à diminuição do cálcio sérico em 24 horas entre 3 e 7 dias. Sendo assim, os níveis de cálcio, magnésio e fosfato séricos devem ser monitorados até que ocorra a estabilidade.[19,49]

A síndrome do osso esfomeado pode ocorrer após a retirada da glândula. Pacientes com doença óssea grave causada pelo hiperparatireoidismo podem cursar com uma rápida remineralização óssea e hipocalcemia rebote.[19,49]

Hipercalcemia grave

O tratamento emergencial da hipercalcemia deve ser feito quando o cálcio sérico for > 15 mg.dL^{-1}, através da expansão volêmica com soro fisiológico, em ritmo de 200 a 400 mL.h e furosemida. A monitorização da função cardíaca é fundamental, já que os pacientes podem ter comprometimento cardíaco prévio. Esse tratamento pode levar à hipocalemia e à hipomagnesemia.[19,24]

Corrige-se também a hipofosfatemia, pois essa condição leva à hipercalcemia, piora da contratilidade cardíaca, fraqueza muscular, hemólise e disfunção plaquetária. Medicações que diminuem o cálcio sérico incluem: bifosfonatos, mitramicina, calcitonina e glicocorticoides. Outras formas de diminuir o cálcio são a hemodiálise e a diálise peritoneal.[19,24]

Hipoparatireoidismo

Normalmente, a diminuição da produção de PTH ou a resistência dos órgãos-alvo a este hormônio leva à hipocalcemia que, por sua vez, aumenta a secreção de PTH e a síntese de vitamina D.[19,24]

A causa mais comum de hipoparatireoidismo adquirido é a retirada inadvertida da glândula durante a cirurgia da tireoide ou da paratireoide. Outras causas são o tratamento com iodo radioativo para doença tireoidiana, trauma no pescoço, doença granulomatosa ou processo infiltrativo (maligno ou por amiloidose).[19,24]

Hipoparatireoidismo de origem idiopática divide-se em três categorias: forma neonatal persistente isolada, diembriogênese branquial e candidíase autoimune relacionada à MEN. Hipomagnesemia grave (< 0,8 mEq.mL^{-1}), insuficiência renal, pancreatite e queimadura levam à hipocalcemia por diferentes vias.[19,24]

Sinais e sintomas

A clínica do hipoparatireoidismo se deve à manifestação da hipocalcemia com irritabilidade neuronal, espasmos musculares, tetania e convulsão. Tetania pode ser elicitada através dos sinais de Chvostek e Trousseau. Outros sinais e sintomas são fadiga, depressão, parestesia e cãibras. Hipocalcemia pós-cirurgia de tireoide ou paratireoide pode se manifestar sob forma de estridor ou apneia.[19,24]

Manifestações cardíacas incluem insuficiência cárdica congestiva, hipotensão e insensibilidade relativa a agonistas beta-adrenérgicos. A monitorização do eletrocardiograma (ECG) mostra prolongamento do QT por repolarização ventricular retardada, podendo chegar a bloqueio cardíaco de segundo grau.[19,24]

Cuidados perioperatórios

O tratamento da doença não é via cirurgia, portanto, pacientes que chegam para cirurgia são por comorbidades. Sendo assim, devem-se monitorizar no período perioperatório os níveis de cálcio, fosfato e magnésio. Os sinais de Chvostek e Trousseau também são úteis nessa monitorização.[19,24]

O sinal de Chvostek consiste na contratura do músculo facial ipsilateral ao bater-se no nervo facial, no ângulo da mandíbula. O sinal de Trousseau consiste no espasmo carpopedal com impossibilidade de abrir os dedos da mão, após aplicação de pressão acima da sistólica, no braço, por 3 minutos.[19,24]

Tratamento

O tratamento do hipoparatireoidismo consiste na reposição do cálcio via suplemento de cálcio ou análogos da vitamina D e em casos de hipocalcemia grave sintomática, com gluconato de cálcio EV. Administra-se o gluconato na dose de 10 a 20 mL da solução a 10%, na velocidade de 5 mL.min^{-1}, seguida de 1-2 mg.kg^{-1}.h^{-1} de cálcio em 6 horas.[19,24]

O objetivo do tratamento é manter o controle dos sintomas antes das cirurgias, mantendo o nível de cálcio na faixa inferior da normalidade. Alterações do ECG são uma boa forma de monitorização do tratamento, assim como o relaxamento muscular, que pode ser feito por monitor de estimulação periférica.[19,24]

Em casos de hipocalcemia por hipomagnesemia, repõe-se magnésio. Hiperfosfatemia é corrigida com restrição dietética, hidróxido de alumínio e infusão de solução fisiológica.[19,24]

HIPÓFISE

A glândula pituitária localiza-se na sela túrcica da base do crânio. Em conjunto com o hipotálamo forma uma unidade que regula a liberação de vários hormônios. A pituitária tem dois componentes. A anterior ou adeno-hipófise que secreta prolactina, hormônio do crescimento (GH), gonadotropinas, ACTH e TSH. O posterior ou neuro-hipófise que secreta vasopressina (hormônio antidiurético-ADH) e ocitocina. A liberação hormonal da pituitária é regulada pelo hipotálamo.[19,24]

Acromegalia

A acromegalia resulta da hipersecreção do GH. O excesso de GH pode ser induzido pela hipersecreção do hormônio liberador do GH do hipotálamo ou pelo excesso de GH produzido por um tumor pituitário. Em 99% dos casos, a doença é causada por um tumor de origem pituitária.[24,51]

O excesso de GH está associado a comorbidades multissistêmicas. Entre elas estão alargamento somático, ostroartropatias, hipertensão arterial, cardiomiopatia hipertrófica, cardiomegalia, arritmias, apneia do sono, diabetes *mellitus*, hiperparatireoidismo primário associado a MEN1, cefaleia, fadiga e diaforese.[6,51,52]

A apresentação clínica depende de quando iniciou-se a hipersecreção de GH, independe da origem. Se o excesso de GH ocorre antes do fechamento das placas epifisárias, ocorre crescimento vertical acelerado e às vezes gigantismo e, se for após o fechamento das placas, a acromegalia.[6,51]

A acromegalia caracteriza-se por crânio, mãos e face alargados; língua grande; protrusão da sobrancelha e mandíbula; edema das cordas vocais e voz cavernosa (Figura 98.2).[6,51]

Tratamento

Três são as opções terapêuticas da acromegalia: medicamentos, radiação e cirurgia de ablação do tumor, sendo esta última o mais eficiente. Os medicamentos são de três tipos: antagonistas da dopamina (cabergolina e bromocriptina), análogos da somatostatina (octreotide e lanreotide) e antagonistas do receptor do GH (pegvisomant).[6,24,52]

Cuidados pré-operatórios

O preparo dos pacientes com excesso de GH, para cirurgias não pituitárias, inclui: história clínica completa, exame físico, medicações em uso e seus efeitos colaterais. Se indicado, eletrólitos, glicemia, ureia e creatinina e função hepática. Se o diagnóstico da doença estiver bem estabelecido, não é necessário repetir o nível de GH, fator de crescimento insulina-*like* I, teste de tolerância oral à glicose e prolactina.[6,52]

A avaliação cardiológica depende dos sinais e sintomas já instalados, que não regridem mesmo após a cirurgia de pituitária. A cardiomiopatia acromegálica tem alta mortalidade, de até 60%. Intubação traqueal difícil

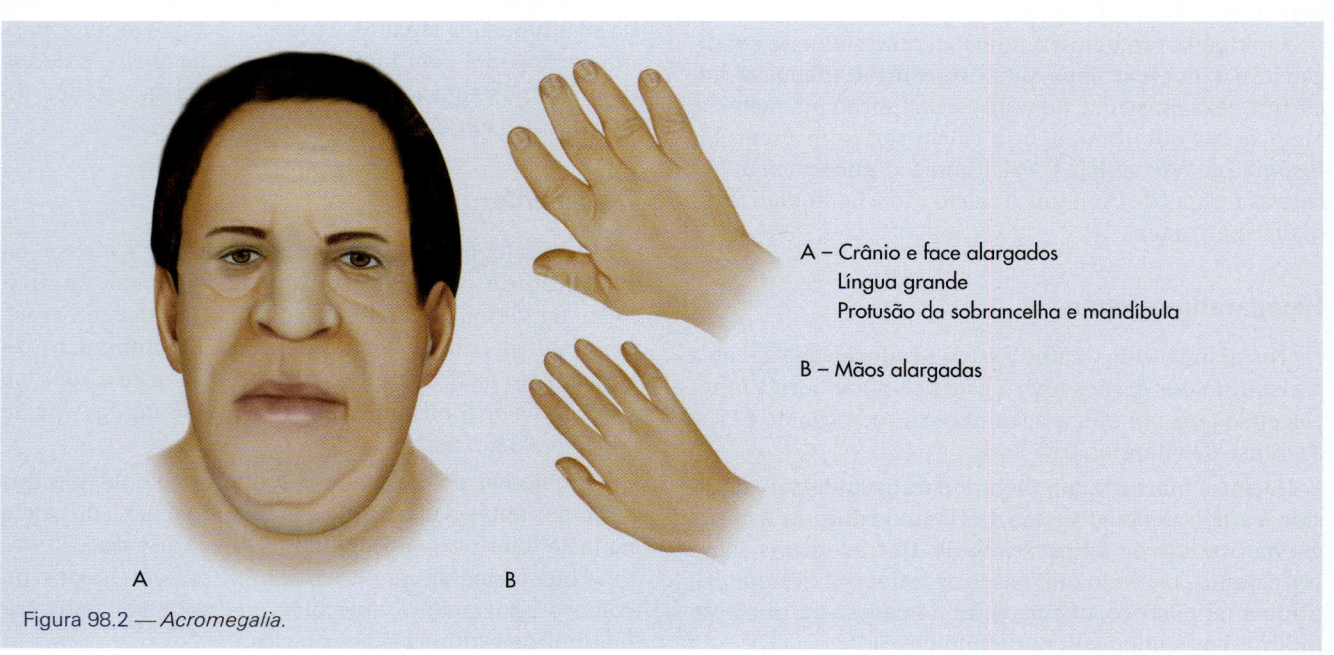

A – Crânio e face alargados
  Língua grande
  Protrusão da sobrancelha e mandíbula

B – Mãos alargadas

Figura 98.2 — *Acromegalia*.

é marca da doença e, portanto, deve ser antecipada com avaliação direta e indireta das vias aéreas, radiografia e tomografia computadorizada da lateral do pescoço.[6,24,53]

Pacientes com apneia do sono merecem monitorização pré-operatória mais cuidadosa e, se preciso, uso de pressão aérea positiva contínua. Avaliações extras devem ser consideradas, se cirurgia de pituitária prévia, com o objetivo de verificar a presença de falência da pituitária, hipotireoidismo, disfunção adrenal, síndrome da secreção inapropriada do hormônio antidiurético (ADH) e diabetes *insipidus*.[6]

Cuidados intraoperatórios

O manejo perioperatório é desafiador, já que a associação com várias comorbidades pode prejudicar a decisão do anestesista ou confundi-lo. A osteoartropatia pode afetar o acesso ao sítio cirúrgico e a monitorização anestésica, assim como o posicionamento durante cirurgias.[6,19,24,51-53]

O crescimento excessivo da mandíbula pode atrapalhar o posicionamento adequado da máscara facial, levar à obstrução das vias aéreas e dificultar a ventilação sob ambu-máscara. Aparentemente, as alterações hemodinâmicas e de função pulmonar, observadas no período intraoperatório, não são diferentes dos pacientes não acromegálicos com comorbidades semelhantes.[6,19,24,51-53]

Cuidados pós-operatórios

A associação com apneia do sono requer monitorização pós-operatória mais cuidadosa, pois esses pacientes têm maior sensibilidade a narcóticos e sedativos, maior risco de obstrução das vias aéreas por macroglossia e hipertrofia da epiglote e *drive* respiratório hipóxico diminuído.[6,51]

Vasopressina (ADH – Hormônio Antidiurético)

O ADH promove a reabsorção de água livre através do aumento da membrana celular dos túbulos coletores renais à água. O nível normal da osmolalidade sérica é de 285 mOm.L^{-1}. A liberação de ADH é estimulada pelo aumento dessa osmolalidade e pela diminuição moderada da volemia.[19]

Ventilação pulmonar sob pressão positiva, estresse, ansiedade, hipertermia, estímulo beta-adrenérgico e estímulo liberador de histamina também levam à liberação de ADH.[19]

Outras ações do ADH incluem o aumento da pressão arterial e a promoção da hemostasia. O aumento da pressão se deve à constrição da musculatura vascular esplâncnica, renal e coronariana e por isso pode levar à isquemia miocárdica. A hemostasia, por seu lado, se deve ao aumento do fator de Von Willebrand e do fator VIII. A desmopressina (DDAVP), um análogo do ADH, é geralmente usada para esse fim.[19]

Diabetes *Insipidus*

Essa doença resulta da secreção diminuída de ADH ou da resistência dos túbulos renais à ADH, no diabetes *insipidus* nefrôgenico. Os sinais e sintomas são: polidipsia, diurese volumosa diluída, com gravidade específica < 1.005 e 4 a 18 litros por dia, hipovolemia e hipernatremia que podem ser tão graves que levam a risco de vida.[19,24,38,54]

O diabetes *insipidus* (DI) geralmente ocorre por destruição da pituitária, causada por trauma intracraniano, lesões infiltrativas e retirada cirúrgica (> 80%). O DI nefrogênico resulta de diversas causas, incluindo hipocalemia, anemia falciforme, uropatia obstrutiva e insuficiência renal.[19,24,38,54]

O tratamento do DI depende da gravidade da doença. Geralmente o estresse da cirurgia é suficiente para aumentar o nível de ADH. Inicia-se a reposição quando a osmolalidade subir acima de 290 mOsm.L^{-1}.[19,24,38,54]

Cuidados pré-operatórios

No período pré-operatório, o tratamento do DI consiste na restauração da volemia, com fluidos EV e DDAVP intranasal, VO ou subcutâneo, que tem atividade antidiurética prolongada de 12 a 24 horas e tem pouco efeito pressórico.[19,24,54]

Pode-se usar a clorpropramida 200 a 500 mg . dia ou clofibrato, em casos de DI incompleto. Nenhuma dessas medicações, incluindo o ADH, é eficaz no DI nefrogênico. Nessa condição, utilizam-se diuréticos tiazídicos.[19,24,54]

Cuidados intraoperatórios

No período intraoperatório, pacientes com DI completo devem receber logo antes da cirurgia a dose de DDAVP nasal de hábito. Outro esquema é o de dar 100 mUI de ADH em *bolus* EV e depois 100 a 200 mU.h^{-1} EV juntamente com cristaloides isotônicos. O ADH pode também ser feito via intramuscular.[19,24,54]

A monitorização da osmolalidade plasmática (> ou < 290 mOsm.L^{-1}) e do sódio (Na > ou < 145 mEq.L^{-1}) é feita regularmente a cada 1 hora. A dosagem do ADH é ajustada conforme os resultados. A monitorização deve continuar no pós-operatório imediato.[19,24,54]

Secreção Inapropriada do ADH (SIADH)

A secreção excessiva e inapropriada do ADH está associada a inúmeras doenças, entre elas: lesão cerebral, tumor intracraniano, infecção pulmonar, carcinoma pulmonar de pequenas células, hipotireoidismo, insuficiência adrenal e medicamentos como nicotina, narcóticos, clopropramida e vincristina.[19,24,54]

A clínica da afecção é resultado da hiponatremia dilucional por excreção excessiva de sódio (Na), diminuição da osmolalidade sérica, diminuição da diurese com urina hipertônica, retenção de fluidos e edema cerebral. Os sintomas da enfermidade são: ganho de peso, fraqueza muscular, letargia, confusão mental, convulsões e coma. Raramente há edema periférico e hipertensão arterial.[19,24,54]

Diagnóstico

O diagnóstico é de exclusão de outras doenças, com exames laboratoriais suspeitos se Na urinário > 20 mEq.L; níveis séricos diminuídos de ureia, creatinina, ácido úrico e albumina; Na sérico < 130 mEq.L; osmolalidade sérica < 270 mOsm.L; urina hipertônica relativa ao plasma.[19,24,54]

Os pacientes com SIADH são incapazes de excretar urina diluída mesmo com ingesta de água livre. A confirmação do diagnóstico se faz com o nível de ADH sérico. O prognóstico depende da doença de base que levou à SIADH.[19,24,38,54]

Tratamento clínico

O tratamento é da doença de base e em pacientes com clínica leve ou moderada, a restrição hídrica de 500 a 1.000 mL por dia. É necessário a administração de soluções salinas hipertônicas (NaCl 5% 200 a 300 mL) e furosemida em pacientes com intoxicação hídrica grave (Na < 12012 mEq.L^{-1}, cefaleia, náuseas e vômitos, alterações mentais e convulsões).[19,24,54]

A solução hipertônica deve ser dada com cuidado em pacientes com má função ventricular. Troca-se a solução hipertônica por isotônica quando o sódio sérico chegar a um nível seguro e depois faz-se a restrição hídrica. O tratamento rápido da hiponatremia pode levar à mielinólise pontina central e lesão cerebral permanente. Portanto, o aumento máximo do sódio sérico é de 12 mEq.L^{-1} em 24 horas (< 112 mEq.L^{-1}.h^{-1}), e os medicamentos para a afecção são o demeclociclina e o lítio.[19,24,54]

Cuidados perioperatórios

A monitorização de fluidos para pacientes com SIADH submetidos à cirurgia se faz por meio de cateter venoso central, cateter de artéria pulmonar e ecocardiograma transesofágico. O sódio sérico e osmolalidade urinária e sérica devem ser monitorados com frequência, inclusive no período pós-operatório imediato.[24]

INSULINOMA

Tumores neuroendócrinos do pâncreas são um grupo raro de doença, sendo o insulinoma o mais comum deles. O insulinoma é um tumor das células betapancreáticas produtoras de insulina, podendo levar à hipoglicemia grave, associado ao aumento do peptídeo C, um subproduto da secreção endógena da insulina.[55-58]

Geralmente é um tumor pequeno, único, benigno e curável cirurgicamente (> 90%). Pode se associar à MEN1, e nesse caso a doença desenvolve-se mais precocemente, é multifocal e com maior chance de malignidade.[55-58]

Sinais e Sintomas

A tríade descrita por Whipple consiste em glicemia < 50 mg.dL^{-1}, sintomas de neuroglicopenia e reversão dos sintomas após administração de glicose. Os episódios de hipoglicemia podem ser inespecíficos e a doença permanecer não diagnosticada. A localização é difícil por seu tamanho diminuto.[55-58]

Os sintomas da hipoglicemia são de dois grupos: excesso adrenérgico ou neuroglicopênia. O excesso adrenérgico cursa com taquicardia, palpitações, tremores e diaforese. A neuroglicopênia, por sua vez, cursa com cefaleia, confusão, lentidão mental, convulsões e coma.[24,55,56]

Diagnóstico

O diagnóstico considerado padrão-ouro se faz com o teste de jejum de 72 horas. É considerado teste positivo quando a glicemia for < 55 mg.dL^{-1}, com sintomas de hipoglicemia, e melhora após ingesta de glicose; insulinemia > 3 uU.mL (18 pmol.L^{-1}); peptídeos C > 0,2 nmol.L^{-1} (0,6 mg.mL^{-1}); pró-insulina > 5 pmol.L^{-1} e ausência de sulfonilureia plasmática.[38,55,57,58]

A localização do tumor feita com métodos não invasivos tem falha de 10% a 27%. São eles o ultrassom transabdominal ou endoscópico, a tomografia computadorizada e a ressonância magnética. O método mais fidedigno é a dosagem de insulina após a canulação das veias pancreáticas e estímulo arterial com cálcio, através da artéria gastroduodenal, para liberação do hormônio (ASVS).[38,55,57,58]

Tratamento

O tratamento medicamentoso se faz com a mudança dietética, através de alimentações em pequena porção e frequentes, diazóxido, octreotide e lantreotide (análogos da somatostatina), bloqueadores do canal de cálcio (verapamil), fenitoina, everolimus, glicocorticoides e glucagon.[55,58]

Cuidados Pré-operatórios

O jejum aumenta o risco de hipoglicemia. Recomenda-se no período pré-operatório a infusão EV de glicose a 5% ou 10% (G5 ou 10%) contínua, com monitorização frequente da glicemia objetivando mantê-la > 40 a 50 mg.dL⁻¹. A infusão pode continuar durante a cirurgia ou ser interrompida 2 a 3 horas antes da incisão cirúrgica. Mantêm-se o diazóxido e os análogos da somatostatina na manhã da cirurgia.[55,56]

Cuidados Intraoperatórios

A manipulação do insulinoma pode levar à liberação maçica de insulina e hipoglicemia. O estresse cirúrgico, por outro lado, pode levar à hiperglicemia. A tendência antes da retirada do tumor é de hipoglicemia e, após a retirada, de hiperglicemia (hiperglicemia rebote).[24,38,55-57]

Todos os sintomas da variação glicêmica são mascarados pela anestesia, portanto, monitorizações frequentes da glicemia são mandatórias. A cirurgia para retirada do tumor realiza-se com maior segurança em ambiente que disponha de pâncreas artificial. Esse pâncreas infunde glicose ou insulina conforme a glicemia desejada, glicemia esta monitorada continuamente através do comando de um aparelho acoplado a um programa de computação. Infelizmente, esse aparelho é de custo elevado, limitando seu uso.[24,38,55-57]

Existem outros métodos de controle da glicemia no período intraoperatório. Um deles defende o uso de G10% em infusão contínua e monitorização da glicemia a cada 15 minutos, objetivando glicemias entre 100 a 150 mg.dL⁻¹. Outros métodos defendem a glicemia a cada 30 minutos ou de hora em hora.[38,55,56]

A enucleação laparoscópica é o tratamento de escolha atual, sendo assim, a monitorização intraoperatória também se foca nas alterações causadas pelo pneumoperitôneo, que incluem: diminuição do débito cardíaco, aumento da pressão arterial, aumento da resistência vascular sistêmica com liberação de catecolaminas, vasopressina e cortisol e alterações da complacência e resistência pulmonar.[55,56]

Geralmente após a excisão do tumor a glicemia volta ao normal rapidamente, mas pode-se levar de horas a dias. A normoglicemia não é parâmetro de excisão total do tumor. Para isso utiliza-se o método ASVS, durante a cirurgia, pois é necessário saber se há tumor residual. Até 12% dos pacientes podem precisar ser reoperados por essa razão.[55-57]

Cuidados Pós-operatórios

No período pós-operatório continua a ser feita a monitorização estreita da glicemia e uso de glicose EV contínua ou insulina conforme necessidade até a alta hospitalar. A variação glicêmica ainda é muito intensa nesse período.[55-57]

TUMOR CARCINOIDE

Tumores carcinoides são tumores raros de crescimento lento, originários nas células do sistema neuroendócrino, enterocromafim ou Kulchitsky do trato gastrintestinal. Existem três áreas de origem dos tumores carcinoides. O *foregut* (pulmão, brônquio e estômago), *midgut* (intestino delgado, apêndice, intestino grosso proximal) e *hindgut* (cólon distal e reto). As áreas mais comuns de acometimento desses tumores são o apêndice e o intestino delgado.[6,38,59-61]

Essa patologia associa-se com doença valvar cardíaca direita em até 50% dos casos (regurgitação tricúspide e estenose pulmonar), que pode levar à insuficiência cardíaca direita. A lesão cardíaca é causada pelos efeitos paraneoplásicos da serotonina e outras aminas biogênicas e não pela metástase tumoral, com lesões estruturais e alterações hemodinâmicas. O exame laboratorial mostra aumento do ácido 5-hidroxi-indoleacético urinário.[6,38,60]

Síndrome Carcinoide

Eles são descobertos ocasionalmente na forma de síndromes intestinais oclusivas ou mais frequentemente na forma de síndrome carcinoide e sua exacerbação, a crise carcinoide. A crise carcinoide caracteriza-se por episódios de *flush*, diarreia, broncoespasmo, dor abdominal, hipotensão grave, edema, arritmias cardíacas, acidose metabólica e alteração da consciência.[38,60,61]

A síndrome carcinoide só ocorre quando houver metástase hepática ou quando a drenagem venosa do tumor sai do sistema porta. Caso contrário, diagnostica-se somente quando houver associação com tumor digestivo ou quando se manipula o tumor carcinoide.[38,60,61]

Tratamento

O tratamento clínico se faz com os análogos da somatostatina, que diminuem a secreção da serotonina e seu nível periférico. Utiliza-se octreotide (150 a 250 μg de ação curta, subcutâneo, 3 vezes ao dia ou 20 a 30 mg de ação longa, intramuscular, 1 vez ao mês) ou lanreotide. Entretanto, a exérese cirúrgica é o tratamento de referência.[6,38,59,61]

O tratamento da doença cardíaca se faz com o análogo da somatastina, digoxina e diuréticos. Em casos resistentes a tratamento clínico, considera-se a troca da valva acometida. Esse procedimento tem alta morbimortalidade.[38,60]

Cuidados Pré-operatórios

O objetivo anestésico nessa doença é a prevenção da crise carcinoide, evitando-se os fatores precipitantes e a liberação dos mediadores. Mostrou-se que esses tumores liberam uma variedade de substâncias, entre elas a serotonina e outras substâncias vasoativas como as taquicininas, bradicininas, prostaglandinas, dopamina e substância P.[6,59,61]

O preparo pré-operatório consiste na diminuição da ansiedade, que pode levar à crise carcinoide, diminuição da secreção com anti-histamínico 2, uso de corticoides e injeção de octreotide. O octreotide pode ser administrado de duas formas: 100 a 200 μcg subcutâneo, uma hora antes da cirurgia ou 50 a 100 $\mu.h^{-1}$ EV contínua, iniciando-se 2 horas antes da cirurgia e continuando durante todo o período perioperatório, até 48 horas após a cirurgia.[38,60,61]

Cuidados Intraoperatórios

A crise carcinoide pode ser provocada pela intubação traqueal, manipulação tumoral, dor e às vezes sem causa evidente. Sendo assim, no período intraoperatório, devem-se evitar medicamentos que liberem histamina, pois ela também ativa a crise carcinoide. Todo estímulo doloroso deve ser inibido pela mesma razão.[38,60,61]

Além da monitorização padrão, acrescenta-se a pressão arterial invasiva, pela possível instabilidade hemodinâmica e BIS para diferenciar o estímulo doloroso da crise carcinoide. O monitoramento do débito cardíaco só é necessário em casos de acometimento das valvas cardíacas.[38]

A presença de metástase hepática aumenta o risco de instabilidade hemodinâmica e sangramento, com necessidade de transfusão sanguínea em até 50% dos casos. Dependendo das substâncias liberadas, pode ocorrer hipertensão ou hipotensão, chegando à parada circulatória ou broncoespasmo.[38]

A crise carcinoide é tratada com octreotide de ação curta 50 a 200 μcg em *bolus* EV lento (para evitar bradicardia e arritmia) e, se necessário, infusão contínua de 100 a 300 μg.h. A hipotensão arterial geralmente é resistente a simpaticomiméticos, que podem inclusive piorar a crise.[38,60]

Cuidados Pós-operatórios

No período pós-operatório, é possível a liberação pós-operatória de mediadores quando não houver exérese completa do tumor, levando a episódios de hipotensão ou broncoespasmo, necessitando de monitorização cuidadosa e uso de octreotide EV contínua, até o término dos sintomas clínicos.[38]

REFERÊNCIAS

1. Bajwa S J, Kalra S. Endocrine anesthesia: a rapidly evolving anesthesia specialty. Saudi J Anaesth. 2014;8(1):1-3.
2. Breivik H. Perianesthetic management of patients with endocrine disease. Acta Aanaesthesiol Scand. 1996;40(8 Pt 2):1004-15.
3. Niezgoda J, Morgan PG. Anesthetic considerations in patients with mitocondrial defects. Pediatric Anaesth. 2013;17:228-34.
4. Kohl BA, Schwartz S. How to manage perioperative endocrine insufficiency. Anesth Clin. 2010;28:139-55.
5. Young SL, Coulthard P, Wrzosek A. Supplemental perioperative steroids for surgical patients with adrenal insufficiency. Cochrane Database Syst Rev. 2012;12:CD005367.
6. Njoku MJ. Patients with chronic endocrine disease. Med Clin N Am. 2013;97(6):1123-37.
7. Vuong C, Van Uum SHM, O'Dell LE, et al. The Effects of opioids and opioid analogs on animal and human endocrine systems. Endocr Rev. 2010;31:98-132.
8. Burton D, Nicholson G, Hall G. Endocrine and metabolic response to surgery. Continuing Education in anaesthesia. Critical Care and Pain. 2004;4(5):144-7.
9. Frayn KN. Hormonal control of metabolism in trauma and sepsis. Clin Endocrinol. 1986;24:577-99.
10. Thorell A, Nygren J, Ljungqvist O. Insulin resistance: a marker of surgical stress. Cur Op Clin Nutri Metab Care. 1999;2(1):69-78.
11. Thorell A, Efendic M, et al. Insulin resistance after abdominal surgery. Br J Surg. 1994;81:59-63.
12. Sebranek JJ, Lugli AK, Coursin DB. Glycaemic control in the perioperative period. British J Anaesth. 2013;111(S1):i18-34.
13. Aktar S, Barash PG, Inzucchi SE. Scientific principles and clinical implications of perioperative glcose regulation and control. Anesth Analg. 2010;110:478-971.
14. Aldam P, Levy N, Hall GM. Perioperative management of diabetic patients: new controversies. British J Anaesth. 2014;113(6):906-9.
15. Bodnar TW, Gianchandani R. Preprocedure and preoperative management of diabetes mellitus. Postgrad Med. 2014;126(6):73-80.
16. Ouattara A, Lecomte P, Le Manach Y, et al. Poor intraoperative blood glucose control is associated with a worsened hospital outcome after cardiac surgery in diabetic patients. Anesthesiol. 2005;103:687-94.
17. Dhatariya K, Levy N, Kilvert A, et al. Diabetes UK position statements and care recommendations. NHS diabetes guideline for perioperative management of the adult patients with diabetes. Diabet Med. 2012;29:420-33.
18. Standards of medical care in diabetes 2015: summary of revisions. Diabetes Care. 2015;38 Supplement 1;S4.
19. Barash PG, Cullen BF, Stoelting RK, et al. Clinical Anesthesia. 7th Ed, 2013, chapter 46.
20. Van den Berghe G, et al. Intensive insulin therapy in critically ill patients. N Engl J Med. 2001;345(19):1359-67.
21. Van den Berghe G, et al. Intensive insulin therapy in the medical ICU. N Engl J Med. 2006;354(5):449-61.
22. Finfer S, Chittock DR, Su Sy, et al. Intensive versus conventional glucose control in critically ill patients. N Engl J Med. 2009;360(13):1283-97.

23. Girish PJ, Chung F, Vann MA, et al. Society for ambulatory anesthesia consensus statement on perioperative blood glucose management in diabetic patients undergoing ambulatory surgery. Anesth Analg. 2010;111(6):1378-87.
24. Miller RD, Cohen NH, Eriksson LI, et al. Miller's anesthesia. Eight edition, 2015, chapter 38-39.
25. Kitabchi AE, Umpierrez GE, Miles JM, e al. Hyperglycemic crises in adult patients with diabetes. Diabetes Care. 2009;32(7):1335-43.
26. Rice MJ, Coursin DB. Continuous measurement of glucose. Anesthesiol. 2012;116(1):199-204.
27. Rhodes ET, Gong C, Edge JA, et al. Management of children and adolescents with diabetes requiring surgery. Ped Diabetes. 2014;15(Suppl 20):224-31.
28. Pani N, Mishra SB, Rath SK. Diabetic parturient-Anaesthetic implications. Ind J Anaesth. 2010;54(5):387-93.
29. Toledo P. What's new in obstetric anesthesia: the 2011 Gerard W. Ostheimer lecture. Int J Obst Anesth. 2012;21:68-74.
30. Karns AD, Bral JM, Hartman D, et al. Study of aldosterone synthase inhibition as an add-on therapy in resistant hypertension. J Clin Hypert. 2013;15(3):186-92.
31. Young WF. Primary aldosteronism: renaissance of a syndrome. Clin Endocrinology. 2007;66:607-18.
32. Young Jr WF. Adrenal causes of hypertension: pheochromocytoma and primary aldosteronism. Rev Endocr Metab Disord. 2007;8:309-20.
33. Domi R, Sula H. Cushing syndrome and the anesthesiologist, two case reports. Ind J End Metabol. 2011;15(3):209-13.
34. Domi R. Cushing's surgery: role of the anesthesiologist. Ind J End Metabol. 2011;15(4):S322-28.
35. Yong SL, Coulthard P, Wrzosek A. Supplemental perioperative steroids for surgical patients wtih adrenal insufficiency (review). Cochr Database Syst Rev. 2012;12:CD005367.
36. Marik PE, Varon J. Requirement of perioperative stress doses of corticosteroids. A systematic review of the literature. Arch Surg. 2008;143(12):1222-6.
37. Kelly KN, Domajnko B. Perioperative stress-dose steroids. Clin Colon Rect Surg. 2013;26:163-7.
38. Billard V, Cheikh M, Delaporte-Cerceau S, et al. Anesthésie pour traitement dês tumeurs endocrines. Ann Fr Anesth Réan. 2009;28:549-63.
39. Lentschener C, Gaujoux S, Tesniere A, et al. Point of controversy: perioperative care of patients undergoing pheochromocytoma removal-time for a reappraisal? Euro J Endo. 2011;165:365-73.
40. Manvikar LP, Adhye BA. Monitored anesthesia care in a case of pheochromocitoma and atrila myxoma. Anest Essays and Res. 2012;6(2):247-50.
41. Lafont M, Fagour C, Haissaguerre M, et al. Per-operative hemodynamic instability in normotensive patients with incidentally discovered pheochromocitomas. J Clin End Metabol. 2015;100(2):417-21.
42. Chen AY, Bernet VJ, Carty SE, et al. American thyroid association statement no optimal surgical management of goiter. Thyroid. 2014;24(2):181-9.
43. Bajwa SJS, Sehgal V. Anesthesia and thyroid surgery: the never ending challenges. Ind J End Met. 2013;17(2):228-34.
44. Bacuzzi A, Dionigi G, Bosco AD, et al. Anaesthesia for thyroid surgery: perioperative management. Int J Surg. 2008;6 Suppl 1:S82-5.
45. Grycz E, Siemiatkowski A. Stress hormone response to various anaesthetic techniques during thyroidectomy. Anesth Int Ther. 2012;44:4-7.
46. Datt VD, Tempe DK, Singh B, et al. Anesthetic management of patient with myasthenia gravis and uncontrolled hyperthyroidism for thymectomy. Ann Card Anaesth. 2010;13(1):49-52.
47. Dempsey GA, Snell JA, Coathup R, et al. Anaesthesia for massive retrosternal thyroidectomy in a tertiary referral centre. Br J Anaest. 2013;111(4):594-9.
48. Edafe O, Antakia R, Laskar N, et al. Systematic review and meta-analysis of predictors of post-throidectomy hupocalcaemia. Br J Surg. 2014;101:307-20.
49. Uldesman R, Akerstrom G, Biagini C, e al. The surgical management of asymptomatic primary hyperparathyroidism: proceedings of the fourth internacional workshop. J Clin End Met. 2014;99(10):2595-606.
50. Lebastchi AH, Donovan PI, Uldesman R. Paradigm shift in the surgical management of multigland parathyroid hyperplasia. JAMA. 2014;149(11):1133-37.
51. Seidman PA, Kofke WA, Policare R, et al. Anaesthetic complications of acromegaly. Brit J Anaesth. 2000;84(2):179-82.
52. Laws ER. Surgery for acromegaly: evolution of the techniques and outcomes. Rev End Metab Disord. 2008;9:67-70.
53. Nair AS, Nirale AM, Sriprakash, et al. Dilated cardiomiopathy in acromegaly: case report and anesthesia management. Anesth E Res. 2013;7(3):411-4.
54. Nemergut EC, Dumont AS, Barry UT, et al. Perioperative management of patients undergoing pituitary surgery. Anesth Analg. 2005;101:1170-81.
55. Goswami J, Somkuwar P, Nalk Y. Insulinoma and anaesthetic implications. Ind J Anaesth. 2012;56(2):117-22.
56. Maciel RT, Fernandes FC, Pereira LS. Anestesia para paciente portadora de múltiplas afecções endócrinas. Relato de caso. Rev Bras Anestesiol. 2008;58(2):172-8.
57. Hirose K, Kawahito S, Mita N, et al. Usefulness of artificial endocrine pancreas during resection of insulinoma. J Med Invest. 2014;61:421-5.
58. Vinik A, Feliberti E, Perry RR. Insulinomas. Endotext [Internet]. South Dartmouth: MDText.com, Inc.; 2000-2014.
59. Nielsen PT, Cowan PJ. Total intravenous anesthesia (TIVA) for carcinoid sindrome. Middle East J Anesthesiol. 2008;19(5):949-55.
60. Herrera MS, Estrepo JA, Diaz JH, et al. Reversible right-sided heart failure secondary to carcionoid crisis. Case Rep in Crit Care. 2013;2013:487801.
61. Guo LJ, Tang CW. Somatostatin analogues do not prevent carcinoid crisis. Asian Pac J Cancer Prev. 2014;15(16):6679-83.

Monitorização do Sistema Hematológico

Joel Avancini Rocha Filho
Klaus Gorlinger
Estela Regina Ramos Figueira

INTRODUÇÃO

A monitorização do sistema de coagulação no perioperatório tem como objetivo primário identificar o risco de sangramento excessivo ou o desenvolvimento de eventos trombóticos, e, orientado por protocolos transfusionais, realizar o tratamento precoce das alterações da hemostasia no paciente cirúrgico. A hemostasia eficaz é considerada crítica para a conservação sanguínea perioperatória e para a diminuição do uso de hemocomponentes. A monitorização perioperatória da coagulação por testes viscoelásticos *point-of-care* tem sido uma ferramenta fundamental no diagnóstico do distúrbio hemostático, e vem sendo incorporada nos algoritmos de tratamento do paciente com coagulopatia.[1-3] A utilização de algoritmos transfusionais orientados por testes viscoelásticos é um dos principais processos na conservação sanguínea perioperatória, possibilitando a melhoria dos cuidados com o paciente cirúrgico com diminuição do risco de complicações.

Os distúrbios da hemostasia são comuns no perioperatório de pacientes politraumatizados, pacientes críticos com instabilidade hemodinâmica ou disfunção orgânica, e pacientes submetidos a procedimentos cirúrgicos de grande porte como a cirurgia cardíaca, vascular, ortopédica e transplantes de órgãos. As alterações da coagulação nesses pacientes podem incluir desde distúrbios que acentuam o risco de sangramento até condições associadas a coagulopatias complexas com desenvolvimento de hemorragia maciça ou de estado pró-trombótico.

As evidências atuais não suportam o uso indiscriminado pré-operatório dos testes de laboratoriais de coagulação para todo paciente cirúrgico. Pacientes com história e exame físico negativos para risco de sangramento ou trombose não necessitam de avaliação pré-operatória laboratorial da coagulação para procedimentos cirúrgicos rotineiros. Por outro lado, a avaliação da coagulação deve ser realizada naqueles pacientes com história ou exame físico sugerindo risco de sangramento aumentado ou trombose, naqueles em uso de medicações anticoagulantes, nos portadores de doença hepática, renal e mieloproliferativa, e nos casos de pacientes submetidos à anticoagulação intra ou pós-operatória.[4-7]

AVALIAÇÃO PRÉ-OPERATÓRIA DA HEMOSTASIA

A história clínica e o exame físico dirigidos são os principais métodos para identificar no pré-operatório os pacientes com distúrbio de coagulação que impossibilitam a manutenção da hemostasia cirúrgica adequada. Neste sentido, deve-se salientar que a maior parte dos distúrbios preexistentes da hemostasia, responsáveis por sangramento perioperatório anormal, são secundários a comprometimento da hemostasia primária, passando desapercebidos pelas análises com testes convencionais da coagulação (TCC). No entanto, essas anormalidades podem ser detectadas pela história e exame físico dirigidos. A realização de perguntas dirigidas (Tabela 99.1) auxilia no diagnóstico de deficiências hereditárias ou adquiridas do sistema de coagulação. Estas fazem parte do planejamento pré-operatório e devem ser realizadas para todos os pacientes cirúrgicos.

O exame físico dirigido é realizado para a identificação dos pacientes com risco de sangramento ou de eventos trombóticos. Na avaliação do risco de sangramento anormal, devem ser pesquisadas: a presença de petéquias, equimoses e hematomas em pele e mucosas, os quais, principalmente quando não relacionados a trau-

TABELA 99.1
INVESTIGAÇÃO DIRIGIDA PARA AVALIAÇÃO PRÉ-OPERATÓRIA DA HEMOSTASIA*.
1. Você ou algum parente seu tem histórico de sangramento anormal ou diagnóstico de alguma doença da coagulação como doença de Von Willebrand ou hemofilia?
2. Você já foi operado alguma vez e apresentou sangramento anormal?
3. Você já apresentou sangramento anormal gengival, epistaxe, hematúria, sangramento nas fezes ou sangramento vaginal?
4. Você já apresentou sangramento excessivo causado por um pequeno trauma, como um corte na mão, mordida da língua ou extração dentária?
5. Você apresenta com frequência hematomas sem relacionar com um trauma específico?
6. Você apresenta alguma doença hepática, renal, síndrome mieloproliferativa ou câncer?
7. Você toma alguma medicação para diminuir a coagulação do sangue como: aspirina ou compostos com aspirina, anti-inflamatórios não hormonais, heparinas, inibidores da vitamina K, inibidores plaquetários, inibidores da trombina e inibidores do fator Xa?
8. Você toma anticoncepcional oral ou faz terapia de reposição hormonal?
9. Você ou algum parente já apresentou trombose venosa, embolia pulmonar, infarto do miocárdio ou acidente vascular cerebral?
10. Você está grávida, ou teve filho a menos de 1 mês, ou teve algum aborto ou outros problemas na gravidez?
11. Você recebeu alguma transfusão de sangue recentemente?

* Deve ser realizada com todo o paciente em preparo para procedimento cirúrgico.

TABELA 99.2
FATORES DE RISCO PARA EVENTO TROMBOEMBÓLICO PERIOPERATÓRIO.
Cirurgias de alto risco
Artroplastia de quadril e joelho
Fratura de quadril, pelve ou membro inferior
Cirurgia oncológica curativa
Politrauma
Cirurgia de grande porte com duração maior do que 3 horas
Fatores relacionados ao paciente
Idade maior do que 40 anos
Obesidade (índice de massa corpórea > 30 kg/m²)
Tabagismo
Neoplasia maligna ativa ou quimioterapia
Paresia ou paralisia de membros inferiores
Imobilidade prolongada (maior do que 3 dias)
Insuficiência cardíaca congestiva classe funcional III ou IV
Infarto do miocárdio recente
Fibrilação atrial
Prótese valvar cardíaca
Antecedente de acidente vascular cerebral ou ataque isquêmico transitório
Trombose venosa profunda recente ou embolia pulmonar
Doença varicosa
Cateter venoso central ou marca-passo cardíaco transvenoso
Gestação ou puerpério até 4 semanas
Abortamento recorrente
Uso de anticoncepcional hormonal ou reposição hormonal
Doença vascular oclusiva
Doença intestinal inflamatória
Síndrome nefrótica
Doença pulmonar obstrutiva crônica
Doença reumatológica ativa
Estados de hipercoagulabilidade
Fator V de Leiden
Mutação do gene da protrombina
Deficiências da proteína C e da proteína S
Deficiência de antitrombina
Síndrome do anticorpo antifosfolípide
Hiper-homocisteinemia
Doenças mieloproliferativas
Trombocitopenia induzida pela heparina

matismo, sugerem alteração plaquetária como nos casos de púrpura trombocitopênica; a presença de deformidades articulares pode sugerir artropatia hemofílica; e na palpação abdominal a presença de esplenomegalia ou hepatomegalia sugerem doença hepática.

Com relação ao risco para o desenvolvimento de tromboembolismo venoso (TEV) no perioperatório, deve se levar em conta o procedimento cirúrgico e fatores relacionados ao paciente. Os escores mais utilizados para a avaliação do risco de TEV perioperatórios são o escore de Caprini[8] e escore de Rogers.[9] De modo geral, situações de cirurgias de pequeno porte, como endoscopia, laparoscopia, cirurgias superficiais, sem restrição da mobilidade do paciente, sem fator de risco associado, com período de internação curto, são consideradas de baixo risco de TEV, e a recomendação sugere que o paciente deva ser estimulado à deambulação precoce.[10] Em contrapartida, pacientes com fatores de risco para TEV (Tabela 99.2), ou que serão submetidos a procedimentos considerados de alto risco, como cirurgias ortopédicas maiores (fratura de quadril, artroplastia total de quadril e de joelho), cirurgia oncológica e cirurgia no politrauma, devem realizar profilaxia de TEV utilizando métodos de compressão de membros inferiores, como meia elástica e compressão pneumática intermitente, e anticoagulação profilática farmacológica com heparina não fracionada ou de baixo peso molecular, desde que não exista contraindicação para anticoagulação.[10]

EXAMES LABORATORIAIS DA COAGULAÇÃO

Testes Convencionais da Coagulação

A monitorização com TCC ainda é o tipo de análise mais frequentemente utilizado, a despeito desses testes não terem sido desenhados para monitorização perioperatória da coagulação. Os TCC, tempo de protrombina (TP)/razão normatizada internacional do tempo de protrombina (RNI), tempo de tromboplastina parcial ativada (TTPa), tempo de trombina (TT), contagem plaquetária e eventualmente dosagem de fibrinogênio, avaliam pontos específicos da cascata de coagulação, que inclui as vias extrínseca (TP, RNI) e intrínseca (TTPa), e a via comum (TT).[11] Esses testes têm demonstrado aplicabilidade limitada no diagnóstico, na monitorização e no tratamento dos distúrbios da hemostasia no perioperatório.[12-14] Os TCC não detectam apropriadamente a maioria das coagulopatias perioperatórias, e apresenta baixo poder para predizer tanto o sangramento operatório como a necessidade transfusional. A análise laboratorial dos TCC é realizada em plasma, desconsiderando o papel dos demais componentes sanguíneos na fisiologia da hemostasia. Esses exames também não avaliam a estabilidade do coágulo, a hiperfibrinólise ou a hipercoagulação, que são condições frequentemente presentes nos distúrbios perioperatórios da hemostasia. Com relação à disponibilização dos resultados, os TCC apresentam um tempo de latência para decisão terapêutica elevado, que prejudica uma avaliação rápida do paciente com sangramento ativo. Estudo realizado com TCC em cirurgias de grande porte encontrou um tempo médio de 88 minutos até o recebimento dos resultados para tomada de decisão terapêutica.[15]

Tempo de protrombina (TP) e razão normatizada internacional (RNI)

O TP/RNI mede o tempo de formação do coágulo de fibrina quando o plasma citratado é recalcificado e exposto ao fator tecidual (tromboplastina), possibilitando a avaliação da via extrínseca do sistema de coagulação (fator VII) e da via comum [fator I (fibrinogênio), fator II (protrombina), fator V, e fator X]. A faixa de normalidade do TP varia com o tipo de aparelho e reagentes utilizados para a realização do teste. O RNI é calculado como a razão do TP do paciente com TP do controle, padronizado pela utilização de um reagente da tromboplastina de referência mundial da Organização Mundial de Saúde (OMS), deste modo o valor do RNI independe do laboratório onde foi realizado. O RNI foi desenvolvido para monitorar a anticoagulação com antagonistas da vitamina K (varfarina, femprocumona, acenocumarol). Embora também seja utilizado para avaliar a gravidade da doença hepática (avalia a capacidade de síntese proteica do fígado), sendo incluído na fórmula do MELD(15) (*Model for End-Stage Liver Disease*), o RNI elevado ou prolongamento do TP não necessariamente se relaciona com risco aumentado de sangramento.[16]

Tempo de tromboplastina parcial ativada (TTPa)

O TTPa mede o tempo de formação do coágulo de fibrina quando o plasma citratado é recalcificado e exposto a fosfolípide, possibilitando a avaliação da via intrínseca [pré-calicreína, fator VIII (hemofilia A), fator IX (hemofilia B), fator XI (hemofilia C), e fator XII] e via comum do sistema de coagulação [fator I (fibrinogênio), fator II (protrombina), fator V, e fator X].[17] A faixa de normalidade do TTPa varia com o tipo de aparelho e reagentes utilizados para a realização do teste. O teste é sensível à anticoagulação por heparina não fracionada, a inibidores diretos da trombina, e a anticorpos antifosfolípide presentes em algumas doenças autoimunes. Na síndrome do anticorpo antifosfolípide, o prolongamento do TTPa se associa paradoxalmente ao desenvolvimento de eventos trombóticos pela ativação concomitante das plaquetas pelos anticorpos antifosfolípides.[18] O TTPa tem baixo valor preditivo negativo ou positivo para sangramento e a correção do TTPa anormal no cenário cirúrgico geralmente só é indicada na vigência de sangramento.

Tempo de trombina (TT)

O TT mede o tempo de formação do coágulo de fibrina quando o plasma citratado é exposto à trombina. O teste reflete a ação da trombina na formação de fibrina pelo fibrinogênio. Assim a formação do coágulo depende da presença de fibrinogênio longe da influência de inibidores da trombina. O prolongamento do TT é causado por hipofibrinogenemia, disfibrinogenemia (anormalidade estrutural), fibrinólise, heparina não fracionada e pelos inibidores diretos da trombina. O TT também é utilizado para detectar resistência à heparina e monitorizar a terapia fibrinolítica.[19] O teste TT modificado ou diluído (TTd) tem sido muito utilizado para detectar e monitorizar os fármacos inibidores diretos da trombina: irudina, bivalirudina, lepirudina, dabigatran e argatroban.[20]

Contagem plaquetária

As plaquetas têm importância vital na hemostasia. A faixa da normalidade é de 150.000 a 450.000 plaquetas/mm^3. A menor concentração segura de plaquetas suficiente para manutenção da hemostasia depende de vários fatores como doença de base, concomitância de outros defeitos da hemostasia, uso de medicações anticoagulantes ou que afetam a função plaquetária e uremia. Pacientes toleram número de plaquetas tão baixos como 10.000/mm^3 sem necessidade de transfusão plaquetária e sem aumento substancial no risco de sangramento espontâneo.[21] Por outro lado, a transfusão plaquetária pode estar indicada no sangramento com disfunção plaquetária por fármacos, independentemente dos níveis da contagem de plaquetas. No caso de punção venosa central, recomenda-se transfusão de plaquetas em pacientes com níveis abaixo de 20.000/mm^3, e nas punções lombares, recomenda-se transfusão em níveis abaixo de 40.000/mm^3 para punção subaracnoidea e de 80.000/

mm³ para punção peridural.[22-24] Para pacientes submetidos a procedimentos cirúrgicos maiores, o gatilho transfusional recomendado é de 50.000/mm³.[24] De acordo com as diretrizes europeias para manejo da coagulopatia do trauma grave, recomenda-se manutenção geral do número de plaquetas acima de 50.000/mm³, sendo que no sangramento difuso e/ou no trauma encefálico o gatilho transfusional deve ser elevado para 100.000/mm³.[1]

Fibrinogênio

O fibrinogênio (fator I) é analisado por testes qualitativos e quantitativos. A faixa da normalidade do fibrinogênio é de 150 a 400 mg.dL⁻¹, podendo atingir níveis de 450 a 600 mg.dL⁻¹ no terceiro trimestre da gestação.[25] Em situações de sangramento maciço, o fibrinogênio cai rapidamente, sendo o primeiro fator da coagulação a atingir níveis críticos, pois, no processo de coagulação ele é convertido em fibrina, e também utilizado como ligante interplaquetário durante o processo de agregação plaquetária.[26] A manutenção de níveis plasmáticos de fibrinogênio acima de 150 a 200 mg.dL⁻¹ é um ponto importante nos algoritmos atuais do tratamento da hemorragia maciça.[1,3,27] Níveis baixos de fibrinogênio também são encontrados na doença hepática, na coagulação intravascular disseminada e na terapia trombolítica. A disfibrinogenemia pode ser diagnosticada quando o fibrinogênio coagulável (análise qualitativa, método de Clauss) está diminuindo abaixo de 70% do nível detectado pelos métodos imunológicos (análise quantitativa).[28]

Testes Específicos da Coagulação

Análise do dímero-D e dos produtos da degradação da fibrina (PDF)

Os testes da dosagem do dímero-D e dosagem dos PDF são utilizados para detectar aumento da atividade fibrinolítica, ou seja, da hiperfibrinólise. A fibrinólise é o processo de proteólise dos polímeros de fibrina mediado pela plasmina, que resulta na produção de fragmentos peptídicos denominados PDF. A dosagem dos PDF detecta principalmente os produtos de degradação da fibrina, mas reage também com produtos da degradação do fibrinogênio e com o próprio fibrinogênio. Em contrapartida, a análise do dímero-D avalia um fragmento específico da fibrina degradada pela plasmina após a sua polimerização, sendo um exame mais específico para avaliação da fibrinólise. Os níveis normais de dímero-D analisados por ELISA (ensaio de imunoabsorção enzimática) são menores que 500 ng.mL⁻¹. Os PDF estão geralmente aumentados na doença hepática avançada por comprometimento da sua depuração pelo fígado, na coagulação intravascular disseminada (CIVD) e nas coagulopatias de consumo. O dímero-D se encontra elevado em quase todos os pacientes com TEV agudo, e o teste normal é altamente sensível para exclusão dos diagnósticos de TEV e tromboembolismo pulmonar. O dímero-D também pode estar elevado na CIVD, no pós-operatório de grandes cirurgias, no politrauma, na gestação, no câncer, inflamação e necrose.[29,30]

Tempo de reptilase

O tempo de reptilase (TR) mais frequentemente é realizado junto com o TT para identificar a presença de heparina ou diagnosticar disfibrinogenemia. A batroxobina, antes chamada reptilase, é uma enzima proteolítica derivada do veneno da serpente jararaca-do-norte (*Bothrops atrox*), que induz a formação do coágulo de fibrina por ação direta no fibrinogênio. A batroxobina tem especificidade para o fibrinogênio diferente da trombina, o que faz com que o TR não seja afetado pela presença de heparina, diferentemente do que ocorre com o TT. O TR é mais sensível que o TT para o diagnóstico de disfibrinogenemia.[31]

Tempo de coagulação com ecarina

A ecarina é uma metaloprotease derivada do veneno da serpente *Echis carinatus*, que converte a protrombina em meizotrombina, um produto intermediário da trombina. A meizotrombina apresenta menor atividade enzimática que a trombina, mas é facilmente inativada pelos inibidores diretos da trombina (IDT). Na presença dos IDT (irudina, bivalirudina, lepirudina, dabigatran e argatroban) não ocorre a conversão do fibrinogênio em fibrina, prolongando o tempo de coagulação com ecarina (TCE). O TCE não é alterado pela presença de heparina, porém correlaciona-se linearmente com as concentrações dos IDT, podendo ser utilizado para detectar e monitorizar todos os IDT.[32,33]

Análises individuais de fatores da coagulação

A análise individual de fatores específicos da coagulação é normalmente utilizada para avaliar a causa do prolongamento dos TCC ou monitorar pacientes com defeitos de coagulação conhecidos como no caso dos pacientes hemofílicos (deficiência de fator VIII na hemofilia A, fator IX na hemofilia B, e fator XI na hemofilia C). A quantificação dos níveis de determinado fator da coagulação permite a realização de tratamento orientado, e assim um controle mais rápido do sangramento sem aumento do risco de trombose.[34] Deve ser salientado que a deficiência de fator XIII não altera os TCC, mas pode produzir sangramento perioperatório.[35]

Testes antifator Xa

O teste antifator Xa avalia os níveis de anticoagulação de pacientes recebendo determinados anticoagulantes.

A atividade da heparina pode ser diretamente avaliada pelo teste, que é utilizado tanto para heparina não fracionada como para heparinas de baixo peso molecular (HBPM). O teste avalia também a anticoagulação pelo inibidor indireto do fator Xa (fondaparinux) e pelos inibidores diretos do fator Xa (rivaroxaban, apixaban e edoxaban). Com exceção da heparina não fracionada, as HBPM e os inibidores do fator Xa não alteram o TTPa. Deve-se salientar que a monitorização rotineira da coagulação geralmente não é necessária para HBPM e inibidores do fator Xa, porém deve-se monitorizar os pacientes com sangramento agudo, insuficiência renal, extremos de idades e aqueles submetidos a procedimento cirúrgico de emergência.[36-38]

Tempo de coagulação ativada

O tempo de coagulação ativada (TCA) mede o tempo que o sangue total leva para coagular na presença de caulim, celite, ou partículas de vidro. O TCA, assim como o TTPa, avalia as vias intrínseca e comum da coagulação. O TCA é utilizado como um exame *point-of-care* para monitorizar altas concentrações da heparina não fracionada, nos casos em que o TTPa não pode ser mensurado por atingir níveis superiores à sua faixa de monitorização. O TCA tem um efeito linear dose-resposta à heparina na faixa de 1 a 5 unidades/mL, sendo utilizado na monitorização da anticoagulação sistêmica com heparina e sua reversão na circulação extracorpórea cardiopulmonar e na hemodiálise.[39,40]

Testes *Point-of-care* da Coagulação

Os testes *point-of-care* (POC) da coagulação são testes realizados junto ao paciente, que tem como grande vantagem sobre os métodos convencionais a possibilidade de tomada de decisão em curto espaço de tempo, trazendo grande benefício para o tratamento das coagulopatias perioperatórias. Vários testes da coagulação podem ser realizados com a tecnologia POC, destacando-se TCA, TP, RNI, TTPa, TT, fibrinogênio, contagem, agregação e função plaquetária, dímero-D e testes viscoelásticos. Esses testes podem ser realizados utilizando os seguintes equipamentos POC: Hemochron Response® (TCA, TP, TTPa, TT, fibrinogênio), iSTAT® (TCA, TP, RNI), CoaguCheck® (TP, RNI), PFA-100®, Plateletworks® e VerifyNow® (contagem, agregação e função plaquetária), Triage®, Simplify®, Cardiac® e Nicocard® (dímero-D) e TEG®, ROTEM® e Sonoclot® (testes viscoelásticos que avaliam globalmente a hemostasia).

Testes Viscoelásticos da Coagulação

A monitorização da coagulação com testes POC, que avaliam as propriedades viscoelásticas do sangue total, têm recebido atenção especial por propiciar rapidamente uma avaliação completa e precisa de todo o sistema hemostático. Os testes mais utilizados são a tromboelastografia (TEG®), a tromboelastometria (ROTEM®) e a sonorreometria (Sonoclot®) que avaliam as propriedades trombodinâmicas do sangue durante o processo de formação do coágulo. A avaliação da coagulação perioperatória pelos testes viscoelásticos POC tem como objetivos predizer o risco de sangramento operatório e orientar o tratamento imediato dos distúrbios da hemostasia, diminuindo a morbimortalidade perioperatória associada ao sangramento ou que a utilização protocolos transfusionais guiados pelos testes ROTEM ou TEG no paciente com sangramento, reduzem a necessidade transfusional de hemocomponentes e diminuem a morbidade e mortalidade geral.[41] Esses testes têm sido incorporados nos algoritmos atuais de abordagem ao paciente com sangramento.[2,42,43]

O aumento da viscosidade do sangue durante o processo de coagulação apresenta padrão que permite avaliar por essa metodologia a cinética de formação do coágulo, sua resistência e estabilidade. Esses sistemas, utilizando pequena amostra de sangue total, possibilitam registro contínuo e quantitativo da dinâmica da formação do coágulo desde a formação inicial da fibrina, a taxa de endurecimento do coágulo, a ligação fibrina-plaqueta, até a lise do coágulo. Um dos principais diferenciais dos métodos viscoelásticos em relação aos TCC é a avaliação global da coagulação do sangue total, isto é, avaliação da cinética da construção do coágulo, com todos os componentes sanguíneos que participam da hemostasia, isto é, fatores plasmáticos da coagulação, plaquetas, fibrinogênio, hemácias e leucócitos, o que permite uma análise mais próxima da condição clínica do paciente. Enquanto os TCC são realizados a 37 °C, os testes viscoelásticos possibilitam avaliação da coagulação na temperatura em que se encontra o paciente, dentro da faixa entre 22 e 42 °C no caso do ROTEM® e TEG®, permitindo análise do efeito da temperatura sobre a hemostasia. A Tabela 99.3 apresenta as principais características dos TCC em relação aos testes viscoelásticos (Tabela 99.3).[44-46]

Tromboelastografia – TEG®

A tromboelastografia foi inicialmente apresentada como método para avaliação global da hemostasia por Hellmut Hartert em 1948.[47] O sistema da TEG® (Haemoscope Inc., EUA) utiliza 360 µL de sangue total que, depositado em uma pequena cuba cilíndrica, é submetido a movimento rotacional com curso de 4° 45 minutos. Durante a formação do coágulo, o torque gerado pela rotação da cuba é transmitido a um pino imerso no sangue da cuba, cujo movimento de rotação é convertido em sinal elétrico monitorado por um computador. A magnitude do movimento do pino é afetada diretamente pelo grau de firmeza do coágulo que está sendo formado. Desta forma é monitorizado o perfil de hemostasia desde o início da formação das pontes de fibrina, passan-

TABELA 99.3
CARACTERÍSTICAS DOS TESTES VISCOELÁSTICOS *POINT-OF-CARE* (TEG®, ROTEM®) E DOS TESTES CONVENCIONAIS NA MONITORIZAÇÃO PERIOPERATÓRIA DA COAGULAÇÃO.

	ROTEM®/TEG®	Testes convencionais
Análise da hemostasia	Dinâmica em tempo real	Estática
Base conceitual	Superfície celular[44]	Cascata de coagulação[45,46]
Amostra de sangue	Sangue total	Plasma
Características do diagnóstico		
♦ Hipercoagulação	Sim	Não
♦ Hiperfibrinólise	Alto	Baixo
♦ Diagnóstico diferencial	Fácil	Complexo
Teste do terapêutico *in vitro*	Sim	Não
Temperatura do teste	Variável	37°C
Valor preditivo negativo	Alto	Baixo
Tempo de latência terapêutica	Baixo	Alto

Testes convencionais: tempo de protrombina (TP)/razão normatizada internacional do tempo de protrombina (RNI), tempo de tromboplastina parcial ativada (TTPa), tempo de trombina (TT).

do pelo aumento da firmeza do coágulo, que decorre da agregação plaquetária (relação plaqueta/fibrinogênio), até a dissolução do coágulo, nos casos de hiperfibrinólise. A hemostasia pode ser interpretada de forma qualitativa e quantitativa avaliando estados de hipocoagulação, hipercoagulação e hiperfibrinólise (Figura 99.1).

Na Figura 99.2 estão representados os cinco principais parâmetros da TEG® (R, K, α, AM e LC) que avaliam a cinética da formação, firmeza e estabilidade do coágulo. O R, tempo de reação, corresponde ao tempo de latência até a formação inicial de fibrina, e, quando prolongado (Figura 99.1C), geralmente significa deficiência de fatores da coagulação, que pode ser corrigida pela administração de plasma fresco congelado ou de concentrado de fatores. O K, tempo K, corresponde à velocidade com que é atingido 20 mm de amplitude da firmeza do coágulo. O ângulo α representa a rapidez para formação da fibrina e das ligações entre pontes (*cross-link*). O prolongamento do tempo K e a diminuição do ângulo α geralmente representam deficiência de fibrinogênio, que pode ser corrigida pela administração de concentrado de fibrinogênio ou de crioprecipitado. AM representa a amplitude máxima da firmeza do coágulo. A diminuição do AM (Figura 99.1B) representa diminuição da firmeza do coágulo, que é afetada principalmente pela diminuição do número de plaquetas ou da função plaquetária, e afetada em menor extensão pela diminuição do fibrinogênio. LC representa a taxa de lise do coágulo, sendo que o LC30 avalia o percentual da redução da firmeza do coágulo aos 30 min após atingir AM, e o LC60, após 60 min. LC30 ou LC60 maior que 7,5% (Figura 99.1D) representa hiperfibrinólise, que pode ser corrigida com a administração

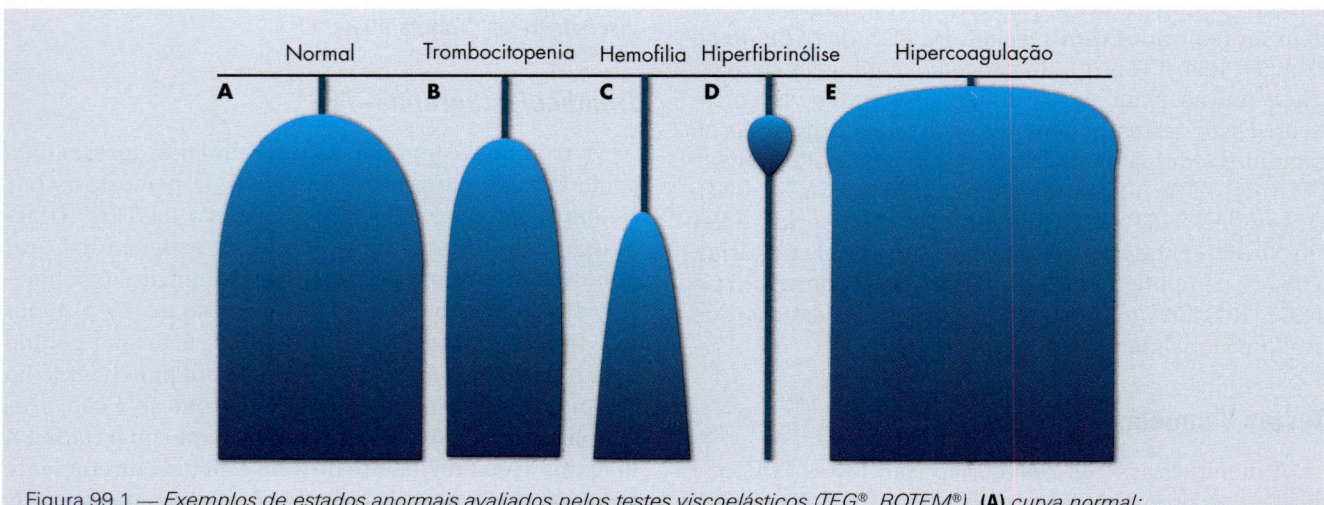

Figura 99.1 — *Exemplos de estados anormais avaliados pelos testes viscoelásticos (TEG®, ROTEM®).* **(A)** *curva normal;* **(B)** *trombocitopenia;* **(C)** *hemofilia;* **(D)** *hiperfibrinólise;* **(E)** *hipercoagulação.*

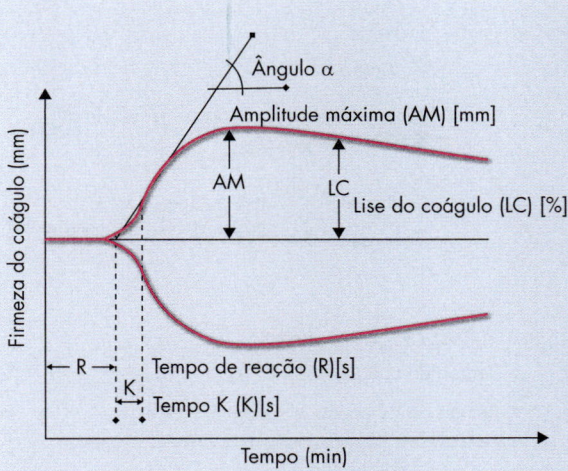

Figura 99.2 — *Gráfico do TEG® representativo dos principais aspectos da cinética da formação do coágulo. R, tempo de reação, corresponde ao tempo de latência até a formação inicial de fibrina; K, velocidade com que é atingido 20 mm de amplitude da firmeza do coágulo; α, a rapidez da formação de fibrina e das ligações entre pontes* (cross-link); *AM, representa a amplitude máxima da firmeza do coágulo; LC30 e LC60, lise do coágulo, avalia a percentual da redução da firmeza do coágulo aos 30 e 60 min após AM.*

de antifibrinolíticos como ácido tranexâmico ou ácido aminocaproico.

O TEG® usa o caulim como seu ativador de contato para realização do teste padrão. Recentemente foi introduzido o teste hepTEG, que utiliza heparinase para detecção da presença de heparina na amostra. O rapidTEG, outro novo teste, é realizado pela adição de fator tecidual ao caulim com o intuito de aumentar a velocidade da reação, diminuindo o tempo para a obtenção do resultado. Também foram desenvolvidos testes específicos para avaliação plaquetária. O *Platelet Mapping*™ (TEG-PM) analisa a extensão da inibição plaquetária pela aspirina e clopidogrel, utilizando respectivamente o ácido araquidônico e o difosfato de adenosina para ativação das plaquetas. A diminuição da amplitude máxima em relação ao exame padrão do TEG é utilizada para calcular o grau de inibição plaquetária.

Tromboelastometria – ROTEM®

A tromboelastometria rotacional ROTEM® (Tem International GmbH, Alemanha) é um método de avaliação viscoelástica do sangue total desenvolvido a partir da tromboelastografia por Andreas Calazis.[48] O sistema ROTEM® comparado ao TEG® apresenta redução na interferência vibratória, além de diferenças no que diz respeito à técnica de medida da formação do coágulo, aos testes realizados e às variáveis analisadas, o que não permite o intercâmbio completo dos resultados entre os dois métodos. O ROTEM® utiliza 300 μL de sangue total depositado em uma pequena cuba cilíndrica. Um pino plástico é mergulhado na cuba e submetido a movimento rotacional com curso de 4º 45 minutos. Quando a coagulação inicia, pontes de fibrina aumentam progressivamente a resistência para rotação do pino. Alterações na resistência à rotação do pino são detectadas por sinal ótico, que é processado em traçado gráfico (Figura 99.3).[49]

O ROTEM® apresenta dois testes principais, o INTEM, que avalia a via intrínseca da coagulação ativada pelo ácido elágico, e o EXTEM, que avalia a via extrínseca ativada pelo fator tecidual; e 3 testes suplementares, o HEPTEM, realizado com heparinase, que visa detectar a presença de heparina, o APTEM, realizado com aprotinina, que visa identificar hiperfibrinólise, e o FIBTEM, realizado com citocalasina, que visa avaliar o fibrinogênio.

Na Figura 99.3 estão representados os cinco principais parâmetros do ROTEM® (TC, TFC, α, MFC, LM e ILC30 e ILC60) que representam a cinética da formação, firmeza e estabilidade do coágulo. Na Tabela 99.4 são apresentados os comparativos dos valores de referência da tromboelastografia (TEG®) e da tromboelastometria (ROTEM®). O TC, tempo de coagulação, corresponde ao tempo do início do teste até a formação de fibrina de 2 mm de amplitude da firmeza do coágulo, refletindo a velocidade da geração de trombina e a atividade dos fatores da coagulação. O prolongamento do TC no INTEM pode indicar deficiência de fatores da via intrínseca da coagulação (VIII, IX, XI, XII) se o TC no HEPTEM também estiver prolongado, ou efeito secundário à heparina se TC no HEPTEM estiver normal. O prolongamento do TC no EXTEM pode indicar deficiência dos fatores da via extrínseca vitamina K-dependentes (II, VII, IX, X), e pode ser corrigido com administração de complexo protrombínico ou plasma fresco congelado. O prolongamento concomitante do TC no INTEM e no EXTEM sugere deficiência global de fatores da coagulação, que pode ser corrigida com plasma fresco congelado.

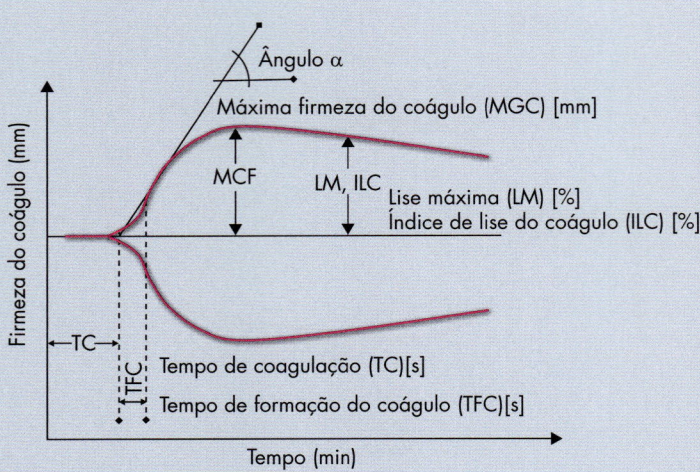

Figura 99.3 — Gráfico do ROTEM® representativo dos principais aspectos da cinética da formação do coágulo. TC, tempo de coagulação, corresponde ao tempo do início do teste até a formação de 2 mm de amplitude da firmeza do coágulo; TFC, tempo de formação do coágulo, corresponde ao período de tempo que a amplitude da firmeza do coágulo aumenta de 2 para 20 mm; o ângulo α é o ângulo tangente aos 2 mm de amplitude que corresponde à rapidez da polimerização da fibrina e da ligação entre pontes (*cross-link*); MFC, máxima firmeza do coágulo; A5, 10, 15, 20, 30, analisa amplitude da firmeza do coágulo nos tempos 5, 10, 15, 20 e 30 min após TC; LM, lise máxima do coágulo em relação ao MFC (LM > 15% em 1 hora indica hiperfibrinólise), ILC 30 e ILC 60, índice de lise do coágulo aos 30 e 60 min após TC.

TABELA 99.4
VALORES DE REFERÊNCIA DO ROTEM® E DA TEG®.

	TEG®	ROTEM®
Tempo coagulação (R, TC)	R 4-8 min	TC (INTEM) 137-246 s
		TC (EXTEM) 42-74 s
Velocidade e rapidez Polimerização da fibrina	K 1-4 min	TFC (INTEM) 40-100 s
		TFC (EXTEM) 46-148 s
	α 47-74°	α (INTEM) 71-82°
		α (EXTEM) 63-81°
Firmeza do coágulo (AM, MFC)	AM 55-73 mm	MFC (INTEM) 52-72 mm
		MFC (EXTEM) 49-71 mm
		MFC (FIBTEM) 9-25 mm
Lise do coágulo (LC, LM, ILC)	LC 30, LC 60	LM, ILC 30, ILC 60

TEG®; valores normais sangue total nativo ou citratado recalcificado, R, tempo de reação; K, tempo K; AM, amplitude máxima; LC 30 e LC 60, lise do coágulo 30 e 60 minutos após AM; ROTEM®; valores normais; INTEM, ácido elágico; EXTEM, fator tecidual, FIBTEM, fator tecidual e citocalasina; TC, tempo de coagulação; TFC, tempo de formação do coágulo; MFC, máxima firmeza do coágulo; LM, lise máxima do coágulo em relação ao MFC; ILC 30 e ILC 60, índice de lise do coágulo aos 30 e 60 minutos após TC.

O TFC, tempo de formação do coágulo, corresponde ao período de tempo que a amplitude da firmeza do coágulo aumenta de 2 para 20 mm, e depende da taxa de geração de trombina, da concentração de fibrinogênio, da função plaquetária e da polimerização da fibrina. Quando o TFC está prolongado e/ou MFC (máxima firmeza do coágulo) está reduzida, realiza-se o FIBTEM, que indica deficiência de fibrinogênio se MFC estiver diminuída ou diminuição da função ou número das plaquetas se MFC estiver normal.

O ângulo α é o ângulo tangente aos 2 mm de amplitude que corresponde à rapidez da formação de fibrina e da ligação entre pontes (*cross-link*), o α, assim como o TFC, refletem a cinética da formação do coágulo, dependendo da atividade do fibrinogênio e das plaquetas. No caso de diminuição do ângulo α também realiza-se o FIBTEM para diferenciar deficiência plaquetária ou de fibrinogênio.

A MFC é um dos parâmetros mais importantes do ROTEM®, e corresponde à amplitude máxima da firmeza do coágulo. A MFC é afetada principalmente pelo número de plaquetas ou função plaquetária, pela concentração e função do fibrinogênio, pela polimerização da fibrina e pela atividade do fator XIII. A amplitude da MFC aos 5 (A5) ou 10 minutos (A10) se correlaciona com a contagem plaquetária e concentração de fibrinogênio.[49-51]

A LM representa a lise máxima do coágulo em relação à MFC, que quando maior que 15% em 1 hora indica hiperfibrinólise. O ILC 30 e 60 representa o índice de lise do coágulo 30 e 60 minutos após TC.[52]

O ROTEM® ainda possui um módulo exclusivo que possibilita a avaliação da agregação plaquetária por impedância (ROTEM® platelet). O ROTEM® platelet foi desenhado para resolver uma das principais limitações do ROTEM® convencional, ou seja, a incapacidade de avaliar adequadamente os efeitos dos fármacos antiplaquetários (inibidores da ciclooxigenase-1 e inibidores do receptor da adenosina difosfato P2Y12). Esse módulo com dois canais pode ser combinado com os 4 canais do ROTEM® convencional. Existem 3 reagentes que são usados como ativadores para os testes do ROTEM® platelet:

ARATEM, que utiliza o ácido aracdônico; o ADPTEM, que utiliza o difosfato de adenosina; e o TRAPTEM, que utiliza o peptídeo-6 ativador do receptor da trombina.[53,54]

O valor preditivo positivo da tromboelastometria e da agregometria por impedância para predizer sangramento durante as cirurgias eletivas é baixo, porém o valor preditivo negativo é muito alto, próximo a 100%, ou seja, em pacientes com sangramento intraoperatório, valores normais da tromboelastometria praticamente excluem a coagulopatia como causa do sangramento.[55,56] Nesses casos, deve-se pesquisar causa cirúrgica do sangramento. Desse modo, alterações na tromboelastometria somente devem ser corrigidas na presença de sangramento significativo que requeira intervenção hemostática. A principal vantagem do teste é identificar ou excluir uma anormalidade específica da coagulação responsável pelo sangramento.

Sonoclot®

O analisador Sonoclot® (*Sonoclot Coagulation & Platelet Function Analyser, Sienco Inc.,* EUA) é um método que avalia as propriedades viscoelásticas do sangue total durante o processo de coagulação, menos utilizado no nosso meio. O teste analisa hipocoagulação, função plaquetária, hiperfibrinólise e estado de hipercoagulação. O Sonoclot® utiliza 360 µL de sangue total depositado em uma pequena cuba cilíndrica, onde um *probe* é mergulhado e submetido a movimento vertical para cima e para baixo. As alterações na resistência ao movimento oscilatório ultrassônico do *probe*, que ocorre durante os vários estágios de coagulação, são convertidas em sinal eletrônico e processadas graficamente.[57] A informação gráfica é denominada *Sonoclot Signature*, que representa a dinâmica qualitativa da formação do coágulo sobre o tempo. Os resultados quantitativos, por sua vez, são apresentados como: tempo de coagulação ativada (TCA), que reflete a formação inicial de fibrina; taxa de coagulação (TC), que avalia a cinética da polimerização inicial da fibrina e o desenvolvimento do coágulo; e função plaquetária (FP). Embora o Sonoclot tenha apresentado bons resultados na avaliação da coagulação, os resultados do teste podem ser influenciados pela idade, sexo e contagem plaquetária.[58]

REFERÊNCIAS

1. Spahn DR, Bouillon B, Cerny V, et al. Management of bleeding and coagulopathy following major trauma: an updated European guideline. Crit Care. 2013;17(2):R76.
2. Practice guidelines for perioperative blood management: an updated report by the American Society of Anesthesiologists Task Force on Perioperative Blood Management. Anesthesiology. 2015;122(2):241-75.
3. Kozek-Langenecker SA, Afshari A, Albaladejo P, et al. Management of severe perioperative bleeding: guidelines from the European Society of Anaesthesiology. Eur J Anaesthesiol. 2013;30(6):270-382.
4. O'Neill F, Carter E, Pink N, et al. Routine preoperative tests for elective surgery: summary of updated NICE guidance. BMJ. 2016;354:i3292.
5. Thiruvenkatarajan V, Pruett A, Adhikary SD. Coagulation testing in the perioperative period. Indian J Anaesth. 2014;58(5):565-72.
6. Chee YL, Crawford JC, Watson HG, et al. Guidelines on the assessment of bleeding risk prior to surgery or invasive procedures. British Committee for Standards in Haematology. Br J Haematol. 2008;140(5):496-504.
7. Card R, Sawyer M, Degnan B, et al. Perioperative Protocol. Institute for Clinical Systems Improvement. Updated March 2014. [Internet] [Acesso em 03 nov 2016]. Disponível em: https://www.icsi.org/_asset/0c2xkr/Periop.pdf%20 Accessed%20July%202020
8. Caprini JA. Risk assessment as a guide to thrombosis prophylaxis. Curr Opin Pulm Med. 2010;16(5):448-52.
9. Rogers SO Jr, Kilaru RK, Hosokawa P, et al. Multivariable predictors of postoperative venous thromboembolic events after general and vascular surgery: results from the patient safety in surgery study. J Am Coll Surg. 2007;204(6):1211-21.
10. Guyatt GH, Akl EA, Crowther M, et al. Executive summary: Antithrombotic Therapy and Prevention of Thrombosis, 9th ed: American College of Chest Physicians Evidence-Based Clinical Practice Guidelines. Chest. 2012;141(2 Suppl):7S-47S.
11. Jakoi A, Kumar N, Vaccaro A, et al. Perioperative coagulopathy monitoring. Musculoskelet Surg. 2014;98(1):1-8.
12. Toulon P, Ozier Y, Ankri A, et al. Point-of-care versus central laboratory coagulation testing during haemorrhagic surgery. A multicenter study. Thromb Haemost. 2009;101(2):394-401.
13. Theusinger OM, Madjdpour C, Spahn DR. Resuscitation and transfusion management in trauma patients: emerging concepts. Curr Opin Crit Care. 2012;18(6):661-70.
14. Sorensen B, Fries D. Emerging treatment strategies for trauma-induced coagulopathy. Br J Surg. 2012;99 Suppl 1:40-50.
15. Freeman RB Jr, Wiesner RH, Harper A, et al. The new liver allocation system: moving toward evidence-based transplantation policy. Liver Transpl. 2002;8(9):851-8.
16. Tripodi A, Caldwell SH, Hoffman M, et al. Review article: the prothrombin time test as a measure of bleeding risk and prognosis in liver disease. Aliment Pharmacol Ther. 2007;26(2):141-8.
17. McCraw A, Hillarp A, Echenagucia M. Considerations in the laboratory assessment of haemostasis. Haemophilia. 2010;16 Suppl 5:74-8.
18. Reverter JC, Tassies D, Font J, et al. Hypercoagulable state in patients with antiphospholipid syndrome is related to high induced tissue factor expression on monocytes and to low free protein s. Arterioscler Thromb Vasc Biol. 1996;16(11):1319-26.
19. Curry ANG, Pierce JMT. Conventional and near-patient tests of coagulation. Cont Educ Anaesth Crit Care Pain. 2007;7(2):45-50.

20. Love JE, Ferrell C, Chandler WL. Monitoring direct thrombin inhibitors with a plasma diluted thrombin time. Thromb Haemost. 2007;98(1):234-42.
21. Slichter SJ. Relationship between platelet count and bleeding risk in thrombocytopenic patients. Transfus Med Rev. 2004;18(3):153-67.
22. van Veen JJ, Nokes TJ, Makris M. The risk of spinal haematoma following neuraxial anaesthesia or lumbar puncture in thrombocytopenic individuals. Br J Haematol. 2010;148(1):15-25.
23. Zeidler K, Arn K, Senn O, et al. Optimal preprocedural platelet transfusion threshold for central venous catheter insertions in patients with thrombocytopenia. Transfusion. 2011;51(11):2269-76.
24. Kaufman RM, Djulbegovic B, Gernsheimer T, et al. Platelet transfusion: a clinical practice guideline from the AABB. Ann Intern Med. 2015;162(3):205-13.
25. Huissoud C, Carrabin N, Benchaib M, et al. Coagulation assessment by rotation thrombelastometry in normal pregnancy. Thromb Haemost. 2009;101(4):755-61.
26. Furie B, Furie BC. Mechanisms of thrombus formation. N Engl J Med. 2008;359(9):938-49.
27. Hagemo JS, Stanworth S, Juffermans NP, et al. Prevalence, predictors and outcome of hypofibrinogenaemia in trauma: a multicentre observational study. Crit Care. 2014;18(2):R52.
28. Krammer B, Anders O, Nagel HR, et al. Screening of dysfibrinogenaemia using the fibrinogen function versus antigen concentration ratio. Thromb Res. 1994;76(6):577-9.
29. Konstantinides SV, Torbicki A, Agnelli G, et al. 2014 ESC guidelines on the diagnosis and management of acute pulmonary embolism. Eur Heart J. 2014;35(43):3033-69, 69a-69k.
30. Pulivarthi S, Gurram MK. Effectiveness of d-dimer as a screening test for venous thromboembolism: an update. N Am J Med Sci. 2014;6(10):491-9.
31. Karapetian H. Reptilase time (RT). Methods Mol Biol. 2013;992:273-7.
32. Nowak G. The ecarin clotting time, a universal method to quantify direct thrombin inhibitors. Pathophysiol Haemost Thromb. 2003;33(4):173-83.
33. Johnsen JM, Konkle BA. Differential diagnosis of the bleeding patient. In: Marder VJ, Aird WC, Bennett JS, et al. Hemostasis and Thrombosis Basic principles and clinical practice. 6.ed. Philadelphia: Lippincotti Williams & Wilkins, 2013. p.648-58.
34. Gorlinger K, Bergmann L, Dirkmann D. Coagulation management in patients undergoing mechanical circulatory support. Best Pract Res Clin Anaesthesiol. 2012;26(2):179-98.
35. Ahn Y, Gorlinger K. Coagulopathy and hypercoagulability. In: Wiener-Krosnish JP, Bagchi A, Charnin JE, et al. Critical Care Handbook of the Massachusetts General Hospital. 6.ed. Philadelphia: Lippincott Williams & Wilkins, 2016. p.322-50.
36. Levy JH, Faraoni D, Spring JL, et al. Managing new oral anticoagulants in the perioperative and intensive care unit setting. Anesthesiology. 2013;118(6):1466-74.
37. Thomas O, Lybeck E, Strandberg K, et al. Monitoring low molecular weight heparins at therapeutic levels: dose-responses of, and correlations and differences between aPTT, anti-factor Xa and thrombin generation assays. PloS One. 2015;10(1):e0116835.
38. Koscielny J, Rutkauskaite E. Rivaroxaban and hemostasis in emergency care. Emerg Med Int. 2014;2014:935474.
39. Welsby IJ, McDonnell E, El-Moalem H, et al. Activated clotting time systems vary in precision and bias and are not interchangeable when following heparin management protocols during cardiopulmonary bypass. J Clin Monit Comput. 2002;17(5):287-92.
40. Horton S, Augustin S. Activated clotting time (ACT). Methods Mol Biol. 2013;992:155-67.
41. Wikkelso A, Wetterslev J, Moller AM, et al. Thromboelastography (TEG) or thromboelastometry (ROTEM) to monitor haemostatic treatment versus usual care in adults or children with bleeding. Cochrane Database Syst Rev. 2016;8:CD007871.
42. Collins P, Abdul-Kadir R, Thachil J, et al. Management of coagulopathy associated with postpartum hemorrhage: guidance from the SSC of the ISTH. J Thromb Haemost. 2016;14(1):205-10.
43. Rossaint R, Bouillon B, Cerny V, et al. The European guideline on management of major bleeding and coagulopathy following trauma: fourth edition. Crit Care. 2016;20:100.
44. Hoffman M, Monroe III DM. A cell-based model of hemostasis. Thromb Haemost. 2001;85(6):958-65.
45. Davie EW, Ratnoff OD. Waterfall Sequence for Intrinsic Blood Clotting. Science. 1964;145(3638):1310-2.
46. Macfarlane RG. An Enzyme Cascade in the Blood Clotting Mechanism, and Its Function as a Biochemical Amplifier. Nature. 1964;202:498-9.
47. Hartert H. Blutgerinnungsstudien mit der thrombelastographie, einem neuen untersuchungsverfahren. Klinische Wochenschrift. 1948;26(37-38):577-83.
48. Calatzis A, Fritzsche P, Calatzis A, et al. A comparison of the technical principle of the ROTEG coagulation analyser and conventional thrombelastographic systems. Ann Hematol. 1996;76(1;Suppl):P90.
49. Gorlinger K, Dirkmann D, Solomon C, et al. Fast interpretation of thromboelastometry in non-cardiac surgery: reliability in patients with hypo-, normo-, and hypercoagulability. Br J Anaesth. 2013;110(2):222-30.
50. Woolley T, Midwinter M, Spencer P, et al. Utility of interim ROTEM((R)) values of clot strength, A5 and A10, in predicting final assessment of coagulation status in severely injured battle patients. Injury. 2013;44(5):593-9.
51. Olde Engberink RH, Kuiper GJ, Wetzels RJ, et al. Rapid and correct prediction of thrombocytopenia and hypofibrinogenemia with rotational thromboelastometry in cardiac surgery. J Cardiothorac Vasc Anesth. 2014;28(2):210-6.
52. Dekker SE, Viersen VA, Duvekot A, et al. Lysis onset time as diagnostic rotational thromboelastometry parameter for fast detection of hyperfibrinolysis. Anesthesiology. 2014;121(1):89-97.

53. Corredor C, Wasowicz M, Karkouti K, et al. The role of point-of-care platelet function testing in predicting postoperative bleeding following cardiac surgery: a systematic review and meta-analysis. Anaesthesia. 2015;70(6):715-31.
54. Petricevic M, Biocina B, Milicic D, et al. Platelet Function Testing and Prediction of Bleeding in Patients Exposed to Clopidogrel Undergoing Coronary Artery Surgery. Clin Cardiol. 2015;38(7):443-4.
55. Cammerer U, Dietrich W, Rampf T, et al. The predictive value of modified computerized thromboelastography and platelet function analysis for postoperative blood loss in routine cardiac surgery. Anesth Analg. 2003;96(1):51-7.
56. Davidson SJ, McGrowder D, Roughton M, et al. Can ROTEM thromboelastometry predict postoperative bleeding after cardiac surgery? J Cardiothorac Vasc Anesth. 2008;22(5):655-61.
57. von Kaulla KN, Ostendorf P, von Kaulla E. The impedance machine: a new bedside coagulation recording device. J Med. 1975;6(1):73-88.
58. Ganter MT, Hofer CK. Coagulation monitoring: current techniques and clinical use of viscoelastic point-of-care coagulation devices. Anesth Analg. 2008;106(5):1366-75.

100
Monitorização Neuromuscular

Maria Angela Tardelli
Rita de Cássia Rodrigues

INTRODUÇÃO

O uso adequado e seguro de fármacos que bloqueiam a transmissão neuromuscular, conhecidos como bloqueadores neuromusculares ou relaxantes musculares, envolve a avaliação da profundidade do bloqueio em todos os diferentes momentos da anestesia, desde a indução até o término. Essa avaliação pode ser clínica ou instrumental.

MONITORIZAÇÃO CLÍNICA

Tradicionalmente, o grau de bloqueio neuromuscular tem sido avaliado através de critérios clínicos: indução pela facilidade de ventilação com a máscara facial e condições de intubação traqueal; durante a cirurgia pela qualidade do campo operatório referida pelo cirurgião e ao término da anestesia por sinais como capacidade de manter os olhos abertos e/ou cabeça elevada por 5 segundos, reter um objeto entre os dentes, sorrir, deglutir ou falar. Entretanto, essas condições, particularmente durante a recuperação, podem estar alteradas muito mais pela ação central dos anestésicos do que pela ação do bloqueador neuromuscular. Deve ser acrescentada a esse fato a pouca sensibilidade desses sinais para avaliar com precisão a intensidade do bloqueio. Foi demonstrado que estes vários testes clínicos, aplicados na recuperação da anestesia, têm valor preditivo para identificar bloqueio neuromuscular residual (relação $T_4/T_1 < 0,9$) abaixo de 52%. Os sinais foram combinados para verificar a melhor associação com capacidade em detectar bloqueio residual; mesmo quando a avaliação considerou todos os sinais, a sensibilidade máxima atingida foi de apenas 46%.[1]

A melhor maneira de avaliar a função da transmissão nervo-músculo é verificar se um estímulo elétrico padronizado, aplicado em um nervo motor periféric, gera contração do músculo por ele inervado, o que é definido como resposta muscular evocada.

MONITORIZAÇÃO INSTRUMENTAL QUALITATIVA E QUANTITATIVA

A monitorização instrumental, qualitativa e a quantitativa, da transmissão neuromuscular consiste na medida da intensidade de contração de um músculo periférico como resposta à estimulação elétrica de seu nervo motor (resposta muscular evocada). A diferença entre as duas está na forma de mensuração da contração muscular. Na avaliação instrumental qualitativa, também definida como subjetiva, a mensuração do grau de bloqueio é pela avaliação visual ou tátil do anestesiologista. Na instrumental quantitativa ou objetiva, o monitor é que mede o grau de bloqueio. A avaliação instrumental subtrai a necessidade de cooperação do paciente e a ação residual de anestésicos, podendo ser realizada facilmente no intra e pós-operatório.

A recomendação para a utilização da resposta muscular evocada está baseada em dois dados importantes: a grande variação na resposta individual aos bloqueadores neuromusculares adespolarizantes e a estreita janela terapêutica desses fármacos. O bloqueio neuromuscular não é detectável até que 75% a 80% dos receptores sejam ocupados pelo bloqueador neuromuscular e a paralisia é completa com 90% a 95% de ocupação.

A resposta evocada depende de vários fatores, tais como o estado contrátil do músculo, o estado funcional da junção neuromuscular, o local da estimulação, as características do estímulo elétrico (duração, intensidade e forma da onda) e o padrão de estimulação (estímulo isolado, sequência de quatro estímulos, "*double burst*", tétano e contagem pós-tetânica). Assim, a correta utilização da monitorização instrumental da transmissão neuromuscular implica no conhecimento dos princípios da neuroestimulação, dos padrões de estimulação e do registro das respostas musculares.[2]

PRINCÍPIOS DA ESTIMULAÇÃO ELÉTRICA

O estímulo elétrico é gerado e emitido por um estimulador de nervo periférico (ENP), de especificações determinadas, o qual atingirá o nervo motor por meio de dois eletrodos dispostos em seu trajeto anatômico.

É fundamental que todas as fibras de um nervo sejam consistentemente ativadas por graus idênticos de despolarização no decorrer do tempo, ou seja, o estímulo elétrico emitido pelo ENP deve ser corrente constante.[3,4]

As características físicas do estímulo elétrico influenciam os tipos de respostas motoras por ele evocado. A intensidade do estímulo elétrico depende da duração do pulso (largura do pulso, em milisegundos – ms) e da intensidade da corrente (em miliamperes – mA) que alcança a fibra nervosa, de tal forma que a carga elétrica será o produto da corrente pela duração de pulso.

A *duração do pulso* tem importante papel na determinação da amplitude da resposta neuromuscular evocada e não deve ser superior ao período refratário da junção neuromuscular. Ondas muito curtas são ineficazes, enquanto ondas excessivamente longas aumentam o risco de estimulação direta do músculo ou ativações repetidas das placas mioneurais. O período refratário da junção neuromuscular oscila entre 0,5 a 1 ms. Aparelhos que liberam pulsos menores que 0,1 ms podem deixar de recrutar todas as fibras do nervo. Idealmente os estimuladores devem liberar pulsos com largura entre 0,2 e 0,3 ms.

A *intensidade* da corrente é a amperagem liberada pelo ENP, a qual deverá ser capaz de estimular todos os axônios do nervo estimulado e consequentemente todas as fibras musculares inervadas por ele. Varia de paciente para paciente e depende do tipo e posição do eletrodo, da resistência e impedância da pele e dos tecidos ao redor do nervo. A maioria dos estimuladores liberam correntes entre 0 e 80 mA.

A *resistência* é a força que se opõe ao fluxo de energia entre o eletrodo colocado no paciente e o nervo periférico, devendo sempre ser reduzida ao máximo antes de se iniciar a monitorização, através da limpeza e fricção do local com gaze e álcool, utilização de quantidade adequada de gel condutor, preferentemente Ag-AgCl. A remoção de pelos também é importante, pois sua presença pode propiciar deslize dos eletrodos durante a monitorização o que resulta em mudança do local inicial de estimulação do nervo.

Segundo a lei de Ohm a quantidade de corrente (I) que flui através de um corpo é igual à voltagem (V) dividida pela resistência elétrica (R), ou seja I = V/R. Para assegurar a corrente constante, e portanto, um nível constante de despolarização, as alterações na resistência entre os eletrodos e o nervo devem ser sempre acompanhadas de alterações diretamente proporcionais na voltagem. Alterações da resistência durante a monitorização do bloqueio são esperadas (o gel pode perder sua condutibilidade, os pontos metálicos dos eletrodos podem se deslocar com movimentos do paciente, pode haver diminuição de temperatura da pele etc.). Enquanto a resistência eletrodo-pele oscilar dentro de certos limites, o ENP do tipo corrente constante continua emitindo a corrente especificada, pois a voltagem mudará de acordo com a impedância (resistência) para manter a mesma intensidade de corrente. Contudo, quando o aumento da impedância for maior que o limite superior, a corrente emitida diminuirá, o que pode resultar em diminuição do número de fibras musculares que atingirão o limiar, provocando diminuição da resposta evocada e, consequentemente, interpretação errônea de que o bloqueio está mais profundo.

Quando a duração de pulso do estímulo e a resistência eletrodo-pele são mantidas constantes, a intensidade da corrente necessária para a efetiva despolarização de todas as fibras nervosas do nervo e que gera contração de todas as fibras do músculo é o estímulo máximo (em mA). Ao se monitorizar a transmissão neuromuscular através da resposta muscular evocada, a intensidade do estímulo aplicado deverá ser 15% a 20% maior que essa corrente máxima,[5] para assegurar que todas as fibras musculares continuem a receber o estímulo, independentemente das variações de resistência da pele que eventualmente ocorram no período em que a monitorização está sendo realizada. Outra forma de obter esse estímulo supramáximo é multiplicar por 2,5 ou 3 a menor corrente capaz de induzir uma resposta evocada (corrente limiar), que geralmente, nos adultos, é de aproximadamente 15 mA.[6] Os monitores atuais de uso clínico estabelecem a corrente supramáxima automaticamente ao ser acionado o botão de calibração. Em 75% dos pacientes a corrente supramáxima não ultrapassa 50 mA quando se estimula o nervo ulnar na altura do punho. Em indivíduos obesos, e às vezes quando a temperatura da pele do paciente é bem menor que o normal, a resistência ultrapassa 2.500 Ohm, necessitando de correntes de até 80 mA, o que pode determinar lesões nervosas.[6] Alguns estudos demonstraram que a estimulação com correntes submáximas oferecem resultados satisfatórios para avaliação de bloqueio residual, útil nos pacientes já despertos da anestesia por gerar pouco desconforto, contudo, é possível que o grau de recuperação do bloqueio seja subestimado.[7-9]

A *frequência de estimulação* é outra importante variável que induz alterações na resposta evocada. É a velocidade (pulsos por segundo, dada em Hertz (Hz)), em que os pulsos são liberados pelo ENP. Uma frequência de 0,1 Hz significa um pulso liberado a cada 10 segundos, uma frequência de 1 Hz, um pulso por segundo, e assim sucessivamente. Frequências maiores que 0,15 Hz induzem fadiga em presença de um bloqueador neuromuscular adespolarizante (BNMA).

É de fundamental importância discriminar a frequência do estímulo, uma vez que o grau de bloqueio, o início, e a duração de ação obtidos com uma determinada dose de um BNM podem resultar diferentes, dependendo da frequência de estimulação aplicada.[3,5] Frequências de estimulação ditas fisiológicas, entre 30 a 70 Hz induzem à mobilização de acetilcolina, que na ausência de BNMA será suficiente para manter o músculo solicitado contraído.[10] O mesmo não ocorre se frequências maiores forem utilizadas. Acima de 70 Hz, a junção neuromuscular não é mais capaz de mobilizar acetilcolina em quantidade suficiente para sustentar a contração muscular, ocorrendo a fadiga mesmo sem a presença do BNM.[10,11] A fadiga observada após estimulação rápida, em pacientes com BNMA, (bloqueio incompleto ou parcial) indica que os receptores nicotínicos pré-sinápticos, que modulam a mobilização de acetilcolina, estão ocupados pelo BNMA, impedindo que mais neurotransmissor seja liberado na fenda sináptica. Outro efeito importante da estimulação de alta frequência é aumentar o fluxo sanguíneo muscular local, entre cinco a seis vezes, o que aumenta a quantidade de bloqueador neuromuscular que chega à junção neuromuscular. Os efeitos da estimulação de alta frequência, indução de fadiga e aumento do fluxo sanguíneo podem determinar avaliações errôneas do grau de bloqueio.

Na presença de um bloqueio neuromuscular adespolarizante, incompleto ou parcial, a fadiga também pode ser observada com estimulação de frequências menores, característica muito útil na prática clínica, pois padrões de estimulação de menor frequência, como a sequência de quatro estímulos, possibilitam estimar a profundidade do bloqueio, como será visto adiante.

Outro fator importante na monitorização da TNM é a *temperatura da pele* ou do músculo avaliado. A diminuição da temperatura corporal que pode ocorrer durante a cirurgia causa o resfriamento periférico e diminui a amplitude da resposta evocada, enquanto o aquecimento diminui as impedâncias do eletrodo, do binômio eletrodo-pele e do tecido.[12] Idealmente a temperatura da pele deve ser mantida acima de 32 graus centígrados.[2]

ESTIMULADOR DE NERVO PERIFÉRICO

Os princípios de neuroestimulação apresentados indicam que o estimulador de nervo ideal deve possuir as seguintes características:

1. Emissão de corrente constante de onda monofásica e retangular, pois onda bifásica pode causar potenciais de ação repetidos.
2. Saída de corrente ajustável para valores entre 10 a 70 mA dentro de 2 a 3 kOhm
3. Comprimento do pulso ou onda emitido entre 0,1 a 0,3 ms.
4. Visor de leitura da intensidade da corrente, para certificar-se de que o estímulo se mantém constante e alarme que dispare quando a corrente emitida for menor que o valor preestabelecido.
5. Indicação de polaridade de entrada dos eletrodos no aparelho.
6. Termômetro integrado que continuamente meça a temperatura da pele/músculo monitorizado.
7. Padrões de estimulação: estímulo simples, sequência de quatro estímulos, *double-burst*, tétano (50 Hz) e contagem pós-tetânica.

POSICIONAMENTO DOS ELETRODOS

Os eletrodos estabelecem a conexão entre o ENP e o paciente. Além da adequada colocação, o tipo de eletrodo também influencia a resposta muscular evocada.[13] Com eletrodos de superfície, os mesmos utilizados em monitorização eletrocardiográfica, obtém-se máxima estimulação do nervo com correntes variando de 20 a 70 mA, enquanto, com os eletrodos subcutâneos (semelhantes a agulhas de insulina), esses valores devem ser reduzidos para 10 mA. Estes últimos são mais utilizados em pacientes obesos, edemaciados, de pele espessa ou com extremidades muito frias. Os eletrodos pediátricos utilizados em eletrocardioscopia são bem indicados por permitirem adaptação mais anatômica, e contribuírem, dada a menor superfície de contato, para intensificar a densidade da corrente na área subjacente. A área de contato do eletrodo com a pele deve ser de 7 a 11 mm de diâmetro.[5] Áreas de condução maiores podem dificultar ou impossibilitar a estimulação supramáxima, por não ser alcançada densidade de corrente suficiente.

O eletrodo negativo, por convenção de cor preta, pode ser colocado bem próximo ao nervo que se deseja estimular, e é denominado eletrodo ativo; o eletrodo positivo, de cor vermelha ou branca, é o eletrodo indiferente ou inativo e deve ser colocado em posição proximal ao negativo. A corrente flui do positivo para o negativo, ou seja, o nervo é despolarizado sob o cátodo e hiperpolarizado sobre o ânodo. Se ambos os eletrodos forem dispostos muito próximos, cerca de 3 a 6 centímetros, a polaridade não exercerá significativa influência na resposta. A colocação incorreta dos eletrodos pode resultar na estimulação direta do músculo.[5]

LOCAL DE ESTIMULAÇÃO

A unidade nervo-músculo escolhida e o local de estimulação do nervo e do sensor de registro da contração muscular (quando a monitorização é objetiva) são outras variáveis que influenciam a magnitude da resposta evocada, além da duração do pulso, intensidade da corrente, colocação correta dos eletrodos e frequência de estimulação.[4,13]

Embora qualquer nervo motor possa ser estimulado, dá-se preferência aos nervos periféricos cujo músculo correspondente só tenha inervação motora provida por este e de fácil acesso para colocação dos eletrodos e observação da resposta evocada. Portanto, são indicados os nervos motores cuja disposição anatômica seja superficial à pele e cuja resposta seja facilmente mensurável.

O local de estimulação mais utilizado é sobre o nervo ulnar na altura do punho (Figura 100.1). A estimulação desse nervo causa movimento de adução do polegar por contração do músculo adutor do polegar. A vantagem na monitorização desta unidade reside na localização distinta deles: o nervo na face medial do braço e o músculo na face lateral. Isto diminui a probabilidade de estimulação direta do músculo e de falsas conclusões. Entretanto, a avaliação da resposta evocada no polegar deve levar em conta a eventual flexão da porção medial da mão causada pela estimulação direta do flexor profundo dos dedos, o que superestimará a resposta se os demais dedos da mão não estiverem devidamente afixados. Caso persista a observação da estimulação direta do músculo, os eletrodos devem ser movidos paulatinamente até se observar a melhor resposta.[2]

Para a estimulação do nervo ulnar, um eletrodo é colocado ao lado do tendão flexor ulnar do carpo, aproximadamente 1 cm próximo à dobra do punho, e o outro 2 a 3 cm para cima, de modo a ficar uma distância de 3 a 6 cm entre os pontos centrais das porções metálicas.[5] A polaridade dos eletrodos neste caso pode não ser considerada, pois ambos estão próximos do punho, onde o nervo é bastante superficial, caso contrário o eletrodo negativo, que é ativo, deverá ser colocado distalmente para se ter certeza da máxima despolarização do nervo.[5,8]

O nervo tibial posterior, nervo poplíteo lateral ou nervo fibular comum podem ser opções na eventualidade de os membros superiores estarem inacessíveis (Figura 100.2). Para a estimulação do nervo tibial posterior, os eletrodos são colocados atrás do maléolo medial da tíbia e a resposta evocada será a flexão plantar do grande artelho e do pé. O segundo pode ser estimulado no ponto em que circunda a fíbula, ao lado e logo abaixo da cabeça desse osso, e a resposta evocada é a dorsoflexão do pé.

Outro local comum de estimulação é o ramo temporal do nervo facial, que possibilita avaliar a resposta do músculo orbicular do olho ou do corrugador do supercílio. Os eletrodos de superfície podem ser colocados próximos ao lóbulo da orelha, onde o nervo emerge do forâmen estilomastoideo, ou 2 a 3 cm posteriores à borda lateral da órbita, localização mais recomendável (Figura 100.3). Para avaliação da resposta do músculo orbicular do olho, o sensor deve ser colocado na metade externa da pálpebra superior do olho, e para avaliação do corrugador do supercílio, na metade interna do arco, imediatamente acima da sobrancelha (Figura 100.4).

Contrações dos músculos avaliados e circunvizinhos podem ocorrer por estimulação direta das fibras musculares pelo ENP. Nessa eventualidade, observa-se que as respostas ao estímulo simples ou à sequência de quatro estímulos não desaparecem, quer registradas pelo aparelho, quer detectadas visual ou manualmente, e que as respostas são de mesma amplitude (não há fadiga), embora o bloqueio neuromuscular exista. Essa situação, embora pouco provável de acontecer com correntes inferiores a 40 mA, pode conduzir o anestesiologista a questionar a confiabilidade do monitor e/ou subestimar o bloqueio, e são mais comuns quando da estimulação do nervo ulnar na altura do punho, ou do nervo facial quando se avalia o músculo orbicular do olho. Nessas situações é importante reavaliar a correta localização dos eletrodos e a intensidade da corrente de estimulação.

SENSIBILIDADE DOS GRUPOS MUSCULARES AOS BNM

Outro ponto importante a ser considerado quando da escolha do local de monitorização é que a sensibilidade dos diversos grupos musculares aos BNM não é uniforme, varia de grupo para grupo, ou seja, um músculo pode

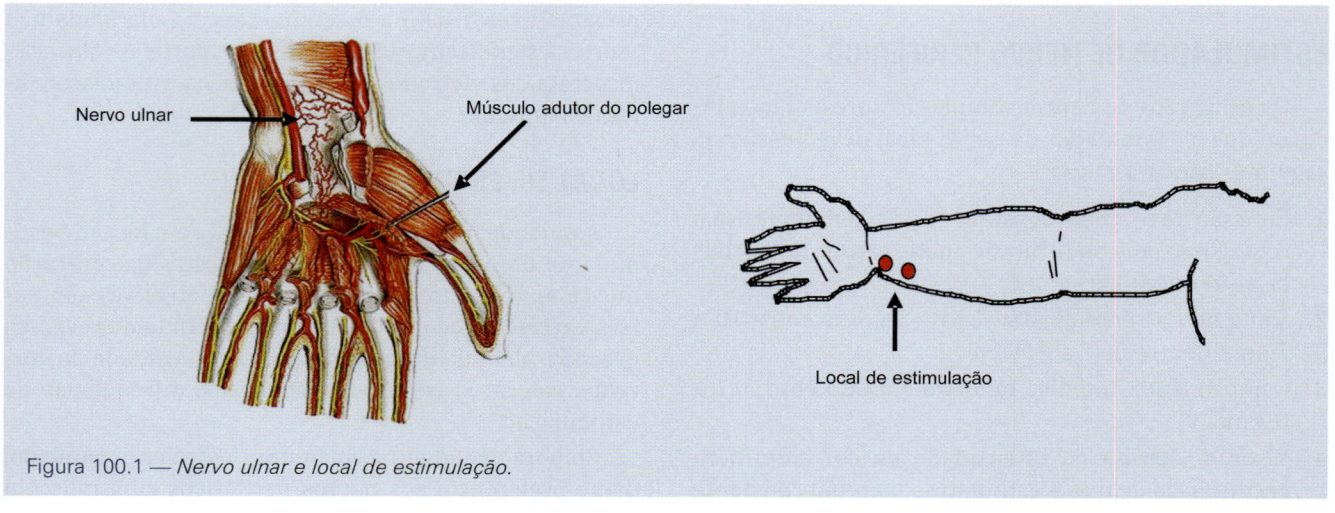

Figura 100.1 — *Nervo ulnar e local de estimulação.*

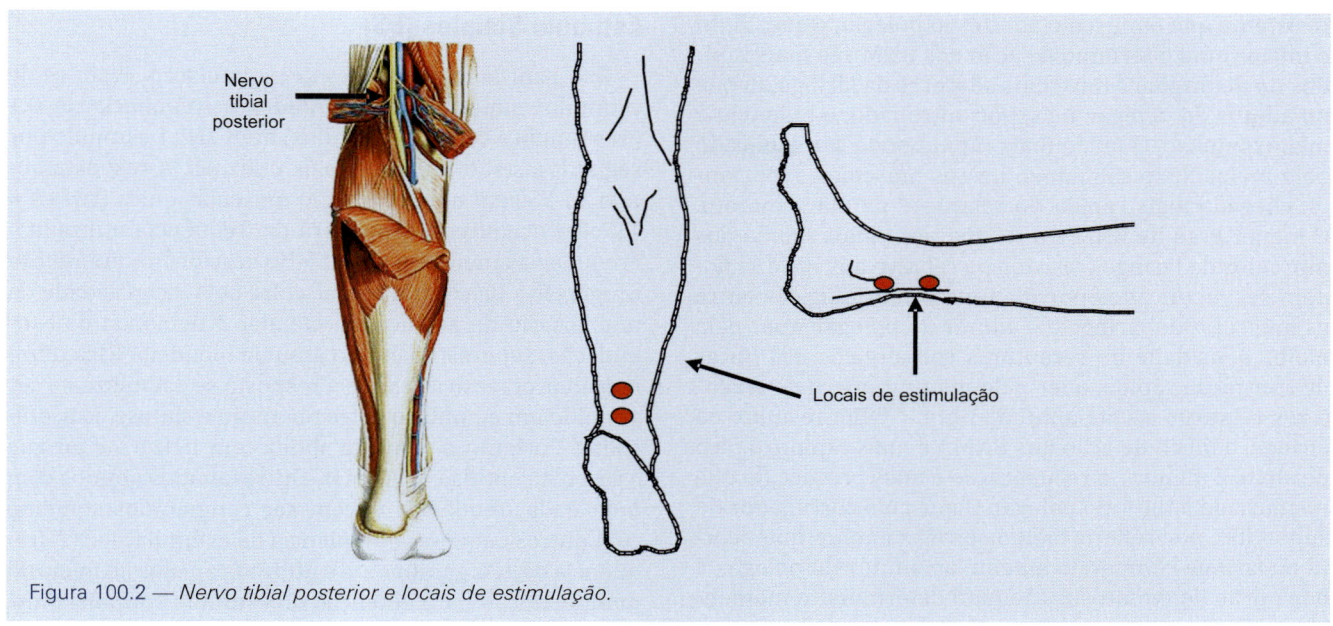

Figura 100.2 — *Nervo tibial posterior e locais de estimulação.*

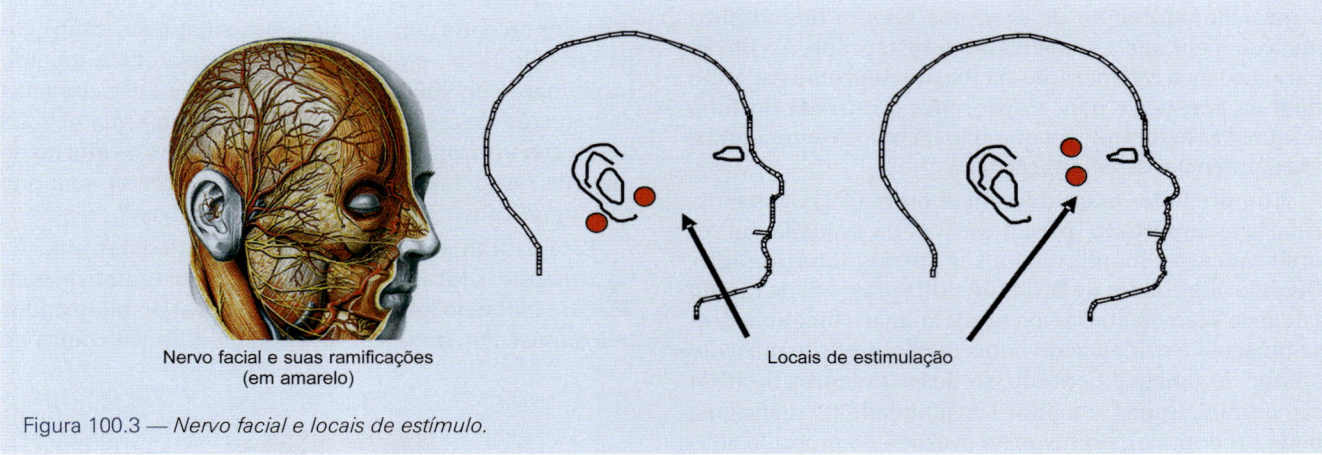

Figura 100.3 — *Nervo facial e locais de estímulo.*

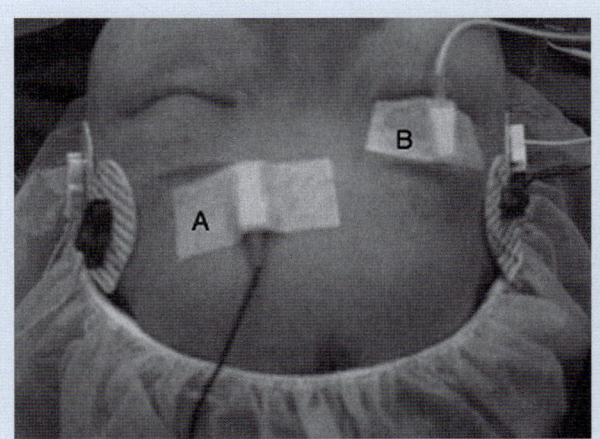

Figura 100.4 — *Monitorização do nervo facial e dos músculos corrugador do supercílio (A) e orbicular do olho (B) pelo método da aceleromiografia.*

ser mais sensível que o outro ao mesmo BNM e ainda apresentar sensibilidade diferente para cada BNM. Isto deve ser considerado, pois limita as conclusões obtidas com a monitorização de um nervo motor periférico que não seja relacionado aos músculos respiratórios ou protetores das vias aéreas superiores. As causas dessa sensibilidade heterogênea dos músculos aos BNM podem ser atribuídas às diferenças encontradas no fluxo sanguíneo, na temperatura, na densidade de receptores, na proporção de junções neuromusculares, na margem de segurança da junção neuromuscular e na composição das fibras musculares.[4]

O diafragma é o músculo mais resistente aos BNM, seguindo-se os músculos adutores da laringe (cordas vocais), o corrugador do supercílio, orbicular do olho, os das vias aéreas superiores (demais músculos da laringe), adutor do polegar e flexor do hálux.[2,14,15] Importante observar que o diafragma é cerca de duas vezes mais resistente que o músculo adutor do polegar, e que, tanto o início como o término de ação dos BNM são mais rápidos no diafragma e músculos adutores da laringe do que no adutor do polegar, mas, por outro lado, o bloqueio é menos intenso. O início mais rápido pode ser explicado pelo maior fluxo sanguíneo nesses músculos e, portanto, chegada mais rápida do relaxante na placa motora. O menor grau de BNM e a recuperação mais rápida dos músculos da laringe (resistência relativa aos BNMA) podem ser justificados por diferenças morfológicas entre os músculos da laringe e o adutor do polegar, quer pela maior densidade de receptores colinérgicos nas fibras de contração rápida, quer pelo maior número de receptores relativos ao tamanho da fibra.[15-18] Em resumo: na laringe, o início de ação dos BNMA é mais rápido, o pico de efeito é menor e a recuperação é mais precoce do que no músculo adutor do polegar. O músculo corrugador do supercílio, por refletir melhor o relaxamento que ocorre na laringe comparativamente ao adutor do polegar, é boa opção de monitorização para determinar o momento mais precoce para a intubação traqueal, útil na situação de intubação em sequência rápida. Por outro lado, o músculo adutor do polegar, por ser um dos últimos músculos em que a transmissão é restaurada, é a opção para avaliar a recuperação da função neuromuscular ao final da anestesia, para se proceder à retirada do tubo traqueal assegurando-se que não há bloqueio residual e risco potencial de complicações.[16,18]

Compreender essas diferenças entre os grupos musculares é importante para a escolha da unidade nervo-músculo a ser monitorada e sua correta interpretação. Quando altas doses de BNM são utilizadas, o mais rápido início de ação no diafragma predomina e o bloqueio desse músculo é evidenciado antes do bloqueio do músculo adutor do polegar. Contudo, se doses menores de BNM são administradas, a menor sensibilidade do diafragma pode predominar, e a resposta evocada do músculo adutor do polegar pode ser abolida 30 a 60 segundos antes da resposta máxima de relaxamento do diafragma e músculos da laringe.

Portanto, ao se monitorizar o bloqueio NM utilizando-se o nervo ulnar e o músculo adutor do polegar, é importante lembrar que o diafragma requer 1,4 a 2 vezes mais BNM do que o adutor para um mesmo grau de bloqueio, e que tanto o início de ação quanto a recuperação do bloqueio ocorrem mais rapidamente no diafragma.

PADRÕES DE ESTIMULAÇÃO

O padrão de estimulação é definido pela frequência de estimulação, que pode ser única ou combinada. Em qualquer padrão de estimulação, os estímulos são realizados com corrente de intensidade supramáxima com pulsos de ondas quadradas de duração até 0,3 ms. O que varia é apenas a frequência do estímulo. Existem cinco padrões de estimulação na prática clínica de monitorização da transmissão neuromuscular.

Estímulo Simples (ES)

É o padrão mais simples de estimulação. Trata-se de estímulos supramáximos emitidos à frequência de 0,1 (1 estímulo a cada 10 segundos) até 1 Hz (1 estímulo por segundo), sendo 0,1 Hz a mais utilizada. A resposta obtida ao ES será uma contração muscular única (*twitch* = T), cuja magnitude dependerá da frequência utilizada.[19] Frequências maiores que 0,15 Hz ocasionam diminuição progressiva da contração muscular pela incapacidade da mobilização de acetilcolina atender à demanda da estimulação, superestimando o grau de bloqueio. Essa diminuição progressiva cessa e a resposta se estabiliza ao ser atingido um equilíbrio entre liberação e síntese de acetilcolina. Portanto, a resposta obtida com 1 Hz é menor que a resposta obtida com 0,1 Hz e os resultados obtidos com uma dada frequência devem ser comparados somente com outros de mesma frequência de estimulação.[20] A frequência de 1Hz geralmente é utilizada apenas no início da monitorização para obtenção do estímulo supramáximo, dado o menor tempo despendido para tal. (Figura 100.5).

A resposta ao ES só começa a diminuir quando 75% a 80% dos receptores nicotínicos pós-sinápticos estão ocupados pelo BNM, e desaparece completamente quando há ocupação de 90% a 98%.[21-23] Portanto, a estreita faixa de detecção de receptores bloqueados conferida pelo ES limita sua utilização na prática clínica, pois o retorno ao nível de resposta controle inicial pode ocorrer sem que haja significativo número de receptores livres.

Este padrão de estimulação é útil para determinação da corrente supramáxima, da DE_{95} (dose efetiva para 95% de bloqueio na altura da contração) do bloqueador neuromuscular, do início de ação, da duração clínica de

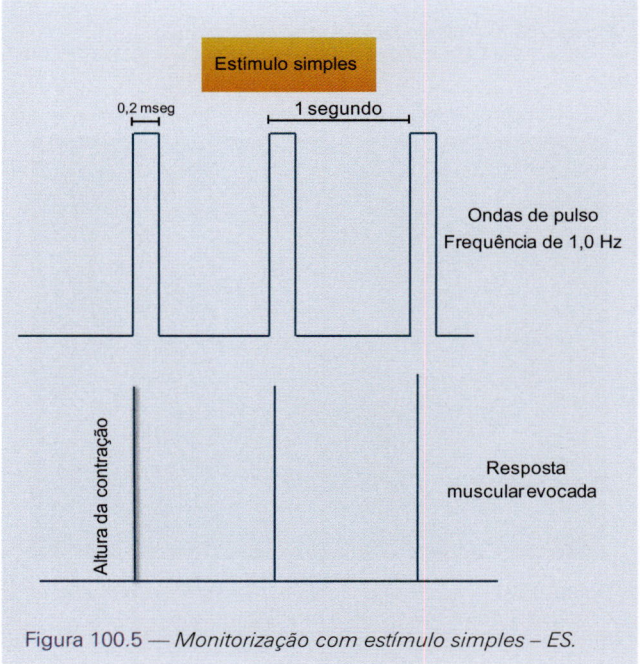

Figura 100.5 — *Monitorização com estímulo simples – ES.*

ação, da duração farmacológica ou total, do índice de recuperação 25 a 75 (Figura 100.6). Esses tempos são sempre considerados a partir do início da injeção do BNM. O ES é o padrão de monitorização mais utilizado para avaliar o grau de BNM quando se avalia o início de ação de um BNM.

As desvantagens desse padrão de estimulação são a incapacidade de distinguir o tipo de bloqueio, se despolarizante ou adespolarizante; necessitar de medidas iniciais de controle; ser insensível na detecção do bloqueio residual; além da marcada sensibilidade a variações da corrente, temperatura e tensão de repouso do músculo.

Sequência de Quatro Estímulos (SQE), ou *Train-of-Four* (TOF)

Este é o padrão de monitorização da transmissão neuromuscular de maior utilidade na prática clínica. Consiste na emissão de quatro estímulos supramáximos de 0,1 – 0,2 ms cada um, a intervalos de 0,5 segundo, por um período de 2 segundos, o que corresponde a uma frequência de 2 Hz (4 estímulos em 2 segundos).

Esse padrão de estimulação foi introduzido por Ali em 1971, baseado na observação de que, na presença de BNMA, a estimulação com frequências maiores que 0,15 Hz causava um rápido declínio na resposta evocada, que atingia seu máximo no quarto estímulo (fadiga).[22,23] Quando mais de quatro estímulos eram aplicados, as respostas subsequentes eram iguais à quarta ou ligeiramente maiores. Essa resposta significa que a frequência de 2 Hz é rápida o suficiente para produzir depleção dos estoques de acetilcolina disponíveis, e lenta o suficiente para não levar à mobilização (Figura 100.7). Na presença de bloqueio adespolarizante menor que 100%, essa frequência resulta em contrações musculares distintamente separadas, que exibem uma progressiva dimi-

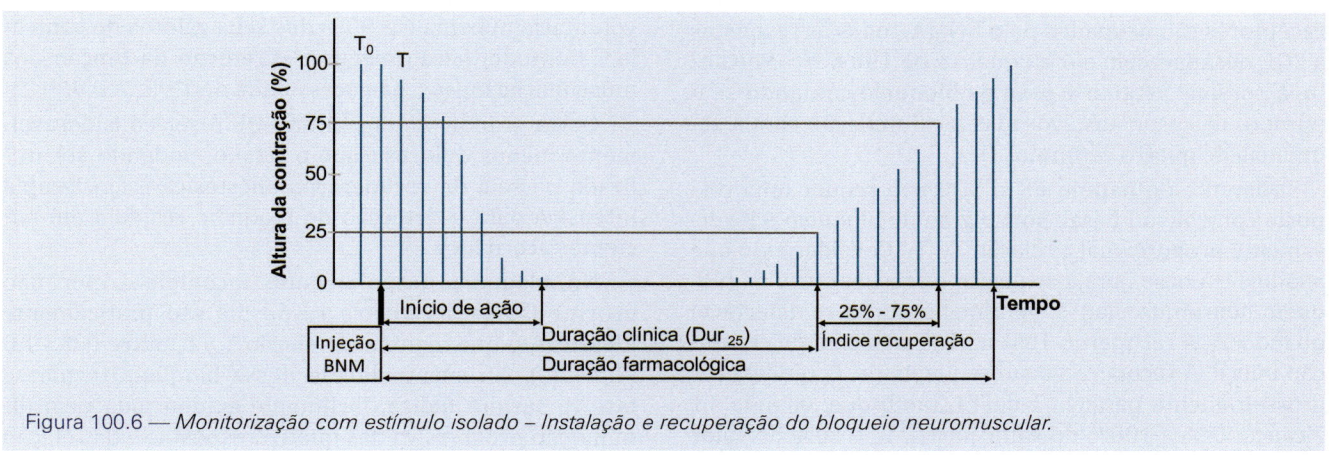

Figura 100.6 — *Monitorização com estímulo isolado – Instalação e recuperação do bloqueio neuromuscular.*

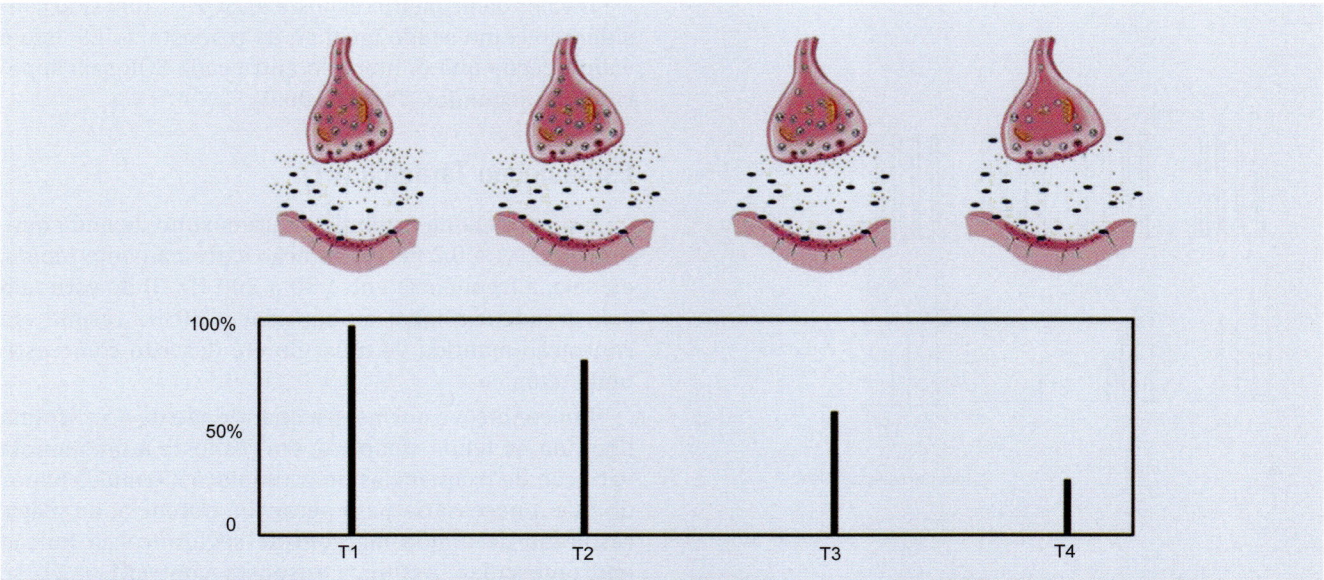

Figura 100.7 — *Junção neuromuscular evidenciando a diminuição de liberação de acetilcolina à SQE e fadiga correspondente observada pela diminuição da amplitude das respostas evocadas.*

nuição em sua amplitude, fenômeno denominado fadiga (Figura 100.8).

O grau de fadiga é diretamente proporcional ao grau do bloqueio neuromuscular, que pode ser avaliado pelo número de respostas que aparecem à estimulação SQE e através da relação entre a amplitude da quarta e da primeira resposta da sequência (Proporção da SQE = T_4/T_1 ou TOF).

Durante um bloqueio adespolarizante parcial, a amplitude de T_4 começa a diminuir somente quando 70% a 75% dos receptores estão ocupados, enquanto T_1 pode não se alterar até a relação $T_4:T_1$ ficar menor que 0,7. Quando a resposta T_4 desaparece completamente, cerca de 80% dos receptores estão ocupados, e considerando o ES, estima-se bloqueio de 60% a 70%. Desaparecimento da terceira (T_3) e segunda (T_2) respostas corresponde a 85% e 85% a 90% de receptores bloqueados, respectivamente, e a 70% a 80% e 80% a 90% de diminuição das respectivas respostas ao ES. Quando 90% a 98% dos receptores são ocupados pelo BNMA, todas as respostas à SQE desaparecem e o bloqueio é de 100%.[22,23] Portanto, é possível estimar o grau de bloqueio contando-se o número de respostas evocadas à estimulação com a sequência de quatro estímulos.[21]

Diferente do padrão ES, a SQE não requer uma resposta controle ou basal, pois o grau de bloqueio é inversamente proporcional à relação T_4/T_1. Considerando que a fadiga é a base para a avaliação da recuperação do bloqueio neuromuscular, T_4 geralmente torna-se detectável quando T_1 já recuperou 10% a 30% da altura da contração inicial. A recuperação subsequente de T_4 tende a ser grosseiramente paralela à de T1, tanto que, quando T1 alcança 95% a 100% do valor inicial, T_4 é 70% do valor inicial, portanto, T_4/T_1 será aproximadamente 0,7.

A relação T_4/T_1 de 0,75 geralmente corresponde à capacidade do músculo manter a contração a um estímulo de 50 Hz por 5 segundos, e considerando o padrão ES, corresponde à obtenção de uma resposta próxima à do controle.[11] Portanto, na recuperação do bloqueio, quando o ES resultar em uma resposta contrátil semelhante à resposta controle, que poderia ser interpretado como recuperação total da função neuromuscular, a relação T_4/T_1 pode ainda estar menor que 1,0, demonstrando sua maior sensibilidade para avaliação do bloqueio residual, mesmo sem haver uma resposta controle prévia para comparação.

Durante a recuperação, um valor de $T_4/T_1 > 0,7$ obtido no músculo adutor do polegar representa adequada recuperação do diafragma, entretanto, não é suficiente para prevenir a aspiração do conteúdo gástrico e a obstrução das vias aéreas superiores. Valor de $T_4/T_1 \geq 0,8$ representa a capacidade de o paciente gerar volume corrente, fluxo inspiratório e expiratório e que a ventilação voluntária máxima é ≥ 90% dos seus valores de controle.[20] Contudo, para assegurar o retorno da função dos músculos faríngeos, há necessidade de $T_4/T_1 \geq 0,9$.[24]

Outra grande vantagem da SQE é ser consideravelmente menos dolorosa que o tétano, podendo ser utilizada na sala de recuperação anestésica e em terapia intensiva para a detecção de bloqueio residual em pacientes acordados.

No bloqueio despolarizante incompleto, por não ocorrer fadiga, as quatro respostas são praticamente idênticas, o que mantém a relação T_4/T_1 entre 0,9 a 1,0 ($T_4 = T_1$). Na eventualidade desse bloqueio tornar-se fase II, surgirá fadiga, facilmente evidenciada pela diminuição progressiva das quatro respostas e da relação $T_4/T_1 < 0,9$ a 1,0.

O valor da primeira resposta da SQE, T_1 tem sido considerado como sendo igual ao da resposta ao ES. Isto é válido desde que o intervalo entre cada SQE seja superior a 10 segundos (Figura 100.9).

Estimulação Tetânica (ET)

É a emissão de estímulo supramáximo de onda quadrada de 0,1 a 0,2 ms de duração extremamente rápida, ou seja, a frequência entre 30 a 200 Hz. Todo estímulo com frequência igual ou superior a 30 Hz resulta em contração mantida do músculo e é descrito como estímulo tetânico.

Em condições normais, a quantidade de acetilcolina liberada na fenda sináptica, em resposta a uma ampla variação de frequências de estimulação, é muito maior do que a necessária para gerar um potencial de placa, resultado da ampla margem de segurança da junção neuromuscular. Assim, a resposta contrátil à ET se mantém mesmo ocorrendo diminuição do estoque de acetilcolina prontamente disponível. De fato, estimula-

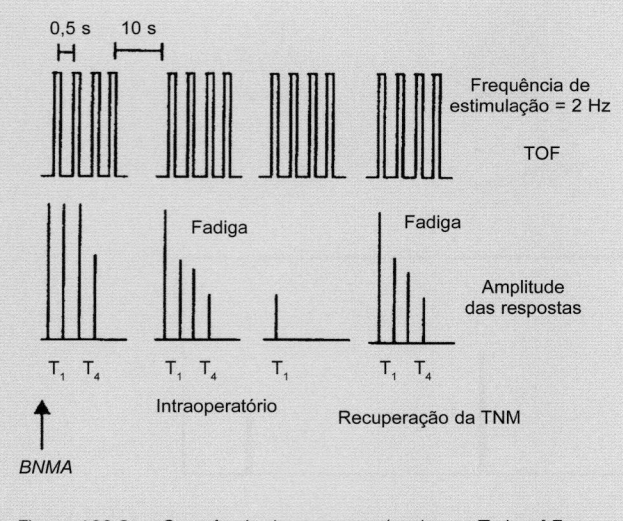

Figura 100.8 — *Sequência de quatro estímulos ou* Train-of-Four. (TOF).

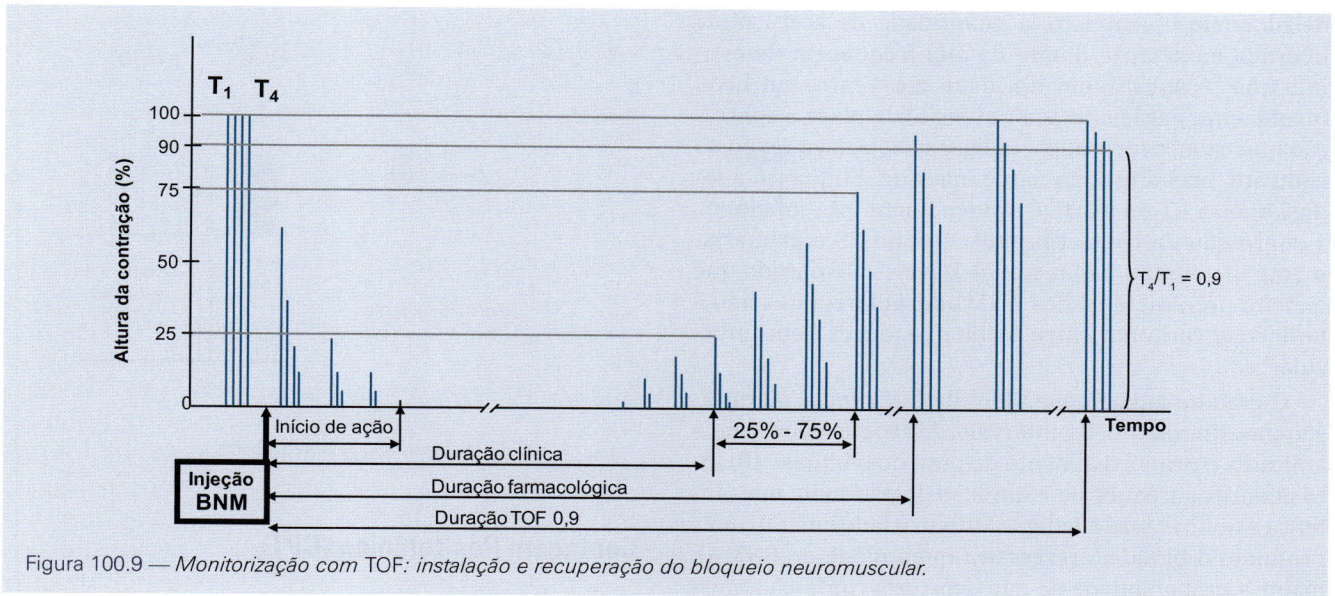

Figura 100.9 — *Monitorização com TOF: instalação e recuperação do bloqueio neuromuscular.*

ção entre 30 a 100 Hz resulta em contração muscular mantida em consequência de repetidos potenciais de ação na fibra muscular e da fusão dessas contrações individuais resultantes. Entretanto, dependendo da frequência e do tempo da ET, a quantidade liberada diminui progressivamente até alcançar um valor correspondente ao equilíbrio entre síntese e liberação de acetilcolina que, embora exacerbadas, podem resultar insuficientes para manter a contração muscular, resultando em fadiga.

Frequência de 50 Hz por mais de 5 segundos (Figura 100.10), de 100 Hz por mais de 3 segundos ou de 200 Hz por mais de 2 segundos causam o aparecimento de fadiga.[25]

Quando a margem de segurança da junção neuromuscular é diminuída por doença ou na presença

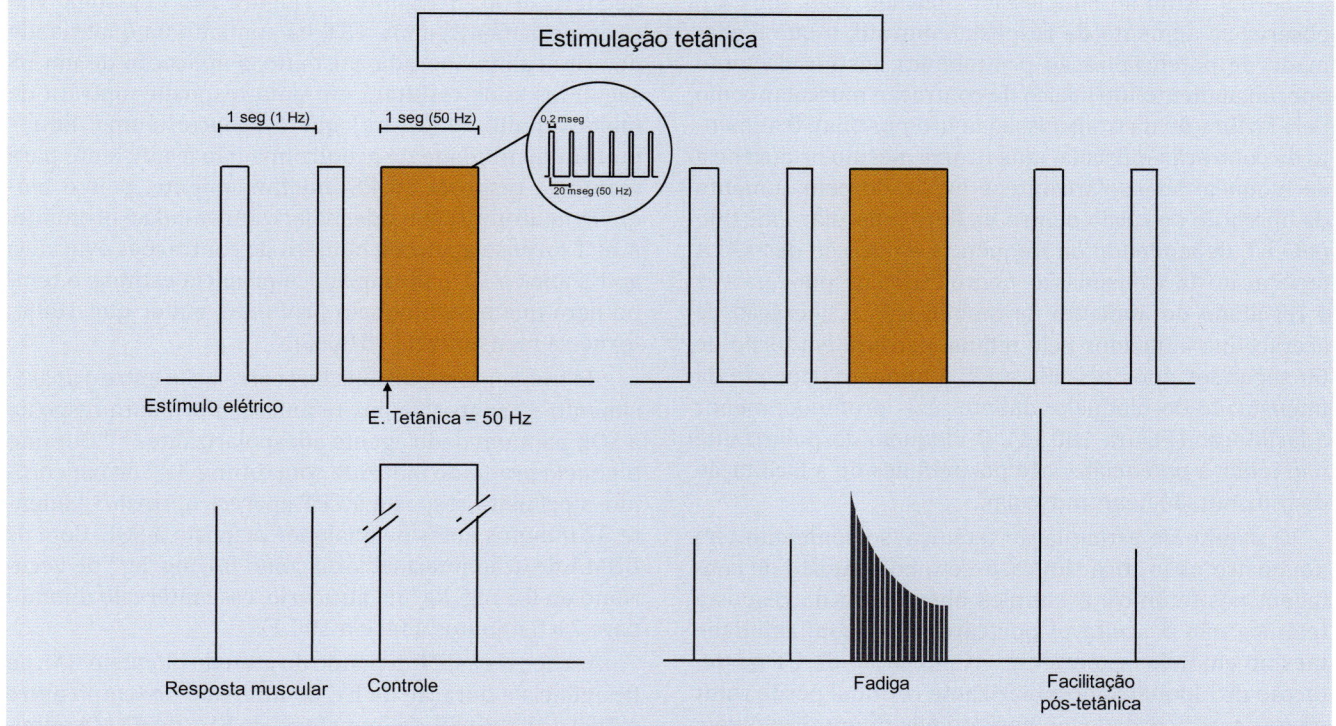

Figura 100.10 — *Estimulação tetânica. Acima: Estímulo elétrico. Abaixo: Resposta muscular antes e após administração de BNM adespolarizante.*

Monitorização Neuromuscular **1455**

de bloqueio incompleto, a quantidade de acetilcolina liberada na sinapse diante da alta frequência de estimulação alcançará, em um dado momento, um nível insuficiente para gerar um potencial de placa e contração muscular, ocorrendo a fadiga, ou seja, há a resposta contrátil, mas a mesma não é mantida. Enquanto a fadiga após a ET ou à SQE é um fenômeno pré-juncional, a supressão da contração muscular ao ES é primariamente um efeito pós-juncional. Deve ser lembrado que o efeito pré-juncional dos BNM adespolarizantes não é uniforme, variando entre os bloqueadores neuromusculares.

O grau de fadiga dependerá da frequência, da duração da estimulação, do intervalo de repetição em que é aplicado, e primordialmente do grau de bloqueio. Quanto maiores a frequência e duração do estímulo, mais intensa e notável será a fadiga, por outro lado, quanto mais profundo o bloqueio (excessiva quantidade de BNMA), maior a probabilidade de não ocorrer a contração muscular, ou mais rapidamente a fadiga surgirá. Embora a estimulação tetânica evidencie a presença de bloqueio neuromuscular adespolarizante pela presença da fadiga, não é possível medi-la, ou seja, esse padrão não quantifica a profundidade do bloqueio, ao contrário da SQE, que o faz através da relação T_4/T_1.

De interesse prático, a ET de 50 Hz durante 5 segundos corresponde à mesma força de contração desenvolvida durante esforço voluntário máximo, o que torna o uso de frequências maiores que 50 Hz desnecessário.

Se um estímulo simples for aplicado após uma ET, observa-se aumento da resposta contrátil, o que é chamado de potencialização pós-tetânica, justificada tanto por um aumento intrínseco da contração muscular como pela facilitação da transmissão neuromuscular. O aumento da contração muscular, que ocorre mesmo na ausência de bloqueio adespolarizante, é explicado pelo aumento da liberação de cálcio dentro da fibra muscular induzido pela ET, dependendo da frequência e duração desta.[25] A facilitação da transmissão neuromuscular por sua vez é resultado do aumento da mobilização e liberação de acetilcolina induzidos pelo tétano, perdura em torno de 60 segundos após cessada a ET, e também depende da intensidade do bloqueio: quanto mais profundo, menor a facilitação (Figura 100.11). O bloqueio despolarizante não induz à potencialização pós-tetânica ou à facilitação da transmissão neuromuscular.

O padrão de estimulação tetânica isoladamente tem pouco uso na prática clínica, exceto no contexto de contagem pós-tetânica. A simples observação da resposta tetânica não é aceitável por carecer de confiabilidade mesmo em mãos experientes. A indicação do ET na detecção de bloqueio adespolarizante residual perde valor no paciente acordado, no período pós-operatório ou em terapia intensiva, por ser extremamente dolorosa, podendo ser substituído com segurança pela SQE.

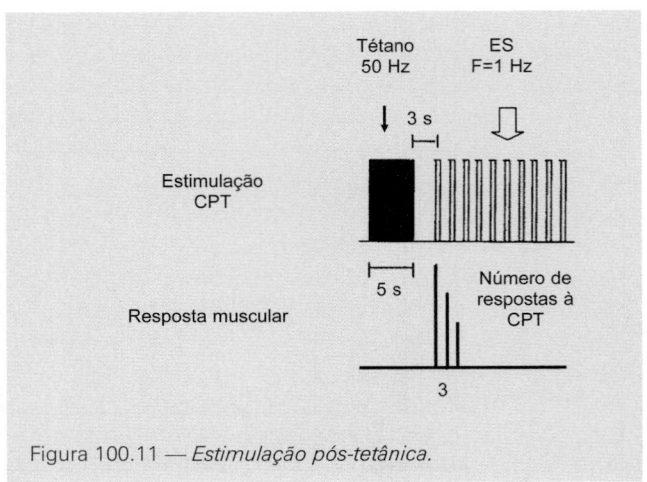

Figura 100.11 — *Estimulação pós-tetânica*.

Contagem Pós-tetânica (CPT)

Fundamenta-se na potencialização pós-tetânica. Só é passível de ser realizada durante o BNM profundo, onde não há resposta ao ES ou à SQE, ou seja, permite somente avaliar a intensidade de um bloqueio > 100%, ou com mais de 95% de receptores ocupados. Após alguns segundos do término de uma ET, é aplicado o ES continuamente e conta-se o número de contrações musculares evocadas resultantes. Quanto menor o número de respostas evocadas pelo ES, mais intenso é o bloqueio, sendo o inverso verdadeiro. Viby-Mogensen preconiza o ES de 1 Hz aplicado 3 segundos após o término da ET de 50 Hz e por 5 segundos[26] (Figura 100.11). Como visto anteriormente, após a ET, há aumento na quantidade de acetilcolina liberada, portanto, a aplicação de um ES segundos após resultará em uma resposta contrátil de maior amplitude (altura) que o próprio tétano. Entretanto, a quantidade de acetilcolina não é suficiente para manter a resposta ao ES indefinidamente, pois o bloqueio neuromuscular adespolarizante ainda é profundo. A CPT fornece apenas o número de contrações evocadas ao ES após a ET padronizada, e propicia estimar o tempo para que esse bloqueio profundo, maior que 100%, torne-se mensurável (< 100%).

Há frequentemente uma boa correlação entre o aparecimento da contração pós-tetânica e a primeira resposta à SQE para um dado agente adespolarizante.[27,28] Durante bloqueio profundo induzido com 0,1 mg.kg^{-1} de pancurônio, a primeira resposta à CPT aparece aproximadamente 37 minutos antes de qualquer resposta à SQE. Com os BNMA de ação intermediária como 0,1 mg.kg^{-1} de vecurônio ou 0,5 mg.kg^{-1} de atracúrio, esse intervalo diminui para 7 a 8 minutos. (Tabela 100.1).

A resposta à CPT depende do grau de bloqueio NM, da frequência e duração da ET, do intervalo de tempo entre o final deste e o ES, da frequência do ES e do BNMA administrado.[27-29] Todas essas variáveis devem ser observadas para interpretação da resposta, assim como o tempo de-

TABELA 100.1
CONTAGEM PÓS-TETÂNICA E TEMPO APROXIMADO ATÉ RECUPERAÇÃO DA PRIMEIRA RESPOSTA AO TOF.

Número de respostas à CPT	Atracúrio ou Vecurônio	Pancurônio
0	> 9	> 37
1	9	37
2	7	30
4	4	20
6	2	10
8	0 a 2	5

corrido entre cada estimulação. Esse padrão de estimulação não deve ser repetido antes de 3 minutos para que não ocorra recuperação do bloqueio na unidade motora avaliada. Portanto, a CPT é útil na vigência de bloqueio adespolarizante total, maior que 100%. Nessa situação os padrões ES, SQE e ET não geram nenhuma resposta, mas o aparecimento de contração muscular em resposta à CPT significa que o bloqueio, embora total (100%), está próximo de ser detectável (< 100%) (Figura 100.12). Esse padrão de estimulação adquire importância em situações com necessidade de bloqueio neuromuscular profundo que impossibilite qualquer movimento durante determinados procedimentos, como cirurgias oftalmológicas, robóticas, microcirurgias, entre outros.

Estimulação *Double-Burst* (DBS) ou Dupla Salva de Tétano (DST)

Este padrão de estimulação foi desenvolvido com a finalidade específica de avaliar o bloqueio residual ou detectar fadiga mais facilmente do que com a SQE, sem a utilização de registros, através da avaliação tátil ou visual da resposta evocada (método qualitativo).[30] Com a estimulação DST a avaliação táctil ou visual da fadiga da resposta motora é superior à promovida pela SQE.[31]

Consiste em duas curtas estimulações tetânicas (*bursts*, pode ser traduzido por rajadas), cada uma com onda quadrada de 0,2 ms de duração, separadas por um curto intervalo. Vários padrões de DBS foram avaliados, mas o de maior interesse clínico é o $DB_{3,3}$, que consiste em duas descargas tetânicas de 50 Hz, com 3 impulsos em cada uma, separadas por 750 milissegundos[31,32] (Figura 100.13). As medidas mecânicas mostram que há grande correlação entre a proporção da SQE (T_4/T_1) e a proporção da $DBS_{3,3}$ (D_2/D_1).

Na ausência de bloqueio NM, a resposta ao $DB_{3,3}$ são duas contrações musculares curtas de mesma amplitude ou intensidade. Na vigência de um bloqueio parcial adespolarizante, a segunda contração é mais fraca que a primeira, denotando a fadiga.

A despeito de facilitar a detecção visual e tátil da fadiga, e ser superior à provida pela SQE, na avaliação visual ou tátil, o DBS não é em absoluto confiável para excluir o bloqueio residual porque não é possível detectar fadiga com o DBS quando a relação T_4/T_1 é $\geq 0,6$.[33]

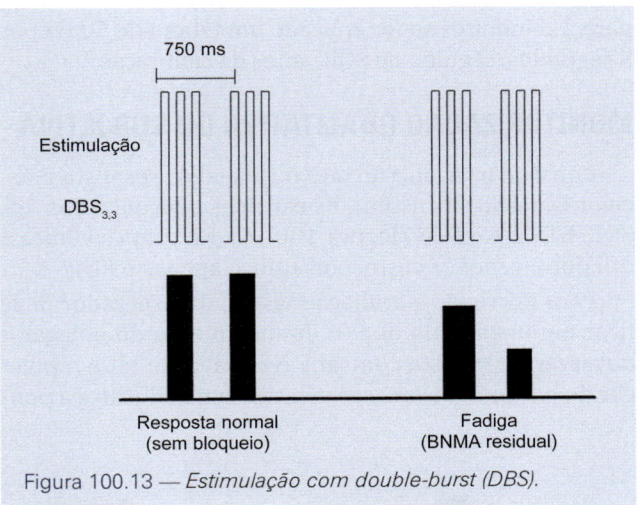

Figura 100.13 — *Estimulação com double-burst (DBS)*.

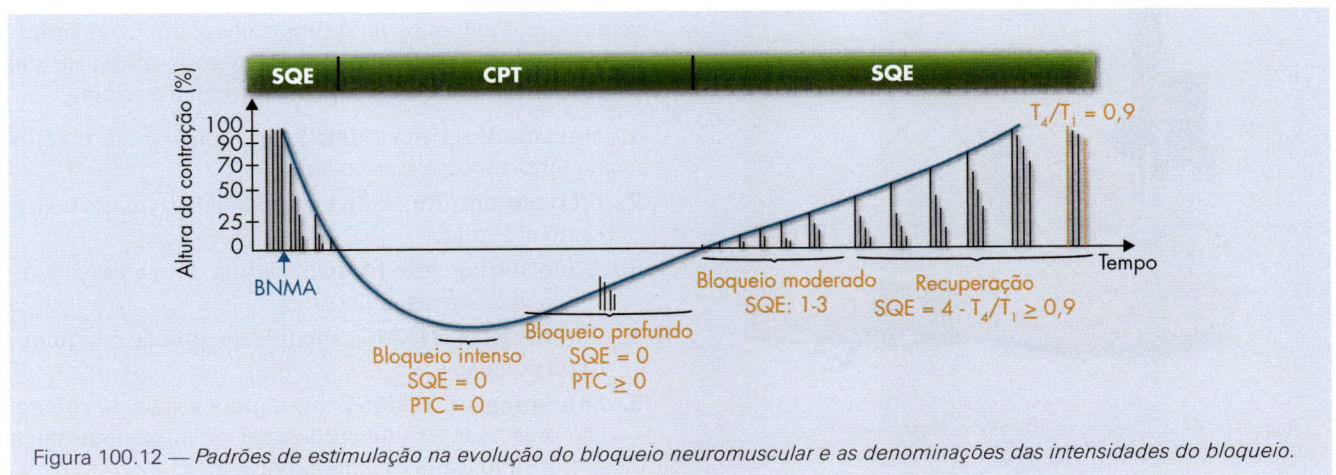

Figura 100.12 — *Padrões de estimulação na evolução do bloqueio neuromuscular e as denominações das intensidades do bloqueio.*

Calibração do Monitor e Estabilização da Resposta

Antes da administração do BNM é interessante que seja realizada a calibração do monitor, principalmente no método de mecanomiografia, ou aceleromiografia se esta for utilizada para estudos clínicos, e aguardar que a resposta contrátil esteja estável (< 5% de variação) por pelo menos 2 minutos. A calibração aumenta a probabilidade das respostas estarem dentro da "janela" de medição e diminui o risco de interferências ou artefatos significantes, tornando as respostas obtidas reprodutíveis e confiáveis.

Durante a calibração, o monitor delibera seguidos ES ou SQE para ajustar para 100% os registros das respostas contráteis obtidas (amplitude ou altura). No caso de SQE, o monitor utiliza T_1, visto as quatro contrações serem de mesma amplitude. No início da estimulação do nervo, qualquer que seja o padrão utilizado, a resposta aumenta gradativamente até atingir um platô. Por essa razão deve-se aguardar que as sucessivas respostas evocadas crescentes se estabilizem. A estabilização da resposta requer cerca de 5-20 minutos, tempo que pode ser encurtado para 2-5 minutos se for aplicado um tétano de 50 Hz por 5 segundos, seguido de SQE, antes da calibração.[5]

MONITORIZAÇÃO QUALITATIVA OU SUBJETIVA

Consiste na avaliação tátil ou visual da resposta muscular evocada aos estímulos elétricos padronizados: ES, SQE, ET, CPT e DBS (Figura 100.14). Na prática clínica é útil por ter menor custo, pois utiliza apenas o ENP.

Para proceder à avaliação visual, o observador deve ficar em um ângulo de 90° do movimento do polegar e observar a resposta contrátil. Na avaliação tátil, o polegar do paciente deverá ser mantido em abdução e a ponta dos dedos do observador colocada delicadamente na falange distal, na direção do movimento do polegar, com o objetivo de sentir a intensidade das contrações musculares evocadas.

A Figura 100.14 ilustra a correta posição da mão do avaliador. Entretanto, observa-se que a mão do paciente está livre, o que dificulta ainda mais a avaliação, quer visual ou tátil da força muscular evocada, devendo ser afixada para que os demais músculos não interfiram na mensuração.

Embora seja específica para avaliar a transmissão nervo-músculo, é absolutamente desprovido de valor para excluir bloqueio NM residual, em razão da impossibilidade de se quantificar a relação do TOF. Mesmo observadores experientes não conseguem sentir fadiga quando T_4/T_1 é maior que 0,40, e os inexperientes podem não percebê-la com T_4/T_1 maior que 0,10.[34] Com o estímulo DBS é mais fácil sentir a fadiga, mas sua ausência não exclui bloqueio residual.[33, 35]

A Tabela 100.2 demonstra as correlações entre os métodos de monitorização subjetiva e objetiva, com diferentes padrões de monitorização para a detecção de fadiga durante a fase de recuperação de um bloqueio adespolarizante.

TABELA 100.2 COMPARAÇÃO ENTRE A SENSIBILIDADE DOS DIFERENTES PADRÕES DE ESTIMULAÇÃO NA DETECÇÃO VISUAL DA FADIGA E SUA RELAÇÃO COM O VALOR DE T_4/T_1 REGISTRADO.		
Padrão de estimulação	Fadiga – Monitorização qualitativa	Valor de T_4/T_1 – Monitorização quantitativa
TOF	Ausente	0,3-0,4
Double-burst	Ausente	0,5-0,6
Tétano de 100 Hz por 5 s	Ausente	0,8-0,9

MONITORIZAÇÃO QUANTITATIVA OU OBJETIVA

Os métodos objetivos implicam na utilização de aparelhos que medem os fenômenos envolvidos na contração muscular. Na atualidade, cinco métodos distintos são utilizados para medir a resposta muscular evocada:

1. **Mecanomiografia (MMG)**, que consiste na medida da força muscular contrátil;
2. **Eletromiografia (EMG)**, medida da atividade elétrica do músculo;
3. **Aceleromiografia (AMG)**, medida da aceleração desenvolvida em um músculo;
4. **Cinemiografia (KMG)**, medida do grau de movimento do polegar, e
5. **Fonomiografia (FMG)**, que capta os sons da contração muscular. Os mais utilizados na atualidade são a aceleromiografia e a cinemiografia.

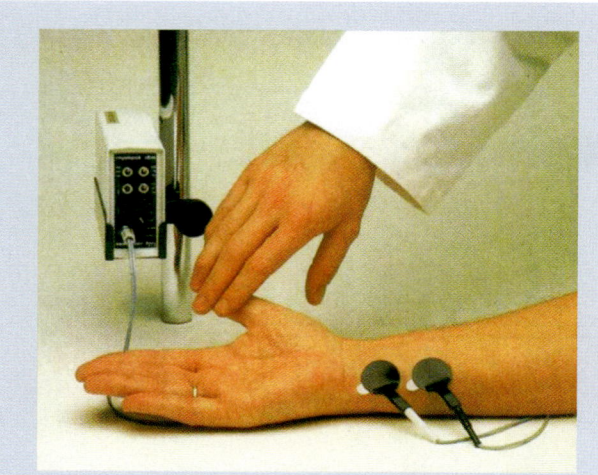

Figura 100.14 — *Avaliação tátil da resposta muscular evocada.*

Mecanomiografia

Esta técnica registra a contração isométrica do músculo adutor do polegar, normalmente em resposta à estimulação elétrica do nervo ulnar na altura do punho. Através de um transdutor de força, a contração muscular evocada é convertida em um sinal elétrico, diretamente proporcional à amplitude da força muscular, que é registrado e quantificado em um monitor. Se o padrão de estimulação utilizado for a SQE, torna-se possível então medir a relação da SQE, avaliar com precisão o grau de fadiga e, por meio do valor do T_1, o grau de bloqueio NM.

A mecanomiografia é técnica trabalhosa e considerada o padrão-ouro da monitorização da transmissão neuromuscular. O transdutor de força deve ter capacidade de 8 a 10 kg, ser posicionado em paralelo ao polegar em abdução completa e sob uma pré-carga constante e conhecida de 200 a 300 g, estando o restante da mão e antebraço firmemente imobilizados (Figura 100.15).

Essa monitorização é muito valiosa em estudos clínicos e experimentais, dada a sua confiabilidade. Outros métodos foram desenvolvidos para quantificar a força de contração do músculo orbicular do olho, diafragma, cordas vocais, masseter e músculos adutores da laringe, mas não são aplicáveis na prática clínica.[16,26,37,38]

Eletromiografia

Este método fundamenta-se no fato de que a atividade elétrica do músculo é proporcional à força por ele desenvolvida. O eletromiógrafo registra a atividade elétrica gerada pelo potencial de ação das fibras musculares estimuladas. A medida aferida corresponde à somação dos potenciais de ação individuais das fibras musculares estimuladas, podendo ser calculada pela amplitude de cada pico do sinal, ou pela área total sob a curva de EMG. O potencial de ação muscular obtido é inversamente proporcional ao grau de bloqueio na junção neuromuscular.

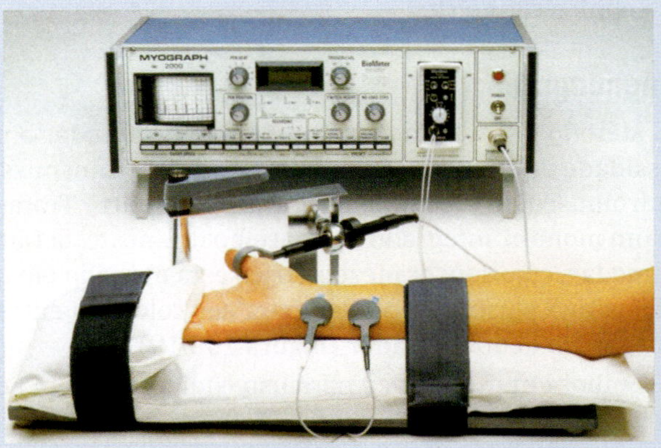

A EMG possibilita a avaliação da transmissão neuromuscular de diferentes músculos: adutor do polegar, adutor do quinto dedo da mão, diafragma, músculos da laringe, orbicular do olho e corrugador do supercílio, o que é uma das suas vantagens[2] (Figura 100.16). São necessários cinco eletrodos colocados em pontos específicos, de acordo com a unidade nervo-músculo a ser monitorizado. O eletrodo negativo (ativo) deve ser colocado na porção média do músculo, onde há o maior número de junções NM, e o positivo, sobre a inserção do tendão; o terceiro, neutro, pode ficar entre os dois primeiros ou no local onde se obtenham sinais EMG consistentes (Figura 100.17).

Cuidadosa preparação da pele e manutenção constante da temperatura da pele melhoram a qualidade do sinal, que é suscetível a artefatos elétricos e à perda de sinal.

Existe boa correlação entre as respostas evocadas geradas pelo eletromiógrafo e a força de contração do adutor do polegar, quando é utilizada a eminência tenar.[39] A maioria dos monitores disponíveis para EMG está programada para registrar apenas resposta ao estímulo simples e à SQE. Assim como a AMG, os resultados da EMG têm boa correlação com os da MMG, mas não podem ser intercambiáveis. A maior utilização desse método tem sido para pesquisas clínica.

Figura 100.15 — *Figura ilustrativa de mecanomiografia — monitorização do nervo ulnar-músculo adutor do polegar.*

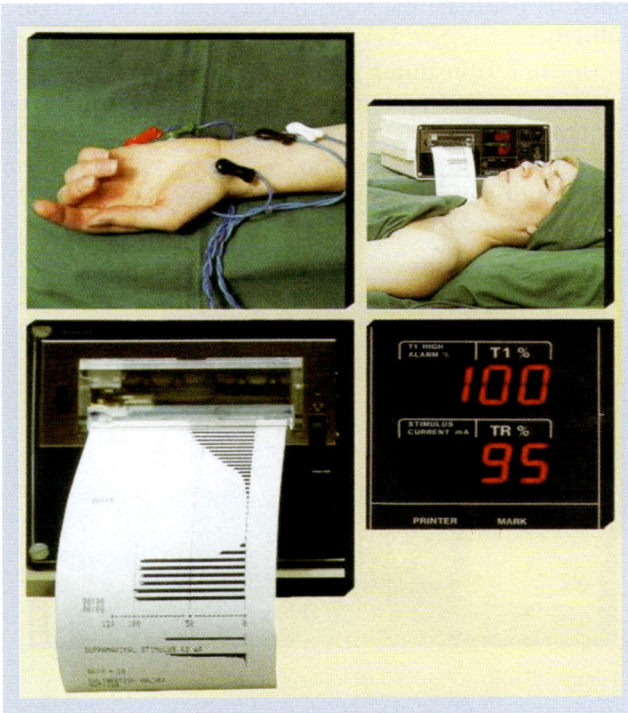

Figura 100.16 — *Figura ilustrativa de eletromiografia — monitorização do nervo ulnar-músculo interósseo do primeiro dorsal.*

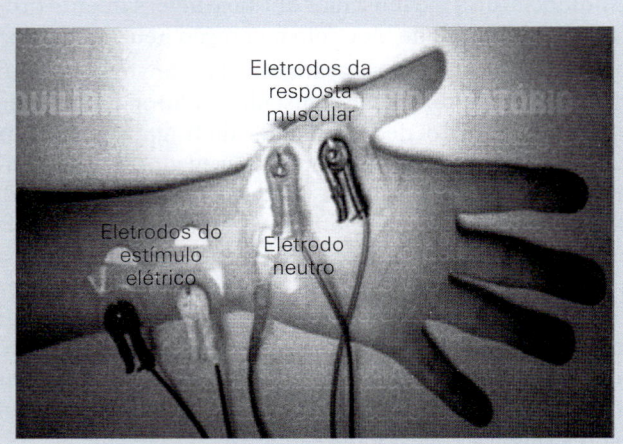

Figura 100.17 — *Posicionamento dos eletrodos para monitorização por EMG do adutor do polegar.*

Aceleromiografia

Essa técnica foi desenvolvida baseando-se no fato de que, se a massa é constante, a aceleração angular do polegar, em resposta à estimulação do músculo adutor do polegar, é proporcional à força de contração, que é o princípio da segunda lei de Newton (Força = Massa × Aceleração).

Trata-se de um microprocessador que se baseia na medida de aceleração, acoplado a um ENP que emite todos os padrões: ES, SQE, Tétano, CPT e DBS (Figura 100.18).

Um fino transdutor piezoelétrico é fixado no músculo para medir a aceleração angular do músculo, ou da falange distal do polegar, em resposta à neuroestimulação. A movimentação gera no transdutor uma voltagem cuja amplitude é proporcional ao grau de aceleração e inversa ao grau de relaxamento. Diferentemente da mecanomiografia, a aceleromiografia mede a força de contração isotônica, o que teoricamente exclui a necessidade de pré-carga no adutor do polegar. A utilização da pré-carga aumenta a precisão da aceleromiografia, entretanto, aumenta também o valor controle, o que significa que pode aumentar o viés na recuperação final do bloqueio com consequente subestimação da presença de bloqueio residual.[40]

O aparelho é capaz de determinar a corrente de estimulação supramáxima automaticamente, e calcular o grau de bloqueio, a relação T_4/T_1 e a CPT a partir da resposta muscular obtida. Quando se utiliza a SQE antes de se administrar o BNM, muitas vezes se observa a quarta resposta maior que a primeira. Isso é atribuível a alterações na direção de movimento do dedo ou à impossibilidade de o dedo regressar à sua posição inicial depois do primeiro estímulo.

A grande vantagem desse tipo de monitor é a facilidade de uso. Na atualidade, existem 2 tipos de aceleromiógrafos disponíveis no mercado. O TOF Watch S® automaticamente altera a forma de calcular a relação T_4/T_1 para que o resultado no visor nunca seja maior que 100%. Há embutido um algoritmo especial de tal forma que quando o valor de T_2 for maior que de T_1, o que pode ocorrer na fase final da recuperação da TNM (momento mais importante do diagnóstico de bloqueio residual) o valor calculado pelo monitor será de T_4/T_2, impedindo que a relação aferida seja maior do que 1, e portanto o visor, nesta situação, mostrará 100%. Embora esse método de calcular a relação T_4/T_1 seja de pouca importância na prática clínica, tais aparelhos não devem ser utilizados em pesquisa, diferente do TOF Watch SX®, que não dispõe desse algoritmo.[2]

Durante o bloqueio não despolarizante, existe uma boa correlação entre a relação T_4/T_1 medida pela MMG e a medida pela aceleromiografia.[33,40]

O fato de a aceleromiografia ser de fácil execução, dispensando a necessidade de manter uma precisa e determinada pré-carga no músculo, torna-a elegível para o uso clínico rotineiro.

Cinemiografia

Método introduzido com o objetivo de atender a necessidade de simplificar a monitorização da transmissão neuromuscular e estimular seu uso rotineiro. Trata-se de um monitor integrado ao aparelho de anestesia Datex Ohmeda®, cujo sensor piezoelétrico está inserido em um dispositivo plástico, moldado para ser colocado entre o polegar e o dedo indicador (Figura 100.19).

Embora muito prático para uso clínico, não tem acurácia superior à AMG, e necessita de cuidadosa posição da mão para evitar artefatos. Há poucos estudos comparando esse método com a MMG, e até o momento não se recomendada sua utilização para pesquisa.

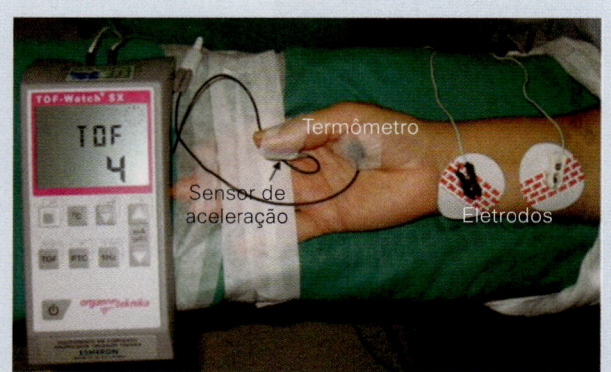

Figura 100.18 — *Figura ilustrativa da aceleromiografia. Monitorização do nervo ulnar-músculo adutor do polegar com o padrão TOF. Observação do posicionamento dos eletrodos, dos sensores de aceleração e temperatura, e a correta posição da mão e fixação dos dedos.*

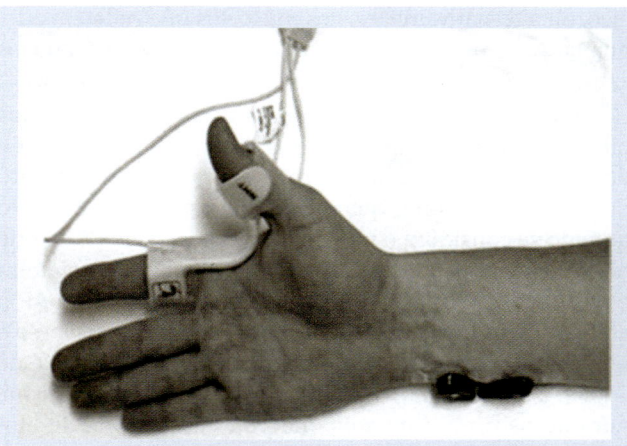

Figura 100.19 — *Figura ilustrativa da monitorização com a cinemiografia (KMG).*

Fonomiografia

Esta monitorização baseia-se nos sons de baixa frequência evocados pela contração muscular durante a estimulação do nervo, que são captados utilizando-se microfones especiais colocados sobre a pele. O sinal é amplificado, filtrado, integrado e disponibilizado no visor do aparelho. A vantagem desse dispositivo é que é de fácil aplicação na região dos músculos de interesse para avaliar a transmissão neuromuscular, como o corrugador do supercílio, o adutor do polegar, os músculos adutores da laringe ou diafragma.[41,42] e não é um método invasivo. Esse aparelho ainda não está disponível comercialmente (Figura 100.20).

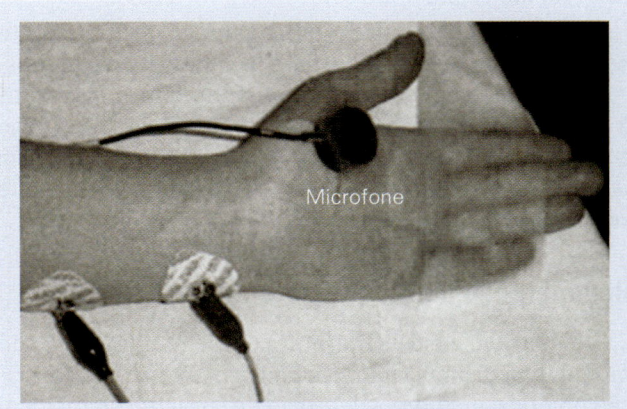

Figura 100.20 — *Figura ilustrativa da monitorização com a fonomiografia (FMG).*

UTILIZAÇÃO DA MONITORIZAÇÃO DA TNM

São inúmeros os estudos evidenciando a necessidade de monitorização do bloqueio NM. Além da grande variação individual observada com os BNM, são diversas as situações, envolvendo direta ou indiretamente a junção NM, que alteram o efeito dos BNM. Hipotermia, alterações eletrolíticas, anormalidades enzimáticas como a presença da pseudocolinesterase atípica, desvios metabólicos e ácido-base, insuficiência renal e hepática, doenças neuromusculares e uso de antibióticos são algumas dessas situações.

A monitorização objetiva da TNM é a ferramenta utilizada para determinar o início de ação, duração clínica, índice de recuperação e duração farmacológica dos BNM; tempos sempre cronometrados a partir do início da injeção do BNM a qual deve ser realizada em 5 segundos.[5] (Figura 100.6 e 102.9).

Início de ação: corresponde ao tempo decorrido entre o início da administração do BNM até que a contração muscular ao ES ou à primeira resposta da SQE (T1) seja menor que 95% da controle.

Duração clínica de ação: é o tempo desde o início da administração do BNM até que a resposta ao ES ou o T_1 da SQE tenha retornado a 25% do valor controle.

Índice de recuperação: (IR_{25-75}) é o tempo decorrido entre a recuperação de 25% para 75% do valor controle. Nos BNM em que a redistribuição desempenha papel fundamental para a recuperação da função neuromuscular, este índice pode estar aumentado depois de grandes doses, doses repetidas, ou administração contínua, pois guarda relação linear entre o logaritmo da concentração plasmática e o efeito.

Duração total ou farmacológica: é o tempo desde a administração do BNM até a recuperação para 95% do valor inicial controle. Este tempo costuma ser aproximadamente duas vezes o da duração clínica.

Duração TOF 0,9 é o tempo entre o início da injeção do BNMA até a recuperação de $T_4/T_1 = 0,9$, conceito que surgiu após os diversos estudos mostrando que somente acima deste valor o paciente está seguro, livre do bloqueio neuromuscular residual e seus potenciais riscos (Figuras 100.6 e 100.9).

A monitorização objetiva da transmissão neuromuscular, como já citado anteriormente, é de fundamental importância no diagnóstico de bloqueio neuromuscular residual.

Intensidade do bloqueio: bloqueio intenso é definido como o período onde não há resposta à CPT. Bloqueio profundo é o período entre o reaparecimento da primeira CPT até o reaparecimento da primeira resposta à SQE. Bloqueio moderado é o período entre o reaparecimento de T_1 até o reaparecimento de T_4. Período de recuperação é o tempo compreendido entre o reaparecimento de T4 até a recuperação da relação T_4/T_1 até os valores de controle.[5] (Figura 100.12)

MONITORIZAÇÃO PERIOPERATÓRIA

Com base nas evidencias existentes na literatura, a monitorização perioperatória da resposta muscular evocada deve guiar a administração dos BNM assim como dos antagonistas para garantir a segurança de adequado bloqueio neuromuscular às diferentes necessidades durante a anestesia e retorno completo da FNM ao término do procedimento.[33]

A monitorização apenas dos músculos da mão, geralmente o adutor do polegar (AP), propicia uma imagem parcial da função NM de outros grupos musculares. Portanto, seria importante estabelecer qual músculo monitorizar para o propósito desejado.

Intubação Traqueal

Os músculos ao redor do olho como o orbicular do olho (OO) e corrugador do supercílio (CS) são resistentes aos BNMA e comportam-se como os músculos laríngeos.[43] Como já mencionado, o AP e os músculos OO e o CS apresentam respostas diferentes aos BNMA.

Estudo que utilizou a aceleromiografia, para comparar o início de ação do bloqueio neuromuscular nos músculos OO, CS e AP concomitantemente à avaliação clínica das condições de intubação traqueal, com o objetivo de determinar qual músculo apresentava início de ação mais rápido associado à maior capacidade de prever ótimas condições de intubação traqueal, observou que o início de ação (desaparecimento das quatro respostas à SQE) no OO foi mais rápido que no CS e AP, mas a intubação traqueal neste momento associou-se à maior incidência de condições inadequadas. A monitorização do AP apresentou o início de ação mais prolongado, mas foi associado à maior incidência de excelentes condições de intubação. A monitorização do CS foi a que apresentou, entre a monitorização dos três músculos, a melhor associação do início de ação mais rápido e 100% de condições boas ou excelentes de intubação traqueal. Assim, a monitorização do CS deve ser escolhida quando há necessidade de prever o melhor momento para intubação em sequência rápida.[14]

Nas situações que exigem mínima possibilidade de reação do paciente, a intubação deve ser realizada quando a CPT, no adutor do polegar, for menor que 4 para evitar respostas intensas do diafragma na eventualidade de toque na carina.[44]

Manutenção da Anestesia

A contribuição do anestesiologista para ótimas condições cirúrgicas relaciona-se com vários fatores, incluindo profundidade satisfatória da anestesia, analgesia suficiente, assim como bloqueio neuromuscular adequado. Bloqueio NM adequado não necessariamente implica em bloqueio NM completo.

Considerando que os músculos reagem diferentemente em relação ao início de ação, grau de bloqueio NM e recuperação, uma forma importante de promover um relaxamento ótimo para o local cirúrgico deveria considerar a monitorização dos músculos envolvidos no campo cirúrgico, ou alternativamente, dos músculos que refletem adequadamente o bloqueio NM do local cirúrgico. Há poucos estudos que tenham investigado esse conceito na prática.

O perfil de bloqueio NM dos músculos ao redor dos olhos é similar ao dos músculos da parede abdominal e do diafragma. O melhor controle do grau de relaxamento da parede abdominal, quando se avalia pela SQE, é obtido quando se considera o número de respostas no CS do que no AP. Isto porque quando há recuperação da primeira e da segunda resposta à SQE avaliadas no CS ou no AP, a atividade dos músculos abdominais laterais (transverso e oblíquo externo e interno), medida através de EMG, é de 17% e 56% e de 27% e 75%, respectivamente.[45] Assim, durante os procedimentos onde há necessidade de bloqueio neuromuscular profundo da parede abdominal, o objetivo deve ser manter uma resposta à SQE no CS.

Os procedimentos abdominais e torácicos sofrem interferência da atividade do diafragma. Esse músculo é o mais resistente aos efeitos dos BNMA, o que significa a necessidade de maior dose e recuperação mais precoce do bloqueio neuromuscular quando comparado aos outros músculos. Embora um controle rígido sobre a transmissão neuromuscular no diafragma pareça ser crítico para alguns procedimentos cirúrgicos, a monitorização direta desse músculo é difícil. Nesta situação, a possibilidade de avaliação indireta do diafragma é interessante. Quando há recuperação de uma resposta à SQE no CS, a atividade do diafragma (medida por EMG) é de 25%. Uma resposta à CPT no AP corresponde a 10% de atividade do diafragma. Quando o AP está sendo monitorado, recomenda-se como limite de recuperação, para manter bloqueio profundo do diafragma, um número máximo de cinco CPT porque esse valor corresponde a 21% de atividade do diafragma.[46]

Sempre que possível, em qualquer procedimento onde não há necessidade de um bloqueio neuromuscular profundo, recomenda-se manter 2 a 3 respostas à SQE, no AP. Nesta intensidade de bloqueio, a reversão com a neostigmina é possível e o risco de consciência intraoperatória é relativamente baixo porque o paciente seria capaz de mover-se.

Recuperação do Bloqueio Neuromuscular

Há um consenso na literatura que a monitorização do bloqueio neuromuscular, particularmente a monitorização objetiva, melhora a detecção de curarização residual no pós-operatório.[47]

O músculo adutor do polegar tem recuperação lenta, por isso sua monitorização é a indicada para avaliar a recuperação da transmissão neuromuscular.

Estudos mostram que a retirada da cânula traqueal deve ser realizada apenas quando na SQE, o valor de T_4/T_1 for no mínimo 0,9, medido com MMG. Os valores menores que 0,9 indicam a presença de bloqueio residual que está associado a complicações como diminuição da resposta ventilatória à hipóxia, obstrução de vias aéreas superiores e predisposição à regurgitação e aspiração do conteúdo gástrico.

A monitorização subjetiva (qualitativa) apresenta limitação na avaliação da recuperação final do bloqueio neuromuscular. A avaliação visual ou tátil após o DBS é mais sensível que após a SQE. Entretanto, o limite para a detecção de fadiga corresponde ao valor de T_4/T_1 igual a 0,6 na MMG. Com a estimulação tetânica de 100Hz por 5 segundos, o limite para a detecção tátil da fadiga é T_4/T_1 igual a 0,88 com uma variação entre 0,14 e 1,0. Essa ampla variação demonstra que, mesmo com este padrão de estimulação, não há confiabilidade em detectar bloqueio residual com a monitorização subjetiva.[48]

Na prática, a AMG é o método mais sensível para diagnosticar o bloqueio residual pós-operatório quando comparado aos testes clínicos e à monitorização visual ou tátil. Entretanto, seus dados não podem ser intercambiáveis com a MMG. O valor controle de T_4/T_1 com AMG frequentemente é maior que 1,0 e maior que o valor controle obtido na MMG. Para confirmar a recuperação adequada, tem sido sugerido que se deva "normalizar" o valor final de T_4/T_1 para melhorar a precisão da AMG. Por exemplo: T_4/T_1 controle = 1,10 e final = 0,99, corresponde a T_4/T_1 "normalizado" = 0,9 (0,99/1,1). Dessa forma, seria considerar recuperação de 90% do valor controle. Entretanto, para se excluir bloqueio residual com a AMG, as evidências são insuficientes para decidir se o valor de T_4/T_1, não corrigido, deva ser 0,9, 1,0 ou até maior que 1,0.[47] A normalização diminui o viés entre a AMG e a MMG independente da utilização de pré-carga na ACM.[40]

CONSIDERAÇÕES FINAIS

Qualquer tipo de monitorização instrumental durante a anestesia torna a avaliação e o uso dos BNM mais fáceis. A monitorização subjetiva pode estimar facilmente o grau de bloqueio pela avaliação tátil da resposta à CPT, no bloqueio profundo ou intenso, e no moderado à SQE. Durante a fase de recuperação, a forma mais segura para detectar com precisão a paralisia neuromuscular residual é a monitorização objetiva da TNM utilizando-se a SQE. Simplificadamente, pode-se de rotina monitorizar a TNM com a SQE e com a CPT a qual é aplicada apenas quando não há resposta à SQE.

Caso não haja disponibilidade de monitor que registre a resposta, o uso do ENP convencional, por meio da avaliação visual ou tátil, possibilita acompanhar a profundidade do bloqueio neuromuscular no intraoperatório e administrar as menores doses de BNMA, adequadas ao procedimento, para diminuir o risco de bloqueio residual. A avaliação visual ou tátil durante a fase de recuperação limita a detecção da fadiga a um valor correspondente de T_4/T_1 = 0,4 após a estimulação com a SQE e T_4/T_1 = 0,6 após DBS.

REFERÊNCIAS

1. Cammu G, De Witte J, De Veylder J, et al. Postoperative residual paralisys in outpatients versus inpatients. Anesth Analg. 2006;102:426-9.
2. Fuchs-Buder T, Schreiber JU, Meistelman C. Monitoring neuromuscular block: an update. Anaesthesia. 2009;64(Suppl. 1):82-9.
3. Viby-Mogensen J. Clinical measurement of neuromuscular function. Clin Anesthesiol. 1985;3:467-82.
4. Ali HH, Savarese JJ. Monitoring of neuromuscular function. Anesthesiology. 1976;45:216-49.
5. Fuchs-Buder T, Claudius C, Skovgaard LT, et al. Good Clinical research practice in pharmacodynamics studies of neuromuscular blocking agents II: The Stockholm revision. Acta Anaesthesiol Scand. 2007;51:789-808.
6. Kopman AF, Lawson D. Milliamperage requirements for supramaximal stimulation of the ulnar nerve with surface eletrodes. Anesthesiology. 1984;61:83.
7. Brull SJ, Silverrnan DG. Visual assessment of train-of-four and double burst-induced fade at submaximal stimulating currents. Anesth Analg. 1991;73:627-32.
8. Brull SJ, Ehrenwerth J, Connelly NR, et al. Assessment of residual curarization using low-current stimulation. Can J Anaesth. 1991;38:164-8.
9. Silverman DG, Brull SJ. Assessment of double-burst monitoring at 10 mA above threshold current. Can J Anaesth. 1993;40(6):502-6.
10. Stanec A, Heyduk J, Stanec G, et al. Tetanic fade and pot tetanic tension in the absence of neuromuscular blocking agents in anesthetized man. Anesth Analg. 1979;57:102-7.
11. Ali HH. Monitoring of neuromuscular function. Sem Anesth. 1989;8:158-68.
12. Zipp P. Temperature dependent alterations of the surface-EMG and ECG: an investigation of the electrical transfer characteristics of the human skin. Eur J Appl Physiol. 1977;37:275-88.
13. Brull SJ, Silverman DG. Pulse width, stimulis intensity, electrode placement, and polarity during assessment of neuromuscular block. Anesthesiology. 1995;83:701-9.
14. Lee HJ, Kim SK, Jeong JS, et al. Comparison of the adductor pollicis, orbicularis oculi, and corrugator supercilii as indicators of adequacy of muscle relaxation for tracheal intubation. Br J Anaesth. 2009;102(6):869-74.
15. Donati F, Antzaka C, Bevan DR. Potency of pancuronium at the diaphragm and the adductor pollicis muscle in humans. Anesthesiology. 1986;65:1-5.
16. Hemmerling TM, Le N. Brief review: neuromuscular monitoring: an update for the cliniciam. Can J Anaesth. 2007;54(1):58-72.
17. Caffrey RR, Warren ML, Becker KE Jr. Neuromuscular blockade monitoring comparing the orbicularis oculi and adductor pollicis muscles. Anesthesiology. 1997;65:95-7.
18. Hemmerling TM, Donati F. Neuromuscular blockade at the larynx, the diaphragm and the corrugator supercilii muscle: a review. Can J Anaesth. 2003;50(8):779-94.
19. Ali HH, Savarese JJ. Stimulus frequency and dose response to d-tubocurarine in man. Anesthesiology. 1980;52:36-40.

20. Ali HH, Savarese JJ, Lebowitz PW, et al. Twitch, tetanus and train-of-four as indices of recovery from nondepolarizing neuromuscular block. Anesthesiology. 1981;54:294-7.
21. Lee C. Train-of-four quantitation of competitive neuromuscular block. Anesth Analg. 1975;54:649-53.
22. Ali HH, Utting JE, Gray TC. Quantitative assessment of residual antidepolarizing block (partI). Br J Anaesth. 1971;42:967-78.
23. Ali HH, Utting JE, Gray TC. Quantitative assessment of residual antidepolarizing block (partII). Br J Anaesth. 1971;43:473-7.
24. Eriksson LI. The effects of residual neuromuscular blockade and volatile anesthetics on the control of ventilation. Anesteh Analg. 1999;89:243-51.
25. Viby-Mogensen J. Clinical assessment of neuromuscular transmission. Br J Anaesth. 1982;54:115-29.
26. Lebrault C, Chauvin M, Guirimand F, et al. Relative potency of vecuronium on the diaphragm and the adductor pollicis. Br J Anaesth. 1989;63:389-92.
27. Viby-Mogensen J, Howardy-Hansen P, Chraemmer-Jorgensen B, et al. Posttetanic count (PTC): a new method of evaluating an intense nondepolarizing block. Anesthesiology. 1981;55:458-61.
28. Bonsu AK, Viby-Mogensen J, Fernando PUE, et al. Relationship of posttetanic count and train-of-four response during intense neuromuscular blockade caused by atracurium. Br J Anaesth. 1987;59:89-92.
29. Muchhal KK, Viby-Mogensen J, Fernando PUE, et al. Evaluation of intense neuromuscular blockade caused by vecuronium using the posttetanic count (PTC). Anesthesiology. 1987;846-9.
30. Engbaek J, Ostergaar D, Viby-Mogensen J. Double burst stimulation (DBS): a new pattern of nerve stimulation to identify residual neuromuscular block. Br J Anaesth. 1989;62:274-8.
31. Drenck NE, Ueda N, Olsen NV, et al. Manual evaluation of residual curarization using double burst stimulation: a comparison with train-of-four. Anesthesiology. 1989;70:578-1.
32. Ueda N, Viby-Mogensen J, Olsen NV, et al. The best choice of double burst stimulation pattern for manual evaluation of neuromuscular transmission. J Anaesth. 1989;3:94-9.
33. Brull SJ, Murphy GS. Residual Neuromuscular Block: Lessons Unlearned. Part II: Methods to Reduce the Risk of Residual Weakness. Anesth Analg. 2010;111:129-40.
34. Viby-Mogensen J. Why, how and when to monitor neuromuscular fuction. Minerva Anestesiol. 1999;65:239-44.
35. Fruergaard K, Viby-Mogensen J, Berg H, et al. Tactile evaluation of the response to double burst stimulation decreases, but does not eliminate the problem of postoperative residual paralysis. Acta Anaesthesiol Scand. 1998;42:1168-71.
36. Donati F, Meistelman C, Plaud B. Vecuronium neuromuscular blockade at the adductor muscles of the larynx and adductor pollicis. Anesthesiology. 1991;74:833-7.
37. Smith CE, Donati F, Bevan DR. Differential effects of pancuronium on masseter and adductor pollicis muscles in man. Anesthesiology. 1989;71:57-61.
38. Hermmerling TM, Schmidt J, Wolf T, et al. Comparison of succinylcholine with two doses of rocuronium using a new method of monitoring neuromuscular block at the laryngeal muscles by surface laryngeal electromyography. Br J Anaesth. 2000;85:251-5.
39. Kopman AF. The relationship of evoked eletromyographic and mechanical responses following atracurium in humans. Anesthesiology. 1992;76:34-8.
40. Claudius C, Skovgaard LT, Viby-Mogensen J. Is the performance of acceleromyography improved with preload and normalization? A comparison with mechanomyography. Anesthesiology. 2009;110:1261-70.
41. Trager G, Michaud G, Deschamps S, et al. Comparison of phonomyography, kinemyography and mechanomyography for neuromuscular monitoring. Can J Anaesth. 2006;53:130-5.
42. Hemmerling TM, Michaud G, Babin D, et al. Comparison of phonomyography with balloon pressure mechanomyography to measure contractile force at the corrugator supercilii muscle. Can J Anaesth. 2004;51(2):116-21.
43. Plaud B, Debaene B, Donati F. The corrugator Supercilii, Not the Orbicularis Oculi, Reflects Rocuronium Neuromuscular Blockade at the Laryngeal Adductor Muscles. Anesthesiology. 2001;95:96-101.
44. Fernando PU, Viby-Mogensen J, Bonsu AK, et al. Relationship between posttetanic count and response to carinal stimulation during vecuronium-induced neuromuscular blockade. Acta Anaesthesiol Scand. 1987;31:593-6.
45. Kirov K, Motamed C, Ndoko SK, et al. TOF count at corrugator supercilii reflects abdominal muscles relaxation better than at adductor pollicis. Br J Anaesth. 2007;98:611-4.
46. Dhonneur G, Kirov K, Motamed C, et al. Post-tetanic count at adductor pollicis is a better indicator of early diaphragmatic recovery than train-of-four count at corrugator supercilii. Br J Anaesth. 2007;99:376-9.
47. Claudius C, Viby-Mogensen J. Acceleromyography for Use in Scientific and Clinical Practice. Anesthesiology. 2008;108:1117-40.
48. Capron F, Fortier LP, Racine S, et al. Tactile Fade Detection with Hand or Wrist Stimulation Using Train-of-Four, Double-Burst Stimulation, 50-Hertz Tetanus, 100-Hertz Tetanus, and Acceleromyography. Anesth Analg. 2006;102:1578-84.

101
Hipotermia Intraoperatória. Monitorização e Controle

José Reinaldo Cerqueira Braz
Simone Maria D'Angelo Vanni
Leandro Gobbo Braz

INTRODUÇÃO

O homem necessita que sua temperatura interna seja constante e que seu sistema termorregulador mantenha a temperatura central próxima de 37 °C, para conservação das funções metabólicas.[1] Entretanto, durante o ato anestésico-cirúrgico, é comum a ocorrência de hipotermia não intencional moderada, com diminuição de 1 °C a 3 °C na temperatura central, em consequência da inibição central da termorregulação e diminuição do metabolismo, induzidas pela anestesia, e a exposição do paciente ao ambiente frio das salas de operação.

A hipotermia não intencional pode ocorrer tanto na anestesia geral como na anestesia raquidiana (subaracnoidea e peridural),[2] sendo que, em ambas, a termorregulação central e as respostas comportamentais ao frio estão prejudicadas.[1,3]

FISIOLOGIA DA TERMORREGULAÇÃO NORMAL

A manutenção da normotermia nos animais homeotermos, como o homem, é função importante do sistema nervoso autônomo. Mesmo com pequenas alterações da temperatura central, podem ocorrer alterações metabólicas e enzimáticas.[4-6]

A termorregulação é realizada por um sistema de controle fisiológico, que consiste em termorreceptores centrais e periféricos, um sistema de condução aferente, o controle central de integração dos impulsos térmicos e um sistema de respostas eferentes, levando a respostas compensatórias[4,7] (Figura 101.1).

No hipotálamo situa-se o sistema de controle central, que regula a temperatura do corpo ao integrar os impulsos térmicos provenientes de quase todos os tecidos do organismo, e não apenas em relação à temperatura central do organismo, o que tem sido considerado como temperatura corporal média. Quando o impulso integrado excede ou fica abaixo da faixa limiar de temperatura, ocorrem respostas termorreguladoras autonômicas, que mantêm a temperatura corporal em valor adequado.[5]

Os impulsos termais aferentes provêm de receptores anatomicamente distintos ao frio e ao calor, os quais podem ser periféricos ou centrais.[6] Também existem receptores termossensíveis localizados na pele e nas membranas mucosas, que mediam a sensação térmica e contribuem para a ocorrência dos reflexos termorregulatórios. Esses receptores também respondem à sensação mecânica.

Os receptores para frio têm descargas de impulsos a temperaturas entre 25 °C e 30 °C e são inervados por fibras Aδ. Os receptores para calor têm descargas de impulsos a temperaturas de 45 °C a 50 °C e são inervados por fibras desmielinizadas C.[5]

No hipotálamo anterior é feita a integração das informações aferentes térmicas, enquanto no hipotálamo posterior iniciam-se as respostas efetoras. Na área pré-óptica do hipotálamo existem neurônios sensíveis e não sensíveis à temperatura, sendo que os primeiros podem ser classificados em neurônios sensíveis ao calor e neurônios sensíveis ao frio, estes últimos predominantes. Ressalte-se ainda a presença de neurônios sensíveis à estimulação térmica local no hipotálamo posterior, na formação reticular e na região medular.[8]

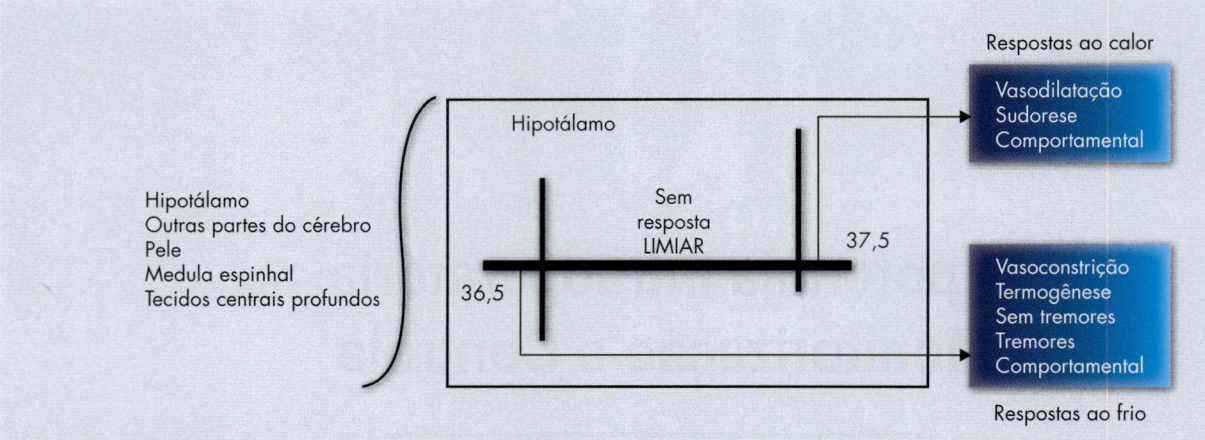

Figura 101.1 — O modelo de termorregulação. Os impulsos térmicos recebidos dos tecidos periféricos são integrados no hipotálamo, o qual determina a temperatura corporal média. A faixa interlimiar (36,7 °C a 37,1 °C) é a temperatura corporal média durante a qual não são deflagradas respostas efetoras. Adaptada de Sessler (1994).[4]

Existe uma faixa interlimiar de temperatura, definida geralmente de 36,7 °C a 37,1 °C, na qual não há resposta efetora. Temperaturas abaixo ou acima desses limiares desencadeiam respostas efetoras (Figura 101.2). Em pacientes anestesiados, a faixa interlimiar pode chegar a 3 °C–4 °C de diferença, quando o normal é de 0,4 °C de diferença.[7] Essa faixa é mais ampla no estado hipotérmico do que no hipertérmico, no paciente sob anestesia (Figura 101.3).

O limiar da vasoconstrição e de sudorese é de 0,3 °C a 0,5 °C mais elevado na mulher do que no homem,[10] e diminui no idoso[11] e em pacientes gravemente enfermos.

A ocorrência de hipotermia excessiva no idoso se deve à inadequação da ativação da resposta das defesas termorregulatórias. Consistentemente com essa teoria, várias respostas efetoras do controle termorregulatório no idoso estão diminuídas em relação ao jovem, como a vasoconstrição, que é a primeira e a mais importante resposta autonômica ao frio, e o limiar ao tremor.[1,12]

A resposta comportamental é a resposta termorregulatória quantitativamente mais eficaz, porém vários outros mecanismos, também eficazes, são importantes, como a resposta vasomotora, que se caracteriza pela vasodilatação em resposta ao calor e pela vasoconstrição e piloereção em resposta ao frio; o tremor, que aumenta o consumo de oxigênio e a taxa metabólica em resposta ao frio; e a sudorese em resposta ao calor (Figuras 101.1 e 101.2).

Quando no "termostato" hipotalâmico há indicação de temperatura corporal fria, impulsos do hipotálamo se dirigem para o córtex cerebral, dando ao indivíduo a sensação de frio. O resultado é uma modificação comportamental, com aumento da atividade motora, colocação de agasalhos e movimentação para aumento do aquecimento. O controle das respostas comportamentais depende fundamentalmente da temperatura da pele.

Em relação ao calor, a primeira defesa autonômica é a vasodilatação cutânea. Já a sudorese, mediada por

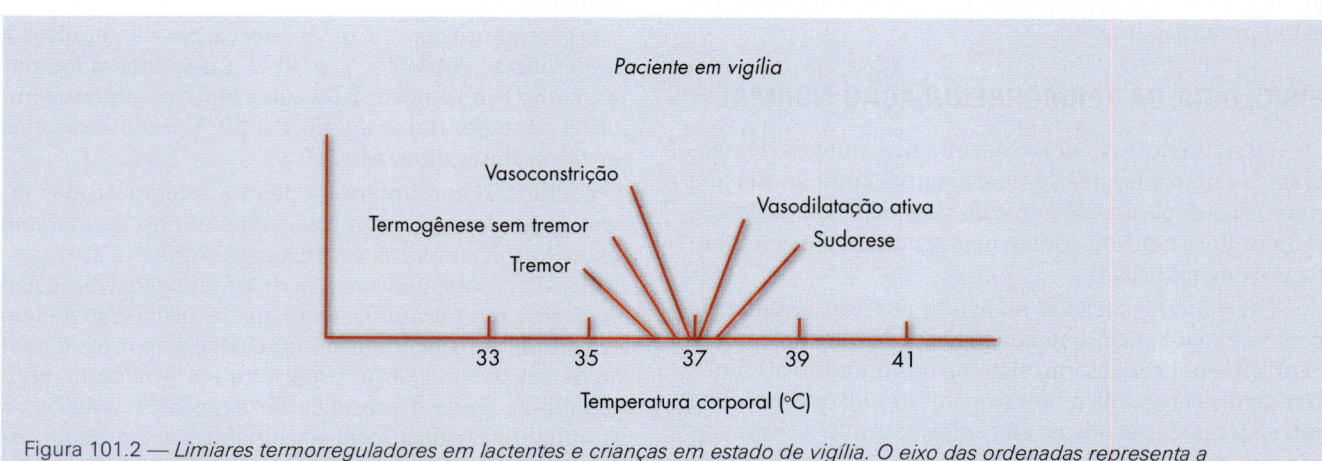

Figura 101.2 — Limiares termorreguladores em lactentes e crianças em estado de vigília. O eixo das ordenadas representa a intensidade máxima das respostas efetoras. Adaptada de Bissonette (1993).[9]

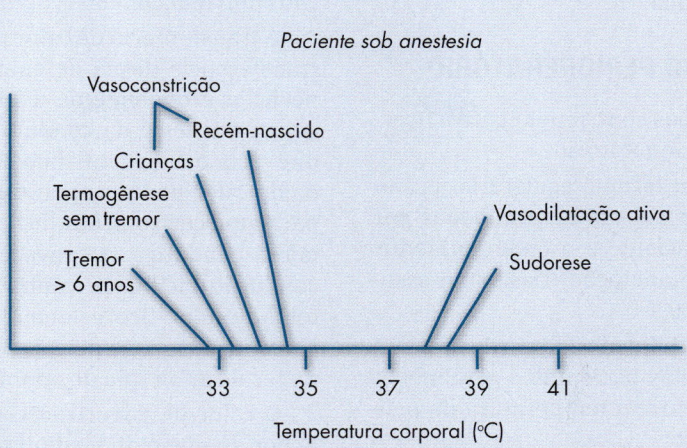

Figura 101.3 — *Limiares termorreguladores em lactentes e crianças sob anestesia. O eixo das ordenadas representa a intensidade máxima das respostas efetoras. Adaptada de Bissonette (1993).*[9]

inervação colinérgica pós-ganglionar nas terminações glandulares, é considerada a mais importante. O suor é um ultrafiltrado do plasma e sua composição depende da intensidade da sudorese, do estado de hidratação e de outros fatores. Em situação máxima, o adulto produz mais de 0,5 L.h^{-1} de suor, principalmente o atleta bem treinado. A sudorese é processo muito efetivo de perda de calor por causa do elevado calor latente de evaporação da água. Cada grama de suor que se evapora absorve 584 calorias. Consequentemente, a sudorese pode dissipar facilmente o calor, especialmente se o ambiente estiver seco. A eficiência da sudorese é aumentada pela vasodilatação pré-capilar termorreguladora, resposta característica do homem, que é regulada por fatores como a bradicinina e o óxido nítrico. Ela aumenta, em muito, o fluxo sanguíneo cutâneo para facilitar a transferência do calor central para a pele.

No caso de ocorrência de hipotermia, a resposta vasoconstritora é a primeira a ser deflagrada e é considerada a mais importante. O fluxo sanguíneo da pele das extremidades pode ser dividido em dois compartimentos: o nutricional, representado pelos capilares, e o termorregulador, pelos curtos-circuitos arteriovenosos situados principalmente nos dedos das mãos e dos pés, nas orelhas e no nariz.[13] Assim, na hipotermia, o fluxo sanguíneo pode ser diminuído em até 100 vezes por meio desses curtos-circuitos. O fluxo dos curtos-circuitos é mediado primariamente pela noradrenalina liberada nas terminações adrenérgicas pré-sinápticas que, ao ligar-se aos receptores α$_1$-adrenérgicos, determina vasoconstrição.[13] Embora ocorra diminuição da perfusão cutânea pela vasoconstrição termorreguladora, a redução da perda de calor pelo organismo é pequena, em torno de 25%. As perdas pelas mãos e pelos pés diminuem cerca de 50%, mas somente 17% pelo tronco.

O centro motor do tremor existente no hipotálamo posterior ativa-se ao receber os impulsos provenientes dos receptores de frio. O tremor é atividade involuntária que aumenta em duas a três vezes o metabolismo basal e o consumo de oxigênio em 200% a 600%, e provoca descarga simpatoadrenal, podendo ocasionar isquemia miocárdica em pacientes coronariopatas[14] e aumento da pressão intracraniana e da pressão intraocular.[15] O tremor somente ocorre após o desencadeamento de vasoconstrição máxima, de termogênese sem tremor e de alterações comportamentais, quando elas forem insuficientes para manter adequada a temperatura corporal.[1]

A termogênese sem tremor ocorre por elevação da produção metabólica de calor sem que ocorra aumento do trabalho muscular. Ela é mediada pela noradrenalina, sendo um mecanismo efetor importante no aumento da produção de calor, particularmente nos neonatos e nos primeiros anos da criança.[16] Ocorre principalmente no tecido adiposo marrom situado na região interescapular das omoplatas que contém grande número de mitocôndrias e importante inervação simpática. A coloração marrom macroscópica do tecido adiposo é resultante da enorme densidade de mitocôndrias. No homem adulto, a quantidade de gordura marrom é pequena e a termogênese sem tremor aumenta a taxa de produção de calor em 10% a 15%, contrastando com as crianças, nas quais pode dobrar a taxa metabólica.[16]

Os recém-nascidos, especialmente os prematuros, apresentam grande superfície corporal em comparação com a massa corporal. Por isso, a perda de calor pela pele é proporcionalmente maior que a do adulto.[17] A combinação de aumento da perda de calor com menor resposta termorreguladora de vasoconstrição e de tremor faz com que os recém-nascidos apresentem grande tendência à hipotermia. Somente a termogênese sem tremor é que ocorre nessa faixa etária, sendo, assim, a principal resposta à hipotermia.

EQUILÍBRIO DO CALOR NO PERIOPERATÓRIO

Fatores físicos e fisiológicos contribuem para a ocorrência de hipotermia no intraoperatório.

Dentro da faixa interlimiar termorregulatória, as mudanças na temperatura corporal são determinadas por interações físicas entre o paciente e o meio ambiente. Grandes cirurgias e salas de operação frias estão associadas às maiores hipotermias.[1,18]

Apesar de as muitas possibilidades de perda de calor, a perda cutânea de calor pelos pacientes é geralmente função linear da diferença entre a temperatura da pele do paciente e a do ambiente.[1]

Durante a anestesia e cirurgia, vários fatores se combinam para interferir com a termorregulação normal: abolição das respostas comportamentais, aumento da exposição do paciente ao meio ambiente, diminuição em 30% da produção de calor pela redução do metabolismo, inibição da termorregulação central induzida pelos anestésicos[19] e redistribuição interna de calor no organismo.[20]

A condução, a evaporação, a convecção e a irradiação, que são mecanismos de transferência e perda de calor, contribuem para a ocorrência de hipotermia durante a anestesia e cirurgia (Figura 101.4). A irradiação e a convecção são as mais importantes, somando juntas aproximadamente 85% da perda total de calor pelo organismo.[21] Perdas por irradiação são mediadas por energia radiante por meio de fótons. As perdas por esse mecanismo são descritas por propriedades de superfície (emissividade) e pela quarta potência da diferença entre a temperatura da pele e a da sala de operação. A irradiação contribui com 60% do total da perda de calor.

A transferência de calor por condução é definida pela transferência direta de energia calórica entre duas superfícies e depende da diferença de temperatura entre as superfícies e da condutância entre elas. É incomum que a condução contribua com mais do que 5% na perda de calor no intraoperatório. O calor corporal exigido para aquecer soluções intravenosas frias é considerado perda condutiva. A convecção, que é considerada uma condução facilitada, contribui com até 25% da perda total de calor. Ocorre quando o ar aquecido próximo do paciente é trocado pelo ar frio proveniente do condicionador de ar da sala de operação.

O calor de vaporização da água, de $0,58\ kcal \cdot g^{-1}$, é maior do que o de qualquer substância. Assim, a evaporação de grandes quantidades de água consome enorme quantidade de energia. Compõem a evaporação as perdas por sudorese, a perda insensível de água pela pele, vias respiratórias e feridas cirúrgicas e a evaporação de líquidos aplicados à pele, como as soluções antibacterianas. No adulto, as perdas respiratórias respondem por apenas 5% a 10% da perda total de calor durante a anestesia.[22,23] Já nas crianças a perda de calor por evaporação pode ser importante.[24]

Em relação ao conteúdo de calor, nosso organismo pode ser dividido em três compartimentos: o central, relacionado às principais vísceras do organismo e ao sistema nervoso central, o periférico, que é o maior de todos, constituído pela musculatura dos membros inferiores e superiores, e a pele, que pode ser chamada de compartimento cutâneo e que representa a barreira entre os dois compartimentos e o meio ambiente. Entre o compartimento central e o periférico existe um gradiente de tem-

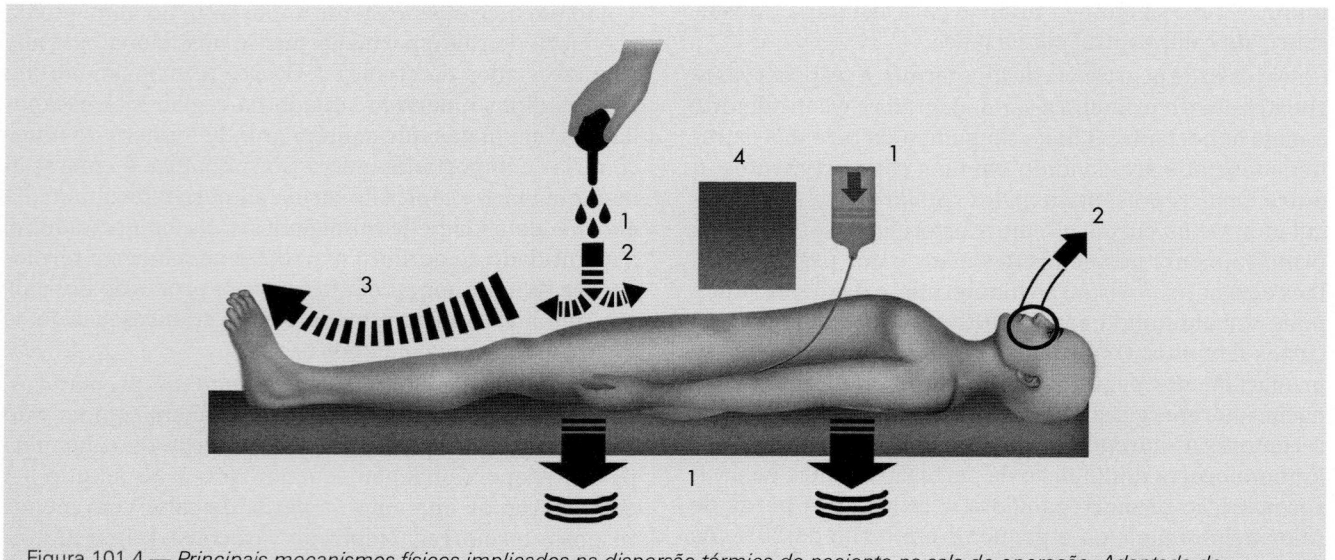

Figura 101.4 — Principais mecanismos físicos implicados na dispersão térmica do paciente na sala de operação. Adaptada de Bissonette (1998).[17] 1: condução, 2: evaporação, 3: convecção, 4: irradiação.

peratura de 3 °C a 4 °C, tendo o compartimento central a temperatura mais alta. Esse gradiente é mantido por meio da termorregulação vasoconstritora, que cria uma barreira térmica entre os tecidos centrais e os periféricos[7] (Figura 101.5).

EFEITOS DA ANESTESIA GERAL NA TERMORREGULAÇÃO

O aparente paradoxo de a diminuição da temperatura central de 0,5 °C a 1,5 °C durante a anestesia não ser decorrente apenas do aumento da perda de calor para o ambiente ou da diminuição da produção de calor pelo metabolismo pode ser explicado pela redistribuição interna de calor no organismo que segue a indução anestésica.

A grande maioria dos anestésicos é vasodilatadora, com exceção da cetamina, e, por isso, altera o controle central da temperatura por meio do hipotálamo, inibindo a vasoconstrição termorreguladora tônica normal do organismo e os tremores.[25-27] Os opioides,[28] os alfa$_2$-agonistas, como a dexmedetomidina e a clonidina,[20] e o anestésico venoso propofol[29] diminuem, de maneira linear, o limiar de vasoconstrição e dos tremores. Já os anestésicos halogenados, como o isoflurano[27] e o desflurano,[30] diminuem o limiar de resposta ao frio, de maneira não linear.

Entretanto, a vasodilatação induzida pelos anestésicos aumenta muito pouco a perda cutânea de calor,[1] sugerindo que o aumento de perda de calor não é a maior causa de hipotermia que se segue à indução da anestesia.

Por outro lado, a indução anestésica é responsável pela diminuição em 20% da produção metabólica de calor, redução também insuficiente para explicar a hipotermia central.

Normalmente ocorre troca de calor entre os compartimentos central e periférico por condução ou convecção circulatória, sendo esta última considerada mais importante do que a primeira, especialmente quando o paciente é colocado nas modernas e frias salas de operação, quando a maioria tem hipotermia, caso não sejam realizadas medidas preventivas. Consequentemente, o *status* vasomotor é fator potencialmente importante na transferência de calor.

Assim, os anestésicos, ao provocarem vasodilatação, redistribuem o calor do compartimento central para os tecidos periféricos.[31] Em consequência, diminuem a temperatura do compartimento central, mas aumentam a temperatura do compartimento periférico e da pele (Figura 101.6), mantendo inalterados a temperatura corporal média e o conteúdo de calor do organismo. O mesmo efeito foi demonstrado em voluntários durante anestesia peridural.[32]

Após a primeira hora de anestesia, pode ocorrer desequilíbrio térmico, resultante da diminuição da produção de calor e do aumento da perda de calor para o ambiente, por convecção, irradiação, evaporação ou condução. Nessa segunda fase, que dura de duas a quatro horas, a perda de calor para o ambiente leva à diminuição, quase linear, da temperatura central, de 0,5 °C a 1°C/h. A anestesia também contribui para a redução da perda de calor,

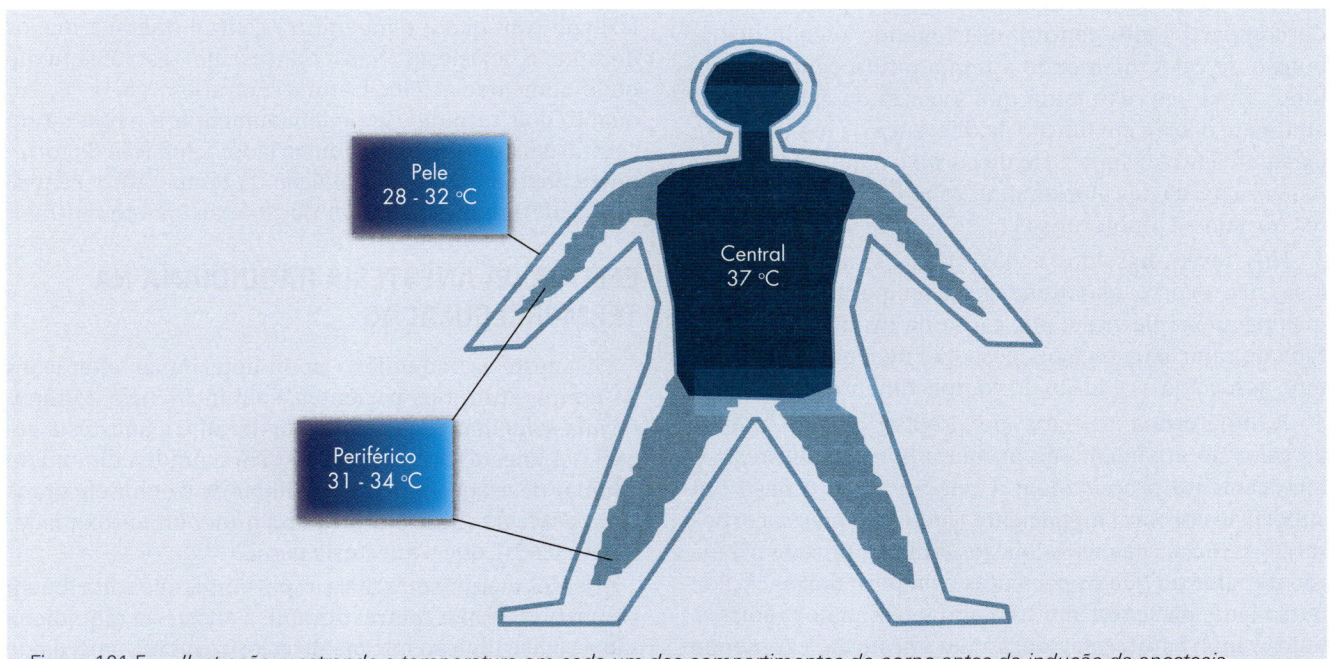

Figura 101.5 — *Ilustração mostrando a temperatura em cada um dos compartimentos do corpo antes da indução da anestesia. Adaptada de Sessler (1994).*[4]

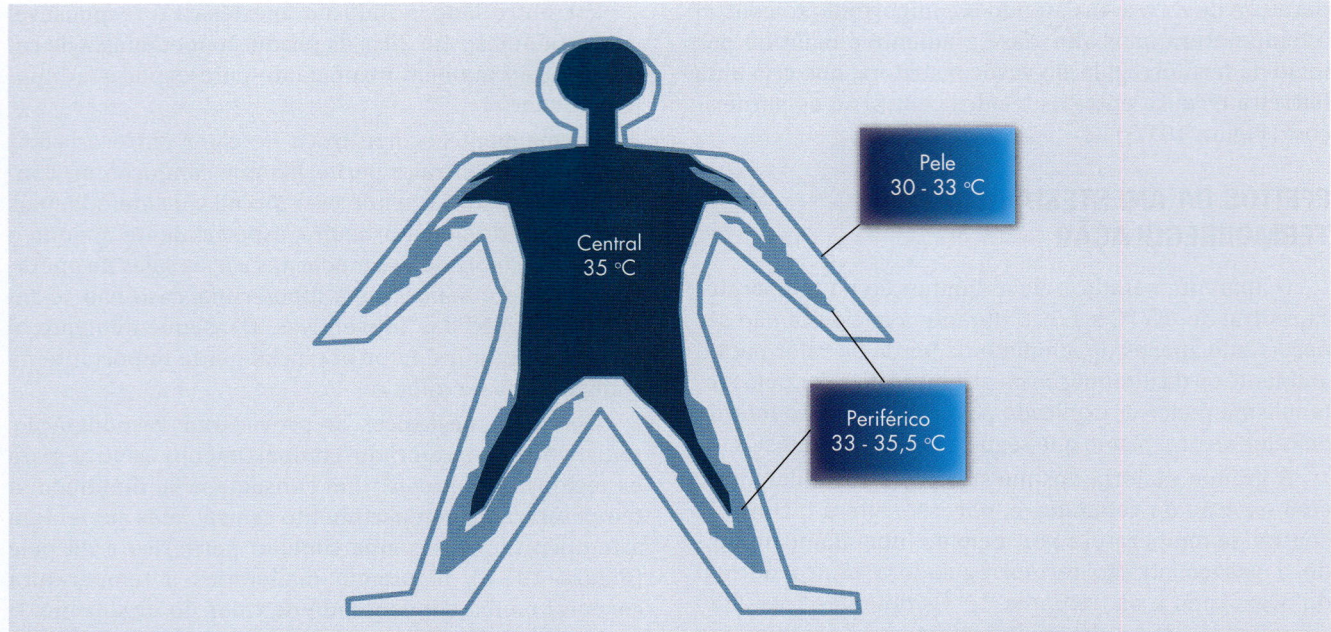

Figura 101.6 — *Ilustração mostrando a temperatura em cada um dos três compartimentos do corpo após a redistribuição térmica causada pela indução anestésica. Adaptada de Sessler (1994).*[4]

por limitar a atividade muscular e diminuir o metabolismo e o trabalho da respiração.[25]

Após a segunda fase, uma condição térmica estável é atingida, na qual a produção metabólica é igual à perda de calor pelo corpo. Esse estado de equilíbrio térmico sugere que as respostas termorreguladoras estão presentes, reduzindo-se a perda, mas não a produção de calor. Nessa fase, a vasoconstrição reduz o tamanho do compartimento central, ocasionando menor distribuição de calor, mantendo a temperatura central constante. Deve ser ressaltado que a perda de calor para o ambiente ocorre em função da diferença de temperatura existente entre a superfície do corpo e o meio ambiente. Assim, a perda de calor diminui à medida que os pacientes tornam-se hipotérmicos.

Nos recém-nascidos e nas crianças, nessa terceira fase, não ocorre manutenção da temperatura central, mas pequena elevação, por causa da produção aumentada de calor pela termogênese não dependente do tremor, associada à redução do compartimento central.

A hipotermia causada por redistribuição interna de calor no organismo na primeira hora da anestesia é inversamente proporcional à relação entre o peso e a superfície corporal do paciente (índice de massa corporal).[28] Assim, os pacientes obesos têm menor redistribuição de calor do que os pacientes com peso normal.[33] Por outro lado, pacientes muito magros têm maior redistribuição interna de calor durante a anestesia.[34] A menor incidência de hipotermia por redistribuição no obeso é devida à menor dissipação de calor metabólico, em consequência ao isolamento térmico causado pela presença de grande quantidade de tecido adiposo. Assim, esses pacientes já apresentam vasodilatação dos tecidos periféricos, com maior temperatura tecidual. Isto reduz o fluxo de calor central para os tecidos periféricos após a indução da anestesia.[33]

A colocação de torniquetes nos membros também diminui o fluxo de calor central para o membro garroteado, fazendo com que a temperatura central diminua menos durante a anestesia. Nas crianças, um garroteamento pode aumentar a temperatura central em até 1 °C, enquanto dois torniquetes podem aumentar a temperatura central em até 1,7 °C.[35] Por outro lado, a deflação do torniquete pode provocar diminuição da temperatura central associada à redução de calor do compartimento central.[36]

EFEITOS DA ANESTESIA RAQUIDIANA NA TERMORREGULAÇÃO

A anestesia raquidiana pode determinar alterações da temperatura dos pacientes, com incidência de hipotermia semelhante à encontrada durante a anestesia geral.[2,37] A anestesia peridural e subaracnoidea diminuem o limiar de vasoconstrição e o limiar de tremor em graus comparáveis,[38] mas em proporção menor, aproximadamente 0,6 °C, que a anestesia geral.[38-40]

Os três mecanismos mais importantes que contribuem para a hipotermia central durante a anestesia raquidiana são a redistribuição interna de calor corporal, a perda de calor para o ambiente por causa da vasodilatação e a inibição do controle termorregulatório central.[32,39-41]

Tal como ocorre na anestesia geral, a redistribuição de calor é a maior causa inicial de hipotermia em pacientes submetidos à anestesia raquidiana. Devido ao bloqueio simpático ocorre vasodilatação, com redistribuição de calor do compartimento central para o compartimento periférico. Esse efeito é máximo durante os primeiros 30 a 60 minutos, com redução de 1 °C a 2 °C na temperatura central e é dependente da extensão do bloqueio sensorial e da idade do paciente.[3]

Após a primeira hora, o mecanismo que mais contribui para a hipotermia durante os bloqueios raquídeos é a perda da termorregulação caracterizada por redução do limiar de vasoconstrição e de tremor.[39,42] A causa desse distúrbio durante a anestesia raquidiana ainda não está bem determinada e não resulta simplesmente da circulação do anestésico local no cérebro, principalmente quando este é utilizado em maiores volumes, como ocorre na anestesia peridural, mas é consistente com o prejuízo termorregulatório causado pelos efeitos do bloqueio regional sobre a informação termal aferente.[40]

Essa tendência anormal à hipotermia ocorre devido à sensação de aquecimento na região atingida pelo bloqueio anestésico por causa da simpatectomia farmacológica instituída. A sensação de aquecimento é proporcional à extensão do bloqueio simpático e sensorial,[43] e ela decresce o limiar de vasoconstrição e de tremor. Assim, durante o bloqueio raquídeo subaracnoideo ou peridural, pode ocorrer hipotermia sem que haja percepção consciente de frio.[39,44]

Durante a anestesia regional, há dois fatores que podem acelerar a perda de calor e impedir a emergência de um platô na temperatura central após algumas horas de anestesia, como ocorre na anestesia geral. Primeiramente, há diminuição do limiar de vasoconstrição acima do nível do bloqueio simpático que se soma à perda de calor pela vasodilatação, devido ao bloqueio simpático dos membros inferiores. Por isso, a perda de calor persiste durante a anestesia raquidiana. Isto acontece especialmente quando a anestesia geral é associada à anestesia peridural.[45]

Devido à temperatura central raramente ser monitorizada pelo anestesiologista durante a anestesia regional[46] e também porque os pacientes geralmente não sentem frio, a hipotermia não intencional é de ocorrência comum durante a anestesia regional.

CONSEQUÊNCIAS DA HIPOTERMIA INTRAOPERATÓRIA

A ocorrência de hipotermia é frequente no perioperatório, especialmente em recém-nascidos, crianças e idosos. A hipotermia tanto pode produzir alguns benefícios como importantes complicações.

Entre os benefícios há a proteção contra a isquemia cerebral e mesmo a hipoxemia em animais de experimentação.[47] Assim, pacientes com lesão cerebral traumática e escala de Glasgow de 5 a 7 apresentaram melhor evolução quando a temperatura central foi mantida em torno de 32 °C.[48] Em cirurgias que podem cursar com isquemia cerebral, como neurocirurgia, acredita-se que haja indicação de hipotermia leve a moderada.

Hipotermia de apenas 2 °C a 3 °C confere proteção contra a isquemia da medula espinhal. Também é mais difícil a deflagração de hipertermia maligna em porcos com hipotermia do que naqueles mantidos em normotermia.[49] Hipotermia central de 34 °C também parece facilitar a recuperação e reduzir a mortalidade em pacientes com síndrome de angústia respiratória aguda.[50]

A hipotermia moderada, por outro lado, provoca alterações fisiológicas significativas, que afetam quase todos os órgãos. Há diminuição do metabolismo e da concentração alveolar mínima (CAM) dos anestésicos halogenados de, aproximadamente, 8% para cada grau centígrado de diminuição da temperatura do organismo.[51] Os efeitos dos bloqueadores neuromusculares acentuam-se na hipotermia, como ocorre com o atracúrio[52] e o vecurônio.[53] Esse fato, juntamente com a redução na CAM, pode retardar, de maneira considerável, a recuperação e o despertar da anestesia geral.

A afinidade da hemoglobina pelo oxigênio aumenta durante a hipotermia, o que pode resultar em menor fornecimento de oxigênio aos tecidos periféricos. Ocorre aumento da diurese, como resultado da menor reabsorção tubular de sódio pelo rim. Em pacientes que se tornaram hipotérmicos durante cirurgia de ressecção de cólon, existem evidências que sugerem haver deficiência do sistema imunológico, com aumento da incidência de infecções no período pós-operatório e aumento, em 20%, da duração da hospitalização.[54]

Hipotermia moderada também reduz a função plaquetária[55] e diminui a ativação da cascata da coagulação.[56] Coincidentemente com esses estudos realizados *in vitro*, a hipotermia aumenta significativamente as perdas sanguíneas e a necessidade de transfusão alogênica durante a cirurgia de artroplastia de quadril em idosos.[57] Metanálise de pesquisas clínicas aleatórias indicou maior perda e necessidade de transfusão sanguínea em pacientes com hipotermia durante a anestesia.[58]

A hipotermia central de 1,5 °C triplica a incidência de taquicardia ventricular e de outras disritmias cardíacas importantes.[14]

A hipotermia desencadeia tremor, o qual dobra a taxa metabólica levando ao grande consumo de oxigênio.[1] Os tremores ocorriam em, aproximadamente, 40% dos pacientes que estavam se recuperando de anestesia geral. Hoje, como a maioria dos pacientes é mantida em normotermia e os opioides são administrados mais frequentemente e em maiores doses do que no passado, a incidência de tremores no pós-operatório diminuiu muito.[7] Eles estão associados à excessiva estimulação do sistema nervoso simpático, podendo determinar aumento da incidência de isquemia miocárdica em pacientes suscetíveis.[14]

O conforto térmico no pós-operatório é acentuadamente prejudicado pela hipotermia. Os pacientes geralmente se lembram da sensação de frio e dos tremores no período pós-operatório imediato, relatando-os como desagradáveis e, muitas vezes, determinando sensações piores que a de dor cirúrgica.

TRATAMENTO DA HIPOTERMIA

Um método fácil e eficaz de diminuir a perda de calor consiste em aplicar isolamento passivo na superfície da pele. O recobrimento do corpo do paciente com mantas, lençóis, campos cirúrgicos, algodão ortopédico ou faixa de crepe reduz a perda de calor em aproximadamente 30%. Parece não existir diferença clinicamente importante entre os vários tipos de isolamento térmico, sendo a extensão do recobrimento mais importante do que a escolha do tipo de isolamento. Entretanto, em pacientes submetidos a cirurgias de médio e grande porte, o isolamento passivo, isoladamente, é insuficiente para manter a normotermia.

A temperatura ambiente da sala de operação também é fator crítico na perda de calor por irradiação, convecção e evaporação pela pele e ferida cirúrgica. Como consequência, o aumento da temperatura ambiente geralmente é eficaz em minimizar a perda calórica. Entretanto, a temperatura ambiente em torno de 25 °C, temperatura ideal para se evitar a perda de calor, em geral é desconfortável para os cirurgiões. As modernas salas de operação com fluxo de ar laminar é fator de risco de aumento de incidência de hipotermia em pacientes submetidos à anestesia geral.[59]

Cálculos termodinâmicos indicam que apenas 10% da perda de calor ocorre pelo trato respiratório, como resultado do aquecimento e umidificação do ar inspirado, mesmo quando gás seco e frio é utilizado na ventilação do paciente. Em consequência, o aquecimento e a umidificação, passivo ou ativo, do gás inspirado influenciam muito pouco o balanço térmico do paciente,[22,60] sendo mais eficientes em recém-nascidos e crianças do que em adultos.[61]

A perda de calor por meio da respiração também depende do metabolismo, que geralmente diminui durante a anestesia. Como consequência, a fração de calor total perdida pelas vias respiratórias diminui drasticamente durante cirurgias de grande porte, embora haja perda considerável de calor por evaporação, por meio da incisão cirúrgica.

Por outro lado, o permutador de calor e umidade, embora não seja tão eficaz na prevenção de hipotermia perioperatória,[22] condiciona as vias aéreas com suficiente calor e umidade no adulto[62] e na criança,[63] que são importantes na manutenção da função mucociliar durante a anestesia.[60]

O aquecimento de líquidos utilizados na hidratação durante a cirurgia, isoladamente, pode não manter o paciente em normotermia,[4] mas ameniza a diminuição da temperatura central, quando empregado em associação com outros métodos preventivos.[13] Uma unidade de sangue infundida a 4 °C ou um litro de solução cristaloide infundido à temperatura ambiente decresce a temperatura corporal média em 0,25 °C. No paciente adulto, os líquidos a serem infundidos somente necessitam ser aquecidos em infusões acima de 2 L.h^{-1}.[1] Nas hidratações menores, o benefício parece não exceder o custo, na maioria dos pacientes.

Como 90% do calor metabólico é perdido pela superfície da pele, somente o aquecimento cutâneo transferirá calor suficiente para impedir a hipotermia não intencional no intraoperatório. Os dois principais sistemas de aquecimento disponíveis para uso perioperatório são os de circulação de água aquecida e de ar forçado aquecido.

Os colchões de circulação de água aquecida são menos eficientes na prevenção de hipotermia,[64] especialmente em adultos, visto que pouca quantidade de calor pode ser transferida para uma área restrita, como o dorso do paciente,[65] e existe sempre a possibilidade de ocorrerem queimaduras, devido à combinação de calor com a diminuição da perfusão sanguínea local, em situação de hipovolemia, aumentando a propensão para o aparecimento de necrose (queimadura) associada à pressão e ao calor. Essas lesões são observadas mesmo quando a temperatura da água circulante não ultrapassa 40 °C, quando a diferença entre as temperaturas da pele do paciente e do sistema for maior do que 10 °C a 12 °C.[1]

O sistema de aquecimento mais efetivo, durante a anestesia, é o sistema de circulação de ar forçado aquecido.[7] Os melhores sistemas transferem mais de 50 W pela superfície da pele, aumentando rapidamente a temperatura corporal média.[27]

Após a indução anestésica, a hipotermia provocada pela redistribuição sanguínea pode ser de difícil tratamento, considerando-se que a distribuição interna de calor do compartimento central para o periférico é muito grande. Por isso, o calor aplicado na superfície corporal pode levar muito tempo para atingir o compartimento central, especialmente se o paciente apresentar vasoconstrição periférica.[66]

Embora seja difícil de ser tratada, é possível evitar a hipotermia de redistribuição.[65] Um dos melhores métodos para sua prevenção é o aquecimento por insuflação de ar aquecido diretamente na superfície do paciente, por meio de aparelhos especiais, no período imediatamente anterior à indução anestésica.[31,67,68] O aquecimento da superfície cutânea antes da indução da anestesia não altera muito a temperatura central porque ela continua sob regulação pelo hipotálamo, visto que o paciente está acordado, mas eleva a quantidade de calor dos tecidos corporais. O aumento é maior nos membros inferiores, componentes, sob o aspecto termal, mais importantes do compartimento periférico. Quando os tecidos periféricos estão aquecidos, a subsequente inibição da vasoconstrição termorreguladora tônica normal determina pequena hipotermia de redistribuição, pois o calor só pode fluir ao longo de um gradiente de temperatura.[31]

A eficiência do pré-aquecimento em diminuir a hipotermia de redistribuição foi demonstrada em dois ensaios clínicos, que não envolveram a realização de cirurgia, sendo um em voluntários sob anestesia geral[31] e outro em voluntários sob anestesia peridural,[19] e em dois estudos em pacientes submetidos à anestesia geral,[69,70] nos quais se utilizaram, respectivamente, insuflação de ar aquecido e cobertor elétrico. Para que haja a transferência de quantidades consideráveis de calor pela superfície da pele, há a necessidade de pelo menos 15 a 30 minutos de aquecimento prévio.[68]

Em resumo, além das medidas habituais na prevenção de hipotermia no perioperatório, como manutenção da temperatura ambiente acima de 24 °C, cobertura isolante dos membros, aquecimento das soluções infundidas e uso de permutador de calor e umidade, é importante o fornecimento de calor ao organismo, por meio da insuflação de ar aquecido em mantas e de cobertores aquecidos para a prevenção e o tratamento da hipotermia de redistribuição imediatamente após a entrada do paciente na sala de operação.

LOCAIS DE MONITORIZAÇÃO DA TEMPERATURA CENTRAL

Os locais mais utilizados para monitorização da temperatura central durante a anestesia são: nasofaringe, membrana timpânica, reto e esôfago. Outros locais também são utilizados, como bexiga, axila e artéria pulmonar, esta última quando o paciente apresenta monitorização hemodinâmica por meio de cateter de Swan-Ganz colocado na artéria pulmonar.

A escolha do local para medição de temperatura corporal depende da sua finalidade, podendo estar relacionada à medição da temperatura de órgãos específicos ou da temperatura central. Assim, medições da temperatura na membrana timpânica ou nasofaringe estimam a temperatura cerebral. Já a temperatura esofagiana e a da artéria pulmonar aproximam-se da temperatura do miocárdio. Segundo os autores,[71] a maior precisão e acurácia são dadas pela temperatura timpânica, seguida pela temperatura da bexiga, nasofaringe e esôfago. A temperatura da bexiga, no entanto, é dependente da existência de fluxo urinário. Temperaturas da região axilar têm menor acurácia do que as de outros locais.[71,72]

A temperatura central é muito próxima à do hipotálamo, região do cérebro na qual ocorre o controle central de impulsos termorreguladores provenientes de todo o organismo. O hipotálamo recebe irrigação sanguínea por meio da artéria cerebral anterior, que é ramo da artéria carótida interna, enquanto a membrana timpânica é irrigada por ramo da artéria carótida externa. Assim, acredita-se que a temperatura timpânica no homem estima, de forma fidedigna, a temperatura central.

Em pacientes submetidos à anestesia geral, ao se compararem as temperaturas retal, esofágica e timpânica, obteve-se boa correlação entre as temperaturas esofágica e timpânica. Porém, a temperatura retal apresentou sempre valores mais elevados do que os dos demais, durante a ocorrência de leve hipotermia no intraoperatório.[72] No entanto, outros autores[73] demonstraram que a temperatura retal correlaciona-se muito bem com a temperatura timpânica, durante a anestesia geral e a anestesia subaracnoidea.

A temperatura da pele é menor do que a da temperatura central, e sua determinação se faz necessária no cálculo da temperatura corporal. Determinações acuradas da temperatura da pele requerem medições da temperatura em pelo menos quatro locais: região torácica próxima ao mamilo, faces laterais do braço, coxa e panturrilha da perna, utilizando a fórmula proposta por Ramanathan:[74]

$$T_{pele} = 0{,}3\,(T_{tórax} + T_{braço}) + 0{,}2\,(T_{coxa} + T_{perna})$$

A temperatura corporal durante a anestesia é calculada de acordo com a fórmula:[75]

$$T_{corporal} = (0{,}66 \times T_{central}) + (0{,}34 \times T_{pele})$$

O conteúdo do calor do organismo (CTC) em quilogramas é determinado como:

$$CTC = T_{corporal} \times peso\ corporal\ (kg) \times calor\ específico$$

onde o calor específico do corpo humano é de 3,48 kJ.[76]

RECOMENDAÇÕES SOBRE A MONITORIZAÇÃO DA TEMPERATURA E CUIDADOS NO MANUSEIO TERMAL NO INTRAOPERATÓRIO

Os dados obtidos pelos vários estudos indicam a seguinte diretriz para a monitorização da temperatura e de cuidados no manuseio termal no intraoperatório:[7]

- A temperatura central deve ser monitorada nos pacientes submetidos à anestesia geral nas cirurgias com duração superior a 30 minutos.
- A temperatura central deve ser monitorada durante a anestesia raquidiana quando forem esperadas alterações da temperatura corporal.

- Método preventivo para impedir que ocorra hipotermia no intraoperatório deve ser sempre empregado, a menos que a sua ocorrência esteja indicada, como, por exemplo, na proteção de isquemia cerebral. Atualmente, o aquecimento por ar forçado aquecido é o método que oferece a melhor combinação de eficiência, custo e segurança.

REFERÊNCIAS

1. Sessler DI, Sladen RN. Mild intraoperative hypothermia. N Engl J Med. 1997;336:1730-7.
2. Leslie K, Sessler DI. Reduction in the shivering threshold is proporcional to spinal block height. Anesthesiology. 1996;84:1327-31.
3. Frank SM, El-Rahmany HK, Cattaneo CG, et al. Predictors of hypothermia during spinal anesthesia. Anesthesiology. 2000;92:1330-4.
4. Sessler DI. Consequences and treatment of perioperative hypothermia. Anesthesiol Clin North Am. 1994;12:425-56.
5. Gyton AC. Body temperature, temperature regulation and fever. In: Gyton AC, Hall JE. Textbook of medical physiology. 9 Ed. Philadelphia: W.B. Saunders, 1996. p.911-22.
6. Buggy DJ, Crossley AWA. Thermoregulation, mild perioperative hypothermia and postanesthetic shivering. Br J Anaesth. 2000;84:615-28.
7. Sessler DI. Temperature regulation and monitoring. In: Miller RD. Miller's anesthesia. 8 Ed. Philadelphia: Elsevier Saunders, 2015. p.1622-46.
8. Dikenson AH. Specific responses of rat raphe neurones to skin temperature. J Physiol (Lond). 1977;273:277-93.
9. Bissonette B. Thermoregulation and paediatric anaesthesia. Current Opinion in Anaesthesiology. 1993;69:537-42.
10. Wahington D, Sessler D, Moayeri A, et al. Thermoregulatory responses to hyperthermia during isoflurane anesthesia in humans. J Appl Physiol. 1993;74:82-7.
11. Vassilieff N, Rosencher N, Sessler DI, et al. The shivering thresold during spinal anesthesia in reduced in the elderly. Anesthesiology. 1995;83:1162-6.
12. Khan F, Spence VA, Belch JJ. Cutaneous vascular responses and termoregulation in relation to age. Clin Sci. 1992;82:521-8.
13. Camus Y, Delva AE, Bossard M, et al. Prevention of hypothermia by cutaneous warming with new eletric blankets during abdominal surgery. Br J Anaesth. 1997;79:796-7.
14. Frank SM, Fleisher LA, Breslow MJ, et al. Perioperative maintenance of normothermia reduces incidence of morbid cardiac events: a randomized clinical trial. J Am Med Assoc. 1997;277:1127-34.
15. Cohen M. An investigation into shivering following anaesthesia. Proc R Soc Med. 1967;60:752-3.
16. Dawkins MJ, Scopes JW. Non-shivering thermogenesis and brown adipose tissue in the human newborn infant. Nature. 1965;206:201-2.
17. Bissonette B. Aproche physiologique des mécanismes de thérmoregulation du nourrison et de l'enfant. Cah Anesthesiol. 1998;46:183-93.
18. Kurz A, Sessler DI, Christensen R, et al. Heat balance and distribution during the core-temperature plateau in anesthetized humans. Anesthesiology. 1995;83:491-9.
19. Glosten B, Hynson J, Sessler DI, et al. Preanesthetic skin-surface warming reduces distribution hypothermia caused by epidural block. Anest Analg. 1993;77:488-93.
20. Delaunay L, Bonnet F, Lui N, et al. Clonidine comparably decreases the thermoregulatory thresholds for vasoconstriction and shivering in humans. Anesthesiology. 1993;79:470-4.
21. Yamashita I, Eguchi Y, Kaywara K, et al. Mild hypothermia ameliorates ubiquitin syntesis and prevents delayed neuronal death in the gerbil hippocampus. Stroke. 1991;22:1574-81.
22. Johansson A, Lundberg D, Luttropp HH. The effect of heat and moisture exchanger on humidity and body temperature in a low-flow anaesthesia system. Acta Anaesthesiol Scand. 2003;47:564-8.
23. Hynson J, Sessler DI. Intraoperative warming terapies: a comparison of three devices. J Clin Anesth. 1992;4:194-9.
24. Baumgart S. Radiant energy and insensible water loss in the premature newborn infant nursed under a radiant warmer. Clin Perinatol. 1982;9:483-503.
25. Stoen R, Sessler DI. The thermorregulatory threshold in inversily proportional to isoflurane concentration. Anesthesiology. 1990;72:882-7.
26. Hynson J, Sessler DI, Moayeri A, et al. Absence of non-shivering thermogenesis in anesthetized humans. Anesthesiology. 1993;79:695-700.
27. Young CC, Sladen RN. Temperature monitoring. Int Anesthesiol Clin. 1996;34:149-73.
28. Kurz A, Go JC, Sessler DI, et al. Alfentanil slightly increases the sweating threshold and markedly reduces the vasoconstrition and shivering thresholds. Anesthesiology. 1995;83:293-9.
29. Matsukawa T, Kurz A, Sessler DI, et al. Propofol linearly reduces the vasoconstriction and shivering thresholds. Anesthesiology. 1995;82:1169-80.
30. Annadata RS, Sessler DI, Tayefeh F, et al. Desflurane slightly increases the sweating threshold, but produces marked, non-linear decreases in the vasoconstriction and shivering thresholds. Anesthesiology. 1995;83:1205-11.
31. Hynson J, Sessler DI, Moayeri A, et al. The effects of pre induction warming on temperature and blood pressure during propofol nitrous oxide anesthesia. Anesthesiology. 1993;79:219-28.
32. Hynson J, Sessler DI, Glosten B, et al. Thermal balance and tremor patterns during epidural anesthesia. Anesthesiology. 1991;74:680-90.
33. Fernandes LA, Braz LG, Koga FA, et al. Comparison of perioperative core temperature in obese and non-obese patients. Anaesthesia. 2012;67:1364-9.

34. Kurz A, Sessler DI, Narzt E, et al. Morphometic influences on intraoperative core temperature changes. Anesth Analg. 1995;80:562-7.
35. Block EC, Ginsberg B, Binner RA, et al. Limb tourniquets and central temperature in anesthetized children. Anesth Analg. 1992;74:486-9.
36. dos Reis Jr A. Tourniquet use and intraoperative hypothermia. Anesth Analg. 1989;69:549-50.
37. Frank SM, Beatie C, Christopherson R, et al. Epidural versus geral anesthesia, ambient operating room temperature, and patient age as predictors of inadvertent hypothermia. Anesthesiology. 1992;77:252-7.
38. Ozaki M, Kurz A, Sessler DI, et al. Thermoregulatory thresholds during epidural and spinal anesthesia. Anesthesiology. 1994;81:282-8.
39. Sessler DI, Ponte J. Shivering during epidural anesthesia. Anesthesiology. 1990;72:816-21.
40. Kurz A, Sessler DI, Schroeder M, et al. Termoregulatory response thresholds during spinal anesthesia. Anesth Analg. 1993;77:721-6.
41. Liu SS, McDonald SB. Current issues in spinal anesthesia. Anesthesiology. 2001;94:888-906.
42. Emerick TH, Ozaki M, Sessler DI, et al. Epidural anesthesia increases apparent leg temperature and decreases the shivering threshold. Anesthesiology. 1994;81:289-98.
43. Szmuk P, Ezri T, Sessler DI, et al. Spinal anesthesia only minimally increases the efficacy of postoperative forced-air rewarming. Anesthesiology. 1997;87:1050-4.
44. Ben-David B, Solomon E, Levin H. Spinal anesthesia, hypothermia, and sedation: A case of resedation with forced-air warming. Anesth Analg. 1997;85:1357-8.
45. Joris J, Ozaki M, Sessler DI, et al. Epidural anesthesia impairs both central and peripheral thermoregulatory control during general anesthesia. Anesthesiology. 1994;80:268-77.
46. Frank SM, Nguyen JM, Garcia CM, et al. Temperature monitoring practices during regional anesthesia. Anesth Analg. 1999;88:373-7.
47. Wass CT, Lanier WL, Hofer RE, et al. Temperature changes of > 1ºC alter outcome and histophatology in a canine model of complete cerebral ischemia. Anesthesiology. 1995;83:325-35.
48. Marion DW, Penrod LE, Kelsey SF, et al. Treatment of traumatic brain injury with moderate hypothermia. N Engl J Med. 1997;336:540-6.
49. Laizzo PA, Kehler CH, Carr RT, et al. Prior hypothermia attenuates malignant hyperthermia in suceptible swine. Anesth Analg. 1996;82:803-9.
50. Villar J, Slutsky AS. Effects of induced hypothermia in patients with septic adult respiratory distress syndrome. Resucitation. 1993;26:183-92.
51. Vitez TS, White PF, Eger II EI. Effects of hypothermia on halothane MAC and isoflurane MAC in the rat. Anesthesiology. 1094;41:80-1.
52. Leslie K, Sessler DI, Bjorksten AR, et al. Mild hypothermia alters propofol pharmacokinetics and increases the duration of action of atracurium. Anesth Analg. 1995;80:1007-14.
53. Heier T, Caldwell JE, Sessler DI. Mild intraoperative hypothermia increases duration of action and spontaneous recovery of vecuronium blockade during nitrous oxide-isoflurane anesthesia in humans. Anesthesiology. 1991;74:815-9.
54. Kurz A, Sessler DI, Lenhardt R. For the Study of Wound Infections and Temperature Group. Perioperative normothermia to reduce the incidence of surgical-wound infection and shorten hospitalization. N Engl J Med. 1996;334:1209-15.
55. Michelson AD, Mac Gregor H, Barnard MR, et al. Reversible inhibition of human platelet activation by hypothermia in vivo and in vitro. Thromb Haemost. 1994;71:633-40.
56. Read RL, Jonhston FD, Hudson JD, et al. The disparity between hypothermia coagulopaty and clotting studies. J Trauma. 1992;33:465-70.
57. Schmied H, Kurz A, Sessler DI. Mild intraoperative hypothermia increases blood loss and allogenic transfusions requirements during total arthroplasty. Lancet. 1996;347:289-92.
58. Rajagopalan S, Masha E, Na J, et al. The effects of mild perioperative hypothermia in blood loss and transfusion requirement: a meta-analysis. Anesthesiology. 2008;108:71-7.
59. Yang L, Huang CY, Zhou ZB, et al. Risk factors for hypothermia in patients under general anesthesia: Is there a drawback of laminar airflow operating rooms? A prospective cohort study. Int J Surg. 2015;21:14-7.
60. Bisinotto FMB, Braz JRC, Martins RHG, et al. Tracheobronchial consequences of the use of heat and moisture exchangers in dogs. Can J Anesth. 1999;46:897-903.
61. Bissonette B, Sessler DI, La Flamme P. Intraoperative temperature monitoring sites in infants and children and the effect of inspired gas warming on esophageal temperature. Anesth Analg. 1989;69:192-6.
62. Bicalho GP, Braz LG, de Jesus LS, et al. The humidity in a Dräger Primus anesthesia workstation using low or high fresh gas flow and with or without a heat and moisture exchanger in pediatric patients. Anesth Analg. 2014;119:926-31.
63. Castro J Jr, Bolfi F, de Carvalho LR, et al. The temperature and humidity in a low-flow anesthesia workstation with and without a heat and moisture exchanger. Anesth Analg. 2011;113:534-8.
64. Kurz A, Kurz M, Poeschl G, et al. Forced-air warming maintains intraoperative normothermia better than circulating water mattresses. Anesth Analg. 1993;77:470-4.
65. Morris RH, Kumar A. The effect of warming blankets on maintenance of body temperature of the anesthetized paralized adult patient. Anesthesiology. 1972;36:408-11.
66. Ereth MH, Lennon R, Sessler DI. Isolation of peripheral central thermal compartments in vasoconstricted patients. Aviat Space Environ Med. 1992;63:1065-9.
67. Sessler DI. Perioperative heat balance. Anesthesiology. 2000;92:578-96.

68. Sessler DI, Schroeder M, Merrifield B, et al. Optimal duration and temperature of prewarming. Anesthesiology. 1995;82:674-81.
69. Vanni SMD, Braz JRC, Módolo NSP, et al. Perioperative combined with intraoperative skin-surface warming avoids hypotermia caused by general anesthesia and surgery. J Clin Anesth. 2003;15:119-25.
70. Just B, Trevien V, Delva E, et al. Prevention of hypothermia by intraoperative skin-surface warming. Anesthesiology. 1993;79:214-8.
71. Cork RC, Vaughan RW, Humphey LS. Precision and accuracy of intraoperative temperature monitoring. Anesth Analg. 1983;62:211-4.
72. Benzinger M. Tympanic thermometry surgery and anesthesia. JAMA. 1969;209:1207-11.
73. Cattaneo CG, Frank SM, Hesel TW, et al. The accuracy and precision of body temperature monitoring methods during regional and general anesthesia. Anesth Analg. 2000;90:938-45.
74. Ramanathan NL. A new weighting system for mean surface temperature of the human body. J Appl Physiol. 1964;19:531-3.
75. Colin J, Timbal J, Houdes Y, et al. Computation of mean body temperature from rectal and skin temperatures. J Appl Physiol. 1971;31:484-9.
76. Burton AC. Human calorimetry - The average temperatures of the tissues of the body. J Nutr. 1935;9:261-80.

102

Equilíbrio Ácido-base e Hidroeletrolítico

Antonio Carlos Aguiar Brandão
Thaína Alessandra Brandão
Viviane França Martins

INTRODUÇÃO

O organismo humano funciona através de reações químicas catalisadas por enzimas que, para exercerem sua função, dependem de um pH ótimo. A concentração de H^+ normal no sangue arterial é muito pequena, da ordem de 40 nmol.L^{-1} (4.10^{-8} mMol.L^{-1}), porém pequenas variações na sua concentração podem comprometer todo esse equilíbrio enzimático, colocando o paciente em risco de morte.[1] Para manter a [H^+] próxima de valores normais, o organismo lança mão de três mecanismos: sistema tampão (intracelular e extracelular), sistema respiratório e sistema renal.

A produção diária de H^+ em nosso organismo é feita sob duas formas de ácidos: o ácido carbônico (H_2CO_3), volátil que vem do metabolismo oxidativo, carboidratos e lipídios, resultando na produção de cerca de 15.000 a 20.000 mMol de H^+ na forma de CO_2, facilmente manipulado pelos pulmões, e de ácidos fixos (não voláteis) originados a partir do metabolismo, principalmente de proteínas, cuja produção de 50 a 100 mMol/dia. Esses ácidos não voláteis são tamponados no LIC/LEC ou excretados pelos rins, através da urina.[2,3]

CONCEITOS DE ÁCIDOS E BASES

Existem vários conceitos de ácidos e bases na Química (Arrhenius, Lewis e Bronsted-Lowry). A teoria mais utilizada para definir ácidos e bases em Bioquímica é a teoria de Bronsted e Lowry:[4]

- **Ácido**: toda substância química que pode doar ou transferir H^+ (próton).
- **Base**: toda substância química que pode receber H^+ (próton).

Abaixo, vemos exemplos de ácidos e bases pelas teorias de Bronsted e Lowry:

Ácido	Base
$H_2CO_3 \Leftrightarrow H^+ + HCO_3^-$	
$H_2PO_4^- \Leftrightarrow H^+ + HPO_4^{-2}$	

Devido ao fato de a [H^+] ser um número muito pequeno e difícil de interpretar, o químico dinamarquês Soren Peter Lauritz Sorensen convencionou expressar a [H^+] pelo cologaritmo (logaritmo negativo) decimal e o denominou potencial hidrogeniônico (pH).[5]

$$pH = colog\ [H^+] = -log\ [H^+]$$

$$pH = colog\ [H^+] = -log\ [H^+] = 1/[H^+]$$

A equação anterior mostra que a [H^+] é inversamente proporcional ao pH; portanto, quanto maior a [H^+], menor o pH e vice-versa.

A [H^+] do plasma no sangue arterial é de 40 nMol/L; substituindo-a na equação, determina-se o valor do pH plasmático:

$$pH = -log\ [4.10^{-8}] = 7,4$$

A todo o momento o organismo trabalha para manter a [H^+] no sangue arterial próximo de 40 nMol/L ou pH de 7,4 (7,35-7,45). Com base no valor do pH do sangue arterial, pode-se definir:

- **Alcalemia:** aumento do pH > 7,45
- **Acidemia:** diminuição do pH < 7,35
- **Alcalose:** distúrbio que leva à alcalemia
- **Acidose:** distúrbio que leva à acidemia

A faixa de pH compatível com a vida fica entre 6,8 e 7,8; isso equivale a uma variação da [H⁺] de 160 a 16 nMol/L.

MECANISMOS DE CONTROLE DO pH

Diante de qualquer perturbação que possa alterar a [H⁺] plasmática, o organismo mobiliza três mecanismos de defesa.[2,6] A Figura 102.1 mostra a ordem cronológica da atuação desses mecanismos no controle do equilíbrio ácido-base.

Sistemas Tampão

Os sistemas tampões são pares constituídos de ácidos fracos (ou bases fracas) e seus sais derivados que impedem grandes variações no pH quando, nesse meio, é adicionado um ácido ou uma base forte. São exemplos:

- ácido fraco e o seu sal derivado. Ex. $H_2CO_3/NaHCO_3$
- base fraca e o seu sal derivado. Ex. NH_3/NH_4Cl

Os tampões agem retirando ou adicionando H⁺ à solução. O organismo possui sistemas tampões no LIC (líquido intracelular) e LEC (líquido extracelular).

- **LIC:** fosfato ($H_2PO_4^-/HPO_4^{-2}$) e as proteínas (principalmente a hemoglobina).
- **LEC:** bicarbonato (H_2CO_3/HCO_3^-).

Adição de H⁺ no plasma (LEC) será tamponada pelo HCO_3^- produzindo H_2CO_3, que se dissocia em CO_2 e H_2O, reações catalisadas pela anidrase carbônica. O CO_2 produzido será exalado pelos pulmões através da ventilação alveolar. Portanto, o aumento na [H⁺] no plasma desloca-se para a esquerda com formação de CO_2.

$$H^+ + HCO_3^- \Leftrightarrow H_2CO_3 \, CO_2 + \Leftrightarrow H_2O$$

Dentro da célula (LIC), o aumento da concentração de CO_2 produzido no metabolismo celular reage com a H_2O e produz H_2CO_3, que se dissocia em H⁺ e HCO_3^-. O H⁺ será tamponado pelas proteínas, principalmente a hemoglobina (Hb). Esse tamponamento libera O_2 das hemoglobinas disponibilizando para os tecidos, fenômeno conhecido como efeito Bohr.

$$CO_2 + H_2O \Leftrightarrow H_2CO_3 \Leftrightarrow H^+ + HCO_3^-$$
$$H^+ + HbO_2 \Leftrightarrow HbH^+ + O_2$$

Sistema Pulmonar

O controle da ventilação pulmonar é exercido pelo centro da respiração, localizado no bulbo, que controla a frequência respiratória e o volume corrente. Esse centro é estimulado por aferentes de quimiorreceptores periféricos e, diretamente, pelos quimiorreceptores centrais. Alterações das [H⁺], $PaCO_2$ e do PaO_2 são detectadas pelos quimiorreceptores periféricos, localizados no seio carotídeo e no arco aórtico que, através do nervo vago e glossofaríngeo, enviam estímulos para os centros bulbares da respiração. Os quimiorreceptores centrais se localizam no assoalho do quarto ventrículo, no bulbo, e são sensíveis às variações do pH liquórico. Em situações de aumento do CO_2 plasmático (hipercapnia), este atravessa a barreira hematoencefálica e acidifica o líquor. As alterações das concentrações de [H⁺], $PaCO_2$, PaO_2 e plasmáticas, detectadas pelos quimiorreceptores periféricos e pelos quimiorreceptores centrais, são responsáveis pelas alterações da ventilação pulmonar e controle do pH plasmático.

Os principais estímulos que promovem hiperventilação alveolar são a hipoxemia ($PaO_2 < 60$ mmHg) detectada pelos quimiorreceptores periféricos e queda do

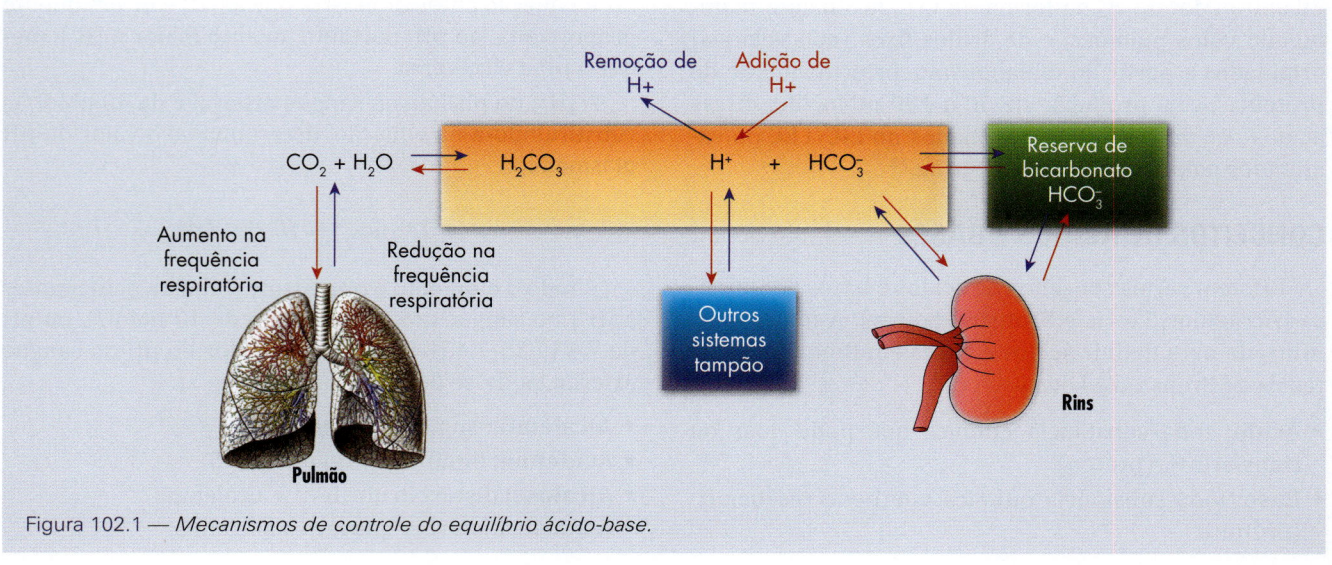

Figura 102.1 — *Mecanismos de controle do equilíbrio ácido-base.*

pH liquórico, induzido pela hipercapnia, que promove a entrada de CO_2 através da barreira hematoencefálica e acidificação do líquor e posterior ativação diretamente dos quimiorreceptores centrais.

Sistema Renal

Os rins contribuem para o controle do equilíbrio acidobásico através da excreção urinária de H^+ e HCO_3^- na urina. Normalmente, os rins não excretam HCO_3^- na urina; todo HCO_3^- filtrado é reabsorvido (Figura 102.2).

Diariamente, os rins excretam uma carga de 1 mMol . kg^{-1} de H^+ (cerca de 50 a 100 mMol/dia). Para cada H^+ secretado, um HCO_3^- é reabsorvido. A acidificação da urina ocorre em dois segmentos do néfron: porção proximal (túbulo proximal e alça espessa ascendente de Henle) e porção final do néfron (túbulos distais e coletores).

Na porção proximal, a reabsorção de HCO_3^- é dependente de um transporte ativo secundário, denominado antiporte Na^+-H^+. Esse transporte está acoplado à atividade da anidrase carbônica e pode ser inibido pelo diurético denominado acetazolamida.

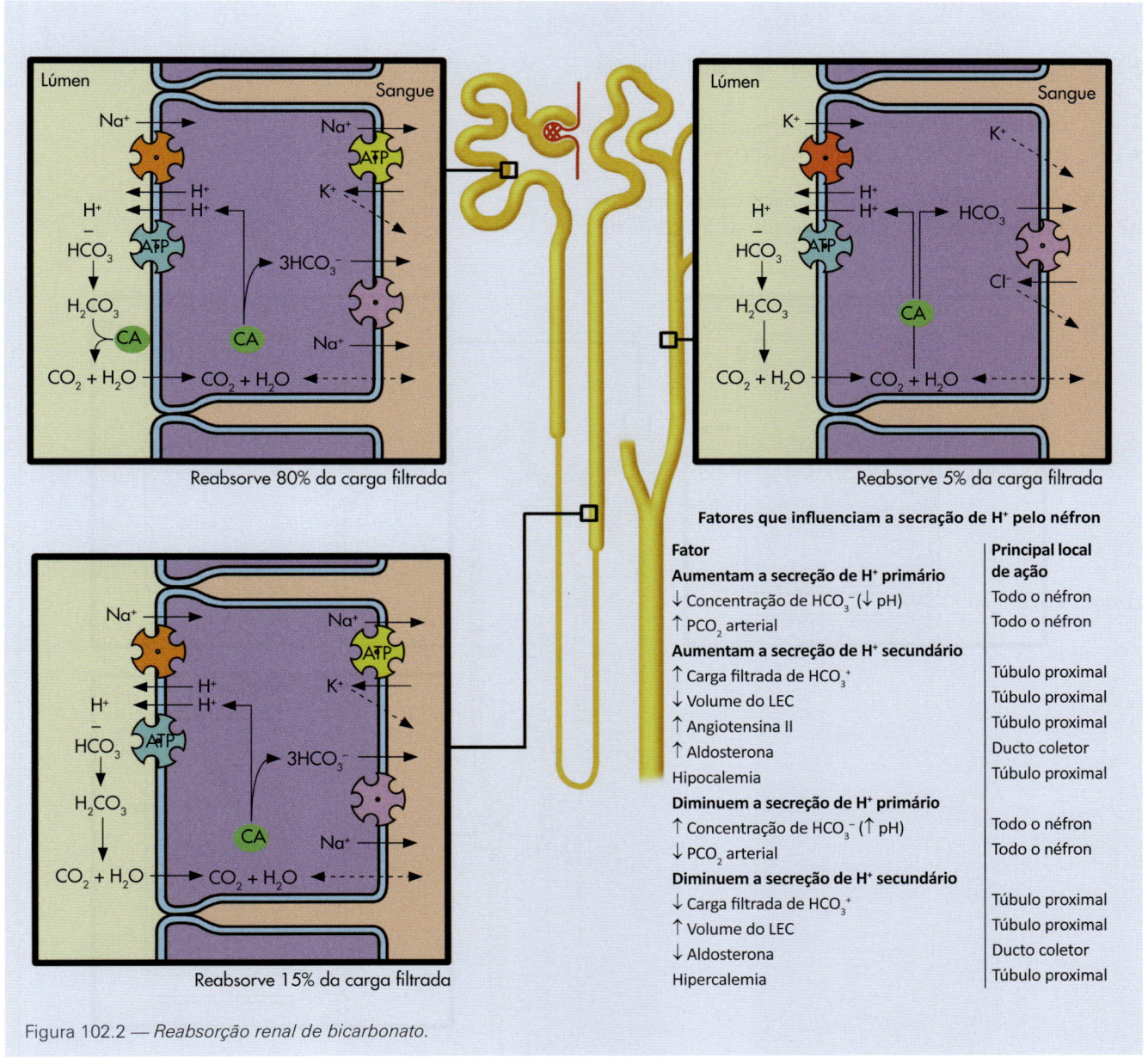

Figura 102.2 — *Reabsorção renal de bicarbonato.*

Na porção final do néfron, a secreção de H^+ é realizada por dois tipos diferentes de células: as principais, responsáveis pelo transporte de Na^+ e K^+, e as células intercaladas, especializadas no transporte de HCO_3^- e H^+. Aqui, diferente da porção proximal, o transporte envolvido é realizado por transporte ativo primário: a bomba H^+ATPase e K^+-H^+ATPase. Essas bombas podem gerar gradientes de H^+ 400 vezes maior em relação ao interstício. Cerca de 40% do H^+ secretado (10 a 40 mMol) liga-se ao tampão urinário, representado principalmente pelo HPO_4^{-2}. A outra parte (60%) vai reagir com NH_3, produzindo o cátion NH_4^+.

A secreção urinária de H^+ (EUH^+) urinária depende de três processos:

$$EUH^+ = E_{\text{ácido titulável}} + E_{NH4+} - R_{HCO_3^-}$$

- $E_{\text{ácido titulável}}$ = produção e excreção de ácido titulável (HPO_4^{-2})
- E_{NH4+} = produção e excreção de (íons amônio)
- $R_{HCO_3^-}$ = reabsorção de bicarbonato (HCO_3^-)

A Excreção urinária de ácidos = Excreção de ácido titulável + Excreção de amônio − Excreção de bicarbonato

As Figuras 102.3, 102.4 e 102.5 mostram a secreção renal de H^+, a excreção de íons amônio e a excreção de ácido titulável.

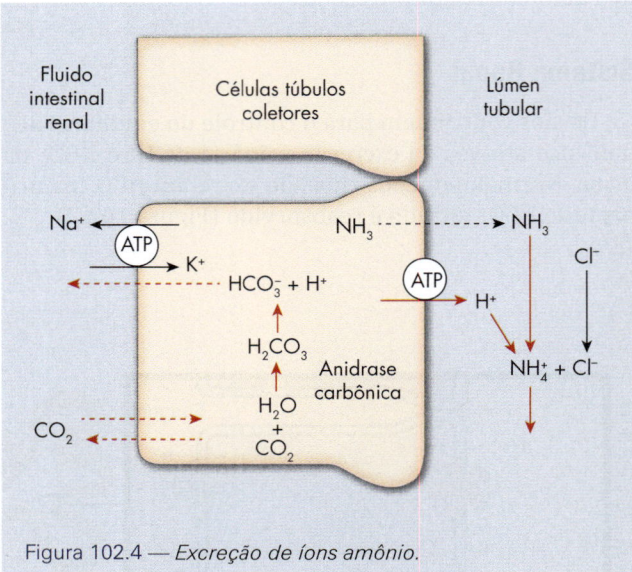

Figura 102.4 — *Excreção de íons amônio.*

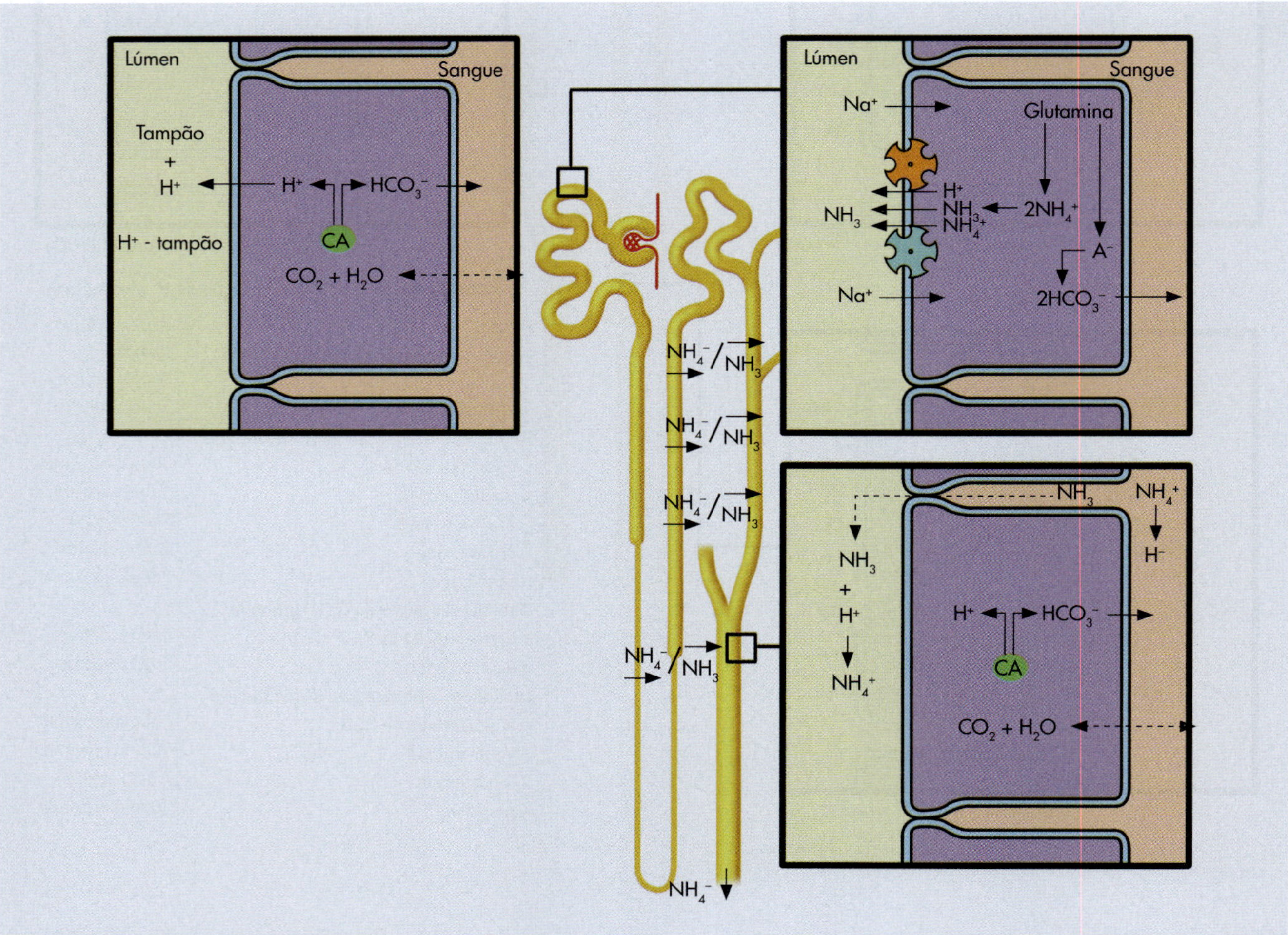

Figura 102.3 — *Secreção renal de H^+.*

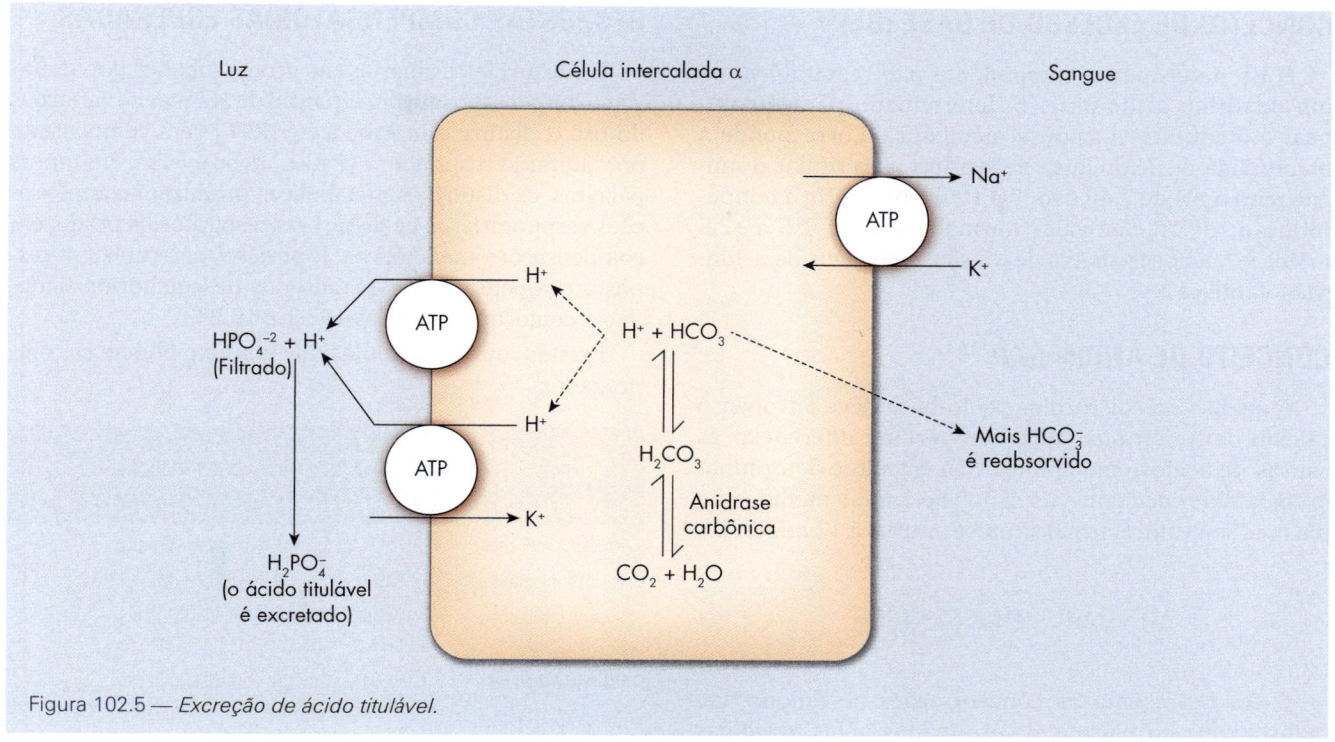

Figura 102.5 — *Excreção de ácido titulável.*

VALORES NORMAIS DA GASOMETRIA

A Tabela 102.1 abaixo mostra os valores considerados normais para a determinação do equilíbrio ácido-base.

TABELA 102.1 — VALORES NORMAIS DO EQUILÍBRIO ÁCIDO-BASE

Valores Normais	
pH	$7,40 \pm 0,05$
PaO_2	$96 - 0,4 \cdot idade$ (mmHg)
$PaCO_2$	40 ± 5 (mmHg)
$[HCO_3^-]$	24 ± 2 (mMol·L^{-1})
BE (Excesso de base)	$0 \pm 2,5$
$[Cl^-]$	$95 - 105$ (mMol·L^{-1})
Ânion *Gap* (AG)	10 ± 2 (mMol·L^{-1})
Osmolaridade	290 ± 5 (mOsmol·L^{-1})
Gap Osmolar (GO*)	até 10 (mOsmol·L^{-1})
$\Delta AG/\Delta HCO_3^-$	1 a 1,6

* *Gap* Osmolar = osmolaridade plasmática (medida – calculada)

EQUAÇÃO DE HENDERSON-HASSELBALCH

A equação de Henderson-Hasselbalch[7] (equação 4) permite calcular o pH de qualquer solução tampão se aplicarmos essa equação no plasma. Considerando que no sangue arterial o pK do tampão H_2CO_3/HCO_3^- na temperatura corporal normal é 6,1 e $[H_2CO_3] = 0,03 \cdot PaCO_2$, onde 0,03 é constante de dissolução do CO_2 no plasma, teremos:

$$pH = pK + \log [base]/[ácido]$$
$$pH = 6,1 + \log 24/0,03 \cdot 40$$
$$pH = 6,1 + \log 20$$
$$pH = 6,1 + 1,3$$
$$pH = 7,4$$

Com base na equação anterior, pode-se afirmar que o organismo procura manter a relação:

$$\frac{HCO_3^-}{0,03 \cdot PaCO_2} = 20$$

As alterações na $[HCO_3^-]$ correspondem a distúrbios metabólicos; as alterações na $PaCO_2$ correspondem a distúrbios respiratórios;[2,6] portanto:

$\dfrac{HCO_3^-}{0,03 \cdot PaCO_2} < 20$: (pH < 7,4): alcidemia
- ⇓ HCO_3: acidose metabólica
- ⇑ $PaCO_2$: acidose respiratória

$\dfrac{HCO_3^-}{0,03 \cdot PaCO_2} > 20$: (pH > 7,4): alcalemia
- ⇑ HCO_3: alcalose metabólica
- ⇓ $PaCO_2$: alcalose respiratória

CONCEITO DE EXCESSO DE BASE (BE)[8,9]

O BE determina o componente não respiratório de um distúrbio ácido-base. É determinado para quantificar e identificar a acidose metabólica. Corresponde à quantidade de ácido forte necessária para titular o sangue para o pH de 7,40 com $PaCO_2$ de 40 mmHg à temperatura de 37 °C. Seu valor normal varia de –2,5 a +2,5 mMol . L^{-1}. Valores abaixo de –5 são sugestivos de acidose metabólica.

CONCEITO DE ÂNION *GAP*[7,10,11]

A análise dos distúrbios ácido-base deve envolver o cálculo do Ânion *Gap* (AG), que permite diferenciar as causas de acidose metabólica. Seu cálculo é determinado pela diferença entre os cátions e ânions medidos no plasma. Seu valor normal situa-se entre 8 a 12 mMol . L^{-1}.

$$AG = [Na^+] - ([HCO_3^-] + [Cl^-])$$

O AG representa as concentrações de ânions não mensuráveis no plasma, determinados pelas proteínas plasmáticas de carga negativa, principalmente a albumina. Outros ânions não mensuráveis incluem fosfato, sulfato, lactato e os cetoânions (acetoacetato e hidroxibutirato).

Seu valor deve ser corrigido sempre que houver hipoalbuminemia. Para cada redução de 1g . L^{-1} na albumina plasmática, o AG apresenta uma redução de 2,5 mMol . L^{-1}.[12]

$$AG_{corrigido} = AG + 2,5 . (4 - albumina)$$

DISTÚRBIOS ÁCIDO-BASE PRIMÁRIOS[6]

Os distúrbios ácido-base primários são diagnosticados através de uma gasometria arterial, seguindo o fluxograma da Figura 102.6.

RESPOSTAS COMPENSATÓRIAS ESPERADAS

Os distúrbios primários são acompanhados por alterações compensatórias com intenção de atenuar as variações do pH. O distúrbio metabólico ($[HCO_3]$) será compensado por alteração respiratória ($PaCO_2$) e vice-versa. Em outras palavras, os distúrbios metabólicos produzem compensações respiratórias, e os distúrbios respiratórios produzem compensações metabólicas. É possível determinar a resposta compensatória esperada nos desequilíbrios ácido-base, conforme as Tabelas 102.2. e 102.3.

Existem outras fórmulas que também podem ser empregadas:

TABELA 102.2 DISTÚRBIO ÁCIDO-BASE E SUA COMPENSAÇÃO	
Distúrbio ácido-base	Compensação
Acidose metabólica	$PaCO_{2\ esperada} = 1,5 . [HCO_3^-] + 8 \pm 2$
Alcalose metabólica	$PaCO_{2\ esperada} = 0,7 . [HCO_3^-] + 21 \pm 2$
Acidose respiratória	Aguda: $\Delta[HCO_3^-] = 0,1\ \Delta PaCO_2$
	Crônica: $\Delta[HCO_3^-] = 0,4\ \Delta PaCO_2$
Alcalose respiratória	Aguda: $\Delta[HCO_3^-] = 0,2\ \Delta PaCO_2$
	Crônica: $\Delta[HCO_3^-] = 0,4-0,5\ \Delta PaCO_2$

TABELA 102.3 DISTÚRBIOS E RESPOSTAS ESPERADAS		
Distúrbio 1º	Distúrbio 2º	Resposta esperada
Acidose metabólica	Alcalose respiratória	⇓ 1 mMol/L HCO_3^- = ⇓ 1,3 mmHg $PaCO_2$
Alcalose metabólica	Acidose respiratória	⇑ 1 mMol/L HCO_3^- = ⇑ 0,7 mmHg $PaCO_2$
Acidose respiratória aguda	Alcalose metabólica	⇑ 10 mmHg $PaCO_2$ = ⇑ 1 mMol . L^{-1} HCO_3^-
Acidose respiratória crônica	Alcalose metabólica	⇑ 10 mmHg $PaCO_2$ = ⇑ 4 mMol . L^{-1} HCO_3^-
Alcalose respiratória aguda	Acidose metabólica	⇓ 10 mmHg $PaCO_2$ = ⇓ 2 mMol . L^{-1} HCO_3^-
Alcalose respiratória crônica	Acidose respiratória	⇓ 10 mmHg $PaCO_2$ = ⇓ 5 mMol . L^{-1} HCO_3^-

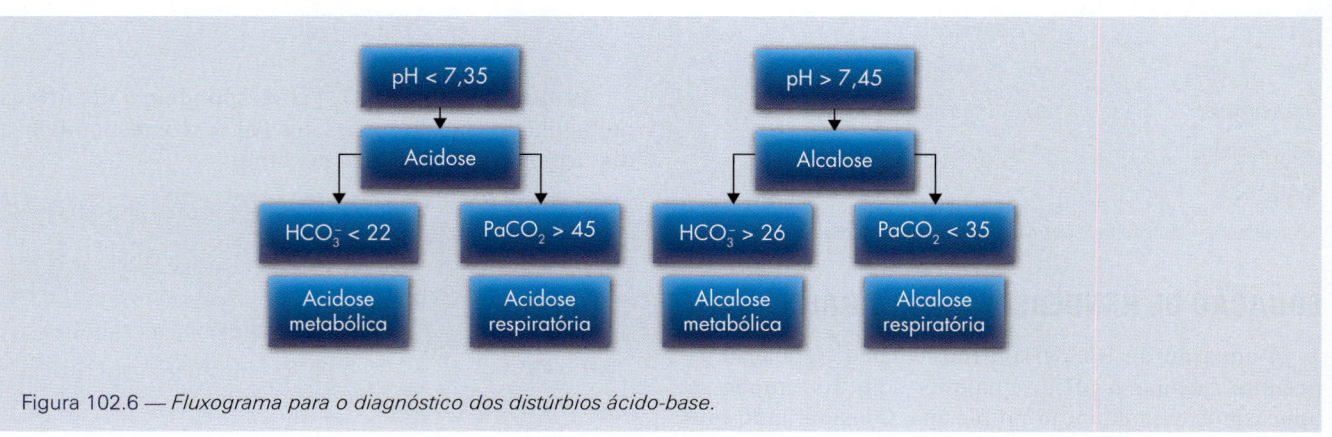

Figura 102.6 — *Fluxograma para o diagnóstico dos distúrbios ácido-base.*

DISTÚRBIOS MISTOS

Distúrbios mistos ocorrem quando encontramos a presença de dois ou mais distúrbios primários. Podem existir distúrbios duplos ou triplos. Para diferenciar distúrbios mistos dos distúrbios compensatórios, basta calcular a resposta esperada ou prevista. Se a resposta estiver dentro do valor esperado, existe apenas resposta compensatória. Caso contrário, se maior ou menor, existem distúrbios mistos.

As Figuras 102.7 e 102.8 mostram os algorítmicos para a avaliação dos distúrbios metabólicos e respiratórios.

Outra maneira de determinar distúrbios mistos é calcular o DAG/DBic (delta/delta), através do quociente entre a variação do AG (DAG = $AG_{encontrado}$ − 10) e a variação do HCO_3^- (DBic = 24 − $HCO^-_{3\,encontrado}$). O DAG/DBic somente é calculado quando existe acidose metabólica com AG aumentado. O valor normal dessa relação situa-se entre 1 e 1,6:

- DAG/DBic < 1 – acidose metabólica hiperclorêmica
- DAG/DBic > 1,6 – alcalose metabólica

* Se a resposta não for a esperada, é sinal de que existe distúrbio misto.

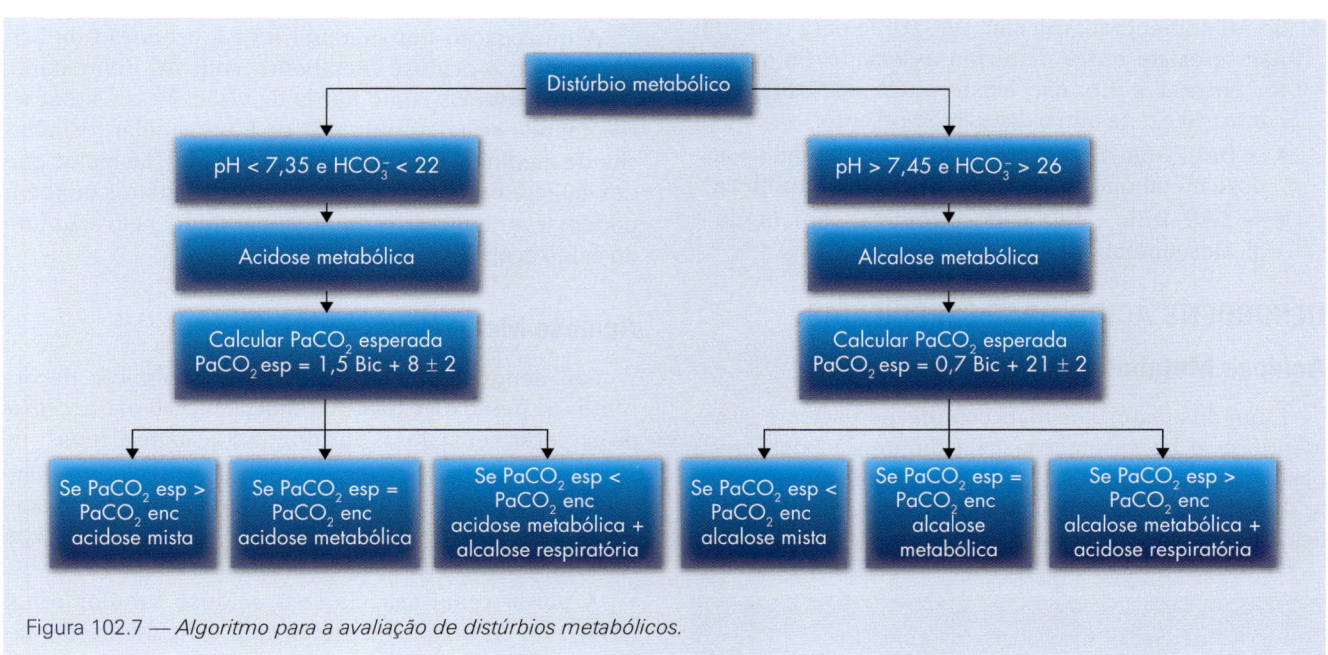

Figura 102.7 — *Algoritmo para a avaliação de distúrbios metabólicos.*

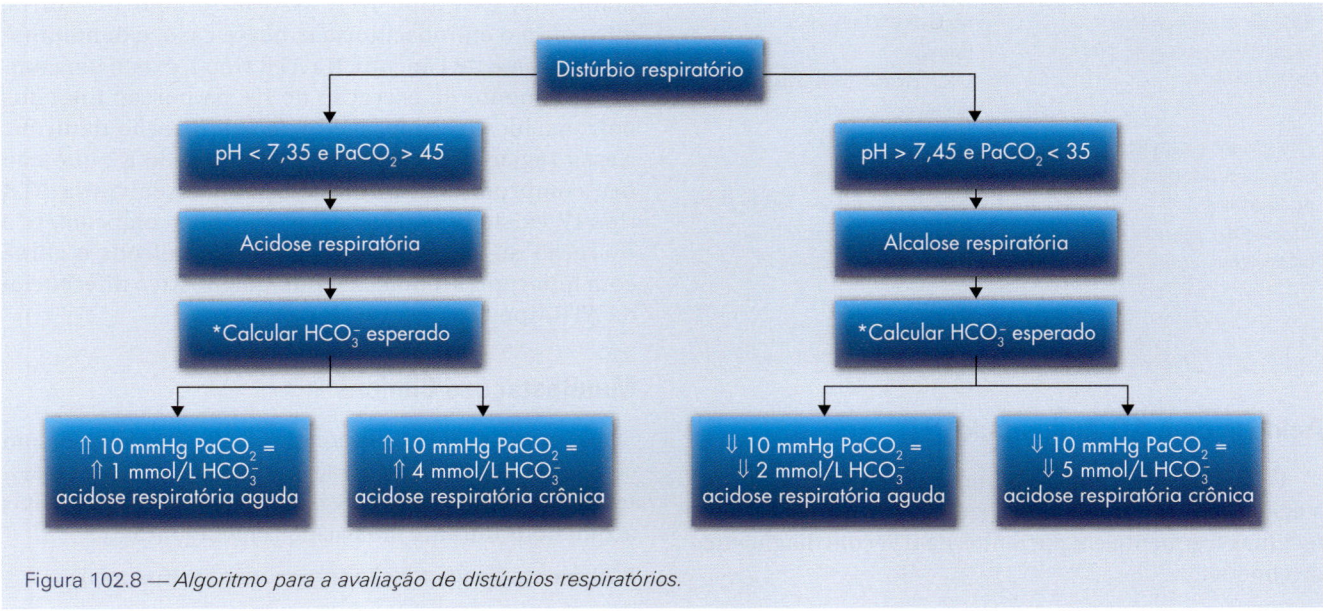

Figura 102.8 — *Algoritmo para a avaliação de distúrbios respiratórios.*

Abordagem diante de uma acidose metabólica:

1. Confirmar acidose metabólica: pH < 7,35 e HCO_3^- < 22 mEq/L.
2. Calcular AG = (Na+) – (HCO_3^- + Cl^-), para determinar a causa do distúrbio
3. Determinar se existe compensação ou distúrbio misto pelo cálculo da $PaCO_{2\,esp}$=1,5 . Bic+8±2. Se a resposta é esperada, o distúrbio é simples. Caso contrário, será misto:
   - se $PaCO_2$ calculada < esperada: acidose metabólica + alcalose respiratória.
   - se $PaCO_2$ calculada > esperada: acidose metabólica e respiratória (mista)
4. Se AG aumentado, calcular DAG/DBic para determinar se existe outro distúrbio associado. Se o valor for entre 1 e 1,6, não existe outro distúrbio, caso contrário existe outro distúrbio presente:
   - se DAG/DBic < 1: acidose com AG aumentado + acidose metabólica com AG normal (hiperclorêmica).
   - se DAG/DBic > 1,6: acidose com AG aumentado + alcalose metabólica.

DESORDENS ÁCIDO-BASE ESPECÍFICAS

Acidose Metabólica[13,14]

É um dos distúrbios mais comuns no paciente grave, identificável na gasometria pela diminuição dos níveis plasmáticos de HCO_3^- (< 22 mMol.L^{-1}), independentemente do pH. Para determinar as causas de acidose metabólica, é necessário calcular o AG, conforme a Tabela 102.5.

TABELA 102.5 CAUSAS DE ACIDOSE METABÓLICA	
AG aumentado	AG normal (hiperclorêmica)
Redução da excreção de H^+ Insuficiência renal aguda (IRA) e crônica (IRC)	Perda de HCO_3 digestivo Diarreia Fístula entérica, biliar e pancreática Ureterosigmoidostomia
Produção aumentada de H^+ Cetoacidose diabética, jejum e alcoólica Acidose lática Intoxicações: metanol e salicilatos Rabdomiólise	Perda de HCO_3 renal Acidose tubular renal Inibidores da anidrase carbônica Hiperaldosteronismo primário Diuréticos poupadores de K^+
	Retenção primária de H^+ Nutrição parenteral total Fase inicial da IRC

Acidose com AG Aumentado[6,13,14]

É um distúrbio muito comum, cuja principal causa é a acidose lática, decorrente de estados de hipoperfusão tecidual, frequente em pacientes na UTI com diagnóstico de choque.

Outra causa é a IR, caracterizada pela redução de excreção renal de H+ e ânions, como sulfato e fosfato. Pacientes com IR normalmente apresentam hiperpotassemia associada, portanto beneficiam a administração de bicarbonato.

A cetoacidose é um distúrbio comum em pacientes com diabetes *mellitus* descompensado, decorrente da deficiência de insulina e produção de ácido acetoacético e beta-hidroxibutírico.

A rabdomiólise é uma causa relativamente comum em UTI, que se associa com álcool, isquemia de membros, síndromes compartimentais, convulsões, infecções e uso de estatinas, podendo levar ao acúmulo de ácidos liberados das células musculares lesadas.

A intoxicação por metanol leva à produção de ácido fórmico e acidose metabólica com AG aumentado, além de sintomas como perda da visão. Nessa situação, recomenda-se a determinação do Gap-osmolar (osmolaridade medida – Osmolaridade calculada). Se maior que dez, sugere intoxicação por metanol. Salicilatos também podem levar a quadros de AG aumentado, pelo acúmulo do ácido acetilsalicílico.

Acidose Metabólica com AG Normal[6,13,14]

São denominadas acidoses hiperclorêmicas decorrentes da perda digestiva ou renal de bicarbonato, *déficit* de excreção renal de H^+ ou administração de ácidos.

Perdas digestivas de bicarbonato ocorrem em diarreias, fístula pancreática e biliar. Na tentativa de preservar a volemia, o organismo estimula reabsorção renal de NaCl, produzindo acidose hiperclorêmica.

A perda renal associa-se à acidose tubular renal (ATR). Na ATR tipo II, existe uma dificuldade de excreção de H^+ na porção proximal dos néfrons. Normalmente, esse tipo ATR associa-se com fosfatúria, glicosúria e aminoaciduria e, nesse caso, é denominado síndrome de Fanconi. Na ATR tipo I, existe um comprometimento de excreção de H+ na porção final dos néfrons, local responsável pela acidificação da urina. Nessa região ocorre também excreção de K^+, que não fica comprometida e leva à hipopotassemia. Na ATR tipo IV, existe hipoaldosteronismo, que compromete a excreção de K^+ na porção distal dos néfrons e cursa com hiperpotassemia, fazendo diagnóstico diferencial da ATR tipo I.

Manifestações Clínicas[6]

Valores de HCO_3^- inferiores a 7,10 associam-se com condições que podem ameaçar a vida do paciente. Os sistemas respiratório, cardiovascular e nervoso são os mais acometidos durante uma acidose metabólica.

- Aumento da ventilação (respiração de Kusmaul).

- Diminuição da contratilidade do diafragma: fadiga e dispneia
- Deslocamento da curva de dissociação da Hb para a direita
- Inicialmente observa uma estimulação simpática, com aumento da taquicardia e aumento do débito com a diminuição dos níveis do pH < 7,10, observa-se depressão da contratilidade miocárdica com vasodilatação arterial periférica, diminuição do débito cardíaco e hipoperfusão tecidual
- Venoconstrição e aumento da resistência vascular pulmonar, podendo favorecer edema pulmonar
- Ocorre diminuição do limiar para fibrilação ventricular e predisposição a arritmias cardíacas
- Atenua as respostas cardiovasculares, as catecolaminas e torna-se refratária aos fármacos vasoativos
- Pode ocorrer letargia, estupor e até coma
- A acidose também predispõe a alterações metabólicas: resistência à insulina, redução da síntese de ATP e hiperpotassemia

Tratamento[6]

Inicialmente deve-se diferenciar entre acidose metabólica com AG normal ou aumentado. Nas acidoses com AG aumentado, devido à cetoacidose diabética e à acidose lática, evita-se o emprego do bicarbonato, procurando corrigir a causa básica: hidratação, uso de insulina e melhora da perfusão tecidual. O uso do bicarbonato de sódio é recomendado se houver acidemia e/ou hiperpotassemia severa. De maneira geral, se pH < 7,10 ou Bic < 8 mEq/L, indica-se reposição de $NaHCO_3$. Porém, recomenda-se reposição lenta e sempre acompanhando com gasometria, procurando elevar o pH acima de 7,10 e Bic acima de 8 $mMol.L^{-1}$. A utilização de $NaHCO_3$, nessa situação, baseia-se no fato de que a acidose extrema pode levar à depressão miocárdica, vasodilatação, refratariedade e fármacos vasoativos, porém não há níveis de evidência de seu uso.

Nas outras etiologias, como intoxicação por salicilatos, metanol e na IR, o uso de bicarbonato normalmente é utilizado. Na IRA deve-se repor $NaHCO_3$ se Bic < 15 $mMol.L^{-1}$. Já na IRC, deve-se procurar manter Bic próximo de 20-24 $mMol.L^{-1}$.

Por outro lado, nas acidoses com AG normal (hiperclorêmica), está bem estabelecido o uso de bicarbonato de sódio, exceto na acidose tubular tipo IV e no hipoaldosteronismo, onde se deve corrigir a hiperpotassemia, e o uso de diuréticos deve ser suspenso.

Antigamente, utilizava-se a seguinte fórmula para repor $NaHCO_3$:

Déficit de Bic em mEq/L = 0,3 . peso . BE/3

Atualmente, utiliza-se outra fórmula que considera o valor do Bic desejável.

Déficit de Bic em mEq/L = (Bic desejado − Bic atual). peso 0,6

Uma regra prática é repor 1 $mMol.kg^{-1}$, que corresponde a 1 $mLkg^{-1}$ de bicarbonato a 8,4%, e avaliar periodicamente a gasometria do paciente. O uso de bicarbonato como mencionado deve ser muito criterioso, pois associa-se a vários efeitos colaterais importantes e sua utilização não tem sido associada com melhora da sobrevida.

EFEITOS ADVERSOS DO USO DE BICARBONATO DE SÓDIO

Efeitos adversos

- Deslocamento da curva de dissociação da Hb para a esquerda
- Hipervolemia e hipernatremia
- Acidose liquórica paradoxal
- Hipocalcemia e hipopotassemia
- Alcalose rebote

A administração de bicarbonato de sódio associa-se com aumento do pH (alcalose), produzindo um desvio da curva de dissociação da Hb para a esquerda, dificultando a liberação de O_2 tecidual e favorecendo hipóxia tecidual, o que é deletério, principalmente em pacientes com choque, acidose lática e cetoacidose diabética.

A solução de bicarbonato de sódio é extremamente hiperosmótica e hipernatrêmica, e, portanto, pode produzir hiperosmolaridade e hipernatremia plasmática, com risco de edema pulmonar, principalmente em pacientes com insuficiência cardíaca ou IR oligúrica.

Adição de bicarbonato de sódio resulta na formação de CO_2, que tende a penetrar no SNC através da barreira hematoencefálica, produzindo acidificação do líquor e diminuição do nível de consciência.

Alcalinização do plasma aumenta a ligação da albumina com o Ca^{++} ionizado, o que produz hipocalcemia, com risco de tetania, espasmos musculares, arritmias e diminuição da contratilidade cardíaca. A alcalose também desloca o K^+ para o LIC e troca com H^+, resultando em hipopotassemia.

ALCALOSE METABÓLICA[6,15]

Alcalose é um distúrbio relativamente comum em pacientes graves, sendo diagnosticada através de gasometria, onde temos um Bic > 26 $mMol.L^{-1}$, independentemente do pH. Normalmente decorre da perda renal/digestiva de H^+ ou retenção de $NaHCO_3$. Os principais estímulos para retenção de $NaHCO_3$ são hipovolemia com hipocloremia, hipopotassemia e aumento da atividade mineralocorticoide (Tabela 102.6).

TABELA 102.6
CAUSAS DE ALCALOSE METABÓLICA

- Contração de volume: vômitos, diuréticos tiazídicos e de alça
- Perdas renais de H^+: hiperaldosteronismo, diuréticos e corticosteroides
- Perdas digestivas de H^+: vômitos, drenagem gástrica e adenoma viloso
- Alcalose pós-hipercapnia crônica
- Administração excessiva de Bic: citrato na reanimação cardiopulmonar
- Hipopotassemia e hipomagnessemia

Na alcalose de contração, temos uma perda de líquido extracelular pobre em Bic, como ocorre com o uso de diuréticos tipo tiazídicos e de alça, e também em estados edematosos. Assim, ocorre um aumento na concentração de Bic no LEC pela contração de volume.

Diuréticos de alça e tiazídicos levam maior troca nos túbulos coletores de Na^+ por H^+ e K^+, favorecendo perda de H^+ urinário. Hiperaldosteronismo também estimula maior reabsorção de Na^+ e secreção de K^+ e H^+ nos túbulos coletores.

O suco gástrico é rico em H^+ e K^+. Assim, vômitos, estenose hipertrófica do piloro e aspiração gástrica por SNG (sonda nasogástrica) associam-se a perdas de H^+ e alcalose metabólica. O adenoma viloso do cólon secreta um líquido pobre em Bic e rico em potássio, podendo cursar com alcalose pela troca de K^+ e H^+.

Nos pacientes portadores de doença pulmonar obstrutiva crônica, normalmente encontramos uma $PaCO_2$ aumentada e compensada pelo aumento do Bic. Quando submetidos à ventilação mecânica, a correção rápida da $PaCO_2$ pode produzir uma alcalose em decorrência do Bic plasmático que se encontra aumentado e a compensação renal demorada.

A hipopotassemia promove troca do K^+ e H^+ entre o LEC e LIC, ocorrendo saída de K^+ da célula e entrada de H^+, favorecendo a alcalose metabólica. A hipopotassemia também aumenta a secreção de K^+ nos túbulos distais do néfron. A hipomagnessemia tem uma ação, via renina, de aumentar liberação de aldosterona e, portanto, maior excreção de H^+ e K^+.

Manifestações Clínicas

A alcalose metabólica pode ser assintomática. Os sintomas ou sinais não são característicos e, normalmente, são decorrentes da hipovolemia ou de distúrbios hidroeletrolíticos associados. As manifestações mais comuns são relativas ao sistema nervoso central, como letargia, confusão mental e sonolência. Podem ocorrer parestesias, câimbras, arritmias cardíacas, normalmente resistentes ao tratamento.

Classificação das Causas de Alcalose Metabólica

As causas de acidose metabólica (Tabela 102.7) podem ser classificadas em cloreto-responsiva e cloreto-resistente, através da dosagem do cloreto urinário, o que facilita a conduta terapêutica.

TABELA 102.7
CLASSIFICAÇÃO DA ALCALOSE METABÓLICA

Cloreto-responsiva	Cloreto-resistente
Cloreto urinário < 25 mMol . L^{-1}	Cloreto urinário > 40 mMol . L^{-1}
Perda de suco gástrico	Excesso mineralocorticoides
Diuréticos	Depleção de potássio
Depleção de volume	
Pós-hipercapnia	

Tratamento

Sempre procurar fazer o diagnóstico do fator causal da alcalose metabólica para que se possa realizar um tratamento mais direcionado, se pH > 7,6 ou sintomática necessitam de tratamento com urgência. Normalmente, a medida inicial consiste em reposição de cloreto, suspensão de diuréticos, uso de antieméticos, bloqueadores H_2.

Nas alcaloses cloreto-sensíveis, devem ser corrigidas a volemia, a hipocloremia e a hipopotassemia, normalmente com solução salina a 0,9%, através das fórmulas:

$$\text{Déficit de cloreto (mMol)} = 0,3 \cdot \text{peso} \cdot (100 - Cl^-_{plasmático})$$
$$\text{Volume de NaCl 0,9\% (L)} = \text{déficit de cloreto}/154$$

Pode-se também tentar acidificar o meio com acetazolamida. Corrigir K^+ com KCl, usados em pacientes com hipopotassemia. Em situações emergenciais (arritmias cardíacas refratárias), utilizar HCl 0,1N, infundido em veia central na taxa de 20-50 mMol . h^{-1}.

Nas alcaloses cloreto-resistentes pode-se utilizar, dependendo da causa: KCl, inibidores da enzima conversora de angiotensina ou antagonista da aldosterona (espironolactona).

ACIDOSE RESPIRATÓRIA[6,15]

São distúrbios ácido-base em que se encontra na gasometria uma $PaCO_2$ maior que 45 mmHg, decorrente de hipoventilação pulmonar. O acúmulo de CO_2 reage com a H_2O resultando na formação de H^+. A acidose respiratória pode ser classificada em aguda e crônica. Nos casos agudos observa-se aumento de 1 mMol . L^{-1} de Bic para cada aumento de 10 mmHg na $PaCO_2$, enquanto na crônica esse aumento é 4 mMol . L^{-1}.

A Tabela 102.8 mostra as causas de acidose respiratória.

Manifestações Clínicas

As manifestações clínicas variam com a etiologia do distúrbio, com a gravidade e a duração da acidose e com o grau de hipoxemia presente. Normalmente, o aumento da $PaCO_2$ produz alterações do SNC: ansiedade, confusão, dispneia, psicose e alucinações. Deve ser lembrado que o aumento da $PaCO_2$ é um fator importante de aumento da hipertensão intracraniana (HIC), devendo

TABELA 102.8
CAUSAS DE ACIDOSE RESPIRATÓRIA

Depressão do centro respiratório
Fármacos: anestésicos, opioides e sedativos, álcool
AVC e TCE
Apneia do sono

Obstrução de vias aéreas
Broncoespasmo
Corpo estranho

Doenças do parênquima pulmonar
Enfisema (DPOC)
Pneumonia
Síndrome do desconforto respiratório agudo (SDRA)

Acometimento neuromuscular
Bloqueador neuromuscular residual
Cifoescoliose
Miastemia gravis
Guillain-Barré

Outras
Acometimento pleural: pneumotórax e hemotórax
Obesidade (hipoventilação)

ser evitada em pacientes com trauma cranioencefálico (TCE) ou situações de HIC. Associados, encontram-se os outros sinais e sintomas da acidose presente.

Tratamento

O tratamento consiste na reversão das causas que levaram à hipoventilação, além de manobras que permitam restaurar a ventilação alveolar e oxigenação do paciente. Muitas vezes é necessário o uso de intubação traqueal (IT) e ventilação mecânica (VM). Situações em que ocorre alteração do nível de consciência, fadiga ventilatória, acidose grave (pH < 7,25) são sinais de descompensação e podem indicar necessidade de ventilação mecânica invasiva ou não invasiva.

ALCALOSE RESPIRATÓRIA[6,15]

Caracteriza-se por uma situação em que existe aumento da ventilação (hiperventilação) e resultante diminuição na gasometria da $PaCO_2$ para valores inferiores a 35 mmHg. A alcalose respiratória também pode ser classificada em aguda e crônica. Nos quadros agudos observa-se uma queda do Bic plasmático de 2 mMol.L^{-1} para uma diminuição de 10 mmHg na $PaCO_2$ e na crônica uma queda de 5 mMol.L^{-1}.

A Tabela 102.9 mostra causas de alcalose respiratória.

TABELA 102.9
CAUSAS DE ALCALOSE RESPIRATÓRIA

- SNC: dor, ansiedade, histeria, febre, infecção, trauma e tumores
- Hipóxia: altas altitudes, anemia grave e EAP
- Estímulo de receptores torácicos: hemotórax, derrame pleural, TEP e insuficiência cardíaca
- Fármacos (salicilatos e progesterona), gravidez e insuficiência hepática

Manifestações Clínicas

A queda da $PaCO_2$ associa-se com diminuição do fluxo sanguíneo cerebral, tonturas, confusão mental e convulsões, podendo promover diminuição do cálcio ionizado e do potássio plasmático. A diminuição do Ca^{++} ionizado pode se associar a sinais como parestesia e tetania.

Tratamento

Consiste basicamente em tratar a causa do distúrbio. Pacientes ansiosos se beneficiam de sedativos, por exemplo.

TEORIA ÁCIDO-BASE DE STEWART. UM NOVO MODELO

Distúrbios ácido-base são comuns em pacientes críticos, associando a maior morbimortalidade. A avaliação tradicional da teoria de Henderson-Hasselbalch tem se mostrado incapaz de explicar totalmente os mecanismos desses distúrbios e de orientar uma terapêutica efetiva. Existe uma necessidade de aplicar métodos que tentam explicar a natureza desses distúrbios e, consequentemente, podem atuar na prevenção ou na terapêutica desses distúrbios.[1,15]

Em 1981, o fisiologista canadense Peter Stewart propôs um novo modelo na abordagem dos distúrbios ácido-base.[16,17] Embora ainda não amplamente aceito, esse modelo tem se mostrado mais efetivo que o modelo tradicional em pacientes de UTI, anestesiologia e emergência.

Abordagem Físico-Química do Modelo de Stewart

Basicamente, esse modelo de Stewart utiliza as leis de conservação das massas e das cargas (eletroneutralidade) para criar um complexo modelo matemático de fórmulas que descreve o equilíbrio ácido-base. Esse modelo utiliza três variáveis denominadas independentes que determinam a $[H^+]$ e o valor do pH:[18-20]

1. Diferença de íons fortes (SID – *Strong Ion Difference*).
2. Concentração total de ácidos fracos não voláteis (Atot) que inclui principalmente albumina e fosfato.
3. $PaCO_2$.

Segundo esse modelo, as variações das $[H^+]$ e $[HCO_3^-]$ ficam atreladas às variáveis independentes, ou seja, são consideradas variáveis dependentes. A $PaCO_2$ representa o componente respiratório, enquanto o SID e Atot representam os componentes metabólicos.

Assim, o pH depende dessas três variáveis na seguinte proporção:

$$pH \sim \frac{SID}{PaCO_2 \cdot A_{TOT}}$$

Diferença de Íons Fortes

- Diferença de íons fortes aparente (SIDa): representada pela diferença entre os cátions fortes ($Na^+ + K^+ + Ca^{++} + Mg^{++}$) e os ânions fortes ($Cl^-$, lactato). $SID_a = (Na^+ + K^+ + Ca^{++} + Mg^{++}) - (Cl^- + lactato)$. Este conceito não considera outros ácidos não medidos (ANM) como cetoácidos, acetatos, sulfatos...). Seu valor normal é de 40-42 mEq.L^{-1}.[21]

$$SID_a = (Na^+ + K^+ + Ca^{++} + Mg^{++}) - (Cl^- + lactato)$$

- Aumento do SID (cátions > ânions) associa-se com alcalose metabólica.
- Diminuição do SID (ânions > cátions) associa-se com acidose metabólica, que pode ser encontrada em situações acompanhadas de aumento da concentração plasmática de cloreto após a infusão de grandes volumes de salina 0,9% ou pelo aumento lactato com na sepse.
- **Diferença de íons fortes efetivas (SID_e)**: consiste na equação anterior acrescida dos ácidos fracos, albumina e fosfato. Seu valor normal é de 40 mEq/L. O SID_e pode ser determinado pela equação:

$$SID_e = [2,46.10-8.PaCO_2/10-pH] + [alb.(0,123.pH-0,631)] + \{fosf.0,39.pH- 0,469)]$$

- **(SIG – *Strong ion gap*): *Gap* da diferença de íons fortes** – é a diferença entre SID_a e SID_e. O conceito do SIG é semelhante ao conceito do AG, porém com a vantagem de quantificar a importância dos ácidos fracos no pH. Seu valor normal é de 0 a 2 mMol.L^{-1}, SIG > 2, indicando presença de ânions não mensurados que excedem os cátions fortes e, se SIG < 0, indica que os cátions não mensuráveis excedem os ânions. Alguns estudos têm mostrado que SIG > 2 associa-se com maior mortalidade em pacientes críticos com acidose metabólica. Quando o SIG = 0, o pH do plasma é exatamente de 7,4 a uma $PaCO_2$ de 40 mmHg. Aqui, observa-se a similaridade do SID com o BE (excesso de base).[21]

$$SIG = SID_a - SID_e$$

O SIG corrige o AG para influência dos ácidos fracos e deve ser empregado naquelas situações em que o fosfato e a albumina exercem influência no equilíbrio ácido-base como queimados, politrauma, sepse, cirrose hepática, IC ou choque. O quadro abaixo mostra que SIG representa a concentração dos ANM. O aumento do SIG associa-se com acidose metabólica (presença de ânions não medidos).

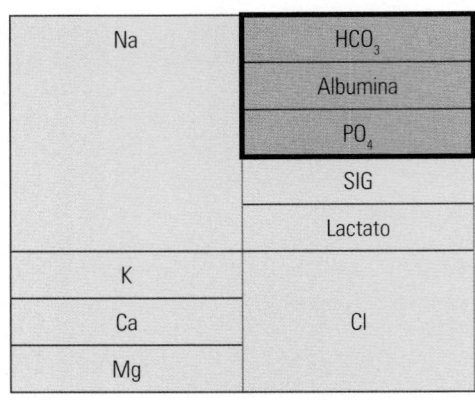

Concentração Total de Ácidos Fracos Não Voláteis (A_{tot})

Refere-se às proteínas (principalmente a albumina) e aos fosfatos inorgânicos que têm efeito acidificante sobre a solução. Quando em excesso (hiperfosfatemia), irão gerar acidose e, quando diluídos (hipoalbuminemia), alcalose. O fígado regula a albumina, enquanto o fosfato depende da regulação renal e intestinal. O valor normal da A_{tot} é de 12 a 14 mMol.L^{-1}; seu cálculo pode ser feito pelas equações abaixo:

- A_{tot} = K . proteínas totais (K = 2,43) ou
- A_{tot} = Kt . albumina (Kt = 4,76 a 6,47).
- Diminuição de A_{tot} associa-se à alcalose metabólica que pode ser pela diminuição da albumina ou fosfato.
- Aumento de A_{tot} associa-se à acidose metabólica, principalmente pelo aumento do fosfato como ocorre em pacientes com rabdomiólise e IR.

$PaCO_2$

Responsável pelo componente respiratório. Igualmente no modelo tradicional, seu aumento representa acidose respiratória; sua diminuição, alcalose respiratória.

- Aumento da $PaCO_2$ – acidose respiratória
- Diminuição da $PaCO_2$ – alcalose respiratória

Aplicações Clínicas da Teoria de Stewart

Este modelo permite reconhecer os benefícios e malefícios dos diversos fluidos utilizados para reposição volêmica. Sabe-se que a administração de grandes volumes de solução salina associa-se com acidose metabólica. Segundo Stewart, isso se deve ao fato de a salina a 0,9% ser uma solução com SID = 0. A administração de salina 0,9% produz um aumento no cloreto proporcionalmente maior que o sódio, e assim diminui o SID, e produz acidose metabólica. Para contrabalançar esse efeito, a solução administrada deveria ter um próximo de SID=24 mEq/L. A solução de Ringer Lactato apresenta valor bem próximo (SID = 27 mMol.L^{-1}), assim como a solução de plamalyte®.

Outro dado importante é que alguns estudos têm demonstrado que o SIG pode ser utilizado como preditores de morbimortalidade, sendo melhores que os índices convencionais (BE, lactato e AG).[23,24]

Avaliação do Componente Metabólico pela Teoria de Stewart

Alcalose metabólica e hipofosfatemia

- **Diminuição de A_{tot}:** hipoalbuminemia (cirrose hepática e síndrome nefrótica) e hipofosfatemia.
- **Aumento do SID:** (cátions > ânions): hiponatremia (vômitos, aspiração gástrica, diuréticos, diarreia e cushing).

Acidose metabólica

- **Aumento do A_{tot}:** hiperfosfatemia (rabdomiólise e lise tumoral (linfoma)).
- Diminuição do SID (ânions > cátions).
  - **SIG elevado:** aumento de ânions não medidos (cetacidose, acidose lática, salicilatos).
  - **SIG diminuído:** retenção de Cl^- (acidose tubular renal, solução salina, diarreia, nutrição parenteral).

EQUILÍBRIO HIDROELETROLÍTICO

O balanço da água e eletrólitos é crucial para o controle da homeostase corporal e é um dos mecanismos fisiológicos mais protegidos no corpo humano. Podemos sobreviver durante meses sem alimentos, mas sem ingestão de água morreremos rapidamente. Por isso há fortes mecanismos de controle do equilíbrio de sal e água, e o conhecimento deles é fundamental para uma boa prática médica, especialmente em pacientes críticos atendidos em UTI, em emergências e durante anestesia. O estudo da fisiologia e da fisiopatologia do equilíbrio hidroeletrolítico é necessário para o adequado manejo da hidratação dos pacientes cirúrgicos e correção dos distúrbios da água e eletrólitos corporais.[25]

Os balanços hidroeletrolítico e ácido-base estão bastante intrincados e usualmente são estudados separadamente por questões didáticas. Na verdade, os íons H+ e HCO_3^- são distribuídos nos compartimentos hídricos corporais. Em solução aquosa, há uma inesgotável fonte de H+, através da dissociação da água. Uma abordagem menos conhecida, mas cada vez mais empregada na fisiologia e correção dos distúrbios ácido-base, é a abordagem físico-química desenvolvida por Stewart em 1981. Essa abordagem considera que as alterações do pH não são resultado da geração e/ou remoção de H+ *per se*, mas por alterações em outras variáveis independentes. Stewart propôs três variáveis independentes que determinam a concentração do H+: pCO_2, SID (diferença de íons fortes) e A_{tot} (concentração dos ácidos fracos). Assim, essa abordagem evidencia claramente como as alterações hidroeletrolíticas influenciam as ácido-base e vice-versa.[26,27]

FISIOLOGIA DA ÁGUA E ELETRÓLITOS

Quando os organismos unicelulares marinhos primitivos evoluíram para organismos multicelulares e seu ambiente natural mudou do mar para a terra, eles foram submetidos a grandes desafios fisiológicos, incluindo a manutenção do balanço de água e sal em um ambiente pobre em ambos os itens. Em vez de serem envolvidos em um mar externo, passaram a ter seu próprio mar interno, o fluido extracelular.[27]

A água compreende 60% do peso corporal em um adulto médio, sendo essa porcentagem menor em indivíduos obesos, já que o tecido adiposo possui menos água que o tecido magro. A água corporal total é dividida funcionalmente em extracelular (FEC = 20% do peso corporal) e intracelular (FIC = 40% do peso corporal). Esses espaços são separados pela membrana celular, que possui uma bomba de sódio ativa, garantindo que o sódio permaneça amplamente distribuído no FEC. A célula, no entanto, contém grande quantidade de ânions grandes, como proteínas e glicogênio, que não podem sair. Assim, esses ânions atraem íons potássio para manter a neutralidade elétrica (equilíbrio de Gibbs-Donnan). Esses mecanismos asseguram que o sódio (Na^+) e seus ânions relacionados – o cloreto (Cl^-) e o bicarbonato (HCO_3^-) – mantenham a osmolaridade do FEC e que o potássio (K^+), o magnésio (Mg^{2+}) e o fosfato ($HPO4^{-2}$) tenham uma função semelhante no FIC. O FEC ainda se divide em intravascular (6% do peso corporal), intersticial (14% do peso corporal) e fluido transcelular (líquor, suco gastrintestinal, líquido sinovial). Esse fluido transcelular é também chamado de compartimento extracelular não funcional. O espaço intravascular (EIV) tem seu próprio componente celular, na forma de células vermelhas e brancas (40% a 45%), e extracelular, na forma de plasma (entre 55% e 60% do volume intravascular). Os componentes intravascular e extravascular do FEC são separados pela membrana capilar com seus microporos, que permitem somente baixa passagem de proteínas plasmáticas (albumina ~ 5%/h), que retornam à circulação por via linfática na mesma proporção, mantendo um estado de equilíbrio.[25,28,29]

O movimento dos fluidos entre os compartimentos intra e extracelular é controlado primeiramente pela osmolaridade do fluido extracelular, que pode ser influenciada pelo volume dos líquidos. O valor normal da osmolaridade plasmática é de aproximadamente 280 a 310 $mOsm \cdot L^{-1}$. Os principais responsáveis pela osmolaridade plasmática são o sódio e os ânions que o acompanham, principalmente cloro e bicarbonato. Outros cátions e ânions também contribuem para a osmolaridade plasmática em menor proporção. A ureia contribui com cerca de 6 mOsm . L⁻¹ e a glicose, com 5-10 mOsm . L⁻¹. A osmolaridade pode ser estimada pelas seguintes fórmulas:

> Osmolaridade (mOsm . L⁻¹) = 2 . (Na)(mMol . L⁻¹) + (glicose/18)(mg . dL⁻¹) + (ureia/2,8)(mg . dL⁻¹)
> 2 . (Na)(mMol . L⁻¹) + 0,05 (glicose)(mg . dL⁻¹) + 0,33 (ureia)(mg . dL⁻¹)

A **pressão osmótica** é determinada pelo número total de íons e moléculas contidos em uma solução. É medida em miliosmoles (mOsm) e representada pela letra P na equação de Starling. A **pressão oncótica** (pressão coloidosmótica) é a pressão osmótica gerada pelas proteínas plasmáticas, é medida por mmHg e representada pela letra grega pi na equação de Starling.[5,6] Enquanto a pressão hidrostática dentro da circulação tende a "expulsar" fluidos para fora dos vasos, a pressão oncótica das proteínas plasmáticas, especialmente da albumina, tende a mantê-los dentro dos vasos. Esse é um dos fatores que mantém o volume plasmático relativamente constante como proporção do FEC.

É importante lembrar-se do fluxo de fluidos e eletrólitos entre o FEC e o trato gastrintestinal envolvendo secreção e reabsorção ativas dos líquidos digestivos.

Nos indivíduos saudáveis há um fluxo contínuo entre os vários espaços hídricos e importantes mecanismos fisiológicos que asseguram a constante relação entre eles, o que é habitualmente chamado de balanço hídrico interno. O balanço hidroeletrolítico externo é definido pela relação entre a ingestão (captação) de líquidos e eletrólitos e a excreção destes, pelos rins e pelo trato gastrintestinal, acrescidos das perdas insensíveis através da pele e dos pulmões.[25,29]

Em circunstâncias normais, a obtenção de água é através da ingestão oral. A ingestão de líquidos (e alimentos) é um processo consciente que varia segundo padrões sociais e culturais e é governada pela sensação de sede (e fome). A sede é desencadeada sempre que o balanço hídrico estiver negativo, seja por ingestão insuficiente ou por aumento das perdas. Esse comportamento também pode ser desencadeado por alta ingestão de sódio, que promoverá maior ingestão e retenção de água para manter a concentração de sódio e a osmolaridade do FEC (280-310 mOsm . L⁻¹).

As perdas insensíveis, por evaporação de água através da pele e dos pulmões, variam com a temperatura ambiental e corporal. Em climas temperados, essas perdas chegam a 500 mL/dia, mas em climas muito quentes e durante estados febris, pode-se perder outros 500 mL/dia de suor contendo sódio (até 50 mMol . L⁻¹). As perdas gastrintestinais são menores, apesar da produção significativa de líquidos nesse trato, porque o intestino absorve eficientemente água e eletrólitos, de forma que apenas cerca de 100 a 150 mL/dia são eliminados em circunstâncias normais. Na presença de distúrbios e/ou doenças, essas perdas podem aumentar acentuadamente.[25,29]

MECANISMOS DE REGULAÇÃO DO BALANÇO HIDROELETROLÍTICO

O controle do balanço hidroeletrolítico é realizado por um sistema integrado complexo que inclui ação hormonal, especialmente dos hormônios antidiuréticos (HAD), renina-angiotensina-aldosterona e peptídeos natriuréticos atrial e cerebral (PNA, PNC). No entanto, outros hormônios, como a insulina, por exemplo, e outros mecanismos fisiológicos podem estar envolvidos secundariamente nessa ação.[25,29,30]

O HAD é produzido no hipotálamo e armazenado na hipófise posterior, de onde é liberado com a elevação da osmolaridade plasmática. Variações de apenas 2% da osmolaridade plasmática ativam os osmorreceptores (células nos núcleos supraótico e paraventriculares do hipotálamo). O HAD age em órgãos-alvo:

1. **Rim:** atua nos túbulos coletores, tornando suas membranas mais permeáveis à água, aumentando sua absorção;
2. **Glândulas sudoríparas:** diminui a produção de suor e, portanto, a perda de água;
3. **Arteríolas:** promove a constrição;
4. **Fígado:** produz gliconeogênese nos hepatócitos.

A regulação da liberação do HAD é um processo complexo que envolve estimulação osmótica e não osmótica. Os principais e mais potentes estímulos de liberação do HAD são o aumento da osmolaridade plasmática (regulação osmótica) e hipovolemia e hipotensão (regulação não osmótica). Além desses estímulos, dor, náusea, hipóxia, estímulo faringiano, acidose, hormônios e fármacos endógenos e exógenos também aumentam a liberação do HAD na circulação. Dentre as substâncias que estimulam a secreção do HAD estão: acetilcolina, morfina, epinefrina, histamina, prostaglandinas, vincristina e insulina. Alguns fármacos agem sobre a HAD inibindo sua secreção, como a norepinefrina, haloperidol, prometazina e glicocorticoides. Podem ainda estimular a secreção da HAD: estresse causado por fatores emocionais e exercício físico, hipoglicemia e o sistema renina-angiotensina. Embora sejam osmossensitivos, os núcleos hipotalâmicos podem integrar esse estímulo com sinais endócrinos gerados por hormônios circulantes como a angiotensina II, relaxina e peptídeo atrial natriurético (ANP). Enquanto a angiotensina II estimula a liberação do HAD, o ANP o inibe.[25,29,31,32]

A renina é uma enzima sintetizada pelas células justaglomerulares do córtex renal e sua liberação é controlada pela pressão sanguínea renal e concentração de sódio no fluido tubular percebida pela mácula densa. A renina age no substrato angiotensinogênio e produz angiotensina I (aI), que é rapidamente convertida em angiotensina II (aII) pela enzima conversora da angiotensina (ECA) ou em angiotensina III (aIII) pela ação da angiotensinase. A aII e a aIII estimulam a secreção de aldosterona e são potentes vasoconstritores.[25,29,32]

A aldosterona é produzida nas células do córtex adrenal (zona glomerulosa). Atua na manutenção dos níveis plasmáticos de Na^+ e K^+, promovendo a reabsorção de Na^+ e água da urina simultaneamente à excreção de K^+.[25,32]

Os peptídeos natriuréticos são produzidos nas células do átrio direito e ventrículos cerebrais e são liberados quando há estiramento do átrio direito e ventrículos, geralmente por aumento do volume sanguíneo e aumento do volume liquórico, respectivamente. A sua ação é a oposta à da angiotensina II. Ambos os peptídeos promovem a perda de sódio e de água pela urina e inibem a liberação de renina, aldosterona e HAD. Induzem dilatação de vasos sanguíneos, que, associada à perda de água, reduz tanto o volume sanguíneo quanto a pressão arterial.[25,32]

DISTÚRBIOS DO EQUILÍBRIO HIDROELETROLÍTICO

Distúrbios da Água

Quando a perda de água ultrapassa o seu ganho, haverá um balanço hídrico negativo. As causas mais comuns de desidratação são: hemorragia, queimadura severa, vômitos e/ou diarreia prolongados, sudorese profusa. As principais manifestações clínicas incluem sede, boca seca, diminuição do turgor da pele, oligúria. Na desidratação, a capacidade renal de concentrar a urina pode aumentar até 100 vezes, de maneira que a amônia resultante do metabolismo corporal possa ser eliminada mesmo em pequena quantidade de urina.[25,29,31,33]

O excesso de água corporal é mais raro e pode ocorrer em algumas condições patológicas e iatrogênicas. Exemplo: falência renal, cirrose hepática e intoxicação hídrica.

Distúrbios do Sódio

É o íon predominante no FEC e fundamental para a conservação do volume e da osmolaridade desse compartimento hídrico. Há uma relação muito estreita entre a água corporal e o sódio, de maneira que o distúrbio de um deles não poderá ser avaliado adequadamente sem a avaliação do outro. O nível plasmático normal de sódio é de 135 a 145 $mMol \cdot L^{-1}$.

Hiponatremia

A hiponatremia é definida como a concentração plasmática de sódio menor que 135 $mMol \cdot l^{-1}$. Pode ocorrer com tonicidade (osmolaridade efetiva) baixa, normal ou elevada, sendo a hiponatremia diluicional, a ocorrência mais comum, por retenção hídrica. Na maioria das vezes é assintomática, e as manifestações clínicas só costumam ocorrer com concentração plasmática abaixo de 125 $mMol \cdot L^{-1}$. Os sintomas são inespecíficos, primariamente neurológicos e relacionados com a rapidez da alteração da concentração plasmática do sódio. Na hiponatremia leve ($Na^+ \sim 125$ $mMol \cdot L^{-1}$), pode ocorrer anorexia, náuseas e mal-estar. Valores de sódio plasmático abaixo de 120 $mMol \cdot L^{-1}$ cursam com obnubilação e cefaleia. As formas graves de hiponatremia (< 115 $mMol \cdot L^{-1}$) costumam induzir convulsões e coma.

- **Pseudo-hiponatremia:** a causa é a elevada concentração de grandes moléculas de lípides (triglicérides e colesterol) ou de paraproteinemias (mieloma múltiplo), que, ao deslocarem parte da água extracelular, reduzem significativamente a fração plasmática de sódio.
- **Hiponatremia hipertônica:** é devida à presença, no soro, de solutos osmoticamente ativos, como manitol e glicose. O tratamento dessa condição é o mesmo da causa básica.
- **Hiponatremia hipotônica:** é importante a avaliação do volume extracelular, pois, estando aumentado, normal ou diminuído, poderemos ter hiponatremia com sódio corporal total alto, normal ou baixo, respectivamente.

A expansão do volume extracelular resulta da diminuição da excreção renal de água, com consequente expansão da água corporal total maior do que o sódio corporal total, e a diminuição do sódio sérico. Frequentemente, esses pacientes são edematosos, o que ocorre nas seguintes situações clínicas: insuficiência cardíaca, cirrose hepática, síndrome nefrótica e insuficiência renal. O tratamento da hiponatremia consiste na correção do distúrbio subjacente e na restrição hídrica, comumente em associação com diuréticos.

A hiponatremia, associada à euvolemia, inclui as situações clínicas abaixo:

a) **Hipotiroidismo:** a ocorrência de hiponatremia em hipotiroidismo geralmente sugere doença grave, incluindo mixedematoso.

b) **Deficiência de corticosteroide:** as deficiências de glicocorticoide e/ou mineralocorticoide podem levar à hiponatremia devido às suas ações no metabolismo de sódio e da água.

c) **Estresse emocional, dor e drogas:** dor aguda ou estresse emocional grave, psicose. Há fármacos que estimulam a liberação do HAD, provocando hiponatremia. Os fármacos que estimulam a liberação de hormônio antidiurético ou que aumentam sua ação incluem: inibidores das prostaglandinas, nicotina, clorpropamida, tolbutamida, clofibrato, ciclofosfamida, morfina, barbitúricos, vincristina, carbamazepina (tegretol), acetaminofen, fluoxetina e sertralina.

d) **Síndrome da secreção inapropriada do HAD (SIHAD):** a hipouricemia (concentração plasmática de ácido úrico < 4 mg.dL^{-1}) é um achado frequente. As causas: carcinomas (pulmão, duodeno, pâncreas), alterações pulmonares, distúrbios do SNC (encefalite, meningite, psicose aguda, AVC, tumor, hematoma ou hemorragia subdural ou subaracnoidea, síndrome de Guillain-Barré, traumatismo) e outras causas, como pós-operatório, dor, náusea intensa e síndrome de imunodeficiência adquirida.

e) **Ingestão diminuída de solutos:** abuso de ingestão de cerveja ou de dietas com baixo teor de proteínas e excesso de ingestão de água, levando à diminuição do metabolismo proteico e baixa produção de ureia. A baixa excreção de solutos reduz a excreção máxima de água, embora a capacidade de diluição do rim possa estar preservada.

O tratamento da SIADH consiste na restrição hídrica e no uso eventual de diuréticos de alça, com reposição do sódio e do potássio perdidos na urina. Nos casos que não respondem à restrição hídrica, pode-se usar fármacos que induzam diabetes insípido nefrogênico, como a demeclociclina (de 600 a 1.200 mg/dia) e carbonato de lítio. Recentemente, antagonistas de receptores do HAD (conivaptan), que promovem diurese seletiva sem afetar a excreção de sódio e potássio, podem ser utilizados.[32-35]

A contração do volume extracelular pode ocorrer em inúmeras condições clínicas de hiponatremia, podendo haver perda de sódio através da pele, trato gastrintestinal ou rim. A concentração de sódio urinário pode estar baixa (< 20 mMol.L^{-1}) devido à ávida reabsorção tubular de sódio pelo rim, nas perdas extrarrenais. Porém, quando a concentração urinária estiver mais alta (> 20 mMol.L^{-1}), deve-se considerar que o rim não está respondendo apropriadamente e/ou que essas perdas, provavelmente, são as causas da hiponatremia. As causas mais frequentes são as relatadas a seguir.

a) **Perdas gastrintestinais ou para outro espaço:** nos pacientes com hipovolemia, hiponatremia e sódio urinário menor que 10 mMol.L^{-1}. São mais facilmente diagnosticadas em pacientes com: cavidade abdominal, íleo ou colite pseudomembranosa, em que há perdas para a luz intestinal, queimaduras, em que há perdas pela pele, e traumatismos musculares, em que há perdas para o músculo. O uso abusivo de catárticos deve ser investigado, mesmo sem história de perdas gastrintestinais.

b) **Perdas renais:** sódio urinário maior que 20 mMol.L^{-1}.
   ♦ *Uso de diuréticos:* a depleção de volume pode não ser evidente ao exame clínico, e um dado importante é que os pacientes hiponatrêmicos, em uso de diuréticos tiazídicos ou de alça, apresentam alcalose metabólica ou hipocalêmica, o que não ocorre quando são utilizados diuréticos poupadores de potássio.

♦ **Nefrite perdedora de sal:** o tratamento consiste na hidratação com salina isotônica.
♦ **Doença de Addison:** pacientes com tal patologia apresentam menores níveis de aldosterona e, consequentemente, reabsorvem menos sódio e excretam mais potássio pelos rins. As concentrações urinárias de sódio são maiores do que 20 mMol.L^{-1} e as de potássio, menores do que 20 mMol.L^{-1}. A terapêutica consiste na reposição hormonal e hidratação com salina isotônica.
♦ **Diurese osmótica e excreção de amônia:** na presença de concentração de sódio urinário maior do que 20 mMol.L^{-1}, deve-se considerar também a diurese osmótica, levando à depleção de água e eletrólitos. Pode-se citar algumas situações em que isso ocorre:
  ♦ Infusão crônica de manitol, sem reposição eletrolítica.
  ♦ Desobstrução do trato urinário, com diurese osmótica pela ureia.
  ♦ Diabetes não controlada, com glicosúria importante, causando diurese osmótica e consequente espoliação hidroeletrolítica.
  ♦ Cetonúria, em que a excreção de cetoácidos pode levar à perda renal de água e eletrólitos, como na cetoacidose diabética e alcoólica ou na inanição.
  ♦ Bicarbonatúria, em que a perda renal do bicarbonato leva à perda de água e cátions, para manter a eletroneutralidade. É mais comum na alcalose metabólica com bicarbonatúria, comum nos pós-operatórios com sucção nasogástrica ou vômitos. A acidose tubular renal proximal pode também levar à bicarbonatúria, com consequente hiponatremia.[32-35]

O excesso de água pode ocorrer em algumas situações em que existe hiponatremia com supressão da excreção de HAD: insuficiência renal avançada e polidipsia primária. No primeiro caso, o rim excreta água livre pela incapacidade do néfron em diluir a urina. A osmolaridade urinária pode se elevar para 200 a 250 mOs.kg^{-1}, pelo aumento da excreção de solutos. Pode ocorrer por lesões hipotalâmicas, como sarcoidose, ou em pacientes com distúrbios psiquiátricos, ingestão acidental de água, durante aula de natação, excesso de enemas ou soluções de irrigação, utilizadas em cirurgias de próstata transuretrais (RTU). O tratamento pode variar desde restrição hídrica até reposição de salina isotônica ou hipertônica. Porém, em casos de hiponatremia sintomática, o que geralmente pode ocorrer com sódio entre 120 mMol.L^{-1} e 125 mEq.L^{-1}, deve-se fazer a reposição salina, independente da causa, especialmente se a hiponatremia ocorreu de maneira muito rápida. Embora rara, a desmielinização osmótica é séria e pode ocorrer de um a vários dias após o tratamento mais agressivo de hiponatremia por qualquer método, mesmo em resposta à restrição hídrica, como tratamento único.

A contração das células cerebrais desencadeia a desmielinização dos neurônios da ponte e extrapontinos e causa disfunção neurológica, incluindo quadriplegia, paralisia pseudobulbar, convulsões, coma e até óbito. Desnutrição, hepatopatias e *déficit* de potássio aumentam o risco dessa complicação.[25,29,32,33]

O aumento da concentração de sódio não deve exceder de 8 a 10 mMol.L^{-1} nas primeiras 24 horas até atingir os níveis entre 125 mEq/L a 130 mEq/L. Se a concentração inicial estiver abaixo de 100 mEq/L, por exemplo, a correção poderá aumentar sua velocidade para 1 a 2 mEq/L por hora até atingir níveis satisfatórios ou melhora da sintomatologia. A correção pode ser feita pela fórmula:

> Variação [Na] = ([Na] solução − [Na] sérico)/H$_2$O corporal
> [Na] solução = concentração plasmática de sódio na solução
> [Na] sérico = dosagem plasmática do sódio do paciente
> H$_2$O corporal = 0,6 × peso (adulto jovem) e 0,5 × peso (idoso)

Hipernatremia

A hipernatremia é definida quando o sódio plasmático ultrapassa 145 mMol.L^{-1}. É menos frequente do que a hiponatremia e mais comum em pacientes muito jovens, muito velhos e doentes, que não têm condição de ingerir líquido em resposta à sede, devido à sua incapacidade física. Invariavelmente, a hipernatremia evolui com hiperosmolaridade hipertônica e sempre provoca desidratação celular. No quadro clínico predominam sinais e sintomas de disfunção do SNC, consequente à desidratação celular, com contração das células cerebrais, o que pode levar à laceração, hemorragia subaracnoide e subcortical, e trombose dos seios venosos. As manifestações iniciais da hipernatremia são agitação, letargia e irritação. Esses sintomas podem ser seguidos de espasmos musculares, hiper-reflexia, tremores, ataxia. A forma aguda é mais grave do que a crônica. A gravidade dos sintomas depende da idade, e é maior em pacientes muito jovens ou muito velhos. Pode ocorrer devido a três causas:

I. Perda de água
   1) Perdas insensíveis: pela pele e pela respiração.
   2) Diabetes *insipidus*.
   3) Diabetes *insipidus* nefrogênico.

II. Perda de líquidos hipotônicos
   1) **Causas renais:** diuréticos de alça, diurese osmótica (glicose, ureia, manitol).
   2) **Causas gastrintestinais:** vômitos, drenagem nasogástrica, fístulas enterocutâneas, diarreia, uso de agentes catárticos, como a lactulose.
   3) **Causas cutâneas:** queimaduras, sudorese excessiva.

III. Ganho de sódio hipertônico

Infusão de bicarbonato de sódio, ingestão de cloreto de sódio, ingestão da água do mar, enemas de salina hipertônica, infusão de soluções hipertônicas de sódio, hiperaldosteronismo primário e síndrome de Cushing (reabsorção intensa de sódio pelos túbulos), diálise hipertônica.

O tratamento se inicia com o diagnóstico da causa básica e a correção da hipertonicidade. O tratamento das causas inclui, por exemplo, o controle da perda de líquidos gastrintestinais, o controle do aumento de temperatura, da hiperglicemia etc. Nos pacientes com hipernatremia, que se desenvolve após algumas horas, a correção rápida melhora o prognóstico, sem risco de provocar edema cerebral. Nesses pacientes, a redução de 1 mMol.L^{-1}.h^{-1} é adequada. Uma correção mais prudente torna-se necessária nos pacientes com hipernatremia de longa duração ou de duração desconhecida, devido ao fato de que a dissipação do acúmulo dos solutos cerebrais pode levar vários dias. Nesses casos, deve-se reduzir a velocidade com que se diminui o sódio sérico pela metade (0,5 mMol.L^{-1}.h^{-1}), o que evita o aparecimento de edema e convulsões. Recomenda-se que a queda do sódio plasmático não exceda 10 mMol.L^{-1} nas primeiras 24 horas. O objetivo do tratamento é levar o nível do sódio sérico a 145 mMol.L^{-1} e usa-se a mesma fórmula citada na correção da hiponatremia. A via preferencial para correção, quando possível, é a oral ou através de sondas nasogástricas ou enterais. Se não for possível, utiliza-se a via endovenosa para a administração de soluções hipotônicas, como glicose a 5%, salina a 0,2% (diluir o sódio em solução glicosada a 5%) e salina a 0,45%. Quanto mais hipotônico o líquido de infusão, mais lenta deve ser a sua administração.[25,32-34]

Distúrbios do Potássio

Dentre os distúrbios encontrados na prática clínica, os relacionados ao potássio são muito frequentes e, muitas vezes, constituem-se emergência clínica. O potássio é um íon predominantemente intracelular. Seu conteúdo corporal é de cerca de 50 mMol.kg^{-1}, ou seja, cerca de 3.500 mEq para um adulto de aproximadamente 70 kg. A concentração intracelular de potássio varia de 140 a 150 mMol.L^{-1}, sendo o tecido muscular o maior depósito de potássio. Apenas 2% do potássio corporal total encontra-se no espaço extracelular, variando sua concentração de 3,5 a 5,0 mMol.L^{-1}. Devido à grande diferença entre as concentrações intra e extracelular de potássio, os fatores que controlam sua distribuição transcelular são críticos para a manutenção de níveis séricos normais. Os principais fatores são:

A. pH: a acidose provoca a saída de potássio do intra para o extracelular, aumentando sua concentração sérica. O fenômeno oposto ocorre na alcalose. Alterações do bicarbonato sérico, mesmo sem alterações do pH, levam a alterações da distribuição transcelular. De forma prática, para cada 0,1 U de alteração do pH sanguíneo haverá uma alteração concomitante do potássio sérico de 0,6 mMol . L^{-1}.

B. **Insulina:** exerce um papel importante na manutenção da distribuição sérica normal do potássio. A insulina exerce seu efeito protetor na hiperpotassemia através do aumento da captação de potássio pelas células hepáticas e musculares. Seu efeito ocorre através da estimulação do trocador Na+-H+, com entrada de Na+ e saída de H+. Dessa maneira, ocorre um aumento da extrusão de Na intracelular através da bomba Na+-K+ ATPase, com consequente entrada de K+ nas células.

C. **Aldosterona:** o seu principal efeito é a modificação da excreção renal do potássio. Sua ação ocorre no ducto coletor, abrindo canais de Na+, o que aumenta a reabsorção desse cátion, com consequente secreção de K+. É provável que a aldosterona também atue promovendo a captação celular de potássio.

D. **Agentes β2-adrenérgicos:** atuam diretamente na bomba Na+-K+ATPase estimulando-a, com consequente entrada de K+ e saída de Na+. Esse efeito é mediado pelos receptores β2-adrenérgicos e é mais evidente com o uso de adrenalina.

As alterações da reserva corporal total do potássio, seja por depleção (aumento das perdas ou redução da ingesta) ou retenção de potássio (sobrecarga de potássio ou diminuição das perdas renais) têm papel relevante nos distúrbios desse íon.[33]

Hipopotassemia (hipocalemia)

Quando a concentração do potássio no plasma é inferior a 3,5 mMol . L^{-1}, não distinguem o *déficit* total de potássio no organismo de suas alterações de distribuição. Contudo, a hipopotassemia avaliada em conjunto com dados clínicos e laboratoriais oferece orientação quanto à etiologia, o prognóstico e a terapêutica. Perdas de 200 a 400 meq são necessárias para promover a queda do K+ sérico de 4,0 para 3,0 mMol . L^{-1}, e perdas subsequentes de 200 a 400 mEq são necessárias para levar a potassemia a níveis abaixo de 2,0 mMol . L^{-1}. Ocorre em consequência de fatores que influenciam a distribuição transcelular do potássio, depleção do potássio corporal total, ou uma combinação desses fenômenos. A causa mais comum da distribuição transcelular é a alcalose, seja ela respiratória ou metabólica, embora ocorra, também, com a administração exógena de glicose, insulina ou beta-agonistas.[32,33]

Os verdadeiros *déficits* de potássio resultam de perdas gastrintestinais ou renais, raramente de perdas pelo suor. As causas renais mais comuns incluem terapêutica com diuréticos ou estados de secreção excessiva de mineralocorticoide.

Pelo potássio ser o cátion mais abundante no intracelular, sua falta produz distúrbios em múltiplos órgãos e sistemas. Os principais sintomas decorrem de aberrações na polarização das membranas que afetam a função dos tecidos neural e muscular. Os sinais e sintomas não aparecem habitualmente, até que a deficiência seja significativa.

Cardíacos

Alterações de condução cardíaca são as anormalidades mais importantes. Quando há função cardiovascular normal, os sintomas de depleção de potássio não costumam ser evidentes até que o *déficit* ultrapasse 5% das reservas corporais totais (200 mEq), com níveis séricos de potássio inferiores a 3,0 mMol . L^{-1}. As alterações do ECG mais comuns são o achatamento das ondas "T" e o desenvolvimento de ondas "U" proeminentes, que podem dar a impressão de um intervalo QT prolongado. Predispõem a batimentos ectópicos atriais e ventriculares, e o aspecto mais crítico é o aumento da sensibilidade ao digital, levando a arritmias potencialmente fatais.

Neuromusculares

As disfunções do trato gastrintestinal com hipopotassemia manifestam-se sob a forma de constipação ou íleo paralítico (músculo liso). Nos músculos estriados, ocorre desde leve fraqueza até a paralisia franca, com paralisia respiratória, quando concentrações séricas de potássio são inferiores a 2,0 mMol . L^{-1}. Ocorre também predisposição à rabdomiólise e à mioglobinúria, as quais podem levar à necrose tubular aguda.

Renais

A hipopotassemia grave pode resultar em declínio funcional do fluxo sanguíneo renal e da taxa de filtração glomerular, que costuma ser reversível com a reposição do potássio. O defeito mais comum é a incapacidade de concentrar a urina, ocorrendo poliúria. Ocorre também uma produção aumentada de amônia endócrina.

Na hipopotassemia grave, a liberação da insulina pelo pâncreas é inibida, o que provoca uma intolerância aos carboidratos nos pacientes hipopotassêmicos, o que complica o tratamento do paciente diabético e, em certas situações, estabelece-se um falso diagnóstico de diabetes *mellitus.*

O tratamento é voltado para a correção do *déficit* de potássio e da doença de base. Se a concentração sérica cair abaixo de 3,0 mMol . L^{-1} ou se aparecerem os sintomas, a terapêutica é recomendada. Aos pacientes em uso de glicosídeos cardíacos ou pacientes idosos, sem cardiopatia manifesta, recomenda-se manter a normopotassemia. Em pacientes que fazem uso de diuréticos para tratamento de edema (ICC, síndrome nefrótica e hepatopatias), é aconselhável a suplementação oral ou o uso de diuréticos poupadores de potássio (espironolactoma, amilorida ou trianpereno). As preparações orais de cloreto de potássio podem causar irritação gástrica e os comprimidos entéricos podem produzir ulcerações no intestino delgado. A via de administração pode ser tanto oral quanto parenteral. Quando houver comprometimento da função gastrintestinal, nível sérico de K+ abaixo de 3,0 mMol . L^{-1}, ou sinais e sintomas, a terapia parenteral deve ser preferida. A preparação mais usada é KCl 19,1%, na qual, cada mililitro possui 2,5 mEq. A administração endovenosa deve ser preparada em uma solução de soro fisiológico 0,9%, com concentração final de 40 a 60 mMol . L^{-1} e infundida em 6 horas, se for usada veia periférica, pois concentrações maiores causam irritação e esclerose da veia. Soluções mais concentradas devem ser infundidas em veia central, e a velocidade de infusão não deve exceder 20 mEq/h, com dose diária máxima de 200 mEq. Em casos extremos, com hipopotassemia grave e risco iminente de parada cardíaca, podem ser infundidos até 100 mMol . h^{-1}, com monitorização eletrocardiográfica.[33]

Hiperpotassemia (hipercalemia)

Concentração plasmática do íon potássio acima de 5,0 mMol . L^{-1}. Deve-se excluir a pseudo-hiperpotassemia, que ocorre nas seguintes situações: leucocitose (acima de 100.000/mm^3), plaquetose (acima de 1.000.000/mm^3) e hemólise. Na Tabela 5, as causas possíveis de hiperpotassemia.

Do ponto de vista clínico, a hiperpotassemia pode manifestar-se desde a ausência de qualquer sintoma até parada cardíaca. As células excitáveis são as mais sensíveis aos altos valores de potássio, entre elas as células miocárdicas e as neuromusculares, o que se traduz em fraqueza, arreflexia, paralisia muscular (inclusive respiratória), parestesias e alterações cardíacas, conforme delineado na Figura 102.1. Do ponto de vista prático, cabe ainda ressaltar que a hiperpotassemia vista na insuficiência renal crônica é mais tolerada que a da insuficiência renal aguda, o que se deve à adaptação dos mecanismos de defesa extrarrenais.

Há três maneiras de se abordar a hiperpotassemia no seu tratamento:

1. **Antagonismo direto sobre os efeitos do potássio na membrana celular:** efeito observado durante a infusão endovenosa em *bolus* de gluconato de cálcio. Cloreto de cálcio também pode ser usado. O cálcio é o fármaco de escolha, quando existem alterações eletrocardiográficas ou na parada cardíaca por hiperpotassemia. A dose utilizada é de 10 mL EV de gluconato de cálcio 10% em infusão lenta em dois a três minutos, que pode ser repetida após cinco minutos se as alterações eletrocardiográficas persistirem. A ação é imediata (de um a três minutos), e a duração do efeito é de até uma hora. Nos pacientes digitalizados, deve-se infundir o cálcio com extremo cuidado, e a dose deve ser diluída em 100 mL de SG 5% e infundida em 20 a 30 minutos, levando-se em conta que o cálcio pode induzir toxicidade digitálica. Deve-se ressaltar que o cálcio não diminui a concentração sérica de potássio, apenas antagoniza sua ação "tóxica" sobre o miocárdio.

2. **Redistribuição do potássio:** há três maneiras para se atingir tal objetivo: bicarbonato de sódio, solução polarizante (insulina + glicose) e agentes beta2-adrenérgicos.

    a) **Bicarbonato de sódio:** quando há acidose, devemos calcular o *déficit* de bicarbonato através de seu volume de distribuição (Fórmula de Ash: Peso × BE × 0.3). É indicada a correção de metade do *déficit*, e a infusão deve ser feita via EV de 15 a 20 minutos. São contraindicações ao uso do bicarbonato: edema pulmonar, devido à expansão de volume, e hipocalcemia, devido ao aumento da ligação do cálcio à albumina, quando ocorre aumento de pH, o que pode precipitar convulsões e tetania. O início da ação ocorre entre cinco e dez minutos, e a duração do efeito é de aproximadamente duas horas.

    b) **Solução polarizante:** a infusão de insulina aumenta a captação do potássio pelas células musculares através de mecanismo descrito anteriormente. Para evitar hipoglicemia, deve-se usar 1 UI de insulina regular para 4 ou 5 g de glicose. Habitualmente, prepara-se solução com 100 mL de glicose 50% + 10 UI de insulina regular, que deve ser administrada em infusão venosa em cinco a dez minutos. Diabéticos podem ser medicados apenas com insulina. O início da ação ocorre em 30 minutos, com o pico em 60 minutos e o efeito se prolonga por quatro a seis horas.

    c) **Agentes beta2-adrenérgicos:** seu uso aumenta a captação celular de K+ através de mecanismo descrito anteriormente. Podem ser usados por via inalatória (10 a 20 mg de albuterol diluídos em 5 mL de SF 0,9%) ou por infusão venosa (0,5 mg de albuterol diluído em 100 mL SG 5%). O pico de ação ocorre em 30 minutos, em infusão endovenosa, e em 90 minutos por via inalatória. Deve-se evitar o uso desses fármacos para o tratamento da hiperpotassemia devido a seu potencial arritmogênico.

3. **Eliminação do potássio:** há três maneiras para se atingir tal objetivo: resinas de troca iônica, diuréticos de alça e procedimentos dialíticos.

    a) **Resinas de troca iônica:** adsorvem K+ no tubo digestivo, trocando-o por Ca^{2+} ou Na+. Em nosso meio, a resina mais usada é o poliestirenossulfonato de cálcio (SorcalR), que troca K+ por Ca++, sendo o primeiro eliminado nas fezes. Seu efeito se inicia após uma ou duas horas, com duração de até seis horas. Pacientes que não possam usar a medicação por via oral podem ser tratados por enema de retenção. O efeito colateral mais frequente é a constipação intestinal, que deve ser tratada com catárticos (Manitol ou Sorbitol).

b) **Diuréticos de alça:** o uso de diuréticos de alça (furosemida: 40 a 80 mg EV ou bumetanida: 1 a 2 mg EV) aumenta a excreção renal de potássio. Pacientes com insuficiência renal moderada a grave (*clearance* de creatinina entre 10 e 50 mL/min.) podem ser medicados com esses fármacos, entretanto a resposta não é tão boa quanto em pacientes com função renal normal. Pacientes com insuficiência renal terminal não apresentam resposta satisfatória.

c) **Mineralocorticoides:** provocam aumento da secreção tubular de K+ e da reabsorção de Na+, o que limita seu uso.

d) **Diálise:** é muito efetiva em retirar o potássio, principalmente a hemodiálise, e pode normalizar os níveis de K+ em 15 a 30 minutos. Está indicada na insuficiência renal (aguda ou crônica). A principal desvantagem do tratamento dialítico é o tempo necessário para se preparar o material e para se conseguir o acesso. Antes de preparar a diálise, deve-se utilizar as medidas terapêuticas apresentadas acima.[25,29,33]

Distúrbios do Cloreto

É o principal ânion do FEC na concentração de 95 a 105 mMol/L. A sua dosagem não é incluída na rotina laboratorial, como seria o ideal, e as suas anormalidades, como a hipercloremia, não são detectadas. Nesses casos, a acidose metabólica pelo excesso de cloro tem sido confundida com outras causas e *é inapropriadamente tratada*. Recomenda-se que o cloro plasmático seja sempre medido na presença de acidose metabólica ou quando grande volume de solução salina tenha sido administrado. É importante lembrar que, enquanto a concentração de Na+ na solução salina é 10% maior do que no plasma, a do Cl- é 50% maior. A solução salina tem um pH de 5,5.[26,28]

A principal causa de alcalose hipoclorêmica é a perda de suco gástrico, com sua elevada concentração de ácido clorídrico (HCl), por vômito ou drenagem gástrica. Essa é *a principal indicação de administração de solução salina*.

Distúrbios do Cálcio

No corpo humano há cerca de 1.300 g (33.000 mMol) de cálcio. Noventa e nove por cento do cálcio corporal está nos ossos, ficando somente 1% no meio extracelular. A sua concentração plasmática normal é de 2,2 a 2,5 mMol.L^{-1}, sendo que de 0,8 a 1,24 mMol.L^{-1} está ligado às proteínas, especialmente à albumina. Se houver queda da albumina plasmática por doenças ou diluição, por fluidos endovenosos, a medida do cálcio deve ser corrigida acrescentando-se 0,2 mMol.L^{-1} para cada 1 g.L^{-1} de queda da albumina. O Ca^{2+} tem um papel vital não só nos ossos, mas também na condução neuromuscular e em muitos outros processos metabólicos e fisiológicos. A sua absorção, excreção e concentração sérica são governadas pelo paratormônio, pela calcitonina e vitamina D.

As principais causas de hipercalcemia são hiperparatireoidismo, intoxicação por vit D, sarcoidose e neoplasias malignas. Em geral, somente a hipercalcemia mais grave (> 3 mMol.L^{-1}), acompanhada de sintomatologia (fraqueza, depressão, tontura, letargia, constipação, náusea, vômitos e anorexia), é tratada. O tratamento consiste na administração de salina, o que normalmente já é suficiente para reduzir o Ca^{2+} sérico. Um diurético de alça pode ser acrescentado ao tratamento em casos muito graves.

A hipocalcemia pode ser devida à deficiência de vitamina D, hipoparatireoidismo, falência renal e pancreatite aguda. Mais raramente, pode ocorrer secundariamente à hipomagnesemia (inibe a paratireoide). Os sintomas mais frequentes são de irritabilidade neuromuscular (parestesia, tetania e convulsão). Pode haver alterações no ECG, como prolongamento do intervalo QT, fibrilação ventricular, bloqueios. O tratamento envolve a reposição de vitamina D e de suplemento de cálcio.[25,29]

Distúrbios do Magnésio

Está presente principalmente em ossos (500 a 600 mMol) e FIC (500 a 850 mMol.L^{-1}). Somente de 12 a 20 mMol estão no FEC, na concentração de 0,7 a 1,2 mMol.L^{-1}. É um componente importante de diversos sistemas enzimáticos e auxilia na manutenção da estabilidade da membrana celular. Assim como o cálcio, liga-se à albumina, e seu nível sérico deve ser sempre interpretado em relação à concentração dessa proteína.

O principal distúrbio desse íon em pacientes clínico-cirúrgicos é a hipomagnesemia, cuja causa mais frequente são as perdas gastrintestinais, por diarreia crônica ou fístulas. O baixo nível de Mg^{2+} leva à diminuição paratormônio (PTH), e a sua correção restaura o nível sérico do hormônio. Os sintomas desse distúrbio são irritabilidade neuromuscular, arritmias cardíacas e alterações do SNC, com concentração abaixo de 0,4 mMol.L^{-1}. Estudos experimentais relataram a redução da taxa de filtração glomerular (RFG) e do fluxo sanguíneo renal (FSR) relacionados ao baixo nível do íon, que se normalizaram após a administração de magnésio. Recentemente, a hipomagnesemia tem sido associada a pior prognóstico após desenvolvimento de IRA, maior permanência em UTI e maior mortalidade. A correção do distúrbio pode ser feita por administração oral, cuja absorção é irregular, ou endovenosa.[25,29]

USO DE FLUIDOS NO PERIOPERATÓRIO

O emprego de líquidos endovenosos no período perioperatório tem o objetivo de repor perdas e corrigir possíveis distúrbios da homeostase hidroeletrolítica, bem como permitir uma via de acesso rápida ao uso de medicamentos. Esse assunto tem sido fonte de debate em relação ao do uso de cristaloide *versus* coloide, à procura de uma solução ideal (balanceada) e mais recentemente à quantidade da solução empregada.

Apesar de décadas de uso de uma quantidade de líquidos considerada hoje liberal, estudos na última década defendem o uso de uma estratégia mais restritiva. Há evidências clínicas de que a sobrecarga de líquidos no perioperatório causa acúmulo de fluido nos tecidos e alterações da membrana vascular, o que está relacionado a ganho de peso corporal, íleo prolongado, assistência ventilatória no pós-operatório, permanência hospitalar prolongada e maior mortalidade.[26,27,35]

O termo "solução balanceada" é usado para definir um fluido intravenoso que tenha a composição eletrolítica semelhante à do plasma. Mais recentemente esse conceito tem sido também empregado para indicar líquidos intravenosos com baixo conteúdo de cloro, já que na solução de cloreto de sódio 0,9% esse é o íon que está mais alterado em relação à sua concentração no plasma (130 × 110 mEq/L). Apesar dos esforços, a solução balanceada ideal, com mínimos efeitos no balanço ácido-base, baixo conteúdo de cloro e adequada tonicidade, ainda não está disponível. A introdução na prática clínica de soluções cristaloides balanceadas e os achados coletados com o uso delas em comparação com a tradicional administração de NaCl 0,9% trouxeram uma nova perspectiva no campo da fluidoterapia. O tipo de fluido, seu volume, velocidade e a duração da sua administração são fatores que devem ser considerados e podem influenciar a evolução clínica do paciente. As soluções balanceadas parecem ter vantagens potencialmente relevantes que precisam ser confirmadas com estudos futuros.[26]

A otimização do manejo hidroeletrolítico perioperatório é um importante componente do ERAS (abreviatura em inglês do programa de melhora da recuperação após cirurgia). O objetivo pré-operatório é que o paciente chegue à sala cirúrgica hidratado e euvolêmico. Para que isso aconteça, o jejum prolongado deve ser evitado e o preparo intestinal rotineiro não é recomendado. No manejo intraoperatório, o objetivo é manter a volemia e evitar a sobrecarga de sal e água. O plano de hidratação e reposição deve ser individualizado, considerando-se fatores de risco cirúrgico e do paciente. No período pós-operatório, a administração de líquidos deve ser interrompida assim que a ingestão oral for restabelecida.[26,28,35]

É importante ressaltar que tanto a hipovolemia quanto a hipervolemia podem causar danos aos pacientes e estão associadas ao aumento de riscos.[26,35]

REFERÊNCIAS

1. Sirker AA, Rhodes A, Grounds RM, et al. Acid-basephysiology: the "traditional" and the "modern"approaches. Anaesthesia. 2002;57:348-56.
2. Stanton BA, Koeppen. Papel dos rins na regulação do equilíbrio ácido-básico. In: Berne RM, Levy MN. Fisiologia. 4ª ed. Rio de Janeiro: Guanabara Koogan, 2000. p.714-29.
3. Miller TA, Duke JH. Fluid and electrolyte managemen. In: Dudrick SJ. Manual os preoperative care. 3 ed. Philadelphia: WB Saunders.
4. Davenport: What happens in blood? In the ABCs of acidebase chemistry. 6 ed. Chicago: The University of Chicago Press.
5. Adelman RD, Solhaug MJ. Fisiopatologia dos Líquidos Corporais e Terapia de Hidratação. In: Behrman RE, Kliegman RM, Jenson HB. Medicina Intensiva em Pediatria. Rio de Janeiro: Guanabara Koogan, 2002. p.203-7.
6. Lasmar MF, Almeida CES, Lopes RD, et al. Introdução do equilíbrio ácido-base. In: Lopes RD. Equilíbrio Ácido Base e Hidroeletrolítico. 3ª ed. São Paulo: Atheneu, 2009. p.3-17.
7. Kitching AJ, Edge CJ. Acid-base balance: a review of normal physiology. BJA-CEPD Rev. 2002;2(1):3-6.
8. Corey HE. Stewart and beyond: new models of acid-base balance. Kidney Int. 2003;64:777-87.
9. Schlichitig R, Grogono AW, Severinghaus JW. Human PaCO2 and standard base excess compensation for acid-base imbalance. Crit Care Med. 1998;26:1173-9.
10. Cusack RJ, Rhodes A, Lochhead P, et al. The strong íon gap does not have prognostic value in critically ill patients in a mixed medical/surgical adult ICU. Intensive Care Med. 2002;28:864-9.
11. Balasubramanyan N, Havens P, Hoffman G. Unmeasured anions identified by the Fencl-Stewart method predict mortality better than base excess, anion gap, and lactate in patients in the pediatric intensive care unit. Crit Care Med. 1999;27:1577-81.
12. Figge J, Jabor A, Kazda A, et al. Anion gap and hypoalbuminemia. Crit Care Med. 1998;26:1807-10.
13. Levraut J, Grimaud D. Treatment of metabolic acidosis. Curr Opin Crit Care. 2003;9:260-5.
14. Nogueira PCK. Acidose Metabólica. In: Matsumoto T, Carvalho WB, Hirschheimer MR. Terapia Intensiva Pediátrica. São Paulo: Atheneu, 1997. p.578-82.
15. Gunnerson KJ, Kellum JA. Acid-base and electrolyte analysis in critically ill patients: are we ready forthe new millennium? Curr Opin Crit Care. 2003;9:468-73.
16. Stewart PA. How to understand acid base balance: a quantitative acid-base primer for biology and medicine. New York: Elsevier, 1981

17. Stewart PA. Modern quantitative acid-base chemistry. Can J Physiol Pharmacol. 1983;61:1444-61.
18. Figge J, Rossing TH, Fencl V. The role of serum proteinsin acid-base equilibria. J Lab Clin Med. 1991;117:453-67.
19. Figge J, Mydosh T, Fencl V. Serum proteins and acidbaseequilibria: a follow-up. J Lab Clin Med. 1992;120:713-9.
20. Kaplan LJ, Frangos S. Clinical review: acid-baseabnormalities in the intensive care unit – part II. Crit Care. 2005;9:198-203.
21. Kellum JA. Clinical review: reunification of acid-basephysiology. Crit Care. 2005;9:500-7.
22. Constable PD. Clinical assessment of acid-base status. Strong ion difference theory. Vet Clin North Am Food Anim Pract. 1999;15:447-71.
23. Balasubramanyan N, Havens P, Hoffman G. Unmeasured anions identified by the Fencl-Stewart method predict mortality better than base excess, anion gap, and lactate in patients in the pediatric intensivecare unit. Crit Care Med. 1999;27:1577-81.
24. Kaplan LJ, Kellum JA. Initial pH, base deficit, lactate, anion gap, strong ion difference, and strong ion gap predict outcome from major vascular injury. Crit Care Med. 2004;32:1120-4.
25. Lobo DN, Lewington AJP, Allison SP. Basic Concepts of Fluid and Eletrolyte Therapy. Bibliomed – Medizinische Verlagsgesellschaft mbH, Melsungen 2013.
26. Langer T, Santini A, Scotti E, et al. Intravenous balance solutions: from physiology to clinical evidence. Anesthesiology Intensive Ther. 2015;47:s78-s88.
27. Kishen R, Honoré PM, Jacobs R, et al. Facing acid-base disorders in third millennium – the Stewart approach revisited. Internat J Nephrol Renovasc Dis. 2014;7(20):9-217.
28. Chappell D, Jacob Mattias, Hofmann-Kefer K, et al. A rational approach to perioperative fluid management. Anesthesiology. 2008;109(10):723-74.
29. Fluid and electrolyte balance. Associate Degree Nursing Physiology Review. Austin Communit College District. 2015 Starling Equation. [Internet] [Acesso em 16 apr 2016]. Disponível em: https://pt.wikipedia.org
30. BBraun Melsungen AG Fluid and eletrolyte balance. [Internet] [Acesso em 16 apr 2016]. Disponível em: www.bbraun.com/documents/knowledge/PRI_Inf_Educ_water_eletro_balance.pdf.2016
31. Gonzales FHD, Santos AP. Controle endócrino do equilíbrio hidroeletrolítico em Bioquímica do tecido animal no Programa de Pós Graduação em Ciências Veterinárias da UFRS, Seminário. 2004.
32. Neto OMV, Neto MM. Distúrbios do equilíbrio hidroeletrolítico. Medicina, Ribeirão Preto, Simpósio: Urgências e Emergências Nefrológicas. 2003;36:325-37.
33. Valler L. Síndrome da secreção inapropriada do HAD. [Internet] [Acesso em 16 apr 2016]. Disponível em: www.medicinanet.com.br
34. Gusmão F, Abdulkader. Hiponatremia. [Internet] [Acesso em 16 apr 2016]. Disponível em: www.medicinanet.com.br
35. Miller TE, Roche A, Mythen M. Fluid management and goal-directed therapy as an adjunt to enhanced recovery after surgery (ERAS). Can J Anesth. 2015;62:158-68.

parte 9

Reposição Volêmica e Transfusão Sanguínea

103
Composição Corporal e Princípios da Reposição Volêmica

Matheus Fachini Vane
Paulo do Nascimento Junior
Luiz Antonio Vane

INTRODUÇÃO

Uma das práticas mais comuns durante o período perioperatório, independentemente do porte da cirurgia, é a administração de líquidos. Curiosamente, a terapia perioperatória com líquidos continua a ser um exercício de empiricismo, com questionamentos persistentes sobre sua eficácia e as possíveis complicações.

A prática de administração de líquidos no período perioperatório é empírica porque não se mensura diretamente o volume sanguíneo dos pacientes, não se determina exatamente se há deficiência e, quando esta existe, não se quantifica objetivamente tal deficiência ou, em outras palavras, qual é a contração do volume sanguíneo e dos líquidos corporais.

Normalmente, frente ao comportamento hemodinâmico dos pacientes, estima-se a necessidade de administração de fluidos e, do mesmo modo, também se estima se a quantidade administrada foi ou não eficiente para recompor as possíveis perdas observadas.

O uso de fluidos intravasculares precede a descoberta da Anestesiologia, com as primeiras tentativas no ano de 1832, em pacientes com cólera, sendo realizada pelo Dr. William O'Shaughnessy e pelo Dr. Thomas Lattas. A solução inicial continha aproximadamente 58 mMol . L^{-1} de sódio, 49 mMol . L^{-1} de cloro e 9 mMol . L^{-1} de bicarbonato.[1] Como 10 dos 15 primeiros pacientes a receberem a solução foram a óbito, a ideia foi, inicialmente, contestada. Somente 32 anos depois, os estudos fisiológicos de Goltz[2] sugeriram que a morte por causa hemorrágica resultava mais da perda de volume intravascular que de hemácias, trazendo novo enfoque para a fluidoterapia.[3] Apenas no final da década de 1880-1890 observou-se que a reposição volêmica intravenosa poderia curar pacientes hipotensos por choque hemorrágico.[3] Assim, foi inicialmente questionado o quanto deveria ser feito de volume e qual o melhor fluido a ser utilizado, dando origem aos estudos da era moderna. De modo surpreendente, até a atualidade nenhuma dessas perguntas foi respondida.

Como o conhecimento da fisiologia dos líquidos corporais e da dinâmica ou cinética dos líquidos administrados é fundamental para a prática da fluidoterapia perioperatória, inicialmente uma revisão desses conceitos será apresentada.

FISIOLOGIA DOS LÍQUIDOS CORPORAIS

Para se entender a fisiologia das soluções intravasculares, é necessária uma compreensão adequada dos compartimentos corpóreos, das forças que movem essas soluções e das interfaces entre cada compartimento.

Compartimentos Corpóreos

O volume total de líquidos corporais, conhecido por água corporal total, é de aproximadamente 60% do peso corporal. No entanto, grandes variações são observadas em função da idade, do sexo, da situação clínica do indivíduo e do grau de obesidade.[4,5]

No homem adulto, o valor médio da água corporal total é de 60% do peso corporal. Nas mulheres adultas, valores entre 55% e 60% são considerados. Entende-se que a quantidade de água no organismo é diretamente proporcional à massa muscular e inversamente proporcional à quantidade de gordura. Assim, proporcionalmente, há menos água no tecido gorduroso do que no muscular. Mulheres têm porcentagem maior de gordura corporal do que os homens e, portanto, proporcionalmente, volume menor de água corporal.

Nos idosos há perda de massa muscular e, como resultado, um volume menor de água corporal total. Por outro lado, os recém-nascidos têm maior volume de água corporal total, principalmente quando prematuros, nos quais valores de 80% ou mais podem ser esperados.

A água corporal total é dividida em compartimento intracelular e compartimento extracelular. Aproximadamente 66% da água corporal total se encontra no intracelular, correspondendo a aproximadamente 40% do peso corporal. O compartimento extracelular corresponde a 20% do peso corporal e é dividido em compartimento vascular e compartimento intersticial. O compartimento intersticial corresponde a aproximadamente 13% do peso corporal, e o compartimento vascular, nominado na prática clínica de volume sanguíneo, equivale a aproximadamente 7% do peso corporal (Figura 103.1).

O volume sanguíneo é composto pelo volume plasmático e pelas células sanguíneas (hemácias, células brancas e plaquetas). As células vermelhas são o principal componente celular do volume sanguíneo. Assim, o cálculo do volume plasmático será feito pela diferença entre o volume sanguíneo e o volume de hemácias, este último representado pelo hematócrito [(volume plasmático = volume sanguíneo X (1-hematócrito)].

A Tabela 103.1 exemplifica os valores dos líquidos corporais em um indivíduo adulto, do sexo masculino, de 70 kg.

Separações Compartimentais

O compartimento vascular é separado do compartimento intersticial pela membrana capilar ou endotélio vascular. Já o compartimento intracelular é separado do intersticial pela membrana celular.

A água move-se entre os compartimentos através da membrana celular e do endotélio vascular. A membrana

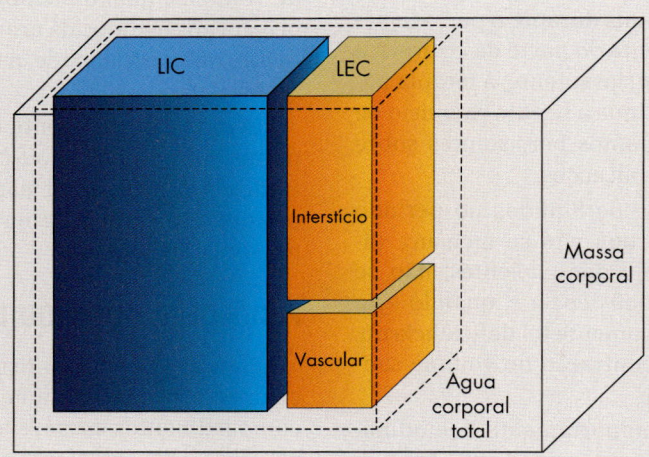

Figura 103.1 — *Representação dos compartimentos de líquidos corporais, de modo proporcional e de acordo com a massa corporal, em um adulto. A água corporal total é representada pela linha tracejada e equivale, em média, a 60% da massa ou peso corporal. O líquido intracelular (LIC) corresponde a, aproximadamente, 40% da massa corporal, e o líquido extracelular (LEC), a 20% da massa corporal. O interstício equivale a 13% do peso corporal, e o compartimento vascular ou volume sanguíneo a 7% do peso corporal.*

TABELA 103.1
VALORES APROXIMADOS DOS LÍQUIDOS CORPORAIS, DE ACORDO COM OS COMPARTIMENTOS DE DISTRIBUIÇÃO, EM UM HOMEM ADULTO DE 70 KG E HEMATÓCRITO DE 40%.

Compartimentos	% do Peso Corporal	Volume (L)
Todos (água corporal total)	60	42
Intracelular	40	28
Extracelular	20	14
Interstício	13	9
Intravascular	7	5
Células	3	2
Plasma	4	3

celular é seletiva e altamente permeável à água, mas não a maioria dos eletrólitos dissolvidos no compartimento intracelular e extracelular. Assim, considerando-se o sódio, o principal íon envolvido no cálculo da osmolaridade plasmática, sua concentração plasmática equivale a aproximadamente 140 mOsm . L^{-1} de água. Como o endotélio vascular é permeável ao sódio, em razão praticamente igual à da água, também no fluido intersticial a concentração do sódio se aproxima daquela observada no plasma. Devido à sua carga negativa, as proteínas plasmáticas ligam-se aos íons sódio e potássio de modo que quantidades extras desses cátions permaneçam no plasma, justificando um valor no líquido intersticial em torno de 2% inferior ao observado no plasma para esses íons (Efeito Donnan).

Os valores intra (14 mOsm . L^{-1} de água) e extracelular de sódio são mantidos constantes em condições fisiológicas, sendo seu transporte através da membrana celular ativo e ocorrendo pela bomba de sódio-potássio (Na^+/K^+) dependente de ATP.

Com os valores estáveis dos íons nos meios intra e extracelular, os valores da osmolaridade plasmática também se mantêm estáveis em valor pouco flexível, entre 280 e 285 mOsm . L^{-1}. A elevação da concentração de sódio no compartimento extracelular, como, por exemplo, pela administração de solução contendo elevada carga de sódio, faz com que a água se movimente do compartimento intracelular para o extracelular. Esse fenômeno é conhecido por osmose, quando existe movimentação de água de uma região de baixa concentração de solutos para uma de alta concentração de solutos.

No endotélio vascular, a movimentação de água é menos dependente da concentração de sódio, uma vez que este se movimenta livremente para o interstício, não sofrendo ação de bombas iônicas reguladoras. A equação de Starling rege a movimentação de fluidos através da membrana capilar, de acordo com a equação:[6]

$$J_v = K_f [(P_c - P_i) - \sigma (\varpi_c - \varpi_i)]$$

Sendo:

J_v = fluxo transcapilar
K_f = coeficiente de filtração
P_c = pressão hidrostática capilar
P_i = pressão hidrostática do fluido intersticial
σ = coeficiente de reflexão capilar
ϖ_c = pressão coloidosmótica plasmática
ϖ_i = pressão coloidosmótica do fluido intersticial

As pressões são medidas em milímetros de mercúrio (mmHg), e o coeficiente de filtração em mililitros por minuto por milímetros de mercúrio (mL/min/mmHg).

Por convenção, o fluxo de líquido dos capilares para o interstício é definido como positivo, e o fluxo no sentido dos capilares, como negativo. Em geral e considerando-se os valores médios das forças que regem a movimentação de líquidos nos capilares, há saída de líquido dos capilares, ou seja, filtração de líquido em direção ao interstício.

O líquido filtrado ou o excesso de líquido no interstício é removido pelos capilares linfáticos e retorna à circulação, ou compartimento intravascular, via ducto torácico.

Considerando-se os valores médios das forças envolvidas no equilíbrio de Starling (Jv), tem-se:

K_f: coeficiente de filtração, que depende da condutividade hidráulica e da área de superfície do capilar, geralmente com valor igual a 1;

P_c: pressão hidrostática capilar, com valor médio de 17,3 mmHg;

P_i: pressão hidrostática intersticial, levemente negativa devido à constante sucção de líquidos pelos capilares linfáticos, com valor médio de –3 mmHg;

ϖ_c: pressão coloidosmótica capilar, exercida pelas proteínas plasmáticas, com valor médio nos capilares de 28 mmHg;

ϖ_i: pressão coloidosmótica intersticial, com valor médio de 8 mmHg;

σ: coeficiente de reflexão capilar, indicando a impermeabilidade dos capilares às proteínas plasmáticas, com valor equivalente a 1 quando a barreira capilar está intacta e eficiente.

No indivíduo sadio, a pressão hidrostática capilar é maior que a intersticial, resultando em um extravasamento de líquido do capilar para o interstício. Já a pressão osmótica é maior no interior do capilar, tendendo a produzir movimento líquido do interstício de volta ao capilar por osmose. Tem-se uma pressão capilar média de 17,3 mmHg, com uma pressão coloidosmótica do interstício de 8,0 mmHg e uma pressão intersticial abaixo da pressão atmosférica de 3 mmHg. Somando a média das forças, tem-se uma força de 28,3 mmHg tendendo a mover o líquido para fora do capilar e uma pressão coloidosmótica média de aproximadamente 28 mmHg, resultando em uma força líquida de efluxo de 0,3 mmHg.[7] Assim, como resultado, há uma corrente de 0,3 mmHg de efluxo líquido ao interstício, o qual retorna à corrente sanguínea por meio dos linfáticos.[7] Como conclusão, vemos que o gradiente osmótico entre o capilar e o interstício é determinado principalmente pelas proteínas plasmáticas. Assim, a análise estática desses números resultaria em (Figura 103.2):

$J_v = K_f [(P_c - P_i) - \sigma (\varpi_c - \varpi_i)]$
$J_v = 1 [(17,3 - (-3)] - 1 (28 - 8)]$
$J_v = 20,3 - 20$
$J_v = 0,3$ mL/min/mmHg (indicando filtração ou saída de líquido dos capilares)

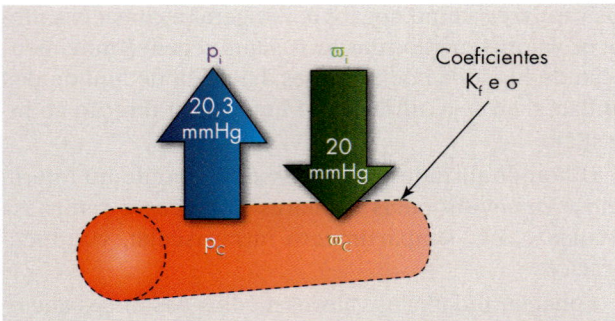

Figura 103.2 — *Forças envolvidas no equilíbrio de Starling.*
K_f = coeficiente de filtração; P_c = pressão hidrostática capilar; P_i = pressão hidrostática do fluido intersticial; σ = coeficiente de reflexão capilar; ϖ_c = pressão coloidosmótica plasmática; ϖ_i = pressão coloidosmótica do fluido intersticial.

A equação tem uma série de implicações fisiológicas, que são de grande importância quando a magnitude dos valores das forças do equilíbrio é alterada por condições patológicas, ou mesmo quando é motivada pela administração de líquidos durante o período perioperatório.

Assim, a redução da pressão hidrostática capilar após hemorragia faz com que haja inversão do fluxo habitual de saída de líquidos dos capilares, resultando em reabsorção de líquidos pelos capilares, mecanismo de compensação fisiológico conhecido como reabsorção transcapilar.[8]

O inverso – como na sobrecarga volêmica, com elevação da pressão hidrostática capilar, ou na trombose venosa, com a elevação da pressão venosa – provocará saída de líquido dos capilares e, sempre que a quantidade de líquido no interstício sobrepujar a capacidade de remoção pelo sistema linfático, haverá acúmulo de líquido ou expansão do volume intersticial, traduzido por edema.

O plasma possui uma pressão coloidosmótica de aproximadamente 25 a 30 mmHg, e a redução da pressão coloidosmótica capilar, como resultado de hipoproteinemia, ou eventualmente somada à hemodiluição, também resultará em saída de líquido nos capilares. Por outro lado, a administração de uma solução com elevada pressão coloidosmótica, elevando a pressão coloidosmótica nos capilares, fará com que ocorra movimentação de líquido do interstício para o capilar, ou seja, ocorrerá a retração do volume do líquido intersticial e a expansão do volume sanguíneo.

A perda da eficiência da barreira capilar, observada na fórmula pela redução dos valores do coeficiente de reflexão capilar, resulta em perda da capacidade das proteínas plasmáticas de gerar pressão oncótica e, juntamente com a saída de proteínas plasmáticas para o interstício, haverá movimentação de líquido do capilar para o interstício. Nessa situação, também haverá expansão do compartimento intersticial (edema). Essa situação pode ser exemplificada com pacientes vítimas de grandes queimaduras e na sepse.

Recentemente, o endotélio também tem sido um importante fator na movimentação de fluidos. Ele é uma barreira de uma única camada de células revestidas por uma camada com grande fragilidade, o glicocálice.[9] O glicocálice é composto de uma camada de proteoglicanas e glicoproteínas ancoradas nas células endoteliais, além de glicosaminoglicanas. Essa camada cria uma zona de exclusão para eritrócitos, gerando uma região de plasma não circulante rico em proteínas.[10] Essa região, em conjunto com o endotélio, forma uma região de 0,4 a 1,2 micrômetros que está em equilíbrio dinâmico com o plasma. Para exercer sua função adequadamente, essa região necessita de níveis adequados de albumina.[11,12] Atualmente, acredita-se que essa região exerça um papel fundamental na manutenção da barreira vascular. A diferença da pressão transendotelial e a diferença da pressão oncótica intersticial subglicocaliciana exercem um papel central na filtração capilar dos fluidos, mantendo a pressão coloidosmótica intersticial próxima a zero.[10] Com isso, com pressões capilares subnormais, o fluxo transcapilar é próximo a zero, e, quando supranormal, o movimento de fluidos passa a ser dependente da diferença da pressão transendotelial.

Assim, quando uma solução coloidal é infundida, esta se distribui pelo plasma, mantendo a pressão coloidosmótica e aumentando a pressão capilar. Com isso, há um aumento da transfiltração. Após a infusão de cristaloides, há diminuição da pressão coloidosmótica e aumento da pressão capilar, aumentando ainda mais o fluxo transcapilar. Quando a pressão capilar está baixa, ambos os fluidos são retidos no intravascular, até que a pressão transendotelial aumente a ponto de restaurar o fluxo transcapilar. Esse modelo fisiológico mostra por que o uso de cristaloides é incentivado em situações de hipovolemia. Ao contrário, durante hipervolemia ou euvolemia, o uso de coloides pode ser de melhor indicação.

A degradação do glicocálice pode ser deflagrada por inúmeros fatores, incluindo a lesão por isquemia-reperfusão, hipóxia, citocinas inflamatórias e até o peptídeo natriurético. A degradação do glicocálice leva à ativação da coagulação, fibrinólise, aumento da permeabilidade vascular e edema intersticial.[10]

Osmolaridade e Movimentação de Líquidos Entre Compartimentos

Quando uma solução é administrada no líquido extracelular, dependendo da sua concentração osmolar, haverá movimentação de líquidos entre os compartimentos (osmose), expandindo um compartimento e retraindo outro, até que se estabeleça o equilíbrio, entendido como equiparação da osmolaridade nos compartimentos e eliminação renal do excesso de líquido. A solução administrada no compartimento vascular faz com que, através da membrana capilar ou endotélio, o líquido se movimente rapidamente em direção ao meio de maior concentração de solutos (íons sódio, em geral). Também haverá movimentação de líquido entre o compartimento extracelular e o intracelular, através da membrana celular, em direção ao compartimento com maior osmolaridade.[13]

A Figura 103.3 ilustra as possibilidades de movimentação de líquidos entre os compartimentos, bem como a osmolaridade nos compartimentos, após a administração de soluções com diferentes osmolaridades e o estabelecimento do equilíbrio. Deixa-se claro que esse é um modelo teórico e relativamente estático, pois não se consideram aqui outros fatores que influenciam o comportamento dos líquidos corporais, como condições clínicas diversas, integridade da barreira endotelial, emprego de fármacos que suprimem as respostas fisiológicas frente às modificações de volemia e pressão e, entre outros, contração do volume extracelular, particularmente do volume sanguíneo, todos observados no período perioperatório. A quantidade de líquido administrada e as variações do volume e da osmolaridade dos compartimentos também são apenas ilustrativas.

A administração de solução isotônica (NaCl a 0,9%, 308 mOsm . L^{-1}) promove expansão do compartimento extracelular, sem que modificações na osmolaridade sejam observadas. Soluções hipertônicas (NaCl a 7,5%, 2.400 mOsm . L^{-1}) promovem expansão do compartimento extracelular, contração do compartimento intracelular e elevação da osmolaridade. Soluções hipotônicas (glicose a 5%, 252 mOsm . L^{-1}) promovem pouca expansão do compartimento extracelular, expansão do compartimento intracelular e diminuição da osmolaridade.[13]

Controle da Osmolaridade Plasmática e da Volemia

A regulação da osmolaridade plasmática é feita por mecanismos integrados que envolvem o sistema nervoso central, sistema cardiovascular, rins e adrenais. Considerando-se a produção de hormônios e as substâncias moduladoras, o fígado e os pulmões também são considerados como parte do sistema de controle da volemia e osmolaridade plasmáticas. Apenas considerando-se as perdas diárias de sódio e líquidos, pela urina e pela sudorese, assim como a ingesta e absorção de água e eletrólitos, bem como a necessidade de manutenção do equilíbrio frente aos fatores de perda e absorção de água e eletrólitos, entende-se que existe dinamismo e integração dos sistemas de controle.[14]

De maneira mais didática, dividimos o sistema de regulação da osmolaridade e volemia em osmótico e não osmótico.

O controle osmótico basicamente envolve a liberação de vasopressina (hormônio antidiurético, ADH), que é um hormônio hipotalâmico com ação nas células renais, hepatócitos e células vasculares, produzindo retenção renal de água, além de ser um importante vasoconstritor. Os núcleos supraótico e paraventricular hipotalâmicos funcionam como osmorreceptores e, com a elevação da osmolaridade plasmática, sintetizam e liberam a vasopressina na corrente circulatória. Pequenas elevações na osmolaridade plasmática, cerca de 1%, promovem secreção de vasopressina, com efeito final na retenção de água pelos rins, para normalizar seus valores. Além da secreção de vasopressina, a sensação da sede também é controlada pelos osmorreceptores, e a ingesta de água resultará em expansão volêmica e normalização da osmolaridade plasmática.[14]

Independentemente da osmolaridade plasmática, a retração do volume plasmático em cifras superiores

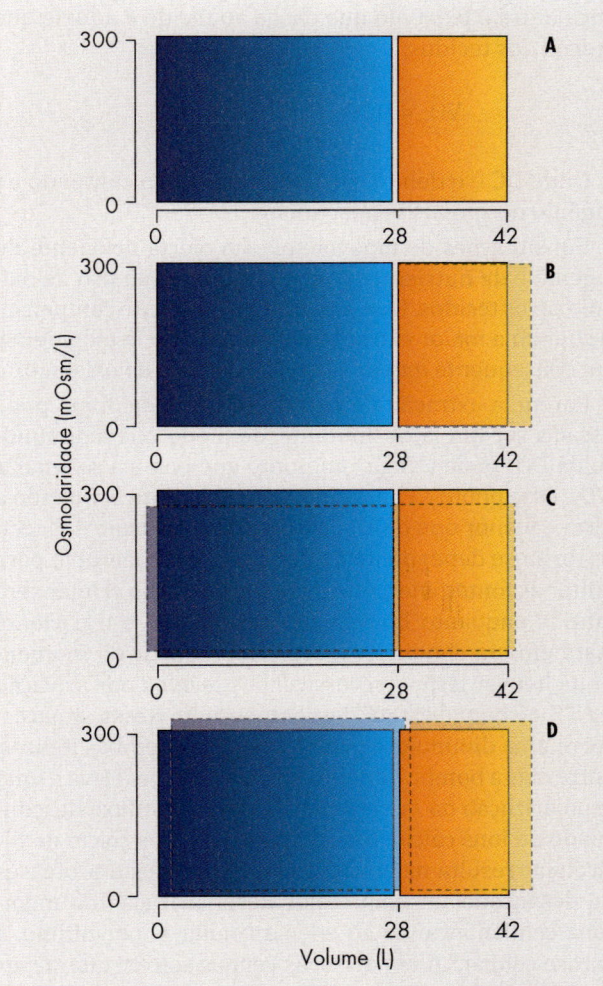

Figura 103.3 — Efeitos da adição de soluções isotônicas (**B**), hipotônicas (**C**) e hipertônicas (**D**) ao líquido extracelular após o estabelecimento do equilíbrio osmótico. Os valores do estado basal (**A**), em homem adulto de 70 kg, estão representados pela linha contínua, e os desvios em relação à normalidade, por linhas pontilhadas. O líquido intracelular é representado pelo preenchimento escuro, e o extracelular, pelo claro.

a 10%, por ação de barorreceptores aórticos e carotídeos também resulta em secreção de vasopressina que, além da vasoconstrição, desencadeia os mecanismos de retenção de água.[15]

Sistema Renina-Angiotensina-Aldosterona

A renina é uma enzima sintetizada pelas células justaglomerulares do córtex renal, a partir de variações na pressão arterial e na concentração de sódio do fluido tubular, detectada pela mácula densa. A renina cliva seu substrato, o angiotensinogênio, que é sintetizado no fígado para produzir a angiotensina I. A angiotensina I é rapidamente convertida em angiotensina II pela enzima conversora da angiotensina nos pulmões, endotélio vascular e outros tecidos. A angiotensina II estimula a secreção de aldosterona, além de ser um potente vasoconstritor. A renina age como a substância reguladora do sistema renina-angiotensina-aldosterona.

Fatores que reduzem o fluxo sanguíneo renal, como hemorragia e desidratação, aumentam os níveis de renina. Em contraste, a elevação da pressão arterial, além da hipernatremia/hiperosmolaridade, por provocar expansão do volume sanguíneo, diminui os níveis de renina circulante.[16]

A angiotensina II estimula a secreção da aldosterona no córtex adrenal. Verifica-se rápida mobilização de cálcio intracelular e um substancial influxo de cálcio para as células da zona glomerulosa. Assim, a aldosterona promove transporte ativo de sódio e excreção de potássio no túbulo contornado distal e, juntamente com a absorção de sódio, há reabsorção de água, expandindo o compartimento vascular.

PRINCÍPIOS DA REPOSIÇÃO VOLÊMICA

A reposição volêmica tem como principal princípio a manutenção do adequado suprimento de oxigênio para as células. Situações que levam à perda volêmica, como, por exemplo, sangramentos, acarretam uma diminuição da oferta tecidual de oxigênio. Essa diminuição é aceitável e compensável até um nível crítico, no qual há limitação da produção energética e a homeostase celular. A oferta de oxigênio total (DO_2 [mLO_2/min]) é diretamente dependente do débito cardíaco (L/min) e do conteúdo arterial de oxigênio (CaO_2 [mLO_2/L de sangue]), sendo calculado da seguinte forma:

$$CaO_2 = 1{,}34 \times [Hb] \times SaO_2 + 0{,}0031\, PaO_2$$

Onde [Hb] é a concentração sanguínea de hemoglobina, SaO_2 é a saturação arterial de oxigênio, e PaO_2 é a pressão parcial de oxigênio arterial. Essa fórmula é composta de duas partes: o conteúdo do oxigênio carreado pela hemoglobina e o dissolvido no plasma. A constante 1,34 corresponde ao valor de capacidade máxima de carreamento de oxigênio de um g/dL de hemoglobina, caso esta esteja com saturação de 100%. Portanto, a nossa capacidade de carrear oxigênio ligado à hemoglobina vai depender da saturação arterial de oxigênio e dos níveis de hemoglobina. Já o oxigênio que é carreado dissolvido representa uma porção desprezível, sendo insuficiente para a manutenção da homeostase celular. Assim, ao se analisar a oferta de oxigênio para o tecido, depende-se, basicamente, da hemoglobina, da saturação arterial e do débito cardíaco.

No entanto, para ajustar a oferta à demanda de oxigênio, é necessário saber o consumo de oxigênio. Tem-se que, em situações aeróbicas normais, o consumo sistêmico de oxigênio (VO_2) é proporcional à taxa metabólica basal e varia de acordo com a demanda energética, podendo ser estimada pelo Princípio de Fick, como a diferença entre o oxigênio que chega ao tecido e aquele que retorna dos tecidos:

$$VO_2 = DC \times (CaO_2 - CvmO_2)$$

Onde DC é o débito cardíaco, $CvmO_2$ é o conteúdo de oxigênio do sangue venoso misto.

Em situações de hipovolemia, há oferta deficiente do oxigênio e de nutrientes com manutenção no uso de oxigênio pelos tecidos. Esse estado é inicialmente compensado com uma maior extração de oxigênio da hemoglobina, com consequente menor saturação venosa de oxigênio.

Porém, a extração de oxigênio da hemoglobina pode passar a ser um fator limitante, de modo que a diminuição da DO_2 pode atingir um ponto que passa a se igualar a VO_2. Esse ponto é conhecido como DO_2 crítico. Quando a oferta é menor que o DO_2 crítico, o metabolismo dos tecidos torna-se dependente do metabolismo anaeróbio para manter as fontes energéticas. Assim, a função celular será mantida enquanto houver ATP suficiente,[7] e o paciente estará em um choque compensado. A partir do momento que houver lesão irreversível dos tecidos por privação de ATP, o choque estará descompensado. Nessa situação, ocorre uma diminuição generalizada das bombas iônicas, dentre elas a bomba de sódio e potássio, a qual leva a uma despolarização da membrana celular, um influxo descontrolado de íons cálcio. Esse aumento de íons cálcio no intracelular resulta na ativação de fosfolipases e proteases que desencadeiam uma maior despolarização da membrana celular, levando ao edema celular e, por último, à necrose celular.[8] Além disso, as células sofrem alterações enzimáticas específicas, disfunção mitocondrial, alterações no citoesqueleto e diminuição dos mecanismos antioxidantes em resposta à hipóxia.[9]

Com o edema celular desencadeado pela diminuição de ATP, principalmente no endotélio hepático e intestinal, ocorre o fenômeno conhecido como "no-reflow", onde se tem a recuperação da macro-hemodinâmica, porém igual resposta na micro-hemodinâmica. O edema endotelial acaba por impedir a passagem de hemácias, mesmo quando há uma boa macro-hemodinâmica.[10]

EFEITOS DA SOBRECARGA VOLÊMICA

Enquanto a hipovolemia pode causar hipoperfusão tecidual e disfunção orgânica, o excesso de fluidos no intravascular também é deletério para o paciente cirúrgico.

Os conceitos iniciais da reposição hídrica evoluíram a partir dos trabalhos de Moore, entre os anos 1950 e 1960. Esse autor sugeria que a resposta endócrino-metabólica ao trauma anestésico-cirúrgico levava à retenção de água e de sódio e, portanto, à maior dificuldade na eliminação de líquidos, sendo necessária sua infusão durante o intraoperatório. No início da década de 1960, havia a ideia de que o trauma cirúrgico reduzia o espaço extracelular funcional por redistribuição interna e que cristaloides deveriam ser infundidos para compensar essa perda para o então chamado "terceiro espaço".[17] Assim, surgiu o conceito de que as perdas para o terceiro espaço seriam calculadas em mililitros por quilo por hora, resultando em grandes volumes infundidos em pacientes submetidos a cirurgias eletivas, principalmente em cirurgias abdominais abertas e vasculares.[18,19] Diversas fórmulas foram apresentadas para o cálculo dessa perda, mas muitas vezes hiperestimando a real necessidade de fluidos no paciente cirúrgico.

Entretanto, uma revisão sistemática recente tem questionado esses estudos e concluiu que as evidências para alterações no espaço extracelular funcional durante um trauma ou no intraoperatório eram de baixa qualidade e potencialmente sujeitas a erros de método.[20] Assim, sugere-se que não ocorrem grandes alterações no espaço extracelular durante o intraoperatório e que basear a reposição volêmica em perdas para o terceiro espaço acarretará em excesso de fluidos.

O excesso de fluidos pode comprometer as funções cardíaca, renal, pulmonar e intestinal, acarretando uma menor oxigenação tecidual, levando à menor cicatrização, fístulas em anastomoses e maior morbimortalidade.[21,22]

Quanto ao sistema cardiovascular, até certo ponto a administração de fluidos leva a um aumento do débito cardíaco por aumento no enchimento diastólico do ventrículo esquerdo. Após esse ponto, o aumento do volume diastólico final acarreta uma diminuição do débito cardíaco devido a uma depressão da função ventricular. A partir de então, o aumento do volume diastólico final leva à diminuição do débito cardíaco por depressão da função cardíaca.[18] Esse ponto é de difícil localização, mesmo com o uso de cateter de artéria pulmonar.[18] Além disso, a resposta às variações de volemia para a otimização das pressões de enchimento ventricular não reflete as variações de outros indicadores de *performance* cardíaca, tais como a fração de ejeção e a pressão diastólica final.

Já no sistema ventilatório, acredita-se que o excesso de fluidos seja removido por transporte ativo de sódio e não somente por diferenças de pressão hidrostática. Os canais de sódio envolvidos nesse transporte podem ter sua expressão aumentada por catecolaminas, glicocorticoides e citocinas pró-inflamatórias, as quais estão presentes durante um estímulo cirúrgico e são modificadas pela infusão de fluidos.[23] A infusão de fluidos está diretamente relacionada à formação de edema pulmonar. Um estudo realizado com voluntários sadios, nos quais foram administrados 22 mL . kg^{-1} de solução salina, a capacidade residual funcional diminuiu em 10%, e a capacidade de difusão, em 6%, as quais não retornaram ao basal mesmo após 40 minutos.[24] Outro estudo avaliou o efeito da infusão de um litro de solução salina em voluntários e percebeu uma diminuição de 0,25 L na capacidade pulmonar total e de 0,1 L na capacidade vital forçada. Nesse estudo, a função pulmonar só retornou ao basal após uma hora com infusão de furosemida.[25] Esses achados se fazem de especial importância em cirurgias torácicas, nas quais a extensão da cirurgia e a disfunção da drenagem linfática colaboram para a formação de edema pulmonar.

Os rins são responsáveis pela excreção da maioria dos fluidos administrados. Em situações de sobrecarga volêmica, a demanda funcional renal aumenta. Apesar de inicialmente o ritmo de filtração glomerular aumentar com a infusão de fluidos por aumento do fluxo sanguíneo renal, uma sobrecarga de 22 mL.kg^{-1} de solução salina pode levar até dois dias para ser completamente eliminada pelos rins.[18] Entretanto, fluidos são geralmente administrados para manter um fluxo urinário adequado ou alto, com a falsa sensação de que, quando apresenta débito urinário, o paciente não irá desenvolver insuficiência renal. No entanto, a presença de baixo débito urinário (sem a presença de hipovolemia) não é preditor de disfunção renal pós-operatória.[26] A presença de oligúria pode, inclusive, estar presente quando marcadores renais (como a ureia e a creatinina) estão normais.[27] Em contrapartida, o uso excessivo de fluidos está correlacionado a uma maior incidência de lesão renal, incluindo o uso de hemodiálise em pacientes gravemente enfermos ou após cirurgias de grande porte.[28,29]

A sobrecarga de fluidos também está correlacionada à função gastrintestinal. Uma das mais graves complicações do uso excessivo de fluidos é a Síndrome Compartimental Abdominal. Essa síndrome correlaciona-se aos diversos aspectos negativos no pós-operatório, destacando-se a falência ventilatória e a insuficiência renal. Com base em modelos animais, estima-se que a infusão de volumes iguais ou superiores a 15% a 20% do peso corpóreo total seja suficiente para se ter um aumento da pressão intra-abdominal com diminuição das funções ventilatória e renal.[30] Além disso, a sobrecarga hídrica pode produzir edema intestinal, aumentando o tempo de íleo intestinal, favorecendo a translocação de bactérias e aumentando a possibilidade de complicações pós-operatórias.[31]

O excesso de fluidos também é responsável por uma diminuição da cicatrização da ferida operatória. O acúmulo de fluidos no subcutâneo diminui a tensão de oxigênio tecidual e, consequentemente, a difusão tecidual de oxigênio para as células pelo aumento da distância endotelial. Essa disfunção da oxigenação tecidual pode levar até três dias para retornar ao valor basal.[18]

Os efeitos secundários à reposição fluídica maciça incluem a diluição eritrocitária, que pode levar a uma anemia diluicional e piora da coagulação, uma vez que os eritrócitos contribuem para a hemostasia por vários mecanismos: aumentando a ativação plaquetária, modulando a resposta bioquímica e funcional das plaquetas ativadas, aumentando a geração de trombina e por seu efeito reológico na marginalização plaquetária.[32] Hematócritos maiores aumentam a atividade plaquetária e induzem o deslocamento do fluxo plaquetário para a periferia do vaso sanguíneo, otimizando sua interação com o endotélio lesado. Estudos confirmam a relação inversa entre o tempo de sangramento e o hematócrito, demonstrando o favorecimento das propriedades pró-agregantes plaquetárias quando se aumenta o hematócrito.[32,33] Além disso, há uma relação direta entre a quantidade de fluidos administrados e a coagulopatia pós-operatória. Estudos mostram que um balanço hídrico positivo está diretamente relacionado ao prolongamento do TTPa pós-operatório e à diminuição da contagem plaquetária.[34,35]

TÉCNICAS DE REPOSIÇÃO

Apesar de muita controvérsia, muitos médicos ainda se baseiam na medida de pressão arterial e na pressão venosa central, correlacionando à presença de diurese para guiar a reposição volêmica.[36] Apesar da facilidade dessas medidas, não é possível a diferenciação da causa nem a avaliação adequada da hipovolemia. Como o sistema cardiovascular possui diversos mecanismos compensatórios para a hipovolemia, a hipotensão arterial representa uma falência do organismo em compensar a perda volêmica. Entretanto, pode-se ter hipovolemia sem taquicardia ou hipotensão (perdas de até 20%), evidenciando que a normotensão não significa ausência de hipovolemia.[37,38] A pressão venosa central também mostrou-se ineficaz como preditora de hipovolemia e incapaz de detectar diminuição no débito cardíaco e débito tecidual de oxigênio, mostrando-se pouco efetiva para guiar a volemia.[39]

Tanto a hipovolemia causando disfunção de órgãos como a administração de líquidos em excesso, com formação de edema intersticial, representam risco de graves complicações no pós-operatório, repercutindo na permanência na UTI e retardando a alta hospitalar. No entanto, como ainda não estão estabelecidos o grau de hipovolemia e a correlação de suas repercussões na perfusão tissular, fica difícil a padronização de critérios para avaliar a evolução após reposição com técnicas e fármacos diversos.[40-43]

As técnicas de reposição continuam sendo catalogadas como liberais, ou com grandes volumes, e restritivas, ou com pequenos volumes, de acordo com o volume preconizado para a infusão. Em alguns relatos, aparece o termo tradicional como equivalente à técnica liberal, o que pode representar um fator de erro nas análises comparativas. Em função dessas dificuldades, um autor pode considerar o regime de reposição que adota como padrão e compará-lo com outro que é restritivo para suas ideias. Consequentemente, um regime considerado restritivo em um estudo pode eventualmente ser catalogado como padrão ou tradicional em outro. Além disso, há relatos mostrando que o regime de reposição adotado em uma técnica restritiva pode diferir de outra dita liberal em apenas 10 mL.[42-44]

Outro aspecto a ser considerado é que, nesses estudos comparativos, os indicadores de boa evolução estão focados no impacto que a técnica causa na ocorrência de náuseas ou vômitos, na oxigenação tissular, nas alterações cardiocirculatórias, na necessidade de reoperação e na maior permanência no hospital, sem discriminar a relevância de cada um deles em relação ao tipo de cirurgia ou ao paciente e suas eventuais comorbidades. A ocorrência de náuseas e vômitos no pós-operatório imediato, por exemplo, deveria ter valorização diferenciada quando presente no pós-operatório imediato de artroscopia de joelho, em indivíduos sem comorbidades cardiovasculares, das que ocorrem nas primeiras horas do pós-operatório de grandes cirurgias abdominais.[40]

O grande interesse nas técnicas restritivas evoluiu a partir das evidências do efeito deletério da sobrecarga hídrica após reposição com cristaloides nas cirurgias de grande porte, especialmente nas cirurgias abdominais. No entanto, há relatos de condições especiais nas quais os pacientes se beneficiaram da reposição com grandes volumes.[42,45,46] Em uma população de pacientes ambulatoriais, estado físico I e II, durante colecistectomias laparoscópicas, a infusão de 40 mL . kg^{-1} de com Ringer lactato (em comparação com 15 mL . kg^{-1}) promoveu melhores resultados quanto à função pulmonar e à capacidade de realizar exercícios. Resultados semelhantes também foram obtidos com a infusão de 20 mL . kg^{-1} durante procedimentos ambulatoriais de pequeno porte.[45,46]

Considerando que tanto a sobrecarga hídrica como a hipovolemia são indesejáveis, o ideal seria que a reposição volêmica fosse feita de acordo com as necessidades dos pacientes, individualizadas a partir da monitorização direta da volemia. O uso dessa técnica ainda não é factível na clínica, e as variações de alguns parâmetros como débito urinário, pressão venosa central e pressão de oclusão da artéria pulmonar, embora questionáveis, continuam sendo usadas para indicar o *status* do volume intravascular.[4]

AVALIAÇÃO DA VOLEMIA

Atualmente, a volemia pode ser avaliada por parâmetros estáticos ou dinâmicos. Os parâmetros estáticos ainda são muito comumente utilizados na prática clínica, mas falham em estimar a real necessidade fluídica em metade dos pacientes, levando aos malefícios da reposição volêmica excessiva.[39] Dentre as variáveis mais comumente utilizadas, citam-se a pressão venosa central (PVC) e a pressão de oclusão da artéria pulmonar (POAP). Essas variáveis são utilizadas como preditores dos volumes diastólicos finais dos ventrículos direito e esquerdo, respectivamente. Entretanto, estudos têm demonstrado que variações na POAP e PVC não refletem diretamente variações no volume diastólico final.[47] Essa variação reflete provavelmente uma variação não linear da complacência diastólica dos ventrículos, além de um conhecimento incompleto sobre as pressões de enchimento transmurais. Assim, POAP e PVC não definem o grau de enchimento ventricular ou a resposta potencial de um estímulo hídrico. Sugere-se que esses parâmetros possam ser utilizados apenas em situações extremas de enchimento ventricular.[48] Outros parâmetros estáticos avaliados têm sido o volume diastólico final do ventrículo direito (VDFVD), medido pelo cateter de artéria pulmonar, e a área ventricular esquerda, medida pela ecocardiografia transesofágica. Sugere-se que o VDFVD indexado possa prever a fluidorresponsividade melhor que a POAP e a PVC, entretanto, de maneira pouco eficaz.[49,50] Já a área ventricular esquerda estimada pela ecocardiografia foi um bom parâmetro, sendo, inclusive, superior à POAP para a fluidorresponsividade. No entanto, esse parâmetro é limitado pelas condições cardíacas que podem causar dilatações de câmaras ou baixa função ventricular esquerda. Assim, há uma sobreposição de valores para a área ventricular esquerda entre pacientes que respondem e não respondem a um *bolus* fluídico, não sendo um parâmetro de extrema confiança.[48]

Recentemente, parâmetros dinâmicos têm sido utilizados como preditores de resposta à volemia. Dentre os principais parâmetros utilizados para avaliação de fluidorresponsividade, citam-se a variação da pressão sistólica, a variação da pressão de pulso e a variação do volume sistólico.

A variação da pressão sistólica é calculada a partir da diferença entre a pressão arterial máxima e a mínima durante um ciclo ventilatório. A variação da pressão sistólica é dividida em dois componentes: o delta *up* e o delta *down*. A variante delta *down* é a diferença entre a pressão sistólica de referência e a mínima dentre um ciclo ventilatório. Estima-se que seja decorrente da diminuição da pré-carga ventricular esquerda durante a expiração e da diminuição do volume sistólico do ventrículo direito pela inspiração.[48] O delta *up* é decorrente de um aumento na pré-carga esquerda secundária ao movimento sanguíneo dos capilares pulmonares para o lado esquerdo do coração (durante uma sobrecarga volêmica) ou por uma diminuição da pós-carga esquerda, melhorando a fração de ejeção durante a ventilação (presente em pacientes com disfunção cardíaca importante).[51] Já a variação da pressão de pulso é calculada, como o próprio nome sugere, a partir da diferença entre a pressão de pulso máxima e a mínima durante um ciclo ventilatório, dividida pela média aritmética entre as duas (Figura 103.4). A variação do volume sistólico é

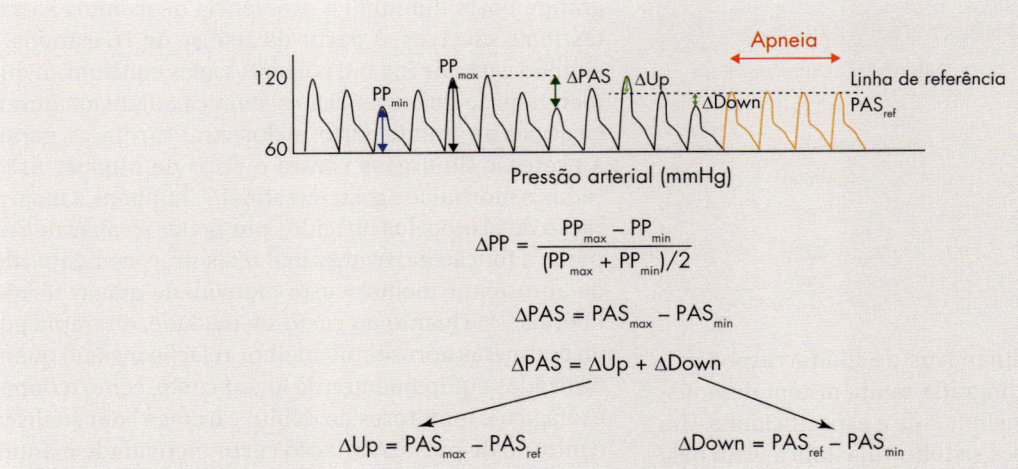

Figura 103.4 — *Cálculo da fluidorresponsividade.*

$PAS_{máx}$ = pressão arterial sistólica máxima durante um ciclo ventilatório; PAS_{min} = pressão arterial sistólica mínima durante um ciclo ventilatório; PAS_{ref} = pressão arterial de referência obtida durante um período de apneia; $PP_{máx}$ = pressão de pulso máximo; PP_{min} = pressão de pulso mínimo; $\Delta Down$ = variação entre a pressão arterial sistólica de referência e a pressão arterial sistólica mínima; ΔPAS = variação da pressão arterial sistólica; ΔPP = variação da pressão de pulso; ΔUp = variação entre a pressão arterial sistólica de referência e a pressão arterial sistólica máxima.

calculada de forma similar à variação da pressão de pulso, sendo a diferença entre o volume sistólico máximo e mínimo dividida pela média aritmética de ambos. Entretanto, por contemplar volume sistólico, dispositivos que façam cálculo de débito cardíaco invasivo ou minimamente invasivo são necessários.

Para a correta avaliação de indicadores dinâmicos de fluidorresponsividade, o paciente necessita estar com ritmo cardíaco regular e em ventilação mecânica com 8 a 10 mL . kg^{-1}. O valor desses preditores deve ser medido de maneira contínua antes e depois de uma intervenção na volemia.[52] Os preditores de fluidorresponsividade dinâmicos refletem de maneira mais precisa as variações do débito cardíaco frente a uma expansão volêmica que parâmetros estáticos, como a pressão venosa central ou a pressão arterial. Esses preditores já estão validados para cirurgias cardíacas, abdominais, vasculares, neurológicas, dentre outras.[52] Os valores de corte para a fluidorresponsividade estão presentes na Tabela 103.2. Quanto à variação do volume sistólico, quando superior a 10%, apresenta uma sensibilidade de 82% e especificidade de 86% para um aumento de 15% no débito cardíaco após uma prova volêmica.[53-55] Já uma metanálise avaliando a variação da pressão de pulso como preditora de fluidorresponsividade evidenciou que, para valores acima de 12%, havia uma sensibilidade de 89%, com especificidade de 88% para fluidorresponsividade.[53]

Assim, ao se analisar qual o melhor parâmetro para a fluidorresponsividade, a metanálise conclui que há uma tendência de a variação da pressão de pulso apresentar melhor sensibilidade-especificidade em relação à variação do volume sistólico e à variação da pressão sistólica.[53]

TABELA 103.2 CRITÉRIOS PARA A FLUIDORRESPONSIVIDADE.	
Indíces dinâmicos	Critério para fluidorresponsividade
Variação da pressão de pulso	> 12%
Variação do volume sistólico	> 10%
Variação da pressão sistólica	10 mmHg
Variação da área sistólica-diastólica	> 16%
VTI – Aorta	> 20%
Pico de velocidade – Aorta	> 12%

Alguns parâmetros dinâmicos de fluidorresponsividade vistos pela ecocardiografia também têm demonstrado bons valores de sensibilidade e especificidade. Um desses é a variação da área sistólica-diastólica vista pela janela transgástrica, eixo curto (Figura 103.5). Quando superior a 16%, há uma sensibilidade de 92% com uma especificidade de 83% como fluidorresponsividade, sendo equiparável aos outros parâmetros baseados em variação da pressão de pulso ou da pressão arterial, conforme explicitado anteriormente.[56] Pelo uso de algoritmos automáticos de detecção de borda endotelial, não é necessário grande experiência com o ecocardiograma para seu cálculo.

Outro parâmetro aceito para avaliação da fluidorresponsividade pela ecocardiografia é a variação da integral do tempo-velocidade da aorta avaliado pelo *Doppler* (VTI). Ela pode ser calculada tanto pelo ecocardiograma transesofágico quanto transtorácico, sendo estabelecido como corte variações de até 12% quando avaliado o pico da velocidade do fluxo sanguíneo pela aorta e de 20% quando avaliada a VTI na valva aórtica. Outros parâmetros ecocardiográficos que podem ser utilizados são a avaliação pelo *Doppler* pulsado da mitral (relação E/A e Relação E/Ea), diâmetro de veia cava, colapsabilidade da veia cava superior, entre outros.[57]

Vale ressaltar que fluidorresponsividade não é sinônimo de hipovolemia. O paciente pode ser fluidorresponsivo sem, no entanto, estar necessitando de fluidos. Como exemplo pode-se propor situações de vasodilatação como pós-indução anestésica, na qual o paciente será fluidorresponsivo, mas não necessariamente necessitará de fluidos, e sim de vasopressores.

TERAPIA GUIADA POR METAS

As propostas atuais de reposição resultam na substituição progressiva de protocolos, os quais levam em conta valores de reposição pré-estabelecidos por outros baseados em evidências clínicas, com objetivos definidos em função da otimização da volemia e da função cardiocirculatória.[58-62] Uma metanálise realizada por Giglio e col.[61] demonstrou que o uso de protocolos com definição de objetivos para a manutenção de parâmetros hemodinâmicos (terapia guiada por metas) durante cirurgias de grande porte diminuiu a ocorrência de eventos gastrintestinais adversos. A partir da análise de 16 estudos, incluindo cerca de 3,4 mil pacientes, eles concluíram que a manutenção da oxigenação sistêmica adequada durante cirurgias de grande porte, inclusive as cardíacas, garante a proteção de órgãos contra o risco de hipoperfusão e reduz a morbidade gastrintestinal.[61] Também, a incorporação de protocolos dirigidos por metas é capaz de recuperar a função gastrintestinal mais precocemente, além de apresentar melhor custo-efetividade que as técnicas liberais.[63,64] Quanto ao custo-efetividade, a terapia guiada por metas apresentou melhor relação mesmo quando utilizados equipamentos de maior custo, como o *Doppler* esofágico e monitores de débito cardíaco com análise de contorno de pulso. A relação custo-efetividade manteve-se adequada, apesar do maior custo, pela redução dos gastos com complicações maiores.[64]

A reposição volêmica no intraoperatório deve levar em conta pelo menos três aspectos importantes: o primeiro relaciona-se com o tipo de líquido empregado para a reposição. Quando se empregam cristaloides, o

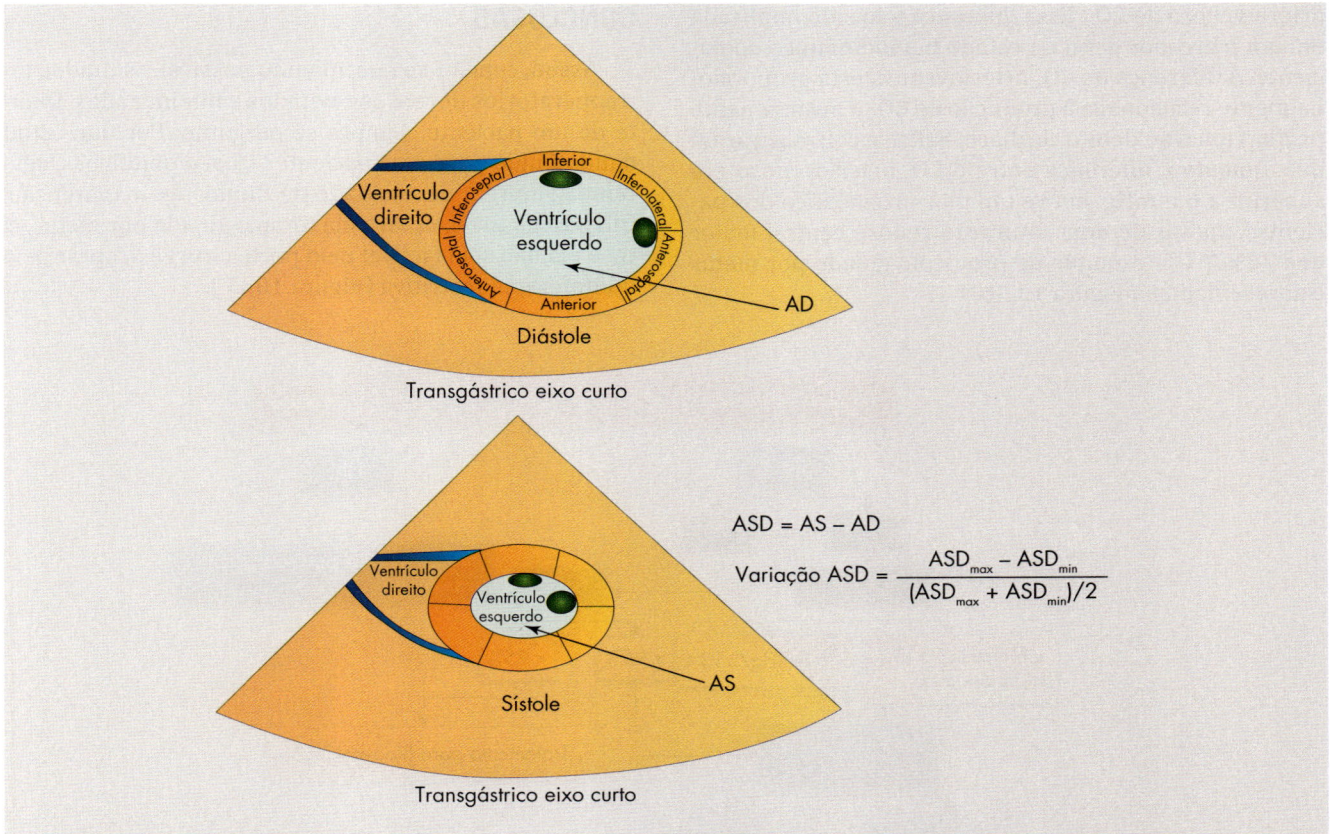

Figura 103.5 — *Avaliação da fluidorresponsividade pela ecocardiografia.*

AS = área sistólica; AD = área diastólica; ASD = diferença entre a área sistólica e a diastólica; ASD_{max} = diferença entre a área sistólica e a diastólica máxima durante um ciclo ventilatório; ASD_{min} = área sistólica e diastólica mínima durante um ciclo ventilatório.

volume de reposição é cerca de cinco a seis vezes maior do que o volume perdido, indicando um desvio de líquidos para o extravascular do tipo I (água e eletrólitos). O segundo diz respeito à monitorização da volemia. As medidas estáticas das pressões de enchimento cardíaco não são eficazes para detectar a responsividade individual às variações de volume, ao contrário do que ocorre com as medidas dinâmicas relacionadas ao enchimento do ventrículo esquerdo. O terceiro aspecto inclui a preocupação com aquelas condições em que a monitorização descarta o *déficit* de volume, sinalizando menor responsividade à oferta de volume. Nesse caso, estariam indicados os vasopressores.[48,58]

Para a criação de um protocolo de terapia guiada por metas, o nível pressórico deve estar sempre incluso, com alvo principal de pressão arterial média acima de 65 mmHg, quando o indivíduo é normotenso.[65] Esse alvo é assim definido para evitar que a hipotensão leve à diminuição da perfusão cerebral e coronariana. A escolha do tratamento para a hipotensão deve ser baseada em parâmetros macro-hemodinâmicos, como, por exemplo, variação da pressão de pulso, do volume sistólico, além de índices de perfusão tecidual, como o lactato.

Como a pressão isoladamente não é um bom indicador de débito cardíaco, outras metas devem ser incorporadas no protocolo. A saturação venosa de oxigênio, que mede a saturação do sangue retornando ao ventrículo direito, está diretamente correlacionada à extração tecidual de oxigênio e ao balanço entre oferta e demanda de oxigênio.[65] Assim, esse índice pode dar indícios de eventual baixo débito cardíaco, anemia ou hipovolemia.

Como o lactato arterial está diretamente relacionado ao débito de oxigênio tecidual e é um marcador de má perfusão tecidual, muitos protocolos guiados por metas incorporam como meta principal a redução dessa variável para pacientes com choque. Mudanças nos níveis de lactato podem dar uma avaliação precoce e objetiva da resposta do paciente a uma intervenção. Níveis alterados de lactato devem ser examinados com cautela, incluindo potenciais causas não hipóxicas de hiperlactatemia, como distúrbios renais e metabólicos.

Outro parâmetro que pode auxiliar no desenvolvimento de um protocolo guiado por metas é a diferença arteriovenosa de CO_2. Essa diferença tem sido implicada em um marcador geral do estado hemodinâmico do paciente. A diferença de CO_2 arteriovenosa está proporcionalmente relacionada à produção de CO_2 e inversamente proporcional ao débito cardíaco. Vallee e col. mostraram que, quando a diferença entre o CO_2 arteriovenoso era superior a 6 mmHg, houve um pior prognóstico dos pacientes, apesar de uma saturação venosa central maior que 70%.[66] Um exemplo de protocolo guiado por metas é apresentado na Figura 103.6.[67]

CONCLUSÃO

Assim, conclui-se que, quando possível, os fluidos intraoperatórios devem ser evitados e minimizados. Diante de um paciente, sempre se pergunte: Por que estou dando fluido para esse paciente? Qual o objetivo? Questione sempre a necessidade de fluidos de manutenção. Quando possível, optar pela terapia guiada por metas, e, caso ela não seja factível pelo porte cirúrgico, optar pela fluidoterapia restritiva (Figura 103.7).

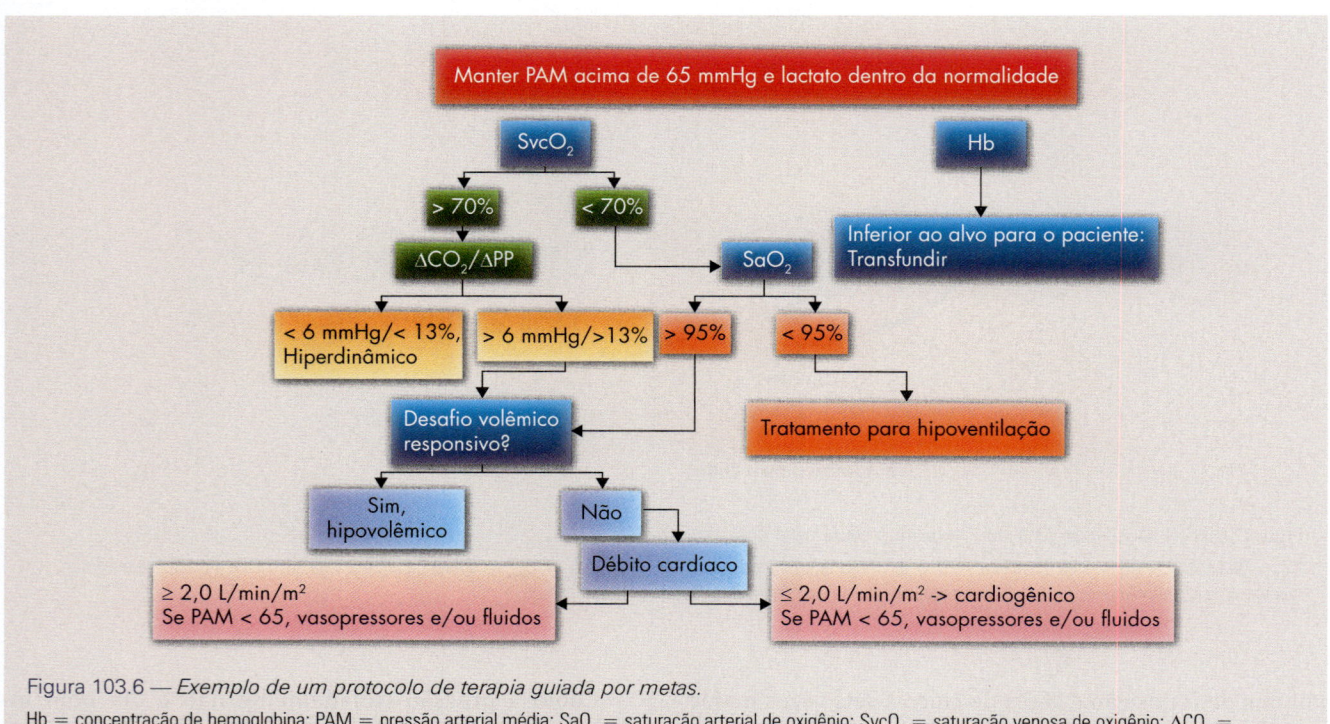

Figura 103.6 — *Exemplo de um protocolo de terapia guiada por metas.*
Hb = concentração de hemoglobina; PAM = pressão arterial média; SaO_2 = saturação arterial de oxigênio; $SvcO_2$ = saturação venosa de oxigênio; ΔCO_2 = diferença arteriovenosa de oxigênio; ΔPP = variação da pressão de pulso. Adaptada de Vallet, B. e col.[67]

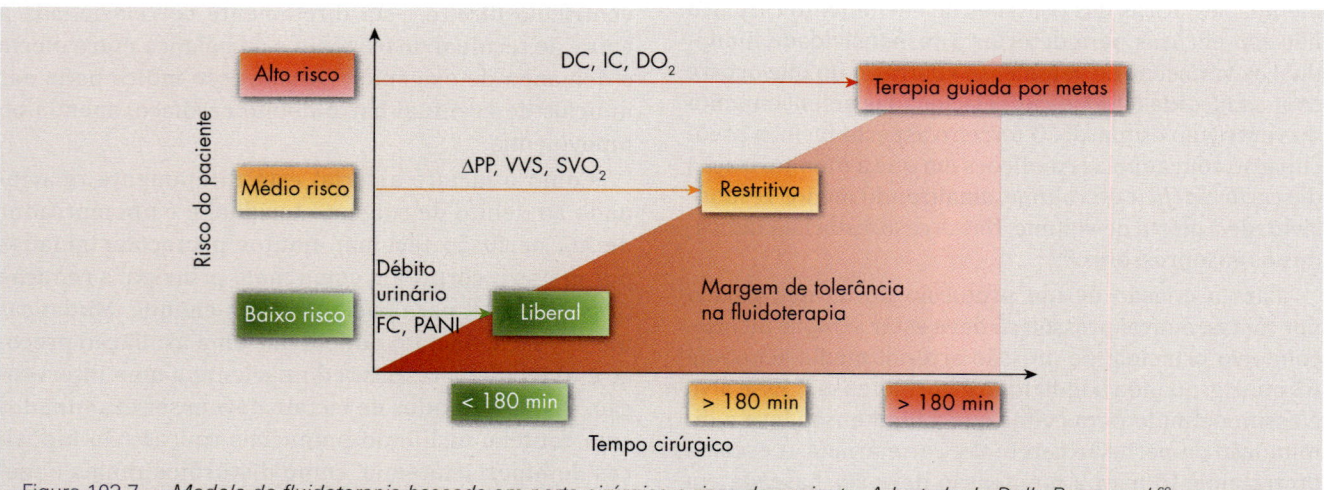

Figura 103.7 — *Modelo de fluidoterapia baseada em porte cirúrgico e risco do paciente. Adaptada de Della Roca e col.[68]*
DC = débito cardíaco; DO_2 = oferta tecidual de oxigênio; FC = frequência cardíaca; IC = índice cardíaco; PANI = pressão arterial não invasiva; SVO_2 = saturação venosa de oxigênio; VVS = variação do volume sistólico; ΔPP = variação da pressão de pulso

REFERÊNCIAS

1. Cosnett JE. The origins of intravenous fluid therapy. Lancet. 1989;1(8641):768-71.
2. Goltz FR. Ueber den Tonus der Gerfaesse und seine Bedeutung fuer die Blutbewegung. Arch F Path Anat U Physiol. 1864;29:394-417.
3. Manji RA, Wood KE, Kumar A. The history and evolution of circulatory shock. Crit Care Clin. 2009;25(1):1-29, vii.
4. Grocott MP, Mythen MG, Gan TJ. Perioperative fluid management and clinical outcomes in adults. Anesth Analg. 2005;100(4):1093-106.
5. Svensen CH, Rodhe PM, Prough DS. Pharmacokinetic aspects of fluid therapy. Best Pract Res Clin Anaesthesiol. 2009;23(2):213-24.
6. Woodcock TE, Woodcock TM. Revised Starling equation and the glycocalyx model of transvascular fluid exchange: an improved paradigm for prescribing intravenous fluid therapy. Br J Anaesth. 2012;108(3):384-94.
7. Guyton AC, Hall JE. Tratado de Fisiologia Médica. Rio de Janeiro: Guanabara Koogan, 2000.
8. Drobin D, Hahn RG. Volume kinetics of Ringer's solution in hypovolemic volunteers. Anesthesiology. 1999;90(1):81-91.
9. Ait-Oufella H, Maury E, Lehoux S, et al. The endothelium: physiological functions and role in microcirculatory failure during severe sepsis. Intensive Care Med. 2010;36(8):1286-98.
10. Doherty M, Buggy DJ. Intraoperative fluids: how much is too much? Br J Anaesth. 2012;109(1):69-79.
11. Jacob M, Bruegger D, Rehm M, et al. The endothelial glycocalyx affords compatibility of Starling's principle and high cardiac interstitial albumin levels. Cardiovasc Res. 2007;73(3):575-86.
12. Jacob M, Rehm M, Loetsch M, et al. The endothelial glycocalyx prefers albumin for evoking shear stress-induced, nitric oxide-mediated coronary dilatation. J Vasc Res. 2007;44(6):435-43.
13. Svensen C, Hahn RG. Volume kinetics of Ringer solution, dextran 70, and hypertonic saline in male volunteers. Anesthesiology. 1997;87(2):204-12.
14. Holmes CL, Landry DW, Granton JT. Science review: Vasopressin and the cardiovascular system part 1--receptor physiology. Crit Care. 2003;7(6):427-34.
15. Schrier RW, Berl T, Anderson RJ. Osmotic and non-osmotic control of vasopressin release. Am J Physiol. 1979;236(4):F321-32.
16. Holmes CL, Landry DW, Granton JT. Science Review: Vasopressin and the cardiovascular system part 2 - clinical physiology. Crit Care. 2004;8(1):15-23.
17. Shires T, Williams J, Brown F. Acute change in extracellular fluids associated with major surgical procedures. Ann Surg. 1961;154:803-10.
18. Holte K, Sharrock NE, Kehlet H. Pathophysiology and clinical implications of perioperative fluid excess. Br J Anaesth. 2002;89(4):622-32.
19. Mythen M, Vercueil A. Fluid balance. Vox Sang. 2004;87 Suppl 1:77-81.
20. Brandstrup B, Svensen C, Engquist A. Hemorrhage and operation cause a contraction of the extracellular space needing replacement--evidence and implications? A systematic review. Surgery. 2006;139(3):419-32.
21. Holte K, Kehlet H. Compensatory fluid administration for preoperative dehydration--does it improve outcome? Acta Anaesthesiol Scand. 2002;46(9):1089-93.
22. Lang K, Boldt J, Suttner S, et al. Colloids versus crystalloids and tissue oxygen tension in patients undergoing major abdominal surgery. Anesth Analg. 2001;93(2):405-9, 3rd Contents Page.
23. Matthay MA, Fukuda N, Frank J, et al. Alveolar epithelial barrier. Role in lung fluid balance in clinical lung injury. Clin Chest Med. 2000;21(3):477-90.
24. Hillebrecht A, Schulz H, Meyer M, et al. Pulmonary responses to lower body negative pressure and fluid loading during head-down tilt bedrest. Acta Physiol Scand Suppl. 1992;604:35-42.
25. Collins JV, Cochrane GM, Davis J, et al. Benatar SR, Clark TJ. Some aspects of pulmonary function after rapid saline infusion in healthy subjects. Clin Sci Mol Med. 1973;45(3):407-10.
26. Alpert RA, Roizen MF, Hamilton WK, Stoney RJ, Ehrenfeld WK, Poler SM, et al. Intraoperative urinary output does not predict postoperative renal function in patients undergoing abdominal aortic revascularization. Surgery. 1984;95(6):707-11.
27. Zaloga GP, Hughes SS. Oliguria in patients with normal renal function. Anesthesiology. 1990;72(4):598-602.
28. Yunos NM, Bellomo R, Hegarty C, Story D, Ho L, Bailey M. Association between a chloride-liberal vs chloride-restrictive intravenous fluid administration strategy and kidney injury in critically ill adults. JAMA. 2012;308(15):1566-72.
29. Corcoran T, Rhodes JE, Clarke S, Myles PS, Ho KM. Perioperative fluid management strategies in major surgery: a stratified meta-analysis. Anesth Analg. 2012;114(3):640-51.
30. Mutoh T, Lamm WJ, Embree LJ, Hildebrandt J, Albert RK. Volume infusion produces abdominal distension, lung compression, and chest wall stiffening in pigs. J Appl Physiol. 1992;72(2):575-82.
31. Wilmore DW, Smith RJ, O'Dwyer ST, et al. The gut: a central organ after surgical stress. Surgery. 1988;104(5):917-23.
32. Lier H, Krep H, Schroeder S, et al. Preconditions of hemostasis in trauma: a review. The influence of acidosis, hypocalcemia, anemia, and hypothermia on functional hemostasis in trauma. J Trauma. 2008;65(4):951-60.
33. Hardy JF, De Moerloose P, Samama M. Massive transfusion and coagulopathy: pathophysiology and implications for clinical management. Can J Anaesth. 2004;51(4):293-310.
34. Barak M, Jurim O, Tal R, et al. Prolonged international normalized ratio correlates with a large intravascular fluid balance after major abdominal surgery. Anesth Analg. 2006;103(2):448-52, Table Of Contents.
35. Bellomo R, Morimatsu H, Presneill J, et al. Effects of saline or albumin resuscitation on standard coagulation tests. Crit Care Resusc. 2009;11(4):250-6.
36. Kastrup M, Markewitz A, Spies C, et al. Current practice of hemodynamic monitoring and vasopressor and inotro-

pic therapy in post-operative cardiac surgery patients in Germany: results from a postal survey. Acta Anaesthesiol Scand. 2007;51(3):347-58.

37. Hamilton-Davies C, Mythen MG, Salmon JB, et al. Comparison of commonly used clinical indicators of hypovolaemia with gastrointestinal tonometry. Intensive Care Med. 1997;23(3):276-81.

38. Webb AR. Recognizing hypovolaemia. Minerva Anestesiol. 2001;67(4):185-9.

39. Marik PE, Baram M, Vahid B. Does central venous pressure predict fluid responsiveness? A systematic review of the literature and the tale of seven mares. Chest. 2008;134(1):172-8.

40. Jacob M, Chappell D, Rehm M. The 'third space' – fact or fiction? Best Pract Res Clin Anaesthesiol. 2009;23(2):145-57.

41. Joshi GP. Intraoperative fluid restriction improves outcome after major elective gastrointestinal surgery. Anesth Analg. 2005;101(2):601-5.

42. Nisanevich V, Felsenstein I, Almogy G, et al. Effect of intraoperative fluid management on outcome after intraabdominal surgery. Anesthesiology. 2005;103(1):25-32.

43. Brandstrup B. Fluid therapy for the surgical patient. Best Pract Res Clin Anaesthesiol. 2006;20(2):265-83.

44. MacKay G, Fearon K, McConnachie A, et al. Randomized clinical trial of the effect of postoperative intravenous fluid restriction on recovery after elective colorectal surgery. Br J Surg. 2006;93(12):1469-74.

45. Yogendran S, Asokumar B, Cheng DC, et al. A prospective randomized double-blinded study of the effect of intravenous fluid therapy on adverse outcomes on outpatient surgery. Anesth Analg. 1995;80(4):682-6.

46. Holte K, Klarskov B, Christensen DS, et al. Liberal versus restrictive fluid administration to improve recovery after laparoscopic cholecystectomy: a randomized, double-blind study. Ann Surg. 2004;240(5):892-9.

47. Pinsky MR, Teboul JL. Assessment of indices of preload and volume responsiveness. Curr Opin Crit Care. 2005;11(3):235-9.

48. Eyre L, Breen A. Optimal Volaemic Status and Predicting Fluid Responsiveness. Continuing Education in Anesthesia, Critical Care Pain. 2010;10(2):69-2.

49. Wiesenack C, Fiegl C, Keyser A, et al. Continuously assessed right ventricular end-diastolic volume as a marker of cardiac preload and fluid responsiveness in mechanically ventilated cardiac surgical patients. Crit Care. 2005;9(3):R226-33.

50. Diebel LN, Wilson RF, Tagett MG, et al. End-diastolic volume. A better indicator of preload in the critically ill. Arch Surg. 1992;127(7):817-21; Discussion 21-2.

51. Biais M, Ouattara A, Janvier G, et al. Case scenario: respiratory variations in arterial pressure for guiding fluid management in mechanically ventilated patients. Anesthesiology. 2012;116(6):1354-61.

52. Navarro LH, Bloomstone JA, Auler JO Jr, et al. Perioperative fluid therapy: a statement from the international Fluid Optimization Group. Perioper Med. 2015;4:3.

53. Marik PE, Cavallazzi R, Vasu T, et al. Dynamic changes in arterial waveform derived variables and fluid responsiveness in mechanically ventilated patients: a systematic review of the literature. Crit Care Med. 2009;37(9): 2642-7.

54. Reuter DA, Kirchner A, Felbinger TW, et al. Usefulness of left ventricular stroke volume variation to assess fluid responsiveness in patients with reduced cardiac function. Crit Care Med. 2003;31(5):1399-404.

55. Berkenstadt H, Margalit N, Hadani M, et al. Stroke volume variation as a predictor of fluid responsiveness in patients undergoing brain surgery. Anesth Analg. 2001;92(4):984-9.

56. Cannesson M, Slieker J, Desebbe O, et al. Prediction of fluid responsiveness using respiratory variations in left ventricular stroke area by transoesophageal echocardiographic automated border detection in mechanically ventilated patients. Crit Care. 2006;10(6):R171.

57. Charron C, Caille V, Jardin F, et al. Echocardiographic measurement of fluid responsiveness. Curr Opin Crit Care. 2006;12(3):249-54.

58. Jacob M, Chappell D, Hollmann MW. Current aspects of perioperative fluid handling in vascular surgery. Curr Opin Anaesth. 2009;22(1):100-8.

59. Yeager MP, Spence BC. Perioperative fluid management: current consensus and controversies. Semin Dial. 2006;19(6):472-9.

60. Futier E, Constantin JM, Petit A, et al. Conservative vs restrictive individualized goal-directed fluid replacement strategy in major abdominal surgery: A prospective randomized trial. Arch Surg. 2010;145(12):1193-200.

61. Giglio MT, Marucci M, Testini M, et al. Goal-directed haemodynamic therapy and gastrointestinal complications in major surgery: a meta-analysis of randomized controlled trials. Br J Anaesth. 2009;103(5):637-46.

62. Kehlet H, Bundgaard-Nielsen M. Goal-directed perioperative fluid management: why, when, and how? Anesthesiology. 2009;110(3):453-5.

63. Gomez-Izquierdo JC, Feldman LS, Carli F, et al. Meta-analysis of the effect of goal-directed therapy on bowel function after abdominal surgery. Br J Surg. 2015;102(6):577-89.

64. Legrand G, Ruscio L, Benhamou D, et al. Goal-Directed Fluid Therapy Guided by Cardiac Monitoring During High-Risk Abdominal Surgery in Adult Patients: Cost-Effectiveness Analysis of Esophageal Doppler and Arterial Pulse Pressure Waveform Analysis. Value Health. 2015;18(5):605-13.

65. Joosten A, Alexander B, Cannesson M. Defining goals of resuscitation in the critically ill patient. Crit Care Clin. 2015;31(1):113-32.

66. Vallee F, Vallet B, Mathe O, et al. Central venous-to-arterial carbon dioxide difference: an additional target for goal-directed therapy in septic shock? Intensive Care Med. 2008;34(12):2218-25.

67. Vallet B, Pinsky MR, Cecconi M. Resuscitation of patients with septic shock: please "mind the gap"! Intensive Care Med. 2013;39(9):1653-5.

68. Della Rocca G, Vetrugno L, Tripi G, et al. Liberal or restricted fluid administration: are we ready for a proposal of a restricted intraoperative approach? BMC Anesthesiol. 2014;14:62.

104
Sangue e Soluções Carreadoras de Oxigênio

Matheus Fachini Vane
Glória Maria Braga Potério
Leandro Gobbo Braz
Luiz Antonio Vane

HISTÓRIA

A transfusão de sangue teve início clínico com o advento das técnicas de sangria praticadas para tratamento de algumas condições de saúde desde a era de Hipócrates (430 a.C.). A compreensão da circulação do sangue bem como o conhecimento da anatomia e da fisiologia da circulação eram muito limitados, e isso foi um entrave no entendimento de que o sangue tinha um movimento circulatório e não de ir e vir pelas veias, como as marés. Dessa forma, acreditava-se que o débito cardíaco era de apenas alguns mililitros por minuto; o sangue passava pelos poros do septo interventricular para se misturar, em processo de borbulhamento, com o ar. Com o desvendamento dos conhecimentos sobre a fisiologia da circulação no século XVII – William Harvey foi o primeiro a demonstrar a circulação do sangue, em 1628 –, de imediato os valores do débito cardíaco se tornaram próximos do que se calcula hoje, elevando-se de alguns mililitros para vários litros por minuto.

Logo depois, Richard Lower demonstrou que o sangue ficava vermelho rubro após sua passagem pelos pulmões, em um experimento realizado em um cão. Nos anos seguintes, Lower passou a realizar experimentos em que o sangue foi transfundido a partir de um cão para uma pessoa que tinha sofrido hemorragia, com baixo índice de sucesso.

Jean Denis realizou transfusão em seres humanos utilizando sangue de bezerros e cordeiros. Curiosamente, a indicação dele não era a perda de sangue, mas era motivada por sintomas de doença mental. Ele acreditava que a transfusão de sangue de um animal poderia exercer uma influência sobre a mente perturbada do paciente.[1] Logo em seguida, em 23 de novembro de 1667, Arthur Coga, um estudante da Universidade de Cambridge, realizou uma transfusão em um paciente utilizando sangue de uma ovelha. Surpreendentemente, esse paciente sobreviveu a uma segunda transfusão em dezembro do mesmo ano. Muitos outros não tiveram a mesma sorte, e o processo de transfusão caiu em descrédito, ficando por longo período de tempo sendo considerado como uma técnica mortal.[1]

A retomada foi com James Blundell, obstetra do Hospital St. Thomas, em Londres. Frente a muitos casos de hemorragia pós-parto, ele se entusiasmou e tentou transfundir sangue de uma pessoa para outra, pois a transfusão de animal para o homem estava condenada, culminando sempre em morte para ambos.[2] Seus resultados foram apresentados para a Sociedade Médico-Cirúrgica de Londres em dezembro de 1818. Isso representou o início da era moderna da transfusão na medicina. Entretanto, seu índice de sucesso não era tão entusiasmante, dado que até então se desconhecia os grupos sanguíneos.[3,4]

Coube a Karl Landsteiner detectar diferenças entre o sangue de diferentes indivíduos. Seus trabalhos foram publicados em 1901, nos quais ele descreveu as reações entre as células vermelhas e o soro de alguns pacientes. Ele observou que a adição de soro ao sangue de pacientes diferentes poderia causar a aglutinação dos glóbulos vermelhos. Inicialmente, ele identificou apenas três grupos diferentes de sangue, que ele chamou de A, B e C. No ano seguinte, seus discípulos definiram os grupos sanguíneos hoje existentes.[3]

Ainda persistia o problema da coagulação rápida do sangue fresco. No ano de 1915, o Dr. Braxton Hicks, obstetra inglês, experimentou, após várias tentativas para impedir a rápida coagulação do sangue, o uso de uma solução de fosfato de sódio, mas esta se mostrou como muitas outras, tóxica. Richard Lewinsohn, do Hospital Monte Sinai em Nova York, utilizou pela primeira vez uma solução de citrato de sódio como um anticoagulante.[5] Apesar de ter um bom desempenho na anticoagulação do sangue, essa solução também se mostrou tóxica, mas, quando foi diminuída, sua concentração de 1% para 0,2% mostrou-se eficiente e não tóxica.[6]

No ano seguinte, o uso de solução de dextrose no sangue armazenado impediu a coagulação por um período de até duas semanas.[4] A junção de ácido, citrato e dextrose (ACD) foi adotada no ano de 1916 como anticoagulante.[6,7]

A descoberta das soluções anticoagulantes e conservantes, aliada ao desenvolvimento e aperfeiçoamento dos equipamentos de refrigeração, permitiu a organização dos centros de armazenamento de sangue.

O primeiro centro de armazenamento de sangue que se tem história foi fundado em Leningrado, em 1932. O primeiro banco de sangue surgiu em Barcelona, durante a Guerra Civil Espanhola, em 1936. Este foi expandido, principalmente durante a Segunda Guerra Mundial.

Em 1940, Edwin Cohn realizou com sucesso o fracionamento do sangue em diversas proteínas do plasma, como o fibrinogênio, as globulinas e a albumina.

Estava dada a partida para a formação dos hemocentros com alta tecnologia hoje existentes, responsáveis pelo salvamento de inúmeras vidas, permitindo que técnicas clínicas e cirúrgicas nem imaginadas há algumas décadas fossem desenvolvidas.

INTRODUÇÃO

O sangue é um dos mais complexos e completos tecidos do organismo, respondendo por funções vitais como a oxigenação, a proteção imunológica, a hemostasia e o equilíbrio ácido-base. É um produto altamente renovável no organismo, com renovação completa a cada 90 dias.

Durante perda sanguínea aguda, como no trauma e em grandes cirurgias, sua função de oxigenação é a mais relevante, sendo o principal indicador do momento decisivo em que a reposição volêmica deve ser realizada com sangue ou seus hemocomponentes no lugar de soluções acelulares, usadas isoladamente. Nesse caso, na grande maioria das vezes, essa reposição sanguínea é feita com sangue homólogo, cujo doador é estranho ao receptor, e poucas vezes utiliza-se sangue autólogo (quando o doador e o receptor são a mesma pessoa).

A transfusão sanguínea homóloga nada mais é que um transplante de tecido líquido que contém células responsáveis pela rede imunológica. Assim, diferentemente do que se preconiza, infundimos, ou seja, transplantamos, durante a transfusão sanguínea, células de defesa, estranhas, enquanto, durante a realização de qualquer transplante de tecido ou órgão, empenhamo-nos em deprimir essas células. Somando-se a possibilidade de serem transmitidas doenças ao receptor e os problemas envolvidos com a transfusão, esta se constitui em uma das mais críticas decisões durante o processo de sangramento, ou seja, é a decisão sobre qual o momento de ser indicada a transfusão sanguínea. Estejamos certos que o benefício ao paciente deve superar, em muito, os riscos envolvidos na transfusão sanguínea, já que estes são geralmente graves.

A reposição volêmica, além do adequado transporte de oxigênio aos tecidos, deve prover volume circulante suficiente para manutenção da hemodinâmica, das condições de hemostasia, da pressão oncótica e do equilíbrio ácido-base e hidroeletrolítico.

COLETA E ARMAZENAGEM

O sistema tradicional de coleta é considerado um sistema simplificado, de baixo custo, e pode ser efetuado em unidades móveis, instaladas em locais de fácil acesso aos doadores. No entanto, torna-se obrigatório o intervalo de três a seis meses entre as doações para que o doador se recupere das perdas, especialmente as de ferro.

A aférese, coleta realizada com o auxílio de máquinas sofisticadas que removem quantidades adequadas do componente desejado (plaquetas, glóbulos brancos e plasma), devolvendo ao doador os demais componentes, permite doações mais frequentes. A principal vantagem dessa técnica é que se pode contar com doador previamente selecionado, que pode ser requisitado em curtos intervalos de tempo, proporcionando doações particularmente úteis nos casos de imunocompatibilidade.[8]

O sangue é coletado em bolsas plásticas, previamente seladas, duplas, triplas ou quádruplas, que contêm solução anticoagulante, garantindo-se assim a separação dos diferentes componentes, sem contato com o exterior, o que pode ser considerado seguro em relação a uma eventual contaminação bacteriana.[9]

Os anticoagulantes deverão ser empregados nas quantidades prescritas e recomendadas pelos fabricantes das bolsas, em função do volume de sangue a ser coletado. O volume habitual de anticoagulante em uma bolsa de coleta é de 60 a 65 mL. Para esse volume de anticoagulante, deve-se utilizar a seguinte estratégia: 1) coleta de 300 a 405 mL de sangue total – o concentrado de hemácias produzido pode ser usado para transfusão se for aplicado um rótulo assinalando "unidade de baixo volume de concentrado de hemácias"; 2) um volume de sangue total inferior a 300 mL somente pode ser usado com fins transfusionais se for obtido com quantidade de anticoagulante proporcional ao volume coletado.[10]

Essas informações devem ser levadas em conta quando da coleta de sangue autólogo, na sala cirúrgica, para a hemodiluição normovolêmica intencional, um procedimento efetuado por anestesiologistas.

O anticoagulante mais utilizado é o citrato de sódio, que atua quelando o cálcio. As formas empregadas ACD (ácido-citrato-dextrose) ou CPD (citrato-fosfato-dextrose) conferem ao sangue pH ligeiramente ácido, necessário para a manutenção dos níveis de nucleotídeos e, como consequência, para a viabilidade das hemácias. A adição de adenina à forma CPD permite maior tempo de estocagem (cinco a seis semanas) com 80% das hemácias viáveis, ou seja, hemácias que permanecem na circulação do receptor por tempo superior a 24 horas após a transfusão.

A concentração de citrato em ACD e CPD (20 mMol.L^{-1}) é maior do que a necessária para a anticoagulação, mas é útil, pois dispensa maior cuidado durante a coleta quanto à mistura do sangue com o anticoagulante.

Imediatamente depois da coleta, o sangue deverá ser armazenado a 4 ± 2 °C, exceto se for utilizado como fonte de plaquetas. Nesse caso, deverá ser armazenado a 22 ± 2 °C, até que as plaquetas sejam separadas, por período máximo de oito horas. Plaquetas e criopreservados, quando forem descongelados, deverão ser transfundidos dentro de quatro horas no máximo, se ficarem armazenados a 22 ± 2 °C, ou dentro de 24 horas no máximo, se ficarem armazenados a 4 ± 2 °C.

O sangue coletado para autotransfusão fica armazenado na sala de cirurgia, em temperatura ambiente, quando se supõe que sua utilização se dará entre quatro e seis horas após a coleta. Caso contrário, deve ser acondicionado em depósitos térmicos, tendo-se o cuidado de cobrir as bolsas de sangue com uma camada considerável de gelo.

Durante a estocagem, ocorrem alterações celulares que evoluem com o tempo e resultam em diminuição do pH do plasma, menores níveis de 2,3-difosfoglicerato (2,3-DPG) e de adenosina trifosfato eritrocitários. Ocorre ainda elevação dos níveis plasmáticos de potássio, amônia e citrato. Nas primeiras 24 horas de estocagem, as plaquetas e os granulócitos perdem sua viabilidade, enquanto os fatores V e VIII, após uma semana de estocagem, mantêm apenas 50% de suas atividades.

As consequências dessas alterações se fazem sentir especialmente durante as transfusões maciças, resultando em complicações químicas ou funcionais. Quando transfundidas, as células do sangue estocado que ainda não foram totalmente danificadas recuperam as suas funções, e as demais são eliminadas pelo sistema mononuclear-fagocitário. Na corrente circulatória, após transfusão, as hemácias recuperam até 50% dos seus níveis normais de 2,3-DPG no período de três a oito horas, e 100% após 24 horas, readquirindo sua condição normal de afinidade pelo oxigênio. Portanto, quando se necessita garantir a liberação do oxigênio aos tecidos, deve-se optar por hemácias estocadas em CPD até no máximo 14 dias ou em ACD até sete dias.[11-12]

HEMOTERAPIA

As alterações celulares e a perda de fatores de coagulação inerentes à estocagem remetem à discussão da necessidade de transfusão com sangue fresco, ou seja, sangue total, recentemente coletado (menos de seis horas) para tratamento de grandes perdas volêmicas. Considerando que esse é o elemento básico para a obtenção dos hemocomponentes, já que cada unidade doada irá beneficiar vários pacientes, reforçam-se os argumentos que favorecem a opção pela hemoterapia seletiva.

Toda transfusão de sangue ou componentes sanguíneos deverá ser prescrita por um médico e deve ser registrada no prontuário médico do paciente na instituição. No caso das transfusões durante anestesias, o registro deve ser feito nas Fichas de Anestesia.

A legislação em vigor[10] torna obrigatório que no prontuário fiquem registrados os números e a origem dos hemocomponentes transfundidos, bem como a data em que a transfusão foi realizada. Prevê também que os primeiros dez minutos de transfusão devem ser acompanhados pelo médico ou profissional de saúde qualificado para tal, que permanecerá ao lado do paciente durante esse intervalo de tempo. A legislação ainda prevê que, durante o transcurso do ato transfusional, o paciente deve ser periodicamente observado para possibilitar a detecção precoce de eventuais reações adversas. A detecção e o diagnóstico dessas reações imediatas podem estar prejudicados durante as anestesias. A presença dos campos cirúrgicos dificulta a inspeção do paciente, e as alterações sistêmicas podem ser confundidas com intercorrências ligadas ao ato anestésico-cirúrgico.

HEMOTERAPIA SELETIVA

Normalmente, depois de coletado, o sangue sofre processo de separação de seus componentes para uso específico. Assim, são separadas as hemácias, no chamado concentrado de glóbulos, com validade de 42 dias, se o sangue for conservado em torno de 4 °C e tiver como anticoagulante o citrato de sódio; se congelado a −65 °C, pode ter validade por até dez anos. O plasma fresco e o crioprecipitado devem ser congelados a −18 °C, o que lhes faculta validade de um ano; o concentrado de plaquetas tem validade de até cinco dias.

Alguns dos componentes do sangue são utilizados com maior ou menor frequência em transfusões realizadas na sala de cirurgia. Assim, será feita a revisão daqueles mais comumente empregados.

Concentrado de Hemácias

São os eritrócitos que permanecem na bolsa, depois que esta é centrifugada e o plasma é extraído para uma bolsa-satélite. Os eritrócitos podem ser separados do plasma em qualquer momento antes da data de expiração do sangue.[13]

Os concentrados de hemácias devem ter hematócritos entre 65% e 75% nas bolsas cuja solução preservativa seja o CPDA-1. Nas bolsas com solução aditiva, o hematócrito pode variar de 50% a 70%.

Todos os tipos de componentes eritrocitários devem ser armazenados à temperatura de 4 ± 2 ºC, à exceção das hemácias congeladas.

A maior vantagem do concentrado de hemácias sobre o sangue total é que cada unidade apresenta o mesmo número de hemácias contidas numa unidade de sangue total carreadas em um menor volume, portanto com a mesma capacidade de transporte de oxigênio. Uma outra vantagem é que cada unidade contém menor quantidade de plasma, reduzindo-se assim os níveis de citrato, potássio, antígenos, anticorpos e escórias metabólicas.

Sua indicação é muito ampla. É o componente mais indicado para elevar os níveis de hemoglobina de pacientes anêmicos, corrigindo prontamente o hematócrito, sem risco de sobrecarga volêmica.[14,15]

Uma unidade de concentrado de hemácias (200 ou 300 mL) eleva o hematócrito, em média, em três pontos percentuais. Em crianças, considera-se a dose máxima de 20 mL.kg^{-1}.

Concentrado de Hemácias Lavadas

São concentrados de hemácias que se obtêm depois de efetuar lavagens com solução isotônica de cloreto de sódio, com a finalidade de eliminar a maior quantidade possível de plasma. Em função do método utilizado, o produto pode conter quantidades variáveis dos leucócitos e plaquetas originalmente presentes na unidade.[10]

Cada unidade apresenta hematócrito de 90%. As principais indicações são hemoglobinúria paroxística noturna, pacientes portadores de anti-IgA, pacientes com sensibilidade às proteínas plasmáticas ou com anticorpos antileucoplaquetários.[16]

Concentrado de Hemácias Pobres em Leucócitos

São concentrados de hemácias preparados por um método que assegure a remoção de pelo menos 85% dos leucócitos originalmente presentes na bolsa. Esses métodos podem ser a lavagem, a centrifugação invertida com retirada da camada leucoplaquetária do *buffy coat* ou a extração automática do *buffy coat* durante a preparação.

Quando estão destinados à prevenção de reações transfusionais febris não hemolíticas, esses concentrados deverão ser preparados por um método que reduza o número de leucócitos no componente final a menos de 5 x 10^6. Sua validade é de 24 horas quando preparados em sistema aberto. Preparados em sistema fechado, mantêm a validade original do componente.[10]

Cada unidade do concentrado contém 250 mL e hematócrito de 90%, sendo capaz de elevar o hematócrito em três pontos percentuais.

As principais indicações são em pacientes politransfundidos ou candidatos a transplantes, portadores de leuco ou plaquetoaglutininas e, ainda, na profilaxia de reações febris devidas a anticorpos leucoplaquetários.[16]

Hemácias Desleucocitadas

São hemácias das quais foram retirados mais de 99,9% dos leucócitos originalmente presentes nos componentes. Essa remoção é obtida por meio de filtros de leucócitos. Um concentrado de hemácias desleucocitado deve conter menos que 5 × 10^6 leucócitos por componente. Sua validade é de 24 horas quando preparado em sistema aberto. Preparados em sistema fechado, mantêm a validade original do componente.[10]

Concentrado de Hemácias Congeladas

São concentrados de hemácias conservadas em temperaturas iguais ou inferiores a –65 ºC, na presença de um agente crioprotetor (glicerol ou amido hidroxilado). Se o agente crioprotetor for o glicerol, ele deve ser removido por meio de lavagem, depois que as hemácias forem descongeladas.

A validade dos concentrados de hemácias congeladas é de dez anos, a contar da data da doação do sangue. O método de preparação deverá assegurar a remoção adequada do glicerol, um nível de hemoglobina livre na solução sobrenadante inferior a 0,2 g e a recuperação de pelo menos 80% dos glóbulos vermelhos originalmente presentes na unidade.

As hemácias poderão ser congeladas dentro de até 15 dias (recomendável até seis dias) depois da coleta do sangue, exceto quando forem rejuvenescidas.[10]

No momento de preparar o componente final destinado à transfusão, a tubuladura conectada à bolsa deverá ser preenchida com uma alíquota do componente, de maneira tal que haja hemácias disponíveis para subsequentes provas de compatibilidade.

Esses concentrados apresentam hematócrito de 70%. Devido ao alto custo do processamento, são principalmente indicados na preservação de sangues raros ou de pacientes com riscos imunológicos.[12,16]

Hemácias Rejuvenescidas

São as hemácias tratadas por um método que restabeleça os níveis normais de 2,3-DPG e ATP. As hemácias podem ser rejuvenescidas até três dias após o seu vencimento, desde que tenham sido mantidas a 4 ± 2 ºC. Depois de rejuvenescidos, os glóbulos vermelhos podem ser lavados e transfundidos dentro de 24 horas. Os rótulos devem indicar o uso de soluções de rejuvenescimento.

Concentrado de Plaquetas

O concentrado de plaquetas é uma suspensão de plaquetas em plasma, preparado mediante dupla centrifugação de uma unidade de sangue total, coletada em tempo não maior que 15 minutos. Pode também ser obtido por aférese.[13]

O concentrado obtido a partir do sangue total deverá conter no mínimo $5,5 \times 10^{10}$ plaquetas por bolsa em pelo menos 75% das unidades avaliadas no último dia de armazenamento.[10]

O concentrado obtido por aférese deverá conter, no mínimo, 3×10^{11} plaquetas em pelo menos 75% das unidades avaliadas.

As plaquetas deverão estar suspensas em volume suficiente de plasma (50 a 70 mL), de tal maneira que o pH seja de no mínimo 6,5 no último dia de validade do produto.

As unidades com agregados plaquetários grosseiramente visíveis não deverão ser empregadas para transfusão.

Os concentrados de plaquetas devem ser conservados a 22 ± 2 °C, sob agitação constante. Sua validade é de 3 a 5 dias, dependendo do plastificante da bolsa de conservação.[8,16,17]

O número de plaquetas presentes em cada unidade é em média $5,5 \times 10^{10}$, número capaz de elevar a contagem de plaquetas de 5 mil a 8 mil por mililitro em um adulto de 70 kg.

O concentrado de plaquetas está indicado em pacientes candidatos ou submetidos à cirurgia com contagem de plaquetas < 50 mil, além daqueles com plaquetopenia transfusional dilucional após transfusão maciça, alterações congênitas de plaquetas ou *déficit* de plaquetas por depressão medular transitória. A dose recomendada é de uma unidade de concentrado por 10 kg de peso.

Plaquetas Desleucocitadas

São plaquetas das quais foram retirados, por filtração, mais de 99,9% dos leucócitos originalmente presentes nos componentes. Um concentrado de plaquetas de aférese desleucocitado deve conter menos de 5×10^6 leucócitos; um *pool* de concentrados de plaquetas desleucocitadas deve conter menos de 5×10^6 leucócitos.[10]

Sua validade é de quatro horas, quando o preparo for em sistema aberto. Se a preparação ocorrer em sistema fechado, a unidade conserva a validade original do concentrado de plaquetas.

Plasma Fresco Congelado

É o plasma separado de uma unidade de sangue total por centrifugação e totalmente congelado até oito horas depois da coleta. Deve ser armazenado a uma temperatura de no mínimo –20 °C, sendo, porém, recomendada a temperatura de –30 °C.

Quando for utilizada a técnica de congelamento em banho de imersão em álcool, a bolsa plástica de plasma deve ser protegida de alteração química, derrames e contaminação.[13]

O plasma fresco congelado (PFC) tem a validade de 24 meses, se for mantido à temperatura inferior a –30 °C. Caso a temperatura de conservação tenha ficado entre –20 °C e –30 °C, a validade do PFC é de 12 meses.[10]

As unidades separadas para uma transfusão devem ser descongeladas a 37 °C, tomando-se o cuidado para não agitar fortemente, preservando-se assim os fatores lábeis da coagulação. Devem ser consumidas no máximo até seis horas depois de descongeladas.[18,19]

Cada unidade de plasma fresco congelado (250 a 300 mL) contém fibrinogênio, todos os fatores de coagulação e proteínas.

O consumo de plasma humano aumentou cerca de dez vezes nos últimos dez anos, gerando em algumas ocasiões desproporção entre as doações e o consumo. Assim, nos Estados Unidos e na Inglaterra, foram realizadas conferências de consenso para avaliar o uso abusivo do plasma, tendo sido estabelecidas as seguintes indicações: reposição de deficiência única de fatores de coagulação, reversão do efeito do warfarin, transfusões maciças (maiores do que uma volemia em algumas horas), deficiência de antitrombina III, tratamento de imunodeficiências e tratamento de púrpura trombocitopênica trombótica.[18,19]

Plasma Comum (plasma normal, plasma simples ou plasma de banco)

É o plasma cujo congelamento ocorreu depois de mais de oito horas da coleta do sangue total que lhe deu origem. Pode resultar também da transformação de um plasma fresco congelado cujo período de validade expirou.

O plasma comum deve ser armazenado em temperatura igual ou inferior a –20 °C e tem a validade de cinco anos, a não ser que tenha resultado de um plasma fresco congelado cuja validade tenha expirado, quando passará a ter a validade máxima de quatro anos. O plasma comum não pode ser utilizado para transfusão.[10]

Cada unidade (250 a 300 mL) contém proteínas, mas não contém fatores de coagulação. O plasma comum está indicado como expansor plasmático e para a reposição de proteínas.

Plasma Isento do Crioprecipitado

É o plasma do qual foi retirado, em sistema fechado, o crioprecipitado. Deve ser congelado à temperatura de –20 °C ou menos e tem a validade de cinco anos.[10]

Crioprecipitado de Fator VIII

É a fração de plasma insolúvel em frio, obtida a partir do plasma fresco congelado. Para a preparação do crioprecipitado, o plasma fresco congelado deverá ser descongelado a 4 ± 2 °C.

Imediatamente depois de completado o descongelamento, o plasma deverá ser centrifugado à temperatura de 4 ± 2 °C e separado do material insolúvel em frio (crioprecipitado), em circuito fechado. O crioprecipitado resultante deverá ser congelado novamente em até uma hora após a sua obtenção.

Sua conservação deve ser feita a −20 °C, e sua validade é de um ano, contado a partir da data da doação, ou dois anos, se armazenado a −30 °C.

O produto final (20 mL) deverá conter no mínimo 80 unidades internacionais de fator VIII (1 unidade = atividade de fator VIII presente em 1 mL de plasma), o que corresponde de 30% a 50% da atividade do fator VIII existente no volume inicial de plasma. Contém ainda 150 mg . dL^{-1} de fibrinógeno em todas as unidades analisadas, por bolsa, em pelo menos 75% das unidades avaliadas.

Além desses, cada unidade de crioprecipitado contém fator de von Willebrand, fator XIII e fibrinogênio, e por isso o crioprecipitado está indicado no tratamento das deficiências desses fatores. Empiricamente, recomenda-se uma unidade para cada 5 kg de peso. Para o tratamento da hipofibrinogenemia, recomenda-se quatro unidades por 10 kg de peso, repetindo-se até que o nível plasmático de fibrinogênio alcance 100 g.dL^{-1}.[10]

REAÇÕES AO USO DE SANGUE E HEMOCOMPONENTES

O uso de sangue e hemocomponentes impõe o conhecimento de reações e complicações inerentes e, entre elas, as reações hemolíticas, as alérgicas, as imunoalérgicas e as chamadas hemolíticas não imunes. Ainda, deve-se conhecer e saber tratar as diversas complicações, como a intoxicação pelo anticoagulante e as alterações do equilíbrio ácido-base, em especial a hiperpotassemia, a hipotermia, a redução do 2,3-difosfoglicerato (DPG), a formação de microêmbolos e outras reações transfusionais, passíveis de serem encontradas durante a reposição de sangue e de seus hemocomponentes.

Reações Hemolíticas

As reações hemolíticas dividem-se em duas classes: as reações intravasculares, devidas à incompatibilidade do grupo sanguíneo ABO e do fator Rh; e as extravasculares, devidas às reações entre o antígeno eritrocitário e o anticorpo IgG. Essas reações ocorrem principalmente devido a erro na tipagem sanguínea, na identificação da bolsa e/ou do paciente, ou por sensibilização anterior. A sensibilização anterior pode ocorrer por contaminação prévia do paciente por células brancas estranhas, durante transfusões anteriores (condição patológica) ou por contaminação durante o parto, com sangue do recém-nascido (condição fisiológica).

A reação hemolítica ocorre mais comumente em pacientes do grupo sanguíneo O – em 80% dos casos. Nesse tipo de reação, ocorre hemólise, com consequente liberação na circulação de potássio e de substâncias vasoativas, com mediação inflamatória, destruição tecidual e formação de massa eritroide, responsáveis pela queda da pressão arterial de oxigênio e da ativação do sistema de coagulação, o que consumirá fatores de coagulação, colaborando para o estado de hipocoagulabilidade. Ainda, pela destruição de hemácias, o quadro de anemia pode se agravar, e os pedaços de células vermelhas rotas na circulação irão comprometer a microcirculação, principalmente a glomerular renal. Como consequência, um quadro exuberante subsidia o diagnóstico, com febre, náusea, vômitos, diarreia, rigidez muscular, entre outros. Esses sinais, porém, não estão presentes na grande maioria de nossos pacientes, que, submetidos à anestesia geral e ao uso de bloqueadores neuromusculares, não apresentam esses parâmetros de maneira pronunciada. Esse é um dos motivos pelos quais, sempre que possível, o uso de sangue deve ser protelado para quando o paciente estiver já em recuperação da anestesia, preferentemente acordado. Durante o procedimento anestésico-cirúrgico, outros sinais devem ser motivo de atenção durante a transfusão, como a piora da hemodinâmica, com o agravamento da hipotensão arterial, apesar da reposição de sangue; o aumento do sangramento no campo operatório, que indica consumo aumentado dos fatores de coagulação; e, principalmente, a oligúria, com urina escurecida, devido à presença de hemoglobina. A hipotensão decorre da liberação de produtos do complemento – polipeptídeos de alto peso molecular (20 mil) que atuam na musculatura lisa dos vasos – e da liberação de substâncias vasoativas (bradicinina e serotonina), produtos da degradação dos mastócitos. Assim, poderá se instalar quadro de insuficiência renal, motivado pela obstrução mecânica dos túbulos e glomérulos pelos pedaços de hemácias destruídas durante o processo.

Pela anemia e pela dificuldade imposta à microcirculação, o paciente também pode apresentar insuficiência respiratória, com queda da saturação arterial de oxigênio. No hemograma, encontrar-se-ão hemácias fragmentadas (equistócitos), o que comprova o diagnóstico.

Algumas reações do tipo hemolítico podem ocorrer tardiamente. Resultam de resposta imune secundária em pacientes nos quais os níveis de anticorpos são baixos (não detectados nos testes pré-transfusionais), mas que se elevam após a transfusão de hemácias que contêm o antígeno. Os sinais mais frequentes são: febre, diminuição dos níveis de hemoglobina, icterícia e hemoglobinemia, que aparecem entre o quinto e o décimo dia após a transfusão.[20]

Diagnosticado um quadro de reação hemolítica, o tratamento se impõe no mais curto espaço de tempo possível, com interrupção imediata da transfusão e retipagem sanguínea tanto da bolsa como do paciente. A pressão venosa central, bem como o débito urinário, o nível de potássio plasmático e o estado de coagulabilidade do paciente, devem ser cuidadosamente monitorados. Um estado de hiper-hidratação é desejável, na dependência das condições físicas do paciente, como também a administração de diuréticos, tanto manitol quanto furosemida, a fim de preservar o rim. O uso de plasma fresco e de cálcio deve ser considerado no intuito de expansão de volume e de reposição de fatores de coagulação, impedindo a instalação de insuficiência renal.

A pressão arterial, a oxigenação e a função renal devem ser motivo de atenção especial, e sua manutenção, obrigatória.

Reações Alérgicas

Outro tipo de reação que pode ocorrer com mais frequência, mas que felizmente é menos grave, é a reação alérgica, durante a qual serão observadas pápulas pelo corpo do paciente, podendo, em alguns raros casos, chegar à situação mais grave, como o edema de glote. É provável que isso resulte da reação entre alguma proteína estranha contida no plasma do doador e o respectivo antígeno presente no plasma do receptor. Reações anafilactoides graves, caracterizadas por hipotensão arterial, dor retroesternal, dispneia e sintomas gastrintestinais resultam da presença de anticorpos específicos anti-IgA no plasma do receptor, que reagem com a IgA normal do doador. Normalmente, o uso de anti-histamínicos e a diminuição do fluxo de infusão do sangue já são suficientes para corrigir o problema. O uso de cortisona e de catecolaminas geralmente não está indicado, mas, se necessário, são suficientes a hidrocortisona endovenosa na dose de 1,5 mg . kg^{-1} de peso corpóreo, de seis em seis horas, e eventualmente a epinefrina na dose de 0,3 a 0,5 mL por via subcutânea.

Reações Imunoalérgicas

Os efeitos imunossupressores das transfusões foram avaliados em diversos estudos clínicos e experimentais, mas o mecanismo que fundamenta as diversas alterações ainda não foi totalmente elucidado. As alterações imunológicas relacionadas com as transfusões incluem: 1) aumento na produção de prostaglandina E2; 2) diminuição de liberação de interleucina-2; 3) diminuição da produção de TNF, IFN-gama, GM-CSF; 4) diminuição da relação T4/T8; 5) diminuição da atividade das células *natural killer*; 6) supressão da reação DTH; 7) presença de células supressoras inespecíficas; 8) anticorpos anti-idiotípicos; 9) presença de células T-supressoras.[10]

Como resposta, o paciente apresenta pruridos, broncoespasmo e aumento da permeabilidade capilar, o que leva à hipovolemia com hipotensão e insuficiência respiratória e cardíaca. O tratamento envolve hidratação, uso de diuréticos e ventilação mecânica, se necessário. O uso de catecolaminas e de corticosteroides pode ser necessário.

Não se sabe se essas alterações estão relacionadas com a transfusão em si, ou se podem ser atribuídas aos outros fatores que levaram à indicação da transfusão, como o porte da cirurgia, o grau de sangramento e o grau de acometimento dos tecidos. Em relação à maior recorrência de câncer, as repercussões imunológicas das transfusões alogênicas tomam grande relevância clínica, uma vez que grande número de unidades é transfundido durante cirurgias oncológicas.

No final da década de 1980 e início da década de 1990, alguns estudos retrospectivos indicaram que havia forte associação entre exposição ao sangue alogênico e o risco de recidiva de alguns tipos de câncer, especialmente câncer de cólon e de reto.[21,22] Uma análise multivariada e duas metanálises de trabalhos publicados na época mostraram que a transfusão alogênica foi fator preditivo do prognóstico, em função da maior sobrevida sem recorrência do tumor no grupo que recebeu transfusão autóloga.[23-29]

Outros tipos de câncer também foram associados com recidiva precoce após transfusões autólogas, como o câncer de cabeça e pescoço. Moir e col.[30] estudaram retrospectivamente pacientes com câncer de cabeça e pescoço tratados cirurgicamente, com seguimento superior a dois anos, analisando as variáveis que também contribuíram para a recorrência de câncer – falha no tratamento inicial, presença de metástases nodais e positividade da doença nas margens da biópsia. Mesmo quando esses três fatores foram controlados, o aumento do risco relativo associado com as transfusões alogênicas continuou estatisticamente significativo.

Vários estudos de observação também analisaram a associação entre transfusões alogênicas e a ocorrência de infecção no pós-operatório de cirurgias abdominais e cardíacas ou após trauma. Uma análise multivariada desses estudos mostrou correlação forte e independente entre transfusão alogênica e infecção.[31] A análise das variáveis envolvidas no risco de infecção pós-operatória mostrou que nenhuma outra variável está tão fortemente associada com a ocorrência de infecção pós-operatória como o uso de transfusões alogênicas.[31]

Resumindo, não está bem claro se as transfusões alogênicas podem alterar o tempo de recorrência de tumores ou a ocorrência de infecção no pós-operatório. Admite-se, no entanto, que a imunossupressão causada pela transfusão alogênica perioperatória pode atuar sobre a doença residual, que ainda permanece após a ressecção do tumor. Esse efeito cria condições para que as células tumorais possam disseminar-se e gerar metástases a distância.[32]

Lesão Pulmonar Aguda Relacionada à Transfusão

Durante o processo de transfusão – ou, mais apropriadamente, logo após o término da transfusão, em período não superior a seis horas de seu início –, outro tipo de reação pode ser experimentado pelos pacientes, a *transfusion related acute lung injury* – TRALI. Esse tipo de reação ocorre por reações do tipo antígeno-anticorpo, com o envolvimento de anticorpos granulocíticos ou linfocitotóxicos e antígenos leucocitários, decorrentes de transferência passiva anterior, por transfusões ou parto.[33]

Essa reação ocorre no endotélio dos capilares pulmonares, provocando lesões com aumento da permeabilidade capilar e consequente edema pulmonar com falência respiratória aguda, hipóxia, hipertermia e hipotensão arterial, num quadro semelhante ao da síndrome da angústia respiratória aguda (SARA), dela diferindo por apresentar pressão venosa central normal ou baixa.

Hemólise Não Imune

Finalmente, a hemólise não imune constitui outro tipo de problema durante a transfusão. Essa hemólise acontece quando há necessidade de transfusão maciça e em curto espaço de tempo, devido a grandes perdas sanguíneas e risco iminente de morte. Nessa situação, o uso de bombas de infusão com roletes – que causa tensão mecânica sobre o equipo, comprimindo-o – e o uso de bombas de circulação extracorpórea fazem com que ocorra hemólise. Da mesma maneira, o uso concomitante e no mesmo ponto de infusão de soluções incompatíveis com o sangue (como soluções hipotônicas ou hipertônicas); as variações extremas de temperatura (congelamento-aquecimento), realizando processo de pasteurização do sangue; e, ainda, as compressões externas da bolsa podem levar a algum grau de hemólise. Essas situações devem ser evitadas na medida do possível. Porém, durante grandes sangramentos, em que a gravidade do caso impõe reposição rápida e maciça, o bom senso deve prevalecer, e a escolha entre a vida e um certo grau de hemólise, apesar de entendida sua inconveniência, deve pesar em favor da vida.

Portanto, a transfusão, uma vez realizada, é um evento irreversível que pode acarretar benefícios ao receptor, mas também riscos que podem ser graves. Dessa forma, os primeiros mililitros de sangue devem ser infundidos lentamente e sob estrita vigilância. As consequências desses riscos, em grande parte decorrentes das ocorrências, não constituem erro médico. O mais importante nesses casos é a prevenção para que seja instituído tratamento imediato.

Portanto, todos os profissionais envolvidos na prescrição e administração de hemocomponentes devem estar capacitados a prontamente identificar e utilizar estratégias adequadas para resolução e prevenção de novos episódios de reação transfusional.[10]

COMPLICAÇÕES COM O USO DE SANGUE

Além das reações, um rol de complicações deve ser levado em conta quando se administra sangue. Assim, são complicações possíveis, a intoxicação pelos produtos do anticoagulante, a hipotermia, a hiperpotassemia, as alterações ácido-base, a formação de microêmbolos, a queda da quantidade da enzima 2,3-DPG e a possibilidade de transmissão de doenças.

Intoxicação pelo Anticoagulante

O anticoagulante utilizado mais comumente é o citrato de sódio na forma citrato-fosfato-dextrose (CPD), que, por conter citrato, age impedindo as ações do cálcio no processo de coagulação. Com o uso de várias bolsas – e, como consequência, de grandes volumes de CPD, já que cada bolsa contém em média 65 mL do anticoagulante, o que corresponde a 3 g de citrato –, pode ocorrer queda importante do nível de cálcio circulante com o uso de sangue estocado. Normalmente, isso não acontece de modo crítico, levando à necessidade reposição, devendo esta ser realizada somente se houver sinais de hipocalcemia. Isso porque o fígado normalmente metaboliza rapidamente o anticoagulante, e os depósitos de cálcio do organismo suprem suficientemente para não se necessitar de reposição rotineira. Porém, em grandes transfusões, quando uma grande quantidade de anticoagulante é administrada – e de maneira rápida – na circulação, e ao mesmo tempo o fígado experimenta queda de perfusão devido ao estado de choque ou de hipovolemia aguda, os níveis de cálcio podem diminuir – e a reposição pode ser necessária.

O quadro de intoxicação pelo citrato é composto de hipotensão arterial, estreitamento da pressão de pulso, aumento das pressões venosa central e diastólica final intraventricular, achatamento da onda T, prolongamento do intervalo QT e alargamento do complexo QRS. Nesse caso, o tratamento com cálcio é necessário, e a quantidade a ser administrada deverá ser baseada na concentração de cálcio plasmático.

Hipotermia

Instala-se em virtude da administração de grande volume de líquidos não aquecidos, pela perda de calor radiante e calor latente de evaporação de líquidos corpóreos de cavidades abertas e pela ventilação controlada com gases não aquecidos durante cirurgias de longa duração. É agravada pela baixa produção de calorias durante o período anestésico e baixa temperatura da sala cirúrgica.

As repercussões indesejáveis atribuídas à hipotermia resultam da redução das taxas de metabolização do citrato e do ácido lático; da maior facilidade em desenvolver hipocalcemia e acidose metabólica; do aumento da afinidade da hemoglobina pelo oxigênio; da disfunção plaquetária e do sangramento, além da maior incidência de disritmias cardíacas.

Como medidas profiláticas, recomenda-se a utilização de colchões térmicos e o cuidadoso aquecimento dos líquidos e componentes do sangue a serem transfundidos.[34]

Hiperpotassemia

O sangue estocado envelhece, e embora seja viável por 42 dias, se conservado à temperatura de 4° C e tiver como anticoagulante o CPD, suas condições vão se deteriorando à medida que o tempo passa. Um dos principais pontos a serem considerados em função do tempo é o nível de potássio (Tabela 104.1). A quantidade desse íon é dependente do tempo de estocagem, variando de 17 a 35 mEq.L^{-1}.

Após a transfusão, as hemácias readquirem sua capacidade de trocar íons em função da recuperação do funcionamento da bomba de sódio, e os íons potássio são levados para o espaço intracelular. Dessa maneira, a hiperpotassemia pós-transfusional é transitória e está na dependência direta da velocidade de transfusão.

O diagnóstico de hiperpotassemia é feito laboratorialmente, por dosagens plasmáticas de potássio, e clinicamente, pelo traçado do eletrocardiograma (ECG), que apresentará ondas T altas, QRS alargado e intervalo PR aumentado. O tratamento é feito com diuréticos e solução polarizada com glicose e insulina.

Alteração do Equilíbrio Ácido-base

Estocado, o sangue apresenta pH baixo, entre 6,9 e 7,1, devido ao uso do CPD (que é constituído pelo ácido cítrico) e também devido à respiração anaeróbica da hemácia, com produção de gás carbônico. Juntos, são os principais fatores da queda do pH. Assim, a infusão de sangue estocado pode levar à queda do pH plasmático, determinando estado de acidose metabólica, que durante a transfusão deve ser acompanhada pelas gasometrias arterial e venosa. Esse fato é altamente preocupante, pois a microcirculação, local onde a pressão parcial de oxigênio arterial já é normalmente bastante reduzida, pode sofrer ainda mais com o estado de hipovolemia e hipoperfusão que, somado à hipotermia, diminui a liberação de oxigênio às células, levando à hipóxia celular, com formação de ácido lático. Tendo em vista que o sangue estocado tem a quantidade de 2,3-DPG diminuída, haverá desvio da curva de saturação da hemoglobina para a esquerda com consequente dificuldade na liberação de oxigênio pela hemoglobina (queda do efeito Bohr).

Felizmente, essa situação, que parece ser uma grande tragédia, é minimizada, pois o citrato do ácido cítrico administrado como anticoagulante na circulação reage com o lactato formado, originando bicarbonato, que atenua a situação. Isso explica o porquê de não ser sempre necessário o uso de soluções tamponantes com a administração de sangue estocado.

Microêmbolos

Ainda com relação ao sangue estocado, no interior da bolsa há certo grau de hemólise que, além de aumentar a concentração de potássio, produz microagregados, com acúmulo de plaquetas, fibrina e células brancas. Isso dá origem aos microêmbolos, os quais, se infundidos, provocarão obstrução da microcirculação, colaborando com a possibilidade de insuficiência renal e pulmonar.

Esse problema é minimizado com o uso de filtros de linha durante a infusão e diluentes com tonicidade compatível com a do plasma, mas sem cálcio, para não permitir que haja ativação da coagulação.

Riscos da Transmissão de Doenças

Os riscos de transmissão de doenças ou de alterações imunológicas, embora baixos, ainda persistem. Previa-

TABELA 104.1 EFEITO DA ESTOCAGEM DE SANGUE.			
Parâmetros	Dias de estocagem		
	0	35 dias (sangue total)	35 dias (concentrado)
pH	7,55	6,73	6,71
Potássio – plasma (mEq.L^{-1})	4,2	17,2	76
Sódio – plasma (mEq.L^{-1})	169	153	122
2,3-DPG (uM.mL^{-1})	13,2	≤ 1	≤ 1
ATP (%)	100	50	50

mente a qualquer transfusão, deve-se avaliar o risco/benefício – informando-o aos pacientes – e solicitar a assinatura do Termo de Consentimento Informado.[10]

O sangue total e/ou seus componentes não podem ser transfundidos antes da obtenção de resultados finais (não reagentes) nos testes de detecção para: hepatite B, hepatite C (HCV), vírus da imunodeficiência humana (HIV-1 e HIV-2), doença de Chagas, sífilis, HTLV-I e HTLV-II. É obrigatório que os exames laboratoriais, de alta sensibilidade, sejam feitos em amostra colhida da doação do dia e testados com conjuntos diagnósticos (kits) registrados na ANVISA, em laboratórios específicos para tal fim. É vedada a realização de exames em pool de amostras de sangue.[10]

Nas regiões endêmicas, com transmissão ativa de malária (alto risco, pelo Índice Parasitológico Anual – IPA), deve ser realizado o exame parasitológico/hematoscópico. Em regiões endêmicas sem transmissão ativa, recomenda-se o exame sorológico. A sorologia para o citomegalovírus (CMV) deve ser efetuada em todas as unidades de sangue ou componentes destinadas aos pacientes: a) submetidos a transplantes de órgãos; b) recém-nascidos de mães CMV-negativas ou com resultado de sorologia inexistente ou desconhecido. No caso em que se transfunda sangue desleucocitado nesse grupo de pacientes, essa sorologia não precisa ser realizada.[10]

Até o início da década de 1980, o risco transfusional na transmissão de doenças era menos considerado. Com o aparecimento da AIDS, esse fato tornou-se importante e constitui, hoje, um dos principais pontos de decisão na indicação de transfusão sanguínea. Mesmo levando em consideração o avanço tecnológico nos testes empregados para a detecção de doenças no sangue doado, há ainda um risco inerente de transmissão de doenças segundo as estatísticas norte-americanas,[35,36] conforme a Tabela 104.2.

O agente infeccioso mais frequentemente transmitido é o citomegalovírus, que não representa problema clínico significativo em pacientes imunologicamente sadios. A hepatite pós-transfusional não A e não B constitui-se na infecção clinicamente significativa mais frequente, podendo causar doença hepática grave e insuficiência hepática.

A incorporação de novas tecnologias para os testes de amplificação e de detecção de ácidos nucleicos (NAT) para o HIV e para o HCV na triagem laboratorial dos doadores de sangue diminui o período de janela imunológica para a identificação das contaminações por HIV e HCV, reduz o risco de transmissão desses vírus por transfusões e, como consequência, aumenta a segurança transfusional (Tabela 104.3).[10,34,36,37]

Apesar de os números encorajarem a indicação de transfusão de sangue, fato a considerar é que, somente nos Estados Unidos, mais de 18 milhões de bolsas são administradas por ano – e cerca de 60% delas, por anestesiologistas.

Outros pontos, entretanto, merecem nossa atenção, como a possibilidade de transmissão de príons e de vírus do Nilo ocidental.

TABELA 104.2
RISCO TRANSFUSIONAL NA TRANSMISSÃO DE DOENÇAS.

Doença	Risco médio	Teste positivo (dias)
Hepatite B	1/330.000	59
Hepatite C	1/935.000	82
HIV	1/2.100.000	22
HTLV	1/641.000	51
Citomegalovírus	Menos de 1%	Rapidamente

TABELA 104.3
TRANSMISSÃO DE DOENÇAS ANTES E APÓS A ADOÇÃO DE TESTES LABORATORIAIS QUE DIMINUEM O PERÍODO DE JANELA IMUNOLÓGICA (NAT).

	Risco de infecção após transfusão única	
	Antes	Após
HIV	1:676.000	1:930.000
		1:3.300.925
HVC	1:103.000	1:260.000
HBV	1:63.000	1:138.000
HTLV	1:256.000	1:2.000.000

Príons

Por meio da transfusão de sangue contaminado, entre outras formas possíveis, o homem pode adquirir a doença de Creutzfeld-Jakob, também conhecida como "mal da vaca louca", que tem como denominador comum a encefalite esponjosa, devido ao fato de que os danos às células cerebrais e consequente absorção formam pequenas cavidades no interior do cérebro, tornando-o parecido a uma esponja.

A encefalite esponjosa tem como agentes proteínas modificadas, denominadas príons, as quais são resistentes à maioria dos processos de esterilização existentes, inclusive radiações. Essas proteínas não são filtráveis, sendo transmitidas ao homem por meio de carne contaminada, instrumental cirúrgico esterilizado a menos de 120 °C, transplante de tecido contaminado ou transfusão de sangue. Os príons não apresentam imunogenicidade. Agem pela substituição gradativa das proteínas normais, modificando seus aminoácidos, fazendo com que elas fiquem idênticas às proteínas príons. Portanto, estes são uma pequena parte de molécula de proteína infecciosa, a qual resiste à inativação por procedimentos que modificam os ácidos nucleicos.[38]

A sintomatologia, que tem início com a morte neuronal, compreende declínio cognitivo, demência rapidamente progressiva, deterioração motora com ataxia e espasticidade e movimentos involuntários do tipo mioclonia.

A doença não existe no Brasil, felizmente, mas infelizmente não há tratamento específico disponível. O tratamento existente é paliativo e consiste no uso de anfotericinas, interferon (alfa e beta), imunoglobulinas e aciclovir.

Vírus do Nilo Ocidental

Existe uma doença infecciosa transmitida por um RNA vírus, da família *Flavoridae* do gênero *flavivirus*, que, apesar de ter sido descrita na África no ano de 1950, recentemente foi diagnosticada em vários outros países em nova conformação, muito mais virulenta. Assim, no final da década de 1990, vários casos ocorreram na Europa, e no início da década de 2000 apareceram casos nos Estados Unidos.

O paciente pode se apresentar febril, com alteração de consciência e fraqueza muscular intensa, caracterizando meningoencefalite. Entretanto, grande parte dos pacientes infectados permanece assintomática. O período de incubação é de 4 a 14 dias. Casos de transmissão pela transfusão de sangue ou de hemocomponentes foram documentados a partir de agosto de 2002, e dessa época até março de 2003, o Centro de Controle de Doenças nos Estados Unidos documentou 61 casos suspeitos, sendo confirmados 23, dos quais 12 apresentaram meningoencefalite cerca de 11 dias após a transfusão.

Em 2002, foram relatados quatro casos de contaminação por vírus do Nilo ocidental (WNV) em pacientes que receberam órgãos do mesmo doador. Todos os receptores dos quatro órgãos estavam em tratamento com fármacos imunossupressores. Destes, três desenvolveram meningoencefalite, e um desenvolveu doença febril 7 a 10 dias após o transplante.

Devido à possibilidade de epidemias nos Estados Unidos e em outras regiões do mundo, os bancos de sangue americanos implantaram, a partir de junho de 2003, exames de amplificação de ácido nucleico como teste de triagem em todas as doações de sangue.

Nos hemoderivados, o uso de métodos de nanofiltração e de solvente-detergente e tratamento pelo calor para eliminação de outros *flavivirus* parecem suficientes para evitar a contaminação pelo WNV, uma vez que este é um vírus envelopado e de tamanho relativamente grande (50 nm).[39]

Não existe até o momento tratamento específico para a encefalite por WNV. Alguns fármacos antivirais foram experimentados, mas sem eficácia comprovada.

Zika e Chikungunya Vírus

Esses vírus foram inicialmente reportados na África e na Ásia e, mais recentemente, no Brasil.[40-42] É transmitido pelo mosquito *Aedes aegypti*, e sua transmissão é possível por transfusão sanguínea.

Recentemente foram encontrados nos Estados Unidos, em toda a América Central e, a partir de 2014, também no Brasil, principalmente nos estados do Amapá, Bahia, Sergipe, Paraíba, Rio Grande do Norte, Maranhão e Minas Gerais. Hoje, já são encontrados em todo o país.[43]

Além de terem sido isolados no sangue, foram encontrados também no sêmen e no líquido amniótico – neste caso, tendo responsabilidade sobre os casos de microencefalia, principalmente no nordeste brasileiro.

No Brasil, no ano de 2015, foi relatado um caso de transmissão por transfusão de sangue.[44]

SANGUE AUTÓLOGO

Devido a esses fatos, alguns serviços optam pelo uso de sangue autólogo. Este pode ser obtido por doações prévias (DP), por hemodiluição normovolêmica aguda (HNA) ou por reaproveitamento de sangue do campo operatório, também conhecido por *blood saved* (BS).

O sangue autólogo não transmite doenças, podendo, porém, sofrer contaminação durante seu manuseio entre a coleta no hemocentro e sua administração no centro cirúrgico. Não há ocorrência de reações hemolíticas (aloimunização), alérgicas, imunológicas (imunomodulação) e TRALI.

Pré-doação

Quando obtido por meio de pré-doação, técnica que consiste na doação de sangue no período pré-operatório, durante 4 a 6 semanas, para uso próprio, existem as vantagens anteriormente mencionadas, mas, por outro lado, o paciente poderá apresentar-se anemiado para cirurgia, com maior risco de isquemia miocárdica, reação vasovagal com hipotensão arterial, sendo necessárias transfusões mais frequentes e precoces, com possibilidade de eventualmente ter que se lançar mão de sangue autólogo para completar a quantidade de sangue necessária àquele paciente.

Outros pontos a serem considerados são a possibilidade de troca de bolsa – o que, segundo estatísticas, ocorre em 1 a cada 60 a 100 mil transfusões – e o alto custo do descarte das bolsas não utilizadas.

Essa técnica, conhecida há mais de cem anos, teve maior aceitação a partir de 1980, com o advento da AIDS. Em 1992, foram obtidas 1,1 milhão de bolsas com essa técnica nos Estados Unidos. No ano de 2000, obteve-se dessa forma cerca de 5% do sangue coletado naquele país. O interesse e principalmente a aceitação à técnica têm diminuído, basicamente pelo fato de que o sangue fornecido pelos hemocentros é atualmente mais seguro e porque a possibilidade do uso de sangue do hemocentro (homólogo) é considerável.

A pré-doação de sangue tem sua indicação baseada principalmente na história clínica do paciente e no provável uso de sangue. A idade não é fator limitante, e a pré-doação pode ser realizada em qualquer idade acima dos 5 anos. O inconveniente é o trauma que a criança poderá sofrer pela retirada de sangue previamente à cirurgia. Os níveis de hemoglobina (Hb) e de hematócrito (Ht) definirão as quantidades e a frequência das retiradas.

Normalmente, as doações devem ser semanais, no máximo a cada três dias, devendo ser respeitado rigorosamente o prazo de 72 horas entre a última doação e a cirurgia. Para auxílio do paciente na rápida reposição do sangue doado, o emprego de fármacos contendo ferro, administrados antes, durante e após as doações, associado ao uso de eritropoetina, tem dado bons resultados.

Fato importante é que pacientes com teste positivo para HIV não devem ser incluídos nessa técnica, tendo em vista a grande possibilidade de reativação viral após reinfusão.

Hemodiluição Normovolêmica Aguda

Outra técnica utilizada para obtenção de sangue autólogo é a hemodiluição normovolêmica aguda (HNA). Consiste na retirada de sangue imediatamente antes ou após a indução anestésica, com concomitante reposição com cristaloides e/ou coloides. Se a opção de reposição for pelos cristaloides, esta deve ser de três partes de cristaloides para cada parte de sangue retirado. Se optarmos por coloides, a proporção será de uma parte de sangue para uma ou uma e meia parte de coloide.

O volume de sangue a ser retirado está baseado no valor do hematócrito, segundo a fórmula:

$$V = VSE \cdot \frac{Hto - Htf}{Htm}$$

Na fórmula:

V = volume de sangue a ser retirado
VSE = volume de sangue estimado
Hto = hematócrito inicial
Htf = hematócrito final
Htm = hematócrito médio

O volume de sangue estimado para o cálculo na fórmula é de 65 mL.kg^{-1} para a mulher e de 70 mL.kg^{-1} para o homem. O valor do hematócrito médio é obtido pela média dos valores de hematócrito durante o processo de doação, tendo pelo menos três valores de hematócrito.

Fato importante a ser considerado é que a reinfusão do sangue coletado deverá ser feita na ordem inversa à da coleta. Isso porque a primeira bolsa a ser retirada apresenta valor de hematócrito maior, por estar menos diluída, sendo a última a ser reposta, quando a condição de sangramento do paciente já é menor.

Na hemodiluição normovolêmica aguda, o organismo lança mão de fatores compensatórios, como o aumento do débito cardíaco (DC), a manutenção da pressão arterial sistêmica, o aumento da síntese de óxido nítrico e a queda da resistência periférica total e da viscosidade sanguínea. Além desses fatores, há a redistribuição do fluxo sanguíneo para órgãos com taxas mais altas de extração de oxigênio; com isso, sua liberação para os tecidos fica facilitada (efeito Bohr).

A técnica está contraindicada em pacientes anêmicos e naqueles que apresentam hemodiluição patológica, como na esplenomegalia de hiperfluxo. Também não deve ser utilizada nos casos em que ocorrer queda no transporte de oxigênio e na saturação da hemoglobina. É ainda contraindicada nas hepatopatias, nefropatias, coagulopatias e hemoglobinopatias, exceto nos pacientes falcêmicos, para os quais a hemodiluição é benéfica.

Blood Saved

Finalmente, outra técnica utilizada é a que reaproveita o sangue coletado. Esse sangue é aspirado, filtrado e processado, e os glóbulos vermelhos obtidos por centrifugação são reinfundidos à medida que for necessário.

Em todas as técnicas de obtenção de sangue autólogo, o paciente ainda está sujeito a complicações, como a intoxicação pelo citrato do CPD, alteração do equilíbrio ácido-base, hiperpotassemia, hipotermia, diminuição na concentração de 2,3-DPG e formação de microêmbolos, todas já descritas.

O sangue autólogo é igual ao sangue do paciente? A resposta evidentemente é não. O sangue, uma vez fora do leito vascular, não retorna mais nas mesmas condições em que saiu no momento da doação. Isso porque as células sanguíneas, uma vez fora da circulação – e, portanto, paradas –, tendem a se aglomerar, mesmo na presença de anticoagulante, com formação de microêmbolos, além de apresentarem certo grau de hemólise. Com isso, haverá queda do valor do Ht e aumento da quantidade de Hb livre. As hemácias lesadas consumirão fatores de coagulação e haverá queda da concentração destes no plasma e aumento dos produtos de degradação da fibrina.

As técnicas utilizadas para uso de sangue autólogo não encontram hoje grande aceitação. Assim, na Itália, na Alemanha e na França, apenas 7,5% do sangue coletado é resultante de pré-doações. A média na Europa é de 4,4% das doações, ou seja, cerca de 670 mil unidades por ano. Outro fator importante é que apenas 70% do sangue autólogo é utilizado, contra 95% do sangue homólogo, o que torna o procedimento muito caro – um fator limitante na Suíça e na Inglaterra. A técnica não é recomendada na Dinamarca, e é utilizada apenas em casos excepcionais na Noruega, como na presença de anticorpos no receptor. Nos Estados Unidos, a técnica representa apenas 5% das doações, ou seja, cerca de um milhão de unidades por ano. Essa pouca popularidade da técnica está baseada nos seguintes pontos:

1. não elimina a possibilidade do uso de sangue homólogo;
2. há possibilidade de ser administrado sangue errado (homólogo ou autólogo de outro paciente);
3. há possibilidade de desenvolvimento de anemia e angina pré-operatórias;
4. as transfusões são mais frequentes;
5. há possibilidade de contaminação bacteriana;
6. os descartes de bolsas são mais frequentes;
7. o custo é elevado.

Contudo, a técnica apresenta algumas vantagens importantes, como:

1. baixa possibilidade de transmissão de doenças;
2. ocorrência rara de reações hemolíticas ou alérgicas;
3. possibilidade de estocagem por longo período (dez anos);
4. não sensibilização do paciente;
5. indicação especial para pacientes com anticorpos por transfusões anteriores.

INDICAÇÃO DE TRANSFUSÃO

A decisão em transfundir, pelo que foi visto até aqui, constitui-se em grande ponto de discussão. Para colaborar com essa decisão, existem alguns parâmetros clínicos, valores de Ht e de Hb, e condições de oxigenação tecidual. Importante neste momento é raciocinar em torno dos três parâmetros, tornando-se fundamental o cálculo do conteúdo arterial de oxigênio (CaO_2).

$$CaO_2 = (Hb \times 1{,}34 \times SaO_2) + (0{,}0034 \times PaO_2)$$

Na fórmula:

- 1,34 = volume de oxigênio (mL) carregado por 1 g de Hb totalmente saturada
- SaO_2 = fração da Hb saturada (oximetria)
- 0,0034 = coeficiente da solubilidade do oxigênio no plasma
- PaO_2 = pressão parcial de oxigênio arterial (gasometria)

Conhecendo o CaO_2, podemos calcular a oferta (DO_2) e o consumo (VO_2) de oxigênio:

$$DO_2 = DC \times CaO_2$$
$$VO_2 = DC \times (CaO_2 - CvO_2)$$

Na fórmula:

- DC = débito cardíaco (estimado em 5 L/min em adulto normal)
- CvO_2 = concentração de oxigênio no sangue venoso misto

Em condições normais, podemos calcular:

$DO_2 = 5$ L.min^{-1} × 20 vol% = 1.000 mL.min^{-1}
$VO_2 = 5$ L.min^{-1} × (20 − 15)vol% = 250 mL.min^{-1}

Ora, se podemos calcular DO_2 e VO_2, então podemos ter total segurança para decidir sobre uma transfusão? A resposta é não. As fórmulas calculam a oferta e o consumo global de oxigênio, mas o fluxo sanguíneo difere nos diversos tecidos e de acordo com fatores como idade – principalmente em seus extremos – e estado físico dos pacientes, o que contribui decisivamente na indicação de transfusão. Ainda, devem ser levadas em consideração situações que modificam a DO_2 e a VO_2. Assim, alguns fatores reduzem a oferta de oxigênio, como a diminuição da contratilidade miocárdica por ação dos anestésicos, a diminuição do débito cardíaco pela hipovolemia e/ou sepse, o aumento da pós-carga na hipertensão arterial, a pré-eclâmpsia, o uso de pinçamento arterial aórtico e a queda da frequência cardíaca com o uso de betabloqueadores, além do comprometimento da função pulmonar. Por outro lado, existem fatores que aumentam o consumo de oxigênio, como a taquicardia, a sepse, a hipertermia, os estados de hipermetabolismo e a dor.

A decisão por transfundir deve estar apoiada, ainda, no estado cardiovascular do paciente, na idade, na perda sanguínea prévia, na oxigenação tanto arterial como do sangue venoso misto, no débito cardíaco, no volume sanguíneo e na probabilidade de sangramento.

Esses são pontos importantes a serem considerados, pois norteiam a decisão de transfundir. A perda sanguínea maior que 20% da volemia, ou volume sangrado maior que 1.000 mL, é um parâmetro adotado.[45]

Outros parâmetros se baseiam no valor da hemoglobina. Assim, valor de Hb menor que 8 g.dL^{-1} é indicativo de transfusão. Valores de Hb maiores que 10 g.dL^{-1}, durante grandes cirurgias com iminente possibilidade de sangramento, ou com a utilização de sangue autólogo, também constituem indicação de transfusão. Ressalte-se que, em paciente dependente de ventilador, o nível de Hb aceitável para transfusão é mais alto, ou seja, em torno de 12 g/dL.[45] Já a Sociedade Americana de Anestesiologistas (ASA) define 6 g.dL^{-1} como valor mínimo aceitável de Hb, especialmente se a anemia for aguda, e entre 6 e 10 g.dL^{-1}, se a oxigenação estiver inadequada – raramente o valor da Hb é aceitável para transfusão se estiver acima de 10 g.dL^{-1}.[46]

Ainda, fatores clínicos contribuem com a decisão por transfundir.[47] O *American College of Surgeons* (ACS) classificou a perda de sangue em quatro grupos com base na quantidade de perda de sangue e resposta fisiológica do paciente segundo os parâmetros: volume de perda de sangue em mL; perda de sangue como porcentagem do volume total de sangue; batimentos por minuto; pressão arterial em mmHg; pressão de pulso em mmHg; teste de enchimento capilar; movimentos respiratórios por minuto; volume de urina em mL por hora; e estado mental. A pressão de pulso será calculada como a pressão arterial sistólica menos a pressão arterial diastólica.

Lembre-se ainda que a hemoglobina é muitas vezes utilizada para orientar a estimativa da perda de sangue, mas pode não estar disponível. Isso pode ser visualizado na Tabela 104.4.[47]

As soluções de reposição intravenosas preconizadas são o soro fisiológico (solução a 0,9%) para as categorias I e II; e cristaloide e sangue (na proporção de 3:1) para as classes III e IV. Algumas das respostas fisiológicas à hipovolemia podem ser afetadas por uma lesão, doença concomitante ou drogas.[47]

Para o *Food and Drug Administration* (FDA),[48] uma adequada capacidade de transporte de oxigênio pode ser obtida com valores de Hb iguais a 7 g.dL^{-1} ou menores, se o volume intravascular está adequado para uma boa perfusão.

Como síntese, concluímos que a transfusão deve ser indicada na presença de oxigenação tecidual inadequada.

Neste ponto, e considerando que o organismo possui grande reserva de oxigênio, com oferta de 1.000 mL.min^{-1} e consumo de 250 mL.min^{-1}, é importante que seja feito outro questionamento: até que nível de Hb o transporte de oxigênio para os tecidos é seguro?

Vários estudos têm sido feitos nesse sentido. Em um trabalho experimental, foi estudado, frente a ofertas crescentes de oxigênio, seu consumo em condições basais. Foi verificado que o consumo de oxigênio aumentava até que a oferta atingisse o valor de 188 mL/m^2/min. A partir desse ponto, o aumento da oferta não era mais acompanhado do aumento do consumo. Encontraram também que, para transportar esses 188 mL/m^2/min de oxigênio, eram necessárias 4 g.dL^{-1} de Hb. Como conclusão, em condições basais, são necessárias 4 g.dL^{-1} para satisfazer as necessidades do organismo.

Em alguns trabalhos realizados com pacientes Testemunhas de Jeová, o nível de Hb chegou a valores menores durante a cirurgia, sendo descritos casos de sobrevida com Hb em torno de 2 g.dL^{-1}.[49] Esses pacientes permaneceram em Unidade de Tratamento Intensivo por longo período sob ventilação mecânica e tratamento com líquidos acelulares, ferro e eritropoetina. Apesar disso, o índice de morte ainda é bastante elevado.

No entanto, em paciente cirúrgico, é desejável nível mínimo de Hb de 7 g.dL^{-1}, mas a reposição poderá ser feita com níveis de Hb maiores que esse, se houver fortes indícios de sangramento ou se as condições de oxigenação não estiverem boas.

A reposição volêmica tem a finalidade de proporcionar expansão de volume, adequada perfusão tecidual e transporte de oxigênio. Durante a cirurgia ou o trauma, ocorre sangramento, cuja reposição deve ser feita com soluções cristaloides e/ou coloides. Agindo assim, estaremos propiciando para nossos pacientes uma situação de hemodiluição. Para essa hemodiluição, se torna necessário definir as soluções a serem utilizadas e o volume, ou seja, qual o grau de hemodiluição que iremos permitir para então indicarmos reposição de sangue.

Dentre as soluções existentes, temos os cristaloides, os coloides, o sangue e os seus hemocomponentes e os substitutos do sangue.

Hemodiluição

Durante o processo de hemodiluição, o paciente apresenta constante redução da concentração de hemoglobina, com consequente queda na capacidade de transporte de oxigênio. Portanto, o organismo lança mão de mecanismos compensatórios a fim de manter a oxigenação tecidual. Para que isso possa ocorrer, a normovolemia é condição essencial, evitando-se estados de taquicardia, que aumentam o consumo de oxigênio e a hipovolemia, além de levar a excessiva queda nos níveis

TABELA 104.4 CLASSIFICAÇÃO DA HEMORRAGIA AGUDA, SEGUNDO O *AMERICAN COLLEGE OF SURGEONS*.				
Fatores	I	II	III	IV
Perda de sangue (mL)	Até 750	750 a 1.500	1.500 a 2.000	2.000 ou +
Perda de sangue (% VS)	Até 15	15 a 30	30 a 40	40 ou +
Pulso (bpm)	Até 100	100 a 120	120 a 140	140 ou +
Pressão arterial	Normal	Normal	Diminuída	Diminuída
Pressão de pulso	Normal	Diminuída	Diminuída	Diminuída
Enchimento capilar	Normal	Positivo	Positivo	Positivo
Freq. resp. (mpm)	14 a 20	20 a 30	30 a 40	40 ou +
Deb. urinário (mL.h^{-1})	30 ou +	20 a 30	5 a 10	Ausente
Estado mental	Ansioso +	Ansioso + +	Confuso	Letárgico
Reposição (3:1)	Cristaloide	Cristaloide	Cristaloide + sangue	Cristaloide + sangue

de Hb. Compensatoriamente há aumento do DC, ocasionado pelo aumento do volume de fechamento e do retorno venoso. Há redução da viscosidade (que proporciona melhor redistribuição desse débito), vasodilatação e recrutamento capilar (com aumento da área perfundida), além da facilitação da extração de oxigênio, tanto pela diminuição da afinidade da Hb pelo oxigênio quanto pela alteração do tempo de circulação capilar.

Entretanto, a hemodiluição não é tolerada por todos os pacientes de forma igual. Assim, toleram pouco a hemodiluição os pacientes com função ventricular esquerda deteriorada, com função respiratória comprometida, os portadores de doenças coronarianas e aqueles com idade avançada. Merecem atenção especial os pacientes com dificuldade em aumentar o DC – como na estenose valvular, nas cardiomiopatias e na reserva cardíaca limitada – e os pacientes com doença cardíaca isquêmica.

Em todos eles, porém, o principal parâmetro que define o nível suportável de hemodiluição é a saturação de oxigênio no sangue venoso misto, por esta ser, frente à hemodiluição, a primeira a ser alterada mesmo com pequenas quedas na concentração de Hb – quedas essas que não alteram nem mesmo a frequência cardíaca.

Transfusões Maciças

A transfusão maciça de sangue pode ser definida como a administração aguda de volume superior a uma vez e meia a volemia do paciente ou, ainda, como a reposição com sangue estocado equivalente ao volume sanguíneo total de um paciente, em 24 horas.[17,34] Se o paciente tiver recebido uma quantidade de sangue aproximadamente igual à sua volemia nas últimas 24 horas, as provas pré-transfusionais poderão ser abreviadas, de acordo com as normas e os protocolos do Serviço. Os Serviços de Hemoterapia devem ter protocolos escritos que definam a sua conduta nas transfusões maciças.

Hemorragias agudas graves que podem levar ao choque hipovolêmico requerem tratamento imediato em virtude da alta morbimortalidade relacionada à duração da hipovolemia e à intensidade da hipotensão. O tratamento adequado inclui: rápida restauração do volume sanguíneo circulante; correção e manutenção da hemostasia, da oferta tissular de oxigênio e da pressão coloidosmótica; e correção das alterações bioquímicas. Paralelamente, é importante diagnosticar e tratar a causa do sangramento.

O uso indiscriminado de componentes do sangue foi substituído pelo uso racional, em função da realização de testes laboratoriais para monitorizar a coagulação e definir precocemente um defeito que estaria levando a sangramento elevado. Os sinais clínicos mais comumente presentes são sangramento de mucosa e da ferida cirúrgica, aparecimento de petéquias e aumento das áreas de hematomas. Desde que os sinais clínicos de coagulopatia estejam presentes e os valores de tempo de protrombina (TP) e tempo de tromboplastina parcial ativada estejam elevados (1,5 vez acima do limite superior), há indicação para transfusão com plasma fresco congelado.[17,34]

Na maioria dos casos, o sangramento é ocasionado por plaquetopenia que se instala após a reposição de volume equivalente a 1,5 ou 2 vezes a volemia do paciente. A trombocitopenia pode ser agravada pelo consumo de plaquetas; nesses casos, o uso prévio de agentes que alteram a função plaquetária, como a aspirina, representa fator de risco adicional. Contagem de plaquetas ≤ 50 mil representa indicação para transfusão com concentrado de plaquetas (aproximadamente uma unidade por 10 kg de peso).[16]

Durante transfusões maciças, quando os testes laboratoriais indicam níveis elevados de produtos de degradação do fibrinogênio ou os resultados são exageradamente alterados, não compatíveis com coagulopatia dilucional (tempo de trombina superior ao dobro do seu valor normal), deve-se pensar em coagulação disseminada. Nessa condição, além da terapêutica com plasma fresco congelado e concentrado de plaquetas, indica-se crioprecipitado como fonte suplementar de fibrinogênio e fator VIII.[8,34]

ERITROPOETINA

A eritropoetina (EPO) é um hormônio glicoproteico que controla a eritropoese, ou seja, a produção de células sanguíneas vermelhas, promovendo sua diferenciação e desenvolvimento, dando início à produção de hemoglobina. A EPO humana tem peso molecular de 34.000 Dalton. Seu gene tem sido encontrado no cromossomo humano 7.

As dosagens de EPO no sangue (nível normal de 0 a 19 um/mL), bem como a definição de sua estrutura, têm sido úteis na diferenciação entre EPO produzida no organismo e sua forma sintética, artificialmente administrada.

Sua principal produção se dá pelas células endoteliais de capilares pré-tubulares renais e, em menor quantidade, pelo fígado.

A EPO tem outras funções conhecidas, como a de proteção ao cérebro na lesão neuronal, nos pacientes renais crônicos, na apoptose de células sanguíneas vermelhas, no processo de cicatrização[50,51] e na ação anti-inflamatória.[52]

História

A ideia de que a regulação da produção de células vermelhas se dava por via hormonal foi proposta em Paris, em 1906, pelo Professor Paul Carnot e pela Dra. DeFlandre, sua assistente, após experimentos em coelhos sob hemorragia. O hormônio foi chamado de substância hemopoética e, mais tarde, chamado de eritropoetina pela Dra. Eva Bonsdorff. Alguns anos mais tarde, Jelkmann e Ersley demonstraram a existência de uma substância circulante, capaz de estimular a produção de células vermelhas e aumentar o hematócrito.[53]

Em 1970, Goldwasser e Kung purificaram a EPO humana e, mais tarde, pesquisadores do centro de pesquisa da Universidade de Columbia, nos Estados Unidos, conseguiram sintetizá-la.[53,54]

Em 1980, Adamson e col. trabalharam na síntese da EPO produzindo a substância Epogen.[55] Já em 1985, Lin e col. isolaram o gene da EPO humana e foram capazes de sintetizar e produzir a EPO sintética com sucesso.[56] Finalmente, em 1989, o FDA americano aprovou o hormônio chamado Epogen para uso clínico.

Mais recentemente, uma nova proteína estimuladora da eritropoese foi produzida, a NESP.[57] Essa glicoproteína demonstrou ação antianêmica. Apresenta meia-vida maior que a da EPO e, em pacientes renais crônicos, dose menor do hormônio é suficiente para manter níveis normais de hemoglobina.

Produção e Síntese

A EPO é produzida pelos fibroblastos peritubulares do córtex renal, e uma pequena quantidade é produzida no fígado.[58,59] Sua produção é regulada por mecanismo de realimentação baseado na oxigenação sanguínea. Com a queda da saturação arterial de oxigênio, acredita-se que fatores induzidos pela hipóxia são produzidos, estimulando a produção de EPO. Com a normalização da oxigenação, esses fatores são inativados e a estimulação deixa de ocorrer; com isso, os níveis de EPO diminuem.[53]

Os fatores sintetizados ligam-se a receptores específicos da EPO e ativam a cascata JAK2, com produção de células vermelhas. Sob condições de hipóxia, os rins produzirão e secretarão EPO para aumentar a produção de células sanguíneas vermelhas.

Estudos Experimentais e Clínicos

O uso de EPO em animais submetidos à transplante de fígado diminuiu a lesão da isquemia/reperfusão nesses animais.[60]

Estudo em pacientes com hepatite C, com ou sem doença renal crônica, mostrou que os níveis de EPO e de citocinas aumentaram quando se comparou ao grupo-controle, sem hepatite C.[61]

O efeito da EPO também foi estudado na lesão do choque hemorrágico até com inibição da atividade da enzima tirosina-quinase.[62]

Além desses estudos, a EPO teve bom desempenho na atenuação da injúria renal durante processo de isquemia/reperfusão em estudo realizado em ratos.[63]

Uso Clínico

A EPO é usada para tratamento de anemia – principalmente aquela resultante de doença renal crônica –, mielodisplasia consequente a tratamento com quimioterápicos e em pacientes criticamente enfermos.

É indicada nas pré-doações, na hemodiluição normovolêmica aguda, na anemia crônica e em pacientes com HIV e câncer.[64] Pode ser útil em politraumatizados, pela possibilidade de diminuir sangramentos.

Efeitos Adversos

O uso de EPO pode estar associado a aumento do risco de complicações cardiovasculares, principalmente em pacientes com doença renal crônica, com nível de hemoglobina acima de 13,0 g/dL.[65] Também pode desencadear retinopatia em crianças prematuras[66,67] e, ainda, pode aumentar o risco de trombose.[68]

A eritropoese pode estar limitada pela concentração de ferro, independentemente do aumento de EPO circulante. O aumento da eritropoese pela administração de EPO tem grande importância nas doações pré-operatórias.

A purificação e o sequenciamento de aminoácidos de eritropoetina urinária humana permitiram a produção de grandes quantidades de eritropoetina com tecnologia de DNA recombinante, a chamada Epoetin alfa. Já com a engenharia genética, foi possível a produção da Darbopoetin alfa.[69]

A Epoetin alfa tem indicação na anemia da doença renal crônica e do HIV, e na anemia motivada por infecção, câncer e grandes cirurgias. Já a Darbopoetin alfa é indicada na anemia induzida por quimioterapia em pacientes com câncer.

A EPO tem sido usada de forma incorreta para melhorar o desempenho de atletas. Devido ao processo de desidratação a que eles são submetidos, ocorre aumento da viscosidade sanguínea, com aumento do risco de problemas cardíacos. O uso da EPO previamente a competições esportivas foi proibido pelos Comitês Olímpicos.

SOLUÇÕES CARREADORAS DE OXIGÊNIO

O termo substituto do sangue tem sido utilizado para descrever soluções que promovem expansão de volume e transportam oxigênio. Porém, o sangue, um dos mais complexos líquidos do organismo, tem muitas outras funções, além das duas funções destinadas aos chamados substitutos do sangue.

Dessa forma, os termos "substitutos do sangue" ou "sangue artificial" são incorretos; mais propriamente, deveria se falar em solução expansora carreadora de oxigênio.

O interesse por essas soluções aumentou devido a dois problemas: a transmissão de doenças, particularmente a AIDS no início da década de 1980, e seu uso em situações de emergência, como as que ocorrem fora do ambiente hospitalar, no atendimento ao politraumatizado e no atendimento a soldados em campo de batalha, já que essas substâncias não necessitam de provas cruzadas, teste ABO e Rh, além de serem estéreis.

Basicamente, estes produtos são:[70]

1. **Hemoglobinas livres de estroma:** contêm algumas modificações na molécula da hemoglobina;
2. **Hemoglobinas geneticamente modificadas:** células vermelhas produzidas por microrganismos, como *E. coli;*
3. **Hemoglobinas lipossoma-encapsuladas:** contêm hemoglobina com membrana sintética;
4. **Perfluorocarbonos:** soluções orgânicas com alta solubilidade em oxigênio.

Para prevenir complicações, como dano renal, hipertensão pulmonar, formação de meta-hemoglobina, entre outras, as soluções de hemoglobina têm sido usadas como *cross-linked* (CL), polimerização e conjugação, tendo sido submetidas a procedimentos químicos ou de engenharia genética. O resultado desses esforços é no sentido de oferecer uma substância carreadora de oxigênio sem as complicações já citadas aqui ou apresentadas pelos cristaloides e coloides.[71]

Vane e col.[72] compararam os efeitos da reposição volêmica com *diasparin cross-linked hemoglobin* (DCLHb), glóbulos vermelhos (GV) e solução de ringer lactato (RL) para tratamento de anemia intraoperatória em ovelhas submetidas à grande cirurgia sob anestesia geral. Verificaram que o DC aumentou tanto com RL como com GV, mas não aumentou com DCLHb, sendo que com RL aconteceu o maior aumento. Com a DCLHb, a expansão de volume foi maior, assim como a porcentagem de meta-hemoglobina, fazendo com que o conteúdo arterial de oxigênio fosse mais baixo, quando comparado com o uso de GV ou RL. Ainda, a DCLHb causou hipertensão pulmonar e aumento da pressão venosa central (PVC). Outros autores[73-75] também estudaram soluções livres de hemoglobina em animais sob hemorragia e verificaram aumento da pressão arterial, restabelecimento da concentração de lactato plasmático e aumento da capacidade de carrear oxigênio.

Os concentrados de glóbulos têm hematócrito típico de 60% a 75%, com correspondente concentração de hemoglobina de 20 a 25 g.dL^{-1}, enquanto as soluções de hemoglobina livre têm concentração de hemoglobina de 10 a 15 g.dL^{-1}. Essas soluções, em coloides hiperoncóticos, apresentam grande capacidade de expansão, superior até ao volume infundido – em cerca de 30%.[76]

Sloan e col.[77] estudaram o índice de sobrevida de pacientes em choque hemorrágico grave, tratados com DCLHb ou RL. Verificaram que, após 28 dias, 46% dos pacientes que receberam DCLHb morreram, contra 17% dos que receberam RL. Concluíram que a mortalidade foi maior com o uso de DCLHb, mas ponderam que essa solução não é própria para o uso que teve no experimento, ou seja, como solução para ressuscitação.

Apesar dos intensos estudos, esse tipo de solução ainda não mostrou grande eficácia, devendo ser motivo de estudo para os próximos anos, tendo em vista sua premente necessidade. Hoje, a quantidade de sangue necessária não é acompanhada pelo volume obtido com doações, e, nas próximas décadas, isso tende a se acentuar.

Soluções de Hemoglobina

A tentativa de se obter uma solução que, além de expandir o volume intravascular, pudesse também transportar oxigênio e liberá-lo para os tecidos, remonta à Primeira Guerra Mundial, quando ficou claro que a hipovolemia por hemorragia aguda e intensa levava o paciente ao chamado choque circulatório. Apesar disso, o marco inicial desse estudo é de Amberson e col.,[78] em 1930, com o uso de hemoglobina bovina e de hemoglobina humana em solução salina. Esse estudo teve por finalidade o tratamento do sangramento obstétrico com hemoglobina humana em solução salina, o que prontamente restaurava a pressão arterial, mas apresentava efeitos colaterais graves, como disfunção renal e hipertensão arterial.

Esses estudos, apesar de nunca terem sido abandonados, ganharam novo interesse com o advento da AIDS, em 1980. A partir daí, os estudos no campo molecular se intensificaram, e hoje alguns produtos já estão em testes em seres humanos, principalmente a hemoglobina livre de estroma.

Quando a hemoglobina é liberada da hemácia, sua estrutura tetramérica, constituída de duas cadeias alfa e duas beta, dissocia-se em dímeros, constituídos por uma cadeia alfa e uma beta, ou, ainda, em monômeros de Hb, os quais apresentam menor peso molecular e, portanto, são filtrados pelos rins, reduzindo-se assim o tempo de retenção intravascular.[79]

Ainda, esses dímeros apresentam perda da enzima 2,3-DPG, e como resultado há maior dificuldade na liberação do oxigênio aos tecidos, o que modifica a curva de dissociação da hemoglobina com desvio para a esquerda, diminuindo a PO2 em 12 a 16 mmHg.[80]

Devido à filtragem desses dímeros pelos rins, quando em meio ácido, o que acontece na parte ascendente da alça de Henle, há precipitação, com dano renal. Além disso, na circulação, há efeitos tóxicos devido à ativação da cascata de complemento.[81]

As soluções de hemoglobina livre de estroma podem se apresentar sob quatro formas, e todas elas contêm moléculas de hemoglobina modificadas:

1. Hemoglobina *cross-linked*;
2. Hemoglobina polimerizada;
3. Hemoglobina conjugada;
4. Hemoglobina em microbolhas.

Essas modificações e seus diversos tipos são tentativas para que haja menor filtração renal e, como consequência, menor dano para os rins e maior tempo de retenção intravascular.[70] Como resultado, as hemoglobinas *cross-linked*, polimerizadas ou conjugadas apresentam valores de P50 muito próximos do fisiológico. Com as do tipo *cross-linked*, há manutenção da estrutura tetramérica da hemoglobina pela junção das cadeias alfa e beta. Estudos visando à criação de pontes ou sítios de ligação entre as cadeias estão sendo realizados com o advento da engenharia genética, da química fina e também da síntese de hemoglobina a partir de microrganismos.[79]

As outras configurações nada mais são do que variações da hemoglobina *cross-linked*, visando à ligação entre as cadeias para aumento do tamanho da molécula.

Outro tipo de solução de hemoglobina são as microesferas, obtidas por alta intensidade de ultrassom para que haja formação de microbolhas, as quais sofrem processo de *cross-linked* pelo superóxido formado durante o processo de ultrassom. Como vantagem, apresentam alta capacidade de transporte e liberação de oxigênio aos tecidos e mínimas alterações no processo de estocagem por seis meses a 4°C. Ainda, a tecnologia de DNA recombinante tem sido utilizada para produzir hemoglobina humana modificada por microrganismos como *E. coli* ou *S. cerevisae*. Essa forma, infelizmente, parece não poder ser produzida em quantidades suficientes para escala comercial.[79]

Outra técnica utilizada para produzir grandes quantidades de hemoglobina é a de manipulação genética em animais para que possam produzir células vermelhas que contenham hemoglobina igual à humana. Com essa técnica, poderá se produzir em grande escala, e os estudos estão sendo realizados em porcos.

As soluções de hemoglobina lipossoma-encapsulada foram primeiramente propostas por Chang,[82] em 1957, por meio de um processo de encapsulamento da hemoglobina com uma pseudomembrana lipídica ou lipossoma. A tentativa foi diminuir os efeitos colaterais, prolongando o tempo de retenção vascular e a capacidade de transportar e liberar oxigênio. A estrutura envolve uma forma de eritrócito sintético com lipossoma unilaminar, contendo solução de hemoglobina livre de estroma. Essa membrana é composta de uma dupla camada fosfolipídica, com moléculas de colesterol para aumentar a rigidez e a estabilidade mecânica da molécula. Ainda, adiciona-se 2,3-DPG ou inositol hexafosfatado para ajuste da curva de dissociação da hemoglobina para valores próximos ao normal.[70]

Perfluorocarbonos

Perfluorocarbonos (PFC) são compostos sintéticos que atuam como solventes para moléculas de oxigênio, demonstrados pela primeira vez em 1966, por Clark e Gollan.

Os PFC podem dissolver até 40 a 50 volumes% de oxigênio em pressão parcial de oxigênio de 160 mmHg a 37 °C. Sua capacidade de transportar oxigênio compara-se à do sangue total.

Duas gerações de PFC foram desenvolvidas: a primeira, constituída pelo Fluosol-DA 20%, utilizado para casos de isquemia tecidual. A segunda geração é o Perfubron, mais eficiente que a primeira no transporte de oxigênio, utilizado na preservação de órgãos.

O Fluosol-DA 20% apresenta pequeno tempo de retenção intravascular e baixa capacidade de transportar oxigênio, alterando o mecanismo normal de síntese do surfactante. Hoje é pouco empregado, limitando-se à perfusão coronariana pós-angioplastia.[83]

Embora a segunda geração de PFC apresente maior capacidade de oxigenação, a quantidade de oxigênio dissolvido a uma atmosfera de pressão é ainda muito limitada, e os PFC têm ainda o inconveniente de apresentarem baixa viscosidade.

Além disso, eles podem causar prejuízo no mecanismo de defesa imunológica e um tipo de reação anafilática por ativação do complemento. Hoje, seu uso está restrito à preservação de órgãos para transplante e em pacientes de alto risco submetidos à angioplastia.[84]

O desenvolvimento das pesquisas sobre hemoglobina sintética continua em vários países, porém, neste momento, elas estão focadas em determinados pontos que constituem grandes obstáculos à franca progressão do desenvolvimento do produto.

Os principais pontos situam-se no controle da vasoconstrição pulmonar, que tem relação com a concentração de óxido nítrico, uma vez que já é conhecido o mecanismo pelo qual as hemoglobinas sintéticas inativam o óxido nítrico liberado, fazendo com que haja uma vasoconstrição de difícil controle.[85]

Outro ponto a considerar é o controle da formação de meta-hemoglobina em altas porcentagens após o uso da solução. Finalmente, o controle da hemoglobinúria e consequentemente da possível alteração da função renal são os pontos atualmente mais debatidos e estudados entre os pesquisadores do assunto.[86]

REFERÊNCIAS

1. Giangrande PLF. The history of blood transfusion. Br J Haematol. 2000;110: 758-67.
2. Decastello A, Sturli A. Uber die Iso-agglutine im Serum gesunder und kranker Menschen. Munchner Medizinische Wochenschrift. 1902;49:1090-5.

3. Blundell J. Observations on transfusion of blood by Dr. Blundell with a description of his gravitator. 1828, Lancet II, p.321-4. [Internet] [Acesso em 12 nov 2016]. Disponível em: https://www.woodlibrarymuseum.org/rarebooks/item/129/blundell-j.-observations-on-transfusion-of--blood,-with-a-description-of-his-gravitator,-1828-29.
4. Jones HW, Mackmul G. The influence of James Blundell on the development of blood transfusion. Ann Med Hist. 1928;10:242-8.
5. Rous P, Turner JR. Preservation of living red blood corpuscles in vitro. II. The transfusion of kept cells. J Exp Med. 1916;23(2):219-37.
6. Loutit JF, Mollison PL. Advantages of a disodium--Citrate-glucose mixture as a preservative. Br Med J. 1943;2(4327):744-5.
7. Lewinsohn R. Blood transfusion by the citrate method. Surg Gynecol Obstetr. 1915;21:37-47.
8. Hogman CF, Bagge L, Thoren L. The use of blood components in surgical transfusion therapy. World J Surg. 1987;11:2-13.
9. Faust RJ, Messick JM. Blood component therapy: present and future. In: Tarhan S. Cardiovascular Anesthesia and Postoperative Care ed. II. Chicago: Year Book Medical Publishers, 1989. p.553-63.
10. Guia para uso de hemocomponentes/Ministério da Saúde, Secretaria de Atenção à Saúde, Departamento de Atenção Especializada e Temática. 2.ed. 1. reimpr. Brasília: Ministério da Saúde, 2015. p.136.
11. Elison N. Use of blood and blood products during anesthesia and surgery. ASA Refresher Course Lect. 1994;161:1-6.
12. Goodnough LT, Brecher ME, Kanter MH. Medical progress: transfusion medicine. N England J Med. 1999;340-438.
13. Luten M, Roerdinkholder-Stoelwinder B, Schaap NP, et al. Survival of red blood cells after transfusion: a comparison between red cells concentrates of different storage periods. Transfusion. 2008;48(7):1478-85.
14. Hess JR, Sparrow RL, van der Meer PF, et al. Red blood cell hemolysis during blood bank storage: using national quality management data to answer basic scientific questions. Transfusion. 2009;49(12):2599-603.
15. Heaton WM. Red blood cell hemolysis: an old standard in changing times. Transfusion. 2009;49(12):2551-4.
16. Zubair AC. Clinical impact of blood storage lesions. Am J Hematol. 2010;85(2):117-22.
17. Hewitt PE, Machin SJ. Massive blood transfusion. BMJ. 1990;300:107-9.
18. Consensus Conference. Fresh-Frozen Plasma. Indications and Risks. JAMA. 1985;253(4):551-3.
19. Cohen H. Avoiding the misuse of fresh-frozen plasma. BMJ. 1993;307(6901):395-6.
20. Contreras M, Mollison PL. Immunological complications of transfusion. BMJ. 1990;300:173-6.
21. Foster Jr RS, Constanza MC, Foster JC, et al. Adverse relationship between blood transfusions and survival after colectomy for colon cancer. Cancer. 1985;55:1195-201.
22. Mc Clinton S, Moffat LE, Scott S, et al. Blood transfusion and survival following surgery for prostatic carcinoma. Br J Surg. 1990;77(2):140-2.
23. Heiss MM, Mempel W, van de Watering LMG, et al. Blood transfusion-modulated tumor recurrence: first results of a randomized study of autologous vs. allogenic blood transfusion in colorectal cancer surgery. J Clin Oncol. 1994;12:1859-367.
24. Chung M, Steinmetz OK, Gordon PH. Perioperative blood transfusion and outcome after resection for colorectal carcinoma. Br J Surg. 1993;80(4):427-32.
25. Vamvakas EC, Moore SP. Perioperative blood transfusion and colorectal cancer recurrence: a qualitative statistical overview and meta-analysis. Transfusion. 1993;33:754.
26. Busch ORC, Hop WCJ, Marquet RL, et al. Blood transfusion and prognosis in colorectal cancer. N Engl J Med. 1993;328:1372.
27. Heiss MM, Mempel W, Jauch KW, et al. Beneficial effect of autologous blood transfusion on infections complications after colorectal cancer surgery. Lancet. 1993;342(8883):1328-33.
28. Houbiers JGA, Brand A, van de Watering LMG, et al. Randomized controlled trial comparing transfusion of leukocyte-depleted or buffy-coat-depleted blood in surgery for colorectal cancer. Lancet. 1994;344(8922):573-7.
29. Jensen LS, Kissmeyer-Nielsen P, Wolff B, et al. Randomized comparison of leukocyte-depleted versus buffy-coat-poor blood transfusion and complications after colorectal cancer surgery. Lancet. 1996;348:841-5.
30. Moir MS, Samy RN, Hanasono M. Autologous and heterologous blood transfusion in head and neck cancer surgery. Arch Otolaringol Head Neck Surg. 1999;125(8):864-8.
31. Heiss MM. Risk of allogenic transfusions. Br J Anaesth. 1998;81(suppl 1):16-9.
32. Heiss MM, Allgayer H, Gruentzner KU. Prognostic influence of blood transfusion on minimal residual disease in resected gastric cancer patients. Anticancer Res. 1997;17:2657.
33. Toy P, Gajic O. Transfusion-related acute lung injury. Anesth Analg. 2004;99:1623-4.
34. Donald RY. Germs, gels and genomes: a personal recollection of 30 years in blood safety testing. In: Stramer SL. Blood safety in the millennium. Bethseda: American Blood Bank Association, 2001. p.97.
35. Gorgas DL. Transfusion Therapy: blood and blood products. In: Roberts JR, Hedges JR. Clinical procedures in emergency medicine. 4.ed. Philadelphia: Elsevier, 2004. p.513-30.
36. Zou S, Stramer S, Notari EP, et al. Current incidence and residual risk of hepatitis B infection among blood donors in the United States. Transfusion. 2009;49(8):1609-20.
37. Stramer SL. Reentry for donors deferred because of HIV or HVC-NAT or serological test results. Presented for BPAC, 2001.
38. Florell SR, Velasco SE, Fine PG. Perioperative recognition, management, and pathologic diagnosis of transfusion-related acute lung injury. Anesthesiology. 1994;81:508-10.

39. Virus do Nilo Ocidental - Nova ameaça à segurança transfusional? Rev Bras Hemoter. 2004;26(2):114-21.
40. Portal da Saúde - Ministério da Saúde. Confirmação do Zika Vírus no Brasil. Brasília: Ministério da Saúde, 2015. [Internet] [Acesso em 13 nov 2016]. Disponível em: http://portalsaude.saude.gov.br/index.php/oministerio/principal/secretarias/svs/noticias-svs/17702-confi rma-caodo-zika-virus-no-brasil
41. Empresa Brasil de Comunicação S/A - EBC Agência Brasil. Primeiro caso de zika virus é confirmado no Estado de São Paulo. EBC Agência Brasil, 2015. [Internet] [Acesso em 13 nov 2016]. Disponível em: http://agenciabrasil.ebc.com.br/geral/noticia/2015-05/primeiro-caso-de-zika-virus--econfirmado-em-sao-paulo
42. Zanluca C, Melo VCA, Mosimann ALP, et al. First report of autochthonous transmission of Zika virus in Brazil. Mem Inst Oswaldo Cruz. 2015;110:569-72.
43. Figueiredo ML, Figueiredo LT. Emerging alphaviruses in the Americas: Chikungunya and Mayaro. Rev Soc Bras Med Trop. 2014;47:677-83.
44. Vasconcelos PFC. Doença pelo vírus Zika: um novo problema emergente nas Américas? Rev Panamaz Saúde. 2015;6:9-10.
45. Habibi S, Coursin DB, McDermott JC. Trauma and massive hemorrhage. In: Muravchick S, Miller RD. Atlas of anesthesia subspecialty care. London: Churchill Livingstone, 2000. p.6.2-6.17.
46. Pratice guidelines for blood component therapy. Anesthesiology. 1996;84:32-8.
47. Miller RD. Chapter 46: Transfusion Therapy. p.1613-44 (Table 46-1, p.1614). In: Miller RD. Anesthesia. 5.ed. London: Churchill-Livingstone, 2000.
48. NIH Consensus Development Conference Statement: Perioperative red cell transfusion. 1998;7(4):27-9.
49. Wittmann PH, Wittmann FW. Total hip replacement surgery without blood transfusion in Jehovah's Witnesses. Br J Anaesth. 1992;68:306-7.
50. Siren AL, Fratelli M, Brines M, et al. Erythropoietin prevents neuronal apoptosis after cerebral ischemia and metabolic stress. Proc Natl Acad Sci. 2001;98(7):4044-9.
51. Haroon ZA, Amin K, Jiang X, et al. A novel role for erythropoietin during fibrin-induced wound-healing response". Am J Pathol. 2003;163(3):993-1000.
52. Schmeding M, Rademacher S, Boas-Knoop S, et al. rHuEPo reduces ischemia-reperfusion injury and improves survival after transplantation of fatty livers in rats. Transplantation. 2010;89(2):161-8.
53. Jelkmann W. Erythropoietin after a century of research: younger than ever. Eur J Haematol. 2007;78(3):183-205.
54. Goldwasser E, Kung CKH. Purification of Erythropoietin. Proc Nat Acad Sci. 1979;68(4):697-8.
55. Eschbach JW, Egrie JC, Downing MR, et al. Correction of the anemia of end-stage renal disease with recombinant human erythropoietin. Results of a combined phase I and II clinical trial. N Engl J Med. 1987;316(2):73-8.
56. Lin FK, Suggs S, Lin CH, et al. Cloning and expression of the human erythropoietin gene". Proc Natl Acad Sci. 1985;82(22):7580-4.
57. Macdougall IC. Novel erythropoiesis stimulating protein. Semin Nephrol. 2000;20(4):375-81.
58. Jacobson LO, Goldwasser E, Fried W, et al. Role of the kidney in erythropoiesis. Nature. 1957;179(4560):633-4.
59. Fisher JW, Koury S, Ducey T, et al. Erythropoietin production by interstitial cells of hypoxic monkey kidneys". Br J Haematol. 1996;95(1):27-32.
60. Maise K, Chog ZZ, Hou J, et al. Erythropoietin and Oxidative Stress. Curr Neurovasc Res. 2008;5(2):125-42.
61. Mihăilă RG, Rezi EC, Boitan M, et al. Erythropoietin and the pro-inflammatory cytokines in chronic C hepatitis. Hepatogastroenterology. 2009 May-Jun;56(91-92):751-5.
62. Algin MC, Hacioglu A, Yaylak F, et al. The role of erythropoietin in hemorrhagic shock-induced liver and renal injury in rats. Adv Ther. 2008;25(12):1353-74.
63. Spandou E, Tsouchnikas I, Karkavelas G, et al. Erythropoietin attenuates renal injury in experimental acute renal failure ischaemic/reperfusion model. Nephrol Dial Transplant. 2006;21:330-6.
64. Macdougall IC, Tucker B, Thompson J, et al. A randomized controlled study of iron supplementation in patients treated with erythropoietin. Kidney Int. 1996;50(5):1694-9.
65. Ehrenreich H, Degner D, Meller J, et al. schizophrenia. Mol Psychiatry. 2004;9(1):42-54.
66. Ohlsson A, Aher SM. Early erythropoietin for preventing red blood cell transfusion in preterm and/or low birth weight infants». Cochrane Database Syst Rev. 2006;3:CD004863.
67. Aher SM, Ohlsson A. Early versus late erythropoietin for preventing red blood cell transfusion in preterm and/or low birth weight infants. Cochrane Database Syst Rev. 2006;3:CD004865.
68. Corwin HL, Gettinger A, Fabian TC, et al. Efficacy and safety of epoetin alfa in critically ill patients. N Engl J Med. 2007;357(10):965-76.
69. Kohler M, Ayotte C, Desharnais P, et al. Discrimination of recombinant and endogenous urinary erythropoietin by calculating relative mobility values from SDS gels. Int J Sports Med. 2008;29(1):1-6.
70. Miller RD. Update on Blood Transfusion. Anesth Analg Suppl, 2000.
71. Dietz NM, Jorner MJ, Warner MA. Blood substitutes: fluids, drugs or miracle solutions? Anesth Analg. 1996;82:390-405.
72. Vane LA, Funston JS, Kirschner R, et al. Comparison of transfusion with DCLHb or pRBC's for treatment of intraoperative anemia in sheep. J Appl Physiol. 2002;92:343-53.
73. Fischer SR, Burnet M, Traber DL, et al. Plasma volume expansion with solutions of hemoglobin, albumin and Ringer lactate en sheep. Am J Physiol. 1999;276:H2194-H2203.
74. Cohn SM, Farrel TJ. Diasparin cross-linked hemoglobin resuscitation of hemorrháge: comparison of a blood bubstitute with hypertonic saline and isotonic saline. J Trauma. 1995;39:210-6.

75. Schultz S, Hámilton I, Malcolm D. Use of base deficit to compare resuscitation with lactated Ringer's solution, haemaccel, whole blood and diasparin cross-linked hemoglobin following hemorrháge in rats. J Trauma. 1993;35:619-25.
76. Vane LA, Funston JS, Deyo D, et al. Comparison of transfusion using packed red blood cels (pRBC) and hemoglobin based oxygen carriers (HBOC). Anesth Analg. 2000;90:S146.
77. Sloan EP, Koenigsberg M, Gens D, et al. Diasparin cross-linked hemoglobin (DCLHb) in the treatment of severe traumatic hemorrhagic shock: a randomized controlled efficacy trial. JAMA. 1999;282(19):1857-64.
78. Amberson WR, Flexner J, Steggerda FR. On the use of Ringer-locke solutions containing hemoglobin as a substitute for normal blood in mammals. J Cell Comp Physiol. 1934;5:359-82.
79. Hoffman SJ, Looker DL, Roehrich JM. Expression of fully functional tetrameric human hemoglobin in Escherichia coli. Proc Natl Acad Sci USA. 1990;87:8521-5.
80. Bunn HF. Subunit Dissociation of certain abnormal human hemoglobin. J Clin Invest. 1969;48:126-38.
81. De Venuto F, Friedman HI, Neville JR, et al. Appraisal of hemoglobin solution as a blood substitute. Surg Gynecol Obstet. 1979;149:417-36.
82. Cháng TMS. Semi permeable microcapsules. Science. 1964;146:524-5.
83. Kerius DM. Role of Perfluorocarbon Fluosol-DA in coronary angioplasty. Am J Med Sci. 1994;307:218-21.
84. Zuck TF, Riess JG. Current status of injectable oxygen carriers. Crit Ver Clin Lab Sci. 1994;31:295.
85. Steven DER, Swenson MK, Alberts RG, et al. Red-blood-cell augmentation of hypoxic pulmonary vasoconstriction. Hematocrit dependence and the importance of nitric oxide. Am J Respir Crit Care Med. 1998;157:1181-6.
86. Kramer GC, Brauer KI, Funston S, et al. Oxygen-carryng plasma expanders: a new class of fluids. In: Perioperative Fluid Therapy. 1.ed. Boca Raton: Taylor & Francis Group, 2006. p.175-90.

Soluções Cristaloides

David Ferez

INTRODUÇÃO

A terapia com soluções cristaloides é crucial no atendimento de todos os tipos de pacientes, seja para a manutenção de sua estabilidade, como durante uma anestesia; seja para a reanimação volêmica dos pacientes graves, como na sepse, trauma e queimados.

A introdução dessa classe de solução teve início com Thomas Latta em 1831. Esse pesquisador descreveu o tratamento do estado hipovolêmico na cólera, e é um clássico em terapêutica. Não havendo precedente para orientá-lo, agiu cautelosamente infundindo 330 onças de salina por via venosa em um paciente, durante um período de 12 horas, obtendo uma melhoria clínica importante.[1]

Na prática clínica, é importante compreender que tanto o tipo de fluido perdido pelo paciente, assim como o tipo de fluido escolhido para o seu tratamento, seja cristaloide ou coloide, assim como os vários tipos de soluções cristaloides disponíveis, têm impacto importante e fatores favoráveis e desfavoráveis a cada um deles.

Esse entendimento permite que um profissional determine o tipo de fluido cristaloide mais adequado, considerando uma gama enorme de pacientes e suas doenças.

FISIOLOGIA DOS COMPARTIMENTOS DE FLUIDOS

Conhecer os locais onde o fluido é encontrado no corpo humano é importante quando se pensa sobre o que os vários tipos de fluidos têm para oferecer e como eles podem afetar o paciente.

A água corporal total é de aproximadamente 60% da massa corporal no paciente adulto jovem em quilos (%/kg). Essa porcentagem de água flutua com a idade, o paciente mais jovem apresenta um maior conteúdo de água corporal, por exemplo, nos recém-nascidos é de 77% (70% a 85%); porém, nos pacientes mais idosos, acima dos setenta anos, é aproximadamente de apenas 55% (50% a 60%) dessa massa corporal. O sexo masculino apresenta um conteúdo maior de água, aproximadamente de 60% (50% a 70%), enquanto o feminino de apenas 54% (44% a 60%) (Figura 105.1)

O volume total de água foi dividido didaticamente em compartimentos menores. Essas divisões foram propagadas por Daniel C Darrow e Herman Yannet na década de 1930[2,3]. Foi proposta então a divisão de água corporal total em compartimentos: compartimento intracelular e extracelular, com composição iônica e grandeza bem diversa entre ambos. Contudo, posteriormente, o compartimento extracelular foi novamente dividido em intravascular, ou plasmático, e intersticial. Estes de composição iônica similar, mas de tamanhos bem diferentes (Figura 105.2 e Tabela 105.1).

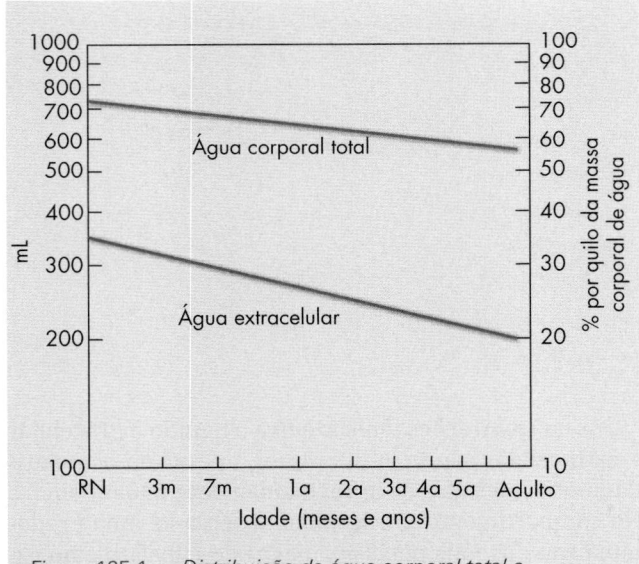

Figura 105.1 — *Distribuição da água corporal total e extracelular segundo a idade.*

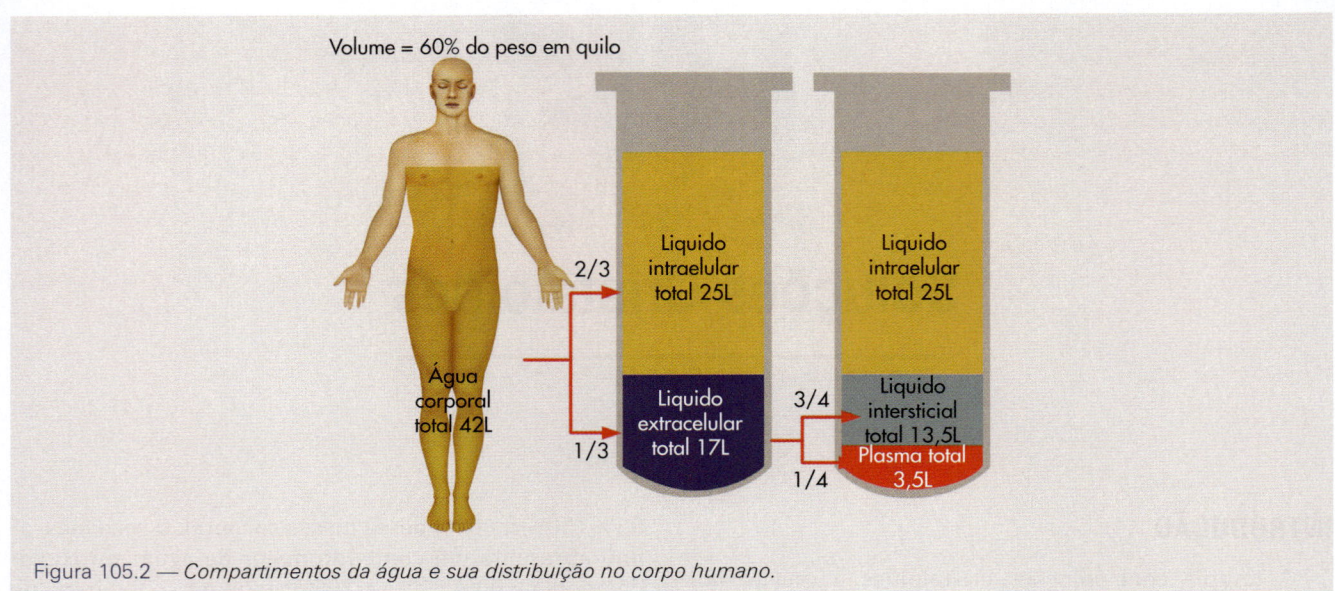

Figura 105.2 — *Compartimentos da água e sua distribuição no corpo humano.*

TABELA 105.1 DISTRIBUIÇÃO DA ÁGUA CORPORAL EM HUMANOS.	
Localização	Média (% por quilo de peso)
Água corpatotal	
♦ Adulto feminino	54 (44 – 60)
♦ Adulto masculino	60 (50 – 70)
♦ Recém-nascido	77 (70 – 85)
Água extracelular	
♦ Adulto feminino	14
♦ Adulto masculino	15
♦ Recém-nascido	29
Água intersticial	
♦ Adulto feminino	10
♦ Adulto masculino	11
♦ Recém-nascido	24
Água do plasma	
♦ Adulto feminino	4,5
♦ Adulto masculino	4
♦ Recém-nascido	5,5
Água intracelular	
♦ Adulto feminino	40
♦ Adulto masculino	45
♦ Recém-nascido	48

TABELA 105.2 COMPONENTES PLASMÁTICO E INTERSTICIAL.			
Concentração aproximada dos componentes dos compartimentos de fluidos			
Componentes	LIC	LEC	
		Plasmático	Intersticial
Sódio (mEq.L^{-1})	10	145	142
Potássio (mEq.L^{-1})	140	4	4
Cálcio (mEq.L^{-1})	< 1	3	3
Magnésio (mEq.L^{-1})	50	2	2
Cloro (mEq.L^{-1})	4	105	110
Bicarbonato (mEq.L^{-1})	10	24	28
Fosfato (mEq.L^{-1})	75	2	2
Proteínas (g.dL^{-1})	16	7	2

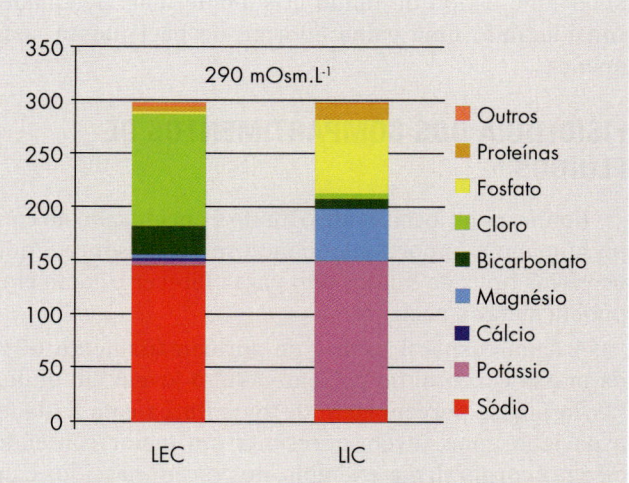

Figura 105.3 — *Comparação dos componentes do compartimento intracelular e extracelular e a osmolaridade.*

As concentrações iônicas entre o líquido extracelular e extracelular são bem diferentes, apesar da osmolaridade ser a mesma e de aproximadamente 290 mOsm.L^{-1}. No compartimento intracelular, observa-se uma predominância dos íons potássio, magnésio e fosfato e no extracelular (plasmático e intersticial), do íon sódio e cloro (Tabela 105.2 e Figura 105.3).

Nos estados de choque e desidratação, tipicamente o compartimento plasmático é logo diminuído, segue-se imediatamente o esvaziamento do compartimento intersticial e, só mais tardiamente, é seguido a contração do compartimento intracelular.

Quando o compartimento plasmático é diminuído de forma importante, imediatamente seguem-se vários reflexos (renina-angiotensina-aldosterona, catecolaminas adrenal etc.), cujo objetivo é a manutenção da volemia e perfusão dos órgãos vitais. Esses reflexos, dentro de seu limite e efeitos adversos, irão compensar em parte a contração do volume plasmático até a homeostasia ser recuperada.

Embora possa parecer que a água está contida nesses diferentes espaços do corpo, na realidade ela se move pronta e constantemente entre os compartimentos. O maior determinante do movimento da água entre compartimentos é o número de partículas (osmolaridade) encontradas em um compartimento em relação a outro (ou seja, o gradiente de concentração). Especificamente, o movimento do fluido de um compartimento para outro é dependente de osmoles eficazes (partículas incapazes de permear a membrana) que criam gradientes de concentração entre os compartimentos. No corpo, os íons de sódio são os maiores determinantes dos osmoles efetivos e, portanto, o que determina a distribuição de água corporal na maioria das situações, levando assim ao dito comum "onde vai o sódio, a água o segue". Darrow e Yannet propuseram um diagrama para facilitar o conceito onde na abscissa fica a grandeza do compartimento e nas ordenadas, a osmolaridade do mesmo (Figura 105.4).[3]

Danielli[4] e Chambers[5], na década de 1940, descreveram o conceito do Glicocálix como uma matriz fina extracelular, uma camada externa à membrana celular do endotélio dos mais variados vasos sanguíneos. Essa camada delgada (20 nm) foi demonstrada por Luft somente em 1966,[6] com a introdução da microscopia eletrônica.

O Glicocálix, em uma barreira de múltiplas camadas, funciona reduzindo o acesso de células e macromoléculas do sangue para a superfície endotelial. Portanto, protege a célula contra agressões físicas e químicas, retém nutrientes e enzimas e participa do reconhecimento celular e reconhecimento intercelular, uma vez que diferentes células possuem diferentes Glicocálix em sua composição.

O endotélio vascular e o Glicocálix regulam a permeabilidade vascular. Não é permitido, dentro de circunstâncias normais, a passagem de moléculas maiores que 70 kDa. A albumina apresenta tamanho de 67 kDa e, teoricamente, deveria cruzar essa barreira. Porém, devido à carga negativa do Glicocálix, essa camada repele a albumina e outras moléculas também com forte carga negativa. Observa-se também a repulsa de vários tipos de células (glóbulos vermelhos, brancos e plaquetas) devido a essas cargas.

Essa multicamada é formada por glicolipídios, esfingolipídios, glicoproteínas e proteoglicanos, os quais cada um apresenta diferentes funções.

O Glicocálix é o principal determinante do coeficiente de reflexão da lei de Starling (Ernest Henry Starling), que quantifica a troca de líquidos entre o intravascular e o interstício (Figura 105.5).

CONCEITO

Os fluidos cristaloides podem ser conceituados como uma solução na qual o solvente é a água e o soluto, uma substância de baixo peso molecular, como um sal inorgânico dissociável, por exemplo, o cloreto de sódio. Como

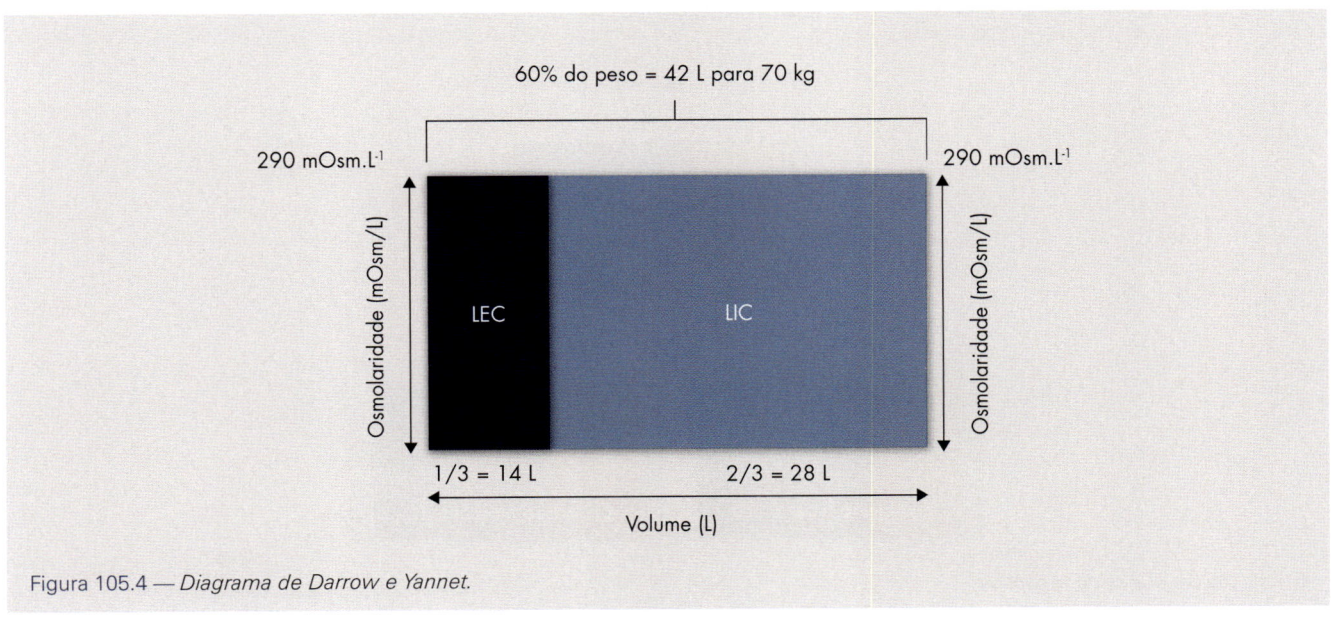

Figura 105.4 — *Diagrama de Darrow e Yannet.*

são moléculas dissociáveis de baixo peso molecular, apresentam pressão osmótica, mensurável em Osm.L^{-1} e dependem do número dessas partículas presentes no solvente, que é a água. Pode-se lembrar a solução salina a 0,9% (9 g de cloreto de sódio em um litro de água), que é composta de 154 mMol.L^{-1} (ou 154 mEq.L^{-1}) de sódio e 154 mMol.L^{-1} (ou 154 mEq.L^{-1}) de cloro, o que representa uma osmolaridade calculada de 308 mOsm.L^{-1}.

CLASSIFICAÇÃO

As soluções cristaloides podem ser classificadas, conforme sua osmolaridade, em: hipertônicas, isotônicas e hipotônicas, quando comparadas à osmolaridade plasmática normal (290 mOsm.L^{-1}). Os cristaloides hipertônicos, com osmalaridade acima de 290 mOsm.L^{-1}, são a salina hipertônica a 7,5% (2.563 mOsm.L^{-1}) e a 3,5% (1.025 mOsm.L^{-1}). Os cristaloides isotônicos, com osmalaridade próxima ao do plasma, são a salina isotônica a 0,9% (308 mOsm.L^{-1}), a solução de ringer com lactato (275 mOsm.L^{-1}). O cristaloide hipotônico é a salina a 0,45% (154 mOsm.L^{-1}) (Tabela 105.3).

TABELA 105.3 — CLASSIFICAÇÃO DOS CRISTALOIDES SEGUNDO A OSMOLARIDADE.

Classificação	Solução	Osmolaridade (mOsm/L)
Hipertônico	Salina a 7,5%	2.563
	Salina a 3,5%	1.025
Isotônico	Salina a 0,9%	308
	Ringer	309
	Ringer com lactato	275
	Plasma-lyte®	294
Hipotônico	Salina a 0,45%	154

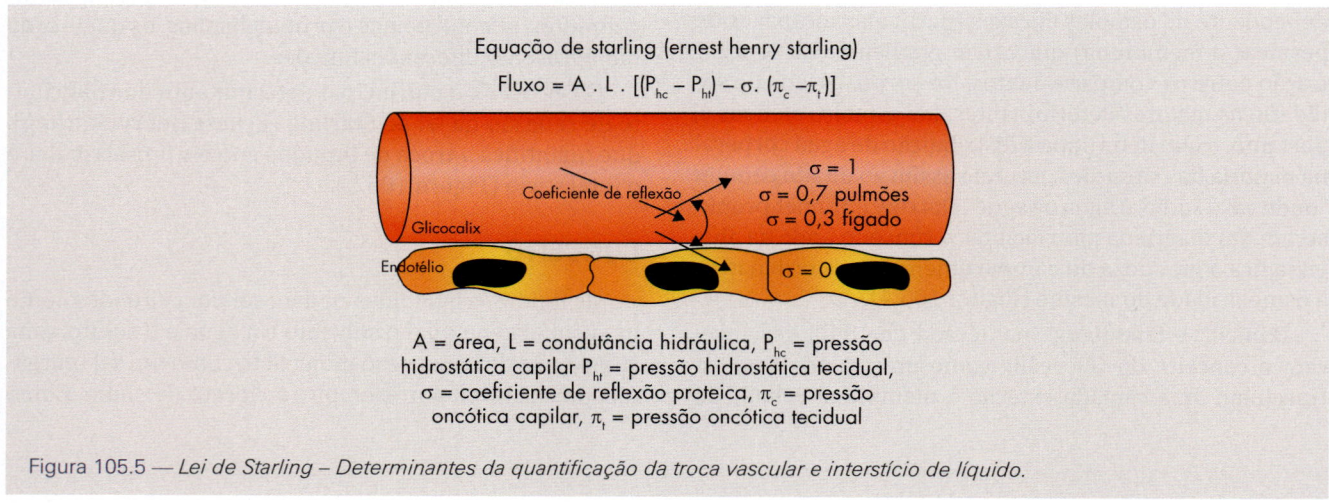

Figura 105.5 — *Lei de Starling – Determinantes da quantificação da troca vascular e interstício de líquido.*

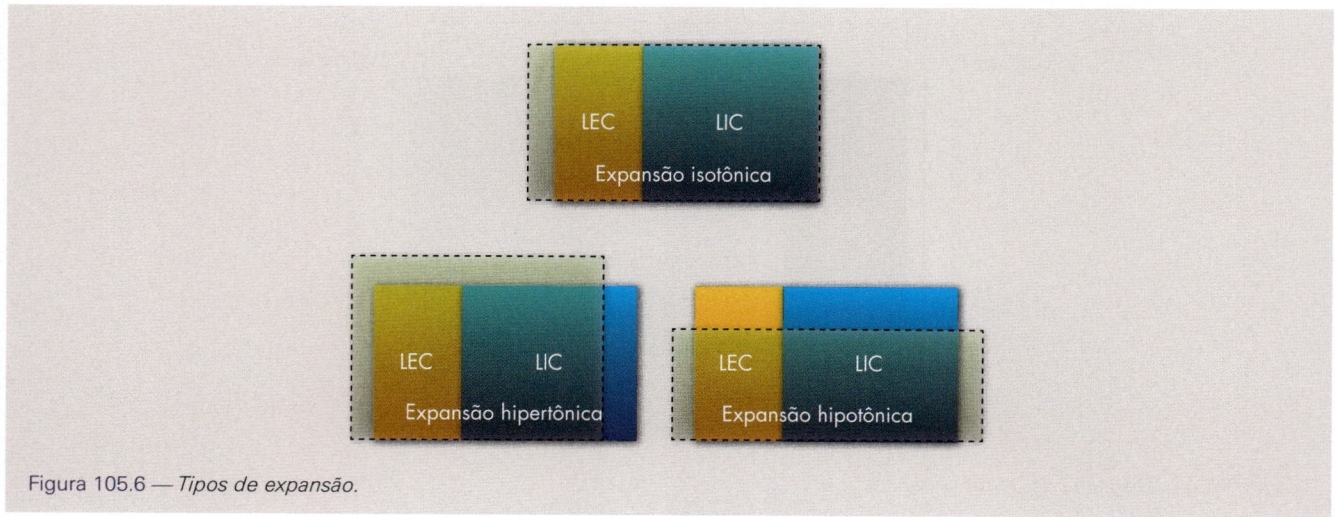

Figura 105.6 — *Tipos de expansão.*

A expansão volêmica varia conforme se utiliza um líquido com a mesma osmolaridade do plasma, com uma maior osmolaridade ou uma menor osmolaridade (Figura 105.6).

A expansão isotônica é a mais utilizada na clínica diária. Ela promove o aumento importante do líquido extracelular, devido ao seu alto conteúdo de sódio osmoticamente ativo presente nesse compartimento. Esse incremento no líquido extracelular mantém a relação de uma parte para o compartimento plasmático para três a quatro partes para o compartimento intersticial. Essa relação pode ser alterada sobre circunstâncias patológicas.

Quando se compara os efeitos adversos dos coloides frente aos cristaloides, observa-se que aqueles não têm grandes vantagens sobre estes, por exemplo, o estudo SAFE, de 2004, não evidenciou diferença, na mortalidade de 28 dias em pacientes críticos, comparando salina 0,9% e albumina 4,5%[7], e, muitas vezes, efeitos adversos maiores.

É conhecido o efeito deletério dos amidos (*starchs*) sobre função renal e outros órgãos quando comparado aos mais diversos cristaloides.[8,9] De forma contrária, o estudo CRYSTMAS não encontrou diferenças na função renal de pacientes em sepse comparando a solução de hidroxietil starch (HES) com salina a 0,9%(10), porém o estudo 6S Trial, de 2012, mais robusto, comparando HES com ringer acetato, indica uma maior mortalidade no grupo HES.[11]

Como conclusão, é de se esperar que, na atualidade, a maioria dos intensivistas, anestesiologista e clínicos que trabalha em emergências prefere o emprego de soluções cristaloides para recompor o volume plasmático.

TIPOS DE SOLUÇÕES CRISTALOIDES DISPONÍVEIS

Existem, para uso clínico, quatro soluções isotônicas para induzir uma expansão da forma isotônica: a solução Salina 0,9%, o Ringer simples, o ringer com Lactato e o plasma-lyte®. Cada uma delas apresentam pontos favoráveis e desfavoráveis, cabe ao prescritor a decisão da mais adequada a seu paciente.

Salina a 0,9% (isotônica)

Na literatura recente são muitas as evidências dos efeitos deletérios da salina a 0,9%, os mais variados e incluindo aumento na mortalidade, (12-16). Porém, essa solução ainda é, sem nenhuma sombra de dúvida, a mais empregada em todo o mundo. Hahn, em 2014, em editorial, coloca dúvida sobre o valor insalubre da salina 0,9%, especialmente quando lança um olhar sobre o volume utilizado em todo o planeta.

O maior limitador do emprego rotineiro da salina a 0,9% é a sua concentração elevada de íons cloreto (154 mMol.L^{-1}). Quando se compara essa solução com o plasma humano (90 a 100 mMol.L^{-1}), observa-se que possui mais de 50% de íons cloreto por litro que o plasma humano.

A evidência que os íons cloreto afetam a função renal, diminuindo a filtração glomerular, teve início nos estudos de Wilcox, em 1983. Esse autor demonstrou que a infusão de soluções ricas em cloretos diminuía o ritmo de filtração glomerular de ratos devido à diminuição do fluxo da arteríola aferente glomerular.[17]

A hipercloremia não afeta somente a filtração glomerular, é notório que, após a infusão de um a dois litros de salina a 0,9%, ocorre acidose associada à hipercloremia.

A observação que a infusão rápida e de volumes elevados de salina 0,9% em pacientes clínicos induz a acidose hiperclorêmica não é recente, desde os finais da década de 1990 já era de conhecimento médico.[18]

A origem desse tipo de acidose é de fácil entendimento, uma vez que um íon altamente reativo e de carga negativa é introduzido no plasma, porém, é ainda duvidoso se esse tipo de acidose tem realmente impacto na mortalidade dos pacientes, diferente da acidose láctica, que, sem dúvidas, está associada à hipóxia celular e à mortalidade.[19]

Anteriormente foi apontado as recentes evidências sobre a associação entre mortalidade perioperatória da acidose hiperclorêmica em vários cenários clínicos, como choque, sepse etc.[12-16] Contudo, deve-se ressaltar que essas evidências são estudos do tipo coorte e que associação entre alguns achados não é necessariamente a sua causa. Validações mais robustas são necessárias nesse campo de evidências.

O Chrystmas Trial Salina normal foi comparável à solução coloide (Insuficiência Renal Aguda e Disfunção Renal), em que foi constatado:

- igual mortalidade;
- igual disfunção na coagulação;
- volume de salina normal ser muito maior.

Ringer Simples

O ringer simples apresenta as mesmas limitações da salina 0,9%, no que se refere à alta disponibilidade de cloretos (156 mMol.L^{-1}), apesar da introdução de íons potássio (4 mMol.L^{-1}) e cálcio (2,7 mMol.L^{-1}).

Ringer com Lactato

O ringer com Lactato, diferente do ringer simples, apresenta baixa concentração de íons cloretos. A diminuição desse íon foi possível pela introdução do lactato, que, devido a sua carga negativa, permite a redução dos cloretos, mantendo a eletroneutralidade da solução. Porém, a entrada do lactato não está isenta de nenhum efeito prejudicial potencial ao paciente.

A mais evidente é tornar essa solução discretamente hipotônica (275 mOsm.L^{-1}) com relação ao plasma humano (290 mOsm.L^{-1}). O impacto clínico dessa pequena diferença, aparentemente, não é extraordinário.

Porém, evidências experimentais, já de longa data, apontavam o efeito pró-inflamatório lactato.[20,21] O lactato está relacionado a um aumento na expressão neutrofílica de selectinas P e L, moléculas de adesão intercelular 1 (icam-1) e moléculas de adesão de células vasculares 1 (vcam-1).[22]

Frente a esses achados, fez-se indispensável uma intensa pesquisa para elucidar a origem citotóxica da mistura racêmica que compunha a solução de Ringer com lactato. Nos experimentos realizados concluiu-se que a porção dextrogira da solução era responsável pela toxicidade. O isômero D aumenta o estresse oxidativo dos neutrófilos causado pela produção excessiva de espécies reativas oriundas do oxigênio molecular (superóxido),[20] além de incrementar a síntese de proteínas que induzem a apoptose celular, interferem no fenômeno de migração celular[23] e aumentam a expressão gênica de mediadores infamatórios.[24]

O isômero L do lactato confere proteção imune, atenuando a ativação neutrofílica, além de promover a diminuição da expressão gênica de mediadores inflamatórios e da síntese de proteínas pró-apoptóticas.[23,25]

Por décadas procurou-se uma solução que possa substituir a forma racêmica do lactato, pode-se lembrar do Ringer com Acetato,[26] e do Ringer Etil-Piruvato com uma vasta investigação.[27-33] Estes apresentam vantagens bem definidas sobre o ringer com lactato.

Plasma-Lyte 148®

O plasma-lyte 148® é uma solução balanceada de eletrólitos mais próxima do plasma humano, foi introduzida para uso clínico na década de 1990 nos EUA, Reino Unido e Austrália. O plasma-lyte® é isento de cálcio. Para minimizar o íon cloreto (98 mMol.L^{-1}) é introduzido os radicais gluconato (23 mMol.L^{-1}) e acetato (27 mMol.L^{-1}) e conta com: 140 mMol.L^{-1} de sódio, 5 mMol.L^{-1} de potássio, 1,5 mMol.L^{-1} de magnésio. A sua osmolaridade calculada é de 294 mOsm.L^{-1} em um pH de 7,4. Curiosamente, o valor 148 é devido à soma de todos os cátions dessa solução.[34]

Estudo experimental tem apontado que o Plasma-lyte 148® assim como o ringer com lactato foram mais efetivos em diminuir a mieloperoxidase em modelo experimental de ratos de injúria e reperfusão. Porém, o estado ácido-base foi melhor no grupo que recebeu plasma-lyte 148®.[35]

Estudos clínicos têm apontado melhores resultados na reidratação de crianças quando o plasma-lyte 148® é utilizado para recompor o volume plasmático.[36] Ele apresenta melhor performance em manutenção do fluxo sanguíneo renal quando comparado com a salina a 0,9%.[37] O estudo Split, iniciado em 2014, vem sendo conduzido para esclarecer melhor o uso dessa solução em comparação com a salina 0,9%.[38]

Concluindo, pode-se afirmar, com base nas atuais evidências, que, das soluções cristaloides disponíveis no mercado, o plasma-lyte 148® é a mais segura, até que outros estudos possam indicar um caminho diferente.

A Tabela 105.4 mostra um resumo das diferenças eletrolíticas e ácido-base entre os cristaloides.

TABELA 105.4
DIFERENÇAS ELETROLÍTICAS E ÁCIDO-BASE

Componente	Plasma	SF 0,9%	Ringer simples	Ringer com lactato	Plama-lyte
Sódio (mMol.L^{-1})	140	154	147	130	140
Potássio (mMol.L^{-1})	4	0	4	4	5
Cloro (mMol.L^{-1})	100	154	156	109	98
Cálcio (mMol.L^{-1})	5	0	2,7	0	0
Acetato (mMol.L^{-1})	0	0	0	0	27
Gluconato (mMol.L^{-1})	0	0	0	0	23
Lactato (mMol.L^{-1})	0	0	0	28	0
Magnésio (mMol.L^{-1})	2	0	0	0	1,5
Osmolaridade (mOsm.L^{-1})	289	308	309	275	294
Pressão oncótica (mmHg)	25	0	0	0	0
pH	7,4	5-6	6-6,5	6,0-7,5	6,5-8,0

REFERÊNCIAS

1. Janakan G, Ellis H. Dr Thomas Aitchison Latta (c1796-1833): pioneer of intravenous fluid replacement in the treatment of cholera. J Med Biogr. 2013;21(2):70-4.
2. Darrow DC, Soule HC, Buckman TE. Blood Volume in Normal Infants and Children. J Clin Invest. 1928;5(2):243-58.
3. Darrow DC, Yannet H. The Changes in the Distribution of Body Water Accompanying Increase and Decrease in Extracellular Electrolyte. J Clin Invest. 1935;14(2):266-75.
4. Danielli JF. Capillary permeability and oedema in the perfused frog. J Physiol. 1940;98(1):109-29.
5. Chambers R, Zweifach BW. Intercellular cement and capillary permeability. Physiol Rev. 1947;27(3):436-63.
6. Luft JH. Fine structures of capillary and endocapillary layer as revealed by ruthenium red. Fed Proc. 1966;25(6):1773-83.
7. Finfer SR, Boyce NW, Norton RN. The SAFE study: a landmark trial of the safety of albumin in intensive care. Med J Aust. 2004;181(5):237-8.
8. Wiedermann CJ. Renal failure in septic patients receiving hydroxyethyl starch. Minerva Anestesiol. 2007;73(7-8):441; author reply 2.
9. Patel A, Waheed U, Brett SJ. Randomised trials of 6% tetrastarch (hydroxyethyl starch 130/0.4 or 0.42) for severe sepsis reporting mortality: systematic review and meta-analysis. Intensive Care Med. 2013;39(5):811-22.
10. Guidet B, Martinet O, Boulain T, Philippart F, Poussel JF, Maizel J, et al. Assessment of hemodynamic efficacy and safety of 6% hydroxyethylstarch 130/0.4 vs. 0.9% NaCl fluid replacement in patients with severe sepsis: the CRYSTMAS study. Crit Care. 2012;16(3):R94.
11. Perner A, Haase N, Guttormsen AB, Tenhunen J, Klemenzson G, Aneman A, et al. Hydroxyethyl starch 130/0.42 versus Ringer's acetate in severe sepsis. N Engl J Med. 2012;367(2):124-34.
12. Patel N, Baker SM, Walters RW, Kaja A, Kandasamy V, Abuzaid A, et al. Serum hyperchloremia as a risk factor for acute kidney injury in patients with ST-segment elevation myocardial infarction undergoing percutaneous coronary intervention. Proc (Bayl Univ Med Cent). 2016;29(1):7-11.
13. Suetrong B, Pisitsak C, Boyd JH, Russell JA, Walley KR. Hyperchloremia and moderate increase in serum chloride are associated with acute kidney injury in severe sepsis and septic shock patients. Crit Care. 2016;20(1):315.
14. Lee JY, Hong TH, Lee KW, Jung MJ, Lee JG, Lee SH. Hyperchloremia is associated with 30-day mortality in major trauma patients: a retrospective observational study. Scand J Trauma Resusc Emerg Med. 2016;24(1):117.
15. Neyra JA, Canepa-Escaro F, Li X, Manllo J, Adams-Huet B, Yee J, et al. Association of Hyperchloremia With Hospital Mortality in Critically Ill Septic Patients. Crit Care Med. 2015;43(9):1938-44.
16. Yunos NM, Bellomo R, Glassford N, Sutcliffe H, Lam Q, Bailey M. Chloride-liberal vs. chloride-restrictive intravenous fluid administration and acute kidney injury: an extended analysis. Intensive Care Med. 2015;41(2):257-64.
17. Wilcox CS. Regulation of renal blood flow by plasma chloride. J Clin Invest. 1983;71(3):726-35.
18. Scheingraber S, Rehm M, Sehmisch C, Finsterer U. Rapid saline infusion produces hyperchloremic acidosis in patients undergoing gynecologic surgery. Anesthesiology. 1999;90(5):1265-70.
19. Hahn RG. Should anaesthetists stop infusing isotonic saline? Br J Anaesth. 2014;112(1):4-6.
20. Rhee P, Burris D, Kaufmann C, Pikoulis M, Austin B, Ling G, et al. Lactated Ringer's solution resuscitation causes neutrophil activation after hemorrhagic shock. J Trauma. 1998;44(2):313-9.
21. Alam HB, Stanton K, Koustova E, Burris D, Rich N, Rhee P. Effect of different resuscitation strategies on neutrophil activation in a swine model of hemorrhagic shock. Resuscitation. 2004;60(1):91-9.
22. Alam HB, Sun L, Ruff P, Austin B, Burris D, Rhee P. E- and P-selectin expression depends on the resuscitation fluid used in hemorrhaged rats. J Surg Res. 2000;94(2):145-52.
23. Koustova E, Stanton K, Gushchin V, Alam HB, Stegalkina S, Rhee PM. Effects of lactated Ringer's solutions on human leukocytes. J Trauma. 2002;52(5):872-8.
24. Alam HB, Stegalkina S, Rhee P, Koustova E. cDNA array analysis of gene expression following hemorrhagic shock and resuscitation in rats. Resuscitation. 2002;54(2):195-206.
25. Jaskille A, Alam HB, Rhee P, Hanes W, Kirkpatrick JR, Koustova E. D-lactate increases pulmonary apoptosis by restricting phosphorylation of bad and eNOS in a rat model of hemorrhagic shock. J Trauma. 2004;57(2):262-69; discussion 9-70.
26. Muller RB, Ostrowski SR, Haase N, Wetterslev J, Perner A, Johansson PI. Markers of endothelial damage and coagulation impairment in patients with severe sepsis resuscitated with hydroxyethyl starch 130/0.42 vs Ringer acetate. J Crit Care. 2016;32:16-20.
27. Andersson A, Fenhammar J, Frithiof R, Sollevi A, Hjelmqvist H. Haemodynamic and metabolic effects of resuscitation with Ringer's ethyl pyruvate in the acute phase of porcine endotoxaemic shock. Acta Anaesthesiol Scand. 2006;50(10):1198-206.
28. Fink MP. Reactive oxygen species as mediators of organ dysfunction caused by sepsis, acute respiratory distress syndrome, or hemorrhagic shock: potential benefits of resuscitation with Ringer's ethyl pyruvate solution. Curr Opin Clin Nutr Metab Care. 2002;5(2):167-74.
29. Fink MP. Ringer's ethyl pyruvate solution: a novel resuscitation fluid for the treatment of hemorrhagic shock and sepsis. J Trauma. 2003;54(5 Suppl):S141-3.
30. Mulier KE, Beilman GJ, Conroy MJ, Taylor JH, Skarda DE, Hammer BE. Ringer's ethyl pyruvate in hemorrhagic shock and resuscitation does not improve early hemodynamics or tissue energetics. Shock. 2005;23(3):248-52.
31. Sims CA, Wattanasirichaigoon S, Menconi MJ, Ajami AM, Fink MP. Ringer's ethyl pyruvate solution ameliorates is-

chemia/reperfusion-induced intestinal mucosal injury in rats. Crit Care Med. 2001;29(8):1513-8.

32. Tawadrous ZS, Delude RL, Fink MP. Resuscitation from hemorrhagic shock with Ringer's ethyl pyruvate solution improves survival and ameliorates intestinal mucosal hyperpermeability in rats. Shock. 2002;17(6):473-7.

33. Venkataraman R, Kellum JA, Song M, Fink MP. Resuscitation with Ringer's ethyl pyruvate solution prolongs survival and modulates plasma cytokine and nitrite/nitrate concentrations in a rat model of lipopolysaccharide-induced shock. Shock. 2002;18(6):507-12.

34. Weinberg L, Collins N, Van Mourik K, Tan C, Bellomo R. Plasma-Lyte 148: A clinical review. World J Crit Care Med. 2016;5(4):235-50.

35. Wang Y, Guo W, Gao D, You G, Wang B, Chen G, et al. Effects of Plasma-lyte A, lactated Ringer's, and normal saline on acid-base status and intestine injury in the initial treatment of hemorrhagic shock. Am J Emerg Med. 2016.

36. Allen CH, Goldman RD, Bhatt S, Simon HK, Gorelick MH, Spandorfer PR, et al. A randomized trial of Plasma-Lyte A and 0.9 % sodium chloride in acute pediatric gastroenteritis. BMC Pediatr. 2016;16:117.

37. Chowdhury AH, Cox EF, Francis ST, Lobo DN. A randomized, controlled, double-blind crossover study on the effects of 2-L infusions of 0.9% saline and plasma-lyte(R) 148 on renal blood flow velocity and renal cortical tissue perfusion in healthy volunteers. Ann Surg. 2012;256(1):18-24.

38. Reddy SK, Bailey MJ, Beasley RW, Bellomo R, Henderson SJ, Mackle DM, et al. A protocol for the 0.9% saline versus Plasma-Lyte 148 for intensive care fluid therapy (SPLIT) study. Crit Care Resusc. 2014;16(4):274-9.

106
Técnicas para Minimização de Transfusão Sanguínea

Juliano Pinheiro de Almeida
Filomena Regina Barbosa Gomes Galas
Ludhmila Abrahão Hajjar

INTRODUÇÃO

A prática de transfusão de sangue, ou seja, a transferência de sangue da circulação de um indivíduo para outro, com propósito terapêutico, é relativamente recente na medicina. As primeiras pesquisas em medicina transfusional datam do século XVII, quando William Harvey descreveu a circulação e as propriedades do sangue em 1628.[1] No entanto, as primeiras tentativas de transfusão realizadas na época utilizavam sangue de animais e não obtiveram sucesso. Somente em 1818 o obstetra britânico James Blundell realizou a primeira transfusão de sangue bem-sucedida em uma paciente com hemorragia pós-parto. Em 1901, quando Karl Landsteiner descreveu pela primeira vez o sistema ABO, a transfusão de sangue tornou-se uma prática mais segura.[1,2]

No século XX, o desenvolvimento da medicina transfusional ocorreu principalmente no período das grandes guerras mundiais, quando milhões de soldados tiveram suas vidas salvas através da transfusão de sangue. É dessa época que surgiu o conceito de que a anemia é pobremente tolerada e que a transfusão de sangue melhoraria o prognóstico do paciente com anemia.[3] A transfusão de hemácias é um dos procedimentos mais realizados na medicina, e se por um lado salva vidas, por outro essa terapia pode levar a complicações que podem variar de leves até mesmo fatais. A cada dia, muitos pacientes recebem transfusões de sangue inapropriadas devido à heterogeneidade da prática transfusional nos diversos serviços de saúde.[4] Nos últimos anos, a medicina baseada em evidências tem ajudado os médicos a tomar a melhor decisão de quando transfundir seus pacientes.[5]

EPIDEMIOLOGIA DA TRANSFUSÃO DE HEMÁCIAS

Cerca de 25 milhões de unidades de concentrado de hemácias são transfundidos anualmente na América Latina e aproximadamente 85 milhões em todo mundo.[6] A evidência de significante variação na indicação de transfusão na prática clínica sugere que existam muitas transfusões desnecessárias e abuso da utilização de hemocomponentes em muitos cenários clínicos, principalmente em pacientes cirúrgicos e pacientes críticos.[7,8]

Em 2002, Vincent e col.[9] realizaram um estudo observacional (estudo ABC) em 145 UTIs europeias envolvendo 1.136 pacientes e avaliaram a incidência de anemia e transfusão de hemácias em pacientes críticos. A taxa global de transfusão em 28 dias foi de 42%, e em pacientes que permaneceram por mais de uma semana na UTI, 73% receberam transfusão de sangue. A média da concentração de hemoglobina antes da transfusão era de 8,4 g.dL^{-1}. Pacientes idosos e aqueles com tempo de permanência prolongado foram os pacientes mais submetidos a uma transfusão de sangue. Os pacientes transfundidos apresentaram uma disfunção orgânica mais grave e maior mortalidade quando comparado aos pacientes não transfundidos. Em 2004, o estudo CRIT, o qual apresenta um desenho semelhante ao estudo ABC, avaliou prospectivamente 4.892 pacientes críticos em 284 UTIs nos Estados Unidos[10]. Após 48 horas de admissão na UTI, quase 70% dos pacientes admitidos na UTI apresentavam anemia. No geral, 44% dos pacientes receberam pelo menos uma unidade de concentrado de hemácias durante a permanência na UTI. O número de unidades de hemácias transfundidas foi independentemente associado com um maior tempo de permanência na UTI e no hospital, assim como com uma maior mortalidade.[10] Em 2008, novamente Vincent e col. publicaram uma subanálise do estudo *Sepsis Occurrence in Acutely Ill Patients* (SOAP) sobre transfusão de hemácias. Dos 3.147 pacientes estudados, 33% receberam transfusão de hemácias. Os pacientes transfundidos tinham uma maior chance de serem idosos, portadores de câncer, cirrose ou sepse. Além disso, apresentaram um maior tempo de permanência na UTI e maior mortalidade. Porém, ao ajustar a análise para fatores de confusão através da análise multivariada, a transfusão de hemácias não foi associada com uma maior taxa de mortalidade. Esses resultados diferem de estudos anteriores e podem ser atribuídos a uma melhor qualidade do sangue transfundido. Sangue leucodepletado foi utilizado em 76% dos participantes do estudo SOAP e em somente 46% dos pacientes do estudo ABC.

Em um estudo observacional publicado recentemente, 102.470 pacientes foram submetidos a uma cirurgia de revascularização do miocárdio em 798 centros nos Estados Unidos. A variação das taxas de transfusão destes centros variou de 0 a 97,5%.[7] Os principais fatores relacionados com essa variação foram a localização geográfica, o *status* acadêmico da instituição e o volume de atendimento do hospital. Fatores importantes como as características clínicas dos pacientes ou variáveis fisiológicas não foram contribuintes para justificar a diferença entre as diferentes taxas de transfusão entre os centros.

Nesses estudos, a principal variável utilizada para se indicar uma transfusão foi o nível de hemoglobina. Todavia, essa prática pode aumentar os riscos relacionados à transfusão, em detrimento dos benefícios. A indicação ótima de uma transfusão de sangue, ou a de não transfundir, é aquela que maximiza os resultados clínicos e evita transfusões desnecessárias, que aumentam os custos e expõem os pacientes a complicações relacionadas à transfusão.

O RISCO DA ANEMIA

Anemia é definida pela Organização Mundial da Saúde (OMS) como um nível de hemoglobina menor que 13 g.dL^{-1} em homens e menor que 12 g.dL^{-1} em mulheres. Anemia é prevalente em várias populações e é associada com piores desfechos clínicos em vários subgrupos de pacientes como idosos, pacientes de alto risco cirúrgico, pacientes críticos e pacientes cardiopatas. Anemia é altamente prevalente em pacientes críticos. Cerca de 60% dos pacientes críticos admitidos na UTI são anêmicos, e após uma semana de permanência na UTI cerca de 80% dos pacientes apresentam uma concentração de hemoglobina inferior a 9 g.dL^{-1}.[11] Pacientes submetidos a cirurgias de alto risco, como cirurgia cardíaca, também apresentam um alto risco para desenvolver anemia.[7]

Existem basicamente dois mecanismos que levam esses pacientes a desenvolverem anemia: redução da vida média das hemácias e redução da eritropoiese. As principais causas da redução da vida média das hemácias são o sangramento, hemólise e coagulopatias, enquanto a redução da eritropoiese é causada principalmente por carências nutricionais e inflamação. Embora em muitos pacientes o desenvolvimento de anemia seja decorrente da combinação de mecanismos, a inflamação e a deficiência de ferro são considerados os principais fatores contribuintes para a anemia no paciente crítico.[12,13]

Existe evidência científica suficiente mostrando que a anemia é um fator de risco independente para mortalidade em pacientes críticos e em pacientes cirúrgicos. Alguns estudos mostram que a anemia foi associada com pior prognóstico, incluindo maior mortalidade, complicações cardiovasculares, respiratórias, neurológicas, renais e infecciosas, maior tempo de permanência hospitalar e maior custo.[14-23] O risco de anemia é consequência da menor oferta de oxigênio, levando à hipóxia tecidual, lesão orgânica e morte celular.

Felizmente, existem mecanismos fisiológicos de adaptação à anemia. Abaixo, a equação da oferta de oxigênio (DO_2) mostra que a concentração de hemoglobina não é a única variável que determina a oferta de oxigênio, sendo o débito cardíaco (DC) um importante fator determinante e pode ser adequado através da otimização da pré-carga, pós-carga, frequência cardíaca e da contratilidade:

$$DO_2 = CaO_2 \times DC,$$
$$\text{onde o } CaO_2 = Hb(g/dL) \times SaO_2 \times 1{,}34 + PaO_2 \times 0{,}0031$$

Na equação, DO_2 é a oferta de O_2 em mL.min^{-1}, Hb é a concentração de hemoglobina em g/dL, SaO_2 é a saturação arterial de oxigênio em porcentagem, CaO_2 é o conteúdo arterial de oxigênio em mL/dL, PaO_2 é a pressão parcial de O_2 arterial em mmHg e DC é o débito cardíaco em L.min^{-1}.

Quando ocorre a anemia aguda em humanos, mecanismos compensatórios como a ativação do sistema nervoso autônomo simpático leva ao aumento da frequência cardíaca, da pré-carga, da pós-carga e da contratilidade miocárdica, contrabalanceando a redução na DO_2. Outro mecanismo adaptativo na anemia é o desvio para direita da curva de dissociação da hemoglobina-oxigênio, levando a uma maior oferta de oxigênio para os tecidos. A anemia leva também a mecanismos de adaptação moleculares. Estes incluem a ativação do fator induzido por hipóxia (HIF-alfa) e óxido nítrico sintase (NOS), que ativarão mecanismos celulares e regionais de adaptação que reduzirão o consumo celular de oxigênio e aumentará o fluxo sanguíneo, respectivamente.[26]

O racional para a individualização da indicação da transfusão, ao invés da utilização de gatilhos transfusionais como níveis de hemoglobina de 10 g.dL^{-1}, é baseado no fato de que a reserva fisiológica responsável pelos mecanismos de adaptação à anemia e capacidade de aumentar a DO_2 varia em cada circunstância clínica, como idade, presença de doenças crônicas e/ou disfunções orgânicas agudas instaladas. Isto significa que o organismo pode tolerar, dependendo da situação clínica, reduções significantes da DO_2, sem comprometer o consumo celular de oxigênio (VO_2). No entanto, se o DO_2 reduzir a níveis críticos (DO_2 crítico ou dependente), haverá redução no VO_2, levando à hipóxia tecidual, com aumento dos níveis séricos de lactato e redução da saturação dos valores de saturação venosa central ($ScVO_2$).

A transfusão de hemácias é comumente utilizada para o tratamento da anemia. O objetivo da transfusão de hemácias é o aumento da oferta de oxigênio para os tecidos, levando a uma melhora na perfusão e nos desfechos clínicos. Porém, dependendo da situação clínica, a transfusão de hemácias pode não reduzir o risco da anemia e não melhorar a perfusão tecidual, podendo inclusive aumentar o risco de complicações.[28] Uma avaliação criteriosa da relação risco-benefício da transfusão é essencial para alcançar os melhores resultados.

RISCOS DA TRANSFUSÃO

A transfusão de hemácias tem sido prescrita principalmente baseada na concentração de hemoglobina. A regra 10/30 (10 g.dL^{-1} de hemoglobina ou 30% de hematócrito) foi proposta pelo anestesiologista John Lundy, durante a Segunda Guerra Mundial, como uma maneira segura de guiar a transfusão de hemácias.[1] Nos últimos anos, 1 em cada 10 pacientes internados para a realização de algum procedimento cirúrgico recebe transfusão de hemácias. Nos Estados Unidos, a Associação Médica Americana tem alertado a comunidade médica sobre o excesso de transfusão de hemácias e os riscos de se expor desnecessariamente a essa terapia.[29] Embora a transfusão de hemácias salve vidas em situações extremas como no choque hemorrágico[30], em outras situações de anemia os estudos clínicos têm mostrado ausência de benefício ou até malefício da transfusão.[31]

A transfusão de hemácias apresenta muitos efeitos adversos, devendo sempre o médico considerar os riscos (Tabela 106.1) e benefícios dessa terapia quando esta for indicada.[32] Na década de 1980, foram descritos que alguns agentes infecciosos como o HIV, o vírus da hepatite B e C poderiam ser transmitidos pela transfusão de hemácias. Com o aperfeiçoamento dos testes sorológicos dos bancos de sangue, houve uma redução no risco da transmissão desses agentes virais. No entanto, novos agentes têm sido descritos tais como *Babesia, Trypanosoma cruzi, Leishmania, Chikungunya, Zika*, nova variante da doença de *Creutzfeldt-Jakob*, entre outros.

Existe também um risco considerável de contaminação dos hemocomponentes por bactérias, resultando em choque séptico e morte.[33]

Existem outros riscos associados à transfusão de sangue, além do risco da transmissão de agentes infecciosos, como reações transfusionais, injúria pulmonar aguda relacionada à transfusão (TRALI), sobrecarga circulatória relacionada à transfusão (TACO), imunomodulação, sobrecarga de ferro, lesão de estocagem, entre outros.[30] A TRALI é a principal causa de mortalidade relacionada à transfusão, seguida de reações transfusionais hemolíticas causadas por incompatibilidade ABO e não ABO.

TABELA 106.1 – RISCOS DA TRANSFUSÃO.

Riscos Potenciais da Transfusão

1. Agentes Infecciosos
   Doenças transmitidas pela transfusão:
   - Vírus da hepatite B
   - HIV
   - Hepatite C
   - Vírus linfotrófico humano de células T (HTLV)
   - Vírus do Nilo ocidental (*West Nile virus*)
   - Bactérias
   - *Trypanosoma Cruzi*
   - Citomegalovírus
   - Sífilis
   - Vírus da hepatite A
   - Parvovírus B19
   - Vírus da dengue
   - Vírus *Chikungunya*
   - *Babesia spp*
   - *Plasmodium spp*
   - *Leishmania spp*
   - *Brucella spp*
   - Nova variante da doença de Creutzfeldt-Jacob
   - Patógenos desconhecidos
2. Reações transfusionais
3. Aloimunização
4. Erros médicos
5. Injúria pulmonar aguda associada à transfusão (*transfusion-related acute lung injury, TRALI*)
6. Sobrecarga circulatória associada à transfusão (*transfusion-associated circulatory overload – TACO*)
7. Sobrecarga de ferro
8. Imunomodulação
9. Lesões de estocagem

Modificada de Goodnough LT; 2013.[34]

Não existem estudos clínicos randomizados que comparem prospectivamente pacientes transfundidos e não transfundidos. A maioria da evidência atual sobre transfusão de hemácias vem de estudos observacionais ou de estudos intervencionistas que compararam uma estratégia liberal ou restritiva de transfusão de hemácias, utilizando diferentes concentrações de hemoglobina como gatilhos transfusionais. Muitos estudos mostram que existe uma associação entre transfusão e complicações, incluindo morte.[9,10] Os estudos ABC e CRIT mostraram que, em pacientes críticos, a transfusão de hemácias foi um fator de risco independente de mortalidade. Em pacientes com síndrome coronariana aguda, uma recente metanálise que incluía cerca de 203.000 pacientes com infarto agudo do miocárdio mostrou que a transfusão de hemácias foi associada com um maior risco de mortalidade por todas as causas. Em outro estudo, desta vez com 125.177 pacientes submetidos à cirurgia não cardíaca, Bernard e col. demonstraram que, quanto maior o número de unidade de hemácias transfundidas nesses pacientes, maior era o risco destes desenvolverem choque séptico ou morrer no pós-operatório.[35]

Em cirurgia cardíaca, em uma análise retrospectiva com 10.289 pacientes submetidos à cirurgia de revascularização do miocárdio, Koche col.[36] demonstraram que, após 10 anos de seguimento, a sobrevida dos pacientes eram inversamente proporcional ao número de hemácias recebidas. O estudo prospectivo TRACS (do inglês *Transfusion Requirements After Cardiac Surgery*), realizado no Brasil, incluiu 502 pacientes submetidos à cirurgia cardíaca com circulação extracorpórea para uma estratégia de transfusão liberal ou restritiva. Entre outros achados, discutidos mais adiante neste capítulo, este estudo demonstrou também que a transfusão de hemácias é independentemente associada com complicações graves no pós-operatório e mortalidade em 30 dias.[37]

ESTUDOS CLÍNICOS RANDOMIZADOS

Durante décadas, a maioria das transfusões de hemácias foram indicadas de uma maneira liberal, ou seja, guiadas por uma concentração de hemoglobina não menores que 9-10g/dL. O racional era baseado em observações que pacientes anêmicos poderiam ter um melhor prognóstico se recebessem transfusão para manter os níveis de hemoglobina maiores do que 10 g.dL^{-1}.[1,2]

Nos últimos 15 anos, a prática transfusional vem sendo questionada. Felizmente, alguns ensaios clínicos randomizados foram publicados, reforçando que nós devemos adotar uma prática mais restritiva de transfusão. Esta é a base para uma nova era da medicina transfusional – a era da individualização, do racional, de pesar os riscos e benefícios da transfusão, e da implementação de estratégias de conservação de sangue no intuito de evitar tanto a anemia como a transfusão.

O estudo TRICC (do inglês *The Transfusion Requirements in Critical Care*), realizado por Paul Hébert e col., foi um divisor de águas na prática transfusional. Esse estudo foi o primeiro ensaio clínico randomizado e controlado que comparou uma estratégia restritiva de transfusão (gatilho transfusional de 7 g.dL^{-1} de hemoglobina) com uma estratégia liberal (gatilho transfusional de 10 g.dL^{-1} de hemoglobina) em 838 pacientes críticos.[38] Os pacientes do grupo restritivo apresentaram uma taxa de mortalidade em 30 dias similar àqueles submetidos a uma estratégia liberal (e até mesmo uma menor taxa de mortalidade quando considerado apenas pacientes com menor gravidade, definido por um escore APACHE II<20, e pacientes com idade inferior a 55 anos). Porém algumas limitações desse estudo devem ser consideradas. Foi um estudo conduzido há quase duas décadas, quando a leucorredução ainda não era uma prática recomendada para todos os pacientes. Além do mais, durante esse período houve um considerável avanço nas técnicas de conservação e na tecnologia empregada na manipulação dos hemoderivados nos bancos de sangue. Outro fator que levanta dúvida sobre a generalização dos resultados é que os investigadores incluíram somente 13% dos pacientes avaliados para entrar no estudo. Independente disso, esse estudo multicêntrico é a mais forte evidência disponível e até hoje norteia as políticas de transfusão em pacientes críticos adultos.

Os pacientes submetidos à cirurgia cardíaca representam os maiores consumidores de hemoderivados em todo o mundo. Considerando esse cenário onde muitas vezes ocorre um excesso nas indicações das transfusões de hemácias, o Instituto do Coração (Incor) da Universidade de Medicina de São Paulo realizou em 2009 um ensaio clínico prospectivo, randomizado, controlado, de não inferioridade, denominado estudo TRACS (do inglês *The Transfusion Requirements After Cardiac Surgery*). Durante o período de um ano, 502 pacientes submetidos à cirurgia cardíaca foram randomizados para uma estratégia restritiva de transfusão (transfundir para manter um hematócrito ≥ 24%) ou para uma estratégia liberal (transfundir para manter um hematócrito ≥ 30%).[37] Nesse estudo, o desfecho primário de mortalidade em 30 dias e complicações graves foi semelhante entre as estratégias. O grupo restritivo apresentou uma redução de 60% no número de unidades transfundidas. Além do mais, a transfusão de hemácias foi identificada como um fator de risco independente de mortalidade. Apesar de unicêntrico, o que compromete a generalização dos resultados, esse estudo foi o primeiro a demonstrar que uma estratégia restritiva de transfusão de hemácias seria segura também em pacientes submetidos à cirurgia cardíaca. No entanto, mais recentemente, um estudo multicêntrico (TITRe2 - *Transfusion Indication Threshold Reduction trial*) realizado por Murphy e col. confirmou esses resultados.[39]

Em cirurgia não cardíaca, o estudo FOCUS (do inglês *The Functional Outcomes in Cardiovascular Patients study*) foi realizado com o objetivo de também desafiar uma estratégia liberal de transfusão, desta vez em uma população de pacientes idosos (idade média acima de 80 anos) com história ou fatores de riscos para doença cardiovascular e que se submeteriam a uma artroplastia total de quadril. A estratégia restritiva consistia em transfundir se hemoglobina < 8 g.dL⁻¹ ou sintomas de anemia, enquanto a estratégia liberal consistia em transfundir se hemoglobina < 10 g.dL⁻¹. Não houve diferença entre as estratégias com relação aos desfechos estudados de mortalidade, morbidade e capacidade funcional entre 30 e 60 dias após a cirurgia.[40]

Villlanueva e col.[41] realizaram um ensaio clínico randomizado onde 921 pacientes com hemorragia digestiva alta foram divididos em dois grupos, um grupo onde os pacientes seriam transfundidos apenas se concentração de hemoglobina < 7 g.dL⁻¹, e no outro apenas se hemoglobina > 9 g.dL⁻¹. Quando comparados aos pacientes submetidos a uma estratégia liberal de transfusão de hemácias, o grupo restritivo apresentou uma menor taxa de mortalidade em 45 dias e uma redução na incidência de novos episódios de hemorragia digestiva alta.[41] Holst e col. realizaram um ensaio clínico randomizado em 998 pacientes com choque séptico utilizando também os gatilhos transfusionais de hemoglobina < 7 g.dL⁻¹ e 9 g.dL⁻¹ para os grupos restritivo e liberal, respectivamente. Não houve diferença entre os grupos com relação ao desfecho primário de mortalidade em 90 dias, assim como na incidência de eventos isquêmicos e necessidade de suporte avançado.[42]

Outros estudos randomizados menores em grupos específicos de pacientes têm reportado resultados controversos. O estudo TRISOP (*Transfusion Requirements in Surgical Oncology Patients*) foi um estudo realizado no Instituto do Câncer do Estado de São Paulo (ICESP) e incluiu 198 pacientes para uma estratégia liberal ou restritiva de transfusão durante a permanência destes na UTI. Os pacientes submetidos a uma estratégia liberal (gatilho transfusional de hemoglobina < 9 g.dL⁻¹) apresentaram uma menor incidência de complicações, incluindo mortalidade em 30 dias, quando comparado com os pacientes com estratégia restritiva (gatilho transfusional de hemoglobina < 7 g.dL⁻¹).[43]

Um estudo piloto com 100 pacientes idosos internados em UTI sob ventilação mecânica invasiva mostrou uma tendência na redução de mortalidade em 180 dias naqueles que foram submetidos a uma estratégia restritiva (gatilho transfusional de hemoglobina < 7 g.dL⁻¹) quando comparado com os pacientes do grupo liberal (gatilho transfusional de hemoglobina < 10 g.dL⁻¹). Naidech e col.[44] demonstraram que manter uma concentração de hemoglobina de 11.5 g.dL⁻¹ em pacientes com hemorragia subaracnoide foi tão seguro quanto uma hemoglobina de 10 g.dL⁻¹, e possivelmente pode reduzir a incidência de isquemia cerebral cortical.

O estudo TRICOP (do inglês *Transfusion Requirements in Critically Ill Oncologic Patients*) foi um estudo randomizado em 300 pacientes com câncer e choque séptico. A estratégia restritiva de transfusão baseado em um gatilho transfusional de hemoglobina < 7 g.dL⁻¹ foi semelhante à estratégia liberal de 9 g.dL⁻¹ em relação ao desfecho primário de mortalidade de 30 dias. Um estudo piloto recentemente publicado com 110 pacientes com síndrome coronária aguda ou angina instável submetidos a cateterismo cardíaco mostrou que uma estratégia liberal foi associada com uma tendência para menos eventos cardíacos maiores e morte que uma estratégia restritiva.

Resultados de estudos multicêntricos randomizados recentemente publicados revelaram que, em pacientes com anemia falciforme, a transfusão pré-operatória de hemácias foi associada com a redução do risco de complicações graves ou clinicamente significante, particularmente síndrome torácica aguda.[45]

Considerando que a transfusão de hemácias é uma das terapias médicas mais prescritas nos últimos 50 anos, a evidência a favor ou contra a transfusão de hemácias é relativamente limitada.

Em uma metanálise conduzida por Carson e col.[46], 19 ensaios clínicos que randomizaram pacientes para duas estratégias de transfusão de hemácias foram selecionados. Os resultados mostraram que uma estratégia restritiva foi associada com uma redução estatisticamente significativa da mortalidade hospitalar, mas não na mortalidade de 30 dias ou no tempo de permanência hospitalar. Além do mais, o estudo TRICC e o estudo FOCUS foram os dois ensaios que dominaram a análise, fornecendo 75% dos dados. Como esses estudos foram realizados em populações específicas, o resultado dessa metanálise pode não ser aplicado em outros grupos de pacientes.

Vincent e col..[47] recentemente analisaram o futuro da pesquisa em medicina transfusional. Alguns pontos importantes foram abordados: as dificuldades de realizar ensaios clínicos randomizados com gatilhos definidos de concentração de hemoglobina; a heterogeneidade dos pacientes incluídos; a relutância de médicos para randomizar grupos específicos de pacientes para uma ou outra intervenção; e as altas taxas de desvio de protocolo. Isso leva a uma importante reflexão em medicina transfusional: a importância de estudos observacionais de boa qualidade para criar a evidência. Esses estudos refletem o mundo real, e com análise estatística apropriada para ajustar para as variáveis de confusão (escore de propensão e análise multivariada), podem fornecer resultados muito mais globalmente aplicáveis e relevantes.

ESTRATÉGIA DE CONSERVAÇÃO DE SANGUE

A estratégia de conservação de sangue (também conhecida como PBM, do inglês *patient blood management*) é definida como o manejo apropriado de hemocomponentes e hemoderivados com o objetivo de minimizar a sua utilização.[48] O PBM é uma abordagem baseada em evidências, que é multidisciplinar (especialistas em medicina transfusional, cirurgiões, anestesiologistas e intensivistas) e multiprofissional (médicos, enfermeiros, farmacêuticos e equipe multidisciplinar). Os objetivos do PBM é diagnosticar, avaliar e tratar a anemia; otimizar a hemostasia; e nortear decisões para a administração apropriada da terapia transfusional. O PBM tem sido reconhecido pela Organização Mundial da Saúde (OMS) como um meio de promover alternativas à transfusão. Para alcançar essas metas, os serviços de saúde, as instituições acreditadoras e as agências regulatórias têm de focar na questão da utilização de hemoderivados para melhorar os desfechos e a segurança dos pacientes.[49]

O objetivo do programa da OMS sobre disponibilidade e segurança de hemoderivados é a redução de morbidade e mortalidade através de um melhor acesso a um sangue de boa qualidade e do uso seguro e racional da transfusão de sangue.[50] O plano estratégico da OMS envolve avanços em alguns campos da medicina transfusional:

1. Autossuficiência no estoque de hemoderivados através de 100% de doações de sangue voluntárias e não remuneradas;
2. Fortalecimento da qualidade da gestão;
3. Vigilância de saúde, hemovigilância, gestão de risco, monitorização e avaliação.

Outras questões relacionadas à transfusão permanecem controversas: os benefícios de sangue com tempo de estocagem curto *versus* longo, o papel exato da leucorredução e o momento mais apropriado para transfundir no período perioperatório (pré-operatório ou intraoperatório).[51-53]

CONCLUSÃO

A transfusão de hemácias é uma terapia antiga utilizada para adequar a oferta de oxigênio e evitar a hipóxia tecidual. Por muitos anos, mitos, crenças e experiências guiaram a terapia transfusional. No entanto, a habilidade do concentrado de hemácias de melhorar os desfechos clínicos não tem sido demonstrada. Além do mais, os efeitos adversos relacionados são significantes e devem ser considerados ao pesar riscos e benefícios de uma transfusão.

Recentemente, a medicina baseada em evidências tem produzido dados suficientes para nos encorajar a pensar nossa prática transfusional. Nós acreditamos que uma abordagem baseada em um gatilho transfusional não é apropriada. Diferentes pacientes em circunstâncias específicas podem ou não se beneficiar de uma transfusão de hemácias. Como mensurar esses benefícios e pesar os riscos da anemia e os riscos da transfusão são ainda grandes desafios na medicina. A beira do leito, nossa recomendação é que o médico faça adequado uso da literatura disponível em associação com o julgamento clínico para decidir se indica uma transfusão ou não. Essa indicação deve levar em conta as características individuais do paciente, incluindo idade e doença cardiovascular, dados fisiológicos, tais como variáveis hemodinâmicas e marcadores de perfusão tecidual.[54] O processo de tomada de decisão deve combinar todos estes dados juntos para determinar o correto gatilho transfusional individual de cada paciente.

REFERÊNCIAS

1. Sturgis CC. The history of blood transfusion. Bull Med Libr Assoc. 1942;30:105-12.
2. Ramsey G, Schmidt PJ. Transfusion medicine in Chicago, before and after the 'blood bank'. Transfus Med Rev. 2009;23:310-21.
3. Salpeter SR, Buckley JS, Chatterjee S. Impact of more restrictive blood transfusion strategies on clinical outcomes: a meta-analysis and systematic review. Am J Med. 2014;127:124-31.e3.
4. Shander A, Javidroozi M. Strategies to reduce the use of blood products: a US perspective. Curr Opin Anaesthesiol. 2012;25:50-8.
5. Vincent JL, Hajjar LA. What's new in transfusion policies? Intensive Care Med. 2013;39:1002-4.
6. Hogshire L, Carson JL. Red blood cell transfusion: what is the evidence when to transfuse? Curr Opin Hematol. 2013;20:546-51.
7. Bennett-Guerrero E, Zhao Y, O'Brien SM, et al. Variation in use of blood transfusion in coronary artery bypass graft surgery. J Am Med Assoc. 2010;304:1568-75.
8. Shander A, Puzio T, Javidroozi M. Variability in transfusion practice and effectiveness of strategies to improve it. J Cardiothorac Vasc Anesth. 2012;26:541-4.
9. Vincent JL, Baron JF, Reinhart K, et al. Anemia and blood transfusion in critically ill patients. J Am Med Assoc. 2002;288:1499-507.
10. Corwin HL, Gettinger A, Pearl RG, et al. The CRIT study: anemia and blood transfusion in the critically ill: current clinical practice in the United States. Crit Care Med. 2004;32:39-52.
11. Retter A, Wyncoll D, Pearse R, et al. Guidelines on the management of anaemia and red cell transfusion in adult critically ill patients. Br J Haematol. 2013;160:445-64.
12. Hayden SJ, Albert TJ, Watkins TR, et al. Anemia in critical illness: insights into etiology, consequences, and management. Am J Respir Crit Care Med. 2012;185:1049-57.
13. Singh S, Gudzenko V, Fink MP. Pathophysiology of perioperative anaemia. Best Pract Res Clin Anaesthesiol. 2012;26:431-9.
14. van Straten AH, Hamad MA, van Zundert AJ, et al. Preoperative hemoglobin level as a predictor of survival after coronary artery bypass grafting: a comparison with the matched general population. Circulation. 2009;120:118-25.

15. Karkouti K, Wijeysundera DN, Beattie WS. Risk associated with preoperative anemia in cardiac surgery: a multicenter cohort study. Circulation. 2008;117:478-84.
16. Hung M, Besser M, Sharples LD, et al. The prevalence and association with transfusion, intensive care unit stay and mortality of preoperative anaemia in a cohort of cardiac surgery patients. Anaesthesia. 2011;66:812-8.
17. Kulier A, Levin J, Moser R, et al. Impact of preoperative anemia on outcome in patients undergoing coronary artery bypass graft surgery. Circulation. 2007;116:471-9.
18. Fang WC, Helm RE, Krieger KH, et al. Impact of minimum hematocrit during cardiopulmonary bypass on mortality in patients undergoing coronary artery surgery. Circulation. 1997;96:II-194-II-199.
19. DeFoe GR, Ross CS, Olmstead EM, et al. Lowest hematocrit on bypass and adverse outcomes associated with coronary artery bypass grafting. Northern New England Cardiovascular Disease Study Group. Ann Thorac Surg. 2001;71:769-76.
20. Loor G, Li L, Sabik JF 3rd, et al. Nadir hematocrit during cardiopulmonary bypass: end-organ dysfunction and mortality. J Thorac Cardiovasc Surg. 2012;144:654-62.e4.
21. Karkouti K, Djaiani G, Borger MA, et al. Low hematocrit during cardiopulmonary bypass is associated with increased risk of perioperative stroke in cardiac surgery. Ann Thorac Surg. 2005;80:1381-7.
22. Shander A, Javidroozi M, Naqvi S, et al. An update on mortality and morbidity in patients with very low postoperative hemoglobin levels who decline blood transfusion. Transfusion. 2014;54(10 Pt 2):2688-95.
23. Carson JL, Noveck H, Berlin JA, et al. Mortality and morbidity in patients with very low postoperative Hb levels who decline blood transfusion. Transfusion. 2002;42:812-8.
24. Kilic A, Whitman GJ. Blood transfusions in cardiac surgery: indications, risks, and conservation strategies. Ann Thorac Surg. 2014;97:726-34.
25. Morgan TJ. The oxyhaemoglobin dissociation curve in critical illness. Crit Care Resusc. 1999;1:93-100.
26. Semenza GL. Oxygen sensing, homeostasis, and disease. N Engl J Med. 2011;365:537-47.
27. Leach RM, Treacher DF. The pulmonary physician in critical care * 2: oxygen delivery and consumption in the critically ill. Thorax. 2002;57:170-7.
28. Shander A, Javidroozi M, Ozawa S, et al. What is really dangerous: anaemia or transfusion? Br J Anaesth. 2011;107(Suppl 1):i41-i59.
29. The Joplin Globe. Decline in need for blood leads to staff cuts at center. [Internet] [Acesso em 26 dec 2016]. Disponível em: http://www.joplinglobe.com/news/local_news/decline-in-need-for-blood-leads-to-staff-cuts-at/article_407f0b5a-7b56-5c1a-8568-a1c94999d80b.html
30. Goodnough LT, Levy JH, Murphy MF. Concepts of blood transfusion in adults. Lancet. 2013;381:1845-54.
31. Zuck TF. Legal liability for transfusion injury in the acquired immunodeficiency syndrome era. Arch Pathol Lab Med. 1990;114:309-15.
32. Rana R, Fernandez-Perez ER, Khan SA, et al. Transfusion-related acute lung injury and pulmonary edema in critically ill patients: a retrospective study. Transfusion. 2006;46:1478-83.
33. Perkins HA, Busch MP. Transfusion-associated infections: 50 years of relentless challenges and remarkable progress. Transfusion. 2010;50:2080-99.
34. Goodnough LT. Blood management: transfusion medicine comes of age. Lancet. 2013;381:1791-2.
35. Chatterjee S, Wetterslev J, Sharma A, et al. Association of blood transfusion with increased mortality in myocardial infarction: a meta-analysis and diversity-adjusted study sequential analysis. J Am Med Assoc Intern Med. 2013;173:132-9.
36. Koch CG, Li L, Duncan AI, et al. Transfusion in coronary artery bypass grafting is associated with reduced long-term survival. Ann Thorac Surg. 2006;81:1650-7.
37. Hajjar LA, Vincent JL, Galas FR, et al. Transfusion requirements after cardiac surgery: the TRACS randomized controlled trial. J Am Med Assoc. 2010;304:1559-67.
38. Hebert PC, Wells G, Blajchman MA, et al. A multicenter, randomized, controlled clinical trial of transfusion requirements in critical care. Transfusion Requirements in Critical Care Investigators, Canadian Critical Care Trials Group. N Engl J Med. 1999;340:409-17.
39. Murphy GJ, Pike K, Rogers CA et al. Liberal or restrictive transfusion after cardiac surgery. N Engl J Med. 2015 Mar 12;372(11):997-1008.
40. Carson JL, Terrin ML, Noveck H, et al. Liberal or restrictive transfusion in high-risk patients after hip surgery. N Engl J Med. 2011;365:2453-62.
41. Villanueva C, Colomo A, Bosch A, et al. Transfusion strategies for acute upper gastrointestinal bleeding. N Engl J Med. 2013;368:11-21.
42. Holst LB, Haase N, Wetterslev J et al. Lower versus higher hemoglobin threshold for transfusion in septic shock. N Engl J Med. 2014 Oct 9;371(15):1381-91.
43. Almeida JP, Vincent JL, Galas FRBG, et al. Transfusion Requirements in Surgical Oncologic Patients - A prospective, randomized clinical trial. Anesthesiology. 2015 Jan;122(1):29-38.
44. Naidech AM, Shaibani A, Garg RK, et al. Prospective, randomized trial of higher goal hemoglobin after subarachnoid hemorrhage. Neurocrit Care. 2010;13:313-20.
45. Howard J, Malfroy M, Llewelyn C, et al. The Transfusion Alternatives Preoperatively in Sickle Cell Disease (TAPS) study: a randomised, controlled, multicentre clinical trial. Lancet. 2013;381:930-8.
46. Carson JL, Carless PA, Hebert PC. Transfusion thresholds and other strategies for guiding allogeneic red blood cell transfusion. Cochrane Database Syst Rev. 2012;4:CD002042.
47. Vincent JL, Sakr Y, Lelubre C. The future of observational research and randomized controlled trials in red blood cell transfusion medicine. Shock. 2014;41(Suppl 1):98-101.
48. Goodnough LT, Shander A. Blood management. Arch Pathol Lab Med. 2007;131:695-701.

49. Goodnough LT, Shander A. Patient blood management. Anesthesiology. 2012;116:1367-76.
50. World Health Organization. Universal access to safe blood transfusion. 2008. [Internet] [Acesso em 26 dec 2016]. Disponível em: http://www.who.int/bloodsafety/universalbts/en/
51. Wang D, Sun J, Solomon SB, et al. Transfusion of older stored blood and risk of death: a meta-analysis. Transfusion. 2012;52:1184-95.
52. Refaai MA, Blumberg N. Transfusion immunomodulation from a clinical perspective: an update. Expert Rev Hematol. 2013;6:653-63.
53. Karkouti K. Transfusion and risk of acute kidney injury in cardiac surgery. Br J Anaesth. 2012;109(Suppl 1):i29-i38.
54. Vincent JL. Transfusion triggers: getting it right!. Crit Care Med. 2012;40:3308-9.

107
Indicações de Hemocomponentes e Hemoderivados

Juliano Pinheiro de Almeida
Filomena Regina Barbosa Gomes Galas
Ludhmila Abrahão Hajjar

INTRODUÇÃO

Hemocomponentes e hemoderivados são produtos distintos. Os hemocomponentes (concentrado de hemácias, plasma rico em plaquetas, concentrado de plaquetas, plasma fresco congelado, plasma de 24 horas e crioprecipitado) são gerados um a um nos serviços de hemoterapia, a partir do sangue total, por meio de processos físicos (centrifugação, congelamento). Já os hemoderivados (albumina, globulinas e fatores de coagulação) são produtos obtidos em escala industrial, a partir do fracionamento do plasma, por processos físico-químicos. Ambos são provenientes do sangue de um doador (processo regulamentado no Brasil pela Lei nº 10.205, de 21 de março de 2001, e por regulamentos técnicos editados pelo Ministério da Saúde), sendo que a doação de sangue é voluntária e a identidade do doador é preservada.[1]

Neste capítulo, serão abordadas as hemácias, plaquetas, plasma, crioprecipitado e concentrados de fatores de coagulação por serem os produtos provenientes do sangue mais usados na anestesiologia.

HEMÁCIAS

A transfusão de hemácias é um dos procedimentos médicos mais realizados em todo o mundo. Estima-se que cerca de 85 milhões de transfusões ocorram anualmente. Apesar de frequente na prática clínica, as indicações de transfusão de hemácias são extremamente variadas. Essa heterogeneidade é justificada em parte devido à pouca evidência na literatura a respeito de quais situações clínicas o benefício da transfusão de hemácias é superior aos riscos causados pela sua exposição[2].

O concentrado de hemácias (CH) é obtido por meio da centrifugação de uma bolsa de sangue total (ST) e da remoção da maior parte do plasma. Seu volume varia entre 220 mL e 280 mL. Assim como o ST, o concentrado de hemácias deve ser mantido entre 2°C e 6°C e sua validade varia entre 35 e 42 dias, dependendo da solução conservadora. Os concentrados de hemácias sem solução aditiva devem ter hematócrito entre 65% e 80%. No caso de bolsas com solução aditiva, o hematócrito pode variar de 50% a 70%. Os CH podem ser desleucocitados com a utilização de filtros para leucócitos ou desplamatizados pela técnica de lavagem com solução salina fisiológica preferencialmente em sistema fechado.[1]

Uma das populações de maior risco para tranfusão de hemácias no ambiente hospitalar é a de pacientes cirúrgicos, particularmente os portadores de anemia pré-operatória.[3,4] Com exceção de situações onde o benefício da tranfusão de hemácias é inquestionável, como, por exemplo, no choque hemorrágico, existe ainda muita controvérsia em relação às indicações ideais de transfusão de hemácias nessa população. O principal motivo para tanta controvérsia é que a transfusão perioperatória tem sido associada, em vários estudos, a complicações graves como infecção pós-operatória, maior tempo de internação hospitalar e maior mortalidade.[4,5]

Assim, os guidelines atuais de transfusão de hemácias têm recomendado a utilização de uma estratégia de transfusão restritiva na maioria dos pacientes cirúrgicos, com o intuito de diminuir a exposição à transfusão e consequentemente reduzir as complicações pós-operatórias.[2] A justificativa para essa recomendação vem de dois importantes ensaios clínicos randomizados em pacientes cirúrgicos de alto risco, um em cirurgia cardíaca e o outro em cirurgia ortopédica, que demonstraram que uma estratégia restritiva de transfusão de hemácias pode ser tão segura e eficaz quanto uma estratégia liberal, porém com menor número de transfusões e menor custo.[6,7]

Anemia Pré-operatória e Transfusão de Hemácias

A anemia é definida, de acordo com a Organização Mundial da Saúde, como uma concentração de hemoglobina inferior a 13 g.dL^{-1} em pacientes do sexo masculino e 12 g.dL^{-1} no sexo feminino.[4] Quando presente no período pré-operatório, está associada à maior morbidade e mortalidade perioperatória em pacientes cirúrgicos. É recomendado o tratamento da anemia pré-operatória no intuito de minimizar essas complicações. Embora alguns estudos demonstrem que a transfusão pré-operatória de hemácias seja eficaz no tratamento da anemia e reduza a necessidade de transfusões adicionais no período perioperatório, deve-se preferir medidas não transfusionais como a administração de eritropoetina ou reposição de ferro, deixando a utilização de hemocomponentes limitada a casos excepcionais.[8]

Transfusão de Hemácias no Período Intraoperatório

A perda de sangue durante o intraoperatório pode ser suficientemente grande a ponto de levar a um estado de hipovolemia e hipoperfusão tecidual que, se não tratado, pode levar à disfunção orgânica e, em último caso, à morte. É importante ter em mente que, para restaurar o volume circulante em virtude de restabelecer fluxo e pressão sanguínea, o anestesiologista deve utilizar soluções cristaloides ou coloides. Portanto, não está indicado para esse fim a transfusão de hemácias.[9] Entretanto, a concentração de hemoglobina pode atingir níveis críticos que, apesar da volemia restaurada, pode levar a comprometimento do conteúdo arterial de oxigênio (CaO_2) e consequentemente queda na oferta de oxigênio (DO_2) para os tecidos. Desbalanço entre a DO_2 e o consumo de oxigênio (VO_2) leva à hipóxia tecidual que novamente, se prolongada, pode levar à disfunção orgânica à morte. (Figura 107.1). Embora não haja como saber o conteúdo celular de oxigênio, é possível estimar se há desbalanço entre oferta e consumo de O_2 através de sinais clínicos e de monitorização hemodinâmica invasiva ou através de marcadores laboratoriais como o lactato, a saturação venosa e o pH (Tabela 107.1).[9,10]

TABELA 107.1 PARÂMETROS CLÍNICOS E LABORATORIAIS DE DESBALANÇO DO_2 E VO_2.
Parâmetros clínicos
• Hipotensão não responsiva a volume de origem desconhecida
• Dispneia
• Taquicardia sem sinais de hipovolemia
• Arritmias
Parâmetros laboratoriais ou monitorização hemodinâmica invasiva
• Alterações eletrocardiográficas como supra ou infra de ST
• Saturação venosa central mista menor que 50%
• Aumento da taxa global de extração de O_2 maior que 50%
• Saturação venosa central menor que 60%
• Acidose lática (pH < 7,35 e lactato maior que 18 mg/dL ou 2 mMol/L)

Assim, a transfusão de hemácias pode ser utilizada em pacientes com anemia normovolêmica com o objetivo de restaurar o equilíbrio entre a oferta e o consumo tecidual de O_2, evitando a hipóxia tecidual. Como o DO_2 é diretamente proporcional ao débito cardíaco, ele também pode ser otimizado com uso de medicações inotrópicas e vasopressoras, além da transfusão de hemácias.[9,10] A DO_2 e a VO_2 podem ser calculadas através das seguintes equações:

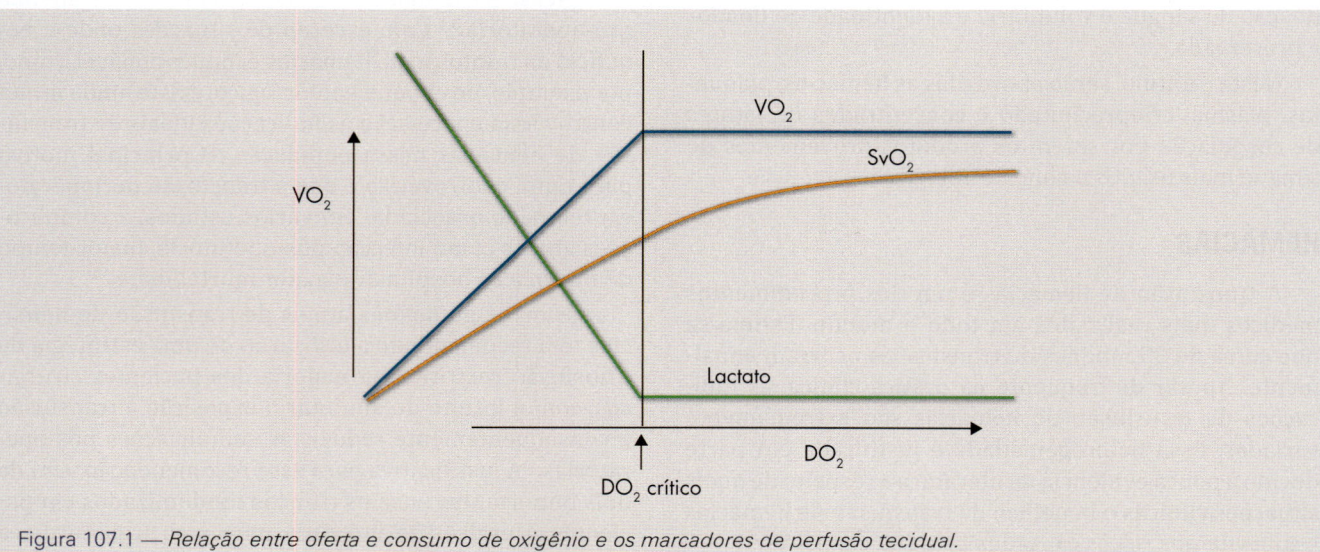

Figura 107.1 — *Relação entre oferta e consumo de oxigênio e os marcadores de perfusão tecidual.*

$$DO_2 = CaO_2 \times DC,$$
$$\text{onde o } CaO_2 = Hb(g/dL) \times SaO_2 \times 1{,}34 + PaO_2 \times 0{,}0031$$
$$VO_2 = (CaO_2 - CvO_2) \times DC,$$
$$\text{onde } CvO_2 = Hb(g/dL) \times SvO_2 \times 1{,}34 + PvO_2 \times 0{,}0031$$

Onde DO_2 é a oferta de O_2 em mL.min⁻¹, VO_2 é o consumo de O_2 em mL.min⁻¹, Hb é a concentração de hemoglobina em g/dL, SaO_2 é a saturação arterial de oxigênio em porcentagem, SvO_2 é a saturação venosa de O_2 em porcentagem, CaO_2 é o conteúdo arterial de oxigênio em mL.dL⁻¹, CvO_2 é o conteúdo venoso de O_2 em mL.dL⁻¹, PaO_2 é a pressão parcial de O_2 arterial em mmHg e a PvO_2 é a pressão parcial de oxigênio venosa de O_2.

Em situações de urgência, como, por exemplo, um sangramento ativo, o anestesiologista precisa tomar rapidamente uma decisão de administrar ou não uma transfusão de hemácias baseado em poucos elementos, já que não há tempo para uma avaliação criteriosa. Essa decisão pode ser guiada de acordo com o volume de sangue perdido agudamente. A Tabela 107.2 resume as categorias de choque hemorrágico e as indicações de transfusão. Pacientes com perdas volêmicas inferiores a 15% do volume sanguíneo total raramente necessitarão de transfusão, enquanto perdas superiores a 40% necessitarão de transfusão em quase todos os casos.[10]

TABELA 107.2
CRITÉRIOS PARA TRANSFUSÃO DE HEMÁCIAS EM ANEMIA AGUDA E CHOQUE HEMORRÁGICO.

Classe do choque hemorrágico	Redução da Volemia	Perda Sanguínea	Indicação para Transfusão
Classe I	<15%	<750 mL	Não necessário, se não houver anemia pré-operatória
Classe II	15% < e < 30%	750-1.500 mL	Não necessário, se não houver anemia pré-operatória ou doença cardiopulmonar
Classe III	> 30 %	1500-2.000 mL	Provavelmente necessário
Classe IV	> 40%	>2.000 mL	Necessário

Transfusão de Hemácias no Período Pós-operatório

A transfusão de hemácias no período pós-operatório segue o mesmo raciocínio utilizado para o período intraoperatório. Pacientes estáveis hemodinamicamente com volemia adequada devem receber uma estratégia restritiva de transfusão de hemácias onde receberão transfusão somente se a concentração de hemoglobina for inferior a 8 g.dL⁻¹ ou se apresentar sintomas como dor torácica, hipotensão ortostática, taquicardia não responsiva a volume ou sinais e sintomas de insuficiência cardíaca congestiva. Porém, é aceitável que pacientes assintomáticos e sem fatores de risco com hemoglobina inferior a 8 g.dL⁻¹ sejam manejados sem necessidade de transfusão de hemácias.[2]

Pacientes instáveis, como os que desenvolveram a síndrome da resposta inflamatória sistêmica ou aqueles com sepse grave ou choque séptico, devem ser tratados primeiramente com uma reposição volêmica com o objetivo de alcançar uma pressão venosa central (PVC) entre 8-12 mmHg, e uma pressão arterial média (PAM) acima de 65 mmHg com ou sem vasopressores. A transfusão de hemácias está indicada se houver sinais de hipoperfusão tecidual, apesar da utilização de inotrópicos ou se houver contraindicação ao uso desses agentes. Nessa situação, recomenda-se uma concentração de hemoglobina igual ou superior a 10 g.dL⁻¹.[11]

Pacientes Portadores de Doença Arterial Coronariana (DAC)

A anemia aguda leva à ativação de mecanismos fisiológicos compensatórios em resposta à queda do CaO_2. A estimulação simpática cardiovascular promove aumento do débito cardíaco e consequente aumento da oferta de O_2. O aumento do trabalho cardíaco leva a um maior consumo de O_2 pelo miocárdio, que, por sua vez, depende do aumento do fluxo sanguíneo coronariano. Pacientes coronariopatas apresentam limitações na reserva coronariana, e se a demanda for excessiva, pode ocorrer desbalanço entre a oferta e o consumo de O_2 e consequente isquemia miocárdica. Baseados nessa fisiopatologia durante muitos anos, as diretrizes de cuidado perioperatório recomendaram uma estratégia liberal de transfusão de hemácias em pacientes portadores de DAC.[9,10]

No entanto, alguns estudos mais recentes demonstraram que pacientes assintomáticos com doença arterial coronariana crônica expostos a graus leves a moderados de anemia no período perioperatório apresentaram boa tolerância sem desenvolver isquemia miocárdica. Portanto, atualmente é recomendado para pacientes coronariopatas assintomáticos sem evidência de isquemia miocárdica aguda uma estratégia restritiva, considerando transfusão apenas se a concentração de hemoglobina for inferior a 8 g.dL⁻¹.[2] Porém é importante lembrar que essa recomendação não deve ser aplicada para pacientes com suspeita de síndrome coronariana aguda. A Tabela 107.3 resume as principais indicações de transfusão de hemácias no período perioperatório.

Eventos Adversos da Transfusão de Hemácias

As reações transfusionais podem ser classificadas em imediatas ou tardias e ainda podem ser imunológicas ou não imunológicas. As reações mais comuns são as reações febris não hemolíticas, reações alérgicas tipo urti-

TABELA 107.3
INDICAÇÕES DE TRANSFUSÃO DE HEMÁCIAS EM PACIENTES COM ANEMIA AGUDA.

Valores de Hb	Presença de Fatores de Risco/Mecanismos de compensação	Tratamento com Transfusão de Hemácias
< 6 g.dL^{-1}	Terapia transfusional é quase sempre necessária	Sim
6-8 g.dL^{-1}	Ausência de fatores de risco/mecanismos adequados de compensação	Não
	Presença de fatores de risco (doença da arterial coronária, doença cerebrovascular, insuficiência cardíaca)	Sim
	Presença de sintomas indicativos de hipóxia (hipotensão, taquicardia, ECG sugestivo de isquemia, acidose lática etc.)	Sim
8-10 g.dL^{-1}	Presença de sintomas indicativos de hipóxia (hipotensão, taquicardia, ECG sugestivo de isquemia, acidose lática etc.)	Sim
>10 g.dL^{-1}	Necessidade de transfusão de hemácias é extremamente rara	Não

cária e a sobrecarga circulatória. A menos frequente é a lesão pulmonar aguda induzida pela transfusão (TRALI - *transfusion-related acute lung injury*) que se desenvolve 6-8 horas após a transfusão. Os efeitos adversos mais raros são também os mais graves como a anafilaxia, casos fatais de hemólise maciça e a transmissão de vírus como HIV, HBV e HCV.[2]

PLAQUETAS

Os produtos disponíveis para a transfusão de plaquetas são: o concentrado de plaquetas randômicas, o concentrado de plaquetas de *buffy coat* e o concentrado de plaquetas de aférese. O concentrado de plaquetas randômicas é obtido através da dupla centrifugação de uma unidade de sangue total. O produto dessa centrifugação é armazenado em bolsas estéreis e normalmente contém 50-60 mL de plasma e aproximadamente $5,5 \times 10^{10}$ plaquetas. Já o concentrado de plaquetas de *buffy coat* é obtido através de um processo dividido em duas etapas. Na primeira fase, o sangue total é submetido a uma centrifugação forte e a camada rica em leucócitos e plaquetas *(buffy coat)* é extraída por extratores eletrônicos para a segunda fase do processo. Na segunda fase, o *buffy coat* de várias unidades de sangue total é reunido e novamente centrifugado com o intuito de separar as plaquetas dos leucócitos, e posterior armazenamento em *pools* de quatro a cinco unidades. Cada *pool* contém cerca de 200 a 250 mL e $5,5 \times 10^{10}$ plaquetas para cada unidade. Embora o *pool* de plaquetas, assim como o concentrado de plaquetas, seja obtido de múltiplos doadores, a quantidade de leucócitos do *pool* é 10 vezes menor que o concentrado de plaquetas randômicas. O concentrado de plaquetas obtido por aférese é obtido de um único doador e contém cerca de $3-4 \times 10^{11}$ plaquetas e volume de 200-300 mL (equivalente a 4 a 6 concentrados de plaquetas). Todos os concentrados de plaquetas são armazenados em temperatura ambiente (22ºC) sob agitação constante e apresentam validade de apenas 5 dias.[1]

A indicação da transfusão de plaquetas tem como principal objetivo prevenir ou controlar sangramentos causados por plaquetopenia, por disfunção plaquetária ou ambos. Sempre que possível, uma contagem de plaquetas deve ser obtida antes de se indicar uma transfusão de plaquetas. O teste de função plaquetária, se disponível, deve ser considerado em pacientes com suspeita de disfunção plaquetária induzida por fármacos.[12] A transfusão de plaquetas é realizada na maioria das vezes de forma profilática (cerca de 70% dos casos) em pacientes com plaquetopenia que irão se submeter a algum procedimento invasivo ou para prevenir sangramento espontâneo em pacientes com plaquetopenia grave (contagem inferior a 10.000 plaquetas/mm³).[13,14] Na maioria das vezes a plaquetopenia grave é secundária à toxicidade medular causada por agentes quimioterápicos ou como manifestação de neoplasias hematológicas como leucemias e linfomas. Uma revisão sistemática recente mostrou que, embora a transfusão profilática de plaquetas em pacientes com plaquetopenia grave reduza o número de eventos hemorrágicos clinicamente significantes, essa prática não reduz a mortalidade global e ainda pode levar a um maior consumo de concentrado de plaquetas quando comparado à transfusão terapêutica.[15] De acordo com o guideline para a transfusão de plaquetas da Associação Americana dos Bancos de Sangue (*American Association of Blood Banks*), a transfusão de plaquetas está recomendada para todo paciente que apresente uma plaquetopenia grave (< 10.000/mm³) e a dose de plaquetas que deve ser administrada é a equivalente a uma aférese de plaquetas ou 3×10^{11} plaquetas. Uma dose maior de plaquetas não se mostrou mais eficaz e talvez esteja relacionada com uma maior mortalidade. Por outro lado, uma dose menor de plaquetas pode, paradoxalmente, levar a uma maior quantidade de transfusões acumulativas a longo prazo, sem efeito na mortalidade.[13]

Procedimentos invasivos de menor complexidade como acesso venoso profundo podem ser realizados com segurança em pacientes com uma contagem de plaquetas maior que 20.000/mm³. Já o recomendado para punção lombar diagnóstica é uma contagem de plaquetas maior que 50.000/mm³, a mesma contagem recomendada para pacientes submetidos a cirurgias de grande porte, exceto neurocirurgia. Anestesia do neuroeixo, seja peridural ou subaracnoidea, pode ser realizada com segurança em pacientes com contagem de plaquetas superior a 80.000/mm^3, desde que outros fatores de risco adicionais como o uso de anticoagulantes ou agentes antiplaquetários, coagulopatias congênitas ou adquiridas não estejam presentes.[14] Com raras exceções, a transfusão de plaquetas será necessária em pacientes com contagem de plaquetas maior que 100.000/mm^3. Não há indicação de transfusão profilática de plaquetas em pacientes submetidos à cirurgia cardíaca com circulação extracorpórea (CEC) sem evidência de sangramento. A transfusão de plaquetas está indicada em pacientes com sangramento com disfunção plaquetária conhecida ou suspeita (pós-CEC, uso de agentes antiplaquetários potentes, disfunção plaquetária congênita) independente da contagem de plaquetas.[13]

PLASMA

O plasma consiste na porção acelular do sangue e é obtido através da centrifugação do sangue total ou por plasmaférese. Armazenado em bolsas com um volume entre 150-200 mL e refrigerado em temperaturas iguais ou inferiores a –25ºC, conserva-se praticamente todos os componentes do plasma, tais como fatores de coagulação, anticoagulantes naturais, imunoglobulinas, albumina, complemento, outras proteínas e sais minerais, praticamente em concentrações semelhantes às encontradas no sangue. O plasma pode ser encontrado no banco de sangue em três formas: plasma fresco congelado, plasma isento de crioprecipitado e plasma de 24 horas. O plasma fresco congelado é o plasma que teve seu tempo de processamento e congelamento em até 8 horas, conservando assim até os fatores de coagulação mais lábeis como os fatores V e VIII. O plasma isento de crioprecipitado é o subproduto do plasma após a extração do crioprecipitado, sendo então isento de FvW, fibrinogênio e fator VIII. O plasma de 24 horas é o plasma que levou de 8 a 24 horas até ser congelado e apresenta uma menor concentração dos fatores mais lábeis, ou seja, fator V e VIII. O plasma pode ser armazenado por até 24 meses.[1,16]

A indicação da transfusão de plasma tem como principal objetivo tratar ou prevenir sangramentos decorrentes de coagulopatias, sejam elas congênitas ou adquiridas. Infelizmente, não existem muitos estudos clínicos na literatura com robustez o suficente para suportar fortes recomendações para uso do plasma em muitas situações clínicas onde teoricamente a transfusão do plasma poderia ter algum benefício no prognóstico dos pacientes. A maior evidência disponível está para os pacientes vítimas de trauma e submetidos à transfusão maciça, definida como maior que 10 unidades de concentrado de hemácias. Nesses casos, uma prática seria transfundir numa razão de uma unidade de plasma para cada 3 unidades de hemácias, embora não haja recomendação contra ou a favor de razões fixas de plasma/concentrado de hemácias na maioria dos consensos sobre o assunto.[12,17] A transfusão de plasma, em cirurgia ou trauma na ausência de transfusão maciça, é controversa, já que a maioria dos estudos mostram que nesses casos não está comprovado que essa prática possa reduzir mortalidade, sangramento, transfusão de outros hemoderivados ou a incidência de complicações graves como AVC ou infarto agudo do miocárdio. Outra indicação bem definida de plasma é em pacientes com hemorragia intracraniana relacionada ao uso de varfarina.[12,17] Em outros tipos de hemorragias relacionadas a varfarina, a evidência de benefício da transfusão de plasma na literatura é pequena, embora isso se deva provavelmente a paucidade de estudos em outros cenários diferentes da hemorragia intracraniana. O mesmo ocorre para outros grupos de pacientes diferentes daqueles submetidos à cirurgia, trauma, transfusão maciça ou anticoagulação excessiva.[12,17]

No período intraoperatório, o plasma pode ser utilizado para a correção de sangramento microvascular excessivo (coagulopatia) na presença de RNI > 2, na ausência de heparina, ou em pacientes transfundidos com mais de uma volemia (≥ 70 mL.kg^{-1}) e quando TP e TTPa não podem ser obtidos rapidamente. Outras indicações do plasma são a reversão dos efeitos anticoagulantes da varfarina quando na ausência do concentrado de complexo protrombínico e a correção de deficiências de fatores da coagulação previamente conhecidas quando o concentrado específico do fator de coagulação em questão não estiver disponível. A dose de plasma é de 10 a 15 mL.kg^{-1}, considerado um volume grande, podendo precipitar sobrecarga circulatória aguda, principalmente em pacientes com fatores de risco, como pacientes com disfunção ventricular esquerda ou pacientes renais crônicos. Outra limitação do plasma é o tempo necessário para ficar disponível para administração, já que, além dos testes de compatibilidade, é necessário o descongelamento, o que pode levar até 90 minutos para concluir todo esse processo. Antes da indicação da transfusão de plasma, são necessários testes de coagulação para diagnosticar a coagulopatia. Não se deve usar plasma em pacientes com TP e TTPa normais, como expansor plasmático ou para reposição de albumina.[12]

CRIOPRECIPITADO

O crioprecipitado é obtido através do descongelamento do plasma na temperatura de 1 a 6ºC e contém grandes concentrações de fibrinogênio, além de fatores VIII, XIII e de FvW. Armazenados em bolsas com volume médio de 10-15 mL por unidade, o crioprecipitado é a principal fonte de fibrinogênio, já que cada unidade contém aproximadamente 150 mg de fibrinogênio.[1] A principal indicação para a transfusão de crioprecipitado é o sangramento decorrente de hipofibrinogenemia (fibrinogênio abaixo de 100 mg.dL^{-1}). Nesses casos, deve-se transfundir a dose de

1 unidade de crioprecipitado para cada 10 kg de peso ou o máximo de 10 unidades.[12,18] O crioprecipitado também pode ser utilizado em situações de sangramento, onde o teste de atividade do fibrinogênio indica fibrinólise, lembrando que nesses casos o antifibrinolítico deve ser associado. Assim como o plasma, o crioprecipitado também pode ser indicado como adjuvante no paciente que recebeu transfusão maciça, onde a dosagem de fibrinogênio não pode ser realizada em tempo hábil.[12,18]

O crioprecipitado é indicado como tratamento de segunda linha para várias deficiências congênitas de fatores da coagulação, entre elas podemos citar pacientes com deficiência congênita de fibrinogênio, pacientes com sangramento e doença de von Willebrand não responsivos à desmopressina, pacientes com hemofilia A em locais onde o concentrado de Fator VIII$_C$ não estiver disponível e no tratamento de sangramento em pacientes portadores de deficiência de fator XIII. Todavia, um hematologista sempre deve ser consultado para auxiliar no manejo de pacientes com deficiência congênita de fatores da coagulação. O crioprecipitado também pode ser usado no tratamento de pacientes com sangramento grave após o uso de tPA. O uso de crioprecipitado não é recomendado como cola de fibrina ou para reposição de fibronectina em pacientes sépticos, e raramente a transfusão de crioprecipitado é indicada para pacientes não gestantes com dosagem de fibrinogênio acima de 150 mg/dL.[12,18]

CONCENTRADO DE FATORES DA COAGULAÇÃO

Concentrado de Fibrinogênio

O concentrado de fibrinogênio é um produto liofilizado contendo basicamente fibrinogênio derivado do plasma. Pode ser armazenado em temperatura ambiente (inferiores a 25ºC) por até 30 meses.[1] Como é um produto processado do sangue e não um hemocomponente, não é considerado transfusão e é aceito por pacientes Testemunhas de Jeová. A principal indicação do concentrado de fibrinogênio é tratar a deficiência de fibrinogênio congênita ou adquirida. O concentrado de fibrinogênio é o tratamento de primeira linha para afibrinogenemia ou hipofibrinogenemia congênita nos Estados Unidos e é a principal fonte de fibrinogênio em muitos países onde o crioprecipitado é pouco disponível. Uma das principais vantagens do concentrado de fibrinogênio é que as quantidades de fibrinogênio são mais precisas que no crioprecipitado. Cada frasco de concentrado de fibrinogênio contém em torno de 900 a 1.300 mg.[1] Outra vantagem do concentrado de fibrinogênio é a rápida disponibilidade para infusão, já que não é necessário o descongelamento como no caso do crioprecipitado. Por ser pasteurizado, o concentrado de fibrinogênio apresenta um menor risco de transmissão de patógenos. O risco de TRALI também é reduzido com o concentrado de fibrinogênio devido às baixas concentrações de anticorpos.[19]

A eficácia hemostática do concentrado de fibrinogênio depende de que alguns processos enzimáticos estejam íntegros como a ativação plaquetária, geração de trombina e a polimerização da fibrina mediada pelo fator XIII. Caso contrário, a reposição de fibrinogênio não será eficaz. Outra condição que pode reduzir a eficácia do fibrinogênio como agente hemostático é o estado de hiperfibrinólise subjacente em vários estados de coagulopatia avançada, estando indicado nessas situações a associação de antifibrinolíticos. O alvo da reposição de fibrinogênio é alcançar uma concentração sérica de fibrinogênio > 100 mg.dL^{-1} (muitos consensos recomendam uma concentração entre 150-200 mg/dL ou FIBTEM – MCF 8-10 mm). As principais contraindicações ao uso do concentrado de fibrinogênio são: história de reações alérgicas aos componentes do produto, trombose suspeita ou confirmada e infarto agudo do miocárdio. As reações adversas mais comuns são febre e dores de cabeça enquanto as mais graves, porém mais raras, são os fenômenos trombóticos.[19]

Concentrado de Complexo Protrombínico

O concentrado de complexo protrombínico é um produto composto de fatores de coagulação vitamina K dependentes (fatores II, VII, IX e X) liofilizados. A principal aplicação clínica do concentrado de complexo protrombínico é para tratar os casos de intoxicação cumarínica (varfarina). Assim como o concentrado de fibrinogênio, o concentrado de complexo protrombínico é aceito pelos pacientes Testemunhas de Jeová. O concentrado de complexo protrombínico também tem sido usado em pacientes com coagulopatia adquirida após trauma ou cirurgias. A eficácia do complexo protrombínico depende de outros fatores como correção da hipofibrinogenemia e da fibrinólise antes da sua administração. O concentrado de complexo protrombínico está disponível em formulações com 3 fatores (fatores II, IX e X) ou 4 fatores (fatores II, VII, IX e X). As formulações com 4 fatores são preferíveis quando o INR > 4, situação onde a atividade do fator VII provavelmente é menor que 5%. As principais contraindicações do uso do concentrado de complexo protrombínico são a coagulação intravascular disseminada, deficiência de antitrombina e plaquetopenia induzida por heparina, já que as formulações do concentrado de complexo protrombínico contêm heparina.[19]

CONSIDERAÇÕES FINAIS

Embora a transfusão de hemácias seja uma prática frequente, o benefício não evidente da transfusão na maioria das situações clínicas em que elas são indicadas, associado ao aumento do número de estudos relacionando a transfusão com maior morbidade e mortalidade perioperatória, tem levado a comunidade médica a adotar uma posição cada vez mais restritiva em relação à transfusão de hemácias. Porém, para grupos de maior risco, como pacientes com câncer, síndrome coronariana aguda, trauma cranioencefálico, pacientes com choque hemorrágico ou portadores de coagulopatia, ainda não há evidências suficiente na literatura que suporte uma estratégia restritiva ou liberal de transfusão de hemácias.

Os hemocomponentes são um arsenal valioso para o tratamento de coagulopatias e sangramentos que possam ocorrer no perioperatório. No entanto, ainda falta evidência para estabelecer recomendações definitivas em diversas situações, como, por exemplo, a proporção ideal de plasma: CH em pacientes submetidos à transfusão maciça. Os concentrados de fatores da coagulação atualmente configuram uma alternativa aos tradicionais hemocomponentes como crioprecipitado e plasma, mostrando-se segura e com vantagens interessantes como menor risco de transmissão de patógenos e rápida disponibilidade para infusão. No entanto, ainda não há evidência na literatura mostrando que essas vantagens teóricas dos concentrados de fatores sobre os hemocomponentes se traduzem em melhor prognóstico para os pacientes.

REFERÊNCIAS

1. Manual de hemocomponentes. Ministério da Saúde, Brasil, 2010.
2. Carson JL, Grossman BJ, Kleinman S, et al. Red blood cell transfusion: a clinical practice guideline from the AABB. Ann Intern Med. 2012 Jul 3;157(1):49-58.
3. Mannucci PM, Levi M. Prevention and treatment of major blood loss. N Engl J Med. 2007 May 31;356(22):2301-11.
4. Napolitano LM. Perioperative anemia. Surg Clin North Am. 2005 Dec;85(6):1215-27.
5. Dunne JR, Malone D, Tracy JK, et al. Perioperative anemia: an independent risk factor for infection, mortality, and resource utilization in surgery. J Surg Res. 2002 Feb;102(2):237-44.
6. Hajjar LA, Vincent JL, Galas FR, et al. Transfusion requirements after cardiac surgery: the TRACS randomized controlled trial. JAMA. 2010 Oct 13;304(14):1559-67.
7. Carson JL, Terrin ML, Noveck H, et al. Liberal or restrictive transfusion in high-risk patients after hip surgery. N Engl J Med. 2011 Dec 29;365(26):2453-62.
8. Liumbruno GM, Bennardello F, Lattanzio A, et al. Recommendations for the transfusion management of patients in the peri-operative period. I. The pre-operative period. Blood Transfus. 2011 Jan;9(1):19-40.
9. Liumbruno GM, Bennardello F, Lattanzio A, et al. Recommendations for the transfusion management of patients in the peri-operative period. II. The intra-operative period. Blood Transfus. 2011 Apr;9(2):189-217.
10. Madjdpour C, Spahn DR, Weiskopf RB. Anemia and perioperative red blood cell transfusion: a matter of tolerance. Crit Care Med. 2006 May;34(5 Suppl):S102-8.
11. Rivers E, Nguyen B, Havstad S, et al. Early goal-directed therapy in the treatment of severe sepsis and septic shock. N Engl J Med. 2001 Nov 8;345(19):1368-77.
12. Practice guidelines for perioperative blood management: an updated report by the American Society of Anesthesiologists Task Force on Perioperative Blood Management*. Anesthesiology. 2015 Feb;122(2):241-75.
13. Kaufman RM, Djulbegovic B, Gernsheimer T. Platelet transfusion: a clinical practice guideline from the AABB. Ann Intern Med. 2015 Feb 3;162(3):205-13.
14. Van Veen JJ, Nokes TJ, Makris M. The risk of spinal haematoma following neuraxial anaesthesia or lumbar puncture in thrombocytopenic individuals. Br J Haematol. 2010 Jan;148(1):15-25.
15. Kumar A, Mhaskar R, Grossman BJ, et al. Platelet transfusion: a systematic review of the clinical evidence. Transfusion. 2015 May;55(5):1116-27.
16. Weinstein R, Carson JL, Grossman BJ, et al. Red Blood Cell Transfusion: a clinical practice guideline from the AABB*. Ann Intern Med. 2012;157(1):49-58.
17. Roback JD, Caldwell S, Carson J, et al. Evidence-based practice guidelines for plasma transfusion. Transfusion. 2010 Jun;50(6):1227-39.
18. Droubatchevskaia N, Wong PM, Chipperfield KM. Guidelines for cryoprecipitate transfusion. BC Med J. 2007 october;49.
19. Tanaka KA, Esper S, Bolliger D. Perioperative factor concentrate therapy. Br J Anaesth. 2013 Dec;111 Suppl 1:i35-49.

parte 10

Técnicas de Anestesia Geral e Sedação

108
Medicação Pré-anestésica

Antonio Vanderlei Ortenzi

INTRODUÇÃO

Os anestesiologistas têm a oportunidade de influenciar o curso da anestesia com uma avaliação pré-anestésica bem conduzida e, se necessário, com a medicação pré-anestésica (MPA).

No final do século XIX e começo do XX, a atropina era usada antes da anestesia com clorofórmio para prevenir o que se chamava erroneamente de "inibição vagal".

Ainda no início do século XX, o éter ocupou o lugar do clorofórmio como agente anestésico predominante e a MPA com um agente anticolinérgico e um opioide ganhou aceitação. O anticolinérgico diminuía as secreções e o opioide diminuía a irritabilidade reflexa e o metabolismo, facilitando a anestesia.

A introdução de tiopental, tubocurarina e halotano entre 1940 e 1950 tornou possível uma indução suave, anestesia superficial e rápida recuperação. Como foram reduzidos os efeitos colaterais da anestesia, os da MPA passaram a ser notados e isso levou à introdução de novos agentes.[1]

A medicação pré-anestésica consiste na administração de uma série de medicamentos, antes da anestesia, com a finalidade de tornar o ato cirúrgico mais agradável para o paciente, pela indução de sedação física e psíquica, e de assegurar condições mais favoráveis para o trabalho do anestesiologista.

As finalidades da MPA[2] são as seguintes:

1. Redução da ansiedade;
2. Sedação;
3. Amnésia;
4. Analgesia;
5. Redução das secreções das vias aéreas;
6. Prevenção de respostas a reflexos autonômicos;
7. Redução do volume do conteúdo gástrico e aumento do seu pH;
8. Efeito antiemético;
9. Redução das necessidades de anestésicos;
10. Facilitação de indução suave da anestesia;
11. Profilaxia de reações alérgicas.

A amnésia é definida como a incapacidade de se lembrar de experiências. Pode ser: a) amnésia anterógrada – quando não se lembra de eventos ocorridos após um trauma, início de uma doença ou administração de um medicamento; b) amnésia retrógrada – refere-se à perda de memória de eventos que ocorreram antes de uma nova condição, por exemplo, a administração da MPA.[3,4] Pode ser desejável a amnésia da sala de cirurgia, de conversas, de aparelhos etc.

Do ponto de vista dos pacientes, a amnésia é considerada vantajosa, mas deve ser lembrado que nem todos desejam ter amnésia do período perioperatório. Mesmo com os medicamentos amnésicos mais potentes, como o lorazepam, não se pode garantir amnésia para todos os pacientes. Por essa razão, todos devem ser tratados como se fossem se lembrar dos eventos pré-operatórios. Produzir amnésia da ansiedade pré-operatória e de alguma atitude inadequada da equipe pode ser uma difícil tarefa.[5]

O estresse pré-operatório pode provocar inquietação, insônia, arritmias, hipertensão arterial e crise de angina. Por isso, o principal objetivo da MPA é aliviar o medo e a ansiedade.

A ansiedade depende de expectativas diante da cirurgia (maior nas mutiladoras, nas simbolicamente castradoras ou nas amputações) e da doença, de eventos econômicos e familiares, de informações prévias sobre a cirurgia e a anestesia, de preparo psicológico inadequado, da influência negativa de outras pessoas, de medo, incerteza, desamparo.

O curso natural da ansiedade não se restringe ao período pré-operatório imediato: altos níveis de ansiedade podem ocorrer cinco ou seis dias antes da chegada ao hospital. Esse período é omitido em muitos dos estudos.[5]

Foi relatada uma correlação positiva entre ansiólise e facilidade de indução da anestesia; daí a importância do componente ansiolítico da MPA.

O efeito final da avaliação pré-anestésica na ansiedade depende da personalidade tanto do entrevistador como do paciente, do conteúdo das informações e, talvez, do instante e das circunstâncias em que são dadas. Atualmente os pacientes parecem ter mais problemas financeiros do que emocionais, e muitos deles são incapazes de definir uma etiologia para sua ansiedade; assim, a natureza da ansiedade que estamos observando pode variar de paciente para paciente.[5]

A incidência de ansiedade varia de 11% a 80%, conforme os autores. Quanto mais completo e detalhado for o questionário de avaliação, mais facilmente se encontra a ansiedade. Ela é maior nas mulheres, particularmente se o peso for maior que 70 kg, e nas pessoas que nunca se submeteram a uma anestesia, permanecendo constante da noite anterior até o período pré-operatório imediato. Estudos com avaliação de ansiedade feita por observador e pelo próprio paciente mostraram que os resultados nem sempre são correlatos.[1,6]

Egbert e col. (1963), em trabalho clássico, mostraram que uma visita pré-anestésica bem conduzida é mais eficiente que a administração, sem a visita, de placebo ou pentobarbital 2 mg . kg^{-1} IM.[7]

Os efeitos da MPA devem ser diferenciados dos efeitos da avaliação pré-anestésica e do placebo. Sonolência não deve ser confundida com efeito ansiolítico e pode coexistir com ansiedade e excitação.[1]

O manuseio anestésico do paciente começa com a preparação psicológica pré-operatória e, se necessário, utiliza-se a MPA. Sua escolha é baseada nas mesmas considerações que a escolha da anestesia. Todo esforço deve ser feito para que a MPA atinja o efeito desejado antes da chegada do paciente à sala de cirurgia e não após a indução da anestesia.[2]

Alguns pacientes não devem receber medicamentos depressores antes da cirurgia: aqueles com pouca reserva fisiológica, aqueles nos extremos de idade ou com trauma de crânio ou com hipovolemia.[2]

Se o paciente tem um acesso venoso, não parece sensato usar outra via para administrar a MPA que não a intravenosa. É uma questão de se titular a dose adequada.

A MPA ideal, particularmente em pediatria, deve ser indolor, confiável em 100% dos casos, ter latência e duração curtas e não comprometer o sistema cardiovascular ou pulmonar. Entretanto, como será visto adiante, todas elas têm algum inconveniente: hipoventilação, dessaturação, desconforto na administração (picada, gosto ruim, queimação e defecação) ou tempo excessivo entre a administração e a sedação máxima.[8]

Nas crianças, a ansiedade durante o período que antecede a anestesia pode se manifestar de diversas formas. Algumas verbalizam seus temores, enquanto outras demonstram a ansiedade por meio de alterações de comportamento. Muitas delas parecem assustadas, tornam-se agitadas, com respiração profunda, apresentam tremores, param de falar ou simplesmente choram. Podem ainda desenvolver inesperada incontinência urinária. A origem dos temores que envolvem o período perioperatório inclui: o medo da criança de se separar dos pais e a incerteza relacionada à anestesia, à cirurgia e aos resultados do procedimento. O medo de sentir dor, de não sobreviver ou ouvir sons estranhos também são fontes de ansiedade nas crianças. A ansiedade durante uma anestesia pode aumentar a ansiedade durante a próxima experiência hospitalar. Evitar essa espiral de eventos é fundamental, principalmente nas crianças que necessitam de múltiplos procedimentos anestésicos.[9]

A ansiedade pré-operatória é também associada com comportamentos pós-operatórios indesejáveis (dor, distúrbios do sono, conflito com os pais, ansiedade de separação). Por essas razões, é importante tratar ou prevenir a ansiedade pré-operatória com medicação pré-anestésica sedativa ou com métodos não farmacológicos, como presença dos pais durante a indução (algo controversa), hipnose, preparação comportamental, musicoterapia e acupuntura.[8]

Na avaliação pré-anestésica de criança, deve-se sentar e conversar no mesmo nível dos olhos dela em vez de permanecer em pé e de modo dominador.[10] Deve-se falar diretamente com ela mesmo que as informações que realmente se deseja obter sejam dos pais, observar sua resposta à avaliação e como se separaria de seus pais. É fundamental tratá-la como o centro da atenção. Quanto mais informações se puder dar à criança e à família, particularmente sobre monitorização e segurança, maior será a redução da ansiedade. "Quando se anestesia uma criança na realidade estamos anestesiando toda a família."[11] As crianças não são pequenos adultos. Dar atenção especial às necessidades emocionais das crianças e à ansiedade dos pais é a pedra angular de uma adequada avaliação pré-anestésica.[12] Essa é uma arte que deve ser exercitada pelo anestesiologista. O cirurgião, a família do paciente e a enfermagem devem participar positivamente dessa preparação. Pais calmos geralmente transmitem essa sensação a seus filhos.[13]

Vários grupos de medicamentos têm sido usados como MPA.

BENZODIAZEPÍNICOS

São os mais usados atualmente. Possuem efeitos ansiolítico, amnésico, sedativo, anticonvulsivante e relaxante muscular. Como MPA produzem pouca depressão ventilatória e do sistema cardiovascular, podem ser usados para reduzir os efeitos psicotomiméticos da cetamina. Não são analgésicos e, algumas vezes, produzem agitação. Os ansiolíticos têm maior efeito nos pacientes ansiosos do que nos não ansiosos.[1]

O remimazolam (CNS 7056) é um novo medicamento que combina as propriedades do midazolam (atua nos receptores GABA) e do remifentanil (metabolismo órgão-independente). Estudos preliminares mostraram efeitos residuais mínimos em infusões prolongadas.[14] Nas doses únicas de 0,10, 0,15 ou 0,20 mg . kg^{-1} IV, quando comparado ao midazolam 0,075 mg . kg^{-1} IV, em pacientes submetidos à endoscopia digestiva alta diagnóstica, o início da sedação foi, respectivamente, de 1,5-2,5 minutos e de 5 minutos. O remimazolam induziu uma rápida sedação e uma recuperação também rápida.[15]

Os principais são: diazepam, lorazepam e midazolam.

Diazepam

É o medicamento com o qual os outros benzodiazepínicos são comparados. Por ser insolúvel em água, é dissolvido em solventes orgânicos e daí a possibilidade de dor na administração por via muscular ou venosa. Nesta pode ocorrer dor e flebite; diluir para evitar dor e injetar lentamente para evitar soluço. Tem grande ligação proteica e, nos pacientes com albumina baixa, como cirróticos e nefropatas, terá um efeito maior. Mais de 90% de uma dose oral é bem absorvida (é necessário o tempo de pelo menos uma hora para obter efeito ansiolítico), mas por via muscular a absorção é imprevisível. Ele eleva o limiar convulsivo e, assim, protege contra as convulsões causadas por anestésicos locais. Diminui a concentração alveolar mínima (CAM) do halotano. Apesar da segurança de doses relativamente altas por via venosa, há relato de parada respiratória com 2,5 mg. A depressão ventilatória pode ser agravada por outros depressores como os opioides. A dose é de 0,1 a 0,2 mg . kg^{-1} por via muscular ou oral. Como o efeito aumenta com a idade, a dose deve ser reduzida de 10% por década.[2,16,17]

Lorazepam

Pode produzir alívio da ansiedade, profunda amnésia e sedação prolongada. Dor no local da injeção ou flebite não são esperadas. É bem absorvido por via intramuscular, oral ou sublingual. O efeito máximo ocorre 30 a 40 minutos após injeção venosa e duas a quatro horas após administração oral. A dose usual é 0,025 a 0,050 mg . kg^{-1} por via muscular (90 minutos antes) ou venosa (30 minutos antes) até o máximo de 4 mg para um adulto.[2,17,18]

Midazolam

É solúvel em água e tem metabolismo rápido. Não produz irritação ou flebite no local de injeção. Tem maior ação amnésica que o diazepam. A sedação e a depressão ventilatória podem ser perigosas e maiores que o esperado, principalmente em idosos ou se associado a outros depressores como os opioides, ou em portadores de DPOC. Suas propriedades de rápido início de ação e recuperação o tornam ideal para procedimentos de curta duração. O início de ação após injeção muscular é de 5 a 10 minutos, atingindo o máximo efeito em 30 a 60 minutos; pode ocorrer dor à injeção; a dose é de 0,05 a 0,1 mg . kg^{-1} muscular. A via oral pode ter início de ação e recuperação demorados.[2,16,17] A injeção venosa também deve ser lenta para evitar soluço.

Em pediatria podem ser usadas as vias: a) oral – 0,25 a 0,75 mg . kg^{-1} (máximo de 20 mg em solução de glicose; solução comercial com 2 mg . mL^{-1}), 30 a 60 minutos antes;[11,19-21] b) sublingual – 0,2 a 0,3 mg . kg^{-1}; c) retal – 0,35 mg . kg^{-1} (em 5 mL de solução salina), pode ter início de ação demorado; d) nasal – 0,2 mg . kg^{-1} instilados nas narinas por seringa de vidro sem agulha ou *spray*, sendo o início de ação em 10 a 20 minutos;[3,16,11,22-24] e) venosa – de 0,5 a 5 anos, 0,05-0,1 mg . kg^{-1}, e maiores que 5 anos, 0,025-0,5 mg . kg^{-1}, sendo o início de ação em 2 a 3 minutos. O efeito sedativo é visto como felicidade e perda de equilíbrio dissipando-se em 45 minutos na maioria dos casos. Por essas razões, as crianças devem ser mantidas na cama ou nos braços de um dos pais e observadas pela equipe médica, não devendo ficar sozinhas durante todo o dia.[22]

A via nasal permite absorção mais rápida na circulação sistêmica por meio de uma área ricamente vascularizada sem a desvantagem de passar pela circulação portal, além de minimizar o sabor desagradável. Entretanto, é irritante e frequentemente seguida de choro. Um benefício adicional é uma leve euforia não medida pela escala de sedação.[22,23] Na dose de 0,2 mg . kg^{-1} não há diferença significativa entre a via muscular e a nasal para o início de ação (mais ou menos 15 minutos) e para o grau de sedação.[25] Não ultrapassar o volume total de 1 mL (5 mg) para a via nasal. Uma implicação dessa via é a possibilidade teórica do transporte do medicamento diretamente pelas conexões neurais entre a mucosa nasal e o SNC através dos nervos olfatórios, o que poderia produzir efeitos neurotóxicos.[11]

Estudo para avaliar a sedação e os efeitos no conteúdo gástrico mostrou que o midazolam oral na dose de 0,75 mg . kg^{-1} administrado a crianças de 3 a 10 anos produziu melhor sedação, mas não houve diferença estatisticamente significativa no pH e volume residuais gástricos comparados aos grupos controle e placebo.[26]

Pacientes "tratados" com midazolam 5 mg por via muscular, 30 minutos antes, comparado ao placebo quando analisados na primeira semana após o procedimento, tiveram maior redução na dor, menor uso de ibuprofeno e menor ansiedade.[27]

Na dose de 0,2 mg . kg^{-1}, o midazolam injetável diluído em xarope de morango por via oral transmucosa (colocada debaixo da língua em porções de 0,2 a 0,4 mL) em crianças de 8 meses a 6 anos foi bem-aceito e promoveu uma separação com sucesso dos pais em 95% dos casos comparada a 59% com o placebo.[28]

Em estudo prospectivo e aleatório realizado com a apresentação comercial do xarope de midazolam disponível na América do Norte, as crianças de ASA 1 a 3 foram estratificadas por idade (6 meses a 2 anos; 2 a 6 anos; 6 a 16 anos) e receberam doses de 0,25, 0,5, e 1 mg . kg^{-1} até o máximo de 20 mg. Os resultados mostraram: 95% dos pacientes aceitaram a medicação; 97% tiveram sedação satisfatória antes da indução; houve uma aparente relação entre dose e início da sedação e ansiólise; os níveis de ansiedade eram satisfatórios em 88% no instante de separação dos pais e em 86% na aplicação da máscara; o grupo mais jovem recuperou-se antes dos outros; antes da indução não houve episódios de dessaturação, mas dois de náuseas e três de vômitos; foi efetivo para produzir sedação e ansiólise na dose de 0,25 mg . kg^{-1} com mínimos efeitos na respiração e na saturação de oxigênio mesmo com doses de 1 mg . kg^{-1} (máximo de 20 mg) em crianças sadias num ambiente clínico supervisionado.[21]

A dose deve ser reduzida de 15% por década. Seu efeito pode ser revertido pelo flumazenil.[17]

A ansiedade aumenta nas crianças no período pré-operatório e a administração da MPA se acompanha muitas vezes de apreensão, relutância ou recusa. Estudo com 100 crianças de 3 a 6 anos mostrou menor ansiedade nas que receberam um pequeno brinquedo antes do midazolam.[29]

Estudo comparando midazolam 0,5 mg . kg^{-1} oral isoladamente com a associação de midazolam 0,25 mg . kg^{-1} oral com cetamina 2,5 mg . kg^{-1} em 100 crianças concluiu que em ambos os esquemas houve ansiólise efetiva. Entretanto, com a associação houve um maior número de crianças num estado tranquilo, calmo e que puderam ser separadas facilmente dos pais.[30]

O maior problema na prática diária com o midazolam é o seu sabor amargo quando administrado oralmente mesmo quando misturado com xarope. É metabolizado pelo citocromo CYP3A4.[22]

O midazolam é inibido pela atorvastatina e pela fluvastatina *in vitro*. A atorvastatina por si mesma é um substrato para o citocromo CYP3A4 e inibe sua atividade de modo competitivo. A fluvastatina primariamente é um substrato para o CYP2C9, mas inibe a atividade do CYP3A4 de modo não competitivo. Dessa maneira, existe um potencial de interação quando esses medicamentos são coadministrados ao paciente.[31]

A interação entre midazolam oral e os antimicóticos azólicos itraconazol e fluconazol tem claramente significado clínico. Ambos reduzem o *clearance* do midazolam por inibir o citocromo P-450 3A. O fluconazol e, especificamente, o itraconazol podem aumentar perigosamente a profundidade do sono e prolongar o efeito hipnótico do midazolam oral, devendo ser evitada essa associação.

A interação com o midazolam IV tem menor significado clínico. Isso sugere que doses em *bolus* de midazolam IV para sedação em procedimentos de menor porte não têm seu efeito aumentado. Entretanto, se forem usadas altas doses ou infusões prolongadas de midazolam, sua dose deve ser titulada conforme o efeito.[32]

Outros

O oxazepam e o clordiazepóxido já foram usados. O temazepam na dose de 20 a 30 mg deve ser usado bem antes da cirurgia; o triazolam na dose de 0,25 a 0,5 mg é de curta duração. O lormetazepam e o alprazolam também têm sido propostos.[2]

BARBITÚRICOS

Possuem efeitos sedativos mas, na presença de dor, produzem agitação. Nas doses de MPA a depressão cardiorrespiratória é pequena. A porfiria aguda e intermitente é uma contraindicação para o seu uso. Destacam-se: secobarbital 50 a 200 mg por via oral; pentobarbital 50 a 200 mg por via oral ou muscular (5 a 7 mg . kg^{-1}). Em pediatria, o meto-hexital pode ser usado por via retal na dose de 20 a 30 mg . kg^{-1} de solução a 10%; pode produzir convulsões em crianças com epilepsia do lobo temporal.[8,11,33]

OUTROS MEDICAMENTOS SEDATIVOS[2]

Hidroxizina

É um tranquilizante não fenotiazínico com ações sedativa, ansiolítica, anti-histamínica e antiemética. A dose é 1-2 mg . kg^{-1} IM.

Difenidramina

É um antagonista do receptor de histamina H_1 com efeitos sedativo, anticolinérgico e antiemético. A dose é de 50 mg ou 0,5 a 1 mg . kg^{-1}.

Tem sido usada com cimetidina (anti-H_2), esteroides e outros medicamentos na profilaxia de reações alérgicas, mas essa conduta pode levar à falsa sensação de segurança.

Fenotiazínicos

A prometazina, outro anti-H_1,[5] é um exemplo; tem efeitos sedativo, anticolinérgico e antiemético. A dose é de 0,5 a 1 mg . kg^{-1} por via muscular.

Hidrato de Cloral

Pode ser usado na dose de 0,5 a 1 g por via oral.

Melatonina

É a N-Acetil-5-metoxitriptamina sintetizada principalmente pela glândula pineal. Sua administração exógena facilita o início do sono e melhora sua qualidade. A dose de 0,05 mg.kg^{-1} por via sublingual 100 minutos antes da indução da anestesia geral promoveu ansiólise e sedação pré-operatórias sem piorar as capacidades cognitiva e psicomotora ou afetar a qualidade da recuperação.[34]

Uma revisão sistemática mostrou que a melatonina não tem os efeitos colaterais associados com opioides, anti-inflamatórios não hormonais e benzodiazepínicos tanto em animais como em humanos. Ela reduziu os escores de ansiedade pré-operatória, mas a metanálise foi muito heterogênea. Melhorou a qualidade subjetiva do sono no pós-operatório imediato e o ritmo circadiano na primeira semana. Em crianças reduziu os distúrbios do sono nas duas primeiras semanas pós-operatórias.[35]

A revisão sistemática da Cochrane conclui que a melatonina comparada ao placebo como medicação pré-anestésica (comprimidos ou por via sublingual) reduziu a ansiedade pré-operatória avaliada de 50 a 100 minutos após sua administração. Foi igualmente efetiva como o tratamento padrão com midazolam reduzindo a ansiedade pré-operatória avaliada de 50 a 100 minutos após sua administração. Comparada ao placebo, a melatonina pode reduzir a ansiedade pós-operatória (seis horas após a cirurgia).[36]

Passiflora incarnata

Estudo em adultos de 25 a 45 anos que seriam submetidos à herniorrafia inguinal ambulatorial concluiu que 500 mg de *Passiflora incarnata* por via oral 90 minutos antes da cirurgia reduziu a ansiedade sem induzir sedação ou mudança na função psicomotora.[37]

OPIOIDES

São usados quando é necessária analgesia pré-operatória. Os idosos frequentemente exibem menor sensibilidade à dor e maior resposta analgésica aos opioides.

Diminuem as necessidades de anestésicos. Não são os melhores medicamentos para aliviar a apreensão, sedar ou produzir amnésia. Podem provocar hipotensão postural (manter o paciente deitado após sua administração), depressão ventilatória (e aumento da pressão intracraniana), náuseas e vômitos, espasmo do esfíncter de Oddi, prurido.[2,17]

A morfina pode ser usada por via muscular na dose de 5 a 10 mg para adultos e 0,05 a 0,15 mg.kg^{-1} para crianças; a meperidina (lembrar interação com IMAO), 1 mg.kg^{-1} por via muscular para adultos e 1 a 2 mg.kg^{-1} para crianças.

Na América do Norte o fentanil é disponível em pirulitos (Oralet) para uso pediátrico na dose de 10 a 15 µg.kg^{-1}; é a chamada via transmucosa.[38]

O sufentanil na dose de 1 a 3 µg.kg^{-1} pode ser usado em crianças por via nasal.[3]

A associação de fentanil e droperidol produz sedação e vasodilatação, que facilitam uma venopunção antes difícil ou indução sob máscara; em adultos a dose é de 2 a 3 mL por via muscular e pode ser seguida de "recusa da cirurgia" pelo paciente; em crianças, a dose de 0,1 mL.kg^{-1} IM até o limite de 3 mL produz bons resultados em 15 a 30 minutos, mas há possibilidade de priapismo e depressão ventilatória.

Os opioides agonistas-antagonistas como o butorfanol e a nalbufina também podem ser usados, exceto em pacientes já recebendo outros opioides mais potentes pela possibilidade de precipitar síndrome de abstinência.[16]

A oximetria de pulso é valiosa quando se usa opioide como MPA, particularmente em crianças que mesmo "acordadas" podem apresentar algum grau de dessaturação.[16]

Pela inaceitavelmente alta incidência de efeitos colaterais os opioides devem ser reservados para pacientes que já têm ou terão dor antes da indução da anestesia.

A dor aumenta a ansiedade e esta aumenta a dor.[5]

CETAMINA

A cetamina produz sedação intensa que pode chegar a um estado de catalepsia, rápido início de ação, aumento das secreções salivares e respiratórias, hipertensão arterial, intraocular e intracraniana, taquicardia, alucinações. A dose é de 2 a 4 mg.kg^{-1} IM. Em pediatria, é recomendada a dose oral de 6 mg.kg^{-1} administrada em 0,2 mL.kg^{-1} de refrigerante;[8] por via nasal, 3 mg.kg^{-1} em 2 mL de solução fisiológica; por via transmucosa, 5 a 6 mg.kg^{-1}, como pirulito, pode produzir pequeno aumento do volume gástrico.[39,40]

Em crianças de 3 a 6 anos programadas para tratamento dentário sob anestesia geral, a nebulização por dispositivo bucal de baixa dose de cetamina (1 mg.kg^{-1}) associada com dexmedetomidina (1 µg.kg^{-1}) produziu sedação mais satisfatória e indução mais suave do que a cetamina (2 mg.kg^{-1}) ou a dexmedetomidina (2 µg.kg^{-1}) isoladamente, com recuperação mais rápida e sem efeitos colaterais.[41]

AGONISTAS α-2 ADRENÉRGICOS

Têm ações sedativa, ansiolítica, analgésica. Diminuem a pressão intraocular, as variações da pressão arterial durante a anestesia e o consumo de anestésicos (fentanil; sufentanil; para os inalatórios, como o isoflurano, exibem um "efeito teto" na redução da CAM). Seus efeitos colaterais são: boca seca, sedação acentuada, hipotensão (principalmente em período de pouco estímulo cirúrgico) e bradicardia (usar atropina, mas seu efeito é diminuído diante de doses altas de clonidina, como 5 µg.kg^{-1} por via oral).[2,17,42]

Os mais estudados são:

a) **Clonidina**: para adultos, dose oral de 200 a 300 µg ou 3 a 5 µg.kg^{-1} 90 minutos antes da cirurgia;[42] em pediatria, dose oral de 4 µg.kg^{-1} 60 minutos antes[43] ou retal de 2,5 µg.kg^{-1} 20 minutos antes.[44]

Na dose de 5 µg.kg^{-1} por via oral 90 minutos antes de chegar ao centro cirúrgico, diminuiu-se a dose de morfina venosa para analgesia controlada em pacientes submetidas à histerectomia abdominal.[45] Na dose de 4 µg.kg^{-1} por via oral 100 minutos antes de entrar no centro cirúrgico em crianças submetidas à anestesia geral e epidural contínua com lidocaína, diminuiu-se a concentração plasmática do anestésico local.[46] A clonidina potencializa o efeito pressor da efedrina.[47]

Gotas de clonidina na dose de 4 µg.kg^{-1} por via nasal administradas a crianças de 22 a 84 meses foram absorvidas de modo errático pela mucosa e, assim, esse modo de administração não é recomendado como medicação pré-anestésica.[48]

b) **Dexmedetomidina**: dose de 1-2,5 µg.kg^{-1} IM 60 minutos antes.[42,49]

É um α2-agonista com ação mais seletiva e meia-vida mais curta do que as outras medicações usadas como pré-anestésicas. Tem efeitos sedativo, analgésico, ansiolítico, poupador de anestésico, além de reduzir a pressão arterial e a frequência cardíaca. Também é insípido, inodoro e indolor. Os efeitos clínicos da clonidina são semelhantes pela via oral ou pela via nasal. Entretanto, a dexmedetomidina não é preferida por via oral em razão de sua fraca biodisponibilidade. Estudo com crianças de 2 a 6 anos submetidas a cirurgias eletivas de pequeno porte mostrou que a dose de 1 µg.kg^{-1} é mais efetiva por via nasal que por via bucal quando administrada 45 minutos antes da indução da anestesia.[50]

Metanálise revelou que a dexmedetomidina é superior ao midazolam em produzir sedação satisfatória em crianças separadas de seus pais.[51]

MÉTODOS NÃO FARMACOLÓGICOS

Ao entrar na sala de cirurgia, o anestesiologista deve tirar a máscara, cumprimentar o paciente, apresentar-se, tocá-lo respeitosamente. Ele está fragilizado. Isso vale como um pré-anestésico, tem efeito tranquilizante e sem efeitos colaterais.

Acupuntura

A acupressão no ponto Extra-1 (também chamado Yin-Tang e localizado no ponto médio entre as sobrancelhas) reduz a ansiedade pré-procedimentos endoscópicos em crianças de 8 a 17 anos. Essa intervenção, no entanto, não tem impacto sobre os valores do índice bispectral (BIS) ou requisitos de propofol. A acupressão pode ser aplicada por pressão direta do dedo com ou sem movimento circular.[52]

Mães de crianças programadas para cirurgia foram aleatoriamente designadas para o grupo acupuntura (agulhas de pressão nos pontos auriculares relaxamento, tranquilizante e cerebral maior) ou grupo controle (= Sham; nos pontos auriculares ombro, punho e auricular estranho). A intervenção foi realizada pelo menos 30 minutos antes da indução da anestesia e todas as mães estavam presentes durante a indução. As crianças cujas mães receberam a acupuntura estavam significativamente menos ansiosas na entrada para a sala de cirurgia e durante a colocação da máscara de anestesia.[53]

Hipnose

A hipnose parece ser efetiva para aliviar a ansiedade pré-operatória especialmente na indução da anestesia. Estudo em crianças de 2 a 11 anos comparando a hipnose com o midazolam na dose oral de 0,5 mg.kg^{-1} 30 minutos antes da cirurgia mostrou que no grupo hipnose havia menos crianças ansiosas e menor incidência de distúrbios de comportamento na primeira semana pós-operatória.[54]

Em adultos, uma sessão de hipnose pré-operatória foi eficiente na redução da ansiedade e do medo antes da cirurgia.[55]

Música

Músicas relaxantes ouvidas uma hora antes de cirurgia eletiva diminuíram o nível de ansiedade em maior extensão do que o midazolam oral na dose de 0,05 (idade de 18-60 anos e ASA 1-2) ou 0,1 (maior que 60 anos ou ASA 3-4) mg.kg^{-1}. Os autores concluíram que a alta efetividade e a ausência de efeitos adversos aparentes tornam essa técnica uma alternativa ao uso de midazolam como medicação pré-anestésica.[56]

Pacientes adultos que receberam midazolam 0,08 mg.kg^{-1} IM e ouviram músicas de sua preferência apresentaram maior sedação e menores valores de BIS 30 minutos após a injeção.[57]

Revisão da Cochrane concluiu que ouvir música pode ter efeito benéfico na ansiedade pré-operatória, sendo uma alternativa viável ao uso de sedativos e ansiolíticos.[58]

Presença dos pais

Ao contrário da crença popular, em muitos casos a presença dos pais não parece aliviar a ansiedade dos pais ou da criança. Nas raras vezes em que parece diminuir a ansiedade, o midazolam ou técnicas de distração podem ser uma alternativa viável.[59]

ANTICOLINÉRGICOS

O uso rotineiro desses agentes na MPA era necessário para contrabalançar as secreções abundantes observadas com os anestésicos mais antigos como o éter. Com os novos anestésicos inalatórios menos irritantes, a necessidade de antissialagogos diminuiu. Além disso, possuem inúmeros efeitos colaterais importantes dificultando seu uso rotineiro. O bloqueio das secreções pode ser excessivo, levando ao desconforto pela secura da boca. Podem desencadear disritmias cardíacas, aumento do metabolismo, hipertermia (pode interferir com a sudorese; cuidado em criança já febril), alteração da acomodação ocular, relaxamento do esfíncter esofágico inferior (facilitaria a regurgitação de conteúdo gástrico). Seus efeitos sobre o pH e o volume do conteúdo gástrico são discutidos.[2,17]

Há situações em que devem ser usados por via venosa imediatamente antes da indução da anestesia: cirurgia oftálmica (reflexo oculocardíaco), otorrinolaringologia (estimulação local causa secreção salivar), crianças (discutível), especialmente se tendo infecção respiratória, indução inalatória da anestesia, broncoscopia, esofagoscopia, bradiarritmias, uso excessivo de succinilcolina.[5]

Antissialagogos são úteis para diminuir as secreções orais e melhorar a eficácia dos medicamentos tópicos. Previnem a formação de novas secreções, mas não têm efeito nenhum sobre as secreções já formadas (estas devem ser aspiradas previamente).[60]

Fazem parte desse grupo a atropina, a escopolamina (hioscina) e o glicopirrolato.

Quando se decide utilizar um anticolinérgico para prevenção ou tratamento de bradicardia reflexa (tração de vísceras, estimulação do seio carotídeo, tração dos músculos extraoculares), está indicada a administração de atropina na dose de pelo menos 1 mg para um adulto de 60 kg (a atropina em pequenas doses e injeção lenta produz bradicardia). O efeito de ressecamento da escopolamina é superior ao da atropina, mas esta é mais efetiva na prevenção de bradicardia reflexa. A atropina e a escopolamina são empregadas na dose de 0,4 a 0,6 mg para 60 kg; em pediatria a dose de atropina ou escopolamina é de 0,012 mg.kg^{-1} muscular ou venosa; a atropina pode ser usada uma hora antes, por via oral e nessa mesma dose, para atenuar a depressão cardiovascular na indução de anestesia com halotano em crianças de 1 a 18 meses.[61]

Pacientes com síndrome de Down parecem ser mais sensíveis à atropina, particularmente em relação à frequência cardíaca e midríase.[62]

Em crianças com idade abaixo de 1 ano a atropina na dose oral de 40 μg.kg^{-1} uma hora antes da anestesia com halotano diminui as complicações relacionadas às vias aéreas na indução e no despertar.[63]

O glicopirrolato, miligrama a miligrama, é mais potente antissialagogo que a atropina e tem duração bem maior; embora a taquicardia produzida seja menor, a proteção contra a bradicardia vagal induzida é maior do que com a atropina; por não atravessar a barreira hematoencefálica, não ocorrem confusão e estimulação central.[2,17]

MEDICAMENTOS QUE DIMINUEM O CONTEÚDO GÁSTRICO E ELEVAM SEU pH

O uso de antagonistas de receptor H_2, de antiácidos e de metoclopramida tem sido indicado para diminuir o volume do conteúdo gástrico e elevar o seu pH. O objetivo é diminuir (mas não conseguem abolir) o risco de aspiração pulmonar, particularmente nas cirurgias de emergência, nas parturientes, nos obesos, nos portadores de hérnia hiatal ou refluxo gastroesofagiano[2] ou cirurgia esofagiana prévia e nos pacientes em que se prevê uma intubação difícil.[16]

A melhor proteção contra aspiração pulmonar ainda é um anestesiologista experiente com equipamento apropriado e assistência. A administração pré-operatória desses medicamentos nunca garante uma indução da anestesia sem complicações.[5]

Nas "Diretrizes práticas para o jejum pré-operatório e uso de agentes farmacológicos para reduzir o risco de aspiração pulmonar: aplicação a pacientes sadios que submeter-se-ão a procedimentos eletivos", da Sociedade Americana de Anestesiologistas (ASA, 2011), não é recomendado o uso rotineiro de estimulantes gastrintestinais, de bloqueadores da secreção gástrica, de antiácidos, de antieméticos, anticolinérgicos ou a combinação desses medicamentos para diminuir o risco de aspiração pulmonar em pacientes que não tenham aparente risco aumentado de aspiração pulmonar.[64]

As "Diretrizes de jejum em adultos e crianças", da Sociedade Europeia de Anestesiologia (2011), concluíram que há insuficiente evidência para recomendar uso rotineiro de antiácidos, metoclopramida ou antagonistas de receptor H_2 antes da cirurgia eletiva em pacientes não obstétricas. Um antagonista de receptor H_2 deve ser administrado na noite anterior e na manhã de uma cesariana eletiva. Se for cesariana de emergência e se planeja anestesia geral, administrar um antagonista de receptor H_2 suplementado por 30 mL de citrato de sódio 0,3 mol.l^{-1}.[65]

Antagonistas de receptor H_2

Aumentam o pH e diminuem o volume do conteúdo gástrico diminuindo tanto a produção basal como a noturna de ácido. Múltiplas doses são mais eficazes que doses únicas; isso exige tempo e não elimina completamente o risco de aspiração pulmonar.[5]

A cimetidina e a ranitidina reduzem a secreção gástrica bloqueando a atividade da histamina de induzir secreção de suco gástrico com alta concentração hidrogeniônica; dessa forma, o pH é aumentado. Podem ser usadas também na profilaxia de reações alérgicas.

A cimetidina é usada na dose de 3 mg.kg⁻¹ por via oral ou parenteral. Prolonga a meia-vida de vários fármacos como diazepam, propranolol, lidocaína e teofilina. Não afeta o suco gástrico já presente no estômago. Seus efeitos gástricos duram três a quatro horas.

A ranitidina tem ação mais potente, mais específica e mais duradoura (até nove horas) do que a cimetidina e produz menos efeitos colaterais nos sistemas cardiovascular (arritmias graves, hipotensão) e nervoso central (depressão).[2] Ela aumenta o tônus do esfíncter esofágico inferior, não reduz o fluxo sanguíneo hepático e parece não prolongar o efeito de outros medicamentos.[3] A dose é de 1 mg.kg⁻¹ por via venosa ou 2 mg.kg⁻¹ por via oral.

A famotidina e a nizatidina são mais recentes e não interferem no metabolismo de outros medicamentos.[2,17,33]

A roxatidina em cápsulas é lentamente absorvida no trato gastrintestinal e seu efeito tem duração maior que o dos outros anti-H_2. Uma dose única de 150 mg administrada na noite anterior reduz o suco gástrico no instante da indução anestésica em pacientes com idade acima de 65 anos; nos de 20 a 64 anos, uma dose adicional deve ser considerada.[66]

O uso dos antagonistas de receptor H_2, como a famotidina, por mais de quatro semanas pode produzir tolerância completa a essa terapia no pré-anestésico. Mesmo nessas condições um inibidor da bomba de próton, como o rabeprazol, pode ser efetivo na profilaxia de pneumonia por aspiração ácida.[67]

Inibidores da bomba de próton (omeprazol, lansoprazol)

Inibem a enzima gástrica ATPase, que media a produção de ácido pelo estômago, e, como a cimetidina, também inibem o citocromo P-450, reduzindo o metabolismo de alguns medicamentos que dependem desse sistema para seu metabolismo.[33] O omeprazol na dose oral de 40 mg ao se deitar na noite anterior e na manhã da cirurgia foi pouco mais eficiente que 150 mg de ranitidina para elevar o pH gástrico de pacientes obstétricas.[68] O lansoprazol oral em duas doses consecutivas de 30 mg (na noite anterior e na manhã da cirurgia) mostrou-se eficaz na diminuição da acidez e do volume do conteúdo gástrico.[69]

Vários estudos sugerem que após alguns dias de uso de anti-H_2 por via oral ou venosa pode ocorrer tolerância (ao nível celular no estômago e não por indução enzimática no fígado), mas isso não ocorre com os inibidores da bomba de próton.[70]

Antiácidos

São usados para neutralizar o conteúdo gástrico. Os não particulados, como o citrato de sódio, não produzem lesão pulmonar se aspirados, ao contrário dos particulados, que produzem lesão, apesar de aumentarem o pH. Eles atuam imediatamente no líquido já presente no estômago (o que é útil nas emergências), ao contrário dos antagonistas de receptor H_2, mas estes não aumentam o volume do conteúdo gástrico. A dose do citrato de sódio é de 15 a 30 mL.[2,17,33]

Há várias razões para falha dos antiácidos por via oral: mistura inadequada ou adição de volume ao conteúdo gástrico, instante impróprio da profilaxia, não aceitação pelo paciente ou vômito. Se o volume do conteúdo gástrico for muito grande, a dose clínica usual pode ser inefetiva (pacientes em trabalho de parto recebendo opioides).[5]

Agentes gastrocinéticos

A metoclopramida é um antagonista da dopamina que aumenta a pressão do esfíncter esofágico inferior, relaxa o piloro e o duodeno, acelera o esvaziamento gástrico e previne ou alivia náusea e vômito (inclusive no pós-anestésico de procedimentos ambulatoriais). Seu efeito é abolido com a administração concomitante de atropina ou injeção prévia de opioides. A dose é de 0,2 mg.kg⁻¹ (0,1 para crianças) por via venosa 15 a 30 minutos antes da indução e injetada num tempo superior de 3 a 5 minutos para evitar cólica abdominal.[2,3,17,33]

A cisaprida atua através dos neurônios colinérgicos e não tem os efeitos antidopaminérgicos da metoclopramida, como os efeitos extrapiramidais.[68]

REFERÊNCIAS

1. Madej T, Paasuke RT. Anesthetic pre-medication: aims, assessment and methods. Can J Anaesth. 1987;34(3):259-73.
2. Moyers JR. Preoperative Medication. In: Barash PG, Cullen BF, Stoelting RK. Clinical Anesthesia. 2nd Ed. Philadelphia: JB Lippincott, 1992. p.615-35.
3. Collins VJ. Principles of Anesthesiology. 3rd Ed. Philadelphia: Lea & Febiger, 1993. p.207-313.
4. Twersky RS, Hartung J, Berger BJ, et al. Midazolam enhances anterograde but no retrograde amnesia in pediatric patients. Anesthesiology. 1993;78(1):51-5.
5. Kanto J, Watanabe H, Namiki A, et al. Pharmacological premedication for anaesthesia. Acta Anaesthesiol Scand. 1996;40(8P2):982-90.
6. Badner NH, Nielson WR, Munk S, et al. Preoperative anxiety: detection and contributing factors. Can J Anaesth. 1990;37:444-7.
7. Egbert LD, Battit GE, Turndorf N, et al. The value of the preoperative visit by the anesthetist. JAMA. 1963;185:553-5.
8. Wright KD, Stewart SH, Finley GA, et al. Prevention and strategies to alleviate preoperative anxiety in children - a critical review. Behav Modif. 2007;31:52-79.

9. Moro ET, Módolo NSP. Ansiedade, a criança e os pais. Rev Bras Anestesiol. 2004;54(5):728-38.
10. Pasternak LR. Preoperative evaluation - a systematic approach. Washington: ASA Annual Refresher Course Lectures, 1995. p.421.
11. Coté CJ. Preparation, premedication and induction of anesthesia in children. Washington: ASA Annual Refresher Courses Lectures, 1999. p.331.
12. Ferrari L. Do children need a preoperative assessment that is different from adults? Int Anesth Clin. 2002;40:167-86.
13. Ortenzi AV. Avaliação pré-anestésica. In: Cangiani LM, Slullitel A, Potério GMB, et al. Tratado de Anestesiologia SAESP. 7ª Ed. São Paulo: Atheneu, 2011. p.1299-322.
14. Goudra BG, Singh PM. Remimazolam: The future of its sedative potential. Saudi J Anaesth. 2014;8(3):388-91.
15. Borkett KM, Riff DS, Schwartz HI, et al. A Phase IIa, randomized, double-blind study of remimazolam (CNS 7056) versus midazolam for sedation in upper gastrointestinal endoscopy. Anesth Analg. 2015;120(4):771-80.
16. Coté CJ. Changing concepts in preoperative medication and "NPO" status of the pediatric patient. In: Barash P. Refresher Courses in Anesthesiology. JB Lippincott. 1994;22:101-16.
17. Lichtor JL. Psychological preparation and preoperative medication. In: Miller RD. Anesthesia. 3rd Ed. New York: Churchill Livingstone, 1990. p.895-928.
18. Ortenzi AV, Pavani NJP, Matos LA, et al. Estudo comparativo entre lorazepam e Inoval na medicação pré-anestésica. Rev Bras Anestesiol. 1978;28:620-8.
19. McCluskey A, Meakin GH. Oral administration of midazolam as a premedicant for paediatric day-case anaesthesia. Anaesthesia. 1994;49:782-5.
20. McMillan CO, Spahr-Schopfer IA, Sikich N, et al. Premedication of children with oral midazolam. Can J Anaesth. 1992;39:545-50.
21. Coté CJ, Cohen IT, Suresh S, et al. A comparison of three doses of a commercially prepared oral midazolam syrup in children. Anesth Analg. 2002;94:1-3.
22. Bozkurt P. Premedication of the pediatric patient - anesthesia for the uncooperative child. Curr Op Anaesthesiol. 2007;20:211-5.
23. Walberg EJ, Wills RJ, Eckhert J. Plasma concentrations of midazolam in children following intranasal administration. Anesthesiology. 1991;74:233-5.
24. Wilton NCT, Leigh J, Rosen DR, et al. Preanesthetic sedation of preschool children using intranasal midazolam. Anesthesiology. 1988;69:972-5.
25. Santos P, Chabas E, Valero R, et al. Comparison of intramuscular and intranasal premedication with midazolam in children. Rev Esp Anestesiol Reanim. 1991;38:12-5.
26. Riva J, Lejbusiewicz G, Papa M, et al. Oral premedication with midazolam in paediatric anaesthesia. Paediatr Anaesth. 1997;7:191-6.
27. Kain ZN, Sevarino F, Pincus S, et al. Attenuation of the preoperative stress response with midazolam. Effects on postoperative outcomes. Anesthesiology. 2000;93:141-7.
28. Pandit UA, Collier PJ, Malviya S. Oral transmucosal midazolam premedication for preschool children. Can J Anaesth. 2001;48:191-5.
29. Golden L, Pagala M, Sukhavasi S, et al. Giving toys to children reduces their anxiety about receiving premedication for surgery. Anesth Analg. 2006;102:1070-2.
30. Ghai B, Grandhe RP, Kumar A, et al. Comparative evaluation of midazolam and ketamine with midazolam alone as oral premedication. Paediatr Anaesth. 2005;15:554-9.
31. Mc Donnell CG, Shorten G, Van Pelt FNAM. Effect of atorvastatin and fluvastatin on the metabolism of midazolam by cytochrome P450 in vitro. Anaesthesia. 2005;60:747-53.
32. Olkkola KT, Ahonen J, Neuvonen PJ. The effect of the systemic antimycotics, itraconazole and fluconazole, on the pharmacokinetics and pharmacodynamics of intravenous and oral midazolam. Anesth Analg. 1996;82(3):511-6.
33. Lichtor JL. Drugs and other methods of premedication. San Francisco: ASA Annual Refresher Course Lectures, 1994. p.124.
34. Naguib M, Samarkandi AH. The comparative dose-response effects of melatonin and midazolam for premedication of adult patients: a double-blinded, placebo-controlled study. Anesth Analg. 2000;91:473-9.
35. Andersen LPH, Werner MU, Rosenberg J, Gögenur I. A systematic review of peri-operative melatonin. Anaesthesia. 2014;69:1163-71.
36. Hansen MV, Halladin NL, Rosenberg J, et al. Melatonin for pre- and postoperative anxiety in adults. Cochrane Database Syst Rev. 2015 Apr 9;4:CD009861.
37. Movafegh A, Alizadeh R, Hajimohamadi F, et al. Preoperative oral passiflora incarnata reduces anxiety in ambulatory surgery patients: a double-blind, placebo-controlled study. Anesth Analg. 2008;106(6):1728-32.
38. Ashburn MA, Tarver SD, Mulder SM, et al. Oral transmucosal fentanyl citrate for premedication in paediatric patients. Can J Anaesth. 1990;37:857-66.
39. Diaz JH. Intranasal ketamine preinduction of paediatric outpatients. Paediatr Anaesth. 1997;7:273-8.
40. Cioaca R, Canavea I. Oral transmucosal ketamine: an effective premedication in children. Paediatr Anaesth. 1996;6:361-5.
41. Zanaty OM, El Metainy SA. A comparative evaluation of nebulized dexmedetomidine, nebulized ketamine, and their combination as premedication for outpatient pediatric dental surgery. Anesth Analg. 2015;121(1):167-71.
42. Kamibayashi T, Maze M. Clinical uses of alpha2-adrenergic agonists. 2000 Nov;93(5):1345-9.
43. Mikawa M, Maekawa N, Nishina K, et al. Efficacy of oral clonidine premedication in children. Anesthesiology. 1993;79:926-31.
44. Lönngvist PA, Bengendahl HTG, Eksborg S. Pharmacokinetics of clonidine after rectal administration in children. Anesthesiology. 1994;5:1097-101.
45. Goyagi T, Tanaka M, Nishikawa T. Oral Clonidine premedication enhances postoperative analgesia by epidural morphine. Anesth Analg. 1999;89:1487-91.

46. Inomata S, Tanaka E, Miyabe M, et al. Plasma lidocaine concentrations during continuous thoracic epidural anesthesia after clonidine premedication in children. Anesth Analg. 2001;93:1147-51.
47. Nishikawa T, Kimura T, Taguchi N, et al. Oral clonidine preanesthetic medication augments the pressor responses to intravenous ephedrine in awake or anesthetized patients. Anesthesiology. 1991;74:705-10.
48. Almenrader N, Larsson P, Passariello M, et al. Absorption pharmacokinetics of clonidine nasal drops in children. Paediatr Anaesth. 2009;19(3):257-61.
49. Scheinin H, Jaakola M, Sjövall S, et al. Intramuscular dexmedetomidine as premedication for general anesthesia. Anesthesiology. 1993;78:1065-75.
50. Cimen ZS, Hanci A, Sivrikaya GU, et al. Comparison of buccal and nasal dexmedetomidine premedication for pediatric patients. Pediatr Anesth. 2013;23:134-8.
51. Peng K, Wu SR, Ji FH, Li J. Premedication with dexmedetomidine in pediatric patients: a systematic review and meta-analysis. Clinics. 2014;69(11):777-86.
52. Wang S, Escalera S, Lin EC, et al. Extra-1 acupressure for children undergoing anesthesia. Anesth Analg. 2008;107(3):811-6.
53. Wang S, Maranets I, Weinberg ME, et al. Parental auricular acupuncture as an adjunct for parental presence during induction of anesthesia. Anesthesiology. 2004;100(6):1399-404.
54. Calipel S, Lucas-Polomeni MM, Wodey E, Ecoffey C. Premedication in children: hypnosis versus midazolam. Paediatr Anaesth. 2005;15(4):275-81.
55. Saadat H, Drummond-Lewis J, Maranets I, et al. Hypnosis reduces preoperative anxiety in adult patients. Anesth Analg. 2006;102:1394-6.
56. Bringman H, Giesecke K, Thörne A, et al. Relaxing music as pre-medication before surgery: a randomised controlled trial. Acta Anaesthesiol Scand. 2009;53(6):759-64.
57. Ganidagli S, Cengiz M, Yanik M, et al. The effect of music on preoperative sedation and the bispectral index. Anesth Analg. 2005;101:103-6.
58. Bradt J, Dileo C, Shim M. Music interventions for preoperative anxiety. Cochrane Database Syst Rev. 2013 Jun 6;6:CD006908. DOI: 10.1002/14651858.CD006908.pub2.
59. Chundamala J, Wright JG, Kemp SM. An evidence-based review of parental presence during anesthesia induction and parent/child anxiety. Can J Anaesth. 2009;56(1):57-70.
60. Simmons ST, Schleich AR. Airway regional anesthesia for awake fiberoptic intubation. Reg Anesth Pain Med. 2002;27:180-92.
61. Cartabuke RS, Davidson PJ, Warner LO. Is premedication with oral glycopyrrolate as effective as oral atropine in attenuating cardiovascular depression in infants receiving halothane for induction of anesthesia? Anesth Analg. 1991;73:271-4.
62. Harris WS, Goodman RH. Hyper-reactivity to atropine in Down's syndrome. N Engl J Med. 1968;297:407.
63. Shaw CA, Kelleher AA, Gill CP, et al. Comparison of the incidence of complications at induction and emergence in infants receiving oral atropine vs no premedication. Br J Anaesth. 2000;84:174-8.
64. Practice guidelines for preoperative fasting and the use of pharmacologic agents to reduce the risk of pulmonary aspiration: application to healthy patients undergoing elective procedures: an updated report by the American Society of Anesthesiologists Committee on Standards and Practice Parameters. Anesthesiology. 2011;114:495-511.
65. Smith I, Kranke P, Murat I, et al. Perioperative fasting in adults and children: guidelines from the European Society of Anaesthesiology. Eur J Anaesthesiol. 2011;28(8):556-69.
66. Namba M, Chihara E, Ibuki T, et al. Clinical evaluation of roxatidine acetate hydrochlorides as a preanesthetic medication. Masui. 2001;50:127-35.
67. Hirota K, Kudo M, Hashimoto H, et al. The efficacy of preanesthetic proton pump inhibitor treatment for patients on long-term H2 antagonist therapy. Anesth Analg. 2005;101:1038-41.
68. Kallar SK, Everet LL. Potential risks and preventive measures for pulmonary aspiration: new concepts in preoperative fasting guidelines. Anesth Analg. 1993;77:171-82.
69. Nishina K, Mikawa K, Maekawa N, et al. A comparison of lansoprazole, omeprazole, and ranitidine for reducing preoperative gastric secretion in adult patients undergoing elective surgery. Anesth Analg. 1996;82:832-6.
70. Hirota K, Kushikata T. Preanaesthetic H_2 antagonists for acid aspiration pneumonia prophylaxis. Is there evidence of tolerance? Br J Anaesth. 2003;90:576-9.

109
Técnicas de Sedação

José Roberto Nociti

CONCEITOS GERAIS

Sedação pode ser definida como um estado no qual um fármaco ou uma combinação de fármacos produz depressão do sistema nervoso central (SNC), permitindo que o tratamento seja efetuado sem estresse físico ou psicológico, mas durante o qual pode ser mantido contato verbal com o paciente, na dependência da profundidade da sedação.

Os objetivos da sedação são:

1. Assegurar ao paciente segurança e bem-estar;
2. Minimizar desconforto e dor;
3. Controlar a ansiedade, minimizar o trauma psicológico e utilizar ao máximo o potencial para amnésia;
4. Controlar a conduta e/ou a movimentação para proporcionar a realização segura do procedimento;
5. Fazer retornar o paciente a um estado no qual seja possível sua liberação segura da supervisão médica.

Grande parte dos fármacos utilizados em sedação não possui efeito analgésico significativo, de modo que não se deve esperar que a indução do estado sedativo reduza a sensação de dor. Esta deve ser controlada por meio de outros procedimentos, geralmente bloqueios anestésicos regionais.

Bloqueadores neuromusculares não devem ser usados como componentes de um regime sedativo, pois esses fármacos paralisam a respiração por um período de tempo significativo e demandam o emprego de suporte ventilatório para prevenir hipóxia. Alguns fármacos sedativos podem reduzir a tensão muscular, combatendo o espasmo, mas sem paralisar a musculatura. Esse efeito tem outro mecanismo e não é aditivo com o dos bloqueadores neuromusculares.

A sedação aumenta a satisfação do paciente com a anestesia regional, tornando a cirurgia realizada com esse tipo de anestesia mais conveniente para o paciente, o cirurgião e o próprio anestesiologista.[1]

Midazolam e propofol estão entre os fármacos mais indicados para sedação em função de suas características farmacocinéticas. O propofol é o agente mais próximo do ideal por ter início de ação e recuperação rápidas. Entretanto, a amnésia por ele proporcionada é incompleta e menos efetiva em relação à do midazolam.[2] Assim, a combinação de ambos pode proporcionar sedação de boa qualidade, com hipnose, ansiólise e amnésia.

A sedação é também bastante utilizada em procedimentos sem estímulos dolorosos, mas acompanhados de grande desconforto, como alguns exames de radioimagem. Obviamente nesses casos deve-se adequar o regime de fármacos empregados, evitando-se, por exemplo, analgésicos potentes como os opioides, que são também depressores da ventilação.

Os pacientes sob sedação para a realização de procedimentos cirúrgicos com anestesia regional, bem como aqueles submetidos a exames de radioimagem, endoscópicos ou procedimentos similares, permanecem geralmente sob ventilação espontânea. Os fármacos usados em sedação possuem em maior ou menor grau potencial para depressão ventilatória. Assim, as doses devem ser cuidadosamente selecionadas e cuidados adicionais devem ser adotados para manter as vias aéreas livres e fornecer oxigênio suplementar durante sua administração. A infiltração com anestésico local, o bloqueio de nervos periféricos e o bloqueio neuroaxial devem proporcionar analgesia adequada para a realização do procedimento. A correção de possíveis falhas deve ser feita com a repetição do bloqueio, a complementação da infiltração ou mesmo a conversão para anestesia geral com controle da ventilação. Tentar compensar analgesia inadequada com sedação profunda e altas doses de opioides sem controle das vias aéreas pode ser causa de acidentes catastróficos, perfeitamente evitáveis.

Existem basicamente três níveis de consciência a serem considerados em sedação e anestesia: sedação consciente, sedação profunda e anestesia geral (inconsciência).[3] Na sedação consciente, os reflexos protetores respiratórios são conservados, o que não ocorre na sedação profunda e na anestesia geral. A passagem do estado de sedação superficial para o de sedação profunda é uma progressão relacionada às doses dos fármacos, que depende da resposta do paciente e do nível de estimulação. A linha divisória entre ambos os estados pode ser sútil e a sua ultrapassagem perigosa, pois durante a sedação profunda o paciente está privado dos reflexos protetores respiratórios e sem controle da ventilação.

MONITORIZAÇÃO DO ESTADO DE SEDAÇÃO

A monitorização do estado de sedação passa pela dos níveis de consciência e é realizada por meio de métodos convencionais e do índice bispectral (BIS).

a) Métodos convencionais envolvem a estimulação do paciente em intervalos frequentes e a observação da resposta para determinar o nível de consciência. Dois desses métodos são a Escala de Ramsay para avaliação dos níveis de sedação[4] e a Escala de Níveis de Estado de Alerta/Sedação de Chernick,[5] apresentadas respectivamente nas Tabelas 109.1 e 109.2.

b) O índice bispectral (BIS) é resultado da tecnologia do microcomputador pela transformação de ondas eletroencefalográficas em derivadas microprocessadas: ele integra diversos parâmetros do EEG numa única variável. Os índices foram obtidos com base na coleta de dados do EEG de pacientes em estado de vigília, sedados e anestesiados com diversos agentes hipnóticos, chegando-se aos valores apresentados na Tabela 109.3.[6,7]

TABELA 109.3
ÍNDICE BISPECTRAL (BIS) E NÍVEIS DE CONSCIÊNCIA.

Índice	Estado hipnótico
100	Consciente
80	Sonolento
70	Hipnose superficial
55	Hipnose intermediária
40	Hipnose profunda
0	Supressão da onda

Tem sido observado que o BIS correlaciona-se bem com a Escala de Níveis de Estado de Alerta/Sedação durante sedação com propofol em pacientes submetidos a cirurgias com anestesia regional. Um aumento do grau de sedação associa-se à diminuição previsível do BIS. O uso de uma combinação de propofol e midazolam em sedação para alcançar um valor de BIS abaixo (mas próximo) de 80 minimiza a possibilidade de memorização intraoperatória.[8]

Embora o uso do BIS seja atrativo, a avaliação da sedação por meio de métodos convencionais constitui um importante mecanismo pelo qual é mantido contato contínuo com o paciente durante o procedimento.[9]

FÁRMACOS UTILIZADOS EM SEDAÇÃO

As características dos fármacos sedativos IDEAIS incluem:[10]

1. Versatilidade, podendo ser administrados através de diversas vias, com boa aceitação pelo paciente;
2. Efeito previsível e reprodutível;
3. Início e término de ação rápidos;
4. Não ocasiona mal-estar (ressaca);
5. Ampla margem de segurança;
6. Existência de antídoto específico;

TABELA 109.1
ESCALA DE RAMSAY PAPA AVALIAÇÃO DOS NÍVEIS DE SEDAÇÃO.

Respostas	Escores
Dormindo, ausência de resposta	6
Dormindo, responde lentamente a estímulo auditivo alto ou a leve toque entre as sobrancelhas	5
Dormindo, responde rapidamente a estímulo auditivo alto ou a leve toque entre as sobrancelhas	4
Responde a comando verbal	3
Cooperativo, orientado e tranquilo	2
Ansioso, agitado, inquieto	1

TABELA 109.2
ESCALA DE NÍVEIS DE ESTADO DE ALERTA/SEDAÇÃO.

Resposta	Fala	Expressão facial	Escore
Resposta rápida a chamado pelo nome	Normal	Normal	5
Resposta letárgica a chamado pelo nome	Suave e lenta	Relaxamento leve	4
Responde somente se o chamado é alto e repetitivo	Pastosa e muito lenta	Relaxamento intenso (mandíbula mole)	3
Responde somente após leve agulhada ou sacudida	Poucas palavras reconhecíveis		2
Não responde à leve agulhada ou sacudida			1 (adormecido)

7. Efeitos adicionais úteis (por exemplo, analgesia e amnésia);
8. Baixo custo;
9. Armazenamento fácil e de longa duração;
10. Metabolitos farmacológica e fisiologicamente inativos.

BENZODIAZEPÍNICOS

Constituem uma classe de fármacos cujos efeitos incluem hipnose, sedação, ansiólise, amnésia, alívio da tensão muscular e propriedades anticonvulsivantes. Parecem agir nos receptores específicos GABAérgicos em sinapses do SNC, especialmente no córtex e no mesencéfalo. Estão associados também com depressão de parâmetros e reflexos cardiorrespiratórios. Efeito paradoxal (excitação) pode ocorrer com os benzodiazepínicos. Existe um antídoto específico, o flumazenil.

O **midazolam** é o mais utilizado: trata-se de uma substância hidrossolúvel que não provoca dor à injeção intravenosa e cuja meia-vida de eliminação ($t_{1/2}$ β) é relativamente curta (1,7 a 2,6 horas), bem menor que a do diazepam (20 a 50 horas) e a do lorazepam (11 a 22 horas).[11] A facilidade de administração e suas propriedades amnésicas são pontos altamente favoráveis. Entorpecimento e fala pastosa indicam sucesso na sedação. É recomendável a administração de pequenas doses (0,03 a 0,10 mg.kg^{-1}) titulando-se o efeito. São frequentes hipoxemia e apneia quando se associa midazolam a um opioide como o fentanil.[12]

O **diazepam** não é hidrossolúvel, sendo apresentado numa emulsão lipídica que causa dor à injeção intravenosa. É metabolizado no fígado, originando metabolitos ativos que possuem meia-vida de eliminação extremamente longa, podendo chegar, em alguns casos, a 100 horas. As doses variam entre 10 e 20 mg, mas é recomendável a administração em pequenos incrementos até que seja obtido o efeito desejado. Em razão de seu efeito prolongado, ele não é recomendado para sedação em procedimentos ambulatoriais.

O **lorazepam** possui também longa duração de ação e é usado frequentemente como anticonvulsivante em emergências.

O **flumazenil** é antídoto específico para os benzodiazepínicos (antagonismo competitivo). Na suspeita de sobredose desses fármacos, ele deve ser titulado em incrementos de 100 µg até que o paciente apresente sinais de recuperação. A dose máxima não deve ultrapassar 1,0 mg e deve-se lembrar de que sua administração num paciente sabidamente epilético pode desencadear convulsões por reversão do efeito do benzodiazepínico.

PROPOFOL

É um derivado fenólico preparado em suspensão numa emulsão lipídica que contém soja e proteína de ovo. Pode ser usado i.v. em *bolus* ou por infusão contínua por meio de bomba de infusão. A injeção pode associar-se à dor, controlada com pequenas doses de anestésico local (lidocaína) na mistura. É um depressor do SNC, deprimindo também o sistema cardiovascular, a respiração e os reflexos protetores de vias aéreas. É comumente usado para sedar pacientes em UTI e é o agente de escolha em anestesia venosa total.

É rapidamente eliminado do compartimento central por metabolismo hepático e a meia-vida de eliminação contexto-dependente para infusões com duração de até 8 horas é inferior a 40 min. É rápida e extensivamente metabolizado a glicuronídeos hidrossolúveis inativos, excretados pelos rins.

A velocidade de infusão de propofol recomendada para sedação varia entre 25 e 75 µg.kg^{-1}.min^{-1} e o despertar ocorre geralmente com concentrações plasmáticas de 1-1,5 µg.mL^{-1}.[13]

OPIOIDES

São analgésicos que exercem seus efeitos atuando sobre receptores específicos distribuídos por todo o organismo, mas especialmente no SNC, sendo os principais os receptores µ. São potentes depressores da respiração e dos reflexos protetores das vias aéreas. Os efeitos cardiovasculares incluem hipotensão e principalmente bradicardia. Podem também provocar náusea, vômito, prurido, retenção urinária e constipação intestinal.

Fentanil, alfentanil, sufentanil e remifentanil são opioides extremamente potentes. São administrados para produzir analgesia e suplementar o efeito de outros agentes tanto em anestesia como em sedação. Os valores da meia-vida de eliminação plasmática para o fentanil, o alfentanil e o sufentanil são, respectivamente, 3,1 a 6,6 horas, 2,2 a 4,6 horas e 1,4 a 1,5 horas. Em dose única, são farmacos de ação relativamente curta, mas são potentes depressores respiratórios.[14] O remifentanil possui ação ultracurta (sua meia-vida de eliminação plasmática é 0,17 a 0,33 hora), sendo comumente administrado por infusão contínua em vez de *bolus*. O uso do remifentanil em pacientes respirando espontaneamente com velocidade de infusão relativamente baixa (0,1 a 0,2 µg.kg^{-1}.min^{-1}) é possível, mas requer cuidadosa monitorização para controle de possível evento respiratório indesejável.[15]

A naloxona é um antagonista de opioides específico que compete com os mesmos receptores µ, inativando-os. É apresentada usualmente em preparações com 400 µg.mL^{-1} e deve ser administrada em pequenos incrementos titulando-se o efeito de reversão da depressão respiratória. A necessidade de naloxona sugere geralmente sobredose de opioides e, como a duração de ação é mais curta do que a desses fármacos, é necessária observação cuidadosa para prevenir ressedação. Não possui efeitos colaterais importantes, mas ocasionalmente tem sido relatada sua associação com arritmias cardíacas.

CETAMINA

É um derivado da fenciclidina inibidor dos receptores NMDA, produzindo analgesia, que é mais bem observada quando os receptores são saturados antes do estímulo nociceptivo.

Ao contrário de outros agentes anestésicos, produz estimulação do sistema nervoso simpático, resultando em aumento da pressão arterial e da frequência cardíaca, bem como elevação da frequência respiratória. Utilizada em associação com o propofol, tem efeito positivo sobre a estabilidade hemodinâmica e pode contrabalançar a eventual depressão respiratória induzida pelo propofol.[16] Por outro lado, doses hipnóticas de propofol bloqueiam as alucinações causadas pela cetamina, que ocorrem em cerca de 20% dos pacientes.[17]

A ativação dos receptores NMDA tem sido invocada para explicar a dor aguda pós-operatória que ocorre após uma anestesia geral. A quantidade de receptores NMDA é praticamente a mesma, independentemente do peso, em pacientes de ambos os sexos pesando entre 40 e 114 kg; uma dose de 50 mg de cetamina bloqueia esses receptores e consequentemente os estímulos nóxicos que chegam ao córtex via medula-cérebro médio.[18,19] Sob o efeito "dissociativo" da cetamina, o paciente permanece imóvel diante desses estímulos.

Um efeito colateral indesejável da cetamina é a hipersalivação, que pode ser inconveniente em alguns procedimentos.

Aproveitando as interações favoráveis entre os dois fármacos, Friedberg propôs o método P/K (propofol/cetamina) de sedação, baseado na sequência:[19]

a) Clonidina 0,2 mg via oral 60 minutos antes da cirurgia.
b) Propofol titulado em incrementos i.v. até a obtenção de BIS < 75.
c) Infusão basal de propofol à velocidade de 50 $\mu g \cdot kg^{-1} \cdot min^{-1}$.
d) Cetamina 50 mg em *bolus* i.v. 2 a 3 minutos antes da infiltração de anestésico local.
e) Injeção de anestésico local em dose adequada.
f) Administrar outra dose de cetamina apenas se duas reinjeções de anestésico local falharem no controle dos movimentos do paciente.
g) Manter infusão de propofol para obtenção de BIS 60 a 75.

AGONISTAS α-2 ADRENÉRGICOS

Os dois fármacos mais utilizados são clonidina e dexmedetomidina. Produzem seus efeitos após ligação com os receptores α-2 adrenérgicos localizados no SNC (*locus coeruleus*) e no sistema vascular periférico. Assim, quando os receptores α-2 pré-sinápticos no SNC são ativados, inibem a liberação de noradrenalina. Já a ativação de receptores α-2 localizados na musculatura lisa dos vasos promove vasoconstrição. Os adrenorreceptores α-2 possuem três subtipos: α-2a, α-2b e α-2c. Os efeitos mediados pelos α-2a são analgesia, hipotensão arterial, sedação, hipnose e potencialização dos anestésicos gerais. A ativação dos α-2b provoca vasoconstrição e hipertensão arterial, enquanto a dos α-2c é responsável por analgesia, hipotermia e integração de funções no SNC. Os três subtipos possuem a mesma afinidade pelos agonistas endógenos (adrenalina, noradrenalina) e pelos agonistas exógenos (clonidina, dexmedetomidina).[20,21]

Os efeitos farmacodinâmicos dos α-2 agonistas podem ser assim resumidos:[20-22]

a) **Cardiovasculares:** podem produzir tanto hipotensão como hipertensão arterial, dependendo das doses utilizadas. Em baixas doses, o efeito predominante é hipotensão arterial, em virtude da inibição simpática mediada pelos receptores α-2a. Em altas doses, o efeito predominante e hipertensão, em virtude da ativação do subtipo α-2b localizado na musculatura lisa vascular.

b) **SNC:** produzem efeitos sedativo, hipnótico, ansiolítico e analgésico. O efeito sedativo deve-se à ativação dos receptores localizados no *locus coeruleus*, enquanto o analgésico deve-se à ativação de receptores supraespinhais e principalmente dos receptores espinhais α-2a localizados na substância gelatinosa do corno dorsal da medula.

c) **Respiratórios:** produzem efeitos mínimos no sistema respiratório, podendo causar depressão respiratória leve equivalente à encontrada no sono fisiológico. Não potencializam a depressão causada por opioides e podem reverter a rigidez muscular induzida por esses fármacos.

A **dexmedetomidina** possui relação de afinidade com receptores α-2/α-1 de 1600/1, sete vezes maior que a da clonidina. Sua meia-vida de eliminação é de 1,5 hora, bem menor que a da clonidina, que é de 9-12 hora.[23] Essa característica farmacocinética permite que ela seja utilizada para sedação em infusão venosa contínua por meio de bomba de infusão.

Ambos os fármacos atenuam as respostas reflexas à laringoscopia, reduzem a concentração plasmática de catecolaminas e diminuem o consumo de anestésicos venosos e inalatórios. As variações intraoperatórias da pressão arterial e da frequência cardíaca são menores do que as usuais.

A **clonidina** tem boa indicação como medicação pré-anestésica na dose de 5 $\mu g \cdot kg^{-1}$ via oral: nessas condições, ela potencializa a analgesia pós-operatória proporcionada pela morfina intratecal, sem aumentar os efeitos colaterais do opioide.[23]

A **dexmedetomidina**, quando utilizada para sedação ou como coadjuvante na manutenção de anestesia geral, produz hipnose, analgesia, ansiólise e estabilidade cardiovascular, sem depressão respiratória clinicamente detectável. Uma dose inicial em *bolus* de 1 µg.kg⁻¹ pode acompanhar-se de hipertensão arterial (subsequente à estimulação dos receptores α-2b) e bradicardia. Por isso, alguns centros preferem omiti-la ou administrá-la lentamente, em 15-20 minutos. Segue-se a dose de manutenção de 0,2-0,7 µg.kg⁻¹.h⁻¹ em infusão contínua titulando-se a velocidade em função do nível de sedação e analgesia pretendidos.

ASPECTOS TÉCNICOS

A técnica de sedação deve variar de acordo com o tipo de cirurgia, o método de analgesia programado e o tipo de paciente.

Eis algumas situações e a conduta sugerida:

1. Cirurgias de pequeno porte, como descompressão nervosa no túnel do carpo sob bloqueio de Bier:
   a) Midazolam 0,04 a 0,05 mg.kg⁻¹;
   b) Fentanil em doses mínimas (0,3 a 0,4 µg.kg⁻¹).
2. Cirurgias de maiores porte e duração, como plásticas abdominais combinadas ou não com mamoplastias sob bloqueio peridural:
   a) Midazolam 0,04 a 0,05 mg.kg⁻¹;
   b) Propofol 1,0 mg.kg⁻¹ em *bolus* para colocação de cânula orofaríngea (Guedel), seguido de infusão venosa contínua (bomba de infusão) à velocidade de 40-50 µg.kg⁻¹.min⁻¹ durante todo o procedimento.
3. Cirurgias de maiores porte e duração sob anestesia local infiltrativa, como plásticas faciais completas:
   a) Midazolam 0,05 a 0,06 µg.kg⁻¹;
   b) Fentanil 0,3 a 0,4 µg.kg⁻¹;
   c) Propofol 1 mg.kg⁻¹ em *bolus* para colocação de cânula orofaríngea (Guedel), seguido de infusão venosa contínua (bomba de infusão) à velocidade de 40 a 50 µg.kg⁻¹.min⁻¹;
   d) Cetamina 50 mg em *bolus* i.v. 2 a 3 minutos antes da infiltração com anestésico local (lidocaína a 0,2% + adrenalina a 1/200.000);
   e) Dexmedetomidina em infusão venosa contínua (bomba de infusão), iniciando-se com a velocidade de 1 µg.kg⁻¹.h⁻¹ durante 15 a 20 minutos e passando-se em seguida para 0,2-0,7 (mais comumente 0,5) µg.kg⁻¹.h⁻¹ durante todo o procedimento. A velocidade de infusão do α-2 agonista é ajustada em função da pressão arterial e da frequência cardíaca.

CONCLUSÃO

A sedação bem conduzida melhora os resultados do ato anestésico cirúrgico ao proporcionar conforto, ansiólise, amnésia, melhor aceitação da técnica regional pelo paciente, controle de parâmetros hemodinâmicos. Não obstante, ela não deve ser empregada para corrigir falhas do método de analgesia, pois a tentativa de compensar essas falhas por meio de sedação profunda sem controle das vias aéreas pode originar acidentes catastróficos.

Esses pacientes permanecem sob ventilação espontânea, de tal modo que a monitorização contínua da saturação de oxigênio do sangue arterial bem como o aumento da FiO_2 pelo fornecimento de O_2 suplementar por meio de cateter pela cânula orofaríngea ou outro método são fundamentais para garantir a segurança do procedimento.

A sedação não deve ser praticada em consultórios ou locais com condições adversas, que incluem a ausência de monitores, bombas de infusão, equipamento de ressuscitação cardiopulmonar e fármacos adequados.

Por último, é importante lembrar que no Brasil o Conselho Federal de Medicina já se posicionou sobre o tema da seguinte maneira:[24] "Nas sedações endovenosas é obrigatória a participação do anestesiologista, cuja presença só é dispensável quando o ato cirúrgico for de pequeno porte e executado sob anestesia local sem sedação endovenosa".

REFERÊNCIAS

1. Wu CL, Nagibudin M, Fleisher LA. Measurement of patient satisfaction as an outcome of regional anesthesia and analgesia: a systematic review. Reg Anesth Pain Med. 2001;26(3):196-208.
2. Holas A, Kraft P, Marcovic M, et al. Remifentanil, propofol or both for conscious sedation during eye surgery under regional anaesthesia. Eur J Anaesthesiol. 1999;16(11):741-8.
3. Epstein BS. Role of anesthesiologist in analgesia-sedation: how, when, and where. Refresher Courses in Anesthesiology. Philadelphia: The ASA Inc, 1997. p.45-54.
4. Ramsay MA, Savege TM, Simpson BR, et al. Controlled sedation with alphaxalone-alphadolone. Br Med J. 1974;2(5920):656-9.
5. Chernick DA, Gillings D, Laine H, et al. Validity and reliability of the observer's assessment of alertness/sedation scale: Study with intravenous midazolam. J Clin Psychopharmacol. 1990;10:244-51.
6. Hall JW. New Handbook of Auditory Evoked Responses. Boston: Pearson Allyn & Bacon, 2007. p.750.
7. Burkard RF, Dom M, Eggermont JJ. Auditory evoked potentials: basic principles and clinical application. Philadelphia: Lippincott Williams & Wilkins, 2007. p.731.
8. Liu J, Singh H, White PF. Electroencephalographic bispectral index correlates with intraoperative recall and depth of propofol-induced sedation. Anesth Analg. 1997;84:185-9.
9. Hillier SC, Mazurak MS, Havidich JE. Monitored Anesthesia Care. In: Barash PG, et al. Clinical Anesthesia. 7th Ed. Philadelphia: Lippincott Williams & Wilkins, 2013. p.824-43.
10. Watts J. Safe Sedation for All Practitioners Oxford. Radcliffe Publ. 2008:69-86.
11. White PF. Textbook of Intravenous Anesthesia. Baltimore: Williams & Wilkins, 1997. p.27, 77.

12. Bailey PL, Pace NL, Ashburn MA, et al. Frequent hypoxemia and apnea after sedation with midazolam and fentanyl. Anesthesiology. 1990;73:826-30.
13. Smith I, White PF, Nathanson M, et al. Propofol. An update on its clinical use. Anesthesiology. 1994;81:1005-43.
14. Dahan A, Niesters M, Olofsen E, et al. Opioids. In: Barash PG, et al. Clinical Anesthesia. 7th Ed. Philadelphia: Lippincott Williams & Wilkins, 2013. p.501-22.
15. Olofsen E, Boom M, Nieuwenhuijs D, et al. Modeling the non-steady-state respiratory effects of remifentanil in awake and propofol sedated healthy volunteers. Anesthesiology. 2010;212:1382-94.
16. De Oliveira GS, Fitzgerald PC, Hansen N, et al. The effect of ketamine on hypoventilation during deep sedation with midazolam and propofol. Eur J Anaesthesiol. 2014;31:654-62.
17. Friedberg BL. Hypnotic doses of propofol block ketamine-induced hallucinations. Plast Reconstr Surg. 1993;91:196-9.
18. Thompson SW, King AE, Woolf CJ. Activity-dependent changes in rat ventral horn neurons in vitro, summation of prolonged afferent evoked depolarizations produce a d-2--amino-5-phosphone-valeric acid sensitive windup. Eur J Neurosci. 1990;2(7):638-49.
19. Friedberg BL. Propofol-ketamine with bispectral index (BIS) Monitoring. In: Friedberg BL. Anesthesia in Cosmetic Surgery. New York: Cambridge University Press, 2007. p.1-13.
20. Kamibayashi T, Maze M. Clinical uses of alpha-2 adrenergic agonists. Anesthesiology. 2000;93(5):1345-9
21. Alves TCA, Braz JRC, Vianna PTG. Alfa-2 agonistas em anestesiologia: aspectos clínicos e farmacológicos. Rev Bras Anestesiol. 2000;50(5):396-404.
22. Oliveira CRD, Nogueira CS. Fármacos alfa-2 agonistas. In: Cangiani LM, Potério GMB, Posso IP, et al. Tratado de Anestesiologia SAESP. 7ª Ed. São Paulo: Atheneu, 2011. p.401-15.
23. Grecu L. Autonomic Nervous System: Physiology and Pharmacology. In: Barash PG, et al. Clinical Anesthesia. 7th Ed. Philadelphia: Lippincott Williams & Wilkins, 2013. p.362-407.
24. Conselho Federal de Medicina Resolução nº 1711, 10 de Dezembro de 2003.

110

Anestesia Venosa Total

Ricardo Francisco Simoni
Luiz Eduardo de Paula Gomes Miziara
José Eduardo Bagnara Oroz

INTRODUÇÃO

A técnica de promover anestesia geral sem utilizar agentes inalatórios chama-se anestesia venosa total (AVT). O aspecto mais importante dessa técnica foi o desenvolvimento de fármacos que tivessem curta duração e que, mesmo após longo período de infusão, a recuperação fosse razoavelmente rápida. Com esse raciocínio, pode-se dizer que a era AVT foi definitivamente inaugurada após a introdução do propofol. Com um perfil farmacocinético/farmacodinâmico muito superior aos seus antecessores no que se refere ao seu efeito hipnótico/sedativo e efeitos adversos, o propofol ainda é o hipnótico de eleição da técnica AVT. Mais recentemente, o remifentanil mostrou o quão rápido, intenso e fugaz poderia ser um efeito analgésico. Esse opioide introduziu um novo conceito de meia-vida, a meia-vida contexto independente. Ou seja, não importa quanto tempo durar a sua infusão, uma vez interrompida sua administração, sua concentração reduz pela metade após 4 a 6 minutos.

Os objetivos deste capítulo são: expor alguns desfechos anestésicos com AVT, descrever os tipos de infusão (manualmente controlada e alvo controlada) salientando os modelos farmacocinéticos e vários aspectos práticos e finalizar com a interação do propofol com os diversos opioides.

DESFECHOS ANESTÉSICOS E ANESTESIA VENOSA TOTAL

Teoricamente, o emprego da técnica de AVT possui algumas vantagens em relação aos agentes inalatórios para manutenção da anestesia geral. Fármacos utilizados em AVT diminuem o risco de efeitos indesejados da anestesia geral, como náusea e vômitos do pós-operatório (NVPO) e a poluição da sala cirúrgica com os agentes inalatórios.[1] Embora existam essas e outras potenciais vantagens, o emprego da AVT continua baixo. Alguns dos motivos para esse baixo uso são a possibilidade aumentada de despertar intraoperatório e a falta da mensuração direta da concentração dos anestésicos venosos.

RECUPERAÇÃO DA ANESTESIA

A recuperação do procedimento anestésico cirúrgico é complexo e depende do paciente, da cirurgia e das características dos anestésicos utilizados.[2]

A farmacocinética e a farmacodinâmica da combinação propofol e opioides na AVT têm sido detalhadas nos últimos 30 anos. Propofol tem um bom perfil para infusão contínua porque a sua meia-vida contexto dependente aumenta somente de 20 para 30 minutos com a duração de infusão, passando de 2 para 8 horas.[3] Sua rápida depuração e redistribuição após longo tempo em infusão permitem rápido retorno da consciência.

A adição de opioide na técnica de AVT diminui a quantidade utilizada de propofol em até 50%.[3] Isso possibilita um despertar mais precoce após o término da infusão de propofol-opioide. Esse tempo de recuperação depende principalmente da escolha do opioide e da duração da infusão.[4] O propofol associado ao remifentanil permite recuperação mais rápida da consciência do que o propofol combinado com fentanil, sufentanil ou alfentanil.[4,5]

Clinicamente, o emprego da AVT tem demonstrado melhora na recuperação em diferentes grupos de pacientes e configurações. Anestesia venosa total com propofol tem sido associada com um melhor perfil de recuperação e diminuição nos custos quando comparada com anestesia com sevoflurano.[6] Os pacientes que receberam AVT com propofol permaneceram menos tempo na sala de recuperação anestésica, tiveram alta hospitalar mais precoce e ficaram mais satisfeitos. Apesar de a diferença ter sido pequena, o intervalo de tempo entre o final da anestesia e a alta hospitalar foi de 51 minutos no grupo do propofol e 62 minutos no grupo do sevoflurano.[6]

Um estudo comparou a recuperação da função cognitiva em pacientes submetidos à AVT com propofol-remifentanil e anestesia com desflurano ou sevoflurano.[7] O despertar foi mais precoce no grupo AVT em relação aos grupos sevoflurano e desflurano, sem diferença entre os agentes inalatórios. Após 60 minutos, o retorno da função cognitiva foi mais rápido no grupo AVT em relação ao grupo sevoflurano e desflurano. Não houve diferença entre os grupos após 90 minutos.

Em neurocirurgia, não houve diferença no tempo de extubação e recuperação entre os grupos de AVT propofol-remifentanil e sevoflurano-sufentanil quando ambos os grupos foram guiados com BIS.[8] Os autores argumentaram que o uso do BIS em ambos os braços do estudo pode ter disfarçado as vantagens farmacodinâmicas da AVT.

Outro estudo mostrou uma recuperação mais rápida em pacientes submetidos à cirurgia de coluna sob anestesia com sevoflurano quando os pacientes foram monitorizados com potenciais somatossensitivos.[9] Entretanto, tem sido demonstrado que a monitorização da profundidade anestésica foi capaz de acelerar a recuperação e diminuir a quantidade de propofol durante a AVT.[10,11] A utilização do BIS também diminuiu o risco de despertar intraoperatório em AVT.[12]

Recentemente, um grande estudo com 1.158 pacientes analisou as características da recuperação em pacientes submetidos a AVT, propofol na indução e isoflurano/N_2O ou sevoflurano/N_2O e sevoflurano na indução e manutenção da anestesia. Monitorização de profundidade anestésica não foi utilizada. A incidência de NVPO foi menor no grupo AVT, mas não houve diferença entre os grupos em relação aos tempos de despertar, recuperação, alta hospitalar e readmissão hospitalar.[13]

Em crianças submetidas a cirurgias otorrinolaringológicas, a agitação pós-operatória foi maior no grupo de pacientes que receberam desflurano em relação ao grupo que recebeu AVT, 80% e 44%, respectivamente.[14]

Recentemente, um estudo realizado com crianças em regime ambulatorial mostrou níveis semelhantes na cognição pós-operatória com propofol ou isoflurano.[15] O tempo de reação e a coordenação psicomotora estavam diminuídos em ambos os grupos após 60 minutos de pós-operatório, mas estavam restabelecidos após 24 horas. Em ambos os grupos, a memória visual estava comprometida após 60 minutos e 24 horas.

NÁUSEAS E VÔMITOS NO PÓS-OPERATÓRIO

A presença de náusea e vômitos no pós-operatório (NVPO) é uma das experiências mais desagradáveis do paciente submetido à anestesia geral. Embora existam significativos avanços sobre o conhecimento da NVPO e da introdução de novos agentes antieméticos, a incidência geral de NVPO é em torno de 30%.[16] Em pacientes de alto risco, essa incidência sobe para 80%.[16] A NVPO pode prolongar o tempo de recuperação, aumentar os cuidados da equipe de enfermagem, bem como aumentar a taxa de readmissão em cirurgias ambulatoriais.[17]

Anestesia venosa total com propofol está associada à menor incidência de NVPO quando comparada aos agentes inalatórios.[18] O uso de AVT reduz o risco de NVPO em aproximadamente 25%.[19] O efeito antiemético do propofol é mais evidente no período de recuperação imediata.[20] O propofol usado como parte da AVT é efetivo em todos os pacientes para redução de NVPO.[16]

Em recente estudo, a técnica de AVT livre de opioides realizada com propofol, cetamina e dexmedetomidina foi capaz de reduzir o risco absoluto de NVPO em 17% comparado com o grupo que recebeu anestesia inalatória com opioide.[21] O fato mais interessante nesse estudo foi que ambos os grupos receberam profilaxia tripla para NVPO (patch de escopolamina transdérmica, dexmetasona e ondansetrona).

Doses sub-hipnóticas de propofol são mais eficazes que placebo no manejo de NVPO.[22] A concentração média de propofol associada à redução da NVPO é de 343 $ng \cdot mL^{-1}$.[23] Isso pode ser atingido com uma dose *bolus* de 10 mg de propofol seguida de uma infusão contínua de 10 $\mu g \cdot kg^{-1} \cdot min^{-1}$.[23] Uma alternativa para conseguir alta precoce na sala de recuperação pós-anestésica é utilizar dose *bolus* de 20 mg de propofol via PCA venoso.[22]

Embora o exato mecanismo de ação do propofol na redução da NVPO não tenha sido todo esclarecido, muitos mecanismos foram propostos, inclusive o efeito depressor direto na zona quimiorreceptora do gatilho e no núcleo vagal.[24,25]

Uma revisão sistemática que incluiu 58 estudos mostrou que a AVT com propofol foi mais eficaz que a anestesia inalatória na redução da NVPO pós-alta hospitalar.[26] A NVPO pós-alta hospitalar é um problema importante, com uma incidência de 37% nas primeiras 48 horas após alta de pacientes ambulatoriais.[27] Essa intercorrência é de difícil tratamento, uma vez que o paciente já está sem acesso venoso. A utilização da técnica e AVT é recomendada como parte de uma abordagem multimodal em todos os pacientes de alto risco para NVPO e NVPO pós alta hospitalar.

CARDIOPROTEÇÃO

Agentes inalatórios possuem efeito cardioprotetor. Uma metanálise com 22 estudos mostrou uma redução significativa na taxa de infarto do miocárdio e morte em pacientes submetidos à cirurgia cardíaca com desflurano ou sevoflurano quando comparado com AVT.[28]

O efeito cardioprotetor do propofol é controverso. O propofol aumenta a capacidade antioxidante dos eritrócitos e tecidos promovendo proteção dose dependente durante isquemia e reperfusão.[29] Em modelos animais, o propofol tem sido capaz de promover um efeito cardioprotetor em até 48 horas.[30]

Em estudo retrospectivo com 10.535 pacientes submetidos à cirurgia cardíaca, concluiu-se que o sevoflurano e o propofol possuem propriedades cardioprotetoras, embora de maneira diferente.[31] Esse estudo também demonstrou que estratificando os pacientes em grupos baseados no EUROSCORE, não houve diferença na mortalidade em até 30 dias em pacientes submetidos à AVT com propofol ou anestesia inalatória.

Os resultados de estudos clínicos controlados e aleatórios são contraditórios. Alguns estudos concluem que a AVT não oferece cardioproteção em pacientes submetidos à cirurgia cardíaca em comparação com os agentes inalatórios.[32-34] Entretanto, outros estudos mostram não haver diferença entre as técnicas utilizadas.[35-37] É importante citar que todos esses estudos utilizam o aumento da troponina pós-operatória como marcador de necrose do miocárdio. A relevância clínica desse aumento é incerta. De fato, é muito questionável extrapolar essa pequena diferença estatística, embora significativa, encontrada na diminuição dos marcadores bioquímicos de necrose do miocárdio observados com o uso dos agentes inalatórios, em demonstrar alguma melhora no desfecho anestésico cirúrgico.[1]

DOR PÓS-OPERATÓRIA

Estudo sugere que 86% dos pacientes tiveram dor no pós-operatório. Destes, 75% experimentaram dor moderada ou intensa no pós-operatório imediato, e 74% ainda permaneceram com nível de dor importante após a alta hospitalar.[38] Há alguma evidência emergindo de que o tipo de anestesia pode afetar o nível de dor no pós-operatório. Modelos animais têm demonstrado que os agentes inalatórios podem causar hiperalgesia na recuperação da anestesia, possivelmente por inibição dos receptores nicotínicos de acetilcolina no cérebro e na medula espinhal.[39,40] Em contrapartida, o propofol pode ter um efeito de antinocicepção periférica.[41]

Outro estudo comparou propofol e isoflurano em 80 mulheres submetidas à cirurgia uterina.[42] A variável primária foi dor reportada através de escala analógica visual. Eles observaram que AVT com propofol resultou em menor incidência de dor no pós-operatório e menor consumo de morfina nas primeiras 24 horas, ambos estatisticamente significativos.

Em contrapartida, alguns autores estudaram dor pós-operatória em cirurgia de ouvido médio e constataram que os pacientes que receberam AVT tiveram mais dor na sala de recuperação e consumiram mais morfina.[43]

Não menos interessante, um grande estudo clínico controlado e aleatório com 366 pacientes avaliou os efeitos da anestesia na síndrome de dor crônica pós-toracotomia (DCPT).[44] Os pacientes anestesiados com AVT propofol/remifentanil desenvolveram significativamente menos DCPT em relação aos pacientes que receberam anestesia inalatória. O grupo AVT teve menos alodínea e DCPT em 3 meses de acompanhamento em relação ao grupo inalatório (38% e 56%, respectivamente p = 0,001) e em 6 meses (33% e 50%, respectivamente p = 0,002). Esses autores teorizaram que a redução na DCPT deve-se ao efeito do propofol na antinocicepção periférica, ao seu efeito antioxidante, à sua neuroproteção na injúria dos nervos intercostais e na sua inibição dos receptores NMDA.[41,45-47]

Também foi demonstrado que AVT com propofol reduziu a hiperalgesia induzida pelo remifentanil.[30] Nesse estudo os autores concluíram que os pacientes submetidos à cirurgia de câncer de mama sob propofol e altas doses de remifentanil tiveram melhor analgesia pós-operatória com um menor consumo de morfina acumulativo nas primeiras 24 horas em relação ao grupo do sevoflurano/remifentanil.

SINUSECTOMIA

Foi demonstrado em alguns estudos que os pacientes submetidos a cirurgias endoscópicas dos seios da face sob AVT tiveram perda de sangue inferior e campo operatório visual mais satisfatório ao cirurgião, como resultado da boa estabilidade cardiovascular.[43] Porém, recentemente uma metanálise com 42 estudos concluiu não haver diferença na perda sanguínea, frequência cardíaca ou pressão arterial entre a AVT e a anestesia inalatória.[48] Somente 7 estudos demonstraram um escore de campo operatório visual mais favorável a AVT. (p < 0,001).

QUEIMADOS

Anestesia venosa total baseada em cetamina é frequentemente utilizada em pacientes queimados críticos que requerem anestesia geral, principalmente aqueles com lesão concomitante da árvore brônquica. Um recente estudo demonstrou que o uso de cetamina, fentanil e propofol nesse grupo de pacientes foi seguro e resultou em maior estabilidade hemodinâmica que os pacientes submetidos à anestesia inalatória.[49]

BRONCOSCOPIA

Recente estudo comparou AVT e anestesia inalatória em crianças menores de 3 anos submetidos a broncoscopia rígida em respiração espontânea para remoção de corpo estranho traqueal/bronquial.[50] Os resultados foram mais favoráveis à anestesia inalatória com sevoflurano, uma vez que promoveu melhor estabilidade hemodinâmica e respiratória, bem como indução e recuperação mais rápida.

FUNÇÃO PULMONAR

Os parâmetros de função pulmonar são afetados negativamente após qualquer tipo de anestesia administrada. Porém, um estudo com 60 pacientes submetidos à cirurgia de hérnia discal lombar demonstrou que nos pacientes que receberam AVT houve redução na capacidade residual funcional em relação ao grupo que recebeu anestesia inalatória.[51]

INFUSÃO MANUALMENTE-CONTROLADA (MCI)

A forma mais tradicional de uso dos fármacos venosos, através de injeções ou *bolus* intermitentes, é ainda utilizada na técnica de anestesia balanceada, quando uma dose inicial é feita na indução, seguida da administração de agentes inalatórios para manutenção do plano anestésico. A dose endovenosa inicial produz elevação grande e abrupta da concentração do fármaco no plasma e nos receptores, produzindo um pico plasmático. Além do agente inalatório, muitas vezes se utilizam novos *bolus* de opioides e bloqueadores neuromusculares. Logo após os *bolus* ocorrem os picos de concentração plasmática, seguidos de decaimento rápido, que evoluem para os "vales".[52] Essa prática tão comum na clínica diária produz o que se convencionou chamar de efeito de "picos e vales" (Figura 110.1).

Durante os "picos", concentração plasmática superior à necessária pode determinar alterações hemodinâmicas indesejáveis, como hipotensão arterial e eventualmente *deficit* de perfusão tecidual, agravando o risco de acidentes isquêmicos perioperatórios.[53] Eleva também a incidência de efeitos adversos, como náuseas, vômitos e despertar prolongado, e a eventual demanda por assistência ventilatória pós-operatória. Náuseas e vômitos não raro exigem internação e cancelamento da alta hospitalar de um paciente inicialmente admitido em regime ambulatorial, o que compromete o conforto e reduz seu grau de satisfação com a anestesia.[54,55]

Os "vales" se caracterizam por períodos em que a concentração plasmática frequentemente se apresenta abaixo da faixa terapêutica do fármaco. Nesses momentos podemos ter plano anestésico inadequado. Insuficiente hipnose pode permitir a ocorrência de memória intraoperatória, sabidamente nociva.[56] Analgesia aquém do necessário para o estímulo nociceptivo vigente pode propiciar a ocorrência de alterações hemodinâmicas indesejadas, como hipertensão arterial e taquicardia, e também conduzir à superficialização da consciência.

Maior variação hemodinâmica eleva a demanda por fármacos vasoativos, além de aumentar o risco de complicações relacionadas à perfusão coronariana e cerebral, como isquemias ou sangramentos perioperatórios.

A administração da anestesia venosa se faz nos dias atuais através de dispositivos eletroeletrônicos precisos e seguros, chamados bombas de infusão, que permitem injetar o fármaco de forma contínua. Apresentam inúmeras vantagens em relação à administração por *bolus* fracionados, pela possibilidade de manutenção de concentrações plasmáticas adequadas dos anestésicos, mantendo-as dentro da chamada "janela terapêutica" (Figura 110.2), quando se obtêm os efeitos desejados, com o mínimo de paraefeitos. O uso de dispositivos como buretas e equipos de microgotas não oferece controle da infusão com a precisão necessária, e apresenta-se como má prática, não devendo ser admitido atualmente.[57]

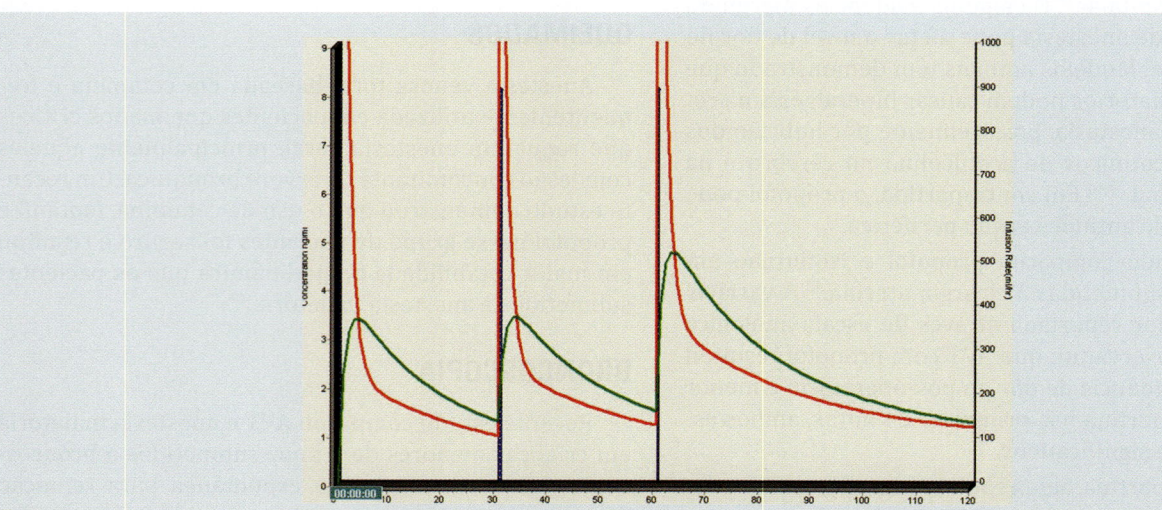

Figura 110.1 — Efeito de "picos e vales" após bolus *sucessivos*. Em vermelho, a concentração plasmática e, em verde, a concentração do fármaco na biofase (receptores).

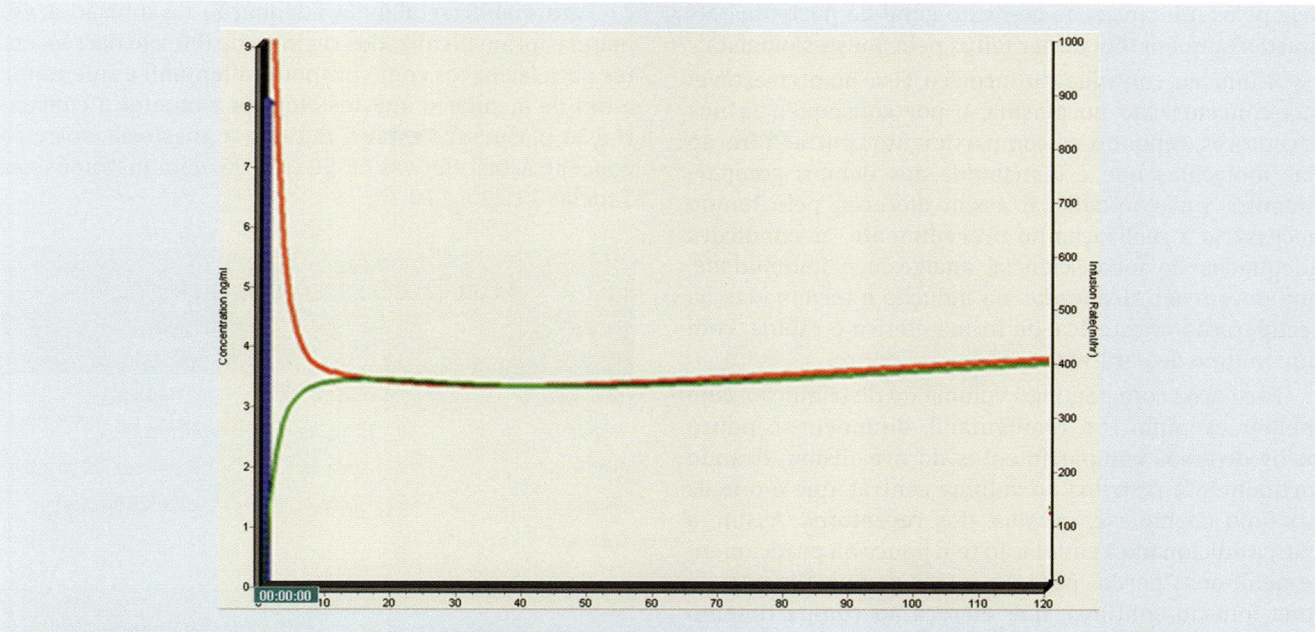

Figura 110.2 — *Infusão contínua mantendo concentração plasmática dentro da faixa terapêutica do fármaco. Em vermelho, a concentração plasmática e, em verde, a concentração do fármaco na biofase (receptores).*

O organismo é descrito didaticamente como um modelo tricompartimental. Quando se injeta por via venosa qualquer fármaco, a injeção é feita no chamado compartimento central (V1), formado por sangue e órgãos ricamente vascularizados, como cérebro (onde se encontra a biofase, ou seja, os receptores), coração, pulmões, fígado e rins, além de glândulas endócrinas. É nesses locais que o fármaco chega primeiro, conduzido pela circulação. A seguir, o fármaco é distribuído rapidamente ao segundo compartimento (V2), formado sobretudo pelos músculos e órgãos de perfusão intermediária, levando a uma grande redução de sua concentração no plasma, ou compartimento central. Nesse compartimento intermediário as moléculas chegam após um breve intervalo, que varia de acordo com o débito cardíaco e o estado da perfusão dos diversos tecidos, além de lipossolubilidade e grau de ligação a proteínas plasmáticas, essas duas últimas características inerentes a cada fármaco. Posteriormente, à medida que os tecidos do chamado terceiro compartimento (V3) recebem com atraso ainda maior uma fração do fármaco presente no plasma, trazida pela circulação, que é menor nesse reservatório mais periférico, há progressivo declínio de sua concentração, tanto no sangue como nos receptores, com consequente redução de seus efeitos.[58]

A transferência aos compartimentos de forma sequencial ocorre na realidade de forma simultânea, mas com velocidades distintas entre V1 e V2 e entre V1 e V3, pelas diferenças de perfusão, lipossolubilidade e ligação a proteínas, existentes entre os tecidos dos diversos compartimentos. Assim, a somatória, ou resultante final, se altera com o tempo, variando de forma exponencial.

Diferentemente, a redução da concentração do fármaco no plasma pela eliminação, que é feita a partir do compartimento central, acontece de forma contínua e linear.[58]

O movimento das moléculas ocorre também no sentido inverso, quando se reduz o aporte do fármaco ao compartimento central, e, em consequência do processo de eliminação, acontece então a queda de sua concentração, abaixo da encontrada nos compartimentos periféricos, e passa a haver retorno ao sangue, pela tendência de equilíbrio entre os compartimentos.[58]

A infusão manualmente controlada pode ou não ser precedida de um *bolus* inicial. Esse *bolus* oferece uma "dose de carregamento" do fármaco à circulação, fornecendo ao compartimento central determinada massa de moléculas, que, distribuídas em seu volume, produzirão a chamada concentração plasmática. A infusão contínua provê administração do fármaco em velocidade constante, que pode ser reajustada pelo anestesiologista no momento em que julgar adequado. A intenção é produzir concentração necessária para se obter os efeitos desejados, adequados às alterações que vão se impondo ao momento cirúrgico, sobretudo às variações da intensidade do estímulo nociceptivo.

Ambos, *bolus* inicial e taxa (ou velocidade) de infusão, devem ser calculados pelo profissional de acordo com a massa corporal e ponderados também em função de idade, estado físico ou compleição corporal, de acordo com o fármaco empregado. Quando da utilização de fármacos que demandem variação da infusão ao longo do procedimento, seja em função da redistribuição aos tecidos, seja pelas mudanças no contexto geral do paciente, tais ajustes também têm de ser feitos pelo anestesiologista.

A infusão contínua do fármaco visa manter estável sua concentração no plasma, e por consequência nos receptores, repondo ao compartimento central a fração das moléculas que é distribuída aos demais compartimentos ou eliminada. E assim oferecer, pelo tempo necessário à realização do procedimento, as condições adequadas de inconsciência, analgesia e imobilidade, que devem ser alcançadas na indução e terminadas na recuperação anestésica, de forma efetiva e rápida, com um mínimo de para-efeitos.[59]

Fármacos com pequeno volume de distribuição, cujo melhor exemplo é o remifentanil, difundem-se pouco pelos diversos compartimentos do organismo, ficando virtualmente restritos ao volume central, que é o mais próximo da biofase, ou seja, dos receptores. Assim, a massa adicionada à circulação tem pouca ou praticamente nenhuma "perda" para os outros compartimentos, e uma infusão contínua, que ofereça ao compartimento central a reposição das moléculas daí eliminadas, é suficiente para manter estável sua concentração junto aos receptores no decorrer do tempo. Ajustes elevando ou reduzindo a taxa de infusão somente são necessários quando houver mudanças no contexto de estímulos vigente, para adequá-los às mudanças que acompanham as diversas fases da cirurgia, não havendo necessidade de infusão decrescente.

Por outro lado, fármacos com grande volume de distribuição como o propofol difundem-se mais pelos diversos compartimentos do organismo, a ponto de seus efeitos declinarem, cessada ou reduzida a infusão, pela sua redistribuição a compartimentos periféricos. Isso acontece, inclusive, de forma mais rápida que sua própria eliminação, sobretudo na fase inicial de equilíbrio rápido, quando começa a haver transferência do primeiro ao segundo compartimento. No entanto, com o decorrer do tempo, tais compartimentos periféricos tendem a se equilibrar com o central, à semelhança de um sistema de vasos comunicantes. À medida que esse equilíbrio vai se tornando mais próximo, diminui o gradiente de concentração do fármaco entre os compartimentos, e com isso se reduz sua transferência aos mais periféricos. Ao mesmo tempo, declina a quantidade de moléculas que necessitam ser adicionadas ao volume central para manter estável a concentração do fármaco, e a infusão deve ser progressivamente reduzida.

Como sua própria denominação deixa claro, na infusão manualmente controlada os ajustes têm de ser feitos pelo anestesiologista, o que na prática clínica não é possível executar de forma precisa, pois demandaria a realização de grande quantidade de cálculos, rápida e continuamente, a fim de estimar as velocidades de transferência que são diferentes entre os compartimentos, e cuja resultante, por isso, não é linear.

Para viabilizar alguma adequação da infusão à demanda, foram idealizados regimes de infusão decrescentes para fármacos como propofol, alfentanil e sufentanil, a fim de auxiliar o anestesiologista a manter a concentração plasmática estável durante a anestesia, entre as concentrações efetivas EC 50 e EC 95, demonstrados nas Tabelas 110.1 a 110.3.[4]

TABELA 110.1 INFUSÃO DECRESCENTE DE PROPOFOL.		
Propofol	Dose (EC 50 – EC 95) (alvo 3,2 – 4,4 µg.mL^{-1})	Duração
bolus indução	2 – 2,8 mg.kg^{-1}	30 segundos
Infusão 1	9 – 12 mg.kg^{-1}.h^{-1}	40 minutos
Infusão 2	7 – 10 mg.kg^{-1}.h^{-1}	dos 40 aos 150 minutos
Infusão 3	6,5 – 8 mg.kg^{-1}.h^{-1}	após 150 minutos

Adaptada de Vuyk e col., 1997.

TABELA 110.2 INFUSÃO DECRESCENTE DE ALFENTANIL ASSOCIADO AO PROPOFOL.		
Alfentanil	Dose (EC 50 – EC 95) (alvo 90 – 130 ng.mL^{-1})	Duração
bolus indução	25 – 35 µg.kg^{-1}	30 segundos
Infusão 1	50 – 75 µg.kg^{-1}.h^{-1}	30 minutos
Infusão 2	30 – 40 µg.kg^{-1}.h^{-1}	após 30 minutos

Adaptada de Vuyk e col., 1997.

TABELA 110.3 INFUSÃO DECRESCENTE DE SUFENTANIL ASSOCIADO AO PROPOFOL.		
Sufentanil	Dose (EC 50 – EC 95) (alvo 0,2 – 0,3 ng.mL^{-1})	Duração
bolus indução	0,2 – 0,4 µg.kg^{-1}	30 segundos
Infusão 1	0,2 – 0,35 µg.kg^{-1}.h^{-1}	90 minutos
Infusão 2	0,15 – 0,25 µg.kg^{-1}.h^{-1}	após 90 minutos

Adaptada de Vuyk e col., 1997.

Uma vez que se busca com a anestesia venosa total explorar a oportunidade de manejar hipnose, analgesia e relaxamento muscular separadamente, através do uso de fármacos específicos para cada um desses componentes, é no mínimo incoerente associar numa mesma solução fármacos com propósitos diferentes, tal como um hipnótico como propofol e um analgésico como o remifentanil. Além disso, diluir remifentanil em propofol pode causar hidrólise do grupo éster do opioide.[60]

Do ponto de vista técnico, a depender das concentrações de cada um dos fármacos na solução, há grande risco de ocorrer memória intraoperatória ou variações hemodinâmicas tão indesejadas quanto perigosas, motivos suficientes para que o uso dessa mistura de fármacos seja também considerada má prática, devendo ser desaconselhada.

Idealmente deve-se ainda utilizar acesso venoso dedicado e exclusivo para infusão dos anestésicos, a fim de evitar acidentes com *bolus* inadvertido pela variação do fluxo do cristaloide utilizado. Quando isso não é possível, deve-se ao menos posicionar o divisor de fluxo ou "torneirinha" o mais próximo possível do acesso venoso do paciente.

Quanto às soluções, é imprescindível que sejam preparadas sob condições assépticas, sobretudo quando se emprega o propofol, pois sua apresentação sob a forma de emulsão lipídica é em veículo rico como meio de cultura. Deve-se restringir ao mínimo a manipulação do propofol, evitando diluí-lo, pelo risco de contaminação. Isso reduz também a possibilidade de a emulsão tornar-se instável com eventual coalescência das microvesículas lipídicas, presentes nas apresentações comercialmente disponíveis, diminuindo-se assim a dor à infusão e alterações de sua latência.[61]

Propofol

O propofol (2,3-diisopropilfenol) é um alcalifenol com propriedades hipnóticas, curta latência e grande volume de distribuição, que é o responsável por seu rápido término de ação, em parte devido à sua alta lipossolubilidade. Seu mecanismo de ação parece estar na ativação de receptores do ácido gama aminobutírico (GABA) e modificação da transmissão glutaminérgica. O $T_{1/2} k_{eo}$ do propofol é de 2,6 minutos, o que faz com que alcance equilíbrio entre o plasma e a biofase após cerca de 8 a 10 minutos do início da infusão. Apresenta elevada eliminação, o que sugere a existência de sítios de metabolismo e eliminação extra-hepáticos.

O fator determinante do sucesso do propofol na anestesia venosa total é a sua meia-vida contexto dependente favorável à infusão contínua, sendo na atualidade o hipnótico de escolha para anestesia venosa total. Contribui para isso o fato de apresentar poucos para-efeitos, sendo os mais importantes as ações vasodilatadora e depressora da função miocárdica, que, no entanto, são facilmente contornáveis com ajustes da dose, e raramente inviabilizam seu uso.[62] Propicia rápido despertar ao término da infusão, com estado mental claro e grande satisfação dos pacientes. Não desencadeia náuseas e vômitos, e oferece sensação de bem-estar e de sono fisiológico e reparador.[63]

Em AVT, o propofol é administrado em *bolus* de indução, em dose variando entre 2 e 2,5 $mg \cdot kg^{-1}$, que deve ser reduzida em idosos para cerca de 1 $mg \cdot kg^{-1}$, e elevada para 3 $mg \cdot kg^{-1}$ em crianças. Nestas, o compartimento central chega a ser 50% maior que no adulto jovem, enquanto a depuração no idoso está diminuída em 20%. Segue-se à infusão de manutenção, que deve começar com 80 a 150 $\mu g \cdot kg^{-1} \cdot min^{-1}$ e ser ajustada às necessidades e características de cada paciente e cada procedimento, e limitada por eventuais variações farmacodinâmicas, evidenciadas sobretudo por alterações hemodinâmicas.

No decorrer da infusão, para oferecer uma concentração plasmática estável, é necessário se proceder à progressiva redução da taxa de infusão ao longo do tempo, conforme descrito na Tabela 110.1. O objetivo é manter a concentração ao redor de 3 $ng \cdot mL^{-1}$ na biofase e evitar hipotensão arterial e alargamento do tempo de despertar, ao final de procedimentos mais demorados.

Tanto o ajuste da dose de manutenção quanto sua adequação ao tempo de infusão devem, no entanto, ser sempre ponderados e reavaliados considerando o contexto vigente, quanto às condições gerais e hemodinâmicas do paciente, e principalmente em relação à intensidade do estímulo nociceptivo, que varia muito em função do tempo cirúrgico.

Especificamente quanto a esse último fator, a adequação da infusão do propofol deve ser balizada considerando o fato de ser hipnótico quase desprovido de poder analgésico. Assim, é de suma importância que a analgesia seja efetivamente provida pelo emprego adequado de opioides, ficando a cargo do propofol apenas a manutenção da hipnose, sua melhor propriedade. Quando esse cuidado não é lembrado, corre-se o risco de estar explorando seu para-efeito cardiodepressor, para apenas mascarar os efeitos de uma analgesia insuficiente, sem, no entanto, oferecer proteção contra eventuais consequências da nocicepção, como a ativação simpática e a liberação de catecolaminas e cortisol, com risco de acidemia e hiperglicemia.[64]

A monitorização de efeito do propofol, pelo acompanhamento contínuo do grau de hipnose, através de índice bispectral ou da entropia, por exemplo, torna possível proceder aos ajustes de forma infinitamente mais segura e refinada.[65] Tal prática oferece ganhos relevantes em qualidade, pois a administração da anestesia pode ser feita de forma individualizada, adequada ao paciente assistido, o que é evidenciado por menores alterações hemodinâmicas, menor tempo de despertar, e redução da dose total empregada.[66,67] Ainda mais importante é o fato de se poder oferecer um padrão de segurança muito superior quando se utiliza a monitorização cerebral, pois é comprovada a redução da incidência de consciência e memória intraoperatórias, eventos que podem ter graves consequências, pelo grande potencial de causar sequelas.[68] O emprego de monitorização de efeito deve, portanto, ser incentivado, sobretudo nos casos de maior risco, como em pacientes com baixa reserva cardiovascular, gestantes, pacientes em uso crônico de benzodiazepínicos, opioides e anticonvulsivantes, e naqueles submetidos a cirurgias com circulação extracorpórea.[69]

Diferenças farmacocinéticas em relação ao adulto são decorrência do maior volume do compartimento central nas crianças (9.500 $mL \cdot kg^{-1}$, contra 4.700 $mL \cdot kg^{-1}$ no adulto), inversamente proporcional à idade, com menor proporção corporal de gordura. Também decorrem da maior depuração plasmática (50 *versus* 28 $mL \cdot min^{-1} \cdot kg^{-1}$), pela maior atividade enzimática e maior fluxo sanguíneo hepático, exceto em prematuros. O mesmo ocorre com a ligação dos fármacos, que decresce em valores absolutos, com a diminuição das proteínas plasmáticas com a idade, sobretudo da alfa-1-glicoproteína ácida circulante.

Na criança observa-se menor sensibilidade dos receptores na biofase ao propofol, ao fentanil, e ao alfentanil.

Doses usadas em adultos podem também ser insuficientes para alcançar e garantir hipnose efetiva em crianças, devido ao maior volume de distribuição e à maior depuração hepática. Isso foi comprovado pela monitorização cerebral através de eletroencefalografia processada por monitor de índice bispectral (BIS), que demonstrou que o valor da constante que descreve a saída do fármaco da biofase (ke0) decresce com a idade, variando de $0,91 . min^{-1}$ aos 12 meses de idade a $0,15 . min^{-1}$ aos 16 anos.

Assim, para crianças entre 4 e 12 anos de idade, a fim de se obter concentração na biofase em torno de $3 \mu g . mL^{-1}$, sugere-se *bolus* seguido de infusão decrescente, de acordo com a Tabela 110.4.

TABELA 110.4 INFUSÃO DECRESCENTE DE PROPOFOL EM CRIANÇAS.	
Minutos de infusão	Taxa de infusão
bolus	$2,5 mg^{-1} . kg^{-1}$
0 – 30	$10 mg . kg^{-1} . h^{-1}$
30 – 90	$8 mg^{-1} . kg^{-1} . h^{-1}$
90 – 150	$7 mg . kg^{-1} . h^{-1}$
Após 150	$6 mg . kg^{-1} . h^{-1}$

Remifentanil

O fármaco opioide de introdução mais recente na anestesiologia clínica apresenta características peculiares que o distinguem dos demais agonistas de receptores μ. Exibe ligação éster em sua molécula, suscetível à quebra por enzimas esterases plasmáticas e tissulares, é responsável por seu rápido término de ação, prescindindo de metabolização hepática, regra nessa classe de substâncias.[70]

Em razão de sua alta lipossolubilidade, menor ligação a proteínas plasmáticas e altíssima afinidade pelo receptor, apresenta rápido início de ação, com volume de distribuição extremamente pequeno, virtualmente restrito ao compartimento central, já que apenas 5% das moléculas infundidas chegam ao terceiro compartimento.

Comportando-se dessa forma, difunde-se muito pouco pelo organismo, atinge concentração estável muito mais rapidamente após início de uma infusão contínua, e apresenta meia-vida contexto independente, diferentemente dos demais opioides em uso clínico. Independentemente da duração da infusão, após cerca de 4 minutos de sua interrupção, já há redução de 50% da concentração que vinha sendo mantida no plasma e na biofase. Como exemplo, uma vez que tenha sido mantida concentração plasmática de $3 ng . mL^{-1}$ no perioperatório, após 3 a 5 minutos do término da infusão haverá retomada da ventilação espontânea, que reaparece abaixo de $1,5 ng . mL^{-1}$.[71]

Tais características de curta latência, fácil titulação de efeito e grande previsibilidade tornam seu uso clínico muito simples e absolutamente adequado ao regime cirúrgico ambulatorial.[7]

Em procedimentos de maior porte e duração, em associação ou sucedendo a administração dos opioides de duração mais longa, oferece possibilidade de controle do plano anestésico de forma efetiva durante períodos transitórios de maior estimulação nociceptiva, graças a seu rápido início de ação, com pico em cerca de 1,5 minuto. É, por isso, o opioide de eleição para esse tipo de evento. Idealmente deve ser administrado continuamente durante o procedimento, com associação de pequenos *bolus* ou de elevação da taxa de infusão imediatamente antes de episódios de maior estimulação nociceptiva, como tração de vísceras ou peritônio.[72,73]

Como agente analgésico único, em anestesia geral para procedimentos que demandam despertar intraoperatório, permite grande controle do plano anestésico, sobretudo em associação com o propofol.[74]

Como não tem efeito residual, é destituído também de analgesia pós-operatória, que deve ser planejada e provida com a devida antecedência, sempre que for prevista dor.[75]

Apresenta alguns inconvenientes pela forma breve, sendo os mais relevantes as alterações hemodinâmicas, sobretudo hipotensão arterial e bradicardia, e a eventual rigidez torácica, consequentes não só à dose, mas principalmente ao emprego de *bolus* na indução. Este tem ficado restrito às indicações de indução em sequência rápida, e aos pacientes jovens e hígidos.[76] Tem sido substituído por infusão iniciada com taxa de cerca de $0,5 \mu g . kg^{-1} . min^{-1}$, que em 3 minutos produz concentração efetiva ao redor de $6 ng . mL^{-1}$, suficiente para intubação traqueal, e então reduzida, de acordo com as características do paciente e do procedimento.[76]

Em associação com o propofol, detém a maior sinergia entre os opioides, podendo (e devendo) ter sua taxa de infusão reduzida em até 50%.[4]

Para manutenção da AVT, o ajuste da dose pela idade é tão ou mais importante do que pelo peso, pois seu efeito, função da concentração na biofase, é alterado radicalmente por variações do volume de distribuição, ou seja, pelo tamanho do compartimento central, cerca de 20% menor no idoso e até 50% maior no recém-nascido em relação ao adulto jovem. Também a depuração pode estar reduzida em 30% no idoso e elevada em 20% na criança, na mesma comparação.[77] Por tudo isso, a dose de manutenção no idoso deve ser um terço da usada no adulto jovem, e na criança até 2 anos, 100% maior.[78]

Pelo fato de induzir modificações nos receptores, com risco de hiperalgesia pós-operatória, não se recomendam doses de manutenção acima de 0,5 µg.kg^{-1}.min^{-1}, exceto por breves períodos.[79]

Remifentanil exibe pequeno volume de distribuição, que em muito se deve ao fato de ficar praticamente restrito ao compartimento central. Por isso teria sua farmacocinética pouco influenciada pelas modificações da compleição corporal, decorrentes da maturidade e da velhice. Mas à medida que também o compartimento central é maior em crianças, há necessidade de se elevar a dose utilizada em até 100%, principalmente durante o primeiro ano de vida. Assim como no adulto, não há necessidade de se proceder a reduções da taxa de infusão de remifentanil com o decorrer do tempo, pois não há migração do fármaco para os compartimentos periféricos. Cuidado importante, rotina em anestesia pediátrica, deve ser tomado quanto à diluição do fármaco, pois, embora os dispositivos de infusão tenham atingido nível satisfatório de precisão, qualquer resíduo do fármaco, remanescente nas linhas de infusão ou em suas ramificações, pode provocar acidentes com graves consequências, ainda piores se for empregada solução com mais de 25 µg.mL^{-1}.min^{-1}.[80]

Alfentanil

Congênere dos opioides sintéticos utilizados na rotina diária da anestesiologia clínica, o alfentanil exibe depuração menor do que a do fentanil, mas, por ser menos lipossolúvel que este, e que o sufentanil, apresenta menor volume de distribuição, ficando, à semelhança do remifentanil, mais restrito ao compartimento central, de onde é eliminado por metabolização hepática com relativa rapidez.[62]

Sua latência também é das mais curtas, pois em pH fisiológico tem 90% de suas moléculas na forma não ionizada, prontas para ligação aos receptores na biofase, o que proporciona pico de ação em cerca de 2 minutos, como pode ser visto na Tabela 110.5.

Dessa forma, combinando curta latência com rápida recuperação, presta-se à indução e à manutenção de anestesia geral sob infusão contínua, oferecendo facilidade de titulação do plano anestésico e segurança no pós-operatório.[81]

Diferentemente do remifentanil, pode ser usado em *bolus* na indução com relativa segurança, desde que se ajuste à dose em função de idade e estado geral do paciente. Sua sinergia com propofol é da ordem de 25%, e também deve ser considerada no cálculo da dose de indução.[4]

Adultos jovens requerem em torno de 50 µg.kg^{-1} na indução anestésica, enquanto em idosos essa dose deve ser reduzida em 50%. Crianças, por apresentarem maior volume central, podem demandar até 70 mcg^{-1}.kg^{-1}. Para manutenção, a infusão deve ser titulada de acordo com a intensidade do estímulo nociceptivo e a eventual associação de fármacos adjuvantes, entre 0,3 e 2 µg.kg^{-1}.min^{-1}.[58]

A interrupção da infusão deve ser feita antecedendo a conclusão do procedimento em cerca de 10 a 20 minutos, pois sua meia-vida contexto dependente é maior que a do remifentanil, e maior também que a do sufentanil, até cerca de 600 minutos de infusão.[59,82] Apesar de viável e fácil na prática diária, a infusão contínua de alfentanil para manutenção da AVT não apresenta vantagens sobre a realizada com remifentanil, e é mais onerosa, devido ao custo por ampola, à potência relativa do fármaco, e à apresentação disponível em nosso meio. Não oferece ganhos em analgesia residual pós-operatória, talvez o ponto fraco do remifentanil, apenas com a vantagem de determinar menor labilidade hemodinâmica na indução. O controle do plano anestésico, no entanto, é inferior ao que se obtém com o uso do remifentanil, que apresenta facilidade ímpar na titulação do efeito.[83]

Na concentração de 0,5 mg.mL^{-1}, a forma comercializada é adequada ao uso em *bolus* fracionados para se corrigir eventuais alterações do plano anestésico, ou, idealmente, evitar que aconteçam, quando o *bolus* antecede elevação transitória da estimulação nociceptiva. Doses de 0,5 a 1 mg são efetivas no controle imediato de eventual superficialização inesperada do plano anestésico.[81]

Sufentanil

Sendo duas vezes mais lipossolúvel que o fentanil, era de se esperar que o sufentanil apresentasse volume de distribuição maior, difundindo-se mais pelos compartimentos, depositando-se muito no tecido gorduroso, de onde, retornando por mais tempo, teria duração de ação maior. Mas não é isso o que acontece, pois exibe também a maior taxa de ligação a proteínas plasmáticas dentre os opioides em uso clínico atualmente, o que limita seu volume

TABELA 110.5
COMPARAÇÃO DE ATRIBUTOS DOS OPIOIDES EM USO CLÍNICO ATUALMENTE.

Fármaco	Volume de distribuição (L.kg^{-1})	Depuração (mL.kg^{-1}.min^{-1})	Ligação a proteínas plasmáticas (%)	Dissociação em pH fisiológico (%)
Fentanil	3 – 6	11 – 21	80	15
Alfentanil	0,5 – 1	5 – 7	90	90
Remifentanil	0,25 – 0,4		70	70
Sufentanil	3	13	92	20

de distribuição e sua deposição em gorduras. Além disso, tem depuração hepática superior ao do fentanil, o segundo opioide mais lipossolúvel em uso clínico (Tabela 110.5).

E são justamente essas duas características, menor volume de distribuição e maior depuração, que o tornam elegível para infusão contínua, diferentemente do fentanil, pois fazem com que seu tempo de meia-vida contexto dependente se mantenha favorável, à medida que o prolongamento de seus efeitos com a infusão contínua é relativamente pequeno, e não inviabiliza a administração por horas, para manutenção da anestesia. Sua maior lipossolubilidade não atrapalha o uso em infusão prolongada, ou mesmo em *bolus* fracionados e repetidos ao longo do procedimento.[62]

Porém, a disponibilidade de suas moléculas na forma não ionizada em pH fisiológico – apenas 20%, contra 90% de alfentanil e 70% de remifentanil – faz com que sua latência seja maior até que a do fentanil, demandando cerca de 5 minutos para alcançar pico plasmático, após *bolus* de indução.

Para indução de anestesia geral, utilizam-se doses de 0,5 a 1 $\mu g \cdot kg^{-1}$, de acordo com as características do paciente, além de porte e duração do procedimento.[81]

Novas doses menores podem ser associadas no decorrer da cirurgia, a fim de manter sua concentração plasmática em níveis efetivos, à medida que vai sendo metabolizado, sem tanto comprometimento do tempo de recuperação, como poderia acontecer com o fentanil.

Se a opção é por oferecer concentração plasmática estável, com maior controle do plano anestésico, doses de indução de 0,3 a 0,5 $\mu g \cdot kg^{-1}$ devem ser seguidas de infusão de 0,3 a 0,6 $\mu g \cdot kg^{-1} \cdot h^{-1}$, reajustadas sempre conforme as necessidades da anestesia.[58] Para evitar alargamento do tempo de recuperação, pode-se proceder a reduções periódicas da taxa de infusão no decorrer do tempo (Tabela 110.3), sobretudo em procedimentos muito prolongados, interrompendo-a com antecedência de 20 a 40 minutos do término do procedimento.[59]

A maioria dos autores considera as apresentações disponíveis comercialmente muito concentradas para infusão contínua e sugerem o uso de solução com 5 $\mu g \cdot mL^{-1}$.

Um estudo comparou MCI de sufentanil e remifentanil em cirurgias videolaparoscópicas e concluiu que, sabendo manejar corretamente o sufentanil, o tempo de despertar foi semelhante entre os grupos e que a incidência de dor pós-operatória foi menor nos pacientes que receberam sufentanil.[84]

INFUSÃO ALVO-CONTROLADA – *TARGET-CONTROLLED INFUSION* (TCI)

Definição

A infusão alvo-controlada é um tipo de infusão na qual o usuário define a concentração do fármaco (dose-alvo) em um determinado compartimento corporal (plasma ou biofase), e o sistema de infusão, através de um modelo farmacocinético acoplado a uma bomba de infusão, varia a taxa de vazão para atingir rapidamente e manter constante a concentração do fármaco predefinida pelo usuário.

Histórico

Em 1968, Kruger-Thiemer descreveu uma abordagem teórica para atingir e manter uma concentração plasmática estável baseada no modelo farmacocinético bicompartimental.[85] Ele mostrou que, para atingir uma concentração plasmática estável, era necessário primeiramente uma dose em *bolus* para "preencher" o volume de distribuição inicial e uma infusão para compensar a eliminação do fármaco e sua distribuição aos compartimentos periféricos. Posteriormente, Vaughan e Tucker[86] desenvolveram a primeira aplicação clínica dessa teoria: o sistema CATIA. (*Computer-Assisted Total Intravenous Anesthesia*).

O método desenvolvido por esses pioneiros, baseado no modelo bicompartimental, ficou conhecido como método BET (*Bolus, Elimination, Transfer*). Nesse método era administrada uma dose inicial em *bolus*, para preencher o compartimento central, seguido por duas infusões: uma para compensar a eliminação e outra para manter a redistribuição do fármaco. Uma proporção fixa da quantidade total do fármaco no compartimento central é eliminada por unidade de tempo, portanto, esse declínio da concentração do fármaco pode ser reposto por uma taxa de infusão constante. Em contrapartida, certa quantidade de fármaco é distribuída do compartimento central aos compartimentos periféricos, e esse declínio é exponencial. Então, para repor o declínio ocorrido pela distribuição, é necessária uma infusão com taxa de infusão exponencial. A somatória dessas duas infusões é naturalmente uma infusão com taxa decrescente.

Posteriormente, foi demonstrado que a maioria dos fármacos venosos se adequa melhor ao modelo farmacocinético tricompartimental. Algoritmos apropriados ao modelo tricompartimental têm sido propostos por vários autores, tendo como alvo a concentração plasmática ou a concentração no local de ação.[87-90]

No início da década de 1990, vários programas para infusão alvo-controlada foram desenvolvidos em diversos centros (Stanpump, Srelpump, Rugloop, Anestfusor) e estão disponíveis na *internet*, assim como programas simuladores da farmacocinética, como o TIVA Trainer, IVA-SIM, dentre outros.

Somente em 1996 é que o primeiro sistema para infusão alvo-controlada (Diprifusor) foi validado comercialmente.[89] Hoje esse sistema existe em muitos países, exceto nos Estados Unidos. Esse sistema só funciona com uma seringa previamente preenchida com propofol a 1% ou 2%, comercializada pelo fabricante.

Até recentemente, o propofol comercializado por outros laboratórios não podia ser utilizado para a realização de infusão alvo-controlada. Entretanto, com o desenvolvimento da segunda geração de sistemas com infusão alvo-controlada, os chamados "*Open-TCI*" (Alaris Asena PK – Alaris Medical System, Base Primea – Fresenius-Kabi, Agilia – Fresenius-Kabi e Space – BBraun), propofol de qualquer marca e até mesmo opioides podem ser utilizados para a realização de infusão alvo-controlada.

Componentes

Os componentes básicos de qualquer sistema de infusão alvo-controlada são: uma *interface* com o usuário, um computador com um ou mais microprocessadores e uma bomba de infusão.

A *interface* permite ao usuário adicionar os dados do paciente (idade, sexo, peso e altura) e definir a dose-alvo desejada através de uma tela gráfica ou numérica. Também informa a taxa e o tempo de infusão, a concentração plasmática e o local de ação prevista.

O microprocessador controla a interface e a bomba de infusão, aceita a inclusão de dados e as instruções dadas pelo usuário, realiza cálculos matemáticos do modelo farmacocinético e aciona alarmes caso aconteça algum problema (desconexão da seringa, fim da solução, falta de energia etc.).

A bomba de seringa incorporada ao sistema é capaz de alcançar taxas de infusão de até 1.200 mL . h^{-1} e com uma precisão de 0,1 mL . h^{-1}.

INFUSÃO ALVO-CONTROLADA *VERSUS* INFUSÃO MANUALMENTE CONTROLADA

Os sistemas de infusão alvo-controlada são programados com o modelo farmacocinético, o qual, matematicamente, descreve a distribuição e a eliminação do fármaco.

Quando o anestesiologista aumenta a dose-alvo, o sistema administra uma rápida infusão (*bolus*) para rapidamente preencher o compartimento central, alcançando a concentração (dose-alvo) desejada. A quantidade de fármaco infundida é calculada de acordo com o volume sanguíneo estimado do compartimento central e pela diferença entre a concentração atual calculada e a concentração-alvo desejada.

Uma vez que a concentração calculada alcançou a dose-alvo desejada, o sistema interrompe a infusão rápida e inicia uma infusão com taxa mais lenta e gradualmente decrescente, com o objetivo de repor o fármaco que será distribuído e eliminado.

Em contrapartida, quando o anestesiologista diminui a dose-alvo, o sistema de infusão interrompe a infusão e espera até a concentração calculada atingir a nova dose-alvo. A taxa pela qual a concentração calculada declina depende da taxa de eliminação do fármaco e do gradiente entre a concentração no compartimento central e nos periféricos. Quando a concentração calculada pelo sistema alcança a nova dose-alvo, a infusão é religada numa taxa mais lenta e gradualmente decrescente.[91]

Como se pode observar (Figura 110.3), a concentração desejada do fármaco é alcançada o mais rápido possível, tanto para cima como para baixo. A anestesia é uma das poucas áreas dentro da medicina em que é importante variar rapidamente a concentração no plasma e, consequentemente, em seu local de ação, para se obter o mais precocemente possível o efeito farmacodinâmico desejado.

A infusão manualmente controlada é aquela na qual a taxa de infusão é fixa (mL . h^{-1}, µg . kg^{-1} . min^{-1}, mg . kg^{-1} . h^{-1}) e o usuário manualmente altera essa taxa de infusão. Quando fármacos são administrados sob taxa de infusão fixa, a concentração plasmática aumenta lentamente e só atinge um platô ou estado de equilíbrio (*steady-state*) depois de um longo tempo. No caso do propofol, mesmo após 12 horas de infusão, a concentração plasmática continua a subir. Isso acontece porque são necessárias até 24 horas para que o fármaco se equilibre em todos os tecidos corporais. Para a morfina, fentanil e midazolam, esse tempo para o estado de equilíbrio é mais longo ainda. Então, mesmo nas grandes alterações na taxa de infusão desses fármacos, não se observam alterações da concentração plasmática de maneira rápida e significativa. Existe um longo intervalo de tempo entre alterar a taxa de infusão, aumentar a concentração plasmática, consequentemente, alterar a concentração no seu local de ação e obter o efeito clínico desejado. Geralmente esse atraso não é aceitável.

Quando se deseja aumentar rapidamente a concentração plasmática de um fármaco dentro de uma infusão manualmente controlada, pode-se administrar um *bolus*, porém, é difícil julgar o tamanho do *bolus* apropriado. De modo semelhante, quando se deseja diminuir a concentração plasmática de um fármaco rapidamente, pode-se desligar a infusão e religá-la. Mas quanto tempo deve ficar desligada? E se por algum motivo esquecerem de religá-la?

Por esses motivos é que a infusão alvo-controlada ficou tão popular entre os anestesiologistas. O seu fácil manuseio, o alto grau de previsibilidade do efeito anestésico e o menor número de ajustes a tornaram uma técnica *gold-standard* para a realização de AVT.[92,93]

Um estudo comparou o uso do remifentanil em MCI e TCI em pacientes submetidos à cirurgia cardíaca. Os pacientes que receberam remifentanil via TCI consumiram menos remifentanil em relação aos pacientes que receberam remifentanil via MCI (3,6 e 5,3 mg, respectivamente). Consequentemente, os pacientes do grupo TCI tiveram menos hiperalgesia no pós-operatório, apesar de o consumo de morfina ser semelhante nas primeiras 44 horas.[94]

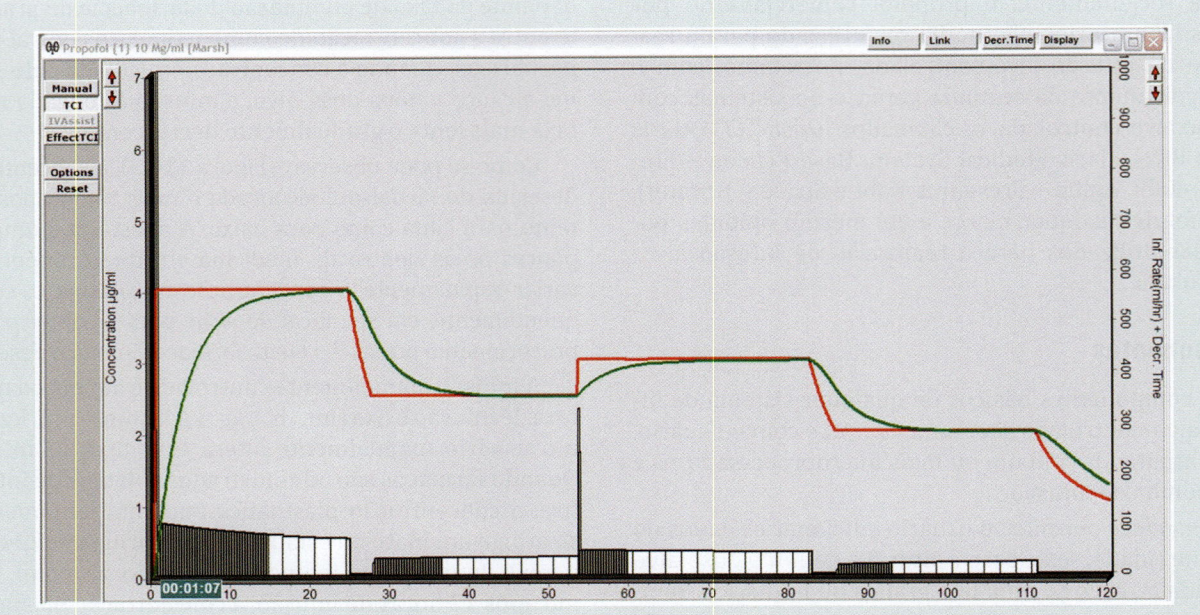

Figura 110.3 — *Infusão alvo-controlada plasma de propofol (modelo de Marsh)*. Vermelho: concentração plasmática; verde: concentração no local de ação; barras brancas: velocidade de infusão.

MODELOS FARMACOCINÉTICOS

Modelo farmacocinético é um modelo matemático usado para prever a concentração plasmática de um fármaco após uma dose em *bolus* ou durante uma infusão. Tipicamente, esses modelos são desenvolvidos pela mensuração da concentração plasmática (arterial ou venosa) de um fármaco após uma dose em *bolus* ou infusão, num determinado grupo de pacientes ou voluntários. Então, usando uma abordagem estatística padrão e um programa de computador (NONMEM, p. ex.), estimam-se os parâmetros do modelo nessa população.[91]

Modelos bi ou tricompartimentais têm sido usados para descrever o comportamento de vários agentes venosos com razoável precisão. É comum haver vários modelos descritos para cada fármaco venoso. O modelo farmacocinético descreve o número de compartimentos e seus respectivos volumes, a taxa de eliminação e as taxas de transferência do fármaco entre os diversos compartimentos.

Por convenção, o compartimento no qual é injetado o fármaco é chamado de compartimento central (V1 ou Vc) ou volume de distribuição inicial. O segundo compartimento (V2) é chamado de compartimento de redistribuição rápida, porque existe uma rápida distribuição do fármaco entre V1 e V2. O terceiro compartimento (V3) é chamado de compartimento de redistribuição lenta, porque existe uma distribuição lenta entre V1 e V3. A somatória de V1, V2 e V3 é o volume de distribuição no estado de equilíbrio (Vd_{ss}).

As taxas intercompartimentais são taxas constantes descritas por unidade de tempo (min^{-1} ou h^{-1}). Por convenção, usam-se os símbolos k_{10} para descrever a taxa de eliminação, assim como os símbolos k_{12}, k_{21}, k_{13} e k_{31} são usados para descrever as constantes entre V1 e V2, V2 e V1, V1 e V3 e entre V3 e V1, respectivamente (Figura 110.4).

Por outro lado, depuração descreve o volume (de um compartimento), o qual é extraído (eliminado) durante uma unidade de tempo. Geralmente sua unidade é $mL \cdot min^{-1}$ ou $mL \cdot h^{-1}$. Se o volume do compartimento e as constantes são conhecidos, então facilmente se calcula a depuração:

Depuração de eliminação = $V1 \times k_{10}$
Depuração 2 = $V2 \times k_{21}$
Depuração 3 = $V3 \times k_{31}$

É importante relembrar que a concentração do fármaco mostrada pela *interface* do sistema de infusão alvo-controlada é somente uma concentração prevista pelo modelo farmacocinético. Em 1992, Varvel e col.[95] propuseram alguns critérios de avaliação da previsibilidade dos modelos farmacocinéticos. Esses critérios são:

- **MDPE**: medida do desempenho de erro (medida do viés).
- **MDAPE**: medida absoluta do desempenho de erro (medida da imprecisão).
- ***Wobble***: medida da variabilidade intraindividual.
- **Divergência**: medida da tendência de erro (tamanho e magnitude) durante o tempo.

Um sistema de infusão alvo-controlada juntamente com seu modelo farmacocinético é considerado aceitável quando o MDPE e o MDAPE estão entre 10% a 20%

e 20% a 40%, respectivamente. Portanto, quando o erro é positivo, ele indica que o modelo subestima a concentração do fármaco, e, quando o erro é negativo, o modelo superestima a concentração do fármaco.

Numa primeira análise, esses números podem indicar uma discrepância muito grande entre a concentração prevista e a concentração plasmática real do fármaco. Entretanto, mesmo com analisador de gases, estudos mostram que na diferença entre a concentração de isoflurano exalado e sua concentração arterial mensurada pode haver um erro de até 20%.[96,97]

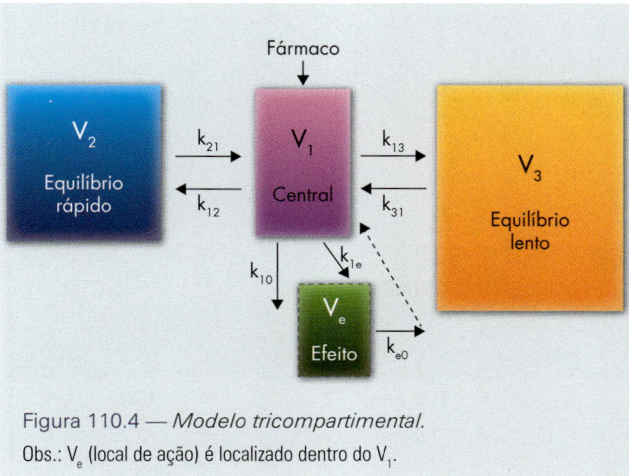

Figura 110.4 — *Modelo tricompartimental.*
Obs.: V_e (local de ação) é localizado dentro do V_1.

Propofol

Adultos

Os dois principais modelos farmacocinéticos são os modelos descritos por Marsh e col.[98] e Schnider e col.[99]

O modelo farmacocinético mais conhecido entre os anestesiologistas é o modelo de Marsh. Esse modelo é uma adaptação do artigo original publicado por Gepts e col.[100] Nele, o volume do compartimento central é uma função linear do peso do paciente e as constantes intercompartimentais são fixas.

Muitos estudos têm demonstrado que idade, sexo, altura, modo de administração (*bolus* ou infusão) e local da retirada de amostras sanguíneas (veia ou artéria) podem influenciar nos parâmetros do modelo farmacocinético.

Schuttler e Ihmsen[101] analisaram dados de vários estudos de farmacocinéticos em adultos e crianças e desenvolveram um modelo incorporando todos os fatores aferidos e validaram-nos para pacientes de todas as idades.

Schnider e col.[99] desenvolveram um modelo farmacocinético no qual o V1 é fixo, a idade é uma covariável no cálculo de V2 e da Depuração 2, e peso, altura e massa magra são covariáveis para cálculo da depuração de eliminação.

A maioria dos estudos mostra que o modelo de Marsh tende a subestimar a concentração plasmática real (viés positivo). Nesses estudos a MDPE e a MDAPE variaram entre 7% e 23% e entre 18% e 30%, respectivamente. A previsibilidade é maior quando se reduz a dose-alvo, ou seja, quando não está infundindo propofol.[102-104]

Em pacientes obesos, a escolha do peso a ser informada ao modelo de Marsh altera seu desempenho. Quando se utiliza o peso real do paciente, a MDPE é de −6,21%, entretanto, quando se utiliza o peso corporal corrigido, a medida do viés é de −32,6%. Já os valores de MDAPE, de *wobble* e de divergência permanecem semelhantes.[105]

Em pacientes idosos (56 e 80 anos), a MDPE e a MDAPE do modelo de Marsh foram similares aos pacientes mais jovens, mas nos pacientes mais idosos a variação dentro do grupo foi maior, chegando a 84% em um paciente.[103] Talvez por usar a idade e a massa magra como covariáveis, o modelo de Schnider e col. seja mais apropriado para essa população. Entretanto, nenhum estudo formal sobre o desempenho da previsibilidade do modelo de Schnider e col. foi realizado (Tabela 110.6).

Crianças

No início dos anos 1990, a precisão do modelo de Marsh foi estudada em 20 crianças e foi demonstrado que a concentração predita era maior que a concentração plasmática real (MDPE −20%).[98] Outros autores encontraram resultados semelhantes, mostrando que a farmacocinética do propofol entre crianças e adultos é diferente.[106,107]

O modelo de Marsh foi revisado e estabelecido um modelo específico para criança (o tamanho do compartimento central foi aumentado, permanecendo uma função linear em relação ao peso corporal). Com isso, a precisão do modelo melhorou e o viés diminuiu (MDAPE 21,5% e MDPE −0,1%). Desde então, modelos farmacocinéticos específicos para essa população foram desenvolvidos. Os dois modelos mais conhecidos são o modelo de Kataria e col.[108] e o modelo Paedfusor (Tabela 110.7).[109]

O modelo de Kataria e col. é baseado num modelo tricompartimental para crianças entre 3 e 11 anos. Nesse modelo, as constantes são fixas e o volume dos compartimentos tem uma correlação linear com o peso. Não há estudo publicado em literatura *peer-reviewed* sobre o desempenho desse modelo.

O modelo Paedfusor é uma adaptação do modelo preliminar desenvolvido por Schuttler e col.,[101] incorporado a um sistema de infusão alvo-controlada, desenvolvido e utilizado em Glasgow. Nesse modelo o volume do compartimento central e a depuração possuem uma correlação não linear com o peso. Nesse modelo os valores de viés (MDPE) e precisão (MDAPE) foram de 4,1% e 9,7%, respectivamente.[109]

TABELA 110.6
DIFERENÇAS DOS MODELOS FARMACOCINÉTICOS DE MARSH E SCHNIDER.

	Marsh		Schnider	
	Modelo geral	70 kg	Modelo geral	70 kg, 1,70 cm masculino
V1	0,228 L.kg^{-1}	15,9 L	4,27 L	4,27 L
V2	0,463 L.kg^{-1}	32,4 L	18,9 − 0,391 × (idade − 53)L	24,0 L
V3	2,893 L.kg^{-1}	202,0 L	238 L	238 L
k_{10} (min^{-1})	0,119	0,119	0,443 + 0,0107 × (peso − 77) − 0,0159 × (PMM − 59) + 0,0062 × (altura − 177)	0,384
k_{12} (min^{-1})	0,112	0,112	0,302 − 0,0056 × (idade − 53)	0,375
k_{13} (min^{-1})	0,042	0,042	0,196	0,196
k_{21} (min^{-1})	0,055	0,055	[1,29 − 0,024 × (idade − 53)]/ [18,9 − 0,391 × (idade − 53)]	0,067
k_{31} (min^{-1})	0,003	0,003	0,0035	0,004
k_{e0} (min^{-1})	0,26/1,21/0,6	0,26	0,456	0,456
TTPE (min)	4,5	4,5	1,69	1,69

PMM = Peso de Massa Magra.

TABELA 110.7
MODELOS FARMACOCINÉTICOS DE PAEDFUSOR E KATARIA.

	Paedfusor		Kataria	
	Modelo	Paciente 20 kg	Modelo	Paciente 20 kg
V1	0,458 L.kg^{-1}	9,2 L	0,52 L.kg^{-1}	10,4 L
V2	1,34 L.kg^{-1}	26,8 L	1,0 L.kg^{-1}	20 L
V3	8,20 L.kg^{-1}	163,9 L	8,2 L.kg^{-1}	164 L
k_{10} (min^{-1})	70 × peso$^{-0,3}$/458,4	0,062	0,066	0,066
k_{12} (min^{-1})	0,12	0,12	0,113	0,113
k_{13} (min^{-1})	0,034	0,034	0,051	0,051
k_{21} (min^{-1})	0,041	0,041	0,059	0,059
k_{31} (min^{-1})	0,0019	0,0019	0,0032	0,0032

Remifentanil

O modelo farmacocinético para o remifentanil é o modelo de Minto, Schnider e Shafer.[110,111] Esse modelo foi desenvolvido através de estudos farmacocinéticos realizados numa população heterogênea, com uma grande variação de idade e peso. Além do peso, esse modelo utiliza em seu algoritmo outras variáveis, como: idade, altura, sexo e massa magra. Esse modelo caracteriza-se por apresentar pequenos compartimentos e constantes (eliminação e redistribuição) elevadas.

Muito se questiona sobre a real utilidade da infusão alvo-controlada de remifentanil. Por ter uma farmacocinética bastante linear e pela rápida constante de equilíbrio plasma-local de ação, a infusão alvo-controlada de remifentanil não seria tão vantajosa. Entretanto, principalmente nos extremos de idade e peso, a vantagem é nítida, uma vez que a infusão alvo-controlada de remifentanil incorpora em seu algoritmo a idade e a massa magra do paciente. Vale a pena lembrar que, para o remifentanil, a idade é fator até mais importante que o peso para a correção da dose a ser empregada.

Estudos realizados com o objetivo de avaliar o desempenho do modelo de Minto obtiveram um viés (MDPE) entre −15% e 1,59%, e uma precisão (MDAPE) entre 18,2% e 20%.[112]

Sufentanil

Para o sufentanil, os modelos farmacocinéticos mais conhecidos são os modelos de Gepts e col.[113] e Bovill e col.[114] A característica principal desses dois modelos é apresentar grandes volumes compartimentais (particularmente V3) e alto *clearance* de eliminação. Pelo grande volume de V3, a meia-vida de eliminação do sufentanil é alta.

No modelo de Bovill, V1 é uma função linear em relação ao peso, e as constantes são fixas. Entretanto, no modelo descrito por Gepts, tanto os volumes compartimentais quanto as constantes são fixos. A idade parece não influenciar na farmacocinética do sufentanil.

Estudos realizados para avaliar o desempenho do modelo farmacocinético de Gepts obtiveram MDPE entre –22,3% e –2,3%, e MDAPE entre 20,7% e 29%.[115] Em pacientes obesos, a MDPE e a MDAPE foram de –12,8% e 19,8%, respectivamente.[116]

Alfentanil

O modelo farmacocinético para o alfentanil mais conhecido é o modelo de Maitre e col.[117] Esse modelo foi desenvolvido utilizando dados de quatro estudos prévios de farmacocinética no programa NONMEM (modelo não linear efeito-misto).

Nesse modelo, as variáveis peso, idade e sexo são utilizadas para cálculo dos volumes compartimentais e das constantes de eliminação e distribuição. A principal característica desse modelo é apresentar volumes compartimentais reduzidos e uma constante de eliminação relativamente pequena.

O desempenho de previsibilidade no modelo de Maitre em adultos submetidos à cirurgia abdominal e cirurgias superficiais foi de MDPE –7,9% e MDAPE 22,3%.[118] Entretanto, em idosos a imprecisão (MDAPE) foi maior que 40%, portanto, não aceitável clinicamente[119] (Tabela 110.8).

INFUSÃO ALVO-CONTROLADA NO LOCAL DE AÇÃO (TCI EFEITO)

A primeira geração dos sistemas de infusão alvo-controlada de propofol, embora mostrasse em sua tela a concentração prevista em seu local de ação, não permitia que a escolha da dose-alvo fosse feita diretamente em sua biofase.

O maior problema em escolher determinada dose-alvo no plasma é que existe certo atraso para haver o equilíbrio entre a concentração plasmática e a concentração no local de ação (Figura 110.3). Além disso, observou que a perda e a recuperação da consciência (efeito clínico) correlacionavam-se melhor com a concentração do fármaco em seu local de ação (Ce) do que com sua concentração no plasma (Cp), mostrando que o equilíbrio entre Ce e Cp não é instantâneo.

A constante de equilíbrio entre plasma e local de ação depende de vários fatores, dentre eles: débito cardíaco, fluxo sanguíneo cerebral, lipossolubilidade, grau de ionização etc. Esse tempo de equilíbrio pode ser descrito matematicamente pela constante conhecida como k_{e0}. Rigorosamente, a k_{e0} deveria ser utilizada para descrever a taxa de remoção e eliminação do fármaco do local de ação, entretanto, o volume desse compartimento é virtual, não havendo, portanto, necessidade de separar constantes de entrada e saída do local de ação.

Obviamente, a concentração no local de ação (Ce) não pode ser diretamente mensurada, mas o período de tempo referente às alterações da concentração no local de ação pode ser estimado por parâmetros clínicos (farmacodinâmica). Quando a concentração plasmática é conhecida, parâmetros farmacodinâmicos podem ser utilizados para estimar a constante k_{e0}, desenvolvendo-se um modelo farmacocinético-farmacodinâmico.

Quando não se conhecem os dados farmacocinéticos e farmacodinâmicos do grupo em estudo, o tempo para o pico do efeito (*Time to Peak Effect – TTPE*) é utilizado para estimar a k_{e0} (Mertens e col.).[112] Após uma dose em *bolus*, a concentração máxima no local de ação ocorre quando as curvas de concentração plasmática (Cp) e concentração no local de ação (Ce) se cruzam. O intervalo de tempo entre a injeção da dose *bolus* e o cruzamento das curvas de Cp e Ce é o chamado tempo para o pico do efeito (*TTPE*). Geralmente utiliza-se uma ferramenta, como o índice bispectral, para reconhecer esse efeito máximo (Figura 110.5).

TABELA 110.8
MODELOS FARMACOCINÉTICOS DE REMIFENTANIL, SUFENTANIL E ALFENTANIL.

	Remifentanil (Minto)	Sufentanil (Bovill)	Sufentanil (Gepts)	Alfentanil (Maitre)
V1	$5{,}1 - 0{,}0201 \times$ (idade -40) $+ 0{,}072 \times$ (PMM -55)	$0{,}164$ L.kg^{-1}	14,3	Masculino: $0{,}111$ L.kg^{-1} Feminino: $1{,}15 \times 0{,}111$ L.kg^{-1}
V2	$9{,}82 - 0{,}0811 \times$ (idade -40) $+ 0{,}108 \times$ (PMM -55)	$0{,}359$ L.kg^{-1}	63,4	12,0
V3	5,42	$1{,}263$ L.kg^{-1}	251,9	10,5
k_{10} (min^{-1})	$[(2{,}6 - 0{,}0162 \times$ (idade -40) $+ 0{,}0191 \times$ (PMM -55)$]$/V1	0,089	0,0645	Idade ≤ 40: $0{,}356$/V1 Idade < 40: $0{,}356 - [0{,}00269 \times$ (idade -40)$]$/V1
k_{12} (min^{-1})	$[(2{,}05 - 0{,}0301 \times$ (idade -40)$]$/V1	0,35	0,1086	0,104
k_{13} (min^{-1})	$[0{,}076 - 0{,}00113 \times$ (idade -40)$]$/V1	0,077	0,0245	0,017
k_{21} (min^{-1})	K12 × V1/V2	0,16	0,067	0,067
k_{31} (min^{-1})	K13 × V1/V3	0,01	0,0013	Idade ≤ 40: 0,0126 Idade > 40: $0{,}0126 - 0{,}000113 \times$ (idade -40)
k_{e0}	$0{,}595 - 0{,}007 \times$ (idade -40)	0,12	0,112	0,77

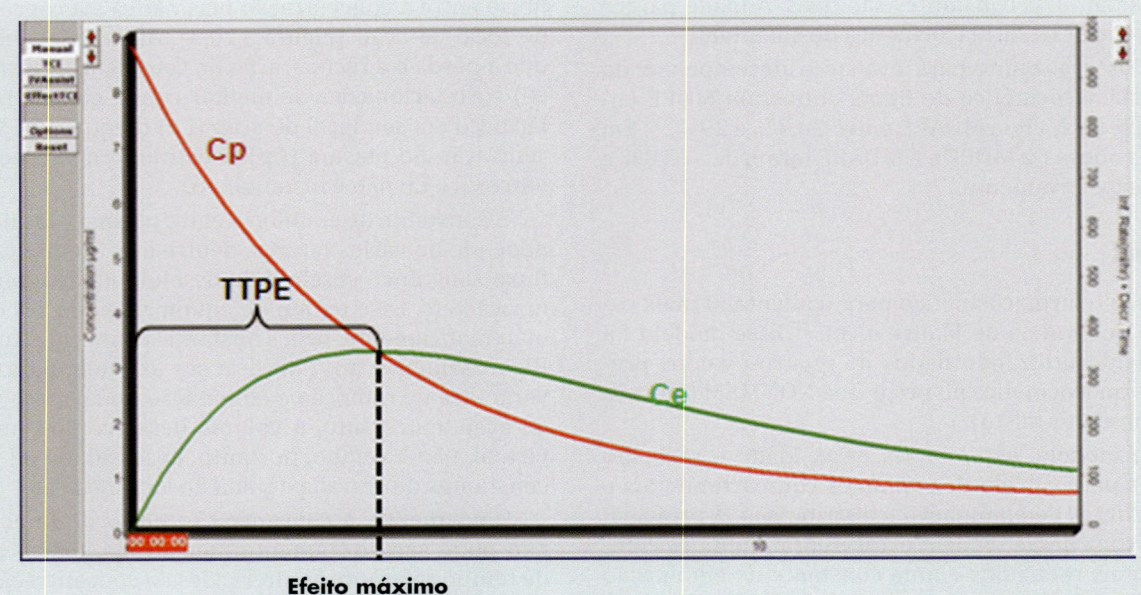

Figura 110.5 — *Propofol* bolus 2,0 mg . kg⁻¹.
Cp: concentração plasmática; Ce: concentração efeito (local de ação); TTPE: tempo para o pico do efeito.

Com a infusão alvo-controlada no plasma (*TCI* plasma), o usuário define a dose-alvo no plasma e a concentração no local de ação acompanhada passivamente, sempre com certo atraso determinado pelo k_{e0} do fármaco (Figura 110.3). Já na infusão alvo-controlada no efeito (*TCI* efeito), o usuário define sua dose-alvo no local de ação e o sistema manipula a concentração plasmática com o objetivo de alcançar a dose-alvo no local de ação o mais rápido possível. Quando se aumenta a dose-alvo no local de ação, o sistema calcula uma concentração plasmática ótima, que causará um gradiente suficiente para subir rapidamente a concentração no local de ação sem ultrapassar a dose-alvo efeito selecionada. Após o cálculo, o sistema administra a dose que corresponderá a essa concentração plasmática necessária. Então, o sistema para a infusão e aguarda que a dose-alvo no local de ação alcance o valor definido pelo usuário. O sistema religará a infusão para manter a concentração plasmática e o local de ação constantes (Figura 110.6).[91]

Nessa modalidade de infusão a escolha da k_{e0} é de fundamental importância porque é ela que irá determinar o *overshoot* e o *undershoot* na concentração plasmática para que a dose-alvo no local de ação seja alcançada rapidamente.

Se dois diferentes sistemas de infusão utilizam o mesmo modelo farmacocinético, porém com valores de k_{e0} diferentes, doses diferentes serão administradas atingindo picos e concentrações plasmáticas distintas.

Um k_{e0} "lento" (constante baixa) causará um alto pico de concentração plasmática quando a dose-alvo no local de ação for aumentada e houver uma profunda queda na concentração plasmática quando a dose-alvo no local de ação for diminuída (Figura 110.7).

TCI Efeito de Propofol

Com o modelo de Marsh

Os sistemas de infusão alvo-controlada de propofol que utilizam o modelo de Marsh podem apresentar valores de k_{e0} diferentes. Originalmente, o valor da k_{e0} incorporado no Diprifusor para estimar a concentração de propofol no local de ação é 0,26 . min⁻¹, equivalente a uma $T_{½}k_{e0}$ de 2,6 minutos e um tempo para o efeito máximo (TTPE) de 4,57min.[119] Entretanto, outros sistemas de infusão (*Agilia*, por exemplo) utilizam o mesmo modelo de Marsh, mas com uma k_{e0} de 1,21 . min⁻¹ ($T_{½}k_{e0}$ = 34 seg), baseado num tempo para o efeito máximo (TTPE) de 1,6 minuto (Figura 110.7).[120]

A diferença clínica é que, com a k_{e0} "rápida" (1,21 min⁻¹), a concentração plasmática de propofol, gerada para promover alto gradiente e atingir rapidamente a dose-alvo no local de ação, é bem inferior em relação à k_{e0} "lenta" (0,26 . min⁻¹).

Num paciente de 70 kg, com a k_{e0} "lenta", a concentração plasmática de propofol atingida quando se deseja uma dose-alvo no local de ação de 4,0 µg/mL é de quase 10µg . mL⁻¹, enquanto com a k_{e0} "rápida" a concentração plasmática não ultrapassa 6,0 µg . mL⁻¹ (Figura 110.7).

Por esse motivo é que o primeiro modelo do Diprifusor não disponibiliza ao usuário a opção TCI efeito, uma vez que em pacientes com pouca reserva cardiovascular essa alta concentração plasmática de propofol atingida poderia ser prejudicial.

Recentemente, um novo valor de k_{e0} (0,61 . min⁻¹) foi incorporado ao modelo farmacocinético de Marsh

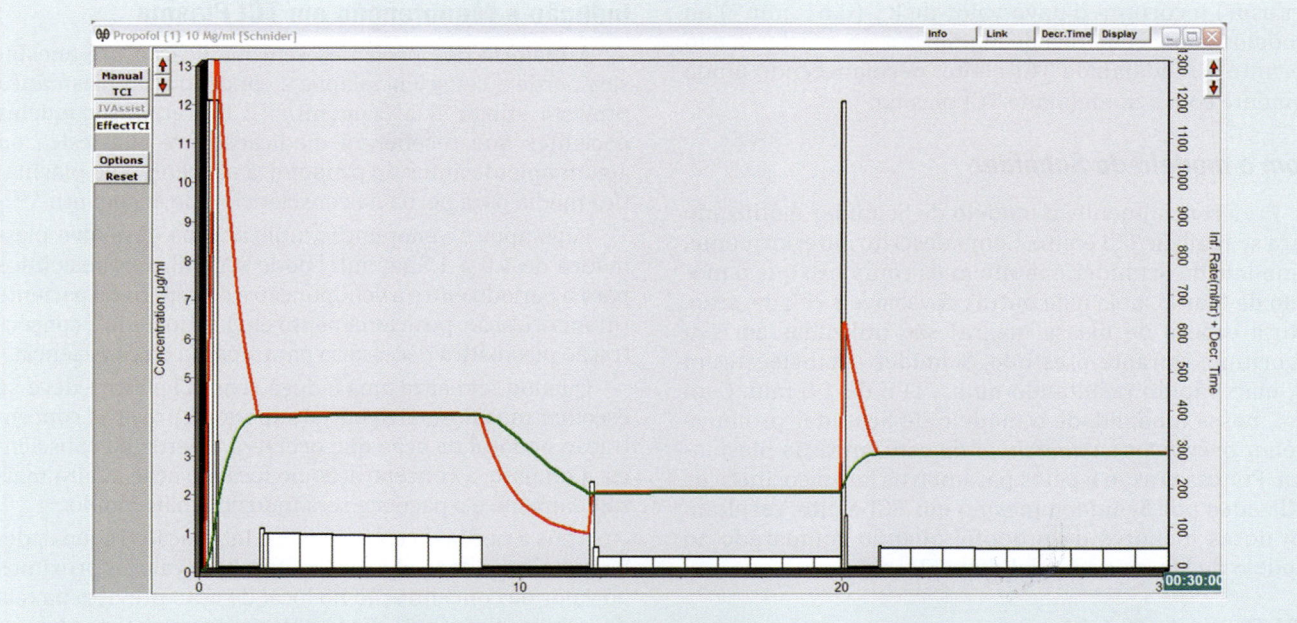

Figura 110.6 — *Infusão alvo-controlada efeito de propofol (modelo de Schnider).*
Vermelho: concentração plasmática; verde: concentração no local de ação; barras brancas: velocidade de infusão

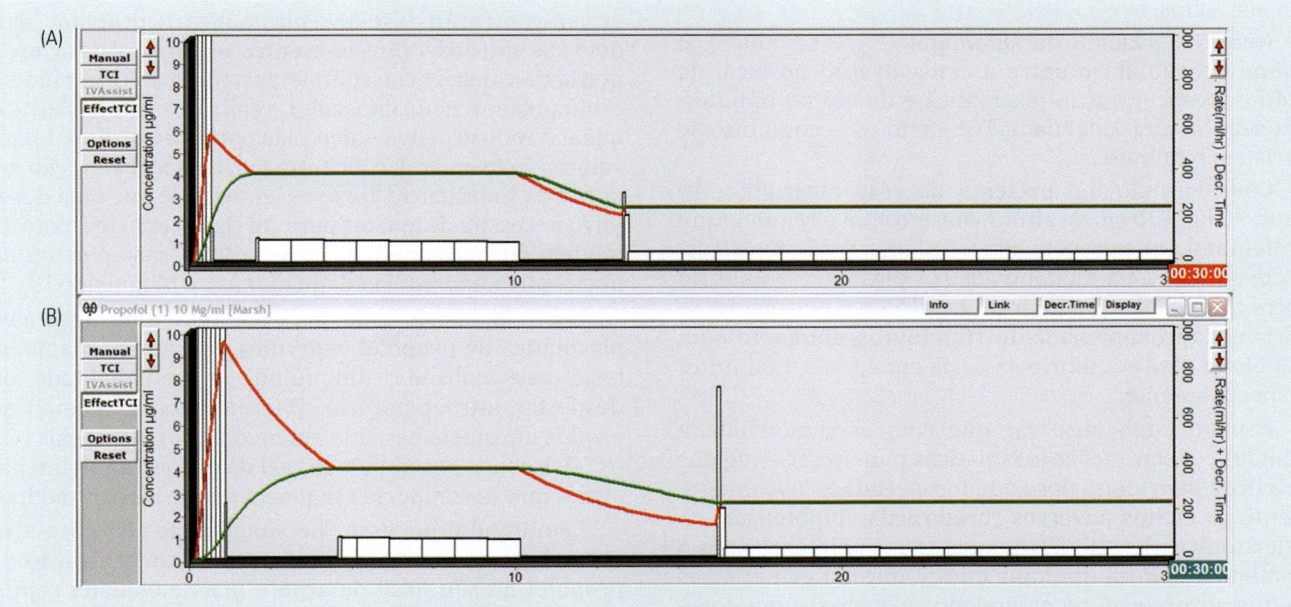

Figura 110.7 — *TCI efeito de propofol (modelo de Marsh com k_{e0} 1,21 min^{-1}) – (A); TCI efeito de propofol (modelo de Marsh com k_{e0} 0,26 min^{-1}) – (B).*

para o propofol para o uso em TCI Efeito.[121] Esse novo valor de k_{e0} no modelo de Marsh foi comparado em TCI efeito (M0.6Ce) com outros modelos/k_{e0}s amplamente utilizados: modelo de Marsh – TCI plasma k_{e0} 0,26 min^{-1} (M0.26Cp), modelo de Marsh – TCI efeito k_{e0} 1,21 min^{-1} (M1.21Ce), modelo de Schnider – TCI efeito k_{e0} 0,46 min^{-1} (S0.46Ce).[122] As variáveis estudadas nesse estudo foram tempo de indução, alterações hemodinâmicas e ventilatórias. Para um alvo inicial de 4,0 µg . mL^{-1}, o tempo de indução no M0.6Ce, M0.26Cp, M1.21Ce e S0.46Ce foi de 81, 78, 132 e 298 segundos, respectivamente. Após 2 minutos, 89% dos pacientes que utilizaram M0.6C e perderam a consciência. As alterações hemodinâmicas e ventilatórias não tiveram diferença significativa entre os grupos.

No Brasil, vale a pena atentar para o fato de que o novo sistema TCI oferecido pela AstraZeneca (New Diprifusor) incorpora o novo valor de k_{e0} (0,61 . min^{-1}) ao modelo farmacocinético de Marsh, porém o sistema não permite a modalidade TCI efeito, permanecendo ainda somente com a modalidade TCI plasma.

Com o modelo de Schnider

Preferencialmente, o modelo de Schnider é utilizado para se realizar TCI efeito. Como descrito anteriormente, o modelo de Schnider é muito mais complexo que o modelo de Marsh, pois nele outras covariáveis (idade, sexo, altura e peso de massa magra) são utilizadas em seu algoritmo. Durante o estudo, Schnider estabeleceu um k_{e0} mais rápido resultando num TTPE de 1,6 min. Com isso, nessa modalidade o modelo de Schnider promove menor *overshoot* e *undershoot* da concentração plasmática. Por essa razão e pelos parâmetros farmacocinéticos utilizados por Schnider, mesmo em TCI efeito, resultam em doses menores de propofol quando comparado ao modelo de Marsh na modalidade plasma.

TCI Efeito de Opioides

Em comparação com a infusão alvo-controlada no plasma, essa modalidade de infusão (TCI efeito) é mais vantajosa para opioides com tempo para o efeito máximo alargados.

Num TCI plasma de sufentanil (k_{e0} 0,12 . min^{-1}), o tempo de equilíbrio entre a concentração no local de ação e a concentração plasmática é de até 40 minutos. Entretanto, na modalidade TCI efeito esse equilíbrio se daria em 6 minutos.

Considerando um paciente do sexo masculino, 40 anos, 70 kg, 170 cm de altura, mesmo com o remifentanil e alfentanil que possuem alta k_{e0} (0,58 e 0,77 . min^{-1}, respectivamente), na modalidade TCI plasma, o equilíbrio entre a concentração no local de ação e a plasmática se daria em aproximadamente 10 minutos, enquanto num TCI efeito esse equilíbrio se daria em 1,5 e 3,0 minutos, respectivamente.

É importante observar que com essa modalidade grandes concentrações plasmáticas podem ser atingidas se a dose-alvo efeito desejada for elevada, consequentemente os efeitos adversos (bradicardia, hipotensão, rigidez torácica) serão frequentes, principalmente para o remifentanil. Para diminuir ou até mesmo evitar esses efeitos adversos, é recomendado selecionar uma dose-alvo efeito mais baixa e ir aumentando gradualmente até atingir a dose-alvo efeito desejada.

ASPECTOS PRÁTICOS

Propofol

Sedação

Para sedação em adultos, estudos mostram que a concentração plasmática de propofol deve permanecer entre 0,8 e 1,2 µg . mL^{-1}. Entretanto, a dose-alvo pode variar entre 0,4 e 3,0 µg . mL^{-1}.[123]

Indução e Manutenção em TCI Plasma

A maioria dos pacientes sem medicação pré-anestésica perde a consciência após a concentração plasmática prevista atingir 5 a 6 µg . mL^{-1}.[124] Entretanto, naqueles pacientes que receberam medicação pré-anestésica ou algum opioide antes do propofol, a concentração plasmática média para perda da consciência é de 4 a µg . mL^{-1}.[125]

Logo após a venopunção, utilizar uma dose-alvo plasmática de 1,0 a 1,5 µg . mL^{-1} pode ser útil com ansiolítico para o período entre a venopunção e o preparo do paciente (monitorização, posicionamento etc.), reduzindo a concentração plasmática necessária para a perda da consciência.

Quando se realiza uma indução em TCI plasma, deve-se escolher uma dose-alvo inicial superior à provável concentração no local de ação que ocorrerá a perda da consciência. Com isso, a concentração no local de ação subirá mais rapidamente e o paciente será induzido mais rápido.

Após a perda da consciência e intubação traqueal, deve-se baixar a dose-alvo plasmática para valores próximos ao valor da concentração no local de ação previsto na tela do sistema de infusão. Caso o paciente permaneça hemodinamicamente estável e sem sinais de superficialização após a intubação, essa concentração no local de ação servirá como base para dose-alvo plasmática de manutenção.

Outra forma de induzir com TCI plasma é aumentar gradativamente a dose-alvo plasmática de propofol (modelo Marsh), observar a concentração no local de ação na perda da consciência, completar a indução com opioide e bloqueador neuromuscular, realizar a intubação traqueal e reduzir a dose-alvo plasmática de propofol para valores próximos à concentração no local de ação na perda da consciência. Deve-se lembrar de que essa dose-alvo necessita de ajustes para corrigir o erro inerente ao modelo farmacocinético (20% a 40%), caso o estímulo nociceptivo não esteja adequadamente bloqueado.[126]

Dessa maneira, cada paciente terá uma dose-alvo plasmática de propofol específica, tornando uma anestesia personalizada, diminuindo a probabilidade de despertar intraoperatório. Diferentemente, quando se pratica um ajuste baseado em médias populacionais (C_{50} e C_{95}), existe a possibilidade real de encontrar algum paciente que se comporte tangencialmente a essas médias.

Lembrando que essa "personalização" da dose-alvo plasmática de manutenção através da concentração de propofol no seu local de ação é mais adequada com o modelo de Marsh, pois a concentração no local de ação (Ce) prevista por esse modelo na perda e recuperação da consciência é semelhante.[126,127]

A concentração plasmática necessária para abolir a movimentação em resposta à incisão cirúrgica em 50% dos pacientes (Cp50) é em torno de 6,0 a 7,0 µg . mL^{-1} e de 4,0 a 5,0 µg . mL^{-1} em pacientes recebendo 67% de óxido nitroso.[128]

Indução e Manutenção em TCI Efeito

Quando a indução é feita com TCI efeito, não há necessidade de extrapolar a dose-alvo, pois esta é aplicada diretamente no local de ação. O sistema de infusão calculará a concentração plasmática ótima para que a dose-alvo no local de ação desejada chegue o mais rápido possível.

Concentração no local de ação (Ce) em torno de 0,5 µg.mL^{-1} tem propriedades ansiolíticas e permite estimar a sensibilidade do paciente.[123]

É de extrema importância conhecer a diferença entre os modelos de Marsh, *Fast* Marsh (*Base Primea Orchetra*) e Schnider antes de realizar um TCI efeito.

Nos sistemas que incorporaram o modelo de Marsh original, só existe a opção de realizar TCI plasma, uma vez que o volume central (paciente de 70 kg) é de 15,9 litros, e o valor da k_{e0} é de 0,26.min^{-1}. Por essas características, caso fosse realizado nesse paciente um TCI efeito com uma dose-alvo no local de ação de apenas 2,0 µg.mL^{-1}, o valor da concentração plasmática atingida em poucos segundos seria de 5,0 µg.mL^{-1} (8,6 mL de propofol infundido). Num paciente sadio isso não teria muito problema, mas num paciente idoso poderia haver instabilidade hemodinâmica.

Para corrigir esse problema do modelo de Marsh foi proposta uma nova k_{e0} com valor de 1,21 min^{-1}, baseado no tempo para o pico do efeito (TTPE). Com isso criou-se o *Fast* Marsh, pois o equilíbrio entre a concentração no local de ação e a plasmática acontece mais rapidamente. Para uma dose-alvo no local de ação (Ce) de 2,0 µg.mL^{-1}, naquele paciente de 70 kg, a concentração plasmática atingida é de 2,8 µg.mL^{-1} com apenas 4,9 mL de propofol infundido.

Entretanto, vale observar que, com essa modificação no valor da k_{e0}, a concentração no local de ação (Ce) na perda e recuperação da consciência com o *Fast* Marsh é diferente.[127,129]

As principais diferenças do modelo de Schnider em relação ao modelo de Marsh estão no tamanho do compartimento central e no valor da k_{e0}. No modelo de Schnider, num paciente de 70 kg, os valores do volume central e o da k_{e0} são de 4,27 litros e 0,45.min^{-1}, respectivamente. Com isso, com uma dose-alvo no local de ação (Ce) de 2,0 µg.mL^{-1}, a concentração plasmática prevista atingida pelo modelo de Schnider é de 7,2 µg.mL^{-1}, porém com somente 3,4 mL de propofol infundido.

Recentemente, usando o modelo de Schnider, a Ce$_{50}$ para perda da consciência foi de 2,9 µg.mL^{-1} quando somente propofol foi utilizado, 1,8 µg.mL^{-1} quando associado a 2,0 ng.mL^{-1} de remifentanil e 1,7 µg.mL^{-1} na presença de 4,0 ng.mL^{-1} de remifentanil. Entretanto, a Ce$_{50}$ para abolir a resposta motora ao estímulo nociceptivo é de 4,1 µg.mL^{-1} quando somente propofol é usado, 1,8 µg.mL^{-1} na presença de 2,0 ng.mL^{-1} de remifentanil e 1,7 µg.mL^{-1} quando administrado 4,0 ng.mL^{-1} de remifentanil.[130]

Com dose-alvo plasmática (Cp) Marsh e dose-alvo no local de ação (Ce) Schnider de 4,0 µg.mL^{-1}, o total de propofol infundido após 1 e 30 minutos é de 7,7 mL e 6,8 mL, 46,9 mL e 40,8 mL, respectivamente. Isso mostra que com TCI plasma Marsh e TCI efeito Schnider a quantidade de propofol infundida é bastante semelhante. Consequentemente, caso o usuário deseje utilizar TCI plasma, deve optar pelo modelo de Marsh e, caso deseje utilizar Schnider, a modalidade TCI efeito é a mais indicada.[131]

A situação é menos clara em relação ao paciente obeso mórbido. Na prática clínica, se o peso corporal total for informado ao sistema TCI, no modelo de Marsh os pacientes obesos mórbidos receberam na indução uma sobredose de propofol, podendo resultar em eventos hemodinâmicos adversos. Essa observação provavelmente resulta no fato de que o V1 não está significativamente aumentado nos pacientes obesos, então a dose de indução (*bolus* inicial fornecido pelo sistema TCI) deve ser relacionada com o peso de massa magra. Entretanto, durante a manutenção, quando a dose é calculada pelo peso de massa magra, a concentração-alvo deve ser aumentada significativamente durante a infusão, pois a dose-alvo de manutenção está mais bem correlacionada com o peso corporal total.[131] Esse fato foi demonstrado num estudo no qual os pesquisadores utilizaram o peso corporal corrigido (fórmula de Servin) no modelo de Marsh. A previsão desse modelo foi boa durante os 20 minutos iniciais, mas após 40 minutos a previsibilidade do modelo piorou consideravelmente.[105]

Formulações de Propofol e Infusão Alvo-controlada

Recentemente um estudo comparou o efeito farmacodinâmico (hipnose) e o modelo farmacocinético de Marsh com o fármaco referência de propofol (Diprivan® – Astrazeneca Ltda) e sua formulação genérica (Propovan® – Cristália Laboratórios), ambos amplamente utilizados no Brasil, e posteriormente analisou as propriedades físico-químicas das duas apresentações, como a concentração do princípio ativo e o tamanho médio da gotícula da emulsão lipídica.[132] As duas formulações de propofol estudadas apresentaram efeito hipnótico semelhante, entretanto o tempo de recuperação foi mais prolongado com o fármaco referência (Figura 110.8). Também ficou evidenciada forte correlação entre a concentração de propofol no local de ação prevista pelo modelo farmacocinético de Marsh e o índice bispectral com ambas formulações (Figura 110.9). A análise qualitativa demonstrou que as duas formulações apresentaram quantidade semelhante do princípio ativo propofol. As emulsões lipídicas das formulações estudadas se mostraram estáveis e com tamanho médio das gotículas semelhantes e dentro da faixa de segurança (Tabela 110.9 e Figuras 110.10 e 110.11).

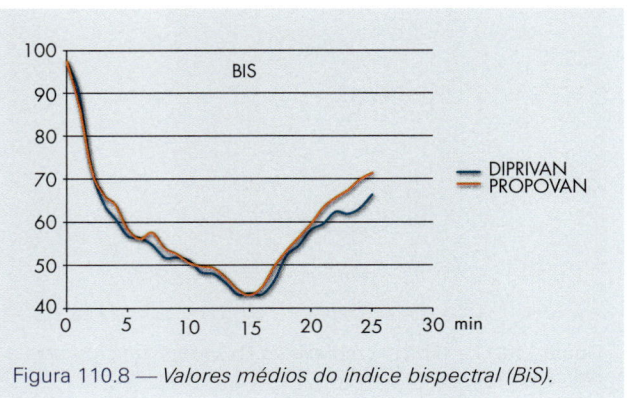

Figura 110.8 — *Valores médios do índice bispectral (BiS).*

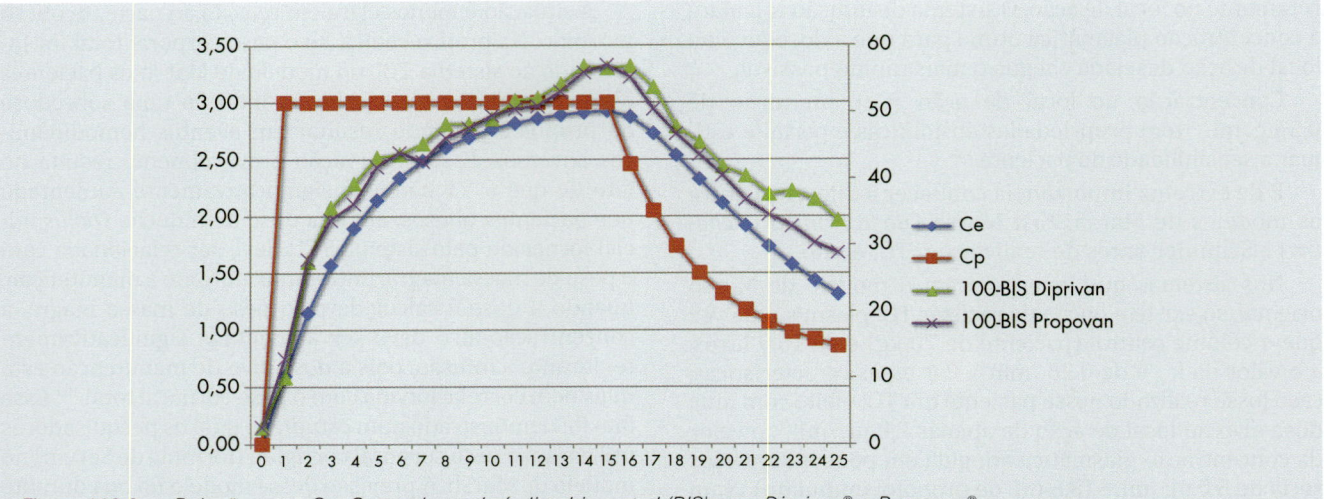

Figura 110.9 — *Relação entre Cp, Ce e valores do índice bispectral (BIS) com Diprivan® e Propovan®.*
Cp = concentração plasmática de propofol prevista; Ce = concentração no local de ação de propofol prevista.

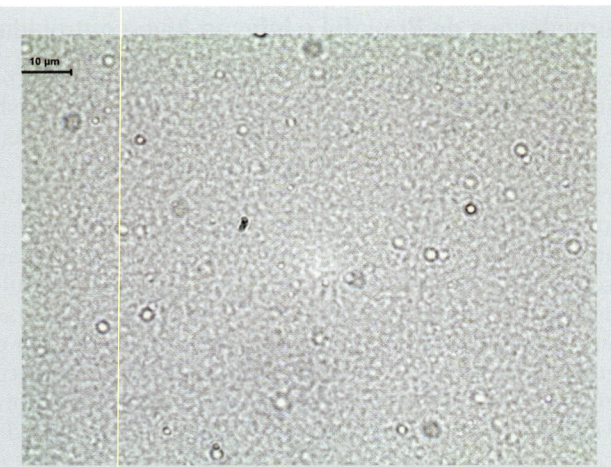

Figura 110.10 — *Fotomicrografia do Diprivan®: microscopia óptica com aumento de 1.000x.*

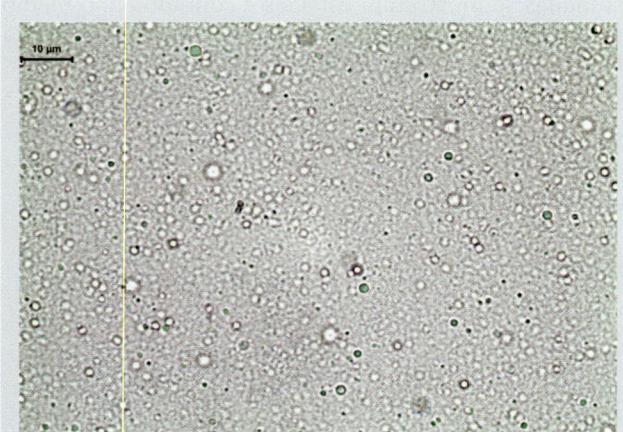

Figura 110.11 — *Fotomicrografia do Propovan®: microscopia óptica com aumento 1.000x.*

TABELA 110.9
TAMANHO MÉDIO DAS GOTÍCULAS DA EMULSÃO, POTENCIAL ZETA E PH DA EMULSÃO DE PROPOFOL.

	Diprivan®	Propovan®
Tamanho médio da gotícula (nm)	180,5 (78,8 – 458,7)	177,0 (68,06 – 615,1)
Potencial Zeta (mV)	–54,0	–48,4
pH	7,35	6,92

Indução Rápida e Lenta de Propofol com TCI Plasma

Um estudo[133] comparou indução lenta e rápida com infusão alvo-controlada de propofol. No grupo indução lenta (L), os pacientes foram induzidos com propofol em infusão alvo-controlada (IAC) plasmática, modelo farmacocinético de Marsh (k_{e0} 0,26 . min^{-1}), com concentração-alvo (Ca) em 2,0 µg . mL^{-1}. Quando a concentração de propofol prevista no local de ação (Ce) atingia metade do valor da Ca, aumentava-se a Ca para Ca anterior + 1,0 µg . mL^{-1}. Assim sucessivamente até o momento da perda da consciência do paciente (perda da resposta verbal e do reflexo palpebral). No grupo indução rápida (R), os pacientes foram induzidos com propofol em IAC plasmática com Ca em 6,0 µg . mL^{-1} e aguardava-se a perda da consciência do paciente. Esse estudo concluiu que, em casos de uma indução rápida com modelo de Marsh k_{e0} 0,26 . min^{-1}, a Ce na perda e recuperação da consciência é semelhante (1,63 e 1,60 µg . mL^{-1}, respectivamente). Porém, a Ce durante o intraoperatório deve ser em torno de 50% maior. Já nos casos de indução lenta, a dose-alvo de manutenção (intraoperatório) pode ser a semelhante a Ce durante a perda da consciência (Figura 110.12).

Remifentanil

Doses sedativas são alcançadas com concentração de até 2,0 ηg . mL^{-1}, pois a maioria dos pacientes permanece em ventilação espontânea nessa dose-alvo.

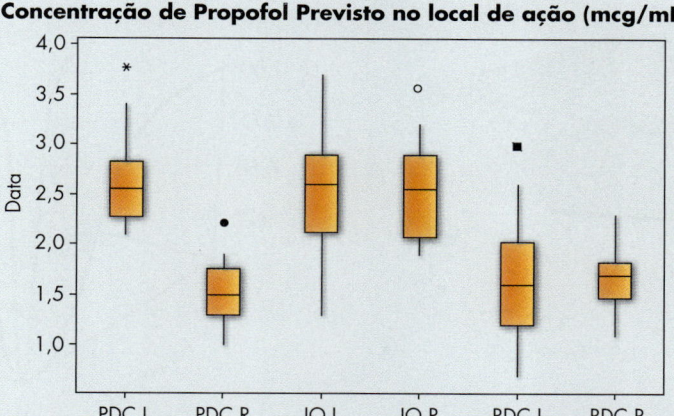

Figura 110.12 — *Concentração de propofol prevista no local de ação (μg.mL⁻¹). L = Grupo Indução Lenta; R = Grupo Indução Rápida; PDC = perda da consciência; IO = intraoperatório; RDC = recuperação da consciência.* * vs • p = 0,004; * vs ▪ p < 0,001; • vs ○ p = 0,002.

Para adequada analgesia durante a laringoscopia e intubação traqueal, a dose-alvo de remifentanil no local de ação (TCI efeito) deve permanecer entre 4 a 6 ŋg.mL⁻¹. Caso a opção seja a inserção de máscara laríngea, uma dose-alvo entre 2,0 e 3,0 ŋg.mL⁻¹ é suficiente.

Para promover analgesia adequada em cirurgias de médio e grande porte, a concentração no local de ação (Ce) deve permanecer ao redor de 6 a 8 ŋg.mL⁻¹, porém concentrações de até 15 ŋg.mL⁻¹ podem ser utilizadas com segurança.

Sufentanil

Em se tratando de um fármaco com longo tempo para o seu efeito máximo (k_{e0} lenta), o sufentanil na modalidade TCI efeito é o mais recomendado, pois o equilíbrio entre plasma e o local de ação ocorre mais rápido, consequentemente o efeito farmacodinâmico é mais precoce.

Em concentrações abaixo de 0,4 ŋg.mL⁻¹ no local de ação, o paciente é capaz de respirar espontaneamente.

Para cirurgias de médio porte, concentrações entre 0,5 e 0,8 ŋg.mL⁻¹ no local de ação promovem analgesia adequada. Entretanto, dose-alvo de até 3,0 ŋg.mL⁻¹ pode ser necessária para procedimentos de grande porte.

Alfentanil

Os valores de Cp_{50} para o alfentanil em combinação com o propofol (3,0 μg.mL⁻¹) é de 92 ŋg.mL⁻¹ para intubação traqueal, 55 ŋg.mL⁻¹ para incisão na pele, 84 ŋg.mL⁻¹ para incisão peritoneal e 66 ŋg.mL⁻¹ para o tempo intra-abdominal. Entretanto, em combinação com óxido nitroso (66%) esses valores são de 429, 101 e 206 ŋg.mL⁻¹, respectivamente.[134]

INTERAÇÃO PROPOFOL E OPIOIDES

Durante o desenvolvimento dos fármacos anestésicos, os parâmetros farmacocinéticos e farmacodinâmicos são caracterizados isoladamente. No entanto, na prática anestésica ocorre a interação de pelo menos dois fármacos, geralmente um opioide e um hipnótico (remifentanil e propofol, por exemplo), sendo muito importante compreender a farmacodinâmica da interação desses fármacos quando são utilizados clinicamente.

Shoushtarian e col.[135] realizaram comparações eletroencefalográficas de medidas de hipnose e antinocicepção em resposta a estímulos padronizados durante anestesia alvo-controlada com propofol e diferentes doses de remifentanil. Os autores concluíram que o estado cortical composto-CCS e o índice bispectral-BIS mostraram fortes correlações com o sinergismo entre os fármacos, sugerindo que eles se comportam adequadamente como indicadores de hipnose. Isto pode ter implicações importantes para o desenvolvimento de abordagens precisas para otimizar uma anestesia equilibrada.

Um bom método para a visualização do comportamento da interação farmacodinâmica de fármacos é por meio de modelos de superfície de resposta.[136] Ao contrário dos tradicionais isobalogramas que representam as concentrações dos dois agentes que se combinam para produzir um único grau de efeito do fármaco, como a concentração de 50% do efeito máximo do fármaco ou ED50, os modelos de superfície de resposta são capazes de caracterizar o espectro completo de interação entre dois ou mais agentes para todos os níveis possíveis de concentração e efeito (Figura 110.13).

Para essa análise da interação, Minto e col.[136] descreveram um modelo de superfície de resposta. Esse modelo fornece uma análise quantitativa e representação gráfica da interação entre duas ou três, mais completa que a prevista por um isobalograma.

O modelo se baseia em dois conceitos fundamentais, em que:

1. A combinação de dois fármacos é considerado a atuar como um único fármaco e com determinada relação de concentração de efeito;

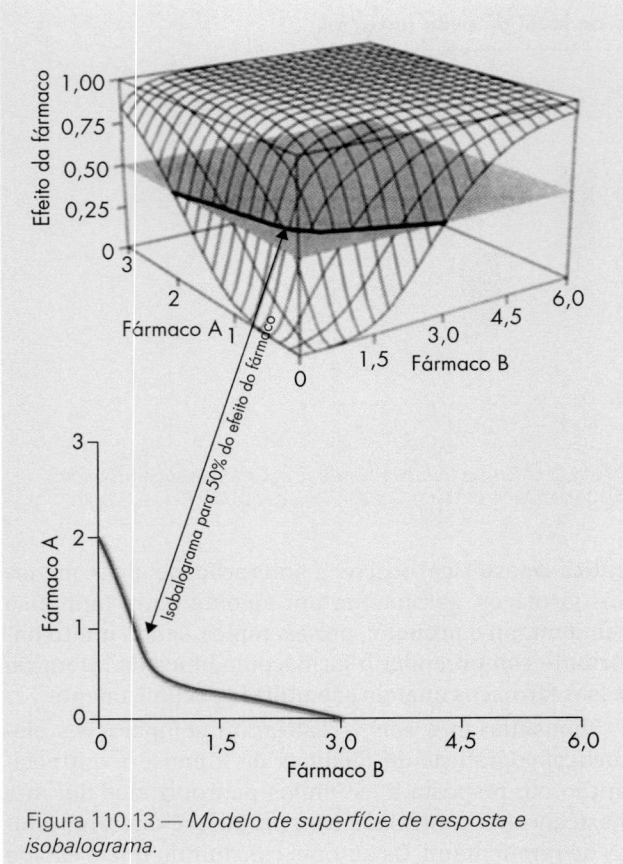

Figura 110.13 — *Modelo de superfície de resposta e isobalograma.*

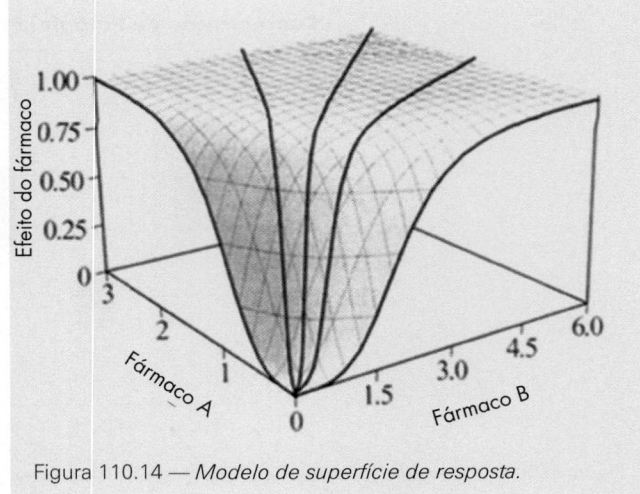

Figura 110.14 — *Modelo de superfície de resposta.*

2. As propriedades dessa interação são dependentes da razão das concentrações dos dois fármacos.[137]

As concentrações de cada fármaco são normalizadas para o correspondente ED50, que é a concentração que produz 50% do efeito máximo e que está relacionada com a sua potência (Figura 110.14).

As três linhas radiais na superfície mostram a relação sigmoide entre a concentração e a resposta para três razões de fármacos A e B. O efeito do fármaco por qualquer combinação de A e B é descrito pela superfície de resposta.

As características morfológicas da superfície podem também identificar se a interação é aditiva, sinérgica ou antagônica, sendo que o grau dessa interação pode ser expresso quantitativamente. Além disso, a superfície de resposta também pode ser integrada com informações farmacocinéticas do fármaco, identificando parâmetros para otimização da concentração no local de ação dos dois fármacos para o resultado desejado (Figura 110.15).

Vuyk e col. combinaram conhecimento da superfície de resposta da interação entre o propofol e alfentanil com modelos farmacocinéticos, identificaram concentrações de efeito ou na biofase das duas que resultaram em anestesia adequada com o mais rápido despertar e grau de hipnose e analgesia adequados.[4]

Para identificar as concentrações de efeito que otimizariam algum desfecho de interesse, como o tempo de recuperação, custo dos fármacos utilizados e estado analgésico no final da anestesia, é fundamental que a superfície de resposta tenha sido definida previamente.

Bouillon et al.[138] publicaram um estudo sobre a interação farmacodinâmica entre o propofol e remifentanil. Eles demonstraram a superfície de resposta descrevendo o sinergismo entre propofol e remifentanil com a probabilidade de hipnose (Figura 110.16) e resposta à laringoscopia (Figura 110.17). As linhas grossas refletem as isoboles 50%.

No mesmo estudo, os autores demonstraram a correlação entre a interação dos fármacos e o índice bispectral, onde os pontos pretos representam os indivíduos acima da superfície de resposta e os pontos brancos, os indivíduos abaixo da superfície de resposta (Figura 110.18).

Kern e col.[139] também analisaram o sinergismo entre opioides/hipnóticos e os resultados desse estudo indicam que os fármacos, representados por propofol e remifentanil, exibem diferentes graus de sinergismo que podem ser quantificados. Além do mais, as superfícies produzidas pelas combinações são muito úteis para diminuir a resposta aos estímulos propostos, como apresentado na Figura 110.19.

A partir desses conceitos, pesquisas estão sendo realizadas para desenvolver modelos farmacológicos de anestésicos que permitam a administração de fármacos com visualização em tempo real da sua farmacocinética e farmacodinâmica mostrando as concentrações previstas na biofase e os efeitos previstos dos fármacos, incluindo sedação, analgesia e bloqueio neuromuscular.[139,140] Esses sistemas interativos representam um avanço em comparação com sistemas de TCI passivos, ou seja, TCI em que incluem não apenas previsões farmacocinéticas sobre as concentrações dos fármacos, mas também previsões de farmacodinâmicas em relação à probabilidade de certos efeitos anestésicos.

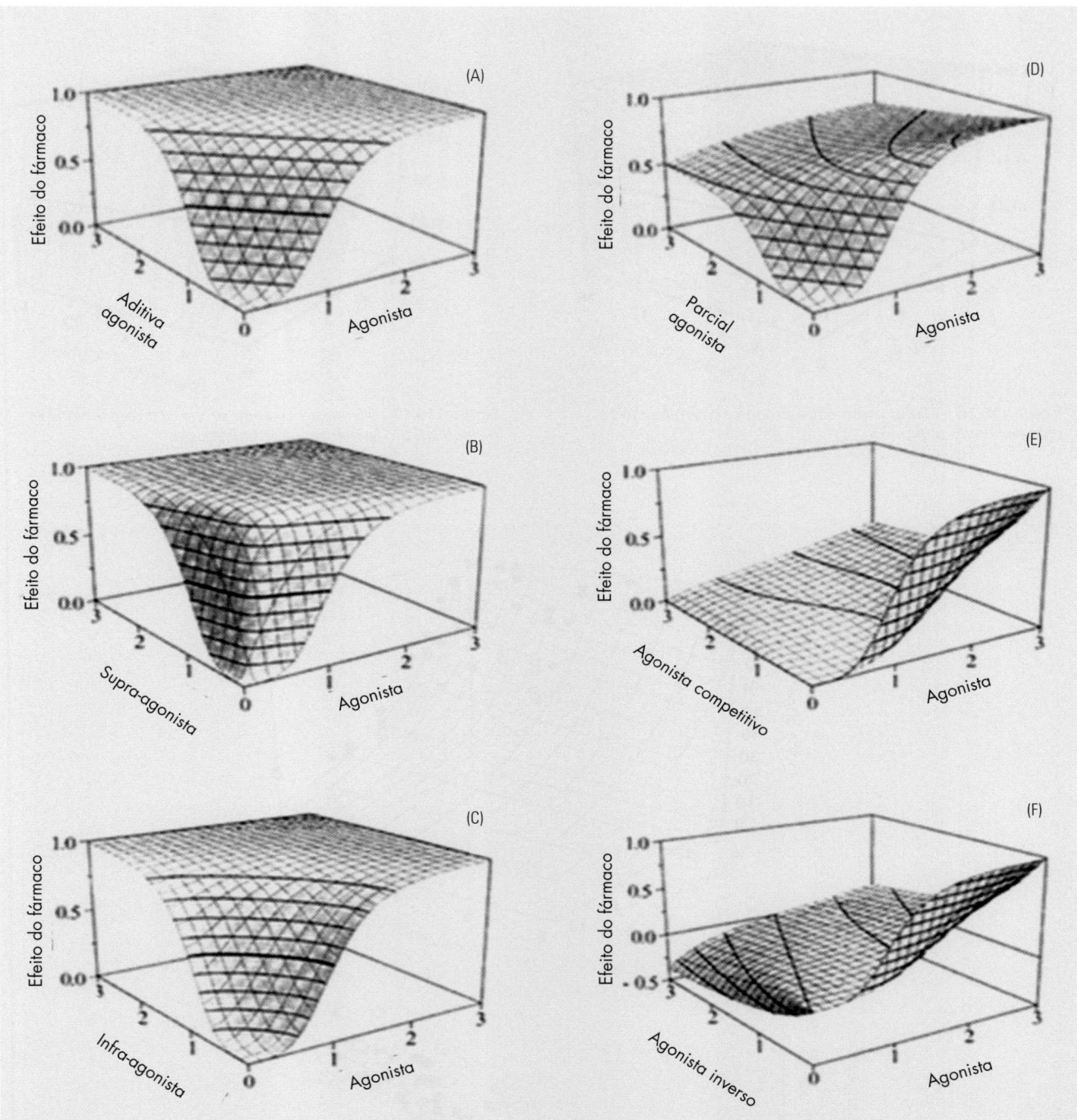

Figura 110.15 — *Superfície de resposta com interação entre um fármaco agonista e outro aditiva agonista (A), supra-agonista (B), infra-agonista (C), parcial agonista (D), antagonista competitivo (E) e agonista inverso (F). As isoboles de 10% a 90% são representadas nas figuras.*

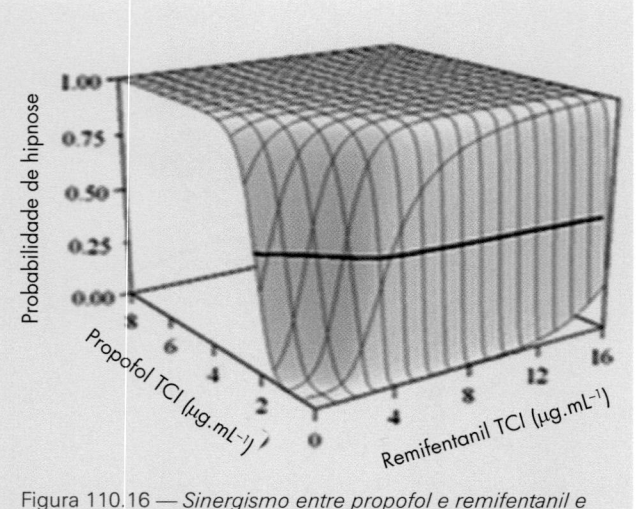

Figura 110.16 — *Sinergismo entre propofol e remifentanil e probabilidade de hipnose.*

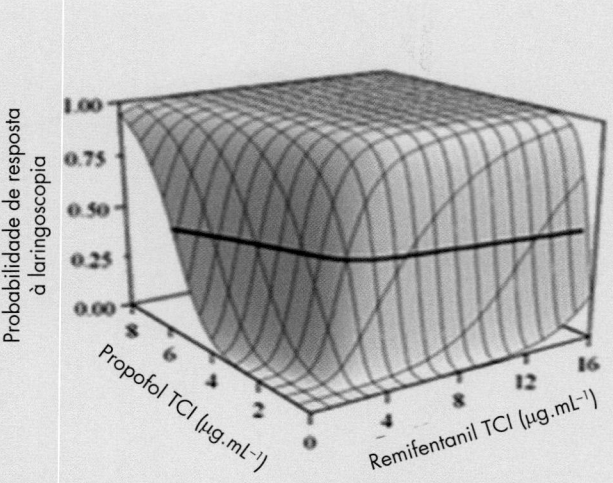

Figura 110.17 — *Sinergismo entre propofol e remifentanil e probabilidade de resposta à laringoscopia.*

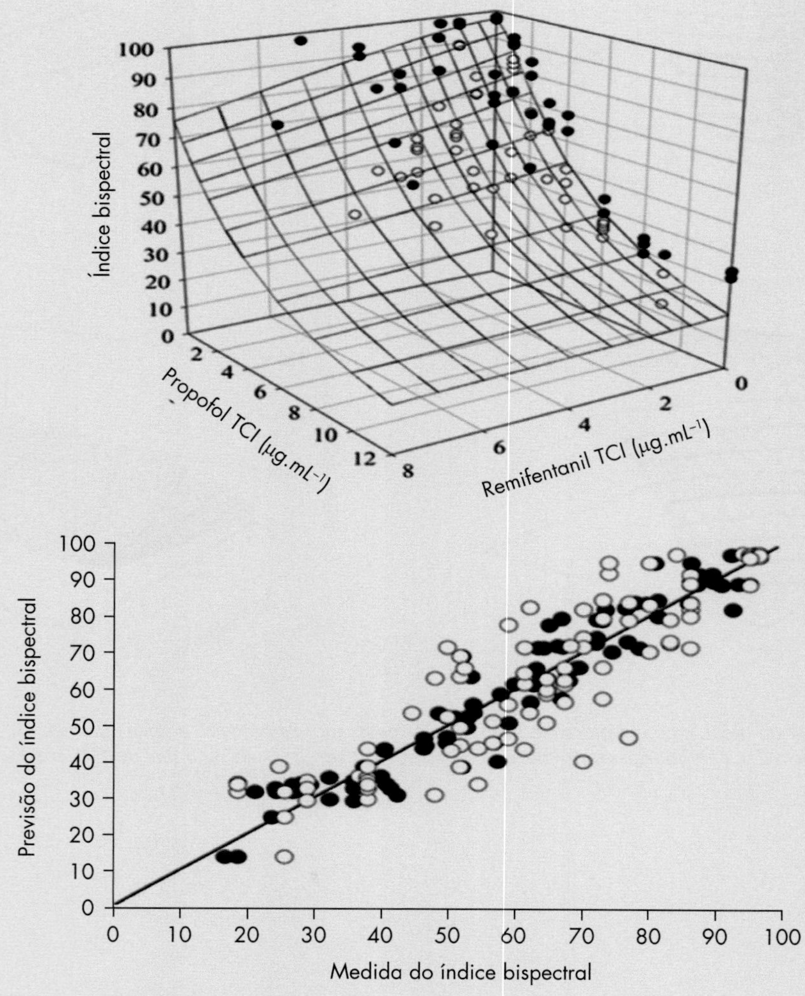

Figura 110.18 — *Interação entre propofol e remifentanil e relação com o BIS.*

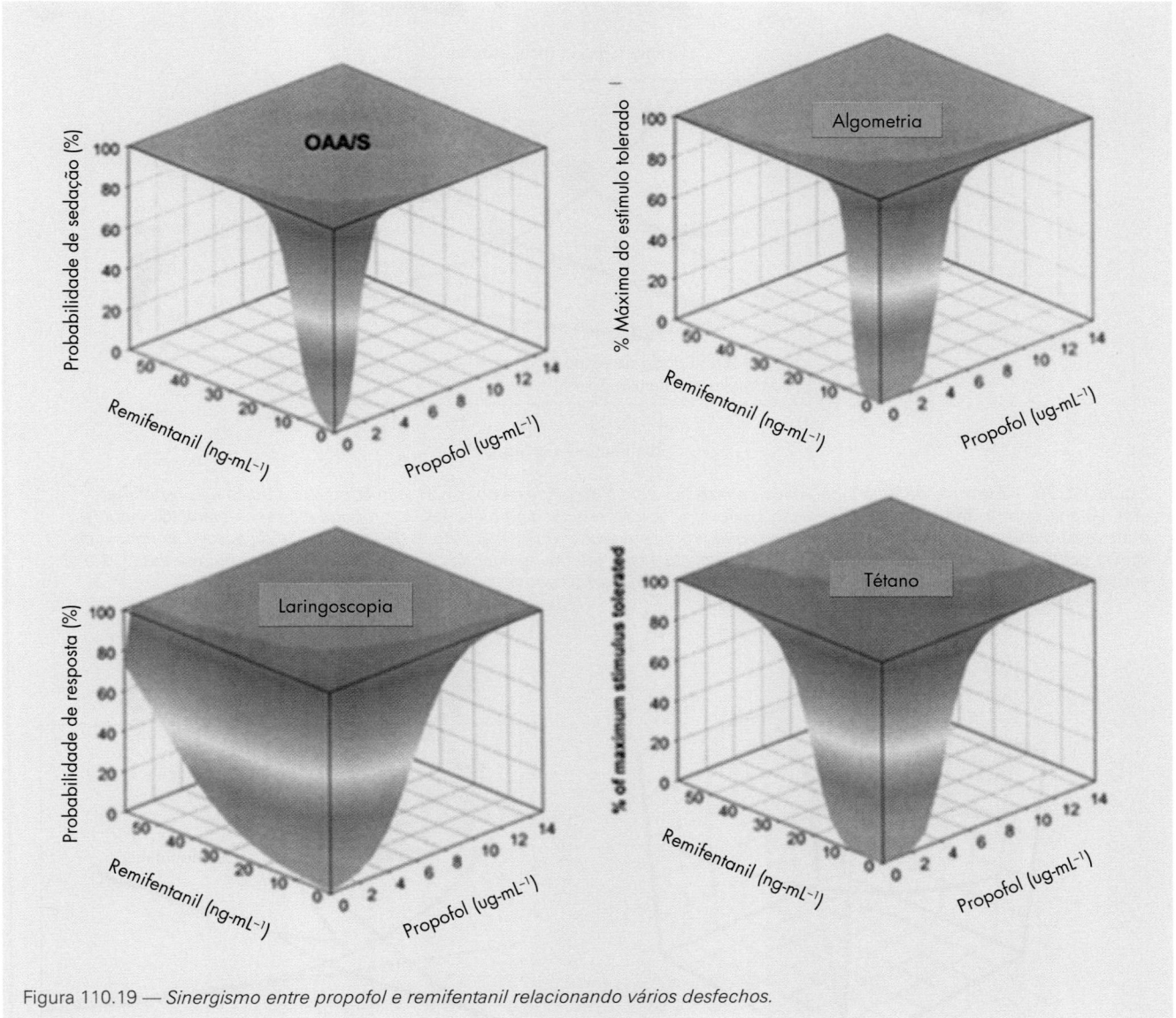

Figura 110.19 — *Sinergismo entre propofol e remifentanil relacionando vários desfechos.*

Portanto, os modelos de superfícies de resposta constituem a base fundamental desses sistemas de visualização com imagens bidimensionais, tridimensionais ou topográficas, exibindo as informações num formato facilmente compreensível em tempo real, entendendo que os anestesiologistas não podem resolver equações poliexponenciais complexas para manutenção de um plano ideal.[141,142] Em vez de simplesmente pensar sobre hipnóticos e opioides isoladamente, a abordagem de superfície de resposta permite o entendimento do sinergismo resultante quando sedativos e opioides são administrados em conjunto.

Recentemente introduzidos na prática clínica, Navigator® (GE Healthcare) e SmartPilot® Vista (Dräger Medical) mostram as concentrações e os efeitos previstos dos fármacos anestésicos combinados, facilitando e otimizando sua titulação.

Estudo publicado por Cirillo e col. concluiu que tanto Navigator® quanto SmartPilot® Vista podem ser de uso clínico para monitorizar e estabelecer parâmetros ideais de anestesia, com diminuição do consumo dos fármacos e otimização das três fases bem definidas do procedimento anestésico: indução, manutenção e despertar.[143] A Figura 110.20 mostra um exemplo de vista topográfica de uma superfície de resposta com interação farmacodinâmica de propofol e remifentanil, com os tempos de recuperação associados com diferentes combinações de propofol e o remifentanil. A Figura 110.21 simula graficamente uma superfície de resposta tridimensional (A) e uma vista topográfica bidimensional da superfície de resposta (B).

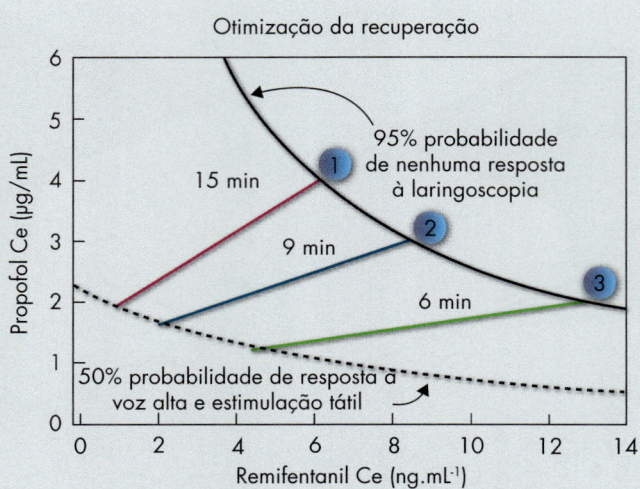

Figura 110.20 — Exemplo de vista topográfica de uma superfície de resposta com interação farmacodinâmica de propofol e remifentanil, com os tempos de recuperação associados com diferentes combinações de propofol e o remifentanil. Os isoboles representam as combinações de dois fármacos que produzem uma probabilidade de % de ausência de resposta à laringoscopia (linha contínua), e uma probabilidade de 50% de resposta a falar ou movimentar (linha pontilhada). As linhas numeradas (1, 2 e 3) entre as isoboles mostram o tempo necessário para passar de anestesiado a acordado, após infusões de 10 horas.[99,110,139,144]

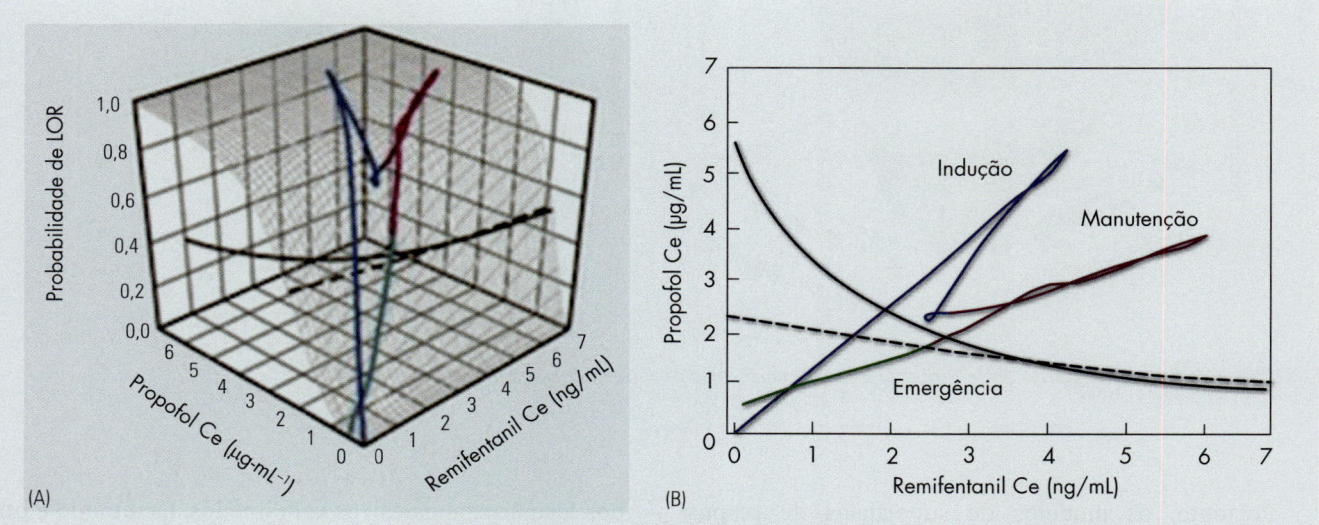

Figura 110.21 — Esta simulação apresenta graficamente uma superfície de resposta tridimensional (A) e uma vista topográfica bidimensional da superfície de resposta (B). As três fases do anestésico são mostradas como linhas coloridas. As isoboles representam as combinações de duas que produzem 50% de probabilidade de ausência de resposta à laringoscopia direta (linha contínua) e 50% de ausência de resposta de falar e movimentar (linha pontilhada). LOR: perda da capacidade de resposta; Ce: concentração no sítio efetor.

REFERÊNCIAS

1. Miller TE, Gan TJ. Total intravenous anesthesia and anesthetic outcomes. J Cardiothorac Vasc Anesth. 2015; 29:11-5.
2. Stark PA, Myles PS, Burke JA.- Development and psychometric evaluation of a postoperative quality of recovery score: The QoR-15. Anesthesiol. 2013;118:1332-40.
3. Lichtenbelt BJ, Mertens M, Vuyk J. Strategies to optimise propofol-opioid anaesthesia. Clin Pharmacokinet. 2004;43:577-93.
4. Vuyk J, Mertens MJ, Olofsen E. Propofol anesthesia and rational opioid selection: determination of optimal EC50-EC95 propofol-opioid concentrations that assure adequate and rapid return of consciousness. Anesthesiol. 1997;87:1549-62.

5. Coskun D, Celebi H, Karaca G. Remifentanil versus fentanyl compared in a target-controlled infusion of propofol anesthesia: Quality of anesthesia and recovery profile. J Anesth. 2010;24:373-9.
6. Tang J, Chen L, White PF. Recovery profile, costs, and patient satisfaction with propofol and sevoflurane for fast-track officebased anesthesia. Anesthesiol. 1999;91:253-61.
7. Laersen B, Seitz A, Larsen R. Recovery of cognitive function after remifentanil-propofol anesthesia: a comparison with desflurane and sevoflurane anesthesia. Anesth Analg. 2000;90:168-74.
8. Necib S, Tubach F, Peuch C. Recovery from anesthesia after craniotomy for supratentorial tumors:Comparison of propofol-remifentanil and sevoflurane-sufentanil (the Promiflunil trial). J Neurosurg Anesthesiol. 2014;26:37-44.
9. Ku AS, Hu Y, Irwin MG. Effect of sevoflurane/nitrous oxide versus propofol anaesthesia on somatosensory evoked potential monitoring of the spinal cord during surgery to correct scoliosis. Br J Anaesth. 2002;88:502-7.
10. Gan TJ, Glass PS, Windsor A. Bispectral index monitoring allows faster emergence and improved recovery from propofol, alfentanil, and nitrous oxide anesthesia. BIS Utility Study Group. Anesthesiol. 1997;87:808-15.
11. Chen HP, Hsu YH, Hua KC. Comparison of sevoflurane versus propofol under auditory evoked potential monitoring in female patients undergoing breast surgery. Biomed J. 2013;36:125-31.
12. Zhang C, Xu L, Ma YQ. Bispectral index monitoring prevent awareness during total intravenous anesthesia: A prospective, randomized, double-blinded, multi-center controlled trial. Chin Med J (Eng). 2011;124:3664-9.
13. Moore JK, Elliott RA, Payne K. The effect of anaesthetic agents on induction, recovery and patient preferences in adult day case surgery: A 7-day follow-up randomized controlled trial. Eur J Anaesthesiol. 2008;25:876-83.
14. Grundmann U, Uth M, Eichner A. Total intravenous anaesthesia with propofol and remifentanil in paediatric patients: A comparison with a desflurane-nitrous oxide inhalation anaesthesia. Acta Anaesth Scand. 1998;42:845-50.
15. Millar K, Bowman AW, Burns D. Children's cognitive recovery after day-case general anesthesia: A randomized trial of propofol or isoflurane for dental procedures. Paediatr Anaesth. 2014;24:201-7.
16. Gan TJ, Diemunsch P, Habib AS. Consensus guidelines for the management of postoperative nausea and vomiting. Anesth Analg. 2014;118:85-113.
17. Fortier J, Chung F, Su J. Unanticipated admission after ambulatory surgery—a prospective study. Can J Anaesth. 1998;45:612-9.
18. Tramer M, Moore A, McQuay H. Propofol anaesthesia and postoperative nausea and vomiting: quantitative systematic review of randomized controlled studies. Br J Anaesth. 1997;78:247-55.
19. Apfel CC, Korttila K, Abdalla M. A factorial trial of six interventions for the prevention of postoperative nausea and vomiting. N Eng J Med. 2004;350:2441-51.
20. Visser K, Hassink EA, Bonsel GJ. Randomized controlled trial of total intravenous anesthesia with propofol versus inhalation anesthesia with isoflurane-nitrous oxide: Postoperative nausea with vomiting and economic analysis. Anesthesiol. 2001;95:616-26.
21. Ziemann-Gimmel P, Goldfarb AA, Koppman J. Opioid-free total intravenous anaesthesia reduces postoperative nausea and vomiting in bariatric surgery beyond triple prophylaxis. Br J Anaesth. 2014;112:906-11.
22. Gan TJ, El-Molen H, Ray J. Patient-controlled antiemesis: A randomized, double-blind comparison of two doses of propofol versus placebo. Anesthesiol. 1999;90:1564-70.
23. Gan TJ, Glass PS, Howell ST. Determination of plasma concentrations of propofol associated with 50% reduction in postoperative nausea. Anesthesiol. 1997;87:779-84.
24. Collins GG. Effects of the anaesthetic 2,6-diisopropylphenol on synaptic transmission in the rat olfactory cortex slice. Br J Pharmacol. 1988;95:939-49.
25. Checetto DF, Diab T, Gibson CJ. The effects of propofol in the area postrema of rats. Anesth Analg. 2001;92:934-42.
26. Gupta A, Stierer T, Zuckermasn R. Comparison of recovery profile after ambulatory anesthesia with propofol, isoflurane, sevoflurane and desflurane: A systematic review. Anesth Analg. 2004;98:632-41.
27. Apfel CC, Philip BK, Cakmakkaya OS. Who is at risk for postdischarge nausea and vomiting after ambulatory surgery? Anesthesiol. 2012;117:475-86.
28. Landoni G, Biondi-Zoccai GG, Zangrillo A. Desflurane and sevoflurane in cardiac surgery: A meta-analysis of randomized clinical trials. J Cardiothorac Vasc Anesth. 2007;21:502-11.
29. Xia Z, Godin DV, Chang TK. Dose-dependent protection of cardiac function by propofol during ischemia and early reperfusion in rats: Effects on 15-F2t-isoprostane formation. Can J Physiol Pharmacol. 2003;81:14-21.
30. Shin IW, Jang IS, Lee SH. Propofol has delayed myocardial protective effects after a regional ischemia/reperfusion injury in an in vivo rat heart model. Korean J Anesthesiol. 2010;58:378-82.
31. Jakobsen CJ, Berg H, Hindsholm KB. The influence of propofol versus sevoflurane anesthesia on outcome in 10,535 cardiac surgical procedures. J Cardiothorac Vasc Anesth. 2007;21:664-71.
32. Conzen PF, Fisher S, Detter C. Sevoflurane provides greater protection of the myocardium than propofol in patients undergoing offpump coronary artery bypass surgery. Anesthesiol. 2003;99:826-33.
33. Guarracino F, Landoni G, Tritapepe L. Myocardial damage prevented by volatile anesthetics: A multicenter randomized controlled study. J Cardiothorac Vasc Anesth. 2006;20:477-83.
34. DeHert SG, tenBroecke PW, Mertens E. Sevoflurane but not propofol preserves myocardial function in coronary surgery patients. Anesthesiol. 2002;97:42-9.
35. Kendall JB, Russell GN, Scawn ND. A prospective, randomised, single-blind pilot study to determine the effect of ana-

esthetic technique on troponin T release after off-pump coronary artery surgery. Anaesthesia. 2004;59:545-9.

36. Law-Koune JD, Raynaud C, Liu N. Sevoflurane-remifentanil versus propofol-remifentanil anesthesia at a similar bispectral level for offpump coronary artery surgery: No evidence of reduced myocardial ischemia. J Cardiothorac Vasc Anesth. 2006;20:484-92.

37. Suryaprakash S, Chakravarthy M, Maniraju G. Myocardial protection during off pump coronary artery bypass surgery: A comparison of inhalational anesthesia with sevoflurane or desflurane and total intravenous anesthesia. Ann Card Anaesth. 2013;16:4-8.

38. Gan TJ, Habib AS, Miller TE. Incidence, patient satisfaction, and perceptions of post-surgical pain: Results from a US national survey. Curr Med Res Opin. 2014;30:149-60.

39. Zhang Y, Eger EII, Dutton RC. Inhaled anesthetics have hyperalgesic effects at 0.1 minimum alveolar anesthetic concentration. Anesth Analg, 2000;91:462-6.

40. Flood P, Sonner JM, Gong D. Isoflurane hyperalgesia is modulated by nicotinic inhibition. Anesthesiol. 2002;97:192-8.

41. Sun YY, Li KC, Chen J. Evidence for peripherally antinociceptive action of propofol in rats: Behavioral and spinal neuronal responses to subcutaneous bee venom. Brain Res. 2005;1043:231-5.

42. Cheng SS, Yeh J, Flood P. Anesthesia matters: Patients anesthetized with propofol have less postoperative pain than those anesthetized with isoflurane. Anesth Analg. 2008;106:264-9.

43. Mukherjee K, Seavell C, Rawlings E. A comparison of total intravenous with balanced anaesthesia for middle ear surgery: Effects on postoperative nausea and vomiting, pain, and conditions of surgery. Anaesthesia. 2003;58:176-80.

44. Song JG, Shin JW, Lee EH. Incidence of post-thoracotomy pain: A comparison between total intravenous anaesthesia and inhalation anaesthesia. Eur J Anaesthesiol. 2012;41:1078-82.

45. Hans P, Deby-Dupont G, Deby C. Increase in antioxidant capacity of plasma during propofol anesthesia. J Neurosurg Anesthesiol. 1997;9:234-6.

46. Ito H, Watanabe Y, Isshiki A. Neuroprotective properties of propofol and midazolam, but not pentobarbital, on neuronal damage induced by forebrain ischemia, based on the GABAA receptors. Acta Anaesth Scand. 1999;43:153-62.

47. Orser BA, Bertlik M, Wang LY. Inhibition by propofol (2,6 di-isopropylphenol) of the N-methyl-D aspartate subtype of glutamate receptor in cultured hippocampal neurones. Br J Pharmacol. 1995;116:1761-8.

48. DeConde AS, Thompson CF, Wu EC. Systematic review and meta-analysis of total intravenous anesthesia and endoscopic sinus surgery. Int Forum Allergy Rhinol. 2013;3:848-54.

49. Cancio LC, Cuenca PB, Walker SC. Total intravenous anesthesia for major burn surgery. Int J Burns Trauma. 2013;3:108-14.

50. Liao R, Li JY, Liu GY. Comparison of sevoflurane volatile induction/maintenance anaesthesia and propofol-remifentanil total intravenous anaesthesia for rigid bronchoscopy under spontaneous breathing for tracheal/bronchial foreign body removal in children. Eur J Anaesthesiol. 2010;27:930-4.

51. Tiefenthaler W, Pehboeck D, Hammerle E. Lung function after total intravenous anaesthesia or balanced anaesthesia with sevoflurane. Br J Anaesth. 2011;106:272-6.

52. Caetano AMM, Nora FS, Duval GF. Anestesia intravenosa - técnicas e indicações. In: Anestesiologia CdEàDe - Rio de Janeiro. CET-SBA, 2001. p.29-41.

53. Monk TG, Saini V, Weldon BC. Anesthetic management and one-year mortality after noncardiac surgery. Anesth Analg. 2005;100:4-10.

54. Pavlin DJ, Rapp SE, Polissar NL. Factors affecting discharge time adult outpatients. Anesth Analg. 1998;87:816-26.

55. Myles PS, Williams DL, Hendrata M. Patient satisfaction after anaesthesia and surgery: results of a prospective survey of 10,811 patients. Br J Anaesth. 2000;84:6-10.

56. Domino KB, Posner KL, Caplan RA. Awareness during anesthesia: a closed claims analysis. Anesthesiol. 1999;90:1053-61.

57. Fragen RJ, Fitzgerald PC. Is an infusion pump necessary to safety administer remifentanil? Anesth Analg. 2000;90:713-6.

58. Duval GF. Anestesia venosa. In: Manica J. Anestesiologia. Porto Alegre. Artes Médicas, 2004. p.598-620.

59. Hughes MA, Glass PS, Jacobs JR. Context-sensitive half-time in multicompartment pharmacokinetics models for intravenous anesthetic drugs. Anesthesiol. 1992;76:334-41.

60. Stewart JT, Warren FW, Maddox FC. The stability of remifentanil hydrochoride and propofol mixtures in polypropylene syringes and polyvinylchloride bags at 22 degrees-24 degrees C. Anesth Analg. 2000;90:1450-1.

61. Baker MT, Naguib M. Propofol: the challenges of formulation. Anesthesiol. 2005;103:860-76.

62. Duval GF. Anestésicos venosos. In: Manica J. Anestesiologia. Princípios e técnicas. Porto Alegre: Artes Médicas, 2004. p.560-7.

63. Borgeat A, Wilder-Smith OH, Saiah M. Subhypnotic doses of propofol possess direct antiemetic properties. Anesth Analg. 1992;74:539-41.

64. Shafer SL, Stansky DR. Defining depth od anesthesia, em: - Handbook of experimental pharmacology. Heidelberg. Springer Berlin, 2008. p.409-23.

65. Schmidt GN, Muller L, Bischoff P. Measurement of the deth of anaesthesia. Anaesthesist. 2008;57:32-6.

66. Johansen JW, Sebel PS, Sigl JC. Clinical impact of hypnotic-titration guidelines based on EEG bispectral index (BIS) monitoring during routine anesthetic care. J Clin Anesth. 2000;12:433-43.

67. Liu SS. Effects of Bispectral Index monitoring on ambulatory anesthesia: a meta-analysis of randomized controlled trials and a cost analysis. Anesthesiol. 2004;101:311-5.

68. Lennmarken C, Bildfors K, Enlund G. Victims of awareness. Acta Anaesth Scand. 2002;46:229-31.

69. Myles PS, Leslie K, McNeil J. Bispectral index monitoring to prevent awareness during anaesthesia: the B-Aware randomised controlled trial. Lancet. 2004;363:1757-63.
70. Nora FS, Fortis EAF. Remifentanil: por que precisamos de outro opióide? Rev Bras Anestesiol. 2001;51:146-59.
71. Glass PS, Gan TJ, Howell S. A review of the pharmacokinetics and pharmacodynamics of remifentanil. Anesth Analg. 1999;89:S7-17.
72. Kovac AL, Azad SS, Steer P. Remifentanil versus alfentanil in balanced anesthetic technique for total abdominal hysterectomy. J Clin Anesth. 1997;9:532-41.
73. Scott LJ, Perry CM. Remifentanil: a review of its use during the induction and maintenance of general anaesthesia. Drugs. 2005;65:1793-823.
74. Imani F, Jafarian A, Hassani V. Propofol-alfentanil vs propofol-remifentanil for posterior spinal fusion including wake-up test. Br J Anaesth. 2006;96:583-6.
75. Ozkose Z, Yalcin-Cok O, Tuncer B. Comparison of hemodynamics, recovery profile, and early postoperative pain control and costs of remifentanil versus alfentanil-based total intravenous anesthesia (TIVA). J Clin Anesth. 2002;14:161-8.
76. Wilhelm W, Dorscheid E, Schlaich N. The use of remifentanil in critically ill patients. Clinical findings and early experience. Anaesthesist. 1999;48:625-9.
77. Ross AK, Davis PJ, Dear GL. Phamacokinetics of remifentanil in anesthetized pediatric patients undergoing elective surgery or diagnostic procedures. Anesth Analg. 2001;93:1393-401.
78. Lai A, Hung CT. Effect of age on recovery from remifentanil anaesthesia. Anaesth Intensive Care. 2001;29:506-9.
79. Angst MS, Clark JD. Opioid-induced hyperalgesia: a qualitative systematic review. Anesthesiol. 2006;104:570-87.
80. Fourel D, Almanza L, Aubouin JP. Remifentanil: postoperative respiratory depression after purging of the infusion line. Fr Anesth Reanim. 1999;18:358-9.
81. Shafer SL, Varvel JR. Pharmacokinetics, and rational opioid selection. Anesthesiol. 1991;75:53-63.
82. Kapila A, Glass PS, Jacobs JR. Measured context-sensitive half-times of remifentanil and alfentanil. Anesthesiol. 1995;83:968-75.
83. Alper I, Erhan E, Ugur G. Remifentanil versus alfentanil in total intravenous anaesthesia for day case surgery. Eur J Anaesthesiol. 2003;20:61-4.
84. Simoni RF, Pereira AMS, Simões DCP, et al. Remifentanil versus sufentanil em infusão contínua em intervenções cirúrgicas videolaparoscópicas. Estudo comparativo. Rev Bras Anestesiol. 2008;58:193-201.
85. Kruger-Thiemer E. Continous intravenous infusion and multicompartment accumulation. Eur J Pharmacol. 1968;4:317-24.
86. Vaughan DP, Tucker GT. General theory for rapidly establishing steady state drug concentrations using two consecutive constant rate intravenous. Eur J Clin Pharmacol. 1975;9:235-8.
87. Jacobs JR, Williams EA. Algorithm to control effect compartment drug concentrations in pharmacokinetic model-driven drug delivery. IEEE Trans Biomed Eng. 1993;40:993-9.
88. Shafer SL, Gregg KM. Algorithms to rapidly achieve and maintain stable drug concentrations at the site of drug effect with a computer-controlled infusion pump. J Pharmacokinet Biopharm. 1992;20:147-69.
89. Glen JB. The development of Diprifusor: a TCI system for propofol. Anaesthesia. 1998;53 Suppl 1:13-21.
90. Jacobs JR. Algorithm for optimal linear model-based control with application to pharmacokinetics model-driven delivery. IEEE Trans Biomed Eng. 1990;37:107-9.
91. Absalom AR, Struys MMRF. TCI vs manual infusions, em: Absalom AR, Struys MMRF - Overview of target controlled infusions and total intravenous anaesthesia Gent. Academia Press. 2007;14-6.
92. Taylor I, White M, Kenny GN. Assessment of the value and pattern of use of a target controlled propofol infusion system. Int J Clin Monitoring Computing. 1993;10:175-80.
93. Russel D, Wilkes MP, Hunter SC, et al. Manual compared with target-controlled infusion of propofol. Br J Anaesth. 1995;75:562-6.
94. Richebe P, Pouquet O, Jelacic S, Metha S. Traget-controlled dosing of remifentanil during cardiac surgery reduces postoperative hyperalgesia. J Cardiothorac Vasc Anesth. 2011;25:917-25.
95. Varvel JR, Donoho DL, Shafer SL. Measuring the predictive performance of computer-controlled infusion pumps. J Pharmacokinet Biopharm. 1992;20:63-94.
96. Frei FJ, Zbinden AM, Thomson DA, et al. Is the end-tidal partial pressure of isoflurane a good predictor of its arterial partial pressure? Br J Anaesth. 1991;66:331-9.
97. Dwyer RC, Fee JP, Howard PJ, et al. Arterial washin of halotane and isoflurane in young and elderly adult patients. Br J Anaesth. 1991;66:572-9.
98. Marsh B, White M, Morton N, et al. Pharmacokinetic model driven infusion of propofol in children. Br J Anaesth. 1991;67:41-8.
99. Schnider TW, Minto CF, Gambus PL, et al. The influence of the method of administration and covariates on the phamacokinetics of propofol in adult volunteers. Anesthesiol. 1998;88:1170-82.
100. Gepts E, Camu F, Cockshott ID, et al. Disposition of propofol administered as constant rate intravenous infusions in humans. Anesth Analg. 1987;66:1256-63.
101. Schuttler J, Ihmsen H. Population pharmacokinetics of propofol: a multicenter study. Anesthesiol. 2000;92:727-38.
102. Coetzee JF, Glen JB, Wium CA, et al. Pharmacokinetic model selection for target-controlled infusions of propofol. Anesthesiol. 1995;82:1328-45.
103. Swinhoe CF, Peacock JE, Glen JB, et al. Evaluation of the predictive performance of a Diprifusor TCI system. Anaesthesia. 1998;53 Suppl 1:61-7.

104. Barvais L, Rausin I, Glen JB, et al. Administration of propofol by target-controlled infusion in patients undergoing coronary artery surgery. J Cardiothorac Vasc Anesth. 1996;10:877-83.
105. Albertini A, Poli D, Colla LL. Predictive performance of Servin's formula durinf BIS-guided propofol-remifentanil target-controlled infusion in morbidly obese patients. Br J Anaesth. 2006;1:1-10.
106. Saint-Maurice C, Cockshott ID, Douglas EJ, et al. Pharmacokinetics of propofol in young children after a single dose. Br J Anaesth. 1989;63:667-70.
107. Murat I, Billard V, Vernois J, et al. Pharmacokinetics of propofol after a single dose in children aged 1-3 years with minor burns. Anesthesiol. 1996;84:526-32.
108. Kataria BK, Ved SA, Nicodemus HF, et al. The pharmacokinetics of propofol in children using three different data analysis approaches. Anesthesiol. 1994;80:104-22.
109. Absalom AR, Amutike D, Lal A, et al. Accuracy of the Paedfusor in children undergoing cardiac surgery or catheterization. Br J Anaesth. 2003;91:507-13.
110. Minto CF, Schnider TW, Egan TD, et al. Influence of age and gender on the phamacokinetics and pharmacodynamics of remifentanil. I. Model development. Anesthesiol. 1997;86:10-23.
111. Minto CF, Schnider TW, Shafer SL. Pharmacokinetics and pharmacodynamics of remifentanil. II. Model application. Anesthesiol. 1997;86:24-33.
112. Mertens MJ, Engbers FH, Burm AG, et al. Predictive performance of computer-controlled infusion of remifentanil during propofol/remifentanil anaesthesia. Br J Anaesth. 2003;90:132-41.
113. Gepts E, Shafer SL, Camu F, et al. Linearity of pharmacokinetics and model estimation of sufentanil. Anesthesiol. 1995;83:1194-204.
114. Bovill JG, Sebel PS, Blackburn CL, et al. The pharmacokinetics of sufentanil in surgical patients. Anesthesiol. 1984;61:502-6.
115. Hudson RJ, Henderson BT, Thomson IR, et al. Pharmacokinetics of sufentanil in patients undergoing coronary artery bypass graft surgery. J Cardiothorac Vasc Anesth. 2001;15:693-9.
116. Slepchenko G, Simon N, Goubaux B, et al. Performance of target-controlled sufentanil infusion in obese patients. Anesthesiol. 2003;98:65-73.
117. Maitre PO, Vozeh S, Heykants J, et al. Population pharmacokinetics of alfentanil: the average dose - plasma concentration relationship and interindividual variability in patients. Anesthesiol. 1987;66:3-12.
118. Maitre PO, Ausems ME, Vozeh S, et al. Evaluating the accuracy of using population pharmacokinetic data to predict plasma concentrations of alfentanil. Anesthesiol. 1988;68:59-67.
119. Billard V, Gambus PL, Chamoun N, et al. A comparison of spectral edge, delta power, and bispectral index as EEG measures of alfentanil, propofol, and midazolam drug effect. Clin Pharm Ther. 1997;1997:45-58.
120. Struys MMRF, DeSemet T, Depoorter B, et al. Comparison of plasma compartment versus two methods for effect compartment - controlled target-controlled infusion for propofol. Anesthesiol. 2000;92:399-406.
121. Thomson AJ, Nimmo AF, Engebers FHM, et al. A novel technique to determine an 'aparent ke0' value for use with Marsh phamacokinetic model for propofol. Anaesthesia. 2014;69:420-8.
122. Thompson CF, Morrison G, Thomson E, et al. Induction of general anaesthesia by effect-site target-controlled infusion of propofol: influence of pharmacokinetics model and ke0 value. Anaesthesia. 2014;69:429-35.
123. Absalom AR, Struys MMRF. Pharmacodynamics, em: Absalom AR, Struys MMRF - Overview of target-controlled infusion and total intravenous anaesthesia. Gent. Academia Press. 2007;43-58.
124. Struys MMRF, Versichelen L, Rolly G. Influence of preanaesthesic medication on target propofol concentration using a Diprifusor TCI system during ambulatory surgery. Anaesthesia. 1998;53 Suppl 1:68-71.
125. Servin FS, Marchand-Maillet F, Desmonts JM. Influence of analgesic supplementation on the target propofol concentration for anaesthesia with Diprifusor TCI. Anaesthesia. 1998;53 Suppl 1:72-6.
126. Iwakiri H, Nishihara N, Nagata O, et al. Individual effect-site concentrations of propofol are similar at loss of consciousness and at awakening. Anesth Analg. 2005;100:101-10.
127. Simoni RF, Esteves LO, Miziara LEPG, et al. Desempenho de duas ke0 no mesmo modelo farmacocinético de propofol: estudo da perda e recuperação da consciência. Rev Bras Anestesiol. 2011;61:397-408.
128. Davidson JA, Macleod AD, Howie JC, et al. Effective concentration 50 for propofol with and without 67% nitrous oxide. Acta Anaesth Scand. 1993;37:458-64.
129. Sepulveda P, Nunez G, Recart A. Induction a sitio efector de propofol: evaluation clínica de dos diferentes ke0. Rev Argent Anestesiol. 2007;65:89-95.
130. Struys MMRF, Vereecke H, Moerman A, et al. Ability of bispectral index, autoregressive modelling with exogenous input-derived auditory evoked potentials, and predicted propofol concentrations to measured patient responsiveness during anesthesia with propofol and remifentanil. Anesthesiol. 2003;99:802-12.
131. Absalom AR, Mani V, DeSmet T, et al. Pharmacokinetics models for propofol - defining and illuminating the devil in the detail. Br J Anaesth. 2009;103:26-37.
132. Simoni RF, Miziara LEPG, Esteves LO, et al. Avaliação farmacocinâmica e análise físico-química de duas formulações de propofol usadas em infusão alvo-controlada. Rev Bras Anestesiol. 2013;63:59-72.
133. Simoni RF, Miziara LEPG, Esteves LO, et al. Estudo comparativo entre indução rápida e lenta de propofol em infusão alvo-controlada: concentração de propofol prevista no local de ação. Ensaio clínico aleatório. Rev Bras Anestesiol. 2015;65:65-99.

134. Vuyk J, Lim T, Engbers FH, et al. Pharmacodynamics of alfentanil as a supplement to propofol or nitrous oxide for lower abdominal surgery in female patients. Anesthesiol. 1993;78:1036-45.

135. Shoushtarian M, Sahinovic MM, Absalom AR. Comparisons of electroencephalographically derived measures of hypnosis and antinociception in response to standardized stimuli during target-controlled propofol-remifentanil anesthesia. Anesth Analg. 2015; [EPUB ahead of print].

136. Minto CF, Schnider TW, Short TG, et al. Response surface model for anesthetic drug interactions. Anesthesiol. 2000;92:1603-16.

137. Olosfen E, Dahan A. Population pharmacokinetics/pharmacodynamics of anesthetics. AAPS J. 2005;7: E383-389.

138. Bouillon TW, Bruhn J, Radulesco L. Pharmacodynamic interaction between propofol and remifentanil regarding hypnosis, tolerance of laryngoscopy, bispectral index, and electroencephalographic approximate entropy. Anesthesiol. 2004;100:1353-72.

139. Kern SE, Xie G, White JL, et al. A response surface analysis of propofol-remifentanil pharmacodynamic interaction in volunteers. Anesthesiol. 2004;100:1373-81.

140. Syroid ND, Agutter J, Drews FA. Development and evaluation of a graphical anesthesia drug display. Anesthesiol. 2002;96:565-75.

141. Gin T. Clinical pharmacology on display. Anesth Analg. 2010;111:256-8.

142. Egan TD, Minto CF. Pharmacodynamic drug interactions. In: Evers AS, Maze M, Kharasch ED. Anesthetic Pharmacology: Basic Principles and Clinical Practice Cambridge. Cambridge University Press, 2011. p.147-65.

143. Cirillo V, Zito MG, DeRobertis E. Navigator® and SmartPilot® View are helpful in guiding anesthesia and reducing anesthetic drug dosing. Minerva Anestesiol. 2015; [EPUB ahead of print].

144. Johnson KB, Syroid ND, Gupta DK. An evaluation of remifentanil propofol response surfaces for loss of responsiveness, loss of response to surrogates of painful stimuli and laryngoscopy in patients undergoing elective surgery. Anesth Analg. 2008;106:471-9.

111

Anestesia Inalatória

Gastão Fernandes Duval Neto

INTRODUÇÃO

Os anestésicos inalatórios permanecem sendo os agentes anestésicos mais utilizados na manutenção da anestesia geral, principalmente devido às seguintes características[1]:

1. Precisão no controle do nível de profundidade anestésica:
   a) Possibilidade de utilização de monitores de fração inspirada/expirada;
   b) Capacidade de alteração rápida da concentração na biofase, principalmente nos anestésicos de baixo coeficiente de solubilidade sangue/gás (desflurano e sevoflurano).
2. Possibilidade de utilização como agentes anestésicos únicos em determinadas situações clínicas (indução e manutenção).
3. Pequeno custo operacional quando utilizados com baixos fluxos de admissão (<1L).
4. Rápida recuperação pós-anestésica, principalmente no caso dos anestésicos de baixa solubilidade S/G.
5. Possibilidade clínica de proteção miocárdica por indução de pré-condicionamento, pós-condicionamento cardíaco, com consequente interferência positiva na evolução natural da doença.

ASPECTOS CLÍNICOS DA ANESTESIA INALATÓRIA MODERNA

Na atualidade, a principal tendência que domina as técnicas da anestesia inalatória é a **administração alvo controlada** de anestésicos inalatórios através da utilização de sistemas respiratórios de **baixo fluxo**.

Para o exercício clínico da moderna anestesia inalatória torna-se indispensável o conhecimento das características farmacológicas básicas dos anestésicos inalatórios e a estruturação dos sistemas respiratórios.

A proposta clínica para a administração dos anestésicos inalatórios, utilizando a técnica **alvo controlada**, é a de obter e manter um efeito farmacodinâmico o mais rápido possível, com ausência de paraefeitos. Para atingir esse objetivo é necessário que o anestesiologista tenha a possibilidade de alterar rapidamente, e de maneira segura, a concentração do fármaco na biofase (sítio efetor – biofase) (Tabela 111.1).[1]

Em suma, o objetivo principal da administração dos anestésicos inalatórios através de técnica alvo controlada é o de obter um efeito clínico efetivo de anestesia o mais rápido possível. Para que esse objetivo seja atingido é preciso encurtar o espaço de tempo entre o início da administração do anestésico (regulação do vaporizador) com a geração de pressão parcial do agente anestésico e o início do seu efeito clínico, sem propiciar o aparecimento de paraefeitos secundários às concentrações (pressões parciais) elevadas dos mesmos na biofase ou sítio efetor. A manutenção da anestesia deve ser realizada evitando o acúmulo dos agentes e seus metabólitos no organismo, permitindo uma rápida recuperação da consciência, sem o aparecimento de toxicidade sistêmica.[2]

A curva dose/resposta dos anestésicos inalatórios pode ser dividida em três partes:

1. Relação entre a dose administrada (fracional de admissão – F_{ad}) e a concentração sérica da mesma (fracional arterial – F_a) – **fase farmacocinética**;
2. Relação entre a concentração no órgão efetor e a resposta clínica – **fase farmacodinâmica**;

TABELA 111.1
PRINCIPAIS OBJETIVOS DA TÉCNICA DE ADMINISTRAÇÃO-ALVO CONTROLADA DE ANESTÉSICOS INALATÓRIOS

1. Propiciar uma rápida indução anestésica, principalmente no caso de indução inalatória pura;
2. Reduzir os "vales e picos" na concentração anestésica durante a anestesia com indução venosa e manutenção inalatória;
3. Bloquear a possibilidade de consciência por profundidade inadequada de anestesia;
4. Promover recuperação rápida no final do procedimento anestésico.

(Adaptada[1])

3. Acoplamento entre a fase farmacocinética e farmacodinâmica.[1]

Na fase inicial do procedimento anestésico, quando o agente inalatório começa a ser administrado no sistema de respiração, através da geração de uma pressão de vapor do agente regulada no vaporizador (F_{ad}), um gradiente entre a fracional alveolar e a fracional inspirada (F_A/F_I) é estabelecido, resultando em uma fracional arterial do mesmo (F_a) após a sua captação pulmonar. O espaço de tempo para o estabelecimento de equilíbrio entre a F_{ad} e a F_a depende dos seguintes fatores:

1. Propriedades físico-químicas do agente inalatório;
2. Características do sistema de respiração anestésico;
3. Condições fisiológicas ou fisiopatológicas do paciente.

Em contraste com os anestésicos venosos, os quais não podem ser avaliados através da aferição contínua das suas concentrações séricas (*on line*), as concentrações de agentes inalatórios liberadas pelo vaporizador calibrado, as suas concentrações inspiradas e expiradas podem ser monitoradas de maneira contínua durante a sua administração.

A concentração expirada final do anestésico (F_E) inalatório apresenta uma correlação linear com a sua concentração arterial (F_a). A pesquisa clínica tem evidenciado uma mais elevada concentração no final da expiração do anestésico (F_E) quando comparada com a sua concentração arterial (F_a), sendo que essa correlação tem se mostrado constante. Devido à captação do anestésico pelo organismo, um intervalo de tempo é observado até o estabelecimento de um estado de equilíbrio entre a F_I e a F_E (concentração ins e expirada).[3-6]

Como já descrito, o principal objetivo da anestesia inalatória é a administração de determinado agente para a obtenção um efeito clínico desejado, através da geração de uma concentração terapêutica no sítio efetor (=biofase).

O sítio efetor dos anestésicos inalatórios não está localizado no compartimento vascular, portanto, existe um intervalo de tempo entre a obtenção de uma concentração sérica e o início do efeito clínico. Problemas relacionados com esse desequilíbrio temporal (*hysteresis*) podem ser suplantados por cálculos que utilizam modelos matemáticos farmacocinéticos compartimentais, nos quais as respostas clínicas estão relacionadas com a concentração do fármaco em um compartimento hipotético, ou seja, o sítio efetor ou biofase.

O retardo entre a concentração sérica e no sítio efetor pode ser quantificado por uma constante de tempo, identificada como $t_{1/2}K_{e0}$. Alguns valores de $t_{1/2}K_{e0}$ já foram definidos para alguns anestésicos, como por exemplo:

> Isoflurano e sevoflurano – $t_{1/2}K_{e0}$ = 2,4 min.
> Desflurano – $t_{1/2}K_{e0}$ = 1,1 min.

A $t_{1/2}K_{e0}$ informa, teoricamente, sobre o tempo de acesso do agente inalatório ao sítio efetor.[7]

A partir do entendimento da curva concentração/efeito dos anestésicos inalatórios, é possível selecionar uma concentração-alvo em um determinado compartimento do modelo farmacocinético. Essa concentração-alvo pode ser definida como a concentração que, com base na monitoração atual (EEG – BIS – Potencial Evocado – Fracional Ins/Exp – índice de variabilidade hemodinâmico), exerce um efeito desejado.[8]

Como foi observado, a técnica anestésica com sistema de infusão-alvo controlada é originária da anestesia venosa total e está baseada em um modelo farmacocinético com cálculos matemáticos complexos para o controle da velocidade de infusão da bomba. O primeiro esquema de infusão contínua, projetado para a anestesia venosa total, foi o denominado BET, sendo o mesmo baseado na concentração sérica do agente anestésico. Esse esquema tem como base as seguintes premissas:

♦ **Bolus:** é a primeira dose administrada que teoricamente tem como objetivo preencher o volume de distribuição inicial ou central (V_1).
♦ **Eliminação:** é a velocidade final de infusão que visa adequar a concentração sérica do fármaco em relação a sua perda pela sua depuração do organismo.
♦ **Transferência:** é o fator de manutenção da concentração sérica que compensa de maneira exponencial a perda do fármaco do volume central (V_1) para os periféricos (V_2) e (V_3).

Esse princípio é aplicável tanto para anestesia venosa como para a inalatória. No caso da venosa, a circulação sanguínea está situada dentro do compartimento central (V_1), enquanto no caso da anestesia inalatória o alvéolo constitui o compartimento central (V_1).

Na infusão venosa alvo-controlada clássica, o peso e a idade do paciente são informados ao sistema junto com a concentração plasmática-alvo ou concentração no sítio efetor (biofase) desejada. O *software* constituinte do sistema de infusão-alvo controlado calcula e libera uma infusão rápida (função *bolus*) projetada para obter a concentração-alvo o mais rápido possível, sem alcançar níveis sistêmicos de sobredosagem, evitando dessa forma, os paraefeitos do agente venoso. Esse procedimento é seguido por um regime de infusão controlada por um programa de computador, o qual pode ser constantemente ajustado para manter a concentração-alvo desejada no sítio efetor. Uma nova concentração pode ser selecionada com o passar do tempo; se a mesma for mais elevada do que a anterior, o sistema libera rapidamente uma infusão adicional; no caso da escolha de concentrações-alvo menores, o *software* de controle diminui a velocidade de infusão, controlando dessa forma a estabilidade da concentração-alvo.[9,10]

A maior vantagem da administração-alvo controlada de anestésicos inalatórios quando comparados aos venosos é a possibilidade da monitoração contínua da concentração inspirada e no final da expiração (*on line*). Esse tipo de monitoração facilita a prática da administração-alvo controlada de anestésicos inalatórios sem a necessidade de complexos cálculos matemáticos farmacocinéticos e farmacodinâmicos, como no caso dos venosos.[11]

A biofase dos anestésicos inalatórios, por estar situada fora do componente intravascular, resulta em lapso de tempo entre a dose (concentração plasmática) e a resposta farmacodinâmica – podendo ser evidenciada através da estruturação de curvas dose/efeito específicas para cada um dos anestésicos inalatórios.

Nesse tipo de técnica-alvo controlada, o anestesiologista deveria ter a possibilidade de alterar a concentração dos agentes inalatórios, nos vários compartimentos, de maneira rápida e precisa e, consequentemente, obter os efeitos farmacodinâmicos desejados, sem causar paraefeitos indesejáveis da sobredosagem. Infelizmente, clinicamente o anestesiologista somente controla a fracional inspirada (F_I), dessa forma, restando ao mesmo elevar esta fracional para diminuir o lapso de tempo entre a dose e o efeito.

O retardo na indução e na recuperação anestésica pode ser avaliado através da profundidade anestésica, ou seja, intensidade da atividade hipnótica, utilizando variações do EEG, índice bispectral ou potenciais evocados, concentrações inspiratórias e expiradas dos anestésicos e índices de variabilidade de parâmetros hemodinâmicos.

TABELA 111.2
FATORES QUE INFLUENCIAM A CURVA DOSE/RESPOSTA DOS ANESTÉSICOS INALATÓRIOS

1. Características do aparelho de anestesia
   Agente anestésico (características físico-químicas)
   Monitoração e funções de controle da concentração de anestésicos
   Sistema de respiração
   Ventilador mecânico
   Vaporizador
2. Características fisiológicas e fisiopatológicas do paciente
   Modo de ventilação do paciente (espontânea-mecânica controlada)
   Farmacocinética do agente anestésico
   Farmacodinâmica do agente anestésico

Os fatores que influenciam o comportamento da curva dose/efeito dos anestésicos inalatórios estão relacionados com características do aparelho de anestesia e do paciente (Tabela 111.2).[2]

AGENTES ANESTÉSICOS INALATÓRIOS: PROPRIEDADES FÍSICO-QUÍMICAS

As características físico-químicas dos agentes inalatórios estão descritas na Tabela 111.3.[12]

As características farmacocinéticas dos anestésicos inalatórios dentro do circuito respiratório anestésico (circular), vaporizador (tipo e localização) e sistema respiratório do paciente (doenças) devem ser entendidos com profundidade, conforme mostra a Figura 111.1.

Na Figura 111.1 ficam definidas as fracionais de admissão, inspiratória e alveolar, como também a sua disposição dentro do circuito respiratório, além do absorvedor e do processo de eliminação de CO_2.

O conhecimento sobre os fatores que influenciam a captação da concentração dos agentes inalatórios pelos tecidos do organismo permite descrever a curva de velocidade de elevação da concentração alveolar dos agentes anestésicos inalatórios, ou seja, da F_A (fracional alveolar do anestésico). A relação entre as fracionais alveolar (F_A) e inspirada (F_I) é definida como:

$$F_A/F_I = 1 - C_p/F_I \cdot V_A$$

C_p = captação pulmonar
V_A = ventilação alveolar

Sendo a F_I mantida constante, quanto maior for a relação C_p/V_A menor será a relação F_A/F_I; consequentemente, menor será a concentração alveolar do agente anestésico inalatório. Deve ser salientado que C_p é uma função do coeficiente de solubilidade do agente inalatório, do débito cardíaco e da diferença de pressão arteriovenosa do anestésico; dessa forma, uma redução em qualquer um desses fatores resulta na elevação da concentração alveolar do mesmo (F_A). De forma semelhante, uma elevação na ventilação alveolar eleva a fracional alveolar do anestésico (F_A).

TABELA 111.3
CARACTERÍSTICAS FARMACOCINÉTICAS DOS ANESTÉSICOS INALATÓRIOS

	Halotano	Enflurano	Isoflurano	Desflurano	Sevoflurano
Introdução clínica	1956	1971	1980	1993	1995
Ponto de ebulição (º C)	50.2	56.5	59.5	23.5	58.5
Coeficiente sol. S/G	2.5	1.9	1.4	0.42	0.69
P. de vapor 20º (mmHg)	32.1	23.3	32.5	89.2	22.7
CAM (%)	0.75	1.7	1.15	6	2.05
$CAM_{acordado}$	0,52 CAM		0,38 CAM	0,33 CAM	0,33 CAM
Metabolismo	20	2	0.2	0.02	5

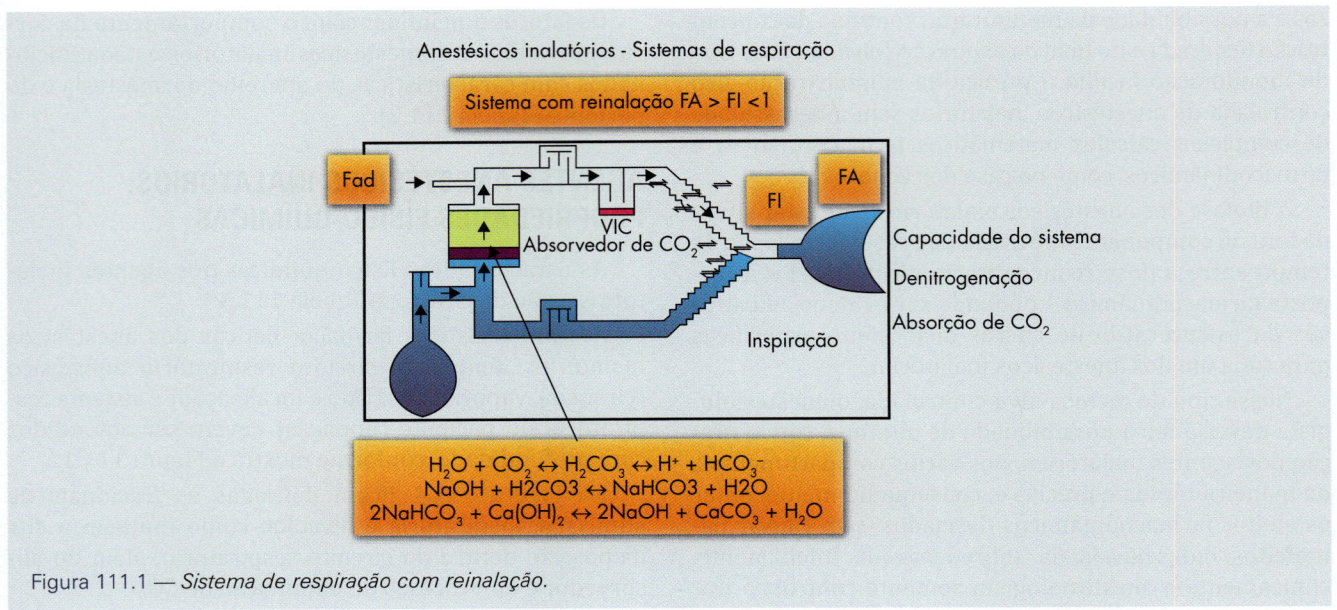

Figura 111.1 — *Sistema de respiração com reinalação.*

É importante conscientizar que a F_A (fracional alveolar) reflete diretamente a fracional de anestésico inalatório no sistema nervoso central (profundidade anestésica).[2]

A velocidade de elevação da F_A (fracional alveolar anestésica) em relação à F_I (fracional anestésica inspirada) dos anestésicos inalatórios mantém uma correlação inversa com coeficiente de solubilidade no sangue (S/G). Esse fato fica evidenciado na Figura 111.2.

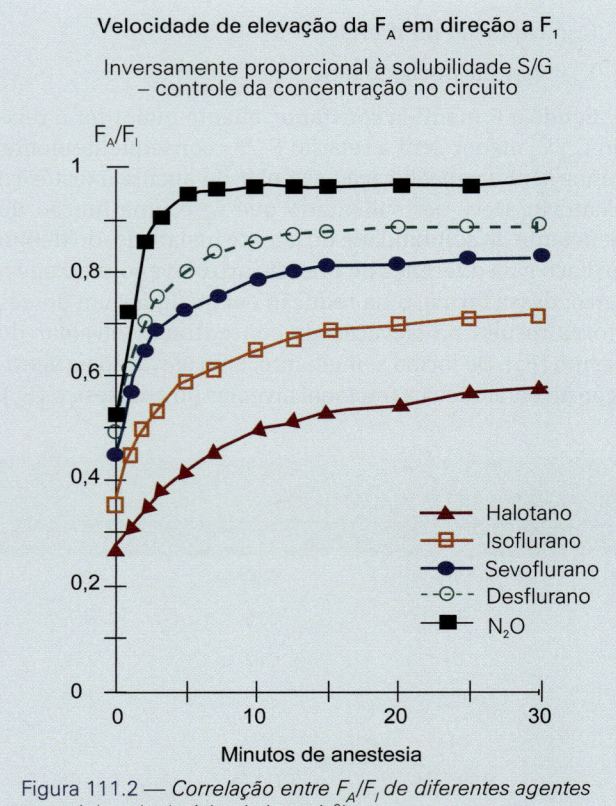

Figura 111.2 — *Correlação entre F_A/F_I de diferentes agentes anestésicos inalatórios (adaptada[2]).*

Uma rápida elevação da relação F_A/F_I (indução anestésica rápida) fica evidenciada nos agentes pouco solúveis como o desflurano e o sevoflurano, sendo ambos muito adaptados à prática da técnica anestésica alvo-controlada, como também, da técnica de indução inalatória pura. Entretanto, o forte, e por vezes desagradável, odor do desflurano, pode prejudicar a indução inalatória pura com a utilização de elevadas F_{Idesf}, podendo resultar em sialorreia intensa, apneia reflexa, tosse e laringoespamo.[13]

A literatura sugere que a relação entre F_A/F_{ad} (F_{ad} – fracional de admissão anestésica ao sistema de respiração) pode ser utilizada para monitorar o grau de profundidade anestésica durante a manutenção da anestesia inalatória. Dessa forma, quando essa relação se aproxima de 1 indica um adequado controle da profundidade anestésica. No caso dos anestésicos pouco solúveis no sangue, esse controle é mais facilmente atingido (sevoflurano e desflurano). Por exemplo, após 30 minutos de anestesia com um fluxo de gases de 2L.min^{-1}, a relação $F_{Asevo}/F_{adsevo} = 1,26$ e relação $F_{Adesf}/F_{addesf} = 1$. No caso dos anestésicos de baixa solubilidade (sevo e desflurano) o aprofundamento do nível de anestesia é rapidamente obtido; de maneira diferente, os anestésicos com elevada solubilidade (halotano, enflurano e isoflurano) necessitam da administração de grandes pressões de admissão ao circuito respiratório (F_{ad}) (*over pressure*). Essa grande diferença entre a F_{ad} e a F_A pode resultar em uma concentração plasmática excessiva do fármaco anestésico, com possibilidade de exacerbar os paraefeitos sistêmicos.[2]

Os agentes com baixo coeficiente de solubilidade S/G, sevoflurano e desflurano, garantem uma rápida recuperação anestésica com rápido declínio na pressão arterial parcial (F_a) dos mesmos, quando comparados com os anestésicos inalatórios de elevados coeficientes de solubilidade.

O paciente anestesiado com desflurano recupera a consciência mais rápida e completamente (avaliação detalhada do nível de consciência) quando comparado com sevoflurano que, por conseguinte, recupera mais rápido do que quando é utilizado o isoflurano na técnica anestésica.[14]

Comparativamente, as crianças anestesiadas com sevoflurano despertam mais rapidamente do que as anestesiadas com halotano, embora o tempo para a alta hospitalar seja semelhante. Por outro lado, crianças anestesiadas com desflurano (após a indução inalatória pura com halotano ou sevoflurano) despertam mais cedo do que as anestesiadas com sevoflurano e recebem alta hospitalar mais precoce do que as anestesiadas com halotano.[15]

Pacientes adultos submetidos a vários tipos de procedimentos cirúrgicos vídeolaparoscópicos despertam mais precocemente quando anestesiados com sevoflurano em comparação aos anestesiados com isoflurano, mas sem diferença no tempo gasto para obter as condições ideais de alta hospitalar. Por outro lado, pacientes adultos anestesiados com desflurano despertam e são liberados do hospital mais cedo do que os anestesiados com isoflurano, sendo que essa diferença se intensifica quando existe um prolongamento do tempo anestésico-cirúrgico.[16]

Estudos clínicos comparativos entre os perfis de recuperação pós-anestesia inalatória com desflurano e sevoflurano ainda são limitados e com metodologia controversa. Observação realizada em pacientes submetidos à videocolecistectomia não evidenciou diferença na comparação entre a anestesia realizada com sevoflurano e desflurano no referente à alta da sala de recuperação pós-anestésica, entretanto, o tempo de recuperação foi bastante longo (80 a 90 minutos).[17]

Voluntários anestesiados com 1,25 CAM de desflurano comparado com sevoflurano apresentaram uma reversão anestésica (capacidade de resposta ao comando verbal) após 2, 4 e 8 horas de anestesia, em torno duas vezes mais rápido a regressão da anestesia com o primeiro anestésico em relação ao segundo.[18]

Durante a fase de recuperação, a eliminação do anestésico de baixa solubilidade S/G (sevoflurano e desflurano) acontece mais rapidamente quando comparado com os de elevado coeficiente, isto é, um rápido decréscimo na F_A é obtido com os primeiros, com consequente mais rápida superficialização da anestesia é obtida com os mesmos.[2]

Na prática clínica, é preciso conscientizar que os agentes com elevada solubilidade requerem maiores concentrações liberadas pelos vaporizadores (F_{ad}) quando comparados com os pouco solúveis, durante a fase inicial da anestesia, objetivando acelerar a elevação da relação F_A e as F_{ad} e F_I e, na fase de manutenção, para manter uma F_A estável. A diferença entre esses valores (F_A, F_{ad} e F_I) pode atingir cinco vezes quando comparados o isoflurano com o desflurano e quatro vezes, comparando o isoflurano em relação ao sevoflurano (Figura 111.3).

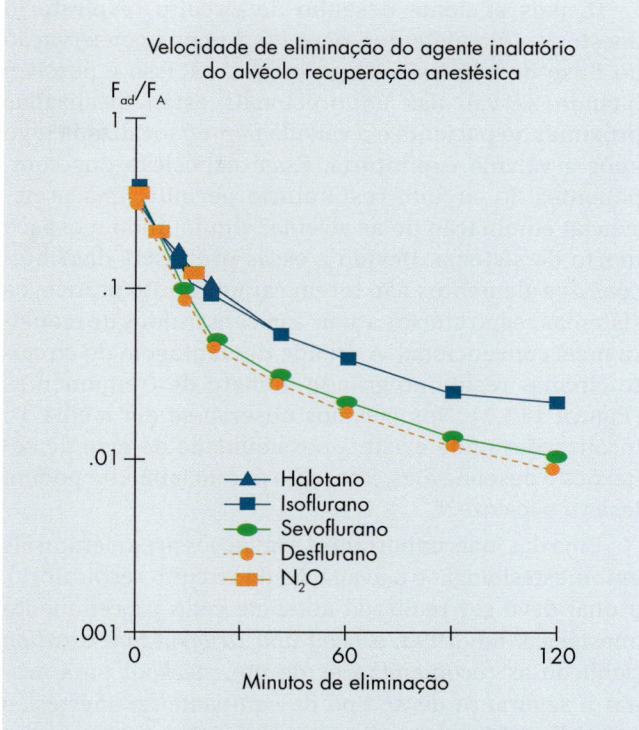

Figura 111.3 — *Correlação entre F_{ad}/F_A de diferentes agentes anestésicos inalatórios (Adaptada[2]).*

CARACTERÍSTICAS DO CIRCUITO DE RESPIRAÇÃO (FLUXOS DE ADMISSÃO E VAPORIZADORES)

O circuito respiratório mais utilizado no mundo em anestesia é o circular. A sua popularidade está ligada fundamentalmente a um desenho simples e a uma função extremamente segura. Os sistemas circulares podem ser classificados conforme o fluxo de admissão (F_{ad}) em fechado, semifechado ou semiaberto. No caso do circuito fechado, a fracional de admissão precisa ser exatamente igual à fracional de oxigênio absorvida pelo paciente. Nesse tipo de situação a reinalação dos gases expirados é total; sendo assim, existe a necessidade de um absorvedor eficiente para eliminação do CO_2, mantendo a eficiência e segurança do sistema. Devido à grande responsabilidade sobre ventilação, o circuito semifechado com reinalação parcial é mais utilizado do que o fechado.[19]

O circuito circular tem sete componentes básicos (Figura 111.1):

1. Fonte de gás fresco;
2. Válvulas inspiratória e expiratória unidirecional;
3. Tubulação inspiratória e expiratória;
4. Conexão em Y;
5. Válvula *pop-off*;
6. Balão reservatório;
7. Caníster com absorvedor de CO_2.

O mais eficiente desenho de circuito respiratório anestésico é aquele que permite a maior conservação do fluxo de admissão de gases frescos. Isso é possível quando as válvulas unidirecionais estão localizadas próximas ao paciente e a válvula *pop-off* localizada logo após a válvula expiratória. Essa disposição dos componentes do circuito respiratório permite uma preferencial eliminação do ar alveolar, diminuindo o espaço morto do sistema. Devido a essas propostas distribuições dos elementos não terem caráter muito prático, os sistemas respiratórios atuais são construídos de maneira mais convencional. A grande desvantagem do circuito circular reside no grande número de componentes (Figura 111.1). Nos mesmos observa-se em média 10 localizações onde existe a possibilidade de erro de conexões e desconexões, fatos que potencialmente podem lesar o paciente.[20]

Uma das mais importantes avaliações pré-operatórias em Anestesiologia é a avaliação do circuito respiratório, a qual deve ser realizada antes de cada procedimento anestésico. Em 1993, a *Food and Drugs Administration* publicou as recomendações de um *checkout* para avaliar a segurança desse tipo de equipamento anestésico (ASA).[21]

As máquinas de anestesia modernas são equipadas com circuitos com reinalação que permitem consideráveis reduções no fluxo de gases frescos (FGF). O benefício das técnicas com reinalação tornam-se evidentes somente quando o FGF é reduzido para menos da metade do volume-minuto do paciente, o que usualmente é menos de 3L.min^{-1}.[22]

A técnica anestésica com baixo fluxo afeta a cinética de gases no circuito circular, principalmente com FGF menores do que 1,0L.min^{-1}. Nessa condição, a monitoração de gases inspirados e expirados torna-se obrigatória para facilitar a sua execução e para a segurança do procedimento anestésico.[22]

A anestesia inalatória com circuito fechado pode ser definida como a técnica em que o FGF está adaptado para suprir as necessidades vitais de oxigênio do paciente (metabolismo aeróbio = 200 mL.min^{-1}) e para carrear a pressão de vapor dos anestésicos inalatórios gerada na câmara de vaporização dos vaporizadores dos circuitos respiratórios. Em algumas situações, durante a anestesia clínica, pode ser necessário elevar os FGF para propiciar a eliminação de componentes gasosos indesejáveis, tal como o nitrogênio e o metano, para o sistema de eliminação de gases e vapores (*scavenging*).[23]

Para o funcionamento perfeito do circuito respiratório com baixo fluxo ou circuito fechado torna-se indispensável a presença de um absorvedor de CO_2 efetivo, que remova todo o CO_2 expirado no interior do circuito respiratório (Figura 111.1).

Baseada no FGF, os circuitos respiratórios podem ser classificados segundo a Tabela 111.4.[24]

TABELA 111.4
DIFERENÇAS FUNCIONAIS DOS SISTEMAS RESPIRATÓRIOS

Características dos diferentes fluxos de admissão aos sistemas respiratórios (F_{ad})

Definição	F_{ad}	Comportamento do circuito
Alto fluxo	> 5 L.min^{-1}	• Permite rápidas alterações na concentração anestésica • Pode dispensar o absorvedor de CO_2 • Baixa a temperatura e a umidade do fluxo inspirado de gases
Baixo fluxo	>1 L.min^{-1}	• Diminui custo absorvedor de CO_2 essencial • Relações, concentrações e fluxos semelhantes ao alto fluxo • Mantém a temperatura e a umidade do fluxo inspirado de gases • Permite pequenas perdas de gases para realização de análise (capnometria)
Mínimo fluxo	<500 mL.min^{-1}	Intensifica as atividades do baixo fluxo, permitindo mínima perda de gases
Fechado	Reposição	• Não permite perda de gases (análise de gases) • Mantém a temperatura e a umidade do fluxo inspirado de gases • Permite o acúmulo de N_2 e CH_4 no circuito • F_{ad} igual à captação pelo organismo

(Adaptada[1])

A introdução dos novos anestésicos inalatórios com baixo coeficiente de solubilidade sangue/gás e baixa potência tem evidenciado a necessidade de reduzir, por motivos farmacoeconômicos, o consumo de anestésico através da baixa do FGF e/ou F_{ad}. Essa prática clínica apresentou resultados positivos em custos operacionais e benefícios ecológicos, além de evidências positivas para a segurança dos pacientes.[23]

Acima de 80% dos gases anestésicos são eliminados para o meio ambiente quando se utiliza FGF de 5,0L.min^{-1}. Estudos atuais têm provado que o uso de baixo ou de mínimo FGF pode diminuir de maneira significante o custo da anestesia inalatória. Por exemplo, a redução do FGF de 3,0 para 1,0L.min^{-1} resulta em uma diminuição em 50% no consumo de todos os anestésicos inalatórios.[25-27]

Por outro lado, a anestesia inalatória com alto FGF resulta em poluição do meio ambiente, com resultados maléficos para todo o pessoal que trabalha em ambiente cirúrgico.[28]

Essas opções de FGF em circuitos anestésicos apresentam muita influência na qualidade dos cuidados dispensados com a saúde dos pacientes submetidos aos mesmos. A liberação de gases inalatórios durante a utilização de FGF elevados torna a mistura gasosa no interior do sistema seca e fria, e a diminuição desse fluxo permite a recirculação gasosa no circuito respiratório, mantendo os gases mais aquecidos e umidificados. Os baixos FGF recirculam pelo absorvedor de CO_2, dessa forma conservando calor e umidade produzida na reação de absorção desse gás (Figura 111.1). A manutenção do calor e umidade dos gases inalados durante a anestesia inalatória previne a hipotermia perioperatória e o tremor pós-operatório, além de diminuir a desidratação de secreções em tubos traqueais e vias aéreas, fatores etiológicos de complicações pulmonares que alteram a morbimortalidade perioperatória (atelectasias e infecções).[29]

Sumarizando, a utilização de técnicas anestésicas de baixo fluxo (FGF) resulta não somente em consideráveis vantagens econômicas e ecológicas, mas também em vantagens para a saúde dos pacientes submetidos à mesma.

Ajuste do FGF em diferentes fases da anestesia com técnica de baixo fluxo:[23]

1. **Fase inicial de alto fluxo:** no início do procedimento anestésico é necessário um FGF em torno de 5,0L.min^{-1} para promover a desnitrogenação (N_2) do circuito e dos tecidos do paciente. O alto FGF facilita o enchimento do sistema de respiração com uma mistura gasosa de composição desejada, a qual influencia a captação e a distribuição dos agentes anestésicos inalatórios.
2. **Fase de baixo fluxo:** após 5 a 15 minutos de utilização de FGF elevado, o mesmo pode ser reduzido para o nível desejado (1,0L.min^{-1}). Quanto menor o FGF maior será a diferença de concentração entre a registrada no vaporizador e a monitorada no circuito respiratório (F_I/F_{ad}). De maneira similar, em caso de baixo FGF, o tempo para atingir a fracional inspirada (F_I) desejada será mais prolongado. Devido a isso, a monitoração da concentração de oxigênio e do agente inalatório no circuito torna-se indispensável.
3. **Fase de recuperação:** no final da anestesia, um alto FGF (com 100% de O_2) é necessário para facilitar a eliminação do agente anestésico do paciente e do circuito.

Na prática da anestesia inalatória, com baixo fluxo de admissão de gases (F_{ad}) ao circuito respiratório, alguns fatores especiais devem ser observados:

♦ **Umidade e temperatura:** a utilização de baixo FGF eleva o grau de reinalação, consequentemente resulta em uma elevação nas taxas de CO_2 expirado que passa através do absorvedor, consumindo mais cal sodada ou baritada, mas aumentando a produção de calor e umidade no circuito pela reação de absorção desse gás (Figura 111.1).

♦ **Acúmulo de nitrogênio (N_2):** normalmente, um adulto de 70kg possui aproximadamente 2L de N_2 dissolvido no organismo. Esse gás é eliminado dos tecidos através da expiração, sendo que a pressão do mesmo pode alterar a composição gasosa no circuito respiratório (possibilidade de diminuição na pressão parcial de oxigênio no circuito respiratório). Devido a isso, é importante a lavagem do circuito com alto fluxo de O_2 antes de reduzir o FGF total.

A desnitrogenação pulmonar com elevados FGF é completada em 5 a 10 minutos, mas durante o procedimento anestésico com esse tipo de técnica, pequenas quantida-

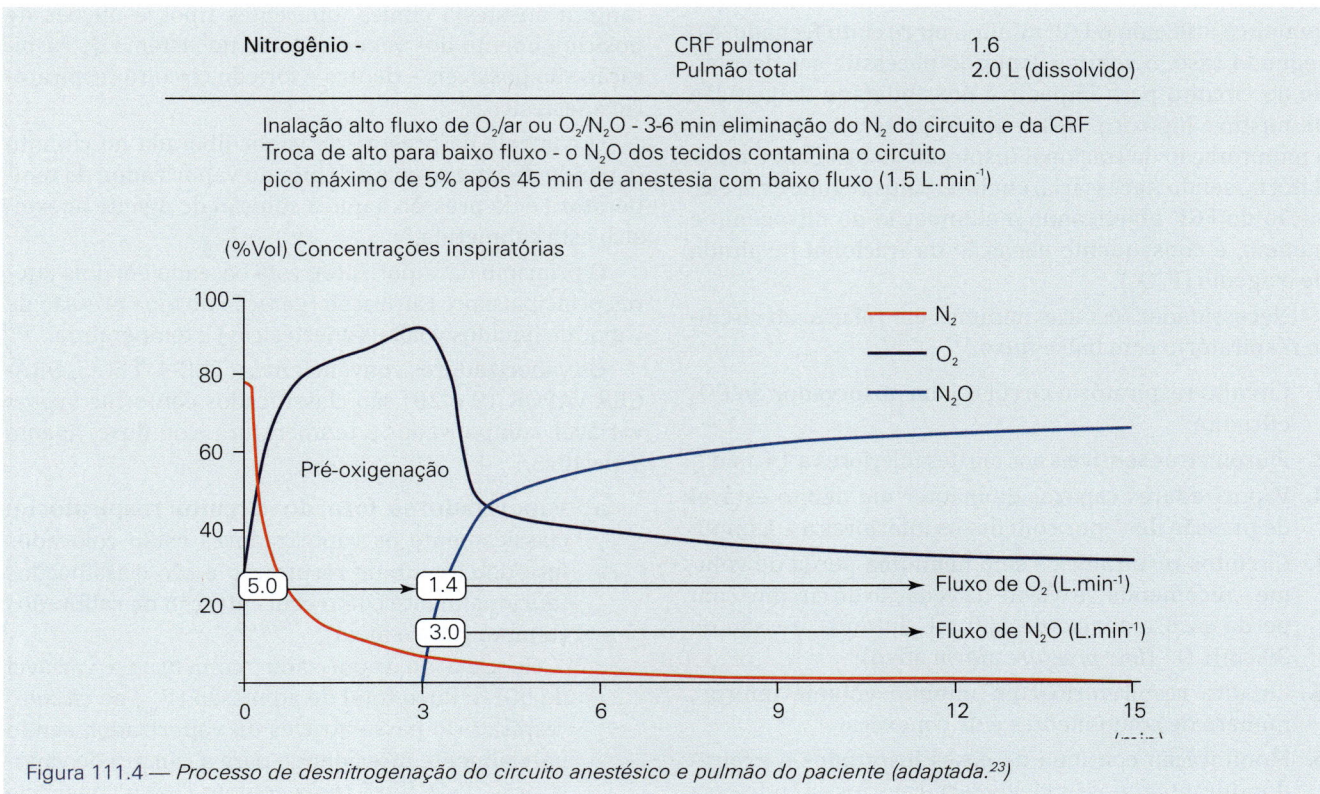

Figura 111.4 — *Processo de desnitrogenação do circuito anestésico e pulmão do paciente (adaptada.[23])*

des de N_2 são eliminadas do organismo para o circuito respiratório, podendo acumular-se no mesmo. Dessa forma, esporadicamente, há necessidade de elevar o FGF para lavar esse acúmulo de N_2 no circuito e prevenir a administração de mistura gasosa hipóxicas (Figura 111.4).[30]

Acúmulo de metano: metano é um gás, produto da fermentação microbiana de carboidratos no organismo, eliminado pelos pulmões. Durante técnicas com FGF mínimo ou circuito fechado o metano pode acumular-se no circuito respiratório.

A elevação da concentração de metano no circuito pode alterar a monitoração da concentração de gases presentes na mistura gasosa inspirada e expirada. Essa interferência pode acontecer quando o monitor dos gases for desenhado para detecção de agentes inalatórios através da absorção raios infravermelhos com comprimento de onda de 3,3μm. Dessa forma, a alteração na captação do cumprimento de onda pode ser notada com o enflurano e isoflurano, mas o maior efeito é evidente no caso do halotano. De maneira semelhante ao N_2, o acúmulo de metano pode ser evitado com elevação temporária do FGF.

Na atualidade, os monitores identificam as concentrações dos agentes inalatórios em comprimentos de onda de 9 a 12 μm, não sofrendo a interferência do metano.[30]

Coleta de amostra de gases por aspiração lateral de fluxo: a aspiração lateral constante de amostra de gases do circuito é usualmente de 100 a 200 mL.min^{-1} (análise de gases anestésicos, nitrogênio e CO_2). No caso da utilização de alto ou de baixo FGF, essa aspiração não leva a problemas maiores, de maneira diferente do que quando é utilizado o FGF mínimo ou circuito fechado. No segundo caso, o volume aspirado necessita ser devolvido ao circuito para impedir a possibilidade da geração de mistura hipóxica. Nessa opção de técnica inalatória, a monitoração da fracional inspirada de oxigênio é mandatória, sendo necessária, em intervalos regulares, a elevação do FGF, objetivando a eliminação do nitrogênio e metano, e consequente elevação da fracional inspirada de oxigênio ($F_I O_2$).

Necessidades técnicas mínimas em relação ao circuito respiratório com baixo fluxo:[19]

1. Circuito respiratório circular com absorvedor de CO_2 eficiente;
2. Fluxômetros sensíveis aos ajustes inferiores a 1 L.min^{-1};
3. Vaporizadores capazes de manter um débito estável de pressão de vapor com fluxos inferiores a 1 L.min^{-1};
4. Circuitos respiratórios sem nenhuma perda de volume – recomenda-se o teste da vedação do circuito com perda gasosa abaixo de 150 mL durante pressão de 30 cmH$_2$O^{-1} (*low pressure alarm* ativo);
5. Circuito respiratório com mínimo volume interno, número de componentes e de conexões;
6. Monitoração contínua de gases inspirados e expirados durante todos os ciclos respiratórios – sendo essa medida da concentração de gases anestésicos realizada no ramo expiratório o mais próximo possível do Y do circuito.

Em adição às recomendações descritas, a monitoração da capnometria e capnografia deve ser incluída nas mesmas, conferindo informações sobre as condições da ventilação alveolar do paciente. A monitoração das pressões em vias aéreas, volumes pulmonares e alças espirométricas são também desejados no arsenal de monitoração.

Tempo de efetividade do absorvedor de CO_2: a capacidade de absorção de CO_2 é baseada na ventilação-minuto do paciente (ajustada para a produção do CO_2), volume do canister que contém o absorvedor e do FGF selecionado. O baixo FGF permite uma maior percentagem de recirculação de gás expirado para o interior do circuito respiratório circular e maior necessidade de remoção de CO_2. Sendo assim, os baixos FGF diminuem a vida útil do absorvedor.

A avaliação da efetividade do absorvedor pode ser monitorada pela elevação dos valores da fracional inspirada de CO_2, sem concomitante alteração dos parâmetros ventilatórios estabelecidos, tal como volume corrente, frequência respiratória e volume-minuto.

Normalmente existe um indicador colorido na fórmula do absorvedor, sendo que o mesmo altera a coloração com a acidificação do meio, indicando a exaustão do absorvedor. É importante salientar que esse marcador de pH pode entrar em fadiga, sendo necessária a observação do tempo de sua utilização.

Vaporizadores e vaporização: na atualidade, durante a anestesia clínica, diferentes tipos e opções de posicionamento dos vaporizadores no sistema de respiração são possíveis – dentro e fora do circuito respiratório anestésico.[20]

O controle da pressão de vapor liberada no circuito depende de fatores como débito do vaporizador, da temperatura e da pressão à que a solução do agente anestésico está submetida.[21]

O princípio da vaporização está baseado em dois fatores principais: pressurização (geração de uma pressão de vapor de líquidos voláteis anestésicos) e temperatura.[31,32]

Os vaporizadores convencionais (TEC-4, TEC-5, DRÄGER VAPOR 19 e 20) são classificados conforme *bypass* variável, compensados a temperatura e.ou fluxo, agente específico.

a) **Vaporizadores fora do circuito respiratório:** classicamente os vaporizadores estão colocados fora do circuito de respiração e são classificados funcionalmente como concentração de calibrados (temperatura e fluxo).

No caso do vaporizador com *bypass* variável de FGF, o fluxo total de admissão (F_{ad}) ao circuito respiratório passa através do vaporizador, sendo parcialmente direcionado para a câmara de vaporização. Esse fluxo toma contato com a superfície livre do agente anestésico carreando uma pré-estabelecida pressão de vapor do mesmo, que é gerada nessa câmara (*over flow principle*). O fluxo direcionado para a câmara de vaporização fica totalmente saturado de pressão de vapor do agente anestésico. Finalmente essa mistura gasosa é adicionada ao fluxo que passou por fora da câmara de vaporização. A concentração final do agente anestésico (F_{ad}), que é oferecida ao circuito respiratório, depende da regulagem do percentual de pressão de vapor no dial do vaporizador, o qual comanda a variação da percentagem do fluxo através da câmara de vaporização. A elevação do percentual do FGF, que passa pela câmara, eleva a fracional de admissão (F_{ad}) ao circuito de respiração.[33,34]

Devido à grande variação das características físico-químicas entre os diferentes anestésicos inalatórios (Tabela 103.1) cada vaporizador é projetado com base nas propriedades específicas de cada agente anestésico. Dessa forma, a maioria dos vaporizadores é específica para determinados anestésicos. Além disso, equipamentos integrados aos vaporizadores auxiliam a compensação da temperatura na câmara, objetivando a estabilidade da pressão de vapor do agente inalatório (*output* do vaporizador).

A localização do vaporizador fora do circuito respiratório resulta em um fluxo adicional (F_{ad}) oriundo somente do fluxo total de gases que passa pelo vaporizador. O aumento da fracional inspirada (F_I) em uma determinada fracional adicional (F_{ad}) e o espaço de tempo entre a (F_I), obtida pós-variação da (F_{ad}), dependem do fluxo adicional total de gases fresco (FGF) e do débito do vaporizador (*performance* do vaporizador). Para a utilização clínica da técnica-alvo controlada da anestesia inalatória, é de vital importância que o anestesiologista esteja familiarizado com esses conceitos.[32]

Outros tipos de vaporizadores, em nível experimental ou clínico, podem ser utilizados fora do circuito respiratório. Um exemplo é o vaporizador do tipo Engström, que vem acoplado ao circuito de respiração anestésico. Esse tipo de vaporizador foi idealizado com base nos princípios de pressurização e temperatura. A constante de pressão no interior do vaporizador (0,4 bar) força o fluxo do vapor gerado no interior da câmara no sentido do circuito respiratório. O processo de vaporização gera uma "contrapressão" que é controlada pela temperatura gerada por um elemento gerador de aquecimento. Abrindo uma válvula digital magnética, adiciona-se uma conhecida concentração de vapor ao FGF. Esse débito é controlado de acordo com a concentração desejada do anestésico, o qual pode ser até de 8 vol% no FGF.[32]

b) **Vaporizadores no interior do circuito respiratório:** existe a possibilidade de geração e manutenção da pressão de vapor dos agentes inalatórios no interior do sistema circular de respiração. Dois tipos de técnicas tornam esse método clinicamente possível:[35]

1. Vaporizador localizado no interior do circuito respiratório;
2. Injeção direta de líquido do agente anestésico inalatório no circuito respiratório.

A utilização do vaporizador no interior do circuito respiratório pode ser perigosa, principalmente quando for utilizado baixo fluxo (FGF) ou adicional (F_{ad}), devido a dois problemas:[35]

1. Resistência ao fluxo no interior do circuito respiratório;
2. Imprevisibilidade do débito do vaporizador.

A injeção direta de anestésico no circuito respiratório tem sido muito estudada ao longo dos anos. Devido a específicas características físico-químicas dos agentes inalatórios, o fármaco líquido pode ser volatilizado de maneira imediata, no interior do circuito respiratório. Como um resultado direto disso, o retardo no equilíbrio da fracional de admissão (F_{ad}) com a fracional inspirada (F_I) fica minimizado. Esse tipo de administração é utilizado em sistemas de respiração fechados. Para a utilização desse tipo de técnica o volume da agente inalatório injetado no circuito respiratório é de vital importância, devendo ser evitada a hipo ou hiperpressão de vapor do mesmo. A rapidez na elevação da fracional inspirada (F_I) é significativamente maior quando comparada com o uso dos vaporizadores clássicos. Dois métodos de controle para injeção de agentes inalatórios no circuito têm sido descritos: cálculo da velocidade fixa e controle adaptativo.

c) **Controle da velocidade fixa:** nesse tipo de controle, a quantidade de líquido volátil requerida por intervalo de tempo é calculada utilizando uma fórmula de captação. Um dos modelos empregados é o modelo da raiz quadrada do tempo. Nesse tipo de modelo é utilizada a injeção direta no circuito de uma dose de anestésico em um intervalo de tempo crescente, após uma dose *priming*. As doses são calculadas da seguinte forma:[36]

$$\text{Dose } priming = CaQ' + (V_{vent} + f_{CAM})$$
$$\text{Doses subsequentes} = 2CaQ'$$
$$= 2 \times f_{CAM} \times \lambda_{s/g} \times Q'$$

Onde, Ca = concentração arterial desejada (mL de vapor. m^{3-1}); Q' = débito cardíaco ($m^3.min^{-1}$); V_{vent} = volume ventilatório do circuito = volume do circuito + capacidade residual do paciente; f_{CAM} = fração da CAM para uma Ca desejada, por ex.: 1,3 CAM para o agente inalatório único ou 0,7 CAM quando associado ao óxido nitroso a 70%; $\lambda_{s/g}$ = coeficiente de partição sangue/gás.

Estudo utilizando essa técnica para administração de isoflurano em circuito respiratório fechado concluiu que é uma técnica anestésica segura, econômica e adaptada a variações de captação e às respostas fisiológicas dos pacientes submetidos à mesma. Por outro lado, esse modelo apresenta um problema[37]: exige circuitos completamente fechados para sua execução.

Outros trabalhos alegam que, devido à variabilidade nas estratégias do modelo de controle fixo de velocidade, preconiza-se outro modelo, o controle adaptativo. Essa técnica controla o sistema de administração através da monitoração da fracional inspirada de anestésico (F_I) e a fracional expirada do mesmo ($F_{et\,anest}$), titulando, dessa forma, as injeções no circuito respiratório para manter uma concentração-alvo desejada e estável. Existe apenas um sistema desse tipo comercializado no mundo (Physioflex, Dräger, Germany).[38,39]

ASPECTOS CLÍNICOS DA TÉCNICA ALVO-CONTROLADA DE ANESTESIA INALATÓRIA

O principal objetivo da técnica alvo-controlada de anestesia inalatória é a administração de um agente anestésico, que gera um grau controlado de pressão de vapor na biofase ou sítio efetor, o qual resulta em um efeito farmacodinâmico (hipnose). Esse afeito pode ser mensurado através da avaliação da profundidade hipnótica. Esse tipo de medida pode ser realizado através de variações da eletroencefalografia convencional (EEG), ou seja, com o BIS – *Aspect Medical Systems* ou Potenciais Eletroencefalográficos Evocados Auditivos de Média Latência ('A-line" – Danmeter).

A técnica descrita tenta minimizar o retardo de tempo entre o início da administração do anestésico e o início do efeito clínico desejado, valorizando as curvas de dose/resposta específicas de cada agente inalatório. Além disso, essa abordagem tenta evitar o estabelecimento de hipo ou hiperdosagens na biofase, com as suas consequências clínicas, ou seja, geração de paraefeitos, como consciência transoperatória, instabilidade hemodinâmica, depressão respiratória, etc.

Utilizando o clássico circuito respiratório com vaporizador fora do sistema e com regime de baixo fluxo ou fluxo mínimo de gases frescos (FGF), um rápido aumento ou diminuição no efeito clínico é impossível de ser obtido com essa técnica, consequentemente torna-se impossível exercer um rápido controle sobre a concentração do agente na biofase e a sua resposta farmacodinâmica; apesar dos resultados farmacoeconômicos serem favoráveis à mesma, eles somente são obtidos após uma estabilização da concentração do agente no sítio efetor.

Através de simulações (Gasman® – *Med Man Simulations*, USA) é possível evidenciar teoricamente a concentração do agente inalatório na biofase, sendo que essa concentração apresenta uma relação linear com o efeito farmacodinâmico.

Uma solução para diminuir a retardo acima citado (entre a F_{ad} x F_I x $F_{et\,anest}$) é elevar o FGF ao circuito, simulando temporariamente uma situação de alto fluxo inspiratório (>5L). Além da elevação da FGF é preciso que o vaporizador seja programado para uma elevada taxa de vaporização.

Atualmente, existe a possibilidade de analisar gases na prática clínica: tanto a fracional inspirada como a expirada podem ser avaliadas de maneira *on line* e continuamente no circuito respiratório. Dessa forma, observando o perfil de comportamento da F_I e da $F_{et\,anest}$ e podendo controlar a fracional de admissão do agente inalatório (F_{ad}), torna-se possível, de maneira clínica, evitar as variações excessivas da concentração do agente na biofase, durante as fases de indução, manutenção e na reversão da anestesia inalatória.

É importante salientar que a estreita faixa de segurança terapêutica da maioria dos anestésicos inalatórios obriga, por segurança, a monitoração contínua e rigorosa dos gases no circuito de anestesia.

A realização de simulação de uma anestesia inalatória-alvo controlada com sevoflurano pode ser descrita da seguinte forma (Gasman® – Méd Man Simulations, USA)[1]:

Início da anestesia: administração de uma F_{ad} com o objetivo de atingir uma F_I de 2 vol%: foi necessária uma F_{ad} de 8 vol%, caracterizando uma hiperconcentração liberada no circuito anestésico – uma vez atingida concentração inspirada desejada (F_I de 2 vol%), foi diminuída a F_{ad} para manter a F_I estável no monitor *on line*. O intervalo de tempo entre o início da administração do sevoflurano (F_{ad}) e a elevação de fracional alveolar (F_A), ou fracional expirada desse agente inalatório ($F_{et\,sevo}$), foi de 10 min. A partir desse momento, a diminuição da F_{ad} não implica oscilações importantes na $F_{et\,sevo}$.

A técnica descrita, com vaporizador fora do circuito, pode ser utilizada com segurança durante a atividade clínica atual. Por outro lado, esse tipo de abordagem é limitado pelo desempenho do vaporizador pois, em algumas situações, o mesmo é incapaz de liberar a elevada pressão de vapor (concentração) do agente anestésico, necessária para a execução da mesma.

A técnica anestésica que utiliza os circuitos circulares, com a injeção direta do anestésico inalatório no mesmo, pode ser uma opção para diminuir o intervalo de tempo necessário para a elevação da fracional inspirada (F_I), fracional alveolar (F_A) e fracional expirada do anestésico ($F_{et\,anest}$). Esse tipo de procedimento propicia a volatilização imediata do agente inalatório no interior do circuito respiratório, sem a necessidade do vaporizador. Essa injeção pode ser controlada por um sistema de *feedback control* computadorizado, impedindo a injeção exagerada do anestésico inalatório (Physioflex, Dräger, Germany)[1].

A utilização dessa técnica de anestesia inalatória precisa ser adaptada às condições clínicas do paciente e a uma constante e precisa monitoração hemodinâmica e respiratória.

RESUMO DA FARMACOLOGIA CLÍNICA DOS ANESTÉSICOS INALATÓRIOS

A análise das diferenças e similaridades farmacológicas entre os anestésicos inalatórios potentes mais comumente utilizados em clínica é um dos objetivos deste capítulo.

Características Físico-químicas

A halogenização da fórmula estrutural dos anestésicos inalatórios, realizada somente com a inclusão de flúor, diferencia o sevoflurano [CH_2 F-O-CH(CF_3)$_2$] e o desflurano (CHF_2-O-$CHFCF_3$) do isoflurano (CHF_2-O-$CHClCF_3$), o qual possui em sua fórmula estrutural o cloro. Essa substituição resulta na elevação da pressão de vapor dos mesmos, em temperatura ambiente; sendo assim, a pressão de vapor exercida pelo isoflurano é de 240 mmHg, diferentemente da pressão de vapor do desflurano, que é de 670 mmHg. Além disso, essa diferença estrutural resulta em diminuição da potência anestésica (Tabela 111.1).[40]

Potência Anestésica

A inclusão de cloro em substituição ao flúor na fórmula estrutural dos anestésicos inalatórios resulta em diminuição da potência anestésica.

A CAM (concentração alveolar mínima do anestésico para impedir, em 50% dos pacientes, a movimentação em resposta à incisão de pele) dos anestésicos inalatórios potentes, permite a sua administração associada a elevadas concentrações de O_2 (sem necessidade da utilização de óxido nitroso associado).[41]

A $CAM_{acordada}$ (concentração alveolar do anestésico inalatório que permite respostas voluntárias a comando em 50% dos pacientes) é de 0,33 a 0,52 da CAM para os agentes de grande potência, mas de 0,67 da CAM para o óxido nitroso. Dessa forma, menos óxido nitroso necessitaria ser eliminado do organismo na fase de recuperação pós-anestesia inalatória para ser atingida a consciência, mas deve ser valorizado o pobre poder amnésico desse gás anestésico.[42]

Efeito Cardiovascular

O desflurano, o sevoflurano e o isoflurano diminuem a pressão arterial, principalmente por decréscimo da resistência vascular periférica sistêmica, geralmente mantendo o débito cardíaco, embora exerçam discreto efeito inotrópico negativo.

Níveis de profundidade anestésica semelhantes afetam de maneira similar a frequência cardíaca e a pressão arterial. Entretanto, durante a administração inalatória rápida, os efeitos cardiovasculares podem diferir de maneira significativa, por exemplo, o desflurano pode elevar transitoriamente (4 a 6min) a frequência cardíaca e a pressão arterial. Esse fato fica muito evidente quando a fracional inspirada (F_I) é rapidamente elevada para 6% ou mais. Essa resposta é atenuada pela associação com fentanil ou sufentanil, ou pela diminuição da F_I. O sevoflurano não exerce esse tipo de efeito.

Nenhum dos anestésicos citados sensibiliza o miocárdio às catecolaminas exógenas (não alteram o limiar arritmogênico a epinefrina exógena).[43,44]

Os anestésicos inalatórios (isoflurano/sevoflurano) possuem uma característica farmacodinâmica de proteção cardíaca através de um fenômeno descrito como pré-condicionamento miocárdico. Esse fenômeno descreve uma proteção miocárdica, resultado de breves períodos de exposição aos anestésicos inalatórios que protegem esse tecido de episódios isquêmicos e de reperfusão, atrasando as respostas de lesão tissular irreversíveis, reduzindo a área de infarto e melhorando de maneira significante a recuperação da função contrátil do miocárdio. Essa atividade dos anestésicos inalatórios pode ser explicada através da sua ação sobre os canais de potássio ATP sensitivos do sarcolema (sarcol K_{ATP}). Essa cardioproteção, gerada após um episódio isquêmico agudo na fase inicial e na presença de um agente inalatório, cria uma memória de proteção, a qual funciona mesmo na ausência do anestésico, durante os episódios isquêmicos posteriores. Evidências atuais indicam que o pré-condicionamento miocárdico com anestésicos inalatórios envolve quinases intracelulares, radicais oxigênio livre reativos e canais de potássio ATP sensitivos, embora o exato mecanismo ainda seja desconhecido.[51,52]

Efeito Respiratório

Todos os agentes anestésicos inalatórios deprimem a ventilação, elevam a $PaCO_2$ e alteram a curva de resposta ventilatória ao CO_2. Todos eles diminuem o tônus da musculatura brônquica, podendo ser utilizados em pacientes com asma brônquica ou com hiperatividade brônquica. Concentrações anestésicas de N_2O (óxido nitroso), halotano e sevoflurano não causam irritação de vias aéreas, sendo os agentes preferenciais para administração durante a indução inalatória pura, tanto em crianças como em adultos. As concentrações anestésicas de isoflurano podem causar irritação em via aérea, sendo que a inalação de concentrações em torno de 6% de desflurano pode ser causa de intensa irritação da via aérea, devendo, ambos, ser evitados na indução inalatória, mas sem restrições de uso durante a manutenção da anestesia em pacientes portadores desse tipo de doença.[45,46]

Efeito Sobre o Sistema Nervoso Central

O desflurano, o isoflurano e o sevoflurano deprimem a atividade eletroencefalográfica de maneira dose-dependente, enquanto o sevoflurano e o enflurano podem causar atividade convulsiva no EEG, principalmente durante a elevação rápida de concentração central, sendo a mesma totalmente reversível com a diminuição da concentração inalada, não deixando sequelas centrais.

Todos esses agentes inalatórios diminuem a resistência vascular cerebral, fato que pode resultar em elevação da pressão intracraniana.[40]

Efeito na Junção Neuromuscular

Todos os agentes inalatórios modernos potentes causam relaxamento muscular suficiente para a intubação traqueal ou para execução de procedimento intra-abdominal, potencializando de forma moderada a atividade dos fármacos bloqueadores neuromusculares.[47]

Metabolismo e Toxicidade

Os anestésicos inalatórios modernos, particularmente o sevoflurano e o desflurano, apresentam um grau de toxicidade sistêmica muito pequena, resultante de uma mínima biodegradação, sendo que o desflurano apresenta, de maneira prática, ausência total de toxicidade. Essa característica do desflurano se deve à ausência de metabolismo e em parte pela ausência de halogenização com cloro na estrutura molecular de ambos, desflurano e sevoflurano.

Raramente a toxicidade resulta da degradação dos anestésicos inalatórios pelo absorvedor de CO_2 (temperatura e umidade). Raramente a desidratação da substância absorvedora de CO_2 leva à geração de monóxido de carbono no interior do circuito.

Tanto a substância absorvedora de CO_2 normal como a desidratada possuem a potencialidade de degradarem o sevoflurano até uma substância nefrotóxica, denominada composto A. O reconhecimento dessa possibilidade resultou em algumas recomendações clínicas, tais como:

- Evitar FGF <1L.min^{-1} durante a anestesia com sevoflurano;
- Evitar o uso por mais de 2 horas de concentrações de sevoflurano de 1 CAM em FGF de 1L.min^{-1}.

O tópico sobre degradação de anestésicos inalatórios em substâncias clinicamente tóxicas, por ação de absorvedores de CO_2, torna-se completamente solucionado com opções que não reajam, nem de forma direta nem indireta, com desflurano e o sevoflurano, como no caso de absorvedores secos.

A degradação dos anestésicos inalatórios dentro das embalagens de veiculação industrial não acontece até dois anos ou mais, embora, sob condições ainda não bem determinadas, o sevoflurano possa degradar-se espontaneamente em compostos voláteis altamente ácidos, podendo lesar o parênquima pulmonar. O problema pode ser reconhecido já que os recipientes contendo o sevoflurano forte e amargo.[48-50]

PRÉ E PÓS-CONDICIONAMENTO MIOCÁRDICO

Alguns fenômenos fisiológicos (reperfusão pós-isquêmica) e estratégias terapêuticas (pré e pós-condicionamento miocárdico), objetivando a proteção do miocárdio contra as alterações isquêmicas do mesmo, são bastante estudados na atualidade. O fenômeno de reperfusão pós-infarto do miocárdio pode ser definido como uma resposta fisiológica ou fisiopatológica pós-síndromes coronarianas agudas, especialmente no caso de infarto agudo do miocárdio; entretanto, a reperfusão possui o potencial de exacerbar o processo de necrose celular, sendo esse fato denominado de "isquemia de reperfusão". Essa situação pode resultar tanto no estabelecimento do infarto do miocárdio, como em arritmias cardíacas e disfunção contrátil da fibra miocárdica.

O *"pré-condicionamento isquêmico do miocárdio"* é uma resposta adaptativa bem descrita, na qual breves períodos de isquemia e reperfusão tissular miocárdica aplicados previamente a subsequentes períodos longos de isquemia, elevam a resistência do miocárdio a esse tipo de agressão. Adicionalmente, a aplicação de breves e repetitivos episódios de isquemia/reperfusão miocárdica, imediatamente após o período de início da reperfusão, que é denominado de *"pós-condicionamento isquêmico do miocárdio"*, reduz a extensão da lesão de reperfusão. Vários mecanismos são propostos para justificar esse tipo de resposta, principalmente a ativação da cascata de transdução celular, incluindo a ativação de proteínas de sobrevivência celular, quinase dependentes.

O objetivo desse tópico é a abordagem dos conceitos, básicos e clínicos, atuais sobre o fenômeno de pré-condicionamento (precoce ou tardio) cardíaco por via isquêmica e/ou farmacológica (= anestésicos inalatórios).

Há mais de duas décadas é reconhecido o fato de que o pré-condicionamento cardíaco isquêmico decorre da exposição do miocárdio a períodos de breves e repetidos momentos de oclusão vascular (3-5min de isquemia), com o principal objetivo de tornar esse tecido resistente aos efeitos deletérios dos prolongados eventos isquêmicos e de reperfusão miocárdica.[51] Esse tipo de fenômeno representa um potente e consistentemente reproduzível tipo de proteção do tecido cardíaco aos eventos isquêmicos potencialmente irreversíveis.

O miocárdio possui uma considerável capacidade para a adaptação ao estresse por alteração no seu fenótipo, fenômeno que resulta em maior resistência as lesões, principalmente as de origem isquêmicas.

Em 1986 surgiu o primeiro trabalho experimental clínico descrevendo o fenômeno de pré-condicionamento isquêmico em miocárdios caninos.[52] Nesse momento foi descrito que corações submetidos a quatro períodos de isquemia (obstrução intermitente da artéria circunflexa) intercalados por períodos de 5 minutos de reperfusão, precedendo um período longo de 40 minutos de isquemia, reduziam a área de infarto miocárdico de 30% para somente 7%. Desde então, esse potente e endógeno mecanismo protetor miocárdico tem sido evidenciado e confirmado em praticamente todas as espécies, incluindo ratos, suínos, coelhos, cães e, finalmente, de maneira indireta, em humanos.[52]

Alguns anos mais tarde surgiu novo conceito, isto é, o do pré-condicionamento tardio, caracterizado pelo aparecimento de uma segunda janela de proteção tardia (12-72 hs) após iniciado o processo de pré-condicionamento isquêmico.[53,54]

• **Pré-condicionamento precoce**: caracteriza-se como uma consequência imediata de múltiplos episódios de isquemia miocárdica subletal, gerando um estado de proteção (resistência) contra subsequentes processos isquêmicos longos. É importante salientar que esses breves períodos de isquemia podem ter efeitos aditivos e, ocorrendo de forma excessivamente frequente, pode resultar na abolição do efeito protetor.[55]

O pré-condicionamento isquêmico, por si só, não previne a morte celular do miócito, mas retarda de maneira significante a sua ocorrência durante as 2-3 h após a incidência de isquemia sustentada (proteção temporal limitada, ou seja, o pré-condicionamento precoce).

O fato clínico mais importante do pré-condicionamento cardíaco precoce é a redução na área de infarto, embora, também, possa resultar em melhoria funcional do miocárdio isquêmico e diminuição do potencial arritmogênico pós-isquemia tissular miocárdica (dados experimentais espécie dependente).

• **Pré-condicionamento tardio**: caracteriza-se como uma proteção adicional, embora menos pronunciada quando comparada com a proteção precoce, que ocorre 12-24 hs após o insulto isquêmico, durando em torno de 72 hs (segunda janela de proteção = pré-condicionamento tardio).[55,56] Algumas evidências mostram que esse tipo de proteção tardia é dependente de ativação da síntese de proteínas cardioprotetoras. Em contraste com os modelos experimentais clássicos de pré-condicionamento precoce, o pré-condicionamento tardio protege o miocárdio, predominantemente, da situação clínica denominada de *stunning* miocárdico.[56]
  • **Definição de Stunning Myocardial**: é uma situação de prolongada, mas não permanente, disfunção ventricular sistólica/diastólica sem a presença de necrose miocárdica.

  Deve ser salientado que, além do estímulo isquêmico, outros tipos de estimulação podem resultar em atividade protetora miocárdica (precoce e tardia). Entre os mesmos podem ser citados os estímulos oxidativos (hiperóxico), mecânicos (distensão), elétricos (marca-passo com frequência rápida), térmicos e químicos, tais como hormonal, iônica Ca^{++} e farmacológicos (anestésicos inalatórios e opioides).[57,58]

• **Mecanismo de ação do estímulo pré-condicionante**: o pré-condicionamento isquêmico é mediado por diversos receptores existentes no sarcolema, sendo os mais ativos os seguintes:
  • os relacionadas com as proteínas inibitórias G_i, denominadas de purinorreceptores adenosínicos (A-1 e A-3), purinorreceptores (P2Y), endotelinas (ET1), acetilcolina (M2), receptores α_1 e β-adrenérgico, angiotensina II (AT1), bradicinina (B2) e receptores opioides (δ_1 e κ). Esses receptores se acoplam com uma rede complexa de quinases.

O envolvimento de múltiplos receptores ou gatilhos na mediação do pré-condicionamento miocárdico reflete na atividade de um sinal de transdução biológico. É importante salientar que os receptores individualmente dependem, em grande parte, das espécies em que são estudados como também do tipo de estímulo pré-condicionante. As principais vias de sinalização que participam do pré-condicionamento miocárdico precoce e tardio estão representadas na Figura 111.5.[67]

PRÉ-CONDICIONAMENTO CARDÍACO E ANESTÉSICOS INALATÓRIOS

Recentes estudos identificam que os anestésicos inalatórios conferem pré-condicionamento miocárdico (efeito cardioprotetor precoce e tardio) e pós-condicionamento quando administrados antes ou após períodos de isquemia miocárdica prolongada. Tem sido demonstrada similar eficácia da proteção miocárdica pós-isquemia, dos anestésicos inalatórios (avaliada por medida da extensão do infarto), quando comparados à proteção isquêmica gerada pelo estímulo isquêmico pré-condicionante.[59-61]

Estudos identificam experimentalmente o efeito pré-condicionante miocárdico dos anestésicos inalatórios, entre os quais figuram o isoflurano, o enflurano e o halotano, sendo incluídos mais recentemente o sevoflurano e o desflurano.

O efeito favorável dos anestésicos inalatórios sobre a relação oferta/demanda de oxigênio em miocárdios isquêmicos, não utiliza o mesmo substrato de ação utilizado na geração do fenômeno de pré-condicionamento farmacológico, pois a proteção consequente ao pré-condicionamento por anestésicos inalatórios ocorre inclusive durante a parada cardíaca pós-infusão de solução cardioplégica (ocasião em que os anestésicos inalatórios são administrados através do fluxo adicional de gases para o circuito de circulação extracorpórea).[68] Esse mecanismo pré-condicionante farmacológico (anestésicos inalatórios) envolve ativação de receptores adenosina A_1, canais PKC e $K_{ATP\ dependentes}$. Um importante adendo aos dados anteriormente citados é o de que o pré-condicionamento isquêmico e o farmacológico (2 x 2min. com sevoflurano a 3,5vol/vol% intercalado com 5min. de reperfusão) reduzem de maneira similar a concentração de Ca^{++}, elevando a intensidade da resposta pós-isquêmica contrátil do miocárdio ao Ca^{++} (função ventricular) e di-

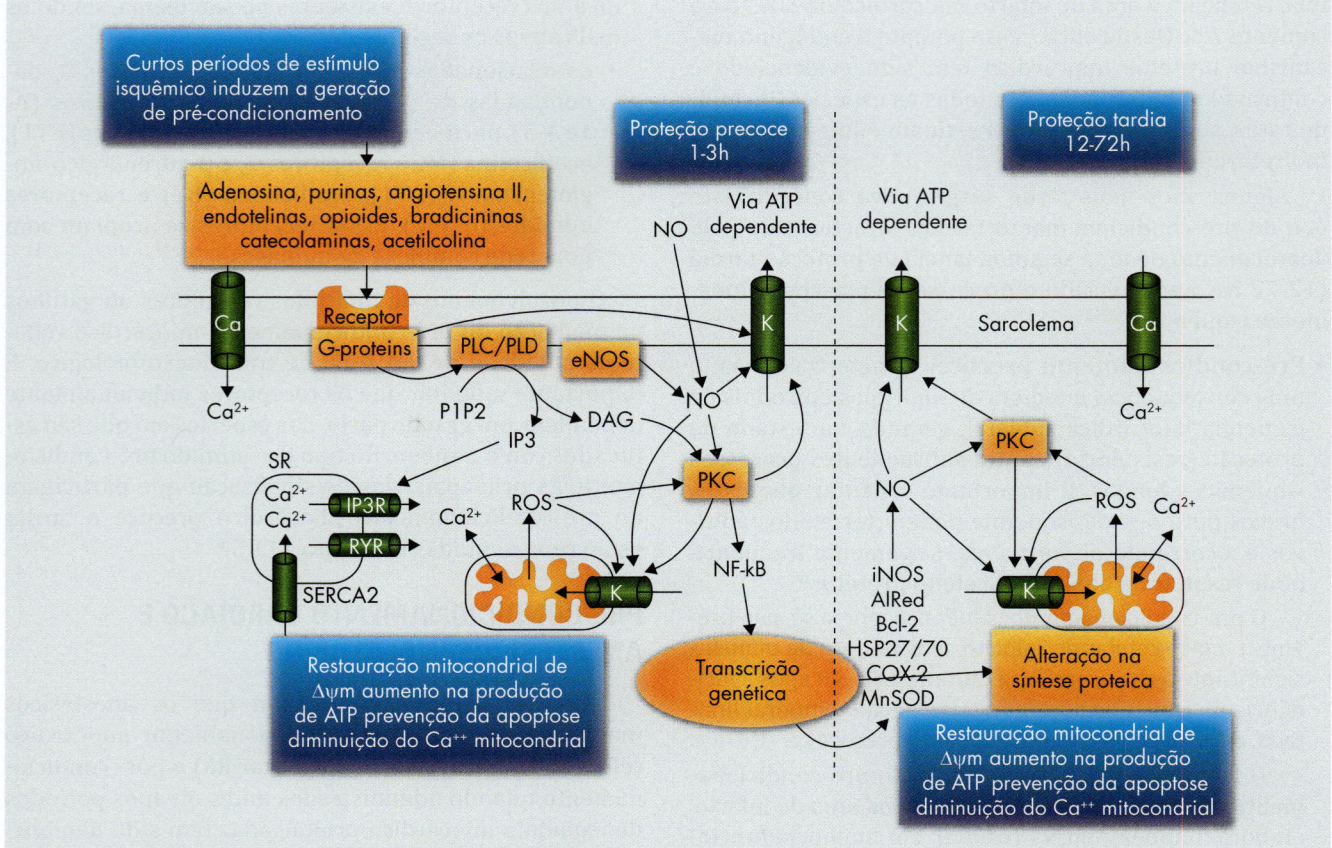

Figura 111.5 — Componentes sinalizadores do fenômeno de pré-condicionamento precoce e tardio isquêmico do miocárdio. ΔΨ potencial de membrana mitocondrial; AlRed = aldose redutase; Bcl-2 = proteínaanti-apoptótica; Ca++ = sarcolema voltagem-dependente do canal de Ca^{2+}; DAG = diacilglicerol; COX-2 = cicloxigenase tipo 2; Enos = endotelial NO sintetase; G-proteína = heterotrimérica G-proteínas; HSP27 e HSP70 = proteínas de choque quente; iNOS = NO sintetase induzíveis; IP3 = inositol trifosfato; IP3R = inositol trifosfato receptor; K = sarcolema e mitocondrial canais K_{ATP}; MnSOD = magnésio superóxido dismutase; NF-κB = fator nuclear; NO = óxido nítrico; PIP2 = fosfatidilinositol bifosfato; PKC = proteína quinase C; PLC/PLD = fosfolipases C e D; ROS = oxigênio reativo; RYR = canais de liberação rianodine Ca^{2+}; SERCA2 = bomba de Ca^{2+} retículo sarcoplasmático; SR = retículo sarcoplasmático.

minuindo a área de infarto do miocárdio[69] (área peri-isquêmico-necrótica).

Os anestésicos inalatórios também conferem proteção miocárdica pré-condicionante tardia, talvez por mecanismos aditivos ao pré-condicionamento isquêmico.[70] O isoflurano e o sevoflurano induzem a uma espécie de "memória de fase aguda", mais evidente com o isoflurano (>30min) do que com o sevoflurano (<30min). Ambos anestésicos evidenciam experimentalmente, in vivo, uma proteção celular dose-dependente, já demonstrada em modelo celular de miócitos ventriculares de ratos.[71] A proteção dose-dependente conferida pelo isoflurano também já foi descrita em modelo in vivo de isquemia regional coronariana em cães, nos quais a inalação de pequenas CAM de isoflurano, 0,25 (0,3vol/vol%, que esta próximo de 1 CAM $_{acordado}$ em humanos) reduz, de maneira significante, a área de infarto miocárdico experimentalmente produzida.[72] Interessantemente, a proteção exercida por baixas CAM de isoflurano depende da circulação colateral coronariana, mas durante a inalação de elevados valores de CAM deste anestésico, o maior fator de proteção foi o não dependente dessa circulação colateral. A proteção pré-condicionante máxima do isoflurano sobre miocárdio isquêmico foi evidenciada durante fracionais inspiradas de 1,5 a 2.0vol/vol% desse anestésico.[71,72]

Um estudo avaliou o efeito do sevoflurane no pré e pós-condicionamento sobre o "stunning" miocárdio" em corações isolados de ratos, encontrando os seguintes resultados:[73]

- Não houve diferença estatisticamente significante na incidência de arritmias pós reperfusão dos miocárdios isquêmicos quando comparados o grupo controle com o grupo pré-condicionado com o anestésico inalatório (p = 0,195), enquanto a incidência e duração das arritmias no grupo pós-condicionado com sevoflurano foi de duração menor e menos intensa quando comparado com o grupo controle e o grupo pré-condicionado (p<0,05). Em relação à comparação entre a função ventricular $[(dP/dt)_{max}]$, o grupo pré-condicionado

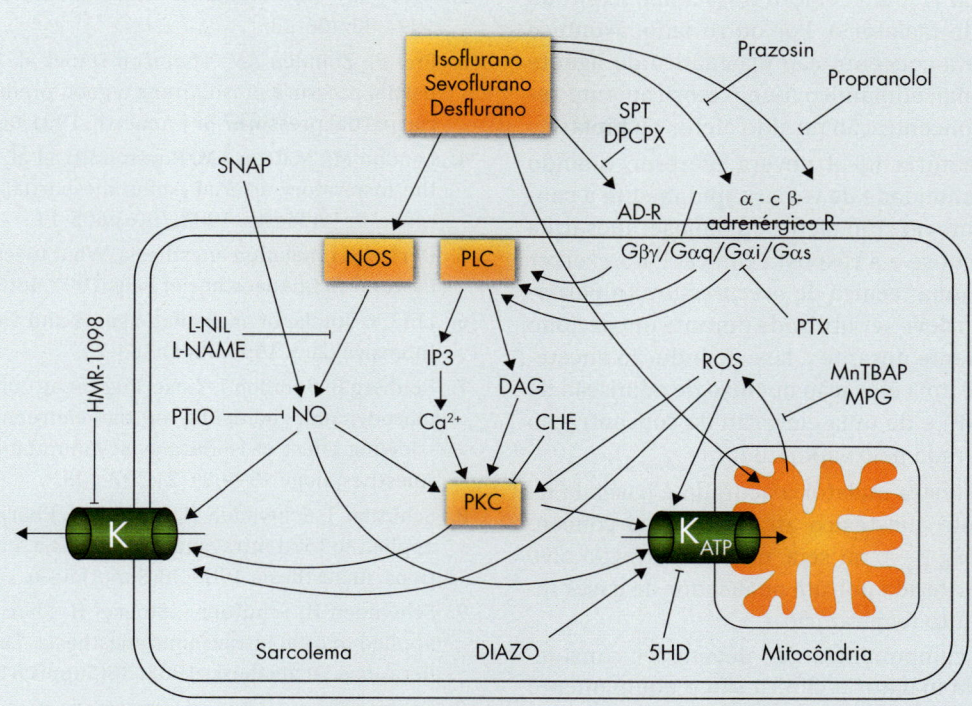

Figura 111.6 — Vias de sinalização envolvendo o pré-condicionamento induzido por anestésicos inalatórios. A cascata de eventos sinalizadores (inibidores e ativadores) está indicada na Figura 90.6. Múltiplos elementos sinalizadores interferem na cascata sarcoplasmática e mitocondrial através de canais $K_{ATP\,dependente}$ que permitem a rápida abertura durante o período inicial da isquemia. As setas indicam a atividade positiva e as linhas com final cego (=) indicam inibição. Ad = adenosina; CHE = queleritrina (proteína inibidora da quinase C); DAG = diacilglicerol; DIAZO = diazóxido (estimulador da abertura dos canais mitocondriais $K_{ATPdependentes}$); DPCPX = 8-ciclopentil-1,3-dipropilxantina (bloqueador específico do receptor adenosina 1); Gs/Gi/Gq/Gß = diferentes espécies de proteína-G; 5 HD = 5-hidroxidecanoato (bloqueador seletivo de canais mitocondriais $K_{ATPdependentes}$); HMR-1098 = (bloqueador seletivo de canais do sarcolêmicos $K_{ATPdependentes}$)l; L-NIL = L-N6-(1-iminoetil)lisina; IP3 = inositol trifosfato; L-NAME = NG-nitro-L-arginina metil éster (L-NIL e L-NAME são inibidores da óxido sintetase); MnTBAP=Mn(III)tetrakis(4- ácido benzóico) cloreto porferina; MPG=N-(2-mercaptopropionil) glicina (MnTBAP e MPG são eliminadores de radicais livres); NO = óxido nítrico; NOS = óxido nítrico sintetase; PKC= proteína quinase C; PLC = fosfolipase C; PTIO = 2-(4-carboxi)-4,4',5,5'-tetrametilimidazol-1-oxil-3-óxido (eliminador de óxido nítrico); PTX = toxina pertussis (inibidor de proteína Gi); R = receptor; ROS = espécies de oxigênio reativo; SNAP = S-nitroso-N-acetil-DL-penicillamina (doador de óxido nítrico); SPT = 8-sulfofenil teofilina (bloqueador não específico de receptores adenosina).

com sevoflurano pós-isquemia miocárdica foi significativamente mais elevada no grupo pré-condicionado em comparação com o grupo controle, embora após 40min essa diferença tenha desaparecido. A extensão do infarto, estudada com a técnica de *2,3,5-triphenyl-tetrazolium chloride staining* não evidenciou nenhuma diferença entre os grupo estudados.

- O pós-condicionamento com sevoflurano reduz a incidência de arritmias após a reperfusão, sem afetar a severidade do miocárdio *"stunning"*. Por outro lado, o pré-condicionamento miocárdico com sevoflurano não apresenta nenhum efeito benéfico sobre a incidência de arritmias de reperfusão, mas evidencia discreta atividade benéfica sobre a função ventricular e sobre o miocárdio em situação *"stunning"*.
- O estudo concluiu que o pré e o pós-condicionamento miocárdico obtidos pela inalação de sevoflurano podem ser úteis em situações clínicas de miocárdio "stunning".

CONSIDERAÇÕES FINAIS

Os anestésicos inalatórios modernos (sevoflurano e desflurano) permanecem sendo os mais utilizados na manutenção da anestesia geral. Esse fato se deve a vantagens sobre outras técnicas oferecidas, entre elas, controle e administração relativamente fáceis e seguras, custos comparativamente menores em relação a outras opções e recuperação da consciência rápida e de maneira previsível.

A utilização da anestesia inalatória tem como objetivo atingir e manter um efeito clínico (farmacodinâmico) o mais rápido possível. Devido a uma captação do agente anestésico por setores do organismo (compartimentos), um lapso de tempo (*hysteresis*) é detectado entre a fracional inspirada (F_I) em relação à fracional expirada ($F_{et\,anest}$) do agente inalatório. Por outro lado, acontece um retardo entre a concentração plasmática do agente e o seu efeito farmacodinâmico, que é teoricamente regulado pela sua concentração no sítio efetor ou biofase.

A técnica inalatória ideal deverá oferecer, quando necessário, a possibilidade de variar rapidamente a concentração do agente no sítio efetor ou biofase, apesar da *hysteresis* entre a dose e a resposta clínica. Para exercer essa capacidade, uma técnica de *overpressure* (hiperdosagem) transitória deve ser utilizada durante um período de tempo, geralmente durante a fase de indução anestésica, e depende de uma elevação no fluxo de admissão de gases frescos (FGF) e de uma elevação da concentração de anestésico liberada pelo vaporizador ($F_{ad\,anest}$).

A técnica anestésica inalatória acurada é baseada na titulação do agente anestésico através da sua concentração expirada ($F_{et\,anest}$), ou seja, na concentração alvo expirada, a qual é aferida por um analisador de gases introduzido no circuito respiratório.

Os principais componentes que devem ser considerados na anestesia inalatória clínica são o equipamento anestésico e as condições clínicas do paciente. Ambos os componentes possuem características próprias que influenciam a curva da concentração alvo na unidade de tempo, o que resulta na sua influência sobre os efeitos farmacodinâmicos dos fármacos anestésicos.

Um ponto bastante controvertido surge com o seguinte questionamento em relação aos anestésicos inalatórios – "Existe uma real proteção clínica aos miocárdios isquêmicos por parte dos anestésicos inalatórios derivados do éter, através do estabelecimento de pré e/ou pós-condicionamento miocárdico?" – muitos estudos experimentais suportam os conceitos de que os agentes inalatórios promovem uma intensa proteção contra os efeitos deletérios da lesão isquemia/reperfusão miocárdica. Por outro lado, em situações clínicas, as grandes incidências de variáveis confusas tornam a proteção em pauta um fato ainda muito "volátil", isto é, de muito difícil comprovação através de evidências clínicas.

Os novos anestésicos inalatórios, sevoflurano e desflurano, possuem propriedades próprias que os recomendam para a sua utilização em anestesia clínica, embora seja importante salientar que não existe um anestésico específico que, sozinho, preencha todas as características do perfil farmacológico do anestésico ideal. Uma aproximação da anestesia considerada como a ideal é obtida com a associação de fármacos, explorando a atividade farmacológica mais interessante de cada um deles.

REFERÊNCIAS

1. Struys M, Mortier E. Target-controlled administration of inhaled anesthetics. In: Dalens B, (editor). New trends in induction and maintenance of anesthesia. Clinical Anesthesia. London: Baillière Tindall; 2001. p. 34-50.
2. Eger E. New inhaled anesthetics. Anesthesiology. 1994;80:906-22.
3. Frei FJ, Zbinden AM, Thomson DA, et al. Is the end-tidal partial pressure of isoflurane a good predictor of its arterial partial pressure? Br J Anaesth. 1991;66(3):331-9.
4. Landon MJ, Matson AM, Royston BD, et al. Components of the inspiratory-arterial isoflurane partial pressure difference. Br J Anaesth. 1993;70(6):605-11.
5. Deriaz H. Inhalation anesthesia. What to learn from modelisation? Acta Anaesthesiol Belg. 1997;48(3):133-140.
6. Lin CY. Uptake of anaesthetic gases and vapours. Anaesth Intensive Care. 1994;22(4):363-73.
7. Rehberg B, Bouillon T, Zinserling J et al. Comparative pharmacodynamic modeling of the eletroencephalography-slowing effect of isoflurane, sevoflurane and desflurane. Anesthesiology 1999;91(2):397-405.
8. Schüttler J, Schwilden H, Stoekel H. Pharmacokinetics as applied to total intravenous anesthesia. Practical implications. Anaesthesia 1983;38(Suppl):53-6.
9. Schwilden H, Schüttler J, Stoekel H. Pharmacokinetics as applied to total intravenous anesthesia. Theoretical considerations. Anaesthesia 1983; 38(Suppl):51-2.
10. Coetzee JF. Low flow and intravenous anaesthesia: allies or combatants? Appl Cardiopulmy Pathophysiol. 2000;9:135-44.
11. Bouillon T, Shafer SL. Hot air or full steam ahead? An empirical pharmacokinetic model of potent inhalational agents. Br J Anaesth. 2000;84(4):429-31.
12. Yasuda N, Lockhart SH, Eger EI 2a et al. Kinetics of desflurane, isoflurane, and halothane in humans. Anesth Analg 1991;74(3):489-98.
13. Zwass MS, Fisher DM, Welborn LG et al. Induction and maintenance characteristics of anesthesia with desflurane and nitrous oxide in infants and children. Anesthesiology. 1992;76(3):373-8.
14. Loan PB, Mirakhur RK, Paxton LD et al. Comparison of desflurane and isoflurane in anesthesia for dental surgery. Br J Anaesth. 1995;75(3):289-92.
15. O'Brien K, Robinson DN, Morton NS. Induction and emergence in infants less than 60 weeks post conceptual age: comparison of thiopental, halothane, sevoflurane and desflurane. Br J Anaesth 1998;80(4):456-9.
16. Philip BK, Kallar SK, Bogetz MS et al. A multicenter comparison of maintenance and recovery with sevoflurane or isoflurane for adults ambulatory anesthesia. Anesth Analg. 1996;83(2):314-9.
17. Ebert TJ, Robinson BJ, Uhrich TD et al. Recovery from sevoflurane anesthesia: a comparison to isoflurane and propofol anesthesia. Anesthesiology. 1998;89(6):1524-31.
18. Beaussier M, Deriaz H, Aissa F et al. Comparative effects of desflurane and isoflurane on recovery after long lasting anaesthesia. Can J Anaesth. 1998;45(5 Pt 1):429-34.
19. Eger E. Anesthetic systems: construction and function. In: Eger E. Anesthetics uptake and action. Baltimore: Williams and Wilkins; 1974. p. 206-20.

20. Moyers J. A nomenclature for methods of inhalation anesthesia. Anesthesiology. 1953;14(6):609-11.
21. Brockwell RC, Andrews JJ. Understanding Your Anesthesia Machine. ASA Refresher Courses in Anesthesiology. 2002;30(1):41-59.
22. Baum JA, Aitkenhead AR. Low-flow anaesthesia. Anaesthesia. 1995;(Suppl. 50):37-44.
23. Lajunen M. Low Flow Anesthesia. www.clinicalwindows.net
24. Miller RD (editor). Anesthesia. 5a ed. Londres: Churchill Livingstone; 1999. p 74-95.25.
25. Bengtson JP, Sonander H, Stenqvist O. Comparison of costs of different anaesthetic techniques. Acta Anaesthesiol Scand. 1988;32(1):33-5.
26. Cotter SM, Petros AJ, Dore CJ et al. Low-flow anaesthesia. Practice, cost implications and acceptability. Anaesthesia. 1991;46(12):1009-12.
27. Feiss P, Demontoux MH, Colin D. Anesthetic gas and vapor saving with minimal flow anesthesia. Acta Anaesthesiol Belg. 1990;41(3):249-51.
28. Kole TE. Environmental and occupational hazards of the anesthesia workplace. AANA. J. 1990;58(5):327-31.
29. Bengtson JP, Bengtson A, Stenqvist O. The circle system as a humidifier. Br J Anaesth. 1989;63(4):453-7.
30. Bengtson JP. Low flow anesthesia. Acta Anaesthesiol Scand. 1988;32:516-20.
31. Andrew JJ, Johnston RV Jr. The new Tec 6 desflurane vaporizer. Anesth Analg. 1993;76(6):1338-41.
32. Dorsch JA, Dorsch SE. Vaporizers. In: Dorsch JA, Dorsch SE, (editors). Understanding anesthesia machines. 4a ed. Baltimore: Williams and Wilkins; 1994. p. 121-32.
33. Tec 4 Continous Flow vaporizer: Operator's manula. Steeton, England, Ohmeda, The BOC Group, Inc, 1987.
34. Dräger Vapor 19. Anesthetic vaporizer: instruction use. 14a ed. Lubeck: Germany; 1990.
35. White DC. Symposium on anesthetic equipment. Vaporization and vaporizers. Br J Anaesth. 1985;57(7):658-71.
36. Lowe HJ, Ernest EA. The quantitative practice of anaesthesia: use of a closed circuit. Baltimore: Williams and Wilkins; 1981.
37. el Attar AM. Guide isoflurane injection in a totally closed circuit. Anaesthesia. 1991;46(12):1059-63.
38. Jee GI, Roy RJ. Adaptive control of multiplexed closed circuit anesthesia. IEEE Trans Biomed Eng. 1992;39(10):1071-80.
39. Vishnoi R, Roy RJ. Adaptive control of closed circuit anesthesia. IEEE Trans Biomed Eng. 1991;38(1):39-47.
40. Eger E. Desflurane (Suprane): A compendium and Reference. Healthpress Publishing Group. Rutefordd, NJ. 1993; 1-119.
41. Rampill IJ, Lockhart SH, Zwass MS et al. Clinical characteristics of desflurane in surgical patients: minimum alveolar concentration. Anesthesiology. 1991;74(3):429-33.
42. Gonsowski CT, Chortkoff BS, Eger EI 2a et al. Subanesthetic concentration of desflurane and isoflurane suppress explicit and implicit learning. Anesth Analg. 1995;80(3): 568-72.
43. Ebert TJ, Muzi M. Sympathetic hyperactivity during desflurane anesthesia in health volunteers. Comparison with isoflurane. Anesthesiology. 1993;79(3):444-53.
44. Weiskopf RB, Eger EI 2nd, Noorami M et al. Fentanyl, esmolol and clonidine blunt the transient cardiovascular stimulation induced by desflurane in humans. Anesthesiology. 1994;81(5):1350-5.
45. Doi M, Ikeda K. Respiratory effects of sevoflurane. Anesth Analg. 1987;66(3):241-4.
46. Lockhart SH, Rampill IJ, Yasuda N et al. Depression of ventilation by desflurane in humans. Anesthesiology. 1991;74(3):484-8.
47. Wright PM, Hart P, Lau M et al. The magnitude and time course of vecuronium potentiation by desflurane versus isoflurane. Anesthesiology. 1995;82(2):404-11.
48. Holaday DA, Smith FR. Clinical characteristic and biotransformation of sevoflurane in health human volunteers. Anesthesiology.1981;54(2):100-6.
49. Higuchi H, Sumita S, Wada H et al. Effects of sevoflurane and isoflurane on renal function and on possible markers of nephrotoxicity. Anesthesiology. 1998;89(2):307-22.
50. Collins BC. CRNA details experience with analysis of contaminated sevoflurane. Anesthesia Patient Safety Foundation Newsletter. 1997;12:12-3.
51. Murry CE, Jennings RB, Reimer KA. Preconditioning with ischemia: a delay of lethal cell injury in ischemic myocardium. Circulation. 1986;74(5):1124-36.
52. Przyklenk K, Kloner RA. Ischemic preconditioning: exploring the paradox. Prog Cardiovasc Dis. 1998;40(6):517-47.
53. Kuzuya T, Hoshida S, Yamashita N et al. Delayed effects of sublethal ischemia on the acquisition of tolerance to ischemia. Circ Res. 1993;72(6):1293-9.
54. Marber MS, Latchman DS, Walker JM et al. Cardiac stress protein elevation 24 hours after brief ischemia or heat stress is associated with resistance to myocardial infarction. Circulation. 1993;88(3);1264-72.
55. Bolli R. The late phase of preconditioning. Circ Res. 2000;87:972-83.
56. Sun JZ, Tang XL, Knowlton AA et al. Late preconditioning against myocardial stunning. An endogenous protective mechanism that confers resistance to postischemic dysfunction 24 h after brief ischemia in conscious pigs. J Clin Invest. 1995;95(1):388-403.
57. Ovize M, Kloner RA, Przyklenk K. Stretch preconditions canine myocardium. Am J Physiol. 1994;266(1 Pt 2): H137-46.
58. Miyawaki H, Zhou X, Ashraf M. Calcium preconditioning elicits strong protection against ischemic injury via protein kinase C signaling pathway. Circ Res. 1996;79(1): 137-46.
59. Feng J, Zhu M, Schaub MC et al. Phosphoproteome analysis of isoflurane-protected heart mitochondria: phosphorylation of adenine nucleotide translocator-1 on Tyr194 regulates mitochondrial function. Cardiovasc Res. 2008;80(1):20-9.
60. Weber NC, Schlack W. Handbook of Experimental Pharmacology. Modern Anesthetics. Vol. 182. Springer Berlin Hei-

delberg; Inhalational Anaesthetics and Cardioprotection. 2008. p. 187-207.

61. Tsutsumi YM, Yokoyama T, Horikawa Y et al. Reactive oxygen species trigger ischemic and pharmacological postconditioning: in vivo and in vitro characterization. Life Sci. 2007.81(15):1223-7.

62. Cason BA, Gamperl AK, Slocum RE et al. Anesthetic-induced preconditioning: previous administration of isoflurane decrease myocardial infarct size in rabbits. Anesthesiology 1997;87(5):1182-90.

63. Marinovic J, Bosnjak ZJ, Stadnicka A. Preconditioning by isoflurane induces lasting sensitization of the cardiac sarcolemmal adenosina triphosphate-sensitive potassium channel by a protein Kinase C-mediated mechanism. Anesthesiology. 2005;103(3):540-7.

64. Kersten JR, Schmeling TJ, Pagel PS et al. Isoflurane mimics ischemic preconditioning via activation of K(ATP) channels: Reduction of myocardial infarct size with an acute memory phase. Anesthesiology. 1997;87(2):361-70.

65. Kuzuya T, Hoshida S, Yamashita N et al. Delayed effects of sublethal ischemia on the acquisition of tolerance to ischemia. Circ Res. 1993;72(6):1293-9.

66. Sack S, Mohri M, Arras M, et al. Ischaemic preconditioning--time course of renewal in the pig. Cardiovasc Res. 1993;27(4):551-5.

67. Zaugg M, Lucchinetti E, Uecker M et al. Anaesthetics and cardiac preconditioning. Part I. Signalling and cytoprotective mechanisms. Br J Anaesth. 2003;91(4):551-65.

68. De Hert SG, ten Broecke PW, Martens E et al. Sevoflurane but not propofol preserves myocardial function in coronary surgery patients. Anesthesiology. 2002;97(1):42-9.

69. An J, Varadarajan SG, Novalija E et al. Ischemic and anesthetic preconditioning reduces cytosolic [Ca2+] and improves Ca2+ responses in intact hearts. Am J Physiol Heart Circ Physiol. 2001;281(4):H1508-23.

70. Zaugg M, Lucchinetti E, Spahn DR et al. Differential effects of anesthetics on mitochondrial KATP channel activity and cardiomyocyte protection. Anesthesiology. 2002;97(1):15-23.

71. Zaugg M, Lucchinetti E, Spahn DR et al. Volatile anesthetics mimic cardiac preconditioning by priming the activation of mitochondrial K(ATP) channels via multiple signaling pathways. Anesthesiology. 2002;97(1):4-14.

72. Kehl F, Krolikowski JG, Mraovic B et al. Is isoflurane-induced preconditioning dose related? Anesthesiology. 2002;96(3):675-80.

73. Dai AL, Fan LH, Zhang FJ et al. Effects of sevoflurane preconditioning and postconditioning on rat myocardial stunning in ischemic reperfusion injury. J Zhejiang Univ Sci B. 2010;11(4):267-74.

parte 11

Anestesia Regional

112

Elementos de Anatomia. Tomografia Computadorizada e Ressonância Nuclear Magnética

Luciano de Andrade Silva
Carlos Eduardo Esqueapatti Sandrin
Alexandre Peroni Borges

INTRODUÇÃO

Os conhecimentos de anatomia são de fundamental importância para realização de bloqueios anestésicos. Atualmente, além de livros e atlas que mostram com detalhes aspectos anatômicos, existem imagens de tomografia computadorizada e de ressonância nuclear magnética que mostram com clareza aspectos anatômicos em tempo real em indivíduos vivos. Eles, além de corroborarem nos conhecimentos anatômicos, são úteis quando da existência de variações anatômicas, assim como no diagnóstico de lesões.

ANATOMIA SISTEMÁTICA E TOPOGRÁFICA

As publicações que tratam da anatomia humana são apresentadas de forma sistemática ou regional. As descrições sistemáticas são baseadas nos sistemas gerais do corpo humano como o sistema esquelético, muscular, nervoso, digestivo etc. As descrições regionais, muitas vezes chamadas de anatomia topográfica, são baseadas nas divisões e subdivisões naturais do corpo humano como cabeça, tórax, abdome e membros, assim como também regiões específicas de cada uma deles.

Para a realização das técnicas de bloqueios regionais é de fundamental importância o conhecimento da anatomia descritiva dos trajetos dos nervos que se deseja bloquear, assim como a topografia da região em que o bloqueio anestésico será realizado. A descrição do trajeto do nervo indicará sua origem, suas ramificações, suas relações com outros elementos anatômicos e, principalmente, as estruturas por ele inervadas. Conhecendo a trajetória do nervo e as estruturas por ele inervadas será possível escolher qual o melhor ponto para a realização do bloqueio anestésico para se obter melhor resultado. As ramificações do nervo mostrarão qual será a abrangência do bloqueio e como as relações do nervo, em seu trajeto, com outras estruturas, como músculos, ossos, tendões, ligamentos e vasos, poderão servir como pontos de referência para realização dos bloqueios.[1]

TOMOGRAFIA COMPUTADORIZADA

A tomografia computadorizada (TC) e a ressonância nuclear magnética representam grandes avanços na elucidação diagnóstica e na verificação de detalhes anatômicos no organismo vivo, hidratado, com circulação perfeita e muitas vezes em movimentação tridimensional. Assim sendo, aliando conhecimentos anatômicos estáticos, é possível, com os exames de imagens, colher informações mais precisas.

A TC apresenta vantagens na avaliação do esqueleto, pois permite a visualização de estruturas adjacentes dos tecidos moles e a medula óssea. Existem programas que são capazes de individualizar totalmente a estrutura óssea, permitindo visualizar claramente detalhes anatômicos úteis que servem, muitas vezes, como referências ósseas para a realização de bloqueios.[1]

RESSONÂNCIA NUCLEAR MAGNÉTICA

Embora a ressonância nuclear magnética (RNM) também seja muito útil para a avaliação do esqueleto, ela torna muito mais evidente o estudo das partes moles circundantes. Um exemplo típico é o estudo do sistema nervoso. Enquanto a tomografia computadorizada continua sendo o exame de escolha na emergência do trauma craniano, na detecção de fenômenos hemorrágicos, a RNM é melhor para a avaliação de lesão neurológica. Assim sendo, pequenas lesões nervosas decorrentes de lesão direta ou pró-estiramento são detectáveis.[1]

ASPECTOS ANATÔMICOS E OS BLOQUEIOS NO NEUROEIXO

Anestesias subaracnoideas e peridurais são muito utilizadas para a realização de muitos tipos de cirurgias. Assim, é necessário o conhecimento da anatomia da coluna vertebral objetivando dar respaldo técnico para os variados níveis de punção dos espaços peridural e subaracnoideo. No discorrer deste item serão apresentadas figuras anatômicas clássicas e outras colhidas através de subtrações de tomografia computadoriza e ressonância nuclear magnética.

Coluna Vertebral

Coluna vertebral é constituída por 33 vértebras superpostas, assim distribuídas: 7 cervicais, 12 torácicas, 5 lombares e 9 sacrococcígeas.

A disposição das vertebras superpostas levam a coluna vertebral apresentar as seguintes curvaturas: lordose cervical com concavidade posterior; cifose torácica com concavidade anterior; lordose lombar com concavidade posterior e cifose sacral com concavidade anterior.[2] As Figuras 112.1 e 112.2 mostram as curvaturas da coluna vertebral e as inclinações das vértebras.

Embora existam diferenças anatômicas entre as vértebras, algumas características são comuns: anteriormente, situa-se o corpo vertebral, que se une posterolateralmente a um arco ósseo formado pelos pedículos e lâminas vertebrais, resultando. Essa disposição anatômica forma o forâmen vertebral. Lateralmente às lâminas vertebrais, situam-se as facetas articulares adjacentes superiores e inferiores. (Figura 112.3)[3]

Entre as facetas articulares e o pedículo, existe uma proeminência óssea denominada de processo transverso. O processo espinhoso, que está situado na linha mediana, origina-se da fusão das duas lâminas vertebrais vizinhas.

Em cada segmento da coluna vertebral as vértebras apresentam características individuais. A vértebra cervical (Figura 112.4B) se reconhece pela presença de um forâmen na base do processo transverso; a vértebra torácica, pelas facetas articulares dos corpos vertebrais para as articulações costovertebrais (Figura 112.4A) e a lombar é reconhecida pela ausência dos caracteres anteriores (Figura 112.3).[3]

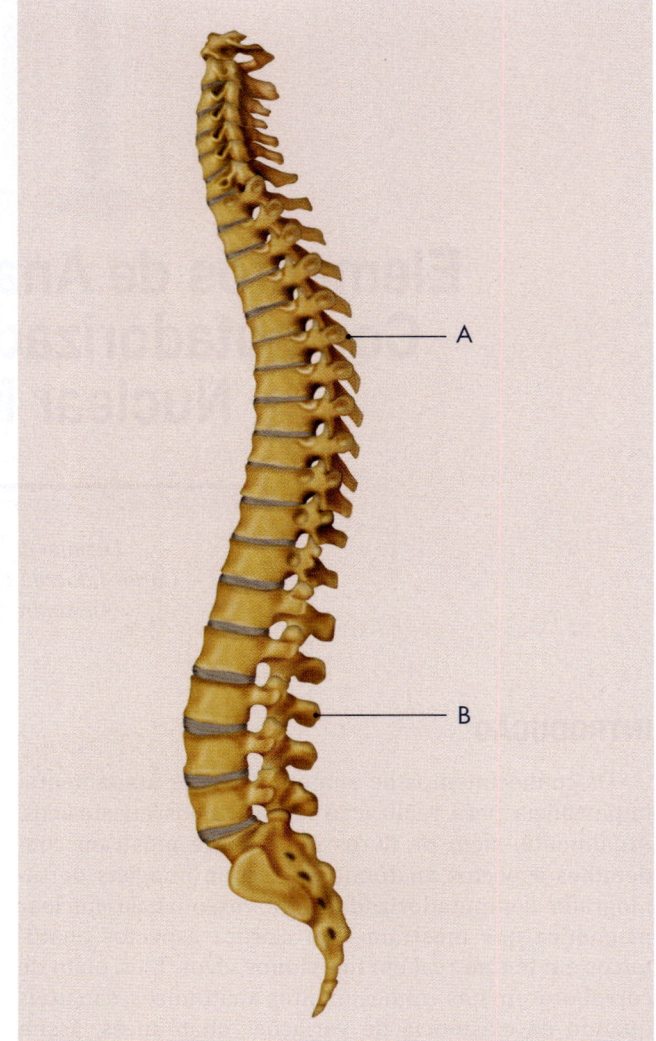

Figura 112.1 — *Curvaturas da coluna vertebral:* (**A**) *Dorsal;* (**B**) *Lombar. Inclinações das vértebras.*

Entre dois corpos vertebrais, existe o disco intervertebral, que é um meio de união entre as vértebras. Ele é constituído por um núcleo pulposo cercado por um anel fibrocartilaginoso. O núcleo pulposo é uma substância gelatinosa semielástica, que se expande ou se retrai de acordo com a força ao longo do eixo da coluna vertebral, atuando assim como um amortecedor hidráulico. Com o avanço da idade, ocorre diminuição progressiva do conteúdo aquoso do núcleo pulposo e dos seus envoltórios[1], causando redução do espaço intervertebral e do espaço peridural. A espessura do disco intervertebral é variável na dependência da: em média 3 mm no segmento cervical, 5 mm no segmento torácico e 9 mm no segmento lombar.

Os ligamentos longitudinais anterior e posterior unem os corpos e os discos intervertebrais. O ligamento longitudinal posterior apresenta-se fortemente aderido aos discos intervertebrais.

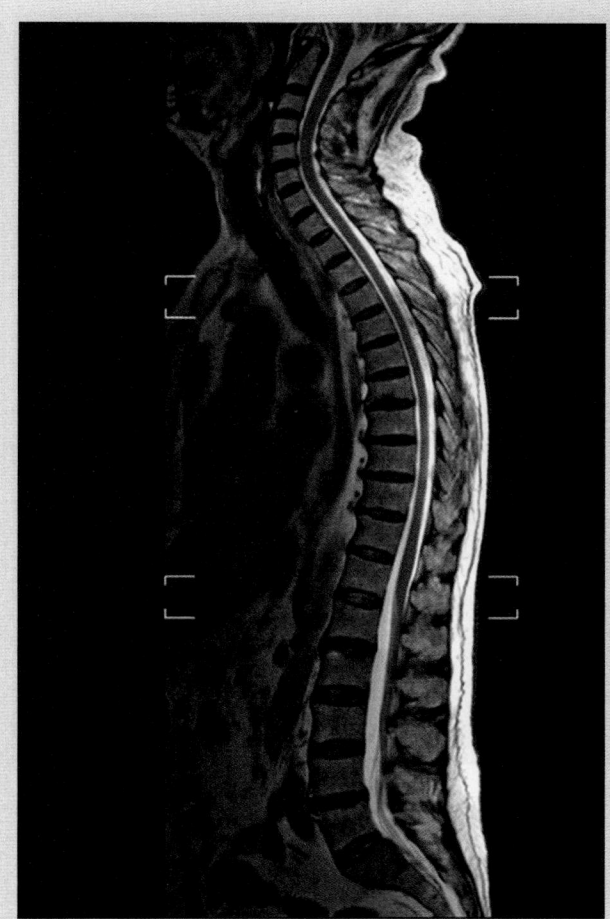

Figura 112.2 — *Imagem de ressonância nuclear magnética mostrando a inclinação das vértebras e as concavidades torácica e lombar. Decúbito dorsal.*

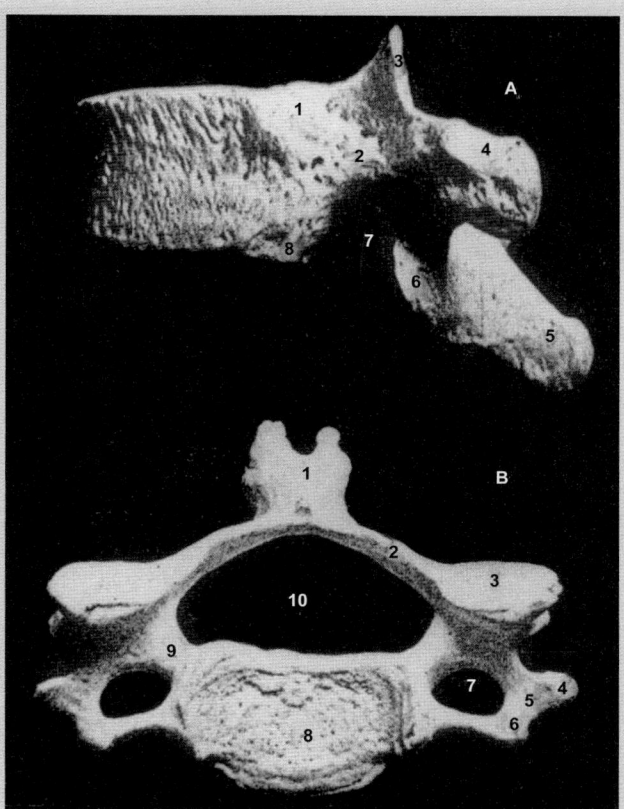

Figura 112.4 — *A: Vértebra torácica - 1. Faceta costal; 2. Pedículo; 3. Processo articular superior; 4. Processo transverso; 5. Processo espinhoso; 6. Processo articular inferior; 7. Sulco inferior do pedículo; 8. Faceta costal inferior. B: Vértebra cervical - 1. Processo espinhoso; 2. Lâmina; 3. Processo articular superior; 4. Tubérculo posterior; 5. Sulco do nervo espinhal; 6. Tubérculo anterior; 7. Forâmen transversal; 8. Corpo vertebral; 9. Pedículo; 10. Forâmen vertebral.*

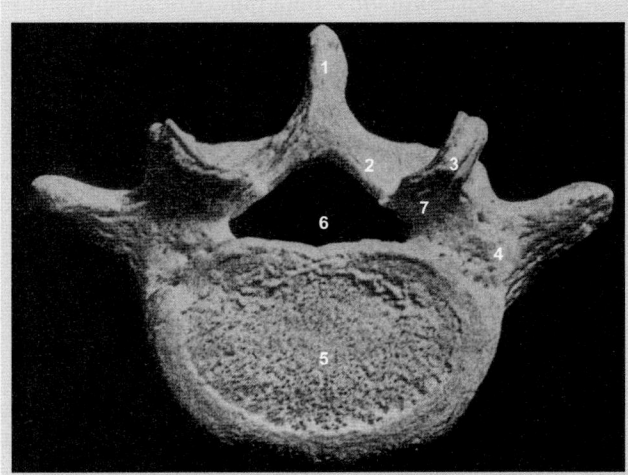

Figura 112.3 — *Visão cranial de uma vértebra lombar. 1. Processo espinhoso; 2. Lâmina; 3. Processo articular superior; 4. Processo transverso; 5. Corpo vertebral; 6. Forâmen; 7. Pedículo.*

A superposição das vértebras forma o canal vertebral, os forâmens intervertebrais e os espaços interlaminares.

O forâmen intervertebral tem como limites superiores e inferior os pedículos, posteriormente, as facetas articulares que são recobertas pelo ligamento amarelo.

Os forâmens intervertebrais lombares podem atingir 1,5 cm de altura por 1 cm de largura[2], facilitando assim a abordagem dos espaços peridural e subaracnoideo. As áreas dos forâmens intervertebrais dos segmentos lombar e cervical aumentam com a flexão e diminuem com a extensão da coluna vertebral.[3] (Figura 112.5)

Na região torácica a flexão praticamente não altera a área do forâmen, apenas ocorre projeção da coluna torácica para trás, facilitando a palpação dos processos espinhosos. (Figura 112.5)

Elementos de Anatomia. Tomografia Computadorizada e Ressonância Nuclear Magnética

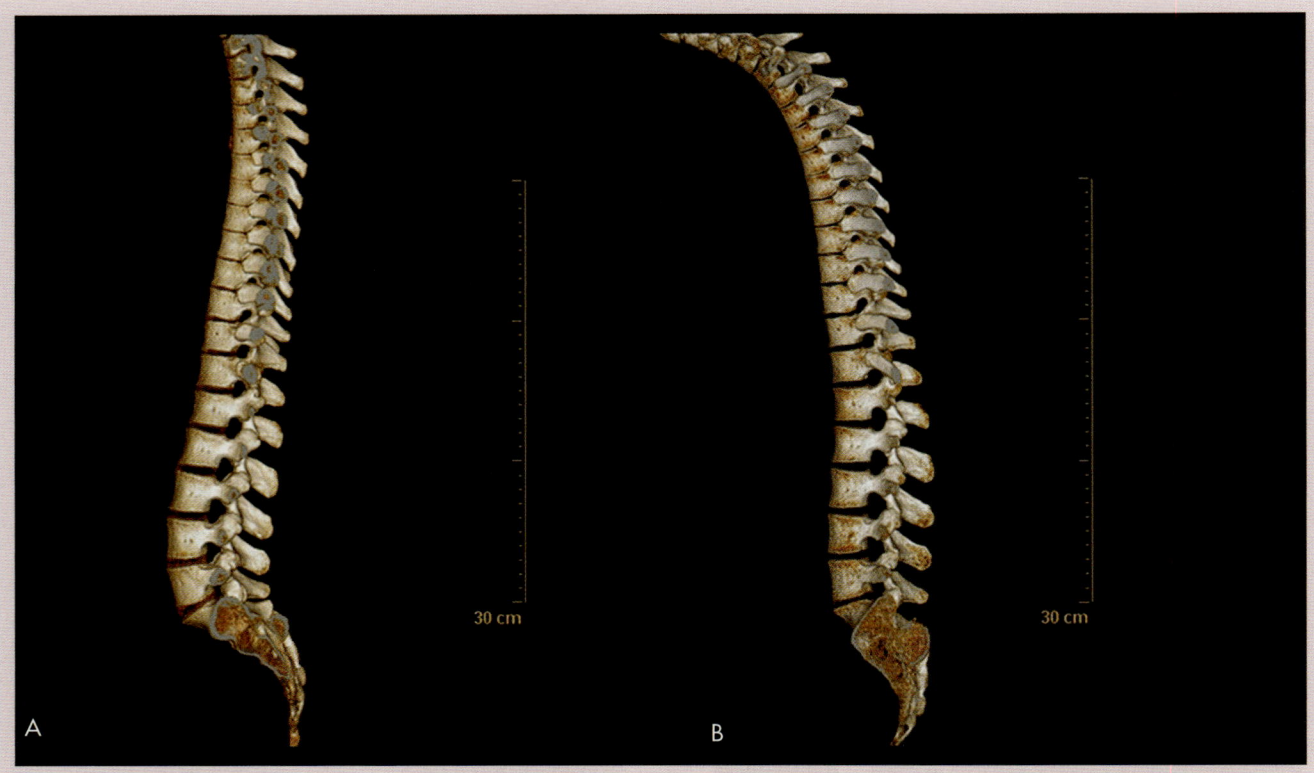

Figura 112.5 — *Decúbito dorsal* (**A**) *e decúbito lateral esquerdo em flexão* (**B**).

CONTEÚDO DO CANAL VERTEBRAL

O canal vertebral se estende desde o forâmen magno até o cóccix, com importantes elementos no seu interior.

O saco dural se inicia no forâmen magno e o fundo de saco termina no nível de S_2. O espaço que fica entre a parede do canal vertebral e o saco dural é denominado espaço peridural. O espaço peridural não tem comunicação com as estruturas intracranianas devido à firme aderência do saco dural com o periósteo do forâmen magno.

A dura-máter é formada por duas membranas: membrana externa, que é a dura-máter propriamente dita, e a membrana interna denominada de aracnoide, existindo um espaço virtual entre elas.

A medula espinhal situa-se no interior do saco dural, sendo a mesma e as raízes nervosas revestidas pela pia-máter. Com o nome de cone terminal, a medula geralmente termina em L_1-L_2 e se continua pelo *filum-terminale*, porção atrófica da medula que vai se fixar no cóccix. Portanto, entre a pia-máter e a aracnoide resta um amplo espaço, denominado espaço subaracnoideo, preenchido por raízes nervosas e pelo líquido cerebroespinhal.[3]

Assim sendo, as técnicas anestésicas realizadas no neuroeixo visam depositar a solução de anestésico no espaço peridural, ou no espaço subaracnoideo.

As Figuras 112.6, 112.7 e 112.8 mostram desenhos anatômicos de imagem de ressonância nuclear magnética que evidencia as estruturas citadas.

Segmento Cervical da Coluna Vertebral

A coluna vertebral apresenta quatro segmentos: cervical; torácico; lombar e sacrococcigiano.

Na região cervical, os processos espinhosos não são inclinados quanto nos segmentos torácicos superiores e o ligamento amarelo é mais fino.

Na realidade, as punções peridurais cervicais não são muito praticadas, porém as abordagens medianas, pelos espaços C_6-C_7 e C_7-T_1, são as melhores. A flexão do pescoço que propicia boa abertura do espaço intervertebral, facilitando a punção (Figura 112.5), em nada interfere com a abertura dos espaços de outros segmentos da coluna vertebral. A Figura 112.5 mostra bem isso.

Na frente dos processos transversos das vértebras cervicais e atrás da artéria carótida, situa-se o tronco simpático cervical, continuação do simpático torácico sendo formado por três gânglios: a) o maior deles é o cervical superior, situado na frente do processo transverso da primeira vértebra cervical; b) o médio, situado na frente do processo transverso da sexta vértebra cervical; c) o inferior, situado na frente do processo transverso da sétima vértebra cervical. Em 80% dos casos, o gânglio cervical inferior se une ao primeiro gânglio torácico, formando o gânglio estrelado ou cérvico-torácico.[3]

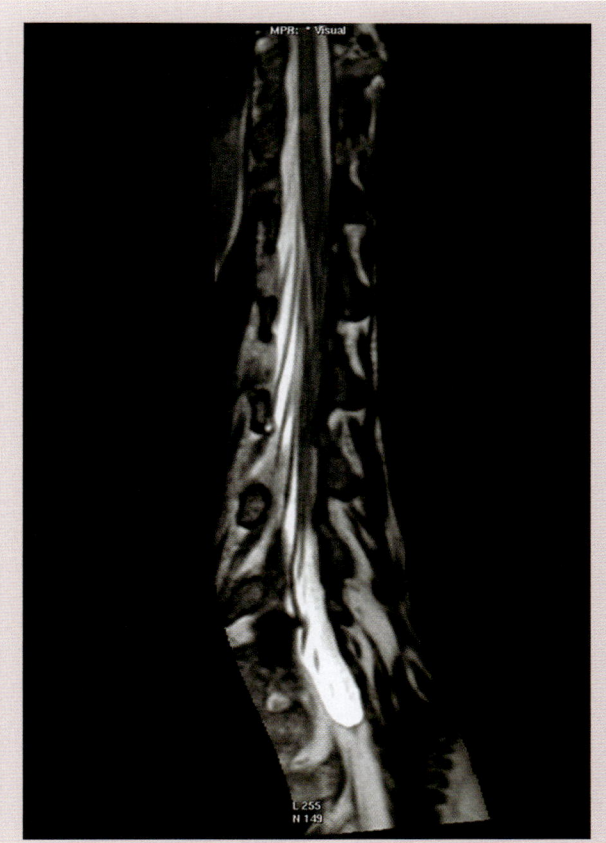

Figura 112.6 — *Imagem de ressonância evidenciando o cone medular, a cauda equina e o saco dural. Paciente em decúbito dorsal. A cauda equina nessa posição fica muito próxima da dura-máter.*

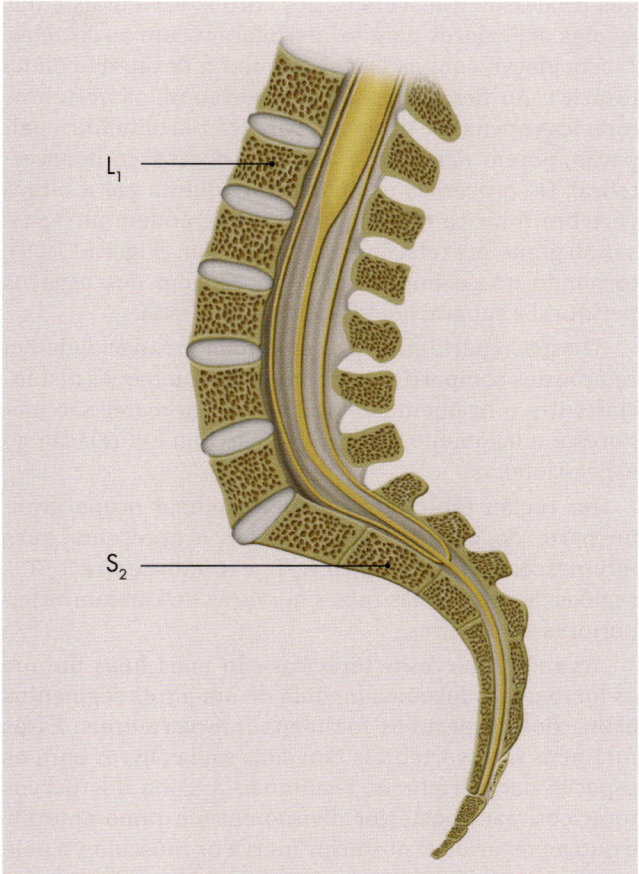

Figura 112.7 — *Final da medula, início da cauda equina (parte inferior do corpo L_1) e altura em que termina o saco dural (corpo de S_2).*

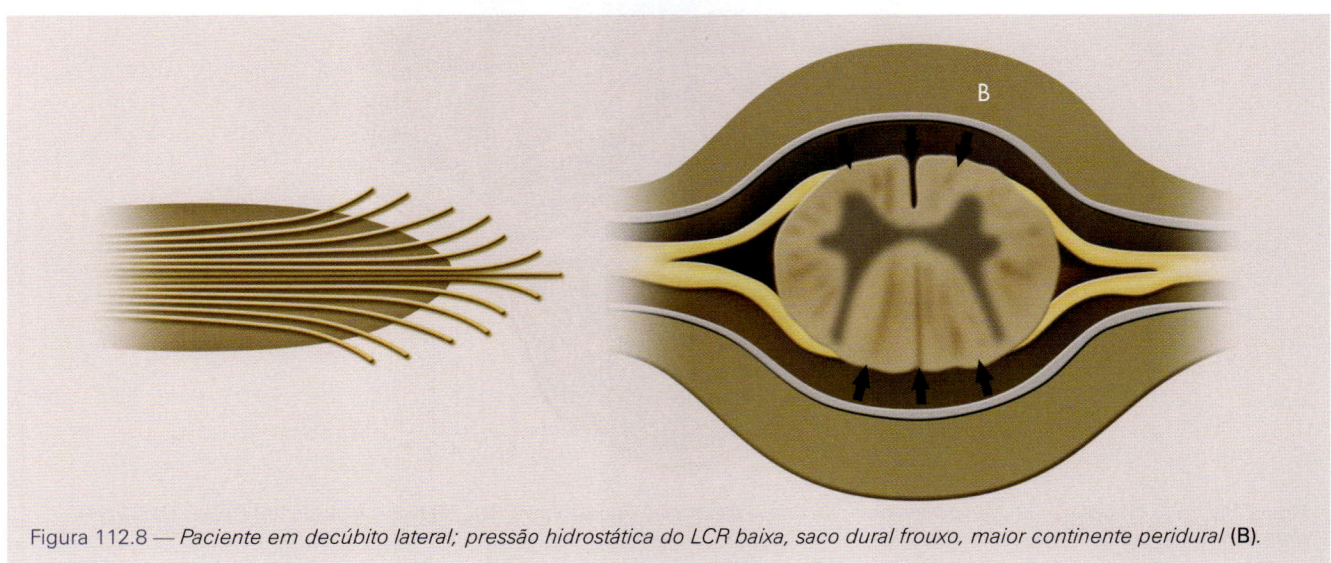

Figura 112.8 — *Paciente em decúbito lateral; pressão hidrostática do LCR baixa, saco dural frouxo, maior continente peridural* (B).

Elementos de Anatomia. Tomografia Computadorizada e Ressonância Nuclear Magnética

Segmento Torácico da Coluna Vertebral

As vértebras torácicas apresentam diferentes inclinações dos processos espinhosos e características próprias dos processos transversos, dos corpos vertebrais e das facetas articulares para se articularem com as costelas. A articulação com as costelas limita a flexão da coluna torácica. Ao flexionar a coluna vertebral, as vértebras torácicas apenas se projetam para trás, facilitando a palpação, porém não ocorre abertura do espaço intervertebral. Os processos espinhosos da quinta até a oitava vértebra torácica têm inclinações que podem ultrapassar 60 graus, em relação ao eixo articular. (Figura 112.9), tornando quase impossível a abordagem dos espaços peridural e subaracnoideo pela via mediana.

O espaço peridural apresenta menor capacidade em relação aos compartimentos da região lombar. As distâncias entre o ligamento amarelo e a dura-máter são menores e o ligamento amarelo é mais fino em relação ao espaço lombar.

Na região torácica a medula espinhal ocupa grande parte do espaço subaracnoideo e apresenta duas intumescências: uma entre C_3-T_2 e a outra entre T_9-T_{12}, regiões de origem das raízes nervosas dos membros superiores e inferiores.

As raízes nervosas torácicas são mais finas do que as lombares e deixam a medula de um a três segmentos acima dos respectivos forâmens intervertebrais. Esses forâmens intervertebrais têm suas saídas livres para os espaços paravertebrais, facilitando a saída dos nervos torácicos, para posterior divisão em um ramo anterior e outro posterior. O posterior inerva os músculos, a pele do dorso e as articulações costovertebrais, ao passo que o ramo anterior passa entre os processos transversos, na direção do espaço intercostal (Figura 112.10). As articu-

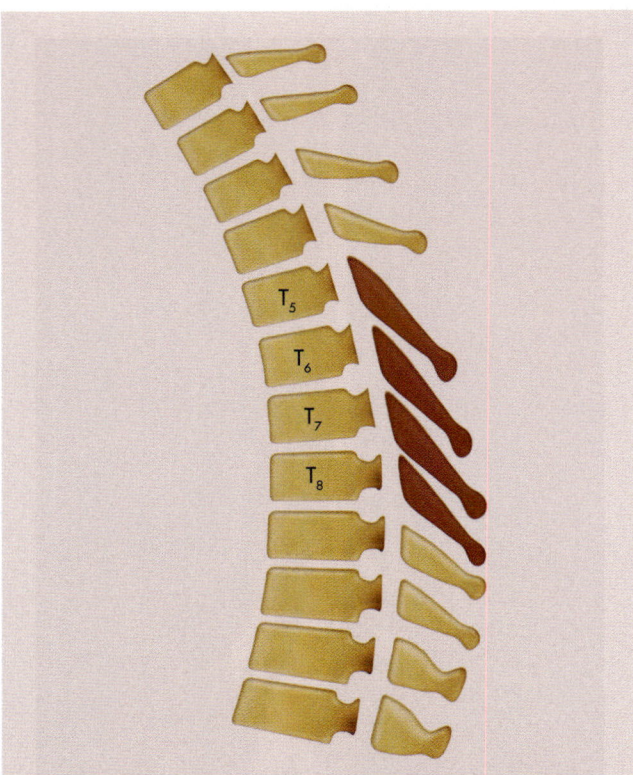

Figura 112.9 — *Vértebras torácicas mostrando a inclinação exagerada das apólises espinhosas (T_5 a T_8), que tornam quase impossível a punção a estes níveis.*

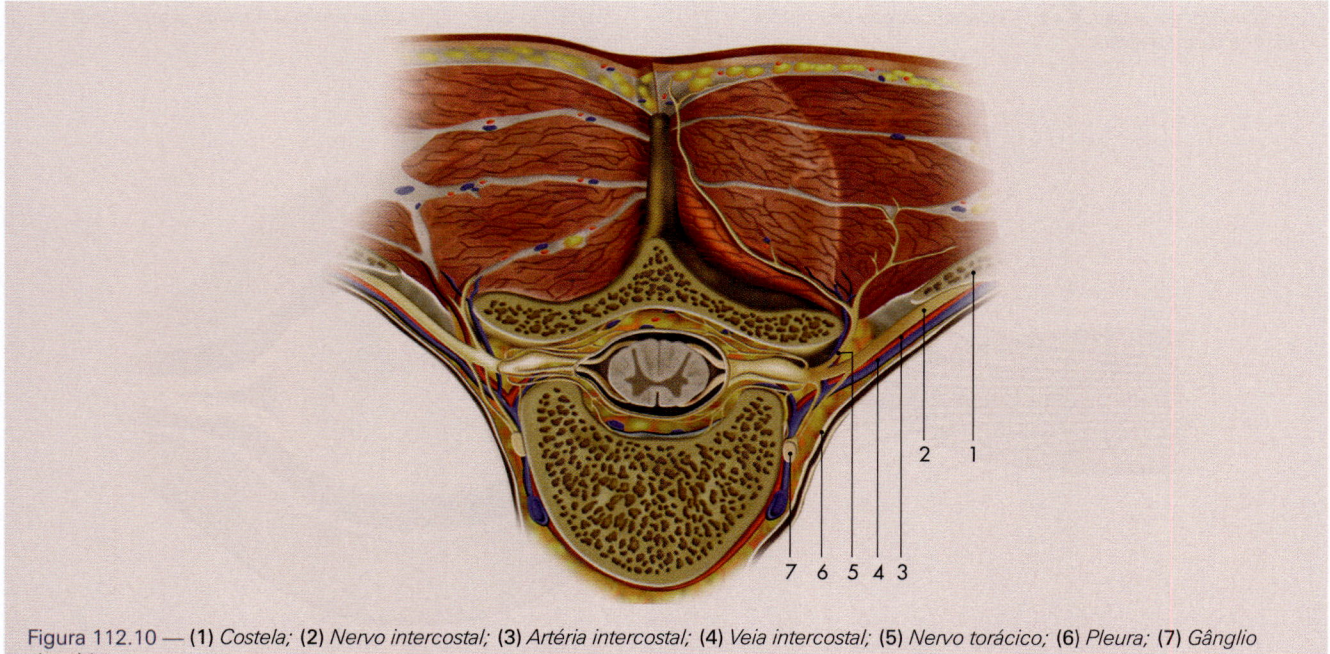

Figura 112.10 — **(1)** *Costela;* **(2)** *Nervo intercostal;* **(3)** *Artéria intercostal;* **(4)** *Veia intercostal;* **(5)** *Nervo torácico;* **(6)** *Pleura;* **(7)** *Gânglio simpático.*

lações costovertebrais, os processos espinhosos inclinados e o disco intervertebral menos espesso reduzem a flexão da coluna e o afastamento das lâminas vertebrais. As vértebras torácicas se articulam com os arcos costais formando as articulações costovertebrais. Essas articulações costovertebrais permitem a formação dos espaços paravertebrais torácicos.

A cabeça e o tubérculo da costela, situados na frente do processo transverso, se articulam com o corpo vertebral e com o processo transverso, formando um espaço que, superexposto ao espaço formado pela articulação costovertebral adjacente inferior, permite a formação do espaço paravertebral torácico.

Segmento Lombar da Coluna Vertebral

A região lombar é de preferência para a realização dos bloqueios peridural e subaracnóideo. Anatomicamente é favorável. A flexão da coluna aumenta substancialmente a abertura dos espaços intervertebrais, conforme mostra a Figura 112.11.

Imagens tomográficas e de ressonância nuclear magnética ao nível de L_2 e L_3 evidenciam a resolubilidade dos dois tipos de exame na região lombar (Figuras 112.12 e 112.13).

Os gânglios das raízes dorsais ficam localizados embaixo das bordas inferiores dos pedículos correspondentes. Ocorre união entre as raízes dorsais com as ventrais, dando origem aos respectivos nervos lombares que, após penetrarem no músculo psoas maior, formam o plexo lombar.[4]

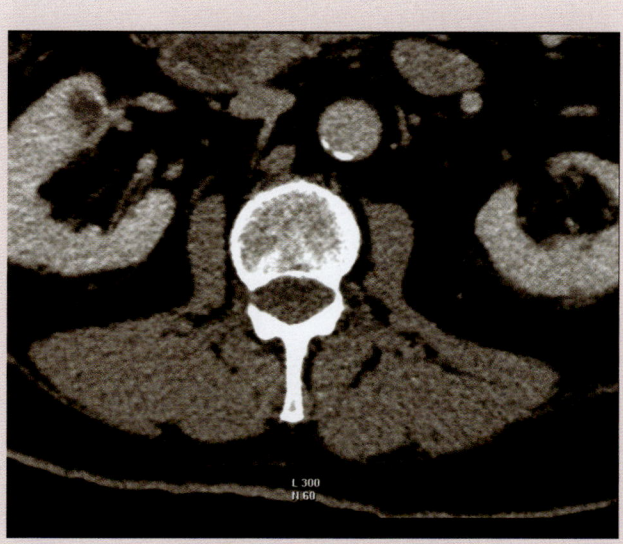

Figura 112.12 — Imagem tomográfica evidenciando o corpo vertebral e o processo espinhoso. Nível de $L_2 - L_3$.

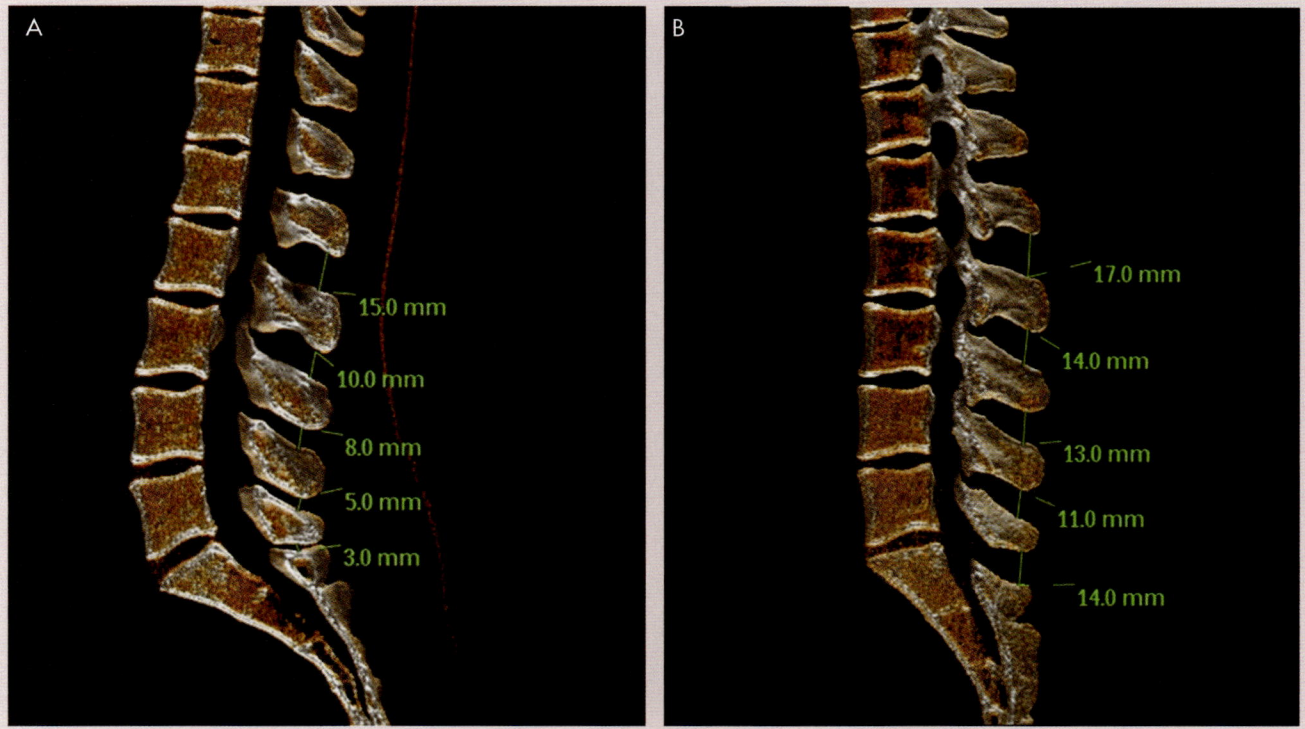

Figura 112.11 — Imagem tomográfica da coluna vertebral e as medidas dos espaços interespinhosos lombares. Nota-se que as medidas dos espaços são diferentes em (A) decúbito dorsal e (B) em decúbito lateral em flexão.

Elementos de Anatomia. Tomografia Computadorizada e Ressonância Nuclear Magnética

Cada raiz é acompanhada por uma arteríola que é responsável pela sua nutrição, contribuindo, também, para o suprimento de sangue da medula espinhal. Entre T_9 e L_2 existe uma grande arteríola, a artéria de Adamkiewicz, que é a principal fornecedora de sangue para a porção inferior da medula.

Segmento Sacrococcigiano da Coluna Vertebral

O segmento sacrococcigiano é formado pelos ossos sacro e cóccix.

O sacro é um osso triangular em forma de cunha. Sua base é oval e se articula com a quinta vértebra lombar formando o promontório. A face lateral é triangular e se articula com o ilíaco, e o vértice se une ao cóccix.

A face ventral é côncava, tanto longitudinal como transversalmente, apresentando quatro sulcos transversais indicativos das soldaduras das vértebras sacrais (Figura 112.14). Nas extremidades dos sulcos estão os forâmens sacrais anteriores que dão passagem aos ramos anteriores dos nervos sacrais.

A face dorsal é áspera em toda a sua extensão (Figura 112.15). Na linha mediana exibe a crista mediana representando os processos espinhosos e, de cada lado dessa linha mediana, os cinco tubérculos formados pela fusão dos processos articulares. Lateralmente aos tubérculos se encontram os forâmens sacros posteriores e a crista sacral lateral, resultante da fusão dos processos transversos. No vértice situa-se o hiato sacral, que se forma devido à quinta vértebra sacral não possuir as suas lâminas, deixando proeminentes os processos articulares

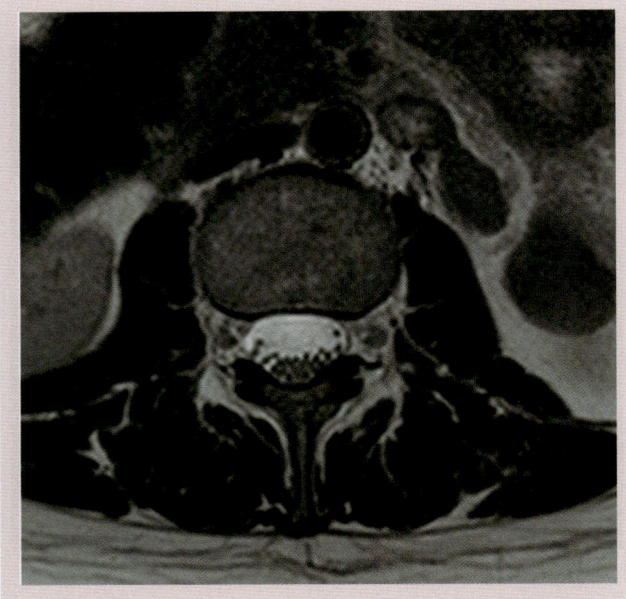

Figura 112.13 — *Imagem de ressonância evidenciando o corpo vertebral, processo espinhoso, raízes nervosas e músculos. Nível de $L_2 - L_3$.*

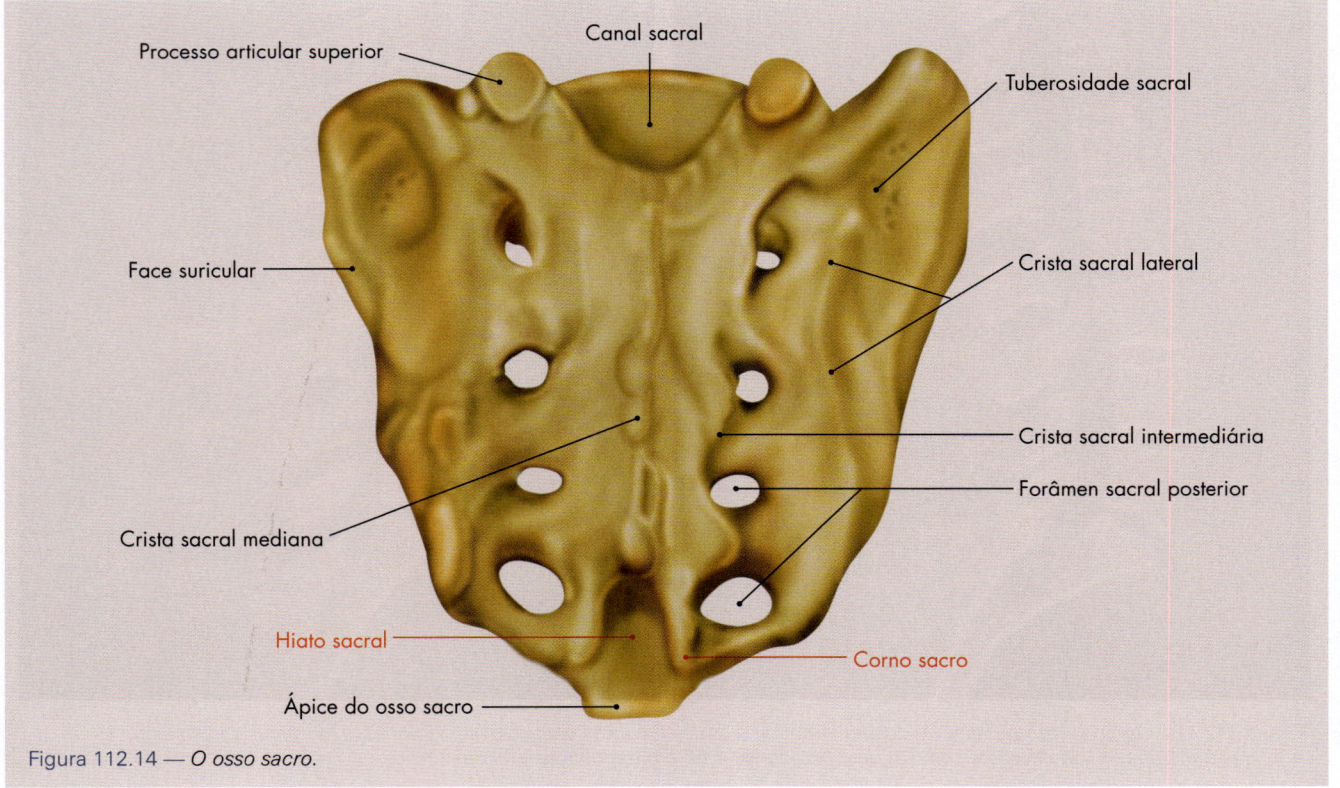

Figura 112.14 — *O osso sacro.*

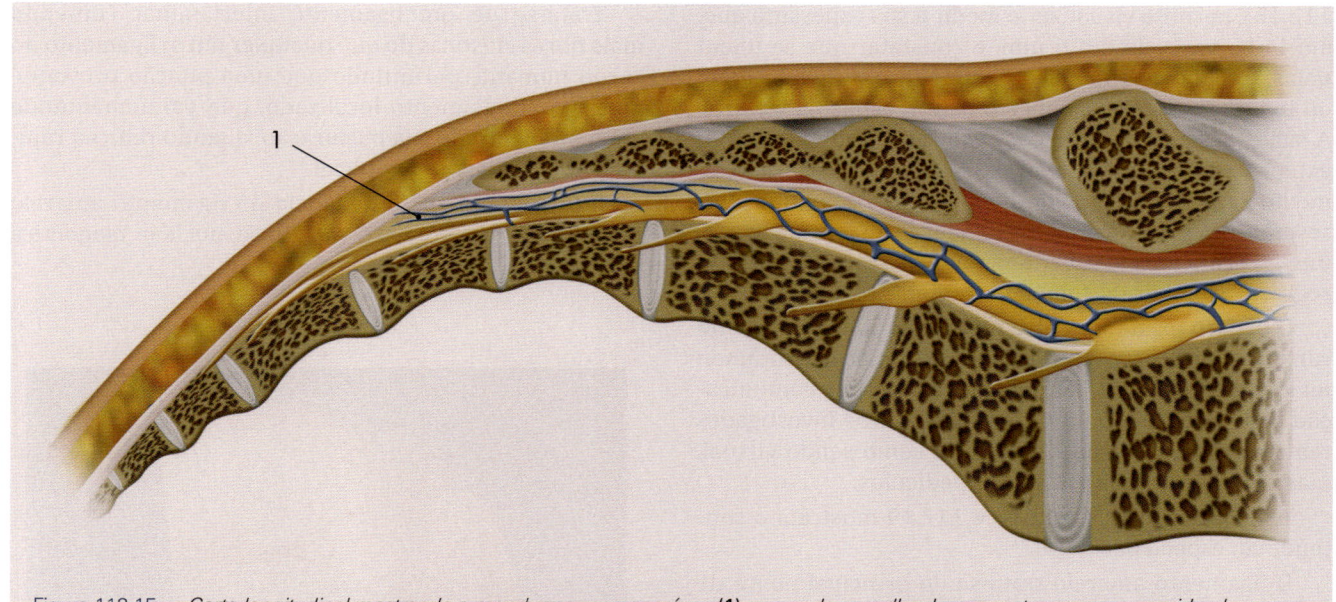

Figura 112.15 — *Corte longitudinal mostrando a membrana sacrococcígea* **(1)**, *por onde a agulha deve penetrar o espaço peridural sacro.*

inferiores (cornos sacros), que servem como pontos de referência para a localização do hiato sacral. Pelo hiato sacral, fechado pela membrana sacrococcigiana, pode-se atingir o canal vertebral quando se deseja um bloqueio sacral (Figura 112.15).

O saco dural termina em S_1-S_2 no adulto e em S_3 na criança. No adulto o acesso ao canal é difícil, sendo que nas crianças é mais fácil. Assim sendo, são mais frequentes os bloqueios sacrais nos pacientes pediátricos, pela facilidade para se identificar o hiato sacral.

O LIGAMENTO AMARELO E O ESPAÇO PERIDURAL

O ligamento amarelo sempre foi considerado como sendo um importante ponto de referência para a localização do espaço peridural lombar, sendo necessário conhecê-lo melhor. Ao nível de cada espaço interlaminar há dois ligamentos amarelos, direito e esquerdo, que se unem pela linha mediana formando um ângulo, igual ou inferior a 90 graus e de abertura ventral. A cor amarela deve-se a fibras elásticas amarelas na proporção de 60% a 80%. Esses ligamentos são retangulares, apresentando duas faces e quatro bordas,[5] com suas bordas laterais fazendo parte dos forâmens intervertebrais, reforçando a cápsula dos processos articulares.

A direção das fibras elásticas amarelas é essencialmente longitudinal na porção interlaminar, passando a ser ligeiramente oblíqua para baixo e para fora na porção capsular (Figura 112.16).

Espessura do ligamento amarelo: um corte transversal de uma vértebra lombar, ao nível das bordas inferiores de dois ligamentos amarelos vizinhos (Figura

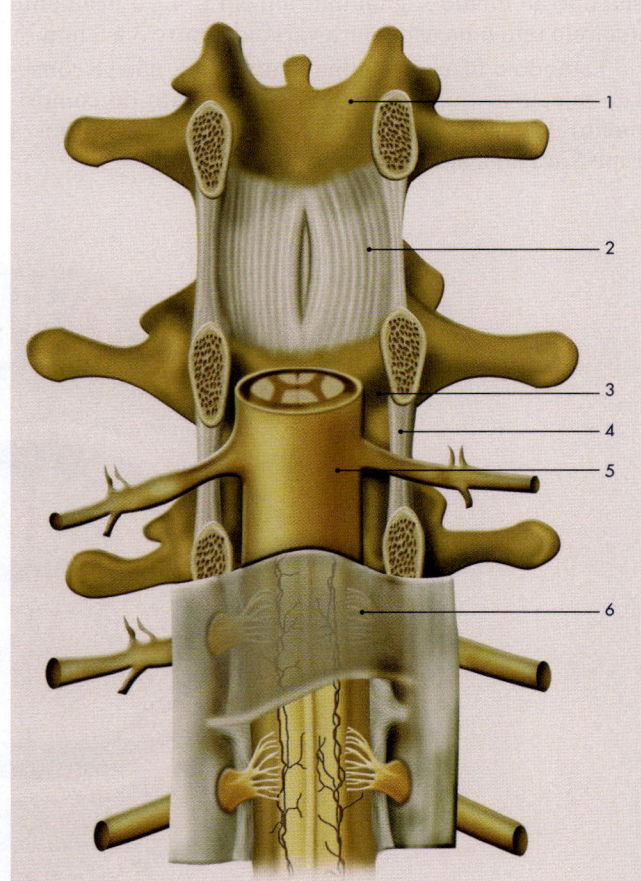

Figura 112.16 — **(1)** *Lâmina vertebral;* **(2)** *Ligamento amarelo. Os ligamentos amarelos das lâminas e sua fusão na linha média;* **(3)** *Espaço peridural;* **(4)** *Outra visão do ligamento amarelo;* **(5)** *Dura-máter;* **(6)** *Aracnoide.*

112.13), permite visualizar e medir a sua espessura que, em L_2-L_3, varia de 3 a 5 mm, e constatar que se unem pelas suas bordas mediais formando um ângulo igual ou inferior a 90 graus,[5] aberto para o espaço peridural. A sua espessura diminui com a flexão e aumenta com a extensão da coluna vertebral. O seu vértice, na porção médio-sagital inferior, continua com o ligamento interespinhoso. Esse formato triangular levou vários anatomistas a concluírem ser triangular o formato do canal do segmento lombar da coluna vertebral.[6]

O espaço existente entre o saco dural e a parede do canal vertebral é o espaço peridural. Começa no forâmen magno e termina no hiato sacral, sem haver comunicação com o conteúdo intracraniano. Muitos investigadores consideram o espaço peridural como sendo virtual, mas ele só é virtual ao nível dos pedículos.

As Figuras 112.17, 112.18 e 112.19 mostram o conteúdo do espaço peridural.[7]

O ligamento amarelo trata-se do principal ponto de referência para a localização do espaço peridural, por fazer parte da parede posterior do canal vertebral, constituindo-se no último obstáculo a ser ultrapassado. Na sua porção médio-sagital inferior, em L_2-L_3, o ligamento amarelo tem uma espessura variando entre 3 a 5 mm.[3,5]

Estando o bisel da agulha dentro dele, não se consegue injetar ar ou líquido pelo simples fato do comprimento do bisel da agulha ser sempre menor do que a espessura do ligamento amarelo.

Trata-se de um ligamento interlaminar contendo mais fibras elásticas do que qualquer outro ligamento do corpo humano, permitindo que uma punção provoque nele um abaulamento localizado, que vai aumentando até o momento de sua perfuração, quando retorna rapidamente à sua posição inicial.[4,8]

É possível medir a distância do ligamento amarelo até a dura-máter pela ressonância nuclear magnética (Figura 112.20).

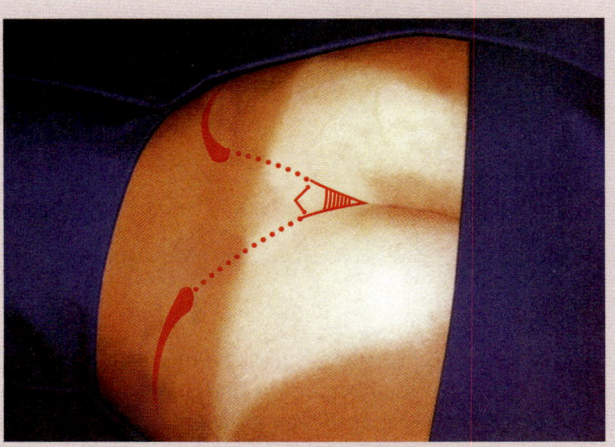

Figura 112.18 — *Paciente adulto em decúbito ventral com coxim sob a pelve.*

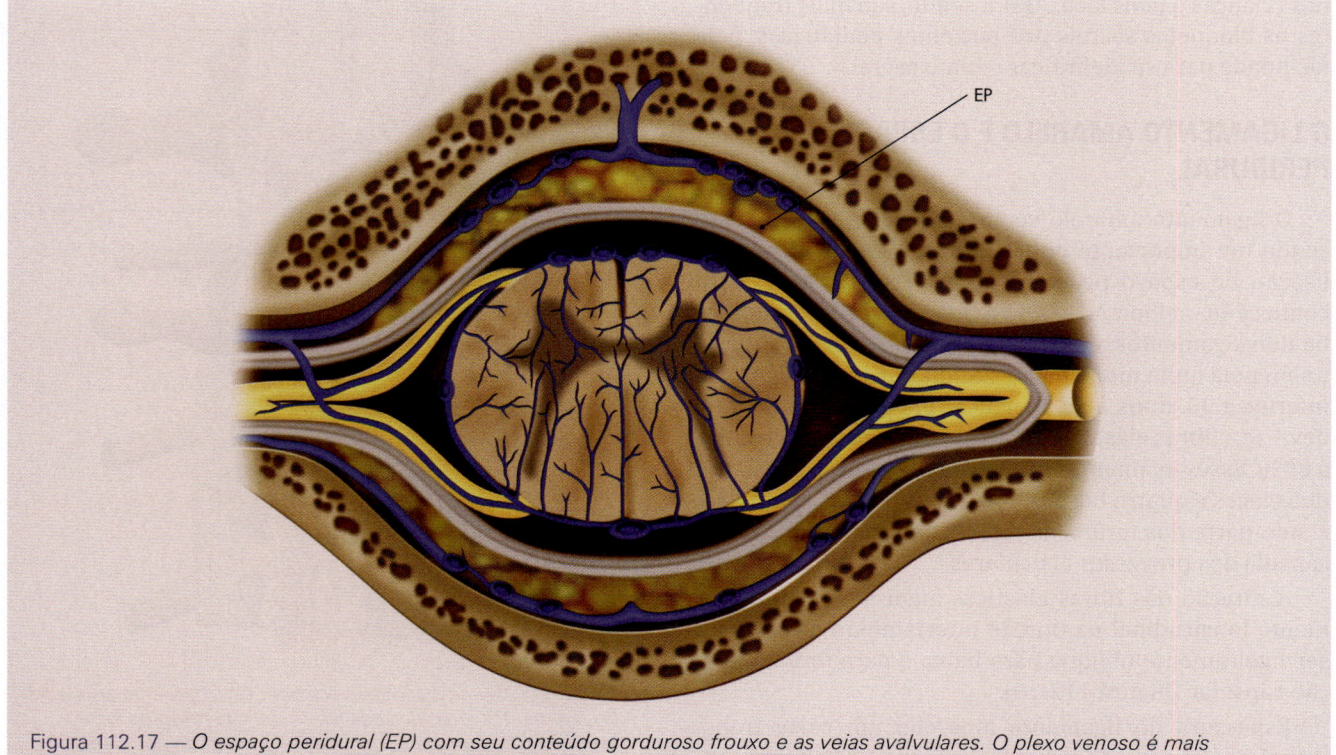

Figura 112.17 — *O espaço peridural (EP) com seu conteúdo gorduroso frouxo e as veias avalvulares. O plexo venoso é mais exuberante nas regiões posterolaterais. As veias se encontram com enchimento normal.*

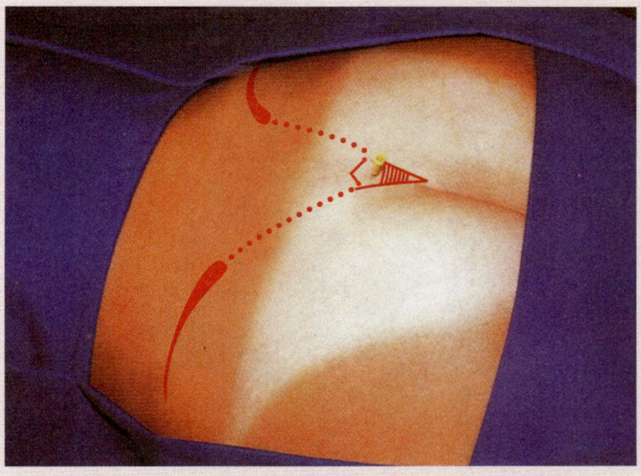

SUPRIMENTO SANGUÍNEO DA MEDULA

Suprimento Arterial

A medula espinhal é irrigada pela artéria espinhal anterior, nos dois terços anteriores de cada segmento, e pelas duas artérias espinhais posteriores, no terço posterior de cada segmento. A cauda equina é irrigada somente pela artéria espinhal anterior.[9]

Essas artérias terminais recebem o seu suprimento sanguíneo proveniente de três vasos distintos originários da aorta (cervical, torácico e toracolombar) que possuem anastomoses entre a região lombar e a cervical.

A mais importante artéria segmentar é a artéria radicular magna (artéria de Adamkiewicz), que é responsável pelo suprimento sanguíneo de 25% a 50% da região anterior da medula. A origem e o trajeto percorrido pela artéria são variáveis e possui importância clínica. A artéria de Adamkiewicz origina-se à esquerda em 77% dos pacientes e penetra no fôramen intervertebral entre T_8 e L_3 (65% entre L_1 e L_3). Assim sendo, existem dois sistemas: o longitudinal e o transversal. O sistema longitudinal consiste de duas artérias espinhais posteriores e uma artéria espinhal anterior, com o fluxo de sangue correndo no sentido craniocaudal. A artéria espinhal anterior tem um fluxo sanguíneo pequeno, necessitando de uma suplementação de sangue que se faz através do sistema transversal[3] (Figuras 112.21 e 112.22).

Suprimento Venoso

No homem, o plexo venoso interno se situa nos compartimentos anterolaterias do espaço peridural, conve-

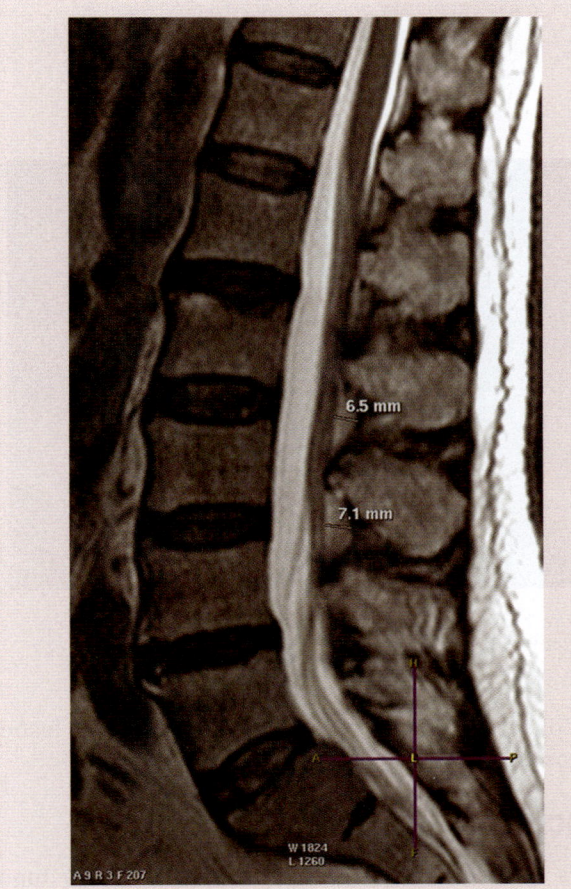

Figura 112.19 — *As duas espinhas ilíacas posterossuperiores e os cornos sacros, delimitando o triângulo, são os pontos de referência para a identificação do hiato sacro. A agulha indica o local da punção. Paciente em decúbito ventral.*

Figura 112.20 — *Imagem de ressonância nuclear magnética mostrando o filum terminale e as medidas do espaço peridural em dois níveis. O paciente está em decúbito dorsal. Nessa posição, a cauda equina fica muito próxima da dura-máter.*

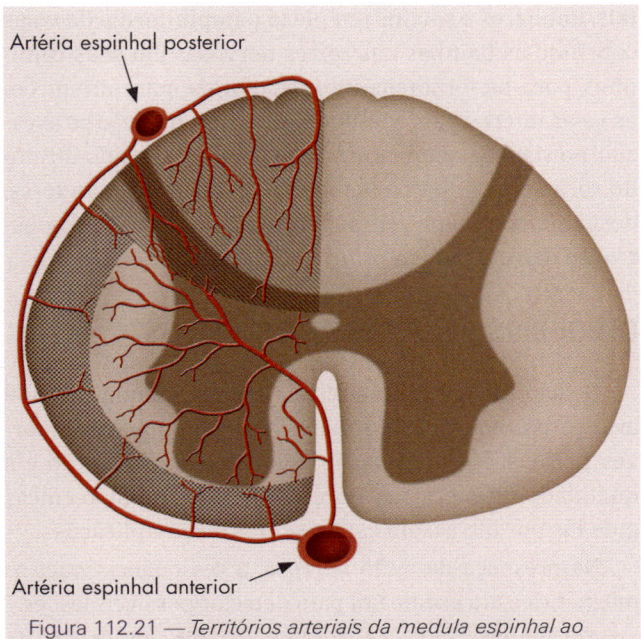

Figura 112.21 — *Territórios arteriais da medula espinhal ao corte transversal.*

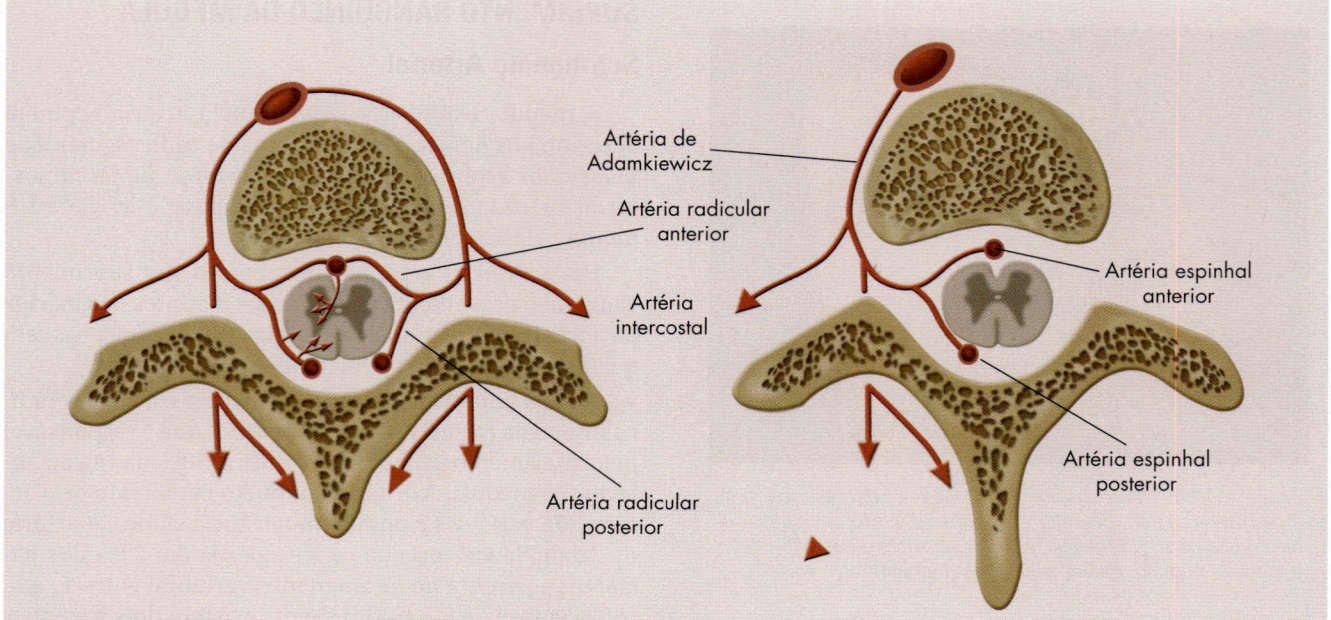

Figura 112.22 — *Diagrama do suprimento arterial para a medula espinhal.* **(A)** *Distribuição segmentar geral com artérias radiculares anterior e posterior nutrindo as artérias espinhais anterior e posterior.* **(B)** *Nutrido não segmentar principal para a artéria espinhal anterior, isso é, artéria de Adamkiewicz em T_g.*

nientemente afastado da via normal de uma agulha que penetra no canal raquidiano pela linha mediana.[3] Esse plexo venoso peridural interno drena a medula, o corpo vertebral e também contribui na remoção do excesso de produção de líquido cerebroespinhal. Além disso, comunica-se com a veia cava inferior.

Também há drenagem através das vênulas intercostais, lombares e sacrais um plexo pampiniforme de veias cobrindo as bainhas das raízes nervosas em seus caminhos para os forâmens intervertebrais, para atingirem as veias intercostais, lombares e sacrais, que vão se esvaziar no sistema ázigo. A veia ázigo sobe pelo lado direito do tórax e termina na veia cava superior, formando-se, desta maneira, uma veia substitutiva por ocasião da obstrução da veia cava inferior.[3]

BLOQUEIOS DE NERVOS PERIFÉRICOS

O uso da ultrassonografia proporcionou grande avanço na realização da maioria dos bloqueios de nervos periféricos com relação à localização, à punção e à qualidade do bloqueio, porém nem mesmo as técnicas guiadas por ultrassom estão isentas de complicações.

Na presença de lesão nervosa, a ressonância nuclear magnética é um exame útil para detectar possíveis lesões.

As Figuras 112.23 a 112.26 são imagens de ressonância que mostram detalhes anatômicos

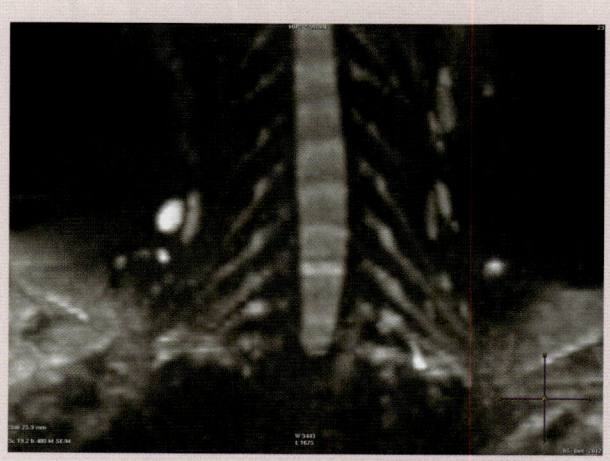

Figura 112.23 — *Imagem de ressonância evidenciando a origem do plexo braquial normal.*

não observáveis em peças de dissecção e lesões nervosas.[1]

CONCLUSÃO

Os conhecimentos de anatomia descritiva e topográfica são necessários para a realização de bloqueios regionais. Imagens tomográficas e/ou de ressonância nuclear magnética acrescentam detalhes *in vivo* do aspecto anatômico e ainda são exames importantes para detecção de lesões.

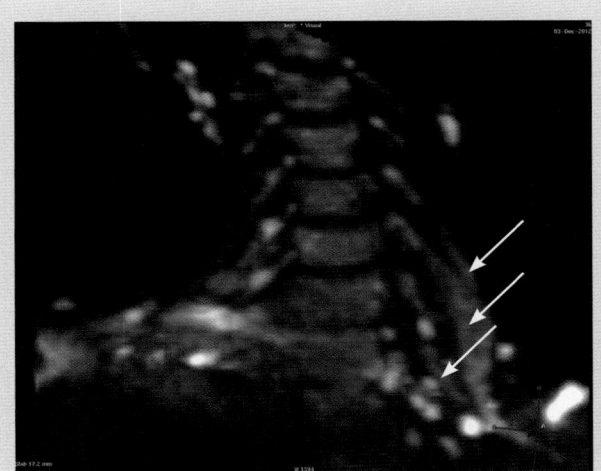

Figura 112.24 — *Imagem de ressonância evidenciando grande edema das raízes do plexo braquial esquerdo (C_5 a C_7) decorrente de estiramento.*

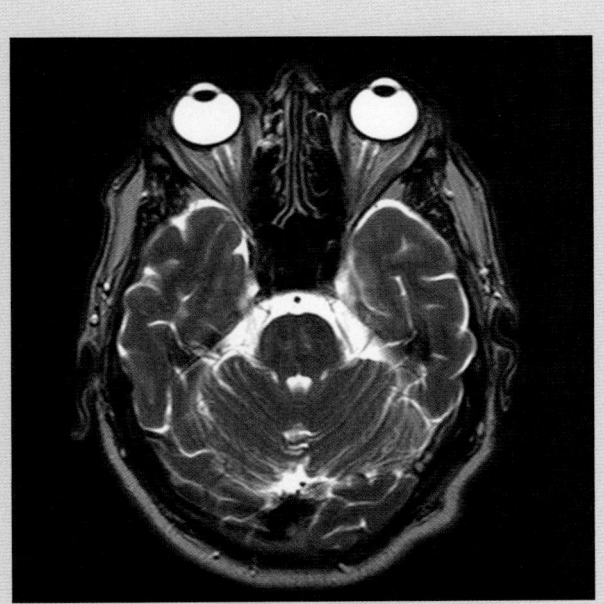

Figura 112.26 — *Imagem de ressonância dos olhos evidenciando o cone musculomembranoso, os músculos reto medial e reto lateral e o nervo óptico. Nota-se uma camada líquida entre a bainha do nervo óptico e as fibras nervosas.*

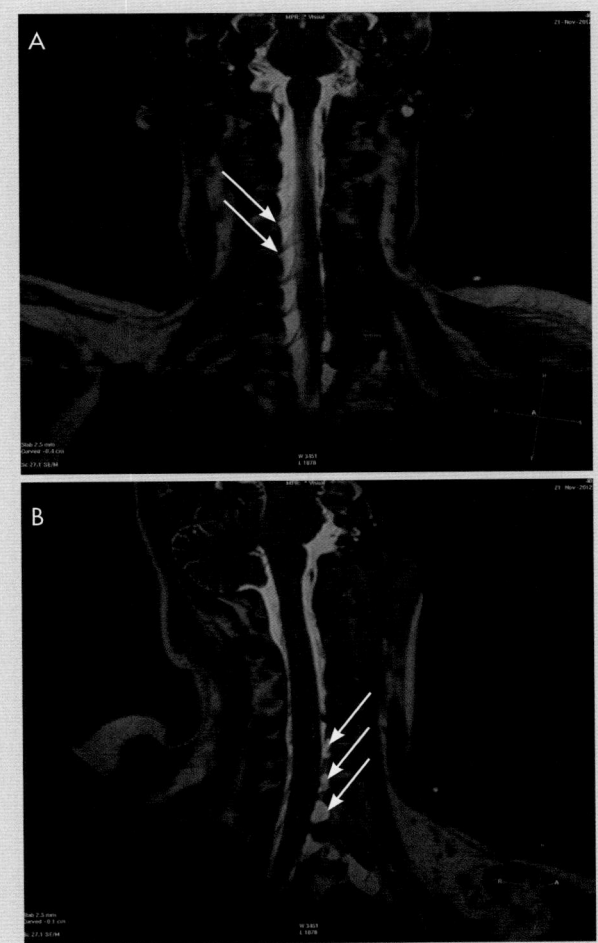

Figura 112.25 — *Imagem de ressonância evidenciando em: (A) as raízes do plexo braquial direito normais e (B) avulsão das fibras do plexo braquial esquerdo decorrente de trauma e presença de pseudomeningocele.*

REFERÊNCIAS

1. Gonçalves TAM, Borges APd – Elementos de Anatomia: Tomografia Computadorizada e Ressonância Nuclear Magnética, em Cangiani LM, Naksshima ER, Gonçalves TAM, Atlas de Técnicas de Bloqueios Regionais SBA, 1ª Ed, Rio de Janeiro, Sociedade Brasileira de Anestesiologia, 2013:9-15
2. Santos ETM, Nociti JRN. Bloquieo Peridural – Aspectos Gerais. Em Cangiani LM, Naksshima ER, Gonçalves TAM, Atlas de Técnicas de Bloqueios Regionais SBA, 1ª Ed, Rio de Janeiro, Sociedade Brasileira de Anestesiologia, 2013:311-7.
3. Zarzur E – Coluna Vertebral – considerações Anatômicas., em Cangiani LM, Slullitel A, Potério G. Tratado de Anestesiologia Saesp,7ª Ed, São Paulo, Atheneu, 2008:1465-78
4. Zarzur E. Anatomic studies of the human lumbar ligamentum flavum. Anesth Analg 1984;63:499-502.
5. Ramsay RH. The anatomy of the ligament flava. Clinic Orthop 1966;44:129-140.
6. Castro LFL, Côrtes CAF, Sanchez CA, Bloqueio Peridural Lombar, em Cangiani LM, Naksshima ER, Gonçalves TAM, Atlas de Técnicas de Bloqueios Regionais SBA, 1ª Ed, Rio de Janeiro, Sociedade Brasileira de Anestesiologia, 2013:327-33
7. Zarzur E. Genesis of the "true" negative pressure in the lumbar epidural space. A new hypothesis. Anaesthesia 1984;39:1101-1104.
8. Zarzur E. A espessura do espaço peridural. Rev Bras Anestesiol 1979;29:330-334.
9. Bromage PR. Epidural Analgesia. Philadelphia: WB Saunders Company, 1978.

113
Ultrassonografia e os Bloqueios Anestésicos

Pedro Paulo Kimachi
Arthur Vitor Rosenti Segurado
Cássio Campello de Menezes
Thiago Nouer Frederico
Bruno Francisco de Freitas Tonelotto

INTRODUÇÃO

A anestesia regional está cada vez mais popular. Oferece vários benefícios, incluindo analgesia pós-operatória de alta qualidade, menor consumo de opioides no pós-operatório, menor sensibilização dos neurônios periféricos e centrais, e um risco reduzido de dor crônica persistente. Além disso, os bloqueios regionais otimizam a recuperação funcional após a cirurgia e melhoraram o resultado de pacientes com câncer que se submetem à cirurgia, além de reduzirem o risco de complicações pós-operatórias. Finalmente, nos últimos anos, o progresso tecnológico (por exemplo, o uso de ultrassonografia – USG) tornou esta técnica anestésica mais segura e confortável para o paciente.[118]

Por muitas décadas, os bloqueios periféricos foram realizados por meio de técnicas "às cegas", por parestesia ou pelo uso do estimulador de nervos (que se tornou o padrão-ouro). Ambas as técnicas utilizam reparos anatômicos acompanhados do uso da agulha para prospecção do nervo a ser bloqueado, podendo levar a potenciais efeitos adversos, como a lesão transitória ou permanente dos nervos, pneumotórax, injeção intravascular ou intraneural e falha no bloqueio.[1-2]

A primeira descrição do uso da USG para bloqueio de nervo periférico foi publicada por La Grange e cols. em 1978,[3] na realização do bloqueio de plexo braquial por via supraclavicular. A tecnologia da USG, entretanto, não foi suficiente para gerar um grande impacto clínico para realização de bloqueios periféricos, devido a múltiplas causas.

Passou-se mais de uma década para que os avanços tecnológicos permitissem resoluções de imagem suficientemente precisas, resolvendo um grande problema: a visualização da agulha, das estruturas anatômicas e a dispersão do anestésico em tempo real. Hoje, com a disponibilidade de aparelhos portáteis e ótima definição de imagem, cada vez mais a USG vem sendo usada na anestesia regional, facilitando a execução,[3] diminuindo tempo de latência e falhas,[4-6] reduzindo doses de anestésico local (AL),[7-114] aumentando a segurança e auxiliando em situações difíceis.[9-10] As evidências continuam a apoiar que a USG não aumenta a incidência de lesão nervosa, além de diminuir a intensidade do bloqueio do nervo, pneumotórax e intoxicação por AL.[110,115]

A utilização da USG requer disponibilidade do equipamento, treinamento adequado e familiarização com sua tecnologia. São necessários o domínio dos princípios teóricos relativos à USG pelos anestesiologistas, o conhecimento detalhado da anatomia envolvida e o acúmulo de experiência na realização de diversos casos com as técnicas descritas.

Custos elevados na aquisição do aparelho, manutenção, suporte técnico e treinamento ainda são fatores limitantes para o uso dessa técnica. O aparelho de USG pode ter seu custo amenizado se melhor aproveitado em outras atividades, como facilitação de acesso venoso central, realização de ecocardiografia transesofágica, assistência ao paciente politraumatizado, realização de bloqueios para tratamento da dor, entre outras aplicações. Ao se analisarem os custos, devem-se considerar os benefícios na área de ensino e pesquisa, o impacto na melhoria dos cuidados dispensados aos pacientes, e a redução da frequência e gravidade das complicações.[11]

TÉCNICA

Para adequada utilização, necessita-se de mesa auxiliar, campo cirúrgico estéril contendo uma cuba com solução para antissepsia (clorexidina 0,5% alcoólica), seringas, agulhas, gazes, pinças e outros materiais necessários, dispostos em local de fácil acesso para a mão dominante do anestesiologista. Caso não seja possível, recomenda-se a realização do bloqueio com auxílio de mais uma pessoa (Figura 113.1).

A pele é preparada com a solução antisséptica, e o local é isolado com compressas ou campos estéreis.

Com todo o material preparado, solicita-se a um auxiliar que segure o transdutor (*probe*) para colocação de um filme plástico estéril comumente utilizado como curativo, a fim de proteger e tornar estéril a face geradora das ondas sonoras, tomando o cuidado para que não fiquem bolhas de ar entre eles (Figura 113.2). É imprescindível ressaltar que um estudo retrospectivo avaliou a incidência de infecção pós-operatória de quase 7.800 pacientes e que não houve relato de infecção pós-operatória relacionada com o bloqueio, quando se utiliza a técnica anteriormente descrita.[116]

Deve-se segurar o *probe* com a mão não dominante, que, a partir deste momento, torna-se contaminada, aplicar gel próprio para USG estéril ou lidocaína gel estéril sobre a pele ou o *probe*, e proceder à varredura da região topográfica relacionada com o nervo a ser bloqueado. É importante ressaltar que a aplicação de gel com sal ou lidocaína diretamente sobre a borracha do *probe* compromete a vida útil deste.

Se a técnica compreender a colocação de um cateter, recomenda-se o uso de um saco plástico estéril que envolva toda a extremidade distal do *probe* com uma interface de gel próprio para USG, para que as duas mãos do anestesiologista permaneçam não contaminadas e aptas a manipular o cateter (Figuras 113.3 e 113.4).

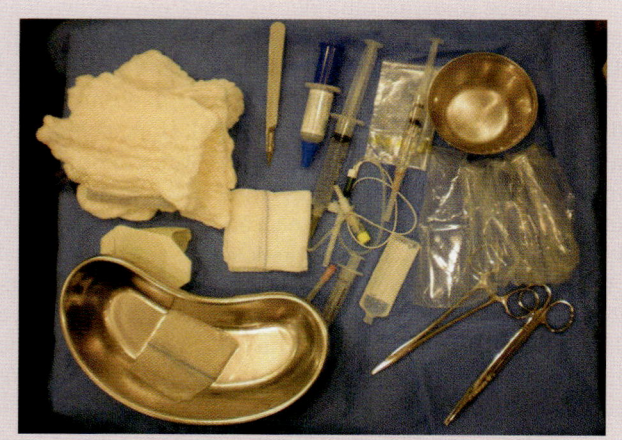

Figura 113.1 — *Mesa preparada para bloqueio.*

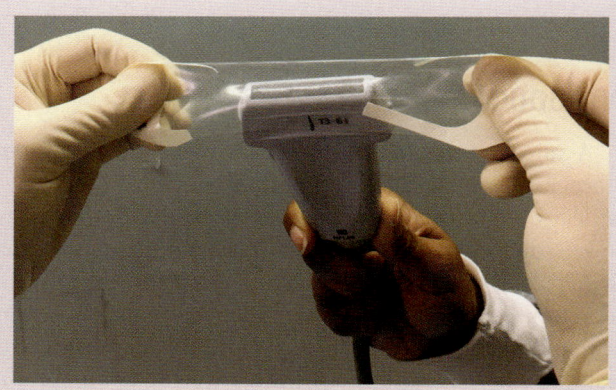

Figura 113.3 — *Preparação do* probe.

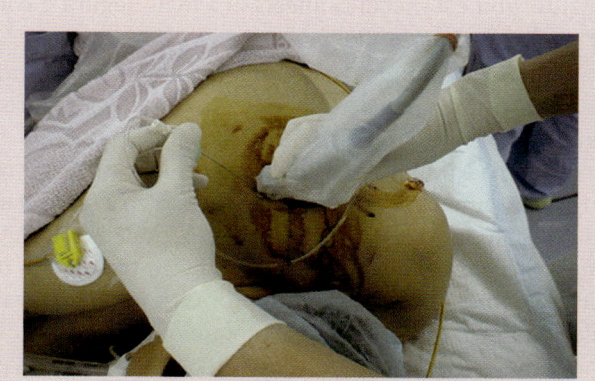

Figura 113.4 — *Preparo do* probe *para bloqueio com cateter.*

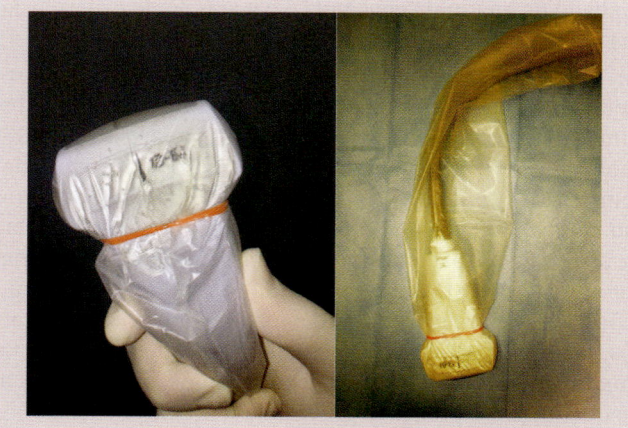

Figura 113.2 — *Preparação para bloqueio com cateter.*

FÍSICA DA ULTRASSONOGRAFIA

A USG baseia-se no fenômeno de interação entre o som e os tecidos. A USG é uma forma de energia mecânica que se propaga por um meio (tecidos) como ondas longitudinais. Produz vibrações nos tecidos causando deflexões em relação à direção de propagação do som, com áreas de compressão (alta pressão) e rarefação (baixa pressão) (Figura 113.5).

cada cristal gera uma onda sonora. Todas as ondas, em conjunto, formam o feixe sonoro que é de característica pulsátil de dois a três ciclos ultrassônicos (Figura 113.6).

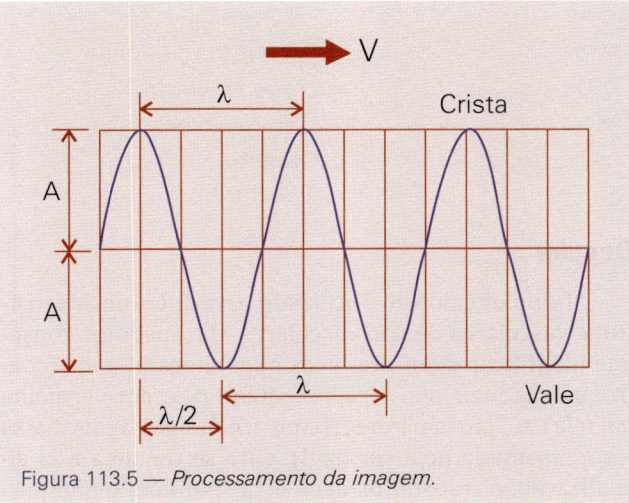

Figura 113.5 — Processamento da imagem.

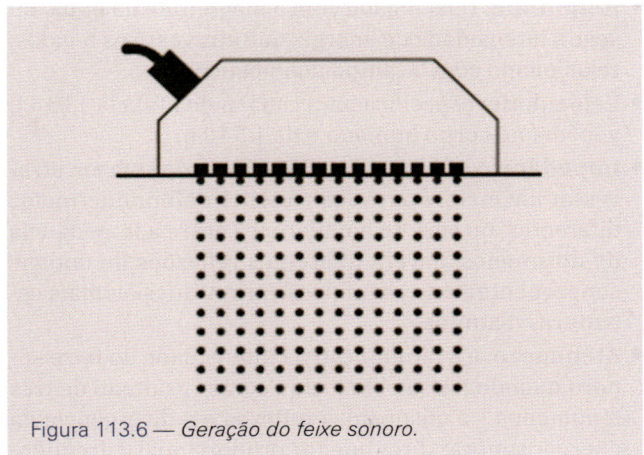

Figura 113.6 — Geração do feixe sonoro.

A frequência da USG é acima de 2 MHz, sendo que os aparelhos de uso médico têm frequência que varia de 2,5 MHz a 15 MHz. A velocidade do som varia conforme o meio em que se propaga, de acordo com a Tabela 113.1.

Formação da Imagem

A imagem é formada por meio do princípio do pulso-eco. Refere-se à emissão de uma onda pelo transdutor que aguarda seu reflexo (eco) para que este seja transformado em energia elétrica (Figura 113.7). Essa transformação é, então, processada eletronicamente em imagem bidimensional por intermédio do modo brilho (B). Há outros modos de processamento de imagem, como o gráfico de amplitude (modo A – usado em oftalmologia) e com movimentação temporal (modo M – usado em ecocardiografia).

TABELA 113.1 MEIO E VELOCIDADE DO ULTRASSOM.	
Meio	Velocidade do ultrassom (m/s)
Ar	330
Pulmão	500
Gordura	1.450
Músculo	1.580
Fígado	1.550
Osso	4.000
Sangue	1.560
Rim	1.560
Tecido mole	1.540

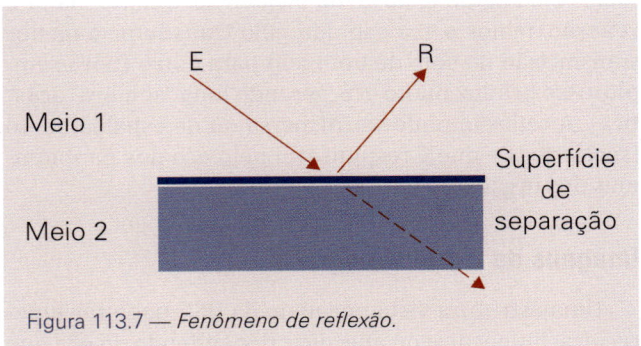

Figura 113.7 — Fenômeno de reflexão.

Formação da Onda

A imagem da USG baseia-se no conceito de piezoeletricidade, descrita pela primeira vez em 1880 por Pierre e Jacques Curie. É a propriedade que alguns materiais têm de transformar energia elétrica em mecânica (onda sonora) e vice-versa. São chamados efeitos piezoelétricos inverso e direto, respectivamente.

Nos aparelhos de USG, o material piezoelétrico é constituído por cristais e cerâmicas acondicionados nos transdutores. Quando se exerce pressão no transdutor,

Há algumas características físicas na interação entre som e tecido que interferem na formação da imagem. São elas:

- **Comprimento de onda:** distância entre uma pressão e uma rarefação sucessivas. Depende da velocidade de propagação no meio e da frequência utilizada; está relacionado com a resolução espacial que é a capacidade de distinguir duas interfaces.

- **Frequência:** número de oscilações por segundo; é inerente ao tipo de cristal que compõe o transdutor; também relacionada com a resolução espacial; quanto maior a frequência, melhor a resolução, menor a profundidade.
- **Amplitude:** relacionada com a magnitude da onda, ou seja, a intensidade de energia que atravessa os tecidos; relacionado com o campo diagnóstico.
- **Velocidade:** específica para cada meio (Tabela 113.1); a média no corpo humano é de 1.540 m/s.
- **Impedância acústica:** é a dificuldade do som em atravessar um meio; é a responsável por definir dois meios diferentes, ou seja, se há diferença entre a impedância de dois meios, haverá diferentes reflexões de onda e, consequentemente, será possível ver duas ou mais estruturas distintas.
- **Atenuação:** é a diminuição da intensidade do feixe sonoro quando passa pelo tecido como resultado de três fenômenos – a absorção, a reflexão e a divergência da energia sonora; diretamente proporcional à frequência, ou seja, quanto maior a frequência do transdutor, maior a atenuação e, consequentemente, menor o alcance das ondas (menor campo de visão). Para tentar corrigir a atenuação, os aparelhos possuem o dispositivo *Ganho,* com o qual as ondas são ampliadas reforçando a captação do eco e melhorando a imagem.

A absorção das ondas ultrassônicas pelos tecidos é feita por meio da transformação da energia sonora em energia térmica. A refração e a reflexão da onda dependerão da impedância acústica do meio em que ela incide. A **refração** é a alteração da direção do feixe transmitido em relação ao feixe incidente. Isso ocorre quando a incidência do feixe não é perpendicular. Já a **reflexão** ocorre quando há diferença de impedância acústica entre dois meios em ângulo igual ao da incidência. Quanto maior a reflexão, maior o eco captado pelo transdutor e menor transmissão do som de um meio para outro (por exemplo, osso produz muito eco, gerando uma "sombra" acústica). A reflexão pode ser dispersa ou de espalhamento (*scattering*) – que é responsável pelo eco dos parênquimas dos órgãos (Figura 113.7).

Imagens da Ultrassonografia

Uma estrutura vista por meio da USG pode ser hiperecoica, hipoecoica ou anecoica, dependendo do eco que produz.

- **Hiperecoica:** eco bem forte; pontos na tela mais brilhantes. Por exemplo: diafragma, osso e pericárdio.
- **Hipoecoica:** eco fraco (reflexo difuso); pontos cinza na tela. Por exemplo: órgãos sólidos.
- **Anecoica:** não há eco; pontos pretos na tela. Por exemplo: sangue.

A Tabela 113.2 apresenta algumas estruturas importantes no bloqueio regional.

TABELA 113.2 ESTRUTURAS E TIPOS DE IMAGENS ULTRASSONOGRÁFICAS.	
Estruturas	Imagem no US
Vasos sanguíneos	Anecoica
Gordura	Hipoecoica
Músculo	Hipoecoico
Tendão	Predominante hiperecoico
Nervo	Hiper ou hipoecoico
Osso	Hiperecoico

Doppler

O Doppler colorido é utilizado para diferenciar estruturas vasculares de não vasculares. O transdutor consegue identificar diferentes ecos que "chegam" a ele (com frequência mais alta – representada pela cor vermelha na tela) e "partem" dele (com frequência mais baixa – representada pela cor azul). Para se ter uma boa visualização, o transdutor deve estar paralelo e não perpendicular ao fluxo sanguíneo (Figura 113.8).

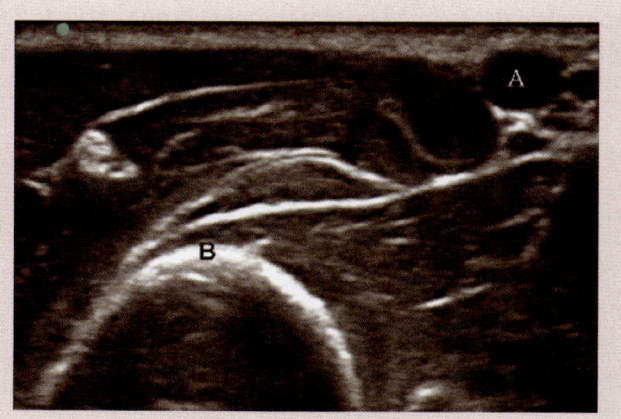

Figura 113.8 — *Área anecoica* (**A** – *vaso sanguíneo*), *hiperecoica* (**B** – *osso*).

Transdutor

A definição do transdutor influenciará na resolução de imagem. Transdutores de frequência acima de 7 MHz (lineares) terão uma definição de imagem melhor, porém com menor penetração (2 cm a 3 cm abaixo da pele). Portanto, são indicados para estruturas mais superficiais, como os nervos em região interescalênica ou axilar. Por outro lado, os transdutores de frequência menor que 7 MHz (curvos) possuem definição de imagem baixa, mas com maior penetração (4 cm a 5 cm abaixo da pele), sendo indicados para visualização de nervos em regiões mais profundas, como a poplítea ou infraclavicular (Figura 113.9).

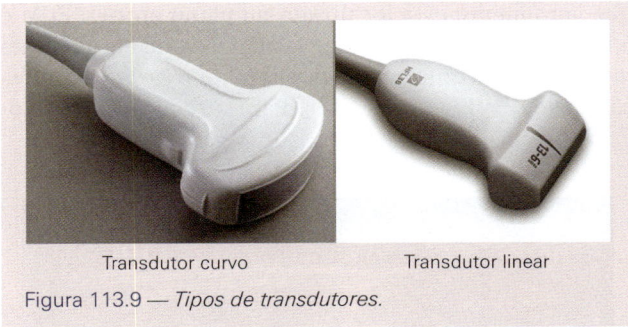

Figura 113.9 — *Tipos de transdutores.*

Alinhamento da Agulha

Um dos maiores desafios na realização dos bloqueios periféricos guiados por USG é o alinhamento da agulha com o feixe sonoro, ou seja, a visualização total ou parcial da progressão da agulha pelas estruturas anatômicas. Quando se coloca a agulha paralela ao feixe sonoro, diz-se que ela está "no plano" (Figura 113.10). Quando está perpendicular ao transdutor, diz-se que está "fora do plano" (Figura 113.11).

"No plano" consegue-se ver toda a extensão da agulha (imagem hiperecoica) (Figura 113.12), enquanto "fora do plano" consegue-se visualizar somente a movimentação das estruturas anatômicas, decorrente da progressão da agulha.

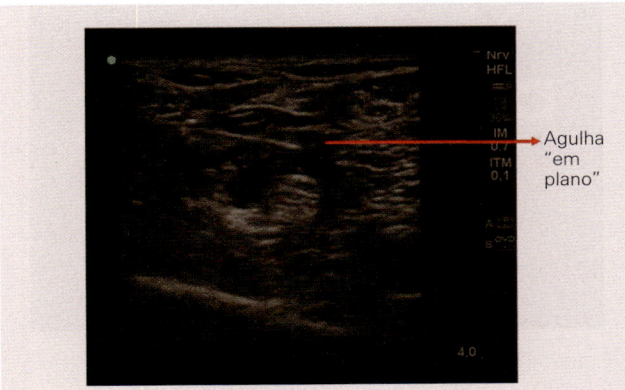

Figura 113.10 — *Imagem sonográfica da agulha no plano do feixe sonoro.*

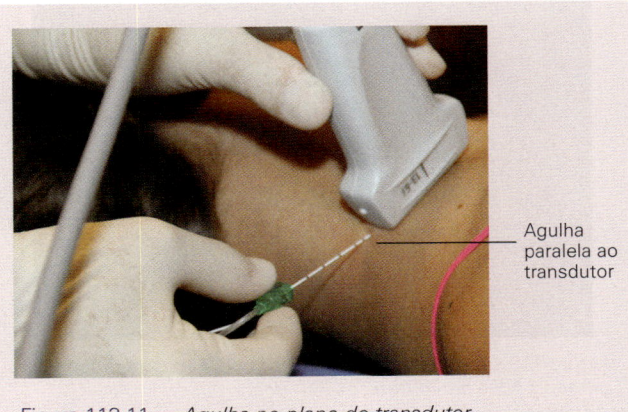

Figura 113.11 — *Agulha no plano do transdutor.*

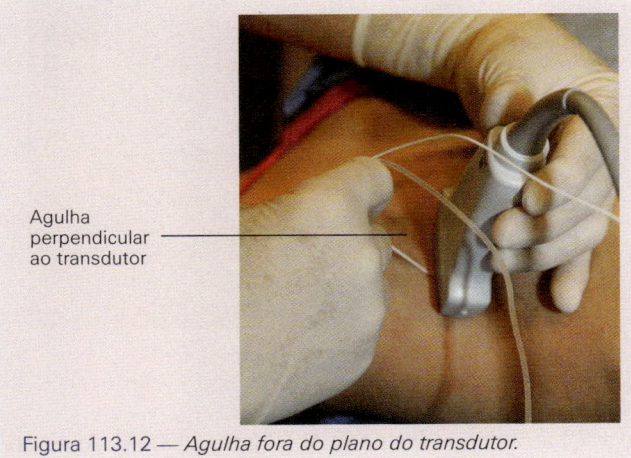

Figura 113.12 — *Agulha fora do plano do transdutor.*

BLOQUEIO DO PLEXO BRAQUIAL GUIADO POR ULTRASSONOGRAFIA

O bloqueio do plexo braquial é uma técnica anestésica consagrada para as mais diversas cirurgias de membros superiores, proporcionando eficiente anestesia e relaxamento muscular no intraoperatório e excelente analgesia no pós-operatório.[13,14,108]

Graças à visualização direta das estruturas nervosas e suas adjacências, com conhecimento anatomotopográfico, sonoanatômico e treinamento, torna-se possível o bloqueio do plexo braquial e de seus ramos terminais em quase toda sua extensão. Serão enfatizadas as abordagens interescalênica, supraclavicular, infraclavicular, axilar e nervos terminais.

Interescalênico

A identificação do plexo braquial na região interescalênica possibilita o bloqueio dos nervos supraescapular e axilar (C5-C6) que, juntamente ao nervo supraclavicular (C3-C4), são responsáveis pela inervação do ombro e da clavícula distal. As raízes do plexo braquial (C5-T1) encontram-se entre os músculos escaleno anterior (EA) e escaleno médio (EM), profundamente ao músculo esternocleidomastóideo (ECM) e lateral à carótida (CA) e veia jugular interna (VJI).

Para a realização do bloqueio, é necessário um *probe* linear de alta frequência (10 MHz a 15 MHz), uma agulha de bisel curto de 3 cm a 5 cm, e material para preparo do campo e do transdutor. Posiciona-se o paciente em decúbito dorsal e com a cabeça rodada levemente contralateral ao lado a ser bloqueado e, após o preparo do campo e do transdutor, inicia-se o exame ultrassonográfico posicionando o transdutor transversalmente, na altura da cartilagem cricoide (Figura 113.13), visualizando a CA

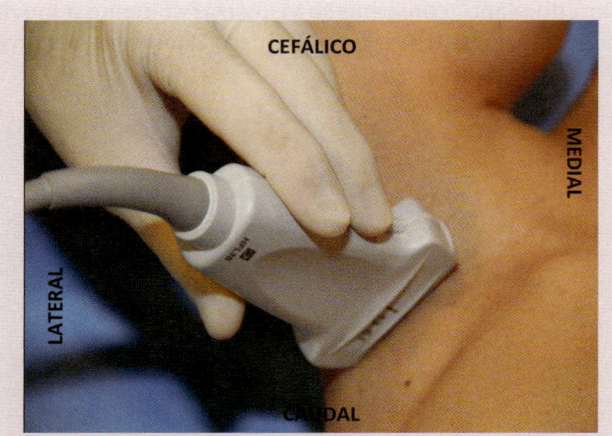

Figura 113.13 — *Posicionamento do transdutor.*

que geralmente está localizado no plano entre o ECM e o EA e, quando identificado, verifica-se que ele se afasta medialmente conforme se movimenta o *probe* em direção caudal[15] (Figura 113.17). Para a realização do blo-

e a VJI atrás do músculo ECM (Figura 113.14). Após otimização de ganho e profundidade da imagem, realiza-se uma "varredura" para a região lateral, verificando a redução na espessura do músculo ECM superficialmente e, mais profundamente, os músculos EA e EM com estruturas hipoecoides e ovaladas entre eles, que correspondem ao plexo braquial (Figura 113.15).

Procede-se, então, à "varredura" nos sentidos cranial e caudal, procurando determinar o melhor local para a realização do bloqueio. É possível saber a altura correspondente à imagem e, consequentemente, às raízes e aos troncos, tomando como referência o tubérculo de Chassaignac (tubérculo anterior do processo transverso de C6) (Figura 113.16). O processo transverso de C6 é o último a apresentar a sombra acústica em forma de "U", graças aos seus proeminentes tubérculos posterior e anterior, lembrando que C7 não apresenta tubérculo anterior. Já com as diversas estruturas anatômicas identificadas e o plexo braquial bem definido, um último cuidado pode ser tomado antes da realização do bloqueio, que é a tentativa de visualização do nervo frênico. O nervo frênico é uma pequena estrutura de 1,0 mm a 1,5 mm

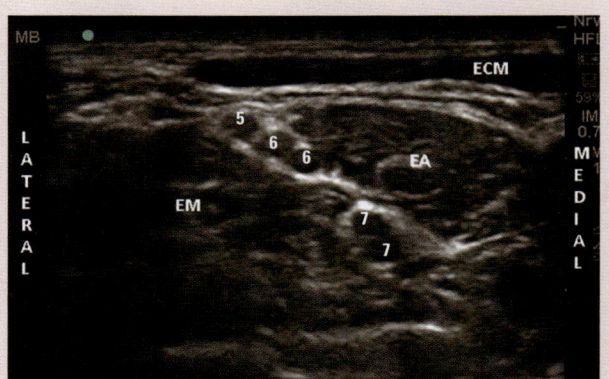

Figura 113.15 — *ECM – músculo esternocleidomastoideo; EA – músculo escaleno anterior; EM – músculo escaleno médio; 5, 6, 7, 8, 1 – raízes nervosas de C_5, C_6, C_7 respectivamente.*

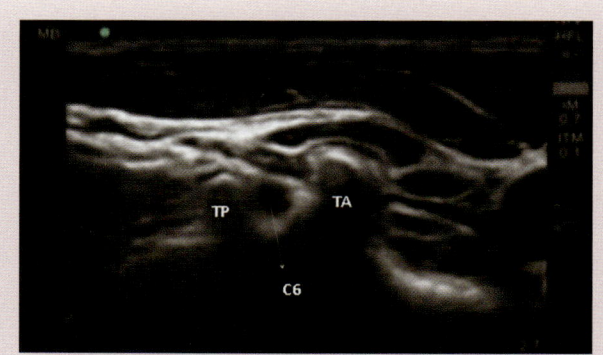

Figura 113.16 — *TA – tubérculo anterior; TP – tubérculo posterior; C_6 – raiz de C_6 saindo do processo transverso.*

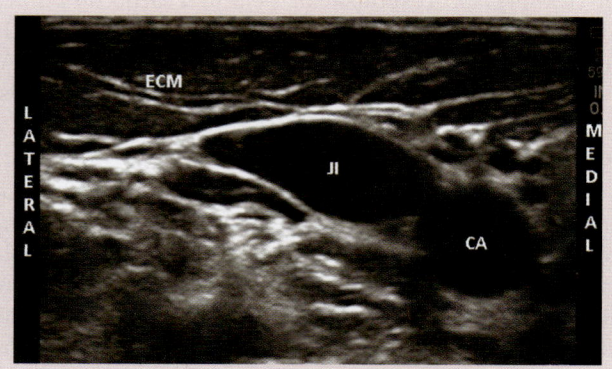

Figura 113.14 — *ECM – músculo esternocleidomastóideo; JI – veia jugular interna; CA – artéria carótida.*

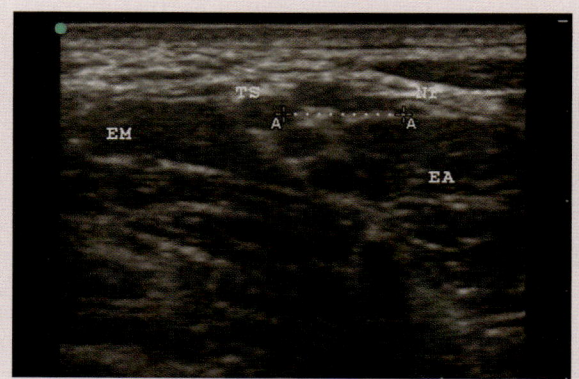

Figura 113.17 — *EM – escaleno médio; EA – escaleno anterior; NF – nervo frênico; TS – tronco superior; AA – distância do tronco superior ao nervo frênico.*

queio interescalênico, as raízes de C5 e C6 ou o tronco superior deverão ser envolvidas com AL, preferencialmente, a uma distância segura do nervo frênico (maior que 1,5 cm). Caso o nervo frênico não seja visualizado, deve-se proceder à varredura do plexo no sentido caudal até que a imagem das raízes de C5, C6 e C7 comecem a se dividir (aparência de "favo de mel") e retornar ao último ponto onde ainda estão uniformes. Procede-se então à punção com agulha apropriada no plano ou fora do plano do feixe sonoro do transdutor (Figuras 113.18 e 113.19) até que sua ponta esteja próxima às raízes nervosas e observa-se o envolvimento das estruturas com o AL. Utilizam-se frequentemente 5 a 15 mL de AL; a quantidade dependerá da dispersão objetivada.

A eficácia analgésica em ambos os modos (plano ou fora de plano) é semelhante.[109] É possível o reposicionamento da agulha durante o bloqueio permitindo redução do volume necessário para o total envolvimento das raízes nervosas (Figuras 113.20 e 113.21), promovendo, assim, um bloqueio anestésico efetivo e seletivo, e diminuindo eventuais repercussões ventilatórias.

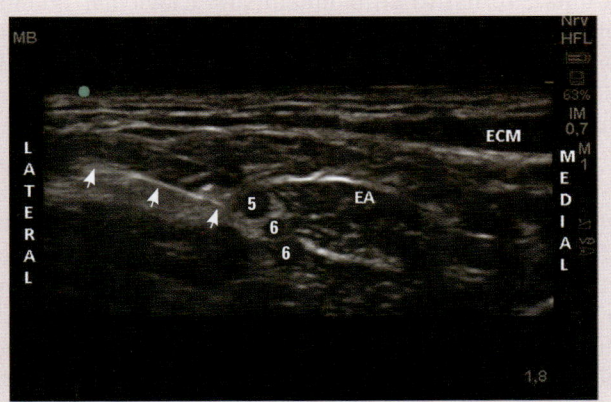

Figura 113.20 — ECM – músculo esternocleidomastóideo; EA – músculo escaleno anterior; 5, 6 – raízes nervosas de C_5, C_6, respectivamente; ◊ – agulha no plano gerando artefato na imagem do músculo escaleno médio.

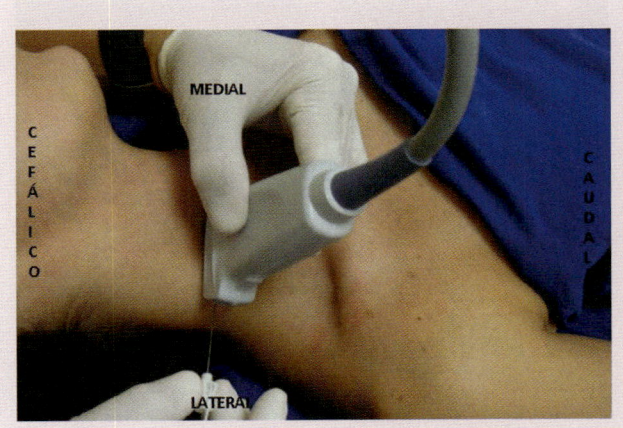

Figura 113.18 — Abordagem no plano com o transdutor.

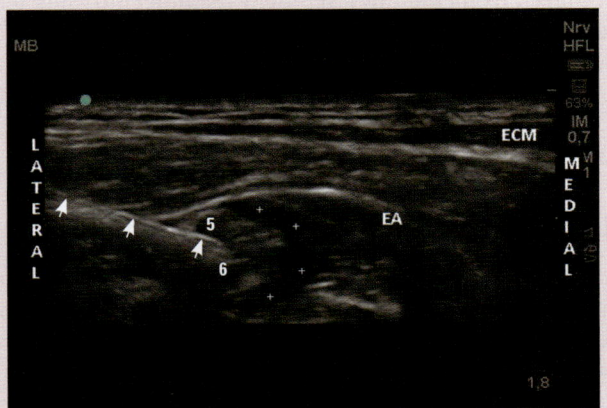

Figura 113.21 — ECM – músculo esternocleidomastóideo; EA – músculo escaleno anterior; 5, 6 – raiz nervosa de C_5 e C_6 respectivamente; ◊ – agulha no plano, com sua sombra acústica gerando artefato, dificultando a visualização da raiz de C_6 e do músculo escaleno médio + anestésico local "dissecando" o espaço interescalênico e envolvendo as raízes de C_5 e C_6.

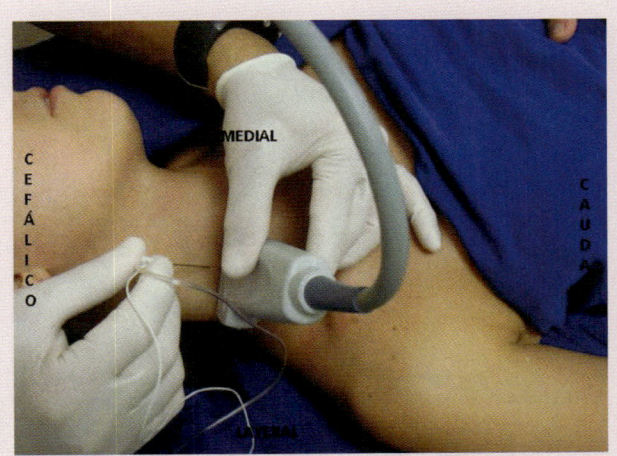

Figura 113.19 — Abordagem fora de plano com o transdutor.

Nos casos com indicação de passagem de cateter de plexo, sugere-se a punção no plano de lateral para medial (posterior para anterior), fugindo dos grandes vasos, sendo possíveis a visualização exata da ponta da agulha e o posicionamento do cateter com maior segurança.

Vale ressaltar que, em pacientes obesos, mesmo com as diversas referências anatômicas e suas variações descritas e manipulações cervicais prévias, pode ser difícil a localização do plexo braquial. Nesses casos, sugere-se localizar o plexo na região supraclavicular e, mantendo-o no meio da tela, prosseguir com o exame cranialmente até a região interescalênica.[15]

Outra abordagem possível é o bloqueio interescalênico um pouco mais baixo, um pouco acima da posição original para a realização do bloqueio supraclavicular.

É uma alternativa ao bloqueio supraclavicular quando objetiva-se anestesiar a parte superior distal dos membros superiores. A agulha é inserida através do músculo EM para colocar a ponta mais profunda, entre os troncos superior e médio, e um maior volume de AL é injetado.[124]

Pode-se, ainda, bloquear apenas o tronco superior, como uma alternativa ao bloqueio interescalênico convencional para cirurgia do ombro. Algumas vantagens são listadas, como, por exemplo, a visibilidade do tronco superior, que possui pouca bainha de tecido conjuntivo, e a diminuição da probabilidade de lesão dos nervos dorsal da escápula e torácico longo, que passam ao nível do EM e podem ser lesados na abordagem convencional.

A principal ressalva ao bloqueio do tronco superior é que a artéria cervical transversa pode estar do outro lado e superficial do plexo braquial a este nível. A presença desta artéria deve ser sempre procurada e, quando houver dúvidas, utiliza-se o *Doppler* colorido para a exclusão de artefatos. Não menos importante, a paralisia do nervo frênico é um risco bem reconhecido, mas tem recebido maior atenção após relatos recentes de paralisia do nervo frênico persistente, atribuída em parte à formação de cicatrizes inflamatórias, possivelmente atribuídas aos AL. Portanto, a utilização de menores volumes de AL buscam a prevenção deste tipo de lesão.

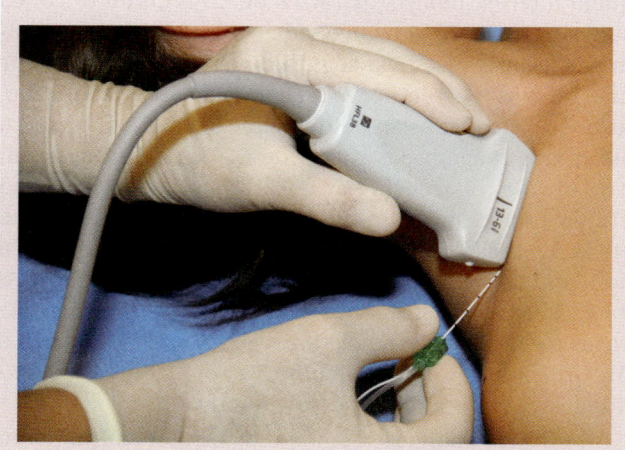

Figura 113.22 — Probe *na abordagem supraclavicular.*

Supraclavicular

Essa abordagem, aprimorada com o uso da parestesia e, posteriormente, com a neuroestimulação, mesmo realizada por anestesiologistas experientes, apresentava índice considerável de complicações (pneumotórax e hematomas) por causa da proximidade do plexo a outras estruturas nobres, como a artéria subclávia e a pleura.[111] Com o auxílio da USG, são possíveis a identificação das estruturas e a visualização em tempo real do trajeto da agulha e dispersão do AL, tornando a abordagem supraclavicular mais segura, eficaz e de rápida execução.[4]

Para a realização do bloqueio, é necessário um transdutor linear de alta frequência e uma agulha de 5 cm. Após o preparo do campo e do transdutor, posiciona-se o mesmo na região supraclavicular à procura do corte transversal da artéria subclávia (Figura 113.22), que aparecerá como uma estrutura redonda e pulsátil, utilizando, se necessário, o Doppler (Figuras 113.23 e 113.24).

Identificada a artéria subclávia, lateral e/ou superior a ela, são encontrados os troncos e suas divisões, formando diversas imagens arredondadas hipoecoicas (imagem de "cacho de uvas").[16] Ainda antes da punção, deve-se identificar a primeira costela hiperecoica, com sua sombra acústica e a pleura (Figura 113.25). Nessa abordagem, recomenda-se apenas a punção no plano que possibilita a visualização de todo o trajeto da agulha, até que sua ponta esteja próxima ao plexo, e, então, é feita a injeção do AL e verificada sua dispersão (Figura 113.26).

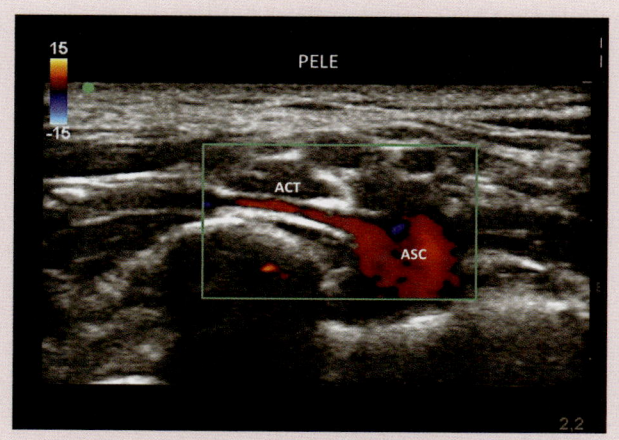

Figura 113.23 — ASC: *artéria subclávia;* ACT: *artéria cervical transversa.*

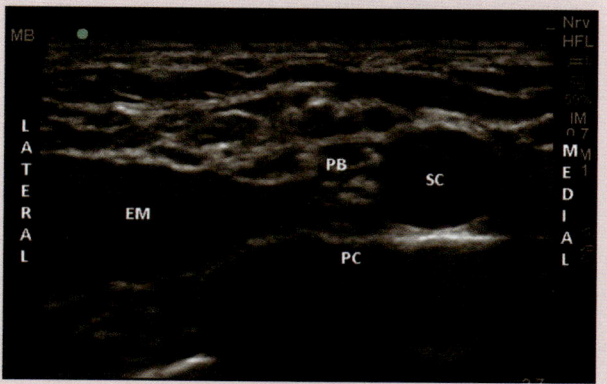

Figura 113.24 — SC – *artéria subclávia;* PB – *plexo braquial (troncos/divisões);* EM – *músculo escaleno médio;* PC – *primeira costela.*

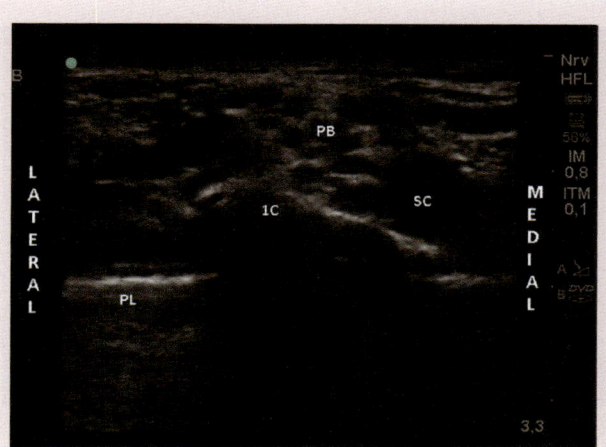

Figura 113.25 — 1C – primeira costela; SC – artéria subclávia; PL – pleura; PB – plexo braquial com a parência de "cacho de uvas".

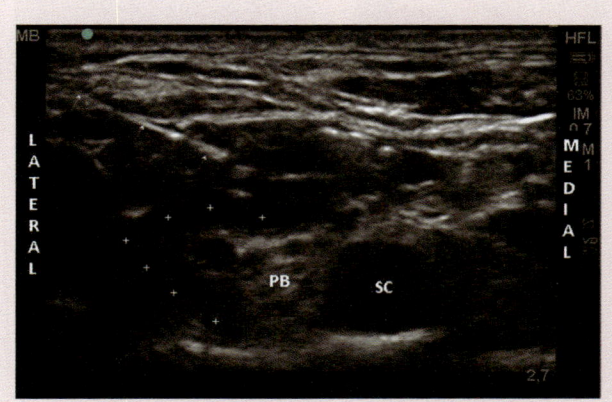

Figura 113.26 — SC – artéria subclávia; PB – plexo braquial (troncos/divisões); ◊ – agulha; + anestésico local.

Vale ressaltar que, em algumas situações, o plexo braquial está envolvido em duas bainhas distintas, deixando-o dividido em plexo braquial superior e inferior. Nessas situações, mesmo com um adequado posicionamento da agulha, a dispersão do AL envolverá apenas as estruturas contidas naquela bainha perfurada, sendo necessário o reposicionamento da agulha.

Infraclavicular

Na região infraclavicular, encontram-se os fascículos do plexo braquial condensados posterolateromedialmente à artéria axilar, abaixo dos músculos peitoral maior e peitoral menor, e próximos à costela e à pleura. Em razão de sua profundidade e íntima relação com estruturas nobres, as técnicas às cegas foram menos consagradas, porém, com a USG, essa abordagem vem sendo cada vez mais utilizada para cirurgias de úmero distal e antebraço,[17] principalmente quando se opta pela analgesia contínua de plexo, possibilitando uma boa ancoragem do cateter nos tecidos musculares.

Para a realização do bloqueio de plexo braquial infraclavicular, recomenda-se a realização de um "pré-exame" ultrassonográfico para a escolha do transdutor mais adequado, já que os fascículos podem estar profundos, sendo necessário o uso do transdutor curvo de baixa frequência para a boa identificação das estruturas (Figura 113.27).

Caso não seja obtida imagem adequada com transdutor linear de alta frequência, podem-se tentar a abdução e a rotação externa do braço ipsilateral, que tracionarão os músculos peitorais maior e menor, deixando-os mais delgados e, consequentemente, tornando as estruturas mais superficiais. Além disso, com a tração do compartimento vasculonervoso, os fascículos ficam mais próximos uns dos outros, facilitando a visualização por meio da união das imagens hiperecogênicas (Figuras 113.28 e 113.29).

Determinado qual o tipo de transdutor, com o paciente em decúbito dorsal horizontal (DDH), preparam-se o campo e o material para punção asséptica. Posiciona-se o transdutor na região infraclavicular, próxima ao processo coracoide, procurando o melhor corte transversal dos vasos axilares; identificam-se os músculos peitoral maior e menor, costela, pleura, artéria axilar (pulsátil) e veia axilar (compressível). Os fascículos posterior e lateral do plexo são visualizados como estruturas hiperecogênicas abaixo e ao lado da artéria, já o fascículo medial pode ser visualizado medialmente à mesma (Figuras 113.30 e 113.31). É introduzida agulha (5 cm a 10 cm) no plano com o transdutor e acompanha-se seu trajeto até que a ponta esteja bem posicionada[18] (Figura 113.32).

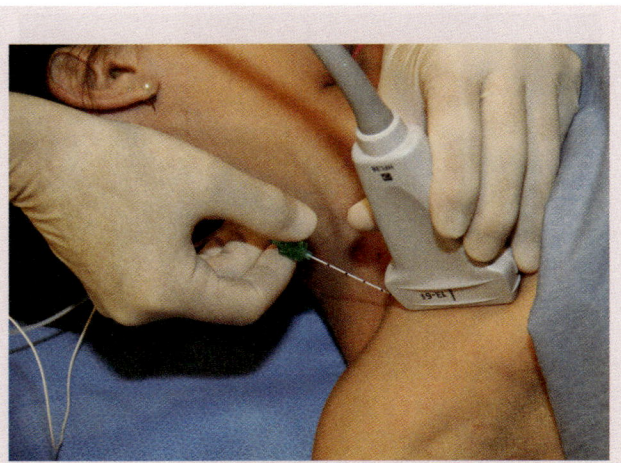

Figura 113.27 — Probe na região infraclavicular.

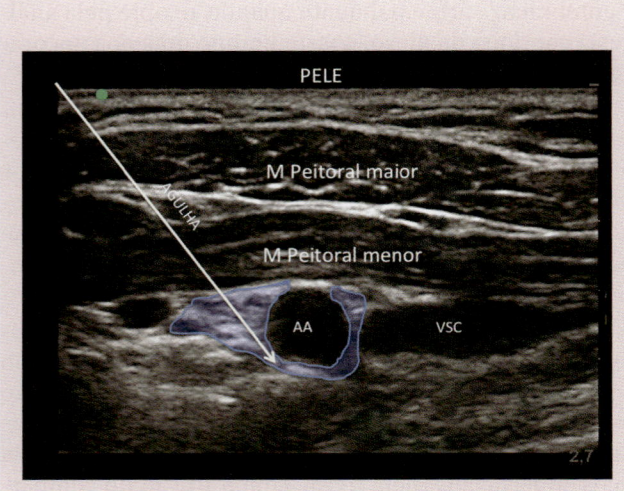

Figura 113.28 — AA: artéria axila; VSC: veia subclávia

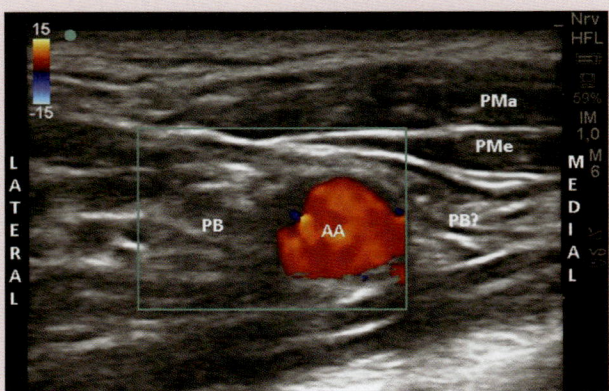

Figura 113.31 — PMe – músculo peitoral menor; PMa – músculo peitoral maior; AA – artéria axilar; PB – plexo braquial (fascículos); PB? – estruturas que podem corresponder a fascículos do plexo braquial.

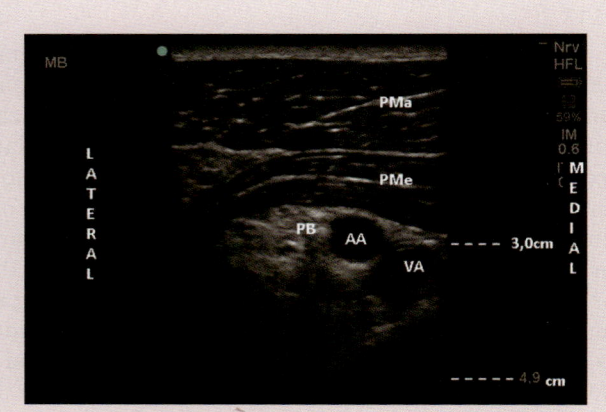

Figura 113.29 — Observa-se que o plexo fica mais superficial com a abdução do braço.

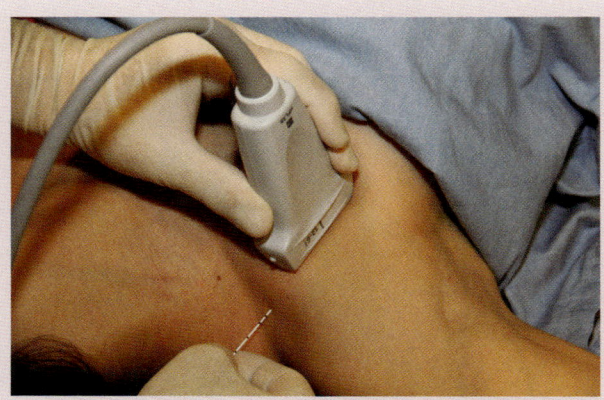

Figura 113.32 — Abordagem do plexo braquial pela via retroclavicular

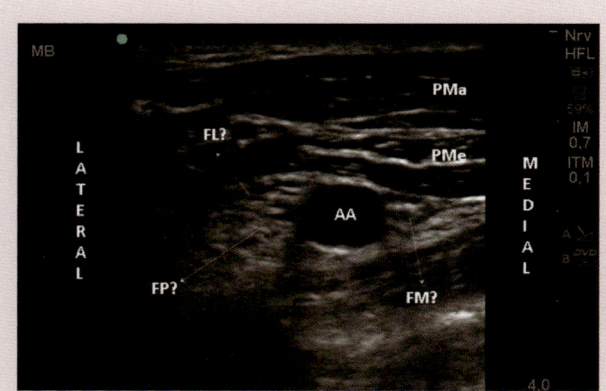

Figura 113.30 — AA – artéria axilar; PB – plexo braquial (fascículos); PMe – músculo peitoral menor; PMa – músculo peitoral maior; FL?, FP?, FM? – estruturas que podem corresponder aos fascículos lateral, posterios e medial, respectivamente.

O bloqueio do plexo braquial pela via infraclavicular é tradicionalmente realizado na fossa lateral infraclavicular (LIF), na qual os fascículos do plexo braquial estão profundamente aos músculos peitorais e adjacentes à segunda parte da artéria axilar. No entanto, na LIF, os fascículos estão separados um do outro, e há uma variação substancial deles em relação à artéria axilar. Uma forma de driblar todas estas alterações seria realizar o bloqueio no espaço costoclavicular. Este espaço encontra-se profundamente e posterior ao ponto médio da clavícula, limitado anteriormente pela clavícula e cabeça do músculo peitoral maior, e posteriormente pela parede anterior do tórax. Em contraste com o LIF, no espaço costoclavicular, os fascículos são relativamente superficiais e agrupados em um arranjo triangular, o que torna um local atrativo para realização de imagens de USG e, consequentemente, o bloqueio do plexo braquial. Uma limitação da abordagem costoclavicular é o potencial para lesão vascular inadvertida ou a punção pleural, por causa da proximidade destas estruturas com o espaço costoclavicular. Há ainda, a abordagem retroclavicular, onde o ponto de inserção da agulha é posterior à clavícula e não inferior a ela. Isso permite um alinhamento quase perpendicular do feixe de ultrassom e do eixo da agulha. Como o ângulo de incidência do feixe ultrassom é um dos principais determinantes da reflexão, a visibilidade da agulha é aumentada. Se a ponta da agulha estiver claramente visível, a segurança do paciente pode ser aumentada evitando o contato não intencional com o feixe neurovascular.[125]

Axilar

Na região axilar, o plexo braquial encontra-se superficial e já dividido em seus ramos terminais. Os nervos radial, mediano e ulnar encontram-se em íntimo contato com a artéria axilar, e o nervo musculocutâneo, entre os músculos bíceps e coracobraquial.

Com o paciente em DDH e o braço abduzido em 90°, faz-se o preparo do campo e do transdutor linear de alta frequência.

Colocando o transdutor na região axilar (Figura 113.33), procura-se o corte transversal da artéria axilar (anecoica e pulsátil, confirmando com Doppler, se necessário), posicionando-a no meio da imagem. Os nervos mediano, radial, ulnar encontram-se ao redor da artéria e têm uma ecogenicidade variável e forma redonda ou oval, lembrando "alcaparras", e o nervo musculocutâneo aparece como uma estrutura fusiforme hiperecogênica no plano entre os músculos bíceps e coracobraquial.[112] Habitualmente, o nervo mediano encontra-se superficial e na face bicipital da artéria axilar, o nervo ulnar, na face tricipital, e o nervo radial pode ser de difícil visualização, pela localização abaixo do reforço acústico da artéria ou próximo ao nervo ulnar (Figuras 113.34, 113.35, 113.36 e 113.37).

Nessa região, devem-se confirmar as estruturas nervosas e vasculares com o uso do Doppler, já que a forma e a ecogenicidade dos nervos podem ser confundidas com algum ramo da artéria axilar (Figura 113.38). Além disso, pode ser difícil a localização da veia axilar, que se colaba facilmente com o posicionamento do transdutor. A veia axilar encontra-se superficial e próxima ao nervo ulnar e ao tríceps e, para auxiliar sua visualização, deve-se evitar pressão excessiva do transdutor contra a pele. É introduzida agulha (5 cm) no plano ou fora do plano do transdutor, até que sua ponta encontre-se bem posicionada; após aspiração, verifica-se a dispersão do AL ao redor dos nervos (2 a 5 mL por nervo costuma ser o suficiente).[19]

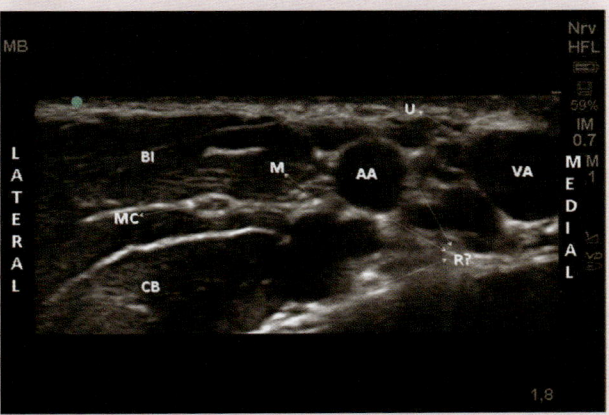

Figura 113.34 — Probe na região axilar.

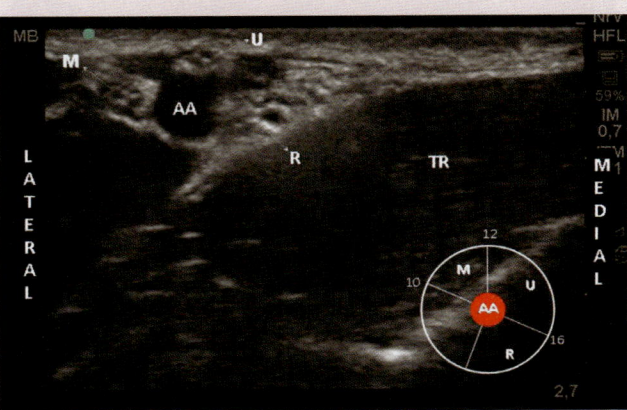

Figura 113.35 — AA – artéria axilar; VA – veia axilar; M – nervo mediano; U – nervo ulnar; R? – estruturas que podem corresponder ao nervo radial; MC – nervo musculocutâneo; BI – músculo bíceps braquial; CB – músculo coracobraquial.

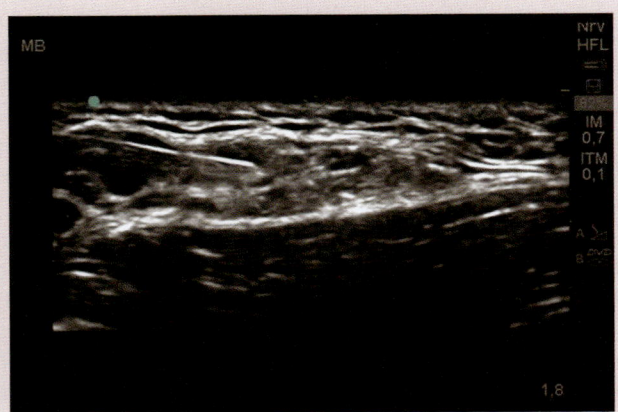

Figura 113.36 — AA – artéria axilar; M – nervo mediano; U – nervo ulnar; R – nervo radial; TR – músculo tríceps.

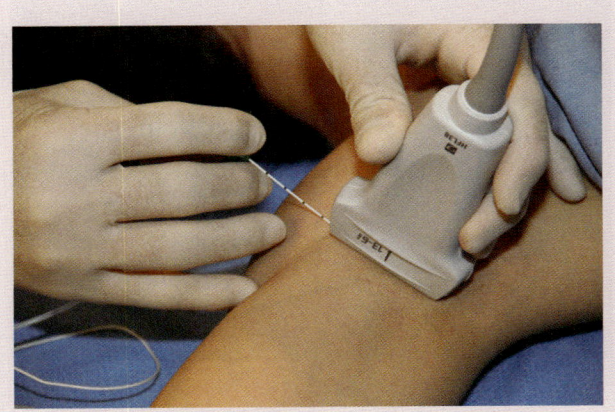

Figura 113.33 — Localização da artéria axilar.

Ultrassonografia e os Bloqueios Anestésicos

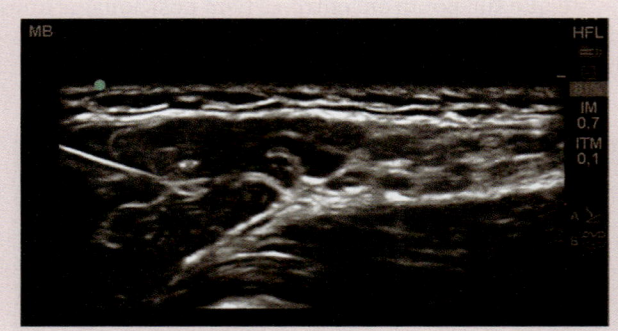

Figura 113.37 — *Agulha próxima ao nervo mediano.*

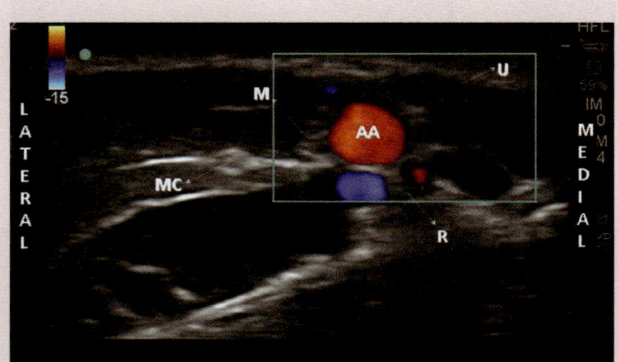

Figura 113.38 — *Agulha próxima ao nervo musculocutâneo.*

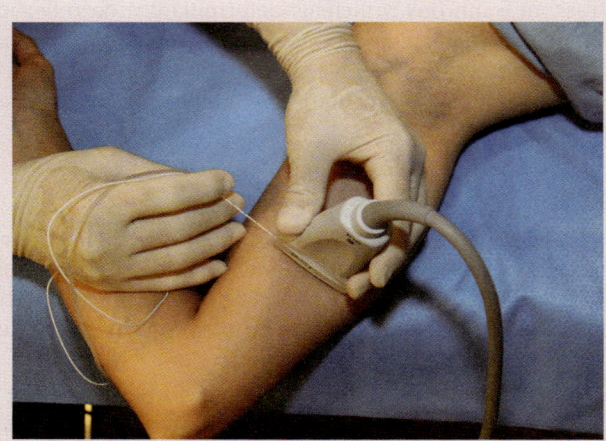

Figura 113.39 — Probe *no braço.*

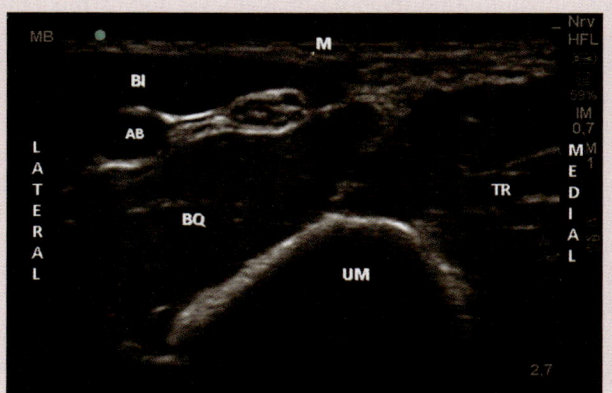

Figura 113.40 — *AB- artéria braquial; M- nervo mediano; BI- músculo bíceps braquial; BQ- músculo braquial; TR- músculo tríceps; UM- úmero.*

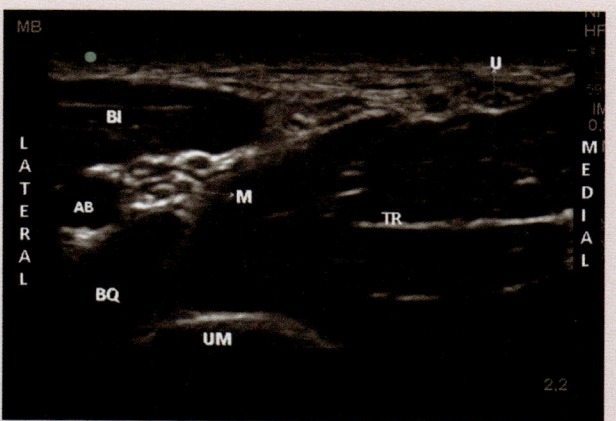

Figura 113.41 — *AB – artéria braquial; M – nervo mediano; U – nervo ulnar; BI – músculo bíceps braquial; BQ – músculo braquial; TR – músculo tríceps; UM – úmero.*

BLOQUEIOS NO BRAÇO

No terço proximal do braço, habitualmente são possíveis a visualização e o bloqueio seletivo de cada ramo terminal do plexo braquial. O feixe vasculonervoso nessa região, localizado na face interna do braço entre os músculos bíceps e tríceps, continua contendo a artéria e a veia, agora denominadas braquiais, e os nervos mediano e ulnar. O nervo musculocutâneo continua no septo aponeurótico, entre os músculos coracobraquial e bíceps, e o nervo radial deve ser encontrado abaixo do músculo tríceps, no sulco do nervo radial, na face posterior do úmero.

Para a realização do bloqueio, o transdutor linear de alta frequência consegue boas imagens dos quatro nervos, mas não é possível visualizar todos ao mesmo tempo, sendo necessários diferentes posicionamentos do transdutor e punções, conforme os nervos escolhidos para serem bloqueados.

Com o paciente em DDH, realizam-se abdução e rotação externa. Inicia-se o exame ultrassonográfico no terço proximal da face medial do braço (Figura 113.38) à procura da artéria braquial, que aparece como uma estrutura anecoica e pulsátil. Próximos à artéria, estão os nervos mediano e ulnar, apresentando ecogenicidade mista ("favos de mel"), sendo que o mediano tem sua topografia mais comum na face bicipital da artéria, e o ulnar, na face tricipital (Figuras 113.39, 113.40 e 113.41).

É introduzida agulha (5 cm) até que sua ponta esteja próxima do nervo desejado e injetam-se entre 3 e 5 mL de AL, observando sua adequada dispersão. Caso seja necessário o bloqueio do segundo nervo, basta reposicionar a agulha e usar a mesma quantidade de AL.

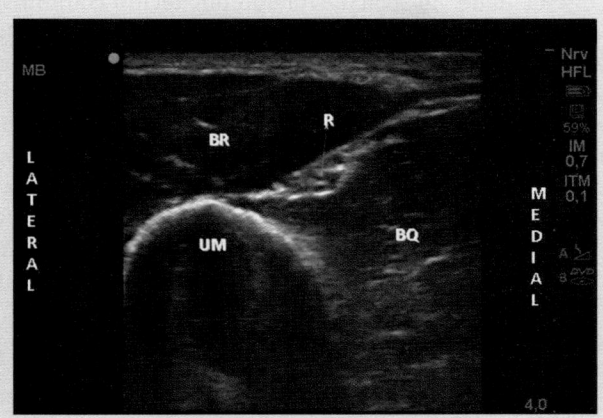

Figura 113.44 — R: nervo radial; BQ: músculo braquiorradial; UM: epicôndilo lateral do úmero.

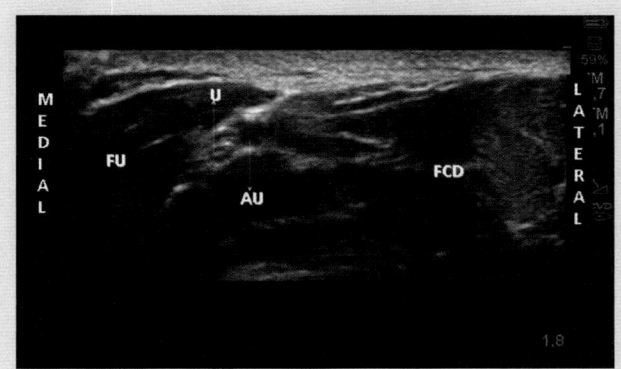

Figura 113.42 — U: nervo ulnar; FU: músculo flexor ulnar do carpo; FCD: musculatura flexora do carpo e dos dedos.

O nervo musculocutâneo continua sua progressão entre os músculos coracobraquial e bíceps como uma estrutura fusiforme hiperecogênica.

Para o bloqueio do nervo radial, o transdutor é posicionado na face posterior do braço, no qual é encontrado abaixo do tríceps, próximo ao úmero (Figura 113.43). Em alguns casos, o nervo radial não é visualizado entre o tríceps e o úmero, podendo estar no trajeto do septo aponeurótico, entre os músculos braquial e tríceps, que inicia-se com o "desprendimento" da artéria axilar até atingir seu sulco na face posterior do úmero. A varredura, a partir da região axilar de proximal para distal, permite que se escolha um nervo e acompanhe seu trajeto (Figura 113.44).

No terço distal do braço, apenas o nervo mediano continua acompanhando a artéria e é facilmente visualizado, posicionando-se o transdutor na face anterior do braço (Figura 113.45), permitindo a visualização da artéria braquial em sua face medial e o nervo mediano de forma ovalada, com ecogenicidade variável. Esse feixe vasculonervoso encontra-se anterolateral ao bíceps e anterior ao braquial e, eventualmente, também é possível a visualização da veia basílica no subcutâneo (se não colabada pela pressão exercida no transdutor). Com as estruturas identificadas, basta realizar o bloqueio com uma das técnicas descritas. Já o nervo ulnar, que se desprendeu da artéria braquial no terço médio do braço, no terço distal, segue superficialmente à face posterior do braço, em direção ao seu sulco (entre o olécrano da ulna e o epicôndilo medial do úmero). Posicionando o transdutor na região posteromedial do braço, pode-se encontrar o nervo ulnar, como uma estrutura elíptica de

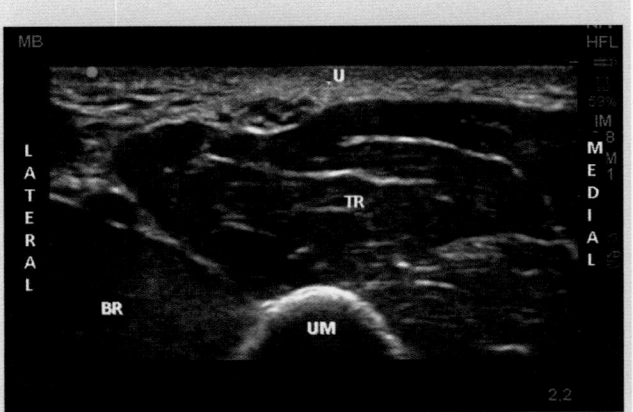

Figura 113.43 — U: nervo ulnar; BR: músculo braquial; TR: músculo tríceps; UM: epicôndilo medial do úmero.

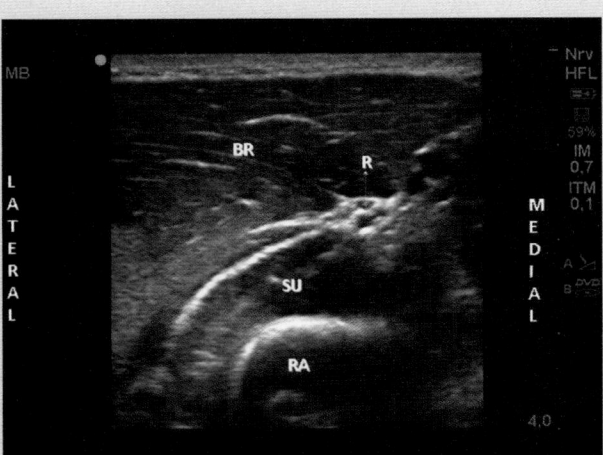

Figura 113.45 — R: nervo radial; BR: músculo braquiorradial; SU: músculo supinador; RA: rádio.

ecogenicidade variável, envolvido por tecido conjuntivo frouxo. O nervo radial continua sua migração de medial para lateral iniciada com o desprendimento da artéria axilar/braquial, passando atrás do úmero e, finalmente, alcançando a face posterolateral no terço distal do braço. Posicionando o transdutor nessa região, pode-se encontrar o nervo como uma estrutura elíptica predominantemente hiperecogênica entre os músculos braquial e braquiorradial, podendo já estar iniciando sua divisão em seus ramos interósseo posterior e "sensitivo" radial.

BLOQUEIOS NO ANTEBRAÇO

No terço proximal do antebraço, encontra-se o nervo mediano, já afastado medialmente da artéria (agora artéria radial), entre a musculatura flexora do punho e dos dedos. Nessa área, algumas vezes pode-se observar a saída de seu ramo interósseo anterior. Colocando o transdutor na face anterior do antebraço, pode-se identificá-lo como uma estrutura oval de ecogenicidade variável, envolvido pela musculatura flexora, e medial à artéria braquial. O nervo ulnar, no terço proximal do antebraço, encontra-se na face anteromedial, junto à artéria ulnar, abaixo do músculo flexor ulnar do carpo. Posicionado o transdutor na face anteromedial, localizam-se a artéria ulnar e o nervo ulnar na face medial da artéria. Já o nervo radial, no terço proximal do braço, "mergulha" no túnel dos supinadores e emite seus ramos radial e interósseo posterior. Posicionando-se o transdutor na face anterolateral do antebraço, é possível visualizar o nervo radial próximo ao rádio, medial à musculatura supinadora. Já identificado, deve-se posicionar a ponta da agulha ao lado do nervo e observar a dispersão do AL.

No terço distal do antebraço, o nervo ulnar encontra-se lateral e próximo à artéria ulnar, e medial ao flexor ulnar do carpo. Posicionando o transdutor na face anterolateral, visualiza-se o nervo ulnar e realiza-se o bloqueio. Caso não seja possível sua boa visualização, deve-se injetar o AL na mesma profundidade da artéria ulnar, entre ela e o músculo flexor ulnar do carpo. É comum, após estar envolvido na bolsa hipoecogênica de AL, que o nervo ulnar torne-se mais evidente (Figuras 113.46, 113.47, 113.48, 113.49 e 113.50).

O nervo mediano nessa região encontra-se medial aos tendões dos músculos flexor radial do carpo e flexor longo do polegar, e lateral ao tendão do flexor superficial dos dedos. Posicionando o transdutor nessa região, procura-se o nervo mediano como estrutura arredondada hiperecogênica entre as estruturas tendinosas descritas, possibilitando a realização do bloqueio com uma das técnicas descritas. No terço distal do antebraço, o nervo mediano pode ser facilmente confundido com as estruturas tendinosas que o envolvem, graças à sua ecogenicidade e forma semelhantes. Uma maneira de diferenciá-lo é por meio da movimentação dos dedos e do punho, observando a movimentação dos tendões.

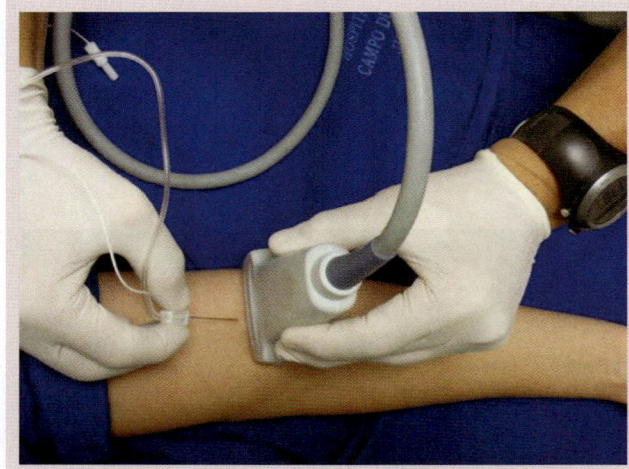

Figura 113.46 — Probe *no terço distal do braço.*

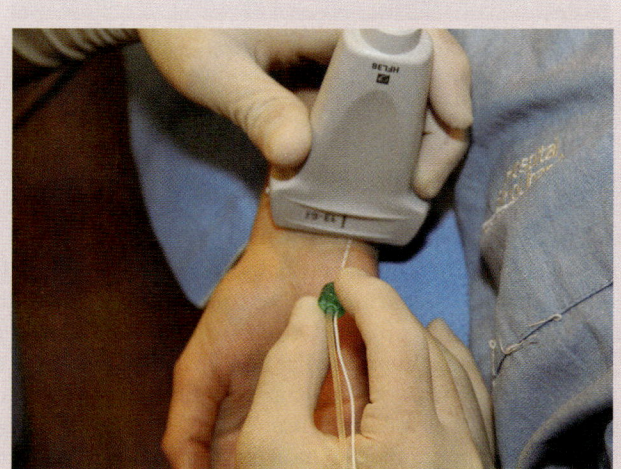

Figura 113.47 — Probe *na região do punho.*

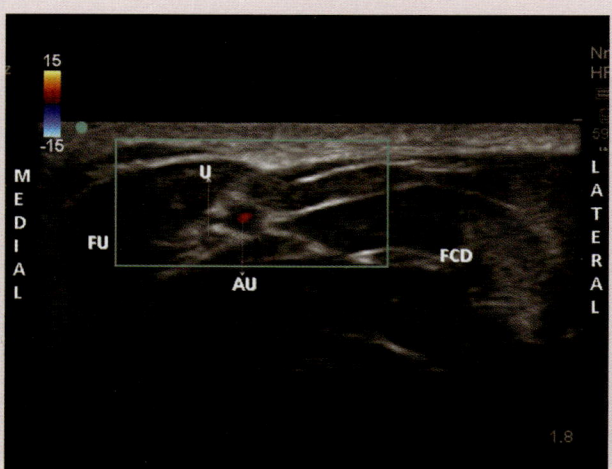

Figura 113.48 — U: nervo ulnar; FU: músculo flexor ulnar do carpo; FCD: musculatura flexora do carpo e dos dedos.

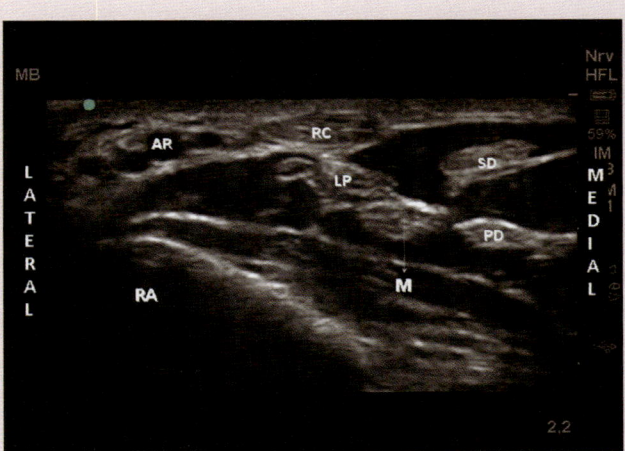

Figura 113.49 — *M: nervo mediano; AR: artéria radial; RA: rádio; RC: tendão do músculo flexor radial do carpo; LP: tendão do músculo flexor longo do polegar; SD: tendão do músculo flexor superficial dos dedos; PD: tendão do músculo flexor profundo dos dedos.*

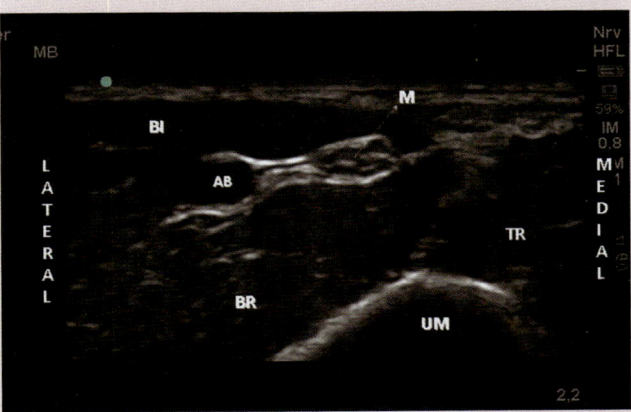

Figura 113.50 — *AB: artéria braquial; M: nervo mediano; BI: músculo bíceps braquial; BQ: músculo braquial; TR: músculo tríceps; UM: úmero.*

BLOQUEIO DOS MEMBROS INFERIORES GUIADOS POR ULTRASSONOGRAFIA

A descrição de técnicas para bloqueios de nervos periféricos de membros inferiores não é nova.[20] Contudo, pela relativa facilidade de execução, baixo tempo de latência, custo reduzido e baixas incidências de efeitos colaterais e complicações importantes, associados à alta taxa de sucesso, o bloqueio do neuroeixo tornou-se, entre os anestesiologistas, a anestesia preferida para a realização de cirurgia da extremidade inferior. No entanto, técnicas de bloqueio periférico continuaram a ser estudadas e praticadas, principalmente por possibilitar anestesia com estabilidade hemodinâmica, apresentar analgesia pós-operatória de qualidade e ter menos efeitos colaterais que os bloqueios do neuroeixo.[21]

Várias técnicas e vias de abordagem foram descritas para a realização de bloqueio nos nervos que compõem o plexo lombossacro, utilizando-se de estruturas anatômicas como referências para a punção, e estimulação sensitiva (parestesia) ou motora (estimulador de nervos periféricos) para confirmar a localização da ponta da agulha. Esse tipo de punção, chamado "às cegas", pode proporcionar um nível de sucesso anestésico aquém do esperado, além de lesões nervosas, vasculares e desconforto ao paciente, principalmente com fraturas, cuja contração muscular após estimulação nervosa pode ser muito dolorosa.[22]

Nos últimos 10 anos, houve um grande avanço tecnológico na geração e resolução das imagens ultrassonográficas, possibilitando a visualização de nervos, vasos, fáscias e tendões.[23] Após o final da década de 1990, com os estudos de Marhofer e cols.[5,9] sobre o uso da USG em bloqueios três em um, houve maior interesse nessa técnica, que aumenta a taxa de sucesso do bloqueio,[24] por permitir o redirecionamento da agulha para melhor dispersão do AL ao redor do nervo, por diminuir a massa anestésica e o tempo de latência,[9] além de possibilitar a detecção de injeção intraneural e reduzir o risco de punção vascular.[24]

A inervação dos membros inferiores é feita pelo plexo lombossacral que é formado pelas raízes nervosas provenientes de L1 a S3, podendo ter contribuição de T12 e S4 (Figura 113.51).

Determinada a região a ser puncionada, recomendam-se a realização de um botão de AL e, se necessário, a abertura de um pequeno pertuito na pele, com bisturi

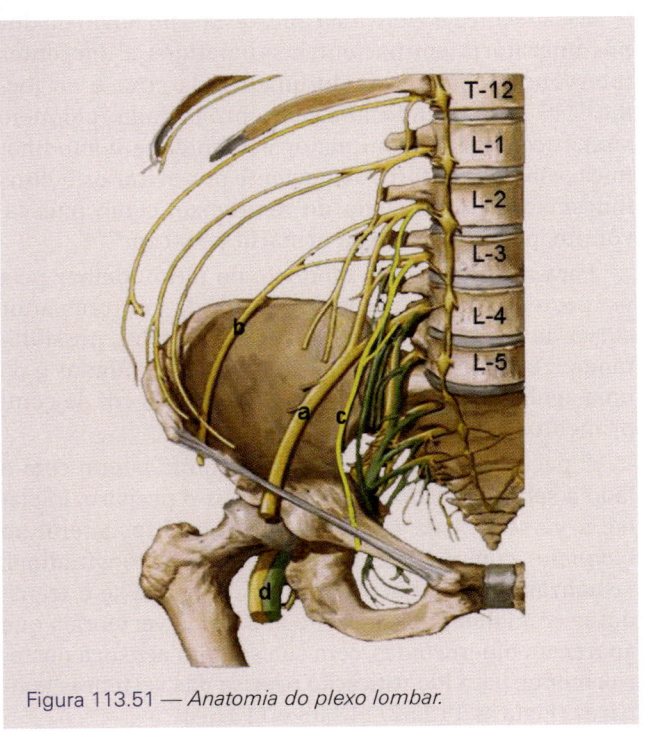

Figura 113.51 — *Anatomia do plexo lombar.*

lâmina 11, ou agulha 40 mm x 1,2 mm, para facilitar a introdução da agulha de bloqueio, diminuindo as distorções na imagem geradas por manipulação excessiva. A agulha recomendada para a realização do bloqueio é a de bisel curto, com conector de injeção distal e conector para estimulador de nervos.

Nos bloqueios periféricos profundos, como plexo lombar via posterior e ciático via anterior, recomenda-se sempre a combinação das técnicas ultrassonográfica e eletroneuroestimulação, tornando o bloqueio mais seguro e com menor índice de falhas.

Bloqueio do Plexo Lombar Via Posterior

O plexo lombar é composto dos ramos ventrais das raízes L1 a L4, podendo receber contribuições de T12 e L5. Está situado no interior do músculo psoas maior e anterior aos processos transversos das vértebras lombares.[25-26]

Apesar do bloqueio do neuroeixo ser a técnica mais difundida para as cirurgias de membros inferiores, o bloqueio do plexo lombar pela via posterior (bloqueio do compartimento do psoas) tem recebido especial atenção na prática clínica da anestesia regional após a introdução da USG, por permitir sua realização sob visualização direta, diminuindo, assim, complicações e falhas. Por ser um bloqueio de localização profunda e próxima a estruturas nobres como peritônio, grandes vasos, medula espinhal, rins, o uso da visualização direta e a possibilidade da associação do neuroestimulador vêm tornando esta técnica cada vez mais segura e eficaz.

Essa técnica é efetiva na anestesia e no alívio da dor pós-operatória em pacientes submetidos a diferentes intervenções cirúrgicas do quadril, da coxa e do joelho[25,27,28] promovendo analgesia prolongada, bloqueio simpático mínimo com maior estabilidade hemodinâmica, e maior conforto ao paciente por evitar os efeitos indesejados do bloqueio do neuroeixo, como náusea, vômito, prurido, retenção urinária, sedação.[29-30]

Para a realização do bloqueio do plexo lombar pela via posterior, faz-se necessário o uso de um transdutor curvo de baixa frequência (2 MHz a 5 MHz), possibilitando a boa visualização das estruturas profundas e de uma agulha de bisel curto, com 10 cm a 15 cm de comprimento.

O paciente é posicionado em decúbito lateral com o lado a ser bloqueado para cima. Após o preparo, inicia-se a varredura da região paravertebral ipsilateral ao bloqueio, com o transdutor na posição longitudinal, visualizando inicialmente o sacro. Progride-se o transdutor cranialmente, contando as facetas vertebrais que aparecem hiperecoides, com sua sombra acústica posteriormente, para identificação precisa das vértebras lombares (Figuras 113.52, 113.53 e 113.54).

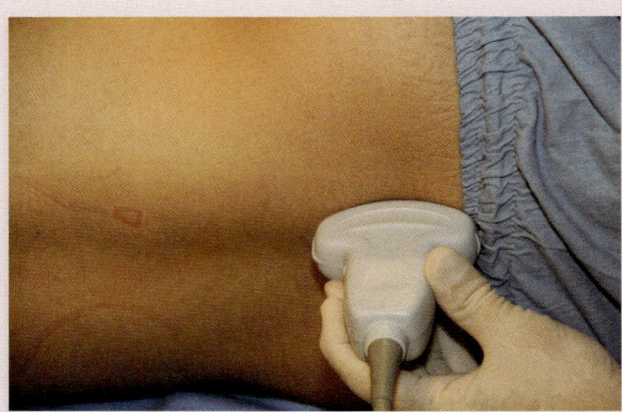

Figura 113.52 — *Paciente em DLE com posicionamento do transdutor curvo transversalmente já no espaço intervertebral desejado (entre L_2 e L_4). MP: musculatura paravertebral; L_4: faceta articular de L_4; L_3: faceta articular de L_3; L_2: faceta articular de L_2.*

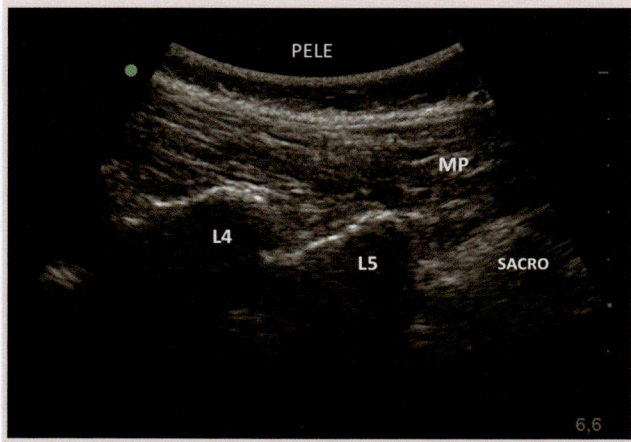

Figura 113.53 — *Corte longitudinal com probe curvo na região paramediana evidenciando o sinal da "serra". MP: musculatura paravertebral; L_4: processo transverso de L_4; L_5: processo transverso de L_5; Sacro.*

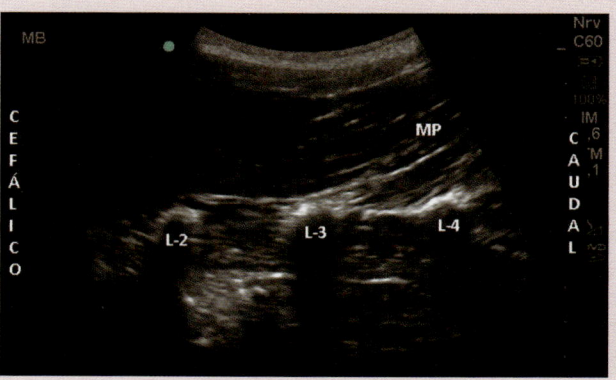

Figura 113.54 — *Corte longitudinal com* probe *curvo na região paramediana evidenciando o sinal do "tridente".*

Deve-se escolher o melhor espaço entre L2 e L4 e girar o transdutor 90°, a fim de se obter o corte transversal da região entre as facetas, na qual normalmente é possível identificar o processo espinhoso e o corpo da vértebra, os músculos eretor da espinha (musculatura paravertebral), quadrado lombar (QL) e psoas maior (que envolve o plexo lombar) (Figuras 113.55, 113.56 e 113.57).

Com as estruturas identificadas, introduz-se a agulha no plano com o transdutor de lateral para média ou vice-versa (Figura 113.58). Dessa forma, é possível acompanhar sob visão direta a progressão da agulha até que esteja com a ponta próxima ao plexo lombar (ou no terço posterior do músculo psoas maior). Deve-se associar um neuroestimulador, verificando se existe a contração do músculo quadríceps confirmando o bom posicionamento da agulha. Finalmente, procedem-se aspiração para evitar injeção intravascular ou intratecal e posterior injeção de AL e posicionamento do cateter, quando indicado. Utilizam-se em torno de 15 a 20 mL de AL para a realização do bloqueio.

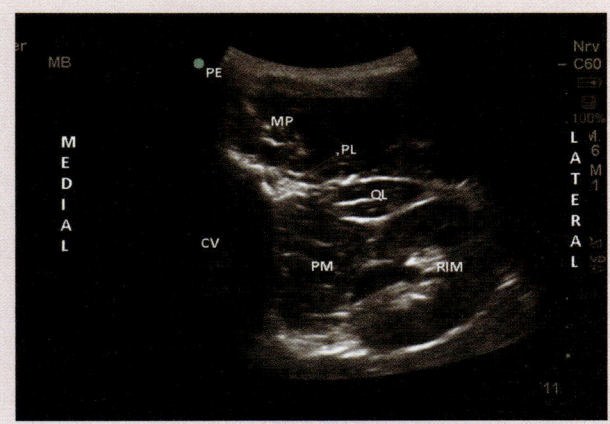

Figura 113.57 — *Corte transversal paramediano. PL: plexo lombar; MP: musculatura paravertebral; PM: músculo psoas maior; QL: músculo quadrado lombar; PE: processo espinhoso; CV: corpo vertebral.*

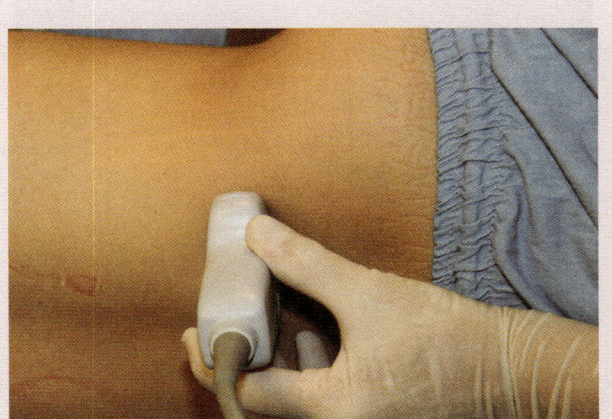

Figura 113.55 — *Corte longitudinal com* probe *curvo na região paramediana evidenciando o sinal do "tridente". MP: musculatura paravertebral; L_4: processo transverso de L_4; L_3: processo transverso de L_3; L_2: processo transverso de L_2.*

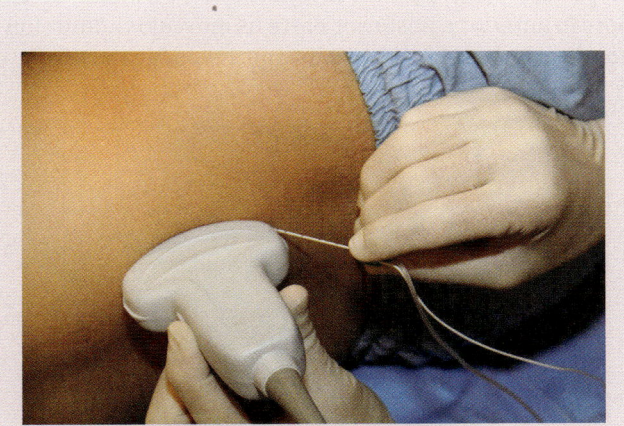

Figura 113.58 — *Agulha no plano com o transdutor.*

Bloqueio do Compartimento da Fáscia Ilíaca (Plexo Lombar Via Anterior)

Winnie e cols. descreveram, em 1973, a técnica perivascular inguinal de bloqueio três em um, demonstrando que, com uma única injeção de anestésico, era possível bloquear os nervos femoral, obturador e cutâneo lateral femoral, mas com índice de falha de mais de 20%.[23] Atualmente, esse índice é minimizado com o uso da USG.

O nervo femoral caminha no interior do músculo psoas maior, emergindo em sua borda lateral inferiormente, posicionando-se entre este e o músculo ilíaco, profundo à fáscia ilíaca, passando, então, atrás do ligamento inguinal, para se dividir em porção anterior e posterior.[31]

Com o paciente em DDH, e o membro a ser bloqueado em ligeira rotação externa, coloca-se o transdutor 1 cm a 2 cm abaixo da prega inguinal em orientação perpendicular ao eixo sagital, obtendo-se uma imagem em corte

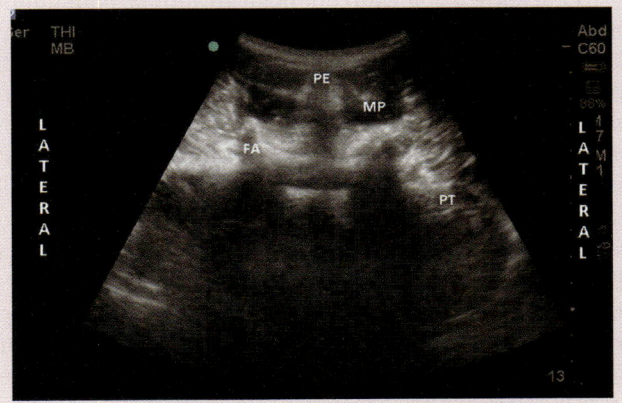

Figura 113.56 — *Corte transversal mediano. MP: musculatura paravertebral; PE: processo espinhoso; FA: faceta articular; PT: processo transverso.*

transversal do nervo femoral. Este se situa lateralmente à artéria femoral, medialmente ao músculo sartório e ventromedialmente à parte mais distal do músculo iliopsoas[32] (Figuras 113.59 e 113.60).

Após a realização de um botão anestésico, a agulha é introduzida no plano com transdutor de lateral para medial e direcionada para o compartimento da fáscia ilíaca sob visualização direta. Então, realiza-se a injeção de 20 mL de AL, visualizando sua dispersão ao redor do nervo (Figuras 113.61 e 113.62).

Nessa abordagem, é comum a falha do bloqueio do nervo obturador, que deve ser bloqueado separadamente.

Bloqueio do Nervo Obturador

O nervo obturador contém uma mistura de fibras sensitivas e motoras, que derivam das divisões ventrais dos ramos de L2, L3 e L4, emergindo da borda medial do músculo psoas maior. Cursa inferoanteriormente por meio da pélvis e passa pelo canal obturatório, dividindo-se em porção anterior e posterior entre os músculos adutor longo e breve, e adutor breve e magno, respectivamente.[33]

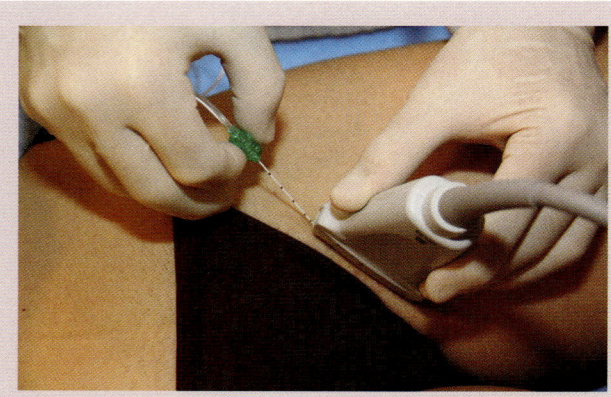

Figura 113.59 — Probe *na região inguinal.*

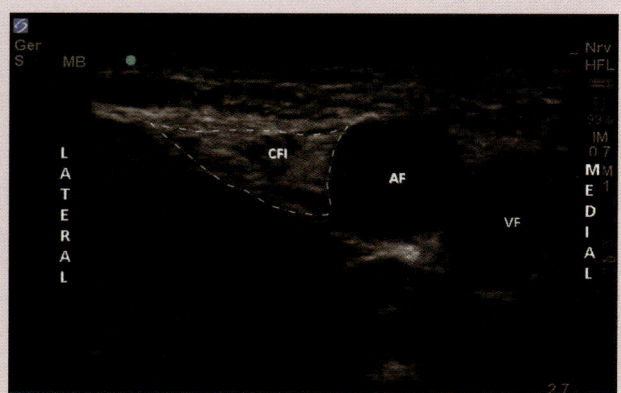

Figura 113.60 — *Corte transversal na região inguinal. CFI: compartimento da fáscia ilíaca; AF: artéria femoral; VF: veia femoral.*

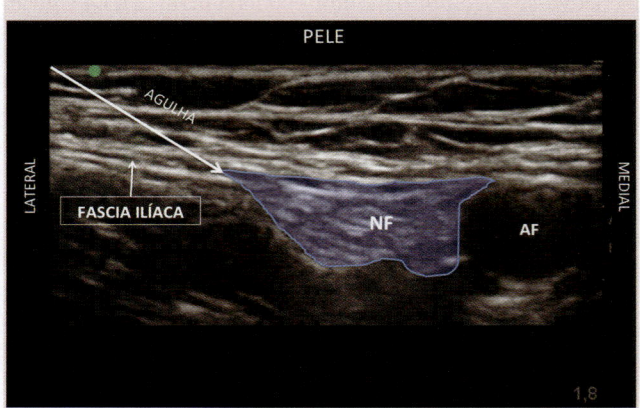

Figura 113.61 — *Corte transversal na região inguinal. NF: nervo femoral; AF: artéria femoral;*

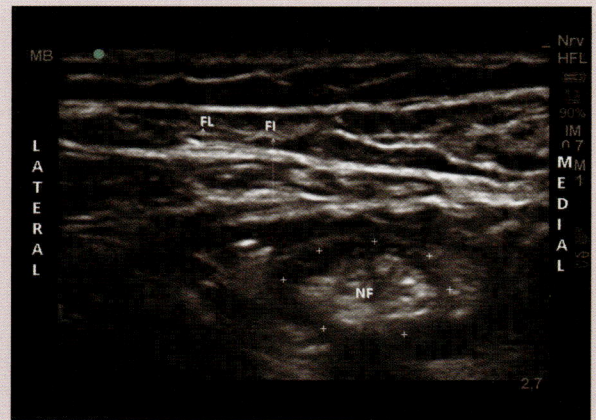

Figura 113.62 — *Corte transversal região inguinal. NF: nervo femoral; FI: fáscia ilíaca; FL: fácia lata; + anestésico local "inundando" o compartimento da fáscia ilíaca envolvendo e evidenciando totalmente o nervo femoral.*

O paciente é colocado em posição supina, com membro inferior a ser bloqueado em ligeira abdução e rotação externa (Figura 113.63). O transdutor é colocado em ângulo de 90° com a pele e paralelo ao ligamento inguinal, identificando-se o feixe neurovascular femoral. Movendo-o em direção medial e distal, obtém-se uma visão longitudinal do ramo superior do púbis, sendo possível visualizar sua borda inferior com uma ligeira inclinação caudal. O transdutor é, então, movido 2 cm a 3 cm em direção caudal, mantendo-o paralelo ao ligamento inguinal. Inclinam-se 45° a 60° em relação à pele, observando o septo aponeurótico dos músculos pectíneo e adutor longo,[34] nos quais se encontra o nervo obturador anterior (Figuras 113.64 e 113.65).

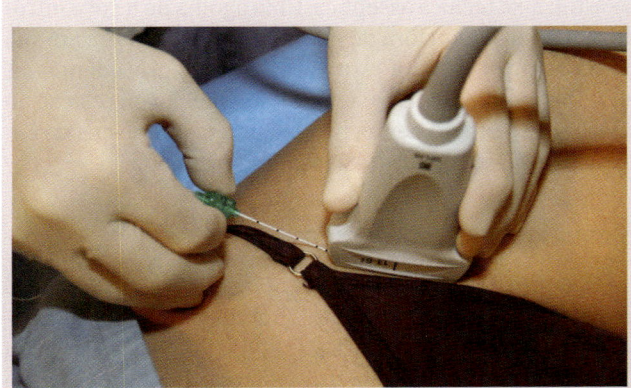

Figura 113.63 — Probe *posicionado para o bloqueio do nervo obturador.*

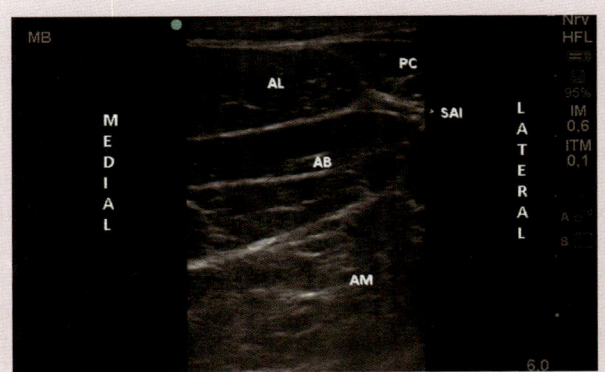

Figura 113.64 — *Corte transversal na região anteromedial proximal da coxa. PC: músculo pectíneo; AL: músculo adutor longo; AB: músculo adutor breve; AM: músculo adutor magno; SAI: septo aponeurótico intermuscular entre os músculos pectíneo, adutores longo e breve, local onde encontram-se o ramo anterior do nervo obturador e a artéria obturatória.*

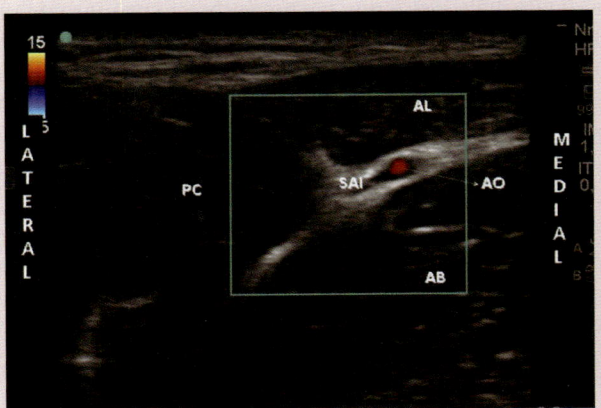

Figura 113.65 — *Corte transversal na região anteromedial proximal da coxa. PC: músculo pectíneo; AL: músculo adutor longo; AB: músculo adutor breve; AO: artéria obturatória; SAI: septo aponeurótico intermuscular entre os músculos pectínio, adutores longo e breve, local onde encontram-se o ramo anterior do nervo obturador e a artéria obturatória.*

Injetam-se 8 a 10 mL de AL, e verifica-se a dispersão no septo aponeurótico intermuscular ou ao redor do nervo.[35-37] Em alguns casos, após a injeção de AL no septo aponeurótico, é possível a visualização do nervo obturador, que se evidencia por ser hiperecogênico envolvido no "bolsão anestésico", que é anecoico.

Bloqueio do Nervo Safeno

O nervo safeno é o maior ramo cutâneo do nervo femoral. Tem sua origem na face medial da porção distal da coxa, acompanhando a veia safena no septo aponeurótico, entre os músculos sartório e vasto medial. Próximo ao joelho, perfura a fáscia lata, entre os tendões do músculos grácil e sartório, passando a ter seu trajeto no subcutâneo próximo à veia safena, na face medial da perna.

O nervo safeno é responsável pela inervação na face medial do joelho e da perna, além do maléolo medial e do arco plantar. Seu bloqueio guiado por USG é mais comumente feito no canal dos adutores, mas também pode ser realizado em outras quatro regiões: no terço inferior da coxa, suprapatelar, infrapatelar e maléolo medial.

Bloqueio do canal adutor

O nervo safeno pode ser bloqueado na transição do terço médio para o terço inferior da coxa, utilizando-se como principal referência a artéria femoral profunda.[38-39] Além do nervo safeno, neste bloqueio objetiva-se atingir ainda os ramos dos nervos: vastomedial e obturador posterior.

Com o paciente em posição supina e a perna em rotação externa, localiza-se a artéria femoral profunda, utilizando-se um *probe* linear. O uso do Doppler facilita tal localização. O nervo encontra-se normalmente entre às 11h e às 13h em relação à artéria (Figuras 113.66, 113.67, 113.68 e 113.69).

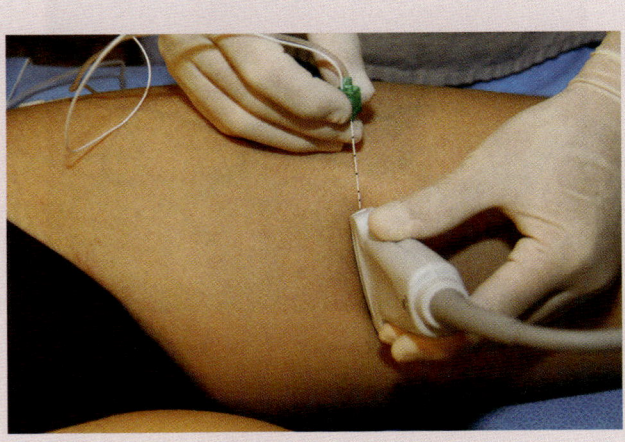

Figura 113.66 — *Introdução da agulha.*

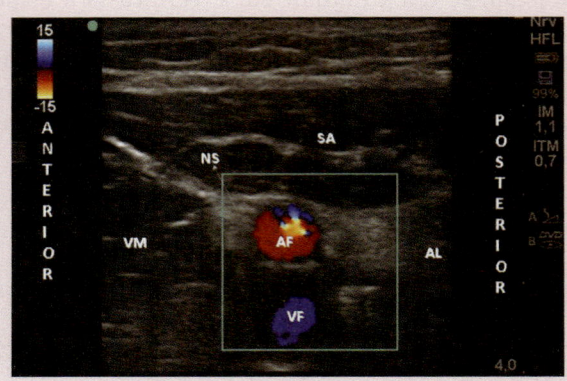

Figura 113.67 — Corte transversal na região medial média coxa. NS: nervo safeno; AF: artéria femoral; VF: veia femoral; SA: músculo sartório; VM: músculo vasto medial; AL: músculo adutor longo.

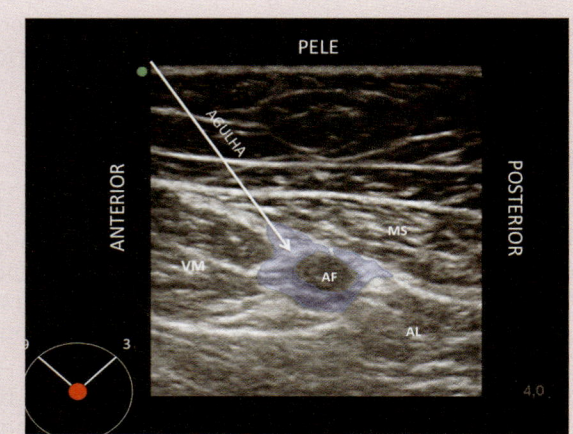

Figura 113.68 — Corte transversal na região medial média coxa. AF – artéria femoral; MS: músculo sartório; VM: músculo vasto medial; AL: músculo adutor longo. Em azul, possível dispersão do anestésico local.

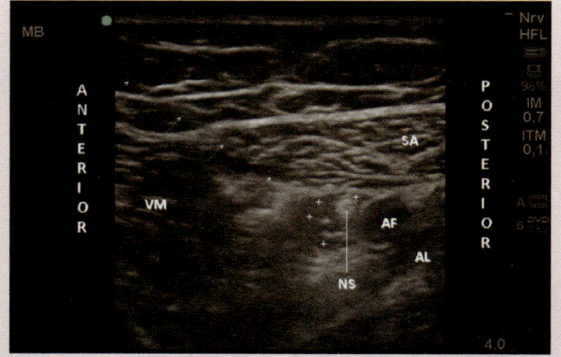

Figura 113.69 — Corte transversal na região medial média coxa. AF: artéria femoral; NS: nervo safeno (normalmente se encontra às 11h em relação à AF podendo estar às 13h); SA: músculo sartório; VM: músculo vasto medial; AL: músculo adutor longo; AG: artéria genicular superior; ◊ agulha in plane bem posicionada; + anestésico local.

Utiliza-se técnica asséptica. Uma agulha de 5 cm é introduzida no plano ou fora de plano com o transdutor, até sua ponta estar próxima à estrutura nervosa, procedendo-se, então, à injeção do AL. Quando existe dúvida em relação ao posicionamento do nervo, pode-se injetar o anestésico entre às 11h e às 13h da artéria femoral profunda.

Bloqueio do Nervo Ciático

O nervo ciático é o maior nervo do corpo humano em diâmetro e comprimento. É a continuação do fascículo superior do plexo sacral (L4, L5, S1, S2 e S3). Sai da pelve por meio do forâmen isquiático maior, passando por baixo do músculo piriforme, desce entre o trocanter maior do fêmur e a tuberosidade isquiática, torna-se superficial na borda inferior do músculo glúteo máximo e ao longo do dorso da coxa, anterior aos músculos bíceps femoral e semitendinoso. Segue até o terço inferior da coxa, onde se divide em dois grandes ramos denominados nervos tibial e fibular comum.

O bloqueio do nervo ciático pode ser realizado em diferentes técnicas e abordagens graças a sua extensão, seu trajeto e sua relação com estruturas anatômicas de fácil identificação. Porém, será detalhado apenas o bloqueio do nervo ciático guiado por USG nas abordagens glútea, subglútea (infraglútea), anterior e poplítea.

Ao comparar as técnicas de bloqueio do neuroeixo com o bloqueio do nervo ciático poplíteo com USG para cirurgias do pé, observa-se que não há diferença na qualidade da analgesia com evidente redução das intercorrências quando utiliza-se o bloqueio periférico guiado por USG.[113]

Bloqueio do nervo ciático na abordagem glútea

Nesta região, o nervo ciático é uma estrutura achatada como uma fita e encontra-se a uma profundidade média de 4 a 6 cm, o que faz necessário o preparo de um transdutor curvilíneo de 2 a 5 MHz, que permita obtenção de boas imagens em tal profundidade, e uma agulha 22 G de bisel curto para bloqueios de 8 cm a 10 cm de comprimento.[44-47]

Para realização do bloqueio na região glútea, deve-se posicionar o paciente em decúbito lateral, com o lado a ser bloqueado para cima, e fletir o quadril e os joelhos. Então, devem ser traçadas duas linhas partindo do trocanter maior; a primeira, em direção à crista ilíaca posterossuperior, e a segunda, em direção ao hiato sacral. Seguindo o ponto médio das duas linhas, encontra-se o nervo ciático "atrás" do músculo glúteo máximo (Figura 113.70).

Após preparo adequado, inicia-se varredura seguindo o ponto médio das duas linhas e procurando identificar o músculo glúteo máximo mais superficial, e o nervo ciático próximo à lateral do osso ísquio. Vale lembrar que, nessa região, o nervo ciático costuma ter uma forma mais larga e achatada (Figuras 113.71 e 113.72).

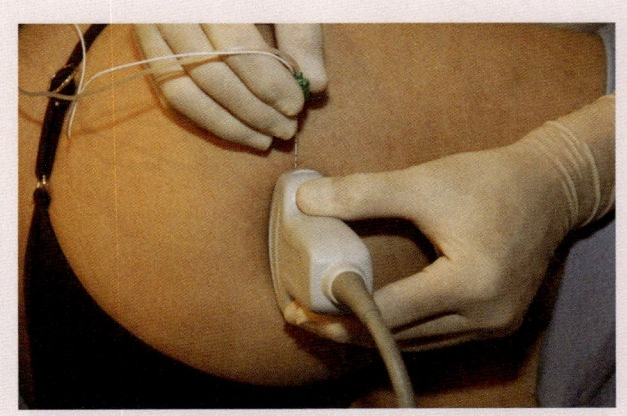

Figura 113.70 — *Introdução da agulha no plano do transdutor.*

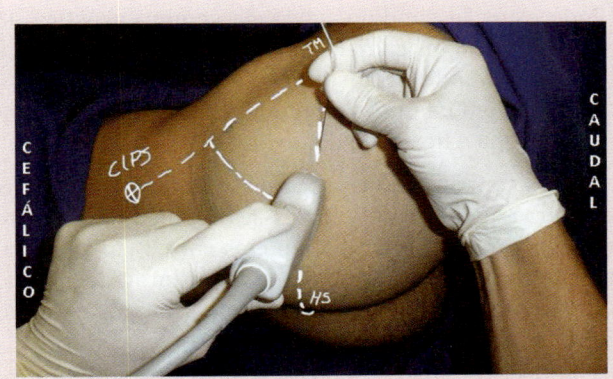

Figura 113.71 — *Abordagem glútea.*

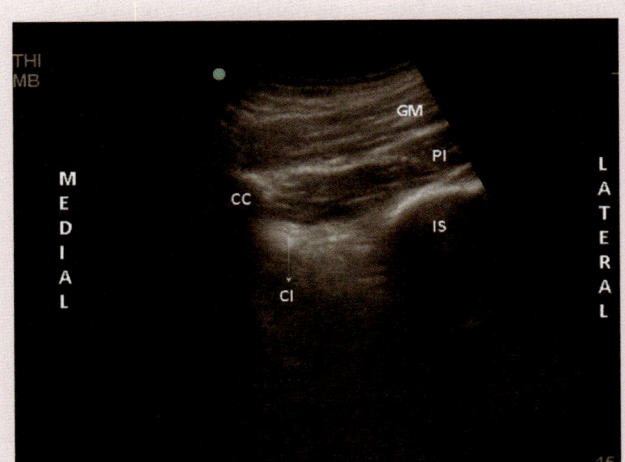

Figura 113.72 — *Corte transversal na região glútea. CI: nervo ciático; IS: ísquio; CC: cóccix; GM: músculo glúteo máximo; PI: músculo piriforme.*

Com as estruturas já identificadas, deve-se introduzir a agulha no plano com o transdutor de lateral para medial, atravessando pele, subcutâneo e o músculo glúteo máximo, até que a ponta da agulha esteja próxima ao nervo (importante lembrar que em qualquer bloqueio profundo é aconselhável associar um neuroestimulador). Por intermédio da visualização da boa dispersão do AL, confirma-se a boa localização da agulha. São utilizados nesse bloqueio em torno de 15 a 20 mL de AL.

Bloqueio do nervo ciático na abordagem subglútea

Na região subglútea, o nervo ciático encontra-se entre os músculos glúteo máximo e quadrado femoral, emergindo próximo e lateralmente à tuberosidade isquiática, onde se origina o músculo bíceps femoral e medialmente ao trocanter maior. Nessa altura, o ciático passa a apresentar uma forma fusiforme, e o músculo glúteo máximo encontra-se mais delgado, o que facilita sua visualização em relação à região glútea.[44-46]

O posicionamento do paciente para realização do bloqueio na região subglútea deve ser em decúbito lateral, com o lado a ser bloqueado para cima e flexão do quadril e joelhos. Após preparo já descrito, devem ser localizadas as referências anatômicas para o correto posicionamento do transdutor e o sucesso nessa abordagem (Figura 113.73).

Deve-se traçar uma linha partindo do trocanter maior até a tuberosidade isquiática e, então, posiciona-se um transdutor curvilíneo de 2 MHz a 5 MHz no ponto médio dessa linha, iniciando a varredura do local e procurando identificar as estruturas ósseas tuberosidade isquiática e trocanter maior, e as estruturas musculares glúteo máximo e quadrado femoral. O nervo ciático aparece como uma estrutura hiperecoide fusiforme, lateralmente à tuberosidade isquiática, entre os músculos glúteo máximo e quadrado femoral[48-49] (Figura 113.74).

Já identificadas as estruturas, deve-se introduzir uma agulha 22 G de bisel curto para bloqueios de 8 cm a 10 cm de comprimento, no plano ou fora do plano do trans-

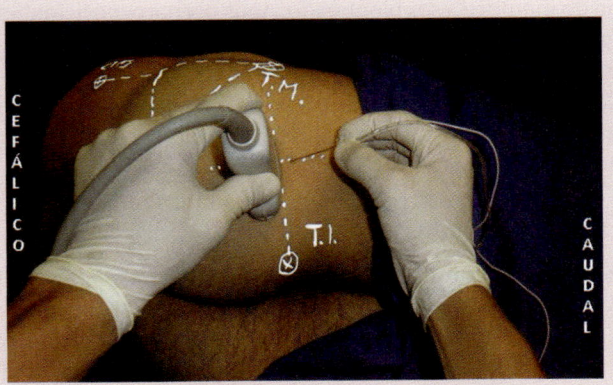

Figura 113.73 — *Introdução da agulha.*

dutor, atravessando pele, subcutâneo e músculo glúteo máximo, até que a ponta da agulha esteja próxima ao nervo (em caso de dúvida, é aconselhável associar um neuroestimulador). Por meio da injeção e da dispersão do AL, é possível confirmar a boa localização da agulha. Em torno de 15 a 20 mL de AL são utilizados nesse bloqueio.[48-49]

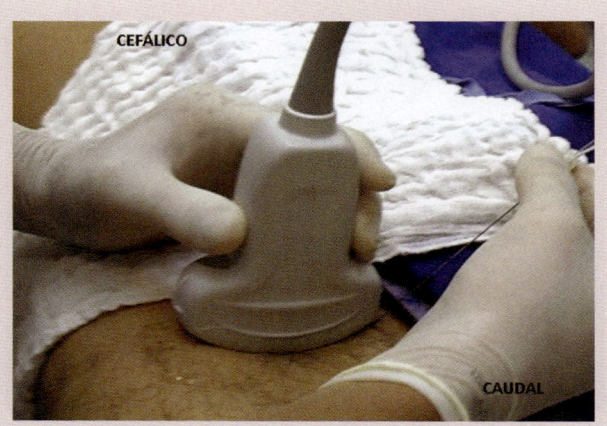

Figura 113.75 — Introdução da agulha.

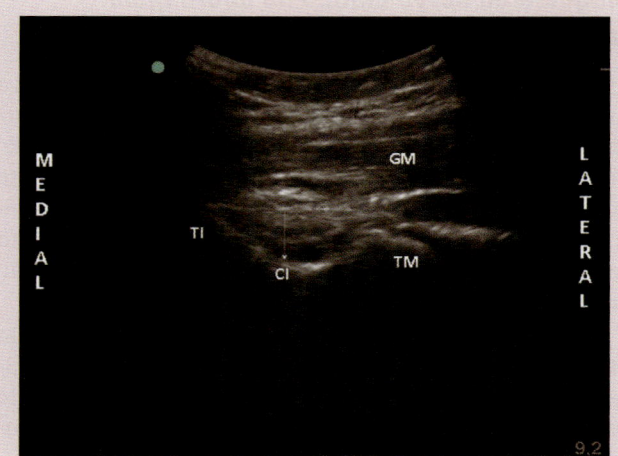

Figura 113.74 — Corte transversal na região subglútea. CI: nervo ciático; TI: tuberosidade isquiática; TM: trocanter maior; GM: músculo glúteo máximo.

Ciático via anterior (coxa proximal)

O nervo ciático em sua visão anterior, aproximadamente 8 cm abaixo da prega inguinal, encontra-se posteriormente ao fêmur, entre os músculos adutor magno e glúteo máximo. Assim, nessa região, sua visualização por meio da USG pela via anterior pode ser dificultada por sua profundidade e pela sombra acústica do trocanter menor. Para a realização deste bloqueio e a obtenção de "janela" de visualização da USG, o posicionamento adequado do paciente é de grande importância.[46]

O paciente deve estar em DDH com ligeira rotação externa do membro a ser bloqueado. Após preparo, posiciona-se um transdutor curvilíneo de 2 MHz a 5 MHz, aproximadamente 8 cm abaixo da prega inguinal na face anteromedial da coxa iniciando a varredura local, visando identificar os músculos adutor magno e glúteo máximo e o nervo ciático entre eles[50-51] (Figura 113.75).

O nervo ciático pode não ser visualizado nessa situação por dois motivos:

- Pode ser confundido com estruturas musculares hipoecogênicas graças à anisotropia. Assim, devem-se realizar leves mudanças na inclinação do transdutor, na tentativa de "cortá-lo" em um ângulo de 90°, de modo que ele se destacará como uma estrutura hiperecogênica oval ou elíptica.

- Pode estar "escondido" atrás da sombra acústica do fêmur ou do trocanter menor. Assim, procura-se a imagem levando o transdutor um pouco mais distal ou medial, além da opção de aumentar um pouco a rotação externa e flexão do quadril.

Agora com o nervo ciático bem visualizado e demais estruturas identificadas, toma-se na mão dominante uma agulha própria para bloqueios com 8 cm a 12 cm, introduzindo-a no plano com o transdutor de medial para lateral, até que sua ponta esteja próxima ao nervo (Figuras 113.76 e 113.77).

Muitas vezes, não será possível envolver com AL grandes estruturas nervosas, como o ciático, que, na abordagem glútea, possui uma forma larga e achatada. Então, deve-se proceder a uma primeira injeção de AL e reposicionar a agulha na face ainda não banhada pelo AL.

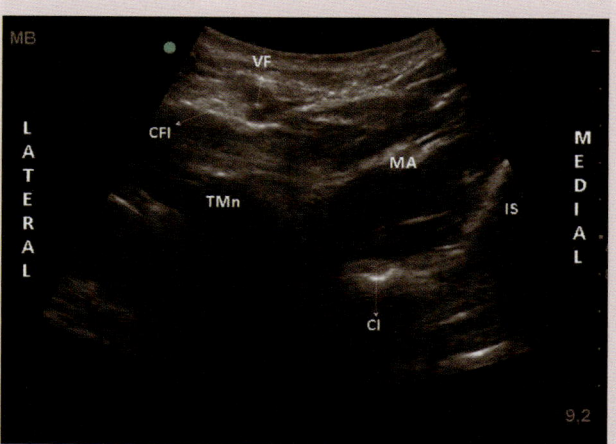

Figura 113.76 — Corte transversal na região anteromedial da coxa. CI: nervo ciático; IS: ísquio; TMn: trocanter menor; MA: musculatura adutora; VF: vasos femorais; CFI: compartimento da fáscia ilíaca.

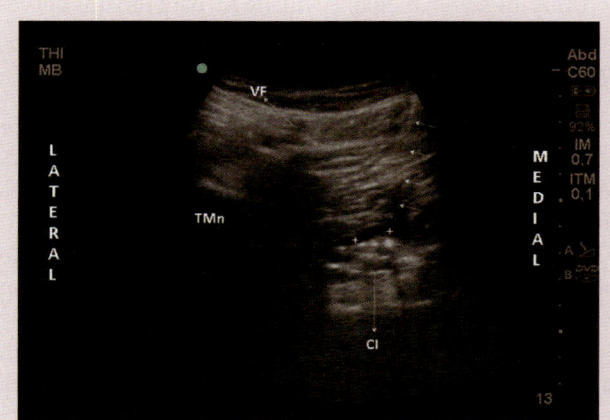

Figura 113.77 — *Corte transversal na região anteromedial da coxa. CI: nervo ciático; TMn: trocanter menor; VF: vasos femorais; ◊ agulha in plane; + anestésico local (boa dispersão na face anterior do nervo).*

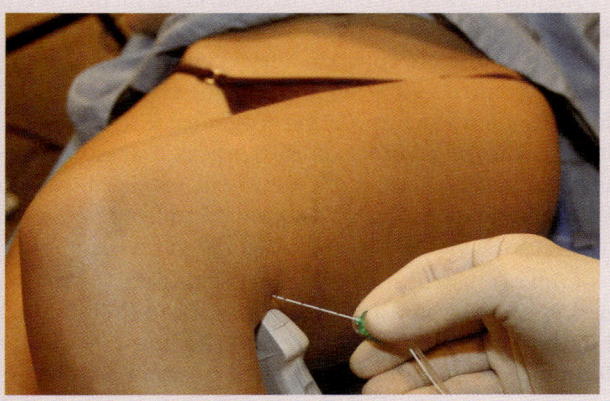

Figura 113.78 — *Abordagem ventral.*

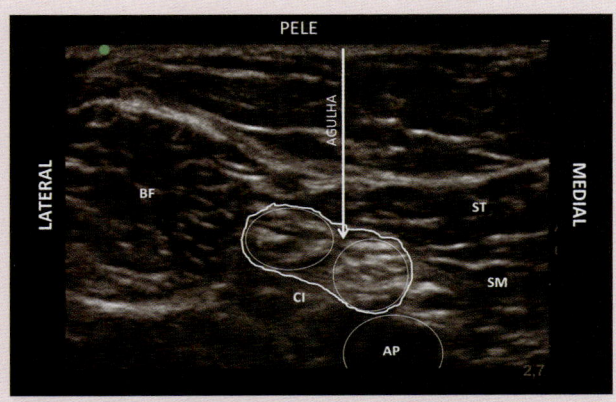

Figura 113.79 — *Corte transversal na região proximal à prega poplítea (5 cm a 10 cm). CI: nervo ciático; AP: artéria poplítea; BF: músculo bíceps femoral; ST: músculo semitendíneo; SM: músculo semimenbranáceo.*

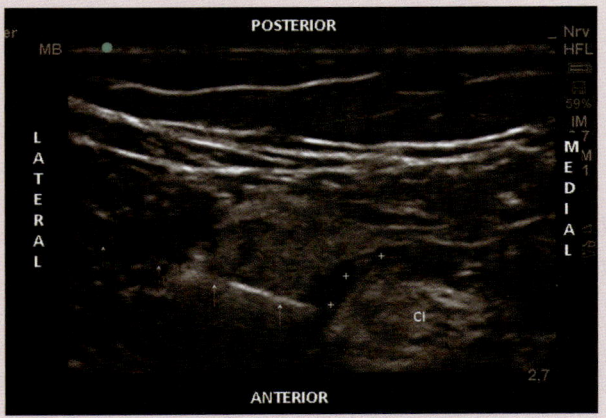

Figura 113.80 — *Corte transversal na região proximal à prega poplítea (5 cm a 10 cm). CI: nervo ciático; ◊ agulha in plane, com sua ponta bem posicionada na face lateral do nervo; + anestésico local apresentando boa dispersão na face posterolateral do nervo.*

Nos bloqueios profundos guiados por USG, principalmente no início da curva de aprendizado, não é incomum a dúvida quanto ao posicionamento da agulha. A associação de um neuroestimulador antes da injeção do AL é recomendada para confirmar o bom posicionamento da agulha e aumentar a segurança e o sucesso do bloqueio. Em média 20 mL de AL são utilizados para a realização desse bloqueio.

Ciático e ramos fibular comum e tibial (abordagem poplítea)

O nervo ciático na região da fossa poplítea encontra-se entre os músculos bíceps femoral e semitendíneo/semimenbranáceo, e divide-se em nervo fibular comum e nervo tibial.[44-46] Essa divisão ocorre em média entre 6 cm e 8 cm acima da prega poplítea, podendo acontecer acima dessa marca, determinando assim um bloqueio parcial indesejado. O uso da USG para guiar o bloqueio nervoso na região poplítea permite a determinação do ponto de divisão do nervo ciático[44-46] e, assim, o seu bloqueio ou de seus ramos fibular comum e tibial, conforme a necessidade.[52-53]

Para a realização do bloqueio do nervo ciático ou de seus ramos, pode-se posicionar o paciente de duas formas: decúbito ventral horizontal (Figura 113.78) e DDH com o joelho ipsilateral ao bloqueio fletido em 90°[41] (Figura 113.79).

Após preparo já descrito, inicia-se a varredura da região poplítea com transdutor linear de 7 MHz a 10 MHz. Procura-se identificar a artéria poplítea próxima ao fêmur, que situa-se mais profunda e medial ao nervo ciático, sendo uma ótima referência.[54] Podem-se também identificar os músculos bíceps femoral e semimembranáceo, e o nervo ciático, superficial em relação à artéria poplítea[45-46,52,55] (Figura 113.80).

Algumas vezes, faz-se necessária a inclinação do transdutor, com a direção do feixe mais caudal, para que se obtenha um corte do nervo ciático em um ângulo mais próximo de 90° e permitindo que ele seja visualizado como uma estrutura hiperecogênica. Em cortes com ângulos que se afastem de 90°, graças à anisotropia, o nervo pode aparecer com uma ecogenicidade menor, "camuflando-se" entre as estruturas musculares e dificultando sua visualização, gerando dúvidas.

Com as estruturas já identificadas, toma-se uma agulha própria para bloqueios de 5 cm a 8 cm na mão dominante e é realizada a introdução no plano ou fora do plano do transdutor, até que sua ponta encontre-se próxima ao nervo. Objetiva-se, atualmente, que a injeção seja realizada dentro da bainha nervosa, ou seja, subparaneural. Injeta-se o AL e verifica-se sua dispersão ao redor do nervo. Caso a dispersão não seja adequada, deve-se reposicionar a agulha.

Utilizam-se, em média, 20 a 25 mL de AL para a realização desse bloqueio (Figura 113.81).

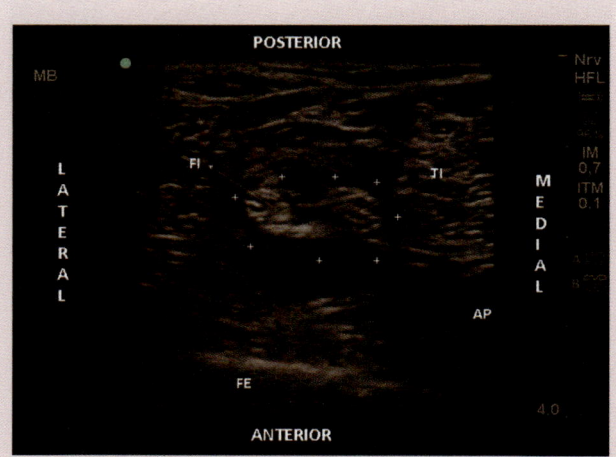

Figura 113.81 — *Corte transversal na região proximal à prega poplítea (5 cm a 10 cm). CI: nervo ciático; ◊ agulha in plane, com sua ponta bem posicionada na face lateral do nervo; + anestésico local apresentando boa dispersão na face posterolateral do nervo.*

Bloqueio dos nervos fibular comum e tibial (região poplítea)

Para o bloqueio dos ramos fibular comum ou tibial, deve-se, após a identificação do nervo ciático, pela técnica já descrita, prosseguir com a varredura da região poplítea (caudal) em direção à prega poplítea, até que se verifique a divisão do nervo ciático em seus dois grandes ramos. Escolhido o nervo, posiciona-se o mesmo no centro da imagem e, com a mesma técnica usada para o bloqueio do ciático, pode-se realizar seletivamente o bloqueio do nervo fibular comum ou do nervo tibial.

Utilizam-se, em média, 10 mL de AL para um dos nervos.

Bloqueio do nervo tibial (maléolo medial)

O nervo tibial na região maleolar encontra-se posterior e lateral à artéria tibial posterior e medial ao tendão do músculo flexor longo do hálux e é responsável pela inervação de quase a totalidade da face plantar do pé.

Para a realização de seu bloqueio, é necessário posicionar o paciente em DDH e rotação externa da perna, expondo o maléolo medial (Figura 113.82).

Após paramentação, antissepsia e assepsia do local, inicia-se a varredura da região posterossuperior do maléolo medial, procurando identificar o nervo tibial entre a artéria tibial posterior e o músculo flexor longo do hálux (ou seu tendão, dependendo da altura) (Figura 113.83).

Identificadas as estruturas, introduz-se uma agulha própria para bloqueios de 3 cm a 5 cm, fora do plano do transdutor, até que sua ponta esteja próxima ao nervo tibial. Então, procede-se à injeção de aproximadamente 5 mL de AL, verificando sua boa dispersão.

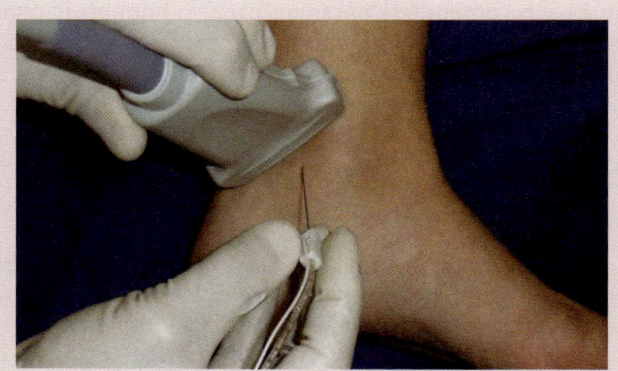

Figura 113.82 — *Introdução da agulha.*

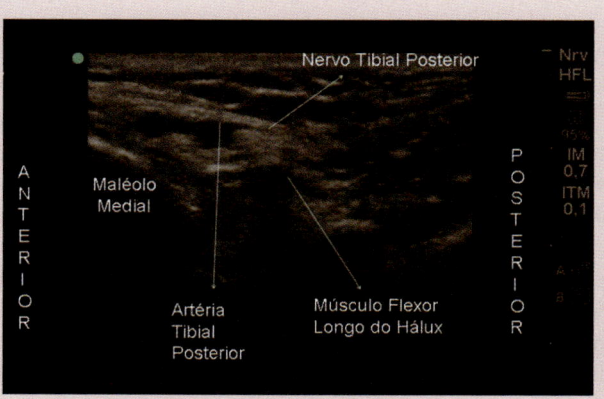

Figura 113.83 — *Imagem ultrassonográfica para bloqueio do nervo tibial posterior.*

Bloqueio do nervo cutâneo femoral lateral

O nervo cutâneo femoral lateral (NCFL) é um ramo do plexo lombar. O bloqueio NCFL isolado não é comumente realizado, pois o NCFL inerva uma área relativamente pequena da pele sobre o vasto lateral da coxa e do joelho, e, portanto, indicações para anestesia cirúrgica são limitadas.

O NCFL entra na coxa profundamente em relação ao ligamento inguinal, entre a espinha ilíaca anterossuperior e o músculo (ílio) psoas. Descendo caudalmente, o NCFL atravessa o músculo sartório. Ao nível da prega inguinal, ele normalmente encontra-se dentro de uma bolsa facial (uma folha de reflexão dupla da fáscia lata) imediatamente lateral à borda lateral do músculo sartório. Em seu curso proximal da coxa, ele encontra-se profundamente à fáscia ilíaca. Portanto, o AL injetado pode espalhar lateralmente e bloquear o nervo, mas nem sempre isso ocorre.

O bloqueio do NCFL pode ser usado para uma gama extensa de cirurgias, no entanto, é mais comumente utilizado em cirurgias de artroplastia total de quadril (ATQ). Thybo e col. demonstraram que é possível reduzir escores de dor, tempo de internação e uso de opioides ao utilizar este bloqueio para ATQ.[119]

A realização do bloqueio dá-se com o paciente em DDH. Utiliza-se o probe linear, colocando a sonda na prega inguinal e identificando o músculo sartório que fica superficial e lateral à artéria femoral. Correr o músculo sartório lateralmente até a identificação de sua borda. Uma fáscia aderida à borda lateral do músculo citado anteriormente será visualizada. Introduzir a agulha (*in plane* ou *out of plane*), buscando colocar a ponta da agulha dentro da bolsa fascial, que pode ser identificada. Injetar cerca de 5 mL de AL.

BLOQUEIO DOS NERVOS PERIFÉRICOS ABDOMINAIS GUIADO POR ULTRASSONOGRAFIA

As cirurgias abdominais são geralmente seguidas de queixa de dor no pós-operatório, e um importante componente dessa experiência dolorosa é a incisão da parede abdominal.[56-57]

Várias opções de tratamento podem ser usadas nesse caso, como analgesia peridural ou venosa controlada pelo paciente, bloqueios abdominais, entre outras. Porém, muitas vezes, o paciente apresenta contraindicação para realização de peridural ou apresenta difícil controle da dor com a analgesia venosa. Nesses casos, o bloqueio periférico abdominal pode ser utilizado em associação à analgesia venosa ou mesmo como primeira escolha.[56-57]

Além disso, a analgesia regional diminui a intensidade da dor e a incidência de efeitos colaterais, e proporciona melhor conforto para o paciente.[57]

Entretanto, a realização desses bloqueios não é isenta de dificuldades e possíveis complicações que são decorrentes de obstáculos para definição das referências anatômicas, posicionamento da agulha e localização do plano a ser depositado o anestésico.[57-58]

A USG vem sendo utilizada para facilitar a realização dos bloqueios e diminuir as chances de possíveis complicações.[58] A taxa de sucesso de bloqueio realizado com esse auxílio se aproxima de 100%, pois a USG permite a visualização das estruturas e do plano a ser bloqueado, bem como a dispersão do AL utilizado.

Além disso, os riscos da toxicidade do AL por utilização de grandes doses ou administrações intravasculares, neuropatia por trauma durante o procedimento, injeção intraneural, além de pneumotórax e acometimento visceral, diminuem significativamente com o uso da USG.[58]

Referências Anatômicas

O abdome é a parte do tronco localizada entre o tórax e a pelve, e a parede abdominal se estende desde a caixa torácica osteocartilaginosa até a pelve. Sua maior parte é muscular.[59]

Embora a parede abdominal seja contínua, são utilizadas para descrição algumas subdivisões: (1) parede abdominal anterior, (2) paredes laterais direita e esquerda e (3) parede abdominal posterior. Ela é formada pelas seguintes camadas: pele, tecido subcutâneo, fáscia profunda, músculos, fáscia transversal, gordura extraperitoneal e peritônio parietal.[59]

A fáscia da parede abdominal anterior consiste em lâminas superficial e profunda, recobrindo a maior parte do abdome. Há quatro importantes pares de músculos da parede abdominal: três músculos planos (oblíquo externo, oblíquo interno e transverso do abdome) e um músculo semelhante a uma faixa (reto do abdome). Esses músculos entrecruzam-se de tal forma que fortalecem a parede abdominal e diminuem o risco de profusão das vísceras.[59]

A pele e os músculos da parede abdominal anterior são inervados principalmente pelos ramos ventrais dos sete nervos torácicos inferiores (T6 a T11) e os nervos subcostais (T12 e L1).[57,59]

A parte inferior da parede anterior é suprida por dois ramos ventrais do primeiro nervo lombar e um ramo do último nervo torácico, por meio dos nervos ílio-hipogástrico e ilioinguinal. O nervo ílio-hipogástrico inerva a pele da região da virilha e o ilioinguinal inerva a pele no sentido anteroinferior da crista ilíaca até o anel inguinal superficial.[50,57,59]

Os principais ramos dos nervos aferentes da parede abdominal seguem para a frente a partir dos espaços intercostais e situam-se entre os músculos oblíquo interno e transverso do abdome. O plano entre esses músculos é conhecido como plano neurovascular ou transverso abdominal. O suprimento nervoso tanto da pele quanto da musculatura abdominal é o mesmo.[56-57,59]

Todos esses nervos passam entre os músculos, ou por meio deles, para atingir a bainha do músculo reto abdominal. Os nervos cutâneos anteriores perfuram a bainha do reto do abdome a uma curta distância do plano mediano. Os ramos T7 e T9 suprem a pele acima do umbigo, T10 inerva a pele ao redor do umbigo e T11, T12, L1 suprem a pele abaixo do umbigo.[59]

Bloqueio do Plano Transverso Abdominal

O uso do bloqueio realizado no plano transverso abdominal está em crescente ascensão. A diminuição do uso de opioides no pós-operatório e de anestésicos no intraoperatório, com baixo índice de intercorrências, tem encorajado o uso desta técnica.[117] Este bloqueio é realizado entre os músculos oblíquo interno e transverso do abdome, por onde passam os nervos aferentes da parede abdominal.[56-57] Com bases em estudos anatômicos, Mc'Donell e col. determinaram o triângulo de Petit como fácil via de acesso ao local desejado. Esse triângulo é formado anteriormente pelo músculo oblíquo externo, posteriormente pelo músculo latíssimo dorsal e a base pela crista ilíaca. Estudos em cadáveres demonstraram que, quando esse bloqueio foi realizado via triângulo de Petit, houve dispersão eficaz do AL com bloqueio das raízes desde a sexta raiz torácica até a primeira lombar.[56-57,60] (Figura 113.84)

Essa técnica de bloqueio via triângulo de Petit propicia boa analgesia para incisões infraumbilicais, em cirurgias como prostatectomia radical, colectomia, histerectomia, cistectomia, cesárea, nefrectomia, dermolipectomia, entre outras, e em geral não atinge nível analgésico superior a T8[57, 60-63] (Figuras 113.85, 113.86 e 113.87).

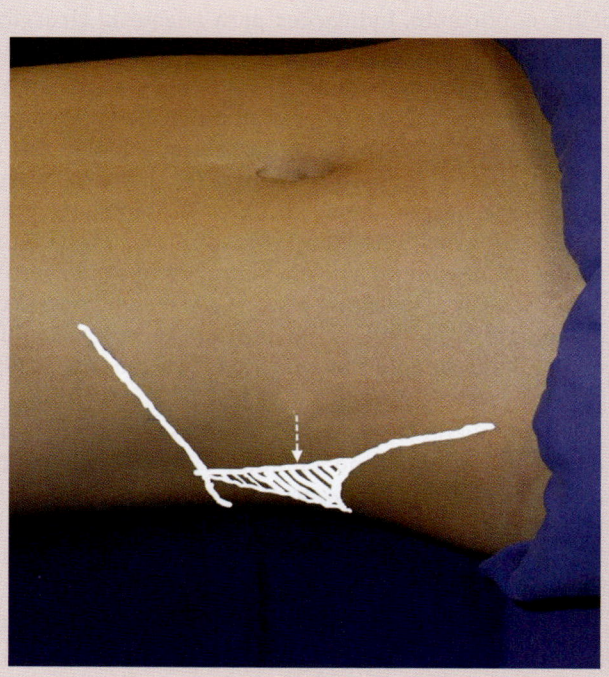

Figura 113.85 — *Corte transversal de flanco abdominal (triângulo de Petit). OE: músculo oblíquo externo; OI: músculo oblíquo interno; TA: músculo transverso abdominal; CA: cavidade abdominal; PAT: plano do transverso abdominal (entre as aponeuroses do OI e TA).*

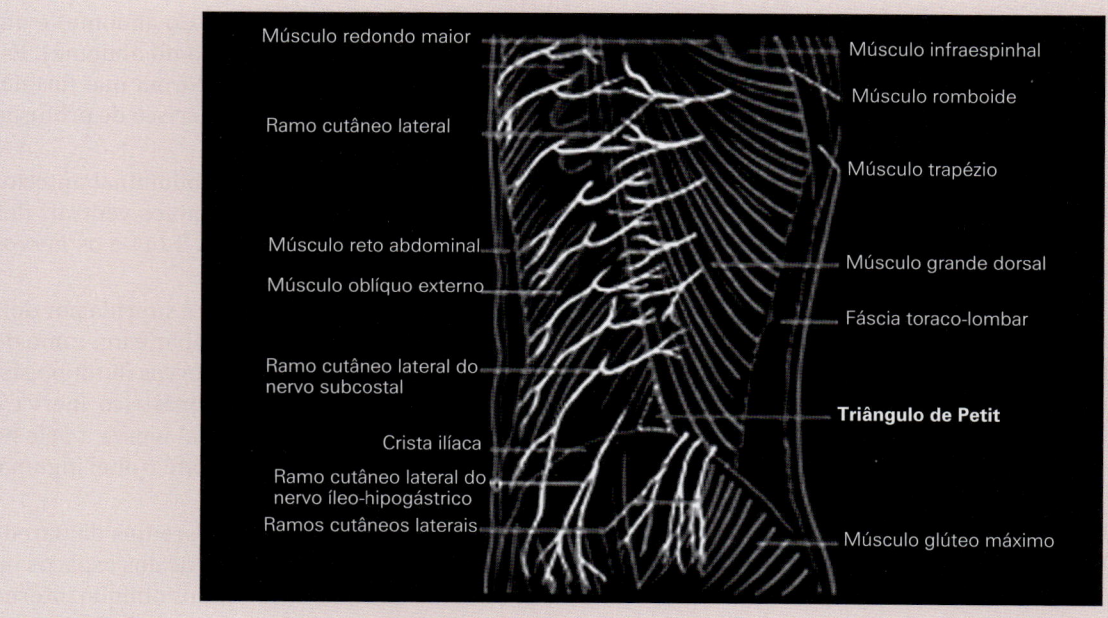

Figura 113.84 — *Inervação sensitiva da parede abdominal.*

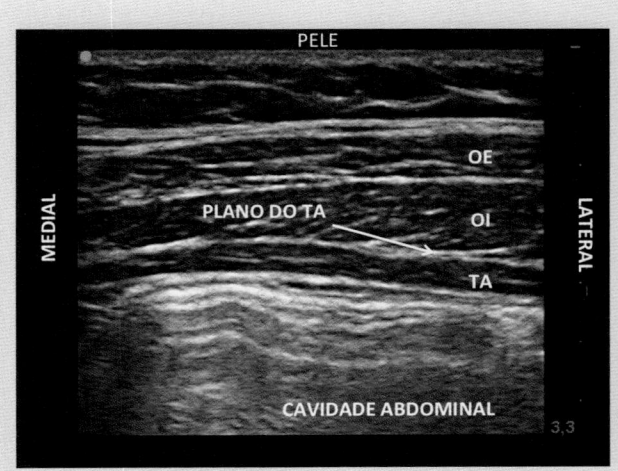

Figura 113.86 — *Corte transversal de flanco abdominal (triângulo de Petit). OE: músculo oblíquo externo; OI: músculo oblíquo interno; TA: músculo transverso abdominal.*

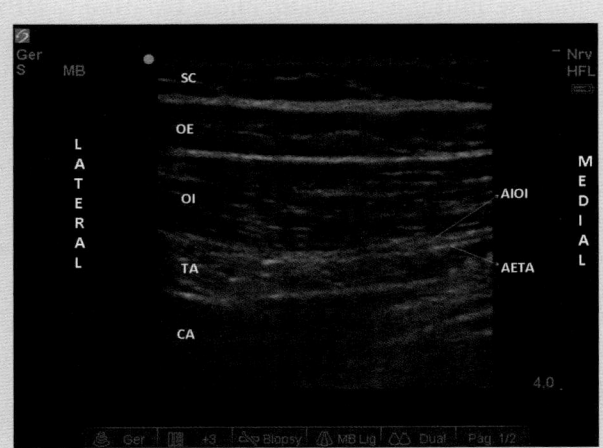

Figura 113.88 — *Corte transversal de hipocôndrio direito (subcostal). OE: músculo oblíquo externo; OI: músculo oblíquo interno; TA: músculo transverso abdominal; FI: fígado; PTA: plano do transverso abdominal; ◊ agulha introduzida in plane com sua ponta adequadamente posicionada no plano do transverso abdominal (PTA), entre a aponeurose interna do OI da aponeurose externa do TA.*

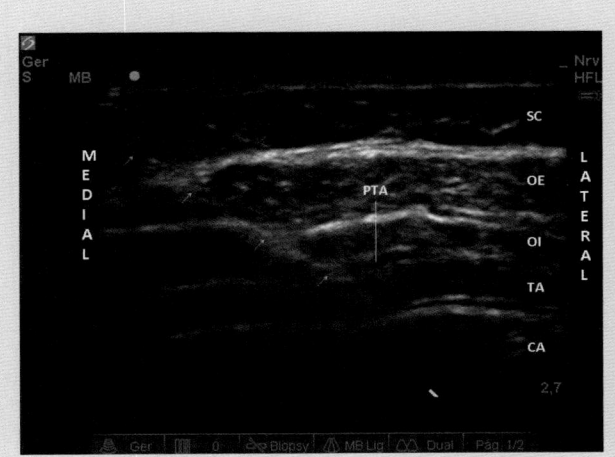

Figura 113.87 — *Corte transversal de flanco abdominal (triângulo de Petit). OE: músculo oblíquo externo; OI: músculo oblíquo interno; TA: músculo transverso abdominal; CA: cavidade abdominal; PTA: plano do transverso abdominal (entre as aponeuroses do OI e TA); ◊ agulha introduzida in plane com sua ponta adequadamente posicionada no PTA. Plano do transverso abdominal (entre as aponeuroses do OI e TA).*

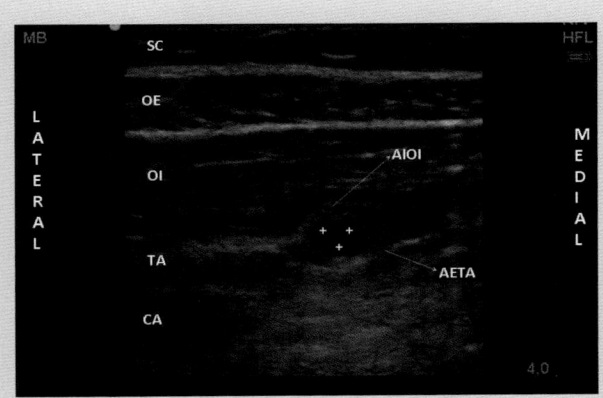

Figura 113.89 — *Corte transversal de hipocôndrio direito (subcostal). OE: músculo oblíquo externo; OI: músculo oblíquo interno; TA: músculo transverso abdominal; FI: fígado; + anestésico local "dissecando" o plano do transverso abdominal; _._._._ aponeurose interna do músculo oblíquo interno; TA: aponeurose externa do músculo transverso abdominal.*

Para incisões supraumbilicais, esse bloqueio deve ser complementado em outro local, chamado de bloqueio do plano transverso abdominal subcostal. A região a ser bloqueada é identificada por meio do ângulo formado pelo último arco costal e pela borda externa do músculo reto abdominal, e o anestésico administrado no plano transverso abdominal. Essa localização do bloqueio é complementar à localização clássica (via triângulo de Petit) e fornece boa analgesia para incisões supraumbilicais[61,64] (Figuras 113.88 e 113.89).

Para a realização do bloqueio, o paciente deve estar em posição supina, com todo o abdome, desde arcos costais inferiores até crista ilíaca, exposto. Devem-se identificar o triângulo de Petit e, se necessário, o ângulo entre o músculo reto abdominal e último arco costal, que são as referências anatômicas mais utilizadas para esse bloqueio, tanto na localização clássica quanto na oblíqua, respectivamente. A imagem ultrassonográfica deve ser configurada para o tipo de tecido a ser examinado, bem como a profundidade (usualmente entre 1 cm e 3 cm), foco e ganho.[57,60]

Deve-se utilizar o transdutor linear 10 MHz a 12 MHz, que é colocado sobre a região anatômica identificada, podendo ser realizada a técnica de inserção da agulha no plano ou fora do plano.

O primeiro passo é a identificação dos três músculos da parede abdominal lateral: oblíquo externo, oblíquo interno e transverso do abdome. Identificam-se também a cavidade peritoneal e a movimentação intestinal. Verifica-se a presença de vasos com o uso do Doppler colorido.

Deve-se inserir, então, uma agulha 22 G, de bisel curto, paralelamente e na linha do transdutor e das ondas ultrassonográficas. Geralmente a identificação da agulha é possível e fácil.

Pode-se confirmar o local encontrado antes da realização do bloqueio com a administração de 1 a 2 mL de soro fisiológico ou AL, onde se pretende realizar o bloqueio. Com a USG, visualiza-se a expansão do plano abdominal transverso.

Após confirmação do local correto, deve-se injetar um total de 10 a 20 mL de anestésico neste plano (Figuras 113.90, 113.91, 113.92).

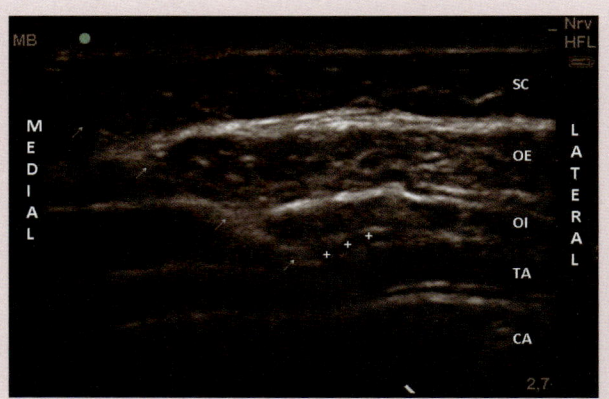

Figura 113.91 — *Corte transversal de flanco abdominal (triângulo de Petit). OE: músculo oblíquo externo; OI: músculo oblíquo interno; TA: músculo transverso abdominal; CA: cavidade abdominal; ◊ agulha introduzida in plane com sua ponta adequadamente posicionada no plano do transverso abdominal (PTA); + anestésico local, início da injeção "dissecando" o PTA e separando a aponeurose interna do OI da aponeurose externa do TA.*

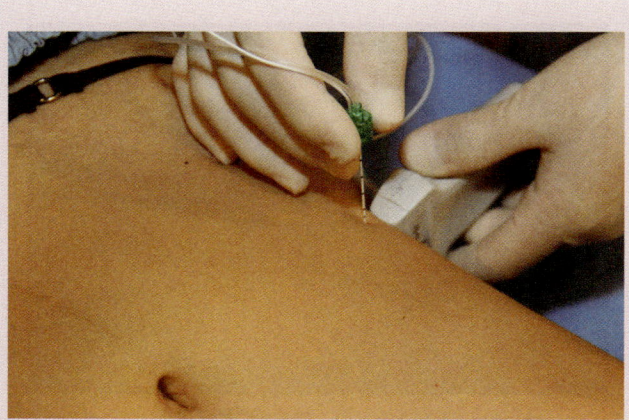

Figura 113.90 — *Adequado posicionamento do transdutor na topografia do triângulo de Petit com a agulha introduzida in plane (longitudinal).*

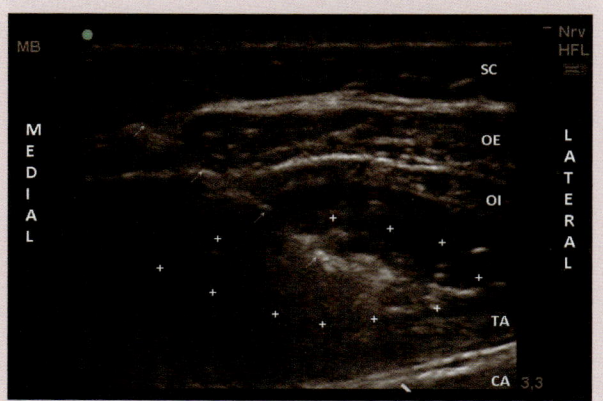

Figura 113.92 — *Corte transversal de flanco abdominal (triângulo de Petit). OE: músculo oblíquo externo; OI: músculo oblíquo interno; TA: músculo transverso abdominal; CA: cavidade abdominal; ◊ agulha introduzida in plane com sua ponta adequadamente posicionada no plano do transverso abdominal (PTA); + Anestésico local "dissecando" o PTA e separando a aponeurose interna do OI da aponeurose externa do TA.*

Bloqueio dos Nervos Ilioinguinal e Ílio-hipogástrico

Esses nervos são ramificações do primeiro nervo lombar e último torácico (nervo ilioinguinal). O nervo ilioinguinal é menor e corre mais caudal em relação ao ílio-hipogástrico.[59,65-66]

Ambos os nervos correm oblíqua e anteriormente aos músculos QL e ilíaco, perfurando o músculo transverso do abdome próximo à parte anterior da crista ilíaca, percorrendo a parede abdominal anterior pelo plano transverso abdominal. Como são porções mais distais do mesmo nervo, propiciam analgesia mais limitada.[65-67]

Esse nervos são responsáveis pela inervação sensitiva de toda a pele da região inferior do abdome, superiores do quadril e coxa.[66-68]

É importante lembrar que, como o ramo cutâneo do ílio-hipogástrico pode perfurar os músculos oblíquo interno e oblíquo externo imediatamente acima da crista ilíaca, é indicado o bloqueio desses nervos o mais proximal possível.[59,65]

Fornece boa analgesia para cirurgias de herniorrafia inguinal, apendicectomia ou cesárea. É muito utilizado em cirurgias pediátricas.[67-70]

O paciente deve estar em posição supina, com o abdome inferior, crista ilíaca e virilha expostas. Deve-se marcar a proeminência da crista ilíaca anterior, que é a referência anatômica mais utilizada para esse bloqueio. Traça-se então uma linha imaginária entre o local marcado e o umbigo. A pele e o transdutor do aparelho ultrassonográfico devem ser preparados. A imagem ultrassonográfica deve ser configurada para o tipo de tecido a ser examinado, bem como a profundidade (usualmente entre 1 cm e 3 cm), foco e ganho (Figuras 113.93, 113.94, 113.95).

Deve-se utilizar o transdutor linear 10 MHz a 12 MHz, obliquamente à linha imaginária, imediatamente superior e medial à proeminência da crista ilíaca.

O primeiro passo é a identificação dos três músculos da parede abdominal lateral: oblíquo externo, oblíquo interno e transverso do abdome. Identificam-se também a cavidade peritoneal e a movimentação intestinal. É esperado o encontro dos nervos no plano abdominal transverso, frequentemente visualizados como imagem hiperecogênica. Verifica-se, com o uso do Doppler colorido, a presença de vasos.

Deve-se inserir, então, uma agulha 22 G, de bisel curto, paralelamente e na linha do transdutor e das ondas ultrassonográficas. Geralmente, é possível e fácil a identificação da agulha.

Pode-se confirmar o local encontrado antes da realização do bloqueio com a administração de 1 a 2 mL de soro fisiológico ou AL, onde se pretende realizar o bloqueio. Com a USG, visualiza-se a expansão do plano abdominal transverso com o volume injetado.

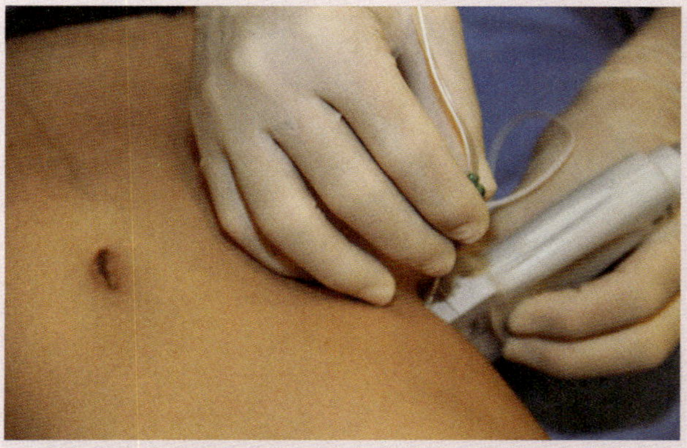

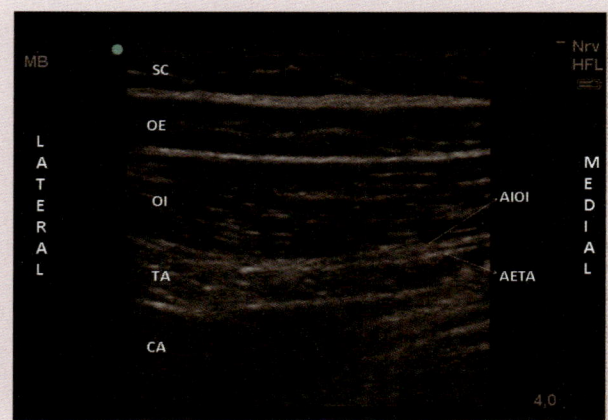

Figura 113.95 — Corte oblíquo de fossa ilíaca (entre a crista ilíaca anterossuperior e a cicatriz umbilical). OE: músculo oblíquo externo; OI: músculo oblíquo interno; TA: músculo transverso abdominal; CI: crista ilíaca anterossuperior; CA: cavidade abdominal; AIOI: aponeurose interna do músculo oblíquo interno; AETA: aponeurose externa do músculo transverso abdominal (os nervos ilioinguinal e ílio-hipogástrico encontram-se entre as AIOI e AETA, porém nem sempre são visualizados).

Após confirmação do local correto, deve-se injetar um total de 10 a 20 mL de anestésico nesse plano.

Bloqueio Paraumbilical

A região umbilical é inervada sensitivamente por várias terminações nervosas.[49,71]

O décimo nervo intercostal inerva a pele ao redor do umbigo, e esse nervo perfura e penetra a bainha do músculo reto abdominal. O mesmo ocorre com o sétimo e nono nervos intercostais, que inervam a pele acima do umbigo. Os nervos 11º, 12º e 1º lombar dão sensibilidade da pele à região abaixo do umbigo. Todos os nervos perfuram a bainha do reto do abdome a uma curta distância do plano mediano.[59,71-72]

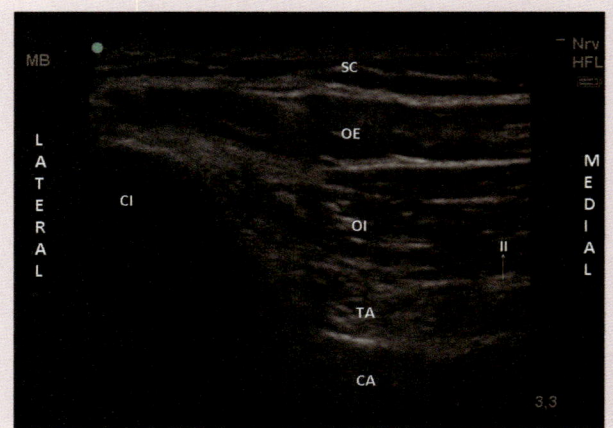

Figura 113.93 — Foto demonstrando o adequado posicionamento do transdutor entre a crista ilíaca anterossuperior e a cicatriz umbilical com a agulha introduzida out of plane (transversal).

Figura 113.94 — Corte oblíquo de fossa ilíaca (próximo à crista ilíaca anterossuperior). OE: músculo oblíquo externo; OI: músculo oblíquo interno; TA: músculo transverso abdominal; II: nervo ilioinguinal; CI: crista ilíaca anterossuperior; CA: cavidade abdominal.

Esse bloqueio pode ser realizado para cirurgias como herniorrafia umbilical ou epigástrica.[71-72]

O paciente deve estar em posição supina, com a porção central do abdome exposta. A imagem ultrassonográfica deve ser configurada para o tipo de tecido a ser examinado, bem como a profundidade, o foco e o ganho.

Deve-se utilizar o transdutor linear 10 MHz a 12 MHz, paralelamente à linha alba, a 2 cm a 3 cm lateral à cicatriz umbilical.

O primeiro passo é a identificação do músculo reto abdominal. Identificam-se também a cavidade peritoneal e a movimentação intestinal. Verifica-se com o uso do Doppler colorido a presença de vasos.

Deve-se inserir então uma agulha 22 G, com ponta romba, paralelamente ao transdutor e perpendicular às ondas ultrassonográficas. Geralmente é possível e fácil a identificação da agulha. O bloqueio deve ser realizado tanto na fáscia superior quanto na fáscia inferior ao músculo reto abdominal, bilateralmente, que ficam em média a 2 cm e 4 cm, respectivamente (Figuras 113.96, 113.97 e 113.98).

Pode-se confirmar o local encontrado antes da realização do bloqueio com a administração de 1 a 2 mL de soro fisiológico ou AL onde se pretende realizar o bloqueio. Com a USG, visualiza-se a dispersão do anestésico.

Após confirmação do local correto, deve-se injetar um total de 5 mL de AL em cada região puncionada, com o total de 20 mL.

Bloqueio do Quadrado Lombar

O bloqueio do QL foi inicialmente descrito por Blanco, que subentende-se pelo bloqueio do plano fascial do músculo QL, conferindo um bloqueio unilateral da parede abdominal, que se pode estender-se de T6 a L1. O músculo QL é um dos músculos do abdome, cuja função é possibilitar a depressão da caixa toráxica (junto de outros músculos), além de realizar flexão lateral da coluna vertebral. Tem origem na crista ilíaca e no ligamento iliolombar, e encontra-se inserido na 12ª costela e no processo transverso da vértebra lombar. Da sua inervação, constam o nervo subcostal e os quatro primeiros nervos lombares. Insere-se no bordo inferior da última costela e, por quatro tendões, nos ápices das apófises transversas das vértebras L1 a L4. O AL depositado na fáscia desse músculo pode ser transportado ao longo dela até o espaço paravertebral, mas também ao longo dos rolos vásculo-nervosos, o que confere o bloqueio dos dermátomos citados.[122]

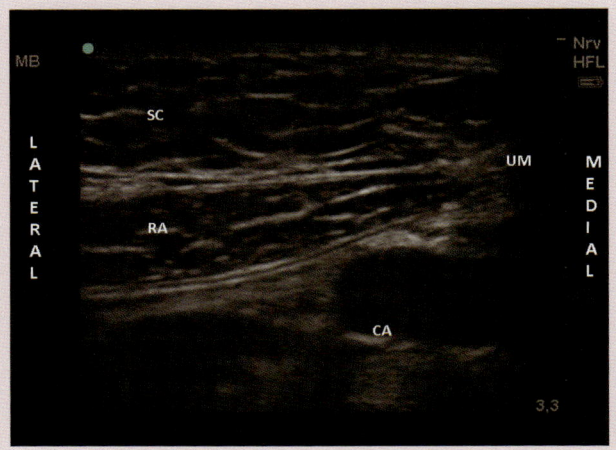

Figura 113.97 — *Corte transversal de região paraumbilical. UM: cicatriz umbilical; RA: músculo reto abdominal; SC: subcutâneo; CA: cavidade abdominal.*

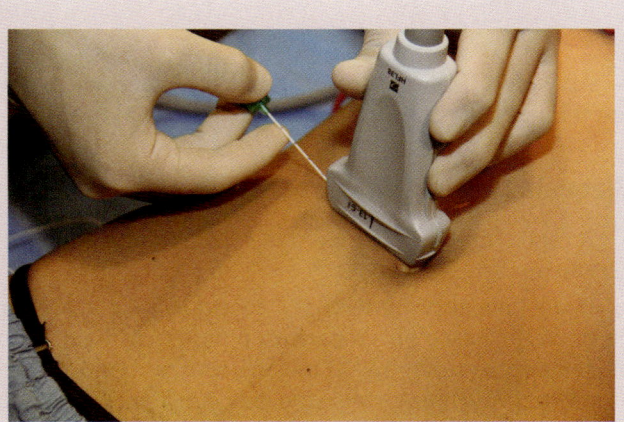

Figura 113.96 — *Adequado posicionamento do transdutor na região paraumbilical com a agulha introduzida* **out of plane** *(transversal).*

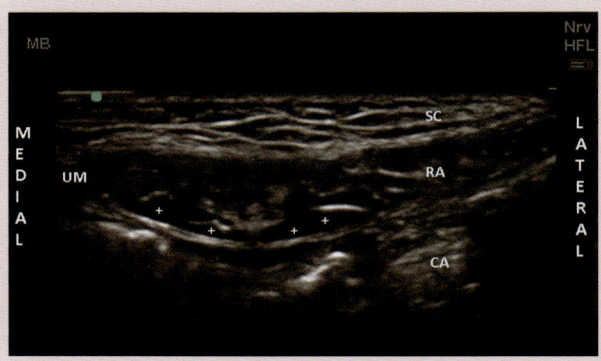

Figura 113.98 — *Corte transversal de região paraumbilical. UM: cicatriz umbilical; RA: músculo reto abdominal; SC: subcutâneo; CA: cavidade abdominal; + anestésico local com boa dispersão junto à aponeurose interna do músculo reto abdominal (agulha introduzida* **out of plane**, *sendo possíveis a visualização parcial e a deformação dos tecidos).*

Diferentemente do TAP, o bloqueio do QL não abrange somente a analgesia para incisões imediatamente acima ou abaixo do umbigo. O bloqueio QL com uma única injeção tem a vantagem de cobrir todos os segmentos dos dermátomos caudais de L2 a T4, já que espera-se que o AL banhe os espaços paravertebrais.[123] Acredita-se que inicialmente a solução se acumule na borda lateral do QL e depois se espalhe posterior-cranialmente para o espaço paravertebral. No entanto, algumas vantagens são evidentes, como o posicionamento para a realização do bloqueio, a grande massa anestésica necessária, a possibilidade de punção inadvertida dos vasos do retroperitôneo e ainda a perfuração renal.

Com o paciente em decúbito dorsal e elevação da pelve ipsilateral, ou decúbito lateral contralateral, realiza-se assepsia da pele e, com uma sonda de alta frequência (5 MHz a 10 MHz) conectada a um aparelho de USG, orienta-se o *probe* transversalmente, entre a crista ilíaca e a margem costal, posterior à linha medioclavicular. Escanea-se posteriormente, identificando os planos musculares até visualizar o músculo QL, no mesmo plano que o músculo psoas maior e o eretor da espinha. Utiliza-se uma agulha de neuroestimulação, com 100 mm de comprimento, introduzindo *in plane* até o local desejado e procede-se à infiltração de 20 mL do AL. Deve-se atentar ao fato de que a ponta da agulha deve estar posicionada entre a face posterior do músculo QL e a face anterior do músculo eretor da espinha.

BLOQUEIOS DE NEUROEIXO

Descritos há mais de 100 anos, os bloqueios de neuroeixo continuam a ser realizados baseados em técnicas descritas por seus criadores.[73] Consagrados na prática clínica por seus bons resultados e fácil realização, tais bloqueios apresentam diversas limitações,[74-79] muitas delas determinadas por questões anatômicas.[80-83] O uso da USG permite que algumas dessas limitações possam ser superadas: a anatomia da coluna vertebral e do espaço peridural pode ser revista antes da realização do bloqueio, a inserção da agulha pode ser feita no espaço correto, no ponto de inserção mais adequado, por meio de uma trajetória estimada a partir de medidas obtidas na USG.

Os primeiros estudos da anatomia do neuroeixo utilizando a USG remontam ao início da década de 1980.[84-85] Porém, limitações técnicas, como a presença de artefatos secundários à ossificação da coluna vertebral, aparelhos pouco portáteis e imagens de baixa resolução, prejudicavam seu uso. Na década de 1990, a melhora da resolução da imagem dos aparelhos de USG permitiu que as estruturas da coluna vertebral pudessem ser mais bem visualizadas[86-87] e, com o surgimento de aparelhos portáteis, a USG definitivamente passou a ser recurso prático e viável para a realização destes bloqueios.

Ultrassonografia do Neuroeixo

Os transdutores curvos são os ideais para a realização de bloqueios neuroaxiais em adultos, pois trabalham com baixa frequência e proporcionam imagens de estruturas mais profundas. Devem-se considerar os transdutores lineares em crianças, adolescentes[88] e pacientes adultos muito magros, por permitirem melhor contato do transdutor com a pele.

As estruturas ósseas da coluna vertebral geram sombra acústica e dificultam a visualização das estruturas anatômicas envolvidas no bloqueio de neuroeixo, particularmente ligamento amarelo e dura-máter. Para tanto, é necessária a busca por "janelas ultrassonográficas", ou seja, locais em que a incidência das ondas de USG não sofra reflexão pelas estruturas ósseas da coluna vertebral. Essas "janelas" são encontradas pela abordagem paramediana, com o transdutor colocado na posição longitudinal à coluna vertebral, ou pela abordagem mediana, com o transdutor na posição transversa, conforme Figura 113.99 (A e B).

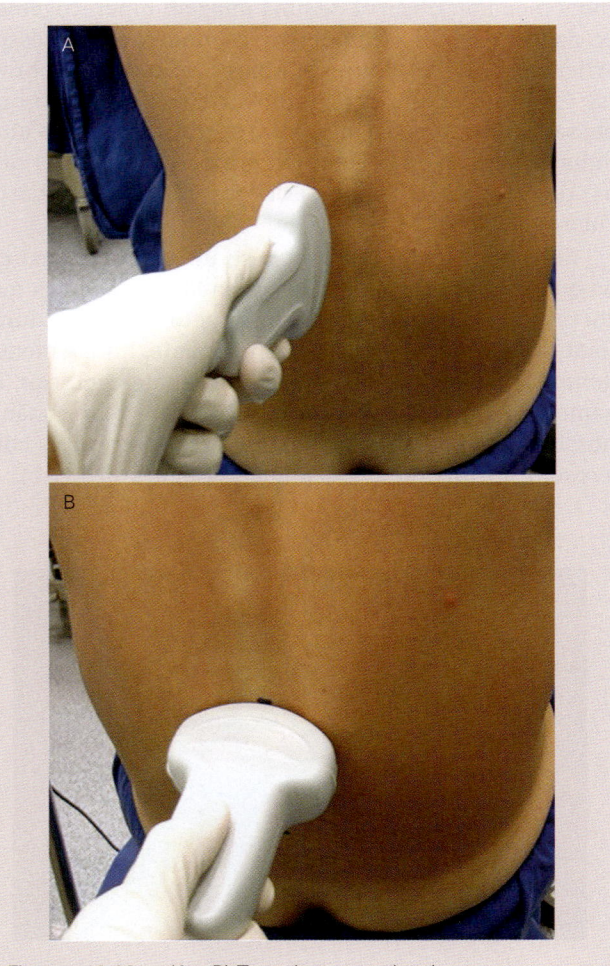

Figura 113.99 — (A e B) *Transdutor nas abordagens longitudinal paramediana e mediana transversa.*

Alguns estudos demonstraram a superioridade da abordagem paramediana na visualização das estruturas envolvidas nos bloqueios de neuroeixo, a qual utiliza a "janela acústica" proporcionada pelos forâmens intervertebrais.[89-91] Porém, a abordagem transversa facilita a obtenção do ponto ideal de punção, especialmente quando esta é feita na linha mediana. Na prática, são utilizadas tanto a incidência paramediana quanto a transversa, pois ambas se complementam: a localização da altura do bloqueio é feita por meio da primeira, enquanto a obtenção do melhor ponto de punção, pela segunda.

Obtendo-se imagens ultrassonográficas do neuroeixo

A abertura dos espaços interespinhosos deve ser otimizada com o adequado posicionamento do paciente, seja em posição sentada, seja em decúbito lateral. O transdutor deve ser inicialmente colocado vertical e longitudinalmente à coluna vertebral, 2 cm a 3 cm de distância lateralmente à linha média, voltado em direção ao canal medular. Observa-se uma imagem hiperecogênica de aspecto serrilhado, que corresponde aos processos articulares das vértebras lombares. É desejável obter-se essa imagem na região lombar baixa, de modo que possa ser observada a curvatura sacral, vista como uma linha hiperecogênica contínua e menos acentuada que os "dentes de serra" característicos dos processos articulares (Figura 113.100).

Entre os "dentes", encontra-se uma janela acústica, na qual é possível visualizar a linha hiperecogênica que corresponde ao complexo ligamento amarelo/dura-máter posterior e, mais profundamente, linhas menos definidas, que correspondem à dura-máter anterior, ligamento longitudinal posterior e corpo vertebral (não é possível diferenciar isoladamente essas estruturas com a resolução atualmente disponível) (Figura 113.101).

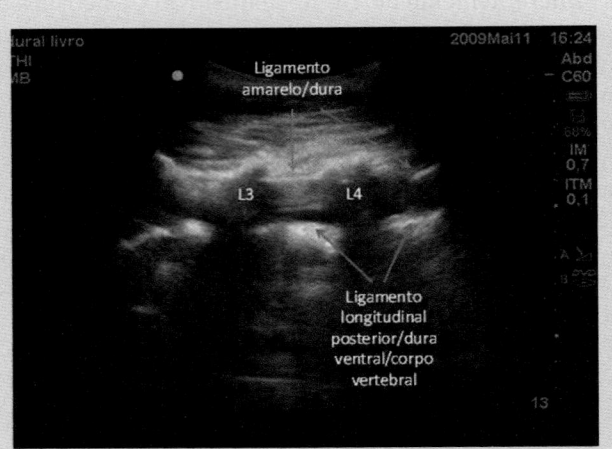

Figura 113.101 — *Janelas acústicas da abordagem longitudinal paramediana.*

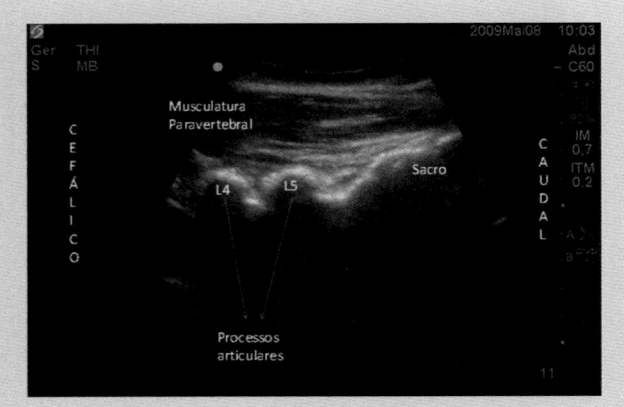

Figura 113.100 — *Imagem ultrassonográfica de corte longitudinal para mediano.*

A partir da curvatura sacral, é possível contar os espaços intervertebrais, ao subir-se o transdutor em direção cranial e marcá-los na pele, até observar-se o espaço desejado para punção. Se, por exemplo, o espaço entre L3 e L4 estiver no meio da tela, é possível saber que este nível está exatamente no ponto médio do transdutor. Com os espaços intervertebrais marcados na pele, colocando-se o transdutor na posição horizontal, é possível, então, buscar imagens pela abordagem transversa, transversalmente ao eixo da coluna vertebral, sobre os pontos previamente marcados, como mostra a Figura 113.102 (A e B).

Nesses pontos, procura-se a imagem descrita como a do "morcego voando",[92] na qual é possível observar na linha média um traço hiperecogênico, que corresponde ao complexo ligamento amarelo/dura-máter e mais profundamente outro traço hiperecogênico, paralelo e menos definido que o primeiro, que corresponde ao complexo dura-máter anterior/ligamento longitudinal posterior/corpo vertebral. É possível, ainda, observar os processos articulares, paramedianos e mais superficiais e, lateral e posteriormente a estes, os processos transversos (Figura 113.103).

Pode ser difícil localizar a linha média em algumas situações, como em pacientes obesos ou gestantes. Para tanto, é preciso procurar por intermédio da abordagem transversa o processo espinhoso, imagem hiperecogênica próxima à pele, a qual gera grande sombra acústica triangular (Figura 113.104).

Para se obter esta imagem, é preciso mover o transdutor levemente no sentido cranial ou caudal ao longo da coluna vertebral, para buscar os espaços intervertebrais e a imagem "do morcego" descrita anteriormente.

Para identificação do melhor ponto de punção, deve-se obter a melhor imagem possível do espaço intervertebral e, para isso, pequenas inclinações no transdutor são muito úteis. Neste momento, a imagem é fixada no aparelho de USG, são marcados os pontos médios do transdutor em seu maior e menor eixo, e é traçada a linha nos eixos vertical e horizontal de maneira que se cruzem. O ponto de cruzamento dessas linhas é o ponto ideal de punção (Figura 113.105 A, B e C).

Apesar de ser possível determinar o ângulo de entrada da agulha por meio de cálculos matemáticos,[93] na prática tal atividade parece ser pouco útil. O ideal é que o ângulo de entrada da agulha em relação à pele seja o mesmo ângulo do transdutor em relação à pele quando obtida a melhor imagem.

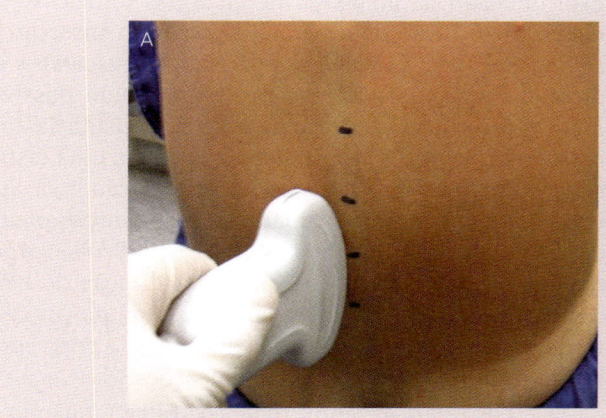
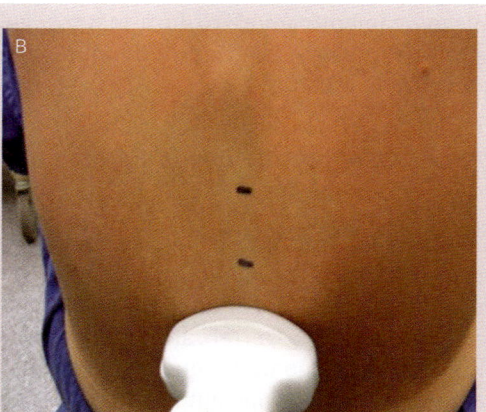

Figura 113.102 — (A e B) Espaços intervertebrais marcados.

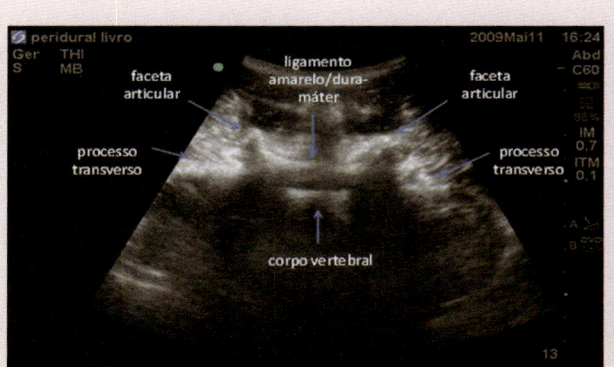

Figura 113.103 — Coluna vertebral em abordagem transversa.

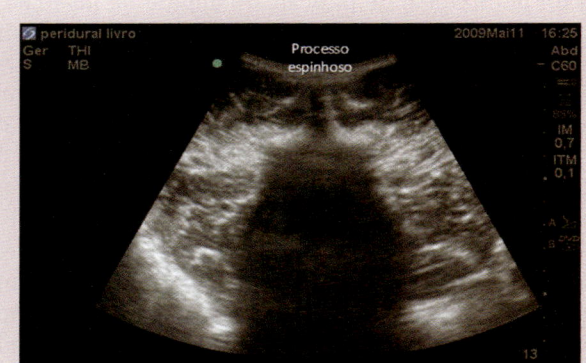

Figura 113.104 — Imagem transversa mediana sobre o processo espinhoso.

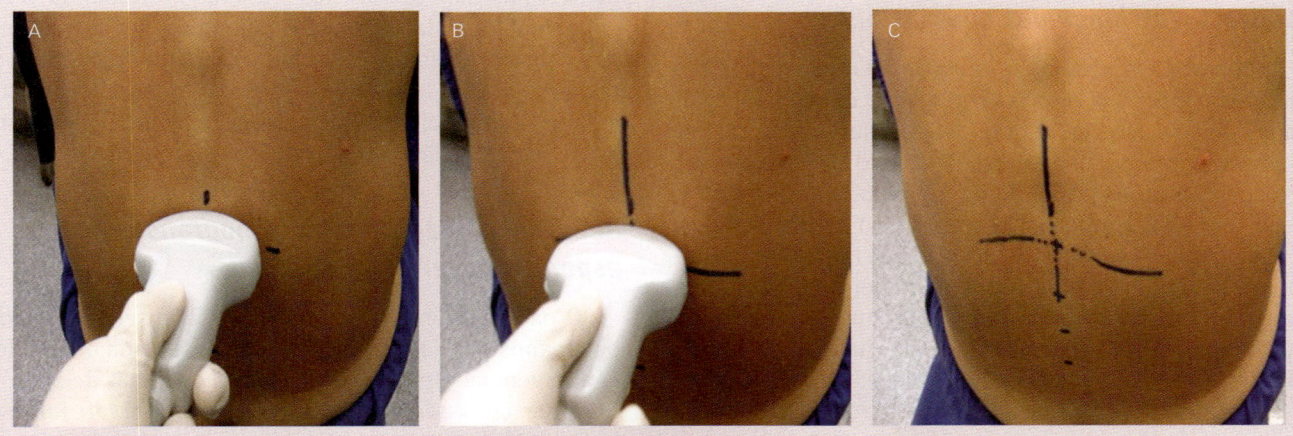

Figura 113.105 — (A, B e C) Determinação do ponto ideal de punção.

Ultrassonografia e os Bloqueios Anestésicos

Com a melhor imagem na tela do aparelho, é possível medir a distância entre a pele e o complexo ligamento amarelo/dura-máter e, para isso, deve-se usar como referência a porção mais profunda, ou seja, mais anterior do complexo. Essa medida guarda importante associação com a medida da profundidade da agulha.[80, 94-97]

Determinados o ponto ideal de punção e a profundidade do complexo ligamento amarelo/dura-máter, o gel é removido, é feita assepsia e realizado o bloqueio, de acordo com a técnica de escolha.

Vantagens da ultrassonografia nos bloqueios de neuroeixo

A avaliação ultrassonográfica da coluna vertebral antes da realização dos bloqueios de neuroeixo pode ser muito útil em pacientes portadores de variações anatômicas significativas da coluna vertebral que dificultem ou impossibilitem a realização do bloqueio seguindo as técnicas de palpação, como nos pacientes portadores de escoliose, obesos mórbidos ou portadores de cirurgia prévia de coluna.

Estudos apontam que a determinação ultrassonográfica do ponto ideal de punção, do ângulo de inserção e da profundidade da agulha promove uma redução significativa no número de tentativas de punção (aproximadamente 35%) e no número de níveis vertebrais puncionados (cerca de 15%).[80, 95-96] Menores índices de cefaleia pós-punção, dor lombar e maiores índices de satisfação do paciente com a técnica anestésica foram observados nestes pacientes.[95]

Sugere-se também que a utilização da USG para a realização de bloqueios de neuroeixo pode ser importante instrumento de ensino e familiarização com a anatomia da coluna vertebral, acelerando a curva de aprendizado das técnicas de bloqueio, mesmo em situações em que não se dispõe de USG.[93]

Limitações do uso da ultrassonografia para a realização de bloqueios neuroaxiais

Ao contrário dos bloqueios de nervos periféricos guiados por USG, a punção e a injeção do AL são realizadas sem a visão direta da USG, o que impede dirigir o posicionamento da agulha sob visão direta e observar a dispersão do AL. Nos bloqueios de neuroeixo, as "janelas ultrassonográficas" existentes são muito estreitas, principalmente em nível torácico, o que impede o alinhamento de agulha e transdutor de maneira ideal. Apesar de viável, a punção em "tempo real" – com agulha e transdutor nos planos diferentes – ainda guarda limitações importantes, como a dificuldade técnica na visualização da progressão da agulha e a necessidade de auxílio de outro profissional para o procedimento.[98] Novos transdutores, agulhas e cateteres voltados às necessidades específicas do bloqueio do neuroeixo são necessários para que muitas dessas limitações sejam superadas.

BLOQUEIO PARAVERTEBRAL TORÁCICO

O bloqueio paravertebral torácico (BPVT) ressurgiu para prática anestésica no final da década de 1970.[99,100] Está indicado na analgesia de cirurgias torácicas e de mama. A técnica convencional descreve a inserção da agulha perpendicularmente aos planos musculares em direção ao processo transverso e tem como possíveis métodos para sua execução a perda da resistência ao ar ou solução salina,[99-100] o avanço da agulha a uma distância predeterminada[101] ou a neuroestimulação.[102-103] Suas complicações mais preocupantes são a punção pleural e o pneumotórax (incidência de 1,1% e 0,5%, respectivamente).[104] O uso da USG para a realização do BPVT permite a visualização da pleura parietal, do processo transverso e da ponta da agulha durante sua progressão, minimizando as chances de complicações.[105]

O espaço paravertebral torácico (EPVT), quando visualizado em corte transversal, apresenta formato de um triângulo cuja base é formada pela porção posterolateral do corpo vertebral, discos intervertebrais, forâmen intervertebral e processos articulares. A borda anterolateral é formada pela pleura parietal enquanto a borda posterior é constituída pelo ligamento costotransverso superior. Lateral e continuamente a esse ligamento, encontra-se a membrana intercostal interna, a qual é uma extensão aponeurótica do músculo intercostal interno, e situa-se entre as bordas inferiores e superiores de costelas adjacentes[116] (Figura 113.106). O limite cefálico do EPVT ainda não foi definido e acredita-se que seu limite caudal esteja na origem do músculo psoas, no nível de L1.[107]

O EPVT é constituído principalmente por tecido adiposo pelo qual passam nervos intercostais, ramos dorsais, ramos comunicantes e fibras da cadeia simpática. Pode ser dividido em compartimento anterior e posterior, por uma membrana fibroelástica, denominada fáscia endotorácica. A fáscia endotorácica é a mais profunda da cavidade torácica. Relaciona-se medialmente com o periósteo dos corpos vertebrais e lateralmente com as costelas. A região caudal é a continuação da fáscia *transversalis* da cavidade abdominal, fato que permite a eventual dispersão do AL para a região lombar.[105-107]

Realizando imagens ultrassonográficas do espaço paravertebral torácico

O paciente deve ter a região dorsal a ser bloqueada bem exposta, seja em posição lateral, sentada ou em decúbito ventral. Um transdutor curvo ou linear de 38 mm deve ser colocado no plano axial (transversal) junto à costela e lateralmente ao processo espinhoso, no nível que se deseja bloquear. As estruturas de interesse estão entre 2 cm e 3 cm de profundidade. O processo transverso e a costela são vistos como linhas hiperecoicas que geram sombra acústica. Ao mover o transdutor no sentido caudal para o espaço entre duas costelas adjacentes, é possível visualizar o processo transverso medialmente, que aparece como linha hiperecoica convexa com sombra acústica abaixo. O EPVT pode ser visualizado no espaço intercostal, abaixo da musculatura intercostal, junto ao processo transverso. É delimitado por duas linhas hiperecoicas que correspondem à pleura (abaixo) e à membrana intercostal interna (acima) (Figuras 113.107 e 113.108).

É possível verificar a presença de vasos no EPVT com o Doppler, os quais devem ser evitados durante a punção.

Em razão das possíveis complicações associadas a este bloqueio, é fundamental que a agulha esteja alinhada ao transdutor durante sua realização e que a ponta da agulha seja sempre visualizada durante sua progressão. Uma agulha de 10 mm Touhy deve ser introduzida de lateral para medial, com o bisel voltado para o transdutor, até que se penetre a membrana intercostal interna em direção ao EPVT (Figura 113.109). A perfuração dessa membrana é sentida como leve perda de resistência.

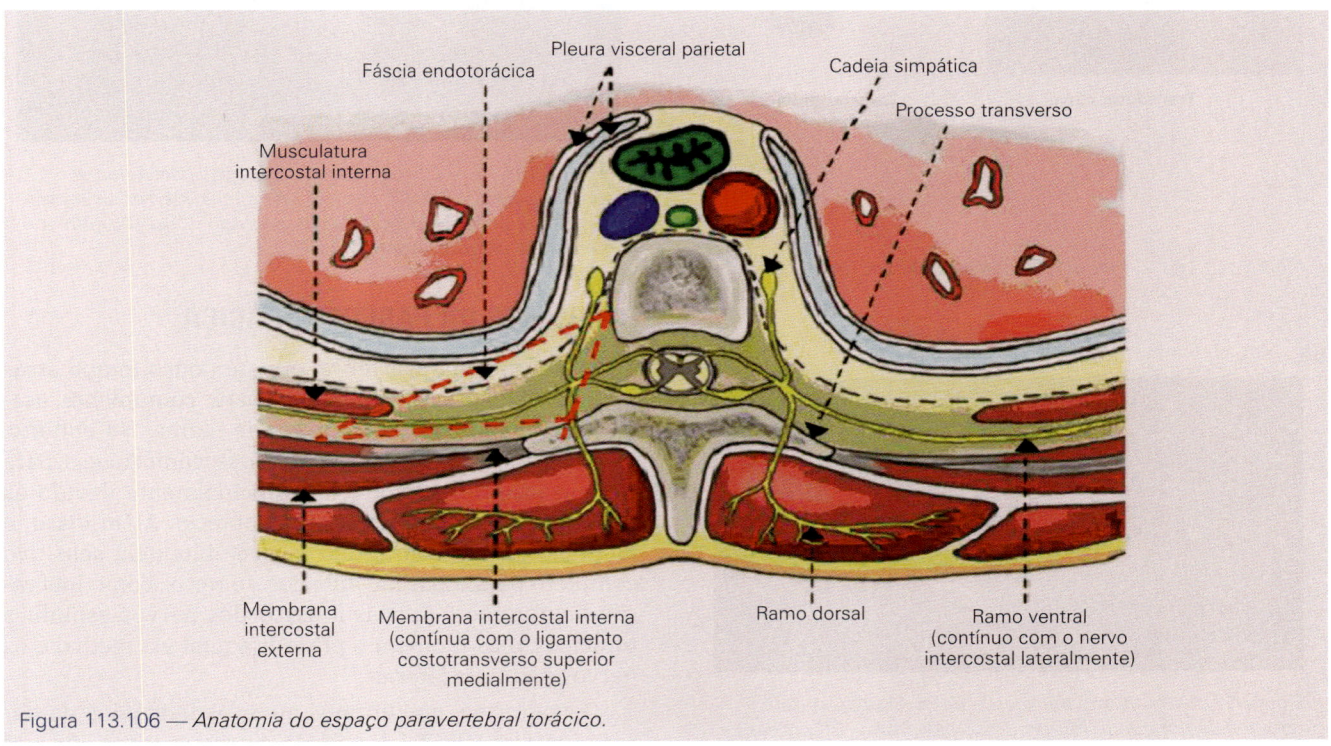

Figura 113.106 — *Anatomia do espaço paravertebral torácico.*

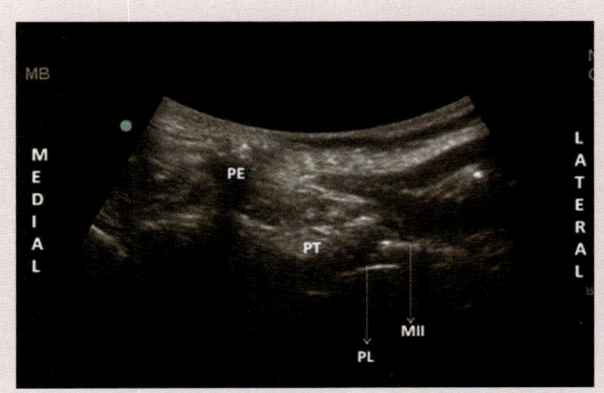

Figura 113.107 — *Corte transversal na região paravertebral com transdutor curvo. PE: processo espinhoso; PT: processo transverso; MII: membrana intercostal interna; PL: pleura.*

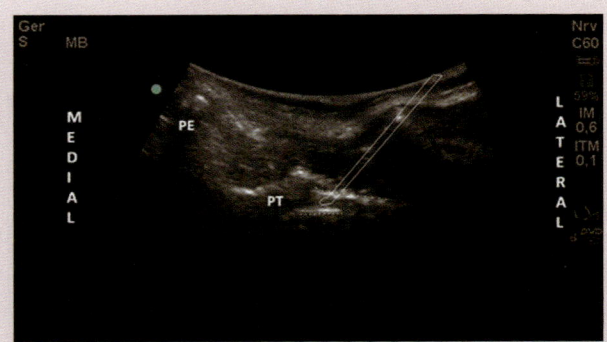

Figura 113.108 — *Corte transversal região paravertebral com transdutor curvo. PE: processo espinhoso; PT: processo transverso; MII: membrana intercostal interna; PL: pleura; agulha introduzida in plane com bom posicionamento entre a membrana intercostal interna e a pleura.*

Ultrassonografia e os Bloqueios Anestésicos

Após aspiração negativa para sangue, recomenda-se injetar lentamente 15 a 20 mL de AL no EPVT, o qual se distenderá, deslocando a pleura para baixo (ventral) (Figuras 113.109, 113.110, 113.111 e 113.112). Normalmente ocorre dispersão cefálica e caudal do AL, permitindo analgesia de alguns segmentos torácicos adjacentes. Pode haver dispersão parcial do AL para o EPVT contralateral, o que promove analgesia e a perda de sensibilidade na parede torácica contralateral.

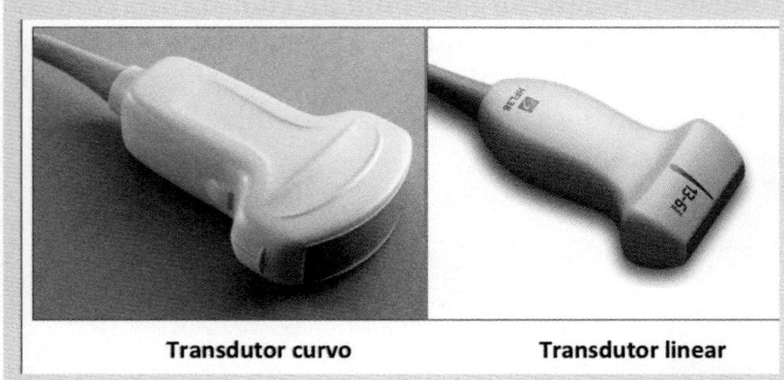

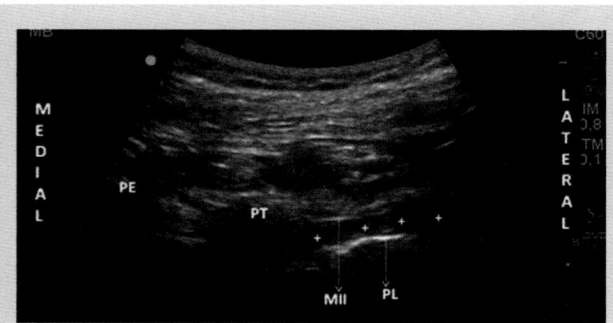

Figura 113.109 — *Bloqueio paravertebral torácico.*

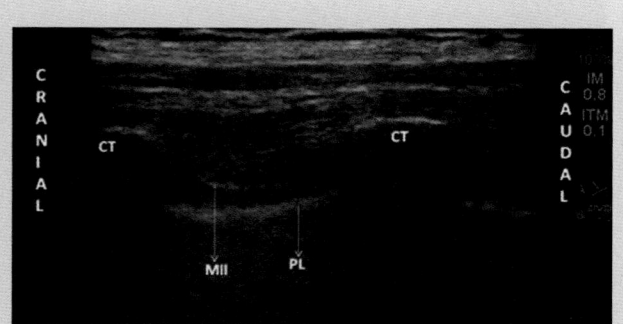

Figura 113.110 — *Corte transversal na região paravertebral com transdutor curvo. PE: processo espinhoso; PT: processo transverso; MII: membrana intercostal interna; PL: pleura; + anestésico local "dissecando" o espaço entre a MII e a PL.*

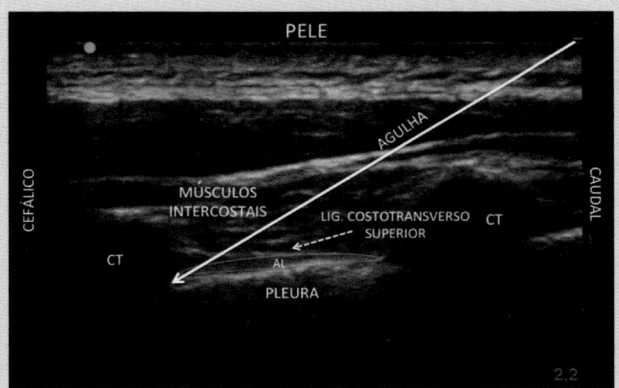

Figura 113.112 — *Corte transversal na região paravertebral com transdutor linear. CT: costela; membrana intercostalinterna; PL: pleura; anestésico local (AL) "dissecando" o espaço entre a membrana intercostalinterna e a PL.*

BLOQUEIOS DA PAREDE TORÁCICA

O bloqueio paravertebral era até pouco tempo atrás a técnica de anestesia regional mais comumente usada para analgesia após cirurgia de mama. No entanto, muitos profissionais não sentiam-se confortáveis para a realização deste bloqueio, principalmente devido às intercorrências que poderiam acontecer. Além disso, o bloqueio paravertebral não fornece bloqueio sensitivo completo para a parede anterior do tórax, como inervação neural não é apenas a partir dos nervos espinhais torácicos, mas também o plexo braquial via medial e os nervos peitorais laterais.[120]

Desta forma, nos últimos anos, os bloqueios da parede torácica (PECS I, II e SAM) são alternativas eficazes na busca do bloqueio de nervo periférico e do bloqueio paravertebral. Todos os anteriores contam com colocação de AL entre os músculos da parede torácica. Os bloqueios da parede torácica são como bloqueios do transverso abdominal só que em outra região.

Os músculos relevantes para os bloqueios da parede torácica incluem o músculo peitoral maior, peitoral menor, serrátil anterior, os músculos intercostais e grande dorsal. A inervação envolve os seguintes nervos: peitorais, nervos espinhais T2-6, nervo torácico longo e nervo toracodorsal. Dependendo da extensão da cirurgia, anestesia/analgesia para a cirurgia de mama requer bloqueio de vários nervos que inervam a parede torácica.[121]

1. PECS 1 ("Original"): injeção de 10 mL de AL entre o peitoral maior e menor no terceiro nível de costela para bloquear a lateral e medial nervos peitorais. Apropriada para a cirurgia limitada a peitoral maior.

Figura 113.111 — *Corte transversal na região paravertebral com transdutor linear. CT: costela; MII: membrana intercostal interna; PL: pleura.*

2. PECS 2 ("Modificado"): realiza-se o PECS 1, somado a 20 mL AL entre peitoral menor e serrátil no terceiro nível da costela. Com esta última injeção, bloqueiam-se os ramos laterais dos nervos espinhais T2-4 e, possivelmente, o ramo anterior.
3. SAM: Uma única injeção de 20 mL de AL entre grande dorsal e serrátil anterior no nível da quinta costela na linha axilar média. Esta injeção bloqueia o nervo toracodorsal.

ANTICOAGULAÇÃO E BLOQUEIOS DE NERVOS PERIFÉRICOS

Muito tem se discutido sobre a realização de bloqueios de nervos periféricos em pacientes que utilizam anticoagulantes. Até o momento, não houve nenhum estudo prospectivo que elucidasse melhor o tema. No entanto, alguns relatos de casos de hematomas nos guiam para uma conduta mais conservadora. Os hematomas são mais incidentes em pacientes que receberam heparina de baixo peso molecular, ticlopidina e clopidogrel, varfarina, heparina, ou uma combinação de fármacos.

O diagnóstico de hemorragia após bloqueio do nervo periférico inclui sinais flogísticos, diminuição da hemoglobina/hematócrito, diminuição da pressão arterial, e défices sensoriais e motores. Embora o diagnóstico definitivo seja por tomografia computadorizada, a USG pode ser uma auxiliar no diagnóstico, e seu uso crescente fará esta modalidade uma ferramenta útil para o diagnóstico e acompanhamento posterior de hematomas.

As diretrizes mais recentes recomendam que as mesmas orientações relativas às injeções neuraxiais sejam aplicadas aos bloqueios plexulares profundos e superficiais. Por achar esta recomendação demasiadamente restritiva, alguns médicos aplicam as mesmas diretrizes somente para bloqueios plexulares profundos, em áreas não compressíveis (por exemplo, o bloqueio do plexo lombar, bloqueio do plexo cervical profundo) ou próximos às áreas vasculares, tais como blocos do plexo celíaco ou blocos do plexo hipogástrico superior. As recomendações oficiais da Sociedade Brasileira de Anestesiologia seguem na Tabela 113.3.

A aderência às diretrizes discutidas deverá conduzir a um menor risco de complicações hemorrágicas após anestesia regional. Da mesma forma, a aplicação das orientações leva a uma melhor vigilância e a melhores cuidados de pacientes em uso de anticoagulantes. Ao realizar um bloqueio em um paciente em uso de antico-

TABELA 113.3
RECOMENDAÇÕES DA SOCIEDADE BRASILEIRA DE ANESTESIOLOGIA.

Fármacos	Recomendações
AAS e AINEs	Não há indicação de suspensão
AAS e AINEs + HBPM/HNF/cumarínico	Aguardar 24 horas para bloqueio de neuroeixo ou inserção de cateter peridural
AAS + tienopiridínicos	Se o paciente estiver em uso de *stent* metálico, aguardar 6 semanas. Se o *stent* for farmacológico, aguardar 6 meses
Ticlopidina	Fazer bloqueio ou inserção/retirada de cateter 10-14 dias após suspensão
Clopidogrel	Fazer bloqueio ou inserção/retirada de cateter 7 dias após suspensão. Em pacientes de alto risco, pode ser feito em 5 dias
Prasugrel	Fazer bloqueio de neuroeixo 7-10 dias após suspensão do fármaco
Abciximabe	Fazer bloqueio de neuroeixo ou inserção/retirada de cateter 48 horas após suspensão do fármaco
Tirofiban/eptifibatide	Aguardar 8-10 horas para bloqueio de neuroeixo ou inserção de cateter peridural
Inibidores da glicoproteína IIb/IIIa + outros anticoagulantes/AAS	Contraindicação à feitura de bloqueios
Ticagrelor	Fazer bloqueio ou inserção/retirada de cateter 5 dias após suspensão do fármaco
Cilostazol	Fazer bloqueio ou inserção/retirada de cateter 5 dias após suspensão do fármaco
HNF	Aguardar 4 horas após a última dose de HNF para bloqueio, retirada/inserção de cateter. Retornar fármaco em 1 hora
HBPM	Doses profiláticas: aguardar 10-12 horas para fazer bloqueio. Doses terapêuticas: aguardar 24 horas; retirada de cateter 10-12 horas após última dose. Retornar o fármaco 2 horas após a retirada do cateter
Cumarínicos	Fazer bloqueio 4-5 dias após a suspensão. Monitorar RNI durante analgesia peridural
Fondaparinux	Dose profilática (2,5 mg): pode ser feito bloqueio. Se cateter peridural, retirá-lo 36 horas após última dose. Retornar a dose 12 horas após retirada do cateter. Dose terapêutica (5-10 mg): contraindicado o bloqueio
Rivaroxaban	Fazer bloqueio de neuroeixo, inserção/retirada de cateter 24 horas após suspensão do fármaco. Retornar 4-6 horas após retirada do cateter
Apixaban	Fazer bloqueio de neuroeixo, inserção/retirada de cateter 20-30 horas após suspensão do fármaco. Retornar 4-6 horas após retirada do cateter
Desirudin	Fazer bloqueio 8-10 horas após a suspensão do fármaco em pacientes com função renal normal

AAS: ácido acetilsalicílico; AINES: anti-inflamatórios não esteroides; HBPM: heparina de baixo peso molecular; HNF: heparina não fracionada. Fonte: Neuber e col. Recomendações da SBA para a segurança da anestesia regional em uso de anticoagulantes. Disponível em: http://dx.doi.org/10.1016/j.bjan.2013.04.008

agulantes, devem-se sempre discutir os riscos e os benefícios do mesmo, além de garantir o seguimento do paciente no pós-operatório.

REFERÊNCIAS

1. Steinfeldt T, Nimphius W, Werner T, Vassiliou T, Kill C, Karakas E, et al. Nerve injury by needle nerve perforation in regional anaesthesia: does size matter? Br J Anaesth 2010;104(2):245-53.
2. McCartney CJ, Lin L, Shastri U. Evidence basis for the use of ultrasound for upper-extremity blocks. Reg Anesth Pain Med 2010;35(Suppl 2):S10-5.
3. la Grange P, Foster PA, Pretorius LK. Application of the Doppler ultrasound bloodflow detector in supraclavicular brachial plexus block. Br J Anaesth 1978;50(9):965-7.
4. Williams SR, Chouinard P, Arcand G, Harris P, Ruel M, Boudreault D, et al. Ultrasound guidance speeds execution and improves the quality of supraclavicular block. Anesth Analg 2003;97(5):1518-23.
5. Marhofer P, Schrögendorfer K, Koinig H, Kapral S, Weinstabl C, Mayer N. Ultrasonographic guidance improves sensory block and onset time of three-in-one blocks. Anesth Analg 1997;85(4):854-7.
6. Chan VW, Perlas A, McCartney CJ, Brull R, Xu D, Abbas S. Ultrasound guidance improves success rate of axillary brachial plexus block. Can J Anaesth 2007;54(3):176-82.
7. Sites BD, Beach ML, Spence BC, Wiley CW, Shiffrin J, Hartman GS, et al. Ultrasound guidance improves the success rate of a perivascular axillary plexus block. Acta Anaesthesiol Scand 2006;50(6):678-84.
8. Sandhu NS, Bahniwal CS, Capan LM. Feasibility of an infraclavicular block with a reduced volume of lidocaine with sonographic guidance. J Ultrasound Med 2006;25(1):51-6.
9. Marhofer P, Schrögendorfer K, Wallner T, Koinig H, Mayer N, Kapral S. Ultrasonographic guidance reduces the amount of local anesthetic for 3-in-1 blocks. Reg Anesth Pain Med 1998;23(6):584-8.
10. Bigeleisen PE. Ultrasound-guided infraclavicular block in an anticoagulated and anesthetized patient. Anesth Analg 2007;104(5):1285-7.
11. Neal JM, Brull R, Chan VW, Grant SA, Horn JL, Liu SS, et al. The ASRA evidence-based medicine assessment of ultrasound-guided regional anesthesia and pain medicine: Executive summary. Reg Anesth Pain Med 2010;35(Suppl 2):S1-9.
12. Hall RJ. Hydrochlorate of cocaine. NY Med J 1884;40:643-4.
13. Hirschel G. Die anaesthesierung des plexus brachialis fuer die operationen der oberen extremitaet. München Med Wochenschr 1911;58:1555-6.
14. Kulenkampff D. Die anaesthesierung des plexus brachialis. Zentralbl Chir 1911;38:1337.
15. Renes SH, Rettig HC, Gielen MJ, Wilder-Smith OH, van Geffen GJ. Ultrasound-guided low-dose interscalene brachial plexus block reduces the incidence of hemidiaphragmatic paresis. Reg Anesth Pain Med 2009;34(5):498-502.
16. Chan VW, Perlas A, Rawson R, Odukoya O. Ultrasound-guided supraclavicular brachial plexus block. Anesth Analg 2003;97(5):1514-7.
17. Ootaki C, Hayashi H, Amano M. Ultrasound-guided infraclavicular brachial plexus block: an alternative technique to anatomical landmark-guided approaches. Reg Anesth Pain Med 2000;25(6):600-4.
18. Tran de QH, Russo G, Muñoz L, Zaouter C, Finlayson RJ. A prospective, randomized comparison between ultrasound-guided supraclavicular, infraclavicular, and axillary brachial plexus blocks. Reg Anesth Pain Med 2009;34(4):366-71.
19. O'Donnell BD, Iohom G. An estimation of the minimum effective anesthetic volume of 2% lidocaine in ultrasound-guided axillary brachial plexus block. Anesthesiology 2009;111(1):25-9.
20. Bridenbaugh PO, Wedel DJ. The lower extremity somatic blockade. In: Cousins MJ, Bridenbaugh PO, editores. Neural blockade in clinical anesthesia and management of pain. 3. ed. Philadelphia: Lippincott-Raven; 1998. p. 373.
21. Taboada M, Atanassoff PG. Lower extremity nerve blocks. Curr Opin Anaesthesiol 2004;17(5):403-8.
22. Marhofer P, Chan VW. Ultrasound-guided regional anesthesia: current concepts and future trends. Anesth Analg 2007;104(5):1265-9.
23. Helayel PE, Conceição DB, Oliveira Filho GR. Bloqueios nervosos guiados por ultrassom. Rev Bras Anestesiol 2007;57(1):116-23.
24. Horlocker TT, Wedel DJ. Ultrasound-guided regional anesthesia: in search of the holy grail. Anesth Analg 2007;104(5):1009-11.
25. Capdevila X, Macaire P, Dadure C, Choquet O, Biboulet P, Ryckwaert Y, et al. Continuous psoas compartment block for postoperative analgesia after total hip arthroplasty: new landmarks, technical guidelines, and clinical evaluation. Anesth Analg 2002;94(6):1606-13.
26. Sim IW, Webb T. Anatomy and anaesthesia of the lumbar somatic plexus. Anaesth Intensive Care 2004;32(2):178-87.
27. Stevens RD, Van Gessel E, Flory N, Fournier R, Gamulin Z. Lumbar plexus block reduces pain and blood loss associated with total hip arthroplasty. Anesthesiology 2000;93(1):115-21.
28. Biboulet P, Morau D, Aubas P, Bringuier-Branchereau S, Capdevila X. Postoperative analgesia after total-hip arthroplasty: Comparison of intravenous patient-controlled analgesia with morphine and single injection of femoral nerve or psoas compartment block. a prospective, randomized, double-blind study. Reg Anesth Pain Med 2004;29(2):102-9.
29. Türker G, Uçkunkaya N, Yavaşçaoglu B, Yilmazlar A, Ozçelik S. Comparison of the catheter-technique psoas compartment block and the epidural block for analgesia in partial hip replacement surgery. Acta Anaesthesiol Scand. 2003;47(1):30-6.

30. Cao QQ, Xu XZ, Lu YY, Chen LM, Guo XY. Comparison of lumbar plexus block and epidural block for elderly patients undergoing intertrochanteric femoral fracture surgery. [Resumo Medline] Zhonghua Yi Xue Za Zhi 2008;88(37):2614-7.
31. Sener RN, Alper H, Ozturk L, Ozer H, Falakali S. Retroperitoneal part of the femoral nerve. Normal ultrasound features. Neuroradiology 1991;33(2):159-61.
32. Gruber H, Peer S, Kovacs P, Marth R, Bodner G. The ultrasonographic appearance of the femoral nerve and cases of iatrogenic impairment. J Ultrasound Med 2003;22(2): 163-72.
33. Soong J, Schafhalter-Zoppoth I, Gray AT. Sonographic imaging of the obturator nerve for regional block. Reg Anesth Pain Med 2007;32(2):146-51.
34. Helayel PE, da Conceição DB, Pavei P, Knaesel JA, de Oliveira Filho GR. Ultrasound-guided obturator nerve block: a preliminary report of a case series. Reg Anesth Pain Med 2007;32(3):221-6.
35. Saranteas T, Paraskeuopoulos T, Alevizou A, Kouskouri A, Zogojiannis J, Anagnostopoulou S, et al. Identification of the obturator nerve divisions and subdivisions in the inguinal region: a study with ultrasound. Acta Anaesthesiol Scand 2007;51(10):1404-6.
36. Fujiwara Y, Sato Y, Kitayama M, Shibata Y, Komatsu T, Hirota K. Obturator nerve block using ultrasound guidance. Anesth Analg 2007;105(3):888-9.
37. Helayel PE, da Conceição DB, Pavei P, Knaesel JA, de Oliveira Filho GR. Ultrasound-guided obturator nerve block: a preliminary report of a case series. Reg Anesth Pain Med 2007;32(3):221-6.
38. Horn JL, Pitsch T, Salinas F, Benninger B. Anatomic basis to the ultrasound-guided approach for saphenous nerve blockade. Reg Anesth Pain Med 2009;34(5):486-9.
39. Manickam B, Perlas A, Duggan E, Brull R, Chan VW, Ramlogan R. Feasibility and efficacy of ultrasound-guided block of the saphenous nerve in the adductor canal. Reg Anesth Pain Med 2009;34(6):578-80.
40. Krombach J, Gray AT. Sonography for saphenous nerve block near the adductor canal. Reg Anesth Pain Med 2007;32(4):369-70.
41. Lundblad M, Kapral S, Marhofer P, Lönnqvist PA. Ultrasound-guided infrapatellar nerve block in human volunteers: description of a novel technique. Br J Anaesth 2006;97(5):710-4.
42. Gray AT, Collins AB. Ultrasound-guided saphenous nerve block. Reg Anesth Pain Med 2003;28(2):148.
43. Manickam B, Perlas A, Duggan E, Brull R, Chan VW, Ramlogan R. Feasibility and efficacy of ultrasound-guided block of the saphenous nerve in the adductor canal. Reg Anesth Pain Med 2009;34(6):578-80.
44. Saranteas T, Chantzi C, Paraskeuopoulos T, Alevizou A, Zogojiannis J, Dimitriou V, et al. Imaging in anesthesia: the role of 4 MHz to 7 MHz sector array ultrasound probe in the identification of the sciatic nerve at different anatomic locations. Reg Anesth Pain Med 2007;32(6):537-8.
45. Chantzi C, Alevizou A, Saranteas T, Zogogiannis J, Iatrou C, Dimitriou V. Usefulness of the two to 5 MHz ultrasound probe in examination and block of the sciatic nerve in orthopedic trauma patients: a preliminary study. J Clin Anesth 2007;19(6):486-8.
46. Chan VW, Nova H, Abbas S, McCartney CJ, Perlas A, Xu DQ. Ultrasound examination and localization of the sciatic nerve: a volunteer study. Anesthesiology 2006;104(2):309-14.
47. Swenson JD, Bay N, Loose E, Bankhead B, Davis J, Beals TC, et al. Outpatient management of continuous peripheral nerve catheters placed using ultrasound guidance: an experience in 620 patients. Anesth Analg 2006;103(6):1436-43.
48. Karmakar MK, Kwok WH, Ho AM, Tsang K, Chui PT, Gin T. Ultrasound-guided sciatic nerve block: description of a new approach at the subgluteal space. Br J Anaesth 2007;98(3):390-5.
49. van Geffen GJ, Gielen M. Ultrasound-guided subgluteal sciatic nerve blocks with stimulating catheters in children: a descriptive study. Anesth Analg 2006;103(2):328-33.
50. Ota J, Sakura S, Hara K, Saito Y. Ultrasound-guided anterior approach to sciatic nerve block: a comparison with the posterior approach. Anesth Analg 2009;108(2):660-5.
51. Tsui BC, Ozelsel TJ. Ultrasound-guided anterior sciatic nerve block using a longitudinal approach: [quot]expanding the view[quot]. Reg Anesth Pain Med 2008;33(3):275-6.
52. Saranteas T, Chantzi C, Zogogiannis J, Alevizou A, Anagnostopoulou S, Iatrou C, et al. Lateral sciatic nerve examination and localization at the mid-femoral level: an imaging study with ultrasound. Acta Anaesthesiol Scand 2007;51(3):387-8.
53. McCartney CJ, Brauner I, Chan VW. Ultrasound guidance for a lateral approach to the sciatic nerve in the popliteal fossa. Anaesthesia 2004;59(10):1023-5.
54. Tsui BC, Finucane BT. The importance of ultrasound landmarks: a "traceback" approach using the popliteal blood vessels for identification of the sciatic nerve. Reg Anesth Pain Med 2006;31(5):481-2.
55. Domingo-Triadó V, Selfa S, Martínez F, Sánchez-Contreras D, Reche M, Tecles J, et al. Ultrasound guidance for lateral midfemoral sciatic nerve block: a prospective, comparative, randomized study. Anesth Analg 2007;104(5):1270-4.
56. McDonnell JG, O'Donnell BD, Farrell T, Gough N, Tuite D, Power C, et al. Transversus abdominis plane block: a cadaveric and radiological evaluation. Reg Anesth Pain Med 2007;32(5):399-404.
57. McDonnell JG, O'Donnell B, Curley G, Heffernan A, Power C, Laffey JG. The analgesic efficacy of transversus abdominis plane block after abdominal surgery: a prospective randomized controlled trial. Anesth Analg 2007;104(1):193-7.
58. Sites BD, Brull R. Ultrasound guidance in peripheral regional anesthesia: philosophy, evidence-based medicine, and techniques. Curr Opin Anaesthesiol 2006;19(6): 630-9.
59. Moore KL. Anatomia orientada para a clínica. 3. ed. Rio de Janeiro: Guanabara Koogan; 1992.

60. McDonnell JG, Curley G, Carney J, Benton A, Costello J, Maharaj CH, et al. The analgesic efficacy of transversus abdominis plane block after cesarean delivery: a randomized controlled trial. Anesth Analg 2008;116(1):186-91.
61. Hebbard P. Transversus abdominis plane (TAP) block. 2007. [acesso set. 2010] Disponível em: http://www.heartweb.com.au/downloads/TAPblock.pdf.
62. Blanco R. Tap block under ultrasound guidance: the description of a "no pops" technique. Reg Anesth Pain Med 2007;32(5 suppl 1):130.
63. O'Donnell BD, McDonnell JG, McShane AJ. The transversus abdominis plane (TAP) block in open retropubic prostatectomy. [carta] Reg Anesth Pain Med 2006;31(1):91.
64. Hebbard P. Subcostal transversus abdominis plane block under ultrasound guidance. Anesth Analg 2008;116(2):674-5.
65. Chan VWS. Ultrasound imaging for regional anesthesia: a practical guide. 2. ed. Toronto; 2004.
66. Gucev G, Yasui GM, Chang TY, Lee J. Bilateral ultrasound-guided continuous ilioinguinal-iliohypogastric block for pain relief after cesarean delivery. Anesth Analg 2008;116(4):1220-2.
67. Shoeibi G, Babakhani B, Mohammadi SS. The efficacy of ilioinguinal-iliohypogastric and intercostal nerve co-blockade for postoperative pain relief in kidney recipients. Anesth Analg 2009;108(1):330-3.
68. Willschke H, Bösenberg A, Marhofer P, Johnston S, Kettner S, Eichenberger U, et al. Ultrasonographic-guided ilioinguinal/iliohypogastric nerve block in pediatric anesthesia: what is the optimal volume? Anesth Analg 2006;102(6):1680-4.
69. Husain NK, Ravalia A. Ultrasound-guided ilio-inguinal and rectus sheath nerve blocks. Anaesthesia 2006;61(11):1126.
70. Conceição DB, Helayel PE. Bloqueio dos nervos ilioinguinal e íleo-hipogástrico guiado por ultrassonografia associado à anestesia geral: relato de caso. Rev Bras Anestesiol 2008;58(1):51-4.
71. Courreges P, Poddevin F, Lecoutre D. Para-umbilical block: a new concept for regional anaesthesia in children. Paediatr Anaesth 1997;7(3):211-4.
72. Ferguson S, Thomas V, Lewis I. The rectus sheath block in paediatric anaesthesia: new indications for an old technique? Paediatr Anaesth 1996;6(6):463-6.
73. Vale NB. Centenário da raquianestesia cirúrgica. Rev Bras Anestesiol. 1998;48(6):507-20.
74. Lang SA, Korzeniewski P, Buie D, Du Plessis S, Paterson K, Morris G. Repeated failure of epidural analgesia: an association with epidural fat? Reg Anesth Pain Med 2002;27(5):494-500.
75. Le Coq G, Ducot B, Benhamou D. Risk factors of inadequate pain relief during epidural analgesia for labour and delivery. Can J Anaesth 1998;45(8):719-23.
76. Watts RW. A five-year prospective analysis of the efficacy, safety and morbidity of epidural anaesthesia performed by a general practitioner anaesthetist in an isolated rural hospital. Anaesth Intensive Care 1992;20(3):348-53.
77. Burstal R, Wegener F, Hayes C, Lantry G. Epidural analgesia: prospective audit of 1162 patients. Anaesth Intensive Care 1998;26(2):165-72.
78. de Leon-Casasola OA, Parker B, Lema MJ, Harrison P, Massey J. Postoperative epidural bupivacaine-morphine therapy. Experience with 4,227 surgical cancer patients. Anesthesiology 1994;81(2):368-75.
79. Wheatley RG, Schug SA, Watson D. Safety and efficacy of postoperative epidural analgesia. Br J Anaesth 2001;87(1):47-61.
80. Grau T, Leipold RW, Conradi R, Martin E. Ultrasound control for presumed difficult epidural puncture. Acta Anaesthesiol Scand 2001;45(6):766-71.
81. Kopacz DJ. Regional anesthesia training: do we have the confidence to go on? Reg Anesth Pain Med 1999;24(1):1-4.
82. Bourke T, Vaseghi M, Michowitz Y, Sankhla V, Shah M, Swapna N, et al. Neuraxial modulation for refractory ventricular arrhythmias: value of thoracic epidural anesthesia and surgical left cardiac sympathetic denervation. Circulation 2010;121(21):2255-62.
83. Stonelake PS, Burwell RG, Webb JK. Variation in vertebral levels of the vertebra prominens and sacral dimples in subjects with scoliosis. J Anat 1988;159:165-72.
84. Cork RC, Kryc JJ, Vaughan RW. Ultrasonic localization of the lumbar epidural space. Anesthesiology 1980;52(6):513-6.
85. Currie JM. Measurement of the depth to the extradural space using ultrasound. Br J Anaesth 1984;56(4):345-7.
86. Wallace DH, Currie JM, Gilstrap LC, Santos R. Indirect sonographic guidance for epidural anesthesia in obese pregnant patients. Reg Anesth 1992;17(4):233-6.
87. Bonazzi M, Bianchi De Grazia L, Di Gennaro S, Lensi C, Migliavacca S, Marsicano M, et al. Individuazione ecoguidata dello spazio epidurale lombare. Minerva Anestesiol 1995;61(5):201-5.
88. Tsui BC, Suresh S. Ultrasound imaging for regional anesthesia in infants, children, and adolescents: a review of current literature and its application in the practice of neuraxial blocks. Anesthesiology 2010;112(3):719-28.
89. Grau T, Leipold RW, Horter J, Conradi R, Martin E, Motsch J. The lumbar epidural space in pregnancy: visualization by ultrasonography. Br J Anaesth 2001;86(6):798-804.
90. Grau T, Leipold RW, Horter J, Conradi R, Martin EO, Motsch J. Paramedian access to the epidural space: the optimum window for ultrasound imaging. J Clin Anesth 2001;13(3):213-7.
91. Grau T, Leipold RW, Delorme S, Martin E, Motsch J. Ultrasound imaging of the thoracic epidural space. Reg Anesth Pain Med 2002;27(2):200-6.
92. Carvalho JC. Ultrasound-facilitated epidurals and spinals in obstetrics. Anesthesiol Clin 2008;26(1):145-58.
93. Grau T. The evaluation of ultrasound imaging for neuroaxial anesthesia. Can J anesth 2003;50:R1-R8. (não incluído)
94. Grau T, Leipold R, Conradi R, Martin E, Motsch J. [Ultrasonography and peridural anesthesia. Technical possibilities and limitations of ultrasonic examination of the epidural space] Ultraschall und Periduralanästhesie. Technische Möglichkeiten und Grenzen einer diagnostischen Untersuchung des Periduralraums. Anaesthesist 2001;50(2):94-101.

95. Grau T, Leipold RW, Conradi R, Martin E, Motsch J. Ultrasound imaging facilitates localization of the epidural space during combined spinal and epidural anesthesia. Reg Anesth Pain Med 2001;26(1):64-7.

96. Grau T, Leipold RW, Conradi R, Martin E, Motsch J. Efficacy of ultrasound imaging in obstetric epidural anesthesia. J Clin Anesth 2002;14(3):169-75.

97. Arzola C, Davies S, Rofaeel A, Carvalho JC. Ultrasound using the transverse approach to the lumbar spine provides reliable landmarks for labor epidurals. Anesth Analg 2007;104(5):1188-92.

98. Grau T, Leipold RW, Conradi R, Martin E, Motsch J. [The visualisation of dura perforation and blood patches with ultrasound] Die Darstellung von Duraperforationen und Bloodpatches mit Ultraschall. Anasthesiol Intensivmed Notfallmed Schmerzther. 2002;37(3):149-53.

99. Karmakar MK. Thoracic paravertebral block. Anesthesiology 2001;95(3):771-80.

100. Eason MJ, Wyatt R. Paravertebral thoracic block-a reappraisal. Anaesthesia 1979;34(7):638-42.

101. Greengrass R, O'Brien F, Lyerly K, Hardman D, Gleason D, D'Ercole F, et al. Paravertebral block for breast cancer surgery. Can J Anaesth 1996;43(8):858-61.

102. Lang SA. The use of a nerve stimulator for thoracic paravertebral block. Anesthesiology 2002;97(2):521-2.

103. Naja MZ, Ziade MF, Lönnqvist PA. Nerve-stimulator guided paravertebral blockade vs. general anaesthesia for breast surgery: a prospective randomized trial. Eur J Anaesthesiol 2003;20(11):897-903.

104. Lönnqvist PA, MacKenzie J, Soni AK, Conacher ID. Paravertebral blockade. Failure rate and complications. Anaesthesia 1995;50(9):813-5.

105. Shibata Y, Nishiwaki K. Ultrasound-guided intercostal approach to thoracic paravertebral block. Anesth Analg 2009;109(3):996-7.

106. Naja MZ, Ziade MF, El Rajab M, El Tayara K, Lönnqvist PA. Varying anatomical injection points within the thoracic paravertebral space: effect on spread of solution and nerve blockade. Anaesthesia 2004;59(5):459-63.

107. Lönnqvist PA, Hildingsson U. The caudal boundary of the thoracic paravertebral space: a study in human cadavers. Anaesthesia 1992;47(12):1051-2.

108. Faylar, CR et al. Localization of the brachial plexus: sonography versus anatomic landmarks. J Clin Ultrasoun, Mar 29, 2016. doi:10.1002/jcu.22354.

109. Schwenk, ES et al. Ultrasound-guided out-of-plane vs. inplane interescalene catheters: a randomized, prospective study. Anesth Pain Med. 2015 Dec 5;5(6):e31111. doi: 10.5812/aapm.31111. eCollection 2015.

110. Neal JM. Ultrasound-Guided Regional Anesthesia and Patient Safety: Update of an Evidence-Based Analysis. Reg Anesth Pain Med. 2016 Mar-Apr;41(2):195-204. doi: 10.1097/AAP.0000000000000295.

111. Nowakowski P, Bieryło A. Ultrasound guided axillary brachial plexus plexus block. Part 2 - technical issues. Anaesthesiol Intensive Ther. 2015;47(4):417-24. doi: 10.5603/AIT.2015.0053.

112. Sehmbi H, Madjdpour C, Shah UJ, Chin KJ. Ultrasound guided distal peripheral nerve block of the upper limb: A technical review. J Anaesthesiol Clin Pharmacol. 2015 Jul-Sep;31(3):296-307. doi: 10.4103/0970-9185.161654.

113. Karaarslan S, Tekgül ZT, Şimşek E, Turan M, Karaman Y, Kaya A, Gönüllü M. Comparison Between Ultrasonography-Guided Popliteal Sciatic Nerve Block and Spinal Anesthesia for Hallux Valgus Repair. Foot Ankle Int. 2016 Jan;37(1):85-9. doi: 10.1177/1071100715600285. Epub 2015 Aug 20.

114. Takeda A, Ferraro LH, Rezende AH, Sadatsune EJ, Falcão LF, Tardelli MA. Minimum effective concentration of bupivacaine for axillary brachial plexus block guided by ultrasound. Rev Bras Anestesiol. 2015 May-Jun;65(3):163-9. doi: 10.1016/j.bjan.2013.11.007. Epub 2014 Sep 27.

115. Munirama S, McLeod G. A systematic review and meta-analysis of ultrasound versus electrical stimulation for peripheral nerve location and blockade. Anaesthesia. 2015 Sep;70(9):1084-91. doi: 10.1111/anae.13098. Epub 2015 May 19.

116. Alakkad H, Naeeni A, Chan VW, Abbas S, Oh J, Ami N, Ng J, Gardam M, Brull R. Infection related to ultrasound-guided single-injection peripheral nerve blockade: a decade of experience at toronto Western hospital. Reg Anesth Pain Med. 2015 Jan-Feb;40(1):82-4. doi: 10.1097/AAP.0000000000000181.

117. Kokulu S, Bakı ED, Kaçar E, Bal A, Şenay H, Üstün KD, Yılmaz S, Ela Y, Sıvacı RG. Effect of transversus abdominis plane block on cost of laparoscopic cholecystectomy anesthesia. Med Sci Monit. 2014 Dec 23;20:2783-7. doi: 10.12659/MSM.892055.

118. Ninane V, Lecoq JP, Fontaine R, Brichant JF. Regional anesthesia: an extra-benefit for our patients. Rev Med Liege. 2015 Jan;70(1):27-31.

119. Thybo KH, Schmidt H, Hägi-Pedersen D. Effect of lateral femoral cutaneous nerve-block on pain after total hip arthroplasty: a randomised, blinded, placebo-controlled trial. BMC Anesthesiol. 2016 Mar 23;16:21. doi: 10.1186/s12871-016-0183-4.

120. Blanco R. The 'pecs block': a novel technique for providing analgesia after breast surgery. Anaesthesia. 2011 Sep;66(9):847-8.

121. Blanco R, Fajardo M, Parras Maldonado T. Ultrasound description of Pecs II (modified Pecs I): a novel approach to breast surgery. Rev Esp Anestesiol Reanim. 2012 Nov;59(9):470-5.

122. Blanco A, Ansari T, Girgis E. Quadratus lumborum block for postoperative pain after caesarean section. Eur J Anaesthesiol, 32 (2015), pp. 812–818

123. Børglum J, Jensen K, Christensen AF, et al. Distribution patterns, dermatomal anesthesia, and ropivacaine serum concentrations after bilateral dual transversus abdominis plane block. Reg Anesth Pain Med, 37 (2012), pp. 294–301

124. Chan V, Chin KJ. Refining the ultrasound-guided interscalene brachial plexus block: the superior trunk approach. Can J Anesth/J Can Anesth. doi: 10.1007/s12630-014-0237-3

125. Karmakar, MK et al. Benefits of the costoclavicular space for ultrasound-guided infraclavicular brachial plexus block: a description of aproach. Letters to editor, Regional Anesthesia and Pain Medicine, Volume 40, Number 3, May-June 2015.

126. Choquet O, Noble GB, Abbal B, Morau D, Pharm SB, Capdevila X. Subparaneural versus circumferential extraneural injection at the bifurcation level in ultrasound-guided popliteal sciatic nerve blocks. A Prospective, randomized, double-blind study. Reg Anesth Pain Med. 2014; 39:306–311.

114
Anestesia Subaracnóidea

Luiz Marciano Cangiani
Luis Henrique Cangiani
Marcelo Negrão Lutti
Luís Otávio Esteves

INTRODUÇÃO

Alguns fatos marcaram o início da administração de anestésico local no espaço subaracnóideo. Em 16 de agosto de 1898, o cirurgião alemão August Karl Bier injetou 3 mL de cocaína a 0,5% no espaço subaracnóideo de um paciente de 34 anos, submetido à exérese de tumor de origem tuberculosa no joelho, na Clínica Cirúrgica Real de Kiel, na Alemanha.[1,2] Ele obteve tempo de analgesia de 45 minutos. Na época utilizou uma agulha longa que havia sido idealizada por Quincke em 1891. Oito dias depois, Bier resolveu submeter-se à injeção subaracnóidea de cocaína feita pelo seu assistente, Hildebrandt. Houve grande perda de líquor, mas a anestesia foi efetiva. Os dois celebraram o fato com comida e vinho à vontade, e a cefaleia que se instalou e durou nove dias foi atribuída inicialmente à ressaca e, posteriormente, a algum distúrbio circulatório, pois piorava em pé e desaparecia ao deitar-se. Em seguida, Hildebrandt também se submeteu ao mesmo procedimento, realizado por Bier, e teve três dias de cefaleia. A cocaína utilizada por Bier era diluída em água natural e a técnica não era asséptica.[1]

Bier já admitia que a ocorrência de cefaleia estava na dependência da perda do líquor e ressaltava a necessidade de utilizar agulha mais fina. A agulha de Quincke na época provavelmente era calibre 18 G.

É provável que, pela ousadia, a paternidade da anestesia subaracnóidea seja atribuída a Bier. No entanto, em 1885, o neurologista James Leonard Corning, imaginando que os vasos intervertebrais se comunicassem diretamente com os nervos espinhais, injetou no espaço T_{11}-T_{12} uma solução de cocaína a 3% (90 mg). Ele obteve uma anestesia de curta duração em sua segunda tentativa, pois a primeira não apresentou resultados. A anestesia obtida por Corning provavelmente deveu-se à introdução do anestésico no espaço peridural, porque não houve gotejamento de líquor. Somente em 1894 Corning injetou cocaína deliberadamente no espaço subaracnóideo, quatro anos após o registro da primeira punção subaracnóidea feita por Quincke para drenagem do líquor.[3]

Na realidade, a sistematização e o grande avanço da técnica devem-se ao cirurgião francês Tuffier, que apresentou no V Congresso Europeu de Cirurgia, em 1900, 63 procedimentos cirúrgicos realizados sob anestesia subaracnóidea. Ele preconizou a utilização do bloqueio sob condições assépticas e estabeleceu que a linha imaginária traçada entre as duas cristas ilíacas permitia localizar o espaço L_3-L_4. Preconizou, ainda, que a injeção só deveria ser feita após o gotejamento do líquor.[4]

A anestesia subaracnóidea foi o centro de investigação de Tuffier no período de 1899 a 1902, e o autor julgou-se ser o seu descobridor.[1]

Na realidade, a sistematização da técnica por Tuffier encontrou seguidores. A anestesia subaracnóidea começou a ser investigada por outros autores e até hoje se mantém como uma técnica muito explorada por sua simplicidade, eficácia, baixa toxicidade e baixo custo.

Em importante histórico publicado em 1998 por Vale[1] na Revista Brasileira de Anestesiologia, sob o título de "Centenário da Raquianestesia Cirúrgica", vários pontos são destacados, e o primeiro deles, sem dúvida, é o marco inicial da anestesia subaracnóidea para cirurgia (16-08-1898) a partir da anestesia feita por Bier.[1] Nesse artigo, Vale sintetiza o valor dos três pioneiros com uma frase referenciada: "Sucintamente, a raquianestesia foi consequência da boa sorte americana, ao encontrar algo não pesquisado (Corning), com incrementação alemã (Bier), e da metodização técnica francesa (Tuffier)".[1,5]

O termo raquianestesia é utilizado no nosso meio quando se quer referir sobre o bloqueio subaracnóideo, embora a raquianestesia englobe as anestesias feitas na raqui, ou neuroeixo (peridural e subaracnóidea). Mas é tão frequente o emprego do nome raquianestesia, que, onde se lê anestesia subaracnóidea, lê-se raquianestesia e vice-versa. O que não é aceitável é chamá-la de subdural, porque o espaço subdural fica entre a dura-máter e a aracnoide.

No Brasil, Augusto Paes Leme realizou a primeira raquianestesia cirúrgica,[1] e MA Gouveia publicou o primeiro trabalho sobre raquianestesia em crianças.[6]

Hoje existem muitos trabalhos na literatura nacional que atestam a evolução da raquianestesia, e pode-se notar que, desde os primórdios até hoje, uma preocupação ainda existe: a cefaleia pós-raquianestesia. No princípio, agulhas de grosso calibre mostravam alta incidência de cefaleia, sendo adotadas como medidas profiláticas o repouso no leito por 24 horas sem travesseiro e a hidratação generosa por via venosa ou oral. Assim, o bloqueio subaracnóideo tinha suas limitações, especialmente em pacientes jovens e para os quais estava programado o regime de curta permanência hospitalar.

O surgimento de agulhas de fino calibre, 25G, 27G e 29G, e de vários tipos de pontas reacendeu o interesse pela anestesia subaracnóidea. A incidência e a gravidade da cefaleia diminuíram. As condutas profiláticas modificaram-se e, hoje, a técnica é muito aceita no mundo inteiro para pacientes jovens em regime ambulatorial.[7,8] Assim sendo, vários tabus e preconceitos foram sendo quebrados, fazendo com que não só a técnica resistisse por mais de 100 anos, como também ganhasse mais força, constituindo-se a primeira escolha para muitos casos.

CONSIDERAÇÕES ANATÔMICAS

A anatomia da coluna vertebral já foi descrita no Capítulo 113. Neste capítulo serão feitas algumas considerações anatômicas de interesse técnico para a realização da punção subaracnóidea.

É importante conhecer as estruturas que a agulha atravessa até chegar no espaço subaracnóideo, a posição da medula e da cauda equina, para que se possa escolher o melhor espaço e a via de punção, evitando com isso a possibilidade de lesões neurológicas.

A Medula e os Nervos Espinhais

No primeiro trimestre de vida fetal, a medula espinhal estende-se desde o forâmen magno até o final da coluna. Com o crescimento fetal, a coluna cresce e alonga-se mais do que a medula, que assim vai ficando mais curta do que a coluna, de modo que ao nascimento ela termine no nível da 3ª vértebra lombar (L_3).[9] No adulto, em 60% dos casos, ela termina no nível da 1ª vértebra lombar; em 30% dos indivíduos, ela pode terminar na altura da 12ª vértebra torácica (T_{12}), e em 10% dos casos, na 3ª vértebra lombar (L_3).[10] Por esses aspectos anatômicos, a punção nos espaços L_3-L_4 e L_4-L_5 é mais segura, ficando como exceção a punção em L_2 e L_3. Existe um relato em que a medula terminava na região sacral.[10] Assim, é sempre recomendável que, ao se puncionar o espaço subaracnóideo, não se faça progressão demasiada da agulha. Após sentir a perfuração da dura-máter e da aracnoide, deve ser observado o gotejamento de líquor, cuja presença já é suficiente para se injetar a solução anestésica em local adequado. A Figura 114.1 mostra uma conformação típica com a medula terminando em L_1, sua ligação até o osso sacro através do *filum terminale* e a altura que termina o saco dural, no nível da 2ª vértebra sacral (S_2).[11]

A Figura 114.2 mostra uma secção das vértebras lombares L_3 e L_4, na qual se pode identificar as es-

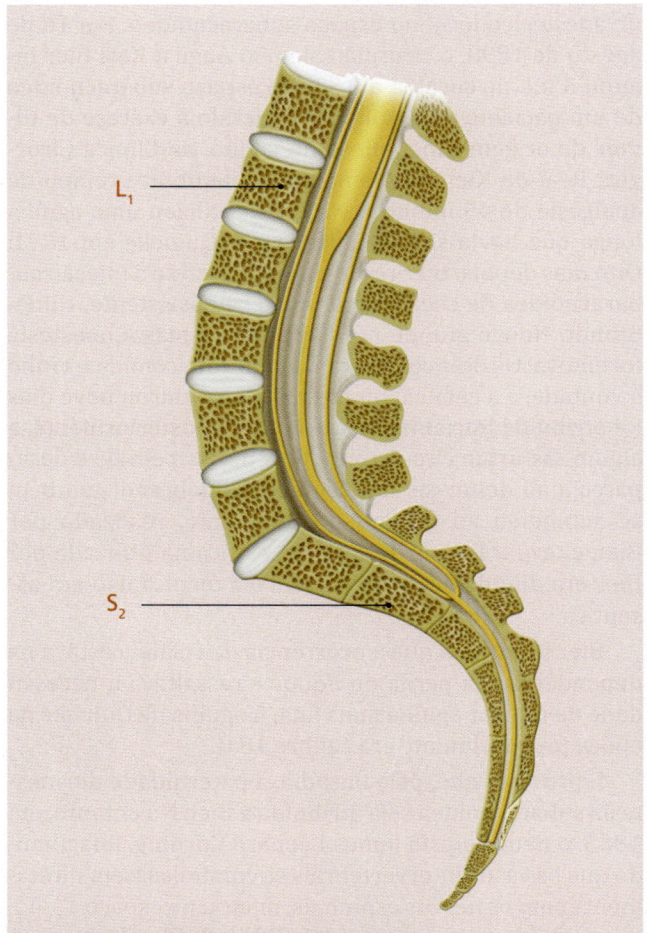

Figura 114.1 — *Final da medula, início da cauda equina (parte inferior do corpo L_1) e altura em que termina o saco dural (corpo de S_2).*

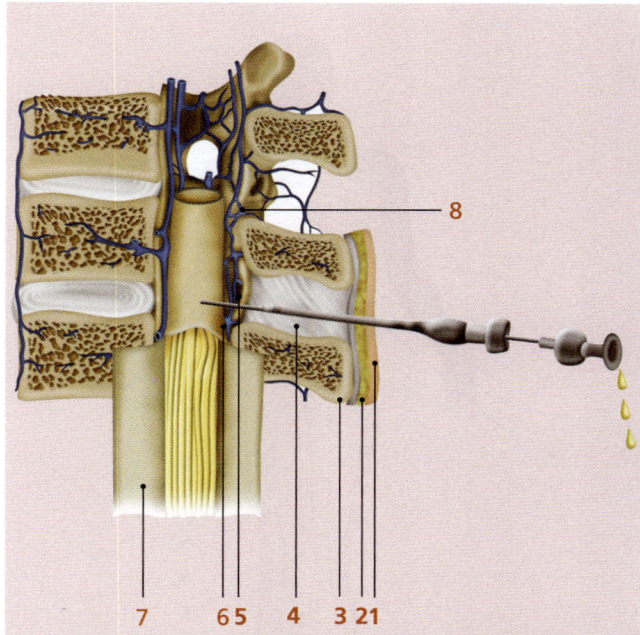

Figura 114.2 — Secção das vértebras lombares, destacando-se: (1) Pele; (2) Tecido celular subcutâneo; (3) Ligamento supraespinhoso; (4) Ligamento interespinhoso; (5) Ligamento amarelo; (6) Espaço peridural; (7) Dura-máter e aracnoide; (8) Veias avalvulares do espaço peridural.

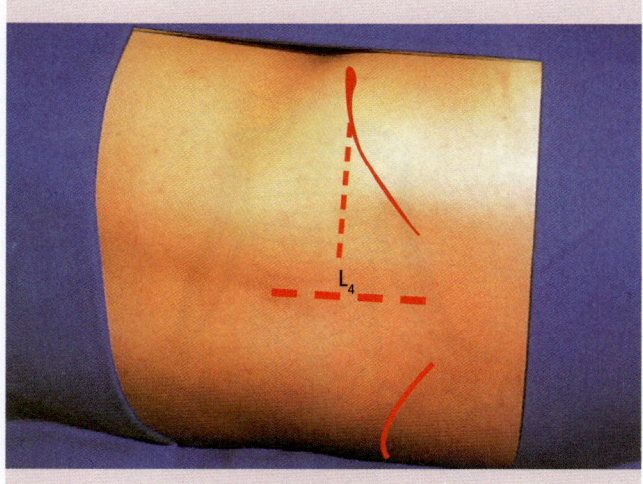

Figura 114.3 — Identificação da 4ª vértebra lombar.

truturas que a agulha de punção deve atravessar até atingir o espaço subaracnóideo. Mostra também a disposição da cauda equina, outro motivo pelo qual não se deve aprofundar demasiadamente a agulha de punção.[11]

A Figura 114.3 mostra um paciente em decúbito lateral com os pontos de referência marcados para o bloqueio, as duas cristas ilíacas e as apófises espinhosas de L_2, L_3 e L_4.[11] A linha imaginária que passa pela reborda das duas cristas ilíacas, proposta por Tuffier, geralmente passa pela 4ª vértebra lombar (L_4), tornando possível a identificação dos espaços L_3-L_4, L_4-L_5 e L_2-L_3.

Ao longo do seu trajeto, a medula espinhal emite os nervos espinhais, que recebem a denominação de acordo com a porção caudal do forâmen pelo qual eles passam. O forâmen é formado pela articulação de duas vértebras, por exemplo, o forâmen de C_4 é formado pela parte caudal de C_4 e cranial de C_5. Assim sendo, o nervo que passa por esse forâmen é denominado C_4. A Figura 114.4 mostra a distribuição metamérica dos nervos espinhais.[7] É importante, desde já, observar o nível de inervação dos nervos espinhais que são pontos de referência para o estudo da dispersão das soluções anestésicas no espaço subaracnóideo (T_4, T_6, T_8, T_{10} e T_{12}). O nível T_4 corresponde à linha intermamilar, T_6 ao apêndice xifoide, T_8 à linha que une as rebordas do gradil costal, T_{10} ao umbigo e T_{12} à linha que une as espinhas ilíacas anterossuperiores.

As Meninges e o Espaço Subaracnóideo

As meninges são constituídas por três membranas: a dura-máter, a aracnoide e a pia-máter. A Figura 114.5 mostra a dura-máter e a aracnoide.[11] A pia-máter fica em contato direto com a medula.

A dura-máter é a mais espessa das três membranas. Ela começa no forâmen magno, onde está fundida ao periósteo do crânio, e termina em S_2, onde se funde com o *filum terminale*. No nível dos forâmen intervertebrais, a dura-máter se estende lateralmente ao longo das raízes nervosas espinhais, tornando-se contínua com o epineuro. A dura-máter é composta por fibras coágenas e elásticas dispostas aleatoriamente, não se observando paralelismo entre as fibras. É, portanto, uma estrutura praticamente acelular, sendo as células somente observadas no contato com a aracnoide.[12]

Existe um espaço entre a dura-máter e a aracnoide que é o espaço subdural, extremamente tênue e que não contém líquor. Assim sendo, a injeção de solução anestésica no espaço subdural é sempre descrita como acidental, sendo decorrente da tentativa de injeção no espaço subaracnóideo ou peridural.

A aracnoide é uma membrana vascularizada, composta por células achatadas, fibras de tecido conjuntivo e vasos. Ela apresenta granulação na região onde as raízes nervosas atravessam. Na rea-

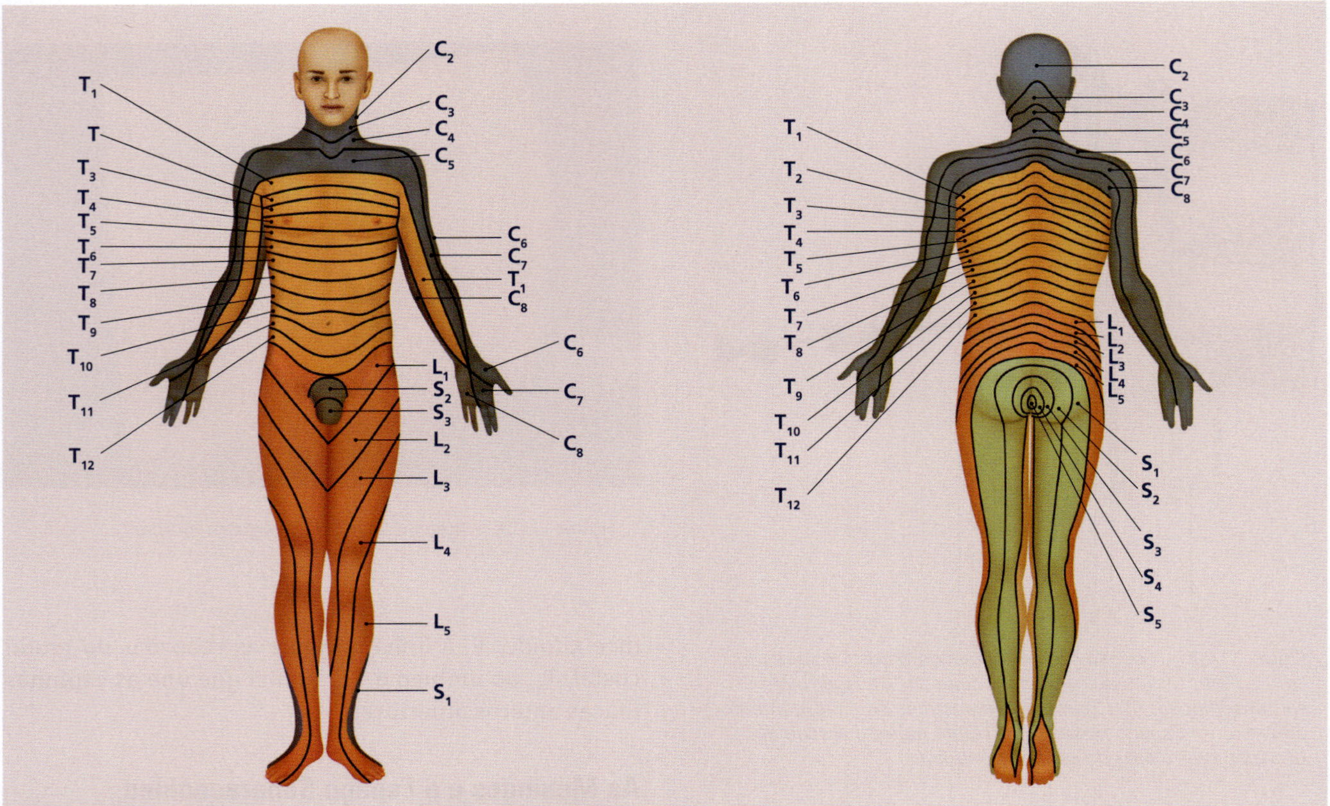

Figura 114.4 — *Distribuição metamérica dos nervos espinhais.*

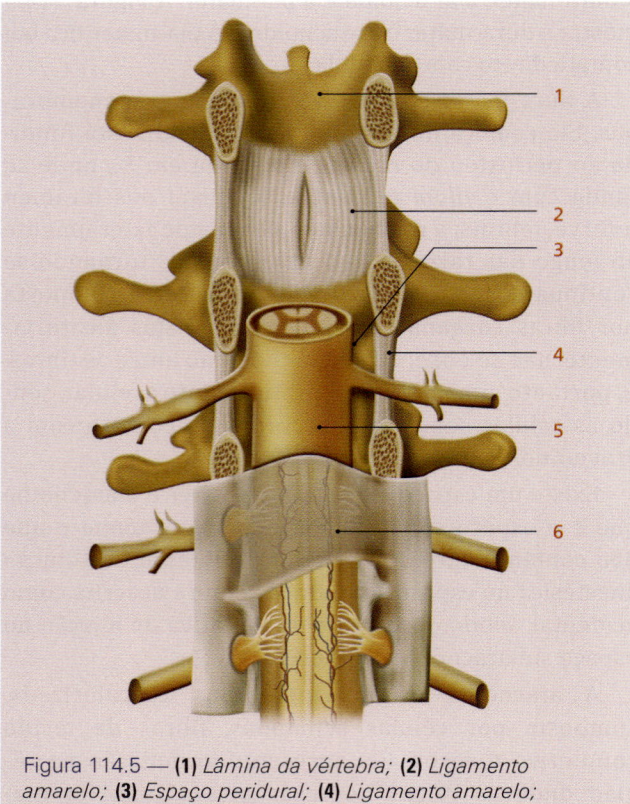

Figura 114.5 — **(1)** *Lâmina da vértebra;* **(2)** *Ligamento amarelo;* **(3)** *Espaço peridural;* **(4)** *Ligamento amarelo;* **(5)** *Dura-máter;* **(6)** *Aracnoide.*

lidade, nessa região a aracnoide protrai-se para o espaço peridural formando as granulações ou vilosidades, que facilitam a eliminação de elementos químicos do sistema nervoso central e a própria absorção do líquido cefalorraquidiano para a corrente sanguínea.[13]

Entre a membrana aracnóidea e a pia-máter encontra-se o espaço subaracnóideo (Figura 114.6). Por esse espaço é que o líquido cefalorraquidiano circula livremente desde o saco dural até os ventrículos cerebrais.

A pia-máter é uma membrana aderente à medula. É formada por uma camada de tecido conjuntivo e colágeno, e se estende até a extremidade da medula onde irá formar o *filum terminale* que a sustenta até a região sacral. Em todo o trajeto da medula, a pia-máter dá origem aos ligamentos denteados que saem em posição lateral à medula e estendem-se ao encontro da aracnoide e da dura-máter, auxiliando na sustentação da medula. Esse contato perde-se ao final da medula quando a pia-máter transforma-se em *filum terminale*. Assim sendo, a partir de L_1 ou L_2 temos o saco dural propriamente dito, e a punção subaracnóidea a partir do espaço L_2-L_3 atingirá uma região repleta de líquido cefalorraquidiano e com menor possibilidade de atingir a medula.

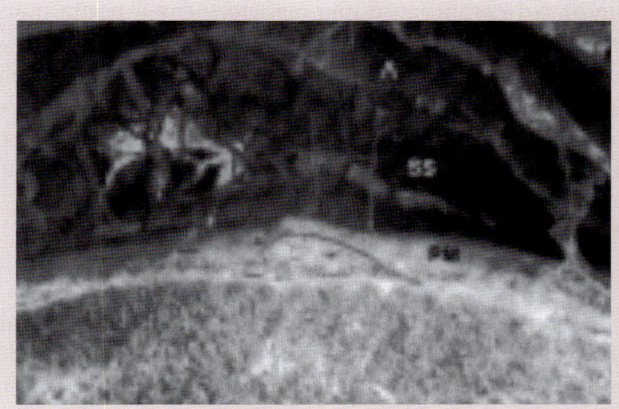

Figura 114.6 — *Espaço subaracnóideo.*

TABELA 114.1
CARACTERÍSTICAS DO LÍQUIDO CEFALORRAQUIDIANO.[11]

Cor = incolor, claro, cristalino, não se coagula

Pressão: sentado: 15 a 55 cmH$_2$O
Decúbito lateral: 7 a 15 cmH$_2$O

pH = 7,4

PCO$_2$ = 50 mmHg

Bicarbonato de sódio = 22 mMol . L^{-1}

Peso específico (37 °C) = 1,003

Proteínas = 20 a 30 mg

Glicose: varia de 1,5 a 4 mMol . L^{-1} (45 a 85 mg%)

Cloro = 720 a 750 mg%

Linfócitos < 5 por mL

Ausência de sistema tampão

No entanto, tudo o que é injetado no líquor pode atingir a medula, mas a pia-máter, que é fenestrada, permite contato direto do líquor.[11]

O LÍQUIDO CEFALORRAQUIDIANO

O líquido cefalorraquidiano (LCR) é formado principalmente no plexo coroide dos ventrículos cerebrais, plexo este formado pela invaginação de veias do espaço intradural. Cerca de 500 mL de líquor podem ser secretados em 24 horas pelos ventrículos laterais. O LCR apresenta uma corrente circulatória. A partir dos ventrículos laterais passa através dos forâmen interventriculares de Monroe e se une no diencéfalo com o líquido produzido no III ventrículo. A seguir, passa pelo aqueduto de Sylvius, no mesencéfalo, até o IV ventrículo. Posteriormente migra para o espaço subaracnóideo através dos forâmen de Luscka e Magendie.

O LCR é absorvido nas vilosidades aracnóideas, pelos vasos linfáticos perineurais e veias do parênquima cerebroespinhal. A absorção e a renovação são constantes, pois dos 500 mL formados em 24 horas somente de 150 a 200 mL ficam no espaço cerebroespinhal. Assim, em condições normais, admite-se que a cada 12 horas todo o LCR seja renovado. Cerca de 25% do LCR ficam nos ventrículos; 20%, no espaço subaracnóideo intracranial; e 55%, no canal espinhal.

A Tabela 114.1 mostra algumas características do líquido cefalorraquidiano.

TIPOS DE AGULHAS

A ideia de que a perda de líquor pelo orifício, provocado pela punção da dura-máter e da aracnoide, fosse a causa da cefaleia fez com que o calibre da agulha fosse diminuído para 22G ou 23G. Durante muitos anos esses calibres de agulha foram utilizados. No entanto, recomendações de medidas profiláticas da cefaleia continuaram sendo preconizadas e, entre elas, o repouso no leito por 24 horas, sem travesseiro. Isso sempre implicou internação do paciente pelo menos por um dia. A deambulação precoce fatalmente iria aumentar o risco de cefaleia.[14]

Com o advento das agulhas de fino calibre (25G, 27G e 29G), a incidência de cefaleia diminuiu drasticamente. Concomitantemente surgiram diferentes tipos de pontas de agulha, como as agulhas não cortantes de Greene, Sprotte e Whitacre.[14,15]

A Figura 114.7 mostra os tipos de pontas de agulhas utilizadas na anestesia subaracnóidea.

A ideia de se fabricar agulhas com ponta não cortante é a de que elas possam divulsionar as fibras da dura-máter, fazendo um orifício pequeno com pouca possibilidade de se alongar, diferentemente de quando as fibras são cortadas, ensejando, pela elasticidade da dura-máter, que o orifício possa se abrir, aumentando o seu diâmetro.

A Figura 114.7(A) mostra o desenho da agulha de Whitacre em ponta de lápis. Nesta agulha, o orifício situa-se lateralmente a 2,5 mm da ponta. Admite-se que a ponta de lápis provoque um pequeno orifício que pode se fechar rapidamente. O orifício lateral é muito pequeno, o que dificulta muitas vezes o escoamento do LCR, necessitando ser aspirado para verificar se a agulha está em lugar adequado. O orifício pequeno também oferece maior resistência à injeção da solução do anestésico local. A ponta não é cortante, mas é afiada, e mesmo assim oferece maior resistência à sua inserção, o que obriga muitas vezes o emprego de uma agulha guia, ou introdutor, especialmente quando o calibre for 27G. Como o orifício é lateral, proporciona injeção mais direcionada.

A Figura 114.7(B) mostra a **agulha de Sprotte**, também em ponta de lápis, só que o orifício lateral é maior, possibilitando maior fluxo de LCR e menor resistência à injeção da solução de anestésico local. No entanto, diminui a resistência da ponta quanto à deformação.

A Figura 114.7(C) mostra a **agulha de Greene**, precursora das agulhas de ponta de lápis. Esta agulha apresenta um mandril bem ajustado, que permite que funcione como ponta de lápis. A ponta é arredondada e não cortante. Esta agulha foi idealizada por Greene em 1930.

A Figura 114.7(D) mostra a **agulha de Quincke**, que apresenta bisel cortante. É muito utilizada, e estudos comparativos frequentemente incluem a agulha de Quincke nos mais variados calibres (25G, 27G e 29G).

A Figura 114.7(E) mostra a **agulha de Pithin**, que apresenta uma ponta parcialmente cortante apenas na parte apiculada do bisel, que teoricamente teria a função inicial de cortar, fazendo um pequeno orifício, posteriormente, de divulsionar as fibras da dura-máter.

A agulha de Atraucan aparece na Figura 114.7(F). Apresenta bisel cortante, mas a sua conformação, segundo o autor, permite que os tecidos sejam separados e não cortados. Além disso, sem muita perda de líquor, fato que foi demonstrado *in vitro* com a agulha 27G em relação às agulhas de Sprotte e de Quincke. Esse tipo de agulha tem uma ponta cortante chamada de primeiro bisel, e o restante da estrutura seria não cortante, ou segundo bisel.

Existem outras agulhas menos utilizadas. Dentre elas está a **agulha de Eldor**, em ponta de lápis com duplo orifício, que tem como objetivo facilitar o escoamento de líquor. No entanto, o duplo orifício torna a ponta mais frágil, possibilitando sua deformação.[15]

Na realidade, todas essas apresentações visam a diminuição da incidência de cefaleia, com menor perda de líquido cefalorraquidiano após punção da dura-máter. As agulhas mais utilizadas são as de Whitacre e Quincke.

PUNÇÃO SUBARACNÓIDEA: CONDUTAS E TÉCNICAS

O espaço subaracnóideo pode ser abordado por duas vias: a **mediana** e a **paramediana**. Para a realização da punção, independente da via, o paciente pode ser posicionado em decúbito lateral ou sentado, cuja escolha depende da indicação e da conduta pessoal do anestesiologista (Figuras 114.8 e 114.9). É necessário estabelecer uma conduta, seguindo os passos de maneira metódica para que se possa obter bons resultados e minimizar os riscos de eventos adversos. Assim sendo, devem constar da rotina para a realização do bloqueio o exame clínico geral, o exame específico da coluna, a monitorização, a

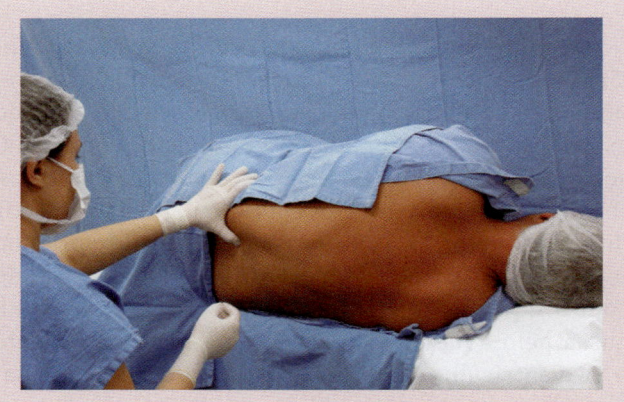

Figura 114.8 — *Paciente em decúbito lateral.*

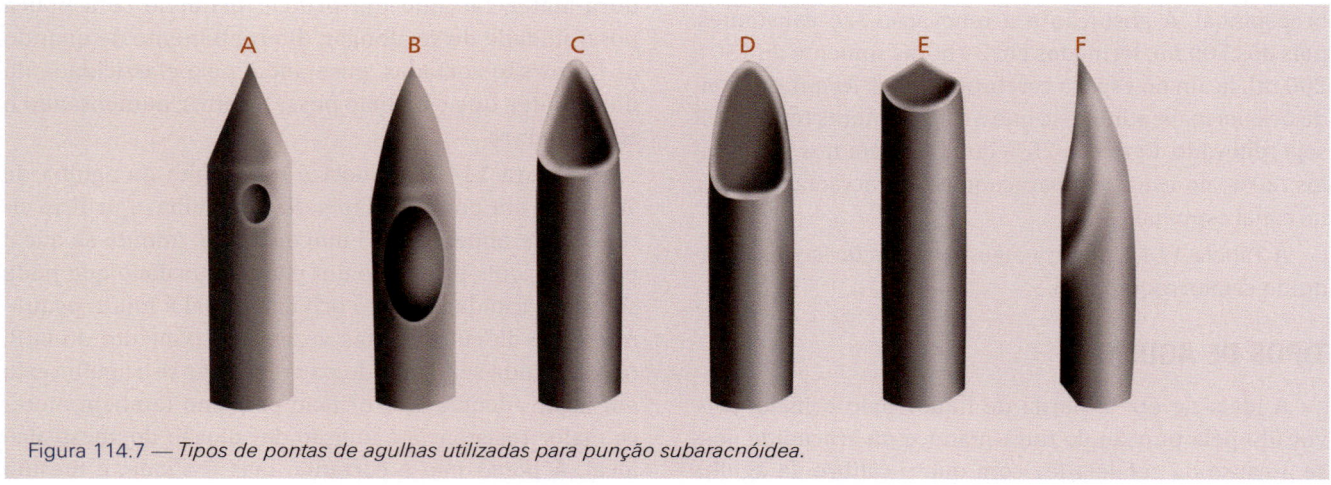

Figura 114.7 — *Tipos de pontas de agulhas utilizadas para punção subaracnóidea.*

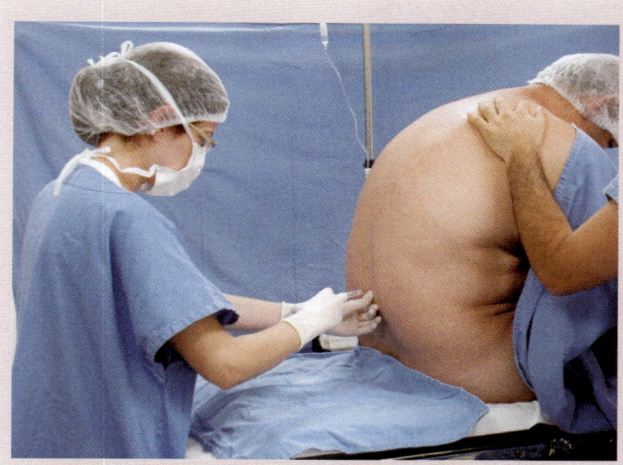

Figura 114.9 — *Paciente na posição sentada.*

venóclise, o posicionamento, a técnica de punção, a injeção do fármaco, o posicionamento logo após a injeção, a pesquisa do nível da anestesia, as condições clínicas após a instalação do bloqueio e o posicionamento definitivo para a cirurgia.

Estado Físico do Paciente

As condições clínicas e físicas do paciente devem ser analisadas. É necessário lembrar que a extensão do bloqueio simpático que se instala leva a alterações hemodinâmicas que podem ser bem toleradas em pacientes com estado físico ASA I, mas que podem levar a complicações sérias em pacientes com estado físico ASA II e III. Outro aspecto quanto ao estado físico é que nem sempre é possível posicionar o paciente sentado ou em decúbito lateral com as pernas fletidas, como nos casos de fraturas dos membros inferiores, especialmente do fêmur.

Exame da Coluna Lombar

A inspeção e a palpação da coluna lombar, local preferencial para a realização do bloqueio, pode antever dificuldades e auxiliar muito na escolha da via de punção, assim como no posicionamento do paciente. O anestesiologista pode se valer de radiografias da coluna lombar, realizadas especialmente em pacientes ortopédicos, urológicos e aqueles que irão submeter-se à cirurgia pélvica. É válida, em algumas situações, a solicitação de radiografias da coluna lombar naqueles pacientes com história de dificuldade de punção, onde inúmeras tentativas foram feitas, assim como naqueles com alterações anatômicas à palpação (Figura 114.10). O uso de ultrassonografia é uma ferramenta útil para localização do ligamento amarelo.[16] Em obesos, pode haver dificuldade na localização dos espaços, pois a distância da pele até os processos espinhosos pode ser muito longa.

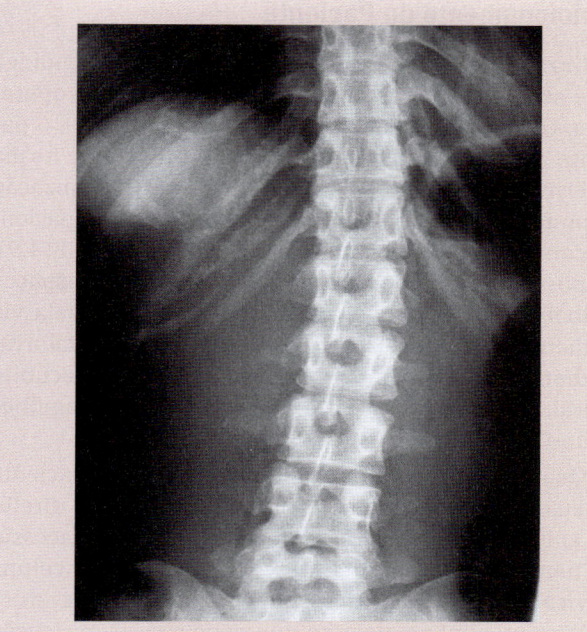

Figura 114.10 — *Escoliose sinistroconvexa rotativa.*

Monitorização

Na sala de cirurgia, a monitorização básica deve ser realizada, incluindo medidas da pressão arterial, da frequência cardíaca e da SpO_2, além da eletrocardiografia e verificação do estado ventilatório. Os dados devem ser colhidos antes da realização do bloqueio.

Venóclise

Deve ser realizada a punção venosa antes da realização do bloqueio. O calibre do cateter de punção (de 22G a 14G) irá depender do tipo de cirurgia.

A punção deve ser feita em local adequado, proporcionando livre acesso de acordo com o posicionamento do paciente durante a cirurgia. Solução fisiológica ou de Ringer com lactato pode ser usada para manter o acesso venoso.

Sedação

A escolha da sedação dependerá do estado físico e emocional do paciente. O desejável é que se faça sedação consciente, com o propósito de se obter um paciente calmo, cooperativo e sem depressão respiratória. Cateter nasal (ou máscara facial) quase sempre é necessário para manter a SpO_2 em níveis normais.

Com o paciente em decúbito lateral é possível posicionar adequadamente a cabeça, evitando obstrução respiratória. Com o paciente na posição sentada, a sedação deve ser mais leve, para evitar obstrução respiratória e alterações hemodinâmicas sérias.

Posicionamento do Paciente

Grande parte do sucesso da punção subaracnóidea deve-se ao posicionamento do paciente na mesa operatória. Quando a escolha for pela posição sentada, o paciente deve posicionar-se na mesa operatória de forma a permitir uma distância adequada para a realização da punção, proporcionando conforto não só ao paciente, como também ao anestesiologista (Figura 114.9). Na posição sentada com a flexão da coluna, os espaços lombares abrem, proporcionando bom acesso pela via mediana. Nessa posição a pressão do líquido cefalorraquidiano na região lombar é maior do que em decúbito lateral, facilitando seu escoamento mesmo com agulhas de fino calibre.

Quando o decúbito lateral for escolhido, o paciente deve ser posicionado em decúbito esquerdo ou direito e a coluna lombar deve ser flexionada. Não é necessário nem desejável fletir o pescoço. A flexão da coluna cervical não adiciona vantagem em relação à curvatura torácica ou lombar, além do que pode causar obstrução respiratória. Os membros inferiores devem ser fletidos em direção ao abdome (Figura 114.8). Nesta posição, os espaços lombares também abrem muito bem. No entanto, nem sempre é possível fletir os membros inferiores, como nos casos de fraturas e membros imobilizados por gesso ou artrose coxofemoral. Nessas situações, se o decúbito lateral for desejável, a via de punção paramediana deve ser a escolhida.

Na realidade, nem sempre o espaço abre muito bem em qualquer posição (sentada ou em decúbito lateral) e, assim sendo, deve-se sempre pensar na possibilidade da punção pela via paramediana.

Punção do Espaço Subaracnóideo

Conforme já referido, a punção do espaço subaracnóideo pode ser feita por duas vias: a mediana e a paramediana.

Pela via mediana, a agulha de punção deve atravessar as seguintes estruturas: pele, tecido subcutâneo, ligamento supraespinhoso, ligamento interespinhoso, ligamento amarelo, espaço peridural, dura-máter e membrana subaracnóidea (Figura 114.11). Quando se utiliza uma agulha guia ou introdutor, a pele, o tecido subcutâneo e o ligamento supraespinhoso são ultrapassados pela guia. Assim, a agulha de punção, que é introduzida através da guia, atinge o ligamento interespinhoso diretamente (Figura 114.12). A utilização ou não do introdutor é escolha pessoal. As agulhas 25G, cortantes ou não, geralmente não deformam, mantendo constante a direção. A agulha 27G e especialmente a 29G são as que mais proporcionam o emprego de agulha guia, principalmente as agulhas em ponta de lápis (Whitacre) que, além de dobrarem, apresentam resistência maior à pas-

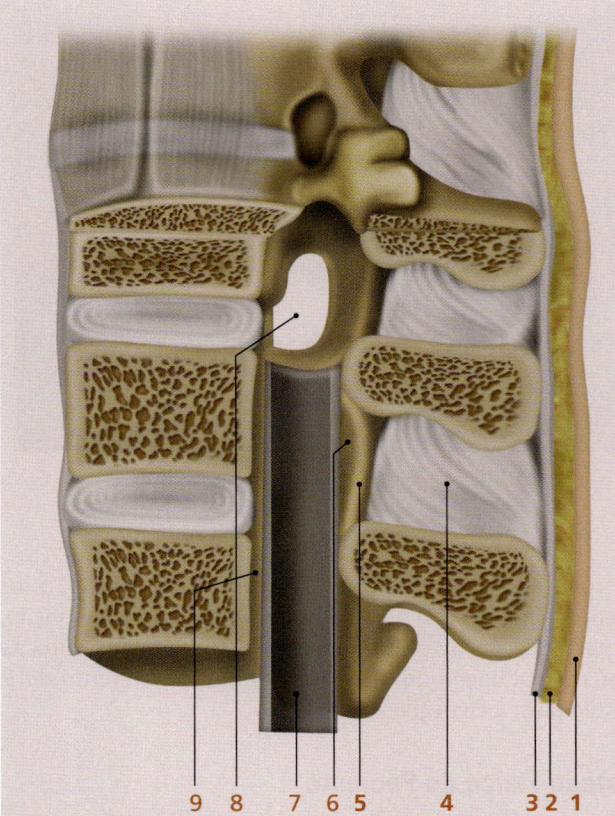

Figura 114.11 — *Estruturas (de 1 a 7) que a agulha deve atravessar quando a punção é feita pela via mediana.* **(1)** *Pele;* **(2)** *Tecido celular subcutâneo;* **(3)** *Ligamento supraespinhoso;* **(4)** *Ligamento interespinhoso;* **(5)** *Ligamento amarelo;* **(6)** *Espaço peridural;* **(7)** *Dura-máter;* **(8)** *Forâmen intervertebral;* **(9)** *Ligamento longitudinal posterior. A dura-máter constitui o limite interior.*

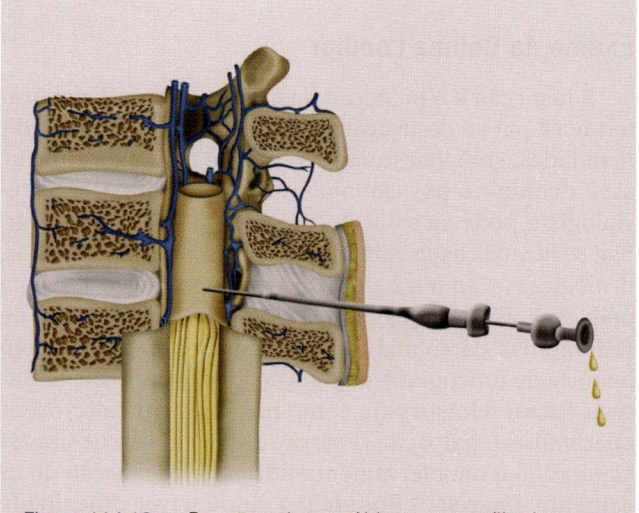

Figura 114.12 — *Punção subaracnóidea com auxílio do introdutor.*

sagem pela pele e ficam mais rombas quando o número de tentativas é grande.

A punção do espaço subaracnóideo deve seguir um ritual cuidadoso. Após o preparo da bandeja com as agulhas, seringas, fármacos e antisséptico, e com o paciente na posição desejada, deve ser feita a antissepsia da pele, tomando-se o cuidado de enxugar o excesso de antisséptico.

O manuseio do antisséptico deve ser cuidadoso, evitando que molhe as agulhas, as seringas e as luvas. O objetivo é impedir que inadvertidamente a solução de antisséptico contamine a solução anestésica e seja carreada para o espaço subaracnóideo, podendo resultar em lesão neurológica.

A seguir, coloca-se campo estéril de acordo com as possibilidades proporcionadas pelo posicionamento do paciente. Com o dedo indicador, palpa-se a crista ilíaca e, com o polegar, concomitantemente, palpa-se a apófise espinhosa na linha imaginária que une as duas cristas ilíacas (Figura 114.13). Esta linha geralmente passa pela apófise espinhosa de L_4 (Figura 114.3). No espaço desejado faz-se infiltração da pele, tecido subcutâneo e, se possível, do ligamento supraespinhoso, que é muito resistente. Para a infiltração, pode ser utilizada uma agulha $0,45 \times 13$, uma seringa de 3 a 5 mL e uma solução de anestésico local de uso frequente, como a lidocaína a 2% (Figura 114.14). A infiltração não deve ser exagerada para não dificultar a palpação do espaço. Em seguida, a agulha de punção deve ser introduzida. Quando a opção for por não utilizar a agulha guia, deve-se empunhar a agulha de modo a evitar que ela se dobre. Para isso, pega-se na metade da agulha diminuindo a distância da pele ao ponto gerador da força que empurra a agulha (Figura 114.15). Em seguida, após transpor o ligamento supraespinhoso, uma mão servirá de guia e a outra empurrará a agulha. A punção da pele inicialmente é perpendicular a ela e, posteriormente, uma inclinação de 5º a 10º deve ser feita em sentido cefálico. Cada estrutura, até a dura-máter, apresenta consistência diferente e pode ser percebida pelo tato à medida que a agulha vai avançando. Com as agulhas de fino calibre essa diferença é sutil, mas com treinamento é possível e desejável atingir esse estágio de identificação tátil das estruturas, muito útil para realizar a punção na direção correta, diminuindo consideravelmente o número de tentativas. Ao perfurar a dura-máter, pode-se sentir um clique, que é menos perceptível com as agulhas mais finas e com bisel cortante. Após a perfuração da dura-máter, o mandril deve ser retirado e deve-se esperar pelo gotejamento do líquido cefalorraquidiano (Figuras 114.16 e 114.17). Se não ocorrer o gotejamento ou se ele for muito lento, algumas manobras podem ser feitas, como: introduzir a agulha por mais 1 mm ou 2 mm, girar a agulha (180º) ou proceder à aspiração suave com uma seringa de 3 mL.

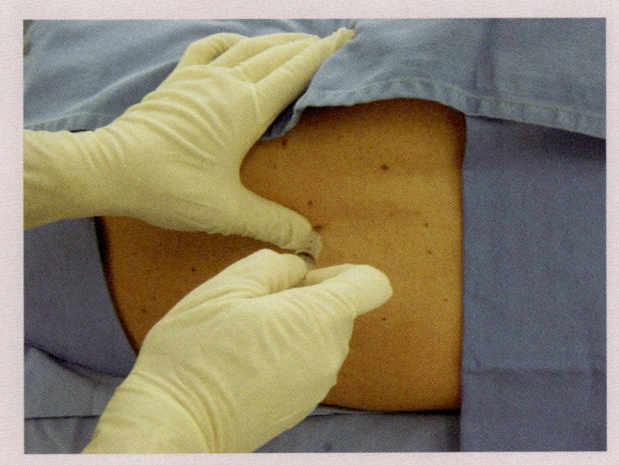

Figura 114.14 — Infiltração do espaço.

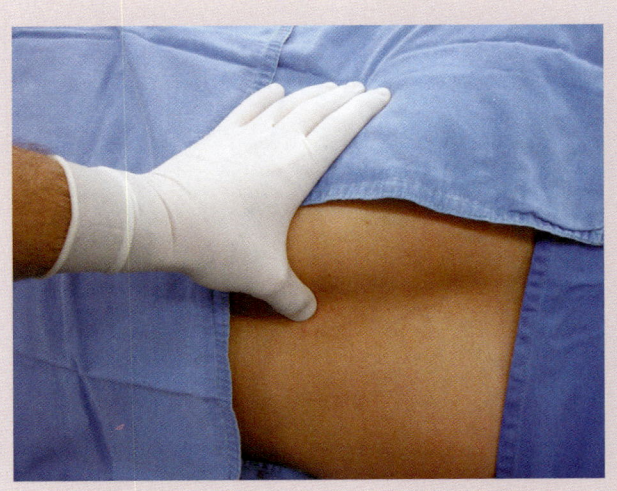

Figura 114.13 — *Palpação concomitante da crista ilíaca e da apófise espinhosa.*

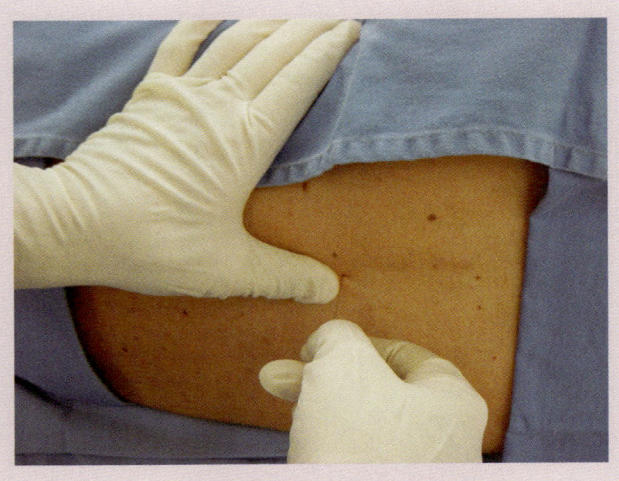

Figura 114.15 — Introdução da agulha de punção.

Detalhes importantes devem ser considerados quando da introdução da agulha. Se logo que a agulha ultrapassar o tecido subcutâneo houver resistência óssea, é porque a agulha não está na posição correta (toque na apófise espinhosa). Se o paciente referir dor próxima ao ligamento supraespinhoso, é provável que a agulha esteja fora da linha média e atravessando a musculatura paravertebral. Se houver resistência óssea próxima ao forâmen ou no trajeto do ligamento interespinhoso, é necessário repetir a punção retrocedendo a agulha até o tecido subcutâneo. O redirecionamento de uma agulha que já foi introduzida alguns centímetros pode não dar resultado e possibilitar ainda a sua quebra. Assim sendo, é necessário verificar quanto a agulha foi introduzida. Tentativas de redirecionamento sem o recuo da agulha podem flexionar a haste e não corrigir a sua direção.

A introdução da agulha de punção pode ser orientada com o auxílio de uma agulha guia ou introdutor (Figura 114.18). A agulha guia deve ser introduzida na direção desejada, com o máximo cuidado, para evitar múltiplas punções e redirecionamento, que fatalmente aumentarão a morbidade. Se o introdutor tocar em alguma estrutura óssea, deve ser recuado até as proximidades do ligamento supraespinhoso e redirecionado. O introdutor deve ultrapassar a pele, o tecido subcutâneo, o ligamento supraespinhoso e ficar alojado no ligamento interespinhoso. A agulha de punção subaracnóidea é introduzida através da agulha guia e a resistência à sua passagem será sentida apenas no ligamento amarelo e na dura-máter. Quando a agulha tocar em estrutura óssea, deve ser recuada para dentro do introdutor antes de redirecioná-la. O ideal é que todo o conjunto seja recuado até o tecido subcutâneo, a agulha de punção seja retirada, o introdutor redirecionado, repetindo assim toda a técnica. Redirecionar o introdutor quando ele está no ligamento supraespinhoso – quando se utiliza agulha guia com borda cortante – pode seccionar suas fibras. Assim sendo, é melhor recuá-lo antes de fazer a manobra. Em pacientes obesos, o introdutor precisa ter comprimento maior para que pelo menos atinja o ligamento supraespinhoso. A Figura 114.19 (A, B e C) mostra erros no direcionamento do introdutor.

Na punção pela via paramediana ou lateral, a agulha atravessa a pele, o tecido subcutâneo, a musculatura paravertebral, o ligamento amarelo, a dura-máter e a membrana subaracnóidea.

Os mesmos cuidados gerais devem ser tomados, a diferença é que a agulha é introduzida a 1,5 cm da linha média (à direita ou à esquerda) num ângulo de 25° (Figura 114.20). Se a agulha tocar uma estrutura óssea, ela deve ser redirecionada no sentido cranial ou caudal até

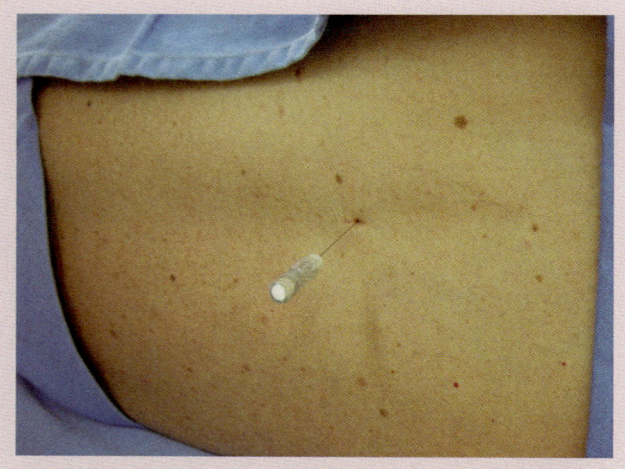

Figura 114.16 — *Agulha no espaço antes da retirada do mandril.*

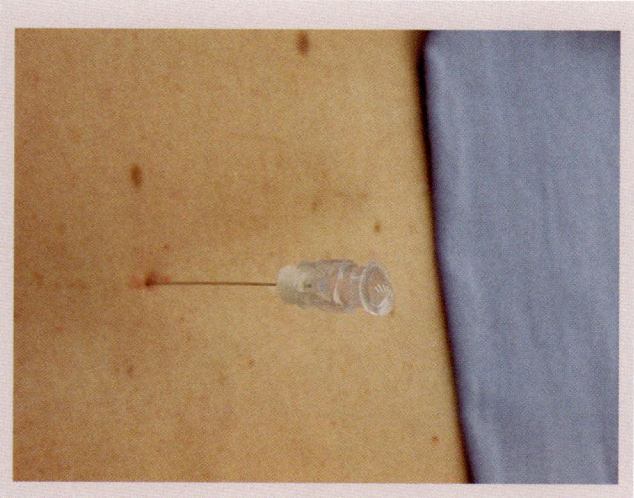

Figura 114.17 — *Gotejamento de líquor.*

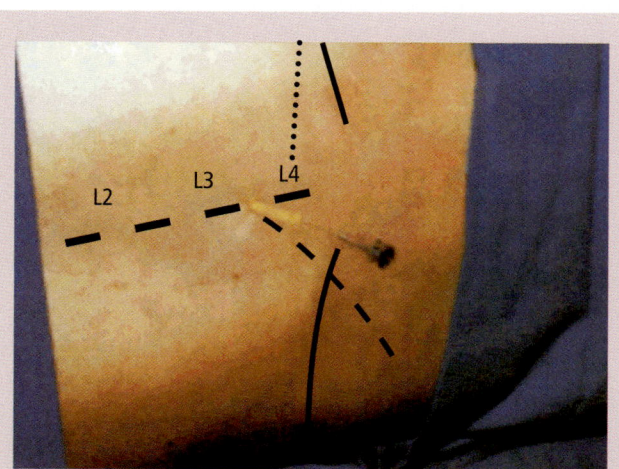

Figura 114.18 — *Punção subaracnóidea com auxílio do introdutor.*

sentir a resistência do ligamento amarelo. Se continuar tocando em osso, é provável que necessite de mudança na angulação da agulha em relação à linha média. As Figuras 114.21 a 114.24 mostram a sequência da punção subaracnóidea pela via paramediana. A punção paramediana geralmente é utilizada em pacientes idosos, assim como naqueles que não conseguem encurvar a coluna, ou que estão impossibilitados de fletir os membros inferiores. No entanto, alguns anestesiologistas

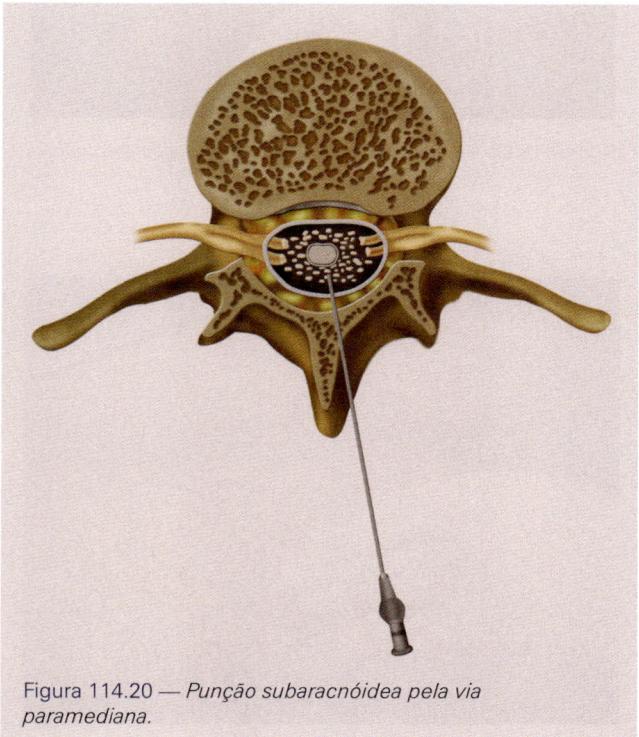

Figura 114.20 — *Punção subaracnóidea pela via paramediana.*

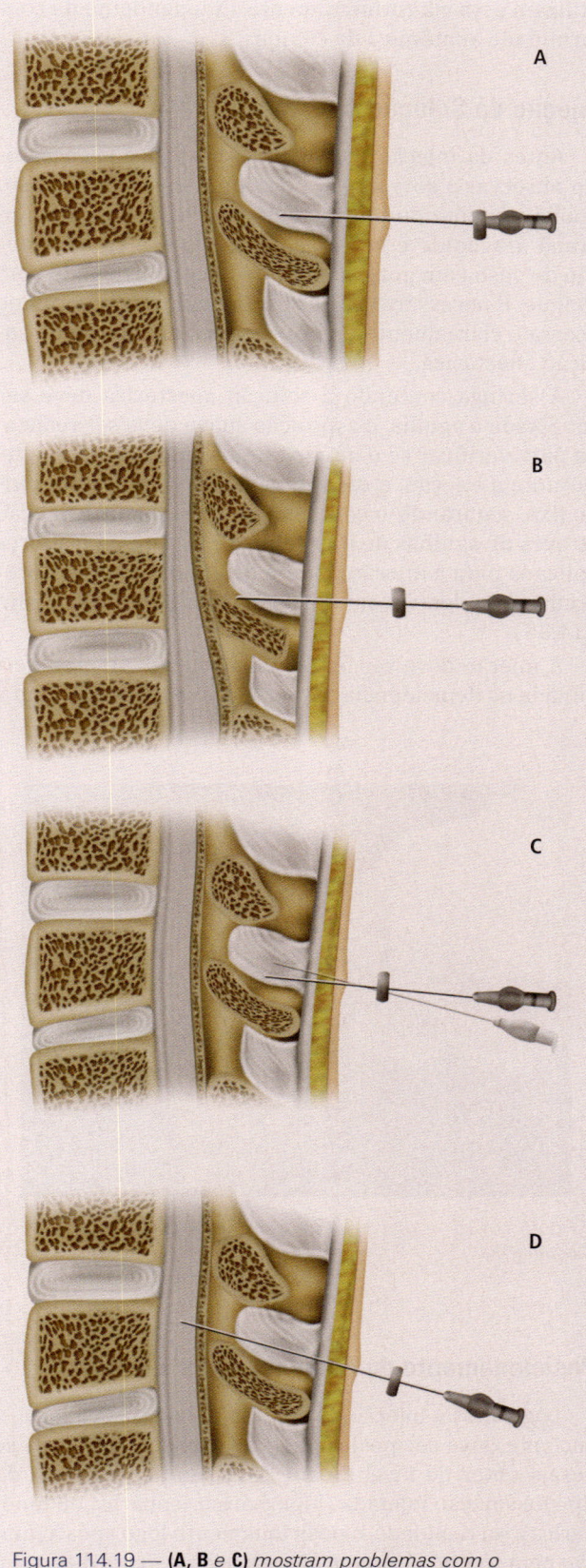

Figura 114.19 — **(A, B e C)** *mostram problemas com o direcionamento do introdutor e* **(D)** *mostra o conjunto agulha e introdutor na direção correta.*

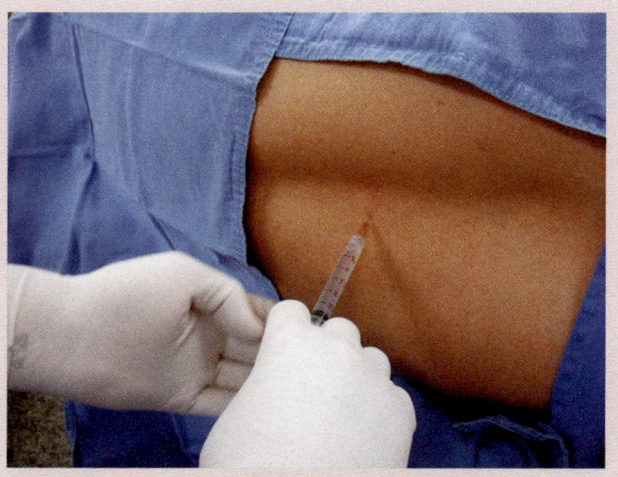

Figura 114.21 — *Infiltração para realização de punção paramediana.*

Anestesia Subaracnóidea

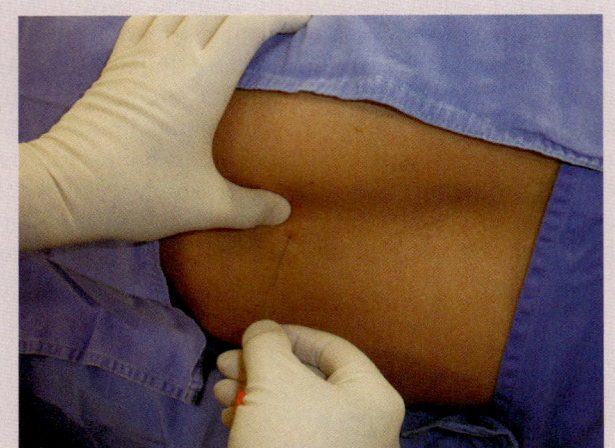

Figura 114.22 — *Punção paramediana – introdução da agulha.*

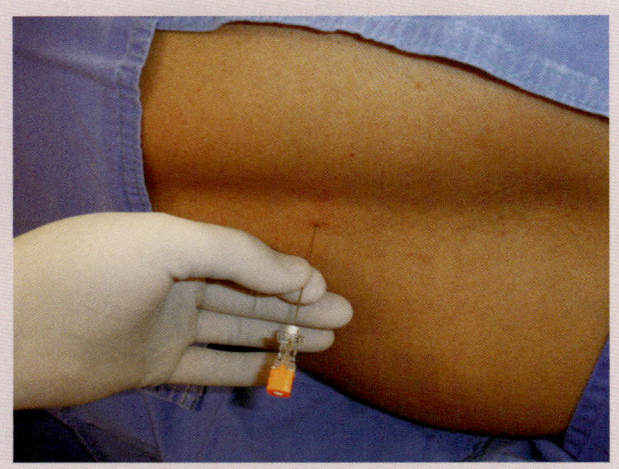

Figura 114.23 — *Punção paramediana – direção da agulha.*

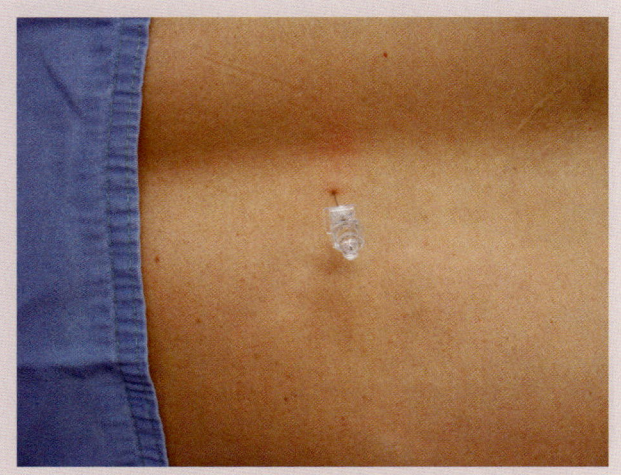

Figura 114.24 — *Punção paramediana – gotejamento de líquor.*

utilizam essa via rotineiramente, independente da conformidade anatômica da coluna.

Injeção da Solução Anestésica

Antes da injeção da solução anestésica é necessário observar o gotejamento do líquor e verificar se não houve acidente de punção com sangramento. A membrana aracnoide é vascularizada, e não é rara a punção de vaso com gotejamento de líquor misturado com sangue. É necessário que se espere um tempo para que ocorra o clareamento do líquor antes da injeção da solução anestésica.

A seringa contendo a solução anestésica deve ser conectada à agulha, e aspiração suave deve ser realizada para verificar se o líquor está fluindo normalmente. Durante a injeção, o canhão da agulha deve ser mantido fixo, segurando-o com uma das mãos, pois a injeção através de agulhas de fino calibre é resistente e a força aplicada para a injeção poderá deslocar a agulha, aprofundando-a demais, saindo da posição desejada (Figura 114.25).

A injeção deve ser feita a uma velocidade predeterminada na dependência da solução anestésica escolhida.

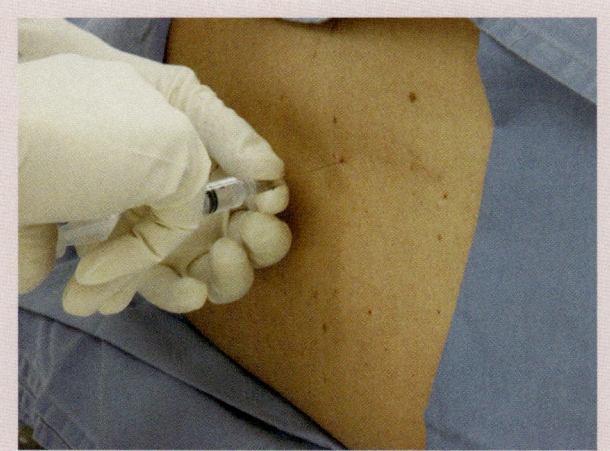

Figura 114.25 — *Injeção da solução anestésica mantendo a agulha fixa.*

Posicionamento do Paciente Após a Injeção

Logo após a injeção da solução de anestésico local, o paciente deve ser posicionado de acordo com o que se deseja obter de nível de anestesia, na dependência do tipo de solução injetada (hiperbárica, isobárica ou hipobárica). Na realidade, o posicionamento logo após a punção nem sempre é aquele que o paciente ficará durante a cirurgia. Assim sendo, é necessário esperar a fixação da anestesia antes de se posicionar o paciente para a cirurgia. Em algumas situações, o posicionamento logo após a punção é o mesmo para a realização do ato cirúrgico. Mais adiante serão discutidas a dispersão das soluções de anestésicos locais no espaço subaracnóideo e a influência da postura.

Pesquisa do Nível da Anestesia

A anestesia subaracnóidea instala-se rapidamente, e o nível da anestesia deve ser pesquisado continuadamente, não só para verificar se atingiu o segmento desejado como para antever problemas hemodinâmicos decorrentes do nível alto de bloqueio.

A pesquisa do nível pode ser feita pela sensibilidade térmica, dolorosa ou tátil. Um algodão embebido em álcool (substância fria) pode auxiliar na pesquisa do nível pela sensibilidade térmica e tátil. A pesquisa da sensibilidade dolorosa pode ser feita com pinça ou com o mandril da agulha de punção. O mandril é flexível, deformando-se à pressão perpendicular à pele, possibilitando assim a manutenção de um estímulo de intensidade igual nas diferentes áreas. O problema da pesquisa da sensibilidade com pinça ou o mandril é a possível lesão da pele. Um método desprovido desse problema consiste na utilização dos Filamentos de Von Frey, que permitem inclusive testar a intensidade dolorosa.

Os detalhes técnicos apresentados podem sofrer variações na dependência do paciente, do procedimento, da rotina do serviço e da conduta pessoal do anestesiologista.

SOLUÇÕES ANESTÉSICAS HIPERBÁRICAS, ISOBÁRICAS E HIPOBÁRICAS

Um dos fatores que influenciam a dispersão das soluções anestésicas injetadas no espaço subaracnóideo é a densidade da solução em relação à densidade do líquor que define sua baricidade. Assim sendo, os conceitos e valores da densidade e da baricidade das soluções são muito importantes.

A **densidade** de uma solução é a relação da massa pelo volume expressa em gramas por mililitro ($g \cdot mL^{-1}$). A densidade varia com a temperatura, porque o volume sofre alteração com a variação da temperatura. Assim, o valor da densidade deve ser referido sempre em relação à temperatura. Normalmente as soluções comercializadas têm a densidade referida a 23 °C. Na sala de cirurgia, onde a temperatura geralmente é de 20 °C, a densidade será diferente. Quando são injetadas no líquido cefalorraquidiano, as soluções apresentam densidades com outros valores, porque o líquor, em condições normais, apresenta temperatura de 37 °C, e o volume da solução anestésica, sendo pequeno, equilibra-se rapidamente com ele. Assim sendo, do ponto de vista clínico, é preferível raciocinar com a densidade da solução a 37 °C.

A Tabela 114.2 mostra a densidade a 37 °C das soluções que são injetadas no espaço subaracnóideo.[17-19]

TABELA 114.2 DENSIDADE DAS SOLUÇÕES A 37 °C.	
Anestésicos locais	Densidade
Lidocaína 0,5%	0,9985
Lidocaína 2%	0,9999
Lidocaína 2% com adrenalina	1,00047
Lidocaína 5% + glicose 7,5%	1,0249
Lidocaína CO_2	1,0010
Bupivacaína 0,25%	0,9991
Bupivacaína 0,5%	0,9993
Bupivacaína 0,75%	0,9996
Bupivacaína 0,5% + glicose 7,5%	1,02407
Tetracaína 1%	0,9995
Tetracaína 0,1%	0,9936
Tetracaína 2%	0,99251
Ropivacaína 0,5%	0,9993
Opioides	
Fentanil – 50 $\mu g \cdot m^{-1}$	0,9932
Sufentanil – 50 $\mu g \cdot mL^{-1}$	0,9933
Morfina – 1 $mg \cdot mL^{-1}$	0,9998
Meperidina – 100 $mg \cdot mL^{-1}$	1,0083
Meperidina – 50 $mg \cdot mL^{-1}$	0,9990
Outros	
Solução fisiológica	0,9995
Clonidina – 150 $\mu g \cdot mL^{-1}$	0,9990
Midazolam – 5 $mg \cdot mL^{-1}$	0,9992
Droperidol – 2,5 $mg \cdot mL^{-1}$	0,9944
Naloxona – 0,4 $mg \cdot mL^{-1}$	0,9997
Epinefrina – 1 $mg \cdot mL^{-1}$ (1:1000)	1,0005
Dextrose 10% – 100 $mg \cdot mL^{-1}$	1,0268

A **baricidade** é definida como a relação da densidade da solução e a densidade do líquido cefalorraquidiano. Assim, para se conhecer a baricidade, é necessário conhecer a densidade do líquor a 37 °C. Alguns autores mostraram que a densidade liquórica exibe variabilidade, sendo diferente para homens e mulheres, especialmente para estas, quando se compara o valor obtido na pré-menopausa, na pós-menopausa e nas grávidas. A Tabela 114.3 mostra alguns valores obtidos para a densidade do líquor a 37 °C.[20-22]

Pelos valores apresentados nas duas tabelas (114.2 e 114.3), observa-se que, mesmo utilizando-se para o cálculo o menor valor da densidade do líquor (1,00019), a maioria das soluções terá baricidade menor do que 1, sendo, portanto, hipobáricas, quando o valor muito próximo a 1 poderá caracterizar uma solução isobárica. No entanto, como a densidade liquórica média é maior do que 1.00019, a tendência é que mesmo as soluções rotuladas como isobáricas tenham comportamento clínico, quanto à dispersão, como hipobáricas. Esse fato é observado para as soluções comercialmente rotuladas como isobáricas, mas que têm comportamento hipobárico. O

TABELA 114.3
DENSIDADE DO LÍQUOR A 37 °C.

Grupo	N Limites (95%)	Idade	Densidade LCR	
Total	131	56,8 ± 19,3	1,00059	1,00019 – 1,00099
Homens	74	61,8 ± 16,1	1,00067	1,00031 – 1,00103
Pós-menopausa	29	70,8 ± 10,3	1,00060	1,00030 – 1,00090
Pré-menopausa	8	35,1 ± 7,2	1,00047	1,00031 – 1,00063
Grávidas	22	29,7 ± 6,1	1,00033	1,00013 – 1,00053

exemplo típico é a bupivacaína a 0,5%, rotulada como isobárica, mas que, na realidade, é hipobárica.

Quando se adiciona glicose a 7,5% à solução de bupivacaína a 0,5%, a baricidade modifica, ficando a solução hiperbárica em relação ao líquor.

As soluções de lidocaína a 0,5% ou 2% também apresentam comportamento hipobárico. Quando é adicionada epinefrina, a solução fica praticamente isobárica. No entanto, quando é adicionada glicose a 7,5%, a solução fica hiperbárica. Assim sendo, tanto para a bupivacaína quanto para a lidocaína, a adição de glicose a 7,5% é o fator determinante da hiperbaricidade.

A Tabela 114.3 mostra também que todas as soluções de opioides, comumente empregadas na raqui (fentanil, sufentanil e morfina), apresentam densidade menor do que a densidade do líquor, apresentando comportamento hipobárico. Esse fato é especialmente importante quanto à dispersão da solução, que ficará na dependência da posição do paciente logo após a injeção, podendo a solução atingir nível alto a ponto de deprimir a ventilação, especialmente quando os pacientes permanecem muito tempo na posição sentada.

Hoje é muito frequente a associação de opioides às soluções de anestésico local com o propósito de melhorar a quantidade do bloqueio com menor dose de anestésico local, ou de prover analgesia mais prolongada no pós-operatório. Assim sendo, é importante, também, conhecer a densidade da mistura para saber sua baricidade e prever seu comportamento quanto à dispersão. Estudo interessante mostrou como calcular a densidade das misturas,[23] e outros estudos também mostraram que são semelhantes e significativos os cálculos matemáticos da densidade das misturas e suas medidas.[17-19]

É possível calcular a densidade de uma mistura conhecendo-se o valor das densidades das soluções e suas frações de volumes. A Figura 114.29 mostra a relação da densidade e das frações de volumes da mistura de duas soluções.[23]

Pela equação da reta onde Y = m (x) – b, pode-se chegar à fórmula abaixo:

$$DM = (DA + DO) FVA - DO$$

DM = Densidade da mistura
DA = Densidade da solução de anestésico local
DO = Densidade da solução de opioide
FVA = Fração do volume da solução de anestésico local

A relação é sempre linear, permitindo deduzir que a densidade final da mistura é a média ponderada de seus componentes. Assim sendo, para facilitar o cálculo pode-se aplicar a equação da diluição representada abaixo:

$$DM = \frac{(DA \times VA) + (DO \times VO)}{Vt}$$

Onde:

DM = Densidade da mistura
DA = Densidade da solução de anestésico local
DO = Densidade da solução de opioide
VO = Volume da solução de opioide
Vt = Volume total da mistura

Esta fórmula permite não só calcular a densidade de uma mistura de duas soluções como a mistura de várias soluções, ficando assim expressa:

$$DM = \frac{(VA \times DA) + (VB \times DB) + (VN \times DN)}{Vt}$$

Como exemplo, pode-se verificar que a mistura de 2 mL de uma solução de bupivacaína a 0,5% com 0,2 mL de uma solução de fentanil (20 µg) continua sendo de densidade menor do que a do líquor.

Cálculo

$$DM = \frac{(2\ mL \times 0{,}9993) + (0{,}2\ mL \times 0{,}9932)}{2{,}2\ mL} = 0{,}998$$

Se o mesmo cálculo for feito com a bupivacaína a 0,5% com glicose a 7,5% e fentanil na mesma quantidade, observa-se que a solução continuará hiperbárica.

$$DM = \frac{(2\ mL \times 1{,}02407) + (0{,}2\ mL \times 0{,}9932)}{2{,}2\ mL} = 1{,}020$$

Outro exemplo é a diluição de 2 mL de lidocaína a 2% com glicose a 7,5% (hiperbárica com 1 mL de líquor, considerando-se a maior densidade de líquor 1,00099).

$$DM = \frac{(2\ mL \times 1{,}0249) + (1\ mL \times 1{,}00099)}{3\ mL} = 1{,}016$$

Nesse exemplo, a densidade da mistura diminui, entretanto, a solução continua sendo hiperbárica. Pelo exposto, a baricidade da solução é um fator importante para a sua dispersão no líquido cefalorraquidiano, que, somado a outros fatores, possibilita, do ponto de vista clínico, obter a máxima eficácia do bloqueio subaracnóideo com mínimos efeitos colaterais.

DISPERSÃO DAS SOLUÇÕES ANESTÉSICAS

A altura do bloqueio subaracnóideo depende fundamentalmente da dispersão da solução do anestésico local no espaço subaracnóideo. Alguns fatores podem afetar a dispersão e consequentemente o nível do bloqueio. A Tabela 114.4 mostra alguns fatores ligados à solução do anestésico local, ao paciente e à técnica de injeção.[24]

TABELA 114.4
FATORES QUE PODEM INFLUENCIAR A DISPERSÃO DA SOLUÇÃO DE ANESTÉSICO LOCAL NO ESPAÇO SUBARACNÓIDEO.

Solução de anestésico local
- Baricidade
- Dose
- Volume
- Concentração

Paciente
- Idade
- Sexo
- Altura
- Peso

Posicionamento do Paciente
- Decúbito supino
- Cefalodeclive
- Cefaloaclive
- Decúbito lateral

Técnica
- Local da Injeção
- Direção do bisel da agulha
- Velocidade de injeção
- Barbotagem
- Adição de vasoconstritores

Alguns fatores listados na Tabela 114.5 podem ter influência mínima sobre a dispersão, podendo, do ponto de vista clínico, ser considerados desprezíveis. Outro aspecto é que muitas vezes é impossível estudar uma variável isoladamente para poder tirar conclusão em relação à sua influência. Um exemplo disso é a relação dose-volume, mantida a concentração. Uma vez que se aumenta a dose, automaticamente aumentará o volume. No entanto, existe consenso que, dentre todas que podem influenciar a dispersão do anestésico local no espaço subaracnóideo, as variáveis mais importantes são a baricidade da solução anestésica e a postura do paciente logo após a injeção da solução. Mais precisamente, a relação entre essas duas variáveis torna-se, do ponto de vista clínico, o fator mais importante na determinação do nível da anestesia.

TABELA 114.5
DURAÇÃO DO BLOQUEIO SUBARACNÓIDEO.

Fármaco	Dose (mg)	Regressão de 2 dermátomos (min)	Regressão completa (min)
Lidocaína	25 a 100	30 a 50	90 a 120
Procaína	50 a 200	40 a 100	140 a 240
Bupivacaína	5 a 20	90 a 140	240 a 380
Tetracaína	5 a 20	90 a 140	240 a 380

Baricidade e Posicionamento do Paciente

Teoricamente, a solução anestésica para ser rotulada de isobárica deve ter baricidade igual a 1. Assim, espera-se, do ponto de vista prático, que as soluções com baricidade menor que 0,9990 tenham comportamento hipobárico. A Tabela 114.2 mostra a densidade das soluções utilizadas clinicamente, e pode-se antever que a maioria delas, na forma pura (diluída em água ou solução fisiológica), é hipobárica mesmo quando relacionadas com a menor densidade do líquido cefalorraquidiano.

As soluções hiperbáricas utilizadas clinicamente são preparadas com adição de glicose de 5% a 8%. Assim sendo, a baricidade dessas soluções varia de acordo com a concentração de glicose nelas; entretanto, serão sempre hiperbáricas. Admite-se que a baricidade igual ou maior que 1,00015 pode ser rotulada como hiperbárica. Basta verificar na Tabela 114.2 a densidade das soluções que contêm glicose e relacioná-las com a densidade liquórica (Tabela 114.3) para verificar que realmente a baricidade ultrapassa o valor proposto.

A partir do ponto de injeção, a solução anestésica se desloca no líquido cefalorraquidiano, existindo algumas hipóteses para sua dispersão, como aquelas apontadas na Tabela 114.4. Após a injeção, a influência da postura é notória. Admite-se que a ação da gravidade influencia a dispersão das soluções hiperbáricas provocando sua deposição para baixo no líquor, enquanto as soluções hipobáricas sobem. Assim, a partir do ponto de injeção e na dependência da postura, pode-se obter níveis mais altos ou mais baixos do bloqueio. Por esse raciocínio, as soluções isobáricas propriamente ditas não sofreriam influência da gravidade. Na realidade, a gravidade influencia a dispersão das soluções hiperbáricas e hipobáricas apenas até o momento que em que elas ficam diluídas no líquor, equilibrando-se com ele. Assim sendo, existirá um momento em que o nível da anestesia tornar-se-á fixo e, a partir daí, pela absorção, inicia-se também a regressão da anestesia.

As Figuras 114.26 e 114.27 mostram a tendência da dispersão das soluções hiperbáricas e hipobáricas quando o paciente permanece em decúbito dorsal ou sentado, logo após a injeção da solução de anestésico local.

O bloqueio subaracnóideo pode ficar restrito aos dermátomos lombares baixos e sacral (bloqueio em sela) se o paciente ficar algum tempo na posição sentada após a injeção de solução hiperbárica, ou se ficar na posição de canivete após a injeção de solução hipobárica. O tempo de permanência na posição sentada também influencia muito o nível da anestesia quando se emprega solução hipobárica. Um estudo interessante mostrou claramente que, quando se injeta bupivacaína a 0,5% em L_3-L_4 e o paciente permanece de um a quatro minutos na posição sentada, o nível de anestesia atinge T_3 no quarto minuto.[25] Isso mostra a influência do tempo, do tipo de solução e permite inferir sobre os cuidados que se deve ter quando da injeção de soluções que contêm opioide, que podem levar à depressão respiratória grave, na dependência da sua dispersão cefálica. Isso é especialmente importante quando se pratica a anestesia combinada raquiperidural na posição sentada. A punção e a passagem de cateter no espaço peridural demandam muito tempo, e, caso tenha sido feita a injeção subaracnóidea prévia com solução hipobárica, o tempo de permanência na posição sentada provocará níveis altos de bloqueio. Assim sendo, quando se opta por dupla punção, a abordagem do espaço peridural e a passagem do cateter devem ser feitas antes da punção subaracnóidea. Uma alternativa que pode economizar tempo é a punção através da agulha de punção peridural, após a identificação do espaço peridural. No entanto, é bom lembrar que a passagem do cateter peridural pode demandar tempo na vigência de incidentes ou acidentes decorrentes da inserção do cateter no espaço peridural.

Quando o paciente é colocado em decúbito supino logo após a injeção da solução anestésica, além da baricidade, a curvatura normal da coluna vertebral também influenciará sua dispersão. As soluções hiperbáricas injetadas na região lombar tendem a fluir para a região sacral, assim como também cefalicamente, acumulando-se no nível da cifose torácica. Essa distribuição bimodal explica as dispersões cefálicas, cujo nível ficará na dependência da fração da solução que fluir em direção à cifose torácica. Esse tipo de distribuição pode ser alterado fletindo-se o quadril com consequente retificação da coluna vertebral; entretanto, se por um lado poderá impedir a distribuição bimodal, por outro poderá não influenciar no nível do bloqueio. Posição de cefaloaclive e cefalodeclive proporcionam acúmulos da solução na região lombossacra ou mediotorácica, respectivamente.[26]

Com as soluções isobáricas e hipobáricas, a dispersão é diferente a partir do ponto de injeção. Com o paciente em decúbito supino não ocorre o acúmulo na região médio-torácica, obtendo-se níveis mais baixos de anestesia. No entanto, modificando-se a inclinação da mesa operatória, a dispersão também se modifica. Assim, em cefaloaclive, a tendência é de o bloqueio subir e, em cefalodeclive, a tendência é o bloqueio ser mais intenso na região lombossacral com poucas repercussões hemodinâmicas. Deve ser salientado que a dispersão, mesmo nessas posições, não se processa com a mesma intensidade do que aquela com as soluções hiperbáricas, não sofrendo ação importante da gravidade; a tendência

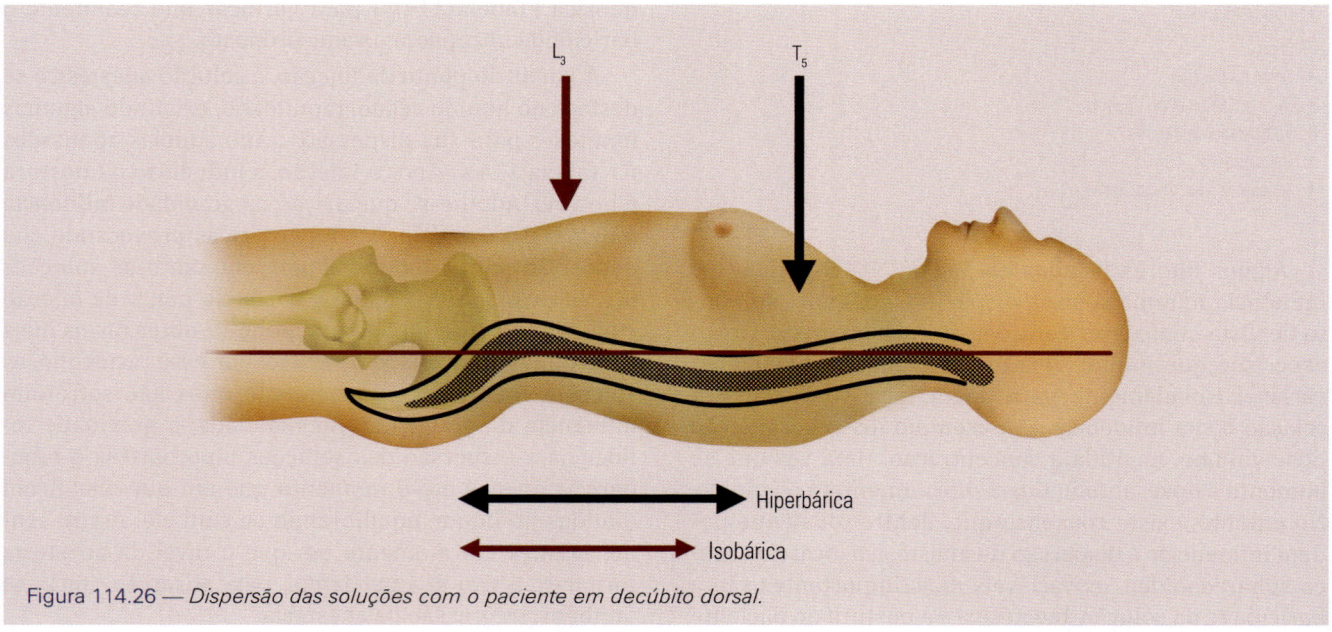

Figura 114.26 — *Dispersão das soluções com o paciente em decúbito dorsal.*

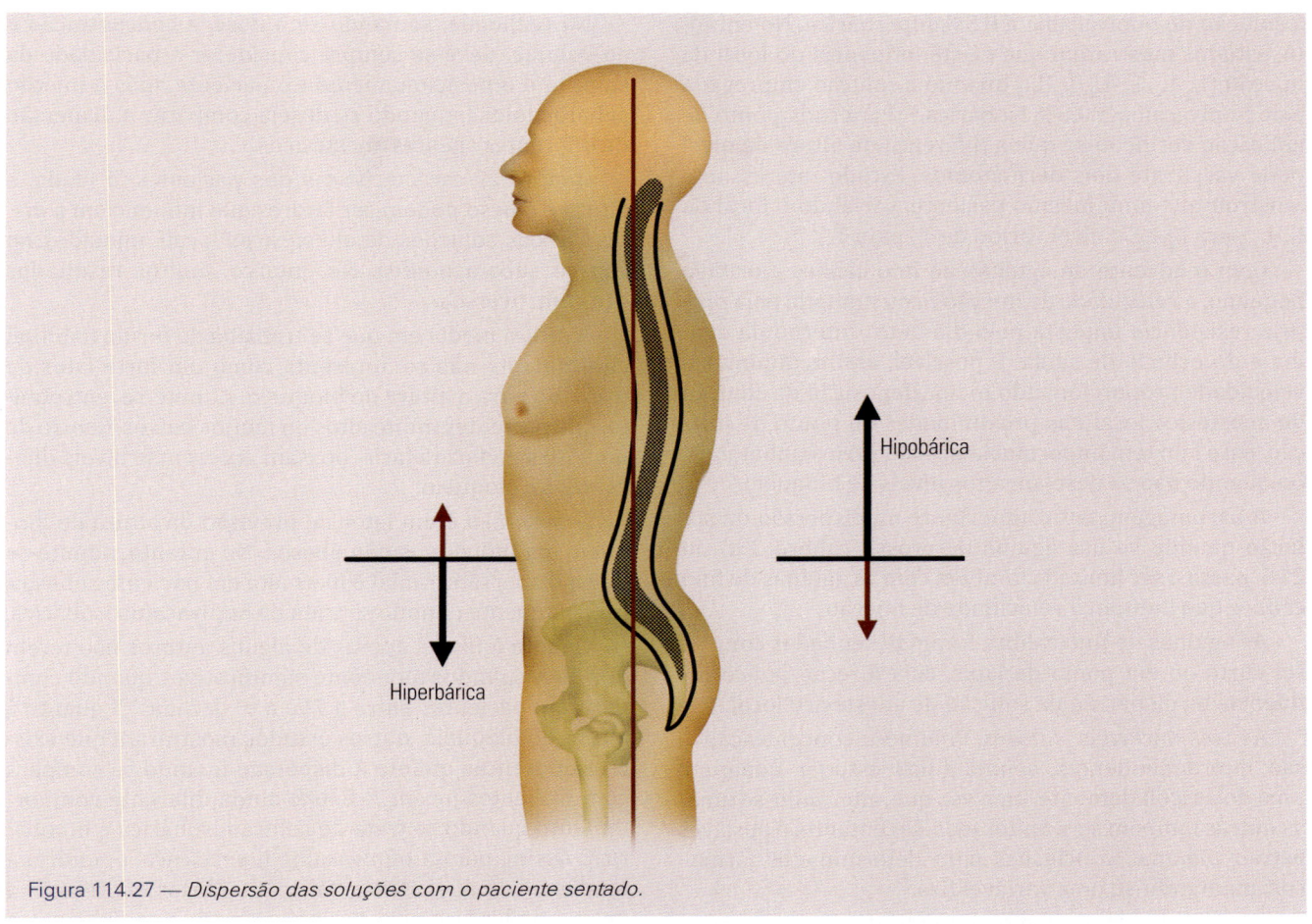

Figura 114.27 — *Dispersão das soluções com o paciente sentado.*

é que elas não se dispersem para muito longe do local da injeção. De qualquer forma existe influência do plano de inclinação da mesa operatória, e a variabilidade de resultados mostra que essas soluções têm comportamento hipobárico, explicando a produção de bloqueios na região torácica baixa, em cefaloaclive. Outro fato, já citado, que corrobora essa afirmação, é que a permanência do paciente na posição sentada faz com que o bloqueio possa atingir o nível de T_3.

Outro aspecto muito importante é a permanência do paciente em decúbito lateral após a injeção da solução de anestésico local no espaço subaracnóideo lombar. Quando o paciente é colocado na posição lateral, apesar de a gravidade exercer pequeno papel, observa-se que as soluções hiperbáricas produzem bloqueio mais intenso e de duração maior no membro inferior que ficou para baixo, e as soluções hipobáricas o fazem no membro que ficou para cima. Esses fatos podem ser utilizados com proveito quando se deseja prover anestesia unilateral. A permanência do paciente por no mínimo seis minutos em decúbito lateral já é capaz de mostrar a unilateralidade da anestesia, pelo menos no que diz respeito à intensidade e à duração do bloqueio.[27]

Uma metanálise mostrou claramente que é possível reduzir consideravelmente a dose de bupivacína hiperbárica (4 a 5 mg) injetada no espaço subaracnóideo para obter anestesia unilateral para artroscopia de joelho, desde que o paciente seja mantido em decúbito lateral tempo suficiente para que a anestesia se instale. O objetivo é diminuir a dose e, consequentemente, o tempo de permanência hospitalar. No entanto, se ao empregar baixas doses o paciente for rapidamente colocado em decúbito dorsal, o número de falhas, ou de anestesia insuficiente, aumentará significativamente.[28]

As Técnicas de Injeção e as Soluções Anestésicas

A partir do ponto de injeção se processa a dispersão do anestésico local e algumas variáveis devem ser consideradas, como a velocidade de injeção, a direção do bisel da agulha e a barbotagem.

O ponto de injeção parece não ter influência quanto à dispersão das soluções hiperbáricas, cuja dispersão sofre ação da gravidade e fica na dependência da posição do paciente logo após a injeção, fato demonstrado para a solução de bupivacaína a 0,5% hiperbárica. No entanto, estudos mostraram que existe influência do local da injeção (L_2-L_3, L_3-L_4, L_4-L_5) quando a solução empregada é de bupivacaína a 0,5% isobárica.[29] Para cada ponto de aplicação verificou-se que a diferença de altura de nível pode variar até dois dermátomos. Estudo interessante mostrou que num mesmo paciente, variando o local de L_3-L_4 para L_4-L_5, o nível variou de T_6 para T_{10}.[30]

Com o advento de agulhas de fino calibre e orifício pequeno, a velocidade de injeção ficou limitada pela própria resistência imposta pelo diâmetro interno da agulha e do orifício de saída. É possível, assim, diminuir a velocidade proporcionando maior deposição da solução de anestésico local nas proximidades do ponto de injeção. Esse fato tem importância nos bloqueios unilaterais, ou quando não se desejam altos níveis de bloqueio.

A barbotagem, fator importante na dispersão da solução quando se usa agulha de grosso calibre 23G ou 21G, passa a ser limitada também com as agulhas de fino calibre que limitam a velocidade de injeção.

As agulhas de fino calibre foram desenhadas com bisel curto ou em ponta de lápis, cuja direção pouco influencia na dispersão da solução de anestésico local.

As três variáveis – doses, volume e concentração – são interdependentes, sendo difícil estudar qualquer uma delas isoladamente, uma vez que, alterando-se uma, as outras também serão alteradas. No entanto, é possível extrair algumas conclusões para determinados fármacos, mantendo-se uma variável fixa.[24]

Estudos mostram que o aumento da dose com consequente aumento do volume para a bupivacaína a 0,5% isobárica. A dose de 10 mg leva a bloqueios mais baixos do que quando se utilizam 15 ou 20 mg. No entanto, não existe diferença estatisticamente significativa entre as duas últimas doses (15 ou 20 mg).[31] Para a tetracaína isobárica, a faixa de variação de 7,5 a 10 mg não mostrou diferença quanto ao nível de anestesia alcançado, sendo a média anotada em T_9 e T_{10}.[32,33] Em decúbito dorsal, a tendência é que as soluções isobáricas, ou hipobáricas, apresentem níveis de bloqueio mais baixos quando comparados às soluções hiperbáricas, empregando-se as mesmas doses. No entanto, quando se comparam as soluções hiperbáricas entre si, só existem diferenças quando a dose é muito diminuída. Observou-se que, para a bupivacaína a 0,5% hiperbárica, as variações das doses de 10 a 20 mg não afetaram o nível do bloqueio quando o paciente é colocado imediatamente em decúbito dorsal, logo após a punção. Somente quando as doses foram abaixo de 10 mg observaram-se níveis mais baixos (2,5 dermátomos), comparados a doses maiores do que 10 mg.[30] Nota-se, também, diminuição considerável do volume com doses menores do que 10 mg. Ampla faixa de variação da dose (7,5 a 15 mg) também foi testada com a tetracaína hiperbárica sem influência significativa no nível do bloqueio.[32,33]

Na realidade, somando-se à dose, à concentração e ao volume, deve-se sempre considerar a baricidade da solução e o posicionamento do paciente após a injeção subaracnóidea, quando se deseja comparar a dispersão de diferentes agentes anestésicos.

Quanto às características dos pacientes, a idade, a altura e o peso podem ser fatores que influenciam a dispersão das soluções de anestésicos locais injetados no espaço subaracnóideo. No entanto, muitos resultados são controversos.

A altura média em que se trabalha de forma habitual clinicamente não se apresenta como um forte fator de previsão para a altura do bloqueio. Admite-se, entretanto, que pacientes muito altos ou muitos baixos, dentro de uma mesma faixa etária, possam apresentar níveis diferentes de bloqueio.

O peso não é um fator de previsão da altura do bloqueio em indivíduos não obesos. No entanto, admite-se que a dispersão cranial é mais alta em pacientes obesos, especialmente quando se trata da bupivacaína isobárica.

Quanto à idade, apesar de alguns autores não terem obtido resultados altamente significativos quando compararam pacientes entre a 7ª e a 9ª década[34-36] quanto à altura do bloqueio, outros estudos mostraram que existem diferenças quanto à dispersão quando se compara com pacientes jovens.[37] Existe ainda diferente comportamento quando se trata de solução isobárica e hipobárica. Assim, para a bupivacaína hiperbárica, é notória a tendência da dispersão cefálica em idosos em relação a jovens, podendo o nível da analgesia atingir três a quatro segmentos acima. Pode-se presumir, também, níveis de dois a quatro segmentos acima para o bloqueio simpático, com consequentes alterações hemodinâmicas mais intensas. Admite-se que as alterações degenerativas do sistema nervoso central, a quantidade e o aumento da densidade liquórica possam ser fatores determinantes da maior dispersão cefálica da bupivacaína hiperbárica em idosos.[37-39]

Quanto à bupivacaína isobárica, a tendência em idosos é que o comportamento dessa solução seja mais hipobárica ainda pelo aumento da densidade liquórica. Os estudos mostram grande variabilidade quanto aos resultados da dispersão em idosos quando comparados a pacientes jovens. No entanto, o aumento da dose e consequente aumento do volume levam a bloqueios mais altos. Apesar da variabilidade, é preservada a característica de níveis mais baixos em relação à bupivacaína hiperbárica quando o paciente é mantido em decúbito dorsal.[37-39]

Pelo exposto, nota-se que a dispersão das soluções anestésicas no espaço subaracnóideo é multifatorial; entretanto, a baricidade da solução e o posicionamento do paciente logo após a punção são fatores importantes, quando se comparam soluções com a mesma dose e na mesma faixa etária.

MANIFESTAÇÕES CLÍNICAS DA ANESTESIA SUBARACNÓIDEA

As manifestações iniciais do bloqueio subaracnóideo são observadas em poucos minutos nos membros inferiores. Formigamento e/ou sensação de aquecimento são os sintomas mais frequentes. Posteriormente aparecem a analgesia e a perda da sensação tátil, e finalmente instala-se o bloqueio motor. A vasodilatação dos membros inferiores é decorrente do bloqueio das fibras simpáticas que são mais finas e, portanto, as primeiras a atingir a concentração anestésica mínima e o consequente bloqueio. Algumas vezes os sintomas iniciais são frustros ou não perceptíveis pelo paciente devido à sedação ou à alta velocidade de instalação.[24] Nessas situações, a pesquisa da sensibilidade e da instalação do bloqueio motor são os sinais a serem observados.

Assim sendo, quando se pretende determinar a latência do bloqueio, deve-se ressaltar o parâmetro que se quer estudar, quais sejam: manifestações iniciais, sensibilidade, bloqueio motor ou nível máximo de anestesia. A latência é o tempo decorrido desde o final da injeção da solução de anestésico local até o parâmetro a ser verificado. Assim temos: a latência do bloqueio sensitivo, a latência do bloqueio motor e a latência do nível máximo da anestesia.

Embora as manifestações iniciais da insensibilidade e do bloqueio motor sejam rápidas, os níveis máximos do bloqueio são mais demorados, podendo ficar entre 10 e 15 minutos para a lidocaína e mais de 20 minutos para a bupivacaína. Esse fato é particularmente importante quando se deseja modificar a posição do paciente na mesa operatória após a instalação do bloqueio. Quanto maior o tempo para se atingir determinado nível de bloqueio, menor será o tempo de duração dele nesse nível, porque menor quantidade do fármaco atingiu o local de ação.

Quando se estuda a duração do bloqueio subaracnóideo, é necessário lembrar que ele não termina abruptamente em todos os segmentos. A tendência é a regressão gradual a partir dos segmentos cefálicos aos segmentos sacrais ou do local da punção (lombar). Assim sendo, na indicação do bloqueio subaracnóideo é necessário saber qual o nível que se deseja bloquear e qual o tempo estimado do procedimento cirúrgico. Como exemplo temos a operação cesariana, cuja incisão cirúrgica geralmente é em T_{12}; entretanto, o manuseio e a incisão peritoneal exigem nível em T_6. O tempo cirúrgico geralmente gira em torno de 60 minutos.

Três fatores são importantes no tempo de duração do bloqueio subaracnóideo: o tipo de anestésico local, a dose e o tipo da solução.

O tipo de anestésico local é o principal determinante na duração do bloqueio subaracnóideo. O anestésico local de duração mais rápida é a procaína. A lidocaína e a mepivacaína são de duração intermediária, e a bupivacaína, a tetracaína e a ropivacaína são de longa duração. A Tabela 114.5 mostra as doses e os extremos de duração do bloqueio causado pela lidocaína, procaína, tetracaína e bupivacaína.[24,40,41]

A dose é outro fator extremamente importante na duração do bloqueio subaracnóideo. Um estudo mostrou aumento de 40% no tempo de duração quando foram utilizados 15 mg de bupivacaína comparado a 10 mg.[42] Para a tetracaína, o acréscimo foi de 20% no tempo de duração do bloqueio com 15 mg, comparado a 10 mg.[32]

Com o crescente emprego da anestesia subaracnóidea em regime ambulatorial, vários estudos foram realizados com o intuito de abreviar o tempo de permanência do paciente na sala de recuperação anestésica, variando a dose.[7] A lidocaína a 2% foi testada com doses de 40, 60 e 80 mg, mostrando maior tempo na dependência do aumento da dose; entretanto, a qualidade do bloqueio foi melhor com as doses maiores (60 e 80 mg).

A bupivacaína a 0,5% também foi testada nas doses de 3,75 mg, 7,5 mg e 11,5 mg; o tempo de recuperação mínimo foi de 110 minutos (3,75 mg), e o máximo, de 232 minutos (11,5 mg). Nota-se claramente que a dose é um fator importante no tempo de duração do bloqueio subaracnóideo.

FÁRMACOS UTILIZADOS PARA O BLOQUEIO SUBARACNÓIDEO

Anestésicos Locais

Procaína, lidocaína, bupivacaína e ropivacaína são fármacos utilizados em anestesia subaracnóidea.

A **procaína** já foi muito utilizada em anestesia subaracnóidea, porém, devido a sua baixa potência, prolongada latência e curto tempo de ação, deixou de ser utilizada no nosso meio.

Com os problemas dos sintomas neurológicos transitórios causados pela lidocaína, alguns autores têm proposto o seu uso novamente, especialmente em pacientes ambulatoriais, para procedimentos de curta duração.[43]

A **lidocaína** a 5% hiperbárica foi, sem dúvida, o fármaco mais utilizado em raquianestesia. O bloqueio conferido pela solução instala-se rapidamente e de modo profundo tanto para o lado sensitivo como motor.

Concomitantemente com o aparecimento de agulhas de fino calibre, que limitam a velocidade de injeção, surgiram relatos de sintomas neurológicos transitórios, cuja incidência é maior com a lidocaína do que com a bupivacaína e a tetracaína.

Imaginando que ao diminuir a concentração e retirar a glicose da solução de lidocaína, alguns autores estudaram formulações a 1,5% e a 2%, mostrando a mesma eficácia que a concentração a 5% quanto à latência e à qualidade do bloqueio. No entanto, não aboliu a presença de sintomas neurológicos transitórios, cuja incidência mostrou-se superior àquelas encontradas para a bupivacaína e a tetracaína.[44] Na realidade, a incidência maior da síndrome radicular transitória é apontada em revisão sistemática onde foram listados trabalhos em que a lidocaína foi utilizada em altas doses.[45] Estudo utilizando baixas doses não relatou a presença da síndrome.[46]

A lidocaína a 2%, sem glicose, apresenta densidade próxima à do líquido cefalorraquidiano e, quando injetada, tem comportamento hipobárico. Estudo mostra que a solução bloqueia quatro segmentos acima quando é injetada com o paciente na posição sentada em relação ao decúbito lateral, quando fica mais restrita ao local da punção. O tempo de permanência na posição sentada é importante fator.

A lidocaína também já foi utilizada a 0,5% em procedimentos anais em regime ambulatorial. A dose utilizada foi de 40 mg, com o paciente em posição de canivete e cefalodeclive de 15°. Nessa situação, o bloqueio envolveu a região sacral, alcançando o nível máximo de T_{11}, mostrando o comportamento hipobárico da solução.[47]

A **bupivacaína** é hoje o fármaco mais utilizado em anestesia subaracnóidea. Concentrações a 0,5% e 0,75% foram amplamente testadas, não havendo vantagens da concentração a 0,75%. Assim sendo, a concentração a 0,5% é utilizada universalmente.

A solução de bupivacaína a 0,5% com glicose a 8% é hiperbárica. Quando a solução é pura, sem glicose, é chamada de isobárica por sua densidade ser próxima à do líquor. No entanto, quando é injetada no espaço subaracnóideo, apresenta comportamento hipobárico, comprovado por estudos que mostram sua dispersão cefálica quando o paciente permanece muito tempo na posição sentada após a injeção. Ela é chamada de isobárica na solução comercializada e a 23 °C. No líquor, onde a temperatura fica em torno de 37 °C, a densidade varia e consequentemente a baricidade diminui, tornando a solução hipobárica.

A **tetracaína** é apresentada em solução a 1%, ou na forma liofilizada (ampolas de 20 mg), quando então deve ser preparada antes do uso. O pó liofilizado deve ser diluído em 2 mL de solução fisiológica, ficando a solução a 1% isobárica. Para se obter soluções hiperbáricas, a diluição deve ser feita com solução glicosada. A partir de uma solução a 1%, obtém-se uma solução de tetracaína hiperbárica a 0,5%, diluindo-a em igual volume de solução glicosada a 10%.[48]

A tetracaína é utilizada nas formas hiperbárica e isobárica nas concentrações a 0,5%, a 0,75% e a 1%. A dispersão segue o padrão de acordo com a baricidade e o posicionamento do paciente durante e logo após a punção. Alguns autores mostraram que o volume da solução é o fator mais importante na dispersão da analgesia, especialmente em se tratando de soluções isobáricas.

A **ropivacaína** já foi utilizada nas concentrações a 0,5% e a 0,75%, mostrando ser eficaz para cirurgias ortopédicas dos membros inferiores, com resultados comparáveis aos obtidos com a bupivacaína.[48]

O grande impulso para que fosse desenvolvido um novo agente anestésico local foi a necessidade de ter um fármaco seguro para ser utilizado em anestesia peridural para cesariana, diante de relatos de casos de toxicidade cardíaca em gestantes sob bloqueio peridural com bupivacaína ou etidocaína.

A ropivacaína, um anestésico local tipo aminoamida de longa duração, tem propriedades farmacológicas semelhantes à bupivacaína. É um derivado pipecolilxilidina, disponível como isômero levógiro. De modo geral, os isômeros S (levógiros) têm menor toxicidade cardíaca e são menos potentes do que os fármacos utilizados em misturas racêmicas.[49]

Hoje é comum a utilização da ropivacaína como agente principal em bloqueios peridural, de plexo braquial e outros. As doses utilizadas na anestesia subaracnóidea são pequenas e dificilmente causarão alterações graves no sistema de condução cardíaco, mas o fato de ser um fármaco mais seguro deve ser sempre considerado.

Após a administração de um fármaco no espaço subaracnóideo, sua absorção é, em média, três vezes mais rápida do que no espaço peridural. Especificamente para a ropivacaína, a biodisponibilidade é equivalente a 11,1% da dose total administrada.[49]

A ropivacaína administrada no espaço subaracnóideo é preparada e diluída com solução fisiológica para que a concentração final da solução fique a 0,5%. Isso é feito para que as doses e os volumes injetados no espaço subaracnóideo fiquem comparáveis com a apresentação da bupivacaína a 0,5%, que hoje é a substância mais utilizada em anestesia subaracnóidea. Não existe no nosso meio preparado comercial para uso específico em anestesia subaracnóidea. A ropivacaína foi comparada à bupivacaína e à levobupivacaína isolada em vários estudos, mas a maioria deles afirma que a ropivacaína produz bloqueio motor menos intenso do que os demais fármacos. Estudos mostram a DE_{50} para o bloqueio motor de três fármacos. As doses são: 5,79 mg para ropivacaína, 4,83 mg para levobupivacaína e 3,44 mg para a bupivacaína racêmica. A partir dessas DE_{50}, pode-se afirmar que os fármacos derivados da pipelilxilidinas são capazes de produzir bloqueio motor, porém a cada uma delas pode-se atribuir o rótulo de bloqueio de intensidade fraca, intermediária e forte.[50] Quando são comparadas as DE_{95} para os três fármacos, o resultado também é semelhante. Mostra que a bupivacaína tem maior potência do que as demais.[51]

É importante notar que o comportamento da ropivacaína quanto à dispersão, ao dermátomo atingido após a fixação do bloqueio, ao tempo de latência, ao tempo médio para atingir o nível máximo de bloqueio e à incidência de efeitos colaterais é semelhante ao dos demais fármacos utilizados. Esses dados são confirmados em alguns estudos.[52]

É sabido que as fibras nervosas têm coeficientes de efetividade mínima diferentes. Isso explica a instalação gradativa e diferencial do bloqueio autonômico, sensitivo e motor. Quando se compara a ropivacaína com a bupivacaína racêmica, em termos de bloqueio motor, nota-se que a duração deste, produzido pela ropivacaína, será menor que o da bupivacaína, utilizando doses equivalentes. A intensidade do bloqueio motor avaliado pela escala de Bromage não mostra diferença significativa.

Outro estudo compara doses iguais de ropivacaína e bupivacaína hiperbáricas em cirurgias de artroplastia total de quadril. O resultado mostra intensidade, latência, nível máximo de bloqueio sensitivo equivalentes, intensidade de bloqueio motor também equivalente, porém com menor duração.[53]

A propriedade físico-química denominada *potência do anestésico local* é complexa, exatamente pelo fato de comparar, no mesmo estudo, os bloqueios sensitivo e motor. A potência do fármaco tem relação com o efeito produzido (intensidade), e não com a sua duração. A interpretação dos achados de que o uso da ropivacaína no espaço subaracnóideo produz menor bloqueio motor e recuperação mais rápida da sensibilidade e do movimento dos membros inferiores tem explicações controversas. Alguns autores acreditam que o bloqueio diferencial seja uma propriedade intrínseca do fármaco, explicada por sua menor lipossolubilidade; outros afirmam que as diferenças observadas são simplesmente devidas à menor potência da ropivacaína em relação à bupivacaína.[54]

Um estudo publicado por Kallio e col. compara doses de 20 e 15 mg de ropivacaína com apenas 10 mg de bupivacaína, injetadas no espaço subaracnóideo de pacientes submetidos a cirurgias em regime ambulatorial. A conclusão é que pacientes que receberam 15 mg de ropivacaína apresentaram recuperação motora mais rápida do que pacientes nos quais foi administrada bupivacaína 10 mg. O tempo para recuperação do bloqueio sensitivo foi semelhante nos dois grupos.

Independentemente de todas as explicações a respeito do perfil de recuperação mais rápida da ropivacaína, o fato é que, com doses de 15 mg de ropivacaína, produz-se anestesia de duração previsível para procedimentos de curta duração. Acredita-se que as formulações hiperbáricas de ropivacaína são adequadas para os procedimentos ambulatoriais, visto que o agente ideal para cirurgias de curta permanência hospitalar é aquele que tem latência curta, ação confiável, seguida também de rápida recuperação com mínimos efeitos adversos. Por esse aspecto, a lidocaína reúne essas características, porém a ocorrência de sintomas neurológicos transitórios limita o seu emprego.[54]

Apesar de os trabalhos apontarem para a ropivacaína como opção, os estudos clínicos ainda são poucos, e a bupivacaína tem sido, no nosso meio, o anestésico de escolha para a anestesia subaracnóidea tanto para pacientes internados quanto para aqueles em regime ambulatorial.

Opioides

Os opioides são utilizados pela via subaracnóidea isoladamente ou em associação com anestésicos locais. Inicialmente os opioides foram empregados por essa via com o propósito de abolir a dor em pacientes com neoplasias.[55] A partir daí, vários trabalhos foram realizados mostrando a utilidade dos opioides, não só para potencializar os efeitos analgésicos no perioperatório como para prover analgesia pós-operatória. A morfina nas doses de 50 a 100 µg é muito utilizada por via subaracnóidea, tanto para prover potencialização dos anestésicos locais como para promover analgesia pós-operatória. Mesmo baixas doses de anestésicos locais muitas vezes são suficientes para prover analgesia quando associados a opioides.[56]

Os opioides ligam-se aos receptores opioides nas lâminas II e V do corno dorsal da medula e substância gelatinosa de Rolando, diminuindo a liberação de neurotransmissores excitatórios. Eles atuam principalmente sobre as fibras A delta e C, não havendo evidências de sua ação sobre as fibras simpáticas, motoras, táteis e proprioceptivas.[57]

O perfil farmacocinético dos opioides, decorrentes das propriedades físico-químicas, determina a latência, a potência, a duração e os efeitos colaterais. A Tabela 114.6 mostra o grau de solubilidade e as doses usuais dos opioides.

TABELA 114.6 SOLUBILIDADE E DOSES USUAIS DOS OPIOIDES.[57]		
Opioide	Solubilidade	Dose
Morfina	Hidrossolúvel	50-100 µg
Fentanil	Lipossolúvel (alta)	até 25 µg
Sulfentanil	Lipossolúvel (alta)	até 10 µg

Os fármacos mais lipossolúveis apresentam menor latência, maior potência, mas menor tempo de duração. Os fármacos hidrofílicos apresentam maior latência, menor potência, maior tempo de ação e maior incidência de efeitos colaterais tardios. Os fármacos hidrofílicos, como a morfina, apresentam maior difusão rostral, levando consequentemente à maior possibilidade de depressão respiratória.

O tempo de analgesia varia com o tipo de opioide e é dose-dependente. O fentanil apresenta tempo de duração de 4 a 6 horas, o sulfentanil, de 7 a 9 horas, e a morfina, de até 24 horas.[58]

Os principais efeitos colaterais dos opioides injetados pela via subaracnóidea são: prurido, náusea, vômito, retenção urinária, depressão respiratória. Prurido, vômitos e depressão respiratória são efeitos que resultam da interação com receptores opioides no cérebro e são mais pronunciados com os opioides hidrofílicos, como a morfina.[55] Uma metanálise mostra claramente os riscos e os efeitos colaterais do uso da morfina por via subaracnóidea, comparando-as com placebo, ficando evidente o aumento da incidência de efeitos colaterais em relação ao placebo. Mostrou também que a incidência e a intensidade de tais efeitos são dose-dependentes.[59] A depressão respiratória é maior quanto maior for a dose de morfina, porém baixas doses são seguras.

O fentanil, nas doses de 10 a 25 μg, tem sido utilizado como adjuvante nas anestesias subaracnóideas com bupivacaína em pacientes ambulatoriais. O objetivo dessa associação é diminuir a dose da bupivacaína, com consequente diminuição do tempo de permanência hospitalar. Na dose de 10 μ, a incidência de efeitos colaterais do fentanil é baixa. Nessa dose, o fentanil tem mínimo efeito no músculo detrusor da bexiga e no tônus do esfíncter, contribuindo para que não ocorra retenção urinária, efeito colateral que prolonga o tempo de alta.

O uso de sufentanil (2,5-3 μg) foi comparado ao uso de fentanil (25 μg) adicionado à bupivacaína a 0,5% (15 mg), mostrando que a estabilidade hemodinâmica foi semelhante, o tempo de analgesia foi prolongado, houve facilidade na dispersão e baixo índice de eventos adversos.[60]

Um estudo utilizou nalbufina, por via subaracnóidea, nas doses de 200 μ e 400 μ, adicionadas à solução de bupivacaína hiperbárica a 0,5% (2,5 mL), mostrando que a dose de 400 μg prolongou a duração do bloqueio sensorial e a analgesia no pós-operatório.[61]

Na associação de opioides com anestésicos locais, é necessário sempre considerar o tipo de solução que se está agregando. As soluções de morfina, fentanil e sufentanil são hipobáricas (ver Tabela 114.2). Quando esses opioides são associados com solução hiperbárica de anestésico local, a mistura resulta em uma solução hiperbárica. Quando eles são associados à solução de anestésico local hipobárica, a mistura permanece hipobárica. Assim sendo, na dependência da dispersão da solução, os opioides podem ter a difusão rostral maior ou menor. Isso é importante quando se opta por solução hipobárica e quando a punção, seguida da injeção, for feita com o paciente sentado. O tempo prolongado do paciente na posição sentada determinará o nível mais alto da anestesia, com possibilidade de maior difusão rostral do opioide, com consequente maior incidência de depressão respiratória. Esse fato chama atenção para os casos em que são indicadas técnicas de anestesia combinada raquiperidural. Existem duas maneiras de se aplicar a anestesia combinada: 1) punção peridural e passagem de cateter num determinado espaço e a punção subaracnóidea no outro; 2) punção do espaço peridural num determinado espaço e punção subaracnóidea no mesmo espaço (agulha de punção subaracnóidea através da agulha de peridural), com posterior passagem do cateter peridural. Na realização da anestesia peridural com passagem de cateter, o tempo pode ser muito prolongado. Desse modo, se a injeção subaracnóidea foi feita antes e o paciente estiver na posição sentada, a dispersão rostral de soluções hipobáricas contendo opioides poderá atingir níveis muito altos, causando depressão respiratória. Assim sendo, recomenda-se fazer a punção peridural e a passagem do cateter antes da punção e injeção subaracnóidea, quando se tratar de punções em espaços diferentes. Quando a punção for no mesmo espaço (agulha através de agulha), a injeção subaracnóidea precede a passagem do cateter. Nessa situação é necessário ficar atento quanto ao tempo gasto para a inserção do cateter e a colocação do paciente em decúbito dorsal. Se houver dificuldade para a passagem do cateter, é melhor colocar o paciente em decúbito dorsal, aguardar a fixação da anestesia e, posteriormente, proceder nova punção do espaço peridural, com o paciente em decúbito lateral.

Clonidina

A associação de clonidina aos anestésicos locais na anestesia subaracnóidea tem sido muito utilizada. O assunto ensejou uma revisão sistemática que, no final, reuniu 22 artigos, sendo que em 14 estudos foi testada uma única dose; os demais testaram duas ou mais doses.[62] As doses variaram de 15 a 150 μg, e os anestésicos locais utilizados foram os seguintes: bupivacaína hiper ou isobárica, tetracaína hiperbárica e prilocaína isobárica. Os estudos comparativos mostraram que houve aumento do tempo de recuperação da sensibilidade, dois segmentos abaixo do nível inicial. O tempo variou de 14 a 75 minutos, mostrando evidência da dose-resposta. Outro aspecto importante é a maior dispersão cefálica quando se usou clonidina, porém sem influência no tempo de instalação do bloqueio sensorial e nas alterações hemodinâmicas (hipotensão arterial e bradicardia) causadas pelo nível do bloqueio. O bloqueio motor se prolongou, mas não foi possível determinar a dose-resposta. Quanto à analgesia, ficou também evidente que houve o seu prolongamento com média de 100 minutos. Na realidade, não se pode afirmar ainda qual a dose ideal de clonidina para o seu emprego na anestesia subaracnóidea.[63]

Quanto ao emprego da clonidina associada a opioides, estudos mostram que ocorre substancial alívio da dor em pacientes com neoplasias.[63]

Outros Fármacos

Vários fármacos têm sido utilizados pela via subaracnóidea. Entre eles temos: anticolinesterásicos, antagonistas dos receptores NMDA, agonistas adrenérgicos, midazolam, amitriptilina, bloqueadores de canal de cálcio, somastatina, anticonvulsivantes, adenosina, corticosteroides.

A ziconotida (bloqueador de canal de cálcio) é considerada um fármaco de quarta linha para o alívio da dor em pacientes com neoplasias. Estudo multicêntrico mostrou significância quanto ao seu emprego para o alívio da dor quando os pacientes se mostraram refratários a outros fármacos.[63]

Os resultados com cetamina não são animadores. Se por um lado alguns autores mostraram sua eficácia no alívio da dor em pacientes com neoplasias refratários aos esquemas convencionais com morfina ou associação morfina-clonidina, por outro lado estudos comparativos e controlados não mostraram vantagens com o emprego da cetamina. Somam-se a isso os seus efeitos colaterais.[63]

Midazolam por via subaracnóidea em experimentação mostrou sua eficácia no alívio da dor, porém são poucos os estudos clínicos para que se possa tirar conclusões, ficando como fármaco de quarta linha para o tratamento da dor crônica.

O baclofen também tem sido utilizado por via subaracnóidea para o tratamento de pacientes com dor crônica, especialmente nos casos em que existe espasticidade. Assim, ele tem sido indicado na síndrome dolorosa lombar pós-cirúrgica, nas amputações e plexopatias.[63]

Na realidade, esses fármacos têm sido empregados em pacientes com dor crônica especialmente em portadores de neoplasias.

EFEITOS SISTÊMICOS PROVOCADOS PELA ANESTESIA SUBARACNÓIDEA

O bloqueio subaracnóideo provocado pelos anestésicos locais suprime a atividade da medula espinhal e das raízes nervosas de forma sequencial. As fibras nervosas autonômicas são as primeiras atingidas, seguindo-se as fibras sensitivas, as motoras e as proprioceptivas.

O resultado que se deseja, do ponto de vista clínico, é o bloqueio da condução da dor e o bloqueio motor, proporcionando condições satisfatórias para a realização de cirurgias em determinada região do organismo. No entanto, na dependência da extensão do bloqueio podem ocorrer alterações para o lado dos sistemas cardiocirculatório, respiratório, gastrintestinal, geniturinário e endócrino.

O bloqueio subaracnóideo é considerado alto quando o seu nível ultrapassa T_4.[64] Nessa situação, o sistema nervoso simpático ficará totalmente bloqueado porque as fibras simpáticas pré-ganglionares são do tipo B, muito mais sensíveis aos anestésicos locais do que as fibras que conduzem à dor, que são do tipo C.[65] Assim, pequenas concentrações de anestésico local, diluído no líquor, alcançam nível de bloqueio simpático maior do que o bloqueio sensitivo. Admite-se que o bloqueio simpático atinja pelo menos dois metâmeros acima do bloqueio sensitivo; entretanto, outros autores demonstraram que o bloqueio simpático pode exceder até seis metâmeros acima.[64] Assim sendo, um bloqueio que produziu analgesia até o nível T_6 pode ter provocado desnervação total do sistema nervoso simpático, levando a alterações cardiocirculatórias importantes.

O fino calibre das fibras nervosas simpáticas e a sua disposição anatômica mais periférica ao longo do espaço subaracnóideo têm sido relacionados ao fato de o bloqueio simpático ser o primeiro a se instalar e ser mais extenso do que o bloqueio sensitivo. Assim sendo, a primeira preocupação quando da instalação do bloqueio subaracnóideo é com a extensão do bloqueio simpático que antecede o bloqueio sensitivo, com repercussões imediatas para o lado do sistema cardiocirculatório.

Efeitos Cardiovasculares

O mais constante e principal efeito cardiovascular do bloqueio subaracnóideo é a vasodilatação periférica, resultante do bloqueio simpático, com consequente alteração nas artérias, arteríolas, veias, vênulas e microcirculação.

Com a instalação do bloqueio simpático, as artérias e arteríolas se dilatam, reduzindo a resistência ao fluxo de sangue, e quanto maior for a extensão do bloqueio simpático, maior será a redução da resistência periférica.[64] No entanto, essa vasodilatação não é máxima porque as fibras musculares lisas dos vasos apresentam tônus intrínseco, preservado, mesmo quando a desnervação é completa. Esse tônus responde por cerca de 60% da resistência periférica total, cujos valores finais não ficam na dependência somente da vasodilatação da região bloqueada, mas também da vasoconstrição compensatória dos vasos nas áreas não bloqueadas. A resistência vascular periférica não muda significativamente em bloqueios até T_{10}, diminuindo até em 18% quando o bloqueio atinge T_4.[64]

O bloqueio simpático causa também vasodilatação das **veias** e das **vênulas**, fazendo com que elas passem a conter maior volume de sangue. Como as veias e vênulas não apresentam tônus simpático intrínseco, a dilatação é máxima, aumentando o continente, e, embora o volume sanguíneo venoso seja maior, a pressão venosa diminui, com consequente diminuição do gradiente de pressão veia-átrio direito, que será tanto menor quanto maior for o cefaloaclive do paciente na mesa operatória.[64]

O bloqueio simpático influencia na microcirculação, que inclui as arteríolas terminais, as metarteríolas e seus prolongamentos (canais preferenciais), capilares e vênulas. Fibras musculares lisas estão presentes nas arteríolas e metarteríolas, ausentes nos capilares e escassas nas vênulas coletoras. Nas extremidades proximais das metarteríolas, as fibras musculares formam os esfíncteres pré-capilares, que apresentam inervação simpática. A dilatação e a constrição dos esfíncteres pré-capilares dirigem o sangue para os canais preferenciais de modo rítmico. O bloqueio simpático abole a ritmicidade, diminuindo a resistência vascular da microcirculação, que fica na dependência do tônus residual, da pressão venosa e da viscosidade sanguínea. Com a diminuição da resistência vascular e consequente diminuição da pressão hidrostática, o sangue passa a fluir por todos os canais preferenciais, aumentando o volume sanguíneo na microcirculação.[64]

Apesar da alteração significativa sobre a microcirculação, a vasodilatação não é máxima, haja vista que a histamina, a hipercapnia e a hiperemia reativa são capazes de aumentá-la.

O bloqueio simpático alto apresenta efeitos sobre o coração por alteração do equilíbrio entre as ações simpáticas e parassimpáticas sobre ele. O bloqueio das fibras simpáticas cardioaceleradoras (T_2 a T_4) libera a ação vagal sobre o coração causando bradicardia, cujo valor é variável entre os pacientes.

A bradicardia observada na anestesia subaracnóidea parece ter relação direta com a pressão arterial, independente do nível do bloqueio.[64] Observou-se que, quando a pressão arterial diminui em 25%, a diminuição da frequência cardíaca é maior. Outro fato é que bradicardia grave somente é observada quando ocorre hipotensão arterial acentuada.

O retorno venoso tem grande influência no aparecimento de bradicardia. A sua diminuição determina diminuição da pressão do átrio direito, estimulando os receptores de estiramento localizados na porção de deságue das grandes veias, provocando bradicardia. Assim, a bradicardia é reflexa, mantendo relação direta com a pressão arterial, que, por sua vez, depende do débito cardíaco e da resistência periférica total, alterados pelo bloqueio subaracnóideo.[64]

A redução do débito cardíaco causada pelo bloqueio é consequência da vasodilatação periférica, especialmente venosa. O sequestro de sangue circulante causado pela vasodilatação causa diminuição da volemia, diminuição do retorno venoso, da pré-carga e da pressão no átrio direito, com consequente redução do débito cardíaco, podendo atingir até 40% dos valores iniciais na anestesia subaracnóidea alta. Um fator de compensação é a redução da pós-carga, consequente à redução da resistência vascular periférica. Esse fato pode justificar casos de anestesia subaracnóidea alta com pequena diminuição do débito cardíaco.

De qualquer forma, o bloqueio subaracnóideo modifica a distribuição do débito cardíaco. As regiões nas quais existe vasodilatação recebem maior percentual do débito cardíaco, e nas regiões em que não existe influência do bloqueio simpático o débito cardíaco diminui. Em decúbito dorsal, um nível de anestesia em T_{12} aumenta cerca de 77% do débito cardíaco para os membros inferiores.[64] Estudo experimental em macacos mostra que o nível de bloqueio em T_2 diminui consideravelmente o débito cardíaco para os órgãos.[64] Isso é especialmente importante no que diz respeito ao cérebro, coração, rins e fígado. A queda máxima do débito cardíaco geralmente ocorre 20 minutos após a instalação do bloqueio. É extremamente importante considerar que outros fatores podem agravar a diminuição e a distribuição do débito cardíaco como mudança do posicionamento do paciente e na mesa operatória, perda de sangue e obstrução do retorno venoso. O emprego de ventilação controlada mecânica também contribui para a diminuição do débito cardíaco.

A influência da anestesia subaracnóidea na circulação para os diferentes órgãos depende do grau de vasodilatação, assim como da existência de mecanismos autônomos, que regulam o fluxo sanguíneo para eles.

O fluxo sanguíneo coronariano é regulado pela pressão aórtica e pela resistência coronariana. No entanto, a circulação coronariana apresenta controle autônomo que regula o fluxo sanguíneo de acordo com a demanda de oxigênio. O bloqueio subaracnóideo alto reduz a pressão aórtica, porém reduz também o trabalho cardíaco e a demanda de oxigênio. Assim, se por um lado o bloqueio alto pode reduzir a pressão aórtica em 50% e o fluxo coronariano em 46%, por outro, a demanda de oxigênio cai para 46%.[64] Assim, a queda do fluxo coronariano se iguala à queda da demanda; mantendo-se o suprimento de oxigênio com a diminuição do trabalho cardíaco, poderá haver benefício em se tratando de pacientes normotensos.

O fluxo sanguíneo cerebral é regulado pela pressão arterial média (PAM) e pela resistência vascular cerebral. A autorregulação da resistência vascular cerebral mantém o fluxo sanguíneo apesar de amplas variações na PAM, porém existem limites. Embora o bloqueio simpático alto não afete a resistência cerebrovascular, a hipotensão arterial pode ter bastante influência, e distúrbios da função cerebral podem ocorrer quando a pressão arterial cai a níveis críticos. Assim sendo, para preservar a função cerebral, deve-se considerar como limites de PAM 55 mmHg para pacientes normotensos e 90 mmHg para pacientes hipertensos.[64]

Com relação ao fluxo sanguíneo na artéria pulmonar, sabe-se que ele pode ser reduzido, porém o mecanismo é desconhecido. Desde que o débito cardíaco seja mantido, o fluxo sanguíneo também será mantido.

A queda da PAM durante o bloqueio subaracnóideo diminui o fluxo sanguíneo hepático. Essa redução é transitória e compensada por maior extração de oxigênio.

O fluxo sanguíneo renal acompanha as variações da PAM, mas se mantém inalterado quando a PAM é maior que 80 mmHg. A sua diminuição começa a ocorrer abaixo dessa cifra, podendo haver interrupção do fluxo sanguíneo quando a PAM cair para 15 ou 10 mmHg.[64]

Efeitos Ventilatórios

Para se analisar os efeitos do bloqueio subaracnóideo sobre a ventilação pulmonar, é necessário levar em conta a extensão do bloqueio, o estado hemodinâmico, as doenças preexistentes, além de fatores coadjuvantes anestésicos e cirúrgicos.

A depressão respiratória é uma ocorrência rara em anestesia subaracnóidea pura, mesmo quando o bloqueio é alto. No entanto, a apneia pode ocorrer em decorrência de isquemia dos centros respiratórios bulbares, devido à hipotensão arterial causada pelo bloqueio simpático. Assim, o efeito sobre a ventilação é causado pela alteração hemodinâmica decorrente do bloqueio simpático e não devido a efeito direto do bloqueio.[65]

Os volumes e as capacidades pulmonares são praticamente inalterados nos bloqueios abaixo de T_{10}.[65] Nos bloqueios sensitivos que atingem a região torácica, um estudo mostrou que o volume corrente e a frequência respiratória não se alteram de modo significativo, mas que a capacidade vital diminui em decorrência da diminuição do volume de reserva expiratório (VRE).[65] Esse mesmo estudo revelou que a pressão inspiratória máxima pouco se alterou e que a pressão expiratória máxima diminuiu em torno de 52%. Outro estudo relacionando a ventilação com nível do bloqueio sensitivo à picada de agulha e bloqueio motor através da aceleromiografia mostrou que a capacidade inspiratória (CI) diminui cerca de 80% com o bloqueio alto (acima de T_5) e que o VRE diminui progressivamente com níveis altos de anestesia, sendo a queda significativa a partir de T_8, podendo chegar a zero no bloqueio torácico total.[65]

A explicação para esses fatos é que a CI é determinada pela mobilização diafragmática, cuja incursão é estabelecida pelo nervo frênico, normalmente não atingida pelo bloqueio. A apneia só poderá ocorrer se as raízes motoras do nervo frênico forem bloqueadas.[65]

O VRE da incursão diafragmática depende da capacidade da musculatura abdominal e torácica em promover aumentos nas pressões intra-abdominal e torácica. A capacidade de tossir também diminui com o bloqueio alto.

Os dados apresentados mostram que a interferência na inspiração é mínima, preservando o volume corrente e a frequência respiratória, mantendo a ventilação normal. No entanto, na dependência da extensão do bloqueio, os músculos expiratórios são afetados devido ao fato de terem inervação exclusivamente de raízes torácicas, diferentes dos músculos inspiratórios cuja inervação é suprida por nervos oriundos das raízes cervicais (C_3 a C_5). Um estudo mostrou que a capacidade inspiratória máxima pode cair até 20% no bloqueio torácico total, enquanto o volume de reserva expiratório pode chegar a zero.[65] Assim, embora a ventilação pulmonar se mantenha (VC e FR normais), a reserva respiratória, principalmente a expiratória, é baixa. Isso é particularmente importante nos pacientes com enfisema pulmonar, asma brônquica ou fatores mecânicos intra-abdominais (tumores, ascites, afastadores), nos quais a insuficiência respiratória pode ocorrer. Outro fato relevante é que, com a diminuição da reserva respiratória, os fármacos utilizados para a sedação podem interferir com a ventilação, provocando também insuficiência respiratória. Assim, é necessário muito cuidado na condução de um bloqueio que atingiu níveis altos, pois os fatores hemodinâmicos, a postura do paciente na mesa operatória (cefalodeclive), as doenças pulmonares preexistentes e a sedação podem ensejar o aparecimento de problemas respiratórios graves, embora raros. É provável que os fármacos utilizados para sedação tenham um impacto maior sobre a ventilação do que o bloqueio subaracnóideo, mesmo que alto.

Outro fato importante é a queixa de dispneia em pacientes com bloqueio alto, mesmo com a ventilação-minuto normal ou até elevada. Esse fato se deve provavelmente à incapacidade de o paciente sentir a parede torácica e os movimentos respiratórios. Se a fala estiver normal, o fenômeno explica-se pela angústia do paciente. No entanto, se a voz se tornar arquejante, deve-se suspeitar que o bloqueio possa ter atingido nível cervical e a apneia possa surgir.[65]

Efeitos Gastrintestinais

Os efeitos gastrintestinais do bloqueio subaracnóideo são devidos principalmente ao bloqueio simpático, liberando a ação parassimpática com consequente aumento de secreções, relaxamentos esfincterianos e aumento do peristaltismo. Nas cirurgias abdominais, a incidência de vômitos pode chegar a 20%, especialmente quando o bloqueio apresenta nível superior a T_5, quando ocorre hipotensão arterial, assim como quando se faz sedação principalmente com opioides.[66]

Efeitos Geniturinários

Os rins recebem inervação simpática de T_{10} a L_1, mas o bloqueio subaracnóideo em nível máximo não provoca alterações na filtração glomerular, desde que a PAM seja mantida acima de 80 mmHg.

O problema maior do bloqueio é a retenção urinária, que é frequente. Ela ocorre por bloqueio das fibras parassimpáticas, causando atonia da bexiga e aumento do tônus do esfíncter vesical.

Efeitos Neuroendócrinos

As respostas neuroendócrinas e metabólicas ao estresse cirúrgico estão descritas no Capítulo 43. Admite-se que a anestesia subaracnóidea diminui a resposta neuroendócrina, principalmente em cirurgias do abdome inferior e dos membros inferiores, tendo mínimo efeito nas cirurgias do abdome superior.

INDICAÇÕES E CONTRAINDICAÇÕES

Indicações

A anestesia subaracnóidea tem um grande número de indicações em várias especialidades cirúrgicas e em procedimentos diagnósticos e terapêuticos, especialmente em membros inferiores e abdome inferior. Aspectos específicos da sua indicação serão abordados neste tratado em capítulos específicos.

A anestesia subaracnóidea encontra indicação em todas as faixas etárias, desde prematuros até o extremo de idade. Inúmeras vezes a técnica indicada é a de punção única com injeção simples da solução de anestésico local associada ou não a opioides. No entanto, existem indicações para raquianestesia contínua ou de técnica combinada raquiperidural, assim como variantes da técnica, objetivando anestesia segmentar em sela ou unilateral, em que as repercussões hemodinâmicas são mínimas.

Vale aqui ressaltar a indicação da anestesia subaracnóidea nos extremos de idade. Admite-se que o bloqueio subaracnóideo seja a melhor indicação para recém-nascidos prematuros e ex-prematuros. Nessas crianças observam-se alta incidência de bradicardia e queda da SpO_2, além de períodos de apneia, principalmente no pós-operatório com técnicas de anestesia geral (ver Capítulo 198). Assim, o bloqueio subaracnóideo tem sido indicado como técnica única devido ao fato de se observar menor diminuição da SpO_2 e da incidência de apneia.[66-69]

Alguns autores também preconizam a realização do bloqueio em crianças com alto índice de previsão para intubação traqueal difícil, assim como naquelas portadoras de epidermólise bolhosa, em que a intubação pode causar danos para a cavidade oral e a traqueia.[70]

Em idosos, a anestesia subaracnóidea apresenta-se com certas vantagens em relação à anestesia geral, como diminuição da resposta neuroendócrina ao estresse cirúrgico, boa analgesia, menor incidência de disfunção respiratória, menor incidência de trombose venosa profunda e de isquemia miocárdica, menor mortalidade, preservação da função cerebral e incidência de cefaleia praticamente desprezível. No entanto, é necessário ressaltar que bloqueios altos podem resultar em complicações sérias, especialmente para o sistema cardiovascular. Assim sendo, na dependência da extensão do bloqueio, do tipo do procedimento e das condições físicas do paciente, nem sempre o bloqueio subaracnóideo significa vantagem.

Contraindicações

Sempre que o risco for maior que o benefício para execução do bloqueio subaracnóideo, a técnica não deve ser indicada. É necessário analisar detalhadamente as condições físicas do paciente, as condições técnicas para execução do bloqueio, além de relatos de problemas neurológicos preexistentes.

A recusa do paciente é uma contraindicação para a realização do bloqueio. Se mesmo depois da explicação detalhada sobre as vantagens e desvantagens do bloqueio para determinado procedimento o paciente ainda assim se recusar a submeter-se a ele, a técnica não deve ser realizada.

A hipovolemia é uma contraindicação absoluta para a realização do bloqueio subaracnóideo. Os pacientes hipovolêmicos mantêm a pressão arterial por mecanismo compensatório simpático, com vasoconstrição periférica e taquicardia. O bloqueio subaracnóideo abole a atividade simpática resultando em vasodilatação, estagnação de sangue na periferia, diminuição do retorno venoso com consequente diminuição do débito cardíaco e queda acentuada da pressão arterial. Assim sendo, o bloqueio só poderá ser realizado se houver tempo para reposição volêmica e se a causa da hipovolemia estiver controlada, condições muitas vezes difíceis de obter em situações de emergência.

Infecção no local da punção constitui outra contraindicação para o bloqueio subaracnóideo devido à possibilidade de meningite e de infecção no trajeto da punção.

Nos pacientes com sepse existe também o risco de meningite. Além do mais, é necessário avaliar o estado hemodinâmico, pois o bloqueio simpático pode agravá-lo.

Na hipertensão intracraniana, a contraindicação é relativa. A descompressão súbita pela perda liquórica pode causar herniação cerebral com compressão bulbar.

Nas coagulopatias ou trombocitopenia existe risco de formação de hematoma peridural ou subdural.

Nos pacientes em uso de anticoagulantes, a indicação deve ser analisada com cautela e cada caso deve ser tratado individualmente.

É inegável o benefício dos bloqueios neuroaxiais na prevenção de fenômenos tromboembólicos no pós-operatório. Seguindo regras, que são até flexíveis, é possível unir os benefícios do bloqueio subaracnóideo àqueles proporcionados pela tromboprofilaxia (ver Capítulo 93).

A Tabela 102.7 mostra os tipos de doenças nas quais os pacientes fazem uso de anticoagulantes ou antiagregantes plaquetários. Três situações devem ser destacadas: os pacientes com *stent* metálico, aqueles com *stent* farmacológico e aqueles com prótese valvar metálica. Os pacientes com *stent* metálico não devem suspender a terapêutica antiagregante por 60 dias, e aqueles com *stent* farmacológico, por um ano. Nos pacientes com prótese valvar metálica, a suspensão do anticoagulante, ou mesmo a terapêutica substitutiva por heparina de baixo peso molecular, pode acarretar a formação de trombos com graves consequências. Nas outras doenças, a suspensão – ou não – irá depender da gravidade do caso.

É necessário fazer distinção entre pacientes que recebem pequenas doses de heparina e que aqueles que recebem altas doses. Na sub-heparinização com exames normais, o bloqueio subaracnóideo é compatível desde que seja realizado duas horas antes ou quatro horas após a administração da heparina.[71] Na heparinização com altas doses é necessário que seja respeitado um intervalo de 60 a 120 minutos entre a punção e a administração de heparina. Na realidade, o bloqueio subaracnóideo é seguro em pacientes heparinizados desde que as indicações e os prazos para administração da heparina sejam respeitados.[72]

Nos pacientes em uso crônico de heparina, é necessário proceder à avaliação completa da anticoagulação.

Com relação à heparina de baixo peso molecular, o bloqueio deve ser feito no mínimo 12 horas após a última dose e pelo menos 2 horas antes da primeira dose ou da reintrodução da medicação. No Capítulo 68 estão listados todos os anticoagulantes e antiagregantes e os respectivos prazos para sua suspensão.

Os pacientes que receberam **trombolíticos** nos últimos dez dias têm alto risco de sangramento espinhal, de modo que o bloqueio não deve ser realizado.[73]

EVENTOS ADVERSOS DO BLOQUEIO SUBARACNÓIDEO

A anestesia subaracnóidea é uma técnica simples com amplas indicações e com baixo índice de complicações. No entanto, como toda técnica anestésica, não está isenta de eventos adversos, quer pelas repercussões sistêmicas, quer pelo próprio local de ação dos fármacos. Os efeitos adversos serão abordados na seguinte ordem:

- Cefaleia
- Falhas
- Hipotensão arterial
- Parada cardiorrespiratória
- Fístula liquórica
- Hematomas
- Lesões mecânicas
- Lesões químicas
- Sintomas neurológicos transitórios
- Síndrome da cauda equina
- Processos infecciosos e inflamatórios
- Síndrome da artéria espinhal anterior da medula

Cefaleia

A cefaleia pós-punção da dura-máter é evento adverso mais frequente no pós-operatório da anestesia subaracnóidea.

Admite-se que a cefaleia seja resultante da perda liquórica para o espaço extradural que acarreta diminuição da sua pressão. A perda liquórica já foi comprovada através de mielografia com radioisótopos e por ressonância nuclear magnética, demonstrando o acúmulo de líquor no espaço extradural. O fator precipitante é a perda liquórica, mas admite-se que a hipotonia causada pelo extravasamento de líquor provoca deslocamento caudal do encéfalo e tração das meninges, dos seios venosos, dos nervos e dos vasos encefálicos e durais, assim como de toda a estrutura de sustentação do encéfalo quando o indivíduo fica na posição ereta.[74]

A tração dos vasos intracranianos e a diminuição da pressão liquórica provocam também vasodilatação cerebral reflexa. Todos esses fatores contribuem para sua ocorrência, que pode ser leve ou intensa, necessitando de tratamento mais agressivo para o seu alívio.

A cefaleia aparece nas regiões frontal, occipital e temporal, podendo irradiar-se para a região cervical, associando-se à rigidez da musculatura da nuca e dos ombros. Ela se agrava na posição sentada ou ereta, alivia em decúbito dorsal e exacerba com a tosse ou movimentos bruscos da cabeça. Outros sintomas podem estar presentes, como distúrbios visuais e auditivos, rigidez do pescoço, náuseas e vômitos.

Ao estiramento dos nervos trigêmeo, vago e glossofaríngeo, atribui-se a presença da dor. Os distúrbios visuais (diplopia, fotofobia, escotomas e visão borrada) são originados pela tração ou compressão dos nervos cranianos. Os distúrbios auditivos (perda da acuidade, *tinitus* e discinesia) são decorrentes da hipotonia liquórica.

Outra complicação que pode estar presente é estrabismo convergente, geralmente unilateral. Essa complicação é mais tardia, podendo surgir até o sétimo dia e perdurar por meses.

Vários fatores estão relacionados com a incidência de cefaleia, como calibre da agulha de punção, idade, sexo, gestação, desidratação e história anterior de cefaleia.

O calibre e a ponta das agulhas são duas características importantes na determinação do aparecimento de cefaleia pós-raquianestesia.

A diminuição da incidência de cefaleia com a diminuição do calibre da agulha, fato já comprovado, ensejou o aparecimento, por exemplo, da agulha de Quincke nos calibres 25G, 27G, 29G e até 32G e 34G. Porém, concomitantemente às diminuições do calibre, surgiram outros problemas, como a dificuldade técnica, com consequente aumento do número de tentativas, fato que pode ser contornado com treinamento e um exame minucioso da coluna vertebral, especialmente do local da punção, além de outros fatores adjuvantes, como posicionamento e sedação do paciente.[75]

Apesar de alguns estudos serem inconclusivos com relação ao número de tentativas e a incidência de cefaleia, o fato é que o número de tentativas mostra uma tendência ao surgimento de cefaleia. Um estudo realizado com 4.750 gestantes submetidas à cesariana mostrou que na padronização de uma técnica, com exame minucioso da coluna e utilizando agulha Whitacre 27G, a incidência de cefaleia foi de 0,4%.[75] A baixa incidência de cefaleia não permitiu concluir se o número de tentativas causou mais cefaleia, mas mostrou uma tendência para a inferência de que o número de tentativas pode provocar o quadro. No entanto, outro estudo em 7.869 pacientes mostra significância ao apurar que em 165 casos de cefaleia haviam sido feitas mais de duas tentativas de punção.[76]

É possível que, além do calibre e da ponta das agulhas, os detalhes técnicos, a casuística e, especialmente, os fatores biológicos sejam responsáveis pela grande variabilidade de incidência de cefaleia pós-raquianestesia.

Na realidade, estudos mostram que o calibre é importante, e quando se comparam agulhas com o mesmo desenho da ponta e o calibre, a incidência de cefaleia diminui com o calibre mais fino. A Tabela 114.7 mostra alguns estudos e a incidência de cefaleia com agulhas de vários calibres.[77-84] Os dados ali expostos mostram também que o desenho da ponta da agulha modifica a incidência de cefaleia, cuja incidência pode diminuir com o uso da agulha em ponta de lápis de Whitacre. O inconveniente da agulha em ponta de lápis é que ela se desgasta facilmente, constituindo problema quando várias tentativas de punção são realizadas.

TABELA 114.7
TIPOS DE AGULHAS E INCIDÊNCIA DE CEFALEIA.

Tipo de agulha	Incidência de cefaleia %	Autor
Quincke 25G	4,3	Eriksson [103]
Quincke 25G	11,0	Carvalho [104]
Quincke 25G	3	Imbelloni [105]
Quincke 25G	8,7	Vallejo [106]
Quincke 27G	2	Neves [107]
Quincke 27G	0,7	Imbelloni [105]
Quincke 27G	5,6	Corbey [108]
Quincke 27G	2,7	Schultz [109]
Quincke 27G	0,8	Halpern [110]
Whitacre 25G	3	Carvalho [104]
Whitacre 25G	3,1	Vallejo [106]
Whitacre 25G	2	Neves [107]
Whitacre 27G	0,4	Villar [101]
Whitacre 27G	0	Corbey [108]
Whitacre 27G	0,4	Imbelloni [105]
Whitacre 27G	0,5	Halpern [110]
Atraucan 26G	0,4	Imbelloni [105]
Atraucan 26G	2,7	Schultz [109]

A incidência de cefaleia é maior na faixa dos 18 aos 50 anos, diminuindo nos extremos de idade. Admite-se que em idosos a incidência seja desprezível devido à menor perda liquórica (líquor já hipotônico, menor elasticidade da dura-máter e menor elasticidade dos vasos cerebrais e das meninges). Assim, as estruturas se mantêm mais fixas, não se deslocando com a perda de líquor. Quanto ao sexo, admite-se que as mulheres são mais propensas à cefaleia por influência hormonal, apesar de ser o assunto controverso. No entanto, a incidência de cefaleia em gestantes é maior, provavelmente devido a alterações hormonais, esforço durante o parto, aumento da pressão liquórica, redução de volume, perda líquida e diurese.[76]

Na desidratação, a ocorrência de cefaleia tende a ser mais grave devido à diminuição do volume liquórico.

História de cefaleia anterior ou enxaqueca é considerada fator de risco para o desenvolvimento de cefaleia pós-punção da dura-máter. Apesar de não constituir contraindicação, é preferível buscar técnicas alternativas.

A cefaleia pós-punção da dura-máter geralmente ocorre entre 24 e 48 horas após a punção, porém existe relato do seu surgimento após seis horas. Cerca de 70% dos casos sofrem remissão em sete dias sem tratamento. A maioria é de leve intensidade quando se utiliza agulha de fino calibre. Diagnóstico diferencial deve ser feito com as seguintes causas: irritação meníngea, infecção, desidratação, depressão, enxaqueca, cefaleia tensional, infarto cerebral, crise hipertensiva, hemorragia e tumores intracranianos, trombose venosa cerebral.

Como a incidência de cefaleia é baixa, fica difícil conseguir uma amostra grande para se comparar se o repouso no leito é medida profilática para diminuir a incidência de cefaleia. No entanto, cefaleia de leve intensidade muitas vezes melhora muito com o repouso e a hidratação.

As cefaleias de leve intensidade podem ser tratadas com repouso no leito, hidratação, analgésicos e cafeína. Outros fármacos, como o sumatripam e o hormônio adrenocorticotrófico, também já foram utilizados com bons resultados.[74]

Cefaleias intensas e incapacitantes necessitam de tratamento invasivo, por via peridural, e as alternativas são: solução fisiológica, tampão sanguíneo, dextran e cola de fibrina.

A injeção de solução fisiológica no espaço peridural apresenta alto índice de sucesso no alívio imediato da dor, porém tem alto índice de recidiva nas primeiras oito horas. Com base nisso, alguns autores preconizam a injeção de 30 a 50 mL e manutenção de infusão contínua de 24 a 30 mL . h^{-1}.[85]

O tampão sanguíneo peridural é o tratamento mais eficaz da cefaleia pós-punção da dura-máter, com baixo índice de recidiva. O tampão oclui o orifício, expande o espaço peridural, comprime o saco dural, diminui o espaço subaracnóideo e aumenta a pressão liquórica. A injeção de sangue autólogo no espaço peridural deve ser feita com rigorosa assepsia. O volume a ser injetado é de 10 a 20 mL. Na literatura nacional, interessante trabalho realizado em 60 gestantes que apresentavam cefaleia pós-raquianestesia (agulha de 21G) mostrou que o volume de sangue não ultrapassou 10 mL em 59 casos.

Em apenas um caso foi necessária nova injeção, e mesmo assim houve a suspeita de que a primeira injeção não apresentou resultados por não ter sido feita no espaço peridural.[86]

O tampão sanguíneo peridural está indicado nas cefaleias incapacitantes e quando as medidas conservadoras não apresentaram resultados. Está contraindicado na sepse e nas coagulopatias.

Alguns raros efeitos adversos foram observados com o emprego do tampão sanguíneo, como meningismo, elevação da temperatura corporal, lombalgias, dores na nuca, dor radicular transitória e infecção.[74]

É sabido que pacientes Testemunhas de Jeová, por princípios de interpretação bíblica, não permitem nem a transfusão sanguínea autóloga, considerando que o sangue retirado do corpo não pode ser devolvido a ele devido à perda da continuidade. No entanto, algumas medidas têm sido aceitas como autotransfusão (*cell saver*) e hemodiluição normovolêmica aguda, desde que não haja desconexão do sangue retirado com acessos venosos do paciente. Com base nisso, existem relatos do emprego do tampão sanguíneo peridural em pacientes Testemunhas de Jeová, utilizando-se um sistema fechado que permite a colheita do sangue e a injeção no espaço peridural, sem perda da continuidade.

Na literatura nacional existe o relato de dois casos nos quais foi feito tampão sanguíneo peridural com um sistema fechado, sendo bem aceito pelos pacientes e pelo ministro da entidade religiosa.[87] O sistema foi preparado em condições estéreis, utilizando-se os seguintes materiais: dois equipos de soro cortados em segmentos de 60 cm, uma conexão de duas vias, uma torneira de três vias e uma seringa de 20 mL. O sistema foi montado de modo a permitir uma conexão com a agulha da venopunção (20G), uma conexão de três vias, sendo que as outras duas vias foram conectadas a uma seringa de 20 mL e o outro segmento do equipo de soro, que seria conectado à agulha de peridural. Com os pacientes posicionados em decúbito lateral esquerdo, foi feita a antissepsia da região lombar e do membro superior direito na região escolhida para a venopunção. Inicialmente foi feita punção peridural no espaço L_2-L_3, com agulha 17G, que foi mantida fixa e conectada ao equipo de soro. A seguir foi feita venopunção com a agulha conectada à outra extremidade do equipo de soro, com direcionamento da torneira de três vias no sentido da veia para a seringa. Foram aspirados 15 mL de sangue. Com o redirecionamento da torneira no sentido da seringa para a agulha de peridural, foram injetados os 15 mL de sangue.

A injeção de dextran 40 no espaço peridural (20 a 30 mL) é uma alternativa ao tampão sanguíneo quando houver contraindicação do seu uso. Existe relato da injeção de peridural de dextran 40 mm em paciente portador do vírus HIV, evitando, assim, a injeção de sangue e possível disseminação para o sistema nervoso central. Vale ressaltar que a possibilidade de disseminação do vírus é ainda controversa.[88]

A injeção de cola de fibrina foi utilizada com base no fato de ela ser empregada em neurocirurgia com sucesso. Ela forma um selo biológico transitório e não promove reações inflamatórias.

Falhas

A incidência de falhas é outro problema que aparece também com as agulhas de fino calibre. No entanto, a frequência variável entre os autores mostra que o método ou os critérios de avaliação empregados são diferentes. Por exemplo: pode ser dito que o bloqueio falhou se o paciente referiu dor à tração peritoneal, mesmo tendo analgesia da parede abdominal e bloqueio motor completo dos membros inferiores? Na realidade, o nível da anestesia é que foi inadequado. Assim, se o autor estiver estudando a dispersão do anestésico e especificamente o parâmetro dor à tração peritoneal, pode-se dizer que o bloqueio falhou, ou seja, não atingiu o nível desejado. Assim sendo, é difícil chegar a um consenso, o que impede dizer qual é a real incidência de falhas. Deve-se lembrar que, além da agulha, também estão envolvidos fatores ligados ao paciente e à solução anestésica. Sendo assim, encontra-se na literatura incidência de falhas que varia de 0% até 35%. Entre esses conceitos, estão: falha total, conversão para anestesia geral, nível insuficiente antes da cirurgia, dor à cirurgia programada, necessidade de suplementação, tempo insuficiente e ausência de analgesia, e dor à tração visceral. Nota-se que, pelos conceitos adotados, nem sempre ocorreu falha total, sendo rotulado como falha o fato de o bloqueio não atingir o nível desejado, ou não ter duração suficiente para a realização da cirurgia.[89-91]

Com relação ao calibre da agulha, alguns autores apontam para maior incidência de falhas com a agulha 29G, que varia de 6% a 8%.[92]

Ao bisel da agulha também tem sido atribuída importância quanto ao índice de falhas. As agulhas de Sprotte e de Quincke têm bisel mais longo e orifícios maiores que facilitam o gotejamento do líquor, mas podem ensejar a injeção através da membrana puncionada levando à falha parcial ou total.[93] Com as agulhas de orifícios menores, como as de Whitacre e de Greene, não se espera esse tipo de problema, porém ele também existe. As agulhas mais utilizadas atualmente são as de calibre 25G e 27G. A 27G é a preferida para os pacientes na faixa etária dos 20 aos 50 anos em regime ambulatorial, e a ponta de Whitacre é realmente a que se mostra com um índice menor de cefaleia, geralmente de menor intensidade, não necessitando, na maioria das vezes, o emprego de tampão sanguíneo peridural para o tratamento.

Admite-se que as falhas são mais afeitas a fatores técnicos, quais sejam: avaliação adequada da anatomia da coluna vertebral, escolha da agulha, local da punção, adequação da dose e da baricidade, cuidados no armazenamento dos fármacos anestésicos, posicionamento do paciente durante e após a injeção no espaço subaracnóideo.

A escolha do local da punção envolve fatores anatômicos. A deposição do anestésico local deve ser feita no local apropriado, ou seja, no interior do espaço subaracnóideo, que fica contíguo ao cone medular, às raízes nervosas e à cauda equina, facilitando assim sua penetração e ação no nível da membrana neuronal.

Quanto ao local da deposição da solução de anestésico local, algumas hipóteses foram aventadas para tentar explicar a incidência de falhas mesmo quando ocorre gotejamento de líquor e falha no bloqueio. Assim, temos:

1. Presença de cistos no trajeto da agulha (sinoviais, dermoides ou ganglionares de Tarlov). A punção do cisto promoverá gotejamento do seu conteúdo. A presença de cistos ocorre em cerca de 4,5% a 9,5% da população;
2. Excessiva infiltração de solução de anestésico local no trajeto da punção, podendo causar refluxo pela agulha de punção;
3. Mobilização da agulha por ocasião da conexão da seringa, ou durante a injeção;
4. O bisel da agulha poderá ficar parte dentro do espaço subaracnóideo e parte no espaço peridural, proporcionando a injeção insuficiente do volume da solução anestésica no local apropriado. Isso pode ocorrer especialmente com agulhas de bisel longo;
5. O fraco gotejar de líquor com as agulhas de fino calibre 27G e 29G, que apresentam maior número de falhas do que com as agulhas 25G;
6. Injeção subdural de anestésico local.[89]

Quanto à incidência de falhas do agente anestésico, não existe consenso na literatura. Se por um lado alguns autores atribuem maior incidência de falhas com o emprego de bupivacaína em relação à lidocaína, outros não encontraram diferença significativa. No entanto, ainda que existam diferenças de incidência de falhas entre os autores devido à padronização de critérios diferentes, o agente anestésico, isoladamente, não influenciou os resultados obtidos.

Aspectos importantes quanto à forma e ao tempo de armazenamento devem ser considerados quanto aos fármacos anestésicos locais. A estabilidade das soluções se perde com o tempo e o tipo de armazenamento. O tempo máximo de dois anos deve ser observado para os aminoésteres (tetracaína, procaína e clorprocaína) e de três anos para os fármacos anestésicos locais tipo aminoamidas (bupivacaína, ropivacaína e lidocaína). Todos os fármacos anestésicos locais devem ser armazenados em lugar fresco, protegidos da luz e do calor. Na autoclavagem, a pressão não deve exceder 1,5 atm e a temperatura de 126 °C no tempo máximo de 30 minutos.[94]

A dose escolhida deve ser adequada, observando-se a baricidade do anestésico local e o correto posicionamento do paciente antes e após a punção subaracnóidea.

Hipotensão Arterial

A diminuição da pressão arterial é um efeito esperado da anestesia subaracnóidea. Assim, não se pode chamar de complicação toda queda da pressão arterial. Em condições normais, nível de anestesia até T_{10} produz diminuição da pressão arterial sistólica de 5% a 6%; T_8, de 11% a 12%; T_6, de 15% a 16%; e em T_3, de 21% a 24%. Todas essas cifras são consideradas aceitáveis. A diminuição é decorrente de vasodilatação periférica (80%) e diminuição do débito cardíaco (20%) que normalmente mantém a perfusão periférica.

Os níveis pressóricos devem ser monitorados continuamente durante e após a instalação do bloqueio subaracnóideo. Recomenda-se que nos primeiros dez minutos a PA seja verificada a cada um minuto; e nos dez minutos subsequentes, a cada dois minutos. É necessário lembrar que os medidores automáticos não invasivos da pressão levam cerca de 40 segundos para medir a pressão arterial.

É difícil estabelecer um nível em que a diminuição da pressão arterial deve ser tratada. Quedas de até 30% em pacientes jovens e até 20% em idosos podem ser bem toleradas desde que a perfusão periférica esteja mantida e o paciente não mostre sinais e sintomas decorrentes delas. No entanto, diminuição de 10% a 15% da PA nos primeiros dois minutos é sinal de alerta para a instituição de tratamento, especialmente em idosos e pacientes obstétricas.

Hipotensão arterial grave, acompanhada de bradicardia e sinais de isquemia bulbar, necessita de tratamento urgente com vasopressores e administração de oxigênio.

Fundamentalmente, para se tratar a hipotensão arterial deve-se rapidamente detectar a causa, quando fatores coadjuvantes podem estar contribuindo para que ela ocorra, como grande volume abdominal (obstetrícia), compressão abdominal (posição de canivete) ou hipovolemia (sangramento).

Quando fatores coadjuvantes inexistem, a hipotensão arterial é causada unicamente pelo bloqueio simpático.

Para o tratamento da hipotensão arterial, três medidas podem ser tomadas isoladamente ou em conjunto: modificação do posicionamento do paciente, infusão de líquidos por via venosa e uso de vasopressores.

O posicionamento do paciente em cefalodeclive de 20° melhora o retorno venoso, podendo acrescentar até 30% na PAM, mas influenciará no nível da anestesia, especialmente quando for utilizada solução hiperbárica e se não decorreram 20 minutos da injeção subaracnóidea. Assim, essa não é uma boa conduta para hipotensão arterial de início súbito. Para as soluções isobáricas ou hipobáricas, a influência no nível é menos significativa. A posição de litotomia pode ser utilizada de imediato se o paciente permanecer nessa posição durante o ato cirúrgico (exemplos: RTU da próstata, perineoplastia). Na realidade, modificações da postura ficam limitadas pela dispersão do anestésico local ou pelo tipo de procedimento a que o paciente irá se submeter.

A infusão venosa de cristaloide (1.000 a 1.500 mL) pode compensar o volume sequestrado pela vasodilatação e elevar a pressão arterial, mas a resposta não é imediata devido ao tempo de infusão. Deve-se também lembrar que a infusão de volume excessivo de líquidos aumenta a diurese e a incidência de cateterismo vesical, assim como pode causar insuficiência cardíaca em idosos ou cardiopatas quando da reversão do bloqueio.

Os vasopressores mais utilizados são a efedrina e o metaraminol, com prevalência da primeira. A efedrina tem efeito sobre as artérias e veias (constrição) e sobre o coração (taquicardia). Deve-se diluir o fármaco, injetar, por via venosa, 5 mg e aguardar a resposta. Doses subsequentes podem ser injetadas na dependência da resposta de cada dose administrada. O metaraminol também deve ser administrado em doses fracionadas (5 mg). Nos casos refratários à efedrina, o metaraminol é a alternativa, especialmente em pacientes que fazem uso crônico de antidepressivos tricíclicos, como a amitriptilina.

Hipotensão arterial tem resposta mais rápida quando se utiliza vasopressor. A infusão de líquidos é mais demorada. É necessário avaliar rapidamente e estabelecer a conduta mais adequada para cada caso.

Parada Cardiorrespiratória

A anestesia subaracnóidea é uma técnica anestésica segura, com elevado índice de sucesso e baixo índice de complicações. No entanto, podem ocorrer sérias complicações, como a parada cardiorrespiratória, definida como a ocorrência súbita de bradicardia ou assistolia na vigência de um bloqueio subaracnóideo, com necessidade de manobras de reanimação em pacientes que se encontravam anteriormente estáveis hemodinamicamente.[121]

Quanto à incidência de parada cardíaca após bloqueio subaracnóideo, a literatura mostra variações de 1,3 a 18 casos para cada 10.000 anestesias, ou percentagens de 0,01 a 0,03%.[122] Mostra também que ela ocorre mais com anestesia geral,[95,96] quando comparada à anestesia subaracnóidea. Um trabalho mostra incidência 12,7 vezes maior para anestesia geral quando comparada aos bloqueios.[96] No entanto, os autores sugerem que tal ocorrência se deve ao fato de que as cirurgias mais complexas e de alto risco são mais frequentemente realizadas com anestesia geral.[97]

No passado, acreditava-se que a maioria dos casos de parada cardiorrespiratória (PCR) durante anestesia subaracnóidea decorria de depressão ventilatória, como consequência da sedação, ou níveis altos. Quanto ao nível, sabe-se que a instalação do bloqueio relaciona-se ao volume corrente, à frequência respiratória, ao volume-minuto e à pressão parcial de gases. Quanto à depressão respiratória devido à sedação, após a introdução da oximetria de pulso, observaram-se casos de parada cardiorrespiratória mesmo com a SpO_2 normal. Assim sendo, outros mecanismos passaram a ser propostos para as causas de parada cardiorrespiratória súbita, após instalação do bloqueio subaracnóideo.

O bloqueio sensitivo no nível de T_4 leva invariavelmente ao bloqueio simpático completo, atingindo todas as fibras cardioaceleradoras de T_1 a T_4, causando bradicardia. Concomitantemente ocorre diminuição da pressão arterial. O bloqueio simpático alto resulta em aumento do tônus vagal, que, sem a contraposição do sistema nervoso simpático, provoca efeitos inotrópicos, cronotrópicos e dromotrópicos negativos. A vasodilatação periférica provocada pelo bloqueio simpático leva à redistribuição de sangue para os membros inferiores e vasos esplâncnicos, diminuindo o retorno venoso com diminuição significativa da pré-carga. Os níveis elevados de bloqueio simpático podem acarretar redução de até 53% da pré-carga, bem maior do que com níveis abaixo de T_4, quando assim mesmo a redução pode chegar a 36%. Assim, ocorre hipotensão arterial e diminuição da pré-carga com bradicardia. Se considerarmos que a desnervação simpática isoladamente ocasionará diminuição de 10% na frequência cardíaca quando a pré-carga for normal, a sua diminuição torna-se fator importante no aparecimento de bradicardia acentuada.

A diminuição da pré-carga pode gerar três reflexos que podem resultar em bradicardia intensa e até assistolia. Um dos reflexos é o intracardíaco, que está relacionado com receptores presentes nas células tipo marca-passo. A diminuição do retorno venoso, com consequente diminuição do enchimento atrial e redução do estiramento das células do marca-passo, provoca bradicardia. Outro reflexo é desencadeado pela estimulação dos mecanorreceptores do átrio e do ventrículo direitos e dos barorreceptores situados no átrio direito e na veia cava. Um terceiro reflexo é o reflexo de Bezold-Jarish, determinado por mecanorreceptores localizados na parede inferoposterior do ventrículo esquerdo. Quando ocorre diminuição aguda do volume diastólico ventricular final, esses receptores são estimulados, levando ao aumento da atividade do sistema nervoso parassimpático e inibição do simpático, ocasionando bradicardia, vasodilatação sistêmica e hipotensão arterial. Na realidade, a convergência desses três reflexos leva à bradicardia. Embora o mecanismo pelo qual a anestesia subaracnóidea possa precipitar a bradicardia e até assistolia não esteja totalmente esclarecido, admite-se que a via final é o aumento ou a preponderância da atividade do sistema nervoso parassimpático.[95]

Nos indivíduos vagotônicos ocorre desequilíbrio das funções simpáticas e parassimpáticas, fato observado em 7% da população. A predominância do parassimpático leva esses indivíduos a apresentarem náuseas, palidez, hipotensão arterial e síncope, muitas vezes precipitadas por estresse físico ou emocional.[95] Assim, esses pacientes são propensos a apresentar bradicardia e assistolia, quando coexistem fatores adicionais de predomínio vagal, como na anestesia subaracnóidea com nível de bloqueio alto. Medo, ansiedade, dor, tração visceral e alterações posturais, como a posição sentada que diminui o retorno venoso, podem precipitar o aparecimento de efeitos vagais em pacientes sob anestesia subaracnóidea. Clinicamente podem surgir bradicardia, bloqueio atrioventricular (BAV) de primeiro e segundo graus e até BAV total. O BAV de primeiro grau pode evoluir para BAV de segundo grau e/ou total. A ocorrência de BAV de primeiro grau pode ser um sinal de alerta para o surgimento de BAV total e assistolia.

São mais propensos a desenvolver bradicardia pacientes com frequência cardíaca menor que 60 btm, indivíduos jovens vagotônicos, pacientes em uso de betabloqueadores, nível alto de anestesia e indivíduos abaixo de 50 anos com BAV prévio. Alguns autores admitem que, para a ocorrência de parada cardiorrespiratória durante anestesia subaracnóidea, pelo menos dois fatores devem estar envolvidos.[97] Assim, quando dois ou mais fatores estão envolvidos, o paciente deve ser considerado como de alto risco para o desenvolvimento de bradicardia e parada cardiorrespiratória.[95,97] Deve ser salientado que em idosos o bloqueio subaracnóideo alto é uma causa de parada cardíaca. Nesses pacientes, o nível alto de bloqueio sensitivo é atingido com doses menores quando comparados a pacientes jovens.

A cirurgia também pode ser um fator de risco para o surgimento de PCR em pacientes sob bloqueio subaracnóideo. Como exemplo, cita-se a artroplastia de quadril, que tem a maior incidência de PCR, com surgimento precoce, no início do procedimento, ou tardio decorrente de eventos adversos cirúrgicos como hemorragia, alterações da postura e colocação do cimento ósseo.[95]

Pelo exposto, é necessária muita atenção durante a instalação do bloqueio subaracnóideo, especialmente nos grupos de risco e em idosos. Além do momento da instalação, existem fatos que podem ocorrer antes e durante a cirurgia, como a modificação postural, a retirada de torniquetes, hemorragia, tração visceral e outros.

A manutenção da pré-carga é fundamental. Quando a diminuição da pré-carga é prevista, reposição de volume e posição de cefalodeclive podem ajudar. No entanto, nem sempre isso é suficiente.

A bradicardia pode ser a única manifestação clínica de aumento do tônus vagal. Assim, ela deve ser prontamente tratada. O uso de atropina de forma precoce reduz a morbidade nos casos de PCR durante a anestesia subaracnóidea.[95]

A PCR decorrente de bloqueio alto, com grande redução da pré-carga, é de difícil reanimação em decorrência da vasodilatação periférica e importante redução dos fluxos sanguíneos coronariano e cerebral.[95] De modo isolado, a atropina pode não ser suficiente para reverter a tempo a bradicardia em função da lentidão circulatória. Assim sendo, o uso de vasopressores é imperativo. É útil a administração de vasopressores de ação mista, α e β-adrenérgicos, que aumentam a resistência vascular periférica, a pressão arterial diastólica e, consequentemente, a perfusão coronariana e o fluxo sanguíneo cerebral, opondo-se também aos efeitos inotrópicos e cronotrópicos decorrentes do aumento do tônus vagal. No entanto, na presença de bradicardia intensa, recomenda-se o uso de adrenalina (0,01 a 0,1 mg.k^{-1}). Isso se deve ao fato de a efedrina apresentar menor ação a_2-adrenérgica do que a adrenalina.[121,123] Deve-se lembrar que a adrenalina não tem efeito vagolítico e, portanto, a atropina deve ser administrada. Alguns autores recomendam o seguinte esquema: atropina (0,4 a 0,6 mg), efedrina (25 a 50 mg) e adrenalina (0,2 a 0,3 mg).[95,97]

A anestesia subaracnóidea é uma técnica muito segura, porém não está isenta de graves eventos adversos. Na presença de bradicardia acentuada, medidas profiláticas devem ser tomadas com urgência. Se ocorrer PCR, manobras de reanimação devem ser instituídas obedecendo ao algoritmo adequado (ver Parte 29). Assim procedendo, a reanimação poderá ser efetiva com recuperação completa do paciente, porém existem relatos nos quais a reanimação foi corretamente instituída e mesmo assim não se obteve sucesso.[121]

Fístula Liquórica

Fístula liquórica pode ocorrer após punção da dura-máter e passagem de cateter subaracnóideo. Podem surgir sintomas de cefaleia após a punção. O tratamento conservador inclui acetazolamida, restrição hídrica e passagem de ponto no local da fístula mantido por, pelo menos, três dias. Se não ocorrer fechamento da fístula, pode ser realizado o tampão sanguíneo peridural, antes de se indicar o tratamento cirúrgico.[98]

Hematomas

Existe a possibilidade de punção venosa em todo o trajeto da punção subaracnóidea, mas é mais frequente a punção de vasos peridurais mas essa incidência aumenta com o número de tentativas. Ela é maior em gestantes, podendo chegar a 18%.[99]

Apesar da frequência de punções sanguinolentas, o aparecimento de hematoma peridural ou subdural é raro. Em punções atraumáticas, estima-se que a incidência possa ser de 1:320.000 punções em pacientes que não estão em uso de anticoagulantes.[100]

Os hematomas geralmente ocupam posição dorsal, podendo estender-se por vários segmentos, difundindo-se também para os forâmen intervertebrais. Em idosos, os tecidos ao redor dos forâmen ficam menos frouxos, deixando-os mais circunscritos ao espaço peridural, podendo mais precocemente causar compressão medular e/ou síndrome da cauda equina.

A presença de um hematoma com compressão determina o aparecimento de sintomas neurológicos com dor intensa do tipo radicular e paraparesia com incontinência esfincteriana. Os distúrbios neurológicos podem surgir 20 minutos após a formação do hematoma, mas podem ser tardios, levando até dez dias desde os primeiros sintomas até o surgimento de bloqueio motor.[101]

Laminectomia descompressiva é o tratamento de escolha para o esvaziamento do hematoma, sendo de seis horas o tempo máximo entre o aparecimento dos sintomas e a descompressão. Acima de seis horas o prognóstico é muito ruim. A investigação neurológica deve ser feita rapidamente após a primeira queixa do paciente, como lombalgia intensa, parestesia, fraqueza muscular, dormência ou dor nos membros inferiores.

Lesões Mecânicas

Lesões medulares e radiculopatias foram descritas como decorrentes de traumatismos causados pela punção subaracnóidea, resultando em dor ou parestesia.[102] Lesões medulares tendem a ser permanentes, as radiculopatias geralmente são transitórias, porém os sintomas podem durar dias ou meses.

Lesões Químicas

Somada às características físico-químicas dos fármacos utilizados na anestesia subaracnóidea, a autoclavagem confere segurança sem perda da potência da solução anestésica.

No passado, alguns relatos de lesões químicas graves foram descritas, cuja etiologia foi atribuída a resíduos de detergentes ou soluções antissépticas nas agulhas e seringas. Outras foram atribuídas ao uso de fenol ou álcool utilizados na esterilização de ampolas de anestésico local. A imersão das ampolas nessas soluções possibilita a passagem do antisséptico através de possíveis microfraturas no vidro, contaminando a solução anestésica.[102]

Aracnoidite adesiva grave foi descrita com o uso de agulhas e seringas submetidas à fervura em água que continha resíduo de ácido fosfórico.[102]

Os anestésicos locais, nas concentrações atualmente empregadas, não têm efeitos tóxicos. Casos de aracnoidite foram descritos após raquianestesia total, nos quais grandes quantidades de anestésico local foram injetadas no espaço subaracnóideo após punção inadvertida da dura-máter, com agulha de peridural.

A aracnoidite adesiva é uma complicação grave que se caracteriza por uma reação inflamatória que evolui para obliteração do espaço subaracnóideo de forma ascendente, podendo atingir níveis altos. A obliteração deve-se à proliferação da pia-máter e da aracnoide. O início é insidioso, podendo levar semanas ou meses para seu surgimento. A progressão pode ser lenta, iniciando-se com perda gradual da sensibilidade e paresia dos membros inferiores, evoluindo para paresia e paralisia dos membros inferiores. A progressão da doença para níveis medulares altos pode causar hipertensão intracraniana, quadriplegia e óbito.[103,104]

Sintomas Neurológicos Transitórios

Sem dúvida, a lidocaína a 5% hiperbárica foi a solução mais empregada na anestesia subaracnóidea. A agulha utilizada com muita frequência era a 22G, que possibilitava maior diluição e consequente dispersão da solução no líquor. Com o advento das agulhas de fino calibre, com injeção mais lenta, passaram a ser observados sintomas neurológicos transitórios caracterizados por dor ou, ocasionalmente, diestesias nas nádegas e pernas, podendo persistir dor lombar baixa. Os sintomas geralmente não duram mais do que sete dias.

Apesar de a incidência ser maior com a lidocaína a 5% hiperbárica,[45] os sintomas foram descritos também com a lidocaína a 2% ou 1,5%, assim como com a bupivacaína, mepivacaína e tetracaína, especialmente em cirurgias de joelho e quadris, cuja postura na mesa operatória pode também proporcionar o aparecimento dos sintomas.[102,104]

O fato é que, apesar de alguns autores apresentarem conclusões praticamente definitivas sobre a ocorrência do evento adverso, outros negam a sua existência após o uso de lidocaína a 5% hiperbárica diluída no próprio líquor (concentração final 2%), em injeção simples ou através de cateteres.[133]

Síndrome da Cauda Equina

A síndrome da cauda equina se caracteriza por sinais e sintomas decorrentes de lesão neurológica em ramos e raízes dorsais e ventrais abaixo de L_2. Ela aparece no pós-operatório imediato, mas o seu grau máximo pode ser lento, evoluindo em dias ou semanas, embora possa também evoluir com a remissão dos sintomas. Fazem parte do quadro clínico analgesia perineal, parestesia e dores nos membros inferiores associadas à paresia, paraparesia ou paraplegia e disfunção vesical e retal, que evolui para incontinência.[102]

Dentre as causas da síndrome da cauda equina estão a injeção intraneural, a punção traumática e o efeito neurotóxico por contaminantes ou excessiva massa de anestésico local na região lombossacral. Hipóteses para explicar a maior massa de anestésico local, especialmente lidocaína a 5%, estão baseadas na limitada velocidade de dispersão da solução, especialmente quando se utilizam agulhas de fino calibre e microcateteres. Outros fatores poderiam ser decorrentes da postura, como a posição sentada, ou proclive em tempo demasiado longo, com o propósito de se obter bloqueio em sela. Nos casos relatados para a lidocaína, as doses empregadas foram maiores do que as praticadas normalmente.

Processos Infecciosos e Inflamatórios

Já foram relatadas meningites sépticas e assépticas após a realização do bloqueio subaracnóideo.

Nas meningites sépticas predominam as meningites por *Staphylococcus aureus* e a *Pseudomonas aeruginosa*, bactérias frequentemente encontradas em casos de infecção hospitalar. A sintomatologia inicia-se nas primeiras 24 e 48 horas após a punção e caracteriza-se por cefaleia intensa, aumento da pressão liquórica, febre, irritação meníngea, náusea, vômito, fotofobia e até convulsões. O líquor apresenta-se com leucócitos polimorfonucleares (exudato), diminuição de cloretos, ausência de glicose e aumento de proteínas. A complicação é grave e por isso recomenda-se, para a sua profilaxia, que sejam utilizadas agulhas e seringas descartáveis, e que as ampolas de anestésicos locais sejam esterilizadas adequadamente.

As meningites assépticas são causadas por irritação química (anestésico local ou sangue). A reação da pia-máter e da aracnoide é menos intensa. Ocorre pequeno aumento da pressão liquórica e do número de leucócitos polimorfonucleares. A bacterioscopia direta e a cultura do líquor são negativas.

Os sintomas geralmente aparecem 24 horas após o bloqueio. São eles: rigidez de nuca, febre, cefaleia e fotofobia. A recuperação é espontânea, podendo levar alguns dias, e muito raramente se prolonga por semanas.

Síndrome da Artéria Espinhal Anterior da Medula

A síndrome da artéria espinhal anterior da medula foi descrita mais com o emprego da anestesia peridural do que com a subaracnóidea. No entanto, também já foi descrita em pacientes operados sob anestesia geral e que não foram submetidos a nenhum tipo de anestesia no neuroeixo.

A síndrome é grave e irreversível, caracterizando-se por paralisia dos membros inferiores com preservação da sensibilidade. Pode ser acompanhada de distúrbios da micção e evacuação. A síndrome ocorre com maior frequência em pacientes arterioscleróticos que apresentaram hipotensão arterial intensa e duradoura no perioperatório.[105]

A causa já foi imputada aos bloqueios do neuroeixo, ao uso de adrenalina, à postura do paciente na mesa operatória e a complicações cirúrgicas com lesões das artérias que suprem a medula espinhal, em intervenção torácica, abdominal e vascular junto à aorta. Na realidade, a interrupção cirúrgica dos vasos nutridores da medula espinhal é uma causa já conhecida de paraplegia após operações próximas da aorta ou da coluna vertebral. No entanto, existem relatos da síndrome em outras situações nas quais não houve lesão cirúrgica.

A vascularização da medula é muito delicada e vulnerável, principalmente nas áreas divisórias entre o território da artéria radicular torácica e a radicular magna de Adamkiewicz. As artérias espinhais apresentam pequeno tônus em repouso e respondem mal aos vasopressores. O fluxo sanguíneo é determinado pela pressão de entrada e pela resistência de drenagem. Assim, é possível ocorrer diminuição perigosa do fluxo capilar da medula quando a baixa pressão de entrada arterial está associada à estase venosa e à elevada pressão venosa de drenagem por obstrução. A estase pode ser causada pela postura do paciente na mesa operatória, especialmente na hiperlordose, provocada pela presença de coxins, que são colocados para facilitar o acesso ao abdome superior ou região suprapúbica. A hiperlordose diminui a drenagem venosa, assim como o fluxo arterial, pelo estiramento dos vasos.

Os problemas dos fluxos arterial e venoso, somados à presença de arteriosclerose e episódios de hipotensão arterial, podem levar à isquemia medular e à instalação da síndrome da artéria espinhal anterior. Assim sendo, é difícil estabelecer a qualquer fator isolado o seu aparecimento. As posturas antifisiológicas podem dificultar o retorno venoso vertebral em grau acentuado, e, uma vez que a hipotensão arterial grave seja evitada e que as técnicas no neuroeixo sejam realizadas e conduzidas com cuidado, é quase provável que a causa da síndrome não esteja associada à técnica, ao anestésico ou à adição de adrenalina.[106]

Os problemas neurológicos da anestesia subaracnóidea também são abordados no Capítulo 126.

CONSIDERAÇÕES FINAIS

A anestesia subaracnóidea é uma técnica simples de se realizar e com baixo índice de complicações. Tem várias indicações, principalmente em cirurgias do abdome inferior e de membros inferiores. As repercussões hemodinâmicas são previsíveis à medida que o bloqueio vai se instalando e alcançando níveis mais altos. Diminuição intensa da pressão arterial, especialmente com concomitante bradicardia, deve ser tratada rapidamente. Como a instalação do bloqueio geralmente é rápida, a pressão arterial deve ser aferida a cada minuto, nos primeiros dez minutos.

Material descartável deve ser utilizado e a esterilização de ampolas deve ser feita em autoclaves.

A técnica, embora simples, deve ser executada com método rigoroso, desde a postura do paciente antes e depois da realização do bloqueio.

O posicionamento adequado do paciente na mesa operatória e o cuidadoso seguimento dos efeitos sistêmicos do bloqueio devem ser realizados, evitando-se assim eventos adversos que possam ser imputados à técnica.

REFERÊNCIAS

1. Vale NB. Centenário da raquianestesia cirúrgica. Rev Bras Anestesiol. 1998;48:5-7-520.
2. Bier AKG, Von Esmarch JFA. Versuche über Cocainisierung des Rückenmarkes. Deutsche Zeitschrift für Chirrurgie. 1989;51:361-9.
3. Corning JL. Spinal anaesthesia and local medication of the cord. New York Med J. 1885;42:483-5.
4. Tuffier TH. Lanalgésie chirurgicale voie rachidienne. Paris. 1901. p.3.
5. Gonçalves B. Anotações à História da Raquianestesia no Brasil. In: LE Imbelloni. Raquianestesia. Ed Colina/Revinter, 1995.
6. Gouveia MA. Raquianestesia em pacientes pediátricos. Experiência pessoal em 50 casos. Rev Bras Anestesiol. 1970;20:503-11.
7. Belzarena SD. Bloqueio Subaracnóideo. In: Cangiani LM. Anestesia Ambulatorial. São Paulo: Atheneu, 2001. p.231-8.
8. Cangiani LM. Anestesia Ambulatorial. Conceito e Aspectos Gerais. In: Cangiani LM. Anestesia Ambulatorial. São Paulo: Atheneu, 2001. p.3-28.
9. Bernards CM. Anestesia Peridural e Subdural. In: Barash PG, Cullen BF, Stoelting RK. Anestesia Clínica. 4ª Ed. São Paulo: Manole, 2004. p.689-715.
10. Reiman A, Anson B. Vertebral level of termination of the spinal cord with report of a case of sacral cord. Anat Rec. 1944;88:127.
11. Cangiani LM, Lutti MN, Cangiani LH. Bloqueio Subaracnóideo. In: Cangiani LM, Nakashima ER, Gonçalves TAM, et al. Atlas de Técnicas de Bloqueios Regionais SBA. 3ª Ed. Rio de Janeiro: Sociedade Brasileira de Anestesiologia, 2013. p.293-310.
12. Jink BR, Walter S. Orientation of fibers in human dorsal lumbar dura mater in relation to lumbar puncture. Anesth Analg. 1989;69:768.
13. Bernard SC, Hill H. Morphine and alfentanil permeability through the spinal dura, arachnoid and pia mater of dogs and monkeys. Anesthesiology. 1991:75-827.
14. Cavichio A, Imbelloni LE. Cefaléia Pós-Raquianestesia. In: Imbelloni LE. Tratado de Anestesia Raquidiana. Rio de Janeiro, 1991. p.178-91.
15. Imbelloni LE, Fortis EF. Agulhas, Cateteres, Técnicas e Drogas. In: Imbelloni LE. Tratado de Anestesiologia Raquidiana. Rio de Janeiro, 2001. p.57-66.
16. Kimachi PP, Segurado AVR, Menezes CC, et al. Ultrassom e Bloqueios anestésicos. In: Cangiani LM, Slullitel A, Potério GMB, et al. Tratado de Anestesiologia Saesp. 7ª Ed, São Paulo: Atheneu, 2011. p.1559-98.
17. Nicol ME, Holdcroft A. Density of intrathecal agents. Br J Anaesth. 1992;68:60-3.
18. Horlocker TT, Wedel DJ. Density specific gravity and baricity of spinal anesthetic solutions at body temperature. Anesth Analg. 1993;76:1015-8.
19. Richardson MG, Wissler RN. Densities of dextrose-free intrathecal local anesthetics, opioids and combinations measured at 37 ºC. Anesth Analg. 1997;84:95-9.
20. Cangiani LM. Determinação da densidade e da baricidade das misturas para anestesia subaracnóidea. Rev Bras Anestesiol. 2000;50:92-4.
21. Lui ACP, Polis TZ, Cicutti NJ. Densities of cerebrospinal fluid and spinal anaesthetic solutions in surgical patients at body temperature. Can J Anaesth. 1998;45:297-303.
22. Richardson MG, Wissler RN. Density of lumbar cerebrospinal fluid in pregnant and nonpregnant humans. Anesthesiology. 1996;95:326-30.
23. Hare GMT, Ngan JCS. Density determination of local anaesthetic opioid mixtures for spinal anaesthesia. Can J Anaesth. 1998;45:341-6.
24. Bernards CM. Anestesia Epidural e subdural. In: Barash PG, Cullen BF, Stoelting RK. Anestesia Clínica. 4ª Ed. São Paulo: Manole, 2004. p.689-714.
25. Silva Neto JD, Vale NB, Magalhães E, et al. Anestesia subaracnóidea com bupivacaína 0,5% isobárica. Influência da postura imediata à punção na extensão e qualidade do bloqueio. Rev Bras Anestesiol. 1995;45:09-14.
26. Logan MR, Drummond GB. Spinal anesthesia and lumbar lordosis. Anesth Analg. 1988;67:338.
27. Imbelloni LE, Gouveia MA. Raquianestesia Unilateral. In: Imbelloni LE. Tratado de Anestesia Raquidiana. Rio de Janeiro, 2001. p.148-150.
28. Nair GS, Abrishami A, Lermitte J, et al. Systmatic review of spinal anaesthesia using bupivacaine for ambulatory knee arthroscopy. Br J Anaest. 2009;102(3):307-15.
29. Tuominen M, Kuulasmaa K, Taivainen T, et al. Individual predictability of repeated spinal anaesthesia with isobaric bupivacaine. Acta Anaesthesiol Scand. 1989;33:13.
30. Sundnes KO, Vaagenes P, Skretting P, et al. Spinal analgesia with hyprebaric bupivacaine: Effects of volume of solution. Br J Anaesth. 1982;54:69.
31. Chambers WA, Littlewood DG, Scott DB. Spinal analgesia with hyperbaric bupivacaine: Effects of added vasoconstrictors. Anesth Analg. 1982;61:49.
32. Brown DT, Wildsmith JA, Covino BG, et al. Effect of baricity on spinal anesthesia with amethocaine. Br J Anaesth. 1980;52:589.

33. Wildsmith J, McClure J, Brown D, et al. Effects of posture on the spread of isobaric and hyperbaric amethocaine. Br J Anaesth. 1981;53:273.
34. Cameron AE, Arnold RW, Ghorisa MW, et al. Spinal analgesia using bupivacaína 0,5% plain: Variation in the extent of the block with patient age. Anaesthesia. 1981;36:318.
35. Pitkänen M, Haapaniemi L, Tuominen M, et al. Influence of age on spinal anaesthesia with isobaric 0,5% bupivacaína. Br J Anaesth. 1984;56:279.
36. Pargger H, Hampl KF, Aeschbach A, et al. Combined effect of patient variables on sensory level after spinal 0,5% plain bupivacaína. Acta Anaesthesiol Scand. 1998;42:430.
37. Veering BT, Burm AGL, Spierdijk J. Spinal anaesthesia with hyperbaric bupivacaine. Effects of age on neural blockade and pharmacokinetics. Br J Anaesth. 1988;60:187-94.
38. Racle JP, Benkhadra A, Poy JY, et al. Spinal analgesia with hyperbaric bupivacaine: influence of age. Br J Anaesth. 1988;60:508-14.
39. Greene NM. Distribution of local anesthetic solutions within the subarachnoid space. Anesth Analg. 1985;64:715-30.
40. Axelsson KH, Edström HH, Sundberg AE, et al. Spinal anaesthesia with hyperbaric 0,5% bupivacaine: Effects of volume. Acta Anaesthesiol Scand. 1982;26:439.
41. Bengtsson M, Edström HH, Löfström JB. Spinal analgesia with bupivacaine, mepivacaine tetracaine. Acta Anaesthesiol Scand. 1983;27:278.
42. Sheskey MC, Rocco AG, Bizzari-Schmid M et al. A dose-response study of bupivacaine for spinal anesthesia. Anesth Analg. 1983;62:931.
43. Axelrod EH, Alexander GD, Schork MA. Procaine spinal anesthesia. A pilot study of the indicence of transient neurologic symptoms. J Clin Anesth. 1998;10:404-9.
44. Liu S, Pollock JE, Mulroy MF, et al. Comparison of 5% with dextrose, 1.5% with dextrose, and 1.5% dextrose-free lidocaine solutions for spinal anesthesia in human volunteers. Anesth Analg. 1995;81:697-702.
45. Zaric D, Pace NL. Transient neurologic symptoms (TNS) following spinal anaesthesia with lidocaine versus other local anaesthetics. Cochane Database Syst Rev. 2009;15;2:CD003006.
46. Imbelloni LE, Gouveia MA, Cordeiro JA. Bupivacaína 0,15% hipobárica versus lidocaína 0,6% hipobárica para raquianestesia posterior em cirurgia anorretal ambulatorial. Rev Bras Anestesiol. 2010;60;2:113-20
47. Gouveia MA, Labrunie GM. Raquianestesia hipobárica com bupivacaína 0,15%. Rev Bras Anestesiol. 1985;35:519-21.
48. Imbelloni LE. Uso Racional da Raquianestesia. In: Imbelloni LE. Tratado de Anestesia Raquidiana. Rio de Janeiro, 2001. p.74-86.
49. Rose FX, Estebe JP, Ratajczac M, et al. Epidural, intrathecal pharmacokinetics, and intrathecal bioavailability of ropivacaine. Anesth Analg. 2007;105:859-67.
50. Camorcia M, Capogna G, Berrita C, et al. The relative potencies for motor block after intrathecal ropivacaine, levobupivacaine, and bupivacaine. Anesth Analg. 2007;104:904-7.
51. Velde MC, Dreelinck R, Dubois J, et al. Determination of the full dose-response relation of intrathecal bupivacaine, levobupivacaine, and ropivacaine, combined with sufentanil, for labor analgesia. Pain Reg Anesth. 2007;106:149-56.
52. Carvalho ACR, Machado JA, Nociti JR. Spinal anesthesia with 0,5% hyperbaric ropivacaine and 0,5% hyperbaric bupivacaine: a comparative study. Res Bras Anestesiol. 2002;52:659-62.
53. McNamee DA, McClelland AM, Scott S, et al. Spinal anaesthesia: comparison of plain ropivacaine 5 mg mL^{-1} with bupivacaine 5 mg mL^{-1} for major orthopaedic surgery. Br J Anaesth. 2002;89:702-6.
54. Luck JF, Fettes PDW, Wildsmith JAW. Spinal anaesthesia for elective surgery: a comparison of hyperbaric solutions of racemic bupivacaine, levobupivacaine, and ropivacaine. Br J Anaesth. 2008;101:705-10.
55. Cohen SP, Dragoich A. Intrathecal analgesia. Med Clin Not Am. 2007:91:251-70.
56. Santiago J, Santos-Yglesias J, Giron J, et al. Low-dose 3 mg levobupivacaine plus 10 mcg fentanyl selective spinal anesthesia for gynecological outpatient laparoscopy. Int Anest Res Soc. 2009;21:1456-61.
57. Duggan AW, North RA. Electrophysiology of opioid Clin. Pharmacol Rev. 1983;35:219-81.
58. Alvarez MAP, Acosta JAG, Godoy MC. Opioides na Raquianestesia. In: Imbelloni LE. Tratado de Anestesia Raquidiana. Rio de Janeiro, 2001. p.87-9.
59. Gehling M, Tryba M. Risks and side-effcts of intrathecal mophine combined with spinal anaesthesia: a meta-analysis. J Ass Anaesth Gr Br Ire. 2009;64:643-51.
60. Hassani VH, Movassaghi G, Safaian R. Bupivacaine-sufentanil versus bupivacaine-fentayl in sapinal anesthesia of patients undergoing lower extremity surgery. Anesth Pain Med. 2014;4(2);2014:1-6.
61. Tiwari AK, Tomar GS, Agrawal J. Intrathecal bupivacaine in comparison with a combination of nalbufine and bupivacaine for subarachnoid block: a randomized prospective doble-blind clinical study. Am J Therap. 2013;20:592-5
62. Elia N, Culebras X, Mazza C, et al. Clonidine as na adjuvante to intrathecal local anesthetics for surgery: sistematic revieof randomized trials. Reg Anest Pain Med. 2008:33:(2):159-67.
63. Lauretti GR. Fármacos Analgésicos não Opioides Utilizados por Via Intratecal. In: Imbelloni LE. Tratado de Anestesia Raquidiana. Rio de Janeiro, 2001. p.90-9.
64. Zairo EGV. Efeitos Cardiocirculatórios da Raquianestesia. In: Imbelloni LE. Tratado de Anestesia Raquidiana. Rio de Janeiro, 2001. p.36-47.
65. Delfino J. Efeitos Respiratórios, Gastrintestinais, Genitourinários e Endócrinos da Raquianestesia. In: Imbelloni LE. Tratado de Anestesia Raquidiana. Rio de Janeiro, 2001. p.48-56.
66. Kelly MC, Carabine VA, Hill DA, et al. A comparison of the effect pf intrathecal and extradural fentanyl on gastric emptying in laboring women. Anesth Analg. 1997;85: 834-8.

67. Krane EJ, Harbekem C, Jacobson L. Postoperative apnea, bradycardia and oxygen desaturation in formerly premature infantis: prospective comparison of spinal general anesthesia. Anesth Analg. 1995;80:7-13.
68. Ginsgrich BK. Spinal Anesthesia for a former premature infant. Anesthesiology. 1993;79:189-90.
69. Harnik EV, Gay GR, Potolicchio S, et al. Spinal anesthesia in premature infants recovering from respiratory distress syndrome. Anesthesiology. 1986;64:95-9.
70. Farber NE, Trosbynski TJ, Turco G. Spinal anesthesia in an infant with epidermolysis bullosa. Anesthesiology. 1995;83:1364-7.
71. Liu SS, Mulroy MF. Neuraxial anesthesia and analgesia in the presence of standard heparin. Reg Anesth. 1998;23:157-63.
72. Enneking FK, Benzon H. Oral anticoagulants and regional anesthesia: a perspective. Reg Anesth. 1998;23:140-5.
73. Rosenquist RW, Brown DL. Neuraxial bleeding: fibrinolytics/thrombolytics. Reg Anesth. 1998;23:152-6.
74. Imbelloni LE, Carneiro ANG. Cefaléia pós-raquianestesia: Causas, prevenção e tratamento. Rev Bras Anestesiol. 1997;47:453-4.
75. Villar GCP, Rosa C, Cappelli EL, et al. Incidência de cefaléia pós-raquianestesia em pacientes obstétricas com o uso de agulha de Whitacre 27G. Experiência com 4570 casos. Rev Bras Anesthesiol. 1999;49:110-2.
76. Seeberger M, Kaufmann M, Staender S, et al. Repeated dural puncture increase the incidence of postdural puncture headache. Anesth Analg. 1996;82:302-5
77. Erickson AL, Hallen B. Lagerteraser. Whitacre or Quincke needles. does it really matter. Acta Anesthesiol Scand. 1998;42:17-20.
78. Carvalho JCA, Siaulys MM, Juriki W, et al. Estudo comparativo de agulhas Quincke us Whitacre, calibre 5 (25G) em raquianestesia para cesárea. Rev Bras Anestesiol. 1993;43:239-43.
79. Imbelloni LE, Sobral MGC, Carneiro ANG. Cefaléia pós--raquianestesia e o desenho das agulhas. Experiência em 5050 pacientes. Rev Bras Anestesiol. 2001;51:43-52.
80. Vallejo MC, Mandell GL, Sabo DP, et al. Postdural puncture headache: a randomized comparison of five spinal needles in obstetric patients. Anesth Analg. 2000;91:916-20
81. Neves JFNP, Monteiro GA, Almeida JR, et al. Raquianestesia para cesariana: Avaliação da cefaléia com agulhas de Quincke e Whitacre 25G e 27G. Rev Bras Anestesiol. 1999;49:173-5.
82. Corbey MP, Berg P, Quaynor H. Classification and severity of postural puncture headache. Comparison of 26-gunge and 27-gauge Quincke needle for spinal anesthesia in day-care surgery in patients under 45 years. Anesthesia. 1993;48:776-81.
83. Schultz An, Ulbing S, Kaider A, et al. Post-dural puncture headache and back pain after spinal anesthesia with 27-gauge Quincke and 26-gauge Autracan needles. Reg Anesth. 1996;21:461-4.
84. Halpern S, Preston R. Postdural puncture headache and spinal needle design: meta-analyses. Anesthesiology. 1994;81:1376-83.
85. Bart A, Wheeler A. Comparison of peridural saline placement and peridural blood placement in the treatment of pos tlumbar puncture headache. Anesthesiology. 1978;48:221-3.
86. Pedrosa GC, Jardim JL, Palmeira MA. Tampão sanguíneo peridural e a alta hospitalar precoce: Análise de 60 pacientes portadores de cefaléia pós-raquianestesia. Rev Anestesiol. 1996;46:8-12.
87. Silva LA, Cangiani LM, Gonçalves Filho JBM, et al. Tampão sangüíneo peridural em pacientes testemunhas de Jeová. Relato de Dois Casos. Rev Bras Anestesiol. 2003;53:633-9.
88. Cruvinel MGC, Barbosa PRV, Teixeira VC, et al. Tampão sangüíneo peridural com dextran 40 na profilaxia da cefaléia pós-punção acidental da dura-máter em paciente HIV positivo. Rev Bras Anestesiol. 2002;52:712-8.
89. Praxedas H, Oliva Filho AL. Failure of subsschhnoid blocks. Rev Bras Anestesiol. 2010;60:1:90-7
90. Fettes PDW, Jansson JR, Wilsmith JAW. Failed spinal anaesthesia: mechanisms, management, and prevention. Br J Anaesth. 2009:102:(6):739-48.
91. Nair GS, Abrishami A, Lermitte J, et al. Systmatic review of spinal anaesthesia using bupivacaine for ambulatory knee arthroscopy. Br J Anaest. 2009;102(3):307-15.
92. Tuominen M, Kuulasmaa K, Taivainen T, et al. Individual predictability of repeated spinal anaesthesia with isobaric bupivacaine. Acta Anaesthesiol Scand. 1989;33:13.
93. Sundnes KO, Vaagenes P, Skretting P, et al. Spinal analgesia with hyprebaric bupivacaine: Effects of volume of solution. Br J Anaesth. 1982;54:69.
94. Bouchacourt V. Causas de falhas del bloqueo subaracnóideo: formas de evitarlas. Anet Analg Reanim. 2005;20:31-7
95. Limongi JAG, Lins RSM. Cardiopulmonary arrest in spinal anesthesia. Rev Bras Anestesiol. 2011;61:1:110-20.
96. Braz JRC, Silva ACM, Carlos E, et al. Parada cardiaca durante anesthesia em hospital universitário de atendimento terciário (1988 a 1996). Ver Bras Anestesiol. 1999;49:257-62.
97. Pollard JB. Cardiac arrestduring spinal anesthesia: common mechanisms and strategies for prevention. Anesth Anag. 2001;92:252-6.
98. Phillips OC, Ebner H, Nelson AT, et al. Neurological complications following spinal anesthesia with lidocaine: a prospective review of 10.440 cases. Anesthesiology. 1969;30:284-89.
99. Horlocker TT, Wedel DJ. Neuroaxial block and low-molecular-weinght heparin: balancing perioperative analgesia and thromboprophylaxis. Reg Anesth Pain Med. 1998;23(6)Suppl 2:164-77.
100. Chaves IMM, Gusman PB. Anestesia Subaracnóidea. In: Manica JT. Anestesiologia Princípios e Técnicas. 3ª Ed. Porto Alegre: Art Méd. 2004. p.672-95.

101. Fortuna A, Fortuna A. Complicação Neurológicas da Raquianestesia. In: Imbelloni LE. Tratado de Anestesia Raquidiana. 2001;164-77.
102. Ganem EM, Castiglia YMM, Vianna PTG. Complicações determinadas pela anestesia subaracnóidea. Rev Bras Anestesiol. 2002;52:471-80.
103. Kane RE. Neurologic déficits following epidural or spinal anesthesia. Anesth Analg. 1981;60:150-61.
104. Pollock JE, Neal JM, Stephenson C, et al. Prospective study of the incidence of transient radicular irritation in patients undergoing spinal anesthesia. Anesthesiology, 1996;84:1361-7.
105. Usubiaga JL, Usubiaga KE. Classificações das síndromes neurológicas pós-anestesia raquídea e peridural. Rev Bras Anestesiol. 1969;19:518-37.
106. Bromage PR. Complicações e Contra-Indicações. In: Bromage PR. Analgesia Epidural. São Paulo: Manole, 1980. p.630-92.

115
Anestesia Peridural

Bruno Erick Sinedino de Araújo

ASPECTOS HISTÓRICOS

Os relatos históricos acerca da evolução da técnica e dos princípios dos bloqueios de neuroeixo e anestesia peridural datam de 1885, quando James Leonard Corning injetou cocaína entre os processos espinhosos de cachorros e, após sucesso, realizou o procedimento em um humano saudável. Apesar da descrição do processo farmacológico de analgesia ser equivocada (acreditava-se que a cocaína seria absorvida pelo plexo venoso e somente após impregnaria na medula) e a descrição cirúrgica do local exato onde foi realização a instalação anestésica ser dúbia, tais relatos, acrescidos daqueles publicados por August Bier, embasaram o alicerce para o desenvolvimento desta vertente na Anestesiologia.[1-3]

Em 1901, em Paris, Sicard e Cathelin descreveram técnica caudal para o alcance do espaço peridural. Vinte anos mais tarde, em 1921, Fidel Páges publicou estudo que propunha a abordagem lombar em vez da caudal, com sucesso técnico, fato que o consagrou como pai da anestesia peridural ou anestesia metamérica.[2-4]

Achille Mario Dogliotti era cirurgião, porém boa parte de sua carreira foi voltada à anestesiologia. Sua primeira anestesia peridural data de 1931 e, em seu renomado livro *Anesthesia Narcosis Local Regional Spinal*, descreveu a consagrada técnica de identificação do espaço peridural pela perda de resistência.[1-3]

Em 1932, Vincent Ruiz e Alberto Gutierrez (Buenos Aires, Argentina) iniciaram sua prática em anestesia peridural. Uma abordagem inovadora conhecida como "gota pendente" (*drop sign*), a qual foi publicada em 1939, com excelentes resultados anestésicos e uma casuística à época da publicação muito superior àquela levantada por Dogliotti estipulada em torno de 4 mil procedimentos.[1-4]

ANATOMIA
Coluna Vertebral

Para a realização de qualquer procedimento manual anestésico, é fundamental o conhecimento dos aspectos anatômicos da região a ser abordada.

As vértebras que compõem a coluna vertebral possuem conformações diferentes, a depender do nível que ocupem nela com aumento gradativo de suas dimensões, à medida que há deslocamento caudal. São formadas por um corpo vertebral, seguido por um arco ósseo, que se divide em sua porção anterior, composta por dois pedículos, e posterior, com duas lâminas. A fusão lateral dos pedículos e lâminas origina o processo transverso. A fusão posterior das lâminas opostas origina a apófise (processo) espinhosa, estrutura palpada durante exame clínico do dorso.[5]

As apófises espinhosas possuem diferentes angulações em função do nível que ocupam na coluna vertebral. Nas regiões cervical, torácica inferior (T_{10} a T_{12}) e lombar, elas tendem a ser paralelas entre si.[6] A região torácica média (T_3 a T_9), por sua vez, é a que demanda maior dificuldade técnica, uma vez que há uma angulação caudal importante e que precisa ser contemplada para o sucesso de punção.[5,6]

Entre cada vértebra, observa-se a presença de discos intervertebrais, compostos por um núcleo gelatinoso, denominado núcleo pulposo, limitado em sua periferia por um anel fibrocartilaginoso.[7] Esta disposição fornece à coluna a capacidade de resistência a impacto e adaptação gravitacional. Com o envelhecimento, este núcleo perde volume (conteúdo aquoso), enrijece e sofre degradação parcial, resultando na diminuição do espaço intervertebral, o que pode representar dificuldade técnica *a posteriori*.[8,9]

A composição ligamentar da coluna vertebral é feita por cinco entidades que, da região posterior para anterior, são os ligamentos supraespinhoso, interespinhoso, amarelo (*ligamentum flavum*), longitudinal posterior e longitudinal anterior.[7-9]

Dentro da técnica de bloqueios de neuroeixo, o ligamento amarelo é aquele que possui maior importância. É composto por duas vertentes longitudinais (à direita e à esquerda da linha média) que unem as lâminas adjacentes da coluna, estendendo-se da vértebra C2 (áxis) ao primeiro segmento do sacro. Possuem falhas mais próximas ao centro para permitir passagem de vasos sanguíneos (ramos do plexo venoso de Batson, por exemplo), sendo mais delgados na coluna cervical e gradativamente hipertrofiando com o deslocamento caudal entre as vértebras.[5]

Canal Espinhal

É formado pelos forâmens vertebrais das vértebras superpostas, estendendo-se do forâmen magno até o hiato sacral, abrigando em seu interior a medula espinhal. Possui entre duas vértebras superpostas orifícios laterais chamados forâmens intervertebrais (48, no total) por onde saem as raízes nervosas dorsais e ventrais.[13]

Medula espinhal

A medula espinhal é uma estrutura cilíndrica e alongada, que habita o interior do canal espinhal. O seu comprimento gira em torno de 45 cm para homens e 42 cm para mulheres, iniciando no forâmen magno até o bordo superior de L_1. Este nível do término varia conforme idade, sexo e raça. De maneira geral, no adulto, estipula-se que 70% possuam o cone medular (região terminal da medula espinhal) em L_1, 20% em L_2 e 10% em T_{12}. Após a insurgência do cone medular, há um afilamento da mesma que continua até a região sacral inserindo-se no saco dural, sob a designação de filamento terminal (*filum terminale*).[5] Em crianças e neonatos, o comprimento relativo da medula quanto à extensão da coluna vertebral é maior, terminando em média no nível de L_3.[13] Evidências de trabalhos utilizando-se de técnicas radiológicas afirmam que mulheres e africanos possuem menor comprimento da medula.[5,6,13]

Os nervos espinhais são produtos da fusão dos componentes anterior (ventral) e posterior (dorsal) das raízes nervosas, emergindo em direção aos sítios efetores pelo forâmen intervertebral. Entre C_1 e C_7, os nervos saem acima da vértebra correspondente. A partir de C_8, a emissão se dá abaixo de C_7. Todos os demais nervos espinhais surgem após a vértebra subsequente. O fato de a medula terminar em nível lombar alto faz com que os nervos distais a esta percorram um maior trajeto dentro do próprio canal medular, compondo o que ficou conhecido pelo seu aspecto macroscópico de "cauda equina".[6,7,13]

Cada região cutânea suprida por um determinado segmento espinhal é denominada dermátomo, e seu conhecimento é importante para determinação de nível anestésico nos bloqueios de neuroeixo, bem como para o cálculo da massa anestésica a ser utilizada.

No âmbito muscular, define-se como miótomo o conjunto de fibras musculares inervadas por axônios motores de cada raiz nervosa, de cada segmento medular.[5,13]

Meninges

A medula é recoberta por três camadas de membranas que, da porção mais interna para externa, dividem-se em: pia-máter, aracnoide e dura-máter.[13]

A pia-máter é a mais intimamente relacionada com a medula espinhal. Possui uma rica vasculatura responsável pela manutenção homeostática do meio, denominada "barreira hematoencefálica". Delimita ainda o espaço entre ela e a aracnoide (espaço subaracnóideo), o qual é preenchido pelo líquor cefalorraquidiano, produzido no plexo coroide e assoalho dos ventrículos laterais.[13]

A dura-máter é a membrana mais externa, resistente e complascente.[5] Constituída por tecido conectivo rico em fibras derivadas do colágeno, fornece proteção e isolamento do conteúdo subdural, tanto dos acidentes ósseos (crânio) quanto das estruturas musculares, no trajeto da coluna vertebral.[5-7] A dura-máter estende-se desde o crânio até o segundo ou terceiro segmento sacral, em um ponto de inserção chamado de "fundo de saco dural". A injeção de conteúdo anestésico inadvertido em uma punção subdural é capaz de gerar alterações autonômicas e sensoriomotoras, porém de forma mais efêmera e menos potente que se feita no espaço subaracnóideo. Esta pode ser, inclusive, uma das justificativas para falha de bloqueio. A incidência deste evento durante realização de peridural é baixa - em torno de 0,1% a 0,8%.[7,9,13]

Espaço peridural

O espaço peridural é delimitado entre o saco dural e a parede do canal vertebral, sendo limitado em sua porção inferior pela membrana sacrococcígea e, na parte superior, pelo forâmen magno, onde a dura-máter se funde com o periósteo cranial. Nesse ponto, há o impedimento do contato entre o conteúdo do espaço peridural com estruturas encefálicas.[13]

Em um adulto saudável, a distância linear entre o ligamento amarelo e a dura-máter representa o diâmetro do espaço peridural, e esta é variável.[6] Na porção anterior, em função de um território mais compacto, graças à existência do ligamento longitudinal posterior, o espaço peridural mede em torno de 1 mm. O compartimento posterior, de maior interesse clínico, tem suas medidas diferentes ao longo da coluna vertebral: 1,5 a 2 mm na porção cervical, com rarefação a cada vértebra superior a C_7; 3 a 5 mm na região torácica; e 5 a 6 mm na região lombar.[7-9] O espaço efetivo também diminui quando nos deslocamos cefalicamente, e isso deve incorrer no raciocínio clínico durante o ato anestésico, na previsibilidade de deslocamento da massa anestésica.

Em média, a distância pele-espaço peridural está entre 4,5 e 5,5 cm, no entanto, o perfil populacional e a alta prevalência atual de obesidade e síndrome metabólica colocam esta distância em xeque, com a possibilidade de futuramente em estimativas populacionais haver um aumento daquela.[7-9,13]

Vascularização do canal espinhal

A vascularização do canal espinhal é fruto de duas arcadas arteriais e venosas oriundas de vasos espinhais que adentram a região por meio dos forâmens intervertebrais, sendo mais abundantes nas regiões com maior população neuronal (região cervical e lombossacral).[10] Para fins didáticos, divide-se estava irrigação em dois sistemas: vertical e horizontal, sendo este o mais importante. O sistema vertical, composto por ramificações da artéria vertebral, percorre a medula no sentido crânio-caudal.[11] Os dois terços anteriores dela recebem o suprimento sanguíneo da artéria espinhal anterior, ao passo que o terço posterior, de duas artérias espinhais posteriores. O sistema horizontal, por sua vez, é composto pelas artérias radiculares (anteriores e posteriores, assim denominadas por seguirem isoladamente cada ramo da raiz nervosa no nível em questão), que derivam de importantes grandes artérias: cervical ascendente, aorta, intercostais, lombares.[10-12] Dentre todos, o principal ramo é a artéria radicular magna ou artéria radicular de Adamkiewicz, responsável pela vascularização de dois terços inferiores da medula, emergindo habitualmente entre T_9-T_{12}.[13]

É válido ressaltar que há uma zona de transição anastomótica (*watershed region*) no limiar entre as colunas torácica e lombar, que está mais suscetível à isquemia na incorrência de insultos vasculares.[10-13]

A drenagem venosa é majoritariamente realizada por um sistema venoso avalvular denominado plexo venoso de Batson, o qual se encontra na maioria das vezes na porção anterior do espaço epidural. Isso é interessante do ponto de vista prático, pelo menor risco de lesão e punção inadvertida delas. É importante pontuar que há ainda uma rede venosa posterior, que varia em tamanho e nível lombar, não obstante aumenta sua densidade em níveis cérvico-torácicos. A drenagem sanguínea do sistema venoso deságua nos seios venosos cranianos e nas veias toracolombares, através dos próprios forâmens intervertebrais, as quais, em última análise, serão tributárias dos sistemas ázigo/hemiázigo e ilíaco.[10-13]

AGENTES ANESTÉSICOS UTILIZADOS NO BLOQUEIO PERIDURAL

Os primeiros estudos dos efeitos farmacológicos e sua fisiologia no espaço epidural datam de 1885 por intermédio de Leonard Corning mediante a proposição de que medicações injetadas exerceriam seus efeitos clínicos sobre a medula espinhal após interação e absorção vascular local.[3]

Em função de trabalhos publicados por Sicard & Cestan, em 1904, seguidos por Sicard & Forrester (1921) e Brierley & Field (1948), a observação da dispersão de diferentes corantes injetados no espaço peridural possibilitou a descoberta de que os anestésicos e demais líquidos comportam-se com uma distribuição local pelos forâmens intervertebrais, gânglios dorsais e ventrais, embebendo-os e dirigindo-se para zonas com menor resistência à distensão líquida.[14]

Com o advento da epiduroscopia, novos conceitos puderam ser adicionados. Além do já postulado, o conceito atual passou a abarcar o fato de que os efeitos clínicos característicos de uma ação em faixa anestésica são devidos às preparações anestésicas injetadas acompanharem majoritariamente os feixes nervosos e gânglios espinhais, acrescido da capacidade de dispersão pela própria dura-máter, em regiões em que há soluções de continuidade pela inserção de fibras da aracnoide, possibilitando a passagem de líquido para entrar em contato direto com a medula espinhal e seus ramos terminais filamentares.[14-17]

Além disso, em um estudo conduzido pela Universidade do Texas (2011), Azari e col.[18] descreveram a existência de uma membrana peridural no interior do canal vertebral, irregular, de distribuição e formato variáveis, capaz de alterar também a dispersão anestésica durante a infusão. Essa estrutura, acrescida à *plica mediana dorsalis* (membrana conjuntiva que une ligamento amarelo à dura-máter em alguns pontos do canal vertebral), poderia ser a justificativa para a ocorrência eventual de bloqueios unilaterais ou desproporcionais entre os hemicorpos direito e esquerdo.[14-18]

Mecanismo de Ação

No bloqueio peridural, as soluções de anestésico local agem mediante um espectro de ação variado, interrompendo a condução nervosa após inativação reversível dos canais de sódio neuronais. Este espectro compõe-se de vários estigmas, cuja importância relativa ainda não é passível de mensuração: (1) difusão através da dura-máter; (2) dispersão longitudinal no espaço peridural; (3) dispersão circunferencial no mesmo espaço; (4) escape e difusão através dos forâmens intervertebrais; (5) impregnação do tecido gorduroso adjacente; (6) absorção vascular junto aos plexos venosos anteriores (Batson) e posteriores. É notório que fibras nervosas dotadas de maior espessura, componente mielínico e comprimento são mais resistentes à instalação do efeito. Após estudo por radioscopia, foi observado que fibras nervosas das raízes posteriores em L_5 e S_1 são as maiores, portanto imputam maior dificuldade para concretização dos efeitos.[30] Partindo disso, é possível justificar a diferença entre os níveis de bloqueio autonômico, sensitivo e motor para as anestesias peridurais: as fibras não mielínicas do tipo C sensitivas, responsáveis pela condução de temperatura (calor) (0,3 a 1 μm), são mais facilmente anestesiadas do que as fibras mielinizadas A-delta (1 a 4 μm) que conduzem estímulos de dor aguda em pressão e temperatura (frio). Por sua vez, as fibras A-beta mielinizadas (5 a 12 μm) condutoras de tato protopático, vibração e dor aguda (*pinprick test*) são as últimas fibras sensitivas a serem bloqueadas.[30]

Esta diferença não se resume apenas ao tempo transcorrido para início de ação, mas também à dispersão e ao alcance rostral do nível anestésico, com maior intensidade para as fibras mais suscetíveis, com uma média de 1 a 2 segmentos vertebrais distando entre si. As fibras A-alfa motoras são as mais espessas (12 a 20 μm) e, por isso, as mais resistentes.[26,30]

A regressão do bloqueio obedece a padrão inverso: retorno à função motora, tato protopático, dor aguda (fibras A-beta) e discriminação de temperatura.

ALTERAÇÕES FISIOLÓGICAS DO BLOQUEIO PERIDURAL

As alterações fisiológicas oriundas do bloqueio peridural são secundárias à cessação parcial da inervação simpática e somática (motora e sensitiva) local. Apesar de extremamente similar às alterações vistas na anestesia espinhal (raquianestesia), a peridural carreia consigo uma velocidade de instalação mais lenta e, consequentemente, uma menor magnitude final dos efeitos mencionados quando comparada à outra técnica.

Alterações Cardiovasculares

O bloqueio peridural imputa ao aparelho cardiocirculatório ações mais brandas do que a anestesia espinhal (raquianestesia), se comparados níveis anestésicos semelhantes. Ainda assim, é capaz de produzir efeitos hipotensores e bradicardizantes, secundários à lise da inervação simpática autonômica esplâncnica entre os níveis (T_1-L_2), que engloba a secreção medular adrenal e, especificamente, as fibras cardioaceleradoras (T_1-T_4), respectivamente.[24]

A hipotensão se deve à simpatólise, conforme mencionado, com implicações diretas no volume sistólico e frequência cardíaca. Seguindo um raciocínio lógico dedutivo, quão maior o nível do bloqueio anestésico, maior a significância clínica destas manifestações. É interessante notar que, na anestesia espinhal (subaracnóidea), habitualmente, este nível é determinado entre dois a seis dermátomos acima do nível sensitivo, porém, na anestesia peridural, há uma equivalência de ambos, sensitivo e autonômico.[24-26]

O volume sistólico ejetado tem um comportamento bifásico: em um primeiro momento aumentando de forma absoluta, com a redução do tônus vascular e manutenção satisfatória do retorno venoso, mas de forma efêmera. Esse aumento é seguido *a posteriori* por uma queda mais acentuada do retorno venoso e aumento contínuo da complacência vascular arterial e, principalmente, venosa, onde esta passa a abrigar em seu interior esplâncnico e de membros inferiores um volume próximo a 75% do sangue disponível no corpo.[30]

A frequência cardíaca pode sofrer influência cronotrópica negativa do bloqueio peridural de duas formas: a primeira, e mais facilmente dedutível, mediante interrupção da inervação simpática por parte das fibras cardioaceleradoras (T_1-T_4), no caso de níveis anestésicos mais extensos. A outra seria resultante da redução gradativa do retorno venoso secundário ao bloqueio simpático periférico extenso (T_5-L_2), que, ao promover menor estiramento de receptores cronotrópicos nas fibras atriais e grandes vasos, desencadearia queda na frequência cardíaca basal.[25] Esse fenômeno pode trazer graves intercorrências, dentre elas a assistolia após bloqueios peridurais altos (acima de T_4) pela associação do apresentado ao reflexo de Bezold-Jarisch. A fisiopatologia deste está relacionada com o menor estímulo ventricular, fruto da queda do volume diastólico final. Há, assim, uma sinalização via fibras C para aumentar tônus parassimpático e, com isso, uma bradicardia paroxística de grande relevância clínica.[26-28]

O manejo clínico de tais manifestações gira em torno de reverter a causa base com medicações que promovam aumento de estímulo cronotrópico e inotrópico, como a efedrina (agonista indireto misto, com predominância beta-agonista, fármaco preferencial nestas situações), metaraminol, fenilefrina ou atropina, a depender da análise realizada diante da situação.[27-29] O nível pressórico no qual se indica a correção farmacológica ainda é objeto de discussão, e não há um valor absoluto ou relativo preconizado. Se houver múltiplas comorbidades ou cirurgia de grande risco cardiovascular associados, recomenda-se a manutenção do nível pressórico do paciente em concordância com os valores pré-indução.[28] Apesar de defendida e utilizada na prática por muito tempo, a hidratação antes da confecção do ato anestésico com 250 a 2.000 mL de solução cristaloide não é capaz de manter adequadamente a pré-carga ou o débito cardíaco, não sendo esta uma estratégia passível de ser protocolada como alternativa aos efeitos oriundos do bloqueio anestésico.[24-27]

Alterações Neurológicas

Durante a anestesia peridural, em função da depressão transitória do sistema cardiovascular, pode haver também redução na pressão de perfusão cerebral (dada pelo valor absoluto fruto da subtração entre a pressão arterial média e a pressão intracraniana), no entanto faltam estudos para determinar a duração desta alteração e se há repercussão clínica significativa.[31]

Em 1958, Kleinerman e col. publicaram um estudo que mostrava que pacientes normotensos submetidos à anestesia de neuroeixo mantinham fluxo sanguíneo cerebral normal, ao passo que pacientes previamente hipertensos acusavam redução de até 19% naquele. O estudo não foi capaz de associar nenhum tipo de manifestação clínica a esta redução. A conclusão obtida, no entanto, permite inferir que pacientes dependentes de tônus simpático mais exacerbado (hipovolêmicos, idosos, hipertensos etc.) sofrem maior repercussão na vasculatura cerebral do procedimento anestésico.[32,33]

Alterações Ventilatórias

Os efeitos gasométricos do bloqueio peridural ainda não são passíveis de análise criteriosa no impacto causado tanto na hematose como na dinâmica muscular da respiração, em função de poucos estudos voltados para este fim. Além disso, sendo o diafragma o principal músculo envolvido neste processo, responsável pelo trabalho motor de 70% da ação respiratória e por possuir uma inervação derivada das fibras cervicais C_3 a C_5, sua integridade está garantida dentro da prática clínica, haja vista a ausência de indicação anestésica para bloqueios tão extensos.[34]

Sabe-se que, a despeito da produção da paralisia de musculatura acessória, principalmente os músculos intercostais externos, os pacientes cujos *status* clínicos basais são estáveis não apresentam alterações grosseiras no que tange à homeostase ventilatória. É importante pontuar que as limitações mais marcantes oriundas do procedimento produzidas são a incapacidade de expectoração forçada e a tosse.[34,35]

É importante frisar que soluções capazes de fornecer analgesia voltadas ao controle da dor apenas, no pós-operatório de cirurgias ou patologias que envolvam regiões abdominal alta ou torácica, podem ser benéficas no auxílio do início precoce de fisioterapia respiratória e na recuperação plena do paciente.[37]

Alterações Endócrinas e Metabólicas

Outra grande aplicação para a anestesia peridural é na programação da contenção da magnitude da resposta inflamatória sistêmica oriunda do processo cirúrgico.[42]

Após o estímulo nociceptivo, subsequente a uma condução nervosa específica, há extensa sinalização hormonal e quimiotáxica via liberação de hormônios contrainsulínicos do estresse (GH, cortisol, glucagon, adrenalina, noradrenalina, renina e aldosterona) e mediadores inflamatórios, como as interleucinas, fator de necrose tumoral (TNF) e prostaciclinas etc. Esta nova conformação produz no organismo um ambiente cujas vias metabólicas principais têm seu alicerce no aumento da lipólise - potencialização de síntese de glicerol e ácidos graxos para uso no metabolismo cardíaco e muscular - e neoglicogênese, a fim de fornecer substratos energéticos a demais tecidos nobres, como o encéfalo.[37-40]

Postula-se que esse aumento importante da liberações de mediadores inflamatórios seja oriundo da condução do estímulo por fibras aferentes esplâncnicas, as quais têm suas terminações na região dos rins e adrenais (medula e córtex) e, a título de nota, são capazes, por exemplo, de elevar o cortisol em valores dez vezes acima do basal durante cirurgias abdominais.[41,42]

Entendido o mecanismo de resposta após o insulto cirúrgico, é palatável o entendimento de como funciona a anestesia peridural neste ambiente. No momento em que produz o bloqueio da invervação toracoabdominal para as regiões supracitadas, há uma interrupção na cadeia de liberação hormonal, com diminuição importante nas concentrações séricas de cortisol, noradrenalina e adrenalina, redução na amplificação da resposta inflamatória, queda na taxa de lipólise (extensão por até 2 horas após o fim da infusão anestésica). Ainda secundário ao bloqueio das vias aferentes e quebra da alça de *feedback*, a peridural controla o pico de hormônios hipofisários e hipotalâmicos, como ADH, prolactina, ACTH e GH.[42]

Até hoje, não há indícios de que o bloqueio peridural interfira na síntese ou na liberação de hormônios tireoidianos bem como do glucagon pancreático.[42-44]

TÉCNICA PARA REALIZAÇÃO DO BLOQUEIO PERIDURAL

Tal qual todo e qualquer procedimento a ser realizado, a anestesia peridural requer o cumprimento de três preceitos básicos: anamnese e exame físico adequados, com acesso a comorbidades prévias, medicações utilizadas, experiências anestésicas anteriores, avaliação dos diversos aparelhos, com destaque para o neurológico, cardiovascular, respiratório, além do consentimento declarado do paciente e monitorização básica dele com sinalização gráfica de atividade elétrica cardíaca (cardioscopia), pletismografia e aferição periódica de pressão arterial.[45]

Embora básico, não é possível pular etapas, e a explanação do procedimento deve ser feita em detalhes, para garantir a tranquilidade e a cooperação do paciente. A fim de ajudar no controle de ansiedade, é possível a prescrição de medicações pré-anestésicas e/ou sedação leve. Dentre as classes farmacológicas mais utilizadas, podem-se citar os benzodiazepínicos (pela sua propriedade amnéstica anterógrada) e opioides (por sua propriedade analgésica), os quais garantem, segundo algumas casuísticas, mais de 80% de sucesso em conter lembranças do ato mencionado.[45-47]

No que tange à técnica para a anestesia peridural, é factível a realização da punção em qualquer altura da coluna vertebral, no entanto, em função do risco de complicações oriundas, desde acidente de punção com lesão medular até comprometimento da musculatura diafragmática (punções cervicais), os locais mais utilizados para o procedimento são a coluna lombar, a coluna torácica baixa (T_9-T_{12}) e a torácica média (T_5-T_9).[46-48]

Destes, observa-se que a região lombar é aquela que carreia a menor parcela de risco de complicações, por possuir uma distância entre a pele e o espaço peridural maior, com ligamento amarelo mais espesso, apesar de a dura-máter nesta região ser mais fina. As punções na região torácica têm como característica uma menor distância entre a pele e o espaço peridural, as apófises espinhosas apresentam uma angulação maior entre si e o ligamento amarelo é mais fino, no entanto a dura-máter é mais espessa.[47-49] A particularidade desta região fica para a distância entre a medula e a dura-máter nos níveis mencionados: após análise de imagens de diversos pacientes com utilização de ressonância nuclear magnética (RNM),[50] observou-se que a região torácica média possui uma distância entre a medula e a membrana dural maior que a região torácica baixa, o que a torna de maneira generalista um local mais seguro para investir durante o procedimento.[48]

Pontos de Referência Anatômica

Para facilitar a didática, serão detalhados a seguir três pontos que servirão para a contagem das vértebras e norteamento do melhor local para punção.[13]

Na ectoscopia simples, observa-se percorrendo a coluna vertebral na direção craniocaudal a primeira proeminência na região cervical, a qual designa C_7. Este é o melhor parâmetro para uso em pacientes obesos que serão submetidos à punção torácica.[13]

O segundo ponto a ser mencionado é delimitado por um linha que une, com os membros superiores do paciente em posição neutra, os ângulos inferiores das escápulas, e que passará virtualmente sobre o processo espinhoso da sétima vértebra torácica (T_7).[13]

Por fim, o último parâmetro anatômico de referência é o mais clássico, fruto da palpação das cristas ilíacas anterossuperiores. Unido-as, imagina-se uma linha que, por sua vez, irá passar sobre a apófise espinhosa de L_4. Esta linha foi descrita em 1902 por Theodore Tuffier, ganhando seu epônimo. A título de informação, há outras fontes bibliográficas que afirmam a linha sobrepor o espaço entre L_4-L_5, não obstante a descrição mais presente para ela tenha sido citada anteriormente.[13,48]

Posicionamento do Paciente

O paciente pode assumir duas posições para a realização do bloqueio: sentado e em decúbito lateral.

Classicamente, a posição mais difundida é a sentada. Nesta situação, solicita-se ao paciente que permaneça parado com suas pernas dobradas entre si, com uma postura que produza uma cifose toracolombar forçada, a fim de abrir os espaços intervertebrais. A otimização passa ainda pela garantia do relaxamento da musculatura paravertebral, marcada pela "queda dos ombros", a qual pode ser facilitada com o fornecimento de um apoio para os membros superiores, como um travesseiro.[51] É fundamental o acompanhamento do paciente durante todo o tempo por um auxiliar, o qual garantirá sua imobilidade e bem-estar.

O paciente em decúbito lateral deverá fornecer ao anestesiologista as mesmas condições de punção que foram providas com o paciente em posição sentada. Assim, durante a aquisição do decúbito, é solicitado ao paciente que sobreponha ao seu tórax seus membros inferiores, podendo até mesmo tomar a ação de abraçá-los, com a garantia de um apoio à cabeça e alinhamento vertebral adequado.[52]

Apesar de compor uma solicitação consagrada, a flexão cervical não tem papel importante na aquisição da posição ideal, podendo, em casos como o decúbito lateral, prejudicar seu desempenho justamente por manter o paciente em flexões forçadas distribuídas em vários níveis da coluna vertebral.[52,53]

Material para o Bloqueio Peridural

Para a realização do bloqueio, é necessária a presença de materiais estéreis compostos por uma bandeja cirúrgica para antissepsia local. Nesta, encontraremos: gazes, cuba redonda, pinça de Chevron, campo estéril para aposição no local a ser puncionado, seringas 3, 5, 20 mL para preparação de soluções anestésicas e outra específica de baixa resistência de utilidade na técnica de Dogliotti (descrita a seguir), agulhas para aspiração, infiltração local, agulha de Tuohy-Huber-Weiss utilizada para a punção peridural e o cateter peridural que carreia consigo vantagens e usos a serem descritos posteriormente.

No contexto histórico de evolução das agulhas utilizadas em punção peridural, hoje encontramo-nos em um patamar de grande segurança técnica, com materiais cada vez menos danosos a tecidos, e infecciosa, face aos processos de elaboração e esterilização.

A agulha do uso cotidiano é conhecida como Tuohy-Huber, porém, até chegar ao formato que conhecemos, houve uma grande gama de testes e modificações consagrada pelos seus criadores em 1945, o anestesiologista americano Edward Boyce Tuohy e o dentista Ralph L. Huber, que propuseram uma nova disposição aos tipos de agulhas vigentes (Barker e Kirschner, por exemplo), com a confecção do bisel mais arqueado, ainda mantendo característica cortante, porém dotado da possibilidade de direcionamento craniocaudal, tanto da solução anestésica como do cateter peridural.

É válido destacar que o padrão final visto nos dias atuais só foi conseguido após intervenção em 1961 de Jess Bernard Weiss, anestesiologista americano, adepto da técnica de Gutierrez ou gota-pendente, o qual incorporou à agulha de Tuohy-Huber aletas laterais para apoio, com considerável melhoria na sua empunhadura.

Aspectos Técnicos do Preparo da Região Anatômica

Independentemente do local manipulado (coluna lombar, torácica, sacral), a anestesia peridural pressupõe que haja manipulação do neuroeixo. Assim, deve-se sempre acessá-la por técnica asséptica – escovação prévia e paramentação adequada com gorro, máscara, luvas e avental cirúrgico. A antissepsia local pode ser feita com soluções contendo clorexidina (tópico ou alcoólico) a 2% ou polivinilpirrolidona (tópica ou alcoólica) a 10% com 1% de iodo ativo, com posterior aposição de campo fenestrado cirúrgico.[45]

Técnicas de Punção Peridural

Conforme explicitado anteriormente, duas técnicas de punção peridural regem a prática anestésica.

A primeira delas e mais utilizada é conhecida pelo epônimo de "técnica de Dogliotti", ou perda de resistência ao ar, ou solução salina. Classicamente descrito no livro *Anesthesia Narcosis Local Regional Spinal* publicado em 1933,[54] a técnica compunha-se de, após anestesia local da pele e tecido subcutâneo (sem necessidade de interposição de solução anestésica local na região ligamentar – desprovida de inervação), aplicação de pressão constante criada por uma seringa de baixa resistência (classicamente moldada em vidro polido e, mais recentemente, de material plástico descartável), passando pelos planos anatômicos ligamentares (supraespinhoso e interespinhoso) até o encontro do ligamento amarelo (ligamento flavo ou *flavum*). Sabendo-se que o espaço peridural detém uma pressão basal subatmosférica, ao encontrá-lo, a pressão inicial aplicada dissipava-se, com notória perda de resistência e identificação do espaço.[46,48]

A segunda técnica para realização do bloqueio peridural foi descrita pelos cirurgiões argentinos Vincent Ruiz e Alberto Gutierrez. Consagrada como técnica da "gota pendente", ela é realizada por meio da anestesia local de pele e tecido subcutâneo, punção e progressão da agulha de Tuohy-Huber até haver fixação na transição ligamentar supraespinhoso-interespinhoso. Retira-se o mandril da agulha e, posteriormente, preenche-se seu interior com solução salina. Com apoio dado pelas aletas de Weiss, é realizada a progressão contínua, até atingir o ligamento amarelo, marcado por aumento transitório na resistência. Quando atinge-se o espaço peridural, o princípio da pressão subatmosférica intracanal válido par a a perda de resistência na técnica de Dogliotti reflete-se nesta, com a sucção do conteúdo líquido e concretização do procedimento.[1-5]

Cateter Peridural

O cateter peridural é um utensílio concebido a fim de facilitar a manutenção do regime anestésico proposto. Por meio dele, é possível programar a instalação do bloqueio com titulação de fármacos, prolongar o efeito clínico da anestesia empregada e criar um sistema de tratamento para controle da dor (aguda ou crônica).[55,62]

Na história da evolução médica, o cateter peridural inicialmente era derivado de uma senda ureteral feita de seda e teve seus primeiros registros de utilização em 1942 pelos médicos americanos Robert A. Hingson e Waldo B. Edwards, que, por meio de punção sacral (bloqueio caudal), locavam o cateter visando ao fornecimento de analgesia para suas parturientes. O aperfeiçoamento da técnica se deu 2 anos mais tarde, em 1944, quando, em trabalho conjunto com o cirurgião James L. Southworth, Hingson propôs a cateterização do espaço epidural na coluna lombar.[62,56]

Nas décadas subsequentes, apesar de diversas propostas diferentes e até certo ponto inusitadas, como uso de agulhas maleáveis, locação do cateter por radioscopia, cateterização do espaço subdural (Tuohy et al., 1940), dupla punção e passagem de dois dispositivos para infusão de anestésicos (caudal e lombar), em 1946, o anestesiologista cubano Manuel Martinez Cubelo propôs uma modificação na técnica descrita por Tuohy: em vez de manter o cateter no espaço subdural, o qual fornecia grande número de relatos de complicações (parestesias, infecção local, meningite etc.), deixá-lo no espaço peridural com a infusão contínua de anestésicos, amplificando o número de indicações cirúrgicas para o uso da técnica, segundo o próprio: do pescoço à extremidade inferior.[62]

Com isso, nascia o conceito da utilização do cateter peridural, que perdura até os dias atuais. A massificação do uso trouxe consigo o aumento no número de relatos e problemas técnicos relacionados ao cateter, principalmente canalização intravascular, parestesias em trajetos nervosos e quebra ou danificação precoce do cateter, fato este que estimulou a indústria farmacêutica a buscar melhorias materiais.

Como dito, os cateteres eram feitos de seda, porém com a Segunda Grande Guerra, este material tornou-se raro e de difícil obtenção. A saída encontrada foi a utilização de materiais sintéticos, como o nylon e, posteriormente, polietileno e polivinilcloreto (PVC), os quais mostravam-se mais resistentes aos processos de esterilização em autoclave, maior tenacidade, flexibilidade e resistência. Com a evolução da indústria de plástico, o teflon (politetrafluoroetileno) emergiu na década de 1970, ganhando espaço por sua inserção facilitada, já que possuía menor coeficiente de atrito.[57,62]

Atualmente, os cateteres ditos *wire-reinforced catheter* são feitos de misturas de nylon, poliuretano e, eventualmente, teflon, porém, em uma disposição diferente com reforço ao longo de toda sua extensão e algumas bobinas internas responsáveis pelo aumento de sua resistência, maleabilidade e duração. Há uma preocupação em manter a extremidade distal com uma concentração menor dessas bobinas, a fim de diminuir o risco de cateterização vascular ou subdural inadvertida (Tabela 115.1).[62]

**TABELA 115.1
CARACTERÍSTICAS DO CATETER PERIDURAL.**

Fabricação de material inerte e biocompatível (poliuretano, nylon, PVC, teflon)

Flexível, baixo coeficiente de atrito e resistente à tração para reduzir riscos de acidentes durante a retirada (estima-se que a força necessária para retirar o cateter do espaço seja de 0,17-0,32N, ao passo que a força necessária para danificar os cateteres modernos é de 1,98-1,99N)

Parte distal não perfurada e com múltiplas aberturas. Esta característica minimiza a chance de cateterização inadvertida vascular ou subdural, facilita a dispersão anestésica e diminui as chances de obstrução

Comprimento em torno de 100 cm, centimetrado, radiopaco, para localização adequada em eventual quebra ou acidente

Calibre inferior ao da agulha de Tuohy-Huber-Weiss

Conector tipo "*lock*" e possibilidade de conexão a seringa ou filtro bacteriano

PVC: polivinilcloreto.

Detalhes sobre a inserção do cateter peridural

Após a identificação do espaço peridural, a inserção do cateter deve ser feita de forma coordenada com as incursões respiratórias. Durante a inspiração, a transmissão da pressão negativa intratorácica gerada diminui o ingurgitamento venoso no plexo de Batson, caindo também a resistência à sua passagem.[56,58]

A introdução deve ser feita de forma parcimoniosa, sem que seja introduzida grande parcela dele no espaço, para evitar confecção de falso trajeto com passagem pelos forâmens intervertebrais ou até nó interno (a complicação do *knotting* é rara e ocorre em 0,0015% dos casos, com uma estimativa de um caso a cada 20 mil a 30 mil procedimentos). A agulha é centimetrada, e o recomendado é a passagem de 4 cm do cateter além do valor percorrido para agulha até o espaço peridural.[59]

Não se deve, caso haja o encontro de resistência, tentar retirar o cateter por dentro da agulha, sob a pena de ele quebrar e permanecer como corpo estranho no paciente. O correto é retirar todo o conjunto. Não obstante, caso haja quebra e retenção de material, como este é inerte, só está indicada a manipulação cirúrgica caso haja sintomatologia vigente: lombalgia, parestesias, défice neurológico documentado.[60,61]

FATORES RELACIONADOS COM A EFICÁCIA DO BLOQUEIO PERIDURAL

Tal qual o bloqueio espinhal, qualidades essenciais da anestesia peridural, como extensão, duração, velocidade de instalação do bloqueio e repercussões clínicas dependem tanto de características farmacológicas dos fármacos utilizados como do paciente e suas comorbidades.[57]

Fatores Relacionados com o Anestésico Local

Neste tópico, vários conceitos abordados remeterão a definições básicas da farmacologia destes fármacos.

Concentração e massa anestésica

É intuitivo perceber que quão maior a massa anestésica utilizada, maior será a extensão, duração e qualidade do bloqueio (fibras A, B e C), e menor a latência. Este fato nos permite inferir que as variações de volume e concentração da solução utilizadas funcionarão como coadjuvantes no processo de interpretação do uso e na expectativa do efeito clínico.[63,68]

No momento em que preparamos soluções mais diluídas e nos valemos de uma injeção volumétrica maior, proporcionaremos ao paciente uma nova disposição do efeito anestésico:[63,64] aumento da extensão do bloqueio, com perda na qualidade dos efeitos desejados - fibras finas e não mielinizadas serão prioritariamente bloqueadas (por exemplo, fibras C), ao passo que fibras motoras A alfa, grossas e mielinizadas, permanecerão ativas. Isto justifica a ausência de bloqueio motor durante a manutenção peridural em pacientes submetidas à analgesia de parto.

Por outro lado, aumentando a concentração da solução e reduzindo o volume injetado, conseguimos produzir a definição exata dada incialmente por Fidel Páges de anestesia metamérica. Apesar de uma extensão do bloqueio limitada, as raízes são bloqueadas de forma integral, com cessação da inervação sensitiva, motora e autonômica.[57,63]

Lipossolubilidade

Da farmacologia, infere-se que quão maior a lipossolubilidade de um anestésico local, maior sua potência, uma vez que a lipofilidade está diretamente relacionada com a distribuição tecidual e penetração celular mais adequada.[69]

Os agentes mais potentes são: etidocaína (aminoamida), tetracaína (aminoéster), bupivacaína (aminoamida), ropivacaína (aminoamida) e lidocaína (aminoamida).[57]

Ligação plasmática

Por definição, o alto grau de associação às proteínas plasmáticas guarda consigo relação com o tempo de bloqueio aumentado. Assim, temos que, dentre os anestésicos locais, a bupivacaína (97%) é aquela com maior duração clínica, seguida pela etidocaína (94%), ropivacaína (94%) e tetracaína (94%).[57,64]

Constante de ionização

O pKa é uma representação logarítmica que representa o pH em que haverá equilíbrio dinâmico entre as concentrações das formas molecular e ionizada de uma substância. Esta propriedade dos anestésicos locais nos permite saber, para o mesmo pH, qual a substância que possuirá maior predomínio de sua forma molecular - responsável pela passagem entre a camada de fosfolipídeos celulares e bloqueio dos canais de sódio. Assim, pode se inferir que quão menor o valor do pKa, maior o predomínio da forma molecular no equilíbrio gerado e menor o tempo de latência.[65,66]

Logo, pensando no pH fisiológico 7,35 a 7,40, temos que a etidocaína (7,7) possui o início de ação mais rápido, seguida pela lidocaína (7,9), ropivacaína (8,1) e bupivacaína (8,1).[57]

Estereoisomeria

Segundo a definição oriunda da química orgânica, para haver isomeria é necessário a presença de um carbono quiral. Dentre os anestésicos locais disponíveis para uso (lidocaína, ropivacaína e bupivacaína), apenas a ropivacaína e a bupivacaína possuem esta propriedade. Comparativamente, isômeros são substâncias que, a despeito da mesma forma química, quando expostas a um feixe de luz polarizada, têm a capacidade de desviá-la em eixos diferentes. Essa diferença repercute clinicamente com discrepância notória entre efeitos clínico-anestésicos, toxicidade etc.[67,68]

A ropivacaína é formada apenas por sua forma levógira, no entanto, a bupivacaína apresenta algumas formulações diferentes no mercado, desde a sua mistura racêmica (50% dextrógira e 50% levógira), enantiomérica (25% dextrógira e 75% levógira), além da levobupivacaína, a qual é formada exclusivamente pelo isômero levogiro.[66,69]

Sabe-se que a forma isomérica dextrógira carreia consigo maior poder cardiotóxico e neurotóxico em detrimento da não estereosseletividade celular, tanto do neurônio quanto do miócito cardíaco, fato que historicamente motivou a busca à síntese de outras formulações enantioméricas, representadas pela levobupivacaína e a ropivacaína.[66]

Apesar de resultados divergentes entre trabalhos quanto à potência anestésica, Kopacz e col. sintetizam a prevalência de conclusões que apontam potência semelhante entre a mistura racêmica e enatiomérica, onde doses equipotentes produzem efeitos clínicos indistinguíveis entre si. Ainda, há evidência apoiada por trabalhos bem executados expondo uma menor expressão clínica da intoxicação cardíaca e neurológica gerada por essas substâncias, em especial a ropivacaína (presença de radical propil-N-piperidina em vez do radical butil-N-piperidina encontrado na levobupivacaína).[70]

Alcalinização e temperatura da solução

A alcalinizarão favorece o predomínio da forma molecular no equilíbrio químico, por conseguinte, analisando a definição fornecida anteriormente do pKa, concluiremos que a latência clínica diminuirá.[63]

É possível realizar este processo tanto por gaseificação mediante uso de dióxido de carbono (alto custo), como pelo acréscimo à solução de bicarbonato de sódio 8,4% (1 mL de bicarbonato de sódio para cada 10 mL de solução anestésica). Esta medida carreia o risco de precipitação caso haja demora superior a 30 minutos para sua utilização, bem como hipotensão e potencialização dos efeitos sistêmicos pelo pico plasmático mais precoce.[71,72]

Aquecer a solução impõe uma alteração direta no pKa, reduzindo-o. Assim, o tempo de latência para o efeito anestésico desejado de uma solução pré-aquecida será menor. Apesar de não haver a explicação fisiológica para tal, o uso de soluções pré-aquecidas diminui a incidência de tremores intraoperatórios.[71,72]

Adição de vasoconstritor

Classicamente, o vasoconstritor utilizado nas soluções é a adrenalina, já que trabalhos comparativos utilizando noradrenalina e fenilefrina não apontaram vantagens clínicas. É utilizada em uma concentração de 1:200.000 ou 5 µg.mL^{-1}.[57]

Dentro do espectro clínico, a adrenalina produz um aumento na duração de ação anestésica por gerar vasoconstrição local no plexo venoso de Batson (derivado da rede de drenagem venosa vertebral), na dura-máter, aumentando, assim, o tempo de contato da solução com as raízes nervosas, e diminuindo o *clearance* local. Segundo Bromage e col., quando utilizado junto à lidocaína ou mepivacaína (anestésicos de duração intermediária), é possível um prolongamento do tempo de efeito em até 80%.[73]

Especula-se que a epinefrina apresente uma propriedade inibitória sobre os neurônios motores e sensitivos, fato que também corrobora o aumento do efeito anestésico.[74]

Por seu carbono quiral ligado ao radical propila (S-) apresentar características farmacológicas vasoconstritoras, a ropivacaína não apresenta repercussão clínica da adição de vasoconstritores à sua formulação.[75] A bupivacaína e etidocaína sob altas concentrações não aparentam ter melhorias de duração do efeito com esta medida, em função da meia-vida da solução nestas condições ser superior à da epinefrina. Abboud e col., Eisenach e col. concluíram, em seus trabalhos, que, para soluções mais diluídas (por exemplo, para manutenção da analgesia em parturientes na fase ativa do trabalho de parto) preparadas à base de anestésicos com duração longa, a epinefrina consegue imprimir seu efeito aditivo de aumento de duração clínica do efeito.[75,76]

Em função de ser conservada juntamente do bissulfito de sódio, a epinefrina deve preferencialmente ser adicionada à solução anestésica, idealmente, próximo ao seu uso, já que esta ação reduz o pH final gerado, dificultando a difusibilidade do composto pela parede lipofílica celular.[57]

Substâncias adjuvantes

O acréscimo de fármacos pertencentes a outras classes farmacológicas vislumbra a possibilidade de melhorar a analgesia, aumentar o espectro de efeito clínico do bloqueio e racionalizar a massa total de anestésico para o bloqueio peridural.

Os opioides agem mediante impregnação no corno posterior da medula (principal via), deslocamento cranial pelo líquor (LCR) e posterior bloqueio das vias sensitivas descendentes, e ação sistêmica dependente de sua absorção linfática e venosa (menor proporção). Quão mais lipossolúvel for o opioide, menor sua dispersão rostral, tempo de latejamento e duração de efeito clínico. Dentre os mais utilizados, o sufentanil alcança seu pico plasmático em 6 minutos; o fentanil, em 20 minutos; e a morfina (hidrofílica), em 1 a 4 horas.[75-79]

Os alfa-2-agonistas são representados pela clonidina e a dexmedetomidina. A clonidina é um agonista parcial central, e seu uso prolonga de forma considerável a duração do efeito anestésico obtido, sendo bem indicado para cirurgias de grande porte e duração, bem como na analgesia do trabalho de parto. A dose epidural preconizada está entre 75 e 150 µg (1 µg/kg peso real). Nakamura e col. demonstraram, em seu trabalho, não haver diferença estatística entre pacientes que mantinham sua analgesia com o uso de ropivacaína ou a combinação ropivacaína e clonidina. No entanto, os fetos oriundos do grupo ropivacaína e clonidina possuíam avaliação neurológica e escores adaptativos com resultados piores do que o grupo que recebeu apenas a ropivacaína.[80]

A dexmedetomidina possui uma especificidade sete vezes maior que a clonidina. Sua utilidade dentro da anestesia peridural encontra identidade para ser indicada em procedimentos semelhantes aos que elencam a clonidina, no entanto ainda é objeto de estudo atual. Arunkumar et al., Shaikh et al., Sathyanarayana e col., e Soni e col. demonstraram em seus ensaios clínicos não haver diferença entre a qualidade da analgesia conferida com a associação da dexmedetomidina ou clonidina para pacientes submetidos à cirurgia abdominal, vascular e ortopédica de membros inferiores, no entanto apontaram menor latência e uma maior duração do bloqueio sensitivo e motor adquirido. Sua dose peridural é de 1 µg.kg^{-1} (peso real).[81-83]

Fatores Relacionados com o Paciente

Peso

O peso é um parâmetro utilizado para cálculo de dose tóxica e dose programada para um paciente. Conforme visto no capítulo específico, este valor deve ser ajustado considerando o peso ideal do paciente.

Excetuando-se pacientes obesos ou gestantes, cuja concentração de distribuição adiposa, no caso dos primeiros, e presença fetal, no exemplo subsequente, geram aumento de pressão intratecal e perdural, o peso não é uma variante relacionada diretamente com alteração da dispersão e extensão do bloqueio.[57]

Altura e local da punção

Tal qual o peso, a altura do paciente é uma variável que não possui impacto estatístico quando se considera a extensão do bloqueio peridural, salvo em situações extremas, como, por exemplo, doenças hipofisárias relacionadas com a secreção inadequada de GH (gigantismo e nanismo).[57]

O local de injeção é um ponto fundamental na programação da anestesia peridural, uma vez que é, isoladamente, o ponto mais importante na previsibilidade da extensão do bloqueio. Há uma tendência natural à dispersão cranial do anestésico local, já que, na vigência de ciclos respiratórios regulares, o corpo apresenta pressão abdominal positiva e pressão intratorácica negativa. Este fato justifica o uso de menores massas para punções médio-torácicas, por exemplo.[84-86]

Na região lombar, observa-se, durante a dispersão, que os períodos de latência entre os diversos dermátomos são diferentes entre si. Apesar de uma rápida impregnação nas raízes torácicas inferiores e lombares superiores, há uma lentificação do processo a partir de L_3, com pico entre L_5-S_1. A justificativa encontra-se embasada no aumento do espaço intervertebral, maior quantidade e espessura de fibras nervosas, bem como dos seus revestimentos durais.[84,85]

A velocidade de injeção ou o posicionamento do paciente para a punção não estão associados à alteração na previsibilidade do bloqueio atingido.

Idade

Park e col. Grundy e col., e Veering e col. possuem publicações com resultados concordantes em afirmar que o envelhecer do organismo contribui para uma maior dispersão rostral e aumento da extensão do bloqueio epidural, mantidas as massas e os volumes de anestésico aplicados. Apesar de haver achados contrários (Duggan e col.), possivelmente pela menor complacência do espaço peridural e pelo menor escape anestésico por entre os forâmens intervertebrais, ocorre o exposto anteriormente.[87,88]

Independentemente disto, a discrepância entre a extensão do bloqueio está habitualmente entre três a quatro dermátomos, e é mais bem documentada quando há diferença superior a três décadas entre os pacientes.[89,90]

Gravidez

Historicamente, como vimos anteriormente, a técnica peridural desenvolveu-se tendo em várias oportunidades estas pacientes como protagonistas.[91,95]

Apesar de alguns resultados conflitantes em ensaios clínicos, sabe-se que, devido ao aumento da pressão intra-abdominal (compressão extrínseca do plexo venoso vertebral interno, do qual deriva o plexo venoso de Batson), o espaço peridural torna-se menos complacente com menor possibilidade de extravasamento interforaminal e aumento do contato anestésico junto às raízes nervosas. Assim, há uma tendência a uma abrangência maior do número de dermátomos, fixada massa e volume anestésico em uma parturiente.[92,94]

Nas gestantes, em detrimento do pico plasmático progestínico sustentado e maior biodisponibilidade plasmática de proteínas ligadoras, há ainda uma maior sensibilidade aos anestésicos locais, fato que explica as menores doses necessárias para produção de bloqueios adequados desde o primeiro trimestre do processo gestacional.[95]

Diabetes e aterosclerose

A presença isolada ou em combinação destas duas doenças degenerativas e inflamatórias é traduzida com um organismo que se comporta, via de regra, semelhante ao de um idoso - há a hipótese de que o processo inflamatório e degradativo gerado seja responsável por uma diminuição na população neuronal.[96]

Para mesmas massas de anestésico utilizadas, há uma maior extensão do bloqueio (menor população neuronal, conforme exposto anteriormente), ao passo que a velocidade de instalação do bloqueio está lentificada. O aumento na latência guarda relação com o processo inflamatório crônico celular vigente, impedindo a impregnação no tempo previsto do anestésico local.[97-99]

CONTRAINDICAÇÕES

Como todo procedimento realizado no âmbito da medicina e, por conseguinte, na anestesiologia, a técnica peridural também possui contraindicações absolutas e relativas a sua realização.

Contraindicações Absolutas
Recusa do paciente

Devemos, por boa prática, explicar sempre ao nosso paciente as vantagens e as desvantagens do método a ser utilizado, contextualizando-o com o procedimento terapêutico ou diagnóstico proposto, com a obtenção da assinatura espontânea de Termo de Consentimento Livre e Esclarecido.[100]

Se, em detrimento do exposto, houver recusa para a execução, está previsto, no código de ética médica, que o médico é vedado a desrespeitar o direito do paciente ou de seu representante legal de decidir livremente sobre a execução de práticas diagnósticas ou terapêuticas, salvo em caso de iminente risco de morte, dentre as quais inclui-se a técnica peridural.[100]

Choque

Pacientes que estiverem em vigência de choque hemodinâmico de qualquer etiologia (hipoperfusão tecidual aguda com aumento de marcadores de anaerobiose em microcirculação) serão prejudicados pela realização da anestesia peridural. A denervação transitória produzida pela técnica (simpatólise) produzirá aumento da capacitância vascular arteriovenosa no segmento bloqueado e, por conseguinte, aumentará o grau de hipotensão já vigente.[57]

Caso haja benefício real da realização do procedimento, é fundamental a ressuscitação vascular prévia com uso de fármacos vasoativos em forma contínua, associada ou não à reposição de cristaloides, para, apenas após esta, programar-se à confecção da anestesia peridural.[101,104]

Infecção local

Na vigência de infecção local, como, por exemplo, a presença de pústulas, é orientado que não se realize bloqueio peridural. Isto tem em seus alicerces o risco de posterior desenvolvimento de meningite ou abscesso peridural.[96]

Se o paciente encontra-se em choque séptico, há a contraindicação em detrimento da hipoperfusão generalizada. No entanto, uma vez controlado, é possível, mesmo em situação de infecção sistêmica, lançar mão da execução de anestesia peridural.[105,106]

Zhang e cols. realizaram trabalho comparando diferentes técnicas anestésicas em grupos de pacientes hígidos com HIV, e concluíram que não há risco para execução de anestesia epidural ou tampão sanguíneo com sangue autólogo.[104]

Contraindicações Relativas

Coagulopatia

Pacientes com distúrbios de coagulação possuem o risco de desenvolver hematoma peridural ou subaracnóideo, com repercussões que podem ser gravíssimas, como compressão medular aguda, cujo tratamento é a descompressão cirúrgica de emergência (laminectomia).

Com o aumento no arsenal de medicações utilizadas para tratamento e prevenção de eventos tromboembólicos, a *American Society of Regional Anesthesia* (ASRA) publica periodicamente *guidelines* com as recomendações e orientações para indicação racional de bloqueios de neuroeixo e periférico na vigência do uso daquelas. Antes de começar a discorrer sobre os fármacos, é importante saber que a anestesia peridural com interposição de cateter é considerada procedimento de alto risco para sangramento em neuroeixo.

Assim, de acordo com o *Guidelines From the American Society of Regional Anesthesia (and Pain Medicine, the European Society of Regional Anaesthesia and Pain Therapy, the American Academy of Pain Medicine, the International Neuromodulation Society, the North American Neuromodulation Society, and the World Institute of Pain*),[107] recomenda-se:

a) **Aspirina e anti-inflamatórios (inibidores de ciclo-oxigenase 1 – COX-1 e ciclo-oxigenase 2 – COX-2):** não há contraindicação à realização de bloqueios de neuroeixo. Porém, na vigência de profilaxia primária com uso de aspirina, orienta-se a suspensão por, no mínimo, 6 dias a fim de maximizar a segurança do procedimento.[107]

b) **Inibidores de 2YP12/tienopiridínicos:** os inibidores de ADP em procedimentos de alto risco devem ser suspensos previamente ao procedimento no espaço peridural. Clopidogrel retirado 7 dias antes, com exceção dos pacientes sob alto risco de eventos tromboembólicos, cuja suspensão será de apenas 5 dias. Ticagrelor, suspensão 5 dias antes. Prasugrel suspensão englobando período de 7 a 10 dias. O retorno ao uso das medicações deverá ocorrer após 12 horas (se dose diária de clopidogrel) ou 24 horas, caso haja necessidade de dose de ataque do clopidogrel ou doses habituais de prasugrel e ticagrelor.[107]

c) **Cumarínicos:** o varfarin, principal representante, deve ter seu controle terapêutico realizado periodicamente por meio da Razão Normalizada Internacional (RNI). Para a anestesia peridural, recomenda-se que o valor documentado da RNI esteja abaixo de 1,5 ou que tenha sido realizada terapia-ponte com a heparina por 5 dias.[107]

d) **Heparina não fracionada:** habitualmente utilizada sob via subcutânea, a heparina não fracionada também é veiculada por via intravenosa em pacientes que encontram-se plenamente anticoagulados. Para aqueles, a ASRA, a despeito de inúmeras publicações que atestam favoravelmente sobre a segurança de realizar bloqueio de neuroeixo em pacientes sob doses profiláticas, recomenda a suspensão entre 8 e 10 horas da medicação, com reintrodução após 2 horas do procedimento. Pacientes com uso de heparina não fracionada intravenosa seguem as orientações anteriores com o controle de TTPa inferior a 1,5 vez a normalidade e respeito à meia-vida farmacológica de 4 horas de suspensão da infusão de heparina para concretização do procedimento. O reinício da medicação deve ser feito após 2 horas. Caso haja sangramento ou dificuldade de execução, a reintrodução fica postergada por 24 horas.[107]

e) **Heparina de baixo peso molecular (HBPM):** o gerenciamento de doses e aplicações depende prioritariamente do intuito com o qual a HBPM está sendo utilizada. Se, visando à profilaxia, com doses inferiores a 40 a 60 mg/dia, recomenda-se a suspensão da medicação por 12 horas antes do procedimento. Apesar da reintrodução desta ser possível após 4 horas, por ser a anestesia em neuroeixo um procedimento de alto risco, atualmente preconiza-se aguardar entre 12 e 24 horas. Para pacientes em regime de anticoagulação terapêutica, com doses equivalentes a 1 mg . kg^{-1} duas vezes ao dia ou 1,5 mg/kg/dia, devemos aguardar 24 horas de suspensão farmacológica. O retorno ao uso deve aguardar também 12 e 24 horas.[107]

f) **Fibrinolíticos:** há, nesta classe medicamentosa, contraindicação documentada a procedimentos relacionados com o manuseio de neuroeixo, tendo por recomendação a busca ativa por outras alternativas ao manejo de dor. Se houver necessidade imperativa para a sua realização, devemos aguardar 48 horas desde a suspensão da medicação, estratificação individualizada do risco com medidas seriadas de fibrinogenemia e controle laboratorial estrito.[107]

g) **Foundaparinux e inibidores diretos do fator Xa:** com o aumento do uso e a prescrição desta classe medicamentosa, observou-se, ao longo dos últimos 5 anos, um aumento considerável no número de intercorrências e sangramentos para aqueles que seguiam as normas anteriores de manejo. Atualmente, preconiza-se, para procedimentos de alto risco, a suspensão de quatro a cinco meias-vida da medicação utilizada (foundaparinux: 5 dias; rivaroxaban: 3 dias e apixaban: 3 a 5 dias) e reintrodução após 24 horas do bloqueio, sendo esta suspensão realizada em consonância com a confecção da chamada terapia-ponte (*bridge therapy*) mediante uso de HBPM, como visto anteriormente.[107]

h) **Inibidores da trombina (fator IIa):** de forma semelhante aos inibidores do fator Xa, os inibidores da trombina devem ter sua suspensão a um tempo equivalente a quatro a cinco meias-vida farmacológicas (dabigatran: 4 a 5 dias), com realização de terapia-ponte com a HBPM. Como são medicações com 98% de eliminação renal, é imperativa a avaliação da função renal do paciente e, na vigência de lesão renal crônica em estágio avançado, a proposição de diálise e aumento para seis meias-vida no hiato de suspensão. A reintrodução da medicação deve ser feita após 24 horas do procedimento.[107]

i) **Inibidores da glicoproteína IIb/IIIa:** não há estudos referentes ao uso concomitante destas medicações e bloqueios de neuroeixo.[107]

j) **Fitoterápicos:** não há trabalhos bem desenhados que possuam avaliação criteriosa deste grupo medicamentoso. Apesar de alguns extratos fitoterápicos interferirem no funcionamento habitual plaquetário (extrato de alho, ginkgo biloba) e potencializarem a ação farmacológica de cumarínicos (Dong quai, danshen), não há recomendações específicas sobre o manuseio terapêutico destes, com orientação generalizada à suspensão previamente ao procedimento, de acordo com o tempo esperado de ação clínica (extrato de alho: 7 dias; *ginkgo biloba*: 36 horas; *dong quai* e *danshen*: controle por INR).[107]

Doença neurológica

Pacientes com diagnósticos prévios referentes a esclerose múltipla, neurofibromatose e mal de Parkinson continuam sendo escopo de trabalhos e boas publicações.[109,112]

Referente ao grupo de pacientes portadores de esclerose múltipla, a despeito de antigas recomendações,[108,110] as quais apontavam um maior risco para neurotoxicidade, aumento de desmielinização e novos surtos da doença, Perlas e col. conduziram uma série de casos em 2005, e Martucci et al., uma coorte italiana sobre anestesia neurorregional em pacientes com esclerose múltipla, atestando a segurança para o uso da anestesia peridural (utilizada majoritariamente em populações obstétricas), tal qual a realização de bloqueios de nervos periféricos. Em sua conclusão, reiteraram a necessidade de acompanhamento após o estresse cirúrgico, uma vez que, independentemente da estratégia anestésica utilizada, essa fase carreia consigo um aumento entre 20% e 30% para ocorrência de novos surtos-supressões.[111,113]

Para pacientes portadores de doença de Von Recklinghausen ou neurofibromatose do tipo 1, há alguns relatos de caso tratando com sucesso o uso de anestesia peridural (Dounas e col.), porém a indicação desta demanda extensa investigação neurológica e exclusão da existência de neurofibromas envolvendo tanto a medula como raízes nervosas periféricas, inviabilizando a massificação de indicações.

Tratando-se de doenças neurológicas crônicas e não progressivas, o uso da anestesia epidural pode ser realizado sem quaisquer contraindicações, desde que exista o devido esclarecimento ao paciente com a reportagem de seus défices prévios em prontuário e assinatura do Termo de Consentimento anestésico.[114]

Hipertensão pulmonar

A realização de anestesia peridural em pacientes com hipertensão pulmonar deve ser minuciosamente avaliada, uma vez que a redução da resistência vascular periférica induzida poderá contribuir para o aumento no *shunt* sanguíneo D-E e repercussão negativa, com agravamento de hipoxemia, dessaturação e instabilidade ventilatória.[115-117]

Falta de responsividade

Pela impossibilidade de o paciente queixar-se de parestesias, eventos álgicos (como dor à infusão do anestésico, por exemplo), dentre outros; um *status* neurológico prévio comprometido coloca-o em risco para eventos adversos relacionados com o procedimento.

Falta de cooperação

O posicionamento adequado sob estrita imobilidade é fundamental para a confecção de um bloqueio epidural. O não preenchimento deste requisito coloca em cheque sua realização sem intercorrências.

EVENTOS ADVERSOS

Lombalgia

A incidência pós-operatória de lombalgia, a despeito de estatísticas variadas, aparentemente não difere entre a anestesia geral e os bloqueios de neuroeixo (espinha e epidural). É caracterizada por um comportamento benigno, intensidade leve, habitualmente localizada em região lombar inferior, raramente associada a irradiação e sinais neurológicos objetivos, com duração de poucos dias.[96]

Os principais fatores de risco para o desenvolvimento desta são a posição cirúrgica adotada (litotomia), o tempo cirúrgico superior a 2,5 horas, índice de massa corporal superior a 32 kg/m^2, múltiplas tentativas de punção e histórico de lombalgia.[118] Apesar de não haver uma comprovação exata da fisiopatologia desta complicação, especula-se que ela seja fruto de uma sobrecarga óssea e ligamentar, pelo relaxamento da musculatura sacroilíaca, vício posicional cirúrgico com retificação da convexidade lombar e danificação mecânica do periósteo vertebral, associado ou não a hematoma local.[118,119]

A fim de minimizar a ocorrência, sugere-se a realização compulsória de botão anestésico, com adição de agentes anti-inflamatórios (dexametasona, por exemplo), porém esta última ainda sem evidência clínica de funcionamento; posicionamento adequado com coxim lombar, preservando a convexidade natural, apoio adequado aos membros inferiores e uso pós-operatório de analgesia multimodal.[120,121]

Cefaleia Pós-punção Dural

Apesar de classicamente relacionada com a anestesia espinhal, a cefaleia pós-punção dural tem particularidades quando analisada sob o âmbito da anestesia epidural. Turnbull & Shepperd em sua análise retrospectiva evidenciaram uma incidência próxima a 70% do evento, face ao maior calibre da agulha utilizada.[122]

As características clínicas do quadro são marcantes. Em 66% dos pacientes, há o aparecimento dos sintomas nas primeiras 48 horas (90% nas primeiras 72 horas). A cefaleia é marcante, holocraniana com focos fronto-occipitais.[122] A dor é descrita como em peso e de forte intensidade (lancinante que se espalha como metal derretido). Ocorre piora com movimentação da cabeça e seus diferenciais marcantes residem no fato de a dor ser precipitada pela posição ortostática, associada ou não à deambulação, e por possuir alívio próximo à totalidade após assumir posição supina. Outros sintomas associados à cefaleia pós-punção dural são náuseas, vômitos, zumbido, vertigem, parestesias de escalpe e membros, diplopia e paralisia transitória de nervos cranianos.[122]

Em rápida análise à fisiopatologia da cefaleia pós-punção da dural, temos um fato objetivo, que é a formação de uma fístula liquórica secundária à lesão de fibras de colágeno, que compõem a dura-máter. Após análise por microscopia eletrônica, a disposição destas é feita de maneira aleatória (com predominância longitudinal), com áreas mais espessas e finas variáveis, o que justifica a imprevisibilidade da ocorrência do evento. Ainda com base nesses dados, justifica-se o posicionamento preferencial do bisel da agulha paralelo à orientação longitudinal majoritária das fibras de colágeno na porção posterior da dura-máter.[122-124] A questão teórica pendente atual é verificar se a cefaleia é gerada pela hipotensão liquórica fruto da perda constante de líquor cefalorraquidiano ou se, alicerçado na hipótese de Monro-Kellie, que determina o volume cerebral é constante (volume liquórico e sanguíneo), a venodilatação gerada pela perda, com aumento compensatório do volume sanguíneo final, seria a responsável pela sintomatologia.[122]

Além dos fatores de risco relacionados com a punção já descritos, agulhas com calibre inferior a 20 G, pacientes jovens (não há descrição objetiva de diferença entre sexo) também contribuem para maior probabilidade de aparecimento de cefaleia. Quanto ao uso de ar ou solução salina para a determinação da perda de resistência, em termos de segurança, sabe-se que não há relação com a ocorrência direta de lesão dural. No entanto, após análises tomográficas, viu-se que o ar difunde-se com maior extensão pela região foraminal, com distribuição cranial maior, gerando cefaleia de intensidade variável, mais precoce e sem resposta ao tratamento habitualmente empregado para casos de lesão meníngea.

Com base na literatura, as opções de tratamento vigentes formam dois grupos: conservador e intervencionista.

As medidas que compõem o tratamento conservador baseiam-se na reposição hídrica, no repouso e na analgesia multimodal (anti-inflamatórios, triptanos, substâncias vasoconstritoras cerebrais como cafeína 600 mg-1 g/dia).[123-126]

O tratamento intervencionista está centrado na realização de um tampão sanguíneo, pois sabe-se que a presença do coágulo próximo ao local lesado impõe maior proliferação de fibras de colágeno com potencialização na velocidade de reparo, que, em última análise, é o protagonista na resolução do quadro clínico vigente.[125,126] Este método detém o melhor índice de sucesso e eficácia, descrita entre 70% e 98%. Sua indicação não segue uma prerrogativa fixada, não obstante, solicita-se uma observação inicial do quadro por ao menos 24 horas antes de sua realização, pois um intervalo curto entre o acidente e a confecção do tampão diminuiu a eficácia deste.

Sobre o procedimento, orienta-se que seja feito em regime adequado de antissepsia desde a coleta sanguínea. Uma nova punção próxima ou no local previamente abordado é realizada, com injeção subsequente de 10 mL a 20 mL de sangue autólogo. Apesar de haver variação entre protocolos gerados, Booth e col., em uma revisão retrospectiva, não mostraram diferença entre o uso de 15 a 20 mL para 30 mL de sangue autólogo para a confecção do tampão. A compressão tecal gerada aumenta a pressão subaracnóidea, justificando o alívio imediato dos sintomas. Em caso de falha, orienta-se a realização de um novo tampão sanguíneo, o qual possui a mesma taxa de sucesso inicial.[123,127,128]

O procedimento é desencorajado na vigência de quadro séptico não controlado e coagulopatia.

Injeção em Sítio Inadvertido

Em função do uso de massa anestésica muito superior ao necessário nas anestesias espinhais, erros no local de injeção podem ser extremamente deletérios ao paciente durante a realização de anestesias peridurais.

Quando ocorre uma perfuração dural não diagnosticada, o grande volume feito no espaço subaracnóideo gera uma situação clínica conhecida como raquitotal, com incidência estimada em um caso para 11 mil procedimentos. O quadro clínico secundário a esta contempla o bloqueio de toda a inervação oriunda da medula espinhal e tronco cerebral, gerando prioritariamente bradicardia, hipotensão grave (bloqueio simpático extendido), midríase (paralisia do terceiro par craniano) e apneia (por paralisia de musculatura respiratória ou disfunção aguda do tronco cerebral).[129-132]

O tratamento baseia-se em suporte aos danos gerados com reposição racional de fluidos, uso de fármacos vasoativos, a fim de manter parâmetros hemodinâmicos normais, contendo a redução abrupta da pós-carga gerada e controle respiratório por ventilação mecânica até o término do espectro de ação dos anestésicos locais. Tratando-se de um envolvimento central, com comprometimento de pares cranianos, não há indicação para uso de anestésicos outros visando à indução de amnésia. Se manejado adequadamente, com diagnósticos e condutas precoces, o paciente sai ileso ao evento.[129,130]

No caso de injeção intravascular e toxicidade aguda por anestésicos locais, a problemática deriva de lesões acidentais durante a punção do plexo venoso de Batson e outras veias que permeiam o espaço peridural, as quais habitualmente não são suficientes para promover um grande refluxo sanguíneo capaz de gerar um diagnóstico clínico precoce e indubitável. Apesar de ocorrência rara, os pacientes podem apresentar sintomatologia neurológica (convulsão, disgeusia e parestesia) e cardiovascular (arritmias variadas, bloqueios atrioventriculares e parada cardíaca).[131,132] O tratamento segue sendo de suporte, com manejo hemodinâmico e medidas para aumentar a velocidade da depuração dos sítios de ligação com as moléculas de anestésicos locais utilizados. A profilaxia, face às peculiaridades apresentadas, deve ser realizada no intuito de aumentar a margem de segurança e identificação precoce de injeção no território intravascular.[57,129-132]

a) Monitorização do paciente durante todo o procedimento (cardioscopia, oximetria, pressão arterial não invasiva) e estratificação do nível neurológico.
b) Aspiração após identificação do espaço peridural.
c) Injeção de dose-teste (não obrigatória) contendo 15 mg de epinefrina associada a anestésico local (lidocaína possui perfil farmacocinético com maior segurança).
d) Fracionamento durante a injeção, com aspiração e observação dos parâmetros clínicos do paciente a cada 5 mL da solução.

Complicações Neurológicas

Lesões neurológicas graves subsequentes à realização de anestesia peridural são raras. Kane e col., em uma série de casos, apontou uma incidência de 0,03% a 0,1% considerando todas as formas de bloqueio de neuroeixo, porém não conseguiu mostrar se a lesão sofrida foi causada diretamente pelo ato anestésico.[131]

Dentre as manifestações apresentadas, parestesias e défices motores transitórios são as queixas mais comuns. Estas são seguidas por paraplegia e lesões a raízes da cauda equina por toxicidade anestésica (concentração), infecção/bacteremia ou trauma mecânico (compondo a síndrome da cauda equina).[96,132]

Infecções locais sob a forma de abscessos peridurais ou meningite possuem baixa incidência. Temos como fatores de risco: diabetes, corticoterapia, uso de imunossupressores, infecção ativa por retrovírus, sepse, falha técnica no processo de antissepsia ou no uso medicamentoso. No ano de 2016, houve, no Estado de São Paulo, problemas relacionados com o processamento do anestésico local bupivacaína hiperbárica (forma comercial veiculada à dextrose) gerando variados quadros neurológicos (parestesia, convulsões, meningite asséptica) que motivaram recolhimento do lote problemático e reavaliação dos meios de produção. Isto mostra que, embora seja um procedimento de execução manual controlada e de fácil aprendizado, as substâncias a serem utilizadas também precisam estar em acordo pleno com as vias de síntese e comercialização.

Isquemia medular associada à anestesia peridural ocorre em situações de exceção, já que a utilização de soluções de anestésicos locais, contendo epinefrina, não estão em pleno contato com a medula espinhal. Não obstante, como publicado por Hong e col. e Yoshida e col., o uso da anestesia peridural carreia consigo a possibilidade de induzir vasoespasmo local, ao que se justifica ser secundário à ocorrência de reação inflamatória local intensa pela presença do cateter peridural ou à ação local do vasoconstritor contido na solução anestésica.[133,134] Poderia, assim, ocorrer a síndrome da artéria espinhal anterior da medula, porém isso é apenas hipótese carecendo de confirmação. A síndrome da artéria anterior da medula está descrita nos Capítulos 117 e 126, que mostram causas multifatoriais para a sua ocorrência, não podendo ser imputada simplesmente ao bloqueio peridural. Ao tentar responder qual seria a causa da síndrome da artéria anterior da medula em um determinado caso, devem ser lembradas as restrições hemodinâmicas básicas do fluxo tissular dentro da medula e fazer três perguntas preliminares: (1) O suprimento arterial para a medula estava comprometido pela interrupção cirúrgica das artérias nutrientes (por exemplo: secção, ligadura ou cauterização dos vasos paravertebrais que nutrem a medula)?; (2) O fluxo estava prejudicado pela excessiva hipotensão vascular?; (3) O fluxo estava prejudicado pela congestão venosa e obstrução à drenagem como nos casos de hiperextensão por exemplo?

Hematoma peridural tem uma incidência estimada em um caso para 150 mil procedimentos anestésicos. O quadro clínico é composto por fraqueza de extremidades inferiores progressiva precoce (primeiras 24 horas) associado a dor de intensidade variável. A detecção rápida e a laminectomia descompressiva cirúrgica emergencial são fundamentais, pois o tempo sob compressão medular tem implicação direta nos resultados pós-operatórios e nas sequelas desenvolvidas. A coagulopatia é o principal fator de risco para o desenvolvimento desta intercorrência (o manejo farmacológico das medicações utilizadas encontra-se disposto no tópico específico).[135]

Síndrome da Medula Fixa (*tethered spinal cord syndrome*)

A síndrome da medula presa é uma doença congênita, do grupo dos disrafismos espinhais (doenças do tubo neural), que deriva do problema basal de espinha bífida. Caracteriza-se por um mecanismo de ancoramento e tensão da medula lombossacra ao ligamento sacro, em função do espessamento e encurtamento do *filum terminale* (tecido fibroso diferenciado durante o período embrionário na porção inferior do ventrículo terminal da medula espinhal). Essa fixação ligamentar impede a ascensão da medula dentro do canal medular (níveis habituais entre L1-L2) durante seu desenvolvimento, permanecendo, então, o cone medular em posição anormalmente baixa (casos descritos com fixação ao nível da segunda vértebra sacral).[136]

A síndrome deve ser suspeitada diante de paciente com espinha bífida que apresente distúrbios neurológicos progressivos nos membros inferiores (MMII), lombociatalgia, alterações tróficas cutâneas (hipertricose, hematoma cutâneo, lipoma subcutâneo em linha média e apêndice lombossacral), ortopédicas (escoliose, pé cavum, "dedos em garra", assimetria de membros inferiores/pés) ou alterações esfincterianas (incontinência urinária, bexiga neurogênica, infecções recorrentes de trato urinário).[136,137]

Apesar do baixo índice de diagnóstico, seu conhecimento é fundamental, a fim de relativizar indicações de anestesia peridural e minimizar risco de lesão acidental medular durante programação anestésica.

REFERÊNCIAS

1. Dogliotti AM. Research and clinical observations on spinal anesthesia: with special reference to the peridural technique. Anesth Analg. 1933;12(2):59-65.
2. Hingson RA, Edwards WB. Continuous caudal analgesia in obstetrics. JAMA. 1943;121(4):225-9.
3. Fraco A, Díz C. The history of the epidural block. Curr Anaesth Crit Care. 2000;11(5):274-6.
4. Brill S, Gurman GM, Fisher A. A history of neuraxial administration of local analgesics and opioids. Eur J Anaesthesiol. 2003 Sep;20(9):682-9.
5. Bromage PR. Epidural analgesia. Philadelphia: W B Saunders, 1978.
6. Hogan QH. Lumbar epidural anatomy. A new look by criomicrotome section. Anesthesiology. 1991;75(5):767-75.
7. Hogan QH. Epidural anatomu examined by cryomicrotome section. Influence of age, vertebral level and disease. Reg Anesth. 1996;21(5):395-406.
8. Palmer SK, Abram SE, Maitra AM, et al. Distance from skin to the lumbar epidural space in an obstetric population. Anesth Analg. 1983;62(10):944-6.
9. Segal S, Beach M, Eappen S. A multivariate model to predict the distance from skin to the epidural space in an obstetric population. Reg Anesth. 1996;21(5):451-5.
10. Djindjian R. Angiography of the spinal cord. Baltimore: University Park Press, 1970. p.14-24.
11. Doppman JL, Dichirog, Ommaya AK. Selective arteriography of the spinal cord. St Louis: Warren H Green Inc, 1969. p.3.
12. Turnbull IM. Blood supply of the spinal cord: normal and pathological considerations. Cain Neurosurg. 1973;20:56-84.
13. Gray's Anatomy: The Anatomical Basis of Clinical Practice, Expert Consult. 40.ed. Londo: Churchill Livingstone, 2008.
14. Bromage PR. Mechanism of action of extradural analgesia. Br J Anaesth. 1975;47:199-211.
15. Bryce-Smith R. The spread of solutions in the extradural space. Anesthesia. 1954;9(3):201-5.
16. Shanta TR, Evans JA. The relationship of epidural anesthesia to neural membranes and arachnoid villi. Anesthesiology. 1972;37(5):543-57.
17. Torda TA, Pybus DA. Comparison of four narcotic analgesics for extradural analgesia. Br J Anaesth. 1982;54:291-5.
18. Ansari S, Heavner JE, McConnell DJ, et al. The peridural membrane of the spinal canal: a critical review. Pain Pract. 2012 Apr;12(4):315-25.
19. Nordberg G, Hedner T, Mellstrand T, et al. Pharmacokinetics of epidural morphine in man. Eur J Clin Pharmacol. 1984;26:233-7.
20. Badner NH, Sandler AN, Koren G, et al. Lumbar epidural fentanyl infusions for post-thoracotomy patients: analgesic, respiratory, and pharmacokinetic effects. J Cardiothorac Anesth. 1990;4:543-51.
21. Visser WA, Lee RA, Gielen MJ. Factors Affecting the Distribution of Neural Blockade by Local Anesthetics in Epidural Anesthesia and a Comparison of Lumbar Versus Thoracic Epidural Anesthesia. Anesth Analg. 2008;107(2):708-21.
22. Rodgers A, Walker N, Schug S, et al. Reduction of postoperative mortality and morbidity with epidural or spinal anaesthesia: results from overview of randomised trials. BMJ. 2000;321:1493.
23. Block BM, Liu SS, Rowlingson AJ, et al. Efficacy of Postoperative Epidural Analgesia: A Meta-analysis. JAMA. 2003;290(18):2455-63.
24. Gallind A, Hernandez J, Benavides O, et. al. Quality of spinal extradural anesthesia: the influence of spinal nerve root diameter. Br J Anaesth. 1975;47(1):41-7.
25. Defalque RJ. Compared effects of spinal and extradural anesthesia upon the blood pressure. Anesthesiology. 1962;23:627-30.

26. Hong JY, Jee YS, Yoon HJ, et al. Comparison of general and epidural anesthesia in elective cesarean section for placenta previa totalis: maternal hemodynamics, blood loss and neonatal outcome. Int J Obstet Anesth. 2003;12(1):12-6.
27. Park WY, Thompson JS Lee KK. Effect of Epidural Anesthesia and Analgesia on Perioperative Outcome: A Randomized, Controlled Veterans Affairs Cooperative Study. Ann Surg. 2001;234(4):560-71.
28. Newsome LR, Bramwell RS, Curling PE. Severe Preeclampsia: Hemodynamic Effects of Lumbar Epidural Anesthesia. Anesth Analg. 1986;65(1):31-6.
29. Liu S, Carpenter RL, Neal JM. Epidural anesthesia and analgesia: their role in postoperative outcome. Anesthesiology. 1995;82(6):1474-506.
30. Simon MJ, Veering BT, Stienstra R, et al. The effects of age on neural blockade and hemodynamic changes after epidural anesthesia with ropivacaine. Anesth Analg. 2002;94(5):1325-30.
31. Williams-Russo P, Sharrock NE, Mattis S, et al. Cognitive Effects After Epidural vs General Anesthesia in Older Adults: A Randomized Trial. JAMA. 1995;274(1):44-50.
32. Moraca RJ, Sheldon DG, Thirlby RC. The role of epidural anesthesia and analgesia in surgical practice. Ann Surg. 2003:238(5):663-73.
33. Brull R, McCartney CJ, Chan VW, et al. neurological complications after regional anesthesia: contemporary estimates of risk. Anesth Analg. 2007;104(4):965-74.
34. Fratacci MD, Kimball WR, Wain JC, et al. Diaphragmatic shortening after thoracic surgery in humans. Effects of mechanical ventilation and thoracic epidural anesthesia. Anesthesiology. 1993;79(4):654-65.
35. Sakura S, Saito Y, Kosaka Y. The effects of epidural anesthesia on ventilatory response to hypercapnia and hypoxia in elderly patients. Anesth Analg. 1996;82(2):306-11.
36. Tenling A, Joachimsson PO, Tydén H, et al. Thoracic epidural anesthesia as an adjunct to general anesthesia for cardiac surgery: effects on ventilation-perfusion relationships. J Cardiothorac Vasc Anesth. 1999;13(3):258-64.
37. Suleiman MY, Passannante AN, Onder RL, et al. Alteration of renal blood flow during epidural anesthesia in normal subjects. Anesth Analg. 1997;84(5):1036-80.
38. Nikki P, Takki S, Tammisto T, et al. Effect of operative stress on plasma catecholamine levels. Ann Clin Res. 1972;4(3):146-51.
39. Engquist A, Brandt MR, Fernandes A, et al. The blocking effect of epidural analgesia on the adrenocortical and hyperglycemic response to surgery. Acta Anaesthesiol Scand. 1977;21(4):330-5.
40. Desborough JP. The stress response to trauma and surgery. Br J Anaesth. 2000;85:109-17.
41. Holte K, Kehlet H. Epidural anaesthesia and analgesia - effects on surgical stress responses and implications for postoperative nutrition. Clin Nutr. 2002;21(3):199-206.
42. Brandt M, Kehlet H, Binder C, et al. Effect of epidural analgesia on the glicoregulatory endocrine resound to surgery. Clin Endoncrin. 1976;5(2):107-14.
43. Halter JB, Pflug AE. Relationship of impaired insulin secretion during surgical stress to anesthesia and catecholamine release. J Clin Endocrinol Metab. 1980;51(5):1093-8.
44. Lattermann R, Carli F, Schricker T. Epidural blockade surpasses lipolyses during major abdominal surgery. Br J Surg. 1979;66(8):543-6.
45. Puolakka R, Haasio J, Pitkänen MT, et al. Technical aspects and postoperative sequelae of spinal and epidural anesthesia: a prospective study of 3,230 orthopedic patients. Reg Anesth Pain Med. 2000;25(5):488-97.
46. Kopacz DJ, Neal JM, Pollock JE. The regional anesthesia "learning curve": what is the minimum number of epidural and spinal blocks to reach consistency? Reg Anesth. 1996;21(3):182-90.
47. Tran DQ, González AP, Bernucci F, et al. Confirmation of loss-of-resistance for epidural analgesia. Reg Anesth Pain Med. 2015;40(2):166-73.
48. Yoon SP, Kim HJ, Choi YS. Anatomic variations of cervical and high thoracic ligamentum flavum. Korean J Pain. 2014;27(4):321-5.
49. Inoue S, Kawaguchi M, Furuya H. Cephalad angulation of epidural needle insertion may be an important factor for safe epidural space approach: a mathematical model. Rev Bras J Anesthesiol. 2011;61(6):764-9.
50. Chin KJ, Perlas A, Chan V, et al. Ultrasound imaging facilitates spinal anesthesia in adults with difficult surface anatomic landmarks. Anesthesiology. 2011;115(1):94-101.
51. Kallidaikurichi Srinivasan K, Iohom G, Loughnane F, et al. Conventional Landmark-Guided Midline Versus Preprocedure Ultrasound-Guided Paramedian Techniques in Spinal Anesthesia. Anesth Analg. 2015;121(4):1089-96.
52. Reina MA, Lirk P, Puigdellívol-Sánchez A, et al. Human Lumbar Ligamentum Flavum Anatomy for Epidural Anesthesia: Reviewing a 3D MR-Based Interactive Model and Postmortem Samples. Anesth Analg. 2016;122(3):903-7.
53. Kim YA, Kim JY, Kil HK, et al. Accuracy of the epidural catheter position during the lumbar approach in infants and children: a comparison among L2-3, L3-4, and L4-5 approaches. Korean J Anesthesiol. 2010;58(5):458-63.
54. Dogliotti AM, Scuderi CS. Anesthesia: Narcosis. Local, Regional, Spinal, 1939.
55. Sviggum HP, Farber MK. The incidence and management of inability to advance Arrow FlexTip Plus® epidural catheters in obstetric patients. Int J Obstet Anesth. 2014;23(2):113-7.
56. Kim SY, Kim YY, Kim AR. Incidence of intravascular insertion in thoracic epidural catheterization by using real time fluoroscopy. Korean J Anesthesiol. 2012;62(3):251-5.
57. Brown DL. Spinal, Epidural,and caudal anesthesia. In: Miller. RW Miller's Anesthesia. 7.ed. 2010;51:1611-38.
58. Mhyre JM, Greenfield ML, Tsen LC, et al. A systematic review of randomized controlled trials that evaluate strategies to avoid epidural vein cannulation during obstetric epidural catheter placement. Anesth Analg. 2009;108(4):1232-42.
59. Schier R, Guerra D, Aguilar J, et al. Epidural space identification: a meta-analysis of complications after air versus

liquid as the medium for loss of resistance. Anesth Analg. 2009;109(6):2012-21.
60. McNeill MJ, Thorburn J. Cannulation of the epidural space. A comparison of 18- and 16-gauge needles. Anaesthesia. 2007;43(2):154-5.
61. Frölich MA, Caton D. Pioneers in epidural needle design. Anesth Analg. 2001;93(1):215-20.
62. Toledano RD, Tsen LC. Epidural catheter design: history, innovations, and clinical implications. Anesthesiology. 2014 Jul;121(1):9-17.
63. DiFazio CA, Carron H, Grosslight KR, et al. Comparison of pH-adjusted lidocaine solutions for epidural anesthesia. Anesth Analg. 1986;65(7):760-4.
64. Brown DL, Ransom DM, Hall JA, et al. Regional anesthesia and local anesthetic-induced systemic toxicity: seizure frequency and accompanying cardiovascular changes. Anesth Analg. 1995;91(2):321-8.
65. Lopez DJ, Allen HW, Thompson GE. A comparsion of epidural levobupivacaine 0,75% with racemid bupivacaine for lower abdominal surgery. Anesth Analg. 2000;90(3):642-8.
66. Chandran S, Hemalatha S, Viswanathan P. Comparison of 0.75% ropivacaine and 0.5% bupivacaine for epidural anaesthesia in lower extremity orthopaedic surgeries. Indian J Anaesth. 2014;58(3):336-8.
67. Hura G, Knapik P, Misiołek H, et al. Sensory blockade after thoracic paravertebral injection of ropivacaine or bupivacaine. Eur J Anaesthesiol. 2006;23(8):658-64.
68. Braga AFA, Frias JAF, Braga FSS, et al. Anestesia peridural para cesariana. Estudo comparativo entre Bupivacaína Racêmica (S50-R50) e Bupivacaína com excesso enantiomérico de 50% (S75-R25) a 0,5% associadas ao Sufentanil. Rev Bras Anestesiol. 2009;59(3).
69. Casati A, Putzu M. Bupivacaine, levobupivacaine and ropivacaine: are they clinically different? Best Pract Res Clin Anaesthesiol. 2005;19(2):247-68.
70. Burlacu CL, Buggy DJ. Update on local anesthetics: focus on levobupivacaine. Ther Clin Risk Manag. 2008 Apr;4(2):381-92.
71. Capogna G, Celleno D, Costantino P, et al. Alkalinization improves the quality of lidocaine-fentanyl epidural anaesthesia for Caesarean section. Can J Anaesth. 1993;40(5):425-30.
72. Benhamou D, Labaille T, Perrachon N, et al. Alkalinization of Epidural 0.5% Bupivacaine for Cesarean Section. Reg Anesth. 1989;14(5):240-3.
73. Bromage PR. Continuous Lumbar Epidural Analgesia for Obstetrics. Can Med Assoc J. 1961;85(21):1136-40.
74. Yun MJ, Kwon MY, Kim DH, et al. Combined spinal-epidural anesthesia using a reduced-dose of spinal bupivacaine and epidural top up leads to faster motor recovery after lower extremity surgeries. Korean J Anesthesiol. 2014;66(1):28-33.
75. Mohan A, Singh PM, Malviya D, et al. Reinforcement of subarachnoid block by epidural volume effect in lower abdominal surgery: A comparison between fentanyl and tramadol for efficacy and block properties. Anesth Essays Res. 2012;6(2):189-94.
76. Sawhney KY, Kundra S, Grewal A, et al. A Randomized Double Blinded Comparison of Epidural Infusion of Bupivacaine, Ropivacaine, Bupivacaine-Fentanyl, Ropivacaine-Fentanyl for Postoperative Pain Relief in Lower Limb Surgeries. J Clin Diagn Res. 2015;9(9):UC19-UC23.
77. Bujedo BM, Santos SG, Azpiazu AU. A review of epidural and intrathecal opioids used in the management of postoperative pain. J Opioid Manag. 2012;8(3):177-92.
78. Cousins MJ, Mather LE. Intrathecal and epidural administration of opioids. Anesthesiology. 1984;61(3):276-310.
79. George MJ. The site of action of epidurally administered opioids and its relevance to postoperative pain management. Anaesthesia. 2006;61(7):659-64.
80. Arunkumar S, Hemanth Kumar VR, Krishnaveni N, et al. Comparison of dexmedetomidine and clonidine as an adjuvant to ropivacaine for epidural anesthesia in lower abdominal and lower limb surgeries. Saudi J Anaesth. 2015;9(4):404-8.
81. Sathyanarayana LA, Heggeri VM, Simha PP, et al. J Comparison of Epidural Bupivacaine, Levobupivacaine and Dexmedetomidine in Patients Undergoing Vascular Surgery. J Clin Diagn Res. 2016 Jan;10(1):UC13-7.
82. Goyal V, Kubre J, Radhakrishnan K. Dexmedetomidine as an adjuvant to bupivacaine in caudal analgesia in children. Anesth Essays Res. 2016 May-Aug;10(2):227-32.
83. Channabasappa SM, Venkatarao GH, Girish S, et al. Comparative evaluation of dexmedetomidine and clonidine with low dose ropivacaine in cervical epidural anesthesia for modified radical mastectomy: A prospective randomized, double-blind study. Anesth Essays Res. 2016 Jan-Apr;10(1):77-81.
84. Kalore NJ, Guay J, Eastman JM, et al. Nerve blocks or no nerve blocks for pain control after elective hip replacement (arthroplasty) surgery in adults. Cochrane Database Syst Rev. 2015.
85. Keech BM. Thoracic epidural analgesia in a child with multiple traumatic rib fractures. J Clin Anesth. 2015;27(8):685-91.
86. Fernandes CR, Fonseca NM, Rosa DM, et al. Brazilian Society of Anesthesiology Recommendations for Safety in Regional Anesthesia. Rev Braz J Anestesiol. 2011;61(5):668-94.
87. Park WY, Hagins FM, Rivat EL, et al. Age and epidural dose response in adult men. Anesthesiology. 1982 Apr;56(4):318-20.
88. Park WY, Massengale M, Kim SI, et al. Age and the spread of local anesthetic solutions in the epidural space. Anesth Analg. 1980 Oct;59(10):768-71.
89. Bromage PR. Ageing and epidural dose requirements. Br J Anaesth. 1997;49(10):1027-34.
90. Li Y, Zhu S, Bao F, et al. The effects of age on the median effective concentration of ropivacaine for motor blockade after epidural anesthesia with ropivacaine. Anesth Analg. 2006;102(6):1847-50.
91. Riley ET, Cohen SE, Macario A, et al. Spinal versus epidural anesthesia for cesarean section: a comparison of time efficiency, costs, charges, and complications. Anesth Analg. 1995;80(4):709-12.

92. Katircioglu K, Hasegeli L, Ibrahimhakkioglu HF, et al. A retrospective review of 34,109 epidural anesthetics for obstetric and gynecologic procedures at a single private hospital in Turkey. Anesth Analg. 2008;107(5):1742-5.
93. Wallis KL, Shnider SM, Hicks JS, et al. Epidural anesthesia in the normotensive pregnant ewe: Effects on uterine blood flow and fetal acid-base status. Anesthesiology. 1976;44(6):481-7.
94. Kubli M, Shennan AH, Seed PT, et al. A randomised controlled trial of fluid pre-loading before low dose epidural analgesia for labour. Int J Obstetr Anesth. 2003;12(4):256-60.
95. Fagraeus L, Urban BJ, Bromage PR. Spread of epidural analgesia in early pregnancy. Anesthesiology. 1983;58(1):184-7.
96. Horlocker TT, Wedel DJ. Neurologic complications of spinal and epidural anesthesia. Reg Anesth Pain Med. 2000;25(1):83-98.
97. Haljamäe H, Frid I, Holm J, et al. Epidural vs general anaesthesia and leg blood flow in patients with occlusive atherosclerotic disease. Eur J Vasc Surg. 1988;6(2):388-400.
98. Olausson K, Magnusdottir H, Lurje L, et al. Anti-Ischemic and anti-anginal effects of thoracic epidural anesthesia versus those of conventional medical therapy in the treatment of severe refractory unstable angina pectoris. Circulation. 1997;96(7):2178-82.
99. Donatelli F, Vavassori A, Bonfanti S, et al. Epidural anesthesia and analgesia decrease the postoperative incidence of insulin resistance in preoperative insulin-resistant subjects only. Anesth Analg. 2007;104(6):1587-93.
100. Código de ética médica. Resolução CFM no 1.931, de 17 de setembro de 2009. [Internet] [Acesso em 12 nov 2016]. Disponível em: https://portal.cfm.org.br/images/stories/biblioteca/codigo%20de%20etica%20medica.pdf
101. Shibata K, Yamamoto Y, Murakami S. Effects of epidural anesthesia on cardiovascular response and survival in experimental hemorrhagic shock in dogs. Anesthesiology. 1989;71(6):953-9.
102. Holte K, Foss NB, Svensén C, et al. Epidural anesthesia, hypotension, and changes in intravascular volume. Anesthesiology. 2004;100:281-6.
103. Sharrock NE, Salvati EA. Hypotensive epidural anesthesia for total hip arthroplasty: A review. Acta Orthop Scand. 1996;67(1):91-107.
104. Tom DJ, Gulevich SJ, Shapiro HM, et al. Epidural blood patch in the HIV-positive patient. Review of clinical experience. San Diego HIV Neurobehavioral Research Center. Anesthesiology. 1992;76(6):943-7.
105. Hughes SC. HIV and anesthesia. Anesthesiol Clin North Am. 2004;22(3):379-404.
106. Kuczkowski KM, Reisner LS. Anesthetic management of the parturient with fever and infection. J Clin Anesth. 2003;15(6):478-88.
107. Narouze S, Benzon HT, Provenzano DA, et al. Interventional spine and pain procedures in patients on antiplatelet and anticoagulant medications: guidelines from the American Society of Regional Anesthesia and Pain Medicine, the European Society of Regional Anaesthesia and Pain Therapy, the American Academy of Pain Medicine, the International Neuromodulation Society, the North American Neuromodulation Society, and the World Institute of Pain. Reg Anesth Pain Med. 2015;40(3):182-212.
108. Warren TM, Datta S, Ostheimer GW. Lumbar epidural anesthesia in a patient with multiple sclerosis. Anesth Analg. 1982;61(12):1022-3.
109. Pastò L, Portaccio E, Ghezzi A, et al. Epidural analgesia and cesarean delivery in multiple sclerosis post-partum relapses: the Italian cohort study. BMC Neurol. 2012;12:165.
110. Dorotta IR, Schubert A. Multiple sclerosis and anesthetic implications. Curr Opin Anaesthesiol. 2002;15(3):365-70.
111. Martucci G, Di Lorenzo A, Polito F, et al. A 12-month follow-up for neurological complication after subarachnoid anesthesia in a parturient affected by multiple sclerosis. Eur Rev Med Pharmacol Sci. 2011;15(4):458-6.
112. Kulkarni LM, Sanikop CS, Shilpa HL, et al. Anaesthetic management in a patient with multiple sclerosis. Indian J Anaesth. 2011 Jan-Feb;55(1):64-7.
113. Perlas A, Chan VW. Neuraxial anesthesia and multiple sclerosis. Can J Anaesth. 2005;52:454-8.
114. Dounas M, Mercier FJ, Lhuissier C, et al. Epidural analgesia for labour in a parturient with neurofibromatosis. Can J Anaesth. 1995 May;42(5 Pt 1):420-2; discussion 422-4.
115. Krenz EI, Hart SR, Russo M, et al. Epidural Anesthesia for Cesarean Delivery in a Patient With Severe Pulmonary Artery Hypertension and a Right-to-Left Shunt. Ochsner J. 2011 Spring;11(1):78-80.
116. Öztürk T, Topcu İ, Yaldız S, et al. Comparison of thoracic epidural and paravertebral analgesia for postoperative pain control after thoracotomy. Agri. 2016 Jan;28(1):32-8.
117. Gille J, Seyfarth HJ, Gerlach S, et al. Perioperative anesthesiological management of patients with pulmonary hypertension. Anesthesiol Res Pract. 2012;2012:356982.
118. Horlocker TT. Complications of spinal and epidural anesthesia. Anesthesiol Clin North Am. 2000;18(2):461-85.
119. Michaan N, Lotan M, Galiner M, et al. Risk factors for accidental dural puncture during epidural anesthesia for laboring women. J Matern Fetal Neonatal Med. 2016 Sep;29(17):2845-7.
120. Auroy Y, Narchi P, Litt L, et al. Serious complications related to regional anesthesia: results of a prospective survey in France. Anesthesiology. 1997;87(3):479-86.
121. Paech MJ, Godkin R, Webster S. Complications of obstetric epidural analgesia and anaesthesia: a prospective analysis of 10 995 cases. Int J Obstetr Anesth. 1998;7(1)5-11.
122. Turnbull DK, Shepherd DB. Post-dural puncture headache:pathogenesis, prevention and treatment. Br J Anaesth. 2003 Nov;91(5):718-29.
123. Safa-Tisseront V, Thormann F, Malassiné P, et al. Effectiveness of epidural blood patch in the management of post-dural puncture headache. Anesthesiology. 2001;95:334-9.

124. Gilien M. Post dural puncture headache: a review. Reg Anesth. 1989;14(3)101-6.
125. Scavone BM, Wong CA, Sullivan JT, et al. Efficacy of a prophylactic epidural blood patch in preventing post dural puncture headache in parturients after inadvertent dural puncture. Anesthesiology. 2004;101:1422-7.
126. Van de Velde M, Schepers R, BerendsN, et al. Ten years of experience with accidental dural puncture and post-dural puncture headache in a tertiary obstetric anaesthesia department. Int J Obstetr Anesth. 2008;17(4):329-35.
127. van Kooten F, Oedit R, Bakker SL, et al. Epidural blood patch in post dural puncture headache: a randomised, observer-blind, controlled clinical trial. J Neurol Neurosurg Psychiatry. 2008;79(5):553-8.
128. Ahmed SV, Jayawarna C, Jude E. Post lumbar puncture headache: diagnosis and management. Postgrad Med J. 2006 Nov;82(973):713-6.
129. Steffek M, Owczuk R, Szlyk-Augustyn M, et al. Total spinal anaesthesia as a complication of local anaesthetic test-dose administration through an epidural catheter. Acta Anaesthesiol Scand. 2004 Oct;48(9):1211-3.
130. Park PC, Berry PD, Larson MD. Total spinal anesthesia following epidural saline injection after prolonged epidural anesthesia. Anesthesiology. 1998;89(5):1267-70.
131. Kane RE. Neurologic deficits following epidural or spinal anesthesia. Anesth Analg. 1981;60(3):150-61.
132. Scott DB, Hibbard BM. Serious non-fatal complications associated with extradural block in obstetric practice. Br J Anaesth. 1990;64(5):537-41.
133. Akagi S, Yoshida Y, Kato I, et al. External iliac artery occlusion in posterior spinal surgery. Spine. 1999;24:823-5.
134. Ross BK, Coda B, Heath CH. Local anesthetic distribution in a spinal model: a possible mechanism of neurologic injury after continuous spinal anesthesia. Reg Anesth. 1992;17(2):69-77.
135. Vandermeulen EP, Van Aken H, Vermylien J. Anticoagulants and spinal-epidural anesthesia. Anesth Analg. 2010;79(6):1165-77.
136. Agarwalla PK, Dunn IF, Scott RM, et al. Tethered cord syndrome. Neurosurg Clin North Am. 2007;18(3):531-47.
137. Yamada S, Iacono RP, Andrade T, et al. Pathophysiology of tethered cord syndrome. Neurosurg Clin North Am. 1995;6(2):311-23.

116

Bloqueios dos Nervos do Crânio e da Face

Tulio Antonio Martarello Gonçalves

INTRODUÇÃO

Bloqueios dos nervos da cabeça são usados para anestesia cirúrgica, analgesia pós-operatória e diagnóstico e tratamento de síndromes de dor crônica. Vantagens e desvantagens de bloqueios periféricos devem ser consideradas quando orientando pacientes sobre as opções anestésicas. Bloqueios dos nervos periféricos podem melhorar o controle da dor, mesmo quando usado apenas como técnicas auxiliares. Os pacientes muitas vezes são mais receptivos a bloqueios periféricos quando eles estão convencidos de que a sedação suplementar pode ser administrada por via intravenosa para reduzir a consciência durante a cirurgia.

Durante a avaliação pré-operatória a indicação dos bloqueios dos nervos periféricos deve ser considerada, e os locais potenciais para os bloqueios devem ser examinados. A presença de infecção da pele na área a ser utilizada para a inserção da agulha deve ser reconhecida no pré-operatório. Avaliação da coagulação (uso de anticoagulantes, história de hemorragias ou hematomas e testes de coagulação específicos) é geralmente recomendada antes da realização dos bloqueios. A presença de uma neuropatia preexistente, especialmente na área que envolve a operação proposta, deve ser considerada antes da indicação de bloqueio dos nervos periféricos.

Pacientes com indicação de bloqueio dos nervos periféricos devem ser avaliados clinicamente, da mesma forma como os pacientes agendados para anestesia geral ou bloqueios do neuroeixo. Medicação pré-operatória é útil para diminuir a apreensão, assim como a sedação antes da realização do bloqueio fornece analgesia durante as inserções de agulhas necessárias para execução do bloqueio.

Toda inervação sensitiva da face está sob a dependência do nervo trigêmeo (quinto nervo craniano) associado com as raízes nervosas cervical C_2-C_4 que constituem o plexo cervical superficial.[1]

BLOQUEIO DO NERVO TRIGÊMEO (V PAR CRANIANO)

Anatomia

Maior de todos os nervos cranianos, o nervo trigêmeo, é um nervo misto, sendo o principal nervo sensitivo geral da cabeça e também inerva músculos que movimentam a mandíbula.[1] Emerge da superfície anterolateral da ponte, tendo o seu componente sensitivo consideravelmente maior, por uma grande raiz sensitiva, e uma pequena raiz motora. Estas raízes seguem em direção anterior para fora da fossa craniana posterior, e entram na fossa craniana média, passando medialmente sobre a parte superior da porção petrosa do osso temporal.[2]

Na fossa craniana média, a raiz sensitiva forma o gânglio trigeminal (gânglio semilunar ou de Gasser), localizado na depressão trigeminal, na superfície anterior do ápice da parte petrosa do osso temporal, em uma expansão da dura-máter denominada cavidade trigeminal ou cavidade de Meckel.[3] Ele se situa dentro do crânio, a uma profundidade de 4,5 a 5 cm da superfície lateral da cabeça à altura da extremidade posterior do arco zigomático (Figura 116.1).

O trigêmeo é o nervo sensitivo da face, a raiz sensitiva do nervo trigêmeo; após formar o gânglio trigeminal, fibras pós-ganglionares dividem-se em três ramos (daí o motivo do seu nome). Na margem anterior do gânglio trigeminal emergem os três ramos principais: oftálmico (V_1), maxilar (V_2) e mandibular (V_3). O ramo oftálmico está localizado dorsalmente; o ramo maxilar, intermediário; e o ramo mandibular, ventralmente (Figura 116.2).

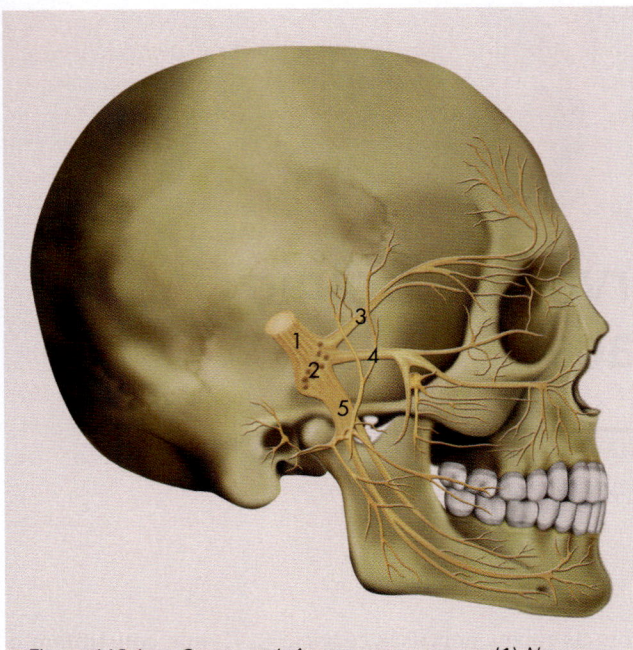

Figura 116.1 — *O nervo trigêmeo e seus ramos:* **(1)** *Nervo Trigêmeo;* **(2)** *Gânglio de Gasser;* **(3)** *Nervo Oftálmico;* **(4)** *Nervo Maxilar;* **(5)** *Nervo Mandibular.*

seio frontal, células etmoidais, foice do cérebro, dura-máter da fossa craniana anterior e da parte superior da tenda do cerebelo (Figura 116.2).

- **Nervo Maxilar** (V_2), sai da cavidade craniana através do forâmen redondo e entra na fossa pterigopalatina. Apresenta ramos sensitivos provenientes da pele que cobre a asa do nariz, pálpebra inferior, lábio superior, cavidade nasal, seio maxilar, parte nasal da faringe, palato mole e duro, dentes superiores e da dura-máter das fossas cranianas, anterior e média (Figura 116.2).
- **Nervo Mandibular** (V_3), na margem inferior do gânglio trigeminal, sai da cavidade craniana através do forâmen oval. Contém os ramos sensitivos provenientes da pele da parte inferior da face, das bochechas, do lábio inferior, da parte anterior do pavilhão da orelha, de parte do meato acústico externo e da região temporal, dos dois terços anteriores da língua, dos dentes inferiores, da mucosa da bochecha, da mandíbula, das células mastóideas e da dura-máter da fossa craniana média.

A raiz motora do nervo trigêmeo também atravessa o forâmen oval e une-se ao componente sensitivo do nervo mandibular (V_3). As fibras motoras do trigêmeo provêm do seu núcleo motor, formando a raiz motora que situa-se abaixo e completamente separada da raiz sensitiva, sem penetrar no gânglio de Gasser e que logo ao saírem do crânio através do forâmen oval penetram no nervo mandibular (V_3), único ramo do trigêmeo que apresenta um componente motor, dando inervação motora para todos os músculos da mastigação (temporal, masseter e pterigóideos medial e lateral), assim como os músculos tensor do tímpano, tensor do véu palatino, ventre anterior do digástrico e milo-hióideo.

- **Nervo Oftálmico** (V_1), sai do crânio já dividido em seus ramos principais (nervo frontal, nervo nasociliar e nervo lacrimal), através da fissura orbitária superior, dando inervação sensitiva para os olhos, conjuntiva, conteúdo orbital, pálpebra superior e glândula lacrimal. Também recebe ramos sensitivos da parte anterior do couro cabeludo, dorso do nariz, cavidade nasal,

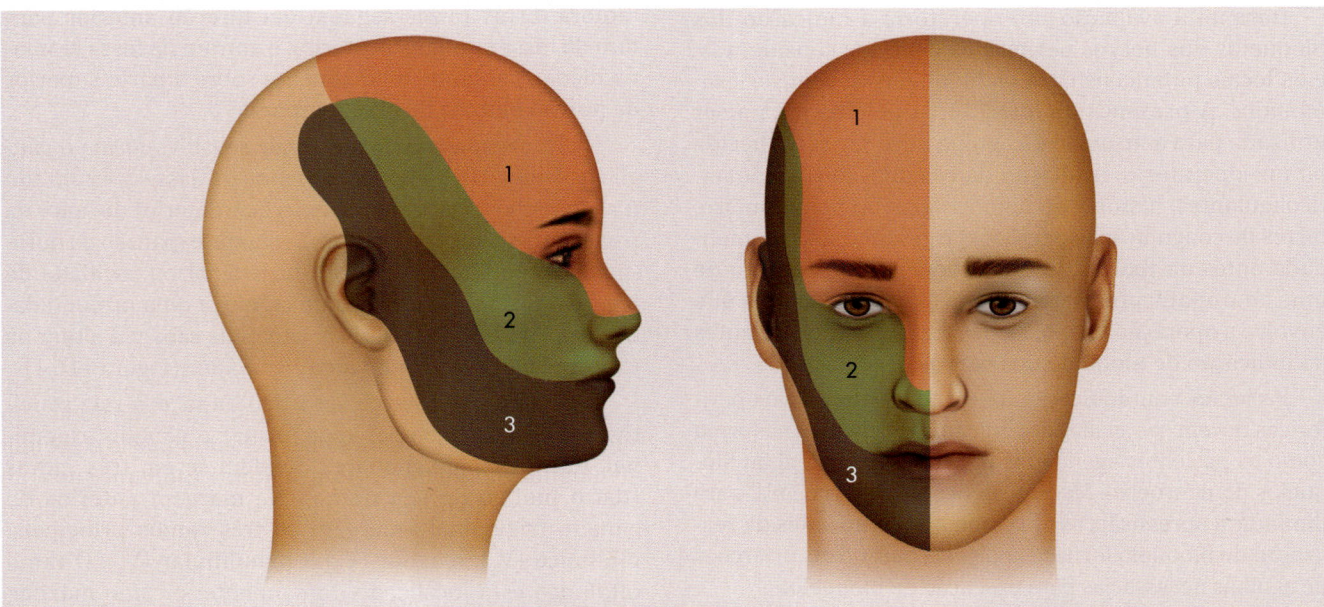

Figura 116.2 — *Área de inervação dos ramos do Nervo Trigêmeo:* **(1)** *Nervo oftálmico;* **(2)** *Nervo maxilar;* **(3)** *Nervo mandibular. Vista de perfil e de frente.*

Técnica do Bloqueio do Nervo Trigêmeo

O bloqueio anestésico do gânglio trigeminal foi descrito pela primeira vez por Härtel, em 1912.[4]

Por via percutânea, o gânglio de Gasser poderá ser bloqueado através do forâmen oval, denominada via de acesso de Härtel. A punção do forâmen oval é realizada através da via clássica transoval anterolateral extrabucal ascendente.[5] Esta técnica utiliza três pontos de referência para o bloqueio do gânglio de Gasser: 1) marque um ponto a 3 cm lateralmente da comissura labial; 2) marcar o segundo ponto de referência a 1 cm para frente do ponto médio do arco zigomático; 3) o terceiro ponto seria no centro da pupila, do lado a ser bloqueado, com o paciente olhando para o horizonte. Ligando os três pontos, obtem-se um triângulo cujo vértice se encontra a 3 cm da comissura labial (1º ponto) (Figura 116.3 A). Após botão anestésico neste ponto, uma agulha 80 × 22 G será introduzida na bissetriz do triângulo e deverá ter a orientação de tocar na face inferior da asa maior do esfenoide, ao nível do conduto auditivo externo (Figura 116.4 A e B). A aproximadamente 5 cm de profundidade, a agulha tocará a grande asa do osso esfenoide, imediatamente acima do forâmen oval. Retira-se a agulha aproximadamente 2 cm para reintroduzi-la mais abaixo seguindo a mesma orientação. Repetir este procedimento até que a agulha caia no forâmen oval (Figura 116.3 B). Nesse momento, se o paciente estiver acordado, sentirá parestesias na

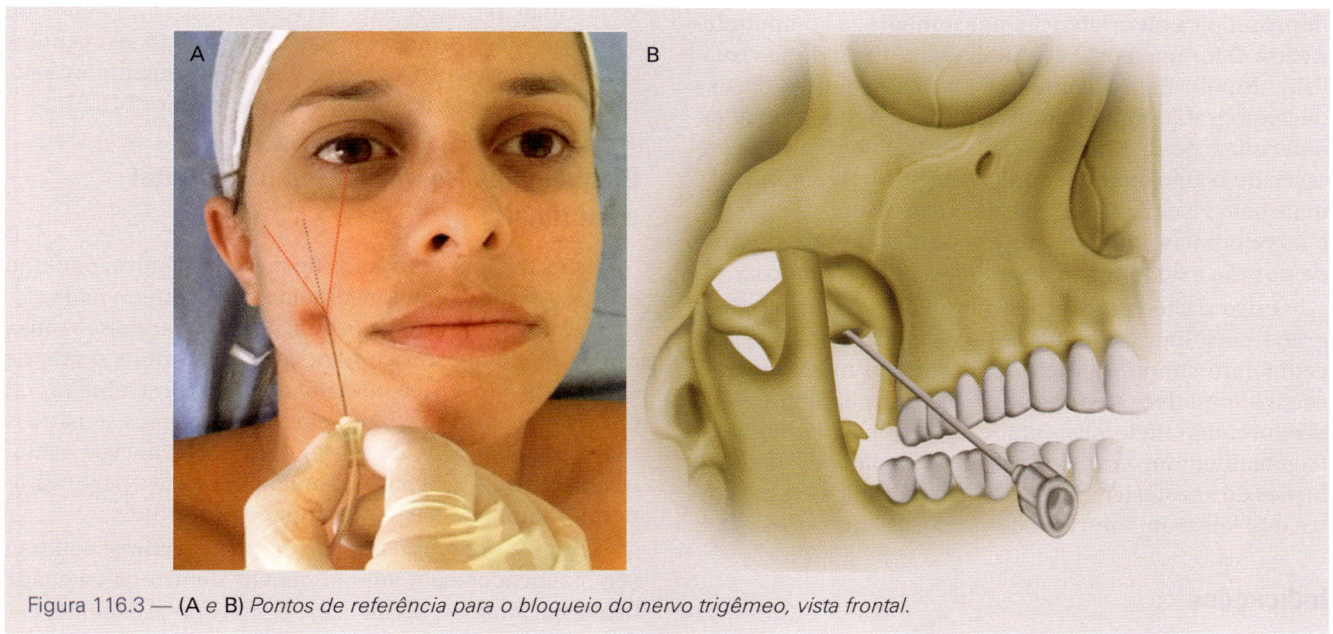

Figura 116.3 — (A e B) Pontos de referência para o bloqueio do nervo trigêmeo, vista frontal.

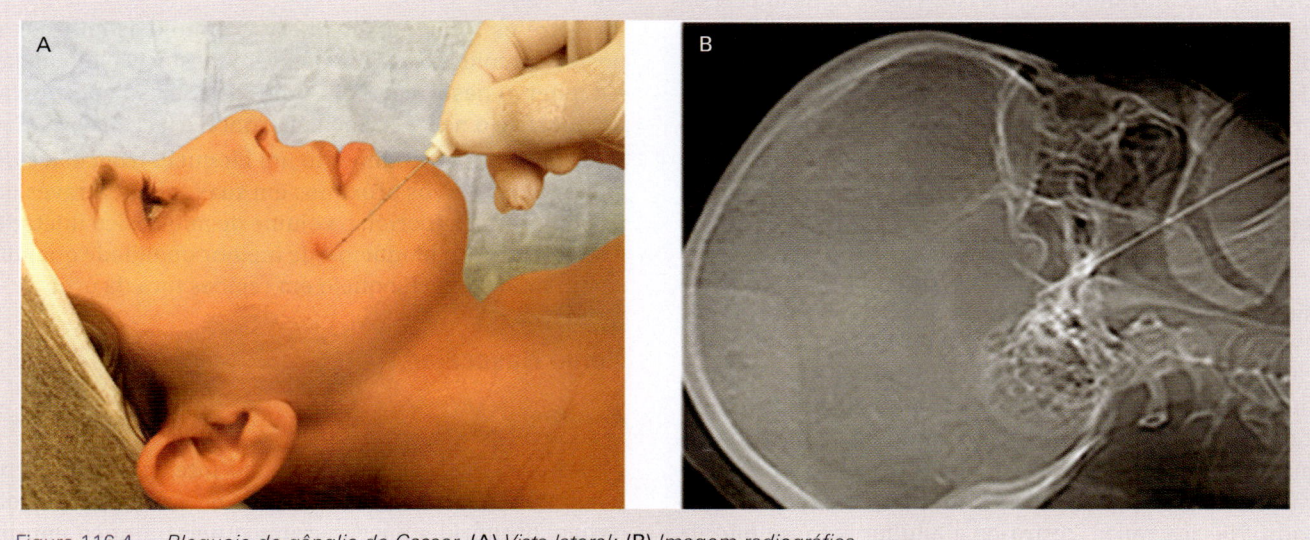

Figura 116.4 — Bloqueio do gânglio de Gasser. (A) Vista lateral; (B) Imagem radiográfica.

área do nervo mandibular, e essa parestesia poderá ser em qualquer um de seus ramos. Poderá também ocorrer bradicardia reflexa, até mesmo sob anestesia geral. Quando a agulha tocar o nervo, deve-se injetar 0,5 mL de anestésico local e introduzir a agulha no máximo 0,5 cm, aspirar nos quatro quadrantes e, em caso de punção negativa vascular ou mesmo de líquor, injetar de 1 a 2 mL da solução anestésica. Com este procedimento, teremos meia face anestesiada, isto é, toda a área sensitiva e motora do trigêmeo do lado bloqueado (Figura 116.2).

A via de Härtel também é utilizada para a introdução da agulha de radiofrequência para tratamento da nevralgia do trigêmeo.

Os bloqueios ganglionares percutâneos devem preferencialmente ser realizados utilizando orientação fluoroscópica ou orientação por tomografia computadorizada. O forâmen oval é muitas vezes difícil de se visualizar usando fluoroscopia. Na prática evolutiva do uso de tomografia computadorizada para esses bloqueios, determinações estão sendo feitas para os ângulos de rotação do crânio mais adequados em que o forâmen oval é mais bem visualizado, a relação entre o ponto de punção e as referências anatômicas e a distância entre o ponto de punção e do forâmen sejam mais bem avaliados.[6]

O uso da técnica de punção através da ultrassonografia para injeção na fossa pterigopalatina é um procedimento simples, livre de radiação ou magnetização, seguro e efetivo. Permite uma técnica percutânea que proporciona alívio sustentado da dor na neuralgia do trigêmeo ou dor facial atípica, através da injeção de soluções de anestésicos locais e corticoteroides em pacientes que falharam intervenções médicas anteriores.[7]

Indicações

Cirurgias combinadas da maxila e mandíbula, em cirurgia bucomaxilofacial. Nesses casos, após anestesia geral superficial, pode-se associar o bloqueio bilateral do gânglio de Gasser. O bloqueio anestésico do gânglio de Gasser poderá ainda ser utilizado para aliviar uma crise de nevralgia do trigêmeo quando esta abrange amplamente os ramos do trigêmeo.

Efeitos Adversos

Hematoma poderá ocorrer raramente, marcando superficialmente as regiões geniana e palpebral, devido à lesão da artéria maxilar ou de alguns de seus ramos. Punção subaracnóidea pode ocorrer quando se introduz muito a agulha, com a presença de líquido cefalorraquidiano (LCR). Se a agulha for introduzida mais profundamente ainda, poderá penetrar na substância cerebral, mas nada acontecerá se nada for injetado. Nesses casos, retira-se a agulha até que não se consiga aspirar LCR nos quatro quadrantes e só então é que se vai injetar o anestésico local. Durante todo o tempo, após a instalação do bloqueio sensitivo com anestésico local, em consequência da paralisia do ramo oftálmico, ocorre ausência de lágrima; deve-se ter grande cuidado de proteger o olho do lado bloqueado, mantendo-o fechado até que passe a ação do anestésico local.[1,5]

BLOQUEIO DOS RAMOS DO NERVO OFTÁLMICO (V_1)

O nervo oftálmico é o menor dos três ramos do trigêmeo e se divide imediatamente antes de penetrar na órbita através da fissura orbitária superior, se dividindo em três ramos: 1) nervo frontal; 2) nervo nasociliar; e 3) nervo lacrimal. O bloqueio do nervo oftálmico (V_1) não pode ser realizado, visto que ao sair do crânio já se encontra dividido em seus três ramos. Portanto, somente os seus ramos é que poderão ser bloqueados (Figura 116.5).

Bloqueio dos Nervos Nasociliar, Frontal e Lacrimal

Estes três nervos, ramos do nervo oftálmico, poderão ser bloqueados simultaneamente e de maneira mais efetiva e racional dentro da órbita. Assim, quando se realiza um bloqueio anestésico para cirurgia do olho, o grande volume de anestésico injetado na técnica retrobulbar ou peribulbar permite o bloqueio dos três ramos sensitivos do nervo oftálmico, do nervo óptico, dos nervos oculomotores (III, IV e VI pares cranianos) e toda a parte autonômica (simpática e parassimpática) do olho.

Porém, os nervos nasociliar, frontal e lacrimal poderão ser bloqueados com volume menor dentro da cavidade orbitária, junto à parede nasal e, mais precisamente, entre os forâmens etmoidal anterior e posterior, com uma única injeção.

Entre os forâmens dos nervos etmoidais anterior e posterior, com 2,5 mL de solução anestésica, bloqueia-se o nervo nasociliar. Com 5 mL de solução anestésica, bloqueia-se o nervo nasociliar, frontal e lacrimal.

Sendo este procedimento um bloqueio troncular que anestesia os nervos próximos em suas saídas, através da fissura orbital superior, o volume de anestésico injetado é bem menor e o bloqueio é de melhor qualidade quando comparado com o bloqueio em regiões fora da órbita.

Nervo Nasociliar

Anatomia

O nervo nasociliar, de tamanho intermediário entre o frontal e o lacrimal, após entrar na órbita através da fissura orbitária superior, cruza o nervo óptico em direção à parede medial da órbita e divide-se nos ramos:

1) etmoidal posterior, 2) etmoidal anterior, 3) infratroclear, 4) comunicante com o gânglio ciliar (ciliares curtos) e 5) ciliares longos (Figura 116.6 A).[8]

O nervo etmoidal posterior segue pela parede interna da órbita até penetrar no forâmen etmoidal posterior e dirige-se para os seios etmoidal posterior e seio esfenoidal.

O nervo etmoidal anterior caminha pela parede interna, deixa a órbita através do forâmen etmoidal anterior, entra na cavidade craniana para inervar a fossa craniana anterior, depois de passar sobre a superfície superior da lâmina cribriforme do osso etmoide, desce para a cavidade nasal e pele da metade inferior do nariz.

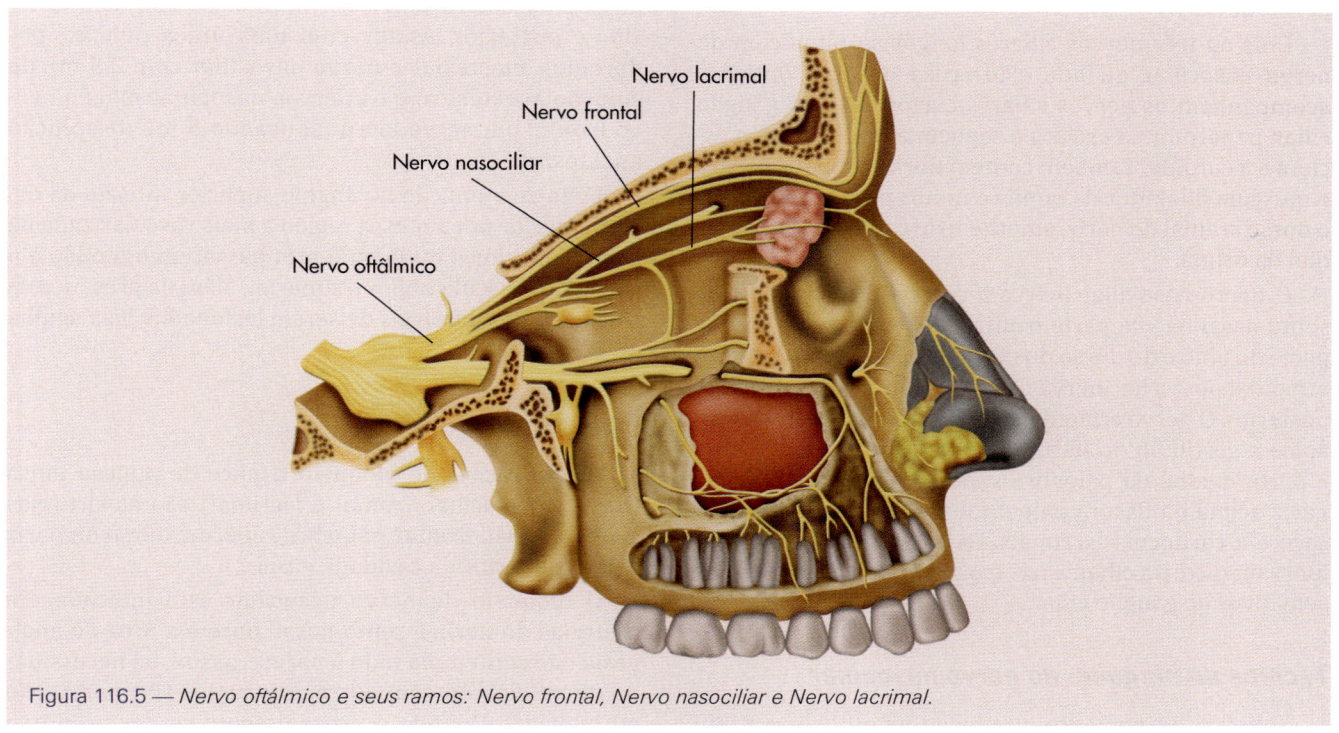

Figura 116.5 — Nervo oftálmico e seus ramos: Nervo frontal, Nervo nasociliar e Nervo lacrimal.

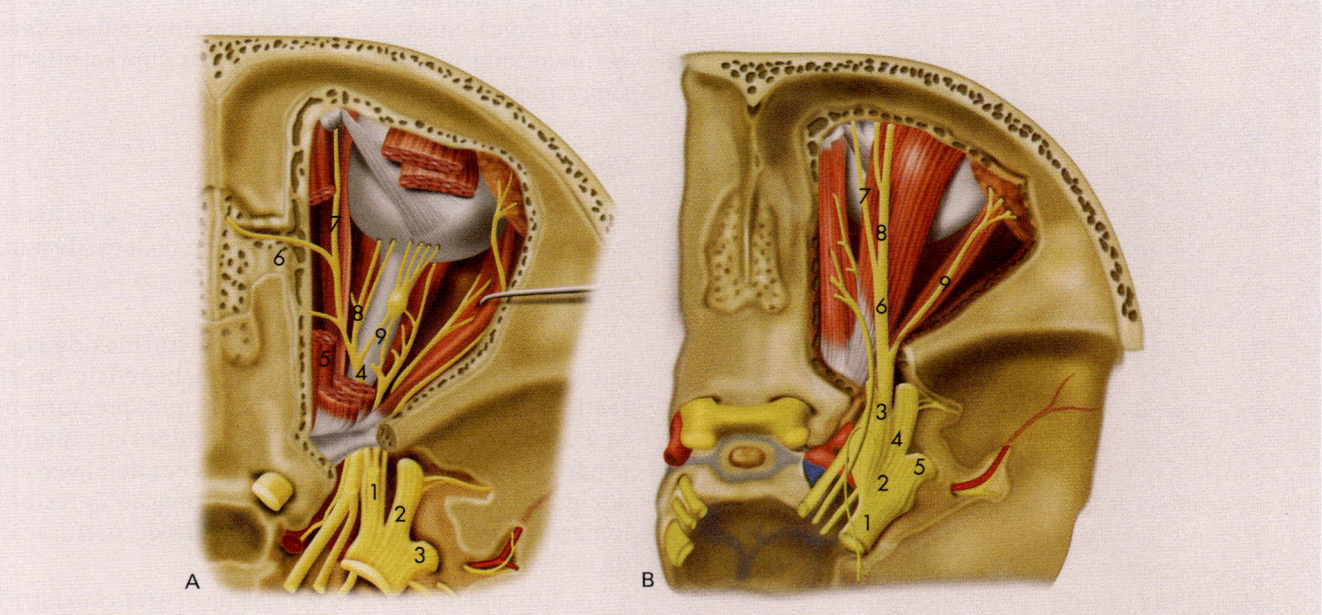

Figura 116.6 — (A) (1) Nervo oftálmico (V₁), (2) Nervo maxilar (V₂), (3) Nervo mandibular (V₃), (4) Nervo nasociliar, (5) Nervo etmoidal posterior, (6) Nervo etmoidal anterior, (7) Nervo infratroclear, (8) Nervos ciliares longos e (9) Nervo comunicante com o gânglio ciliar. (B) (1) Nervo trigêmeo; (2) Gânglio de Gasser; (3) Nervo oftálmico (V₁); (4) Nervo maxilar (V₂); (5) Nervo mandibular (V₃); (6) Nervo frontal; (7) Nervo supratroclear; (8) Nervo supraorbitário e (9) Nervo lacrimal.

Bloqueios dos Nervos do Crânio e da Face

O nervo infratroclear origina-se próximo ao forâmen etmoidal anterior e continua pela parede medial da órbita até próximo a tróclea onde se anastomosa com um filamento do nervo supratroclear formando um arco anastomótico no nível da região superior e lateral do nariz, emitindo ramos para a parte medial das pálpebras superior e inferior, o saco lacrimal e a pele da metade superior do nariz.

Dois ou três nervos ciliares longos se ramificam do nervo nasociliar quando este cruza o nervo óptico e acompanham os nervos ciliares curtos desde o gânglio ciliar, penetram na esclera e seguem adiante entre a esclera e a coroide. Também contém fibras simpáticas para o músculo dilatador da pupila e ramos para a pele e para o dorso cranial do nariz, emergem do canto superior medial da órbita.

O nervo nasociliar inerva a cavidade nasal anterior, septo nasal na sua parte frontal, parte dos seios nasais, parte do olho e do dorso do nariz (Figura 116.7). O nervo etmoidal posterior inerva os seios esfeinodal e etmoidal posterior. O nervo etmoidal anterior inerva a pele da asa, ápice e vestíbulo do nariz. O nervo infratroclear inerva a parte medial da pálpebra superior, porção lateral do nariz acima da fissura palpebral medial, a conjuntiva, o saco e a carúncula lacrimais. Os nervos ciliares longos inervam o corpo ciliar, a íris e a córnea e emitem ramos sensitivos ao gânglio ciliar.

Técnica do bloqueio do nervo nasociliar

Solicitar ao paciente que feche os olhos e, em um ponto aproximadamente 5 mm acima da fissura palpebral medial (lado nasal da carúncula) junto à parede nasal, abaixo do ângulo superior interno da órbita anterior. Introduzir uma agulha de bisel curto 20 × 0,55 mm, direcionada para a parede nasal até que ela toque essa parede óssea (lâmina orbital do etmoide); a seguir, introduzir inteiramente a agulha paralelamente e rente à parede nasal (Figura 116.8 A e B). A ponta da agulha estará entre os forâmens etmoidais anterior e posterior. Assim, com uma única punção, poderemos anestesiar o nervo nasociliar com 2,5 mL de solução anestésica; e os nervos nasociliar mais o nervo frontal e o nervo lacrimal usando 5 mL de solução anestésica.

Evita-se a punção no ângulo superior interno da órbita anterior por ser essa região a mais vascularizada da órbita anterior e também por aí passarem o tendão e o corpo do músculo oblíquo superior, além da presença da tróclea, todos passíveis de serem lesionados pela agulha do bloqueio.

Indicações

As indicações do bloqueio tríplice de punção única (nervos: nasociliar, frontal e lacrimal) são as cirurgias sobre a região frontal, pálpebra superior, dorso do nariz e parte anterior da cavidade nasal.

O bloqueio do nervo nasociliar está indicado em cirurgias do nariz e septo nasal, porém a área de analgesia não contempla todo o nariz e, assim, há necessidade de associação com outros bloqueios (infraorbitário ou maxilar). Quando o procedimento se der no dorso do nariz, o bloqueio do nervo nasociliar está indicado como técnica única. Nas dacriocistorrinostomias, deve ser associado ao bloqueio dos nervos supraorbitário, supratroclear e infratroclear.[8]

Contraindicações

São contraindicações absolutas do bloqueio do nervo nasociliar: recusa do paciente, infecção no local de punção, tumores malignos da órbita, alergia aos anestésicos locais e pacientes não cooperativos.

São contraindicações relativas: distúrbios da coagulação, devendo-se avaliar o risco/benefício de se realizar o bloqueio, alto grau de miopia que aumenta o diâmetro equatorial do globo ocular reduzindo o espaço para introdução da agulha, além de haver um adelgaçamento da esclera com a formação de estafilomas, o que aumenta a possibilidade de perfuração da esclera.

Maior cuidado deve-se ter nos pacientes com cirurgia prévia de descolamento de retina, com introflexão escleral por cinta de silicone, pois ocorre alteração na forma do olho, o que também aumenta o risco de perfuração da esclera.

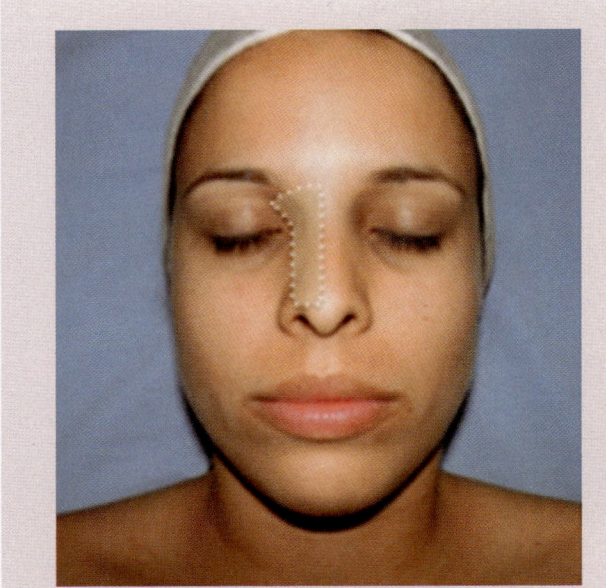

Figura 116.7 — *Área de analgesia pelo bloqueio do nervo nasociliar.*

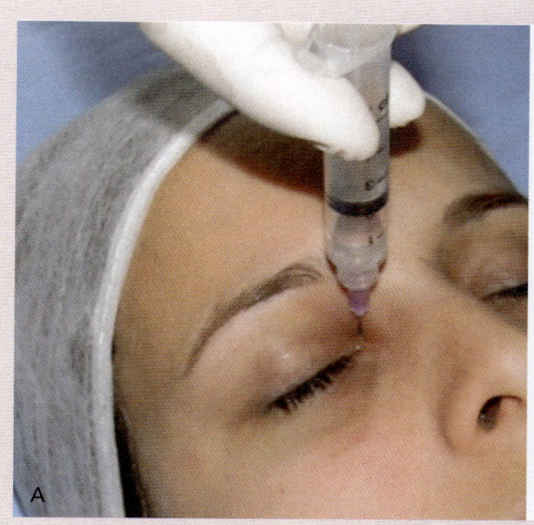
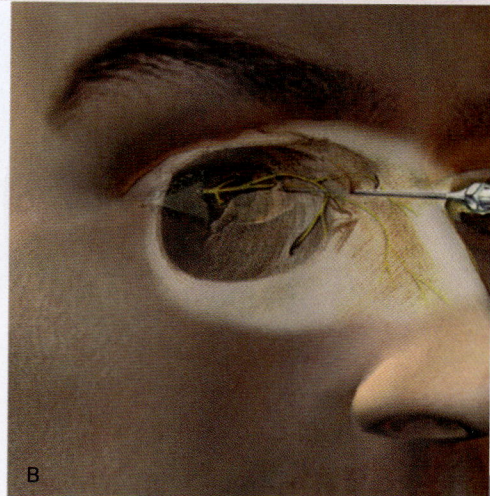

Figura 116.8 — (**A** e **B**) *Bloqueio do nervo nasociliar.*

Eventos adversos

Os eventos adversos são raros, porém é necessário muito cuidado pela proximidade com o globo ocular. A possibilidade de hematoma ou equimose palpebral existe, pois o local da punção é ricamente vascularizado. Síndrome de Brown, estrabismo resultante da lesão da tróclea ou do tendão do músculo oblíquo superior.

Nervo Frontal

Anatomia

O nervo frontal é a maior divisão do nervo oftálmico e entra na órbita pela fissura orbitária superior. Prossegue anteriormente pelo teto da órbita, entre o cone muscular e o periósteo, acima do elevador da pálpebra. Antes do ápice da cavidade orbitária divide-se em dois ramos: o nervo supratroclear (ramo medial) e o nervo supraorbitário (ramo lateral) (Figura 116.6 B).

O nervo supratroclear corre para frente, saindo da órbita no ângulo superointerno entre a tróclea do músculo oblíquo superior e o forâmen ou incisura supraorbitária. Dirige-se para cima, entre o músculo orbicular e o osso frontal, dividindo-se em ramos para parte medial e inferior da fronte, e emite filamentos para pele e conjuntiva da pálpebra superior. Forma um arco anastomótico no nível da região superior e lateral do nariz com um ramo do nervo infratroclear.[9]

O nervo supraorbitário, o maior dos dois ramos terminais do nervo frontal, continua para a frente ao longo do músculo elevador da pálpebra superior até que ele deixa a órbita através da incisura ou forâmen supraorbitário. Antes de atingir a borda orbitária se divide em dois ramos: medial e lateral. O ramo lateral é maior e sai da cavidade orbitária pelo forâmen ou incisura supraorbitária. Emite ramos ascendentes para pálpebra superior, juntamente com a artéria supraorbitária (Figura 116.9 A).

Existem variações anatômicas relativas à presença de forâmens ou incisuras que podem estar igualmente presentes nos dois lados da face ou de forma diferentes, apresentando incisura de um lado da face e forâmen do outro.

O nervo supraorbitário inerva a região frontal e couro cabeludo até a sutura lambdoide além do plano coronário, mucosa do seio frontal e pericrânio e região mediana da pálpebra superior.

O nervo supratroclear inerva a parte medial e inferior da fronte, pálpebra e conjuntiva próximas à margem interna da órbita (Figura 116.9 B).

Técnica do bloqueio dos ramos do nervo frontal

Nervo supraorbitário

Para o bloqueio do nervo supraorbitário, toma-se como referência anatômica o forâmen ou incisura supraorbitária, que pode ser palpada na borda superior da órbita, aproximadamente a 2,5 cm da linha média, sobre um plano vertical que passa pela pupila, com o paciente olhando para frente e a comissura labial.[9] O forâmen supraorbitário se encontra em um mesmo plano sagital que os forâmens infraorbitário e mentoniano (Figura 116.10).

Após a palpação introduz-se uma agulha calibre 13 × 0,45 mm sem a necessidade de se obter parestesia. Deve-se evitar a punção da agulha dentro do forâmen, pois poderá haver lesão do nervo supraorbitário e da artéria supraorbitária. Injeta-se de 1 a 2 mL de solução anestésica próximo ao forâmen supraorbitário (Figura 116.11

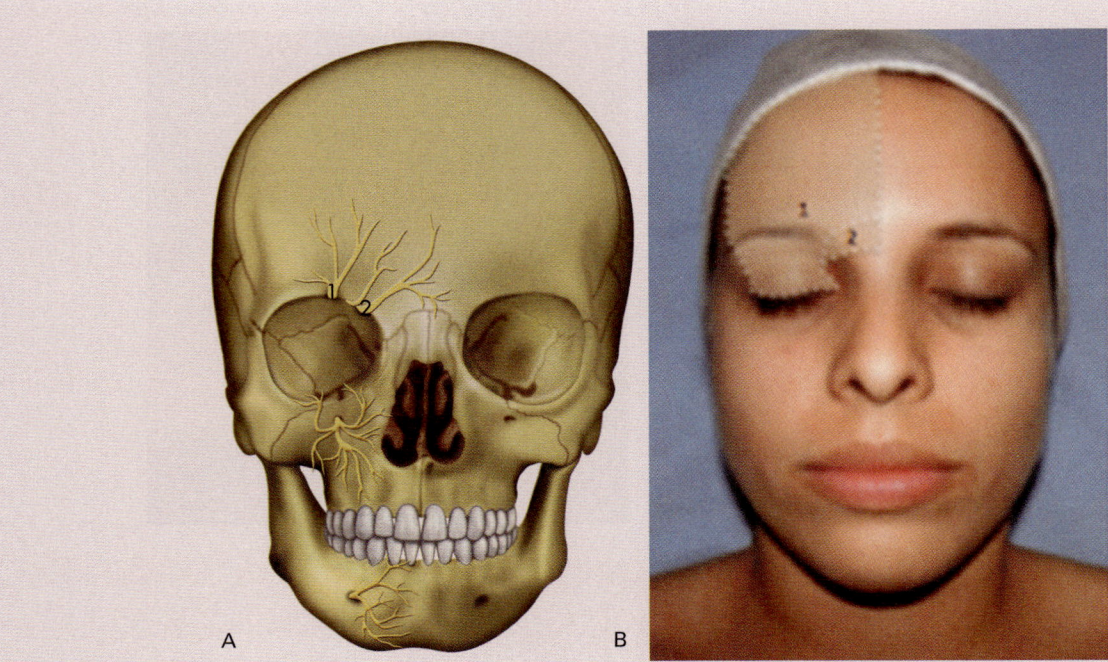

Figura 116.9 — **(A)** *Ramos do nervo frontal: (1) Nervo supraorbitário; (2) Nervo supratroclear.* **(B)** *Áreas de inervação: (1) Nervo supraorbitário; (2) Nervo supratroclear.*

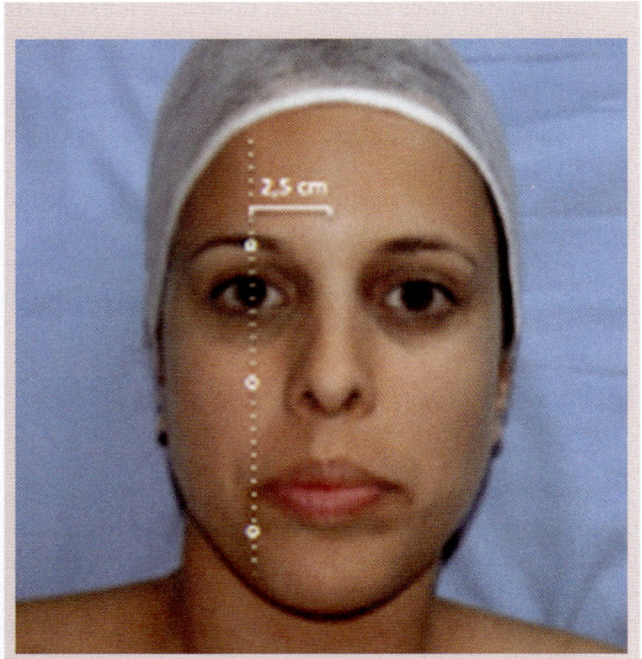

Figura 116.10 — *Plano vertical que passa pela pupila, pela comissura labial e pelos forâmens supraorbitário, infraorbitário e mentoniano.*

A e B). A compressão digital do local após a injeção facilita a dispersão do anestésico possibilitando o bloqueio dos seus ramos com uma única punção.

Nervo Supratroclear

A proximidade do nervo supratroclear do nervo supraorbitário permite que na mesma punção feita para o nervo supraorbitário atinja-se o nervo supratroclear injetando-se mais 1 mL da solução anestésica direcionando a agulha em direção medial ao longo da borda da órbita, com compressão digital após a injeção para melhor dispersão do anestésico.

Para o bloqueio direto do nervo supratroclear, introduz-se a agulha por debaixo da borda superior da órbita no ângulo superointerno, imediatamente acima da tróclea do músculo oblíquo superior. Neste ponto injeta-se 1 mL a 1,5 mL de solução anestésica seguida da compressão digital.

Indicações

Incluem procedimentos cirúrgicos na área de distribuição desses nervos, como sutura de ferimentos, retirada de tumores e outras lesões (Figura 116.9 B). O bloqueio troncular é vantajoso sobre a infiltração do ferimento ou lesão por ser menos doloroso, exigir menor quantidade de anestésico local e evitar o intumescimento dos tecidos a serem manipulados.

O bloqueio também pode ser utilizado no diagnóstico e na localização de zonas de disparo na área de distribuição do nervo trigêmeo, no caso de nevralgia.[9]

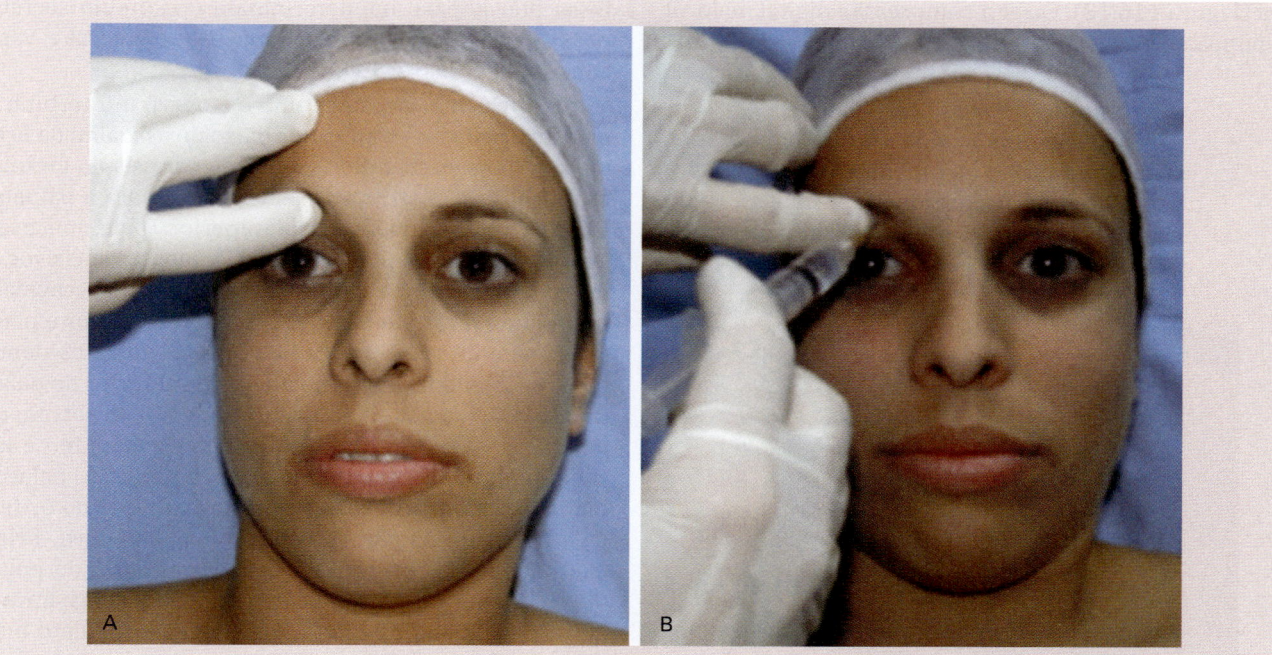

Figura 116.11 — (A) *Palpação do forâmen supraorbitário;* (B) *Bloqueio do nervo supraorbitário.*

Eventos adversos

Eventos adversos como hematoma, neurite e parestesia podem ocorrer raramente.

Contraindicações

Pela anatomia superficial desses nervos e pela pequena quantidade de anestésico local utilizada, as contraindicações são poucas. Incluem os casos de infecção, lesões no local de punção, alergia aos anestésicos locais e recusa do paciente.

Nervo Lacrimal

Anatomia

O nervo lacrimal é o ramo mais delgado do nervo oftálmico, penetra na órbita pela fissura orbital superior, lateralmente ao nervo frontal. Dirige-se para frente ao longo da parede lateral da órbita sobre a margem superior do músculo retolateral até alcançar a porção orbitária da glândula lacrimal (Figura 116.5). Emite ramos atráves da glândula lacrimal e do septo orbital próximo à parede superior da órbita, para suprir a conjuntiva, o tecido celular subcutâneo e a pele que cobre a parte lateral da pálpebra superior (Figura 116.12). Na parede externa da órbita recebe um filete anastomótico vindo do nervo zigomático temporal, que é ramo do nervo maxilar (V_2) que conduz fibras parassimpáticas pós-ganglionares do gânglio pterigopalatino para a glândula lacrimal.[10]

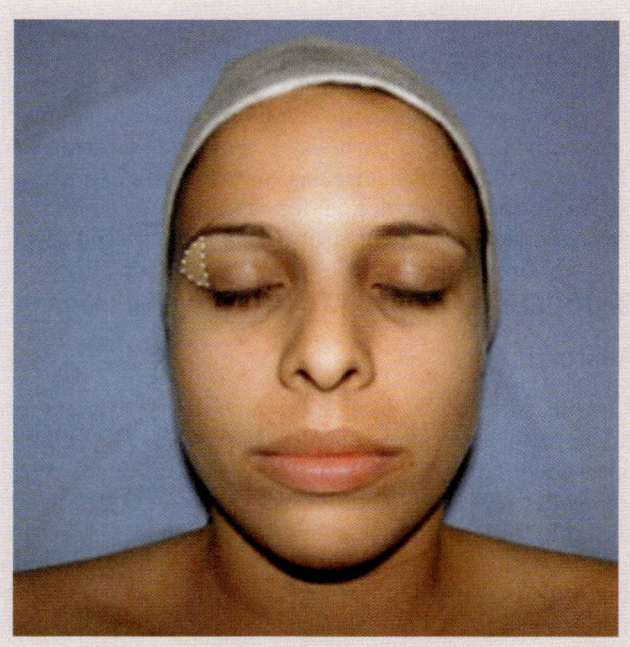

Figura 116.12 — *Área de analgesia do nervo lacrimal.*

Técnica do bloqueio do nervo lacrimal

Após a palpação do ângulo superior externo da órbita, com uma agulha 13 × 0,45 mm, faz-se a punção em direção ao ângulo orbitário até tocar no osso. Recua-se a agulha 1 mm e injeta-se 1 mL a 2 mL de solução anestésica (Figura 116.13). Fazer a compressão digital no local da punção para facilitar a dispersão do anestésico local.

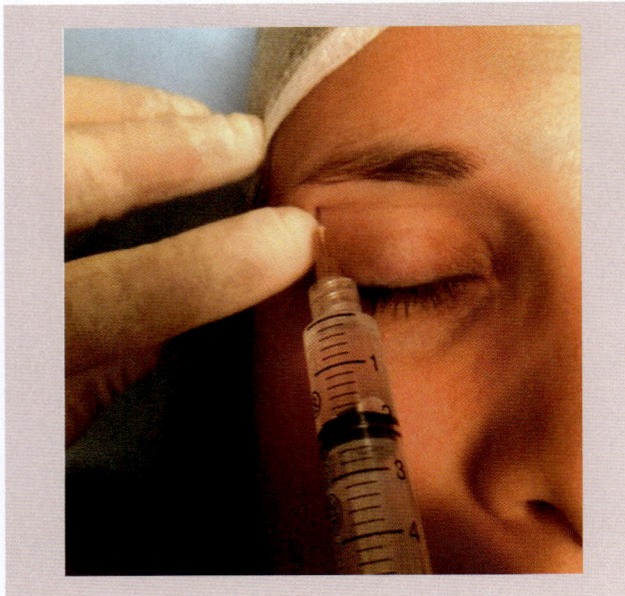

Figura 116.13 — *Bloqueio do nervo lacrimal.*

Indicações

A principal indicação do nervo lacrimal são as intervenções cirúrgicas na parte externa da pálpebra superior (Figura 116.12). Na maioria das vezes é utilizado em associação com o bloqueio dos nervos supraorbitário, supratroclear e zigomático para as cirurgias da pálpebra superior.[11]

BLOQUEIO DO NERVO MAXILAR (V_2)

Anatomia

O nervo maxilar é o segundo ramo do nervo trigêmeo, sai da fossa craniana média atráves do forâmen redondo, onde emite seus primeiros ramos meníngeos para a dura-máter. Alcança a fossa pterigopalatina onde se divide nos seus principais ramos que penetram na maxila: 1) nervo infraorbitário, 2) nasopalatino, 3) palatino maior, 4) palatino menor, 5) alveolar superior anterior, 6) alveolar superior médio, 7) alveolar superior posterior e 8) zigomático.[3]

A fossa pterigopalatina é limitada anteriormente pela tuberosidade da maxila e posteriormente pela asa maior do esfenoide e lâmina pterigoide lateral, abrigando algumas estruturas nobres: nervo maxilar, artéria maxilar interna, projeções da dura-máter, tecido adiposo e conectivo.

O nervo maxilar é o responsável pela inervação sensitiva e secretora glandular do segmento médio da face, atráves de suas conexões com ramos autonômicos na fossa pterigopalatina, determinam o estímulo secretor para as glândulas lacrimais e mucosas em geral e, vasoconstrição para o sistema arterial.

Seu principal e maior ramo é o nervo infraorbitário, que se dirige para frente, por baixo do assoalho da órbita, saindo na parte anterior da face, através do forâmen infraorbitário, distribuindo seus ramos para a pálpebra inferior, regiões malar, labial superior (pele, mucosa e gengiva vestibular), asa do nariz e dentes incisivos. O nervo nasopalatino segue para frente, entra na cavidade nasal junto ao septo nasal em sua parte inferior e penetra no conduto incisivo saindo atrás e entre os dentes incisivos mediais para inervar a parte anterior do palato duro e gengiva palatina. Os nervos palatinos correm em direção descendente no conduto pterigopalatino e nos canais palatinos e se dividem em três ramos: 1) palatino maior, o ramo mais grosso, que chega através do orifício palatino maior na parte posterior do palato duro, dirige-se para frente inervando a parte posterior do palato duro e a gengiva; 2) ramo palatino médio, chega através do forâmen palatino menor e vai inervar o palato mole e região das amígdalas; 3) nervo palatino menor, que também sai através do orifício palatino menor, dirige-se para trás e vai inervar a mucosa do palato mole.

O nervo zigomático se origina ainda no interior da fossa pterigopalatina, penetra na cavidade orbitária pela fissura orbital inferior e se dirige para frente pela parede lateral da órbita e se divide em dois ramos: 1) nervo zigomático-temporal e 2) zigomático-facial, os quais seguem dentro da órbita por apenas uma curta distância antes de passarem para face.

O ramo zigomático-temporal envia um delgado filete que se anastomosa com o nervo lacrimal, depois segue para frente na base da parede lateral da órbita, passa por um pequeno canal ósseo no osso zigomático e sai na fossa temporal por um pequeno forâmen na margem orbital lateral que inerva a pele da região temporal.

O ramo zigomátco-facial também segue para frente, na base da parede lateral da órbita, sai por um pequeno canal ósseo na margem orbital que se abre em um forâmen na superfície anterolateral do osso zigomático emitindo ramos para a pele adjacente da região malar anterior, reborda orbitária e margem da região inervada pelo nervo infraorbitário em sentido caudal (Figura 116.14).

Técnicas do Bloqueio do Nervo Maxilar

O bloqueio do nervo maxilar na fossa pterigopalatina pode ser realizado por duas vias: suprazigomática e infrazigomática.[12] Porém existem três técnicas para bloquear o nervo maxilar, após a sua saída do crânio através do forâmen redondo: duas técnicas suprazigomáticas: via clássica e uma modificada e uma por via infrazigomática. São bloqueios realizados em planos mais profundos que os demais bloqueios dos ramos do trigêmeo.

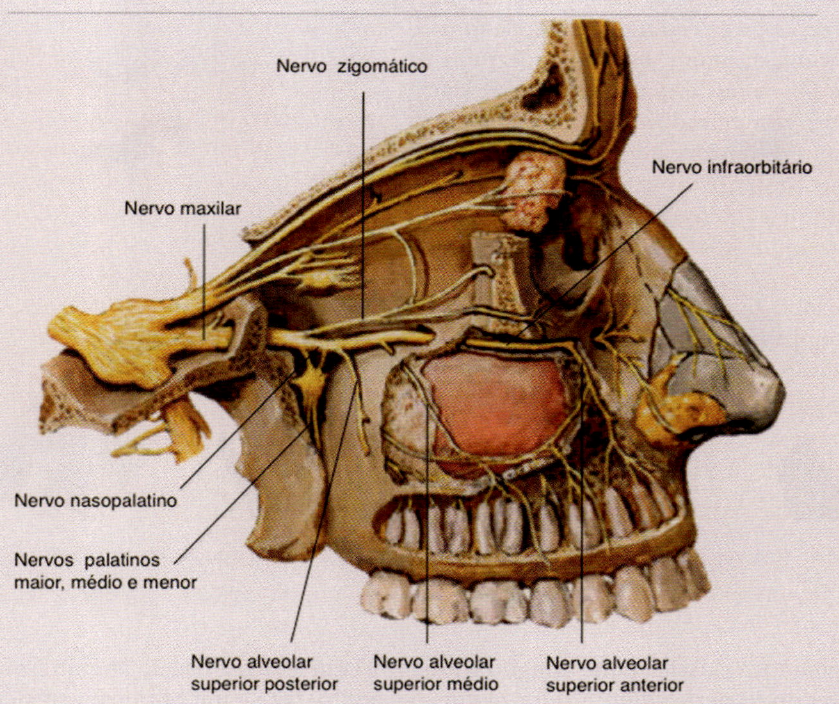

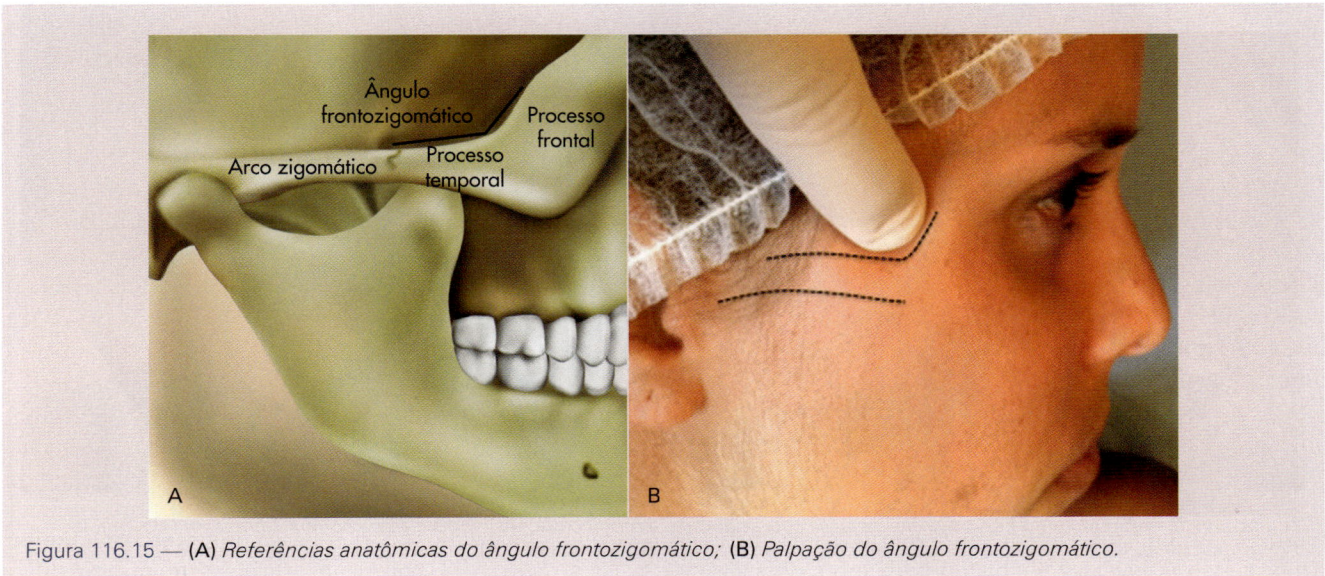

Figura 116.14 — *Nervo maxilar e seus ramos.*

Via suprazigomática clássica

Identifica-se o ângulo frontozigomático (ângulo formado pela borda anterolateral do processo frontal do osso zigomático e pela borda anterossuperior do processo temporal do osso zigomático) (Figura 116.15 A) com o dedo indicador (Figura 116.15 B), onde é feito um botão anestésico com uma agulha fina (13 × 0,45 mm) na pele. Com uma agulha mais longa e de maior calibre (80 × 21 G) introduz-se agulha com uma inclinação de aproximadamente 60° no plano sagital e 10° no plano horizontal, levemente descendente, atravessando a fossa infratemporal (Figura 116.16 A). Durante a introdução, se a agulha tocar no osso esfenoide, ela deve ser recuada e redirecionada no sentido caudal até uma profundidade de 5 cm aproximadamente, atingindo a fossa pterigopalatina (Figura 116.16 B).

Figura 116.15 — **(A)** *Referências anatômicas do ângulo frontozigomático;* **(B)** *Palpação do ângulo frontozigomático.*

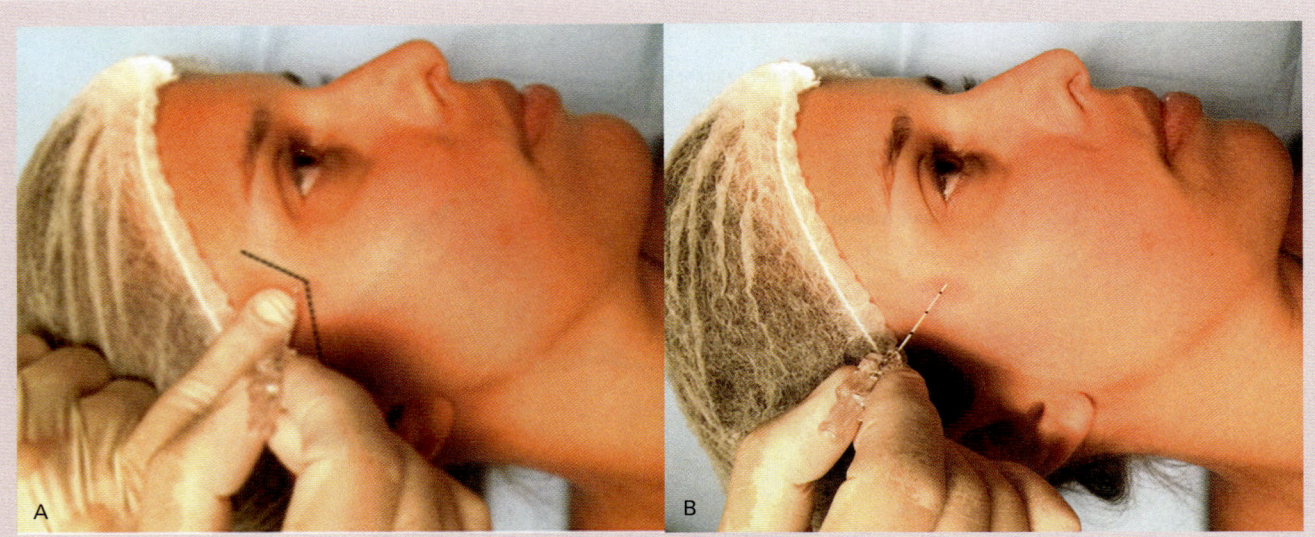

Figura 116.16 — *Bloqueio do nervo maxilar pela via suprazigomática clássica.* **(A)** *Introdução da agulha;* **(B)** *Redirecionamento caudal da agulha.*

A técnica suprazigomática clássica pode atingir diretamente o forâmen redondo perfurando a dura-máter, que pode envolver a emergência do tronco do nervo maxilar (V_2) resultando em injeção subaracnóidea e, dependendo do volume de anestésico injetado, sinais e sintomas de raquianestesia total.[12]

Via suprazigomática modificada

A via suprazigomática foi modificada por Vieira e col. O local da introdução da agulha é um ponto localizado a 1 cm na bissetriz do ângulo frontozigomático.[12] Nesse ponto, faz-se um botão anestésico e introduz-se a agulha perpendicular a todos os planos até a agulha tocar a face temporal da grande asa do osso esfenoide, longe da fenda esfenomaxilar (Figura 116.17 A). Recuar a agulha 0,5 cm e redirecioná-la, introduzindo-a em direção à asa do nariz ipsilateral até que toque a parte posterior do osso maxilar. Em seguida recua-se a agulha 2 mm, aspirar nos quatro quadrantes para verificar se houve punção vascular e, em caso negativo, injetar de 3 mL a 5 mL da solução anestésica (Figura 116.17 B).

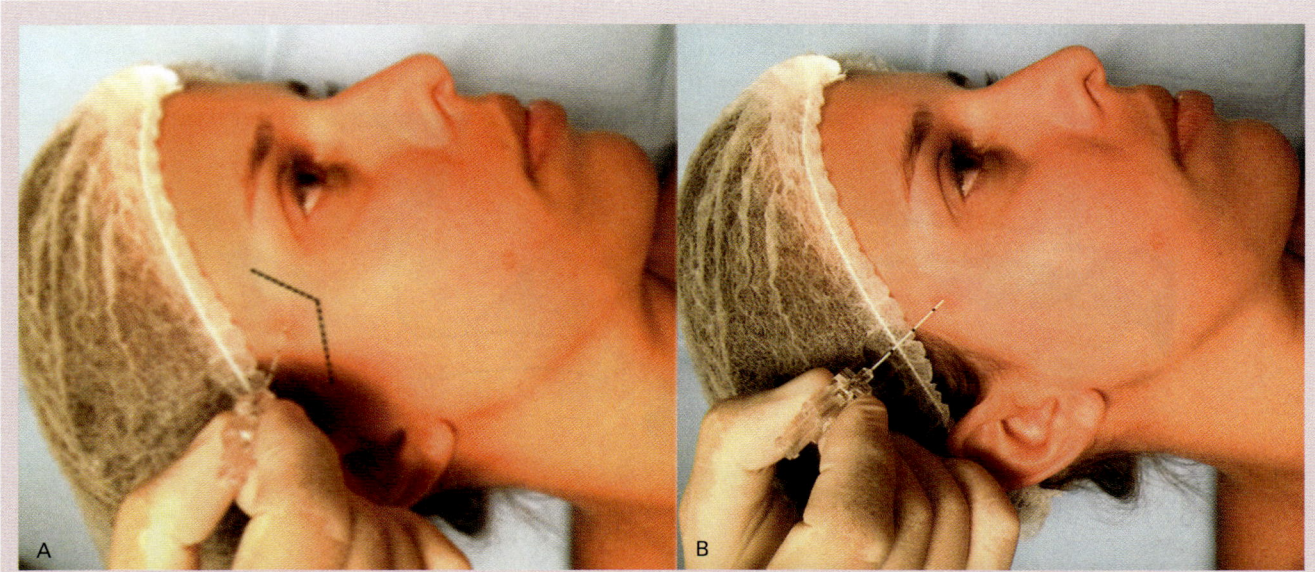

Figura 116.17 — *Bloqueio do nervo maxilar pela via suprazigomática modificada.* **(A)** *Introdução da agulha 1 cm acima do ângulo frontozigomático.* **(B)** *Redirecionamento da agulha.*

O anestésico injetado nesse ponto penetrará na fissura pterigomaxilar onde vai de encontro ao nervo maxilar. A parede óssea da maxila nesse ponto é muito porosa e, às vezes, facilmente atravessada pela agulha, que poderá cair no seio maxilar. Nesse caso, ao se aspirar com a agulha, a seringa se encherá de ar ou qualquer líquido que porventura esteja no seio maxilar. Por esse motivo, a introdução da agulha na parte posterior do osso maxilar deverá ser feita com cuidado.

Assim sendo, a técnica modificada para o bloqueio suprazigomático tem como finalidade evitar os acidentes de punção inadvertida subaracnóidea na técnica suprazigomática clássica e também das punções sobre a artéria maxilar e seus ramos, que podem ocorrer nas técnicas infrazigomáticas.[13]

Via suprazigomática guiada por ultrassonografia

A segurança e a qualidade da anestesia regional se beneficiaram muito com a utilização da ultrassonografia para a realização desses procedimentos. Entre as vantagens que a técnica de anestesia regional guiada por ultrassonografia apresenta, podem-se observar: visualização das estruturas anatômicas, visualização da ponta da agulha e sua proximidade com o nervo, visualização da deposição da solução anestésica, diminuição do risco de injeção intravascular, visualização de alterações anatômicas, diminuição do índice de falhas e de eventos adversos, diminuição da dose de anestésico local e melhor qualidade do bloqueio.

A punção da agulha é a mesma da via suprazigomática clássica. A imagem ultrassonográfica é obtida utilizando-se um aparelho de ultrassom com um transdutor linear de alta frequência posicionado na região infrazigomática sobre a maxila, com uma inclinação de 45° aos planos frontal e horizontal.

Na sonoanatomia da fossa pterigopalatina, se observa o arco zigomático representado por uma linha hiperecoica anterior com sombra acústica abaixo e a mandíbula representada por uma linha hiperecoica intermediária com sombra acústica abaixo. Entre essas duas estruturas se localiza a fossa pterigopalatina, limitada posteriormente pela asa maior do esfenoide representada por uma linha hiperecoica com sombra acústica abaixo, onde se encontram o nervo e artéria maxilar (Figura 116.18 B). A identificação do nervo maxilar pode ser difícil devido a sua pequena espessura e por sua localização profunda. A falta de localização do nervo maxilar não diminui o índice de sucesso e a qualidade do bloqueio.

O transdutor é colocado abaixo do arco zigomático, com discreta inclinação cefálica até a identificação do arco zigomático, da mandíbula e da fossa pterigopalatina. A punção da agulha é feita fora de plano, quando a agulha é introduzida perpendicularmente em relação ao transdutor (Figura 116.18 A), portanto apenas o corte transveral da agulha pode ser visto na imagem do ultrassom. Dessa forma, a ponta da agulha deve ser observada através de movimentos lentos de introdução e recuo da agulha até seu posicionamento na cavidade pterigopalatina (Figura 116.18 B). A dispersão da solução anestésica dentro da cavidade pterigopalatina, também pode ser observada durante a injeção, representada por uma imagem anecoica que se expande no local.

A artéria maxilar interna pode ser visualizada representada por uma imagem anecoica circular pulsátil, que pode ser confirmada com o modo colorido do Doppler, presente nos aparelhos de ultrassonografia[12] (Figura 116.18 B).

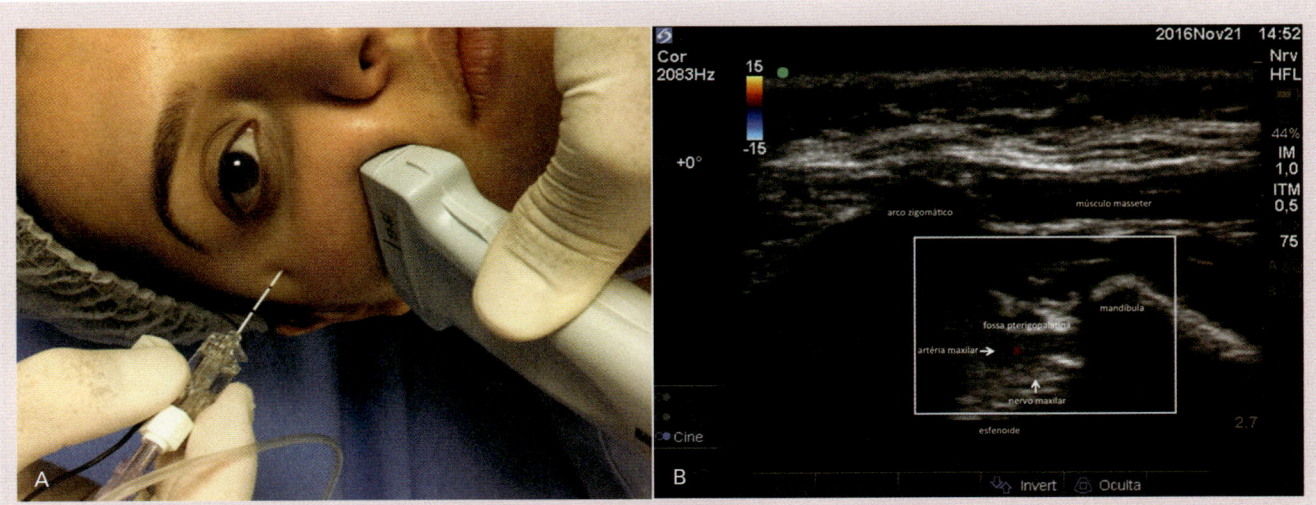

Figura 116.18 — (A) Punção suprazigomática guiada por ultrassonografia. (B) Sonoanatomia da fossa pterigopalatina, nervo e artéria maxilar.

Via infrazigomática

O local da introdução da agulha é na projeção da pele do ponto médio do arco zigomático na sua borda inferior.[12] Colocando-se o dedo indicador na depressão da incisura mandibular, entre o côndilo e o processo coronoide, acima encontra-se o ponto médio do arco zigomático em sua borda inferior (Figura 116.19 A e B). Nesse ponto faz-se um botão anestésico com uma agulha fina (13 × 0,45 mm) e introduz-se a agulha do bloqueio (80 × 21G) perpendicular ao eixo horizontal, com discreta anteriorização ao plano sagital por 4 a 4,5 cm, onde tocará a lâmina pterigoide lateral do osso esfenoide (Figura 116.20 A). A agulha deve ser recuada aproximadamente 0,5 mm e redirecionada cefalica e anteriormente (30° a 45°) a uma distância da pele agora de 5 a 5,5 cm, onde poderá tocar a face posterior da maxila, quando a agulha deverá ser recuada 0,3 cm (Figura 116.20 B). Deve-se aspirar o êmbolo da seringa para verificar que não houve punção vascular ou liquórica e, em caso negativo, pode-se injetar de 3 a 5 mL (0,1 mL.kg^{-1} para crianças) da solução anestésica, que penetrará na fossa pterigopalatina.

A parede óssea da maxila nessa área, é delgada e porosa, podendo ser atravessada pela agulha, atingindo o seio maxilar com saída de ar ou muco.

A fenda pterigopalatina possui rico plexo vascular derivado dos vasos maxilares internos, sendo comumente transfixados pela agulha, causando hematoma.[12]

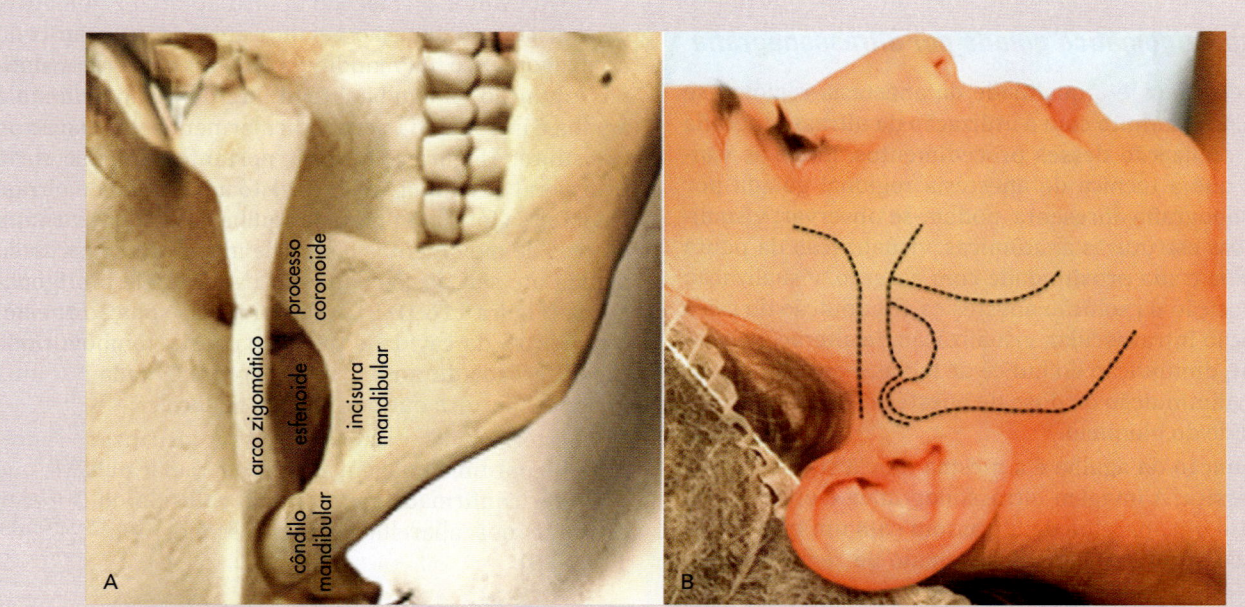

Figura 116.19 — (A e B) Referências anatômicas para o bloqueio do nervo maxilar pela via infrazigomática.

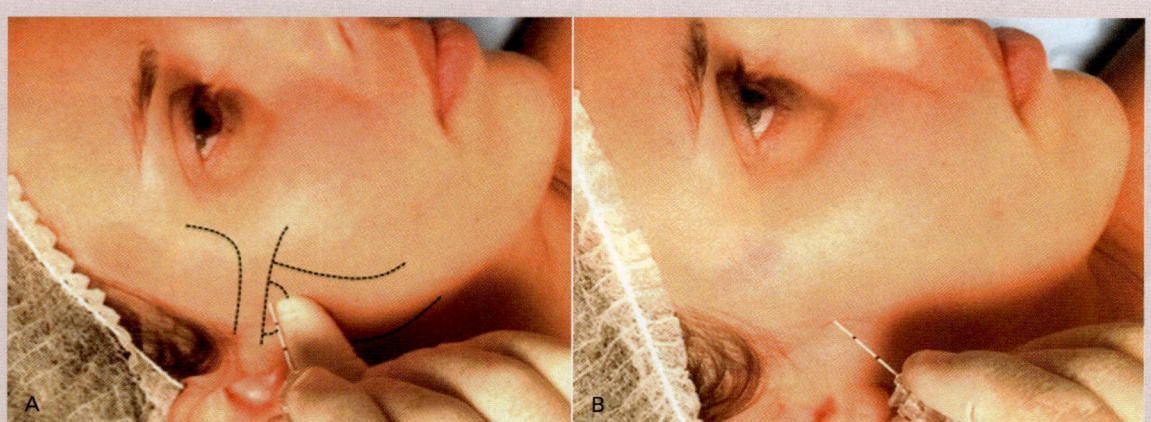

Figura 116.20 — Bloqueio do nervo maxilar pela via infrazigomática. (A) Introdução da agulha perpendicular. (B) Redirecionamento cefálico e anteriormente.

Via infrazigomática guiada por ultrassonografia

A sonoanatomia apresenta as mesmas referências da via suprazigomática. Com a colocação do transdutor na região infrazigomática, paralelo ao ramo da mandíbula, se observa o arco zigomático representado por uma linha hiperecoica anterior com sombra acústica abaixo, a mandíbula representada por uma linha hiperecoica intermediária com sombra acústica abaixo, a asa maior do esfenoide por outra linha hiperecoica posterior com sombra acústica abaixo (Figura 116.21 A e B).

A punção da agulha é feita fora de plano, quando a agulha é introduzida perpendicularmente em relação ao transdutor (Figura 116.21 A), portanto, apenas o corte transversal da agulha pode ser visto na imagem do ultrassom. Durante a introdução da agura lentamente, a ponta da agulha deve ser observada através dos movimentos de introdução e recuo da agulha até seu posicionamento na cavidade pterigopalatina. A dispersão da solução anestésica dentro da cavidade pterigopalatina também pode ser observada durante a injeção, representada por uma imagem anecoica que se expande no local.

Indicações do bloqueio do nervo maxilar

O bloqueio anestésico do nervo maxilar está indicado para procedimentos cirúrgicos no terço médio da face (Figura 116.2). Em cirurgias otorrinolaringológicas isoladamente ou associadas à anestesia geral, pode-se realizar o bloqueio unilateral para procedimento unilateral ou bloqueio bilateral nos procedimentos bilaterais, como cirurgias microendonasais, sinusectomias e ligadura da artéria esfenopalatina quando ocorre epistaxe. Quando o procedimento se estender ao nariz (rinoplastias, septoplastias, reduções de fraturas nasais), deve-se associar o bloqueio bilateral do nervo nasociliar. Em cirurgias ortognáticas e cirurgias odontológicas sobre a maxila: cistos odontogênicos, exodontias, grandes tratamentos dentários, lábio leporino, fenda palatina e plásticas faciais. Também pode ser indicado no diagnóstico e tratamento da nevralgia do trigêmeo.

Uma das grandes indicações do bloqueio do nervo maxilar é a epistaxe. O anestésico com epinefrina 1:200.000 aí injetado exerce compressão e vasoconstrição sobre a artéria esfenopalatina, fazendo parar a epistaxe.[13]

Contraindicações

São contraindicações para o bloqueio: infecção local, distúrbios da coagulação, alergia ao anestésico local, pacientes não cooperativos e recusa do paciente.

Eventos adversos

A fossa pterigopalatina é muito vascularizada, o que aumenta a possibilidade de punção vascular inadvertida, com a formação de hematoma de difícil compressão. A via infrazigomática apresenta uma maior incidência de hematomas em relação à suprazigomática. A utilização da via suprazigomática guiada por ultrassonografia, onde os vasos podem ser vistos com o Doppler, e o correto posicionamento da agulha, pode prevenir este tipo de complicação.

Na via suprazigomática clássica, existe a possibilidade de punção da dura-máter durante a introdução da agulha, que pode atingir diretamente o forâmen redondo perfurando a dura-máter, e estar envolvendo a emergência do tronco do nervo maxilar, resultando em injeção subaracnóidea; dependendo do volume injetado, sinais e sintomas de raquianestesia total podem ser observados.

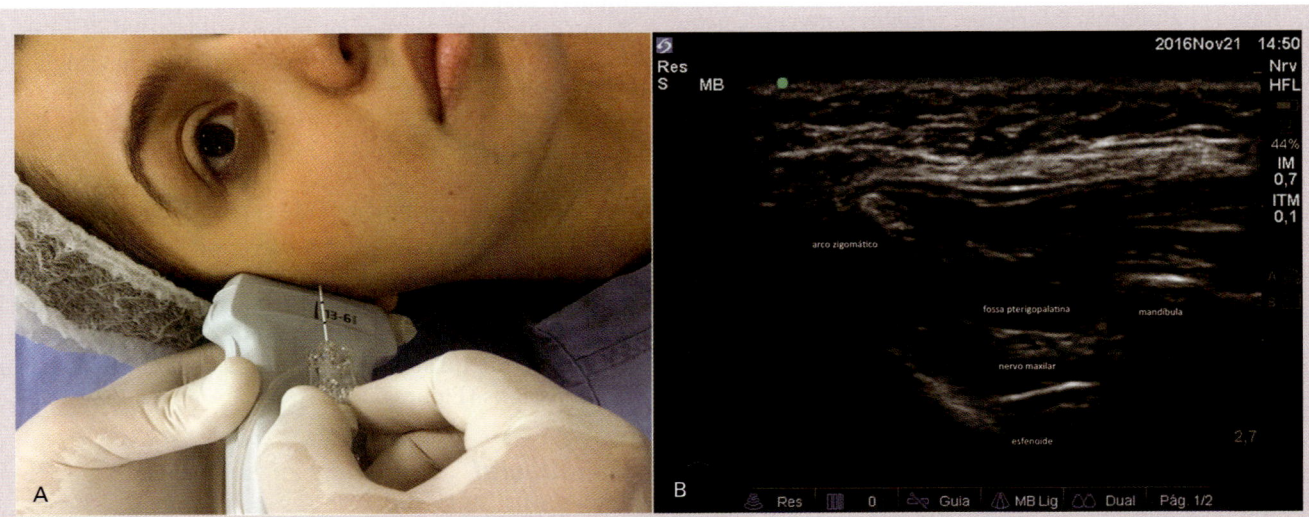

Figura 116.21 — (A) Punção infrazigomática guiada por ultrassonografia; (B) Sonoanatomia da fossa pterigopalatina e do nervo maxilar.

Uma forma de evitar essa complicação é sempre fazer o teste da aspiração do êmbolo da seringa antes da injeção, introduzir a agulha no máximo 5,5 cm e realizar sempre o teste de aspiração com a seringa.[12]

Na via infrazigomática, a introdução da agulha no sentido cefálico e anteriormente pode culminar com a perfuração da parede posterior da órbita onde se encontra a fissura orbital inferior, podendo causar lesão do nervo óptico e do globo ocular. Também deve-se evitar a introdução da agulha mais que 5,5 cm de profundidade.

BLOQUEIO DOS RAMOS DO NERVO MAXILAR (V_2)

Bloqueio do Nervo Infraorbitário

O nervo infraorbitário quanto à área sensitiva é o principal ramo do nervo maxilar na superfície da face.

Anatomia

O nervo infraorbitário é a continuação direta do nervo maxilar e recebe esse nome a partir de sua passagem através da fissura orbitária inferior, quando penetra no assoalho da órbita e segue seu trajeto anteriormente pelo sulco infraorbital, aprofundando-se no canal infraorbital de onde emite os ramos alveolar superior médio e alveolar superior anterior, respectivamente, que acabam por se unirem ao plexo alveolar superior para suprir os dentes superiores.

O nervo alveolar superior médio supre os dois dentes pré-molares e o seio maxilar, e o nervo alveolar superior anterior, supre os dentes incisivos e caninos, a porção mucosa da porção anterior do meato inferior, assoalho e paredes da cavidade nasal.[14] Em seguida, emerge na face, através do forâmen infraorbitário, inferiormente à margem orbital e divide-se nos ramos:

1. Ramos palpebrais inferiores, seguem para cima, profundamente ao músculo orbicular do olho e suprem a pele e conjuntiva da pálpebra inferior;
2. Ramos nasais externos, suprem a pele da asa do nariz, uma parte do septo nasal móvel e juntam-se aos ramos terminais do nervo nasociliar;
3. Ramos labiais superiores, são distribuídos à pele da bochecha e do lábio superior, à mucosa oral e às glândulas labiais.

O forâmen infraorbitário nem sempre pode ser palpado. Quando possível, encontra-se em uma pequena depressão 1,5 cm abaixo da borda inferior da órbita, na face anterior da maxila, na parte superior da fossa canina (Figura 116.22). O forâmen infraorbitário está no mesmo plano sagital que os forâmens supraorbitário e mentoniano, aproximadamente 2,5 cm da linha média (Figura 116.10).

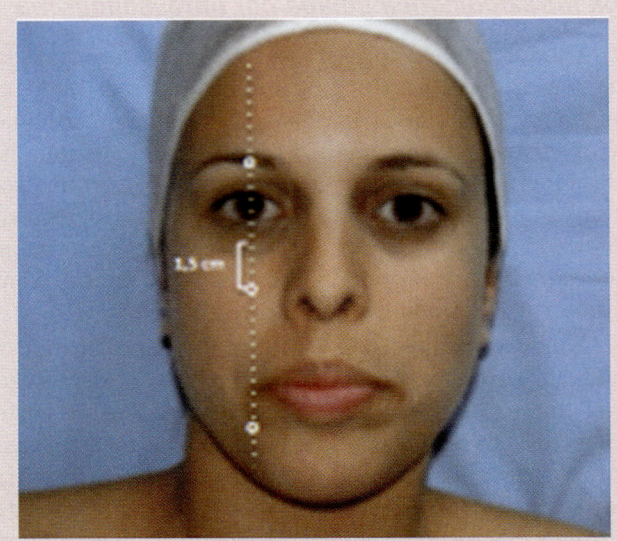

Figura 116.22 — *Referências anatômicas do nervo infraorbitário.*

Técnicas do bloqueio do nervo infraorbitário

Vias extraorais

Via infraorbitária clássica

Procurar identificar o forâmen infraorbitário através de sua palpação com o dedo indicador na face anterior da maxila, em uma pequena depressão 1,5 cm abaixo da borda inferior da órbita, em uma linha imaginária que passa pela pupila e a comissura labial (Figura 116.22). O bloqueio deve ser realizado ao redor do forâmen infraorbitário; não é recomendada a introdução da agulha dentro do forâmen infraorbitário, pois a introdução da agulha pode causar lesão nervosa. Injeta-se 2 mL de solução anestésica seguida de compressão digital para melhor dispersão do anestésico local (Figura 116.23). A introdução da agulha no interior do forâmen só está indicada para neurólise no tratamento da nevralgia do nervo infraorbitário.

Via intraorbitária

O nervo infraorbitário pode ser bloqueado na sua entrada no assoalho da órbita. Após a palpação suave da reborda inferior da órbita e avaliar a distância entre o globo ocular e a órbita, introduz-se uma agulha 13 x 0,45 mm perpendicularmente margeando o assoalho da órbita, onde 2 mL de solução anestésica com vasoconstritor são injetados (Figura 116.24).

Via intraoral

Externamente palpa-se com o dedo indicador o forâmen infraorbitário; com o polegar da mesma mão, levanta-se o lábio superior, expondo a mucosa oral e a gengiva, ao nível da raiz do primeiro pré-molar, onde uma agulha 13 × 0,45 mm ou maior é introduzida em direção à ponta do dedo indicador mantido sobre o forâmen infraorbitário. Injeta-se 2 mL de solução anestésica no local, seguida de compressão digital na região do forâmen infraorbitário (Figura 116.25 A e B).

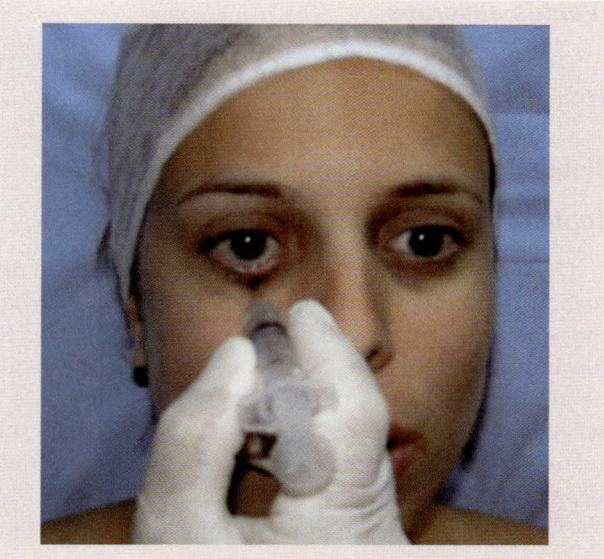

Figura 116.24 — *Bloqueio do nervo infraorbitário pela via intraorbitária.*

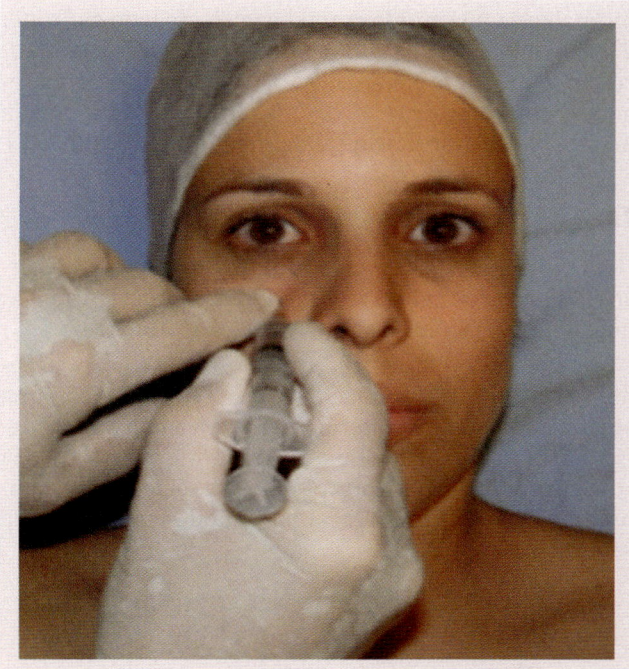

Figura 116.23 — *Bloqueio do nervo infraorbitário pela via infraorbitária clássica.*

Indicações

Intervensões cirúrgicas nas áreas de inervação do nervo infraorbitário, como lesões de pele, suturas, correção de lábio leporino, procedimentos odontológicos e diagnóstico diferencial nos casos de nevralgia do trigêmeo.

Contraindicações

Infecção ou lesão no local de punção, alergia ao anestésico local e recusa do paciente.

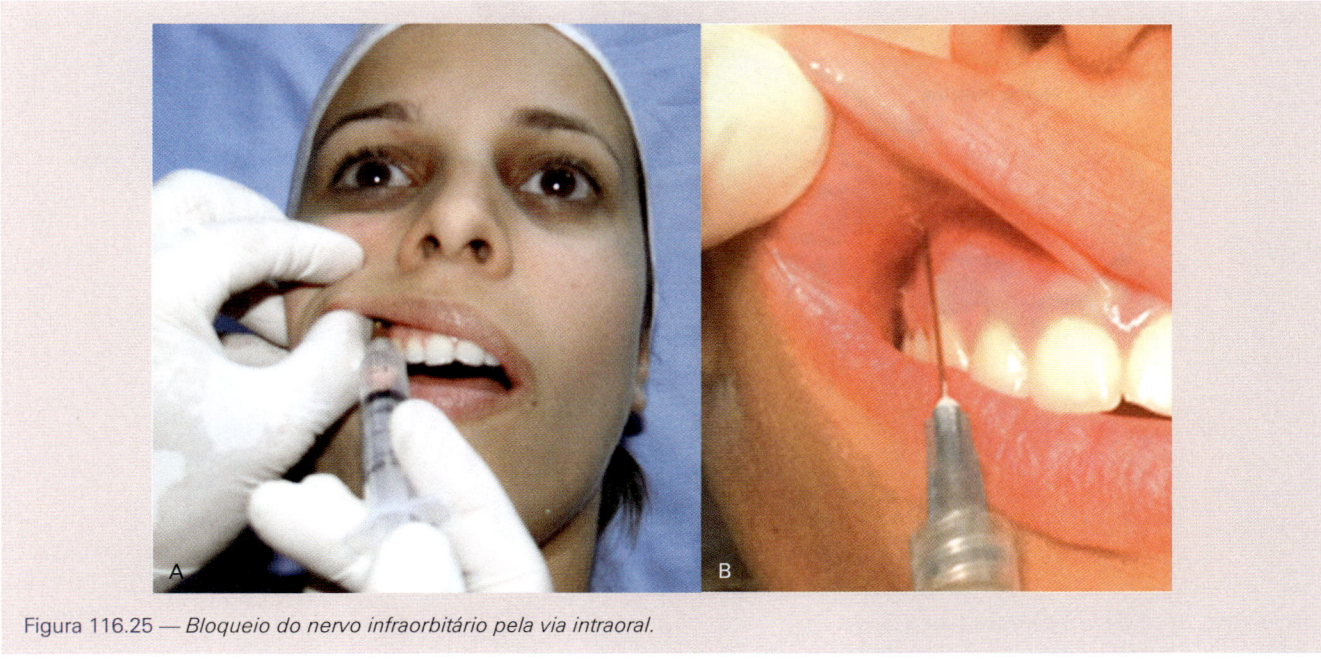

Figura 116.25 — *Bloqueio do nervo infraorbitário pela via intraoral.*

Eventos adversos

Os efeitos adversos são raros, porém podem ocorrer hematoma, neurite e parestesia.

Bloqueio do Nervo Zigomático

Anatomia

O nervo zigomático tem origem diretamente do nervo maxilar na fossa pterigopalatina, a qual ele deixa para entrar na órbita através da fissura orbitária inferior. Segue anteriormente pela parede lateral da órbita e divide-se em dois ramos: 1) nervo zigomático-temporal, e 2) nervo zigomático-facial, os quais seguem apenas uma pequena distância antes de passarem para face através da parede da órbita.

O ramo zigomático-temporal emite um delgado filete para o nervo lacrimal antes de panetrar no osso malar através de um pequeno canal ósseo no osso zigomático e sai pelo forâmen zigomático-temporal na fossa temporal na margem lateral da órbita, na superfície posterior do processo frontal do osso zigomático, e segue superficialmente dividindo-se em dois ramos, um que inerva a pele da região temporal e outro que segue pela borda superior do osso malar e atravessa a aponeurose do músculo temporal.

O ramo zigomático-facial também apresenta direção anterior na base da parede lateral da órbita, sai por um pequeno canal ósseo na margem orbital, penetra no osso malar e emerge na face anterolateral no forâmen zigomático-facial, se dirigindo para a pele na região malar anterior, reborda orbitária e para a região inervada pelo nervo infraorbitário caudalmente através de múltiplas anastomoses (Figura 116.26).

O bloqueio do ramo zigomático-temporal proporciona analgesia no sentido cranial na pele do lado da fronte e parte anterior da região temporal, e o ramo zigomático-facial para a proeminência da bochecha (pele na região malar anterior, reborda orbitária e região inervada pelo nervo infraorbitário caudalmente) (Figura 116.27).

Técnicas do bloqueio do nervo zigomático

A proximidade da emergência entre dois ramos do nervo zigomático permite a realização do bloqueio em apenas um ponto de referência para a realização do bloqueio.[15]

Palpa-se a reborda orbitária lateral, próximo à proeminência malar; introduz-se uma agulha 13 × 0,45 mm até tocar a reborda orbitária; recua-se a agulha, procede-se à aspiração negativa de sangue e injeta-se 2 mL da solução anestésica (Figura 116.28). Deve-se fazer a compressão digital sobre o local para melhor dispersão da solução anestésica.

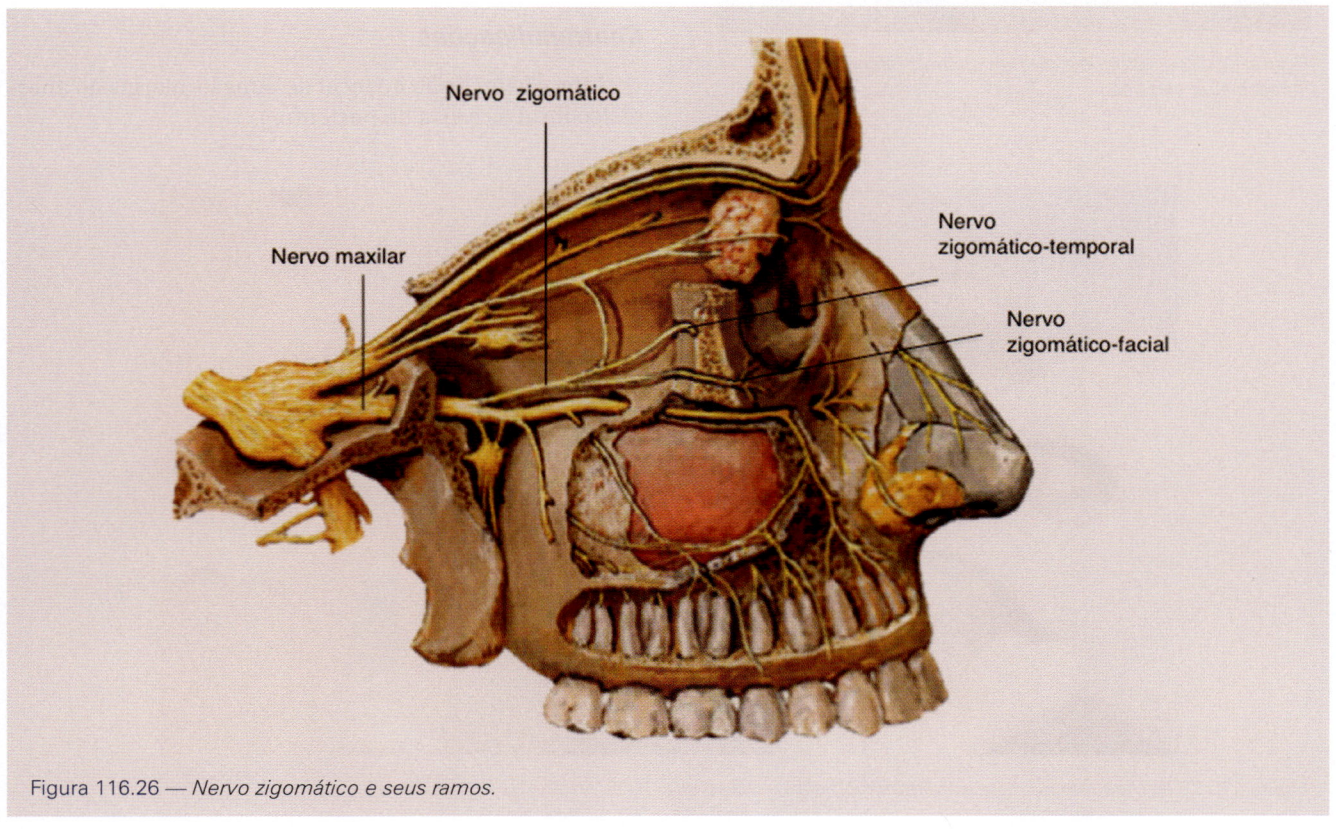

Figura 116.26 — *Nervo zigomático e seus ramos.*

Outra possibilidade é fazer uma única punção na reborda lateral da órbita e direcionar a agulha no sentido cefálico anteriormente (ramo zigomático-temporal) e fazer 1 mL da solução anestésica. Sem retirar a gulha, recua-se a mesma e direciona-se agora no sentido caudal anteriormente (ramo zigomático-facial), onde se injeta mais 1 mL da solução anestésica, seguida de compressão digital (Figura 116.29 A e B). O direcionamento da agulha no sentido cefálico permite o bloqueio dos ramos do nervo lacrimal nessa região.

Indicações

A principal indicação do bloqueio do nervo zigomático é para as cirurgias realizadas na região lateral das pálpebras superior e inferior.

Contraindicações

Infecção ou lesão no local de punção, alergia ao anestésico local e recusa do paciente.

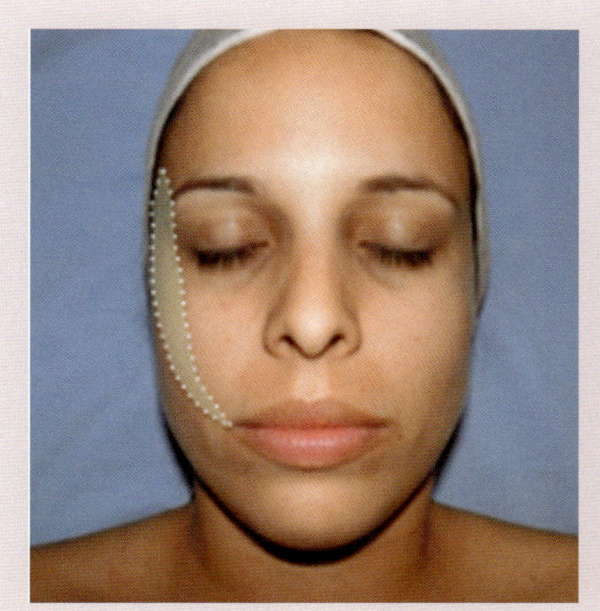

Figura 116.27 — *Área de analgesia do nervo zigomático.*

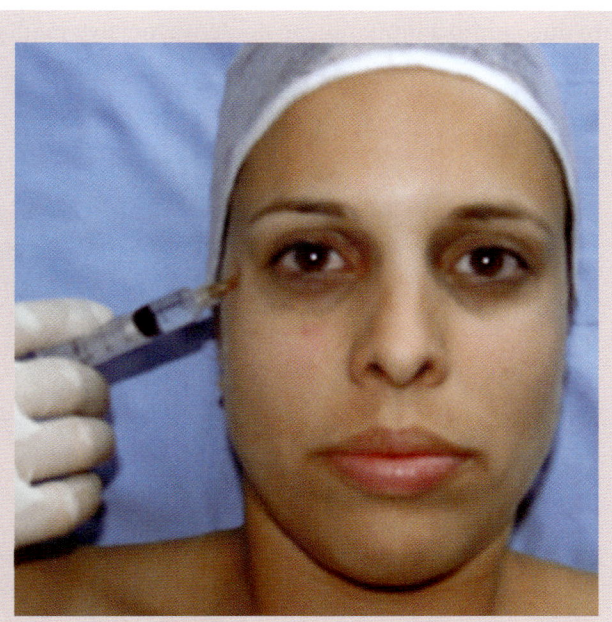

Figura 116.28 — *Bloqueio do nervo zigomático.*

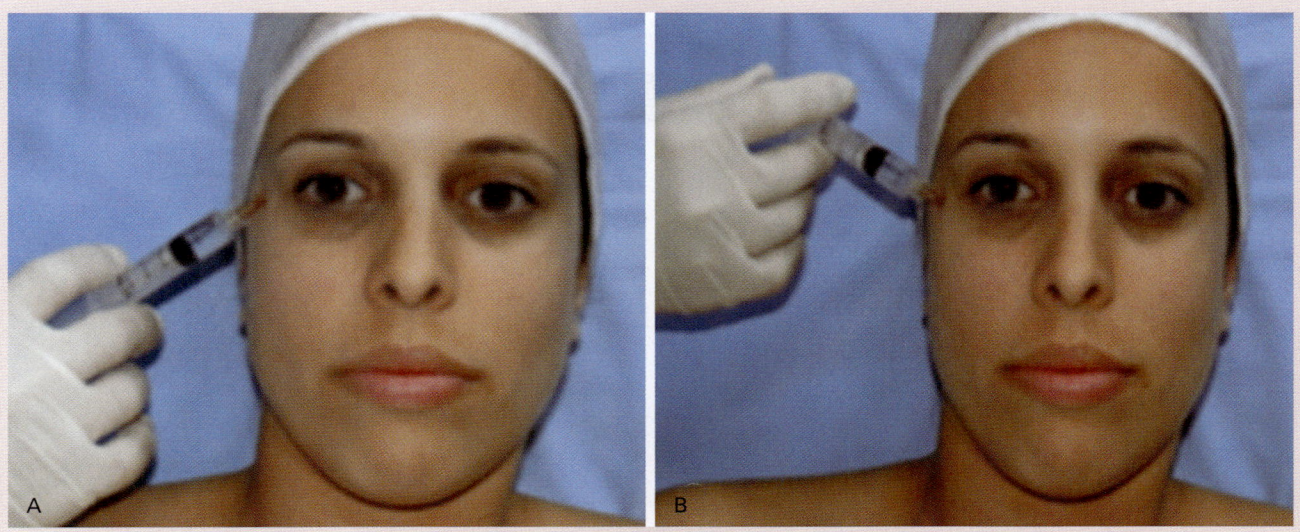

Figura 116.29 — *Bloqueio do nervo zigomático. (A) Direcionamento cefálico da agulha; (B) Direcionamento caudal.*

Bloqueios dos Nervos do Crânio e da Face

Eventos adversos

Os efeitos adversos são raros, porém pode ocorrer hematoma, neurite e parestesia.

Bloqueio do Nervo Nasopalatino

Anatomia

O nervo nasopalatino deixa a fossa pterigopalatina através do forâmen esfenopalatino e entra na cavidade nasal, emitindo ramos para todo o septo nasal e desce através da forâmen incisivo na região anterior do palato duro junto à implantação do dente incisivo medial para entrar no teto da cavidade oral (Figura 116.30). O nervo nasopalatino inerva a parte inferior do septo nasal, o terço anterior do palato duro e a gengiva palatina dos dentes incisivos, caninos e pré-molares.[13]

Técnica do bloqueio do nervo nasopalatino

O bloqueio anestésico do nervo nasopalatino se faz na fossa incisiva; após anestesia tópica prévia com lidocaína a 10%, introduzir a agulha próximo à fossa incisiva e injetar lentamente 0,5 mL de anestésico local[13] (Figura 116.31 A e B).

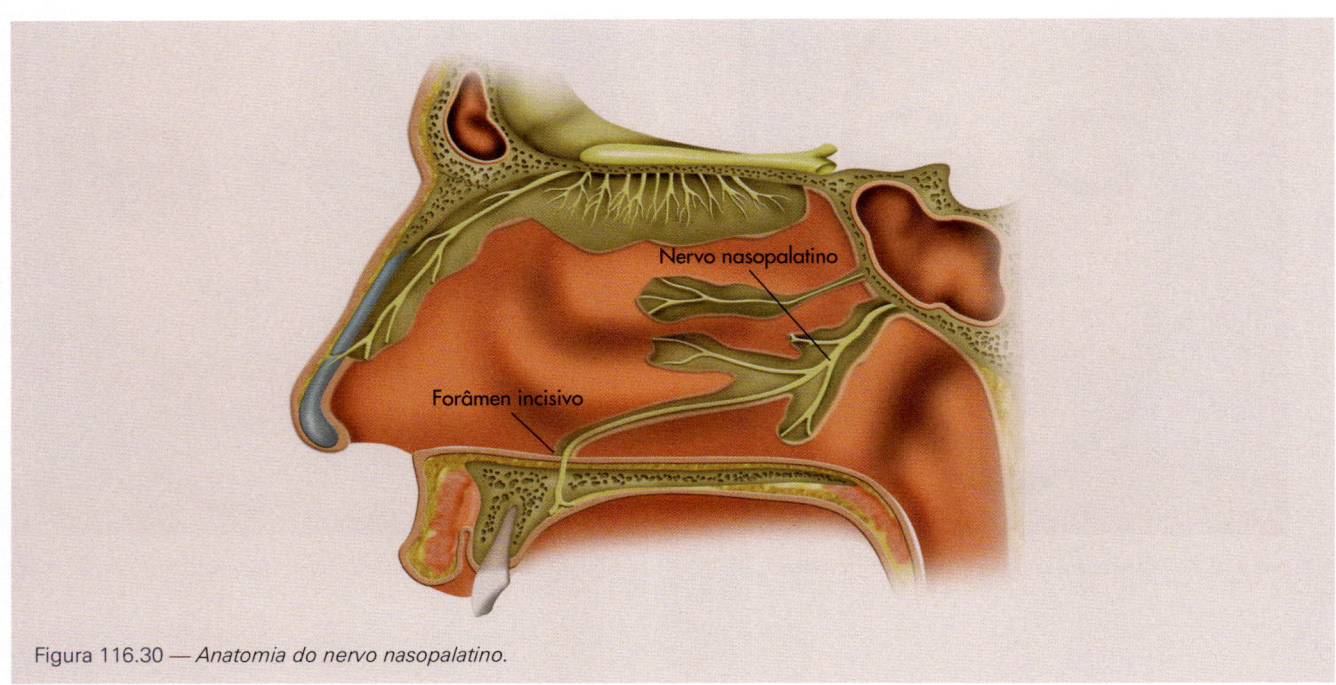

Figura 116.30 — *Anatomia do nervo nasopalatino.*

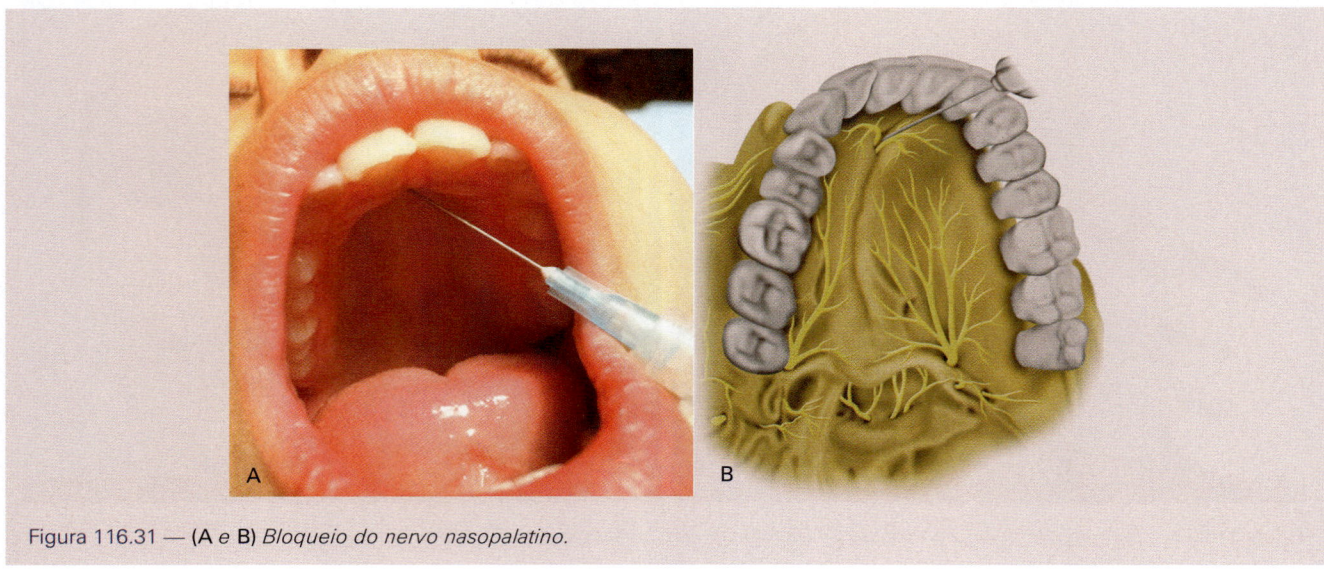

Figura 116.31 — (**A** e **B**) *Bloqueio do nervo nasopalatino.*

Indicações

A maioria das indicações do bloqueio dos nervos nasopalatinos na fossa incisiva é em odontologia e cirurgias do palato anterior.

Bloqueio dos Nervos Palatinos

Anatomia

Os nervos palatinos derivam do nervo maxilar a partir do gânglio esfenopalatino, saindo em direção descendente ao conduto pterigopalatino e aos canais palatinos, dividindo-se em três ramos: 1) nervo palatino maior, 2) nervo palatino médio, e 3) nervo palatino menor[16] (Figura 116.32 A).

O nervo palatino maior emerge na superfície oral do palato duro através do orifício palatino maior, localizado na projeção do 3º molar, e segue anteriormente dividindo-se em vários ramos para toda a mucosa do palato.

O nervo palatino médio emerge do orifício palatino menor no palato duro, aproximadamente 5 mm posterior e medialmente ao forâmen palatino maior, dirige-se para a mucosa do palato mole, para os pilares e toda região das amígdalas palatinas.

O nervo palatino menor também emerge pelo orifício palatino menor, dirigindo-se para a superfície oral do palato mole (Figura 116.32 A).

Técnica do bloqueio dos nervos palatinos

Na altura do 3º molar superior e no palato duro, após anestesia tópica com lidocaína a 10%, introduzir uma agulha 25 × 0,60 mm, injetar lentamente 2 mL de solução anestésica, seguida de compressão digital para melhor dispersão do anestésico local. Devido à proximidade dos orifícios palatinos maior e menor, a dispersão do anestésico local deve bloquear os três nervos[16] (palatino maior, médio e menor) (Figura 116.32 A e B).

Indicações

As principais indicações são as cirurgias odontológicas, amigdalectomias e uvulopalatoplastias.

Contraindicações

Alergia aos anestésicos locais. Na presença de abscessos amigdalianos, pois poderá carrear bactérias para a proximidade da origem dos nervos.

Eventos adversos

Como se trata de uma região ricamente vascularizada, pode ocorrer hematomas nos locais de punção. Um aspecto que deve ser levado em consideração é que a analgesia pós-operatória pode levar o paciente a abusar da alimentação, provocando trauma na região operada com a possibilidade de sangramento importante. Esse aspecto é extremamente importante de ser observado, em especial em crianças.[16]

Bloqueio dos Nervos Alveolares Superiores

Anatomia

Estes nervos nascem na fossa esfenomaxilar e ao se dividirem em três ramos principais (posterior, médio e anterior), penetram na parte posterior do osso maxilar e vão

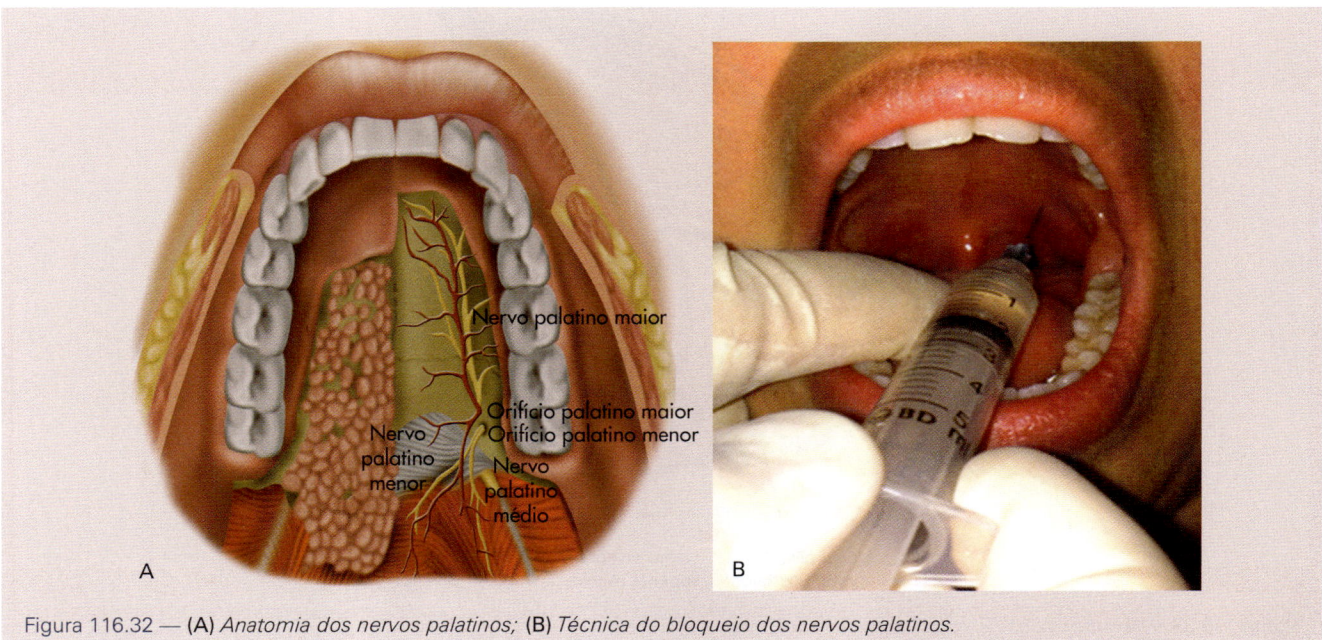

Figura 116.32 — **(A)** *Anatomia dos nervos palatinos;* **(B)** *Técnica do bloqueio dos nervos palatinos.*

dar inervação aos seios maxilares, dentes molares e pré-molares superiores e gengiva vestibular desses dentes[13] (Figura 116.33).

Técnica do Bloqueio dos Nervos: Alveolares Superiores: Posterior, Médio e Anterior

Nervo alveolar superior posterior

É uma técnica muito utilizada devido aos altos índices de sucesso. É eficaz para o terceiro, segundo e primeiro molar. Como a raiz mesiovestibular do primeiro molar é inervada também pelo nervo alveolar superior médio, torna-se então necessária uma segunda injeção no nervo alveolar superior médio para que ele seja anestesiado efetivamente.

Áreas anestesiadas: molares superiores, com exceção da raiz mesiovestibular do primeiro molar; também são anestesiados o tecido periodontal, o osso, o periósteo, o tecido conjuntivo e a membrana mucosa vestibular adjacente a região.

Técnica do bloqueio do nervo alveolar superior posterior

Com a boca do paciente aberta, afastar a bochecha com o dedo indicador ou polegar, posicionar o dedo no fundo do vestíbulo maxilar em direção posterior aos pré-molares até atingir o processo zigomático maxilar como orientação para a penetração da agulha durante a técnica anestésica.

O plano oclusal da arcada superior deve estar 45° com o solo. Após anestesia tópica na prega mucovestibular acima do segundo molar maxilar, introduzir uma agulha 25 × 0,60 mm com o bisel voltado para superfície óssea, lentamente para cima, para dentro e para trás. A profundidade da agulha é de aproximadamente 15 mm em um adulto. Injetar de 1 a 2 mL da solução anestésica após aspiração negativa de sangue (Figura 116.34).

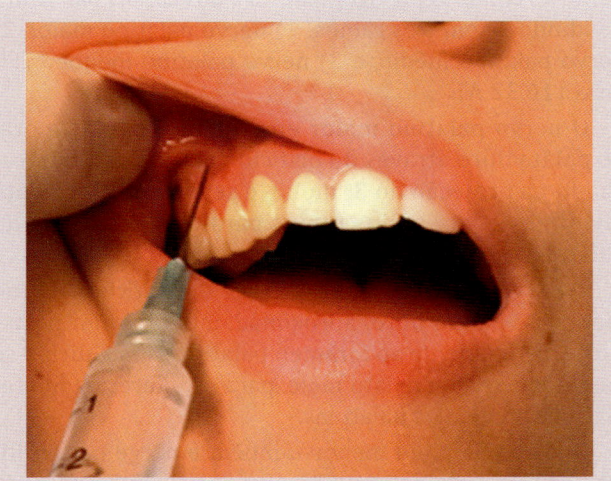

Figura 116.34 — *Bloqueio do nervo alveolar superior posterior.*

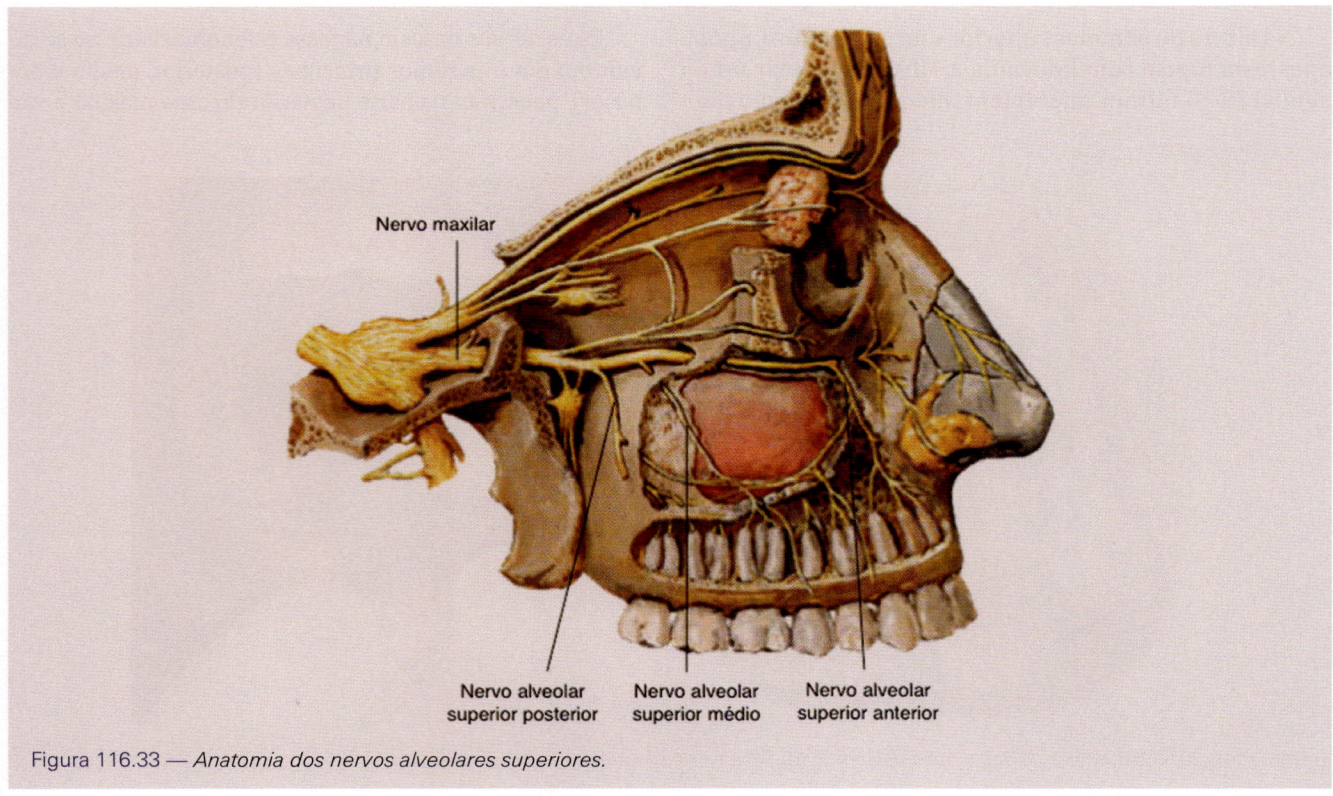

Figura 116.33 — *Anatomia dos nervos alveolares superiores.*

Indicações

O bloqueio destes nervos é de grande interesse em odontologia e otorrinolaringologia; exodontias, tratamentos dentários e outras cirurgias da região, quando associados ao bloqueio da região palatina correspondente.

Eventos adversos

Na maioria das vezes, devido a injeções intravasculares e efeitos da absorção do vasoconstritor contido no anestésico local.

A penetração da agulha muito distalmente poderá produzir a formação de hematoma local, devendo-se considerar sempre o tamanho do paciente para se analisar a profundidade da introdução da agulha nos tecidos moles.

Nervo Alveolar Superior Médio

O nervo é responsável pela analgesia do primeiro e segundo pré-molares, raiz mesiovestibular do primeiro molar superior, tecidos periodontais, osso, periósteo e mucosa vestibular adjacente à região anestesiada.

Técnica do bloqueio do nervo alveolar superior médio

Após anestesia tópica na prega mucovestibular do segundo pré-molar superior, introduzir a agulha até que ela alcance o ápice do segundo pré-molar superior. Após aspiração negativa de sangue, injetar lentamente 1 a 1,5 mL de solução anestésica (Figura 116.35).

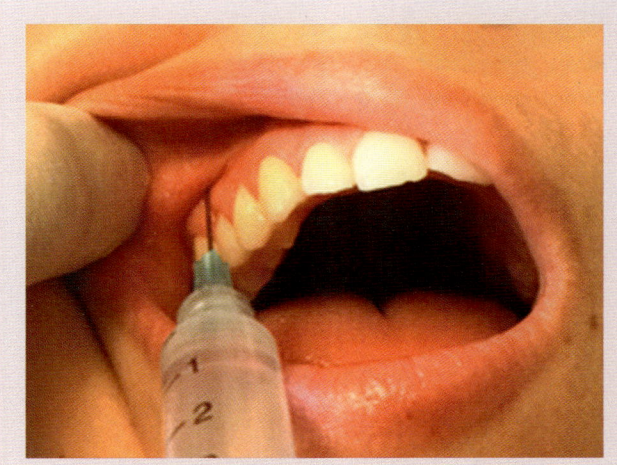

Figura 116.35 — *Bloqueio do nervo alveolar superior médio.*

Nervo Alveolar Superior Anterior

O nervo alveolar superior anterior é responsável pela analgesia do incisivo central, incisivo lateral e canino, maxilar, tecidos periodontais, osso, periósteo, mucosa vestibular adjacente à região anestesiada e lábio superior.

Técnica do bloqueio do nervo alveolar superior anterior

Após anestesia tópica da prega mucovestibular acima do canino superior, introduzir a gulha voltada para a superfície óssea, até que se alcance uma posição acima do ápice do canino superior. Injetar 0,8 a 1,2 mL de solução anestésica após aspiração negativa de sangue (Figura 116.36).

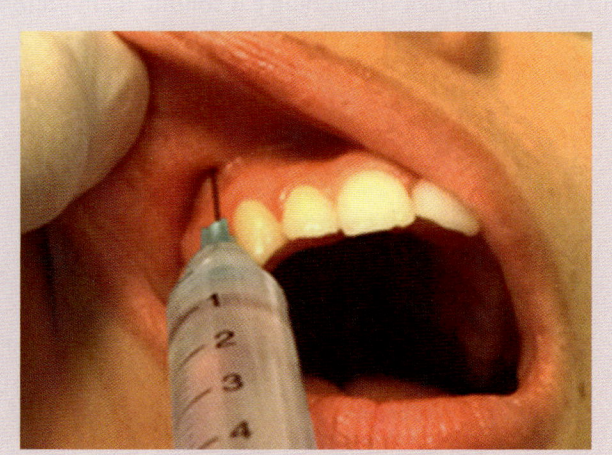

Figura 116.36 — *Bloqueio do nervo alveolar superior anterior.*

BLOQUEIO DO NERVO MANDIBULAR (V_3)

Anatomia

O nervo mandibular é a maior das três divisões do nervo trigêmeo (V). Sai da cavidade craniana através do forâmen oval da asa maior do esfenoide. Diferentemente dos nervos oftálmico (V_2) e maxilar (V_2) que são puramente sensitivos, o nervo mandibular (V_3) é misto, pois possui uma raiz sensitiva e uma motora. A raiz motora do nervo trigêmeo também atravessa o forâmen oval e junta-se ao componente sensitivo do nervo mandibular (V_3), fora do esqueleto cefálico.[3]

O nervo mandibular, ao sair do forâmen oval, se divide nos seguintes nervos principais: 1) zigomático temporal, 2) auriculotemporal, 3) bucal, 4) alveolar inferior, 5) lingual e 6) milo-hióideo (Figura 116.37). O nervo mandibular dá inervação à mandíbula, ao assoalho da boca, dois terços anteriores da língua, parede anterior do conduto auditivo externo, grande parte anterior do pavilhão da orelha, parte posterior da região temporal e lateral da face na frente do conduto auditivo externo. Através do nervo alveolar inferior, dá inervação a todos os dentes da arcada inferior, parede vestibular anterior e lábio inferior. Através do nervo bucal, à parte da gengiva vestibular posterior e bochecha. Através do nervo lingual, ao assoalho da boca e aos dois terços anteriores da língua.

Também conduz inervação motora para a maioria dos músculos da mastigação (masseter, temporal, pterigóideos lateral e medial), para um músculo da orelha média (tensor do tímpano) e para um dos músculos do palato mole (tensor do véu palatino) (Figura 116.37).

Técnica do bloqueio

No bordo inferior do arco zigomático, no ponto médio entre o processo coronoide e o côndilo da mandíbula, assim como a incisura da mandíbula inferiormente (Figura 116.19 A e B). Nesse ponto, palpando-se a borda inferior do arco zigomático, faz-se um botão anestésico, e, a seguir, introduz-se uma agulha calibre 80 × 21G perpendicular à pele, em direção ao processo pterigoide do osso esfenoide (Figura 116.38 A e B). Introduzir a agulha lentamente até que ela tenha contato com o osso, cerca de 4 a 5 cm de profundidade (Figura 116.39 A). Atingida a resistência óssea, a profundidade da agulha é marcada, a agulha recuada e reintroduzida com uma

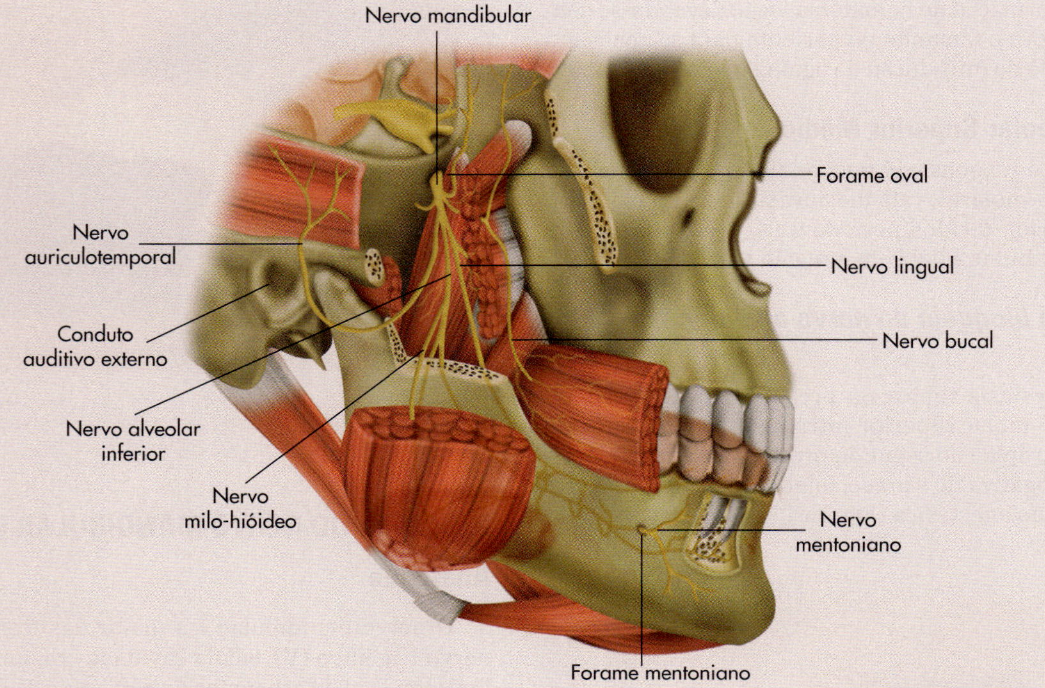

Figura 116.37 — Nervo mandibular e seus ramos.

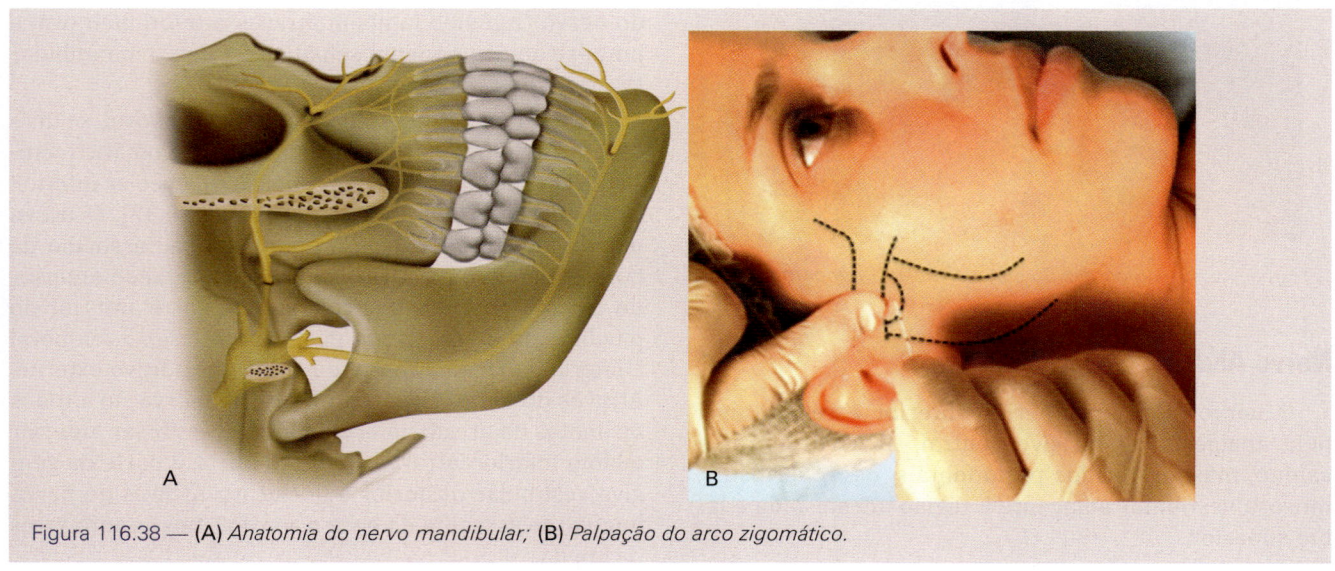

Figura 116.38 — (A) Anatomia do nervo mandibular; (B) Palpação do arco zigomático.

angulação posterior e inferiormente, até a agulha atingir a mesma profundidade e ocorra parestesia na área de inervação do nervo mandibular. Aspira-se para verificar a ausência de punção vascular e, em caso negativo, injeta-se lentamente 0,1 mL . kg^{-1}, um máximo de 5 mL da solução anestésica (Figura 116.39 B).

O uso da neuroestimulação pode ser feito, guiado pela contração ascenção da mandíbula, com intensidade mínima de estimulação de 0,5 mA. O procedimento transcutâneo com neuroestimulação parece mais fácil e tem uma alta taxa de sucesso.

Técnica alternativa para a localização do ponto de punção, útil em pacientes obesos, nos quais há dificuldade de identificação do meio do arco zigomático. Foi utilizada a junção entre o meato acústico externo e o processo mastoide, bem como o ângulo orbital inferior (junção entre o processo frontal do zigomático e a reborda orbitária inferior) para traçar uma linha de referência. No cruzamento entre essa linha e a face inferior do arco zigomático deve ser feita a punção, evoluindo sagitalmente até a lamina pterigoide do esfenoide. Essa distância deve ser marcada, a agulha recuada, inclinada em torno de 70 graus com o plano sagital e novamente avançada até 2 mm aquém da distância previamente registrada.[17]

Indicações

Intervenções cirúrgicas sobre o território do nervo mandibular. Bloqueio diagnóstico ou terapêutico.

Contraindicações

Presença de infecção ou tumores no local de punção ou trajeto da agulha e alterações da coagulação. Pacientes com dismorfias faciais congênitas ou adquiridas devem ser avaliados criteriosamente quanto às alterações anatômicas. A presença de edema facial associado a fraturas da face pode prejudicar a identificação dos pontos de referências anatômicas. Na hipótese de fratura da base craniana, o bloqueio deve ser evitado.

Eventos adversos

Poderá ocorrer hematoma da artéria meníngea média, que é ramo da maxilar. Embora seja muito raro, poderá ocorrer parestesia persistente se houver traumatismo do nervo mandibular no momento da introdução da agulha.

BLOQUEIO DOS RAMOS DO NERVO MANDIBULAR (V_3)

Bloqueio do Nervo Auriculotemporal

Anatomia

O nervo auriculotemporal nasce no bordo posterior do nervo mandibular, logo após sua emergência pelo forâmen oval, segue seu trajeto posterolateral contornando o colo mandibular emitindo ramos para a cápsula da articulação tempo mandibular (ATM), e se dirige para fora e para cima, atravessando parte da glândula parótida e pela frente da cartilagem do conduto auditivo externo, situando-se, finalmente, na frente da artéria temporal superficial e superiormente superficial ao arco zigomático.

Dirige-se, a seguir, para a pele da região temporal, envia ramos para o conduto auditivo externo, que penetram no conduto na junção da cartilagem com a parte óssea e que vão inervar a parede anterior do conduto e a metade anterior do tímpano; ramos auriculares, que se dirigem à pele da parte anterior do pavilhão da orelha; ramos temporais superficiais, que

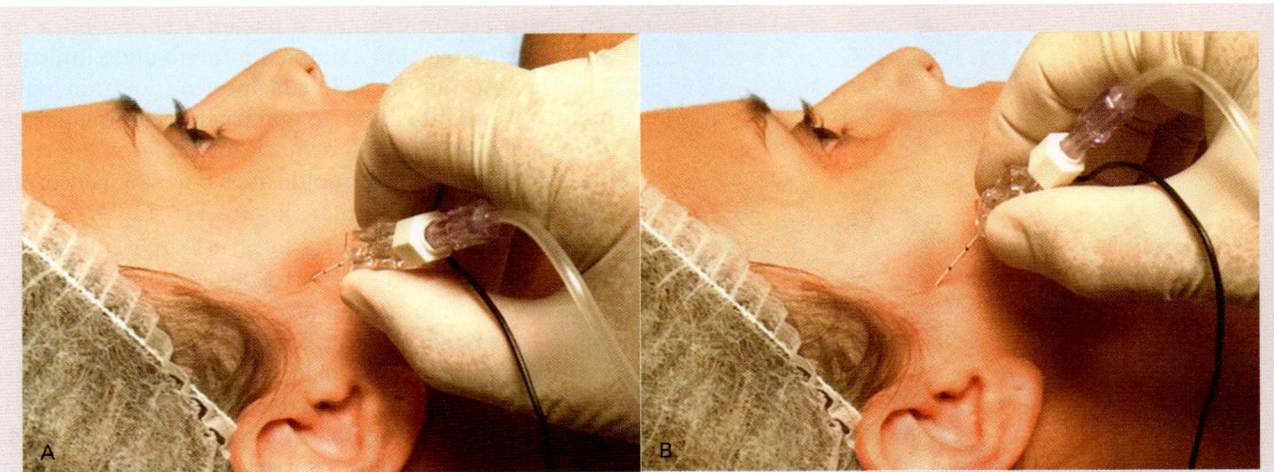

Figura 116.39 — *Técnica do bloqueio do nervo mandibular.* **(A)** *Introdução da agulha perpedicular à pele;* **(B)** *Reintrodução da agulha posterior e inferiormente.*

se dirigem para a região temporal, fazem conexão com um ramo do nervo oftálmico e nervo occipital maior e alternam, em sua distribuição, com o nervo zigomático temporal (Figuras 116.37 e 116.54 A).

Técnica do bloqueio do nervo auriculotemporal

O bloqueio deve ser realizado com o paciente com os dentes entreabertos. Na região posterior do colo mandibular e na frente do conduto auditivo externo na região anterior à depressão entre o tragus e o antitragus, palpa-se a artéria temporal superficial para localizá-la e evitar a sua punção. Faz-se um botão anestésico e introduz-se uma agulha 25 × 0,60 mm em direção ao bordo ósseo do conduto auditivo. O nervo, nessa altura, se encontra entre o bordo ósseo do conduto auditivo externo e a artéria temporal superficial. Deve-se aspirar, para verificar ausência de punção vascular e, em caso negativo, injetar de 2 a 4 mL de solução anestésica (Figura 116.40).

Para facilitar a identificação dos pontos de referências anatômicas, deve-se solicitar ao paciente que realize movimentos de abertura da boca e lateralização mandibular, pois em pacientes obesos a palpação pode ser difícil ou em pacientes com distúrbios da ATM podem apresentar variações anatômicas.

Indicações

A anestesia deverá resultar em anestesia na ATM e na pele da região temporomandibular.

Eventos adversos

Os efeitos adversos deste bloqueio são raras, devendo-se ter o cuidado de palpar a artéria temporal superficial para não lesá-la. No mais, poderá ocorrer o bloqueio simultâneo do nervo facial com paralisia transitória.

Bloqueio dos Nervos Alveolar Inferior e Lingual

Anatomia

O nervo alveolar inferior, como o nervo lingual, é um grande ramo sensitivo do tronco posterior do nervo mandibular (V_3). Além de inervar todos os dentes inferiores e grande parte da gengiva associada, também inerva a mucosa, a pele do lábio inferior e a pele do mento. Possui um ramo motor que inerva o músculo milo-hióideo e o ventre anterior do músculo digástrico.[3]

O nervo alveolar inferior ao sair do forâmen oval, dirige-se para baixo, ficando entre a artéria maxilar interna e o músculo pterigóideo interno. Desce na superfície lateral do músculo pterigóideo lateral, passa pelo ramo ascendente da mandíbula, dá origem ao nervo milo-hióideo e depois entra no canal da mandíbula através do forâmen da mandíbula. Divide-se em dois ramos terminais: 1) nervo incisivo que continua no canal mandibular para inervar o primeiro pré-molar, o canino, e os incisivos e a gengiva relacionada, 2) nervo mentoniano, que sai do canal da mandíbula através do forâmen mentoniano e inerva o lábio inferior e o mento.

O nervo lingual deixa o nervo alveolar inferior após este sair pelo forâmen oval, dirige-se para a frente e por dentro do nervo alveolar inferior, curvando-se para frente, vai inervar o assoalho da boca e os 2/3 anteriores da língua (Figura 116.37).[2]

Técnicas do bloqueio

Os nervos alveolar inferior e lingual podem ser bloqueados simultaneamente ao nível do forâmen alveolar inferior, já que ambos se encontram um perto do outro nesse ponto. Estando o paciente com a boca bem aberta, palpa-se com a polpa digital do dedo indicador, a incisura coronoide na borda anterior do ramo mandibular. Traçar uma linha imaginária horizontal, paralela 10 mm acima do plano oclusal dos molares inferiores, que vai da incisura coronoide até a parte mais profunda da rafe pterigomandibular (Figura 116.41 A).

O ponto de punção está localizado nessa linha imaginária, cerca de três quartos da distância da borda anterior do ramo mandibular até a rafe pterigomandibular. Após realizar anestesia tópica com lidocaína *spray* a 10%, uma seringa posicionada sobre os pré-molares contralaterais, com a ponta da agulha no ponto de punção, introduzindo a agulha lentamente até se obter resistência óssea, o que deve ocorrer aproximadamente com 20 a 25 mm de profundidade. Recua-se a agulha 1 mm e aspira-se para verificar a ausência de punção vascular

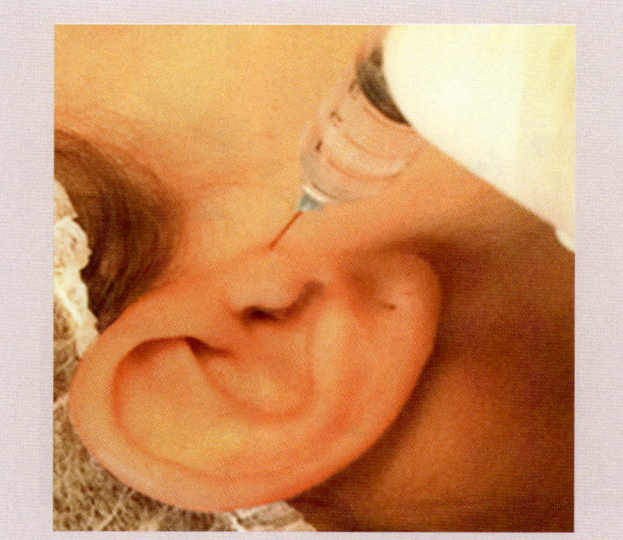

Figura 116.40 — *Bloqueio do nervo auriculotemporal.*

e, em caso negativo, injetar 2 mL de solução anestésica (Figura 116.41 B).

Não é possível a identificação do forâmen mandibular, nem é recomendada a introdução da agulha dentro do forâmen. Com este procedimento, consegue-se anestesiar ambos os nervos, o que corresponderá à anestesia de todos os dentes inferiores, gengiva, lábio inferior (pele e mucosa), do assoalho da boca e 2/3 anteriores da língua do lado bloqueado.

Para o bloqueio dos nervos alveolar inferior e lingual ainda existem ainda duas técnicas alternativas intraorais e duas extraorais.

Técnica do bloqueio de Gow-Gates

Consiste em injetar o anestésico local adjacente à cabeça do côndilo mandibular. Essa técnica proporciona o bloqueio do nervo alveolar inferior, lingual, milo-hióideo, lingual, auriculotemporal e o bucal, caracterizando, portanto, o bloqueio do nervo mandibular. Esta técnica tem como vantagens maior taxa de sucesso e menor incidência de injeção intravascular quando comparada com a técnica tradicional.[18]

Com a boca do paciente bem aberta, traçar uma linha imaginária ligando a comissura labial ao intertragus do lado a ser anestesiado, apoiando o corpo da seringa na comissura labial do lado oposto ao que será anestesiado, de forma que a seringa fique paralela a essa linha imaginária. Após apalpar a incisura coronoide, a agulha deve ser introduzida aproximadamente 25 a 30 mm no ponto de punção até encontrar resistência óssea do colo do côndilo mandibular. Em seguida, recuar a agulha 1 mm, fazer aspiração e, se esta for negativa, injetar lentamente 2 mL de solução anestésica (Figura 116.42 A e B).

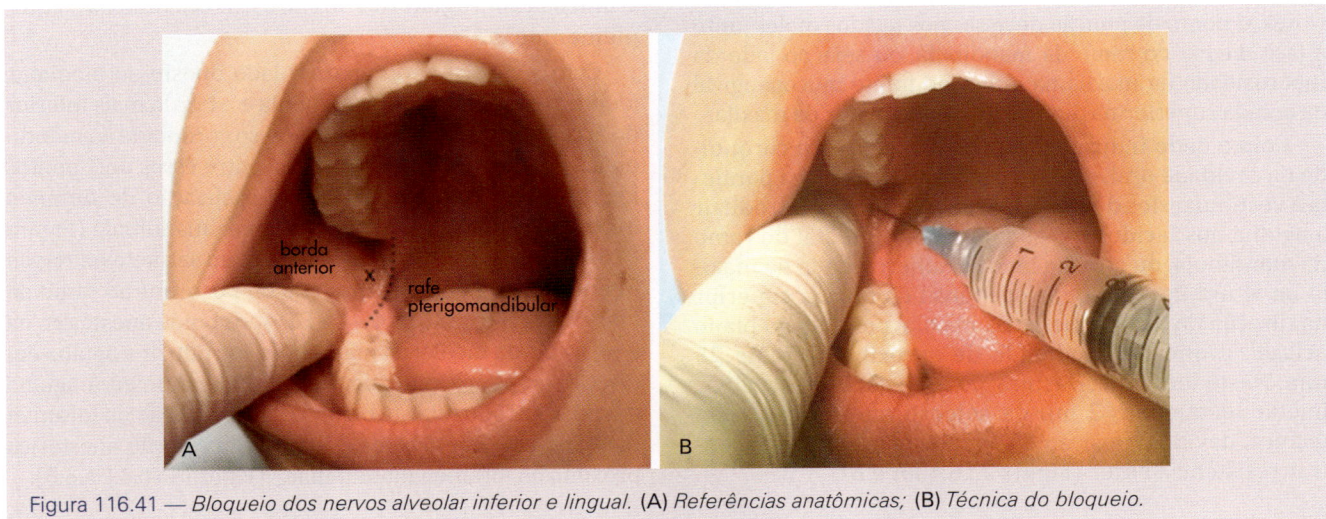

Figura 116.41 — *Bloqueio dos nervos alveolar inferior e lingual.* **(A)** *Referências anatômicas;* **(B)** *Técnica do bloqueio.*

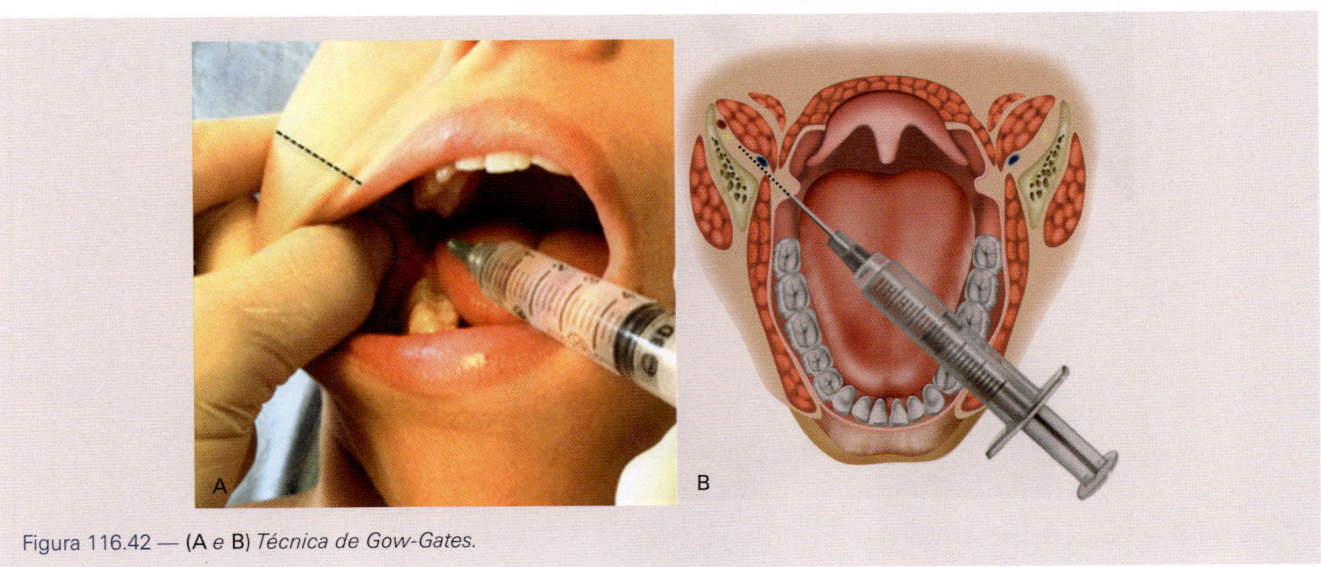

Figura 116.42 — **(A e B)** *Técnica de Gow-Gates.*

Técnica de Vazirani-Akinosi

Uma vantagem desta técnica é a possibilidade de sua utilização mesmo quando o paciente não consegue abrir a boca o suficiente para realização da técnica clássica de bloqueio do nervo alveolar inferior e lingual ou de Gow-Gates.[19] A técnica de Vazirani-Akinosi foi desenvolvida em 1977 a fim de possibilitar o bloqueio do nervo alveolar inferior em pacientes que não podiam abrir totalmente a boca. Desde então, esta técnica se tornou uma alternativa bastante viável devido à sua facilidade, já que não necessita de pontos de referência extraorais, proporcionando uma menor sensação dolorosa relatada pelo paciente durante a punção, além de uma taxa reduzida de aspirações positivas, já que há um menor número de vasos sanguíneos localizados na área de punção.

Para esta técnica, utilizam-se como referências anatômicas o processo coronoide, o limite mucogengival da arcada superior na direção do último molar da maxila, a tuberosidade da maxila, e a face vestibular dos dentes superiores. O ponto de punção deve ser nos tecidos moles junto à face medial do ramo da mandíbula, ou seja, ao lado da tuberosidade da maxila na altura do limite mucogengival da arcada superior na direção do último molar da maxila.

Com o dedo indicador apoiado no processo coronoide na cavidade oral, deve-se posicionar a seringa paralela à vestibular dos dentes superoposteriores e introduzir a agulha nos tecidos moles junto à face medial do ramo da mandíbula, ou seja, ao lado da tuberosidade da maxila na altura do limite mucogengival da arcada superior na direção do último molar da maxila, paralela ao plano oclusal, a uma profundidade de aproximadamente 25 mm. Neste local, fazer aspiração e, se esta for negativa, injetar lentamente 2 mL da solução anestésica. Nesta técnica, devido à posição da agulha, não se deve encontrar resistência óssea (Figura 116.43 A e B).

A técnica convencional, se comparada à de Vazirani-Akinosi, tem uma eficácia clínica semelhante, porém torna-se inviável quando o paciente apresenta dificuldade na abertura da boca.

Técnicas extraorais

Bloqueios regionais extraorais dos ramos do nervo mandibular podem ser empregados em pacientes com dificuldade para abrir a boca, pacientes com trismo intenso que necessitem de intervenções na região, bem como para o tratamento de dor neuropática. A deposição do anestésico próximo ao forâmen mandibular na face medial do ramo da mandíbula levará ao bloqueio dos nervos alveolar inferior e lingual (Figura 116.44 B). A área de analgesia será a mandíbula, dentes mandibulares, pele e mucosa da região labial, terço anterior da língua ipsilateral. O assoalho bucal e a mucosa da região dos molares necessitam de complementação.[17]

Com a cabeça fletida para o lado oposto ao bloqueio, identifca-se o ângulo da mandíbula e a borda mais inferior do arco zigomático, junto ao processo coronoide da mandíbula. O ponto médio de uma linha entre esses dois pontos identificará o provável ponto de localização do forâmen mandibular na face medial do ramo da mandíbula (Figura 116.44 A). A introdução da agulha pode ser feita na região inferior do ângulo da mandíbula ou posterior ao ramo da mandíbula (Figura 116.45 A e B). Após botão anestésico na pele da borda medial da mandíbula, introduzir a agulha em direção ao ponto marcado no ramo mandibular. A agulha deve ser introduzida até o ponto de localização do forâmen mandibular e injeta-se de 3 a 4 mL da solução anestésica próximo ao forâmen mandibular [21](Figura 116.44 A e B).

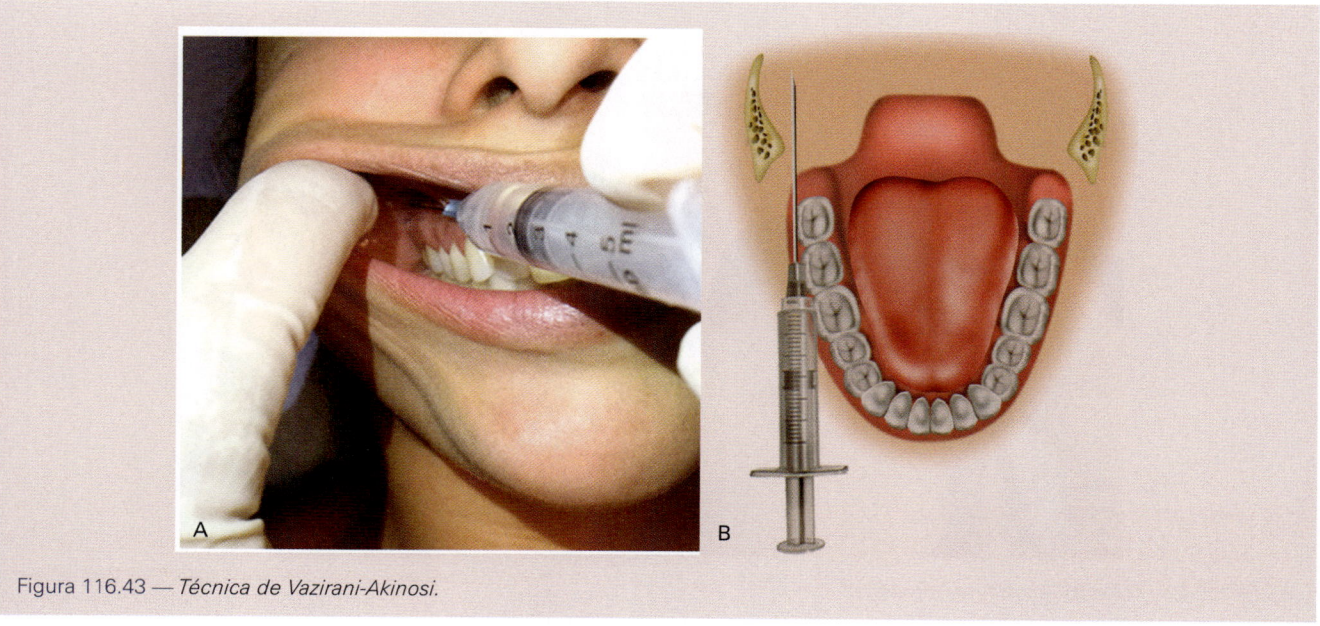

Figura 116.43 — *Técnica de Vazirani-Akinosi.*

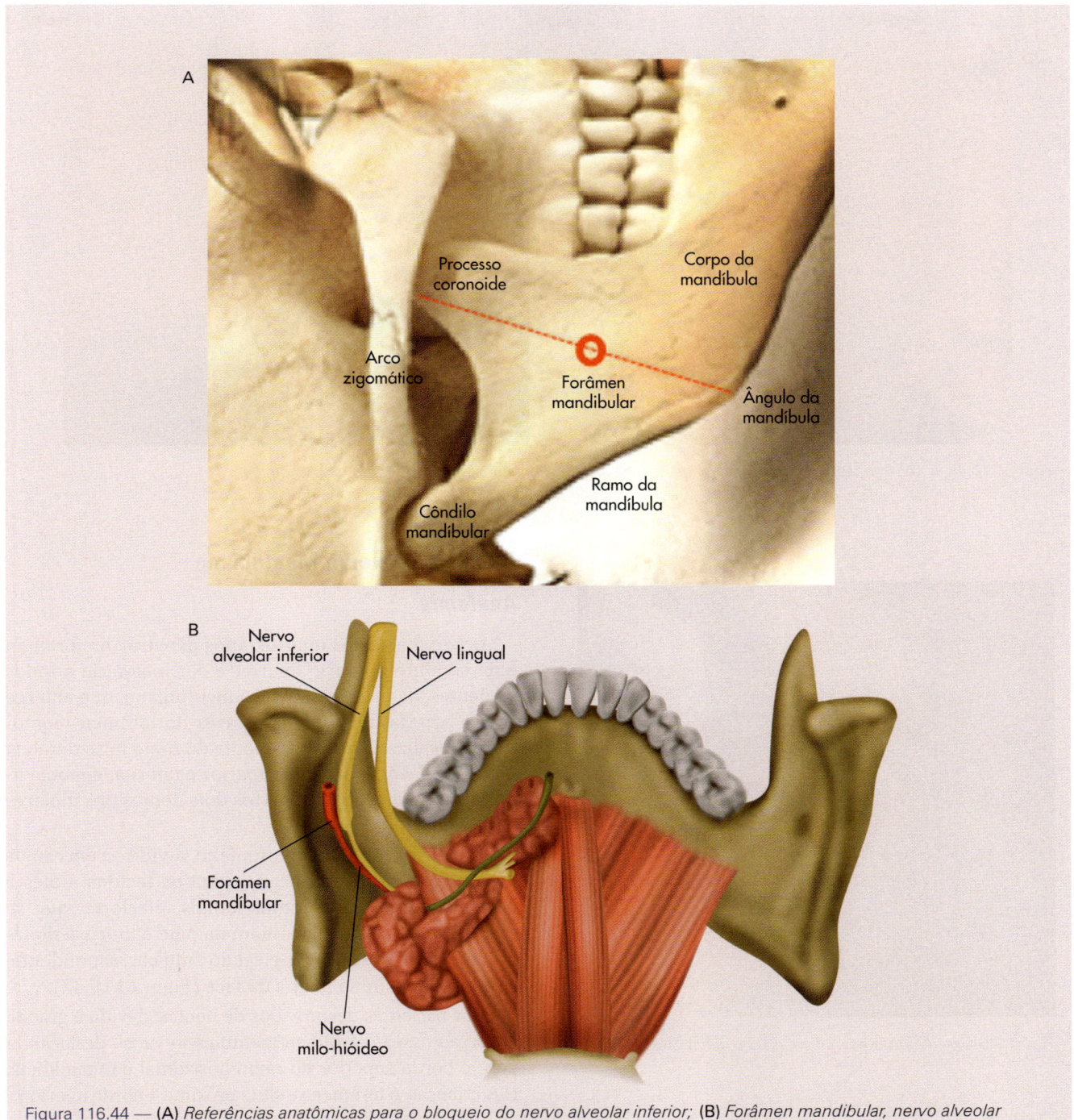

Figura 116.44 — **(A)** *Referências anatômicas para o bloqueio do nervo alveolar inferior;* **(B)** *Forâmen mandibular, nervo alveolar inferior e nervo lingual na face medial do ramo mandibular.*

O nervo milo-hióideo complementa a aferência no assoalho da boca. O seu bloqueio é feito atráves da infiltração do assoalho bucal, junto à cortical mandibular medial, através da punção transmucosa na altura dos molares mandibulares[17] (Figura 116.46).

Indicações

Estes bloqueios são muito utilizados em odontologia para tratamento de múltiplos dentes mandibulares e em otorrinolaringologia em cirurgias da glândula sublingual e da língua.

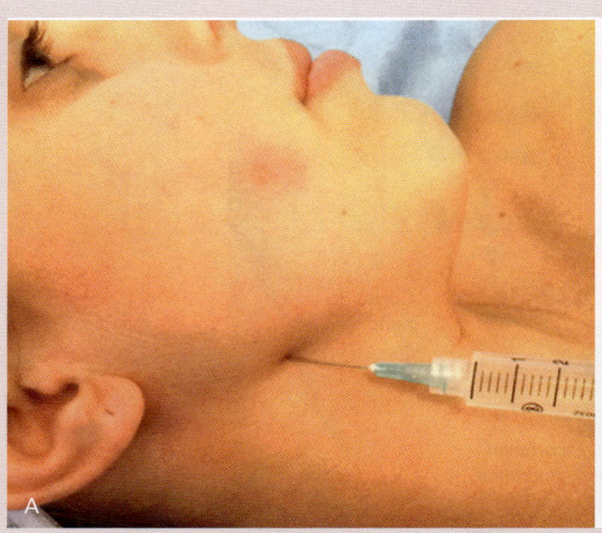 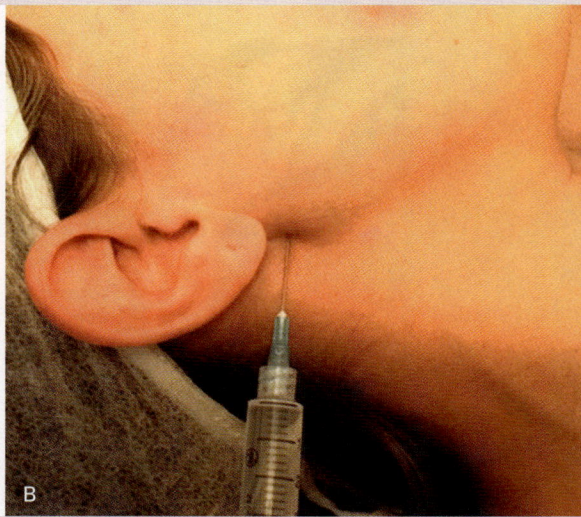

Figura 116.45 — **(A)** *Punção inferior ao ângulo da mandíbula;* **(B)** *Punção posterior ao ramo da mandíbula.*

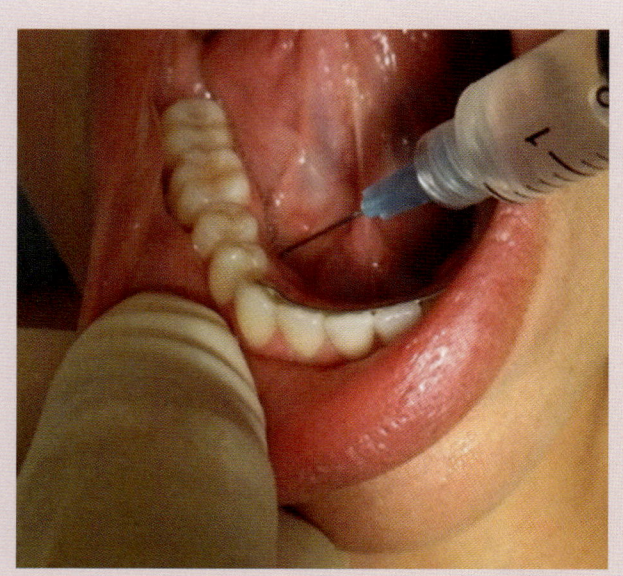

Figura 116.46 — *Bloqueio complementar do nervo milo-hióideo.*

Contraindicações

Presença de infecção no local da punção e pacientes com risco de autoinjúria pela maior possibilidade de morder os lábios ou a língua.

Eventos adversos

Pode ocorrer paralisia facial transitória, parestesia, trismo, hematoma e sintomas relacionados com injeção intravascular de anestésico local.

Bloqueio do Nervo Mentoniano

Anatomia

O nervo alveolar inferior, após penetrar no forâmen e no conduto dentário inferior e dar inervação a todos os dentes, dá origem ao nervo mentoniano, que emerge com a artéria mentoniana atráves do forâmen mentoniano, localizado no ponto médio do ramo horizontal da mandíbula, entre a borda superior e inferior, em uma linha vertical que passa entre os dois dentes pré-molares inferiores.

Ao sair do forâmen mentoniano, divide-se em ramos mentonianos, que se dirigem para os tecidos moles e pele do mento, e em ramos labiais inferiores, que se dirigem para cima e terminam na pele e mucosa do lábio inferior e mucosa gengival do lado correspondente, respeitando a linha média da face (Figura 116.37).

Nos pacientes desprovidos de dentes, devido à grande absorção óssea o forâmen mentoniano vai se deslocando para o bordo superior do ramo horizontal da mandíbula. Nas crianças, o forâmen se situa próximo à borda inferior.[22]

Área de analgesia

O bloqueio do nervo mentoniano promoverá analgesia dos tecidos moles do mento, pele e mucosa do lábio inferior, mucosa e gengiva do lado correspondente, respeitando a linha média da face. Manipulações na região mediana do mento, lábio inferior ou mucosa gengival exigem bloqueio bilateral, pois alguns filamentos de um lado atravessam a linha média, invadindo o seu limite (Figura 116.47).[22]

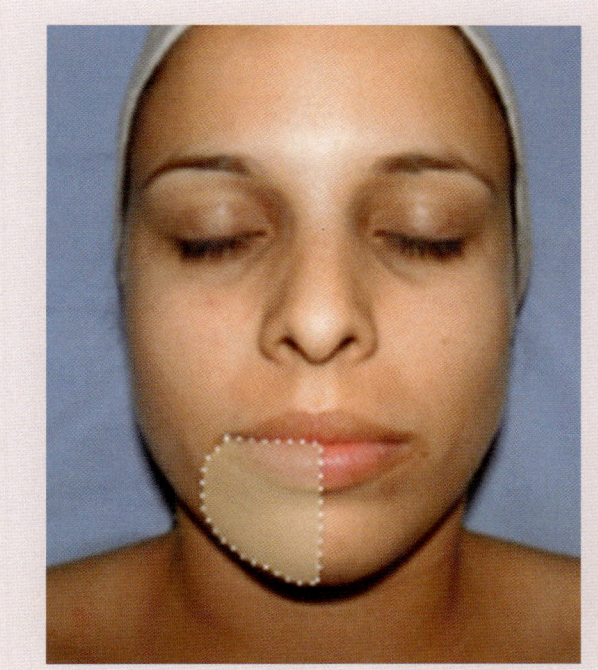

Figura 116.47 — *Área de analgesia do nervo mentoniano.*

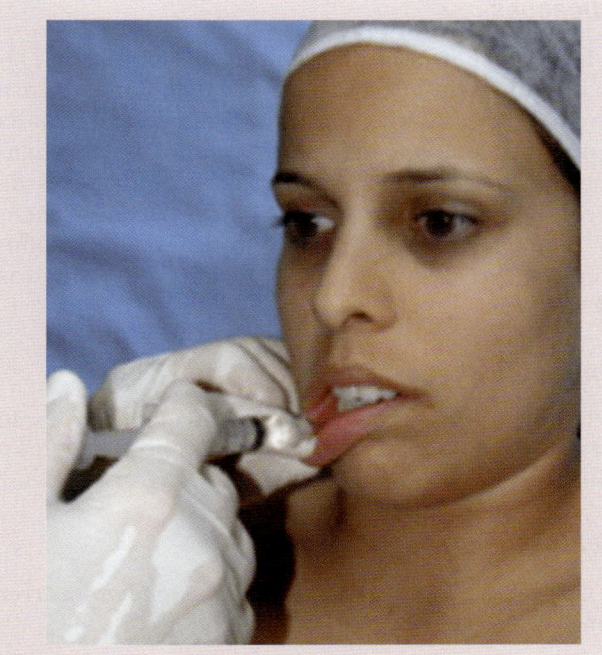

Figura 116.48 — *Bloqueio do nervo mentoniano pela via intraoral.*

Técnicas do bloqueio

O bloqueio do nervo mentoniano pode ser realizado pelas vias intraoral e extraoral.

Via intraoral

O paciente deve manter dentes cerrados; expõe-se a parte vestibular da arcada dentária inferior, tracionando para baixo a comissura labial, palpa-se o forâmen mentoniano entre as ápices das raízes dos dentes pré-molares inferiores, na meio do ramo horizontal da mandíbula. Após anestesia tópica com lidocaína a 10%, introduz-se uma agulha calibre 13 × 0,45 mm, aspira-se e, em caso negativo de punção vascular, injetam-se 2 mL de anestésico local, seguido de compressão digital do local para melhor dispersão do anestésico local. Deve-se evitar a introdução da agulha dentro do forâmen devido à possibilidade de lesão nervosa e arterial (Figura 116.48).

Via extraoral

O paciente deve manter a boca em repouso; traça-se uma linha imaginária, aproximadamente a 2,5 cm da linha média, sobre um plano vertical que passa pela pupila com o paciente olhando para frente e a comissura labial. O forâmen mentoniano se encontra em um mesmo plano sagital que os forâmens supraorbitário e infraorbitário (Figura 116.10). Quando essa linha cruzar o meio do ramo horizontal da mandíbula, nesse ponto faz-se um botão anestésico na pele e introduz-se uma agulha calibre 13 × 0,45 mm; aspira-se e, em caso negativo de punção vascular, injetam-se 2 mL de anestésico local (Figura 116.49). Tanto com a técnica intraoral como com a extraoral, a área de anestesia na face é a mesma para o bloqueio anestésico unilateral.

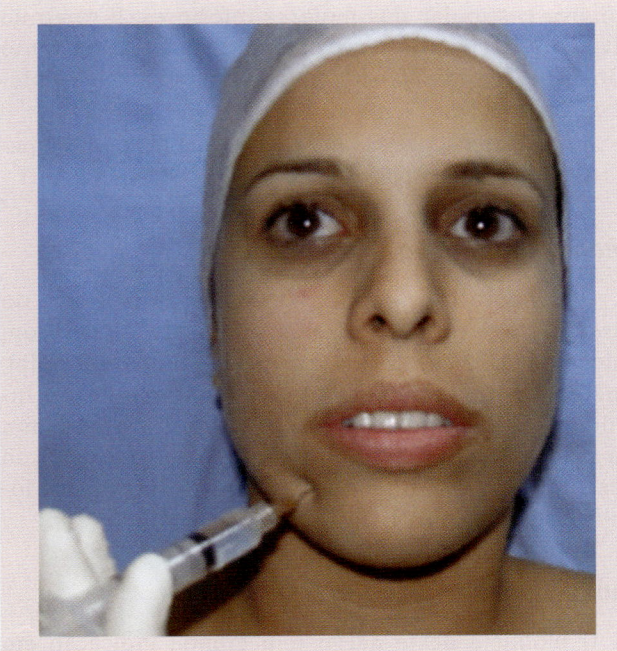

Figura 116.49 — *Bloqueio do nervo mentoniano pela via extraoral.*

Indicações

Intervenções cirúrgicas na região mentoniana, lábio inferior incluindo sua mucosa vestibular e mucosa gengival. Em cirurgias realizadas na região mediana do mento, o bloqueio deve ser realizado bilateralmente, como, por exemplo, na colocação de próteses de silicone para salientar o mento ou redução do mento.[13] Pode ser ainda utilizado em tratamentos odontológicos dos dentes caninos, incisivos e primeiros pré-molares.

Contraindicações

Infecções e lesões de pele no local da punção, reação alérgica aos anestésicos locais, neurites preexistentes e recusa do paciente.

Eventos adversos

Os eventos adversos são raros, mas podem ocorrer hematomas e neurites.

Bloqueio do Nervo Bucal

Anatomia

Logo após o nervo mandibular ultrapassar o forâmen oval, se origina o nervo bucal, segue lateralmente entre as cabeças superior e inferior do pterigóideo lateral e depois desce em torno da margem anterior da mandíbula. Dirige-se para a face, lateralmente ao músculo bucinador; atravessa esse músculo, enviando ramos sensitivos para a pele adjacente, mucosa oral e gengiva vestibular dos molares inferiores. É ramo da divisão anterior do nervo mandibular (V3), portanto não é anestesiado pelo bloqueio do nervo alveolar inferior (Figura 116.37).

É responsável pela analgesia dos tecidos moles e periósteo bucal dos molares inferiores.

Técnica do bloqueio

O paciente mantém a boca aberta e, na altura do terceiro molar inferior, após anestesia tópica com lidocaína 10% realizada na prega mucovestibular, imediatamente acima do terceiro molar inferior. Introduz-se uma agulha de bisel curto 25 × 0,60 mm na mucosa vestibular; aspira-se e, em caso de punção vascular negativa, injeta-se 1 a 2 mL de anestésico local[13] (Figura 116.50).

Indicações

O bloqueio deste nervo tem grande indicação em odontologia para procedimentos realizados na parte vestibular posterior dos molares inferiores.

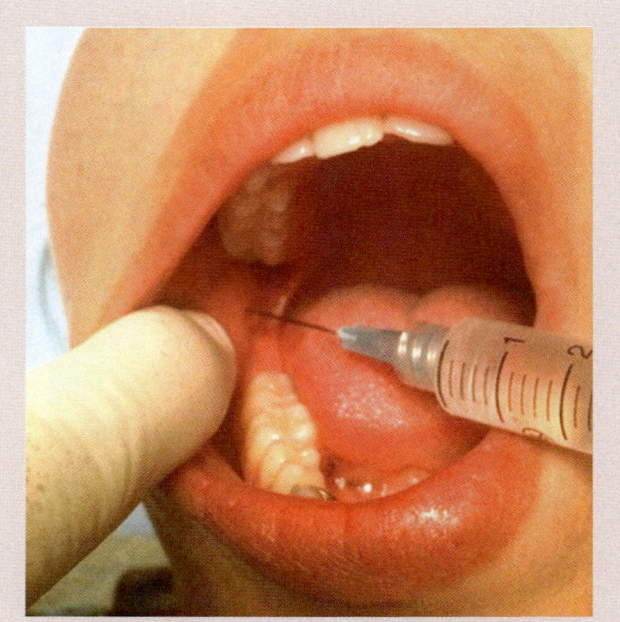

Figura 116.50 — *Bloqueio do nervo bucal.*

BLOQUEIO DO NERVO GLOSSOFARÍNGEO (IX – PAR CRANIANO)

Anatomia

O nervo glossofaríngeo, como o nome indica, distribui-se à língua e à faringe. É um nervo misto, saindo do crânio através do forâmen jugular juntamente com os nervos vago e acessório, mas envolvido em sua própria bainha. Passa entre as carótidas (interna e externa) e a veia jugular, lateralmente ao vago, seguindo anteriormente pela parede lateral da faringe (Figura 116.51 A e B). Sua inervação sensitiva segue para o terço médio posterior da língua, palato mole, úvula, valécula, parte posterior da epiglote, tonsila, faringe, tuba auditiva, orelha média, além do seio e corpos carotídeos.[3,13] Sua parte motora segue para os músculos estilofaríngeo, faríngeos superiores e glândula parótida.

Técnica do bloqueio

A técnica utilizada para o bloqueio do nervo glossofaríngeo é extraoral periestiloide. O paciente é colocado em decúbito dorsal com a cabeça virada para o lado oposto ao do bloqueio. Traçar uma linha que vai do bordo posterior do ângulo da mandíbula ao bordo anterior da ponta do processo da mastoide e marcar o ponto médio dessa linha (Figura 116.52 A).

Usando pressão profunda com o dedo indicador, o processo estiloide pode ser palpado entre o ângulo da mandíbula e a ponta da mastoide no ponto (Figura 116.52 B). O nervo se encontra a uma profundidade de 2 a 2,5 cm; o uso de um estimulador de nervos é de grande impor-

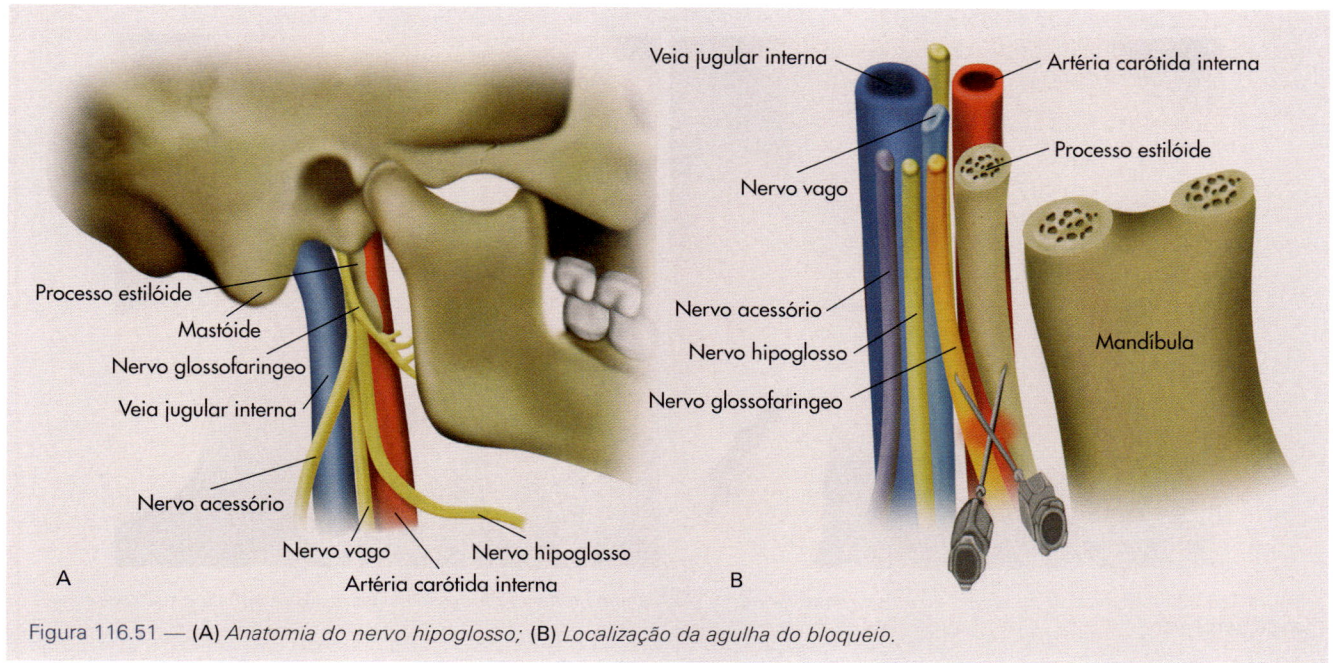

Figura 116.51 — (A) Anatomia do nervo hipoglosso; (B) Localização da agulha do bloqueio.

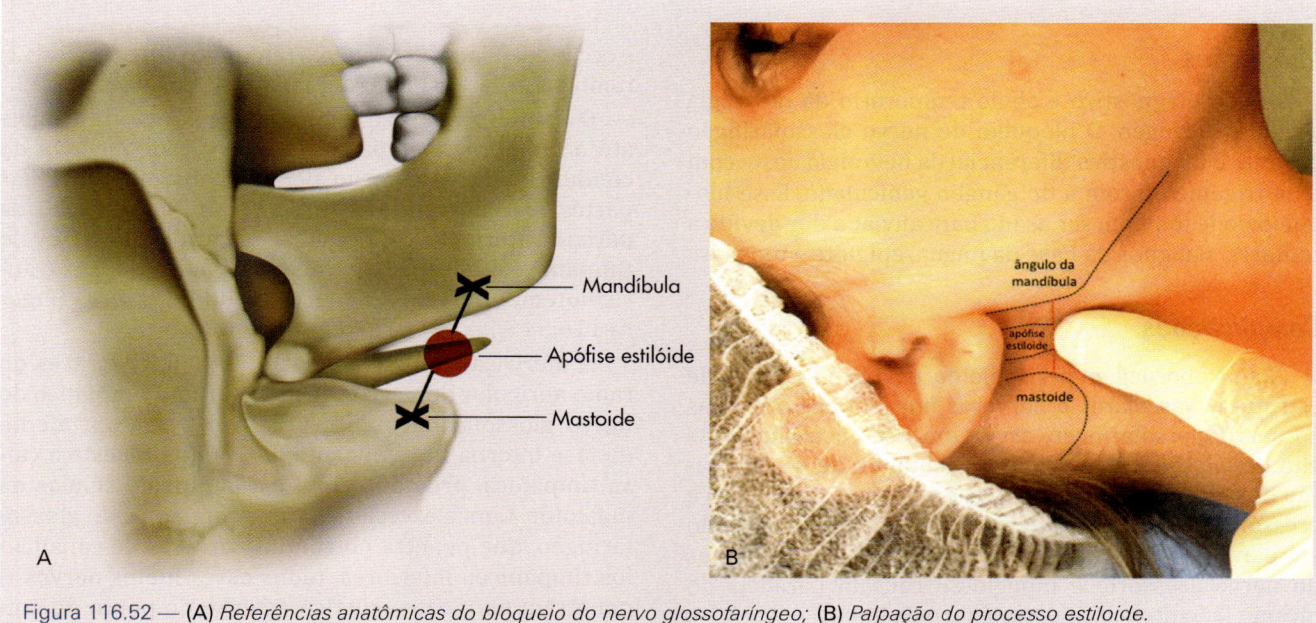

Figura 116.52 — (A) Referências anatômicas do bloqueio do nervo glossofaríngeo; (B) Palpação do processo estiloide.

tância para evitar o uso de um volume de anestésico superior a 2 mL, evitando-se, assim, que outros nervos próximos sejam bloqueados.[13]

Após botão anestésico nesse ponto, introduzir a agulha com estimulador de nervos, perpendicular à pele, levemente inclinada para cima, até que a ponta toque o processo estiloide; a uma profundidade de 2 a 2,5 cm (Figura 116.53 A). A agulha é então recuada discretamente e direcionada posteriormente para fora do processo estiloide; com o estimulador de nervos ligado, introduzir lentamente a agulha procurando localizar o nervo glossofaríngeo. Após encontrá-lo, realizar aspiração negativa e injetar 1 a 2 mL da solução anestésica (Figura 116.53 B).

Uma técnica alternativa é utilizar uma agulha guiada por ultrassonografia dirigida para o nervo glossofaríngeo. Destina-se a reduzir o risco de punção dos vasos devido à presença de estruturas nobres no local do bloqueio (como as artérias carótidas, veia jugular interna, o nervo vago, acessório, hipoglosso e simpático cervical). Nunca se deve fazer uso de neurolíticos no nervo glossofaríngeo.[13]

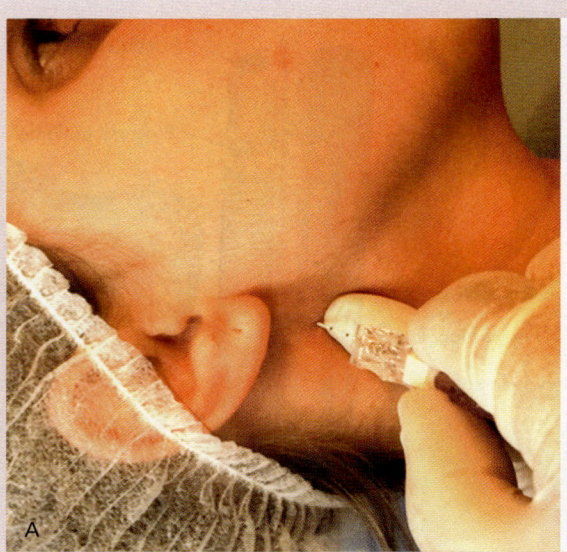 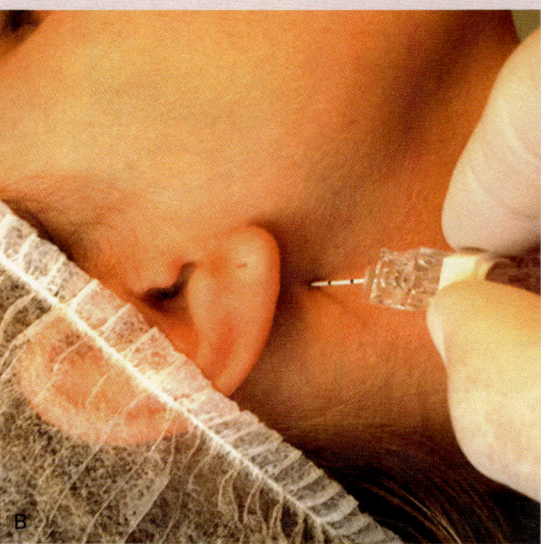

Figura 116.53 — *Técnica do bloqueio do nervo glossofaríngeo.* **(A)** *A agulha toca no processo estiloide;* **(B)** *A agulha é redirecionada posteriormente.*

Indicações

Para o diagnóstico e alívio temporário da nevralgia do glossofaríngeo. O bloqueio do nervo glossofaríngeo permite o diagnóstico diferencial da nevralgia deste com a do trigêmeo e com a do gânglio geniculado. Esse bloqueio pode também ser usado para aliviar a dor devido a tumores malignos da base da língua, epiglote e tonsilas.

Complicações

Com a abordagem periestiloide, devido à presença de estruturas vasculares e nervosas importantes próximas ao nervo glossofaríngeo, existe um risco extremamente alto de injeção intravascular acidental ou de disseminação de anestésico local para os nervos vago, hipoglosso e acessório. Disfagia, bloqueio do nervo vago resultando em paralisia da corda vocal e taquicardia. Os bloqueios do nervo acessório e hipoglosso causam paralisia do mesmo lado do músculo trapézio e da língua.

Deve-se sempre aspirar antes de injetar o anestésico para evitar injeção intravascular.

BLOQUEIO DAS ORELHAS EXTERNAS E MÉDIAS

Anatomia

A inervação sensitiva da face anterior do pavilhão da orelha é realizada pelos nervos: 1) auricular maior (C_2-C_3), 2) auriculotemporal (ramo do nervo mandibular), e 3) ramo auricular do nervo vago (Figura 116.54 A).

A inervação sensitiva da face posterior do pavilhão da orelha é realizada pelos nervos: 1) auricular maior (C_2-C_3) e occipital menor (C_2), que são ramos do plexo cervical; 2) ramo auricular do nervo vago (Figura 116.54 B).

O conduto auditivo externo se estende da concha até a membrana timpânica. A inervação sensitiva do conduto auditivo externo pode ser dividida em duas partes: paredes anterior e posterior. A inervação da parede anterior, incluindo a face externa e anterior do tímpano, é realizada pelo ramo timpânico do nervo auriculotemporal, ramo do nervo mandibular (V3) (Figura 116.54 A).

A inervação da parede posterior, é feita através do ramo auricular do nervo vago (X). O ramo timpânico do nervo glossofaríngeo é responsável pelo suprimento da face interna do tímpano, mucosa que reveste a caixa timpânica, promontório, tuba auditiva e células da mastoide. Com a exceção do ramo timpânico do glossofaríngeo, que penetra no conduto através de canalículos timpânicos inferiores, todos esses filetes nervosos penetram no meato acústico externo no ponto de junção da porção óssea com a cartilaginosa do conduto.[13,23]

Técnicas dos Bloqueios do Conduto Auditivo Externo e da Membrana Timpânica

Técnica endaural

Traçar uma linha imaginária horizontal no meio do conduto auditivo externo e nos pontos em que ela tocar as paredes do conduto na junção óssea-cartilaginosa, injetar 0,5 mL de solução anestésica anterior (Figura 116.55 A) e, posteriormente (Figura 116.55 B), utilizando-se de seringa e agulha calibre 13 × 0,45 mm ou 25 × 0,60 mm.

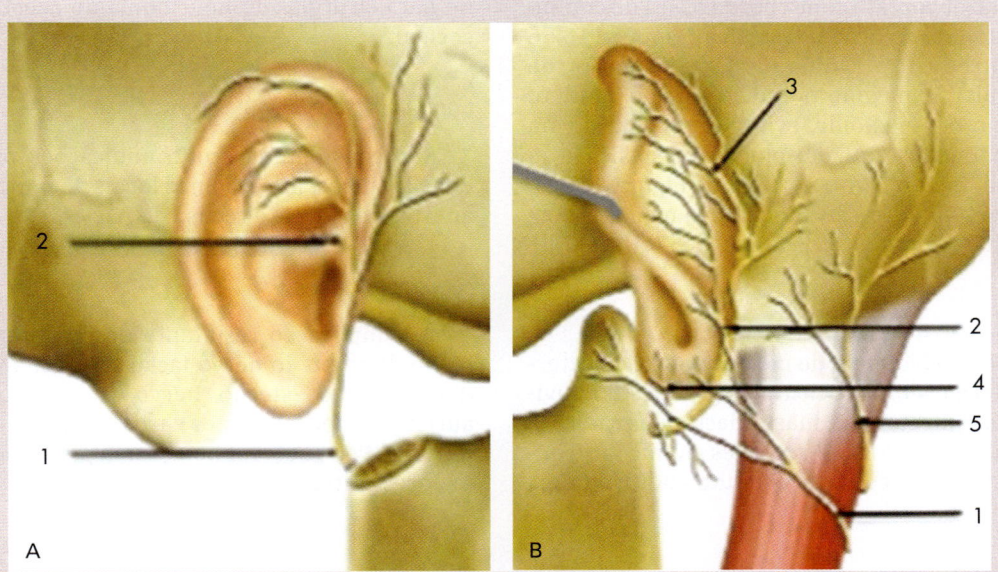

Figura 116.54 — **(A)** Inervação sensitiva da face anterior do pavilhão da orelha e parte anterior do conduto auditivo externo e parte anterior da membrana timpânica. (1) Ramo do nervo mandibular; (2) Ramo timpânico do nervo auriculotemporal. **(B)** Inervação sensitiva da face posterior do pavilhão da orelha e parte posterior do conduto auditivo externo e parte posterior da membrana timpânica: (1) Nervo auricular maior; (2) Nervo auricular posterior; (3) Ramo auricular do nervo vago; (4) Nervo timpânico do glossofaríngeo; (5) Nervo occipital menor.

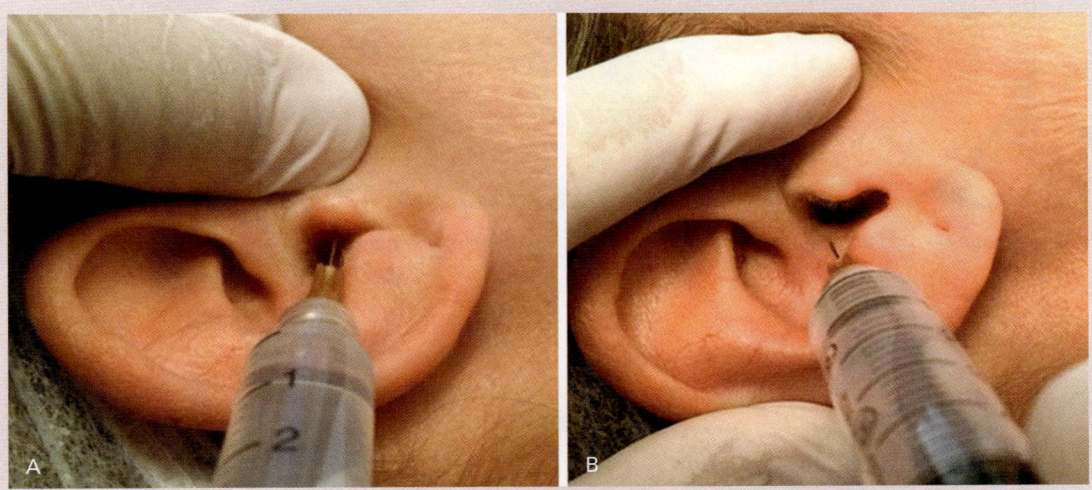

Figura 116.55 — Bloqueio do conduto auditivo externo pela técnica endoaural. (A) Bloqueio da parede anterior do conduto auditivo externo e parte anterior do tímpano. Bloqueio do ramo timpânico do nervo auriculotemporal. (B) Bloqueio da parede posterior do conduto auditivo externo e parte posterior do tímpano.

Indicações

Miringoplastias, timpanoplastias para tratamento de otites médias serosas com ou sem colocação de drenos e cirurgia da otoesclerose.

O bloqueio do conduto auditivo externo com sedação consciente é particularmente indicado nas estapedectomias em que há remoção do estribo e sua substituição por uma prótese adequada. Nesse caso, a ocorrência de tosse após a desintubação traqueal pode deslocar a prótese e comprometer o resultado da cirurgia.[24]

Técnica externa

É realizada utilizando-se uma agulha 25 × 0,60 mm, introduzir a agulha na parte anterior do conduto auditivo externo até fazer contato com a borda óssea do conduto. Injeta-se 1 mL da solução anestésica (Figura 116.56 A). A seguir introduzir a agulha na parte posterior do pavilhão auricular o máximo possível, entre o conduto auditivo externo e a mastoide, evitando o contato com a parede óssea. Injetar 1 mL da solução anestésica, e ao retirar a agulha, injetar 2 mL no trajeto (Figura 116.56 B). A seguir, fazer a infiltração subcutânea na parte posterior do pavilhão da orelha[23] (Figura 116.57 A, B e C).[13]

Indicações

As indicações do bloqueio do conduto auditivo externo pela via externa são para cirurgias grandes do ouvido: timpanomastoidectomias, mastoidectomias radicais, descompressão do nervo facial, tumores glômicos do ouvido, labirintectomias, acesso ao conduto auditivo interno para cirurgias do neurinoma do acústico e implante coclear.[13]

Contraindicações

São consideradas contraindicações para realização dos bloqueios: infecção nos locais de punção, alergia aos anestésicos locais e recusa do paciente.

Eventos adversos

A complicação resultante destes bloqueios é o bloqueio do ramo do nervo facial ao nível anterior do conduto auditivo externo, nervo este que passa junto ao auriculotemporal; nestes casos, proteger o olho do mesmo lado. Pode ocorrer hematoma por lesão vascular sem maiores consequências.

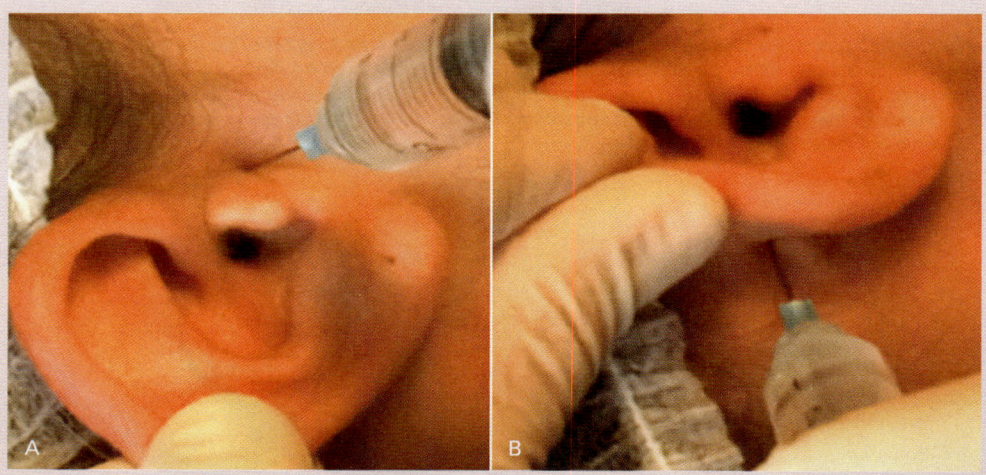

Figura 116.56 — *Bloqueio do conduto auditivo interno pela técnica externa.* **(A)** *punção na parte anterior,* **(B)** *punção na parte posterior.*

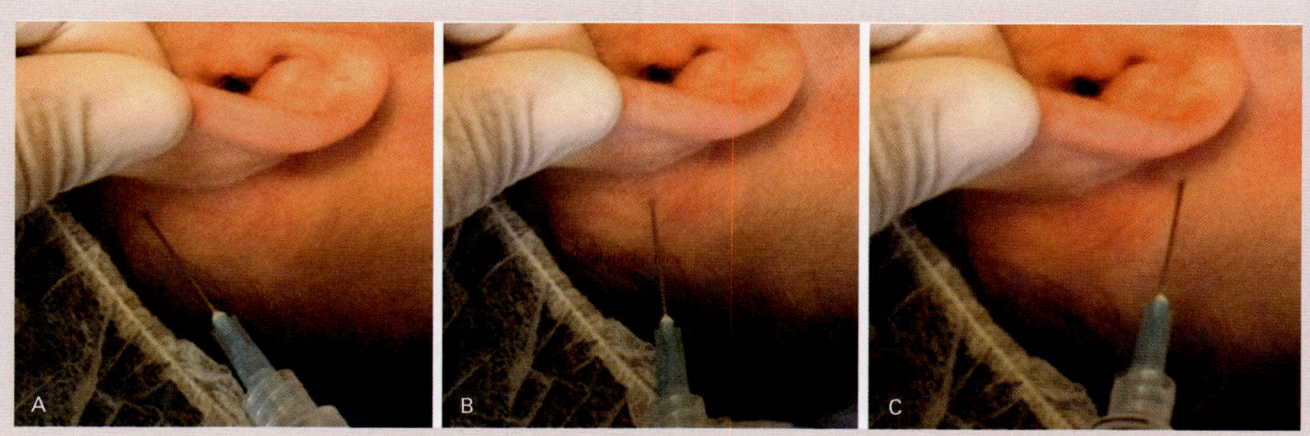

Figura 116.57 — *Infiltração subcutânea na região posterior do pavilhão auricular para bloqueio dos nervos da Figura 116.55 B.* **(A)** *superior;* **(B)** *média e* **(C)** *inferior.*

REFERÊNCIAS

1. Collins AB, Gray AT. Peripheral Nerve Blocks. In: Miller RD, Pardo M. Basics of Anesthesia. 6.ed. Philadelphia: Elsevier Saunders, 2011. p.284-99.
2. Murphy T. Somatic blockade of head and neck. In: Cousins P, Bridenbaugh P. Clinical Anesthesia and Management of Pain. Philadelphia: Lippencott-Raven, 2000. p.489-14.
3. Drake RL, Vogl AW, Mitchell AWM. Cabeça e Pescoço. Gray's Anatomia Básica. 1.ed. Rio de Janeiro: Elsevier Editora Ltda, 2013. p.442-6.
4. Adriani J. Labat's Regional Anesthesia Techniques and Clinical Applications. 3.ed. Philadelphia: W.B. Saunders Co., 1967.
5. Hartel F. Die Leitungsanasthesie und Injektionsbehandlung des ganglion Gasseri und der Trigeminusstamme. Arch Klin Chir. 1912;100:193-292.
6. Candido KD, Day M. Nerve Blocks of the Head and Neck. In: Benzon HT. Practical Manegement of Pain. 5.ed. Amsterdam: Elsevier Mosby, 2014. p.697.
7. Nader A, Kendall MC, De Oliveria GS, et al. Ultrasound-guided trigeminal nerve block via the pterygopalatine fossa: an effective treatment for trigeminal neuralgia and atypical facial pain. Pain Phisician. 2013 Sep-Oct;16(5):E537-45.
8. Ferreira MA. Bloqueio do Nervo Nasociliar. In: Cangiani LM, Nakashima ER, Gonçalves TAM. Atlas de Técnicas de Bloqueios Regionais SBA. 3.ed. Rio de Janeiro: Sociedade Brasileira de Anestesiologia, 2013. p.65-7.
9. Pereira AMSA. Bloqueio dos Nervos Supraorbitário e Supratroclear. In: Cangiani LM, Nakashima ER, Gonçalves TAM. Atlas de Técnicas de Bloqueios Regionais SBA. 3.ed. Rio de Janeiro: Sociedade Brasileira de Anestesiologia, 2013. p.57-60.
10. Cangiani LM. O Nervo Trigêmeo. In: Cangiani LM, Nakashima ER, Gonçalves TAM. Atlas de Técnicas de Bloqueios Regionais SBA. 3.ed. Rio de Janeiro: Sociedade Brasileira de Anestesiologia, 2013. p.53-5.
11. Santos ETM. Bloqueio do Nervo Lacrimal. In: Cangiani LM, Nakashima ER, Gonçalves TAM. Atlas de Técnicas de Bloqueios Regionais SBA. 3.ed. Rio de Janeiro: Sociedade Brasileira de Anestesiologia, 2013. p.69-70.
12. Costa PRRM. Bloqueio do Nervo Maxilar. In: Cangiani LM, Nakashima ER, Gonçalves TAM. Atlas de Técnicas de Bloqueios Regionais SBA. 3.ed. Rio de Janeiro: Sociedade Brasileira de Anestesiologia, 2013. p.71-6.
13. Silva LA, Abreu MP. Bloqueios dos Nervos Periféricos da cabeça e do Pescoço. In: Cangiani LM, Slullitel A, Potério GMB. Tratado de Anestesiologia SAESP. 7.ed. São Paulo: Atheneu, 2011. p.1599.
14. Gonçalves TAM. Bloqueio do Nervo Infraorbitário. In: Cangiani LM, Nakashima ER, Gonçalves TAM. Atlas de Técnicas de Bloqueios Regionais SBA. 3.ed. Rio de Janeiro: Sociedade Brasileira de Anestesiologia, 2013. p.61-4.
15. Lutti MN. Bloqueio do Nervo Zigomático. In: Cangiani LM, Nakashima ER, Gonçalves TAM. Atlas de Técnicas de Bloqueios Regionais SBA. 3.ed. Rio de Janeiro: Sociedade Brasileira de Anestesiologia, 2013. p.77-8.
16. Cangiani LH. Bloqueio dos Nervos Palatinos. In: Cangiani LM, Nakashima ER, Gonçalves TAM. Atlas de Técnicas de Bloqueios Regionais SBA. 3.ed. Rio de Janeiro: Sociedade Brasileira de Anestesiologia, 2013. p.131-3.
17. Grando TA, Baraldi CE. Bloqueios do Nervo Mandibular e Seus Ramos. In: Cangiani LM, Nakashima ER, Gonçalves TAM. Atlas de Técnicas de Bloqueios Regionais SBA. 3.ed. Rio de Janeiro: Sociedade Brasileira de Anestesiologia, 2013. p.125-30.
18. Gow-Gates GAE. Mandibular conduction anaesthesia; a new technique using extraoral landmarks. Oral Surg Oral Med Oral Pathol. 1973;36:321-30.
19. Akinosi J. A New Approach to the mandibular nerve block. Br J Oral Surg. 1977;15(1):83-7.
20. Borges DPR, Souza LMA, Souto MLS. Estudo comparativo entre dois protocolos anestésicos envolvendo bloqueio do nervo alveolar inferior convencional e de Vazirani-Akinosi para exodontia de terceiro molar inferior. São Paulo: Revista de Odontologia da UNESP, 2014.
21. Topazian RG, Simon GT. Extraoral mandibular and maxillary block techniques. Oral Surgery, Oral Medicine, Oral Pathology, 1962. p.296-300.
22. Nakashima ER. Bloqueio do Nervo Mentoniano. In: Cangiani LM, Nakashima ER, Gonçalves TAM. Atlas de Técnicas de Bloqueios Regionais SBA. 3.ed. Rio de Janeiro: Sociedade Brasileira de Anestesiologia, 2013. p.79-81.
23. Porto AM. Bloqueio das orelhas Externas e Médias. In: Cangiani LM, Nakashima ER, Gonçalves TAM. Atlas de Técnicas de Bloqueios Regionais SBA. 3.ed. Rio de Janeiro: Sociedade Brasileira de Anestesiologia, 2013. p.121-4.
24. Ferreira MA, Nakashima ER. Anestesia para Otorrinolaringologia. In: Cangiani LM, Slullitel A, Potério GMB. Tratado de Anestesiologia SAESP. 7.ed. São Paulo: Atheneu, 2011. p.1875-90.

117
Bloqueio do Plexo Cervical e dos Nervos Intercostais

Luiz Marciano Cangiani
Luiz Eduardo de Paula Gomes Miziara

INTRODUÇÃO

Neste capítulo, serão apresentados os bloqueios do plexo cervical e dos nervos intercostais, na seguinte ordem: bloqueio do plexo cervical, bloqueio intercostal por punções múltiplas na linha axilar média, bloqueio intercostal por punção única posterior, bloqueio interpleural e bloqueios contínuos com inserção de cateter.

Outras técnicas, como o os bloqueios paravertebrais torácicos, serão descritas no Capítulo 121.

BLOQUEIO DO PLEXO CERVICAL

O plexo cervical é formado pelos ramos ventrais dos quatro primeiros nervos cervicais superiores. Os ramos do plexo cervical se distribuem para alguns músculos do pescoço, para o diafragma e para os tegumentos da parte posterior da cabeça, pescoço e parte superior do tórax (Figuras 117.1 e 117.2).[1]

O plexo cervical fica localizado junto aos processos transversais das primeiras quatro vértebras cervicais e entre as inserções superiores dos músculos escalenos médio (posteriormente) e anterior (anteriormente).

O primeiro nervo cervical (C_1) é predominantemente motor e é chamado "suboccipital". Ele emite, às vezes, um ramo cutâneo que acompanha a artéria occipital para o couro cabeludo. Os demais nervos cervicais (C_2, C_3 e C_4) emergem através dos forâmens intervertebrais e caminham lateralmente no sulco dos nervos espinhais, entre os tubérculos posteriores e anteriores dos processos transversais, passando por trás da artéria e das veias vertebrais. Esses nervos, ao chegarem às extremidades laterais dos processos transversais, dividem-se em dois ramos: um dorsal e outro ventral (Figura 117.3).

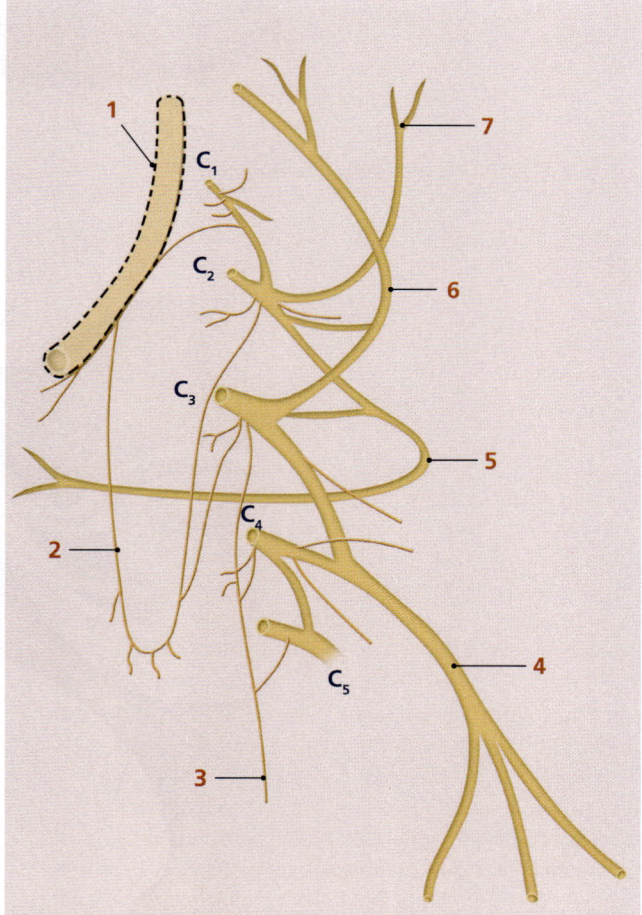

Figura 117.1 — *Desenho esquemático da origem e formação do plexo cervical (C_2, C_3, C_4 e ramo de C_5).* **(1)** *Nervo hipoglosso;* **(2)** *Alça cervical;* **(3)** *Nervo frênico;* **(4)** *Nervo supraclavicular;* **(5)** *Nervo transverso do pescoço;* **(6)** *Nervo auricular magno;* **(7)** *Nervo pequeno occipital.*

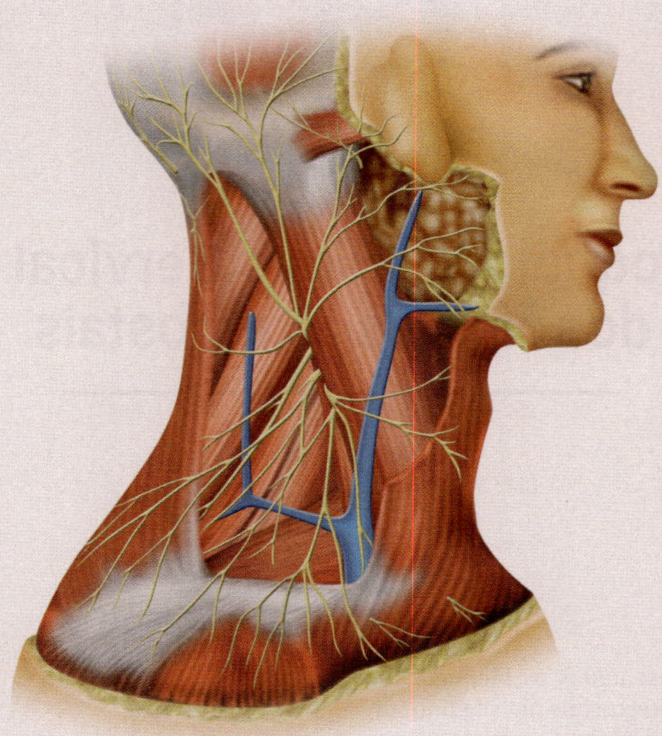

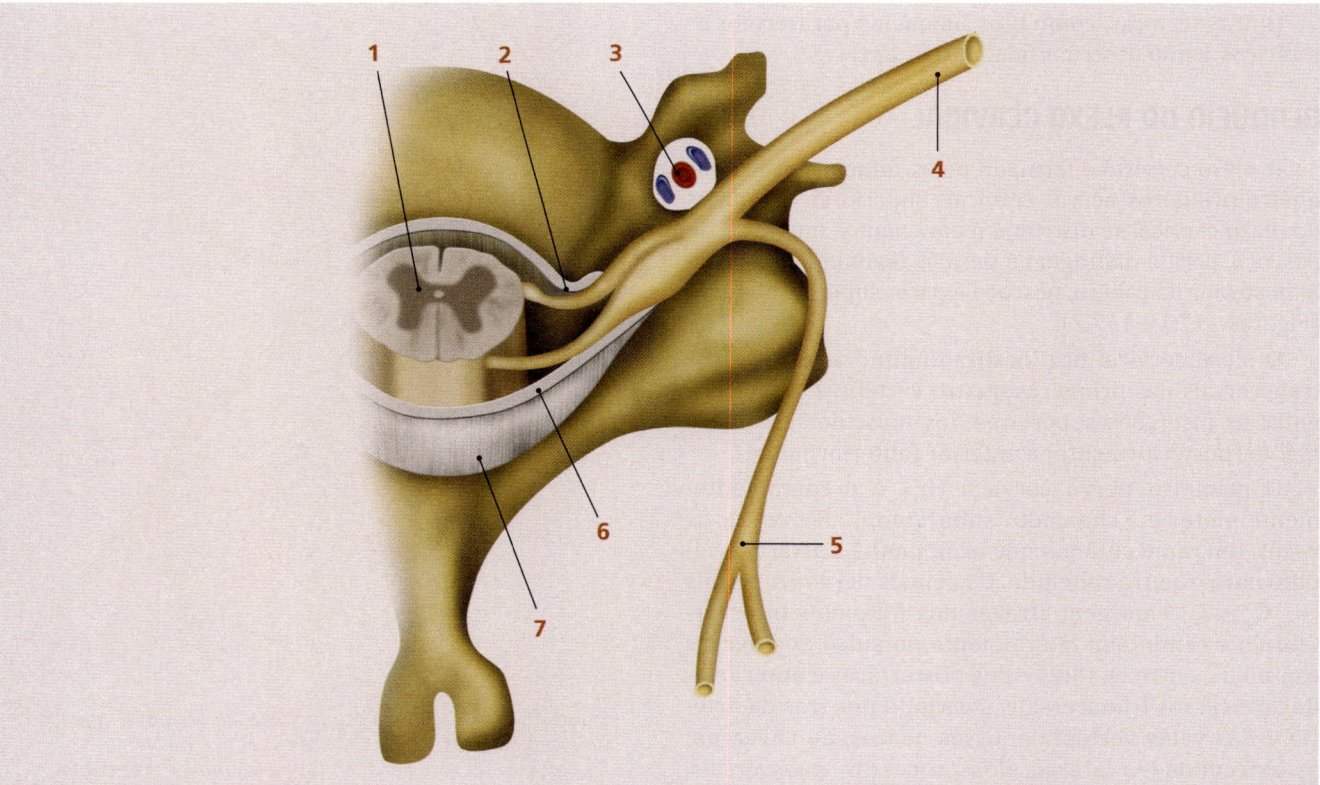

Figura 117.2 — *Plexo cervical e seus ramos.*

Figura 117.3 — *Divisão do nervo espinhal:* **(1)** *Medula espinhal;* **(2)** *Raiz nervosa ventral;* **(3)** *Artéria vertebral;* **(4)** *Ramo ventral do nervo espinhal;* **(5)** *Ramo dorsal do nervo espinhal;* **(6)** *Raiz nervosa dorsal;* **(7)** *Dura-máter.*

Ao passarem pelos extremos dos processos transversais, os ramos ventrais dividem-se em ramos ascendentes e descendentes (Figura 117.1), que se interconectam por meio de alças localizadas junto aos processos transversais e que se encontram entre as folhas músculo-aponeuróticas dos músculos escalenos anterior e médio, estando recobertas pela metade superior do músculo esternocleidomastóideo (Figuras 117.4 e 117.5).

O músculo escaleno médio, por digitações musculares de sua parte superior, prende-se aos tubérculos posteriores dos processos transversais de C_2 a C_7. O músculo escaleno anterior se prende aos tubérculos anteriores dos processos transversais de C_3 a C_6. As extremidades inferiores dos músculos escalenos fixam-se na primeira costela.

A aponeurose posterior do escaleno anterior e a aponeurose anterior do escaleno médio juntam-se com a aponeurose, que une lateralmente esses músculos, formando, assim, um espaço virtual, cuja parede medial é constituída pelos processos transversais das vértebras cervicais. Esse espaço músculo-aponeurótico se prolonga até o terço proximal do braço, abrigando em seu interior os plexos cervical e braquial.

De sua porção cranial, até cruzar a primeira costela, o espaço virtual pode ser chamado de "espaço interescalênico". A porção entre a primeira costela e a clavícula recebe o nome de "espaço subclávio", por onde entram a artéria e a veia subclávia. A porção abaixo da clavícula recebe o nome de "espaço axilar".

Por cima do espaço interescalênico, em sua parte superior, encontra-se o músculo esternocleidomastóideo, que tem sua extremidade superior inserida no processo petroso da mastoide, de onde dirige-se obliquamente para baixo e para a linha média, cruzando o lado do pescoço. Em sua extremidade inferior, apresenta-se com duas porções: medial ou externa, que se insere na superfície anterior do manúbrio externo, e a porção lateral ou clavicular, que se insere no terço interno da clavícula.

Cruzando o espaço interescalênico em sua porção inferior, encontra-se o músculo omo-hióideo que, vindo da escápula, dirige-se ao osso hioide, passando por baixo do músculo esternocleidomastóideo.

Outras estruturas ainda se encontram cobrindo o espaço interescalênico, como a meia jugular externa (importante ponto de referência), o músculo platisma do pescoço (imperceptível ao tato, quando relaxado), tecido subcutâneo e pele.

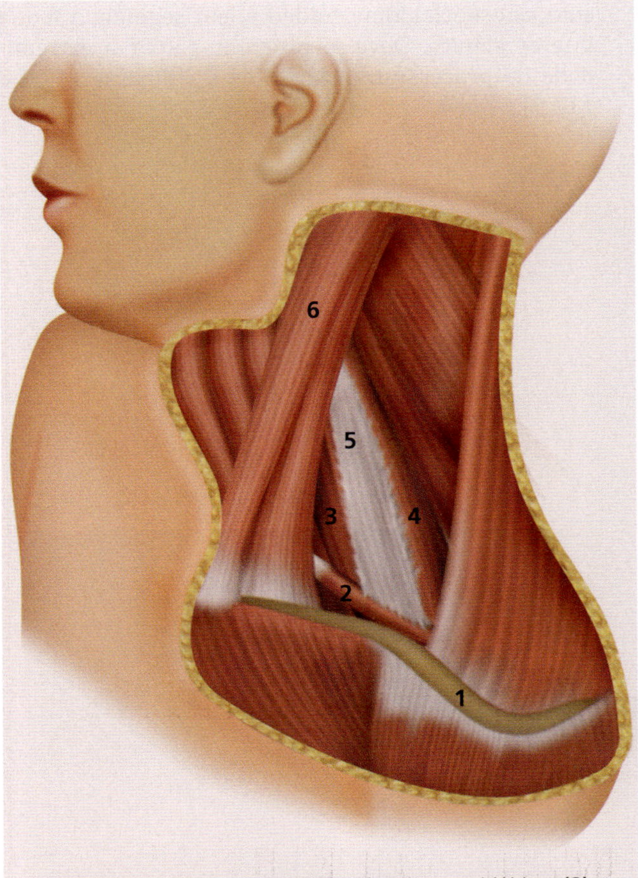

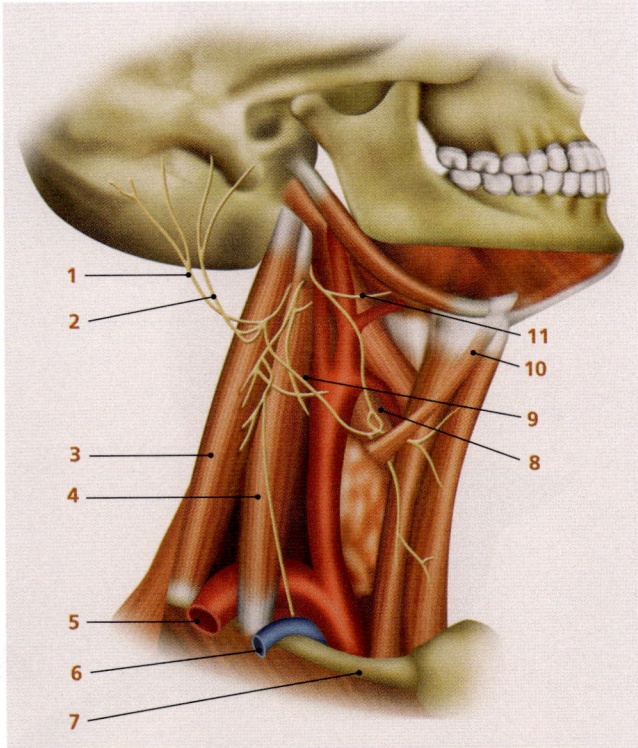

Figura 117.4 — **(1)** *Clavícula;* **(2)** *Músculo omo-hióideo;* **(3)** *Músculo escaleno anterior;* **(4)** *Músculo escaleno médio;* **(5)** *Aponeurose interescalênica (espaço interescalênico);* **(6)** *Músculo esternocleidomastóideo.*

Figura 117.5 — **(1)** *Nervo pequeno occipital;* **(2)** *Nervo auricular magno;* **(3)** *Músculo escaleno médio;* **(4)** *Músculo escaleno anterior; Nervo frênico;* **(5)** *Artéria subclávia;* **(6)** *Veia subclávia;* **(7)** *Primeira costela;* **(8)** *Alça cervical;* **(9)** *Nervo transverso do pescoço;* **(10)** *Músculo omo-hióideo;* **(11)** *Nervo hipoglosso.*

Desde sua origem, o plexo cervical emite ramos profundos e superficiais, admitindo-se, então, a formação dos plexos cervicais profundo e superficial. Os ramos superficiais (Figura 117.2) inervam a pele conforme mostra a Figura 117.6. A área de inervação mais cranial imbrica-se com nervos oriundos do nervo trigêmeo. Assim, para obter analgesia para cirurgias cujas incisões se prolonguem além da região cervical, com exemplo a região da mandíbula, há necessidade de complementação do bloqueio.

Técnica do Bloqueio

Os pontos de referência para a realização do bloqueio do plexo cervical são: cartilagem tireoide, borda posterior do esternocleidomastóideo e extremidade lateral do processo transverso de C_4.

Para a realização do bloqueio, deve-se observar esta sequência:[1]

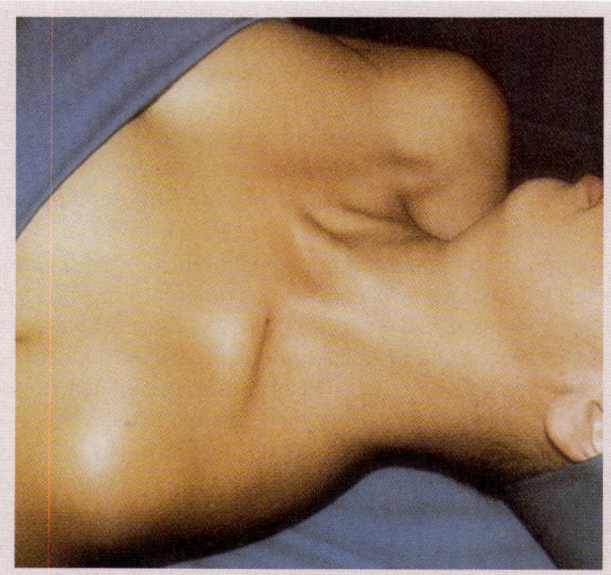

Figura 117.7 — *Posicionamento do paciente.*

a) Paciente em decúbito dorsal com a cabeça elevada e virada para o lado oposto ao dos bloqueios, para tornar saliente a borda posterior do ramo clavicular do esternocleidomastóideo (Figura 117.7).

b) Enquanto este músculo permanecer saliente, deve-se palpá-lo posteriormente com o indicador, no nível da borda superior da cartilagem tireoide na altura de C_4.

c) Deslizando os dedos lateralmente, tocam-se o músculo escaleno anterior, imediatamente abaixo do músculo esternocleidomastóideo e, em seguida, a fenda interescalênica. Deve-se procurar palpar a extremidade do processo transverso de C_4 (Figuras 117.8 e 117.9).

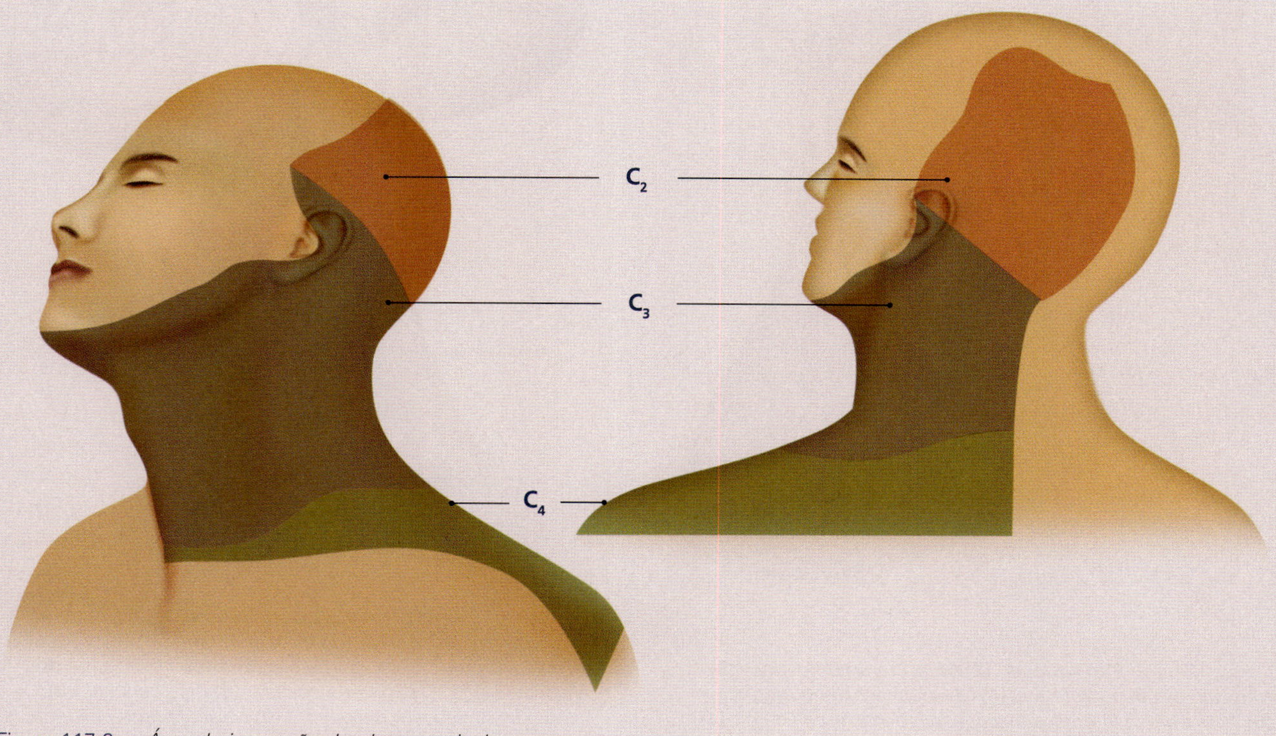

Figura 117.6 — *Área de inervação do plexo cervical.*

do espaço interescalênico no nível cervical, confirmando a correção da punção (Figura 117.10).

Para obter bloqueio efetivo e seletivo do plexo cervical, faz-se compressão digital logo abaixo da agulha durante a injeção e, a seguir, coloca-se o paciente em cefalodeclive, procedendo a uma leve ordenha em sentido cefálico.

Assim, a localização do processo transverso de C_4 ou C_3 é fundamental. A Figura 117.11 mostra imagem ultrassonográfica com localização do processo transverso de C_4. A localização ultrassonográfica deve ser feita a partir do rastreamento ultrassonográfico de toda a coluna cervical.

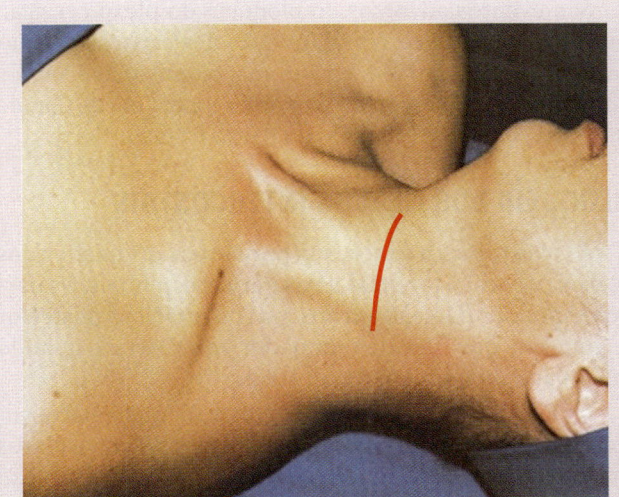

Figura 117.8 — *A linha vermelha corresponde à borda superior da cartilagem tireoide e indica a altura do processo transverso de C_4.*

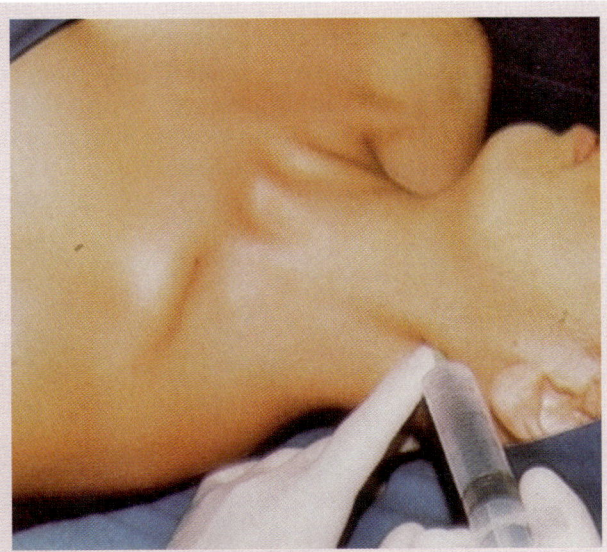

Figura 117.10 — *Palpa-se a extremidade lateral do processo transverso de C_4 e simultaneamente toca-se este processo com a agulha já adaptada à seringa com solução anestésica.*

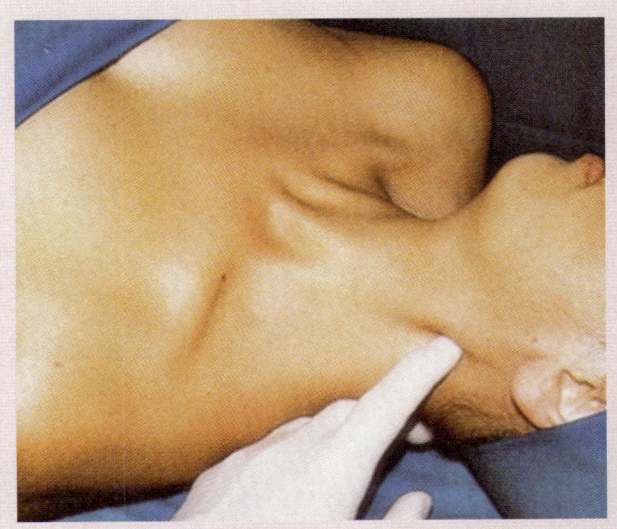

Figura 117.9 — *Palpação da extremidade lateral do processo transverso de C_4.*

d) Neste nível, ou na altura de C_3, na pele, faz-se um botão anestésico e introduz-se uma agulha curta (25 × 0,7 mm) perpendicular à pele em todos os planos, até tocar o processo transverso de C_4. A agulha, ao tocar a extremidade do processo transverso de C_4, encontra o plano musculoaponeurótico, que envolve o plexo cervical.

e) Retrocede-se a agulha 2 mm, aspira-se para assegurar que não se encontra à luz de vaso e injetam-se 15 a 20 mL da solução de anestésico local. A extensão do bloqueio anestésico depende do volume da solução e do paciente. Após a injeção, ocorre intumescimento

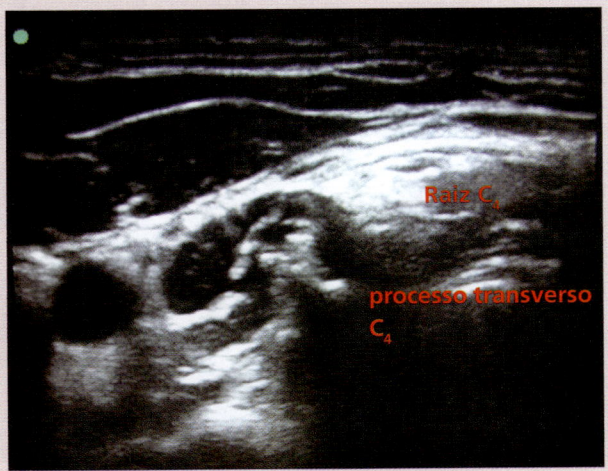

Figura 117.11 — *Imagem ultrassonográfica mostrando a raiz e o processo transverso de C_4.*

Indicações, Contraindicações e Eventos Adversos

O bloqueio do plexo cervical está indicado nas cirurgias do pescoço, especialmente nas de carótida e na parte posterior do couro cabeludo. Nas cirurgias da carótida, o bloqueio do plexo cervical com sedação leve é uma ótima indicação, pois, em princípio, é desejável que o paciente responda ao comando, principalmente no momento do pinçamento da carótida, assim como nos demais momentos da cirurgia, quando êmbolos podem se soltar e causar acidente vascular cerebral. No entanto, há necessidade da conversão para anestesia geral quando o paciente se mostrar muito inquieto e não colaborativo. Nesta situação, pode ocorrer também significativo aumento da pressão arterial, podendo também causar problemas circulatórios para o lado cerebral e cardíaco.

São contraindicações para a realização do bloqueio de plexo cervical: infecção no pescoço; obstrução traqueal; presença de tumoração no local da punção; e recusa ou falta de colaboração do paciente.

São eventos adversos do bloqueio do plexo cervical: punção de artéria vertebral; punção dos espaços peridural e/ou subaracnóideo; hematoma; bloqueio dos nervos simpáticos cervicais determinando a síndrome de Claude Bernard-Horner; e bloqueio do nervo frênico.

BLOQUEIO DOS NERVOS INTERCOSTAIS

A caixa torácica é inervada por nervos originados dos plexos cervical e braquial e dos nervos espinhais. Os nervos espinhais dão origem aos nervos torácicos posterior e anterior, que são denominados intercostais quando acompanham o trajeto das costelas.[2]

As Figuras 117.11 e 117.12 mostram que a parte superior da caixa torácica recebe ramos supraclaviculares do plexo cervical. A Figura 117.13 mostra que o plexo braquial emite para a parte superior do tórax ramos que inervam parte dos músculos grande peitoral, pequeno peitoral e denteado. Assim, o bloqueio dos nervos intercostais não proporcionarão analgesia nessas regiões.[2]

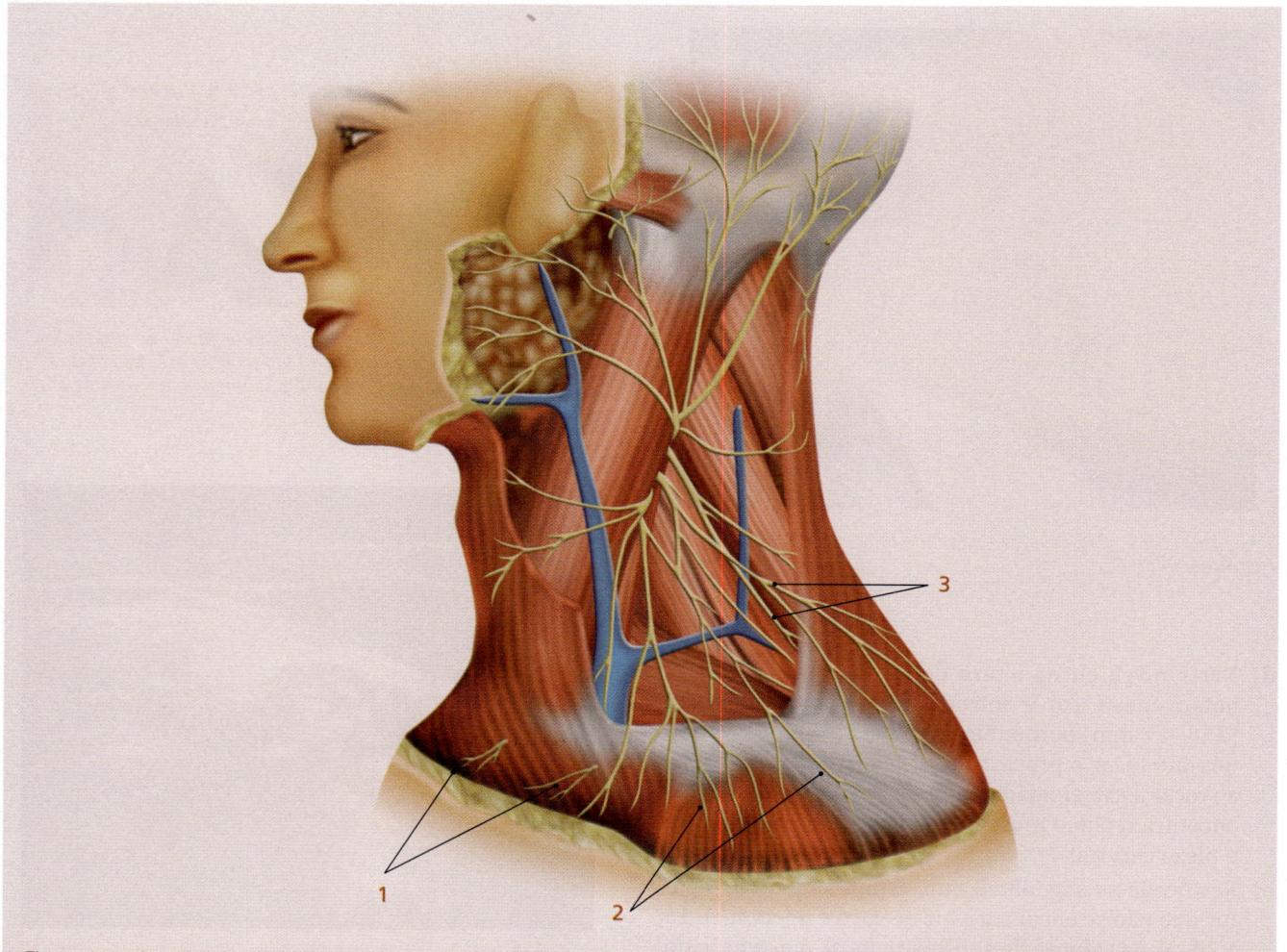

Figura 117.12 — *Ramos do plexo cervical para a parede torácica:* **(1)** *Nervos supraclaviculares anteriores;* **(2)** *Nervos supraclaviculares médios;* **(3)** *Nervos supraclaviculares posteriores.*

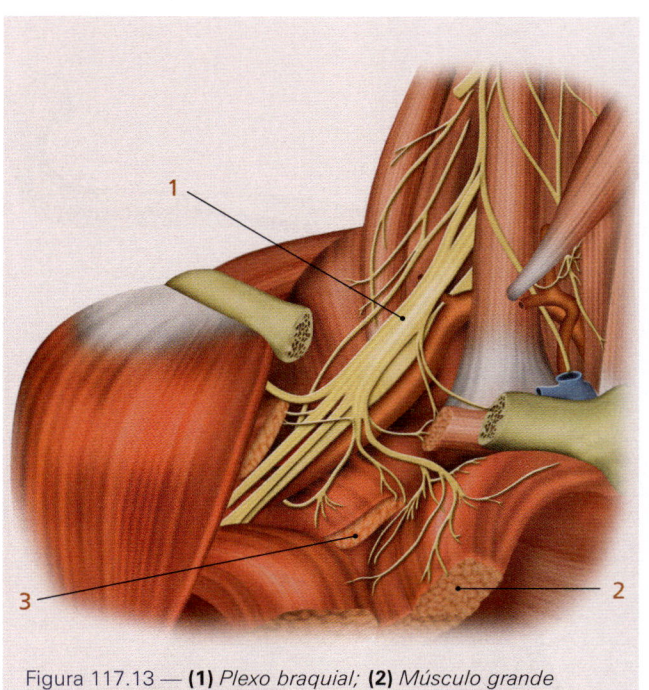

Figura 117.13 — **(1)** *Plexo braquial;* **(2)** *Músculo grande peitoral;* **(3)** *Músculo pequeno peitoral.*

A Figura 117.14 é muito importante para que se entendam a inervação da caixa torácica e o que se pode obter de analgesia decorrente do bloqueio dos nervos intercostais pelas diferentes vias axilares média e posterior por punção única. Os nervos espinhais se dividem em dois ramos: os torácicos posteriores e os torácicos anteriores. Os nervos torácicos posteriores inervam a região posterior do tórax e os torácicos anteriores. À medida que avançam para as costelas, recebem o nome de nervos intercostais. Assim, para que se possam bloquear os nervos torácicos posteriores, a injeção deve ser administrada próxima à coluna vertebral (paravertebral). A abordagem paravertebral é mais difícil, pois existe massa muscular nesta região, tornando quase impossível a palpação das costelas, que são pontos de referência para o bloqueio dos nervos intercostais individualmente. Além disso, a proximidade do canal raquidiano pode possibilitar a passagem do anestésico local para dentro dele,[3] porém a técnica paravertebral adequada pode contornar esse problema.

Os ramos torácicos anteriores recebem a denominação nervos intercostais à medida que ocupam os espaços intercostais. Assim, os nervos intercostais são constituídos pelos ramos anteriores dos 12 pares dorsais. Fibras advindas dos gânglios simpáticos levam à inervação simpática aos territórios inervados pelos nervos intercostais (Figura 117.15).[2]

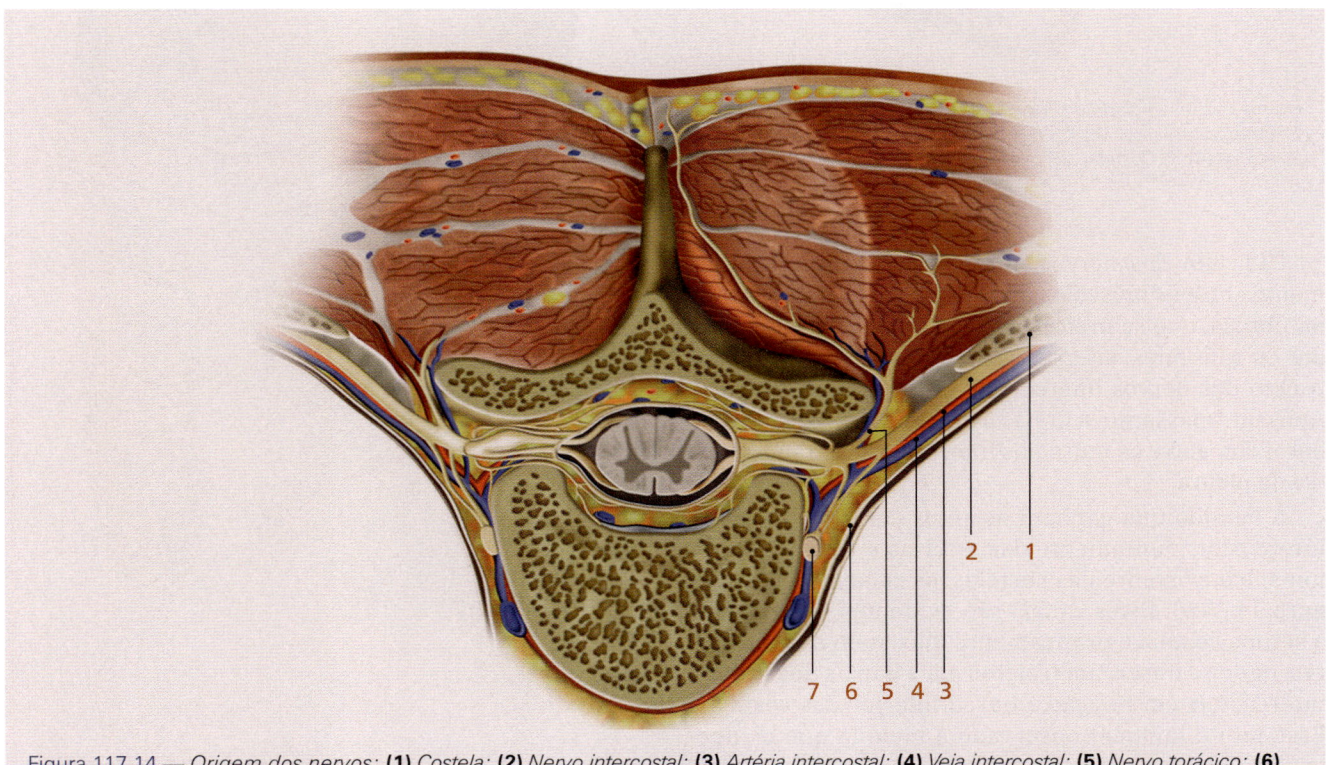

Figura 117.14 — *Origem dos nervos:* **(1)** *Costela;* **(2)** *Nervo intercostal;* **(3)** *Artéria intercostal;* **(4)** *Veia intercostal;* **(5)** *Nervo torácico;* **(6)** *Pleura;* **(7)** *Gânglio simpático.*

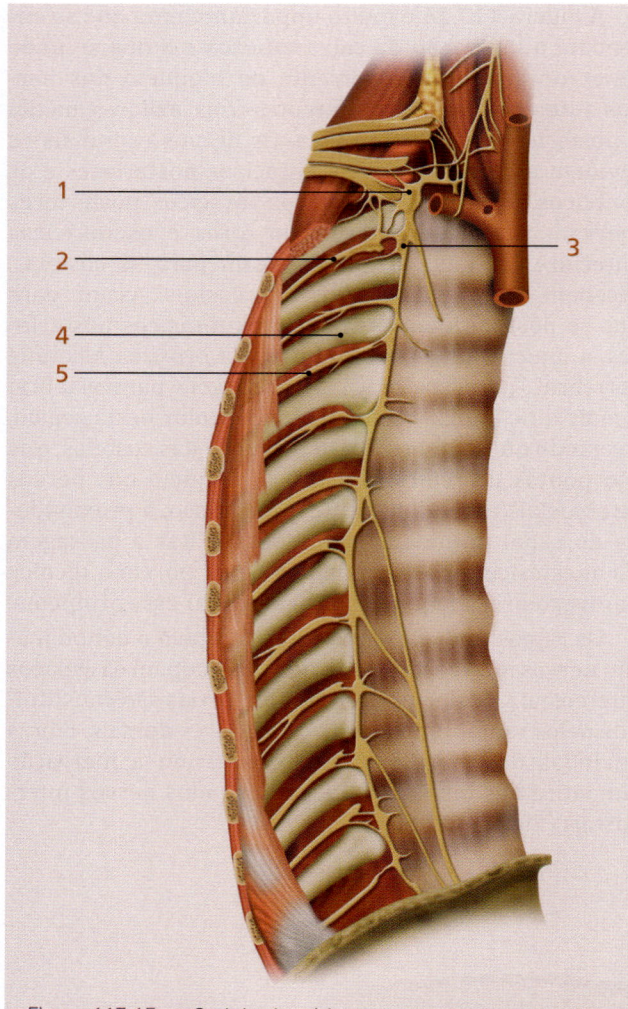

Figura 117.15 — *Cadeia simpática e nervos intercostais:* **(1)** *1º Gânglio torácico;* **(2)** *1º Nervo intercostal;* **(3)** *2º Gânglio torácico;* **(4)** *3º Costela;* **(5)** *3º Nervo intercostal.*

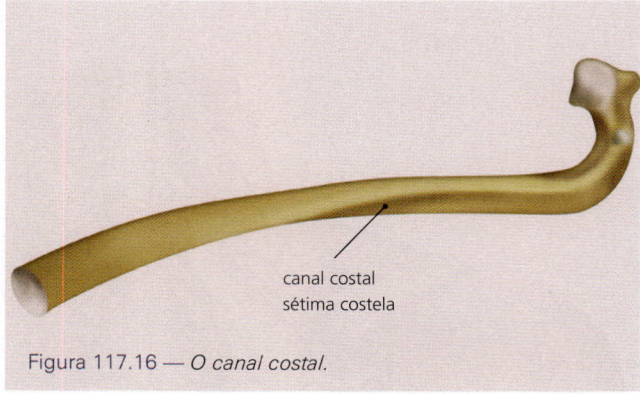

Figura 117.16 — *O canal costal.*

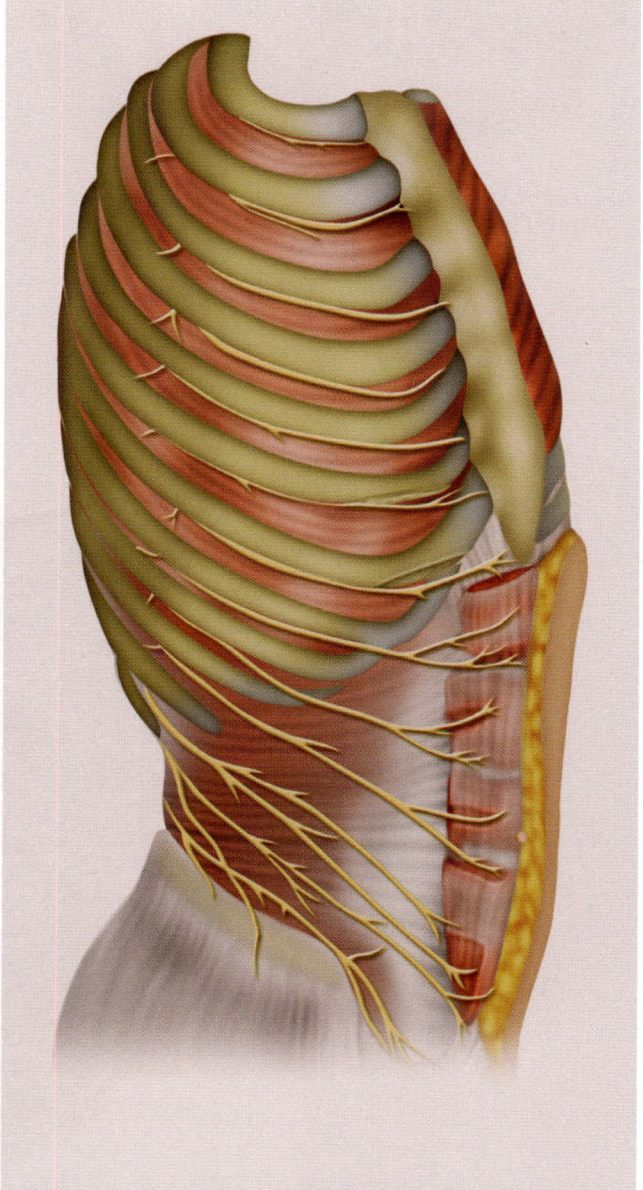

Figura 117.17 — *Os nervos intercostais na linha axilar média e na região anterior do tórax e suas relações com as costelas.*

Cada um dos nervos intercostais caminha inicialmente entre os músculos intercostais externos e a lâmina fibrosa, que se prolonga desde os corpos vertebrais até os músculos intercostais internos. Essa parte do trajeto dos nervos intercostais está contíguo à pleura. Após ultrapassarem a linha costovertebral, os nervos se encaixam entre os músculos intercostais, distanciando-se da pleura.[2]

À medida que ganham os arcos costais, os nervos intercostais, juntamente das artérias e veias, ocupam um sulco existente nas costelas, os canais costais (Figura 117.16). Estes canais são evidentes da primeira à sétima costela e praticamente inexistem nas inferiores, onde se observam trajetos mais baixos dos nervos intercostais em relação à borda inferior das costelas. Esse fato é também observado à medida que os nervos vão alcançando a parte anterior do tórax (Figura 117.17).[2]

Ao longo de seu trajeto semicircular, os nervos intercostais dão numerosos ramos para os músculos intercostais, para as costelas, seus periósteos e para a loja parietal da pleura. Inicialmente, emitem ramos cutâneos, especialmente os laterais, localizados na linha axilar anterior, e os anteriores, entre as linhas mamilar a paraesternal (Figura 117.18).[2]

Na parte média do nervo intercostal, sai a perfurante lateral, perfurando de dentro para fora os músculos intercostais externos, ramificando-se na pele da região costal: as perfurantes laterais do primeiro e segundo nervos intercostais passam pelo oco da axila para distribuírem-se na face interna do braço (Figura 117.19). Os ramos perfurantes anteriores emergem para o tegumento e parede anterior do tórax, pelo espaço perfurado anterior.[2]

A Figura 117.20 mostra, em corte transversal, o esquema das estruturas no nível da sexta e sétima costelas.

A disposição das artérias, veias e nervos intercostais depende da região, mostrando variações de costela para costela, na mesma costela, e de região para região.[2]

O espaço intercostal pode ser atingido em qualquer nível. As melhores condições técnicas obtêm-se do ângulo das costelas para a frente.

BLOQUEIO INTERCOSTAL NA LINHA AXILAR MÉDIA

O bloqueio intercostal na linha axilar média (BILAM) é realizado com múltiplas punções. A linha axilar média é a escolhida porque reúne melhores condições anatômicas para realização dos bloqueios.

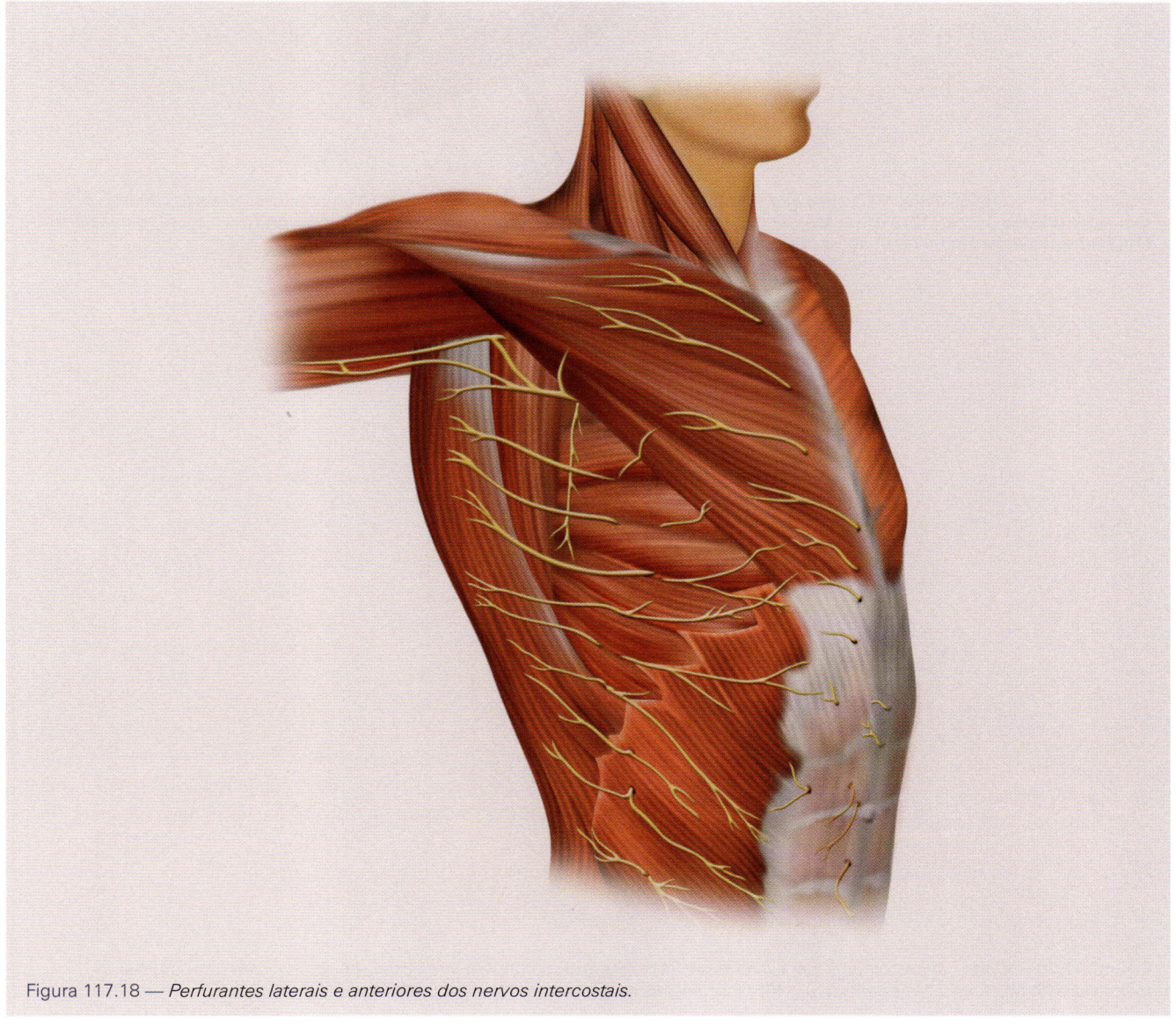

Figura 117.18 — *Perfurantes laterais e anteriores dos nervos intercostais.*

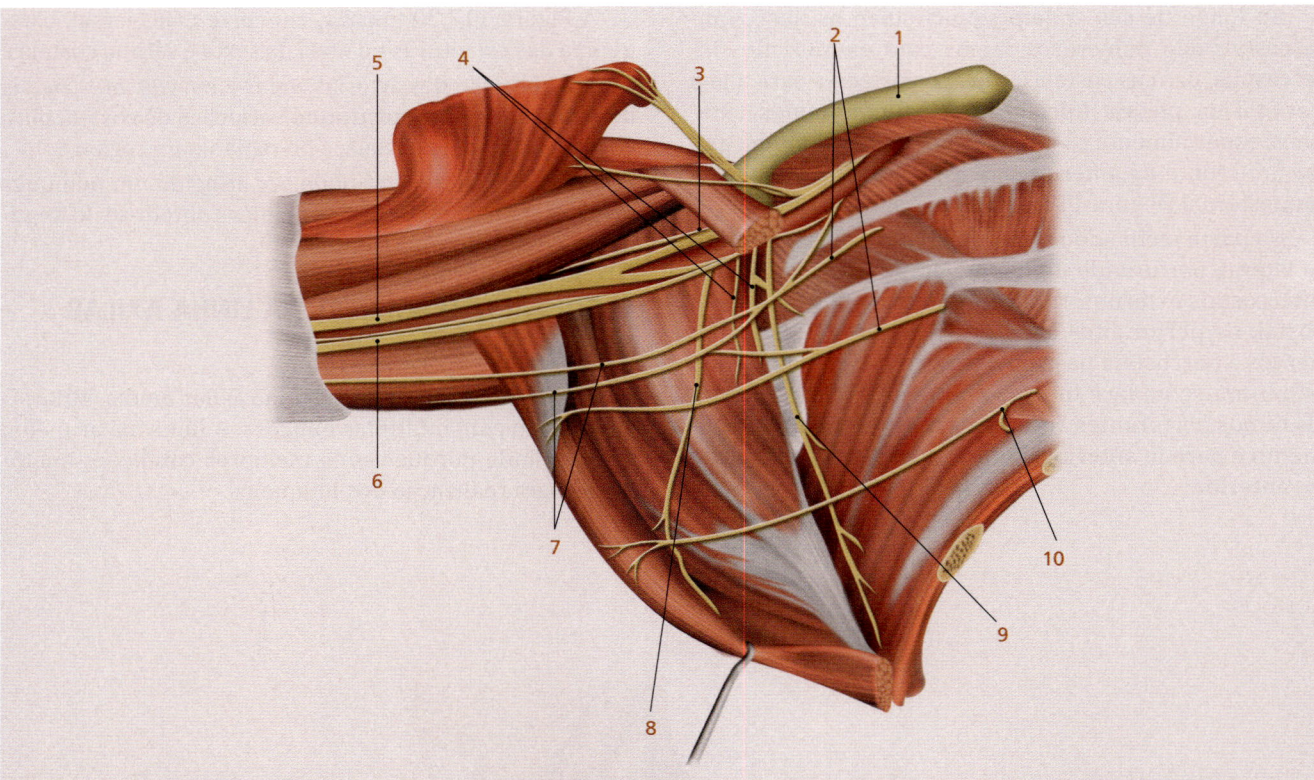

Figura 117.19 — **(1)** Clavícula; **(2)** Nervos intercostobraquiais; **(3)** Nervo musculocutâneo; **(4)** Nervos subescapulares; **(5)** Nervo mediano; **(6)** Nervo ulnar; **(7)** Nervos acessórios braquial cutâneo interno; **(8)** Nervo do grande dorsal; **(9)** Nervo do serrato maior; **(10)** Ramo cutâneo externo do 4º nervo intercostal.

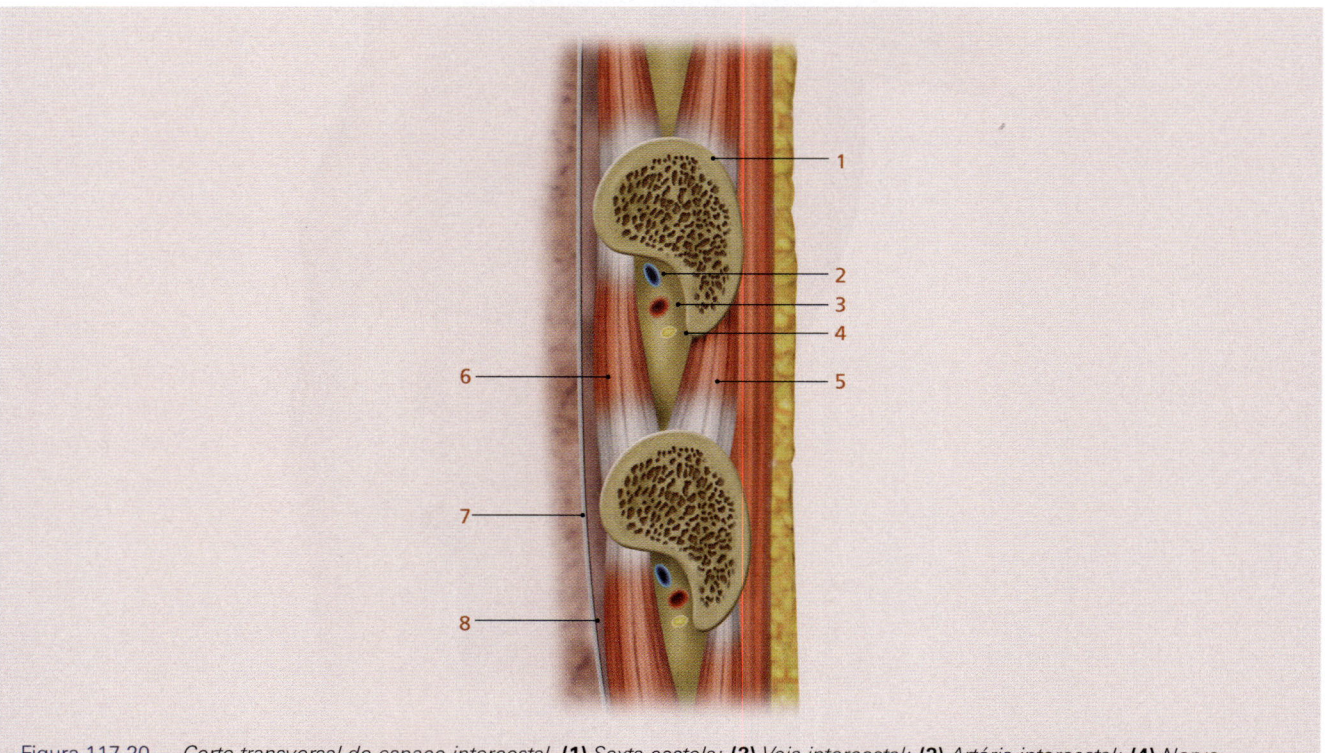

Figura 117.20 — Corte transversal do espaço intercostal. **(1)** Sexta costela; **(2)** Veia intercostal; **(3)** Artéria intercostal; **(4)** Nervo intercostal; **(5)** Músculo intercostal externo; **(6)** Músculo intercostal interno; **(7)** Pleura; **(8)** Espaço subpleural.

A linha axilar média fica atrás dos perfurantes laterais dos nervos intercostais, que emergem na linha axilar anterior. A espessura da musculatura é menor nesta região, quando comparada com as regiões posteriores.[3]

Da segunda à sétima costela, o canal costal é bem acentuado, e o espaço triangular intercostal é maior, ficando um pouco mais distante da pleura

A abordagem do segundo ao décimo nervo intercostal fica mais fácil nesta região. A abordagem do primeiro nervo é quase impossível por esta via, e a dos 11º e 12º nervos, pode ser mais posterior.[3]

A sedação para a realização do bloqueio pode ser obtida com a associação de midazolam e fentanil ou alfentanil. Pequenas doses de propofol também podem ser utilizadas. Deve-se verificar a ventilação e administrar oxigênio por meio de cateter nasal ou máscara facial.

Técnica do Bloqueio

O paciente deve ficar em decúbito dorsal fletindo o membro superior ipsilateral com a mão sob a cabeça (Figura 117.21). Em paciente do sexo feminino, a mama desce sobre a linha axilar média, dificultando a abordagem dos espaços intercostais. Por isso, coloca-se uma fita adesiva (Micropore), que vai da região perimamilar até o ombro do lado oposto, tracionando a mama (Figura 117.22).

Inicia-se a abordagem dos espaços intercostais pela segunda costela. Com o polegar, palpa-se a segunda costela e mantém-se a compressão (Figura 117.23). A seguir, perfura-se a pele com agulha 25 × 8 conectada a uma seringa de 20 mL, contendo solução anestésica (Figura 117.24).

Deve-se introduzir a agulha até tocar a costela. Em seguida, fazem-se movimentos com o polegar e a seringa, colocando-a na base inferior da costela. Localizada esta borda, introduz-se a agulha de modo a tangenciá-la. Muda-se o sentido da agulha, avançando-a no sentido cranial para dentro do canal costal (Figuras 117.25 e 117.26).[3] Deve-se tomar cuidado nesta manobra a fim de evitar a perfuração da pleura.

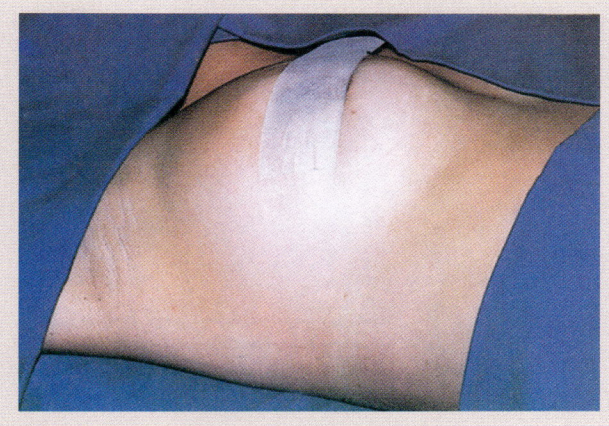

Figura 117.22 — *Fixação da mama.*

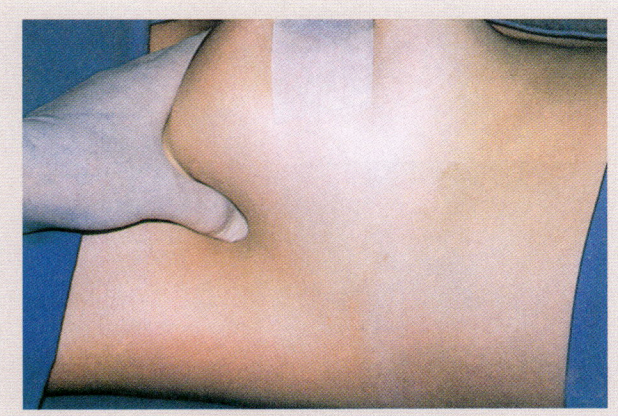

Figura 117.23 — *Palpação da segunda costela.*

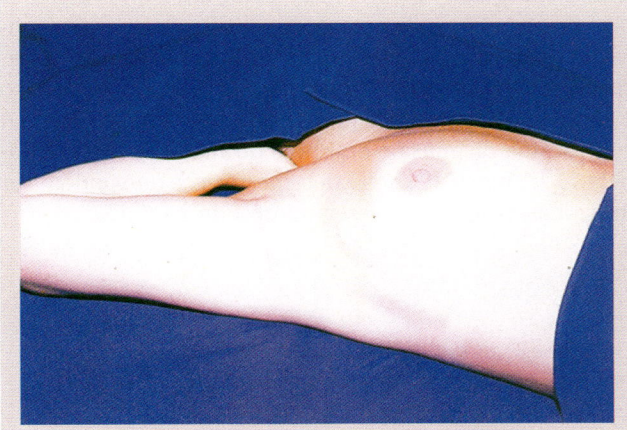

Figura 117.21 — *Posição para a realização do bloqueio.*

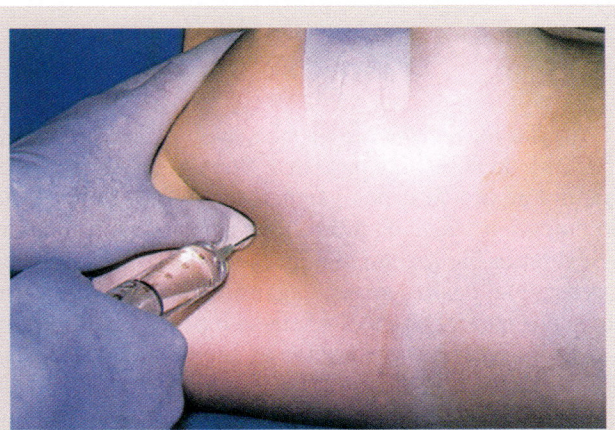

Figura 117.24 — *Punção do segundo espaço intercostal.*

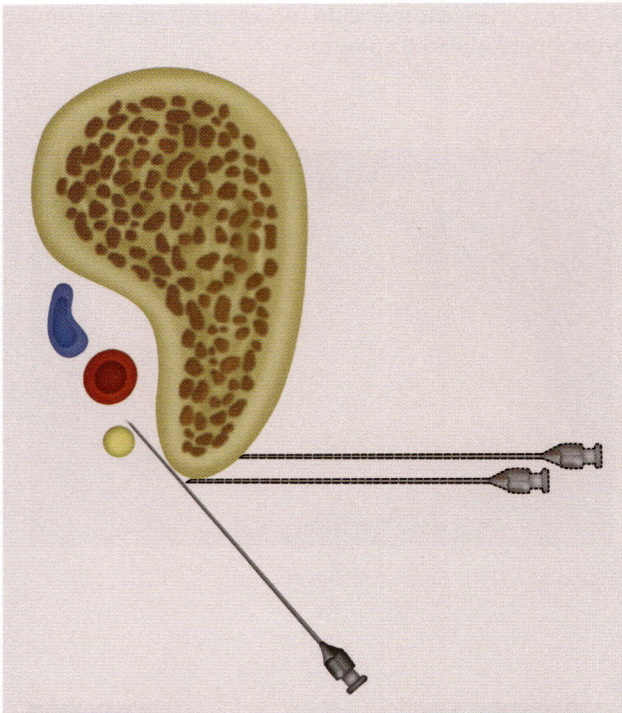

Figura 117.25 — *Bloqueio intercostal na linha axilar média (BILAM). Posição da agulha*

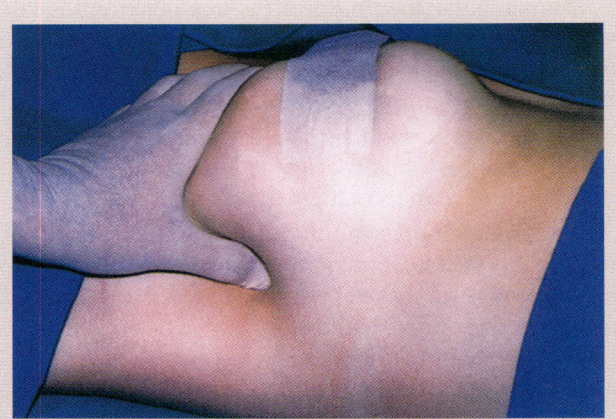

Figura 117.27 — *Localização da terceira costela.*

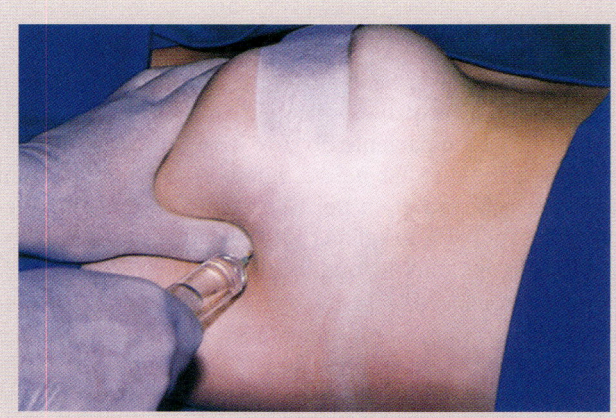

Figura 117.28 — *Punção do espaço intercostal.*

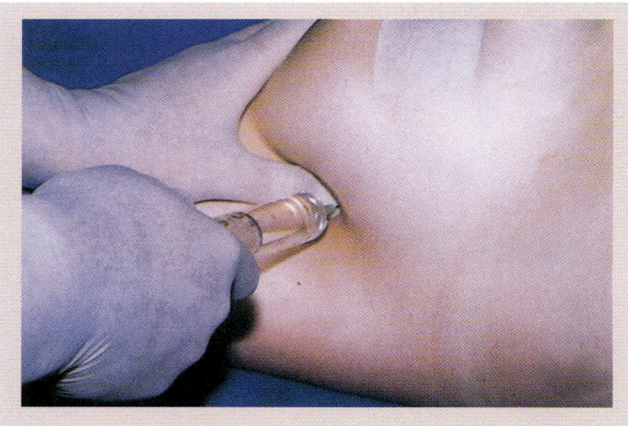

Figura 117.26 — *Posição da agulha.*

Após a localização do espaço, aspiram-se e injetam-se 3 mL da solução anestésica. Depois, retira-se a agulha, mantendo-se o polegar na posição. A manutenção do polegar no local da última punção serve para marcar o segmento bloqueado, evitando-se saltar uma costela. Em seguida, desliza-se o polegar até localizar a terceira costela (Figura 117.27). Repete-se o procedimento para a terceira costela e para todos os segmentos que deseja bloquear (Figuras 117.28).[3]

A área de analgesia depende do número de segmentos bloqueados. Para se obter analgesia em um metâmero, é necessário o bloqueio de três segmentos.

O quadrante superior interno não apresenta analgesia uniforme porque recebe fibras do primeiro nervo intercostal e do plexo braquial. Esta falha pode ser abolida com infiltração da região infraclavicular e paraesternal alta.

Devem-se evitar soluções anestésicas muito concentradas, porque o espaço intercostal apresenta a maior taxa de absorção entre os espaços utilizados para a realização de bloqueios anestésicos. Assim, o emprego de vasoconstritor é desejável por prolongar o efeito anestésico e apresentar menor taxa plasmática de anestésico local. A ropivacaína dispensa o emprego de vasoconstritor. A Tabela 117.1 mostra as soluções anestésicas que podem ser utilizadas. O volume por segmento é de 2 a 3 mL.

TABELA 117.1
BLOQUEIO INTERCOSTAL NA LINHA AXILAR MÉDIA: SOLUÇÕES ANESTÉSICAS.

- Lidocaína a 1,5% com adrenalina 1:200.000
- Bupivacaína a 0,5% com adrenalina 1:200.000
- Bupivacaína a 0,25% com adrenalina 1:200.000
- Ropivacaína a 0,5%
- Ropivacaína a 0,2%

Indicações, Contraindicações e Eventos Adversos

O BILAM está indicado nas pequenas intervenções de mama, como exérese de nódulos de mama, drenagem de abscesso, quadrantectomias, inclusão de prótese de silicone e ginecomastias.[4] Pode constituir-se em ótimo coadjuvante associado à anestesia geral nas mastoplastias e mastectomias radicais. A anestesia geral pode ser mantida em plano superficial, sendo aprofundada apenas nos tempos cirúrgicos em áreas que sabidamente o bloqueio não abrange.

O bloqueio está contraindicado quando houver recusa do paciente, infecção no local da punção e adenopatia axilar exuberante. Nos obesos, pela dificuldade de palpação das costelas, a contraindicação é relativa.

O BILAM apresenta como vantagens a escolha do segmento que se deseja bloquear, a possibilidade de complementação do bloqueio, a possibilidade do bloqueio bilateral e a possibilidade de variação da concentração do anestésico.

A escolha dos segmentos depende da localização da cirurgia. Assim, pode-se variar o número de segmentos a ser bloqueado. Se houver falha de um segmento, é possível repetir o bloqueio somente daquele segmento, utilizando pequeno volume de anestésico. A abordagem bilateral é possível, entretanto, devem-se utilizar soluções mais diluídas (por exemplo: ropivacaína a 0,2% ou bupivacaína a 0,25%). É possível também variar a concentração do anestésico ou até mesmo utilizar outro anestésico nas suplementações do bloqueio.

O BILAM tem como desvantagens (1) as punções múltiplas, podendo ocasionar dor e necessitando, em alguns casos, de sedação moderada ou profunda; (2) a falha de um segmento, que compromete todo o resultado; e (3) a possibilidade de punção pleural. A complicação mais temida é o pneumotórax. No entanto, quando o bloqueio é realizado cuidadosamente, esta é uma ocorrência muito rara.

Outro problema é a dor pós-operatória nos locais das punções. Para diminuir esse problema é necessário que o toque com a agulha nas costelas seja feito de modo o mais delicado possível.

BLOQUEIO INTERCOSTAL POSTERIOR COM INJEÇÃO ÚNICA

O bloqueio intercostal posterior com injeção única (BIPU) tem o propósito de, com uma única punção, atingir o maior número de nervos possíveis. A técnica foi idealizada baseada no fato de que a membrana intercostal posterior e a costela são impermeáveis aos anestésicos, propiciando a dispersão para a região anterior e o afastamento da pleura, permitindo alcançar os espaços vizinhos, fato este já bem documentado.[5]

Técnica do Bloqueio

O paciente deve ser colocado em decúbito lateral com o lado a ser anestesiado para cima. O braço deve ficar para a frente de modo a permitir que a escápula fique afastada do local da punção (Figura 117.29).

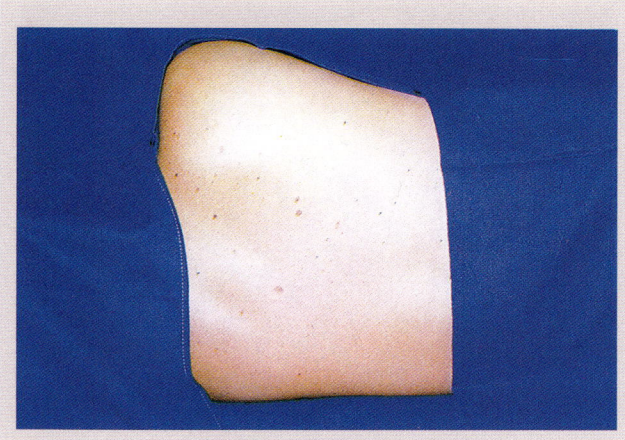

Figura 117.29 — *Posicionamento da paciente.*

A Figura 117.30 mostra a projeção da escápula e a espinha da escápula. Traça-se uma linha perpendicular, que vai da espinha da escápula até a coluna vertebral (T4). É possível, assim, palpar a quarta costela. Geralmente, o ponto de injeção encontra-se a 7 cm da coluna sobre esta linha. No entanto, a palpação da borda inferior da costela é o que determina o melhor ponto para a punção. Neste ponto faz-se um botão intradérmico com solução de anestésico local (1 mL) (Figura 117.31). Com o polegar, palpa-se a reborda inferior da costela e introduz-se uma agulha 80 × 15 ou 80 × 12 até tocá-la levemente (Figura 117.32).

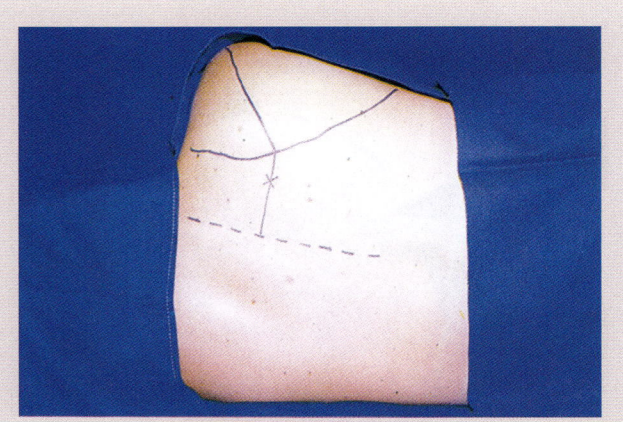

Figura 117.30 — *Pontos de referência para a realização do bloqueio.*

A seguir, conecta-se uma seringa de 10 mL contendo ar e avança-se o conjunto até que ocorra perda da resistência (Figura 117.33).⁵ Após a aspiração, injetam-se 20 mL de solução anestésica (Figura 117.34), que é a mesma solução descrita na Tabela 117.1.

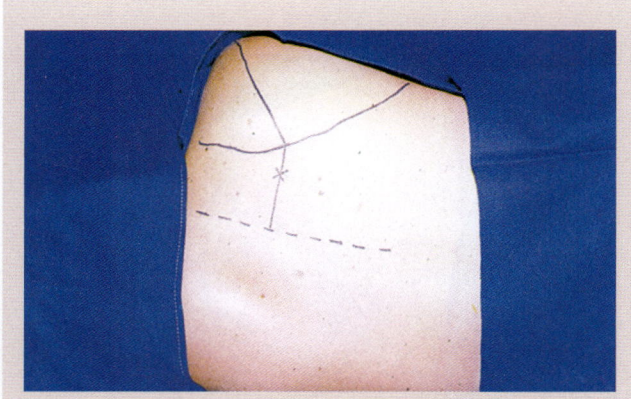

Figura 117.31 — *Infiltração da pele.*

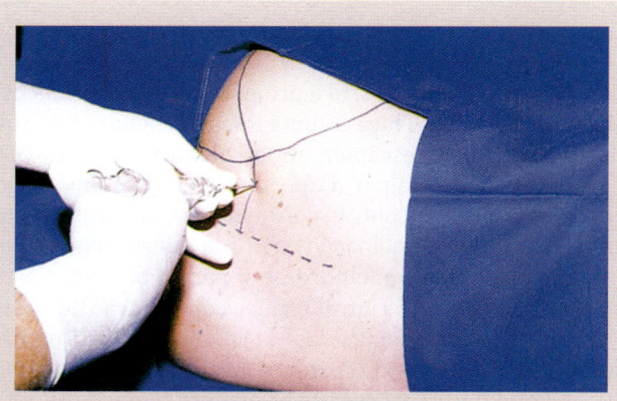

Figura 117.32 — *Punção do quarto espaço intercostal.*

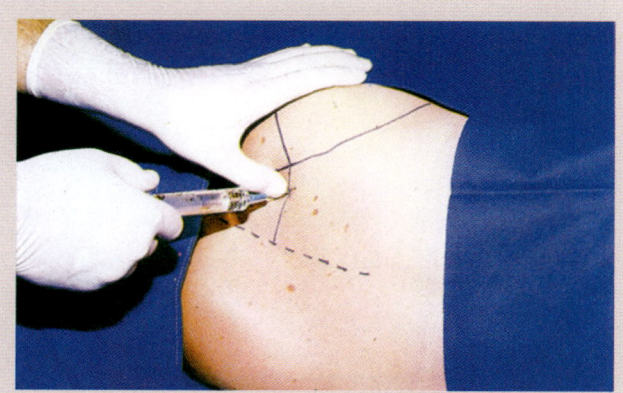

Figura 117.33 — *Localização do espaço intercostal pela técnica da perda da resistência.*

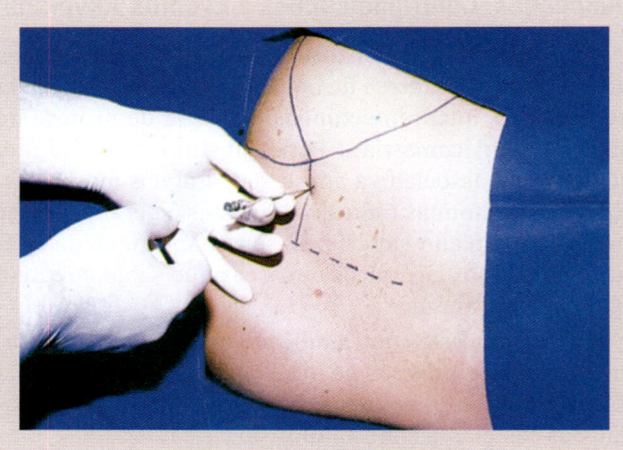

Figura 117.34 — *Injeção da solução anestésica.*

Após a injeção é necessário esperar um tempo (até 10 minutos) para que ocorra dispersão do anestésico local. Falhas, especialmente do quadrante superomedial, podem ocorrer, mas a infiltração infraclavicular e paraesternal pode contornar o problema.⁶

Indicações, Contraindicações e Eventos Adversos

O BIPU apresenta como vantagem principal o fato de ser feito com punção única e geralmente com sedação leve. No entanto, a possibilidade de suplementação por essa via é menor. Outro problema é que a área anestesiada depende da dispersão cranial e caudal da solução de anestésico local.⁶

O BIPU tem as mesmas indicações do BILAM e está contraindicado quando há recusa do paciente e infecção no local da punção.⁶

O pneumotórax é a complicação mais temida. No entanto, também é raro quando a técnica é executada com cautela. Em se tratando de injeção única, com grande volume, outro problema é a injeção intravascular da solução de anestésico local.

BLOQUEIO PLEURAL

No bloqueio pleural, a solução de anestésico local é depositada entre as pleuras parietal e visceral. A técnica foi descoberta por acaso, quando dois pesquisadores, ao realizarem um bloqueio intercostal em paciente obeso submetido à colecistectomia aberta (subcostal), notaram grande dispersão e área de analgesia diferente daquela obtida com o bloqueio de nervos intercostais habitualmente realizados.⁷ Posteriormente constataram, utilizando solução de anestésico local e contraste radiológico por meio de um cateter, que o cateter encontrava-se entre as pleuras.

Técnica do Bloqueio

Dois fatores são extremamente importantes para o sucesso do bloqueio pleural: a localização do espaço interpleural e o posicionamento do paciente durante e após a injeção da solução anestésica.[8]

O paciente deve ser posicionado em decúbito lateral com o lado do bloqueio para cima. O local da punção geralmente utilizado é o espaço intercostal entre a sétima e a oitava costelas, 6 a 8 cm da linha axilar média posterior. O ponto de referência é a reborda da oitava costela. Uma agulha de grosso calibre, tipo Crawford ou Tuohy, é introduzida neste ponto até notar-se a perda da resistência,[9] gerando um gradiente pressórico de fora para dentro, fato possível em razão da pressão negativa do espaço pleural. Para evitar a instalação de pneumotórax e segura identificação do espaço interpleural, Sydow e col. preconizaram o emprego de uma peça em Y com um balão acoplado a um de seus ramos[10] (Figuras 117.36 e 117.37).

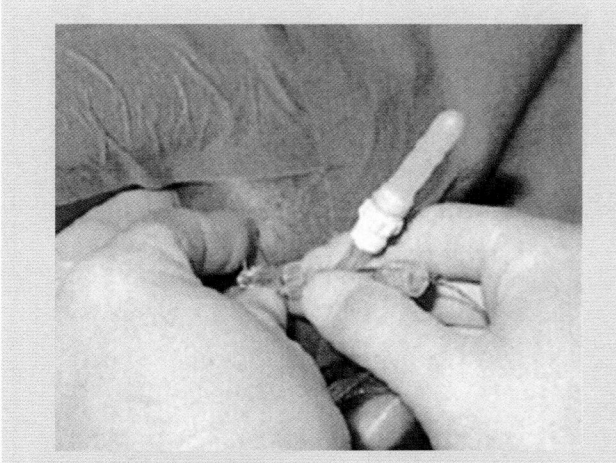

Figura 117.36 — *Peça em Y com balão conectada à agulha.*[8]

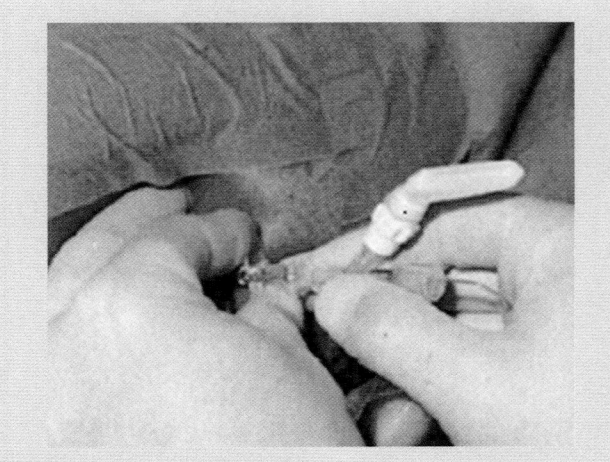

Figura 117.37 — *Colapso do balão após penetração no espaço pleural.*[8]

Quando a agulha penetra no espaço pleural, o balão se colapsa. O outro ramo da peça em Y serve para a injeção da solução anestésica e passagem do cateter, quando se pretende fazer bloqueio interpleural contínuo para analgesia pós-operatória. A punção do espaço interpleural deve ser feita durante a inspiração, quando a pressão interpleural é mais negativa, ficando mais fácil a identificação do espaço.[11-13]

O posicionamento do paciente durante e após a injeção é importante na dependência dos segmentos que se deseja bloquear. Mantendo-se o decúbito lateral com cefalodeclive de 20º, obtém-se bloqueio da cadeia simpática cervical e torácica superior, podendo o bloqueio sensitivo atingir até T1.[8]

Para o bloqueio pleural contínuo, um cateter deve ser introduzido 5 a 10 cm dentro do espaço interpleural.

Normalmente, preconiza-se a injeção de 30 mL de solução anestésica na dependência da concentração utilizada. Assim, lidocaína e principalmente a bupivacaína podem ser utilizadas.[14] Com bupivacaína a 0,5% com epinefrina a 1:200.000, obtém-se analgesia de até 6 horas. Para analgesia pós-operatória, a infusão contínua de bupivacaína a 0,25% apresenta melhores resultados do que com doses em *bolus* de bupivacaína a 0,5% a cada 6 horas para colecistectomia aberta.[15]

Indicações, Contraindicações e Eventos Adversos

O bloqueio interpleural está indicado em procedimentos cirúrgicos na parede torácica e do abdome superior, no trauma de tórax, para prover analgesia pós-operatória.[16,17] Pode ser útil também na dor crônica, como pancreatite crônica, neurite pós-herpética, síndrome regional complexa de câncer abdominal alto.[7]

O bloqueio interpleural está contraindicado no paciente idoso enfisematoso; em pacientes com ventilação controlada com pressão positiva expiratória final (PEEP); em pacientes com taquipneia e/ou apneia expiratória forçada; infecção no local da punção; no derrame pleural, no hemotórax e em doenças pleurais.[8]

As complicações são raras, mas já foram registrados hemotórax;[18] pneumotórax hipertensivo;[19] toxicidade sistêmica;[19] reação alérgica, fístula broncopleural;[20] dor nos ombros; rompimento do cateter;[20] broncoespasmo;[20] bloqueio do nervo recorrente;[21] lesões pulmonares e vasculares da parede e infecção.

Nas técnicas combinadas (anestesia geral), o emprego do óxido nitroso está contraindicado, pela possibilidade de pneumotórax hipertensivo.

BLOQUEIOS INTERCOSTAIS CONTÍNUOS

Os bloqueios intercostais contínuos foram descritos especialmente para o alívio da dor após toracotomias. Uma revisão sistemática,[22] que incluiu artigos sobre bloqueios intercostais pelas vias extrapleural, subpleural ou interpleural, destaca duas condutas dos bloqueios intercostais com infusão contínua de soluções de anestésicos locais: infusão extrapleural e infusão interpleural.

Os bloqueios extrapleurais contínuos foram descritos desde 1983 por Murphy para prover analgesia pós-operatória para colecistectomia por meio da incisão de Kocher.[23] Estudos utilizando tinta da Índia em cadáveres mostraram a dispersão do corante abrangendo vários nervos intercostais, permitindo inferir a dispersão do anestésico local, haja vista o resultado clínico obtido, quer seja pela injeção única,[24] quer seja pela colocação de cateter.[25]

A inserção do cateter, o mesmo utilizado na anestesia peridural contínua, inicialmente foi preconizada por meio de punção única, colocando-se o cateter no ponto da injeção da solução do anestésico local, sem progredi-lo (Figura 117.38).[26] Alguns autores preconizam a introdução do cateter com distância que varia de 4 a 20 cm.[27-33]

O bloqueio extrapleural contínuo tem sido utilizado para prover analgesia pós-operatória em toracotomia, e a inserção do cateter é feita no final da cirurgia, em espaço abaixo daquele em que foi feita a incisão cirúrgica. Geralmente, é o próprio cirurgião que faz o procedimento. Assim, o espaço é variável. As Figuras 117.33 a 117.35 mostram uma das técnicas em que o cateter foi inserido pela técnica preconizada por Sabanathan.[34] Nessa técnica, inicialmente é feita uma bolsa extrapleural dois a três espaços abaixo da incisão cirúrgica (Figura 117.39), uma agulha é inserida, e um cateter 20 G é introduzido por meio da agulha (Figura 117.40). Esse procedimento

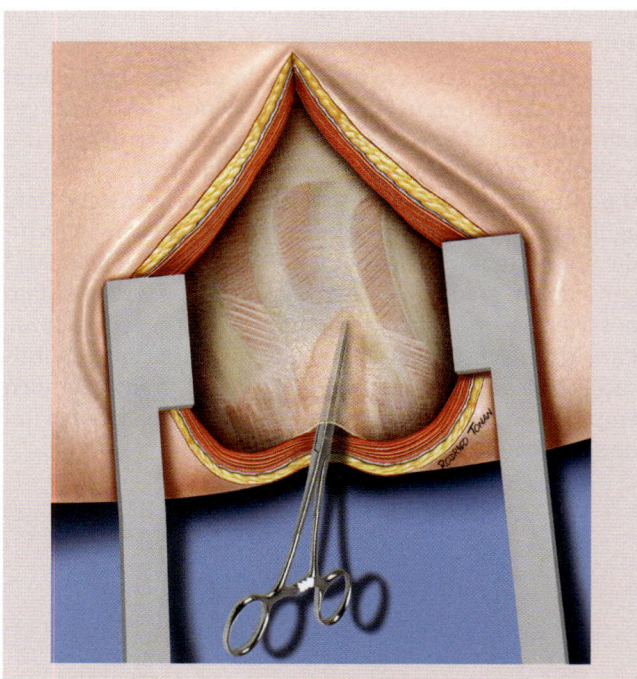

Figura 117.39 — *Bolsa extrapleural.*

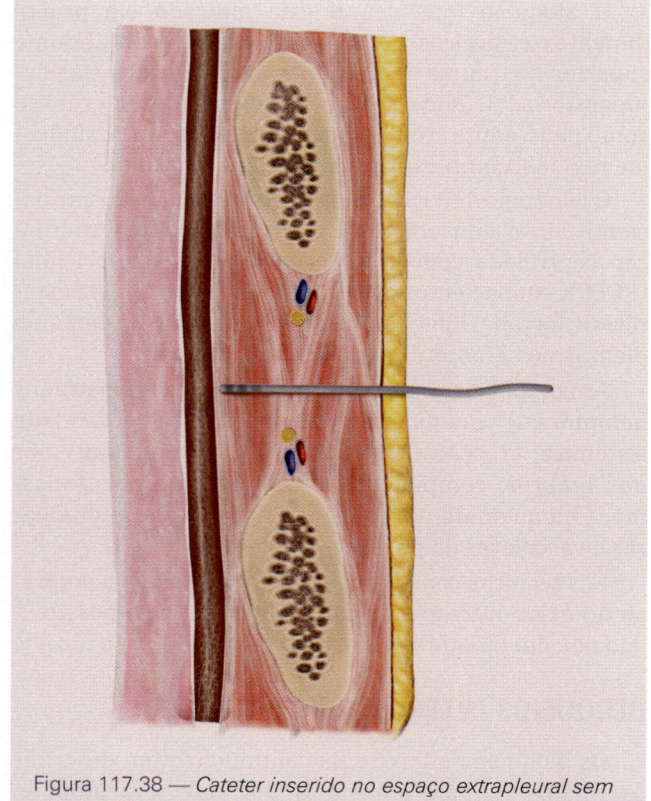

Figura 117.38 — *Cateter inserido no espaço extrapleural sem progressão.*

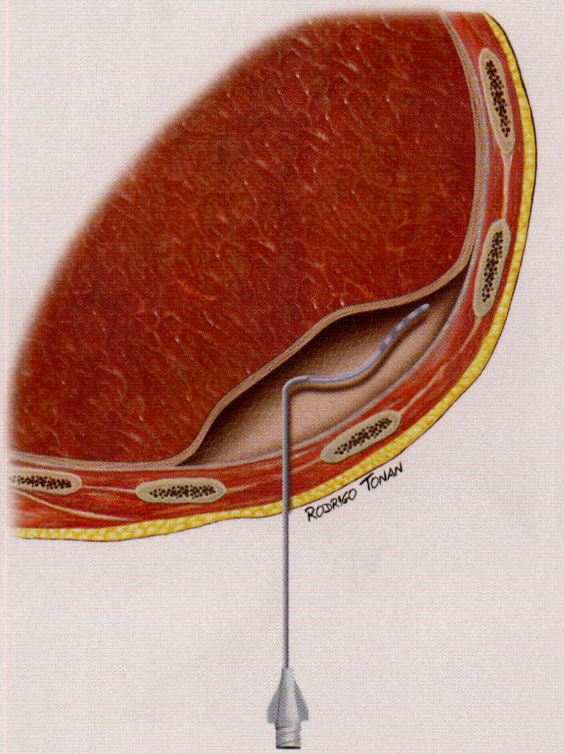

Figura 117.40 — *Passagem do cateter no espaço extrapleural.*

é feito sob visão direta. Posteriormente, o cateter é introduzido até 20 cm (Figura 117.41).[35] Por intermédio do cateter, podem ser injetadas soluções anestésicas em *bolus* ou em infusão contínua. Estudos mostraram que a infusão contínua de anestésicos locais é eficaz no controle da dor pós-operatória em toracotomia.

TABELA 117.2 — REGIMES DE INFUSÃO CONTÍNUA DE ANESTÉSICOS LOCAIS NO BLOQUEIO EXTRAPLEURAL CONTÍNUO.

Anestésico local	Infusão	Dose de ataque
Lidocaína a 1,5%[26]	1 mg.kg^{-1}.h^{-1}	3 mg.kg^{-1}
Bupivacaína a 0,5%[27]	0,5 mg.kg^{-1}.h^{-1}	100 mg
Lidocaína a 1%[28,32]	1 mg.kg^{-1}.h^{-1}	
Bupivacaína a 0,5%[30,32]	0,1 mg.kg^{-1}.h^{-1}	100 mg

CONSIDERAÇÕES FINAIS

É importante conhecer a anatomia dos espaços intercostais e a área inervada pelos nervos intercostais para escolher a técnica anestésica.

Os bloqueios dos nervos intercostais são úteis, como técnica única, para pequenas intervenções sobre as mamas e parede anterior do tórax. As intervenções na região epigástrica e cirurgias bilaterais exigem bloqueio bilateral com múltiplas punções bilaterais, com baixas concentrações de soluções de anestésicos locais.

O tempo de analgesia depende do tipo e da concentração de anestésico local que for utilizado. Injeções extrapleurais ou interpleurais intermitentes, ou em infusão contínua, são úteis para prover analgesia pós-operatória em toracotomias, com eficácia semelhante ao uso de analgesia peridural com anestésicos locais e opioides, sem os efeitos colaterais destes últimos.

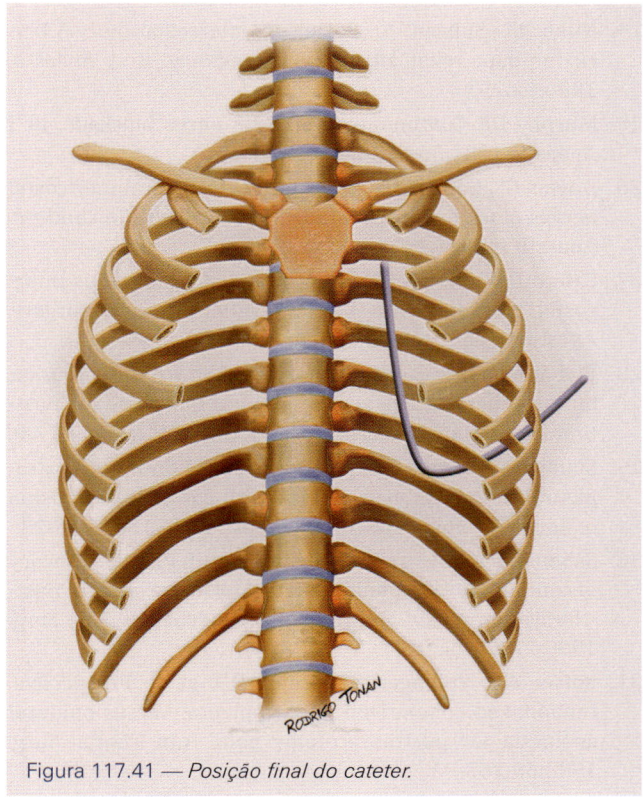

Figura 117.41 — *Posição final do cateter.*

Diferentes regimes de administração foram preconizados, e a Tabela 117.2 mostra alguns deles.

Estudo comparativo entre a analgesia promovida pela lidocaína em infusão contínua foi semelhante àquela observada pela bupivacaína.[32] Outros estudos comparativos mostraram que a infusão contínua de anestésico local pela via extrapleural mostra eficácia semelhante no controle da dor pós-operatória em toracotomia daquela promovida pela analgesia controlada pelo paciente por via peridural com morfina ou fentanil. Mostraram ainda, como vantagens, que a infusão contínua extrapleural com anestésico local não apresenta inconvenientes como prurido, depressão respiratória, náuseas, vômitos e retenção urinária.

A via interpleural, em menor proporção, também é utilizada para prover analgesia pós-operatória em toracotomias. Usualmente, por meio de um cateter, doses intermitentes de bupivacaína são administradas cada 4, 6 ou 8 horas.[21] A analgesia obtida diminui consideravelmente o uso de opioides.

REFERÊNCIAS

1. Miziara LEPG. Bloqueio do plexo cervical. In: Cangiani LM, Nakashima ER, Gonçalves TAM et al. Atlas de técnicas de bloqueios regionais SBA. Sociedade brasileira de anestesiologia, 2013. p.149-56
2. Cangiani LM. Inervação da caixa Torácica. In: Cangiani LM, Nakashima ER, Gonçalves TAM, et al. Atlas de Técnicas de Bloqueios Regionais SBA. Sociedade Brasileira de Anestesiologia, 2013. p.221-6.
3. Cangiani LM. Bloqueio intercostal na linha axilar média. In: Cangiani LM, Nakashima ER, Gonçalves TAM, et al. Atlas de Técnicas de Bloqueios Regionais SBA. Sociedade Brasileira de Anestesiologia, 2013. p.227-33
4. Cangiani LM, Katayama M. Bloqueio intercostal na linha axilar média para pequenas operações de mama. Rev Bras Anestesiol. 1986;36:221-6.
5. Abrão J. Bloqueio intercostal posterior com injeção única. In: Cangiani LM, Nakashima ER, Gonçalves TAM, et al. Atlas de Técnicas de Bloqueios Regionais SBA. Sociedade Brasileira de Anestesiologia, 2013. p.233-41
6. Abrão J. Bloqueio intercostal posterior com injeção única. Rev Bras Anestesiol. 1986:36:335-8.
7. Reiestad F, Kvalheim L. Continuous intercostal blocks for postoperative pain relief. Norwegian Med Ass J. 1984;104:485-7.

8. Geier KO. Bloqueio pleural. Rev Bras Anestesiol. 2001; 51:160-75.
9. Geier KO. Intrapleural blockade: no more pneumothorax in catheter placement after appropriate intrapleural space identification? Reg Anesth. 1993;18:1S:8.
10. Sidow FW. Intrapleurale analgesie. In: Astra chemicals gmgh. Regionale Anäesthesie. 3.ed. Stuttgart: Guystaf Fishcer Verlag, 1989. p.170-3.
11. West JV. Fisiologia respiratória moderna. In: Mecanismos de respiração. São Paulo: Editora Manole Ltda.; 1977. p.83-107.
12. Ananthanaryan C, Kashtan H. Pneumothorax after interpleural block in a spontaneously breathing patient. Anaesthesia. 1990;45:342.
13. Lewis GW. Interpleural block. Can J Anaesth. 1989;36:103-5.
14. Abraham ZA. Interpleural analgesia. In: Sinatra RS, Hord AH, Ginsberg B, et al. Acute Pain. Mechanisms & Management. St Louis: Mosby-Year Book, Inc.; 1992. p.326-9.
15. Laurito CE, Kirz Li, VadeBoncouer TR, et al. Continuous infusion of interpleural bupivacaine maintains effective analgesia after cholecystectomy. Anesth Analg. 1991;72:516-21.
16. Symreng T, Gomez MN, Johnson B, et al. Intrapleural bupivacaine technical considerations and intraoperative use. J Cardiothorac Anesth. 1989;3:139-43.
17. Brismar B, Petterson N, Tokics L, et al. Postoperative analgesia with intrapleural administration of bupivacaine-adrenaline. Acta Anaesthesiol Scand. 1987;31:515-20.
18. Dangoisse M, Collins S, Glynn CJ. Haemothorax after attempted intercostals catheterization. Anaesthesia. 1994; 49:961-3.
19. Abraham ZA. Intrapleural analgesia. In: Sinatra RS, Hord AH, Ginsberg B, et al. Acute Pain. St Louis: Mosby-Year Book, 1992. p.326-39.
20. Shantha TR. Unilateral bronchospasm after interpleural analgesia. Anesth Analg. 1992;74:291-3.
21. Reiestad F. Interpleural analgesia: a new method for pain relief in various acute and chronic pain conditions. Department of Anesthesia. Ulleval University Hospital, Oslo, Norway, thesis summary, 1989, in Technical highlights, Reading, Arrow International, 1989.
22. Detterbeck FC. Efficacy of methods of intercostals nerve blockade for pain relief after thoracotomy. Ann Thorac Surg. 2005;80:1550-9.
23. Murphy DF. Continuous intercostals nerve blockade for pain relief after cholecystectomy. Br J Anaesth. 1983; 55:521.
24. Nunn JF, Sulivan G. Posterior intercostal nerve block for pain relief after cholecystectomy. Br J Anaesth. 1980;52:253.
25. Murphy DF. Continuous intercostal nerve blockade. Br J Anaesth. 1984;56:627-30.
26. Downs CS, Cooper D. Continuous extrapleural intercostal nerves block for post thoracotomy. Analgesia in children. Anaesth Intensive Care. 1997;25:390-7.
27. Safran D, Kuhlman G, Orhant EE, et al. Continuous intercostal blockade with lidocaine after thoracic surgery. Anesth Analg. 1990;70:345-9.
28. Richardson J, Anaes FC, Sabanathan S, et al. Continuous intercostal nerve block versus epidural morphine for postthoracotomy analgesia. Ann Thorac Surg. 1991;24:377-80.
29. Sullivan E, Grannis Jr FW, Ferrel B, et al. Continuous extrapleural intercostal nerve block with continuous infusion of lidocaine after thoracotomy. Chest. 1995;108:1718-23.
30. Sabanathan S, Mearns AJ, Bickford Smith PF, et al. Efficacy of continuous extrapleural intercostal nerve block of post-thoracotomy pain and pulmonary mechanics. Br J Surg. 1990;77:221-5.
31. Kaiser AM, Zollinger A, Lorenzi DD, et al. Prospective, randomized comparison of extrapleural versus epidural analgesia for postthoracotomy pain. Ann Thorac Surg. 1998;66:367-72.
32. Sabanathan S, Smith PJB, Pradan GN, et al. Continuous intercostals nerve block for pain relief after thoracotomy. Ann Thorac Surg. 1988;46:425-6.
33. Watson DS, Panian S, Kendall V, et al. Pain control after thoracotomy: bupivacaine versus lidocaine in continuous extrapleural intercostal nerve blockade. Ann Thorac Surg. 1999;67:825-9.

118

Bloqueios Paravertebrais Cervical e Torácico

Thiago Nouer Frederico
Pedro Paulo Kimachi
Arthur Vitor Rosenti Segurado

INTRODUÇÃO

Os bloqueios paravertebrais são bloqueios realizados na saída dos nervos rspinhais dos forâmens vertebrais e podem ser realizados em toda extensão da coluna vertebral, podendo apresentar diferentes nomes com pequenas modificações da técnica, como, por exemplo: Paravertebral Cervical *versus* Plexo Braquial via posterior, ou Paravertebral Lombar *versus* Compartimento do Psoas *versus* Plexo Lombar Via Posterior.

As técnicas consistem essencialmente em adentrar com a agulha no nível preestabelecido, paramediano a coluna vertebral, tocar o processo transverso daquele nível e desviar dele progredindo a agulha em direção aos nervos espinhais (Raízes dos Plexos Nervosos) até encontrar a perda de resistência e/ou neuroestimulação referente àquele segmento. Vale lembrar que os nervos espinhais ainda podem estar envoltos por dura-máter e bem divididos em sensitivo (posterior) e motor (anterior). (Figuras 118.1 e 118.2). Assim, complicações como anestesia peridural o subaracnóidea são possíveis e descritas, além de muitas vezes ser necessária uma corrente de estimulo maior que 0,5 mA para conseguir um estímulo motor já que a agulha vindo de posterior habitualmente para o primeiro contato com a parte sensitiva do nervo espinhal (raiz). Com a popularização da ultrassonografia na anestesia regional, essas técnicas têm sido reproduzidas de diferentes formas usando imagem como referência.

BLOQUEIO PARAVERTEBRAL CERVICAL (PLEXO BRAQUIAL VIA POSTERIOR)

O Bloqueio Paravertebral Cervical (BPC) ou Bloqueio do Plexo Braquial via posterior, inicialmente descrito por Pipa em 1990, visa um acesso às raízes do plexo braquial adentrando a fenda interescalênica. Com uma vantagem sugerida para as técnicas contínuas, nas quais o cateter teria uma fixação muscular mais efetiva e menores chances de deslocamentos.

Na técnica clássica, o paciente permanece com ligeira flexão cervical e então é feita identificação dos processos espinhosos de C_7 e C_6; uma linha reta no sentido posterior é traçada a partir da cartilagem cricoide até um ponto 3 cm lateral ao processo espinhoso de C_6, onde será introduzida a agulha a 90º em relação a pele (em direção à cricoide) (Figura 118.3). A agulha é então progredida até a perda de resistência ou contato ósseo com o processo transverso C_6. No caso de contato ósseo, a agulha é então recuada e inclinada cranialmente para progressão até a perda de resistência quando a ponta

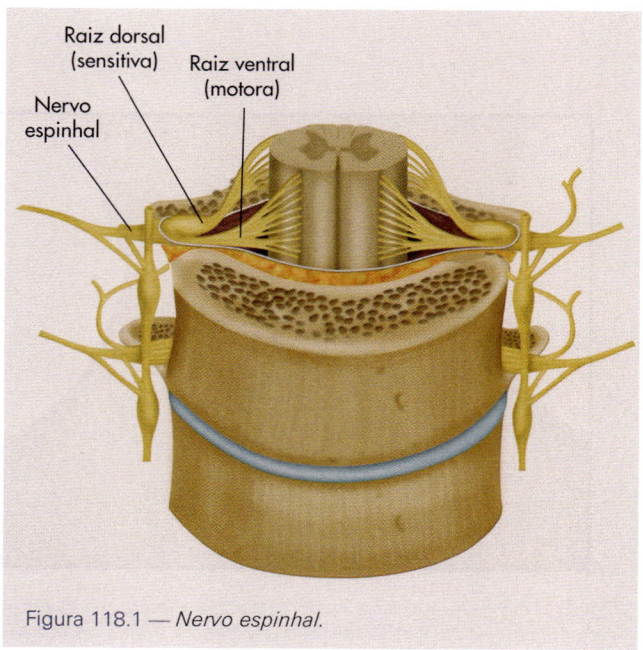

Figura 118.1 — *Nervo espinhal.*

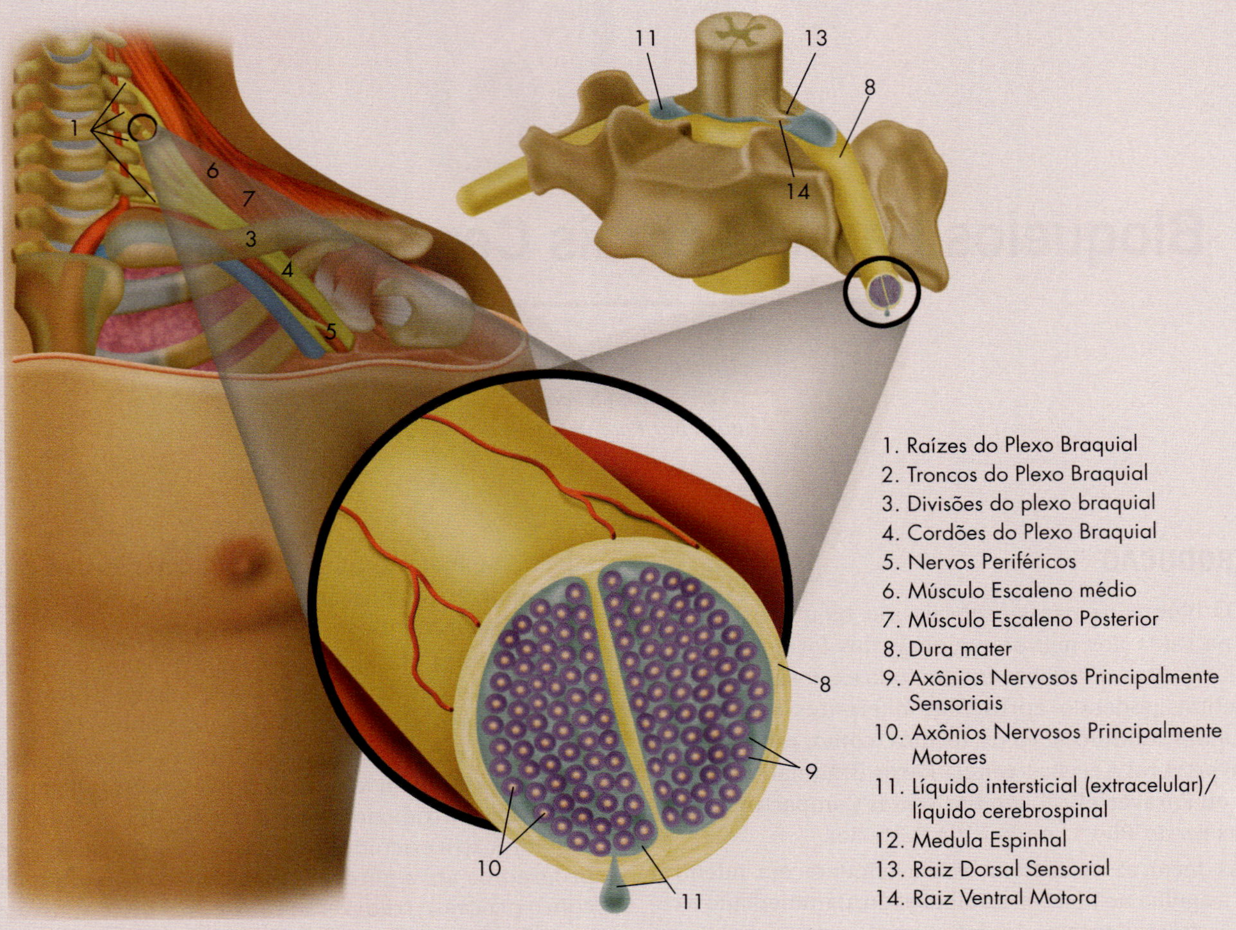

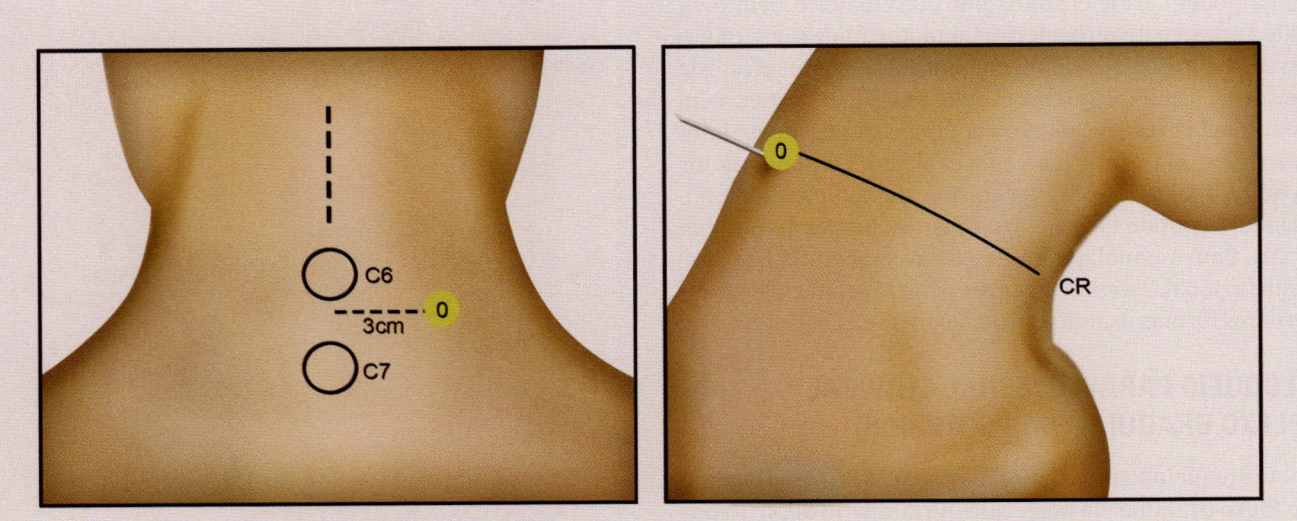

Figura 118.2 — *Região paravertebral cervical.*

1. Raízes do Plexo Braquial
2. Troncos do Plexo Braquial
3. Divisões do plexo braquial
4. Cordões do Plexo Braquial
5. Nervos Periféricos
6. Músculo Escaleno médio
7. Músculo Escaleno Posterior
8. Dura mater
9. Axônios Nervosos Principalmente Sensoriais
10. Axônios Nervosos Principalmente Motores
11. Líquido intersticial (extracelular)/ líquido cerebrospinal
12. Medula Espinhal
13. Raiz Dorsal Sensorial
14. Raiz Ventral Motora

Figura 118.3 — *Referências anatômicas para Bloqueio paravertebral cervical: C6, C7: processos espinhosos da sexta e sétima vertebras cervicais. CR: Cartilagem cricoide. O: Ponto de punção.*

1802 Tratado de Anestesiologia – SAESP

atinge a fenda interescalênica justaforaminal. Então o anestésico local é injetado e a passagem do cateter realizada quando o bloqueio contínuo é necessário.

Essa técnica foi adaptada com o uso da neuroestimulação usando os mesmos reparos anatômicos e agulhas estimuláveis à procura de contrações do deltoide e/ou manguito a uma corrente de 0,5 mA para posicionamento final da agulha antes da injeção; posteriormente modificada por Boezaart, para um ponto de entrada mais lateral, entre os Músculos Trápezio e Elevador da Escápula, procurando um posicionamento final mais lateral da ponta da agulha na tentativa de diminuir o risco das inúmeras intercorrências relatadas como a raqui total, peridural cervical, lesão medular permanente.

Na técnica modificada por Boezaart, o ponto de entrada da agulha fica no encontro das bordas anterior do Trapézio e posterior do Elevador da Escápula, e então a agulha é progredida para média e aproximadamente 30° caudal até que toque osso (tubérculo posterior do processo transverso de C_6); a agulha é desviada para lateral até a perda de resistência e/ou estímulo motor de ombro (0,5 mA) (Figura 118.4).

Essa mesma técnica foi então descrita guiada por ultrassom obedecendo a intersecção dos Músculos Trapézio e Elevador da Escápula como ponto de entrada e navegando a agulha sob visualização direta até sua ponta entre os escalenos, em contato com o plexo braquial. (Figura 118.5).

Vale ressaltar que a via posterior de Pippa, comparada à técnica clássica de acesso à fenda interescalênica (Winnie), aparentemente não apresentou nenhuma vantagem em relação a latência, duração, bloqueio do frênico, ou extensão do bloqueio. Entretanto, eventos adversos graves foram relatados na via posterior, sendo necessário julgamento criterioso dos riscos e benefícios antes de elegê-la.

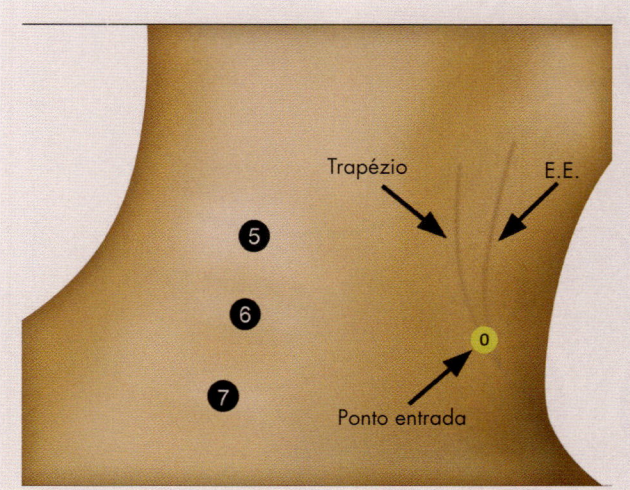

Figura 118.4 — Cervical vista posterior. Trapezio: Borda anterior do músculo trapézio. E. E.: Borda posterior do músculo levantador da escápula. O: ponto de entrada da agulha. 5, 6,7: processos espinhosos da respectivas vertebras cervicais.

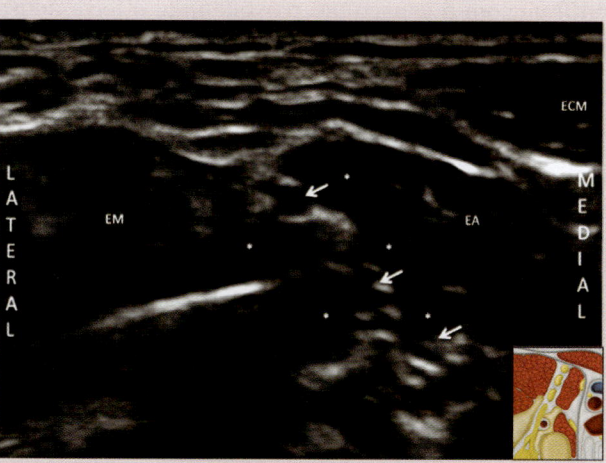

Figura: 118.5 — Agulha profunda na musculatura cervical sendo posicionada na fenda interescalênica na bordagem posterior Plexo Braquial.

ECM: Músculo Esternocleidomastoideo; EA: Músculo Escaleno Anterior; EM: Músculo Escaleno Médio; → Plexo Braquial; * * *: Anestésico Local.

BLOQUEIO PARAVERTEBRAL TORÁCICO

Aspectos Anatômicos

A abordagem do Espaço Paravertebral Torácico (EPVT) possibilita o bloqueio somático e simpático unilateral de vários metâmeros com injeção única. Para obter o resultado esperado, é necessário conhecer a inervação metamérica: dermátomos – pele; esclerótomos– ossos; miótomos – músculos das paredes torácica e abdominal; angiótomos – sistema vascular arterial e venoso; neurótomos – sistema nervoso autônomo; viscerótomos – vísceras do tronco e abdome. Portanto, pode-se escolher o(s) nível(eis) de punção, volume e dose de anestésico local e o posicionamento do cateter no EPVT.

O EPVT é um espaço em forma de "cunha" presente nos dois lados da coluna vertebral e em toda a extensão da caixa torácica. Esse espaço afunila-se à medida que contorna as articulações costotransversas, voltando-se a alargar na região intercostal e intertransversa adjacente (Figura 118.6).

No EPVT estão contidos a emergência do nervo espinhal torácico e sua divisão em ramos dorsal e ventral (nervo intercostal), a artéria e a veia intercostal, a cadeia simpática e os ramos comunicantes branco e cinzento de cada segmento, e os nervos esplâncnicos maior, menor e imo. A pleura parietal determina o limite anterolateral do EPVT. O limite posterior é determinado pelo ligamento costotransverso superior que continua como membrana intercostal posterior ou membrana intercostal interna. Parte do corpo vertebral, do disco intervertebral e do forâmen vertebral limitam medialmente o EPVT com continuidade ao espaço peridural. Lateralmente, o EPVT continua com o espaço intercostal, onde o feixe neurovascular cursa entre a musculatura intercostal interna e a musculatura intercostal íntima (Figuras 118.7, 118.8 e 118.9).

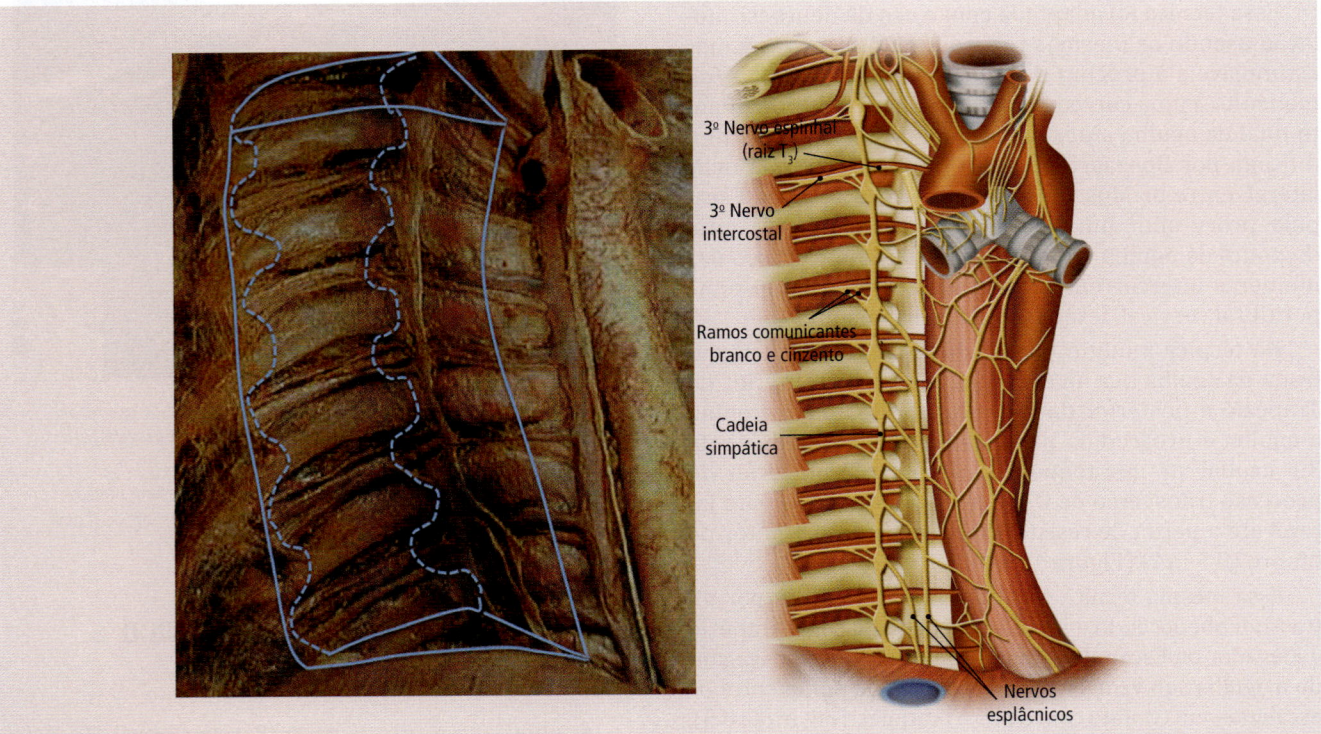

Figura 118.6 — *O espaço paravertebral tem a forma de "cunha" e comunica-se com os espaços ipsilaterais adjacentes. Afunila-se para contornar as articulações costotransversas, percorrendo toda a extensão da caixa torácica.*

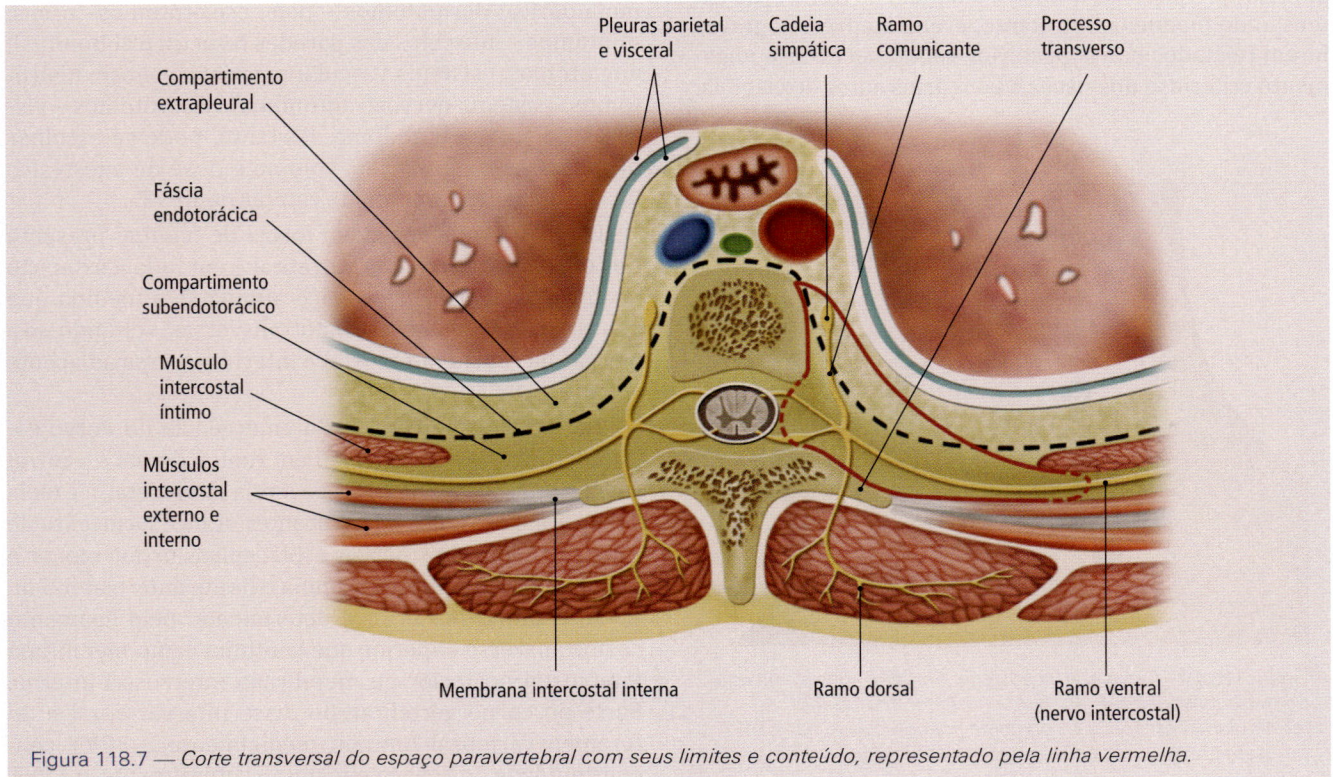

Figura 118.7 — *Corte transversal do espaço paravertebral com seus limites e conteúdo, representado pela linha vermelha.*

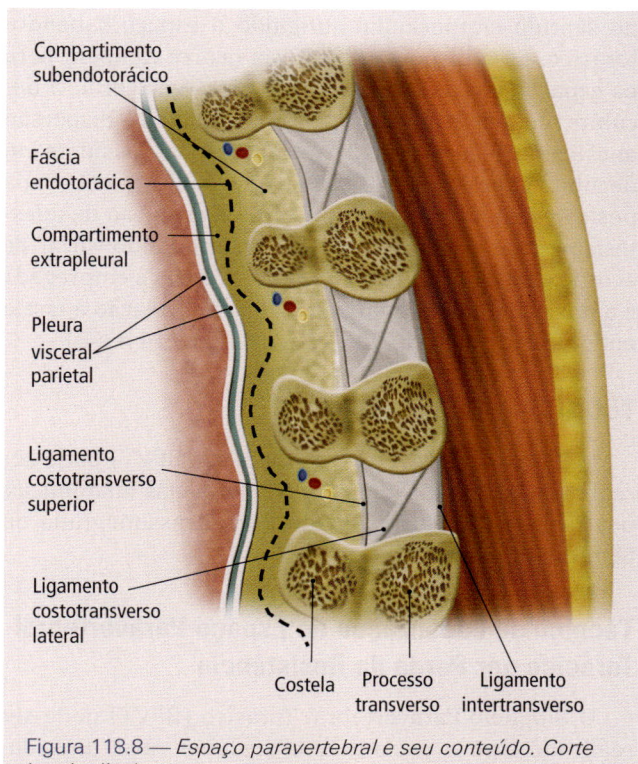

Figura 118.8 — *Espaço paravertebral e seu conteúdo. Corte longitudinal.*

Embora a musculatura intercostal íntima interrompa seu revestimento interno da caixa torácica alguns centímetros lateralmente ao processo transverso, a delgada membrana que a recobre, chamada de fáscia endotorácica, segue até aderir-se à face anterior dos corpos vertebrais, dividindo o EPVT em dois compartimentos. O compartimento subendotorácico com inervação somática representada pelos ramos dorsal e ventral (nervo intercostal) do nervo espinhal, e o compartimento extrapleural contendo a cadeia simpática e nervos esplâncnicos. Esses compartimentos se comunicam graças à trajetória dos ramos comunicantes dos gânglios simpáticos através da fáscia endotorácica junto às artérias e veias intercostais correspondentes a cada segmento.

Na transição toracolombar, a fáscia endotorácica continua como *fáscia transversalis*. Apesar da constrição que os ligamentos arqueados do diafragma exercem sobre a *fáscia transversalis* e sobre os músculos psoas maior e quadrado lombar, o curso abdominal desta fáscia favorece a dispersão anestésica à parede posterior do abdome e, consequentemente, a dispersão até as raízes e os nervos altos do plexo lombar, bloqueando-os.

Na transição toracocervical, o espaço paravertebral torácico se comunica com o plexo braquial e a cadeia simpática cervical (gânglio estrelado) por mecanismos ainda

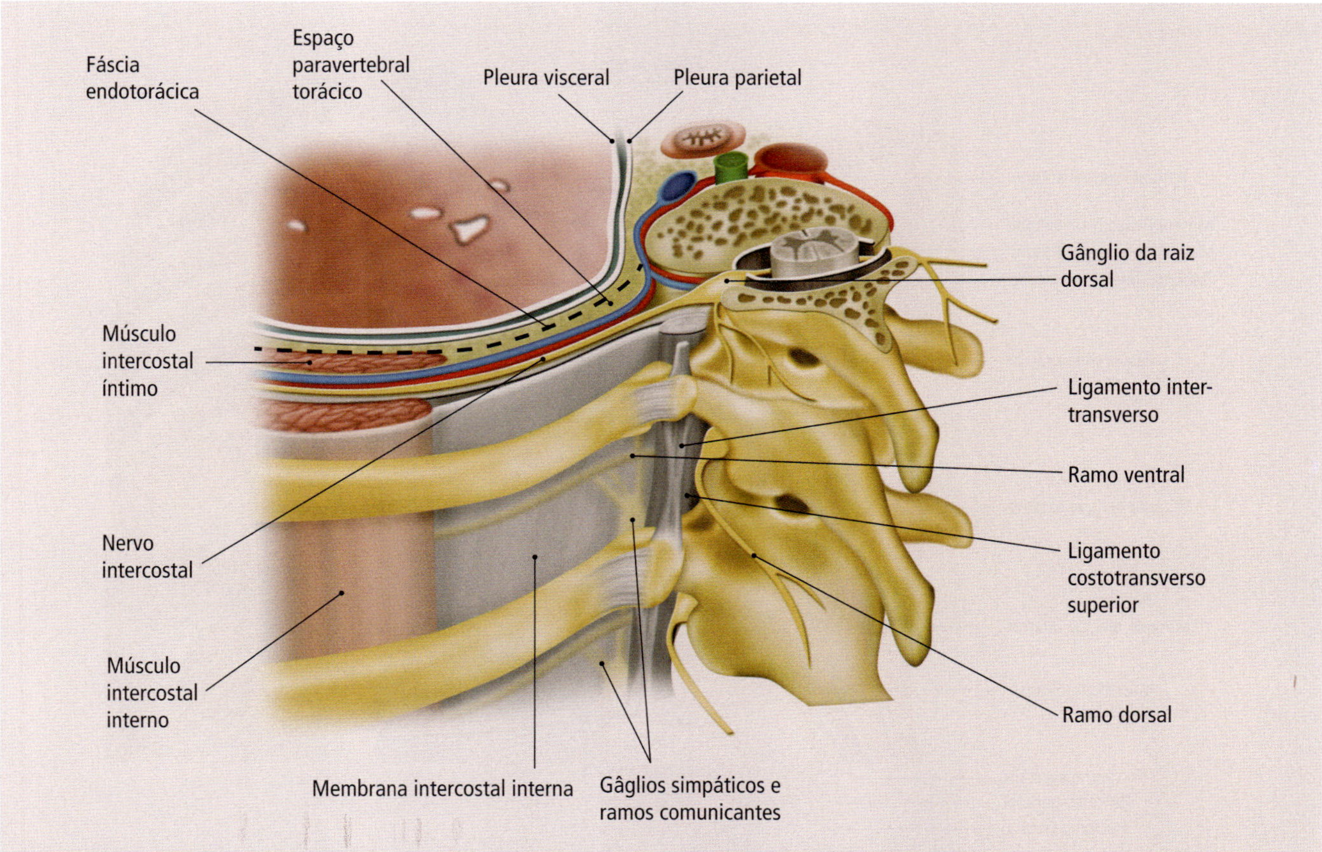

Figura 118.9 — *Representação tridimensional do espaço paravertebral torácico em vista posterolateral.*

não muito bem estabelecidos. Imagina-se que essa comunicação pode se dar através do nervo de Kuntz quando presente. Este, comunica o segundo nervo intercostal à raiz de T_1 e está presente em aproximadamente 50% dos casos. A fáscia endotorácica, ao envolver a cúpula pulmonar, une suas fibras espessando-se e inserindo-se no processo transverso de C_7, formando assim a fáscia de Sibson ou membrana suprapleural, que funcionaria como um diafragma superior com a ação dos músculos escalenos. Assim, o compartimento subendotorácico teria continuidade até a inserção em C_7, onde se fundiria com as laminações da fáscia pré-vertebral cervical, possibilitando a dispersão do anestésico local até o plexo braquial e a cadeia simpática cervical através de um plano fascial, o que parece uma possibilidade mais real (Figura 118.10).

DISPERSÃO DA SOLUÇÃO DE ANESTÉSICO LOCAL E ÁREA DE ANALGESIA

Como já citado, a abordagem do EPVT possibilita o bloqueio somático e simpático unilateral de vários metâmeros com injeção única. A Figura 118.11 mostra a relação da área de inervação torácica e o sistema nervoso autônomo (Figura 118.11).

Dependendo do local metamérico da injeção, espera-se que a dispersão da solução anestésica no EPVT seja no sentido craniocaudal atingindo o espaço subendotorácico. Essa dispersão aleatória ocorre também para os espaços intercostal, peridural e pré-vertebral. O decúbito do paciente pode ter influência na dispersão anestésica (Figura 118.12); é craniocaudal (paciente em decúbito lateral) ou mais caudal que cranial (paciente na posição sentada). Em média, 20mL da solução de anestésico local contempla 5 metâmeros, podendo variar de acordo com o decúbito do paciente, a técnica empregada e a posição final da ponta da agulha em relação à fáscia endotorácica (Figuras 118.13 A e B e 118.14 A e B).

TÉCNICAS DE BLOQUEIOS

O Bloqueio Paravertebral Torácico (BPVT) pode ser realizado baseado somente em referências anatômicas, por neuroestimulação, guiado por ultrassonografia ou técnicas combinadas.

Técnica de Localização do Espaço Paravertebral Torácico por Perda da Resistência

O Bloqueio Paravertebral Torácico (BPVT) pode ser realizado com o paciente em qualquer nível de sedação e anestesia com diferentes posicionamentos. Para a realização da técnica clássica da perda de resistência,

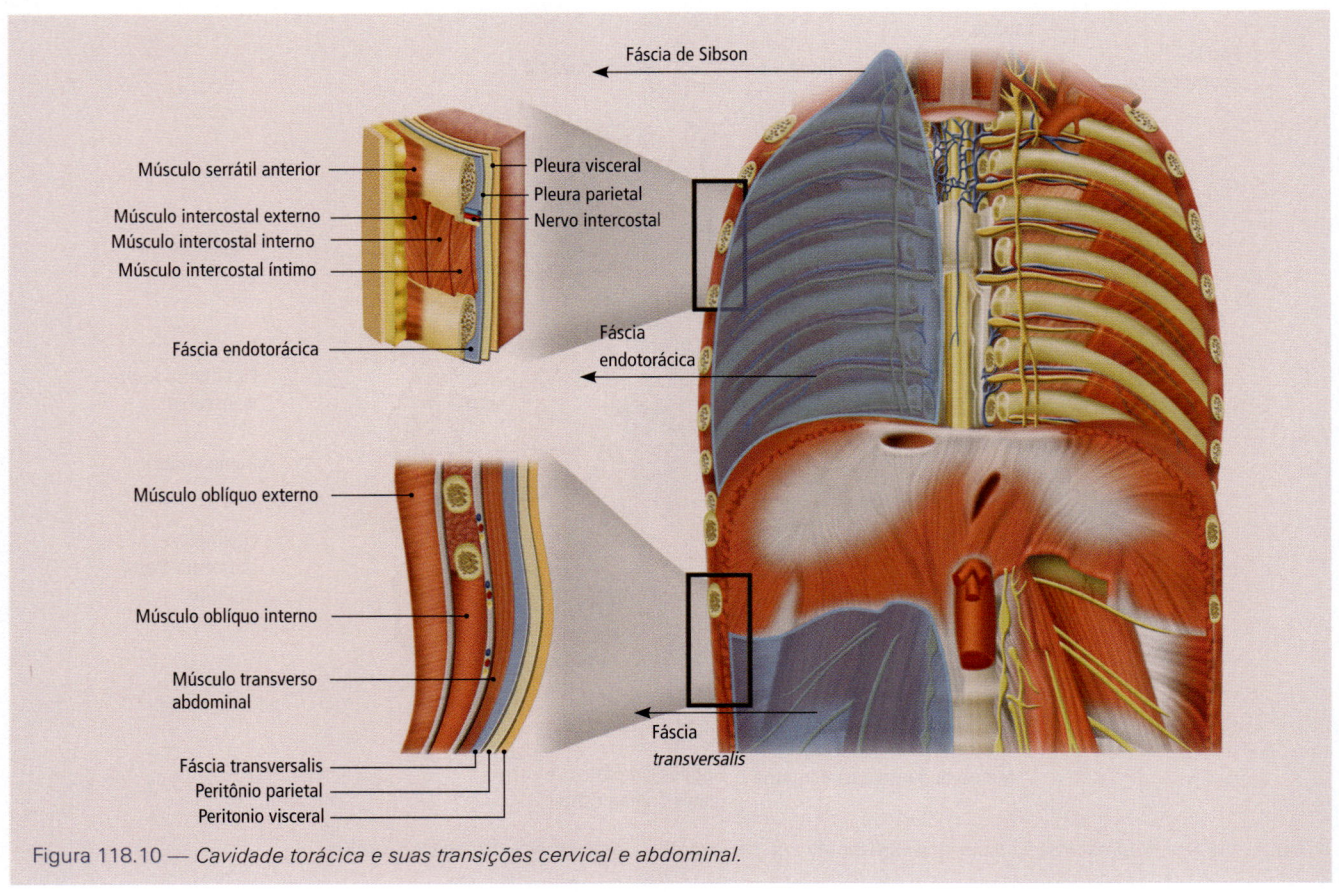

Figura 118.10 — *Cavidade torácica e suas transições cervical e abdominal.*

o paciente sentado levemente sedado permite o melhor alinhamento e exposição das referências anatômicas, além de possibilitar uma resposta parestésica/disestésica à localização da ponta da agulha, se acontecer.

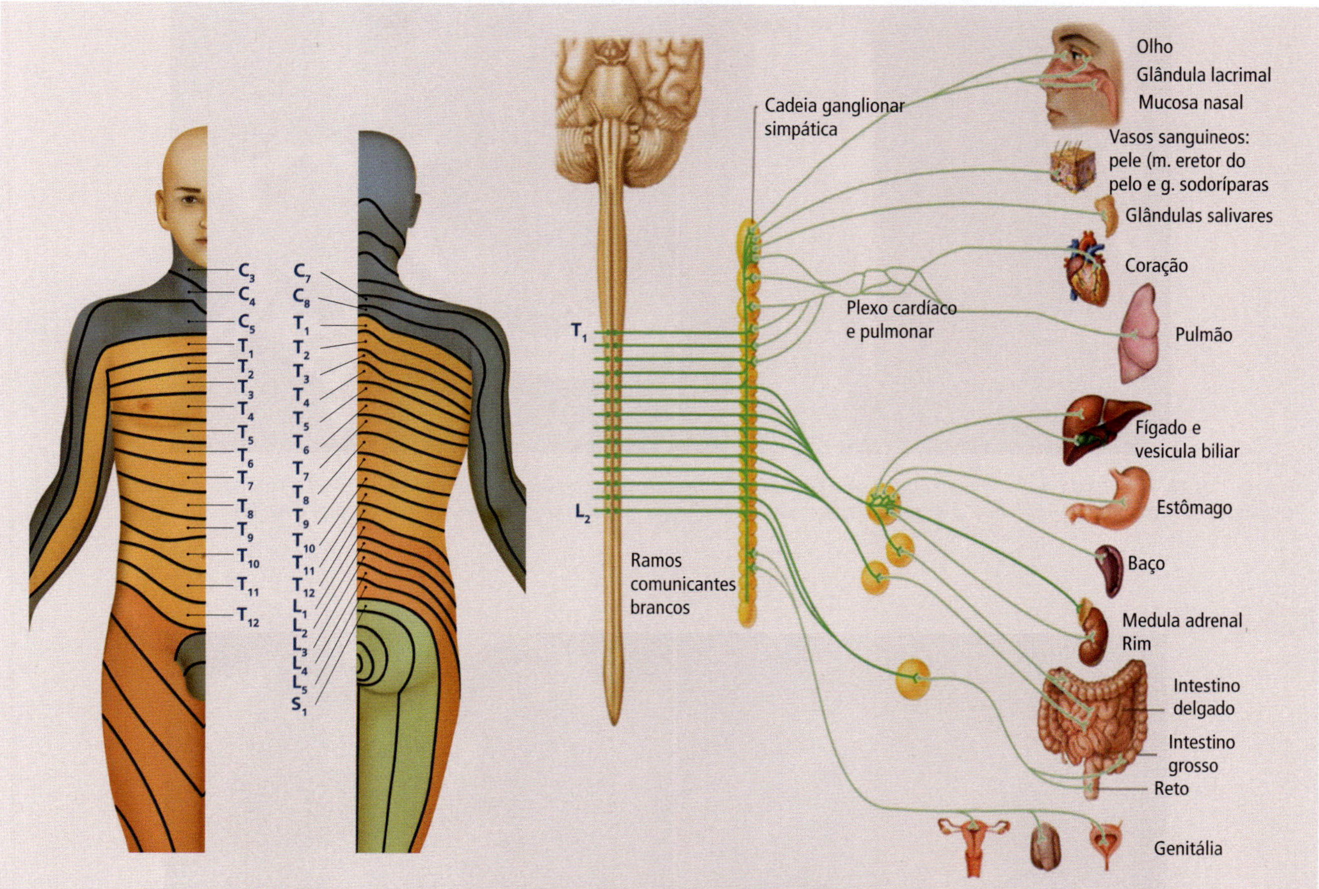

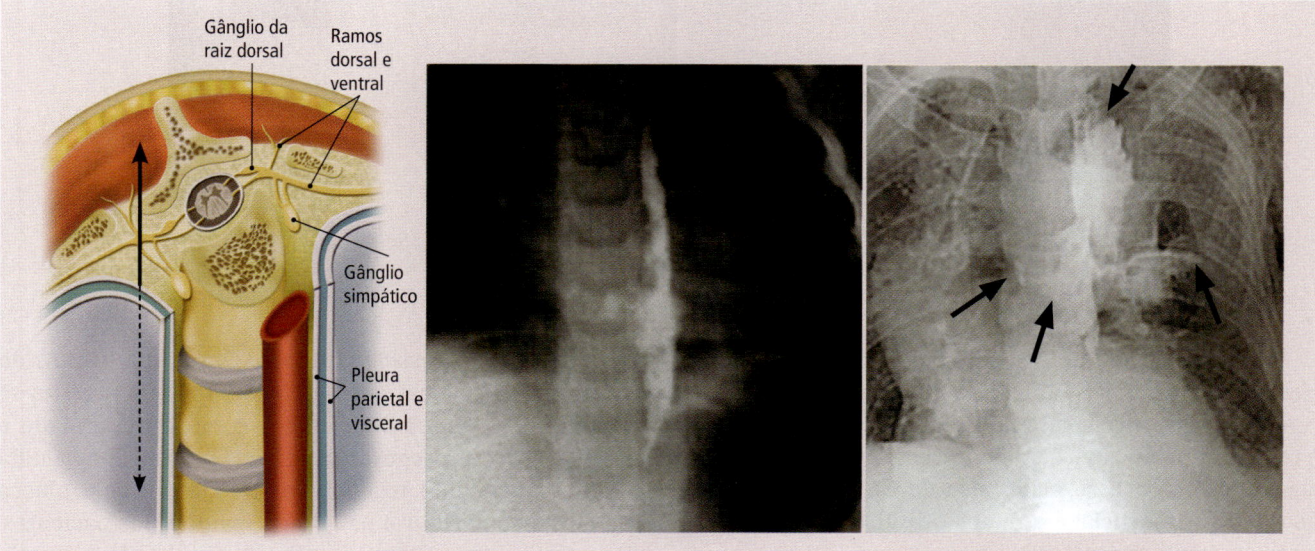

Figura 118.11 — Relação da área de inervação torácica e o sistema nervoso autônomo.

Figura 118.12 — Dispersão do anestésico local: idealmente craniocaudal, porém pode ocorrer para o espaço intercostal, espaço peridural e anterior ao corpo vertebral.

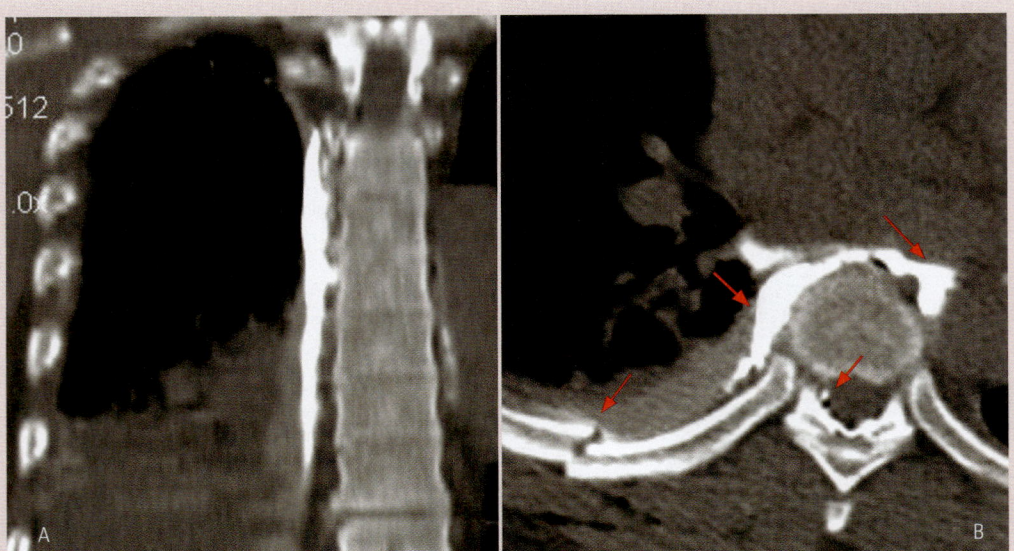

Figura 118.13 — *Solução de 20 mL de anestésico com 8 mL de contraste (total 28 mL) via cateter no EPVT, evidenciando dispersão craniocaudal no corte coronal* **(A)** *e a dispersão intercostal, peridural e anterior ao corpo vertebral no corte axial* **(B)**.

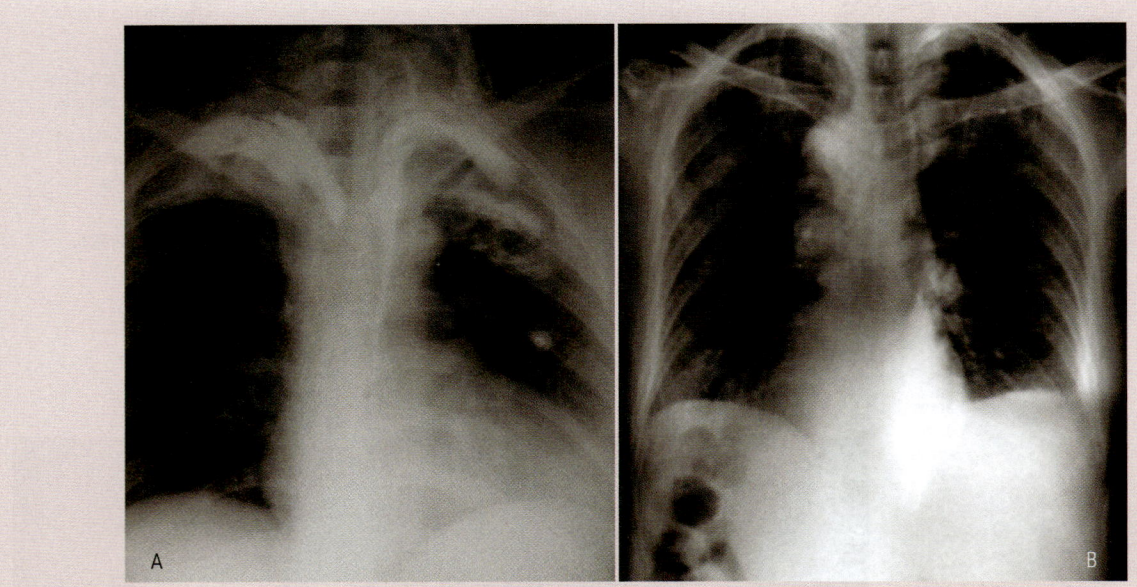

Figura 118.14 — *Dispersão do anestésico local quando injetado no espaço paravertebral alto* **(A)** T_2-T_4 *e baixo* **(B)** T_{10}-T_{12}.

Antes da realização do bloqueio, é necessária criteriosa avaliação dos metâmeros a serem bloqueados. A referência dos níveis submetidos à analgesia/anestesia é realizada pela palpação dos processos espinhosos, iniciando pelo processo espinhoso de C_7, cuja referência anatômica superficial é a maior protuberância na transição cervicotorácica.

A partir da borda superior do processo espinhoso, marca-se o local de punção a 2,5 a 3,5 cm lateral ao polo superior do processo espinhoso. Durante a infiltração com anestésico local com agulha 30×0,7 mm procura-se o contato ósseo, obtendo dados como profundidade e angulação, com a segurança de estar usando uma agulha com comprimento insuficiente para alcançar a pleura ou o espaço peridural na grande maioria dos pacientes. Repete-se a punção, agora com a agulha de bloqueio (Tuohy 18 ou 20G), confirmando o processo transverso/costela, que em paciente com IMC normal (em torno de

IMC=25-25,5) costuma ser de 3 cm. A aproximadamente 1,0-1,5 cm adicionais encontra-se o EPVT, que será identificado pela perda de resistência, tanto via cranial ao bordo cranial, tanto por via caudal ao bordo caudal do processo transverso/costela (Figura 118.15 A a D).

A distância PELE-EPVT é calculada em aproximadamente 4 a 4,5 cm. A profundidade do EPVT varia com a constituição do indivíduo e com o nível da coluna, sendo mais superficial na cifose torácica (aproximadamente 2,0 cm) e mais profundo próximo às transições cervicotorácica e toracolombar (aproximadamente 4,0 cm). Na eventualidade de não contatar as referências ósseas, repetir a punção com discretas inclinações para cranial e caudal, progredindo cada centímetro até que aconteça o contato ósseo. Um discreto clique pode ser sentido quando o ligamento costotransverso superior é perfurado, simultaneamente à sensação da perda da resistência. Sem indícios de aspiração vascular, inicia-se devagar a injeção do anestésico local, dilatando o EPVT em seguida permitindo a progressão de um cateter para a técnica contínua (Figuras 118.16 A a D).

Informações Importantes

♦ A sensação do clique do ligamento costotransverso superior é mais sutil e delicada em comparação ao clique do ligamento amarelo durante o bloqueio peridural.
♦ A sensação de perda de resistência também é mais sutil do que na punção peridural, e pode haver uma discreta variação na pressão de injeção conforme a ventilação do paciente.
♦ Deve-se sempre respeitar os 2,0 cm de progressão máxima da agulha após a localização do processo transverso, já que o clique e a perda de resistência podem não ser convincentes.
♦ A progressão do cateter deve ficar entre 2,0 e 4,0 cm, dificultando sua migração para os espaços intercostal, peridural ou pré-vertebral.

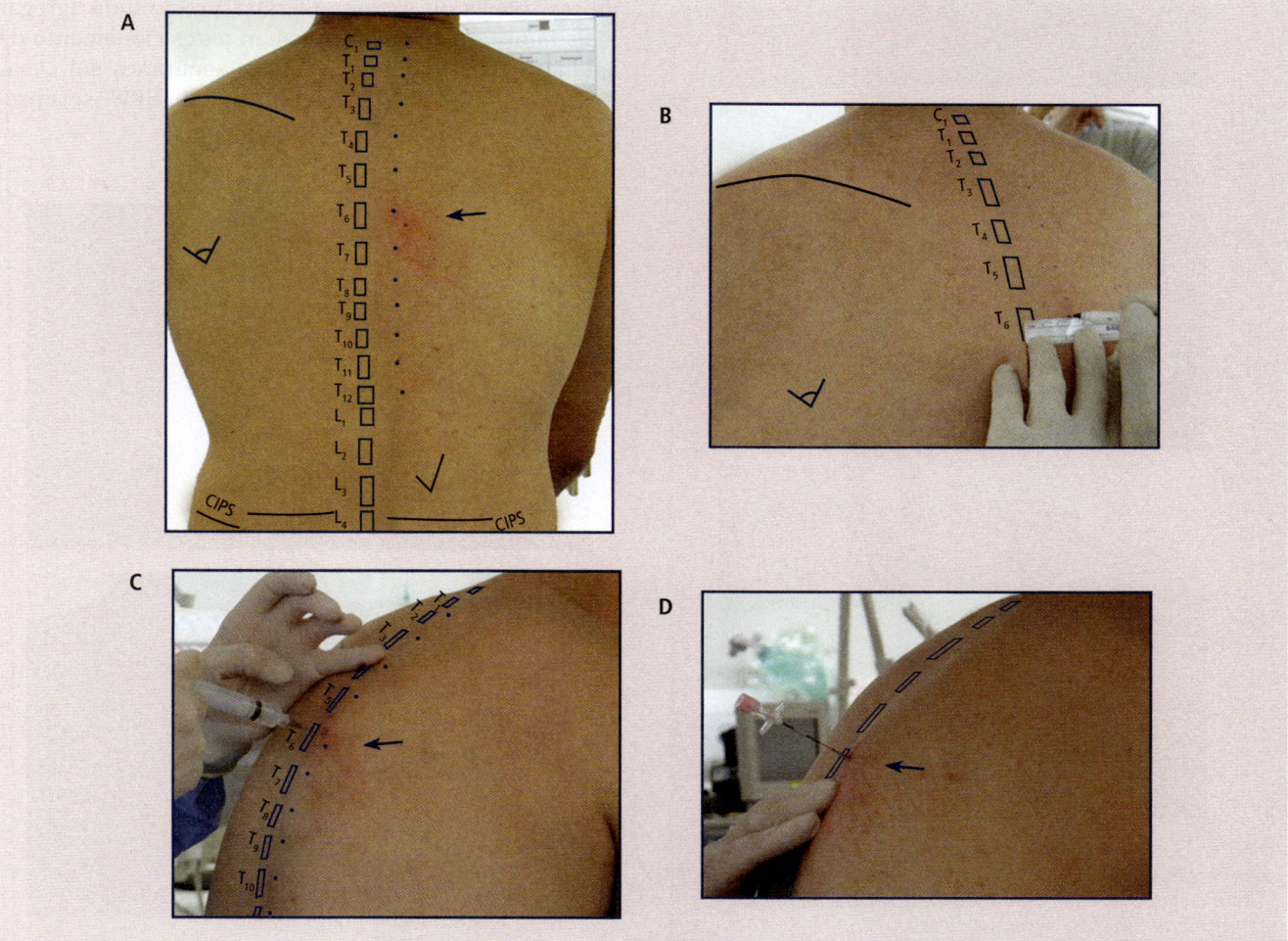

Figura 118.15 — **(A)** Contagem dos processos espinhosos a partir de C_7 e demarcação; **(B)** Demarcação do ponto de punção 3,0 cm lateral ao processo espinhoso; **(C)** Anestesia local com agulha hipodérmica procurando um primeiro contato ósseo; **(D)** Punção com agulha a 90° em relação à pele até contato ósseo com o processo transverso/costela.

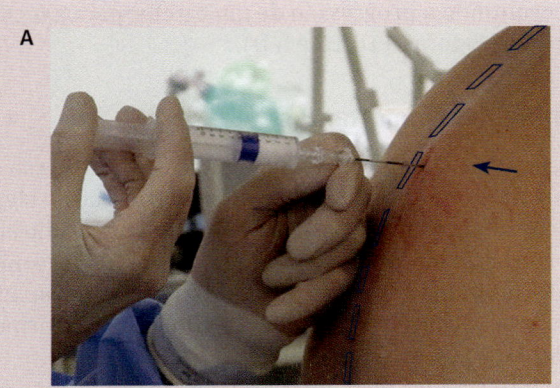
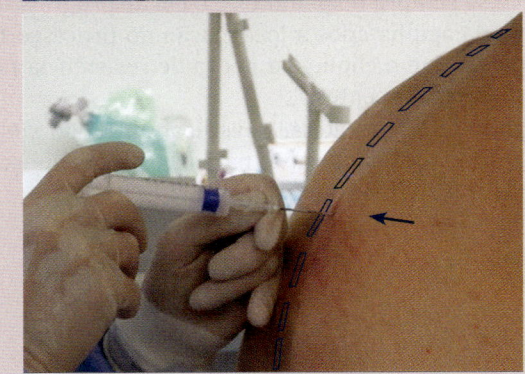
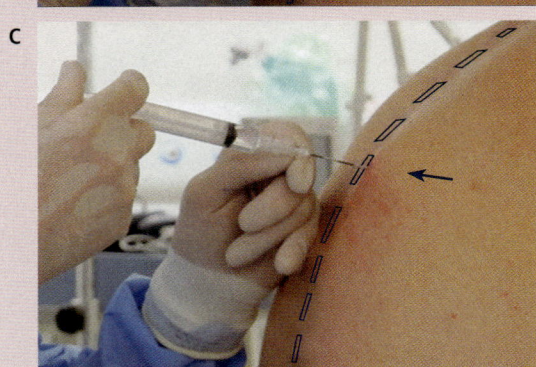
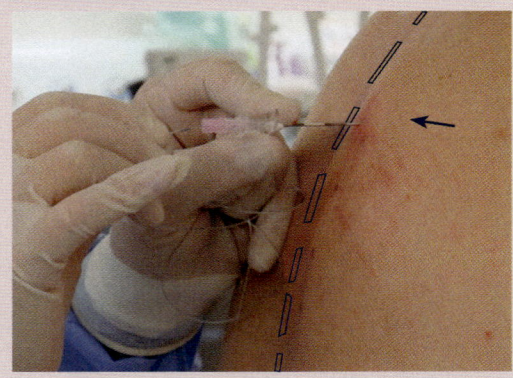

Figura 118.16 — **(A)** *Inclinação da agulha para cranial e progressão usando técnica de perda de resistência;* **(B)** *Após discreto clique do ligamento costo-transverso superior a sensação de PDR sutil sinaliza a entrada no EPVT;* **(C)** *Após aspiração negativa para sangue a injeção de anestésico local lentamente;* **(D)** *Progressão do cateter (2 a 4 cm) para técnica continua.*

- A progressão do cateter é habitualmente mais difícil do que no espaço peridural. Para obter êxito, podem ser necessários pequenos ajustes na agulha (rotação, inclinação, profundidade). Muitas vezes o bisel da agulha rodado para a lateral facilita sua progressão (Figuras 118.17 A e B).
- A injeção de anestésico local com nenhuma resistência e uma progressão do cateter com muita facilidade e sem resistência sugerem posicionamento interpleural.
- Os processos espinhosos torácicos são longos e caudalmente inclinados situando-se no eixo transversal do processo transverso da vértebra imediatamente inferior.

A Figura 118.18 A a C mostra a posição da agulha e sua progressão

Técnica Guiada por Neuroestimulação

A neuroestimulação pode ser usada como técnica única para a realização do BPVT, ou associada à perda de resistência ou ultrassonografia, procurando agregar mais informações que confirmem o posicionamento da agulha e consequentemente mais segurança em casos nos quais a dificuldade de localização do EPVT seja prevista. (DPOC, escoliose, obesidade).

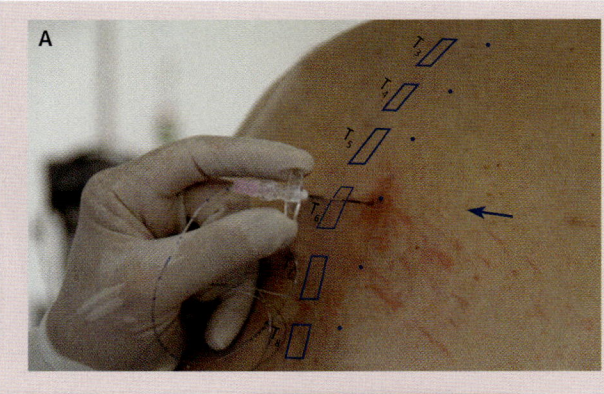
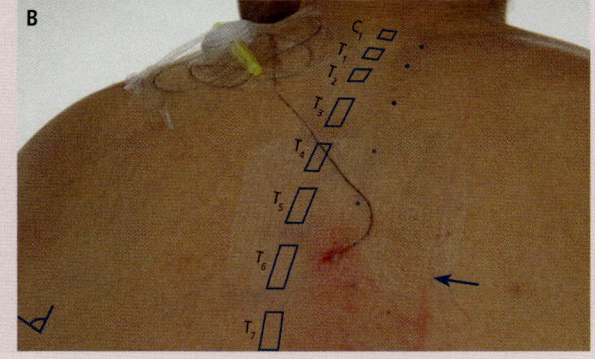

Figura 118.17 — **(A)** *Rotação do bisel da agulha para a lateral (intercostal) pode facilitar a progressão do cateter;* **(B)** *Fixação e curativos adequados.*

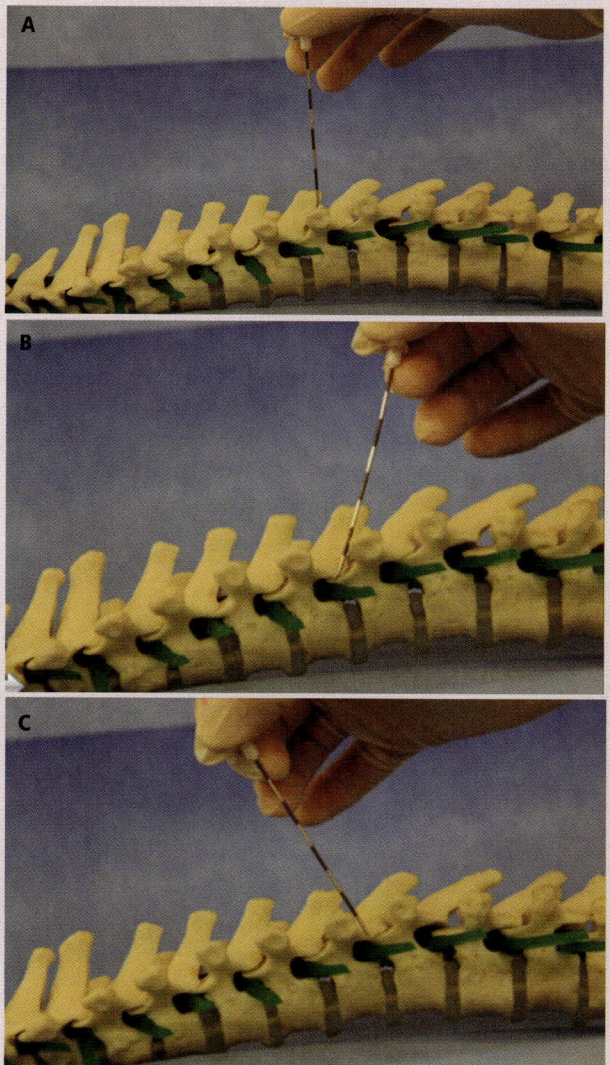

Figura 118.18 — **(A)** *Agulha em 90° tocando o processo transverso da vértebra inferior ao processo espinhoso alinhado (palpado);* **(B)** *Progressão da agulha ao bordo cranial do processo transverso tocado em direção ao EPVT/Raiz correspondente ao espinhoso alinhado (palpado);* **(C)** *Progressão da agulha ao bordo cranial do processo transverso tocado, em direção ao EPVT/Raiz um nível abaixo do espinhoso alinhado (palpado).*

Nessa técnica, o bloqueio também pode ser realizado em qualquer posicionamento ou nível de sedação/anestesia, sem o uso de bloqueadores neuromusculares.

O paciente sentado e levemente sedado pode ajudar com a exposição e alinhamento das referências anatômicas, permitindo que esse se manifeste quanto a contrações e parestesia da região toracoabdominal mesmo quando ainda em baixa intensidade. Conhecendo-se a inervação local e metamérica, é possível prever qual o estímulo motor quando o posicionamento da agulha estiver próximo à raiz nervosa. Nas raízes torácicas altas, de T_2-T_7, a contração da musculatura intercostal prevalece com pequenos movimentos na caixa torácica ipsilateral, podendo ser vistos e/ou sentidos quando deixamos uma das mãos repousando sobre ela durante a progressão da agulha. Nas raízes torácicas baixas de T_8-T_{12}, além da contração da musculatura intercostal, espera-se a contração da musculatura da parede abdominal ipsilateral.

Os mesmos passos, desde a escolha do(s) local(is) de punção, a antissepsia, a marcação da pele e a anestesia local, devem ser realizados conforme descrito anteriormente na técnica por perda de resistência. Então, utilizando uma agulha revestida própria para neuroestimulação, realiza-se a punção 90° em relação à pele, 2,5 a 3,5 cm lateral à borda superior do processo espinhoso. Com o neuroestimulador em 5,0 mA e corrente fechada com eletrodo na parede torácica, progride-se a agulha até 3 cm. Caso o processo transverso seja tocado, ligeiras mudanças na inclinação para cranial ou caudal devem ser feitas até que ele seja transpassado e a resposta sensório-motora encontrada.

Adentrar o EPVT com a agulha num estímulo "supramáximo" (5,0 mA) deve gerar alguma resposta sensório-motora, porém, recomenda-se a progressão lenta e a partir do terceiro centímetro e a orientação ao paciente para referir qualquer sensação de contração ou parestesia toracoabdominal. Também pode-se usar a palpação da parede toracoabdominal durante a progressão da agulha, permitindo sentir discretas contrações em pacientes sob sedação mais profundas ou obesos que dificultem a visualização da resposta motora (Figura 118.19 A a D).

Embora seja aceitável o posicionamento da ponta da agulha no EPVT com estímulo 5,0 mA, procurar uma resposta motora entre 0,2 e 2,0 mA sugeriria um posicionamento mais próximo da raiz nervosa que encontrasse "antes" (posterior) da fáscia endotorácica, e consequentemente a injeção e a dispersão do anestésico local seriam predominantemente no espaço subendotorácico.

Nos casos em que se deseja uma dupla verificação, é possível a associação das técnicas de perda de resistência e neuroestimulação, e, na disponibilidade de *kit* com agulha Tuohy revestida própria para bloqueios periféricos, é possível a realização da técnica contínua. Usando a mesma técnica descrita anteriormente, espera-se sentir o clique do ligamento costotransverso superior e, em seguida, a perda de resistência concomitante ao início da resposta motora. Então, basta injetar o anestésico local e progredir o cateter, se desejado (Figuras 118.20 A a D).

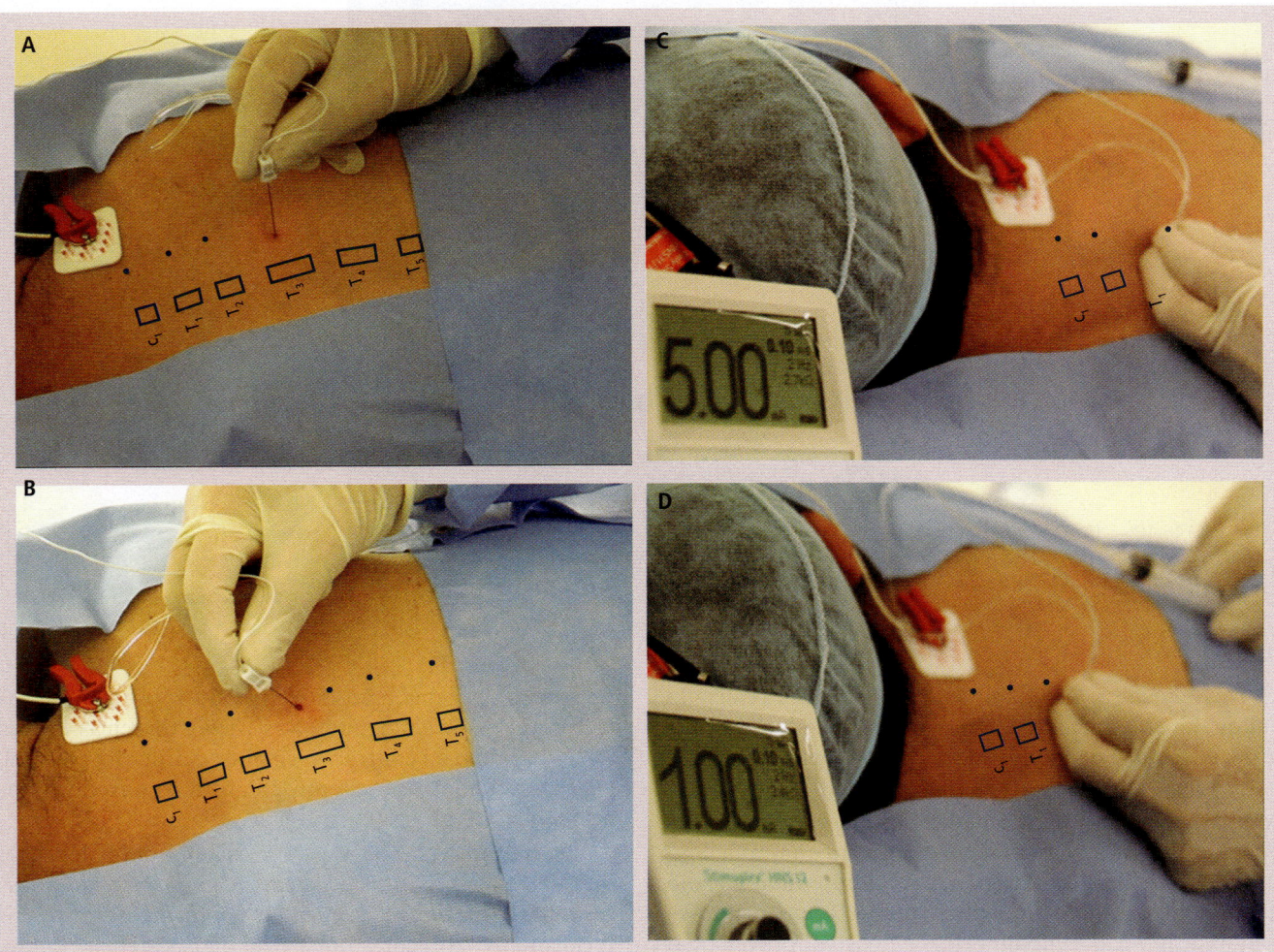

Figura 118.19 — **(A)** *Após botão anestésico na pele e subcutâneo, introduz-se a agulha própria para bloqueio a 90° em relação à pele até o contato ósseo;* **(B)** *Com pequenos incrementos na angulação procura-se progredir a agulha ao EPVT adjacente acima ou abaixo do processo transverso tocado;* **(C)** *Quando a progressão da agulha não for mais interrompida pelo anteparo ósseo, ao mesmo tempo um discreto "clique" é sentido e a resposta motora aparecerá. (T_2 - T_7: contração intercostal; T_8 -T_{12}: contração abdominal e intercostal);* **(D)** *Refina-se então o posicionamento da ponta da agulha procurando respostas motoras com estímulos com correntes próximas a 1,0 mA e a injeção do anestésico local em volume e concentrações previamente escolhidos.*

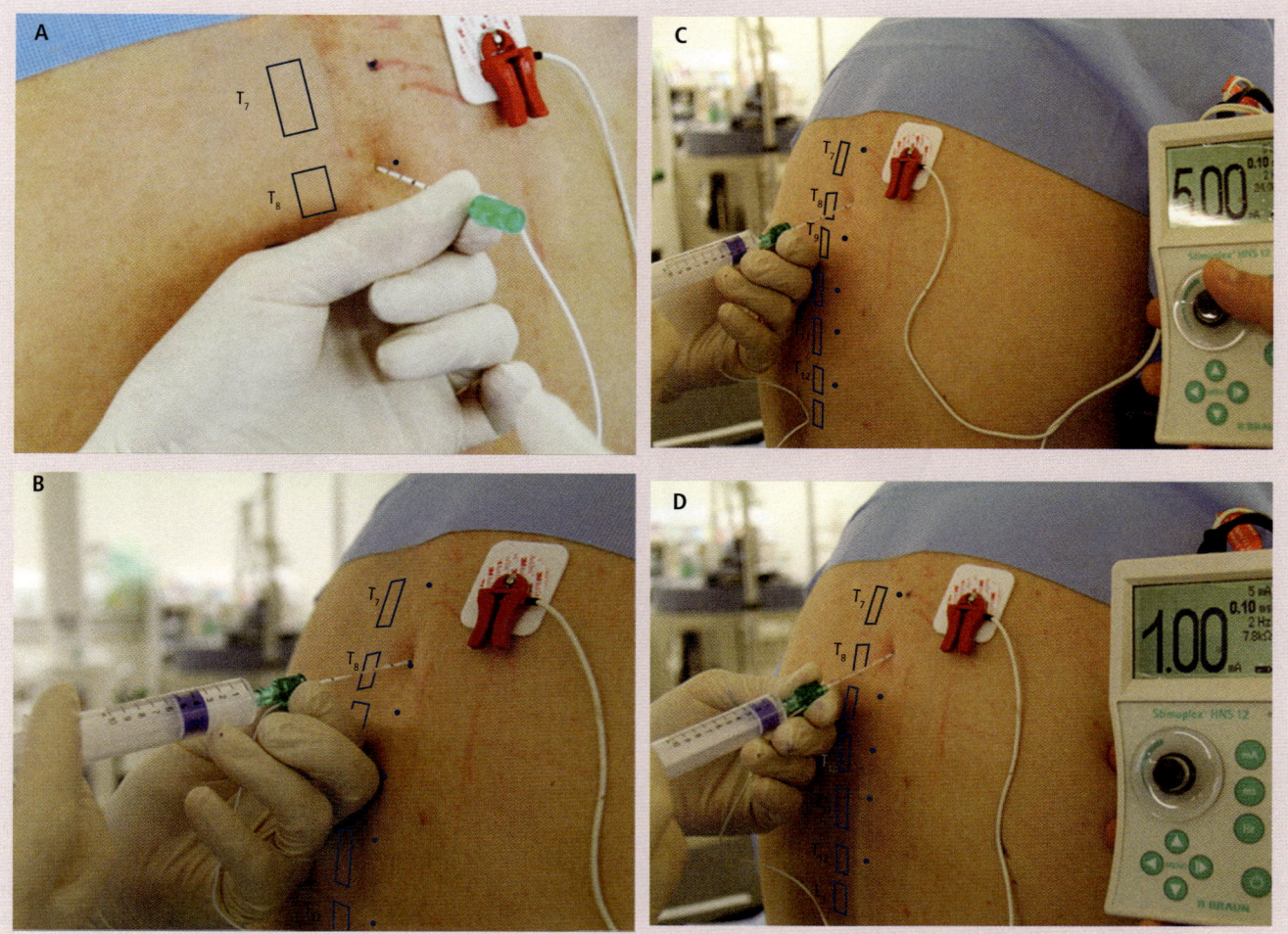

Figura 118.20 — **(A)** Após botão anestésico na pele e subcutâneo, introduz-se a agulha própria para bloqueio a 90° em relação à pele até o contato ósseo; **(B)** Com pequenos incrementos na angulação procura-se progredir a agulha ao EPVT adjacente acima ou abaixo do processo transverso tocado; **(C)** Quando a progressão da agulha não mais for interrompida pelo anteparo ósseo, ao mesmo tempo um discreto clique e a perda de resistência são sentidos e a resposta motora aparecerá. ($T_2 – T_7$: contração intercostal; $T_8 – T_{12}$: contração abdominal e intercostal); **(D)** Então, reduz-se a corrente e se necessário refina-se o posicionamento da agulha procurando respostas motoras come estímulos próximos a 1,0 mA, antes da injeção do anestésico local.

Informações Importantes

- As respostas motoras ótimas das raízes altas (T_2-T_7) e baixas (T_8-T_{12}) para um mesmo estímulo podem diferir bastante. Nas raízes altas, apenas a contração da musculatura intercostal ocorrerá, o que resulta em movimentos de pequena amplitude pelo tamanho da musculatura e seu posicionamento no arcabouço ósseo torácico. Já as raízes baixas, além dos músculos intercostais, inervam a musculatura da parede abdominal, que pode movimentar-se livremente sem a resistência de um arcabouço ósseo; as contrações tornam-se bem mais amplas e de fácil visualização (Figura 118.21).
- É importante observar se há resposta motora bilateral, o que sugere posicionamento da agulha no espaço peridural e não no EPVT. Nesses casos, se a peridural não for uma alternativa aceitável de anestesia/analgesia, deve-se recuar a agulha até o subcutâneo e direcioná-la para a lateral, ou recomeçar o processo com uma nova marcação 1,0-1,5 cm mais lateral que a anterior.
- Muitas vezes o ramo dorsal da raiz nervosa pode estar no trajeto da agulha, e seu estímulo pode promover importantes contrações da musculatura eretora espinhal por ele inervada. Assim, uma resposta motora paraespinhal ipsilateral, sem a contração intercostal ou abdominal, não garante um bom posicionamento da agulha. Já a resposta intercostal/abdominal "pura" sugere o estímulo do ramo ventral da raiz dentro do EPVT (no compartimento subendotorácico), sendo adequada para injeção (Figura 118.22).

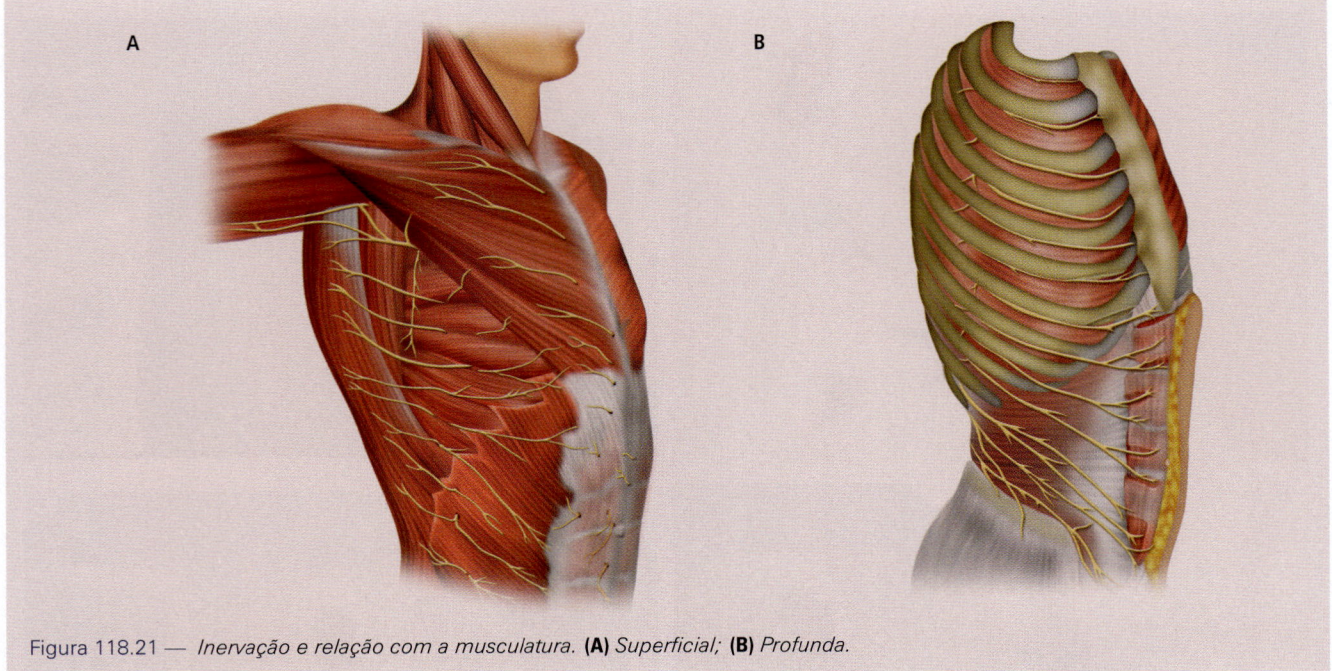

Figura 118.21 — *Inervação e relação com a musculatura.* **(A)** *Superficial;* **(B)** *Profunda.*

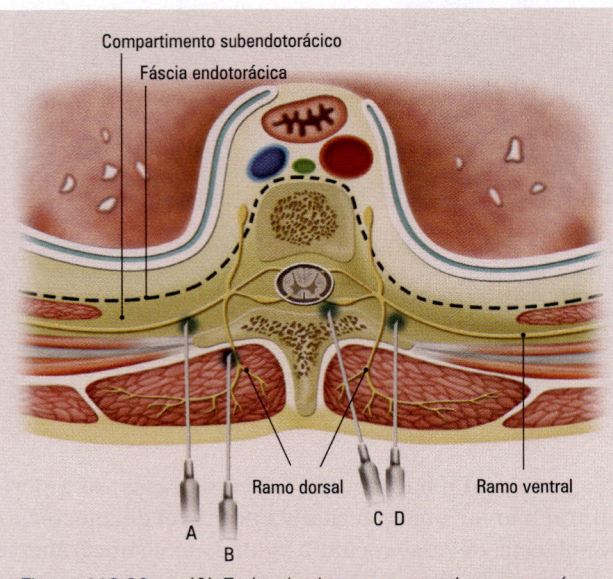

Figura 118.22 — **(A)** *Estímulo do ramo ventral que gerará uma contração da musculatura intercostal/abdominal (dependendo do metâmero) que condiz com o bom posicionamento da agulha no EPVT com grande possibilidade de estar no compartimento subendotorácico (posterior à fáscia endotorácica);* **(B)** *Estímulo do ramo dorsal fora do EPVT gerando uma contração da musculatura eretora espinhal que não condiz com um bom posicionamento da agulha;* **(C)** *Agulha direcionada discretamente para medial pode adentrar o espaço peridural e desencadear um estímulo toracoabdominal bilateral.* **(D)** *Posicionamento adequado da agulha dentro do EPVT podendo gerar estímulo do ramo dorsal (musculatura eretora espinhal), ramo ventral (musculatura intercostal/abdominal) ou ambos. Sendo aceitos para injeção apenas quando o ramo ventral estiver envolvido, conforme ilustrado nas situações A e B.*

Técnicas Guiadas por Ultrassonografia

Para a realização do BPVT guiado por USG é essencial a identificação da pleura (PL), da membrana intercostal interna (MII) e do processo transverso (PT) independente da técnica a ser realizada, possibilitando acompanhamento da progressão da agulha e o posicionamento final da ponta entre os limites superficial e profundo do EPVT, seguido pela injeção do anestésico local.

As abordagens ultrassonográficas mais usadas são:

- **Intercostal:** corte transversal paramediano.
- **Longitudinal:** corte sagital paramediano.
- **Oblíqua:** corte oblíquo paramediano.

Normalmente o EPVT encontra-se entre 2,0 e 4,0 cm de profundidade. O uso do transdutor linear de alta frequência possibilita sua visualização com boa qualidade de imagem. Eventualmente, quando as referências anatômicas estão localizadas mais profundamente, em especial nos obesos, o transdutor curvo de baixa frequência é o mais apropriadamente usado. Recomenda-se sempre o uso de agulhas de bisel curto próprias para bloqueios periféricos ou Tuohy nos casos em que o bloqueio contínuo seja desejado. As agulhas de ponta "romba", além de serem menos traumáticas quando em contato com as estruturas nervosas, promovem uma movimentação grosseira dos tecidos adjacentes facilmente visível ao ultrassom. Essa deformação gerada na imagem junto à sensibilidade aos cliques quando perfuram-se fáscias e ligamentos mostram, indiretamente, onde está a ponta da agulha mesmo quando há dificuldade no alinhamento com o feixe sonoro nas técnicas em plano (longitudinal), ou quando a técnica eleita é com punção fora do plano (transversal).

A conexão da agulha com a seringa é facilitada quando se utiliza material apropriado de ultrassonografia, interpondo-se uma extensão tubular entre agulha e seringa, evitando deslocamentos da agulha.

Abordagem Intercostal

Após a palpação, prepara-se a demarcação dérmica dos processos espinhosos a partir de C_7. Havendo dificuldade, posicionando o transdutor longitudinal paramediano sobre o músculo trapézio, obtém-se a imagem da primeira costela e, com a progressão desse corte no sentido caudal, é possível contá-las e determinar o exato metâmero (espaço intercostal) que se deseja realizar o bloqueio (Figura 118.23 A a C).

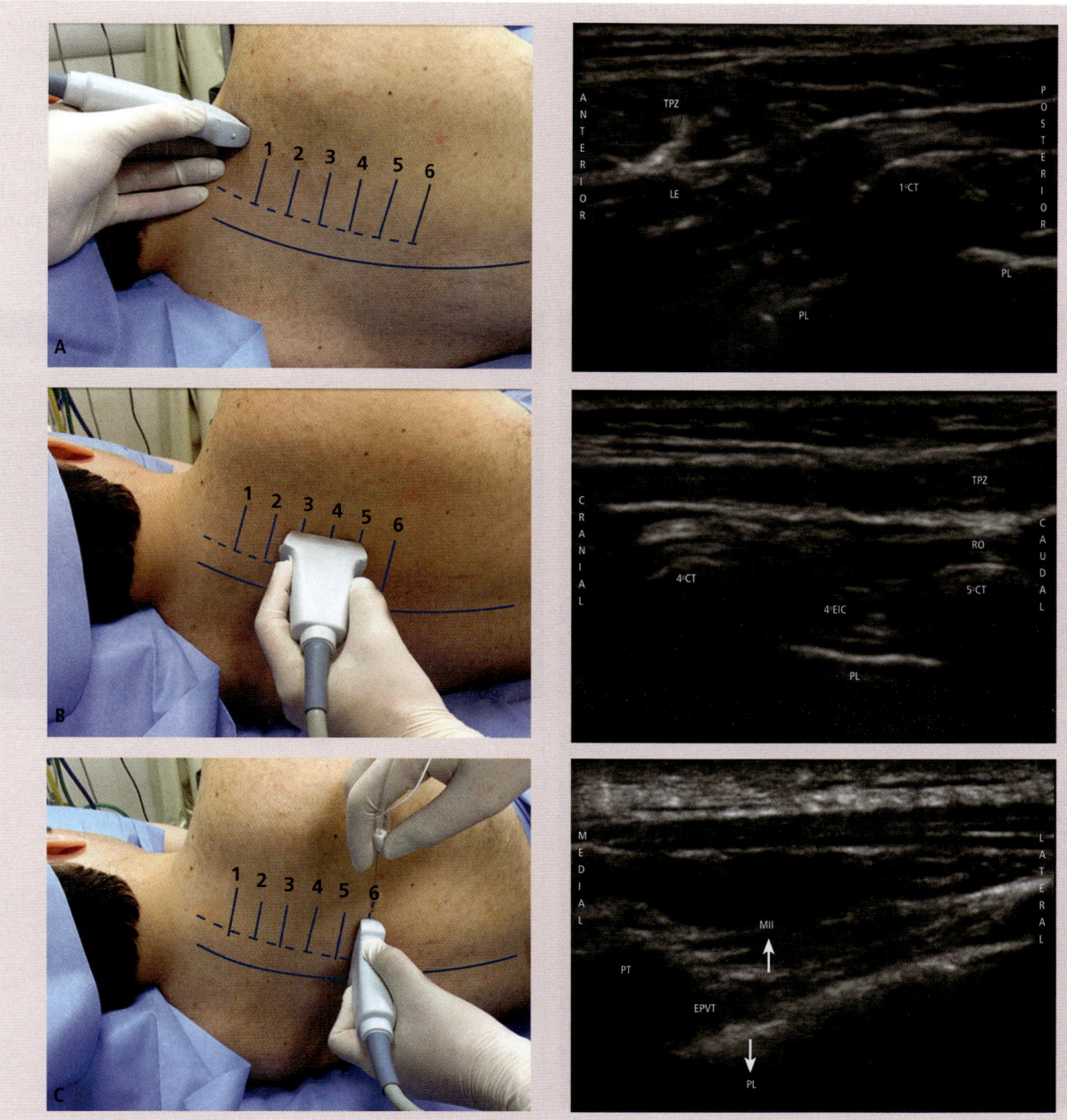

Figura 118.23 — *Exame ultrassonográfico contando os espaços intercostais para determinar o local exato a ser bloqueado.* **CT:** *Costela;* **PL:** *Pleura;* **TPZ:** *Músculo Trapézio;* **LE:** *Músculo Levantador da Escápula;* **RO:** *Músculo Romboide Maior;* **EIC:** *Espaço Intercostal.* **(A)** *Corte longitudinal paramediano sobre o músculo trapézio, evidenciando a cúpula pleural.* **(B)** *Continuação do corte longitudinal paramediano e a contagem dos EICs.* **(C)** *Rotação do transdutor para corte transversal paramediano no metâmero (EIC) pré-escolhido, à procura da imagem ideal para o bloqueio nesta técnica.*

Determinado o local da punção, com técnica asséptica, posiciona-se o transdutor procurando um corte transversal paramediano livre da sombra acústica da costela, evidenciando as principais referências anatômicas que são a pleura, o processo transverso e a membrana intercostal interna. Pequenas varreduras craniocaudais podem mostrar uma "janela" totalmente velada pela costela; processo transverso, membrana intercostal interna, pleura; ou apenas com a membrana intercostal interna e a pleura (Figura 118.24 A a C).

Obtida uma imagem USG ideal, podemos optar pela técnica que guiará a agulha ao EPVT. Ela pode ser em plano de lateral para medial; em plano medial para lateral; ou fora do plano (Figura 118.25 A a C, 118.26, 118.27 e 118.28).

Identificada a ponta da agulha, profunda à membrana intercostal, inicia-se a injeção lenta do anestésico local verificando o deslocamento anterior da pleura e a expansão do EPVT (Figura 118.29).

Informações Importantes

- Na abordagem em plano lateral para medial, deve-se tomar extremo cuidado com a progressão da agulha conforme ela se aproxima do processo transverso, já que sua sombra acústica impossibilitará a visualização da ponta que estará progredindo em direção aos limites mediais do EPVT (forâmen/corpo/disco vertebral), podendo levar a um pinçamento da raiz contra o forâmen, injeção peridural ou intradural. Portanto, sugere-se que a angulação da agulha seja ideal para atingir a porção mais lateral do EPVT que ainda não está "escondida" atrás da sombra acústica do processo transverso, e realizar a injeção nesse local.

- Nos casos de difícil alinhamento na técnica em plano (EPVT profundo), ou do uso da técnica fora do plano, vale o preparo de uma seringa com solução salina para a realização da "hidrolocalização" com pequenas injeções, conforme a progressão da agulha. Com a ponta já

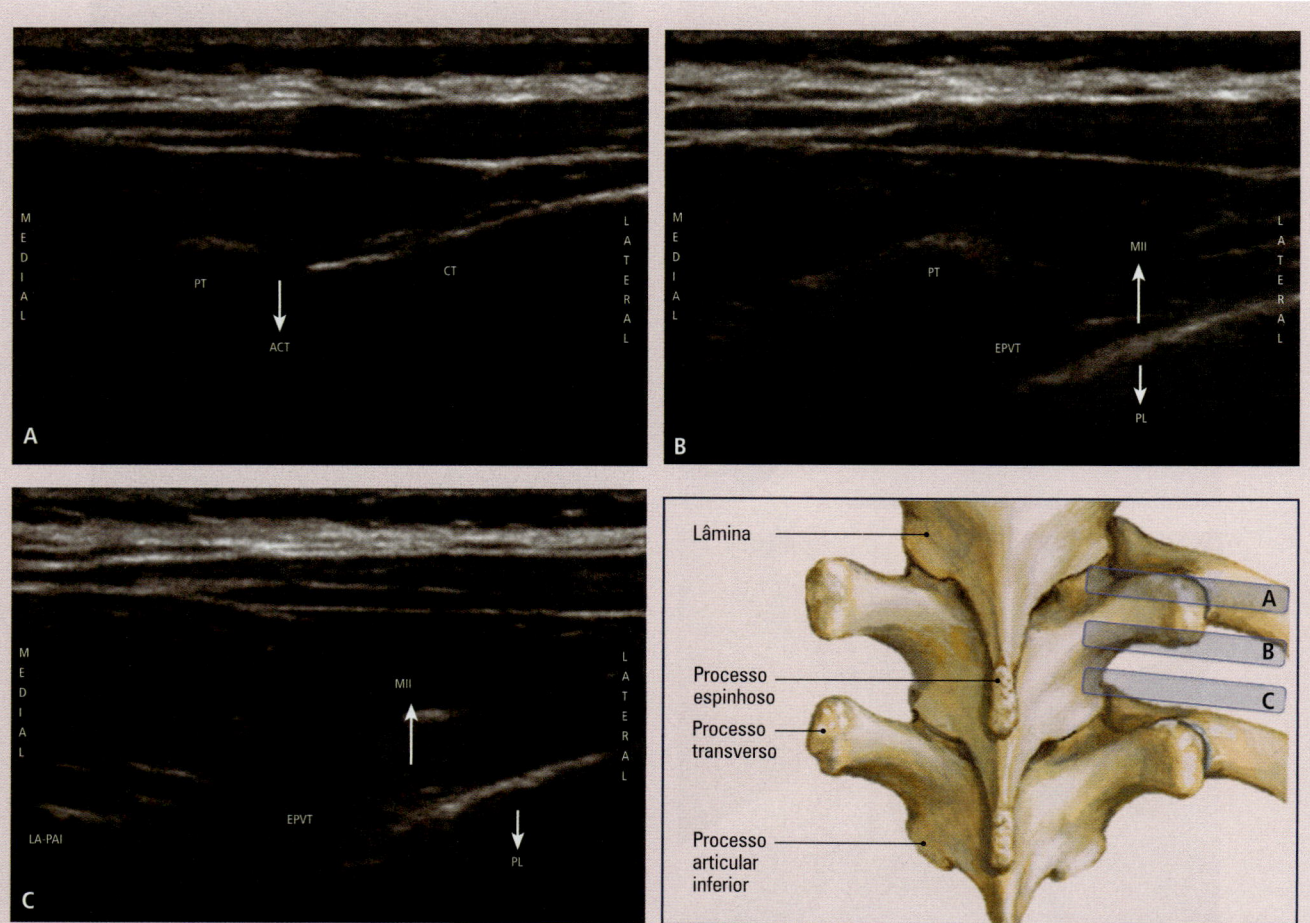

Figura 118.24 — Cortes transversais da região paravertebral torácica com transdutor linear. **PT:** Processo Transverso; **CT:** Costela; **ACT:** Articulação costotransversa; **MII:** Membrana Intercostal Interna; **PL:** Pleura; **LA-PAI:** Lâmina/Processo Articular Inferior. **(A)** Corte ultrassonográfico totalmente velado pela sombra acústica óssea. **(B)** Corte ultrassonográfico evidenciando o processo transverso, a membrana intercostal interna e a porção mais lateral do EPVT. **(C)** Corte ultrassonográfico evidenciando imagem do EPVT livre do processo transverso.

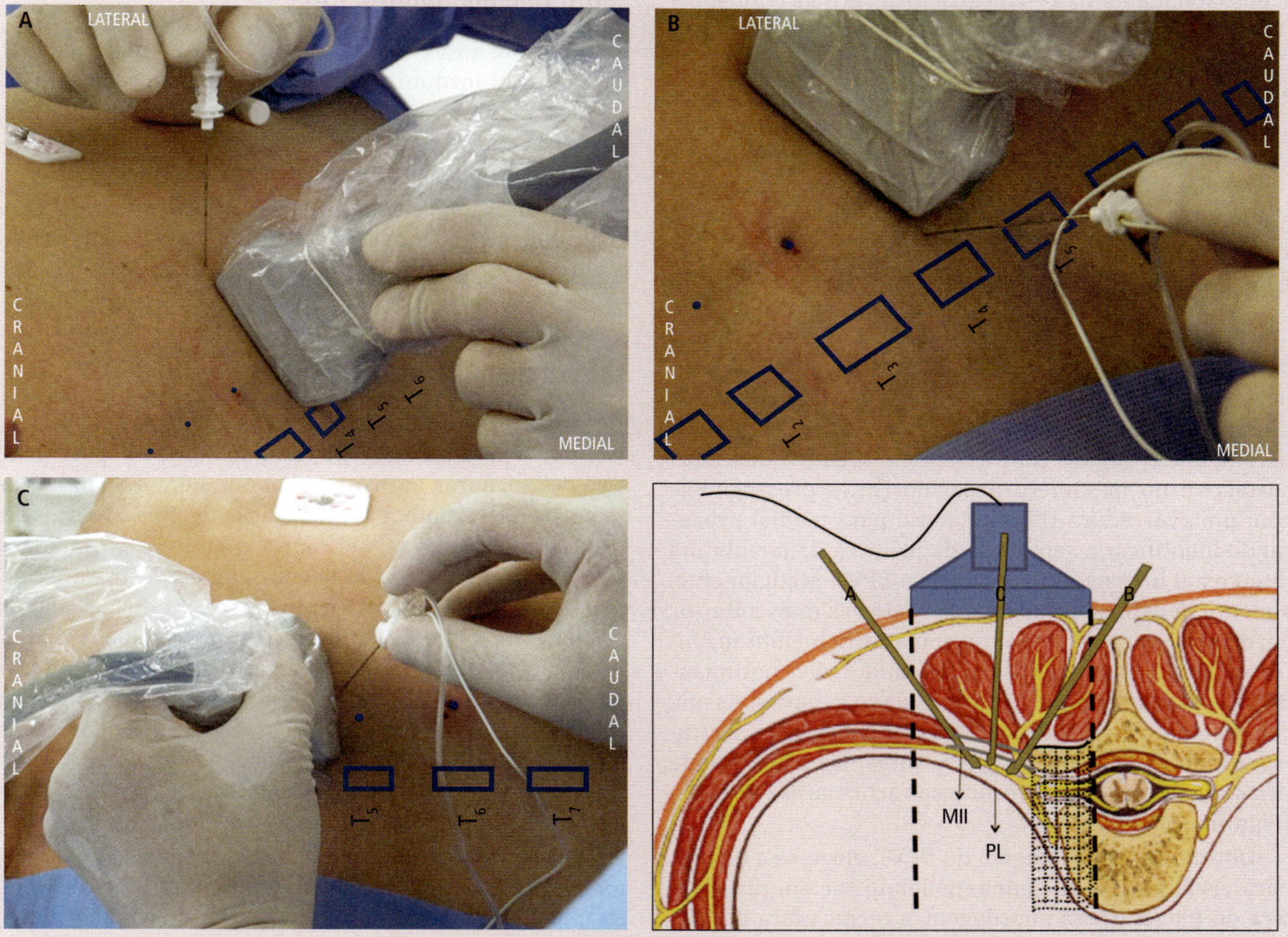

Figura 118.25 — *Posicionamento do transdutor na abordagem intercostal e possíveis técnicas de punção:* **(A)** *Em plano, de lateral para medial;* **(B)** *Em plano, de medial para lateral;* **(C)** *Fora do plano, de caudal para cranial.*

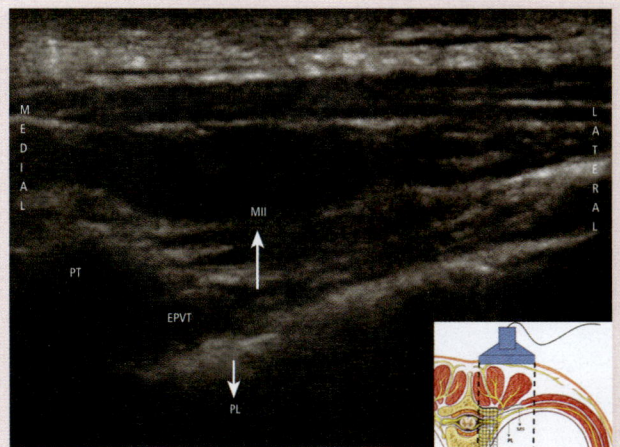

Figura 118.26 — *Corte ultrassonográfico transversal paramediano evidenciando porção mais lateral do EPVT.* **PT:** *Processo Transverso;* **MII:** *Membrana Intercostal Interna;* **PL:** *Pleura;* **EPVT:** *Espaço Paravertebral Torácico (extremidade lateral).*

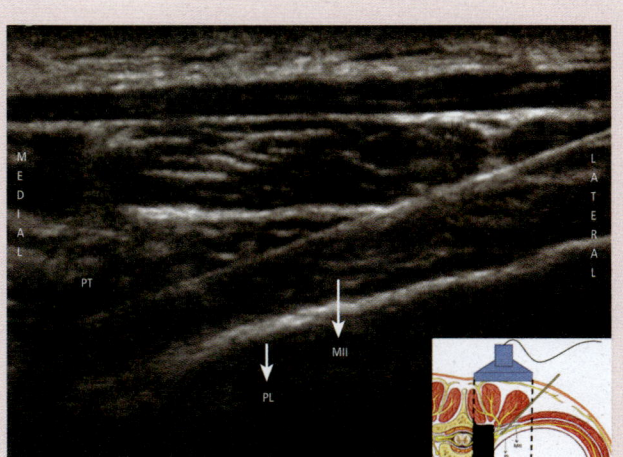

Figura 118.27 — *Corte transversal da região Paravertebral Torácica com agulha inserida de lateral para medial no EPVT.* **PT:** *Processo Transverso;* **MII:** *Membrana Intercostal Interna;* **PL:** *Pleura.*

Bloqueios Paravertebrais Cervical e Torácico

posicionada no EPVT troca-se pela seringa com anestésico local, evitando que o mesmo seja desperdiçado fora de seu local efetivo de ação.
* Habitualmente, a injeção no EPVT causa a movimentação pleural e expansão do compartimento. Em caso de dúvidas, a injeção de forma pulsátil pode ajudar, sendo visualizados pequenos movimentos pleurais acompanhando o ritmo da injeção.

Abordagem Longitudinal

O transdutor é posicionado longitudinalmente, 3 a 4 cm lateralmente ao processo espinhoso palpado, ou vem nesta linha durante a contagem ultrassonográfica dos EICs, conforme já descrito. Encontrado um corte USG paramediano sagital com a sombra acústica das duas costelas e no metâmero desejado (EIC), prossegue-se com uma varredura USG de lateral para medial procurando identificar a separação da pleura e da membrana intercostal interna, evidenciando o EPVT. Medialmente, a pleura deflete-se progressiva e cada vez mais anterior em direção ao corpo vertebral enquanto a membrana intercostal interna mantém sua profundidade, continuando-se com o ligamento costotransverso superior. Assim, com aumento da distância entre as estruturas, procura-se a melhor imagem do EPVT, antes desta ser velada pelas estruturas ósseas (processos articulares e lâmina) (Figuras 118.29, 118.30).

Obtida a melhor imagem do EPVT, elege-se a técnica para visualização da agulha, podendo ser em plano ou fora do plano. Nessa abordagem, a técnica fora do plano usando a hidro-localização costuma ser de mais fácil execução, já que o trajeto da agulha estará livre das estruturas ósseas adjacentes.

Informações Importantes

Durante a varredura de lateral para medial e da inclinação do transdutor, a reflexão inadequada do som interfere na visualização da pleura. Pequenas inclinações do feixe sonoro para lateral podem melhorar essa refletividade e ajudar na obtenção de uma boa imagem.

Durante a injeção do anestésico local é possível verificar a dispersão longitudinal entre os EPVTs adjacentes, confirmando que existe uma comunicação entre eles (Figura 118.31).

Abordagem Oblíqua

Após preparo da pele e do transdutor para técnica asséptica e determinação do local do bloqueio, posiciona-se o transdutor aproximadamente 3,0 a 4,0 cm lateral ao processo espinhoso com rotação de 30 a 45 graus em relação ao plano sagital, aproximando a extremidade cranial da linha média. Encontradas as estruturas ósseas e a pleura, inicia-se lenta varredura de lateral para medial, até que o EPVT apareça na extremidade cranial da imagem com a pleura defletindo anteriormente e se separando da membrana intercostal interna. Discreta inclinação do feixe sonoro para lateral e mudanças na rotação podem otimizar essa imagem e facilitar a performance do BPVT (Figura 118.32).

Com a evidência do EPVT próximo ao processo transverso cranial, recomenda-se a técnica em plano de caudal para cranial, até que a ponta da agulha tenha ultrapassado a membrana intercostal interna/ligamento costotransverso superior. Com a injeção lenta do anestésico local visualiza-se o deslocamento anterior da pleura e a expansão do EPVT (Figura 118.33).

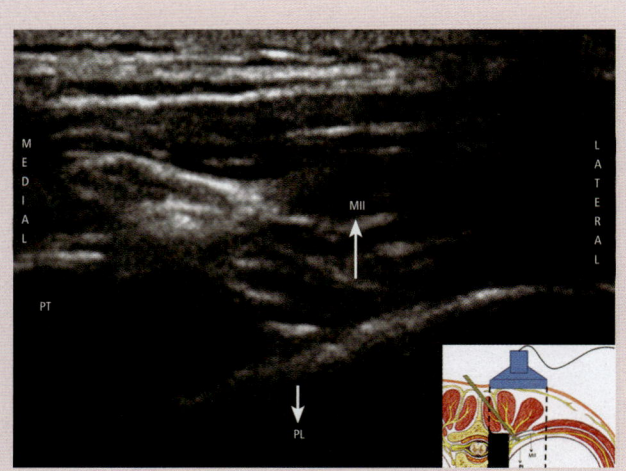

Figura 118.28 — *Corte transversal da região paravertebral torácica com agulha Tuohy inserida de medial para lateral no EPVT.* **PT:** *Processo Transverso;* **MII:** *Membrana Intercostal Interna;* **PL:** *Pleura.*

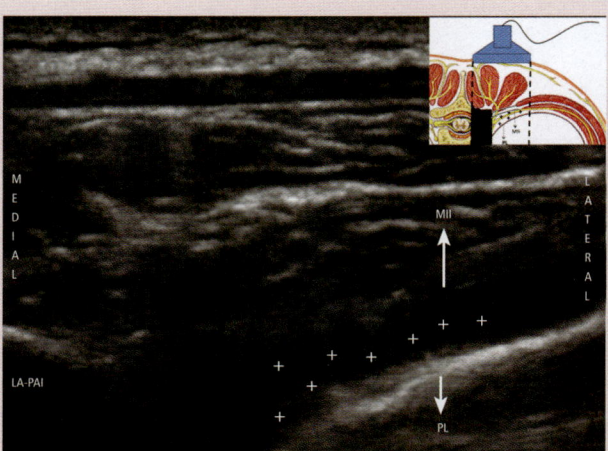

Figura 118.29 — *Corte transversal da região paravertebral torácica com transdutor linear evidenciando o EPVT repleto por anestésico local.* **PT:** *Processo Transverso;* **MII:** *Membrana Intercostal Interna;* **PL:** *Pleura;* **LA-PAI:** *Lamina/Processo Articular Inferior;* + + + *Anestésico Local.*

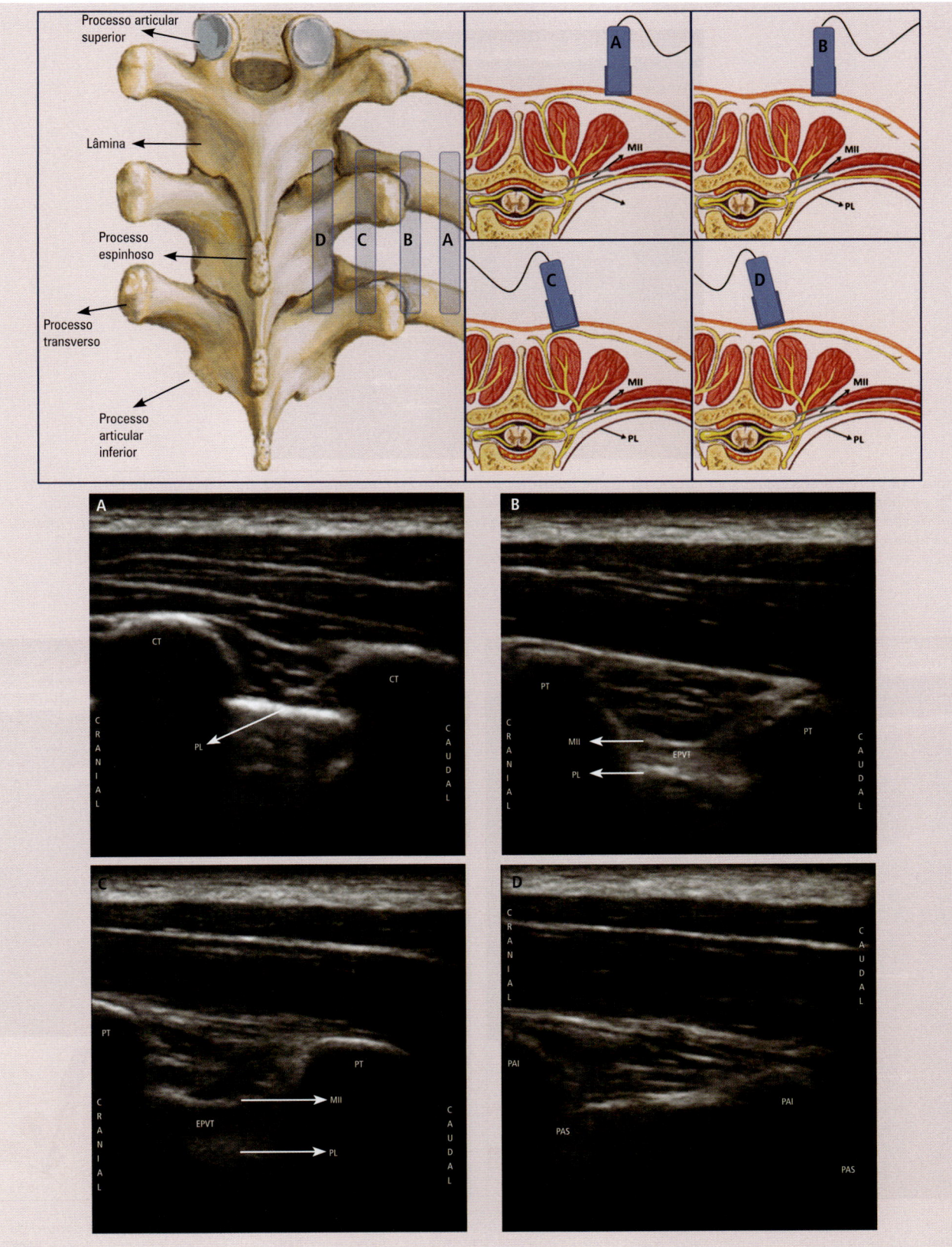

Figura 118.30 — (**A** a **D**) Sequência de cortes sagitais paramedianos da região paravertebral torácica com transdutor linear. **PT**: *Processo Transverso;* **MII**: *Membrana Intercostal Interna;* **PL**: *Pleura;* **PAI**: *Processo Articular Inferior;* **PAS**: *Processo Articular Superior;* **EPVT**: *Espaço Paravertebral Torácico.*

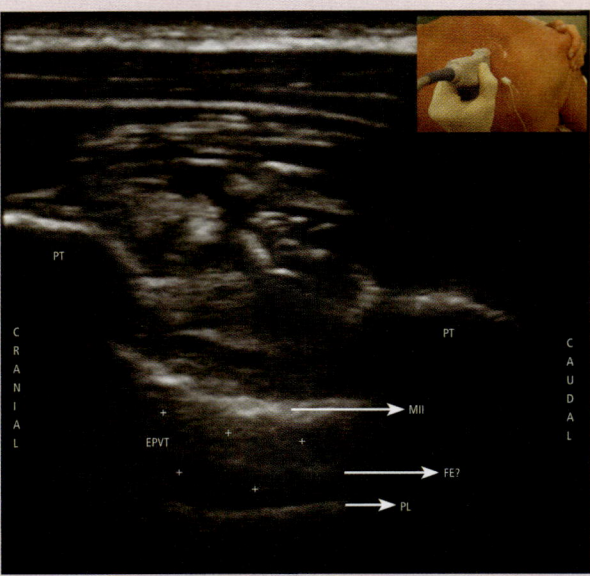

Figura 118.31 — *Corte sagital paramediano da região paravertebral torácica com transdutor linear durante a injeção de anestésico local em punção fora do plano. A imagem evidencia a musculatura eretora espinhal e intercostal bastante infiltrada pelo uso da hidrodissecção como ferramenta para a execução segura do bloqueio.* **PT:** *Processo Transverso;* **MII:** *Membrana Intercostal Interna;* **PL:** *Pleura;* + *Anestésico Local;* **FE?:** *Fáscia Endotorácica.*

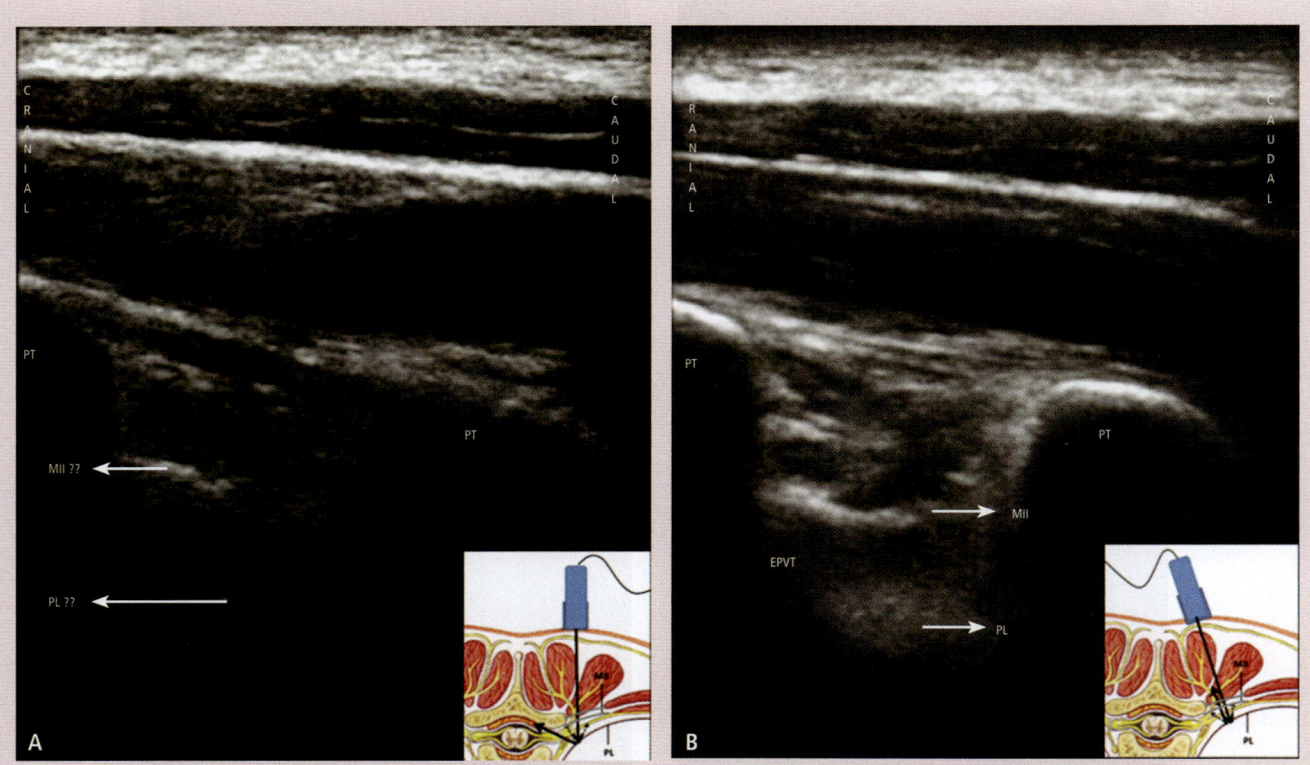

Figura 118.32 — **(A e B)** *Cortes sagitais paramedianos da região paravertebral torácica com e sem leve inclinação do feixe sonoro para lateral evitando a anisotropia e otimizando a visualização do EPVT.* **PT:** *Processo Transverso;* **MII:** *Membrana Intercostal Interna;* **EPVT:** *Espaço Paravertebral Torácico;* **??:** *Imagem duvidosa e insuficiente* **PL:** *Pleura.*

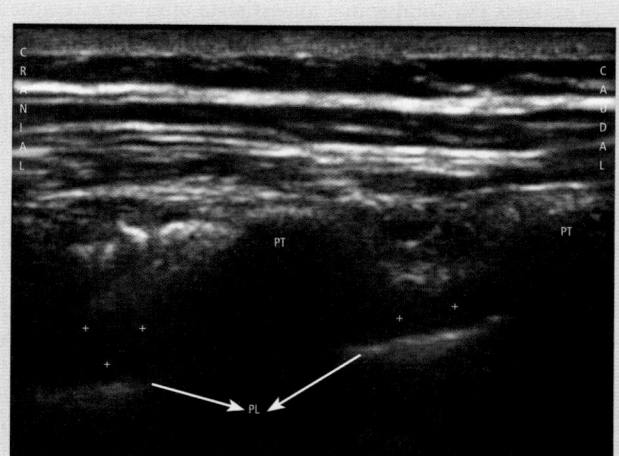

Figura 118.33 — *Corte sagital paramediano da região paravertebral torácica com transdutor linear durante a injeção de anestésico local em punção em plano, possibilitando verificar a distensão do EPVT adjacente.* **PT:** *Processo Transverso;* **PL:** *Pleura;* **+:** *anestésico local.*

Informações Importantes

Nas abordagens oblíqua e longitudinal, a mesma inclinação do feixe sonoro para lateral que otimiza a reflexão sonora da pleura e a visualização do EPVT, pode dificultar ou até impossibilitar a visualização da agulha por mais que se procure um alinhamento perfeito. Assim, o uso da "hidrodissecção" pode ser de grande valia para um bloqueio seguro nessas técnicas.

INDICAÇÕES

O Bloqueio Paravertebral Torácico (BPVT) foi inicialmente descrito por Hugo Selheim, em 1905, ao procurar uma estratégia anestésica mais segura como alternativa às abordagens neuroaxiais. Nos anos subsequentes, Arthur Lawen usou a técnica para o mapeamento dos viscerótomos abdominais (1911), posteriormente como método de analgesia e diagnóstico, e em 1919 Max Kappis aprimorou a técnica possibilitando a anestesia para cirurgia abdominal. Depois de algum tempo "esquecido", em 1979, o BPVT ressurgiu após Eason e Wyatt descreverem a técnica possibilitando uma analgesia contínua através do posicionamento de um cateter no Espaço Paravertebral Torácico (EPVT).

Sua indicação de uso é extensa, já que os metâmeros torácicos contemplam quase toda inervação toracoabdominal. O uso BPVT em cirurgia torácica apresenta a mesma eficácia analgésica com melhor perfil respiratório e hemodinâmico, além de menos náuseas, vômitos e outros efeitos colaterais do que com o uso da peridural ou da geral como técnica única. Além disso, alguns autores relatam segurança e excelente analgesia na técnica contínua ou simples, para cirurgia cardíaca, em que o paciente apresenta hipocoagulabilidade importante. Em cirurgias torácicas, a analgesia contínua parece mais eficiente do que o bólus intermitente, e um bloqueio preemptivo com doses concentrações maiores de anestésico local também prediz menor dor no pós-operatório. Aparentemente o EPVT apresenta as mesmas vantagens sobre a anestesia geral em cirurgia abdominal alta, como a nefrectomia, hepatectomia, colecistectomia etc.

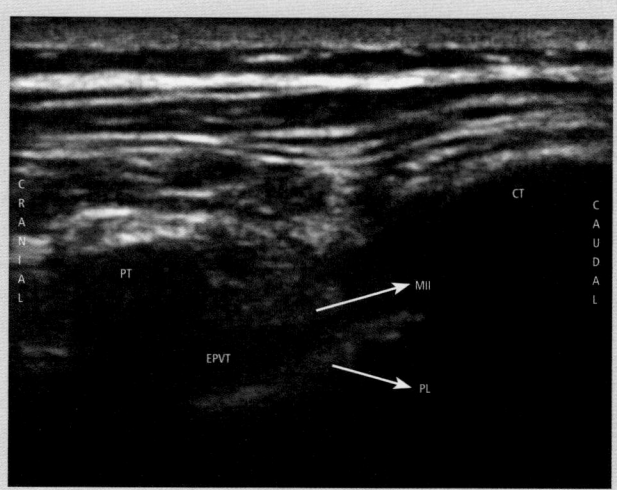

Figura 118.34 — *Corte oblíquo paramediano da região paravertebral torácica com transdutor linear.* **PT:** *Processo Transverso;* **CT:** *Costela;* **MII:** *Membrana Intercostal Interna;* **PL:** *Pleura.*

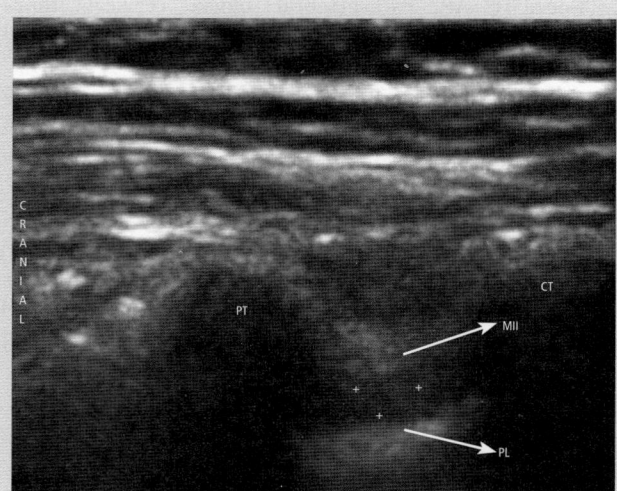

Figura 118.35 — *Corte oblíquo paramediano da região paravertebral torácica com transdutor linear durante injeção de anestésico local em punção em plano.* **PT:** *Processo Transverso;* **CT:** *Costela;* **MII:** *Membrana Intercostal Interna;* **PL:** *Pleura;* **+:** *Anestésico local.*

Na cirurgia oncológica mamária, o BPVT também promove excelente analgesia com menores efeitos colaterais, além de possibilitar alta mais precoce. Aparentemente, benefícios a longo prazo como a diminuição da recidiva tumoral e da Síndrome Dolorosa Pós-Mastectomia também podem ser associados a técnica. Esses potenciais benefícios a longo prazo parecem estar relacionados ao denso bloqueio da aferência sensitiva ao bloquear as principais estruturas envolvidas nas vias de condução e modulação da dor (a raiz nervosa com o gânglio da raiz dorsal e a cadeia simpática e seus ramos comunicantes). Com a diminuição do estresse pós-operatório e seus hormônios (cortisol, adrenalina etc), é provável que uma imunomodulação favorável melhore o prognóstico oncológico.

CONTRAINDICAÇÕES

O BTVT está contraindicado quando existe infecção no local da punção, alergia ao anestésico local e na recusa do paciente. Nos casos de coagulopatias e uso de anticoagulantes, há necessidade de verificação clínica rigorosa para, então estabelecer conduta para cada caso em especial.

EVENTOS ADVERSOS

Embora raros, podem ocorrer: hematoma, punção pleural, punção peridural e punção subaracnóidea.

Os bloqueios paravertebrais lomar e sacral serão abordados no capítulo de bloqueios dos membros inferiores.

REFERÊNCIAS

1. Boezaart AP. Paravertebral block: cervical, thoracic, lumbar, and sacral. Curr Opin Anaesthesiol. 2009 Oct;22(5):637-43.
2. Moayeri N. Quantitative architecture of the brachial plexus and surrounding compartments, and their possible significance for plexus blocks. Anesthesiology. 2008 Feb;108(2):299-304.
3. Moayeri N. Differences in quantitative architecture of sciatic nerve may explain differences in potential vulnerability to nerve injury, onset time, and minimum effective anesthetic volume. Anesthesiology. 2009 Nov;111(5):1128-34.
4. Boezaart AP. New trends in regional anesthesia for shoulder surgery: Avoiding devastating complications. Int J Shoulder Surg. 2010 Jan;4(1):1-7.
5. Pippa P. Brachial plexus block using the posterior approach. Eur J An aesth 1990;7:411-420.
6. Boezaart AP, Koorn R, Rosenquist RW. Paravertebral approach to the brachial plexus: an anatomic improvement in technique. Reg Anesth Pain Med 2003; 28:241-244.
7. Boezaart AP, Koorn R, Borene S, Edwards JN. Continuous brachial plexus block using the posterior approach. Reg Anesth Pain Med 2003;28:70-1.
8. Grefkens JM. Total spinal anaesthesia after an attempted brachial plexus block using the posterior approach. Anaesthesia 2006;61:1105-8.
9. Voermans NC. Permanent loss of cervical spinal cord function associated with the posterior approach. Anesth Analg 2006; 102:330–331.
10. McNaught A. Posterior interscalene block: An ultrasound-guided case series and overview of history, anatomy and techniques.Pain Res Manag. 2010 Jul-Aug; 15(4): 219–223.
11. Mariano ER. Interscalene Perineural Catheter Placement Using an Ultrasound-Guided Posterior Approach. Reg Anesth Pain Med. 2009 Jan–Feb; 34(1): 60–63.
12. Mariano ER. Continuous Interscalene Brachial Plexus Block via an Ultrasound-Guided Posterior Approach: A Randomized, Triple-Masked, Placebo-Controlled Study. Anesth Analg. 2009 May; 108(5): 1688–1694.
13. Karmakar MK . Thoracic paravertebral block. Anesthesiology. 2001;95:771–80.
14. Richardson J. .Thoracic paravertebral block. British Journal of Anaesthesia 1998; 81: 230-238.
15. Eason MJ, Wyatt R .Paravertebral thoracic block-a reappraisal. Anaesthesia 1979; 34:638–42 .
16. Richardson J. A prospective, randomized comparison of preoperative and continuous balanced epidural or paravertebral bupivacaine on post-thoracotomy pain, pulmonary function and stress responses. Br J Anaesth. 1999 Sep;83(3):387-92.
17. Davies RG. A comparison of the analgesic efficacy and side-effects of paravertebral vs epidural blockade for thoracotomy--a systematic review and meta-analysis of randomized trials. Br J Anaesth. 2006 Apr;96(4):418-26.
18. Joshi GP. A systematic review of randomized trials evaluating regional techniques for postthoracotomy analgesia. Anesth Analg. 2008 Sep;107(3):1026-40.
19. Pintaric TS. Comparison of continuous thoracic epidural with paravertebral block on perioperative analgesia and hemodynamic stability in patients having open lung surgery. Reg Anesth Pain Med. 2011 May-Jun;36(3):256-60.
20. Elsayed H, Thoracic epidural or paravertebral catheter for analgesia after lung resection: is the outcome different? J Cardiothorac Vasc Anesth. 2012 Feb;26(1):78-82.
21. Casati A. A prospective, randomized, blinded comparison between continuous thoracic paravertebral and epidural infusion of 0.2% ropivacaine after lung resection surgery. Eur J Anaesthesiol. 2006 Dec;23(12):999-1004.
22. Grider JS. A randomized, double-blind trial comparing continuous thoracic epidural bupivacaine with and without opioid in contrast to a continuous paravertebral infusion of bupivacaine for post-thoracotomy pain. J Cardiothorac Vasc Anesth. 2012 Feb;26(1):83-9.
23. Cantó M. Bilateral paravertebral blockade for conventional cardiac surgery. Anaesthesia. 2003 Apr;58(4):365-70.
24. Sugantha G. Continuous percutaneous paravertebral block for minimally invasive cardiac surgery. J Cardiothorac Vasc Anesth. 1999 Oct; 13(5): 594-596.
25. Carmona P. Continuous paravertebral analgesia versus intravenous analgesia in minimally invasive cardiac surgery

by mini-thoracotomy. Rev Esp Anestesiol Reanim. 2012 Nov;59(9):476-82.
26. Dhole S,Comparison of continuous thoracic epidural and paravertebral blocks for postoperative analgesia after minimally invasive direct coronary artery bypass surgery. J Cardiothorac Vasc Anesth. 2001 Jun;15(3):288-92.
27. Kotzé A. Efficacy and safety of different techniques of paravertebral block for analgesia after thoracotomy: a systematic review and metaregression. Br J Anaesth. 2009 Nov;103(5):626-36.
28. Català E. Continuous infusion is superior to bolus doses with thoracic paravertebral blocks after thoracotomies. J Cardiothorac Vasc Anesth. 1996 Aug;10(5):586-8.
29. Clendenen SR Paravertebral block provides significant opioid sparing after hand-assisted laparoscopic nephrectomy: an expanded case report of 30 patients. J Endourol. 2009 Dec;23(12):1979-83.
30. Giesecke K. Paravertebral block during cholecystectomy: effects on circulatory and hormonal responses. Br J Anaesth. 1988 Dec;61(6):652-6.
31. Naja MZ. General anaesthesia combined with bilateral paravertebral blockade (T5-6) vs. general anaesthesia for laparoscopic cholecystectomy: a prospective, randomized clinical trial. Eur J Anaesthesiol. 2004 Jun;21(6):489-95.
32. Paleczny J. Paravertebral block for open cholecystectomy. Anestezjol Intens Ter. 2009 Apr-Jun;41(2):89-93.
33. Naja Z. Bilateral paravertebral somatic nerve block for ventral hernia repair. Eur J Anaesthesiol. 2002 Mar;19(3):197-202.
34. Ho AM. Right thoracic paravertebral analgesia for hepatectomy. Br J Anaesth. 2004 Sep;93(3):458-61.
35. Moussa AA. Opioid saving strategy: bilateral single-site thoracic paravertebral block in right lobe donor hepatectomy. Middle East J Anesthesiol. 2008 Feb;19(4):789-801.
36. Naja M. Z. . Nerve-stimulator guided paravertebral blockade vs. General anaesthesia for breast surgery: a prospective randomized trial. Eur J Anaesthesiol. Nov2003; 20(11):897-903.
37. Schnabel A. Efficacy and safety of paravertebral blocks in breast surgery: a meta-analysis of randomized controlled trials. Br J Anaesth. 2010 Dec;105(6):842-52.
38. Greengrass R, Paravertebral block for breast cancer surgery. Canadian Journal of Anaesthesia. 1996 Aug, 43(8):858-861.
39. Coveney E. Use of paravertebral block anesthesia in the surgical management of breast cancer: experience in 156 cases. Ann Surg. 1998 April; 227(4): 496–501.
40. Weltz CR. Ambulatory surgical management of breast carcinoma using paravertebral block. Ann Surg. 1995 July; 222(1): 19–26.
41. Boezaart, AP. Continuous thoracic paravertebral block for major breast surgery. Regional Anesthesia and Pain Medicine. Mar 2006; 31(5): 470-1.
42. Kairaluoma PM. Single-injection paravertebral block before general anesthesia enhances analgesia after breast cancer surgery with and without associated lymph node biopsy. Anesth Analg. 2004 Dec;99(6):1837-43.
43. Richardson J, Bilateral thoracic paravertebral block: potential and practice. Br J Anaesth. 2011 Feb;106(2):164-71.
44. Exadaktylos AK. Can anesthetic technique for primary breast cancer surgery affect recurrence or metastasis? Anaesthesiology 2006; 105:660-4.
45. Kairaluoma PM, Bachmann MS, Korpinen AK, Pere PJ. Preincisional paravertebral block reduces the prevalence of chronic pain after breast surgery. Anesth Analg 2006; 103: 703–8.
46. Ibarra MM. Chronic postoperative pain after general anesthesia with or without a single-dose preincisional paravertebral nerve block in radical breast cancer surgery. Rev Esp Anestesiol Reanim. 2011 May;58(5):290-4.
47. Richardson J, The effect of thoracic paravertebral blockade on intercostal somatosensory evoked potentials. Anesth Analg. 1998 Aug;87(2):373-6.
48. Yeager MP. Cancer recurrence after surgery: a role for regional anesthesia? Reg Anesth Pain Med. 2010 Nov-Dec;35(6):483-4.
49. Karmakar MK . Variability of a thoracic paravertebral block. Are we ignoring the endothoracic fascia? Reg Anesth Pain Med. 2000 May-Jun;25(3):325-7
50. Karmakar MK. Thoracic paravertebral block: radiological evidence of contralateral spread anterior to the vertebral bodies. Br J Anaesth. 2000 Feb;84(2):263-5.
51. Cheema S. Factors affecting the spread of bupivacaine in the adult thoracic paravertebral space. Anaesthesia. 2003 Jul;58(7):684-7.
52. Naja ZM. Thoracic paravertebral block: influence of the number of injections. Reg Anesth Pain Med. 2006 May-Jun;31(3):196-201.
53. Naja MZ, Varying anatomical injection points within the thoracic paravertebral space: effect on spread of solution and nerve blockade. Anaesthesia. 2004 May;59(5):459-63.
54. Sato T. Morphological analysis of the fascial lamination of the trunk. Bull Tokyo Med Dent Univ. 1984 Mar;31(1):21-32.
55. Karmakar MK. Ipsilateral thoraco-lumbar anaesthesia and paravertebral spread after low thoracic paravertebral injection. Br J Anaesth. 2001 Aug;87(2):312-6.
56. Saito T. Extended unilateral anesthesia. New technique or paravertebral anesthesia? . Reg Anesth. 1996 Jul-Aug;21(4):304-7.
57. Sato T. Morphological analysis of the fascial lamination of the trunk. Bull Tokyo Med Dent Univ. 1984 Mar;31(1):21-32.
58. Saito T, Den S, Tanuma Y, et al. Anatomical bases for paravertebral anesthetic block: fluid communication between the thoracic and lumbar paravertebral regions. Surg RadiolAnat 1999; 21: 359–63.
59. Katz J. Atlas of Regional Anesthesia. 2nd edition. Lange 1994.
60. Renes SH. Ipsilateral brachial plexus block and hemidiaphragmatic paresis as adverse effect of a high thoracic paravertebral block. Reg Anesth Pain Med. 2011 Mar-Apr;36(2):198-2011.

61. Zeenat F Z. The Nerve of Kuntz: Incidence, Location and Variations. Journal of Applied Sciences Research 01/2010; 6:659-664.
62. Miyake N. Fetal anatomy of the lower cervical and upper thoracic fasciae with special reference to the prevertebral fascial structures including the suprapleural membrane. Clin Anat. 2011 Jul;24(5):607-18.
63. Burlacu CL. Coexisting harlequin and Horner syndromes after high thoracic paravertebral anaesthesia. Br J Anaesth. 2005 Dec;95(6):822-4.
64. Bonica J, Buckley F. Regional analgesia with local anesthetics, The Management of Pain. 2nd edition. 1990, Chapter 94, p 191
65. Lang SA,. Thoracic paravertebral nerve block, nerve stimulator guidance and the endothoracic fascia. Anaesthesia. 2005 Sep;60(9):930-1.
66. Lang SA. The use of a nerve stimulator for thoracic paravertebral block. Anesthesiology. 2002 Aug;97(2):521.
67. Karmakar MK. Ultrasound-guided thoracic paravertebral block. Techniques in Regional Anesthesia and Pain Management (2009) 13, 142-149
68. Marhofer P. Lateral ultrasound-guided paravertebral blockade: an anatomical-based description of a new technique. Br J Anaesth. 2010 Oct;105(4):526-32.
69. Ben-Ari A. Ultrasound-guided paravertebral block using an intercostal approach. Anesth Analg. 2009 Nov;109(5):1691-4.
70. Renes SH. In-plane ultrasound-guided thoracic paravertebral block: a preliminary report of 36 cases with radiologic confirmation of catheter position. Reg Anesth Pain Med. 2010 Mar-Apr;35(2):212-6.
71. Shibata Y. Ultrasound-guided intercostal approach to thoracic paravertebral block. Anesth Analg. 2009 Sep;109(3):996-7.
72. O Riain SC. Thoracic paravertebral block using real-time ultrasound guidance. Anesth Analg. 2010 Jan 1;110(1):248-51.

119

Bloqueios Periféricos do Abdome e Genitália

Eduardo Ren Nakashima
Luís Otávio Esteves

INTRODUÇÃO

Neste capítulo serão abordados os seguintes bloqueios: bloqueio do músculo transverso do abdome (*Tap block*); bloqueio da bainha do músculo reto abdominal; bloqueio do nervo ilioinguinal e nervo ílio-hipogástrico; bloqueio do nervo peniano. Os bloqueios dos nervos intercostais que proporcionam áreas de analgesia da parte superior do abdome foram tratados no Capítulo 120.

BLOQUEIO DO MÚSCULO TRANSVERSO DO ABDOME (*TAP BLOCK*)

É necessário conhecer alguns aspectos anatômicos para a realização do bloqueio do músculo transverso do abdome, conhecido como *TAP block*.[1]

A face anterior da parede abdominal é inervada pelas seis últimas raízes torácicas (T_7 a T_{12}) e a primeira lombar (L_1). Os ramos terminais dessas raízes caminham pelo espaço interfascial entre os músculos oblíquo interno e transverso abdominal (Figura 119.1).

Os nervos intercostais de T_7 a T_9 são responsáveis pela sensibilidade desde o apêndice xifoide até a cicatriz umbilical e as raízes de T_{10} a L_1, desde abaixo da cicatriz umbilical até a região inguinal.

A inervação da linha média da parede abdominal tem a participação das raízes dos dois lados do abdome, o que obriga a realização do bloqueio bilateral.

O bloqueio do plano transverso abdominal promove fundamentalmente analgesia da parede anterior abdominal (pele, músculos e peritônio parietal), sem qualquer ação sobre a sensibilidade visceral.[2] Por essa razão, em cirurgias em que ocorre intensa manipulação do peritônio e órgãos intra-abdominais, é recomendável a associação com outra técnica regional, como peridural com opioides ou analgésicos sistêmicos para o adequado controle da dor pós-operatória.

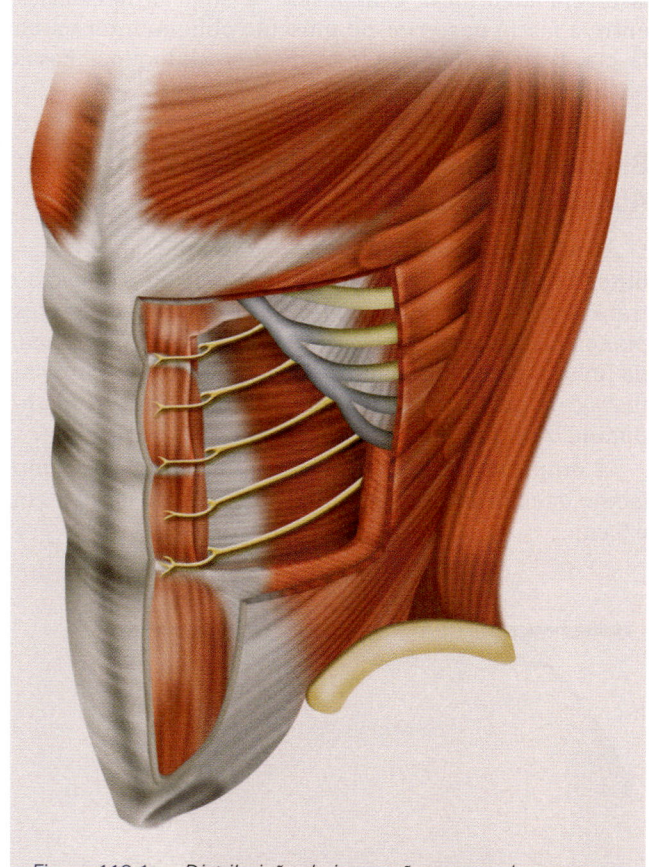

Figura 119.1 — *Distribuição da inervação na parede abdominal, acima da cicatriz umbilical.*

A área de analgesia restringe-se à porção anterior da parede abdominal, desde a linha axilar anterior até a linha média longitudinal, delimitada superiormente pelo gradeado costal e inferiormente pelas cristas ilíacas, ligamentos inguinais e púbis.

Classicamente, desde a primeira descrição por Rafi e col., em 2001, o bloqueio do Plano do Músculo Transverso Abdominal (*TAP Block*) é a técnica utilizada com a finalidade de promover analgesia pós-operatória em várias cirurgias abdominais, tais como cesariana, laparotomias, apendicectomia, intervenções ortopédicas na crista ilíaca. A técnica descrita sugeria a deposição de solução anestésica no Triângulo de Petit, espaço formado na lateral da parede abdominal pelos músculos latíssimo dorsal, oblíquo externo e crista ilíaca por meio de punção perpendicular à parede abdominal. O local de deposição do anestésico é identificado após a sensação de perda de resistência de duas fáscias (o primeiro clique entre os músculos oblíquo externo e o interno, e o segundo entre os músculos oblíquo interno e o transverso abdominal). Mais recentemente, foi descrita a realização do bloqueio guiado por ultrassom que oferece maior eficácia e segurança à técnica.

A realização do *TAP Block* guiado por ultrassom consiste em identificar e depositar a solução anestésica entre a fáscia posterior do músculo oblíquo interno e a fáscia anterior do músculo transverso abdominal. Essas técnicas serão aqui descritas.[2]

Bloqueio do Plano do Músculo Transverso Abdominal Clássico

O paciente deve estar em decúbito dorsal; o transdutor linear (alta frequência) do ultrassom é colocado transversalmente (Figura 119.2). Visualizam-se os três planos musculares transversalmente ao eixo do tronco, na linha axilar anterior, entre a margem costal e a crista ilíaca (oblíquo externo, oblíquo interno e transverso abdominal) (Figura 119.3).

A otimização da imagem deve ser feita objetivando ganho e foco adequados para profundidades entre 3 cm e 5 cm.

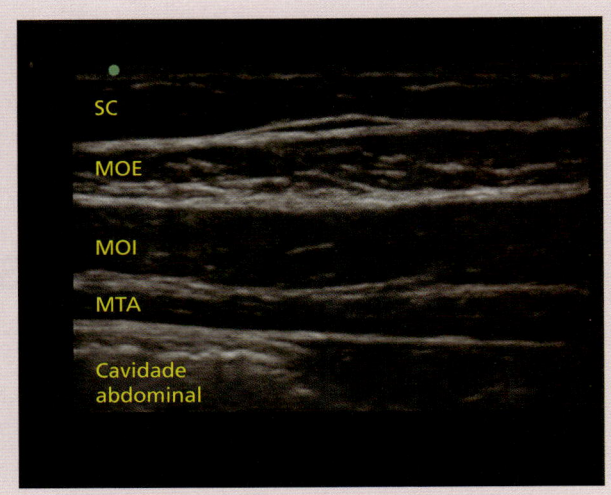

Figura 119.3 — *Imagem ultrassonográfica na abordagem clássica.* **SC:** *subcutâneo;* **MOE:** *Músculo oblíquo externo;* **MOI:** *Músculo oblíquo interno;* **MTA:** *Músculo transverso abdominal.*

Acesso em plano

Sugere-se que seja utilizada agulha de 10 cm de comprimento, o que possibilita a inserção da agulha na pele alguns centímetros de distância do *probe*. Essa manobra permite melhor visualização da agulha, num plano mais paralelo à superfície da pele (Figura 119.4).

Em pacientes normolíneos, a agulha é inserida no sentido anteroposterior, atravessando a pele, o tecido celular subcutâneo, os músculos oblíquo externo e oblíquo interno, até alcançar o espaço interfascial, entre este último e o músculo transverso abdominal (Figura 119.5). Com a finalidade de comprovar o correto posicionamento, recomenda-se injetar um pequeno volume

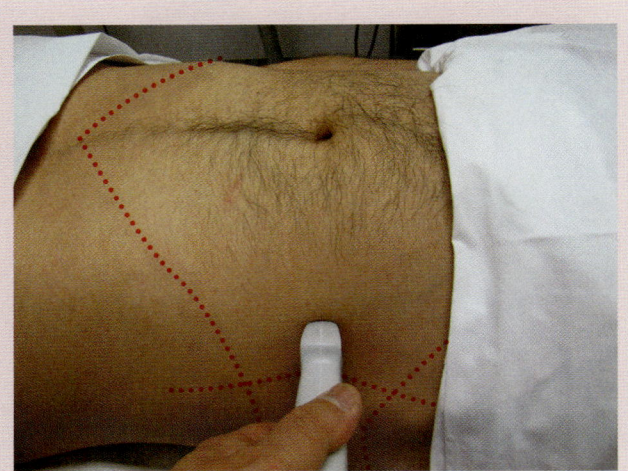

Figura 119.2 — *Colocação do* probe *do ultrassom na abordagem clássica.*

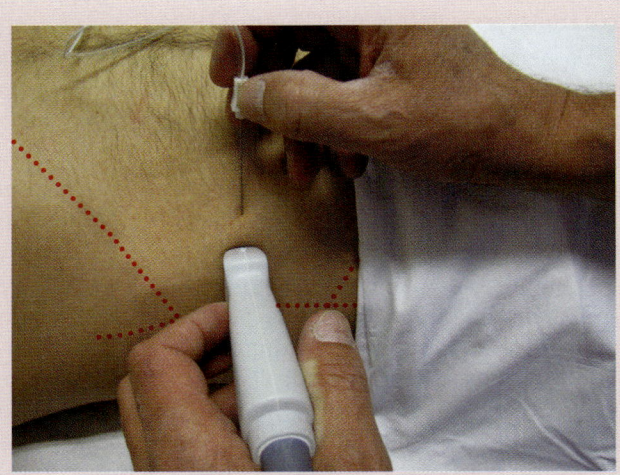

Figura 119.4 — *Inserção da agulha "em plano" no bloqueio do plano transverso abdominal clássico.*

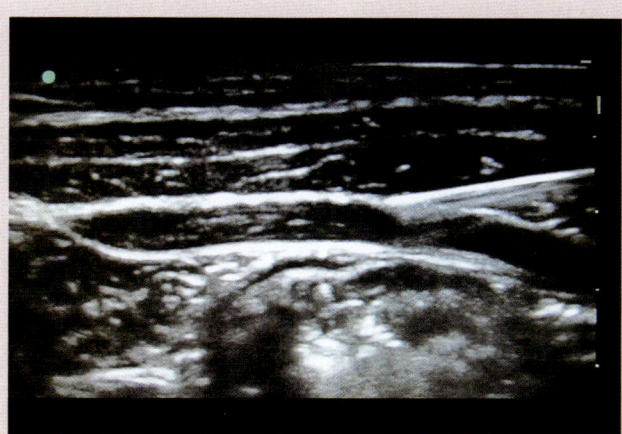

Figura 119.5 — *Distensão do espaço interfascial por injeção de solução fisiológica.*

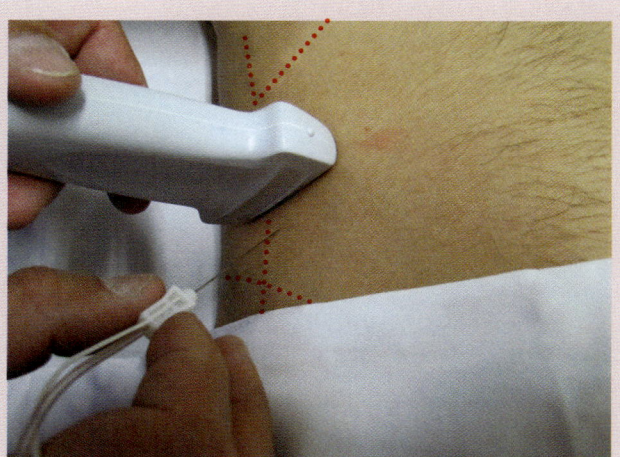

Figura 119.7 — *Inserção da agulha: "fora de plano", no bloqueio do plano transverso abdominal clássico.*

de solução fisiológica (1 mL), verificando a distensão das fáscias (Figura 119.6).

Injeta-se um volume de 20 a 30 mL de solução anestésica (em geral ropivacaína); caso seja feita punção bilateral, a dose não deve ultrapassar a dose máxima recomendada (3 mg . kg^{-1}), diminuindo-se o volume ou a concentração da solução anestésica.

Bloqueio do Plano do Músculo Transverso Abdominal Intercostal ou Subcostal

Utiliza-se o mesmo *probe* de alta frequência na localização dos pontos de referência desta abordagem. A colocação do *probe* é feita paralela à linha inferior do gradeado costal, com o objetivo de visualizar os limites laterais entre o músculo reto abdominal e os dois músculos oblíquos (Figura 119.8). A abordagem deve ser feita também com agulha de 10 cm "em plano" ou "fora de plano". A injeção da solução anestésica deve ser feita no plano interfascial entre os músculos oblíquo interno e reto abdominal (Figura 119.9). É importante salientar que o bom resultado depende da correta injeção de anestésico no espaço interfascial com o intuito de banhar os nervos antes da divisão em dois ramos, superficial e profundo, em relação ao músculo reto abdominal.

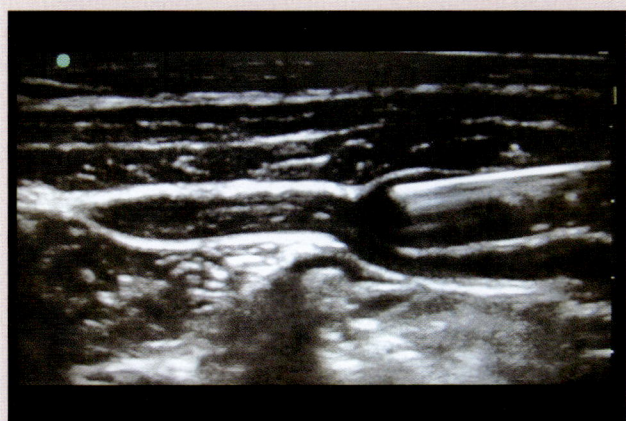

Figura 119.6 — *Localização ideal da agulha no espaço interfascial.*

Acesso fora de plano

Em pacientes obesos, pode ocorrer dificuldade de visualização da agulha em plano, devido à inclinação do ângulo de inserção; nesses casos, o acesso fora de plano é alternativa de grande valia (Figura 119.7). A injeção de pequenos volumes de solução anestésica, ou solução fisiológica, durante a progressão da agulha, pode ajudar na localização de sua ponta.

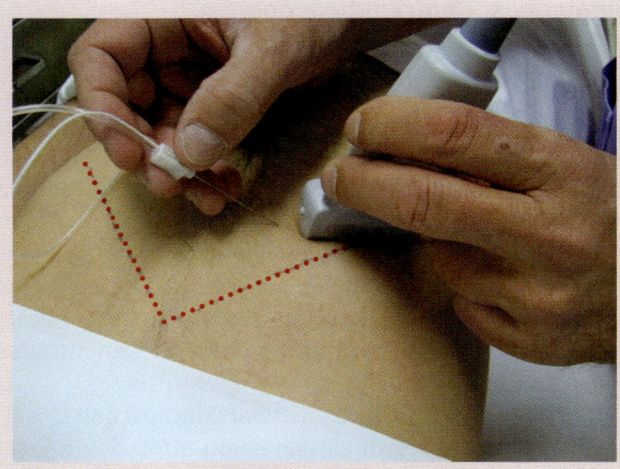

Figura 119.8 — *Inserção da agulha no bloqueio do plano transverso abdominal subcostal.*

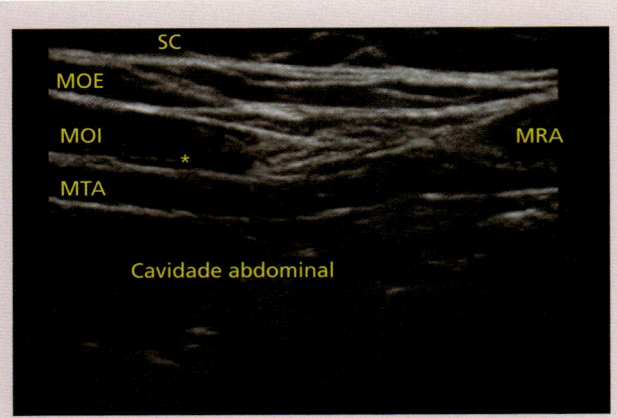

Figura 119.9 — *Imagem ultrassonográfica na abordagem subcostal.* **SC:** *Subcutâneo;* **MOE:** *músculo oblíquo externo;* **MOI:** *músculo oblíquo interno;* **MTA:** *músculo transverso abdominal;* **MRA:** *músculo reto abdominal.*

O volume a ser injetado depende da realização ou não das abordagens clássicas simultaneamente à "subcostal". Nesse caso, o volume e as doses totais não devem ser compatíveis com a dose máxima do anestésico local.

Ponto de injeção do anestésico

Bloqueio bilateral

Borglum e col. descreveram a realização de *TAP Block* dual bilateral, procedendo duas punções de cada lado, a primeira no local convencional de realização do bloqueio entre o gradeado costal e a crista ilíaca, e a segunda na parede abdominal imediatamente abaixo e paralelo à borda inferior do gradeado costal. A punção clássica objetiva o bloqueio das raízes de T_{10} a L_1 e a segunda tem a finalidade de promover analgesia entre T_7 e T_9.

Indicações, Contraindicações e Eventos Adversos

Esse bloqueio tem como principal indicação a analgesia pós-operatória em cirurgias abdominais abertas (laparotomias, cesariana, apendicectomia). Está indicado também para procedimentos ortopédicos envolvendo a crista ilíaca. Incisões na linha média abdominal ou próximo a ela sugere a realização do bloqueio bilateral.

Eventualmente, pacientes fazendo uso de fármacos anticoagulantes e que têm contraindicação de analgesia espinhal por cateter peridural podem ser beneficiados com o *TAP block* na analgesia pós-operatória.

Devem ser respeitadas as contraindicações clássicas de anestesia regional, tais como infecção no local de punção ou imediatamente adjacente a ela, hipersensibilidade a anestésicos locais, recusa do paciente, entre outras.

A proximidade da cavidade peritoneal e vísceras abdominais inspira cuidado extremo na realização desse bloqueio, sob o risco de perfuração acidental.

Falhas no bloqueio também podem ocorrer devido à deposição da solução anestésica em local inadequado, principalmente na intimidade da musculatura fora do espaço interfascial.

A utilização de ultrassom na realização do bloqueio aumenta a eficiência da técnica, bem como pode evitar acidentes de punção.

Devido ao alto volume de solução anestésica necessário para a eficiência da técnica, deve ser dada rigorosa importância ao cálculo e à utilização de doses que não ultrapassem a dose máxima.

BLOQUEIO DA BAINHA DOS MÚSCULOS RETOS ABDOMINAIS

O bloqueio da bainha dos músculos retos abdominais foi inicialmente descrito por Scheich,[3] em 1899, com o objetivo de promover analgesia em áreas inervadas pelos nervos torácicos inferiores, utilizando técnica de perda de resistência para a localização e inserção da agulha e posterior injeção da solução anestésica. Entretanto, como se tratava de técnica cega, dependendo de sensibilidade tátil do executante, esse procedimento vem sendo pouco praticado.[4] A recente utilização da ultrassonografia na realização desse bloqueio possibilitou a deposição da solução anestésica com precisão, e consequentemente melhores resultados.

Muito embora relatos clínicos apontem para bons resultados desse bloqueio, Abrahams,[5] em 2016, alerta para o escasso número de estudos em relação à anatomia, sonoanatomia, efetividade e complicações, sugerindo nível A de evidência.[6]

Indicações

Classicamente, o bloqueio dos músculos retos do abdome é indicado para analgesia pós-operatória de cirurgia umbilical (hérnia umbilical, portal de acesso umbilical em cirurgia laparoscópica).

Entretanto, a analgesia pós-operatória pode ser eficaz, também em cirurgias realizadas na linha média, acima da cicatriz umbilical, como, por exemplo, em correções de hérnias incisionais na região epigástrica.

Anatomia

As aponeuroses dos músculos oblíquo externo, oblíquo interno e transverso do abdome juntam-se na linha semilunar e logo em seguida separam-se em duas aponeuroses superficial e profunda, recobrindo os músculos retos abdominais, juntando-se novamente na linha média do abdome, formando a linha alba. Entretanto, no quarto inferior desses músculos, a aponeurose profunda é ausente e a fáscia posterior do músculo reto, sozinha, é sua parede posterior.[4] Os nervos responsáveis pela sensibilidade da parede abdominal caminham através do espaço interfascial entre os músculos oblíquo interno e transverso abdominal; em especial, no caso desse bloqueio, as terminações do 9°, 10° e 11° nervos torácicos estão localizadas entre o músculo reto abdominal e sua bainha.

Técnica

O paciente deve ser posicionado em decúbito dorsal horizontal. O transdutor linear deve ser posicionado horizontalmente, a poucos centímetros acima do umbigo (Figura 119.10). Uma dica prática é colocar o transdutor sobre a linha média, localizando a linha alba, e deslizá-lo lateralmente observando todo o contorno do músculo reto abdominal, visualizado como uma estrutura fusiforme.

Introduzir a agulha em plano, até que a ponta atinja o espaço entre o músculo reto e sua bainha, próximo à sua borda lateral[7] (Figura 119.11).

O volume de solução anestésica injetada pode variar de 10 a 20 mL,[5,6,8] lembrando que, como se trata de procedimento objetivando analgesia pós-operatória, volumes menores devem proporcionar tempo menor de analgesia. O bloqueio deve ser feito bilateralmente, pois os procedimentos cirúrgicos são realizados na linha média do abdome e a dose total de anestésico deve respeitar os limites do paciente.

BLOQUEIO DOS NERVOS ILIOINGUINAL E ÍLIO-HIPOGÁSTRICO

Os nervos ilioinguinal e Ílio-hipogástrico são usualmente descritos como parte do plexo lombar, tendo sua origem em L_1 (Figura 119.12). Desde a sua origem, o nervo Ílio-hipogástrico encontra-se em posição superior ao ilioinguinal. O nervo genitofemoral, de especial interesse para cirurgias urológicas, tem sua origem em L_1 e L_2.

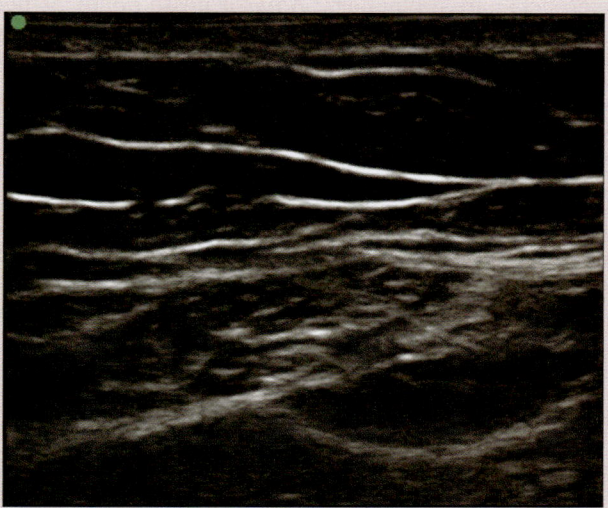

Figura 119.11 — *Localização da agulha entre o músculo reto abdominal e sua bainha. Pode-se também observar a injeção da solução anestésica.*

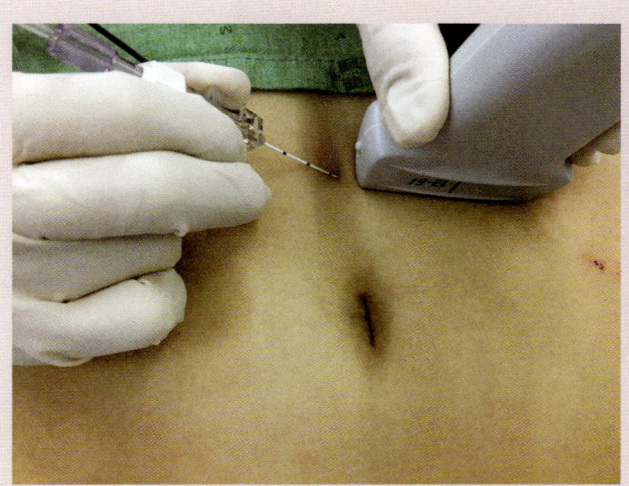

Figura 119.10 — *Posição do transdutor linear na parede abdominal e inserção da agulha em plano.*

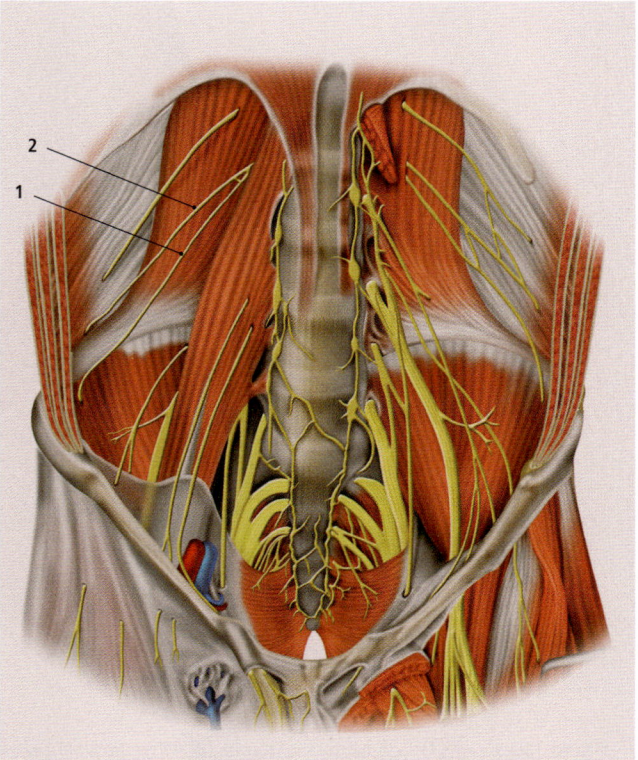

Figura 119.12 — *Plexo lombar – Origem dos nervos.* **(1)** *Ilioinguinal e* **(2)** *Ílio-hipográstrico.*

O primeiro nervo lombar, similarmente aos nervos intercostais, divide-se em ramos ventrais e dorsais. O ramo ventral de L_1 origina os nervos ilioinguinal e Ílio-hipogástrico, o qual pode ter contribuição de T_{12}. Eles caminham muito próximos e perfuram a fáscia entre os músculos transverso e oblíquo interno medialmente à espinha ilíaca anterossuperior (Figura 119.13), que serve como ponto de referência para o bloqueio.[9] A partir desse ponto, os nervos divide-se e inervam áreas distintas: o Ílio-hipogástrico inerva a região hipogástrica e a pele acima da pube, enquanto o ilioinguinal acompanha o canal inguinal e origina os ramos escrotal ou labiais anteriores.[10] Segundo Golfeld e cols., apenas 41,8% dos pacientes apresentam nervos que seguem a clássica descrição dos textos anatômicos.[11]

O nervo genitofemoral, através do seu ramo genital, passa pelo cordão espermático e inerva o cremáster, a pele escrotal e, na mulher, os grandes lábios. O ramo femoral inerva o trígono femoral.

O bloqueio dos nervos ilioinguinal e Ílio-hipogástrico é frequentemente utilizados para herniorrafias e orquidopexias em crianças.[12] No entanto, os ramos do nervo genitofemoral nessa área não permitem analgesia completa para essas cirurgias, sendo necessária a infiltração do colo do saco herniário e do cordão espermático[7]. No caso das orquidopexias, é importante a infiltração da pele escrotal na parte inferior, pois o nervo pudendo participa da inervação dessa área cutânea.[10] Com esses cuidados, os bloqueios são efetivos e, em herniorrafia inguinal, a analgesia é semelhante àquela obtida com o bloqueio peridural caudal.

O bloqueio desses nervos também são indicados para analgesia pós-operatória em cirurgias que utilizam incisões na parede abdominal inferior, como cesariana e histectomia abdominal. Nesse contexto, o bloqueio deve ser realizado bilateralmente.[13,14]

As complicações desses bloqueios são mais comuns quando se utiliza a técnica orientada por referências anatômicas, na qual o volume de anestésico local utilizado é maior e a localização exata da agulha não é conhecida. Estudo recente realizado para avaliar a técnica às cegas demonstrou que a agulha, mesmo em mãos experientes, estava inserida muito profundamente no

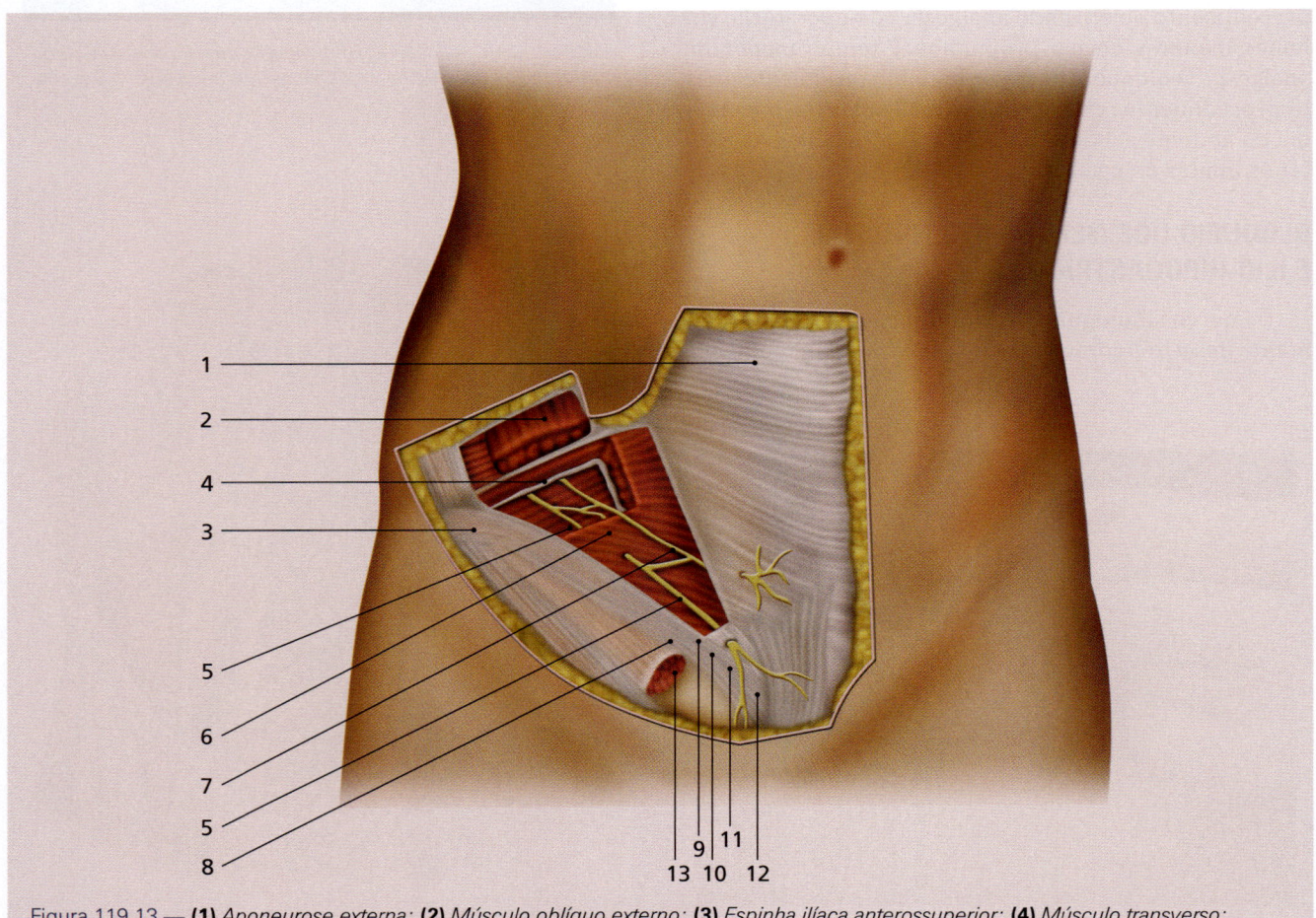

Figura 119.13 — **(1)** *Aponeurose externa;* **(2)** *Músculo oblíquo externo;* **(3)** *Espinha ilíaca anterossuperior;* **(4)** *Músculo transverso;* **(5)** *Nervo ilioinguinal;* **(6)** *Músculo oblíquo interno;* **(7)** *Nervo ilio-hipogástrico;* **(8)** *Ligamento inguinal;* **(9)** *Cordão espermático;* **(10)** *Tubérculo púbico;* **(11)** *Anel inguinal;* **(12)** *Funículo espermático;* **(13)** *Canal femoral.*

músculo transverso abdominal em até 40% das vezes.[15] Dessa forma, se a infiltração for feita muito próxima do ligamento inguinal, e com grandes volumes de anestésico local, há a possibilidade do bloqueio do nervo femoral, resultando em disfunção motora do membro inferior ipsilateral e causando desconforto ao paciente no pós-operatório imediato.[16,17]

Náuseas e vômitos pós-operatórios são comuns na população pediátrica submetida às herniorrafias. A incidência é similar entre as crianças que receberam fentanil e codeína para analgesia pós-operatória e àquelas submetidas aos bloqueios ilioinguinal e Ílio-hipogástrico.[18] Outras complicações descritas são a perfuração de cólon e punção vascular.[8,16,19]

Técnicas do Bloqueio

O bloqueio dos nervos ilioinguinal e ilio-hipogástrico pode ser realizado pela técnica orientada por referências anatômicas ou guiada pelo ultrassom.

Técnica orientada por referências anatômicas

O ponto de referência para o bloqueio é a espinha ilíaca anterossuperior, que pode ser palpada facilmente. Em adultos, o ponto de inserção da agulha pode chegar até a 2 cm da espinha (Figura 119.14).

A distância varia de acordo com o tamanho do paciente. Em recém-nascidos, a inserção da agulha é muito próxima à espinha ilíaca. Da mesma forma, o calibre, o tamanho e a profundidade da agulha variam com o tamanho, a idade e a espessura da parede abdominal do paciente. Ao introduzir a agulha, dois *pops* são sentidos; um correspondente à fáscia entre os músculos oblíquos interno e externo e outro referente à fáscia entre os músculos oblíquo interno e transverso abdominal. Nesse ponto, presumivelmente no plano entre esses dois músculos, injeta-se a solução anestésica (Figuras 112.15 e 119.16). A infiltração em leque, direcionando a agulha para a cicatriz umbilical e para a sínfise púbica, complementa o bloqueio (Figuras 119.17 e 119.18). O volume da solução anestésica também é variável, sendo 3 a 5 mL na criança e 10 a 15 mL no adulto. Podem ser utilizadas bupivacaína (0,25% a 0,75%), ropivacaína (0,2% a 1%) ou lidocaína (1% a 2%), respeitando suas doses tóxicas, com ou sem adrenalina (1:200.000).

Em crianças, o bloqueio normalmente é realizado após a administração da anestesia geral com o objetivo de administrar anestesia mais superficial e prover analgesia pós-operatória. Em adultos, o bloqueio pode ser feito apenas sob sedação, observando-se as suplementações que se fizerem necessárias.

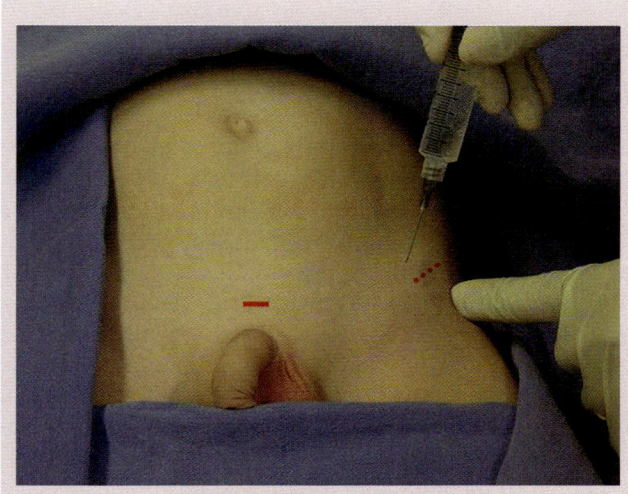

Figura 119.15 — *Inserção da agulha.*

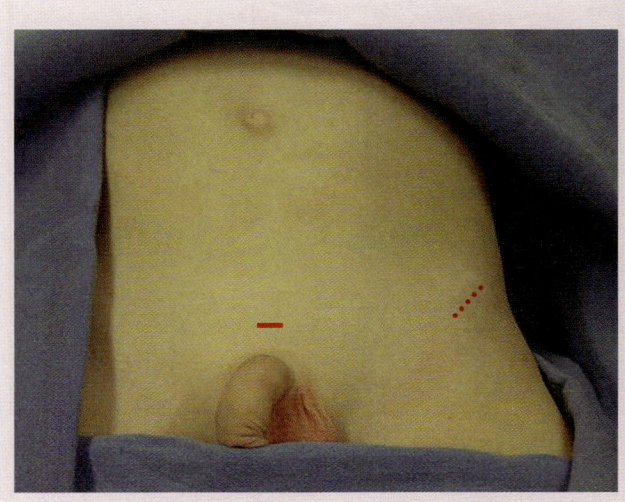

Figura 119.14 — *Ponto de referência para o bloqueio.*

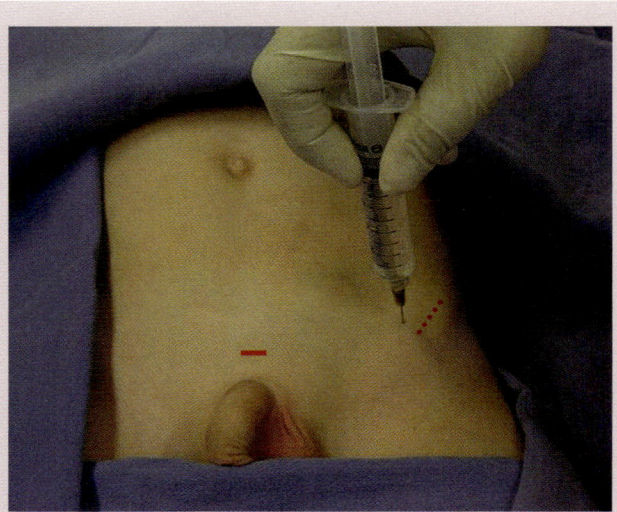

Figura 119.16 — *Inserção da agulha.*

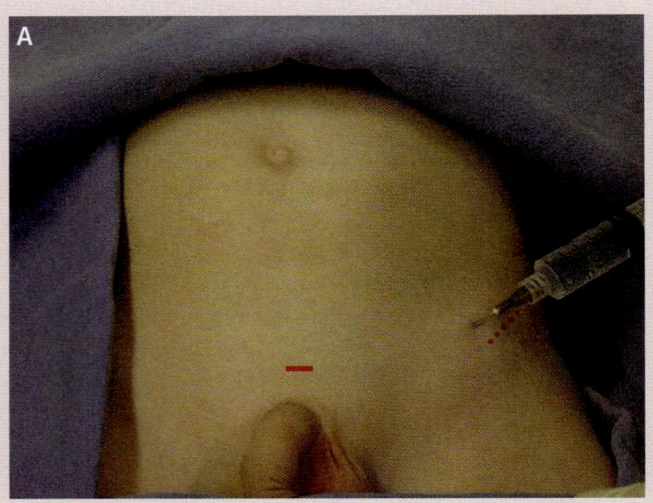 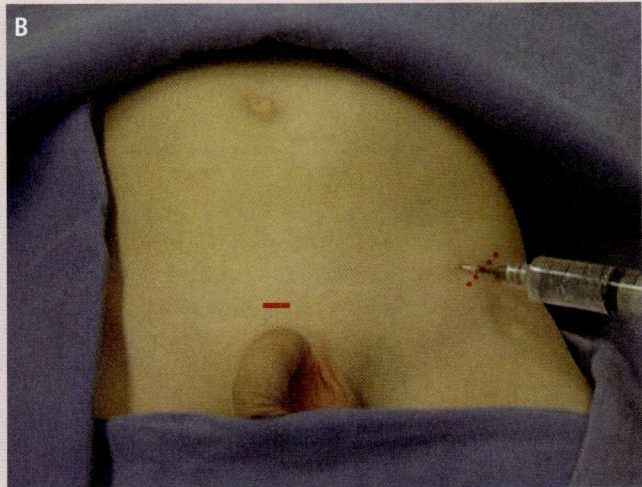

Figura 119.17 — **(A e B)** *Infiltração em leque.*

Técnica guiada pelo ultrassom

Com o auxílio do ultrassom, pode-se visualizar a estrutura a ser bloqueada e o caminho seguido pela agulha.

Nesse bloqueio, uma *probe* linear de alta frequência é colocada em uma orientação oblíqua entre a espinha ilíaca anterossuperior e a cicatriz umbilical (Figura 119.19). Após a identificação das estruturas (Figura 119.20), a agulha é introduzida e visualizada no ultrassom, na técnica descrita como em plano, até o ponto em que se encontram os nervos ilioinguinal e Ílio-hipogástrico, ou seja, entre os músculos oblíquo interno e transverso abdominal. Nesse momento, comprova-se o correto posicionamento da agulha ao injetar a solução anestésica e constatar a distensão das fáscias e o isolamento dos nervos citados. Nos adultos, o volume de anestésico varia de 3 a 5 mL, e nas crianças a literatura recomenda 0,075 mL . kg^{-1}.[20]

Além do bloqueio do nervo isolado, com a ultrassonografia é possível o bloqueio contínuo e a analgesia pós-operatória por meio da colocação de cateter próximo ao nervo.[21]

O índice de falhas na técnica tradicional, segundo alguns autores, chega a 45%.[11,22] Weintraub e cols. demonstraram que 4% das crianças bloqueadas com o uso do ultrassom necessitaram de analgesia complementar intraoperatória, contra 26% pela técnica tradicional.[23] Além disso, recomenda-se também o uso do ultrassom nessa população devido ao menor tamanho dos nervos e à proximidade de diversas estruturas vitais.[24]

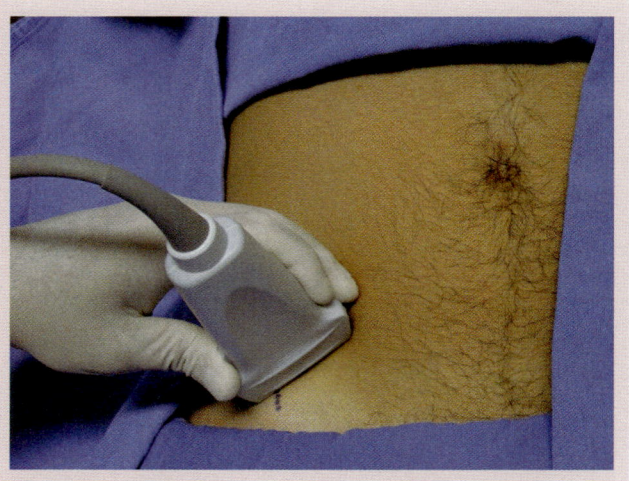

Figura 119.18 — *Posição da* probe *para visualização dos nervos ilioinguinal e ilio-hipogástrico.*

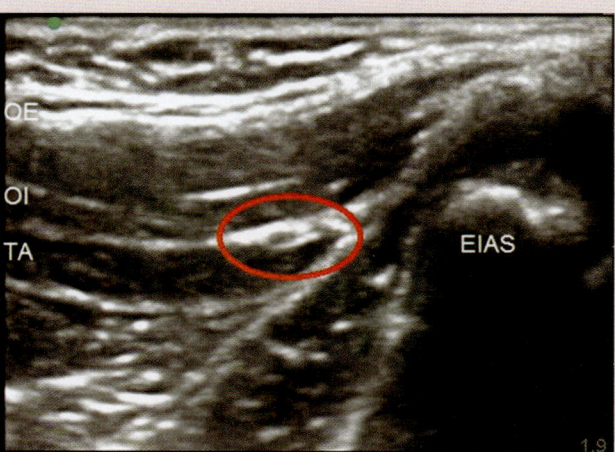

Figura 119.19 — *Imagem ultrassonográfica.* **EIAS:** *Espinha ilíaca anterossuperior;* **OE:** *Músculo oblíquo externo;* **OI:** *Músculo oblíquo interno;* **TA:** *Músculo transverso abdominal; Círculo vermelho: Nervos ilioinguinal e ilio-hipogástrico.*

Dessa forma, o ultrassom melhora o índice de sucesso e diminui os eventos adversos, principalmente os decorrentes do excesso de anestésico local e do contato direto entre agulha e nervo.[25,26]

BLOQUEIO DO NERVO PENIANO

O bloqueio do nervo peniano é utilizado para postectomias e pequenas hipospádias.[17] Na população pediátrica, que constitui-se na maioria dos pacientes, ele é realizado após a anestesia geral.

A inervação do pênis é feita pelos nervos penianos dorsais, direito e esquerdo, que são ramos dos nervos pudendos formados pelo plexo sacral (S_2 a S_4). Os nervos acompanham os vasos penianos profundos próximos ao ligamento suspensor do pênis, inervando a superfície dorsal e a glande. Inicialmente, esse feixe vasculonervoso está contido dentro da fáscia de Scarpa, sendo posteriormente envolto pela fáscia de Buck (Figuras 119.21 e 119.22).

Parte da pele na face ventral do pênis, a uretra e a base da glande são inervadas pelo nervo perineal.[9] A pele da raiz do pênis é inervada pelo nervo ilioinguinal e por um ramo do genitofemoral. Assim sendo, o bloqueio do nervo peniano isoladamente não será suficiente para cirurgias penianas mais complexas. Nas postectomias, é aconselhável infiltrar o freio prepucial, e nas hipospádias, a base do pênis.[16]

Técnicas de Bloqueio

Existem duas técnicas descritas para o bloqueio do nervo peniano: a mediana e a paramediana (Figura 119.23).[17,27]

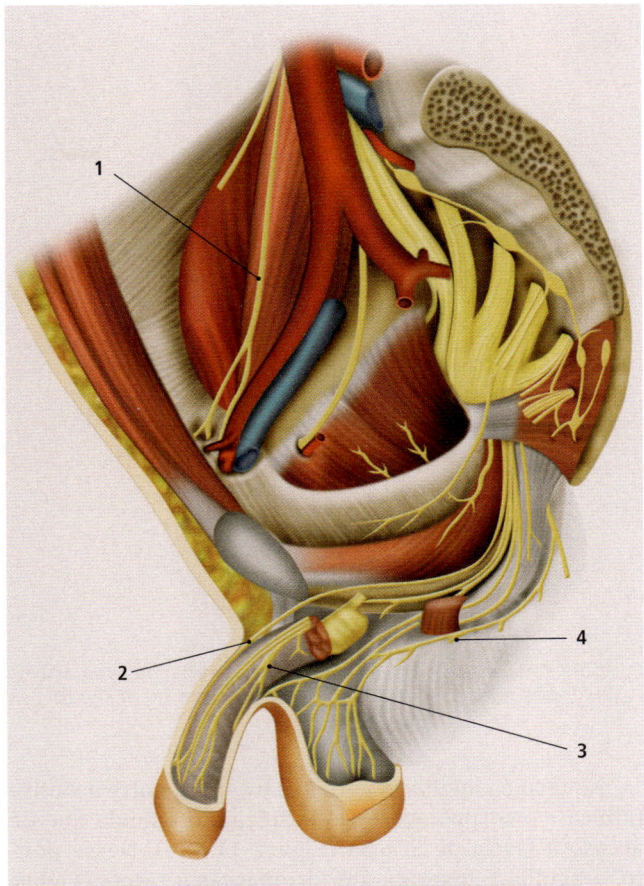

Figura 119.20 — *Inervação do pênis.* **(1)** *Nervo genitofemoral;* **(2)** *Nervo dorsal do pênis;* **(3)** *Nervo lateral esquerdo;* **(4)** *Nervo pudendo inferior.*

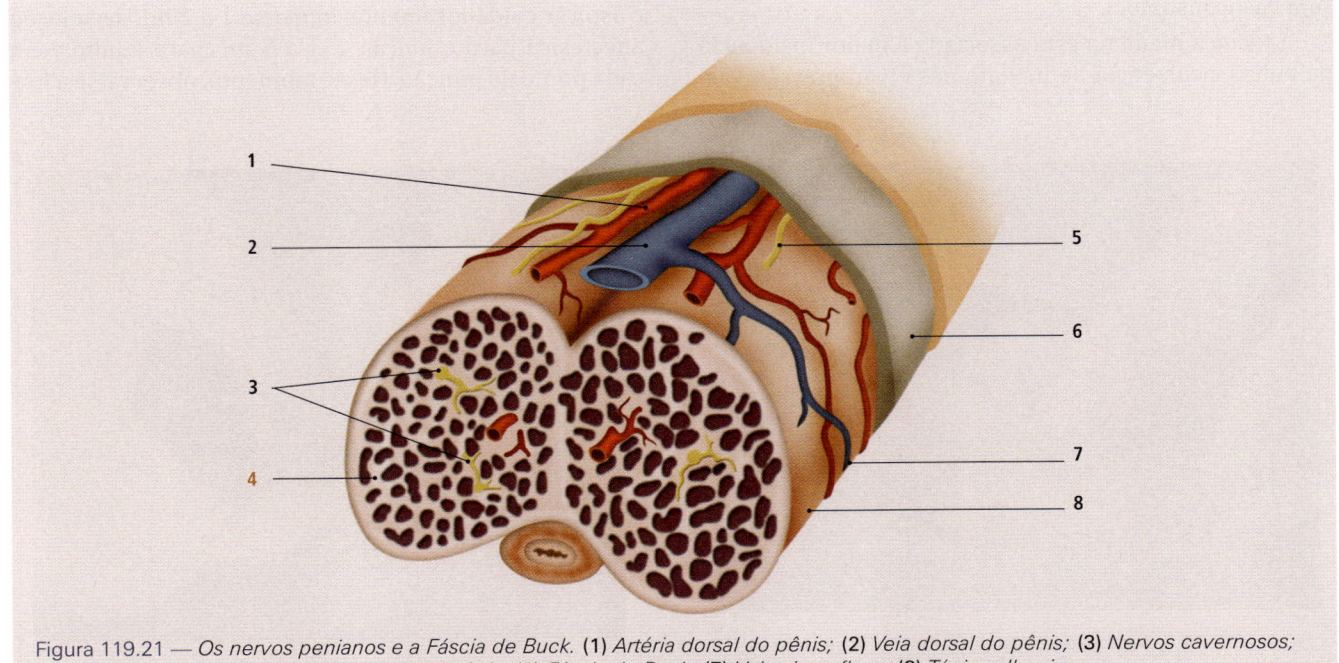

Figura 119.21 — *Os nervos penianos e a Fáscia de Buck.* **(1)** *Artéria dorsal do pênis;* **(2)** *Veia dorsal do pênis;* **(3)** *Nervos cavernosos;* **(4)** *Corpo cavernoso;* **(5)** *Nervos dorsais do pênis;* **(6)** *Fáscia de Buck;* **(7)** *Veia circunflexa;* **(8)** *Túnica albuginea.*

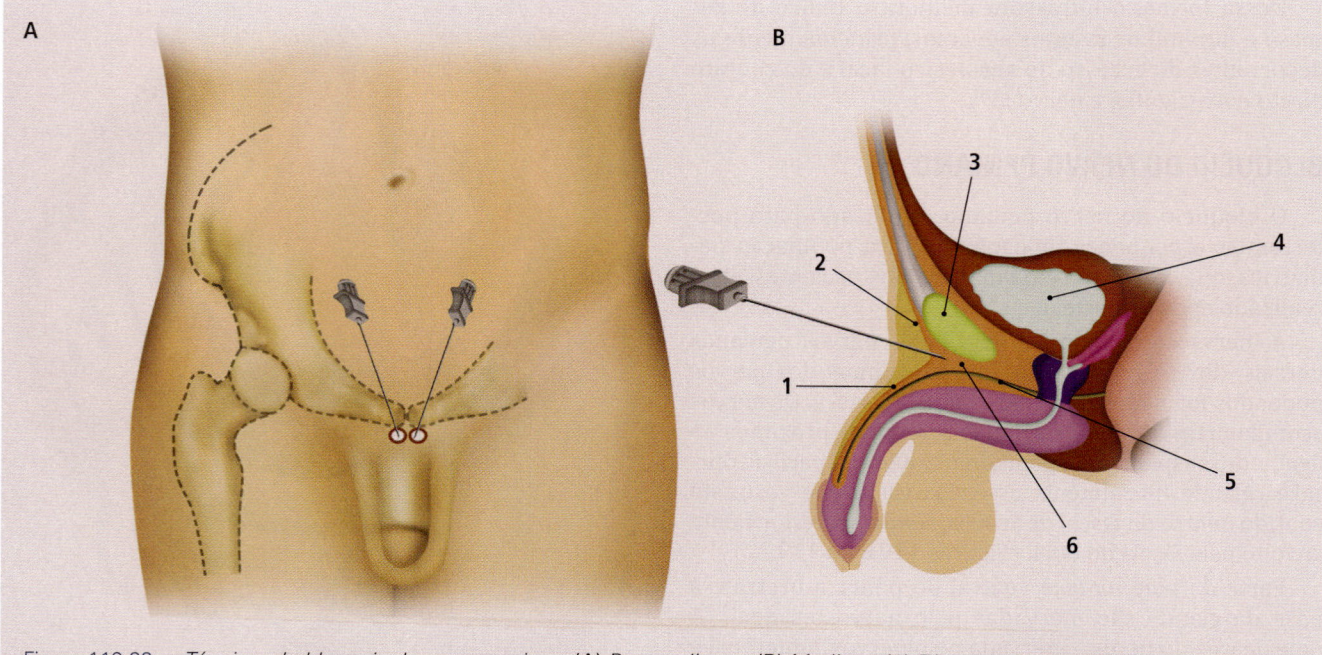

Figura 119.22 — Técnicas do bloqueio do nervo peniano. **(A)** *Paramediana* e **(B)** *Mediana*. **(1)** *Fáscia de Buck*; **(2)** *Fáscia de Scarpa*; **(3)** *Sínfese púbica*; **(4)** *Bexiga*; **(5)** *Nervo dorsal do pênis*; **(6)** *Espaço subpúbico*.

Na técnica mediana, palpa-se o espaço entre a sínfise púbica e o corpo cavernoso localizando a fenda que dá acesso à fáscia de Scarpa (Figura 119.24). Nesse ponto, a agulha é inserida até ultrapassar a fáscia (Figura 119.25). Após cuidadosa aspiração, injeta-se 3 a 5 mL de solução anestésica para crianças e 10 mL para adultos. Podem ser utilizadas, respeitando-se as doses tóxicas, lidocaína (1% a 2%) ou bupivacaína (0,25% a 0,75%) sem vasoconstritor.

A técnica mediana está associada à maior incidência de falhas, ocorrência de hematomas e compressão vascular por perfuração da veia dorsal do pênis. Áreas de isquemia e injeção intravascular de anestésico local também podem ocorrer.[16]

Na técnica paramediana, após a palpação do corpo cavernoso na base do pênis, realiza-se duas punções 0,5 a 1,0 cm laterais à linha média com o propósito de se evitar a veia dorsal do pênis e suas consequências (Figuras 119.26 e 119.27).[11,23] Após ultrapassar a fáscia de Buck, e aspirar cuidadosamente, injeta-se 1 a 2 mL da solução anestésica para crianças, e 3 a 5 mL para adultos, em cada ponto de punção. Nesse momento, observa-se a for-

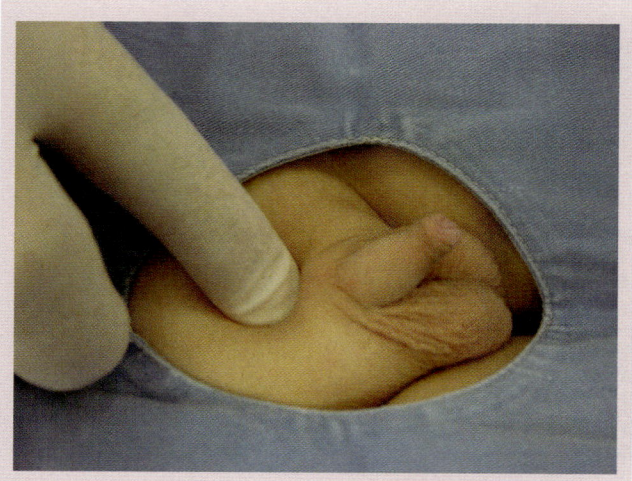

Figura 119.23 — *Palpação do local de punção na técnica mediana.*

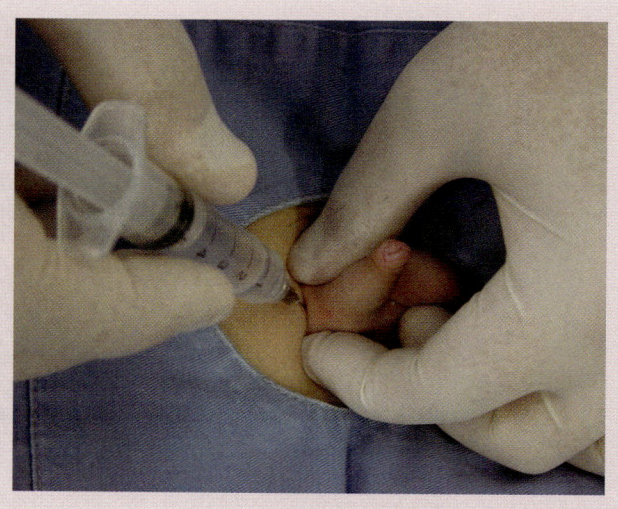

Figura 119.24 — *Local da punção na técnica mediana.*

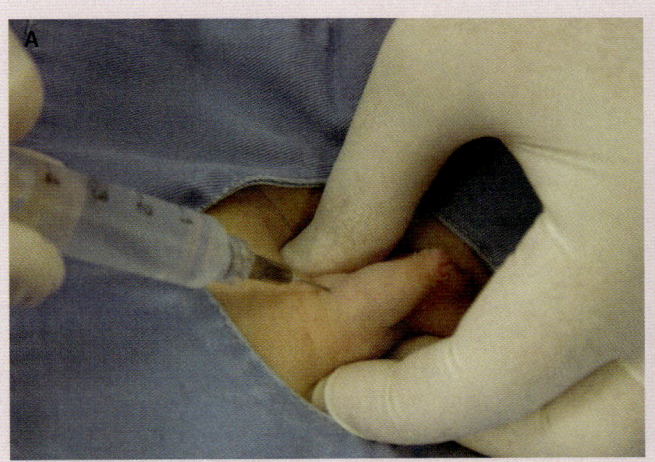 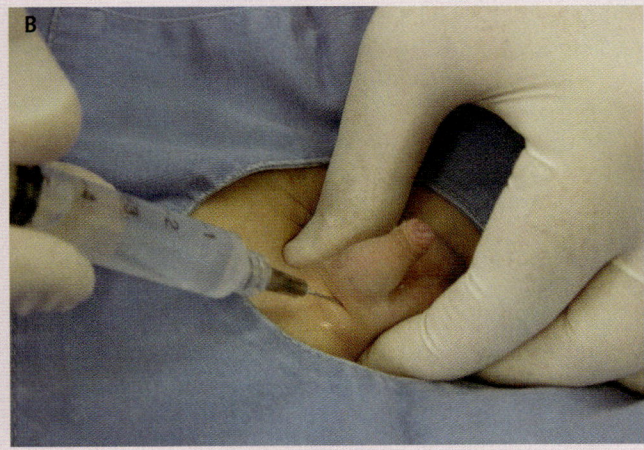

Figura 119.25 — **(A)** *Técnica paramediana. Punção à esquerda;* **(B)** *Técnica paramediana. Punção à direita.*

mação de um anel em volta da base do pênis resultante da dispersão anestésica pela fáscia de Buck.

A simples infiltração subcutânea ao redor do pênis já produz bons resultados, porém a analgesia pós-operatória é mais eficaz quando o bloqueio adequado do nervo peniano é realizado.[16]

Técnica com ultrassom

Atualmente, diversos autores têm recomendado o uso do ultrassom para o bloqueio do nervo peniano. Entretanto, não há no momento evidência suficiente para classificar essa técnica como padrão ouro. Além disso, esse bloqueio demora, em média, 10 minutos a mais para ser realizado quando comparado com a técnica às cegas.[27]

Em artigo recente, Suleman descreveu uma técnica modificada para bloqueio do nervo peniano guiado por ultrassom.[28] O autor utilizou uma *probe* linear, na base do pênis, para realizar o bloqueio em plano com escaneamento em tempo real. Entretanto, mais estudos são necessários para confirmar a viabilidade da técnica.

REFERÊNCIAS

1. Nakashima ER. Bloqueio do Plano Transverso do abdominal. In: Cangiani LM, Nakashima ER, Gonçalves TAM. Atlas de Técnicas de Bloqueio Regional SBA. 1.ed. Rio de Janeiro: Sociedade Brasileira de Anestesiologia, 2013. p.275-8.
2. Chan VWS, Abbas S, Brull R, et al. Transversus Abdominal Plane. 3.ed. Toronto: Pratical Guide to Ultrasound Imagingn for Regional Anesthesia, 2010.
3. Albrecht E, Bloc S, Cadas H, et al. Bloqueio dos músculos retos do abdome. In: Albrecht E, Bloc S, Cadas H, et al. Manual Prático de Anestesia Locorregional Ecoguiada. 1.ed. Rio de Janeiro: Revinter, 2016. p.183-5.
4. Dolan J, Lucie P, Geary T, et al. The rectus sheath block – accuracy of local anesthetic placement by trainee anesthesiologists using loss of resistance or ultrasound guidance. Reg Anesth Pain Med. 2009;34:247-50.
5. Abrahams M, Derby R, Horn JL. Update on ultrasound for truncal blocks – a review of the evidence. Reg Anesth Pain Med. 2016;41:275-88.
6. Hadzic A, Carrera A, Clark T, et al. Common ultrasound-guided truncal and cutaneous block. In: Hadzic A, Carrera A, Clark T, et al. Hadzic's Peripheral Nerve Blocks and Anatomy for Ultrasound-Guided Regional Anesthesia. 2.ed. New York: McGraw-Hill Education, 2012. p.459-70.
7. Souza MLM. Bloqueio 3 em 1. Rev Bras Anestesiol. 1995;45(Suppl 20):98-102.
8. Gardner E. O Abdome. In: Gardner E, Gray D, Rahilly R. Anatomia. 4.ed. Rio de Janeiro: Guanabara Koogan S.A., 1988. p.416-7.
9. Trainor D, Moeschler S, Pingree M, et al. Landmark-based versus ultrasound-guided ilioinguinal/iliohypogastric nerve blocks in the treatment of chronic postherniorrhaphy groin pain: a retrospective study. J Pain Res. 2015;8:767-70.
10. Simoni R. Cirurgia pediátrica. In: Cangiani L. Anestesia Ambulatorial. São Paulo: Atheneu, 2002. p.547-65.
11. Kelly MC, Beers HT, Huss BK, et al. Bilateral ilioinguinal nerve blocks for analgesia after total abdominal hysterectomy. Anaesthesia. 1996 Apr;51(4):406.
12. Bell EA, Jones BP, Olufolabi AJ, et al. Iliohypogastric-ilioinguinal peripheral nerve block for post-Cesarean delivery analgesia decreases morphine use but not opioid-related side effects. Can J Anaesth. 2002 Aug-Sep;49(7):694-700.
13. Randhawa K, Soumian S, Kyi M, et al. Sonographic assessment of the conventional 'blind' ilioinguinal block. Can J Anaesth. 2010 Jan;57(1):94-5.
14. Brown TC, Eyres RL, McDougall RJ. Local and regional anaesthesia in children. Br J Anaesth. 1999 Jul;83(1):65-77.

15. Brennan LJ. Modern day-case anaesthesia for children. Br J Anaesth. 1999 Jul;83(1):91-103.
16. Sethna N, Berde C. Pediatric regional anesthesia. In: Gregory G. Pediatric anesthesia. 4.ed. Philadelphia: Churchill Livingstone, 2002. p.301.
17. Trotter C, Martin P, Youngson G, et al. A comparison between ilioinguinal-iliohypogastric nerve block performed by anaesthetist or surgeon for postoperative analgesia following groin surgery in children. Paediatr Anaesth. 1995;5(6):363-7.
18. Willschke H, Bosenberg A, Marhofer P, et al. Ultrasonographic-guided ilioinguinal/iliohypogastric nerve block in pediatric anesthesia: what is the optimal volume? Anesth Analg. 2006 Jun;102(6):1680-4.
19. Gucev G, Yasui GM, Chang TY, et al. Bilateral ultrasound-guided continuous ilioinguinal-iliohypogastric block for pain relief after cesarean delivery. Anesth Analg. 2008 Apr;106(4):1220-2, table of contents.
20. Lim SL, Ng Sb A, Tan GM. Ilioinguinal and iliohypogastric nerve block revisited: single shot versus double shot technique for hernia repair in children. Paediatr Anaesth. 2002 Mar;12(3):255-60.
21. Weintraud M, Marhofer P, Bosenberg A, et al. Ilioinguinal/iliohypogastric blocks in children: where do we administer the local anesthetic without direct visualization? Anesth Analg. 2008 Jan;106(1):89-93, table of contents.
22. Visoiu M. Paediatric regional anaesthesia: a current perspective. Curr Opin Anaesthesiol. 2015 Oct;28(5):577-82.
23. Willschke H, Marhofer P, Bosenberg A, et al. Ultrasonography for ilioinguinal/iliohypogastric nerve blocks in children. Br J Anaesth. 2005 Aug;95(2):226-30.
24. Tsui B, Suresh S. Ultrasound imaging for regional anesthesia in infants, children, and adolescents: a review of current literature and its application in the practice of extremity and trunk blocks. Anesthesiology. 2010 Feb;112(2):473-92.
25. McNicol L. Peripheral nerve blocks. In: Morton N, Raine P. Paediatric day case surgery. Oxford: Oxford University Press, 1994. p.38-55.
26. Denny NM, Harrop-Griffiths W. Location, location, location! Ultrasound imaging in regional anaesthesia. Br J Anaesth. 2005 Jan;94(1):1-3.
27. Faraoni D, Gilbeau A, Lingier P, et al. Does ultrasound guidance improve the efficacy of dorsal penile nerve block in children? Paediatr Anaesth. 2010 Oct;20(10):931-6.
28. Suleman M. Ultrasound-Guided Penile Nerve Block for Circumcision: A New, Modified Technique. Clin Anesthesiol. 2015. [Internet] [Acesso em 13 dec 2016]. Disponível em: http://www.anesthesiologynews.com/Clinical-Anesthesiology/Article/05-15/Ultrasound-Guided-Penile-Nerve-Block-for-Circumcision-A-New-Modified-Technique/32348/ses=ogst

120

Bloqueio dos Membros Superiores

Diogo Bruggemann da Conceição

INTRODUÇÃO

A anestesia regional sobre o plexo braquial faz parte das técnicas anestésicas desde 1884, quando Hall descreveu o uso da cocaína para anestesiar nervos do membro superior. Em 1911, Hirschel descreveu o primeiro bloqueio de plexo braquial realizado pela via axilar percutânea e, no mesmo ano, Kulenkampff descreveu a via supraclavicular. O bloqueio do plexo braquial permite uma anestesia de todo o membro superior além de analgesia pós-operatória. Seu uso está ligado a avanços nos procedimentos cirúrgicos ortopédicos e ambulatoriais.

A aplicação clínica do conceito anatômico de que existe um espaço contínuo e fechado envolvendo o plexo braquial levou Alon P. Winnie a desenvolver técnicas perivasculares de bloqueio pelas vias interescalênica, perivascular subclávia e axilar. Este conceito é ainda atual. Exames de imagem e dissecções de cadáveres mostram que vasos e nervos estão envoltos nestes componentes fasciais como forma de proteção, e este espaço delimitado permite a injeção de anestésico local. Além de vasos e nervos, também existem gordura e tecido conjuntivo desorganizado nestes espaços que, muitas vezes, limitam a dispersão do anestésico local. Portanto, é necessário depositar a solução de anestésico local o mais próximo possível dos nervos de forma segura, gerando as técnicas de localização nervosa, como a neuroestimulação e a ultrassonografia.

O interesse pelas técnicas de imagem para auxiliar a identificação dos nervos do plexo braquial cresceu nos últimos anos. Com o emprego da ressonância magnética e da tomografia computadorizada, é possível obter excelentes imagens anatômicas do plexo braquial; porém, o alto custo dos equipamentos e a dificuldade de utilização à beira do leito cirúrgico desestimulam seu uso em anestesia regional. A fluoroscopia é outro método de imagem que pode ser usado, sendo sua utilidade limitada à visualização de referências ósseas e à dispersão de contraste por compartimentos fasciais. Entre todos os métodos e técnicas, a ultrassonografia permite uma visualização anatômica adequada, pode ser utilizada na beira do leito, não emite radiação e tem custo baixo quando comparada aos outros métodos de imagem.

Para indicar adequadamente uma determinada técnica de anestesia plexular do membro superior, deve-se conhecer a anatomia do plexo braquial, a inervação da região a ser operada e as diversas técnicas de bloqueio do plexo braquial.

ANATOMIA

O plexo braquial é uma rede nervosa que começa com nervos espinhais e continua até seus ramos nervosos terminais, que inervam todo o membro superior (Figura 120.1). Ele é formado pelos ramos anteriores dos quatro nervos espinhais cervicais inferiores (C_5, C_6, C_7 e C_8) e do primeiro nervo torácico (T_1). Contribuições variáveis podem acontecer também do quarto nervo cervical (C_4) e do segundo nervo torácico (T_2). Estes ramos ventrais são chamados raízes do plexo braquial. A dura-máter e o tecido conectivo peridural do canal vertebral acompanham as raízes do plexo para formar seu epineuro e perineuro.

Os ramos ventrais de C_5 e C_6 tipicamente se unem na borda medial do músculo escaleno médio para formar o tronco superior do plexo braquial; o ramo de C_7 se torna o tronco médio, e os ramos de C_8 e T_1 se unem para formar o tronco inferior. As raízes e troncos passam entre os músculos escaleno anterior e escaleno médio. O espaço interescalênico, uma fenda natural entre estes músculos, é palpável e uma importante referência anatômica para o bloqueio do plexo braquial na via interescalênica.

Antes da formação dos troncos do plexo braquial, as raízes cervicais contribuem para a formação dos seguintes nervos: C_5 dá ramo para o nervo frênico, que se encontra anterior ao músculo escaleno anterior; C_5, C_6 e C_7 para o nervo torácico longo; e C_5, C_6, C_7 e C_8 para os mús-

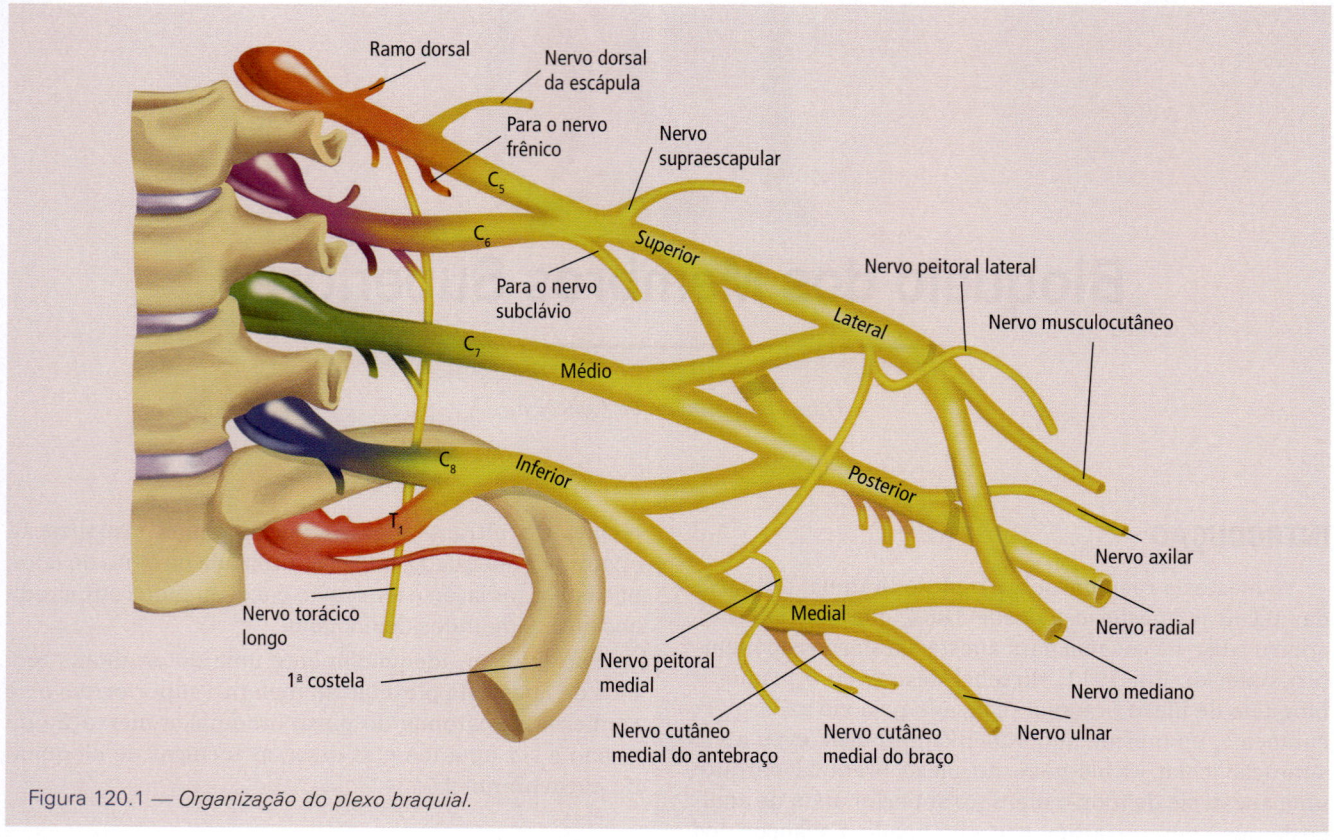

Figura 120.1 — *Organização do plexo braquial.*

culos longo do pescoço e escalenos. Os ramos do plexo braquial são divididos em supraclaviculares e infraclaviculares. O nervo supraescapular é um ramo que tem sua origem no tronco superior (C_5 e C_6) e é o único ramo supraclavicular do plexo braquial que tem inervação sensitiva, enviando fibras nervosas para a articulação do ombro, além de inervar os músculos supraespinhoso e infraespinhoso. O nervo para o músculo subclávio também tem sua origem supraclavicular de C_5 e C_6.

Os ramos infraclaviculares provêm dos fascículos, e seus ramos terminais mais importantes são os nervos musculocutâneo, mediano, ulnar e radial.

O nervo intercostobraquial é ramo da raiz ventral de T_2 e não faz parte do plexo braquial. Este nervo provê inervação sensitiva para a axila e lado medial superior do braço, sendo importante anestesiá-lo em procedimentos em que a incisão cirúrgica aborde essa região. No braço, ele tem trajeto subcutâneo e pode ser anestesiado neste local.

Os três troncos se separam em divisões anteriores (flexoras) e posteriores (extensoras) na borda lateral da primeira costela. Estas divisões se reorganizam para formar os fascículos, que são definidos de acordo com sua relação espacial com a segunda porção da artéria axilar. As divisões anteriores dos troncos superior e médio formam o fascículo lateral ($C_5 + C_6 + C_7$); a divisão anterior do tronco inferior forma o fascículo medial ($C_8 + T_1$); e as divisões posteriores dos três troncos formam o fascículo posterior ($C_5 + C_6 + C_7 + C_8 + T_1$). Dos fascículos, originam-se os seguintes nervos: peitoral lateral e medial do fascículo lateral, cutâneo medial do braço e antebraço do fascículo medial, nervo subescapular e toracodorsal do fascículo posterior.

Na borda lateral do músculo peitoral menor, os fascículos se dividem nos ramos terminais do plexo braquial. Cada fascículo possui dois ramos terminais principais do plexo braquial e ramos intermediários menores. O fascículo lateral contribui com o nervo musculocutâneo ou cutâneo lateral do antebraço e o componente lateral do nervo mediano. O fascículo posterior cobre o aspecto dorsal do membro superior por meio do nervo radial e axilar. O fascículo medial contribui com o nervo ulnar e o componente medial do nervo mediano.

Esta descrição anatômica do plexo braquial, apesar de clássica, pode sofrer muitas variações. Sete configurações diferentes do plexo braquial já foram descritas, e nenhuma teve mais de 57% de prevalência. A assimetria direita/esquerda do plexo braquial atinge 61% dos indivíduos.

COMPONENTES VASCULARES

Algumas estruturas vasculares têm grande importância clínica no bloqueio do plexo braquial, funcionando como referência para as técnicas de bloqueio e cuidados com respeito a complicações. Quando as raízes do plexo braquial deixam os forâmens intervertebrais, elas estão imediatamente posteriores à artéria vertebral, oferecendo risco para injeção intravascular na técnica clássica de bloqueio do plexo braquial pela via interescalênica. A artéria subclávia se encontra em uma posição medial e posterior ao plexo braquial em cima da primeira costela e é ponto de referência importante na via supraclavicular para as técnicas que usam como auxílio a neuroestimulação e o ultrassom. Os fascículos são definidos por sua posição lateral, medial ou posterior à segunda porção da artéria axilar. Na axila, a artéria axilar, importante ponto de referência para o bloqueio do plexo braquial, encontra-se anterior ao nervo radial, posteromedial ao nervo mediano e posterolateral ao nervo ulnar, embora ocorra grande variação anatômica nesta região. O nervo musculocutâneo, na axila, encontra-se entre os músculos bíceps braquial e coracobraquial. Desta forma, ele está afastado da artéria axilar e precisa ser anestesiado separadamente, se necessário.

Inervação Motora e Sensitiva do Plexo Braquial

A inervação motora e sensitiva do membro superior é clinicamente importante. Ela determina qual distribuição cutânea requer o bloqueio anestésico para determinado ato cirúrgico, qual nervo requer suplementação anestésica, se necessário, e permite, ainda, uma avaliação neurológica pré e pós-operatória. A distribuição cutânea e óssea dos nervos do plexo braquial é mostrada nas Figuras 120.2 e 120.3.

A inervação motora é importante para as técnicas de bloqueio do plexo braquial guiadas por neuroestimulação e para a avaliação da eficácia do bloqueio. Por exemplo, a estimulação do tronco superior resulta em uma estimulação do músculo deltoide, que é inervado pelo nervo axilar cujas fibras se originam dos ramos de C_5 e C_6. A estimulação do nervo musculocutâneo causa flexão do antebraço sobre o braço no cotovelo. A estimulação do nervo mediano causa pronação do antebraço, flexão do punho e flexão dos quatro primeiros dedos. A estimu-

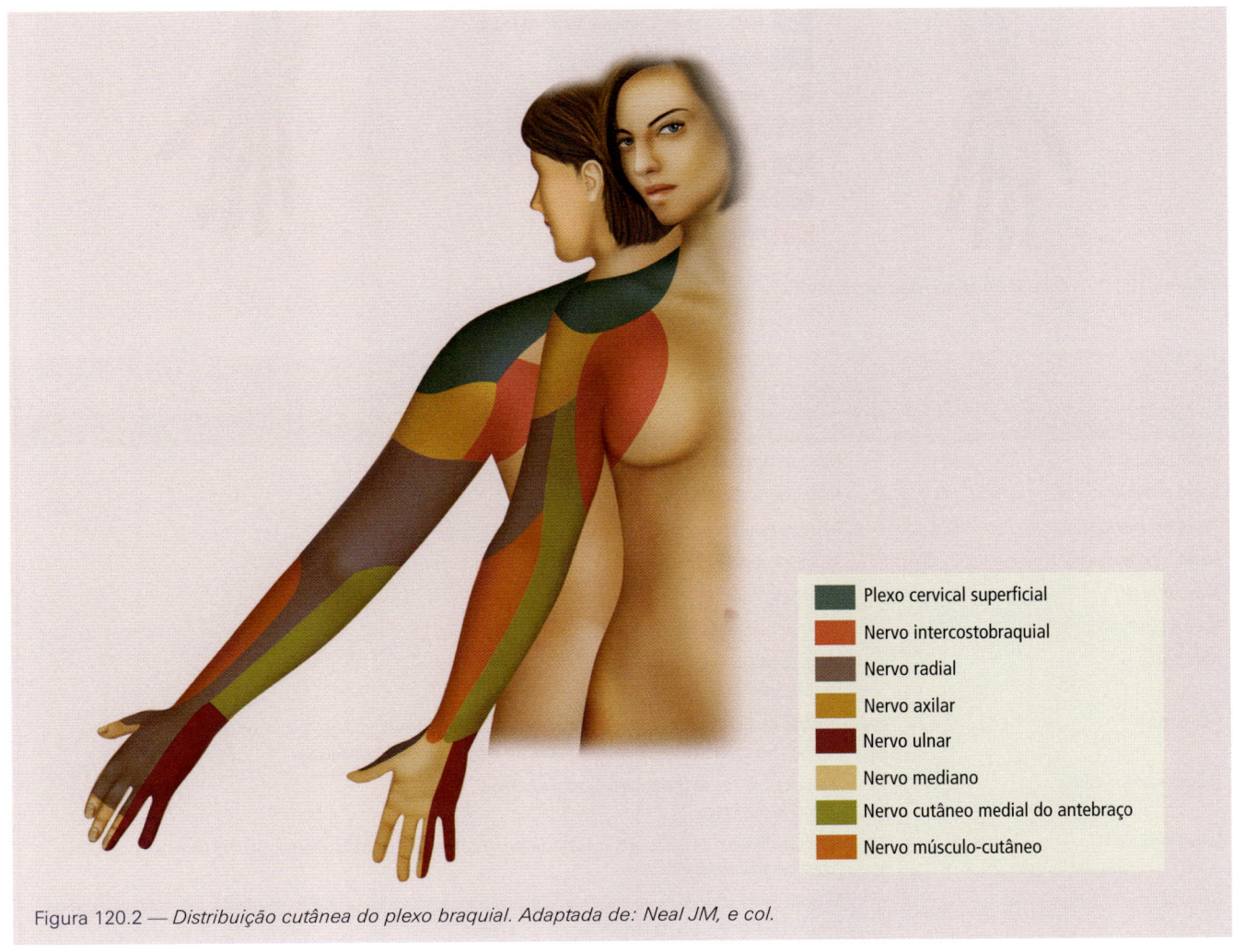

Figura 120.2 — *Distribuição cutânea do plexo braquial. Adaptada de: Neal JM, e col.*

lação do nervo ulnar gera desvio ulnar do punho, flexão do quinto dedo e adução do primeiro dedo. A extensão de punho e dedos é característica da estimulação do nervo radial (Tabela 120.1).

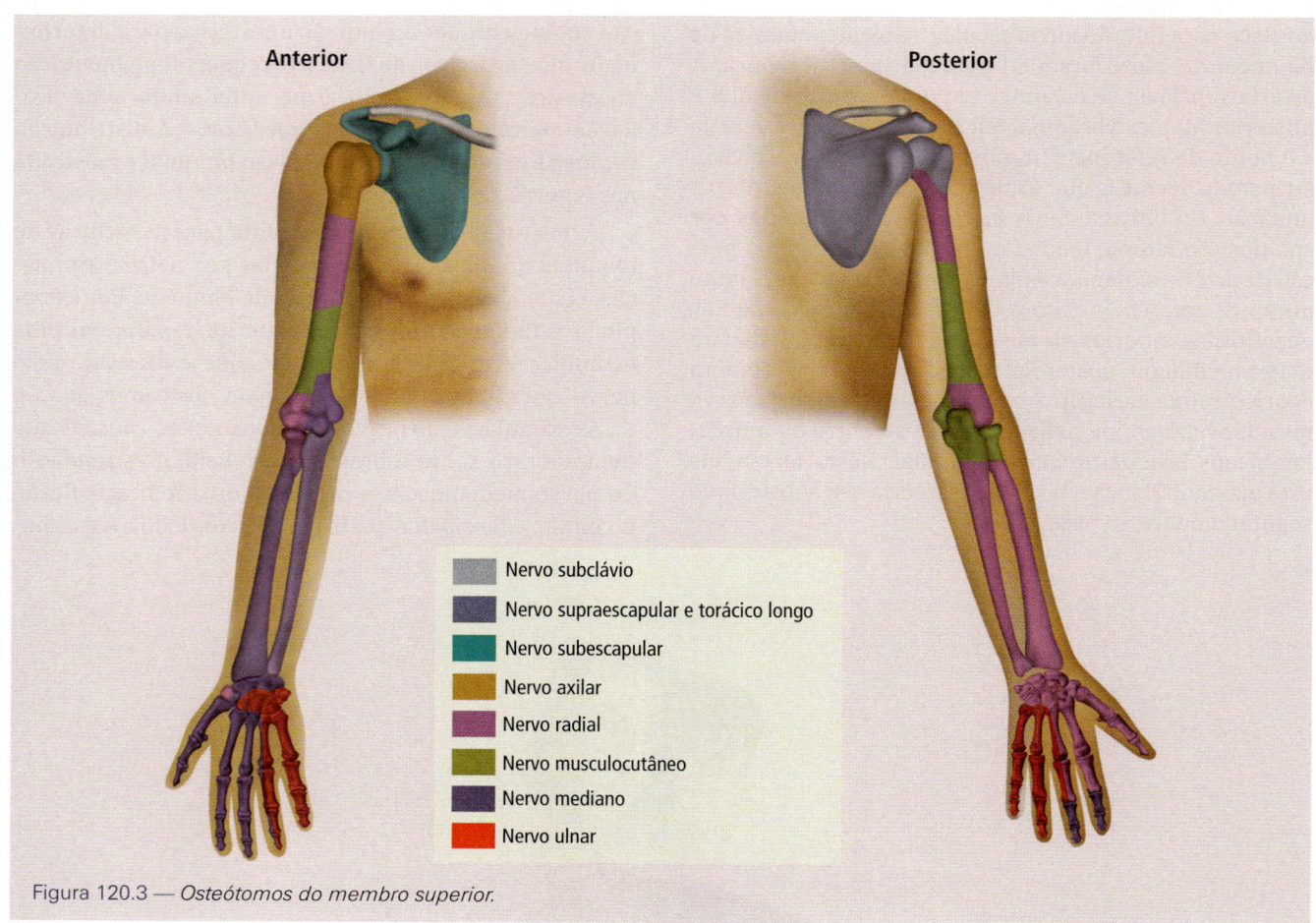

Figura 120.3 — *Osteótomos do membro superior.*

TABELA 120.1
ORGANIZAÇÃO E DISTRIBUIÇÃO DO PLEXO BRAQUIAL.

Nervos	Segmentos espinais	Distribuição
Nervo subclávio	C_4-C_6	Músculo subclávio
Nervo escapular dorsal	C_5	Músculos romboide e levantador da escápula
Nervo torácico longo	C_5-C_7	Músculo serrátil anterior
Nervo supraescapular	C_5, C_6	Músculos supra e infraespinhal
Nervo peitoral	C_5-T_1	Músculos peitorais
Nervos subescapulares	C_5, C_6	Músculos subescapular e redondo maior
Nervo axilar	C_5, C_6	Músculos deltoide e redondo menor Parte da pele do ombro
Nervo radial	C_5-T_1	Músculos extensores do braço e antebraço, extensores digitais e músculo abdutor do polegar Pele sobre a superfície posterolateral do braço e mão e posterior do antebraço
Nervo musculocutâneo	C_5-C_7	Músculos flexores do braço; pele sobre a superfície Lateral do antebraço
Nervo mediano	C_6-T_1	Músculos flexores do antebraço; músculo pronador quadrado e pronador redondo; flexores dos dedos, pele da superfície anterolateral da mão
Nervo ulnar	C_8, T_1	Músculo flexor ulnar do carpo, músculo adutor do polegar, músculos pequenos dos dedos; pele sobre a superfície medial da mão

TÉCNICAS DE BLOQUEIO DO PLEXO BRAQUIAL

Muitas são as formas para acesso ao plexo braquial. Basicamente, divide-se em quatro os pontos anatômicos onde o plexo pode ser abordado para o bloqueio: interescalênico, supraclavicular, infraclavicular e axilar.

Escolha Correta da Abordagem

Cirurgias sobre ombro, clavícula e úmero proximal

O terço lateral da clavícula e a parte posterior do úmero proximal são inervados pelos nervos subclávio e supraescapular. A parte anterior do úmero é inervada pelo nervo axilar ($C_5 + C_6$). Ambos são ramos ou continuação do tronco superior do plexo braquial. Portanto, uma abordagem interescalênica do plexo é a mais indicada para cirurgias nesta região. Alguns trabalhos também mostram a via supraclavicular como opção de analgesia para esta região.

Cirurgias sobre úmero distal, antebraço e mão

As abordagens supraclavicular, infraclavicular e axilar podem ser usadas para procedimentos cirúrgicos envolvendo o úmero distal, antebraço e mão.

Devido à vasta inervação do cotovelo, no qual existe a participação de quase todos os nervos do plexo braquial, as abordagens mais proximais, como supraclavicular e infraclavicular, têm um índice de sucesso maior para cirurgias sobre esta região.

Via Interescalênica

A técnica atual de bloqueio do plexo braquial pela via interescalênica foi descrita por Winnie, em 1970, e anestesia o plexo braquial no nível de suas raízes e troncos. A principal indicação deste bloqueio são cirurgias sobre o ombro.

O anestésico local injetado na via interescalênica frequentemente não anestesia de forma satisfatória o tronco inferior, raízes de C_8 e T_1, mais especificamente o nervo ulnar, devido à sua posição anatômica mais caudal. Por isso, o bloqueio do plexo braquial neste nível não é apropriado para cirurgias sobre cotovelo, antebraço e mão. A via interescalênica tipicamente anestesia as regiões supridas pelo nervo axilar, supraescapular, radial, mediano e musculocutâneo.

Diferentes autores propuseram modificações na técnica de Winnie. A técnica descrita neste capítulo é a técnica lateral de Winnie modificado.

A identificação do plexo pode ser feita por neuroestimulação, por ultrassonografia ou pela combinação de ambas.

Neuroestimulação

Paciente em posição supina com a cabeça virada para o lado contralateral ao lado a ser operado. No nível da cartilagem cricoide, posterior à porção clavicular do músculo esternocleidomastóideo, deve-se palpar o pescoço, a fim de localizar o espaço entre os músculos escaleno anterior e médio (Figura 120.4).

A agulha de bloqueio conectada a um neuroestimulador (1 mA, 0,1 ms, 2 Hz) é introduzida nesta região em uma direção levemente caudal e posterior, para se evitar o forâmen intervertebral. Os estímulos motores de deltoide, bíceps e tríceps são frequentemente vistos quando a ponta da agulha atinge o plexo. Estímulos motores de mão e antebraço também são aceitos.

Se ocorrer a contração diafragmática, a agulha está próxima ao nervo frênico, ou seja, está em uma posi-

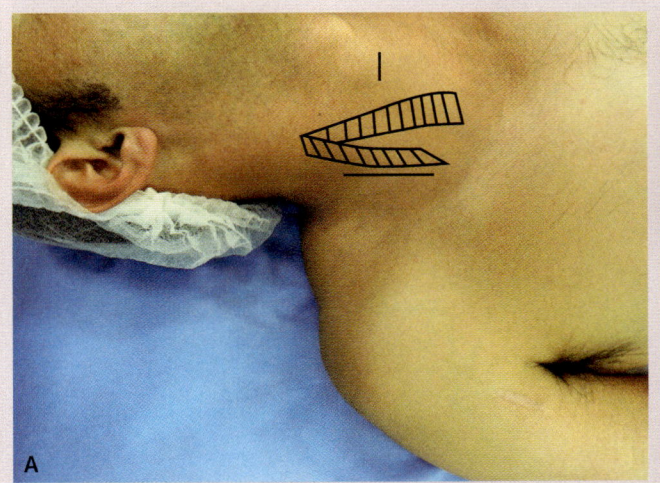 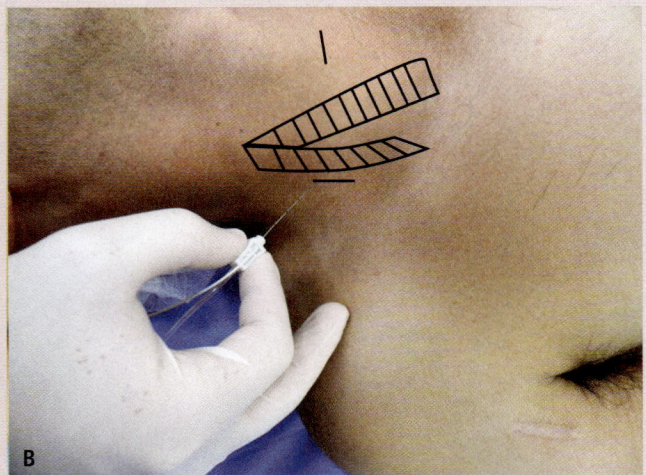

Figura 120.4 — **(A)** Referências e **(B)** posição da agulha para realização de bloqueio interescalênico.

ção anterior ao plexo braquial e deve ser redirecionada para posterior. Se a agulha, ao contrário, estiver em uma posição muito posterior, o estímulo do nervo dorsal da escápula provoca a elevação do ombro e deve ser redirecionada anteriormente.

Após localizar o estímulo motor adequado e presente com uma corrente de estimulação entre 0,2 e 0,5 mA, deve ser injetado um volume entre 20 e 30 mL da solução de anestésico local.

Ultrassonografia

O paciente é posicionado em decúbito dorsal com a cabeça rodada para o lado contralateral. Para a realização deste bloqueio, é necessário um transdutor linear de alta frequência (acima de 10 Mhz).

Após preparar a pele com solução antisséptica e cobrir o transdutor com adesivo plástico estéril, inicia-se o exame ultrassonográfico. Para isso, coloca-se o transdutor no nível da cartilagem cricoide em um plano sagital oblíquo (Figura 120.5) para obter a melhor imagem transversal possível do plexo braquial (feixe do ultrassom em um ângulo de 90° com o plexo).

Neste corte transversal, os troncos nervosos ou as raízes do plexo aparecem entre os músculos escalenos anterior e médio, como estruturas redondas ou ovais hipoecoicas (Figura 120.6). Após infiltrar a pele com uma solução de anestésico local, introduz-se uma agulha de 5 cm com ponta não cortante longitudinalmente ou transversalmente ao feixe de ultrassom, observando seu trajeto até os nervos.

Quando a ponta da agulha atingir uma posição adequada próxima ao plexo, injeta-se a solução de anestésico

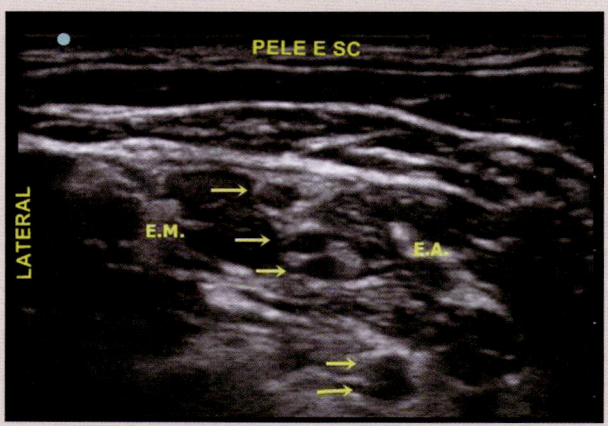

Figura 120.6 — Imagem ultrassonográfica da região interescalênica. **EM:** músculo escaleno médio; **EA:** músculo escaleno anterior. Setas: raízes do plexo braquial.

local. A imagem ultrassonográfica mostrará a dispersão da solução ao redor dos troncos nervosos (Figura 120.7). Pode-se reposicionar a agulha durante a injeção, a fim de se obter uma dispersão do anestésico local ao redor dos troncos do plexo braquial. São necessários 10 a 15 mL de anestésico local nesta técnica.

Para uma anestesia ou analgesia adequada do ombro, é necessária a injeção de anestésico local somente nas raízes de C_5 a C_7 ou nos troncos superior e médio.

O uso da neuroestimulação associado à ultrassonografia é útil em duas situações no bloqueio pela via interescalênica: para se confirmar a imagem que se identifica como raízes ou troncos quando há dúvida.

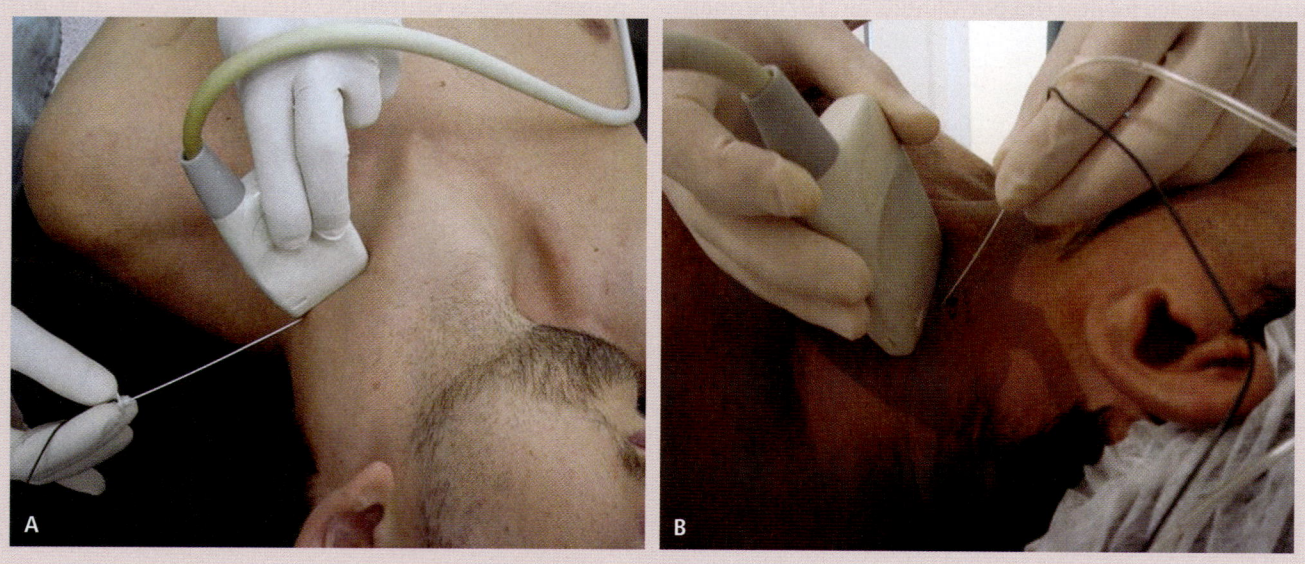

Figura 120.5 — **(A e B)** Posição do transdutor de ultrassom e agulha para o bloqueio interescalênico.

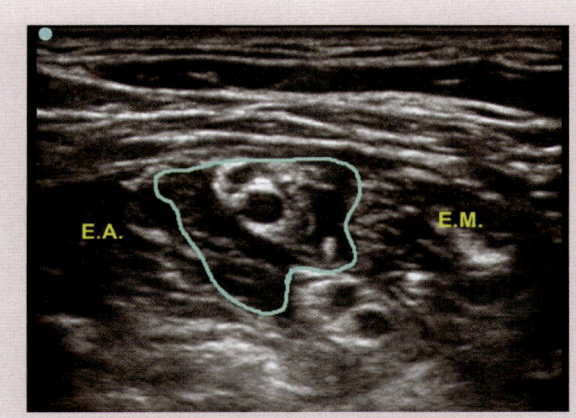

Figura 120.7 — *Dispersão de anestésico local ao redor do plexo braquial na via interescalênica.* **EA:** *músculo escaleno anterior;* **EM:** *músculo escaleno médio.*

Para isso, a ponta da agulha é colocada próxima ao tronco ou raiz, e o neuroestimulador é ligado (1 mA, 0,1 ms, 2 Hz). Se houver movimento muscular correspondente, é confirmada a imagem.

Podemos usar também como um fator de segurança adicional para evitar lesão nervosa. Uma posição intraneural e intrafascicular da ponta da agulha gera respostas motoras com corrente de estimulação abaixo de 0,2 mA. Portanto, durante a realização do bloqueio guiado por ultrassonografia, podemos deixar o neuroestimulador ligado com uma corrente de 0,2 mA, 0,1 ms, 2 Hz. Desta forma, se existir a certeza de que a imagem é das raízes ou troncos do plexo braquial, e não forem elicitadas respostas motoras com esta corrente, a possibilidade de realizar uma injeção intraneural é diminuída.

Eventos adversos

Rouquidão e síndrome de Horner podem ocorrer devido à proximidade da cadeia simpática cervical e do nervo laríngeo recorrente. A paralisia do nervo frênico com consequente paralisia do diafragma ipsilateral ocorre em 100% dos casos com volumes acima de 20 mL de anestésico local.

Após o uso da ultrassonografia e a redução dos volumes injetados, conseguiu-se reduzir a incidência dessa complicação, porém a paralisia diafragmática ainda ocorre em uma porcentagem variável de pacientes, impedindo o uso da via interescalênica para pacientes com doença pulmonar obstrutiva crônica limitante, obesos com função pulmonar diminuída e bloqueios bilaterais. Outros riscos incluem a punção dural e peridural, punção da artéria vertebral ou carótida e pneumotórax.

O maior risco de punção dural ocorre com a técnica clássica de Winnie, em que a agulha é introduzida perpendicular à coluna cervical. Sua punção e posterior injeção da solução de anestésico local resultam em raquianestesia total, devendo ser prontamente feito o diagnóstico e tratamento adequado.

Outra complicação rara, porém importante, é a lesão nervosa. A região interescalênica é o ponto do plexo braquial onde existem mais casos de lesão nervosa publicados na literatura. Nesta região, o plexo braquial possui pouco ou nenhum tecido conjuntivo perineural. As raízes e troncos são formados basicamente por epineuro, que é continuação direta das meninges e do tecido nervoso de condução. Nos nervos mais periféricos, o tecido nervoso (fascículos nervosos) é protegido por um perineuro abundante, além do epineuro, e a ocorrência de lesões nervosas é ainda mais rara.

Toxicidade sistêmica pelo anestésico local também pode acontecer, e devem ser tomadas as precauções de segurança comuns às técnicas de anestesia regional.

Via Supraclavicular

O bloqueio via supraclavicular do plexo braquial está associado a uma curta latência e a um completo bloqueio sensitivo e motor. Ele resulta em anestesia dos dermátonos C_5 a T_1. Desta forma, suas indicações são cirurgias sobre a mão, antebraço, cotovelo e terço distal do úmero. Este bloqueio é realizado na região dos troncos distais, na qual o plexo está se dividindo entre suas porções flexoras e extensoras antes da formação dos fascículos. Esta região é o local onde o plexo braquial está mais exposto à penetração do anestésico local e, devido a esse fato, seu bloqueio anestesia todo o membro superior de forma completa, sendo chamado por muitos de "raquianestesia do membro superior". Ele pode ser realizado com o auxílio da neuroestimulação ou ultrassonografia.

Em 1961, De Jong descreveu seu estudo de volume ideal para anestesiar todo plexo braquial via axilar (42 mL) com uma única injeção. A partir daí, houve um declínio no uso do bloqueio supraclavicular, devido ao risco de pneumotórax. Com o surgimento da ultrassonografia para guiar técnicas de anestesia regional, o interesse pela técnica supraclavicular ressurgiu e, atualmente, é novamente uma das técnicas mais usadas para se bloquear o plexo braquial. Neste capítulo será descrita a técnica ultrassonográfica de bloqueio via supraclavicular.

Ultrassonografia

O paciente é posicionado em decúbito dorsal, com o braço ao longo do corpo e a cabeça rodada a 45° para o lado contralateral. Utiliza-se um transdutor linear de alta frequência para sua realização.

Após a preparação da pele e do transdutor, inicia-se o exame ultrassonográfico. Coloca-se o transdutor na fossa supraclavicular, movendo-o de lateral para medial, e de ventral para dorsal, a fim de se obter a melhor imagem do corte transversal do plexo braquial e da artéria subclávia (Figura 120.8).

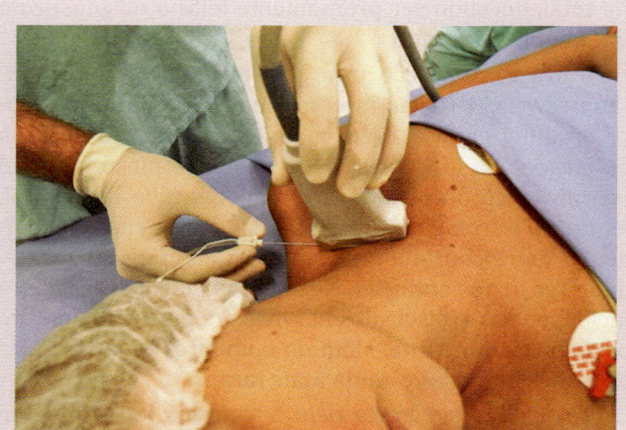

Figura 120.8 — *Posição do transdutor de ultrassom e agulha para o bloqueio supraclavicular.*

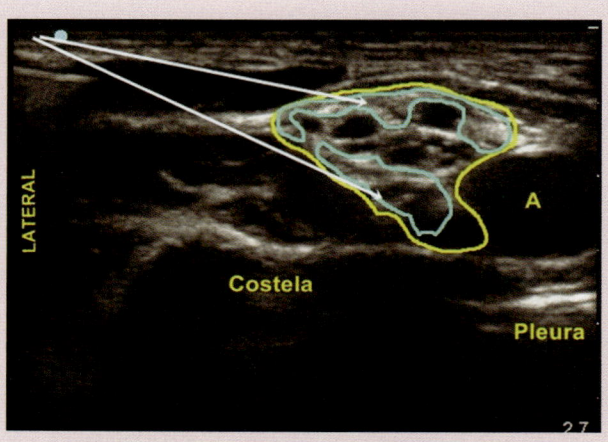

Figura 120.10 — *Posição da agulha (setas brancas) e dispersão da solução de anestésico local (área azul).*

A imagem ultrassonográfica mostra as divisões do plexo braquial como um conjunto de nódulos hipoecoicos ("cacho de uva") entremeados em um tecido hiperecoico (tecido conjuntivo), lateral e superior à imagem esférica e pulsátil da artéria subclávia, acima da hiperecoica primeira costela (Figura 120.9). Abaixo da primeira costela, está a linha pleural, que se movimenta com a respiração.

Após localizar as estruturas, introduz-se uma agulha de 5 com ponta não cortante, lateralmente ao transdutor, e avança-se longitudinalmente (paralela ao feixe de ultrassom), de lateral para medial, até a ponta da agulha se localizar próxima às divisões do plexo braquial. A visualização da ponta da agulha durante a realização do bloqueio é essencial para sua segurança. Injetam-se 20 a 30 mL de anestésico local com o objetivo de envolver o todo o plexo braquial com o líquido (Figura 120.10).

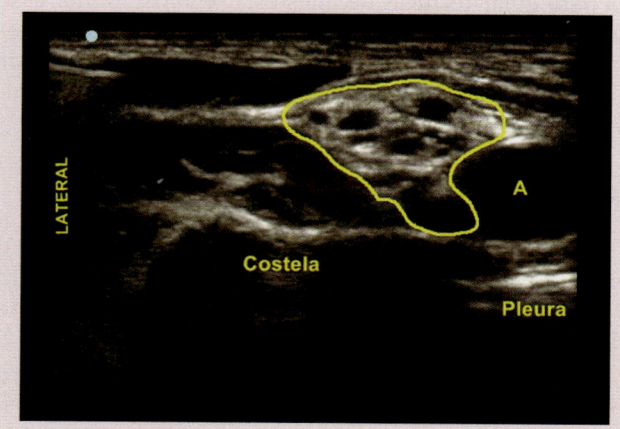

Figura 120.9 — *Imagem ultrassonográfica do plexo braquial na via supraclavicular. A área demarcada é o plexo braquial.* **(A)** *Artéria.*

Eventos adversos

Punção vascular, paralisia do nervo laríngeo recorrente e síndrome de Horner podem ocorrer com o bloqueio via supraclavicular.

O risco de punção pleural com consequente pneumotórax pode ser de até 6% se técnicas guiadas por parestesia ou neuroestimulação forem usadas. O uso da ultrassonografia diminuiu a incidência de pneumotórax no bloqueio do plexo braquial via supraclavicular. Entretanto, já foram publicados alguns relatos desta complicação, mesmo com o uso do auxílio da ultrassonografia.

O bloqueio do nervo frênico pode acontecer com a técnica supraclavicular de bloqueio do plexo braquial. Em recente estudo, foi publicada uma taxa de bloqueio do nervo frênico para a técnica supraclavicular de bloqueio do plexo braquial guiado por ultrassonografia em torno de 5% a 10%.

Este bloqueio não deve ser realizado bilateralmente, devido ao risco de ocorrência de paralisia do nervo frênico e de pneumotórax.

Toxicidade sistêmica pelo anestésico local e lesão nervosa também podem ocorrer, e devem ser tomadas as precauções de segurança comuns às técnicas de anestesia regional.

Via Infraclavicular

O bloqueio por via Infraclavicular é realizado abaixo da clavícula, local em que os vasos axilares e os fascículos (medial, lateral e posterior) do plexo braquial se encontram abaixo dos músculos peitorais. O plexo braquial, nesta região, também está localizado exatamente inferior e justa medial ao processo coracoide, sendo este importante referência óssea para técnica guiada por neuroestimulação. Os nervos axilar e musculocutâneo deixam a bainha de tecido comum na região infraclavicular antes do processo coracoide em cerca de 50% dos pacientes. Portanto, em técnicas guiadas por neuroestimulação, as contrações do deltoide e bíceps não devem ser aceitas como sinais confiáveis de identificação do plexo braquial.

A técnica foi descrita pela primeira vez por Raj, em 1973, com o objetivo de realizar uma anestesia completa do plexo braquial com um menor risco de pneumotórax. Várias técnicas diferentes foram descritas posteriormente. Está indicada para atos cirúrgicos sobre antebraço, mão e cotovelo. Bloqueios contínuos do plexo encontram nesta via um ótimo local para fixação do cateter, pois ele fica inserido através dos músculos peitoral maior e menor, o que estabiliza o cateter, além de ser uma região de pouca mobilidade, dificultando o seu deslocamento.

Pode ser realizado com o auxílio da neuroestimulação ou ultrassonografia.

Neuroestimulação

Técnica infraclavicular vertical

A técnica infraclavicular vertical foi descrita por Kilka, em 1995. São vantagens desta abordagem uma abrangência do bloqueio semelhante à da abordagem supraclavicular com menor risco de pneumotórax (aproximadamente 1%) e uma baixa incidência de bloqueio do nervo frênico. Para realização do bloqueio, o paciente é posicionado na posição supina, com a cabeça voltada para o lado oposto ao lado a ser bloqueado, braço ao longo do corpo e o antebraço sobre o abdome. Uma linha é traçada entre o ramo ventral do acrômio e a fossa jugular. No ponto médio desta linha, é realizada a punção (Figura 120.11). A agulha de bloqueio de 5 cm conectada a um neuroestimulador (1 mA, 0,1 ms, 2 Hz) é introduzida neste ponto perpendicular à pele. Para o sucesso do bloqueio, devemos procurar estimular os nervos mediano ou radial, especialmente a flexão ou extensão dos dedos da mão com um estímulo entre 0,2 e 0,5 mA. Após encontrar este estímulo, 25 a 35 mL da solução de anestésico local são injetados.

Um fator importante de segurança é nunca introduzir a agulha mais do que 5 cm de profundidade e nunca direcionar a agulha para medial. Estes são fatores que aumentam o risco de pneumotórax.

Técnica infraclavicular pericoracoide

Paciente posicionado na posição supina, o braço ao longo do corpo e o antebraço sobre o abdome. Um ponto 2 cm medial e 2 cm caudal ao processo coracoide é marcado (Figura 120.12). A agulha de bloqueio de 5 cm ou 10 cm conectada a um neuroestimulador (1 mA, 0,1 ms, 2 Hz) é introduzida neste ponto perpendicular à pele. Para realizar este bloqueio com estímulo único, devemos procurar a resposta motora do nervo radial (extensão da mão ou dedos). Se encontrarmos a resposta motora dos nervos mediano, ulnar ou musculocutâneo, devemos realizar o bloqueio com dois estímulos, para aumentar a taxa de sucesso e depositar metade do volume de anestésico local em cada um dos pontos. Deve-se injetar um volume de 30 a 40 mL de anestésico local.

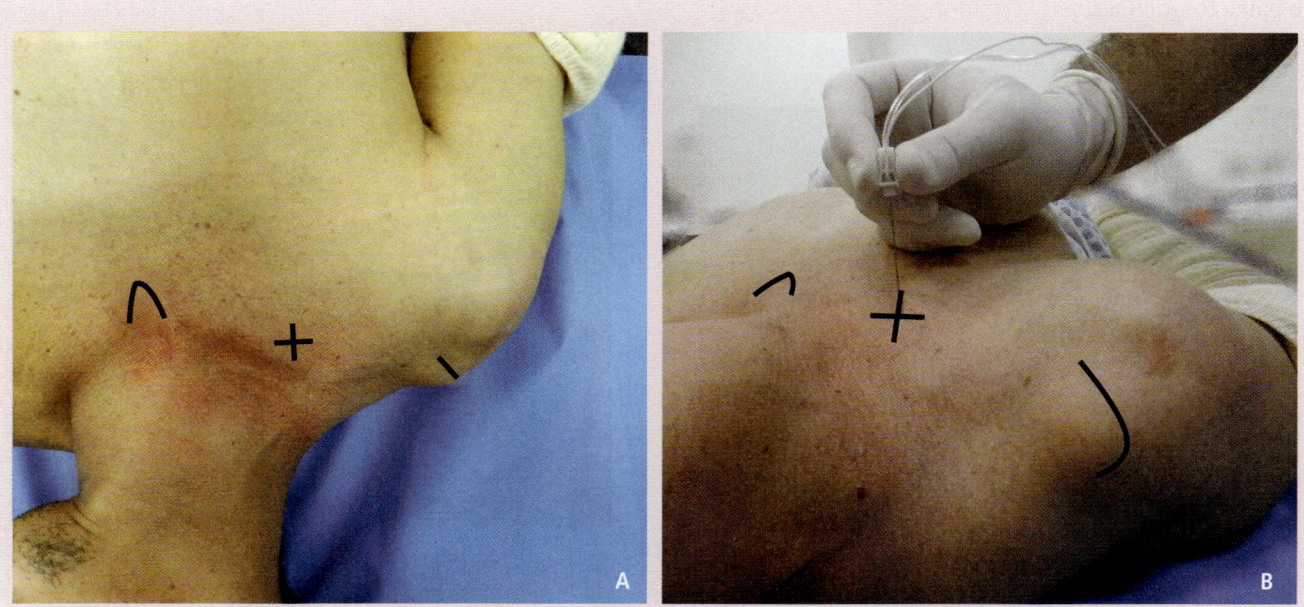

Figura 120.11 — *Técnica infraclavicular vertical de bloqueio do plexo braquial.*

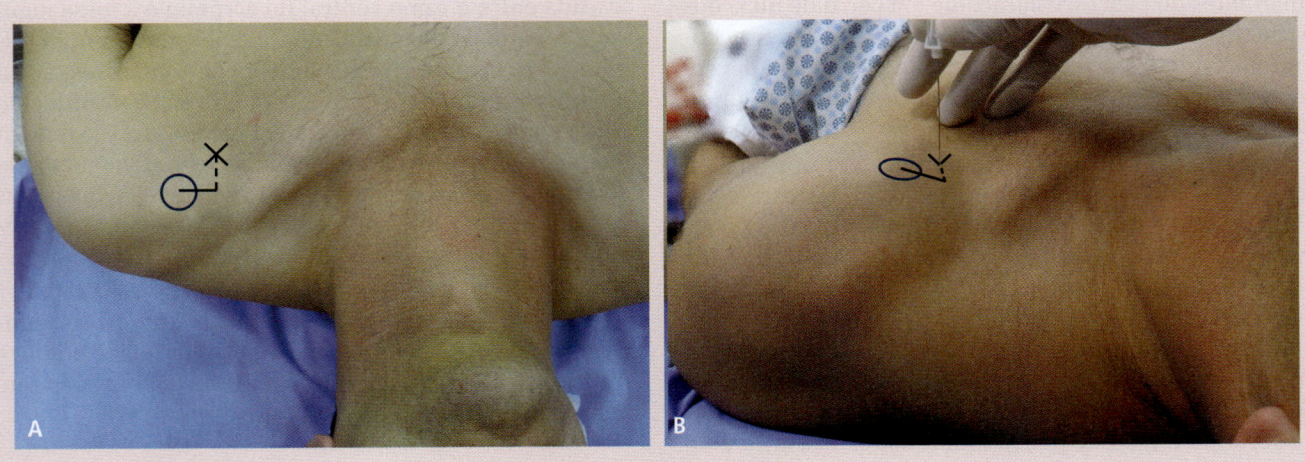

Figura 120.12 — *Técnica infraclavicular pericoracoide de bloqueio do plexo braquial.*

Um fator que aumenta a segurança também nesta via é não direcionar a agulha para medial, para diminuir o risco de punção da pleura.

Ultrassonografia

Com o paciente em decúbito dorsal e o braço ao longo do corpo, posiciona-se o transdutor medialmente ao processo coracoide e abaixo da clavícula em um plano parassagital a fim de se obter a melhor imagem transversal das estruturas possível (Figura 120.13).

Como o plexo braquial nesta região pode estar mais profundo, pode-se utilizar tanto um transdutor linear de alta frequência, que produz uma imagem adequada na quase totalidade dos casos, quanto um transdutor curvo de baixa frequência.

No corte transversal, observam-se os fascículos e os vasos axilares. Os fascículos são hiperecoicos com pontos hipoecoicos centrais devido à sua conformação anatômica. Nesta região, diferentemente da interescalênica e supraclavicular, o perineuro é mais abundante e composto de tecido conjuntivo organizado, que reflete as ondas sonoras e dá a característica hiperecogênica. Os pontos hipoecoicos correspondem aos fascículos nervosos, sendo que o lateral e o posterior se localizam com maior frequência superior e posterior, respectivamente, à artéria axilar e ao fascículo medial, podendo ser encontrado entre a artéria e veia axilar. Acima das estruturas neurovasculares, estão os músculos peitoral maior e peitoral menor (Figura 120.14).

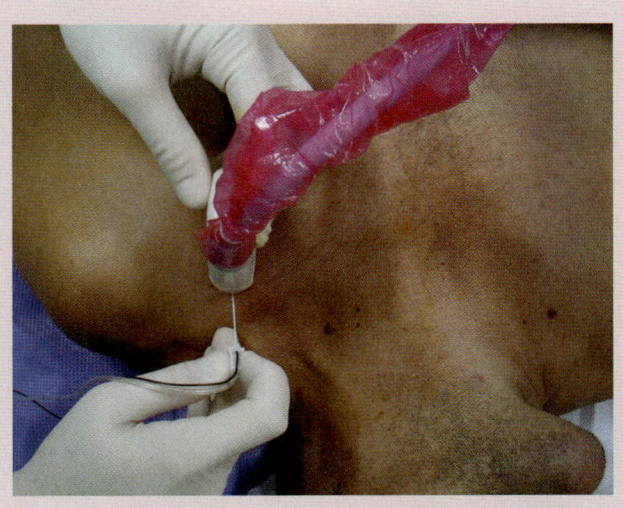

Figura 120.13 — *Posição do transdutor de ultrassom e agulha para técnica infraclavicular.*

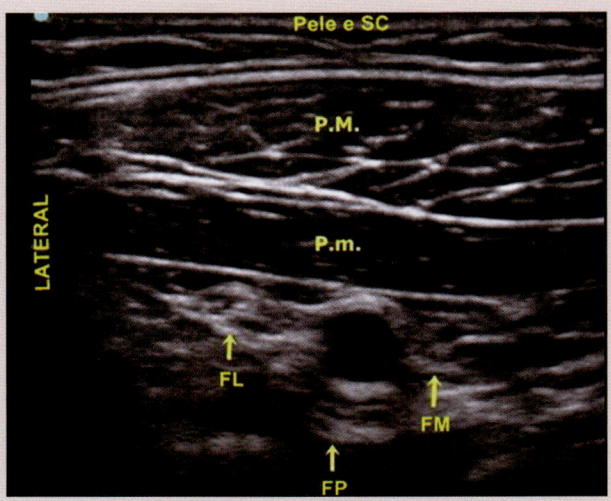

Figura 120.14 — *Imagem ultrassonográfica da região infraclavicular.* **P.M.:** *músculo peitoral maior;* **P.m.:** *músculo peitoral menor;* **FL:** *fascículo lateral;* **FP:** *fascículo posterior;* **FM:** *fascículo medial.*

A agulha é introduzida longitudinalmente ao feixe de ultrassom em um ângulo de 45 a 60° no sentido craniocaudal. Pode ser necessária uma agulha de 10 cm. Devemos observar o avanço da agulha até as estruturas nervosas. A solução de anestésico local é depositada posterior à artéria axilar e próximo ao fascículo posterior, para que seja possível se observar uma dispersão ao redor da artéria. Se a dispersão da solução de anestésico não seguir este padrão, devemos reposicionar a agulha para se obter uma dispersão ao redor de todos os fascículos do plexo braquial (Figura 120.15).

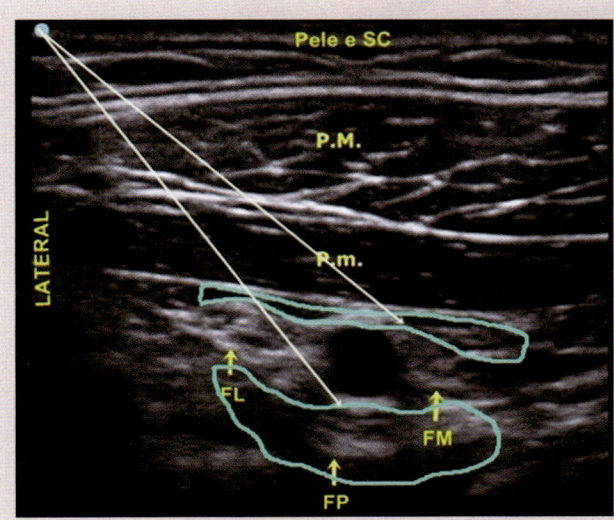

Figura 120.15 — *Posição da agulha (setas brancas) e dispersão da solução de anestésico local (área azul).* **P.M.:** *músculo peitoral maior;* **P.m.:** *músculo peitoral menor;* **FL:** *fascículo lateral;* **FP:** *fascículo posterior;* **FM:** *fascículo medial.*

Eventos adversos

Pode ocorrer punção vascular arterial ou venosa, com consequente hematoma. Devido à profundidade, é difícil realizar a compressão externa. Portanto, o bloqueio infraclavicular deve ser realizado com cautela ou contraindicado em pacientes anticoagulados ou com deficiências na cascata de coagulação.

Existe o risco de pneumotórax, sendo esta uma rara complicação nas técnicas ultrassonográfica e pericoracoide.

Toxicidade sistêmica pelo anestésico local e lesão nervosa também podem ocorrer, e devem ser tomadas as precauções de segurança comuns às técnicas de anestesia regional.

Via Axilar

É a via de acesso ao plexo braquial mais usada para anestesia regional em cirurgias sobre antebraço e mão.

Foi descrita por Halsted em 1884. Esta via anestesia os quatro principais nervos terminais do plexo braquial (musculocutâneo, mediano, ulnar e radial). A identificação do plexo braquial na axila pode ser alcançada por diferentes métodos: parestesia, técnica transarterial, neuroestimulação e ultrassonografia, com sua taxa de sucesso variando entre 60% e 100%, dependendo do método de identificação nervosa. Serão descritas as técnicas guiadas com o auxílio da neuroestimulação e ultrassonografia.

Quando usada a neuroestimulação, se usada injeção única, a estimulação do nervo radial é a resposta ideal. Porém, uma técnica de múltiplos estímulos é preferível, pois apresenta uma taxa de falhas menor quando comparada à estimulação única. Uma técnica com três estímulos, com injeções nos nervos mediano, radial e musculocutâneo, gera a maior taxa de sucesso entre as combinações possíveis.

Se usada a ultrassonografia, deve-se injetar anestésico local em cada nervo terminal, inclusive no nervo musculocutâneo, que se encontra afastado da artéria axilar entre os músculos bíceps braquial e coracobraquial em 85% a 95% dos pacientes. Nos demais, ele se encontra junto ao nervo mediano nesta região.

Em cirurgias que serão realizadas somente sobre a mão, a anestesia do nervo musculocutâneo não é necessária, pois ele tem inervação sensitiva na região lateral do antebraço somente.

A posição dos nervos terminais do plexo braquial em relação à artéria axilar é essencial para a realização e sucesso do bloqueio (Figura 120.16).

Neuroestimulação

Paciente posicionado em decúbito dorsal com o braço abduzido em um ângulo de 90° com o tronco e o cotovelo fletido. Nesta posição, realiza-se a palpação do pulso da artéria axilar (Figura 120.17). Na axila, os nervos musculocutâneo e mediano com maior frequência se encontram acima (lateral) da artéria axilar, e os nervos ulnar e radial, abaixo (medial e posterior) desta artéria. Entretanto, variações anatômicas são comuns neste local. Uma agulha de bloqueio de 5 cm conectada a um neuroestimulador (1 mA, 0,1 ms, 2 Hz) é introduzida neste ponto. O estímulo de flexão do antebraço sobre o braço (bíceps) significa a estimulação do nervo musculocutâneo. Diante deste estímulo, com uma corrente de estimulação entre 0,2 e 0,5 mA, devemos injetar 5 a 7 mL de anestésico local. Deve ser sempre lembrado que o nervo musculocutâneo se encontra entre os músculos bíceps e coracobraquial e é neste local que devemos procurar seu estímulo. A flexão dos dedos e/ou punho significa estímulo do nervo mediano, a extensão dos dedos e/ou punho significa estímulo do nervo radial e a adução do polegar e/ou desvio ulnar do punho significa estímulo do nervo ulnar. Diante destes estímulos, com uma

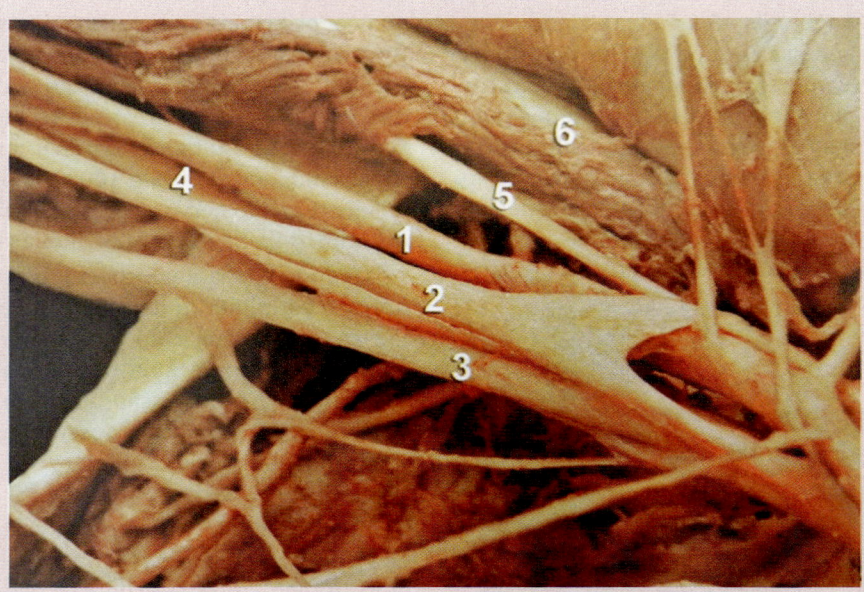

Figura 120.16 — *Relações dos nervos com a artéria axilar na axila.* **(1)** *Artéria axilar;* **(2)** *nervo mediano;* **(3)** *nervo ulnar;* **(4)** *nervo radial;* **(5)** *nervo musculocutâneo entrando no músculo coracobraquial;* **(6)** *músculo coracobraquial.*

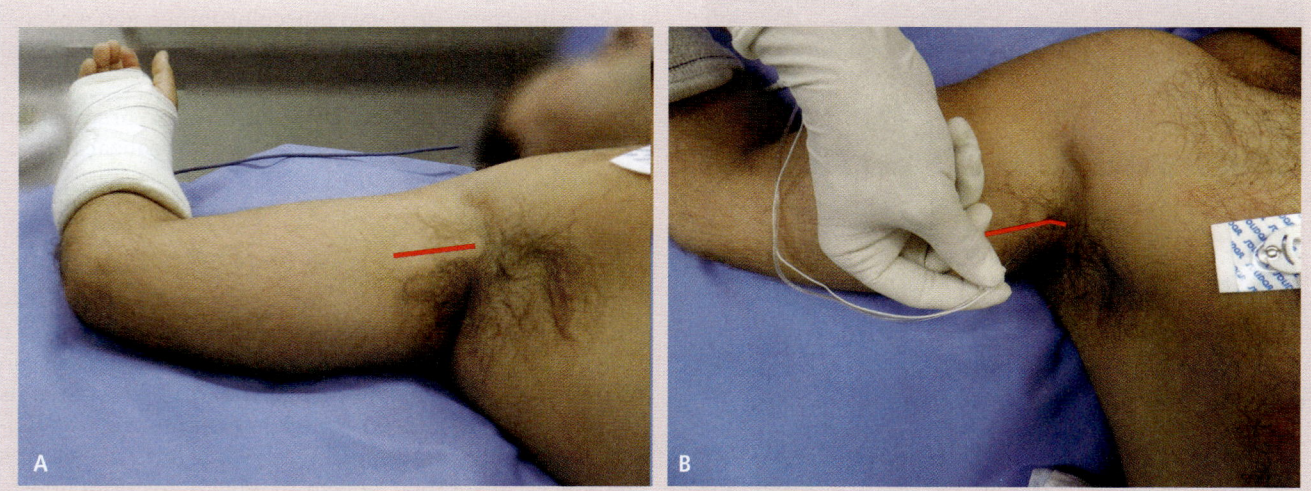

Figura 120.17 — *Posição e referências para o bloqueio do plexo braquial via axilar guiado por neuroestimulação.*

corrente de estimulação entre 0,2 e 0,5 mA, injetamos 10 a 15 mL de anestésico local em cada nervo. Deve-se estimular e injetar o anestésico local em pelo menos dois nervos, para aumentar a taxa de sucesso. A injeção de anestésico nos nervos mediano, radial e musculocutâneo proporciona a maior taxa de sucesso.

Ultrassonografia

Paciente em decúbito dorsal com o braço abduzido em um ângulo de 90° com o tronco. Após preparação de um transdutor linear de alta frequência e da pele na região axilar, posiciona-se o transdutor transversal em relação à fossa axilar o mais proximal possível (Figura 120.18).

Observa-se, em corte transversal, a artéria axilar hipoecoica e pulsátil e veias axilares (uma ou duas), também hipoecoicas e compressíveis com o transdutor. Os nervos na axila têm um padrão chamado "favo de mel", ou seja, hipoecoicos com pontos hiperecoicos no meio que representam o perineuro. O nervo mediano, com mais frequência, é encontrado lateral à artéria; o ulnar, medial à artéria; e o radial, posterior a ela (Figura 120.19).

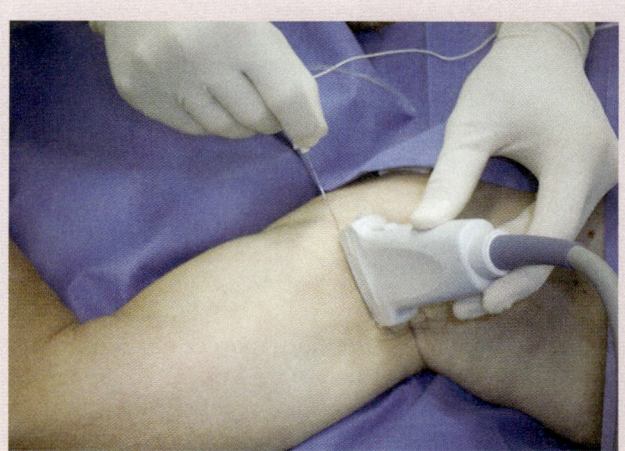

Figura 120.18 — *Posição do transdutor e agulha para o bloqueio do plexo braquial via axilar guiado por ultrassom.*

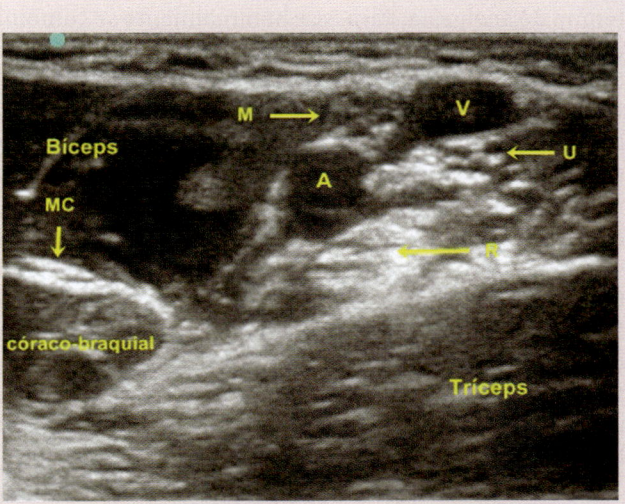

Figura 120.19 — *Imagem ultrassonográfica da região axilar.* **M:** *nervo mediano;* **U:** *nervo ulnar;* **R:** *nervo radial;* **MC:** *nervo músculo cutâneo.*

Observam-se, ainda, os músculos coracobraquial, bíceps braquial e tríceps braquial. O nervo musculocutâneo emerge precocemente do fascículo lateral e cursa entre os músculos bíceps e coracobraquial, embebido em um septo intermuscular. A ecotextura do músculo cutâneo é predominantemente hiperecogênica com padrão fascicular, e o nervo pode apresentar três formatos diferentes durante sua trajetória na axila (achatado, oval achatado e triangular).

Após reconhecer a anatomia, introduz-se a agulha longitudinalmente ao feixe de ultrassom e injetam-se 5 a 10 mL da solução de anestésico local ao redor de cada um dos quatro nervos terminais do plexo braquial, acompanhando sua dispersão.

Quando o objetivo for anestesiar apenas um ou dois dos ramos terminais do plexo braquial na região axilar, é recomendado utilizar um neuroestimulador associado ao ultrassom, para identificá-los, pois existe grande variação na posição de cada um dos nervos ao redor da artéria axilar.

Eventos adversos

A complicação mais frequente do bloqueio do plexo braquial via axilar é a punção vascular arterial ou venosa, com consequente hematoma ou injeção intravascular de anestésico local, se a punção vascular não for diagnosticada.

Por isso, a aspiração durante a realização de bloqueio pela via axilar deve ser frequente, especialmente quando o bloqueio é realizado com o auxílio do neuroestimulador.

Nesta via, não há risco de bloqueio do nervo frênico ou pneumotórax.

Existe o risco de lesão nervosa. Nunca se deve injetar anestésico local se for encontrada uma corrente de estimulação ≤ 0,2 mA por significar posição intrafascicular da ponta da agulha.

A abdução excessiva do braço (além de 90°), além de dificultar a palpação da artéria axilar, pode resultar no alongamento e "fixação" dos nervos do plexo braquial. Este fato aumenta o risco de a agulha penetrar no interior do nervo.

ESTIMULADOR DE NERVO PERIFÉRICO *VERSUS* ULTRASSONOGRAFIA

No ano de 2014, foi publicada uma avaliação baseada em evidência comparando as técnicas de bloqueio do plexo braquial guiadas apenas com o auxílio da ultrassonografia às técnicas guiadas apenas por neuroestimulação.

As conclusões, quando comparadas estas duas técnicas, são que as técnicas guiadas apenas por ultrassonografia apresentam menor tempo de realização, menor redirecionamento da agulha durante a realização do bloqueio, menor incidência de punção vascular, menor latência sensitiva e motora, e maior sucesso do bloqueio.

A neuroestimulação pode ser associada à técnica ultrassonográfica durante a realização dos bloqueios do membro superior. Ela fornece informações como a confirmação da estrutura nervosa visualizada quando forem realizados bloqueios seletivos de nervos. Um exemplo é a realização de anestesia apenas do nervo mediano e ulnar na região axilar. Podemos, ao colocar a ponta da agulha próxima ao nervo, ligar o neuroestimulador, observar o estímulo motor e confirmar o nervo visualizado com o ultrassom, pois existem variações anatômicas da posição dos nervos na região axilar.

Outro uso do neuroestimulador associado à ultrassonografia é como fator de segurança adicional contra injeção de anestésico local intraneural. Se encontramos estímulo motor com uma corrente ≤ 0,2 mA, existe uma grande chance da ponta da agulha estar intraneural e intrafascicular, o que, provavelmente, irá gerar lesão nervosa se injetado o anestésico local.

ANESTÉSICOS LOCAIS E ADJUVANTES

Anestésicos Locais

A escolha do anestésico local, e de possíveis adjuvantes, deve ser feita com objetivos específicos, pois determinará a latência e duração do bloqueio, o que influencia diretamente seu sucesso clínico. A lidocaína e mepivacaína são anestésicos locais de ação intermediária com início de ação rápido e menor duração de bloqueio. São adequados para procedimentos que não precisamos de duração prolongada da analgesia e do bloqueio como cirurgias de partes moles ou quando precisamos avaliar a função motora ou sensorial com maior rapidez, se a decisão for realizar anestesia regional.

Um volume grande de anestésico local é frequentemente usado para anestesiar o plexo braquial. Desta forma, deve-se tomar o cuidado para não se ultrapassar a dose tóxica máxima de anestésico local para o paciente, levando em conta seu peso, idade e doenças associadas. Para um adulto hígido, a dose de lidocaína não deve ultrapassar 500 mg; a de bupivacaína, 150 a 200 mg; e a de ropivacaína, 200 a 250 mg. Sempre que não houver contraindicação ao seu uso, com exceção da ropivacaína por seu efeito vasoconstritor, é aconselhável associar adrenalina à solução anestésica. A lidocaína possui curta latência quando comparada à bupivacaína e à ropivacaína, porém determina duração analgésica menor. Quando uma analgesia prolongada é desejada, e se o paciente compreender e aceitar a insensibilidade do membro por um longo período de tempo e não houver necessidade de se monitorar a função neurovascular no pós-operatório imediato, deve-se usar um anestésico local de longa duração.

Quando comparadas ropivacaína, levobupivacaína e bupivacaína, apesar de resultados conflitantes, a ropivacaína parece ser menos potente do que a levobupivacaína e a bupivacaína. Soluções de ropivacaína, levobupivacaína ou bupivacaína a 0,5% proveem anestesia cirúrgica. Entretanto, quando usada ropivacaína 0,5% obtemos duração menor do bloqueio motor e da analgesia. Soluções de ropivacaína a 0,75% e bupivacaína a 0,5% são equivalentes quanto ao nível de bloqueio motor e sensitivo, e duração anestésica e analgésica. A elevação da concentração da solução de ropivacaína para 1% não aumenta o tempo de anestesia ou analgesia. A latência e a duração analgésica aproximada dos anestésicos locais está demonstrada na Tabela 120.2.

TABELA 120.2 FÁRMACOS E DOSAGENS PARA BLOQUEIO DO PLEXO BRAQUIAL.

Fármaco	Latência (minutos)	Duração aproximada (horas)
Lidocaína 1,5% (+ comadrenalina)	10-20	4-6
Bupivacaína 0,5%	20-30	10-20
Ropivacaína 0,5%	20-30	8-14
Levobupivacaína 0,5%	20-30	10-20

Para os bloqueios contínuos, parece não haver superioridade de um anestésico sobre o outro. A comparação direta de bupivacaína com ropivacaína é difícil, pois sua equipotência é desconhecida. A preservação da função motora é um pouco melhor quando usada ropivacaína a 0,2%, se comparada a bupivacaína a 0,15% durante bloqueio interescalênico contínuo.

Misturas de anestésico local são realizadas com o objetivo de diminuir o tempo de latência e aumentar o tempo de analgesia. Para isto, habitualmente se combina um anestésico local de curta duração com outro de longa duração. Clinicamente, estas misturas oferecem poucas vantagens e resultam em um perfil de anestésico local de duração intermediária, com a desvantagem da adição de seus efeitos tóxicos.

Uma outra forma utilizada para diminuição da latência do bloqueio é a alcalinização da solução de anestésico local por meio da adição de bicarbonato de sódio. O resultado dos estudos são inconclusivos neste tópico. Parece que a alcalinização tem maior efeito em soluções de anestésico local com adrenalina preparadas comercialmente devido à sua maior acidez. Entretanto, seu significado clínico é questionável, pois a diminuição na latência alcançada é de no máximo 5 minutos.

Existe no mercado uma bupivacaína lipossomal que determina bloqueio anestésico de até 72 horas. Porém sua segurança para a realização de bloqueios plexulares ainda não está determinada. Não se sabe se este depósito de anestésico resulta em alguma toxicidade local aos nervos além da aceitação por parte do paciente de ficar com o membro anestesiado por até 72 horas. Sua segurança com relação à toxicidade sistêmica está comprovada em diversos estudos.

Adjuvantes

O prolongamento da analgesia do bloqueio do plexo braquial, idealmente, é conseguido com o uso de cateteres.

Para uma tentativa de aumentar o tempo de analgesia do bloqueio do plexo braquial, podemos adicionar à solução de anestésico local fármacos adjuvantes, como adrenalina, clonidina, opioides e outras.

A adrenalina prolonga a duração da maioria dos anestésicos locais devido ao seu poder vasoconstritor, o que prolonga a exposição do nervo à massa de anestésico local por limitar seu *clearance*, além de servir como marcador de injeção intravascular durante realização do bloqueio. A diluição da adrenalina pode ser feita na proporção de 1:200.000 ou 1:400.000. Concentrações mais altas estão associadas com taquicardia e aumento do débito cardíaco. Para pacientes com maior possibilidade de lesão nervosa, como diabéticos, portadores de doença aterosclerótica ou em quimioterapia, que já possuem um fluxo sanguíneo nervoso reduzido, devemos usar concentrações mais baixas de adrenalina (1:400.000) ou utilizar adrenalina apenas para a dose-teste.

A clonidina na dose de 1 a 1,5 $\mu g \cdot kg^{-1}$ prolonga em até duas vezes a analgesia quando adicionada a anestésicos locais de duração curta ou intermediária, como lidocaína e mepivacaína. A adição de clonidina, no bloqueio do plexo braquial, a anestésicos locais de longa duração, como bupivacaína e ropivacaína, não tem efeito clínico, assim como sua adição em soluções para infusão contínua. Seu local de ação em bloqueios é periférico e dose-dependente.

A adição de opioides na solução de anestésico local não interfere na latência, na duração e na qualidade do bloqueio quando comparado com grupo controle. Portanto, por enquanto, não existe evidência para seu uso como adjuvante em anestesia do plexo braquial.

Outros fármacos adjuvantes, como adenosina, neostigmine, magnésio, cetamina, verapamil, entre outros, já foram descritos. Estes adjuvantes se mostraram ou sem eficácia ou apresentaram efeitos colaterais que impossibilitam seu uso, como náuseas e vômitos. Existe ainda a possibilidade de neurotoxicidade para alguns destes fármacos.

Alguns estudos mostraram benefício na adição de dexametasona à solução de anestésico local, com relação à duração da analgesia. Porém estes resultados não se reproduziram em outros ensaios e devem ser melhor estudados para se indicar a associação de dexametasona ao anestésico local.

BLOQUEIOS CONTÍNUOS

As técnicas permitem uma analgesia prolongada e a colaboração do paciente para recuperação funcional do membro operado com mobilização precoce e fisioterapia pós-operatória.

Para cirurgias complexas de ombro, por exemplo, o uso de cateter de plexo braquial por via interescalênica está associado à melhor analgesia, melhor qualidade de sono pós-operatório e melhor recuperação funcional da articulação.

Cirurgias de liberações articulares, como anquilose de cotovelo, necessitam de fisioterapia pós-operatória ativa e passiva. A realização das manobras fisioterápicas são facilitadas com a anestesia regional contínua, o que influencia diretamente no sucesso cirúrgico.

Novos dispositivos de infusão contínua, como bombas elastoméricas, que liberam uma taxa basal predeterminada de infusão de anestésico local, além de permitirem uma dose em *bolus* com intervalos determinados de tempo, denominado "anestesia regional controlada pelo paciente", permitem que o paciente seja liberado para casa com segurança, se desejado. Exemplos de estratégias para infusão de anestésico local estão demonstradas na Tabela 120.3.

TABELA 120.3 ESTRATÉGIAS DE INFUSÃO CONTÍNUA.		
Fármaco	Infusão contínua ($mL \cdot h^{-1}$)	ARCP (*bolus*/intervalo)
Ropivacaína 0,2%	4-8 $mL \cdot h^{-1}$	10 mL/60 minutos
Bupivacaína 0,125%	4-8 $mL \cdot h^{-1}$	10 mL/60 minutos

ARCP: anestesia regional controlada pelo paciente.

Um dos principais problemas relacionados com técnicas contínuas é seu alto índice de falhas, que pode chegar a 40%, com técnicas que utilizam a neuroestimulação ou procura por parestesia, para o posicionamento da ponta da agulha e passagem do cateter. A introdução do uso do ultrassom e cateteres de estimulação para realizar técnicas contínuas de bloqueio do plexo braquial diminuiu o índice de falhas, permitindo um maior uso desta técnica.

Os pacientes com cateteres devem receber orientação verbal e escrita sobre os cuidados com eles, e entrar em contato com o serviço de anestesiologia 24 horas por dia. Swenson e col. analisaram 620 bloqueios contínuos realizados ambulatorialmente e colocados com o auxílio do ultrassom. Eles concluíram que, com adequada orientação pré-operatória, os pacientes são capazes de cuidar do cateter em casa, sendo poucos que necessitam retornar à unidade hospitalar para cuidados adicionais, como troca de curativos e analgesia insuficiente.

BLOQUEIOS NERVOSOS DISTAIS NO MEMBRO SUPERIOR

Os nervos radial, mediano e ulnar podem ser anestesiados distalmente no membro superior por meio de técnicas guiadas por referências anatômicas, neuroestimulação, ultrassonografia ou combinação de técnicas. Os bloqueios são realizados na região do cotovelo ou punho. As técnicas realizadas ao nível do punho promovem anestesia ou analgesia no terço distal da mão apenas.

As duas principais indicações para bloqueios distais são proporcionar anestesia e/ou analgesia para procedimentos cirúrgicos sobre a região da mão e/ou punho, e realizar bloqueios de resgate quando se tem alguma falha de anestesia em algum nervo do plexo braquial, ao se realizarem técnicas mais proximais de anestesia regional do membro superior.

O uso do ultrassom nos bloqueios nervosos distais do membro superior permite o uso de volumes menores de anestésico local, além de uma maior taxa de sucesso, ao se comparar com técnicas guiadas por anatomia de superfície ou neuroestimulação.

COTOVELO

- **Nervo radial:** o bloqueio do nervo radial é realizado com o paciente na posição supina e o membro superior abduzido. O nervo radial na região do cotovelo está localizado lateralmente ao tendão bicipital, entre os músculos braquial e braquiorradial (Figuras 120.20 e 120.21). Uma agulha apropriada para realização de anestesia regional periférica é inserida nesta região em um ângulo de 45°. O nervo é encontrado entre 1 e 2 cm de profundidade. Se usado um neuroestimulador, procura-se o movimento de extensão dos dedos e/ou punho. São injetados 5 mL a 7 mL de anestésico local com uma corrente de estímulo entre 0,2 e 0,5 mA.
- **Nervo mediano:** o bloqueio do nervo mediano é realizado com o paciente na posição supina e o membro superior abduzido. O nervo mediano está localizado medial à artéria braquial (Figuras 120.20 e 120.21). A agulha é inserida medialmente à artéria braquial a uma profundidade de 1 a 2 cm. Quando guiado por

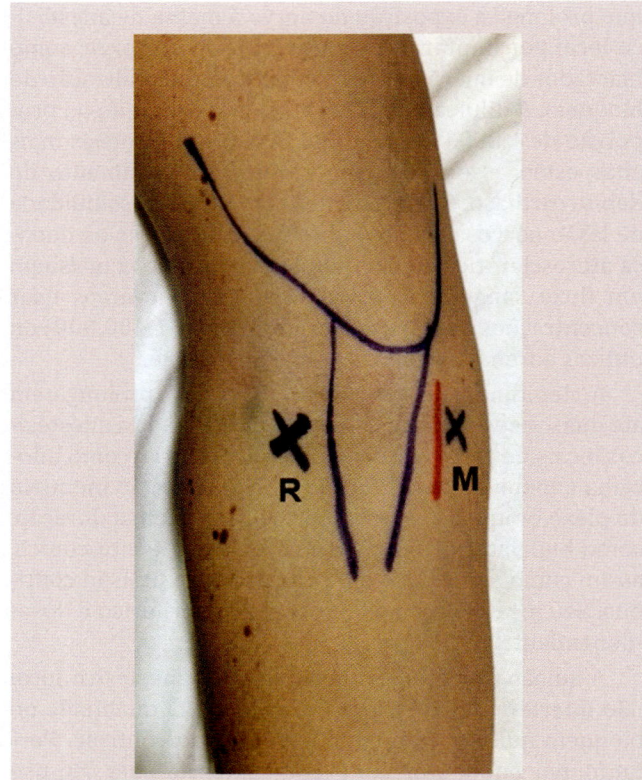

Figura 120.21 — *Ponto de punção para bloqueio dos nervos radial (R) e mediano (M) no cotovelo.*

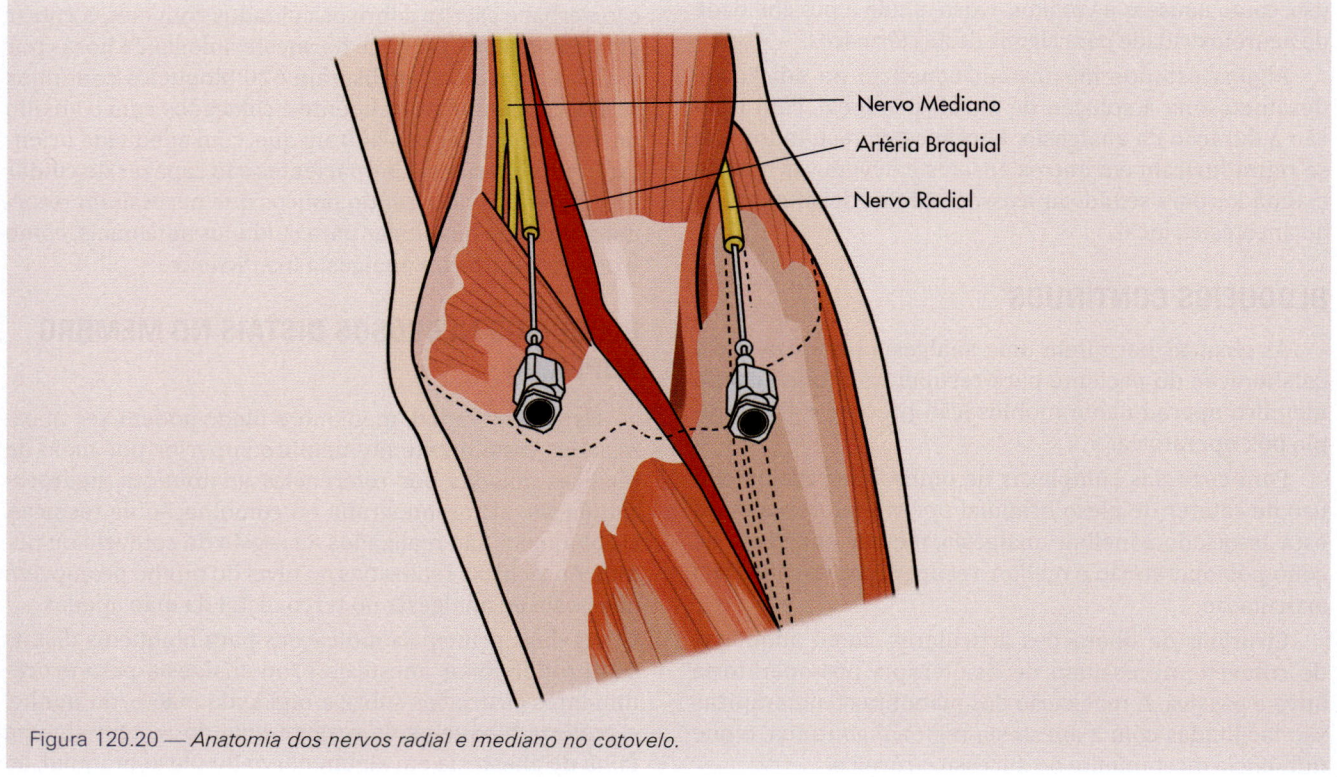

Figura 120.20 — *Anatomia dos nervos radial e mediano no cotovelo.*

neuroestimulação deve se procurar por movimentos de flexão do punho ou dedos. São injetados 5 mL a 7 mL de anestésico local com uma corrente de estímulo entre 0,2 e 0,5 mA.

- **Nervo ulnar:** paciente na posição supina com o antebraço flexionado sobre o braço em um ângulo de 90° onde se localiza o sulco ulnar. O nervo está localizado no espaço entre o epicôndilo medial do úmero e o olécrano. Uma agulha apropriada para anestesia regional periférica é inserida a 2 cm do sulco ulnar, medial ao epicôndilo medial do úmero, em um ângulo cefálico de 45°. Se usado o auxílio de um neuroestimulador, o movimento de desvio ulnar do carpo e/ou flexão do quinto dedo deve ser procurado. São injetados 5 mL a 7 mL de anestésico local com uma corrente de estímulo entre 0,2 e 0,5 mA (Figuras 120.22 e 120.23).

PUNHO

- **Nervo radial:** o nervo radial no punho tem trajeto superficial e pode ser anestesiado sem o auxílio de neuroestimulador ou ultrassonografia. A punção é realizada em um ponto 5 cm proximal ao processo estiloide do rádio. A injeção de 5 mL a 7 mL de anestésico local é realizada neste ponto em leque (Figura 120.24).
- **Nervo mediano:** o nervo mediano está localizado entre os tendões do palmar longo e flexor radial do carpo (Figura 120.25). A agulha de bloqueio é introduzida aproximadamente 2 cm acima da prega do punho. Se guiada por neuroestimulação, a flexão do primeiro dedo deve ser procurada. Injetam-se 3 mL a 5 mL de anestésico local.
- **Nervo ulnar:** o nervo ulnar está localizado medialmente à artéria ulnar e abaixo do tendão do músculo flexor ulnar do carpo. A agulha para o bloqueio é inserida medialmente à artéria ulnar e abaixo do tendão do músculo flexor ulnar do carpo, imediatamente proximal ao processo estiloide da ulna (Figura 120.25).

Técnicas ultrassonográficas

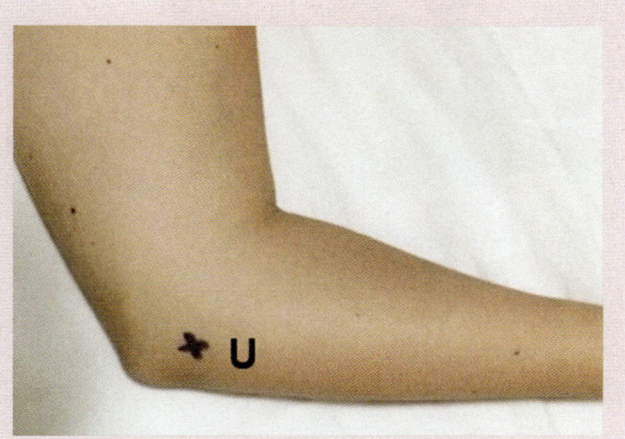

Figura 120.23 — *Ponto de punção para bloqueio do nervo ulnar (u) no cotovelo.*

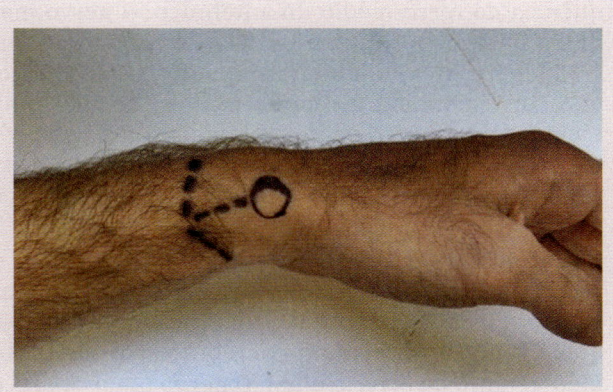

Figura 120.24 — *Área de injeção do anestésico local no bloqueio do nervo radial no punho.*

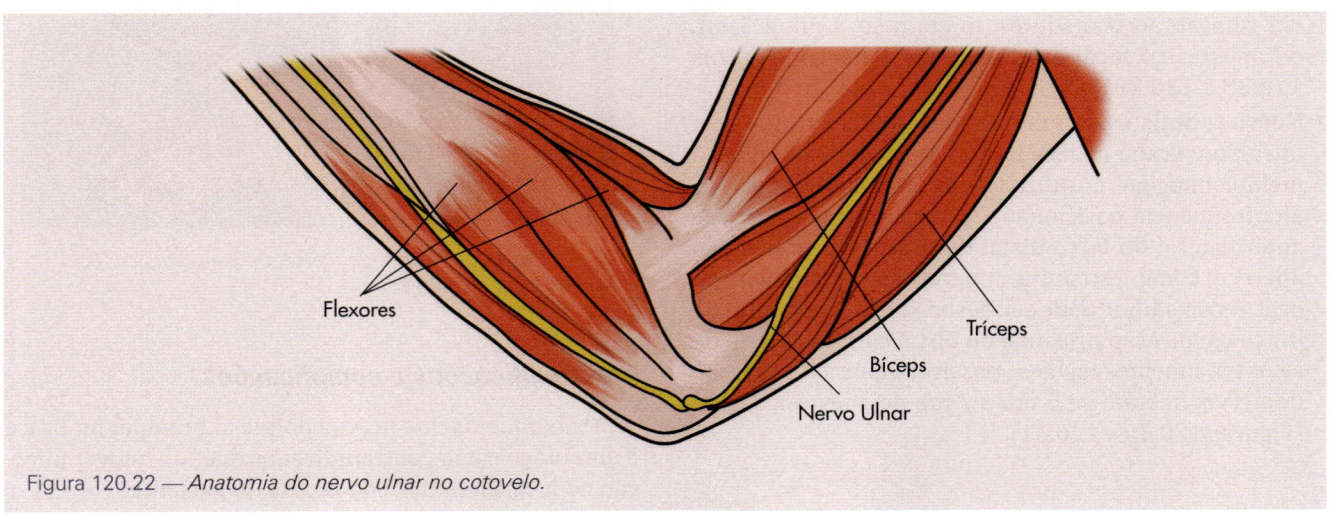

Figura 120.22 — *Anatomia do nervo ulnar no cotovelo.*

Bloqueio dos Membros Superiores

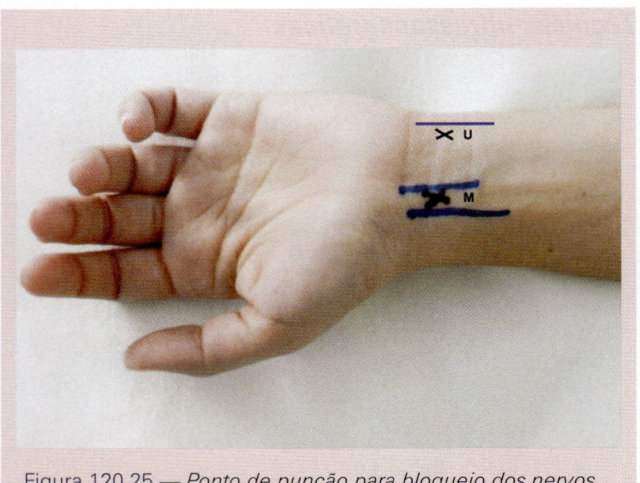

Figura 120.25 — *Ponto de punção para bloqueio dos nervos mediano (M) e ulnar (U) no punho.*

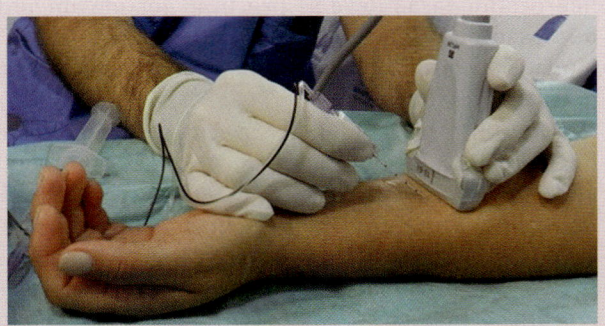

Figura 120.26 — *Posição do transdutor para bloqueio do nervo mediano no antebraço.*

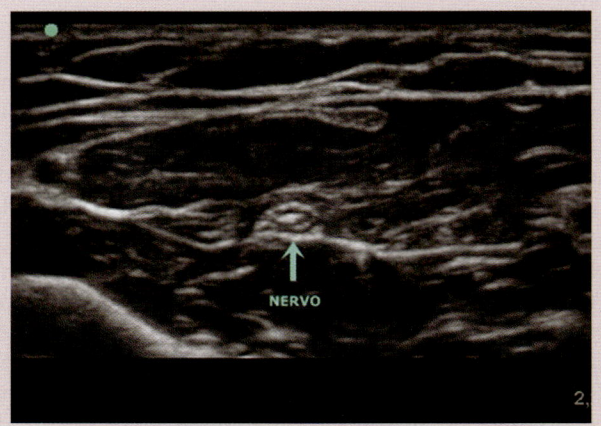

Figura 120.27 — *Imagem ultrassonográfica do nervo mediano.*

- **Nervo mediano:** paciente na posição supina com o membro superior abduzido. O nervo mediano deve ser procurado com um transdutor linear de alta frequência no terço médio do antebraço. O nervo mediano aparece no centro da tela, como uma estrutura hiperecoica com pontos hipoecoicos no centro, que correspondem a seus fascículos. Usando uma técnica fora de plano ou em plano da agulha em relação ao transdutor, injetam-se 3 mL a 5 mL de anestésico local até circundar o nervo (Figuras 120.26 e 120.27).
- **Nervo ulnar:** paciente na posição supina com o membro superior abduzido. O nervo ulnar deve ser procurado com um transdutor linear de alta frequência no terço médio do antebraço em sua parte medial junto da artéria ulnar. O nervo ulnar aparece em uma posição medial à artéria ulnar, como uma estrutura hiperecoica com pontos hipoecoicos no centro, que correspondem a seus fascículos. Usando uma técnica fora de plano ou em plano da agulha em relação ao transdutor, injetam-se 3 mL a 5 mL de anestésico local até circundar o nervo (Figuras 120.28 e 120.29).
- **Nervo radial:** o nervo radial é melhor visualizado pela ultrassonografia na face lateral do braço. Para obter a melhor imagem, é utilizado um transdutor linear de alta frequência posicionado transversalmente na face anterolateral do terço distal do braço. O nervo radial aparece como estrutura hiperecoica, triangular ou oval. O transdutor pode ser deslizado na face lateral do braço em direção proximal ou distal com o objetivo de se obter a melhor imagem possível. Após a localização do nervo, injetam-se 5 mL a 7 mL de anestésico local (Figuras 120.30 e 120.31).

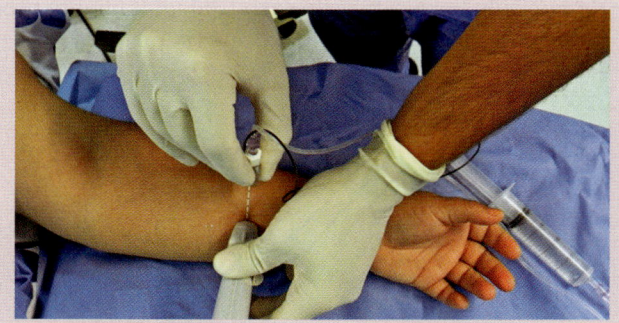

Figura 120.28 — *Posição do transdutor para bloqueio do nervo ulnar no antebraço.*

Contraindicações e complicações

Os bloqueios dos nervos do plexo braquial no braço e antebraço estão contraindicados quando houver infecção no local da punção ou recusa do paciente.

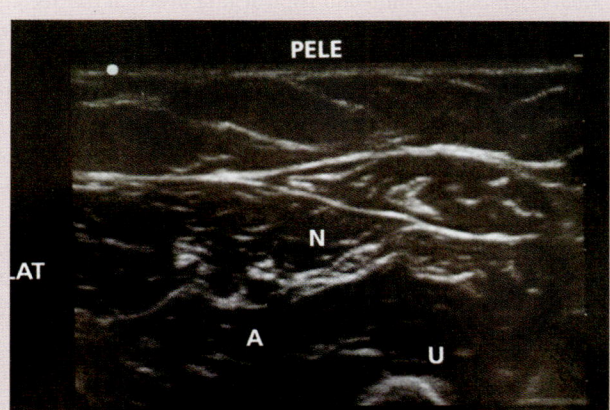

Figura 120.29 — *Imagem ultrassonográfica do nervo ulnar (N).* **A:** *artéria ulnar;* **U:** *ulna.*

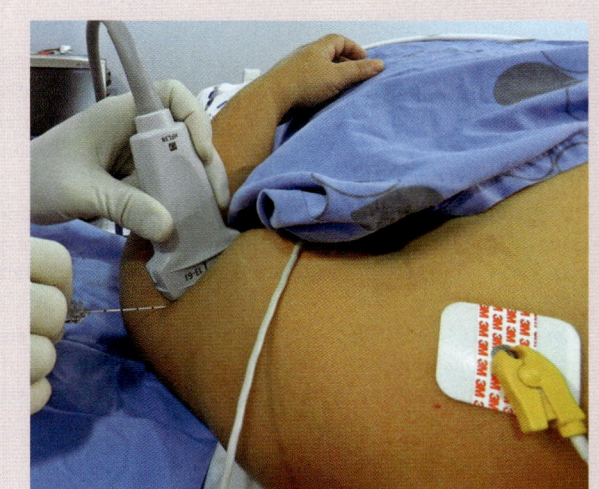

Figura 120.30 — *Posição do transdutor para bloqueio do nervo radial no braço.*

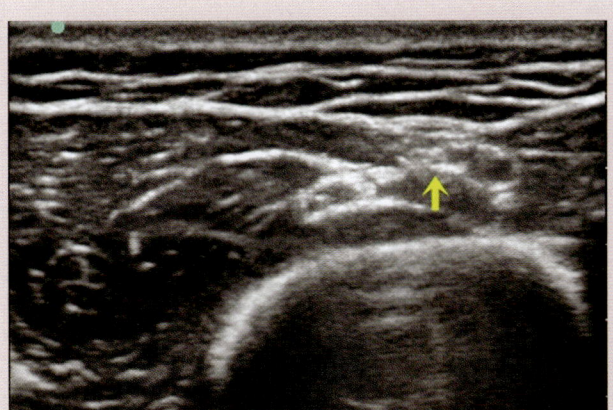

Figura 120.31 — *Imagem Ultrassonográfica do Nervo Radial. Seta: nervo radial.*

As complicações são raras e incluem lesão de estruturas vasculares e nervosa.

REFERÊNCIAS

1. Hall RJ. Hydrochlorate of cocaine. Ny Med J. 1884;40:643-6.
2. Hamaji A, Takata EY, Junior WC, et al. Bloqueio do Plexo Braquial. In: Cangiani LM, Sullitel A, Potério GM, et al. Tratado de Anestesiologia SAESP. 7.ed. São Paulo: Atheneu, 2011. p.695-706.
3. De Tran QH, Clemente A, Doan J, et al. Brachial Plexus Blocks: A review of approaches and techniques. Can J Anesth. 2007;54:662-74.
4. Winnie AP. Anestesia de Plexos – Técnicas Perivasculares de Bloqueo del Plexo Braquial. 1.ed. Barcelona: Salvat Editores AS, 1987.
5. Neal JM, Gerncher JC, Hebl JR, et al. Upper extremity regional anesthesia: Essentials of our current understanding, 2008. Reg Anesth Pain Med. 2009;34:134-70.
6. De Tran QH, Clemente A, Doan J, et al. Brachial Plexus Blocks: A review of approaches and techniques. Can J Anesth. 2007;54:662-74.
7. Choi S, Mc Cartney CJL. Evidence Base for the use of Ultrasound for Upper Extremity Blocks: 2014 update. Reg Anesth Pain Med. 2016;41(2):242-50.
8. O'Donnel BD, Iohok G. Regional Anesthesia Techniques for ambulatory orthopedic surgery. Curr Opin Anaesthesiol. 2008;21:723-8.
9. Conceição DB, Helayel PE, de Carvalho FAE. Imagens ultra-sonográficas do plexo braquial na região axilar. Rev Bras Anestesiol. 2007;57:684-9.
10. Kerr AT. The Brachial plexus of nerves in man, the variations in its formation and branches. Am J Anat. 1918;23:285-395.
11. Winnie AP, Ramamurthy S, Durrani Z. Interscalene cervical plexus block: a single injection technic. Anesth Analg. 1975;54:370-5.
12. Borgeat A, Dullenkopf A, Nagy L, et al. Evaluation of the lateral modified approach for continuous interscalene block after shoulder surgery. Anesthesiology. 2003;28:340-3.
13. Lanz E, Theiss D, Jankovic D. The extent of blockade following various techniques of brachial plexus block. Anesth Analg. 1983;62:55-8.
14. Pham-Dang G, Gunst JP, Gouin F, et al. A novel supraclavicular approach to brachial plexus block. Anesth Analg. 1997;85:111-6.
15. Perlas A, Lobo G, Lo N, et al. Ultrasound-guided supraclavicular block. Outcome of 510 consecutive cases. Reg Anesth Pain Med. 2009;34:171-6.
16. Coventry DM, Barker KF, Thomson M. Comparison of two neurostimulation techniques for axillary brachial plexus blockade. Br J Anesth. 2001;86:80-3.
17. Sia S, Lepri A, Ponzecchi P. Axillary brachial plexus block using peripheral nerve stimulator: A comparison between

double- and triple-injection techniques. Reg Anesth Pain Med. 2001;6:499-503.
18. Raw RM. Brachial Plexus block below the clavicle. In: Boezaart AP. Anesthesia and Orthopaedic Surgery. 1.ed. New York, 2006. p.310-20.
19. Gaertner E, Estebe J, Zamfir A, et al. Infraclavicular plexus block: Multiple injection versus single injection. Reg Anesth Pain Med. 2002;27:590-4.
20. Ootaki C, Hayashi H, Amano M. Ultrasound-guided infraclavicular brachial plexus block: an alternative technique to landmark-guided approaches. Reg Anesth Pain Med. 2000;25:600-4.
21. Coventry DM, Barker KF, Thomson M. Comparison of two neurostimulation techniques for axillary brachial plexus blockade. Br J Anesth. 2001;86:80-3.
22. Sia S, Lepri A, Ponzecchi P. Axillary brachial plexus block using peripheral nerve stimulator: A comparison between double- and triple-injection techniques. Reg Anesth Pain Med. 2001;6:499-503.
23. Dogru K, Duyugulu F, Yildiz K, et al. Hemodynamic and blockade effects of high/low epinephrine doses during axillary brachial plexus blockade with lidocaine 1,5%. Reg Anesth Pain Med. 2003;28:401-5.
24. Klein SM, Greengrass RA, Steele SM, et al. A comparison of 0,5% bupivacaine, 0,5% ropivacaine and 0,75% ropivacaine for interscalene brachial plexus block. Anesth Analg. 1998;87:1316-9.
25. Casati A, Fanelli G, Cappelleri G, et al. A clinical comparison of ropivacaine 0,75%, ropivacaine 1% or bupivacaine 0,5% for interscalene brachial plexus anaesthesia. Eur J Anaesthesiol. 1999;16:784-9.
26. Rawall N, Allvin R Axelsson K, et al. Patient-controlled regional Anesthesia (PCRA) at home: controlled comparison between bupivacaine and ropivacaine brachial plexus anesthesia. Anesthesiology. 2002;96:1290-6.
27. Chow MYH, Sia ATH, Koay CK, et al. Alkalinization of lidocaine does not hasten the onset of axillary brachial plexus block. Anesth Analg. 1998;86:566-8.
28. Murphy DB, Mc Cartney CJL, Chan VWS, et al. Novel analgesic adjuncts for brachial plexus block: a systematic review. Anesth Analg. 2000;2000:1122-8.
29. Mc Cartney CJL, Duggan E, Apatu E. Should we add clonidine to local anesthetic for peripheral nerve blockade? A qualitative systematic review of the literature. Reg Anesth Pain Med. 2007;32:330-8.
30. Mc Cartney CJL, Brull R, Chan VWS, et al. Early but no long-term benefit of regional compared with general anesthesia for ambulatory hand surgery. Anesthesiology. 2004;101:461-7.
31. Van de Putte P, Van der Vorst M. Continuous peripheral nerve block infusion strategies and catheter care. In: Boezaart AP. Anesthesia and Orthopaedic Surgery. 1.ed. New York, 2006. p.265-81.
32. Stevens MF, Werdehausen R, Golla E, et al. Does interscalene catheter placement with stimulating catheters improve postoperative pain or functional outcome after shoulder surgery? A prospective, randomized and double-blinded trial. Anesth Analg. 2007;104:442-7
33. Ilfeld BM, Morey TE, Ennekin FK. Portable infusion pumps used for continuous regional anesthesia: delivery rate accuracy and consistency. Reg Anesth Pain Med. 2003;28:424-32.
34. Swenson JD, Bay N, Loose E, et al. Outpatient management of continuous peripheral nerve catheters placed using ultrasound guidance: an experience in 620 patients. Anesth Analg. 2006;103:1436-3.

121
Bloqueios Periféricos dos Membros Inferiores

Adilson Hamaji
Waldir Cunha Junior
Marcelo Waldir Mian Hamaji

INTRODUÇÃO

Os bloqueios de nervos periféricos dos membros inferiores não são utilizados como técnicas anestésicas de rotina como os bloqueios do plexo braquial, possivelmente pelo fato de que não se consegue anestesiar todo o membro inferior com uma punção única, além de a abordagem muitas vezes ser mais profunda e difícil. Além disso, as técnicas anestésicas do neuroeixo são bastante eficazes, e de fácil e rápida execução.

Há um crescente interesse no aprendizado das técnicas de bloqueios periféricos do membro inferior não só pela analgesia pós-operatória de alta qualidade que proporcionam, reduzindo os efeitos adversos relacionados ao uso de opioides parenterais ou no neuroeixo, mas também pelos resultados expressivos na reabilitação e pela satisfação dos pacientes.

A utilização correta do estimulador de nervo periférico e da ultrassonografia, assim como o conhecimento anatômico e técnico prévio são fundamentais para o sucesso e a segurança dos bloqueios de membros inferiores. O advento da imagem ultrassonográfica na anestesia regional permite a identificação precisa da estrutura nervosa e a correta injeção da solução de anestésico local.

INERVAÇÃO DOS MEMBROS INFERIORES

Da medula espinhal, saem ramos anteriores motores e posteriores sensitivos que se unem formando os nervos espinais (intercostais, lombares, sacrais e coccígeos). Estes nervos recebem, em sua origem, ramos comunicantes dos gânglios da cadeia simpática sob forma de filetes longos e delgados, seguindo as artérias lombares ao lado dos corpos vertebrais, sob o músculo psoas maior.

Os ramos anteriores dos nervos lombares, sacrais e coccígeos formam o plexo lombossacral. Normalmente, o primeiro nervo lombar recebe um ramo do 12º nervo intercostal. Didaticamente, os plexos são divididos em lombar, sacral e coccígeo (Figura 121.1).

Plexo Lombar

O plexo lombar (Figura 121.2) fica situado anterior ao músculo quadrado lombar e posterior ao músculo psoas maior, à frente das vértebras lombares. É formado pelos ramos anteriores dos três primeiros nervos lombares (L_1-L_3), grande parte do quarto lombar (L_4), além do 12º nervo intercostal. Quando o plexo lombar recebe a contribuição do 12º intercostal é denominado pré-fixado; algumas vezes pode ocorrer contribuições do 5º nervo lombar (L_5) recebendo, então, a denominação "pós-fixado". Perto de sua origem, estes ramos também recebem ramos comunicantes dos gânglios lombares da cadeia simpática.

O primeiro nervo lombar une-se ao 12º nervo intercostal. Esta união se divide em dois ramos: o nervo ílio-hipogástrico e o Ílioinguinal. Um ramo desta união se une a um ramo do segundo lombar (L_2) formando o nervo genitofemoral.

O segundo, terceiro e quarto nervos lombares (L_2, L_3 e L_4) dividem-se em ramos anterior e posterior. Os ramos anteriores de L_2, L_3 e L_4 se unem para formar o nervo obturatório. Os ramos posteriores de L_2 e L_3 dividem-se ainda em ramos superior e inferior. Os superiores de L_2 e L_3 unem-se formando o nervo cutâneo lateral femoral. Os inferiores de L_2 e L_3 unem-se ao ramo dorsal de L4, formando o nervo femoral e os ramos para os músculos psoas e ilíaco.

Existe ainda o nervo obturatório acessório, originando-se de dois pequenos ramos de L_3 e L_4. O quinto nervo lombar (L_5) junta-se às fibras de L_4, formando o tronco lombossacral que fará parte do plexo sacral.

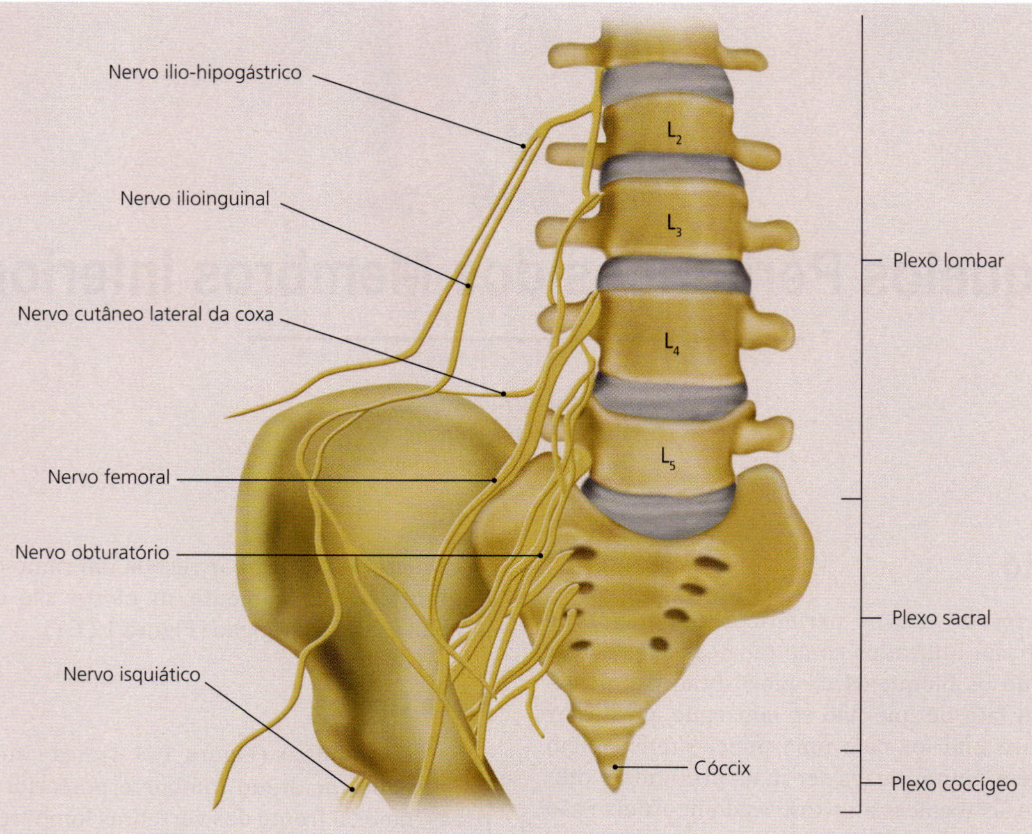

Figura 121.1 — *Plexo lombossacral.*

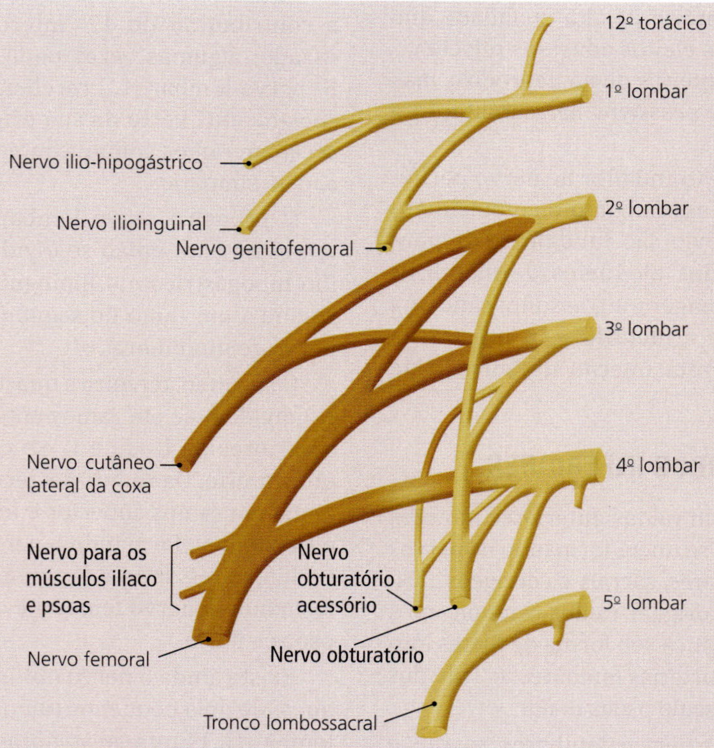

Figura 121.2 — *Desenho esquemático do plexo lombar.*

Nervos do plexo lombar

O plexo lombar dá origem aos nervos ílio-hipogástrico, ilioinguinal, genitofemoral, cutâneo lateral femoral, obturatório, obturatório acessório, femoral e safeno.

- **Nervo ílio-hipogástrico:** passa superior e lateral ao músculo psoas maior, anterior ao músculo quadrado da coxa, perfurando o músculo transverso do abdome. Ramos: cutâneo lateral (perfura os músculos oblíquos do abdome inervando a pele da região glútea); cutâneo anterior (continua-se entre os músculos oblíquo interno e transverso do abdome, inervando a pele da região inguinal) (Figura 121.3).
- **Nervo ilioinguinal:** passa lateral ao músculo psoas maior, perfura o músculo transverso do abdome, comunicando-se com o nervo ílio-hipogástrico. Acompanha o funículo espermático inervando a porção superior e interna da coxa, raiz do pênis e porção superior do escroto no homem; na mulher, o monte do púbis e o lábio maior pudendo (Figura 121.3).
- **Nervo genitofemoral:** atravessa o músculo psoas maior junto à terceira e quarta vértebras lombares. Ramos: ramo genital (perfura o músculo transverso do abdome e passa atrás do anel inguinal, inervando o músculo cremaster e o escroto; na mulher acompanha o ligamento redondo); ramo femoral (desce junto à artéria ilíaca e abaixo e lateral à artéria femoral; inerva a face anterior e superior da coxa). A Figura 121.3 mostra a área de inervação dos nervos ílio-hipogástrico e ilioinguinal na raiz da coxa.
- **Nervo cutâneo lateral femoral:** sai externo ao músculo psoas maior, passando sob o ligamento inguinal e lateral à borda do músculo sartório. Inerva a porção anterior e lateral da coxa até o joelho (Figura 121.4).
- **Nervo obturatório:** desce pelas fibras do músculo psoas maior, atrás dos vasos ilíacos, lateral ao ureter, dentro da cavidade pélvica. Atravessa o forâmen obturatório, adquirindo trajeto descendente na face medial da coxa. Ramos: anterior (desce atrás dos músculos pectíneo e adutor longo; continua sobre a artéria femoral, com um ramo para a articulação do quadril e ramos para os músculos adutor longo e o grácil); posterior (perfura e inerva o músculo obturador externo distribuindo-se para os músculos adutor magno e breve, além de emitir um ramo articular para o joelho) (Figura 121.5).
- **Nervo obturatório acessório:** está presente em cerca de um terço dos indivíduos. Ele desce medial ao músculo psoas maior e sob o músculo pectíneo, emitindo um ramo para o joelho.
- **Nervo femoral:** é o maior ramo do plexo lombar. Ele desce pelas fibras dos músculos psoas maior e o ilíaco. Passa sob o ligamento inguinal, separado da artéria femoral por meio de um septo. Nessa região divide-se em dois ramos principais: anterior e posterior. O ramo anterior emite ramos cutâneos anteriores (para a parte anterior da coxa e do joelho) e ramos musculares para o músculo pectíneo e sartório; a divisão posterior emite ramos articulares para o joelho e quadril e musculares para o quadríceps femoral; o ramo para o reto

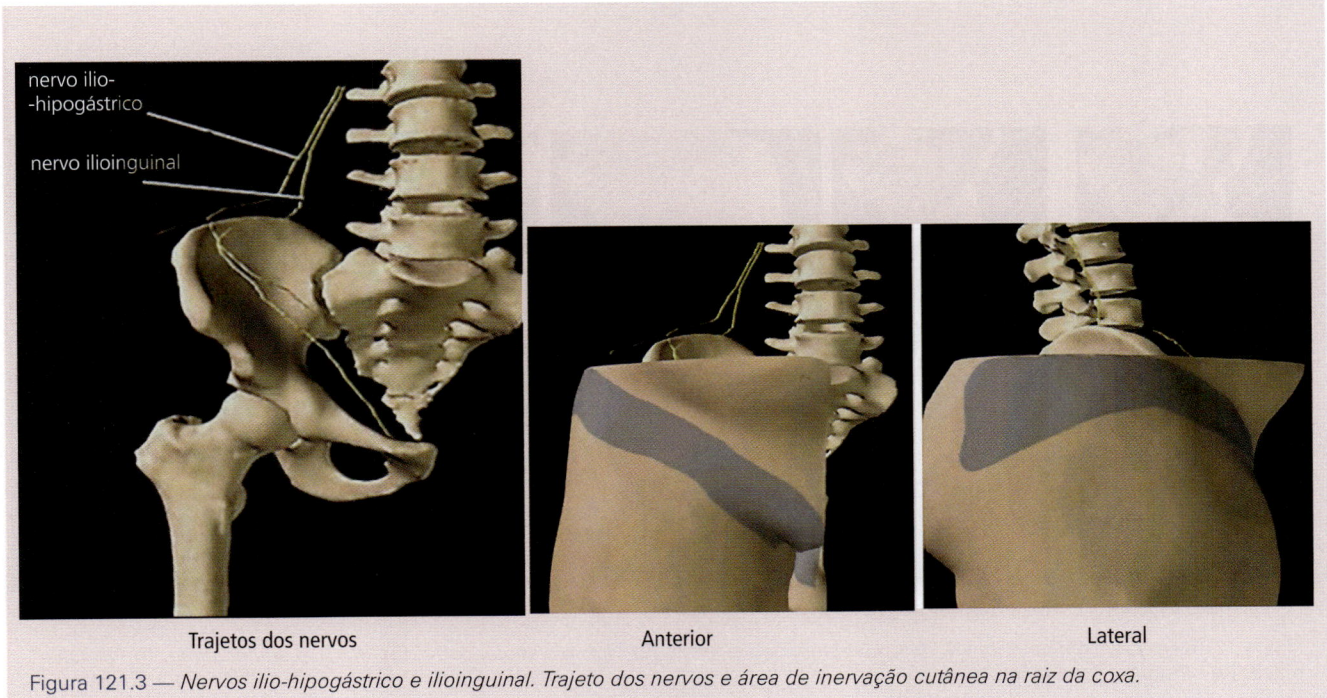

Figura 121.3 — Nervos ilio-hipogástrico e ilioinguinal. Trajeto dos nervos e área de inervação cutânea na raiz da coxa.

femoral origina uma extensão para a articulação do quadril; o maior deles, para o músculo vasto lateral, tem trajeto descendente junto da artéria circunflexa ilíaca superficial gerando um filamento para o joelho; o ramo para o músculo vasto medial desce lateral aos vasos femorais e nervo safeno até o joelho; para o músculo vasto intermédio existem dois ou três ramos que também originam um ramo articular para o joelho (Figura 121.6).

- **Nervo safeno:** é o maior ramo cutâneo do nervo femoral, tendo sua origem em sua divisão posterior. Acompanha a artéria femoral superficial, passando sob o músculo sartório, em uma região denominada canal dos adutores até o limite do hiato adutor (abertura do músculo adutor magno), onde se separa da artéria, perfurando a fáscia lata entre os tendões do sartório e do grácil, tornando-se subcutâneo. Na região média da coxa, emite um ramo para a formação do plexo subsartorial. Além disso, emite os seguintes ramos: articulares para o joelho, infrapatelar (inerva a região inferior junto à patela) e cutâneos mediais da perna, que acompanham a veia safena, medial à tíbia, emitindo ramos até o tornozelo anteriormente, inervando toda a pele medial da perna e do pé até a base do hálux, na qual comunica-se com o nervo cutâneo dorsal medial, ramo do nervo fibular superficial (Figura 121.7).

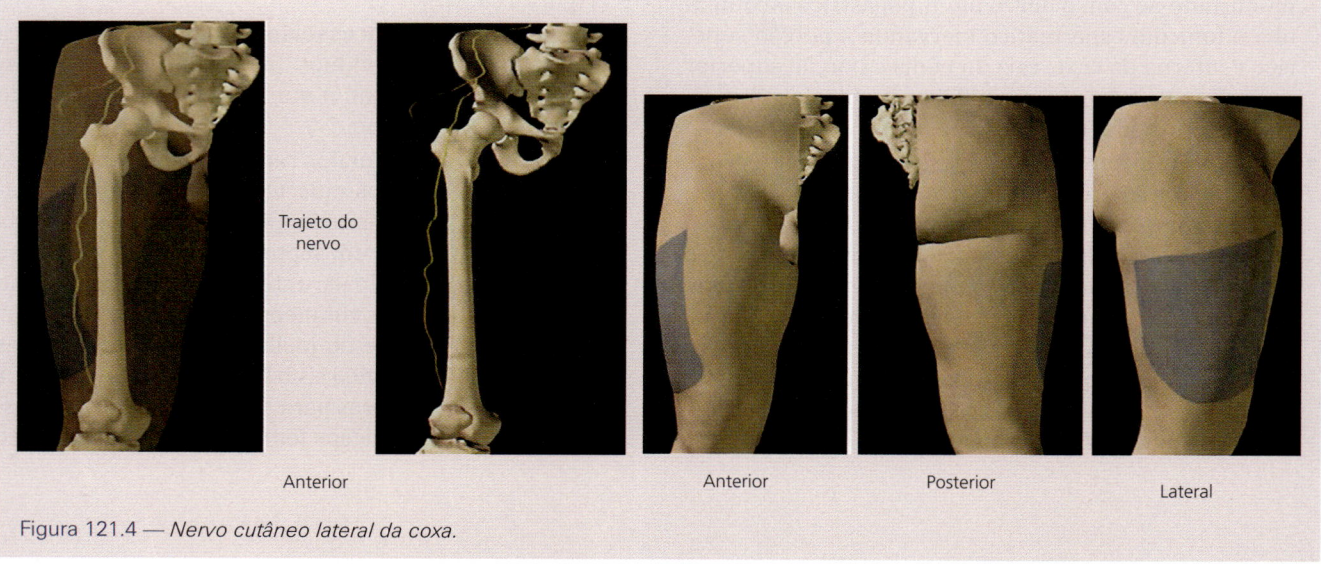

Figura 121.4 — *Nervo cutâneo lateral da coxa.*

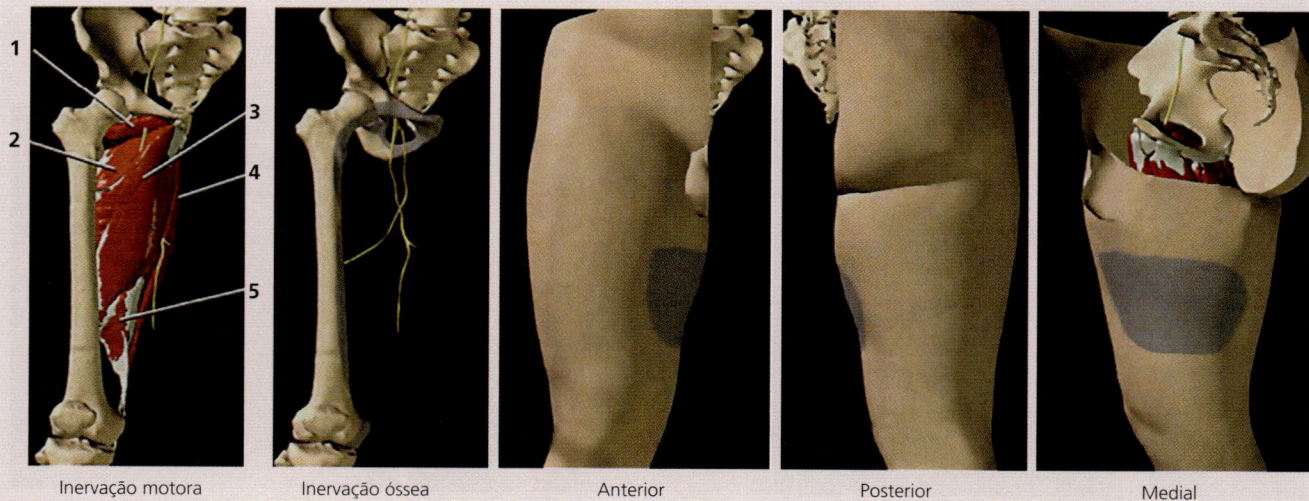

Figura 121.5 — *Nervo obturatório.* **(1)** *Músculo obturatório externo;* **(2)** *Músculo adutor curto;* **(3)** *Músculo adutor longo;* **(4)** *Músculo grácil;* **(5)** *Músculo adutor magno.*

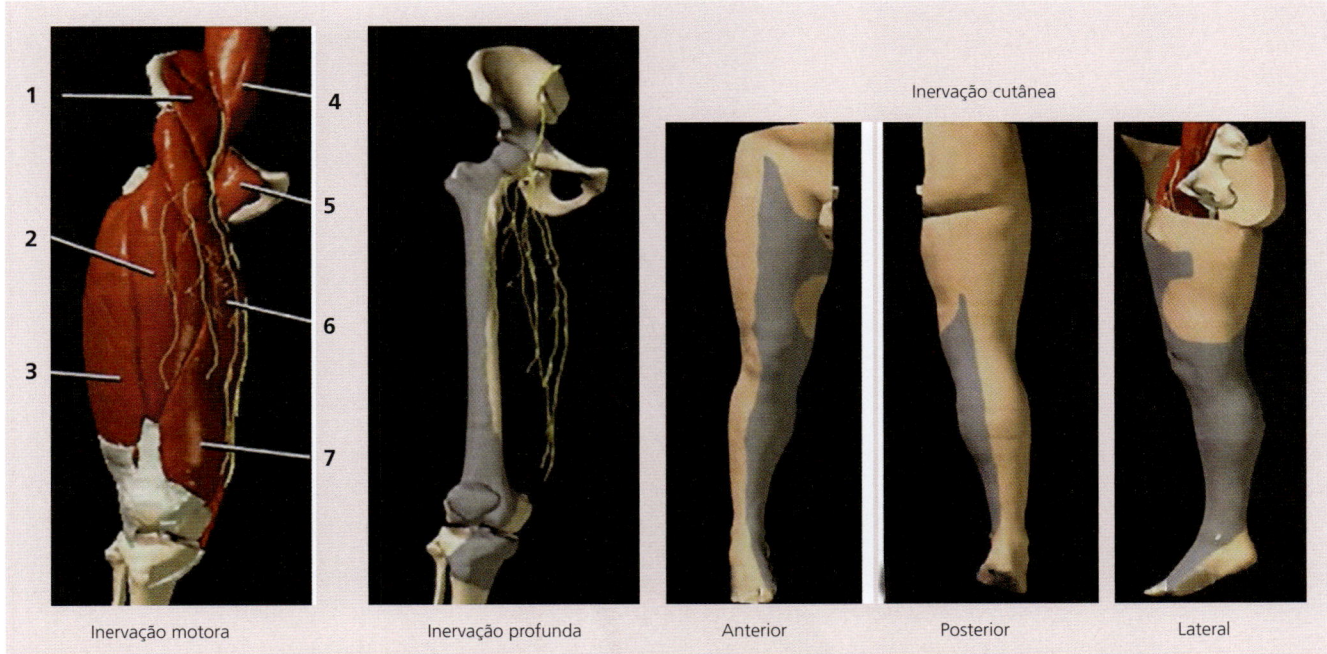

Figura 121.6 — *Nervo femoral.* **(1)** *Músculo ilíaco;* **(2)** *Músculo reto femoral;* **(3)** *Músculo vasto lateral;* **(4)** *Músculo psoas maior;* **(5)** *Músculo pectíneo;* **(6)** *Músculo sartório;* **(7)** *Músculo vasto medial.*

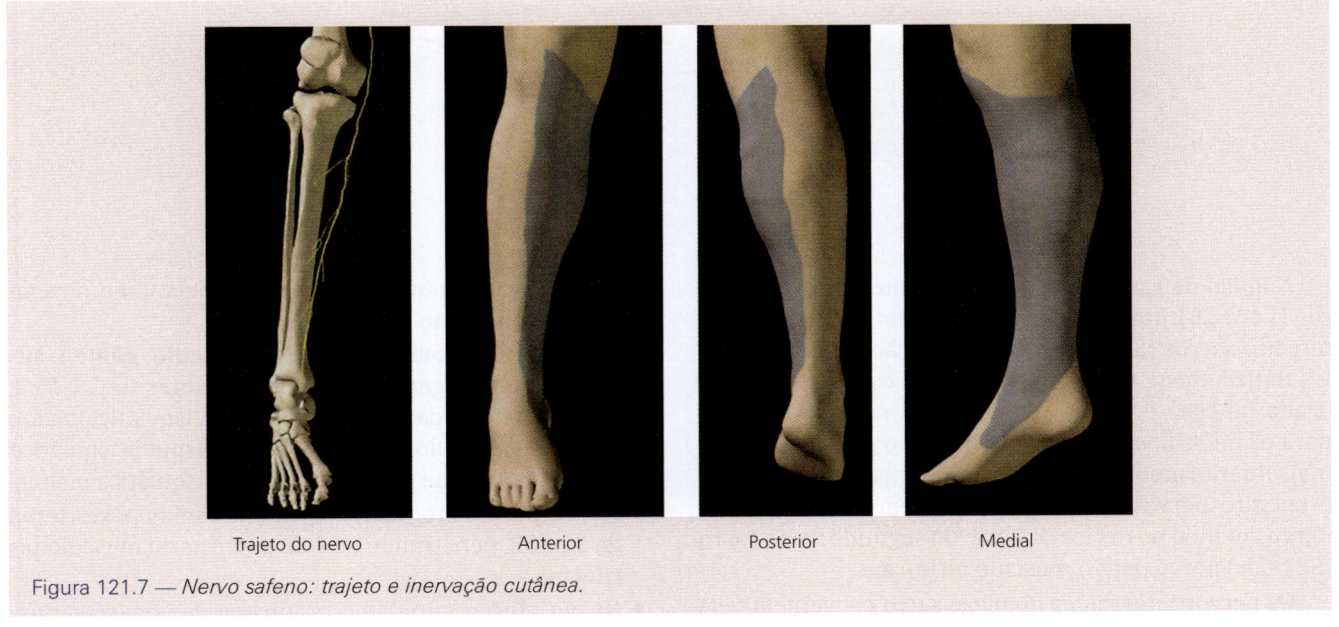

Figura 121.7 — *Nervo safeno: trajeto e inervação cutânea.*

Plexo sacral

O plexo sacral é formado pelo tronco lombossacral (fibras anteriores de L_4 e L_5) e ramos anteriores do primeiro, segundo e terceiro nervos sacrais (S1-S3). À semelhança do plexo lombar, o plexo sacral recebe ramos comunicantes dos gânglios correspondentes do tronco simpático (Figura 121.8).

O tronco lombossacral desce na borda interna do músculo psoas maior até se unir com o primeiro (S1) e parte do ramo anterior do segundo nervo sacro (S2), formando o nervo fibular comum. Os ramos do quarto nervo lombar (L4), do tronco lombossacral e do primeiro sacro (S1), formam o nervo glúteo superior. Ramos do tronco lombossacral, do primeiro e do segundo sacros (S1 e S2) formam o nervo glúteo inferior.

Bloqueios Periféricos dos Membros Inferiores **1861**

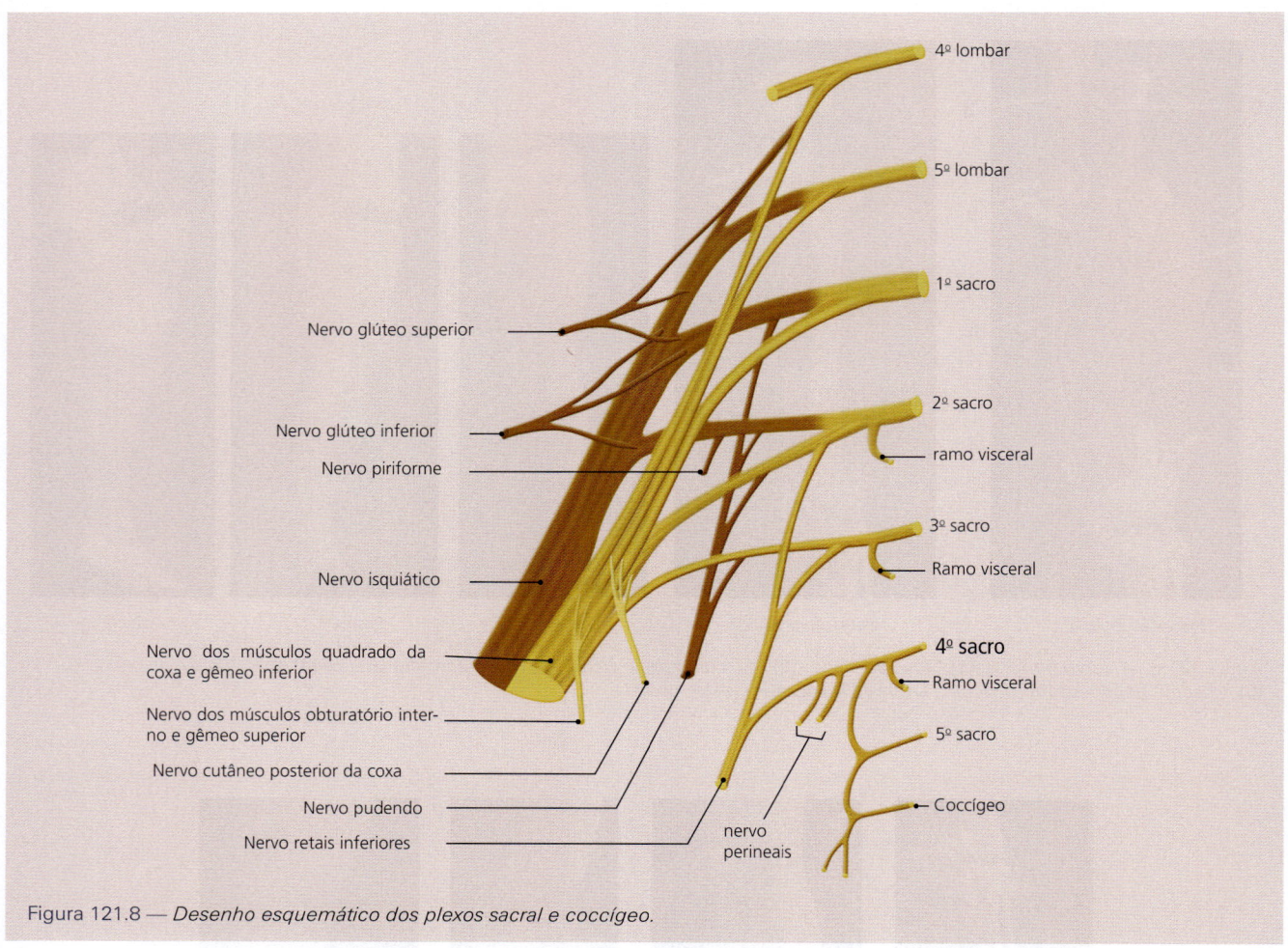

Figura 121.8 — *Desenho esquemático dos plexos sacral e coccígeo.*

A união de ramos do quarto e quinto nervos lombares (L4 e L5) junto dos ramos do primeiro, segundo e terceiro sacros (S1-S3) formam a porção tibial do nervo isquiático. Deste saem os nervos para os músculos quadrado da coxa e gêmeo inferior mais superiormente e para os músculos obturador interno e o gêmeo superior mais inferiormente. Outros ramos do primeiro, segundo e terceiro nervos sacros (S1-S3) unem-se formando o nervo cutâneo posterior da coxa; do segundo ramo sacro (S2) sai o nervo para o músculo piriforme.

Os nervos integrantes do plexo sacro convergem pela parte inferior da incisura isquiática maior, unindo-se para formar um grande cordão. Este continua como o nervo isquiático, que se divide na face posterior da coxa, próximo à região poplítea, em nervos tibial e fibular comum.

Nervos do Plexo Sacral

- **Nervos do músculo quadrado da coxa e gêmeo inferior:** originam-se das porções anteriores de L4, L5 e S1. Sai da pelve pela incisura isquiática maior, por baixo do músculo obturador interno, enviando um ramo para a articulação do quadril.
- **Nervo obturatório interno e músculo gêmeo superior:** tem origem dos ramos anteriores de L5, S1 e S2; também sai da pelve pela incisura isquiática maior, abaixo do músculo piriforme, cruza a espinha isquiática e volta a entrar na pelve pela incisura isquiática menor.
- **Nervo piriforme:** tem origem dos ramos posteriores de S1 e S2, penetrando na face anterior do músculo piriforme.
- **Nervo glúteo superior:** origina-se das divisões posteriores de L4, L5 e S1; sai da pelve pela incisura isquiática maior, acima do músculo piriforme, junto aos vasos glúteos superiores. Um ramo superior acompanha a artéria glútea superior e inerva o músculo glúteo mínimo e um ramo inferior perfura o músculo glúteo mínimo terminando no músculo tensor da fáscia lata.
- **Nervo glúteo inferior:** tem origem nos ramos posteriores de L5, S1 e S2. Sai da pelve pela incisura isquiática maior, abaixo do músculo piriforme e inerva o músculo glúteo máximo.

- **Nervo cutâneo posterior da coxa:** tem origem nos ramos posteriores de S1 e S2 e dos anteriores de S2 e S3; sai da pelve pela incisura isquiática maior, abaixo do músculo piriforme, sob o glúteo máximo seguindo a artéria glútea inferior, descendo na face posterior da coxa, sobre a cabeça longa do músculo bíceps da coxa; tem trajeto descendente dorsal ao joelho, acompanhando a veia safena até o meio da face posterior da perna, comunicando-se com ramos do nervo sural. Seus ramos são todos cutâneos, da região glútea, períneo, face posterior da coxa e da perna.
- **Nervo isquiático:** é o maior nervo do corpo humano. Sai da pelve pela incisura isquiática maior, abaixo do músculo piriforme, passando posteriormente entre o trocanter maior e a tuberosidade isquiática (Figura 121.9). Emite os seguintes ramos: nervo tibial; nervo fibular comum; ramos articulares (para a articulação do quadril, além de ramos geniculares para a face posterior da articulação do joelho); ramos musculares, que inervam o músculo bíceps da coxa, o músculo semitendíneo, o músculo semimembranáceo e o músculo adutor magno. A porção do nervo fibular comum é que inerva o músculo bíceps da coxa ao passo que os outros três provêm da porção tibial do isquiático.
- **Nervo tibial:** é o maior ramo do nervo isquiático, tendo como origem os ramos anteriores de L4, L5, S1, S2 e S3. Desce posterior à coxa, no meio da fossa poplítea até o músculo poplíteo, seguindo lateral à artéria poplítea sob o arco do músculo sóleo. Segue posteriormente na perna medial aos vasos tibiais posteriores, até o maléolo medial e o tendão calcâneo, dividindo-se sob o ligamento deltoide em nervos plantares medial e lateral. Emite os seguintes ramos: articulares (joelho e tornozelo); musculares (músculo gastrocnêmio, músculo plantar, músculo sóleo, músculo poplíteo, músculo tibial posterior, músculo flexor longo dos dedos, músculo flexor longo do hálux); nervo cutâneo medial da sura (desce entre as duas cabeças do gastrocnêmio e se une ao nervo fibular comum para formar o nervo sural); nervo sural (segue abaixo próximo ao maléolo lateral e o tendão calcâneo; dirige-se para adiante sob o maléolo lateral continuando como nervo cutâneo dorsal lateral, no lado externo do pé); ramos mediais do calcâneo (inerva a pele do calcanhar e do lado medial da planta do pé); nervos plantar medial e lateral (Figura 121.10).
- **Nervo plantar medial:** acompanha a artéria plantar medial sob o músculo abdutor do hálux e emerge entre este e o músculo flexor curto dos dedos. Emite um nervo digital plantar próprio e, ao nível da base dos metatarsianos, mais três nervos digitais plantares comuns. Ramos: cutâneos (inervam a pele da planta do pé); musculares (abdutor do hálux, flexor curto dos dedos, flexor curto do hálux, primeiro lumbrical); articulares (articulações do

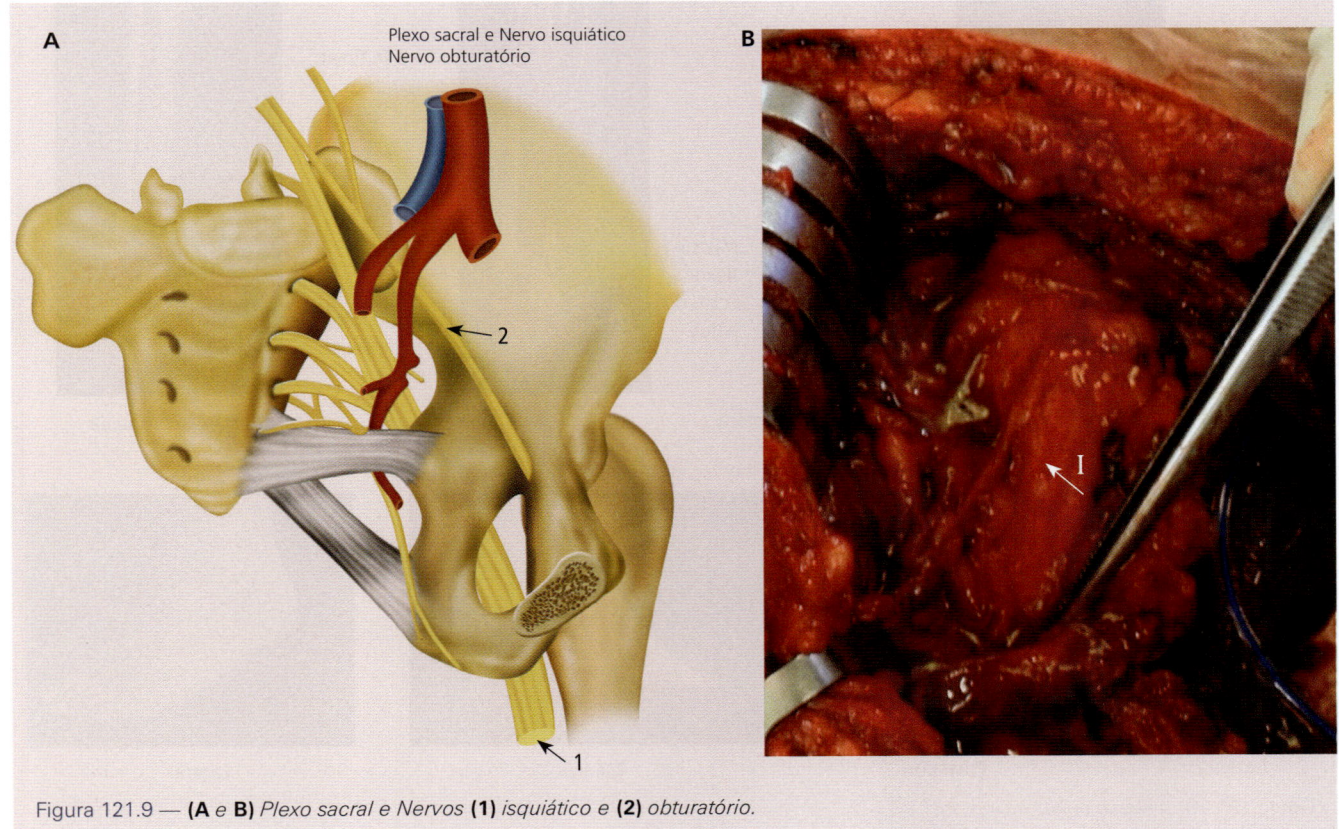

Figura 121.9 — **(A e B)** *Plexo sacral e Nervos* **(1)** *isquiático e* **(2)** *obturatório.*

tarso e metatarso); nervo digital próprio do hálux (para o músculo flexor curto do hálux e pele medial dele); nervos digitais comuns (com subdivisões de dois ramos cada nervo digital, inervando os dedos da face lateral do hálux até a face medial do quarto dedo).

* **Nervo plantar lateral:** acompanha a artéria plantar lateral, situando-se entre os músculos flexor curto dos dedos e o quadrado plantar; entre este e o músculo abdutor do dedo mínimo, divide-se em ramos superficial e profundo. Antes desta divisão, inerva estes dois músculos. Ramos: superficial (divide-se ainda em ramo próprio e em comum; o primeiro inerva a face lateral do quinto dedo, seu flexor curto e os dois interósseos do quarto espaço; o segundo comunica-se com o terceiro ramo digital comum do nervo plantar medial e divide-se em dois nervos digitais próprios que inervam os lados do quarto e quinto dedos); profundo (acompanha a artéria plantar, inervando todos os músculos interósseos, exceto os do quarto espaço, os segundo, terceiro e quarto músculos lumbricoides, e o músculo adutor do hálux).

* **Nervo fibular comum:** tem origem dos ramos posteriores de L4, L5, S1 e S2. Após a divisão do nervo isquiático na fossa poplítea, adquire trajeto lateral e superficial para a cabeça e colo da fíbula, medial ao bíceps da coxa. Ao nível do colo da fíbula, divide-se em nervo fibular superficial e profundo. Ramos: comunicante fibular (dois acompanham as artérias geniculares laterais superior e inferior; um terceiro ramo sobe junto à artéria tibial recorrente anterior, inervando a face anterior do joelho); nervo cutâneo lateral da sura (inerva a pele da face posterior e lateral da perna) (Figura 121.11).

* **Nervo fibular profundo:** inicia-se na bifurcação do nervo fibular comum, entre a fíbula e a porção superior do músculo fibular longo, à frente do músculo extensor longo dos dedos junto à artéria tibial anterior. Ramos: musculares (músculo tibial anterior, músculo extensor longo dos dedos, músculo fibular terceiro e músculo

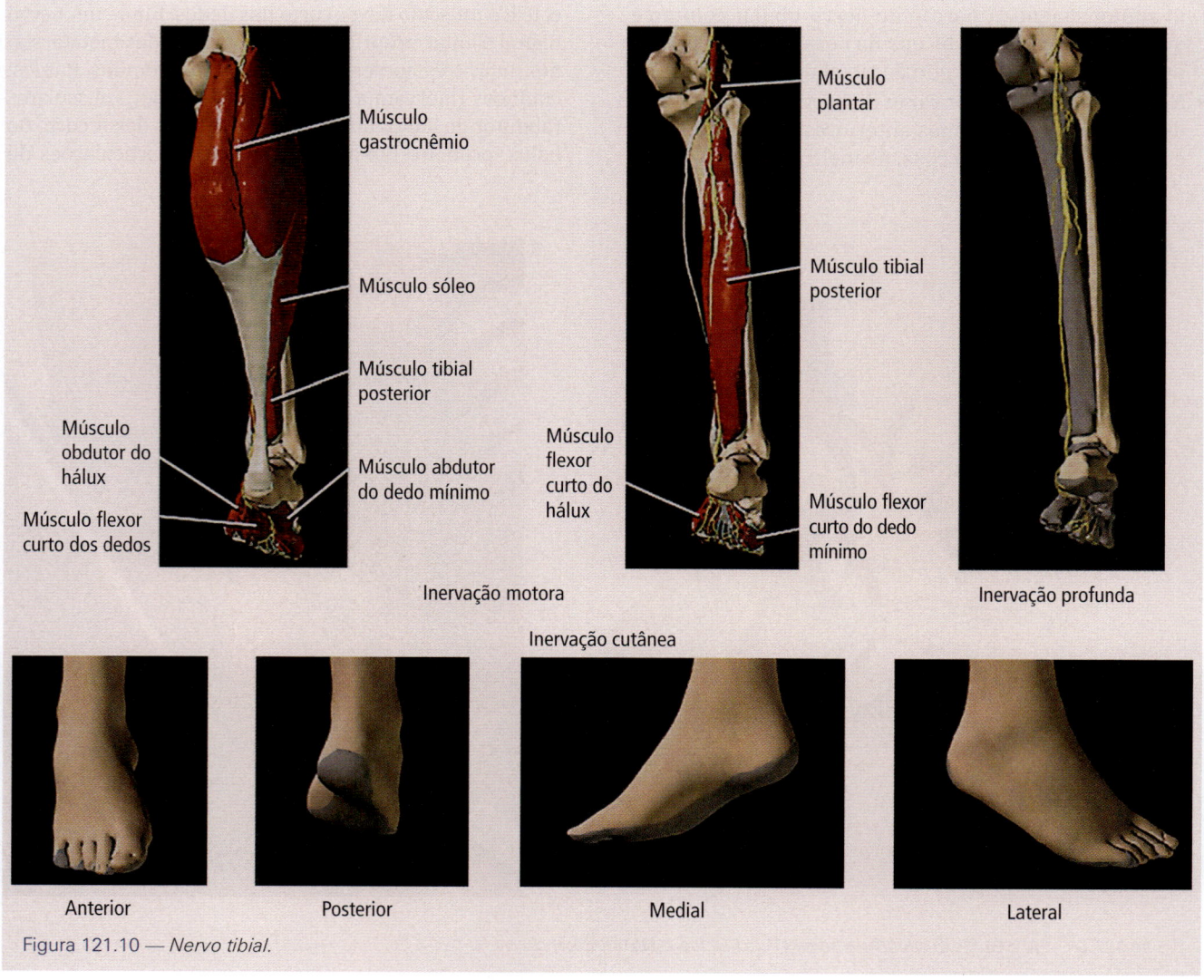

Figura 121.10 — *Nervo tibial.*

extensor longo do hálux); ramo anterior (à articulação do tornozelo); ramo terminal lateral e medial.

- ***Ramo terminal lateral***: cruza o tarso, inervando o músculo extensor curto do hálux, expandindo-se em três ramos interósseos, inervando o segundo músculo interósseo dorsal e as articulações do tarso e metatarsofalangeanas do segundo, terceiro e quarto dedos.
- ***Ramo terminal medial***: percorre junto da artéria dorsal do pé e no primeiro espaço interósseo, divide-se em dois nervos digitais dorsais, que inervam o hálux e o segundo dedo. Emite também um ramo interósseo para o primeiro espaço, que inerva a articulação metatarsofalangeana do hálux e o primeiro músculo interósseo dorsal.
- **Nervo fibular superficial:** vai para frente entre os músculos fibulares e o músculo extensor longo dos dedos, dividindo-se em nervos cutâneos dorsais medial e intermédio. Em seu trajeto, inerva os músculos fibulares longo e curto, e a pele da maior parte do dorso do pé e parte inferior da perna.
- **Nervo cutâneo dorsal medial:** passa pela frente do tornozelo dividindo-se em dois ramos digitais dorsais, um medial ao hálux e o outro adjacente ao segundo e terceiro dedos. Inerva a pele medial do pé e tornozelo, comunicando-se com o nervo fibular profundo e o safeno.
- **Nervo cutâneo dorsal intermédio:** segue lateral ao dorso do pé, dividindo-se em ramos digitais dorsais, contíguos ao terceiro, quarto e quinto dedos. Distri-

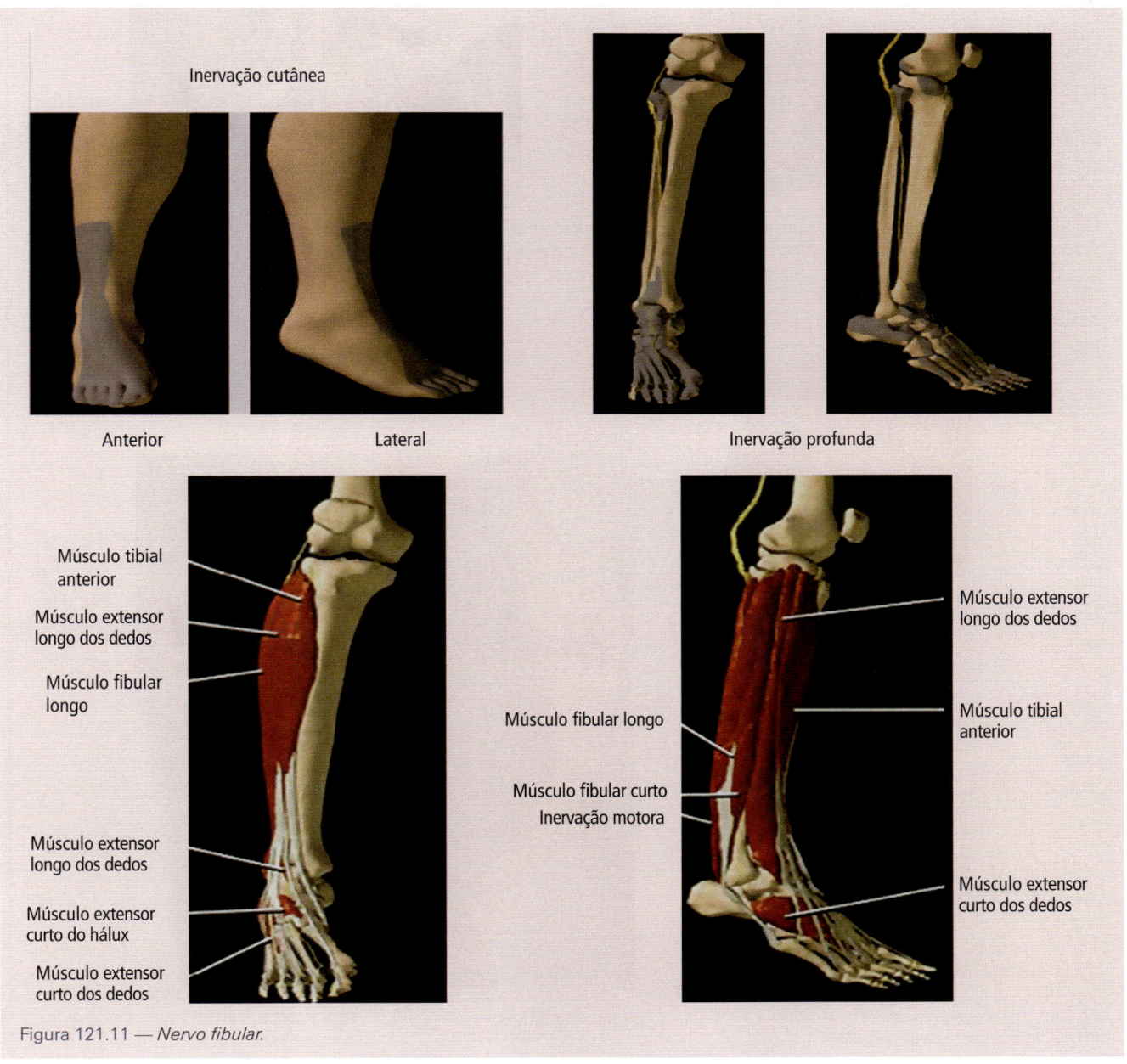

Figura 121.11 — *Nervo fibular.*

bui-se igualmente pelo lado externo do pé e do tornozelo, comunicando-se com o nervo sural.

A sequência de figuras (Figuras 121.12 a 121.20) dá uma visão geral da inervação dos membros inferiores.

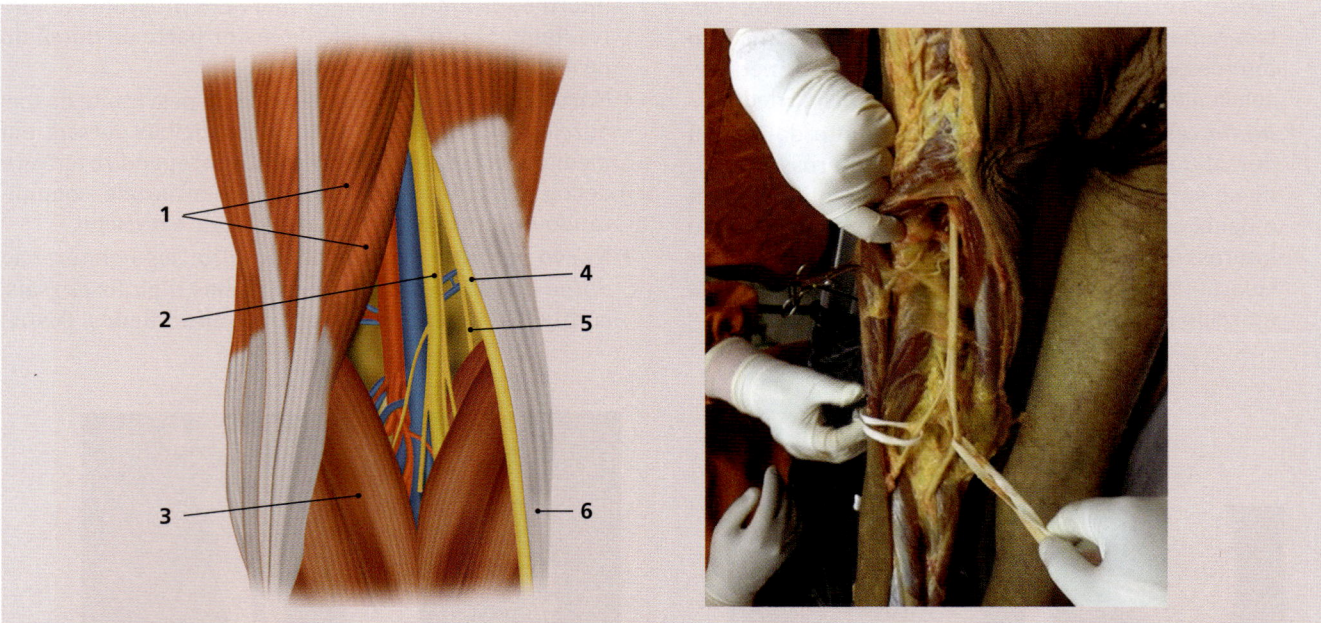

Figura 121.12 — *Nervos da fossa poplítea.* **(1)** *Músculo semi-membranoso;* **(2)** *Nervo tibial;* **(3)** *Músculo gastrocnêmio;* **(4)** *Nervo fibular comum;* **(5)** *Nervo cutâneo lateral da sura;* **(6)** *Músculo bíceps femoral.*

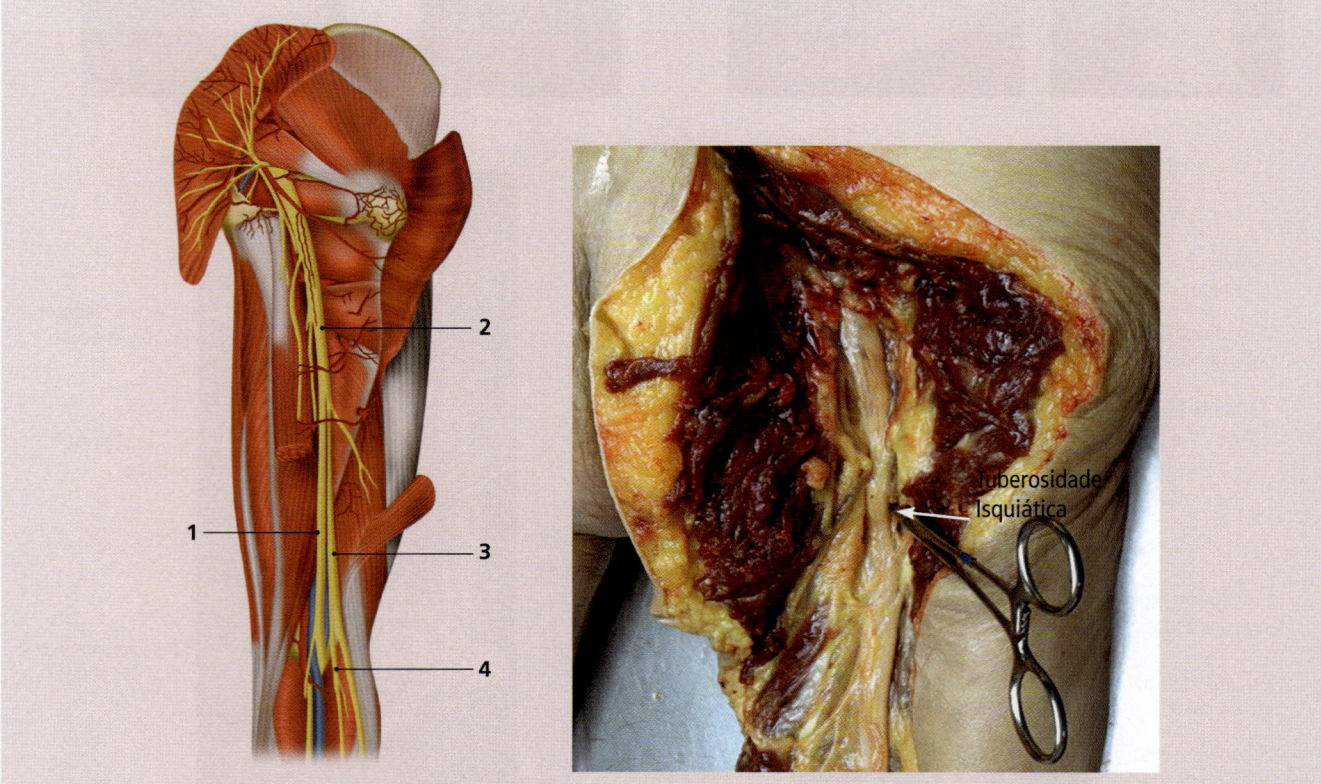

Figura 121.13 — *Nervos da região glútea e região posterior da coxa.* **(1)** *Nervo tibial;* **(2)** *Nervo isquiático;* **(3)** *Nervo fibular comum;* **(4)** *Nervo cutâneo lateral da sura.*

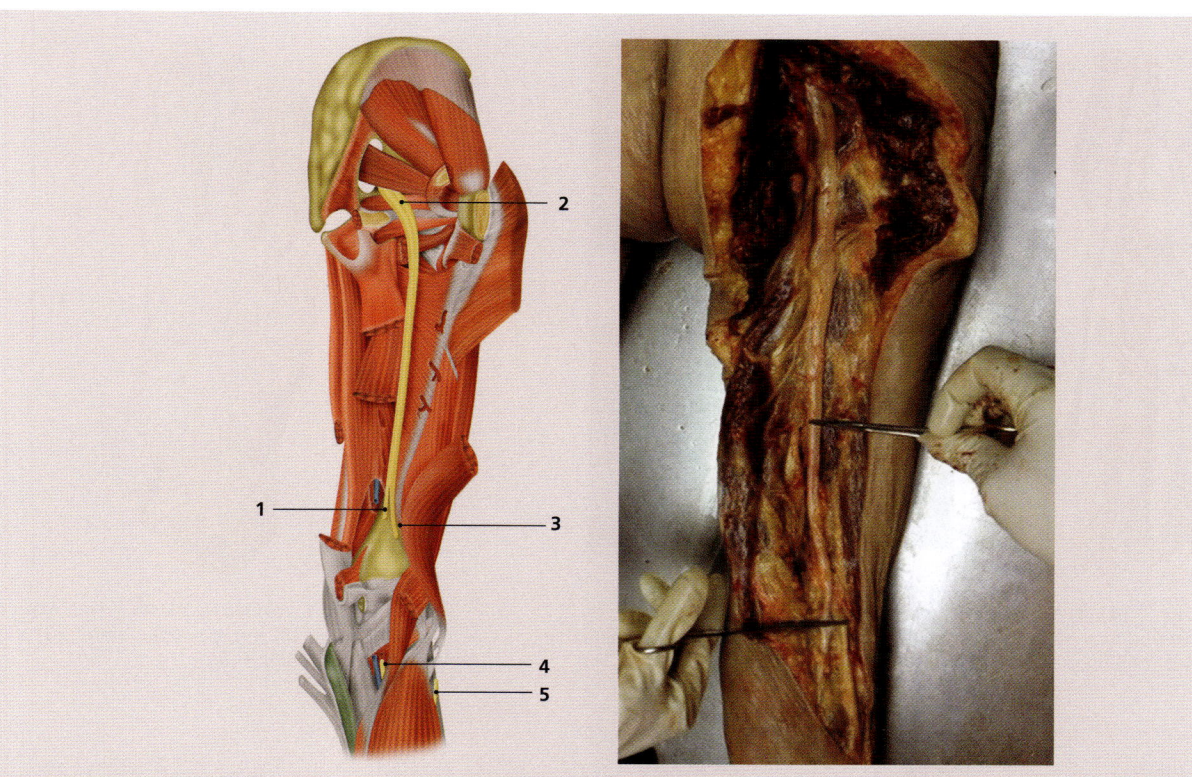

Figura 121.14 —*Trajeto do nervo isquiático.* **(1)** *Nervo tibial;* **(2)** *Nervo isquiático;* **(3)** *Nervo fibular comum;* **(4)** *Nervo tibial;* **(5)** *Nervo fibular comum.*

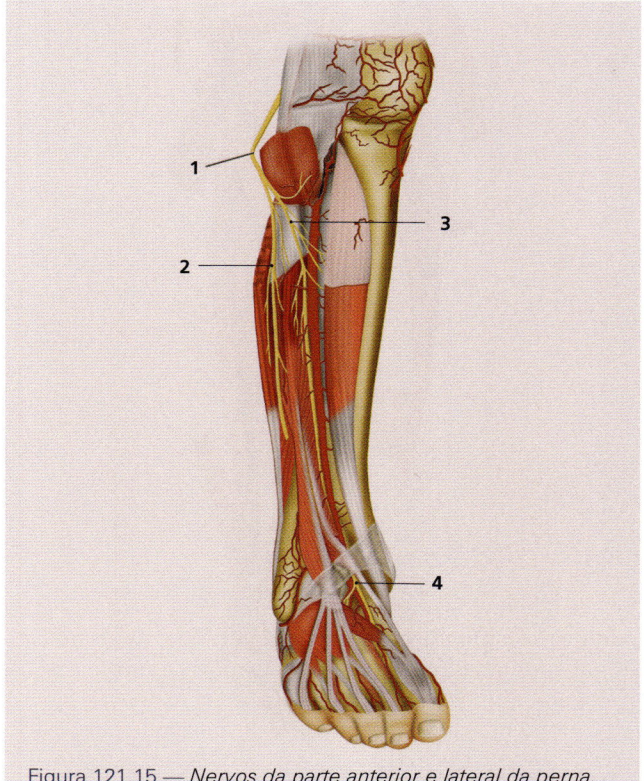

Figura 121.15 — *Nervos da parte anterior e lateral da perna.* **(1)** *Nervo fibular comum;* **(2)** *Nervo fibular superficial;* **(3)** *Nervo fibular profundo;* **(4)** *Nervo fibular profundo.*

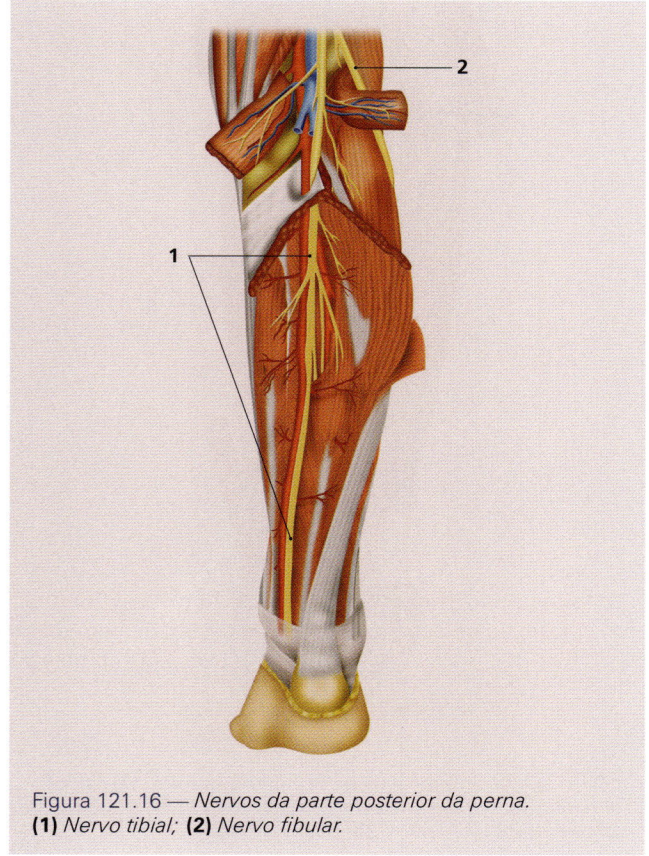

Figura 121.16 — *Nervos da parte posterior da perna.* **(1)** *Nervo tibial;* **(2)** *Nervo fibular.*

Bloqueios Periféricos dos Membros Inferiores

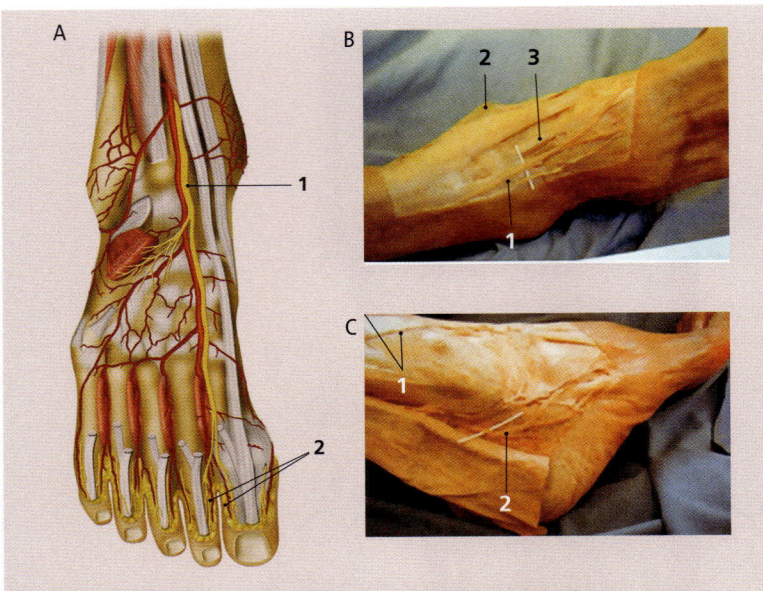

Figura 121.17 — **(A) (1)** Nervo fibular profundo; **(2)** Nervos digitais. **(B) (1)** Nervo fibular superficial. **(2)** Nervo safeno. **(3)** Tendão longo do hálux. **(C) (1)** Nervo fibular superficial. **(2)** Nervo sural.

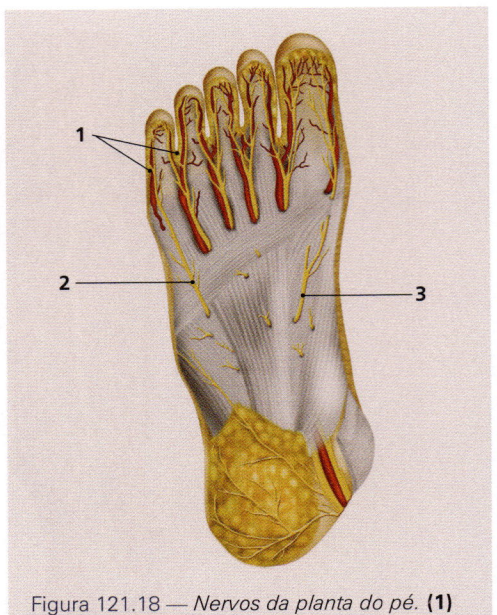

Figura 121.18 — Nervos da planta do pé. **(1)** Nervos digitais; **(2)** Nervo plantar lateral; **(3)** Nervo digital plantar próprio.

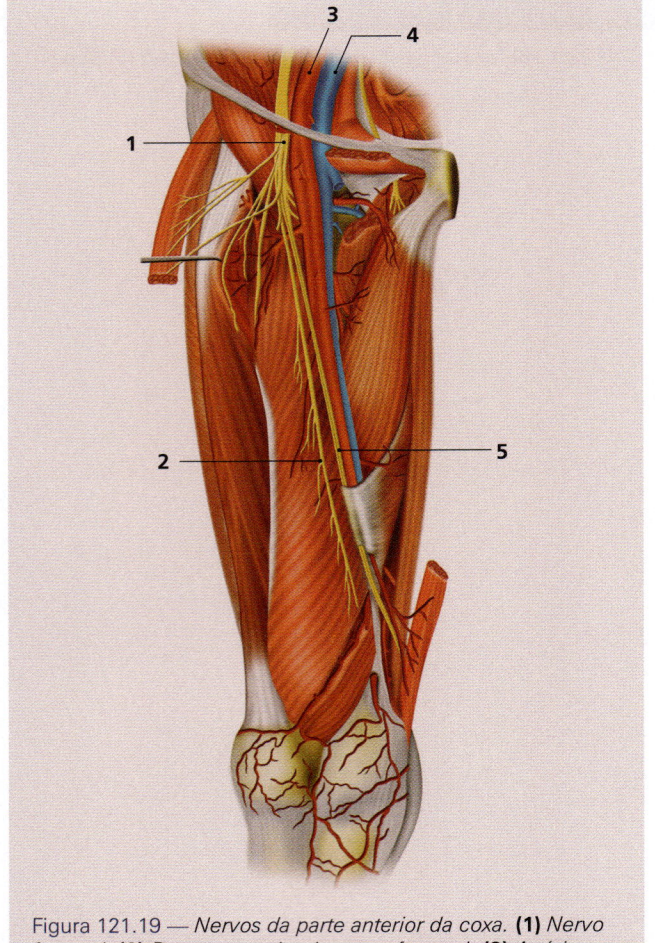

Figura 121.19 — Nervos da parte anterior da coxa. **(1)** Nervo femoral; **(2)** Ramo muscular do nervo femoral; **(3)** Artéria femoral; **(4)** Veia femoral; **(5)** Nervo safeno.

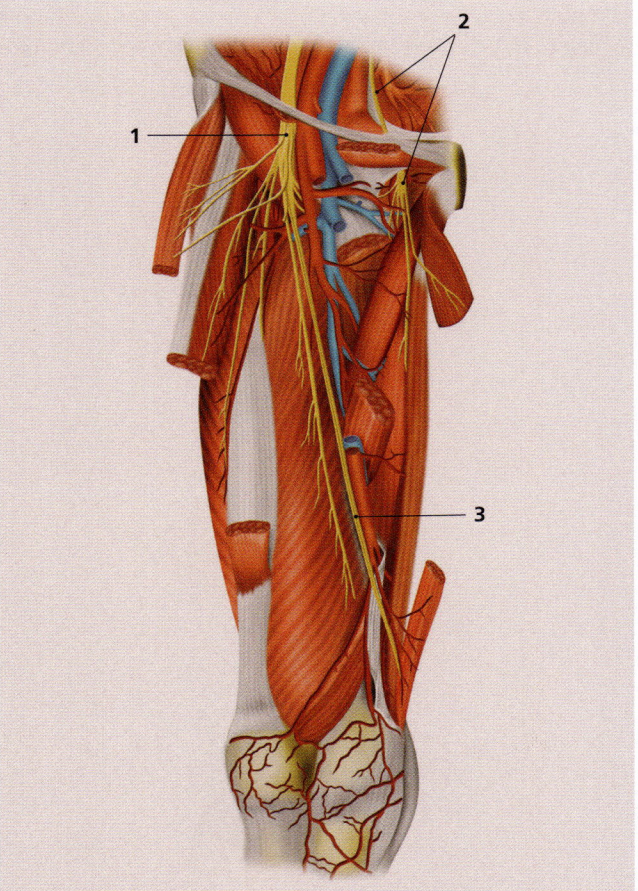

Figura 121.20 — Nervos da parte anterior da coxa (camada profunda). **(1)** Nervo femoral; **(2)** Nervo obturatório; **(3)** Nervo safeno.

BLOQUEIO DO PLEXO LOMBAR

O nervo femoral é formado pelas divisões posteriores das raízes do plexo lombar de L2-L4. Desce pela borda lateral dos músculos psoas maior e ilíaco. Passa sob o ligamento inguinal, situando-se dentro do compartimento ilíaco, delimitado anteriormente pelas fáscias lata e ilíaca, posteriormente pelo músculo ilíaco e, medialmente, por um septo aponeurótico que o separa da artéria e veia femoral. Próximo à região inguinal, juntamente da bifurcação da artéria, emite dois ramos principais. O anterior ou superficial fornece inervação cutânea para a parte anteromedial da coxa e do joelho, musculares para o músculo ilíaco, sartório e pectíneo, além de ramos articulares para o quadril. O ramo posterior ou profundo inerva os músculos do quadríceps da coxa, além de fornecer ramos articulares para o joelho. Por fim, origina o nervo safeno, em trajeto descendente junto à artéria femoral superficial entre as musculaturas do vasto medial e sartório.

O nervo cutâneo femoral lateral (ramos anteriores das raízes de L2 e L3) emerge na borda lateral do músculo psoas sob a fáscia ilíaca e entra na região da coxa profundamente ao ligamento inguinal, cerca de 1 a 2 cm medial à espinha ilíaca anterossuperior, emergindo na fáscia lata. Divide-se em ramos anterior ou femoral e posterior ou glúteo. O ramo posterior inerva a pele da porção lateral da coxa do quadril até o ponto médio. O ramo anterior inerva a região anterolateral da coxa até o nível do joelho

O nervo obturatório é constituído por raízes do plexo lombar (L2-L4) e, após sua formação, adquire um trajeto descendente pela borda medial do músculo psoas maior, entrando na cavidade pélvica, posterior aos vasos ilíacos e lateral ao ureter, passando por dentro do forâmen obturatório ao nível do ligamento inguinal. Posteriormente, divide-se em dois grandes ramos terminais (anterior e posterior), além de ramos articulares para o quadril e joelho, seguindo um trajeto profundamente ao músculo pectíneo na região medial da coxa. Ramos: anterior (desce atrás dos músculos pectíneo e adutor longo; continua sobre a artéria femoral, com um ramo para a articulação do quadril e ramos para os músculos adutor longo e o grácil); posterior (perfura e inerva o músculo obturatório externo distribuindo-se para os músculo adutor magno e o curto e um ramo para a articulação do joelho).

Bloqueio do Plexo Lombar Via Posterior

Nessa região, o bloqueio pode ser realizado nos espaços de L3, L4 ou L5, propiciando uma abordagem de todo o plexo lombar (T12 e L1,2,3,4) por meio de uma punção única, objetivando o depósito de anestésico local no compartimento do psoas.

O plexo lombar encontra-se 4,5 cm a 5 cm lateralmente à apófise espinhosa e a uma profundidade de 9,1 ± 2,43 cm em relação à pele, e 0,5 cm a 3 cm profundo em relação ao processo transverso. Esta profundidade não apresenta diferença significativa com relação ao local de punção (L3, L4 ou L5); mas, em indivíduos com índice de massa corporal elevada, esta distância pode ser maior.

Existem diferenças anatômicas entre as vértebras lombares que influenciam na dispersão do anestésico local. Dentre estas, deve-se ressaltar o fato de o processo transverso de L5 ser o menor em comparação com as outras vértebras lombares, e apresentar uma inclinação cefálica e dorsal, dificultando o bloqueio entre L4-L5 e favorecendo a dispersão do anestésico local para o espaço peridural.

Esta abordagem promove um bloqueio intenso dos três nervos do plexo lombar que inervam os membros inferiores (femoral, cutâneo femoral lateral e obturatório). Garante não só analgesia como também anestesia cirúrgica da região bloqueada, dependendo da concentração de anestésico local utilizada. Em combinação com um bloqueio do nervo isquiático, a anestesia de todo o membro inferior pode ser obtida.

As limitações dessa abordagem são a profundidade do bloqueio e a dificuldade na identificação dos reparos anatômicos. Consequentemente há risco de complicações, como punção renal e hematoma retroperitoneal (punções mais altas), dispersão bilateral do anestésico ou para o espaço peridural (punções mais baixas) e intoxicação pelo anestésico local (devido aos grandes volumes utilizados).

Devido à complexidade da técnica e à existência de alternativas, como as abordagens anteriores (mais fáceis e superficiais), o risco vs. benefício sempre deve ser considerado, especialmente em pacientes idosos e obesos.

O uso da ultrassonografia também apresenta grandes limitações. As técnicas são essencialmente baseadas em referências anatômicas ósseas (processos transversos) ou musculares. As estruturas nervosas não são claramente visualizadas, o que, além de dificultar a técnica, pode contribuir para maior risco de complicações, uma vez que se trata de um bloqueio profundo. Para redução de riscos, o uso do neuroestimulador associado torna-se praticamente obrigatório e serve como uma ferramenta a mais para auxiliar na localização da estrutura nervosa.

- Este bloqueio está indicado em cirurgia de quadril; cirurgias de fêmur e face anterior da coxa; e cirurgias de joelho.
- São eventos adversos: hematoma; punção renal; dispersão bilateral do anestésico local (espaço peridural ou subaracnóideo); intoxicação pelo anestésico local.

Técnica de bloqueio baseada em referências anatômicas

- **Posição do paciente:** decúbito lateral contralateral ao membro a ser bloqueado com flexão da coxa e perna.

- **Pontos de referência:** coluna vertebral (processos espinhosos), linha bicrista e linha paralela à coluna vertebral, passando pela espinha ilíaca posterossuperior. O local da punção é o ponto de intersecção da linha que passa pelos processos espinhosos de L3, L4 ou L5 e a linha paralela à coluna vertebral, que passa pela espinha ilíaca posterossuperior.
- **Técnica:** dependendo do local puncionado, pode-se definir a técnica como Winnie (nível de L4), Hanna (nível de L3) ou Chayen (nível de L5). Em todas as técnicas mencionadas, a agulha deve ser introduzida perpendicular à pele, cerca de 7 a 10 cm de profundidade, até obtermos resposta motora. Se ocorrer o contato com o processo transverso, deve-se redirecionar a agulha em sentido cranial ou caudal e progredir de 0,5 cm a 3,0 cm além do processo transverso, até ser obtida a resposta motora adequada. Capdevilla descreveu uma técnica alternativa em que a punção é realizada ao nível de L4. As mesmas linhas de referência são observadas: uma passando pelos processos espinhosos e outra, paralela, passando pela espinha ilíaca posterossuperior. Ao nível de L4, uma linha perpendicular deve ser traçada unindo as duas anteriores. Deve-se então dividir esta nova linha em três planos iguais, sendo a punção realizada entre o terço médio e o terço lateral, em direção ao processo transverso de L4. Após contato ósseo, a agulha deve ser avançada 2 cm a 3 cm, até obtenção da resposta motora de contração do quadríceps femoral.
- **Resposta motora:** contração do quadríceps femoral e elevação da patela (pode ocorrer uma resposta mista com contração da musculatura adutora e sartório). Dica: a observação de contração da musculatura posterior da coxa pode evidenciar um posicionamento muito caudal da agulha. Um simples redirecionamento cranial e lateral pode evidenciar a resposta motora procurada.
- **Fármacos anestésicos:** bupivacaína 0,375% com ou sem vasoconstritor; lidocaína 1,5% com ou sem vasoconstritor; ropivacaína 0,5 ou 0,75%.
- **Volume:** 20 mL a 30 mL.
- **Tempo de latência:** 20 a 25 minutos.
- **Observações:** há possibilidade de dispersão do anestésico para o espaço peridural, com bloqueio parcial ou total do membro contralateral, sendo a incidência dependente do local da punção. Técnica de Winnie e Hanna: 10%; técnica de Chayen: 90% de dispersão para o espaço peridural.
- Realizar sempre a dose-teste com 3 mL de solução de adrenalina 5 $\mu g.mL^{-1}$.

Técnica de bloqueio guiada por ultrassonografia

O bloqueio do plexo lombar via posterior guiado por ultrassonografia necessita do transdutor convexo de baixa frequência, pois as estruturas são profundas. A limitação das imagens e o fato de que o bloqueio baseia-se na visualização de estruturas ósseas e musculares dificultam bastante sua realização.

Iniciamos o escaneamento com o transdutor na posição longitudinal, a partir do sacro, na linha média, em sentido cefálico, para delimitarmos o nível da punção (L3, L4 ou L5). Uma vez identificado o processo espinhoso da vértebra desejada, o transdutor deve ser deslizado lateralmente, até que sejam identificados os processos transversos das vértebras (sinal do tridente formado por suas sombras acústicas). O músculo psoas pode ser identificado nas janelas entre os processos transversos como estruturas hiperecogênicas que contêm justamente as raízes nervosas do plexo lombar. Assim, com o auxílio da neuroestimulação, a agulha deve ser inserida nessa região, até a obtenção da resposta motora. A visualização da agulha sempre é desejável, mas, mesmo quando realizado *in plane*, devido à profundidade, nem sempre é possível.

Uma alternativa é a abordagem transversal oblíqua, em que, após a identificação do processo espinhoso da vértebra desejada, o transdutor é girado do eixo longitudinal para o transversal. Ao deslizarmos o *probe* lateralmente, pode-se identificar o processo transverso da vértebra como uma linha hiperecogênica com sombra acústica posterior. Nessa região, identificamos a musculatura eretora da espinha anteriormente, e os músculos psoas e quadrado lombar. Para encontrarmos as raízes do plexo lombar, deve-se deslizar o transdutor cranial ou caudal até que não mais seja visualizado o processo transverso e, assim, o plexo seja exposto. Novamente, por se tratar de bloqueio profundo, a visualização da agulha é desejável, e o uso do neuroestimulador é indispensável para maior segurança. As Figuras 121.21 e 121.22 mostram a sonoanatomia do plexo lombar.

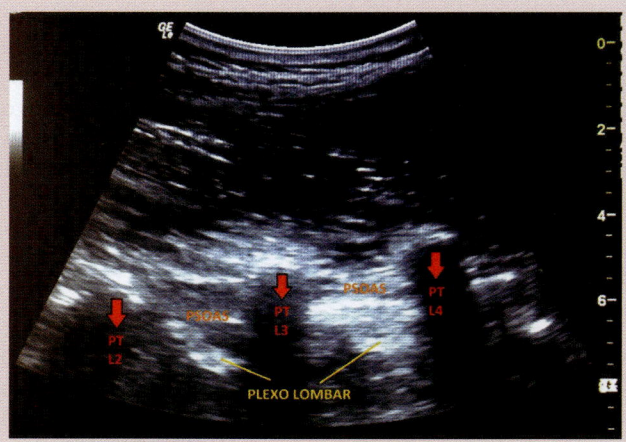

Figura 121.21 — *Corte longitudinal mostrando sonoanatomia do plexo lombar via posterior.*

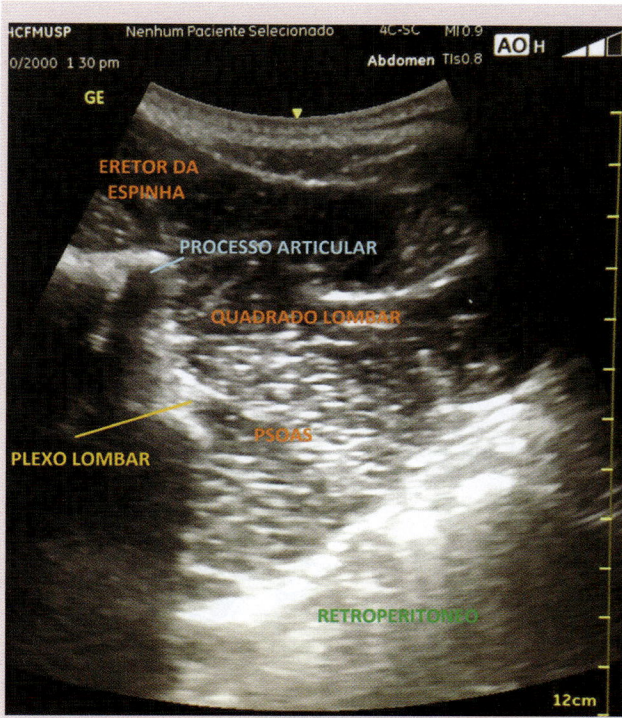

Figura 121.22 — Corte transversal mostrando sonoanatomia do plexo lombar via posterior.

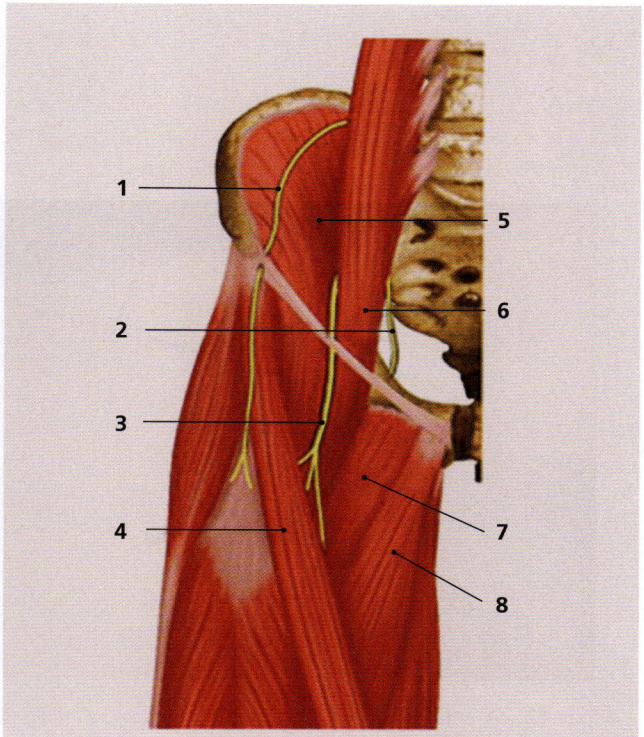

Figura 121.23 — **(1)** Nervo cutâneo lateral da coxa; **(2)** Nervo obturatório; **(3)** Nervo femoral; **(4)** Músculo sartório; **(5)** Músculo ilíaco; **(6)** Músculo psoas; **(7)** Músculo pectínio; **(8)** Músculo adutor.

Bloqueio do Compartimento da Fáscia Ilíaca: Nervos Femoral, Cutâneo Lateral da Coxa e Obturatório

A Figura 121.23 mostra esquematicamente a disposição dos três nervos. Importante observar que os nervos femoral e cutâneo lateral têm trajeto descendente ao longo do músculo iliopsoas desde sua origem, porém, em relação ao ligamento inguinal, encontram-se já razoavelmente afastados. Já o nervo obturatório tem trajeto medial ao músculo psoas entrando dentro da cavidade pélvica. Assim, mesmo em uma abordagem bastante proximal, dificilmente conseguiríamos um bloqueio dos três nervos em uma única punção. A ideia do bloqueio "3 em 1" se mostra apenas teórica, já que diversos estudos mostraram elevados índices de falhas do nervo cutâneo lateral e, principalmente, do obturatório nessa abordagem.

Bloqueio do Compartimento da Fáscia Ilíaca Baseado em Referências Anatômicas

1. Pontos de referência: ligamento inguinal e espinha ilíaca anterossuperior. Divide-se o ligamento inguinal em três partes (Figura 121.24). A agulha deve ser inserida em sentido cefálico com um ângulo de 45° entre o terço lateral e os dois terços mediais. Após sentir o duplo clique (fáscia lata e ilíaca) com perda de resistência na pressão exercida na seringa, administra-se a solução anestésica (Figura 121.25).

2. Fármacos anestésicos: bupivacaína a 0,375-0,5%, com ou sem vasoconstritor; lidocaína a 1,5-2%, com ou sem vasoconstritor; ropivacaína a 0,5-0,75%; novabupivacaína 0,375-0,5%.
   ♦ Volume: até 30 mL.
   ♦ Tempo de latência: 20 a 30 minutos.

Bloqueio do Compartimento da Fáscia Ilíaca Guiado por Ultrassonografia

O posicionamento do paciente é em decúbito dorsal horizontal, e o membro a ser bloqueado em rotação externa. Colocar o transdutor linear 1 cm a 2 cm abaixo da prega inguinal, em orientação perpendicular ao eixo sagital. Obter imagem em corte transversal do nervo femoral (estrutura triangular hipercogênica). O nervo femoral está situado lateralmente à artéria femoral, medialmente ao músculo sartório e ventromedialmente à parte mais distal do músculo iliopsoas. Realizar a visualização das fáscias lata e ilíaca.

Após a realização de um botão anestésico, a agulha é introduzida *in plane*, com o transdutor de lateral para medial, e direcionada para o compartimento da fáscia ilíaca sob visualização direta. Então, realiza-se a injeção de 20 mL de anestésico local, visualizando sua dispersão ao redor do nervo femoral.

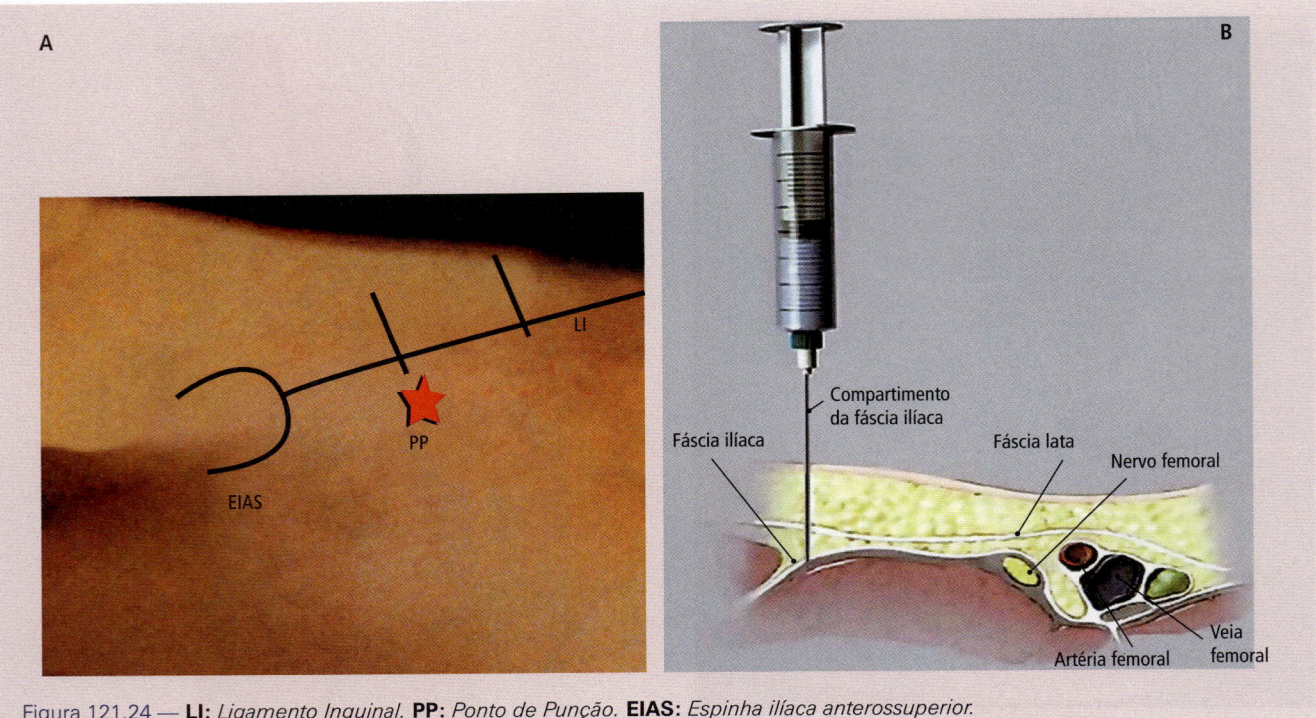

Figura 121.24 — **LI:** *Ligamento Inguinal.* **PP:** *Ponto de Punção.* **EIAS:** *Espinha ilíaca anterossuperior.*

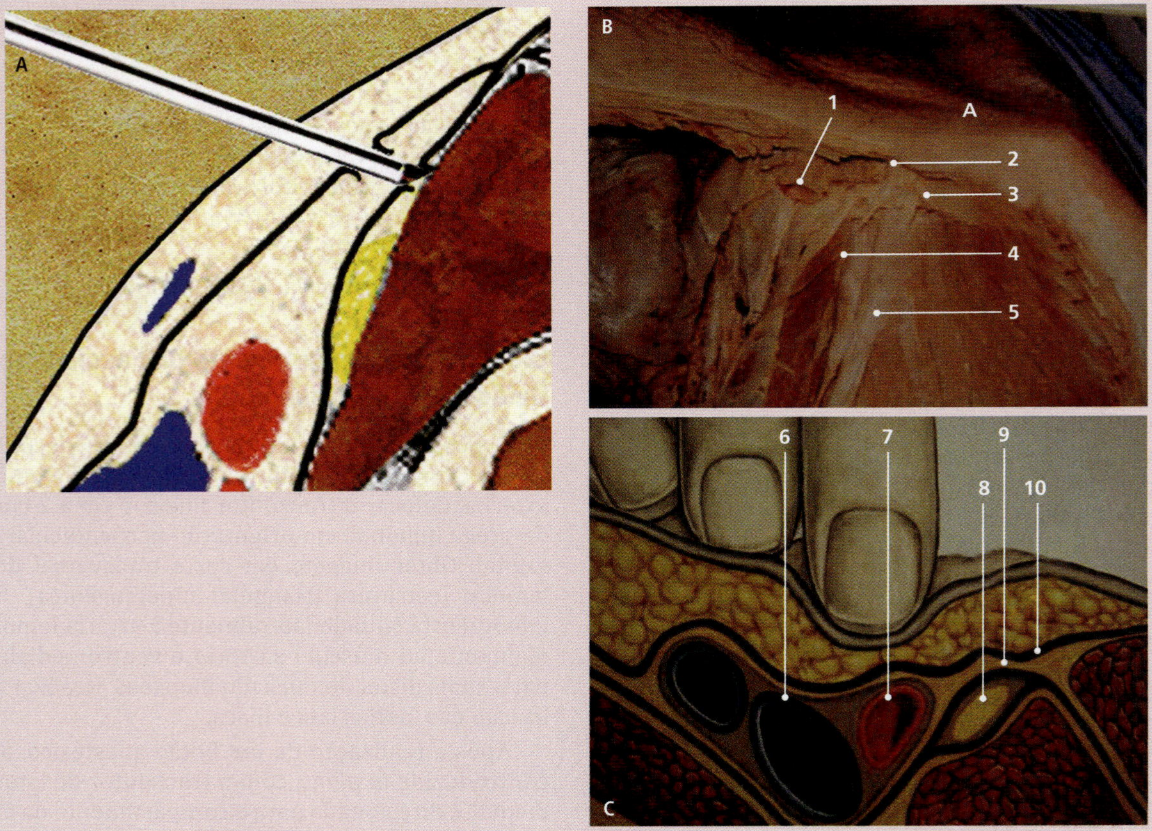

Figura 121.25 — *Posição da agulha após o duplo clique.* **(1)** *Artéria femoral;* **(2)** *Músculo tensor da fáscia lata;* **(3)** *Fáscia ilíaca;* **(4)** *Nervo genito femoral;* **(5)** *Músculo ilíaco psoas;* **(6)** *Veia femoral;* **(7)** *Artéria femoral;* **(8)** *Nervo femoral;* **(9)** *Fáscia ilíaca;* **(10)** *Fáscia lata.*

Esse bloqueio também pode ser realizado pela introdução da agulha *out of plane*. Para isso, identificamos o nervo femoral, centralizamos sua imagem na tela e inserimos a agulha tangenciando o transdutor, ou em uma leve inclinação cefálica, de modo que possamos observar a deformidade dos tecidos e o rompimento da barreira da fáscia lata. Importante ter cuidado para não cruzar a agulha através do plano do transdutor, de modo que a deformidade observada na tela seja efetivamente causada pela ponta da agulha, e não por qualquer outra porção dela.

As Figuras de 121.26 a 121.29 mostram a identificação do compartimento ilíaco.

Nessa abordagem, dependendo do direcionamento da agulha e do volume injetado, pode-se eventualmente conseguir um bloqueio concomitante do nervo cutâneo femoral lateral, por meio da dispersão lateral e cefálica do anestésico local. O bloqueio do nervo obturatório dificilmente será obtido, uma vez que barreiras anatômicas (musculares) e o próprio trajeto medial do nervo desde sua origem o afastam dos demais componentes do plexo lombar (femoral e cutâneo lateral).

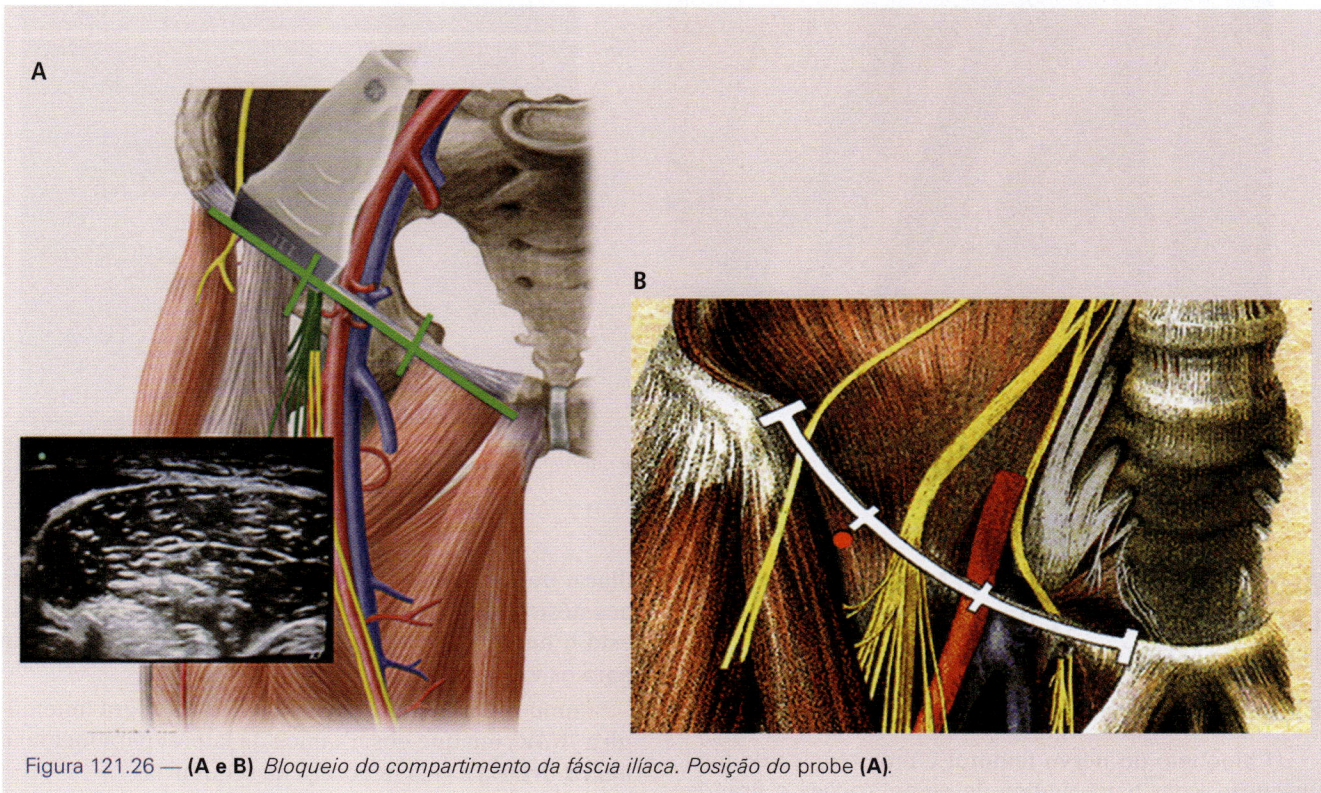

Figura 121.26 — **(A e B)** *Bloqueio do compartimento da fáscia ilíaca. Posição do* probe **(A)**.

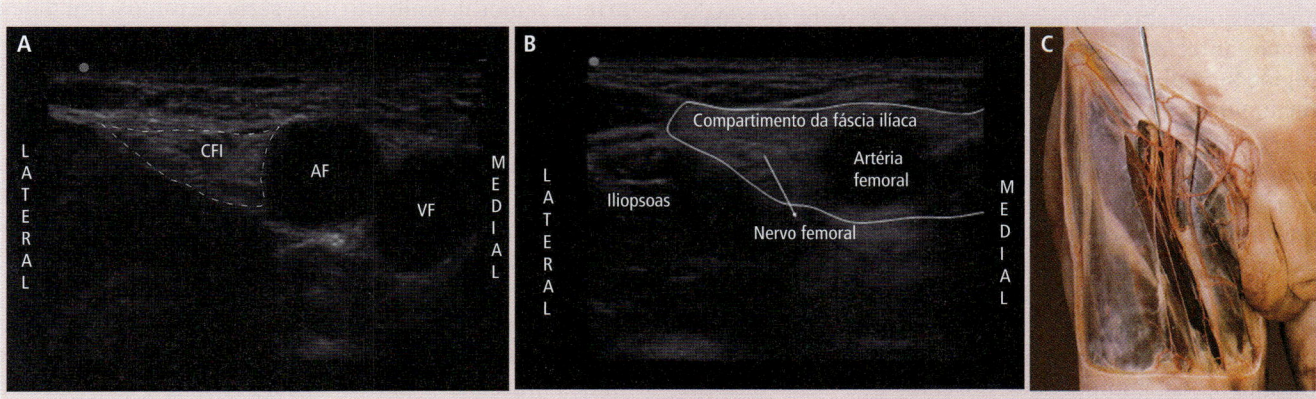

Figura 121.27 — **(A, B e C)** *Bloqueio do compartimento da fáscia ilíaca. Identificação do compartimento ilíaco.*

Bloqueios Periféricos dos Membros Inferiores

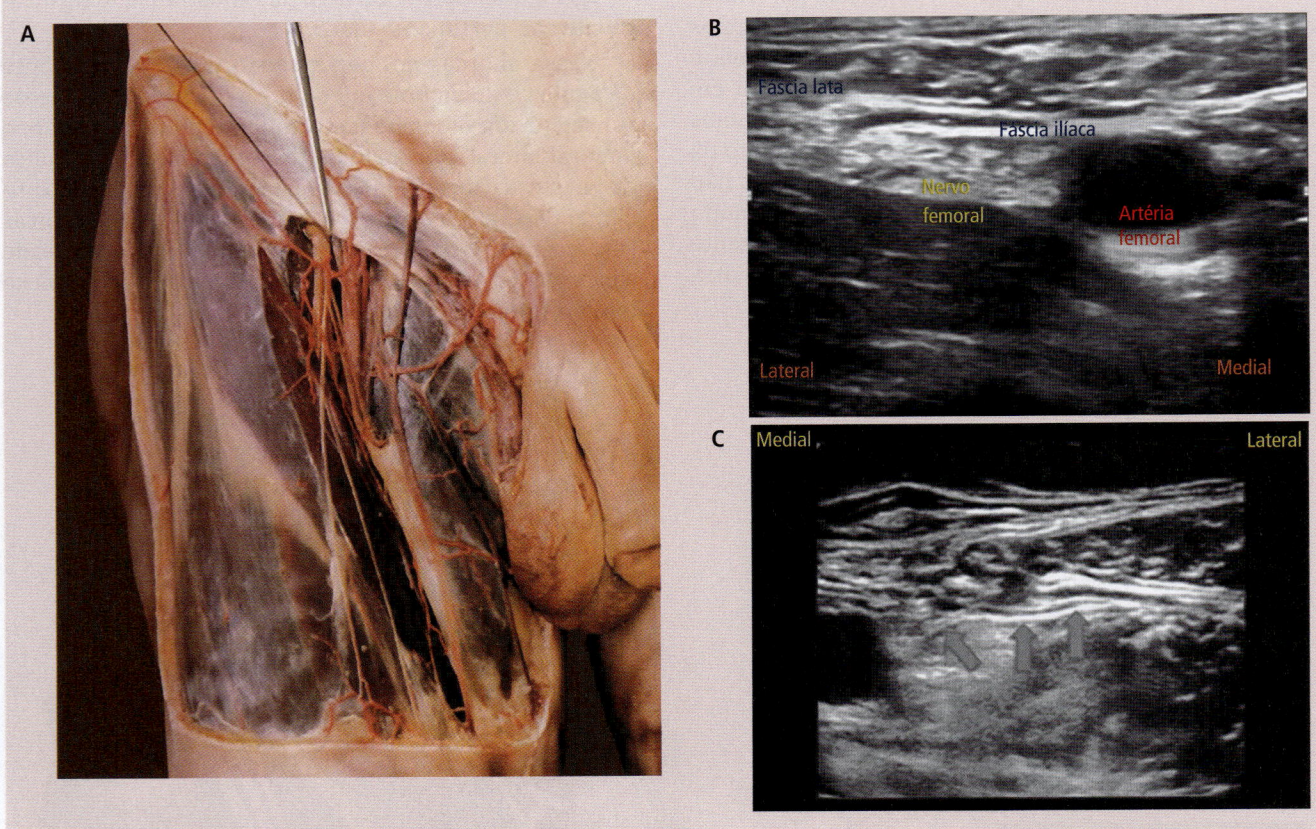

Figura 121.28 — **(A, B e C)** *Bloqueio do compartimento da fáscia ilíaca. Identificação do compartimento ilíaco fáscias ilíaca e lata.*

BLOQUEIOS DOS NERVOS FEMORAL CUTÂNEO LATERAL FEMORAL E OBTURATÓRIO ISOLADAMENTE

Bloqueio do Nervo Femoral

O bloqueio do nervo femoral é uma técnica de fácil execução, com baixo índice de complicações e grande aplicabilidade clínica, merecendo grande atenção e devendo fazer parte do arsenal terapêutico de todos os anestesiologistas. Fornece analgesia eficiente de toda a região anterior da coxa, fêmur, articulação do joelho e região medial da perna e do pé (inervados pelo seu ramo terminal nervo safeno).

O nervo femoral tem origem do plexo lombar, mais especificamente das raízes L2-L4, onde assume trajeto descendente junto ao músculo psoas e, ao passar abaixo do ligamento inguinal, adquire posição lateral e levemente profunda à artéria femoral, entre os músculos psoas e ilíaco. Na fossa femoral, o nervo encontra-se sobre o músculo ilíaco, dentro de um compartimento recoberto pela fáscia ilíaca ou envolto por duas camadas da mesma fáscia. É importante observar que ele se localiza em um compartimento diferente dos vasos femorais, que encontram-se abaixo da fáscia lata, porém acima da ilíaca. Dessa forma, quando realizamos uma injeção de anestésico local dentro do compartimento ilíaco (onde está o nervo femoral), não se deve observar dispersão para os vasos femorais.

Como regra prática, deve-se utilizar a regra mnemônica "NAV", em que observamos de lateral para medial o *n*ervo, *a*rtéria e *v*eia femorais, na sequência.

À medida que segue seu trajeto descendente, o nervo femoral divide-se praticamente ao mesmo tempo que a artéria femoral, emitindo uma série de ramos. Um deles, que emerge do seu aspecto anteromedial, inerva o músculo sartório. É bastante comum, quando realizamos um bloqueio, que a resposta de contração do sartório seja obtida. Deve-se tomar cuidado, pois isto caracteriza apenas o estímulo de um ramo do nervo e não de seu tronco principal. A melhor resposta para aumento de chance de sucesso é a de contração do quadríceps femoral, com elevação da patela. Geralmente, esta resposta é obtida avançando e redirecionando a agulha levemente para lateral, ao estimularmos seu ramo profundo. Além disso, a divisão anterior ou superficial do nervo femoral emite ramos musculares para o ilíaco, pectíneo e musculatura anterior da coxa com exceção do tensor da fáscia lata. Emite ainda ramos cutâneos para o aspecto anterior e medial da coxa. Sua divisão posterior emite ramos musculares para o quadríceps femoral e ramos articulares para o aspecto anterior da articulação do quadril e porção anterior e anteromedial da articulação do joelho. Por fim, seu ramo terminal, o nervo safeno, fornece inervação cutânea da região medial da perna e do pé.

São indicações para este bloqueio cirurgias de fêmur, cirurgias de joelho, analgesia complementar para cirurgias de quadril e analgesia complementar para cirurgias envolvendo a face medial da perna e do pé.

Dentre as complicações, devem ser citadas: hematoma (punção vascular), lesão nervosa, intoxicação pelo anestésico local e infecção.

Importante orientar o paciente quanto ao risco de quedas no pós-operatório devido à fraqueza do quadríceps femoral.

Técnica de bloqueio baseada em referências anatômicas

- **Posição do paciente:** decúbito dorsal horizontal, com pernas em extensão. Em pacientes obesos, pode ser necessária a ajuda para remover o abdome e facilitar a palpação da artéria femoral.
- **Pontos de referência:** ligamento inguinal e pulso da artéria femoral.
- **Técnica:** após antissepsia rigorosa da região, o pulso da artéria femoral deve ser palpado, mantendo-se o dedo para demarcação. A agulha eletricamente estimulável deve ser introduzida imediatamente lateral ao pulso da artéria, em uma angulação de 30º a 45º no sentido cranial. Durante a inserção da agulha, pode-se sentir um duplo clique da passagem pelas fáscias e lata e ilíaca.
- **Resposta motora:** contração do quadríceps femoral e elevação da patela. É comum a resposta de contração do sartório, mas não se deve realizar a injeção do anestésico nesse momento. O ideal é redirecionar a agulha discretamente para lateral e avançar, sempre buscando a resposta motora de contração do quadríceps femoral.
- **Fármacos anestésicos:** bupivacaína 0,375-0,5%, com ou sem vasoconstritor; lidocaína 1,5-2%, com ou sem vasoconstritor; e ropivacaína 0,5-0,75%.
- **Volume:** 15 mL a 20 mL. Importante realizar aspiração antes da injeção e a cada mL de anestésico injetado.
- **Tempo de latência:** 20 a 25 minutos.
- **Observações:** ao utilizarmos o neuroestimulador, a intensidade de corrente deve ser baixada progressivamente, até que seja obtida resposta motora entre 0,3 mA e 0,4 mA. Isto indica proximidade da ponta da agulha da estrutura nervosa, aumentando a chance de sucesso. Respostas motoras vigorosas com correntes baixas ou principalmente abaixo de 0,2 mA podem ser indicativas de posicionamento intraneural da agulha. Assim, deve-se reposicionar a agulha, a fim de evitar lesões nervosas inadvertidas.

Técnica de bloqueio guiada por ultrassonografia

A técnica de bloqueio do nervo femoral guiada por ultrassonografia oferece algumas vantagens ao anestesiologista. A visualização da agulha e da dispersão do anestésico local possivelmente aumenta a chance de sucesso, reduzindo complicações como punção dos vasos femorais, bastante comuns nas técnicas baseadas em referências anatômicas. Além disso, pode-se ter maior segurança no posicionamento de cateteres para bloqueios contínuos.

Inicialmente, deve-se palpar o pulso da artéria femoral ao nível do ligamento inguinal. O transdutor linear deve, então, ser posicionado, e uma estrutura hipoecoica (preta) arredonda e pulsátil possa ser identificada como a artéria femoral. Ao deslizar o transdutor medialmente, pode-se identificar outra estrutura hipoecoica, arredonda, porém compressível, que é a veia femoral. O nervo femoral pode ser encontrado imediatamente lateral à artéria, abaixo da fáscia ilíaca, como uma estrutura hiperecogênica. Seu aspecto em geral é alongado, em formato oval ou até mesmo triangular (Figuras 121.29 e 121.30).

Com o paciente na posição supina, o transdutor deve ser posicionado na região inguinal, procedendo à identificação dos vasos (medialmente) e do nervo femoral lateral ao pulso da artéria. Para melhor identificação das estruturas, podem-se efetuar pequenos movimentos ("*tilts*") para proximal ou distal. O nervo femoral é facilmente encontrado acima do músculo ilíaco e abaixo, ou envolvido por duas camadas da fáscia ilíaca (que aparece como uma linha hipercogênica). Importante a realização do bloqueio em uma região proximal, de tal maneira que a artéria femoral ainda não esteja ramificada. Isto se deve ao fato de que o nervo femoral também se divide emitindo uma série de ramos concomitante à divisão da artéria. Assim, um bloqueio antes dessa ramificação aumenta substancialmente a chance de sucesso e de contemplarmos toda a extensão do nervo.

A técnica *in plane* consiste na introdução da agulha cerca de 1 cm a 2 cm do transdutor linear no sentido lateral para medial. Uma vez próximo do nervo, deve-se visualizar ou até mesmo sentir o clique da passagem da ponta da agulha pela fáscia ilíaca. O uso do neuroestimulador associado ajuda a guiar o posicionamento da da agulha. Ao estimularmos a porção anterior do nervo, a contração do sartório é visualizada. Em contrapartida, a resposta de contração do quadríceps femoral e elevação da patela pode ser obtida ao posicionarmos a ponta agulha na porção mais profunda e lateral do nervo. A injeção então é realizada, e a dispersão do anestésico é observada dentro do compartimento delimitado pela fáscia ilíaca e ao redor do nervo. Lembrar que não há

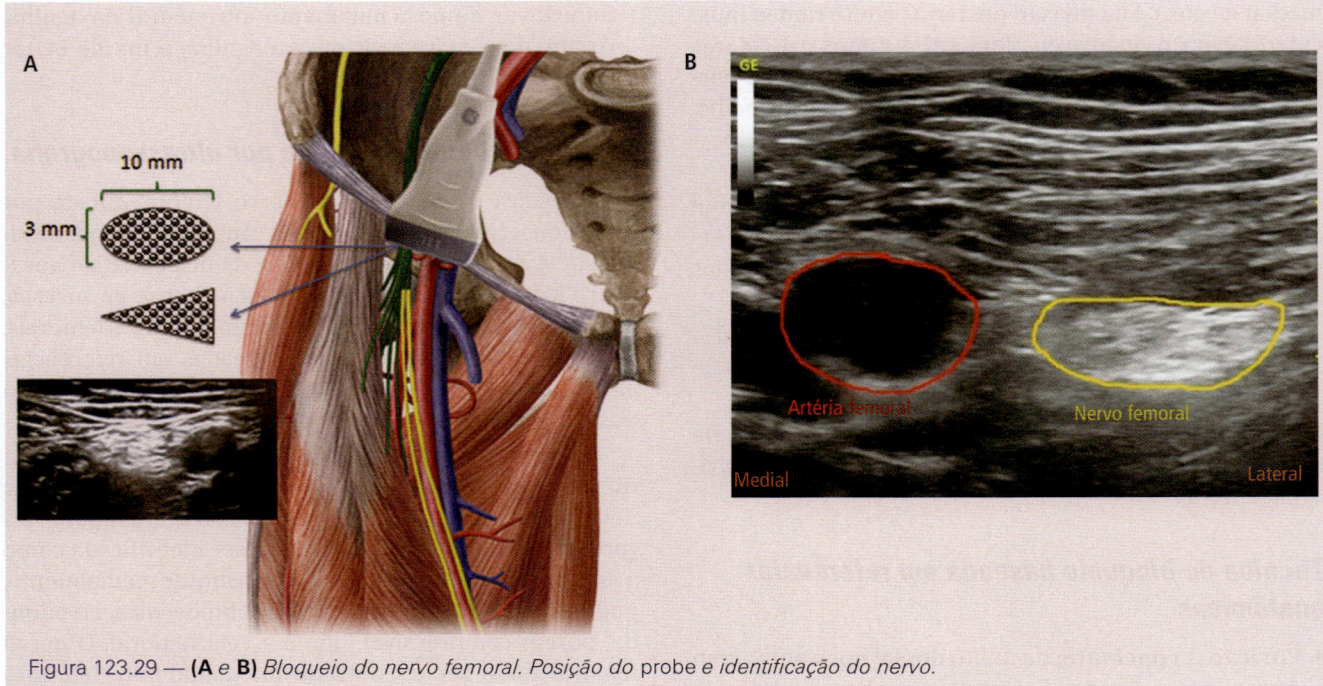

Figura 123.29 — (A e B) *Bloqueio do nervo femoral. Posição do* probe *e identificação do nervo.*

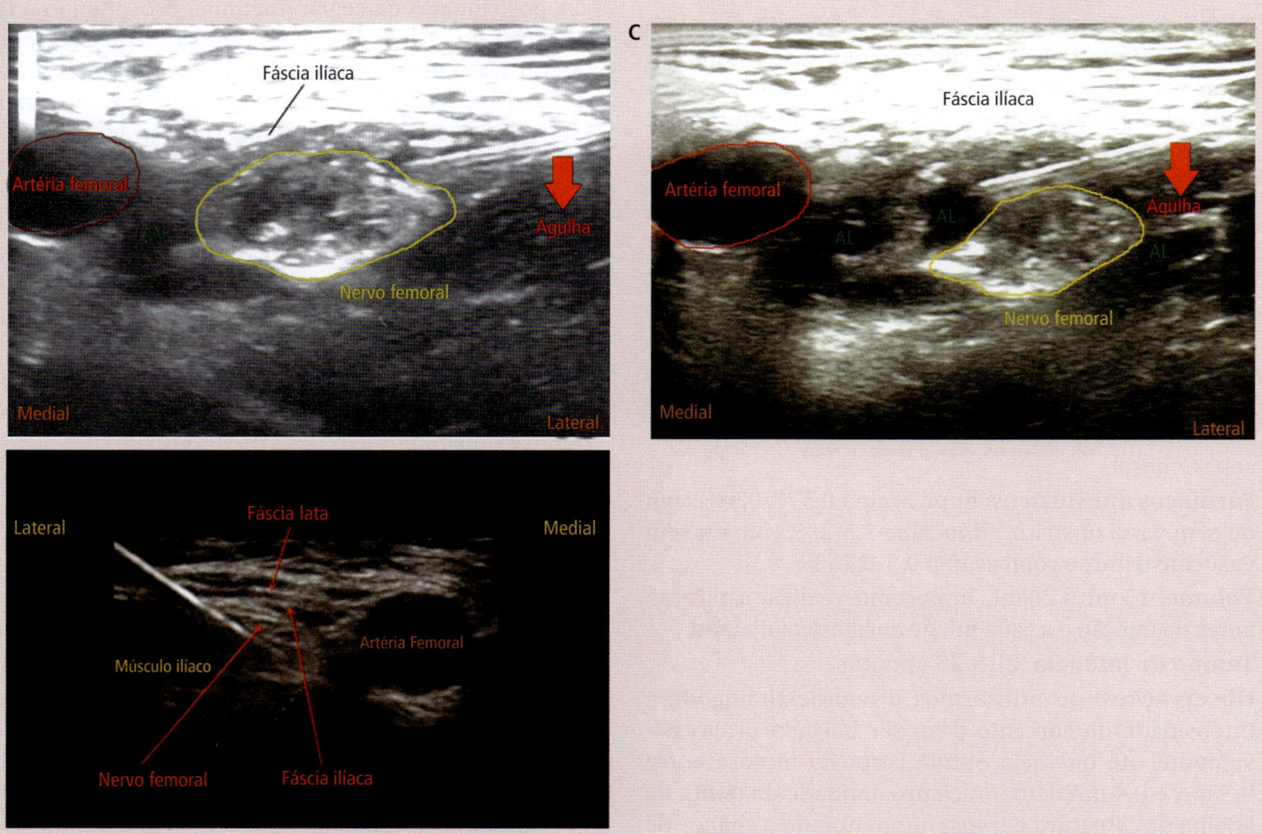

Figura 123.30 — (A, B e C) *Bloqueio do nervo femoral imagens ultrassonográficas do bloqueio do nervo femoral.*

necessidade de inúmeros reposicionamentos durante a injeção, buscando envolver toda a estrutura nervosa, pois a tendência do anestésico é se distribuir. A observação de dispersão de anestésico para os vasos femorais indica posicionamento muito proximal da agulha, anterior à fáscia ilíaca.

Na técnica *out of plane*, o nervo deve ser posicionado no centro da tela do ultrassom. Em seguida, a agulha é introduzida tangenciando a parte central do transdutor, sendo progredida vagarosamente, observando-se a deformação dos planos de passagem. Pode-se observar o clique de passagem pela fáscia ilíaca. Na dúvida, pequenas injeções de 1 mL podem ajudar na estimativa da posição da ponta agulha que não é visualizada. O uso do neuroestimulador também ajuda no correto posicionamento.

Os bloqueios contínuos do nervo femoral foram facilitados pelo uso da ultrassonografia. A introdução pode ser realizada tanto *in plane* como *out-of-plane*, dependendo da preferência pessoal. Na técnica *in plane* o cateter é inserido de lateral para medial e posicionado abaixo do nervo. Em contrapartida, na técnica *out of plane*, o cateter é inserido acima do eixo longo do nervo, no sentido caudal para cranial. Uma vez inserida a agulha, é prudente a injeção de 5 mL a 10 mL de anestésico local ou solução de dextrose 5%, a fim de se dilatar o espaço e facilitar a inserção do cateter. Uma vez inserido, o cateter deve ser avançado cerca de 2 cm a 4 cm além da ponta da agulha. Importante observar a correta posição do cateter por meio da injeção da solução, bem como a dispersão próxima ao nervo. A manutenção do cateter pode ser feita pela tunelização ou simplesmente pelo curativo transparente na pele. O regime de infusão recomendado é de ropivacaína 01-0,2%, 5 mL/h a 10 mL/h. Sempre orientar o paciente quanto ao risco de quedas.

BLOQUEIO DO CANAL DOS ADUTORES

O canal dos adutores, também conhecido como canal de Hunter ou subsartorial, é um túnel intermuscular aponeurótico localizado no terço médio da coxa (Figura 121.31). Possui formato triangular e é delimitado por três musculaturas: quadríceps femoral, mais especificamente vasto medial (anterolateral), sartório (anteromedial) e adutor magno (posteromedial). Este túnel muscular se estende desde a região anterossuperior da coxa, no ponto onde o sartório cruza o músculo adutor longo até a região inferomedial. Dentro do canal dos adutores, encontramos estruturas vasculares, como a artéria e a veia femoral, além de quatro estruturas nervosas: ramo posterior do nervo obturador, nervo safeno, ramo para o músculo vasto medial e ramo infrapatelar do safeno (sendo os últimos três derivados do ramo profundo do nervo femoral).

A uma distância de cerca de 10 cm a 15 cm acima do joelho, encontramos o hiato adutor, uma abertura distal do músculo adutor magno. Nessa região, os vasos femorais passam profundamente antes de deixar o canal. A artéria femoral adquire um trajeto profundo, onde origina a artéria poplítea, enquanto o nervo safeno acompanha um ramo arterial menor, a artéria descendente genicular, emergindo do canal, até se tornar subcutâneo.

Esta mudança repentina de profundidade da artéria femoral é um indicativo do limite distal do canal dos adutores, sendo que o bloqueio deve ser realizado idealmente imediatamente antes do aprofundamento da artéria. Qualquer abordagem abaixo desse ponto configura-se apenas como um bloqueio simples do nervo safeno. Uma vez subcutâneo, o nervo safeno acompanha a veia safena em um trajeto descendente na face medial do joelho e da perna até o pé, sendo responsável pela inervação sensitiva dessa região.

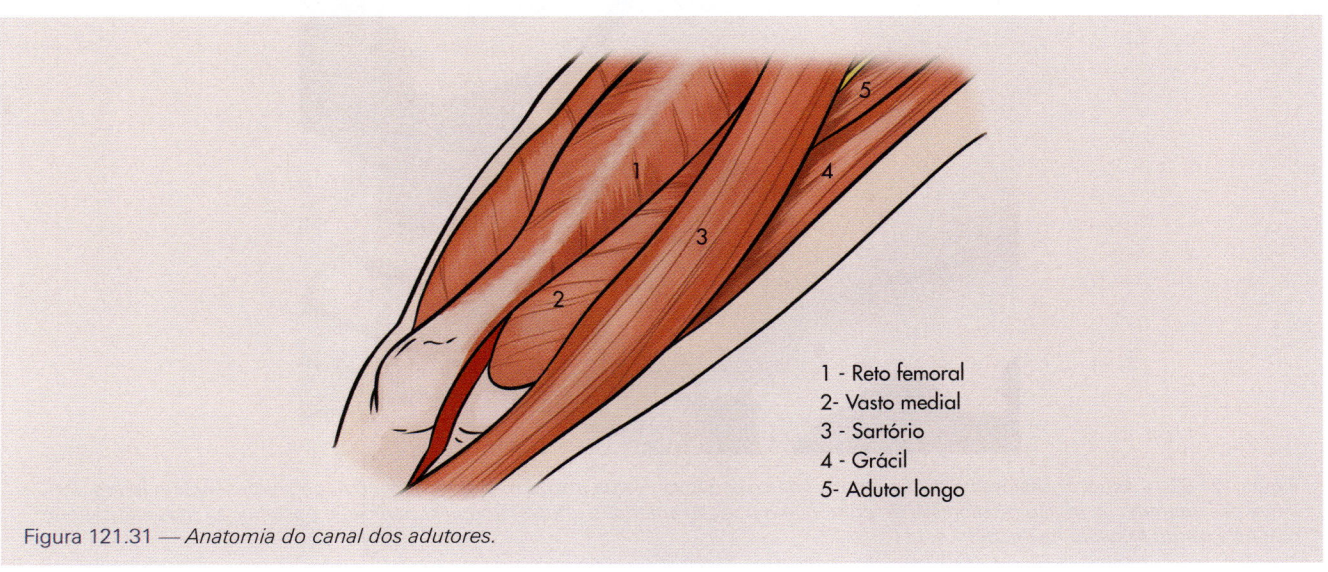

1 - Reto femoral
2 - Vasto medial
3 - Sartório
4 - Grácil
5 - Adutor longo

Figura 121.31 — *Anatomia do canal dos adutores.*

O nervo safeno é a terminação do ramo profundo do nervo femoral (Figura 121.32). Este origina, a partir da região inguinal, uma série de ramos musculares para o quadríceps femoral (principalmente músculos vasto lateral e intermédio). Porém, esses mesmos ramos também possuem relativa importância na inervação sensitiva do joelho. Assim, ainda que o nervo safeno (puramente sensitivo) seja o principal responsável pela inervação da articulação do joelho, uma abordagem do nervo femoral antes de sua divisão na região inguinal abaixo da fáscia ilíaca fornece uma melhor qualidade analgésica, à custa do bloqueio motor da musculatura do quadríceps femoral e de um consequente maior risco de quedas. Além disso, o ideal de analgesia sem bloqueio motor buscado pelo bloqueio do canal dos adutores ainda é tema contestado atualmente, com relatos de casos na literatura em que, devido a uma dispersão cefálica do anestésico local, pode, sim, ocorrer bloqueio de fibras motoras.

Por se tratar de um túnel intermuscular anatômico, a inserção de cateteres para realização de bloqueios contínuos pode ser realizada com relativa facilidade. A presença de vasta musculatura facilita o "ancoramento" do cateter, porém deve-se ter cuidado durante a inserção, pois trata-se de região com vasos sanguíneos calibrosos (artéria e veia femoral), além do risco de trajeto cefálico do cateter quando inserido demasiadamente com posterior risco de bloqueio motor.

Cirurgias de joelho (artroscopia, reconstrução de ligamento cruzado anterior, tendão patelar e artroplastia) e cirurgias envolvendo a parte medial da perna, do tornozelo e do pé são indicações para este bloqueio.

A recusa do paciente é contraindicação absoluta para o procedimento. Infecção no sítio de punção, distúrbios de coagulação, alergia ao anestésico local, neuropatias prévias constituem contraindicações relativas.

Os eventos adversos dessa técnica são os mesmos de qualquer técnica de anestesia regional: falha de bloqueio, sangramento, infecção, intoxicação pelo anestésico local e lesão nervosa.

Técnica de bloqueio guiada por ultrassonografia

O preparo do paciente inclui: monitorização, acesso venoso e consentimento do paciente. Os equipamentos específicos utilizados são agulha para bloqueio regional 22 G bisel curto 50-100 mm, solução antisséptica, luvas estéreis, solução anestésica (ropivacaína 0,2-0,5%, bupivacaína 0,375-0,5% e Novabupi® 0,375-0,5%; volume: 5 mL a 20 mL) e ultrassom com *probe* linear de alta frequência. A sedação é leve ou o paciente pode estar acordado. O posicionamento do paciente é em decúbito ventral, com o joelho levemente fletido e rotação externa da perna. O posicionamento do anestesiologista é ao lado do paciente (mesmo lado do membro a ser bloqueado), visualizando a tela do ultrassom, de frente no lado oposto.

Procedimento

Para a realização do bloqueio do nervo safeno no canal dos adutores, utiliza-se o *probe* linear de alta frequência, pois as estruturas são relativamente superficiais, dependendo da espessura do tecido subcutâneo

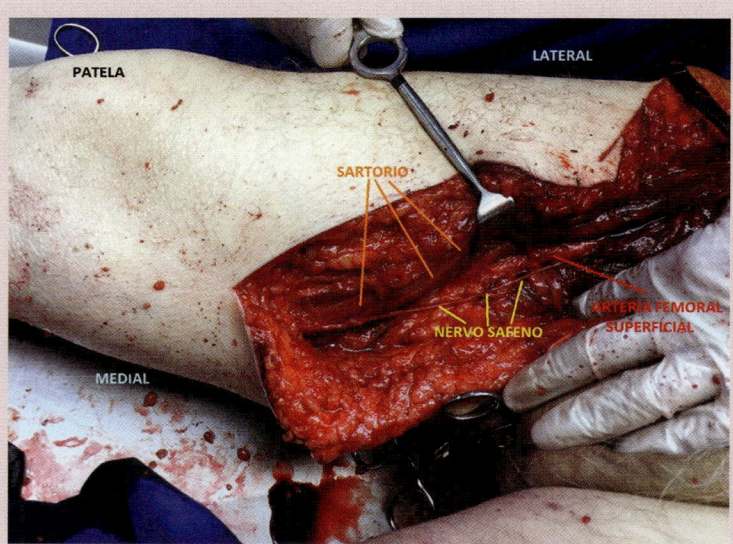

Figura 121.32 — Aspecto anatômico da face medial da coxa direita. Nessa imagem, o nervo safeno pode ser observado dentro do canal dos adutores na região mediodistal da coxa, numa posição anterior à artéria femoral superficial e posterior ao músculo sartório que está sendo rebatido na imagem.

e da musculatura (principalmente do sartório e vasto medial). O escaneamento deve ser iniciado a cerca de 10 cm da patela, na face medial da coxa. Primeiramente, deve-se identificar o fêmur e uma musculatura bem evidente acima, o vasto medial. Deslizando o *probe* no sentido posteromedial pode-se identificar uma musculatura mais superficial em forma de fuso, o sartório, e, abaixo deste, uma musculatura mais vigorosa, que pode ser tanto o adutor longo quanto o magno. Na confluência desses músculos, podem-se identificar duas estruturas vasculares, a artéria e veia femoral, posicionadas imediatamente profundos à fáscia posterior do sartório. Acima da artéria femoral, em uma posição superolateral, pode-se identificar o nervo safeno, que aparece como uma estrutura hiperecogênica de forma ovalada, envolvendo o vaso. Importante realizar a injeção imediatamente antes do momento em que a artéria femoral aprofunda lateralmente, dando origem à artéria poplítea. Quando isso ocorre, tanto os vasos quanto o nervo safeno já deixaram o canal dos adutores (Figuras 121.33 a 121.36).

A inserção da agulha pode ser realizada *in plane* de lateral para medial ou *out of plane*. Na técnica *in plane*, deve-se avançar a agulha através do vasto medial e sartório, garantindo que a ponta ultrapasse a fáscia posterior do sartório e fique posicionada acima da artéria femoral. Uma injeção em uma posição de 9 horas em relação à artéria garante a dispersão do anestésico ao redor do vaso dentro do canal. Eventualmente, um reposicionamento da agulha pode ser necessário, devendo-se ter o cuidado de realizar aspirações antes e a cada 5 mL injetados, a fim de se evitarem injeções intravasculares.

Na técnica *out of plane*, a agulha deve ser inserida perpendicular à pele, de forma que atravesse toda a extensão do músculo sartório. O importante nesse caso é o posicionamento da agulha posterior ao músculo. Para garantir que a fáscia posterior do sartório foi ultrapassada, injeções fracionadas de anestésico (0,5 mL a 1 mL) podem ser realizadas até que a posição ideal seja alcançada. A dispersão do anestésico acima e ao redor do vaso indicam grande chance de sucesso do bloqueio.

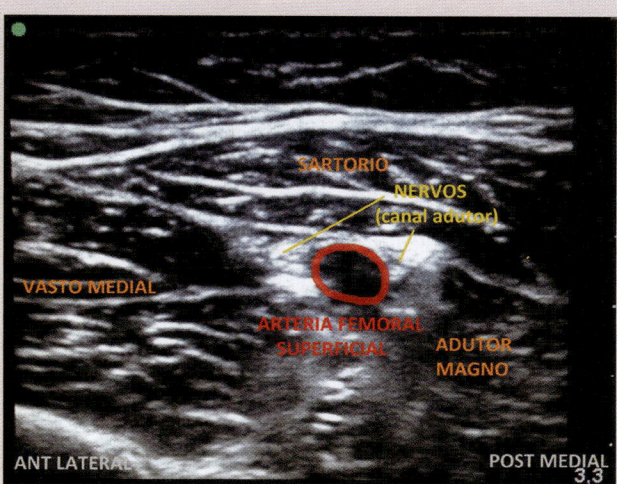

Figura 121.34 — *Região distal terminal do canal dos adutores (hiato adutor). Nesta região, os nervos safeno, ramo infrapatelar e ramo para o vasto medial (derivados do nervo femoral profundo) localizam-se em um plano posterior ao sartório, e anterior à artéria femoral superficial.*

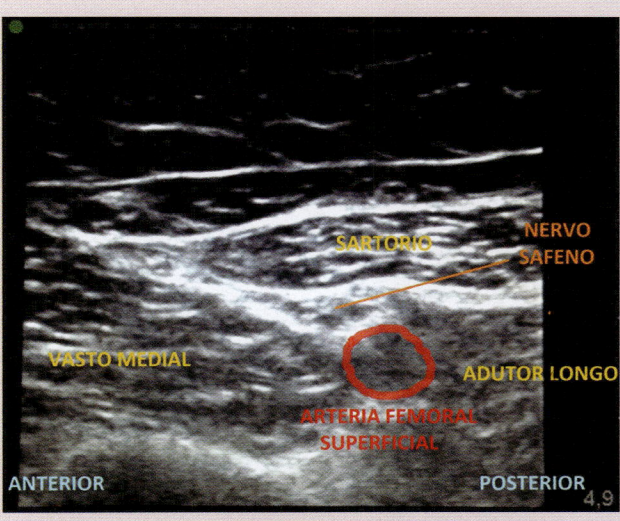

Figura 121.33 — *Região proximal do canal dos adutores. O músculo sartório cruza o adutor longo e, na confluência de ambos com o vasto medial, forma-se um túnel triangular, onde se localizam os vasos femorais e os nervos (safeno, ramo posterior do obturador, ramo infrapatelar do safeno e ramo para o vasto medial).*

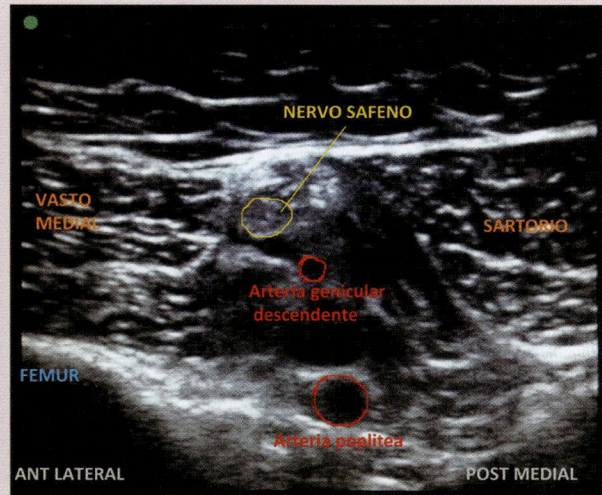

Figura 121.35 — *Região distal ao término do canal dos adutores. Nota-se que o nervo safeno torna-se mais superficial entre o vasto medial e sartório, acompanhando a artéria genicular descendente. A artéria femoral superficial aprofunda-se lateralmente, dando origem à artéria poplítea. Uma injeção nesta posição promove apenas o bloqueio único do nervo safeno.*

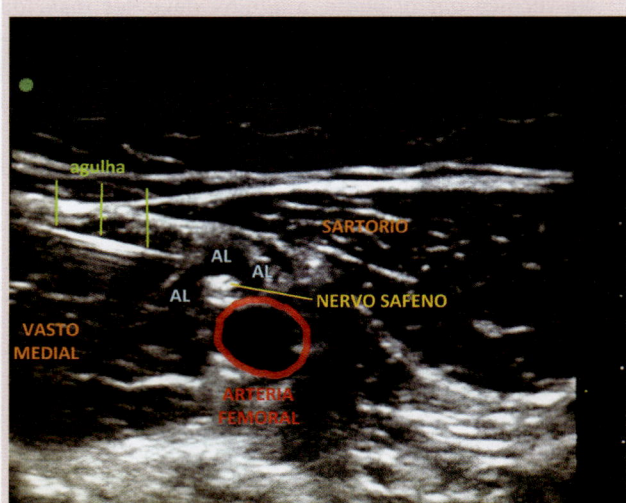

Figura 121.36 — *Abordagem in plane de lateral para medial do canal dos adutores. Notam-se a visualização da agulha e sua ponta em uma posição às 9h da artéria femoral superficial. A dispersão do anestésico local (AL) também pode ser observada ao redor da região anterior da artéria e posterior ao sartório.*

BLOQUEIO DO NERVO CUTÂNEO FEMORAL LATERAL

O ponto de referência é a espinha ilíaca anterossuperior (EIAS). A punção é realizada 2 cm medial e 2 cm caudal. A agulha é introduzida perpendicular à pele até a fáscia lata ser identificada por um clique aponeurótico. A agulha é movida lateral e medialmente com injeção de um volume de 10 mL de anestésico local, depositando-o acima e abaixo da fáscia lata. Este bloqueio é facilitado e pode ser guiado pela ultrassonografia, utilizando um *probe* linear de alta frequência. Os parâmetros anatômicos são os mesmos, sendo o nervo cutâneo femoral lateral observado como uma estrutura hiperecogênica situada medial à espinha ilíaca anterossuperior, entre as fáscias lata e ilíaca. A redução do volume anestésico para 5 mL é possível, uma vez que a injeção é realizada sob visualização direta, garantindo uma dispersão perineural mais eficaz. O uso do estimulador de nervos periféricos é dispensável neste caso, uma vez que o nervo é exclusivamente sensitivo. A sequência de figuras a seguir mostra o bloqueio do nervo cutâneo lateral da coxa por ultrassonografia.

Uma maneira prática de localizar o nervo cutâneo femoral lateral com o ultrassom pode ser por meio do escaneamento medial a partir da visualização da artéria e do nervo femoral ao nível do ligamento inguinal. Uma vez localizados, o *probe* linear deve ser deslizado lateralmente até que uma estrutura fusiforme, mais superficial, passe a ser visualizada (músculo sartório). O nervo cutâneo femoral lateral passa justamente na borda lateral do sartório, entre as fáscias lata e ilíaca, medial à espinha ilíaca anterossuperior. Muitas vezes, pode-se identificar uma espécie de compartimento triangular na borda lateral do sartório, onde o nervo ou suas três ramificações principais localizam-se e aparecem como estruturas hiperecogênicas. Uma infiltração de anestésico local nessa região garante o sucesso do bloqueio. Vale lembrar que o nervo é bastante superficial logo abaixo do tecido subcutâneo (Figuras 121.37 a 121.39).

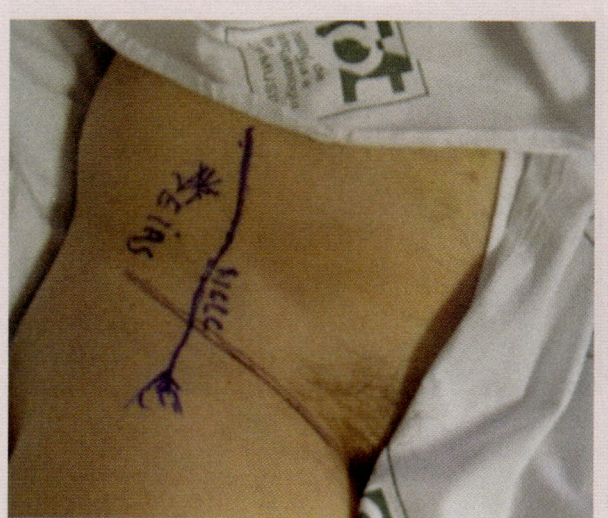
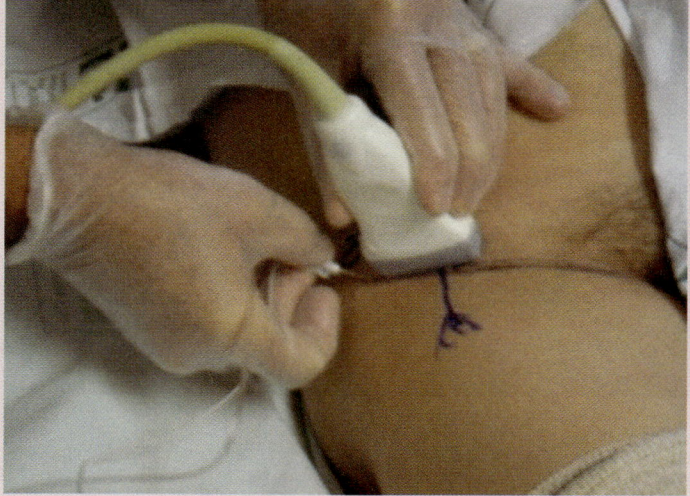

Figura 121.37 — *Posição do transdutor para bloqueio do nervo cutâneo lateral femoral ao nível do ligamento inguinal. Introdução da agulha em plano de lateral para medial.*

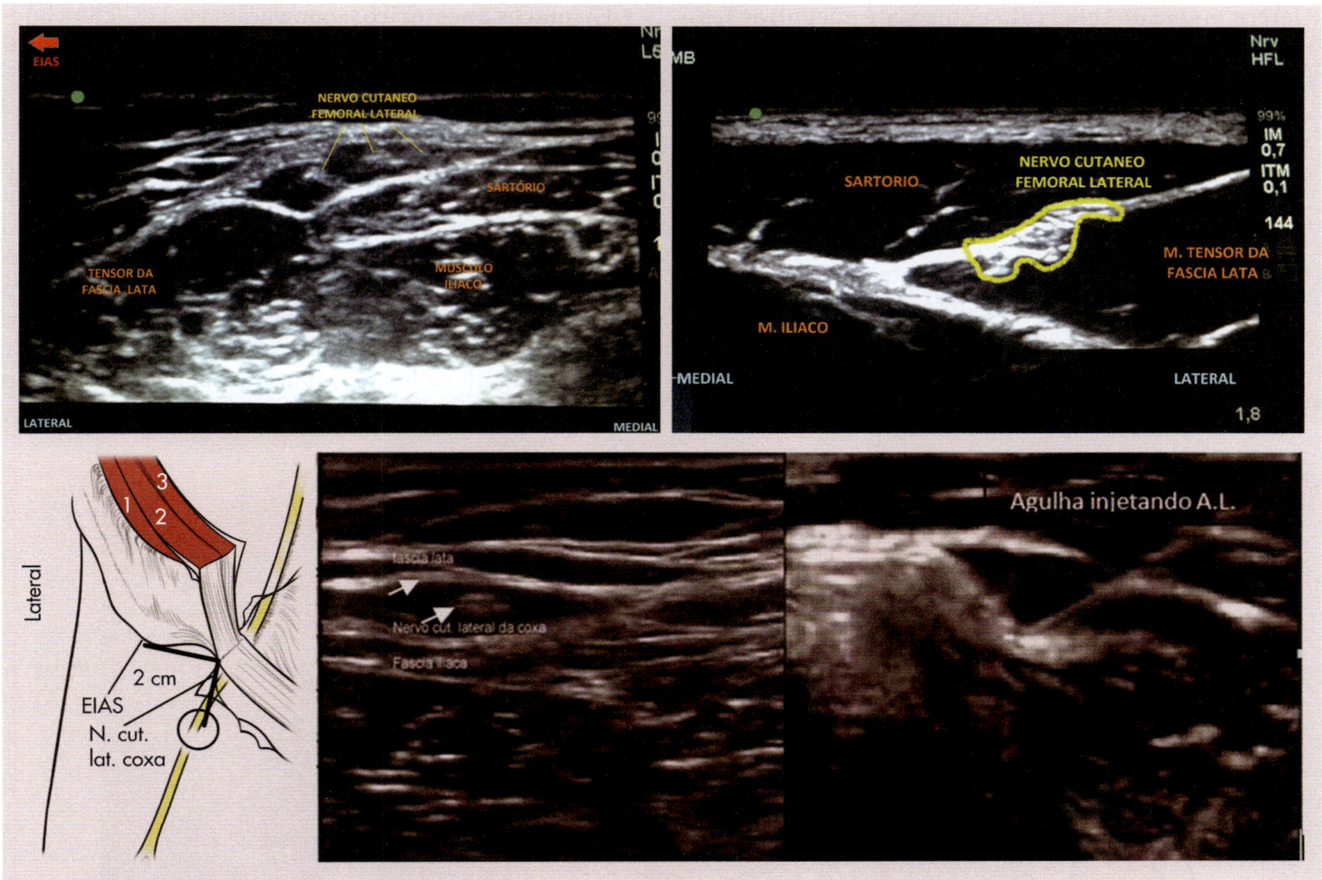

Figura 121.38 — *Bloqueio do nervo cutâneo lateral da coxa guiado por ultrassonografia.*

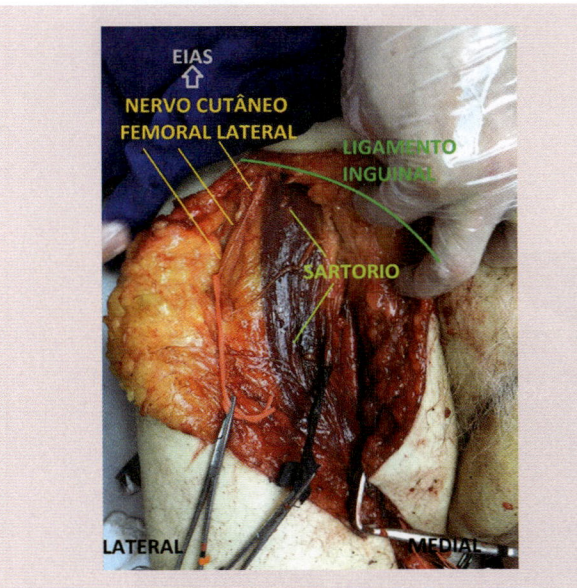

Figura 121.39 — *Aspecto anatômico do nervo cutâneo femoral lateral ao nível do ligamento inguinal. Observar o nervo em trajeto superficial e descendente, passando pela borda lateral do músculo sartório e medial à espinha ilíaca anterossuperior (EIAS).*

BLOQUEIO DO NERVO OBTURATÓRIO

São indicações para o bloqueio do nervo obturatório procedimentos terapêuticos e diagnósticos no joelho (pele da região medial, periósteo do fêmur distal e cápsula articular posterior e LCA); tratamento e diagnóstico de síndromes dolorosas do quadril (ramo articular); espasticidade dos músculos adutores; e ressecção transuretral de tumores de parede vesical.

Há um baixo risco de complicações associadas. Não há grandes vasos sanguíneos nas proximidades do nervo e é baixa a possibilidade de rápida absorção ou injeção intravascular.

Técnica de Bloqueio Baseada em Referências Anatômicas

♦ **Posição:** decúbito dorsal horizontal com o membro inferior em discreta rotação externa.
♦ **Pontos de referência:** tubérculo púbico e ligamento inguinal.
♦ **Técnica:** a agulha é inserida em ângulo reto, 2 cm a 3 cm abaixo do ligamento inguinal, e 2 cm a 3 cm

Bloqueios Periféricos dos Membros Inferiores

lateralmente ao tubérculo púbico, até encontrar resposta motora (Figura 121.40). Um aspecto prático para a realização desse bloqueio é palpar a parte lateral da tuberosidade púbica com o dedo indicador e inserir a agulha imediatamente lateral, tangenciando a porção lateral do dedo. Este bloqueio muitas vezes é profundo, necessitando do uso de agulhas de 100-150 mm. Durante a injeção, pode-se redirecionar a agulha 30-45º, a fim de se obter uma dispersão cefálica do anestésico local, uma vez que o nervo obturatório muitas vezes já se encontra dividido nessa topografia.

- **Resposta motora:** contração dos adutores da coxa.
- **Fármacos anestésicos:** bupivacaína 0,375-0,5%, lidocaína 1,5-2%, ropivacaína a 0,5-0,75%, novabupivacaína 0,375-0,5%.
- **Volume:** 10 mL a 20 mL

Técnica de Bloqueio Guiado por Ultrassonografia

Com o advento da ultrassonografia, o bloqueio do nervo obturatório ganhou bastante atenção, pois pode-se não só visualizar a estrutura nervosa como também efetuar o bloqueio de seus dois ramos principais (Figura 121.41). Isto só era obtido pelas técnicas posteriores de bloqueio do plexo lombar, muito mais invasivas e com riscos de complicações.

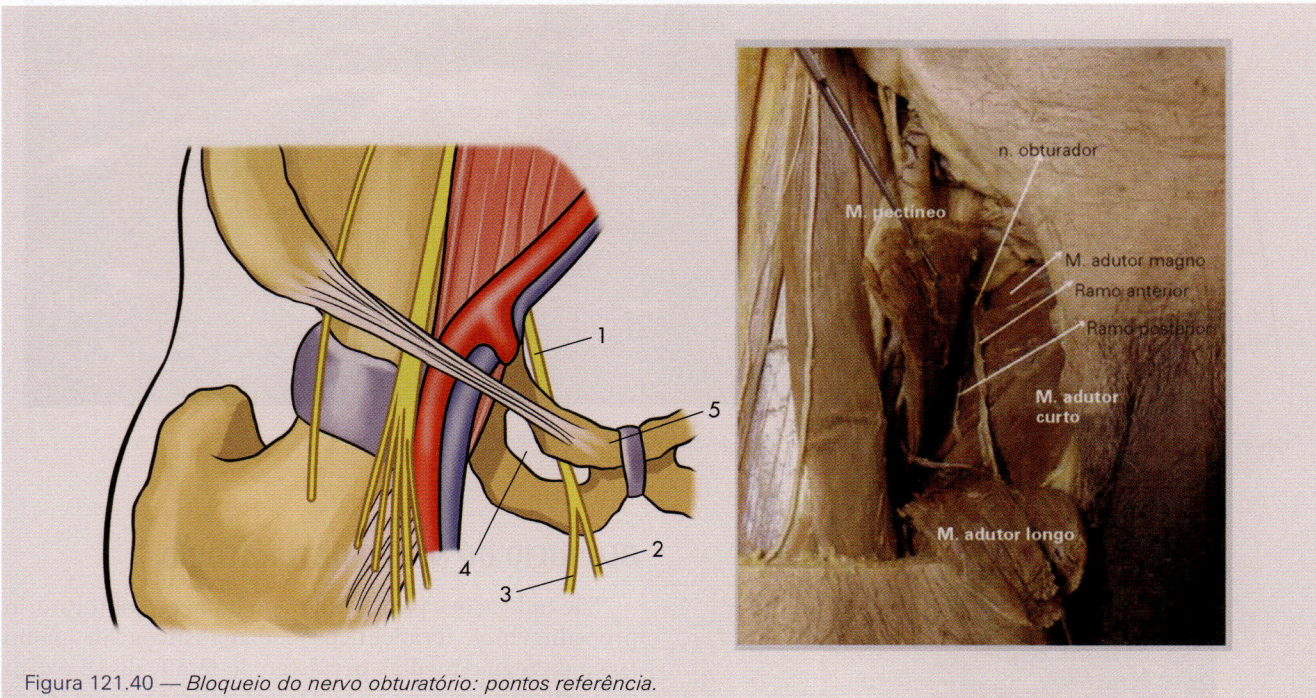

Figura 121.40 — *Bloqueio do nervo obturatório: pontos referência.*

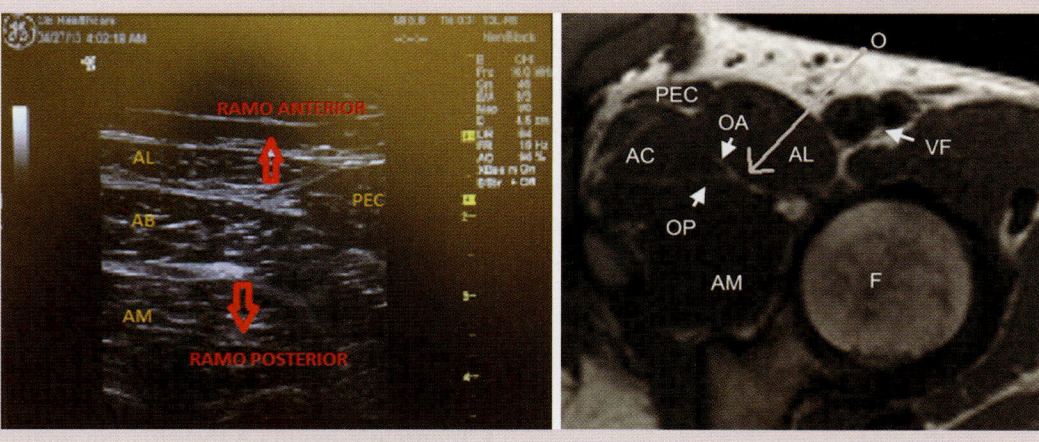

Figura 121.41 — *Bloqueio nervo obturatório – divisão anterior e posterior.*

O ponto de divisão do nervo obturatório em ramos anterior e posterior pode ser intrapélvico, ao longo de sua passagem pelo forâmen obturatório (maioria das vezes) ou ainda na coxa. A divisão anterior localiza-se no plano fascial, situado entre os músculos pectíneo, adutor longo e adutor breve, e emite ramos para os músculos grácil, adutor breve e adutor longo, além da inervação cutânea da região distal da coxa. Já a divisão posterior localiza-se no plano fascial, entre os músculos adutor breve e magno, e geralmente emite dois ramos principais para esses mesmos músculos e para a articulação do joelho.

O ramo articular para o quadril geralmente deriva do nervo obturatório comum, antes de sua divisão. Menos comumente, pode sair da divisão posterior do nervo, que nem sempre é visível ao nível da coxa. O bloqueio separado dos ramos anterior e posterior é realizado na região medial da coxa, ao nível do ligamento inguinal, medialmente aos vasos femorais. O advento da ultrassonografia facilita consideravelmente a visualização dos dois ramos principais do nervo, situados no plano fascial, entre os músculos pectíneo, adutor longo e adutor breve (anterior), e entre os músculos adutor breve e magno (posterior). A introdução da agulha pode ser realizada tanto *in plane* como *out of plane*, com o transdutor na posição transversal, e a associação do neuroestimulador facilita a localização do nervo, por meio da resposta motora de contração da musculatura adutora aumentando, assim, a chance de sucesso. É importante ressaltar que o nervo, principalmente seu ramo posterior, nem sempre é visível nessa região e, muitas vezes, o que se busca é uma injeção interfascial, com observação da hidrodissecção dos planos, conforme o anestésico local é injetado (Figura 121.42).

O bloqueio ao nível do ramo púbico superior é realizado mais proximal, com o intuito de bloquear o nervo antes de sua bifurcação (Figura 121.43). Os pontos de referência anatômicos são vasos femorais e obturatórios, músculos pectíneo e obturatório externo, e ramo púbico superior.

Nessa abordagem, o anestésico local é injetado no trígono formado pelo ramo púbico superior, borda posterior do músculo pectíneo e aspecto anterior do músculo obturatório externo (nervo medial aos vasos obturatórios). A ultrassonografia é bastante útil para a visualização das estruturas, sendo o *probe* posicionado longitudinalmente na região imediatamente lateral ao tubérculo púbico, com uma inclinação cranial até que o ramo púbico superior seja visualizado. Após a identificação das estruturas, a injeção deve ser realizada no plano fascial entre os músculos pectíneo e obturatório externo. O neuroestimulador pode e deve ser utilizado sempre que possível.

O bloqueio interfascial do nervo na região inguinal é realizado por meio de uma injeção de anestésico local, com a agulha direcionada a 30° a 45° no sentido cranial (Figura 121.43). À ultrassonografia, a agulha deve ser posicionada no plano interfascial entre os músculos pectíneo, adutor longo e adutor breve (ramo anterior), e a injeção deve ser realizada com um volume maior de anestésico (cerca de 20 mL), seguida de uma compressão abaixo da punção por 3 minutos, a fim de se obter uma dispersão cefálica do anestésico e, possivelmente, o bloqueio do nervo obturatório comum. À entrada, a agulha deve ser *out of plane* no sentido caudal-cranial, e o neuroestimulador pode ser utilizado mas não é obrigatório, uma vez que o que se busca é uma injeção interfascial.

BLOQUEIO DO NERVO ISQUIÁTICO

O nervo isquiático tem origem nas raízes dos plexos lombar e sacral (L4, L5, S1, S2 e S3). A convergência dessas raízes forma o nervo isquiático na região lateral ao sacro e anterior ao músculo piriforme. Emerge da pelve, por meio do forâmen isquiático maior, passando por baixo do músculo piriforme e adquirindo trajeto descendente entre o trocanter maior do fêmur e a tuberosidade isquiática, e superficial aos músculos rotadores externos do quadril (obturador interno e quadrado femoral). Em sua porção medial, ao nível glúteo, é acompanhado do nervo cutâneo posterior da coxa (outro componente do plexo lombossacral) e da artéria glútea inferior. Torna-se superficial na borda inferior do músculo glúteo máximo e ao longo da região posterior da coxa, onde se encontra na confluência dos músculos bíceps femoral (lateral), semitendinoso e semimembranoso (medial). No terço inferior da coxa, próximo à fossa poplítea, divide-se em dois grandes ramos: nervos tibial e fibular comum.

Ao longo de seu trajeto descendente, o nervo isquiático emite uma série de ramos articulares para o quadril (cápsula posterior) e joelho (ramos geniculares posteriores), além de musculares para o bíceps femoral, semitendíneo, semimembranoso e adutor magno.

O bloqueio do nervo isquiático pode ser realizado em diferentes técnicas e abordagens graças à sua extensão, seu trajeto e sua relação com estruturas anatômicas de fácil identificação. As técnicas posteriores são facilmente realizadas quando identificamos os reparos anatômicos. Ao contrário do que se imagina, nem sempre o nervo isquiático encontra-se profundo, podendo ser abordado superficialmente (3 cm a 5 cm), dependendo da técnica escolhida. Vale lembrar que o nervo isquiático é o mais espesso (até 2 cm) e mais longo que encontramos no organismo. Assim, apesar de sua fácil identificação, cuidado deve ser tomado a fim de evitarmos lesões inadvertidas.

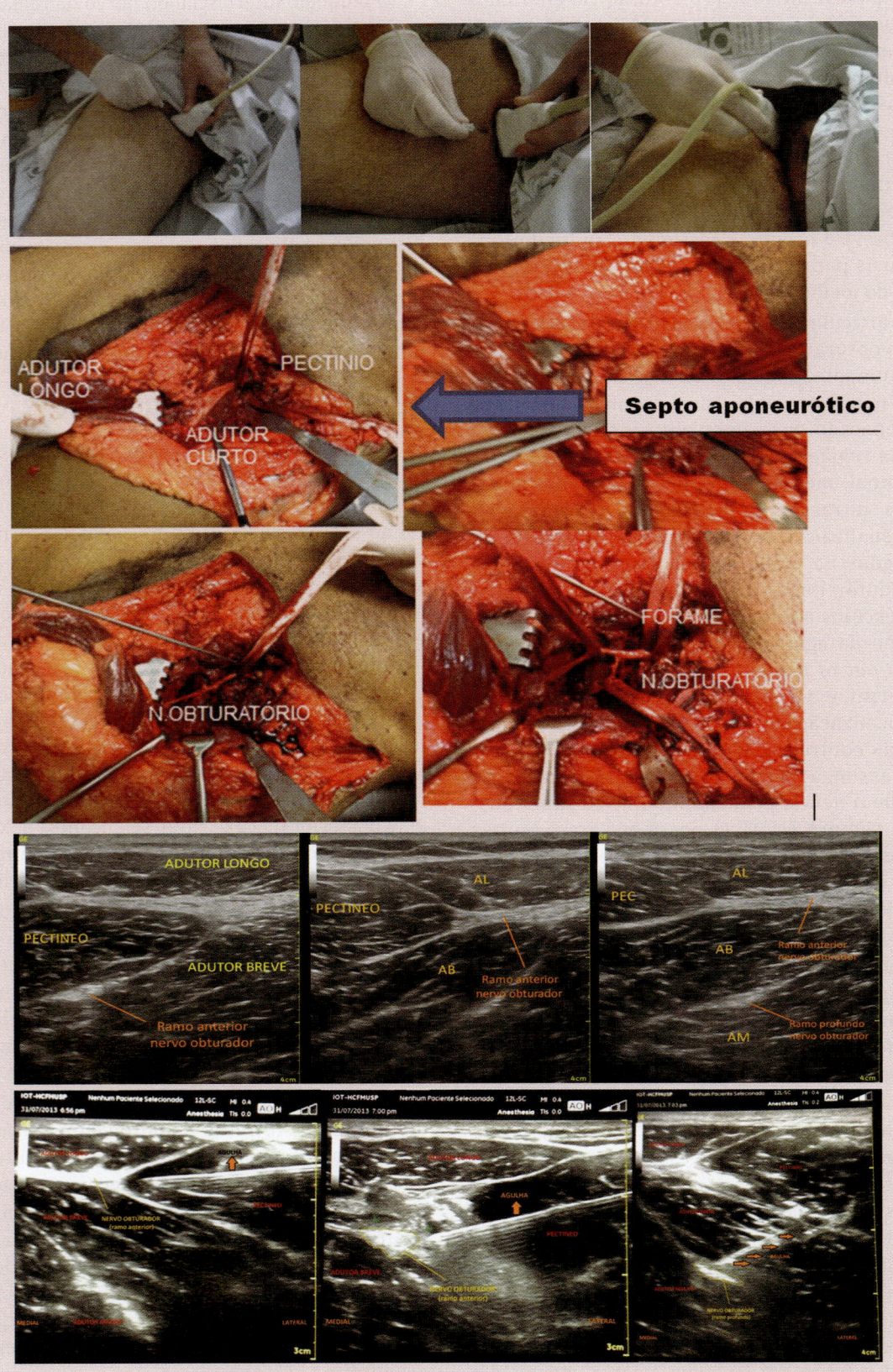

Figura 121.42 — *Bloqueio do nervo obturatório: posição do* probe *linear, dissecção anatômica da região e injeção do anestésico local com inserção da agulha* in plane.

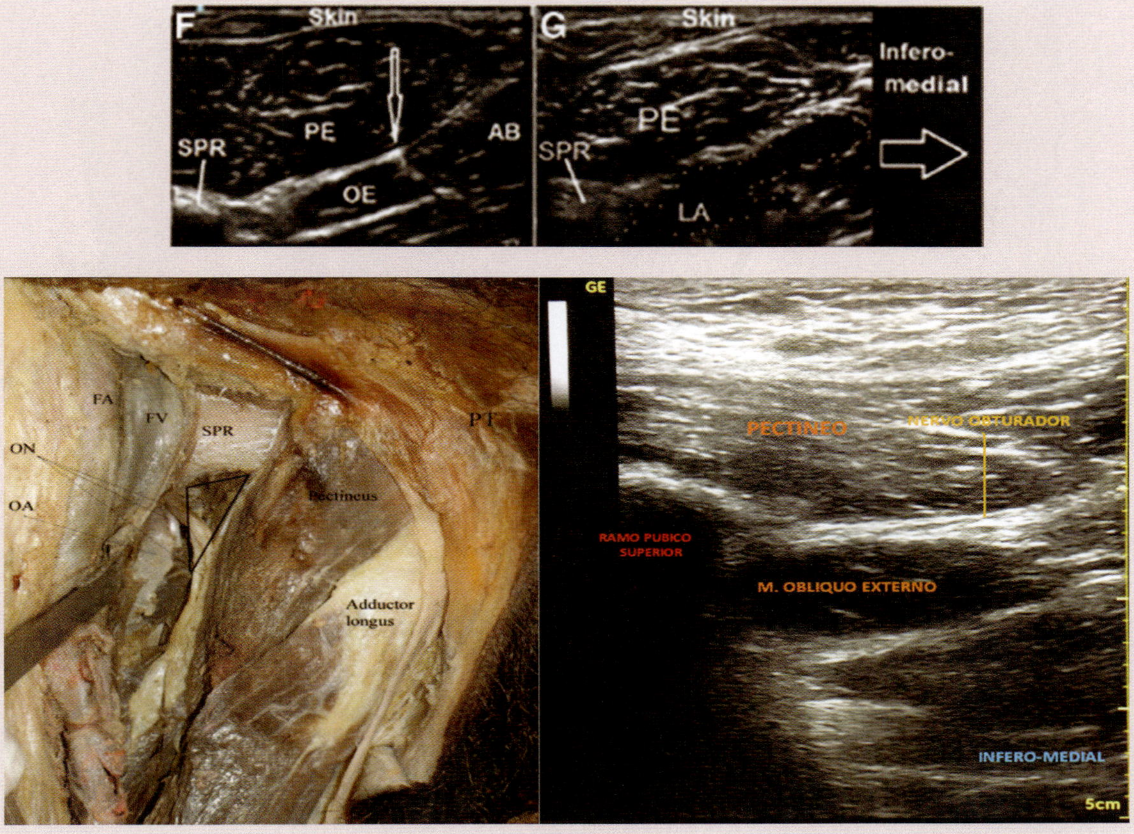

Figura 121.43 — *Bloqueio nervo obturatório antes de sua bifurcação lateral ao tubérculo púbico (corte anatômico e sonoanatomia).*

Existem inúmeras variações anatômicas do nervo isquiático ao longo de seu trajeto na região glútea. Em cerca de 15% dos casos, o músculo piriforme divide o nervo, de maneira que o componente fibular comum passa por dentro ou acima do músculo, enquanto o componente tibial passa abaixo dele. Na região poplítea, a bifurcação do nervo também possui grande variação, porém, na maior parte da população, pode ser identificada a cerca de 4 cm a 10 cm da prega poplítea. (Figuras 121.44 a 121.46).

O bloqueio do nervo isquiático resulta em anestesia da pele do aspecto posterior da coxa, músculos semitendíneo, semimembranoso e bíceps femoral. Tem relativa importância nas articulações do quadril e joelho. Abaixo do joelho, é responsável por toda a inervação (cutânea e óssea) da perna e do pé, com exceção do aspecto medial, que é realizado pelo nervo safeno.

A área de analgesia correspondente ao bloqueio do nervo isquiático está representada na Figura 121.47.

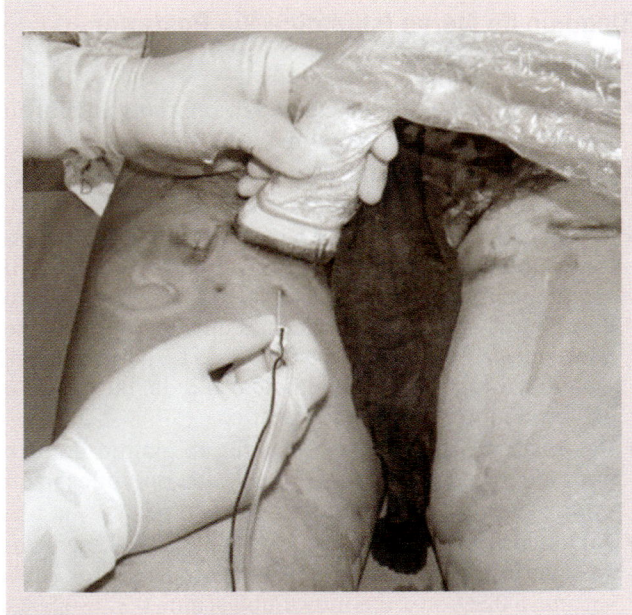

Figura 121.44 — *Bloqueio nervo obturatório: injeção interfascial.*

Bloqueios Periféricos dos Membros Inferiores

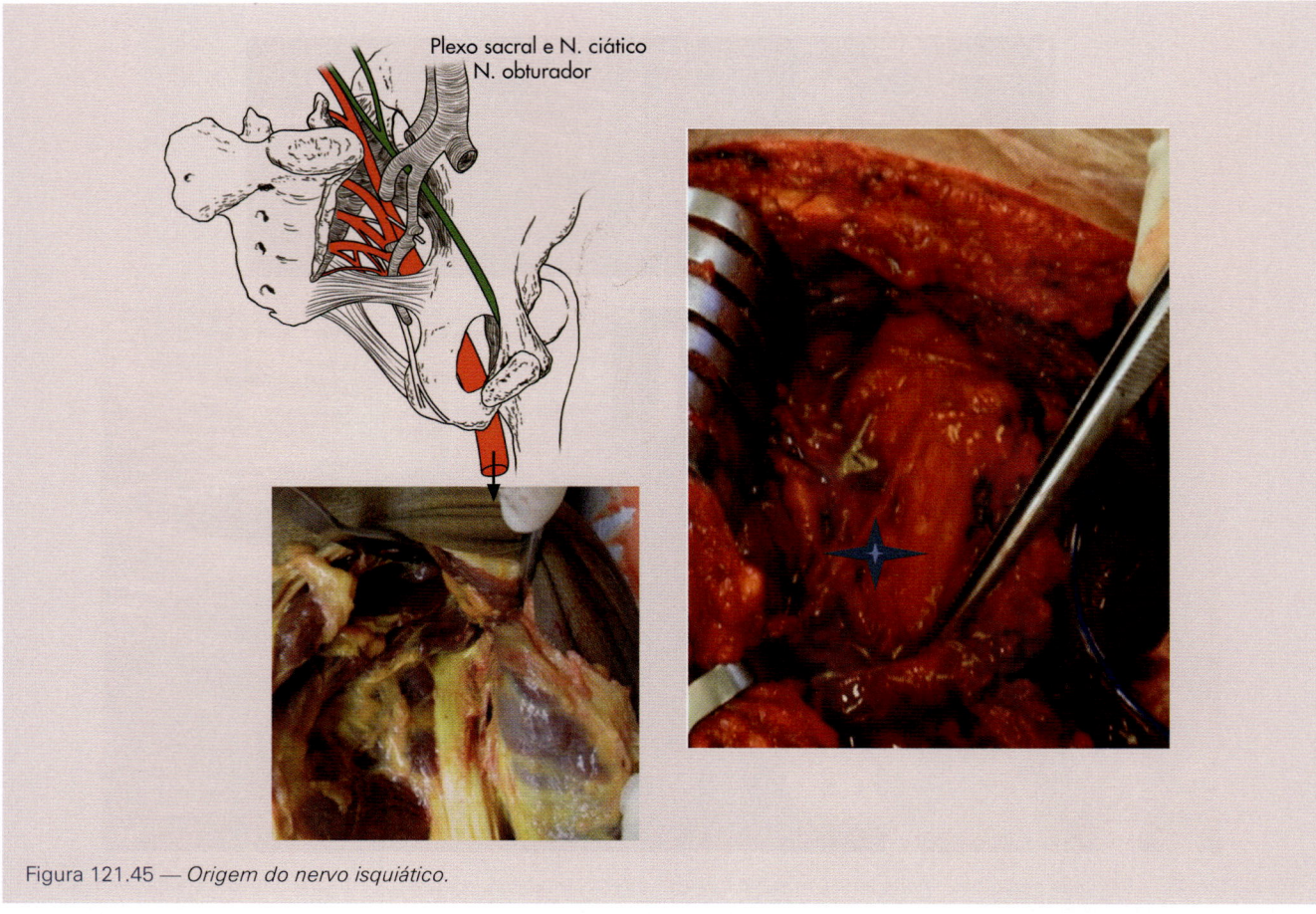

Figura 121.45 — Origem do nervo isquiático.

TÉCNICAS DE BLOQUEIO DO NERVO ISQUIÁTICO BASEADO EM REFERÊNCIAS ANATÔMICAS

Bloqueio do Nervo Isquiático Via Posterior (Técnica de Labat)

- **Posição do paciente:** decúbito lateral, contralateral ao membro a ser bloqueado, com flexão da coxa e perna.
- **Pontos de referência:** espinha ilíaca posterossuperior, grande trocanter e hiato sacral.
- **Técnica:** traça-se uma linha da espinha ilíaca posterossuperior até o grande trocanter (a) e outra do grande trocanter ao hiato sacral (b). Perpendicular ao ponto médio da linha a, é traçada uma terceira (c), até a intersecção com a linha b (Figura 51.5). Neste local, a agulha é inserida perpendicular à pele, buscando o estímulo motor do nervo isquiático.
- **Resposta motora:** nervo tibial: flexão plantar do pé e dos dedos do pé. Nervo fibular comum: dorsoflexão ou eversão do pé e extensão dos dedos do pé.
- **Fármacos anestésicos:** bupivacaína a 0,375% sem vasoconstritor, lidocaína a 1,5% sem vasoconstritor, ropivacaína a 0,5% – 0,75%, novabupivacaína 0,375-0,5%.
- **Volume da solução anestésica:** 20 mL (dois terços no primeiro estímulo e um terço no segundo).

Aguardar tempo de latência, que é decorrente da dispersão (Figura 121.48): 20 a 25 minutos. Se na primeira punção não for obtido o estímulo do nervo isquiático, deve-se redirecionar a agulha ao longo da linha b. É necessária a busca do estímulo dos dois componentes do nervo isquiático (nervo tibial e nervo fibular comum).

Bloqueio do Nervo Isquiático Via Posterior (Técnica de Mansour)

- **Posição do paciente:** decúbito lateral, contralateral ao membro a ser bloqueado com flexão da coxa e perna (Figura 121.49).
- **Pontos de referência:** espinha ilíaca posterossuperior e tuberosidade isquiática.
- **Técnica:** a agulha é inserida perpendicular à pele, 6 cm a 8 cm abaixo da espinha ilíaca posterossuperior, ao longo de uma linha entre a espinha ilíaca posterossuperior e a tuberosidade isquiática (Figura 121.50).
- **Resposta motora:** nervo tibial: flexão plantar do pé e dos dedos do pé. Nervo fibular comum: dorsoflexão ou eversão do pé e extensão dos dedos do pé.

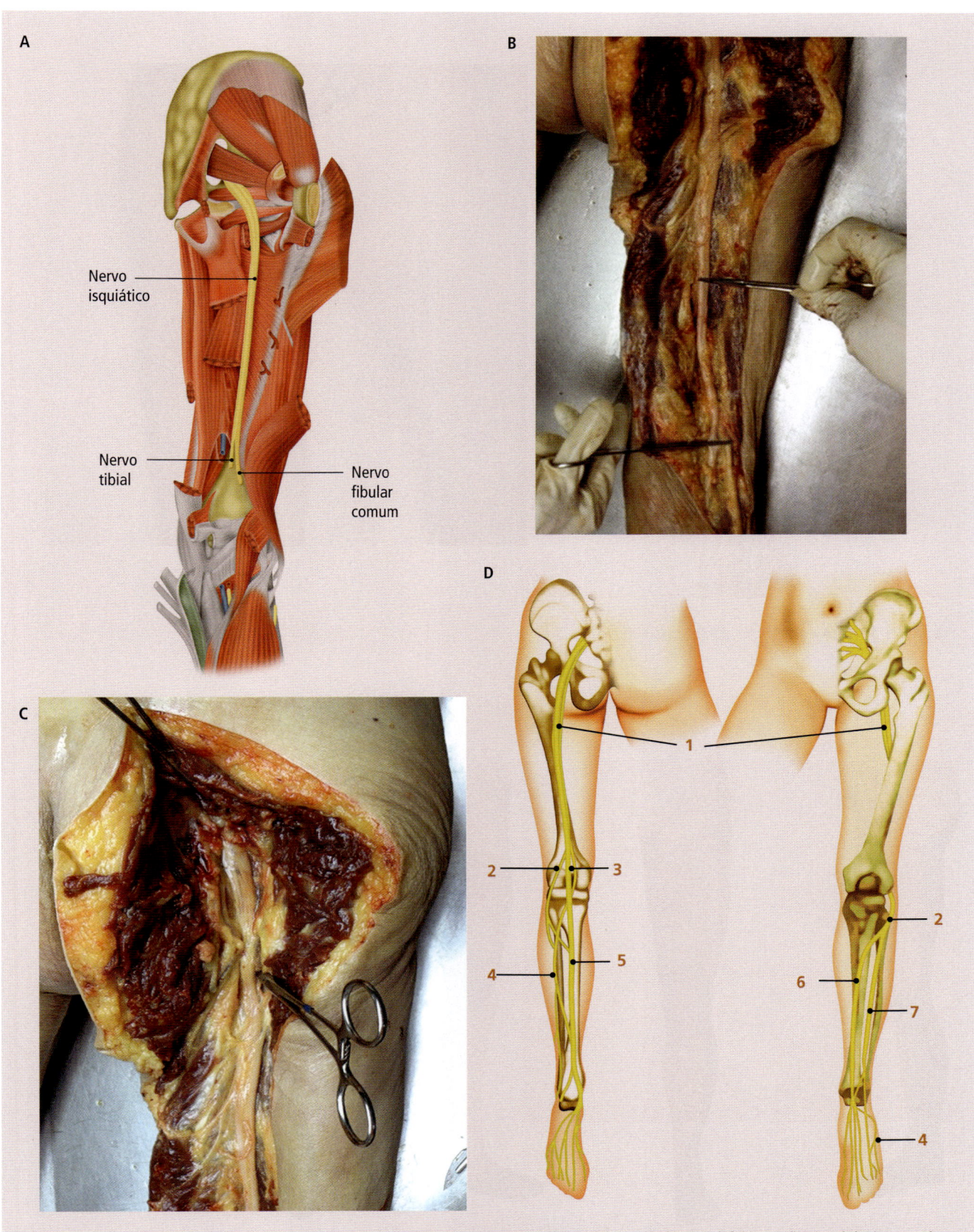

Figura.121.46 — **(A, B, C e D)** Trajeto do nervo isquiático. **D: (1)** Nervo isquiático; **(2)** Nervo fibular; **(3)** Nervo fibular; **(4)** Nervo safeno externo; **(5)** Nervo tibial posterior; **(6)** Nervo tibial anterior; **(7)** Nervo musculocutâneo.

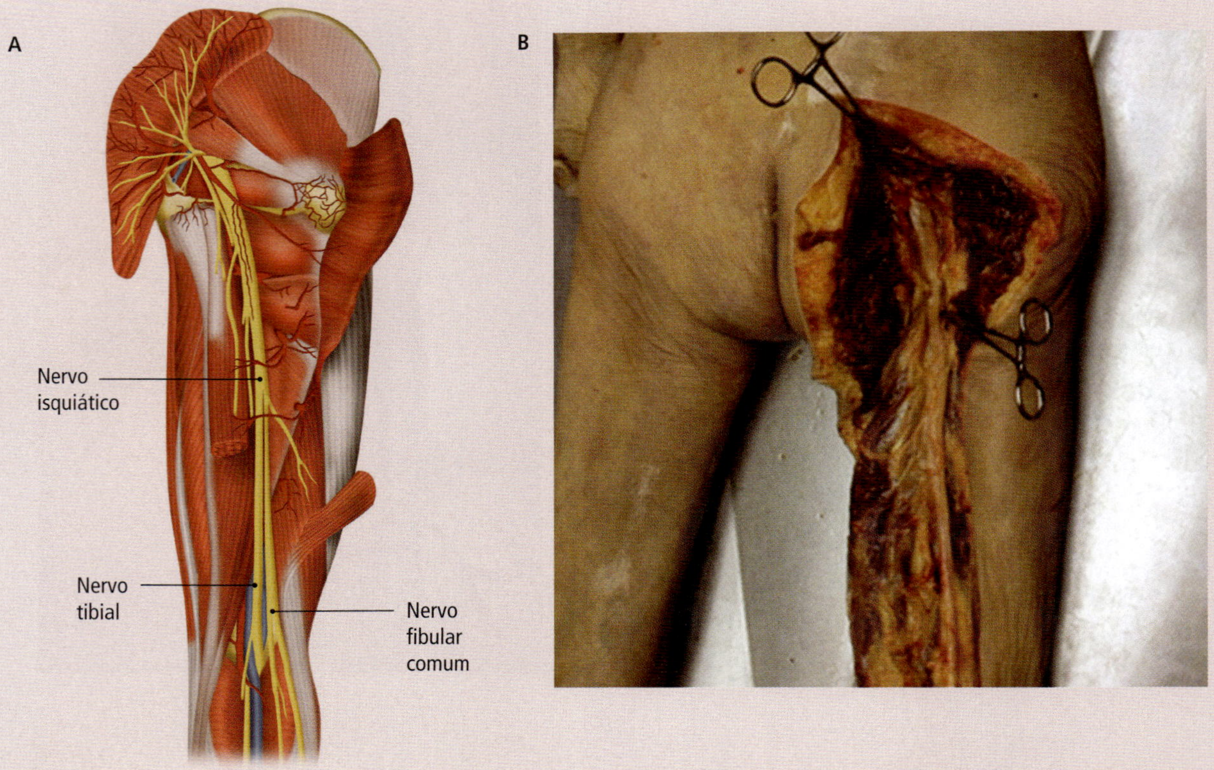

Figura 121.47 — **(A** e **B)** *Ramos do nervo isquiático.*

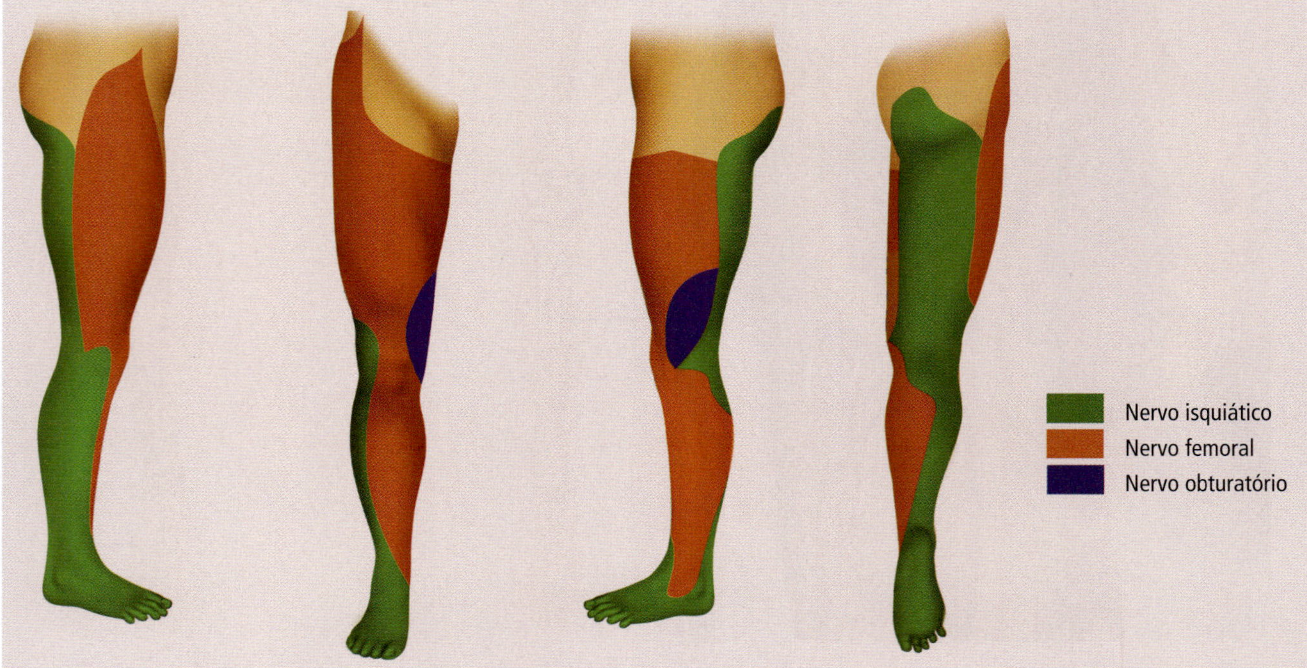

Figura 121.48 — *Área de inervação cutânea do nervo isquiático (Verde).*

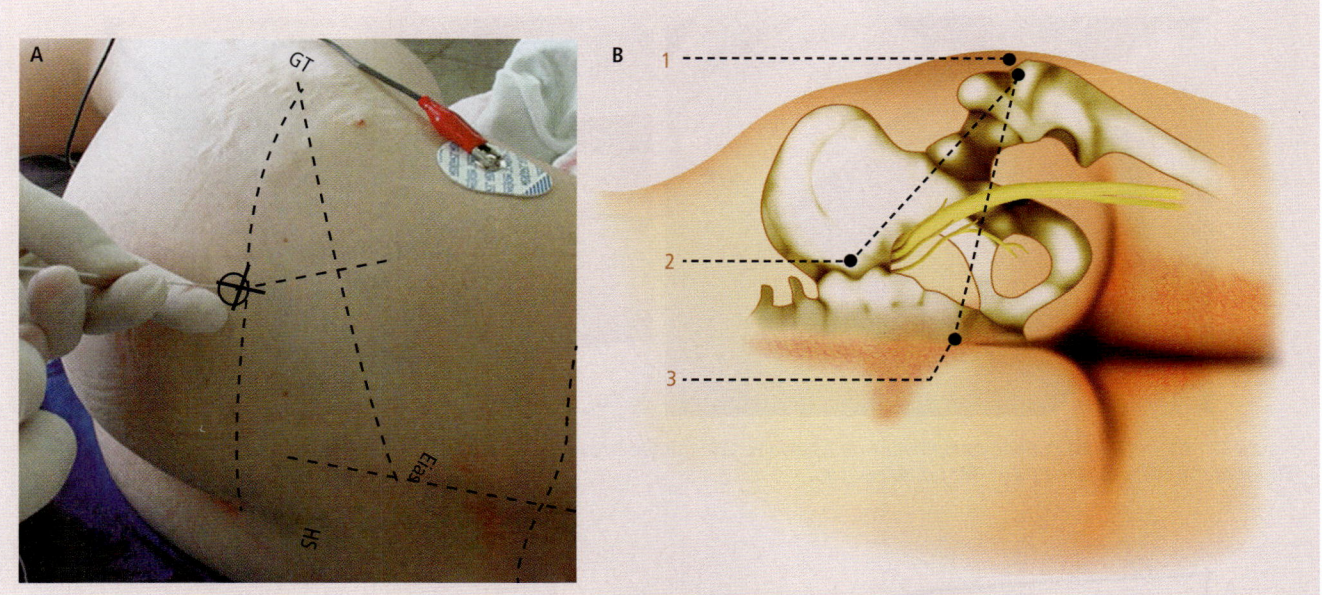

Figura 121.49 — **(A e B)** Pontos de referência para Técnica de Labat. **GT-1:** Grande trocânter; **EIPS-2:** Espinha ilíaca posterossuperior; **HS-3:** Hiato sacral.

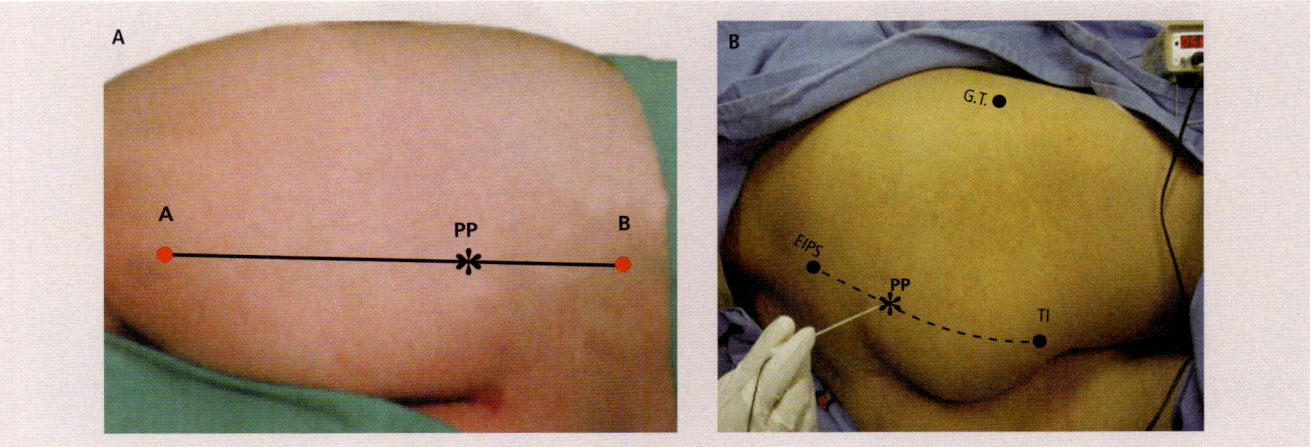

Figura 121.50 — **(A e B)** Pontos de referência para a técnica de Mansour. **EIPS:** Espinha ilíaca posterossuperior; **TI:** Tuberosidade isquiática; **PP:** Ponto punção*.

- **Fármacos anestésicos:** bupivacaína a 0,375%, com ou sem vasoconstritor; lidocaína a 1,5%, com ou sem vasoconstritor; ropivacaína 0,5% a 0,75%; novabupivacaína 0,375-0,5%.
- **Volume:** 20 mL.

Não há a necessidade de duplo estímulo, pois o bloqueio é realizado junto à emergência do plexo sacral.

Bloqueio do Nervo Isquiático Via Lateral

- **Posição do paciente:** decúbito dorsal com o membro a ser anestesiado em posição neutra.
- **Pontos de referência:** grande trocanter e ísquio.
- **Técnica:** identifica-se e marca-se o grande trocanter. A partir desse ponto, traça-se uma linha paralela ao fêmur abaixo da borda posterior do trocanter. A agulha é inserida perpendicular à pele sobre esta linha a 3 cm de distância da proeminência máxima do grande trocanter ou 2 cm posterior e 3 a 4 cm caudal ao grande trocanter, sendo direcionada entre a face posterior do fêmur e o ísquio (Figuras 121.51 e 121.52).
- **Resposta motora:** nervo tibial: flexão plantar do pé e dos dedos do pé; nervo fibular comum: dorsoflexão ou eversão do pé e extensão dos dedos do pé.
- **Fármacos anestésicos:** bupivacaína a 0,375%, com ou sem vasoconstritor; lidocaína a 1,5%, com ou sem

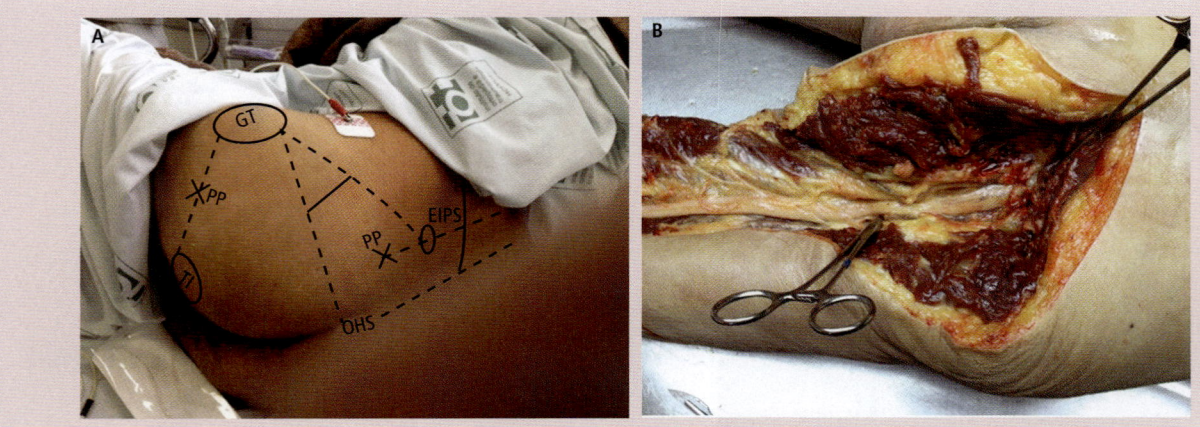

Figura 121.51 — **(A e B)** Punção pela técnica de Mansour. **GT:** grande trocânter; **EIPS:** espinha ilíaca posterossuperior; **TI:** tuberosidade isquiática (HS); **PP:** ponto punção.

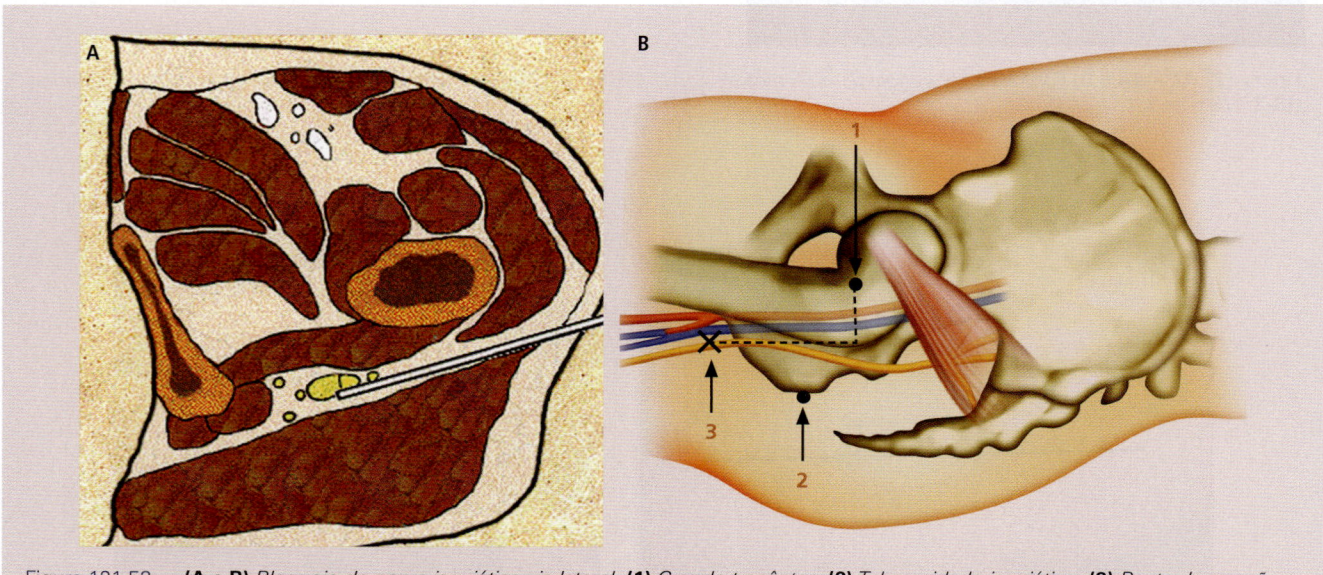

Figura 121.52 — **(A e B)** Bloqueio do nervo isquiático via lateral. **(1)** Grande trocânter; **(2)** Tuberosidade isquiática; **(3)** Ponto de punção.

vasoconstritor; ropivacaína 0,5% a 0,75%; novabupivacaína 0,375-0,5%.

♦ **Volume:** 20 mL.

Este bloqueio apresenta como vantagem a menor manipulação do paciente, entretanto, esta técnica não bloqueia o nervo cutâneo posterior da coxa.

Bloqueio do Nervo Isquiático Via Anterior

A abordagem anterior do nervo isquiático é uma técnica alternativa bastante útil nos pacientes que apresentem limitações para o posicionamento em decúbito lateral ou ventral, como obesidade, trauma, dor e presença de fixadores externos. Também possui grande indicação para bloqueios analgésicos em pacientes submetidos à artroplastia de joelho, em que não só o curativo, mas também a dificuldade de mobilização limitam as abordagens posteriores. O uso da ultrassonografia facilita sua execução, porém, por se tratar de bloqueio profundo, mesmo quando utilizamos o transdutor convexo, muitas vezes não é possível a obtenção de imagens satisfatórias. O uso da neuroestimulação associada à imagem torna-se praticamente obrigatório e auxilia na localização do nervo isquiático. Nessa abordagem, o nervo localiza-se entre os músculos adutores (anteriormente) e a musculatura posterior da coxa (posteriormente), em uma posição posteromedial ao pequeno trocânter. Assim, uma leve abdução e a rotação externa da coxa expõem o nervo, facilitando a execução do bloqueio.

Para a realização da técnica do bloqueio do nervo isquiático via anterior, devem-se obedecer os seguintes parâmetros (Figura 121.53):

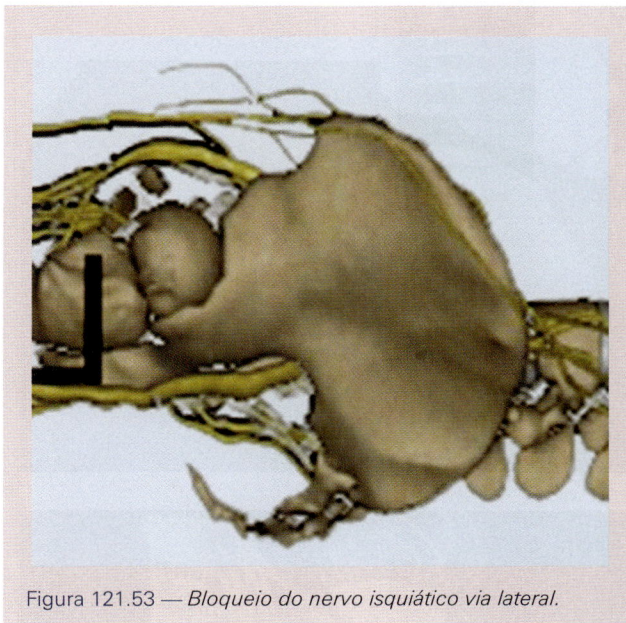

Figura 121.53 — *Bloqueio do nervo isquiático via lateral.*

- **Posição do paciente:** decúbito dorsal com o membro a ser anestesiado em posição neutra ou leve abdução e rotação externa da coxa.
- **Pontos de referência:** espinha ilíaca anterossuperior, tubérculo púbico e grande trocanter.
- **Técnica:** traça-se uma linha (1) da espinha ilíaca anterossuperior ao tubérculo púbico e uma segunda linha (2) paralela à linha 1, passando pelo grande trocanter. A partir do terço medial da linha 1, deve ser traçada uma terceira linha (3) perpendicular em direção à linha 2. O ponto de intersecção da linha 3 com 2 é o local de punção, onde a agulha é inserida perpendicular à pele em sentido anteroposterior.
- **Resposta motora:** nervo tibial: flexão plantar do pé e dos dedos, contração do gastrocnêmio; nervo fibular comum: dorsoflexão ou eversão do pé e extensão dos dedos do pé.
- **Fármacos anestésicos:** bupivacaína a 0,375-0,5%, com ou sem vasoconstritor; lidocaína a 1,5-2%, com ou sem vasoconstritor; ropivacaína 0,5% a 0,75%; novabupivacaína 0,375-0,5%.
- **Volume:** 20 mL.

Esta técnica apresenta como vantagem a menor manipulação do paciente, entretanto não há bloqueio do nervo cutâneo posterior da coxa.

Bloqueio do Nervo Isquiático Via Posterior (Técnica de Raj)

- **Posição do paciente:** litotomia.
- **Pontos de referência:** grande trocanter e ísquio.
- **Técnica:** a agulha é inserida perpendicular à pele no ponto médio da linha que une o grande trocanter ao ísquio (Figura 121.54).
- **Resposta motora:** nervo tibial: flexão plantar do pé e dos dedos; nervo fibular comum: dorsoflexão ou eversão do pé e extensão dos dedos.
- **Fármacos anestésicos:** bupivacaína a 0,375-0,5%, com ou sem vasoconstritor; lidocaína a 1,5-2%, com ou sem vasoconstritor; ropivacaína 0,5-0,75%; nova-bupivacaína 0,375-0,5%.
- **Volume:** 20 mL.

Esta técnica não bloqueia o nervo cutâneo posterior da coxa e há necessidade de um auxiliar para o correto posicionamento do paciente.

Bloqueio do Nervo Isquiático na Fossa Poplítea

Desde sua origem no plexo lombossacral, o nervo isquiático é composto por dois ramos principais fibular comum e tibial envoltos por uma bainha paraneural. Na região da fossa poplítea, o nervo isquiático encontra-se entre os músculos bíceps femoral e semimembranoso, dividindo-se em nervo tibial e fibular comum. Essa divisão ocorre entre 4 cm e 10 cm acima da prega poplítea. Assim, no ápice da fossa poplítea, os nervos tibial e fibular comum estão muito próximos, porém podem ocorrer variações (Figuras 121.55 e 121.56).

O nervo tibial é o maior ramo do nervo isquiático. Após a divisão do isquiático, tem trajeto descendente na fossa até o músculo poplíteo, seguindo lateral e posterior à artéria poplítea sob o arco do músculo sóleo. Segue posteriormente na perna medial aos vasos tibiais posteriores, até o maléolo medial e o tendão calcâneo, onde se divide sob o ligamento deltoide em nervos plantares medial e lateral. O nervo tibial emite os seguintes ramos: articulares (joelho e tornozelo); musculares (músculo gastrocnêmio, músculo plantar, músculo sóleo, músculo poplíteo, músculo tibial posterior, músculo flexor longo dos dedos, músculo flexor longo do hálux); nervo cutâneo medial da sura, que desce entre as duas cabeças do músculo gastrocnêmio unindo-se a um ramo do nervo fibular comum para formar o nervo sural (responsável pela inervação cutânea da face lateral do pé).

O nervo fibular comum, após a divisão do isquiático, segue trajeto anterior e lateral na fossa poplítea, anteriorizando-se na cabeça e colo da fíbula, medial ao músculo bíceps femoral. Ao nível do colo da fíbula, divide-se em nervos fibular superficial e profundo. O nervo fibular comum emite os seguintes ramos: comunicante fibular, sendo que dois ramos comunicantes acompanham as artérias geniculares laterais superior e inferior, e um terceiro ramo sobe junto à artéria tibial recorrente anterior, inervando a face anterior do joelho; e nervo cutâneo lateral da sura (inerva a pele da face posterior e lateral da perna) (Figuras 121.57 a 121.59).

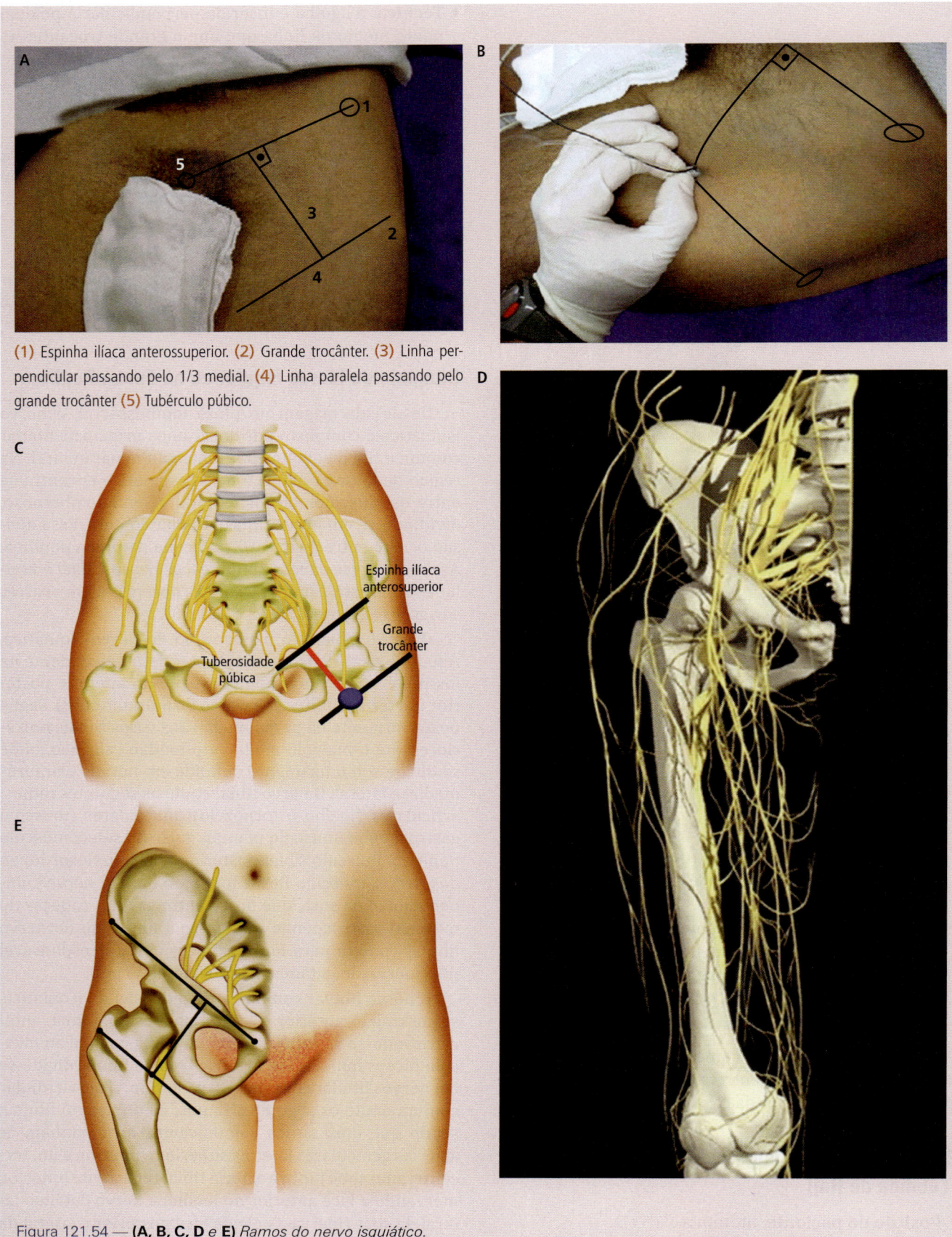

(1) Espinha ilíaca anterossuperior. (2) Grande trocânter. (3) Linha perpendicular passando pelo 1/3 medial. (4) Linha paralela passando pelo grande trocânter (5) Tubérculo púbico.

Figura 121.54 — (A, B, C, D e E) Ramos do nervo isquiático.

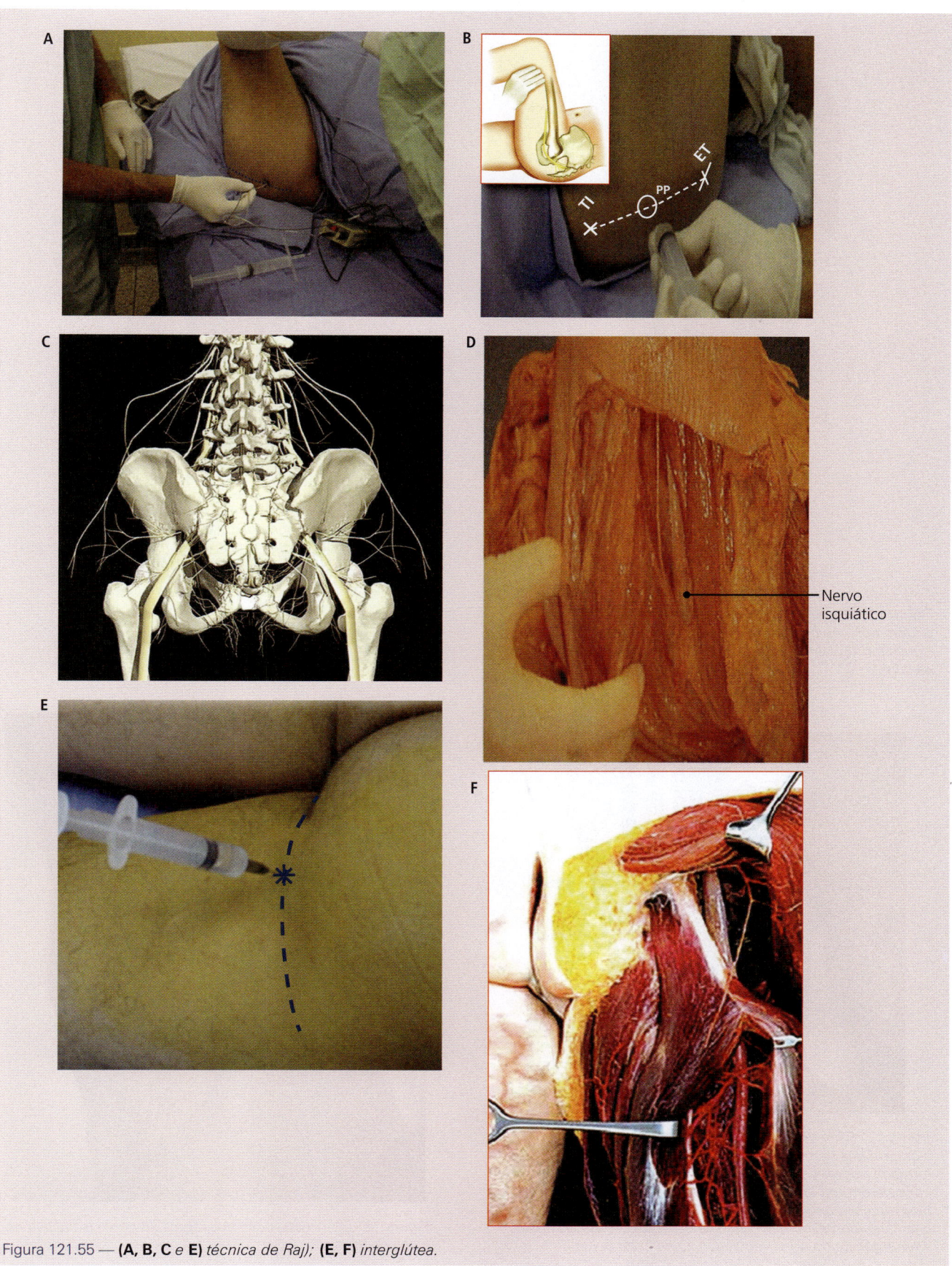

Figura 121.55 — **(A, B, C e E)** *técnica de Raj);* **(E, F)** *interglútea.*

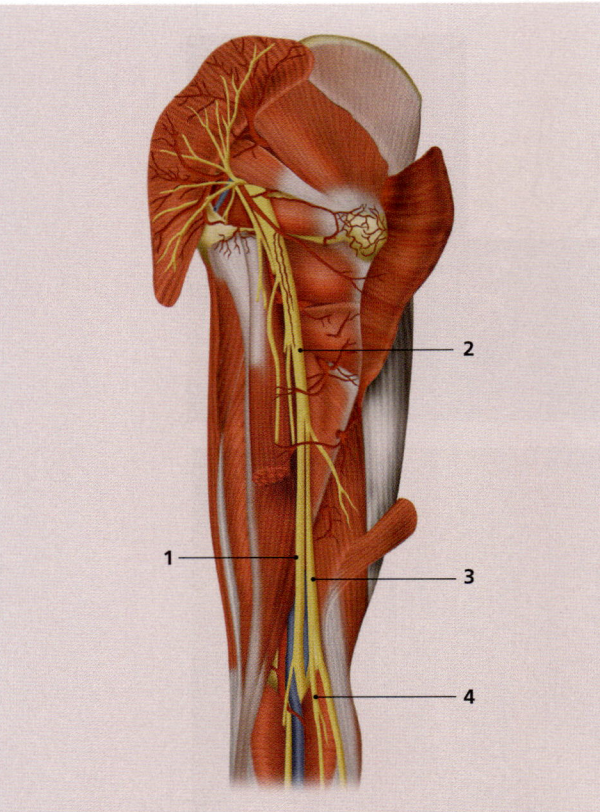

Figura 121.56 — *Ramos do nervo isquiático. Observa-se a origem dos nervos tibial e fibular.* **(1)** *Nervo tibial;* **(2)** *Nervo isquiático;* **(3)** *Nervo fibular comum;* **(4)** *Nervo cutâneo lateral da sura.*

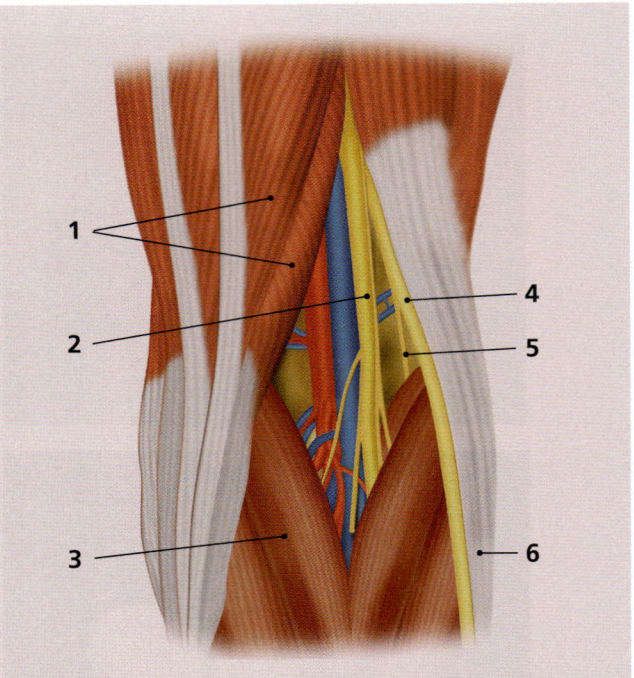

Figura 121.58 — *Ramos do nervo isquiático na fossa poplítea.* **(1)** *Músculo semimembranoso;* **(2)** *Nervo tibial;* **(3)** *Músculo gastrocnêmio;* **(4)** *Nervo fibular comum;* **(5)** *Nervo cutâneo lateral da sura;* **(6)** *Músculo bíceps femoral.*

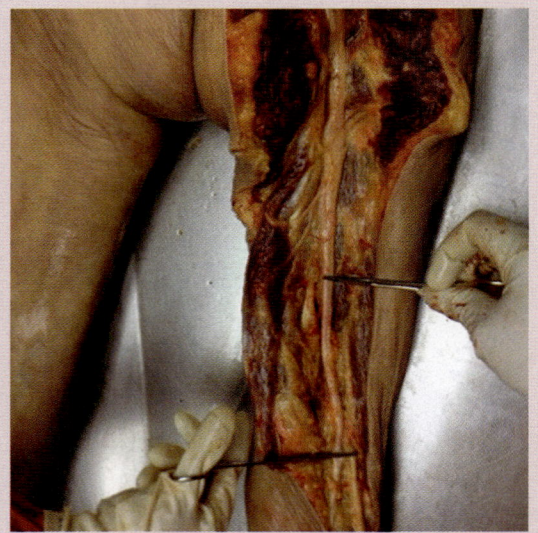

Figura 121.57 — *Ramos do nervo isquiático. Observa-se a origem dos nervos tibial e fibular O nervo isquiático é formado por raízes do plexo lombossacral (L_4-L_5, S_1, S_3) e consiste em um emaranhado de fibras nervosas que formam dois troncos principais: o nervo tibial e o fibular comum. Uma bainha epineural comum envolve essas duas divisões desde a emergência do nervo isquiático ao nível da pelve.*

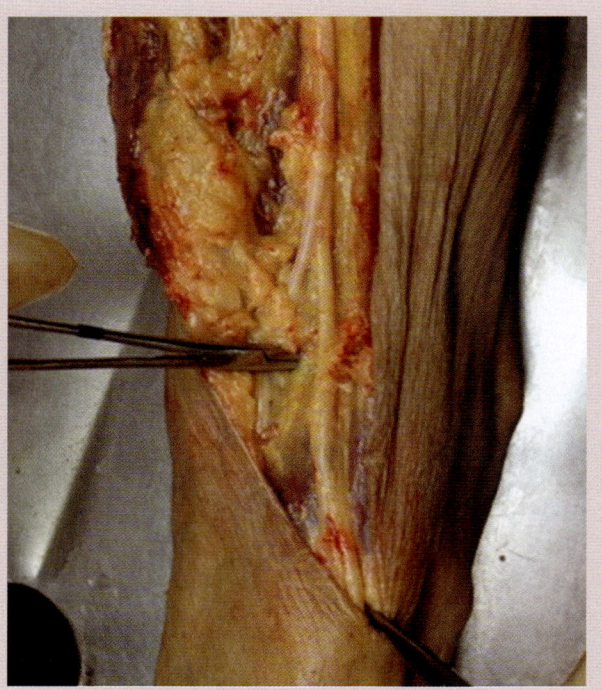

Figura 121.59 — *Dissecção dos ramos do nervo isquiático na fossa poplítea.*

O bloqueio dos nervos tibial e fibular na fossa poplítea pode ser feito pela técnica baseada em referências anatômicas com estimulador de nervo periférico ou guiado por ultrassom.

Técnica Baseada em Referências Anatômicas

Pontos de referência: triângulo formado pelo tendão do bíceps femoral lateralmente, tendão do músculo semimembranoso medialmente, prega poplítea e a bissetriz do ângulo superior deste triângulo.

- **Técnica:** a agulha é inserida em um ângulo de 45° a 60° em direção anterior e cefálica, 5 cm a 6 cm acima da prega poplítea, e 1 cm lateral à bissetriz do ângulo superior deste triângulo (Figura 121.60). Após introdução da agulha, busca-se a resposta motora até 0,3 mA a 0,4 mA do nervo isquiático, que pode ser diferente, dependendo da região do nervo estimulada pela ponta da agulha; nervo tibial: flexão plantar do pé e dos dedos do pé, contração do gastrocnêmio; nervo fibular comum: dorsoflexão ou eversão do pé e extensão dos dedos do pé, contração da musculatura anterior da perna. Lembrar que, muitas vezes, quando realizamos esta abordagem, o nervo já se encontra dividido. Assim, temos de ter em mente que o componente fibular encontra-se mais lateral enquanto o tibial é ligeiramente mais profundo e medial.
- **Fármacos anestésicos:** bupivacaína a 0,375% a 0,5%, com ou sem vasoconstritor; lidocaína a 1,5% a 2%, com ou sem vasoconstritor; ropivacaína 0,375% a 0,75%; novabupivacaína 0,375% a 0,5%.
- **Volume:** 20 mL, sendo 10 mL em cada componente do ramo do nervo isquiático (tibial e fibular).

A punção pode ser realizada pela via lateral. Neste caso a inserção da agulha é 5 cm a 6 cm acima da prega da articulação do joelho entre o tendão do bíceps femoral e do vasto lateral, permanecendo o paciente em decúbito dorsal horizontal. A tendência é a obtenção inicial da resposta fibular e à medida que introduzimos a agulha do nervo tibial (Figura 121.61).

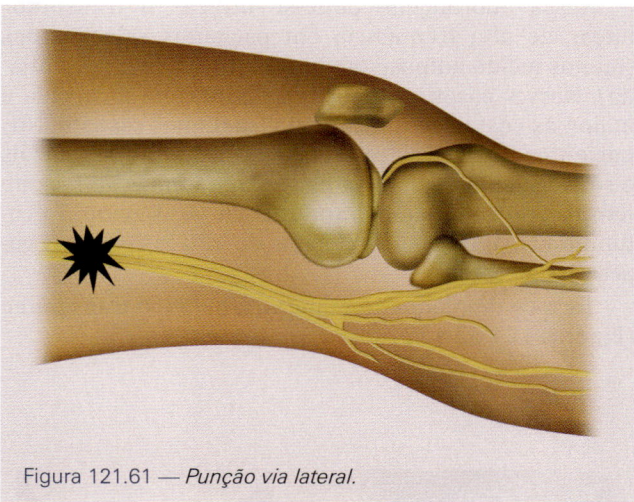

Figura 121.61 — *Punção via lateral.*

TÉCNICAS DE BLOQUEIO DO NERVO ISQUIÁTICO GUIADO POR ULTRASSONOGRAFIA

Abordagem Transglútea

Na região da prega glútea, o nervo isquiático é visualizado como uma estrutura hiperecogênica achatada, em formato fusiforme em uma profundidade média de

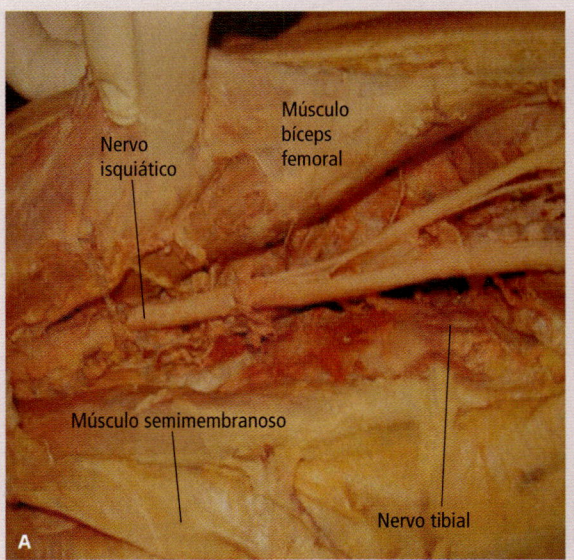
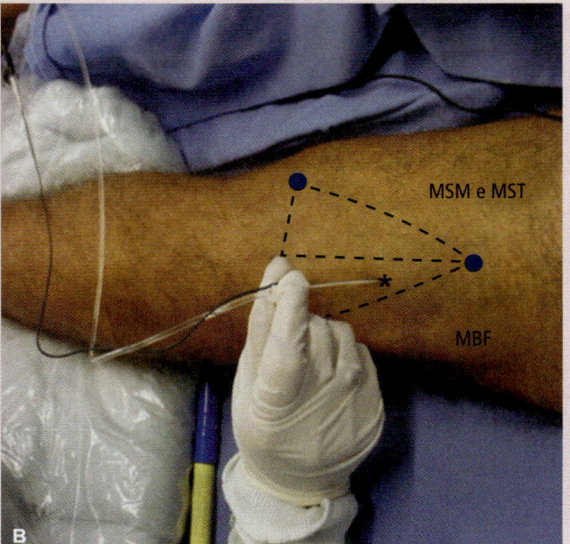

Figura 121.60 — **(A)** *Anatomia e* **(B)** *Punção via posterior.* **MBF:** *Músculo bíceps femoral;* **MSM:** *Músculo semimembranoso;* **MST:** *Músculo semitendíneo.*

4 cm a 6 cm. Assim, é prudente o uso de um transdutor curvilíneo de baixa frequência (2 MHz a 5 MHz) para obtenção de melhores imagens. Nesta região, o nervo isquiático encontra-se entre duas estruturas ósseas: o grande trocanter (lateral) e a tuberosidade isquiática (medial). Ainda, encontra-se encapsulado entre duas estruturas musculares bem definidas, o glúteo maior (anterior) e o quadrado femoral (posterior).

Nessa abordagem, pode-se utilizar o transdutor linear de alta frequência em pacientes selecionados (menos tecido adiposo ou musculatura não hipertrofiada). Nesses casos, a qualidade da imagem fornecida é maior, às custas de um campo visual mais restrito. Nos pacientes obesos, as referências ósseas são essenciais e só conseguimos obter a imagem de ambas ao mesmo tempo utilizando-se o trandutor curvo. Devido à profundidade, agulhas mais longas de 100 mm muitas vezes são necessárias.

Técnica de bloqueio no nervo isquiático transglúteo (Figuras 121.62 a 121.64):

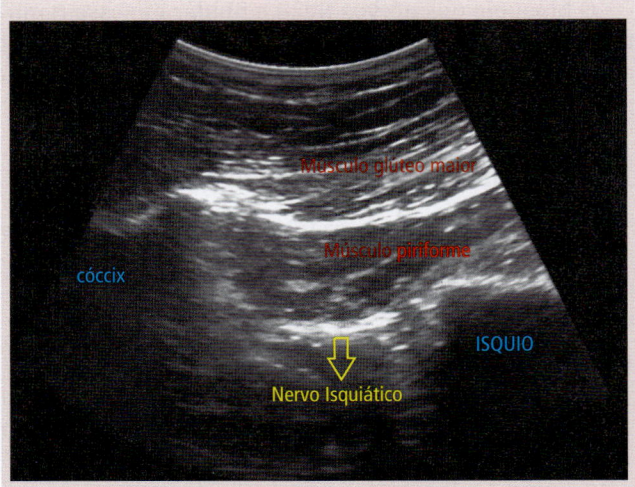

Figura 121.63 — *Abordagem glútea. Localização do nervo isquiático.*

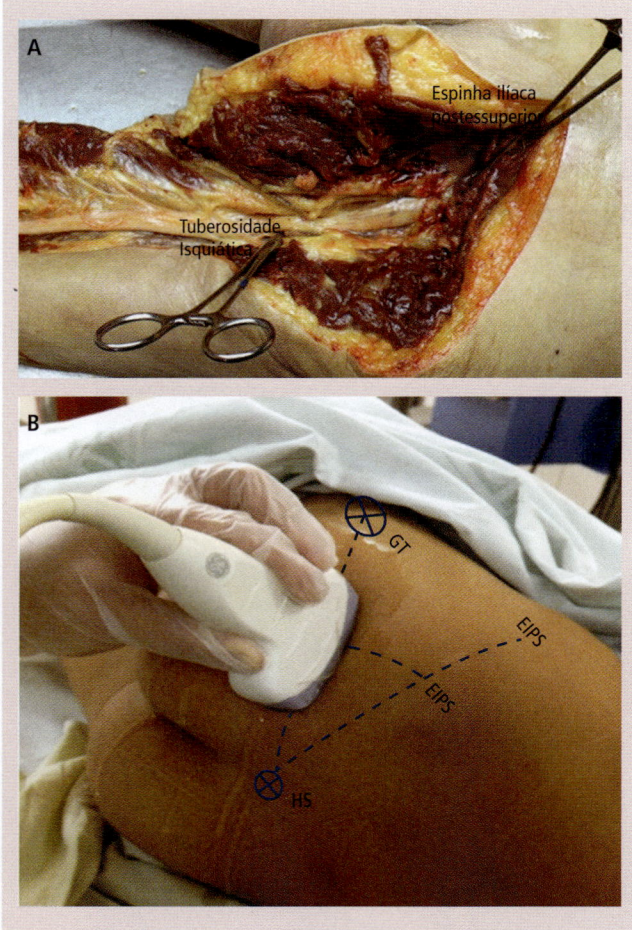

Figura 121.62 — **(A e B)** *Abordagem glútea. Marcação das referências e posição do probe.* **GT:** *Grande trocânter.* **EIPS:** *Espinha ilíaca Anterossuperior.* **HS:** *Hiato sacro.*

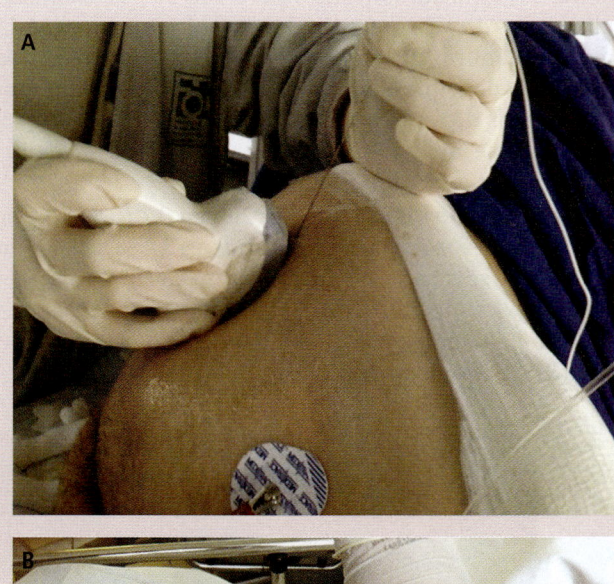

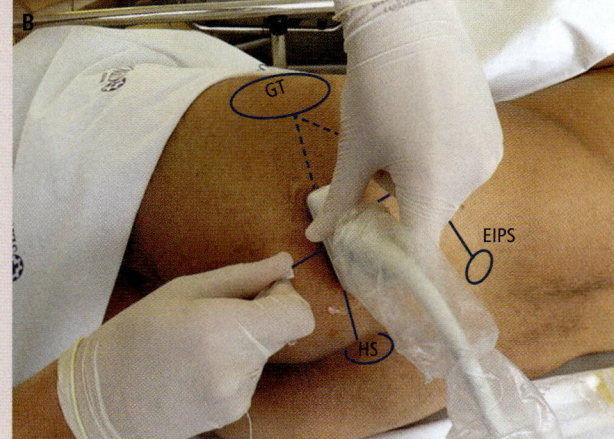

Figura 121.64 — **(A e B)** *Abordagem glútea. Introdução da agulha em plano e fora de plano.*

- **Posição do paciente:** o paciente deve ser posicionado em decúbito lateral com o lado a ser bloqueado para cima e flexão do quadril e joelhos. Importante observar a exposição da musculatura posterior da coxa e do pé a fim de visualizar a resposta motora decorrente da neuroestimulação.
- **Pontos de referência:** devem ser localizadas as referências anatômicas para o correto posicionamento do transdutor. A palpação das estruturas ósseas (grande trocanter e tuberosidade isquiática) devem ser realizadas e, se possível, demarcadas.
- **Técnica:** deve-se traçar uma linha, partindo do trocanter maior até a tuberosidade isquiática. Posiciona-se um transdutor curvilíneo de 2 MHz a 5 MHz no ponto médio dessa linha. Inicia-se a varredura do local, procurando identificar as estruturas ósseas, tuberosidade isquiática e trocanter maior, e as estruturas musculares glúteo máximo e quadrado femoral. O nervo isquiático aparece como uma estrutura hiperecogênica, de aspecto fusiforme lateral à tuberosidade isquiática, entre os músculos glúteo máximo e quadrado femoral. Uma vez identificadas as estruturas, uma agulha 22G de bisel curto é introduzida *in plane* com o transdutor de lateral para medial, atravessando a pele, o subcutâneo e o músculo glúteo máximo, até que a ponta da agulha esteja posicionada próxima ao nervo e a resposta motora seja elicitada. Uma abordagem *out of plane* também pode ser utilizada, porém cuidado deve ser tomado uma vez que a ponta da agulha não é visualizada. Em casos em que não se dispõe de agulhas longas, essa abordagem se torna uma boa opção, devido ao menor trajeto realizado pela agulha. Em caso de dúvida, é aconselhável associar um neuroestimulador e obter uma resposta específica do nervo isquiático. Aspiração cautelosa deve ser realizada antes da injeção e, com a dispersão do anestésico local, é possível confirmar a boa localização da agulha. Ao passo que ocorre a injeção, a visualização do nervo e seus limites se torna melhor, e reposicionamentos podem ser necessários para uma melhor dispersão ao redor do nervo. Importante não injetar caso haja resistência elevada (> 15 psi), pois pode ser indicativo de posicionamento intraneural da agulha.
- **Volume:** 15 mL a 20 mL da solução de anestésico local são utilizados.

Abordagem Subglútea

Na região subglútea, o nervo isquiático encontra-se entre os músculos semitendíneo e semimebranoso medialmente, e bíceps femoral lateralmente. Nessa altura, o isquiático passa a apresentar uma forma fusiforme, e o músculo glúteo máximo encontra-se mais delgado, o que facilita sua visualização em relação à região glútea. Na verdade, esta técnica é realizada poucos centímetros abaixo da abordagem glútea. Tem como vantagem o fato de que o nervo encontra-se mais superficial, facilitando sua identificação. Em contrapartida, o nervo cutâneo posterior da coxa já não mais se encontra na intimidade do nervo isquiático e, apesar da pouca importância, não é bloqueado nessa abordagem. Devido à grande musculatura adjacente, esta região favorece a implantação e à manutenção de cateteres para bloqueios contínuos, apesar das restritas indicações.

A técnica para realização guiada por ultrassonografia é a mesma para a abordagem transglútea. A diferença é que o escaneamento é feito abaixo da prega glútea. Nessa topografia, o nervo isquiático encontra-se a uma profundidade média de 3 cm a 5 cm. Importante salientar que deslocamento cranial ou caudal, e mesmos leves "*tilts*" ou aumento de pressão no transdutor devem ser feitos a fim de se obter uma imagem otimizada da estrutura nervosa. O local entre a prega glútea e o terço médio da coxa, onde a melhor imagem for obtida, é onde o bloqueio deve ser executado. Outra alternativa é começar o escaneamento a partir da fossa poplítea, onde o nervo é mais superficial, e deslocar o transdutor cranialmente, até a obtenção da imagem no nível infraglúteo. Geralmente é utilizado o transdutor curvo de baixa frequência (3 mHz a 5 mHz), porém, dependendo do paciente e da profundidade em que se encontra o nervo isquiático, o transdutor linear de alta frequência pode ser utilizado, de modo a otimizar ainda mais a qualidade da imagem (Figuras 121.65 e 121.66).

Abordagem por Via Anterior

A abordagem do nervo isquiático por via anterior é uma alternativa em pacientes selecionados, em que as técnicas posteriores não podem ser realizadas. O uso da ultrassonografia possui uma série de limitações, pois trata-se de bloqueio profundo (8 cm a 12 cm), próximo à estrutura óssea (pequeno trocanter) e que exige uma angulação de entrada da agulha quase perpendicular à pele, de maneira que uma abordagem *in plane* dificilmente resulta em boa visualização da agulha e de sua ponta. Por outro lado, a imagem ultrassonográfica nos permite a identificação dos músculos dos três planos fasciais da coxa. O nervo isquiático é observado como uma estrutura oval achatada entre o adutor magno e os *hamstrings* (bíceps femoral, e semitendíneo e semimembranoso), posteromedial ao trocanter menor do fêmur. Além disso, pode-se visualizar os vasos e o próprio nervo femoral, de modo a evitar estas estruturas e, com isso, complicações. Para facilitar a técnica, uma leve abdução e rotação externa do coxa podem ser feitas com o transdutor curvo de baixa frequência, posicionado na face anteromedial da coxa.

Para realização do bloqueio por via anterior, deve-se observar o que se segue:

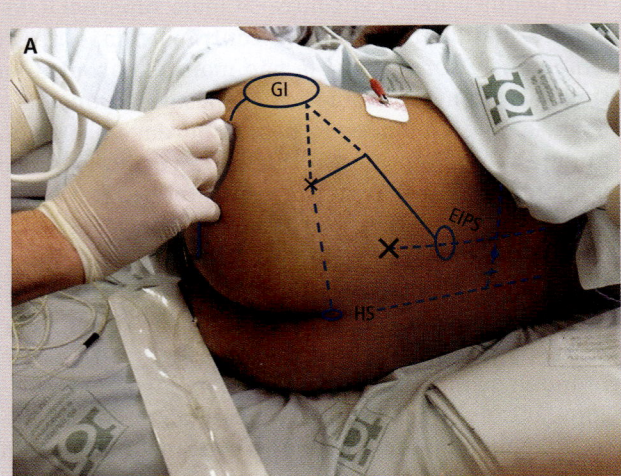

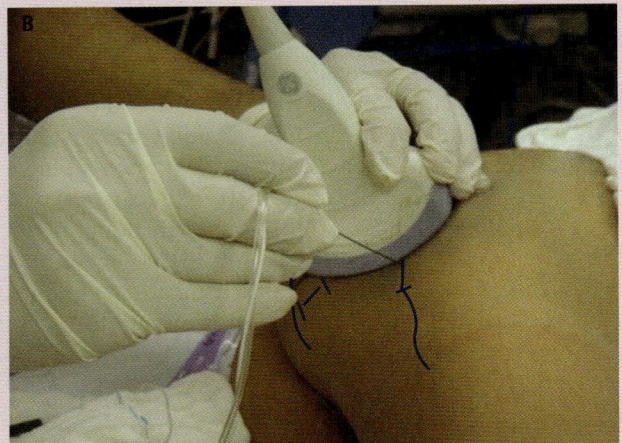

Figura 121.65 — **(A e B)** Abordagem subglútea. Marcação das referências e posição do probe e da agulha.

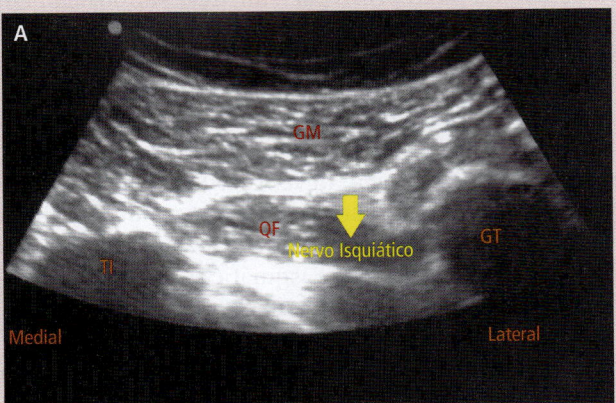

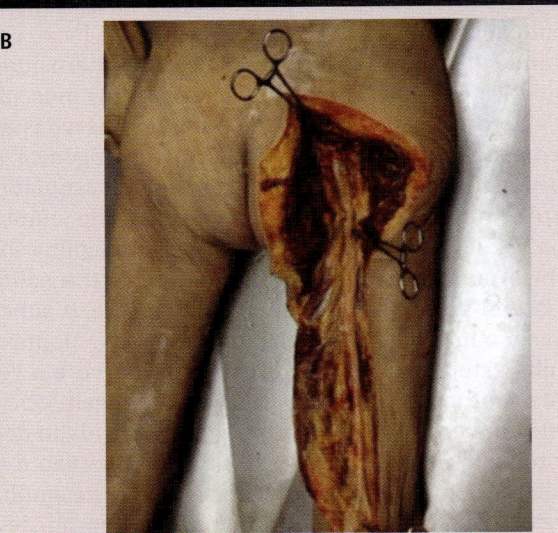

Figura 121.66 — **(A e B)** Abordagem subglútea. Corte transversal e localização do nervo isquiático. **(A) GT:** Grande trocânter. **TI:** Tuberosidade isquiática. **QF:** Músculo quadrado femoral. **GM:** Músculo glúteo maior.

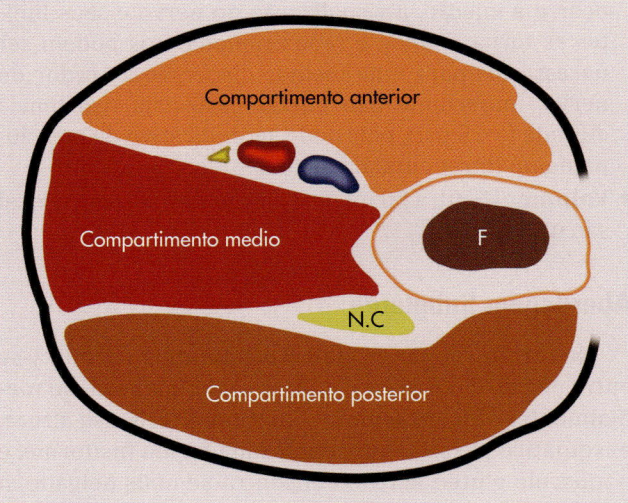

Figura 121.67 — Localização esquemática do nervo isquiático entre os compartimentos médio e posterior.

- **Posição do paciente:** o paciente deve ser posicionado em decúbito dorsal horizontal com ligeira rotação externa e abdução do membro a ser bloqueado; flexão leve do joelho e do quadril também facilitam a exposição.
- **Técnica:** após o preparo, posiciona-se um transdutor curvo de 2 MHz a 5 MHz, aproximadamente 8 cm abaixo da prega inguinal na face anteromedial da coxa, iniciando a varredura local, visando identificar os três planos fasciais da coxa, o trocanter menor do fêmur e o nervo isquiático "espremido" entre musculatura adutora e posterior da coxa (entre o segundo e terceiro plano muscular) (Figuras 121.67 a 121.69). O nervo isquiático pode ser confundido com estruturas musculares hipoecogênicas graças à anisotropia; assim, devem-se realizar leves mudanças na inclinação do transdutor, na tentativa de obter um corte transversal em um ângulo de 90º, destacando-o como uma estrutura hiperecogênica oval ou elíptica. O nervo pode estar posicionado

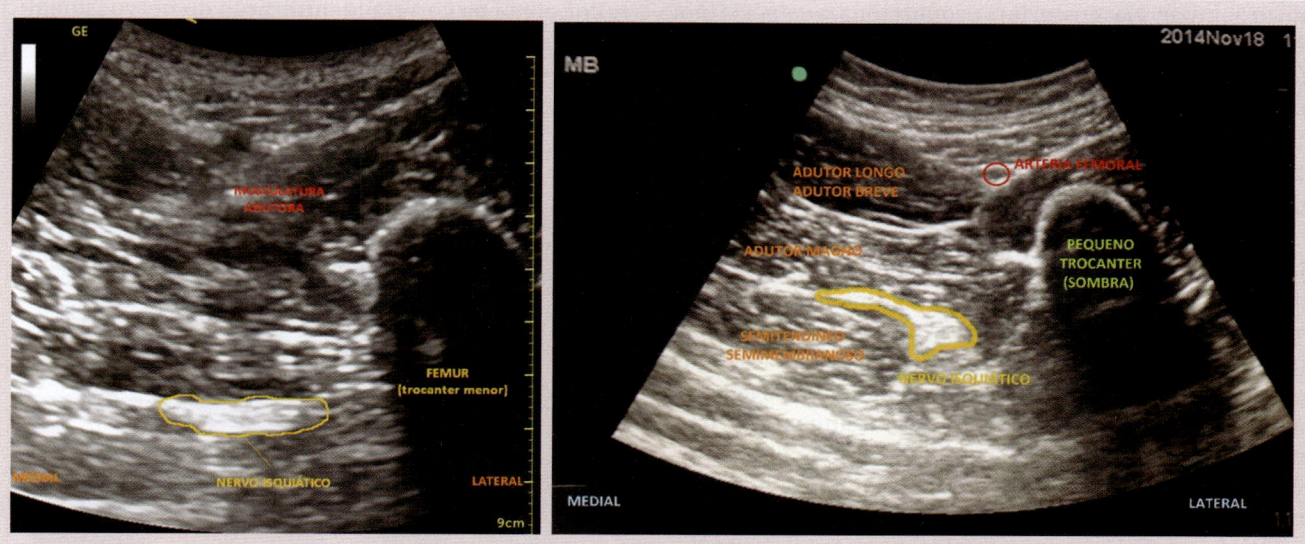

Figura 121.68 — *Abordagem anterior. Corte transversal na região anteromedial da coxa. Localização do nervo isquiático (sonoanatomia).*

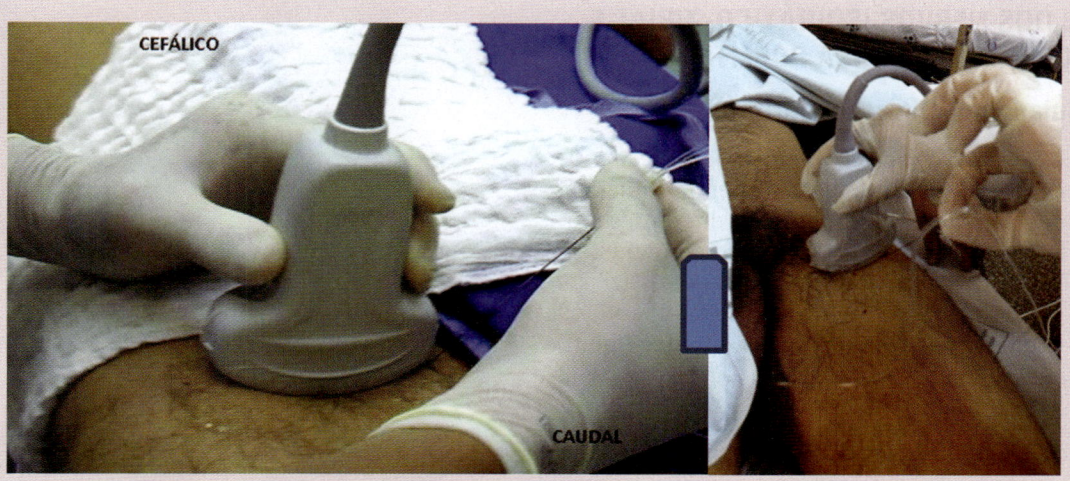

Figura 121.69 — *Abordagem anterior. Posição do* probe *e* Introdução da agulha.

atrás da sombra acústica do fêmur ou do trocanter menor. Assim, procura-se a imagem levando o transdutor um pouco mais distal ou medial, além da opção de aumentar a rotação externa e abdução do quadril. Com o nervo isquiático bem visualizado e demais estruturas identificadas, toma-se na mão dominante uma agulha de ponta romba 100-150 mm, introduzindo-a *in plane*, com o transdutor de medial para lateral, até que sua ponta esteja próxima ao nervo (Figura 51.19). A técnica *out of plane* também pode ser usada, e injeções fracionadas de 1 mL a 2 mL de anestésico podem ser feitas, a fim de se estimar a posição da ponta da agulha até que se encontre adjacente ao nervo. O uso do neuroestimulador é prudente. À medida que a ponta da agulha se aproxima da estrutura nervosa, a resposta motora é elicitada (para isso, deve-se expor o pé do paciente). Após aspiração, deve-se proceder injeção cautelosa de anestésico local e reposicionar a agulha, caso necessário. Importante não injetar, caso altas pressões sejam encontradas (> 15 psi), e realizar aspirações intermitentes durante a injeção.

- **Volume:** 15 mL a 20 mL da solução de anestésico local são utilizados para a realização desse bloqueio.

As indicações para esse bloqueio são analgesia complementar para cirurgia de quadril; analgesia complementar para cirurgia de joelho (inervação posterior); procedimentos na perna; cirurgias de tornozelo e pé (com exceção da porção medial, cuja inervação cutânea é feita pelo nervo safeno); associado ao bloqueio do plexo lombar via posterior, proporciona analgesia no fêmur, coxa, joelho, perna e pé; associado ao bloqueio do nervo femoral, proporciona analgesia do joelho, perna e pé.

São contraindicações: recusa do paciente, coagulopatia, infecção no local de punção, alergia aos anestésicos locais e lesão neurológica em evolução.

Dentre os eventos adversos, estão: lesão neurológica, pois o nervo isquiático em sua porção proximal (glútea, infraglútea) é mais profundo e possui mais tecido nervoso em relação ao tecido conectivo em sua constituição quando comparado à região poplítea; assim, o risco de lesões neurológicas inadvertidas é maior; intoxicação anestésica, pois as aspirações intermitentes antes das injeções são prudentes, uma vez que é um bloqueio que exige altos volumes; infecção local e sistêmica; hematoma perineural, por se tratar de um bloqueio periférico profundo, as mesmas recomendações quanto ao uso de anticoagulantes e bloqueios do neuroeixo devem ser seguidas.

BLOQUEIO DOS NERVOS ISQUIÁTICO, TIBIAL E FIBULAR COMUM NA FOSSA POPLÍTEA

Técnica Guiada por Ultrassonografia

A ultrassonografia da região poplítea permite identificar o momento exato da bifurcação do nervo isquiático. Com isso, pode-se realizar o bloqueio em diferentes momentos: antes da bifurcação, no momento da iminência da bifurcação (injeção subparaneural) ou após a divisão, havendo a possibilidade de bloquear seletivamente os dois ramos principais do nervo (fibular comum e tibial).

Para realização do bloqueio, deve-se observar o que se segue:

- **Posição do paciente:** o posicionamento do paciente pode ser feito de diversas formas: decúbito ventral horizontal (Figura 121.70), decúbito dorsal horizontal com o joelho ipsilateral ao bloqueio fletido em 90° graus (Figura 121.71) ou ainda com o paciente em decúbito lateral;
- **Técnica:** às vezes, é necessário inclinar o transdutor no sentido caudal para obter um corte transversal do nervo isquiático (uma vez que ele vem superficializando) permitindo sua visualização como uma estrutura ovalada hiperecogênica entre os músculos bíceps femoral (lateral) e semitendíneo e semimembranoso (medial) e acima do pulso da artéria poplítea (Figura 121.72). Após identificação das estruturas, procede-se à inserção da agulha *in plane* ou *out of plane* com o transdutor, até que sua ponta encontre-se próxima ao nervo. Na técnica *out of plane*, injeções fracionadas de 1 mL a 2 mL ajudam a estimar a posição da ponta da agulha. Injeta-se o anestésico local, verificando-se a dispersão ao redor do nervo. O uso do neuroestimulador ajuda na correta identificação do nervo isquiático (Figura 121.73).
- **Volume:** 15 mL a 20 mL.

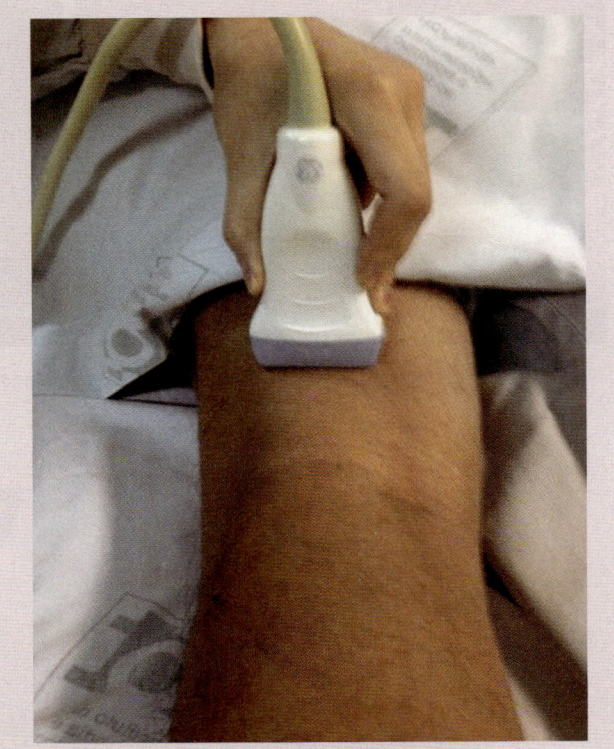

Figura 121.70 — *Paciente em decúbito ventral.*

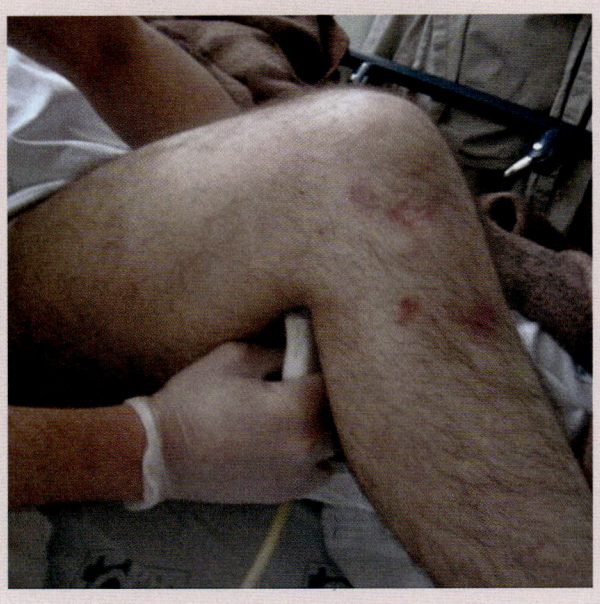

Figura 121.71 — *Paciente em decúbito dorsal horizontal.*

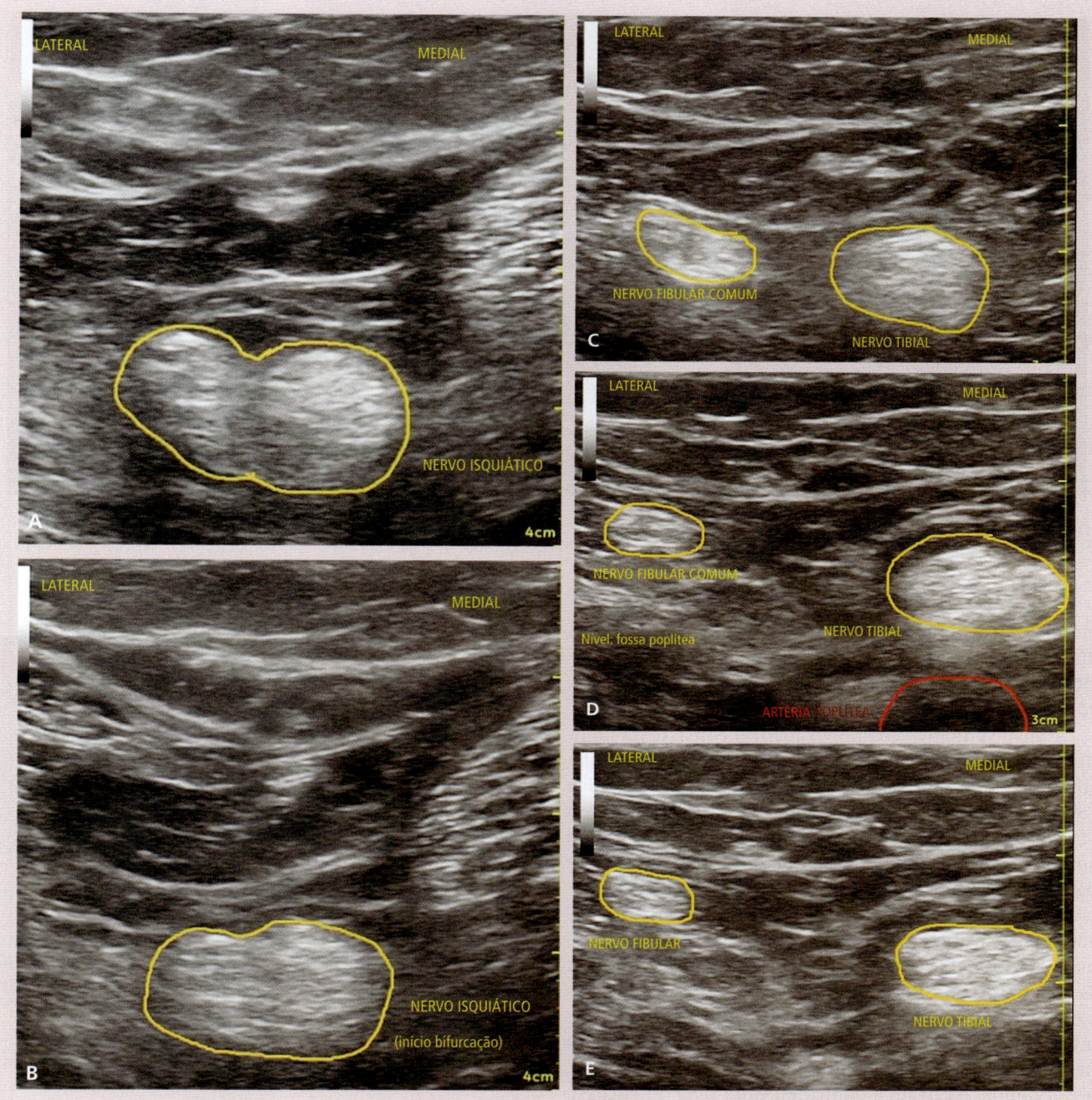

Figura 121.72 — *Identificação do nervo inquiático e sua divisão em seus ramos tibial e fibular.* **(A)** *Imagem do nervo isquiático;* **(B)** *Imagem do nervo isquiático dividindo.* **(C)** *Imagem dos ramos do nervo isquiático (fibular e tibial);* **(D)** *Imagem do nervo isquiático dividido e da artéria poplítea;* **(E)** *Imagem dos nervos fibular e tibial superficial.*

Bloqueio do nervo isquiático na fossa poplítea guiado por ultrassonografia – abordagem subparaneural

Durante todo seu trajeto na região posterior da coxa, o nervo isquiático é envolto por uma bainha de tecido conjuntivo, que serve como uma espécie de barreira protetora. Na fossa poplítea, essa bainha continua revestindo o nervo durante sua divisão em seus dois ramos principais fibular comum e tibial, de modo que, em determinado momento, na iminência da bifurcação, ela se torna comum aos dois nervos. Com isso, temos um reparo anatômico favorável à deposição do anestésico local, de forma que uma injeção única dentro dessa bainha promove o

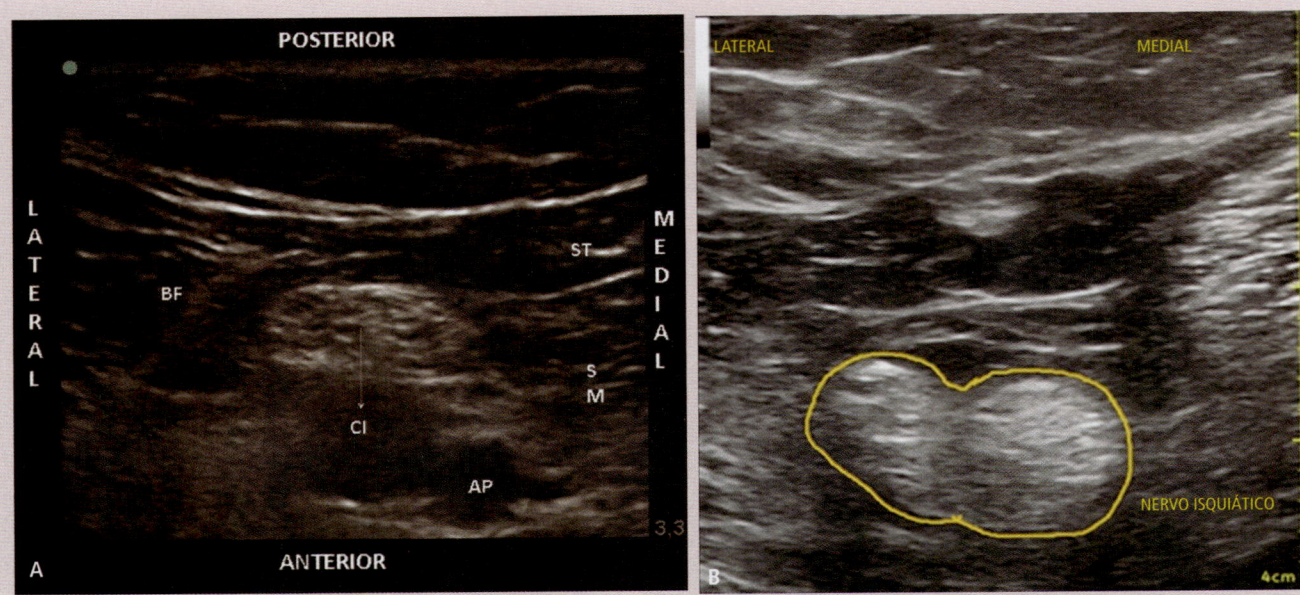

Figura 121.73 — **(A e B)** Identificação do nervo isquiático na fossa poplítea. **CI:** nervo isquiático; **BF:** músculo bíceps femoral; **ST:** músculo semitendíneo; **SM:** músculo semimembranoso; **AP:** artéria poplítea.

bloqueio dos ramos tibial e fibular comum por meio da dispersão do anestésico. Importante salientar que esta injeção é totalmente extraneural, respeitando a barreira do epineuro (membrana externa da fibra nervosa).

A técnica de injeção subparaneural consiste na identificação da bifurcação do nervo isquiático e da bainha comum, que aparece como uma linha hiperecogênica revestindo suas divisões. A agulha é introduzida *out of plane* no sentido caudal para cranial até que a ponta da agulha perfure esta bainha e fique posicionada entre os dois ramos do nervo isquiático. Após aspiração, procede-se à injeção do anestésico local (10 mL a 20 mL), observando-se a dispersão bilateral, primeiramente afastando os nervos e então revestindo-os. Vale lembrar que, por se tratar de uma injeção extraneural, pode-se não encontrar estímulo motor quando utilizamos o neuroestimulador, já que a ponta da agulha não toca a estrutura nervosa. Ainda, mesmo sendo uma injeção extraneural, observamos, na prática clínica elevada taxa de sucesso com redução da latência e do índice de complicações (Figuras 121.74 a 121.77).

Bloqueio seletivo dos nervos tibial e fibular comum

Em relação à fossa poplítea, após a bifurcação completa do nervo isquiático, existe a possibilidade de bloqueio seletivo de cada um de seus dois ramos principais. De acordo com a conveniência ou preferência pessoal do anestesiologista, ambos os ramos podem ser bloqueados em uma única punção, preferencialmente com a introdução da agulha *in plane* com o transdutor linear.

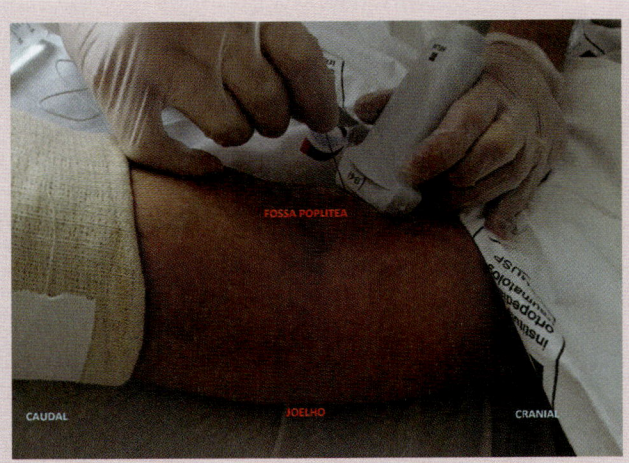

Figura 121.74 — *Inserção da agulha **out of plane** de caudal para cranial.*

A técnica *in plane* para realizar o bloqueio seletivo dos nervos tibial e fibular comum consiste em (Figuras 121.78 a 121.80):

♦ posicionar o transdutor linear cerca de 5 cm a 10 cm acima da prega poplítea no sentido transversal. Identificar o pulso da artéria poplítea. Acima na artéria (em uma posição anatomicamente posterior), encontramos uma estrutura hiperecogênica ovalada, que pode ser o nervo tibial ou o próprio nervo isquiático ainda não dividido. Para termos certeza, deve-se sempre deslizar o transdutor no sentido cranial e observar se uma estrutura hiperecogênica, também ovalada mas

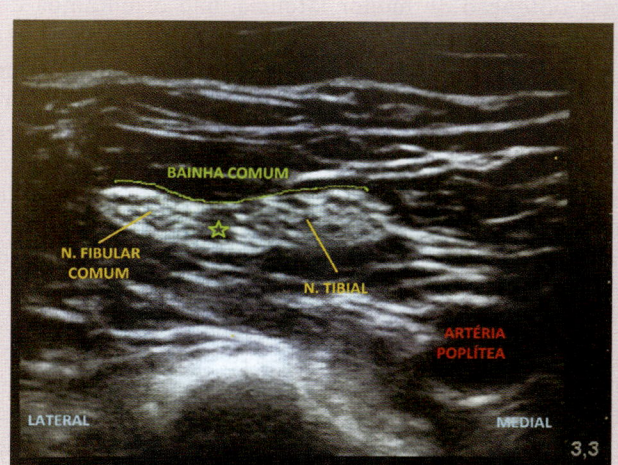

Figura 121.75 — Nervo isquiático na fossa poplítea e a iminência de sua bifurcação. Notar a bainha comum revestindo os dois ramos (linha hiperecogênica destacada em verde). Entre os dois ramos, encontra-se o local a ser depositado o anestésico local (estrela).

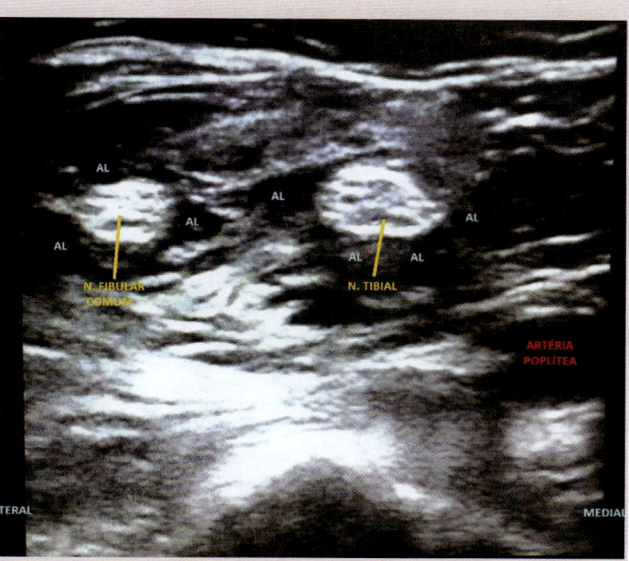

Figura 121.77 — Aspecto final da dispersão do anestésico local (AL) ao redor dos nervos tibial e fibular comum totalmente separados após a completa divisão do nervo isquiático.

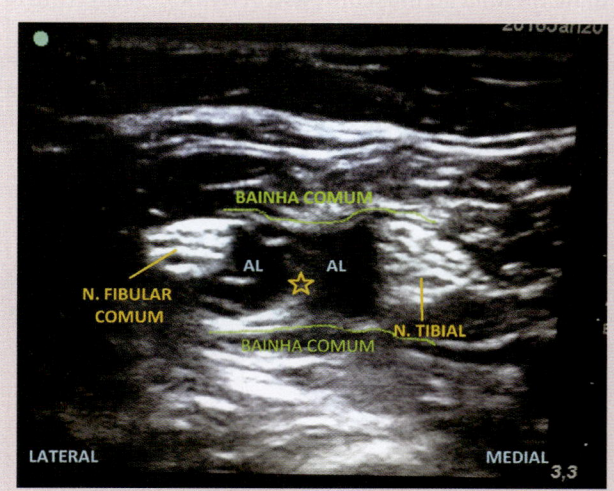

Figura 121.76 — Dispersão do anestésico local (AL) abaixo da bainha comum. Observar a dispersão para ambos os ramos do nervo isquiático, promovendo o afastamento deles. A estrela em amarelo denota a posição estimada da ponta da agulha.

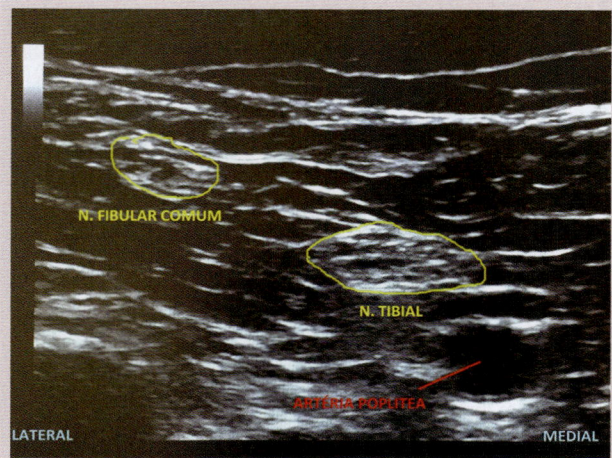

Figura 121.78 — Imagem ultrassonográfica do nervo isquiático dividido na região poplítea. Observar o maior diâmetro do nervo tibial e sua íntima relação com a artéria poplítea. Já o nervo fibular comum aparece como uma estrutura hiperecogênica mais lateral e superficial, de menor diâmetro e facilmente confundível com os tecidos adjacentes.

de menor diâmetro (nervo fibular comum), se funde à imagem previamente obtida. Vale lembrar que o nervo fibular comum é mais superficial e lateral ao nervo tibial e à artéria poplítea.

Identificando, então, as duas divisões principais do nervo isquiático, deslizamos o transdutor no sentido caudal, em direção à prega poplítea, até que possamos observar os dois componentes bem separados (tibial mais profundo, maior e em relação íntima com a artéria poplítea, e o fibular comum menor, mais superficial e mais lateral, confundindo-se com os tecidos subjacentes).

Caso o intuito seja bloquear individualmente cada ramo, introduzimos a agulha de lateral para medial *in plane* com o transdutor. O nervo fibular comum é bem superficial, então é facilmente alcançado pela agulha que entra praticamente paralela à prega poplítea. Por isso, deve-se ter cautela e, se possível, utilizar o neuroestimulador associado para evitar lesões. Já o nervo tibial pode ser alcançado na mesma punção, angulan-

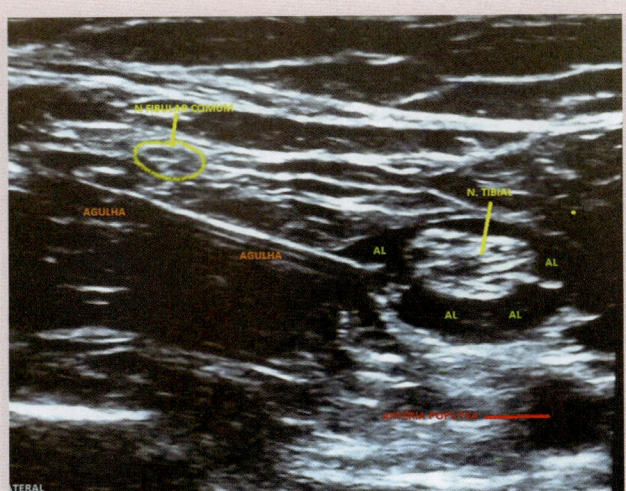

Figura 121.79 — *Bloqueio seletivo do nervo tibial com a agulha introduzida in plane de lateral para medial. Notar que a injeção é realizada perineural com dispersão do anestésico local (AL) ao redor do nervo, sem que a estrutura nervosa seja danificada.*

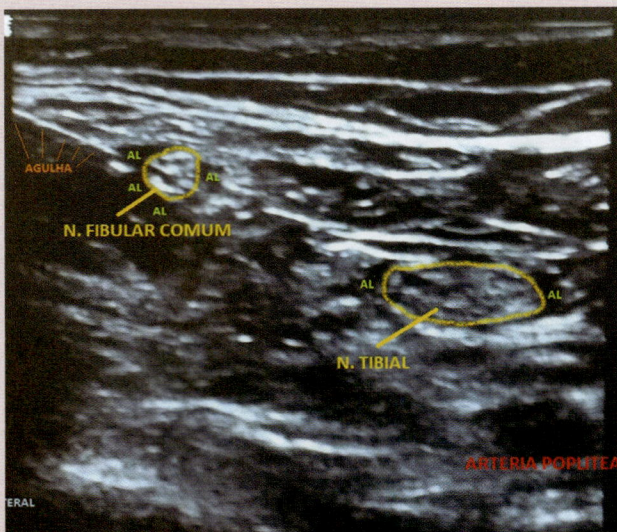

Figura 121.80 — *Bloqueio do nervo fibular comum. Notar a posição superficial do nervo (quase subcutâneo) e a agulha introduzida praticamente paralela à pele. À medida que o anestésico local (AL) é injetado, a estrutura nervosa se destaca dos tecidos adjacentes. Observar que o AL previamente injetado ao redor do nervo tibial já se dispersou e o halo ao redor do nervo é menos perceptível.*

do-se a agulha, a fim de atingir a estrutura que se encontra mais profunda. Importante lembrar que caso resistência seja encontrada durante a injeção, o reposicionamento da agulha pode ser desejável, para se evitarem injeções intraneurais. Além disso, apesar de alguns autores descreverem injeções intraneurais propositais para obtenção de menor latência, não orientamos tal procedimento, mas sim injeções perineurais.

Injetar 5 mL a 10 mL da solução anestésica ao redor de cada um dos nervos. Observar que não há necessidade de múltiplos redirecionamentos de agulha, para obter a dispersão do anestésico local ao redor de todo o nervo (sinal do halo ou "*donut*"). Uma única injeção dentro da bainha que reveste cada nervo acaba promovendo naturalmente a dispersão do anestésico, desde que um volume suficiente seja utilizado.

Cirurgias da perna e cirurgias do pé são as indicações, e a associação com o bloqueio do nervo femoral ou safeno promove anestesia ou analgesia total abaixo do joelho.

BLOQUEIOS ABAIXO DO JOELHO

Bloqueio do Nervo Safeno

- **Posição do paciente:** decúbito dorsal.
- **Pontos de referência:** tuberosidade da tíbia, bordo interno do músculo gastrocnêmio (Figura 121.81).
- **Técnica:** infiltração da pele e subcutâneo da tuberosidade da tíbia ao músculo gastrocnêmio, com 10 mL de anestésico local.
- **Ultrassonografia:** este bloqueio também pode ser realizado guiado pela ultrassonografia. O nervo aparece como uma imagem hiperecogênica medial à veia safena (Figura 121.82).

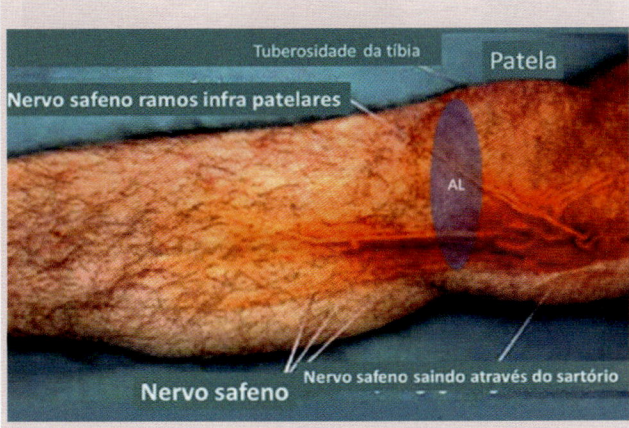

Figura 121.81 — *Aspecto anatômico do nervo safeno abaixo do joelho.*

Bloqueio do Nervo Fibular Comum

O nervo fibular comum pode ser bloqueado abaixo do joelho em seu trajeto anterior pelo colo da fíbula antes de se dividir em seus ramos principais (Figura 121.83). Nesta região, pode-se utilizar o neuroestimulador, buscando a resposta típica do nervo fibular (dorsiflexão e eversão do

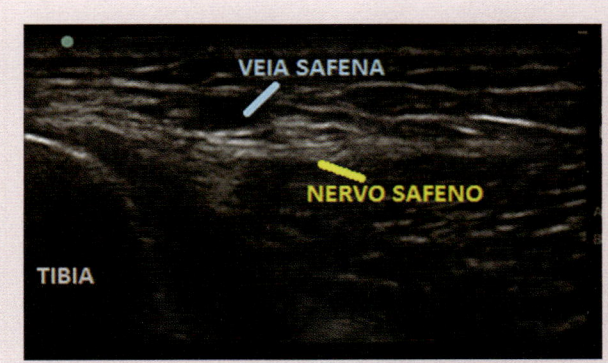

Figura 121.82 — *Aspecto ultrassonográfico do nevo safeno abaixo da patela. Nessa imagem, o nervo localiza-se medial à veia safena e à tíbia.*

pé). Deve-se ter cuidado, pois o nervo fibular é bastante superficial e pode ser facilmente lesado nessa abordagem, uma vez que passa na intimidade do osso (colo da fíbula).

BLOQUEIO DOS NERVOS NA REGIÃO DO TORNOZELO

São cinco os nervos (pentabloqueio) responsáveis pela inervação sensitiva do pé: tibial, safeno, fibular superficial, fibular profundo e sural. O conhecimento da área de inervação de cada um é essencial para o sucesso do bloqueio. A região do pé tem inervação sensitiva bastante complexa, por isso esses bloqueios têm grande indicação para analgesia pós-operatória (Figuras 121.84 e 121.85).

Nervo Tibial

O nervo tibial é o único dos cinco nervos do pé que tem resposta motora em relação ao tornozelo.

- **Posição do paciente:** decúbito dorsal.
- **Pontos de referência:** maléolo medial, tendão calcâneo e pulso da artéria tibial.
- **Técnica:** palpação do pulso da artéria tibial posterior ao maléolo medial. A agulha é inserida com um leve direcionamento posterior entre o pulso da artéria e o tendão calcâneo. Busca-se a resposta motora típica do nervo tibial: flexão plantar e dos dedos do pé. Injeção de 5 mL de anestésico local (Figura 121.86).

Nervo Fibular Profundo (Nervo Tibial Anterior)

- **Posição do paciente:** decúbito dorsal.
- **Pontos de referência:** tendão dos extensores do pé, lateral à artéria tibial anterior (pediosa), na articulação tibiotalar do pé.
- **Técnica:** punção na articulação entre a musculatura dos extensores do pé ou lateral à artéria pediosa. A agulha deve chegar até o periósteo e recuar com cuidado introduzindo 5 mL de anestésico local em cada lado da artéria (Figura 121.87).

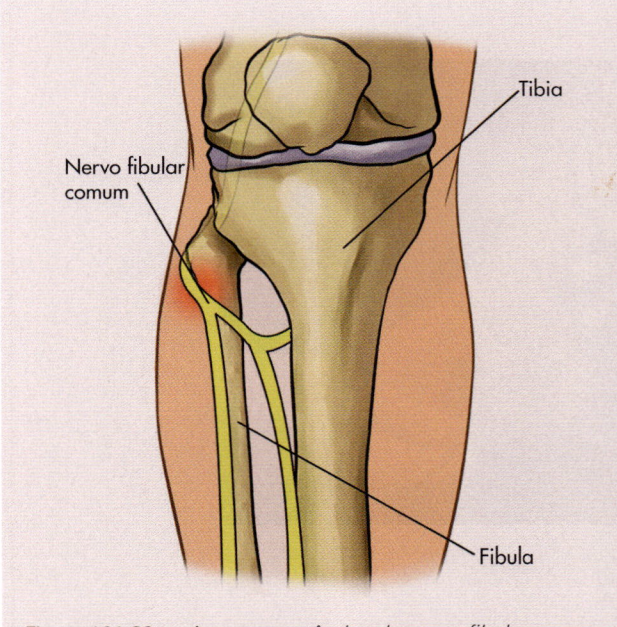

Figura 121.83 — *Aspecto anatômico do nervo fibular comum na região do colo da fíbula.*

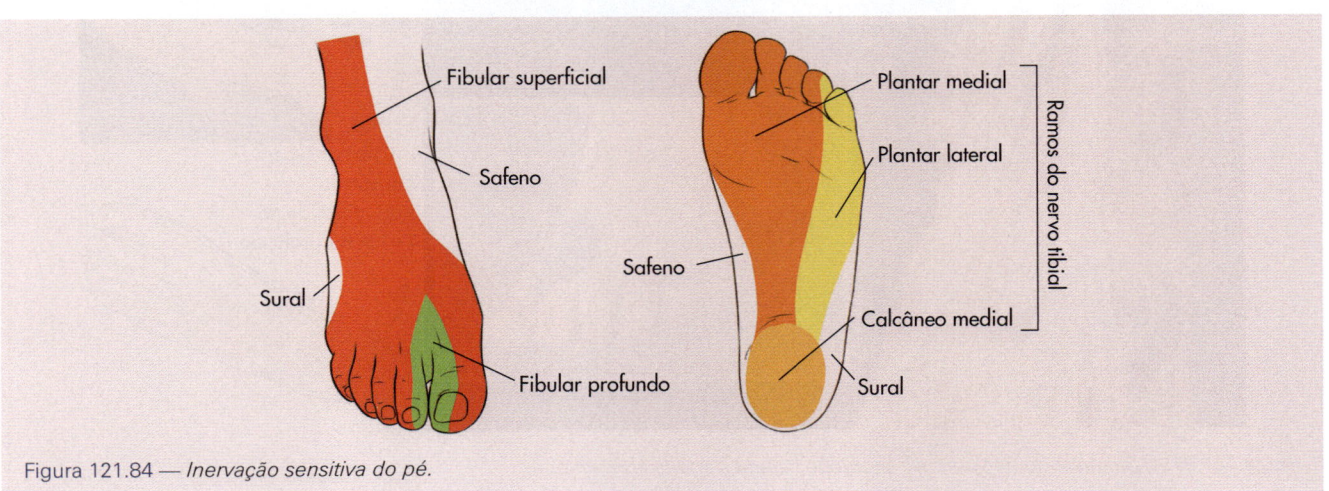

Figura 121.84 — *Inervação sensitiva do pé.*

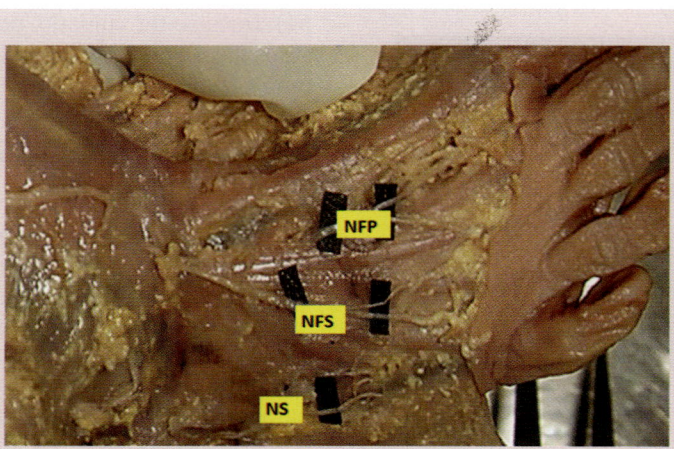

Figura 121.85 — *Aspecto anatômico da inervação sensitiva do dorso do pé.* **NS:** *nervo sural;* **NFS:** *nervo fibular superficial;* **NFP:** *nervo fibular profundo.*

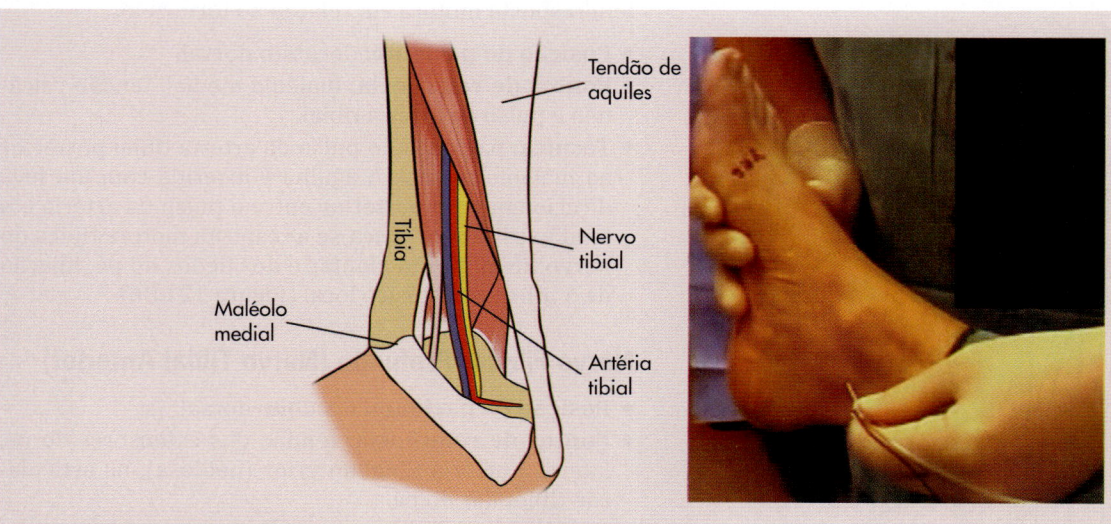

Figura 121.86 — *Bloqueio do nervo tibial acima do maléolo medial.*

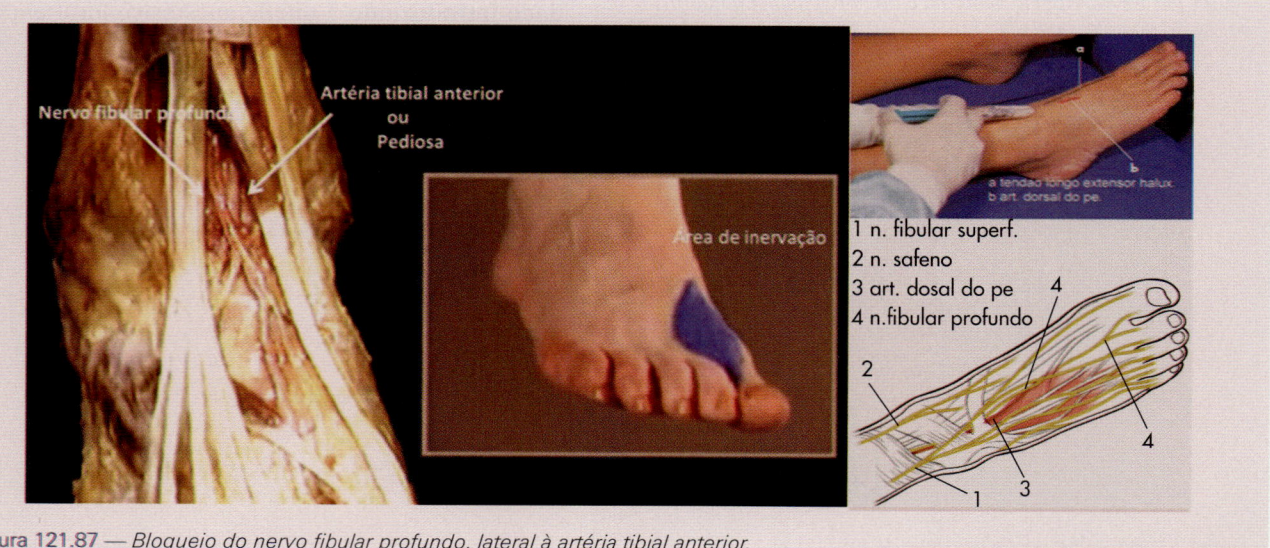

Figura 121.87 — *Bloqueio do nervo fibular profundo, lateral à artéria tibial anterior.*

Nervo Fibular Superficial e Sural

- **Posição do paciente:** decúbito dorsal.
- **Técnica:** infiltração subcutânea a partir do maléolo lateral até a crista da tíbia para o nervo fibular superficial e do maléolo lateral ao tendão calcâneo para o nervo sural. Injeta-se cerca de 5 mL de anestésico local em cada punção (Figuras 121.88 e 121.89).

Nervo Safeno

- **Posição do paciente:** decúbito dorsal.
- **Pontos de referência:** veia safena e maléolo medial.
- **Técnica:** infiltração subcutânea de 2 mL a 4 mL, 4 cm acima do maléolo medial ao redor da veia safena (Figura 121.90).

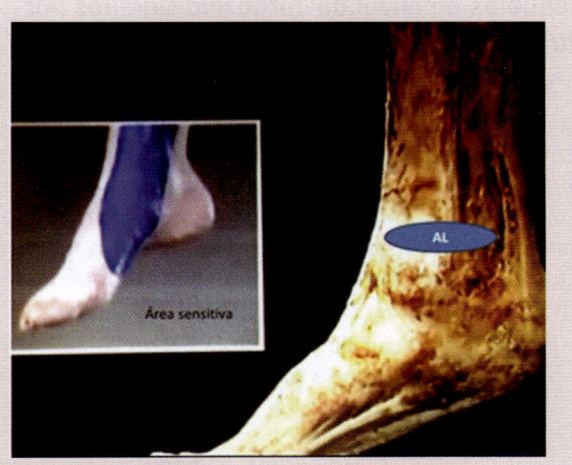

Figura 121.90 — *Nervo safeno: área sensitiva e área de bloqueio acima do maléolo medial com infiltração subcutânea ao redor da veia.*

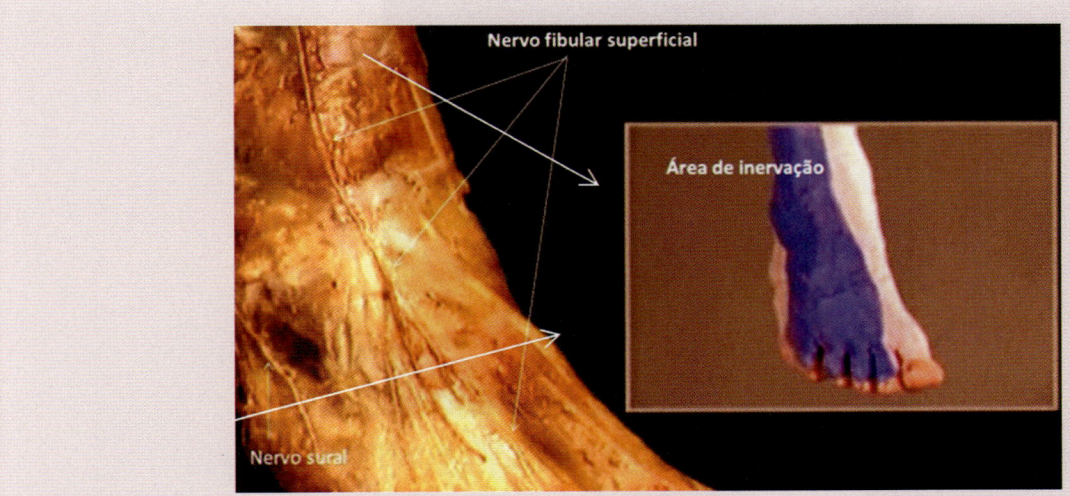

Figura 121.88 — *Nervo fibular superficial e sural.*

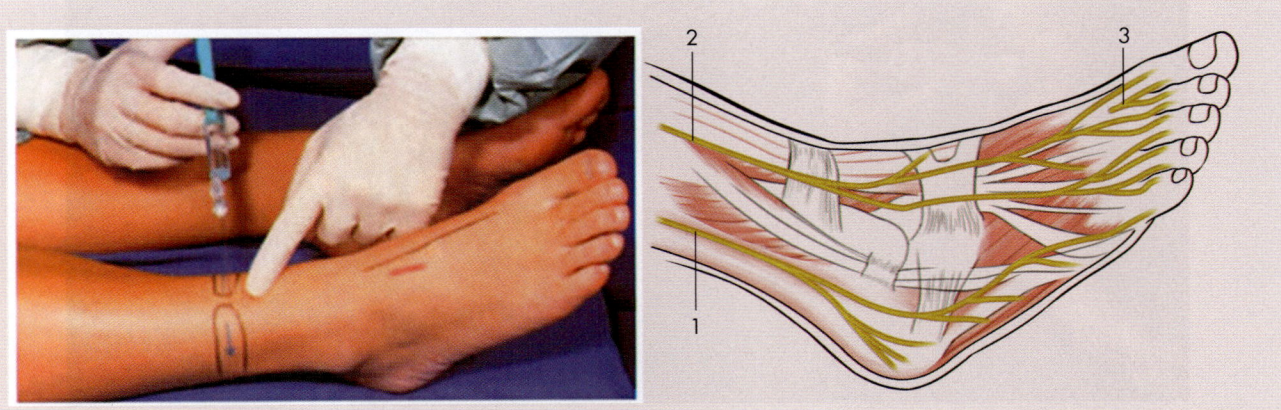

Figura 121.89 — *Bloqueio do nervo fibular superficial e sural, com infiltração subcutânea.* **(1)** *Nervo sural;* **(2)** *nervo fibular superficial;* **(3)** *nervo fibular profundo.*

Bloqueios ao Nível do Tornozelo Guiados por Ultrassonografia

Os bloqueios guiados por ultrassonografia nesta região tomaram um novo impulso, pois a visualização direta das estruturas nervosas permite a execução de bloqueios eficientes com redução de volume de anestésico local. Vale lembrar que o uso do neuroestimulador nessa região se limita ao bloqueio do nervo tibial, pois todos os demais apresentam apenas componentes sensitivos (Figuras 121.91 a 121.100).

Para a realização destes bloqueios, deve-se: realizar os bloqueios de maneira ergonômica, otimizando sempre a posição do paciente, anestesiologista e do aparelho; iniciar com o bloqueio do nervo tibial, pois, além de mais calibroso, tem uma inervação sensitiva ampla (planta do pé e tendão calcâneo) com tempo de latência maior; mover o transdutor no sentido craniocaudal ou medial-lateral, além da realização de pequenos "*tilts*", para se obter a melhor imagem; injetar vagarosamente 2 mL a 3 mL de anestésico local ao redor de cada nervo e, às vezes, o nervo tibial requer um volume maior, mas raramente acima de 5 mL; ao identificar os vasos venosos, procurar não realizar pressão excessiva com o transdutor, pois os mesmos são referências anatômicas importantes e podem colabar, dificultando sua identificação.

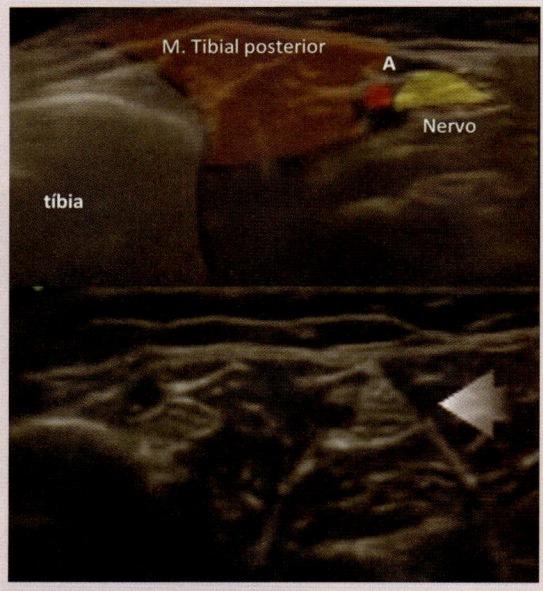

Figura 121.91 — *Nervo tibial e sua localização posterior ao pulso da artéria tibial e anterior ao tendão calcâneo.*

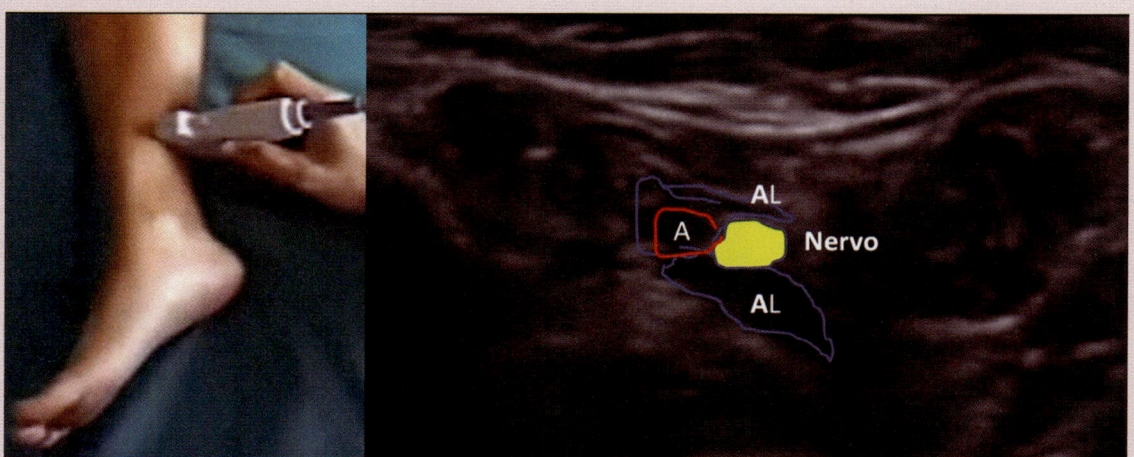

Figura 121.92 — *Técnica de escaneamento do nervo tibial, acima do maléolo medial, após a injeção de 3 mL de anestésico local (AL) ao redor do nervo.*

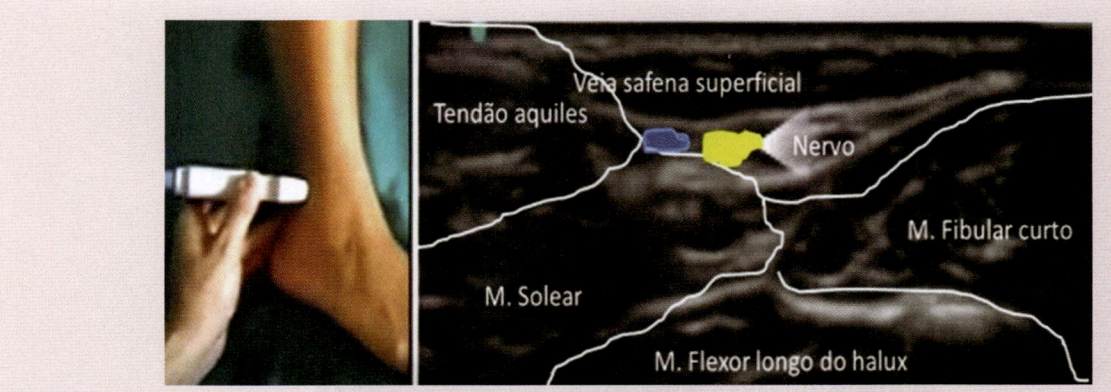

Figura 121.93 — *Nervo sural: escaneamento acima do maléolo lateral tendo como referência a veia safena superficial.*

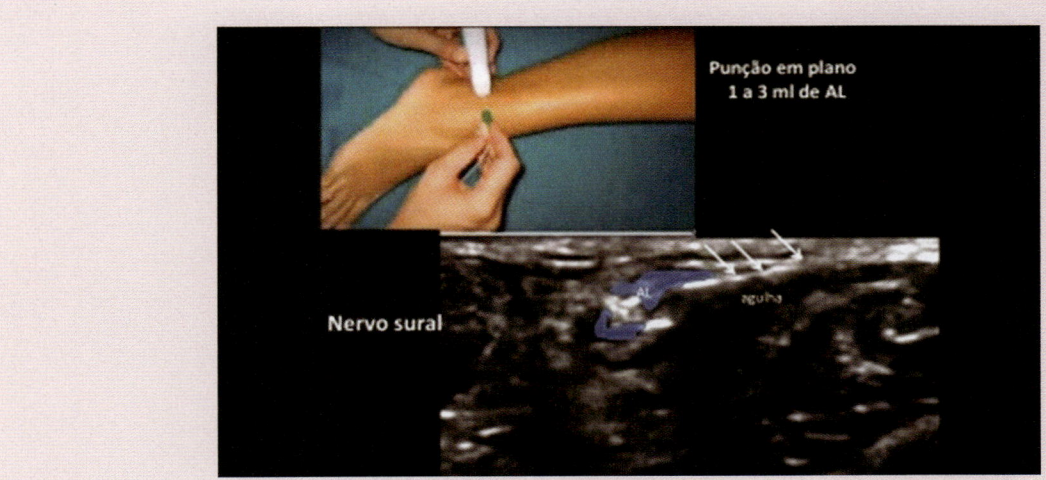

Figura 121.94 — *Bloqueio do nervo sural com inserção da agulha em plano, de medial para lateral.*

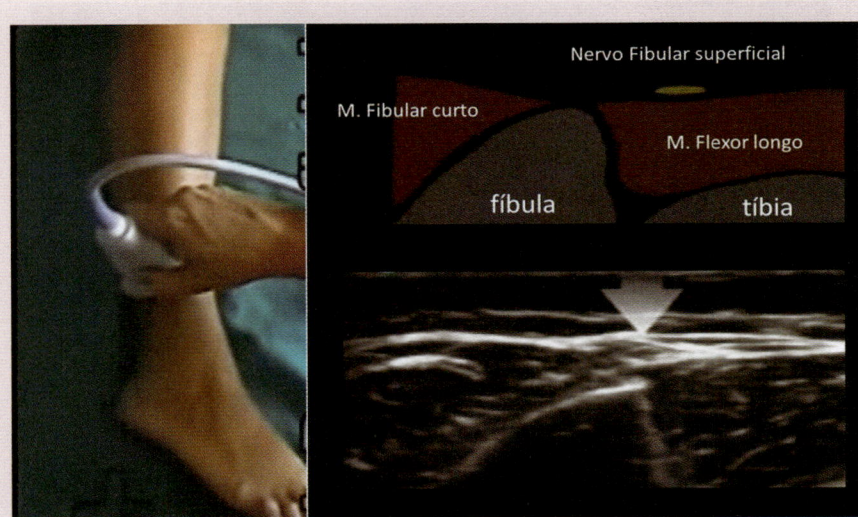

Figura 121.95 — *Bloqueio do nervo fibular superficial, acima do maléolo lateral, medial à fíbula e acima do músculo flexor longo.*

Bloqueios Periféricos dos Membros Inferiores **1909**

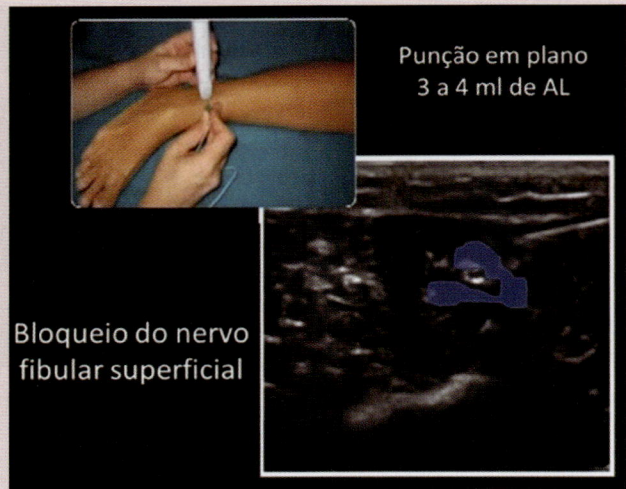

Figura 121.96 — *Bloqueio do nervo fibular superficial om inserção da agulha em plano de medial para lateral.*

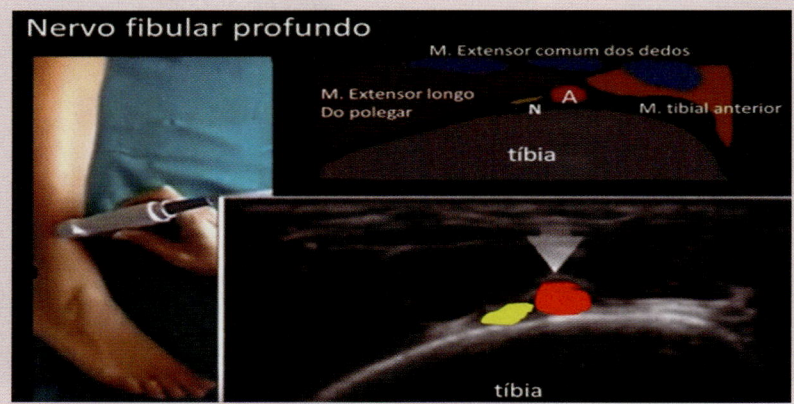

Figura 121.97 — *Nervo fibular profundo lateral à artéria tibial anterior, acima da articulação tíbio talar.*

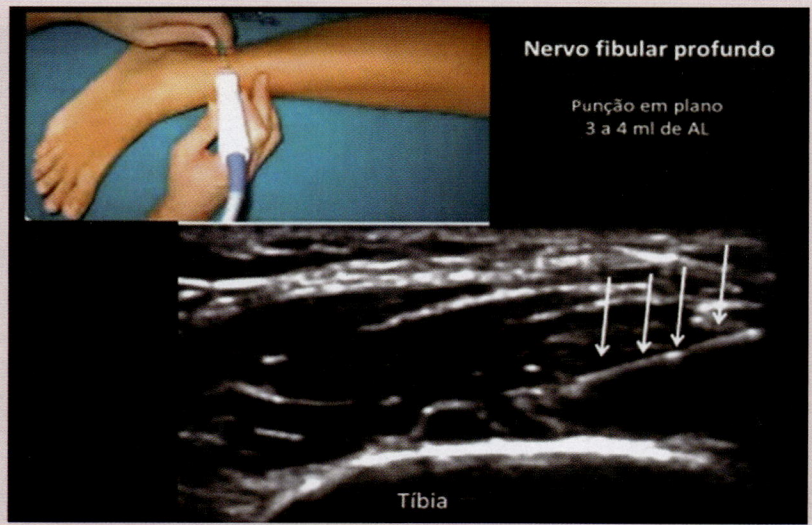

Figura 121.98 — *Bloqueio do nervo fibular profundo, agulha em plano de lateral para medial, lateral a artéria tibial anterior.*

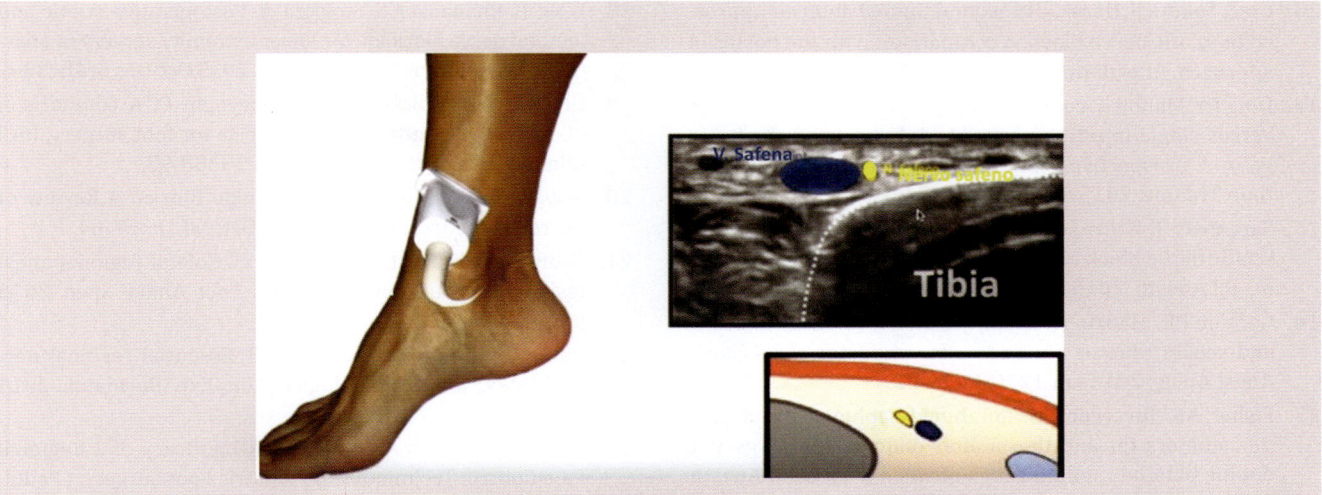

Figura 121.99 — Nervo safeno. Escaneamento acima do maléolo lateral, o nervo pode ser encontrado medial ou lateral à veia safena.

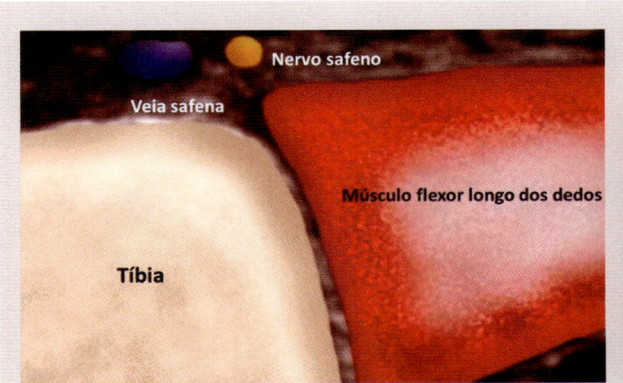
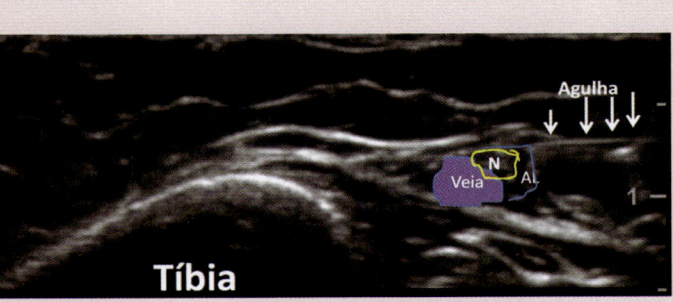

Figura 121.100 — Punção em plano de medial para lateral.

REFERÊNCIAS

1. Hamaji A, Cunha Jr W, Hamaji MW. Bloqueios periféricos dos membros inferiores. In: Cangiani LM. Tratado de Anestesiologia SAESP. 7.ed. São Paulo: Atheneu, 2011. p.1695-719.
2. Capdivila X, Macarie P. Psoas compartment block for postoperative analgesia after total hip arthrosplaty; new landmarks, technical guidelines, and clinical evaluation. Anesth Analg. 2002;94:1606-13.
3. Kirchmair L, Entner T. Ultrasound guidance for the psoas compartment block animaging study. Anesth Analg. 2002;94;706-10.
4. Sciard M, Didier A, Maturszczak M. Landmarks for peripheral nerve blocks: Uper and Lower extremities. 2.ed. Philadelphia: Lippincott Williams & Wilkins, 2008.
5. Vander BJ. The neuraxiom Playbook of Essential Nerve Blocks. 2.ed. Washington: Neuraxiom LLC, 2010.
6. Hamaji A, Cunha Jr W, Hamaji WM. Bloqueio de nervos periféricos dos membros inferiores. In: Carneiro AF, Valverde Jr. Anestesia Regional Princípios e Prática. São Paulo: Editora Manole, LASRA 2010. p.299-321.
7. Hamaji A, Cunha Jr W, Hamaji WM. Bloqueios do compartimento da fáscia ilíaca, nervos femoral, cutâneo femoral lateral e obturador. In: Cangiani LM, Nakashima ER, Gonçalves TAM, et al. Atlas de Técnicas de Bloqueios Regionais. Rio de Janeiro: SBA,, 2013. p.397-410.
8. Escolar VR, Belmont J, Segovia M. Exploracion Ecografica del Niervos. [Internet] [Acesso em 06 nov 2016]. Disponível em: anesmur.com.
9. Labat G. Regional anesthesia techniques and clinical application. Philadelphia: WB Sanders, 1924.
10. Mansour NW, Bennetts FG. An observational study of combined lumbar plexus and single shot sciatic nerve blocks for pos knee surgery analgesia. Reg Anesth. 1996;21:287-91.
11. Chan V W, Nova H, Abbas S. Ultrasound examination and localization of the sciatic nerve a volunteer study. Anesthesiology. 2006;103(6):1436-43.
12. Karmaker MK, Kwok WH, Ho AM. Ultrasound guided sciatic nerve block; description of a new approach at the subgluteal space. Br J Anesth. 2007;98(3);390-5.

13. Ota J, Sakura S, Harak. Ultrasound Guided anterior approach to sciatic nerve block. A comparison with the posterior approach. Anesth Analg. 2009;108(2):328-33.
14. Ding DY, Manoli A. continuous popliteal sciatic nerve block versus single injection nerve block for ankle frature surgery: A prospective randomized comparative trial. J Orthop Trauma. 2015 Sept 29(9):393-8.
15. Saranteas T, Zafiropoulou F. Ultrasound guided popliteal sciatic nerve block using a pocket sized ultrasound machine. B J Anesth. 2015 Feb;114(2):336-7.
16. Gantier PE, Hadzic A, Lecoq JP. Distribution of injectate and sensory motor blockade after abductor canal block. Anest Analg. 2016 Jan;122(1):279-82.
17. Fisher AK, Invergen SN. Combined saphenous and sciatic catheters for anesthesia after major ankle surgery; a double blinded randomized controlled trial. Can J Anesth. 2015 Aug:62(8):875-82.
18. Lollo L, Bhananker S, Stogicza A. Postoperative sciatic and femoral nerve blockade for lower extremity surgery in anesthetized adults. Int J Crit Illn Inj Sci. 2015 Oct-Dec;5(4):232-6.
19. Urfalioglu A, Gokdemir O, Hanbeyoglu O. A comparison of ankle block and spinal anesthesia for foot surgery. Int J Clin Exp Med. 2015 Oct 15;8(10):19388-93.
20. Falyar CR. Ultrasound-Guided Ankle Blocks: A Review of Current Practices. AANA J. 2015 Oct;83(5):357-64.
21. Vadivelu N, Kai AM, Maslin B, et al. Role of regional anestesia in foot and ankle surgery. Foot Ankee Spec. 2015 Jun;8(3):212-9.
22. Davies T, Karanovic S, Shergill B. Essential regional nerve blocks, for dermatologist. Clin Exp Dermatol. 2014 Dec;39(8):861-7.
23. Lloyd CH, Srinath AK, Muchow RD. Efficacy of 2 Regional Pain Control Techniques in Pediatric Foot Surgery. J Pediatr Orthop. 2016;36(7):720-4.

122
Anestesia Regional Intravenosa

Leonardo de Andrade Reis
Luis Fernando Affini Borsoi

INTRODUÇÃO

A Anestesia Regional Intravenosa (ARI) foi descrita inicialmente por August Karl Gustav Bier em 1908, passando a ser conhecida pelo nome de seu autor.

Nascido na cidade de Kelsen, Alemanha, Bier estudou medicina nas universidades de Berlin, Leipzig e Kiel, concluindo o curso em 1886.[1] Passou então por residência médica em cirurgia sob orientação do professor Friedrich von Esmarch. Em 1908, após estudar em si mesmo os efeitos do garroteamento, realizou a anestesia regional intravenosa, instalando duplo garrote, exsanguinando o membro, dissecando uma veia proximal na área garroteada e injetando procaína a 0,5%. No início a técnica não alcançou grande popularidade, mas, em 1963, Holmes[2] a reintroduziu com adoção da lidocaína. Desde então a técnica passou por modificações, com punção venosa antes da realização do dessangramento do membro e introdução de diversos outros anestésicos locais e adjuvantes.

Durante muito tempo a ARI foi empregada em cirurgias diversas, tanto em pacientes ambulatoriais como internados, apesar da limitada analgesia pós-operatória. Com os recentes avanços da anestesia regional, notadamente com a introdução da ultrassonografia, a ARI ganhou novo enfoque, já que a associação de ambas permite a adequada realização do procedimento cirúrgico, mas com analgesia prolongada, com baixo risco associado e permitindo o procedimento em caráter ambulatorial. A anestesia regional guiada por ultrassom tornou-se uma importante e popular alternativa à ARI em membros inferiores, reduzindo sua aplicação, mas a ARI de membros superiores continua muito empregada.

VANTAGENS E DESVANTAGENS

Dentre as vantagens da técnica que explicam sua popularidade, destacam-se o baixo custo,[3] curta latência, facilidade técnica (limitada à punção venosa), baixa incidência de falhas, aplicabilidade em pacientes ambulatoriais,[3] anestesia limitada ao membro operado, recuperação mais precoce das funções sensitivas e motoras quando comparada com outras técnicas, taxas de sucesso maiores que 94%[4] e alta mais precoce quando comparado com anestesia geral.[5]

No entanto, a ARI também apresenta desvantagens, tais como risco de intoxicação aguda pelo anestésico local[6,7] (notadamente quando há soltura inadvertida do garrote), dor no local do garrote,[8] dificuldade para realização da exsanguinação em membros fraturados, tempo de garrote limitando a duração da anestesia, possibilidade de falhas em áreas laceradas ou fraturadas, possibilidade de disseminação de infecção em membros com abcessos, falta de analgesia pós-operatória,[9,10,11] dificuldade para a realização de hemostasia, já que durante o procedimento não há sangramento ativo, possibilidade de dano neural pelo garrote. Apesar de raras, complicações graves estão descritas na literatura, tais como mortes, eventos cardíacos e convulsões.[6,12,13] Nas cirurgias prolongadas, onde se faz necessária a liberação do garrote para reperfusão do membro, haverá evidente perda de anestesia. Em tais situações, novos volumes de anestésico podem ser injetados, sem que esta seja uma causa de toxicidade pelo anestésico local, já que quando da liberação do segundo garroteamento todo fármaco liberado por ocasião da reperfusão já estará redistribuído. No entanto, a ARI perde vantagens nas cirurgias prolongadas, podendo ser substituída, mesmo nos pacientes ambulatoriais, por técnicas regionais, amplamente empregadas principalmente após a popularização dos bloqueios guiados por ultrassonografia.

Ressalva-se a limitação da técnica para abordagens proximais dos membros ou para uso bilateral, já que a massa total de anestésico é o fator limitante. Apesar de descrito o uso em pacientes pediátricos, observa-se a evidente limitação quanto à aceitação da dor relacionada com o garroteamento do membro e da punção venosa, requerendo sedação para sua adequada realização.

Nos idosos, a fragilidade cutânea e a necessidade de sedação limitam a aplicação da técnica.

INDICAÇÕES E CONTRAINDICAÇÕES

Considerando suas vantagens, a ARI tem sido empregada em uma grande variedade de procedimentos cirúrgicos de membros superiores e inferiores, tanto para abordagens de partes moles quanto para o tratamento de fraturas,[14-16] analgesia para o tratamento da hiper-hidrose palmar com infiltração de toxina botulínica[17,18] e no tratamento de síndromes dolorosas.[19,20] Hernderson enviou um questionário para 1.000 anestesistas americanos e canadenses, dos quais 86% informaram que realizavam regularmente a ARI,[21] sendo o anestésico de escolha a lidocaína a 0,5%.

Dentre as contraindicações da ARI estão as comuns para todo e qualquer ato anestésico, incluindo recusa do paciente, falta de condições técnicas e de segurança no local, alergia aos anestésicos. Também contraindicam a técnica a presença de doenças vasculares nas áreas a serem garroteadas (incluindo varizes calibrosas ou abundantes), grandes lesões teciduais, cirurgias prolongadas que irão requerer a reperfusão do membro (contraindicação relativa), alterações do sistema condutivo cardíaco, miastenia grave, anemia falciforme, histórico de convulsão, nefropatia grave, distúrbios eletrolíticos, acidose, insuficiência hepática grave. Como as faixas de Esmarch comumente empregadas são confeccionadas de material contendo látex, a alergia a este produto contraindica seu uso, embora não contraindique a ARI, já que a exsanguinação do membro pode ser feita de maneiras diversas.

TÉCNICA ANESTÉSICA

Com o paciente devidamente monitorizado, com acesso venoso em um membro que não será operado e sob efeito de sedativos, procede-se a assepsia local e punção venosa com cateter 22 ou 24G em uma veia na extremidade distal do membro (Figura 122.1), já que a presença de válvulas venosas pode comprometer a adequada dispersão da solução anestésica quando a punção é feita proximalmente.[22] O cateter venoso deve ser ocluído de maneira estéril para evitar contaminação, e devidamente fixado para evitar sua perda durante a realização de exsanguinação do membro. Caso a fixação não possa ser feita de maneira adequada, alternativamente a exsanguinação poderá ser iniciada proximalmente à punção venosa.

Procede-se então a exsanguinação do membro, por método gravitacional ou através da aplicação de faixa de Esmarch. No método gravitacional, o membro superior deve ser elevado à 90° por 2 a 3 minutos,[22,23] (Figura 122.2) até que seja observada a palidez cutânea, enquanto para o membro inferior eleva-se até 45° por igual período de tempo.

O método gravitacional só é utilizado em situações de exceção, como nas fraturas, lesões de partes moles e queimaduras.

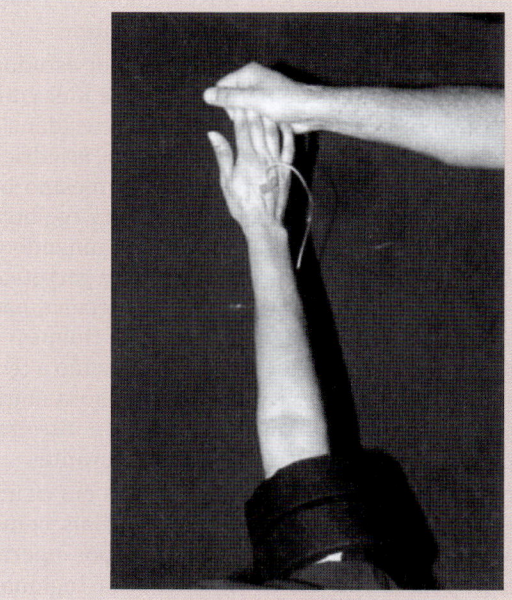

Figura 122.2 — *Dessangramento por gravidade. O membro superior deve ser elevado em ângulo de 90°, por 2 a 4 minutos.*

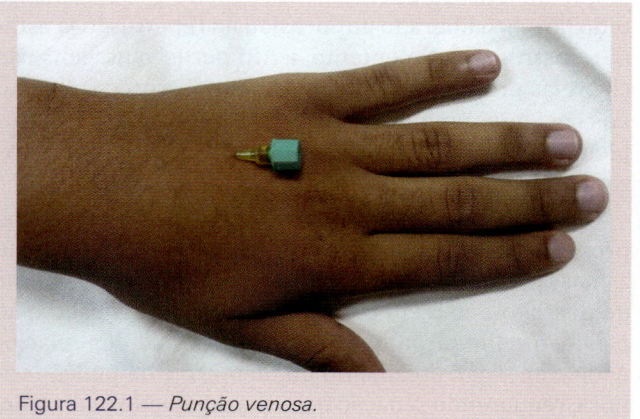

Figura 122.1 — *Punção venosa.*

Para aplicação da faixa de Esmarch, idealmente a pele deve ser protegida com algodão ortopédico e a faixa aplicada em sentido distal para proximal, de maneira espiralada, de forma que a cada volta os bordos da faixa se sobreponham parcialmente, evitando-se deixar espaço de pele livre, sob risco de lesão cutânea nesta região. A pressão exercida pela faixa dever ser suficiente para drenar o sangue sem, no entanto, ser excessiva a ponto de causar lesão neural, notadamente em estruturas nervosas situadas próximo às partes ósseas, como ocorre com o nervo ulnar na altura do cotovelo. O uso de faixa elástica parece ser o método mais eficaz para drenagem do sangue quando comparado com a simples elevação do membro ou uso de sistemas pneumáticos,[24,25] apesar de não ser possível determinar a real pressão exercida.

A seguir, instala-se o garrote proximal (Figura 122.3), podendo ser realizado por sistema pneumático, duplo garrote ou por outra faixa de Esmarch. A faixa empregada na exsanguinação é retirada, e o segundo garrote (distal) deve ser instalado após cerca de 10 minutos, quando empregada a lidocaína 0,5%, já que este é o tempo necessário para instalação da analgesia.[26] O segundo garrote deve ser instalado cerca de 5 cm distal ao primeiro (Figura 122.4), empregando-se pressões que superem a pressão arterial em 100 a 150 mmHg.[21, 27] Procura-se, então, sinais de ausência de perfusão, tais como ausência de pulso arterial, ausência de sinal de oximetria, ausência de sangramento com a abertura da linha venosa (Figura 122.5) e palidez cutânea (Figuras 122.6). A solução anestésica deve ser injetada lentamente, por cerca de 1 minuto,[28,29] evitando-se assim altas pressões venosas as quais podem predispor o

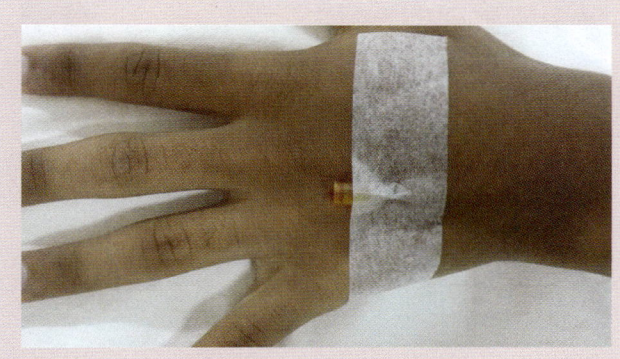

Figura 122.5 — *Ausência de sangramento com abertura da linha venosa.*

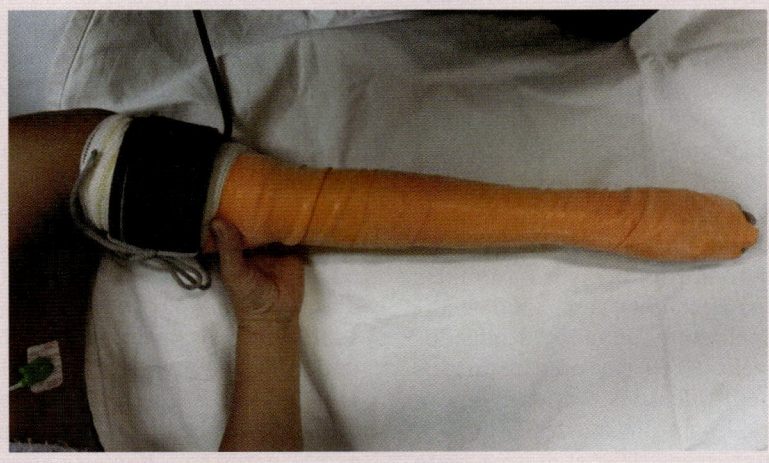

Figura 122.3 — *Exsanguinação e instalação do garrote proximal.*

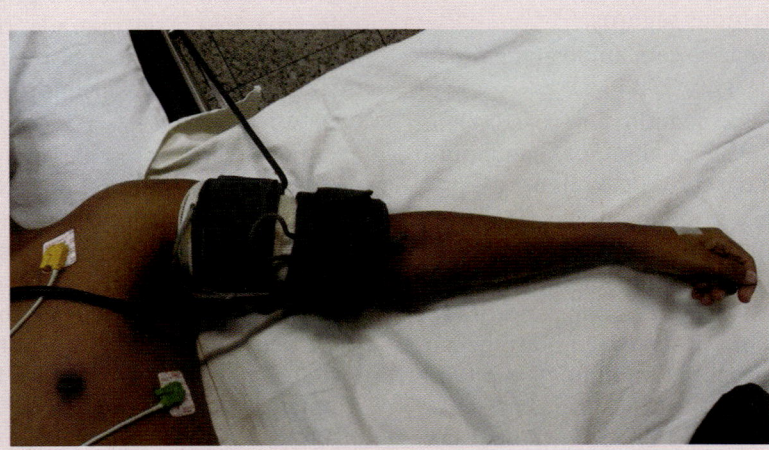

Figura 122.4 — *Garrotes proximal e distal instalados.*

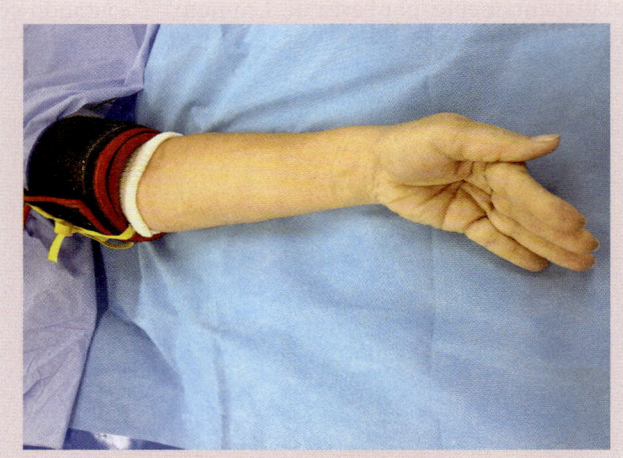

Figura 122.6 — *Membro superior totalmente garroteado.*

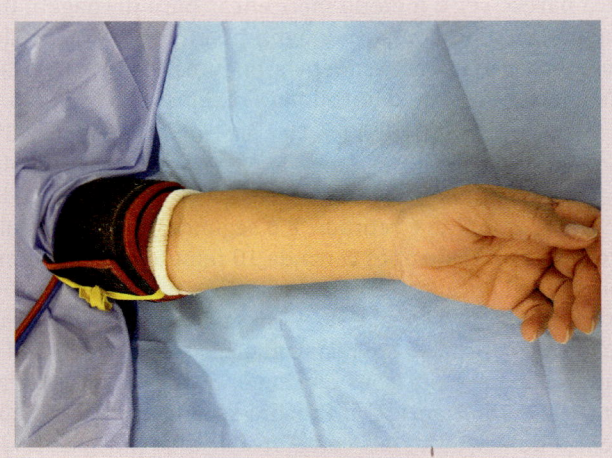

Figura 122.7 — *Instalação do torniquete pneumático.*

vazamento de anestésico.[30,31] Rosenberg[32] encontrou sintomas de toxicidade pela injeção de 80 mL de bupivacaína no membro superior, submetendo o paciente à flebografia, a qual revelou a passagem do contraste através do garrote quando empregados estes volumes, mas sem passagem quando injetados 50 mL de solução. Esses volumes normalmente não são empregados na prática clínica.

Os sistemas automáticos de duplo garrote apresentam maior probabilidade de vazamentos,[30] enquanto os garrotes pneumáticos são mais efetivos e causam menos dor que as faixas de Esmarch.[33] As pressões exercidas pelo garrote devem ser alvo de cautela, já que pode ocorrer lesão neural, principalmente quando localizados abaixo do joelho ou cotovelo.[34,35] Os garrotes instalados no antebraço são mais bem tolerados,[36] apesar de poder ocorrer vazamentos da solução anestésica para a circulação pelos vasos interósseos.[30,37,38] O mesmo pode ocorrer caso ocorram altas pressões intravasculares da solução anestésica, seja decorrente de altos volumes, seja de garroteamentos muito distais com pequeno leito vascular para acomodar o volume empregado. No entanto, os garrotes são considerados seguros.[26,39-41]

O uso de garrote pneumático com duplo manguito facilita a realização da ARI (Figura 122.7).

A latência da anestesia quando empregada lidocaína 0,5% varia entre 10 e 25 minutos, enquanto o bloqueio motor se instala em cerca de 5 minutos.[42,43]

O garroteamento deve ser mantido pelo menos por 20 minutos.[21,44] A literatura é controversa quanto à melhor maneira para desinsuflação. Idealmente, garrotes instalados entre 20 e 40 minutos deveriam ser retirados de forma intermitente, com desinsuflação por 5 segundos, seguido de insuflação por 1 minuto. A manobra causa menor elevação da concentração plasmática do anestésico local, permitindo sua redistribuição e levando a um menor pico plasmático, mas é desconfortável para o paciente e causa estase venosa propiciando aumento do sangramento. Caso o garrote seja retirado em uma única manobra, o anestesiologista deve estar atento a sinais de intoxicação aguda, tais como perturbações visuais, sensação de gosto metálico, presença de zumbidos no ouvido e alterações nos níveis de consciência. Neste caso, recomenda-se a instalação imediata do garrote e retirada de forma intermitente. De forma empírica, considera-se como tempo máximo de garroteamento para membros superiores e inferiores, respectivamente, 60 e 90 minutos, mas o tempo deve ser de fato o menor possível. Em indivíduos com comprometimento prévio da circulação, como no caso dos diabéticos, doentes com estado geral comprometido e idosos, o tempo de garrote pode ser bem menor, mas não há dados até o momento que definam o tempo máximo em cada caso. Do mesmo modo, pela falta de dados sobre a segurança do garrote, os pacientes com doenças arteriais devem ser considerados cuidadosamente antes de submetidos à ARI.

Para diminuir a necessidade de grandes volumes de soluções anestésicas, foi proposta a realização de 2 garroteamentos, sendo um proximal e outro distal em relação à área a ser operada, com injeção do anestésico entre ambos. A manobra teoricamente reduz o risco de toxicidade devido ao emprego de menores massas de anestésico.[45]

Após a retirada do garrote, observa-se a hiperemia de reperfusão (Figura 122.8) e em curto intervalo de tempo o paciente apresentará retorno da função motora e a presença de dor, dependendo dos fármacos empregados. A realização de curativo compressivo geralmente evita a formação de hematomas, mas a presença de dor intensa e refratária, ou a presença de sangramento evidente pelo curativo podem indicar tal complicação. De fato, devido à ausência de sangramento durante a cirurgia, a hemostasia intraoperatória pode ficar prejudicada, favorecendo a presença de sangramentos após a liberação do garrote. Alternativamente, para auxiliar

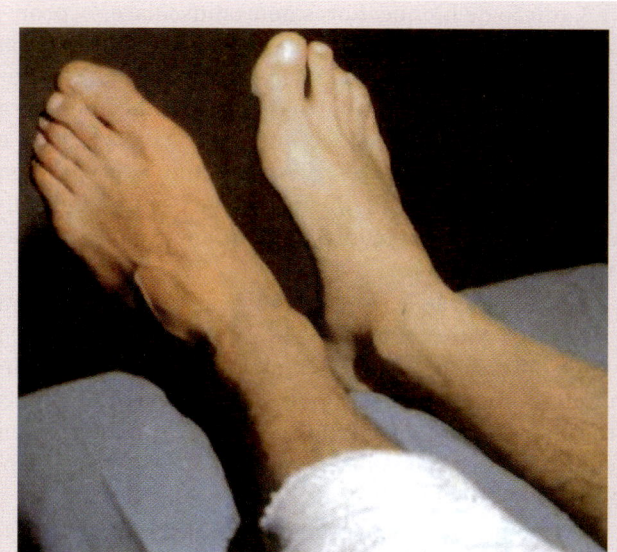

Figura 122.8 — *Hiperemia reativa de membro inferior. Nota-se grande vasodilatação, que ocorre nos minutos que seguem o desgarroteamento.*

na hemostasia, o garrote pode ser retirado nos instantes finais da cirurgia, permitindo ao cirurgião verificar eventuais pontos de sangramento.

O pico plasmático de lidocaína após a liberação do garrote atinge aproximadamente 1,7 µg.mL^{-1} nos primeiros 3 minutos, estabilizando-se em torno de 1,5 µg.mL^{-1} nos primeiros 30 minutos[43,46,47] (Figura 122.9). Para a ropivacaína, o pico é de aproximadamente 1,2 a 2,7 µg.mL^{-1}[1]. Desse modo, observa-se que as concentrações máximas são inferiores às estabelecidas como capazes de causar efeitos adversos. Em 10 minutos, a função motora estará recuperada quando empregada lidocaína,[43] enquanto a recuperação com ropivacaína 0,2% e levobupivacaína 0,125% necessitam respectivamente 30 e 40 minutos.[42,43]

SOLUÇÕES ANESTÉSICAS

As soluções contendo lidocaína ainda são as mais utilizadas e recomendadas em todo o mundo no momento[21,44,48] já que nas doses de 3 a 4 mg.kg^{-1} propiciam rápido início de ação, uma anestesia adequada e segura, embora algumas vezes os níveis plasmáticos no momento da liberação do garrote levem a sintomas leves de intoxicação sistêmica pelo anestésico, principalmente o relacionado com os SNC, mas com duração passageira.[49,50]

A prilocaína durante anos foi considerada como o anestésico ideal para a ARI na diluição de 0,5% a 1%, por ser melhor tolerada em relação a sua baixa toxicidade sistêmica, levando a menores níveis plasmáticos de anestésicos após liberação do garrote. Quando comparada à lidocaína, *in vivo*, em doses equipotentes, ambas as soluções são muito similares em relação à latência, duração do efeito e eficácia anestésica.

Atualmente seu uso não é recomendado, principalmente na América do Norte, devido ao seu potencial de induzir metaemoglobinemia, embora ainda seja utilizada na Europa.[21,44] Bader e col.,[49] comparando ambos os fármacos, demonstraram a ocorrência de picos de concentração plasmáticas maiores para a lidocaína, enquanto para a prilocaína foi observado aumento de concentrações de metaemoglobinemia até 6 vezes maiores logo após a liberação do garrote, embora não tenha sido observada nenhuma manifestação clínica nos pacientes e os níveis plasmáticos terem retornado ao normal após 90 minutos dessa liberação.

A bupivacaína, na concentração de 0,125% a 0,25%, já foi utilizada entre 1975 e 1983 apresentando resultados promissores quanto à analgesia pós-operatória.[50,51] Em 1983, teve seu uso proibido em ARI pelo FDA e deixou de ser utilizada devido a seguidos relatos de complicações relacionados com intoxicação após liberação do garrote, com convulsões e mortes.[6,52]

A ropivacaína na concentração de 0,375%[53] também se mostrou eficaz quando comparada à lidocaína, apresentando uma latência de instalação do bloqueio um pouco maior, bloqueio motor similar, e uma duração de efeito com analgesia pós-operatória maior, com menor consumo de analgésicos nos primeiros 120 minutos. Alguns pacientes não consumiram nenhum analgésico nos primeiros 90 minutos. Os níveis plasmáticos do fármaco após a liberação do garrote foram menores do que os da lidocaína quando respeitadas as doses de 1 a 2 mg.kg^{-1} ou 0,2% de concentração de ropivacaína.[43,46]

Pesquisa realizada entre os anestesistas norte americanos,[21] conduzida por Hudson e col, demonstrou que a lidocaína ainda é o anestésico local mais utilizado (98,5%) na concentração de 0,5% e volumes médios recomendados segundo a Tabela 122.1.

TABELA 122.1 LOCAL DA CIRURGIA E VOLUME DA SOLUÇÃO ANESTÉSICA.	
Local	Volume
Antebraço	30 mL (20-50)
Braço	50 mL (20-62)
Tornozelo	45 mL (20-90)
Coxa	60 mL (30-100)

Adjuvantes

Adjuvantes têm sido adicionados à ARI com o objetivo de aumentar a tolerância ao garrote, reduzir a dose de anestésico local, melhorar a qualidade do bloqueio e prolongar a analgesia pós-operatória.[54]

Esses fármacos podem ser administrados conjuntamente com a solução de anestésico local ou na circulação sistêmica. Os fármacos mais utilizados são os opioides, AINH, α2-agonistas, relaxantes musculares, bicarbonato de sódio, potássio, magnésio, neostigmina, guanetidina e reserpina.

Em relação aos opioides, os mais utilizado é o fentanil,[55-58] com doses que variam de 50 a 200 μg. Outros opioides incluem a meperidina,[10,59] em doses de 10 a 100 μg de morfina[60,61] de 1 a 6 mg, sufentanil[61] 25 μg, e o tramadol[61,62] 100 mg. Em todos esses estudos os efeitos sobre a latência e duração do bloqueio foram pouco evidentes, incluindo a analgesia pós-operatória, e ainda apresentando aumento de efeitos colaterais, como náuseas e vômitos.[5,6]

Os AINH são os fármacos com melhores resultados em relação à analgesia pós-operatória.[44,48] Seus efeitos na inibição da produção de prostaglandinas com diminuição da aferência nociceptiva são as bases que mediam suas ações.[63,64] Alguns estudos demonstraram um aumento do efeito analgésico quando concentrados no sítio de lesão do que em relação à sua ação sistêmica.[65]

Uso do cetorolaco[9,66,67] nas doses de 20 a 60 mg, ou tenoxicam[68] 20 a 40 mg, parecoxibe[69] 20 a 40 mg, levam à diminuição na dor logo após a soltura do garrote e no consumo de analgésicos nas primeiras 24 horas.

Em relação aos α2-agonistas, acredita-se que sua ação seja devido à diminuição da liberação de noradrenalina, o que pode contribuir para a analgesia, além do efeito inibitório sobre o potencial e ação da fibra nervosa.[70] A clonidina[11,71,72] de 1 a 2 μg.kg^1 ou até 150 mcg e a dexmedetomidina[73] 0,5 μg.kg^1, atuam diminuindo a dor causada pelo garroteamento, potencializando a analgesia pós-operatória e com efeitos sedativos sistêmicos mínimos.

A adição de bloqueadores neuromusculares[74] propicia uma instalação mais rápida e uma melhor paralisia muscular, atuando para melhorar as condições cirúrgicas para o cirurgião. Os fármacos mais utilizados para este fim são o atracúrio,[75] 2 mg, cisatracúrio[76] μg.kg^1 e mivacúrio[77] de 0,5 a 1 mg. No entanto, seu emprego pode causar efeitos indesejados, como fraqueza muscular e diminuição da ventilação pulmonar após a liberação do garrote.

A alcalinização da solução de anestésico local com a adição de bicarbonato de sódio[78] tem como objetivo a elevação do ph da solução final propiciando uma diminuição da latência, da dor à injeção e bloqueio mais profundo. A maior parte dos estudos[79-81] falharam em demonstrar ganhos substanciais com esta associação, motivando seu baixo uso.

Outros métodos, como a adição do cloreto de potássio,[82] neostigmina,[83] sulfato de magnésio,[84] nitroglicerina,[85] aumento ou diminuição da temperatura da solução injetada,[86,87] não demonstraram resultados vantajosos que justifiquem seu uso como rotina. A associação de bretílio,[88] guanetidina,[89] reserpina,[89] tem indicação quando a ARI é utilizada para tratamento das dores de origem neuropática.

O uso de adjuvantes via parenteral com o objetivo de melhorar o conforto diante do garroteamento e propiciar uma analgesia pós-operatória adequada é recomendado e amplamente utilizado. Os principais fármacos utilizados são a associação de pequenas doses de opioides com benzodiazepínicos (fentanil com midazolam) e de AINH para analgesia pós-operatória após a liberação do garrote.

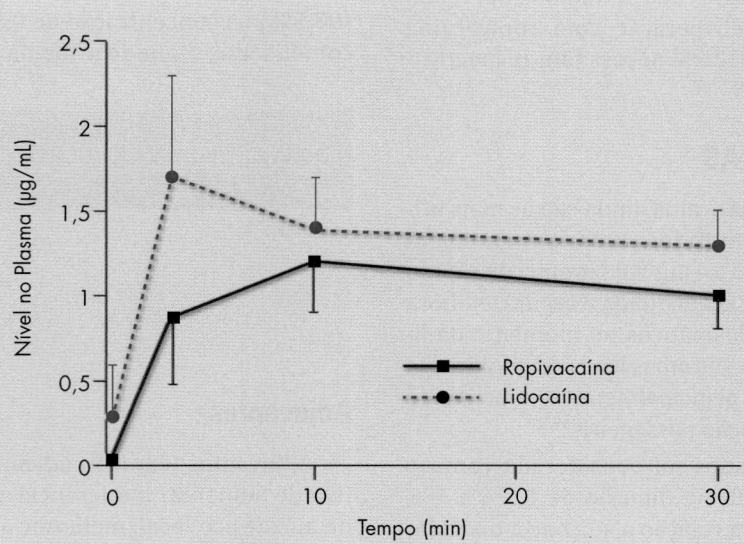

Figura 122.9 — Concentração venosa de lidocaína e ropivacaína imediatamente antes da desinsuflação do torniquete e 3, 10 e 30 minutos após a liberação do torniquete distal.

CONCLUSÃO

Mesmo passados mais de 100 anos desde seu uso inicial a ARI permanece como uma técnica viável, segura, de baixo custo e muito popular entre os anestesiologistas de todo o mundo.

A ARI passou por várias modificações desde sua introdução, como adição de novos fármacos anestésicos e adjuvantes, redução nos volumes dos fármacos empregados e modificações nas técnicas realizadas. A melhora na qualidade das agulhas e anestésicos diminuiu seu emprego nas cirurgias de membros inferiores, mas ainda é uma alternativa muito popular nas cirurgias de membros superiores, notadamente nos procedimentos de partes moles. Apesar da ausência de analgesia residual, esta pode ser obtida pela adição de adjuvantes, mesmo que com curta duração, e pelo uso de analgésicos sistêmicos. Mais recentemente a popularização dos bloqueios loco-regionais, notadamente após a introdução da ultrassonografia a qual aumentou a eficiência e facilidade de realização, veio compensar a falta de analgesia da ARI. As associações da ARI com os bloqueios periféricos, ou a simples infiltração da ferida operatória, constituem em ótima opção técnica de anestesia regional.

Em relação à utilização dos agentes anestésicos, a Lidocaína permanece sendo o anestésico local de escolha.

Quanto aos agonistas utilizados, há boas evidências para a utilização dos AINH no geral, com melhores resultados para o uso do Cetorolaco para melhora da analgesia pós-operatória. A adição dos α2 agonistas, em especial a Clonidina, também fornece melhora na tolerância ao garroteamento.

Os bloqueadores neuromusculares podem ser associados como facilitadores quando se tem necessidade de redução de fraturas durante o procedimento. Os demais fármacos mostraram-se pouco eficazes na melhora da qualidade do bloqueio e controle da dor pós-operatória.

REFERÊNCIAS

1. Reis Junior A. Homenagem a August Karl Gustav Bier por Ocasião dos 100 Anos da anestesia regional intravenosa em dos 110 anos da raquianestesia. Rev Bras Anesesiol. 2008;58(4):409-24.
2. Holmes CM. Intravenous regional anesthesia:a useful method of producin analgesia of the limbs. Lancet. 1963;1:254-7.
3. Chilvers CR, Kinahan A, Vaghadia H, et al. Pharmacoeconomics of intravenous regional anaesthesia vs general anaesthesia for outpatient hand surgery. Can J Anaesth. 1997;44(11):1152-56.
4. Al-Metwalli R, Mowafi HÁ. A modification of the intercuff technique of IVRA for use in knee arthroscopy. Can J Anesth. 2002;49(7):687-89.
5. Chan VWS, Peng PHW, Kaszas Z, et al. A comparative study of general anesthesia, intravenous regional anesthesia, and axillary block for outpatient hand surgery: clinical outcome and cost analysis. Anesth Analg. 2001;93(5):1181-4.
6. Heath ML. Deaths after intravenous regional anesthesia. BMJ. 1982;285:913-4.
7. Auroy Y, Narchi P, Messiah A, et al. Serious complications related to regional anesthesia:results of a pospective survey in France. Anesthesiology. 1997;87:479-86.
8. Crews JC, Higgenhurst G, Leavitt B, et al. Tourniquet pain:the response to the maintenance of tourniquet inflation on the upper extremity of volunteers. Reg Anesth. 1991;16:314-7.
9. Reuben S, Steinberg RB, Kretitzer JM, et al. Intravenous regional anesthesia using lidocaine and ketorolac. Anesth Analg. 1995;81:110-3.
10. Reuben S, Steinberg RB, Lurie SD, et al. A dose-response study of intravenous regional anesthesia with meperidine. Anesth Analg. 1999;88:831-5.
11. Reuben S, Steinberg RB, Klatt JL, et al. Intravenous regional anesthesia using lidocaine and clonidine. Anesthesiology. 1999;91:654-8.
12. Kern C, Gamulin Z. Generalised convultions after intravenous regional anaesthesia with Prilocaine. Anaesthesia. 1994;49(7):642-43.
13. Henderson A, Sujitkumar P. Successful resuscitation after cardiac arrest following i.v. regional anaesthesia (IVRA). Br J Anaesth. 1986;58(3):362.
14. Blasier RD, White R. Intravenous regional anesthesia for management of children´s extremity fractures in emergency department. Pediatr Emerg Care. 1996;12(6):404-6.
15. Chong AK, Tan DM, Ooi BS, et al. Comparison of forearm and conventional Bier´s blocks for manipulation and reduction of distal radius fractures. J Hand Surg. 2007;32(1):747-9.
16. Mohr B. Safety and effectiveness of intravenous regional anesthesia (Bier Block) for outpatient management os forearm trauma. CJEM. 2006;8(4):247-50.
17. Blaheta HJ, Vollert B, Zuder D, et al. Intravenous regional anesthesia (Bier´s block) for botulinum toxin therapy of palmar hyperhidrosis is safe and effective. Dermatol Surg. 2002;28(8):666-72.
18. Vollert B, Blaheta HJ, Moehrle E, et al. Intravenous regional anaesthesia for treatment of palmar hyperhidrosis with botulinum toxin type A. Br J Dermatol. 2001;144(3):632-3.
19. Frade LC, Lauretti GR, Lima IC, et al. The antinociceptive effect of local or systemic parecoxib combined with lidocaine/clonidine intravenous regional analgesia for complex regional pain syndrome type I in the arm. Anesth Analg. 2005;101(3):807-11.
20. Taskaynatan MA, Ozgul A, Tan AK, et al. Bier block witk methylprednisolone and lidocaine in CRPS type I: a randomized, double-blinded, placebo-controlled study. Reg Anesth Pain Med. 2004;29(5):408-12.
21. Hernderson CL, Warriner B, McEwen JÁ, et al. A north american survey of intravenous regional anesthesia. Anesth Analg. 1997;85:858-63.

22. Reis Júnior A. Anestesia regional intravenosa. 1.ed. Rio de Janeiro: Editora Atheneu, 1996.
23. Reis Júnior A. Dessangramento e garroteamento de membros com finalidade cirúrgica. 1.ed. Rio de Janeiro: Editora Atheneu, 1998.
24. Umedaly H, Warriner B, McEwen J. Exsanguination for intravenous anesthesia: regional a comparative evaluation of novel technique with conventional methods. Anestesiology. 1993;79(3A):A483.
25. Mabee J, Orlinnsky M. Bier block exsanguination:a volumetric comparison and venous pressure study. Acad Emerg Med. 2000;7(2):105-13.
26. Plourde G, Barry PP, Tardif L, et al. Decreasing the toxic potencial of intravenous regional anesthesia. Can J Anaesth. 1989;36(5):498-502.
27. Thorn-Alquist AM. Intravenous regional anesthesia. Illustrated Handbook in Local Anesthesia, second edition. Philadelphia: WB Saunders, 1980. p.47-8.
28. Duggan J, McKeown DW, Scott DB. Venous pressures in intravenous regional anesthesia. Reg Anesth. 1984;9:70-2.
29. Hoffmann AC, van Gessel E, Gamulin Z, et al. Quantitative evaluation of tourniquet leak during i.v. regional anaesthesia of the upper and lower limbs in human volunteers. Br J Anaesth. 1995;75:269-73.
30. Grice SC, Morell RC, Balestrieri FJ, et al. Intravenous regional anesthesia:evaluation and prevention of leakage under tourniquet. Anesthesiology. 1986;65:316-20.
31. Lawes EG, Johnson T, Pritchard P, et al. Venous pressures during simulated Bier´s block. Anaesthesia. 1984;39:147-9.
32. Rosenberg PH, Kalso EA, Tuominen MK, et al. Acute bupivacaine toxicity as a resulto f venous leakage under the tourniquet cuff during a bier block. Anesthesiology. 1983;58:95-8.
33. Tsai YC, Lai YY, Chang CL. Comparison of the effect of EMLA cream, subcutaneous ring anaesthesia and double cuff technique in the prevention os tourniquet pain. Br J Anaesthesia. 1993;70:394-6.
34. Sanders R. The tourniquet, instrument or weapon? The Hand. 1973;5:119-23.
35. Bolton CF, McFarlane RM. Human pneumatic tourniquet paralysis. Neurology. 1978;28(8):787-93.
36. Hutchinson DT, McClinton MA. Upper extremity tourniquet tolerance. J Hand Surg (Am). 1993;18:206-10.
37. Tajima T. Considerations on the use of the tourniquet on surgery of the hand. J Hand Surg. 1983;8:799-802.
38. Cotev S, Robin GC. Experimental studies on intravenous regional anesthesia using radioactive lignocaine. Br J Anaesth. 1966;38:936-9.
39. Chan CS, Pun WK, Chan YM. Intravenous regional analgesia with a forearm tourniquet. Can J Anaesth. 1987;34:21-5.
40. Pun WK, Chow SP, Luk KDK, et al. Sequential forearm intravenous regional and infiltration anaesthesia:value for haemostasis. J Hand Surg (Br). 1990;15:115-7.
41. Khuri S, Uhl RL, Martino J, et al. Clinical application of the forearm tourniquet. J Hand Surg (Am). 1994;19:861-3.
42. Atanassoff PG, Aouad R, Hartmannsgruber MWB, et al. Levobupivacaine 0,125% and lidocaine 0,5% for intravenous regional anesthesia in volunteers. Anesthesiology. 2002;97(2):325-8.
43. Hartmannsgruber MWB, Silverman DG, Halaszynski TM, et al. Comparison of ropivacaine 0,2% and lidocaine 0,5% for intravenous regional anesthesia in volunteers. Anesth Analg. 1999;89:727-31.
44. Brown EM, McGriff JT, Malinowski RW. Intravenous reginal anaesthesia (Bier Block): review od 20 year´s experience. Can J Anaesth. 1989;36:307-10.
45. Roshdy AM, Hany AM. A modification of the inter-cuff technique of IVRA for use in knee arthroscopy. Can J Anesth. 2002;49(7):687-9.
46. Chan VWS, Weisbrod MJ, Kaszas Z, et al. Comparison of ropivacaine and lidocaine for intravenous regional anesthesia in volunteers. Anesthesiology. 1999;90(6):1602-8.
47. Atanassoff PG, Hartmannsgruber MWB. Central nervous system side effects are less importante after iv regional anesthesia with ropivacaine 0,2% compared to lidocaine 0,5% in volunteers. Can J Anesth. 2002;49(2):169-72.
48. Zundert AV, Helmstädter A, Goerig M, et al. Centenial of Intravenous Regional Anesthesia Bier's Block (1908-2008). Reg Anesth Pain Med. 2008;33:483-9.
49. Bader AM, Concepcion M, Hurley RJ, et al. Comparision of Lidocaine and Prilocaine for Intravenous Regional Anesthessia. Anesthesiology. 1988;69:409-12.
50. Magora F, Stern L, Magora A. Motor nerve conduction in intravenous regional anesthesia with bupivacaine hydrochloride. Br J Anaesth. 1980;52:1123-9.
51. Magora F, Stern L, Zylber-Katz E, et al. Prolonged effects of bupivacaine hydrochloride after cuff release in intravenous regional anesthesia. Br J Anaesth. 1980;52:1131-6.
52. Henderson AM. Adverse reaction to bupvacaine: complications of intravenous regional anesthesisa. Br Med J. 1980;281:1043-4.
53. Peng PWN, Colleman MM, McCartney C, et al. Comparision of anesthetic effect between 0,375% Ropivacaine versus 0,5% lidocaine in forearm intravenous regional anesthesisa. Reg Anesth Pain Med. 2002;27:595-9.
54. Choyce A, Peng CA. A systematic review of adjuvants for intravenous regional anesthesia for surgical procedures. Can J Anaesth. 2002;49:32-45.
55. Abdulla Wy, Fadhil NM. A new aproach to intravenous regional anesthesisa. Anesth Analg. 1992;75:597-61.
56. Sztark F, Thicoip M, Favarel-Garrigues JF, et al. The use of 0,25% lidocaine with fentanil and pancuronium for intravenous regional anesthesia. Anesth Analg. 1997;84:777-9.
57. Armsrong P, Power I, Wildsmith JAW. Adiction of fentanyl to prilocaine for intravenous regional anesthesia. Anaesthesia. 1991;46:278-80.
58. Arthur JM, Heavner JE, Mian T, et al. Fentanyl and lidocaine versus lidocaine for Bier Block. Reg Anesth. 1992;17:223-7.
59. Armstrong PJ, Morton PJ, Nimmo AF. Pethidine has a local anaesthetic action on peripheral nerves in vivo. Addiction

to Prilocaine 0,25% for Intravenous Regional Anesthesia. Anaesthesia. 1993;48:382-6.
60. Gupta A, Björksson A, Sjöberg F, et al. Lock of peripheralanlgesica effect of low dose morphine during intravenous regional anesthesia. Reg Anesth. 1993;18:250-3.
61. Hoffman V, Vercauteren M, Von Steeberge A, et al. Intravenous regional anesthesia. Evaluation of 4 different adictives to Prilocaine. Acta Anaesthesiol Belg. 1996;48:71-6.
62. Acalovischi I, Cristes T, MArgarit S, et al. Tramadol added to lidocaine for intravenous regional anesthesia. Anesth Analg. 2001;92:209-14.
63. Woolf CJ, Chang MS. Preemptive analgesisa-Treating Postoperative pain for preventing the stabilishmantof central sesitization. Anesth Analg. 1993;77:362-79.
64. Dahl JP, Kehlet H. Non steroidal anti inflamatory drugs:Rationale for use in severe postoperative pain. Br J Anaesth. 1991;66:703-12.
65. Ben-Dorvid B, Katz e, Gaitini L, et al. Intravenous regional anesthesia using lidocaine and cetorolaco. Br J Anaesth. 1995;75:409-12.
66. Reuben SS, Duprat KM. Comparison of wound infiltration with ketorolac versus intravenous regional anestesia with ketorolac for postoperative analgesia following ambulatory hand surgery. Reg Anesth. 1996;21:565-8.
67. Steiberg RB, Reuben SS, Gardner GT. The dose response relationship of ketorolac as a componente of intravenous regional anestesia with lidocaine. Anesth Analg. 1998;86:791-3.
68. Jones NC, Pugh SC. The addiction of tenoxicamto prilocaine for intravenous regional anesthesia. Anesthesia. 1996;51:446-8.
69. Ramaiah VK, Trikha A, Mohon V, et al. Comparision of parecoxib and butorphanol as adjuvant to lidocaine in intravenous regional anesthesia. Anesthesiology. 2006;105:A1129.
70. Sato J, Perl ER. Adrenergic excitation of cutaneous pain receptor induced by peripheral nerve injury. Science. 1991;251:1608-10.
71. Gaumann DM, Brunet PC, Jirounck P. Clonidine enhances the effects of lidocaine on c-fibers action potential. Anesth Analg. 1992;74:719-25.
72. Gentili M, Bernard JM, Bonnet F. Adding clonidine to lidocaine for intravenous regional anesthesia prevents torniquete pain. Anesth Analg. 1999;88:1327-30.
73. Memmis D, Turan A, Karamanhoglu B. Adding dexmedetomidine to lidocaine for intravenous regional anesthesia. Anesth Analg. 2004;98:835-40.
74. McGlone R, Heyes F, Harris P. The use of a muscle relaxant to supplement local anaesthetics for Bier's blocks. Arch Emerg Med. 1988;5:79-85.
75. Elhakim M, Sadek RA. Addition of atracurium to lidocaine for intravenous regional anaesthesia. Acta Anaesthesiol Scand. 1994;38:54-4.
76. Esmaoglu E, Akin A, Mizrak A, et al. Addition of cisatracurium to lidocaine for intravenous regional anesthesia. J Clin Anesth. 2006;18:194-7.
77. Torrance JM, Lewer BMF, Galletly DC. Low-dose mivacurium supplementation of prilocaine i.v. regional anaesthesia. Br J Anaesth. 1997;78:222-3.
78. Wong K, Strichartz GR, Raymond SA. On the mechanisms of potentiation of local anesthetics by bicarbonate buffer:drug structure-activity studies on isolated peripheral nerve. Anesth Analg. 1993;76:131-43.
79. Benlabed M, Jullien P, Guelmi K, et al. Alkalinization of 0.5% lidocaine for intravenous regional anesthesia. Reg Anesth. 1990;15:59-60.
80. Armstrong P, Brockway M, Wildsmith JA. Alkalinisation of prilocaine for intravenous regional anaesthesia. Anaesthesia. 1990;45:11-3.
81. Armstrong P, Watters J, Whitfield A. Alkalinisation of prilocaine for intravenous regional anaesthesia. Suitability for clinical use. Anaesthesia. 1990;45:935-7.
82. McKeown DW, Scott DB. Influence of the addition of potassium to 0.5% prilocaine solution during i.v. regional anaesthesia. Br J Anaesth. 1984;56:1167-70.
83. Kang KS, Jung SH, Ahn KR, et al. The Effects of neostigmine added to ropivacaine for intravenous regional anesthesia. Korean J Anesthesiol. 2004;47:649-54.
84. Mirkheshti A, Aryani MR, Shojaei P, et al. The effect of adding magnesium sulfate to lidocaine compared with paracetamol in prevention of acute pain in hand surgery under intravenous regional anesthesia. Int J Prev Med. 2012;3:616-21.
85. Sen S, Ugur B, Aydin ON, et al. The analgesic effect of nitroglycerin added to lidocaine on intravenous regional anesthesia. Anesth Analg. 2006;102:916-20.
86. Paul DL, Logan MR, Wildsmith JAW. The effects of injected solution temperature on intravenous regional anaesthesia. Anaesthesia. 1988;43:362-4.
87. Heavner JE, Leinonen L, Haasio J, et al. Interaction of lidocaine and hypothermia in Bier blocks in volunteers. Anesth Analg. 1989;69:53-5.
88. Hord AH, Rooks MD, Stephens BO, et al. Intravenous regional bretylium and lidocaine for treatment of reflex sympathetic dystrophy:a randomized, double-blind study. Anesth Analg. 1992;74:818-21.
89. Livingstone JA, Atkins RM. Intravenous regional guanethidine blockade in the treatment of post-traumatic complex regional pain syndrome type 1 (algodystrophy) of the hand. J Bone Joint Surg Br. 2002;84:380-6.

Eventos Adversos Relacionados aos Bloqueios Regionais

Eliana Marisa Ganem
Rodrigo Moreira e Lima

INTRODUÇÃO

As complicações neurológicas desencadeadas pelos bloqueios regionais são raras. O resultado de uma pesquisa publicada nos últimos anos mostrou que o risco estimado de ocorrência de complicações neurológicas após o bloqueio do neuroeixo foi inferior a 0,04%. Já após o bloqueio de nervos periféricos, esses riscos foram menores que 3%.[1]

A utilização de cateteres para realização de bloqueios de nervo periférico pela técnica contínua, assim como o emprego de anticoagulantes potentes,[2] a isquemia de medula espinhal (secundária à utilização de vasoconstritores e à hipotensão arterial prolongada), a lesão traumática da medula espinhal e das raízes nervosas durante a inserção da agulha e do cateter, as infecções, a própria solução de anestésico local[3-5] e os pacientes obesos[6] e diabéticos[7] são considerados situações e grupos de risco para ocorrência de lesão neurológica.

O diagnóstico e o tratamento precoces dos eventos adversos podem evitar lesões irreversíveis e mudar o prognóstico dos pacientes.

Serão descritas, a seguir, algumas complicações neurológicas que podem ocorrer após os bloqueios subaracnóideo, peridural e de nervos periféricos.

SÍNDROME DA CAUDA EQUINA

A síndrome da cauda equina (SCE) origina-se de alterações na função das raízes que constituem a cauda equina, ou seja, as raízes de L_2 a S_5.[8,9] Caracterizam-se por disfunção vesical e intestinal, graus variáveis de fraqueza muscular nos membros inferiores e perda da sensibilidade em área de períneo (anestesia em sela).[10] Lesões de S_3-S_4 causam atonia vesical.[9]

Dentre os múltiplos fatores etiológicos potencialmente capazes de desencadear a síndrome, estão o trauma direto ou indireto das raízes, a isquemia, os processos infecciosos e as reações neurotóxicas,[3] bem como a compressão das estruturas nervosas secundárias ao hematoma ou ao abscesso ou à herniação dos discos intervertebrais.[11] As características anatômicas e fisiológicas da cauda equina a tornam particularmente vulnerável aos efeitos neurotóxicos dos anestésicos locais (AL)[12] em virtude de os elementos neurais não serem totalmente protegidos pela bainha de mielina, além de a relação entre superfície e volume ser grande e o suprimento vascular, limitado, o que pode reduzir o *clearance* dos fármacos[13] e levar a uma limitada capacidade de diluição do AL no líquor quando este é injetado no interior das dobras durais localizadas nas emergência das raízes.[14] Descrita desde a primeira metade do século passado,[15-17] a SCE reapareceu em 1991, associada à anestesia subaracnóidea com a técnica contínua, pela qual se administrou lidocaína a 5% em solução de glicose a 7,5% e tetracaína a 0,5% em solução glicosada a 5%, por meio de microcateteres.[3,18] Nesses casos, as doses do AL foram mais elevadas do que aquelas usualmente empregadas com injeção única e tiveram por finalidade aumentar a extensão de um bloqueio predominantemente sacral.[3]

A natureza focal do bloqueio pressupõe a distribuição não uniforme do fármaco que foi injetado por meio de microcateteres. Estes, em decorrência da alta resistência ao fluxo imposto pelo seu pequeno lúmen, propiciam injeções lentas que comprometem a dispersão do AL no líquor.[19,20] Quando este se deposita ao redor das raízes sacrais, há contato prolongado com o tecido nervoso e probabilidade de ocorrer lesão neurológica, que é dependente da concentração.[5,21,22]

Também foram descritos casos de SCE após administração de grandes volumes de AL, que inicialmente deveriam ser administrados no espaço peridural e inadvertidamente foram introduzidos no espaço subaracnóideo.[23-25] Nesses casos, postulou-se que o contato prolongado do AL com o nervo, as doses e as concentrações elevadas poderiam causar lesões neurológicas permanentes.[23]

Em 1999, foram publicados novos casos de SCE, agora após injeção única da lidocaína hiperbárica a 5% em doses que não ultrapassaram as recomendadas. Em um deles, houve injeção repetida por falha da anestesia subaracnóidea.[26] Desde 1991, após publicação de Drasner,[27] é conhecido que falhas no bloqueio ou bloqueios inadequados podem indicar má distribuição do AL no líquor e que doses repetidas de AL podem resultar em concentrações tóxicas ao tecido nervoso.

A SCE também foi relacionada com a administração de dose única e preconizada de lidocaína a 5% hiperbárica na qual se adicionou o vasoconstritor (adrenalina).[28] Os vasoconstritores podem desencadear neurotoxicidade por diversos mecanismos, dentre os quais a diminuição na captação do AL pelos vasos sanguíneos, aumentando a exposição do tecido nervoso ao anestésico por ação direta nos elementos neurais e por promover isquemia neural.[29]

Estudos clínicos e experimentais em animais vivos e *in vitro* têm mostrado que a lidocaína e a tetracaína apresentam maior potencial para neurotoxicidade que a bupivacaína.[5] Contudo, em meados da década de 2000, a SCE foi associada à injeção de bupivacaína a 0,5%.[0,31]

Nas últimas duas décadas, foram publicadas, na literatura, casos de SCE em pacientes com estenose de canal vertebral.[32,33] Na teoria, o canal espinhal estreito pode levar ao aumento da pressão exercida sobre a medula espinhal, causando isquemia ou limitação na distribuição do AL no espaço subaracnóideo e, dessa forma, expor as raízes da cauda equina a elevadas concentrações do fármaco.[11] A neurotoxicidade estará exacerbada naqueles pacientes nos quais o posicionamento durante a cirurgia é extremo ou seja diferente do neutro.[34]

O diagnóstico de síndrome da cauda equina é realizado pela história clínica e pela eletroneuromiografia. O quadro clínico é irreversível.[35]

ARACNOIDITE ADESIVA CRÔNICA

É uma doença inflamatória cuja etiologia exata não é clara.[9]

A maioria dos casos de aracnoidite é desencadeada por substâncias químicas, quando estas são introduzidas no espaço subaracnóideo ou próximo a ele, por trauma mecânico e por infecção.

É uma das complicações mais graves da anestesia do neuroeixo. Consiste de diminuição de força muscular e alteração de sensibilidade nos membros inferiores e no períneo, acompanhadas por alterações vesicais e intestinais.[10]

O quadro inicia-se lentamente, alguns dias ou semanas após a realização do bloqueio, podendo, nos casos mais graves, levar à paraplegia completa e até à morte.[10]

Existe reação proliferativa das leptomeninges, com obliteração do espaço subaracnóideo[10,36] em decorrência da formação de trabéculas, levando à deformidade das raízes nervosas[8] com constrição destas e da medula espinhal.[10] A aracnoidite adesiva crônica é o resultado da resolução do processo inflamatório quando há depósito de colágeno.[37] Por causa da obstrução do fluxo normal de líquor, a pressão intracraniana pode se elevar; entretanto, é o comprometimento do suprimento sanguíneo da medula espinhal e das raízes nervosas o principal responsável pelas alterações neurológicas encontradas.[36]

Os agentes químicos são potencialmente capazes de determinar aracnoidite adesiva; dentre eles, estão os contrastes oleosos e aquosos utilizados para realização de mielogramas. Também os contrastes oleosos permanecem no sistema nervoso central como um filme fino ou como depósitos encapsulados, geralmente nas regiões lombar e sacral. Os corticosteroides administrados pela via peridural e subaracnóidea podem causar aracnoidite adesiva em decorrência dos preservativos contidos em sua solução, assim como os conservantes e antioxidantes contidos nas soluções de anestésicos locais,[38] os agentes quimioterápicos administrados pela via subaracnóidea, o trauma, a cirurgia de coluna e infecções, como a meningite.

No passado, a aracnoidite adesiva foi associada a substâncias com a finalidade de alterar a gravidade específica da solução – como álcool e acácia – e à contaminação do material utilizado na anestesia com antissépticos e detergentes.[36,39] Nos últimos anos, foram publicados relatos de casos de aracnoidite relacionada com anestesia peridural e subaracnóidea.[40,41] Aventou-se a hipótese de que a contaminação do material utilizado na anestesia com clorexedina alcoólica seria o provável mecanismo desencadeante da doença. Porém, o resultado de um estudo retrospectivo envolvendo 12.465 anestesias subaracnóideas, nas quais a antissepsia da pele dos pacientes foi realizada com gluconato de clorexidina alcoólica a 2%, não mostrou a existência de riscos de complicação neurológica.[42]

O diagnóstico é feito pela história clínica e pela ressonância magnética, que apresenta boa sensibilidade (92%) e excelente especificidade (100%). O que se observa são conglomerados de raízes nervosas aderidas localizadas na região central do saco dural, raízes nervosas aderidas à região periférica, dando a impressão de saco dural vazio, e massa de tecido frouxo ocupando o espaço subaracnóideo.[43] A eletroneuromiografia avalia o comprometimento dos nervos.[44]

A aracnoidite é uma doença incurável, porém os sintomas podem permanecer estáveis com o transcorrer do tempo.[44] Medidas paliativas podem auxiliar o controle dos sintomas, tais como opioides, antidepressivos, anticonvulsivantes, anti-inflamatórios e terapias alternativas como massagem e acupuntura.[44]

ABSCESSO PERIDURAL

É raro, associado à anestesia peridural e à cateterização prolongada do espaço peridural para tratamento de dor crônica. A fonte primária de infecção pode ser resultante de colonização distante ou infecção localizada com subsequente dispersão hematogênica e invasão do sistema nervoso central.[45] Assim como outras complicações infecciosas, os fatores predisponentes incluem a imunossupressão, a administração de esteroides no espaço peridural, o diabetes, as infecções, a sepse, a cateterização do espaço peridural por períodos prolongados e as falhas na antissepsia durante a realização da técnica anestésica.[46] Telefones celulares e estetoscópios podem ser fontes de infecção.[47]

O abcesso peridural é uma emergência médica, que se não for tratada prontamente pode resultar em lesão neurológica grave e irreversível.[46] A deterioração neurológica progressiva requer descompressão cirúrgica imediata,[46] e os procedimentos cirúrgicos são fundamentais para a recuperação de pacientes que já apresentam alterações neurológicas.[48] O tratamento com antibióticos deve ser prolongado (entre duas e quatro semanas).[49]

Os sinais e sintomas iniciais podem ser vagos, e a tríade clássica de dor nas costas, febre e graus variáveis de déficits neurológicos ocorre em apenas 13% dos pacientes no momento do diagnóstico.[50] A febre é o primeiro sintoma, seguido de dor nas costas. Os déficits neurológicos aparecem tardiamente[46] e podem se manifestar como fraqueza nos membros inferiores, parestesias, alterações vesicais ou sinais sugestivos de SCE.[48] A presença de febre e de sinais inflamatórios diferencia o abscesso do hematoma peridural.[48]

O diagnóstico é mais difícil e tardio nos pacientes com abscessos crônicos porque a ocorrência de febre e leucocitose é menos frequente que nos casos agudos.[51]

Em revisão da literatura, segundo a qual a duração média da cateterização do espaço peridural foi de quatro dias, os sintomas indicativos de doença iniciaram-se no oitavo dia após a cateterização, o agente infeccioso mais comum foi o *Staphylococcus aureus* e os abscessos localizados na região torácica foram os que causaram lesões neurológicas mais persistentes.[52]

A flora normal das vias aéreas superiores do anestesiologista é a principal fonte exógena desencadeadora do abscesso.[53] Em período compreendido entre 1974 e 1996 foram documentados 42 casos de abscesso peridural, e em 50% dos pacientes não foi encontrado qualquer fator de risco. O *Staphylococcus aureus* foi responsável por 83% dos abscessos.[54]

Para auxiliar no diagnóstico, a ressonância magnética identifica 91% dos abscessos.[46] Os exames laboratoriais são úteis, porém não específicos. A leucocitose está presente em 68% dos casos,[55] enquanto a velocidade de hemossedimentação está aumentada mesmo nos pacientes sem déficits neurológicos, febre ou leucocitose.[56]

A mielografia deve ser evitada por ser um procedimento invasivo e pela possibilidade de contaminação do espaço subaracnóideo com bactérias, causando meningite.[46,57]

O tratamento é a terapia antimicrobiana agressiva e a descompressão cirúrgica, sempre que houver sinais de compressão das raízes nervosas.[58]

A recuperação neurológica é dependente da idade do paciente, assim como do diagnóstico e do tratamento precoces.[54,57,59]

SÍNDROME DA ARTÉRIA ESPINHAL ANTERIOR DA MEDULA

O suprimento sanguíneo da medula espinhal é precário em virtude da grande distância entre os vasos radiculares.[60]

A medula espinhal é irrigada pela artéria espinhal anterior, nos dois terços anteriores de cada segmento, e pelas duas artérias espinais posteriores, no terço posterior de cada segmento. A cauda equina é irrigada somente pela artéria espinhal anterior.[60]

Essas artérias terminais recebem o seu suprimento sanguíneo proveniente de três vasos distintos originários da aorta (cervical, torácico e toracolombar) que possuem anastomoses escassas entre a região lombar e a cervical.[60]

A mais importante artéria segmentar é a artéria radicular magna (artéria de Adamkiewicz), responsável pelo suprimento sanguíneo de 25% a 50% da região anterior da medula. A origem e o trajeto percorrido pela artéria são variáveis e possuem importância clínica. A artéria de Adamkiewicz origina-se à esquerda em 77% dos pacientes e penetra no forâmen intervertebral entre T_8 e L_3 (65% entre L_1 e L_3).[60] Lesões nesse vaso podem ocasionar isquemia da região lombar secundária à perda dessa importante circulação colateral. A região anterior da medula espinhal, onde se localiza o trato piramidal e o espinotalâmico lateral, é particularmente vulnerável à isquemia.[9]

A hipotensão arterial ou a insuficiência vascular localizada, associada ou não à anestesia do neuroeixo, pode produzir isquemia medular, resultando em síndrome da artéria espinhal anterior. Esta se caracteriza por paralisia flácida dos membros inferiores, de início súbito, com reflexos segmentares abolidos, perda da sensibilidade à temperatura, incontinência intestinal e de bexiga;[61] a propriocepção é mantida intacta.[9] Acomete principalmente os idosos com história prévia de aterosclerose.[62] Outros fatores de risco para a isquemia e o infarto medular são a hipertensão arterial e o abuso de tabaco.[11]

Alterações na circulação da medula espinhal suficientes para originar isquemia ou infarto de medula po-

dem indicar a presença de lesão mecânica, como evento embólico ou hipoperfusão tecidual, que pode ocorrer durante períodos prolongados de hipotensão arterial.[11]
O risco de lesões isquêmicas está aumentado quando associado à hipotensão arterial. Existem outros fatores que podem comprometer o fluxo sanguíneo da medula espinhal, como estenoses vasculares, fenômenos embólicos, posições da coluna vertebral não neutra (hiperlordose, flexão lateral extrema ou litotomia), hipocapnia, aumento da pressão intratorácica e/ou tração cirúrgica.[11]

Para evitar complicações isquêmicas, deve-se considerar a redução da pressão arterial não superior à faixa de 20% a 30% dos valores basais do paciente; além disso, a hipotensão arterial, quando persistente, deve ser sempre tratada.[11]

Sempre que se suspeitar de lesão isquêmica, é necessária a realização imediata de ressonância magnética para excluir hematoma ou abcesso, pois esses eventos devem ser prontamente tratados.[11]

Postula-se que anestésicos locais contendo vasoconstritores podem determinar isquemia em pacientes com doença microvascular,[63] porém essa hipótese ainda não foi confirmada.[10]

HEMATOMA ESPINHAL

O hematoma espinhal é definido como o sangramento no interior do neuroeixo. É complicação potencialmente catastrófica, visto que ocorre em espaço não visível e não expansível. A compressão da medula espinhal pode resultar em isquemia do tecido nervoso e paraplegia.[64]

A incidência de alterações neurológicas secundárias às complicações hemorrágicas associadas aos bloqueios raquidianos não é conhecida. Em um estudo realizado na Suécia, que compreendeu período entre 1990 e 1999, observou-se que a frequência de hematomas foi de 1,9 para 100 mil anestesias do neuroeixo.[65] Uma pesquisa realizada na Finlândia, entre 2000 e 2009, mostrou que a incidência de hematoma após a anestesia subaracnóidea foi de 1 para 775 mil; após a peridural, a taxa foi de 1 para 26.400, e a incidência que seguiu a anestesia combinada foi de 1 para 17.800.[66]

A maioria dos hematomas se localiza no espaço peridural, em decorrência do proeminente plexo venoso nesse local.[67] Não há consenso, entretanto, sobre qual tipo de vaso origina o sangramento, se o arterial ou o venoso. Postula-se que os arteriais acumulam-se mais rapidamente e causam isquemia imediatamente após o trauma vascular. Contudo, alguns hematomas desenvolvem-se muitos dias após a punção e/ou introdução do cateter, o que sugere etiologia não arterial.[64]

Também não há consenso quanto ao volume de sangue necessário para causar o hematoma. Sabe-se que ele é variável e dependente do local e da velocidade em que o sangramento ocorre.[64]

Anormalidades anatômicas da coluna vertebral e da medula espinhal, alterações na hemostasia e dificuldade na realização da punção são considerados fatores de risco.[68]

Hematomas espontâneos podem ocorrer nos pacientes em terapia com heparina, outros anticoagulantes[69] e trombolíticos.[70] A intensidade da anticoagulação, a terapia prolongada e a utilização concomitante de aspirina, assim como os pacientes idosos, do sexo feminino e com história prévia de sangramentos gastrintestinais,[70] são situações e grupos favoráveis ao desenvolvimento de hematomas.

Vandermeulen e col.[67] descreveram 61 casos de hematomas associados à anestesia do neuroeixo. Destes, 68% (42 pacientes) apresentavam anormalidades hemostáticas. A anestesia subaracnóidea foi realizada em 15 pacientes, e nos demais foi realizada a peridural. Utilizou-se a técnica contínua em 32 pacientes. Em 15 pacientes, descreveu-se dificuldade na realização da punção, e em outros 15, constatou-se a presença de sangue à introdução da agulha ou do cateter.

Em outra pesquisa envolvendo 51 casos de hematoma espinhal, houve dificuldade na inserção da agulha em 21 pacientes.[71]

Nos últimos anos, com a maior utilização da heparina de baixo peso molecular para profilaxia das complicações tromboembólicas[72,73] e com o uso dos fármacos que inibem a agregação plaquetária, houve aumento na frequência de hematomas espinais.[65,72]

Existem poucos dados referentes ao risco de hematomas em pacientes tomando anticoagulantes orais, e a maioria deles está relacionada com a anestesia peridural. Entretanto, é consenso que a anestesia neuroaxial não deve ser realizada em pacientes totalmente anticoagulados.[74,75]

A segurança de se realizar bloqueio neuroaxial em pacientes que foram heparinizados no intraoperatório foi descrita por Rao e El-Etr.[76] Esses autores utilizaram a técnica contínua de anestesia e, por via venosa, administraram heparina 60 minutos após a colocação do cateter, não observando nenhuma complicação neurológica. Nesse estudo, as doses de heparina foram cuidadosamente fracionadas, a dose total administrada não ultrapassou 2.600 U e a técnica anestésica foi interrompida nos pacientes em que se registrou acidente durante a realização da punção.

Ruff e Dougherty[77] relataram hematoma em 2% dos pacientes (7/342) que foram submetidos à punção lombar com agulha calibre 20 G e receberam heparina após a punção. Identificaram como fatores de risco para o desenvolvimento de hematoma a punção traumática, a anticoagulação precoce (inferior a 60 minutos da realização da punção) e terapia concomitante com aspirina.

Deve ser ressaltado que a terapia prolongada com heparina não fracionada (superior a 5 dias) pode induzir à trombocitopenia do tipo III, com diminuição de até 50%

no número de plaquetas. Essa patologia está associada ao aumento paradoxal do risco de eventos tromboembólicos e maior tendência ao sangramento.[78,79]

Com relação à heparina subcutânea (SC), alguns autores[80] realizaram revisão da literatura e não encontraram hematomas em mais de 5 mil pacientes que estavam recebendo esse medicamento para tromboprofilaxia e que foram submetidos à anestesia subaracnóidea ou peridural. Entretanto, estão descritos três casos de hematoma que associam bloqueios neuroaxiais à heparina SC em baixas doses, sendo um relacionado à anestesia subaracnóidea e dois à peridural contínua.[74]

O risco de sangramento após punção, em pacientes que estão recebendo heparina SC, pode ser reduzido retardando-se a injeção do fármaco para depois da realização da anestesia – e pode estar aumentado em pacientes debilitados ou após terapia prolongada com o medicamento.[81]

Com relação à heparina de baixo peso, apesar de muitos estudos clínicos atestarem a segurança de sua utilização associada a bloqueios neuroaxiais, foram descritos 40 casos de hematomas espinais em período de cinco anos, em pacientes recebendo fármaco profilaticamente no período pré-operatório.[68] A maioria dos casos ocorreu após a anestesia peridural, porém, os casos de seis pacientes foram relacionados com anestesia subaracnóidea, um após a técnica contínua e cinco após punção única. Desses cinco, dois pacientes receberam o anticoagulante no dia da cirurgia, em dois houve trauma durante a realização da punção e um estava recebendo concomitantemente terapia antiplaquetária. O tempo médio entre o início da terapia anticoagulante e o aparecimento dos sintomas neurológicos foi de três dias. A dor radicular nas costas foi o sintoma mais frequente, e a maioria dos pacientes se queixava de adormecimentos e fraqueza nos membros inferiores, bem como disfunção vesical ou intestinal.[68]

Estima-se que a incidência de hematoma espinhal associado à heparina de baixo peso seja de 1 para 3 mil anestesias peridurais e 1 para 40 mil anestesias subaracnóideas.[82] Em pacientes que estão utilizando o fármaco, recomenda-se que a punção seja realizada pelo menos 12 horas após a administração da dose de heparina. Naqueles que recebem doses elevadas (1 mg . kg^{-1} a cada 12 horas), é necessário que se retarde a punção por 24 horas.[68,83]

Como é excretado pelos rins, nos indivíduos com depuração plasmática inferior a 30 mL . kg^{-1}, a meia-vida do fármaco está prolongada, o que aumenta o risco de acúmulo no organismo e de sangramentos.[83]

Quanto aos inibidores plaquetários (ácido acetilsalicílico, anti-inflamatórios não esteroides), diversos estudos[84-86] sugeriram ser segura a realização de bloqueio neuroaxial em pacientes que estejam recebendo esses fármacos.[65,67,68] Não é considerada a contraindicação para a realização da técnica regional nos pacientes sob efeitos desses agentes, desde que não sejam administrados concomitantemente outros medicamentos que alteram a coagulação,[83-87] embora na literatura tenham sido relatados sangramentos espontâneos em pacientes que foram submetidos a procedimentos e anestesia do neuroeixo que estavam tomando aspirina, sem outros fatores de risco adicionais.[88-90] Deve-se, entretanto, estar alerta para o risco de hematomas quando os antiplaquetários estão associados a outros medicamentos que alteram os demais componentes da coagulação.[87,91,92] Os inibidores da ciclo-oxigenase 2 (COX 2) parecem exercer mínimos efeitos sobre a função plaquetária e são considerados seguros em pacientes submetidos à anestesia regional, além de não causarem efeitos aditivos quando associados à terapia anticoagulante.[93]

Em relação aos antagonistas dos receptores da adenosina (ADP), estão descritos quatro casos de hematomas espinais associados ao fármaco. Em dois desses, os hematomas foram espontâneos,[94,95] e nos outros dois ocorreram após anestesia do neuroeixo.[96,97] Os pacientes que desenvolveram hematoma após o bloqueio regional estavam sendo medicados com heparina de baixo peso. O clopidogrel havia sido interrompido sete dias antes da cirurgia. Ambos apresentavam função renal anormal.

As anestesias do neuroeixo não são recomendadas nos pacientes em tratamento com clopidogrel e ticlopidina,[83] assim com naqueles sob terapia com antagonistas do receptor GPIIb/IIIa.[83]

Pacientes com hematoma apresentam-se com dor, adormecimento e fraqueza muscular nos membros inferiores, além de dor nas costas, sintomas que evoluem para paralisia flácida e reflexos segmentares abolidos.[67,75]

Vandermeulen e col.[67] descreveram que a fraqueza muscular foi o primeiro sintoma neurológico em 46% dos pacientes e que déficits sensitivos só ocorreram em 14% dos casos estudados.

O diagnóstico e tratamento precoces são fundamentais para a recuperação neurológica. Pitkänem e col. relataram que, de 13 casos de hematomas relacionados com a abordagem do neuroeixo com a finalidade anestésica ou para analgesia, em somente um caso houve recuperação neurológica após a abordagem cirúrgica, que foi realizada 16 horas após o diagnóstico de hematoma peridural.[66] A ressonância magnética é indicada para o diagnóstico, e o tratamento é a drenagem cirúrgica do hematoma.

O hematoma subaracnóideo é raro. É definido como uma coleção de sangue que originou um coágulo no espaço subaracnóideo, que, em decorrência de a membrana subaracnóidea ter permanecido intacta, comprimiu e lesou a medula espinhal e/ou as raízes da cauda equina.[98-100]

Eles podem ser secundários aos traumas e/ou às alterações na coagulação e/ou à iatrogenia.[101] As causas mais comuns de hematomas subaracnóideos são os sangramentos que acorrem após a punção lombar em pacientes com tumores ou má formação vascular no interior do espaço subaracnóideo.[102] Além de sangramentos abundantes no espaço subaracnóideo de causa iatrogênica,[103,104] síndrome espondiloartrótica,[100,105] aracnoidite[106] e hipertrofia do ligamento amarelo,[107] também podem originar hematomas subaracnóideos. Apesar dos prováveis fatores etiológicos descritos, o mecanismo desencadeante e a origem do sangramento ainda não estão completamente estabelecidos.

Em um levantamento de 8 mil registros de notificações de queixas realizado na Finlândia, em período de 10 anos, foram observadas 87 complicações relacionadas a anestesias do neuroeixo. Destas, 41 foram classificadas como mais sérias ou permanentes, e 13 eram hematomas neuroaxiais (nove eram peridurais; duas eram subdurais; e as duas restantes, subaracnóideas).[66]

SINTOMAS NEUROLÓGICOS TRANSITÓRIOS

Descritos por Schneider e col. em 1993,[108] os sintomas neurológicos transitórios (SNT) caracterizam-se por dor nas costas, que se irradia para as nádegas e a face dorsolateral das pernas. É mais frequentemente bilateral, sendo restrita aos dermátomos L_5-S_1, e às vezes acompanhada por disestesias.

Essa dor inicia-se nas primeiras 24 horas que seguem a regressão da anestesia subaracnóidea (tempo que pode variar de 1 a 20 horas), sempre após período livre de sintomas.[108,109] A dor, na maioria dos casos, é de moderada intensidade, com duração entre seis horas e quatro dias. Os reflexos musculotendinosos e a função vesical e intestinal permanecem normais. Apresenta incidência variável, dependendo do anestésico administrado e da posição em que o paciente permaneceu no período intraoperatório. A dor é maior quando se utiliza a lidocaína,[110,111] comparada a outros anestésicos locais, como bupivacaína,[112] prilocaína[113,114] e procaína.[115] Parece que a mepivacaína possui a mesma capacidade de desencadear SNT que a lidocaína, contudo é necessária a realização de pesquisas para confirmar essa hipótese.[116]

Nos pacientes em posição de litotomia no intraoperatório, a incidência de SNT foi de 30% a 36%;[110,113,117] naqueles em que o joelho foi flexionado para a realização de artroscopia, a incidência variou entre 18% e 22%.[108,111,112,114] Nos pacientes em posição supina, a incidência ficou entre 4% e 8%.[112,115]

Sabe-se que a baricidade e a osmolaridade da solução, a adição de vasoconstritor e a concentração do anestésico local não são fatores determinantes para o aparecimento dos SNT,[112,118] assim como o tipo e o calibre da agulha.[119]

Em estudo prospectivo multicêntrico envolvendo 1.863 pacientes, observou-se que a lidocaína, a posição de litotomia e a deambulação precoce (paciente ambulatorial) seriam fatores para o aparecimento de SNT.[119] Contudo, pesquisas aleatórias e controladas desenvolvidas subsequentemente[120,121] não confirmaram a deambulação precoce como fator de risco adicional.

Como os SNT foram observados em vigência do uso de lidocaína em concentrações tão baixas quanto 0,5%,[118] infere-se que os mecanismos responsáveis pelo seu aparecimento sejam diferentes daqueles que desencadeiam SCE, ou seja, as altas concentrações de anestésico local.[5]

A natureza radicular bilateral da dor poderia sugerir neurotoxicidade específica da lidocaína, porém o período livre de sintomas – entre a regressão do bloqueio e o aparecimento da dor – e a falta de sinais de neurotoxicidade objetivos e consistentes falam contra essa hipótese.[122]

Atualmente, acredita-se que a lidocaína, porque determina maior relaxamento muscular, propicia estiramento musculoesquelético quando o paciente permanece em posição de litotomia no período intraoperatório.[113,123]

Com o objetivo de determinar se os SNT eram resultado de neurotoxicidade direta da lidocaína, os pacientes com os sintomas foram avaliados pela eletroneuromiografia, por estudos de condução nervosa e por potenciais evocados somatossensoriais. Não foram observadas quaisquer alterações eletrofisiológicas em nenhum paciente, nem mesmo em áreas suscetíveis aos efeitos tóxicos dos anestésicos locais, como as raízes nervosas posteriores.[124]

No que diz respeito aos SNT, a prevenção da síndrome é importante. Portanto, deve-se evitar a utilização da lidocaína em pacientes submetidos a procedimentos cirúrgicos em posição de litotomia.[125]

LESÃO DE TECIDO NERVOSO DESENCADEADA POR AGULHA OU CATETER

A lesão mecânica causada pela anestesia do neuroeixo pode ser direta ou indireta. A lesão direta é resultante de trauma nos vasos espinais e no tecido nervoso da medula e dos nervos, desencadeada pela agulha ou pelo cateter.[126] É complicação rara, e o principal mecanismo de trauma são os erros na identificação correta do espaço intervertebral a ser abordado.[126]

Um estudo avaliando a habilidade do anestesiologista em identificar corretamente o espaço intervertebral de pacientes mostrou que o espaço real, identificado pela ressonância magnética, foi o mesmo espaço palpado pelo anestesiologista em apenas 29% dos casos. Em 51% dos casos, foi palpado um espaço acima daquele que ele acreditava estar palpando.[127]

Quando se utiliza a linha média para inserção da agulha, o objetivo é entrar no ligamento amarelo medialmente. Como não há raiz nervosa no espaço peridural posterior, a presença de parestesia indica que ou houve perfuração da dura-máter e da aracnoide e a agulha tocou as raízes no espaço subaracnóideo, ou a ponta da agulha desviou-se da linha média, em ângulo de aproximadamente 20°, o que foi suficiente para que ela entrasse em contato com as raízes nervosas, que normalmente se localizam entre 1,5 cm e 2 cm anteriormente ao ligamento amarelo.[128]

Os nervos espinais, por sua vez, são constituídos pela junção das raízes nervosas anteriores e posteriores que ocorre quando elas passam através do forâmen intervertebral.[126]

Sempre que a agulha se afasta da linha média, seja intencionalmente, como nas punções paramedianas, ou não intencionalmente, como nos bloqueios do plexo lombar posterior e nos paravertebrais, existe a possibilidade de trauma de raiz nervosa no interior do forâmen intervertebral ou na emergência dos nervos em direção à periferia.[126]

A estenose do forâmen intervertebral pode contribuir para a ocorrência de trauma de raiz nervosa pela menor possibilidade de o nervo se desviar da agulha.[129] A estenose espinhal degenerativa secundária a osteoporose e/ou hipertrofia do ligamento amarelo ou dos elementos ósseos do canal espinhal reduzem a área transversal do canal e competem com a medula e as raízes nervosas pelo espaço disponível.[34] A parestesia unilateral, em território de um dermátomo, é indicador clássico de introdução da agulha na proximidade do nervo. Estruturas vasculares também se localizam lateralmente à medula, e lesões nesses vasos podem causar hematomas ou interrupção de fluxo sanguíneo na região.[129]

As lesões originárias do trauma, desencadeado pela agulha ou pelo cateter, raramente resultam em lesões neurológicas permanentes ou incapacitantes. Em estudo retrospectivo, envolvendo 4.767 anestesias, a presença de parestesia durante a introdução da agulha ocorreu em 6,3% dos pacientes. Nesse estudo, seis pacientes apresentaram parestesia pós-operatória persistente; dentre eles, quatro se queixaram do mesmo sintoma durante a realização da punção, o que faz da presença de parestesia durante a introdução da agulha um possível fator de risco para o aparecimento de parestesias persistentes.[130]

Contudo, nem sempre o contato da agulha ou cateter com a medula espinhal é identificado por sensações de dor ou parestesia. Assim como o cérebro, a medula é desprovida de inervação sensitiva, e a percepção da presença de objeto estranho nas suas proximidades somente ocorre quando as fibras sensitivas das meninges são estimuladas.[131-133]

Quando o AL, os opioides ou os adjuvantes são introduzidos no interior da medula espinhal, a deformidade gerada pelo volume injetado desencadeia descarga neural maciça, levando à dor e à toxicidade.[133,134]

Em uma pesquisa envolvendo 40.640 anestesias subaracnóideas, foi observado que 12 dentre os 19 pacientes que apresentaram radiculopatias queixaram-se de dor durante a introdução da agulha ou injeção do AL. Em todos os casos, o déficit neurológico teve a mesma distribuição da parestesia referida durante a realização da anestesia.[135]

Também foram descritos alguns casos de lesão do cone medular em pacientes submetidos à anestesia subaracnóidea. Os pacientes referiram dor à inserção da agulha ou à injeção do AL. Em todos, foram utilizadas agulhas com o bisel em ponta de lápis (Whitacre), e a punção foi realizada nos espaços intervertebrais L_2-L_3 ou L_1-L_2.[136] Quando são utilizadas agulhas de ponta de lápis, faz-se necessária a introdução da agulha mais profundamente no espaço subaracnóideo para se obter o líquor.

Caso a solução seja introduzida no interior do tecido medular, pode-se desenvolver um cisto. Dependendo do local, pode ocorrer paralisia, disfunção esfincteriana, fraqueza e adormecimentos no território correspondente ao segmento lesado.[128,134]

A passagem ou a presença de um cateter constitui fonte adicional de trauma. Dripps[136] observou que a incidência de parestesia aumentou de 7% na anestesia subaracnóidea com punção única para 37,9% na técnica contínua. A incidência de alterações neurológicas aumentou de 0,13% para 0,66%. Além disso, Puolakka e col.[137] observaram o dobro de incidência de parestesia quando se utilizou a técnica contínua.

Para se evitar a lesão por agulha ou cateter, é recomendado que a punção lombar seja efetuada abaixo de L_3, que se interrompa a progressão da agulha, se houver dor ou parestesia, e que não seja injetada qualquer solução na vigência de dor[138] ou na presença de parestesia persistente em um ou ambos os membros inferiores.[58]

Os pacientes devem permanecer conscientes – se estiverem sob sedação, que seja leve – para informar sobre a presença de dor ou de parestesia durante a introdução da agulha e do cateter ou a injeção da solução de anestésico.

CEFALEIA PÓS-PUNÇÃO MENÍNGEA

A cefaleia foi a primeira e é a mais comum complicação da anestesia subaracnóidea, com incidência estimada inferior a 3%.[139]

Com sintomas que iniciam geralmente nas primeiras 24 horas após o bloqueio (12 a 48 horas), apresenta como principal característica a natureza postural; a cefaleia piora nas posições sentada e em pé e melhora na deitada. De distribuição frontal (em 25% dos casos), occipital (em 27%) ou em ambas (em 45%),[140] é tipicamente descrita como um peso, latejante ou em pressão,[140] e considerada de grande intensidade na maioria dos casos (67%).

Ela pode ser acompanhada de rigidez de nuca em 57% dos casos, bem como de dor nas costas, em 35% dos casos; náusea, em 22% dos casos; e, em menor frequência, sintomas relacionados com comprometimento de pares cranianos e espasmos musculares localizados.[139] Os sintomas auditivos são, na maioria das vezes, unilaterais, incluindo perda auditiva, zumbido e hiperacusia.[141] Pode haver distúrbios vestibulares, como tontura e vertigem,[140] e visuais, como diplopia, dificuldade de acomodação visual e leve fotofobia.[74,142]

Embora comumente associada à anestesia subaracnóidea, a cefaleia pode ser observada após punção lombar para diagnóstico e mielografia, bem como na punção inadvertida de dura-máter na técnica peridural.

De fisiopatologia ainda não totalmente compreendida, postula-se que seja resultante da alteração da homeostase normal do líquor. O seu aparecimento ocorreria quando houvesse diminuição da pressão liquórica, que seria secundária à perda de líquor do espaço subaracnóideo através de lesões das meninges que foram causadas pela agulha de punção ou pelo cateter. A hipotensão liquórica ocorreria quando a perda de líquor fosse superior à sua produção (0,3 mL . min^{-1}).

O mecanismo pelo qual a hipotensão liquórica desencadearia cefaleia seria bimodal e controverso, envolvendo a perda do suporte intracraniano e a vasodilatação cerebral (predominantemente a venosa). A perda do suporte líquido do cérebro não manteria a sustentação do cérebro quando o indivíduo assumisse a posição supina ou sentada, causando a tração e pressão das estruturas sensíveis à dor dentro do crânio (dura-máter, nervos cranianos e seios venosos).[139] Um segundo componente da cefaleia pós-punção subaracnóidea seria a vasodilatação cerebral, reação secundária ao estiramento vascular.[143]

As vias neurais envolvidas compreendem o ramo oftálmico do nervo facial responsável pela dor frontal, os IX e X pares cranianos na dor occipital e os nervos cervicais de C_1 a C_3 na dor do ombro e pescoço.[144] A náusea é atribuída ao estímulo vagal (X par craniano). Os sintomas vestibulares e auditivos são resultantes da diminuição da pressão perilinfática no interior do ouvido e ao desequilíbrio entre a endolinfa e a perilinfa.[145] Quanto aos distúrbios visuais, estes normalmente representam a paralisia transitória dos nervos que suprem os músculos extraoculares (III, IV e VI pares cranianos).[74]

Os adultos jovens e as gestantes são considerados pacientes de risco para o aparecimento de cefaleia pós-punção. O pico máximo de incidência varia entre 20 e 29 anos, declinando após os 50 anos. O calibre e o tipo de agulha são fatores importantes no aparecimento da cefaleia. A agulha ponta de lápis, porque separa em vez de cortar as fibras da dura-máter – o que facilita o fechamento do orifício determinado pela punção –, tem se mostrado fator primordial na redução da cefaleia.[146] Alguns autores encontraram incidência similar dessa complicação, em pacientes obstétricas, quando utilizaram agulhas atraumáticas (Whitacre) e traumáticas (Quincke), desde que de fino calibre.[147] Em gestantes, a incidência de cefaleia pós-punção, quando se utilizou a agulha de Whitacre 27G, foi de 0,4%.[148] Entretanto, outros autores,[149] estudando 5.050 pacientes não obstétricas, observaram menor incidência de cefaleia pós-punção quando utilizaram agulhas com bisel em ponta de lápis e agulhas com pequeno calibre.

Um estudo recente mostrou que, em pacientes jovens submetidos à anestesia subaracnóidea pela técnica contínua, o cateter espinhal de pequeno calibre, introduzido no espaço por fora da agulha, reduziu a duração e a intensidade da cefaleia pós-punção – porém não sua incidência – quando comparado com o cateter introduzido no espaço subaracnóideo pelo interior da agulha.[150]

Além disso, é postulado que as punções paramedianas apresentam risco menor de ocasionar cefaleia pós-punção[151] porque provocam menor perda de líquor, em decorrência de efeito valvular desencadeado pela superposição da dura-máter com a aracnoide.[151] Contudo, nem todos os estudos confirmam esta teoria. Imbelloni e col.[152] encontraram incidência similar de cefaleia após as punções mediana e paramediana.

Embora muitas cefaleias que se desenvolvem após a punção subaracnóidea sejam diagnosticadas como cefaleia pós-punção meníngea, é importante que seja feito diagnóstico diferencial com outras causas de cefaleia. Deve-se avaliar os sinais vitais e realizar exame neurológico.[139]

Cefaleias de menor gravidade são comuns no período pós-operatório e têm como origem a desidratação, a hipoglicemia, a ansiedade e a privação de cafeína.[153] Outros tipos de cefaleias devem ser excluídos, como aquelas decorrentes de hipertensão arterial, pneumoencéfalo, sinusites, hipotensão intracraniana espontânea, meningites, hematoma subdural, hemorragia subaracnóidea, pré-eclâmpsia e/ou eclâmpsia e trombose de seio venoso dural.[139]

MENINGITES

A infecção bacteriana do neuroeixo pode manifestar-se como meningite ou abscesso. Enquanto o abscesso é complicação secundária à utilização de cateter e tem como principal agente infectante o *Staphylococcus*, a meningite é desencadeada pela punção dural e geralmente causada por *Streptococcus* hemolítico encontrado nas vias aéreas superiores e no trato genitourinário.[48,154]

Definida como meningite iatrogênica secundária à punção dural,[155] apresenta incidência que varia entre 1 para 3 mil e 1 para 50 mil.[65,154]

A fonte de infecção pode ser exógena, por contaminação de equipamentos e medicação, e endógena, secundária à infecção e longe do local da punção.[143]

Estudos mostraram que tanto as agulhas e os cateteres utilizados para anestesia do neuroeixo como as soluções podem ser contaminadas. Foi observado que, após punção única para realização de anestesia do neuroeixo, na qual se utilizou roupas próprias do centro cirúrgico, gorros, luvas e campos estéreis, além da realização da antissepsia da pele efetuada com iodo povidine a 10%, aproximadamente 18% das agulhas de punção subaracnóidea e peridural e 5% das seringas utilizadas na anestesia peridural estavam contaminadas com microrganismos da pele.[155,156]

Foram descritos quatro casos de meningite iatrogênica por *Streptococcus* em um período de quatro anos, após anestesias subaracnóideas realizadas pelo mesmo anestesiologista.[157] Em todos os casos, o médico apresentava faringite recorrente e realizou o bloqueio sem máscara facial.

Embora a utilização de máscara nem sempre diminuísse a incidência de infecção do sistema nervoso central após a realização de anestesia raquidiana,[142] essa prática reduziu a contaminação bacteriana na área frontal por pessoas conversando.[158]

A antissepsia da pele é fundamental para evitar a contaminação bacteriana, e a clorexidina mostrou-se superior aos outros agentes para eliminar as bactérias e diminuir a infecção.[159] A clorexidina contém álcool em sua preparação, o que torna seu efeito bactericida totalmente eficaz 15 segundos após sua aplicação.

Além disso, é recomendado que os frascos que contêm as soluções antissépticas sejam de uso único, para se evitar contaminações.[160]

A meningite é rara, porém constitui emergência médica. Apresenta mortalidade em torno de 30%.[161] Caracteriza-se por febre alta, cefaleia intensa, consciência alterada e sinais de meningismo. Inicia-se dentro de 24 horas após o bloqueio,[65,162] e a terapia com antibiótico pode retardar o aparecimento dos sintomas.[161]

O líquor apresenta-se com leucocitose (polimorfonucleares), glicose baixa (< 30 mg . dL^{-1}), proteínas elevadas (> 150 mg . dL^{-1}) e bactérias à microscopia e à cultura.

A contaminação de seringas com detergentes utilizados para sua lavagem[163-165] é o mais conhecido fator desencadeante de meninge asséptica. Outras causas também foram aventadas, como a introdução de pirógenos, contidos na solução anestésica, nas agulhas e nas seringas; a presença de sangue e de proteínas, introduzidos no espaço subaracnóideo durante a punção lombar;[166,167] a ação de conservantes, contidos nos anestésicos; e a administração de ranitidina, carbamazepina e antibióticos no espaço subaracnóideo.[158]

É uma síndrome clínica constituída por febre alta, cefaleia, rigidez de nuca e fotofobia. Quando relacionada com anestesia subaracnóidea, tem início agudo, dentro de 24 horas após a punção, com curso benigno e autolimitado,[163] e com duração de até uma semana.[164] À punção lombar, o líquor apresenta-se turvo e a pressão é elevada, com aumento de células brancas à custa de polimorfonucleares, bem como há aumento da concentração de proteínas e da glicose normal.[166] O diagnóstico é confirmado pela ausência de microrganismos à microscopia e cultura negativa.[167]

COMPLICAÇÕES NEUROLÓGICAS DOS BLOQUEIOS DE NERVOS PERIFÉRICOS

Os anestesiologistas estão cada vez mais cientes da importância da microanatomia dos nervos periféricos como causa determinante dos riscos de lesão.[11] O nervo pode ser considerado como um órgão distinto composto de tecido nervoso, tecido conectivo e suprimento sanguíneo. As células nervosas (neurônios) são compostas pelo corpo celular, dendritos e axônio. Este é uma extensão citoplasmática do neurônio que transmite sinais elétricos ao longo de sua extensão provenientes do corpo celular a qualquer distância, desde alguns milímetros até aproximadamente 1 metro. A maioria dos nervos periféricos são responsáveis por transmitir tanto impulsos motores aferentes quanto impulsos eferentes sensitivos. No sistema nervoso periférico, a maioria dos axônios tem uma cobertura de células de Schwann que envolvem o axônio em uma bainha de mielina. As células de Schwann são interrompidas em espaços interpostos chamados de nódulos de Ranvier, onde os processos de despolarização e repolarização ocorrem durante a propagação saltatória do potencial de ação. Cada axônio é recoberto pelo endoneuro, que é uma fina camada de tecido conectivo composto, na sua maioria, por finas camadas de fibras de colágeno.[168]

As fibras nervosas são organizadas em grupos chamados de fascículos.[168] Em regiões próximas das articulações, os fascículos são mais finos e mais numerosos, recobertos por grande quantidade de tecido conectivo, o que reduz a vulnerabilidade dos fascículos a alguns insultos como pressão e estiramentos.[169] Cada fascículo consiste em uma camada contínua e concêntrica de 8 a 18 células nervosas envoltas pelo perineuro. A espessura do perineuro é de aproximadamente 7 a 20 μm.[170] As camadas das células perineurais, suas junções estreitas e os seus capilares não fenestrados dentro do endoneuro geram uma barreira contra a difusão de substâncias para dentro ou para fora dos fascículos.[170] Essa importante barreira de difusão protege os axônios contra a exposição a agentes químicos que possam ser lesivos. O perineuro permite algum movimento dos axônios dentro dos fascículos e mantém a pressão intrafascicular enquanto serve como uma barreira física contra lesões mecânicas.[168] Em contraste com o perineuro, o epineuro é permeável, não forma nenhuma barreira e é o responsável por envolver inteiramente o nervo periférico.[168,171]

Nervos periféricos possuem dois tipos de suprimentos sanguíneos independentes que se comunicam por meio de anastomoses. O suprimento sanguíneo extrínseco consiste em artérias, arteríolas e veias que se encontram dentro do epineuro, enquanto o suprimento intrínseco consiste em um grupo de capilares longitudinais que invadem os fascículos e o endoneuro. Dentro dos fascículos, os capilares são não fenestrados e contribuem para o efeito protetor de barreira. Quando esses capilares atingem a borda externa do perineuro, passam então a ser fenestrados.[168,170]

A importância clínica das lesões de nervos periféricos (LNP) relacionadas com os bloqueios de nervos periféricos (BNP) depende de sua gravidade, pois o primeiro determinante do prognóstico é a integridade residual após lesão dos axônios. A gravidade das LNP é classificada de acordo com os diferentes graus de lesão axonal. Lesões axonais proximais, ou seja, adjacentes ao corpo celular, são geralmente mais graves que as lesões axonais distais. A probabilidade de reinervação e recuperação quando ocorre lesão também parece variar inversamente com a distância entre o local da lesão axonal e o tecido de inervação alvo.[168]

Na literatura, encontramos duas classificações anatômicas relacionadas com lesões de nervos (Tabela 123.1).[172,173] Seddon classifica as lesões em termos de gravidade do moderado ao grave na seguinte sequência: neuropraxia, axoniotmese e neurotmese.[172] Neuropraxia é uma disfunção nervosa transitória que pode ser resultado de um curto período de isquemia. Quando a isquemia local é prolongada, pode ocorrer desmielinização.[174] Essa lesão está normalmente associada a lesão nervosa por compressão ou estiramento. Nesse caso, os axônios e seus elementos de suporte (endoneuro, perineuro e epineuro) permanecem intactos.[168] Seu prognóstico de recuperação da função nervosa é bom, podendo levar de semanas a meses. Felizmente, a maioria dos sintomas neurológicos pós-operatórios associados à anestesia regional tendem a seguir um padrão de neuropraxia, tanto na lesão quanto em sua recuperação.[1] Axoniotmese se refere à lesão axonal associada à compressão fascicular, compressão nervosa ou lesão tóxica, com perda da continuidade axonal, porém mantendo o endoneuro intacto. Sua recuperação é prolongada e pode ser incompleta, dependendo da extensão da lesão nervosa e da distância da região lesada em relação ao seu músculo correspondente.[168] Neurotmese se refere à completa transecção do nervo, incluindo os axônios, endoneuro, perineuro e tecido conectivo epineural. Na maioria das vezes, o manejo dessa lesão necessita de tratamento cirúrgico. Mesmo com tratamento adequado, o prognóstico da neurotmese é reservado.[168]

A incidência de LNP, associada a anestesia regional e técnicas para tratamento da dor, é variável.[168] As complicações desencadeadas pelos bloqueios neurais são multifatoriais, tendo relação com o local da injeção, o tipo de agulha utilizada, o medicamento injetado, a anatomia individual do paciente e a área corporal a ser bloqueada.[175] Como já mencionado, a porção proximal dos nervos periféricos apresenta maior quantidade de tecido nervoso do que de tecido conectivo,[176] e por isso postula-se que os BNP proximais apresentam maior índice de lesão quando comparados aos bloqueios mais distais. No entanto, não existem ainda na literatura dados suficientes para corroborar essa afirmação.[1,32,177,178] Fortes evidências indicam que a escolha da técnica de anestesia regional utilizada nas artroplastias não aumenta o risco de lesão neurológica quando comparada à anestesia geral.[179,180,181] De acordo com algumas revisões prévias, sintomas neurológicos transitórios pós-operatórios (SNTP) são comuns nos primeiros dias – e até nos primeiros meses – após BNP. No entanto, sua incidência diminui com o passar do tempo, sendo de 0% a 2,2% nos primeiros três meses; 0% a 0,8% após seis meses e 0% a 0,2% após um ano.[1,182]

É importante salientar que nem todas as LNP são relacionadas com a utilização de BNP.[168] A incidência de lesão nervosa perioperatória desencadeada por BNP varia de 0,02% a 0,1%.[32,135,177,183,184] Essa incidência é um pouco mais elevada quando técnicas contínuas de BNP são empregadas.[185]

As LNP são geralmente mais frequentes na técnica supraclavicular, provavelmente pela utilização de parestesia para identificação do local onde o anestésico local deve ser administrado, fato que ocorre com menor frequência com a abordagem axilar. As lesões mais graves ou permanentes são raras, e muitas são neuropraxias autolimitadas que se resolvem espontaneamente em período que varia de um a três meses.[186] Quando ocorrem injeções intrafasciculares de anestésico local, os sinto-

TABELA 123.1 CLASSIFICAÇÃO DE LESÃO NERVOSA.			
Seddon[172]	Sunderland[173]	Lesão	Prognóstico
Neuropraxia	1	Lesão de mielina, condução retardada ou bloqueada	Bom
Axoniotmese	2	Perda da continuidade axonal, endoneuro intacto, sem condução	Moderado
Neurotmese	3	Perda da continuidade axonal e endoneural, perineuro intacto, sem condução	Ruim
	4	Perda da continuidade axonal, endoneural e perineural, epineuro intacto, sem condução	Ruim
	5	Transecção nervosa completa, sem condução	Ruim

Adaptada de Brull R, e col; 2015.[168]

mas não aparecem imediatamente, tornando-se evidentes em uma semana. Recentemente, estudo realizado com pacientes submetidos à anestesia regional em onze hospitais-escola na China demonstrou incidência de complicações de 114,1 para 10 mil após bloqueio de plexo cervical e 12,1 para 10 mil para os bloqueios de plexo braquial, sendo as complicações mais frequentes a Síndrome de Horner (miose, ptose parcial, enoftalmia, anidrose e vasodilatação ipsilateral da face e pescoço)[187] e o bloqueio do nervo laríngeo recorrente, que se manifesta com rouquidão. Em relação às especialidades com maior incidência de complicações após anestesia regional, aparecem a cirurgia plástica (19,0 para 10 mil), a cirurgia geral (11,2 para 10 mil), a cirurgia vascular (8,0 para 10 mil), a ortopedia (2,3 para 10 mil) e a urológica (1,2 para 10 mil).[188] Geralmente, as LNP pós-operatórias após BNP são comuns, porém raramente resultam em lesão prolongada ou permanente.[11] Em 2008, um levantamento, avaliando a base de dados de 6.894 pacientes da Sociedade Americana de Anestesiologistas entre 1980 e 1990, demonstrou 159 processos relacionados com BNP. Nesse levantamento, os BNP que mais se correlacionaram com complicações foram os axilares (40%), seguidos pelos bloqueios interescalênicos (23%), pelas anestesias venosas regionais (19%), pelos bloqueios supraclaviculares (8%), intercostais (2%), de plexo cervical (2%), de tornozelo (2%) e outros (4%). Nesses 159 processos, 59% dos pacientes evoluíram com algum tipo de lesão. Dessas lesões, 29% foram transitórias, ocorrendo com maior incidência no nervo mediano (35%), seguidas por lesões de plexo braquial (33%), lesões de nervo ulnar (20%) e de nervo radial (9%). Com relação às lesões permanentes (30%), as lesões de plexo braquial foram as mais frequentes (44%), seguidas pelas lesões de nervo mediano (25%), ulnar (15%), raquianestesia e peridural (10%), entre outras.[189] É importante ressaltar que a abordagem supraclavicular pode ocasionar paresia do nervo frênico ipsilateral, culminando com paralisia hemidiafragmática.

Embora raro, pode haver bloqueio do sistema nervoso central, principalmente após o bloqueio interescalênico. Nessa situação, o anestésico local é depositado diretamente nos espaços subaracnóideo, subdural ou peridural, ou movimenta-se em sentido retrógrado, do nervo periférico para o espaço subaracnóideo. A anestesia subaracnóidea que se instala imediatamente após a realização do bloqueio de plexo é decorrente de punção acidental da dura-máter; já aquela que se instala lentamente é secundária à dispersão retrógrada do anestésico.[186]

Um debate importante na literatura em relação aos BNP é se devemos realizar essa técnica em pacientes acordados, sedados ou sob anestesia geral. Em 2016, um estudo retrospectivo analisou 42.654 pacientes entre 2007 e 2012, tomando como referência a base de dados alemã de anestesia regional. A conclusão desse estudo é que a sedação pode melhorar a segurança e sucesso durante a realização dos BNP e que a realização de bloqueios sob anestesia geral em pacientes adultos deve ser reservada para anestesiologistas experientes e apenas em situações especiais.[190]

Os mecanismos relacionados com as LNP pelo uso de bloqueios regionais são tradicionalmente correlacionados a uma dessas três categorias: (1) traumática: mecânica ou lesão pela injeção; (2) isquêmica: vascular; e (3) neurotóxica: química ou inflamatória. A lesão por compressão mecânica pode ser resultado de contato forçado entre a agulha e o nervo quando o anestesiologista está localizando o nervo a ser bloqueado, ou quando há injeção do anestésico dentro do próprio nervo.[191] Injeções de anestésicos locais dentro do fascículo nervoso são claramente neurotóxicas e podem lesionar o perineuro.[192] Anestésicos locais diminuem o fluxo sanguíneo neural em uma escala concentração-dependente.[193] Epinefrina tem o potencial de causar vasoconstrição, porém sua relação com a causa da isquemia nervosa ou lesão ainda não foi comprovada.[194] Lesões neurais também podem ocorrer devido à ruptura da microvasculatura neuronal, às altas pressões de injeção e à aplicação de torniquetes.[171] A principal causa de lesão nervosa associada a bloqueio regional é a injeção de anestésico local dentro do fascículo nervoso, causando lesão traumática direta, tanto pela agulha como pela injeção do anestésico, levando à ruptura do perineuro com perda do ambiente protetor desse nervo dentro do fascículo, consequentemente gerando degeneração da mielina e do axônio.[192,195-199]

Lesões da vasculatura nervosa durante os bloqueios podem resultar em isquemia local ou difusa, relacionadas com dano direto da vasculatura ou oclusão extrínseca das artérias que irrigam os nervos em consequência de hematomas e hemorragias dentro do invólucro pelo qual são revestidos.[168] Punções vasculares inadvertidas, que levam à formação de hematomas, podem causar compressão mecânica interna ou externa dos fascículos nervosos. Essas compressões têm sido implicadas em casos de lesão neurológica.[200,201] Nervos com abundância de tecido conectivo são menos suscetíveis à compressão, pois as forças externas não são transmitidas diretamente aos vasos epineurais.[168]

Lesões nervosas químicas são resultantes da toxicidade tecidual causada por algumas soluções injetadas na proximidade do nervo, como anestésicos locais, álcool e fenol ou seus aditivos. Essas soluções podem ser injetadas diretamente dentro do nervo ou em tecidos adjacentes, causando reação inflamatória aguda ou fibrose crônica – que irá envolver o nervo.[168] O local de injeção do anestésico local – extraneural, intraneural, interfascicular ou intrafascicular – pode ser o primeiro determinante no desenvolvimento da neurotoxicidade, além de determinar a duração de exposição de maneira concentração-dependente.[196] A maioria das substâncias químicas, incluindo os anestésicos locais, quando injetados na região intrafascicular, leva à grave lesão de todo o fascículo; por outro lado, as mesmas substâncias injetadas intraneuralmente, porém na região interfascicular, causam lesões menos graves.[202] Autores demonstraram que a injeção intrafascicular de ropivacaína a 0,75% resultou em lesões histológicas graves, incluindo desmielinização e degeneração axonal e walleriana.[196] A degeneração intrínseca de porção distal do axônio lesado foi identificada como peça-chave na degeneração walleriana, desencadeando uma cascata de respostas celulares não neuronais, que leva à limpeza dos debris inibitórios no nervo periférico e a produção de um ambiente propício para a regeneração axonal no período de meses após a lesão.[203,204] Entretanto, injeções extrafasciculares de ropivacaína a 0,75% também desencadearam lesões axonais, porém com menor gravidade.[196] Faber e col. demonstraram que a maioria dos anestésicos locais comumente utilizados, como bupivacaína, lidocaína e ropivacaína, produzem lesões nervosas quando injetados de forma intrafascicular. Nesse estudo, o grau de lesão variou inversamente com o aumento da distância do sítio de injeção em relação ao nervo.[205]

O reconhecimento de novos mecanismos inflamatórios relacionados com as LNP tem crescido ultimamente.[206,207] Respostas inflamatórias não específicas, que têm como alvo os nervos periféricos, podem ocorrer tanto de forma remota (distante) como próximas do sítio de cirurgia, o que dificulta o diagnóstico diferencial de outras causas de LNP.[168] Exemplificando, recentemente mecanismos inflamatórios têm sido relacionados como causa de paralisia persistente de nervo frênico devido ao bloqueio periférico interescalênico para cirurgia de ombro. Esses autores relataram uma série de 14 pacientes com paralisia crônica de diafragma após bloqueio interescalênico.[208] Várias substâncias podem desencadear reações inflamatórias sobre os nervos. Estudos experimentais sugerem que o gel utilizado em ultrassonografia pode levar à inflamação no espaço subaracnóideo[209] e em nervos periféricos.[210] As neuropatias inflamatórias pós-cirúrgicas podem desencadear sinais e sintomas que são tardios à cirurgia. Essas neuropatias tendem a se apresentar como dor que, quando melhora, leva a quadro de fraqueza. Essa fraqueza tende a ser multifocal ou difusa; porém, casos focais também têm sido descritos. A maioria das neuropatias inflamatórias pós-operatórias apresentam-se em regiões distintas da áreas cirúrgica, ou da região onde foi realizado o bloqueio regional.[211] A causa dessa neuropatia é provavelmente a resposta imune inflamatória inapropriada que tem como alvo os nervos do sistema nervoso periférico.[168] Pacientes com déficit multifocal, ou nos quais há dificuldade para definir esse déficit, apresentam-se com dor intensa, desproporcional à dor pós-operatória esperada, e com déficit progressivo ou déficit persistente após o período esperado para a volta da função neurológica normal pré-cirúrgica. Esses pacientes devem ser investigados para neuropatia inflamatória pós-operatória com uma avaliação neurológica precoce.[211]

Como já mencionado, a etiologia das lesões de nervos periféricos pode ser relacionada com diversos fatores, entre eles risco anestésico, riscos cirúrgicos, riscos relacionados ao paciente ou a combinação desses fatores.

Com relação aos riscos anestésicos, vários estudos têm demonstrado que o tipo de anestesia (regional ou geral) não parece influenciar o risco de lesão de nervos periféricos.[168] Estudo retrospectivo sobre LNP, realizado na Universidade de Michigan, não identificou a relação da utilização de bloqueios periféricos como um fator de risco independente para LNP.[183] Entretanto, a Sociedade Americana de Anestesia Regional, analisando a maioria de estudos experimentais e clínicos relacionados às LNP, suporta a orientação de que os anestesiologistas devem evitar o contato agulha-nervo[191] e a injeção intraneural intencional quando estiverem realizando bloqueios.[11] Ainda, a utilização do anestésico local nas técnicas regionais pode causar toxicidade, que inicialmente se manifesta como sonolência, progredindo para torpor, distúrbios visuais, zumbido, disartria e agitação. A contratura dos músculos faciais pode progredir para convulsão, coma e depressão respiratória e circulatória. A toxicidade depende do anestésico local utilizado, do local administrado e da quantidade de fármaco injetado.[175] As técnicas anestésicas do plexo braquial são as que apresentam maior risco de toxicidade pelo anestésico local, porque maiores volumes de fármaco são introduzidos no interior dos feixes neurovasculares da cabeça e região cervical. A toxicidade geralmente ocorre após injeções intravasculares acidentais mas também pode ser secundária à absorção vascular de soluções administradas em locais adequados.[175] Foi observado que a incidência de convulsão após a anestesia do plexo braquial foi de 0,2%, e a ocorrência do evento foi seis vezes maior na abordagem pela via supraclavicular do que na abordagem pela via axilar.[212]

Em relação aos riscos cirúrgicos, lesões nervosas podem ocorrer como resultado do posicionamento requerido para alguns tipos de cirurgia. Durante as cirurgias, pacientes são colocados em posições que não suportariam por tempo prolongado caso não estivessem anestesiados. Os mecanismos de lesão relacionados com a cirurgia incluem tração, transecção, compressão, contusão, isquemia e estiramento dos nervos[11] (discorremos mais sobre esse assunto na seção a seguir). Outra causa de lesão relacionada com as cirurgias é o uso de torniquetes, que podem causar lesão nervosa por compressão nervosa ou isquemia.[213-215] Os principais achados na neuropatia causada por torniquetes são perda motora, diminuição da sensação de tato, vibração e posição, bem como preservação da sensação de frio, calor e dor.[216]

Fatores que colocam pacientes sob risco aumentado de LNP relacionados aos pacientes submetidos a BNP incluem alterações metabólicas, hereditárias e tóxicas; neuropatias compressivas e outras lesões ou condições neurológicas preexistentes.[11] A neuropatia diabética já instalada é uma preocupação em particular, pois parece aumentar a incidência de LNP em dez vezes nesses pacientes, quando comparados com a população em geral.[32] Um estudo com extensa amostra de população cirúrgica identificou doença vascular periférica, tabagismo, vasculite e hipertensão como fatores de risco independentes para LNP.[183] Pacientes com esses tipos de condições podem ser mais vulneráveis a insultos isquêmicos durante o período perioperatório. Dentre as etiologias tóxicas, podem-se citar o álcool[217] e a quimioterapia com cisplatina.[218]

Monitores e técnicas de localização dos nervos potencialmente reduziriam os riscos das lesões de nervos periféricos; porém, esse é um assunto ainda em debate na literatura. A importância de cada técnica de localização ou monitor utilizados para prevenir as LNP é baseada na habilidade que estes possuem de prever o perigo da proximidade da agulha em relação ao nervo.[168] A associação entre estimulação mecânica levando à parestesia e as LNP é controversa.[199,219] Enquanto alguns estudos têm demonstrado a parestesia como fator de risco para LNP,[135,199] essa associação não tem sido confirmada por outros autores,[220] assim como pelo único estudo clínico prospectivo randomizado publicado até a data.[221] A ausência de parestesia durante a realização de um bloqueio periférico não exclui o contato agulha/nervo e nem a possível lesão de nervo periférico relacionado ao bloqueio.[11] As LNP têm sido descritas tanto em pacientes que se queixaram de parestesia no momento da realização dos BNP como naqueles que não relataram parestesia durante sua realização. Um quadro de grave parestesia ou dor à injeção ou dor quando se avança a agulha em direção ao ponto desejado podem indicar posicionamento intraneural da agulha. Se houver a suspeita do posicionamento intraneural da agulha, a injeção do anestésico deve ser prontamente cancelada, e o reposicionamento da agulha deve ser realizado.[11,168] É importante lembrar que a medicação pré-anestésica com sedativos pode influenciar a habilidade dos pacientes em perceber e interpretar a parestesia.[168]

Voeckel e col. demonstraram, em bloqueio de nervo ciático num modelo experimental suíno, que quando a corrente mínima de estimulação era menor que 0,2 mA, 50% dos animais apresentaram alteração histológica após injeção do anestésico local. Por outro lado, uma corrente mínima de estimulação entre 0,3 e 0,5 mA não promoveu alterações histológicas.[222] Sendo assim, uma corrente mínima de estimulação menor que 0,2 mA é indicadora de localização intraneural da agulha, sendo específica – porém pouco sensível – tanto em animais[223-225] como em seres humanos.[226,227] No geral, a técnica de localização nervosa por estimulação de nervo periférico é caracterizada por baixa sensibilidade e alta especificidade em prever a proximidade da agulha em relação ao nervo.[168] A utilização clínica da monitorização das pressões de infusão permanece pobremente definida. Evitar alta resistência durante a injeção parece ser uma estratégia razoável durante os BNP, pois estudos demonstraram que baixas pressões de infusão – inferiores a 15 psi – estão associadas a injeções perineurais.[11] Infelizmente, os anestesiologistas não podem confiar somente na sensibilidade enquanto infundem o anestésico pela seringa.[228,229] Estudos utilizando monitores que aferem as pressões de infusão têm sugerido que essa técnica não é confiável para a detecção de injeções intraneurais e intrafasciculares e que o contato da agulha com o nervo e a injeção intrafascicular são indistinguíveis entre si.[227,230,231] A monitorização das pressões de injeção tem provado ser mais útil no seu valor preditivo negativo para lesão neurológica funcional, visto que, na literatura, nenhum caso clínico relatando neuropatia grave foi encontrado até o momento quando infusões utilizando baixa pressão foram utilizadas. Sendo assim, evitar infusões com alta resistência parece ser uma estratégia prudente para se utilizar durante os BNP, pois infusões no tecido perineural requerem baixa pressão de infusão (< 15 psi).[168]

O uso da ultrassonografia tem crescido substancialmente nos últimos anos em diversos campos da medicina, e a anestesia é um deles. Diversas técnicas de bloqueios anestésicos têm sido popularizadas com o auxílio do ultrassom. Além disso, a utilização dessa técnica parece diminuir o risco de intoxicação sistêmica por anestésicos locais.[232,233] No entanto, até o momento, a utilização da técnica de BNP guiada por ultrassom não demonstrou redução na incidência das LNP.[177,232] Nos últimos anos, estudos com a utilização do ultrassom têm demonstrado que os anestesiologistas posicionam suas agulhas dentro do nervo durante a realização dos BNP com uma frequência muito maior que a imaginada anteriormente e que essas ocorrências não estão associadas às LNP. Embora não haja evidência que diferentes técnicas como estimulação de nervo periférico, uso de ultrassonografia para guiar os BNP e monitorização das pressões de infusão possam prevenir as LNP, a Sociedade Americana de Anestesia Regional sugere a utilização dessas diversas técnicas em combinação quando apropriado.[11]

No diagnóstico e tratamento das LNP, os anestesiologistas devem ficar atentos pois lesões graves de evolução progressiva ou dificuldade em localizar o déficit requerem avaliação neurológica de urgência com o intuito de excluir causas potencialmente tratáveis, como as etiologias compressivas.[11] Quando se observa o déficit sensitivo isolado na região onde foi realizado o bloqueio[234] ou em locais clássicos de compressão nervosa, como a compressão do nervo fibular comum na cabeça da fíbula, espera-se que se resolvam dentro de dias a semanas. No entanto, a avaliação neurológica deve ser considerada quando o déficit envolve a função motora, é progressivo e caracterizado por recrudescência do bloqueio nervoso ou é difícil de localizar ou relacionar com a área de distribuição do bloqueio anestésico ou da própria cirurgia. Estudos de eletrofisiologia para os casos mais graves e difíceis são tipicamente solicitados com duas a três semanas após os BNP, quando a degeneração walleriana normalmente aparece pela primeira vez.[11]

A conclusão do último consenso da Sociedade Americana de Anestesia Regional foi que as complicações neurológicas associadas com anestesia regional e com BNP para controle da dor são raras, particularmente aquelas complicações que não envolvem hematomas ou infecção. O conhecimento da fisiopatologia e dos fatores de riscos associados com lesão nervosa do neuroeixo ou periférica permite que os anestesiologistas minimizem o número dos desfechos neurológicos indesejáveis. Infelizmente, mesmo anestesiologistas bem treinados e cuidadosos, realizando técnicas de anestesia regional em pacientes previamente saudáveis, não conseguem predizer ou prevenir completamente o aparecimento dessas complicações.[11]

COMPLICAÇÕES NEUROLÓGICAS SECUNDÁRIAS AO POSICIONAMENTO INADEQUADO

Como já vimos, teoricamente as neuropatias perioperatórias resultam de diversos mecanismos, tais como pressão excessiva (compressão), estiramento, isquemia, alterações metabólicas, trauma direto, laceração do nervo e outros que ainda não são conhecidos.[235]

O estiramento do nervo é um dos principais mecanismos de LNP em pacientes no período perioperatório.[236] Estiramento excessivo do nervo pode ocasionar lesão direta com lesão do axônio e do *vasa nervorum*. LNP ocorrem quando os nervos sofrem estiramento de 5% a 15% de seu comprimento, quando comparado com o comprimento em sua posição de repouso.[237-239] O estiramento dos nervos periféricos leva ao aumento na pressão intraneural e compressão intraneural dos capilares e vênulas, resultando em redução da pressão de perfusão das fibras nervosas e, consequentemente, isquemia.[239,240] Além disso, o estiramento pode levar também à supressão da condução axonal, levando a alterações nas características da condução nervosa.[237,238,241,242]

A compressão nervosa é outro mecanismo relacionado com as lesões de nervos periféricos.[236] O mecanismo de compressão nervosa pode levar ao aumento das pressões intraneural e extraneural, resultando em pressão de perfusão reduzida que vai ocasionar isquemia e retardo na condução das fibras nervosas.[243] Modelos experimentais animais demonstraram que os efeitos da compressão do nervo ulnar são potenciados por isquemia prévia, mesmo que essa isquemia seja por um curto período de tempo.[244]

Dentre os nervos das extremidades superiores, o nervo ulnar e os nervos do plexo braquial são os mais frequentemente agredidos no período perioperatório.[245] Sabe-se que, desde a década de 1890, cuidados anestésicos inadequados e mau posicionamento dos pacientes no intraoperatório são fatores que podem determinar neuropatia do nervo ulnar.[246] A lesão de nervo ulnar ocasiona a inabilidade de abduzir o quinto dedo e perda de sensibilidade no quarto e quinto dedos. Lesão permanente do nervo ulnar promove a deformidade de "mão em garra", devido à atrofia da musculatura intrínseca da mão.[243]

O posicionamento durante anestesia tem sido relacionado com a neuropatia ulnar.[247] Prielipp e col. avaliaram a relação entre a posição do antebraço e a pressão exercida no cotovelo em indivíduos normais não anestesiados. Os autores encontraram pressão menor sob o nervo ulnar no cotovelo na posição supina (2 mmHg), quando comparado com a posição neutra (68 mmHg) e com a posição prona (95 mmHg).[248] Ainda com relação ao nervo ulnar, além da compressão externa e do mau posicionamento do paciente no período intraoperatório, existem outros fatores, como sexo masculino, índice de massa corpórea elevada e repouso prolongado no leito, que podem contribuir para o aparecimento de lesão.[249] Cerca de 70% dos casos de neuropatia ulnar perioperatória ocorrem em homens.[249]

Diferenças anatômicas são provavelmente responsáveis pela maior incidência de lesão do nervo ulnar nos pacientes do sexo masculino. Estudos em cadáveres, comparando homens e mulheres, demonstraram que as mulheres têm um significantivo maior acúmulo de gordura na parte medial do cotovelo (2 a 19 vezes maior), enquanto os homens têm um tubérculo significativamente maior no processo coronoide (1,5 vez maior).[250] Além disso, homens são mais sensíveis à pressão direta nas fibras nervosas não mielinizadas do nervo ulnar que as mulheres.[251]

O nervo ulnar tem localização superficial ao longo do epicôndilo medial do úmero[247] e é mais sensível à isquemia quando comparado aos nervos mediano e radial.[252] A artéria ulnar e a veia colateral ulnar seguem próximas ao nervo e podem ser influenciadas por compressão externa, levando à redução na perfusão, isquemia e lesão nervosa.[248] A compressão do nervo ulnar e de seu suprimento sanguíneo na área do tubérculo coronoide da ulna pode levar à isquemia.[235,250]

A flexão do cotovelo determina lesão do nervo ulnar por diversos mecanismos – o nervo pode ser comprimido pela aponeurose do músculo flexor ulnar do carpo e pelo retináculo do túnel cubital quando o cotovelo é fletido a 110°. Quando o cotovelo está fletido a 90° e a 135°, a área média do túnel cubital na região subaponeurótica diminui 18% e 39% respectivamente, e a área média onde se localiza o nervo ulnar diminui 24% e 50% respectivamente, quando compara-se com a extensão total do cotovelo.[253] A flexão do cotovelo a 135° resulta em alongamento do nervo ulnar em 18%.[254] A raiz fibrotendinosa do túnel cubital pode ser mal formada e levar à subluxação anterior ou deslocamento do nervo ulnar sobre o epicôndilo medial do úmero durante a flexão do cotovelo.[245] Além disso, a compressão externa, mesmo na ausência de flexão do cotovelo, pode lesar o nervo ulnar.[255] A compressão externa ocorre distalmente ao epicôndilo medial, local no qual o nervo e sua artéria são mais superficiais.[245]

Na tentativa de prevenir compressão direta nervosa em pacientes anestesiados e profundamente sedados, os anestesistas e cirurgiões utilizam uma série de proteções para reduzir os pontos de pressão nos nervos periféricos.[174] Entretanto, a colocação imprópria de objetos externos rígidos, assim como posicionamentos inadequados, podem levar à pressão externa – e esta, quando acontecer sem interrupção, produzirá isquemia e lesão do nervo.[256-258] É importante salientar que a lesão de nervo que aparece no período perioperatório comumente ocorre em nervos que já apresentam disfunção crônica.[245]

Por outro lado, o plexo braquial percorre um longo caminho entre as vértebras e a fáscia axilar. As lesões de plexo braquial normalmente estão associadas às raízes nervosas superiores, e seus principais mecanismos de lesão são estiramento e compressão do plexo braquial.[243] A lesão de plexo braquial envolvendo raízes inferiores está mais associada à esternotomia mediana[259-261] mas também está relacionada ao estiramento e à compressão do plexo braquial durante a separação do esterno. O trauma direto por costelas fraturadas é também descrito como mecanismo de lesão.

O plexo braquial é vulnerável ao estiramento quando o paciente assume a posição prona. O seu tronco inferior é vulnerável ao estiramento quando a cabeça permanece em posição contralateral, o ombro ipsilateral é abduzido e o cotovelo é dobrado.[245]

O estiramento é o principal mecanismo de neuropatia do nervo mediano devido ao posicionamento cirúrgico. Essa lesão geralmente se apresenta como neuropatia motora com perda da habilidade de afastar o primeiro e quinto dedo e diminuição da sensibilidade na região palmar da metade do polegar e do 2º, 3º e 4º quirodáctilos.[243] A extensão do cotovelo pode levar a estiramento do nervo mediano causando lesão.[262] Hiperextensão do punho para punção da artéria radial pode levar à piora transitória na função nervosa do nervo mediano. Esse posicionamento prolongado do punho pode reduzir a condução nervosa e levar à lesão do nervo.[263]

O mecanismo mais comum de lesão do nervo radial é a compressão direta do nervo na crista diafisária do úmero. A lesão no nervo radial resulta em punho caído, dificuldade em estender a articulação metacarpofalangiana e dificuldade para abduzir o polegar com perda da sensibilidade na parte posterior e lateral do braço, posterior do antebraço e porção dorsal da mão.[243]

Com relação aos membros inferiores, a neuropatia pode acontecer quando o paciente é colocado em diversas posições, ocorrendo mais frequentemente na posição de litotomia. Ela pode ser evitada e geralmente é causada por posicionamento incorreto no intraoperatório ou pela permanência prolongada em posição de litotomia.[264] Warner e col. estimaram que para cada hora na posição de litotomia existe um risco aumentado de cem vezes para neuropatia motora.[265] Esse achado foi corroborado por outros autores, cujos estudos demonstraram que pacientes que desenvolveram neuropatias de membros inferiores apresentaram tempo operatório significativamente maior que a média em prostatectomias robóticas (496,2 minutos *versus* 377,9 minutos).[266] Em estudo prospectivo, envolvendo 991 pacientes que permaneceram em posição de litotomia no intraoperatório, foi observada incidência baixa de neuropatia (1,5%) que ocorreu nas áreas de inervação dos nervos obturador, cutaneofemoral lateral, ciático e fibular.[267] O nervo fibular comum é muito superficial quando passa pela cabeça da fíbula e, portanto, facilmente comprimido e lesado. A compressão direta do nervo pelos suportes de pernas é a principal causa de sua lesão.[245]

Quanto ao nervo ciático, a hiperflexão do quadril associada à extensão do joelho determina estiramento e potencial lesão do nervo. Tal fato ocorre quando o paciente é colocado em posição de litotomia.[245]

A neuropatia femoral, a mais rara das LNP nos membros inferiores, acontece quando os afastadores abdominais são colocados de forma inadequada, comprimindo diretamente o nervo. Além do nervo femoral, seu ramo cutâneo também é atingido. Os retratores abdominais determinam pressão contínua sobre o músculo íliopsoas, podendo causar estiramento do nervo ou lesão isquêmica pela oclusão da artéria ilíaca externa ou de vasos penetrantes do nervo, quando ele passa no interior do músculo.[268]

REFERÊNCIAS

1. Brull R, McCartney CJ, Chan VW, et al. Neurological complications after regional anesthesia: contemporary estimates of risk. Anesth Analg. 2007;104(4):965-74.
2. Horlocker TT, Wedel DJ, Benzon H, et al. Regional anesthesia in the anticoagulated patient: defining the risks (the second ASRA Consensus Conference on Neuraxial Anesthesia and Anticoagulation). Reg Anesth Pain Med. 2003;28(3):172-97.
3. Rigler ML, Drasner K, Krejcie TC, et al. Cauda equina syndrome after continuous spinal anesthesia. Anesth Analg. 1991;72(3):275-81.
4. Myers RR, Sommer C. Methodology for spinal neurotoxicity studies. Reg Anesth. 1993;18(6 Suppl):439-47.

5. Ready LB, Plumer MH, Haschke RH, et al. Neurotoxicity of intrathecal local anesthetics in rabbits. Anesthesiology. 1985;63(4):364-70.
6. Nielsen KC, Guller U, Steele SM, et al. Influence of obesity on surgical regional anesthesia in the ambulatory setting: an analysis of 9,038 blocks. Anesthesiology. 2005;102(1):181-7.
7. Renck H. Neurological complications of central nerve blocks. Acta Anaesthesiol Scand. 1995;39(7):859-68.
8. Jaradeh S. Cauda equina syndrome: a neurologist's perspective. Reg Anesth. 1993;18(6 Suppl):473-80.
9. De Tommaso O, Caporuscio A, Tagariello V. Neurological complications following central neuraxial blocks: are there predictive factors? Eur J Anaesthesiol. 2002;19(10): 705-16.
10. Kane RE. Neurologic deficits following epidural or spinal anesthesia. Anesth Analg. 1981;60(1):150-61.
11. Neal JM, Barrington MJ, Brull R, et al. The second ASRA pratice advisory on neurologic complications associated with regional anesthesia and pain medicine excutive summary 2015. Reg Anesth Pain Med. 2015;40:401-30.
12. Neal JM. Anatomy and phatophysiology of spinal cord injury associated with regional anesthesia and pain medicine. Reg Anesth Pain Med. 2008;33:423-34.
13. Petterson CAV, Olsson Y. Blood supply of spinal nerve roots. Na experimental study in rat. Acta Neuropathol. 1989;78:455-61.
14. Hoy K, Hansen ES, He SZ, et al. Regional bood flow, plasma volume, and vascular permeability in the spinal cord, the dural sac, and lumbar nerve roots. Spine. 1994;19: 2804-11.
15. Sourasky M, Leeds MD. Overdose in spinal analgesia. Br Med J. 1926;18:524.
16. Ferguson FR, Watkins KH. Paralysis of the bladder and associated neurological sequelae of spinal anaesthesia (cauda equina syndrome). Br J Surg. 1938;25:735-52.
17. Nicholson MJ, Eversole UH. Neurologic complications of spinal anesthesia. J Am Med Ass. 1946;132(12):679-85.
18. Schell RM, Brauer FS, Cole DJ, et al. Persistent sacral nerve root deficits after continuous spinal anaesthesia. Can J Anaesth. 1991;38(7):908-11.
19. Rigler ML, Drasner K. Distribution of catheter-injected local anesthetic in a model of the subarachnoid space. Anesthesiology. 1991;75(4):684-92.
20. Lambert DH, Hurley RJ. Cauda equina syndrome and continuous spinal anesthesia. Anesth Analg. 1991;72(6):817-9.
21. Vianna PTG, Vane LA, Yong LC, et al. Alterações morfológicas da medula espinhal em cães submetidos à injeção hiperbárica de tetracaína a 1,2%, lidocaína a 5% e glicose a 10%. Rev Bras Anestesiol. 1985;35(Suppl 5):S1-S6.
22. Ganem EM, Vianna PT, Marques M, et al. Neurotoxicity of subarachnoid hyperbaric bupivacaine in dogs. Reg Anesth. 1996;21(3):234-8.
23. Cheng AC. Intended epidural anesthesia as possible cause of cauda equina syndrome. Anesth Analg. 1994;78(1): 157-9.
24. Drasner K, Rigler ML, Sessler DI, et al. Cauda equina syndrome following intended epidural anesthesia. Anesthesiology. 1992;77(3):582-5.
25. Lee DS, Bui T, Ferrarese J, et al. Cauda equina syndrome after incidental total spinal anesthesia with 2% lidocaine. J Clin Anesth. 1998;10(1):66-9.
26. Loo CC, Irestedt L. Cauda equina syndrome after spinal anaesthesia with hyperbaric 5% lidocaine: a review of six cases of cauda equina syndrome reported to the Swedish pharmaceutical insurance 1993-1997. Acta Anesthesiol Scand. 1999;43(4):371-9.
27. Drasner K, Rigler ML. Repeat injection after a "failed spinal"; at times, a potentially unsafe practice. Anesthesiology. 1991;75(4):713-4.
28. Gerancher JC. Cauda equina syndrome following a single spinal administration of 5% hyperbaric lidocaine through a 25-gauge Whitacre needle. Anesthesiology. 1997;87(3):687-9.
29. Hashimoto K, Hampl KF, Nakamura Y, et al. Epinephrine increases the neurotoxic potential of intrathecally administered lidocaine in the rat. Anesthesiology. 2001;94(5):876-81.
30. Chabbouh T, Lentschener C, Zuber M, et al. Persistent cauda equina syndrome with no identifiable facilitating condition after an uneventful single spinal administration of 0.5% hyperbaric bupivacaine. Anesth Analg. 2005;101(6):1847-8.
31. Traore M, Diallo A, Coulibaly Y, et al. Cauda equina syndrome and profound hearing loss after spinal anesthesia with isobaric bupivacaine. Anesth Analg. 2006;102(6):1863-4.
32. Auroy Y, Benhamou D, Bargues L, et al. Major complications of regional anesthesia in France. Anesthesiology. 2002;97:1274-80.
33. de Sèze MP, Sztark F, Janvier G, et al. Severe and long-lasting complications of the nerve root and spinal cord after central neuraxial blockade. Anesth Analg. 2007;104: 975-9.
34. Neal JM, Kopp SL, Pasternak J, et al. Anatomy and pathophysiology os spinal cord injury associated with regional anesthesia and pain medicine 2015 upadate. Reg Anesth Pain Med. 2015;40:506-25.
35. Vianna PT, Resende LA, Ganem EM, et al. Cauda equina syndrome after spinal tetracaine: electromyographic evaluation--20 years follow-up. Anesthesiology. 2001;95(5):1290-1.
36. Greene NM. Neurological sequelae of spinal anesthesia. Anesthesiology. 1961;22:682-98.
37. Rice I, Wee MY, Thomson K. Obstetric epidurals and chronic adhesive arachnoiditis. Br J Anaesth. 2004;92(1): 109-20.
38. Wang BC, Spielholz NI, Hillman DE, et al. Subarachnoid sodium bisulfite (the antioxidante in nesacaine) causes chronic neurological deficit. Anesthesiology. 1982;57:A194.
39. Martelete M. Sequelas neurológicas de anestesias peridurais. Relato de 4 casos. Rev Bras Anestesiol. 1981; 31(3):245-50.

40. Bogod D. The Sting in the tail: antiseptics and the neuroaxis revisited. Anaesthesia. 2012;67:1305-8.
41. Killeen T, Kamat A, Walsh D, et al. Severe adhesive arachnoiditis resulting in progressive paraplegia following obstetric spinal anesthesia: a case report and review. Anaesthesia. 2012;67:1368-94.
42. Sviggum HP, Jacob AK, Arendt KW, et al. Neurologic complications after chlorhexidine antisepsis for spinal anesthesia. Reg Anesth Pain Med. 2012;37:139-44.
43. Ross J, Masaryk T, Modic M, et al. MR IMaging of lumbar arachnoiditis. Am J Roent. 1987:149:1025-32.
44. Etchepare F, Roche B, Rozenberg S, et al. Post-lumbar puncture arachnoiditis. The need for directed questioning. Joint Bone Spine. 2005;72(2):180-2.
45. Horlocker TT. Complications of regional anesthesia and pain medicine. Anesthesiol Clin. 2011;29:257-78.
46. Grewal S, Hocking G, Wildsmith JA. Epidural abscesses. Br J Anaesth. 2006;96(3):292-302.
47. Jeske HC, Tiefenthaler W, Hohlrieder MM, et al. Bacterial contamination of anaesthetists' hands by personal phone and fixed phone use in the operating theatre. Anaesthesia. 2007;62:904-6.
48. Reynolds F. Neurological infections after neuraxial anesthesia. Anesthesiol Clin. 2008;26(1):23-52.
49. Royakkers AA, Willigers H, van der Ven AJ, et al. Catheter-related epidural abscesses -- don't wait for neurological deficits. Acta Anaesthesiol Scand. 2002;46(5):611-5.
50. de Jong PC, Kansen PJ. A comparison of epidural catheters with or without subcutaneous injection ports for treatment of cancer pain. Anesth Analg. 1994;78(1):94-100.
51. Danner RL, Hartman BJ. Update on spinal epidural abscess:35 cases and review of the literature. Rev Infect Dis. 1987;9(2):265-74.
52. Okano K, Kondo H, Tsuchiya R, et al. Spinal epidural abscess associated with epidural catheterization: report of a case and a review of the literature. Jpn J Clin Oncol. 1999;29(1):49-52.
53. North JB, Brophy BP. Epidural abscess, a hazard of spinal epidural anaesthesia. Aust N Z J Surg. 1979;49(4):484-5.
54. Kindler CH, Seeberger MD, Staender SE. Epidural abscess complicating epidural anesthesia and analgesia. An analysis of the literature. Acta Anaesthesiol Scand. 1998;42(6):614-20.
55. Darouiche RO, Hamill RJ, Greenberg SB, et al. Bacterial spinal epidural abscess. Review of 43 cases and literature survey. Medicine. 1992;71(6):369-85.
56. Wong D, Raymond NJ. Spinal epidural abscess. N Z Med J. 1998;111(1073):345-7.
57. Reihsaus E, Waldbaur H, Seeling W. Spinal epidural abscess: a meta-analysis of 915 patients. Neurosurg Rev. 2000;23(4):175-205.
58. Kowe O, Waters JH. Neurologic complications in the patient receiving obstetric anesthesia. Neurol Clin. 2012;30:823-33.
59. Evans PR, Misra U. Poor outcome following epidural abscess complicating epidural analgesia for labour. Eur J Obstet Gynecol Reprod Biol. 2003;109(1):102-5.
60. Biglioli P, Roberto M, Cannata A, et al. Upper and lower spinal cord blood supply: the continuity of the anterior spinal artery and the relevance of the lumbar arteries. J Thorac Cardiovasc Surg. 2004;127(4):1188-92.
61. Birnbach DJ, Hernandez M, van Zundert AA. Neurologic complications of neuraxial analgesia for labor. Curr Opin Anaesthesiol. 2005;18(5):513-7.
62. Wedel DJ, Horlocker TT. Risks of regional anesthesia--infectious, septic. Reg Anesth. 1996;21(6 Supp):57-61.
63. Kalichman MW, Calcutt NA. Local anesthetic-induced conduction block and nerve fiber injury in streptozotocin-diabetic rats. Anesthesiology. 1992;77(5):941-7.
64. Horlocker TT, Wedel DJ. Bleeding Complications. In: Neal JM, Rathmell JP. Complications in regional anesthesia and pain medicine. 1.ed. Philadelphia: Saunders Elsevier, 2007. p.17-30.
65. Moen V, Dahlgren N, Irestedt L. Severe neurological complications after central neuraxial blockades in Sweden 1990-1999. Anesthesiology. 2004;101(4):950-9.
66. Pitkänem MT, Aromaa U, Cozanitis Dan Förste JG. Serious complications associated with spinal and epidural anaesthesia in Finland from 2000 to 2009. Acta Anaesthesiol Scand. 2013;57:553-64.
67. Vandermeulen EP, Van Aken H, Vermylen J. Anticoagulants and spinal-epidural anesthesia. Anesth Analg. 1994;79(6):1165-77.
68. Horlocker TT, Wedel DJ. Neuraxial block and low molecular weight heparin: balancing perioperative analgesia and thromboprophylaxis. Reg Anesth Pain Med. 1998;23(Suppl 2):164-77.
69. Groen RJ, Ponssen H. The spontaneous spinal epidural hematoma. A study of the etiology. J Neurol Sci. 1990;98(1):121-38.
70. Levine MN, Raskob G, Landefeld S, et al. Hemorrhagic complications of anticoagulant treatment. Chest. 2001;119(1 Suppl):108S-121S.
71. Wulf H. Epidural anaesthesia and spinal haematoma. Can J Anaesth. 1996;43(12):1260-71.
72. Tryba M, Wedel DJ. Central neuraxial block and low molecular weight heparin (enoxaparine): lessons learned from different dosage regimes in two continents. Acta Anaesthesiol Scand Suppl. 1997;111:100-4.
73. Gogarten W. The influence of new antithrombotic drugs on regional anesthesia. Curr Opin Anaesthesiol. 2006;19(5):545-50.
74. Horlocker TT. Complications of spinal and epidural anesthesia. Anesthesiol Clin North Am. 2000;18(2):461-85.
75. Horlocker TT, Wedel DJ. Neurologic complications of spinal and epidural anesthesia. Reg Anesth Pain Med. 2000;25(1):83-98.
76. Rao TL, El-Etr AA. Anticoagulation following placement of epidural and subarachnoid catheters: an evaluation of neurologic sequelae. Anesthesiology. 1981;55(6):618-20.
77. Ruff RL, Dougherty JH Jr. Complications of lumbar puncture followed by anticoagulation. Stroke. 1981;12(6):879-81.

78. Brosstad F. Arteriell og venos tromboembolisme. Oslo: Profylakse og behandling, 2005.
79. Keeling D, Davidson S, Watson H. The management of heparin-induced thrombocytopenia. Br J Haematol. 2006;133(3):259-69.
80. Schwander D, Bachmann F. Heparin and spinal or epidural anesthesia: decision analysis. Ann Fr Anesth Reanim. 1991;10(3):284-96.
81. Breivik H, Bang U, Jalonen J, et al. Nordic guidelines for neuraxial blocks in disturbed haemostasis from the Scandinavian Society of Anaesthesiology and Intensive Care Medicine. Acta Anaesthesiol Scand. 2010;54(1):16-41.
82. Liu SS, Mulroy MF. Neuroaxial anesthesia and analgesia in presence of standard heparin. Reg Anesth Pain Med. 1998;23(6 Suppl 2):157-63.
83. Schroeder DR. Statistic: detecting a rare adverse drug reaction using spontaneous reports. Reg Anesth Pain Med. 1998;23(6 Suppl 2):183-9.
84. Horlocker TT, Wedel DJ, Offord KP. Does preoperative antiplatelet therapy increase the risk of hemorragic complications associated with regional anesthesia? Anesth Analg. 1990;70(6):631-4.
85. CLASP: a randomized trial of low-dose aspirin for the prevention and treatment of pre-eclampsia among 9364 pregnant women. CLASP (Collaborative low-dose aspirin study in pregnancy). Lancet. 1994;343(8898):619-29.
86. Horlocker TT, Wedel DJ, Schroeder DR, et al. Preoperative antiplatelet therapy does not increase the risk of spinal hematoma associated with regional anesthesia. Anesth Analg. 1995;80(2):303-9.
87. Urmey WF, Rowlingson J. Do antiplatelet agents contribute to the development of perioperative spinal hematoma? Reg Anesth Pain Med. 1998;23(6 Suppl 2):146-51.
88. Buvanendran A, Young AC. Spinal epidural hematoma after spinal cord stimulator Trial lead placement in patient taking aspirin. Reg Anesth Pain Med. 2014;39:70-2.
89. Sarubbo S, Garofano F, Maida G, et al. Spontaneous and idiopatic chronic spinal epidural hematoma: two case reports and reviw of the literature. Eur Spine J. 2009;18:1055-61.
90. Dimou J, Jithoo R, Morokoff A. Spontaneous spinal epidural haematoma in geriatric patient on aspirin. J Clin Neurosci. 2010:17:142-4.
91. Johnson SG, Rogers K, Delate T, et al. Outcomes combined antiplatelet and anticoagulant therapy. Chest. 2008;133:948-54.
92. Moon HJ, Kim JH, Kwon TH, et al. Spontaneous spinal epidural hematoma:an urgent complication of adding clopidogrel to aspirin therapy. J Neurol Sci. 2009;285:254-6.
93. Narouze S, Benzon HT, Provenzano DA, et al. Interventional spine and pain procedures in patients on antiplatelet and anticoagulant medication: guidelines from the american society of regional anesthesia and pain medicine, the European society of regional anaesthesia and pain therapy, the americam academy of pain medicine, the international neuromodulation society, the North american neuromodulation society, and the world institute of pain. Reg Anesth Pain Med. 2015:37:182-212.
94. Morales Ciancio RA, Drain O, Rillardon L, et al. Acute spontaneous spinal epidural hematoma: an important differential diagnosis in patients under clopidogrel therapy. Spine J. 2008;8(3):544-7.
95. Sung JH, Hong JT, Son BC, et al. Clopidogrel-induced spontaneous spinal epidural hematoma. J Korean Med Sci. 2007;22(3):577-9.
96. Litz RJ, Gottschlich B, Stehr SN. Spinal epidural hematoma after spinal anesthesia in a patient treated with clopidogrel and enoxaparin. Anesthesiology. 2004;101(6):1467-70.
97. Tam NL, Pac-Soo C, Pretorius PM. Epidural haematoma after a combined spinal-epidural anaesthetic in a patient treated with clopidogrel and dalteparin. Anesthesiology. 2006;96(2):262-5.
98. Berney MJ, Gauthier G, Werner A. Acute myeloradicular compression by a spontaneous subarachnoid hematoma. Neurochirurgie. 1967;13(6):771-3.
99. Gaitzsch J, Berney J. Spinal subarachnoid hematoma of spontaneous origin and complicating anticoagulation. Report of four cases and review of the literature. Surg Neurol. 1984;21(6):534-8.
100. Pau A, Brambilla M, Cossu M, et al. Spinal subarachnoid hematoma of unknown etiology. A case report. Neurochirurgia. 1991;34(5):151-3.
101. Domenicucci M, Ramieri A, Paolini S, et al. Spinal subarachnoid hematomas: our experience and literature review. Acta Neurochir. 2005;147(7):741-50.
102. Lam DH. Subarachnoid haematoma after spinal anaesthesia mimicking transient radicular irritation: a case report and review. Anaesthesia. 2008;63(4):423-7.
103. Bernsen RA, Hoogenraad TU. A spinal haematoma occurring in the subarachnoid as well as in the subdural space in a patient treated with anticoagulants. Clin Neurol Neurosurg. 1992;94(1):35-7.
104. Rengachary SS, Murphy D. Subarachnoid hematoma following lumbar puncture causing compression of the cauda equina. Case report. J Neurosurg. 1974;41(2):252-4.
105. Romano A, Marsella M, Swamy N, et al. Cervical subarachnoid hematoma of unknown origin: case report. Acta Neurochir. 1999;141(10):1115-7.
106. Kirkpatrick D, Goodman SJ. Combined subarachnoid and subdural spinal hematoma following spinal puncture. Surg Neurol. 1975;3(2):109-11.
107. Mori H, Terabayashi T, Kitazawa T, et al. Traumatic spinal subarachnoid hematoma presenting with Brown-Séquard syndrome. No Shinkei Geka. 1987;15(4):427-32.
108. Schneider M, Ettlin T, Kaufmann M, et al. Transient neurologic toxicity after hyperbaric subarachnoid anesthesia with 5% lidocaine. Anesth Analg. 1993;76(5):1154-7.
109. Sjöström S, Bläss J. Severe pain in both legs after spinal anaesthesia with hyperbaric 5% lignocaine solution. Anaesthesia. 1994;49(8):700-2.
110. Hampl KF, Schneider MC, Thorin D, et al. Hyperosmolarity does not contribute to transient radicular irritation after spinal anesthesia with hyperbaric 5% lidocaine. Reg Anesth. 1995;20(5):363-8.

111. Hodgson PS, Liu SS, Batra MS, et al. Procaine compared with lidocaine for incidence of transient neurologic symptoms. Reg Anesth Pain Med. 2000;25(3):218-22.
112. Pollock JE, Neal JM, Stephenson CA, et al. Prospective study of the incidence of transient radicular irritation in patients undergoing spinal anesthesia. Anesthesiology. 1996;84(6):1361-7.
113. Hampl KF, Heinzmann-Wiedmer S, Luginbuehl I, et al. Transient neurologic symptoms after spinal anesthesia: a lower incidence with prilocaine and bupivacaine than with lidocaine. Anesthesiology. 1998;88(3):629-33.
114. de Weert K, Traksel M, Gielen M, et al. The incidence of transient neurological symptoms after spinal anaesthesia with lidocaine compared to prilocaine. Anaesthesia. 2000;55(10):1020-4.
115. Martinez-Bourio R, Arzuaga M, Quintana JM, et al. Incidence of transient neurologic symptoms after hyperbaric subarachnoid anesthesia with 5% lidocaine and 5% prilocaine. Anesthesiology. 1998;88(3):624-8.
116. Zaric D, Christiansen C, Pace NL, et al. Transient neurologic symptoms after spinal anesthesia with lidocaine versus other local anesthetics: a systematic review of randomized, controlled trials. Anesth Analg. 2005;100(6):1811-6.
117. Hampl KF, Schneider MC, Pargger H, et al. A similar incidence of transient neurologic symptoms after spinal anesthesia with 2% and 5% lidocaine. Anesth Analg. 1996;83(5):1051-4.
118. Pollock JE, Liu SS, Neal JM, et al. Dilution of spinal lidocaine does not alter the incidence of transient neurologic symptoms. Anesthesiology. 1999;90(2):445-50.
119. Freedman JM, Li DK, Drasner K, et al. Transient neurologic symptoms after spinal anesthesia, an epidemiologic study of 1,863 patients. Anesthesiology. 1998;89(3):633-41.
120. Lindh A, Andersson AS, Westman L. Is transient lumbar pain after spinal anaesthesia with lidocaine influenced by early mobilisation? Acta Anaesthesiol Scand. 2001;45(3):290-3.
121. Silvanto M, Tarkkila P, Mäkelä ML, et al. The influence of ambulation time on the incidence of transient neurologic symptoms after lidocaine spinal anesthesia. Anesth Analg. 2004;98(3):642-6.
122. Carpenter RL. Hyperbaric lidocaine spinal anesthesia: do we need an alternative? Anesth Analg. 1995;81(6):1125-8.
123. Pollock JE, de Jong RH. Hyperbaric lidocaine for spinal anesthesia? Am J Anesthesiol. 1997;24:161-5.
124. Pollock JE, Burkhead D, Neal JM, et al. Spinal nerve function in five volunteers experiencing transient neurologic symptoms after lidocaine subarachnoid anesthesia. Anesth Analg. 2000;90(3):658-65.
125. Pollock JE. Management of the patient who develops transient neurologic symptoms after spinal anesthesia with lidocaine. Tech Reg Anesth Pain Manage. 2000;4(2):155-60.
126. Neal JM. Neuraxis mechanical injury. In: Neal JM, Rathmell JP. Complications in regional anesthesia & pain medicine fed. Philadelphia: Sanders Elsevier, 2007. p.89-97.
127. Broadbent CR, Maxwell WB, Ferrie R, et al. Ability of anaesthetists to identify a marked lumbar interspace. Anaesthesia. 2000;55(11):1122-6.
128. Aldrete JA. Neurologic deficits and arachnoiditis following neuroaxial anesthesia. Acta Anaesthesiol Scand. 2003;47(1):3-12.
129. Herman N. Neurologic complication of regional anesthesia. Semin Anesth Perioper Med Pain. 1998;17(1):64-72.
130. Horlocker TT, McGregor DG, Matsushige DK, et al. A retrospective review of 4767 consecutive spinal anesthetics: central nervous system complications. Anesth Analg. 1997;84(3):578-84.
131. Kumar R, Berger RJ, Dunsker SB, et al. Innervation of the spinal dura. Myth or reality? Spine. 1996;21(1):18-26.
132. Absalom AR, Martinelli G, Scott NB. Spinal cord injury caused by direct damage by local anaesthetic infiltration needle. Br J Anaesth. 2001;87(3):512-5.
133. Hamandi K, Mottershead J, Lewis T, et al. Irreversible damage to the spinal cord following spinal anesthesia. Neurology. 2002;59(4):624-6.
134. Reynolds F. Damage to the conus medullaris following spinal anaesthesia. Anaesthesia. 2001;56(3):235-47.
135. Auroy Y, Narchi P, Messiah A, et al. Serious complications related to regional anesthesia. Anesthesiology. 1997;87(3):479-86.
136. Dripps RD. A comparison of the malleable needle and catheter techniques for continuous spinal anesthesia. N Y State J Med. 1950;50(13):1595-9.
137. Puolakka R, Haasio J, Pitkänen M, et al. Technical aspects and postoperative sequelae of spinal and epidural anesthesia: a prospective study of 3,230 orthopedic patients. Reg Anesth Pain Med. 2000;25(5):488-97.
138. Wong CA. Neurologic deficits and labor analgesia. Reg Anesth Pain Med. 2004;29(4):341-51.
139. Davignon KR, Dennehy KC. Update on postdural puncture headache. Int Anesthesiol Clin. 2002;40(4):89-102.
140. Lybecker H, Djernes M, Schmidt JF. Postdural puncture headache (PDPH): onset, duration, severity, and associated symptoms. An analysis of 75 consecutive patients with PDPH. Acta Anaesthesiol Scand. 1995;39(5):605-12.
141. Sprung J, Bourke DL, Contreras MG, et al. Perioperative hearing impairment. Anesthesiology. 2003;98(1):241-57.
142. Nishio I, Williams BA, Williams JP. Diplopia: a complication of dural puncture. Anesthesiology. 2004;100(1):158-64.
143. Larrier D, Lee A. Anatomy of headache and facial pain. Otolaryngol Clin North Am. 2003;36(6):1041-53.
144. Day CJ, Shutt LE. Auditory, ocular, and facial complications of central neural block. A review of possible mechanisms. Reg Anesth. 1996;21(3):197-201.
145. Galinski S, Choi PT, Lucas S. The quality of PDPH literature in obstetrical anesthesia - results from an obstetrical PDPH bibliographic database. Anesthesiology. 1999;91:A1138.
146. Neves JFNP, Monteiro GA, Almeida JR, et al. Raquianestesia para cesariana: avaliação da cefaléia com agulhas

de Quincke e Whitacre 25G e 27G. Rev Bras Anestesiol. 1999;49(2):173-5.

147. Villar GCP, Rosa C, Cappelli EL, et al. Incidência de cefaléia pós-raquianestesia em pacientes obstétricas com uso de agulha de Whitacre calibre 27G. Experiência com 4570 casos. Rev Bras Anestesiol. 1999;49(2):110-2.

148. Imbelloni LE, Sobral MGC, Carneiro ANG. Celaléia pós-raquianestesia e o desenho das agulhas. Experiência com 5050 casos. Rev Bras Anestesiol. 2001;51(1):43-52.

149. Gosch UW, Hueppe M, Hallschmid M, et al. Post-dural puncture headache in young adults: comparison of two small-gauge spinal catheters with different needle design. Br J Anaesth. 2005;94(5):657-61.

150. Halpern S, Preston R. Postdural puncture headache and spinal needle design - Metaanalyses. Anesthesiology. 1994;81(6):1376-83.

151. Haffalvi BI. The dynamics of postspinal headache. Headache. 1977;17(1):64-7.

152. Imbelloni LE, Sobral MGC, Carneiro ANG. Influencia do calibre da agulha, da via de inserção da agulha e do número de tentativas de punção na cefaléia pós-raquianestesia. Estudo prostectivo. Rev Bras Anestesiol. 1995;45:377-82.

153. Chan TM, Ahmed E, Yentis SM, et al. Postpartum headaches: summary report of the National Obstetric Anaesthetic Database (NOAD) 1999. Int J Obstet Anesth. 2003;12(2):107-12.

154. Baer ET. Post-dural puncture bacterial meningitis. Anesthesiology. 2006;105(2):381-93.

155. James FM, George RH, Naiem H, et al. Bacteriologic aspects of epidural analgesia. Anesth Analg. 1976;55(2):187-90.

156. Raedler C, Lass-Florl C, Puhringer F, et al. Bacterial contamination of needles used for spinal and epidural anaesthesia. Br J Anaesth. 1999;83(4):657-8.

157. Schneeberger PM, Janssen M, Voss A. Alpha hemolytic streptococci: a major pathogen of iatrogenic meningitis following lumbar puncture. Case reports and a review of the literature. Infection. 1996;24(1):29-35.

158. Tunevall TG. Postoperative wound infections and surgical face masks: a controlled study. World J Surg. 1991;15(3):383-8.

159. Kinirons B, Mimoz O, Lafendi L, et al. Chlorhexidine versus povidone iodine in preventing colonization of continuous epidural catheters in children: a randomized, controlled trial. Anesthesiology. 2001;94(2):239-44.

160. Birnbach DJ, Stein DJ, Murray O, et al. Povidone iodine and skin disinfection before initiation of epidural anesthesia. Anesthesiology. 1998;88(3):668-72.

161. Gorce P, Varlet C, Ouaknine B, et al. Meningitis after locoregional spinal anesthesia. Ann Fr Anesth Reanim. 2000;19(5):375-81.

162. Pandian JD, Sarada C, Radhakrishnan VV, et al. Iatrogenic meningitis after lumbar puncture-a preventable health hazard. J Hosp Infect. 2004;56(2):119-24.

163. Bert AA, Laasberg LH. Aseptic meningitis following spinal anesthesia--a complication of the past? Anesthesiology. 1985;62(5):674-7.

164. Goldman WW, Sanford JP. An "Epidemic" of chemical meningits. Am J Med. 1960;29(1):94-101.

165. Rendell C. Chemical meningitis due to syringes stored in lysol. Anaesthesia. 1954;9:281-5.

166. Harding SA, Collis RE, Morgan BM. Meningitis after combined spinal-extradural anaesthesia in obstetrics. Br J Anaesth. 1994;73(4):545-7.

167. Phillips OC. Aseptic meningitis following spinal anesthesia. Anesth Analg. 1970;49(6):867-71.

168. Brull R, Hadzic A, Reina MA, et al. Pathophysiology and Etiology of Nerve Injury Following Peripheral Nerve Blockade. Reg Anesth Pain Med. 2015;40(5):479-90.

169. Sunderland S. Features of nerves that protect them for injury during normal daily activities. In: Sunderland S. Nerve injuries and the repair: A critical appraisal. Churchill Livingstone: Edinburgh, 1991.

170. Reina MA, Arriazu R, Collier CB, et al. Electron microscopy of human peripheral nerves of clinical relevance to the practice of nerve blocks. A structural and ultrastructural review based on original experimental and laboratory data. Rev Esp Anestesiol Reanim. 2013;60(10):552-62.

171. Barrington MJ, Snyder GL. Neurologic complications of regional anesthesia. Curr Opin Anaesthesiol. 2011;24(5):554-60.

172. Seddon HJ. A Classification of Nerve Injuries. Br Med J. 1942;2(4260):237-9.

173. Sunderland S. A classification of peripheral nerve injuries producing loss of function. Brain. 1951;74(4):491-516.

174. Johnson RL, Warner ME, Staff NP, et al. Neuropathies after surgery: Anatomical considerations of pathologic mechanisms. Clin Anat. 2015;28(5):678-82.

175. Halaszynski TM, Severino FB. Recovery from regional anesthesia. Probl Anesth. 2000;12:278-304.

176. Moayeri N, Bigeleisen PE, Groen GJ. Quantitative architecture of the brachial plexus and surrounding compartments, and their possible significance for plexus blocks. Anesthesiology. 2008;108(2):299-304.

177. Barrington MJ, Watts SA, Gledhill SR, et al. Preliminary results of the Australasian Regional Anaesthesia Collaboration: a prospective audit of more than 7000 peripheral nerve and plexus blocks for neurologic and other complications. Reg Anesth Pain Med. 2009;34(6):534-41.

178. Fanelli G, Casati A, Garancini P, et al. Nerve stimulator and multiple injection technique for upper and lower limb blockade: failure rate, patient acceptance, and neurologic complications. Study Group on Regional Anesthesia. Anesth Analg. 1999;88(4):847-52.

179. Jacob AK, Mantilla CB, Sviggum HP, et al. Perioperative nerve injury after total hip arthroplasty: regional anesthesia risk during a 20-year cohort study. Anesthesiology. 2011;115(6):1172-8.

180. Jacob AK, Mantilla CB, Sviggum HP, et al. Perioperative nerve injury after total knee arthroplasty: regional anes-

thesia risk during a 20-year cohort study. Anesthesiology. 2011;114(2):311-7.

181. Sviggum HP, Jacob AK, Mantilla CB, et al. Perioperative nerve injury after total shoulder arthroplasty: assessment of risk after regional anesthesia. Reg Anesth Pain Med. 2012;37(5):490-4.

182. Neal JM, Gerancher JC, Hebl JR, et al. Upper extremity regional anesthesia: essentials of our current understanding, 2008. Reg Anesth Pain Med. 2009;34(2):134-70. Erratum in: Reg Anesth Pain Med. 2010;35(4):407.

183. Welch MB, Brummett CM, Welch TD, et al. Perioperative peripheral nerve injuries: a retrospective study of 380,680 cases during a 10-year period at a single institution. Anesthesiology. 2009;111(3):490-7.

184. Cassoria L, Lee JW. Patient positioning in anesthesia. In: Miller RD. Miller's Anesthesia. 7.ed. Philadelphia: Elsevier, 2009. p.1151-70.

185. Capdevila X, Pirat P, Bringuier S, et al. Continuous peripheral nerve blocks in hospital wards after orthopedic surgery: a multicenter prospective analysis of the quality of postoperative analgesia and complications in 1,416 patients. Anesthesiology. 2005;103(5):1035-45.

186. Finucane BT. Complications of brachial plexus anesthesia. In: Finucane BT. Complications of regional anesthesia. 1.ed. Philadelphia: Churchill Livinsgtone, 1999. p.56-76.

187. Nocite JR, Nicoletti Filho RL. Claude Bernard-Horner's syndrome following lumbar epidural block. Report of a case. Rev Bras Anestesiol. 1983;33(4):297-8.

188. Huo T, Sun L, Min S, et al. Major complications of regional anesthesia in 11 teaching hospitals of China: a prospective survey of 106,569 cases. J Clin Anesth. 2016;31:154-61.

189. Lee LA, Posner KL, Cheney FW, et al. Complications associated with eye blocks and peripheral nerve blocks: an american society of anesthesiologists closed claims analysis. Reg Anesth Pain Med. 2008;33(5):416-22.

190. Kubulus C, Schmitt K, Albert N, et al. Awake, sedated or anaesthetised for regional anaesthesia block placements? A retrospective registry analysis of acute complications and patient satisfaction in adults. Eur J Anaesthesiol. 2016;33:1-10.

191. Steinfeldt T, Poeschl S, Nimphius W, et al. Forced needle advancement during needle-nerve contact in a porcine model: histological outcome. Anesth Analg. 2011;113(2):417-20.

192. Hogan QH. Pathophysiology of peripheral nerve injury during regional anesthesia. Reg Anesth Pain Med. 2008;33(5):435-41.

193. Myers RR, Heckman HM. Effects of local anesthesia on nerve blood flow: studies using lidocaine with and without epinephrine. Anesthesiology. 1989;71(5):757-62.

194. Partridge BL. The effects of local anesthetics and epinephrine on rat sciatic nerve blood flow. Anesthesiology. 1991 Aug;75(2):243-50.

195. Gentili F, Hudson A, Kline DG, et al. Peripheral nerve injection injury: an experimental study. Neurosurgery. 1979;4(3):244-53.

196. Whitlock EL, Brenner MJ, Fox IK, et al. Ropivacaine-induced peripheral nerve injection injury in the rodent model. Anesth Analg. 2010;111(1):214-20.

197. Hadzic A, Dilberovic F, Shah S, et al. Combination of intraneural injection and high injection pressure leads to fascicular injury and neurologic deficits in dogs. Reg Anesth Pain Med. 2004;29(5):417-23.

198. Selander D, Sjöstrand J. Longitudinal spread of intraneurally injected local anesthetics. An experimental study of the initial neural distribution following intraneural injections. Acta Anaesthesiol Scand. 1978;22(6):622-34.

199. Selander D, Edshage S, Wolff T. Paresthesiae or no paresthesiae? Nerve lesions after axillary blocks. Acta Anaesthesiol Scand. 1979;23(1):27-33.

200. Rodríguez J, Taboada M, García F, et al. Intraneural hematoma after nerve stimulation-guided femoral block in a patient with factor XI deficiency: case report. J Clin Anesth. 2011;23(3):234-7.

201. Ben-David B, Stahl S. Axillary block complicated by hematoma and radial nerve injury. Reg Anesth Pain Med. 1999;24(3):264-6.

202. Gentili F, Hudson AR, Hunter D, et al. Nerve injection injury with local anesthetic agents: a light and electron microscopic, fluorescent microscopic, and horseradish peroxidase study. Neurosurgery. 1980;6(3):263-72.

203. Griffin JW, Thompson WJ. Biology and pathology of nonmyelinating Schwann cells. Glia. 2008;56(14):1518-31.

204. Vargas ME, Barres BA. Why is Wallerian degeneration in the CNS so slow? Annu Rev Neurosci. 2007;30:153-79.

205. Farber SJ, Saheb-Al-Zamani M, Zieske L, et al. Peripheral nerve injury after local anesthetic injection. Anesth Analg. 2013;117(3):731-9.

206. Staff NP, Engelstad J, Klein CJ, et al. Post-surgical inflammatory neuropathy. Brain. 2010 Oct;133(10):2866-80.

207. Ahn KS, Kopp SL, Watson JC, et al. Postsurgical inflammatory neuropathy. Reg Anesth Pain Med. 2011;36(4):403-5.

208. Kaufman MR, Elkwood AI, Rose MI, et al. Surgical treatment of permanent diaphragm paralysis after interscalene nerve block for shoulder surgery. Anesthesiology. 2013;119(2):484-7.

209. Pintaric TS, Hadzic A, Strbenc M, et al. Inflammatory response after injection of aqueous gel into subarachnoid space in piglets. Reg Anesth Pain Med. 2013;38(2):100-5.

210. Pintaric TS, Cvetko E, Strbenc M, et al. Intraneural and perineural inflammatory changes in piglets after injection of ultrasound gel, endotoxin, 0.9% NaCl, or needle insertion without injection. Anesth Analg. 2014;118(4):869-73.

211. Watson JC, Huntoon MA. Neurologic Evaluation and Management of Perioperative Nerve Injury. Reg Anesth Pain Med. 2015;40(5):491-501.

212. Brown DL, Ransom DM, Hall JA, et al. Regional anesthesia and local toxicity:seizure frequency and accompanying

cardiovascular changes. Anesth Analg. 1995;81(2): 321-30.

213. Burnett MG, Zager EL. Pathophysiology of peripheral nerve injury: a brief review. Neurosurg Focus. 2004;16(5):E1.

214. Jankowski CJ, Keegan MT, Bolton CF, et al. Neuropathy following axillary brachial plexus block:is it the tourniquet? Anesthesiology. 2003;99(5):1230-2. Erratum in: Anesthesiology. 2004;100(2):468.

215. Kornbluth ID, Freedman MK, Sher L, et al. Femoral, saphenous nerve palsy after tourniquet use: a case report. Arch Phys Med Rehabil. 2003;84(6):909-11.

216. Maguiña P, Jean-Pierre F, Grevious MA, et al. Posterior interosseous branch palsy following pneumatic tourniquet application for hand surgery. Plast Reconstr Surg. 2008;122(2):97e-9e.

217. Mellion M, Gilchrist JM, de la Monte S. Alcohol-related peripheral neuropathy: nutritional, toxic, or both?. Muscle Nerve. 2011;43(3):309-16.

218. Hebl JR, Horlocker TT, Pritchard DJ. Diffuse brachial plexopathy after interscalene blockade in a patient receiving cisplatin chemotherapy: the pharmacologic double crush syndrome. Anesth Analg. 2001;92(1):249-51.

219. Moore DC. "No paresthesias-no anesthesia," the nerve stimulator or neither?. Reg Anesth. 1997;22(4):388-90.

220. Urban MK, Urquhart B. Evaluation of brachial plexus anesthesia for upper extremity surgery. Reg Anesth. 1994;19(3):175-82.

221. Liguori GA, Zayas VM, YaDeau JT, et al. Nerve localization techniques for interscalene brachial plexus blockade: a prospective, randomized comparison of mechanical paresthesia versus electrical stimulation. Anesth Analg. 2006;103(3):761-7.

222. Voelckel WG, Klima G, Krismer AC, et al. Signs of inflammation after sciatic nerve block in pigs. Anesth Analg. 2005;101(6):1844-6.

223. Chan VW, Brull R, McCartney CJ, et al. An ultrasonographic and histological study of intraneural injection and electrical stimulation in pigs. Anesth Analg. 2007;104(5):1281-4.

224. Tsai TP, Vuckovic I, Dilberovic F, et al. Intensity of the stimulating current may not be a reliable indicator of intraneural needle placement. Reg Anesth Pain Med. 2008;33(3):207-10.

225. Altermatt FR, Cummings TJ, Auten KM, et al. Ultrasonographic appearance of intraneural injections in the porcine model. Reg Anesth Pain Med. 2010;35(2):203-6.

226. Bigeleisen PE, Moayeri N, Groen GJ. Extraneural versus intraneural stimulation thresholds during ultrasound-guided supraclavicular block. Anesthesiology. 2009;110(6):1235-43.

227. Robards C, Hadzic A, Somasundaram L, et al. Intraneural injection with low-current stimulation during popliteal sciatic nerve block. Anesth Analg. 2009;109(2):673-7.

228. Claudio R, Hadzic A, Shih H, et al. Injection pressures by anesthesiologists during simulated peripheral nerve block. Reg Anesth Pain Med. 2004;29(3):201-5.

229. Theron PS, Mackay Z, Gonzalez JG, et al. An animal model of "syringe feel" during peripheral nerve block. Reg Anesth Pain Med. 2009;34(4):330-2.

230. Orebaugh SL, McFadden K, Skorupan H, et al. Subepineurial injection in ultrasound-guided interscalene needle tip placement. Reg Anesth Pain Med. 2010;35(5):450-4.

231. Gadsden JC, Choi JJ, Lin E, et al. Opening injection pressure consistently detects needle-nerve contact during ultrasound-guided interscalene brachial plexus block. Anesthesiology. 2014;120(5):1246-53.

232. Sites BD, Taenzer AH, Herrick MD, et al. Incidence of local anesthetic systemic toxicity and postoperative neurologic symptoms associated with 12,668 ultrasound-guided nerve blocks: an analysis from a prospective clinical registry. Reg Anesth Pain Med. 2012;37(5):478-82.

233. Barrington MJ, Kluger R. Ultrasound guidance reduces the risk of local anesthetic systemic toxicity following peripheral nerve blockade. Reg Anesth Pain Med. 2013;38(4):289-99.

234. Borgeat A, Ekatodramis G, Kalberer F, et al. Acute and nonacute complications associated with interscalene block and shoulder surgery: a prospective study. Anesthesiology. 2001;95(4):875-80.

235. Prielipp RC, Morell RC, Butterworth J. Ulnar nerve injury and perioperative arm positioning. Anesth Clin North Am. 2002;20(3):589-603.

236. Winfree CJ, Kline DG. Intraoperative positioning nerve injuries. Surg Neurol. 2005;63(1):5-18.

237. Wall EJ, Massie JB, Kwan MK, et al. Experimental stretch neuropathy. Changes in nerve conduction under tension. J Bone Joint Surg Br. 1992;74(1):126-9.

238. Tanoue M, Yamaga M, Ide J, et al. Acute stretching of peripheral nerves inhibits retrograde axonal transport. J Hand Surg Br. 1996;21(3):358-63.

239. Ogata K, Naito M. Blood flow of peripheral nerve effects of dissection, stretching and compression. J Hand Surg Br. 1986;11(1):10-4.

240. Brown R, Pedowitz R, Rydevik B, et al. Effects of acute graded strain on efferent conduction properties in the rabbit tibial nerve. Clin Orthop Relat Res. 1993;(296):288-94.

241. Koike H. The disturbance of the fast axonal transport of protein by passive stretching of an axon in Aplysia. J Physiol. 1987;390:489-500.

242. Kwan MK, Wall EJ, Massie J, et al. Strain, stress and stretch of peripheral nerve. Rabbit experiments in vitro and in vivo. Acta Orthop Scand. 1992;63(3):267-72.

243. Kamel I, Barnette R. Positioning patients for spine surgery: Avoiding uncommon position-related complications. World J Orthop. 2014;5(4):425-43.

244. Ogata K, Shimon S, Owen J, et al. Effects of compression and devascularisation on ulnar nerve function. A quantitative study of regional blood flow and nerve conduction in monkeys. J Hand Surg Br. 1991;16(1):104-8.

245. Warner MA. Perioperative neuropathies: causes, prevention, and medicolegal consequences. Asa Refresher Course Anesthesiol. 2000;28:239-47.

246. Garriques HJ. Anaesthesia-paralysis. Am J Med Sci. 1897;133(1):81-9.
247. Britt BA, Gordon RA. Peripheral nerve injuries associated with Anaesthesia. Can Anaesth Soc J. 1964;11:514-36.
248. Prielipp RC, Morell RC, Walker FO, et al. Ulnar nerve pressure: influence of arm position and relationship to somatosensory evoked potentials. Anesthesiology. 1999;91(2):345-54.
249. Warner MA, Warner ME, Martin JT. Ulnar neuropathy. Incidence, outcome, and risk factors in sedated or anesthetized patients. Anesthesiology. 1994;81(6):1332-40.
250. Contreras MG, Warner MA, Charboneau WJ, et al. Anatomy of the ulnar nerve at the elbow: potential relationship of acute ulnar neuropathy to gender differences. Clin Anat. 1998;11(6):372-8.
251. Morell RC, Prielipp RC, Harwood TN, et al. Men are more susceptible than women to direct pressure on unmyelinated ulnar nerve fibers. Anesth Analg. 2003;97(4):1183-8.
252. Swenson JD, Hutchinson DT, Bromberg M, et al. Rapid onset of ulnar nerve dysfunction during transient occlusion of the brachial artery. Anesth Analg. 1998;87(3):677-80.
253. Gelberman RH, Yamaguchi K, Hollstien SB, et al. Changes in interstitial pressure and cross-sectional area of the cubital tunnel and of the ulnar nerve with flexion of the elbow. An experimental study in human cadavera. J Bone Joint Surg Am. 1998;80(4):492-501.
254. Schuind FA, Goldschmidt D, Bastin C, et al. A biomechanical study of the ulnar nerve at the elbow. J Hand Surg Br. 1995 Oct;20(5):623-7.
255. Macnicol MF. Extraneural pressures affecting the ulnar nerve at elbow. Hand. 1982;14(1):5-11.
256. Stoelting RK. Postoperative ulnar nerve palsy--is it a preventable complication? Anesth Analg. 1993;76(1):7-9.
257. Dawson DM, Krarup C. Perioperative nerve lesions. Arch Neurol. 1989;46:1355-60.
258. Swenson JD, Bull DA. Postoperative ulnar neuropathy associated with prolonged ischemia in the upper extremity during coronary artery bypass surgery. Anesth Analg. 1997;85(6):1275-7.
259. Hickey C, Gugino LD, Aglio LS, et al. Intraoperative somatosensory evoked potential monitoring predicts peripheral injury during cardiac surgery. Anesthesiology. 1993;78(1):29-35.
260. Vahl CF, Carl I, Muller-Vahl H, et al. Brachial plexus injury after cardiac surgery of 1000 con-sective patients. J Thorac Cardiovasc Surg. 1991;102(5):724-9.
261. Sawyer RJ, Richmond MN, Hickey JD, et al. Peripheral nerve injuries associated with anaesthesia. Anaesthesia. 2000;55(10):980-91.
262. American Society of Anesthesiologists Task Force on Prevention of Perioperative Peripheral Neuropathies. Practice Advisory for the Prevention of Perioperative Peripheral Neuropathies: An Updated Report by the American Society of Anesthesiologists Task Force on Prevention of Perioperative Peripheral Neuropathies. Anesthesiology. 2011;114:741-54.
263. Chowet AL, Lopez JR, Brock-Utne JG, et al. Wrist hyperextension leads to median nerve conduction block: implications for intra-arterial catheter placement. Anesthesiology. 2004;100(2):287-91.
264. Dornette WH. Compression neuropathies: medical aspects and legal implications. Int Anesthesiol Clin. 1986;24(4):201-29.
265. Warner MA, Martin JT, Schroeder DR, et al. Lower-extremity motor neuropathy associated with surgery performed on patients in a lithotomy position. Anesthesiology. 1994;81(1):6-12.
266. Koç G, Tazeh NN, Joudi FN, et al. Lower extremity neuropathies after robot-assisted laparoscopic prostatectomy on a split-leg table. J Endourol. 2012;26(8):1026-9.
267. Warner MA, Warner DO, Harper CM, et al. Lower extremity neuropathies associated with the lithotomy position. Anesthesiology. 2000;93(4):938-942.
268. Rosenblum J, Schwarz GA, Bendler E. Femoral neuropathy--a neurological complication of hysterectomy. JAMA. 1966;195(6):409-14.

Índice Remissivo

A

ABCDE do trauma, 3628
Abertura bucal, limitação da, 3075
Ablação de arritmias, 3300
Abscesso, drenagem de, 3158
Absorção, 533
Abuso de fármacos, 58
Aceitabilidade, 84
    conceito, 69
Acesso
    lombar
        posterior, 2940
        lateral e ventral, 2941
    torácico
        anterior, 2939
        posterior, 2940
Acetaminofem, 2056
    posologia em relação do peso, 2056
Acetazolamida, 3121
Acetilcolina, 298, 3121
    armazenamento, 316
        níveis de, 317
    liberação de, 317
    metabolismo, 298
    processo de mobilização de, 317
    quantum de, 317
    síntese, 298, 316
    substâncias que atuam na síntese e liberação da, 847
Ácido (s)
    araquidônico, cascata do, 1966
    e aminocaproico, 2656
    enólico, derivados do, 2055
    fenilacético, derivados do, 2054
    nucleicos, 164
    pirrolacético, derivados do, 2054
    propiônico, derivados do, 2054
    tanexâmico, 2656, 2944
Acidófilos, 165
Ácidos e bases, conceitos, 1477
Acidose respiratória, 1486
Acinesia
    do(s) músculo(s)
        elevador das pálpebras, 3135
        extrínsecos do olho, 3134
        orbicular das pálpebras, 3145, 3146
Acoplamento do fluxo-metabólico, 243
ACP, ver Analgesia controlada pelo paciente
Acreditação
    certificação e, diferença entre, 147
    futuro da, 152
    história da, 146
    no Brasil, história da, 147
Acreditadoras, diferenças entre, 148
Acupuntura, 2166
Adenoamigdalectomia, problemas relacionados com, 3154
Adenoidectomia por vídeo, 3157
Adenosina na transmissão nociceptiva, 2020
Adrenalectomia, anestesia para, 2837-2845
Adrenalina, 3436, 3455
Adrenérgicos, respostas da estimulação seletiva dos, 301
Agentes
    anestésicos, 245
    antifibrinolíticos, 2655
    inalatórios, 2469
    sedativos/hipnóticos para exames de imagem em crianças, 3232
    venosos, 2464
Agitação psicomotora, 2998
Agonista (s), 538
    colinérgicos
        muscarínicos, 843
        nicotínicos, 845
    dos receptores GABA, 915
Agressões psicológicas, 58
Agrina, 314
Agulha(s), 1691
    dentro da cavidade de Meckel, radiografia, 2153
    em *tunnel vision no faramen oval*, radiografia, 2153
Aids, 55
Alarmes, 1133, 1328
Alça
    de Henle, 474, 898, 1008
    fechada, 1008
Alcalose
    metabólica, 1485
    respiratória, 1487
Alelo, 546
Alfa2 agonista, 2096

na SRPA, 2218
Alfa2-adrenérgicos, 2060
Alta
  hospitalar
    critérios, 3204
    cuidados, 3204
    definir para pacientes submetidos a cirurgias em regime ambulatorial, 3205
  na sala de recuperação, critérios de, 2193
  pós-anestésica, sistemas de pontuação para, 2200, 3205
Alta direção, 68
Alvimopan, 916
Amaurose contralateral transitória, 3139
Americano, Domingos Marinho de Azevedo, 6
Amido, 3711
Amígdalas, hemorragia das, 3158
Aminoácido lisina, análogos do, 2656
Aminopiridinas, 874
Amiodarona, 3437
Amnésia, 239
Amostra, cálculo do tamanho da, 3866
Amputação traumática
  de antebraço, 2926
  de braço, 2920
Analgesia
  comparação entre tempo de início e duração entre paracetamol e tramadol, 2052
  controlada pelo paciente
    analgesia *stop down*, 2041
    bolos, 2038
    dose de carga, 2039
    eficácia da adição de outros fármacos na, 2041
    eficácia pela via venosa, 2040
    em grupos específicos, 2041
    equipamentos, 2038
    eventos adversos da utilização da, 2041
    eventos adversos, 2041
    fatores psicológicos associados à utilização da, 2040
    infusão basal, 2039
    intervalo de bloqueio, 2039
    intranasal, 2044
    limite de dose, 2039
    parâmetros ajustáveis, 2038
    pela via peridural, 2043
    peridural, prescrição, 2043
    preparação para, 2039
    regime de infusão peridural, 2043
    regional, 2044
    solução para, 2043
    transdérmico sistema iontoforético, 2044
    transporte para UTI e, 2722
    venosa, opioides utilizados, 2040
    vias de administração para, 2040
  de parto, 2309
    normal, conduzido por enfermeiro, Parecer CFM, 39
  obstétricas simutâneas, Parecer CFM, 39
  para o trabalho de parto, 22612270
  peridural, 2968
  perioperatória em cirurgia da coluna, recomendações, 2966
  pós-operatória
    em cirurgia da coluna, 2965
    ambulatorial
      como comparar a eficácia analgésica, 2053
      como mensurar a dor, 2052
      eventos adversos, 2066
      no transplante renal, 3358
    regional
      ambulatorial, recomendações, 2066
      com infusão de anestésicos locais, 2063
    sistêmica, 2053
      ambulatorial, recomendações, 2060
  step down, 2041
Analgésicos não opioides, 695
Analisadores de gases, 1318
Análise
  de causa raiz, 159
  de itens, 84
  segundo a teoria clássica de resposta a itens, 85
Anatomia e fisiologia hepática, 491
Anel
  de Zinn, 3132
  fibroso, 2107
  tendíneo, 3132
Anemia pré-operatória, 2943
Anencefalia, 3318
Anestesia (s)
  acreditação e, 149
  ambulatorial
    analgesia pós-operatória, 3206
    aspectos legais, 3181
    conceito, 3179
    critérios de alta, 3204
    evolução, 3179
    normas mínimas para funcionamento de consultórios, 3181
    recuperação da anestesia, 3202

seleção de fármacos, 3196
seleção de pacientes, 3185
seleção de procedimentos ambulatoriais, 3192
seleção de técnicas anestésicas, 3198
tipos de unidades ambulatoriais, 3207
vantagens e desvantagens, 3180
aparelho de, 961
com baixo fluxo, 203
  de gases, 968
com circuito fechado, 971
condutivas, 2900
das pálpebras, 3134
de preparação para, pontos práticos, 135
ecocardiografia em, 1371
e PCR, 3442
em oftalmologia
  avaliação pré-operatória, 3121
  emergências, 3125
  escolha da anestesia, 3122
  medicação pré-anestésica, 3122
  pressão intraocular, 3118
  reflexo oculocardíaco, 3117
em pacientes
  com pré-eclâmpsia, 2209
  queimados, Resolução CFM, 37
em serviços de radioterapia, causas de solicitação, 3266
em trauma da face e do pescoço, 3661-3673
equipamentos básicos para a administração, 150
estágios de recuração da, 2197, 3203
eventos adversos mais comuns relacionados à, 124
farmacocinética em fármacos comumente utilizados em, 2438
farmacoeconomia em, 191-206
fora do centro cirúrgico
  dificuldades da, 3216
  lista de verificação, 3217
geral em oftalmologia, 3123
gestão do risco e desfechos em, 107-116
inalatória, 5, 1611, 3200
  em Pediatria, 571
indução da, 3050
infecção e
  antibioticoterapia, 182
  barreiras de proteção, 170
  complacência, 182
  epidemiologia e importância do problema, 163
  fatores de risco associados com o desenvolvimento de infecção pós-operatória, 176
  impacto econômico, 182

imunidade celular, 168
indicadores de qualidade, 182
prevenção da infecção cirúrgica e segurança do paciente, 175
prevenção de infecção relacionada à anestesia, 179
resposta inflamatória, 164
infiltrativa, 3100, 3102
intraocular, 3134
intraoperatória, custos com, 191
intravenosa, 6
local, 6
modelagem de dados para avaliação econômica, 202, 8
morbidade e mortalidade em, 112
na gestante cardiopata, 2333-2348
na gestante obesa, 2349-2353
na monitorização neurofisiológica, condução da, 2956
nas síndromes hemorrágicas da gestação, 2313-2332
no idoso, particularidades, 2563
no paciente
  em estado de choque, 3649-3660
  queimado, 3687-3699
no recém-nascido prematuro, 2517-2525
no trauma encefálico
  analgesia pós-opertória, 3053
  avaliação do paciente com traumatismo cranioencefálico, 3044
  avaliação pré-anestésica, 3046
  classficação anatômica, 3043
  classificação clínica, 3042
  classificação pela fisiopatologia da lesão, 3044
  controle glicêmico, 3052
  efeitos dos anestésicos na fisiologia cerebral, 3047
  fisiopatologia, 3041
  hidratação, 3051
  hipotermia terapêutica, 3052
  indução da anestesia, 3050
  manutenção da anestesia, 3052
  manuseio anestésico na sala de operação, 3047
  monitorização, 3048
  reposição volêmica, 3051
  uso de corticosteroides, 3052
  vasopressores, 3051
  ventilação pulmonar após a intubação traqueal, 3051
para adrenalectomia, 2837-2845
para cesariana, 2281-2304, 2309
para cirurgia (s)
  bariátrica, 2859-2878

bucomaxilofacial
    anamnese e exame físico de interesse do anestesiologista, 3073
    avaliação pré-anestésica geral, 3071
    complicações e intercorrências, 3082
    conceitos, 30-71
    exame físico, 3073
    exames laboratoriais, 3077
    hipotensão arterial induzida, 3080
    jejum, 3077
    medicações pré-anestésica, 3077
    perda sanguínea, 3081
    preparo para indução anestésica, 3077
    recuperação da anestesia, 3081
    resoluções do Conselho Federal de Medicina, 3082
    técnicas anestésicas, 3078
da aorta abdominal, 2731-2739
de coluna, 2935-2973
de revascularização do miocárdio, 2684
de tumores do mediastino, 2635-2637
do nariz e seios da face, 3159
do pescoço, 3160
dos ouvidos, 3161
dos rins e das vias urinárias
    considerações anatômicas, 2887
    considerações anestésicas, 2890
    posicionamento do paciente, 2891
    procedimentos ambulatoriais, 2891
    procedimentos sobre a genitália, 2901
    procedimentos sobre a próstata, 2897
    procedimentos sobre bexiga, 2896
    procedimentos sobre rins e pelve renal, 2894
    videocirurgia, 2902
durante a gravidez, 2377-2391
fetal, 2393-2409
gastrintestinais, 2791-2812
hepática, 2783-2789
minimamente invasiva da valva mitral, 2717
ortopédicas de membros inferiores, 2917-2928
plástica estética
    aspectros médico-legais e econômicos, 3095
    avaliação e preparo pré-anestésico, 3085
    cirurgias múltiplas, 3093
    eventos adversos, 3086
    procedimentos ambulatoriais, 3086
plástica reparadora
    fluxo sanguíneo, 3109
    manejo perioperatório com base em evidências, 3110
    microcirculação, 3109
    retalhos microcirúrgicos, 3108
    tipos de reconstrução, 3107
vascular periférica, 2769-2780
videolaparoscópica, 2813-2835
para cirurgiões-dentista, Resolução CFM, 37
para correção de cardiopatias congênitas, 2741-2768
para eletroconvulsoterapia, Resolução CFM, 37
para endoscopia digestiva
    avaliação e preparo pré-anestésico, 3254
    complicações, 3258
    fármacos adjuvantes, 3257
    legislação e segurança, 3253
    monitorização, 3255
    posicionamento do paciente, 3256
    procedimentos de, 3254
    recuperação anestésica e critérios de alta, 3259
    reposição hídrica e eletrolítica, 3255
    risco ocupacional do anestesiologista, 3258
    seleção dos pacientes em regime ambulatorial, 3255
    técnicas anestésicas, 3256
para gestante com pré-eclâmpsia e eclâmpsia, 2305-2311
para implante de valva aórtica transcateter, 2723
para litotripsia extracorpórea por ondas de choque, 2881-2886
para miastenia gravis, 2637
para microcirurgia da larigne, 3167-3175
    laser na, 3170
para neurocirurgia
    em criança, 3015-3039
    vascular
        aneurismas intracranianos, 3007
        bypass cerebral, 3011
        malformações arteriovenosas, 3010
para paciente transplantado pulmonar, 3384
para procedimentos diagnósticos e terapêuticos em Cardiologia, 3275-3287
para procedimentos diagnósticos torácicos
    broncoscopia, 2607
    mediastinoscopia, 2610
    pleuroscopia, 2609
    toracoscopia, 2609
para procedimentos ginecológicos, 24112418
para prostatectomia radical, 2911
para radiodiagnóstico
    angiografias, 3222
    dificuldades fora do centro cirúrgico, 3216
    os meios de contraste, 3217

ressonância magnética, 3225
tomogafia computadorizada e emissão de pósitrons, 3223
para radiologia intervencionista, 3241-3251
para radioterapia, 3263-3273
para ressecção transuretral de próstata, 2907
para revascularização do miocárdio, 2681-2699
para RM e TC, objetivos, 3229
para transplante de intestino delgado e multivisceral, 3399-3406
para transplante
    de intestino delgado e multivisceral, 3399-3405
    de pâncreas, 3389-3398
    hepático, 3363-3376
    pulmonar, 3377-3387
    renal, 3347-3361
para tumor cerebral
    anestésicos, 2993
    considerações sobre o tumor encefálico, 2985
    craniotomia com o paciente acordado, 2996
    embolia aérea venosa, 2991
    localização do tumor, 2988
    monitorização intraoperatória, 2994
    posicionamento do paciente, 2990
para urologia, 2887
para videocirurgia pediátrica, 2527-2541
patologias neurocirúrgicas e, 3024
pediátrica
    dez enes da qualidade na condução da, 140
    modos ventilatórios mais utilizados em, 2455
    segurança na prática da, 138
peridural, 1725, 2481, 3202
    torácica, 2692
prática segura da
    ações e recomendações relevantes, 135
    recomendações relevantes, 135
prevenção de infecção relacionada à, 179
primeira realizada por Morton, 15
pulmonar e para ressecção pulmonar e traqueal, 2613-2634
qualidade na prática da, 155-161
reações anafiláticas e anafilactoides em, 3703-3722
realizadas fora de ambiente hospitalar, Resolução CFM, 36
regional, 3092
    cuidados para a prática, 592
    em crianças, controvérsias em, 2494
    intravenosa, 1913
resposta neuroendócrina ao trauma e, 523
segura
    condução de uma, recomendações, 137
    em cirurgia valvar, 2715
    fluxograma sobre, 3754
segurança do paciente na prática da
    engajamento do anestesiologista na organização de saúde que exerce sua prática anestésica, 132
    eventos adversos e complicações no perioperatório, 123
    fatores humanos e a mudança de paradigma na formação do anestesiologista, 125
    inserção do anestesiologista no contexto mundial e nacional sobre, 131
    integração entre estrutura, processo e desfecho do paciente cirúrgico, 122
    mortalidade no paciente cirúrgico, 120
    panorama atual, 117
    pediátrica, 138
    segurança e risco global do perioperitório, 121
    sequência de tarefas e procedimentos para realização do ato anestésico, 133
subaracnóidea, 1687, 2479, 3201
trauma torácico e, 3675-3686
venosa, 3199
    total, 1579
Anestésico(s)
cirúrgico, 117
efeitos neurofisiológicos dos, 2952
em cirurgias de coluna com monitorização neurofisiológica, 2956
exposição ocupacional aos, 56
inalatório (s), 2953, 3048
    análise comparativa, 571
    características, 2471
        físico-químicas, 554
    efeito sobre, 2471
        a pressão intraocular, 570
        sistema cardiovascular, 563
        sistema hepático, 566
        sistema nervoso central, 562
        sistema renal, 567
        sistema respiratório, 565
        útero, 569
    estabilidade frente à cal sodada, 568
    estrutura, 554
    farmacocinética, 556
    farmacodinâmica, 562
    farmacologia clínica, 564
    hepatotoxicidade, 567
    histórico, 554
    ideal, propriedades, 553
    mecanismo de ação, 556

nefrotoxicidade, 568
no transplante de pulmão, 3356
locais, 579, 2034, 2063
 anestesia ambulatorial, 3198
 características farmacológicas, 585
 dispersão central do, 3139
 farmacologia clínica dos, 582
 injeção intravenosa acidental, 3138
 reações sisstêmicas aos, 586
 toxicidade, 2495
matriz de sensibilidade da monitorização aos, 2956
na dinâmica intracraniana, 3020
sobre a monitorização, efeitos dos, 2953
venosos, 3047
Anestesiologia
 aspectos históricos, 9-19
 desenvolvimento
  anestesia
   inalatória, 4
   intravenosa, 6
   local, 6
  ensino e especialização, 6
  o contexto, 3
  perspectivas, 7
 ensino e avaliação em
  aprendizado de adultos, 75
  avaliação e medidas de desempenho, 77
  residência médica, 75
 legislação para a prática da
  obrigação, 31
  responsabilidade, 31
   civil do anestesiologista, 32
   ética do anestesiologista, 32
   médica do anestesiologista, 32
   penal do anestesiologista, 32
 princípios físico-clínicos aplicados à, 953
 publicações científicas na área de, 95
Anestesiologista (s)
 desempenho do, 128
 fatores humanos e mudança de paradigma na formação do, 125
 no serviço de radioterapia, 3266
 nos protocolos de recuperação rápida, papel do, 2792
 pediátricos, orientações para, 140
 responsabilidade
  administrativa e judicial do, 32
  civil do, 39
  ética do, 33
  penal do, 39

vinte perguntas para conhecer a organização de saúde onde atua, 133
Anestesista, competência técnica do, 128
Aneurisma (s)
 cerebral
  antes da embolização, 3246
  após a embolização, 3246
 de aorta abdominal
  aberto, manejo anestésico do, 2732
  roto, manejo anestésico do, 2736
 intracranianos
  avaliação do paciente, 3007
  técnica anestésica, 3008
  vasoespasmo, 3008
Angiografias, 3222
Angioplastia de carótida, 3244
Ânion *gap,* conceito, 1482
Anociassociação, 6
Ansiólise, 3147
Antagonista(s)
 adrenérgicos, 753
 alfa-adrenérgicos, 753
 beta-adrenérgicos, 755
 colinérgicos
  muscarínicos, 845
  nicotínicos, 847
 de receptores NMDA, 2096
 dopaminérgicos, 908
 dos receptores
  da neurocinina 1, 944
  opioides, 916
 opioides, 686
Anti-histamínicos, 939
Antiagregantes plaquetários, 927
Antiarrítmicos, classificação dos, 3302
Antibioticoprofilaxia para diminuir infecções, recomendações, 182
Anticoagulante, 924
 do endotélio, papel do, 168
Anticolinérgicos, 912
Anticolinesterásicos, 867
Anticonvulsivantes, 656, 2096
Antidepressivos, 653, 2095
Antieméticos, 908
Antifibrinolíticos, 2944
Anti-hipertensivos, 761
Anti-histamínicos, 911
Anti-inflamatórios não hormonais, 711, 2053
Antimuscarínicos, 2908
Antisserotoninérgicos, 912

Antitussígenos, 892
Anuplastias, 2131
Ânus, 2807
Aortoplastia na coarctação da aorta, 3295
AOS, ver Apneia Obstrutiva do Sono
Aparelho (s)
  de anestesia com monitorização disposto na câmara de radioterapia, 3269
  de metal, patenteado por Morton para anestesia, 16
  de radioterapia, estação de controle do, 3268
  de vidro usado por Morton na anestesia, 16
  mucociliar, 174
Apgar, Virginia, selo homenageando, 12
Aplicabilidade, 84
Apneia
  central do sono, 256
  incidência, 31860
  obstrutiva do sono, 2209
Apoio
  cirúrgico de Wilson, 2941
  de cabeça com abertura facial, 2964
  de Relton-Hall, 2940
Aprendizado
  baseado no paciente, 76
  de adultos, 75
Aprotinina, 2655, 3713
Ar pêndulo, 2593, 2594
Aracnoide, 217
Arco reflexo, 288
  patelar, 288
Área (s)
  auditiva, 224
  de Broca, 225
  de Brodmann do córtex sensorial, 282
  de Wernicke, 225
  dos pulmões, 344
  gnósicas, 225
  gustativa, 224
  motora
    do córtex, 225
    suplementar, 291
  olfatória, 224
  pré-*coeruleus,* 253
  pré-motora, 291
  relacionadas
    com a linguagem, 225
    com as emoções, 225
    com o esquema corporal, 225
  sensorial somática, diferentes regiões do corpo da, 282

  somestésica, 224
  tegumentar ventral, 253
  vestibular, 225
  visual, 225
ARIA (*Acetylcholine Receptors Inducing Activity*), 315
Arousal, 251
Arritmias cardíacas, 785, 2192
  mecanismo das, 793, 45
"Arte da cura", 2171
Artéria basilar, 222
Arteríolas, 428
Artrogripose, 1254
Artroplastia de joelho, 2931
Artroscopia de joelho, 2931
ASA (Sociedade Americana de Anestesiologia), 122
ASIPP (*American Society of Interventional Pain Physicians*), 2105
Asma grave, tratamento, 892
Aspirados, tipos, 3738
Assistência de saúde, conceituando, 2175
Assistolia, 3434
  tratamento, 3441
Associação
  do bloqueio do nervo
    femoral e isquiático no nível poplíteo, 2932
    isquiático no nível poplíteo, 2932
  Médica Brasileira, 29
plexo lombar via anterior ou posterior, 2932
Atelectasia, 2191
Atendimento ambulatorial, fluxograma de, 3208
Atividade
  elétrica
    encefálica, exames que avaliam, 3316
      cintilografia de perfusão cerebral, 3317
      eletroencefalograma, 3316
      potencial evocado auditivo de tronco encefálico, 3317
    sem pulso, 3425
  motora, 285
  monitorização intraoperatória, 292
  somestésica, 261
Ato (s)
  anestéisco
    sequência de tarefas e procedimentos para realização do, 133
    médicos privativos, ensino de, Resolução CFM, 37
Atracúrio, 3355
Atresia
  de esôfago, 2499
  tricúspide, 2760, 2761

Atriosseptostomia, 3296
Atropina, 3122, 3436
Ausculta cardíaca, 1355
Autonomia, 76
Autorregulação, 243, 245
Avaliação (ões)
   cardiovascular, 1187
   conceito, 77
   conteúdo da, 78
   das doenças do tecido conectivo e musculoesqueléticas, 1251
   do sistema
      digestório, 1225
      endócrino, 1227
      hematológico, 1243
      nervoso, 1165
      renal, 1123
      respiratório, 1171
   escritas, 80
   ferramentas de, 79
   formal, 79
   global do paciente, 2170
   informal, 79
   ipsativa, 79
   modelo para, 205
   normativa, 79
   orais, 81
   por observação de desempenho, 82
   pré-anestésica, 134, 1147
      Parecer CFM, 39
      pontos práticos a serem seguidos, 135
   quanto à forma, 78
   somativa, 79
   subjetivas, 78
   teóricas, 78
Avanço mandibular, correção morfológica, 3075
Awareness, 251
Axônio, 215
Axonotmese, 3818

B

Bacteremia, 2899
Bactéria (s)
   flageladas, 174
   não patogênicas, 171
Balanced scorecard, 64, 66
   perspectivas do, 67
   para instituições hospitalares, 68
Balanço do mediastino, 3678
Banda gástrica, 2860

Bandagem da artéria pulmonar, 2752
Barbitúricos, 609
Barorreceptores, 302
Barotrauma, 3743
Barreira
   de proteção, 170, 171
      mucosa intestinal, 171
      mucosa respiratória, 174
      pele, 171
   hematoencefálica, 217
   para a qualidade das avaliações, 87
Base ultrassonográficas, 1011
Basófilos, 165
Background infusion, 2039
Bem-estar ocupacional em Anestesiologia, *E-book*, 27
Benefício líquido, 200
Benzamidas, 910
Benzodiazepínicos, 595, 2691, 3047
   anestesia ambulatorial, 3196
Besilato
   de atracúrio, 857
   de cisatracúrio, 861
Beta-endorfina, 2012
Bexiga
   anatomia, 2889
   considerações anatômicas, 2887
   procedimentos sobre a
      cistoscopia, 2896,
      cistostomia radical, 2897
      cistostomia suprapúbica, 2897
      refluxo vesicoureteral, 2896
      ressecção endoscópica de tumores da bexiga, 2896
   urinária, 464
Bicarbonato de sódio, 3436
Bigelow, Henry J., 5
Bigeminismo, 3778
Bioeletrogênese, 401
   da membrana de transmissão sináptica
      biofísica básica dos potenciais de membrana, 227
      condução de sinais em fibras nervosas, 232
      força eletromotriz, 229
      platô de alguns potenciais de ação, 232
      potencial
         de ação, 229
         de repouso, 227
         limiar, 229
         receptor, 229
         simpático, 229
      propagação do potencial de ação, 231

proteínas eletricamente excitáveis da membrana, 230
receptores para neurotransmissores, 235
repolarização, 230
ritmicidade de determinados tecidos excitáveis, 231
transmissão sináptica, 233
Bioética, 43,
documentação científica em, 43
Biofase, 533
Bioimpedância torácica, 1362
Biotransformação, 535
Bisfosfonatos, 2097
Bisturi
de argônio, 1036
elétrico, 1035
ultrassônico, 1035
Bloqueador (es)
brônquico Univent, 2599
de Arndt, 2599
de canais de sódio, 2096
neuromuscular(es), 2955, 3355
anestesia ambulatorial, 3197
ação dos, 321
adespolarizante, 854, 3621
despolarizante, 853, 863
Bloqueio(s)
anestésico(s)
no nível
do cotovelo e do punho, anatomia e pontos de punção, 2124
do punho, 2125
anatomia e pontos de punção, 2124
do tornozelo, 2128, 2129
axilar contínuo, 2065
contínuo do compartimento da fáscia ilíaca, 2065
da bainha dos músculos retos abdominais, 1828
da cabeça e pescoço, 2152
da orelha, 1778
média, pontos para, 3161
da parede torácica, 1680
de canal aberto e fechado, 330
de condução
atrioventriculares, 3768
de primeiro grau, 3769
de segundo grau Mobitz I, 3769
do conduto auditivo externo
técnica anterior externa, 3163
técnica posterior externa, 3163
do gânglio
estrelado
ecoguiado, 2157
ponto de entrada, 2144
técnica, 2143
ímpar, 2099, 2100, 2151, 2152
do músculo transverso do abdome, 1825
do(e) nervo
ciático, 2126
cutâneo femoral lateral, 1880
esplâcnicos, 2098, 2099
femoral, 2126, 2127
femorocutâneo, 2127
glossofaríngeo, 1776
ilioinguinal e ilio-hipogástricos, 1829
intercostais, 1783, 1788
isquiático, 1883, 2491
pontos anatômicos, 2491
mandibular, 1676
maxilar, 1754
mediano, 1774
na região do tornozelo, 1905
obturador, 1881, 2127, 2128
palatinos, 3156
pontos de punção, 3155
periférico, 2192, 2484
de membros inferiores, indicações, 2932
no paciente idoso, 2571
radial ecoguiado, 2157
supraescapular, 2125
tibial, no nível do joelho, 2128
trigêmeo, 1745, 2152
do neuroeixo, 2477
infecção e, 181
do plexo
braquial, guiado por ultrassonografia, 1649
celíaco, 2098, 2099
cervical, 1783
hipogástrico superior, 2099, 2100
periférico, 21223
do(e) ramo
direito, 3770
do nervo maxilar, 1760
do nervo oftálmico, 1748
esquerdo, 3770
genital do nervo genitofemoral ecoguiado, 2160
médio torácico, 2114
do reflexo oculocardíaco, 3135
do simpático, 2144
do tórax e do abdome, 2123
dos esplâncnicos bilaterais, 2146

dos membros
   inferiores, 2126
   superiores, 1659, 1837, 2123
em Pediatria, 22475-2497
episcleral, 3145, 29
espinhais, reversão dos, 2201
extraconais, 3131
   contraindicações, 3143
   eventos adversos dos, 3143
   periconal, 3142
femoral contínuo, 2065
hipogástrico superior, 2150
infraclavicular contínuo, 2064
intercostal
   contínuos, 1797
   na linha axilar média, 1791
   posterior com injeção única, 1795
interescalênico contínuo, 2064
intra-articular C3-C4, 2113
intra-articular, 2144
   contínuo, 2066
intraconal, 3134, 3136, 3137
   contraindicações, 3141
   eventos adversos, 3138
   medidas que aumentam a segurança, 3141
intraincisional contínuo, 2066
neuromuscular, antagonismo do, 866
no antebraço, 1658
oculares, 3131-3149
paravertebral
   cervical, 1801
   torácico, 1678, 1803
peniano, 2489
peptídeo contínuo, 2065
peribulbar, 3141
   medidas que aumentam a segurança, 3143
periconal
   medial da órbita, 3132, 3143, 3144
     contraindicações, 3145
     eventos adversos, 3145
   medidas que aumentam a segurança, 3143
peridural
   caudal teleguiado, 2158
   contraindicação, 2115
   indicações, 2115
periféricos dos membros inferiores, 1857
pleural, 1796
por agentes
   adespolarizantes, 330
   despolarizantes, 329

que envolve a loja amigdaliana, pontos para realização, 3156
regional(ais)
   eventos adversos relacionados aos, 1923
   no idoso, 2570
retrobulbar, 3135
simpático
   lombar, 2147, 2148
   torácico, 2143
sedação para realização do, 3147
subtenonianos, 3145
   contraindicações, 3146
   efeitos adversos, 3146
Boca, 335
Bócio, 514
   intratorácico, 2609
Bolos, 2038
   de ACP programáveis, 2038
Bolsa extrapleural, 1798
Bomba (s)
   de ACP programáveis, 2038
   elastoméricas, 2063
Bootstrapping, 3872
Bougie, 3634
Boxplots, 3868
Bradicardia perioperatória, mnemônica dos fatores que contribuem para, 3766
Briefings, 126
Brocoespasmo
   agudo intraoperatório, 890
   no pós-operatório, 891
Broncoaspiração, 2191
Broncoespasmo, 3736
Broncografia, 340
Broncoscopia, 340
   flexível, 2608
   rígida, 2608
Bronquíolos, 342
   alveolares, 342
   respiratórios, 339
Brônquios, 339, 341
Bulbo, 219
   rostroventral, sítios do, 2005
Burst suppression, 2950
Butirofenonas, 909
Bypass cerebral, 3011

C

Cadeia
   de sobrevida, 3418

simpática
    lombar, 2147
    torácica, anatomia da, 2143
Caixa torácica, 340
Calibração dos itens do teste, 86
Calibre brônquico, controle do, 885
Calicreína, 1966
Calor no perioperatório, equilíbrio do, 1468
Canal
    de potássio, 231
    de sódio, 230, 231
    vertebral, conteúdo, 1634
Câncer
    de vesícula biliar, 2805
    dor no, 2077
Cânula
    transtraqueal, perfuração pelo feixe de *laser*, 3174
    traqueal, profundidade de inserção conforme idade gestacional, 3452
Canulação
    arterial, 2721
    da aorta, 2757
    venosa, 2721
Capacitância, 2985
Capella, 2860
Capilares, 343, 428
Capnógrafo, 1318
    side-stream, 3228
Capsaicina, 2097
Capsicum frutescens, 2168
Cápsula
    de Tenon, 3145
    prostática, perfuração da, 2899
Cardiff Palliater, 2038
Cardiodesfibrilador
    implante de, 3297
    interno, indicações, 3297
Cardiologia
    anestesia para procedimentos diagnósticos e terapêuticos em, 3289-3307
    congênita, cateterismo em, 3291
    intervencionista percutânea, 3291
    procedimentos
        diagnósticos em, 3291
        terapêuticos em, 3291
Cardiopatias
    acianóticas, 2751
    cianóticas, 2755
    congênitas, anestesia para correção de, 2741-2768
Cardioplegia, 2721

Cardiotocógrafo, 2262, 2363
Cardiotocografia, 2362
Cascata bioquímica da LCPC, 3498
Castro Leslie, 6
Cateter(es)
    arteriais
        risco de infecção e, 181
    intravascular arterial e venoso profundo, indrodução de, Resolução CFM, 39
    urinário, 181
    venoso e central
        inserção e manutenção do, 180
        recomendações para inserção de, 181
Cateterismo
    cardíaco, complicações relacionadas ao, 3305
    em cardiopatias congênitas, 3291
Cauda equina, reformatação
    de corte coronal por RNM, 219
    sagital da, 219
Causa raiz, análise da, 110, 112
Cavidade orbitária, 3131
Cavum, visão endoscópica do, 3157
Célula (s)
    apresentadoras de antígenos, 172
    de Schwann, 232, 311
    do nodo sinusal, ritmicidade de excitação das, 232
    epiteliais intestinais, 172
    gliais, 215
        na sinalização imune central, 1997
    inibitórias de Renshaw, 287
    M (*microfold cells*), 173
    miocárdicas, potencial registrado nas, 232
    tumoral, fatores liberados por, 2087
Cerebelo, 221, 222
    anatomia do, 222
    funções do, 241
    neurofisiologia motora do, 290
Cérebro, 222
    anatomia do, 223
    anestesiado, protegendo o, 3061
    funções intelectuais do, 237
    mecanismos comportamentais e motivacionais do, 239
Certificação e acreditação, diferença entre, 147
Cervicalgia crônica, protocolo de tratamento proposto pela ASIPP, 2140
Cesariana, anestesia para, 2281-2304
Cetamina, 631, 2041, 2060, 2690, 2954, 2967, 3231
    anestesia ambulatorial, 3197
Cetorolaco, 701, 2054

Chance nodes, 203
Checklist
    barreiras à implementação do, 137
    da cirurgia segura, 126
    para cirurgia segura proposto pela OMS, 108
Choque(s)
    cardiogênico, 3553
    circulatório
        classificação do, 3649
        tratamento do, 3561-3583
    distributivo, 3555
    espinhal, 289
    estados de, padrão hemodinâmico dos, 3557
    fisiopatologia do, 3549-3559
    hemorrágico
        fisiopatologia do, 3634
        pirâmide de tratamento da coagulopatia no, 3577
    hipovolêmico, 3553
        sinais e sintomas, 3635
    obstrutivo, 3555
Cianose, 3292
Ciclo
    cardíaco, 406
    de Deming, 159
    PDCA, 159
    sono-vigília, 223
        fases, 250
Ciclodextrinas, 868
Ciclofosfamida, 331
Cienciometria, 98
Cientometria, 98
Cifoplastia, 2101, 2959
Cintilografia demonstrando ausência de fluxo sanguíneo encefálico, 3317
Circuito (s)
    de Papez, 241
    do caudado, 291
    do putâmen, 291
    neuronal (is)
        de inibição recíproca, 269
        instabilidade e estabilidade dos, 269
Circulação
    cerebral, 2978
    coronariana, 2683
    esplâncnica, 494
    extracorpórea, 2641-2679
    fetal, 2422
    pulmonar, fisiologia da, 371
Cirurgia (s)
    abdominal complexa, conduta perioperatória, 2797
    bariátrica, 2806, 2852
        escore de estratificação do risco de mortalidade em, 2861
        período intraoperatório, 2865
        por via lapararoscópcia, 2871
    buxomaxilofacial, anestesia para, 3071-3084
    cardiovascular, fármacos/produtos usados na, 2747
    da aorta abdominal, anestesia para, 2731-2739
    da cabeça e do pescoço, 3161
    da coluna
        anestesia para, 2935-2973
        técnicas poupadoras de sangue na, 2943
    da mama, 2415
    da perna, tornozelo e pé, 2932
    da vagina, 2416
    da vulva, 2416
    das estruturas anexas ao olho, anestesia geral em, 3124
    de membro(s)
        inferiores, 2929
        superior, características das mais frequentes, 2918
    de retina e vítreo, anestesia geral em, 3123
    de revascularização do miocárdio minimamente invasiva, 2695
    de transplante renal, 3354
        anestesia para, 3354
    de tumores do mediastino, anestesia para, 2635-2637
    de valva mitral, tempos cirúrgicos, 2709
    do colo uterino, 2416
    do nariz e seios paranasais, problemas relacionados com, 3160
    do nariz e seios da face, anestesia para, 3159
    do pescoço, anestesia para, 3160
    dos ombros, 2924
    dos ouvidos
        anestesia para, 3161
        problemas relacionados com as, 3161
    durante a gravidez, anestesia para, 2377-2391
    extraoculares, anestesia geral em, 3124
    fetal, anestesia para, 2393-2409
    gastrintestinais, anestesia para, 2791-2812
    geral e proctológicas em regime ambulatorial, 3195
    ginecológicas em regime ambulatorial, 3194
    hepática, anestesia para, 2783-2789
    intraoculares, anestesia geral em, 3123
    laparoscópica, complicações durante a, 2903
    microvascular, 2925
    múltiplas, 3093
    no sistema nervoso central
        avaliação neurológica pré-anestésica, 3021

    medicação pré-anestésica, 3022
    volemia, avaliação da, 3022
  ocular, requisitos para, 3117
  oftalmológicas em regime ambulatorial, 3193
  oncológicas, 2796
  orais, anestesia para, 3154
  ortopédicas
    em regime ambulatorial, 3194
    medicações de uso habitual em pacientes submetidos a, 2919
  para correção de estrabismo, anestesia geral em, 3124
  pediátricas, 3193
    realizadas em regime de curta permanência hospitalar, 3193
  plásticas
    em regime ambulatorial, 3195
    estética, anestesia para, 3085-3096
    reparadora, anestesia para, 3107-3113
  renal, posição comumente usada para, 2893
  robóticas, 3817
  sem anestesia, 9
  urológica(s)
    em regime ambulatorial, 3195
    posicionamento do paciente para, 2891
  valvar, anestesia para, 2701-2729
  vascular periférica, anestesia para, 2769-2780
  videolaparoscópica, anestesia para, 2813-2835
Cisatracúrio, 3355
Cisto lateral, 3168
Cistoscopia, 2896
Cistostomia
  radical, 2897
  suprapúbica, 2897
Citações de publicações das principais revistas da área de Anestesiologia e dor, 98
Citocina, 1964
Citoprofeno, 2054
Citotoxicidade do neutrófilo ativado, 170
Clarke, William, 5
Clasa, ver Confederação Latino-americana de Sociedades de Anestesiologia
Classificação
  de Fisher, 3008
  de Gross, 2500
  de Mapleson, 2452
  de Spetzler e Martin para malformações arteriovenosas, 3010
Claustrum, 225
Clínicas autônomas, 3211

Clonidina, 2017
  anestesia ambulatorial, 3197
Clopidogrel, 551
Cloreto
  de doxacúrio, 854
  de mercúrio, 859
Coagulação
  fatores de, 449
  fisiologia da, 443
Coagulopatia, 2899
  no choque hemorrágico, pirâmide do tratamento da, 3577
Coarctação da aorta, 2754
"Cocainização" do espaço subaracnóideo, 6
Codeína, 549, 2033, 2058
  opioide, propriedades farmacológicas e clínicas, 2057
Código de Ética Médica, 33, 2180
Códon, 546
Coeficiente
  de confiabilidade de Cronbach, 85
  de correlação bisserial, 85
  de correlação de Pearson, 3875
Cognição, alteração da, 2094
Colapso energético, 3059
Colecistopatias, 2804
Coloides, 3710
Colton, Gardner Quincy, 5, 13
Coluna
  anestesia para cirurgias da
    abordagem cirúrgica e posicionamento, 2939
    analgesia pós-operatória, 2965
    cirurgia minimamente invasiva, 2959
    conservação do sangue, 2943
    cuidados pós-operatórios, 2965
    escoliose, 2936
    eventos adversos após, 2960
    eventos associados ao posicionamento, 2941
    manejo da via aérea, 2937
    monitorização da função medular, 2946
    monitorização neurofisiológica, 2952
    preparo do paciente, 2936
    reposição volêmica e monitorização, 2942
    técnicas neuraxiais, 2968
    técnicas poupadoras de sangue, 2943
  cervical, abordagem cirúrgica e posicionamento, 2939
  dorsal medular, 274
  lombar, abordagem cirúrgica e posicionamento, 2939
  torácica, abordagem cirúrgica e posicionamento, 2939

vertebral, 216
Coma, causa do
  conhecimento da, 3313
  reversível, 3313
Comorbidade
  da obesidade, 2851
  idoso, 2565
Competência(s), 46
  do anestesiologista, treze indicadores testados pela *Joint Commission* para medir, 129
  médica, 75
  não técnicas, 156
Complacência, 182, 2985
Complexo agrina-MuSK, 314
Complicação (ões)
  cardiocirculatórias, 3753-3795
  pós-operatórias, relação temporal com as, 2190
  renais, 3797-3807
  respiratórias, 3735
    decorrentes da sedação, 3747
    pós-operatórias, 3748
Composição corporal, 2437
Compressão (ões)
  abdominais em crianças, 3466
  com polegares, 3462
  torácica, 3421
    com dois dedos, 3462
    em lactente, 3466
    na criança, 3463
Comunicação
  de más notícias, 2179
  em cuidados paliativos, 2178
  emocional, 2442
  interatrial, 2751
  interventricular, 2752
Conceição, Francisco Manuel da, 6
Conceitos
  farmacocinéticos, 533
  farmacodinâmicos, 537
Concentração alveolar mínima, 2470
Condução
  "com decremento", 230
  neuromuscular intacta, confirmação, 3314
  saltatória, 233
Confederação Latino-americana de Sociedades de Anestesiologia, 28
Confiabilidade, 84
Confusion Assessment Method, 2585
Conhecimento, 46
Consciência intraoperatória, 3658

Conselho Federal de Medicina, 30
Consentimento informado, 45
Consistência interna, 84
Constipação intestinal, 2094
Contraturas, 232
Controle
  glicêmico, 182, 3052, 3062
  respiratório, 349
  respiratório, 349, 356
Contusão, 3043
  pulmonar, 367
Conversão dos impulsos sensoriais em atividade elétrica, 261
Cor pulmonale, 2937
Coração, inervação autonômica, 303
Corantes, 3713
Cordão umbilical, pinçamento do, 3449
Cordotomia percutânea, 2101
Cordus, Valerius, 13
Corning, James Leonard, 6
Corpos quadrigêmeos, 221
Corpúsculo de Pacini, formação do potencial receptor e microestrutura do, 264
Corredor analgésico, 2037
Correlação, análise de, 3875
Corrente elétrica, riscos da, 1026
Córtex
  cerebral, 224, 253, 277, 1986
    neurofisiologia motora do, 291
  funções do, 237
  motor primário, 291
  sensorial somático, 281
Corticosteroides, 915, 2056, 2097
Cotransmissores, papel dos, 324
Covariação, 3877
Craniectomia endoscópica, 3026
Crânio, 216
  de isquemia cerebral focal, cascata de eventos num, 3060
Craniotomia com o paciente acordado, 2996
Criança
  agentes sedativos/hipnóticos para exames de imagem em, 3232
  anestesia para neurocirurgia na, 3015-3059
  anestesia regional em, controvérsias, 2494
  bloqueio sacral em, 2891
  características morfofisiológicas, 2421
  diagnóstico de morte encefálica em crianças, 3318
  diferenças anatomofisiológicas da, 2449
  farmacocinética em 537

impacto da redução do diâmetro VA na, 2426
indução anestésica na, 2441, 2444
medicação pré-anestésica em, 2441
pequena tem mais complacência intracraniana, 3016
reanimação cardiorrespiraqtória em, 34593480
submetida à RM, anestesia geral versus sedação para, 3232
ventilação mecânica em, 2449
Crile, George W., 6
Crioprecipitado, 1557
Crise convulsiva, 2998
Cuidados
   paliativos, 2171
      conceituando, 2175
      escala de desempenho em, 2177
      onde deveriam ser oferecidos, 2181
Cullen, Sarah, 12
Cultura e segurança
   aplicação na Anestesiologia, 114
conceito, 114
"Cúpula do Éter", 16
Cura, carcaterística do item, 86
Cúrcuma, 705
Curetagem uterina, 2415
Curva (s)
   característica do item, 86
   de aprendizado para procedimentos, 83
   de autorregulação na criança, 3020
   de autorregulação do fluxo sanguíneo, 2988
   de CO_2 no neonato, 3019
   de complacência
      intracraniana, 2986
      pulmonar do adulto e do neonato, 2449
   de pressão intracraniana, ondas da, 3018
   de variação de FSC e VSC, 245
   de vitalidade, 2172
   pressão volume do VE, 3758
Custo, tabela de estimativa de, 205

D

D'Almeida Filho, Mário Castro, 6
D'Almeida, Daniel de Oliveira Barros, 6
Davy, Humphry, 5
Débito cardíaco
   determinantes do, 411
   oscilações, 3758
Debriefing, 111, 126
Decision node, 203
Decúbito lateral, 2990
Defeitos anatômicos do pulmão e do coração, 2505
Deficiência mandibular, 3073
Déficit
   de eritropoetina, 3352
   de perfusão do enxerto, causas comuns, 2926
Dekompressor®, 2134
   posicionamento do, 2135
Delirium, 2581
Dendritos, 215
Dependência de fármacos, 58
Depósito amiloide no tecido supraglótico, 3169
Depressão respiratória, 2094, 2998
Depuração, 535
Derivação (ões)
   de superfície especiais, 789
   endocárdica, 786
   epicárdicas, 789
   esofágica, 788
Descargas disponíveis nos desfibriladores, 3430
Descompressão gástrica, 1078
Desempenho
   medidas de, 77
   pertinentes à Anestesiologia e em cuidados críticos, medidas que podem ser usadas para medir, 129
Desenvolvimento neurológico normal, marcos do, 2434
Desfibrilação elétrica
   externa, 3430
   técnica recomendada, 3432
Desfibrilador
   descargas disponíveis nos, 3430
   externo automático, 3431
Desflurano, 563
Desintubação, momento da, 2190
Deslocamento de íons
   despolarizante, 227
   hiperpolarizante, 227
Desmopressina, 2944
Desordem ácido-base, 1484
Despolarização, 264
Dessensibilização, 330
"Destruição criativa", 63
Dexmedetomidina, 3231, 3619
   anestesia ambulatorial, 3197
Dextran, 3710
Diabetes *mellitus*, 3390
Diagnóstico de morte encefálica, 3311-3323
Diagrama
   da sela, 217
   de Ishikawa, 159, 160
   de Lund e Browder, 3690
Diálise peritoneal, 3349

Diclofenaco, 2054
Diencéfalo, 222, 1983
Difenidramina, 1566
Difusão, 361
Dilatação pupilar, 3140
Dinorfinas, 665, 2012
Dipirona, 2055, 2077
Diplopia, 3139
Diretrizes metodológicas, estudos de avaliação econômica de tecnologias de saúde, 199
Disbarismo, 384
Discite, 2075
Disco
    de Merkel, microestrutura do, 263
    intervertebral, descompressão percutânea do, 2134
Discografia
    cervical, 2113
    lombar, 2112
Disfunção (ões)
    cardíaca, na morte encefálica, 3330
    cognitiva pós-respiratória, 2582
    de múltiplos órgãos e sistemas, 3596
    do sistema mecânico, 3744
    ventricular, 3293
        considerações anestésicas, 3294
Disjunção esternocostal, 3678
Disponibilidade, 76
    de médicos em sobreaviso, Resolução CFM, 38
Dispositivo (s)
    auxiliar de controle das vias aéreas e ventilação, 3427
    em formato trapezoidal, 2867
    gelatinosos de apoio de gel e silicone, 2940
    supraglóticos, 3634
Distensão venosa, 244
Distúrbio
    ácido-base, 1482
    da hemostasia, 3366
    mistos, 1483
    neurológico, 3367
    renal, 3367
Diuréticos, 897, 900, 3357
    osmóticos, 901
    que atuam na (o)
        alça de Henle, 902
        no túbulo coletor, 904
        no túbulo distal, 903
        no túbulo proximal, 901
DNA mitocondrial, 546
Doação
    autóloga pré-operatória de sangue, 2943

    de órgãos
        contraindicações absolutas, 3335
        processo de, 3327
Doador
    adulto por morte encefálica, 3332
    cadáver
        cuidados gerais com o potencial, 3331
        de coração, 3336
        de fígado, 3336
        de intestino, 3337
        de pâncreas, 3336
        de pulmão, 3336
        de rim, 3337
        protocolo de manuseio agressivo no potencial, 3332
    cirurgia do, aspectos técnicos, 3334
    de órgãos
        cadáver por morte encefálica, 3329
        cadáver por parada cardíaca, 3329
        classificação dos, 3329
        cuidados perioperatórios com o, 3325-3346
        vivo, 3329
    exames mínimos necessários para o potencial, 3335
    infantil por morte encefálica, 3334
    vivo, 45, 3337
        de fígado, 3340
        de intestino, 3343
        de medula óssea, 3343
        de pâncreas, 3342
        de pulmão, 3342
        de rim, 3338
Doença (s)
    aguda montanhosa, 383
    arterial coronariana, 2683
    crítica, fisiopatologia da, 3585-3599
    cuidados na anestesia e, 1254
    de Huntington, 241
    de Parkinson, 241
    dos núcleos de base, 241
    endocrinológicas, 508
    que afetam a motilidade esofágica, 2804
    renal crônica, 3348
    tireoidianas, 513
    valvares, classificação, 2704
Dogliotti, Achille Mario, 6
Dolasetron, 914, 1274
Doppler transcraniano, 3317
Dor
    anatomia e fisiopatologia da, 1949-2029
    avaliação do paciente com, 2087

bases conceituais da, 1949
central, 2021, 2078
como mensurar, escala
   analógica visual, 2052
   numérica verbal, 2053
crônica, 2073
   pós-operatória, 2081
da região da cabeça e pescoço, intervenções para, 2098
discogênica lombar, 2107
espinhal, 2107
facetária, tratamento da, 2118
fantasma, 2080
inflamatória, 1951
insuportável, 2052
intensa, 2051
intensidade da avaliação, 2087
leve, 2051
mecanismos periféricos da transmissão da, 1951
moderada, 2051
modulação da dor
   espinhal, 2001
   supraespinhal, 2004
na SRPA, 2215
nas lombociatalgias, localização da, 2074
neuropática, 1951
no andar inferior do abdome, pelve e períneo intervenções para, 2099
no paciente com câncer, tratamento da, 2085
oncológica
   dimensões da, 2102
   fisiologia da, 2085
pós-operatória, avaliação e documentação do tratamento da, 2032
princípios do tratamento, segundo a OMS, 2091
relacionada ao câncer, mecanismos de, 2086
sacroilíaca, tratamento, 2120
taxonomia, 1949
torácica
   crônica, protocolo de tratamento proposto pela ASIPP, 2141
   intervenções para, 2098
total, tratamento da, 2106
tratamento intervencionista da, 2105-2164
visceral no abdome superior, intervenções para, 2098
Dose
   de carga, 2039
   limite de, 2039
Dotplots, 3868

Down-regulation, 300
Drenagem
   biliar, 3250
   transparieto-hepática, 3250
Ductos alveolares, 339
Duodeno, 2805
Dura-máter, 217
Dutasterida, 2908

E

Ebulidor, 985
ECMO
   circuito, 2674
   indicações e contraindicações, 2675
   possíveis complicações, 2676
Ecocardiografia em anestesia, 1371
Ecocardiograma transesofágico, janelas úteis do, 2734
Edema, 2998
   agudo de pulmão pós-extubação, 3790
   cerebral, 2987
      citotóxico, 2979
      hidrocefálico, 2980
      osmótico, 2979
      vasogênico, 2979
   de Reinke, 3168
   encefálico, 3010
   intersticial, 2987
   pulmonar, 2191, 3744
   tecidual, 2924
   vasogênico, 2987
Edmonton Symptom Assessment Scale, 2178
Educação médica, sete funções relacionadas à, 127
EEG, frequências do, 251
Efedrina, 915
Efeito Hawthorne, 183
Efetividade, conceito, 69
Eficácia
   analgésica de diferentes medicações, 2053
   conceito, 69
Eficiência, conceito, 69
Einfühlung, 2441
Einhorn, Alfred, 6
Elastância, 2985
Eletrólitos, fisiologia, 1489
Eletrocardioscópio, 1312
Eletrocardiografia contínua, 1355
Eletroconvulsoterapia
   anestesia, 3275-3287
      agentes utilizados, 3281
      passos, 3283

Resolução CFM, 37
anestésicos durante, efeito dos, 3282
complicações da, 3283
contraindicações, 3277
de manutenção, indicações, 3279
efeitos fisiológicos da, 3275
indicações, 3277
procedimento, 3277
Eletrocussão, 53, 1027
Eletrodo
de estimulação sacral, 2140
de desfibrilação, 3431
do Transdiscal®, 2132, 2133
extração de, indicações, 3298
linear, implantado por punção, 2140
quadripolar, 2139
Eletroencefalograma
processado, 2689
Eletrofisiologia, 404
Eletromiografia, 2951
espontânea, 2951
estimulada, 2951
Embolia
aérea, 2925, 3747
venosa, 2991
prevenção e tratamento, 2993
gordurosa, 2922, 2923, 3747
por líquido amniótico, 3747
por tumor, 3747
pulmonar, 1289, 3745
Embolização
da veia de Galeno, 3246
de aneurisma cerebral, 3245
e malformações arteriovenosas intracranianas, 3244
Ecallantide, 2656
Encefalinas, 664, 2012
Encéfalo, antes do terceiro trimestre de gestação, 3015
Encefalocele, 3032
Encefalopatia hepática, graduação clínica da, 3367
Enchimento ventricular passivo, 414
Endoclamp Aortic Catheter®, 2721
Endomorfina, 2011
Endoscopia
digestiva
anestesia, 3253-3262
complicações relacionadas à, 3259
geral com intubação traqueal para procedimentos de, indicações, 3257
classificação dos serviços de, 3254
Endotélio

ativação após lesão tecidual, 168
ativado, 169
vascular na hemostasia, 446
Energia neuronal, substâncias relacionadas à produção de, 3415
Enflurano, 563, 3356
Ensaio clínico, 3857, 3859
antes-depois, 3860
controlado aleatório, 3858
cruzado, 3859
Ensino teórico, técnicas, 77
Enterobacter, 171
Enterococo, 171
Enterocolite necrotizante, 2510
Entropia, 1326
Envelhecimento, 2545
fisiologia do, 2564
Enxaqueca, 938
Enxerto
disfunção primária do, 3383
funcionamento adequado, evidências, 3372
Eosinófilos, 165
Epiduroplastia, 2128
via caudal, 2130
via transforaminal, 2130, 2131
Epífise, 223
Epigenética, 546
Epiglote, 336
Epitálamo, 223
Equação
de Davson, 245
de Hagen-Poiseuille, 3109
de Henderson-Hasselbalch, 1481
de Poiseuille-Hagen, 2925
Equidade, conceito, 69
Equilíbrio hidroeletrolítico, 1489
Equimose, 3140
Equipamento
de ventilação a jato manual, 2609
para analgesia controlada pelo paciente, 2038
Equipe
cirúrgica, composição da, Resolução CFM, 38
médica do pronto-socorro, Resolução, CFM, 38
Eritrócitos, 438
Eritropoetina, 1529
Erro (s)
contextuais, 119
de comissão, 119
de comunicação, 119
de diagnóstico, 119

de omissão, 119
médico, 107
responsáveis pelas causas de eventos adversos preveníveis, categorias, 119
Erro-padrão, 3870
Escada analgésica
adaptada de Vargas-Schaffer, 2092
da OMS, 2091
Escafocefalia, 3025
Escala
analgésica da OMS, 2052
analógica visual, 2052
compartimental da dor usada em pacientes sedados e em ventilação mecânica, 2091
de avaliação
de dor, 2088
de sintomas de Edmonton, 2178
de coma de Glasgow, 3042
de desempenho em cuidados paliativos, 2177
de Hunt e Hess, 3007
de Karnofsky, 2176
de Marshall, 3042
de risco cirúrgico, 3524
de Rotterdam, 3042
de sedação, 3616
de Ramsay, 3616
de West Haven, 3367
numérica
da dor, 2032
verbal, 2053
Painad usada em pacientes com déficit de cognição, 2090
Escherichia coli, 171
Escore
Apgar, 3525
de alocação para o transplante pulmonar, 3378
de Child-Turcotte-Pugh, 3364
de estratificação do risco de mortralidade em cirurgia bariátrica, 2861
POSSUM, 3524
Escore-z, 3864
Esôfago, 2802
Espaço
extraconal, 3132
intracraniano, 3017
conteúdos do, 2979
morto, 345
Espécies reativas de oxigênio, 1999
Espinha
bífida, 3032

normal, 3032
Espirometria, 2937
Espondilolistese, 2075
Estabilização cervical manual, 3632
Estação de controle do aparelho de radioterapia, 3268
Estado físico ASA, 3185
Estafilococo
aureus, 171
coagulase negativa, 171
Estatinas, 331, 2686
Estátua do Dr. Crawford W. Long, 12
Estenose
aórtica, 2704
degenerativa, 3298
da valva
mitral, 3295
vertebral, 2936
hipertrófica do piloro, 2512
mitral, 2706, 3295
pulmonar valvar, 3295
vertebral, 2075
Estimulação
antidrômica de neurônios sensoriais, 1968
vibroacústica, 2369
Estímulo
amplitude do potencial em relação à intensidade do estímulo, 265
dolorosos, ausência de, 3314
Estômago, 2805
Estratégia
de manutenção, 65
de crescimento, 65
de diversificação, 65
de liderança de custo, 65
de sobrevivência, 65
desenvolvimento da, 65
no planejamento estratégico, 65
protetoras orgânicas no perioperatório, 3533-3538
Estresse, 58
resposta ao, 3585
Estrutura
conceito, 69
preconizada dos *mini-assessments* e especificações a detalhar, 207
Estudo
cross-sectional, 3855
de casos-controle, 3856
de coorte, 3854, 3874
de metanálise, exemplo hipotético, 3861
experimentais, 3857

multicêntrico, 3860
observacionais, 3854
por meio de secção, 3855
transversal, 3855
Éter sulfúrico, 13
"Eterização", 10
Ética da investigação em Anestesiologia, 95
Etomidato, 623, 2690
anestesia ambulatorial, 3196
Eventos cardiovasculares e respiratórios, incidência de, 110
Evidência, 46
Evolução muscular de acordo com o potencial das fibras do tipo I, 315
Exame (s)
diagnósticos em regime ambulatorial, 3195
pont of care, 2944
que avaliam
a atividade elétrica encefálica, 3316
o fluxo sanguíneo encefálico
angiografia cerebral, 3317
doppler transcraniano, 3317
monitorização da pressão intracraniana, 3318
ressonância nuclear magnética, 3318
tomografia computadorizada de crânio, 3317
o metabolismo encefálico, 3318
Excelência profissional, 77
Excesso de base, conceito, 1482
Excitotoxicidade, 3059
Excreção, 536
Expansor de volume, 3455
Expectorantes, 892
Exposição ocupacional aos anestésicos, 56
Expressão
de FT, 168
de moléculas de adesão, 169
dolorosa, determinantes psicológicos da, 2023
Extrassístoles polimórficas, 3778

F

Fadiga simpática, 269
Falência de múltiplos órgãos, 3604
Faraday, Michael, 5
Faringe, 335
aspectos anatômicos, 336,
Farmacogenética, anestesia e, 548
Fármaco(s) (*v.tb.* Medicamentos)
antiarrítmicos, 798
antieméticos, propriedades, 917
adjuvantes utilizados em endoscopia digestiva, 3258

alfa$_2$ agonistas, 639
antifibrinolíticos, 2944
anti-hipertensivos, 3757
antirreumáticos modificadores da doença, 1964
comumente utilizados em anestesia, farmacocinética em, 2438
dependência e abuso de, 58
eficácia da adição na analgesia controlada pelo paciente, 2041
mais utilizados na ACP, 2038
em RCP, 3435
metabolismo hepático dos, 501
não bloqueadores neuromusculares
ação de, 322
não opioides na SRPA, 2218
tocolíticos, 2358
utilizados
em anestesia e seus efeitos na pressão intraocular, 3120
em RCP, 3471
na estabilização após RCP, 3474
na hipertensão pulmonar, 893
na sedação, 1574
para o bloqueio subaracnóideo, 1705
para tratamento da asma e DPOC, 886
para tratamento da hiperplasia prostática benigna, 2907
vasoativos, 3437
tratamento de instabiliade hemodinâmica com, 3333
venosos, ação no cérebro dos, 3048
Farmacocinética
em crianças, 536
em idosos, 537
em obesos, 537
Farmacoeconomia em anestesia
métodos utilizados, 193
prioridades para adequar o planejamento dos programas de saúde no Brasil, 192
programas de avaliação de medicamentos em cada disciplina ou especialidade, 192
responsabilidades e perspectivas sobre os medicamentos para a saúde e sua avaliação, 191
Farmacogenética, termos utilizados, 546
Farmacogenoma, 545
Farmacogenética, 545
Farmacologia, 544
renal, 897
respiratória, 885
Fascículo anterolateral ascendente, 2006
Fator

de coagulação, concentrado de, 1558
de Hageman, da coagulação, 1966
de impacto, 95, 96
de necrose tumoral, 173
Feedback, 76
Feixes nervosos, transmissão de sinais de diferentes intensidades pelos, 267
Fellowship, 93
Fenda sináptica, 331
Fenilalanina, 299
Fenilefrina, 3121
Fenolização intratecal, 2100
Fenômeno
   de reentrada, 795
   fantasma, 2080
Fenotiazinas, 908
Fenotiazínicos, 1566
Fenótipo, 546
Fentanil, 550, 2094, 3355, 3621
Feocromocitoma, 2839
Ferramenta
   da qualidade
      análise da causa raiz, 159
      matriz gravidade-urgência-tendência, 159
      PDCA, 159
      princípio de Pareto, 159
   de avaliação, 79
Feto prematuro, monitorização cardíaca do, 2357
Fetoscopia, 2272
Fibra (s)
   aferentes cruzando a linha média medular, 279
   da pele no campo receptivo, estimulação, 267
   nervosa(s)
      classificação, 266
      condução de sinais em, 232
      periféricas, classificação, 1953
      potencial de repouso das, 227
   rafe-espinhais serotoninérgicas, 1982
Fibrilação
   atrial, 3775
   ventricular, 53, 3780
Fibrinogênio, 449
Fibrinólise, 446, 2654
Fibrinolíticos, 3437
Fibromialgia, 2076
Fígado, funções do, 498
Filtração glomerular, 469
Financiamento da pesquisa em Anestesiologia, 93
Finasterida, 2908
Fibrilação ventricular, tratamento, 3441

Fischer, Emil, 6
Fisiologia
   da transmissão neuromuscular
      ação de agonistas e antagonistas, 321
      ação de fármacos não bloqueadores neuromusculares, 322
      acetilcolina, 316
      anatomia da junção neuromuscular, 309
      formação da junção neuromuscular, 314
      membranas excitáveis, 312
      processo de transmissão neuromuscular, 313
      receptores colinérgicos, 318
      regulação dos receptores, 322
      sinais bioelétricos, 312
   do sistema nervoso central
      compartimento infratentorial, 241
      compartimento supratentorial, 237
      -fluxo sanguíneo cerebral, 243
      funções da medula espinhal, 242
      líquor, 245
      pressão intracraniana, 244
   do sono e da vigília
      arquitetura do sono, 251
      aspectos históricos, 249
      atividade cortical durante o sono e vigília, 251
      nomenclatura e estágios do sono, 250
      papel do sono, 256
      regulação do sono, 254
      sono e respiração, 256
   renal, 469
   respiratória em ambientes especiais, 381
Fisiopatologia respiratória na aviação e no espaço, 383
Fístula
   broncopleural, 3743
   traqueoesofágica, 2499
Fitas metálicas adesivas, 3172
Flagelina, 174
Fluidorresponsividade, 1510
Fluido sanguíneo
   hepático, 494
   tecidual, 495
Flutter atrial, 3773
Fluxo
   através de um orifício, 957
   laminar, 957
   sanguíneo
      cerebral, 243, 3049
      em decúbito lateral, 2596
      encefálico, exames que avaliam, 3317
   turbilhonar, 957

Fluxômetro, 963, 991
Foco estratégico, 66
Fogo durante a cirurgia, 3095
Foice
    cerebral, 217
    do cerebelo, 217
Forâmen(s)
    oval, abertura do, radiografia, 2153
    supraorbitários, 3131
Força muscular, pesquisa da, 2074
Formação reticular, 1981
Fórmula de Gross, 3081
Fossa poplítea, pontos anatômicos da, 2492
Frailty Score, 122
Framework, 3520
Fratura(s)
    de costelas, 3644
    de mandíbula, 3663
    de quadril e fêmur, 2929
    múltiplas de costela, 3679
    por compressão do corpo vertebral, tratamento percutâneo das, 2134
    tipo Le Fort, 3663
    vertebrais, 2959
Frequência cardíaca fetal, alterações na, 2361
Freud, Sigmund, 6
Frobenius, Johannes August Sigmundus, 5
FSC, ver fluxo sanguíneo cerebral
Fluidoterapia no paciente com trauma cranioefálico, 3051
Função (ões)
    adaptativa, 286
    cardiopulmonar, determinantes e controles, 411
    diastólica, determinantes da, 414
    integradora, 286
    medular, monitorização da, 2946
    metabólicas dos hepatócitos, 499
        motora, 285
        pulmonares em diversas faixas etárias, 2451
        renal, avaliação, 477
        sensorial, 285
        sistólica, fatores determinantes, 411
Funcionalidade, avaliação da, 2176
Furosemida, 3357
Fusão de sutura, 3025
Fuso muscular, 287

G

Gabapentina, 701, 2034, 2059
Gabapentinoides, 2059
Galeno, 4
Gantacúrio, 863
    de cisatracúrio, 861
Gânglio
    de base, 290
    de Walter, 2150
        bloqueio do, 2099
    esfenopalatino, 2141, 2142
    estrelado, 2142
        anatomia do, 2143
    ímpar, 21500
        anatomia do, 2151
        bloqueio do, 2151
    simpático torácico, 2142
    trigeminal, 2141
Gap junctions, 233
Garrote, 2919
    alterações fisiopatológicas causadas pelo, 2920
Garroteamento de membros, 2919
Gas (es)
    compressão de, 956
    descoberta dos, 5
    transporte de, 361
Gasometria, valores normais, 1481
Gasping, 3416
Gastrosquise, 2508
Gatilho(s)
    da coagulação, 168
    transfusionais, 2945
Gelatinas, 3711
Genitália
    masculina
        anatomia, 2890
        suprimento nervoso, 2890
        procedimentos sobre a, 2901
Genoma, 546
Gestação, anestesias nas síndromes hemorrágicas da, 2313-2332
Gestante
    cardiopata, anestesia na, 2333-2348
    com pré-eclâmpsia e eclâmpsia, anestesia para, 2305-2311
    obesa, anestesia na, 2349-2353
    reanimação cardiorrespiratória na, 3481-33496
Gestão
    assistencial, 157
    de qualidade
        estrutura, 156
            recursos humanos, 156
        estruturando, 158

iniciativas conforme as três dimensões de Donabedian, 158
do risco e desfechos em anestesia
análise de causa raiz e oportunidades de melhoria na anestesia, 110
bases de dados e análises, 108
cultura e segurança, 114
morbidade e mortalidade em anestesia, 112
paralelo avaliação e anestesia, 111
sistemas de acreditação e aprimoramento de processos, 107
Giro pós-central, hemisfério cerebral evidenciando, 278
Glândulas endócrinas, 507
Glicemia, taxas de infusão e ajuste, 3396
Glicose
metabolismo anaeróbico da, 3414
plasmática, 3390
Globo ocular, 3134
penetração do, 3138
perfuração do, 3138, 3139
Glóbulo vermelho, 439
Glomo jugular, 3248
Glote, 336
Glutamato, 1988
Gold-standard da pesquisa científica, 94
Gotejamento de líquor, 1696, 48
Gould, Augustus Addison, 15
Gradiente de pressão, 3109
Granisetron, 914
Granuloma
bilobular na prega vocal, 3168
de Wegener, 3169
na prega vocal, 3167
Gravidez
alterações fisiológicas na, 2223-2260
trauma e, 3645
Gross, Samuel D., 5
Grupamento neuronal, organização de um, 268
Guidelines, seleção de pacientes com AOS escalados para regime de curta permanência hospitalar, 3190

H

Habilidades interpessoais, 76
Haddock Lobo, Roberto Jorge, 6
Halogenados, concentração mínima inflamável dos, 3171
Halotano, 562, 563, 3356
Halotipo, 546
Handover, 138
Harpagophytum procumbens, 2168

Harvey, William, 6
Hemácia, 1553
recuperação
intraoperatória de, 2946
perioperatória de, 2943
pós-operatória de, 2946
Hematócrito, 2957
final, fórmula do paciente adulto, 2657
Hematoma
extradural, 3043
intraparenquimatoso, 3043
subdural, 3043
Hemibalismo, 223
Hemisférios cerebelares, 222
Hemodiálise, 3348
Hemodiluição normovolêmica aguda, 2943, 2946
Hemorragia
controle de, 3634
das amígdalas, 3158
intraorbitária, 3138
intraventricular, 3044
subaracnoide, 3043
Hemorreologia, 437
Hemostasia, 443, 3369
avaliação da, 447
endotélio vascular na, 446
infantil, diferenças na, 2434
Hemoterapia, 1517
Hemotórax, 3682
Henrique VII, 4
Hepatite (s)
B, 53
profilaxia após exposição percutânea, 55
C, 54
fulminante, 3373
virais, características, 54
Hérnia
de hiato, 2804
diafragmática congênita, 2504
Herniação subfalcinas e transtentoriais, 2986
Herpes-vírus, 53
Heteroenxerto, 3347
Hiato sacral, 2158
Hidratação intraoperatória, 3357
Hidrocelectomia, 2902
Hidrodissecção do nervo mediano ecoguiada, 2156
Hidroxizina, 1566
Hickman, Henry Hill, 5
Hiperaldosteronismo
de Cushing, 2838

primário, 2838
Hiperaldosteronismo, 517
Hiperalgesia
    induzida por opioide, 2010
    periférica, inducação de, 1967
Hiperplasia
    periférica, mecanismos moleculares da, 1968
    prostática benigna, 2907
Hipertensão
    arterial, 2191, 2998
    pulmonar, 377, 3294
        considerções anestésicas na, 3294
Hipertermia maligna, 3723-3733
        avaliação pré-anestésica, 3726
        crises, classificação das, 3726
        escala clínica para estimar probabilidade de um episódio, 3727
        manifestações clínicas, 3727
        terapia de emergência para, 3731
Hipertireoidismo, 514
Hipnoanalgésicos, 3709
Hipnose, 2168
Hipnótico, 3354
    sedativos, 2954
Hipobaropatia, 383
Hipócrates, 4
Hipófise, 509
    localização, 240
Hipofisectomia, 2101
Hiponatremia, 2910
    pós-RTU, 23
Hipo-osmolaridade, 2910
    pós-RTU, 23
Hipoperfusão tecidual, 1034
Hipoprosexia, 239
Hipotálamo, 223, 251, 508
    estruturas anatômicas adjacentes, 293
    localização, 240
Hipotensão
    arterial, 2191
        induzida, 3080
    controlada, 2945
Hipotermia, 181, 2193, 2899, 2957, 3094
    intraoperatória, 1465
    terapêutica, 3052
    tratamento, 1472
Hipótese
    da plasticidade sináptica, 257
    de homeostase sináptica, 256
Hipotireoidismo primário, 513

Hipoventilação, 2191
    alveolar, 2207
Hipoxemia, 2190, 3292
    arterial na SRPA, tratamento, 2207
    resposta fisiológica fetal à, 2360
Hipóxia celular, 3414
Histamina, 939
Histeroscopia, 2411
HIV, 55
Homúnculo
    de Penfield, 291
    sensitivo e motor, 238
Hora de ouro, 3628
Hormônios envolvidos na motilidade gastrintestinal, 485
Hormonioterapia, 2102
Hospice, primeiro relato de, 2173
Hospitais acreditados, vantagens para, 151
HRO (*Hight Reliability Organization*), 120
Hua Tuo, 3

I
Ibsen Bjorn Aage, 6
Ibuprofeno, 2054
IC95, 3871
    representação do, 3873
Idade cronológica, 2442
IDET®, 2131, 2132
Idoso (s)
    alterações cardiovasculares e respiratórias em, 2547
    anestesia no, particularidades, 2563-2579
    com câncer, analgesia em, 2097
    desautonomias dos, 2547
    farmacocinética em, 537
    trauma em, 3645
Ignição de fita adesiva que envolvia dois tubos, 3173
Implante de valva aórtica transcateter, 3298
Impressão palmar anormal, 3392
Imprudência médica, 34
Impulso
    muscular, 231
    nervoso, 231
        motor, trajeto do, 286
        sensitivo, trajeto do, 286
Imunidade
    celular, 168
    humoral, 174
Inchaço cerebral, 2998
Incorporação tecnológica, 1039
Incremental Cost-Effectiveness Ratio, 200
Indicador

de ambiente ou meio externo, 71
de estrutura, 71
de processos, 71
de resultados, 71
de satisfação, 71
Índice (s)
biespectral, 1325
de Aldrete e Kroulik, 2193
de cardíaco revisado, 122
de comorbidade de Charlson, 122
de dificuldade, 85
de discriminação, 85
H, 97
utilizados para análise do risco perioperatório, 1208
Indução
anestésica em criança, 2444
inalatória, 3270
Inervação, 3133
autonômica
coração, 303
olho, 304
sistema digestório e anexos, 304
sistema respiratório, 304
vasos sanguíneos, 303
das estruturas na coluna vertebral, 2108
pulmonar, 346
Infarto agudo do miocárdio, 2192
Infecção
anestesia e, 163-189
cirúrgica, definição e prevenção, 175
de órgão, 176
incisional, superficial e profunda, 175
pulmonar, 3745
relacionada à anestesia, proteção de, 179
transmissão para o anestesiologista, 53
urinária, 2891
Infiltração
do espaço, 1695
do piriforme, 2137
do psoas bilateral, 2138
do quadrado lombar, 2137
intra-articular, 2114
de joelho, 2139
de ombro, 2139
de quadril, 2139
Inflamação, mediadores periféricos da, 1963
Informação, 46
Infusão
basal, 2039

conforme o sítio de inserção do cateter, parâmetros, 2066
sistema de, 1001
Inibição lateral, efeito de, 287
Inibidor
da cicloxigenase, 2359
da COX2, 2055
de RANK/RANKL, 2097
Inotrópicos, 727
Instabilidade hemodinâmica, tratamento com fármacos vasoativos, 3333
Instrumentação para realização de adenoidectomia por vídeo, 3157
Instrumento de aferição de habilidades, 84
Insuficiência
mitral, 2708
respiratória aguda, 3539-3547
Interação
medicamentosa, 539
ventricular, 415
Interneurônios, 287
integradora, 286
Intervalo de bloqueio, 2039
Intervenção da(para) dor
da região da cabeça e pescoço, 2098
no andar inferior do abdome, pelve e períneo, 2099
torácica, 2098
visceral no abdome superior, 2098
Intestino grosso, 2807
Intoxicação por CO_2, 385
Intubação
com fluoroscopia, 2611
em sequência rápida modificada, 2463
nasotraqueal, 3079
submandibular, 3079
traqueal, 3427
material de acordo com a idade gestacional ou peso estimado ao nascer, 3452
Inventário de Depressão de Beck, 2586
Investigação médica em seres humanos, 92
Iodeto de ecotiofato, 3121
IOM (Instituto de Medicina Americano), 118
Íon
cloro, 228
potássio, 228
sódio, 228
Irrigação vesical, líquidos de, 2898
Isoflurano, 550, 562, 564, 3356
Isolamento
monopulmonar, técnicas de, 2598

pulmonar, 2597
Isoproterenol, efeito do, 3301
Isquemia
    fria, tempo de, 3335, 3336
    quente, tempo de, 3329
    retiniana, 3140

J
Jejum, 3077
    pré-anestésico, 1261, 2463
Jet ventilation, 2938
Joelho
    artroplastia de, 2931
    artroscopia de, 2931
Jonnesco, Thomas, 6
Junção neuromuscular, 234
    anatomia da unidade motora, 309
    diferenciação, 314
    formação da, 314
    maturação da, 315

K
Kaizen, 64
Köller, Karl, 6

L
Lactato fetal intraparto, 2369
Lâmina de Rexed, 1973
Laparoscopia ginecológica, 2413
Laringe, 336
    estrutura da, 337
    inervação da, 337
    músculos da, 338
Laringoespasmo, 2190
Laringofaringe, 336
Laringoscópio de plástico com pilhas de lítio, 3232
LAS (*lung allocation score*), 3378
Laser na microcirurgia da laringe, 3170
    eventos adveros, 3171
Látex, derivados do, 3711
LCR (líquido cefalorraquidiano), 245
composição e comparação com as doenças, 246
Legitimidade, conceito, 69
Lei
    de Avogadro, 955
    de Boyle, 954
    de Charles, 954
    de Dalton, 955
    de Gay-Lussac, 954
    de Henry, 956
    de Poiseuille, 957
    dos gases, 954
    geral dos gases, 855
Lesão (ões)
    axonal difusa, 3043
    de grandes vasos da base do crânio, 2989
    de nervos periféricos, 2941
    do nervo óptico, 3140
    isquêmica, fisiologia da, 3413
    por esmagamento, 2911
    traqueobrônquicas, 3644
Letheon, 15
Leucócito, 165, 440
    composição e função dos, 166
Líder, competências do, 68
Liderança, 68
Lidocaína, 550, 2041, 3120, 3437
    efeitos sistêmicos da, 3101
    em infusão contínua, 702
    sistêmica, 2060
    tópica, 2097
Liebig, Justus von, 5
Linfócito T Help CD4+, 168
Linha
    de cuidado para pacientes traumatizados, 3629
    de tempo, recursos terapêuticos empregados em pacientes portadores de enfermidades terminais, 2180
Lipoaspiração
    anestesia para, 3097-3105
        avaliação pré-operatória, 3097
        cuidados gerais, 3097
        posicionamento do paciente, 3098
    paciente em decúbito lateral para realização de, 3099
    reposição volêmica na, 3103
    técnicas, 3099
        anestésiscas para, 3102
Lipoxigenases, 1965
Líquido (s)
    cefalorraquidiano, 2980, 3016
    corporais, 1501
    de irrigação vesical, 2898
Líquor/LCR, 217
    acúmulo de, 3026
    estrutura e função, 245
    secreção e composição, 245
Litotripsia extracorpóprea por ondas de choque, anestesia para, 2881-2886
Loading dose, 2039
Lobo (s)

cerebrais, 238
pulmonar, 343
Lockout interval, 2039
Locus coeruleus, 220, 253, 2014
Lombalgia, 2074
    sinais de alerta em pacientes com, 2074
Lombociatalgia, localização da dor nas, 2074
Long, Caroline Swain, 10
Long, Crawford W, 5, 10
    estátua do, 12
    selo homenageando, 12
Low-flow anaesthesia, 203
Lull, Ramón, 5
Lundy, John Silas Lundy, 6
Lundy, John Silas, 6
Luxação da articulação temporomandibular, 3075

M

Macrochoques, 1028
Macrófago (s)
    alveolares, 174
    ativado, 166
Magnésio, 2967, 3437
Malformação (ões)
    arteriovenosas, 3010
        antes da embolização, 3245
        após a embolização, 3245
    congênitas, 3031
        no recém-nascido, anestesia para, 2499-2515
    de Arnold-Chiari, 3027
    na coluna lombrar, 3032
Mama, cirurgia da, 2415
Mandrágora, xarope de, 4
Manejo anestésico no transplante pulmonar, 3385
Manitol, 3121
Manobra (s)
    de compressão laríngea externa, 1075
    de elevação da mandíbula, 3463
    de elevação do queixo e inclinação da cabeça, 3463
    de Jaw Thrust, 3426
    de RCP, suspensão das, 3441
    de Ruben, 3426
    de Valsalva, 302
    para desobstrução de vias aéreas em lactentes, 3465
Manômetro, 961
Mão
    área somatomatosa da, 224
    reimplante de, 2927
Mapeamento eletroanatômico do átrio esquerdo, 33013
Máquina coração-pulmão artificial, primeira, 2642

Marca-passo
    implante de, 3297
    indicações, 3297
Más notícias, comunicação de, 2179
Máscara
    de bolso, 3429
    de endoscopia, 3258
    de Venturi, 1059
    laríngea, 1062, 3427
        para broncoscopia flexível, 2608
Massas intracranianas, 2981
Massagem, 2168
    cardíaca, 3454
        externa, 3420
        interna, 3424
    transabdominal, técnica de, 3425
Matéria, estados da, 953
Matriz
    de gravidade-urgência-tendência, 159
    do teste, 84
Maturação da junção neuromuscular, 315
Maturidade de uma instituição, nível de, 70
MDCO, 2657
Mecânica respiratória, 349
Mecanorreceptores, 261
Mediador inflamatório, regulação de, 1970
Mediastino, balanço do, 2593, 2594
Mediastinoscopia, 2610
Medicação (ões)
    de uso habitual em pacientes submetidos a cirurgias ortopédicas, 2919
    inotrópicas positivas, 741
    para reanimação de recém-nascido na sala de parto, 3455
    pré-anestésica, 1563
        sedativa, 2441
    vasoativas em estudos eletrofisiológicos, 3302
Medicamento (s)
    administrados por via iutratecal, 2101
    administrados por via peridural, 2101
    anestésicos, métodos utilizados em avaliação econômica de, 198
    avaliação de desempenho, métodos utilizados, 197
    do segundo degrau da escada, 2093
    do terceiro degrau da escada, 2093
    métodos utilizados em avaliação de segurança de, 193
    para a saúde e sua avaliação, responsabilidades e perspectivas sobre, 191
    que podem ser prescritos para controle da dor pós-operatória ambulatorial, 2061, 2062

    programas de avaliação em cada disciplina ou especialidade, 192
    uso seguro de, pontos práticos a serem seguidos, 134
Medicina
    alternativa, 2165
    baseada em evidências, 2140
    complementar, 2165
    história da, 2171
    natural, tratamentos de, 2168
    o que esperamos que ela seja capaz de nos oferecer no momento do adoecimento, 2175
    tradicional chinesa, 2155
Médico (s)
    de sobreaviso, disponibilidades de, Resolução CFM, 38
    residentes, competências gerais para formação de, 130
Medidas anestésicas que visam reduzir as lesões secundárias, 3670
Meditação, 2168
Medula espinhal, 217
    corte transversal, 218
    funções da, 242
    neurofisiologia motora da, 286
    transmissão nociceptiva na, 1971
Meduloblastoma, 3030
Meia-vida, 536
Meio(s) de contraste, 3217
    meia-vida de alguns, 3218
    osmolaridade, 3218
    reações, 3220
        adversas, 3222
        anafilactoides aos, 3221
Melatonina, 1567
Meloxicam, 2055
Membrana
    alveolocapilar, 340
    de transmissão sináptica, bioeletrogênese da, 227-236
    excitáveis, 312
    proteínas eletricamente excitáveis da, 230
Membro
    garroteamento de, 2919
    inferior, território sensitivo da inervação dos, 2490
    superior, suprimento sensitivo do, 2485
Memória, 239
    "da dor", 1989
    de longo prazo, 239
    explícita, 239
    imediata, 239
    implícita, 239
    operacional, 239
    remota, 239
Meninges, 217
Meningocele, 3032
Mentalização, 2168
Meperidina, 3120, 3355
Mergulho, fisipatologia respiratória associada ao, 384
Mesencéfalo, 221
    corte axial do, 221
Metas
    hemodinâmicas, 3369
    perfusionais, 3369
Metabolismo
    encefálico, exames que avaliam o, 3318
    hepático dos fármacos, 501
Metadona, 2059, 2094, 2967
    interação medicamentosa com, 683
Metanálise, 3881
    comparando ar *versus* solução fisiológica, 3882
    proporção de série de casos, 3886
        exemplo de uma, 3887
        passos, 3886
Método (s)
    científico, filosofia do, 3827-3951
    complementares no tratamento da dor
terapias complementares, 2166
    de reamostragem, 3872
    de rolagem sobre o barril de RCP, 3411
    ipsativos, 83
    mnemônico para realização da análise secundária, 3628
    ópticos, 1093
    Schafer de ventilação, 3411
Metohexital retal, 3231
Microbioma humano, 171
Microchoques, 1028
Microcirculação, 3588
    arquitetura da, 428
    fisiologia da, 427
    relação entre as variáveis hemodinâmicas, 431
Microcirurgia da laringe, anestesia para, 3167-3175
Microêmbolos, 1523
Micróglia, 1998
Midazolam, 3231
    e lorazepam, diferenças entre, 3618
Mielomeningocele, 3032
Mieloperoxidase, 169
Mielotomia da linha média, 2101
Mini-assessment, 192, 207

Miniexame do Estado Mental, 2585
Miocárdio, anestesia para revascularização do, 2681-2699
Mioclonia, 2094
Miopatias, 1255
Missão, 65
Mivacúrio, 3356
Modelo
    de priorização, 3520
    de Probabilidade de Mortalidade Cirúrgica, 122
    de risco, comparação entre, 122
    eletrocardiográficos de PCR, 3416
    flip-flop, 256
    interruptor, 257
    para avaliação, 205
    para reduzir dano ao pacienete decorrente de erros individuais ou de organização, 121
Modos ventilatórios mais utilizados em anestesia pediátrica, 2455
Modulação da dor, sistema
    colinérgico central na, 2018
    noradrenérgico central na, 2013
    serotoninérgico central na, 2019
Monitor
    da função neuromuscular, 1314
    da profundidade anestésica, 1326
    de função neurológica, 1333
    de pressão, 1307
Monitorização
    através de cateter em artéria pulmonar, 1358
    cardiovascular, 1355
    da função respiratória, 1345
    da mecânica ventilatória, 1322
    do sistema
        endócrino, 1411
        hematológico, 1435
        nervoso, 1331
        renal, 1403
    fetal, 2360
        no trabalho de parto, métodos, 2362
    neurofisiológica, 2952
    neuromuscular, 1447
    point-of-care, 450
    princípios, 1305
    técnica de, 2948
Morbidade em anestesia, 112
Morfina, 549, 2008, 2057, 3355, 3620
Morgagni, Giovanni Battista, 4
Mortalidade
    em anestesia, 112
    no paciente cirúrgico, 120
Morte
    cerebral, 47
        efeitos da, 3332
    conceito, 3311
    encefálica
        alterações fisiopatológicas após, 3331
        conceito, 3312
        diagnóstico de, 46, 3311-3323
        documentação e notificação de, 3319
        em crianças, diagnóstico de, 3318
        Resolução do Conselho Federal de Medicina, 3320
    humana, 47
    neuronal, fisiopatologia da, 3059
Morton, William Thomas Green, 5, 14
Motilidade
    esofágica, doenças que afetam a, 2804
    gastrintestinal, hormônios envolvidos, 485
Mucolíticos, 892
Mucosa
    intestinal, 171-173
    respiratória, 174
Multimonitor com ressonância magnética, 3229
Multidisciplinaridade, 72
Múltiplos órgãos, técnicas cirúrgicas para captação de, 3335
Músculos extraoculares, 3132
Mutação, 546
    do DNA mitocondrial, 2545

N

Não ressuscitar, ordem de, 47
Naproxeno, 2055
Narcose por nitrogênio, 385
Nariz, 335
    aspectos anatômicos, 336
Nasoangiofibroma, 3247
    da veia de Galeno, 3246
Nasofaringe, 335
National Audit Projects, 109
Náuseas e vômitos, 203, 2998
    gênese, 483, 486
    pós-operatório, 2192, 2214
    profilaxia, 1267
Near miss, 130
Necrose de células musculares, 2942
Nefrectomia, 2895
Néfron distal, 475
Nefroscopia percutânea, 2894
Negligência médica, 34

Neoplasia endócrina múltipla, 2839
Neuroplasticidade central, 1992
Neurorradiologia, 3242
   procedimentos em, 3244
Neurotmese, 3819
Nervo (s)
   cranianos
      funções, 242
      localizados no tronco encefálico, núcleos dos, 220
   espinhais
      distribuição metamérica, 1690
      esquema, 1952
   esplâncnicos, 2145
      bloqueio dos, 2098
   extraconais, 3133
   facial, 1980
   femoral, 2930
   glossafaríngeo, 1980, 2154
      anatomia, 2154
   intercostais, 3133
   -anatomia, 2123
   isquiático, porção tibial e fibular, inervação óssea, 2932
   obturador, 2930
   occipital
      maior, 2154
      menor, 2155
   óptico, vascularização do, 2962
   palatinos, 3155
   periférico
      bloqueios contínuos de, 2063
      soluções para bloqueios contínuos de, 2063
   supraescapular
      anatomia do, 2125
      bloqueio do, 2125
   trigêmeo, 1980
   vago, 1981
      anatomia, 2154
Neuralgia
   do trigêmeo, 2078
   pós-herpética, 2079
Neurite traumática, 2081
Neuroanestesia, proteção cerebral em, 3059-3067
Neuroeixo, 215, 2793
   técnicas de analgesia no, 2101
Neuroendoscópio, introdução do, 3029
Neurofisiologia motora
   da medula espinhal, 286
   do cerebelo, 290
   do córtex cerebral, 291
   do tronco cerebral, 289
   dos núcleos de base, 290
   integrativa, 292
Neuro-hipófise, 509
Neurolépticos, 2060
Neurólise das raízes sacrais, 2100
Neuromodulação, 2101, 2107
Neurônio (s)
   da medula espinhal, 215
   da retina ocular, 215
   de segunda ordem, 275, 278
   do córtex cerebral, 215
   estrutura básica do, 285
   estrutura, 215
   motor, 286, 287
   orexinérgicos, 253
   sensorial (is)
      mecanismos moleculares de sinalização no, 1956
      nociceptivos, 1952
Neuropatia
   diabética, 2078
   óptica isquêmica, 2961
   periféricas, 2941
   toracoabdominal, 2078
Neuropraxia, 3818
Neuroquímica da transmissão nociceptiva no SNC, 1987
Neurotransmissão
   adrenérgica, 299
   colinérgica, 298
   na medula espinhal, 1987
Neurotransmissor
   do sistema nervoso autônomo, 297
   liberação de, 1961
   receptores para, 235
Neutrófilo (s), 165
   ativado, citotoxicidade do, 170
Nimesulida, 2055
Níveis de recomendações baseadas nas melhores evidências, classificação dos, 3413
   NNH (*number needed to-harm*), 2053
   valores de, 2053
No touch, técnica, 2190
Nocicepção, 1949
-transmissão central da, 1970
Nociceptor, 261
   aferente primário, 1953
   das articulações, 1955
Nódulo de Ranvier, 309
Noradrenalina, síntese e término de ação da, 300

Nóxico, 1949
Núcleo (s)
　ambíguo, 220
　de base
　　funções dos, 241
　　neurofisiologia motora dos, 290
　de Clarke, 271, 272
　do hipoglosso, 220
　do trato espinhal do trigêmeo, 220
　do trato solitário, 220
　dos nervos cranianos localizados no tronco encefálico, 220
　medianos e dorsais da rafe, 253
　medulares sensitivos, 271
　pulposo, 2107
　reticulares talâmicos, 253
　rubros, 221
　túbero-mamilar, 253
　salivatório inferior, 220
　vestibular, 220
Nucleoplastia®, 2134
Nucleotídeo, 546
Número necessário para tratar, 2053

O

Obesidade
　cirurgia bariátrica, 2852
　classsificação, 2849
　comorbidades da, 2851
　epidemiologia, 284
　etiologia, 2850
　fisiopatologia, 2850
Obeso
　anestésicos venosos empregados nos pacientes, relação dose-peso, 2857
　farmacocinética em, 537
　farmacologia no, 2855
Objetos ferromagnéticos, 3226
Objtivos no planejamento estratégico, 65
Obstrução
　de saída ventricular, 3294
　　considerações anestésicas, 3295
　de vias aéreas superiores, 2189
　　faríngea, 3735
　　laríngea, 3735
Oclusão
　da artéria central da retina, 2960
　do canal arterial pérvio, 3296
　percutânea da comunicação interatria de interventricular, 3296

Odds ratio, 3857
Odinofagia, 3259
Odontologia em regime ambulatorial, 3195
Oftalmologia, anestesia em, 3117-3129
Olho, inervação autonômica, 304
Ombro, cirurgia do, 2924
Onda de choque, mecanismo de ação, 2881-2886
Ondansetron, 550, 913
Onfalocele, 2508
Opioid risk tool, 2095
Opioid sparing, 2041
Opioide (s), 549, 2033, 2057, 2691, 2954
　administração de, regras gerais e algumas recomendações, 2033
　anestesia ambulatorial, 3197
　endógenos, 671, 2011
　fortes, 2033
　fracos, 2033
　lipofílicos, 2093
　mecanismo de ação analgésica dos, 2007
　na SRPA, 2217
　no transplante renal, 3355
　subaracnóideos, 2968
Oportunidade, 76
Órbita, anatomia da, 3131
Oré, Pierre Cyprien, 6
Orfanina, 2011
Organização Nacional de Acreditação, 148
Órgãos
　genitais externos, considerações anatômicas, 2890
　tendinoso de Golgi, 287
Orofaringe, 336
Orquidopexia, 2901
Orquiectomia, 2902
Osso sacro, 2482
Osteoartrite, 2075
　dor na, 2074
Osteogênese imperfeita, 1255
Osteossíntese, 2571
Ostium
　primum, 2751
　secundum, 2751
Otimização, conceito, 69
Otorrinolaringologia
　áreas de atuação da, 3153
Outlier, 130
Oxicodona, 2058
Óxido
　de etileno, 3713
　nitroso, 563, 2994

Oxigênio, 3436
  baixa pressão no corpo humano, 381
  suprimento de, 3763
  transporte de, 429
Oxímetro de pulso, 1315
Oximetria cerebral, 1332
Oxímetro
  compatível com ressonância magnética, 3228
  de pulso, 3228

P

Paciente
  cirúrgico, mortalidade no, 120, 5
  com câncer, síndromes dolorosas agudas em, 2089
  com apneia obstrutiva do sono, regime ambulatorial e, 3189
  com dor
    avaliação do, 2087
    manuseio adequado do, recomendações, 2088
  crítico, transporte intra-hospitalar do, 3511-3517
  em estado de choque, anestesia em, 3649-3660
  idoso
    alterações morfofisiológicas no, 2545
    avaliação do risco no, 2557-2561
  na anestesia, panorama atual da segurança do, 117
  na prática da anestesia, 117-144
  no transoperatório, três estágios de boa prática para a segurança do, 136
  obesos
    alterações fisiológicas e fisiopatológicas, 2852
    regime ambulatorial e, 3189
  politraumatizados, abordagem inicial, objetivos primários, 2921
  queimados, anestesia em, Resolução CFM, 37
  séptico
    anestesiando o, 3608
    cuidados perioperatórios no, 3601-3613
  traumatizado, prioridades cirúrgicas, 3638
$PaCO_2$, 244, 2957
Padrão com média μ, distribuiçãoi normal, 3865
Paes Leme, 6
Palliative Prognostic Index, 2178
  interpretação do, 2178
Palonosetron, 914
Pâncreas, suprimento arterial do, 2805
Pancreatite, 2805
  pós-operatória, 2942
PaO_2, 244
Papilomas
  laríngeos bilaterais, 3168
  pediculares, 3168
Papoula, 4
Paracelsus, 5, 3411
Paracetamol, 2056
Parada
  cardíaca, causas tratáveis de, 3434
  cardiorrespiratória, 3409
    conceito de, 3414
    diagnóstico de, 3418
Parâmetros hemodinâmicos, 3655
Paré, Ambroise, 4
Parecoxibe, 2055
Parênquima cerebral, 2979
Parto
  prematuro, trabalho de, 2355
  vaginal, 2358
Patient Health Questionnaire-9, 2586
Patógenos, 164
Patologias
  neurocirúrgicas
    anormalidades craniofaciais, 3024
    cranioestenose, 3024
  vasculares intracranianas, 3033
Payoff, 203
PDCA (*Plan-Do-Check-Act*), 159
Pedestal de soro com bomba de infusão, 3226
Pediatria
  bloqueios anestésicos em, 2475-24297
  técnicas de anestesia geral em, 2463-2474
Pedúnculos cerebelares, 222
PEEP (*positive end-expiratory pressure*), 2207
Pele, 171
Pelve renal, procedimentos sobre a, 2894
Pentabarbital, 3231
Pentabloqueio, 2932
Peptídeos
  calcitonin-gene-related, 324
  opioides endógenos, 671
Perda
  de cooperação pela sedação profunda, 2998
  sanguínea, 3081
  temporária da visão, 3135
  visual pós-operatória, causas mais comuns, 2962
Perfluorocarbonos, 1532
Perfusão pulmonar, 342, 345
Peridural
  caudal, 2116
  transforaminal, 2115, 2116, 2117
Período pós-anestésico imediato eventos adversos no, 2189

Perioperatório
  eventos adversos e complicações mais comuns no, 123
  segurança e risco global do, 121
Peristalse, 483
Persistência do canal arterial, 2753
Pescoço, divisão anatômica do, 3665
Pesquisa (s)
  delineamento da, 3854
  em Anestesiologia
    como base para o desenvolvimento tecnológico, 104
    destaques da, 94
    ética da investigação em Anestesiologia, 95
    financiamento da, 93
    formação do pesquisador em Anestesiologia e medicina perioperatória, 92
    projeto de pesquisa científica, 92
    publicações científicas da área de Anestesiologia, 95
  tipos e planejamento das, 3853-3862
Pilocarpina, 3121
Pipecurônio, 864
Pirâmide das necessidades de Maslow, 2174
Piroxicam, 2055
Placa terminal, 2107
Plagiocefalia posterior, 3025
Planejamento
  estratégico, 64
  perianestésico, 76
Plaqueta, 1556
  coagulação de, 449
Plasma, 1557
  rico em plaquetas, 2138
  viscosidade do, 440
PlasmaLyte, 3080
Plasticidade sináptica, 1992
Pleura, 341
Pleuroscopia, 2609
Plexo
  braquial, anatomia, 2123
  celíaco, 2145
    bloqueio do, 2098
  hipogástrico superior, 2149
    bloqueio do, 2099
Pneumotórax, 3680
  hipertensivo, 3681
Pocket mask, 3429
Polígono de Willis, 226, 2978
Polimorfismo, 546

genético, 688
Ponte, 220
Posição
  de Sims, 12
  de litotomia, 2892
  de sulteros, 3812
  de Trendelenburg, 2893
  em cefalodeclive, 2893
  genitopeitoral, 2941
  lateral com flexão, 2893
  prona, 2990
  sentada, 2991
  supina, 2990
    com hiperextensão, 2894
Posicionamento
  do paciente na mesa operatória, problemas decorrentes do, 3809-3823
  em cadeira de praia, 2924
  eventos associados ao
    neuropatias periféricas, 2941
    pancreatite pós-operatória, 2942
    rabdomiólise, 2942
    síndrome de artéria mesentérica superior, 2942
POSSUM (*Physiological and Operqative Severity Score for the Enumeration of Mortality and Morbidity*), 122
Postdoc, 93
Postectomia, 2901
Potássio, 228
Potenciação em longo prazo
  indução de, 1994
  mecanismos moleculares do, 2001
Potencial(is)
  de ação, 229, 312, 313
    platô de alguns, 232
    propagação do, 231, 232
  de membrana, 312
    biofísica básica dos, 227
  de Nernst, 229
  de placa, 234
  de repouso, 227, 228
  eletromotriz, 229
  evocados, 292, 1333
    alterações intraoperatórias nos, protocolo para, 2958
    motor, 2950
    somatossensitivo, 2948
      sinal confiável de, 2949
  limiar, 229, 230
  pós-sinápticos, 234
  receptor, 229

sináptico, 229
Prática
    anestésica segura, metas, 131
    deliberada, 77
    do ato anestésico, Resolução CFM, 35
Pré-eclâmpsia, 939
Pré-doação autóloga, 2945
Pregas vocais, 338
Pregabalina, 701, 2034, 2059
Pressão
    arterial, 2957
    de perfusão cerebral
        fatores determinantes, 2981
        manutenção de, 3062
        tratamento, 3640
    de vapor, 956
    em Pediatria, valores normais, 3291
    intracraniana, 2977
        controle da, 244
        curva, 244
        fatores determinantes, 2979
        relação com o volume intracraniano, 2977
    intraocular, 3118
        fármacos utilizados e seus efeitos na, 3120
    positiva contínua nas vias aéreas, 2459
    sistólica ao longo do tempo, variação, 3760
Pressure Driven Hemorrahage, 3656
"Primum non nocere", 3253
Princípio de Pareto, 159
Procedimento (s)
    ambulatoriais
        fatores que proporcionam aumento dos, 3179
    cirúrgicos no lado errado, 139
    diagnósicos torácicos, anestesia para, 2607-2612
    ginecológicos
    anestesia para, 24112418
        diagnósticos e terapêuticos, 2411
    intradiscais percutâneos, 2131
    microvasculares, conduta anestésica em, 2926
    não cirúrgicos em regime ambulatorial, 3196
    neurocúrgicos para tratamento de dor no câncer, 2101
    sobre a uretra, 2901
Processo
    conceito, 69
    de adoecimento e morte no passado, 2171
    de avaliação, 78
    de degeneração do disco intervertebral, 2108
    de transmissão neuromuscular, eventos
        pós-sinápticos, 313

        pré-sinápticos, 313
Procinéticos, 918
Proencefalina, 2011
Profissionalismo, 76
Programa
    de Acreditação Hospitalar, 145
    de auditoria nacional, 109
    de Avaliação e Certificação de Qualidade em Saúde, 147
    de pós-doutorado, 93
    para a saúde no Brasil, prioridades para adequar o planejamento aos, 192
Projeto
    de auditoria nacional do Reino Unido, 109
    de pesquisa científica, 92
Prontuário médico, Resolução CFM, 37
Propaganda em Medicina, Resolução CFM, 38
Propofol, 613, 548, 2954, 2690, 2954, 3231
    anestesia ambulatorial, 3196
Prosencéfalo basal, 253
Próstata(s)
    anatomia, 2889
    hipertrofiada, 2899
    procedimentos sobre a, 2897
    ressecção transuretral da, 2897
    seminais, considerações anatômicas, 2889
Prostatectomia
    pós-RTU, radical, anestesia para, 2911
    radical, 2900
        aberta, 2912
        com assistência robótica, 2912
        videolaparoscópica, 2912
Protamina, 3713
Proteção
    cerebral
        direcionada, 3438
    em neuroanestesia, 30593067
        pós-reanimação cardiopulmonar, 3497-3507
    da transmissão bacteriana, 178
Proteína eletricamente excitáveis da membrana, 230
Prótese peniana, 2902
Protocolo
    de comunicação de más notícias, 2179
    de incêndio nas vias aéreas, 3174
    de recuperação rápida, 2791
        papel do anestesiologista nos, 2792
    de reposição hormonal, 3334
    para alterações intraoperatórias nos potenciais evocados, 2958
    para diagnóstico de dor

cervical crônica, proposto pela ASIPP, 2111
lombar crônica, proposto pela ASIPP, 2110
torácica crônica, proposto pela ASIPP, 2112
para tratamento de cervicalgia crônica, proposto pela ASIPP, 2140
Prova volêmica, otimização hemodinâmica com, 3609
Pseudonomas aeruginosa, 171
Ptose palpebral, 3140
Publicações
    na área de Anestesiologia e dor, *ranking* dos países, 100-103
    na área de medicina em geral, *ranking* dos países, 99
Pulmão, 341
    áreas do, 344
    direito, 342
    divisões dos, 342
    esquerdo, 342
Punção
    paramediana, 1698
    subaracnóidea, 1697
    venosa, 1914

Q

Quadril
    artroplastia de, 2929
    sonoanatomia do, 2155
Qualidade
    assistencial, 69
    das avaliações, barreiras para a, 87
    em saúde, trilogia da, 69
    ferramentas da, 159
    na prática da anestesia
        centro de qualidade *versus* gestão de qualidade, 155
        estrutura, 156
        estruturando a gestão de, 158
        ferramentas da qualidade, 159
        gestão assistencial, 157
        governança, 157
        segurança e, 157
        segurança e, 157
Quemose, 3140
Questionário
    para avaliação do risco de apneia obstrutiva do sono, 3089
    stop bang, 3089, 3190
    STP, 3190
Quimiocinas, 1964
Quimiocinas, 1998
Quimiorreceptores
    centrais, 359, 43, 261
Quimioterapia paliativa, 2102
Quincke, Heinrich Irenaeus, 6
Quistorp, Johann Bernhard, 3

R

Rabdomiólise, 2942
Radiações, 52
    física das, grandezas unidades de, 52
Radiofármacos, 2102
Radiofrequência
    convencional e pulsátil, 2118
    do gânglio da raiz dorsal, 2121-2123
    em nervos periféricos, 2121
    facetas
        cervicais, 2119
        lombares, 2119
    princípios gerais, 2117
    pulsada intradiscal, 2133
Radiologia
    intervencionista, 3242
        anestesia para, 3241-3252
    vascular intervencionista, 3248
Radioterapia
    anestesia para, 3263-3273
    clínica, primórdios, 3263
    conformada, 3264
    convencional, 3264
    de intensidade moderada, 3264
    estereotática, 3265
    guiada por imagem, 3265
    história, 3263
    paliativa, 2102
    técnicas atuais de, 3264
Rainha Vitória, 11
Ramo médio
    cervical, anatomia do, 2109
    lombar, anatomia do, 2108
Ramosetron, 914
Razão de custo-efetividade incremental, 200
Receptor (es)
    interação entre, 303
    J, 359
RCP de qualidade, 3472
Reação (ões)
    anafilactoides, 3708, 3716
    anafilática, 3704, 3716
    anafiláticas/anafilactoides, classificação, 3706
    anestésicas atípicas, 1259
Reanimação

cardiopulmonar
   de qualidade, 3472
   história da, 3410
   primeira fase, 3419
cardiorrespiratória
   em criança, 3459-3480
   na gestante, 3481
   no adulto, 3409-3445
   no recém-nascido, 3447-1511
guiada por metas, 3635
neonatal, 3448
   na sala de parto, material necessário, 3449
tardia, metas para, 3636
Recém-nascido
   anestesia para correção de malformações congênitas no, 2499-2515
   características morfofisiológicas, 2421
   com líquido amniótico meconial, assistência do, 3451
   de termo com boa vitalidade ao nascer, assistência ao, 3450
   prematuro, anestesia no, 2517-2525
   reanimação cardiorrespiratória, 3447-1511
Receptor (es), 537
   adação dos, diferentes tipos de, 266
   adaptação dos, 265
   adrenérgicos, 299
      classificação e características dos, 302
   alfa-adrenérgicos, 300
   beta-adrenérgicos, 301
   cainato, 1989
   canabinoides, 1965
   colinérgicos, 318, 319, 841
      classificação e características dos, 302
      maduros, características, 320
   de adaptação
      lenta, 265
      rápida, 265
   de potencial transitório, distribuição dos, 1958
   dopaminérgicos, 301
   eletromagnéticos, 261
   fásicos, 265
   glutamatérgicos metabotrópicos, 1990
   NMDA (N-metil-D-aspartato), 1996
   opioide, 667, 2009
      estrutura do, 2004
      propriedades farmacológicas e clínicas, 2057
   para neurotransmissores, 235
   pré-sinápticos, 320
   regulação dos, 322
   sensoriais, 261, 262
   classificação dos, 262
   tipo Toll, 1999
   Toll-like, 154, 164, 165
   tônicos, 265
   TRPV1, modelo estrutural, 1958
   vaniloide, 1957
Recuperação pós-anestésica, 2197
   condições e critérios para remoção do paciente da sala de cirurgia para a sala de, 2189
   critérios de alta na sala de, 2193
   em unidade ambulatorial, 3209
   estágios da, 2198
   organização da unidade de, 2187
   regressão da anestesia, 2188
Red flags, 2074
Redutor de pressão, 958
Referencial de Avedis Donabedian, 69
Reflexo (s)
   barorreceptor venoso, 303
   cardíacos, 416
   celíaco, 416
   da marcha, 289
   de Baimbridge, 303, 416
   de Bezold-Jarisch, 416
   de coçar, 289
   de Cushing, 416
   de espasmo muscular, 289,
   de estiramento muscular, 288
   de galope, 289
   de Hering-Breuer, 359
   de massa, 289
   de mergulho, 359
   de retirada, 288
   de tosse, 359, 3315
   de tropeço, 289
   do sistema gastrintestinal, 485
   extensor cruzado, 289
   flexores, 288
      sucessivos mostrando a, 269
   fotomotor, 3314
   locomotor, 289
   oculocardíaco, 3117, 3140
   oculocefálico, 3315
   oculovestibular, 3315
   postural, 289
   pupilar, 3314
   tendinoso de Golgi, 288
   trigeminocardíaco, 2998
Refluxo vesicoureteral, 2896
Região

hipotalâmica pré-óptica anterior, 251
sacral sonoanatomia da, 2158
Regime ambulatorial, critérios para exclusão, 3185
Regra dos nove, 3690
Regulação
   do fluxo sanguíneo cerebral
      autorregulação, 243
      neurogênica, 244
      química, 243
      relação fluxo-metabolismo, 243
      viscosidade sanguínea, 244
   dos receptores, 322
   homeostática, 254
   neurogênica, 244
   química, 243
Regurgitação, 488
Reimplante de mão, 2927
Relação
   de nervos esplâncnicos e plexo celíaco, 2145
   dose-resposta, 538
   entre a pressão intracraniana e o volume intracraniano, 3050
   entre a temperatura e o consumo de oxigênio, 3050
   entre o fluxo sanguíneo cerebral e a pressão de perfusão cerebral, 3049
   entre o potencial receptor e a frequência dos potenciais de ação, 263
   fluxo-metabolismo, 243
Relato de caso, 3857
Relton-Hall, apoio de, 2940
Remifentanil, 3355, 3621
Repolarização, 230
Reposição
   hormonal, protocolo de, 3334
   volêmica, 2942, 3369
      nas lipoaspirações, 3103
      princípios, 1506
Residência médica, 75
Resistência vascular periférica, cálculo, 2761
Respiração, 335
   músculos da, 340
   sono e, 256
Resposta
   graduada à intensidade de estimulação, 230
   imune específica, 167
   inflamatória, 164, 166, 3604
   neuroendócrina
      ao trauma, 3657
      e metabólica
         fisiopatologia, 523

mecanismos de ativação, 521
   parassimpáticas, 298
   simpáticas, 298
Ressecção
   endoscópica de tumores da bexiga, 2896
   pulmonar e traqueal, anestesia para, 2613-2634
   transuretral da próstata
      anestesia para, 2907
      sinais e sintomas, 2899
Ressincronizador, indicações, 3297
Ressonância magnética, 3225
   critérios de exclusão, 3227
   de campo aberto, 3234
   de campos aberto e ampliado, 3234
   possíveis problemas com o paciente durante, 3229
Resultado, conceito, 69
Retalhos microcirúrgicos, 3108
Retina, oclusão da artéria central da, 2960
Revisão
   narrativa, 3879
      elaboração dos tópicos em ordem didática, 3880
      escolha do tema, 3879
      leitura dos artigos selecionados, 3880
      pesquisa bibliográfica, 3880
      seleção de artigos, 3880
      tabelas, quadros e figuras, 3880
   sistemática, 3881
      aplicação clínica, 3885
      críticas às, 3886
      decisão clínica e, 3885
      etapas da pesquisa, 3883
      situações ao final do estudo, 3885
      vantagens e desvantagens, 2882
Ribeiro, Oscar Vasconcelos, 6
Rim(ns)
   aspectos anatômicos, 457
   considerações anatômicas, 2887
   inervação dos, 2888
   procedimentos sobre os, 2894
Risco
   profissional do anestesiologista
      agressões psicológicas, 58
      dependência e abuso de fármacos, 58
      eletrocussão, 53
      exposição ocupacional aos anestésicos, 56
      infecções, 53
      radiações, 52
      ruídos, 51
   relativo, 3872
Ritmos cardíacos letais, 3417

Rocurônio, 550, 865, 3356
Romboencéfalo, 218
RTU, ver Ressecção transuretral
Ruídos, 51
Ruptura traumática da aorta, 3644
Rynd, Francis, 6

S

Sacos alveolares, 342
Safar, Peter, 6
Saída ventricular, obstrução de, 3294
Sala
  de cirurgia
    equipamentos eletromédicos, 1019
    para o procedimento anestésico, preparo, 133
  de recuperação anestésica, condições e critérios para remoção do paciente da sala de cirurgia para a, 2189
  de recuperação pós-anestésica, intercorrências frequentes na, 138
  hemodinâmica, 3289
  híbrida, 3289
  preparada para procedimentos intervencionistas com radioterapia, 2106
Salix alba, 2168
Sangramento, 2899, 3094
Sangue
  autólogo, 1525
    coleta de, 2943
  complicações com o uso, 1522
  conservação do, 2943
  e hemoderivados, reações ao uso, 1520
Sarcoide laríngeo, 3169
Scopinaro, 2860
Score PreDeliric, 2585
Secreção de mucinas, 172
"Século dos cirurgiões", 2171
Sedação, 3071
  em anestesia local, 3090
  moderada e profunda, Resolução CFM, 36
  técnicas de, 1573
Segmentos
  hepáticos, 492
  portais, 492
Segurança, 70
  definições para o termo, 118
  do paciente
    de acordo com a declaração de Helsinki, 120
    em diferentes áreas, competências selecionadas à, 132

Seio venoso, 2751
Seishu, Hanaoka, 4
Selo homenageando
  Dr. Crawford Long, 12
  Dra. Virginia Apgar, 12
Sensações somestésicas, classificação das, 270
Sensibilização
  central
    clássica, 1994
    mecanismos moleculares da, 1996
    no corno dorsal da medula espinhal, 1978
  periférica, mecanismo de, 1967
Sentido (s)
  da dor, 270
  somáticos, 269
    mecanorreceptivos, 269
    termorreceptivos, 269
Sepse
  critérios indicadores de, 3588
  grave, sinais e sintomas, 3605
Serotonina, 935, 2020, 2899
Serviço de anestesia, organização e gestão do
  alta direção, 68
  balanced scorecard, 66
  construção de um time, 72
  gestão das novas gerações do mercado de trabalho, 72
  indicadores, 71
  liderança, 68
  multidisciplinaridade, 72
  planejamento estratégico, 64
  qualidade assistencial, 69
  segurança, 70
Sevoflurano, 550, 563, 3356
  sistema de administração, 2749
Short Form-8, 2586
Shunts, 345, 3292
  considerações anestésicas nos, 3293
  lesões cardíacas que aumentam o, 3293
  porto-sistêmico intra-hepático transjugular, 3248
Sign out, 131
Simpático lombar, 2147
Simplicity®, 2121
Simpson, James Young, 5, 11
Simulação, 83
Sinal (is)
  bioelétricos
    potencial de ação, 312
    potencial de membrana, 312
  nociceptivo, propagação do, 1960

Sinalização imune central, 1997
Sinapse (s)
    com motoneurônio inferior, 278
    do sistema coluna dorsal-lemnisco medial, 276
    elétricas, 233
    químicas, 234
Síndrome (s)
    adenais, 2838
    carcinoide, 939
    compartimental, 2067
        em paciente com fratura exposta de ossos do antebraço e lesão complexa da mão, 2921
    complexa de dor regional, 2079
        sinais e sintomas, 2080
    da artéria mesentérica superior, 2942
    da aspiração do conteúdo gástrico, 3737
    da embolia gordurosa
        ciitérios GURD para dianóstico, 2923
        critérios Lindeque para dianóstico, 2923
    da ressecção transuretral, tratamento da, 2899
    de abstinência, sintomas e sinais de, 2095
    de *Burnout*, 58
    de Conn, 2838
    de Eisenmenger, 2751
    de ressecção transuretral, 2898
    do coração hipoplásico, 2764
    "do edifício doente", 57
    dolorosas
        crônicas, 2073-2083
        em pacientes com câncer, 2090
        no câncer, 2077, 2089
    facetária cervical, 2118
    hemorrágicas da gestação, anestesia nas 2313-2332
    hepatopulmonar, 3365
    hepatorrenal, 3367
    miofascial, 2073
    piriforme, dor na, 2074
    pós-laminectomia, 2109
    pós-parada cardíaca, 3497
    pós-RTU, 2908
        da próstata, fatores que aumentam a absorção de solução de irrigação em, 2909
        fisiopatologia, 2909
        solução de irrigação, 2909
Sinergy®, 2120
Sínfise púbica, projeção cutânea da, 2490
Sintoma
    avaliação de, 2178
    escala de avaliação de Edmonton, 2178
Sistema (s)
    anterolateral, 273, 275
        aspectos clínicos do, 278
    balão-valva-máscara, 3429
    Brasileiro de Transplantes de Órgãos, 3327
    cardiovascular
        anatomia do, 391
        controle do, 415
    circadiano, 255
    coaxial de Bain, 3227
    colinérgico central na modulação da dor, 2018
    coluna dorsal-lemnisco, 272, 274
    de acreditação, 107
    de anestesia, 134
    de compressão e descompressão ativa manual, 3424
    de escadas para o tratamento da dor, 2105
    de infusão, 1001
        de fármacos intratecal, 2101
    digestório, 483
        e anexos, inervação autonômica, 304, 13
    endócrino, 507
    entérico, 296
    espinocervicotalâmico, 1979
    espino-hipotalâmico, 1979
    espinopontoamigdaliano, 1979
    excitatório ascendente, componentes, 252
    fibrinolítico, 446
    FloTrac®, 3654
    genitourinário, vias de condução do, 2891
    implantáveis, 2138
    inibitório, descendente de modulação da dor, 1995
    LIDCO®, 3654
    límbico, 1985
        descrito por Broca, 240
    motor
        exrtrapiramidal, 291
        piramidal, 291
    nervoso
        autônomo
            anatomia e fisiologia do, 293-305
            eferente e suas particularidades, 296
            interação dos receptores do, 303
            neurotransmissores do, 297
            organização do, 294
            reflexos e interações, 302
            simpático, 295
        central
            anatomia do, 213-226
            conceito, 213
            desenvolvimento do, 3015
            divisão (ões), 214, 286

embriologia do, 213
estruturas de proteção do, anatomia das, 216
fisiologia do, 237-246
na criança, 3018
níveis de divisão anatômica, 215
organização segundo a disposição neuronal, 215
vascularização do, 226
parassimpático, 297
divisão craniossacral, 294
simpático, divisão toracolombar, 294
noradrenérgico central na modulação da dor, 2013
opioide, 2007
PICCO®, 3654
parassimpático, distribuição esquemática, 295
pós-sináptico da coluna dorsal, 1979
respiratório
anatomia do
caixa torácica, 340
espaço morto, 345
músculos da respiração, 340
pleura e pulmões, 341
shunt, 345
vias aéreas, 335, 338
inervação autônomica, 304
reticular, 289
ativador ascendente, 253
sensitivos coluna dorsal-lemnisco medial e anterolateral, diferenças anatômicas, 279
simpático, distribuição esquemática, 295
trigeminal, 254, 278, 1979, 1981
aspectos clínicos, 281
ventilatórios pediátricos, 2449
ventricular, reformatação tridimensional por RNM, 218
vestibular, 290
Snow, John, 5, 11
Sobrecarga volêmica, 1507
Sociedade
Brasileira de Anestesiologia
ações que promovem a qualidade e segurança no perioperatório, 128
de hoje, 22
estrutura, 21
logomarca, 22
relações institucionais da, 26
Europeia de Anestesioliga, 29
Sódio, fisiologia da reabsorção de, 897
Sofrimento
necessidades de cuidados para minimizar o, 2176
o que é?, 2176

Solução (ões)
anestésica
dispersão das, 1701
hiperbáricas, isobáricas e hipobáricas, 1699
cristaloides, 1537
de cardioplegia, formas de administração, 2651
Soluço, 3736
Soluto, concentração em plasma e em líquor em humanos, 245
Soma, 215
de vários estímulos recebidos, 287
Somação, 230, 9
de sódio, 230
espacial, 235, 267
temporal, 267
Somestesia, 261
Sonda nasogástrica, 181
Sono
atividade cortical durante, 251
estágios do, 250
fisiologia do, 249
não REM, 250
neuroanatomia funcional do, 251
nomenclatura do, 250
papel do, 256
privação de, 257
regulação do, 254
REM, 250
respiração e, 256
Sonoanatomia da região sacral, 2158
Sopros cardíacos, interpretação dos, 2745
Souberain, Eugène, 5
Souza, Antonio Patury, 6
SRPA (Sala de Recuperação Pós-Anestésica), 2205
Strandard gamble, 204
Stroop Card Word and Color Test, 2586
Sugamadex, 3714
Substância
analgésica da pele de rã, 2019
cinzenta, 218
periaquedutal, 1983
nigra, 221
P, 1991
Subtálamo, 223
Succinilcolina, 550, 853, 3120, 3356
Sugamadex, 859
Sulco bulbopontino, 219
Supervisão clínica, 76
Suporte
avançado de vida, algoritmo, 3440

básico de vida
- algoritmo, 3439
- simplificado, 3419

cardiorrespiratório, equipamentos básicos para a administração, 150

Sushruta Samhita, 3

Symbol Digit Modilities Test, 2586

T

Tabela
- de Aldrete-Kroulik, 2199
- de estimativa de custo, 205

Tálamo, 222, 253, 1983

Tamanho da amostra
- cálculo do, 3866
- para P (proporção estimada) e D (erro amostral), 3867

"Tandem" para tratamento braquiterápico, 3268

Tapentadol, 2097

Taquiarritmias cardíacas passíveis de ablação por cateter, 3300

Taquicardias
- supraventriculares, 3771, 3772, 3773
- ventricular, 3779

Target controlled Infusion, 1004
- plasma, 1006

Taxa
- de lesão neurológica, 2948
- metabólica cerebral, 243

Taxonomia da dor, 1949

Tecidos excitáveis, ritmicidade de determinados, 231

Técnica (s)
- anestésica (s)
    - combinadas, 3202
    - para abordagem de aneurisma de aorta abdominal via endovascular, 2735
- de analgesia no neuroeixo, 2101
- de anestesia geral em Pediatria, 2463-2474
- de bloqueio
    - do gânglio estrelado, 2143
    - do plexo celíaco, 2146
    - esplâncnico, 2146
    - simpático torácico, 2143
- de ensino teórico, 77
- de intervenção intraespinhal, 2100
- de lipoaspiração, 3099
- de monitorização, 2948
- de O'Brien, 3146
- de sedação, 1573
- de Van Lint, 3147

neuraxiais de analgesia
- analgesia peridural, 2968
- opioides subaracnóideos, 2968

no touch, 2190

para minimização de transfusão sanguínea, 1545

poupadoras de sangue na cirurgia da coluna, 2943

tumescente, 3100

"*tunnel vision*", 2143

Tecnologia
- ciclo de vida das, 1043
- de saúde, 1040
    - classificação, 1042
- para a saúde, 192

Tegumento
- laterodorsal, 253
- pedunculopontino, 253

Telencéfalo, 222, 223
- corte axial do, 224

Telephone Interview for Cognitive Status, 2586

Temperatura
- central, locais de monitorização da, 1473
- corporal central, monitorização da, 2193
- regulação da, 2945

"Tempestade autonômica", 3330

Tempo
- de coagulação ativado, 450
- de sangramento, 448
- de trombina, 448

Tenda do cerebelo, 217

Tenoxicam, 2055

Teoria
- ácido-base de Stewart, 1487
- do portão, 2002
- telométrica, 2545

Terapia (s)
- biológicas, 2138
- de manipulação, 2168
- guiada por metas, 1510
- intensiva, sedação, analgesia e bloqueio neuromuscular na, 3615-3623
- intervencionista, 2105

Terminal nodes, 203

Terminalidade, 2171

Termo de Consentimento Informado, 134

Termômetros, 1324

Termorreceptores, 261

Termorregulação, 2435
- efeitos da anestesia geral na, 1469
- normal, fisiologia da, 1465

Teste(s)

cutâneos, 3715
de apneia, 3315
de hipótese, 3871
de progresso, 83
de randomimunoensaio, 3716
estatísticos
    associação entre duas variáveis, 3874
    cálculo do tamanho da amostra, 3866
    correlação, 3875
    escolha depende da pergunta, 3863
    escolhendo o seu, 3871
    riscos em estudos clínicos, calculando, 3872
neuropsicológicos, 2584
palavra-cor de Stroop, 110
para detecção de vazamentos, 964
point of care, 2944
qui-quadrado, 3874

Testemunha de Jeová, Resolução CFM, 38
Testículos seminais, considerações anatômicas, 2889
Teto mesencefálico, 221
Tetralogia de Fallot, 2755
    alterações anatômicas da, 3292
The Lancet Global Health, 28
Time construção de um, 72
Timolol, 2121, 29
Tiopental, 2690
    sódico, 3354
Tireotoxicose, causas de, 514
Tolerância, 2094
Tomografia computadorizada
    e emissão de pósitrons, 3223
    helicoidal, 3223
Tônus residual do sistema nervoso autônomo, 305
Toracoscopia, 2609
Toracotomia, 3682
Tórax flácido, 3677
Torsades de Pointes, 3434, 3781, 3782
Toxicidade dos anestésicos locais, 2495
Toxina botulínica, 331
    Trabalho de parto, analgesia para, 22612270
Traçado cardiotocográfico
    apresentando padrão sinusoidal, 2368
    apresentando desacelerações tardias, 2367
    compatível com hipoxemia, 2365
    normal, 2364
Trail Making Test, 2586
Train-of-four, 2207
Tramadol, 2033
Transdução
    de sensações térmicas e mecânicas, canais de, 1954
    em neurônios sensoriais, 1956

Transfusão(ões)
    indicação, 1527
    maciças, 1629
    sanguínea, técnicas de minimização de, 1545

Transmissão
    neuromuscular
        fatores que alteram a, 328
        fatores que interferem na
            bloqueio por agentes adespolarizantes, 330
            bloqueio por agentes despolarizantes, 329
            placa motora, 328
            síntese e liberação de acetilcolina, 327
            terminal nervoso dos receptores pós-sinápticos, 328
        fisiologia da, 309-326
        processo de, 313
    nociceptiva
        adenosina e análogos na, 2020
        no SNC, neuroquímica da, 1987
        periférica, neuroquímica da, 1962
        supraespinhal, 1981
    sináptica, 233, 1961

Transplante (s)
    de fígado na hepatite fulminante, 3373
    de intestino delgado isolado, 3399
    de múltiplos órgãos, processo para captação e, 3328
    de órgãos, 3325
        organização do sistema brasileiro de, 3327
    de pâncreas, anestesia para, 3389-3398
    fígado-intestino combinado, 3400
    hepático, anestesia para, 3363-3376
    intervivos, 3373
    lei dos, 46
    multivisceral, 3400
    pulmonar
        manejo anestésico no, 3385
        monitorização básica no, 3380
        situações específicas, manejo das, 3381
        uso da ECMO no, 3383
    realizados no Brasil, 3328
    renal, 3349
        anestesia para, 3347-3361

Transporte
    de gases, 361
    intra-hospitalar do paciente crítico, 3511-3517
    tubular, 473
Transposição das grandes artérias, 2758
Traqueia, 338, 339, 341
Traqueostomia, 1078

"Tratado de Eterização no parto", 10
Tratamento multimodal, 2032
Trato
    espinomesencefálico, 1978
    espinorreticular, 1976
    espinotalâmico, 1976
    espinotalâmico, 1977
    medular trigeminal, 281
    respiratório superior, 335
    retino-hipotalâmico, 255
Trauma
    abdominal, 3645
    cardíaco, 3644
    cranioencefálico
        fatores que pioram o desfecho, 3045
        grave, alvos no manuseio, 3046
        grave, monitorização, 3046
        intubação traqueal após, indicações, 3045
    cranioencefálico, 3033
        anestesia no, 3041-3157
    da face e do pescoço, anestesia em, 3661-3673
    em chicote, 2110
    em idosos, 3645
    medular, 3642
    na cabeça e no pescoço, 3642
    ortopédico, 3641
    raquimedular, 3641
    torácico, 3643
        anestesia e, 3675-3686
    traqueobrônquico, 3682
Traumatismo dentoalveolar, 3075
Tríade de Cushing, 3330
"Trigger", 2458
Trigonocefalia, 3025
Triptase, dosagem plasmática de, 3715
Troca microcirculatória de oxigênio, 430
Tromboelastografia, 450, 2944
Tromboelastometria rotacional, 452
Tromboelastometria ROTEM®, 3370
Tromboelastografia TEG®, 3370
Tromboembolia, 3746
Tromboembolismo venoso, 3094
fatores de risco para, 1285
prevenção, 1285
Tromboprofilaxia, 1291
Tromboprofilaxia, 1291, 1292
    mecânica, 1294
Trombose venosa profunda, diagnóstico, 1288
Tronco
    cerebral, 220, 242
        pesquisa de reflexos do, 3314
    encefálico, 218, 253
        anatomia, 220
        formação reticular, 1981
        humano, 250
        núcleos dos nervos cranianos localizados no, 220
        ponte, bulbo e mesencéfalo, 1982
Tropisetron, 914
Truncus arterious, 2762
    classificação de Collett e Edwards, 2763
    classificação de Van Praagh, 2763
Tsusensan, 4
Tuberculose, 56
Tubo
    de Hunsaker, 3173
    laríngeo, 3427
    TCC, 3174
    traqueal
        Bivona Fome-cuff, 3173
        Mallinckrodt Laser-flex, 3173
    -redução da inflamabilidade do, 3171
        Sheridan Laser Trach, 3172
Túbulo
    coletor, 899
    distal, 898
    proximal, 474, 897
Tumor (es)
    cerebrais, 3029
        anestesia para, 2985-3005
    da bexiga, ressecção endoscópica de, 2896
    da língua, 3159

U

Ultrassonografia
    bloqueios anestésicos e, 1645
    física da, 1646
    realidade no tratamento intervencionista da dor, 2155
Unidade (s)
    ambulatoriais, tipos, 3207
    de recuperação anestésica, organização da, 2187
    de terapia intensiva, indicações de permanência no pós-operatório, 3519-3531
    laboratorial
        independente, 3210
        integrada ao hospital, 3210
        mista, 3210
    motora, 310
Unidimensionalidade do teste, 86
Update in Anaesthesia, 29
Up-regulation, 300

Uremia, sinais e sintomas, 3348
Ureter, 463
    considerações anatômicas, 2887
Ureterorrenoscopia, 2894
Uretra, 466
    feminina, 467
    masculina, 466
    procedimentos sobre a, 2901
    seminais, considerações anatômicas, 2890
Uretroplastia, 2901
Uretrotomias, 2901
Urgência em cirurgias do membro superior, 2921
Usinas concentradoras de oxigênio, Resolução CFM, 37
Uvulopalatofaringoplastia, 3159

V

Validade
    concorrente, 84
    de conteúdo, 84
    de face, 84
    do conceito, 84
    prognóstica, 84
Valor(es)
    críticos para distribuição qui-quadrado, 3876
    de glicose plasmática, 3390
    no planejamento estratégico, 65
    P a partir de T, determinando, 3869
Valva
    aórtica transcateter, 2723, 3298
    pulmonar atrésica, abertura da, 3296
Valvoplastia
    aórtica, 3295
    mitral, 3295
    pulmonar, 3295
    tricúspide, 3295
Vaporizador, 964
Vaporizador, 975, 3227
Varfarina, 551
Varicocelectomia, 2901
Vascularização do Sistema Nervoso Central, 226
Vasectomia, 2902
Vasos sanguíneos, 3124
    inervação autonômica, 304
Vasodilatadores, 761
Vasoespasmo, 3008
Vasopressor
    circulação regional e, 738
    uso de, 3111
Vaso-vaso anastomose, 2902
Vecurônio, 865, 3356

Veias, 343
Venóclise, 1693
Ventilação
    artificial, 1121
    boca a boca, 3428
    com balão autoinflável e máscara facial, 3453
    com pressão de suporte, 2458
    com pressão positiva contínua nas vias aéreas, 2209
    com pressão positiva, 3451
    controlada à pressão, 2456
    controlada a volume, 2456
    da deflação pulmonar, 3428
    em decúbito lateral, 2596
    espontânea, 2453
    mandatória intermitente sincronizaada, 2458
    mecânica, 2454
        indicações, 1126
        intraoperatória, estratégias protetoras, 1139
    monopulmonar
        "ar pêndulo", 2593,
        eventos adversos, 2605
        fisiologia do decúbito lateral, 2593
        indicações, 2597, 2598
        o "balanço" do mediastino, 2593
        técnicas, 2602
    na invasiva, 1109
        na SRPA, 2209
    pulmonar após intubação traqueal, 3051
Ventilador
    ideal, 1127
    mecânico manual em T, 3453
Ventrículo
    "duro", 3294
    trabalho sistólico dos, 3759
Vênulas, 428
Verbal Learning Test, 2586
Vertebroplastia, 2101
    agulha utilizadas para, 2136
    transpedicular, 2136
Vesalius, Andreas, 4
Vesículas, 214
    seminais, considerações anatômicas, 2889
Via (s)
    aérea(s)
        avaliação da, 1051
        controle da, 1059
        difícil, 1083
        gerenciamento de, 3631
        protocolo de incêndio nas, 3174
        superiores

boca, 335
faringe, 335
laringe, 336
nariz, 335
aferentes ascendentes centrais de transmissão nociceptiva, 1976
biliares, 2804
de acesso potenciais durante a RCP, 3433
de administração dos fármacos, 534
de condução, 261
    do sistema geniturinário, 2891
nociceptiva (s)
    ascendentes centrais, 1976
    periféricas, 1951
sensoriais, utilização química da monitorização das, 283
trigeminais, suas intercomunicações, 280
urinárias, aspectos anatômicos, 457
Viabilidade, 84
Vício, 2094
Vida, conceito, 3311
Videocirurgia, 2901
    pediátrica, anestesia para, 2527-2541
Videolaringoscópios, 1096, 1097
Vigília
    atividade cortical durante, 251
    fisiologia do, 249
Vírus
    Epstein-Barr, 53
    varicela-zoster, 53
Viscosidade sanguínea, 244
Viscossuplementação, 2138
Vitalidade ao nascer, avaliação da, 3449

"Vitríolo doce", 5
VLPO (área pré-óptica ventrolateral), 251
    projeções, 252
Volemia, avaliação da, 1509
Volume
    de distribuição, 534
    sanguíneo cerebral, 2981
Vômito, centro do, 488
VSC, ver Volume Sanguíneo Cerebral

W

Wake-up test, 2947
Warren, John Collins, 5
Waters, Ralph Milton, 6
Wells, Horace, 13
Warren, John Collins, 5
Waters, Ralph Milton, 6
Wells, Horace, 5, 13
Whiplash injury, 2118
Wind-up, 1989, 1993
    mecanismos moleculares do, 2001
Wood, Alexander, 6

X

Xenônio, 571
Xerostomia, 2094

Y

Yoga, 21681

Z

Zona (s)
    cervicais, 3664
    de West, na posição ereta, 2595

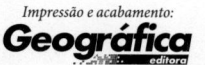